Medizinische Therapie 2005 | 2006

J. Schölmerich (Hrsg.)

Medizinische Therapie
2005 | 2006

Mitherausgeber

S. Burdach · H. Drexler · M. Hallek · W. Hiddemann · W. H. Hörl ·
H. Klein · M. Landthaler · K. Lenz · K. Mann · J. Mössner ·
U. Müller-Ladner · J. Reichen · W. Schmiegel · J. O. Schröder ·
W. Seeger · W. Stremmel · N. Suttorp · L. S. Weilemann · J. C. Wöhrle

2. Auflage

Mit 953 Tabellen und 374 Abbildungen,
davon 37 in Farbe

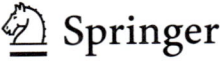

Professor Dr. Jürgen Schölmerich
Klinik und Poliklinik für Innere Medizin I
Klinikum der Universität Regensburg
D-93042 Regensburg

Bibliografische Information Der Deutschen Bibliothek
Die Deutsche Bibliothek verzeichnet diese Publikation in der Deutschen Nationalbibliografie; detaillierte bibliografische Daten sind im Internet über http://dnb.ddb.de abrufbar.

ISBN-10 3-540-21226-4 Springer Berlin Heidelberg New York
ISBN-13 978-3540-21226-3 Springer Berlin Heidelberg New York

Dieses Werk ist urheberrechtlich geschützt. Die dadurch begründeten Rechte, insbesondere die der Übersetzung, des Nachdruckes, des Vortrages, der Entnahme von Abbildungen und Tabellen, der Funksendung, der Mikroverfilmung oder der Vervielfältigung auf anderen Wegen und der Speicherung in Datenverarbeitungsanlagen, bleiben, auch bei nur auszugsweiser Verwertung, vorbehalten. Eine Vervielfältigung dieses Werkes oder von Teilen dieses Werkes ist auch im Einzelfall nur in den Grenzen der gesetzlichen Bestimmungen des Urheberrechtsgesetzes der Bundesrepublik Deutschland vom 9. September 1965 in der jeweils geltenden Fassung zulässig. Sie ist grundsätzlich vergütungspflichtig. Zuwiderhandlungen unterliegen den Strafbestimmungen des Urheberrechtsgesetzes.

Springer ist ein Unternehmen von Springer Science+Business Media

springer.de

© Springer-Verlag Heidelberg 2005
Printed in Germany

Die Wiedergabe von Gebrauchsnamen, Warenbezeichnungen usw. in diesem Werk berechtigt auch ohne besondere Kennzeichnung nicht zu der Annahme, dass solche Namen im Sinne der Warenzeichen- und Markenschutzgesetzgebung als frei zu betrachten wären und daher von jedermann benutzt werden dürften.

Produkthaftung: Für Angaben über Dosierungsanweisungen und Applikationsformen kann vom Verlag keine Gewähr übernommen werden. Derartige Angaben müssen vom jeweiligen Anwender im Einzelfall anhand anderer Literaturstellen auf ihre Richtigkeit überprüft werden.

Planung: Sandra Fabiani, Heidelberg
Redaktion: Hiltrud Wilbertz, Heidelberg
Herstellung: Frank Krabbes, Heidelberg
Umschlaggestaltung: Künkel & Lopka, Heidelberg
Satz: LE-TeX Jelonek, Schmidt & Vöckler GbR, Leipzig; Hilger VerlagsService, Heidelberg
Gedruckt auf säurefreiem Papier SPIN: 10979082   14/3109 – 5 4 3 2 1 0

Vorwort zur 2. Auflage

Angesichts der positiven Aufnahme des Therapiebuches durch die Nutzer und angesichts der raschen Weiterentwicklung insbesondere der Pharmakotherapie bei vielen Erkrankungen erscheint nur 2 Jahre nach der Erstauflage bereits die 2. Auflage unseres Buches.

Autoren und Herausgeber haben sich bemüht, das bereits in der 1. Auflage umgesetzte Konzept der evidenzbasierten Therapieempfehlungen in kondensierter, aber lesbarer Form beizubehalten. Zahlreiche Vorschläge von Lesern wurden umgesetzt, auch das Prinzip der „Evidenztabellen" wurde noch konsequenter realisiert.

Besonders erfreulich ist die Tatsache, dass es gelungen ist, die noch fehlende Sektion „Neurologische Erkrankungen" in diese Auflage mit einzubeziehen, die sich harmonisch in das Konzept des gesamten Buches einfügt.

Die Herausgeber hoffen wiederum, dass die Leser mit Hilfe dieses Buches rasch die geeigneten Therapiemaßnahmen für ihre Patienten finden und gleichzeitig beurteilen können, ob sich diese auf dem Boden allgemein akzeptierter Empirie, auf der Grundlage wissenschaftlicher Evidenz oder noch in einem experimentellen Feld bewegen. Wir würden uns über Kritik, Ergänzungs- und Streichvorschläge sowie Änderungswünsche für eine weitere Auflage freuen und hoffen wiederum auf eine gute Aufnahme dieses Buches durch unsere ärztlichen Kollegen.

Die Herausgeber

Vorwort zur 1. Auflage

Die gängigen Lehrbücher und Handbücher der Inneren Medizin und der Allgemeinmedizin enthalten in der Regel eine ausführliche Darstellung der Pathophysiologie und der Diagnostik; die Therapie folgt und ist häufig eher kurz gehalten. In diesem Buch wird der umgekehrte Ansatz verfolgt. Dennoch werden anders als in reinen Therapiebüchern Pathophysiologie, Klinik und Diagnostik als Grundlage der Therapie knapp, aber vollständig dargestellt.

Jedes der Kapitel stellt praxisbezogen und klar die Therapie in ihren unterschiedlichen Möglichkeiten dar. Therapieempfehlungen sind, soweit möglich, evidenzbasiert; wenn sie eher auf persönlichen Meinungen und Vorschlägen beruhen, wird dies deutlich gemacht. Zur Unterstützung dieses Prinzips findet sich in der Sektion 1 ein Kapitel zur evidenzbasierten Medizin, dessen Schlüsseltabellen als Grundprinzip in fast allen Kapiteln wieder auftauchen und die erwähnten und beschriebenen Therapiemaßnahmen nach dem Evidenzgrad und der Empfehlungsstärke gliedert.

Es ist ein weiteres Ziel des Buches, mithilfe von Tabellen, Grafiken und insbesondere Flussdiagrammen therapeutische Prinzipien zu kondensieren, wobei den Herausgebern und Autoren klar ist, dass es keine „leitliniengerechten" Patienten gibt, sondern dass die Therapiemodalitäten natürlich auf den Einzelfall abgestimmt sein müssen.

Die Terminologie bezüglich der Erkrankungen orientiert sich an der ICD 10. Die benutzten Medikamente werden mit den generischen Bezeichnungen genannt.

Das Buch gliedert sich in unterschiedliche Sektionen, die jeweils von einem Sektionsherausgeber betreut werden. Grundlage stellt eine Sektion zu den Prinzipien der Therapie dar, die von der Gesundheitsökonomie über die Prinzipien der evidenzbasierten Medizin, die Pharmakogenetik, -dynamik und -kinetik bis zur Toxizität reicht. In den folgenden Sektionen werden dann Erkrankungsgruppen, gegliedert nach der Ätiologie (z. B. Infektionskrankheiten, immunologisch bedingte Erkrankungen, Tumorerkrankungen), den betroffenen Organen (z. B. Erkrankungen des Magen-Darm-Traktes, Erkrankungen von Niere, Erkrankungen von Herz und Gefäßen) und von Fachgebieten (z. B. psychiatrische Erkrankungen, Hauterkrankungen oder Erkrankungen im Kindesalter) abgehandelt. Jede Sektion wird von einem Sektionsherausgeber betreut, der für Autorenauswahl und Koordination der entsprechenden Sektion verantwortlich zeichnet. Angesichts des begrenzten Platzes waren alle Autoren und die Sektionsherausgeber gehalten, sich auf das Wesentliche zu beschränken. Ein vorgesehenes Kapitel über Nerven und Sinnesorgane fehlt leider und ist für eine Neuauflage vorgesehen.

Die Herausgeber hoffen, dass der Leser anhand dieses Werkes rasch die der jeweiligen Krankheit eines Patienten adäquate Therapie nutzen kann. Die Darstellungsweise soll es ihm ermöglichen, die Therapie sich selbst und anderen gegenüber auf dem Boden kontrollierter und validierter Studien auch zu begründen. Sie soll schließlich sicherstellen, dass der Leser weiß, ob er sich auf dem Boden allgemein akzeptierter Empirie, auf der Grundlage wissenschaftlicher Evidenz oder in einem experimentellen Feld bewegt. Die Herausgeber hoffen, dass diese erste Auflage diesem Ziel zumindest nahe kommt. Wir würden uns über Kritik, Ergänzungs- und Streichvorschläge sowie Änderungswünsche für eine Neuauflage freuen und hoffen auf eine gute Aufnahme dieses Buches.

Die Herausgeber

Inhaltsverzeichnis

Sektion 1
Prinzipien der Therapie
J. Reichen

1.1	Gesundheitsökonomie	
	T. Szucs	3
1.2	Evidenzbasierte Medizin	
	D. Galandi, G. Antes und D. Bassler	8
1.3	Pharmakogenetik	
	C. Meisel und I. Roots	13
1.4	Pharmakodynamik	
	T. W. Schnider	18
1.5	Pharmakokinetische Prinzipien und Dosisanpassung	
	S. Krähenbühl	23
1.6	Toxizität in der Praxis verwandter Medikamente	
	U. Gundert-Remy	31

Sektion 2
Infektionskrankheiten
N. Suttorp

2.1	Pathogen-Wirt-Interaktion und mikrobiologische Diagnostik	
	M. Mielke	39
2.2	Prinzipien der antiinfektiven Therapie	
	H. Breithaupt	43
2.3	Multiorganinfektionen – komplexe klinisch-infektiologische Krankheiten	47
2.3.1	Sepsis und septischer Schock	
	H.-D. Walmrath, F. Grimminger und W. Seeger	47
2.3.2	Multiorganinfektionen („zyklische Infektionserkrankungen")	
	J. Lohmeyer	56
2.3.3	Fieber unklarer Ursache	
	J. Lohmeyer	72
2.3.4	Infektion bei Immunkompromittierung	
	J. Lohmeyer	75
2.3.5	Nosokomiale Infektionen	
	J. Lohmeyer	79
2.3.6	HIV-Infektion	
	F. Bergmann, D. Schürmann und N. Suttorp	83
2.3.7	Tropenmedizinische Erkrankungen	
	U. Bienzle und F. Mockenhaupt	95
2.3.8	Peritonitis und intraabdominale Abszesse	
	H. Breithaupt	102
2.3.9	Infektion von Weichteilen, Gelenken und Knochen	
	H. Breithaupt	105

Sektion 3
Immunologisch bedingte Krankheiten
J. O. Schröder

3.1	Primäre Immundefekte	
	B. Grimbacher und U. Wintergerst	115
3.2	Immunologisch bedingte Hypersensitivitätsreaktionen vom Soforttyp	
	M. Sticherling	130
3.3	Systemischer Lupus erythematodes	
	H.-M. Lorenz	140
3.4	Sjögren-Syndrom	
	F. Moosig	147
3.5	Dermatomyositis und Polymyositis	
	B. Volc-Platzer	151
3.6	Systemische Sklerodermie	
	N. Hunzelmann	156
3.7	Vaskulitiden	
	A. Gause	160
3.8	Morbus Behçet	
	A. Ehlert	180
3.9	Polychondritis	
	U. Müller-Ladner	183
3.10	Plasmapherese und Immunadsorption	
	N. Braun und T. Risler	185

Sektion 4
Tumorerkrankungen
W. Hiddemann

4.1	Wirkungsweisen der antineoplastischen Chemo- und Immuntherapie	
	A. Neubauer	191
4.2	Solide Tumoren	195
4.2.1	Mammakarzinom	
	K. Possinger und A. C. Regierer	195
4.2.2	Prostatakarzinom	
	T. Otto und H. Rübben	205
4.2.3	Hodentumor	
	S. Krege und H. Rübben	209
4.2.4	Maligne Ovarialtumoren	
	V. Hanf und R. Kreienberg	214
4.2.5	Malignome des Uterus	
	V. Hanf und R. Kreienberg	220
4.2.6	Mesotheliom	
	W. Eberhardt	231
4.2.7	Weichteilsarkome	
	R. D. Issels	235

4.2.8	HNO-Karzinome	
	H. RIESS	238
4.2.9	CUP-Syndrom	
	C. BOKEMEYER	243
4.3	Prinzipien der konservativen Therapie	
	H. WANDT	248
4.4	Schmerztherapie	
	E. HEIDEMANN	253
4.5	Experimentelle Therapie und somatische Gentherapie von Krebs	
	C.-M. WENDTNER, C. KURZEDER, D. KOFLER UND M. HALLEK	258

Sektion 5
Erkrankungen des Blutes
M. HALLEK

5.1	Grundlagen der Hämatopoese	
	D. RE UND J. WOLF	271
5.2	Hämatologische Diagnostik – Kurzüberblick	
	D. VOLIOTIS UND P. STAIB	274
5.3	Stammzellerkrankungen	275
5.3.1	Chronisch myeloproliferative Erkrankungen	
	R. HEHLMANN, E. LENGFELDER, U. BERGER, A. REITER UND A. HOCHHAUS	275
5.3.2	Myelodysplastische Syndrome	
	C. AUL, A. GIAGOUNIDIS UND U. GERMING	283
5.3.3	Aplastische Anämie	
	A. RAGHAVACHAR	287
5.3.4	Paroxysmale nächtliche Hämoglobinurie	
	A. RAGHAVACHAR	288
5.3.5	Kongenitale dyserythropoetische Anämien	
	A. RAGHAVACHAR	289
5.4	Störungen der Erythropoese – Anämien	290
5.4.1	Eisenmangelanämie	
	N. FRICKHOFEN	290
5.4.2	Megaloblastäre Anämien	
	N. FRICKHOFEN	297
5.4.3	Hämolytische Anämien	
	P. STAIB	304
5.4.4	Anämie der chronischen Entzündung	
	N. FRICKHOFEN	312
5.5	Erkrankungen des granulozytären/monozytären Systems	315
5.5.1	Akute myeloische Leukämie	
	P. STAIB	315
5.5.2	Störungen der Granulozytenfunktion	
	P. HARTMANN	322
5.5.3	Störungen der Phagozytenfunktion	
	P. HARTMANN	324

5.5.4	Agranulozytose	
	P. Hartmann	327
5.5.5	Speicherkrankheiten	
	P. Hartmann	328
5.5.6	Systemische Mastozytosesyndrome	
	P. Hartmann	331
5.5.7	Langerhans-Zellhistiozytose	
	P. Staib	334
5.6	Erkrankungen des lymphatischen Systems	337
5.6.1	Hodgkin-Lymphome	
	M. Sieber, K. Behringer und V. Diehl	337
5.6.2	Non-Hodgkin-Lymphome	
	M. Reiser und A. Engert	343
5.6.3	Akute Lymphatische Leukämie des Erwachsenen	
	D. Voliotis und P. Staib	354
5.6.4	Multiples Myelom (MM)	
	C. Scheid und D. Voliotis	360
5.7	Störungen des thrombozytären Systems und der Gefäßwand	
	D. Söhngen	364
5.8	Störungen der plasmatischen Hämostase und der Gefäßwand	
	D. Söhngen	373

Sektion 6
Stoffwechselerkrankungen und Störungen der Ernährung
W. Stremmel

6.1	Adipositas und Unterernährung	
	H. Hauner	391
6.2	Mangel und Überschuss an Vitaminen und Spurenelementen	
	G. Wolfram	398
6.3	Diabetes mellitus Typ 1 und Typ 2	
	S. Matthaei, M. Andrassy und P. Nawroth	402
6.4	Störungen des Lipidstoffwechsels	
	K. Dugi	418
6.5	Aminosäurenstoffwechselstörungen	
	G. F. Hoffmann	423
6.6	Hyperhomozysteinämie	
	W. A. Wuillemin und A. Niederer	432
6.7	Gicht und andere Störungen des Purinstoffwechsels	
	W. Gröbner	436
6.8	Porphyrien	
	J. Frank	441
6.9	Angeborene Defekte des Membrantransportsystems, zytische Fibrose	
	T. Schlenker, J. F. Meyer und C. Elsing	448
6.10	Glykogenspeichererkrankungen, Lipodystrophien und andere Fettgewebserkrankungen	
	A. Steinmetz und H. Schmidt	456

6.11	Lysosomale Speichererkrankungen	
	K. J. Lackner und M. Beck	465
6.12	Galaktosämien und andere seltene Störungen des Kohlenhydratstoffwechsels	
	G. F. Hoffmann	471
6.13	Amyloidosen	
	J. Beimler und K. Andrassy	474

Sektion 7
Erkrankungen von Knochen, Muskeln und Gelenken
J. O. Schröder und U. Müller-Ladner

7.1	Metabolische Osteopathien	
	J. Schaumburger und J. Grifka	485
7.2	Morbus Paget	
	U. Woenckhaus	489
7.3	Hyperostosen, Fibrodysplasien und Knorpeldysplasien	
	M. Fleck	492
7.4	Degenerative Arthropathien	
	H.-W. Ulrich	495
7.5	Arthropathien durch Kalziumkristalle	
	A. Gödde	500
7.6	Infektiöse Arthropathien	
	P. Lamprecht	504
7.7	Rheumatoide Arthritis	
	C. Kneitz und H.-P. Tony	510
7.8	Still-Syndrom des Erwachsenenalters	
	J. O. Schröder	520
7.9	Rheumatisches Fieber	
	T. Glück	523
7.10	Spondylitis ankylosans und reaktive Arthritiden	
	J. Wollenhaupt	526
7.11	Psoriasisarthritis und Arthritis bei entzündlichen Darmerkrankungen	
	P. Harten	533
7.12	Fibromyalgie-Syndrom	
	P. Harten	538
7.13	SAPHO-Syndrom	
	J. v. Kempis	540

Sektion 8
Erkrankungen endokriner Drüsen
K. Mann

8.1	Hypothalamus und Hypophyse	
	J. Schopohl und S. Petersenn	547
8.2	Schilddrüse	
	B. Saller und O. E. Janssen	564
8.3	Erkrankungen der Nebennieren	
	W. Arlt	590

8.4	Störungen der männlichen Gonaden	
	M. Zitzmann und E. Nieschlag	614
8.5	Störungen der weiblichen Gonaden	
	W. Wuttke und B. Hinney	625
8.6	Endokrinologie bei Schwerstkranken	
	R. Gärtner	650
8.7	Transsexualität	
	H. J. Schneider, L. Schaaf und G. K. Stalla	656
8.8	Störungen des Kalzium- und Phosphatstoffwechsels	
	J. Pfeilschifter	660

Sektion 9
Erkrankungen des Magen-Darm-Traktes
W. Schmiegel

9.1	Ösophaguserkrankungen	677
9.1.1	Gastroösophageale Refluxerkrankungen	
	T. Frieling	677
9.1.2	Motilitätsstörungen/Sensibilitätsstörungen	
	T. Frieling	681
9.1.3	Infektiöse Erkrankungen	
	T. Frieling	683
9.1.4	Ösophagustumoren	
	S. Petrasch	685
9.1.5	Endoskopische Therapie im Ösophagus	
	T. Rösch	687
9.2	Gastroduodenale Erkrankungen	695
9.2.1	Gastritis und peptisches Ulkus	
	P. Malfertheiner	695
9.2.2	Zollinger-Ellison-Syndrom	
	T. v. Schrenck	709
9.2.3	Funktionelle Dyspepsie und Störungen der Magenentleerung	
	H.-D. Allescher	714
9.2.4	Magenkarzinom	
	S. Petrasch	721
9.2.5	Magenlymphom	
	W. Fischbach	723
9.2.6	Endoskopische Therapie in Magen und Duodenum	
	S. Rebensburg und H. Neuhaus	727
9.3	Dünndarmerkrankungen	732
9.3.1	Infektionen und bakterielle Fehlbesiedelung	
	C. Beglinger	732
9.3.2	Zöliakie/Einheimische Sprue	
	D. Schuppan	737
9.3.3	Malassimilationssyndrome	
	D. Schuppan	740
9.3.4	Dünndarmdysmotilität und Pseudoobstruktion	
	J. Willert und S. Hollerbach	744

9.3.5	Kurzdarmsyndrom	
	S. Hollerbach und J. Willert	749
9.3.6	Tumoren des Dünndarms und gastroenteropankreatische endokrine Tumoren	
	T. Südhoff und W. Schmiegel	755
9.4	Chronisch-entzündliche Darmerkrankungen	761
9.4.1	Colitis ulcerosa	
	W. Kruis	761
9.4.2	Morbus Crohn	
	K. Herrlinger und E. F. Stange	766
9.5	Kolorektale Erkrankungen	773
9.5.1	Seltene Kolitiden	
	A. Tromm	773
9.5.2	Divertikelkrankheit des Kolons	
	S. Hollerbach und J. Willert	775
9.5.3	Polypen und Polyposissyndrome	
	M. Reiser und W. Schmiegel	780
9.5.4	Maligne Dickdarmtumoren	
	U. Graeven und W. Schmiegel	784
9.5.5.	Reizdarmsyndrom (RDS)	
	S. Hollerbach und J. Willert	793
9.5.6	Anorektale Erkrankungen	
	G. Pommer	800
9.5.7	Akute mesenteriale Ischämie und ischämische Kolitis	
	A. Holstege	802
9.6	Ernährung	
	S. C. Bischoff	808

Sektion 10
Erkrankungen von Leber, Gallenwegen und Pankreas
J. Mössner

10.1	Metabolische und genetisch determinierte Lebererkrankungen	
	W. Stremmel	813
10.2	Akute und chronische infektiöse Hepatitiden	
	G. Gerken und C. Jochum	819
10.3	Akute und chronische nichtvirale Hepatitiden: Autoimmunerkrankungen, Medikamente und Toxine	
	C. P. Strassburg, A. Vogel und M. P. Manns	828
10.4	Alkoholbedingte Lebererkrankungen	
	W. Grothe und W. E. Fleig	832
10.5	Benigne und maligne Neoplasien der Leber	
	U.-F. Pape, T. Berg und B. Wiedenmann	837
10.6	Lebertransplantation und Anschlusstherapie	
	M. J. Bahr, K. H. W. Böker und M. P. Manns	844
10.7	Portale Hypertension	
	N. Steudel und W. E. Fleig	846

10.8	Hepatische Enzephalopathie	
	M. Wettstein und D. Häussinger	849
10.9	Aszites und hepatorenales Syndrom	
	J. Schölmerich	854
10.10	Leberversagen	
	F. Berr, I. Schiefke und W. Vogel	860
10.11	(Benigne) Erkrankungen der Gallenblase und der Gallenwege	
	T. Sauerbruch und B. Terjung	871
10.12	Akute und chronische Pankreatitis	
	V. Keim und J. Mössner	878
10.13	Neoplasien des Pankreas und der Gallenwege	
	U. Graeven und W. Schmiegel	884
10.14	Neuroendokrine Tumoren des Pankreas und des Gastrointestinaltrakts	
	M. Böhmig und B. Wiedenmann	891

Sektion 11
Erkrankungen von Niere und Urogenitaltrakt
W. H. Hörl

11.1	Prävention und Therapie des akuten Nierenversagens	
	W. Druml	899
11.2	Chronisches Nierenversagen	
	W. H. Hörl	906
11.3	Glomeruläre Erkrankungen	
	A. R. Rosenkranz und G. Mayer	911
11.4	Nierenbeteiligung bei Systemerkrankungen	
	B. Watschinger und G. Böhmig	919
11.5	Tubulointerstitielle Nierenerkrankungen	
	M. Haag-Weber	924
11.6	Hereditäre Nierenerkrankungen	
	F. Hildebrandt und M. Wolf	927
11.7	Renale und postrenale Obstruktion	
	G. Schatzl und W. H. Hörl	939
11.8	Nierenarterienstenose	
	J. Mann	941
11.9	Urolithiasis	
	J. Hofbauer	944
11.10	Dialyseverfahren	
	A. Vychytil und J. Böhler	946
11.11	Nierentransplantation und Anschlusstherapie	
	E. Pohanka und B. Watschinger	952
11.12	Harnwegsinfektionen	
	M. Franz und W. H. Hörl	959
11.13	Nierentumoren	
	A. Floth	963

11.14	Inkontinenz	
	H. C. Klingler	966
11.15	Säure-Basen-Haushalt	
	R. Oberbauer	968
11.16	Prostataerkrankungen	
	S. Madersbacher	973

Sektion 12
Erkrankungen der Atmungsorgane
W. Seeger

12.1	Erkrankungen der oberen Atemwege	
	J. Lorenz	977
12.2	Asthma bronchiale – Diagnostik und Therapie	
	J. C. Virchow	982
12.3	Bronchitis, Bronchiolitis und Lungenemphysem	
	A. Gillissen und S. Zielen	988
12.4	Bronchiektasen	
	T. Welte	995
12.5	Interstitielle Lungenerkrankungen	
	C. Vogelmeier	1000
12.6	Mukoviszidose	
	T. O. F. Wagner	1014
12.7	Sarkoidose	
	J. Müller-Quernheim	1024
12.8	Pneumonien und Lungenabszess	
	B. Temmesfeld-Wollbrück und N. Suttorp	1028
12.9	Lungenembolie und Lungeninfarkt	
	H.-D. Walmrath, F. Grimminger und W. Seeger	1041
12.10	Pulmonale Hypertonie	
	F. Grimminger, H. A. Ghofrani und F. Rose	1047
12.11	Fehlbildungen der Lungengefäße	
	F. Grimminger und D. Schranz	1053
12.12	Akutes respiratorisches Distress-Syndrom (ARDS)	
	H.-D. Walmrath, F. Grimminger und W. Seeger	1056
12.13	Neoplasien der Lunge	
	M. Thomas und R. M. Huber	1061
12.14	Mediastinalerkrankungen	
	H. Wirtz	1066
12.15	Pleurakrankheiten	
	M. Schmidt	1069
12.16	Schlafbezogene Atmungsstörungen	
	J. H. Peter und H. F. Becker	1073
12.17	Arbeits- und umweltbedingte Lungen- und Atemwegserkrankungen	
	D. Nowak	1077

Sektion 13
Erkrankungen von Herz und Gefäßen
H. Drexler

13.1	Herzrhythmusstörungen	
	K.-H. Kuck und S. Ernst	1087
13.2	Herzinsuffizienz	
	H.-P. Hermann und G. Hasenfuss	1096
13.3	Herzklappenfehler und Endokarditis	
	D. Horstkotte und C. Piper	1109
13.4	Kardiomyopathien	
	B.-E. Strauer, H.-P. Schultheiss, U. Kühl und M. Brehm	1120
13.5	Perikarderkrankungen	
	D. Hausmann	1129
13.6	Akuter Myokardinfarkt	
	F.-J. Neumann und A. Schömig	1132
13.7	Koronare Herzerkrankung	
	C. Hamm	1138
13.8	Arterielle Hypertonie	
	D. Fliser, J. Menne und H. Haller	1146
13.9	Erkrankungen der Aorta	
	C. A. Nienaber	1160
13.10	Periphere arterielle Verschlusskrankheit (PAVK)	
	C. Diehm	1165
13.11	Venenerkrankungen	
	T. Weiss	1170
13.12	Angeborene Herzfehler im Erwachsenenalter	
	G. P. Meyer und G. Hausdorf	1177
13.13	Herztumoren und Herztraumen	
	D. Hausmann	1179
13.14	Chronisches Cor pulmonale	
	B. E. Strauer und A. Schwalen	1182
13.15	Infektionen des Herzens	
	H.-P. Schultheiss und U. Kühl	1185

Sektion 14
Neurologische Erkrankungen
J. C. Wöhrle

14.1	Schlaganfall	
	M. Daffertshofer	1193
14.2	Morbus Parkinson und weitere extrapyramidale Bewegungsstörungen	
	H. Bäzner und J. C. Wöhrle	1210
14.3	Multiple Sklerose und andere neuroimmunologische Erkrankungen des ZNS	
	A. Gass und L. Kappos	1222
14.4	Infektionen des ZNS	
	S. Schwarz	1229

14.5	Zerebrale Anfälle und Epilepsien	
	B. Tettenborn	1239
14.6	Tumoren des zentralen Nervensystems	
	P. Vajkoczy und F. Wenz	1246
14.7	Primäre Kopfschmerzsyndrome	
	H. Göbel	1253
14.8	Schwindel	
	F. Thömke und M. Dieterich	1272
14.9	Erkrankungen des peripheren Nervensystems	
	K. Reiners	1279
14.10	Neuromuskuläre Erkrankungen	
	J.C. Wöhrle	1286
14.11	Funktionelle Neurochirurgie bei Bewegungsstörungen	
	J.K. Krauss	1293
14.12	Neurorehabilitation	
	T. Brandt und M. Bertram	1299

Sektion 15
Psychiatrische Erkrankungen
H. Klein

15.1	Prinzipien der Psychopharmakotherapie	
	S. Kasper	1311
15.2	Prinzipien der Psychotherapie	
	M. Linden	1317
15.3	Übende Verfahren	
	M. Zaudig und R. D. Trautmann-Sponsel	1322
15.4	Soziotherapie	
	B. Eikelmann und B. Zacharias	1326
15.5	Psychoedukation und therapeutische Einbeziehung von Angehörigen	
	G. Wiedemann und G. Buchkremer	1330
15.6	Affektive Störungen	
	G. Laux	1332
15.7	Schizophrene und schizophreniforme Störungen	
	M. Riedel und H.-J. Möller	1342
15.8	Stoffgebundene und nicht stoffgebundene Süchte	
	N. Wodarz	1351
15.9	Angststörungen/Zwangsstörungen	
	A. Kordon, K. G. Kahl und F. Hohagen	1361
15.10	Somatoforme Störungen	
	W. Hiller	1365
15.11	Schlafstörungen	
	G. Hajak	1369
15.12	Suizidalität und Suizidprävention	
	W. Felber	1376
15.13	Essstörungen	
	M. M. Fichter	1379

15.14	Artifizielle Störungen	
	H.-P. Kapfhammer	1384
15.15	Gerontopsychiatrische Erkrankungen	
	D. Mösch und H. Förstl	1389
15.16	Demenzerkrankungen	
	B. Ibach und H. Förstl	1395
15.17	Konsiliarpsychiatrie und -psychotherapie	
	A. Diefenbacher	1402
15.18	Organische psychische Störungen	
	A. Kurz	1406
15.19	Sexualstörungen	
	F. Pfäfflin	1414

Sektion 16
Hauterkrankungen
M. Landthaler

16.1	Intoleranzreaktionen	
	B. Sachs und H. F. Merk	1419
16.2	Entzündliche Dermatosen unklarer Ätiologie	
	S. v. Schmiedeberg und T. Ruzicka	1422
16.3	Autoimmunerkrankungen	1431
16.3.1	Nichtbullöse Autoimmundermatosen	
	N. Sepp	1431
16.3.2	Bullöse Autoimmundermatosen	
	S. Jainta und D. Zillikens	1433
16.4	Tumorerkrankungen der Haut	
	T. Vogt	1437
16.5	Infektionskrankheiten der Haut	
	K. Strom und D. Abeck	1445
16.6	Infektionen der Haut: Sexuell übertragbare Erkrankungen	
	H. C. Korting und C. Borelli	1451

Sektion 17
Notfälle
K. Lenz

17.1	Herz-Kreislauf-Stillstand	
	M. Holzer	1459
17.2	Dyspnoe	
	W. Heindl	1466
17.3	Koma	
	W. Lang	1476
17.4	Schock	
	K. Lenz	1482
17.5	Abdominelle Notfälle	
	C. Madl	1491

17.6	Akute Störungen des Säure-Basen-Haushalts	
	B. Schneeweiss	1498
17.7	Ertrinkungsunfall	
	M. Holzer	1504
17.8	Stromunfall	
	M. Holzer	1506
17.9	Hypertensiver Notfall	
	M. M. Hirschl	1507
17.10	Lungenembolie	
	A. Valentin	1511
17.11	Psychiatrische Notfälle	
	M. Aigner	1514
17.12	Eklampsie	
	H. Enzelsberger	1519
17.13	Endokrinologische Notfälle	
	B. Schneeweiss	1525

Sektion 18
Intoxikationen
L. S. Weilemann

18.1	Allgemeine Aspekte	
	L. S. Weilemann	1533
18.2	Wesentliche Diagnostik	
	L. S. Weilemann	1534
18.3	Allgemeine therapeutische Maßnahmen	
	L. S. Weilemann	1535
18.4	Spezielle Vergiftungen	
	L. S. Weilemann	1541
18.5	Giftinformationszentralen	
	H. J. Reinecke	1545

Sektion 19
Erkrankungen im Kindesalter
S. Burdach

19.1	Neonatologische Erkrankungen	
	P. Groneck	1551
19.2	Ernährungsstörungen	
	U. Preiss	1559
19.3	Gastroenterologie	1569
19.3.1	Angeborene Krankheiten des Gastrointestinaltraktes	
	M. J. Lentze	1569
19.3.2	Erworbene Erkrankungen des Gastrointestinaltraktes	
	U. Preiss	1572
19.4	Stoffwechselstörungen	
	A. C. Muntau	1584

19.5	Endokrinologie	
	W. Kiess	1593
19.6	Immunologische Erkrankungen	
	G. Horneff	1599
19.7	Infektionserkrankungen	
	G. Horneff	1609
19.8	Impfungen	
	G. Horneff	1627
19.9	Erkrankungen der Atemwege	
	G. Hansen	1629
19.10	Kardiovaskuläre Erkrankungen	
	R. Grabitz	1638
19.11	Hämatologie und Onkologie	
	S. Burdach	1644
19.12	Hämostaseologische Erkrankungen	
	R. Schobess	1654
19.13	Erkrankungen der Nieren und des Urogenitaltraktes	
	M. Brandis	1661
19.14	Erkrankungen des Nervensystems und der Muskulatur	
	R. Korinthenberg	1665
19.15	Anomalien von Skelett und Bindegewebe	
	F. Rauch und E. Schönau	1673
19.16	Gefäßdysplasien	
	L. Schweigerer	1674
19.17	Pädiatrische Intensivmedizin	
	D. Schranz	1677
19.18	Plötzlicher Kindstod (SIDS) und augenscheinlich lebensbedrohliches Ereignis (ALE)	
	G. Jorch	1689
19.19	Misshandlungen und Missbrauch	
	H.-G. Lenard	1691
19.20	Pharmakologische und arzneimittelrechtliche Probleme im Kindesalter	
	J. Boos	1694
19.21	Hyperkinetische Störungen des Kindes- und Jugendalters	
	B. Herpertz-Dahlmann	1696
19.22	Wachstum und Entwicklungsstörungen	
	K. Mohnike	1698

Farbtafeln	1701
Arzneistoff- und Medikamentenverzeichnis	1717
Sachverzeichnis	1741
Biographie: Jürgen Schölmerich	1779

Herausgeberverzeichnis

Prof. Dr. STEFAN BURDACH
Kinderklinik und Poliklinik
des Klinikums rechts der Isar
der Technischen Universität
München
Kölner Platz 1
80804 München

Prof. Dr. HELMUT DREXLER
Abteilung Kardiologie und Angiologie
Medizinische Hochschule Hannover
Carl-Neuberg-Straße 1
30625 Hannover

Prof. Dr. MICHAEL HALLEK
Klinik I für Innere Medizin
Universität zu Köln
Kerpener Straße 62
50937 Köln

Prof. Dr. WOLFGANG HIDDEMANN
Medizinische Klinik und Poliklinik III
Klinikum der Universität München
Großhadern
Marchioninistraße 15
81377 München

Prof. Dr. Dr. WALTER H. HÖRL
Innere Medizin III
Klinische Abteilung für Nephrologie
und Dialyse
Allgemeines Krankenhaus
Währinger Gürtel 18–20
A-1090 Wien

Prof. Dr. HELMFRIED KLEIN
Klinik und Poliklinik für Psychiatrie
und Psychotherapie
Bezirksklinikum Regensburg
Universitätsstraße 84
93053 Regensburg

Prof. Dr. MICHAEL LANDTHALER
Klinik und Poliklinik für Dermatologie
Klinikum der Universität
93042 Regensburg

Prof. Dr. KURT LENZ
Medizinische Abteilung mit
Intensivstation
Konventhospital Barmherzige Brüder
Linz
Seilerstätte 2
A-4021 Linz

Prof. Dr. KLAUS MANN
Klinik für Endokrinologie
Zentrum für Innere Medizin
Universitätsklinikum Essen
Hufelandstraße 55
45147 Essen

Prof. Dr. JOACHIM MÖSSNER
Medizinische Klinik und Poliklinik II
Universitätklinikum Leipzig
Philipp-Rosenthal-Straße 27
04103 Leipzig

Prof. Dr. ULF MÜLLER-LADNER
Lehrstuhl für Innere Medizin und
Rheumatologie der Universität Gießen
Abteilung Rheumatologie und Klinische
Immunologie
Kerckhoff-Klinik Bad Nauheim
Benekestraße 2–8
61231 Bad Nauheim

Prof. Dr. JÜRG REICHEN
Institut für Klinische Pharmakologie
Inselspital – Universität Bern
Murtenstraße 35
CH-3010 Bern

Prof. Dr. WOLFF SCHMIEGEL
Ruhr-Universität Bochum
Medizinische Universitätsklinik
Knappschaftskrankenhaus
In der Schornau 23–25
44892 Bochum
und
Abt. Gastroenterologie/Hepatologie
Universitätsklinik Bergmannsheil
Bürkle-de-la-Camp-Platz 1
44789 Bochum

Prof. Dr. JÜRGEN SCHÖLMERICH
Klinik und Poliklinik für
Innere Medizin I
Klinikum der Universität
93042 Regensburg

Prof. Dr. JOHANN OLTMANN SCHRÖDER
II. Medizinische Klinik und Poliklinik
Städtisches Krankenhaus Kiel
Universitätsklinikum
Schleswig-Holstein
Campus Kiel
Chemnitzstraße 33
24116 Kiel

Prof. Dr. WERNER SEEGER
Zentrum für Innere Medizin
Medizinische Klinik und Poliklinik II
Universitätsklinikum Gießen
Klinikstraße 36
35385 Gießen

Prof. Dr. WOLFGANG STREMMEL
Abteilung Gastroenterologie
Medizinische Klinik
Universitätsklinikum Heidelberg
Im Neuenheimer Feld 410
69120 Heidelberg

Prof. Dr. NORBERT SUTTORP
Medizinische Klinik mit Schwerpunkt
Infektiologie
Charité – Universitätsmedizin Berlin
Augustenburger Platz 1
13353 Berlin

Prof. Dr. L. SACHA WEILEMANN
Klinische Toxikologie / Giftinformation
II. Medizinische Klinik und Poliklinik
Universitätsklinikum Mainz
Langenbeckstraße 1
55131 Mainz

PD Dr. JOHANNES C. WÖHRLE
Neurologische Klinik
Universitätsklinikum Mannheim
Fakultät für Klinische Medizin
Mannheim der Universität Heidelberg
Theodor-Kutzer-Ufer 1–3
68167 Mannheim

Autorenverzeichnis

Prof. Dr. DIETRICH ABECK
Praxis für Dermatologie/Allergologie
Grünwalder Straße 248
81545 München

Dr. MARTIN AIGNER
Universitätsklinik für Psychiatrie
Medizinische Universität Wien
Allgemeines Krankenhaus
Währinger Gürtel 18–20
A-1090 Wien

Prof. Dr. HANS-DIETER ALLESCHER
Zentrum für Innere Medizin
Klinikum Garmisch-Partenkirchen
Auenstraße 6
82418 Garmisch-Partenkirchen

Prof. Dr. KONRAD ANDRASSY
Rehabilitationszentrum für Chronisch Nierenkranke
Sektion Nephrologie
Medizinische Universitätsklinik
Bergheimer Straße 56a
69115 Heidelberg

Dr. MARTIN ANDRASSY
Medizinische Klinik I
Universitätsklinik Heidelberg
Bergheimer Straße 58
69115 Heidelberg

Dr. GERD ANTES
Institut für Medizinische Biometrie und
Medizinische Informatik
Deutsches Cochrane Zentrum
Universität Freiburg
Stefan-Meier-Straße 26
79104 Freiburg

Dr. WIEBKE ARLT
Division of Medical Sciences
Institute of Biomedical Research (IBR)
Endocrinology & Metabolism
The Medical School
University of Birmingham
Edgbaston
Birmingham B15 2TT
UK

Dr. CARLO AUL
Medizinische Klinik II
St. Johannes-Hospital Duisburg
An der Abtei 7–11
47166 Duisburg

PD Dr. MATTHIAS J. BAHR
Zentrum für Innere Medizin
Abteilung Gastroenterologie,
Hepatologie und Endokrinologie
Medizinische Hochschule Hannover
Carl-Neuberg-Straße 1
30623 Hannover

Dr. DIRK BASSLER
Institut für Medizinische Biometrie und
Medizinische Informatik
Deutsches Cochrane Zentrum
Universität Freiburg
Stefan-Meier-Str. 26
79104 Freiburg

PD Dr. HANSJÖRG BÄZNER
Neurologische Klinik
Universitätsklinikum Mannheim
Fakultät für Klinische Medizin
Mannheim der Universität Heidelberg
Theodor-Kutzer-Ufer 1–3
68167 Mannheim

Prof. Dr. MICHAEL BECK
Kinderklinik und Kinder-Poliklinik
Johannes Gutenberg-Universität Mainz
Langenbeckstraße 1
55131 Mainz

Prof. Dr. HEINRICH F. BECKER
Klinik für Innere Medizin –
Schwerpunkt Pneumologie
Schlafmedizinisches Labor
Klinikum der Philipps-Universität
Marburg
Baldingerstraße
35043 Marburg/Lahn

Prof. Dr. CHRISTOPH BEGLINGER
Departement Innere Medizin
Abteilung Gastroenterologie
Universitätsspital Basel
Petersgraben 4
CH-4031 Basel

Dr. KAROLIN BEHRINGER
Klinik I für Innere Medizin
Universität zu Köln
Joseph-Stelzmann-Straße 9
50924 Köln

Dr. JÖRG BEIMLER
Rehabilitationszentrum für Chronisch
Nierenkranke
Sektion Nephrologie
Medizinische Universitätsklinik
Bergheimer Straße 56a
69115 Heidelberg

PD Dr. THOMAS BERG
Charité – Universitätsmedizin Berlin
Campus Virchow-Klinikum
Medizinische Klinik m. S. Hepatologie
und Gastroenterologie &
Interdisziplinäres Stoffwechsel-
Centrum/Endokrinologie und Diabetes
mellitus
Augustenburger Platz 1
13353 Berlin

Dr. UTE BERGER
III. Medizinische Klinik
Klinikum Mannheim der Universität
Heidelberg
Wiesbadener Straße 7–11
68305 Mannheim

Dr. FRANK BERGMANN
Medizinische Klinik mit Schwerpunkt
Infektiologie
Charité, Campus Virchow-Klinikum
Augustenburger Platz 1
13353 Berlin

Prof. Dr. FRIEDER BERR
Landesklinik für Innere Medizin 1
St. Johanns-Spital
Müllner Hauptstraße 48
A-5020 Salzburg

Dr. med. MARKUS BERTRAM
Abteilung Frührehabilitation
Kliniken Schmieder Heidelberg
Speyererhof
69117 Heidelberg

Prof. Dr. ULRICH BIENZLE
Institut für Tropenmedizin
Charité – Universitätsmedizin Berlin
Spandauer Damm 130
14050 Berlin

Prof. Dr. STEPHAN C. BISCHOFF
Abteilung Gastroenterologie,
Hepatologie und Endokrinologie
Zentrum Innere Medizin
Medizinische Hochschule Hannover
Carl-Neuberg-Straße 1
30625 Hannover

Prof. Dr. JOACHIM BÖHLER
Deutsche Klinik für Diagnostik
von-Leyden-Straße 23
65191 Wiesbaden

Prof. Dr. GEORG BÖHMIG
Medizinische Universität Wien
Klinische Abteilung für Nephrologie und
Dialyse
Universitätsklinik für Innere Medizin III
Allgemeines Krankenhaus
der Stadt Wien
Währinger Gürtel 18–20
A-1090 Wien

Dr. MICHAEL BÖHMIG
Charité – Universitätsmedizin Berlin
Campus Virchow-Klinikum
Medizinische Klinik m. S. Hepatologie
und Gastroenterologie
Augustenburger Platz 1
13353 Berlin

Prof. Dr. CARSTEN BOKEMEYER
Klinik für Onkologie, Hämatologie
und Knochenmarktransplantation
Zentrum Innere Medizin
Universitätsklinikum Hamburg-
Eppendorf
Martinistraße 52
20246 Hamburg

PD Dr. KLAUS H.W. BÖKER
Vahrenwalder Str. 269
30179 Hannover

Prof. Dr. JOACHIM BOOS
Klinik und Poliklinik für Kinder-
und Jugendmedizin – Pädiatrische
Hämatologie und Onkologie –
Universitätsklinikum Münster
Albert-Schweitzer-Straße 33
48149 Münster

Dr. CLAUDIA BORELLI
Klinik und Poliklinik für
Dermatologie und Allergologie
Ludwig-Maximilians-Universität
Frauenlobstraße 9–11
80337 München

Prof. Dr. MATTHIAS BRANDIS
Universitätsklinikum Freiburg
Hugstetter Straße 49
79106 Freiburg

PD Dr. TOBIAS BRANDT
Kliniken Schmieder Heidelberg
Speyererhof
69117 Heidelberg

Dr. NORBERT BRAUN
Sektion Nieren- und Hoch-
druckkrankheiten
Abteilung Innere Medizin III
Universitätsklinikum Tübingen
Otfried-Müller-Straße 10
72076 Tübingen

Dr. MICHAEL BREHM
Klinik für Kardiologie, Pneumologie und
Angiologie
Medizinische Klinik und Poliklinik B
Heinrich-Heine Universität Düsseldorf
Moorenstraße 5
40225 Düsseldorf

Prof. Dr. HENNING BREITHAUPT
Medizinische Klinik II und Poliklinik
Universitätsklinikum Gießen
Klinikstraße 36
35392 Gießen

Prof. Dr. GERHARD BUCHKREMER
Klinik für Psychiatrie und Psychotherapie
Universitätsklinikum Tübingen
Osianderstraße 24
72076 Tübingen

Prof. Dr. STEFAN BURDACH
Kinderklinik und Poliklinik
des Klinikums rechts der Isar der
Technischen Universität München
Kölner Platz 1
80804 München

Prof. Dr. MICHAEL DAFFERTSHOFER
Neurologische Klinik
Universitätsklinikum Mannheim
Theodor-Kutzer-Ufer 1–3
68135 Mannheim

Prof. Dr. ALBERT DIEFENBACHER
Evangelisches Krankenhaus Königin
Elisabeth Herzberge
Abteilung für Psychiatrie und
Psychotherapie
Herzbergstraße 79
10362 Berlin

Prof. Dr. VOLKER DIEHL
Haus LebensWert
Universität zu Köln
50924 Köln

Prof. Dr. CURT DIEHM
Innere Abteilung/Abteilung für
Gefäßmedizin
SRH Klinikum Karlsbad-
Langensteinbach ggGmbH
Akad. Lehrkrankenhaus der Universität
Heidelberg
Guttmannstraße 1
76307 Karlsbad

Prof. Dr. MARIANNE DIETERICH
Neurologische Universitätsklinik Mainz
Langenbeckstraße 1
55101 Mainz

Prof. Dr. WILFRED DRUML
Klinik für Innere Medizin III
Abteilung für Nephrologie
Allgemeines Krankenhaus
Währinger Gürtel 18–20
A-1090 Wien

PD Dr. KLAUS DUGI
Klinische Forschung
Endokrinologie und Stoffwechsel
Boehringer Ingelheim Pharma GmbH &
Co. KG
Birkendorfer Straße 65
88397 Biberach

Dr. WILFRIED EBERHARDT
Innere Klinik und Poliklinik
(Tumorforschung)
Universitätsklinikum Essen
Hufelandstraße 55
45122 Essen

Dr. ANDREAS EHLERT
Klinik für Rheumatologie
Klinikum Duisburg
Wedau-Kliniken
Zu den Rehwiesen 9
47055 Duisburg

Dr. BERND EIKELMANN
Klinik für Psychiatrie und
Psychotherapie
Städtisches Klinikum Karlsruhe
Kaiserallee 10
76133 Karlsruhe

PD Dr. CHRISTOPH ELSING
Innere Medizin
St. Elisabeth-Krankenhaus
Pfarrer W. Schmitz-Straße 1
46282 Dorsten

Prof. Dr. ANDREAS ENGERT
Klinik I für Innere Medizin
Universität zu Köln
Joseph-Stelzmann-Straße 9
50924 Köln

Prof. DDr. HERMANN ENZELSBERGER
Abteilung für Gynäkologie und
Geburtshilfe
Schwerpunktkrankenhaus Steyr
Sierningerstraße 170
A-4400 Steyr

Dr. SABINE ERNST
II. Medizinische Abteilung
Allgemeines Krankenhaus St. Georg
Lohmühlenstraße 5
20099 Hamburg

Prof. Dr. WERNER FELBER
Klinik und Poliklinik für Psychiatrie
und Psychotherapie
Universitätsklinikum Carl Gustav Carus
Fetscherstraße 74
01307 Dresden

Prof. Dr. MANFRED FICHTER
Medizinisch-Psychosomatische Klinik
Roseneck im Verbund mit der Ludwig-
Maximilians-Universität München
Am Roseneck 6
83209 Prien am Chiemsee

Prof. Dr. WOLFGANG FISCHBACH
Medizinische Klinik II
Klinikum Aschaffenburg
Am Hasenkopf
63739 Aschaffenburg

PD Dr. MARTIN FLECK
Klinik und Poliklinik für Innere
Medizin I
Klinikum der Universität
93042 Regensburg

Prof. Dr. WOLFGANG E. FLEIG
Klinik und Poliklinik für Innere
Medizin I
Martin-Luther-Universität Halle-Wittenberg
Ernst-Grube-Straße 40
06120 Halle

Prof. Dr. DANILO FLISER
Abteilung Nephrologie
Zentrum Innere Medizin
Medizinische Hochschule Hannover
Carl-Neuberg-Straße 1
30625 Hannover

Dr. ANDREAS FLOTH, FEBU
Frimmelgasse 13
A-1190 Wien

Prof. Dr. HANS FÖRSTL
Klinik und Poliklinik für Psychiatrie
und Psychotherapie
Technische Universität München
Klinikum rechts der Isar
Ismaninger Straße 22
81675 München

Prof. Dr. JORGE FRANK
Afdeling Dermatologie
Academisch Ziekenhuis Maastricht
Postbus 5800
6202 AZ Maastricht
Niederlande
und
Porphyrie-Zentrum
Hautklinik der RWTH Aachen

Pauwelsstraße 30
52074 Aachen

Dr. MARTINA FRANZ
Innere Medizin III
Klinische Abteilung für Nephrologie
und Dialyse
Allgemeines Krankenhaus
Währinger Gürtel 18–20
A-1090 Wien

Prof. Dr. NORBERT FRICKHOFEN
Innere Medizin III
HSK Dr.-Horst-Schmidt-Kliniken GmbH
Ludwig-Erhard-Straße 100
65199 Wiesbaden

Prof. Dr. THOMAS FRIELING
Medizinische Klinik II
Klinikum Krefeld
Lutherplatz 40
47805 Krefeld

Dr. DANIEL GALANDI
Helios Klinik
Jostalstraße 12
79822 Titisee-Neustadt

Prof. Dr. ROLAND GÄRTNER
Medizinische Klinik – Innenstadt
Endokrinologie/Intensivmedizin
Klinikum der Ludwig-Maximilians-Universität München
Ziemssenstraße 1
80336 München

Prof. Dr. ACHIM GASS
Neurologie/Neuroradiologie
Universitätskliniken
Kantonsspital Basel
Petersgraben 4
CH-4031 Basel

Prof. Dr. ANGELA GAUSE
Rheumazentrum Elmshorn
Schulstraße 46–50
25335 Elmshorn

Prof. Dr. GUIDO GERKEN
Zentrum für Innere Medizin
Klinik für Gastroenterologie und
Hepatologie
Universitätsklinikum Essen
Hufelandstraße 55
45122 Essen

PD Dr. ULRICH GERMING
Klinik für Hämatologie, Onkologie und
Klinische Immunologie
Heinrich-Heine-Universität
Moorenstraße 5
40225 Düsseldorf

Dr. ARDESCHIR GHOFRANI
Zentrum für Innere Medizin
Medizinische Klinik und Poliklinik II
Universitätsklinikum Gießen
Klinikstraße 36
35385 Gießen

Dr. ARISTOTELES GIAGOUNIDIS
Medizinische Klinik II
St. Johannes-Hospital Duisburg
An der Abtei 7–11
47166 Duisburg

Prof. Dr. ADRIAN GILLISSEN
Robert-Koch-Klinik
Städtisches Klinikum St. Georg Leipzig
Nikolai-Rumjanzew-Straße 100
04207 Leipzig

PD Dr. THOMAS GLÜCK
Klinik und Poliklinik für Innere
Medizin I
Klinikum der Universität
93042 Regensburg

Prof. Dr. Dipl.-Psych. HARTMUT GÖBEL
Schmerzklinik Kiel
Klinik für neurologisch-
verhaltensmedizinische
Schmerztherapie
Heikendorfer Weg 9–27
24149 Kiel

Dr. ANDREA GÖDDE
Karl-Schurz-Straße 1
66119 Saarbrücken

Prof. Dr. RALPH G. GRABITZ
Universitätsklinik für Pädiatrische
Kardiologie
Martin-Luther-Universität Halle-
Wittenberg
Ernst-Grube-Str. 40
06120 Halle

PD Dr. ULLRICH GRAEVEN
Kliniken Maria Hilf GmbH
Medizinische Klinik I
Krankenhaus St. Franziskus
Viersener Straße 450
41063 Mönchengladbach

Prof. Dr. JOACHIM GRIFKA
Orthopädische Klinik
der Universität Regensburg
Kaiser-Karl V.-Allee 3
93077 Bad Abbach

Dr. BODO GRIMBACHER
Abteilung Rheumatologie und Klinische
Immunologie
Medizinische Universitätsklinik Freiburg
Hugstetterstraße 55
79106 Freiburg

Prof. Dr. FRIEDRICH GRIMMINGER
Zentrum für Innere Medizin
Medizinische Klinik und Poliklinik V
Justus-Liebig-Universität
Klinikstraße 36
35385 Gießen

Prof. Dr. WOLFGANG GRÖBNER
Innere Abteilung
Zollernalb Klinikum gGmbH
Klinik Balingen
Tübinger Straße 20/3
72336 Balingen

Prof. Dr. PETER GRONECK
Klinik für Kinder und Jugendliche
Klinikum Leverkusen
Dhünnberg 60
51375 Leverkusen

Dr. WILFRIED GROTHE
Klinik und Poliklinik für Innere
Medizin I
Martin-Luther-Universität Halle-
Wittenberg
Ernst-Grube-Straße 40
06120 Halle

Prof. Dr. URSULA GUNDERT-REMY
Bundesinstitut für Risikobewertung
(BfR)
Thielallee 88–92
14195 Berlin

Professor Dr. MARIANNE HAAG-WEBER
KFH – Dialysezentrum
Klinikum St. Elisabeth
Elisabethstraße 23
94315 Straubing

Prof. Dr. GÖRAN HAJAK
Klinik und Poliklinik für Psychiatrie
und Psychotherapie
Universität Regensburg
Bezirksklinikum
Universitätsstraße 84
93042 Regensburg

Prof. Dr. MICHAEL HALLEK
Klinik I für Innere Medizin
Universität zu Köln
Kerpener Straße 62
50937 Köln

Prof. Dr. HERMANN HALLER
Abteilung Nephrologie
Zentrum Innere Medizin
Medizinische Hochschule Hannover
Carl-Neuberg-Straße 1
30625 Hannover

Prof. Dr. CHRISTIAN HAMM
Abteilung Kardiologie
Kerckhoff-Klinik
Benekestraße 2–8
61231 Bad Nauheim

Prof. Dr. VOLKER HANF
Universitäts-Frauenklinik
Robert-Koch-Straße 40
37075 Göttingen

Prof. Dr. GESINE HANSEN
Klinik und Poliklinik für Kinder-
und Jugendmedizin
Martin-Luther Universität Halle-
Wittenberg
Ernst-Grube-Straße 40
06120 Halle

Dr. PONTUS HARTEN
Sophienblatt 1
24103 Kiel

Dr. PIA HARTMANN
Klinik und Poliklinik für
Innere Medizin I
Klinikum der Universität
93042 Regensburg

Dr. SILKE HARTMANN
Ingeborg-Bachmann-Straße 24
89134 Blaustein

Prof. Dr. GERD HASENFUSS
Georg-August-Universität Göttingen
Bereich Humanmedizin (UKG)
Herzzentrum Göttingen
Abteilung Kardiologie und Pneumologie
Robert-Koch-Straße 40
37075 Göttingen

Prof. Dr. HANS HAUNER
Else-Kröner-Fresenius-Zentrum für
Ernährungsmedizin
Der Technischen Universität München
Klinikum rechts der Isar
Ismaninger Straße 22
81675 München

Prof. Dr. GERD HAUSDORF †
Abteilung Pädiatrische Kardiologie und
Intensivmedizin
Georg-August-Universität Göttingen
Robert-Koch-Straße 40
37075 Göttingen

Prof. Dr. DIRK HAUSMANN
Klinik für Innere Medizin – Kardiologie
Städtisches Klinikum Wolfenbüttel
Alter Weg 80
38302 Wolfenbüttel

Prof. Dr. DIETER HÄUSSINGER
Klinik für Gastroenterologie, Hepatologie
und Infektiologie
Universitätsklinikum Düsseldorf
Moorenstraße 5
40225 Düsseldorf

Professor Dr. RÜDIGER HEHLMANN
III. Medizinische Klinik
Klinikum Mannheim der Universität
Heidelberg
Wiesbadener Straße 7–11
68305 Mannheim

Prof. Dr. ELSE HEIDEMANN
Innere Medizin II
Diakonie-Klinikum Stuttgart
Rosenbergstraße 38
70176 Stuttgart

Dr. WERNER HEINDL
Intensivstation
Otto-Wagner-Spital Wien
Sanatoriumstraße 2
A-1140 Wien

PD Dr. HANS-PETER HERMANN
Georg-August-Universität Göttingen
Bereich Humanmedizin (UKG)
Herzzentrum Göttingen
Abteilung Kardiologie und Pneumologie
Robert-Koch-Straße 40
37075 Göttingen

Prof. Dr. BEATE HERPERTZ-DAHLMANN
Klinik für Kinder- und
Jugendpsychiatrie und -psychotherapie
Universitätsklinikum Aachen
Neuenhofer Weg 21
52074 Aachen

Dr. KLAUS HERRLINGER
Radcliffe Infirmary
Gibson Laboratories/Gastroenterology
Woodstock Road
Oxford OX2 6HE, UK

Prof. Dr. FRIEDHELM HILDEBRANDT
University of Michigan Medical Center
Pediatric Nephrology
1500 W. Medical Center Drive
Ann Arbor, MI 48109-0646
USA

Prof. Dr. WOLFGANG HILLER
Psychologisches Institut
Abteilung Klinische Psychologie
Johannes Gutenberg-Universität Mainz
Staudingerweg 9
55099 Mainz

Prof. Dr. Dr. BERND HINNEY
Frauenklinik
Georg-August-Universität Göttingen
Robert-Koch-Straße 40
37075 Göttingen

Prof. Dr. MICHAEL M. HIRSCHL
Universitätsklinik für Notfallmedizin
Allgemeines Krankenhaus Wien
Währinger Gürtel 18–20
A-1090 Wien

Prof. Dr. ANDREAS HOCHHAUS
III. Medizinische Klinik
Klinikum Mannheim der Universität
Heidelberg
Wiesbadener Straße 7–11
68305 Mannheim

Prof. Dr. JOHANN HOFBAUER
Urologische Abteilung
Krankenhaus Wiener Neustadt
Corvinusring 3–5
A-2700 Wiener Neustadt

Prof. Dr. GEORG FRIEDRICH
HOFFMANN
Abteilung Kinderheilkunde I
Universitätskinderklinik und Poliklinik
Im Neuenheimer Feld 153
69120 Heidelberg

Professor Dr. FRITZ HOHAGEN
Universitätsklinikum Schleswig-
Holstein, Campus Lübeck
Klinik für Psychiatrie und
Psychotherapie
Ratzeburger Allee 160
23538 Lübeck

PD Dr. STEPHAN HOLLERBACH
Klinik für Gastroenterologie
Allgemeines Krankenhaus Celle
Siemensplatz 4
29223 Celle

Prof. Dr. AXEL HOLSTEGE
Medizinische Klinik I
Klinikum Landshut
Robert-Koch-Straße 1
84034 Landshut

Dr. MICHAEL HOLZER
Universitätsklinik für Notfallmedizin
Allgemeines Krankenhaus Wien
Währinger Gürtel 18–20
A-1090 Wien

Prof. Dr. Dr. WALTER H. HÖRL
Innere Medizin III
Klinische Abteilung für Nephrologie und
Dialyse
Allgemeines Krankenhaus
Währinger Gürtel 18–20
A-1090 Wien

Prof. Dr. GERD HORNEFF
Klinikum der Medizinischen Fakultät
Universitätsklinik und Poliklinik für
Kinder- und Jugendmedizin
Martin-Luther-Universität Halle-
Wittenberg
Ernst-Grube-Straße 40
06120 Halle

Prof. Dr. DIETER HORSTKOTTE
Kardiologische Klinik
Herz- und Diabeteszentrum Nordrhein-
Westfalen
Georgstraße 11
32545 Bad Oeynhausen

Prof. Dr. RUDOLF M. HUBER
Fachbereich Pneumologie
Klinikum der Universität – Innenstadt
Ludwig-Maximilians-Universität
München
Ziemssenstraße 1
80336 München

Prof. Dr. NICOLAS HUNZELMANN
Klinik und Poliklinik für Dermatologie
und Venerologie
Klinikum der Universität zu Köln
Joseph-Stelzmann-Straße 9
50924 Köln

Dr. BERND IBACH
Klinik und Poliklinik für Psychiatrie
und Psychotherapie
Bereich Gerontopsychiatrie
Bezirksklinikum Regensburg
Universitätsstraße 84
93053 Regensburg

Prof. Dr. ROLF D. ISSELS
Medizinische Klinik und Poliklinik III
Klinikum der Universitäts München
Großhadern
und GSF – Forschungszentrum für
Umwelt und Gesundheit
Marchioninistraße
81377 München

PD Dr. ONNO E. JANSSEN
Klinik für Endokrinologie
Zentrum für Innere Medizin
Universitätsklinikum Essen
Hufelandstraße 55
45122 Essen

Dr. CHRISTOPH JOCHUM
Zentrum für Innere Medizin
Klinik für Gastroenterologie und
Hepatologie
Universitätsklinikum Essen
Hufelandstraße 55
45122 Essen

Prof. Dr. GERHARD JORCH
Zentrum für Kinderheilkunde
Klinik für Allgemeine Pädiatrie und
Neonatologie
Otto-von-Guericke-Universität
Magdeburg
Wiener Straße
39112 Magdeburg

Prof. Dr. Dr. HANS-PETER
KAPFHAMMER
Universitätsklinik für Psychiatrie
Medizinische Universität Graz
Auenbruggerplatz 36
A-8036 Graz

Prof. Dr. Dipl.-Psych. LUDWIG KAPPOS
Neurologie/Neuroradiologie
Universitätskliniken
Kantonsspital Basel
Petersgraben 4
CH-4031 Basel

Prof. Dr. SIEGFRIED KASPER
Klinische Abteilung für Allgemeine
Psychiatrie
Universitätsklinik für Psychiatrie
Allgemeines Krankenhaus Wien
Währinger Gürtel 18–20
A-1090 Wien

Prof. Dr. VOLKER KEIM
Medizinische Klinik und Poliklinik II
Universitätsklinikum Leipzig
Philipp-Rosenthal-Straße 27
04103 Leipzig

Prof. Dr. JOHANNES VON KEMPIS
Fachbereich Innere Medizin/
Rheumatologie
Department I
Kantonsspital St. Gallen
CH-9007 St. Gallen

Prof. Dr. WIELAND KIESS
Universitätsklinik und Poliklinik für
Kinder und Jugendliche
Universitätsklinikum Leipzig
Oststraße 21–25
04317 Leipzig

Prof. Dr. H. CHRISTOPH KLINGLER
Universitätsklinik für Urologie
Medizinische Universität Wien
Währinger Gürtel 18–20
A-1090 Wien

PD Dr. CHRISTIAN KNEITZ
Rheumatologie/Klinische Immunologie
Medizinische Klinik II
Universität Würzburg
Klinikstraße 6–8
97070 Würzburg

Dr. DAVID KOFLER
Klinik I für Innere Medizin
Universität zu Köln
Kerpener Straße 62
50937 Köln

Dr. ANDREAS KORDON
Universitätsklinikum Schleswig-
Holstein, Campus Lübeck
Klinik für Psychiatrie und
Psychotherapie
Ratzeburger Allee 160
23538 Lübeck

Prof. Dr. RUDOLF KORINTHENBERG
Universitätsklinikum Freiburg
Zentrum für Kinderheilkunde und
Jugendmedizin
Klinik II: Neuropädiatrie und
Muskelerkrankungen
Mathildenstraße 1
79106 Freiburg

Prof. Dr. HANS CHRISTIAN KORTING
Klinik und Poliklinik für Dermatologie
und Allergologie
Ludwig-Maximilians-Universität
Frauenlobstraße 9–11
80337 München

Prof. Dr. STEPHAN KRÄHENBÜHL
Klinik für Pharmakologie und
Toxikologie
Kantonsspital Basel
Hebelstrasse 2
CH-4031 Basel

Prof. Dr. JOACHIM K. KRAUSS
Neurochirurgische Klinik
Universitätsklinikum Mannheim
Theodor-Kutzer-Ufer 1–3
68167 Mannheim

PD Dr. SUSANNE KREGE
Klinik und Poliklinik für Urologie,
Kinderurologie, Urologische Onkologie
Universitätsklinikum Essen
Hufelandstraße 55
45122 Essen

Prof. Dr. ROLF KREIENBERG
Universitätsfrauenklinik und Poliklinik
Universitätsklinikum Ulm
Prittwitzstraße 43
89075 Ulm

Prof. Dr. WOLFGANG KRUIS
Abteilung für Innere Medizin
Evangelisches Krankenhaus Kalk
Buchforststraße 2
51103 Köln

Prof. Dr. KARL-HEINZ KUCK
II. Medizinische Abteilung – Kardiologie
Allgemeines Krankenhaus St. Georg
Lohmühlenstraße 5
20099 Hamburg

Dr. UWE KÜHL
Medizinische Klinik II – Kardiologie
und Pulmologie
Charité – Campus Benjamin Franklin
Hindenburgdamm 30
12200 Berlin

Prof. Dr. ALEXANDER KURZ
Alzheimer-Zentrum
Klinik und Poliklinik für Psychiatrie
und Psychotherapie
Technische Universität München
Ismaninger Straße 22
81675 München

Dr. CHRISTIAN KURZEDER
Hämatologikum
Frauenklinik und Poliklinik
Universität Ulm
Prittwitzstraße 43
89075 Ulm

Prof. Dr. KARL J. LACKNER
Institut für Klinische Chemie und
Laboratoriumsmedizin
Klinikum der Johannes Gutenberg-
Universität Mainz
Langenbeckstraße 1
55131 Mainz

Prof. Dr. PETER LAMPRECHT
Poliklinik für Rheumatologie
Universitätsklinikum Schleswig-
Holstein, Campus Lübeck
und Rheumaklinik Bad Bramstedt
Ratzeburger Allee 160
23538 Lübeck

Prof. Dr. WILFRIED LANG
Neurologische Abteilung
Krankenhaus der Barmherzigen Brüder
Große Mohrengasse 9
A-1020 Wien

Prof. Dr. GERD LAUX
Bezirksklinikum Gabersee
Fachkrankenhaus für Psychiatrie,
Psychotherapie, Psychosomatische
Medizin und Neurologie
Gabersee 7
83512 Wasserburg am Inn

Prof. Dr. HANS-GERD LENARD
Zentrum für Kinderheilkunde
Universitätsklinikum Düsseldorf
Moorenstraße 5
40225 Düsseldorf

PD Dr. EVA LENGFELDER
III. Medizinische Klinik
Klinikum Mannheim der Universität
Heidelberg
Wiesbadener Straße 7–11
68305 Mannheim

Prof. Dr. MICHAEL J. LENTZE
Zentrum für Kinderheilkunde
Universitätsklinikum Bonn
Adenauerallee 119
53113 Bonn

Prof. Dr. KURT LENZ
Medizinische Abteilung mit
Intensivstation
Krankenhaus Barmherzige Brüder Linz
Seilerstätte 2
A-4021 Linz

Prof. Dr. MICHAEL LINDEN
Rehabilitationsklinik Seehof der BfA
Abteilung für Verhaltenstherapie und
Psychosomatik
Lichterfelder Allee 55
14513 Teltow

Prof. Dr. JÜRGEN LOHMEYER
Zentrum für Innere Medizin
Medizinische Klinik II
Universitätsklinikum Gießen
Klinikstraße 36
35392 Gießen

Prof. Dr. HANNS-MARTIN LORENZ
Medizinische Klinik und Poliklinik V
Sektion Rheumatologie
Universität Heidelberg
Hospitalstraße 3
69115 Heidelberg

Prof. Dr. JOACHIM LORENZ
II. Medizinische Klinik
Klinikum Lüdenscheid
Paulmannshöher Straße 14
58515 Lüdenscheid

Univ.-Doz. Dr. STEFAN MADERSBACHER
Abteilung für Urologie und Andrologie
Sozialmedizinisches Zentrum Ost
Donauspital
Langobardenstraße 122
A-1220 Wien

Prof. Dr. CHRISTIAN MADL
Universitätsklinik für Innere Medizin IV
Intensivstation 13H1
Allgemeines Krankenhaus Wien
Währinger Gürtel 18–20
A-1090 Wien

Prof. Dr. PETER MALFERTHEINER
Klinik für Gastroenterologie,
Hepatologie und Infektiologie
Universitätsklinikum Magdeburg
Leipziger Straße 44
39120 Magdeburg

Prof. Dr. JOHANNES MANN
6. Medizinische Abteilung
SP Nieren- und
Hochdruckerkrankungen
Krankenhaus München-Schwabing
Kölner Platz 1
80804 München

Prof. Dr. MICHAEL P. MANNS
Zentrum für Innere Medizin
Abteilung Gastroenterologie,
Hepatologie und Endokrinologie
Medizinische Hochschule Hannover
Carl-Neuberg-Straße 1
30623 Hannover

Prof. Dr. STEPHAN MATTHAEI
Diabetes-Zentrum Quakenbrück
Christliches Krankenhaus
Danziger Straße
49610 Quakenbrück

Prof. Dr. GERT MAYER
Universitätsklinik für Innere Medizin
Klinische Abteilung für Nephrologie
Universität Innsbruck
Anichstraße 35
A-6020 Innsbruck

PD Dr. CHRISTIAN MEISEL
Institut für Klinische Pharmakologie
Charité – Universitätsmedizin Berlin
Campus Mitte
Schumannstraße 20/21
10117 Berlin

Dr. JAN MENNE
Abteilung Nephrologie
Zentrum Innere Medizin
Medizinische Hochschule Hannover
Carl-Neuberg-Straße 1
30625 Hannover

Prof. Dr. HANS MERK
Klinik für Dermatologie und
Allergologie
RWTH Aachen
Pauwelsstraße 30
52074 Aachen

Dr. GERD PETER MEYER
Abteilung Kardiologie / Angiologie
Medizinische Hochschule Hannover
Carl-Neuberg-Straße 1
30625 Hannover

Dr. F. JOACHIM MEYER
Innere Medizin III
Medizinische Klinik und Poliklinik
Universität Heidelberg
Im Neuenheimer Feld 410
69120 Heidelberg

Prof. Dr. MARTIN MIELKE
Abteilung für Infektionskrankheiten
Robert-Koch-Institut
Nordufer 20
13353 Berlin

Dr. FRANK MOCKENHAUPT
Institut für Tropenmedizin
Charité – Universitätsmedizin Berlin
Spandauer Damm 130
14050 Berlin

PD Dr. KLAUS MOHNIKE
Zentrum für Kinderheilkunde
Klinik für Allgemeine Pädiatrie und
Neonatologie
Otto-von-Guericke-Universität
Magdeburg
Wiener Straße
39112 Magdeburg

Prof. Dr. HANS-JÜRGEN MÖLLER
Klinik für Psychiatrie und
Psychotherapie
der Universität München
Nußbaumstraße 7
80366 München

Dr. FRANK MOOSIG
II. Medizinische Klinik und Poliklinik
Universitätsklinikum Schleswig-Holstein
Campus Kiel
Chemnitzstraße 33
24116 Kiel

Dr. DAGMAR MÖSCH
Klinik und Poliklinik für Psychiatrie
und Psychotherapie
Technische Universität München
Klinikum rechts der Isar

Ismaninger Straße 22
81675 München

Prof. Dr. JOACHIM MÖSSNER
Medizinische Klinik und Poliklinik II
Universitätsklinikum Leipzig
Philipp-Rosenthal-Straße 27
04103 Leipzig

Prof. Dr. ULF MÜLLER-LADNER
Lehrstuhl für Innere Medizin und
Rheumatologie der Universität Gießen
Abteilung Rheumatologie und Klinische
Immunologie
Kerckhoff-Klinik Bad Nauheim
Benekestraße 2–8
61231 Bad Nauheim

Prof. Dr. JOACHIM MÜLLER-
QUERNHEIM
Abteilung Pneumologie
Medizinische Klinik und Poliklinik
Universitätsklinikum Freiburg
Killianstraße 5
79106 Freiburg

PD Dr. ANIA CAROLINA MUNTAU
Dr. von Haunersches Kinderspital
Kinderklinik und Poliklinik
Ludwig-Maximilians-Universität
München
Lindwurmstraße 4
80337 München

Prof. Dr. PETER NAWROTH
Abteilung Innere Medizin I
Medizinische Universitätsklinik
Heidelberg
Bergheimer Straße 58
69115 Heidelberg

Prof. Dr. ANDREAS NEUBAUER
Klinik für Hämatologie, Onkologie und
Immunologie
Zentrum Innere Medizin
Philipps-Universität Marburg
Baldingerstraße
35033 Marburg

Prof. Dr. HORST NEUHAUS
Medizinische Klinik
Evangelisches Krankenhaus Düsseldorf
Kirchfeldstraße 40
40217 Düsseldorf

Prof. Dr. FRANZ-JOSEF NEUMANN
Herz-Zentrum Bad Krozingen
Südring 15
79189 Bad Krozingen

Dr. ALAN NIEDERER
Abteilung Hämatologie
Medizinische Klinik
Kantonsspital
CH-6000 Luzern 16

Prof. Dr. CHRISTOPH A. NIENABER
Klinik und Poliklinik für Innere
Medizin
Kardiologie und Vaskularmedizin
Universität Rostock
Ernst-Heydemann-Straße 6
18057 Rostock

Prof. Dr. EBERHARD NIESCHLAG
Institut für Reproduktionsmedizin
Universitätsklinikum Münster
Domagkstraße 11
48149 Münster

Prof. Dr. DENNIS NOWAK
Institut und Poliklinik für Arbeits- und
Umweltmedizin
Klinikum der Universität München –
Innenstadt
Ziemssenstraße 1
80336 München

Prof. Dr. RAINER OBERBAUER
Universitätsklinik für Innere Medizin III
Abteilung für Nephrologie und Dialyse
Allgemeines Krankenhaus
Währinger Gürtel 18–20
A-1090 Wien

Prof. Dr. THOMAS OTTO
Urologische Klinik

Städtische Kliniken Neuss
Lukaskrankenhaus
Preußenstraße 84
41464 Neuss

Dr. ULRICH-FRANK PAPE
Charité – Universitätsmedizin Berlin
Campus Virchow-Klinikum
Medizinische Klinik m. S. Hepatologie
und Gastroenterologie & Interdisziplinäres Stoffwechsel-Centrum/
Endokrinologie und Diabetes mellitus
Augustenburger Platz 1
13353 Berlin

Prof. Dr. JÖRG-HERMANN PETER
Klinik für Innere Medizin, Schwerpunkt
Pneumologie –
Schlafmedizinisches Labor
Klinikum der Philipps-Universität
Marburg
Baldingerstraße
35043 Marburg/Lahn

PD Dr. STEPHAN PETERSENN
Klinik für Endokrinologie
Zentrum für Innere Medizin
Universitätsklinikum Essen
Hufelandstraße 55
5122 Essen

Prof. Dr. STEPHAN PETRASCH
Klinik für Innere Medizin
Klinikum Duisburg
Wedau-Kliniken
Zu den Rehwiesen 9
47055 Duisburg

Prof. Dr. FRIEDEMANN PFÄFFLIN
Sektion Forensische Psychotherapie
Universität Ulm
Am Hochsträß 8
89081 Ulm

Prof. Dr. JOHANNES PFEILSCHIFTER
Evangelisches Krankenhaus Lutherhaus
gGmbH
Medizinische Klinik I

Hellweg 100
45276 Essen

PD Dr. CORNELIA PIPER
Kardiologische Klinik
Herz- und Diabeteszentrum Nordrhein-Westfalen
Georgstraße 11
32545 Bad Oeynhausen

Prof. Dr. ERICH POHANKA
Abteilung für Nephrologie und Dialyse
Klinik für Innere Medizin III
Allgemeines Krankenhaus der Stadt Wien
Währinger Gürtel 18–20
A-1090 Wien

Dr. GERD POMMER
Unter den Eichen 26
26122 Oldenburg

Prof. Dr. KURT POSSINGER
Medizinische Klinik und Poliklinik II
mit Schwerpunkt Onkologie,
Hämatologie
Charité – Campus Mitte
Schumannstraße 20/21
10117 Berlin

PD Dr. UWE PREISS
Universitätsklinik und Poliklinik für
Kinder- und Jugendmedizin
Martin-Luther-Universität Halle-Wittenberg
Ernst-Grube-Straße 40
06120 Halle

PD Dr. ARUNA RAGHAVACHAR
Medizinische Klinik 1 (Hämato-/
Onkologie)
HELIOS Klinikum Wuppertal
Universitätsklinikum
Heusnerstraße 40
42283 Wuppertal

Dr. FRANK RAUCH
Genetics Unit
Shriners Hospital – McGill University

1529 Cedar Avenue
Montreal H3G IA6
Canada

PD Dr. DANIEL RE
Klinik I für Innere Medizin
Universität zu Köln
Joseph-Stelzmann-Straße 9
50924 Köln

Dr. STEFAN REBENSBURG
Medizinische Klinik
Evangelisches Krankenhaus Düsseldorf
Kirchfeldstraße 40
40217 Düsseldorf

Dr. ANNE C. REGIERER
Medizinische Klinik und Poliklinik II
mit Schwerpunkt Onkologie,
Hämatologie
Charité – Campus Mitte
Schumannstraße 20/21
10117 Berlin

Dr. HANS-JÜRGEN REINECKE
Giftinformationszentrale Mainz
II. Medizinische Klinik und Poliklinik
Universität Mainz
Langenbeckstraße 1
55131 Mainz

Prof. Dr. KARLHEINZ REINERS
Neurologische Klinik
Universitätsklinikum
Josef-Schneider-Straße 11
97080 Würzburg

PD Dr. MARCEL REISER
Klinik I für Innere Medizin
Klinikum der Universität zu Köln
Joseph-Stelzmann-Straße 9
50924 Köln

Prof. Dr. MARKUS REISER
Ruhr-Universität Bochum
Medizinische Klinik und Poliklinik
Abteilung für Gastroenterologie und
Hepatologie

Berufsgenossenschaftliche Kliniken
Bergmannsheil
Bürkle-de-la-Camp-Platz 1
44789 Bochum

PD Dr. ANDREAS REITER
III. Medizinische Klinik
Klinikum Mannheim der Universität
Heidelberg
Wiesbadener Straße 7–11
68305 Mannheim

Dr. MICHAEL RIEDEL
Klinik für Psychiatrie und
Psychotherapie
der Universität München
Nußbaumstraße 7
80366 München

Prof. Dr. HANNO RIESS
Charité – Campus Virchow-Klinikum
Universitätsmedizin Berlin
Medizinische Klinik mit Schwerpunkt
Hämatologie und Onkologie
Augustenburger Platz 1
13353 Berlin

Prof. Dr. TEUT RISLER
Sektion Nieren- und
Hochdruckkrankheiten
Abteilung Innere Medizin III
Universitätsklinikum Tübingen
Otfried-Müller-Straße 10
72076 Tübingen

Prof. Dr. IVAR ROOTS
Institut für Klinische Pharmakologie
Charité – Universitätsmedizin Berlin
Schumannstraße 20/21
10117 Berlin

Prof. Dr. THOMAS RÖSCH
Universitätsklinikum Berlin
Charité Campus Virchow
Medizinische Klinik I
Gastroenterologie, Infektiologie,
Rheumatologie

Augustenburger Platz 1
13353 Berlin

Dr. FRANK ROSE
Zentrum für Innere Medizin
Medizinische Klinik und Poliklinik II
Universitätsklinikum Gießen
Klinikstraße 36
35385 Gießen

Prof. Dr. ALEXANDER ROSENKRANZ
Universitätsklinik für Innere Medizin
Klinische Abteilung für Nephrologie
Universität Innsbruck
Anichstraße 35
A-6020 Innsbruck

Prof. Dr. HERBERT RÜBBEN
Klinik und Poliklinik für Urologie,
Kinderurologie, Urologische Onkologie
Universitätsklinikum Essen
Hufelandstraße 55
45122 Essen

Prof. Dr. THOMAS RUZICKA
Hautklinik
Heinrich-Heine-Universität Düsseldorf
Moorenstraße 5
40225 Düsseldorf

PD Dr. BERNHARDT SACHS
Klinik für Dermatologie und
Allergologie
RWTH Aachen
Pauwelsstraße 30
52074 Aachen

PD Dr. BERNHARD SALLER
Pfizer GmbH
Endokrinologie & Diabetologie
Pfizerstraße 1
76032 Karlsruhe

Prof. Dr. TILMAN SAUERBRUCH
Medizinische Klinik und Poliklinik I
Allgemeine Innere Medizin
Universitätsklinikum Bonn

Sigmund-Freud-Straße 25
53105 Bonn

Prof. Dr. LUDWIG SCHAAF
Innere Medizin, Endokrinologie und
Klinische Chemie
Max-Planck-Institut für Psychiatrie
Kraepelinstraße 10
80804 München

Prof. Dr. GEORG SCHATZL
Universitätsklinik für Urologie
Medizinische Fakultät
Währinger Gürtel 18–20
A-1090 Wien

Dr. JENS SCHAUMBURGER
Orthopädische Klinik
der Universität Regensburg
Kaiser-Karl V.-Allee 3
93077 Bad Abbach

Dr. CHRISTOF SCHEID
Klinik I für Innere Medizin
Stammzellentransplantation
Universität zu Köln
Joseph-Stelzmann-Straße 9
50924 Köln

Dr. INGOLF SCHIEFKE
Zentrum für Innere Medizin
Medizinische Klinik und Poliklinik II
Universitätsklinikum Leipzig
Philipp-Rosenthal-Straße 27
04103 Leipzig

Dr. THORSTEN SCHLENKER
Gastroenterologische
Gemeinschaftspraxis
Kurfürstenanlage 34
69115 Heidelberg

Prof. Dr. HARTMUT H.-J. SCHMIDT
Transplantationshepatologie
Universitätsklinikum Münster
Domagkstraße 3 A
48149 Münster

Prof. Dr. MICHAEL SCHMIDT
Medizinische Klinik
Schwerpunkt Pneumologie
Klinikum der Universität Würzburg
Josef-Schneider-Straße 2
97080 Würzburg

Dr. SHERKO VON SCHMIEDEBERG
Abteilung Andrologie
Hautklinik
Heinrich-Heine-Universität Düsseldorf
Moorenstraße 5
40225 Düsseldorf

Prof. Dr. WOLFF SCHMIEGEL
Ruhr-Universität Bochum
Medizinische Universitätsklinik
Knappschaftskrankenhaus
In der Schornau 23–25
44892 Bochum
und
Abt. Gastroenterologie/Hepatologie
Universitätsklinik Bergmannsheil
Bürkle-de-la-Camp-Platz 1
44789 Bochum

Prof. Dr. BRUNO SCHNEEWEISS
Innere Abteilung
Landeskrankenhaus Kirchdorf
Hausmanningerstraße 8
A-4560 Kirchdorf

Dr. HARALD JÖRN SCHNEIDER
Innere Medizin, Endokrinologie und
Klinische Chemie
Max-Planck-Institut für Psychiatrie
Kraepelinstraße 10
80804 München

PD Dr. THOMAS W. SCHNIDER
Institut für Anästhesiologie
Kantonsspital St. Gallen
CH-9007 St. Gallen

Dr. ROSEMARIE SCHOBESS
Universitätsklinik und Poliklinik für
Kinder- und Jugendmedizin
Martin-Luther-Universität Halle-
Wittenberg
Ernst-Grube-Straße 40
06120 Halle

Prof. Dr. JÜRGEN SCHÖLMERICH
Klinik und Poliklinik für Innere
Medizin I
Klinikum der Universität
93042 Regensburg

Prof. Dr. ALBERT SCHÖMIG
Abteilung Kardiologie
Deutsches Herzzentrum München
Lazarettstraße 36
80636 München

Prof. Dr. ECKHARD SCHÖNAU
Klinik und Poliklinik für Allgemeine
Kinderheilkunde
Universität zu Köln
Joseph-Stelzmann-Straße 9
50924 Köln

PD Dr. JOCHEN SCHOPOHL
Medizinische Klinik – Innenstadt
Klinikum der Universität München
Ziemssenstraße 1
80336 München

Prof. Dr. DIETMAR SCHRANZ
Abteilung Kinderkardiologie und
Angeborene Herzfehler
Kinderherzzentrum
Universitätsklinikum Gießen
Feulgenstraße 12
35385 Gießen

Prof. Dr. TAMMO VON SCHRENCK
Klinik für Innere Medizin und
Intensivmedizin
Bethesda – Allgemeines Krankenhaus
gGmbH, Bergedorf
Glindersweg 80
21029 Hamburg

Prof. Dr. JOHANN OLTMANN SCHRÖDER
II. Medizinische Klinik und Poliklinik
Städtisches Krankenhaus Kiel
Universitätsklinikum Schleswig-Holstein
Campus Kiel
Chemnitzstraße 33
24116 Kiel

Prof. Dr. HEINZ-PETER SCHULTHEISS
Medizinische Klinik II – Kardiologie und Pulmologie
Charité – Campus Benjamin Franklin
Hindenburgdamm 30
12200 Berlin

DETLEF SCHUPPAN, M.D., Ph.D.
Division of Gastroenterology
Beth Israel Deaconess Medical Center
Harvard Medical School
Dana 501
330 Brookline Ave
Boston, MA 02115
USA

Dr. DIRK SCHÜRMANN
Medizinische Klinik mit Schwerpunkt Infektiologie
Charité, Campus Virchow-Klinikum
Augustenburger Platz 1
13353 Berlin

Dr. ANDREAS SCHWALEN
Medizinische Klinik und Poliklinik B
Klinik für Kardiologie, Pneumologie und Angiologie
Heinrich-Heine-Universität Düsseldorf
Moorenstraße 5
40225 Düsseldorf

PD Dr. STEFAN SCHWARZ
Neurologische Klinik
Universitätsklinikum Mannheim
Theodor-Kutzer-Ufer 1–3
68135 Mannheim

Prof. Dr. LOTHAR SCHWEIGERER
Zentrum für Kinderheilkunde und Jugendmedizin
Pädiatrie I
Universitäts-Kinderklinik Göttingen
Robert-Koch-Straße 40
37075 Göttingen

Prof. Dr. WERNER SEEGER
Zentrum für Innere Medizin
Medizinische Klinik und Poliklinik II
Universitätsklinikum Gießen
Klinikstraße 36
35385 Gießen

Prof. Dr. NORBERT SEPP
Hautklinik
Universität Innsbruck
Anichstraße 35
A-6020 Innsbruck

Dr. MARKUS SIEBER
Medizinische Klinik – Hämatologie und Onkologie
Kreiskrankenhaus Gummersbach GmbH
Wilhelm-Breckow-Allee 20
51643 Gummersbach

PD Dr. DIETMAR SÖHNGEN
Reha-Zentrum Reichshof
Innere Onkologie, Pneumologie
Zur Reha-Klinik 1
51580 Reichshof-Eckenhagen

Dr. PETER STAIB
Abteilung Hämatologie/Onkologie
Klinik I für Innere Medizin
Universitätsklinikum Köln
Joseph-Stelzmann-Straße 9
50924 Köln

Prof. Dr. GÜNTER KARL STALLA
Innere Medizin, Endokrinologie und Klinische Chemie
Max-Planck-Institut für Psychiatrie
Kraepelinstraße 10
80804 München

Prof. Dr. EDUARD F. STANGE
Zentrum für Innere Medizin
Robert-Bosch-Krankenhaus
Auerbachstraße 110
70376 Stuttgart

Prof. Dr. ARMIN STEINMETZ
Medizinische Abteilung
St. Nikolaus-Stiftshospital GmbH
Akademisches Lehrkrankenhaus der
Universität Bonn
Hindenburgwall 1
56626 Andernach

Dr. NORBERT STEUDEL
Städtisches Krankenhaus Martha-Maria
Röntgenstraße 1
06120 Halle

Prof. Dr. MICHAEL STICHERLING
Klinik für Dermatologie, Venerologie
und Allergologie
Universitätsklinikum Leipzig
Stephanstraße 11
04103 Leipzig

PD Dr. CHRISTIAN P. STRASSBURG
Zentrum für Innere Medizin
Abteilung Gastroenterologie,
Hepatologie und Endokrinologie
Medizinische Hochschule Hannover
Carl-Neuberg-Straße 1
30623 Hannover

Prof. Dr. BODO-ECKHARD STRAUER
Medizinische Klinik und Poliklinik B
Klinik für Kardiologie, Pneumologie
und Angiologie
Heinrich-Heine-Universität Düsseldorf
Moorenstraße 5
40225 Düsseldorf

Prof. Dr. WOLFGANG STREMMEL
Abteilung Gastroenterologie
Medizinische Klinik
Universitätsklinikum Heidelberg
Im Neuenheimer Feld 410
69120 Heidelberg

Dr. KERSTIN STROM
ProHealthMedia GbR
Feuerwehrheimstraße 3
83457 Bayerisch Gmain

PD Dr. THOMAS SÜDHOFF
Klinikum Passau
II. Medizinische Klinik
Hämatologie und Onkologie
Innstraße 76
94032 Passau

Prof. Dr. NORBERT SUTTORP
Medizinische Klinik mit Schwerpunkt
Infektiologie
Charité – Universitätsmedizin Berlin
Augustenburger Platz 1
13353 Berlin

Prof. Dr. THOMAS D. SZUCS
Medizinische Ökonomie
Institut für Sozial- und
Präventivmedizin
Universität Zürich
Gloriastraße 18a
CH-8006 Zürich

Dr. BETTINA TEMMESFELD-
WOLLBRÜCK
Charité – Universitätsmedizin Berlin
Medizinische Klinik mit Schwerpunkt
Infektiologie
Campus Virchow-Klinikum
Augustenburger Platz 1
13353 Berlin

Dr. BIRGIT TERJUNG
Medizinische Klinik und Poliklinik I
Allgemeine Innere Medizin
Universitätsklinikum Bonn
Sigmund-Freud-Straße 25
53105 Bonn

PD Dr. BARBARA TETTENBORN
Klinik für Neurologie
Kantonsspital St. Gallen
Rorschacher Straße 95
CH-9007 St. Gallen

Prof. Dr. MICHAEL THOMAS
Medizinische Klinik und Poliklinik A
Universitätsklinikum Münster
Albert-Schweitzer-Straße 33
48129 Münster

Prof. Dr. FRANK THÖMKE
Neurologische Universitätsklinik Mainz
Langenbeckstraße 1
55101 Mainz

Prof. Dr. HANS-PETER TONY
Rheumatologie/Klinische
Immunologie
Medizinische Klinik II
Universität Würzburg
Klinikstraße 6–8
97070 Würzburg

Dr. Dipl.-Psych. ROLF DIETER
TRAUTMANN-SPONSEL
Psychosomatische Klinik Windach
Schützenstraße 16
86949 Windach

Prof. Dr. ANDREAS TROMM
Klinik für Innere Medizin
Evangelisches Krankenhaus Hattingen
gGmbH
Bredenscheider Straße 54
45525 Hattingen

PD Dr. HANS-WOLFRAM ULRICH
Klinik für Orthopädie
Universitätsklinikum Schleswig-
Holstein, Campus Kiel
Michaelisstraße 1
24105 Kiel

PD Dr. PETER VAJKOCZY
Neurochirurgische Klinik
Universitätsklinikum Mannheim
Theodor-Kutzer-Ufer 1–3
68135 Mannheim

Univ. Doz. Dr. ANDREAS VALENTIN
Allgemeine und Internistische
Intensivstation
II. Medizinische Abteilung
KA Rudolfstiftung
Juchgasse 25
A-1030 Wien

Prof. Dr. J. CHRISTIAN VIRCHOW
Klinik und Poliklinik für
Innere Medizin
Abteilung für Pneumologie
Universitätsklinikum Rostock
Ernst-Heydemann-Straße 6
18055 Rostock

Dr. ARNDT VOGEL
Zentrum für Innere Medizin
Abteilung Gastroenterologie,
Hepatologie und Endokrinologie
Medizinische Hochschule Hannover
Carl-Neuberg-Straße 1
30623 Hannover

Prof. Dr. WOLFGANG VOGEL
Universitätsklinik für Innere Medizin
Abteilung Gastroenterologie und
Hepatologie
Anichstraße 35
A-6020 Innsbruck

Prof. Dr. CLAUS VOGELMEIER
Klinik für Innere Medizin
Schwerpunkt Pneumologie
Philipps-Universität Marburg
Baldingerstraße
35043 Marburg

Prof. Dr. THOMAS VOGT
Klinik und Poliklinik für Dermatologie
Klinikum der Universität
93042 Regensburg

Prof. Dr. BEATRIX VOLC-PLATZER
Dermatologische Abteilung
SMZ Ost – Donauspital
Langobardenstraße 122
A-1220 Wien

Dr. DIMITRIS VOLIOTIS
Institut für Klinische Pharmakologie –
Pharmakodynamik
Bayer AG Pharmaceutical Research
Center
Gebäude 0429
42096 Wuppertal

Prof. Dr. ANDREAS VYCHYTIL
Klinik für Innere Medizin III
Abteilung für Nephrologie und Dialyse
Allgemeines Krankenhaus
Währinger Gürtel 18–20
A-1090 Wien

Prof. Dr. THOMAS O. F. WAGNER
Abteilung Pneumologie/Allergologie
Medizinische Klinik II
Klinikum der Johann Wolfgang Goethe-
Universität Frankfurt
Theodor-Stern-Kai 7
60590 Frankfurt

Prof. Dr. HANS-DIETER WALMRATH
Zentrum für Innere Medizin
Medizinische Klinik und Poliklinik II
Justus-Liebig-Universität
Klinikstraße 36
35385 Gießen

PD Dr. HANNES WANDT
Klinikum Nürnberg
Medizinische Klinik 5
Institut für Medizinische Onkologie und
Hämatologie
Einheit für Knochenmarktransplantation
Prof.-Ernst-Nathan-Straße 1
90419 Nürnberg

Prof. Dr. BRUNO WATSCHINGER
Medizinische Universität Wien
Klinische Abteilung für Nephrologie und
Dialyse
Universitätsklinik für Innere Medizin III
Allgemeines Krankenhaus der Stadt Wien
Währinger Gürtel 18–20
A-1090 Wien

Prof. Dr. L. SACHA WEILEMANN
Klinische Toxikologie / Giftinformation
II. Medizinische Klinik und Poliklinik
Universitätsklinikum Mainz
Langenbeckstraße 1
55131 Mainz

PD Dr. THOMAS WEISS
Medizinische Klinik I
Klinik für Kardiologie und Angiologie
Henriettenstiftung
Marienstraße 72–90
30171 Hannover

Prof. Dr. TOBIAS WELTE
Abteilung Pneumologie
Medizinische Hochschule Hannover
Carl-Neuberg-Straße 1
30625 Hannover

Prof. Dr. CLEMENS-MARTIN
WENDTNER
Klinik I für Innere Medizin
Universität zu Köln
Kerpener Straße 62
50937 Köln

Prof. Dr. FREDERIK WENZ
Sektion Strahlentherapie
Institut für Klinische Radiologie
Universität Heidelberg
Theodor-Kutzer-Ufer 1–3
68135 Mannheim

Prof. Dr. MATTHIAS WETTSTEIN
Klinik für Gastroenterologie,
Hepatologie und Infektiologie
Universitätsklinikum Düsseldorf
Moorenstraße 5
40225 Düsseldorf

PD Dr. GEORG WIEDEMANN
Klinikum der Johann Wolfgang-Goethe-
Universität Frankfurt/Main
Zentrum der Psychiatrie und
Psychotherapie
Heinrich-Hoffmann-Straße 10
60528 Frankfurt

Prof. Dr. BERTRAM WIEDENMANN
Charité – Universitätsmedizin Berlin
Campus Virchow-Klinikum
Medizinische Klinik m. S. Hepatologie
und Gastroenterologie & Interdisziplinäres Stoffwechsel-Centrum/
Endokrinologie und Diabetes mellitus
Augustenburger Platz 1
13353 Berlin

Dr. JÖRG WILLERT
Medizinische Universitätsklinik
Knappschaftskrankenhaus
In der Schornau 23–25
44892 Bochum

PD Dr. UWE WINTERGERST
Dr. von Haunersches Kinderspital
Kinderklinik und Poliklinik
Ludwig-Maximilians-Universität
München
Lindwurmstraße 4
80337 München

Prof. Dr. HUBERT R.W. WIRTZ
Medizinische Klinik und Poliklinik I
Universitätsklinikum Leipzig
Johannisallee 32
04103 Leipzig

PD Dr. NORBERT WODARZ
Klinik und Poliklinik für Psychiatrie
und Psychotherapie
Bereich Klinische Suchtmedizin
Bezirksklinikum Regensburg
Universitätsstraße 84
93042 Regensburg

Dr. ULRIKE B. WOENCKHAUS
Klinik und Poliklinik für Innere
Medizin I
Klinikum der Universität
93042 Regensburg

PD Dr. JOHANNES C. WÖHRLE
Neurologische Klinik
Universitätsklinikum Mannheim

Fakultät für Klinische Medizin
Mannheim der Universität Heidelberg
Theodor-Kutzer-Ufer 1–3
68167 Mannheim

Prof. Dr. JÜRGEN WOLF
Klinik I für Innere Medizin
Universität zu Köln
Joseph-Stelzmann-Straße 9
50924 Köln

Dr. MATTHIAS WOLF
Klinik und Poliklinik für Allgemeine
Kinderheilkunde
Universität zu Köln
Kerpener Straße 62
50937 Köln

Dr. GÜNTHER WOLFRAM
Department für Lebensmittel und
Ernährung
Technische Universität München
Alte Akademie 16
85350 Freising-Weihenstephan

Prof. Dr. JÜRGEN WOLLENHAUPT
Abteilung Rheumatologie und Klinische
Immunologie
Allgemeines Krankenhaus Eilbek
Friedrichsberger Straße 60
22081 Hamburg

PD Dr. Dr. WALTER A. WUILLEMIN
Abteilung Hämatologie
Medizinische Klinik
Kantonsspital
CH-6000 Luzern 16

Prof. Dr. WOLFGANG WUTTKE
Frauenklinik
Abteilung für Klinische und
Experimentelle Endokrinologie
Georg-August-Universität Göttingen
Robert-Koch-Straße 40
37075 Göttingen

Dr. BARBARA ZACHARIAS
Klinik für Psychiatrie und
Psychotherapie
Städtisches Klinikum Karlsruhe
Kaiserallee 10
76133 Karlsruhe

Prof. Dr. MICHAEL ZAUDIG
Psychosomatische Klinik Windach
Schützenstraße 16
86949 Windach

Prof. Dr. STEFAN ZIELEN
Allergologie, Pneumologie,
Mukoviszidosekinderklinik
Rheinische Friedrich-Wilhelms-
Universität
Adenauerallee 119
53113 Bonn

Prof. Dr. DETLEF ZILLIKENS
Klinik für Dermatologie und Venerologie
Universitätsklinikum Schleswig-Holstein
Campus Lübeck
Ratzeburger Allee 160
23538 Lübeck

Dr. MICHAEL ZITZMANN
Institut für Reproduktionsmedizin
Universitätsklinikum Münster
Domagkstraße 11
48149 Münster

Grundlagen der evidenzbasierten Medizin

„Evidenzbasierte Medizin ist der gewissenhafte und vernünftige Gebrauch der gegenwärtig besten externen wissenschaftlichen Evidenz für Entscheidungen in der Versorgung individueller Patienten. Evidenzbasierte Medizin bedeutet die Integration individueller klinischer Expertise mit der bestmöglichen externen Evidenz aus systematischer Forschung. Expertise spiegelt sich auch in der Berücksichtigung der besonderen Situation, der Rechte und Präferenzen von Patienten wider."

David L Sackett

Im Folgenden werden die Klassifikationskriterien zur Evidenzstärke sowie der Empfehlungsklassen tabellarisch aufgeführt, die sich auf die Empfehlungen der ÄZQ (Ärztliche Zentralstelle Qualitätssicherung) bzw. der AHCPR (Agency of Health Care Policy and Research) und des SIGN (Scottish Intercollegiate Guidelines Network) stützen. Diese Bewertungskriterien liegen auch den Evidenztabellen der vorliegenden klinischen Kapitel zugrunde. Eine weitere Einteilungsmöglichkeit wird von der CTF/USTF (Canadian Task Force/US Task Force) vorgeschlagen, die in diesem Band allerdings nicht berücksichtigt wurde.

Einteilung der Evidenzgrade (nach ÄZQ 1999; SIGN 1999)

Grad	Art der Evidenz
I-a	Evidenz aufgrund von Metaanalysen randomisierter, kontrollierter Studien
I-b	Evidenz aufgrund mindestens einer randomisierten, kontrollierten Studie
II-a	Evidenz aufgrund mindestens einer gut angelegten, kontrollierten Studie ohne Randomisierung
II-b	Evidenz aufgrund mindestens einer gut angelegten, quasi experimentellen Studie
III	Evidenz aufgrund gut angelegter, nicht experimenteller deskriptiver Studien (z.B. Vergleichsstudien, Korrelationsstudien, Fall-Kontroll-Studien)
IV	Evidenz aufgrund von Berichten/Meinungen von Expertenkreisen, Konsensuskonferenzen und/oder klinischer Erfahrung anerkannter Autoritäten

Einstufung von Leitlinienempfehlungen in Empfehlungsklassen (nach AHCPR 1993; SIGN 1999)

Empfehlungsstärke	Beschreibung
A Evidenzgrade Ia, Ib	Belegt durch schlüssige Literatur guter Qualität, die mindestens eine randomisierte, kontrollierte Studie enthält
B Evidenzgrade IIa, IIb, III	Belegt durch gut durchgeführte, nichtrandomisierte, klinische Studien
C Evidenzgrad IV	Belegt durch Berichte/Meinungen von Expertenkreisen, Konsensuskonferenz und/oder klinische Erfahrung anerkannter Autoritäten. Weist auf das Fehlen direkt anwendbarer klinischer Studien guter Qualität hin

Auf der Basis dieser Einteilungen und der Ergebnisse der jeweiligen Studien können Interventionen uneingeschränkt oder mit Einschränkungen empfohlen bzw. abgelehnt werden. Die jeweiligen Angaben zur Evidenzstärke in den vorliegenden Kapiteln sollen die Bewertung und Beurteilung der Therapieempfehlungen sowie die sich daraus ergebenden Konsequenzen für die klinische Praxis ermöglichen bzw. erleichtern.

QUELLEN
Ärztliche Zentralstelle Qualitätssicherung, 1999
Agency for Health Care Policy and Research, 1993
Canadian Task Force on the Periodic Health Examination: The periodic health examination. CMAJ 1979: 121:1193–1254
Das Leitlinien-Manual von AWMF und ÄZQ, Urban & Fischer Verlag, Z. ärztl. Fortbild. Qual. sich. (ZaeFQ) (2001) 95 Suppl. I
Scottish Intercollegiate Guidelines Network, 1999
US Task Force, 1996
Deutsches Netzwerk Evidenzbasierte Medizin (Internet: www.ebm-netzwerk.de)

Prinzipien der Therapie

Jürg Reichen

1.1	Gesundheitsökomonie	3
1.2	Evidenzbasierte Medizin	8
1.3	Pharmakognetik	13
1.4	Pharmakodynamik	18
1.5	Pharmakokinetische Prinzipien und Dosisanpassung	23
1.6	Toxizität in der Praxis verwandter Medikamente	31

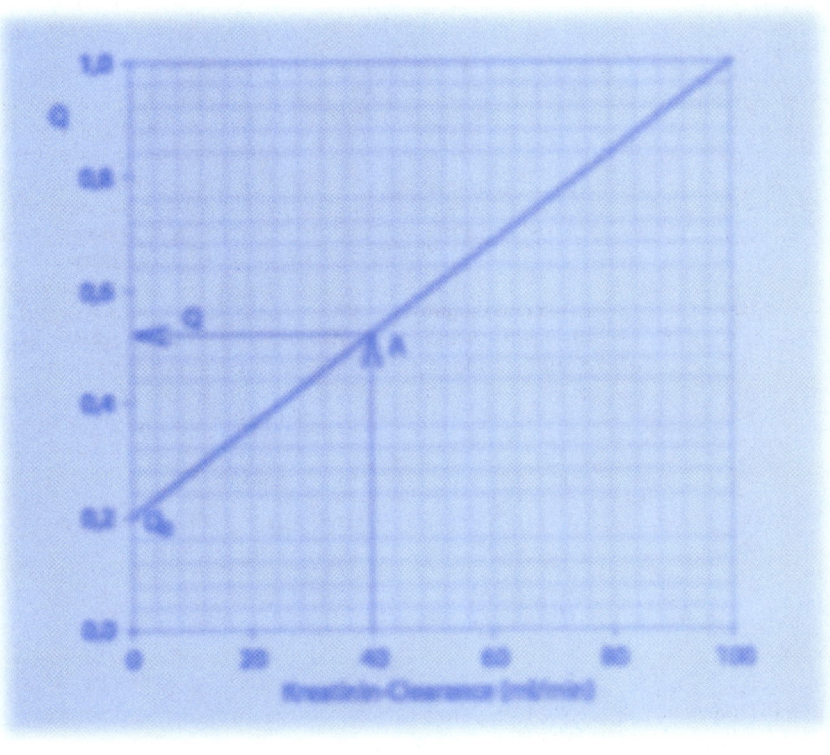

1.1 Gesundheitsökonomie
Thomas Szucs

1.1.1 Was ist Gesundheitsökonomie?

Die Gesundheitsökonomie beschäftigt sich mit der Thematik der Knappheit von Ressourcen im Gesundheitswesen. Sie beschäftigt sich sowohl mit den Ursachen der Knappheit wie auch mit den Möglichkeiten, diese zu mildern. Dazu werden die Methoden der Ökonomie auf das Gesundheitswesen angewandt. Die Aussage, Gesundheit sei das höchste Gut, impliziert ökonomisch, dass die Gesundheitsgüter einen Grenznutzen aufweisen, der höher ist als alle anderen Güter. Erst wenn das Bedürfnis nach Gesundheitsgütern gedeckt ist, können andere Güter nachgefragt werden. Das zentrale Problem bleibt jedoch stets die Knappheit, die es erforderlich macht zu wirtschaften. Gegenstand der Gesundheitsökonomie ist infolgedessen das Wirtschaften, also die effiziente Wahl zwischen Alternativen. Hierzu werden verschiedene Annahmen zu Verhaltensweisen der Individuen gemacht. Die meisten gesundheitsökonomischen Theorien basieren auf der Annahme von nutzenmaximierenden Personen (Homo oeconomicus), die zum Wirtschaften das ökonomische Prinzip anwenden. Ein wichtiger Bestandteil der Gesundheitsökonomie ist daher die Planung von Gesundheitsleistungen in einem Umfeld der knappen Ressourcen.

1.1.2 Angebot und Nachfrage

Viele Faktoren beeinflussen die Entwicklung der Gesundheitsausgaben und infolgedessen Angebot und Nachfrage (s. folgende Übersicht). Im Gesundheitswesen folgt das Konzept zwischen Angebot und Nachfrage nicht den Regeln anderer Wirtschaftsbereiche. Dies liegt zum einen vor allem in der Tatsache begründet, dass die Gesundheit kein Gut ist, das beliebig konsumiert und ausgetauscht (substituiert) werden kann, andererseits spielt die Ausgestaltung des Gesundheitssystems eine entscheidende Rolle.

Die Steuerung von Angebot und Nachfrage regelt sich – in *den* Bereichen einer Volkswirtschaft, in denen eine reine Steuerung über den Markt stattfindet – über den *Preis*. Der Preismechanismus fungiert dabei als eine Art „Entdeckungsverfahren". Er drückt die Präferenzen der einzelnen Marktteilnehmer aus. Neben seiner Steuerungs-, Rationierungs- sowie Selektionsfunktion ist der Preis ein bedeutender Indikator für die Knappheit eines Gutes. In Anbetracht der dem Gesundheitswesen übergeordneten Prinzipien, d. h. dem Sachleistungs- und Solidarprinzip, wird aus sozialpolitischen Gründen auf die pretiale (preisliche) Lenkung des Marktes für Gesundheitsgüter verzichtet. Als Folge davon ergibt sich eine starre, völlig preisunabhängige Nachfragefunktion (so genannte **preisunelastische Nachfrage**). Aufgrund der Kostenvolldeckung führt eine noch so große Preisveränderung zu keiner entsprechenden Nachfrageveränderung. Aufgrund der Nulltarifmentalität (Kostenvolldeckung) im derzeitigen Gesundheitswesen ist die Nachfrage völlig preisunempfindlich. Daher besteht für die Versicherten ein großer Anreiz, die Nachfrage nach Gesundheitsleistungen bis zur Sättigungsmenge (**Freifahrermentalität**) und sogar darüber hinaus auszudehnen. Hinzu kommt außerdem noch ein aus der Versicherungsbetriebslehre bekanntes Phänomen, das sich in einem risikogeneigterem Verhalten des Versicherten bei Kostenvolldeckung ausdrückt (**Moral-Hazard**).

> **Faktoren, die die Entwicklung der Gesundheitsausgaben in den nächsten Jahren beeinflussen**
> - **Neue Krankheiten und Gesundheitsstörungen:**
>   Durch verbesserte und innovative diagnostische Technologien werden immer neue Erkrankungen erkannt, die einen Einfluss auf den Umfang des Einsatzes medizinischer Leistungen haben werden. Einige Störungen werden in ihrer Bedeutung zunehmen, wie beispielsweise Aids, Drogenabhängigkeit und Promiskuität. Ebenso werden chronische Krankheiten im Alter sowie nicht heilbare Erkrankungen eine große Rolle spielen. Durch die frühe Diagnose wird auch die Anzahl von heilbaren und unheilbaren Neoplasien zunehmen.
> - **Demographische Faktoren:**
>   Sinkende Geburtenraten sowie die steigende Anzahl von alten Menschen führen zu einem dramatischen Missverhältnis. Im Jahr 2010 werden mehr als 30 Millionen Personen in Europa über 65 Jahre alt sein. Diese Tatsache wird zusätzlich verschlimmert durch soziologische Faktoren, wie beispielsweise die Zersplitterung der traditionellen Familienstrukturen sowie die vermehrte Mobilität der Bevölkerung.
> - **Medizinisch-technologischer Fortschritt:**
>   Der Einsatz von neuen Technologien und verbesserten Arzneimitteln stellt einen unmittelbaren Ausgabenfaktor dar. Auch modernere diagnostische Verfahren sind als „add-on technology" zunächst vielfach teurer als zuvor eingesetzte.
> - **Erhöhte gesellschaftliche Erwartungen:**
>   Veränderter Lebensstil, aber auch eine neue Anspruchshaltung von Individuum und Gesellschaft führen unweigerlich zu einer verstärkten Nachfrage nach Gesundheitsgütern.

Auch das Angebot von medizinischen Leistungen entspricht unter Umständen nicht dem, wie es sich bei „marktlicher" Koordination ergeben würde. Auch hier soll anhand einer Graphik der Zusammenhang erläutert werde (Abb. 1.1-1). In der Ausgangssituation besteht bei einem Preis von p' (Preis pro Leistungseinheit durch Gebührenordnung staatlich fixiert) ein Gleich-

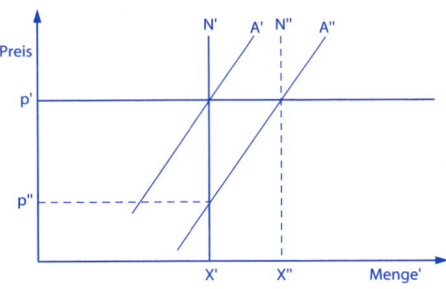

Abb. 1.1-1. Angebotsinduzierte Nachfrage als Resultat einer Angebotszunahme

gewicht zwischen ärztlichem Angebot A' und nachgefragter Menge N'. Verschiebt sich nun die Angebotskurve durch Hinzukommen – z. B. weiterer Großgerätebetreiber – nach A', sinkt nicht etwa der Preis auf p', sondern, vorausgesetzt der Arzt führt seine Sachwalterrolle nicht perfekt aus und verfolgt eigene Interessen (Einkommensmaximierung), wird er dem Patienten über das medizinisch indizierte Maß weitere Leistungen empfehlen, bis die von ihm angebotene Menge x' auch „nachgefragt" wird. In der Gesundheitsökonomie ist dieser Mechanismus unter dem Begriff der **angebotsinduzierten Nachfrage** bekannt.

Folgen der Koordinationsmängel

Infolge der vollen Deckung der bei einer medizinischen Maßnahme anfallenden Kosten von Seiten der Finanzierungsträger, der Krankenkassen, fallen Handlung und Haftung bei Leistungsanbietern und Versicherten auseinander. Es entsteht ein Verantwortungsvakuum bei allen Beteiligten, das sich in den bereits erläuterten Erscheinungen wie „Freibiermentalität", „Moral-Hazard-Verhalten" und „angebotsinduzierter Nachfrage" konkretisiert. Ebenso ist durch das ständig steigende Anspruchsverhalten der Versicherten, ohne von individuellen Kosten-Nutzen-Überlegungen hinterfragt zu werden, das System in eine **Rationalitätenfalle** geraten (d. h. der Einzelne für sich allein verhält sich rational, indem er die im System innewohnenden Anreize zu seinem Vorteil nutzt; gesamtwirtschaftlich treten jedoch gravierende Wohlfahrtsverluste auf). Das Ergebnis dieser Entwicklung ist eine steigende Nachfrage nach (knappen) Gesundheitsgütern. Dies hat wiederum ein Anwachsen der Ausgaben der Kassen mit zunehmenden Finanzierungsproblemen (Einnahmen < Ausgaben) zur Folge. Beitragserhöhungen sollen dann die daraufhin nötig werdenden Einnahmenerhöhungen kompensieren. Jedoch schließt sich mit der Reaktion der Versicherten, einen möglichst hohen Gegenwert für eine Beitragserhöhung zu erzielen, der Kreis der mangelhaften Funktionsbeziehungen innerhalb der Krankenversicherung.

Zusammenfassend lässt sich festhalten, dass verschiedene falsch gesetzte Anreize im derzeitigen System der Krankenversicherung, sowohl auf Angebots- als auch auf Nachfrageseite, zu Koordinationsmängeln und Fehlallokationen von Ressourcen führen. Aus diesem Grund müssen zur Verbesserung der Allokation konkrete Daten zum **Preis-Leistungs-Verhältnis** von medizinischen Interventionen erarbeitet werden.

1.1.3 Allgemeine Konzepte zur ökonomischen Evaluation

Die Wirtschaftlichkeit einer medizinischen Intervention (Therapie oder Diagnostik) ist das Verhältnis zwischen **Ressourceneinsatz** (Input) und dem **Ergebnis** der Intervention (Output). Im gesundheitspolitischen Alltag wird der Begriff der Wirtschaftlichkeit meistens irreführend verwendet. Zum Beispiel werden Ärzte oder Klinika, die mehr Leistungen verursachen als ihre Kollegen oder Vergleichsklinika, fälschlicherweise als unwirtschaftlich bezeichnet. Diese unglückliche Betrachtungsweise führt deshalb zu einer überproportionalen Kostenorientierung anstelle einer Ergebnisorientierung. Interessanterweise sucht man in sozialen Versicherungsgesetzen (SGB V in Deutschland, KVG in der Schweiz) vergebens nach einer gesetzlichen Definition des Wirtschaftlichkeitsbegriffes.

Die Komponenten einer ökonomischen Evaluation sind deshalb auf der einen Seite der **Ressourcenverbrauch** eines bestimmten Gesundheitsprogramms und auf der anderen Seite, als Output, die **Veränderung des Gesundheitszustandes** in Zusammenhang mit der Intervention. Der Ressourcenverbrauch wird in der Regel in den Kosten reflektiert. Die Kosten werden in drei verschiedene Gruppen eingeteilt: direkte, indirekte und intangible Kosten. Die direkten Kosten umfassen die direkt zugeordneten medizinischen und nichtmedizinischen Kosten (z. B. Arzthonorare, Pflege, Diagnostik, Arzneimittel, Krankenhaustage, Operationen). Die Ermittlung der direkten Kosten gestaltet sich relativ einfach: Sie entsprechen den konkreten Aufwendungen und Ausgaben.

Die indirekten, im allgemeinen Sprachgebrauch oft auch volkswirtschaftlichen Kosten genannt, beinhalten vor allem die Bewertung des Produktivitätsverlustes bzw. des Arbeitsausfalles aufgrund einer Erkrankung bzw. Behandlung. Diesem Kostenblock zugerechnet werden auch durch eine höhere Lebenserwartung entstehende künftige Kosten. Die Bewertung dieser Kosten wird meistens mittels des **Humankapitalverfahrens** durchgeführt. Dabei wird der Wert des menschlichen Lebens vorwiegend nach dem ihm innewohnenden Wertschöpfungspotential bemessen. Dieses Wertschöpfungspotential wird in der Regel durch das zu erzielende Erwerbseinkommen bestimmt. Dies ist an sich schon problematisch, zumal eine große Zahl von Personen kein Erwerbseinkommen erzielt (z. B. Betagte, Kinder), darüber hinaus aber existieren für bestimmte Arbeiten auch keine festgesetzten Marktpreise (z. B. Haushaltsarbeit).

Grenzkosten und inkrementale Kosten

Vor dem Hintergrund der Erkenntnis, dass medizinische Therapien mit zunehmendem Einsatz einen abnehmenden Grenznutzen aufweisen, muss die Durchführung einer **Grenzkostenanalyse** im Rahmen ökonomischer Evaluationen gefordert werden. Hierbei wird der Zusammenhang zwischen inkrementalen Kosten und inkrementalem Nutzen erarbeitet, d. h. es wird nach den zusätzlichen Kosten zur Produktion einer zusätzlichen Einheit eines Gutes oder Dienstleistung und dem daraus resultierenden zusätzlichen Nutzen gefragt. Obschon viele Autoren zu Unrecht die Begriffe Grenzkosten und inkrementale Kosten synonym verwenden, sollten diese Begriffe klar voneinander unterschieden werden (Tabelle 1.1-1).

Am eindrucksvollsten konnte dieses Konzept am (historischen) Beispiel der Vorsorgeuntersuchung des Kolonkarzinoms durch Prüfung auf okkultes Blut im Stuhl mittels Guaiac-Test dargestellt werden. Die Grenzkosten pro gerettetes Lebensjahr betragen $ 294,– bei der Durchführung *eines* Tests, steigen jedoch

Tabelle 1.1-1. Unterschiede zwischen Grenzkosten und inkrementalen Kosten

Begriff	Definition
Grenzkosten	Veränderung der Gesamtkosten durch Zunahme oder Abnahme einer Einheit. Ermöglicht Analyse *innerhalb* eines Programms
Inkrementale Kosten	Zusätzliche Kosten eines Programms vs. eines alternativen Programms. Ermöglicht einen Vergleich *zwischen* unterschiedlichen Programmen und Intervention

bei 5 konsekutiven Tests auf über $ 1 Million pro gerettetes Lebensjahr an. Die betreffenden Durchschnittskosten betragen allerdings lediglich $ 2451,– pro gerettetes Lebensjahr, was zu einer irreführenden Entscheidung führen könnte. Deshalb wird empfohlen, wo immer möglich, mit Grenzkosten zu arbeiten und diese anzugeben. Diese sind im Hinblick auf Entscheidungen bezüglich des effizienten Einsatzes von alternativen Interventionen informativer.

Die Beziehungen zwischen den Grenzkosten und den Grenznutzen einer Intervention lassen sich auch graphisch darstellen. Die effiziente Allokation einer Ressource wird am Schnittpunkt beider Kurven erreicht (Abb. 1.1-2). Man spricht hier vom sog. ökonomischen Behandlungsoptimum. Obwohl die Ableitung dieser Kurven nicht ganz einfach ist, gibt sie Anlass zur Überlegung, ob eine bestimmte Intervention eher rechts oder links des Schnittpunktes liegt.

Perspektive der Evaluation

In Anbetracht der Vielzahl der Akteure im Gesundheitswesen und der Tatsache, dass medizinisch-technische Leistungen aus verschiedenen Töpfen finanziert werden, spielt die Perspektive der Evaluation eine große Rolle. Aus diesem Grund sollte bei der Planung einer ökonomischen Evaluation stets die Perspektive der Evaluation definiert werden. Die Bewertung von Ressourcen und damit das Ergebnis hängen entscheidend von der zuvor gewählten Perspektive ab. Guidelines zur medizinisch-ökonomischen Evaluation schreiben die zu wählende Perspektive explizit vor. In Deutschland und der Schweiz wird empfohlen, grundsätzlich die Perspektive der sozialen Krankenversicherung zu nehmen. Dies bedeutet, vorwiegend direkte Kosten zu erfassen und zu bewerten.

1.1.4 Ökonomische Evaluationsforschung

Kosten-Nutzen-Analysen

Die Kosten-Nutzen-Analyse ist eine ökonomische Untersuchung, in der alle Kosten und Konsequenzen in monetären Einheiten ausgedrückt werden. Wesentlichster Nachteil der Kosten-Nutzen-Analysen ist, dass eine monetäre Bewertung des klinischen Ergebnisses zwingend stattfinden muss, obschon dies in der Regel nicht strikt ökonomisch sowie monetär nicht immer gemessen werden kann (z. B. der monetäre Wert menschlichen Lebens). Ebenfalls besteht die Gefahr, dass viele Konsequenzen, die nicht monetär bewertet werden können, deshalb von der Analyse a priori ausgeschlossen werden.

Kosten-Effektivitäts-Analysen

In Kosten-Effektivitäts-Analysen werden die Kosten in monetären Einheiten und die Ergebnisse in nichtmonetären Einheiten ausgedrückt. Solche nichtmonetären Einheiten sind beispielsweise:

- Anzahl geretteter Menschenleben,
- gerettete Lebensjahre,
- erfolgreich behandelte oder verhinderte Krankheitsfälle,
- reduzierte Krankheitshäufigkeit und -dauer,
- gewonnene Arbeitstage sowie
- rein klinische Parameter (z. B. Blutdrucksenkung in mmHg oder Cholesterinsenkung in mmol/l).

Der Nachteil von Kosten-Effektivitäts-Analysen liegt in der Tatsache, dass nur Interventionen mit identischen klinischen Endpunkten verglichen werden können. So ist das Überleben einer 60-jährigen postmenopausalen Frau mit einem fortgeschrittenen Ovarialkarzinom und durchgeführter Chemotherapie anders zu bewerten als das Überleben einer gleichaltrigen Frau

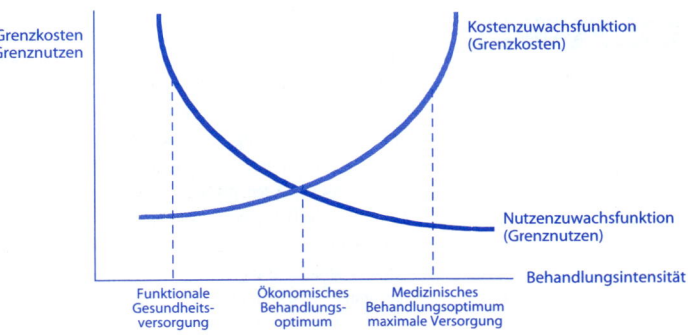

Abb. 1.1-2. Die Balance zwischen Grenzkosten und Grenznutzen

nach einer Hüftgelenksarthroplastie nach einer Schenkelhalsfraktur. Aus diesen Gründen kommen die so genannten Kosten-Nutzwert-Analysen zum Einsatz.

Kosten-Nutzwert-Analysen
Bei Kosten-Nutzwert-Analysen müssen die Kosten monetär, die Konsequenzen jedoch in **qualitätsbereinigten Lebensjahren** (sog. QALYs) ausgedrückt werden. Ein qualitätsbereinigtes Lebensjahr stellt die Anzahl Jahre dar, die den Patienten verbleibt, gewichtet mit einem Faktor (Nutzwert). Dieser Nutzwert ist eine Größe, die die Präferenzen der betroffenen Zielgruppe wiedergibt und deren Gesundheitszustand reflektiert. Hierbei werden Werte zwischen 0 (Tod) und 1 (vollkommene Gesundheit) definiert. Die Bestimmung von Nutzwerten kann auf verschiedene Art und Weise ermittelt werden: durch Schätzung oder Befragung von Betroffenen, durch Literaturrecherchen bereits durchgeführter Erhebungen oder durch empirische Messung. Die wichtigsten Messverfahren sind:
- spezifische Skalen („rating scales"),
- das Verfahren der Standardlotterie sowie
- die Methode der zeitlichen Abwägung.

Während die letzten zwei Verfahren auf der elementaren Spieltheorie beruhen und eher komplexer Natur sind, existieren mehrere validierte spezifische (multiattributive) Bewertungsskalen, wie beispielsweise die Rosser-Skala, der Quality of Well-Being Index oder der Health Utility Index. Neuerdings können Nutzwerte aus klassischen Lebensqualitätsmessinstrumenten (z. B. SF-36, Euro-Qol-5D) abgeleitet werden. Beispiele von Nutzwerten finden sich in Tabelle 1.1-2. Nachteil der Nutzwertanalysen ist, dass es nur für wenige Indikationen und klinische Zustände validierte Nutzwerte gibt. Diese müssen deshalb oftmals in aufwendiger Weise erhoben werden. Da die Methodologie der Nutzwertanalyse relativ jüngeren Datums ist, gibt es auch noch wenig Konsens über das beste Verfahren der Ermittlung von Nutzwerten, zumal die bisherigen Methoden teilweise diskrepante Ergebnisse liefern. Sind die Kosten-Nutzwert-Ergebnisse ermittelt, lassen sich sog. **Ligatabellen** erstellen. Diese Tabellen listen die verschiedenen Interventionen nach absteigender Wirtschaftlichkeit auf und sind unabdingbar zur gerechten Verteilung von Ressourcen bei begrenztem Budget.

Kosten-Minimierungs-Analysen
Bei Kosten-Minimierungs-Analysen werden zwei oder mehr Alternativen mit gleicher Effektivität bzw. Wirksamkeit anhand der Nettokosten verglichen, um die **kostengünstigste** Alternative zu ermitteln. Im Fall von Arzneimitteln muss die Wirksamkeit von zwei Therapien vollkommen identisch sein, was in der Regel nur in den wenigsten Fällen der Fall sein dürfte. Diese Form der Analyse eignet sich vor allem für die pharmakoökonomische Evaluation im stationären Sektor.

Krankheitskostenanalysen
Die Krankheitskostenanalyse ist eine Untersuchungsform zur Ermittlung der ökonomischen Auswirkungen einer Erkrankung, unter Berücksichtigung aller Kosten und Konsequenzen. Es werden hierbei keine Therapieformen verglichen. Die Ergebnisse von Krankheitskostenanalysen sind aus zweierlei Hinsicht relevant. Zum einen wird Entscheidungsträgern im Gesundheitswesen eine Schätzung der sozialen Belastung einer Erkrankung zur Verfügung gestellt, damit jene bessere Entscheidungen bezüglich der Allokation von Ressourcen treffen können. Zum anderen bilden diese Studien die Grundlage weiterer sozioökonomischer Analysen, weil bereits erste Daten zu den Kosten und Konsequenzen einer Erkrankung oder eines Gesundheitszustandes erhoben werden. Wie bei den übrigen ökonomischen Analysen sollte bereits im Vorfeld überlegt werden, welche Kosten relevant sind und über welchen Zeitrahmen die Untersuchung gültig sein soll. Es wäre wünschenswert, bei Krankheitskostenanalysen auch Hinweise auf die künftige Entwicklung dieser Kosten geben zu können. Die Güte solcher Analysen hängt weitgehend von der nationalen Datenlage ab, wozu eine enge Zusammenarbeit von Epidemiologen, Gesundheitsbehörden und medizinischen Institutionen von größter Bedeutung ist.

1.1.5 Praktische Aspekte der ökonomischen Evaluationsforschung

Retrospektive versus prospektive Studien
In der Vergangenheit wurden vor allem retrospektive Wirtschaftlichkeitsuntersuchungen auf der Grundlage vorhandener klinischer Daten und meistens im Anschluss, quasi als weitergehende Untersuchung, durchgeführt. Der Vorteil retrospektiver Untersuchungen ist der relativ geringe Zeit- und Kostenbedarf sowie die Möglichkeit der Nutzung der Neutralität und Nachprüfbarkeit sekundärstatistischer Daten. Als Nachteil gilt, dass nicht untersuchungsspezifische Datenquellen bereinigt werden müssen und fehlende bzw. nicht untersuchungsgerechte Angaben durch Annahmen und Schätzungen ergänzt werden müssen. Aus diesen Gründen empfiehlt es sich, wo immer möglich, einen prospektiven Studienansatz zu wählen, vorzugsweise in Verbindung mit

Tabelle 1.1-2. Beispiel von Nutzwerten

Gesundheitszustand	Nutzwerte
Gesund	1,00
Postmenopausales Syndrom	0,99
Milde Angina pectoris	0,99
Schweres postphlebitisches Syndrom	0,98
Herzinsuffizienz NYHA II	0,90
Status nach Nierentransplantation	0,84
Status nach Schlaganfall	0,79
Herzinsuffizienz NYHA III und IV	0,70
Schwere Angina pectoris	0,50
Blindheit	0,39
Herzinsuffizienz NYHA IV, hospitalisiert	0,30
Intrakranielle Blutung	0,29
Tod	0,00

einer klinischen Prüfung. Der Vorteil des prospektiven Ansatzes ist, dass weitgehend auf Schätzungen, Annahmen und Hypothesen verzichtet werden kann, dass höchste Qualitätsstandards zur Anwendung kommen und die Glaubwürdigkeit und Akzeptanz der Ergebnisse letztendlich höher zu beurteilen sind. Im Falle der Lebensqualität kann diese nur prospektiv ermittelt werden. Als wesentlichster Nachteil gilt der relativ hohe Kostenaufwand sowie der relativ hohe Zeitbedarf. Vorteilhaft ist auch die Verbindung klinischer Therapiestudien mit ökonomischen Fragestellungen.

Schritte zur Durchführung einer ökonomischen Evaluation

Schritte zur Durchführung ökonomischer Evaluationen
1. Definition des Problems und Zielsetzung
2. Analyse des Indikationsgebietes
3. Auswahl des Vergleichs
4. Festlegung des Studieninhaltes
5. Festlegung des Studiendesigns
6. Erhebung von Kosten und Nutzen
7. Evaluation von Kosten und Nutzen
8. Sensitivitätsanalyse

Im ersten Schritt wird das Problem definiert sowie die Zielsetzung der Untersuchung festgehalten. Wie bei einer klinischen Prüfung muss die konkrete Fragestellung klar festgelegt und eine Hypothese formuliert werden. Anschließend wird das Indikationsgebiet untersucht, wobei es hier vor allem um Aspekte des Krankheitsbildes im engeren Sinne sowie des Krankheitsmanagements geht. Im dritten Schritt wird die Vergleichstherapie festgelegt. Hierbei ist entscheidend, dass ein adäquater Vergleich zugezogen wird, der nicht nur klinisch sinnvoll, sondern auch aus gesundheitsökonomischen bzw. -politischen Aspekten relevant ist. Nachdem die Studieninhalte sowie das Studiendesign (retrospektiv vs. prospektiv, kontrolliert vs. offen) definiert sind, werden die Kosten und Nutzen im Rahmen der Untersuchung erhoben. Hierbei ist wichtig, dass die betreffenden Ressourcen in Mengeneinheiten (Anzahl, Zeit, Mengen) und nicht in monetären Einheiten erhoben werden. Der nächste Schritt beschäftigt sich dann mit der Bewertung dieser Mengeneinheiten, indem die betreffenden Mengen mit dem Preis pro Einheit multipliziert werden. Die Wahl der verwendeten Preise hängt im großen Maße von der Perspektive der Untersuchung ab; aus der Sicht des Leistungsträgers sollten Erstattungspreise, aus der Sicht von Leistungserbringern Vollkosten eingesetzt werden. Dies wird in der angelsächsischen Literatur deutlich, wo zwischen „costs" und „charges" sprachlich und inhaltlich unterschieden wird. Nachdem die Ergebnisse erhoben wurden, folgt eine Sensitivitätsanalyse, in der die Schlüsselparameter verändert werden und deren Einfluss auf das Ergebnis untersucht wird. In der Regel sollten diejenigen Schlüsselparameter variabilisiert werden, die mit der größten Unsicherheit behaftet sind oder deren Erhebung nur indirekt möglich war.

Werden die oben beschriebenen Schritte gründlich und systematisch durchgeführt, sollte dies in der Regel zu einer klaren Aussage hinsichtlich der Ökonomie einer bestimmten Therapie oder Intervention führen. Wie bei klinischen Prüfungen besteht allerdings auch bei ökonomischen Untersuchungen die Gefahr von Verzerrungen (Bias). Einen wesentlichen Beitrag im Hinblick auf die Vermeidung eines Publikations-Bias bietet eine klare Abmachung vor Beginn der Untersuchung mit dem potentiellen Auftraggeber bezüglich der beabsichtigten Publikationsstrategie.

Beurteilung der Qualität ökonomischer Evaluationsstudien

Die wichtigste Anforderung an Untersuchungen im Bereich der empirischen Sozialforschung sowie der Gesundheitsökonomie ist ein hoher Qualitätsstandard. Leider wurden bislang allzu viele Untersuchungen durchgeführt und publiziert, die einem hohen Qualitätsanspruch nicht genügten. Dass Studien niedriger Qualität immer wieder publiziert wurden, erstaunt keinesfalls, zumal nicht immer ein rigider „peer review" durchgeführt wird.

Um die Qualität ökonomischer Studien zu erhöhen, ist empfehlenswert, sich an publizierten Guidelines zu orientieren. In Deutschland sind dies die Empfehlungen aus Hannover. Häufige methodische Fehler sind zu vermeiden. Diese sind:
- ein ungeeigneter Vergleich von Therapien,
- unzulässige Annahmen,
- die Verwendung von mangelhaften klinischen Grunddaten mit unklaren Endpunkten,
- eine zu starre Kostenorientierung statt Nutzen- und/oder Effektivitätsorientierung,
- Unzulänglichkeiten der zugrunde liegenden klinischen Daten,
- eine falsch gewählte Evaluationsform,
- eine ungenügende Berücksichtigung des Standpunktes (Perspektive) der Evaluation,
- eine Unausgewogenheit bezüglich konservativen und optimistischen Annahmen,
- ein gesundheitspolitisch schlechtes Timing sowie
- unzulängliche Kostenerhebungen und Kostenschätzungen.

Gesundheitsökonomische Forschungsergebnisse in der wissenschaftlichen Literatur

Da die Qualität der vorhandenen Literatur unterschiedlich ist, muss zukünftig versucht werden, diese zu verbessern. Ein hohe Qualität sollte aus folgenden Gründen angestrebt werden:
- Erstens sind publizierte ökonomische Untersuchungen die Grundlage für explizite Vorschläge zur Ressourcenallokation. Es ist geradezu unethisch, Ressourcen auf der Grundlage einer unzureichenden Studienqualität zuzuteilen.
- Zweitens stellen schlechte Untersuchungen eine Verschwendung von Forschungsmitteln dar, die vielleicht auf einem anderen Gebiet besser hätten eingesetzt werden können.

– Drittens verhindern schlechte Studien die Entwicklung und Generalisierbarkeit der ökonomischen Forschungsaktivitäten, die in der Zukunft dringend benötigt werden.

Um die Arbeit der Gutachter zu erleichtern, hat das British Medical Journal kürzlich entsprechende Guidelines und Checklisten publiziert, die in der deutschen Übersetzung im Anhang IV des Lehrbuches von Szucs zu finden sind.

Weiterführende Literatur

Gold MR, Siegel JE, Russell LB, Weinstein MC (1996) Cost-effectiveness in health and medicine. Oxford University Press, New York
Haddix A, Teutsch SM, Schaffer A, Duñet DO (2003) Prevention effectiveness. A guide to decision analysis and economic evaluation, 2nd edn. Oxford University Press, New York
McDowell I, Newell C (1996) Measuring health: a guide to rating scales and questionnaires, 2nd edn. Oxford University Press, New York
Schöffski O, Schulenburg JM Graf von der (Hrsg) (2000) Gesundheitsökonomische Evaluationen. Springer, Berlin Heidelberg New York Tokyo
Sloan FA (ed) (1998) Valuing health care. Costs, benefits, and effectiveness of pharmaceuticals and other medical technologies. Cambridge/Melbourne, pp 207–232
Szucs T (1997) Medizinische Ökonomie. Eine Einführung. Urban & Vogel, München
Weinstein MC, Stason WB (1977) Foundations of cost-effectiveness analysis for health and medical practices. N Engl J Med 296: 716–721
Wennberg JE (1990) Outcomes research, cost containment, and the fear of health care rationing. N Engl J Med 323: 1202–1204

1.2 Evidenzbasierte Medizin
Daniel Galandi, Gerd Antes und Dirk Bassler

Die Pharmakotherapie nimmt innerhalb der Medizin einen Bereich ein, der sich für eine Prüfung mit Hilfe klinischer Studien besonders anbietet. Aus diesem Grund existiert eine große Anzahl von Daten, die die wissenschaftliche Grundlage einer rationalen Pharmakotherapie bilden. Mit der zunehmenden Menge an Information wird aber der Transfer zwischen Generierung wissenschaftlicher Daten und klinischer Anwendung erschwert. Ziel dieses Kapitels ist die Vermittlung einer Methode, die das Auffinden und die Bewertung wissenschaftlicher Information erleichtern soll. Im ersten Teil des Kapitels wird das Konzept der evidenzbasierten Medizin (EBM) unter allgemeinen Gesichtspunkten und im zweiten Teil anhand eines konkreten Beispiels aus dem pharmakotherapeutischen Bereich vorgestellt.

1.2.1 Hintergrund

EBM ist eine die Methoden der klinischen Epidemiologie einbeziehende Medizin und legt bei der ärztlichen Entscheidungsfindung neben der persönlichen Erfahrung großen Wert auf die Ergebnisse kontrollierter klinischer Studien. EBM wurde als Denkrichtung zu Beginn der 1980er-Jahre von einer Gruppe Mediziner an der McMaster-Universität in Hamilton/Kanada entwickelt und in einem Reformstudiengang implementiert. Im Mittelpunkt steht die Optimierung der individuellen Patientenversorgung und der Erwerb einer Methode der effektiven individuellen Fortbildung. Entscheidend hierfür ist die Fähigkeit, relevante Information in der Fachliteratur zu finden, sie kritisch zu bewerten („critical appraisal") und auf den individuellen Fall anzuwenden. EBM ist eine auf die Praxis ausgerichtete Vorgehensweise, die ein didaktisches Konzept in mehreren konkreten Schritten beinhaltet. In der letzten Zeit hat der Begriff EBM eine Ausweitung seiner ursprünglichen Bedeutung erfahren, die sich inzwischen auf die unterschiedlichsten Bereiche des Gesundheitswesens erstreckt und als gemeinsamen Nenner die wissenschaftliche Begründbarkeit des Handelns hat. Diese Tendenz hat auch dazu geführt, dass der Begriff „evidenzbasierte Medizin" eine inflationäre Verwendung gefunden hat und z. T. schlicht falsch oder zumindest missverständlich gebraucht und missbraucht wird.

1.2.2 Konzept der evidenzbasierten Medizin

Formulierung der Ausgangsfrage
Der erste Schritt im Konzept der EBM schafft die Voraussetzung für eine gezielte Informationssuche und -bewertung. Inhalt dieses ersten Schrittes ist die Umwandlung eines klinischen Problems in eine beantwortbare Frage, eine Forderung, die auf den ersten Blick trivial erscheint. Bei genauerem Hinsehen stellt man aber oft fest, dass die exakte Beschreibung einer konkreten, häufig komplexen klinischen Situation mit Hilfe einer einzelnen Fragestellung einiger Übung bedarf. Um die Formulierung der Suchfrage zu erleichtern, empfiehlt es sich, den Aufbau der Frage an den folgenden vier Kategorien auszurichten:

1. Beschreibung des Patienten, inkl. seiner relevanten Charakteristika,
2. Darstellung der vorgesehenen medizinischen Intervention,
3. Darstellung der Alternativen für die vorgesehene Behandlung,
4. Auflistung der patientenrelevanten Zielgrößen, an denen der Behandlungserfolg gemessen werden soll.

Informationssuche
Inhalt des zweiten Schrittes ist die Suche nach der für die Beantwortung der Frage erforderlichen Information. Die Suche nach zuverlässiger Information ist in den letzten Jahren schwieriger und komplexer geworden und sollte den gesellschaftlichen Entwicklungen hin zu einem elektronischen Informationszeitalter mit den Möglichkeiten, Herausforderungen und Gefahren einer weltweiten Computervernetzung Rechnung tragen. Für eine strukturierte Informationsbeschaffung kommen im Wesentlichen drei Wege in Frage:

1. Rückgriff auf Primärliteratur (z. B. mit Hilfe elektronischer Datenbanken wie Medline, Embase, CancerLit u. a.),
2. Rückgriff auf Sekundärliteratur (z. B. mit Hilfe der Zeitschrift „ACP Journal Club"),

3. Rückgriff auf Zusammenfassungen von klinischen Studien (systematische Übersichtsarbeiten, z. B. mit Hilfe der Cochrane Library).

Der Rückgriff auf die klinische Originalliteratur stellt den klassischen EBM-Ansatz dar. Dadurch werden Umwege im Informationsfluss vermieden. Diese Tatsache ist vor dem Hintergrund der schnellen Alterung des medizinischen Wissens von großer Bedeutung. Wenn der direkte Zugriff auf die Ergebnisse klinischer Forschung genutzt wird, kann die Zeitspanne zwischen dem Nachweis der Wirksamkeit einer Intervention und ihrer Integration in die Patientenversorgung erheblich verkürzt werden. Unabdingbare Voraussetzung für den Rückgriff auf Originalliteratur ist jedoch der schnelle Zugang zu Informationsmedien und Grundkenntnisse in deren Anwendung. An erster Stelle stehen hier sicherlich die elektronischen Datenbanken wie Medline, Embase und die Cochrane Library.

Aus der oben formulierten Ausgangsfrage lassen sich die Schlüsselbegriffe für die elektronische Literatursuche ableiten. Im praktischen Umgang mit verschiedenen Datenbanken sind gewisse Grundregeln der Literatursuche zu beherrschen und zu beachten (wie beispielsweise das Kombinieren bzw. Ausschließen der eingegebenen Suchbegriffe mit „and" oder „or", die Suche nach Begriffen mit gleichem Wortstamm durch Maskierung oder auch die Limitierung auf bestimmte Publikationszeiträume, -typen oder Textabschnitte); diese Funktionen sind in den unterschiedlichen Datenbanken oft identisch oder zumindest sehr ähnlich anzuwenden. Für eine orientierende Literaturabfrage genügen dabei Grundkenntnisse, während für die Erstellung von systematischen Übersichtsarbeiten eine ausgefeilte und komplexe Literatursuche unumgänglich ist.

Kritische Bewertung der gefundenen Literatur

Die bei der Literaturrecherche gefundene Information sollte als Nächstes nach dem Gesichtspunkt geordnet werden, welche der vorliegenden Informationen den Stand der Wissenschaft am zuverlässigsten wiedergibt (Validitätsbeurteilung). Dabei muss zwischen der Validitätsbeurteilung von unterschiedlichen Literaturtypen (systematische Übersichtsarbeit, klinische Studie, Konsensuskonferenzen etc.) sowie der Validitätsbeurteilung einzelner klinischer Studien unterschieden werden. Die Beurteilung der Validität erfolgt zudem in Abhängigkeit von der Fragestellung (Therapie, Diagnose, Prognose etc.) anhand unterschiedlicher Kriterien. Da der Schwerpunkt dieses Buches auf therapeutischen Fragestellungen liegt, steht die kritische Bewertung der Validität der Literatur über therapeutische Interventionen hier im Vordergrund.

Validitätsbeurteilung unterschiedlicher Literaturtypen: Evidenzhierarchie Um systematische Verzerrungen im Wissenstransfer zu vermeiden, müssen bestimmte Forderungen erfüllt sein: Aufbauend auf einer möglichst umfassenden, unverzerrten und neueste Ergebnisse berücksichtigenden Basis muss die Erkenntnis auf transparente sowie nachvollziehbare Weise gewonnen worden sein, um dem Leser eine eigene kritische Bewertung zu gestatten. Aus der Forderung nach möglichst unverfälschter Wiedergabe von Sachverhalten resultiert eine hierarchische Einteilung der gefundenen Evidenz, deren Stufen auf der Suche nach verwertbaren Erkenntnissen von oben nach unten durchlaufen werden sollten (Tabelle 1.2-1).

Die höchste Stufe der Evidenz bilden systematischen Übersichtsarbeiten, die auf der Basis randomisierter klinischer Studien erstellt wurden und eine quantitative Zusammenfassung der Studienergebnisse in Form von sog. Metaanalysen enthalten können. Die niedrigste Stufe stellen Expertenaussagen und Konsensuskonferenzen dar, sofern diese nicht systematisch auf der Grundlage valider wissenschaftlicher Daten entwickelt wurden.

Auf der Basis dieser Einteilung in Evidenz**grade** kann die Evidenz**stärke** einer Empfehlung abgeleitet werden. In Abhängigkeit vom Ergebnis der Studie kann eine Intervention uneingeschränkt oder mit Einschränkungen empfohlen bzw. auch abgelehnt werden. Von einigen Autoren sind Auflistungen der Evidenzstärke publiziert worden, die v. a. im Rahmen von klinischen Leitlinien die Beurteilung der (Therapie-)Empfehlung und die sich daraus ergebenden Konsequenzen für die Praxis erleichtern. Tabelle 1.2-2 gibt eine Darstellung der Stärke der Evidenz wieder, die auch den Empfehlungen in den klinischen Kapiteln dieses Buches zu Grunde gelegt wurde.

Tabelle 1.2-1. Hierarchie der Evidenz (Empfehlung der AHRQ, US Agency for Health Research and Quality)

Grad	Evidenztyp
I-a	Evidenz aufgrund von Meta-Analysen randomisierter kontrollierter Studien in systematischen Übersichtsarbeiten
I-b	Evidenz aufgrund mindestens einer randomisierten kontrollierten Studie
II-a	Evidenz aufgrund mindestens einer gut angelegten kontrollierten Studie ohne Randomisierung
II-b	Evidenz aufgrund mindestens einer gut angelegten, quasi-experimentellen Studie
III	Evidenz aufgrund gut angelegter, nichtexperimenteller deskriptiver Studien (z. B. Fallkontrollstudien)
IV	Evidenz aufgrund von Berichten/Meinungen von Expertenkreisen, Konsensuskonferenzen und/oder klinischer Erfahrung anerkannter Autoritäten ohne transparenten Beleg

Tabelle 1.2-2. Einschätzung der Evidenzstärke als Grundlage für therapeutische Empfehlungen

A	Starke Evidenz, die periodisch zu überprüfende Empfehlungen zu unterstützen
B	Ausreichende Evidenz, die periodisch zu überprüfende Empfehlung zu unterstützen
C	Schwache Evidenz, die Empfehlung zu unterstützen und periodisch zu überprüfen; andere Gründe können jedoch für die Empfehlung sprechen
D	Ausreichende Evidenz, die periodisch zu überprüfende Empfehlung abzulehnen
E	Starke Evidenz, die periodisch zu überprüfende Empfehlung abzulehnen

Validitätsbeurteilung von Einzelstudien Existiert zu einer Fragestellung keine systematische Übersichtsarbeit, so besteht der nächste Schritt in der Suche nach Berichten über Einzelstudien. Jeder Mediziner sollte in der Lage sein, die methodische Qualität von Studien zu beurteilen, weil sie die entscheidende Information über die Glaubwürdigkeit der medizinischen Ergebnisse liefert. Statistische Grundkenntnisse sind dabei unumgänglich. Die epidemiologische Forschung der letzten Zeit hat viel dazu beigetragen, die wesentlichen Determinanten der Qualitätsbewertung von Studien zu identifizieren und deren Einfluss auf die Studienergebnisse empirisch nachzuweisen. So haben im Falle der Therapiestudie z. B. die Randomisierung, die Geheimhaltung der Randomisierungssequenz („allocation concealment"), das Auswertungsverfahren im Sinn einer Intention-to-treat-Analyse [d. h. Patienten, die zufällig einer Behandlungsgruppe zugeordnet wurden, sollten in dieser Gruppe auch analysiert werden, unabhängig davon, ob sie tatsächlich die zugeordnete („intendierte") Therapieform erhalten haben] einen entscheidenden Einfluss auf die Validität der Studienergebnisse.

Für die endgültige Entscheidung, welche der vorliegenden Informationen man schließlich als Antwort auf die eingangs gestellte Frage gelten lässt, sollte man prinzipiell der Literatur mit der höchsten Evidenzstufe den Vorrang geben. Ob diese Information in der persönlichen ärztlichen Umgebung umsetzbar ist, muss weiter geprüft werden und ist Inhalt des vierten Schrittes in dem von David Sackett und Mitarbeitern entwickelten Konzept der evidenzbasierten Medizin.

Anwendbarkeit der Information auf den konkreten Patienten

Der vierte Schritt ist ausschlaggebend für den Einsatz eines Verfahrens in Zusammenhang mit einem konkreten Patienten. Die unter Studienbedingungen erzielten Ergebnisse müssen auf ihre Anwendbarkeit in der individuellen Situation des Patienten geprüft werden, um das Nutzen-Schaden-Verhältnis einer Therapieempfehlung einschätzen zu können. Hierbei gilt es zu beachten, dass unter Studienbedingungen erzielte Ergebnisse meistens die Ergebnisse einer „idealen" Umgebung widerspiegeln: Der Patient wird vom medizinischen Personal optimal betreut und seine Bereitschaft zur Kooperation ist außerordentlich groß. Im Alltag unter Normalbedingungen müssen Abstriche gemacht werden und dementsprechend ist das Ergebnis einer Studie zu relativieren. Entscheidend für den Erfolg einer medizinischen Maßnahme beim konkreten Patienten ist die Übereinstimmung der Wirkung/Nebenwirkung mit den Vorstellungen des Patienten. So wird z. B. ein jüngerer Hypertoniepatient eine schlechtere Compliance bei der Einnahme eines Betablockers zeigen, wenn er erfährt, dass das Medikament für ihn inakzeptable Auswirkungen auf sein Sexualleben hat. Die Entscheidung über den Einsatz bzw. den Verzicht eines bestimmten Medikaments muss in enger Zusammenarbeit mit dem Patienten erfolgen und stellt eine wesentliche Herausforderung dar. Für den Fall, dass der Patient eine medizinische Maßnahme samt ihrer Konsequenzen nicht akzeptieren kann oder will, mag sie noch so valide sein, dem Wohl dieses konkreten Patienten dient sie nicht.

1.2.3 Evidenzbasierte Medizin in der Praxis: Ein Beispiel

In Ihre internistische Praxis kommt eine 76-jährige Patientin, die Sie schon seit vielen Jahren wegen einer milden arteriellen Hypertonie und eines mit oralen Antidiabetika eingestellten Diabetes mellitus betreuen. Die Patientin berichtet, sie sei vor drei Wochen im Bad nachts ausgerutscht und habe sich den Oberschenkelhals des rechten Beines gebrochen. Ihr Ehemann habe den Rettungsdienst gerufen und sie sei noch am nächsten Morgen operiert worden. Gestern sei sie dann wieder aus dem Krankenhaus entlassen worden.

Aus dem Entlassbericht geht hervor, dass sie mit einer zementierten Totalendoprothese versorgt worden ist und dass sowohl Operation als auch postoperativer Verlauf unkompliziert waren. Die Patientin berichtet, dass es ihr inzwischen wieder recht gut gehe, das Gehen mache ihr aber nach wie vor Beschwerden. Sie messen den Blutdruck der Patientin, kontrollieren Blutzucker und HbA1c-Wert und entlassen sie mit dem Rat, auch das operierte Bein möglichst regelmäßig zu bewegen, um der Entstehung einer Thrombose vorzubeugen. Eine zusätzliche Thromboseprophylaxe mit subkutanem Heparin lehnt die Patientin ab, da sie sich nicht in der Lage sieht, die Spritzen selbst zu applizieren oder jeden Tag in Ihrer Praxis zu erscheinen.

Sie denken über Alternativen nach und stellen sich die Frage, inwiefern die Gabe von Aspirin eine wirksame Thromboseprophylaxe darstellt. Sie beschließen, die Datenlage zu sichten, bevor Sie Ihrer Patientin eine entsprechende Medikation empfehlen, auch weil dieses Problem nicht zum ersten Mal in Ihrer Praxis vorkommt.

Nachmittags haben Sie etwas Zeit und fassen zunächst das Problem noch einmal in der folgenden Frage zusammen: Reduziert die Gabe von Aspirin (im Vergleich zu keiner Medikation) bei einer ca. 75-jährigen Patientin mit erhöhtem Thromboserisiko nach Hüftoperation ohne wesentliche sonstige Vorerkrankungen das Risiko einer Lungenembolie mit möglicherweise fatalen Folgen?

In einem zweiten Schritt führen Sie eine Medline-Recherche (z. B. im Internet unter http://www.ncbi.nlm.nih.gov:80/entrez) mit den Suchbegriffen „pulmonary embolism", „prevention", „aspirin" und „randomised controlled trial" durch. Als Suchergebnis werden Ihnen sechs Artikel angegeben, von denen einer mit dem Titel „Prevention of pulmonary embolism and deep vein thrombosis with low dose aspirin: Pulmonary Embolism Prevention (PEP) trial" gemäß den Informationen in Titel und Abstract Ihre Frage beantworten kann.

Sie besorgen sich die Volltextversion des Artikels und bewerten im nächsten Schritt die Validität (Glaubwürdigkeit) der Studie anhand der in der folgender Übersicht dargestellten Punkte.

> **Bewertung einer Therapiestudie**
> **I Sind die Ergebnisse der Therapiestudie valide?**
> - Wurden die Patienten den Therapiegruppen randomisiert, d. h. zufällig zugeteilt?
> - Wurden alle Patienten, die in die Studie eingeschlossen wurden, bei der Auswertung berücksichtigt?
> - Wurden die Patienten in der Gruppe ausgewertet, der sie am Anfang der Studie zugeteilt worden waren?
> - Wurde die Studie doppelblind durchgeführt? Das heißt, waren weder Patienten noch das behandelnde Klinikpersonal über die jeweilige Therapie informiert?
> - War die Behandlung der Patienten abgesehen von der untersuchten Therapie gleich?
>
> **II Was sind die Ergebnisse der Therapiestudie?**
> - Wie groß ist der Effekt der Therapie?
> - Wie präzise sind die Ergebnisse?
>
> **III Helfen mir die Ergebnisse bei der Versorgung meiner Patienten?**
> - Können die Ergebnisse auf meinen Patienten angewendet werden?
> - Werden alle klinisch relevanten Zielkriterien beachtet?
> - Rechtfertigt der zu erwartende Therapieerfolg die Nebenwirkungen und Kosten der Therapie?

Es handelt sich um eine Studie mit zufälliger Zuteilung der Patienten zur Behandlung mit Aspirin oder Plazebo (randomisierte Studie). In die Analyse sind die Daten aller eingeschlossenen Patienten in der ursprünglich zugeteilten Gruppe eingeflossen („intention to treat analysis"); darüber hinaus waren sowohl Patienten als auch das Studienpersonal im Bezug auf die angewandte Therapie verblindet (doppelblinde Studie). Die Patientengruppen waren im Bezug auf wesentliche Kriterien vergleichbar, auch die begleitenden Behandlungen sind dokumentiert und auf beide Therapiegruppen ähnlich verteilt. Insgesamt erscheint die Studie auf einem methodisch hohen Niveau durchgeführt und die Ergebnisse daher verlässlich.

Im Bezug auf die Ergebnisse der Studie werden zu den untersuchten Zielkriterien folgende Aussagen gemacht: Bei Patienten nach Hüftoperation wurde das Risiko einer symptomatischen Venenthrombose in der Studie durch Aspirin um 29% (95% KI 3–48) bzw. von 1,5% auf 1% reduziert. Das Risiko einer Lungenembolie wurde um 43% (18–60) bzw. von 1,2% auf 0,7% und das Risiko einer Lungenembolie mit tödlichem Ausgang sogar um 58% (27–76) bzw. von 0,6% auf 0,3% gesenkt.

Diese Ergebnisse sind alle statistisch signifikant. Inwiefern sie auch klinisch relevant sind, muss hiervon getrennt beurteilt werden. Diese Beurteilung soll hier exemplarisch an dem zuletzt dargestellten Zielkriterium, dem Risiko einer tödlichen Lungenembolie verdeutlicht werden.

Das Grundrisiko wird um 58% reduziert, was der relativen Risikoreduktion (RRR) entspricht. Die RRR allein ermöglicht keine umfassende Beurteilung der Relevanz des Therapieeffekts, da die absolute Größe des um 58% reduzierten Risikos nicht enthalten ist.

Die absolute Risikoreduktion (ARR) ermöglicht an dieser Stelle eine exaktere Beurteilung des Therapieeffekts. Die ARR entspricht der Differenz der Risiken (eine tödliche Lungenembolie zu erleiden) zwischen der Therapiegruppe und der Kontrollgruppe und beträgt im vorliegenden Beispiel 0,6–0,3=0,3%. Hier wird deutlich, dass durch die Therapie mit Aspirin allenfalls ein kleiner Vorteil erreicht werden kann.

Eine Maßzahl, die es erleichtert, die klinische Relevanz des Therapieeffekts zu beurteilen, ist die „number needed to treat" (NNT). Mit diesem Wert wird beschrieben, wie viele Patienten im Mittel mit der untersuchten Therapie behandelt werden müssen, damit ein Behandlungserfolg (Verhinderung einer tödlichen Lungenembolie) erreicht wird. Die NNT errechnet sich aus dem Kehrwert der ARR und beträgt in diesem Beispiel 1/0,003=333. Mit anderen Worten: Es müssen 333 Patienten mit Aspirin behandelt werden, um eine tödliche Lungenembolie zu verhindern (bezogen auf den Beobachtungszeitraum von 35 Tagen nach der Operation in der Studie). Die vorgestellten statistischen Parameter sind in Tabelle 1.2-3 noch einmal zusammengefasst.

Die klinische Relevanz der Therapie erscheint einerseits fraglich, wenn 333 Patienten behandelt werden müssen, um ein negatives Ereignis zu verhindern. Andererseits handelt es sich bei den verhinderten Ereignissen um tödlich verlaufende Lungenembolien und die untersuchte Therapie stellt eine insgesamt nebenwirkungsarme und preiswerte Behandlung dar, sodass die Verordnung von Aspirin an die eingangs geschilderte Patientin durchaus in Betracht gezogen werden sollte. Hier beginnt der vierte Schritt der EBM, der die Beurteilung der Studienergebnisse im Licht des eigenen Patienten beinhaltet. An dieser Stelle sollte abgeschätzt werden, ob der jeweilige Patient in das Studienkollektiv hineinpasst, ob der eigene Patient von der diskutierten Therapie besonders profitiert oder aber überdurchschnittlich unter den Nebenwirkungen leiden wird (z. B. würde eine positive Magenulkusanamnese bei der Patientin den Sinn einer prophylaktischen Aspiringabe in Frage stellen). Auch Nebenwirkungen der Therapie sind in der bewerteten Studie detailliert geschildert worden und ihre Verteilung auf die beiden Patientengruppen wiegt die Vorteile der Therapie nicht auf (auf eine genaue Be-

Tabelle 1.2-3. Wesentliche statistische Parameter zur Bewertung der Ergebnisse einer Therapiestudie

Relative Risikoreduktion (RRR)	(CER − EER)/CER (0,006−0,003)=0,003=0,5 (=50%)[a]
Absolute Risikoreduktion (ARR)	CER − EER (0,006−0,003)=0,003 (=0,3%)
Number needed to treat (NNT)	1/ARR 1/0,003=333

CER Control Event Rate, entspricht dem Risiko, unter Therapie der Kontrollgruppe das unerwünschte Ereignis zu erleiden (entspricht in der Beispielstudie dem Risiko, unter Plazebo eine tödliche Lungenembolie zu erleiden und beträgt 0,6% bzw. 0,006); *EER* Experimental Event Rate, entspricht dem Risiko, unter Therapie der Interventionsgruppe das unerwünschte Ereignis zu erleiden (entspricht in der Beispielstudie dem Risiko, unter Aspirin eine tödliche Lungenembolie zu erleiden und beträgt 0,3% bzw. 0,003).
[a] Anmerkung: In der Originalpublikation wird eine RRR von 58% angegeben, die Differenz beruht auf der vorher vorgenommenen Rundung von CER und EER.

schreibung muss hier aus Platzgründen verzichtet werden). Die prophylaktische Gabe von Aspirin, zumindest bis die Patientin wieder ohne weitere Beschwerden gehen kann und das betroffene Bein bewegen kann, scheint eine sinnvolle Maßnahme zu sein und sollte mit der Patientin besprochen werden.

1.2.4 Möglichkeiten und Grenzen der evidenzbasierten Medizin

„Das haben wir doch schon immer gemacht!" und „Dafür ist im klinischen Alltag nicht ausreichend Zeit!" waren zwei so oder ähnlich geäußerte Kritikpunkte, die in der Anfangsphase der EBM immer wieder geäußert wurden. Was unterscheidet nun die EBM von der bisherigen Praxis und wie lässt sich dieses Konzept unter dem im Alltag der Patientenversorgung herrschenden Zeitdruck realisieren und wo liegen die Grenzen der EBM?

Der beschriebene strukturierte, systematische Rückgriff auf Ergebnisse aus der klinischen Forschung soll den Wissenstransfer aus der Forschung in die Praxis beschleunigen und sicherstellen, dass die Patientenversorgung analog dem aktuellen Wissensstand erfolgt. Das war in der Vergangenheit nicht immer der Fall, wie in einigen Fällen gezeigt werden konnte. So lagen z. B. die Studienergebnisse, die zur Einführung der Steroidgabe zur Induktion der Lungenreifung bei drohender Frühgeburtlichkeit geführt haben, schon mehrere Jahre vor, bevor die Zusammenfassung der Studien letztendlich zur Etablierung dieser wirksamen Therapie geführt hat. Zusätzlich stellt die rasant wachsende Menge des medizinischen Wissens in Kombination mit immer schnelleren elektronischen Informationssystemen eine Herausforderung für die medizinische Ausbildung und die Patientenversorgung dar. Es erfordert einen strukturierten Ansatz, um die Verbesserung der Wissensbasis, die durch diese Entwicklungen erreicht wird, auch in eine verbesserte Patientenversorgung münden zu lassen.

Dabei ist es sicher nicht erstrebenswert, jede einzelne Frage, die sich im Klinikalltag stellt, mittels einer Medline-Recherche und einer umfassenden Literaturbewertung zu beantworten. Aber die relevanten und regelmäßig wiederkehrenden Probleme in der Patientenversorgung sollten zunehmend auf der Basis der besten externen Evidenz diskutiert werden.

Es wird immer deutlicher, dass ohne methodisch hochwertige, regelmäßig aktualisierte Zusammenfassungen medizinischer Publikationen ein Rückgriff auf die externe Evidenz und damit auf EBM nur partiell funktioniert. Die Cochrane Collaboration, ein internationales Wissenschaftlernetzwerk, hat sich daher zum Ziel gesetzt, systematische Übersichtsarbeiten zu therapeutischen Fragestellungen in der Medizin auf der Basis randomisierter klinischer Studien zu erstellen, zu aktualisieren und zu verbreiten. Diese Übersichtsarbeiten, die in der elektronischen Datenbank „Cochrane Library" publiziert werden, stellen einen hilfreichen, schnell zugänglichen Informationspool für klinische Entscheidungen dar (weitere Informationen unter http://www.cochrane.de).

Alle Möglichkeiten, die durch EBM eröffnet werden, sollen über die Grenzen nicht hinwegtäuschen. Die technischen Voraussetzungen für einen schnellen Rückgriff auf externe Informationen sind ebenso wenig überall vorhanden wie das methodische Wissen, das zur sicheren Beurteilung einer Publikation notwendig ist. In diesen Bereichen ist aber mit einer deutlichen Verbesserung zu rechnen. Darüber hinaus sind viele Fragestellungen in der Medizin nicht durch aussagekräftige klinische Untersuchungen erforscht. Ein großer Teil dieser Fragen kann, z. B. aus ethischen Gründen, nicht im Rahmen kontrollierter Studien untersucht werden. Hier wird auch in Zukunft die klinische Erfahrung die maßgebliche Entscheidungsgrundlage sein. Wo immer es möglich ist, sollte jedoch diese persönliche klinische Erfahrung ergänzt werden durch externe Evidenz, um dem Patienten eine hochwertige Versorgung zu ermöglichen.

Weiterführende Informationen, Kontakte

— Deutsches Netzwerk evidenzbasierte Medizin e. V.: http://www.ebm-netzwerk.de
— Deutsches Cochrane-Zentrum: http://www.cochrane.de
— Horten-Zentrum für praxisorientierte Medizin und Wissenstransfer: http://www.evimed.ch

Literatur

AHRQ, US Agency for Health Care Research and Quality (1992) Acute pain management: operative or medical procedures and trauma. Clin Pract Guidel 1: 100–107

Antes G, Bassler D (2000) Evidence-based medicine, Forschungstransfer und die Rolle der medizinischen Journale. Dtsch Med Wochenschr 125: 1119–1121

Antes G, Bassler D, Galandi D (1999) Systematische Übersichtsarbeiten. Ihre Rolle in einer Evidenz-basierten Gesundheitsversorgung. Dtsch Ärztebl 96(10): A-616–A-622

Antmann EM, Lau J, Kupelnick B, Mosteller F, Chalmers TC (1992) A comparison of results of meta-analyses of randomized control trials and recommendations of clinical experts. JAMA 268(2): 240–248

Bero LA, Drummond R (1995) The Cochrane Collaboration. JAMA 274(24): 1935–1938

Crowley P, Chalmers I, Keirse MJNC (1990) The effects of corticosteroid administration before preterm delivery: An overview of the evidence from controlled trials. Br J Obstet Gynaecol 97(1): 11–25

Davidoff F, Haynes RB, Sackett DL, Smith R (1995) Evidence-based medicine: a new journal to help doctors identify the information they need. BMJ 310: 1085–1086

Gray MJA (1997) Evidence-based healthcare. How to make health policy and management decisions. Churchill Livingstone, Edinburgh London

Guyatt GH, Sackett DL, Cook DJ (1993) Users' guides to the medical literature. II. How to use an article about therapy or prevention. A. Are the results of the study valid? Evidence-Based Medicine Working Group. JAMA 270(21): 2598–2601

Guyatt GH, Sackett DL, Cook DJ (1994) Users' guides to the medical literature. II. How to use an article about therapy or prevention. B. What were the results and will they help me in caring for my patients? Evidence-Based Medicine Working Group. JAMA 271(1): 59–63

Jadad AR (1999) Bias in randomized controlled trials. BMJ Publishing Group, London

Jadad AR, Moore RA, Carroll D, Jenkinson C, Reynolds DJM, Gavaghan DJ, McQuay HJ (1996) Assessing the quality of reports of randomized clinical trials: Is blinding necessary? Control Clin Trials 17: 1–12

Kunz R, Ollenschläger G, Raspe H, Jonitz G, Kolkmann FW (2000) Lehrbuch Evidenz-basierte Medizin in Klinik und Praxis. Deutscher Ärzte-Verlag, Köln

Olkin I (1995) Statistical and theoretical considerations in meta-analysis. J Clin Epidemiol 48(1): 133–146

Pulmonary Embolism Prevention (PEP) Trial Collaborative Group (2000) Prevention of pulmonary embolism and deep vein thrombosis with low dose aspirin: Pulmonary Embolism Prevention (PEP) trial. Lancet 355: 1295–1302

Sackett DL, Richardson WS, Rosenberg WMC, Haynes RB (1997) Evidence-based medicine. How to practice and teach EBM. Churchill Livingstone, Edinburgh London [dt. Ausgabe: Kunz R, Fritsche L (1999) Evidenzbasierte Medizin. Zuckschwerdt, München]

Schulz KF, Chalmers I, Hayes RJ, Altman DG (1995) Empirical evidence of bias. JAMA 273(5): 408–412

Woolf SH (1992) Practice guidelines: a new reality in medicine. II: Methods of developing guidelines. Arch Int Med 152: 946–952

1.3 Pharmakogenetik
Christian Meisel und Ivar Roots

1.3.1 Einleitung

Die klinische Arzneitherapie wird durch die Tatsache erschwert, dass Patienten auf dieselbe Dosis desselben Medikaments sehr unterschiedlich reagieren. Es finden sich Unterschiede in der Wirksamkeit der Substanzen sowie in Spektrum und Schweregrad von unerwünschten Arzneimittelwirkungen, deren Ursachen inzwischen zunehmend verstanden werden. Üblicherweise werden für die Dosierung von Arzneimitteln leicht erfassbare Charakteristika des Patienten wie Körpergewicht, Nierenfunktion oder Begleiterkrankungen berücksichtigt. Für einige Arzneimittel existieren auch Vorschriften für die Dosisanpassung bei exogenen Einflüssen wie Rauchen, chronischem Alkoholabusus oder bei spezifischer Komedikation. Das Ziel der Pharmakogenetik ist es, über diese bekannten Größen hinaus den Einfluss genetischer Faktoren auf Arzneimittelwirkung und Nebenwirkung zu untersuchen, um damit eine echte patientenindividualisierte Arzneitherapie zu ermöglichen.

1.3.2 Kurzer geschichtlicher Abriss

In den 50er-Jahren des letzten Jahrhunderts gelang es erstmals mit der Entdeckung des Glukose-6-Phosphatdehydrogenasemangels, eine Arzneimittelnebenwirkung, nämlich die seltene, schwere hämolytische Anämie unter medikamentöser Therapie der Malaria mit Chloroquin oder Primaquin, auf die Defizienz eines spezifischen Enzyms zurückzuführen. Im selben Jahrzehnt wurden Varianten der Butyrylcholinesterase (Plasma-Pseudocholinesterase, verantwortlich für die ebenfalls seltene protrahierte Muskelrelaxation nach Gabe von Succinylcholin) sowie der Arylamin-N-Acetyltransferase (NAT2, azetyliert u. a. Isoniazid, Dihydralazin, Procainamid) als Ursachen für unerwünschte Arzneimittelwirkungen identifiziert. Für die Entwicklung der Pharmakogenetik wesentlich war die Beschreibung mehrerer enzymatischer Defekte als Ursache für ausgeprägte Arzneimittelnebenwirkungen, so 1964 der Phenytoin-Hydroxylierungsdefekt, 1977 der Debrisoquin-Hydroxylierungs-/Spartein-N-Oxidierungsdefekt und 1984 der S-Mephenytoin-Hydroxylierungsdefekt. Erst nach der Entwicklung der „polymerase chain reaction" (PCR) und neuer, auf dieser Technologie basierender molekular-genetischer Analysemethoden gelang es, Varianten von Isoenzymen des Cytochrom-P-450-Systems (CYP2C9, CYP2C19 und CYP2D6) als die genetischen Ursachen der oben beschriebenen Defekte zu charakterisieren.

1.3.3 Determinanten individuell unterschiedlicher Arzneimittelwirkung

Die Wirkstärke von Arzneimitteln und das Auftreten von Nebenwirkungen hängen in der Regel von der Plasmakonzentration des Arzneimittels und von den pharmakodynamischen Wirkungen ab, die diese Konzentration an seiner Zielstruktur (Rezeptoren, Ionenkanäle, Gerinnungsfaktoren und andere) hervorruft. In Tabelle 1.3-1 findet sich eine Übersicht über mögliche Determinanten der Arzneimittelwirkung.

1.3.4 Hereditäre Variabilität der Pharmakokinetik

Die Plasmakonzentration eines systemisch wirksamen Arzneimittels wird von pharmakokinetischen Faktoren bestimmt, die häufig unter dem Begriff „ADME" (Absorption, Distribution, Metabolismus und Elimination; s. Lehrbücher der Klinischen Pharmakologie) zusammengefasst werden. Die Faktoren werden von der physiologischen Ausstattung des Patienten (wie z. B. Größe und Gewicht), von möglichen Auswirkungen von Begleiterkrankungen (z. B. Einschränkungen der Nierenfunktion) und auch von Umweltfaktoren (z. B. Raucherstatus, gleichzeitig eingenommene Medikamente und Ernährung) beeinflusst. In den letzten Jahren ist jedoch deutlich geworden, dass über diese bekannten Faktoren hinaus ein wesentlicher Anteil der interindividuellen pharmakokinetischen Variabilität einzelner Arzneistoffe auf die genetische Ausstattung des Patienten hinsichtlich arzneistoffmetabolisierender Enzyme und Arzneistofftransporter zurückgeführt werden muss.

1.3.5 Arzneistoffmetabolismus

Die chemischen Reaktionen des Arzneimittelstoffwechsels können in zwei Phasen eingeteilt werden, die jeweils für sich allein oder sequentiell ablaufen. Zu den Phase-I-Reaktionen werden Funktionalisierungsreaktionen wie Oxidationen, Reduktionen oder Hydrolysen am Substrat gezählt, während durch Phase-II-Enzyme Konjugationsreaktionen als Voraussetzung für die weitere Elimination katalysiert werden. Durch Reaktionen dieser

Tabelle 1.3-1. Determinanten individuell unterschiedlicher Arzneimittelwirkung

	Einflussfaktor	Beispiel	Bedeutung für die Therapie mit
Patient	Physiologie	Gewicht	Anästhetika
	Pathophysiologie	Nierenfunktion	Aminoglykosid-Antibiotika
Umwelt	Komedikation	CYP3A4-Inhibitoren	Cyclosporin A
	Nahrung	Vitamin-K-reiche Nahrung	Phenprocoumon
	Schadstoffe	Zigarettenrauch	Theophyllin
Genetik	**Pharmakokinetik**		
	Arzneistoffmetabolisierende Enzyme	CYP2D6	Amitriptylin
	Arzneistofftransporter	P-Glykoprotein	Digoxin
	Pharmakodynamik		
	Rezeptoren und Zielstrukturen	β_2-Adrenozeptor	Salbutamol
	Signaltransduktion	G-Protein-β_3-Untereinheit	Noradrenalin (?)
	Zellzykluskontrolle	p16 (?)	Zytostatika (?)
	Immunologische Reaktionen	FcgammaRIIa	Heparin

(?) Noch nicht sicher belegt.

Tabelle 1.3-2. Auswahl polymorpher arzneistoffmetabolisierender Enzyme

Phase I	Bedeutung für	Phase II	Bedeutung für
CYP2A6	Nikotin, Halothan	Arylamin-N-acetyltransferase 2 (NAT2)	Isoniazid, Hydralazin, Sulfonamide, Procainamid, Dapson
CYP2C9, CYP2C19, CYP2D6	Siehe Tabelle 1.3-3	UDP-Glukuronosyltransferase 1A1	Irinotecan
Flavinabhängige Monooxygenase 3	Perazin, Sulindac, Albendazol	Glutathion-S-transferasen (GST M1, T1, P1, Z1)	Phototoxizitätsreaktion (?), Epirubicin (GST P1)
Alkoholdehydrogenase	Ethanol	Catechol-O-methyltransferase	Estrogene, L-Dopa, α-Methyldopa
Epoxidhydrolasen	Carbamazepin, Phenytoin	Thiol-S-methyltransferase	Captopril, D-Penicillamin
Butyrylcholinesterase	Succinylcholin	Thiopurin-S-methyltransferase	Azathioprin, 6-Mercaptopurin
Dihydropyrimidindehydrogenase	5-Fluorouracil	Sulfotransferasen (SULT 1A1, SULT 1A2)	Steroide, Estrogene, Paracetamol

(?) Noch nicht sicher belegt.

fremdstoffmetabolisierenden Enzyme kann eine Inaktivierung des Arzneimittels oder – wie im Fall von Prodrugs – auch die Aktivierung zur Wirkform des Substrats bewirkt werden. Die Tabelle 1.3-2 zeigt ausgewählte Beispiele von arzneistoffmetabolisierenden Enzymen mit funktionell bedeutsamen genetischen Polymorphismen.

In Tabelle 1.3-3 sind typische Substrate für Cytochrom-P-450-(CYP-) Enzyme aufgeführt. Am Beispiel des CYP2D6 soll die klinische Bedeutung von Polymorphismen bei arzneimittelmetabolisierenden Enzymen verdeutlicht werden. CYP2D6 ist am Metabolismus von etwa 25% der in Deutschland gebräuchlichen Arzneimittel beteiligt, darunter viele psychotrope und kardiovaskulär wirksame Substanzen (s. Tabelle 1.3-3). Etwa 8% der kaukasischen Bevölkerung sind aufgrund hereditärer Varianten dieses Gens nicht in der Lage, funktionell aktives CYP2D6-Enzym zu bilden, und entwickeln daher unter der üblichen Dosierung des Antidepressivums Nortriptylin bis zu 15fach höhere Plasmakonzentrationen als Patienten, die Wildtyp-Allele exprimieren (Abb. 1.3-1). Im Gegensatz zu den für dieses Enzym defizienten Patienten, die wegen hoher Substanzkonzentrationen durch verstärkte Nebenwirkungen gefährdet sind, erzeugen übliche Arzneimitteldosen, die über CYP2D6 verstoffwechselt werden, bei etwa 1,5% der kaukasischen Bevölkerung aufgrund sehr geringer Plasmaspiegel keine oder nur eine sehr geringe Wirkung. Der Grund hierfür ist eine Duplikation des CYP2D6-Gens, die zu einer Expression von mehr als zwei funktionell aktiven Allelen führt. Diese Patienten benötigen zum Erreichen wirksamer Plasmakonzentrationen wesentlich höhere Dosen als die üblicherweise gegebenen. Ist die genetische Ausstattung des Patienten bekannt, kann daher für viele Arzneimittel eine dem individuellen Genotyp angepasste Dosisempfehlung gegeben werden.

Tabelle 1.3-3. Cytochrom-P450-enzymspezifischer Arzneistoffmetabolismus

Enzym	Auswahl typischer Substrate
CYP1A2	Paracetamol; Amiodaron; Mexiletin; Coffein, Theophyllin; Clozapin, Fluvoxamin, Imipramin
CYP2A6	Halothan, Nikotin, Cotinin, Disulfiram, Coumarin
CYP2B6	Bupropion, Cyclophosphamid, Efavirenz, Ifosamid, Propofol
CYP2C8	Paclitaxel, Cerivastatin, Pioglitazon, Rosiglitazon
CYP2C9	Losartan, Torasemid; Fluoxetin, Amitriptylin; Phenytoin; Tolbutamid, Glimepirid; Ibuprofen Naproxen, Piroxicam, Indometacin, Celecoxib
CYP2C19	Imipramin, Citalopram, Moclobemid, Diazepam; Phenobarbital, Hexobarbital, Proguanil; Propranolol; Omeprazol, Lansoprazol, Pantoprazol
CYP2D6	Ajmalin, N-Propylajmalin, Flecainid, Mexiletin, Propafenon; Amitriptylin, Clomipramin, Desipramin, Imipramin, Trimipramin, Nortriptylin, Maprotilin; Fluoxetin, Fluvoxamin, Paroxetin, Trazodon, Venlafaxin; Tropisetron, Tropisetron; Tamoxifen; Urapidil; Alprenolol, Carvedilol, Metoprolol, Propranolol, Timolol; Haloperidol, Perphenazin, Perazin, Risperidon, Thioridazin; Codein, Dihydrocodein, Dextromethorphan, Oxycodon, Ethylmorphin, Tramadol; Amphetamin, Metamphetamin, MDMA „Ecstasy", Dexfenfluramin
CYP2E1	Paracetamol; Chlorzoxazon, Enfluran, Isofluran Halothan; Alkohol, Theophyllin
CYP3A4	Carbamazepin, Ethosuximid; Alprazolam, Diazepam, Midazolam, Triazolam; Rifampicin, Rifambutin, Erythromycin, Clarithromycin; Ketokonazol, Itraconazol; Astemizol, Terfenadin. Verapamil, Diltiazem, Felodipin, Nifedipin, Nisoldipin, Amlodipin, Nitrendipin, Nimodipin; Atorvastatin, Cerivastatin, Lovastatin, Simvastatin. Cortisol, Ethinylestradiol, Cyclosporin A, Rapamycin; Indinavir, Ritonavir, Saquinavir, Nelfinavir; Fentanyl, Alfentanil, Chinidin, Cisaprid, Cocain, Ergotamin, Finasterid, Lidocain, Methadon, Sildenafil, Tamoxifen, Zolpidem

Polymorphismen können auch für die Auswahl von Arzneimitteln bedeutsam sein, wie das Beispiel des Codeins als Analgetikum zeigt. Codein wird von CYP2D6 zu etwa 10% zum analgetisch wirksamen Morphin O-demethyliert. Bei Patienten, die CYP2D6-defizient sind, kann Codein nicht zu seinem aktiven Wirkprinzip aktiviert werden und ist daher als Analgetikum für diese Patientengruppe ungeeignet.

Neben den genetischen Faktoren kennen wir Arzneimittel, die durch Enzyminhibition oder Enzyminduktion die Aktivität von spezifischen CYP-Enzymen beeinflussen. In Tabelle 1.3-4 sind einige Arzneimittel sowie weitere Umwelteinflüsse und deren Wirkung auf wesentliche CYP-Enzyme zusammengefasst. Bei Patienten, die durch eine genetische Variante kein funktionelles Enzym exprimieren, ist dieser Effekt allerdings nicht zu erwarten. Klinisch relevante Beispiele können aus Tabelle 1.3-4 zusammen mit der Information aus Tabelle 1.3-3 abgelesen werden. Man erkennt beispielsweise, dass bei der Gabe des Imidazol-Antimykotikums Ketoconazol, einem Inhibitor von CYP3A4, Konzentrationskontrollen und Dosisanpassungen bei gleichzeitiger Therapie u. a. mit Cyclosporin oder Carbamazepin nötig sind.

1.3.6 Arzneistofftransport

Für die Wirksamkeit von Arzneimitteln sind neben der Aktivität von metabolisierenden Enzymen Transportvorgänge von wesentlicher Bedeutung. Im Gegensatz zur früher vorherrschenden Vorstellung einer rein passiven, von physikochemischen Eigenschaften des Substrats determinierten Absorption ist heute evident, dass die Bioverfügbarkeit von oral verabreichten Arzneimitteln durch aktive Transportvorgänge beeinflusst wird, die von Transportproteinen katalysiert werden. Diese Transportproteine

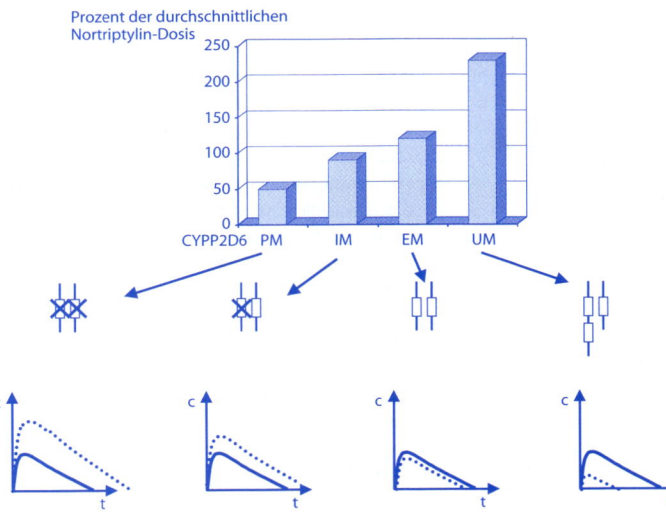

Abb. 1.3-1. Konzept der genotypadaptierten Dosierung. Vier Patienten mit unterschiedlichem CYP2D6-Phänotyp (*PM* Langsam-Metabolisierer [poor metaboliser], *IM* Intermediär-aktiver Metabolisierer, *EM* Schnell-Metabolisierer [extensive metaboliser], *UM* Ultraschnell-Metabolisierer) und zugrunde liegender Genotyp (Schema). Eine identische Dosierung für alle 4 Patienten würde zu sehr unterschiedlichen Konzentrations-Zeit-Kurven (*schwarz gestrichelte Linien*) und damit zu sehr unterschiedlichen Wirkungen (keine Wirkung bei UM, Gefahr von starken und langdauernden Nebenwirkungen bei PM) führen. Erst die an den CYP2D6-Genotyp adaptierte Dosierung (*Säulen* = prozentuale Dosisanpassung für jeweiligen Genotyp) führt zu den für alle Patienten angestrebten vergleichbaren Konzentrationsverläufen (*durchgezogene Linien*).

Tabelle 1.3-4. Umwelteinflüsse und genetische Faktoren beeinflussen die Aktivität von Cytochrom-P-450-Enzymen

Enzym	Inhibitoren	Induktoren	Anteil an langsamen Metabolisierern (PM)
CYP1A2	Amiodaron, Fluvoxamin, Ciprofloxacin, Furafyllin, Mibefradil, Ticlopidin	Methylcholanthren, polyzyklische aromatische Kohlenwasserstoffe, Zigarettenrauch, Omeprazol	Bisher keine PM bekannt
CYP2A6	Coumarin, Ketoconazol	Rifampicin	1% reduzierte Aktivität
CYP2B6	Thiotepa	Phenobarbital, Rifampicin	2% reduzierte Aktivität
CYP2C9	Amiodaron, Fluconazol, Fluvastatin, Lovastatin, Sulfaphenazol	–	1–3%
CYP2C19	Fluoxetin, Fluvoxamin, Lansoprazol, Omeprazol, Ticlopidin	Rifampicin	3–5%
CYP2D6	Amiodaron, Chinidin, Clomipramin, Cocain, Fluoxetin, Methadon, Mibefradil, Moclobemid, Paroxetin, Ritonavir	–	7–10% 1–3% ultraschnelle Metabolisierer
CYP2E1	Disulfiram	Ethanol, Azeton, Isoniazid	Bisher keine PM bekannt
CYP3A4	Amiodaron, Ketoconazol, Itrakonazol, Indinavir, Ritonavir, Saquinavir, Delaviridin, Gestoden, Erythromycin, Clarithromycin, Fluorochinolone, Grapefruitsaft	Pregnenolon-16α-Carbonitril, Rifampicin, Dexamethason, Phenytoin, Carbamazepin, Phenobarbital und andere Barbiturate, Clotrimazol, Johanniskraut, Troglitazon, Pioglitazon, Efavirenz, Nevirapin	Verschiedene seltene Mutationen

Die angegebenen Prozentzahlen beziehen sich auf die kaukasische Bevölkerung. Für CYP2C9 sind PM nicht durch eine komplette Defizienz gekennzeichnet.

unterliegen einer hohen Variabilität ihrer Aktivität, die ähnlich wie die der arzneistoffmetabolisierende Enzyme sowohl durch Umwelteinflüsse als auch genetisch reguliert wird. Darüber „hinaus wird die Konzentration im Zielkompartiment (z. B. im ZNS) durch Transportvorgänge beeinflusst. Das bisher am besten untersuchte Transportprotein ist das MDR-1-Genprodukt, das so genannte P-Glykoprotein (PGP). Es ist in verschiedenen Organen wie Dünndarm, Leber, Niere sowie der Blut-Hirn-Schranke exprimiert, zeigt breite Substratspezifität und eine ausgeprägte interindividuelle Varianz seiner Aktivität. Abhängig von der genetischen Ausstattung mit PGP sowie der Begleitmedikation werden beispielsweise erhebliche Unterschiede der Bioverfügbarkeit von Digoxin gefunden.

Zukünftig ist zu erwarten, dass vermehrt Polymorphismen in Transportproteinen als Ursache für ein Therapieversagen und unerwünschte Arzneimittelwirkungen beschrieben werden.

1.3.7 Variabilität der Arzneistoffzielmoleküle und der pharmakodynamischen Wirkung

Im Rahmen der Aufklärung pathophysiologischer Mechanismen von Erkrankungen wurden genetische Varianten in einer Reihe von Rezeptoren, Transportern, Ionenkanälen, Lipoproteinen, Gerinnungsfaktoren und weiteren Enzymen beschrieben und funktionell charakterisiert, die den Erkrankungsverlauf beeinflussen. Viele dieser polymorphen Strukturen sind gleichzeitig Zielstrukturen für Arzneimittel und beeinflussen die pharmakodynamische Wirkung dieser Medikamente. So ist die Wirksamkeit von β_2-Sympathomimetika von Rezeptorvarianten des β_2-adrenergen Rezeptors abhängig, die Wirkung von ABT-761, eines für die Asthmatherapie vorgesehenen 5-Lipoxygenase-hemmers, von Varianten des ALOX5-Promoters, die Wirkung des in der Therapie der Demenz vom Alzheimer-Typ eingesetzten zentral wirksamen Cholinesterasehemmers Tacrin vom Genotyp des Apolipoprotein E und möglicherweise die Wirkung einiger Neuroleptika von Rezeptorvarianten des Dopaminsystems. Es lässt sich bereits in Ansätzen erkennen, dass aus dem zunehmenden Wissen in diesem Bereich und dem genaueren Verständnis der Pathophysiologie von Erkrankungen eine weitere Verfeinerung der Auswahl des für den einzelnen Patienten passenden Arzneimittels resultieren wird.

1.3.8 Klinische Anwendung der Pharmakogenetik

Wie einleitend dargestellt, hat sich die Pharmakogenetik historisch aus der Untersuchung von schweren, seltenen Arzneimittelnebenwirkungen entwickelt. Auch heute noch wird in der klinischen Routine von pharmakogenetischem Wissen in erster Linie retrospektiv, also erst nach dem Eintritt von Nebenwirkungen oder dem Ausbleiben der erwünschten Arzneimittelwirkung, Gebrauch gemacht. Da für viele Arzneistoffe bewiesen ist, dass ihre Konzentrationen und Wirkungen von polymorphen Enzymen abhängig sind und für viele Enzyme mit der Untersuchung der genetischen Ausstattung hinreichend genau der metabolische Phänotyp vorhergesagt werden kann, ergibt sich jedoch heute bei Kenntnis der genetischen Ausstattung des einzelnen Patienten die Möglichkeit, die Dosis einzelner Medikamente von vornherein individuell anzupassen. Durch diesen prospektiven Einsatz pharmakogenetischer Methoden vor der Gabe der ersten Arzneimitteldosis können somit im Einzelfall Therapieversagen und vermeidbare Nebenwirkungen verhindert werden.

Tabelle 1.3-5. Vorläufige Vorschläge für genotypbasierte Dosierung ausgewählter Arzneimittel (nach Brockmöller et al. 2000)

Arzneimittel	Untersuchte Dosis [mg]	Typische Dosis [mg]	Prozentuale Anpassung der Dosis im Vergleich zur vom Hersteller empfohlenen Standarddosis [%]									
			CYP2D6				CYP2C9			CYP2C19		
			PM	IM	EM	UM	„PM"	IM	EM	PM	IM	EM
Propafenon	400–700	450	40	(80)	130	–	–	–	–	–	–	–
Amitriptylin	50–150	150	50^a	(90)^a	120^a	–	–	–	–	50^a	(80^a)	110^a
Tropisetron	10	10	30	(80)	130	(150)	–	–	–	–	–	–
Phenytoin	100–300	300	–	–	–	–	50^a	80^a	110^a	–	–	–
Haloperidol	4–15	5	80^a	90^a	110^a	–	–	–	–	–	–	–
Zuclopenthixol	6–20	25	60^a	80^a	120^a	–	–	–	–	–	–	–
Nortriptylin	25–150	150	50^a	90^a	120^a	230	–	–	–	–	–	–
Metoprolol	20–200	100	30^a	60^a	140^a	–	–	–	–	–	–	–
Codein	60–100	60	Nicht als Analgetikum empfohlen	–	–	niedrige Dosen	–	–	–	–	–	–
Omeprazol	20–40	40	–	–	–	–	–	–	–	20^a	50^a	110^a
Glipizid	10	100	–	–	–	–	20	(70)	120	–	–	–

PM Langsam-Metabolisierer; *IM* Intermediär-aktiver Metabolisierer; *EM* Schnell-Metabolisierer; *UM* Ultraschneller Metabolisierer; *„PM"* Für CYP2C9 sind bisher keine vollständig defizienten Langsam-Metabolisierer bekannt.
^{a}Bei Dauerdosierung. Die nicht markierten Werte sind aus Studien mit Einmaldosierung entnommen. Die in Klammern gesetzten Werte wurden durch Extrapolation gewonnen.
Cave: Die hier vorgestellten Dosierungsempfehlungen sind vorläufig und beruhen auf Berechnungen auf der Basis von klinischen Studie mit im Einzelfall kleiner Fallzahl.

Ähnlich wie die Dosierung von Gentamycin für niereninsuffiziente Patienten seit langem mit Hilfe von entsprechenden Tabellen der Nierenfunktion angepasst wird, liegen erste Vorschläge für entsprechende genotypbasierte Dosierungstabellen vor (Tabelle 1.3-5). Für die Tabelle 1.3-5 wurden publizierte Daten aus klinischen Studien herangezogen, in denen die pharmakokinetischen Daten (z. B. „area under curve", AUC) von Arzneimitteln bei verschiedenen für den Arzneimittelmetabolismus wichtigen Genotypen ermittelt wurden. Die vom Hersteller empfohlene Standarddosierung eines Arzneimittels ist das Resultat von großen Untersuchungen an einer hinsichtlich der arzneimittelmetabolisierenden Enzyme gemischten Population. Aus der bekannten Genotypverteilung in der Population und den AUC-Differenzen zwischen den Genotypen lässt sich für jeden Genotyp die prozentuale Anpassung (Erniedrigung oder Erhöhung) der Dosis errechnen, die zu einer vergleichbaren AUC und damit vergleichbaren Wirkung führen sollte. Die hier gezeigten Dosierungsempfehlungen müssen noch im Rahmen prospektiver klinischer Studien geprüft werden und sind deshalb nicht als endgültig zu betrachten. Da die Entwicklung von Substanzen, die von polymorphen Enzymen metabolisiert werden, oftmals von der Arzneimittelindustrie in einem frühen Stadium gestoppt wird, dürfte die Zahl der Arzneistoffe, für die die geschilderten, an polymorphe arzneimittelmetabolisierende Enzyme adaptierten Dosisanpassungen notwendig sind, in Zukunft nur langsam wachsen.

1.3.9 Ausblick

Durch die zunehmend molekulargenetische Einteilung von phänotypisch gleichartigen Erkrankungen und die damit ermöglichte differentielle Therapie sowie durch wachsende Erkenntnisse über die Konsequenzen polymorpher Zielmoleküle dürfte sich in naher Zukunft neben der Dosierung auch die Auswahl von Arzneistoffen vermehrt an der genetischen Ausstattung des einzelnen Patienten orientieren. Es ist insgesamt zu erwarten, dass diese patientenindividualisierte Therapie durch eine geringere Nebenwirkungsrate und effizientere Behandlung trotz der zusätzlichen Kosten für die genetische Testung insgesamt zu einer Kosteneinsparung beiträgt. Dies muss jedoch, analog zu den Konzepten der „evidence-based medicine", in prospektiven Studien belegt werden.

Literatur

Brockmöller J, Kirchheiner J, Meisel C, Roots I (2000) Pharmacogenetic diagnostics of cytochrome P450 polymorphisms in clinical drug development and in drug treatment. Pharmacogenomics 1: 125–151
Evans WE, Relling MV (1999) Pharmacogenomics: translating functional genomics into rational therapeutics. Science 286: 487–491
Hoffmeyer S, Burk O, von Richter O et al. (2000) Functional polymorphisms of the human multidrug-resistance gene: multiple sequence variations and correlation of one allele with P-glycoprotein expression and activity in vivo. Proc Natl Acad Sci USA 97: 3473–3478
Kirchheiner J, Nickchen K, Bauer M, Wong ML, Licinio J, Roots I, Brockmöller J (2004) Pharmacogenetics of antidepressants and antipsychotics: the contribution of allelic variations to the phenotype of drug response. Mol Psychiatry 9: 442–473
Liggett SB (2001) Pharmacogenetic applications of the Human Genome project. Nat Medicine 7: 281–283
McLeod HL, Evans WE (2001) Pharmacogenomics: unlocking the human genome for better drug therapy. Annu Rev Pharmacol Toxicol 41: 101–121
Meisel C, Gerloff T, Kirchheiner J, Mrozikiewicz PM, Niewinski P, Brockmöller J, Roots I (2003) Implications of pharmacogenetics for individualising drug treatment and for study design. J Mol Med 81: 154–167
Roses AD (2000) Pharmacogenetics and the practice of medicine. Nature 405: 857–865

1.4 Pharmakodynamik
Thomas W. Schnider

1.4.1 Einleitung

Pharmakodynamik beschreibt, was das Medikament „mit dem Körper macht". Der zeitliche Verlauf der Plasmakonzentration nach Medikamentengabe wird durch die Pharmakokinetik beschrieben.

Pharmakodynamik ist die Beschreibung des Mechanismus der Medikamentenwirkung sowie die Beschreibung der Beziehung zwischen der Konzentration und der Wirkung. Bei Ersterem werden die physikochemischen Eigenschaften der Medikamente und die Rezeptorbindungseigenschaften beschrieben. Obwohl es allgemeine Prinzipien gibt, sind diese Eigenschaften spezifisch für eine Stoffklasse bzw. für das Medikament. Die Beziehung zwischen Konzentration und Wirkung wird mit mathematischen und statistischen Modellen beschrieben. Die Modelle werden aufgrund von beobachteter Konzentration und Wirkung gebildet und sie erlauben unter anderem die Voraussage der Wirkung auch von alternativen Dosierungsschemata sowie den Vergleich mit anderen Medikamenten.

Im Folgenden soll auf diese modellbasierte Beschreibung der Beziehung zwischen messbarer Plasma- oder Blutkonzentration eines Medikaments und messbarer Wirkung eingegangen werden.

1.4.2 Beziehung zwischen Dosis und Wirkung

Eine klassische Art, die Medikamentenwirkung zu untersuchen, ist das Beobachten der Wirkung nach Verabreichen einer Einzeldosis. Dabei wird auf eine Beschreibung der Beziehung zwischen der Dosis und dem zeitlichen Verlauf der Konzentration verzichtet.

Obwohl diese Art der Untersuchung klinisch relevant ist, fehlt wichtige Information für die Interpretation der Resultate. Beispielsweise kann ein Medikament für eine Gruppe von Patienten als unwirksam beurteilt werden, weil bei üblicher Dosierung nur eine ungenügende Wirkung beobachtet wird. Wäre die Konzentration in die Beschreibung der Medikamentenwirkung einbezogen worden, wäre ersichtlich, dass bei diesen Patienten das Medikament sehr schlecht resorbiert wird und lediglich ungenügende Blutkonzentrationen erreicht werden.

Konzentrationsmessungen sind teuer und erfordern eine Blutentnahme. Schon deshalb ist es nicht möglich, während aller Untersuchungen der Wirkung eines neuen Medikamentes die Konzentration zu messen. Bei der Interpretation der Resultate muss immer in Betracht gezogen werden, dass pharmakokinetische Einflüsse nicht von den pharmakodynamischen unterschieden werden können.

1.4.3 Modelle für die Beschreibung der Wirkung

Es ist offensichtlich, dass die Medikamentenwirkung quantifiziert werden muss. Die Wirkung ist bei einigen Medikamenten klar messbar. Zum Beispiel kann die Wirkung eines Betablockers durch Messen der Herzfrequenz und des Blutdruckes relativ einfach bestimmt werden.

Schon wesentlich schwieriger wird es, wenn die Beziehung zwischen der Konzentration eines Schlafmedikamentes und seiner Wirkung gemessen werden soll. Es kann zwar bestimmt werden, ob jemand bei einer bestimmten Konzentration schläft. Das heißt, man erfasst die binäre Information „schlafend" bzw. „wach". Es ist jedoch nicht möglich, die „Schlaftiefe" direkt zu messen. Um trotzdem die Beziehung zwischen der Wirkung dieser Medikamente und der Konzentration zu quantifizieren, müssen deshalb oft biologische Signale, die nicht der eigentlichen Wirkung entsprechen, verwendet werden. Für die Untersuchung der Wirkung der Schlafmittel eignet sich das Elektroenzephalogramm.

Modell für binäre Daten

Wenn die Wirkung als binäre Antwort gemessen wird, kann die Beziehung zwischen der Medikamentenkonzentration und der Wirkung folgendermaßen dargestellt werden:

$$P(C) = \frac{C^\gamma}{EC_{50}^\gamma + C^\gamma} \quad (1)$$

In dieser Formel bedeutet $P(C)$ die Wahrscheinlichkeit, dass die Antwort bei einer Konzentration C eintrifft, EC_{50} die Konzentration, bei der die Antwort in 50% der Fälle beobachtet wird. Der Parameter γ beschreibt die Steigung der Kurve. In Abb. 1.4-1 ist dargestellt, wie dieser Parameter den Kurvenverlauf beeinflusst. Die Bestimmung der Parameter erfolgt mittels logistischer Regression. Abbildung 1.4-2 zeigt eine Konzentrations-Wahr-

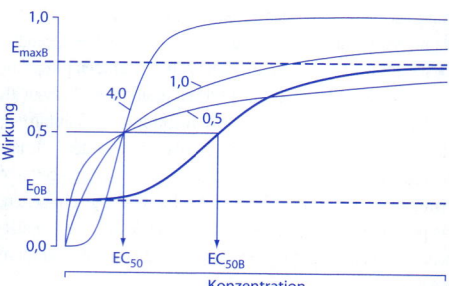

Abb. 1.4-1. Die drei *dünnen Linien* zeigen Konzentrations-Wirkungs-Kurven eines E_{max}-Modells, die sich durch den Steigungsfaktor „γ" unterscheiden. Die Potenz, ausgedrückt durch den EC_{50}, ist für alle drei Kurven dieselbe. Die *dicke Kurve* zeigt, dass die Ausgangswirkung (E_0) beim E_{max}-Modell auch verschieden von Null sein kann. Die Potenz ist mit EC_{50B}, die Wirkung bei Konzentration Null als E_{0B} und die maximale Wirkung als E_{maxB} bezeichnet.

1.4.4 Eckdaten der Dosis-Wirkungs- bzw. der Konzentrations-Wirkungs-Kurven, Interpretation der Parameter

Potenz

Die Potenz eines Medikamentes kann durch seine Lage auf der Konzentrationsachse der Konzentrations-Wirkungs-Kurve ermittelt werden und ist ein Maß für die Wirksamkeit des Medikamentes in Bezug auf die Konzentration. In Abb. 1.4-3 stellen die gestrichelten Kurven die Beziehungen für drei Medikamente mit verschiedener Potenz dar (Medikament A, B, C). Für praktische sowie klinische Belange ist die Potenz eines Medikamentes belanglos, solange auf eine vernünftige Art genügend Medikament zugeführt werden kann, um die wirksame Konzentration zu erreichen.

Die Potenz ist umgekehrt proportional zu der benötigten Menge eines Medikamentes bzw. umgekehrt proportional zu der Konzentration, die nötig ist, um eine definierte Wirkung zu erzielen. Die Potenz von Medikamenten, deren Wirkung mit einem E_{max}-Modell beschrieben werden kann, wird mit der Konzentration, die 50% der maximalen Wirkung erzielt (EC_{50}), beschrieben.

Ein Vergleich zweier Substanzen beruht also auf einem Vergleich der 50%-Aktivität.

Für Medikamente mit linearer Konzentrations-Wirkungs-Beziehung kann keine Potenz im Sinne einer EC_{50} definiert werden. Wenn die Linien zweier Medikamente aber parallel verlaufen, kann für den Vergleich das Verhältnis zwischen Konzentration und Wirkung, das in diesem Fall konstant ist, für den Vergleich verwendet werden.

Wenn zwei Medikamente sich in der maximalen Wirksamkeit (s. unten) oder dem Steigungsparameter unterscheiden, dann ist das Verhältnis zwischen Konzentration und Wirkung je nach Wirkniveau verschieden.

Äquipotenz bedeutet, dass zwei Medikamente gleich fähig sind, eine pharmakologische Wirkung von bestimmter Intensität zu erzeugen. Die Menge an Medikament bzw. die Konzentra-

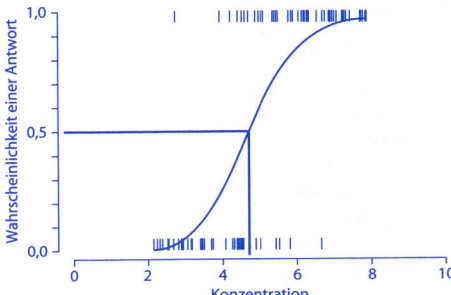

Abb. 1.4-2. Konzentrations-Wahrscheinlichkeits-Kurve eines fiktiven Medikamentes mit einer EC_{50} von 4,72 und einem Steigungsfaktor „γ" von 6,63. Die *kurzen Striche* am oberen Rand der Abbildung symbolisieren eine positive Antwort, die *Striche unten* eine negative Antwort

scheinlichkeitskurve für ein fiktives Medikament mit einer Steigung γ von 6,63 und einer EC_{50} von 4,7.

Modell für kontinuierliche Daten

Die sättigbare Konzentrations-Wirkungs-Beziehung eines Medikamentes wird am besten mit dem so genannten E_{max}-Modell beschrieben. Die Kurve, die diese Beziehung beschreibt, nähert sich mit steigender Konzentration asymptotisch einer maximalen Wirkung. Dieses Modell wird auch Hill-Modell genannt und sieht ähnlich aus wie das Modell für die Beschreibung der Beziehung zwischen Konzentration und binärer Wirkung. Das E_{max}-Modell kann auch angewendet werden, wenn der Ausgangseffekt ungleich von Null ist. In Abb. 1.4-1 stellt die dicke Linie ein solches Medikament mit einem Ausgangseffekt von E_0 dar. Dieses Modell wird durch die folgende Formel dargestellt:

$$E(C) = E_0 + (E_{max}) - E_0 \left(\frac{C_e^\gamma}{EC_{50}^\gamma + C_e^\gamma} \right) \quad (2)$$

E(C) steht für den Effekt oder die Wirkung, die mit der Konzentration C erreicht wird. E_{max} ist der maximal erreichbare und E_0 ist der gemessene Effekt, bevor ein Medikament gegeben wird. EC_{50} ist diejenige Konzentration, bei der 50% des maximal möglichen Effektes erreicht wird. γ beeinflusst die Steigung der Kurve wie beim obigen Modell für binäre Daten.

Wenn die Konzentration eines Medikamentes zum Beispiel wegen Nebenwirkungen nicht bis zum maximal möglichen Effekt gesteigert werden kann, eignet sich das E_{max}-Modell nicht zur Beschreibung der Konzentrations-Wirkungs-Beziehung. Auch die erwünschte Wirkung des Medikamentes kann unter Umständen bei sehr hohen Dosen vital gefährlich werden, wie dies zum Beispiel bei einem sehr stark wirksamen Betablocker der Fall sein kann. Wenn in diesen Fällen die Beziehung linear „aussieht", soll auch ein lineares Modell die Beziehung beschreiben. Das lineare Model hat die folgende Formel: $E(C) = S \times C$, wobei „S" Steigung bedeutet. Das lineare und das E_{max}-Modell können auch kombiniert werden.

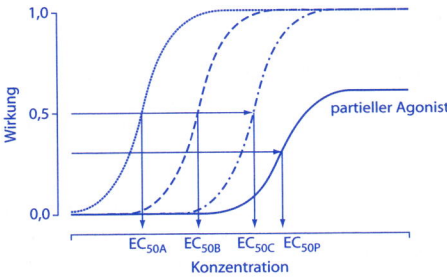

Abb. 1.4-3. Die *gestrichelten Linien* stellen drei Medikamente A, B, C dar, die die gleiche „Efficacy" (maximale Wirksamkeit), aber unterschiedliche Potenz aufweisen (EC_{50A}, EC_{50B}, EC_{50C}). Die *durchgezogene Linie* stellt einen partiellen Agonisten mit kleinerer maximaler Wirksamkeit und Potenz EC_{50P} dar

tion, die benötigt wird, um diese Wirkung zu erzielen, ist dann ein Maß für die relative Potenz der Substanzen. Wenn nur mit einem von zwei Medikamenten eine Wirkung von bestimmter Intensität erreicht werden kann, ist eine äquipotente Dosierung des schwächeren Medikamentes logischerweise nahe der maximalen Wirkung des stärkeren Medikamentes nicht möglich.

Oft wird die Potenz auch in Bezug auf die Dosis angegeben. Die Dosis-Wirkungs-Beziehung ist aber nicht nur durch die pharmakodynamischen Eigenschaften eines Medikamentes bestimmt, sondern auch durch das pharmakokinetische Verhalten. Die Potenz eines Medikamentes in Bezug auf die Dosis muss klar von der Potenz in Bezug auf die Konzentration des Medikamentes unterschieden werden. Die Potenz eines Medikamentes, ermittelt aus der Dosis-Wirkungs-Beziehung, kann je nach Applikationsart sehr verschieden sein. Wenn Medikamente verglichen werden, kann das aus einer Applikationsart (z. B. oral) ermittelte Potenzverhältnis keinesfalls auf eine andere Applikationsart (z. B. i.v.-Injektion) übertragen werden. Die erreichbare Konzentration am Wirkort kann je nach Applikationsart für zwei Medikamente sehr stark variieren. Deshalb ist es meist besser, wenn die Potenz aus der Konzentrations-Wirkungs-Beziehung ermittelt wird und die pharmakokinetischen Eigenschaften der Medikamente separat beschrieben werden.

Maximale Wirksamkeit (Efficacy)

Die größte Wirkung, die mit einem Medikament erreicht werden kann, wird als maximale Wirksamkeit oder englisch als „Efficacy" bezeichnet. Um die maximale Wirksamkeit eines Medikamentes zu untersuchen, muss die Konzentration gesteigert werden, bis eine weitere Steigerung keine Zunahme der Wirkung mehr zur Folge hat, das heißt E_{max} erreicht worden ist. Wird beispielsweise ein starker Schmerz entweder mit Morphin oder mit Aspirin behandelt, hat Morphin eine bessere analgetische Wirkung. Bezogen auf diesen Schmerz ist also die Efficacy von Morphin größer als die von Aspirin.

Efficacy ist grundsätzlich dasselbe wie die intrinsische Aktivität einer Substanz („intrinsic activity"). Die intrinsische Aktivität bezieht sich aber auf Medikamente, die sich an die gleichen Rezeptoren binden. Solche Medikamente können in Agonisten, partielle Agonisten und Antagonisten eingeteilt werden. Dabei ist die Affinität des Medikamentes zum Rezeptor bestimmend für die Potenz. Wenn die Affinität hoch ist, verschiebt sich die Konzentrations-Wirkungs-Kurve nach links.

Abbildung 1.4-3 zeigt die Konzentrations-Wirkungs-Kurven für drei reine Agonisten und einen partiellen Antagonisten. Die Agonisten unterscheiden sich nur durch die Potenz und weisen dieselbe intrinsische Aktivität auf. Ein partieller Agonist bindet sich auch an den Rezeptor, seine maximale Wirkung ist aber kleiner als diejenige der Agonisten, d.h., die maximale Wirksamkeit ist kleiner. Im Gegensatz dazu vermindert ein kompetitiver Antagonist nur die Potenz der Substanz, die maximale Wirksamkeit kann aber durch Erhöhen der Konzentration trotzdem erreicht werden.

Steigung

Wenn die Steigung der Konzentrations-Wirkungs-Kurve eines Individuums sehr steil ist, bedeutet dies, dass es nur einer sehr kleinen Konzentrationsänderung bedarf, um von einer geringen Wirkung zu einer sehr ausgeprägten Wirkung zu gelangen. Dies muss auch beim Vorliegen einer steilen Konzentrations-Nebenwirkungs-Beziehung beachtet werden. Wenn bei geringen oder immer noch fehlenden Nebenwirkungen die Dosis eines Medikamentes deutlich gesteigert wird, um eine therapeutische Konzentration zu erreichen, können plötzlich im Verhältnis zur Hauptwirkung ausgeprägte Nebenwirkungen auftreten. Die Dosierung von Medikamenten mit flachen Kurven ist einfacher, da die Gefahr einer Überdosierung bei Dosissteigerung kleiner ist.

Die Steigung der Kurve hat, je nachdem, ob sie aufgrund der Untersuchung von Daten eines Individuums oder einer Population hergeleitet ist, verschiedene Bedeutungen.

In Abb. 1.4-4 sind die Konzentrations-Wirkungs-Kurven für vier verschiedene Individuen dargestellt. Die Kurven sind relativ steil und unterscheiden sich nur durch die Potenz. Die dicke Linie stellt die „mittlere" Konzentrations-Wirkungs-Beziehung dieser vier Individuen dar. Diese Kurve ist deutlich flacher. Von dieser Kurve würden andere Dosierungsempfehlungen, vor allem in Bezug auf Dosissteigerungen, abgeleitet als von den individuellen Kurven.

Wenn die Parameter der Kurven durch simultane Analyse aller Konzentrations-Wirkungs-Daten aller Individuen (sog. „naiv gepoolt") berechnet werden, die Daten also behandelt werden, als kämen sie von einem einzigen Individuum, dann ist der Steigungsfaktor in erster Linie ein Maß für die Variabilität der Potenz des Medikamentes. Es gibt Analysemethoden, die auch bei wenigen Messungen pro Untersuchung die interindividuelle Variabilität sowohl der Potenz als auch der Steigung ermitteln können.

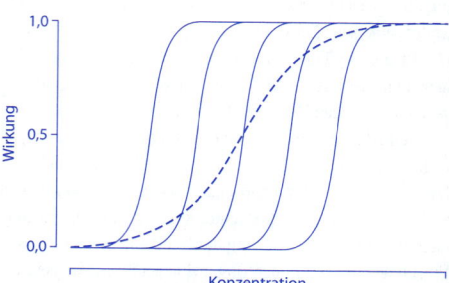

Abb. 1.4-4. Die *dünnen Linien* stellen steile Konzentrations-Wirkungs-Kurven mit verschiedenen EC_{50} von fünf Individuen dar. Die *dicke Kurve* stellt die „durchschnittliche" Beziehung zwischen der Konzentration und der Wirkung dar. Diese Kurve wurde durch Zusammenfassen der Daten der einzelnen Individuen ermittelt. Die Variabilität der individuellen EC_{50} macht die Kurve zu flach. Diese Kurve ist nicht repräsentativ für die tatsächliche „durchschnittliche" Kurve

1.4.5 Hysteresis

Toleranz

Bei der bisherigen Betrachtung der Beziehung zwischen der Konzentration und der Wirkung sind wir davon ausgegangen, dass diese eineindeutig ist. Das bedeutet, eine bestimmte Konzentration führt immer zu derselben Wirkung. Abbildung 1.4-5 zeigt die Konzentrations-Wirkungs-Kurve für den Blutdruck während und nach einer kurzen Infusion von Koffein. In dieser auf der Publikation von Shi et al. basierten Simulation erkennt man, dass bei steigender Konzentration die Konzentrations-Wirkungs-Beziehung eine andere ist als bei abfallender Konzentration. Dies bedeutet, dass während der Infusion trotz ansteigender Konzentration die Wirkung nicht mehr ansteigt, sondern sogar abnimmt. Die Schlaufe, die die Konzentrations-Wirkungs-Beziehung dargestellt wird, verläuft im Uhrzeigersinn und bedeutet akute Toleranz oder synonym Gewöhnung.

Diese kann auf verschiede Arten entstehen, z. B. durch „down regulation" der Rezeptoren, durch Erschöpfen der Reserven der biologisch aktiven Substanz oder durch das Auftreten eines hemmenden Metaboliten.

Wenn Gewöhnung in Bezug auf die Dosis festgestellt wird, kann nicht unterschieden werden, ob diese Abnahme durch eine pharmakokinetische oder eine pharmakodynamische Adaptation verursacht wird. Pharmakokinetische Ursachen, wie zum Beispiel verminderte Resorption oder beschleunigte Elimination durch Enzyminduktion, können zu tieferen Konzentrationen führen.

Wirkortkonzept

Abbildung 1.4-6 zeigt analog zur Abb. 1.4-5 die Beziehung zwischen der Konzentration und der Wirkung für das Opiat Fentanyl während und nach einer kurzen Infusion. Die Konzentrations-Wirkungs-Beziehung stellt sich wie bei Koffein als eine Schlaufe dar. Die Verlaufsrichtung ist aber umgekehrt, das heißt, sie verläuft entgegen dem Uhrzeigersinn. Dies ist Ausdruck eines verzögerten Wirkeintritts in Bezug auf die gemessene Konzentration im Blut.[1]

Die meisten Medikamente haben ihren Wirkort außerhalb des Blutes. Es gibt deshalb eine zeitliche Verzögerung zwischen dem Verlauf der Konzentration im Blut und dem Verlauf der Konzentration am Wirkort. Sowohl Diffusionsprozesse als auch Prozesse bei der Interaktion zwischen Medikament und Rezeptor beanspruchen Zeit. Die Konzentration am eigentlichen Wirkort ist meist nicht direkt messbar. Wenn die Wirkung kontinuierlich und repetitiv messbar ist, kann aber aus dem zeitlichen Verlauf der Wirkung und dem zeitlichen Verlauf der Blut-/Plasmakonzentration mit Hilfe des so genannten Wirkortkonzeptes die Hysteresiskurve, das heißt die Äquilibrierungszeit berechnet werden. Fast gleichzeitig stellten Sheiner et al. und Hull et al.

[1] Die Konzentrations-Wirkungs-Beziehung eines Medikamentes mit aktiven Metaboliten stellt sich ebenfalls als eine gegen den Uhrzeigersinn verlaufende Schlaufe dar.

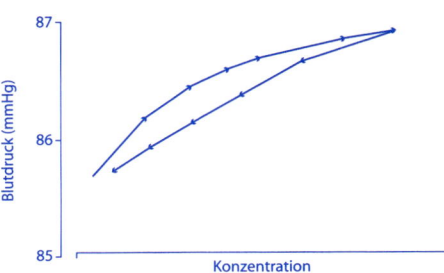

Abb. 1.4-5. Im Uhrzeigersinn verlaufende Schlaufe, die die Konzentrations-Wirkungs-Beziehung während und nach einer Kurzinfusion von Koffein zeigt. Die beobachtete Wirkung ist der Blutdruck. Typisch ist, dass nach Beenden der Infusion (abfallende Konzentrationen) dieselbe Konzentration eine geringere Wirkung hat als während des Ansteigens. Die Darstellung basiert auf einer Simulation aufgrund von publizierten Parametern

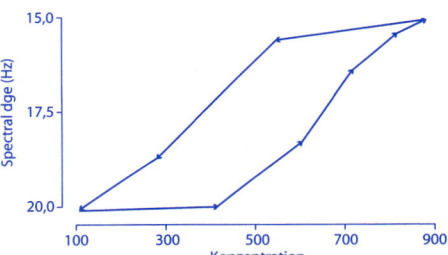

Abb. 1.4-6. Plasmakonzentrations-Wirkungs-Beziehung für das Opiat Alfentanil während und nach einer Kurzinfusion. Die Wirkung von Alfentanil auf das Gehirn wird mit einem auf der Spektralanalyse basierenden elektroenzephalographischen Parameter, der so genannten spektralen Eckfrequenz 95%, gemessen. Die Wirkung nach Stoppen der Infusion ist bei vergleichbaren Konzentrationen höher, was auf eine zeitliche Verzögerung zwischen der Konzentration im Blut und der Wirkung hinweist

ein pharmakokinetisch-pharmakodynamisches Modell vor, das die zeitliche Verzögerung zwischen dem Verlauf der Plasmakonzentration und der Wirkung von Muskelrelaxanzien beschrieb.

Wirkortkompartiment Der zeitliche Verlauf der Plasmakonzentration wird häufig mit sog. Kompartimentmodellen beschrieben. Das zentrale Kompartiment, in dem die Konzentration gemessen werden kann, ist mit dem Wirkortkompartiment verbunden wie in Abb. 1.4-7 dargestellt. Die Beziehung zwischen der Konzentration am „Wirkort" und der Wirkung ist durch eine Kurve ohne Hysteresis beschreibbar. Mathematisch gesehen handelt es sich bei dieser Verbindung um einen Prozess erster Ordnung. Die zeitliche Verzögerung wird so durch einen einzigen Parameter (k_{e0}) beschrieben. Bei dem Wirkortkompartiment handelt es sich um einen mathematischen „Trick" und nicht um ein „wirkliches" Kompartiment. Definitionsgemäß ist im Steady State die Konzentration im zentralen Kompartiment (Blut) gleich der Konzentration am Wirkort, außerdem

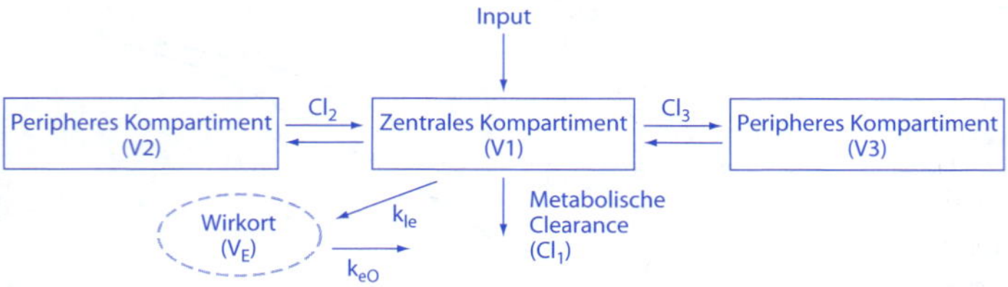

Abb. 1.4-7. Pharmakokinetisches Dreikompartiment-Modell (ein zentrales, zwei periphere Kompartimente). An das zentrale Kompartiment ist ein Wirkortkompartiment angehängt. Da dieses im Verhältnis zum zentralen Kompartiment sehr klein ist, wird der zeitliche Verlauf der Konzentration im zentralen Kompartiment (Pharmakokinetik) nicht verändert

hat das Kompartiment ein minimales Volumen, damit durch Beifügen dieses Kompartimentes die Pharmakokinetik nicht beeinflusst wird. Die Konzentration in diesem virtuellen Kompartiment wird indirekt mit Hilfe des zeitlichen Verlaufs der Wirkung berechnet. Für die Bestimmung des k_{eo}-Wertes stehen sowohl parametrische, also auf nichtlinearer Regression beruhende, als auch nichtparametrische Verfahren zur Verfügung.

1.4.6 Direkte Wirkung versus indirekte Wirkung

Bei den bisher erwähnten pharmakodynamischen Modellen besteht eine direkte Beziehung zwischen der Wirkortkonzentration und der Wirkung. Die gesamte pharmakokinetisch-pharmakodynamische Beziehung kann wie folgt dargestellt werden: *Dosis* → *LD* → *(N)LS* → *Wirkung*. „L" steht für linear, „D" für dynamisch und „S" für statisch. Mit einer linearen dynamischen Funktion wird die Beziehung zwischen der Dosis und der Wirkortkonzentration beschrieben. Es wird entweder eine nichtlineare („E_{max}") statische oder eine lineare statische Funktion für die Beschreibung der direkten Beziehung von Konzentration und Wirkung verwendet. In diesem Zusammenhang ist eine Funktion *f(a + b)* dann linear, wenn gilt: *f(a + b) = f(a) + f(b)*. Statische Funktionen hängen im Gegensatz zu dynamischen Funktionen nicht explizit von der Zeit ab. Obwohl das hypothetische Wirkortkompartiment sehr oft die zeitliche Verzögerung zwischen Konzentration und Wirkung ausgesprochen gut beschreibt, ist es nicht immer eine plausible Beschreibung der Medikamentenwirkung in Bezug auf die Wirkungsweise.

Viele Medikamentenwirkungen sind indirekter Natur, weil ihre Wirkung durch Stimulation oder Hemmung der Produktion oder durch Ausscheidung von endogenen Substanzen vermittelt wird. Diese Beziehung kann besser beschrieben werden als *Dosis* → *LD* → *NLS* → *A* → *Wirkung*. Bei diesem Modell wird der Tatsache Rechnung getragen, dass die Wirkung durch eine intermediäre Antwort (A) übertragen wird. Diese intermediäre Antwort kann als lineare dynamische Funktion z. B. den zeitlichen Verlauf der Konzentration eines Hormons oder einer anderen Zwischensubstanz darstellen, die dann „direkt" die Wirkung erzielt. Schon vor über 30 Jahren wurden indirekte Modelle für die Beschreibung der Wirkung von Warfarin verwendet. Für die Beschreibung der Auswirkungen der Steroide auf die Nebennieren, der antipyretischen Wirkungen von Ibuprofen sowie der Unterdrückung von Testosteron durch das männliche hormonale Antikonzeptivum Nandrolen wurden ebenfalls indirekte Modelle verwendet.

Indirekte Modelle sind populär, weil sie dem Mechanismus der Medikamentenwirkung Rechnung tragen. Abhängig von der Verfügbarkeit von Konzentrationsmessungen der intermediären Antworten können mehr oder weniger komplexe Modelle entwickelt und deren Parameter mit ausreichender Genauigkeit bestimmt werden. Die physiologische Realität ist selbstverständlich komplexer als durch einfache direkte oder indirekte Modelle dargestellt. Neben den erwähnten Faktoren wie Toleranz müssen eventuell auch Plazebowirkung, zirkadiane Rhythmen, Verlauf der Krankheit sowie Medikamenteninteraktionen berücksichtigt werden.

1.4.7 Zusammenfassung

Dieses Kapitel ist eine allgemeine Darstellung der modellbasierten Beschreibung der Beziehung zwischen der Konzentration und der Wirkung. Um Dosierungsschemen zu verstehen, abzuändern und speziellen Situationen anzupassen, bedarf es pharmakodynamischer Kenntnisse, die es erlauben, die Eckdaten der Medikamente korrekt zu interpretieren. Darauf basierend kann dann z. B. entschieden werden, ob es erfolgversprechender ist, die Dosis zu steigern, das Medikament zu wechseln oder zwei Medikamente miteinander zu kombinieren. Im klinischen Alltag sind die Konzentrationen der Medikamente meist nicht messbar. Wir können klinisch nur die Dosis-Wirkungs-Beziehung beurteilen, wir können also nicht zwischen Pharmakokinetik und Pharmakodynamik unterscheiden. Es ist deshalb umso wichtiger, dass die pharmakokinetischen und die pharmakodynamischen Eigenschaften eines Medikamentes immer zusammen betrachtet werden.

Weiterführende Literatur

Brynne L, Karlsson MO, Paalzow LK (1998) Concentration-effect relationship of l-propranolol and metoprolol in spontaneous hypertensive rats after exercise-induced tachycardia. J Pharmacol Exp Ther 286(3): 1152–1158

Garg V, Jusko WJ (1994) Pharmacodynamic modeling of nonsteroidal anti-inflammatory drugs: antipyretic effect of ibuprofen [letter]. Clin Pharmacol Ther 55(1): 87–88

Hill AV (1910) The possible effects of the aggregation of the molecules of haemoglobin on its dissociation curves. Journal J Physiol 40: iv–vii

Holford NH, Sheiner LB (1982) Kinetics of pharmacologic response. Pharmacol Ther 16(2): 143–166

Holford NH (1990) Concepts and usefulness of pharmacokinetic-pharmacodynamic modelling. Fundam Clin Pharmacol 4 (Suppl 2): 93s–101s

Hull CJ, Van Beem HB, McLeod K, Sibbald A, Watson MJ (1978) A pharmacodynamic model for pancuronium. Br J Anaesth 50: 1113–1123

Kong AN, Ludwig EA, Slaughter RL, DiStefano PM, DeMasi J, Middleton E Jr et al (1989) Pharmacokinetics and pharmacodynamic modeling of direct suppression effects of methylprednisolone on serum cortisol and blood histamine in human subjects. Clin Pharmacol Ther 46(6): 616–628

Lew KH, Ludwig EA, Milad MA, Donovan K, Middleton E Jr, Ferry JJ et al (1993) Gender-based effects on methylprednisolone pharmacokinetics and pharmacodynamics. Clin Pharmacol Ther 54(4): 402–414

Lu W, Bailey JM (2000) Reliability of pharmacodynamic analysis by logistic regression: a computer simulation study. Anesthesiology 92(4): 985–992

Mandema JW, Danhof M (1992) Electroencephalogram effect measures and relationships between pharmacokinetics and pharmacodynamics of centrally acting drugs. Clin Pharmacokinet 23: 191–215

Mandema JW (1995) Population Pharmacokinetics and Pharmacodynamics. In: Welling PG, Tse FLS (eds) Pharmacokinetics. Marcel Dekker, New York, pp 411–450

Minto CF, Howe C, Wishart S, Conway AJ, Handelsman DJ (1997) Pharmacokinetics and pharmacodynamics of nandrolone esters in oil vehicle: effects of ester, injection site and injection volume. J Pharmacol Exp Ther 281(1): 93–102

Schnider TW, Minto CF, Stanski DR (1994) The effect compartment concept in pharmacological modelling. Anaesth Pharmacol Rev 2: 204–213

Scott JC, Ponganis KV, Stanski DR (1985) EEG quantitation of narcotic effect: the comparative pharmacodynamics of fentanyl and alfentanil. Anesthesiology 62: 234–241

Sheiner LB, Stanski DR, Vozeh S, Miller RD, Ham J (1979) Simultaneous modeling of pharmacokinetics and pharmacodynamics: application to d-tubocurarine. Clin Pharmacol Ther 25: 358–371

Sheiner LB (1969) Computer-aided long-term anticoagulation therapy. Comput Biomed Res 2(6): 507–518

Shi J, Benowitz NL, Denaro CP, Sheiner LB (1993) Pharmacokineticpharmacodynamic modeling of caffeine: tolerance to pressor effects. Clin Pharmacol Ther 53: 6–24

1.5 Pharmakokinetische Prinzipien und Dosisanpassung
Stephan Krähenbühl

1.5.1 Grundlagen der Pharmakokinetik

Eine Pharmakotherapie ist nur wirksam und sicher, wenn die Konzentration des verabreichten Arzneistoffes in den Zielgeweben innerhalb des therapeutischen Bereiches liegt. Um dieses Ziel zu erreichen, muss die Dosierung nach pharmakokinetischen Prinzipien erfolgen. Die wichtigsten dieser Prinzipien werden in der Folge erläutert, wobei die Betonung auf klinische Relevanz und nicht auf mathematische Ableitungen gelegt wird.

Absorption und Bioverfügbarkeit

Der Weg eines oral applizierten Arzneistoffes durch den Gastrointestinaltrakt in die Portalvene und durch die Leber in den systemischen Kreislauf ist in Abb. 1.5-1 schematisch dargestellt. Die Bioverfügbarkeit (F) entspricht der Fraktion des verabreichten Arzneistoffes, die den systemischen Kreislauf erreicht, kann also Werte zwischen 0 und 1 annehmen. Definitionsgemäß beträgt die Bioverfügbarkeit für intravenös verabreichte Arzneistoffe 1. Die Berechnung von F erfolgt mittels Vergleich der Fläche unter der Kurve („area under the curve", AUC) nach oraler (oder einer anderen Applikationsart) mit der AUC nach intravenöser Gabe:

$$F = \frac{AUC_{p.o.}}{AUC_{i.v.}} \quad (1)$$

Wie in Abb. 1.5-1 gezeigt, hängt die Bioverfügbarkeit eines oral verabreichten Präparats ab von dessen Zerfall im Gastrointestinaltrakt, der Löslichkeit des darin enthaltenen Arzneistoffes, der Absorption (Transport durch die Darmwand in die Mesenterialvenen) und vom Metabolismus während der ersten Passage durch die Leber („first liver pass effect"). Praktisch spielen v.a. Absorption und „first liver pass effect" eine Rolle, Zerfall und Löslichkeit sind bei den meisten Präparaten durch eine entsprechende Galenik optimiert.

Beim Vorliegen von Krankheiten des Gastrointestinaltraktes, insbesondere solchen, die die absorbierende Oberfläche vermindern (z. B. Sprue), oder auch nach Darmresektionen kann die Absorption verschiedener Arzneistoffe und damit auch deren Bioverfügbarkeit vermindert sein.

Klinisch wichtig ist die Kenntnis der Arzneistoffe mit einer tiefen Bioverfügbarkeit, weil die verfügbare (im systemischen Kreislauf erscheinende) Menge eine höhere Variabilität aufweist als bei Arzneistoffen mit einer praktisch vollständigen Bioverfügbarkeit. Für Arzneistoffe mit einem engen therapeutischen Bereich kann dies ein Ausbleiben der Wirkung oder auch Toxizität zur Folge haben. Wie unter Dosisanpassung bei Leberkrankheiten besprochen, können solche Arzneistoffe bei Patienten mit vermindertem „first liver pass effect" (Leberzirrhose, geriatrische Patienten) zu erhöhten Plasmaspiegeln führen. Eine Liste solcher Arzneistoffe („high extraction drugs") ist in Tabelle 1.5-1 gegeben.

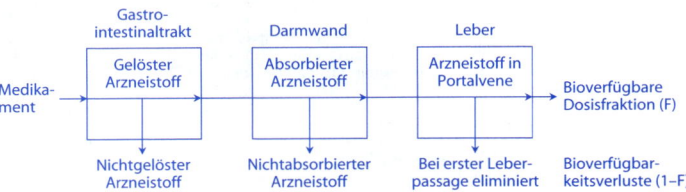

Abb. 1.5-1. Beeinflussung der Bioverfügbarkeit. Bei oral verabreichten Medikamenten können Bioverfügbarkeitsverluste bei der Auflösung des Medikamentes, der Absorption und der ersten Passage des Arzneistoffes durch die Leber auftreten

Tabelle 1.5-1. Klassifikation von vorwiegend hepatisch metabolisierten Arzneistoffen aufgrund der hepatischen Extraktion

Hepatische Extraktion (E)	Effekt von portosystemischen Shunts auf Bioverfügbarkeit	Beispiele von Arzneistoffen
Tiefe Extraktion <0,30	Nicht relevant	*Benzodiazepine:* Alprazolam, Bromazepam, Chlordiazepoxid, Clobazam, Diazepam, Flunitrazepam, Flurazepam, Lorazepam, Nitrazepam, Oxazepam, Temazepam, Triazolam. *Andere Hypnotika und Sedativa:* Methaqualon, Zolpidem, Zopiclon. *Antidepressiva:* Citalopram, Fluoxetin, Fluvoxamin, Maprotilin, Moclobemid, Trazodon. *Antipsychotika:* Risperidon, Sertindol. *Antiepileptika:* Carbamazepin, Ethosuximid, Lamotrigin, Levetiracetam, Phenobarbital, Phenytoin, Primidon, Tiagabin, Topiramat, Valproat. *Anti-Parkinson:* Pramipexol, Tolcapone. *Analgetika:* Methadon, Paracetamol. *Antineoplastika und Immunsuppressiva:* Chlorambucil, Cyclophosphamid, Hydroxycarbamid, Letrozol, Melphalan, Mycophenolat, Temozolomid. *Antibiotika:* Ceftriaxon, Clarithromycin, Clindamycin Doxycyclin, Metronidazol. *Tuberkulostatika:* Isoniazid, Rifampicin. *Corticosteroide:* Methylprednison, Prednisolon, Prednison. *Antidiabetika:* Glipizid, Tolbutamid. *Fibrate:* Clofibrat, Gemfibrozil. *Antikoagulanzien:* Phenprocoumon. *Bronchodilatoren:* Theophyllin. *Antihistaminika:* Diphenhydramin. *Antiemetika:* Metoclopramid. *Antiöstrogene:* Tamoxifen, Toremifen; *Säurehemmer:* Lansoprazol
Mittlere Extraktion 0,30–0,60	Möglicherweise klinisch relevant	*Benzodiazepine:* Midazolam (0,31). *Antidepressiva:* Amitriptylin (0,6), Clomipramin (0,5), Mirtazapin (0,43), Nortriptylin (0,34), Paroxetin (0,38). *Antipsychotika:* Amisulprid (0,52), Clozapin (0,45), Fluphenazin (0,47), Haloperidol (0,55), Olanzapin (0,4), Zuclopenthixol (0,51); *Psychostimulanzien:* Methylphenidat (0,54). *Analgetika:* Codein (0,52). *Anti-Parkinson:* Entacapon (0,48). *Antineoplastika und Immunsuppressiva:* Azathioprin (0,4), Etoposid (0,48). *Antibiotika:* Ciprofloxacin (0,4), Erythromycin (0,38). *Antimykotika:* Itraconazol (0,4). *Antiarrhythmika:* Amiodaron (0,54), Lidocain (0,4). *Betablocker:* Carvedilol (0,41). *Kalziumantagonisten:* Diltiazem (0,55), Felo-dipin (0,56), Nifedipin (0,33). *Statine:* Atorvastatin (0,55), Pravastatin (0,32), Simvastatin (0,35). *Säurehemmer:* Omeprazol (0,35), Ranitidin (0,48). *Gestagene:* Medroxyprogesterone (0,55). *Prolaktininhibitoren:* Lisurid (0,53)
Hohe Extraktion >0,60	Klinisch relevant	*Hypnosedativa, Anxiolytika:* Buspiron (0,96), Clomethiazol (0,9), Zaleplon (0,73). *Antidepressiva:* Dibenzepin (0,75), Doxepin (0,72), Imipramin (0,61), Mianserin (0,67), Sertralin (≈1), Trimipramin (0,67), Venlafaxin (0,73). *Antipsychotika:* Chlorpromazin (0,68), Chlorprothixen (n/a), Flupenthixol (n/a), Quetiapin (0,91), Perphenazin (0,8), Sulpirid (n/a). *Cholinesterasehemmer:* Tacrin (n/a). *Anti-Parkinson:* Bromocriptin (0,60), Levodopa (n/a), Selegilin (≈1), Biperiden (n/a). *Analgetika:* Morphin (0,76), Pentazocin (0,8), Propoxyphen (n/a). *Antineoplastika und Immunsuppressiva:* Cyclosporin (0,72), Fluorouracil (0,71), Idarubicin (≈1), Mercaptopurin (0,80), Sirolimus (n/a), Tacrolimus (0,75), Vinorelbine (n/a). *Betablocker:* Labetolol (n/a), Metoprolol (0,67), Propranolol (0,75); *Kalziumantagonisten:* Nicardipin (0,82), Verapamil (0,70). *Antianginosa:* Isosorbiddinitrat (0,78), Nitroglycerin (1). *Statine:* Fluvastatin (0,71), Lovastatin (0,95). *Prokinetika:* Cisapride (0,65). *Anti-Migräne:* Sumatriptan (0,82). *Antihelmintika:* Praziquantel (n/a). *Antihistaminika:* Promethazin (0,76). *Phosphodiesterasehemmer:* Sildenafil (0,56)

Ein Beispiel für die Beeinflussung der Bioverfügbarkeit durch Veränderung der Absorption ist die Hemmung des intestinalen Cytochrom-P450-Isoenzyms (CYP) 3A4 durch Grapefruitsaft. Für einige Substrate von CYP3A4 (z. B. Midazolam, Nifedipin, Felodipin, Cyclosporin, Simvastatin) ist nach Einnahme von 1–2 Gläsern Grapefruitsaft die orale Bioverfügbarkeit erhöht; es kann zu toxischen Erscheinungen kommen.

Verteilung und Ladedosis

Das Ausmaß der Verteilung eines Arzneistoffes im Körper wird durch das Verteilungsvolumen (V) beschrieben:

$$V = \frac{A}{C_p} \tag{2}$$

A entspricht der Arzneistoffmenge im Körper, C_p der Plasmakonzentration. Das Verteilungsvolumen eines Arzneistoffes hängt insbesondere von seiner Proteinbindung (hohe Proteinbindung ergibt ein kleines V, z. B. orale Antikoagulanzien, NSAR, Sulfonylharnstoffe) und seiner Affinität zu bestimmten Geweben (z. B. Fettgewebe für lipophile Arzneistoffe) oder Zellorganellen (z. B. Lysosomen für Chloroquin und Amiodaron) ab. Verteilungsvolumina können deshalb das Körpervolumen weit übersteigende Werte erreichen und haben in der Regel keine physiologische Bedeutung. Die Verteilungsvolumina wichtiger Arzneistoffe und Arzneistoffgruppen sind in der folgenden Übersicht aufgelistet.

Verteilungsvolumina wichtiger Arzneistoffe
- 100 l/kg: Chloroquin
- 10–100 l/kg: Amilorid, Amiodaron, Antidepressiva (tri- und tetrazyklische, SSRI), Clemastin, Doxepin, Flunitrazepam, Itraconazol, Naltrexon, Neuroleptika (Phenothiazine, Butyrophenone), Spironolacton, Tamoxifen
- 1–10 l/kg: Carbamazepin, Clarithromycin, Codein, Cyclosporin, Diazepam, Digoxin, Diphenhydramin, Enalapril, Felodipin, Flecainid, Ganciclovir, H_2-Blocker, Ketoconazol, Lorazepam, Methadon, Metoprolol, Midazolam, Morphin, Procainamid, Propranolol, Risperidon, Sotalol, Triazolam, Verapamil, Zidovudin
- 0,5–1 l/kg: Atenolol, Ciprofloxacin, Erythromycin, Fluconazol, Isoniazid, Nicardipin, Nifedipin, Oxazepam, Phenobarbital, Phenytoin, Prednison, Rifampicin, Sulpirid, Tacrolimus, Temazepam, Theophyllin
- <0,5 l/kg: Aminoglykoside, Cephalosporine, Chlordiazepoxid, Chlorthalidon, Cisplatin, Diazoxid, Furosemid, Kumarine, NSAID, Penicilline, Pravastatin, Sulfonamide, Salicylate, Sulfonylharnstoffe

Eine klinische Bedeutung von V ergibt sich aus der Berechnung der Ladedosis von Arzneistoffen mit langer Halbwertszeit oder auch bei Vergiftungen zur Abschätzung der Menge Toxin im Körper. Dazu wird Gleichung 2 nach A aufgelöst:

$$A = V \times C_p \tag{3}$$

A entspricht der Ladedosis oder der Menge Toxin im Körper, V wird einer Tabelle entnommen und C_p stellt die erwünschte (Ladedosis) oder die gemessene Plasmakonzentration (Toxikologie) dar. Da bei konstanter Dosierung maximale Plasmakonzentrationen erst nach ca. 5 Halbwertszeiten erreicht werden, verabreicht man in der Regel für Arzneistoffe mit langen Halbwertszeiten eine Ladedosis, wenn ein schneller Wirkungseintritt erwünscht ist (klinische wichtige Beispiele sind Amiodaron, Digoxin und Phenytoin).

Wichtig ist das Verteilungsvolumen auch zur Abschätzung, ob ein Arzneistoff mittels Hämodialyse oder Hämofiltration aus dem Körper eliminiert werden kann. Für Arzneistoffe mit einem V >1 l/kg ist dies in der Regel nur beschränkt möglich.

Proteinbindung

Vor allem lipophile Arzneistoffe binden an Serumproteine. Saure Arzneistoffe (z. B. orale Antikoagulanzien, NSAID, Phenobarbital, Phenytoin, Sulfonamide und Sulfonylharnstoffe) binden an Albumin, basische (z. B. viele Antidepressiva und Neuroleptika) an saures α_1-Glykoprotein.

Klinisch wichtig sind Zustände mit akuter oder chronischer Veränderung der Proteinbindung solcher Arzneistoffe. Akut kann sich die Proteinbindung eines Arzneistoffes ändern, wenn dieser aus der Proteinbindung verdrängt wird. Solche Reaktionen sind in der Regel reversibel, da die Clearance des verdrängten Arzneistoffes zunimmt. Toxische Erscheinungen sind deshalb insbesondere in der ersten Phase nach erfolgter Verdrängung zu befürchten (während 5 Halbwertszeiten des verdrängten Arzneistoffes). Chronische Veränderungen der Serumproteine betreffen v.a. die Hypalbuminämie (z. B. bei Leberzirrhose, beim nephrotischen Syndrom oder auch im Alter). In diesen Situationen ist die freie Fraktion von stark proteingebundenen Arzneistoffen erhöht, die freie Plasmakonzentration meist normal und die totale Konzentration (freie + proteingebundene) sinkt, was bei Dosisangleichungen aufgrund von Plasmaspiegeln berücksichtigt werden muss. Aus diesem Grund empfiehlt sich in diesen Fällen die Bestimmung der freien Plasmakonzentration der oben erwähnten Arzneistoffe.

Das Ausmaß der Proteinbindung ist ebenfalls wichtig für die Abschätzung der Elimination von Arzneistoffen mittels Nierenersatzverfahren. Arzneistoffe mit einer Proteinbindung >80% werden dabei nur schlecht eliminiert.

Metabolismus

Die Leber ist das wichtigste Organ für den Metabolismus von Arzneistoffen, wobei daneben auch der Darm (s. oben), die Nieren und die Lunge eine Rolle spielen. Der hepatische Arzneistoffmetabolismus kann grob in Reaktionen der Phase I und Phase II unterteilt werden.

Viele Phase-I-Reaktionen werden durch Cytochrom-P450-Isoenzyme (CYP) katalysiert, die insbesondere funktionelle Gruppen einfügen (z. B. Hydroxylierung eines Benzolrings) oder entfernen (Demethylierung eines Stickstoffatoms) und so lipophile Moleküle hydrophiler machen. Einige dieser Reaktionen (z. B. CYP 2D6 und CYP 2D9) unterliegen einem Arzneistoffpolymorphismus, der auch klinisch von Bedeutung sein kann (s. Kap. 1.3). Die Aktivität der CYP in der Leber nimmt in der Regel mit dem Alter und auch beim Vorliegen einer chronischen Leberkrankheit (z. B. Leberzirrhose) ab.

Phase-II-Reaktionen sind Konjugationsreaktionen, insbesondere Azetylierung, Glukuronidierung und Sulfatierung. Die Leber hat eine sehr große Kapazität für diese Reaktionen, weshalb sie in der Regel im Alter und bei Patienten mit Leberzirrhose nicht vermindert sind. Praktisch bedeutet dies, dass Arzneistoffe mit intensivem Phase-I-Metabolismus in der Geriatrie und bei Patienten mit Leberzirrhose wenn möglich durch Arzneistoffe mit vorwiegend Phase-II-Metabolismus und/oder renaler Elimination ersetzt werden sollten.

Elimination

Die Eliminationsleistung des gesamten Körpers oder eines Organs wird durch die Clearance (Cl) und die daraus resultierende Eliminationsgeschwindigkeit eines Arzneistoffes durch seine Halbwertszeit beschrieben.

Die Gesamtkörper-Clearance kann aus der AUC und der verabreichten Dosis (D) eines Arzneistoffes berechnet werden:

$$Cl = \frac{F \times D}{AUC} \tag{4}$$

Dabei bedeutet F die Bioverfügbarkeit. Praktisch bedeutsam ist, dass die Gesamtkörper-Clearance der Summe aller Organ-Clearances (Cl_r = Nieren-, Cl_h = Leber-Clearance) entspricht:

$$Cl = Cl_r + Cl_h + \ldots \tag{5}$$

Bei der Angleichung der Dosierung an die Nieren- oder Leberfunktion wird von dieser Beziehung Gebrauch gemacht.

Die Clearance entspricht dem „theoretischen Plasmavolumen" (eigentlich ist es das Volumen, in dem der Arzneistoff verteilt ist, also V), das pro Zeiteinheit vom Arzneistoff befreit wird. Die Einheit ist ml/min, die Clearance stellt also eine Geschwindigkeit dar. Die Nieren-Clearance (Cl_r) kann mittels der normalen Clearance-Formel (Gleichung 4) berechnet werden:

$$Cl_r = \frac{\text{renale Ausscheidung}}{AUC} \tag{6}$$

Die renale Ausscheidung entspricht dabei in Gleichung 4 der Dosis. Für die Berechnung der Kreatinin-Clearance wird die AUC (Konzentration × Zeit) mit Serumkreatinin × 24 h ersetzt, unter der Annahme, dass das Serumkreatinin während dieser Zeit konstant bleibt und Urin über 24 h gesammelt worden ist.

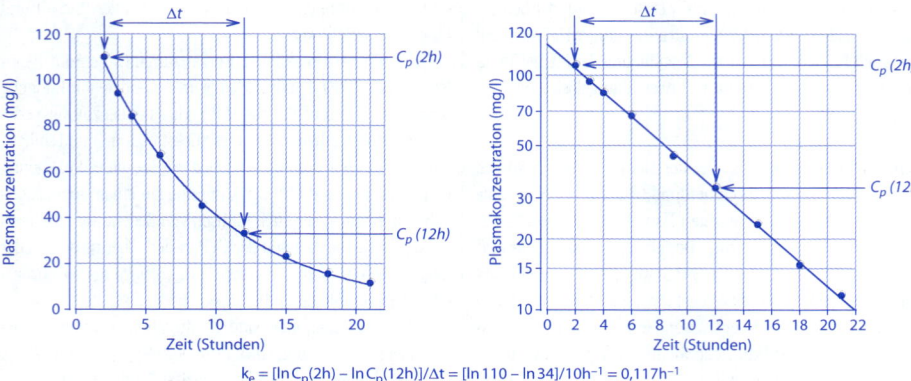

Abb. 1.5-2. Bestimmung der Halbwertszeit (T½). Bei semilogarithmischer Auftragung der Plasmakonzentrations-Zeit-Kurve resultiert bei einer Reaktion erster Ordnung eine Gerade mit der Steigung k_e. Wie die Abbildung zeigt, kann k_e mittels 2 Punkten auf dieser Geraden ermittelt werden. Aus k_e lässt sich dann T½ berechnen. K_e (und damit T½) sind bei einer Reaktion erster Ordnung über die ganze Eliminationsphase konstant

Die hepatische Clearance (Cl_h) könnte theoretisch ebenso berechnet werden, die Elimination durch die Leber kann aber in vivo nicht gut quantifiziert werden. In der Regel wird die hepatische Clearance deshalb wie folgt beschrieben:

$$Cl_h = \frac{(f \times Cl_i) \times Q}{(f \times Cl_i) + Q} \quad (7)$$

Dabei bedeuten f die nichtproteingebundene Fraktion, Cl_i die intrinsische hepatische Clearance (maximale Kapazität der Leber, einen Stoff zu eliminieren) und Q den Blutfluss durch die Leber. Gleichung 7 ist für die Dosisanpassung bei Leberinsuffizienz von großer Bedeutung.

Die Halbwertszeit (T½) hängt von Cl und von V ab:

$$T^1/_2 = \frac{\ln 2 \times V}{Cl} = \frac{\ln 2}{k_e} \quad (8)$$

wobei k_e die Eliminationskonstante darstellt. Wie in Abb. 1.5-2 illustriert, ist T½ die Zeitspanne, während der die Plasmakonzentration um die Hälfte sinkt. Abbildung 1.5-2 zeigt auch, dass T½ unabhängig von der Plasmakonzentration ist, T½ ist über die ganze Dauer der Elimination konstant. Die Eliminationskonstante ist bei einer Reaktion erster Ordnung die Steigung der Geraden, die man bei semilogarithmischer Auftragung der Daten erhält (s. Abb. 1.5-2).

T½ ist klinisch wichtig für die Berechnung des relativen Dosierintervalls (ε):

$$\varepsilon = \frac{\tau}{T^1/_2} \quad (9)$$

wobei τ dem Dosierintervall entspricht. Das relative Dosierintervall (ε) wird für die Abschätzung der Kumulation eines repetitiv verabreichten Arzneistoffes gebraucht. Nach Stopp der Zufuhr eines Arzneistoffes oder bei repetitiver Dosierung dauert es ca. 5 T½, bis die Elimination vollständig bzw. bis die maximale Konzentration erreicht ist.

Kumulation und Steady State

Der Kumulationsfaktor (R) ist definiert als das Verhältnis zwischen der Plasmakonzentration im Steady State (C_{pSS}) und der Plasmakonzentration nach Einzeldosis (C_{pED}):

$$R = \frac{C_{pSS}}{C_{pED}} \quad (10)$$

Es ist leicht einzusehen, dass die maximale Plasmakonzentration bei repetitiver Gabe eine Funktion des relativen Dosierintervalls (ε) sein muss: je kleiner ε, desto größer der Kumulationsfaktor.

Diese Beziehung kann mathematisch folgendermaßen ausgedrückt werden:

$$R = \frac{1}{1 - 2^{-\varepsilon}} \quad (11)$$

Bei einem ε von 3 ist R 1,1, bei einem ε von 1 ist R 2 und bei einem ε von 0,33 steigt R auf 5,3. Die Kumulation eines Arzneistoffes ist also nicht nur eine Funktion des Arzneistoffes (lange T½), sondern v. a. auch des Verschreibers (Dosierintervall in Bezug zur T½ setzen).

Wie in Abb. 1.5-3 illustriert, wird bei repetitiver Dosierung nach ca. 5 T½ die maximale Plasmakonzentration und damit ein Steady State erreicht. Die Fluktuationen können vermindert werden, wenn das relative Dosierintervall möglichst klein gehalten wird. In der Praxis sollte allerdings bei Langzeittherapien ein Dosierintervall von 12 Stunden nicht unterschritten werden, damit der Patient das Medikament nicht mehr als 1- bis 2-mal täglich einzunehmen hat. Arzneistoffe mit einer T½ von 12–24 h sind deshalb für Langzeittherapien ideal.

1.5 Pharmakokinetische Prinzipien und Dosisanpassung

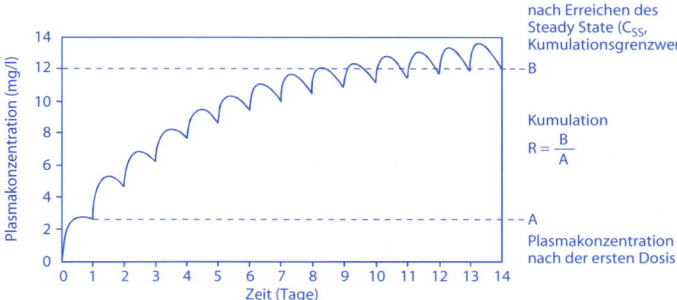

Abb. 1.5-3. Repetitive Dosierung und Kumulation. Die Steady-state-Konzentration (C_{SS} oder Kumulationsgrenzwert) wird nach ca. $5\,T_{1/2}$ erreicht. Das Ausmaß der Kumulation (R) und der Fluktuationen nach einer Einzeldosis hängen vom relativen Dosisintervall ($\varepsilon = \tau/T_{1/2}$) ab. Im vorliegenden Beispiel betragen R = 4,8 und ε = 0,34 (s. Gleichung 11). Bei einem Dosisintervall (τ) von 24 h ergibt das eine $T_{1/2}$ von 7 h.

Die Steady-state-Konzentration eines Arzneistoffes kann auch folgendermaßen ausgedrückt werden:

$$C_{SS} = \frac{F \times D}{Cl \times \tau} \quad (12)$$

Diese Beziehung ist wichtig für die Dosisangleichung nach Serumkonzentrationsmessungen („therapeutic drug monitoring"). Bei konstanter Bioverfügbarkeit (F) und Clearance (Cl), ist die Dosis pro Zeit (D/τ) direkt proportional zur C_{SS}.

1.5.2 Dosisindividualisierung

Niereninsuffizienz
Ob die Dosierung eines Medikamentes der Nierenfunktion angepasst werden muss, hängt einerseits vom Ausmaß der Einschränkung der Nierenfunktion sowie von den Eigenschaften des Arzneistoffes selbst ab, insbesondere von Metabolismus, Ausscheidung und therapeutischer Breite. Bei teuren Medikamenten (z. B. intravenös verabreichten Antibiotika) ist auch der Preis ein Argument für eine Dosisanpassung.

Abschätzen der Nierenfunktion Die Nierenfunktion wird üblicherweise mittels Serumkreatinin oder Kreatinin-Clearance (Cl_{kr}) abgeschätzt, wobei die Cl_{kr} als Maß für die glomeruläre Filtrationsrate (GFR) dient. Da die Serumkreatininkonzentration nicht nur von der GFR, sondern auch von der Muskelmasse abhängt, sollte sie nicht zum Abschätzen der Nierenfunktion verwendet werden. Die Beziehung zwischen Serumkreatinin, Cl_{kr} und Alter ist in Abb. 1.5-4 wiedergegeben. Die Abbildung zeigt, dass das Serumkreatinin mit dem Alter stabil bleibt, obwohl die Cl_{kr} abnimmt. Der Grund dafür ist die mit dem Alter verminderte Muskelmasse, die zu einer geringeren Ausscheidung von Kreatinin im Urin führt. Ähnliche Befunde werden bei Patienten mit aus anderen Gründen reduzierter Muskelmasse gefunden, wie z. B. bei Patienten mit Leberzirrhose oder malignen Tumoren. Zum Angleichen der Arzneistoffdosierung an die Nierenfunktion sollte deshalb die Cl_{kr} verwendet werden, die entweder gemessen oder geschätzt werden kann. Das Abschätzen der Cl_{kr} nach einer leicht modifizierten Formel nach Cockcroft

$$Cr_{kr}\,(ml/min) = \frac{[150 - Alter\,(Jahre)] \times Körpergewicht\,(kg)}{Serumkreatinin\,(\mu mol/l)} \quad (13)$$

liefert Werte, die bei Patienten mit stabilem Serumkreatinin so genau sind wie die tatsächlich gemessene Cl_{kr}.

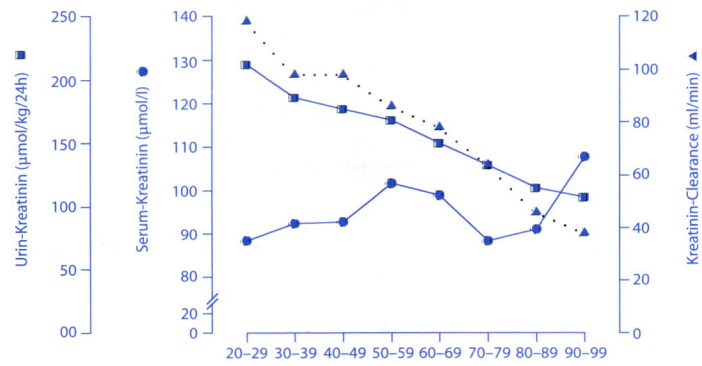

Abb. 1.5-4. Altersabhängigkeit von Serumkreatinin und Kreatinin-Clearance. Während das Serumkreatinin konstant bleibt, nehmen die Kreatininausscheidung und damit Kreatinin-Clearance mit dem Alter ab. Die Nierenfunktion sollte deshalb bei geriatrischen Patienten mittels Kreatinin-Clearance und nicht mittels Serumkreatinin abgeschätzt werden.

Abschätzen der Eigenschaften von Arzneistoffen

Ob ein Medikament vorwiegend unverändert renal oder nicht-renal metabolisiert/ausgeschieden wird, kann einfach mit dem Q_0-Wert abgeschätzt werden. Der Q_0-Wert ist die Fraktion eines Arzneistoffes, die metabolisiert oder unmetabolisiert nichtrenal (z. B. biliär) ausgeschieden wird. Entsprechend ist $(1-Q_0)$ die Fraktion eines Arzneistoffes, die unverändert renal ausgeschieden wird. Ein tiefes Q_0 bedeutet demzufolge vorwiegend renale Elimination des unveränderten Arzneistoffes, ein hohes Q_0 vorwiegend Metabolisierung und/oder biliäre Elimination. Die Q_0-Werte der wichtigsten Arzneistoffe sind in tabellarischer Form publiziert, umfassende Listen befinden sich im Grundlagenteil des Arzneimittelkompendiums der Schweiz, bei Aronoff et al. oder unter www.dosing.de. Der Q_0-Wert vieler Arzneistoffe wird zudem in den Produktmonographien der entsprechenden Medikamente erwähnt.

Angleichen der Dosis an die Nierenfunktion

Bei Medikamenten mit einem Q_0 <0,5 sowie nur geringer therapeutischer Breite sollte bei Patienten mit Niereninsuffizienz (Cl_{kr} <50 ml/min) die Dosis angeglichen werden. Eine Liste der wichtigsten dieser Medikamente ist in der folgenden Übersicht wiedergegeben.

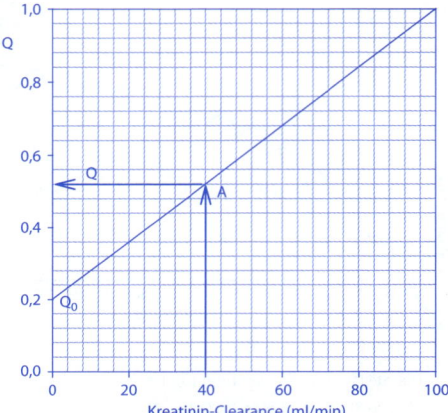

Abb. 1.5-5. Nomogramm zur Berechnung der individuellen Dosisfraktion Q. Mit Hilfe der tabellierten Werte von Q_0 und der geschätzten Kreatinin-Clearance lässt sich Q bestimmen. Dazu trägt man den Wert Q_0 (in diesem Fall 0,2) auf der linken Ordinate auf und verbindet ihn mit der Ecke oben rechts. Nun wird die Kreatinin-Clearance (in diesem Fall 40 ml/min) auf der Abszisse eingetragen und der Schnittpunkt A ermittelt. Dieser Punkt wird parallel zur Abszisse auf die Ordinate übertragen und entspricht Q (in diesem Fall 0,5). Q dient zur Angleichung der Dosis oder des Dosierintervalls bei Patienten mit Niereninsuffizienz (s. Text)

> **Wichtige Arzneistoffe mit vorwiegend renaler Elimination (Q_0 <0,5)**
> - **ACE-Hemmer:** Lisinopril (sowie aktive Metabolite der meisten anderen ACE-Hemmer)
> - **Antibiotika:** Aminoglykoside, Aztreonam, Cephalosporine, Fluorchinolone (Ciprofloxacin, Ofloxacin, Lomefloxacin, Levofloxacin), Imipenem, Meropenem, Penicilline/Cilastin, Sulfonamide, Vancomycin
> - **Antiarrhythmika:** N-Acetylprocainamid, Procainamid
> - **Antiepileptika:** Gabapentin, Topiramat, Vigabatrin
> - **Antimykotika:** Fluconazol, Flucytosin
> - **Antivirale Arzneistoffe:** Acyclovir, Amantadin, Didanosin, Famciclovir, Foscarnet, Ganciclovir, Lamivudin
> - **Betablocker:** Atenolol, Nadolol, Sotalol
> - **Digoxin**
> - **Fibrate:** Bezafibrat, Clofibrat
> - **H_1-Antagonisten:** Acrivastin, Cetirizin
> - **H_2-Blocker:** Cimetidin, Famotidin, Ranitidin
> - **Lithium**
> - **Metformin**
> - **Muskelrelaxanzien:** Alcuronium, Metocurarin, Tubocurarin
> - **Tuberkulostatika:** Ethambutol, PAS
> - **Zytostatika:** Bleomycin, Carboplatin, Etoposid, Fludarabin, Hydroxyurea, Methotrexat, Nitrosourea

Das Angleichen der Dosierung sollte primär nach den Angaben des Herstellers in den entsprechenden Produktmonographien erfolgen. Falls für einen Arzneistoff solche Angaben fehlen, und v. a. auch für das schnelle Abschätzen von Dosisangleichungen, können allgemein gültige Regeln angewendet werden, die auf der Additivität der Organ-Clearances beruhen:

$$Cl = Cl_r + Cl_h + ... \qquad (5)$$

Bei Verwendung der Methode nach Dettli wird für den Patienten eine individuelle Ausscheidungsfraktion Q berechnet:

$$Q = Q_0 + Q_r \qquad (14)$$

Q_0 wird der oben erwähnten Tabelle entnommen und Q_r (damit auch Q) wird für jeden Patienten individuell ermittelt. Dazu muss vorerst die Kreatinin-Clearance abgeschätzt werden. Bei bekanntem Q_0 und Cl_{kr} kann nun Q mittels des in Abb. 1.5-5 gezeigten und erklärten Nomogramms abgeschätzt werden. Alternativ kann Q auch berechnet werden: Q_0 ist eine Konstante und Q_r ändert sich linear mit der Cl_{kr}, wobei die normale Cl_{kr} 100 ml/min beträgt.

Das errechnete Q kann nun zur Angleichung der Dosis verwendet werden. Prinzipiell bestehen die beiden Möglichkeiten, entweder das Dosierintervall konstant zu halten und die Dosierung zu verringern oder das Dosierintervall bei konstant gehaltener Dosierung zu verlängern (z. B. für Antibiotika wie Aminoglykoside). Numerisch geht man folgendermaßen vor:

1. Verringerung der Dosierung:

$$D = D_n \times Q \qquad (15)$$

Die angepasste Dosis (D) wird durch Multiplikation der Dosis bei normaler Nierenfunktion (D_n) mit Q erhalten.

2. Verlängerung des Dosierintervalls (τ):

$$\tau = \tau_n / Q \qquad (16)$$

Das angepasste Dosierintervall (t) ist der Quotient aus dem Dosierintervall bei normaler Nierenfunktion (t_n) und Q.

Da bei Patienten mit Niereninsuffizienz das Verteilungsvolumen der meisten Arzneistoffe im Vergleich zu Nierengesunden gar nicht oder nur wenig verändert ist, verabreicht man üblicherweise eine unveränderte Initialdosis und gleicht Erhaltungsdosis oder Dosierintervall gemäß obigen Regeln an.

Grenzen dieser Methode Die Additivität der Organ-Clearances, auf der die beschriebene Dosierungsangleichung beruht, ist nicht immer gewährleistet. So nimmt z. B. Cl_h für Metoclopramid bei Niereninsuffizienz ab und für einige ACE-Hemmer ist gezeigt worden, dass die biliäre Ausscheidung bei Niereninsuffizienz zunimmt.

Die Wirkung von aktiven oder toxischen, renal ausgeschiedenen Metaboliten bleibt unberücksichtigt. Dies gilt z. B. für das Morphin, dessen Hauptmetabolit (Morphin-6-Glukuronid) pharmakologisch aktiv ist und renal ausgeschieden wird. Ein anderes Beispiel ist das Pethidin, dessen Demethylierungsprodukt (Norpethidin) bei Patienten mit Niereninsuffizienz akkumuliert und zu Krampfanfällen führen kann. Es kann deshalb nicht genügend betont werden, dass eine sorgfältige klinische Überwachung bei diesen Patienten unbedingt zur Pharmakotherapie gehört.

Leberinsuffizienz

Leider kann die Kapazität der Leber in Bezug auf Arzneimittelmetabolismus weniger gut quantifiziert werden, als dies für die Niere mit der Kreatinin-Clearance der Fall ist. Für Patienten mit Leberzirrhose muss deshalb das Risiko für eine klinisch relevante Akkumulation für jeden Arzneistoff individuell abgeschätzt werden. Diese Abschätzung fußt auf dem kinetischen Verhalten des Arzneistoffes, insbesondere Q_0, Bioverfügbarkeit und Proteinbindung.

Leberfunktion und Dosisangleichung Es ist davon auszugehen, dass Arzneistoffe mit einem Q_0 <0,5 (vorwiegend renal eliminiert) bei Leberinsuffizienz keine wesentliche Akkumulation zeigen werden. Allerdings ist dabei zu beachten, dass die Nierenfunktion bei Patienten mit fulminantem Leberversagen oder Leberzirrhose oft eingeschränkt ist. In diesen Situationen eignet sich das Serumkreatinin zur Abschätzung der glomerulären Filtrationsrate nicht, die Kreatinin-Clearance sollte unbedingt geschätzt oder besser quantifiziert werden. Allerdings wird mit diesen zwei Methoden die glomeruläre Filtrationsrate bei Patienten mit Leberzirrhose wegen verstärkter Sekretion des Kreatinins oft überschätzt, weshalb die Dosierung von vorwiegend renal eliminierten Arzneistoffen bei diesen Patienten sehr vorsichtig erfolgen sollte.

Arzneistoffe mit Q_0 >0,5 können auf Grund ihres kinetischen Verhaltens weiter unterteilt werden, wozu sich die Gleichung 7 eignet:

$$Cl_h = \frac{(f \times Cl_i) \times Q}{(f \times Cl_i) + Q} \quad (7)$$

Für Arzneistoffe, für die $(f \times Cl_i)$ >Q gilt, vereinfacht sich Gleichung 7 zu:

$$Cl_h = Q \quad (17)$$

Für solche Arzneistoffe ist Cl_h praktisch nur vom Blutfluss durch die Leber (Q) abhängig, sie werden bei der ersten Passage durch die Leber zu einem wesentlichen Anteil verstoffwechselt („high extraction drugs") und haben demzufolge eine tiefe Bioverfügbarkeit. Eine Liste solcher Arzneistoffe befindet sich in Tabelle 1.5-1.

Bei Vorliegen einer Leberzirrhose kommt es zur spontanen Ausbildung von portasystemischen Shunts, die das Blut um die Leber herumführen und damit den Kontakt von oral eingenommenen Arzneistoffen zu den Hepatozyten erschweren oder verhindern. Wenn „high extraction drugs" an Patienten mit Leberzirrhose oral verabreicht werden, ist deshalb im Vergleich zu Lebergesunden die Bioverfügbarkeit höher, was zu Intoxikationen führen kann. Dieser Sachverhalt ist in Abb. 1.5-6 veranschaulicht. Für die orale Therapie mit diesen Substanzen bedeutet das, dass die initiale und Erhaltungsdosis dieser Arzneistoffe reduziert werden muss, je nach Medikament auf die Hälfte oder weniger. Da bei Patienten mit Leberzirrhose der Blutfluss durch die Leber meist beeinträchtigt ist, ist für „high extraction drugs" gemäß Gleichung 17 auch die hepatische Clearance reduziert. Deshalb muss bei intravenöser Verabreichung solcher Arzneistoffe die Erhaltungsdosis auch angeglichen werden (s. Übersicht).

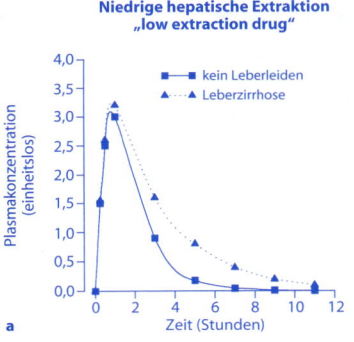
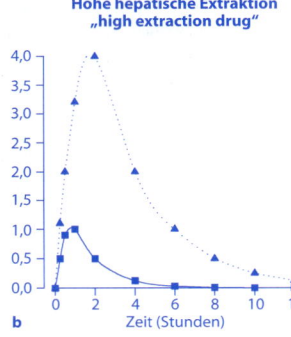

Abb. 1.5-6 a,b. Veränderung der Arzneistoffkinetik bei Leberzirrhose. Für „high extraction drugs" wird die Bioverfügbarkeit (F) erhöht und $T_{1/2}$ verlängert (**a**). Für „low extraction drugs" wird nur $T_{1/2}$ verlängert (**b**).

> **Angleichen der Arzneistoffdosierung bei Leberzirrhose**
> - Arzneistoffe mit tiefer hepatischer Extraktion („low extraction drugs")
>   - Bioverfügbarkeit unverändert, Clearance vermindert
>   - **Initialdosis:** nicht anpassen
>   - **Erhaltungsdosis:** reduzieren (z. B. halbieren), vorsichtige Titration nach oben
> - Arzneistoffe mit mittlerer hepatischer Extraktion („intermediate extraction drugs")
>   - Bioverfügbarkeit meist nicht signifikant verändert, Clearance vermindert
>   - **Initialdosis:** im unteren Bereich wählen
>   - **Erhaltungsdosis:** halbieren, vorsichtige Titration nach oben
> - Arzneistoffe mit hoher Extraktion („high extraction drugs")
>   - Bioverfügbarkeit erhöht, Clearance vermindert
>   - **Initialdosis:** Bei oraler Verabreichung Reduktion auf 25% bis 50% der normalerweise verabreichten Dosis (je nach Bioverfügbarkeit und therapeutischer Breite des Arzneistoffes und Ausmaß des Leberleidens). Bei parenteraler Verabreichung in der Regel an das Körpergewicht angeglichene Normaldosis
>   - **Erhaltungsdosis:** reduzieren (z. B. halbieren), vorsichtige Titration nach oben

Für Arzneistoffe, die zwar vorwiegend hepatisch metabolisiert werden, die aber keinem nennenswerten „first liver pass effect" unterliegen, gilt $(f \times Cl_i) << Q$. Für diese Arzneistoffe lässt sich Gleichung 7 wie folgt vereinfachen:

$$Cl_h = f \times Cl_i \qquad (18)$$

Diese Arzneistoffe haben in der Regel eine gute Bioverfügbarkeit und die Clearance wird durch $(f \times Cl_i)$ bestimmt („low extraction drugs"). Wichtige Arzneistoffe aus dieser Klasse sind ebenfalls in Tabelle 1.5-1 aufgeführt. Die Bioverfügbarkeit dieser Arzneistoffe ist bei Patienten mit Leberzirrhose im Wesentlichen unverändert, aber ihre Clearance kann reduziert sein. Bei Patienten mit Leberzirrhose ist insbesondere der oxidative Abbau von Arzneistoffen betroffen (Phase-I-Reaktionen), weil die Kapazität des Cytochrom-P450-Enzymsystems mehr eingeschränkt ist als diejenige von Konjugationsreaktionen (Phase-II-Reaktionen). Bei „low extraction drugs" kann auch die Proteinbindung eine Rolle spielen. Cl_h von stark proteingebundenen Arzneistoffen kann bei Erhöhung der freien Fraktion (f) eines Arzneistoffes zunehmen, was wegen der Hypalbuminämie bei Patienten mit Leberzirrhose der Fall sein kann. Die Therapie mit „low extraction drugs" kann bei Patienten mit Leberzirrhose deshalb mit der üblichen Initialdosis begonnen werden, während die Erhaltungsdosis je nach Arzneistoff vorsichtigerweise auf etwa die Hälfte der normalen Dosis reduziert werden sollte. Da Phase-I-Reaktionen bei Patienten mit Leberzirrhose in der Regel stärker eingeschränkt sind als Phase-II-Reaktionen, sollten wenn möglich Arzneistoffe bevorzugt werden, die nur konjugiert werden.

Daneben gibt es eine Gruppe von Arzneistoffen mit einem kinetischen Verhalten, das zwischen „high" und „low extraction" liegt („intermediate extraction drugs", s. Tabelle 1.5-1). Die hepatische Clearance dieser Arzneistoffe hängt von Cl_i und von Q ab, ist weitgehend unabhängig von der Proteinbindung und der Effekt von portasystemischen Shunts auf die Bioverfügbarkeit ist vorhanden, aber nicht ausgeprägt. Die Initialdosen dieser Arzneistoffe sollten im unteren therapeutischen Bereich gewählt und die Erhaltungsdosen nach Effekt und Toxizität angepasst werden.

Grenzen dieser Methoden Wie schon weiter oben erwähnt, gibt es leider im Gegensatz zur renalen Clearance weder verlässliche klinische noch Laborparameter, die eine exakte Dosisangleichung an das Ausmaß der Einschränkung der hepatischen Clearance erlauben. Zur Optimierung der medikamentösen Therapie bei Patienten mit Leberzirrhose ist es deshalb besonders wichtig, die Eigenschaften der verabreichten Arzneistoffe genau zu kennen, die Dosierung vorsichtig zu wählen und die Patienten klinisch und labormäßig in Bezug auf die erwarteten Effekte der Pharmakotherapie, aber auch auf etwaige unerwünschte Wirkungen, exakt zu überwachen.

Alter

Im Alter kommt es unabhängig von Krankheiten zu einer Abnahme der Funktion von Niere und Leber. Die Dosisangleichungen, die in den vorangehenden Abschnitten diskutiert worden sind, gelten deshalb auch für geriatrische Patienten.

Literatur

Aronoff GR, Berns JS, Brier ME et al. (1999) Drug prescribing in renal failure, 4th edn. American College of Physicians, Philadelphia New York
Bailey DG, Malcolm J, Arnold O, Spence JD (1998) Grapefruit juice-drug interactions. Br J Clin Pharmacol 46: 101–110
Beers MH, Ouslander JG (1989) Risk factors in geriatric drug prescribing. A practical guide to avoiding problems. Drugs 37: 105–112
Caregaro L, Menon F, Angeli P et al. (1994) Limitations of serum creatinine level and creatinine clearance as filtration markers in cirrhosis. Arch Intern Med 154: 201–205
Dettli L (1976) Drug dosage in renal disease. Clin Pharmacokinet 1: 126–134
Martin-Facklam M (2001) Pharmakokinetische Daten für die Dosisanpassung bei Nierenfunktionsstörungen. In: Grundlagen der Arzneimitteltherapie. Documed, Basel, S 13–28
Gubbins PO, Bertch KE (1991) Drug absorption in gastrointestinal disease and surgery. Clinical pharmacokinetic and therapeutic implications. Clin Pharmacokinet 21: 431–447
Hardman JG, Limbird LE, Goodman Gilman A (2001) The pharmacological basis of therapeutics, 10th edn. McGraw-Hill, New York St. Louis San Francisco
Luke DR, Halstenson CE, Opsahl JA, Matzke GR (1990) Validity of creatinine clearance estimates in the assessment of renal function. Clin Pharmacol Ther 48: 503–508
Morgan DJ, McLean AJ (1995) Clinical pharmacokinetic and pharmacodynamic considerations in patients with liver disease. Clin Pharmacokinet 29: 370–391
Pirlich M, Selberg O, Boker K, Schwarze M, Muller MJ (1996) The creatinine approach to estimate skeletal muscle mass in patients with cirrhosis. Hepatology 24: 1422–1427
Pond SM, Tozer TN (1984) First-pass elimination. Basic concepts and clinical consequences. Clin Pharmacokinet 9: 1–25

1.6 Toxizität in der Praxis verwandter Medikamente

Erfassen und Berichten von unerwünschten Arzneimittelwirkungen

Ursula Gundert-Remy

1.6.1 Was ist eine unerwünschte Arzneimittelwirkung?

Die Gabe/Einnahme eines Arzneimittels hat Wirkungen zur Folge, die je nach Indikation als erwünscht oder als unerwünscht angesehen werden. Müdigkeit wird nach Gabe eines Schlafmittels als erwünschte Wirkung gelten können, während die gleiche Wirkung nach Gabe eines Antihypertensivums als unerwünscht eingestuft wird, weil therapeutisch nicht beabsichtigt.

Alle im Rahmen einer Behandlung mit Arzneimitteln beobachteten Befindlichkeitsstörungen, subjektiven Krankheitssymptome, objektiven Messergebnisse, inkl. Laborveränderungen, alle interkurrenten Erkrankungen und sogar Unfälle sind zunächst als **unerwünschte Ereignisse** anzusehen. Nach eingehender Analyse aller Umstände kann dann unter Umständen der Verdacht begründet werden, dass das unerwünschte Ereignis durch das Arzneimittel verursacht oder mitverursacht wurde. Als **unerwünschte Arzneimittelwirkungen (UAWs)** werden alle diejenigen unerwünschten Ereignisse angesehen, bei denen ein begründeter Verdacht besteht, dass das Arzneimittel verursachend oder mitverursachend war und die nicht dazu beitragen, das angestrebte therapeutische Ziel zu erreichen.

1.6.2 Systematische Untersuchungen als Grundlage für das Erkennen von UAWs

Vor der Zulassung von Arzneimitteln

Tierversuche Bevor Arzneimittel auf den Markt gebracht werden dürfen, unterliegen sie einem staatlich kontrollierten Zulassungsverfahren, in dem das die Zulassung beantragende pharmazeutische Unternehmen Unterlagen zum Beleg der Wirksamkeit sowie zu den unerwünschten Wirkungen vorlegen muss. Der Beleg der Wirksamkeit wird durch Daten aus Prüfungen am Patienten mit der entsprechenden Erkrankung, sog. klinischen Untersuchungen, geführt; Daten zu den unerwünschten Wirkungen werden aus präklinischen Untersuchungen (Studien in vitro und Tierversuche in vivo) wie auch aus entsprechend angelegten klinischen Untersuchungen ermittelt. Klinische Prüfungen dürfen erst nach Vorliegen von Befunden aus präklinischen Toxizitätsversuchen begonnen werden. Umfang und Dauer der Toxizitätsversuche hängen von Art und Dauer der vorgesehenen Anwendung am Menschen ab. So kann für eine einmalige Gabe am Menschen ein Toxizitätsversuch über wenige Wochen ausreichen, während eine längere Anwendungsdauer Tierversuche über mehrere Monate voraussetzt.

Die Art der Studien beinhaltet in jedem Fall Studien zur allgemeinen Toxizität. Inhaltlich prüfen diese routinemäßig durchgeführten Tests eine Reihe von Befunden mittels unterschiedlicher Untersuchungstechnik ab: laborchemische Parameter, makroskopisch-anatomische Befunde post mortem sowie lichtmikroskopische Befunde von verschiedenen Organen. In der üblichen Teststrategie werden diese Studien nach einmaliger Gabe und nach wiederholter Gabe mit einer Dauer zwischen 4 und 12 Wochen Dauer in der Regel an der Ratte, und, sofern eine zweite Spezies notwendig ist, am Hund oder Kaninchen durchgeführt.

Sofern der zu erwartende kontinuierliche Gebrauch mehr als 6 Monate beträgt, sind Studien zur Abklärung, ob das Arzneimittel mögliche krebserzeugende Eigenschaften aufweist, durchzuführen. Hierzu wird die Häufigkeit des Auftretens von Tumoren in den mit steigenden Dosen behandelten Gruppen von Tieren im Vergleich gegenüber einer Kontrollgruppe nach kontinuierlicher 24-monatiger Behandlung an der Ratte (oder 198-monatiger Behandlung an Maus oder Hamster) bestimmt.

Die mutagenen Eigenschaften eines Arzneimittels werden in In-vitro- als auch in In-vivo-Studien geprüft. Deren Ergebnisse sind bei der Interpretation von positiven Kanzerogenitätsstudien hilfreich. Für Arzneimittel mit einer positiven Kanzerogenitätsstudie, aber negativen Studienergebnissen bei der Prüfung der mutagenen Eigenschaften wird im Allgemeinen angenommen, dass eine Schwellendosis vorhanden ist, unterhalb derer das Arzneimittel nicht krebsauslösend wirkt.

Studien mit Gabe des Arzneimittels vor der Verpaarung, während der Schwangerschaft und während der Laktationsperiode lassen Rückschlüsse darauf zu, ob mit Änderungen der Fertilität, mit toxischen Wirkungen auf Embryo oder Fetus, auf die Geburt, auf die postnatale Entwicklung der neugeborenen Tiere sowie auf die Laktation und das Verhalten der Muttertiere zu rechnen ist (Reproduktionstoxizität).

Aus ethischen Gründen können **systematische prospektive** Untersuchungen auf mutagene und kanzerogene und auch auf reproduktionstoxische Eigenschaften von Arzneimitteln nicht am Menschen durchgeführt werden. Unsere Kenntnisse zu diesen Wirkungen basieren im Allgemeinen ausschließlich auf Ergebnissen der Tierversuche, denen damit ein besonderes Gewicht zukommt. Mit anderen Worten: ob ein Arzneimittel **am Menschen** Krebs auslösen oder erbgutschädigend wirken kann, ist bei Zulassung des Arzneimittels nicht bekannt. Es liegen dann Ergebnisse zur Mutagenitätstestung von In-vitro- und In-vivo-Studien am Tier vor. Für einen Teil der Arzneimittel liegen Ergebnisse aus Untersuchungen zu einer krebsauslösenden Wirkung am Tier vor. Ähnliches gilt für die möglichen **Wirkungen auf Fruchtbarkeit und Entwicklung**. Daher wird bei Arzneimitteln mit bisher noch nicht auf dem Markt befindlichen („neuen") wirksamen Bestandteil immer darauf hingewiesen, dass Erfahrungen über die Anwendung in Schwangerschaft und Stillzeit nicht vorliegen und somit keine Aussage darüber getroffen werden kann, ob das Arzneimittel schadlos vertragen wird.

Während ein positiver Befund wie z. B. das Auftreten von Missbildung der Knochen/Knorpel immer dazu führt, eine Schwangerschaft als Kontraindikation anzugeben, kann ein „negativer tierexperimenteller Befund nicht so gewertet werden, dass das neue Arzneimittel Schwangeren ohne Bedenken verordnet werden könnte. Diese Sachlage führt zu der Empfehlung, bei Schwangeren Arzneimittel einzusetzen, die schon lange auf dem Markt sind und von denen angenommen werden kann, dass sie bei Schwangeren ohne Vorkommnisse angewendet wurden.

Hinweise zu diesen Wirkungen finden sich in der Fachinformation unter der Ziffer 13.2 Toxikologische Eigenschaften (ältere Fachinformationen) bzw. 5.3 Präklinische Daten zur Sicherheit (neuere Fachinformationen).

Studien am Menschen Untersuchungen am Menschen werden vor Zulassung eines Arzneimittels durchgeführt, um erwünschte und unerwünschte Wirkungen eines Mittels feststellen zu können. Diese Untersuchungen erfolgen stufenweise: Phase I sind Studien am in der Regel gesunden Probanden, die mit dem Hauptziel durchgeführt werden, orientierende Erkenntnisse zu dem Dosisbereich aufzufinden, in dem Wirkungen des Arzneimittels auftreten. In Phase II werden die Untersuchungen auf Patienten mit der Zielindikation ausgedehnt. In Phase III wird die Durchführung von Studien in Form des kontrollierten klinischen Versuchs vorgenommen, charakterisiert durch eine neben der Behandlungsgruppe (zeitgleiche) Beobachtung einer Kontrollgruppe, die randomisierte Zuteilung zu Behandlungs- bzw. Kontrollgruppe sowie sehr häufig einer Verblindung von Patient und Arzt. Bei all diesen Studien werden spezielle Untersuchungen durchgeführt, um unerwünschte Wirkungen zu entdecken, wobei die Untersuchungen am Tier Anhaltspunkte dafür bieten, welche Parameter in systematischer Weise besonders zu untersuchen sind.

Aus den verschiedenen Prüfphasen liegen bei Zulassung im Allgemeinen Erfahrungen an einigen hundert bis mehreren tausend Patienten vor. Bei Indikationen mit Langzeitbehandlung ist die Anforderung, dass mindestens 100 Patienten über 12 Monate hin beobachtet werden mussten. Als Faustregel kann gelten, dass zum Zeitpunkt der Zulassung unerwünschte Wirkungen, die mit einer Häufigkeit von <1/1000 auftreten, nicht mit Sicherheit erkannt werden konnten. Ferner ist klar, dass unerwünschte Wirkungen, die mit Latenz auftreten, also so genannte „Spätschäden", ebenfalls der Beobachtung entgehen.

Nach der Zulassung von Arzneimitteln

Systematische Untersuchungen Die tierexperimentellen und klinischen Untersuchungen vor der Zulassung eines Arzneimittels erlauben eine erste vorläufige Abschätzung der Risiken. Daher haben Studien nach Zulassung und Markteinführung (Phase IV) große Bedeutung, die zeigen, wie sicher das Arzneimittel wirklich ist. Derartige Untersuchungen der Phase IV können retrospektiv oder prospektiv angelegt sein. **Prospektive Studien** werden für eine Durchführung in die Zukunft geplant, wobei die zu untersuchenden Parameter/Merkmale definiert und die Zuteilung der Patienten oder Probanden (z. B. bei Kontrazeptiva) zu den verschiedenen Gruppen im Hinblick auf gute Vergleichbarkeit vorher bestimmt werden können. Diese Gruppen von Patienten oder Probanden (**Kohorten**) werden dann hinsichtlich der festgelegten Parameter/Merkmale bis zu definierten Endpunkten beobachtet.

Bei **retrospektiven** Studien wird hingegen von Trägern bestimmter Merkmale, z. B. Patienten, bei denen bestimmte unerwünschte Wirkungen aufgetreten sind, ausgegangen und im Vergleich zu einer mit Ausnahme des Merkmals gleichartigen Kontrollgruppe geprüft, ob ein Zusammenhang mit der Einnahme bestimmter Arzneimittel besteht. In derartigen Fallkontrollstudien werden die Daten der Untersuchungsgruppen aus Behandlungsunterlagen, Nachuntersuchungen oder Befragungen gewonnen.

Prospektive Studien haben zwar im Allgemeinen einen höheren Aussagewert als retrospektive Studien, erfordern jedoch wesentlich mehr Zeit und Aufwand, weshalb bei aktuellen Fragen zur Beurteilung des Verdachts unerwarteter unerwünschter Wirkungen retrospektive Erhebungen bevorzugt werden.

Tabelle 1.6-1. Methodisches Vorgehen zur Ermittlung unerwünschter Wirkungen

Endpunkt	Tierversuch	Klinische Prüfung	Postmarketing
Toxizität bei akuter/ Einmalgabe	Ermittelbar	Ermittelbar	Bei Vergiftungen (akzidentell/suizidal)
Organtoxizität bei Mehrfachgabe	Ermittelbar, allerdings begrenztes Spektrum der Routineuntersuchungen	Ermittelbar, allerdings begrenztes Spektrum der Routineuntersuchungen, begrenzte Fallzahlen	Ermittelbar, Problem der Zuordnung bei Spontanmeldungen, bei Studien Zuordnung über Stärke der statistischen Assoziation
Mutagenität	Ermittelbar	Möglich, in der Regel nicht untersucht	Möglich, in der Regel kein Endpunkt für Untersuchungen
Kanzerogentität	Ermittelbar	Wegen der Dauer der Beobachtungszeit in der Regel nicht möglich	Möglich
Reproduktionstoxizität	Ermittelbar	Nicht systematisch	Nicht prospektiv

Neben den prospektiven Studien der Phase IV, die experimentellen Charakter haben und für die alle rechtlichen, ethischen und methodischen Regeln der Phasen I–III der klinischen Prüfung gelten, gibt es, v. a. zur besseren Abschätzung von Art und Häufigkeit unerwünschter Wirkungen, die sog. **Anwendungsbeobachtung**. Bei dieser Art von Studie werden keine über die übliche Behandlung hinausgehenden prüfungsbedingten Maßnahmen ergriffen. Die behandelnden Ärzte dokumentieren lediglich den Verlauf der Erkrankung und der Behandlung einschließlich aller unerwünschten Ereignisse. Ernst zu nehmende Anwendungsbeobachtungen können Hinweise auf die Häufigkeit des Auftretens von UAWs unter Praxisbedingungen geben. Allerdings gibt es Praktiken mancher Herstellerfirmen, die durch Honorare versuchen, niedergelassene Ärzte oder Krankenhausärzte zur Verschreibung ihrer Präparate zu verführen.

Eine besondere Form der Erhebung ist die Intensivüberwachung der Arzneitherapie, wie sie weltweit an zahlreichen klinischen Zentren, jeweils in Zusammenarbeit mit den staatlichen Arzneimittelüberwachungsbehörden, durchgeführt wird. Dabei werden sowohl Daten über Art und Häufigkeit unerwünschter Wirkungen als auch über die Zuverlässigkeit der therapeutischen Wirksamkeit und über Interaktionen zwischen gleichzeitig gegebenen Arzneimitteln erhoben (Tabelle 1.6-1).

Spontanmeldeverfahren Die Beobachtung von Ärzten ist eine weitere unverzichtbare Quelle für Informationen zu unerwünschten Wirkungen (s. Abschn. 1.6.4).

1.6.3 Mechanismen unerwünschter Arzneimittelwirkungen

Typ-A- und Typ-B-Reaktionen

Aus pragmatischen Gründen werden UAWs nach einem einfachen Prinzip eingeordnet: Typ-A-Reaktionen sind solche, die aus der Verstärkung der pharmakologischen Wirkung resultieren, wenn das Arzneimittel in der üblichen therapeutischen Dosis gegeben wird. Demgegenüber sind Typ-B-Reaktionen nicht aus dem pharmakologischen Wirkprofil ableitbar. Zu den Typ-B-Reaktionen gehören auch UAWs, die über einen allergischen Wirkmechanismus ausgelöst werden.

Auslöser für **Typ-A-Reaktionen** können „relative" Überdosierungen sein. Dieser Begriff beschreibt das Vorliegen von erhöhten Konzentrationen des Arzneistoffes bei normaler Dosierung, weil dieser Patient Besonderheiten aufweist. Als Besonderheiten können vorliegen: Polymorphismen der Arzneimittel abbauenden Enzyme (für Arzneimittel, die vorwiegend über Metabolismus in ihrer Wirksamkeit begrenzt werden; s. Kap. 1.3), eingeschränkte Nierenfunktion, v. a. bei älteren Patienten (für Arzneimittel, die vorwiegend unverändert über die Niere ausgeschieden werden), oder Interaktionen mit anderen gleichzeitig gegebenen Arznei-/Nahrungs-/Genussmitteln, die sich ebenfalls auf den Arzneimittelmetabolismus auswirken können.

Allergische Reaktionen

Typ-B-Reaktionen in Form von allergischen Reaktionen können sich nach Gsell und Coombs als Allergien des Typs I bis IV manifestieren.

Typ-I-Reaktionen sind IgE-vermittelte Reaktionen mit Freisetzung von gespeicherten Mediatoren (Histamin, Tryptase) aus Mastzellen sowie Freisetzung von neu gebildeten Mediatoren, z. B. Leukotriene, Prostaglandine und plättchenaktivierender Faktor, Freisetzung von Zytokinen, z. B. IL-3, IL-4, IL-5, IL-6, GM-CSF. Klinische Manifestation sind Rhinitis, Asthma, Urtikaria, Diarrhö, anaphylaktischer Schock.

Typ-II-Reaktionen sind antikörpervermittelte zytotoxische Reaktionen; die zytotoxische Wirkung wird vermittelt über Aktivierung von Komplement, Bindung an Fc-Rezeptoren von Killerzellen und/oder Förderung der Immunphagozytose. Diese Art der Reaktion spielt eine Rolle bei Schädigung des Blutbildes/Knochenmarks, aber auch bei Leberschädigungen oder Schädigung der Schilddrüse.

Allergien des Typs III äußern sich in Glomerulonephritis, Arthralgien, Urtikaria, gelegentlich auch in Zytopenien. Zugrunde liegen eine Immunkomplexreaktion, bei der polyvalente Antigene mit Antikörpern zu einer Vernetzung führen, sowie die Fähigkeit der gebildeten Antikörper, Komplement zu aktivieren. Gelangen die Komplexe ins Gewebe, ist eine lokalisierte Entzündung (Artus-Phänomen) die Folge. Bleiben die Komplexe in der Blutbahn, können sie sich dort ablagern, wo physiologischerweise Filtrationsvorgänge stattfinden, beispielsweise in den Glomerula der Niere.

Allergien des Typs IV sind keine antikörpervermittelten Reaktionen. Diese Reaktionen werden durch T-Zellen vermittelt, auf deren Oberfläche rezeptorvermittelt Antigen gebunden wird. Zusammen mit MHC-II-Strukturen präsentiert, erfolgt eine Aktivierung von CD4-Zellen, was im Kontext mit MHC-Klasse-I-Strukturen zu einer Aktivierung von CD8-Zellen führt. Aktivierte CD4-Zellen können präinflammatorische Zytokine ausschütten (IFNγ, GM-CSF, TNFβ, IL-3, -4, -5, -8), während CD8-Zellen zytotoxisch gegenüber antigentragenden Zellen wirken. Die Kontaktsensibilisierung ist das bekannteste Beispiel einer Typ-IV-allergischen-Reaktion.

Häufigkeit von Sensibilisierung Für die Häufigkeit der Auslösung einer allergischen Reaktion spielt der Zufuhrweg eine entscheidende Rolle. Die höchsten Sensibilisierungsraten werden bei lokaler Anwendung erreicht. Daher dürfen z. B. Penicilline nicht mehr lokal angewendet werden (8–15% Allergien). Als Arzneimittel mit häufig sich als Allergie manifestierender UAW sind Antibiotika vom Penicillintyp, inklusive Betalaktame, anzusehen (1–10% Allergien). Autoimmunerkrankung, z. B. in Form von hämolytischer Anämie, aber auch von Hepatitis, ist beschrieben bei α-Methydopa, Captopril, Penicillamin, Procainamid, Halothan, Isoniazin, Phenytoin.

Kreuzreaktionen können zwischen Arzneistoffen mit ähnlicher Struktur oder Metaboliten der Arzneistoffe auftreten.

Bekannt ist die Kreuzreaktion von Penicillin bzw. β-Laktam-Antibiotika mit Cephalosporinen. Die Sulfonamidgruppe, enthalten in Sulfonylharnstoffen (orale Antidiabetika), Diuretika (Thiazide, Furosemid) und im Disulfiram (Antabus), kann ebenfalls zu Kreuzreaktionen führen. Dabei reagiert ein auf ein Arzneimittel sensibilisierter Patient nach Einnahme/Anwendung eines zweiten Medikamentes derselben Gruppe sofort mit einer Allergie.

Pseudoallergische Reaktionen liegen UAWs zugrunde, die phänomenologisch wie Allergien imponieren, denen aber keine immunologischen Mechanismen zugrunde liegen. Direkte Mediatorfreisetzung aus Mastzellen ist für Röntgenkontrastmittel als Ursache bekannt. Komplementaktivierung kommt ebenfalls nach Anwendung von Röntgenkontrastmitteln vor. Das Pseudoasthma nach Gabe von COX-Hemmern (NSAID; „Analgetikaintoleranz") ist auf die Beeinflussung des Arachidonsäuremetabolismus mit einem Überwiegen von Leukotrienen zurückzuführen.

1.6.4 Berichten von unerwünschten Wirkungen

Das Berichten unerwünschter Wirkungen ist eine wichtige Aufgabe der Ärzte, die hiermit entscheidend zur Arzneimittelsicherheit beitragen können. Es existiert ein Meldebogen der Arzneimittelkommission der Deutschen Ärzteschaft, der zu diesem Zweck genutzt werden kann. Gemeldet werden sollen alle Fälle, bei denen der **Verdacht** besteht, dass die Krankheitserscheinungen durch ein Arzneimittel verursacht oder mitverursacht sein könnten, also nicht nur solche Fälle, bei denen der Zusammenhang sicher erscheint. Die Berichte sollen in Deutschland an die Arzneimittelkommission der Deutschen Ärzteschaft und/oder das Bundesinstitut für Arzneimittel und Medizinprodukte gesandt werden, die diese sammeln und auswerten. Auch die Pharmareferenten der pharmazeutischen Unternehmen spielen hier eine wichtige Rolle. Das Arzneimittelgesetz verpflichtet sie, alle UAWs, von denen sie hören, an das Bundesinstitut für Arzneimittel und Medizinprodukte zu melden. Für eine Bewertung der beobachteten Fälle sind folgende Informationen wichtig und sollten mitgeteilt werden:

- Zeitliche Abfolge: Wann wurde das Arzneimittel erstmals gegeben, wann traten die Symptome/Veränderungen auf?
- Absetzen: Verringerte sich die Symptomatik/Veränderung nach dem Absetzen bzw. nach Dosisreduktion?
- Erneute Exposition (nur bei leichten, reversiblen UAWs möglich): Trat das gleiche Symptom/Veränderung nach Reexposition wieder auf?
- Alternativursache: Gibt es andere Umstände, die das beobachtete Ereignis erklären könnten?
- Gab es prädisponierende Faktoren: Enzympolymorphismus, eingeschränkte Nierenfunktion, bekannte Allergie?
- Komedikation: Welche weiteren Arzneimittel wurden wann eingesetzt?

Selbstverständlich kann aus einem solchen „Spontanmeldesystem" keine Aussage zur Häufigkeit des Auftretens abgeleitet werden. Spontanmeldungen erzeugen aber ein Signal und weisen darauf hin, dass hier ein Problem vorliegt. Es ist eindeutig, dass für mit einer geringen Häufigkeit auftretende unerwünschte Wirkungen (<1:1000) und besonders für solche, die in geringer Häufigkeit mit einer Latenzzeit auftreten, dieses Signalsystem am günstigsten im Hinblick auf die Kosten dasteht.

1.6.5 Klinische Bedeutung von UAWs

Art der Behandlung/Art der Erkrankung

Häufigkeit und Spektrum der UAW hängen in erster Linie von der Art der Behandlung und diese wiederum von der Art der Erkrankung ab. Somit ist auch das Spektrum der UAW in Kliniken und dasjenige in der ambulanten Praxis unterschiedlich. Auch zwischen den Disziplinen können deutliche Unterschiede ausgemacht werden. Todesfälle aufgrund von UAWs kommen auf intern-medizinischen Stationen häufiger vor als auf primär chirurgisch orientierten Behandlungseinheiten. Bei den Indikationen überwiegen Patienten mit onkologischen Erkrankungen, bei denen die Schädigung des Hämatopoese unter Zytostatikatherapie an erster Stelle steht. Blutungen aufgrund von Heparingaben gehören zu den vermeidbaren Todesfällen ebenso wie durch Hyperkaliämie bedingte Rhythmusstörungen bei kombinierter Gabe von Kaliumsalzen per infusionem und einem kaliumsparenden Diuretikum. Typische bei psychiatrischen Patienten auftretende UAWs sind z. B. Sedationseffekte, Transaminasenerhöhung, extrapyramidalmotorische Störungen und Blutdruckschwankungen.

Der überwiegende Teil der UAWs, wobei die Angaben zur Häufigkeit des Auftretens zwischen 1,5% und 35% schwanken, sind auch im Krankenhaus nicht schwerwiegend: Hautexanthem, Übelkeit, Erbrechen, Elektrolytstörungen wurden als häufig auftretende UAWs gemeldet.

In einem Forschungsprojekt bei 200 niedergelassenen Ärzten, hauptsächlich Internisten und Allgemeinmedizinern, wurden die Arzneimittelgruppen ermittelt, bei denen UAWs bei in ambulanter Behandlung befindlichen Patienten aufgetreten waren. Über einen Zeitraum von sechs Jahren wurden 9000 UAW-Fälle registriert. Tabelle 1.6-2 zeigt die relative Häufigkeit der Arzneimittel, die UAWs verursachten.

Tabelle 1.6-2. Anteile (in Prozent) von Arzneimittelgruppen, die in ambulanter Praxis UAWs verursachten

Arzneimittelgruppe	Nennung in % (n=8989)
Analgetika, Antirheumatika	15,4
Gefäßdilatierende Substanzen (z. B. Nitrate)	13,2
Antibiotika	10,0
Chemotherapeutika	9,3
Blutdrucksenker	7,4
Psychopharmaka	4,6
Herzmittel	4,0

Prädisponierende Faktoren bei Patienten

Aus verschiedenen Studien sind folgende Patientenmerkmale abgeleitet worden, die mit einer höheren Wahrscheinlichkeit des Auftretens von UAWs vergesellschaftet sind.

- **Höheres Lebensalter**, wobei sicherlich nicht das Alter, sondern eine Multimorbidität mit einer Mehrfachmedikation sowie eine eingeschränkte Nierenfunktion („„relative" Überdosierung) als dahinterstehende Gründe zu nennen sind.
- **Weibliches Geschlecht**: auch wenn bei Frauen eine höhere Aktivität des CYP3A4 nachgewiesen ist und dies in Einzelfällen zu einer höheren Konzentration/Menge von möglichen toxischen Metaboliten führen kann, ist dieser Zusammenhang nicht unumstritten.
- **Allergische Vorerkrankung**: s. Allergische Reaktionen.
- **Genetische Merkmale**: An dieser Stelle soll nicht nur auf die genetischen Polymorphismen des Arzneimittelmetabolismus hingewiesen werden, sondern auch auf wesentliche Veränderungen von Genen, die pharmakodynamische Abläufe bestimmen, wie z. B. das Faktor-V-Leiden, das mit einer erhöhten Gefährdung für Thrombosembolien, inklusive tödlicher Lungenembolien bei diesen Personen und insbesondere bei Frauen mit gleichzeitiger Einnahme von oralen Kontrazeptiva, einhergeht.

1.6.6 Was kann der Arzt tun, um UAWs zu vermeiden?

Ein Kapitel zu UAWs ist für einen aktiv tätigen Arzt nur dann sinnvoll, wenn er/sie eine „take home message" mitnehmen kann. Eine noch so gute Information ist ohne pragmatischen Ansatz nicht hilfreich. UAWs sind nicht vollständig vermeidbar, gelegentlich gibt es keine Alternativen, und bei manchen Erkrankungen nimmt man auch schwerwiegende, potentiell tödlich verlaufende UAWs in einer bewussten Nutzen-Risiko-Abwägung in Kauf. Oft gilt es aber, zwischen verschiedenen Arzneimitteln eine Auswahl im Sinne einer „Differentialtherapie" zu treffen; und bei der Auswahl sollten auch das UAW-Profil, die Häufigkeit des möglichen Auftretens und nicht zuletzt Patientenmerkmale eine Rolle spielen.

Folgende Punkte sollten bei der Auswahl bedacht werden:
- Stellen Sie eine Rangfolge der zu behandelnden Erkrankungen/Symptome auf!
- Was muss behandelt werden? Was sollte behandelt werden? Was kann behandelt werden? Welches Symptom muss nicht behandelt werden? Ziel: Vermeiden Sie Multimedikation/Polypragmasie und damit Interaktionen.
- Was ist das Therapieziel?
- Kausalbehandlung? Vollständige Heilung? Einstellung auf eine stabile Situation? Langzeitbehandlung? Prävention? Symptombehandlung? Ziel: Vermeiden Sie drastische therapeutische Maßnahmen, die häufig mit UAWs einhergehen.
- Kommen ggf. nichtmedikamentöse Therapieverfahren in Frage?
- Erwägen von chirurgischer Intervention, Strahlenbehandlung bis hin zu balneologischen Maßnahmen. Ziel: Allgemeine Nutzen-Risiko-Betrachtung.
- Gibt es beim Patienten prädisponierende Faktoren?
- Eingeschränkte Funktion der Ausscheidungsorgane Niere/Leber. Bekannter Enzympolymorphismus. Allergien in der Anamnese. Frühere Unverträglichkeitsreaktionen. Gleichzeitig bestehende Medikation, auch eines anderen Arztes (Frauenarzt, Hautarzt, Augenarzt). Bestehen besondere Ernährungs-/Trinkgewohnheiten (Laktoseintoleranz, vermehrte Aktivität von CYP2 E1), Rauchen. Wie steht es mit der Compliance? Versteht der Patient komplizierte Dosierungsanweisungen? (Vermeidung von irrtümlicher Überdosierung)
- Lesen Sie die Gebrauchs-/Fachinformation der Medikamente, die Sie ausgewählt haben. Sie finden hier Angaben zu den bisher beobachteten UAWs (häufig heißt hier >5%, gelegentlich ist <5%>1%, selten ist <1%, in Einzelfällen heißt: wurde weltweit 1- bis 5-mal beobachtet). Weiterhin gibt es Angaben zu den Interaktionen, zu den beim Stoffwechsel beteiligten Enzymen, zum Einfluss eingeschränkter Nieren-/Leberfunktion, zu Untersuchungsparametern, die aus Sicherheitsgründen kontrolliert werden sollten sowie zum Vorgehen, falls eine UAW aufgetreten ist. Auch Angaben über toxikologische Eigenschaften, v. a. die mutagenen, kanzerogenen und reproduktionstoxischen Eigenschaften, sind in der Fachinformation zu finden. Diese Angaben sind vom pharmazeutischen Unternehmen, das die Studienergebnisse zu den Arzneimitteln, insbesondere von solchen mit neuen Wirkstoffen, am besten kennt, in Zusammenarbeit mit den europäischen Zulassungsbehörden zusammengestellt worden. Genauere Informationen können für Arzneimittel mit neuen Wirkstoffen, die über das zentrale europäische Verfahren zugelassen wurden, dem Bewertungsbericht (European Public Assessment Report, EPAR) entnommen werden. Dieser Bericht ist unter der Internetadresse http://www.emea.eu.int/index/indexh1.htm zu finden, dort in der Spalte Product Information und dann die Zeile European Public Assessment Reports (EPAR) anklicken; in der dann erscheinenden alphabetischen Liste kann der interessierende Arzneistoff ausgewählt werden. Unter Punkt 6, Scientific Discussion, findet sich der ausführliche Bericht in englischer Sprache.

UAWs sind eine wichtige Determinante in der erfolgreichen Therapie. Dennoch können auch bei sorgfältiger Beachtung aller Informationen bisher noch nicht beobachtete UAWs bei einem Patienten auftreten. Jeder Arzt kann hier seinen Beitrag zu einer sicheren Therapie leisten, indem er seine Beobachtung mitteilt (siehe: Berichten von UAWs) und damit dem pharmazeutischen Unternehmen, den zuständigen Behörden und auch den anderen Kollegen hilft, die notwendigen Maßnahmen zu ergreifen, um weitere Fälle zu vermeiden.

Literatur

Diener W, Gundert-Remy U (1999) Challenge for the successful prediction of drug metabolism in vivo from studies in vitro: simulation of variability. In: Boobis AR, Kremers P, Pelkonen O, Pithan K (eds) European symposium on the prediction of drug metabolism in man: progress and problems. Science, Research and Development EC, DG XII: 247–264

Gleiter CH, Gundert-Remy U (1996) Gender differences in pharmacokinetics. Eur J Drug Metab Pharmacokinet 21: 123–128

Gundert-Remy U (1999) Pharmakologische Grundlagen von UAWs. In: Müller-Oerlinghausen B, Lasek R, Düppenbecker H, Munter KH (Hrsg.) Handbuch der unerwünschten Arzneimittelwirkungen. Urban & Fischer, München Jena, S 620–626

Gundert-Remy U (1995) Medikamente im Alter. In: Schwandt P, Richer WO (Hrsg) Handbuch der Fettstoffwechselstörungen. Schattauer, Stuttgart New York, pp 468–475

Müller HJ, Gundert-Remy U (1994) Regulatory view on drug interactions. In: Kuhlmann JW (ed) Drug interaction studies during drug development. Zuckschwerdt, München Bern Wien New York, pp 69–73

Schneeweis S, Hasford J (1999) Pharmakoepidemiologische Methoden bei der Erfassung von UAWs. In: Müller-Oerlinghausen B, Lasek R, Düppenbecker H, Munter KH (Hrsg) Handbuch der unerwünschten Arzneimittelwirkungen. Urban & Fischer, München Jena, S 600–611

Infektionskrankheiten

Norbert Suttorp

2.1	Pathogen-Wirts-Interaktion und mikrobiologische Diagnostik	39
2.2	Prinzipien der antiinfektiven Therapie	43
2.3	Multiorganinfektionen – komplexe klinisch-infektiologische Krankheiten	47

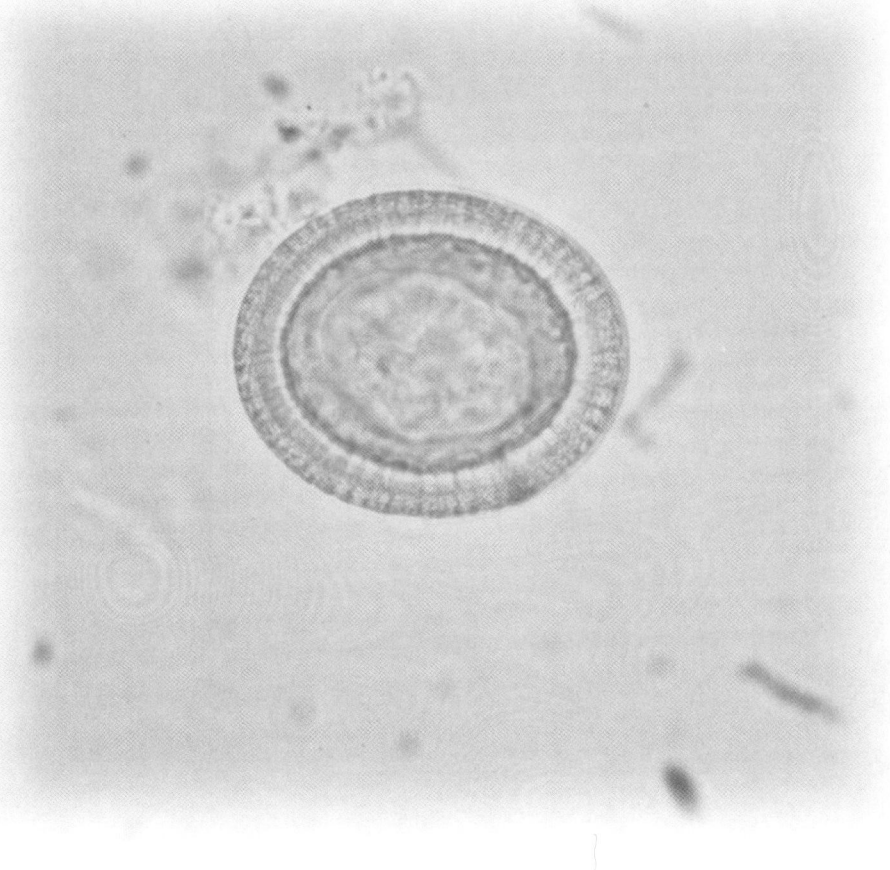

2.1 Pathogen-Wirt-Interaktion und mikrobiologische Diagnostik

Martin Mielke

2.1.1 Infektion = Exposition + Disposition

Infektionskrankheiten fallen durch ihre Übertragbarkeit, d. h. die **Kontagiosität** der von ihnen befallenen Patienten sowie die daraus folgende endemische oder **epidemische Häufung** gleichförmiger Krankheitsbilder auf. Nur wenige Krankheiten des Menschen haben eine so eindeutig definierte **Ätiologie**. Dennoch sollte die bahnbrechende Entdeckung der mikrobiellen Ursachen von Infektionskrankheiten gegen Ende des vorletzten Jahrhunderts nicht zur Annahme führen, dass der Zusammenhang zwischen Erreger und Erkrankung monokausal sei. Erst das Zusammentreffen von **Exposition** (gegenüber dem infektiösen Agens) und **Disposition** (des Wirtes) führt zur Infektion. Auch ist Infektion nicht gleichbedeutend mit Krankheit.

Eine Infektion liegt vor, wenn
- ein zur Infektion befähigter (pathogener) Mikroorganismus
- in einen empfänglichen Wirt
  - eingedrungen ist,
  - sich in ihm vermehrt oder angesiedelt und
  - Schädigungs- oder Abwehrreaktionen hervorgerufen hat.

Von der Infektion sind daher **Kontamination** und **Kolonisation** abzugrenzen, bei denen der Mikroorganismus weder die Körperoberfläche durchdringt noch Abwehrreaktionen hervorruft.

Sowohl die Befähigung des Erregers zur Infektion als auch die Empfänglichkeit des Wirtes haben dabei eine genetisch determinierte (angeborene) und eine adaptive Komponente. Eine **Infektionskrankheit** tritt auf, wenn die **Infektionsdosis** bzw. das Schädigungsvermögen (**Virulenz**) des Erregers ausreichen, Zellen oder Gewebe des Wirtes (für diesen wahrnehmbar) direkt zu schädigen oder die Wirtsabwehr mit einer mit Symptomen oder Beschwerden einhergehenden **entzündlichen Reaktion** verbunden ist. Infektionen können daher auch inapparent verlaufen und sind dann nur durch Einsatz mikrobiologischer oder immunologischer Methoden nachweisbar. Alle Aspekte der Infektiologie einschließlich Diagnostik, Prophylaxe und Therapie leiten sich aus diesen grundlegenden Zusammenhängen ab. Für die Behandlung von Infektionskrankheiten gilt daher grundsätzlich, dass sie unvollständig ist, solange nicht a) der Erreger und b) die Disposition des Patienten bekannt sind.

2.1.2 Exposition und Expositionsprophylaxe

Aus der Vielzahl der in der Natur vorkommenden Mikroorganismen ist nur ein geringer Teil zum **Leben im humanen Milieu** (37 °C; Lysozym im Speichel; Gallensäuren im Darm, saure Hautoberfläche usw.) befähigt, von diesem wiederum nur ein kleiner Teil zur **Invasion** sowie zum **Überleben im Wirt**. Die Fähigkeit zur Invasion verschafft dem Pathogen einen Standortvorteil, indem es sich der Konkurrenz um Nährstoffe durch Erschließen eines neuen Habitats, dem Wirtsgewebe, entziehen kann. Hierin besteht die evolutionäre Triebkraft für die Vermehrung und Verbreitung von (obligat) pathogenen Mikroorganismen. Im Zusammenhang mit Verletzungen der **Integrität der Invasionsbarrieren** (durch Stich, Biss, Unfall- oder Verbrennungstrauma, invasive medizinische Maßnahmen etc.) können Mikroorganismen aber auch ohne spezifische Befähigung in einen Makroorganismus eindringen und so z. B. lokale Wundinfektionen oder Septikämien hervorrufen. Mikroorganismen, die erst unter solchen Bedingungen der Vorschädigung des Wirtes Krankheitszustände hervorrufen, werden als **fakultativ pathogen**, solche, die von Störungen der Wirtsabwehrmechanismen profitieren, auch als Opportunisten bezeichnet.

Zur Infektion sind Vertreter aller Mikroorganismen, also Viren, Bakterien und Pilze sowie ein- und mehrzellige Parasiten (Protozoen, Metazoen; Rund-/Plattwürmer) befähigt. Die **physiologischen Eigenschaften** dieser Mikroorganismen determinieren ihren Standort und ihre Überlebensfähigkeit in der Natur bzw. im Zusammenhang mit dem Menschen. Der natürliche Standort (**Reservoir**) und der **Übertragungsmodus** eines Erregers sowie die **Dichte der empfänglichen Bevölkerung** bestimmen die Verbreitung einer Infektion. Zum Beispiel lassen sich Infektionen abgrenzen, die in bestimmten Klimaregionen endemisch (Tropenkrankheiten), in unseren Breiten aber nur als **importierte Infektionen** vorkommen.

Eine besondere Umgebung stellt auch das Krankenhaus dar (nosokomiale Infektionen). Die moderne, invasive Medizin schafft neben iatrogenen Eintrittspforten (z. B. katheterassoziierte Infektionen) auch ungewöhnliche Übertragungswege, wie beispielsweise die Übertragung durch **Bluttransfusion** oder **Organtransplantation**, sowie durch den Einsatz breit wirksamer **Antibiotika** einen besonderen Selektionsdruck auf empfindliche Bakterien der physiologischen Flora mit der Konsequenz der Vermehrung und Verbreitung multiresistenter Bakterien.

Infektionen können aus der körpereigenen Flora resultieren (**endogene Infektionen**) oder durch homologe (von Mensch zu Mensch) oder heterologe (von Tier zu Mensch; Zoonosen) Übertragung bzw. durch Kontakt mit kontaminierten Oberflächen der unbelebten Umwelt erworben werden (**exogene Infektionen**). Die Übertragung kann erfolgen entweder
- über die Luft (**aerogen/inhalativ**) via Tröpfchen und Staub,
- über kontaminiertes Wasser und Lebensmittel (**alimentär/oral**, fäkal-oral),
- durch direkten Kontakt (**sexuell**, Schmierinfektion, Tierkontakt/Zoonosen, **traumatisch**/Inokulation),
- **vektoriell** (Inokulation) oder
- durch „Transfusion" (intrauterin/**diaplazentar**, iatrogen).

Erreger, die in besonders hohem Maße an das humane Milieu angepasst sind und außerhalb des Körpers rasch absterben, werden typischerweise nur bei engem Körperkontakt, also sexuell übertragen. Der Altersgipfel dieser Erkrankungen liegt dementsprechend bei 15–40 Jahren.

Maßnahmen der **Infektionsprophylaxe** leiten sich unmittelbar aus der Kenntnis derartiger Zusammenhänge durch **Vermeidung der Exposition** bzw. einer Unterbrechung der **Infektionswege/-ketten** ab.

Ein Sonderfall einer endogenen Infektion liegt bei der **Reaktivierung chronisch-persistierender/latenter Infektionen** vor. Hierzu sind insbesondere Viren der Herpesgruppe, Toxoplasma gondii, Pneumocystis carinii, humane Papillomaviren, Mycobacterium tuberculosis, Treponema pallidum, Hepatitis-B- und -C-Virus sowie HIV befähigt.

Ausführliche Hinweise zu wirksamen **Maßnahmen der Hygiene** finden sich in der Richtlinie für Krankenhaushygiene und Infektionsprävention, die vom Robert Koch-Institut herausgegeben wird (www.rki.de).

2.1.3 Disposition und Immunprophylaxe

Die Empfänglichkeit des Wirtes wird zum einen von der Intaktheit seiner **Invasionsbarrieren** (Körpergrenzflächen: Haut bzw. Schleimhäute der Konjunktiven, des Respirations-, des Gastrointestinal- und des Genitaltraktes), zum anderen vom Grad seiner **Resistenz** und Immunität – dem **Immunrepertoire** – bestimmt. Nahezu jeder Infektionskrankheit liegt eine Disposition zugrunde. Nur wenige „obligat pathogene" Mikroorganismen rufen in jedem befallenen Wirt eine Erkrankung hervor. Typische **disponierende Faktoren** sind Schädigungen von Haut und Schleimhaut z. B. durch Verbrennung, Mazeration, Druck (Intertrigo, Dekubitus), Fremdkörper oder auch eine erkrankungsbedingte Vorschädigung wie z. B. bei atopischer Dermatitis, Psoriasis oder einem Ekzem anderer Ursache. Eine Infektionsdiagnose ohne Angabe der Disposition (... auf dem Boden von ...) ist unvollständig.

Kenntnisse über den Zusammenhang zwischen disponierenden Faktoren bzw. den verschiedenen Funktionsträgern des Immunsystems und dem aus entsprechenden Defekten resultierenden Spektrum opportunistischer Erreger sind von praktischer Bedeutung, da sie die Eingrenzung der Verdachtsdiagnosen bei bekanntem **Immundefekt** und die Einleitung einer kalkulierten Therapie einerseits bzw. Rückschlüsse auf den Immundefekt bei kritischer Analyse aufgetretener Infektionen andererseits erlauben.

Einige Phasen des Lebens sind typischerweise mit erhöhter, je nach **Lebensalter** unterschiedlicher Disposition für Infektionen verbunden. Hierzu gehören insbesondere die extremen Lebensalter, d. h. die Embryonalzeit bis zum Alter von 2 Jahren und die Zeit jenseits der 6. Lebensdekade. Ein weitgehend ausgereiftes Immunrepertoire wird im Allgemeinen erst im Alter von 10 Jahren erreicht. Auch geschlechtsspezifische Hormone haben einen Einfluss auf die Disposition und damit Anteil an **Geschlechtsunterschieden** in der Häufigkeit von Infektionen.

Von besonderer Bedeutung sind **Infektionen in der Schwangerschaft**, da hier neben einer Infektionsdisposition die Gefährdung des Ungeborenen und die zudem eingeschränkten Therapiemöglichkeiten zu bedenken sind. Komplizierend sind auch vorbestehende **Nieren- und Leberschäden**, die, wenn sie kombiniert vorkommen, z. B. den Therapieerfolg bei Tuberkulose durch Beeinträchtigung von Resistenzmechanismen und Einschränkung der Therapiemöglichkeiten entscheidend beeinträchtigen können. Ein **Diabetes mellitus** geht mit Störungen der Mikrozirkulation und Beeinträchtigungen der Granulozytenfunktion, eine **Leberzirrhose** mit erheblicher Reduktion der Phagozytosefunktion der Leber einher. Letztere erklärt, zusammen mit Aspirationsereignissen, das erhöhte Risiko für Pneumokokkenmeningitiden bei Alkoholikern.

Die Empfänglichkeit des Wirtes kann durch Maßnahmen zum Erhalt bzw. zur Steigerung der Resistenz/Immunität verändert werden. Zu den allgemeinen Maßnahmen, die eine **Resistenzminderung** zu vermeiden helfen, zählen eine ausreichende Protein-, Vitamin- und Mineral- (z. B. Zink-)zufuhr, Haut- und Mundpflege, Lichtexposition (Vitamin-D-Produktion und Makrophagenfunktion), die Aufrechterhaltung einer ausreichenden Luftfeuchtigkeit sowie die Vermeidung von Noxen (Rauch/Smog, Alkohol).

Spezifische Immunprophylaxe beruht a) auf der Applikation präformierter Antikörper (**passive Immunisierung**) sowie b) auf der Induktion spezifischer B- und T-Zellen durch Impfung (**aktive Immunisierung**). Zuverlässige und aktuelle **Empfehlungen zu Impfmaßnahmen** werden von der ständigen Impfkommission (STIKO) am Robert Koch-Institut erarbeitet und veröffentlicht (www.rki.de). **Informationen zu zugelassenen Impfstoffen** sind auf der Homepage des Paul-Ehrlich-Institutes (www.pei.de) zu finden oder beim Hersteller zu erfragen. Trotz erheblicher Fortschritte bei der Impfstoffentwicklung stehen für eine Reihe weitverbreiteter Infektionen bislang noch keine praktikablen Vakzinierungsstrategien zur Verfügung. Ein gemeinsames Merkmal dieser Gruppe von Infektionen ist ihre Abwehr durch Mechanismen der zellulären Immunität.

Im Falle einer Exposition gegenüber Erregern mit einer langen Inkubationszeit, wie z. B. dem Hepatitis-B- oder auch dem Tollwutvirus, ist eine **postexpositionelle Immunprophylaxe** (www.rki.de) möglich. Nach HIV-Exposition (z. B. Inokulation) ist innerhalb eines schmalen Zeitfensters **postexpositionell eine Chemoprophylaxe** (www.rki.de) sinnvoll. Der Eradikation des üblicherweise persistierenden Erregers dient auch die Chemoprophylaxe nach dokumentierter M.-tuberculosis-Infektion (z. B. nach Exposition und Tuberkulinkonversion).

Unter besonderen Bedingungen kann die Resistenz gegenüber Infektionen mithilfe prophylaktischer Applikation von Antibiotika (vor Exposition) erhöht werden. Hier zu nennen ist der prophylaktische Nutzen einer **Endokarditisprophylaxe** vor einer invasiven Maßnahme. Für verschiedene Operationen ist in Studien der Wert einer perioperativen Chemoprophylaxe belegt (s. www.peg.de).

2.1.4 Pathogenetische Grundlagen der Infektionsdiagnostik

Mikroorganismen unterscheiden sich durch ihren Aufbau von menschlichen Zellen. Auf Grund dieser strukturellen Unterschiede werden sie vom Wirt als „fremd" erkannt und lösen auf diese Weise eine begrenzte Zahl von Wirtsreaktionen aus: die **Akute-Phase-Reaktion** sowie unterschiedliche, durch die Art der beteiligten Zellen definierte, **Entzündungsreaktionen** (serös, hämorrhagisch, eitrig, lymphoplasmazellulär, eosinophil, granulomatös). Artfremde Strukturen („danger signals" oder PAMP – „pathogen associated molecular pattern") stellen u. a. **Zellwandbestandteile** von Bakterien und Pilzen dar. Mikroorganismen-typische Zuckerstrukturen (z. B. Lipopolysaccharide, Peptidoglykane, Lipoteichonsäuren, Mannan) binden an die entsprechenden **Rezeptoren auf Phagozyten** und triggern eine proinflammatorische Reaktion. Im Rahmen bakterieller Infektionen kommen entsprechend **Fieber, Erhöhung des C-reaktiven Proteins** sowie Granulozytose mit einer Linksverschiebung zur Beobachtung. Viren induzieren eine eher seröse bzw. lymphoplasmazelluläre Entzündung, Parasiten eine Th2-Zell-vermittelte eosinophile Reaktion. Intrazellulär vitale Bakterien und Pilze rufen eine Th1-vermittelte, monozytär-dominierte granulomatöse Entzündung hervor.

Die **Allgemeinsymptome der Infektion** beruhen auf der Freisetzung von Mediatoren (IL-1, -6, -8, -12, TNF-α, IFN-γ) aus Phagozyten, natürlichen Killerzellen und Lymphozyten. Nahezu pathognomonische **Blutbildveränderungen** treten, bedingt durch besondere Erregereigenschaften, bei Keuchhusten, infektiöser Mononukleose und Aids auf. Systemische Infektionen, die mit einer ausgeprägten Immunantwort einhergehen, sind häufig durch einen zweigipfeligen Temperaturverlauf (Generalisation und Organmanifestation) sowie eine begleitende Lymphknoten- und Milzschwellung charakterisiert.

Über die allgemeinen proinflammatorischen Produkte der Erreger hinaus zeichnen sich die pathogenen Mikroorganismen durch den Besitz spezifischer **Antigene** sowie spezieller **Virulenzfaktoren** aus. Letztere lassen sich nach ihrer Funktion in **Adhäsine, Invasine, Aggressine** und **Evasionsfaktoren** einteilen. Adhäsine vermitteln die Kolonisation der Schleimhäute, während Invasine die Aufnahme in Zellen und die Überwindung der Schleimhautbarriere induzieren. Beide Faktoren sind auch am Organtropismus von Mikroorganismen beteiligt. Nach Eindringen des Erregers in das Wirtsgewebe ist ein Überleben nur dann möglich, wenn sich der Erreger den Abwehrmechanismen des Wirtes entziehen kann. Hierzu dienen Evasionsfaktoren, die z. B. Resistenz gegen Komplementfaktoren, Phagozytose oder intrazelluläre Abtötung vermitteln. Als Aggressine werden mikrobielle Faktoren bezeichnet, die zu direkter Schädigung von Zellen oder Geweben führen (z. B. Toxine). Eine besondere Form der mikrobiell-induzierten Pathogenese stellt die Fähigkeit bestimmter Bakterien (z. B. Helicobacter pylori) und Viren (z. B. EBV, HBV, HPV) zur Induktion **maligner Entartung** dar.

Spezifische immunologische Reaktionen sind häufig gegen Virulenzfaktoren gerichtet, sodass diese auch als Antigene wirken können. Eine Vielzahl von serologischen Tests und Impfstoffen basiert auf diesem Mechanismus (z. B. toxinneutralisierende Antikörper, kapselbindende [opsonisierende] Antikörper und adhäsionsspezifische Antikörper).

2.1.5 Diagnostik

Am Anfang jeder Infektionsdiagnostik stehen zwei Fragen:
- Liegt der Erkrankung eine Infektion zugrunde?
- Um welche Gruppe von Erregern (Bakterien, Viren, Pilze, Parasiten) handelt es sich?

Eine Diagnose bis zur Speziesebene einschließlich Resistenzbestimmung setzt gegenwärtig noch den Erregernachweis durch Anzucht voraus. Bei genauerer Kenntnis der verschiedenen Erregergenome und der Resistenzmechanismen kann künftig eine Aussage über die Erregerspezies und die Resistenz gegen Antiinfektiva auf der Basis genetischer Analysen z. B. mittels PCR in breiterem Umfang möglich werden.

Erregernachweis

Für den Erregernachweis ist die Kenntnis des **geeigneten Untersuchungsmaterials** unabdingbar. Grundsätzlich gilt: Bei akuten eitrigen Infektionen ist die Asservierung von **Eiter** in Form eines Abstriches oder eines Abszess-/Empyempunktates angezeigt. Die **Diagnostik chronischer Infektionen**, insbesondere aber von Infektionen durch intrazellulär vitale Mikroorganismen, erfordert in der Regel eine **Gewebeprobe** bzw. einen **zellreichen Schleimhautabstrich** (z. B. zum Nachweis einer Chlamydieninfektion). Bei Verdacht auf eine Intoxikation kann die Untersuchung von Nahrungsmitteln wegweisend sein. Die **Probengewinnung** sollte immer gezielt und unter Vermeidung gleichzeitiger Erfassung von Standortflora erfolgen, da Letztere die Isolierung des Erregers erschwert bis unmöglich macht, in jedem Falle aber erheblich verzögert. Eine Entnahme vom Rand des Prozesses ist anzuraten, da häufig im Zentrum ablaufende nekrotisierende Prozesse den Erregernachweis erschweren („steriler" Eiter). Besondere Beachtung bei Probengewinnung und -transport erfordern die physiologischen Ansprüche des Erregers an das umgebende Milieu (Atmosphäre, Feuchtigkeit, Nährstoffe), da Unkenntnis oder Missachtung die Anzucht bzw. den Nachweis von z. B. Anaerobiern, mikroaerophilen Bakterien oder vegetativen Formen von Amöben, Trichomonaden und Lamblien unmöglich machen kann. Je nach Pathogenese und Stadium der Infektion kann das für den Erregernachweis am besten geeignete Untersuchungsmaterial verschieden sein. So kann für den Erregernachweis bei viraler Enzephalitis durch Enteroviren Stuhl oder Rachenspülwasser bzw. Nasopharyngealsekret das geeignete Untersuchungsmaterial sein.

Auch die Gewinnung von typischerweise mit Standortflora kontaminiertem Material kann optimiert werden. Die Qualität von Respirationstraktsekreten nimmt vom Sputum über Nasopharyngeal- und Trachealsekret bis zu bronchoskopisch gewonnenem Material zu. Sputum ist insbesondere für die Diagnostik der chronischen Bronchitis geeignet, sollte aber grundsätzlich nur nach Mundspülung mit klarem Wasser gewonnen werden. Für die Diagnostik bei Pneumonie sind dagegen Blutkulturen bzw. eine bronchoalveoläre Lavage sowie serologische Verfahren bzw. Antigennachweise im Urin weitaus besser geeignet.

Um einen optimalen Ablauf der Diagnostik zu gewährleisten, muss mikrobiologisches **Untersuchungsmaterial eindeutig gekennzeichnet** sein (Name, U-Material, Entnahmedatum auf dem Probengefäß), einem schriftlichen **Untersuchungsauftrag** eindeutig zugeordnet werden können und dem für die Untersuchung zuständigen Labor innerhalb von 24 h zugeleitet werden. Jede Verzögerung des Transports und der Verarbeitung birgt die Gefahr des Absterbens des Erregers, die Gefahr des Überwachsens von Standortflora und die einer artifiziellen Verschiebung von Mengenverhältnissen der vorhandenen Mikroorganismen durch unterschiedliches Verhalten in vitro. Um diese Effekte auf ein Minimum zu reduzieren, sind Abstriche im Transportmedium, Sekrete und Abszesspunktate in ausreichender Menge in sterilen verschraubbaren Gefäßen gekühlt zu lagern und zu transportieren.

Der Erregernachweis kann misslingen (**falsch-negativer Befund**), weil

- ungeeignetes Untersuchungsmaterial (falscher Entnahmeort, falscher Entnahmezeitpunkt, zu geringe Menge, falsche Abnahmetechnik) asserviert wurde,
- die Probenentnahme unter antibiotischer Therapie erfolgte,
- das Material zu lange unterwegs war (Überwachsen von Kontaminationsflora, Absterben des Erregers),
- ein ungeeignetes Nachweisverfahren eingesetzt wurde (Spezialverfahren erforderlich, Labor nicht informiert; Anzuchtbedingungen mangelhaft oder nicht vorhanden) oder
- weil die Sensitivität der zur Verfügung stehenden Nachweisverfahren zu gering ist.

Ein negatives Untersuchungsergebnis schließt daher das Vorliegen einer Infektion nie aus. **Falsch-positive Befunde** kommen dagegen bei Nachweisverfahren auf der Basis der Erregeranzucht selten vor (häufiger bei serologischen und molekularbiologischen Verfahren). In der Regel werden Sensitivität und Spezifität durch wiederholte Untersuchungen zu verschiedenen Zeitpunkten erhöht. Mehr als drei Proben sind allerdings selten in der Lage, die Nachweisrate wesentlich zu erhöhen.

Virale Infektionen werden überwiegend serologisch bzw. molekularbiologisch (z. B. mittels PCR) diagnostiziert. Anzucht und Antigen- bzw. Genomnachweis aus Blut, Liquor, Urin, Stuhl sind möglich, erfordern jedoch spezielle Abnahmetechniken (Rücksprache mit dem Labor).

Parasiten können in Abhängigkeit von der Phase der parasitären Infektionen in Blut, Gewebe, Darmlumen (Stuhl) oder Urin nachgewiesen werden. Beim Nachweis von Blutparasiten ist deren Lebenszyklus in Hinblick auf den geeignetsten Zeitpunkt der Probenahme zu berücksichtigen. Der Zeitraum zwischen der Infektion und dem für die Diagnostik bedeutsamen nachweisbaren Ausscheiden von Parasiten bzw. deren Eiern (Präpatenzzeit) ist je nach Erreger unterschiedlich.

Hinsichtlich **Pilzinfektionen** gilt, dass Dermatomykosen durch den Erregernachweis in Nagel- und Hautschuppen (Abstriche sind ungeeignet), Verletzungs- und Systemmykosen durch Entnahme und Untersuchung von Gewebeproben diagnostiziert werden. Einige Systemmykosen lassen sich auch serologisch nachweisen. Besonders verdächtig auf eine Pilzinfektion sind schuppende, destruierende oder granulomatöse Entzündungsprozesse sowie Symptome im Bereich präformierter Höhlen (Sinus, Kavernen).

Wann immer Unklarheit über das am besten geeignete Untersuchungsmaterial bzw. die sinnvollste Form der Diagnostik herrscht, sollte *vor* Probenahme **Kontakt mit dem betreuenden mikrobiologischen Labor** aufgenommen werden. Zuverlässige und aktuelle **Informationen über mikrobiologisch-infektiologische Diagnostik** finden sich beispielsweise auch auf der Homepage der Deutschen Gesellschaft für Hygiene und Mikrobiologie (www.dghm.org).

Nachweis einer spezifischen Wirtsreaktion

Die spezifischen Träger der Immunität sind **Antikörper** und **T-Lymphozyten**. Grundsätzlich kommen folglich Serum und Vollblut für den Nachweis einer spezifischen humoralen oder zellulären Wirtsreaktion in Frage. Aus Gründen der Praktikabilität hat sich nur der **Antikörpernachweis** breit durchgesetzt. Auf Grund der Physiologie der Immunantwort sowie der verschiedenen Eigenschaften der Antikörperisotypen spricht der Nachweis von IgM- (und IgA-)Antikörpern in der Regel für eine akute/floride Infektion, während der alleinige IgG-Nachweis eine Differenzierung zwischen akuter, chronisch persistierender oder latenter Infektion nicht gestattet. Auch IgM-Antikörper können unter bestimmten Umständen, insbesondere bei T-Zell-unabhängigen (Kohlenhydrat- oder Lipid-)Antigenen, lange persistieren. Eine Eingrenzung des Infektionszeitpunktes kann dann durch Bestimmung der **Avidität** der Antikörper versucht werden. Dies hat z. B. Eingang in die Toxoplasmosediagnostik bei Schwangeren gefunden. Kann ein IgM-Nachweis nicht geführt werden, so können **signifikante Titerveränderungen** ($\geq$ Faktor 4) für eine floride Erstinfektion, eine reaktivierte persistierende Infektion oder eine anamnestische Reaktion im Rahmen einer Zweitinfektion bzw. einem Zweitkontakt nach Impfung sprechen. Die Zeit zwischen Infektion und dem Einsetzen der Antikörperbildung variiert von Infektion zu Infektion, in einigen Fällen beträgt sie mehrere Monate. Ein Antikörperanstieg kann so gegebenenfalls auch erst nach Abklingen der Symptome beobachtet werden. IgM-Antikörper sind besonders empfindlich gegen unsachgemäße Lagerung, woraus falsch-negative Befunde resultieren können. Serum ist für Transport und Lagerung (unter 10 °C) besser geeignet als Vollblut.

Literatur

Braveny I, Maschmeyer G (2002) Infektionskrankheiten. Diagnostik, Klinik, Therapie. medco, München
Brodt HR, Helm EB, Kamps BS (2001) AIDS 2001. Diagnostik und Therapie. Steinhäuser, Wuppertal
Cook GC (ed) (1997) Manson's tropical diseases. WB Saunders, London
Deutsche Gesellschaft für Pädiatrische Infektiologie (DGPI) (2003) Handbuch Infektionen bei Kindern und Jugendlichen. Futuramed, München
Enders G (1991) Infektionen und Impfungen in der Schwangerschaft. Urban & Schwarzenberg, München
Mandell GL, Bennett JE, Dolin R (eds) (2004) Principles and practice of infectious diseases. Churchill Livingstone, London
Mauch H, Lütticken R, Gatermann S (Hrsg) (lose Heftausgabe) MIQ-Qualitätsstandards in der mikrobiologisch-infektiologischen Diagnostik. Gustav Fischer, München

2.2 Prinzipien der antiinfektiven Therapie
Henning Breithaupt

2.2.1 Einleitung

Der Nachweis mikrobieller Erreger als Ursache vieler Infektionen im 19. Jahrhundert war die Voraussetzung für die Entwicklung der antiinfektiven Therapie. Das goldene Zeitalter der modernen antimikrobiellen Chemotherapie begann jedoch erst in den 50er Jahren nach der Entdeckung der Sulfonamide 1935 und des Penicillins 1940. Heute steht eine Vielzahl von Mitteln gegen Infektionen (Viren, Bakterien, Pilze) und parasitär bedingte Krankheiten (Protozoen, Würmer) zur Verfügung.

Vor allem das Spektrum der antibakteriellen Substanzen hat sich in den vergangenen 50 Jahren exponentiell erweitert. Die Begriffe Chemotherapeutika (chemische Substanzen, die Infektionserreger zerstören) und Antibiotika (Substanzen, gebildet von Mikroorganismen zur Abwehr gegen andere Mikroorganismen) werden heute nicht mehr so streng voneinander abgegrenzt. Meist wird jetzt der Begriff Antibiotikum für alle antibakteriell eingesetzten Stoffe verwendet. Zu den Chemotherapeutika hingegen werden die natürlichen oder synthetischen Substanzen, die das Wachstum von Tumorzellen hemmen sollen, gezählt. Im Folgenden sollen vor allem die Gesichtspunkte der antibakteriellen Chemotherapie besprochen werden, wobei aber die meisten dieser Prinzipien auch auf die Behandlung mit Virustatika, Antimykotika, Antiprotozoika und Anthelminthika übertragbar sind.

2.2.2 Auswahl

Für die Behandlung mit Antibiotika stehen zahlreiche antibakteriell wirksame Mittel zur Verfügung (Tabellen 2.2-1 und 2.2-2). Die Auswahl des Antibiotikums richtet sich nach verschiedenen Gesichtspunkten:

— Nachgewiesener Erreger: gezielte Therapie
— Wahrscheinlicher Erreger: empirische Therapie
— Unbekannter Erreger: ungezielte („kalkulierte") Initialtherapie
— Schwere der Infektion: Stufentherapie
— Grundkrankheiten des Patienten (z. B. Alter, Nierenfunktion, Allergien, Immunsuppression)

Tabelle 2.2-1. Betalaktam-Antibiotika und ihre wichtigsten Indikationen

Antibiotikum	Applikationsart	Indikation
Penicilline		
Penicillin G	i.v.	Endocarditis lenta, Lobärpneumonie, Meningitis (+ Ceftriaxon), Erysipel
Penicillin V	oral	Angina tonsillaris, Scharlach, rheumatisches Fieber
Depotpenicilline	i.m.	Metaphylaxe des rheumatischen Fiebers
Staphylokokkenpenicilline		
– Flucloxacillin	i.v., oral	Staph.-aureus-Infektionen (z. B. Endokarditis)
Aminopenicilline		
– Amoxicillin	oral	HNO-Infektionen, eitrige Bronchitis, untere Harnwegsinfektionen
– Ampicillin	i.v.	Enterokokkeninfektionen (z. B. Endokarditis), Hämophilusinfektionen (z. B. Pneumonie), Listeriose
Aminopenicilline + Betalaktamasenhemmer		
– Ampicillin/Sulbactam	i.v.	Aerob-anaer. Mischinfektionen (z. B. Aspirationspneumonie, diabetische Gangrän, exazerbierte chronische Bronchitis, Pelveoperitonitis), Prophylaxe bei Kolon- und gyn. Operation
– Sultamicillin	oral	
– Amoxicillin/Clavulansäure	i.v., oral	
Reservepenicilline		
– Mezlocillin	i.v.	Gramnegative Infektionen
– Piperacillin	i.v.	
+ Betalaktamasenhemmer	i.v.	Schwere gramnegative Infektionen, schwere aerob-anaerobe Mischinfektionen

Tabelle 2.2-1. *Fortsetzung*

Antibiotikum	Applikationsart	Indikation
Cephalosporine Standardcephalosporin		
– Cefazolin	i.v.	Leichte bis mittelschwere Infektionen, perioperative Prophylaxe
Cephalosporine II. Generation		
– Cefuroxim	i.v.	Mittelschwere, eher gramnegative Infektionen
– Cefotiam	i.v.	
– Cefoxitin	i.v.	
Reservecephalosporine		
– Cefotaxim	i.v.	Schwere gramnegative Infektionen
– Ceftriaxon	i.v	
– Cefepim	i.v.	Pseudomonas-aeruginosa-Infektionen
– Ceftazidim	i.v.	
Oralcephalosporine		
– z.B. Cefalexin	oral	Grampositive Infektionen
– z.B. Cefpodoxim-Proxitite	oral	Orale Sequenztherapie bei eher gramnegativen Infektionen
– z.B. Ceftibuten	oral	Gramnegative Infektionen bei Immunsupprimierten
Monobactame Aztreonam	i.v.	Schwere gramnegative Infektionen (bei Betalaktamallergie)
Carbapeneme Imipenem + Cilastatin	i.v.	Schwere (nosokomiale) Infektionen, auch aerob-anaerobe Infektionen, refraktäre Meningitis (Meropenem)
Meropenem	i.v.	
Erbapenem	i.v	

Tabelle 2.2-2. Übrige Antibiotika mit wichtigen Indikationen

Antibiotikum	Applikationsart	Indikation
Aminoglykoside		
Gentamicin	i.v.	Schwere gramnegative Infektionen (+Reservebetalaktam)
Netilmicin	i.v.	
Tobramycin	i.v.	Pseudomonas-aeruginosa-Infektionen (+ Pseudomonas-wirksames Reservecephalosporin)
Amikacin	i.v.	Schwere Infektionen mit Aminoglykosid-resistenten, gramnegativen Erregern (+ Reservebetalaktam)
Lincosamide		
Clindamycin	i.v., oral	Infektionen mit Anaerobiern und/oder Staph. aureus, Osteomyelitis, Aktinomykose, Gasbrand, zerebrale Toxoplasmose
Glykopeptide		
Vancomycin	i.v.	Suppression von Katheterinfektionen (Shaldon, Hickman), antibiotikaassoziierte Kolitis (oral!), Infektionen mit Methicillin-resistentem Staph. aureus, Infektionen mit Ampicillin-resistenten Enterokokken
Teicoplanin	i.v.	
Linezolid	i.v., oral	Reservemittel bei Infektionen mit resistenten grampositiven Erregern (z.B. Penicillin-resistente Pneumokokken, Koagulase-negative Staphylokokken, Methicillin-resistenter Staphylococcus aureus, Glykopeptid-resistente Enterokokken)
Fosfomycin	i.v.	Schwere „Nischeninfektionen" mit empfindlichen Erregern (z. B. Osteomyelitis, Endokarditis, Hirnabszess)
Makrolide		
Erythromycin	i.v., oral	Ambulant erworbene Pneumonien, Bronchitis, HNO-Infektionen, Helicobacter-gastritis (Clarithromycin), Chlamydien-Urethritis (Azithromycin)
Clarithromycin	oral	
Roxithromycin	oral	
Azithromycin	oral	
Co-trimoxazol	i.v., oral	Harnwegsinfektionen, Prostatitis, Pneumozystis-Pneumonie (3fache Dosis)
Tetrazykline		
z. B. Doxycyclin	i.v.,oral	Atypische Pneumonie (durch Mykoplasmen, Chlamydien, Coxiellen), Chlamydieninfektionen(z. B. Urethritis, Adnexitis), Borreliose (z. B. Erythema migrans), Akne, Rosazea

Tabelle 2.2-2. *Fortsetzung*

Antibiotikum	Applikationsart	Indikation
Gyrasehemmer		
z. B. Ofloxacin	i.v., oral	Nosokomiale Harnwegsinfektionen, Prostatitis, Epididymitis, Adnexitis,
Levofloxacin	i.v., oral	Legionelleninfektionen, Q-Fieber, Brucellose, Yersiniose, Salmonellose,
Ciprofloxacin	i.v., oral	Osteomyelitis, Pseudomonas-aeruginosa-Infektionen (Ciprofloxacin)
Moxifloxacin	i.v., oral	Eitrig exazerbierte chronische Bronchitis, aerob-anaerobe Mischinfektionen
Metronidazol	i.v., oral	Schwere Anaerobierinfektionen (z. B. Peritonitis), Helicobactergastritis, antibiotikaassoziierte Kolitis, (i.v., oral), Amöbiasis, Trichomoniasis, Giardiasis, Prophylaxe bei Kolon- und gyn. Operation

Tabelle 2.2-3. Stufentherapie nichtnosokomialer Pneumonien

Erreger	Pneumokokken	Haem. infl.	Staph. aureus	Mykoplasmen Chlamydien Legionellen	gramnegative Keime	Anaerobier
Häufigkeit	50%	10%	10%	15%	COPD	Aspiration
Ampicillin	++	++	–	–	+	–
Erythromycin	++	++	+	++	–	–
Cefuroxim	++	++	++	–	++	–
Aminopenicillin/ Betalaktamasenhemmer	++	++	++	–	++	++
Reservecephalosporin	++	++	+	–	++	–
Reservepenicillin/ Betalaktamasenhemmer	++	++	++	–	++	++
Gyrasehemmer	–	++	+	++	++	–
+Clindamycin	++	–	++	–	–	++
Moxifloxacin	+	++	+	++	++	++
Carbapeneme	++	++	++	–	++	++

Tabelle 2.2-4. Initiale Antibiotikaauswahl bei schweren Infektionen

Reservebetalaktam		*Gentamicin*		*Clindamycin*
3-mal 2 g Cefotaxim	+	1-mal 3–5 mg/kg	+	3-mal 600–900 mg
1-mal 2 g Ceftriaxon	+	1-mal 3–5 mg/kg	+	3-mal 600–900 mg
3-mal 4 g Piperacillin/ 3-mal 1 g Sulbactam	+	1-mal 3–5 mg/kg		
Gyrasehemmer	±	*Gentamicin*		*Clindamycin*
1- bis 2-mal 500 mg Levofloxacin	±	1-mal 3–5 mg/kg	+	3-mal 600–900 mg
3-mal 400 mg Ciprofloxacin	±	1-mal 3–5 mg/kg	+	3-mal 600–900 mg
Carbapenem	±	*Gentamicin*		
3-mal 1 g Meropenem	±	1-mal 3–5 mg/kg		

- Antibiotikaanamnese
- Lokale Resistenzsituation bei nosokomialen Infektionen
- Verträglichkeit der Antibiotika
- Ökonomische Aspekte (z. B. Behandlungsdauer, orale Sequenztherapie, Medikamentenkosten)

2.2.3 Stufentherapie

Die Stufentherapie ist eine kalkulierte und sichere Antibiotikatherapie mit Vermeidung von Unter- oder Übertherapie und mit der Möglichkeit der Eskalation oder Deeskalation.

Je nach Schwere der Infektion und der Grundkrankheiten sollte ein Antibiotikum (oder eine Kombination) ausgesucht werden, das ausreichend sicher wirkt, aber nicht überschießend behandelt. Leichtere Infektionen sollten deshalb nicht mit Reserveantibiotika behandelt werden (auch nicht in niedrigen Dosen), während schwere lebensbedrohliche Infektionen (z. B. Sepsis) eine maximale Therapie erfordern.

Für die Behandlung von nichtnosokomialen Pneumonien kommt z. B. je nach der Erregerwahrscheinlichkeit und der Schwere der Infektion eine der in Tabelle 2.2-3 beschriebenen Stufen in Betracht.

Bei Sepsis und anderen lebensbedrohlichen Infektionen können als maximale Antibiotikatherapie anstelle von Carbapenemen auch bestimmte Antibiotikakombinationen mit gleicher Aussicht auf Erfolg gegeben werden (Tabelle 2.2-4). Das Vermeiden eines „starren Sepsisschemas" hilft, fatale Resistenzentwicklungen zu verhüten.

Beachte: Der Wechsel zu Carbapenemen ist keine Eskalation, sondern allenfalls ein Wechsel von Schwerpunkten!

2.2.4 Deeskalationstherapie

Eine Deeskalation der Antibiotikatherapie kommt vor allem dann in Betracht, wenn bei bekanntem Erreger die Therapie gezielt fortgesetzt werden kann. Es kann aber auch bei Besserung des klinischen Bildes (bei weiterhin unbekanntem Erreger) auf weniger breit wirkende Mittel deeskaliert werden. Bei der initialen Kombinationstherapie der Sepsis kann auch stufenweise deeskaliert werden, z. B. durch Absetzen der Aminoglykoside nach 3 Tagen. Bei Deeskalation auf oral anwendbare Antibiotika (orale Sequenztherapie) sollte kritisch geprüft werden, ob nicht ganz abgesetzt werden kann.

2.2.5 Sequenztherapie

Die parenteral begonnene Antibiotikatherapie kann auf eine orale Folgebehandlung (Sequenztherapie) umgestellt werden, wenn folgende Kriterien erfüllt sind:
- Besserung des Allgemeinbefindens,
- Besserung der klinischen Symptome (z. B. Fieber, Husten, Auswurf),
- Besserung der Laborparameter (z. B. CRP, Leukozytose).

Tabelle 2.2-5. Vorschläge zur oralen Sequenztherapie

Parenterale Therapie	Orale Sequenztherapie
3-mal 1 g Erythromycin	2-mal 250 mg Clarithromycin 2-mal 250 mg Azithromycin[a]
3-mal 3 g Ampicillin/Sulbactam	2-mal 750 mg Sultamicillin
3-mal 2,2 g Amoxicillin/Clavulansäure	3-mal 500 mg Amoxicillin/Clavulansäure
3-mal 1,5 g Cefuroxim	2-mal 200 mg Cefpodoxim-Proxetil 1-mal 250 mg Levofloxacin
1-mal 2 g Ceftriaxon	2-mal 500 mg Ciprofloxacin
3-mal 4/1 g Piperacillin/Sulbactam	2-mal 750 mg Sultamicillin
3-mal 1 g Imipenem/Cilastatin	1-mal 400 mg Moxifloxacin

[a] Bei 3 Tagen Einnahme Wirkdauer von 7 Tagen.

Die orale Sequenztherapie muss nicht mit dem zuvor parenteral gegebenen Antibiotikum identisch sein; auch ein Wechsel zwischen den Gruppen ist möglich (Tabelle 2.2-5). Die orale Folgetherapie muss auf Grund der infektiologischen Situation des Patienten tatsächlich erforderlich sein, d. h., sie sollte nicht zur Befriedigung des Sicherheitsbedürfnisses des Therapeuten gegeben werden. Die Dauer der oralen Sequenztherapie darf sich nicht gedankenlos über den gesamten Zeitraum des stationären Aufenthaltes erstrecken, sondern muss jeden Tag neu überdacht werden.

2.2.6 Therapiedauer

Die Antibiotika können in der Regel abgesetzt werden, wenn Fieber, Leukozytose und CRP sowie klinische Organsymptome deutlich rückläufig sind. Jede Organinfektion hat dabei ihre eigene typische Therapiedauer (Tabelle 2.2-6).

Die Langzeitgabe von Antibiotika hat zahlreiche Nachteile:
- Erregerwechsel (d. h. Superinfektion mit resistenten Erregern),
- toxische Reaktionen (z. B. Neutropenie bei Betalaktam-Antibiotika, Oto- und Nephrotoxizität bei Aminoglykosiden),
- allergische Reaktionen (z. B. Arzneimittelfieber, Exanthem, Hepatitis),
- immunsuppressive Wirkung fast aller Antibiotika.

2.2.7 Therapieversagen

Bei Versagen der Antibiotikatherapie kommt eine Infektion mit resistenten Erregern in Betracht, z. B. Pseudomonas aeruginosa, Methicillin-resistente Staph. aureus, Enterobacter cloacae, Serratia, Stenotrophomonas maltophilia, Enterococcus faecium, Glykopeptid-resistente Enterokokken. Sekundäre Pilzinfektionen können auftreten. Darüber hinaus ist zu erwägen, ob eine Endotoxineinschwemmung im Rahmen einer Antibiotika-assoziierten Kolitis erfolgt. Schließlich könnte eine Persistenz des

Tabelle 2.2-6. Therapiedauer bei verschiedenen Infektionen

Klinische Beispiele	Dauer der Therapie
Sepsis	Bis zur Besserung von Fieber, CRP, Lk und Hämodynamik
Neutropenisches Fieber	Bis T <38° und CRP <30 mg/l
Nichtnosokomiale Pneumonie	Bis T <38°, Lk <10000/µl und CRP <30 mg/l. Meist 5 Tage. Cave: Keine Therapie steriler Infiltrate!
Pneumonie bei COPD	Bis T <38°, Lk <10000/µl, CRP <30 mg/l. Meist 10 Tage
Nosokomiale Pneumonie	Bis T <38°, Lk <10000/µl, CRP <30 mg/l. 10 (–20) Tage je nach Schwere der Grundkrankheit
Eitrige Bronchitis	Bis zum Verschwinden der Sputumpurulenz und bis 3–4 Tage Fieberfreiheit
Cholezystitis	bis T <38°, Lk <10000/µl und CRP <30 mg/l. Meist 5–10 Tage
Untere Harnwegsinfektion	2–3 Tage, unabhängig von Klinik und Labor (Frauen)
Obere Harnwegsinfektion	10–14 Tage, unabhängig von Klinik und Labor
Linksherzendokarditis	4–6 Wochen, unabhängig von Klinik und Labor
Eitrige Arthritis	2–4 Wochen, unabhängig von Klinik und Labor
Akute (hämatogene) Osteomyelitis	6–8 Wochen, unabhängig von Klinik und Labor

systemischen inflammatorischen Response-Syndroms (SIRS) vorliegen, ohne dass noch eine aktuelle Infektion besteht. Auch an eine allergische Arzneimittelreaktion (Drug-Fieber) ist differentialdiagnostisch zu denken.

Literatur

Barlow GD, Nathwani D (2000) Sequential antibiotic therapy. Curr Opin Infect Dis 13: 599–607
Bodey GP (1995) Emerging antimicrobial-resistant pathogens in the immuncompromised host. Curr Opin Infect Dis 8: 411–414
Bodmann KF (1996) Antimikrobielle Therapie. In: Schuster HP (Hrsg) Intensivtherapie bei Sepsis. Springer, Berlin Heidelberg New York Tokyo, S 55–70
Breithaupt H (1998) Antibiotikatherapie schwerer nosokomialer Infektionen. Klinikarzt 27: 188–192
Extermann M, Regamey C (1994) Empirical antibiotic treatment of sepsis in non-neutropenic patients: single agent or combination therapy. Infection 22: 1/5–3/7
Gilbert DN, Moellning RC, Sande MA (eds) (2000) The Sanford Guide to Antimicrobial Therapy, 30th edn. Antimicrobial Therapy Inc, Main/VT
Maschmeyer G, Link H, Hiddemann W et al. (1994) Empirische antimikrobielle Therapie bei neutropenischen Patienten. Ergebnisse einer multizentrischen Studie der Arbeitsgruppe Infektionen in der Hämatologie der Paul-Ehrlich-Gesellschaft. Med Klin 89: 114–123
Naber KG, Vogel F, Scholz H et al. (1998) Rationaler Einsatz oraler Antibiotika in der Praxis. Chemother J 7: 16–26
Simon C, Stille W (1999) Antibiotika-Therapie in Klinik und Praxis, 10. Aufl. Schattauer, Stuttgart New York
Vogel F, Naber KG, Wacha H et al. (1999) Parenterale Antibiotika bei Erwachsenen. Chemother J 8: 3–49

2.3 Multiorganinfektionen – komplexe klinisch-infektiologische Krankheiten

Frank Bergmann, Ulrich Bienzle, Henning Breithaupt, Friedrich Grimminger, Jürgen Lohmeyer, D. Schürmann, Werner Seeger, Norbert Suttorp und Hans-Dieter Walmrath

2.3.1 Sepsis und septischer Schock

Hans-Dieter Walmrath, Friedrich Grimminger und Werner Seeger

Einleitung

Wir verfügen über ein hochwirksames Arsenal an Antibiotika, wir können auf der Suche nach einem Fokus mit bildgebenden, diagnostischen Verfahren jeden Bereich des menschlichen Körpers darstellen und ggf. punktieren, und doch sind unsere therapeutischen Erfolge bei der Sepsis nach wie vor enttäuschend. Die Letalität der schweren Sepsis und des septischen Schocks liegt unverändert hoch bei 40–70%.

Für die USA errechnete man 751.000 Fälle mit **schwerer Sepsis** pro Jahr, dies entspricht 3 Fällen je 1000 Einwohnern. Die hieraus resultierenden Behandlungskosten belaufen sich auf 16,7 Milliarden Dollar jährlich, und die Inzidenz der schweren Sepsis steigt nach diesen Untersuchungen jedes Jahr um ca. 1,5% an. Die Ursachen hierfür sind vielfältig. Zum einen hat es viele Innovationen invasiver therapeutischer Maßnahmen gegeben, die grundsätzlich Keimeintrittspforten darstellen. Zum anderen hat die Überlebensrate von Patienten mit chronischen Erkrankungen, die eine Prädisposition für ein septisches Geschehen darstellen, zugenommen. Hierzu gehören v. a. Diabetiker, Patienten mit Malignomen und Hämoblastosen sowie Patienten mit einer chronischen Leber-, Nieren- und Lungenerkrankung. Zunehmende Bedeutung innerhalb dieser Gruppe von infektgefährdeten Personen erlangen auch HIV-infizierte Patienten. Des Weiteren haben immunsuppressive Therapieformen bei Patienten mit Neoplasien und mit chronisch-inflammatorischen Erkrankungen sowie nach Transplantationen zunehmend Verbreitung gefunden. Zusammenfassend ist also die Zahl primär oder sekundär immungeschwächter Personen in erheblichem Maß angewachsen.

Definition, Ätiologie und Pathogenese

Die klassische „infektiöse" Definition der Sepsis (basierend auf Schottmüller 1914) geht von einer systemischen Einschwemmung von Mikroben (Bakterien, Pilze, Viren, Protozoen) oder von mikrobiellen Produkten (Endo- und Exotoxine) aus einem oder mehreren Foki aus. Dies zieht eine Aktivierung einer Vielzahl körpereigener Mediatorsysteme (zirkulierend und ortsständig, humoral und zellulär) nach sich, mit der Folge inadäquater Gewebeperfusion und diffuser inflammatorischer Prozesse in großen Bereichen der Mikrozirkulation. Typisch sind Perfusionsfehlverteilung, Mikrothrombosierung und „capillary leakage" mit Flüssigkeitsextravasation in diesen Arealen. Es resultiert trotz aufrechterhaltener Makrozirkulation auf Grund lokaler mikrozirkulatorischer Störungen eine Sauerstoffschuld der abhängigen organtypischen Zellen. Das Endstadium stellt das septische Multiorganversagen dar.

Die klinische Diagnose der Sepsis basiert auf einem typischen Erscheinungsbild, charakterisiert durch die in der untenstehenden Übersicht aufgelisteten Befunde, in Kombination mit einer vermuteten Eintrittspforte. Angestrebt wird der Nachweis der Mikroben oder der mikrobiellen Produkte im Blut. Eine identische klinische Symptomatik kann auch durch nichtbakterielle Ursachen ausgelöst werden. Bedeutsam sind in dieser Hinsicht ausgedehnte Gewebsschädigungen, wie sie z. B. bei Polytrauma, Verbrennung, Pankreatitis oder großen operativen Eingriffen entstehen. Eine hierbei auftretende Aktivierung humoraler und zellulärer Effektoren kann eine zur Sepsis vergleichbare pathogenetische Endstrecke mit inflammatorischen Prozessen und inadäquater Gewebeperfusion in zahlreichen Mikrozirkulationsgebieten triggern. An dieser Stelle setzt die Definition des **SIRS** („**systemic inflammatory response syndrome**") ein (s. Übersicht). Sie übernimmt klinisch die Kriterien der Sepsis, verlangt jedoch nicht eine infektiöse Verursachung, sondern lässt alternativ verschiedene Formen ausgedehnter Gewebeschädigung oder eine immunologische Triggerung als

Auslöser zu. SIRS ist somit der Oberbegriff für die infektiös (Sepsis) und die nichtinfektiös ausgelöste systemische Entzündungsreaktion.

Definition von Sepsis und SIRS („systemic inflammatory response syndrome")
Erforderlich sind zwei oder mehrere der folgenden klinischen Symptome einer systemischen inflammatorischen Reaktion:
- Körpertemperatur >38 °C oder <36 °C[a]
- Herzfrequenz >90 Schläge pro Minute[a]
- Tachypnoe mit einer Atemfrequenz über 20 Züge pro Minute oder Hyperventilation mit $PaCO_2$-Werten <32 mmHg[a]
- Veränderungen der Leukozytenzahl mit Werten >12,0 Zellen × 10^9/l oder <4,0 Zellen × 10^9/l oder >10% Stabkernige[a]

Vorliegen (oder starker Verdacht) eines bekannten Auslösers einer diffusen „endothelialen Entzündung" wie etwa einer Infektion (verursacht durch gramnegative oder grampositive Bakterien, Pilze, Parasiten, Viren)[a]
- Nichtinfektiöse Ursachen[b]:
  – Pankreatitis
  – Schock und Ischämie
  – Polytrauma und Gewebeschädigung
  – Großflächige Verbrennungen
  – Myokard-/Lungeninfarkt
  – Thrombose
  – Transplantatabstoßung
  – Immunologisch vermittelte Organschädigung
  – Akute Nebennierensuffizienz
  – Thyreotoxische Krise
  – Blutprodukte
  – Zytokintherapie
  – Anästhetika-/Neuroleptika-bezogene maligne Syndrome
  – Hypernephrom, Lymphom
  – Tumorlyse
  – Subarachnoidalblutung

[a] Dieses Charakteristikum wird üblicherweise einer klinischen Diagnose der **Sepsis** zugrunde gelegt
[b] Diese Charakteristika werden üblicherweise einer klinischen Diagnose des **SIRS** zugrunde gelegt

---

Klinik und Diagnostik

Die klinischen Kriterien von Sepsis und SIRS sind in der obenstehenden Übersicht aufgeführt. Hinzu kommen hämodynamische Veränderungen, die nach Siegel in 4 Stadien eingeteilt werden (Tabelle 2.3-1). Typisch sind zudem Anzeichen von beginnendem Organversagen. Betroffen sind insbesondere die Niere (akutes Nierenversagen), die Lunge (akutes respiratorisches Distress-Syndrom; ARDS), der Gastrointestinaltrakt (Ileus, Schleimhautulzera, Leberversagen), das Herz (septische Kardiomyopathie) und das ZNS (Bewusstseinseintrübung). Eine Aktivierung des Gerinnungssystems ist zumeist nachweisbar (DIC/Verbrauchskoagulopathie). Metabolische Veränderungen umfassen einen gesteigerten Energieumsatz (erhöhte Katecholamin- und Kortikoidspiegel), Hyperglykämie in der frühen und Hypoglykämie in der späten Phase der Sepsis, z. T. gesteigerte Lipolyse und einen oft exzessiven Eiweißkatabolismus. Es existieren mehrere Score-Systeme, die den Schweregrad der Sepsis anhand physiologisch-biochemischer Messdaten, Organfunktionsstörungen und/oder therapeutischer Interventionen erfassen (z. B. „sepsis score" nach Elebute-Stones, Apache II, Apache III, SAPS, TISS). Diese werden in Zukunft zur Bestimmung der individuellen Prognose, zur Beurteilung der Effizienz von Therapiemaßnahmen und zur Erfassung von Behandlungskosten zunehmend Bedeutung erlangen.

Erreger- und Fokussuche Angesichts der Schwere der Erkrankung ist die Kenntnis der Erreger einschließlich ihrer Eintrittspforten (Fokussuche!) entscheidend. Der **Bakteriennachweis im Blut** sollte vor einer Therapie mit Antibiotika durch wiederholte venöse Blutentnahmen im Fieberanstieg unter aeroben und anaeroben Bedingungen versucht werden. Bei bereits vorbestehender antibiotischer Therapie können Blutkulturmedien mit Austauscherharzen zur Adsorption der Antibiotika eingesetzt werden; eine Blutabnahme im therapeutischen Talspiegel sollte bevorzugt werden. Im Einzelfall ist ggf. eine Unterbrechung der antibiotischen Therapie vor Abnahme der Blutkulturen abzuwägen. Daneben sollte routinemäßig vor Beginn der antibiotischen Therapie über eine Asservierung von **Urin** (steril gewonnen) und **Sputum** (und ggf. **Stuhl**) ein Keimnachweis versucht werden. Verbunden mit dem Erregernachweis ist die Suche nach der **Eintrittspforte** und einem möglichen **organspezifischen Fokus**. Neben einer ausgiebiger Inspektion und Untersuchung des Patienten sollten hierzu umfassend bildgebende Verfahren eingesetzt werden (Röntgen von Thorax und Skelettsystem, Ultraschall des Abdomens und Urogenitaltraktes, Echokardiographie; Computertomographie thorakal und abdominal). Bei positivem Organbefund sollte wiederum vor antibiotischer Therapie ein Erregernachweis angestrebt werden, durch Gewinnung von Körperflüssigkeiten (Pleuraerguss, Peri-

Tabelle 2.3-1. Stadien der hämodynamischen Veränderung in der Sepsis (nach Siegel)

Parameter	Charakterisierung in vier Stadien			
	I	II	III	IV
Herzfrequenz	↑	↑↑	↑↑	↑
Arterieller Mitteldruck	∅	∅	↓	↓↓
Herzzeitvolumen	↑	↑↑↑	↑↑	∅/↓
Peripherer Gefäßwiderstand	↓	↓↓↓	↓↓↓	∅/↓/↑
PC („wedge pressure")	↓	↓	∅	↑↑
O_2-Aufnahme absolut	↑	↑	↑/↓	↓↓
O_2-Aufnahme relativ	∅	↓	↓↓	↓↓↓
$AVDO_2$ (arteriovenöse O_2-Differenz)	↓	↓↓↓	↓↓↓	↑/↓
Laktat	∅	↑	↑↑	↑↑↑
	← Hyperdynamisch →		← Hypodynamisch →	
		← Schock →		

kardergruss, Aszites, Ergüsse großer Gelenke, Liquor), Punktion von Abszessen oder entzündlich infiltrierter Areale, ergänzt um organspezifische Techniken (z. B. bronchoalveoläre Lavage, Bronchialbürstung). Neben Kulturanlage mit Resistenzbestimmung sollte das gewonnene Material zur ersten Orientierung rasch mikroskopisch untersucht werden (Gram-Färbung). Ergänzt werden sollte der direkte Keimnachweis durch **serologische** Tests, die vor allem für Erreger Bedeutung haben, die sich schlecht oder gar nicht kultivieren lassen (z. B. Legionellen, Chlamydien). Da diese Tests häufig jedoch erst über Titerverläufe aussagekräftig werden, kommen sie für die akuten Therapiemaßnahmen in der Regel zu spät.

Ergänzende Labordiagnostik Stets sollte der **Immunstatus** durch Bestimmung der Immunglobuline überprüft werden, um ein primäres oder sekundäres Antikörpermangelsyndrom nicht zu übersehen. Ebenso sollten Defekte des leukozytären Systems ausgeschlossen werden (Gesamtzahl der Leukozyten und Differentialblutbild; HIV-Test und Bestimmung der T_4-Lymphozyten bei Verdacht auf Aids). Zur Charakterisierung der **inflammatorischen** Reaktion können mehrere Parameter herangezogen werden (Standard: C-reaktives Protein, Leukozytose, Linksverschiebung). Darüber hinausgehende Bestimmungen proinflammatorischer Mediatoren (z. B. Tumor-Nekrose-Faktor, Interleukin-6, Elastase-$_1$-Proteinase-Inhibitorkomplex) haben gegenwärtig ihren Stellenwert nur in klinischen Studien. Gesucht wird noch ein Parameter, der zwischen Sepsis und SIRS nichtinfektiöser Genese unterscheidet. Das Prokalzitonin, als ein solcher Marker, konnte in klinischen Studien bislang nur bedingt bestätigt werden. Zur Routine gehört auch eine **Gerinnungsanalytik**, um eine disseminierte intravasale Gerinnungs-/Verbrauchskoagulopathie zu erkennen. Bestimmungen des Säure-Basen-Haushaltes und des Laktatspiegels sind zur Erfassung einer metabolischen Azidose bei septischem Schock unerlässlich.

Therapie der Sepsis

Gesicherte therapeutische Maßnahmen bei einer Sepsis sind **Fokussanierung, Antibiotikagabe** und **symptomatische Maßnahmen** zur Begrenzung bzw. Überbrückung hämodynamischer Störungen und Organfunktionsausfällen. Ein septischer Fokus muss möglichst unverzüglich inzidiert, drainiert oder chirurgisch entfernt werden (ubi pus, ibi evacua!). Potentiell infizierte Katheter müssen, sofern diese als Quelle der Sepsis vermutet werden, entfernt werden (z. B. Venenkatheter, CAPD-Katheter). Sind vital unerlässliche Fremdkörper (z. B. Schrittmacher, künstliche Herzklappen) infiziert und kommen als Sepsisquelle in Betracht, ist ein kurzzeitiger konservativer Behandlungsversuch mit Antibiotika gerechtfertigt. Bei Versagen dieser Therapie muss das Auswechseln der Fremdkörper erwogen werden. In der Regel darf ein operativer Eingriff nicht auf Grund der Schwere des septischen Bildes verschoben werden, wenn er die einzige Möglichkeit einer Fokussanierung darstellt.

Antibiotika Bei Sepsis sollte eine Antibiotikatherapie möglichst gezielt erfolgen. Dies ist im Idealfall bei bekanntem Erreger und vorliegendem Antibiogramm möglich. In den meisten Fällen ist jedoch zu Beginn der Sepsistherapie der Erreger (noch) nicht bekannt. Bei eindeutigem klinischen Bild muss dennoch sofort mit einer antibakteriellen Chemotherapie begonnen werden, die die vermutete Keimeintrittspforte, die in Frage kommenden Erreger sowie bei nosokomialer Sepsis die lokale Resistenzsituation berücksichtigt (Tabelle 2.3–2). Generell sollten bevorzugt bakterizide, schnellwirkende, parenteral applizierbare Antibiotika in ausreichend hoher Dosierung in Form einer **Kombinationstherapie** angewendet werden. Synergistische Effekte sind insbesondere bei Kombination von Betalaktam-Antibiotika mit Aminoglykosiden gesichert, z. B. bei

- Breitspektrumpenicillin (wie Mezlocillin und Betalaktamase-Inhibitor) und Aminoglykosid (Gentamicin),
- Breitspektrumcephalosporin (Cefotaxim, Ceftriaxon) und Aminoglykosid.

Zu den einzelnen Substanzklassen sind folgende allgemeine Bemerkungen für die Sepsisbehandlung von Bedeutung:

- Breitspektrumpenicilline besitzen keine Betalaktamase-Stabilität und sind entweder gar nicht oder nur begrenzt gegen Klebsiellen und Staphylokokken wirksam. Auch im Hinblick auf Serratia, Proteus und Anaerobierinfektionen bestehen Schwächen. Apalcillin und Piperacillin sind (jeweils in Kombination mit einem Aminoglykosid) 1. Wahl innerhalb der Penicilline bei Infektionen mit Pseudomonas aeruginosa.
- Breitspektrumcephalosporine (3. Generation) sind nicht wirksam gegenüber Enterokokken und Anaerobier und schwach gegenüber Staphylokokken. Ceftazidim (in zweiter Linie Cefoperazon; jeweils in Kombination mit einem Aminoglykosid) ist erste Wahl bei Infektionen mit Pseudomonaden.
- Aminoglykoside besitzen Schwächen bei grampositiven Kokken und Anaerobiern. Innerhalb der Gruppe der Aminoglykoside sollte Amikacin wegen seiner Resistenz gegenüber vielen Aminoglykosid-inaktivierenden Bakterienenzymen in Reserve gehalten werden.

Zur Absicherung der Wirkung im grampositiven Bereich kann die Betalaktam-Aminoglykosid-Kombination durch **Clindamycin** (auch wirksam gegenüber Anaerobiern) oder ein **Glykopeptid** ergänzt werden. Zum Einsatz von **Carbapenemen** und **Chinolonen** in der Sepsis s. unten.

Modifikationen im Hinblick auf die Basistherapie mit Betalaktam-Antibiotika und Aminoglykosiden ergeben sich bei **besonderen Erregerkonstellationen** oder **besonderen Eintrittspforten**. Bei Verdacht auf **Pseudomonas aeruginosa**, beispielsweise nach Antibiotikavorbehandlung, wird man innerhalb der Betalaktam-Antibiotika ein Pseudomonas-wirksames Präparat auswählen (z. B. Ceftazidim oder Piperacillin; plus Aminoglyko-

Tabelle 2.3-2. Vorschläge zur Erstbehandlung bei schwerer Sepsis und septischem Schock sowie fehlendem Erregernachweis[a]

Befund	Erstbehandlung
1. Sepsis bei unbekannter Eintrittspforte	Breitspektrumpenicillin oder -cephaloporin plus Aminoglykosid[b]
2. Verdacht auf Staphylokokkensepsis (z. B. Fremdkörperimplantate, Venenkatheter)	Wie 1. plus Flucloxacillin (bei Verdacht auf Methicillin-resistente Staphylokokken: wie 1. plus Vancomycin)
3. Verdacht auf Anaerobiersepsis (z. B. Abort, Peritonitis, dentogen, Aspirationspneumonie)	Wie 1. plus Clindamycin oder Metronidazol
4. Verdacht auf Pseudomonassepsis (z. B. Knochenmarkinsuffizienz, Verbrennungen, Superinfektionen, vorbekannte chronische Atemwegsbesiedlung)	Wie 1., jedoch innerhalb der genannten Kombination Pseudomonaswirksames Betalaktam-Antibiotikum (z. B. Ceftazidim)
5. Infusionsseptikämie	Wie 1. plus Flucloxacillin
6. Akute Endokarditis mit septischem Bild	Wie 1. plus Flucloxacillin (bei Verdacht auf Methicillin-resistente Staphylokokken plus Vancomycin)
7. Postoperative Sepsis	Wie 1. plus Flucloxacillin (bei infizierten Wunden) oder Clindamycin (bei Wundinfektionen im Intestinalbereich)
8. Cholangitische Sepsis	Wie 1., jedoch gallengängiges Betataktam-Antibiotikum bevorzugen (z. B. Mezlocillin, Cefoperazon, Ceftriaxon)
9. Pneumogene Sepsis nach Aspiration	Wie 1. plus Clindamycin
10. Urosepsis	Wie 1. (cave nach urologischen Eingriffen: resistente Enterobacter, Serratia, Proteus, Pseudomonas)

[a] Basis dieser Vorschläge ist das Konzept, Breitspektrumpenicilline, Cephalosporine und Aminoglykoside als wesentliche Pharmaka der First-line-Chemotherapie in der Sepsis anzusehen; Peneme und Gyrasehemmer sind nach diesem Konzept Reserveantibiotika.
[b] Standard: einmal tägliche Gabe von Gentamicin, 3–5 mg/kg KG; regelmäßige Kontrolle der Aminoglykosidspiegel.

sid) oder einer breiten Antibiotikakombination ein schmales Pseudomonas-spezifisches Präparat hinzufügen (Ticarcillin, Cefsulodin, Azlocillin; zur Alternative der Carbapeneme und der Chinolone s. unten). Zur Abdeckung primärer oder sekundärer Staphylokokkeninfektionen werden zusätzlich spezifische (Staphylokokken-wirksame) Antibiotika eingesetzt (Flucloxacillin oder Clindamycin oder Fosfomycin, Vancomycin bei Verdacht auf Methicillin-resistenten Staphylococcus aureus). Bei Infektionen von künstlichen Herzklappen, Shunts, implantierten Kathetern oder anderem Fremdmaterial sind koagulasenegative Staphylokokken bedeutsam. Sie sind in erheblichem Maß resistent gegen Staphylokokkenpenicilline und Clindamycin, sodass vorwiegend ein Glykopeptid (Vancomycin, Teicoplanin) und gelegentlich Fosfocin in Kombination mit Rifampicin in Frage kommt. Zur optimalen Abdeckung des Anaerobierbereichs kommen als zusätzliche Präparate insbesondere Clindamycin und Metronidazol in Betracht. Bei Verdacht auf Enterokokken stellen Ampicillin, Piperacillin und Mezlocillin die 1. Wahl dar. Details zu weiteren Konstellationen finden sich in Tabelle 2.3-2.

Bei **klinisch unbefriedigendem Ansprechen** auf die Antibiotikatherapie innerhalb von 2 Tagen und außerdem weiterhin unbekanntem Keimbefund/Antibiogramm sollte zunächst ein Wechsel innerhalb der Basistherapie erwogen werden (Breitspektrumpenicillin statt -cephalosporin oder umgekehrt; Wechsel auf Amikacin innerhalb der Aminoglykoside). Überprüft und berücksichtigt werden sollten darüber hinaus therapeutische Lücken (z. B. zusätzliche Applikation eines Staphylokokkenpenicillins oder eines Anaerobierpräparates). Alternativ ist der Einsatz potenter Reserveantibiotika mit sehr breitem antibakteriellen Spektrum zu erwägen, insbesondere der Carbapeneme oder der Chinolone (Gyrasehemmer). Bei bekanntem Erreger wird selbstverständlich entsprechend dem Antibiogramm gesichert behandelt.

Alternativ zu dem hier skizzierten Vorgehen schlägt das „Deeskalationskonzept" vor, die Sepsistherapie initial mit einem Carbapenem zu beginnen und nach Besserung des klinischen Bildes erst in zweiter Linie die Therapie mit weniger breiten Antibiotika fortzuführen. Bedenken gegen dieses Vorgehen ergeben sich vor allem aus der Gefahr der Selektion resistenter Stämme, gegen die dann keine Reserve mehr verfügbar ist, und aus der Begünstigung sekundärer Pilzinfektionen. Ein Kompromiss könnte in einem differentiellen Vorgehen bestehen, z. B. dem frühzeitigen Einsatz von Penemen oder Gyrasehemmern bei bestimmten Erregern (z. B. Enterobacter cloacae, Serratia, Pseudomonas aeruginosa) oder Organinfektionen (z. B. nekrotisierende Pankreatitis).

Eine besondere Situation ist bei **immunsupprimierten Patienten** gegeben, insbesondere bei Knochenmarkinsuffizienz. Bei Antibiotikavorbehandlung sollte hier ein Pseudomonaswirksames Präparat in die Basiskombination mit einbezogen werden. Zusätzlich müssen Staphylokokken und Anaerobier in Erwägung gezogen werden. Bei diesen Patienten ist darüber hinaus eine frühzeitige antimykotische Therapie indiziert.

Bei **Versagen der antibiotischen Therapie** kommen ursächlich vor allem Resistenzprobleme in Betracht, die bevorzugt bei Pseudomonas aeruginosa, Staphylococcus aureus, Enterobacter cloacae und Serratia auftreten. Darüber hinaus kann eine

Erregerpersistenz vorliegen, insbesondere bei Staphylokokken, Streptokokken, Tuberkelbakterien sowie einigen Enterobakterien. Problematisch sind auch sekundäre Pilzinfektionen während einer Antibiotikatherapie (insbesondere Candida albicans). Der Nachweis einer Pilzbesiedlung (z. B. im Trachealsekret) in Kombination mit dem klinischen Bild einer nicht beherrschten Infektion unter Antibiotikatherapie stellt eine Indikation zur zusätzlichen **antimykotischen Therapie** dar. Mittel 1. Wahl ist derzeit die Gabe von Fluconazol oder die Kombination aus Amphotericin B und Flucytosin. Bei Aspergillusinfektionen sollte Itraconazol erwogen werden.

Beeinflussung körpereigener Mediatoren in der Sepsis

Die Aktivierung der körpereigenen Mediatorsysteme in der „hyperinflammatorischen" Phase der Sepsis legt antiinflammatorische Therapieansätze nahe. Bisherige Studien (z. B. Antikörper gegen Tumor-Nekrose-Faktor, Interleukin-1-Rezeptor-Antagonist) konnten jedoch keinen sicheren Wirkungsnachweis erbringen; zum anti-TNF steht eine weitere sehr große Studie vor dem Abschluss. Von einer Zufuhr **hochdosierter Glukokortikoide** in der Sepsis erhoffte man sich eine Suppression proinflammatorischer Zytokine sowie eine Inhibition zahlreicher zellulärer und humoraler Mediatorsysteme (bevorzugte Dosierung 30 mg Methylprednisolon/kg KG/Tag, über 48 h). Eine Vielzahl kontrollierter klinischer Studien zur Gabe hochdosierter Steroide wurde durchgeführt, allerdings belegen die Metaanalysen von Lefering und Cronin eindeutig, dass mit diesem Therapieansatz keine Reduktion der Letalität erzielt werden kann und als nachteiliger Effekt die Zahl der Sekundärinfektionen ansteigt. Somit ist keine allgemeine Indikation für die Anwendung von hochdosiertem Methylprednisolon bei der Sepsis und dem septischen Schock gegeben.

Neben der Hochdosisglukokortikoidtherapie wurden in den letzten Jahren auch einige klinische Untersuchungen zur prolongierten niedrigdosierten **Hydrocortisontherapie** unternommen. So konnte in zwei kontrollierten Studien bei Aidspatienten mit Pneumocystis-carinii-Pneumonie durch die Gabe von 120–240 mg Hydrocortison über die Dauer von 10–15 Tage eine signifikante Senkung der Sterblichkeit erzielt werden. Darüber hinaus konnte in zwei kleineren kontrollierten Studien bei Patienten mit einem therapierefraktären septischen Schock durch eine Therapie mit 3-mal 100 mg Hydrocortison/Tag über 5 Tage bzw. durch 1-mal 100 mg Hydrocortison gefolgt von einer Dauerinfusion von 0,18 mg/kg KG/h für 5–10 Tage eine signifikante Reduktion des Multiorganversagens und der Persistenz des septischen Schocks erzielt werden, und es zeigte sich ein Trend zu reduzierter Letalität. Für diese Ergebnisse werden einerseits eine relative Nebenniereninsuffizienz im Verlauf der Sepsis und andererseits antiinflammatorische Effekte diskutiert. Zurzeit werden diese Beobachtungen in einer multizentrischen Phase-III-Studie überprüft. Eine Empfehlung zur niedrigdosierten Hydrocortisontherapie kann im Moment nur bei Patienten mit negativem ACTH-Test ausgesprochen werden.

Ebenso fehlt bislang der Nachweis, dass durch eine extrakorporale Entfernung mikrobieller Agenzien und proinflammatorischer Mediatoren (Hämofiltration, Hämoperfusion, Plasmaseparation) eine signifikante Beeinflussung der Sepsis gelingt. Akzeptiert ist der Einsatz von Wachstumsfaktoren („colony-stimulating factors"; CSF) bei Patienten mit Sepsis in einer Phase der Zyostatika-induzierten Neutropenie. Hierdurch wird eine Verkürzung der zytopenischen Phase erreicht. Die meisten Erfahrungen liegen hierzu mit dem Granulozyten-stimulierenden Wachstumsfaktor (G-CSF) vor, dessen Wirkung auf die Reifung und Funktion der Neutrophilen beschränkt ist.

Hämostaseologische Therapie in der Sepsis

Komplexe Interaktionen bestehen zwischen inflammatorischen Prozessen und der Gerinnung in der Sepsis. Die proinflammatorischen Zytokine sind in der Lage, die Gerinnungskaskade zu aktivieren. Dies erfolgt nach entsprechender Stimulation über Tissue-Faktor-Freisetzung aus Monozyten und Endothelzellen. Die Präsentation von Tissue-Faktor stößt über die Aktivierung von Faktor VII die extrinsische Gerinnungskaskade mit Thrombinbildung und konsekutiver Fibringerinnselbildung an. Sowohl die inflammatorischen Zytokine als auch Thrombin beeinträchtigen zudem die endogene fibrinolytische Aktivität durch Stimulation der Freisetzung von Plasminogenaktivatorinhibitor-1 (PAI-1) aus Thrombozyten und Endothelzellen.

Bei PAI-1 handelt es sich um einen hochwirksamen Inhibitor des Tissue-Plasminogenaktivators und damit der endogenen Fibrinolyse von Gerinnseln. Darüber hinaus ist das prokoagulatorisch wirksame Thrombin in der Lage, die verschiedensten inflammatorischen Abläufe sowie eine weiterführende Suppression der endogenen Lyse durch Aktivierung des Thrombinaktivierbaren Fibrinolyseinhibitors (TAFI) zu induzieren. Weiterhin wird die gegenregulatorische Aktivierung von Protein C (A-PC) über die Bindung von Thrombin an Thrombomodulin im Rahmen inflammatorischer Prozesse vermindert. Aus dem Abfall von aktiviertem Protein C resultiert wiederum eine reduzierte Inhibition der Aktivierung von Thrombin über die fehlende Inaktivierung der Faktoren Va und VIIIa. Aktiviertes Protein C ist außerdem in der Lage, die Aktivierung des TAFI durch Thrombin zu verhindern und direkt inhibitorisch auf den PAI-1 zu wirken. A-PC begrenzt zudem das „rolling" aktivierter Granulozyten, einen wichtigen Mechanismus bei inflammatorischen Prozessen, auf dem Endothel. Inflammatorische Zytokine führen außerdem zur Freisetzung von Elastase aus neutrophilen Granulozyten, die ihrerseits eine Degradierung von Antithrombin III (AT III) nach sich zieht, das die Faktoren IXa, Xa, XIa und Thrombin hemmt.

Zusammenfassend sind die inflammatorischen Abläufe bei SIRS und bei Sepsis von einer ausgeprägten Verschiebung des hämostaseologischen Gleichgewichts zur prokoagulatorischen und antifibrinolytischen Seite geprägt. Diese bevorzugt mikrozirkulatorisch ablaufenden Gerinnungsprozesse können ihrerseits wieder Induktor inflammatorischer Prozesse sein.

Therapieansätze zur Beeinflussung der Gerinnung in der Sepsis Über die oben aufgeführten Mechanismen wird das Gerinnungssystem im Verlaufe einer schweren Sepsis aktiviert. Diese Aktivierung wird durch erniedrigte Fibrinogen-, AT-III- und Protein-C-Spiegel (Verbrauch bzw. Degradierung im Rahmen der Gerinnungsaktivierung), eine Erhöhung der Faktor-Xa-Spiegel, der plasmatischen Tissue-Faktor-Werte und seines natürlichen Inhibitors „tissue factor pathway inhibitor" (TFPI) sowie das vermehrte Auftreten von Thrombin-Antithrombin-Komplexen, Fibrinmonomeren und D-Dimeren charakterisiert. Zudem findet sich konsistent ein Abfall der Thrombozyten durch vermehrten Umsatz in der Peripherie. Vor diesem Hintergrund ist es nahe liegend, Therapiestrategien mit Eingriff in das Gerinnungssystem zu entwickeln.

„Tissue factor pathway inhibitor" (TFPI) kann als natürlicher Inhibitor die prokoagulatorischen Effekte des Tissue-Faktors antagonisieren. Eine erste randomisierte, plazebokontrollierte Phase-II-Studie bei 210 Patienten mit schwerer Sepsis, bei denen TFPI infundiert wurde, ist mittlerweile abgeschlossen. Tendenziell zeigte sich in dieser Untersuchung in der Behandlungsgruppe eine Reduktion der Sterblichkeit. Eine internationale Phase-III-Studie prüft zurzeit den Effekt von TFPI auf Morbidität und Letalität bei Patienten mit schwerer Sepsis.

Die zentrale Bedeutung des **aktivierten Protein C** (A-PC) für die Hemmung prokoagulatorischer Prozesse geht aus dem oben Gesagten hervor. Eine multizentrische Phase-III-Studie zur Effizienz einer A-PC-Therapie wurde unlängst abgeschlossen. In dieser Studie wurde eine signifikante Senkung der Sterblichkeit um 6,1% in der A-PC-Behandlungsgruppe im Vergleich zur Kontrollgruppe erzielt. Bemerkenswert ist, dass mit dieser neuen Therapiemethode nach den vielen Therapieanstrengungen der letzten Jahre erstmals in einer multizentrischen Überprüfung die Prognose der Sepsis eindeutig verbessert werden konnte. Die Zulassung für dieses humane aktivierte Protein C (Drotregocin), das rekombinant hergestellt wird, ist inzwischen auch für Europa erfolgt. Entsprechend den Indikationen (Multiorganversagen bei septischem Schock) und unter Beachtung der Kontraindikationen (Dauer der Sepsis, Blutungskomplikationen) kann eine Therapieempfehlung ausgesprochen werden.

Sowohl die **Protein-C-** wie auch die **Antithrombin-III-Spiegel** sind in der Sepsis deutlich erniedrigt und korrelieren invers mit der Sterblichkeit in diesem Geschehen. In den bislang durchgeführten Studien zur Protein-C- und Antithrombin-III-Substitution bei der Sepsis konnte jedoch ein Einfluss auf die Morbidität und die Letalität nicht sicher nachgewiesen werden.

Bereits die Erstbeschreibungen der hämostaseologischen Veränderungen in der Sepsis als Verbrauchskoagulopathie durch H.G. Lasch wie auch die disseminierte intravasale Gerinnung (DIC) waren Anlass, eine Gerinnungshemmung durch Heparin in das Therapiekonzept der Sepsis einzubeziehen. Die kontinuierliche „Zufuhr niedrigdosierten **Heparins** (Dosisbereich 5000–15.000 IE/24 h) gehört seitdem in den meisten Zentren zum Basistherapiekonzept septischer Patienten. Eine nach modernen Kriterien gestaltete multizentrische Studie zur Wirksamkeit dieses Ansatzes in der Sepsis liegt jedoch nicht vor. Die sich abzeichnende Erweiterung des therapeutischen Arsenals in der Sepsis um gerinnungshemmende Therapiestrategien (s. oben) wird die Frage des Stellenwertes einer Heparintherapie – allein oder in Kombination mit einem der aufgeführten Ansätze – neu aufwerfen.

Optimierung der Beatmungsstrategien zur Therapie der Sepsis Zur Entwicklung eines respiratorischen Versagens bei Patienten mit Sepsis kann es über zahlreiche pathologische Mechanismen kommen. Ohne auf diese im Detail einzugehen, kann festgehalten werden, dass >50% der Patienten mit Sepsis und septischem Schock komplizierend ein akutes respiratorisches Versagen (ARDS) mit Beatmungspflichtigkeit entwickeln. Umgekehrt gehören ARDS und schwere Pneumonie zu den wichtigsten Auslösern einer Sepsis. Die Letalität des ARDS hat im Verlauf der letzten 10 Jahre von >60% auf 30–40% abgenommen, ohne dass die Gründe hierfür definitiv geklärt sind. Wahrscheinlich sind jedoch Modifikationen in der Beatmungstechnik und neue Beatmungsstrategien in erster Linie für diese Senkung der Letalität beim ARDS verantwortlich. Gestützt wird diese Annahme insbesondere durch die Beobachtung, dass die Patienten kaum noch am hypoxischen Lungenversagen sterben, sondern vielmehr an der ARDS-begleitenden therapierefraktären Sepsis oder am Multiorganversagen. Hieraus leitet sich die Frage nach dem Stellenwert der mechanischen Beatmung in der Auslösung bzw. Unterhaltung von SIRS und Sepsis ab. Schon lange war aus tierexperimentellen Untersuchungen klar, dass neben infektiösen Agenzien die mechanischen Kräfte, die unter künstlicher Beatmung ausgeübt werden, signifikante Effekte auf Mediatorfreisetzung und Aktivierung inflammatorisch kompetenter Zellen ausüben. Die Lunge kann unter diesen Bedingungen große Mengen an proinflammatorischen Zytokinen produzieren (Interleukin [Il]1, 6 und 8; Tumor-Nekrose-Faktor [TNF]), die bei Verlust der Kompartimentalisierung durch Störung der endoepithelialen Barrierefunktion, wie sie kennzeichnend für das ARDS ist, zu einer systemischen Einschwemmung gelangen. Auf diese Weise können ein SIRS oder auch eine Sepsis durch Translokationen proinflammatorischer Zytokinen bzw. von Bakterien oder bakteriellen Produkten aus dem Alveolarraum induziert oder perpetuiert werden. Hieraus kann evtl. abgeleitet werden, dass ein anhaltender „spillover" inflammatorischer Mediatoren in die systemische Zirkulation im Rahmen eines persistierenden pulmonalen infektiösen Prozesses und/oder durch eine anhaltende Traumatisierung des Lungenparenchyms während der mechanischen Beatmung nonpulmonale Organfunktionen und hierüber die Letalität beeinflussen kann. Der Sanierung infektiöser Prozesse in der Lunge und der Minimierung des mechanischen Traumas bei der Beatmung käme somit ein wichtiger Stellenwert im Therapiekonzept der Sepsis zu.

Beatmung bei SIRS, Sepsis oder ARDS Auf Grund dieser Überlegungen wurden mehrere randomisierte Studien mit „traditionellen" vs. „protektiven" Beatmungsregimen bei ARDS-Patienten durchgeführt, die jedoch zunächst keine signifikanten Veränderungen bezüglich Morbidität und Letalität erbrachten. Erst die letztes Jahr publizierte sehr große nordamerikanische ARDS-Network-Study mit 861 Patienten belegte eine signifikante Senkung der Letalität um 22% durch Anwendung eines „protektiven" Beatmungskonzeptes mit niedrigem Atemzugvolumen (6 ml/kg) im Vergleich zu einem konventionellen Konzept mit 12 ml/kg Zugvolumen. Weiterhin waren die IL-6-Plasmaspiegel in der protektiven Beatmungsgruppe am dritten Tag deutlich niedriger als in der Kontrollgruppe. Darüber hinaus waren die Patienten schneller von der Beatmung entwöhnt, und das Auftreten von nichtpulmonalen Organversagen innerhalb des Beobachtungszeitraumes von 4 Wochen lag in der protektiven signifikant niedriger als in der traditionellen Beatmungsgruppe. Diese Studie belegt in beeindruckender Weise, dass die maschinelle Beatmung, die zur Überbrückung eines respiratorischen Versagens in der schweren Verlaufsform von Sepsis, SIRS und ARDS unverzichtbar ist, signifikant Einfluss nimmt auf die Prognose des Lungenversagens, aber auch auf die Entwicklung eines septischen Multiorganversagens. Unter dem Aspekt der Sepsis betrachtet ist eine „protektive" Beatmung diejenige, die möglichst wenig pulmonale Freisetzung von proinflammatorischen Mediatoren und mikrobiellen Produkten in die systemische Zirkulation provoziert. Die gegenwärtige Studienlage favorisiert dazu Beatmungsverfahren mit niedrigen Atemzugvolumina und hohen PEEP-Niveaus.

Ernährung Auf Grund des erhöhten Kalorienbedarfes in der Sepsis wird in der Regel eine Zufuhr von 25–30 kcal/kg angestrebt, wobei Belege für dieses Konzept durch ausreichend große Studien nicht vorliegen. Wenn immer möglich, sollte eine enterale Ernährung bevorzugt werden. Neben der Energiezufuhr hat dies Bedeutung bei der Vermeidung von Zottenatrophie und bakterieller Translokation im Darm. Duodenalsonden (z. B. endoskopisch platziert) können helfen, die enterale Sondenzufuhr trotz vielfach in der Sepsis bestehender Gastroparese zu ermöglichen. Bei parenteraler Zufuhr wird eine übliche Kalorienverteilung angestrebt (15–25% Aminosäuren, 20–40% Fett, 40–60% Kohlenhydrate; cave: schwankende Glukosetoleranz der Patienten). Eine Proteinzufuhr von 1–2 g/kg in Form von Aminosäurelösungen soll das Ausmaß des endogenen Eiweißkatabolismus reduzieren.

Therapie des septischen Schocks

Bei einer Sepsis und beginnendem **septischen Schock** unterscheiden sich die klinischen Zeichen von denen anderer Schockformen. Das initiale hyperdyname Stadium (s. Tabelle 2.3-1) ist gekennzeichnet durch überwärmte und trockene Haut, allerdings kann auch schon eine generelle Ödemeinlagerung („capillary leakage") bestehen. Auf Grund der Hyperzirkulation und der gestörten Sauerstoffausschöpfung in der Peripherie ist die arteriovenöse O_2-Differenz stark erniedrigt, das Laktat als Integral der akkumulierenden Sauerstoffschuld in der Peripherie steigt an (>2–3 mmol/l). Diese hyperzirkulatorische Phase kann bis unmittelbar präfinal bestehen bleiben, mit dann massiver Sauerstoffschuld, oder in einer späten Phase des Geschehens in die hypodyname Form des septischen Schocks übergehen. Im septischen Schock können sich Störungen verschiedener Organfunktionen schon frühzeitig bemerkbar machen, insbesondere Oligurie/Anurie, respiratorische Insuffizienz (zunächst kompensiert durch Hyperventilation), gastrointestinale Symptomatik (multiple Schleimhautläsionen, paralytischer Ileus, Gastroparese, beginnendes Leberversagen) und Bewusstseinseintrübung mit motorischer Unruhe sowie trotz der Hyperzirkulation eine (reversible) „septische" Kardiomyopathie.

Aufrechterhaltung eines minimalen Blutdruckes Beim Absinken des systemischen Blutdrucks unter einen Mittelwert von 60–70 mmHg versagen die Gegenregulationsmechanismen (Zentralisation), die Perfusion kritischer Organe nimmt ab (Zerebrum, Koronarkreislauf) und das Schockgeschehen kann sich rasch perpetuieren. In dieser Situation einer dekompensierenden Makrozirkulation ist es geboten, rasch **Volumen** und/oder **Katecholamine** zur Aufrechterhaltung dieses minimalen Blutdruckes zuzuführen. Volumenzufuhr steht im Vordergrund bei allen Schockformen mit absolutem oder relativem intravasalem Volumenmangel. Dieses trifft auch nahezu immer für den septischen Schock zu, erklärt durch die diffuse Leakage kapillärer Gefäße mit Plasmaverlust in den Extravasalraum und durch veränderte periphere Vasomotion („pooling"). Liegt zudem ein Pumpversagen des Herzens oder eine schwere respiratorische Insuffizienz vor, muss eine Steuerung des Volumenhaushaltes differenziert, in der Regel unter Zuhilfenahme eines Pulmonaliskatheters, erfolgen (s. unten). Katecholamine kommen zur Aufrechterhaltung der Makrozirkulation im Schock (arterieller Mitteldruck >60 mmHg) immer dann zum Einsatz, wenn diese durch Volumenzufuhr nicht oder nicht ausreichend schnell erreicht werden kann, oder wenn auf Grund der auslösenden Konstellation eine Volumenzufuhr nicht indiziert ist.

Wahl des Volumenersatzmittels Körperfremde kolloidale Plasmaersatzmittel (Dextrane, Hydroxyäthylstärke, Gelatinepräparate) die bei anderen Schockformen bevorzugt eingesetzt werden, eignen sich für die Therapie des septischen Schocks nur bedingt. Entscheidend für den Therapieeffekt beim Schock ist die intravasale Volumenwirkung dieser Substanzen. Zu der Menge an extern zugeführtem Volumen addiert sich über den kolloidosmotischen Effekt der Flüssigkeitseinstrom aus dem interstitiellen Raum (Funktion als „Plasmaexpander"). Die unter kolloidalen Ersatzmitteln einsetzende Hämodilution verbessert die Fließeigenschaften des Blutes wahrscheinlich auch in Bezirken der Mikrozirkulationsstörung und kann somit einer kapillären Stase entgegenwirken. Bei ausgeprägter Erhöhung der Gefäßpermeabilität, wie sie bei der Sepsis vorliegen kann, muss mit einer vermehrten Verteilung der Kolloide auch in den interstitiellen Raum gerechnet werden. Der kolloidosmotische Effekt wird dadurch vermindert oder gar aufgehoben, und aus der interstitiellen Akkumulation der Kolloide (z. B. im Parenchym der Lunge) können nachteilige Sekundäreffekte resultieren. Bei ausgedehnter Schrankenstörung ist dadurch die Verwendung von Kolloiden kritisch zu bewerten.

Elektrolytlösungen (0,9%ige NaCl-Lösung, Ringer) und **Glukoselösungen** (5%) finden hauptsächlich zur Substitution von Wasser- und Elektrolytverlusten Verwendung (z. B. ausgedehnte Diarrhöen, Coma diabeticum). Prinzipiell sind kristalline Lösungen jedoch auch für die Korrektur eines relativen Volumenmangelschocks beim septischen Schock anwendbar. Auf Grund ihrer wesentlich verkürzten Verweildauer im Intravasalraum (Verteilung auf den kompletten Extravasalraum) und eines fehlenden kolloidosmotischen Effektes (der kolloidosmotische Druck wird intravasal sogar erniedrigt) ist hier jedoch eine etwa zwei- bis vierfache Infusionsmenge im Vergleich zu den kolloidalen Plasmaersatzmitteln erforderlich. Durch den Abstrom in die Extravasalräume kann eine protrahierte Ödembildung gefördert werden, dieses gilt auch für die Entwicklung eines Hirnödems.

Steuerung der Volumenzufuhr Die Volumensubstitution im septischen Schock sollte unter Kontrolle des zentralvenösen Drucks und der zentralvenösen Sättigung ($\geq 70\%$) erfolgen. Bei zusätzlichen Zeichen einer kardialen Insuffizienz ist die Kontrolle des pulmonalkapillären Verschlussdrucks mithilfe eines Swan-Ganz-Katheters (Orientierungswerte: zentraler Venendruck 8–10 mmHg; pulmonalkapillärer Verschlussdruck 10–16 mmHg) zu empfehlen. Eine direkte arterielle Blutdruckmessung und die regelmäßige Messung (oder Online-Registrierung) des Herzminutenvolumens erleichtern die Steuerung der Flüssigkeitssubstitution und die Entscheidung, wann und welche Katecholamine eingesetzt werden. Bei ausgeprägten Volumenverlusten in den extravasalen Raum bei der Sepsis (Kapillarleck) kann eine Flüssigkeitszufuhr von mehreren Litern innerhalb weniger Stunden erforderlich sein. Kontrollparameter der Volumenzufuhr im Schock sind Herzfrequenz und Diurese, die jedoch sämtlich auch durch zusätzliche Faktoren beeinflusst werden (z. B. Temperatur, Katecholaminzufuhr, beginnendes Nierenversagen). Der Trend von Azidose und Laktatbildung bei wiederholter Bestimmung ist ein Indikator für die Überwindung oder die Progression des Schockzustandes. Zu berücksichtigen ist allerdings, dass nach Beginn der Schocktherapie zunächst saure Valenzen aus der Mikrozirkulation ausgeschwemmt werden können („hidden acidosis").

Basistherapie mit vasoaktiven Medikamenten Bei ausgeprägtem peripheren Widerstandsverlust und bei durch Volumenzufuhr nicht rasch normalisierbarem venösen Rückstrom ist die Zufuhr vasokonstriktiver Katecholamine indiziert, um den arteriellen Mitteldruck über 60–70 mmHg zu halten. Dopamin kommt hier in alphamimetischen Dosen bis 10 µg/kg KG/min zur Anwendung (Tachykardie!). Eine Zufuhr von **Noradrenalin** muss anhand des arteriellen Mitteldrucks gesteuert werden, die Dosierung sollte so niedrig wie möglich gehalten werden (0,1–1,5 µg/kg KG/min), um den nachteiligen Effekt der weiteren Perfusionsdrosselung ischämischer Kapillarbezirke (Intestinum) zu minimieren.

Spezifische vasoaktive Pharmaka Da sich bei allen Schockformen eine kritische Minderperfusion der Splanchnikusregion findet, könnte einem selektiven Vasodilatans dieser Gefäßregion in der Phase der Überwindung des Schocks Bedeutung zukommen. Wegen seines Wirkungsprofils wird gegenwärtig **Dopexamin** für diese Indikation geprüft. Hintergrund dieser Überlegung ist auch das Konzept, als Kriterium der Überwindung einer Schockphase nicht Parameter der Makrozirkulation (Blutdruck, HZV, pH-Wert) heranzuziehen, sondern Indikatoren der Mikrozirkulation oder der kritischen Organperfusion. Klinisch verfügbar ist gegenwärtig die Bestimmung des Magenwand-pH-Wertes (pHi) oder des Magenwand-CO_2-Gradienten mittels spezieller ballonhaltiger Magensonde und Äquilibrationstechnik (gastrische Tonometrie). Der Stellenwert dieses Verfahrens in der Therapieführung des Schocks kann aber noch nicht abschließend beurteilt werden.

Zahlreiche Therapieansätzen zur Überwindung der septischen (Mikro-)Zirkulationsstörungen werden diskutiert. Das Konzept des **suprahysiologischen Sauerstofftransportes** geht davon aus, dass durch Perfusionsfehlverteilung in der Peripherie eine pathologische Abhängigkeit der O_2-Aufnahme (VO_2) vom O_2-Transport (DO_2) besteht: ein physiologisch zu beobachtender Plateauwert (mehr O_2-Transport bewirkt nicht mehr O_2-Aufnahme) fehlt. Konsequenz dieses – immer noch umstrittenen – Konzeptes ist es, den O_2-Transport in der Sepsis durch Volumenzufuhr und Katecholamingabe (bevorzugt **Dobutamin**) möglichst auf suprahysiologische Werte (DO_2 >600 ml/min/m^2) anzuheben, um eine möglichst hohe zelluläre O_2-Aufnahme zu erreichen. Beweisende Studien für diese Vorgehensweise liegen gegenwärtig nicht vor. Das Nebeneinander von „unsinniger" Vasokonstriktion und Vasodilatation („Shunt-Fluss") in der septischen Mikrozirkulation führte einerseits zur Verwendung von **Vasodilatanzien** zur Verbesserung der peripheren O_2-Aufnahme in der Sepsis, trotz des insgesamt erniedrigten peripheren Widerstandes (z. B. Prostaglandin E_1, I_2; bislang keine gesicherten Studien). Andererseits können bei extremen Formen des peripheren Vasomotorenkollapses und Versagen von Katecholaminen als „Notfallmaßnahme" andere **Vasokonstriktoren** eingesetzt werden (z. B. Angiotensin, Terlipressin, NO-Synthasehemmer). Der Preis der kurzfristigen Stabilisierung der Makrozirkulation besteht oft jedoch in der Vertiefung der O_2-Schuld in der Mikrozirkulation. Die Verwendung der genannten Vasokonstriktoren ist gegenwärtig als experimentell zu bezeichnen, sie sollten allenfalls auf der Basis eines Heilversuches zur passageren Überbrückung der Phase eines extrem Vasomotorenkollapses und Versagen von Katecholaminen in Erwägung gezogen werden.

Säure-Basen-Ausgleich Die sinnvollste therapeutische Maßnahme bei einer metabolischen Azidose ist es, die Ursache der anaeroben Glykolyse und der Laktatbildung (und der kombinierten Laktatminderverwertung der Leber) zu beseitigen. Falls dies nicht oder nicht schnell genug möglich ist, sollte eine Pufferung mit Natriumhydrogencarbonat (8,4%) vorgenommen werden. Der beim septischen Schock auftretende Basenbedarf lässt sich für Bicarbonat nach der Formel berechnen: mval HCO_3^- = neg. „base excess" × kg KG × 0,3. Umstritten ist gegenwärtig jedoch, ob eine solche vollständige Pufferung angestrebt werden sollte (pH >7,36) oder ob bereits pH-Werte >7,2 als ausreichend angesehen werden können. Kritisch abgewogen werden müssen die Nachteile einer Pufferung. Hierzu gehören:

- **Alkalose** durch Überkompensation. Diese führt zu einer Linksverschiebung der Sauerstoffbindungskurve mit Verschlechterung der Sauerstoffabgabe in der Peripherie; zudem begünstigt eine Alkalose das Auftreten ektoper Reizbildung am Herzen.
- **Hypernatriämie**. Die hiermit verbundene akute Erhöhung der Serumosmolarität induziert intraextrazelluläre Wasserverschiebungen mit Störungen zellulärer Funktionen und kann unter anderem das Auftreten einer zerebralen Eintrübung begünstigen.
- **Hypokaliämie**. Diese resultiert aus Kaliumverschiebungen in den intrazellulären Raum bei Alkalisierung; die wesentliche Gefahr besteht in ektoper Reizbildung am Herzen.
- **Hyperkapnie und Liquorazidose**. Bei der Pufferung saurer Valenzen mit Natriumhydrogencarbonat entsteht CO_2. Kann dieses nicht durch gesteigerte Ventilation rasch eliminiert werden, droht insbesondere bei Verwendung großer Bicarbonatmengen ein schneller pCO_2-Anstieg im Blut. Dieser kann eine paradoxe Liquorazidose provozieren, da die Verteilung des (membranpermeablen) CO_2 über die Blut-Hirn-Schranke in den Liquorraum hinein schneller erfolgt als die des gelösten HCO_3; zerebrale Eintrübung und Krampfanfälle können die Folge sein. Bei gestörter CO_2-Elimination und bei Hypernatriämie (150–160 mmol/l) kann eine Pufferung mit Trometamol (THAM-Puffer, 0,3 mol/l) vorgenommen werden, wobei der Bedarf nach der folgenden Gleichung abgeschätzt werden kann: THAM-Puffer (0,3 M) in ml = neg. „base excess" × kg KG. Alternativ kann bei schwerster Azidose und Hypernatriämie eine Bicarbonatdialyse zur Anwendung gebracht werden.

Prognose

Die schwere Sepsis und der septische Schock sind bei steigender Inzidenz auch heute noch mit einer inakzeptabel hohen Letalität verknüpft. Diesem Umstand wurde in den letzten Jahren durch eine Vielzahl von experimentellen und klinischen Untersuchungen Rechnung getragen, doch das Wissen um die pathophysiologischen Abläufe und die daraus resultierenden Therapieoptionen ist noch sehr lückenhaft, und zahlreiche neue Therapieansätze scheiterten regelhaft.

Trotz dieser ernüchternden Bestandsaufnahme zeichnen sich auf Grund jüngster Studien möglicherweise dennoch neue Behandlungsoptionen ab. Die Prognose des individuellen Patienten hängt von zahlreichen Faktoren ab, die nur in begrenztem Umfang formelhaft zu erfassen sind (z. B. Gelingen der Detektion und der Sanierung eines verantwortlichen Fokus). Es konnte allerdings eindeutig statistisch belegt werden, dass sich die individuelle Prognose eines Patienten mit steigenden Schweregraden in der Erfassung der Sepsis-Scores eindeutig verschlechtert.

Evidenz der Therapieempfehlungen		
	Evidenzgrad	Empfehlungsstärke
Sepsis		
Fokussanierung	IV	A
Antibiotika	III	A
Hydrocortison	I-b	C
aktiviertes Protein C	I-b	A
Heparin	IV	A
Beatmung	I-b	A
Ernährung	IV	B
Septischer Schock		
Volumen	III	B
Dopamin/Noradrenalin	IV	B
Dobutamin	II-b	B
Säure-Basen-Ausgleich	IV	B

Literatur

Abraham E (2000) Coagulation abnormalities in acute lung injury and sepsis. Am J Respir Cell Mol Biol 22: 401–404

Angus DC, Linde-Zwirble WT, Lidicker J, Clermont G, Carcillo J, Pinsky MR (2001) Epidemiology of severe sepsis in the United States: Analysis of incidence, outcome, and associated costs of care. Crit Care Med 29: 1303–1310

Bernard GR, Vincent JL, Laterre PF et al. (2001) Efficacy and safety of recombinat human activated protein C for severe sepsis. N Engl J Med 344: 699–709

Bollaert PE, Charpentier C, Levy B, Debouverie M, Audibert G, Larcan A (1998) Reversal of late septic shock with supraphysiologic doses of hydrocortisone. Crit Care Med 26: 645–650

Bozzette S, Sattler F, Chiu J et al. (1990) A controlled trial of early adjunctive treatment with corticosteroids for Pneumocystis carinii pneumonia in the acquired immunodeficiency syndrome. N Engl J Med 323: 1451–1457

Briegel J, Forst H, Haller M et al. (1999) Stress doses of hydrocortisone reverse hyperdynamic septic shock: A prospective, randomized, double-blind, single-center study. Crit Care Med 27: 723–732

Cronin L, Cook DJ, Carlet J (1995) Corticosteroid treatment for sepsis: a critical appraisal and meta-analysis of the literature. Crit Care Med 23: 1430–1439

Lefering R, Neugebauer EAM (1995) Steroid controversy in sepsis and septic shock: a meta.analysis. Crit Care Med 23: 1294–1303

The Acute Respiratory Distress Syndrome Network (2000) Ventilation with lower tidal volumes as compared with traditional tidal volumes for acute lung injury and the acute respiratory distress syndrome. N Engl J Med 342: 1301–1308

2.3.2 Multiorganinfektionen („zyklische Infektionserkrankungen")
Jürgen Lohmeyer

Zyklische Infektionskrankheiten sind charakterisiert durch eine typische Stadienbildung: meist längere Inkubationsphase, Generalisationsphase, Phase der Organmanifestation.

Bakterielle Erkrankungen
Legionellenerkrankungen
Ätiologie und Pathogenese Infektionen des Menschen durch **Legionella**-Spezies (gramnegative, aerobe Bazillen) werden überwiegend durch **Legionella pneumophila** (sog. Legionärskrankheit) verursacht. Infektionsquelle ist das Wasserverteilungssystem, die Übertragung erfolgt durch Aspiration, Aerosilierung oder durch Instillation von kontaminiertem Wasser in den Respirationstrakt. Risikofaktoren für die Akquisition einer Legionelleninfektion sind Rauchen, COPD, Steroidtherapie und Organtransplantation.

Klinik und Diagnostik Klinisch relevante Legionelleninfektionen verlaufen nahezu ausschließlich unter dem Bild einer akuten Pneumonie. Seltene extrapulmonale Legionellenerkrankungen (Sinusitis, Pankreatitis, Pyelonephritis, Peritonitis, Perikarditis, Endo-/Myokarditis, infizierte Kunstklappen) treten vorwiegend bei immunkompromittierten Patienten auf. Nach einem uncharakteristischen Prodromalstadium mit Glieder-, Kopf- und Gelenkschmerzen entwickeln die Patienten mit Legionellenpneumonie hohes Fieber, einen wenig produktiven Husten und in bis zu 40% abdominelle Symptome (Übelkeit, Erbrechen, Diarrhö, Bauchschmerzen). Die Lungenaufnahme zeigt typischerweise ein unilaterales Infiltrat mit positivem Bronchopneumogramm, seltener diffuse interstitielle Infiltrate. Bei etwa 30% der Patienten ist ein Pleuraerguss nachweisbar. Das Blutbild zeigt eine moderate Leukozytose, häufig findet sich eine Hyponatriämie (<131 mmol/l). Charakteristisch sind Neutrophile im Sputum ohne Keimnachweis in der Gramfärbung und die fehlende Therapieansprache auf Betalaktam-Antibiotika und Aminoglykoside. Die Diagnose erfolgt am einfachsten durch einen Urinantigentest, der nach dem dritten Krankheitstag hoch sensitiv eine Infektion durch den klinisch dominierenden L.-pneumophila-Serotyp 1 anzeigt. Der kulturelle Legionellennachweis aus dem Sputum erfordert Spezialmedien, der Erregernachweis mit fluoreszenzmarkierten Antikörpern in Sputum oder Biopsie eine hohe Keimzahl. PCR-basierte Techniken sind spezifisch, aber nicht sensitiver als der kulturelle Erregernachweis.

Therapie Die neueren Markolide Azithromycin (500 mg/Tag p.o. oder i.v.) oder Clarithromycin (2-mal 500 mg/Tag p.o. oder i.v.), die hohe Gewebsspiegel auch intrazellulär erreichen, haben Erythromycin als Mittel der Wahl abgelöst. Ebenfalls gut wirksam sind Chinolone (Levofloxacin 500 mg/Tag p.o. oder i.v.) oder Ciprofloxacin (2-mal 750 mg/Tag p.o. oder 2-mal 400 mg/Tag i.v.). Die Therapie sollte wegen häufiger gastrointestinaler Manifestationen der Legionellenerkrankung parenteral begonnen und nach klinischer Besserung dann oral weitergeführt werden. Die Therapiedauer beträgt 10–14 Tage, bei Azithromycin reichen 7–10 Tage aus. Therapiealternativen sind Doxycyclin (1-mal 100 mg/Tag p.o. oder i.v.), Trimethoprim-Sulfamethoxazol (3-mal 160/800 mg/Tag i.v, 2-mal 160/800 mg/Tag p.o.) und Rifampicin (2-mal 300–600 mg/Tag p.o. oder i.v.). Bei schweren Verläufen wird die Kombination eines Chinolon- oder Makrolidantibiotikums mit Rifampicin empfohlen.

Mykoplasmeninfektionen
Ätiologie und Pathogenese Drei Spezies sind für die meisten klinisch signifikanten Mykoplasmeninfektionen verantwortlich: Mycoplasma pneumoniae für Infektionen des Respirationstraktes, Mycoplasma hominis und Ureaplasma urealyticum für Urogenitalinfektionen.

Klinik und Diagnostik Nach einer Inkubationszeit von 1–3 Wochen reicht die klinische Symptomatik von M.-pneumoniae-Infektionen von protrahiert verlaufenden Tracheobronchitiden bis zur Bronchiolitis und Bronchopneumonie (bis zu 10% der Fälle). Mykoplasmenpneumonien mit klinisch oft mildem Verlauf zeigen radiologisch retikulonoduläre oder interstitielle Infiltrate bevorzugt der Unterlappen, in etwa 25% der Fälle ist ein Pleuraerguss nachweisbar. Der Erregernachweis durch Kultur ist aufwendig (spezielle Transport- und Kulturmedien) und langwierig. Die Diagnose wird deshalb meist retrospektiv serologisch durch Titeranstieg gestellt. In der Validierungsphase befinden sich PCR-basierte Techniken zum Erregernachweis im Sputum oder der broncho-alveolären Lavage.

U. urealyticum und M. hominis können Urogenitalinfektionen wie Urethritis, Prostatitis, Epidydimitis, Pyelonephritis bei Männern und Urethritis, Pyelonephritis, Chorioamnionitis, postpartale Endometritis bei Frauen, aber selten auch extragenitale Infektionen wie septische Arthritiden und Meningitiden bei immunkompromittierten Patienten und Neugeborenen verursachen. M. hominis und U. urealyticum wachsen rascher in Kultur als M. pneumoniae und lassen sich nach 2–5 Tagen aus den entsprechenden Proben (Uretha-/Zervikovaginalabstriche, Urin, Prostatasekret) bei Verwendung spezieller Transport-/Kulturmedien anzüchten.

Therapie Obwohl Infektionen durch M. pneumoniae in der Regel spontan ausheilen, kann eine geeignete antimikrobielle Therapie den klinischen Verlauf signifikant verkürzen. Wirksam sind Tetrazykline (Doxyzyklin 2-mal 100 mg/Tag), Makrolidantibiotika (Azithromycin 500 mg/Tag; Clarithromycin 2-mal 500 mg/Tag) und Chinolone (Levofloxacin 500 mg/Tag, Moxifloxacin 400 mg/Tag). Die Therapiedauer sollte 7–14 Tage betragen, für Azithromycin ist ein 5-Tage-Regime zugelassen. Infektionen durch M. hominis und U. urealyticum können ebenfalls mit Tetrazyklinen (Doxyzyklin 2-mal 100 mg/Tag) behandelt werden, allerdings liegt die Resistenzrate für M. hominis bei 20–40%, für U. urealyticum bei 10–15%. Alternativen zur Behandlung von U. urealyticum sind Makrolidantibiotika (Azithromycin 500 mg/Tag), M. hominis hingegen ist gegen Makrolide resistent.

Hochwirksame Alternativen zur Behandlung von M. hominis und U. urealyticum sind Chinolone wie Levofloxacin (500 mg/Tag) und Moxifloxacin (400 mg/Tag).

Brucellose

Ätiologie und Pathogenese Die Brucellose ist eine klassische Anthropozoonose, die durch Infektion mit B. melitensis (Maltafieber), B. abortus (Morbus Bang), B. suis oder B. canis ausgelöst wird und als Systemerkrankung einen chronischen Verlauf nehmen kann. Die Erreger sind kokkoide gramnegative Stäbchen, das Erregerreservoir infizierte Rinder, Schafe, Ziegen, Schweine und Hunde. Die früher weitverbreitete Rinderbrucellose (Morbus Bang) ist in Deutschland weitgehend eliminiert. Damit ist die einst für Tierärzte und Bauern typische Berufskrankheit zur Rarität geworden; dementsprechend werden pro Jahr etwa 20 Fälle an das Robert Koch-Institut gemeldet. Die Übertragung erfolgt durch Kontaktinfektion in der Landwirtschaft oder durch Verzehr nichtpasteurisierter Milchprodukte aus Ländern, in denen die Brucellose endemisch ist (Lateinamerika, Mittelmeerländer).

Klinik und Diagnostik Es gibt akute, subakute und chronische Verläufe (>1 Jahr, insbesondere bei Infektionen mit B. melitensis). Nach einer wechselnden Inkubationszeit von 10–21 Tagen kommt es zu einem uncharakteristischen Prodromalstadium mit Glieder-, Kopf- und Gelenkschmerzen und anschließendem Fieberanstieg. Bei der subakuten Form besteht typischerweise intermittierendes hohes Fieber (sog. undulierendes Fieber). 20–30% der Patienten haben eine Hepatosplenomegalie, das Blutbild zeigt in schweren Fällen eine Panzytopenie. Weiterhin können isolierte Organmanifestationen auftreten (Spondylodiszitis mit paravertebralem Abszess, Sakroiliitis, Hirn- und Lungenabszesse, Endokarditiden, granulomatöse Hepatitiden, Uveitis). Die Diagnose erfolgt durch kulturellen Erregernachweis (Spezialnährböden) aus Blut, Knochenmark- bzw. Lymphknotenaspiraten oder serologisch (Titer ≥1:160 positiv, blockierende Antikörper sind zu beachten). Histologisch findet man epitheloidzelliges Granulationsgewebe.

Therapie Die Standardtherapie besteht aus Doxycylin (200 mg/Tag p.o.) plus Rifampicin (600–900 mg/Tag p.o.) für 6 Wochen (WHO-Empfehlung) oder Doxycyclin (200 mg/Tag p.o.) für 6 Wochen plus Streptomycin (1 g/Tag i.m.) für 14 Tage. Letztgenannte Kombination zeigt eine geringere Rezidivrate. Die Kombination von Cotrimoxazol mit Rifampicin (Therapiealternative für Kinder und Schwangere) ist etwas weniger effektiv. Andere Aminoglykoside (Gentamycin, Netilmycin, Amikacin) sind ebenfalls gut wirksam und können Streptomycin ersetzen. Fluorochinolone zeigen eine gute In-vitro-Wirksamkeit, waren in den meisten klinischen Studien aber weniger effektiv als die Standardtherapie. Bei Brucellenspondylitis, -endokarditis oder -hirnabszessen sollte mindestens 3 Monate therapiert werden. Eine Indikation für Steroide besteht nur bei einer Uveitis oder beim Auftreten einer schweren thrombozytopenischen Purpura.

Listeriose

Ätiologie und Pathogenese Das grampositive kokkoide Stäbchen Listeria monocytogenes verursacht bei Neugeborenen, Schwangeren, älteren Menschen und immunsupprimierten Patienten Bakteriämien und Meningoenzephalitiden. Pathohistologisch lassen sich zwei Verlaufsformen unterscheiden: eine akut-eitrige Entzündung (Bindehaut, Meningen) sowie eine granulomatöse Verlaufsform (Listeriome), wobei die zugrunde liegenden Pathomechanismen noch ungeklärt sind. Die Listerieninfektion wird vorwiegend durch Nahrungsmittel übertragen. Allerdings kommt die orale Aufnahme des Erregers häufig vor – viele Nahrungsmittel (Rohmilchkäse und andere Milchprodukte) sind mit L. monocytogenes kontaminiert – ohne dass Krankheitssymptome hieraus resultieren. Etwa 5% der gesunden Erwachsenen scheiden L. monocytogenes im Stuhl aus. Bei Immungesunden kann die orale Aufnahme großer Erregermengen eine lokale Darminfektion mit Fieber und Durchfällen hervorrufen.

Klinik und Diagnostik Schwangere, Neugeborene und ältere Patienten mit konsumierenden Grunderkrankungen sind besonders betroffen. Die Listerienbakteriämie manifestiert sich als uncharakteristisches fieberhaftes Krankheitsbild; mögliche Organmanifestionen der Listeriose sind eine Meningitis/Enzephalitis, Endokarditis, Konjunktivitis, Endometritis sowie selten eine sog. Monozytenangina. Besondere Verlaufsformen sind die Schwangerenlisteriose vorwiegend im letzten Trimenon und die septische Neugeborenengranulomatose. Die sichere Diagnose erfordert den Erregernachweis aus Blutkultur, Liquor und evtl. Biopsien. Die Serologie ist von untergeordneter Bedeutung, da nur deutliche Titeranstiege verwertbar sind.

Therapie Therapie der Wahl ist die Gabe von Aminopenicillinen (Ampicillin 200 mg/kg/Tag i.v. in 4 Einzelgaben für 14 Tage), bei Meningitiden, Endokarditiden und Hirnabszessen in Kombination mit Aminoglykosiden (Gentamycin 5 mg/kg i.v. alle 8 h) für 3–6 Wochen.

Bei Penicillinallergie ist TMP-SMX die beste Alternative, die Wirkung von Chloramphenicol, Makrolidantibiotika, Vancomycin, Rifampicin und Fluorochinolonen ist unsicher. Imipenem und Meronem waren in Fallberichten effektiv. Cephalosporine sind definitiv unwirksam.

Tetanus

Ätiologie und Pathogenese Clostridium tetani ist ein sporenbildendes, obligat anaerobes grampositives Stäbchenbakterium. Voraussetzung für eine Infektion mit Tetanussporen, die im Erdreich ubiquitär vorkommen, ist eine Verletzung von Haut oder Schleimhaut. Die vegetative Form des Bakteriums, das am Eintrittsort keine Gewebsdestruktion oder Inflammation auslöst, produziert ein potentes plasmidkodiertes Exotoxin (Tetanospasmin), das an Rezeptorganglioside von Neuronen bindet und retrograd über periphere Nerven oder auf dem Blutweg zu den Vorderhörnern des Rückenmarks bzw. in den Hirnstamm gelangt. Die Blockade inhibitorischer Impulse für Motorneurone führt zu einer Erhöhung des Muskeltonus mit überschießenden Erregbarkeit der Muskulatur auf äußere Reize.

Klinik und Diagnostik Eintrittspforten für Clostridium tetani sind Wunden (Bagatellverletzungen), Verbrennungen, Trommelfellperforationen bei Otitis media und Hautgeschwüre. Die Infektion des Nabelschnurstumpfes kann den sog. neonatalen Tetanus auslösen. Die Inkubationszeit beträgt in der Regel 7–21 Tage, kann aber zwischen 2 Tagen und mehreren Monaten schwanken. Eine kürzere Inkubationszeit korreliert mit einem schwereren Krankheitsverlauf. Das Krankheitsbild ist gekennzeichnet durch den erhöhten Muskeltonus mit schmerzhaften häufig generalisierten klonischen Krämpfen, die durch optische und akustische Reize verstärkt werden. Die Lähmungserscheinungen beginnen oft zuerst im Gesicht und führen durch die mimische Starre zu einem charakteristischen Gesichtsausdruck (Risus sardonicus). Die Einbeziehung der Schlundmuskulatur führt zur Dysphagie, häufig besteht auch eine Kiefersperre. Ein Laryngospasmus oder tonische Kontraktionen der Atemmuskulatur können eine Hypoxie auslösen. Todesursachen sind vor allem kardiovaskuläre Komplikationen und die respiratorische Insuffizienz.

Die Diagnose wird aus dem klinischen Bild und der Verletzungs-/Impfanamnese gestellt. Differentialdiagnostisch sind Meningitiden, Strychninvergiftungen, schwere Hypokalzämien und Subarachnoidalblutungen auszuschließen.

Therapie Neben der chirurgischen Wundversorgung (Entfernung nekrotischen Gewebes) und der Gabe von Tetanusimmunglobulin (initial bis zu 10.000 Einheiten intramuskulär) steht die intensivmedizinische Supportivtherapie in der Regel mit Intubation und Beatmung im Vordergrund. Wichtig sind die Ruhigstellung der Muskulatur durch neuromuskuläre Blockade und die Abschirmung vor äußeren Reizen. Zur Abtötung von Clostridien und zur Verhinderung weiterer Toxinbildung werden Penicillin G (10–20 Mio Einheiten/Tag über 5 Tage) oder Metronidazol (30 mg/kg KG/Tag verteilt auf drei Dosen über 10 Tage) eingesetzt.

Entscheidende Präventionsmaßnahme ist die aktive Immunisierung mit Tetanustoxoid nach Empfehlungen der Stiko möglichst schon im Säuglingsalter mit Impfauffrischung alle 10 Jahre. Im Verletzungsfall ist die Tetanusimmunprophylaxe abhängig vom Impfstatus gegebenenfalls in Kombination mit Tetanusimmunglobulin (Tabelle 2.3-3) unverzüglich durchzuführen.

Typhus

Ätiologie und Pathogenese Die typhöse Salmonellose wird durch Salmonella typhi oder Salmonella paratyphi (A, B, C), gramnegative bewegliche sporenlose aerob wachsende Bakterien aus der Enterobacteriae-Familie, ausgelöst. Das Reservoir für S. typhi und S. paratyphi stellt ausschließlich der Mensch als Dauerausscheider oder Erkrankter dar. Die Übertragung erfolgt entweder direkt (Schmierinfektion) oder – viel häufiger – durch fäkale Verunreinigung von Wasser, Milchprodukten und anderen Lebensmitteln. Paratyphus A und Paratyphus C treten nur in tropischen und subtropischen Ländern auf, Paratyphus B auch in Mitteleuropa. Nach oraler Infektion durchdringen die Erreger die Wand des Dünndarms und gelangen über den Blutstrom in das retikuloendotheliale System, wo sie sich vermehren. Nach 10–14 Tagen Inkubationszeit treten die Salmonellen wieder in die Blutbahn ein. Die 1–2 Wochen anhaltende Bakteriämie ermöglicht die potentielle Dissemination der Erreger in alle Organe. Die sich ab der 3. Woche anschließende Organphase der typhoiden Salmonellose manifestiert sich im darmassoziierten lymphatischen Gewebe in Form nekrotisierender Darmgeschwüre der Peyer-Plaques.

Klinik und Diagnostik Die Inkubationszeit beträgt 1–3 Wochen, je nach Infektionsdosis. Nach schleichendem Beginn mit unspezifischen katarrhalischen Beschwerden, Appetitlosigkeit, abdominellen Schmerzen, Kopfschmerzen, Obstipation kommt es zum stufenförmigem Fieberanstieg ohne Schüttelfrost bis zur anhaltenden Fieberkontinua zwischen 39 und 40 °C ab der 2. Woche. Ebenfalls ab der 2. Woche finden sich erbsbreiartige Durchfälle, eine Splenomegalie, in 1/3 der Fälle sog. Roseolen

Tabelle 2.3-3. Tetanusimmunprophylaxe im Verletzungsfall

Anzahl der Tetanustoxoid- impfungen in der Vorgeschichte	Saubere, geringfügige Wunden		Alle anderen Wunden	
	Tetanus-/Diphtherie- toxoid (Td)	Tetanusimmunglobulin (TIG) (250 IU)	Tetanus/Diphtherie- toxoid (Td)	Tetanusimmunglobulin (TIG) (250 IU)
Unbekannt oder <3	Ja	Nein	Ja	Ja
≥3	Nein[a]	Nein	Nein[b]	Nein

(septisch-metastatische Absiedlungen in Form 1–3 mm großer Effluoreszenzen der Bauchhaut, die auf Druck abblassen), eine grauweißlich belegte Zunge mit freien rötlichen Rändern (Typhuszunge), eine relative Bradykardie sowie eine Wesensveränderung, die von Apathie bis zu deliranten Erscheinungsbildern reichen kann (Toxinwirkung). Das Blutbild zeigt eine Leukopenie mit Linksverschiebung und toxischer Granulation mit absoluter Eosinopenie. Die Erregerdiagnose gelingt in sehr frühen Krankheitsstadien evtl. im Stuhl, in der 1. und evtl. 2. Krankheitswoche in der Blutkultur, ab der 2. Woche in Stuhl und Urin. Bei 25–33% der Patienten ist eine Harnkultur positiv. Ab der 2. Woche findet sich eine messbare Antikörperbildung (Gruber-Widal-Reaktion), die bei einem Titeranstieg über mindestens vier Titerstufen die Diagnose retrospektiv bestätigen kann.

Seltene Komplikationen sind toxisches Kreislaufversagen (ab der 2. Woche) sowie Perforationen und Blutungen des Darmes in der 3. Krankheitswoche. In der langdauernden Rekonvaleszenz sind Komplikationen durch ein Typhusrezidiv, durch Thrombosen, eine Myokarditis und metastatische Abszesse in Knochen, Gelenken und Urogenitaltrakt möglich. 2–5% der Patienten bleiben chronische Dauerausscheider (Erregerpersistenz im Stuhl >10 Wochen nach Krankheitsbeginn), wobei das Erregerreservoir in der Gallenblase (2/3 der Fälle) oder in der Dünndarmmukosa (1/3 der Fälle) liegt.

Ohne therapeutische Intervention findet sich ein typischer zyklischer Krankheitsverlauf mit charakteristischem Fieberverlauf: Stadium incrementi (stufenweise ansteigende Temperatur in der 1. Woche), Stadium fastigii (Fieberkontinua in der 2./3. Woche), Stadium decrementi (remittierende Entfieberung in der 4. Woche). Dieser typische Fieberverlauf wird mit der heute gängigen Breitspektrumantibiose und Antipyretikatherapie nicht mehr gesehen. Infektionen mit S. paratyphi verlaufen üblicherweise leichter.

Therapie Auf Grund zunehmender Resistenzen gegenüber Chloramphenicol, Ampicillin und Trimethoprim/Suflamethoxazol insbesondere in Indien, dem mittleren Osten und Südostasien sind Ciprofloxazin (1 g/Tag p.o. für 14 Tage) oder Ceftriazon (2 g/Tag für 14 Tage) die Medikamente der ersten Wahl bei unbekannter Resistenzsituation. Jedoch sind bei kranken Reiserückkehrern aus Indien wiederholt auch schon Ciprofloxacin-resistente Erreger beschrieben worden. Andere 4-Fluorochinolone sind wahrscheinlich ebenso wirksam, es liegen aber weniger klinische Erfahrungen vor. Ein Therapiewechsel auf Cotrimoxazol oder Ampicillin/Amoxicillin bei nachgewiesener Empfindlichkeit ist möglich. Der Einsatz von Chloramphenicol ist wegen der potentiellen Hämatotoxizität in den Hintergrund getreten. Bei schweren toxischen Verlaufsformen sind Steroide (Dexamethason initial 3 mg/kg i.v., gefolgt von 4-mal 1 mg/kg im Abstand von 6 h) zu erwägen, ab der 3. Woche wegen der Gefahr der Darmperforation jedoch kontraindiziert. Die Letalität (ca. 1%) ist im Wesentlichen durch intestinale Komplikationen (Darmblutung, Peritonitis) bedingt. Zur Sanierung von Dauerausscheidern sind Gyrasehemmer Mittel der Wahl (1 g/Tag p.o. für 4 Wochen), bei Therapieversagen und Vorliegen einer Cholezystolithiasis ist eine Cholezystektomie zu erwägen. Zur Prophylaxe der meldepflichtigen Infektionserkrankung dienen die regelmäßige Überwachung der Dauerausscheider, Lebensmittel und Wasserhygiene und die Ermittlung von Infektionsketten. Ein Typhuslebendimpfstoff (Typhoral L, 3 Oraldosen im Abstand von 2 Tagen) und ein parenteral zu verabreichender Impfstoff aus hoh aufgereinigtem Vi-Antigen bieten in etwa 60% der Fälle einen Impfschutz von 1–2 Jahren.

Tularämie

Ätiologie und Pathogenese Erreger der Tularämie (Hasenpest) ist das gramnegative Bakterium Francisella tularensis, das entweder direkt bei Kontakt mit infizierten Nagetieren (Schlachtung, Verzehr, Fellverarbeitung) oder indirekt über Zeckenbisse oder kontaminiertes Wasser auf den Menschen übertragen wird. Es existieren zwei humanpathogene Stämme: Typ A (Biovar tularensis) kommt nur in Nordamerika vor, Typ B auch in Asien und Europa. Die Inkubationszeit beträgt 2–6 Tage.

Klinik und Diagnostik Es werden 4 klinische Manifestationsformen unterschieden: die ulzeroglanduläre, pneumonische, typhoide und die okuloglanduläre Form. Bei der ulzeroglandulären Form bildet sich an der Eintrittspforte (häufig am Finger) ein Ulkus mit begleitender Lymphadenitis, die pulmonale Form imponiert als herdförmige Verschattung, lobäre Pneumonie, Pleuraerguss, mediastinale Lymphadenopathie oder Trachealkompression, die okuloglanduläre Form verursacht gelbliche granulomatöse Läsionen der Konjunktiva mit Schwellung der regionalen Lymphknoten, die seltene typhoide Form tritt als Folge einer oropharyngealen Streuung bei hoher Erregerzahl auf. Fieber und Schüttelfrost kommen bei allen Formen vor. Richtungsweisend für die Diagnose ist die Anamnese (Tierkontakt etc.). Die Sicherung erfolgt serologisch durch den Nachweis hämagglutinierender Antikörper nach 7–10 Tagen (Titer >1:160 bzw. 4facher Titeranstieg im Verlauf beweisend) oder in Spezialabors durch PCR-Techniken.

Therapie Streptomycin in einer Dosierung von 2-mal 1 g/Tag für 10 Tage ist die Therapie der Wahl, Gentamycin in einer Dosierung von 5 mg/kg/Tag ist ebenfalls effektiv. Ebenfalls wirksam, aber klinisch weniger erprobt, sind Tetrazykline, Chloramphenicol sowie Fluorochinolone. Unbehandelt erreicht die Mortalität Raten bis 50%. Eine effektive Lebendvakzine für Risikogruppen steht über das US Army Medical Research Institute of Infectious Diseases zur Verfügung.

Bartonellainfektionen

Ätiologie und Pathogenese Vier Bartonellaspezies sind humanpathogen: B. quintana ist der Erreger des Fünftagefiebers (syn. wolhynisches Fieber), B. henselae verursacht die Katzenkratzkrankheit, B. elizabethae eine infektiöse Endokarditis (selten) und B. bacilliformis die Carrión-Erkrankung. Die klinischen und histopathologischen Manifestationen unterscheiden sich bei immunkompetenten und immunkompromittierten Patienten.

Klinik und Diagnostik Das Fünftagefieber (syn. wolhynisches Fieber) wird durch Kleiderläuse übertragen und führte während des ersten und zweiten Weltkrieges zum epidemischen Auftreten einer hochfieberhaften Erkrankung mit Allgemeinsymptomen, die etwa 2 Wochen andauerten und z. T. rezidivierten. In jüngerer Zeit sind begrenzte Ausbrüche (auch in Form von Endokarditis) bei obdachlosen Alkoholikern in Großstadtregionen beschrieben worden.

Die meisten Fälle der Katzenkratzkrankheit treten bei Kindern und Jugendlichen in Herbst und Winter bei Katzenhaltung auf. Etwa 85% der Patienten entwickeln eine subakute oder chronische regionale Lymphadenopathie, die eitrig einschmelzen kann. Die klinische Diagnose basierte ursprünglich auf 4 Kriterien:
1. Katzenkratzwunde,
2. Inokulationspapel,
3. positiver Hauttest *und*
4. Nachweis pleomorpher Bazillen in der Warthin-Starry-Silberfärbung im Gewebe.

Heute kommen statt des Hauttests Kulturmethoden, Serologie und PCR zum Einsatz.

Sowohl B. quintana als auch wesentlich häufiger B. henselae können bei immunkompromittierten Patienten eine bazilläre Angiomatose der Haut und eine bazilläre parenchymatöse Peliose auslösen.

Die Carrión-Erkrankung kommt nur in den Anden vor und verursacht ein schwer verlaufendes, fieberhaftes Krankheitsbild mit Hämolyse und Kreislaufsymptomen oder eine Enzephalitis mit zerebraler Vaskulopathie und Infarzierung. Für den kulturellen Nachweis von Bartonella sind Inkubationszeiten bis zu vier Wochen notwendig, außerdem steht eine PCR-Technik zum Erregernachweis in Blut und Gewebe zur Verfügung; serologische Verfahren sind von untergeordneter Bedeutung.

Therapie Derzeit existieren keine kontrollierten Studien zur antimikrobiellen Therapie von Bartonellainfektionen. Behandlungsoptionen sind in Tabelle 2.3-4 zusammengefasst. Unkomplizierte Verläufe der Katzenkratzkrankheit erfordern i. A. keine antibiotische Therapie, eine Entlastung schmerzhafter Lymphknoten durch Nadelaspiration ist häufig ausreichend. In retrospektiven Studien haben TMP-SMX, Rifampicin, Gentamycin und Ciprofloxacin Dauer und Schwere der Erkrankung bei schwerer, fieberhafter Katzenkratzkrankheit reduziert. Immunkompetente Patienten mit Bartonellaendokarditis, Bakteriämie, Enzephalopathie, Augensymptomen sowie alle immunkompromittierten Patienten mit klinischen Manifestationen einer Bartonellainfektion benötigen 4–6 Wochen antimikrobielle Therapie mit Makrolidantibiotika, um Rezidive zu verhindern. Tetrazykline, Rifampicin und Ciprofloxacin haben sich in kleinen Studien ebenfalls als wirksam erwiesen.

Milzbrand

Ätiologie und Pathogenese Milzbranderreger ist der gram-positive aerobe Sporenbildner Bacillus anthracis. Die Erkrankung ist heute in Deutschland sehr selten und tritt allenfalls bei Personen auf, die beruflich mit Tieren und Fellen umgehen. Bedeutung gewonnen haben Milzbranderreger jedoch als poten-

Tabelle 2.3-4. Therapie von Bartonellainfektionen

Klinische Symptomatik	Antibiotika	Applikation	Dauer
Klassische Katzenkratzkrankheit	Keine	–	–
Schwere Katzenkratzkrankheit	TMP–SMX Rifampicin Gentamycin Ciprofloxacin	i.v. (alle 6 h) p.o. i.v. p.o./i.v.	7–10 Tage, je nach klinischem Effekt
Endokarditis	Erythromycin Clarithromycin	i.v. + Rifampicin p.o. + Gentamycin i.v. i.v.	4–6 Wochen
Septikämie	Erythromycin Clarithromycin	i.v. + Rifampicin p.o. i.v.	4 Wochen
Bazilläre Angiomatose, Parenchympeliose	Erythromycin Doxycyclin Clarithromycin Ciprofloxacin (Rückfälle berichtet) Azithromycin	i.v./p.o. p.o. i.v./p.o. i.v./p.o. i.v./p.o.	4–5 Wochen
Aseptische Meningitis	Erythromycin	i.v./p.o.	i.v. 7–14 Tage, 4–6 Wochen insgesamt
Retinopathie	Doxycyclin	p.o.	4–6 Wochen
Enzephalopathie	Clarithromycin Ciprofloxacin Azithromycin	i.v./p.o. i.v./p.o. i.v./p.o.	4–6 Wochen

tieller Biokampfstoff. Anthraxbazillen proliferieren im Bereich der Eintrittspforte und induzieren nach Transport in die regionalen Lymphknoten eine hämorrhagische Lymphadenitis. Bei Eintritt in die Blutbahn entsteht ein septisches Krankheitsbild mit Erregerabsiedlung in allen Organen. Die Erregervirulenz wird durch zwei Faktoren determiniert: das Exotoxin und das Kapselpeptid. Das Toxin verursacht eine tief greifende Störung der vaskulären Permeabilität mit „Leakage-Syndrom" und hypovolämischem Schock.

Klinik und Diagnostik An der Haut entwickelt sich nach einer Inkubation von 1–7 Tagen das typische Milzbrandkarbunkel, bei dem sich aus einer initialen Papel innerhalb von 12–48 h eine Blase entwickelt, deren Inhalt sich dunkel verfärbt. Trotz deutlicher Entzündungsreaktion verursacht die Läsion kaum Schmerzen. Etwa 80% der Fälle eines Hautmilzbrandes heilen mit Narbenbildung spontan ab, in bis zu 20% der Fälle, insbesondere bei Läsionen im Kopfbereich, entwickelt sich über eine Lymphadenitis eine hämatogene Streuung mit einer Letalität von 5–20%. Der Lungenmilzbrand durch Inhalation von Anthraxsporen ist eine äußerst seltene Erkrankung, aber als Folge (der Erforschung) von B-Waffen von potentieller Bedeutung (Sverdlovsk-Unglück 1979, Anschlagserie in den USA 2001). Diese Erkrankung, die nahezu immer tödlich endet, verläuft biphasisch: nach einer grippeartigen Phase mit Zeichen einer Bronchopneumonie, die bis zu 4 Tagen dauern kann, kommt es zum rasch progredienten Lungenversagen mit dem Bild der Schocklunge und einer hämorrhagischen Mediastinitis. Diagnostisch entscheidend ist der mikroskopische, immunzytologische oder kulturelle Erregernachweis in Eiter, Blut oder Exsudaten.

Therapie Medikament der Wahl ist Penicillin G i.v. (20 Mio. IE/Tag) für 2–4 Wochen, bei Penicillinallergie Doxycyclin (200 mg/Tag). Als biologische Waffen sind Penicillin- und Tetracyclin-resistente Stämme entwickelt worden. Für diesen Fall und bei Lungenmilzbrand wird die Gabe von Ciprofloxacin (400 mg i.v. alle 12 h) empfohlen. Zur Postexpositionsprophylaxe scheint nach tierexperimentellen Daten Ciprofloxacin oral (500 mg alle 12 h für 60 Tage) geeignet. Verschiedene Impfstoffe wurden für den militärischen Bereich entwickelt.

Syphilis

Ätiologie und Pathogenese Der Syphiliserreger Treponema pallidum wird bei sexuellem Kontakt über Epitheldefekte übertragen und verursacht nach einer Inkubationszeit von durchschnittlich 21 Tagen (Extreme 10–90 Tage) frühe und späte klinische Manifestationen.

Klinik und Diagnostik Die erste klinische Manifestation ist der sog. harte Schanker (schmerzloses Ulkus mit Randwall und regionaler Lymphknotenschwellung) im Bereich der genitalen Läsion, der unbehandelt nach 3–6 Wochen abheilt (Stadium I). Die bei unbehandelten Patienten folgende Disseminationsphase ist gekennzeichnet durch Allgemeinsymptome, Hautausschlag (makulopapulär), Condylomata lata, Alopezie. Diese Symptome bilden sich spontan zurück. Seltener treten in dieser Phase Immunkomplex-vermittelte Organkomplikationen (z. B. eine Glomerulonephritis) oder eine frühe Neurosyphilis auf. Die Krankheitsstadien I, II und das erste Jahr der anschließenden Latenzphase, nach denen Immunität gegenüber Reinfektionen besteht, werden als frühe Syphilis zusammengefasst. Krankheitsmanifestationen nach mehr als einem Jahr Latenz werden als Stadium III bzw. späte Syphilis klassifiziert und umfassen Gummata (Granulome in Haut, Knochen oder Organen), kardiovaskuläre Manifestationen (Narbenstadium nach Endokarditis, Aortitis) sowie die späte Neurosyphilis (progressive Paralyse und Tabes dorsalis). Eine Sonderform ist die nekrotisierende Enzephalomyelitis bei HIV-infizierten Patienten (Stadium IV). Im Stadium I lässt sich der Erreger in Abstrichen des Primäraffekts in der Dunkelfeldmikroskopie nachweisen. In diesem Stadium ist die Serologie nur in 80% der Fälle positiv. In allen anderen Stadien erfolgt die Diagnosesicherung durch die spezifische Serologie (T.-pall.-Hämagglutinations [TPHA]-Test, Fluoreszenzantikörperabsorptionstest [FTA-Abs. IgG/IgM]). Negative Resultate schließen eine Syphilis im Stadium II–IV aus, bei Infektionen durch andere Spirochäten sind Kreuzreaktionen möglich. Zur Aktivitätserfassung der Erkrankung und zur Kontrolle des Therapieverlaufes kann die spezifische Serologie nicht beitragen, hierzu dienen Nachweis und Titerverlauf von Kardiolipinantikörpern (Rapid-Plasma-Reagin [RPR]-Test, Kardiolipinmikroflockungstest [VDRL]). Bei einem Titer >1:16 ist eine aktive Syphilis sehr wahrscheinlich, nach erfolgreicher Therapie werden diese Titer negativ. Bei später kardiovaskulärer und Neurosyphilis finden sich häufig niedrige Titer, bei 1/4 der Patienten aber auch negative Titer.

Therapie In der folgenden Übersicht sind die Behandlungsalgorithmen der verschiedenen Syphilisstadien dargestellt. Da Syphilis-, HIV- und Hepatitis-B-Erreger gemeinsame Übertragungswege und Risikokonstellationen nutzen, sind Koinfektionen mit diesen Erregern nicht selten. Eine Liquorpleozytose als Hinweis auf eine ZNS-Beteiligung ist bei HIV-Koinfektion häufiger. Obwohl sich klinischer Verlauf und Therapieansprache bei HIV-koinfizierten Patienten nicht grundsätzlich unterscheiden, sollte die Therapie der Syphilis bei HIV-Patienten möglichst nach den Therapierichtlinien für die Neurosyphilis erfolgen.

Behandlung der Syphilis bei nicht schwangeren Erwachsenen ohne HIV-Infektion: Primäre und sekundäre Syphilis

Frühe Syphilis
- Behandlung
  - Depotpenicillin G, 2,4 Mio. IE i.m. (einmalig)
  - Bei Penicillinallergie: Doxyzyklin 2-mal 100 mg p.o. für 2 Wochen
  - Alternative bei sicherer Compliance: Erythromycin, 4-mal 500 mg für 2 Wochen

- Begleituntersuchungen und Nachsorge
  - HIV-Test
  - Bei neurologischen Symptomen: Ausschluss einer Neurosyphilis
  - Bei Augensymptomen: Spaltlampenuntersuchung
  - Wiederholung von Serologie und klinischer Untersuchung nach 6 und 12 Monaten
  - Behandlungswiederholung bei Persistenz/Wiederauftreten von klinischen Symptomen
  - Behandlungswiederholung bei RPR-/VDLR-Titeranstieg (4fach)

Bei unzureichendem RPR-/VDLR-Titerabfall nach 6 Monaten (<4fach): Ausschluss einer Neurosyphilis

Latente Syphilis
- Behandlung
  - Frühe latente Syphilis (Dauer <1 Jahr): Benzathin-Penicillin G, 2,4 Mio. IE i.m. einmalig
  - Bei Penicillinallergie: Doxyzyklin 2-mal 100 mg p.o. für 2 Wochen
  - Späte latente Syphilis oder latente Syphilis unbekannter Dauer: Benzathin-Penicillin G, 2,4 Mio. IE i.m. pro Woche für 3 Wochen (Tag 1, 8, 15)
  - Bei Penicillinallergie: Doxyzyklin 2-mal 100 mg p.o. für 4 Wochen
- Begleituntersuchungen und Nachsorge
  - HIV-Test
  - Klinische Untersuchung auf Manifestation einer tertiären Syphilis (Aortitis, Neuro-S, Gumma, Iritis)
  - Liquorpunktion vor Behandlung bei: neurologischen oder ophthalmologischen Symptomen, Hinweisen für eine aktive tertiäre Syphilis, Therapieversagen, begleitender HIV-Infektion.
  - Bestimmung der RPR-/VDLR-Titer nach 6, 12 und 24 Monaten; Ausschluss einer Neurosyphilis und Behandlungswiederholung bei: 4fachem Titeranstieg, unzureichendem Abfall (<4fach) eines initial hohen Titers (≥1:32) nach 12–24 Monaten und klinischen Zeichen einer Syphilis.

Späte Syphilis (Gumma, kardiovaskuläre Syphilis)
- Behandlung
  - Benzathin-Penicillin G, 2,4 Mio. IE i.m. pro Woche für 3 Wochen
  - Bei Penicillinallergie: Doxyzyklin 2-mal 100 mg p.o. für 4 Wochen
- Begleituntersuchungen
  - Liquoruntersuchung

Neurosyphilis
- Behandlung
  - Penicillin G, 3–4 Mio. IE i.v. alle 4 h für 10–14 Tage, danach einmalig Benzathin-Penicillin G, 2,4 Mio. IE i.m.
  - Bei Penicillinallergie: Ceftriaxon 2 g/Tag i.v. für 14 Tage. Alternative bei sicherer Compliance: Procain-Penicillin, 2,4 Mio. IE p.o. pro Tag für 14 Tage plus Probenecid 4-mal 500 mg p.o. pro Tag für 14 Tage; danach einmalig Benzathin-Penicillin G, 2,4 Mio. IE i.m.
- Begleituntersuchungen und Nachsorge
  - HIV-Test
  - Wiederholung der Liquoruntersuchung alle 6 Monate bis zur Normalisierung der Zellzahl
    Eventuell Therapiewiederholung bei fehlendem Zellzahlabfall nach 6 Monaten oder fehlender Normalisierung nach 2 Jahren

Lyme-Borreliose

Ätiologie und Pathogenese Borrelia burgdorferi (3 Genospezies) wird durch Zeckenbiss (in Europa Ixodes ricinus) übertragen und verursacht durch hämatogene Streuung, evtl. auch neurale Ausbreitung, eine zyklische Infektion mit Stadienbildung. 10–15% der Zecken sind infiziert, man schätzt in Deutschland ca. 2000–3000 Neuerkrankungen/Jahr.

Klinik und Diagnostik Die Inkubationszeit beträgt 3 bis 32 Tage. Klinisch lassen sich drei Stadien abgrenzen:
- früh lokalisierte,
- früh disseminierte,
- späte persistierende Infektion.

Die frühe Lokalinfektion manifestiert sich als Erythema migrans bei 60–80% der Patienten als zentrifugal expandierendes makulöses oder papulöses Exanthem um den Zeckenbiss, z. T. begleitet von milden Allgemeinsymptomen. Bei einigen Patienten erfolgt eine hämatogene Dissemination der Spirochäten, wobei das klinische Bild durch die Organlokalisation bestimmt wird: sekundäre anuläre Hautläsionen, Myalgien/Arthralgien, Hepatitiden, Splenomegalie, Lymphadenopathie, Konjunktivitis, Meningoradikulitis (Fazialisparese), Karditis (häufig mit AV-Block). Die Spätmanifestationen der Lyme-Borreliose treten Monate oder Jahre nach der Infektion auf und äußern sich als Arthritis, Acrodermatitis chronica atrophicans, Panuveitis oder progressive Enzephalomyelitis. Eine spezifische IgM-Antikörperantwort gegen **B. burgdorferi** entwickelt sich 2–6 Wochen nach Beginn des Erythema migrans, IgG-Antikörper sind nach 4–6 Wochen im ELISA nachweisbar.

Therapie Das Risiko einer Borrelieninfektion nach Zeckenbiss ist auch in einem Lyme-Borreliose-Endemiegebiet gering. In einer kontrollierten Doppelblindstudie, in der Patienten nach Zeckenbissen mit Antibiotika oder Plazebo behandelt wurden, entwickelte zwar kein antibiotisch behandelter Patient ein Erythema migrans, es serokonvertierte aber auch kein asymptomatischer Patient. Bei 2 Patienten aus der Plazebogruppe entwickelte sich ein Erythema migrans, dies wurde jedoch nachfolgend erfolgreich mit oralen Antibiotika behandelt. Daraus resultiert die Empfehlung, Zeckenbisse nicht per se antibiotisch zu behandeln, sondern zu markieren, zu beobachten und bei Auftreten eines Erythema migrans frühzeitig antibiotisch zu therapieren. Therapieregime sind in der folgenden Übersicht zusammengefasst. In frühen Stadien ist eine orale Antibiotikatherapie über 21 Tage ausreichend, wobei Doxycyclin, Amoxycillin oder Cefuroxim äquipotent sind; Azithromycin über 5 Tage ist etwas weniger effektiv. Jarisch-Herxheimer-ähnliche Reaktionen sowie vermehrte Beschwerden in den Hautläsionen oder Temperaturerhöhungen 2–4 h nach Beginn der Antibiotikatherapie treten bei 14% der Patienten auf. Bei disseminierter Erkrankung mit Allgemeinsymptomen bilden sich die Symptome häufig nur langsam über 6 Monate zurück (evtl. Antigenpersistenz), eine verlängerte Antibiose verkürzt diesen Zeitraum aber nicht. Eine Herzbeteiligung (Perikarditis, Myokarditis, transienter AV-Block, ventrikuläre Tachykardien) findet sich bei bis zu 10% der unbehandelten Patienten. Bei den leichten Formen ist die orale Therapie mit Doxycyclin oder Amoxycillin ausreichend, bei schweren Verläufen ist eine i.v.-Therapie mit Ceftriaxon oder Penicillin G indiziert. Frühe neurologische Symptome (Hirnnervenlähmungen, Meningitis, Meningoenzephalitis, periphere Neuritis, Radikuloneuritis) finden sich bei 15–20% der unbehandelten Patienten 2–8 Wochen nach der Infektion. Intravenöse Antibiotikaregime (Ceftriazon oder Penicillin G) werden für alle Formen der Neuroborreliose empfohlen, mit Ausnahme der isolierten Fazialisparese. Bei diesen Patienten sollte jedoch möglichst eine Liquorpunktion zum Ausschluss einer ausgedehnteren ZNS-Beteiligung (lymphozytäre Pleozytose, gegenüber dem Serum erhöhter Antiborrelienantikörpertiter) durchgeführt werden. Spätmanifestationen der Lyme Borreliose wie die Lyme-Arthritis (Gelenkschwellungen, Ergüsse, Baker-Zysten) können mit oraler (Doxycyclin, Amoxicillin) oder intravenöser (Ceftriazon) Antibiose über 2–4 Wochen erfolgreich behandelt werden, Ergüsse bilden sich oft aber nur langsam zurück. Patienten mit dem MHC-Klasse-II-Allel HLA DR4 und starker Antikörperantwort gegen die Borrelienoberflächenproteine OspA oder OspB können eine infektallergische, erosive Arthritis entwickeln, die nicht auf Antibiotika anspricht und unter Umständen eine Synovektomie erfordern kann.

Späte neurologische Manifestationen sind häufig unspezifisch (kognitive Funktionsstörungen, Krämpfe, Ataxien, periphere Neuropathien), ein erhöhter intrathekaler B.-burgdorferi-Antikörpertiter ist differentialdiagnostisch hilfreich. Späte neurologische Manifestationen der Lyme-Borreliose erfordern eine intravenöse Antibiose, das Gleiche gilt für okuläre Läsionen (Keratitis, Iritis, Panuveitis). Die Therapie in der Schwangerschaft unterscheidet sich nicht, bislang wurde kein erhöhtes Missbildungsrisiko durch die Lyme-Borreliose oder ihre Therapie nachgewiesen. Infektionsprävention ist möglich durch die Vermeidung von Zeckenbissen. Ein Impfstoff steht gegenwärtig nicht zur Verfügung.

In der Entwicklung befinden sich Impfstoffe auf der Basis von Osp C und polyvalente Impfstoffe, die auch eine Schutzwirkung für die in Europa dominierenden Borrelien-Stämme erwarten lassen.

Therapie der Lyme-Borreliose

Frühe Lokalinfektion
- Amoxycillin, 3-mal 500 mg p.o. für 14–21 Tage
- Doxycyclin, 2-mal 100 mg für 14–21 Tage
- Bei Doxyzyclin- oder Ampicillinallergie:
  – Cefuroxim, 2-mal 500 mg für 14–21 Tage
  – Erythromycin 4-mal 250 mg p.o. für 14–21 Tage
  – Azithromycin, 500 mg für 7 Tage (weniger effektiv)

Neurologische Manifestationen
- Fazialisparese ohne sonstige neurologische Störungen: Orale Therapieregime wie bei der frühen Lokalinfektion
- Meningitis (mit oder ohne Radikuloneuropathie oder Enzephalitis)
  – Ceftriazon, 2 g/Tag für 14–28 Tage
  – Penicillin G, 20 Mio. IE/Tag für 14–28 Tage
- Bei Ceftriazon- oder Penicillin-G-Allergie:
  – Doxycyclin, 2-mal 100 mg oder i.v. für 14–28 Tage
  – Chloramphenicol, 1 g/Tag für 14–28 Tage
- Arthritis (intermittierend oder chronisch)
  – Oben aufgeführte orale Regime über 30–60 Tage oder oben aufgeführte i.v.-Regime für 14–28 Tage

Karditis
- AV-Block I: oben aufgeführte orale Regime über 14–21 Tage
- Höhergradiger AV-Block: oben aufgeführte i.v.-Regime; kardiales Monitoring (PR-Intervall >0,3 s)

Bei Schwangerschaft
- Frühe Lokalinfektion: Amoxycillin, 3-mal 500 mg/Tag für 21 Tage
- Jede andere Manifestation einer disseminierten Erkrankung: Penicillin G, 20 Mio. IE/Tag für 14–28 Tage
- Asymptomatische Seropositivität: Keine Therapieindikation

Die Antibiotikatherapie nach den in klinischen Studien evaluierten Richtlinien erreicht bei den meisten Patienten mit Lyme-Borreliose eine Eradikation von B.-burgdorferi. Patienten mit persistierenden Symptomen nach abgeschlossener Antibiotikatherapie sind nicht selten und verlangen ein differenziertes therapeutisches Vorgehen. Meist liegt eine verzögerte Rückbildung entzündlicher Herde z. T. mit Antigenpersistenz oder eine nicht infektiöse Folgeerkrankung (z. B. Fibromyalgie) vor. Liquor- oder Serumantikörpertiter sind sehr variabel und zur Beurteilung des Therapieerfolges nicht geeignet. Diese Patienten profitieren nicht von wiederholten Antibiotikazyklen. Nur in seltenen Fällen liegt eine persistierende oder rekurrierende Borrelieninfektion zugrunde, die ein sorgfältiges diagnostisches Monitoring erforderlich macht (z. B. Persistenz der Liquorpleozytose).

Leptospirose

Ätiologie und Pathogenese Die Erreger der Leptospirose sind mehrere eng verwandte, bügelartig gebogene zarte Spirillen (Leptospira interrogans). Der Morbus Weil als schwere Verlaufsform mit hepatorenaler Manifestation wird durch den Serotyp Leptospira icterohaemorrhagiae verursacht. Natürliches Reservoir sind Nagetiere (Ratten), die die Erreger durch infektiösen Harn über feuchten Erdboden und Wasser verbreiten. Die Übertragung erfolgt durch Läsionen von Haut und Schleimhäuten. Gefährdet sind Angler, Wassersportler, Kanal-, Feld- und Abwasserarbeiter (Berufskrankheit, meldepflichtig). Leptospirose ist auch als durch Urlauber importierte Infektionskrankheit von Bedeutung. Selbst wenn eine Übertragung von Mensch zu Mensch praktisch nicht vorkommt, müssen Blut und Urin unbehandelter Patienten potentiell als infektiös angesehen werden. Die zyklische Infektionserkrankung nimmt einen typischen biphasischen Verlauf: Bakteriämie mit nachfolgender Besiedlung von Leber (Ikterus), Nieren (Nephritis mit Ausscheidung eines infektiösen Urins) und ZNS. Die klinischen Manifestationen sind z. T. bedingt durch eine Vaskulitis als Folge der Infektion des Kapillarendothels.

Klinik und Diagnostik Die Leptospirose verläuft meist biphasisch. Nach einer Inkubationszeit von 7–12 Tagen treten abrupt hohes Fieber, Kopfschmerzen, Gliederschmerzen und als Charakteristikum starke Wadenschmerzen auf. Oft besteht in dieser Phase eine beidseitige Konjunktivitis. Nach dieser etwa 5 Tage dauernden Initialphase kommt es zur Entfieberung und bei etwa der Hälfte der Patienten in der sich anschließenden Organphase zu erneutem, weniger hohem Fieberanstieg. Eine gutartige lymphozytäre Meningitis oder ein Exanthem können auftreten, ggf. auch eine Iridozyklitis. Schwere Verlaufsformen, meist hervorgerufen durch **Leptospira icterohaemorrhagiae**, gehen mit Ikterus, Nierenversagen und Schocksymptomen einher, sie werden traditionell als Morbus Weil bezeichnet. Beim Morbus Weil sind die Transaminasen normal und nur gering erhöht, dagegen sind die alkalische Phosphatase und die Kreatinkinase häufig deutlich erhöht.

Für die Frühdiagnose eignet sich die PCR, der schwierige Erregernachweis durch die Anzüchtung von Leptospiren ist aus Blut- oder Liquorkulturen in der ersten Woche, aus Urin ab der zweiten Woche möglich. Für die sichere serologische Diagnose ist der Nachweis eines signifikanten Titeranstieges erforderlich, der erst nach weitgehender Abheilung erfasst wird (3–4 Wochen nach Erkrankungsbeginn).

Therapie Liegt bereits ein Organstadium vor, ist die Antibiotikatherapie wenig effektiv. Ein klinischer Verdacht auf eine Leptospirose erfordert daher eine frühzeitige gezielte Behandlung (innerhalb der ersten 4 Tage) mit Penicillin G (10–20 Mio. IE/Tag für 7 Tage) oder Doxycyclin (0,2 g i.v./Tag). Selten kann hierbei eine Jarish-Herxheimer-Reaktion auftreten. Andere Betalaktam-Antibiotika sind ebenfalls wirksam, nicht aber Fluorochinolone oder Chloramphenicol. Die begleitende supportive Therapie (ggf. Dialyse) bestimmt die Prognose wesentlich mit. Die Mortalität in Studien wurde mit 2,4–11,3% angegeben.

Rickettsiosen
Ätiologie und Pathogenese Rickettsien sind gramnegative, obligatorisch intrazelluläre Bakterien, die durch Arthropoden übertragen werden. Nagetiere sind das Reservoir, Übertragungen von Mensch zu Mensch finden nicht statt. Das klassische Fleckfieber (Rickettsia prowazeki) und andere Rickettsienerkrankungen sind in Mitteleuropa sehr selten geworden, Bedeutung haben sie als Reiseerkrankungen. Hierzu zählen das Zeckenbissfleckfieber (Fièvre boutonneuse) durch Rickettsia conori nach Reisen im Mittelmeerraum oder nach Afrika. Zu den Rickettsiosen im weiteren Sinne zählen auch das Q-Fieber (ausgelöst durch Coxiella burnetii; Infektionsquelle in Deutschland häufig latent infizierte Schafherden; Übertragung durch Inhalation von kontaminiertem Staub) und Infektionen durch Ehrlichia chaffeensis.

Klinik und Diagnostik Den meisten Rickettsiosen gemeinsam ist das Auftreten von Fieber und eines initial makulopapulösen Exanthems mit nachfolgenden Petechien. Allgemein- und neurologische Symptome (Myalgien, Zephalgien, Stupor, Ataxie) sind häufig. Q-Fieber verläuft zumeist als schwere grippeartige Erkrankung. Kopfschmerzen und Gelenkbeschwerden sind häufig, bei einem Drittel der Patienten entwickeln sich Lungeninfiltrationen, z. T. auch eine Leberbeteiligung. Schwere Verlaufsformen (Endokarditis, Infektionen von Gefäßprothesen oder Aneurysmen, Osteomyelitis, Hepatitis) kommen vor.

Therapie Tetrazykline (z. B. Doxycyclin 200 mg/Tag über einen Zeitraum von 7–21 Tagen) sind die Therapie der Wahl. Chloramphenicol (50–75 mg/kg/Tag), Chinolone (Ciprofloxacin 2-mal 500 mg/Tag, Levofloxacin 500 mg/Tag) und Rifampicin sind ebenfalls wirksam. Betalaktam-Antibiotika, Aminoglykoside und Erythromycin sind unwirksam. Zur Behandlung der Q-Fieber-Endokarditis wird eine Kombinationstherapie mit Rifampicin und Doxycyclin (alternativ Trimethoprim/Sulfamethoxazol) für 12 Monate empfohlen.

Tuberkulose
Ätiologie und Pathogenese Erreger der Tuberkulose sind die weltweit vorkommenden, obligat pathogenen Mykobakterien M. tuberculosis, M. bovis und M. africanum. Das Erregerreservoir von M. tuberculosis und M. africanum ist fast ausschließlich der Mensch, dasjenige von M. bovis findet sich hingegen hauptsächlich in Nutz- und Haustieren wie Rindern oder vergleichbaren Spezies. Die Übertragung erfolgt durch Inhalation von Tuberkelbakterien mit Partikeln von einem Durchmesser von 1–5 mm. Von den stark exponierten Personen werden etwa 30% infiziert und entwickeln eine positive Tuberkulinreaktion (primäre Tuberkulose). In den meisten Fälle heilt die Infektion spontan aus, etwa 5% der Patienten mit latenter Tuberkulose entwickeln eine aktive Erkrankung innerhalb von 2 Jahren, bei weiteren 5% kommt es später zur Progression (Reaktivierung). Weltweit treten jährlich 8 Millionen Neuerkrankungen sowie 2 Millionen Todesfälle durch Tuberkulose auf.

Klinik und Diagnostik Die Symptome der Tuberkulose lassen sich in systemische (Fieber, Nachtschweiß, Appetitlosigkeit, Gewichtsverlust und Schwäche) und organspezifische (Husten, Pleuraschmerzen, Hämoptysen) unterteilen. Patienten mit primärer Lungentuberkulose zeigen Infiltrate in den Mittel- und Unterfeldern mit ipsilateraler Hiluslymphknotenvergrößerung, bei reaktivierter Tuberkulose finden sich die klassischen Läsionen in den Oberfeldern, häufig mit Kavernenbildung. Kavernöse Lungenveränderungen, antibiotikaresistente Pneumonien sowie die Kombination von Gewichtsabnahme, Fieber und Nachtschweiß sind typische klinische Konstellationen, die jeweils den Nachweis oder Ausschluss einer Tuberkulose erfordern. Der diagnostische Algorithmus bei Tuberkuloseverdacht ist in Abb. 2.3-1 zusammengefasst. Die Indikation zur tuberkulostatischen Therapie ist bei mikroskopischem Erregernachweis, typischer Histologie oder kulturellem Erregernachweis zwingend, zum Teil muss aber eine Behandlung bei hochgradigem klinischen Verdacht auch empirisch bereits vor dem kulturellen Nachweis begonnen und bei negativem Kulturergebnis und fehlender Therapieansprache wieder abgebrochen werden. Eine Erregeranzüchtung und Resistenztestung sollte aber in jedem Fall angestrebt werden.

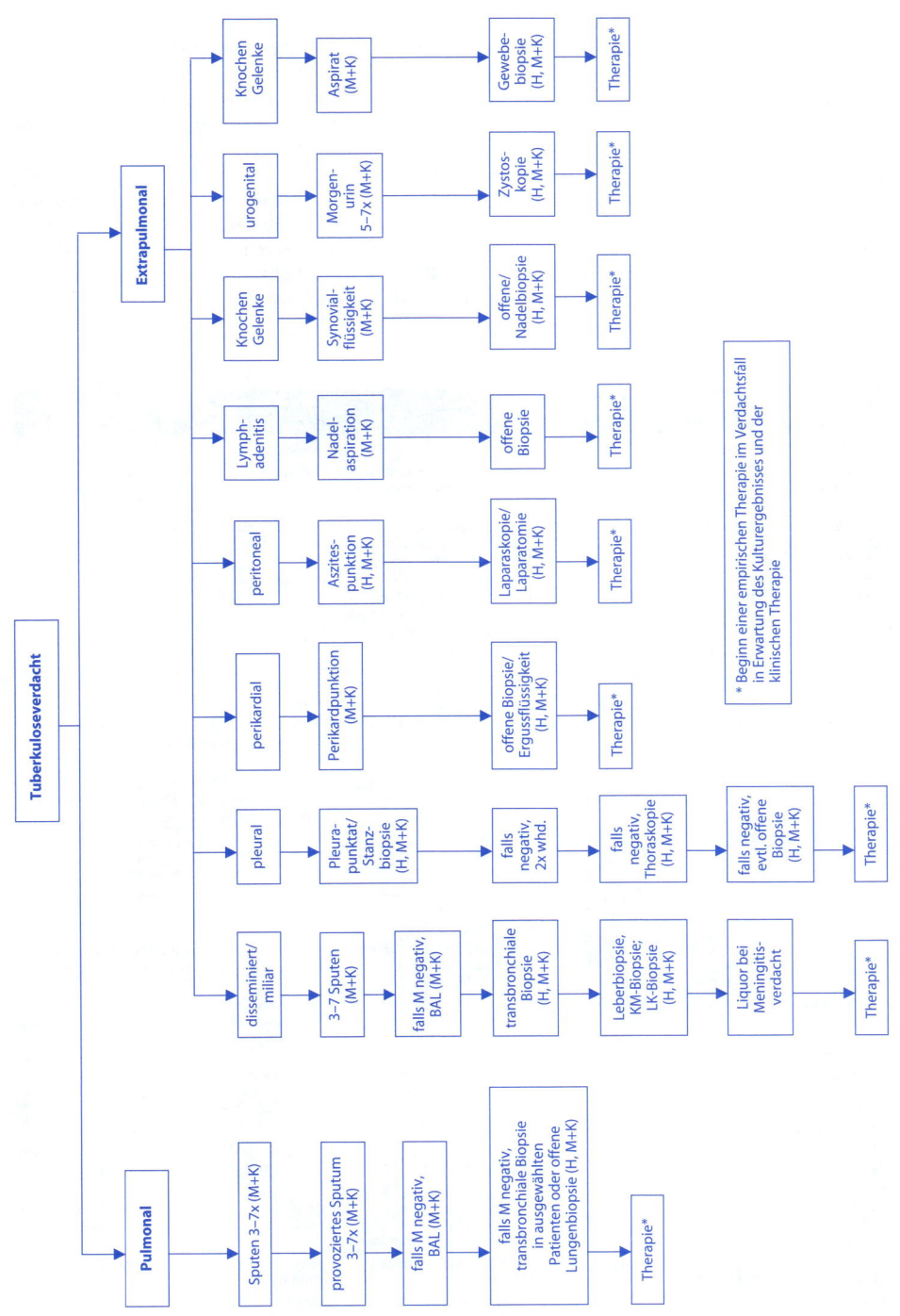

Abb. 2.3-1. Tuberkuloseverdacht

Therapie In Tabelle 2.3-5 sind die antituberkulotischen Medikamente, ihre Dosierung und die wesentlichen Nebenwirkungen zusammengestellt. Mehrere Substanzen der 1. Wahl, die aktiv replizierende extrazelluläre Mykobakterien in tuberkulösen Läsionen abtöten und damit die Bakterienpopulation rasch reduzieren, werden initial (Monate 1–2) kombiniert. Persistierende positive Sputumkulturen >3 Monate zeigen ein Versagen der Primärtherapie an, Ursachen sind entweder primär resistente Mykobakterien oder die Selektion resistenter Bakterien bei fehlender Compliance, inadäquater Kombination oder inadäquater Dosierung. Die zweite Therapiephase (Monate 3–6 [–12] nach initialer Ansprache) dient der Elimination kleiner Populationen intermittierend-metabolisierender Persister in verkäsenden Regionen oder in Makrophagen. Bei einem Therapieabbruch in dieser Phase droht ein Tuberkuloserezidiv durch in der Regel für die Primärtherapie noch sensible Persister.

Die tuberkulostatische Standardtherapie bei unbekannter Resistenzlage besteht aus einer initialen Vierfachkombination (Rifampicin [RMP], Isoniazid [INH], Pyrazinamid [PZA], Ethambutol [EMB]; alle p.o.) für 2 Monate mit nachfolgender Zweifachkombination für 4 Monate (Behandlungsdauer 6 Monate, mindestens 3 Monate über die Sputumkonversion hinaus; Tabelle 2.3-6). Statt EMB kann auch Streptomycin i.m. gegeben werden. Falls die erwartete Resistenzrate für INH oder RMP

Tabelle 2.3-5. Tuberkulostatika

Substanz	Dosierung tgl.	2-mal/Woche	Nebenwirkungen/Kommentar	Monitoring	Wirkung
Medikamente der ersten Wahl					
Isoniazid p.o./i.m./i.v.	5 mg/kg (max. 300 mg)	15 mg/kg (max. 900 mg)	Neuropathie, Hepatotoxizität, allerg. Fieber/Neuroprotektion durch Vitamin B_6	Leberenzyme	Wirkung auf extrazelluläre Bakterien mit rascher Teilung
Rifampicin p.o. nüchtern /i.v.	10 mg/kg (max. 600 mg)	10 mg/kg (max. 600 mg)	Hepatitis, allerg. Fieber, Exanthem, Enzyminduktion/Orangeverfärbung des Urins	Leberenzyme	Wirkung auf extra- und intrazelluläre Bakt. und Persister
Pyrazinamid p.o.	25–30 mg/kg (max. 2,5 g)	45–50 mg/kg (max. 3,5 g)	Hyperurikämie, Hepatotoxizität, Exanthem/Allopurinol nur bei Symptomatik	Leberenzyme	Wirkung auf intrazelluläre Bakt. bei saurem pH
Ethambutol p.o.	15–25 mg/kg (max. 1,6 g)	50 mg/kg	Optikusneuritis, Exanthem, Hyperurikämie	Farbsehen, Visus monatlich seitengetrennt	Schwache Wirkung auf extra- und intrazelluläre Bakterien
Streptomycin i.m./i.v.	15 mg/kg (max. 1 g)	20–25 mg/kg (max. 1,5 g)	N.-vestibularis-/opticus-Schädigung, Nephrotoxizität	Audiometrie, Nierenfunktion, Elektrolyte	Wirkung auf Bakterien mit schneller Teilung bei neutralem pH
Medikamente der zweiten Wahl					
Capreomycin i.m./i.v.	15 mg/kg (max. 1 g)	–	N.-vestibularis-/opticus-Schädigung, Nephrotoxizität	Audiometrie, Nierenfunktion, Elektrolyte	Wirkung auf Bakterien mit schneller Teilung bei neutralem pH
Ciprofloxacin p.o./i.v.	20 mg/kg	–	Übelkeit, Durchfälle, Kopfschmerzen	–	Wirkung auf Bakterien mit schneller Teilung bei neutralem pH
Clofazimin p.o.	100–300 mg (max. 300 mg)	–	Bauchschmerzen, Sehstörungen, orange-braune Pigmentierung	–	Aktiv gegen MAI
Cycloserin p.o.	15–20 mg/kg (max. 1 g) +Pyridoxin	–	Psychosen, zerebr. Krämpfe/einschleichende Dosierung, B_6-Komedikation	Psychostatus	Schwache Wirkung auf extra- und intrazelluläre Bakterien
Ethionamid	10–15 mg/kg (max. 750 mg)	–	Nausea, Hepatotox., Hypothyreose/einschleichende Dosierung, Antazida/Antiemetika	Leberenzyme, Schilddrüsenfunktion	Wie Ethambutol
Kanamycin, Amikacin i.m./i.v.	15 mg/kg (max. 1g)	–	Hörstörungen, Nephrotoxizität	Audiometrie, Nierenfunktion, Elektrolyte	Wie Streptomycin
Levofloxacin p.o./i.v.	500–750 mg	–	Wie Ciprofloxacin	–	Wie Ciprofloxacin
Ofloxacin p.o./i.v.	10 mg/kg (max. 800 mg)	–	Wie Ciprofloxacin	–	Wie Ciprofloxacin
PAS p.o.	150 mg/kg (max 12 g)	–	Nausea, Allergie, Hypothyreose, Hepatotoxizität/einschleichende Dosierung	Schilddrüsenfunktion, G6PD	Schwache Wirkung auf extrazelluläre Bakterien
Rifabutin p.o.	5 mg/kg (max. 300 mg)	5 mg/kg (max. 300 mg)	Hepatitis, Fieber, Uveitis, Hämatotox.	Leberenzyme, Blutbild	Wie Rifampicin
Linezolid p.o./i.v.	2-mal 600 mg (max. 1,2 g)	–	Myelosuppression Thrombozytopenie	Blutbild	

2.3 Multiorganinfektionen – komplexe klinisch-infektiologische Krankheiten

Tabelle 2.3-6. Standardregime zur Tuberkulosetherapie

Tb-Manifestation	Dauer	Initialtherapie	Erhaltungstherapie
Unkompliziert/Sputum negativ (Mikroskopie und Kultur)	4 Monate	2 Monate: RMP+INH+PZA	2 Monate: RMP+INH
Unkompliziert/Sputum positiv (Mikroskopie oder Kultur)	6 Monate	2 Monate: RMP+INH+PZA (+EMB)	4 Monate: RMP+INH
Kompliziert (Kavernen, Reaktivierung)	9–12 Monate	2 Monate: RMP+INH+PZA +EMB oder SM	7–10 Monate: RMP+INH
Intoleranz/Resistenz für INH	9 Monate	2 Monate: RMP+PZA+EMB	7 Monate: RMP+EMB
Intoleranz/Resistenz für RMP	18 Monate	2 Monate: INH+PZA+EMB+SM	16 Monate: INH+EMB
Intoleranz/Resistenz für PZA	9 Monate	2 Monate: RMP+INH+EMB	7 Monate: RMP+INH
Resistenz für INH und RMP	(12–) 18 Monate	PZA+EMB+SM+Fluorchinolone	
Therapieversagen oder Rückfall ohne Resistenzbefund	8 Monate	3 Monate: RMP+INH+PZA+EMB; 2 Monate: SM	5 Monate: RMP +INH+EMB

RMP Rifampicin; *INH* Isoniazid; *PZA* Pyrazinamid; *EMB* Ethambutol; *SM* Streptomycin.

<4% liegt, kann auch initial eine Dreifach- (RMP, INH, PZA für 2 Monate) mit nachfolgender Zweifachkombination (INH, RMP für 4 Monate) gegeben werden. Tuberkulostatika sollten in der Regel in einer täglichen Einmaldosis verabreicht werden. Bei mangelnder Compliance und entsprechender Dosiserhöhung sind auch intermittierende Therapieformen (2- bis 3-mal/Woche) möglich. Für extrapulmonale Tuberkulosemanifestationen, bei denen die Erregerzahl häufig geringer ist als bei einer kavernenbildenden Lungentuberkulose, gelten die gleichen Therapierichtlinien, lediglich für die tuberkulöse Spondylitis und Meningoenzephalitis wird eine verlängerte Therapiedauer empfohlen. Bei begleitender HIV-Infektion sollte die Gesamttherapiedauer 9 Monate betragen (mindestens 6 Monate über die Sputumkonversion hinaus). Bei nachgewiesener INH Resistenz sollte die Therapie mit RMP, PZA und EMB 6–7 Monate fortgesetzt werden, bei nachgewiesener RMP-Resistenz sollte über mindestens 10 Monate mit bakteriziden Medikamenten weiterbehandelt werden. Bei multiresistenter Tuberkulose (Resistenz gegen INH und RMP) muss in der Regel auf Tuberkulostatika der 2. Wahl (Ethionamid, Cycloserin, PAS, Capreomycin, Kanamycin, Clofazimin) oder neue, wenig geprüfte Substanzen (Fluorochinolone, Amikacin) zurückgegriffen werden. Es gelten folgende Grundregeln:

- Keine Addition eines einzelnen Medikamentes zu einem versagenden Regime;
- mindestens 3 zuvor nicht eingesetzte Medikamente sollten Bestandteil des neues Therapieregimes sein;
- die Therapiedauer sollte auf >24 Monate verlängert werden;
- das Therapie sollte mindestens ein injizierbares Medikament enthalten, das für mindestens 4 Monate nach erreichter Kulturnegativität gegeben wird;
- eine direkt observierte Medikamenteneinnahme sollte erwogen werden.

Ergänzende chirurgische Resektionen sind z. T. notwendig. In der Schwangerschaft sind INH, RMP und EMB einsetzbar, die Erfahrungen mit PZA sind begrenzt; Streptomycin ist kontraindiziert. Der Einsatz von Kortikosteroiden sollte auf Sonderfälle wie schwere toxische Verläufe, respiratorische Insuffizienz, tuberkulöse Meningitis, Perikarditis begrenzt werden. Chemoprophylaxe bei Exposition und Immundefizienz als Primärprävention und zur Verhinderung einer aktiven Tuberkulose bei Konversion des Tuberkulintests als Sekundärprävention (sog. latente Tuberkulose) ist in Abhängigkeit von der Risikokonstellation zu erwägen. Empfohlen werden INH für 6–12 Monate oder RMP plus PZA für 2 Monate (Tabelle 2.3-7). Die

Tabelle 2.3-7. Empfohlene Regime zur Behandlung der latenten Tuberkulose im Erwachsenenalter

Medikament	Behandlungsdauer Monate	Dosis Täglich	2-mal/Woche	Kommentar
INH	9	5 mg/kg (max. 300 mg)	15 mg/kg (max. 900 mg)	Regime der ersten Wahl für alle Erwachsenen
INH	6	5 mg/kg (max. 300 mg)	15 mg/kg (max. 900 mg)	Akzeptabel für HIV-negative Erwachsene ohne fibrotische Läsionen in der Lungenaufnahme[a]
Rifampicin +Pyrafat	2	10 mg/kg (max. 600 mg) und 15–20 mg/kg (max. 2 g)	10 mg/kg (max. 600 mg) und 2,5 g (<50 kg), 3,0 g (51–74 kg), 3,5 g (75 kg)	Auch effektiv nach Kontakten mit INH-resistenter Tb; Pyrafat nicht bei Schwangeren
Rifampicin	4	10 mg/kg (max. 600 mg)	–	Bei Intoleranz für Pyrafat

[a] Hinweis auf vorausgegangene unbehandelte Tuberkulose.

Einschätzung bezüglich einer präventiven Therapie bei Kontakt zu multiresistenten Erregern ist kontrovers, mögliche Regime sind PZA und EMB oder PZA und Fluorochinolone.

Virale Erkrankungen
Hantavirusinfektion

Ätiologie und Pathogenese Primärer Wirt der Hantaviren, RNA-Viren aus der Familie der Bunyaviridae, sind Nager. Die Übertragung erfolgt durch Aerosole von Nagetierexkrementen oder -urin. In Europa und Asien treten überwiegend Krankheiten mit renaler, in Nord- und Südamerika mit pulmonaler Beteiligung auf.

Klinik und Diagnostik Es treten akut Fieber, Kopf- und Rückenschmerzen, Schleimhautblutungen und Petechien auf, später entwickelt sich ein akutes Nieren- (europäische und asiatische Form) oder ein akutes Lungenversagen (amerikanische Form). Die Diagnose wird serologisch gestellt (Hantavirus-IgG- und IgM-Antikörper); ein Genomnachweis mittels PCR (Blut, Urin, Trachealsekret) ist möglich.

Therapie Es existiert keine spezifische antivirale Therapie. Im Vordergrund steht daher die supportive Therapie des Organversagens.

Influenza

Ätiologie und Pathogenese Die epidemisch auftretende akute Infektionskrankheit wird durch die Influenzaviren A, B und C aus der Gruppe der Orthomyxoviren ausgelöst. Es handelt sich um lipidhaltige Viren mit zwei Oberflächenglykoproteinen (Hämagglutinin, Neuraminidase) und einem segmentierten Einzelstrang-RNA-Genom (8 Segmente). Typ A ist die häufigste Ursache von Epidemien oder sog. Pandemien. Man beobachtet beim Influenzavirus eine geringgradige, mehr oder weniger stetig auftretende Antigenvariation („antigenic drift") mit Epidemien in Intervallen von 2–3 Jahren. In größeren Zeitabständen, alle 10–20 Jahre, treten stärkere Antigenvariationen auf (sog. „antigenic shift"), die zu Pandemien führen. Es wird angenommen, dass der „antigenic shift" durch Vermischung von Viren aus dem Tierreservoir (Schweine, Hühner) mit humanen Influenzaviren zustande kommt. Die Driftperioden sind durch neue Varianten, die Antigen-Shifts durch neue Subtypen des Influenzavirus charakterisiert. Da die Immunität subtyp- bzw. variantenspezifisch ist, kann ein Mensch im Laufe seines Lebens mehrfach an Influenza erkranken. Auch die direkte Übertragung von Geflügel-Influenzaviren auf den Menschen ist in Einzelfällen möglich (sog. Vogelgrippe, Antigensubtyp H5N1; Ausbruch 2004 in Asien). Das Virus ist zytotoxisch für die Flimmerepithelien des Respirationstraktes.

Klinik und Diagnostik Nach einer kurzen Inkubationszeit von 1–2 Tagen erfolgt ein abrupter Krankheitsbeginn mit Frösteln, Fieber, Abgeschlagenheit, Kopf- und Gliederschmerzen, starkem Krankheitsgefühl, Kollapsneigung und Zeichen einer Tracheobronchitis mit spärlichem, zähem, z. T. blutigem Sputum. Die systemische Symptomatik hält etwa 1 Woche an, die respiratorischen Symptome, vor allem ein quälender trockener Husten, persistieren 2 Wochen oder länger. BSG und CRP sind erhöht; Leukozyten hingegen im Normbereich. Eine Virusisolierung aus Rachenabstrich oder Rachenspülflüssigkeit auf Zellkulturen ist in den ersten beiden Krankheitstagen prinzipiell möglich, hat aber lediglich für epidemiologische Untersuchungen eine praktische Bedeutung. Zur Schnelldiagnostik eignet sich der Antigennachweis durch Immunfluoreszenz oder ELISA und der Genomnachweis mittels PCR. Serologisch lässt sich die Diagnose durch Titerbewegungen nach ca. 10–14 Tagen im Komplementbindungs- oder Hämagglutinationshemmtest sichern. Komplizierte Verläufe, insbesondere Pneumonien, entstehen durch mangelnde Wirtskontrolle der Virusinfektion oder bakterielle Superinfektion, insbesondere durch S. aureus. Extrapulmonale Manifestationen eines komplizierten Verlaufes sind eine Myositis (meist Influenza B), Myokarditis, Perikarditis, Myelitis, Enzephalitis und ein Guillain-Barré-Syndrom.

Therapie Die Therapie beschränkt sich im Wesentlichen auf eine symptomatische Behandlung, bei bakterieller Superinfektion sind Antibiotika indiziert. Bei Patienten mit humoralen Immundefekten ist die Gabe von intravenös zu verabreichenden Immunglobulinen zu erwägen. Die Virostatika Amantadin und Rimantadin sind lediglich bei frühzeitiger Gabe therapeutisch wirksam (<48 h). Bei Amantadin ist die Kumulation bei Niereninsuffizienz mit dem Risiko zentralnervöser Nebenwirkungen insbesondere bei älteren Patienten zu beachten. Beide Substanzen sind nur gegen Influenza A wirksam; außerdem erfolgt eine rasche Resistenzentwicklung. Die Neuraminidaseinhibitoren Zanamivir und Oseltamivir ermöglichen erstmals eine spezifische Chemotherapie dieser Virusgruppe. Zanamivir hat eine schlechte orale Bioverfügbarkeit und muss inhaliert werden. Bei Gabe innerhalb von 30 h nach Beginn der klinischen Symptomatik ließ sich eine Verkürzung des Krankheitsverlaufs um 3 Tage demonstrieren. Oseltamivir wird nach oraler Gabe gut resorbiert. Bei Gabe innerhalb von 30 h nach Beginn der klinischen Symptomatik ließ sich eine Verkürzung des Krankheitsverlaufes um 1,3 Tage demonstrieren. Impfstoffe mit inaktivierten Krankheitserregern (sog. Spaltvakzine) sind Basis der Impfprophylaxe. Bei der Impfstoffherstellung wird die Empfehlung der WHO berücksichtigt, damit die Antigenzusammensetzung der Impfstoffe der jährlich aktuellen Epidemielage angenähert ist. Die einzige Kontraindikation ist eine Überempfindlichkeit gegen Hühnereiweiß. Die Impfung ist vor allem bei Risikogruppen (ältere Patienten mit Erkrankungen des kardiopulmonalen Systems oder einer Abwehrschwäche) und beim Personenkreis mit verstärkter Exposition indiziert und sollte Mitte Oktober bis Mitte November erfolgen. Eine Chemoprophylaxe mit Amantadin und Rimantadin nach Influenzaexposition war in Studien zu 50–80 % effektiv. Die Neuraminidaseinhibitoren zeigten in Studien eine ähnliche Effektivität; mit 75 mg/Tag Oseltamivir ließ sich in einer 6-Wochen-Periode eine 74%ige Reduktion der Influenzainfektionen erzielen. Vergleichsstudien der Neuraminidaseinhibitoren mit Amantadin/Rimantadin fehlen, potentielle Vorteile der Neuraminidaseinhibitoren sind die Wirksamkeit gegen Influenza-A- und -B-Viren, die geringere Risiko einer Resistenzentwicklung und möglicherweise eine bessere Verträglichkeit.

Epstein-Barr-Virusinfektion

Ätiologie und Pathogenese Infektiöse Mononukleosesyndrome (Pfeiffer-Drüsenfieber) werden durch verschiedene Erreger, überwiegend aber durch das Epstein-Barr-Virus (EBV) aus der Gruppe der Herpesviren ausgelöst. Die Übertragung erfolgt vorwiegend durch direkten Kontakt über infizierten Speichel. Das Virus vermehrt sich zunächst im lymphatischen Gewebe des Rachenrings und befällt dann auf dem Blutweg selektiv B-Lymphozyten. Der größte Teil dieser Zellen wird dabei in permanent wachsende Lymphoblasten transformiert, die sich in der Gewebekultur und im Tierversuch wie Tumorzellen verhalten. Die transformierten Zellen, die alle genetischen Informationen des Virus enthalten, finden sich in den lymphatischen Organen, aber auch in der Leber und anderen Geweben, diese Zellen sind für die Lymphknotenschwellungen und Organvergrößerungen verantwortlich. Daneben spielt die zelluläre Immunantwort durch EBV-spezifische T Lymphozyten eine wichtige Rolle. Diese sog. T-Killerzellen repräsentieren den überwiegenden Teil der atypischen Lymphozyten, die das charakteristische Blutbild der Mononukleose ausmachen.

Klinik und Diagnostik Die Erkrankung tritt am häufigsten zwischen dem 15. und 25. Lebensjahr auf, mit einem Erkrankungsgipfel im Frühjahr; die Durchseuchung der Bevölkerung erreicht bis zum 30. Lebensjahr etwa 60%. Nach einer Inkubationszeit von 1–4 Wochen kommt es zum Fieberanstieg und den charakteristischen generalisierten Lymphknotenschwellungen, die besonders deutlich am Hals hervortreten. Die Lymphknoten sind druckschmerzhaft und von einem periglandulären Odem umgeben. Neben einer Pharyngitis findet man fast immer eine Tonsillenhypertrophie, oft mit diphtherieartigen Belägen. Während Splenomegalien fast regelmäßig zu beobachten sind, treten Lebervergrößerungen nur in 30–40% der Fälle auf. Ikterische Verläufe sind selten. Komplikationen umfassen Myokarditiden, Nephritiden und eine ZNS-Beteiligung, die sich als Meningitis, selten Meningoenzephalitis sowie als Polyneuroradikulitis äußern kann. Im Blutbild findet man eine Leukozytose von 12.000–30.000 Zellen/µl. Typisch ist eine Vermehrung der Lymphozyten, wobei der Anteil der atypischen Formen – dies sind große Zellen mit unterschiedlich intensiv gefärbtem Plasma und verschieden geformten und strukturierten Kernen (sog. lymphatische Reizformen) – 20–30% beträgt. Häufig lassen sich erhöhte Leberenzyme nachweisen. Neben dem pathognomonischen Blutbild kann der Nachweis heterophiler Agglutinine für Schaferythrozyten zur Sicherung der Diagnose beitragen (sog. Paul-Bunnell-Test, ab dem 7. Krankheitstag positiv). Die eigentliche Klärung muss serologisch (anti-EBV-VCA [virales Kapsidantigen] IgM, anti-EBV-EA [„early antigen"]) erfolgen.

Therapie Die Therapie ist primär symptomatisch mit Schonung, Antipyretika und Analgetika. Wegen der Gefahr einer Milzruptur sollten Kontaktsportarten bis zu 4 Wochen nach Abklingen der Symptome vermieden werden; oder es muss zuvor eine persistierende Milzvergrößerung sonographisch ausgeschlossen werden. Antivirale Agenzien wie Acylovir, Gancyclovir und Foscarnet inhibieren zwar die EBV-Replikation während des lytischen Zyklus, beeinflussen aber latentes EBV in proliferierenden B-Lymphozyten nicht. Dementsprechend reduziert Acyclovir zwar das oropharnygeale EBV-Shedding, beeinflusst den Anteil infizierter B-Zellen und den klinischen Verlauf jedoch nicht. Auch bei Komplikationen ist der Nutzen einer antiviralen Therapie bislang nicht belegt. Lediglich für die EBV-induzierte Haarzellleukoplakie der Zunge bei immundefizienten Patienten ist ein Nutzen der Acyclovirtherapie (5-mal 800 mg/Tag p.o.) nachgewiesen. Bei schweren Komplikationen können Kortikosteroide eingesetzt werden. Nach Ampicillin/Amoxycillintherapie der EBV-Tonsillitis tritt typischerweise (>85% der Fälle) ein Hautexanthem auf, bei EBV-Mononukleose und zusätzlichem Nachweis b-hämolysierender Streptokokken im Rachenabstrich sollten deshalb Penicillin G oder Erythromycin zur Prävention von Poststreptokokkenerkrankungen eingesetzt werden.

Zytomegalie

Ätiologie und Pathogenese Die Durchseuchung mit dem Zytomegalievirus (CMV) aus der Gruppe der Herpesviren kann bis zu 50% erreichen und ist charakterisiert durch eine lebenslange Viruspersistenz mit Fluktuation zwischen Latenz und Reaktivierung. Die Übertragung erfolgt überwiegend durch Sekrete aus dem Urogenitaltrakt, aber auch durch Transfusion von Blutkomponenten.

Klinik und Diagnostik Krankheitsmanifestationen als Folge einer CMV-Infektion betreffen nahezu ausschließlich Patienten mit unreifem (Fetal- und Neonatalperoide) oder geschädigtem zellulären Immunsystem (HIV-Infizierte, Transplantierte). Bedrohlich sind insbesondere die interstitielle Pneumonie, die granulomatöse Hepatitis und Enteritis, die Zytomegalieenzephalitis, die Chorioretinitis (Risiko der Erblindung) sowie eine tief greifende Knochenmarkschädigung (Panzytopenie). Über die Plazenta infizieren sich ca. 10% der Neugeborenen, wobei die Infektion meist inapparent verläuft. In etwa 10% kommt es jedoch zur konnatalen Zytomegalie durch CMV-Primärinfektion oder endogene CMV-Reaktivierung der Mutter, mit schlechter Prognose für das Kind (petechiale Blutungen, Hepatosplenomegalie, Ikterus, Mikrozephalie, Chorioretintis; Hörverlust als Spätschaden). Bei Immunkompetenten kann die CMV-Primärinfektion in Ausnahmefällen auch unter dem Bild eines Mononukleosesyndroms mit generalisierter Lymphknotenschwellung und Hepatosplenomegalie, gelegentlich mit einem Exanthem verlaufen.

Bei immunkompetenten Personen ist die Serologie (CMV-IgG, -IgM-Antikörper) aussagekräftig. Bei Immundefizienz ist der histologische Nachweis von basophilen intranukleären Einschlusskörpern (Eulenaugenzellen) beweisend für eine CMV-Organerkrankung. Der Virusnachweis (Speichel, Magensaft, Urin) über Fibroblastenkultur, der immunzytochemische Antigennachweis in zirkulierenden Blutzellen („early antigen") und der Virusgenomnachweis mit der Polymerasekettenreaktion (PCR) zeigen lediglich eine CMV-Reaktivierung mit Virusreplikation an.

Therapie Bei bedrohlichen Erkrankungen (z. B. bei immunsupprimierten Patienten) virostatische Therapie mit Ganciclovir, Valgancicovir, Foscarnet oder Cidofovir. Zusätzlich ist eine Behandlung mit Hyperimmunserum (Cytotect) oder einem Gammaglobulinpräparat mit hohem anti-CMV-Antikörpertiter ist zu erwägen. Bei Transplantatempfängern mit Risikokonstellation (seronegativer Empfänger – seropositives Transplantat) ist die prophylaktische Gabe von Immunglobulinen und Virostatika indiziert.

Parvovirus B19
Ätiologie und Pathogenese Eine akute Parvovirus-B19-Infektion kann klinisch stumm oder mit einem typischen Exanthem in Form der Ringelröteln ablaufen. Parvovirus B19 hat einen ausgeprägten Tropismus für Progenitorzellen der Erythropoese und kann transiente aplastische Krisen auslösen. Diaplazentare Übertragung von Parvovirus B19 im zweiten Schwangerschaftsdrittel kann einen fatalen Hydrops induzieren. Bei inadäquater Immunantwort kommt es zu chronischen Störungen der Hämopoese unter dem klinischen Bild der chronischen Erythroblastopenie („pure red cell anemia").

Klinik und Diagnostik Das makulopapuläre Exanthem der Ringelröteln an Stamm und Extremitäten ist pathognomonisch, fieberhafte Verläufe sind möglich, Meningitis und Enzephalitis seltene Komplikationen. Bei Erwachsenen kann eine Gelenkbeteiligung auftreten. Transiente aplastische Krisen führen nur im Zusammenhang mit einer verkürzten Erythrozytenüberlebenszeit (z. B. bei einer Sphärozytose) oder einer Blutbildungsstörung zu einer klinisch manifesten Anämie. Demgegenüber führt die persistierende Parvovirus-B19-Infektion bei immunkompromittierten Patienten zur chronischen Anämie mit fehlenden Retikulozyten im peripheren Blut.

Therapie Die Ringelröteln bedürfen als selbstlimitierende Erkrankung keiner oder lediglich einer antipyretischen Therapie. Transiente aplastische Krisen bei Immungesunden werden mit Transfusionen behandelt. Persistierende chronische Infektionen bei immunkompromittierten Patienten sind durch das Fehlen einer adäquaten humoralen Immunantwort bedingt und können durch die intravenöse Gabe von Immunglobulinpräparaten (0,4 g/kg/Tag) für 5–10 Tage effektiv behandelt werden. Es kommt zur raschen Regeneration der Hämopoese mit promptem Retikulozytenanstieg. Bei kongenitalen Immundefekten oder passageren Abwehrstörungen (Transplantation) genügt häufig ein Behandlungskurs zur Viruselimination, bei hoch parvovirämischen Patienten, z. B. bei fortgeschrittener HIV-Infektion, sind Rezidive häufig und wiederholte Therapiezyklen notwendig.

Rabies (Tollwut)
Ätiologie und Pathogenese Das Rabiesvirus wird durch den Speichel infizierter Tiere übertragen. Es hat einen ausgeprägten Neurotropismus und erreicht das Nervensystem nach lokaler Replikation ohne virämische Phase über nichtmyelinisierte sensible und motorische Neuronen, wonach es sich rasch via Spinalganglion ins ZNS ausbreitet.

Klinik und Diagnostik Die Inkubationszeit ist sehr variabel (Tage bis Monate). Der klinische Verlauf ist nach Auftreten von Symptomen (Schmerzen und Parästhesien im Wundbereich, Allgemeinsymptome) rasch progredient und endet 2–3 Wochen nach initialer Symptomatik mit dem klinischen Bild einer progressiven Enzephalitis nahezu immer tödlich. Charakteristisch sind zunächst hyperaktive halluzinatorische Phasen mit Hydrophobie und Aerophobie (durch Spasmen der Schlund- und Larynxmuskulatur), später Krampfanfälle und ein finales Komastadium. Der Virusnachweis ist schwierig, das Rabiesvirusantigen kann in den sensorischen Nervenendigungen von Hautstanzbiopsien oder auch in Hornhautepithelzellen immunfluoreszenzoptisch nachgewiesen werden, eine Serokonversion bei nichtimmunisierten Patienten tritt erst in der zweiten Krankheitswoche auf.

Therapie Eine spezifische Therapie der klinisch manifesten Rabiesvirusinfektion ist bislang nicht verfügbar, die Behandlung beschränkt sich auf supportive Therapiemaßnahmen. Bei Kontaktpersonen sollte eine postexpositionelle Prophylaxe erwogen werden. Von entscheidender Bedeutung sind Präventionsmaßnahmen wie die Kontrolle der Tollwut im Tierreservoir, die Impfung von Haustieren sowie die präexpositionelle Impfung von Risikogruppen und die postexpositionelle Impfprophylaxe. Das subkutane Immunisierungsregime mit Rabiesvakzine an den Tagen 0, 7 und 28 erreicht bei Immunkompetenten ausreichende Titer, lediglich Hochrisikogruppen (Arbeit mit dem Rabiesvirus im Labor, Wildhüter) sollten eine regelmäßige Titerkontrolle alle 1–2 Jahre durchführen.

Vor Reisen in Entwicklungsländer ist eine Rabiesprophylaxe zu erwägen, mögliche Interaktionen mit einer Chloroquin- bzw. Mefloquinmalariaprophylaxe sind hierbei zu beachten. Das postexpositionelle Prophylaxeregime ist in Tabelle 2.3-8 zusammengefasst.

Tabelle 2.3-8. Schema der Postexpositionsprophylaxe bei Rabies (Tollwut)

Impfstatus	Therapie	Kommentar
Nicht geimpft	Wundreinigung	Seife, Wasser, Desinfiziens
	Humanes anti-Rabies-Immunglobulin	20 IE/kg infiltriert in und um die Wunde, Rest intragluteal
	Rabiesvakzine	1,0 ml i.m. an Tag 0, 3, 7, 14, 28 (M. deltoideus; nicht an die gleiche Stelle wie Immunglobulin)
Geimpft	Wundreinigung	Seife, Wasser, Desinfiziens
	Rabiesvakzine	1 ml i.m. an Tag 0 und 3

Protozoenerkrankungen

Toxoplasmose

Ätiologie und Pathogenese Toxoplasma gondii ist ein obligatorisch intrazellulärer Parasit, der durch Verzehr von Fleisch oder Getränken, die mit Toxoplasmazysten oder Trachyzoiten kontaminiert sind, oder durch Kontakt zu Katzen übertragen wird. Bei adäquater Immunantwort werden Gewebszysten abgekapselt, es entsteht eine immunologisch kontrollierte latente Infektion, die bei Auftreten schwerer Defektzustände des zellulären Immunsystems mit schwerwiegenden klinischen Folgen reaktiviert werden kann.

Klinik und Diagnostik Bei Immunkompetenten verläuft eine Toxoplasmeninfektion entweder asymptomatisch oder mit dem klinischen Bild einer spontan innerhalb von etwa 1–3 Wochen abheilenden Lymphadenitis. Diagnostisch wegweisend ist eine Serokonversion mit Auftreten von IgM-Antikörpern. Toxoplasmeninfektionen, die während der Schwangerschaft acquiriert werden (Serokonversion), bedeuten ein hohes Risiko für eine fetale Infektion, die zu Abort, Missbildungen oder schwerer neonataler Morbidität führen kann (kongenitale Toxoplasmose). Die häufigste klinische Manifestation bei immunkompromittierten Personen, insbesondere bei Aidspatienten, ist die Toxoplasmoseenzephalitis, wesentlich seltener sind okuläre und pulmonale Manifestationen. Bei Immundefekten ist die Serologie nur begrenzt verwertbar, entscheidend sind typische Befunde in bildgebenden Verfahren (CT, MRT).

Therapie Die meisten Toxoplasmeninfektionen bei immunkompetenten Patienten benötigen keine Therapie. Lediglich bei Allgemeinsymptomen und einer seltenen Organbeteiligung ist eine Therapie mit Pyramethamin und Sulfadiazin sinnvoll. Bei immunkompromittierten Patienten ist eine Primärprophylaxe sowie bei klinischen Manifestationen einer reaktivierten Toxoplasmose neben der sofort einzuleitenden Akuttherapie eine Sekundärprophylaxe notwendig. Standardtherapieregime mit Pyramethamin, Sulfonamiden und Clindamycin sind in Tabelle 2.3-9 zusammengefasst. Alternativsubstanzen sind Atova-

Tabelle 2.3-9. Medikamente zur Therapie der Toxoplasmose

Substanz	Wirkungsmechanismus	Metabolismus	Nebenwirkungen	Dosis bei Immundefizienz	Dosis bei Immunkompetenz
Medikamente der ersten Wahl					
Pyramethamin p.o.	Inhibition der Folatsynthese	Lipidgängig; hepatisch metabolisiert	Zytopenie, Exanthem, Nausea	Akut: 100–200 mg Ladungsdosis (2 Tage); 50–75 mg/Tag 3–6 Wochen Erhaltung: 25–50 mg/Tag; jeweils mit Folinsäure 10–20 mg/Tag	100–200 mg Ladungsdosis (2 Tage); 25–50 mg/Tag 2–4 Wochen mit Folinsäure 10–20 mg/Tag
Sulfadiazin p.o.	Inhibition der Folatsynthese Synergie mit Pyramethamin	Penetriert Blut-Hirn-Schranke; hepatisch metabolisiert	Nausea, Exanthem, Zytopenie, Nephritis	Akut: 4–6 g/Tag 3–6 Wochen; Erhaltung: 2–4 g/Tag	4–8 g/Tag 2–4 Wochen
Clindamycin p.o./i.v.	Inhibition der Proteinsynthese?	Gute Gewebspenetration; hepatisch metabolisiert	Nausea; Exanthem; Kolitis	Akut: 4-mal 600 mg/Tag 3–6 Wochen; Erhaltung: 3-mal 600 mg/Tag	4-mal 300 mg/Tag für 4 Wochen
Medikamente der zweiten Wahl (bei Immundefizienz und Unverträglichkeit für Substanzen der ersten Wahl)					
Atovaquone p.o.	Inhibition der Pyrimidinsynthese	Resorption zusammen mit fetthaltiger Mahlzeit besser	Exanthem, Erhöhung der Leberenzyme	Akut: 2-mal 1500 mg/Tag 3–6 Wochen; Erhaltung: gleiche Dosis	–
Azithromycin p.o./i.v.	Inhibition der Proteinsynthese?	Hohe intrazelluläre Spiegel	Nausea	Akut: 1250–1500 mg/Tag 3–6 Wochen; Erhaltung: gleiche Dosis	–
Clarithromycin p.o./i.v.	Inhibition der Proteinsynthese?	Hohe Gewebsspiegel	Nausea, Hörverlust, Erhöhung der Leberenzyme	Akut: 2-mal 500 mg/Tag 3–6 Wochen; Erhaltung: gleiche Dosis	–

Tabelle 2.3-10. Therapie der Toxoplasmose in der Schwangerschaft

Medikament	Nebenwirkungen	Empfohlene Dosis Erstes Trimenon	Zweites Trimenon
Spiramycin p.o.	Nausea, Emesis	30–50 mg/kg/Tag, aufgeteilt auf 3 Dosen	30–50 mg/kg/Tag, aufgeteilt auf 3 Dosen; für die Behandlung der fetalen Infektion evtl. nicht ausreichend
Pyramethamin p.o.	Zytopenie, Exanthem, Nausea	Teratogen; nicht empfohlen	100 mg Ladungsdosis (2 Tage); dann 50 mg/Tag mit Folinsäure 10–20 mg/Tag; kombiniert mit Sulfadiazin, Trisulfapyrimidine
Sulfadiazin p.o.	Nausea, Exanthem, Zytopenien, Nephrotoxizität	50–100 mg/kg/Tag, aufgeteilt auf 2 Dosen	50–100 mg/kg/Tag, aufgeteilt auf 2 Dosen, kombiniert mit Pyramethamin

quone, Azithromycin und Clarithromycin. Die Behandlungsprinzipien in den verschiedenen Phasen der Schwangerschaft sind in Tabelle 2.3-10 dargestellt, bei konnataler Infektion ist unabhängig von der Symptomatik eine Therapie ebenfalls zwingend indiziert.

Echinokokkose

Ätiologie und Pathogenese Erreger der zystischen Echinokokkose ist Echinococcus granulosus, dessen Eier im Stuhl infizierter Hunde ausgeschieden werden. Echinokokkuszysten entwickeln sich hauptsächlich in Leber (65%) und Lunge (25%), grundsätzlich können aber alle Organe befallen werden. Erreger der alveolaren polyzystischen Echinokokkose ist Echinococcus multilocularis, dessen Eier im Stuhl von Füchsen ausgeschieden werden. E.-multilocularis-Läsionen bestehen aus Ansammlungen kleiner Bläschen, die beginnend in der Leber tumorartig wachsen und metastatisch in Lunge und Gehirn verschleppt werden.

Klinik und Diagnostik Das klinische Bild variiert in Abhängigkeit vom befallenen Organ, diagnostisch entscheidend sind bildgebende Verfahren in Kombination mit serologischen Tests. Selten ist für die definitive Bestätigung durch die Histologie der Nachweis von Parasiten im Gewebe notwendig.

Therapie In aller Regel müssen die chirurgischen Resektionsverfahren oder die lokalen Punktions-/Instillationtechniken (75–95% Äthanol in hyperosmolarer Kochsalzlösung mit Cetrimid) mit einer antimikrobiellen Chemotherapie kombiniert werden. Die Chemotherapie hat ihren Platz nicht nur in der Therapie inoperabler Fälle (häufiger bei E. alveolaris), sondern auch als präoperative Maßnahme zur Prävention einer intraoperativen Streuung sowie in der postoperativen Nachbehandlung. Zum Einsatz kommen Mebendazol, 40–50 mg/kg/Tag für mindestens 3 Monate oder Albendazol, 10–15 mg/kg/Tag für mindestens 4 Wochen bei E. cysticus bzw. für 2 Jahre oder lebenslang bei E. alveolaris.

Therapiennebenwirkungen sind Teratogenität, Alopezie, Hepatotoxizität und Hämatotoxizität.

Literatur

Adal KA, Cockerell CI, Petri WA Jr (1994) Cat scratch disease, bacillary angiomatosis and other infections due to Rochalimaea. N Engl J Med 350: 1509

Ariza JF et al. (1992) Treatment of human brucellosis with doxycycline plus rifampine or doxycycline plus streptomycin: a randomized double blind study. Ann Intern Med 117: 25

Centers for Disease Control and Prevention (1998) 1998 sexually transmitted disease treatment guidelines. MMWR 147: 28

Cohen JI (2000) Epstein Barr Virus Infection. N Engl J Med 343: 481–492

Cox NJ, Hughes JM (1999) New options for the prevention of influenza. N Engl J Med 342: 1387

Dattwyler RJ et al. (1997) Ceftriaxone compared with doxycycline for the treatment of acute disseminated Lyme disease. N Engl J Med 337: 289

Franz DR et al. (1997) Clinical recognition and management of patients exposed to biological warfare agents. JAMA 278: 5

Hof H, Nichterlein T, Kretschmar M (1997) Management of Listeriosis. Clin Microbiol Rev 10: 345

Kuntz P, Pieringer-Müller E, Hof H (1996) Infektionsgefährdung durch Bissverletzungen. Dtsch Ärztebl 93: B 765–768

Nadal D, Zbinden R (1996) Erkrankungen durch Bartonellen. Internist 37: 890–894

Priem S, Franz J, Krause A (1999) Ätiologie und Pathogenese bakteriell bedingter Arthritiden. Infektiöse Arthritis, reaktive Arthritis, Lyme-Arthritis. Internist 40: 936–944

Sander A, Kalibe T, Bredt W (1996) Bartonella (Rochalimaea)-Infektionen: Katzenkratzkrankheit und bazilläre Angiomatose. Dtsch Med Wochenschr 121: 65–69

Simon C, Stille W (1999) Antibiotika-Therapie in Klinik und Praxis, 10. Aufl. Schattauer, Stuttgart

Small PM, Fujiwara PI (2001) Management of tuberculosis in the United States. N Engl J Med 345: 189–200

Smith JW, Hasan MS (2000) Infectious Arthritis. In: Mandell GL, Bennett JE, Dolin R (eds) Mandell, Douglas and Bennett's principles and practice of infectious diseases, 5th edn. Churchill Livingstone, Philadelphia, 1175–1182

Steere AC (2001) Lyme Disease. N Engl J Med 345: 115–125

2.3.3 Fieber unklarer Ursache
Jürgen Lohmeyer

Einleitung

Fieber unklarer Ursache („fever of unknown origin", FUO) ist definiert als mehrfach gemessenes Fieber ≥38,0 °C, das >3 Wochen andauert und dessen Ursache trotz adäquater Diagnostik entsprechend z. B. 3 Ambulanzbesuchen oder 3 Tagen Krankenhausaufenthalt ungeklärt bleibt. Die Differentialdiagnose ist breit, Infektionen machen jedoch den größten Anteil aus. Die Differenzierung eines infektiös bedingten Fiebers von einem Status febrilis nichtinfektiöser Genese (B-Symptome bei hämatologischen Systemerkrankungen oder soliden Tumoren, Aktivitätszeichen bei Autoimmunprozessen, „drug fever", Hämatome und Gewebsnekrosen) ist häufig schwierig, primär sollte aber immer eine infektiöse Genese vermutet und ggf. ausgeschlossen werden. Das gilt insbesondere für spezielle Patientengruppen mit Fieber unklarer Genese, wie Neutropeniker (Neutrophile <500/mm³, neutropenes FUO), immunkompromittierte Patienten (z. B. FUO bei HIV-Infektion) und für hospitalisierte Patienten, die nach einer initial infektfreien Phase während des stationären Aufenthaltes Fieber entwickeln (nosokomiales FUO).

Ätiologie und Pathogenese

Beim Erwachsenen gelten morgendliche orale Temperaturen >37,2 °C bzw. abendliche orale Temperaturen >37,7 °C als erhöht. Rektale Messungen ergeben um 0,5–0,6 °C höhere Werte. Die drei Hauptkategorien eines Fiebers unklarer Ursache bei Erwachsenen sind Infektionen, Neoplasien sowie entzündliche Bindegewebs- bzw. Gefäßerkrankungen. Weitere Ursachen rezidivierender Fieberzustände sind medikamentös-induziertes Fieber, granulomatöse Hepatitiden, rezidivierende Lungenembolien, entzündliche Darmerkrankungen, die Sarkoidose, das familiäre Mittelmeerfieber und vorgetäuschtes/provoziertes Fieber (Tabelle 2.3-11).

Klinik und Diagnostik

Der Untersuchungsgang eines Patienten mit Fieber unklarer Ursache erfordert eine konsequente Systematik. Eine detaillierte Anamnese mit Fragen nach Reisen, Insektenstichen/-bissen, Tierkontakt, Berufsexposition, Medikamenteneinnahme, ein wiederholt erhobener klinischer Untersuchungsbefund (Hautveränderungen, Meningismus, Herzgeräusche, Lymphknotenschwellungen, Hepatosplenomegalie, Augenhintergrund) und basale Laboruntersuchungen (Differentialblutbild, BSG, CRP, Leberfunktionstests, Urinstatus, Tuberkulintest) sind zentrale Komponenten des diagnostischen Algorithmus (Abb. 2.3-2). Zur Abgrenzung eines Still-Syndroms können exzessiv hohe Ferritinspiegel hilfreich sein, die Wertigkeit von Prokalzitonin zur Abgrenzung einer infektiösen von einer nichtinfektiösen Genese ist aber nach wie vor strittig. Der Schlüssel zur Diagnose liegt häufig in der Detektion organspezifischer Leitsymptome. Schwierig zu diagnostizieren sind intraabdominelle, retroperitoneale und paraspinale Abszesse, Osteomyelitiden, Dentalabszesse, Sinusitiden, Cholangitiden, Fieber infolge einer Prostatitis, durch langsam wachsenden Erreger verursachte Endokarditiden und insbesondere extrapulmonale Manifestationen einer Tuberkulose. Bildgebende Verfahren sollten bei neu auftretenden Symptomen ggf. auch wiederholt eingesetzt werden. Weiterhin ist die adäquate Aufarbeitung klinischer Proben bezüglich der mikrobiologischen Diagnostik essentiell: Serumasservierung für Titerverläufe (Brucellose, Leptospirose, Yersinien, Q-Fieber, Salmonellen), supplementierte Kulturmedien und prolongierte Kulturen, Kulturansätze von Biopsien. Okkulte Malignome (M. Hodgkin, T-Zell-Lymphome, Castleman-Erkrankung, Kolontumoren), rezidivierende subklinische Lungenembolien und Vaskulitiden (Panarteriitis nodosa) sind schwierig zu diagnostizierende Fieberursachen nichtinfektiöser Genese und erfordern in der Regel eine geeignete Biopsie. In neueren Statistiken wird bei etwa 20–30% der Fälle eines Fiebers unklarer Ursache keine definitive Diagnose gestellt, nach längerer Beobachtungszeit (>6 Monate) ist die Prognose dann aber in aller Regel gut.

Tabelle 2.3-11. Häufige Ätiologien eines Fiebers unklarer Ursache[a]

Infektionen: 25–30%	Neoplasien: 10–15%	Kollagenosen, Vaskulitiden: 9–15%	Verschiedenes: 9–23%
Extrapulmonale Tuberkulose	Non-Hodgkin-Lymphome	Rheumatisches Fieber	Medikamentenfieber
Intra-/retroperitoneale und paraspinale Abszesse	M. Hodgkin	Still-Syndrom	Periodisches Fieber
Endokarditis	Hämoblastosen	SLE	Familiäres Mittelmeerfieber
Hepatobiliäre Infektion	Solide Tumoren: Nierenzell-, Kolon-, Pankreaskarzinom; Hepatom, Vorhofmyxom, Lebermetastasen	Riesenzellarteriitis/ Polymyalgia rheumatica	Rezidivierende Lungenembolien
Chron. Osteomyelitis	M. Castleman	Rheumatoide Arthritis	Granulomatöse Hepatitis
Chron. Sinusitis	–	Polyarteriitis nodosa	M. Crohn
Brucellose	–	M. Wegener	Sarkoidose
M. Whipple	–	M. Behçet	Thyreoiditis Vorgetäuschtes Fieber

[a] 20–25% der Ätiologien von Fieber unklarer Ursache bleiben ungeklärt.

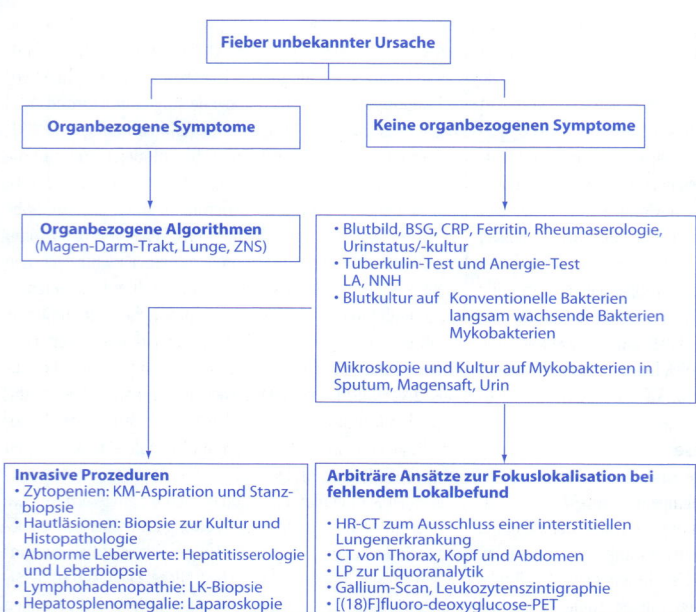

Abb. 2.3-2. Diagnostische Algorithmen bei Fieber unklarer Ursache

Therapie

Die empirische Therapie eines Fiebers unklarer Genese erfolgt vor dem Hintergrund der relativen Wahrscheinlichkeit einer Differentialdiagnose und ihrer Bedrohlichkeit. Das Risiko einer Schädigung durch Therapieunterlassung muss sorgsam gegen die Risiken einer Therapiedurchführung abgewogen werden. Neutropeniker mit Fieber unklarer Genese benötigen eine sofortige empirische Antibiotikatherapie (s. Kap. 2.8). Bei Patienten mit anderen Immundefekten und in der nosokomialen Situation orientiert sich die Dringlichkeit einer empirischen antiinfektiösen Therapie am Vorliegen von Organfunktionsstörungen (drohendes infektiöses Organversagen). Das Design der empirischen antimikrobiellen Therapie einer vermuteten fieberhaften Infektion bei immunkompromittierten Patienten richtet sich nach der für den jeweiligen Immundefekt zu erwartenden Erregerfrequenz und nach der Bedrohlichkeit der hierdurch verursachten Infektion. Beim klassischen Fieber unklarer Genese sollte demgegenüber die Indikation zur empirischen antiinfektiösen Therapie äußerst streng gestellt werden. Eine „Schrotschusstherapie" ist in jedem Fall zu vermeiden. Die probatorische tuberkulostatische Therapie für 3–6 Wochen kann sinnvoll sein bei positivem Tuberkulintest oder beim Nachweis von Granulomen in der Histologie (insbesondere bei granulomatöser Hepatitis) nach Ausschluss einer Sarkoidose und eines chronischen Q-Fiebers. Ein antibiotischer Therapieversuch kann in Einzelfällen auch gerechtfertigt sein bei hochgradigem Verdacht auf eine kulturnegative subakute Endokarditis. Keinesfalls darf der klinische Eindruck einer/keiner Therapieansprache aber eine exakte Infektionsdiagnostik anhand organbezogener Leitsymptome ersetzen. Die Gabe von Antipyretika (Salicylate, Paracetamol) sollte nicht reflexartig erfolgen, sondern sich an der subjektiven Beeinträchtigung des Patienten orientieren. Sie ist dann zwingend, wenn durch die Fiebersymptomatik besondere Risiken (Myokardischämie bei Tachykardie, Substanzverlust durch Katabolismus und Exsikkose, zerebrale Anfallsanamnese) zu erwarten sind, bei deliranten Symptomen sowie bei extrem hohen Fieberwerten (>41 °C). Ebenfalls streng zu stellen ist die Indikation zur Steroidtherapie bei Verdacht auf einen Autoimmunprozess, insbesondere beim fehlenden Nachweis charakteristischer serologischer Marker. Ein rascher Therapiebeginn ist allerdings notwendig bei Verdacht (hohe BSG, Kopfschmerzen, Dopplersonographie der Temporalarterien) auf eine Arteriitis temporalis (Risiko der Erblindung).

Literatur

Blockmans D, Knockaert D, Maes A, de Caestecker J, Stroobants S, Bobbaers H, Mortelmans L (2001) Clinical value of [(18)F]fluoro-deoxyglucose positron emission tomography for patients with fever of unknown origin. Clin Infect Dis 32: 191

Cunha BA (1996) Fever of unknown origin. Infect Dis Clin North Am 10: 111

Hirschmann JV (1997) Fever of unknown origin in adults. Clin Infect Dis 24: 291

Hughes WT, Armstrong D, Bodey GP et al. (Infectious Diseases Society of America) (1997) 1997 guidelines for the use of antimicrobial agents in neutropenic patients with unexplained fever. Clin Infect Dis 25(3): 551–573

Petersdorf RC, Beeson PB (1996) Fever of unexplained origin. Medicine 40: 1

Pizzo PA (1999) Fever in immunocompromised patients. N Engl J Med 341(12): 893–900

2.3.4 Infektion bei Immunkompromittierung
Jürgen Lohmeyer

Einleitung

Durch Fortschritte in der supportiven Therapie hat die Zahl der Patienten, die mit klinisch relevanter Immunsuppression langfristig überleben, kontinuierlich zugenommen. Dieser Trend wird verstärkt durch intensivierte Behandlungsregime in der Onkologie und Transplantationsmedizin. Entsprechend ansteigend ist die Prävalenz von Infektionskomplikationen bei abwehrgeschwächten Patienten, die sich überwiegend aus den folgenden Gruppen rekrutieren: Patienten mit angeborenen/erworbenen Immundefekten oder hämatologischen Systemerkrankungen, Tumorpatienten nach Chemo-/Radiotherapie mit kurz- oder langdauernder Neutropenie, Patienten nach Transplantation von Knochenmark oder soliden Organen, Patienten mit Autoimmunerkrankungen unter immunsuppressiver Therapie. Komplexe Defekte der Abwehrleistung finden sich darüber hinaus bei Patienten mit Diabetes mellitus, Leberzirrhose und chronischem Alkohol- oder Drogenabusus, aber auch nach Polytrauma und großflächigen Verbrennungen. Es besteht eine klare Beziehung zwischen Art, Schweregrad und Dauer der Immunsuppression und dem relevanten Erregerspektrum sowie der Infektionsfrequenz. Allerdings müssen exogene Faktoren (Umgebung, Prophylaxe, venöse Zugänge) mit berücksichtigt werden.

Ätiologie und Pathogenese

Die evolutionäre Spezialisierung distinkter „Host-defense-Systeme" auf die Abwehr bestimmter Erregergruppen bedingt einen engen Zusammenhang zwischen der Art der Abwehrschwäche und der Suszeptibilität für spezifische opportunistische Infektionen (Abb. 2.3-3). Darüber hinaus bestimmen Schwere und Dauer der Immundefizienz die zu erwartende Infektionsfrequenz. So wird das Infektionsrisiko neutropenischer Patienten wesentlich determiniert durch die Zeitdauer einer schweren Neutropenie (<200 neutrophile Granulozyten/mm³). Das für neutropenische Patientenkollektive (s. folgende Übersicht) relevante Erregerspektrum umfasst in erster Linie gramnegative Darmbakterien, in zweiter Linie grampositive Keime und bei langdauernden Neutropenien regelhaft Candida ssp. und Aspergillus ssp. (Tabelle 2.3-12). Allerdings kann sich bei hämato-

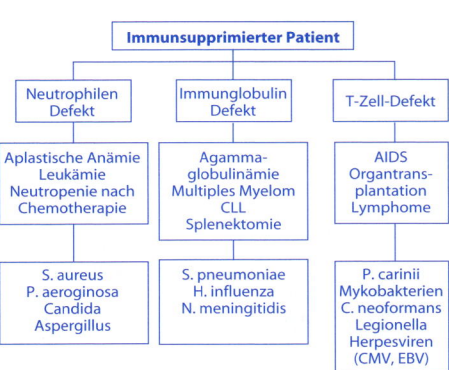

Abb. 2.3-3. Host-defense-Defekte und opportunistische Erreger

logischen Systemerkrankungen das zu erwartende Erregerspektrum durch Defekte in weiteren Abwehrsystemen gravierend verschieben: Antikörpermangelsyndrome bei Non-Hodgkin-Lymphomen/multiplem Myelom/nach Splenektomie bedingen eine Suszeptibilität für kapseltragende Bakterien, Phagozytendefekte bei Haarzellenleukämie und Defekte der zellulären Immunität bei M. Hodgkin und peripheren T-Zell-Lymphomen bedingen eine Abwehrschwäche für intrazelluläre Erreger (Mykobakterien, Viren).

> **Häufigste Therapieformen mit zu erwartender Neutropenie <500/µl für >10 Tage**
> - Neutropenie ist sicher zu erwarten bei:
>   – Remissionsinduktion bei AML in Primär- oder Rezidivtherapie
>   – AML-Konsolidierung
>   – Mehrfachinduktionen
>   – Hochdosis ARA-C
>   – Allogener KMT/PBSC
> - Neutropenie ist möglich auch bei:
>   – Remissionsinduktion Phase II bei ALL, besonders bei Mediastinalbestrahlung
>   – Autologer KMT/PBSC
>   – Grunderkrankung mit ausgedehnter KM-Infiltration oder initialer Hypo-/Aplasie
>   – Früherer, unerwartet langer Neutropenie nach konventioneller Chemotherapie
>   – Therapie mit Purinanaloga

Das Infektionsspektrum nach Transplantation ist postoperativ wesentlich geprägt durch Lokalkomplikationen abhängig von

Tabelle 2.3-12. Erregerspektrum bei neutropenischem Fieber

	Häufig	Weniger häufig
Grampositiv	Koagulase-negative Staph., Staph. aureus Streptococcus species, Enterococ. faecalis/faecium, Korynebakterien	–
Gramnegativ	E. coli, Klebsiella, Pseudomonas aeroginosa	Enterobacter spp., Proteus spp. Acinetobacter spp., Stenotrophomonas malt., Citrobacterium spp.
Anaerobier	Clostridium difficile	Bacteroides spp., Clostridium spp., Fusobacterium spp., Propionibacterium spp.
Pilze	Candida albicans	Aspergillus spp., Mucor spp.

der Art der Transplantation. Im weiteren Verlauf spielen der Zeitabstand zur Transplantation und die Art der Immunsuppression eine entscheidende Rolle.

Eine immunsuppressive Therapie mit Steroiden bei Patienten mit Autoimmunopathien erhöht das Risiko für schwere Infektionskomplikationen nur geringfügig (etwa 1,5faches Risiko), und zwar insbesondere für eine Tuberkulose, Varizellen und rekurrierende Herpes-simplex-Infektionen. Risikofaktoren sind eine hohe tägliche Steroiddosis (>10 mg), eine hohe kumulative Dosis (>700 mg) und eine Infektprädisposition durch die Grunderkrankung.

Die Pathogenese der erhöhten Infektionssuszeptibilität bei Diabetes mellitus, Alkohol- und Drogenabusus und nach Polytrauma/Verbrennung ist komplex. Neben einer abgeschwächten Reaktionsbereitschaft aller Abwehrsysteme spielen lokale Faktoren eine entscheidende Rolle: chronische Aspirationspneumonie mit Abszessbildung (Klebsiellen, Staphylokokken, Anaerobier) bei diabetischer Gastroparese und bei Bewusstseinsstörungen, emphysematöse Zystitiden/Pyelonephritiden bei neurogenen Blasenentleerungsstörungen.

Klinik und Diagnostik

Zwar verlaufen auch bei Immundefizienz die meisten Infektionen fieberhaft, dennoch sind atypische Infektionsbilder häufiger. Septikämien können monosymptomatisch als hypotone Kreislaufreaktionen oder Tachykardien imponieren. Bei Patienten mit Immunsuppression sind differenzierte anamnestische Angaben über Art, Schwere und Dauer des Immundefektes von zentraler Bedeutung. Mehrfachinfektionen durch verschiedene Opportunisten sind zu berücksichtigen. Die Differentialdiagnose muss sowohl die für den jeweiligen Immundefekt typischen opportunistischen Infektionen und sonstige Immundefekt-assoziierte Infektionen als auch koinzidente Infektionen ohne Bezug zur Immundefizienz einschließen. Die Rangfolge der Diagnostik von Infektionen bei immunkompromittierten Patienten richtet sich nach der zu erwartenden Erregerfrequenz und der Bedrohlichkeit der Infektion. Hochauflösende bildgebende Verfahren sind unverzichtbar zur Detektion von fokalen Organmanifestationen (Kandidaabszesse der Leber, Infiltrationen der Lunge bei CMV-Pneumonie). Allerdings führt die abnorme Wirtsreaktion häufig zu einer veränderten Röntgenmorphologie, die bei der Bewertung beachtet werden muss. In jedem Fall sollte vor Therapieeinleitung eine adäquate Asservierung von Blutkulturen, Sputum, Urin und Stuhl zur mikrobiologischen Diagnostik erfolgen. Die Bewertung mikrobiologischer Befunde unter dem Aspekt einer sekundären Therapiemodifikation muss äußerst kritisch erfolgen und zwingend den klinischen Gesamtkontext berücksichtigen (s. Übersicht).

Eine möglichst weitgehende, auch invasive Diagnostik von Infektionen ist vor dem Hintergrund der oft langfristig zusammen mit der Grunderkrankung zu therapierenden opportunistischen Infektionen entscheidend wichtig.

> **Fehler bei der Bewertung mikrobiologischer Befunde**
> - Bewertung kolonisierender Mikroorganismen (vergrünende Streptokokken, Koagulase-negative Staphylokokken, Candida) aus Mundhöhle und Oropharynx als Erreger pulmonaler Infiltrate
> - Bewertung einer unter Antibiose selektierten Restflora (Enterokokken unter Cephalosporintherapie) als ätiologisch relevante Infektionserreger
> - Bewertung von Verunreinigungen in der Blutkultur als Bakteriämieerreger (einmaliger Nachweis von Korynebakterien oder Koagulase-negativen Staphylokokken)
> - Falsche Kausalzusammenhänge zwischen Keimnachweis und manifester Infektion (Koagulase-negative Staphylokokken in der Blutkultur und Lungeninfiltrate)

Therapie

Die antiinfektiöse Therapiestrategie wird bei immunkompromittierten Patienten zentral von der Art und dem Schweregrad der Abwehrschwäche determiniert. Nicht nur die aktuelle klinische Bedrohlichkeit des infektiösen Bildes, sondern auch die kurz- und mittelfristige Risikoabschätzung für eine lebensbedrohliche Infektmanifestation sind von entscheidender Relevanz. Häufige Ursachen eines Therapieversagens sind in Abb. 2.3-4 zusammengefasst.

Hochgradige Neutropenie Bei hochgradiger Neutropenie ist bei Infektionsverdacht in der Regel eine unmittelbare empirische Therapie unverzichtbar, die gramnegativen Erreger einschließlich Pseudomonaden sowie grampositive Erreger erfasst. Hierfür in klinischen Studien optimierte Regime sind in der folgenden Übersicht zusammengefasst. Bei Patienten mit Fieber und Zeichen einer Infektion des Gastrointestinaltrakts oder des Perianalbereichs muss das Aktivitätsspektrum der empirischen antimikrobiellen Therapie Anaerobier und Enterokokken sicher einschließen. Die initiale Einbeziehung von Koagulase-negativen Staphylokokken und Methicillin-resistenten Staph.-aureus-Stämmen (MRSA) durch Gabe von Glykopeptidantibiotika ist demgegenüber auch bei zentraler Venenkatheterversorgung nicht essentiell, bei Koagulase-negative Staphylokokken kann der Keimnachweis abgewartet werden, bei MRSA ist die Inzidenz bislang extrem niedrig. Bei längerer Neutropeniephase und radiologischem Nachweis eines Lungeninfiltrates ist bereits initial eine empirische antimykotische Therapie zwingend. Es existieren keine Konsensusempfehlungen zur **prophylaktischen Gabe von Antibiotika/-mykotika** bei neutropenischen Patienten, bei Hochrisikopatienten mit langer Neutropeniedauer werden jedoch häufig Chinolone und Azole p.o. prophylaktisch eingesetzt, weil die Infektionsinzidenz hierdurch nachgewiesenermaßen reduziert wird. Hohe Steroiddosen bei neutropenischen Patienten machen eine Pneumocystis-carinii-Pneumonieprophylaxe mit TMP-SMX notwendig. Die durch die Antibiotikaprophylaxe veränderte Resistenzsituation muss für das Design der interventionellen Therapie des neutropenischen Fiebers zwingend beachtet werden. Bei jedem febrilen neutropenischen Patienten sollten individuelle Faktoren (vorausgegangene Infektionen, vorausgegangene Antibiotika-

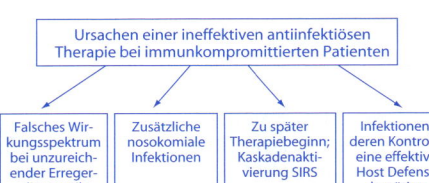

Abb. 2.3-4. Ursachen für das Versagen der antiinfektiösen Therapie

therapien, spezielle lokale Resistenzsituation) bei einer antiinfektiösen Therapie mit berücksichtigt werden. Ob besondere Therapiemodalitäten (orale Antibiose, ambulante Therapieführung), deren Effektivität in klinischen Studien belegt ist, im Einzelfall in Betracht kommen, hängt stark vom individuellen Risikoprofil ab (s. obige Übersicht).

Therapie des neutropenischen Fiebers
Initialtherapie bei neutropenischem Fieber
- Acylaminopenicillin oder Dritt-/Viertgenerationscephalosporin + Aminoglykosid
- Monotherapie mit Ceftazidim, Cefepim, Piperacillin/Tazobactam oder Carbapenem

Versagen der Initialtherapie
- Keine Therapieansprache innerhalb von 48–72 h
  – Carbapenem (falls vorher nicht eingesetzt)
  – Chinolon (falls nicht prophylaktisch eingesetzt)
  – Zugabe von Glykopeptiden
  – Austausch von Gentamycin gegen TMP-SMX bei Verdacht auf schleichende bakterielle Infektion
  – Amphotericin B 0,5 mg/kg/Tag bei Verdacht auf Pilzinfektion (5–10% bei erster Fieberepisode)
- Fieberrezidiv >72 h nach Therapiebeginn bei fehlendem Keimnachweis
  – Amphotericin B 0,5 mg/kg/Tag

Bei Keimnachweis
- Keimspezifische Antibiose nach Resistenz
- Bei Pilzinfektionen:
  a) Amphotericin B 0,5 mg/kg/Tag
  b) Amphotericin B 0,5 mg/kg/Tag + 5-Flucytosin (4-mal 25 mg/kg p.o, bei weniger empfindlichen Kandidastämmen und allen Fadenpilzen)
  c) Liposomales Amphotericin B in speziellen Situationen: Niereninsuffizienz, hepatosplenische Kandidaabszesse

---

Infektionsprophylaxe bei Neutropenie (Hochrisiko)
- Beginn bei einer Neutrophilenzahl <500/Tag bis zum Abklingen der Neutropenie
  – Norfloxacin 2-mal 400 mg/Tag p.o.
  – Acyclovir 3-mal 250 mg/Tag p.o.
- Zusätzliche Optionen:
  – Bei hoher Infektionsrate mit grampositiven Erregern
  – Abdeckung im grampositiven Bereich (Vancomycin 2-mal 500 mg/Tag i.v.)
  – Bei hoher Infektionsrate mit Pilzen
  – Antimykotische Prophylaxe (Azole, niedrigdosiertes Amphotericin B)
  – Bei prolongierter Neutropenie
  – Wachstumsfaktoren, Zytokine (G-CSF, GM-CSF)

Defekte der humoralen Immunantwort Bei Defekten der humoralen Immunantwort (primäre und sekundäre Antikörpermangelsyndrome bei chronisch lymphatischer Leukämie und multiplem Myelom, Splenektomie, funktionelle Splenektomie bei Sichelzellenanämie, Komplementdefekte) ist eine auf kapseltragende Bakterien (Streptococcus pneumoniae, Haemophilus influenzae und Neisseria menigitidis) ausgerichtete empirische Therapie notwendig, zusätzlich ist die i.v.-Gabe von Immunglobulinen bzw. Frischplasmen (bei Komplementdefekten) sinnvoll. Spezifische Defekte einzelner Krankheitsentitäten (Phagozytosedefekt bei Haarzellenleukämie, zellulärer Immundefekt beim M. Hodgkin) oder Therapiemodalitäten (Induktion zellulärer Immundefekte bei einer Behandlung mit Nukleosidanaloga) bestimmen das zu erwartende Erregerspektrum und sind bei der Therapieplanung zu beachten.

Transplantierte Patienten Bei transplantierten Patienten ist neben dem transplantierten Organ (hohes Risiko einer Pilzinfektion nach Leber- und Knochenmarktransplantation, geringes Risiko bei Nieren- und Herztransplantation) der zeitliche Abstand zur Transplantation von zentraler Bedeutung für das zu erwartende Infektionsspektrum (Tabelle 2.3-13). Infektionen nach Transplantation werden nach Rubin et al. drei Zeitfenstern zugeordnet: Tag 0–30 (frühe Infektionen), Monat 2–6 (mittlere Phase), nach 6 Monaten (späte Phase). In der frühen Phase nach Transplantation solider Organe dominieren Wund-

---

Tabelle 2.3-13. Zeitliche Abfolge der Abwehrdefekte nach Transplantation

Gestörter Abwehrmechanismus	Zeit nach Transplantation	Relevante Pathogene
Lokale Abwehrmechanismen Integrität von Haut und Schleimhäuten, Gastrointestinaltrakt etc.)	Frühe Periode (0–4 Wochen)	Bakterien, Herpes-simplex-Virus
Neutrophilen-/Phagozytenfunktion	Frühe Periode (0–4 Wochen)	Bakterien; Candida spp., Aspergillus spp.
Zelluläre Immunität	Mittlere Periode (2–6 Monate)	Listeria monocytogenes; Nocardia spp.: Mykobakterien; Herpesviren, (CMV, EBV, HHV 6,7); Pneumocystis carinii; Aspergillus spp. und andere Pilze, Cryptococcus neoformans, Toxoplasma gondii; Strongyloides stercoralis, Papovaviren (JC, BK)
Humorale Immunität	Mittlere (2–6 Monate) und späte Periode (>6 Monate)	Kapseltragende Bakterien; Aspergillus spp.; Pneumocystis carinii und Varicella-Zoster-Virus

infektionen durch Bakterien und Pilze (Candida albicans nach Leber-/Pankreastransplantation), mit einer Herpes-simplex-Reaktivierung ist bei HSV-seropositiven Patienten insbesondere bei intensivierter Immunsuppression (T-Zell-Depletion durch Antilymphozytenglobulin oder anti-CD3/anti-CD25 Antikörper) zu rechnen. Das Infektionsspektrum in der frühen Phase nach Knochenmarktransplantation wird durch die Neutropenie (Pneumonien durch Bakterien und Pilze, Pilzabszesse der Leber, neutropenische Enterokolitis, Aspergillosen) bestimmt, hinzu kommt die HSV-Reaktivierung. In der mittleren Phase erhöht die ausgeprägte Immunsuppression die Suszeptibilität für opportunistische Erreger wie Listeria monocytogenes, Zytomegalie (CMV) und das Epstein-Barr-Virus (EBV; Reaktivierung, selten Neu-/Zweitinfektion durch das transplantierte Organ), Pneumocystis carinii, Cryptococcus neoformans, Toxoplasma gondii, Strongyloides stercoralis und Aspergillus ssp.

Die CMV-Infektion ist die bei weitem häufigste virale Infektion nach Transplantation, sie tritt am häufigsten nach Lungentransplantation (Hochrisikogruppe), mit mittlerer Häufigkeit nach Leber-, Herz- und Pankreastransplantation (mittleres Risiko), seltener nach Nierentransplantation auf und manifestiert sich als systemische (febrile Neutropenie mit Arthralgie/Arthritis) oder Organinfektion (CMV-Hepatitis, -Pneumonitis, -Enteritis). In der späten Phase (>6 Monate nach Transplantation) dominieren Reaktivierungen des Varicella-Zoster-Virus und Umgebungserreger (Influenza, RSV, kapseltragende Bakterien), selten kommt es zur Reaktivierung von Papovaviren (JC, BK-Virus) und zur CMV-Retinitis. Die antiinfektiöse Therapiestrategie in der Posttransplantationsphase (Tabelle 2.3-14) orientiert sich an dem individuellen Risikoprofil des Patienten und der kritischen Evaluation mikrobiologischer Befunde. Eine Modifikation/Reduktion der immunsuppressiven Therapie ist mit in Betracht zu ziehen, immunsupportive oder -stimulierende Therapieansätze sind weitgehend experimentell.

Literatur

Akerele T, Lightman S (1999) Current and novel agents for the treatment of cytomegalovirus retinitis.⁢ Drugs R D 2(5): 289–297
Fishman JA, Rubin RH (1998) Infection in organ-transplant recipients. N Engl J Med 338: 1741

Tabelle 2.3-14. Therapie und Prophylaxe opportunistischer Infektionen nach Transplantation

Erreger	Erkrankung	Therapie	Prophylaxe
Aspergillus	Invasive Aspergillose	Amphotericin B 1–1,5 mg/kg/Tag i.v. oder Caspofungin 50 mg/Tag i.v. für 2–3 Wochen	–
Candida ssp.	Mukokutane Candidiasis, Ösophagitis, Candidemia	Clotrimazol, Nystatin, Amphericin p.o; Fluconazol 100 mg/Tag für 2–3 Wochen; Amphotericin B 0,5–0,7 mg/kg/Tag oder Fluconazol 800 mg/Tag i.v. oder Caspofungin 50 mg/Tag für 2–3 Wochen	Fluconazol p.o. oder Itraconazol p.o.
Cryptococcus neoformans	Pneumonie, Meningitis	Amphotericin B 0,5–0,7 mg/kg/Tag i.v. +5-Flucytosin 100 mg/kg/Tag für 14 Tage, Erhaltungstherapie mit Fluconazol 400 mg/Tag p.o. für 10 Wochen	Fluconazol p.o.
CMV	Multiorganinfektion	Ganciclovir 2-mal 5 mg/kg i.v. für 14–28 Tage	i.v. Immunglobulin 10 g/4 Wochen
	CMV-Pneumonitis	Ganciclovir 2-mal 5 mg/kg i.v. +i.v.; Immunglobulin 500 mg/kg/Tag für 14 Tage Alternativ: Foscarnet, Cidofovir	
HSV	Mukokutan	Acyclovir 5-mal 200 mg p.o für 7 Tage	Acyclovir p.o.
	Disseminiert	Acyclovir 3-mal 5–10 mg/kg/Tag für 7–14 Tage	
Legionellen	Pneumonie	Erythromycin 4-mal 1 g ± Rifampicin für 3 Wochen Alternativ: Levofloxacin 500 g/Tag ± Rifampicin für 3 Wochen	–
Listerien	Meningitis	Ampicillin + Gentamycin Alternativ: TMP-SMX 15–20 mg/kg/Tag	–
Mycobacterium tuberculosis	Pulmonal oder extrapulmonal	INH 300 mg/Tag für 9 Monate, Rifampicin 600 mg/Tag für 6 Monate, PZA 20 mg/Tag für 3 Monate	INH 300 mg/Tag
Nokardia	Pneumonie, Abszesse	TMP-SMX 15 mg/kg/Tag für 6 Monate Alternativ: Minocyclin 2-mal 200 mg p.o; Ceftriazon oder Imipenem bei schwerem Verlauf	–
Pneumocystis carinii	Pneumonie	TMP-SMX 15–20 mg/kg/Tag i.v. 14–21 Tage Alternativ Pentamidine 4 mg/kg/Tag i.v.; Steroide bei schwerem Verlauf	TMP-SMX p.o.
Toxoplasma gondii	Meningoenzephalitis; Myokarditis/Perikarditis; Hepatitis/Chorioretinitis	Pyramethamin 2-mal 50–100 mg p.o Tag 1, dann 25 mg/Tag +Folinsäure +Sulfadiazin 1–1,5 g/Tag p.o. Alternativ: Clindamycin + Pyramethamin + Folinsäure	TMP-SMX p.o.
Varicella-Zoster-Virus	Lokalisierter Zoster	Acyclovir 10 mg/kg i.v. alle 8 h oder 5-mal 800 mg p.o. für 7–10 Tage	
	Disseminierte Infektion	Acyclovir 500 mg/m^2 i.v. alle 8 h für 7–14 Tage (+ VZV-Immunglobulin)	

Freifeld A, Marchigiani D, Walsh T et al. (1999) A double-blind comparison of empirical oral and intravenous antibiotic therapy for low-risk febrile patients with neutropenia during cancer chemotherapy. N Engl J Med 341(5): 305–311

Horan TC, Gaynes RP, Martone WJ, Jarvis WR, Emori TG (1992) CDC definitions of nosocomial surgical site infections, 1992: a modification of CDC definitions of surgical wound infections. Am J Infect Control 20: 271–274

Ozer H, Armitage JO, Bennett CL et al. (American Society of Clinical Oncology Growth Factors Expert Panel) (2000) 2000 update of recommendations for the use of hematopoietic colony-stimulating factors: evidence-based, clinical practice guidelines. J Clin Oncol 18(20): 3558–3585

2.3.5 Nosokomiale Infektionen
Jürgen Lohmeyer

Einleitung

Nosokomiale Infektionen, die im Krankenhaus oder anderen medizinischen Versorgungseinrichtungen erworben werden, betreffen nach Schätzungen mehr als 5% aller hospitalisierten Patienten. Neben der hierdurch verursachten Morbidität und Mortalität stellt die zunehmende Übertragung multiresistenter Erreger (z. B. Methicillin-resistente Staphylokokken, MRSA) in Versorgungseinrichtungen des Gesundheitssystems ein gravierendes Problem dar. Das im Jahr 2001 in Kraft getretene Infektionsschutzgesetz fokussiert speziell auf diesen Sachverhalt und schreibt Maßnahmen zur Erfassung und Eingrenzung nosokomialer Infektionen zwingend vor. Nosokomiale Infektionen können auf vielfältige Weise erworben werden, in der Praxis dominieren jedoch Blasenkatheter-assoziierte Harnwegsinfektionen, postoperative Wundinfektionen, Beatmungs-assoziierte Pneumonien und Venenkatheter-assoziierte Bakteriämien. Bei Patienten, die Antibiotika erhalten haben (auch als perioperative Prophylaxe), kann nosokomial eine Antibiotika-assoziierte pseudomembranöse Kolitis auftreten, die durch den Sporen- und Toxinbildner Clostridium difficile ausgelöst wird.

Ätiologie und Pathogenese

Infektionen, die später als 48 h nach Krankenhauseinweisung auftreten, werden als nosokomial angesehen. Nosokomial erworbene Infektionen können auch erst nach Entlassung manifest werden (innerhalb von 7 Tagen, z. B. Wundinfektionen). Die häufigsten Erreger nosokomialer Infektionen sind Staphylococcus ssp. und Pseudomonas aeruginosa. Bei immunkompromittierten Patienten spielen darüber hinaus Pilzinfektionen mit Candida ssp. und Aspergillus eine wichtige Rolle. An der Pathogenese von Blasenkatheter-assoziierten Harnwegsinfektionen sind sowohl die periurethrale mikrobielle Kolonisation und Aszension (insbesondere bei Frauen) als auch die intraluminale Keimaszension im Biofilm des Katheters beteiligt. Das Risiko, eine nosokominale Pneumonie zu erwerben, ist bei intubierten Patienten durchschnittlich um den Faktor 2–4 erhöht und kann in Abhängigkeit von der Beatmungsdauer und dem Vorliegen weiterer Risikofaktoren 50% übersteigen. Die oropharyngeale und gastrische Kolonisation spielt eine kritische Rolle in der Pathogenese der nosokomialen Pneumonie durch subklinische Aspiration, die dermale Kolonisation ist relevant für das Risiko einer Katheter-assoziierten Bakteriämie. Die Häufigkeit gramnegativer Bakteriämien ist über die vergangenen Jahrzehnte weitgehend konstant, die Frequenz der Isolate grampositiver Erreger (Staphylokokken, Enterokokken) und Candida ssp. hat demgegenüber deutlich zugenommen. Diese veränderte Erregerkonstellation findet sich auch für die nosokomiale Endokarditis als Folge von nosokomialen Bakteriämien. Das Auftreten multiresistenter Keime korreliert hierbei mit dem Umfang des Antibiotikaeinsatzes.

Klinik und Diagnostik

Nosokomiale Infektionen präsentieren sich häufig als im Krankenhaus neu aufgetretenes Fieber. Neben der individuellen Vorgeschichte (Grunderkrankung, Abwehrschwäche) sind auch die durchgeführten diagnostischen/therapeutischen Prozeduren (Operationen, Drainagen, zentrale oder periphere venöse Zugänge, Blasenkatheter, Intubation etc.) entscheidend für die Diagnose. Das diagnostische Basisprogramm umfasst Differentialblutbild, C-reaktives Protein, eine Lungenaufnahme sowie Blut- und Urinkulturen. Bei Diarrhöen sind Stuhlkulturen und der Nachweis des Clostridium-difficile-Toxins, bei Wundinfektionen Abstriche des Wundsekrets, bei Beatmung wiederholte Gram-Färbungen und Kulturen des Absaugmaterials notwendig. Bei hochgradigem klinischen Verdacht auf eine Venenkatheterinfektion (Rötung der Einstichstelle, Induration, Sekretaustritt) sollte der Katheter entfernt und die Katheterspitze mikrobiologisch untersucht werden. Zur Diagnose der Kathetersepsis bei klinisch unauffälliger Venenkathetereintrittsstelle werden Blutkulturen sowohl über den zentralen Katheter als auch über eine periphere Vene entnommen und die jeweilige Keimzahl quantitativ untersucht. Insbesondere bei chirurgisch implantierten Kathetern kann bei Katheterkolonisation in Abhängigkeit vom nachgewiesenen Keim (Tabelle 2.3-15) eine antibiotische Sanierung versucht werden.

Tabelle 2.3-15. Behandlung Venenkatheter-assoziierter Infektionen

Erreger	Dauer der Therapie	Katheterentfernung notwendig
Koagulase-negative Staphylokokken	7 Tage	Nein
Staphylokokkus aureus – unkompliziert	10–14 Tage	Ja
S. aureus – kompliziert (Phlebitis, Endokarditis)	4–6 Wochen	Ja
Grampositive Bazillen/ Korynebakterien	7 Tage	Ja
Gramnegative Stäbchen (E. coli, Enterobacter, Klebsiellen, Pseudomonas ssp., S. maltophilia)	7–10 Tage	Ja
Candida species	14 Tage	Ja
Mykobakterien (M. Chelonae, fortuitum)	14 Tage	Ja

Therapie

Präventive Hygienemaßnahmen sind von zentraler Bedeutung für die Verhinderung nosokominaler Infektionen. Die nachfolgenden Therapieempfehlungen für nosokomiale Infektionen müssen vor diesem Hintergrund gesehen werden und durch entsprechende Hygienemaßnahmen sinnvoll ergänzt werden (Hygieneplan, Dokumentation gehäufter nosokomialer Infektionen nach dem Infektionsschutzgesetz, Surveillance multiresistenter Keime).

Nosokomiale Harnwegsinfektion Bei regelmäßiger intermittierender Katheterisierung oder Dauerblasenkatheter ist die Behandlung einer **asymptomatischen** Bakteriurie in der Regel nicht indiziert. Vor invasiven Prozeduren im Urogenitalsystem (nicht vor routinemäßigem Blasenkatheterwechsel) sollte bei bestehender Bakteriurie eine antimikrobielle Therapie zur Prävention von Bakteriämie und Sepsis erfolgen. Bei Frauen, bei denen nach BK-Entfernung die Bakteriurie >48 h persistiert, ist eine antibiotische Therapie zu erwägen. Bei **symptomatischer** Infektion richtet sich die antimikrobielle Therapie nach dem Ergebnis der Urinkultur, Optionen für eine enterale oder parenterale Therapie sind in den Tabellen 2.3-16 und 2.3-17 zusammengefasst. Langliegende Katheter müssen vor Beginn der antibiotischen Therapie gewechselt werden (Biofilm). Bei Zeichen einer systemischen Infektion ist eine empirische Therapie erforderlich, bei deren Auswahl mikrobiologische Vorbefunde des Patienten und die lokale Resistenzsituation zu berücksichtigen sind. Aminoglykoside und Ampicillin sind häufig ausreichend, bei Zeichen des Nierenversagens sind Breitspektrum-Betalaktam-Antibiotika oder Fluorochinolone vorzuziehen. Bei weiterhin notwendiger BK-Versorgung sollte die Behandlungsdauer kurz sein (5–7 Tage), eine längere Therapiedauer trägt häufig zur Resistenzentwicklung und Einschränkung zukünftiger Therapieoptionen bei. Nach Katheterentfernung und bei intermittierender Katheterisierung sollte je nach Schweregrad der Infektion 7–14 Tage behandelt werden. Die effektivste Maßnahme zur Prävention einer Katheter-assoziierten Harnwegsinfektion ist die zeitliche Begrenzung der BK-Versorgung; ein geschlossenes Drainagesystem verzögert das Auftreten von Infektionen. Eine antimikrobielle Therapie vor BK-Versorgung und nach Entfernung vermindern das Risiko von Harnwegsinfektionen, wird aber wegen der Selektion resistenter Keime nicht empfohlen. Ineffektiv sind das tägliche periurethrale Reinigen mit Seife oder Desinfizienz, die Zugabe von Desinfizienzien zum Urinbeutel und das Coating des BK mit antibakteriellen Substanzen.

Tabelle 2.3-16. Orale Antibiotika zur Therapie von katheterassoziierten Harnwegsinfektionen bei Patienten mit normaler Nierenfunktion

Antibiotikum	Dosierung
Penicilline	
Amoxycillin	3-mal 500 mg
Amoxycillinclavulansäure	3-mal 625 mg
Cephalosporine	
Cefaclor	4-mal 500 mg
Cefixime	1-mal 400 mg
Cefuroxime axetil	2-mal 250 mg
Fluoroquinolone	
Levofloxacin	1-mal 250 mg
Ofloxacin	1-mal 400 mg
Ciprofloxacin	2-mal 250–500 mg
Fleroxacin	1-mal 400 mg
Andere	
Trimethoprim-Sulfamethoxazol	2-mal 160/800 mg

Tabelle 2.3-17. Parenterale Antibiotika zur Therapie von katherassoziierten Harnwegsinfektionen bei Patienten mit normaler Nierenfunktion

Antibiotikum	Dosierung
Aminoglykoside	
Amikacin	1-mal 15 mg/kg
Gentamycin	1-mal 5 mg/kg
Tobramycin	1-mal 5 mg/kg
Penicilline	
Ampicillin	4-mal 2 g
Piperacillin	3-mal 4 g
Piperacilin/Tazobactam	3-mal 4,5 g
Cephalosporine	
Cefazolin	3-mal 2 g
Cefotaxim	3-mal 2 g
Cefepime	2-mal 2 g
Ceftazidime	3-mal 2 g
Andere	
Aztreonam	4-mal 1 g
Imipenem/cilastin	4-mal 500 mg

Nosokomiale Wundinfektion Die primäre Therapiemaßnahme einer postoperativen Wundinfektion ist die chirurgische Eröffnung der Wunde sowie die Ausräumung des infizierten Materials. Eine begleitende empirische Antibiotikatherapie zum Zeitpunkt der Wundrevision ist nur indiziert, wenn Zeichen einer signifikanten systemischen Entzündungsreaktion (Temperatur >38 °C, Leukozytose >12.000) oder einer fortgeschrittenen Lokalinfektion vorliegen (Erythem >5 cm; Abb. 2.3-5). Die Antibiotikaauswahl richtet sich nach der Gramfärbung des Wundexsudates und der Art des operativen Eingriffs. Infektionen im Kopf-, Hals-, Stamm- und Extremitätenbereich werden in der Regel durch Staphylokokken, seltener durch Streptokokken verursacht. Bei Nachweis grampositiver Erreger sind Cefazolin oder Oxacillin, bei Betalaktam-Antibiotikaallergie Clindamycin oder Vancomycin sinnvoll. Bei Wundinfektionen der Axilla sind gramnegative Erreger zu berücksichtigen, nach Operationen mit Eröffnung des Peritoneums oder des Gastrointestinaltrakts fakultative oder obligate Anaerobier. Hier sind Ampicillinsulbactam oder bei Betalaktam-Antibiotikaallergie Moxifloxacin oder Aztreonam plus Clindamycin oder plus Metronidazol möglich. Die Behandlung sollte nach Abklingen der systemischen

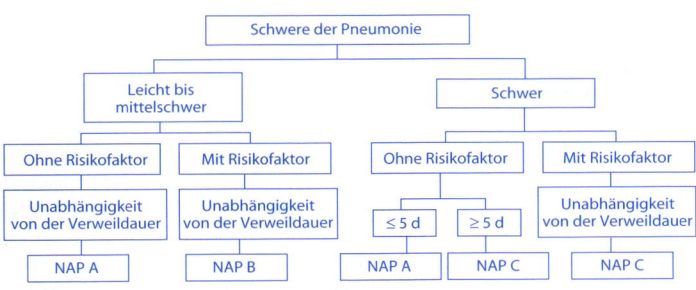

Abb. 2.3-5. Klassifizierung von Patienten mit nosokomialer Pneumonie (NAP)

Entzündungszeichen abgesetzt werden (in der Regel <3 Tage), eine orale Sequenztherapie ist häufig sinnvoll. Bei invasiven Wundinfektionen durch betahämolysierende Streptokokken oder histiotoxische Clostridiumstämme (Manifestation oft innerhalb von 48 h nach der Operation) ist in jedem Fall zusätzlich zur umfangreichen Wundrevision eine unmittelbare antimikrobielle Therapie zwingend. Penicillin G (30 Mio. IE/Tag) ist bei gesicherter Diagnose ausreichend, Cefazolin und Vancomycin erfassen zusätzlich Staphylokokkeninfektionen, die Zugabe von Metronidazol ist bei Verdacht auf eine Anaerobierbeteiligung zu erwägen.

Nosokomiale Pneumonie Es werden Pneumonien mit einer leichten bis mittelschweren Symptomatik von schweren Verlaufsformen mit respiratorischer Insuffizienz, einer rapiden radiologischen Verschlechterung bzw. dem Vorliegen einer schweren Sepsis oder eines Multiorganversagens unterschieden (Abb. 2.3-6). Häufige Erreger sind bei Infektionen mit leichter bis mittelschwerer Symptomatik ohne zusätzliche Risikofaktoren unabhängig von der Dauer des Krankenhausaufenthalts neben S. pneumoniae und S. aureus gramnegative Keime wie Haemophilus influenzae, Serratia marcescens, Klebsiella pneumoniae, E. coli und Proteus ssp. Das gilt gleichermaßen für

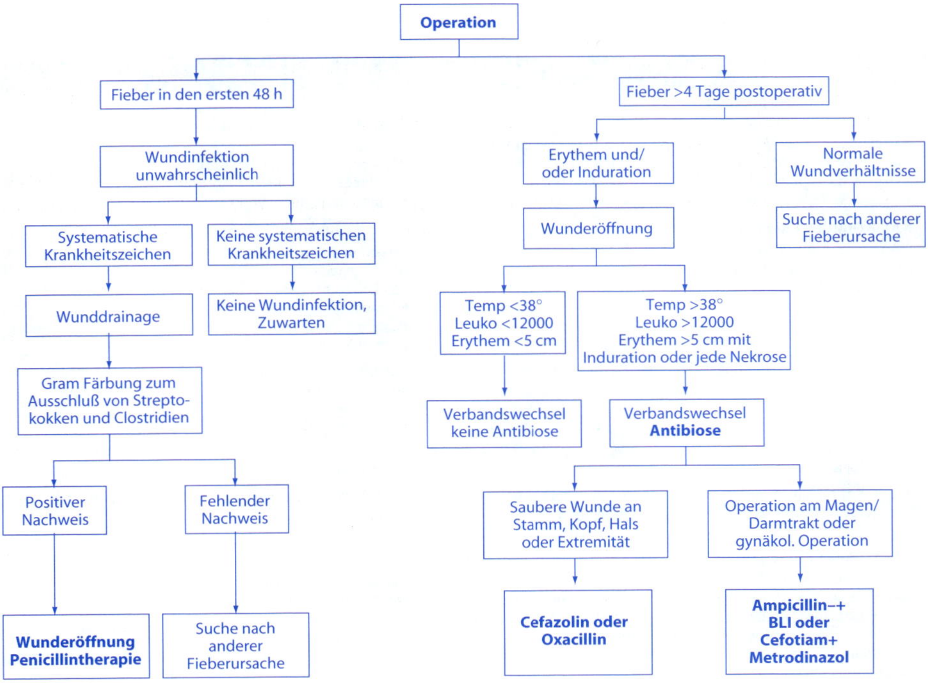

Abb. 2.3-6. Algorithmus zum Antibiotikaeinsatz bei nosokomialen Wundinfektionen

Tabelle 2.3-18. Risikofaktoren für das Auftreten zusätzlicher nosokomialer Keime als Erreger einer Pneumonie

Risikofaktor	Erregerassoziation
Störung des Schluckaktes Regurgitation Chirurgische Eingriffe in Oropharynx und Abdomen Gesicherte Aspiration Bewusstseinsstörung	Anaerobier
Neurochirurgische Eingriffe Koma Kopftraumata Nierenversagen Diabetes mellitus	Staphylococcus aureus
Strukturelle Lungenerkrankungen Antibiotische Vorbehandlung Lange Verweildauer auf einer Intensivstation	Pseudomonas aeruginosa
Hohe Cortisondosierungen Hämatologische Systemerkrankungen	Legionellen

schwer verlaufende Pneumonien, sofern der stationäre Aufenthalt vor der Pneumoniemanifestation <5 Tage beträgt und keine weiteren besonderen Risikofaktoren vorliegen. Bei Vorliegen weiterer Risikofaktoren (Tabelle 2.3-18) können zusätzliche Hospitalerreger als Verursacher einer Pneumonie in Frage kommen. Nach Kopftraumata, neurochirurgischen Eingriffen, Koma sowie bei Diabetikern und niereninsuffizienten Patienten ist mit Staphylokokkeninfektionen zu rechnen, sodass die empirische Therapie in Abhängigkeit von der Prävalenz Methicillin-resistenter Stämme durch ein Glykopeptid erweitert werden sollte. Das potentielle Vorkommen von anaeroben Keimen nach chirurgischen Eingriffen im Oropharynx und im Abdomen, bei Bewusstseinsstörung sowie gestörtem Schluckakt bzw. Regurgitation (Aspirationspneumonie) sollte bereits bei der Auswahl der empirischen Therapie durch den Einsatz von Kombinationen mit Anaerobierwirksamkeit berücksichtigt werden. Patienten mit vorbestehenden strukturellen Lungenerkrankungen (COPD), antibiotischer Vorbehandlung oder längerer Verweildauer auf einer Intensivstation sind prädisponiert für Pseudomonasinfektionen. Auch bei Patienten, bei denen nach einer stationären Behandlungsdauer von mehr als 5 Tagen eine schwer verlaufende Pneumonie auftritt, müssen Erreger wie Pseudomonaden, Acinetobacter ssp. und Stenotrophomonas maltofilia berücksichtigt werden (Tabelle 2.3-19). Neben dieser Ausrichtung der initialen antimikrobiellen Therapie an der Zuordnung von bestimmten Leitkeimen zu definierten Risikokonstellationen muss lokal die jeweilige „Kleinraumepidemiologie" berücksichtigt werden. Die antimikrobiellen Therapieregime sind deshalb anhand der klinischen Ergebnisse sowie Erreger- und Resistenzdaten zu überprüfen und gegebenenfalls entsprechend zu korrigieren.

Tabelle 2.3-19. Therapie nosokomialer Pneumonien

Nosokomiale Pneumonie (NAP)	Bakterielle Erreger	Kalkulierte Initialtherapie	Therapiedauer
NAP A (ohne Risikosituation): Leichte bis mittelschwere Pneumonie unabhängig von der Verweildauer *Oder* schwere Verlaufsformen bis zum 5. Tag nach Hospitalisation	Haupterreger: S. pneumoniae, Klebsiella pneumon., Staph. aureus, E. coli, Haemoph. influenzae, Proteus ssp., Serratia	Zweit-/Drittgeneration Cephalosporin *oder* Aminopenicillin ±Betalactamase-Inhibitor (BLI) *Oder* Fluorchinolon +Clindamycin	7–10 Tage
NAP B (mittleres Risiko): Störung des Schluckaktes, Regurgitation, chirurgische Eingriffe im Oropharynx, Bewusstseinsstörung	NAP-A-Haupterreger +Anaerobier	Acylaminopenicillin/BLI *oder* Carbapenem *oder* Drittgeneration Cephalosporin +Clindamycin *oder* Fluorchinolon +Clindamycin	7–10 Tage
Antibiotische Vorbehandlung, strukturelle Lungenerkrankung, lange Intensivbehandlung	Pseudomonas aeroginosa	Viertgeneration Cephalosporin *oder* Acylaminopenicillin/BLI *oder* Carbapenem *plus* Fluorchinolon oder Aminoglykosid	7–10 Tage
Hohe Cortisondosis, hämatologische Systemerkrankung	Legionellen	Wie NAP A *plus* Makrolid Rifampicin	7–10 Tage
Neurochirurgische Eingriffe, Koma, Kopftrauma, Nierenversagen, Diabetes mellitus	Staph. aureus, MRSA endemisch	Wie NAP A *plus* Glykopeptide bei MRSA	7–10 Tage
NAP C (hohes Risiko): Schwere Pneumonie nach >5 Tagen Verweildauer oder schwere Verlaufsform unabhängig von der Verweildauer mit zusätzliche Risikofaktoren (Respiratortherapie, antibiotische Vorbehandlung, strukturelle Lungenerkrankung)	Haupterreger +Pseudomonas aeroginosa, Acinetobacter, Stenotrophomonas malt.	Viertgeneration Cephalosporin *oder* Acylaminopenicillin/BLI *oder* Carbapenem *plus* Fluorchinolon oder Aminoglykosid	7–10 Tage

Katheterassoziierte Bakteriämie Etwa ein Drittel aller nosokomialen Sepsisfälle ist auf intravasale Katheter, vor allem auf zentrale Venenkatheter zurückzuführen (Infektion der Katheteraustrittsstelle, Tunnelinfektionen). Koagulase-negative Staphylokokken, Staphylococcus aureus, Enterokokken und Candida ssp. sind die häufigsten Erreger von Katheterinfektionen, gefolgt von gramnegativen Stäbchen (E. coli, Pseudomonas aeruginosa, Enterobacter cloacae, Klebsiella spp., Serratia spp.), Corynebacterium spp. und Bacillus spp. Das Entfernen des Katheters ist die wichtigste Maßnahme, diese sollte insbesondere erfolgen bei Nachweis einer Staphylococcus-aureus-Bakteriämie, einer Fungämie und Zeichen einer Lokalinfektion (Katheteraustrittsstelle, Taschen- und Tunnelinfektion, infizierte Thrombose). Die empirische antimikrobielle Therapie bei Verdacht auf eine katheterassoziierte Sepsis richtet sich nach der Antibiotikaresistenz der bedrohlichsten Erreger und sollte in jedem Fall Staph. aureus erfassen. Bei nachgewiesener Katheterassoziierter Sepsis richtet sich die Antibiotikatherapie nach dem Antibiogramm des Erregers. Die Therapiedauer beträgt 5–7 Tage, bei Staph. aureus und Enterokokken 10–14 Tage (s. Tabelle 2.3-15). Bei lebensbedrohlichen Infektionen (nicht bei Kolonisation) mit multiresistenten Kokken, vor allem aber Infektionen durch Methicillin-resistente Staphylococcus-aureus-Stämme (MRSA) mit eingeschränkter Empfindlichkeit für Glykopeptide und durch Vancomycin-resistente Enterokokken (VRE), ist der Einsatz von Oxazolidinonen (Linezolid) oder Quinopristin/Dalfopristin (Synercid) zu erwägen.

Weitere nosokomiale Infektionen Die Therapie der pseudomembranösen Kolitis besteht zunächst aus symptomatischen Maßnahmen wie Rehydrierung und Elektrolytersatz sowie der Beendigung der auslösenden antibiotischen Therapie. Antiperistaltisch wirksame Pharmaka sollten vermieden werden. Weitere Behandlungsoptionen bei schwerem oder protrahiertem Verlauf sind Metronidazol (3-mal 250 mg p.o. für 7–14 Tage, in schweren Fällen 3-mal 500 mg i.v.) und Vancomycin (4-mal 125 mg p.o für 7–14 Tage). Infizierte Dekubitusulzera bei chronisch Bettlägerigen und Sinusitiden bei langzeitbeatmeten Patienten sind nosokomiale Infektionen, bei denen in der Regel der Erregernachweis im Abstrich und das Antibiogramm vor der Therapiefestlegung abgewartet werden können.

Die steigende Zahl chronisch kranker Patienten mit Haut-/Wundbesiedlung durch MRSA erfordert kostenintensive Isolations-/Surveillance-Maßnahmen bei stationärer Behandlung.

Literatur

American Thoracic Society (1996) Hospital acquired pneumonia in adults: Diagnosis, assessment of severity, initial antimicrobial therapy, and preventive strategies. Am J Respir Crit Care Med 153:1711–1725

Raad I (1998) Intravascular catheter related infections. Lancet 351: 893–898

Richards MJ, Edwards JR, Culver DH, Gaynes RP (1999) Nosocomial infections in medical intensive care units in the United States. National Nosocomial Infections Surveillance System. Crit Care Med 27:887–892

Warren JW (1997) Catheter-associated urinary tract infection. Infect Dis Clin North Am 11:609–620

2.3.6 HIV-Infektion
Frank Bergmann, Dirk Schürmann und Norbert Suttorp

Einleitung

Die HIV-Infektion ist eine 1981 entdeckte und zurzeit noch nicht heilbare Viruserkrankung, die bei persistierender Replikation des Erregers nach langer Inkubationszeit (2 bis >15 Jahre) die erworbene Immunschwächeerkrankung Aids („acquired immunodeficiency syndrome") hervorruft. Es wird vermutet, dass der Erreger in der ersten Hälfte des 20. Jahrhunderts in Zentralafrika die Speziesbarriere von Affen auf den Menschen übersprungen und sich seither pandemisch überwiegend als Geschlechtskrankheit ausgebreitet hat. Von den inzwischen ca. 35 Millionen Infizierten leben 95% in Entwicklungsländern, in denen regional bis zu mehr als 25% der geschlechtsaktiven Bevölkerung betroffen sind. Die Pandemie ist keineswegs unter Kontrolle und die Zahl der Neuinfizierten hat auch in den Industriestaaten ein inakzeptabel hohes Plateau erreicht oder ist regional wieder im Zunehmen begriffen. Übertragungswege bzw. Risikogruppenzugehörigkeit in Deutschland sind nach Laborberichterstattung in absteigender Reihenfolge (Dez. 2003): homo- und bisexuelle Kontakte bei Männern, Personen aus Hochprävalenzländern, promiske heterosexuelle Kontakte und Personen mit i.v.-Drogenmissbrauch. Die vertikale Transmission (Mutter – Kind) und die Infektion über Blutprodukte liegen deutlich unter 1%. In Deutschland leben ca. 43.000 Menschen mit einer HIV-Infektion, ca. 5000 mit Aids und ca. 27.000 sind verstorben. Die Zahl der Neuinfektionen wird auf ca. 2000 pro Jahr und der Anteil der Frauen auf 25% geschätzt.

Das 1983 entdeckte humane Immundefizienzvirus (HIV) gehört zur Familie der Retroviren, dem Genus der Lentiviren und enthält die Spezies HIV-1 (am häufigsten) und HIV-2 (v. a. in Westafrika). Bei den Subspezies von HIV-1 unterscheidet man drei Hauptgruppen: M (main), N (in Kamerun entdeckt, sehr selten) und O (outlier, in Europa selten). Die Gruppe M enthält die Subtypen: A, B, C, D, E, F, G, H, J und rekombinante Formen (z. B. AE, AG, AGI, AB), wobei der Subtyp B in Europa am häufigsten vorliegt (ca. 90%). Eine hohe Mutationsrate und Rekombinationen haben zu einer weltweit immensen Diversität des Erregers geführt.

Immunpathogenese

Bei transmuköser Infektion wird HIV im Zusammenspiel von Langerhans-Zellen und lokalen Lymphozyten in die regionalen Lymphknoten transportiert. Bereits zwei Tage später findet eine lokale Vermehrung und 4–11 Tage post infectionem die Dissemination durch den Blutkreislauf statt. Die Kopplung des Virus an die Zielzellen geschieht in der Regel nach Bindung des Virushüllproteins gp120 an den CD4-Rezeptorkomplex auf $CD4^+$-positiven T-Lymphozyten (Helferzellen), Makrophagen und Monozyten (Abb. 2.3-7).

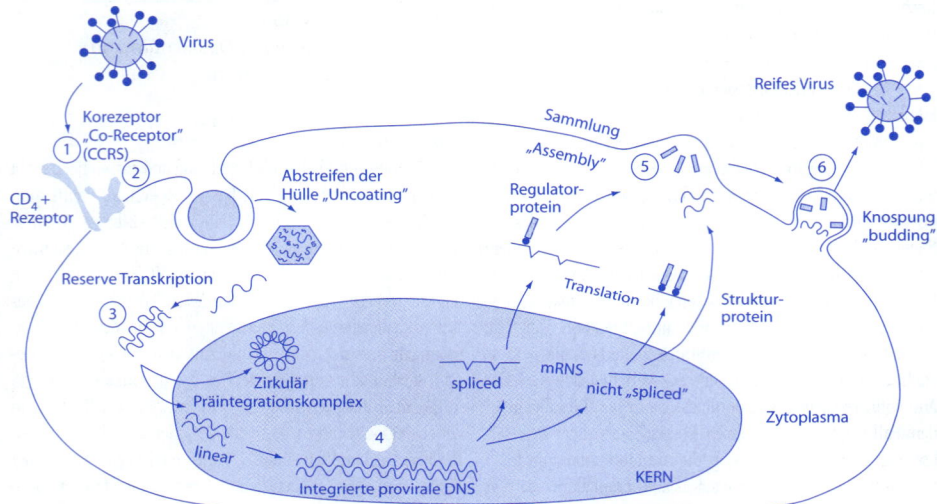

Abb. 2.3-7. HIV-Vermehrungszyklus und Ansätze für eine wirkungsvolle Pharmakotherapie: *1* Fusionshemmer, *2* Rezeptorantagonisten, *3* Hemmstoffe der reversen Transkriptase, *4* Integrasehemmstoffe, *5* Zinkfingerantagonisten, *6* Proteasehemmer

Für die Fusion von Virus und Zelle sind zusätzlich Korezeptoren (z. B. CXCR4, CCR-5 u. a.) erforderlich. Der unterschiedliche Tropismus der Virusstämme ist u. a. durch die Wahl des Korezeptors bedingt. Eine Infektion CD4-negativer Zellen wie Astrozyten im ZNS und Endothelzellen ist möglich, spielt jedoch für die Virusdynamik keine Rolle. Das Enzym reverse Transkriptase schreibt die aus dem Viruskapsid freigesetzte RNS in eine Doppelstrang-DNS um, die nach Invasion in den Zellkern mittels einer Integrase in die menschliche DNS eingefügt wird (Provirus). Nach Transkription, Translation, Ansammlung („assembly") und Knospung entsteht zunächst ein unreifes Virus, in dem eine spezifische Protease die Funktionstüchtigkeit herstellt. Latent infizierte Zellen bilden schon sehr früh nach der akuten HIV-Infektion ein Reservoir von ca. 10^6 langlebigen Zellen, die eine Halbwertzeit von 6–43 Monaten haben und vermehrungsfähiges Virus produzieren können. Es handelt sich hierbei hauptsächlich um Gedächtniszellen (CD45RO$^+$) und Makrophagen. Die lange Halbwertszeit dieser latent infizierten Zellen ist neben der raschen Resistenzentwicklung gegen die bekannten Virustatika und den für Medikamente schwer zugänglichen Kompartimenten (ZNS, Gonaden u. a.) der Grund, dass eine Viruseradikation zurzeit nicht möglich ist. Selbst bei kompletter Suppression der Virusmenge unter die Nachweisgrenze von 50 RNS-Kopien pro ml Blut bleibt Virusreplikation, von Ausnahmen abgesehen, mit empfindlichen Methoden nachweisbar. Im Gegensatz zu den latent infizierten Zellen findet in produktiv infizierten T-Lymphozyten eine hochdynamische Virusproduktion von mehr als 10 Milliarden ($>10^{10}$) Kopien pro Tag statt, die über lange Zeit in einem Gleichgewicht mit einer entsprechenden Clearance steht. Etwa die Hälfte der Viruspopulation wird täglich erneuert.

Die humorale, aber vor allem die zelluläre Immunantwort supprimieren die Virusreplikation und haben Bedeutung für die Krankheitsprogression. HIV-spezifische zytotoxische Lymphozyten (CD8$^+$CTL) sind von Beginn der Infektion bis ins frühe Stadium Aids nachweisbar, wo alle Immunreaktionen schwinden (Abb. 2.3-8). Der Verlust der HIV-spezifischen CTL wird für den Anstieg der Viruslast im Spätstadium verantwortlich gemacht. Ein hoher Anteil HIV-spezifischer CD4-positiver Zellen wird während der akuten HIV-Infektion infiziert, zerstört und nimmt im Verlauf der Erkrankung weiter ab.

Die persistierende Virusreplikation führt in erster Linie zu einer direkten und indirekten Schädigung der Helferzellen (viral-zytopathogener Effekt, Synzytiumformation, Autoimmun- und Superantigenmechanismen, Anergie, vermehrte Absiedlung in lymphatischen Geweben und Apoptose bei Hochregulierung von L-Selektin, Thymusdysfunktion). Die Auswirkungen auf das gesamte Immunsystem sind komplex und gehen mit numerischen und funktionellen CD4$^+$-Zelldefiziten einher. Auch B-Lymphozyten, Makrophagen/Monozyten, Natural-Killer-Zellen und andere Abwehrkomponenten sind in ihrer Funktion beeinträchtigt.

Diagnostik

Die Diagnostik der HIV-Infektion gründet sich auf klinische, virologische und immunologische Verfahren. Neben der Kenntnis der Indikatorkrankheiten für eine Immunschwäche und der Klinik der Aids-definierenden Krankheitsbilder ist das Wissen über die akute HIV-Erkrankung und deren Suspektion aus epidemiologischen und therapeutischen Gründen von hohem Stellenwert.

Die **akute HIV-Erkrankung** tritt je nach selektiertem Kollektiv sowie Auswahl und Dauer der Symptome bei 20–89% der Infizierten auf. Die Inkubationszeit variiert zwischen wenigen Tagen und Monaten. Die Symptomatik ist vielfältig und unspezifisch. Fieber, Nachtschweiß, Gewichtsabnahme, Abgeschlagenheit, Hautausschlag, Kopfschmerz, Lymphadenopathie, Pharyngitis, Arthralgien, Myalgien, Übelkeit, Erbrechen, Diarrhöen, seröse Meningitis und andere Symptome treten einzeln oder in Kombination auf und können über wenige Tage bis Monate persistieren. Das klinische Bild der infektiösen Mononukleose mit Lympho- oder Thrombozytopenie sollte differentialdiagnostisch an eine akute HIV-Krankheit denken lassen. In dieser Phase sind die Patienten hochvirämisch (ansteckend) (s. Abb. 2.3-8), ohne dass Antikörpertests bereits eine Infektion anzeigen müssen (diagnostisches Fenster). Die Kürze der Inkubationszeit und die Dauer und Schwere einer akuten HIV-Krankheit haben prognostische Bedeutung. Bei der spezifisch akzentuierten aktuellen Eigenanamnese ist eine gezielte Erhebung von Erkrankungen zur Festlegung des Stadiums und zur Einschätzung der Gefahr einer Reaktivierung latenter Erreger (Tuberkulose, Lues etc.) erforderlich. Zu möglichen Gefährdungen zählen ferner die Exposition gegen attenuierte Lebendimpfstoffe (BCG), endemische Mykosen (tropisch/subtropische Klimate), Leishmanien (auch Mittelmeerländer) und die Tierhaltung (Salmonellosen bei Reptilien, Toxoplasmose bei Jung- oder streunenden Katzen, Campylobacter und Kryptosporidien bei Hunden, Kryptokokkose bei Vögeln, Rhodococcus-equi-Pneumonie bei Pferden). Aus epidemiologischen Gründen sind Risikoverhalten, geographische Herkunft und Exposition zu Blut und Blutprodukten von Interesse. Auf Grund erhöhter Allergieneigung und häufiger Interaktionen der HIV-Therapeutika ist die Medikamenten- und Drogenanamnese einschließlich rezeptfreier und pflanzlicher Mittel wie Johanniskraut bedeutsam und die antiretrovirale Vorbehandlung nach Art und Dauer im Hinblick auf eine potentielle Resistenzentwicklung wichtig. Bei der körperlichen Untersuchung sind Schwerpunkte auf die Palpation aller Lymphknotenstationen, die Inspektion der Haut und Schleimhäute sowie die Prüfung des Nervensystems zu legen.

Auf Grund von schwerwiegenden Konsequenzen wie Depression, Suizidalität, Diskriminierung etc. sollte der HIV-Nachweis gemäß aktueller Rechtsprechung nur nach informierter Einwilligung durch den Patienten durchgeführt werden (Ausnahmen: Ermächtigung des Arztes durch die Strafprozessordnung und das Infektionsschutzgesetz). Jedoch ist bei entsprechendem Verdacht ein Test nach vorangehender Beratung nahe zu legen, um Sexualpartner zu schützen, therapeutische Irrwege zu meiden und nachgewiesene Vorteile von Prophylaxen und antiretroviraler Therapie (ART) nutzen zu können. Als Suchtest wird ein rekombinanter ELISA eingesetzt. Bei positivem Testnachweis sollte ein Bestätigungstest (z. B. Western-Blot, Immunoblot) zum Ausschluss von Verwechslung und unspezifischer Reaktion durchgeführt werden. Bei negativem Testergebnis ist das diagnostische Fenster zu erwägen. Der ELISA reagiert in der Regel 2–6 Wochen post infectionem positiv, selten erst nach 3 Monaten und als Rarität auch nach 6 Monaten nicht. Bei entsprechendem Verdacht wird eine qualitative HIV-PCR empfohlen.

Zum Routinelabor zählen: Entzündungsparameter, Blutbild, Differentialblutbild, LDH, Eiweiß, Elektrophorese, Immunglobuline, Lipase, Leber- und Nierenfunktionsparameter, Gerinnungs- und Harnstatus.

Zum Staging, zur Beurteilung von Therapieindikation, Verlaufskontrolle und Prognose ist die Bestimmung der Lymphozytensubpopulationen (CD4, CD8) und die quantitative Virusmenge im Serum von großer Bedeutung. Nach initial explosiver

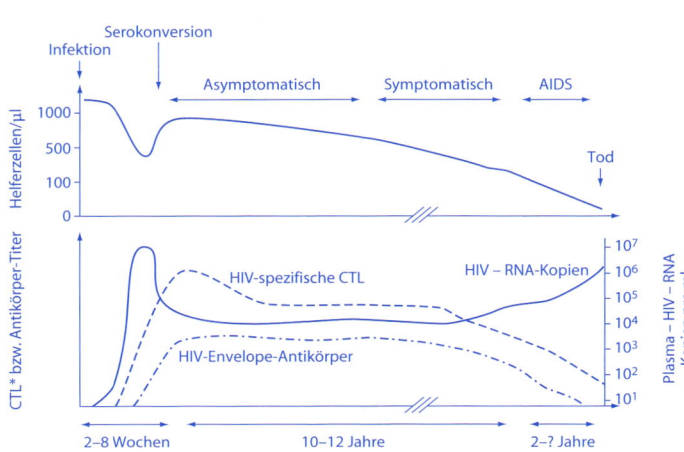

Abb. 2.3-8. Stadienhafter Verlauf der HIV-Infektion unter klinischen, virologischen und immunologischen Aspekten

Virusvermehrung (10^5–10^7 Kopien/ml) kommt es intraindividuell variabel zu einer oft mehrjährigen Stabilisierung auf niedrigerem Niveau (10^2–10^5 Kopien/ml) und in der Spätphase zu einem Anstieg auf mehrere Millionen RNA-Kopien pro ml Blut.

Viruslastmessungen können je nach Testsystem und HIV1-Subtyp variieren. Es gibt keine internationalen Standards. Dennoch sind sie etablierter und unverzichtbarer Bestandteil der HIV-Diagnostik geworden. Genotypische Resistenztests können den virologischen Therapieerfolg verbessern. Ihr Einsatz kann für erworbene HIV-Infektionen, in der Schwangerschaft und bei Therapieversagen erwogen werden. Normale Helferzellwerte (CD4$^+$) liegen bei 700–1500/µl, sinken während der akuten HIV-Infektion vorübergehend erheblich ab und liegen anschließend bereits um ein Drittel unterhalb des Ausgangswertes. Sie können sich über Jahre auf diesem Niveau stabilisieren oder eine intraindividuell sehr variable Deszendenz aufweisen. Auch Marker der Aktivierung des Immunsystems liefern unabhängige prognostische Hinweise (z. B. CD8CD38$^+$, HLA-DR$^+$). Spiegelbestimmungen der HIV-Medikamente sind bei Diarrhöen, Leberschäden, außergewöhnlichem Körpergewicht sowie bei Kombinationstherapien sinnvoll. Serologische Untersuchungen sollten Lues, Hepatitis A, B, C, Toxoplasmose und CMV einschließen. Bei Abfall der Helferzellzahl unter 100/µl und Fieber ist neben kulturellen Verfahren (Bakterien, Mykobakterien, Pilzen) der Antigen- oder Genomnachweis (Kryptokokken, CMV) relevant. Ein Tuberkulintest muss in frühen Stadien einer HIV-Infektion durchgeführt werden, da ein positives Ergebnis bei Immunschwäche eine präemptive Therapie impliziert und ein negatives Ergebnis in der Phase reduzierter T-Zell-Reaktivität nicht mehr aussagekräftig ist.

Bei den apparativen Untersuchungen gehören EKG, Röntgenthorax, Lungenfunktionsprüfung und Abdomensonographie zu den Basismaßnahmen. Unter den bildgebenden Verfahren des Schädels hat das MRT im Vergleich zum CCT eine höhere Sensitivität in Bezug auf HIV-assoziierte Erkrankungen. Bei der Häufigkeit, Vielfalt und Schwere HIV-bedingter Symptome ist die interdisziplinäre Betreuung durch erfahrene Kollegen an spezialisierten Zentren oder Praxisnetzen von Vorteil.

Verlauf/Krankheitsbilder

Nach initial hochvirämischer Phase (s. akute HIV-Erkrankung) wird im Blut meist ein dynamisches Gleichgewicht erreicht, das durch den so genannten Setpoint nach etwa 3–6 Monaten charakterisiert ist (s. Abb. 2.3-8). Während der folgenden oft jahrelangen klinischen Latenz kommt es zu einer schleichenden Destruktion der lymphatischen Gewebe (Stadium A) und meist nicht lebensbedrohlichen Symptomen der zunehmenden Immunschwäche (Stadium B, früher ARC oder „Aids-related-complex"). Virale und humangenetische Faktoren (HLA-Konstellation, Chemokinrezeptormutationen etc.), auch das Alter der Patienten entscheiden über das Tempo der Progredienz, das eine große Variabilität aufweist. So sind am Vollbild Aids nach 3 Jahren weniger als 5%, nach 10 Jahren ca. 50% erkrankt, während nach 14 Jahren immer noch 30% nicht das Vollbild der Immunschwäche entwickelt haben und ca. 2–5% nicht einmal einen Abfall der Helferzellen unter 500/µl aufweisen. Langzeitinfizierte asymptomatische Patienten werden im englischen Schrifttum als „long-term nonprogressors" bezeichnet und sind für die Erforschung genetischer und immunologischer Konstellationen von besonderem Interesse. Im letzten Stadium der Erkrankung kommt es zu einem raschen Abfall der Helferzellen und einer massiven Zunahme der Viruslast im Blut. Das Stadium C bzw. das Vollbild Aids ist charakterisiert durch Manifestation opportunistischer Infektionen, HIV-spezifischer Tumoren, eine Schwindsucht (Wasting-Syndrom) oder dementielle Symptome (ADC: Aids-Demenz-Komplex). Die gebräuchlichste Stadieneinteilung beruht auf einer CDC-Klassifikation von 1993, bei der immunologische (Helferzellen) und klinische Gesichtspunkte Berücksichtigung fanden, wobei in Europa *nicht* der alleinige Abfall der Helferzellen unter 200/µl als aidsdefinierend übernommen wurde. In den Tabellen 2.3-20 und 2.3-21 sind die stadiendefinierenden Parameter zusammengefasst.

Bei der Manifestation der HIV-assoziierten Krankheitsbilder spielen die Epidemiologie der Erreger (s. Anamnese) sowie das Ausmaß der Helferzelldepletion eine herausragende Rolle. Indikatorkrankheiten für eine Immunschwäche wie z. B. die oropharyngeale Kandidiasis, Haarleukoplakie der Zunge, Herpes Zoster u. a. (Stadium-B-Krankheiten) treten bereits bei mäßiger Helferzelldepletion (<400/µl) auf. Mit Ausnahme von rezidivierenden Pneumonien, Tuberkulose und HIV-assoziierten Tumoren manifestieren sich die übrigen aidsdefinierenden Erkrankungen erst ab einem relativ festgelegten Helferzellenniveau, sodass Prophylaxen dementsprechend angesetzt werden können (Tabelle 2.3-22).

Aids

Aids-definierende Krankheitsgruppen sind:
- opportunistische Infektionen,
- HIV-assoziierte Tumoren,
- das Wasting-Syndrom und
- die Aidsdemenz.

Im fortgeschrittenen Stadium der Erkrankung treten häufig Allgemeinsymptome auf (Abgeschlagenheit, Müdigkeit, Appetitlosigkeit, Antriebslosigkeit, Libidoverlust, Nachtschweiß, Temperaturerhöhung, Hypotonie). HIV kann eine Knochenmarkdepression bewirken, die sich als isolierte oder kombinierte Leuko-, Thrombopenie oder Anämie manifestiert. Periphere neurologische Schäden stellen sich als Dys- und Parästhesien, Lähmungen und autonome Funktionsstörungen dar. Das Nachlassen von Konzentration und Gedächtnisleistung, Apathie, psychomotorische Verlangsamung und Koordinationsstörungen (Schriftbild, monopedales Hüpfen) weisen auf eine beginnende Aidsdemenz hin. Eine Enteropathie mit Diarrhöen und konsekutiver, oft multifaktorieller Kachexie und kutane Veränderun-

Tabelle 2.3-20. Stadieneinteilung der HIV-Infektion nach der Definition der Centers for Disease Control (CDC), USA, 1993

Immunologische Kategorien	Klinische Kategorien		
	A	B	C
(Zahl der CD4$^+$-pos. T-Zellen [/µl])	Asymptomatisch	Zeichen der Immunschwäche, aber weder Stadium A noch Stadium C	Aids-definierende Erkrankungen
500	A1	B1	C1
200≥499	A2	B2	C2
<200	A3	B3	C3
Spezielle Klinik	Dem Stadium A sind subsumiert: 1. akute HIV-Infektion: (s. dort) 2. Lymphadenopathiesyndrom (LAS): Auftreten bei ca. 50% der Infizierten. Mehr als 3 Monate persistierende Lymphknotenvergrößerung (>1 cm Durchmesser) an mindestens 2 extrainguinalen Orten ohne andere Ursache 3. Latenzphase (variabel). Dauer: meist mehrere Jahre. Patient beschwerdefrei und infektiös!	Bazilläre Angiomatose (Fieber, papulöse, dolente, livide bis bräunliche Hautefloreszenzen, selten Befall innerer Organe), orale oder vulvovaginale Kandidiasis (persistierend >1 Monat, rezidivierend, schwer therapierbar), zervikale Dysplasie oder Carcinoma in situ, Allgemeinsymptome (Fieber >38,5 °C >1 Monat oder Diarrhöen >1 Monat), orale Haarleukoplakie (EBV-assoziierte weißliche Effloreszenzen meist am Zungenrand), rezidivierender oder multisegmentaler Zoster, idiopathisch thrombozytopenische Purpura (ITP), Listeriose, tuboovarielle Abszesse im kleinen Becken, periphere Neuropathie	1. Wasting-Syndrom: Gewichtsverlust von >10% KG und >30 Tage Diarrhö oder Abgeschlagenheit mit Fieber (auch intermittierend) ohne eine andere Ursache als HIV 2. HIV-Enzephalopathie: klinischer Befund einer behindernden kognitiven oder motorischen Dysfunktion, die den Beruf oder die Aktivitäten des täglichen Lebens beeinträchtigt, die über Wochen bis Monate zunimmt, wenn keine andere Krankheit oder Ursache den Befund erklären kann. 3. HIV-assoziierte Tumoren: Kaposi-Sarkom, maligne Lymphome wie Burkitt-, immunoblastisches und primäres ZNS-Lymphom, Zervixkarzinom 4. Opportunistische Infektionen: s. Tabelle 2.3-2

gen im Sinne einer juckenden mikrofollikulären Dermatitis können ebenfalls unmittelbar HIV-assoziiert sein.

Es besteht eine brauchbare Beziehung zwischen Helferzellzahl und Erkrankungsrisiko im Hinblick auf die verschiedenen opportunistischen Infektionen (Abb. 2.3-9). Die bedeutsamste opportunistische Infektion in Deutschland war über mehrere Dekaden die Pneumocystis-Pneumonie, deren Erreger morphologisch und seinem Verhalten nach ein Protozoon, genetisch

Tabelle 2.3-21. Aids-definierende Infektionskrankheiten

Erkrankung	Spezifizierung
Candidiasis	Ösophagus, Trachea, Bronchien, Lunge
Herpes-simplex-Virus-bedingte chronische Ulzera	(Destruierend/persistierend >1 Monat) oder Befall von Bronchien, Lunge, Ösophagus
Histoplasmose	Extrapulmonal oder disseminiert
Isosporidiasis	Chronisch intestinal (>1 Monat)
Kokzidioidomykose	Extrapulmonal oder disseminiert
Kryptokokkose	Extrapulmonal
Kryptosporidiose	Chronisch intestinal (>1 Monat)
Mycobacterium avium oder M. kansasii	Extrapulmonal oder disseminiert
Mycobacterium tuberculosis	Alle Formen
Mykobakterien, andere/nicht klassifizierte Typen	Extrapulmonal oder disseminiert
Pneumocystis-carinii-Pneumonie	
Pneumonien	Wiederholt (>1 in 12 Monaten)
Progressive multifokale Leukenzephalopathie	–
Salmonellenbakteriämie/-Sepsis	Wiederholt
Toxoplasmose des Gehirns	–
Zytomegalievirus (CMV)-Erkrankung	Retinitis oder lokalisiert (jedoch nicht bei Befall von Leber, Milz oder Lymphknoten) oder disseminiert
Zusätzlich bei Kindern	(<13 Jahre)
Bakterielle Infektionen[a]	(>1 in 2 Jahren)
Lymphoide interstitielle Pneumonie oder pulmonale lymphoide Hyperplasie	–

[a] Sepsis, Pneumonie, Meningitis, Osteomyelitis, Arthritis oder Abszess eines inneren Organs oder Emphysem (ausgenommen Otitis media und oberflächliche Haut- oder Schleimhautabszesse), verursacht durch Hämophilus, Streptokokkus (inklusive Pneumokokken) oder andere pyogene Bakterien

Tabelle 2.3-22. Primärprophylaxen opportunistischer Infektionen bei HIV-Infektion (nach Kolson u. Gonzalez-Scarano)

Erreger/Krankheit	Indikation	Therapie	Alternativen
Pneumocystis-carinii-Pneumonie	Helferzellen <200/µl oder orale Kandidiasis	TMP-SMZ: 1-mal 960 mg/Tag oder 1-mal 480 mg/Tag (A1)	Wie bei Erhaltungstherapie (s. Tabelle 2.3-5)
Toxoplasmose des ZNS	Helferzellen <100/µl und IgG-AK-Nachweis	TMP-SMZ: 1-mal 960 mg/Tag (A2)	wie Erhaltungstherapie (s. Tab. 2.3-5)
Tuberkulose	Tuberkulintest >5 mm oder früher positiv oder Exposition	INH: 300 mg +Vitamin B_6 50 mg/Tag (A2) oder 900 mg + 100 mg 2-mal pro Woche für jeweils 9 Monate (B3)	RMP: 600 mg oder (RFB: 300 mg) + PZA: 20 mg/kg für 2 Monate (B3) RMP: 600 mg/Tag für 4 Monate (B3)
Tuberkulose bei INH-Resistenz		RMP: 600 mg oder (RFB: 300 mg) +PZA: 20 mg/kg für 2 Monate (A1, B3)	RMP: 600 mg/Tag für 4 Monate (B3)
Tuberkulose bei Multiresistenz		Absprache mit Spezialisten	–
Mycobacterium-avium-Komplex	Helferzellen < 50/µl	Azithromycin: 1200 mg 1-mal/Woche (A1) Clarithromycin: 2-mal 500 mg/Tag (A1)	Rifabutin: 300 mg/Tag (B1) Azithromycin: 1200 mg 1-mal/Woche +Rifabutin 300 mg/Tag (C1)
Windpocken/Zoster Impfempfehlungen:	Keine AK, Exposition Wenn AK-negativ Generell	Hyperimmunglobulin in 48 h Hepatitis A, Hepatitis B Influenza, Pneumokokken	– –

RMP Rifampicin, *RFB* Rifabutin, *PZA* Pyrazinamid, *IHN* Isoniazid

aber den Pilzen verwandter ist. Bei einer Helferzellzahl unter 200/µl (im Median bei 50–60/µl) (s. Abb. 2.3-9) manifestiert sich die Erkrankung mit trockenem Husten, Fieber und Belastungsdyspnoe. Laborchemisch fallen eine Lymphopenie, LDH-Erhöhung und die respiratorische Alkalose auf. Hypoxämie, Restriktion und verminderte CO-Diffusionskapazität erhärten den Verdacht. Die massive Füllung der Alveolen mit Pneumozysten und ein geringgradiges, aber diffuses interstitielles Ödem führen zu einer schweren Hypoxie bei initial häufig diskreten Röntgen- und Auskultationsphänomenen. Bilateral zentrifugale, interstitiell anmutende Infiltrationen sind charakteristisch. Nach Therapiebeginn kommt es klinisch und röntgenmorphologisch häufig zu einer vorübergehenden Progression. Die hohe Letalität ist bedingt durch die ausgeprägte Gasaustauschstörung und Komplikationen wie z. B. Pneumothorax, bakterielle Superinfektionen und weitere begleitende HIV-assoziierte Erkrankungen. Diagnostische Methode der Wahl ist die Bronchoskopie mit Spezialfärbungen (Immunfluoreszenz u. a.) des Lavagematerials. Selten treten atypische pulmonale (unilateral, zystisch, nodulär, Erguss) oder auch extrapulmonale Verlaufsformen (Leber, Milz, Lymphknoten, Retina etc.) auf. Bei pO_2 <70 mmHg, Vitalkapazität <50% vom Sollwert, Atemfrequenz >21/min und röntgenologisch ausgedehntem Befund verbessert Prednisolon (2-mal 40 mg oral für 5 Tage, ausschleichend

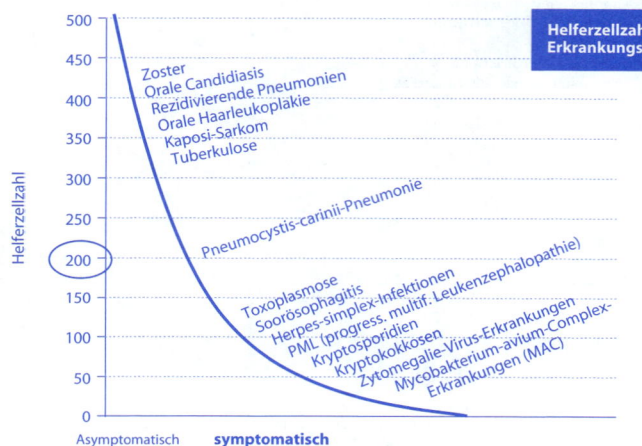

Abb. 2.3-9. Beziehung zwischen Helferzellzahl und Erkrankungsrisiko hinsichtlich verschiedener opportunistischer Infektionen

Tabelle 2.3-23. Akuttherapien opportunistischer Infektionen bei Aids

Erreger/ Krankheit	Therapie	Alternativen	Dauer
Pneumocystis-carinii-Pneumonie	TMP-SMZ: i.v. oder oral 3- bis 4-mal 2 Tbl. à 960 mg oder 120 mg/kg in 3–4 Dosen (A1) NW: Hautausschlag, Neutropenie, Hepatitis, Verwirrtheit, Krämpfe	Pentamidin: i.v. 3–4 mg/kg in G5% über 3 h (A2). NW: Hypoglykämien, Diabetes mellitus, Hypotension, Arrhythmien, Nephrotoxizität (Hydrierung, Zucker- und Elektrolytkontrolle!) Dapson: 100 mg/Tag + Trimethoprim: 15 mg/kg i.v. oder oral. (A1) NW: Hautausschlag, hämolytische Anämie besonders bei G6PD-Mangel, Methämoglobinämie. Clindamycin: 3-mal 600 mg i.v. oder 4-mal 300–450 mg oral (A1) + Primaquin: 30 mg oral. NW: hämolytische Anämie bes. bei G6PD-Mangel, pseudomembranöse Kolitis Atovaquone: 2-mal 750 mg Suspension (A1). Bessere Verträglichkeit, geringere Wirksamkeit als TMP-SMZ, NW: Hautausschlag, Fieber, Lebertoxizität Trimetrexat: 45 mg/m2/Tag + Leucovorin 4-mal 20 mg/m2/Tag. (C2) Erste Dosis Leucovorin vor Gabe von Trimetrexat (weniger wirksam als TMP-SMZ), NW: Neutropenie	21 Tage
Toxoplasmose des ZNS	Pyrimethamin: 100–200 mg Erstdosis, dann 50–100 mg/Tag + 10 mg Folinsäure, + 4-mal 1–2 g Sulfadiazin (A1)	Pyrimethamin + Folinsäure: wie nebenstehend + Clindamycin: 4-mal 900–1200 mg i.v. oder 4-mal 300–450 mg oral (Sulfadiazin ist effektiver als Clindamycin). (A1) (In Evaluation anstelle von Sulfadiazin und Clindamycin sind 1200–1500 mg Azithromycin oder 2-mal 500 mg Clarithromycin oder 2-mal 750 mg Atovaquone)	≥6 Wochen oder bis 3 Wochen nach kompletter Remission
Isosporiasis	TMP-SMZ: 4-mal 960 mg (A2)	Anschlussbehandlung, nach 10 Tagen für 3 Wochen: 2-mal 960 mg TMP-SMZ (B2)	4–5 Wochen
Kryptosporidiose	Keine	Immunrekonstitution kann zur Spontanremission führen	–
Soorösophagitis	Fluconazol 200 mg/Tag (A1)	Bei unzureichendem Ansprechen Dosissteigerung bis 800 mg (B3) Fluconazol pro Tag, bei Resistenz 2- bis 4-mal 100 mg Itraconazollösung (B2), Amphotericin B: i.v. 0,3–0,5 mg/kg/Tag (A2)	1–2 Wochen, evtl. länger
Kryptokokkose	Amphotericin B i.v. 0,7 mg/kg (+4-mal 25 mg/kg Flucytosin) (Hirndruck senken!) (A2)	Liposomales Amphotericin B: 3 mg/kg i.v. (extrem teuer, nur bei Unverträglichkeit oder Ineffizienz von AmB gerechtfertigt) (B2). In der Konsolidierungsphase 400 mg Fluconazol oder 200 mg Itraconazol über 8 Wochen	Ca. 4 Wochen, max. 2 g AmB
Histoplasmose	Amphotericin B: i.v. 0,7 mg/kg (A2)	Bei geringer Symptomatik: Itraconazol: 400 mg/Tag (A2)	2 Wochen
Kokzidioidomykose	Amphotericin B: i.v. 0,7 mg/kg (A2)	Bei geringer Symptomatik: Fluconazol: 400–800 mg/Tag (A2)	2 Wochen
Pneumonierezidiv.	Standardtherapien je nach klinischer Situation		–
Samonellensepsis	Ciprofloxacin: 2-mal 500 mg (A1)	Ceftriaxon: 1-mal 2 g, bei Meningitis Cefotaxim: 3-mal 2 g (A2)	2 Wochen
Tuberkulose	Wie bei nicht HIV-Infizierten, jedoch sind die zahlreichen Interaktionen mit HIV-Therapeutika zu beachten!		6–9 Monate
Mycobacterium-avium-Komplex	Clarithromycin: 2-mal 500 mg + Ethambutol: 3-mal 400 mg (A1)	Wenn i.v.-Therapie nötig: Clarithromycin: 2-mal (B2) 500 mg + Amikacin: 2-mal 500 g oder Levofloxacin: 2-mal 500 mg + Ethambutol: 1-mal 1200 mg (B2)	8 Wochen
Zytomegalie	Ganciclovir: 2-mal 5 mg/kg i.v. NW: Neutro-, Thrombopenie, Anämie, Resistenzentwicklung (A1)	Valganiciclovir: 2-mal 900 mg oral (A1) Foscarnet: 2-mal 90 mg/kg. Cave: Nephrotoxizität ausreichende Hydratation, Kreatininkontrolle, Übelkeit (25–40%), Genitalulzera (A1) Cidofovir: 5 mg/kg i.v. 1-mal alle 2 Wochen (anfangs 1-mal/Wo. für 2 Wo.): Nephrotoxizität: Proteinurie, Kreatininkontrolle, Probenecidbegleittherapie (cave: Allergie), ausreichende (C2) Hydratation, Gancicloviriimplantat + orales Ganciclovir Fomivirsen: intravitreal bei Unverträglichkeit der Standardtherapien (lokale Toxizität) (B2)	3 Wochen und länger
Herpes simplex	Acyclovir 5-mal 200–400 mg (A2)	Famciclovir 3-mal 500 mg (B2), Valaciclovir 2-mal 500 mg (B2), bei Dissemination: Aciclovir 3-mal 5–10 mg/kg (B3). Bei Aciclovirresistenz: Foscarnet 3-mal 40 mg/kg i.v. (C3) (Toxizität s. CMV), Cidofovir i.v. und Lokaltherapie mit Trifluorothymidin mit und ohne Interferon in Erprobung	Bis zur Remission
Progr.-multifokale Leukenzephalop.	Keine effiziente Therapie, Besserung oder Verschlechterung unter Immunrekonstitution beschrieben		

bis zum Tag 21) die Prognose. Therapie und Prophylaxen opportunistischer Infektionen sind in den Tabellen 2.3-22, 2.3-23 und 2.3-24 wiedergegeben.

Auf Grund der veränderten Immunitätslage unter antiretroviraler Therapie (ART) verdrängen rezidivierende bakterielle Pneumonien die PCP von ihrer Prädominanz unter den respiratorischen Erkrankungen. Durch den steigenden Anteil an

Tabelle 2.3-24. Erhaltungstherapien opportunistischer Infektionen bei Aids nach vorangegangener Akuttherapie (nach Kolson u. Gonzalez-Scarano)

Erreger/Krankheit	Therapie	Alternativen
Pneumocystis-carinii-Pneumonie	TMP-SMZ: 1-mal 960 mg/Tag oder 1-mal 480 mg/Tag (A1)	Dapson: 2-mal 50 oder 1-mal 100 mg/Tag. (B1) Dapson: 1-mal 50 mg/Tag + Pyrimethamin: 50 mg/Wo. + Leucovorin: 25 mg/Wo. (B1) Dapson: 1-mal 200 mg/Wo. + Pyrimethamin: 75 mg/Wo. + Leucovorin: 25 mg/Wo. (B1) Pentamidin: 300 mg/Mo. inhalativ via Respigardvernebler (B1) Atovaquone: 2-mal 750 mg Suspension pro Tag (B1) TMP-SMZ: 3-mal 960 mg pro Woche (C1)
Toxoplasmose des ZNS	Pyrimethamin: 25–75 mg Tag + Sulfadiazin 500–1000 mg/Tag + Folinsäure: 10–25 mg/Tag (A1)	Pyrimethamin + Folinsäure: wie nebenstehend + Clindamycin: 3- bis 4-mal 450–600 mg/Tag (B1) Atovaquone 2- bis 3-mal 750 mg/Tag ± Pyrimethamin: 25 mg/Tag + Leucovorin: 10 mg/Tag (C3)
Soorösophagitis[a]	Fluconazol: 100–200 mg/Tag (B1)	Itraconazollösung: 200 mg (C1) Ketoconazol: 200 mg (C3)
Kryptokokkose	Fluconazol: 200 mg/Tag (A1)	Amphotericin B: 1- bis 3-mal/Woche 0,–1,0 mg/kg i.v. (A1), Itraconazol: 200 mg/Tag (B1)
Histoplasmose	Itraconazol: 2-mal 200 mg/Tag (A1)	Amphotericin B: 1,0 mg/kg i.v 1-mal pro Woche (A1)
Kokzidioidomykose	Fluconazol: 2-mal 200 mg/Tag (A2)	Amphotericin B: 1,0 mg/kg i.v 1-mal pro Woche (A1), Itraconazol: 2-mal 200 mg/Tag (A2)
Samonellensepsis	Ciprofloxacin: 1-mal 500 mg (B2)	Andere wirksame Antibiotika über mehrere Monate (C3)
Tuberkulose	Keine	
Mycobacterium-avium-Komplex	Clarithromycin: 2-mal 500 mg (A1) oder Azithromycin: 500 mg (A2) + Ethambutol: 15 mg/kg (A2) ± Rifabutin: 1-mal 300 mg (C1)	
Zytomegalie	Valganiciclovir: 1-mal 900 mg pro Tag oral (A1)	Ganciclovir: 1-mal 5–6 mg/kg i.v. an 5–7 Tagen pro Wo. (A1) Foscarnet: 1-mal 90–120 mg/kg/Tag. (A1) Ganciclovirimplantat alle 6–9 Monate + Ganciclovir: 3-mal 1000 mg/Tag oral (A1) Cidofovir: 5 mg/kg i.v. 1-mal/2 Wo. + Probenecid: je 2 g 3 h vor, 1 h nach und 1 g 8 h nach Cidofovirgabe. (A1) Fomivirsen: 330 µg intravitreal alle 2–4 Wochen (A1)
Herpes simplex	Acyclovir 3-mal 200 mg oder 2-mal 400 mg (A1)	Famciclovir 2-mal 500 mg, Valaciclovir 2-mal 500 mg (C3)

[a] Auch bei häufig rezidivierender, schwerer oropharyngealer oder vaginaler Kandidiasis.

Patienten aus Entwicklungsländern und Osteuropa ist vermehrt mit Tuberkulose zu rechnen, die dort die häufigste opportunistische Infektion darstellt und oft extrapulmonal oder disseminiert auftritt. Ähnliche klinische Verläufe wie bei HIV-assoziierter Tuberkulose können auch bei den Mykosen (Kryptokokkose, Histoplasmose, Kokzidioidomykose, Penicillium marneffei) beobachtet werden. Die Kryptokokkose disseminiert oft sehr früh und ist durch eine Meningoenzephalitis akut vital bedrohend. Zu den opportunistischen Durchfallerregern zählen Isosporidiose und Kryptosporidiose (Mikrosporidiose ebenfalls häufig). Enteritissalmonellen gehen oft mit Bakteriämie und gelegentlich septischen Abszessen in Lunge und anderen Organen einher. Die ZNS-Toxoplasmose (s. Abb. 2.3–9) tritt initial meist nur mit diskreten neurologischen Symptomen, teilweise jedoch mit Krampfanfällen und Lähmungen auf. Im Kontrastmittel-CCT (DDD-Technik: doppelte Dosis, Spätaufnahme) sieht man multiple Ringstrukturen mit perifokalem Ödem. Bei singulärem Herd ist die Abgrenzung zum primären malignen ZNS-Lymphom schwierig. Mittels „Ex-juvantibus-Therapie" einer Toxoplasmose, EBV-Genomnachweis im Liquor bei Lymphomen oder PET ist die Differenzierung möglich. Schwere neurologische Defizite wie bei multipler Sklerose verursacht die progressive multifokale Leukenzephalopathie (PML), die mit rascher Progredienz in wenigen Monaten zum Tode führen kann. Durch Immunrekonstitution (ART) kann die Prognose deutlich verbessert werden und mehrjährige Verläufe mit diskreter Remission sind beschrieben. Die Diagnose kann durch die typische Klinik, MRT und DNS-Nachweis des JC-Virus im Liquor gestellt werden. Sehr schmerzhaft sind ausgedehnte, protrahierte oder persistierende Herpes-simplex-Läsionen. Bei Helferzellen unter 50/µl verursachen atypische Mykobakterien und Zytomegalieviren schwere Krankheitsbilder mit starken Allgemeinsymptomen wie Fieber, Nachtschweiß, Gewichtsabnahme und Diarrhöen. Das Spektrum der CMV-Organsymptomatik stellt sich anders als bei iatrogener Immunsuppression z. B. nach KM-Transplantation dar. Mit 80% steht die Retinitis (Erblindungsgefahr) im Vordergrund, gefolgt von Läsionen im GI-Trakt. Hochmaligne, häufig EBV-assoziierte Non-Hodgkin-Lymphome und das HHV8-assoziierte Kaposi-Sarkom (KS) zählen zu den häufigen HIV-assoziierten Tumoren, deren therapeutisches Ansprechen von der Helferzellzahl abhängig ist. Partielle und komplette Remissionen des primären ZNS-Lymphoms und KS sind nach Immunrekonstitution beschrieben. Bei anhaltendem (>3 Mo.) Anstieg der Helferzellen über 200/µl und Suppression der Viruslast ist ein Absetzen der Primärprophylaxen gegen PCP, Toxoplasmose, disseminierte Mycobacterium-avium-Komplex-Erkrankung (MAC), rekurrierenden Herpes simplex, Soorösophagitis und CMV möglich. Auch in Bezug auf die Beendigung von Sekundärprophylaxen mehren sich Berichte aus Kohorten- und prospektiven Studien, dass bei zerebraler Toxoplasmose, Pneumocystis-carinii-Pneumonia (PCP), disseminierter MAC-Infektion, CMV-Retinitis, ösophagealer Kandidiasis, Kryptokokkose u. a. eine Beendigung der Erhaltungstherapien nach persistierendem Anstieg der Helferzellen über den kritischen Schwellenwert möglich ist.

Medikamente und Therapiestrategien

Bei extrem variablen Spontanverläufen und in einer sich ständig weiterentwickelnden Therapielandschaft, in der kontrollierte und randomisierte prospektive Langzeituntersuchungen geradezu unmöglich sind, leiten sich Richtlinien aus gut geplanten „Kurzzeitstudien" (0,5–3 Jahre), klinischen Beobachtungen, pathogenetisch orientiertem Denken und Expertenmeinungen ab. Dementsprechend wird kontrovers diskutiert, wann und mit welchem Regime die Behandlung der HIV-Infektion eingeleitet und fortgeführt werden soll. Immerhin führte die im Jahr 1996 eingeführte Tripeltherapie (zusätzlicher Einsatz von Proteasehemmstoffen als neuer Substanzklasse), die Messung der Virusmenge im Blut als Kontrollparameter für die therapeutische Effektivität, das Verständnis der Viruskinetik und der daraus abzuleitenden Resistenzentwicklung zu einem bedeutsamen Rückgang an Morbidität und Letalität der HIV-Infektion.

Folgende Therapieziele werden angestrebt: Verbesserung des Gesundheitszustandes und der Lebensqualität, Erhaltung oder Wiederherstellung der Immunfunktion mit Verhinderung von Folgekrankheiten der Immunschwäche, Offenhalten verbleibender Therapieoptionen nach erstem und folgendem Therapieversagen, Vermeidung schwerer Nebenwirkungen und der Resistenzentwicklung. Da eine Erregereradikation zurzeit nicht möglich ist und es nur Studienergebnisse mit klinischen Endpunkten für Patienten im fortgeschrittenen Stadium der HIV-Infektion gibt, bleibt zurzeit offen, ob asymptomatisch Infizierte mit nur mäßig eingeschränkter Immunitätslage von einem frühzeitigen Behandlungsbeginn profitieren oder im Gegenteil Schaden nehmen durch Toxizität und Resistenzentwicklung. Dagegen kann ein zu später Beginn das Risiko eines schlechteren Ansprechens, einer verkürzten Wirkdauer, einer rascheren oder irreversiblen Krankheitsprogression und erhöhten Letalität beinhalten. Nach derzeitigem Kenntnisstand können die in Tabelle 2.3-25 angegebenen Indikationen und Wertungen als Orientierungshilfe gebraucht werden. Tabelle 2.3-26 zeigt die zurzeit verfügbaren Medikamente (1–3 Neuzulassungen pro Jahr zu erwarten) und Tabelle 2.3-27 sinnvolle Kombinationsmöglichkeiten. Didanosin + Zalcitabin, Zidovudin + Stavudin, Zalcitabin + Stavudin sowie in der Schwangerschaft Didanosin + Stavudin sollten wegen Antagonismus oder additiver Toxizität nicht zusammen verabreicht werden. Bei Kombination von zwei PI oder PI und NNRTI sind die Dosen anzupassen. Nicht alle Kombinationen sind zum Zeitpunkt der Drucklegung hinreichend evaluiert.

Als Standard gilt heute die Tripeltherapie aus zwei NRTI (nukleosidische Reverse-Transkriptase-Inhibitoren) plus einem (bis zu zwei) Proteasehemmer(n) oder einem NNRTI (nichtnukleosidischem-RT-Hemmer) oder einem dritten NRTI. Für die Gleichwertigkeit der letzten Option bei hoher Viruslast ist die Datenlage noch ungenügend, die Beobachtungsdauer kurz. Insgesamt muss die HIV-Behandlung stark individualisiert und

Klinisch	Helferzellen/µl	HIV-RNS-Kopien/ml	Indikation und Wertung
Symptomatische HIV-Erkrankung (Stadien B, C)	Alle Werte	Alle Werte	*Empfohlen* auf Grund von randomisierter Studie mit klinischem Endpunkt
Asymptomatisch, klinische Latenzphase (Stadium A)	<200	Alle Werte	*Empfohlen* auf Grund von randomisierter Studie mit klinischem Endpunkt
	200–350	Alle Werte	*Kontrovers*
		>50.000	*Ratsam* aber kontrovers
		<50.000	*Vertretbar* aber kontrovers
	>350	Alle Werte	Die Mehrzahl der Experten postponiert den Therapiebeginn
Akutes retrovirales Syndrom	–	–	*Keine verlässlichen Daten*, nur im Rahmen klinischer Studien

Tabelle 2.3-25. Behandlungsindikation in Abhängigkeit von Klinik, Helferzellzahl und Viruslast

Tabelle 2.3-26. Medikamente zur antiretroviralen Therapie

Freiname	Handels-name	Dosis	Wichtigste Nebenwirkungen, Hinweise	Gruppenneben-wirkungen
Nukleosidale Reverse-Transkriptase-Inhibitoren (NRTI)				
Abacavir	Ziagen	2-mal 300mg	Hypersensitivitätssyndrom	Steatosis hepatis, Laktatazidose Lipoatrophie
Didanosin	Videx	Nüchtern: >60 kg KG: 1-mal 400 mg, bei <60 kg KG: 1-mal 250 mg oder 2-mal 125 mg	Pankreatitis, Neuropathie	
Emtricitabin	Emtriva	1-mal 200 mg	Kopfschmerz, Anämie	
Lamivudin	Epivir	1-mal 300 mg oder 2-mal 150 mg	Kopfschmerz	
Stavudin	Zerit	>60 kg KG: 2-mal 40 mg <60 kg KG: 2-mal 30 mg	Neuropathie, Pankreatitis	
Zalcitabin	Hivid	3-mal 0,75 mg	Neuropathie, orale Ulzera	
Zidovudin	Retrovir	2-mal 250 mg	Neutropenie, Anämie, Myopathie	
Kombination: Lamivudin + Zidovudin	Combivir	2-mal (150 mg + 300 mg)	Kopfschmerz, Neutropenie, Anämie, Myopathie	
Kombination: Lamivudin + Zidovudin + Abacavir	Trizivir	2-mal 150 mg + 2-mal 300 mg + 2-mal 300 mg	Kopfschmerz, Neutropenie, Anämie, Myopathie, Hypersensitivitätssyndrom	
Nukleotidanaloga (NtRTI)				
Tenofovir	Viread	1-mal 300 mg	Gastrointestinale Beschwerden (Durchfall, Übelkeit)	
Nichtnukleosidale Reverse-Transkriptase-Inhibitoren (NNRTI)				
Delavirdin	Rescriptor	3-mal 400 mg	Arzneiexanthem	Arzneiexanthem
Efavirenz	Sustiva, Stocrin	1-mal 600 mg	Psychotrope Nebenwirkungen	
Nevirapin	Viramune	2-mal 200 mg 14 Tage 1-mal 200 mg, dann 2-mal 200 mg	Hepatotoxizität	
Proteaseinhibitoren (PI)				
Amprenavir	Agenerase	nüchtern bzw. fettarmes Essen: 2-mal 1200 mg oder in Kombination mit Ritonavir: Amprenavir: 2-mal 600 mg + Ritonavir: 2-mal 100 mg	Diarrhö, Kopfschmerz, Arzneiexanthem,	Glukose-intoleranz, Fettstoffwechsel-störungen, Lipodystrophie-syndrom
Fosamprenavir	Lexiva	2-mal 1400 mg oder in Kombination mit Ritonavir: Fosamprenavir: 1-mal 1400 mg + Ritonavir: 1-mal 200 mg oder Fosamprenavir: 2-mal 700 mg + Ritonavir: 2-mal 100 mg	Diarrhö, Exanthem	
Atazanavir	Reyataz	mit Mahlzeit: 1-mal 400 mg in Kombination mit Ritonavir Atazanavir: 1-mal 300 mg + Ritonavir: 1-mal 100 mg	Hyperbilirubinämie, Diarrhö, Kopfschmerzen	
Indinavir	Crixivan	nüchtern bzw. fettarmes Essen: 3-mal 800 mg in Kombination mit Ritonavir: Indinavir: 2-mal 400 mg + Ritonavir: 2-mal 100 mg	Nephrolithiasis, Hyperbilirubinämie, Medikamentenspiegel bei der Kombination mit Ritonavir sinnvoll	
Lopinavir + Ritonavir (Kombinations-präparat)	Kaletra	Mit Mahlzeit: 2-mal 400 mg + 2-mal 100 mg	Übelkeit, Diarrhö bei Kombination mit Nevirapin oder Efavirenz: Dosiserhöhung (Kaletra: 2-mal 4 Kps.)	
Nelfinavir	Viracept	Mit Mahlzeit 2-mal 1250 mg	Diarrhö, Übelkeit	
Ritonavir	Norvir	2-mal 600 mg, Saft: 2-mal 7,5 ml	Diarrhö, Übelkeit	
Saquinavir (Weich-Gel-Kapsel)	Fortovase	Mit Mahlzeit (Fett/Eiweiß) 3-mal 1200 mg in Kombination mit Ritonavir: Saquinavir: 2-mal 1000 mg + Ritonavir: 2-mal 100 mg	Diarrhö, Übelkeit (meist mild)	
Saquinavir (Hard-Gel-Kapsel)	Invirase	Nur in Kombination mit Ritonavir: Saquinavir: 2-mal 1000 mg + Ritonavir: 2-mal 100 mg		
Fusionsinhibitoren				
Enfuvirtide	Fuzeon	2-mal 90 mg s.c.	Lokale Induration an der Einstichstelle	Lokalreaktion

Tabelle 2.3-27. Antivirale Substanzen für die initiale[a] Therapie der HIV-Infektion

Empfehlung (Evidenzgrad/Empfehlungsstärke)			
Empfehlung (I/A – II/A)	Lopinavir + Ritonavir		Zidovudin + Lamivudin oder Emtricitabin
	Efavirenz		Zidovudin + Didanosin
	Nevirapin		Stavudin + Lamivudin oder Emtricitabin
	Saquinavir (HGK od. SGK) + Ritonavir	plus	Tenofovir + Lamivudin oder Emtricitabin
	FosAmprenavir + Ritonavir		Didanosin + Lamivudin oder Emtricitabin
	Indinavir + Ritonavir		Abacavir + Lamivudin oder Emtricitabin
Eingeschränkte Empfehlung (II/B – II/C)	Aufgrund von Wirksamkeit, erhöhter Toxizität, hoher Pillenzahl und unzureichender Studiendaten sind Nelfinavir und Ritonavir sowie nicht mit Ritonavir geboostete Proteaseinhibitoren (Saquinavir SGC, Amprenavir, Indinavir) und Delavirdin in Kombination mit den oben genannten Substanzen der Spalte B nicht als gleichwertige Alternativen anzusehen.[b]		
	Die Tripelkombination mit Zidovudin + Lamivudin + Abacavir ist in der Wirksamkeit den oben angegebenen Kombinationen unterlegen, auch wenn sie für bestimmte Situationen und Patienten vertretbar erscheint.		
Nicht empfohlen (II/E – III/E)	Abzulehnen sind Kombination von drei Nukleosid/tid-Analoga ohne Zidovudin.		
	Wegen additiver Toxizität oder wegen verminderter Wirksamkeit ist von folgenden Nukleosidanalogakombinationen als Partner für Substanzen der Spalte A abzuraten: Zidovudin + Stavudin Zalcitabin + Stavudin Didanosin + Zalcitabin Lamivudin + Emtricitabin.		

[a] Sekundär- und Salvagetherapien sollten nur von hierin Erfahrenen durchgeführt werden.
[b] Atazanavir ist bislang in Europa nur für die Therapie bei antiretroviral vorbehandelten Patienten zu-gelassen und wird in dieser Tabelle daher noch nicht aufgeführt. Lediglich in den USA gibt es auch eine erweiterte Zulassung für therapienaive Patienten. In Therapiestudien war Atazanavir virologisch vergleichbar wirksam zu Nelfinavir und wird damit als BII eingestuft. Geboostetes Atazanavir zeigte eine dem Lopinavir/Ritonavir vergleichbare Wirksamkeit bei vorbehandelten Patienten. Es liegen jedoch noch keine Daten bei therapienaiven Patienten mit dieser Kombination vor.

an die Komorbidität des Patienten (insbesondere chronische Hepatitis B + C) und seine Fähigkeit zur Adhärenz adaptiert werden. Ein häufiger Wechsel der Regime findet bei einem Teil der Patienten auf Grund von Unverträglichkeiten, Ineffektivität oder Medikamenteninnovationen statt. Für die Behandlung in der Schwangerschaft verweisen wir auf Speziallliteratur, für die Postexpositionsprophylaxe nach medizinischer oder sexueller Exposition auf die Empfehlungen der Deutschen und Österreichischen AIDS-Gesellschaften (DAIG, ÖAG; auch im Internet abrufbar unter http://www.rki.de/INFEKT/AIDS_STD/EXPO/HIV.HTM). Zahlreiche und klinisch wichtige Medikamentenwechselwirkungen (v. a. durch Induktion oder Hemmung hepatischer Enzyme des Cytochrom-P450-Systems) sind u. a. auf der fortlaufend aktualisierten Internetseite http://www.hiv-druginteractions.org nachzulesen.

Entscheidende Stellgröße für den Therapieerfolg ist die Adhärenz des Patienten, die negativ beeinflusst wird durch geschäftige Lebensführung, Alkohol- und Drogenkonsum, Wohnungslosigkeit und soziale Desintegration, Komplexität der Behandlungsregime (große Tablettenzahl, hohe Einnahmefrequenz, Resorptionsabhängigkeit von Nahrungsaufnahme) und die akuten oder chronischen Nebenwirkungen (NW). Positiv hingegen wirken sich aus: hoher Leidensdruck (Krankheitsstadium), Informations- und Motivationsgrad des Patienten und eine intensive Arzt-Patienten-Beziehung. Zu den häufigsten therapieassoziierten Beschwerden zählen gastrointestinale Symptome, Zephalgien und Allergien. In der Langzeittherapie treten mit kumulativ höheren Dosen gehäuft Neuropathien, Fettstoffwechselstörungen, Insulinresistenz, Laktazidose und das Lipodystrophiesyndrom auf. Die stigmatisierende Lipoatrophie im Gesicht und an den Extremitäten („Spinnenbeine"), eine Fettzunahme intraabdominell und im Nacken („Büffelnacken") sowie der Brüste und des Bauchumfangs bei Frauen stellen für viele Patienten und Patientinnen eine enorme Belastung dar. Ob nach Ab- oder Umsetzen der Medikamente eine komplette Remission erreicht werden kann, wird bezweifelt. Auch ist die Ätiologie des Syndroms nach wie vor ungeklärt. Die Länge der NRTI-Therapie, der Einsatz von Stavudin und die Komedikation mit PI scheinen die Progression des Syndroms zu verstärken.

Ein Versagen bei Primärtherapien kann als nicht erreichte Viruslastsenkung unter die Nachweisgrenze von 50 (400) RNA-Kopien pro ml Blut bzw. als Wiederanstieg unter fortlaufender Behandlung, bei Folgetherapien als eine Senkung der Viruslast von weniger als einer Logstufe definiert werden. In diesen Fällen sollte frühestmöglich ein Wechsel aller Substanzen, wenn möglich der Einsatz aus einer neuen Stoffklasse angestrebt werden. Bei Therapiewechsel allein auf Grund von Nebenwirkungen ist es zulässig, nur eine Substanz auszutauschen.

Neben innovativer Medikamentenentwicklung spielen die Veränderung der Galenik und die Verbesserung der Bioverfügbarkeit anderer Proteasehemmer durch Komedikation mit Ritonavir eine große Rolle. Eine Reihe neuer Substanzen inklusiver neuer Angriffsmechanismen (Nukleotidanaloga, Integrasehemmer, Fusionshemmer, Chemokinrezeptorantagonisten, Zinkfingerantagonisten etc.) befinden sich derzeit in Entwicklung. Immunologische Ansätze mit Zytokinen, therapeutischen Vakzinen sowie strukturierten Therapiepausen werden zurzeit in Studien geprüft.

Prognose

Die Prognose der HIV-Infektion hat sich durch Kombinationstherapien und viruslastgesteuerte Therapieumstellung deutlich verbessert. Eine Reduktion der Morbidität, Letalität und der Krankenhausbehandlungstage ist seit 1994 zu verzeichnen. Die Lebensverlängerung ist abhängig von Vortherapien (Resistenz), Immunstatus und Krankheitsstadium, Adhärenz des Patienten, Koinfektion mit chronischer Hepatitis C und Expertise des Behandlers. Schwer einzuschätzen ist der Effekt weiteren medizinischen Fortschritts einerseits und der Langzeittoxizität der Therapien andererseits. Insgesamt dürfte sich die Prognose vor allem für nicht vorbehandelte Patienten anhaltend verbessern. Andererseits muss aber zunehmend mit Therapieversagern bei Multiresistenz gerechnet werden. Eine Viruseradikation bleibt das Fernziel, obwohl sie nach heutigem Stand in naher Zukunft und mit konventionellen Strategien nicht erreichbar sein wird.

Literatur

Bozzette S, Sattler F, Chiu J et al. (1990) A controlled trial of early adjunctive treatment with corticosteroids for *Pneumocystis carinii* pneumonia in the acquired immunodeficiency syndrome. N Engl J Med 323: 1451–1457

Brodt H-R, Helm EB, Kamps BS (2000) AIDS 2000. Steinhäuser, Wuppertal-Beyenburg

Buchbinder SP, Katz MH, Hessol NA, O'Malley PM, Holmberg SD (1994) Long-term HIV-1 infection without immunologic progression. AIDS 8: 1123–1128

Chene G, Sterne JA, May M et al., Antiretroviral Therapy Cohort Collaboration (2003) Prognostic importance of initial response in HIV-1 infected patients starting potent antiretroviral therapy: analysis of prospective studies. Lancet 362: 679–686

Cingolani A, Antinori A, Rizzo MG et al. (2002) Usefulness of monitoring HIV drug resistance and adherence in individuals failing highly active antiretroviral therapy: a randomized study (ARGENTA). AIDS 16: 369–379

Clavel F, Hance AJ (2004) HIV drug resistance. N Eng J Med 350: 1023–1035

Collaborative Group on AIDS Incubation and HIV Survival including the CASCADE EU Concerted Action. Concerted Action on SeroConversion to AIDS and Death in Europe (2000) Time from HIV-1 seroconversion to AIDS and death before widespread use of highly-active antiretroviral therapy: a collaborative re-analysis. Lancet 355: 1131–1137

Davey RT et al. (2000) Immunologic and virologic effects of subcutaneous interleukin 2 in combination with antiretroviral therapy: A randomized controlled trial. JAMA 284: 183–189

Deutsch-Österreichische Empfehlungen zur HIV-Therapie in der Schwangerschaft. Aktualisierung Mai 2003. http://www.rki.de/infekt/aids_std/br_linie/br_linie.htm

Dragsted UB, Gerstoft J, Pedersen C et al., MaxCmin1 Trial Group (2003) Randomized trial to evaluate indinavir/ritonavir versus saquinavir/ritonavir in human immunodeficiency virus type 1-infected patients: the MaxCmin1 Trial. J Infect Dis 188: 635–642

Dudley RA, Johansen KL, Brand R, Rennie DJ, Milstein A (2000) Selective referral to high-volume hospitals: estimating potentially avoidable deaths. JAMA 283: 1159–1166

Egger M, May M, Chene G et al. (2002) Prognosis of HIV-1-infected patients starting highly active antiretroviral therapy: a collaborative analysis of prospective studies. 360: 119–129

Fagard C, Oxenius A, Gunthard H et al., Swiss HIV Cohort Study (2003) A prospective trial of structured treatment interruptions in human immunodeficiency virus infection. Arch Intern Med 163: 1220-1226

German-Austrian guidelines for antiretroviral therapy in HIV infection. June 1999. Eur J Med Res 5: 129–138

Guidelines for the use of antiretroviral agents in HIV-1-infected adults and adolescents. March 23, 2004. http://aidsinfo.nih.gov/guidelines/adult/AA_032304.html

Hengel R, Kovacs J (2003) Surrogate markers of immune function in human immunodeficiency virus-infected patients: what are they surrogates for? JID 188: 1791–1793

Hoen B, Fournier I, Charreau I, Lacabaratz C, Burgard M et al. (2004) Structured treatment interruptions in primary HIV infection: final results of the multicenter prospective PRIMSTOP pilot trial. 11th CROI, San Francisco 2004, Abstract 395

Hoffmann C, Kamps BS (2004) HIV.NET 2004. Steinhäuser, Wuppertal-Beyenburg

Jouan M, Saves M, Tubiana R et al. (2001) Discontinuation of maintenance therapy for cytomegalovirus retinitis in HIV-infected patients receiving highly active antiretroviral therapy. RESTIMOP study team. AIDS 15: 23–31

Kaplan EJ, Masur H, Holmes KK (2000) Prevention of opportunistic infections in persons infected with HIV. CID 30 [Suppl 1]: 1–93

Kaufmann D, Lichterfeld M, Altfeld M, Allen T, Johnston M et al. (2004) Limited durability of immune control following treated acute HIV infection. 11th CROI, San Francisco, Abstract 24

Kempf DJ, Rode RA, Xu Y et al. (1998) The duration of viral suppression during protease inhibitor therapy for HIV-1 infection is predicted by plasma HIV-1 RNA at the nadir. AIDS 12: F9–F14

Kolson DL, Gonzalez-Scarano F (2000) HIV and HIV dementia. J Clin Invest 106: 11–13

Korber B et al. (2000) Timing the ancestor of the HIV-1 pandemic strains. Science 288: 1789–1796

Kuritzkes D (2000) Viral pathogenesis: update and clinical implications. Medscape, z

Lederman MM, Valdez H (2000) Immune restoration with antiretroviral therapies: implications for clinical management. JAMA 284: 223–228

Letvin NL, Walker BD (2003) Immunopathogenesis and immunotherapy in AIDS virus infections. Nat Med 9: 861–866

Lopez Bernaldo de Quiros JC, Miro JM, Pena JM et al. (2001) A randomized trial of the discontinuation of primary and secondary prophylaxis against Pneumocystis carinii pneumonia after highly active antiretroviral therapy in patients with HIV infection. Grupo de Estudio del SIDA 04/98. N Engl J Med 344: 159–167

Mallal SA, John M, Moore CB, James IR, McKinnon EJ (2000) Contribution of nucleoside analogue reverse transcriptase inhibitors to subcutaneous fat wasting in patients with HIV infection. AIDS 14: 1309–1316

Mallon PW, Ray J, Cooper DA (2003) Effect of therapeutic drug monitoring on outcome in antiretroviral experienced HIV-infected individuals. J Clin Virol 26: 223–227

Masur H, Kaplan JE, Holmes KK, U.S. Public Health Service; Infectious Diseases Society of America (2002) Guidelines for preventing opportunistic infections among HIV-infected persons – 2002. Recommendations of the U.S. Public Health Service and the Infectious Diseases Society of America. Ann Intern Med 137: 435–478.

Mellors JW, Munoz A, Giorgi JV et al. (1997) Plasma viral load and CD4+ lymphocytes as prognostic markers of HIV-1 infection. Annals of Internal Medicine 126: 946–954

Mocroft A et al. (2000) AIDS across Europe, 1994-98: the EuroSIDA study. Lancet 354: 291–296

Mussini C et al. (2000) Discontinuation of primary prophylaxis for Pneumocystis carinii pneumonia and toxoplasmic encephalitis in human im-

munodeficiency virus type I-infected patients: the changes in opportunistic prophylaxis study. J Infect Dis 181: 1635–1642
Nolan D (2003) Metabolic complications associated with HIV protease inhibitor therapy. Drugs 63: 2555–2574
Norman C (2000) HIV and Africa's future. Science 288: 2149
O'Brien WA, Hartigan PM, Daar ES, Simberkoff MS, Hamilton JD (1997) Changes in plasma HIV RNA levels and CD4+ lymphocyte counts predict both response to antiretroviral therapy and therapeutic failure. VA Cooperative Study Group on AIDS. Ann Intern Med 126: 939–945
Palella FJ, Jr., Delaney KM, Moorman AC et al. (1998) Declining morbidity and mortality among patients with advanced human immunodeficiency virus infection. HIV Outpatient Study Investigators. N Engl J Med 338: 853–860
Phillips AN, Cozzi Lepri A, Lampe F, Johnson M, Sabin CA (2003) When should antiretroviral therapy be started for HIV infection? Interpreting the evidence from observational studies. AIDS 17: 1863–1869
Postexpositionelle Prophylaxe nach HIV-Exposition. Deutsch-Österreichische Empfehlungen. Aktualisierung Mai 2002. http://www.rki.de/infekt/aids_std/expo/hiv.htm
Robert-Koch-Institut (2004) HIV/AIDS-Bericht II/2003. Epidemiologisches Bulletin, Sonderausgabe A
Sethi AK, Celentano DD, Gange SJ, Moore RD, Gallant JE (2003) Association between adherence to antiretroviral therapy and human immunodeficiency virus drug resistance. Clin Infect Dis 37: 1112–1118
Shelburne SA 3rd, Hamill RJ (2003) The immune reconstitution inflammatory syndrome. AIDS Rev 5: 67–79
Skidmore SJ, Zuckermann M, Parry JV (2000) Accuracy of plasma HIV RNA quantification: A multicenter study of variability. J Med Virol 61: 187–194
Soriano V, Dona C, Rodriguez-Rosado R, Barreiro P, Gonzalez-Lahoz J (2000) Discontinuation of secondary prophylaxis for opportunistic infections in HIV-infected patients receiving highly active antiretroviral therapy. AIDS 14: 383–386
Staszewski S, Morales-Ramirez J, Tashima KT et al. (1999) Efavirenz plus zidovudine and lamivudine, efavirenz plus indinavir, and indinavir plus zidovudine and lamivudine in the treatment of HIV-1 infection in adults. N Engl J Med 341: 1865–1873
Stebbing J, Gazzard B, Douek DC (2004) Where does HIV live? N Engl J Med. 350: 1872–1880
The EuroGuidelines Group for HIV Resistance (2001) Clinical and laboratory guidelines for the use of HIV-1 drug resistance testing as part of treatment management: recommendations for the European setting. The EuroGuidelines Group for HIV resistance. AIDS 15: 309–320
Tsiodras S, Mantzoros C, Hammer S, Samore M (2000) Effects of protease inhibitors on hyperglycemia, hyperlipidemia, and lipodystrophy: A 5-year cohort study. Arch Intern Med 160: 2050–2056
Van Leeuwen R, Katlama C, Murphy RL et al. (2003) A randomized trial to study first-line combination therapy with or without a protease inhibitor in HIV-1 infected patients. AIDS 17: 987–999
van Leth F, Hassink E, Phanuphak P et al. (2003) Results of the 2NN study: a randomized comparative trial of first-line antiretroviral therapy with regimens containing either Nevirapine alone, Efavirenz alone or both drugs combined, together with Stavudine and Lamivudine. 10th CROI, Boston, Abstract 176
Vanhems P et al. (2000) Incubation time of acute human immunodeficiency virus (HIV) infection and duration of acute hiv infection are independent prognostic factors of progression to AIDS. J Infect Dis 182: 334–337
Williams I, Asboe D, Babiker A et al. (2004) A virological benefit from an induction/maintenance strategy compared with a standard 3-drug regimen in antiretroviral naive patients: the FORTE trial. 11th CROI, San Francisco, Abstract 564
Wood E, Hogg RS, Yip B, Harrigan PR, O'Shaughnessy MV, Montaner JS (2003) Effect of medication adherence on survival of HIV-infected adults who start highly active antiretroviral therapy when the CD4+ cell count is 0.200 to 0.350 x 10(9) cells/L. Ann Intern Med 139: 810–816

2.3.7 Tropenmedizinische Erkrankungen
Ulrich Bienzle und Frank Mockenhaupt

Einleitung
Der Begriff der tropenmedizinischen Erkrankungen umfasst neben einer Vielzahl von nichtinfektiösen Krankheiten, die von ökologischen, sozioökonomischen und genetischen Faktoren bestimmt werden (z. B. Gifttiere, Mangelernährung, Hämoglobinopathien) zahlreiche infektiöse Erkrankungen, die entweder ausschließlich oder vorwiegend in tropischen Regionen vorkommen. Die meisten dieser Infektionen sind jedoch für Mitteleuropäer zahlenmäßig ohne Bedeutung. Im Folgenden wird lediglich auf die häufiger vorkommenden tropischen und subtropischen Infektionen eingegangen, die bei Reisenden, Immigranten und Asylanten eine Rolle spielen. Dies sind vor allem Protozoen- und Helmintheninfektionen.

Schistosomiasis (Bilharziose)
Definition und Parasitologie Adulte Trematoden (Saugwürmer, Egel) der Familie Schistosomidae leben paarweise in den Blasen- oder Darmgefäßen und produzieren Eier. Die Eier von Schistosoma haematobium (Afrika, Naher Osten) durchwandern Blasenwand und Genitale und werden mit dem Urin, selten im Stuhl, ausgeschieden (urogenitale Bilharziose). S. mansoni (Afrika, Naher Osten, Karibik, Südamerika) und S. japonicum (Ostasien) sowie die selteneren Arten S. mekongi (Thailand, Kambodscha, Laos) und S. intercalatum (Zentralafrika, selten Westafrika) halten sich in den Darmgefäßen auf. Ihre Eier dringen durch die Darmwand und werden im Stuhl nachgewiesen (intestinale Schistosomiasis).

In Süßwasser schlüpfen aus den Eiern Mirazidien, die sich in Schnecken zu Zerkarien entwickeln. Zerkarien durchbohren die Haut. Nach weiterer Entwicklung gelangen die Würmer in die Endorgane. Entwicklungsdauer bis zur Eiausscheidung 1–3 Monate, Dauer der Eiproduktion durchschnittlich 5 Jahre, Entwicklung der charakteristischen Krankheitsbilder 5–20 Jahre.

Ätiologie und Pathogenese Akute Bilharziose: Die Zerkarieninvasion kann zu stärkeren allergischen Reaktionen (Zerkariendermatitis) führen. Etwa vier Wochen nach Infektion können zirkulierende Immunkomplexe allergische Erscheinungen (Katayama-Fieber) auslösen (S. japonicum > S. mansoni > S. haematobium).

Chronische Bilharziose beginnt mit der Eiproduktion. Mehr als 50% der Eier verbleiben im Gewebe und führen zur Bildung von Granulomen und perigranulomatöser Entzündung, bei urogenitaler Bilharziose in Blase, Niere, Harnleiter, Samenblase, Prostata und weiblichem Genitaltrakt, bei intestinaler Bilharziose in Kolon und Rektum. Durch Einschwemmung zahlreicher Eier in die Leber kann sich eine periportale Fibrose (Tonpfeifenstielfibrose) entwickeln. Ektopische Eiablagerungen in ZNS, Lunge und selten in Pankreas und Haut sind möglich.

Klinik und Diagnostik Die Krankheitserscheinungen hängen von der Eiproduktion, der Häufigkeit der Reinfektion, der Entwicklung einer zunehmenden protektiven Immunität und der Dauer des Krankheitsgeschehens ab (s. Übersicht).

Akute und chronische Schistosomiasis
- **Akute Schistosomiasis:** Zerkariendermatitis, Katayama-Fieber (Fieber, Übelkeit, Durchfall, periorbitale Ödeme, Eosinophilie, Hepatosplenomegalie)
- **Chronische Schistosomiasis**
  – **S. haematobium:** Durch Granulome in Ureter und Blase Ulzerationen, Polypenbildung, Blutungen; Hämaturie und Proteinurie; Verdickung der Blasenwand, Verkalkung und Schrumpfung; dadurch Harndrang, Pollakisurie und Inkontinenz; Ureterstrikturen, Hydronephrose, Pyelonephritis, Nephrolithiasis; evtl. Blasenkarzinom
  – **S. mansoni, S. japonicum, S. mekongi, S. intercalatum:** Lange Zeit weitgehend beschwerdefrei; Durchfälle, Bauchschmerzen; granulomatöse Verdickungen des Kolons können als Tumor imponieren; schwere Krankheitsbilder durch Leberbefall (Pfortaderhypertonie)
  – Lungenbeteiligung: Pulmonale Hypertonie durch Gefäßobliterationen
  – ZNS-Beteiligung: Krampfanfälle, Tumorzeichen, Lähmungen (S. japonicum); bei spinaler Beteiligung (S. mansoni, S. haematobium) transverse Myelitis

---

Diagnose durch Einachweis im Urin (Filtration, 24-h-Sammelurin) oder Stuhl (Konzentrationsverfahren) und in Blasen- oder Rektumbiopsie. Indirekter Nachweis und Therapiekontrolle durch Antikörpermessung oder Bestimmung zirkulierender Antigene. Ausmaß und Charakter (Fibrosierung, Malignom) der Organschädigung müssen bestimmt werden (bildgebende Verfahren, Histologie). Bei Blasenbilharziose Nachweis von Hämaturie und Proteinurie.

Therapie und Prognose Die Therapie richtet sich gegen die adulten Würmer. Praziquantel kann gegen alle Schistosomenarten eingesetzt werden (s. Übersicht). Die Behandlung reduziert die Eiausscheidung um mindestens 90%. Wegen Resistenzentwicklung und geringer Wirksamkeit gegen juvenile Würmer sollten nach 3 Monaten parasitologische und serologische Kontrolluntersuchungen vorgenommen werden. Bei Bedarf erneute Behandlung mit Praziquantel.

Therapie der Schistosomiasis
- Medikament: Praziquantel (Biltrizide, Zystide) Pyrazinoisochinolin; Wirkungsweise durch Zellmembranschädigung; Kalziumverlust mit tetanischer Aktivierung der Wurmmuskulatur; Hemmung der Glukoseresorption
- Geringe Nebenwirkungen: Oberbauchschmerzen, Durchfall, Übelkeit, Schwindelgefühl, selten Urtikaria und blutige Durchfälle; Behandlung im ersten Schwangerschaftstrimenon kontraindiziert, im 2. und 3. Trimenon nur bei zwingender Indikation
- Parasit und Dosierung
  – S. haematobium: 40 mg/kg/Tag per os über 3 Tage
  – S. mansoni: 40 mg/kg/Tag bis 2-mal 30 mg/kg/Tag über 3 Tage
  – S. intercalatum und S. japonicum: 2-mal 30 mg/kg/Tag über 3 Tage

---

Die Prognose ist gut. Sie hängt von der Schwere der Organveränderungen ab. Selbst bei fortgeschrittenen Krankheitsstadien ist eine deutliche Rückbildung möglich.

Nematoden (Fadenwürmer)

Definition Nematodeninfektionen mit dem Zwergfadenwurm Strongyloides stercoralis und den Hakenwürmern Ancylostoma duodenale und Necator americanus, bei denen die Larven das Gewebe durchwandern und die adulten Würmer im Darm leben. Bei Strongyloidiasis stehen die klinischen Symptome der Gewebedurchwanderung, bei den Hakenwürmern die Folge der Darmbesiedelung im Vordergrund. Ein chronisches intestinales Krankheitsbild wird durch den Peitschenwurm Trichuris trichiura verursacht. Larva migrans cutanea entsteht durch subkutane Wanderung von Larven, meist Ancylostoma brasiliense, nach perkutaner Infektion.

Strongyloidiasis (Strongyloides stercoralis, Zwergfadenwurm)

Parasitologie, Klinik und Diagnostik Strongyloideslarven durchbohren die Haut und leben als adulte Würmer im oberen Dünndarm. Aus abgelegten Eiern schlüpfen Larven, die im Stuhl ausgeschieden werden. Larven können aber auch die Darmwand durchdringen (interne Autoinfektion) oder die Haut im Analbereich durchbohren (externe Autoinfektion).

Larven können nach der Hautpenetration als Larva currens imponieren. Die intestinale Infektion führt nur selten zu abdominellen Schmerzen und schleimig-blutigen Durchfällen. Bei immunsupprimierten Patienten kann es zu einer generalisierter Autoinfektion und einem tödlich verlaufendem Hyperinfektionssyndrom mit hämorrhagischer Panenteritis, Malabsorptionssyndrom, eosinophiler Pneumonie und Meningoenzephalitis kommen.

Die Diagnose wird durch den Nachweis der Larven in Stuhl oder Duodenalsaft gestellt. Häufig Eosinophilie, jedoch nicht obligat beim Hyperinfektionssyndrom. Die Bestimmung von Antikörpern ist möglich.

Therapie und Prognose Behandlung mit Albendazol, bei Therapieversagen Ivermectin (Tabelle 2.3-28). Die vollständige Wurmeradikation wird mit einem Therapiezyklus meist nicht erreicht. Die Prognose des Hyperinfektionssyndroms ist bei stark immunsupprimierten Patienten schlecht.

Hakenwurminfektion (Ancylostoma duodenale, Necator americanus)

Parasitologie, Klinik und Diagnostik Adulte Würmer haften an Darmzotten und saugen Blut (A. duodenale 0,25 ml/Tag, N. americanus 0,03 ml/Tag). Starke Wurmbelastung führt zu massivem Eiweißverlust und Eisenmangelanämie. Bauchschmerzen, Meteorismus, Obstipation oder Durchfälle sind selten. Die Diagnose wird durch Wurmeinachweis im Stuhl gestellt. Es besteht eine Eosinophilie.

Tabelle 2.3-28. Therapie der Nematodeninfektionen

Medikament	Wirkungsweise	Nebenwirkungen	Dosierung
Strongyloidiasis			
Albendazol (Eskazol); Benzimidazol	Hemmung des Tubulinaufbaus und der Glukoseresorption	Gut verträglich; gelegentlich Erbrechen, Schwindel, Durchfälle; kontraindiziert im 1. Trimenon	2-mal 400 mg/Tag p.o. über 7 Tage; bei Hyperinfektionssyndrom über 4 Wochen und evtl. Wiederholung
Ivermectin (Stromectol)	Makrozyklisches Lakton; beeinflusst die Bindung von g-Aminobuttersäure (GABA) an neuromuskuläre Synapsen	Gut verträglich; gelegentlich Fieber, Pruritus, Hautödeme	0,2 mg/kg/Tag p.o. über 3 Tage
Ankylostomiasis			
Mebendazol (Vermox); Benzimidazol	Siehe Albendazol	bei Diabetikern Senkung des Insulinbedarfs	Mebendazol 2-mal 100 mg/Tag p.o. über 3 Tage oder Albendazol einmalig 400 mg p.o.
Trichuriasis			
Mebendazol	–	–	2-mal 100 mg/Tag p.o. über 3–6 Tage oder Albendazol 400 mg/Tag über 3 Tage

Therapie und Prognose Behandlung mit Mebendazol (s. Tabelle 2.3-28) oder Albendazol sowie Eisen- und Folsäuresubstitution. Die Prognose ist gut.

Larva migrans cutanea

Parasitologie, Klink und Diagnostik Meist Larven der Hakenwürmer von Hunden und Katzen (Ancylostoma brasiliense, A. caninum). Die Larven entwickeln sich nicht im Menschen und sterben nach Wanderung in der Haut ab. Ihr Weg ist als strangförmige, stark juckende Rötung mit lokalem Ödem und Vesikeln sichtbar. Die Diagnose ergibt sich aus dem Hautbefund.

Therapie und Prognose Lokaltherapie über 10 Tage (4-mal tgl.) mit Thiabendazolsalbe (5 g 10%, Triamzinolonazetonid 0,05 g 0,1%, Unguentum emulsificans aquosum ad 50,0) ist meist ausreichend. Die Applikation muss über die sichtbaren Hautveränderungen hinausgehen, da die Larve den geröteten Bezirk bereits verlassen hat. Bei Therapieversagen oral Albendazol 2-mal 7,5 mg/kg/Tag über 5 Tage oder Ivermectin einmalig 200 µg/kg. Lokale Vereisung und chirurgische Maßnahmen sind kontraindiziert.

Trichuriasis (Trichuris trichiura, Peitschenwurm)

Parasitologie, Klinik und Diagnostik Adulte Würmer graben sich in das Dickdarmepithel ein. Bei starker Infektion (>500 Würmer) können auch Ileum und Rektum betroffen sein. Nur dann treten Bauchschmerzen, Meteorismus und schleimig-blutige Durchfälle auf. Selten kommt es zu Ileuminvagination, Appendizitis oder Rektumprolaps. Beweisend ist der Nachweis von Wurmeiern im Stuhl und Adulten bei Endoskopie.

Therapie und Prognose Behandlung mit Mebendazol oder Albendazol (s. Tabelle 2.3-28). Stuhlkontrolle nach 2 Wochen und bei Bedarf erneute Therapie.

Giardiasis

Parasitologie, Klinik und Diagnostik Fäkal-oral übertragene Zysten von Giardia lamblia exystieren zu begeißelten Trophozoiten und heften sich an die Dünndarmmukosa. Die Infektion kann asymptomatisch bleiben oder aber akute und chronische Durchfälle (Malabsorption) verursachen. Häufig treten Meteorismus, Hyperperistaltik und im Wechsel geformte und dünne, breiige Stühle auf. Differentialdiagnostisch wichtig ist der Ausschluss einer tropischen Sprue.

Die Diagnose wird gestellt durch mikroskopischen Nachweis der Parasiten oder durch immunologischen Antigennachweis (ELISA) in Stuhl, Duodenalsaft oder Duodenalbiopsie.

Therapie und Prognose Behandlung mit oralen Nitroimidazolpräparaten. Die Heilungsrate beträgt etwa 90%. Bei polyresistenter Lambliasis Albendazoltherapie. Im 1. Trimenon der Schwangerschaft keine 5-Nitroimidazole, sondern das nicht resorbierbare Aminosidinsulfat Paromomycin (Humatin). Nach einer Lambliasis kann sich ein sekundärer Laktasemangel entwickeln.

Amöbiasis

Definition und Parasitologie Der Einzeller Entamoeba histolytica kann zu einer asymptomatischen Darmlumenbesiedlung führen, eine unterschiedlich schwere Durchfallerkrankung verursachen (Amöbenruhr) oder nach Durchwanderung der Darmwand und hämatogener Aussaat in andere Organe Abszesse hervorrufen.

Eine morphologisch nicht unterscheidbare apathogene Spezies E. dispar lässt sich durch Enzymtypisierung oder DNS-Analyse abgrenzen.

Im Stuhl ausgeschiedene Zysten werden fäkal-oral übertragen. Sie exystieren im Darm zu „amöboid" beweglichen, phagozytierenden vegetativen Formen (Trophozoiten).

Ätiologie, Klinik und Diagnose Trophozoiten phagozytieren Zellen oder lysieren sie durch Einschleusung eines Proteins (Amöbapore). Durch Invasion des Parasiten in die Kolonwand ist die Ausbildung von flächigen Nekrosen möglich. Die Schwere der Amöbenruhr ist abhängig von Zahl und Ausbreitung der Nekrosen wie auch von der Tiefe der Darmwandpenetration mit Gefäßzerstörung und bakterieller Sekundärinfektion. Es treten wechselnd schwere, häufig krampfartige Bauchschmerzen und Durchfälle auf. Die Stühle sind anfänglich geformt, mit schleimig-blutigen Auflagerungen, später himbeergeleeartig blutig-schleimig. Komplikationen sind Darmblutungen, Peritonitis und akutes Abdomen. Bei lokaler Begrenzung des Darmwandbefalls kann die entzündliche Reaktion als Tumor imponieren (Amöbom).

Bei extraintestinaler Absiedlung in der Leber (80–90% linker Leberlappen) entstehen Abszesse (30% multiple Abszesse). Selten sind Abszesse in Lunge, Niere und Gehirn. Sie können in Pleura, Bronchien, Perikard und Bauchraum perforieren. Leberabszesse sind charakterisiert durch schweres Krankheitsgefühl, Fieber, Oberbauchschmerzen, ausstrahlende Schmerzen in die rechte Schulter und Leukozytose.

Bei intestinaler Amöbiasis endoskopische Untersuchung der Darmwand. Der mikroskopische Nachweis von Trophozoiten mit phagozytierten Erythrozyten im Stuhl (Lugol-Lösung, Anreicherung mit Merthiolat-Jod-Formaldehyd oder Sodium-Acetat-Formaldehyd) ist beweisend. Diagnose der Amöbenabszesse erfolgt durch Sonographie, CT und Antikörpernachweis. Trophozoiten sind in Punktionsmaterial selten nachweisbar.

Therapie und Prognose Die E.-dispar-Infektion wird nicht behandelt. Bei asymptomatischer E.-histolytica-Darmlumeninfektion (keine Serumantikörper) Therapie mit dem Dichloracetamidderivat Diloxanidfuroat (Tabelle 2.3-29). Es wirkt nur auf die Darmlumenformen. Die akute intestinale Amöbiasis wird mit Metronidazol behandelt. Ebenso der Amöbenabszess, jedoch mit nachfolgender Darmlumensanierung durch Diloxanidfuroat. Eine perkutane Abszessaspiration unter sonographischer Orientierung und in Operationsbereitschaft ist nur selten zur Druckentlastung bei drohender Perforation erforderlich.

Leishmaniose

Definition und Parasitologie Leishmanien verursachen Erkrankungen der Haut (kutane Leishmaniose, KL), von Haut, Schleimhaut und Knorpel (mukokutane Leishmaniose, MKL) oder mit generalisiertem Befall der Organe (Kala-Azar = viszerale Leishmaniose, VL). Die obligat intrazellulären Protozoen befallen Makrophagen und vermehren sich durch Teilung. Die Übertragung erfolgt durch Phlebotomen (Schmetterlingsmücken), Bluttransfusion, kontaminierte Spritzen und konnatal. KL kommt in China, Ostafrika, Mittel- und Südamerika, im Mittelmeerraum und im Mittleren und Vorderen Orient vor, MKL in Mittel- und Südamerika und VL in China, Südasien, Ostafrika, Süd- und Mittelamerika sowie im Mittelmeerraum. Infektionsreservoire sind je nach Krankheitsbild und regionalem Vorkommen Kaniden, Nagetiere und Mensch.

Ätiologie und Pathogenese Nur wenige Infektionen führen zur Erkrankung. Das Ausmaß der Gewebe- und Organbeteiligung hängt von Virulenz und Tropismus der Parasitenspezies und der Immunkompetenz des Infizierten ab. Bei intakter Immunkompetenz mit Th1-Immunantwort und überwiegender IFN-gamma-, IL2- und IL12-Produktion wird die Infektion beherrscht. Mit abnehmender Immunkompetenz, Th2-Immunantwort und verstärkter IL4-, IL10- und TNF-alpha-Produktion kommt es zu zunehmender Dissemination.

Klinik und Diagnostik

Kutane Leishmaniose Nach Parasiteninokkulation bildet sich nach Wochen eine Papel. Daraus entwickelt sich ein schmerzloses, flaches Ulkus mit Randwall und einer trockenen, weißen

Tabelle 2.3-29. Therapie der Giardiasis und Amöbiasis

Medikament	Wirkungsweise	Nebenwirkungen	Dosierung
Giardiasis			
Metronidazol (Arilin, Clont, Flagyl), Tinidazol (Simplotan), Ornidazol (Tiberal); 5-Nitroimidazole	Hemmung der DNS-Synthese	Alkoholunverträglichkeit!; gastrointestinale Beschwerden, metallischer Geschmack; seltener depressive Verstimmung, Exanthem, Pruritus, Dunkelfärbung des Urins, Leukopenie; sehr selten Enzephalopathie; Kontraindikation: 1. Trimenon	p.o. Tinidazol 1-mal 2 g/Tag über 2 Tage, Ornidazol 4-mal 500 mg/Tag über 5 Tage, Metronidazol 2-mal 1 g/Tag über 3 Tage; bei polyresistenter Lambliasis Albendazol 10–15 mg/kg/T ag über 3 Tage; Schwangerschaft: Paromomycin 2-mal 250 mg/Tag über 5 Tage
Amöbiasis			
Asymptomatische Amöbiasis, Darmlumensanierung bei intestinaler Amöbiasis, Zusatztherapie bei Amöbenleberabszess			
Diloxanidfuroat (Furamide); Dichloraacetamidderivat	Unbekannt	Gut verträglich; selten Meteorismus, Durchfälle, Pruritus	3-mal 500 mg/Tag p.o. über 10 Tage
Akute oder chronische Amöbiasis und Amöbenabszess			
Metronidazol	(Siehe oben) Darmlumensanierung mit Diloxanidfuroat		Metronidazol 3-mal 10 mg/kg/Tag über 10 Tage; bei schwerer intestinaler Amöbiasis oder Amöbenleberabszess Beginn mit i.v.-Applikation

Tabelle 2.3-30. Therapie der Leishmaniosen

Medikament	Wirkungsweise	Nebenwirkungen	Dosierung
Kutane Leihmaniosen der Alten Welt und L. mexicana der Neuen Welt			
Fünfwertiges Antimon (Glucantime, Pentostam)	Siehe VL	–	Sternförmige periläsionale Injektionen 1–3 ml/2-mal wöchentlich über 3–5 Wochen; Erfolgsrate 90%
Aminosidinsulphat (Paromomycin)	Siehe Antibiotikatherapie	–	15% Paromomycinsulfat in Valinum album mit 10% Harnstoff als Salbe über 3 Monate; Erfolgsrate 70–80%
Viszerale Leishmaniose, mukokutane Leishmaniose und kutane Leishmaniose der Neuen Welt, LR und DKL			
Fünfwertiges Antimon, M-Methylglucaminantimonat (Glucantime, 85 mg Sb5/ml) und Natriumstibogluconat (Pentostam, 100 mg Sb5/ml)	Wahrscheinlich Hemmung der parasitären DNS-Topoisomerase	Gelegentlich Übelkeit, Myalgien, Arthralgien; Hepato- und Nephrotoxizität; EKG-Kontrollen wegen potentieller Veränderungen des QT-Komplexes	2-mal 10 mg Sb5/kg/Tag p.i. in 5% Glukose über 30 Tage, auch i.m.-Gabe möglich
Liposomales Amphotericin B (AmBisome)	Wahrscheinlich Schädigung der Parasitenmembransterole	Sehr gut verträglich; selten Fieber, Tachykardie, Nierenfunktionsstörungen, Anämie, Thrombozytopenie	3 mg/kg/Tag i.v. über 10 Tage
Leishmaniose bei immunsupprimierten Patienten:			
Evtl. zusätzlich Interferon-γ an drei Tagen, Wiederholung alle 4 Wochen; Rezidivprophylaxe 20 mg Sb5/kg p.i. in 5% Glukose alle 4 Wochen			

oder hämorrhagischen Kruste. Sekundärinfektionen mit lokaler Lymphangitis sind möglich. Aus einer KL kann eine chronisch rezidivierende Rezidivansleishmaniose (LR) mit narbiger Abheilung und peripher fortschreitenden, gelb-bräunlichen papulösen Läsionen entstehen, bei Immundefizienz dagegen eine diffuse kutane Leishmaniose (DKL) mit ausgedehnten knotigen Hautveränderungen.

Mukokutane Leishmaniose Sie beginnt mit einem granulomatösen Geschwür am Nasenseptum und führt zu fortschreitender ulzerierender Zerstörung der Uvula, des Gaumens und des Larynx.

Viszerale Leishmaniose Es handelt sich hierbei um eine akut oder schleichend beginnende Erkrankung mit intermittierendem Fieber, Splenohepatomegalie, zunehmender Panzytopenie, Hypoalbuminämie und Hypergammaglobulinämie. Häufig Lymphadenopathie, seltener Enteritiden und Bronchopneumonien. Gelegentlich Dunkelfärbung der Hand- und Fußsohlen (Kala-Azar = „schwarze Krankheit"). Unbehandelte Patienten sterben meist an Blutungen und Sekundärinfektionen.

Häufig atypischer Verlauf bei Immunsupprimierten (HIV-Infektion, Zytostatikatherapie) ohne Hepatosplenomegalie (bis 20%) und Fieber, jedoch mit stärkerer Zytopenie und möglicher Beteiligung von Haut und Schleimhäuten.

Die Diagnose wird aus Reiseanamnese, klinischem Bild, Parasitennachweis und serologisch-immunologischen und molekularbiologischen Befunden gestellt. Beweisend ist der Erregernachweis.

Bei KL und MKL werden Parasiten aus dem Ulkusrandwall gewonnen und im Ausstrich oder in der Kultur nachgewiesen. Die Leishmanien-PCR erlaubt auch die Differenzierung von Subspezies. Der Antikörpernachweis ist bei KL selten, bei MKL häufiger und bei VL und diffus kutaner Leishmaniose immer (Ausnahme: Immunsupprimierte) positiv. Bei Kala-Azar kann der mikroskopische Nachweis in Knochenmark-, Milz- und Lymphknotenmaterial geführt werden. Bei Immunsupprimierten gelingt er häufig im „buffy coat".

Therapie und Prognose Therapie und Prognose hängen ab von der Art der Erkrankung, ihrer Lokalisation, der Dauer und Schwere des Krankheitsverlaufs und dem Immunstatus des Patienten (Tabelle 2.3-30).

Kutane Leishmaniose Sie heilt, mit Ausnahme der südamerikanischen KL, nach Monaten ohne Therapie ab. Therapieempfehlung: periläsionale Infiltration von fünfwertigem Antimon (Sb) oder Salbenbehandlung mit Paromomycin (Aminosidinsulfat). Orale Antimontherapie ist bei KL der Alten Welt selten, bei der KL der L. brasiliensis-Gruppe immer erforderlich. Rezidivansleishmaniose und diffus kutane Leishmaniose werden immer systemisch behandelt. Bei beiden ist die Erfolgsquote gering.

Mukokutane Leishmaniose Sie wird grundsätzlich systemisch behandelt.

Viszerale Leishmaniose Fünfwertige Antimonpräparate sind weltweit die Grundlage der Kala-Azar-Therapie. Liposomales Amphotericin B wird in den infizierten Makrophagen angereichert und ist, trotz der hohen Preises, das Mittel der Wahl. Beide Medikamente können in der Schwangerschaft verabreicht werden. Mittel der 2. Wahl: a) Pentamidin 2–4 mg/kg/Tag i.m. jeden 2. Tag über 5 Wochen. Nebenwirkungen sind Nieren-

und Pankreasschädigung, Hypoglykämie und Hypotension; b) Aminosidinsulfat 15 mg/kg/Tag i.m. oder i.v. über 3 Wochen. Nebenwirkungen sind Nephro- und Ototoxizität.

Leishmaniose bei HIV-Patienten Alle Leishmanioseformen werden bei Immunsupprimierten systemisch behandelt. Zusätzlich kann Interferon-γ gegeben werden. In wenigen Fällen wurden unter Interferontherapie Kaposi-Läsionen beobachtet. Zur Rezidivprophylaxe wird einmal monatlich Amphotericin oder Antimon verabreicht.

Prognose Die Prognose aller Leishmaniosen ist bei immunkompetenten Patienten gut. Kala-Azar verläuft unbehandelt in mehr als 90% aller Fälle tödlich. Bei regelgemäß behandelten Patienten können Rückfälle und Therapieresistenz auftreten. Bei HIV-Patienten liegt die mittlere Überlebensdauer trotz optimaler Therapie und Rezidivprophylaxe derzeit bei einem Jahr.

Malaria

Definition und Parasitologie Erreger der Malaria sind die Protozoen Plasmodium falciparum, P. ovale, P. vivax und P. malariae. Sie verursachen fieberhafte Erkrankungen mit grippeähnlicher Symptomatik, Anämie und Hepatosplenomegalie. Bei P. falciparum können lebensbedrohliche Komplikationen auftreten.

Überträger der Parasiten (Sporozoiten) sind weibliche Moskitos. Nach einer Teilungsphase in der Leber befallen die Plasmodien Erythrozyten, reifen dort heran (Trophozoiten zu Schizonten), um nach der Zerstörung der Zelle als Teilungsformen (Merozoiten) neue Erythrozyten zu befallen. Plasmodien können aber auch durch Bluttransfusion, Spritzen (Fixermalaria), Transplantation und konnatal übertragen werden.

Ätiologie und Pathogenese Die Krankheitserscheinungen werden durch die erythrozytären Formen ausgelöst. Die Inkubationszeit beträgt je nach Parasitenspezies zwischen 8 und 30 Tagen. Die Synchronisation der Parasitenzyklen (nicht bei P. falciparum) führt bei P. ovale und P. vivax alle 48 h (Malaria tertiana) und bei P. malariae alle 72 Stunden (Malaria quartana) zu Fieberschüben.

Schwere Komplikationen treten nur bei Malaria tropica auf (Parasitämie bis >50%). Spezifische P.-falciparum-Proteine fungieren als Liganden für Rezeptoren der vaskulären Endothelzellen und führen zur Sequestrierung in den kleinen Gefäßen der inneren Organe. Dadurch entstehen Endothelschädigung, Stase, verstärkte vaskuläre Permeabilität sowie perivaskuläre Ödeme. Parasitentoxine aktivieren das Monozyten-Makrophagen-System zur Zytokinbildung (TNF-α, IL1, IL2 u. a.). Es entwickelt sich Anämie (mechanische und immuninduzierte Hämolyse, Hemmung der Erythropoese), Thrombozytopenie, Hypoglykämie und Laktazidose. Gehirn und Meningen sind ödematös, der intrakraniale Druck ist erhöht. An der Niere kommt es zu interstitiellem Ödem und Tubulusnekrosen.

Klinik und Diagnostik Charakteristisch für **Malaria tertiana** und **Malaria quartana** sind Kopf- und Gliederschmerzen, periodische Fieberschübe, Anämie und Hepatosplenomegalie. Der Krankheitsverlauf ist unkompliziert. Sehr selten kann es zu einer Milzruptur kommen. Die Entwicklung eines nephrotischen Syndroms bei chronischer P.-malariae-Infektion, ganz überwiegend im Kindesalter, ist möglich.

Malaria tropica hat Krankheitserscheinungen ähnlich wie bei Malaria tertiana und quartana, jedoch keinen charakteristischen Fieberverlauf. Gefürchtet sind die lebensbedrohlichen Komplikationen (s. Übersicht).

Die Diagnose wird durch den Nachweis der Parasiten im „dicken Tropfen" (Anreicherungsverfahren) und im Blutausstrich gestellt. Sie kann durch Antigen- oder DNS-Nachweis unterstützt werden. Serologische Methoden spielen bei der Diagnostik der akuten Malaria keine Rolle.

> **Kriterien der komplizierten Malaria tropica**
> - Bewusstseinseintrübung, Koma, zerebrale Krampfanfälle
> - Anämie (Hb <5 g/dl); Hämoglobinurie
> - Schock (RR systolisch <70 mmHg); respiratorische Insuffizienz (pO_2 <60 mmHg)
> - Niereninsuffizienz (Ausscheidung <400 ml/24 h und/oder Kreatinin >3 mg/dl)
> - Hypoglykämie (BZ <40 mg/dl); Azidose (pH <7,25, Plasmabikarbonat <15 mmol/l)
> - Transaminasenerhöhung (>3fach); Ikterus (Bilirubin >2,5 mg/dl)
> - Gerinnungsstörung (Quick <50%, PTT >45 s oder Spontanblutung)
> - Hyperparasitämie (>5% parasitierte Erythrozyten)

Therapie und Prognose

Unkomplizierte Malaria Malaria tertiana und Malaria quartana werden mit Chloroquin behandelt (Tabelle 2.3-31). Bei Chloroquinresistenz von P. vivax kommt Mefloquin wie bei Malaria tropica zum Einsatz. Malaria-tertiana-Rezidive werden durch Primaquin verhindert.

Bei unkomplizierter Chloroquin-sensitiver Malaria tropica (Mittelamerika, Karibik, Vorderer Orient, Vorderasien) – Therapie mit Chloroquin und bei Chloroquinresistenz Mefloquin (s. Tabelle 2.3-31) oder Atovaquon-Proguanil (1 Tablette Malarone enthält 250 mg Atovaquon und 100 mg Proguanil; Dosierung: 4 Tbl./Tag über 3 Tage) oder bei Multiresistenz Artemether-Lumefantrine (1 Tbl. Riamet enthält 20 mg Artemether und 120 mg Lumefantrine; Dosierung: 2-mal 4 Tbl. über 3 Tage).

Komplizierte Malaria (P. falciparum) Therapie mit Chinin und Doxycyclin (Tabelle 2.3-32). Initial wird eine „loading dose" Chinin (oder Chinidin) als Infusion verabreicht. Bei Besserung des Zustandes erfolgt der Übergang zu oraler Applikation. Reduktion der Chiningabe bei Nierenversagen und bei Patienten mit Herzkrankheit und Anstieg der QT-Zeit um mehr als 25% und bei Patienten mit Symptomen einer komplizierten Malaria auch noch 3 Tage nach Therapiebeginn. Anstelle von

2.3 Multiorganinfektionen – komplexe klinisch-infektiologische Krankheiten

Tabelle 2.3-31. Therapie der Malaria tertiana, Malaria quartana und der unkomplizierten Malaria tropica

Medikament	Wirkungsweise	Nebenwirkungen	Dosierung
Chloroquin (Resochin); 4-Aminochinolin	Wahrscheinlich Hemmung des Hämoglobinabbaus durch den Parasiten; wirksam gegen Erythrozytenformen, nicht gegen Gametozyten und Leberformen	Meist gering (<10%); gastrointestinale Beschwerden, Kopfschmerzen, Schwindel; selten passagere Akkomodationsstörungen und Diplopie), Pruritus (sehr stark ausgeprägt bei Schwarzafrikanern); bei rascher i.v.-Gabe Blutdruckabfall; Retinopathie bei Langzeitgabe (>100 g); Kontraindikation: Retinopathie, Psoriasis	Therapiebeginn mit 10 mg/kg Chloroquinbase p.o. (250 mg-Tbl. Resochin enthält 150 mg Chloroquinbase), dann 6, 24 und 48 h nach Therapiebeginn jeweils 5 mg/kg Chloroquinbase; i.v.-Gabe möglich
Mefloquin (Lariam); fluoriertes 4-Chinolinmethanol	Nicht bekannt, wirksam gegen Erythrozytenformen, nicht gegen Gametozyten und Leberformen	Etwa 10%: gastrointestinale Beschwerden, Kopfschmerzen, Schwindel, Schlafstörungen, depressive Verstimmung; bei Erregungsleitungsstörungen und Einnahme von Betablockern und Kalziumantagonisten sind Brady- bzw. Tachykardie und Rhythmusstörungen bekannt, RR-Schwankungen möglich; selten Arthralgie, Panzytopenie, exfoliative Dermatitis; <0,1% schwere neuropsychiatrische Komplikationen; Kontraindikationen: neuropsychiatrische Vorerkrankungen, Epilepsie, kardiale Überleitungsstörungen, 1. Trimenon	Therapiebeginn mit 750 mg Mefloquinbase p.o. (1 Tbl. Lariam enthält 250 mg Mefloquin), 6 h nach Therapiebeginn 500 mg Mefloquinbase, 12 h nach Therapiebeginn 250 mg Mefloquinbase
Primaquin; 8-Aminochinolin	Nicht bekannt; wirksam gegen alle Leberformen und P.-falciparum-Gametozyten	Selten gastrointestinale Beschwerden, Leuko- und Thrombozytopenie; cave: Hämolyse bei erythrozytärem Glukose-6-Phosphat-Dehydrogenasemangel; Kontraindikation: Schwangerschaft	Primaquin 15 mg/Tag p.o. (1 Tbl. enthält 15 mg Primaquinbase) über 2 Wochen (0,25 mg Primaquinbase/kg); bei Primaquinresistenz (kein G6PD-Mangel!) Dosiserhöhung auf 0,33 mg Primaquinbase/kg; bei G6PD-Mangel Primaquin 7,5 mg/Tag über 4 Wochen

Tabelle 2.3-32. Therapie der komplizierten Malaria (P. falciparum) mit Chinin und Doxycyclin

Medikament	Wirkungsweise	Nebenwirkungen	Dosierung
Chinin (Chinin-Dihydrochlorid, Chinin-Hydrochlorid, Chinin-Sulfat); Chinidin, rechtsdrehendes Stereoisomer des Chinins	Wahrscheinlich Hemmung des parasitären Hämoglobinabbaus; wirksam gegen Erythrozytenformen, nicht gegen Gametozyten und Leberformen	Häufig und dosisabhängig; Erbrechen, Tinnitus, Sehstörungen, Verwirrtheitszustände; selten bleibende Hörschäden und Minderung des Sehvermögens; selten Exanthem, Pruritus, Hämolyse (Schwarzwasserfieber), Thrombozytopenie; bei Überdosierung, rascher i.v.-Gabe und Niereninsuffizienz sind Herzrhythmusstörungen, Hypotonie, Krämpfe und Schock möglich; cave: Hypoglykämie durch Inselzellstimulation	Therapiebeginn mit „loading dose" 20 mg/kg Chinin-Hydrochlorid p.i. über 4 h, in 5% Glukose, dann 10 mg/kg alle 8 h (keine „loading dose" bei vorangegangener Mefloquintherapie); 2.–10. Tag 3-mal 10 mg/kg/Tag Chinin p.i. (oder wenn möglich p.o.; z. B. Chininum sulfuricum Buchler); wenn kein Chinin vorhanden, Therapie einleiten mit Chinidin, 10 mg Chinidinsalz/kg (entspricht 6,2 mg Chinidinbase/kg) über 1 h, dann weiter mit 0,02 mg Chinidinsalz/kg (entspricht 0,0125 mg Chinidinbase/kg)
Zusatztherapie Doxycyclin		Kontraindikation: Schwangerschaft, Leberfunktionsstörung, <8. Lebensjahr	3 mg/kg/Tag p.o. oder i.v. über 10 Tage

Doxycyclin kann Clindamycin (2-mal 10 mg/kg/Tag über 4–7 Tage) gegeben werden.

Die supportive Therapie ist von großer Bedeutung. Flüssigkeits- und Elektrolythaushalt müssen kompensiert und eine metabolische Azidose ausgeglichen werden. Antiparasitäre Therapie und Glukosedauerinfusion beheben die oft vorhandene Hypoglykämie (wird durch Chiningabe verstärkt) und Azidose. Bei einem pH unter 7,2 Alkalisierung. Natriumbicarbonatzufuhr kann zu einem starken intrazerebralen Druckanstieg führen. Bei Hyponatriämie restriktive Flüssigkeitszufuhr. Eine komplizierte Malaria führt zur Einschränkung der Nierenfunktion bis hin zum akuten Nierenversagen (Therapie s. dort). Ein prärenales Nierenversagen muss ausgeschlossen werden. Die Anämie bedarf selten einer Transfusion. Durch Hemmung der Erythropoese kann die Normalisierung des Hämoglobinwertes über Wochen verzögert sein. Eine Verbrauchskoagulopathie ist äußerst selten.

Krampfanfälle bei zerebraler Malaria werden mit Benzodiazepinpräparaten behandelt. Kortikosteroide sind kontraindiziert. Zur Vermeidung einer Überwässerung wird der zentrale Venendruck (ZVD) gemessen (nicht über 5 cm H_2O). Als Indikation zur maschinellen Beatmung gilt: Atemfrequenz über 35/min, p_aO_2 bei Raumluft unter 60 mmHg. Die Wirksamkeit einer Austauschtransfusion bei hoher Parasitendichte und Organkomplikationen ist nicht gesichert.

Die Prognose der komplizierten Malaria hängt vom Zeitpunkt der Diagnosestellung und der Schwere der Komplikationen ab.

Therapieresistenz der Malariaerreger Chloroquin und Mefloquin sind gegen P. ovale und P. malariae wirksam. Chloroquin-resistente P.-vivax-Stämme (Ozeanien, Südostasien) nehmen an Häufigkeit zu. Als Alternative wird Mefloquin eingesetzt. Die Chloroquinresistenz von P. falciparum (Südamerika, Afrika, Südasien, Südostasien, Pazifik) ist weit verbreitet. Mefloquinresistenzen haben sich in Asien und in geringem Umfang in Afrika ausgebreitet. Die Resistenz von P. falciparum gegen Chinin ist noch selten (Südostasien).

Evidenz der Therapieempfehlungen

	Evidenzgrad	Empfehlungsstärke
Schistosomiasis		
S. mansoni, S. mansoni: Praziquantel	I-a	A
S. intercalatum, S. japonicum: Praziquantel	I-b	A
S. mekongi: Praziquantel	II-a	B
Hakenwürmer, Strongyloidiasis, Tichiuriasis		
Albendazol	I-b	A
Strongyloides: Ivermectin	I-b	A
Hakenwürmer: Mebendazol	I-b	A
Giardiasis		
Metronidazol; Tinidazol; Albendazol	I-a	A
Ornidazol	I-b	A
Paromomycin	II-b	B
Amöbiasis		
Metronidazol; Diloxanidfuorat	I-b	A
Leishmaniasis		
KL: Natriumstibogluconat; M-Methylglucaminantimonat; Paromomycin	I-b	A
MKL: Natriumstibogluconat	I-b	A
MKL: M-Methylglucaminantimonat	II-b	B
MKL: liposomales Amphotericin B	IV	C
VL: liposomales Amphotericin B; Natriumstibogluconat; M-Methylglucaminantimonat	I-b	A

Evidenz der Therapieempfehlungen

	Evidenzgrad	Empfehlungsstärke
Malaria		
Malaria quartana: Chloroquin	II-a	B
Malaria tertiana, P. vivax: Chloroquin	I-b	A
Malaria tertiana, P. ovale: Chloroquin	II-b	B
Malaria tertiana/Rezidivprophylaxe: Primaquin	I-b	A
Unkomplizierte Malaria tropica: Mefloquin; Atovaquon-Proguanil	I-b	A
Unkomplizierte Malaria tropica, multiresistent: Lumefantrin-Artemether	I-a, I-b	A
Komplizierte Malaria tropica: Chinin i.v.	I-a, I-b	A

KL kutane Leishmaniasis; *MKL* mukokutane Leishmaniasis; *VL* viszerale Leishmaniasis

Literatur

Arbeitsgemeinschaft Wissenschaftliche Medizinische Fachgesellschaften (AWMF): Leitlinie zu Diagnostik und Therapie der Malaria. www.awmf-leitlinien.de
Burchard GD (Hrsg) (1998) Erkrankungen bei Immigranten. Diagnostik, Therapie, Begutachtung. Gustav Fischer, Stuttgart
Knobloch J (Hrsg) (1996) Tropen- und Reisemedizin. Gustav Fischer, Stuttgart
Lang W, Löscher T (Hrsg) (2000) Tropenmedizin in Klinik und Praxis. Thieme, Stuttgart
WHO (1995) Drugs used in parasitic diseases. WHO, Genf

2.3.8 Peritonitis und intraabdominale Abszesse
Henning Breithaupt

Einleitung

Peritonitis ist eine akute oder chronische Entzündung des Peritoneums, die lokalisiert oder im gesamten Abdomen auftreten kann. Die diffuse Peritonitis wird in eine primäre und eine sekundäre Form unterschieden (s. Übersicht). Bei ungenügender Behandlung der Peritonitis kann es zur Ausbildung intraabdominaler Abszesse kommen.

Einteilung der Peritonitis
- Primäre Peritonitis
  - Hämatogene P. des Kindes
  - „Spontane" P. des Erwachsenen bei Leberzirrhose mit Aszites, nephrotischem Syndrom, Immunsuppression, Tbc, Chlamydieninfektion, Gonorrhö
- Sekundäre Peritonitis
  - Perforation
  - Durchwanderung
  - Aszension
  - Iatrogen
    Posttraumatisch
    Postoperativ
    Postinterventionell
    chron. amb. Peritonealdialyse (CAPD)

Ätiologie und Pathogenese

Die **primäre Peritonitis** im Kindesalter wird i. A. hämatogen nur durch einen Erreger ausgelöst, früher vor allem durch Pneumokokken oder β-hämolysierende Streptokokken, heute auch durch Staphylokokken oder Enterobakterien. Bei primärer Peritonitis im Erwachsenenalter finden sich zu 70% ebenfalls Monoinfektionen, meist durch Bakterien der regulären Darmflora (E. coli, Klebsiellen, Enterokokken, Streptokokken). Die spontane bakterielle Peritonitis ist definiert als Infektion eines Aszites bei Fehlen einer intestinalen Läsion. Sie betrifft vor allem Patienten mit einer portal dekompensierten Leberzirrhose. Bei 10% dieser Patienten muss mit dem Auftreten einer „Zirrhoseperitonitis" gerechnet werden. Auf welchem Wege die Bakterien in den Aszites gelangen, ist bislang nicht eindeutig gesichert (lymphatischer Übertritt? transmurale Migration?).

Die **sekundäre Peritonitis** setzt definitionsgemäß einen primären Streuherd mit sekundärer bakterieller Kontamination der Bauchhöhle voraus. Entsprechend dem Infektionsweg können Perforations-, Durchwanderungs-, Aszensions- und iatrogene Peritonitiden unterschieden werden (s. Übersicht oben). Je nach Infektionsausbreitung in den anatomischen Räumen der Peritonealhöhle kann die Peritonitis als lokale Bauchfellentzündung auftreten („Oberbauchperitonitis", „Unterbauchperitonitis") oder das gesamte Bauchfell betreffen (diffuse „4-Quadranten-Peritonitis"). Nach dem vorherrschenden Exsudat kann sie in seröse, serofibrinöse, eitrige, gallige und kotige Peritonitiden unterteilt werden. Je nach Infektionsweg kann auch die „primär chemische" Peritonitis (Galle, Magensaft) von „primär kontaminierten" Peritonitiden (Kolon, Appendix) abgegrenzt werden. Als „sterile Peritonitis" werden stoffwechselbedingte toxische peritoneale Reizungen bezeichnet: sog. „Pseudoperitonitis" bei Diabetes mellitus, Urämie, Porphyrie, angioneurotischem Ödem.

Intraabdominale Abszesse können intraperitoneal oder retroperitoneal gelegen sein. Abszesse finden sich am häufigsten in den perihepatischen Räumen sowie im Becken. Die meisten intraabdominalen Abszesse entwickeln sich aus einer Peritonitis, etwa 25% sind jedoch Folge einer lokalen Organinfektion, am häufigsten durch Infektionen des weiblichen Genitaltraktes und durch Pankreatitiden. Abszesse aus intraabdominalen oder pelvinen Streuherden enthalten meist eine Mischflora aus E. coli, Enterokokken und anderen Enterobakterien sowie Bacteroides fragilis. In Psoasabszessen ist oft Staphylococcus aureus nachweisbar, wenn der Abszess hämatogen oder per continuitatem aus einer Wirbelsäulenosteomyelitis entstanden ist.

Klinik und Diagnostik

Bei der **sekundären Peritonitis** können abhängig von dem auslösenden Prozess zunächst lokale Symptome führend sein, z. B. epigastrische Schmerzen bei einem perforierenden Magen (Abb. 2.3-10).

Mit zunehmender Ausbreitung der Infektion in die Bauchhöhle nimmt der Schmerz jedoch zu, vor allem wenn das parietale Peritoneum in den Entzündungsprozess mit einbezogen wird. Der Patient liegt schließlich bewegungslos da, häufig mit angezogenen Beinen, und man tastet eine diffuse Abwehrspannung („brettharter Bauch") jedoch ohne lokalisierbaren Schmerzschwerpunkt. Darmgeräusche sind meist nicht mehr auskultierbar. Der Patient hat Fieber, und von Seiten der Laborwerte findet sich eine ausgeprägte Leukozytose mit Linksverschiebung. Gramnegative Darmbakterien, vor allem E. coli und nicht selten auch Bacteroides fragilis, sind in den Blutkulturen nachweisbar. Durch die Mobilisation von Keimen und Endotoxinen in das Blut kann sich die Peritonitis schnell zu dem Bild der gramnegativen Sepsis ausweiten (s. Kap. 2.4).

Die Diagnostik bei der sekundären Peritonitis muss schnell die Frage beantworten, ob eine sofortige Operation notwendig ist. Der Patient darf in keinem Fall durch eine zeitlich zu ausgedehnte Diagnostik gefährdet werden. Andererseits sollte durch eine stufenweise sinnvolle Diagnostik das Krankheitsbild hinreichend eingegrenzt sein, um „negative" Laparotomien möglichst zu vermeiden. Das diagnostische Basisprogramm um-

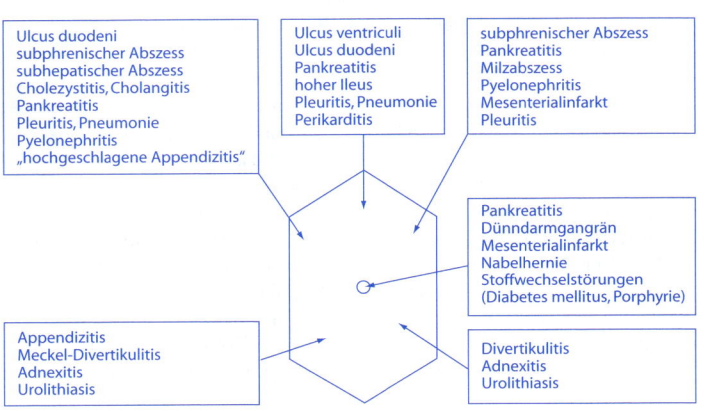

Abb. 2.3-10. Peritonitisausgangsherde bei verschiedenen Schmerzlokalisationen

fasst an erster Stelle die Anamnese (Schmerzanalyse!) sowie die körperliche Untersuchung. Das Notfalllabor hilft, den Zustand des Patienten besser einzuschätzen und gleichzeitig die Operation vorzubereiten. EKG, Sonographie, Röntgenthorax und -abdomen komplettieren das Programm. Zur weiterführenden Diagnostik kann insbesondere das CT von Abdomen und Becken hilfreich sein.

Zur Beurteilung der Schwere und Prognose der Peritonitis sind in den letzten Jahren mehrere Indizes entwickelt worden. Besonders bewährt haben sich der speziell für die Peritonitis entwickelte Mannheimer Peritonitis-Index (MPI) und der für die Sepsis entwickelte APACHE-II-Score.

Für die Diagnostik **intraabdominaler Abszesse** steht eine Reihe bildgebender Verfahren zur Verfügung: Sonographie, Computertomographie, Szintigraphie mit Isotopen-markierten Granulozyten. Bei Verdacht auf Divertikel-assoziierte Abszesse kann eine Kolonkontrastuntersuchung sinnvoll sein. Die explorative Laparotomie ist heute nur noch selten erforderlich.

Die Klinik der **primären Peritonitis** unterscheidet sich von den sekundären Formen durch eine oft larvierte Symptomatik. Die Diagnose kann schwierig sein. Häufigstes Symptom ist Fieber (80%). Die typischen klinischen Zeichen der Peritonitis wie Bauchschmerzen und Abwehrspannung sind nicht immer nachweisbar (70%). Bei klinischer Verschlechterung, Enzephalopathie, zunehmender Niereninsuffizienz und/oder therapierefraktärem Aszites sollte an eine spontane bakterielle Peritonitis gedacht werden. Der Keimnachweis gelingt lediglich bei etwa zwei Drittel der Patienten, sodass bei negativer Bakteriologie eine Neutrophilenzahl über 250 oder eine Leukozytenzahl über 500 pro µl Aszites als Kriterium für die Diagnose angesetzt wird. In der Mehrzahl der Fälle werden gramnegative Darmbakterien nachgewiesen (50% E. coli, 10% Klebsiellen, 10% gramnegative Anaerobier); bei 30% der Patienten finden sich grampositive Kokken (25% Streptokokken, 5% Staphylokokken).

Bei Patienten mit einer chronischen ambulanten **Peritonealdialyse** (CAPD) ist die Peritonitis eine häufige und schwerwiegende Komplikation. Die Inzidenz der CAPD-assoziierten Peritonitis wird derzeit mit einer Episode auf etwa 15 Behandlungsmonate angegeben. Die transluminale Infektion ist dabei sicherlich der häufigste Infektionsweg. Eine transmurale Infektion wird bei etwa 15% der CAPD-Peritonitiden angenommen, insbesondere bei Patienten mit vorbestehenden Darmerkrankungen (z. B. Kolondivertikulose/itis). Aszendierende und hämatogene Infektionen sind relativ selten. Entsprechend dem exogenen Kontaminationsweg werden als häufigste Peritonitiserreger Staphylococcus epidermidis gefunden (45%), gefolgt von S. aureus (15%), Streptokokken (10%), Enterokokken (10%), E. coli (8%) und Pseudomonas aeruginosa (5%). Anaerobier- und Mischinfektionen sind selten. Die Diagnose der CAPD-assoziierten Peritonitis wird bei abdominalen Beschwerden und mehr als 100 Leukozyten pro µl Peritonealeffluat gestellt. In 5–20% der Peritonitisepisoden gelingt kein Keimnachweis.

Therapie

Die Therapie der **sekundären Peritonitis** erfordert in der Regel eine sofortige chirurgische Intervention. Jede Verzögerung, wie beispielsweise durch zu ausgedehnte diagnostische Maßnahmen, führt zu einer weiteren Verschleppung infektiösen und toxischen Materials aus der Bauchhöhle in die Zirkulation und fördert so die Ausweitung des septischen Geschehens. Die chirurgische Therapie der diffusen Peritonitis verfolgt 3 Ziele:
- adäquate Herdsanierung,
- Elimination des toxischen Materials *und*
- Verhütung bzw. Unterbrechung des systemischen inflammatorischen Response-Syndroms (SIRS).

Die chirurgische Herdsanierung erfolgt durch Resektion (z. B. Appendektomie), Inzision, Übernähung, Vorverlagerung oder Drainage (z. B. Psoas-, Leberabszess).

Die Elimination des toxischen Materials erfolgt am besten durch Grobreinigung, komplette Exploration und ausgiebige intraoperative Spülung der Bauchhöhle. Die Spülung mit 6–9 l physiologischer Kochsalzlösung gilt als Standard. Eine Überlegenheit spezieller Spüllösungen (z. B. Traurolidin, PVP-Jod) ist durch kontrollierte Studien nicht belegt. Bei schwergradiger Peritonitis kann durch wiederholte Reexplorationen und Spülungen die Mortalität gesenkt werden (Etappenlavage bzw. programmierte Lavage). Die kontinuierliche postoperative Lavage und die offene postoperative Spülung sind weitere Therapiemodalitäten, die u. U. bei schwersten Formen der diffusen Peritonitis einsetzbar sind. Die Dekompression des Darmes durch Ausstreichen des Darmes und/oder die intraluminale Platzierung einer Dünndarmsonde hat sich vor allem bei ausgeprägten Formen des paralytischen Ileus bewährt. Die Platzierung von Drainagen sollte großzügig mit biostabilen und biokompatiblen Materialien erfolgen, die über eine große Querschnittsfläche einen ausreichenden Volumenstrom erlauben. Zur Abwendung der pathophysiologischen Folgen der Peritonitis muss der Patient postoperativ intensivmedizinisch betreut werden.

Die intravenöse Gabe von hochpotenten Antibiotika sollte intraoperativ direkt *nach* der Abstrichentnahme zur Untersuchung auf aerobe und anaerobe Keime begonnen werden. Bei der sekundären Peritonitis handelt es sich meist um aerob-anaerobe Mischinfektionen mit E. coli und anderen Enterobakterien, Enterokokken und Anaerobiern (z. B. Bacteroides, Clostridien). Die Auswahl der Antibiotika sollte entsprechend dem Schweregrad der Peritonitis erfolgen (Tabelle 2.3-33). Die Dauer der Antibiotikatherapie beträgt meist 5–15 Tage. Bei Fieberfreiheit >2 Tage und normalen Leukozytenwerten kann abgesetzt werden! Entscheidend für die Prognose ist nicht die Gabe von Antibiotika, sondern die chirurgische Therapie.

Primäre Peritonitiden können auf Grund ihres Erregerspektrums initial z. B. mit einem Cephalosporin der 2. oder 3. Generation ± Metronidazol behandelt werden, bei der CAPD-assoziierten Peritonitis ggf. auch intraperitoneal, hier meist in Kombination mit einem Glykopeptid. Die Gabe von Norfloxacin

Tabelle 2.3-33. Antibiotika bei sekundärer Peritonitis

Leichte Formen	Mittelschwere Formen	Schwere Formen
Aminopenicillin + Betalaktamasenhemmer	Reservepenicillin + Betalaktamasenhemmer	Carbapenem ± Aminoglykosid
Cephalosporin II + Metronidazol	Cephalosporin III + Metronidazol	Cephalosporin III + Metronidazol + Aminoglykosid

soll bei Patienten mit Zustand nach Zirrhoseperitonitis das erneute Eindringen von Keimen aus dem Intestinum verhüten (Rezidivprophylaxe). Bei der CAPD-assoziierten Peritonitis kann bei ca. 90% der Patienten meist innerhalb von 10–15 Tagen eine Ausheilung erzielt werden. Rezidivierende Peritonitisepisoden können jedoch die Entfernung des Peritonealdialysekatheters erforderlich machen. Die Neuimplantation eines CAPD-Katheters ist erst nach sicherer Ausheilung der Peritonitis vorzunehmen. Bei gehäuften Peritonitisepisoden kann es langfristig zu einer Fibrosierung der Peritonealmembran kommen, die dann zur Aufgabe des Peritonealdialyseverfahrens zwingt.

Die Behandlung **intraabdominaler Abszesse** ist in erster Linie eine chirurgische Therapie. So hat die Gabe von Antibiotika im Vergleich zur chirurgischen Korrektur (z. B. Resektion, Drainage) nur adjuvanten Charakter. Bei Abszessen im Rahmen einer Divertikulitis kann gelegentlich auch auf eine chirurgische Intervention verzichtet werden.

Prognose

Die Prognose der spontanen bakteriellen Peritonitis ist gut bei Patienten mit langsam fortschreitender Zirrhose; hier wird die Episode von 90% überlebt. Für Patienten mit fortgeschrittener Lebererkrankung wird jedoch eine Hospitalletalität von 50–90% angegeben, wobei die frühzeitige Erkennung der Peritonitis die Überlebenswahrscheinlichkeit deutlich verbessern kann. Bei der CAPD-assoziierten Peritonitis bedingen schwere Verläufe eine Letalität von 2,5%. Die Letalität der sekundären diffusen Peritonitis ist hoch (ca. 30%), wobei etwa zwei Drittel der Patienten an septischem Multiorganversagen versterben. Die höchsten Letalitätsziffern finden sich bei Peritonitiden infolge von Dünndarm- oder Dickdarmperforationen, meist infolge mesenterialer Durchblutungsstörungen. Die Letalität der postoperativen Peritonitis liegt in einem ähnlichen Bereich, die Letalität der Peritonitis infolge perforierter Appendizitis ist deutlich geringer.

Literatur

Arbeitsgemeinschaft Peritonitis (PEG) (1983) Bakterielle Befunde bei verschiedenen Peritonitisformen. FAC 2/3: 423–429
Bohnen JMA (1998) Antibiotic therapy for abdominal infection. World J Surg 22: 152–157
Häring R (1993) Peritonitis. Thieme, Stuttgart
Hau T, Ohmann C, Wolmershauser A, Wacha H (Group of the Surgical Infection Society of Europe) (1995) Planned relaparotomy versus relaparotomy on demand in the treatment of intraabdominal infections. Arch Surg 130: 1193–1197
Hord CE (1995) Treatment of intraabdominal infections: worldwide clinical trials. Infect Dis Clin Pract 4: 17–25
Levison ME, Bush LM (2000) Peritonitis and other intra-abdominal infections. In: Mandell GL, Bennett JE, Dolin R (eds) Mandell, Douglas and Bennett's principles and practice of infectious diseases, 5th edn. Churchill Livingstone, Philadelphia, p 821–856
Schöffel U, Häring R, Farthmann EH (1993) Diagnose und Behandlungsstrategie intraabdomineller Abszesse. Zentralbl Chir 118: 303–308
Schölmerich J, Gerbes AL, Andus T, Leser HG (1995) Spontane bakterielle Peritonitis bei Leberzirrhose mit Aszites. Dtsch Med Wochenschr 120: 454–461
Schultheis KH, Rehm KE, Ecke H (Hrsg) (1991) Chirurgische Infektionen von Knochen, Gelenken und Weichteilen. De Gruyter, Berlin New York
Simon C, Stille W (1999) Antibiotika-Therapie in Klinik und Praxis, 10. Aufl. Schattauer, Stuttgart
Wettstein M, Kudlek C, Häussinger D (2000) Spontan bakterielle Peritonitis. Diagnose, Therapie und Prophylaxe. Dtsch Ärztebl 47: B 2370–2373
Winkeltau GJ (1995) Die diffuse Peritonitis. Grundlagen und Konzepte für eine differenzierte Therapie: Wissenschaftliche Verlagsgesellschaft, Stuttgart
Wittmann D (1996) Duration of antibiotic treatment in surgical infection of the abdomen. Eur J Surg (Suppl): 19–23
Zaleznik DF, Kasper DL (1998) Intraabdominal infections and abscesses. In: Fauci AS, Braunwald E, Isselbacher KJ et al. (eds) Harrison's principles of internal medicine. McGraw-Hill, New York, pp 792–796

2.3.9 Infektion von Weichteilen, Gelenken und Knochen
Henning Breithaupt

Einleitung

Der Begriff „Weichteilinfektionen" umfasst eine Vielzahl von Infektionen der Haut, der Subkutis und der Skelettmuskulatur, während Infektionen der Gelenke und Knochen durch eine eher einheitliche Systematik gekennzeichnet sind.

Systematik der Weichteilinfektionen sowie der Infektionen von Gelenken und Knochen
- Oberflächliche Infektionen: Impetigo, Erysipel, Phlegmone, Lymphangitis
- Abszedierende Infektionen: Abszess, Furunkel, Karbunkel, Hidradenitis suppurativa, Mastitis
- Gangränöse Entzündungen: Diabetische Gangrän, nekrotisierende Fasziitis, Fournier-Gangrän
- Wundinfektionen: Posttraumatisch, postoperativ, Dekubitalulzera, Ulcus cruris, Verbrennungen, Tierbisse, Katzenkratzkrankheit, Milzbrand
- Muskelinfektionen: Pyomyositis, nekrotisierende Myositis, Gasbrand u. a. krepitierende Myositiden
- Gelenkinfektionen: Infektiöse Arthritis, reaktive Arthritis, Lyme-Arthritis
- Knocheninfektionen: Akute diffuse Osteomyelitis, chronische Osteomyelitis

Klinik, Diagnostik und Therapie

Die **Impetigo** ist eine oberflächliche vesikulopustulöse Infektion der Haut, vorwiegend bei jüngeren Kindern, die durch Eitererreger (Staphylococcus aureus, Streptokokken) hervorgerufen wird. Bei ausgedehntem Befall wird z. B. mit Penicillin V behandelt (tgl. 4 Einzeldosen 10 Tage lang). Eine Lokalbehandlung z. B. mit Fusidinsäure kann versucht werden.

Das **Erysipel** (Wundrose, Rotlauf, Streptodermia cutanea lymphatica) ist durch eine schmerzhafte, scharf begrenzte, flammende Rötung und Schwellung der befallenen Haut gekennzeichnet, meist begleitet von Schüttelfrost, Fieber, Kopfschmerzen und einem allgemeinen Krankheitsgefühl. In den Lymphspalten der erkrankten Hautpartien finden sich zahlreiche β-hämolysierende Streptokokken der Gruppe A, mitunter auch Staph. aureus oder andere Bakterien. Der Erregernachweis ist schwierig. Bei milden Formen (z. B. Gesicht) genügen orale Gaben von Penicillin (tgl. 3-mal 1,2 Mio. IE Pen V), bei ausgedehntem Befall sollte parenteral behandelt werden (tgl. 3-mal 10 Mio. IE Pen G). Eine Behandlungsdauer von 10–14 Tagen ist zwingend, sonst besteht ein hohes Risiko von Rezidiven durch in den Lymphspalten persistierende Streptokokken (endogenes Rezidiv). Wichtig sind die Sanierung von Hautläsionen, die Behebung von Durchblutungsstörungen und der Abbau von Ödemen. Bei chronisch-rezidivierendem Erysipel kann ein Depotpenicillin gegeben werden (mtl. 1,2 Mio. IE Benzylpenicillin-Benzathin i.m.) oder eine orale Dauersuppression mit Azithromycin (250 mg alle 2–3 Tage).

Die **Phlegmone** ist eine flächenhafte, rasch fortschreitende Entzündung mit Ausbreitung in der Subkutis, entlang der Sehnenscheiden und der Faszien. Schwellung, Rötung und Druckschmerz sind die typischen Symptome. Streptokokken sind die häufigsten Erreger, aber auch S. aureus und aerob-anaerobe Mischinfektionen kommen vor. Wegen der Gefahr ausgedehnter Gewebszerstörungen muss unverzüglich behandelt werden. Mittel der Wahl sind Clindamycin (3-mal 600 mg i.v./oral) oder Aminopenicillin/Betalaktamasenhemmerkombinationen (z. B. 3-mal 875/125 mg Amoxicillin/Clavulansäure oral oder 3-mal 3 g Ampicillin/Sulbactam i.v.). Bei Rückgang der Entzündung kann die Behandlung beendet werden.

Die **Lymphangitis** ist durch eine feine rötliche Zeichnung einer oder auch mehrerer Lymphbahnen und durch eine entzündliche Schwellung regionärer Lymphknoten gekennzeichnet. Ursache hierfür ist die in Zusammenhang mit banalen Verletzungen entstandene Ausbreitung von β-hämolysierenden Streptokokken entlang der Lymphbahnen. Die Blutbahn wird nur selten erreicht. Erkennbare Eintrittspforten werden nach chirurgischen Gesichtspunkten behandelt. Bei leichten Fällen kann orales Penicillin gegeben werden (3-mal 1,2 Mio. IE Pen V 1–3 Tage), bei schweren Fällen mit drohender systemischer Invasion parenterales Penicillin (3-mal 5–10 Mio. IE Pen G 3–5 Tage).

Abszedierende Infektionen sind Folge von erregerbedingten Gewebseinschmelzungen, die bei Staphylokokkeninfektionen zur Bildung eines geruchlosen, dickrahmigen, gelben Eiters führen, der von einer Kapsel umgeben ist. Bei Pseudomonas ist der Eiter blaugrün getönt, bei Mischinfektionen durch gramnegative Darmbakterien und Anaerobier riecht er putride. Die typischen Staphylokokkeninfektionen der Haut sind **Furunkel**, die aus einer Follikulitis entstehen, und **Karbunkel** (durch Verschmelzung benachbarter Furunkelherde). Die konfluierenden Abszesse der apokrinen Schweißdrüsen (**Hidradenitis suppurativa**) neigen zu Rezidiven. Nagelbettvereiterungen (**Paronychie**) und die eitrige Entzündung der Fingerstreckseiten (**Panaritium**) sind meist Folge von infizierten Hautverletzungen. Auch bei der **Mastitis** stillender Mütter ist S. aureus der weitaus häufigste Erreger. Die Behandlung erfolgt in der Regel durch Inzision und Drainage. Eine systemische Antibiotikatherapie (z. B. tgl. 3-mal 1 g Flucloxacillin oder 3-mal 600 mg Clindamycin oral) ist in schweren Fällen als adjuvante Maßnahme sinnvoll, um eine Ausdehnung des entzündlichen Prozesses in die umgebenden Weichteile zu begrenzen. Bei rezidivierenden Infektionen (z. B. Schweißdrüsenabszessen) kann eine Behandlung mit dem intrazellulär wirksamen Clindamycin (tgl. 3-mal 600 mg oral für 3 Wochen) zur Keimeradikation versucht werden.

Gangränöse Entzündungen sind aerob-anaerobe Mischinfektionen ischämisch, mechanisch oder thermisch bedingter Nekrosen. Häufigste Erreger sind aerobe und anaerobe Streptokokken, Staphylokokken, Klostridien und gramnegative Keime (Pseudomonas, Proteus, Bacteroides).

Beim **diabetischen Fuß** wird das Ausmaß der gangränösen Entzündung, die sich unter einer noch relativ intakt erscheinenden Haut in der Subkutis und entlang der Faszien ausbreitet, oft unterschätzt. Therapeutisch entscheidend ist die korrekte Wundrevision mit Abtragen der Nekrosen, eine geeignete Wundbehandlung (z. B. mit Hydrogelen) und die Verbesserung der Durchblutung (z. B. durch PTA). Eine floride Entzündung der umgebenden Weichteile sollte mit Antibiotika bis zum Rückgang der Entzündung behandelt werden (z. B. tgl. 3-mal 3 g Ampicillin/Sulbactam i.v. oder 3-mal 1,5 g Cefuroxim i.v. plus 3-mal 600 mg Clindamycin i.v./oral). Der besondere Nutzen einer intraarteriellen Antibiotikaapplikation ist klinisch nicht gesichert.

Die **nekrotisierende Fasziitis** ist ebenfalls polymikrobiell bedingt (Typ I), kann jedoch auch allein durch Streptokokken der Gruppe A (sog. „Killerbakterien") ausgelöst werden (Typ II). Es handelt sich hierbei um eine rasch progrediente Infektion entlang der Fasziengewebe mit Fasziennekrosen durch sekundäre Thrombosen kleiner Gefäße, primär ohne Muskelbefall. Die Haut über dem betroffenen Areal verfärbt sich zunächst blaurot, später bläulich-grau, oft mit Bildung konfluierender Blasen, die mit viskoser, hell- bis dunkelroter Flüssigkeit gefüllt sind. Im Gegensatz zur nekrotisierenden Fasziitis durch Enterobakterien, Klostridien oder Bacteroides kommen Gasbildung und fauliger Geruch bei der streptogenen Form nicht vor. Entscheidend für die Prognose ist das sofortige und radikale Entfernen der Nekrosen. Unbehandelt nimmt die nekrotisierende Fasziitis einen foudroyanten Verlauf mit Sepsis und Multiorganversagen. Die Gabe von parenteralen Antibiotika (z. B. 3-mal 2 g Cefotaxim + 3-mal 900 mg Clindamycin oder 3-mal 4/1 g Piperacillin/Sulbactam) ergänzt die chirurgische Therapie. Der Nutzen der hyperbaren Oxygenation ist bei der nekrotisierenden Fasziitis nicht gesichert. Die **Fournier-Gangrän** mit Befall der Anogenitalregion ist eine Sonderform der nekrotisierenden Fasziitis.

Wundinfektionen sind zumeist Ausdruck einer gestörten Wundheilung. Jede Wundheilung ist von Störungsmechanismen bedroht, die in der Abräumphase vor allem die Funktion der Leukozyten und in der Proliferationsphase die der Fibroblasten betreffen. Die Abwehrschwäche beruht meist auf erworbenen, seltener auf angeborenen Immundefekten der zellulären und humoralen Abwehr. Für die verschiedenen klinischen Formen der Wundheilungsstörungen (Serom, Hämatom, Nekrose, Dehiszenz, Infektion) kommen neben den Störungen der Abwehr noch eine Vielzahl anderer Ursachen in Betracht, z. B. Eiweißmangel, Durchblutungsstörungen, Cortison, Diabetes mellitus. Die Prophylaxe und Therapie von Wundinfektionen hat somit individualisiert zu erfolgen. Jede Wunde sollte frei sein von schmierig-nekrotischen Belägen. Die Wundoberfläche ist feucht zu halten, z. B. durch geeignete Wundauflagen, um die Abheilung der Wunde zu beschleunigen. Bei klinischen Hinweisen auf eine umgebende Weichteilinfektion sollte die meist polymikrobielle Infektion für einige Tage mit einer systemischen Antibiotikagabe behandelt werden, z. B. tgl. 3-mal 3 g Ampicillin/Sulbactam. Bei schweren posttraumatischen Wundinfektionen kann auch Cefotaxim (tgl. 3-mal 2 g i.v.) plus Clindamycin (tgl. 3-mal 600 mg i.v.) gegeben werden. Bei postoperativen Wundinfektionen muss die ungezielte Therapie vor allem die Wahrscheinlichkeit von Staph.-aureus-Infektionen mit einbeziehen. Bei Operationen mit erhöhtem Infektionsrisiko wird eine Antibiotikaprophylaxe gegeben (2 g Cefazolin i.v. bei Narkoseeinleitung, bei Gefahr aerob-anaerober Mischinfektionen zusätzlich 500 mg Metronidazol; bei länger dauernden Operationen Wiederholung der Antibiotikagabe alle 3 h).

Dekubitalulzera sind häufig mit aeroben und anaeroben Bakterien mischinfiziert. Eine Antibiotikatherapie kommt hier aber nur bei ausgedehnten Infektionen in Betracht. Entscheidend ist die chirurgische Sanierung (Débridement, evtl. Schwenklappen) neben einer optimalen Wundbehandlung. Hinzu kommen die Prinzipien einer ausreichenden Dekubitusprophylaxe, wie z. B. Druckentlastung, gute Ernährung, Inkontinenzversorgung, Mobilisation.

Das **Ulcus cruris** ist oft Folge einer Bagatellverletzung der atrophischen Haut bei chronisch-venöser Stauung. Die scharf begrenzten Geschwüre sind meist mischinfiziert. Therapeutisch entscheidend ist die Verbesserung des venösen Rückflusses, z. B. durch eine Kompressionstherapie, ferner eine geeignete Wundbehandlung. Bei phlegmonöser Entzündung in der Umgebung ist die systemische Antibiotikatherapie erforderlich. Topische Antibiotika sind hier nicht sinnvoll (fehlende Tiefenwirkung, Selektion, Superinfektion, Resistenzentwicklung, Allergien).

Verbrennungen sind durch Infektionen mit verschiedenen Erregern bedroht, insbesondere S. aureus und Pseudomonas aeruginosa. Bei Patienten mit großflächigen Verbrennungen dritten Grades hängt die Prognose entscheidend von den häufig hinzutretenden Infektionen ab. Entsprechend kommt neben der chirurgischen Wundsanierung und der Intensivtherapie der engmaschigen Keimkontrolle (tägliche Wundabstriche!) sowie der antibakteriellen Lokalbehandlung (z. B. 0,5%iges Silbernitrat) und der möglichst gezielten Antibiotikatherapie eine entscheidende Rolle zu.

Tierbisse sind häufig mit Penicillin-V-empfindlichen Pasteurella-multocida-Infektionen verbunden. Aber auch zahlreiche andere pathogene Bakterien werden in Bisswunden gefunden, z. B. S. aureus, S. intermedius, Streptokokken, Capnocytophaga canimorsus und Mischinfektionen mit Anaerobiern (u. a. Bacteroides, Clostridien). Bei Menschenbissen kommen am häufigsten Streptokokken, S. aureus, Eikenella corrodens, Haemophilus spp. und Anaerobier vor. Zur Minderung der Keimzahl sollte das Wundgebiet ausgiebig mit physiologischer Kochsalzlösung gespült werden, bei Punktionswunden durch Ausspülung unter Druck mit einer Spritze (keine Injektion in Nachbargewebe!). Nach sorgfältiger Abtragung von Nekrosen und Entfernung von Fremdkörpern wird bei infizierten Wunden und solchen, die später als 24 h in Behandlung kommen, ein verzögerter Wundverschluss nach 2–5 Tagen empfohlen. Auch Bisswunden durch tollwutverdächtige Tiere sollten möglichst nicht genäht werden. Bei Handbissverletzungen, Punktionsbissverletzungen und „schmutzigen" Bisswunden jeder Lokalisation ist die (parenterale?) Gabe von Antibiotika indiziert (z. B. eine Aminopenicillin-Betalaktamasenhemmerkombination). Die Tetanus- und bei entsprechendem Verdacht die Tollwutimpfung sind einzuhalten.

Die **Katzenkratzkrankheit** ist durch eine lokale Papel oder Pustel und die Ausbildung einer regionären Lymphadenitis einige Wochen nach dem Kratzen oder dem Biss einer Katze gekennzeichnet. Fieber und Allgemeinsymptome kommen vor, später gelegentlich verkäsende Granulome und Mikroabszesse in verschiedenen Organen, z. B. Leber, Milz, ZNS. Bei Aidspatienten nimmt die Erkrankung einen progredienten Verlauf (bazilläre Angiomatose). Die Diagnose kann serologisch durch den Nachweis spezifischer Antikörper bestätigt werden. Die Erreger (meist Bartonella henselae) lassen sich histologisch insbesondere im Endothel kleiner Gefäße nachweisen. Die kulturelle Anzüchtung gelingt in speziellen Nährmedien. Die orale Therapie mit Erythromycin (tgl. 4-mal 500 mg), Ciprofloxacin (tgl. 2-mal 500 mg), Co-trimoxazol (tgl. 2-mal 960 mg) oder Doxycyclin (tgl. 2-mal 200 mg) erstreckt sich über mindestens 10 Tage, bei Abwehrschwäche deutlich länger. Betalaktam-Antibiotika sind unwirksam.

Milzbrand entwickelt sich 2–7 Tage nach Inokulation von Bacillus anthracis (oder -Sporen) in Hautläsionen. Aus einer schmerzlosen Papel, die in ein Bläschen übergeht, entwickelt sich ein Geschwür mit blauschwarzem Schorf und ausgedehntem Randödem. Der Milzbrandkarbunkel ist auffallend indolent, die Entzündung der regionären Lymphknoten hingegen sehr schmerzhaft. Hautmilzbrand führt im Gegensatz zum Lungen- oder Darmmilzbrand nur selten zu einer septischen Allgemeininfektion. Die Diagnose wird kulturell durch den Erregernachweis aus dem Wundsekret in den Randpartien des Karbunkels bestätigt. Penicillin G (tgl. 4-mal 5 Mio. IE i.v. für 2 Wochen) gilt als Mittel der Wahl, bei Penicillinallergie Doxycyclin (tgl. 200 mg oral). Zur Postexpositionsprophylaxe wird Ciprofloxacin (tgl. 2-mal 500 mg oral) empfohlen (Therapie mit 3-mal 500 mg oral).

Muskelinfektionen entstehen meist durch hämatogene Streuung von Staph. aureus, seltener von Streptokokken oder Salmonellen in die Skelettmuskulatur, vor allem des Oberschenkels. Es kommt zu Muskelschmerzen, Schwellung und Fieber sowie zur Bildung eines Abszesses, seltener zu multiplen Abszessen (**Pyomyositis**). Der Erregernachweis gelingt im Abszesspunktat, seltener in der Blutkultur. Bei größeren Abszessen muss inzidiert und drainiert werden, ansonsten werden Antibiotika gegeben (z. B. tgl. 3-mal 600 mg Clindamycin i.v. oder oral).

Eine **nekrotisierende Myositis** kann in seltenen Fällen durch Streptokokken der Gruppe A ausgelöst werden, i. A. spontan ohne vorherige Pharyngotonsillitis. Die befallene Muskulatur ist extrem schmerzhaft, stark geschwollen, und innerhalb von 2–3 Tagen entwickelt sich ein meist tödliches toxisches Schocksyndrom. Differentialdiagnostisch gilt es, ein Kompartmentsyndrom abzugrenzen, ferner den Gasbrand und andere Formen einer krepitierenden Myositis. Für die Prognose entscheidend ist eine sofortige aggressive chirurgische Intervention mit Fasziotomie und Débridement der nekrotischen Gewebe. Außerdem werden hohe Dosen von Penicillin G (tgl. 3-mal 10 Mio. IE i.v.) oder Clindamycin (tgl. 3-mal 900 mg i.v.) gegeben.

Gasbrand ist eine perakute, lebensbedrohliche, toxische Infektion der Skelettmuskulatur. Der Gasbrand wird zu 80% durch Clostridium perfringens (in Erde und Darmflora) verursacht, in den restlichen Fällen durch andere anaerobe Klostridienarten, häufig in Mischinfektion mit Peptostreptokokken, Bacteroides und Enterobakterien. Eintrittspforten sind Wunden der Haut und Schleimhäute. Zur manifesten Infektion kommt es aber nur, wenn durch Zerreißungen, Quetschungen, Taschenbildung, Ischämie oder Fremdkörper anaerobe Bedingungen geschaffen sind. Nach einer Inkubationszeit von 1–5 Tagen breitet sich der Gasbrand bei extremem Wundschmerz unter Ödem- und Gasbildung beängstigend schnell im Gewebe aus. Bei Druck auf das gelblichbraune umgebende Gewebe (durch Hämolyse) tastet man eine charakteristische Krepitation, und Bläschen treten aus dem zundrig zerfallenden Wundgrund aus. Die sichtbare Muskulatur sieht wie „gekocht" aus. Das Vordringen der Gase in die Septen führt zu dem röntgenologischen Phänomen der „gefiederten Muskulatur". Gleich zu Beginn des Gasbrandes beobachtet man Tachykardie, auffallende Blässe, wechselnd hohe Temperaturen und ein foudroyant toxisches Bild bis hin zu schwerem Schock mit Ikterus durch toxisch bedingte Hämolyse und Leberzerfall. Die Diagnose wird klinisch gestellt (rasch zunehmende Schmerzen, Schwellung bis in die weitere Wundumgebung ohne äußere Entzündungszeichen, Krepitation, Gasaustritt an den Wundrändern, rascher allgemeiner Verfall) und durch den Keimnachweis (grampositive Stäbchen!) im hämorrhagischen leukozytenarmen Exsudat gesichert. Phlegmonen mit starker subkutaner Gasbildung und Myonekrosen durch gramnegative Stäbchen, Streptokokken und Bacteroides gilt es abzugrenzen (günstigere Prognose). Ein promptes chirurgisches Débridement der nekrotischen Gewebe und die großzügige Spaltung der befallenen Muskellogen und Faszienräume sind die primären Maßnahmen, evtl. ergänzt durch eine hyperbare Sauerstofftherapie. Bereits bei klinischem Verdacht muss unverzüglich und hochdosiert mit Penicillin G behandelt werden (tgl. 3-mal 10 Mio. IE i.v.), wegen der häufigen Mischinfektion mit anderen Anaerobiern in Kombination mit Clindamycin (tgl. 3-mal 900 mg i.v.). Bei Penicillinallergie kann Metronidazol gegeben werden (tgl. 3-mal 500 mg i.v.). Phlegmonöse gasbildende Mischinfektionen erfordern eine Therapie mit Cefotaxim (tgl. 3-mal 2 g i.v.) plus Metronidazol (3-mal 500 mg i.v.). Bei Nachweis von Clostridium perfringens ohne klinische Gasbrandzeichen sollte Penicillin G gegeben werden. Bei verschmutzten Wunden und ischämischem Gewebe ist eine Gasbrandprophylaxe mit Penicillin G (tgl. 3-mal 10 Mio. IE i.v.) oder Clindamycin (tgl. 3-mal 600 mg i.v.) unerlässlich. Die Gabe von Gasbrandantitoxin gilt als obsolet.

Die **nichtklostridiale krepitierende Myositis** durch aerob-anaerobe Mischinfektionen manifestiert sich meist 3–4 Tage nach einer Verletzung mit einer Schwellung der betroffenen Muskulatur, im Gegensatz zum Gasbrand zunächst ohne besonderen Schmerz. Die Gasbildung in den Muskeln und Faszien ist weniger ausgeprägt. Anders als beim Gasbrand findet sich sehr bald ein deutliches Hautemphysem. In dem fötide riechenden, seropurulenten Exsudat sind anaerobe Streptokokken zusammen mit Gruppe-A-Streptokokken, Staph. aureus oder anderen Erregern nachweisbar. Die Behandlung erfolgt mit hohen Dosen Penicillin G (tgl. 3-mal 10 Mio. IE i.v.), am besten in Kombination mit einem Betalaktamasehemmer (tgl. 3-mal 1 g Sulbactam i.v.), erforderlichenfalls zusätzlich ein chirurgisches Débridement.

Aeromonas-hydrophilia-Myonekrosen können z. B. nach penetrierenden Verletzungen in Fischwasserbecken auftreten. Die Infektion mit dem fakultativ anaeroben gramnegativen Erreger führt innerhalb von 1–2 Tagen zu einer schmerzhaften nekrotisierenden Myositis mit subfaszialer Gasbildung. Die Erreger sind meist auch im Blut nachweisbar. Ein sofortiges ausgiebiges chirurgisches Débridement und eine hochdosierte Antibiotikatherapie mit Ciprofloxacin (tgl. 3-mal 400 mg i.v.) und Gentamicin (tgl. 1-mal 5 mg/kg i.v.) sind erforderlich.

Infektiöse Arthritiden (s. auch Kap. 7.6) entstehen hämatogen, traumatisch, fortgeleitet und iatrogen nach Punktionen. Häufigste Erreger sind Staph. aureus, Streptokokken,

Tabelle 2.3-34. Antibiotikatherapie bei infektiöser Arthritis

Erreger	Antibiotikum	Dosis	Alternative	Dosis
Unbekannt	Ampicillin/Sulbactam	3-mal 3 g	Cefotaxim ± Flucloxacillin	3-mal 2 g 3-mal 4 g
Staph. aureus	Flucloxacillin	3-mal 4 g	Clindamycin oder Fosfomycin	3-mal 900 mg 3-mal 5 g
Streptokokken	Penicillin G	3-mal 10 Mio. IE	Clindamycin	3-mal 600–900 mg
Haemophilus influenzae	Ampicillin	3-mal 4 g	Cefotaxim	3-mal 2 g
Enterobakterien	Cefotaxim ± Gentamicin[a]	2- bis 3-mal 2 g 1-mal 3–5 mg/kg	Ciprofloxacin	3-mal 500 mg p.o.
Pseudomonas aeruginosa	Ceftazidim + Tobramycin[a]	3-mal 2 g 1-mal 3–5 mg/kg	Imipenem/Cilastatin oder Ciprofloxacin	3-mal 1 g 3-mal 500 mg p.o.
Gonokokken	Ceftriaxon	1-mal 2 g		
Koagulase-neg. Staphylokokken	Vancomycin	2-mal 1 g	Fosfomycin ± Rifampicin	3-mal 5 g 2-mal 300 mg
Mycobacterium tuberculosis	Isoniazid + Rifampicin + Pyrazinamid + Ethambutol	5 mg/kg 10 mg/kg 25 mg/kg 25 mg/kg		
Candida	Fluconazol	1-mal 800 mg i.v./p.o.	Amphotericin B ± Flucytosin	1 mg/kg Inf. 100–500 mg/kg p.o.

[a] Aminoglykoside nie länger als 10 (–14) Tage geben!

Haemophilus influenzae (bei Kindern), Salmonellen und andere Enterobakterien. Mischinfektionen mit Anaerobiern kommen vor. Bei infizierten Gelenkprothesen ist S. epidermidis ein besonders häufiger Erreger. Die eitrigen Gelenkentzündungen befallen meist ein, selten mehrere Gelenke und verlaufen typischerweise akut mit Fieber und deutlichen klinischen und laborchemischen Entzündungszeichen. Bei Kindern und älteren Patienten werden aber auch blande, afebrile Verläufe beobachtet. Eine rasche Erregerdiagnostik vor Therapiebeginn (Ergusspunktion, Blutkulturen) ist Voraussetzung für eine erfolgreiche Behandlung, um schwere Gelenkzerstörungen zu vermeiden. Die Antibiotikatherapie sollte parenteral und möglichst gezielt erfolgen (Tabelle 2.3-34).

Die Dauer der Antibiotikatherapie sollte mindestens 2, besser 4 Wochen betragen, bei gonorrhoischer Arthritis genügen 1–2 Wochen. Bei infizierten Gelenkprothesen (S. aureus oder epidermidis) kann eine Behandlung für 6 Wochen versucht werden; bei einem Rezidiv sollte die Prothese jedoch entfernt und frühestens nach einer weiteren 6-wöchigen Antibiotikatherapie eine neue Prothese implantiert werden. Nach neueren Daten lassen sich etwa 60% der Patienten durch eine langfristige Behandlung mit Levofloxacin plus Rifampicin über 6–12 Monate sanieren.

Für orale Behandlungen sind insbesondere Clindamycin (3-mal 600 mg) sowie Gyrasehemmer (z. B. 3-mal 500 mg Ciprofloxacin oder 1-mal 400 mg Moxifloxacin) geeignet, bei S.-aureus-Infektionen evtl. auch Flucloxacillin (3-mal 1–2 g).

Wichtig ist die möglichst vollständige Entfernung des Eiters aus der Gelenkhöhle, z. B. durch wiederholte Punktionen oder besser noch durch eine kontinuierliche Saugdrainage. Lokale Spülungen mit Antibiotika sind obsolet (→ chemische Synovitis). Die kurzfristige Ruhigstellung des Gelenkes, evtl. mit Schienung, ist angebracht. Wegen der Gefahr einer raschen Versteifung sollte das Gelenk jedoch wenigstens 1-mal tgl. durchbewegt werden. Örtliche Kälteapplikationen sind zur subjektiven Beschwerdelinderung erlaubt.

Zur Verhütung einer sekundären Protheseninfektion sind bei operativen Eingriffen und bei Infektionen kurzfristige Antibiotikagaben wie bei der Endokarditisprophylaxe sinnvoll.

Reaktive Arthritiden (s. auch Kap. 7.10.3) sind entzündliche Gelenkerkrankungen, die para- oder postinfektiös im Rahmen einer extraartikulären bakteriellen Infektion auftreten. Die Erreger lassen sich aus den befallenen Gelenken nicht isolieren, allenfalls einige Erregerbestandteile. Klinisch finden sich Oligoarthritiden, insbesondere der unteren Extremität, aber auch Spondylitiden, Spondylarthritiden und die Sakroiliitis, oft auch extraartikuläre Manifestationen besonders der Augen sowie der Haut und Schleimhäute. Enthesiopathien, Tendosynovitiden und Myalgien kommen hinzu. Eine genetische Disposition (HLA-B27) ist bei 50% der Patienten mit einer reaktiven Arthritis nachweisbar.

Das Reiter-Syndrom (Arthritis + Urethritis + Konjunktivitis) ist eine klassische (postinfektiöse) reaktive Arthritis nach urogenitalen und/oder intestinalen Infektionen. Inkomplette Verlaufsformen kommen vor. Wenn die vorausgehende Infektion asymptomatisch verlief, ist die Einordnung schwierig.

Die Diagnostik bei reaktiven Arthritiden umfasst die Frage nach kürzlich durchgemachten Infektionen:

- Urogenitaltrakt: Chlamydia trachomatis, Ureaplasma urealyticum, Mycoplasma hominis, Gonokokken
- Magen-Darm-Trakt: Yersinien, Campylobacter, Salmonellen, Shigellen, Clostridium difficile, Hafnia alvei
- Bronchopulmonaltrakt: Streptokokken, Chlamydia pneumoniae
- Sonstige Infektionen: Borrelia burgdorferi, Hepatitis-B- u. a. Viren

Der Erregernachweis in der Gelenkflüssigkeit ist meist schwierig, ebenso der serologische Nachweis der ursächlichen Infektion. Ätiologisch hinweisend wäre ein 4facher Titeranstieg. Der Nachweis bakterieller Antigene in der Synovialflüssigkeit und -membran ist nicht Routine.

Die Prognose ist meist günstig, mit spontaner Ausheilung innerhalb von 6 Monaten. Chronische und rezidivierende Verläufe (bei 5–40%) sind jedoch möglich. Behandlungen mit Antibiotika sind nur bei noch floriden Infektionen sinnvoll. Der Verlauf der Arthritis wird durch Antibiotika meist nicht beeinflusst, sodass nur eine symptomatische Therapie mit nichtsteroidalen Antirheumatika und evtl. mit Glukokortikoiden (intraartikulär!) in Betracht kommt. Auch zur Rezidivprophylaxe der Arthritis sind Antibiotika im Gegensatz zum rheumatischen Fieber nicht geeignet.

Die **Lyme-Arthritis** unterscheidet sich insofern von den übrigen reaktiven Arthritiden, als bei ihr lebende, vermehrungsfähige Erreger in der Synovia, der Gelenkkapsel und dem Bandapparat präsent sind. Im Gegensatz zu den vorwiegend intrazellulären Erregern der reaktiven Arthritis ist Borrelia burgdorferi ein ganz überwiegend extrazellulär gelegener Erreger. Der kulturelle Erregernachweis aus der Synovialflüssigkeit gelingt selten; auch der Nachweis von Borrelien-DNA mittels Polymerase-Kettenreaktion (PCR) wird bei der Lyme-Arthritis als Hinweis auf eine direkte Präsenz der Erreger im Gelenk gewertet. Obwohl nur relativ wenige Erreger in den entzündeten Gelenken nachweisbar sind und Borrelien auch keine Toxine produzieren, kommt es häufig zu einer ausgeprägten Entzündungsreaktion mit exsudativen Gelenkergüssen. Die Frage, ob die Lyme-Arthritis eine echte infektiöse Arthritis oder doch mehr eine reaktive postinfektiöse Arthritis ist, kann noch nicht definitiv beantwortet werden.

Klinisch ist die Gelenkborreliose durch eine ungewöhnliche Variationsbreite der Arthritis gekennzeichnet. Über Arthralgien und Myalgien wird im Rahmen grippeähnlicher Symptome häufig schon im Frühstadium der Borreliose (Stadium I) geklagt. Arthralgien und gelegentlich auch Arthritiden sowie auch Enthesiopathien finden sich Wochen bis Monate nach Infektionsbeginn im Stadium der Disseminierung (Stadium II). Die typische Lyme-Arthritis findet man jedoch erst nach Monaten bis Jahren im Spätstadium der Borreliose (Stadium III).

Das Befallsmuster ist meist mono- oder oligoartikulär, in 80% mit Kniegelenksbefall. Neben schmerzhaften Arthritiden mit mitunter großen Ergüssen sind auch sehr schmerzhafte Arthralgien möglich. Der Gelenkbefall verläuft ohne wesentliche Rötung; erosive Veränderungen sind selten. Zwischen Stunden bis Tage andauernden Gelenkbeschwerden liegen auch Tage bis Monate ohne wesentliche Beschwerden.

Die Diagnose ist schwierig, wenn ein Zeckenstich und ein Erythema migrans anamnestisch nicht eruierbar sind. Serologisch sind spezifische IgM-Antikörper frühestens 1–2 Wochen nach Symptombeginn (z. B. Erythema migrans) für viele Monate nachweisbar. Der alleinige Nachweis von hohen IgG-Antikörper-Titern ist typisch für ein Stadium III der Borreliose. Die Serologie kann auch, vor allem bei frühem Einsatz von Antibiotika, negativ bleiben. Der direkte Erregernachweis ist schwierig und nur bei einigen Patienten erfolgreich, ebenso der Nachweis spezifischer DNA z. B. mittels PCR. Weil über 90% der Borrelieninfektionen asymptomatisch verlaufen und spontan ausheilen (mit „serologischer Narbe"), muss der serologische Befund mit den klinischen Symptomen in Einklang zu bringen sein. Eine Behandlung mit Doxycyclin (tgl. 200 mg oral für 3 Wochen) wird bei entsprechenden Beschwerden empfohlen, bei Versagen oder auch primär kann Ceftriaxon (tgl. 2 g i.v. für 3 Wochen) oder Cefotaxim (tgl. 3-mal 2 g i.v. für 3 Wochen) gegeben werden. Vollremissionen werden bei 80% der Patienten erzielt. Trotzdem persistieren die Antikörperspiegel jahrelang, sodass der Therapieerfolg nicht serologisch zu kontrollieren ist. Chronisch-rezidivierende Verläufe mit jahrelangen Beschwerden sind bei 10% der symptomatischen Patienten zu erwarten.

Osteomyelitiden können Folge einer hämatogenen Infektion sein oder fortgeleitet infolge von Trauma, Weichteilinfektion oder intraoperativer Kontamination auftreten.

Die **akute diffuse Osteomyelitis** ist durch hämatogene Streuung, meist von Staph. aureus, entstanden (alle Altersklassen). Weitere Erreger sind vor allem Streptokokken der Gruppe B und E. coli (Neugeborene) sowie Streptokokken der Gruppe A und Haemophilus influenzae (Kinder). Bei Erwachsenen findet man neben S. aureus (60%) am ehesten Koagulase-negative Staphylokokken (30%) sowie E. coli, Serratia und Pseudomonas aeruginosa (jeweils bis zu 10%). Nach Fußsohlenverletzungen ist bei bis zu 90% der Patienten Pseudomonas aeruginosa nachweisbar. Auch bei Osteomyelitis im Rahmen von Heroinabusus ist dieser Erreger häufig. Bei Aidspatienten kann es zu einer akuten Osteomyelitis mit Candida, Aspergillus oder atypischen Mykobakterien kommen.

Klinisch findet sich bei der akuten Osteomyelitis ein lokaler Schmerz, verbunden mit Schonstellung; mitunter ist eine entzündliche Schwellung tastbar. Neben akuten Verläufen mit stärksten Schmerzen, Schüttelfrost und hohem Fieber werden bei 50% nur vage Lokalbeschwerden bis hin zu subklinischen Verläufen beobachtet. Bei Kindern und Jugendlichen werden insbesondere die langen Röhrenknochen befallen, wo in den sinusoidalen Venen durch den langsamen Blutstrom und relativen Phagozytenmangel die Bakteriensequestration aus der Blutbahn begünstigt wird. Beim Erwachsenen ist das Mark in den langen Röhrenknochen durch Fettgewebe ersetzt, sodass jetzt häufiger die Wirbelkörper betroffen sind.

Die Diagnostik erfordert eine sorgfältige und umfangreiche Probenentnahme *vor* Therapiebeginn: Blutkulturen auf aerobe und anaerobe Keime, Abstriche von mutmaßlichen Ausgangsherden, Punktion subperiostaler Abszesse, Knochenpunktion oder -biopsie. Das Biopsiematerial muss sorgsam zerkleinert und ausreichend lange auf verschiedenen Nährböden bebrütet werden. Der kulturelle Erregernachweis kann durch serologische Untersuchungen z. B. auf Staphylokokken (nicht Staph. epidermidis), Streptokokken der Gruppe A, Salmonellen, Brucellen und Bartonellen ergänzt werden. Von Seiten der bildgebenden Verfahren ist mit der Kernspintomographie eine Frühdiagnose der diffusen Osteomyelitis schon nach 2 Tagen möglich, mit der Computertomographie oder der Knochenszintigraphie erst nach 1–2 Wochen, mit konventionellen Röntgenaufnahmen erst nach 3 Wochen.

Die Therapie der akuten diffusen Osteomyelitis erfordert eine gezielte Therapie mit bakteriziden Antibiotika in hohen Dosen für 6–8 Wochen (Tabelle 2.3-35).

Als ungezielte Therapie bei noch unkanntem Erreger kann nach Probenentnahme bei Erwachsenen zunächst mit Clindamycin begonnen werden, bei Kindern wegen möglicher Hämophilusinfektion zusätzlich mit Cefotaxim (tgl. 3-mal 50 mg/kg i.v.). Bei Immunsuppression und Verdacht auf Pseudomonas oder andere gramnegative Keime ist die Kombination von Ceftazidim (tgl. 3-mal 2 g i.v.) und Tobramycin (tgl. 3-mal 1–2 mg/kg) oder von Ciprofloxacin (tgl. 3-mal 500 mg oral) ± Tobramycin indiziert. Glykopeptide sind schlecht knochengängig und sollten deshalb nur bei Osteomyelitis durch Staph. epidermidis in Kombination mit Fusidinsäure oder Rifampicin gegeben werden.

Nach klinischer Besserung und Normalisierung des CRP kann nach 2- bis 4-wöchiger parenteraler Initialtherapie häufig mit einem oralen Antibiotikum weiterbehandelt werden (Tabelle 2.3-36). Wegen ihrer guten Bioverfügbarkeit ist mit Gyrasehemmern und Clindamycin auch eine primär orale Therapie möglich, z. B. bei der Osteomyelitis von Heroinsüchtigen.

Die **chronische Osteomyelitis** entsteht nach Traumata oder Operationen, fortgeleitet bei umgebenden Weichteilinfektionen, ferner bei infizierten Fremdkörpern und schließlich nach ungenügend behandelten akuten Infektionen. Der Brodie-Abszess ist eine Sonderform der Osteomyelitis; er ist meist staphylogen bedingt.

Die Erregerdiagnostik ist oft schwierig. Je nach Entstehung muss mit einem unterschiedlichen Erregerspektrum gerechnet werden (Tabelle 2.3-37). Gelingt kein Keimnachweis, sollten auch Osteomyeliten durch Mykobakterien, Brucellen, Aktinomyzeten, Candida, Kryptokokken und Aspergillen ausgeschlossen werden.

Tabelle 2.3-35. Parenterale Antibiotika bei Osteomyelitis

Antibiotikum	Tagesdosis	Erreger
Flucloxacillin	3-mal 4 g	Staph. aureus
Clindamycin	3-mal 900 mg	Staph. aureus, Streptokokken
Penicillin G	3-mal 10 Mio. IE	Streptokokken, empfindl. Staph.
Fosfomycin	3-mal 5 g	Empfindl. Staph., auch Staph. epiderm.
Fusidinsäure (in Kombination)	4-mal 500 mg	Staph. aureus

Tabelle 2.3-36. Orale Antibiotika bei Osteomyelitis

Antibiotikum	Tagesdosis	Erreger
Flucloxacillin	3-mal 1–2 g	Staph. aureus
Clindamycin	3-mal 600 mg	Staph. aureus, Streptokokken
Ciprofloxacin	3-mal 500 mg	Staph. aureus, Pseudomonas aerug. u. a. gram-negative Keime, Brucellen

Tabelle 2.3-37. Erregerspektrum bei chronischer Osteomyelitis

Entstehung	Häufiger Erreger
Trauma	Staphylokokken, E. coli, Proteus, Pseudomonas aeruginosa (häufig Mischinfektionen)
Postoperativ	Staphylokokken, E. coli, Proteus
Diabetische Gangrän	Aerob-anaerobe Mischinfektionen
Kieferosteomyelitis	Staphylokokken, Mischinfektion mit Anaerobiern (z.B. Peptostreptokokken, Bacteroides, Fusobakterien, Aktinomyzeten)
Prothese	Staph. aureus, Staph. epidermidis, Pseudomonas aeruginosa
Brodie-Abszess	Staph. aureus

Die Therapie erfordert vor allem eine chirurgische Sanierung (Débridement) sowie plastische Maßnahmen (z. B. Transplantation von Knochen, Muskel und/oder Haut zur Verbesserung der Durchblutung bei AVK), bei Prothesenosteomyelitis die Entfernung der Prothese. Die Osteomyelitis mit Knochensequester ist nur durch eine vollständige Ausräumung des infizierten avitalen Gewebes (Sequestrotomie) möglich. Eine lokale Antibiotikaapplikation (z. B. mit Gentamicin-PMMA) kann als adjuvante Maßnahme versucht werden. Eine gezielte Antibiotikatherapie muss oft über Monate erfolgen, evtl. sogar im Sinne einer Dauersuppression.

Literatur

Adal KA, Cockerell CI, Petri WA Jr (1994) Cat scratch disease, bacillary angiomatosis and other infections due to Rochalimaea. N Engl J Med 350: 1509

Bisno AL, Stevens DL (1996) Streptococcal infections of skin and soft tissues. N Engl J Med 334: 240–245

Horan TC, Gaynes RP, Martone WJ, Jarvis WR, Emori TG (1992) CDC definitions of nosocomial surgical site infections, 1992: a modification of CDC definitions of surgical wound infections. Am J Infect Control 20: 271–274

Kujath P, Eckmann C (1998) Die nekrotisierende Fasziitis und schwere Weichteilinfektionen durch Gruppe-A-Streptokokken. Diagnose, Therapie und Prognose. Dtsch Ärztebl 95: B 347–352

Kuntz P, Pieringer-Müller E, Hof H (1996) Infektionsgefährdung durch Bissverletzungen. Dtsch Ärztebl 93: B 765–768

Mader JT, Calhoun J (2000) Osteomyelitis. In: Mandell GL, Bennett JE, Dolin R (eds) Mandell, Douglas and Bennett's principles and practice of infectious diseases, 5th edn. Churchill Livingstone, Philadelphia, 1182–1200

Nadal D, Zbinden R (1996) Erkrankungen durch Bartonellen. Internist 37: 890–894

Norden C, Gillespie WJ, Nade S (eds) (1994) Infections in bones and joints. Blackwell Scientific Publications, Boston

Norman C (2000) HIV and Africa's future. Science 288(5474): 2149

Podbielski A, Rozdzinski E, Wiedeck H, Lütticken R (1998) Gruppe-A-Streptokokken und die nekrotisierende Fasziitis. Dtsch Ärztebl 95: B 353–359

Priem S, Franz J, Krause A (1999) Ätiologie und Pathogenese bakteriell bedingter Arthritiden. Infektiöse Arthritis, reaktive Arthritis, Lyme-Arthritis. Internist 40: 936–944

Sander A, Kalibe T, Bredt W (1996) Bartonella (Rochalimaea)-Infektionen: Katzenkratzkrankheit und bazilläre Angiomatose. Dtsch Med Wochenschr 121: 65–69

Schmidt KL (Hrsg) (2000) Checkliste Rheumatologie. Thieme, Stuttgart New York

Simon C, Stille W (1999) Antibiotika-Therapie in Klinik und Praxis, 10. Aufl. Schattauer, Stuttgart

Smith JW, Hasan MS (2000) Infectious Arthritis. In: Mandell GL, Bennett JE, Dolin R (eds) Mandell, Douglas and Bennett's principles and practice of infectious diseases, 5th edn. Churchill Livingstone, Philadelphia, 1175–1182

Steere AC (2001) Lyme Disease. N Engl J Med 345: 115–125

Swartz MN (2000) Myositis. In: Mandell GL, Bennett JE, Dolin R (eds) Mandell, Douglas and Bennett's principles and practice of infectious diseases, 5th edn. Churchill Livingstone, Philadelphia, 1058–1066

Immunologisch bedingte Krankheiten

Johann O. Schröder

3.1	Primäre Immundefekte	115
3.2	Immunologisch bedingte Hypersensitivitätsreaktionen vom Soforttyp	130
3.3	Systemischer Lupus erythematodes	140
3.4	Sjögren-Syndrom	147
3.5	Dermatomyositis und Polymyositis	151
3.6	Systemische Sklerodermie	156
3.7	Vaskulitiden	160
3.8	Morbus Behçet	180
3.9	Polychondritis	183
3.10	Plasmapherese und Immunadsorption	185

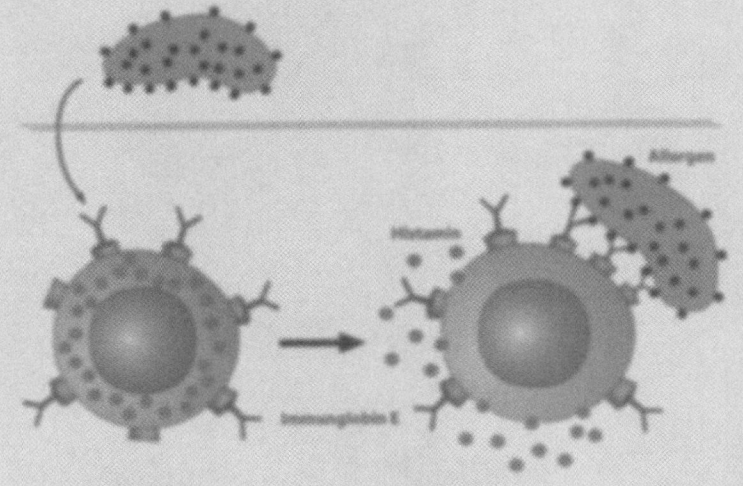

3.1 Primäre Immundefekte
Bodo Grimbacher und Uwe Wintergerst

3.1.1 Allgemeine Grundsätze

Bei den primären Immundefekten handelt es sich vorwiegend um seltene Erkrankungen, deren Inzidenz je nach Defekt sehr variiert und in einer Größenordnung von 1:600 (selektiver IgA-Defekt), 1:25.000 (variables Immundefektsyndrom, CVID) oder 5:1.000.000 (Morbus Bruton, XLA) oder sogar auch weit darunter liegen kann (Hyper-IgE-Syndrom). Das Management dieser Patienten erfordert die enge Zusammenarbeit zwischen dem betreuenden Haus- oder Kinderarzt, Ärzten aus immunologischen Schwerpunktzentren sowie weiteren Fachärzten, wie z. B. Dermatologen, Pneumologen und Gastroenterologen. Die Therapieeinleitung wird in immunologischen Schwerpunktzentren begonnen, in denen die Patienten dann auch in regelmäßigen Abständen, mindestens aber jährlich, vorstellig werden sollten.

Inzidenz von adult-manifestierenden primären Immundefekten

In der seltenen Gruppe der angeborenen Immundefizienzen beziehen sich epidemiologische Daten meist auf größere Kohorten eines bestimmten Immundefektzentrums oder auf Patientenregister. Letztere werden z. B. von der European Society for Immunodeficiencies (ESID) oder in den USA von der Immune Deficiency Foundation (IDF) geführt. Die Analyse dieser Register zeigt, dass sich die Mehrheit der Patienten mit angeborenen Immundefektsyndromen in der Behandlung von Internisten befindet. Im europäischen Register mit insgesamt 7615 Datensätzen wurden 3350 Kinder bis zum 15. Lebensjahr sowie 4265 Jugendliche und Erwachsene älter als 15 Jahre gemeldet (Abb. 3.1-1). Interessant ist, dass die Prävalenz der angeborenen Immundefekte erst nach dem 30. Lebensjahr deutlich abzufallen scheint. Abbildung 3.1-2 listet die jeweiligen Häufigkeiten der Diagnosen für Patienten unter 15 Lebensjahren und darüber auf.

Diese Zahlen belegen eindrucksvoll, dass sich der Internist mit dem Krankheitsbild der angeborenen Immundefekte vertraut machen sollte, um dem wachsenden Anspruch, den Pädiatern ihre erwachsen gewordenen Patienten abzunehmen, gerecht zu werden.

Familienmanagement beim Auftreten primärer Immundefekte

Wird bei einem Patienten die Diagnose eines primären Immundefektes gestellt, sollte ein familiäres Auftreten ausgeschlossen werden. Insbesondere die jüngeren Geschwister eines Indexpatienten sollten untersucht werden. Bei Immundefekten mit bekanntem genetischen Defekt kann die molekulargenetische Testung diesen möglicherweise schon vor Auftreten der klinischen Symptomatik bei Familienangehörigen aufzeigen und somit den Schweregrad der Erstmanifestation reduzieren helfen. Außerdem ist sie bei der Identifizierung eines möglichen Überträgerstatus hilfreich.

Wichtig ist die genetische Beratung für Familien, in denen ein primärer Immundefekt bekannt ist. Eltern müssen über das Risiko, ein weiteres erkranktes Kind zu bekommen, aufgeklärt werden. Die fötale Gewebetypisierung in utero beinhaltet neben den diagnostischen Möglichkeiten auch den Vorteil frühzeitiger Therapien, wie z. B. die haploidentische Knochenmarktransplantation in utero oder die frühzeitige Identifizierung möglicher Nabelschnurblutspender.

Neonatales Management

Falls die pränatale Diagnostik einen Immundefekt des Feten nahe legt, können vom Spezialisten vorsorgende Maßnahmen getroffen werden. Dazu gehört z. B. die Entbindung per Kaiserschnitt, wenn eine neonatale Thrombozytopenie (z. B. beim Wiskott-Aldrich-Syndrom) erwartet wird, um eine zerebrale Blutung unter der Geburt zu verhindern. Das Nabelschnurblut des Patienten sollte für immunologische Untersuchungen und mögliche zukünftige Gentherapieprotokolle, das Nabelschnurblut gesunder Geschwister für mögliche Stammzelltransplantationen asserviert werden.

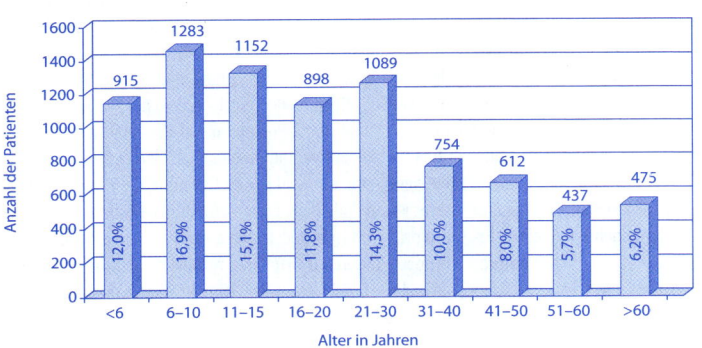

Abb. 3.1-1. ESID Registry (n = 7615; inkl. 22% CVID)

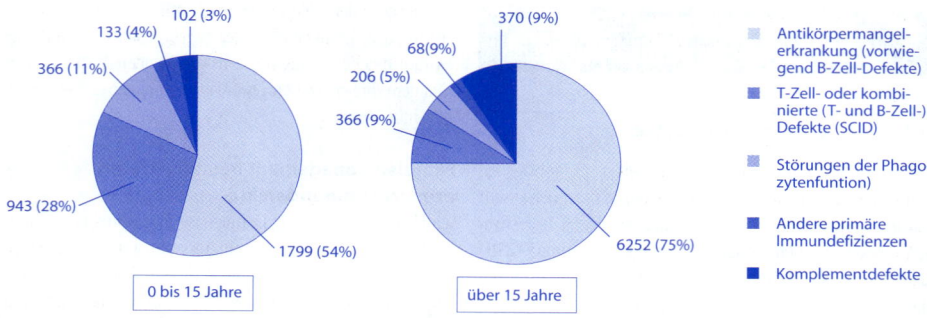

Abb. 3.1-2. Verteilung der verschiedenen Kategorien der Immundefekte auf „Early-onset"-(≤15 Jahre) und „Late-onset"-(>15Jahre) Manifestationen (n=7605)

Bei einem Neugeborenen mit einem schweren kombinierten Immundefekt kann es nötig werden, das Kind in Umkehrisolation zu pflegen, bis eine definitive Therapie (z. B. Knochenmarktransplantation) erfolgt ist.

Allgemeine Empfehlungen

Patienten mit einem schweren Immundefekt sollten vor nosokomialer und häuslicher Exposition gegenüber Infektionserregern geschützt werden. Dazu kann unter anderem der Verzicht auf die Haltung von Haustieren sowie Meidung großer Menschenansammlungen in geschlossenen Räumen im Winterhalbjahr gehören. Insgesamt sollte jedoch versucht werden, den Patienten ein weitgehend normales Leben zu ermöglichen. Patienten mit einem Immundefekt sollten weder aktiv noch passiv rauchen. Bei einigen Immundefekten ist mit einer adäquaten Therapie, z. B. der Substitution von Immunglobulinen oder der Knochenmarktransplantation, eine nahezu normale Lebenserwartung und Lebensqualität möglich.

Ernährung

Die Größe und das Gewicht der Patienten sollten etwa alle 3–6 Monate tabellarisch dokumentiert werden. Ein Abfall in der Wachstums- und Gewichtskurve kann ein Indiz für chronische Infektionen oder Malignome sein. Zweiterkrankungen, die bei Patienten mit primären Immundefekten in erhöhter Inzidenz auftreten, sind z. B. die Hypothyreose, Malignome oder eine chronische Diarrhö. Im Falle einer chronischen Diarrhö sollten bei Immundefektpatienten eine Malabsorption, Malnutrition, eine Nahrungsmittelintoleranz und Hypovitaminosen, eine mikrobielle Fehlbesiedelung des Darmes (z. B. durch eine lang anhaltende antibiotische Therapie), eine chronische inflammatorische Darmerkrankung oder eine anatomische Anomalie des Gastrointestinaltraktes ausgeschlossen werden. Es empfiehlt sich, die Kalorienaufnahme zu dokumentieren und einen Ernährungsplan zu erstellen. Der Zusatz von Multivitaminpräparaten und Mineralstoffen kann nötig werden.

Bei Patienten mit enteralem Proteinverlustsyndrom, die einen sekundären gastrointestinalen Lymphozytenverlust mit konsekutiver Lymphopenie aufweisen, kann die Gabe mittelkettiger Triglyzeriden zur Linderung der gastrointestinalen Symptomatik und zum Anstieg der T-Zellen führen. Die Elimination eines möglichen Nahrungsmittelallergens sollte erwogen werden.

Bei Patienten mit Antikörpermangel unter kontinuierlicher Immunglobulinsubstitution sollte zum Ausschluss von Hepatitiden die Leberfunktion überprüft werden (s. unten). Andere Immundefekte können mit autoimmunen Hepatitiden assoziiert sein.

Respiratorische und pulmonale Probleme

Sinusitiden, Bronchitiden und rezidivierende Lungenentzündungen gehören zu den häufigsten Problemen bei humoralen Immundefekten und sind die Hauptursache für Morbidität und Mortalität. Klinische Zeichen einer chronischen Sinusitis sollten Anlass zu einer Keimidentifizierung mittels Abstrich sein; es empfiehlt sich die Anlage von Bakterien- und Pilzkulturen. Die klinische Verdachtsdiagnose kann durch eine röntgenologische Bildgebung erhärtet werden. Die Therapie besteht aus resistenzgerechten Antibiotikagaben, schleimhautabschwellenden Medikamenten und ggf. topischen Steroiden. Nasenpolypen sollten chirurgisch beseitigt werden. Eine chirurgische Sinusdrainage mittels einer Fensterungsoperation ist indiziert, falls lang anhaltende antibiotische Therapien nicht zu einer Heilung führen. Der klinische Verdacht auf eine Pneumonie sollte zur Durchführung einer Röntgenaufnahme des Thorax führen. Sollten die radiologischen Infiltrate auf die antibiotische Therapie hin nicht rückläufig sein oder besteht zudem der Verdacht auf eine Pneumocystis-jiroveci-Pneumonie, so empfiehlt sich eine bronchoalveoläre Lavage und in seltenen Fällen eine diagnostische Lungenbiopsie zur exakten Bestimmung des Erregers. Insgesamt ist eine jährliche Lungenfunktionstestung bei Patienten mit primären Immundefekten anzuraten. Die Ausbildung von Bronchiektasen auf Grund der rezidivierenden Infekte ist eine gefürchtete Komplikation und kann am besten durch Computertomographie der Lunge diagnostiziert werden. Immundefektpatienten mit chronischen Lungenerkrankungen sollten ein spezifisches Lungentherapieprogramm vom Pneumologen erhalten. Dieses kann Inhalationen von Bronchodilatatoren und Sekretolytika beinhalten. Lungenabszesse wie auch Pneumatozelen sollten bei Bedarf chirurgisch angegangen werden.

Hauterkrankungen

Patienten mit Immundefekten haben manchmal angeborene Hautanomalien, wie z. B. Teleangiektasien (Ataxia teleangiectatica) oder Vitiligo. Die häufigsten Komplikationen sind infektiöser Genese, wie z. B. Warzen (inkl. Molluscum-contagiosum-Infektionen) und Pilzinfektionen bei T-Zell- oder Granulozytendefekten. Darüber hinaus ist das chronische, oft superinfizierte, Ekzem ein häufiges Problem. Die Gabe topischer Steroide und Antihistaminika zur Linderung des Juckreizes sind beim Ekzem Hauptbestandteil der Behandlung. Bei bakteriellen Superinfektionen des Ekzemes oder bei regionaler Lymphadenopathie sollten systemische Antibiotika eingesetzt werden. Staphylokokkenspezifische Antibiotika, orale Cephalosporine, Trimethoprim-Sulfamethoxazol und Clarithromycin sind beim chronischen Ekzem bevorzugte Antibiotika. Bei schweren Hautinfektionen kann eine intravenöse Verabreichung der Antibiotika oft in Kombination mit lokalen Steroiden notwendig werden.

Patienten mit Neutropenie und Patienten, bei denen die Migration der immunkompetenten Zellen eingeschränkt ist, leiden besonders häufig unter Zahnfleischentzündungen und oralen Ulzerationen. Hier sollte die Mundhygiene mit zahnärztlicher Überwachung regelmäßig und zuverlässig durchgeführt werden. In schweren Fällen kann Thalidomid oder in Zukunft möglicherweise auch das Nachfolgepräparat Revimid hilfreich sein.

Beim Hyper-IgE-Syndrom und Granulozytendefekten steht häufig die Abszessneigung im Vordergrund und erfordert chirurgische Drainage und eine intravenöse sowie prophylaktische Antibiose. Patienten mit chronischer mukokutaner Candidose sprechen meist gut auf die orale oder intravenöse Gabe von Azolen an.

Aktivimpfungen

Auf Impfungen mit Lebendimpfstoffen sollte bei allen Patienten mit schweren Antikörpermangelsyndromen oder zellulären Immundefekten wegen des Risikos der vakzininduzierten Infektion verzichtet werden. Dazu gehörten früher die Pocken- und die orale Polioimpfung, heute die Masern-, Mumps- und Rötelnimpfung sowie die Tuberkuloseimpfung mit BCG. Die Impfung von Patienten mit selektivem IgA-Mangel, mit mukokutaner Kandidiasis und intakter Immunität zu anderen Antigenen, mit Phagozyten- und Komplementdefekten sowie die Impfung von Kindern mit komplett rekonstituiertem Immunsystem nach Knochenmarktransplantation müssen im Einzelfall beurteilt werden und sind bereits erfolgreich durchgeführt worden. Zudem sollten Eltern, Geschwister und andere Mitbewohner von Patienten mit primärem Immundefekt einen guten Impfschutz u. a. auch gegen Varizellen aufweisen, um den Patienten nicht zusätzlich zu gefährden. Andere Routineimpfungen, insbesondere durch Totimpfstoffe, einschließlich der jährlichen Influenzaschutzimpfung, sollten Patienten mit adäquater Antikörperantwort verabreicht werden. Eine ausreichende Immunantwort kann auch bei Patienten mit IgG-Subklassendefekten oder Ataxia teleangiectatica erwartet werden. Die Antikörperantwort auf die Impfstoffe kann diagnostisch als B-Zell-Funktionstest verwandt werden. Viele Patienten haben eine frühe Antikörperantwort, die nach 6–12 Monaten deutlich nachlässt. Bei Patienten mit wiederkehrenden Infekten des Respirationstraktes gilt es, die Notwendigkeit der Pneumokokkenimpfung mit einem polyvalenten Polysaccharidimpfstoff hervorzuheben. Bei Patienten mit intakter zellulärer Immunität können regelmäßige Tuberkulintests helfen, den immunologischen Status zu erheben und eine Tuberkulose zu entdecken (http://www.rki.de/infekt/epibull/2003/32_03.pdf).

Prophylaxe mit spezifischen Immunglobulinpräparationen und Passivimpfungen

Nach Exposition eines immundefizienten Kindes gegenüber Windpocken oder Herpes zoster kann die prophylaktische intravenöse Gabe des Varicella-Zoster-Immunglobulins und/oder die orale Gabe von Aciclovir (Beginn eine Woche nach Exposition) erwogen werden, um die Erkrankung an Windpocken zu verhindern. Bei Patienten mit Antikörperdefekten, die im Rahmen ihrer Therapie regelmäßige Immunglobulinsubstitutionen erhalten, ist die Gabe des Varicella-Zoster-Immunglobulins nicht zusätzlich indiziert, da die Konzentration der Varicella-Zoster-Antikörper im Routinepräparat üblicherweise ausreicht, um zumindest eine schwächere Verlaufsform der Windpocken oder deren Prävention zu bedingen. Der Einsatz von tetanusspezifischen Immunglobulinen (TIG) und Hepatitis-B-Immunglobulin (HBIG) ist nach stattgehabter Exposition wichtiger Bestandteil der Therapie des nichtimmunisierten immundefizienten Patienten.

Antibiotika

Die antibiotische Therapie von Infektionen ist neben der Ig-Substitutionstherapie und der Knochenmarktransplantation ein zentraler Baustein in der Behandlung des immundefizienten Patienten. Vor dem Einsatz der Antibiotika verstarben Patienten mit primären Immundefekten im frühen Kindesalter. Die antibiotische Therapie sollte unverzüglich begonnen und der Versuch der Keimasservation durch Abstriche oder Blutkulturen routinemäßig durchgeführt werden. Bei Patienten mit Phagozytosedefekten sollten intrazellulär gängige Antibiotika (z. B. Clindamycin, Rifampicin, Makrolide, Meropenem, Ciprofloxacin oder Vancomycin) angewendet werden. Im Vergleich zu Immungesunden sollte man die antibiotische Therapie jedoch frühzeitig und schon beim geringsten Verdacht auf eine invasive Infektion einleiten. Darüber hinaus sollte auf strikte Einhaltung der Therapiedauer geachtet werden. Falls die Infektion nicht prompt auf die Antibiotikagabe anspricht, ist eine mykobakterielle, virale, Pilz- oder Protozoeninfektionen (Pneumocystis jiroveci) zu bedenken. In diesen Fällen ist eine exakte mikrobiologische Diagnose mit Keimidentifizierung nötig. Zuweilen mag dieses Vorgehen invasive Prozeduren wie die bronchoalveoläre Lavage oder die Biopsie nötig machen.

Vor chirurgischen oder zahnchirurgischen Eingriffen sollte eine prophylaktische Antibiotikagabe erfolgen. Amoxicillin oder Gentamycin sollten 1 h vor sowie 6 h und 18 h nach einem großen chirurgischen Eingriff i.v. verabreicht werden. Alternativ kann eine 3-tägige orale Breitspektrumantibiotikagabe für kleinere Eingriffe (z. B. Beseitigung von Zahnstein) gewählt werden.

Eine kontinuierliche antibiotische Prophylaxe ist bei Patienten mit primären Immundefekten häufig von Vorteil. Insbesondere beim Wiskott-Aldrich-Syndrom, bei Immundefekten mit Antikörpermangel und unzureichendem Schutz durch intravenöse Immunglobulinsubstitutionen oder bei Patienten mit Phagozytendefekten, für die keine spezifische Therapie bekannt ist, kann eine Dauerprophylaxe mit Penicillin, Ampicillin oder Dicloxacillin bzw. Trimethoprim-Sulfamethoxazol empfehlenswert sein. Unter Umständen werden auch therapeutische Dosen von Cephalosporinen, Penicillin oder Clarithromycin eingesetzt. Diese können auch in 2–3 monatlichen Intervallen gewechselt werden. Falls Nebenwirkungen wie Durchfall und Erbrechen auftreten, kann die Dosis reduziert oder auf andere Präparate ausgewichen werden. Beim Hyper-IgE-Syndrom wird die kontinuierliche Gabe staphylokokkenwirksamer Antibiotika (im allgemeinen Trimethoprim-Sulfamethoxazol oder Cephalexin), bei der septischen Granulomatose die kombinierte Gabe von Trimethoprim-Sulfamethoxazol (3–5 mg/kg Körpergewicht, aufgeteilt in zwei Tagesdosen) und Itraconazol (5–10 mg/kg/Tag) empfohlen.

Antivirale Medikation

Für virale Infektionen stehen verschiedene Medikamente zur Verfügung. In der frühen Phase einer Influenzainfektion oder zu deren Expositionsprophylaxe kann Zanamivir oder Oseltamivir eingesetzt werden. Schwere Herpes-simplex-, Windpocken- oder Herpes-zoster-Infektionen sollten mit Aciclovir intravenös behandelt werden, das auch schon in der oralen Form in der Inkubationsperiode der Windpocken eingesetzt werden kann. Ribavirin-Aerosole können in der Therapie des Respiratory-Syncytial-Virus (RSV) und der Parainfluenzavirusinfektion bei schweren Immundefekten zum Einsatz kommen. Die Wirkung ist jedoch fraglich. Bei schweren Adenovirusinfektionen sollte die Gabe von Cidofovir erwogen werden. Schwere CMV-Erkrankungen (Retinitis, Kolitis, Pneumonie) können mit Ganciclovir, Cidofovir oder Foscarnet behandelt werden. Diagnostisch bleibt zu beachten, dass bei Verdacht auf eine virale Infektion bei kombinierten und humoralen Immundefekten die Serologie wegen der defekten Antikörperproduktion nicht aussagekräftig ist; hier muss die Virusisolierung oder der Virusnachweis per PCR angestrebt werden.

Pneumocystis-carinii-(jiroveci)-Pneumonie-Prophylaxe (PCP-Prophylaxe)

Die PCP-Prophylaxe wird für Patienten mit schweren primären oder auch sekundären zellulären T-Zell-Defekten empfohlen. Hierbei kann den Empfehlungen für HIV-positive Kinder und Erwachsene vom Centers for Disease Control aus dem Jahr 2001 (www.AIDSinfo.nih.gov) gefolgt werden. Eine Prophylaxe ist empfehlenswert für Kinder unter 12 Monaten, unabhängig von der CD4-Helferzellzahl, für Kinder zwischen 1 und 5 Jahren mit einer CD4-Zellzahl von weniger als 500 Zellen/μl sowie für Kinder über 5 Jahren und Erwachsene mit einer CD4-Zellzahl von weniger als 200 Zellen/μl. Zusätzlich sollten Patienten mit einer vorausgegangenen PCP oder der Diagnose eines X-chromosomalen Hyper-IgM-Syndroms eine PCP-Prophylaxe erhalten. Die Prophylaxe der ersten Wahl besteht aus der Gabe von Trimethoprim-Sulfamethoxazol mit 160 mg/m^2 Körperoberfläche pro Tag für Trimethoprim und 750 mg/m^2 Körperoberfläche pro Tag für Sulfamethoxazol an 3 Tagen pro Woche. Unter dieser Medikation sind Routinekontrollen des Blutbildes nötig. Alternative Medikamente zur PCP-Prophylaxe sind Pentamidine-Inhalationen mit dem Respigard-Vernebler und für jüngere Kinder Dapson und Atovaquone.

Weitere Medikamente

Kortikosteroide werden bei Patienten mit Immundefekten bei folgenden Problemsituationen eingesetzt: Asthma, hämolytische Anämie, Autoimmunphänomene, anaphylaktische Reaktion, Graft-versus-Host-Reaktionen (GvHD) und obstruierende Granulome bei chronischer Granulomatose. Kurze, hoch dosierte Steroidkurse werden gut toleriert. Falls eine lang andauernde Kortikosteroidtherapie indiziert ist, sollte an eine PCP-Prophylaxe sowie an eine Osteoporoseprophylaxe gedacht werden. Inhalative Kortikosteroide wurden bei Kindern mit chronischer Granulomatose und lokale Steroide beim Wiskott-Aldrich-Syndrom sowie beim Hyper-IgE-Syndrom ohne Komplikationen eingesetzt.

GCSF (Granulozyten-Kolonie-stimulierender Faktor) findet bei zellulären Immundefekten in der Phase nach der Knochenmarktransplantation seinen Einsatz. Darüber hinaus ist GCSF bei der schweren kongenitalen Neutropenie sowie bei manchen T-Zell-Defekten (z. B. Hyper-IgM-Syndrom), die mit einer Neutropenie assoziiert sind, von Wert.

Die Wiederherstellung des Immunsystems durch immunmodulierende Substanzen, wie z. B. Thymushormone, Levamisol, Isoprinosin oder andere Faktoren, hat bisher bis auf vereinzelte Fallberichte keinen nachhaltigen Nutzen gezeigt.

Bei manchen Immundefektsyndromen können endokrine Begleiterkrankungen vorliegen. Hier sind v. a. der Hypoparathyreoidismus beim DiGeorge-Syndrom und bei der chronischen Mukokandidose sowie der Hypothyreoidismus und der Hypoadrenalismus bei der Ataxia teleangiectatica und der chronischen Mukokandidose zu erwähnen. Diese Endokrinopathien sollten adäquat therapiert werden, ihre optimale Einstellung wird jedoch den T-Zell-Defekt nicht beeinflussen.

> **Allgemeine Grundsätze und Ziele des Patientenmanagements**
>
> Kindern soll ein normales Wachstum, eine normale Entwicklung und ein regelmäßiger Schulbesuch ermöglicht werden. Erwachsene sollten befähigt werden, einen normalen Alltag zu meistern und ihrem Beruf nachzugehen. Sie sollen eine normale Lebenserwartung haben. Dieses kann folgendermaßen erreicht werden:
> - Prävention akuter Infektionen
> - Auftretende Komplikationen frühzeitig erkennen und angehen
> - Das Fortschreiten von möglicherweise bestehenden Komplikationen einzuschränken und diese zu beenden, bevor irreversible Schäden eintreten
> - Therapieassoziierte Komplikationen der Immunglobulinersatztherapie vermeiden
> - Eine Immunglobulinersatztherapie so patientenfreundlich wie möglich zu gestalten
> - Patienten zum Eigenengagement anregen und durch mündige Patienten eine verbesserte Compliance erreichen

Selbsthilfegruppen

Die Teilnahme an Selbsthilfegruppen ist häufig für Patienten und Familienangehörige wie auch für Lehrer, Ausbilder und das betreuende medizinische Personal eine Bereicherung. In Deutschland übernimmt dies die „Deutsche Selbsthilfe Angeborene Immundefekte e. V." (Hochschatzen 5, 83530 Schnaitsee) und „Menschen mit Immundefekten e.V." (Klenzepfad 73, 13407 Berlin); in den USA die Immunodeficiency Foundation, 25 W. Chesapeake Avenue, Suite 206, Towson, MD 21204 oder die Jeffrey-Modell Foundation, 43-W. 47th Street, New York, NY 10036. Für Kinder mit Erkrankungen aus dem CATCH22-Komplex gibt es noch die Selbsthilfegruppe Kids-22q11 e.V. (Blumenweg 2, 87448 Waltenhofen).

3.1.2 Spezieller Teil

Therapie schwerer kombinierter Immundefekte (SCID)

Ein schwerer kombinierter Immundefekt (SCID) ist durch einen angeborenen genetischen Defekt gekennzeichnet, der sowohl die zelluläre (T-Zellen) als auch die humorale (B-Zellen) Immunität gleichzeitig betrifft. Die SCID-Erkrankung ist sehr selten und kann autosomal oder X-chromosomal gebunden (XSCID) auftreten. Der XSCID-Erkrankung liegt ein Defekt der so genannten „common γ-chain" zugrunde, einem Transmembranmolekül, das verschiedenen Interleukinrezeptoren die Signaltransduktion ermöglicht. Ist dieses Protein defekt, können die Signale insbesondere von Interleukin 2, jedoch auch Interleukin 4, 7, 9, 15 und 21 nicht weitergeleitet werden. Es resultiert ein T^-B^+-Phänotyp, bei dem die T-Zellen fehlen, die B-Zellen zwar vorhanden sind, jedoch keine Antikörpertiter produzieren. Ein T^-B^+-Phänotyp wird auch durch einen Jak3-Defekt verursacht, eine Proteinkinase, die das Signal der „common-γ-chain" intrazellulär weiterleitet, und einen IL-7-Rezeptordefekt, wodurch die Bedeutung von IL-7 für die T-Zell-Entwicklung deutlich wurde. Andere autosomal-rezessive SCID-Erkrankungen, wie z. B. der Adenosin-Deaminase-Defekt (ADA-SCID) oder Rekombinasedefekte (z. B. RAG1- und RAG2-Defekt) führen zu einem T^-B^--Phänotyp, in dem nicht nur die T-Zellen, sondern auch die B-Zellen fehlen.

In der Therapie von SCID-Patienten die faktisch ohne Immunsystem sind, müssen folgende Besonderheiten beachtet werden: Immunisierungen mit attenuierten Lebendvakzinen sind kontraindiziert. Es sollten nur CMV-negative und mit 25 Gy bestrahlte Blutprodukte verabreicht werden, um eine CMV-Infektion oder Graft-versus-Host-Reaktion zu vermeiden. Eine Splenektomie ist bis auf Ausnahmefälle (z. B. Patient mit Wiskott-Aldrich-Syndrom, hoher Blutungsneigung und fehlendem Knochenmarkspender) kontraindiziert, da durch die Entfernung der Milz ein Phagozytendefekt zu der bereits bestehenden T-Zell-Störung hinzukommen würde und tödliche septische Krankheitsbilder entstehen können. Die Patienten sollten eine PCP-Prophylaxe erhalten; die prophylaktische Gabe von Breitspektrumantibiotika kann bei Patienten mit wiederkehrenden chronisch bakteriellen Infektionen von Nutzen sein. Um chronische Kandidainfektionen zu behandeln, kann eine kontinuierliche orale Gabe von Nystatin, Fluconazol oder Itraconazol nötig werden. Wegen des humoralen Immundefekts sollte in der Vorbereitungsphase auf die Knochenmarktransplantation/Gentherapie eine Immunglobulinsubstitution durchgeführt werden. Dosierung und Verabreichung entsprechen dem Regime der Patienten mit Antikörpermangelsyndromen (s. unten).

Knochenmarktransplantation bei schweren kombinierten Immundefekten (SCID)

Die frühzeitige Knochenmarktransplantation stellt bislang für die meisten SCID-Patienten die einzige kurative Therapie dar. Sie wurde bei diesen Patienten häufiger und mit mehr Erfolg eingesetzt als bei jedem anderen primären Immundefekt. Insgesamt wurden in Europa über 153 SCID-Patienten mit einer HLA-identischen Knochenmarktransplantation therapiert, von denen 77% bisher überlebten. 294 SCID-Patienten erhielten eine haploidentische Knochenmarktransplantation, von denen 54% überlebten.

Knochenmarktransplantationen bei Nicht-SCID-Immundefekten

Im Vergleich zu SCID-Patienten haben Nicht-SCID-Patienten mit reinem T-Zell-Immundefekt eine weniger stark ausgeprägte Immundefizienz und können ggf. ein Knochenmarktransplantat abstoßen. Bisher waren jedoch zahlreiche Transplantationen mit HLA-identischen Geschwisterspendern oder gematchten unverwandten Nabelschnurblutspendern erfolgreich.

Die allogene Knochenmarktransplantation war bislang bei mehr als 21 verschiedenen Immundefekten erfolgreich (Tabelle 3.1-1). In Europa wurden bislang 444 Patienten mit den verschiedensten nicht SCID-Erkrankungen knochenmarktransplantiert. Mit zunehmender Erfahrung in dieser Technik konn-

Tabelle 3.1-1. Knochenmarktransplantation bei primären Immundefekten

Immundefekte, bei denen eine Knochenmarktransplantation durchgeführt wurde[a]	Erfolgsrate (>2 Jahre Überlebenszeit) einer HLA-identischen Knochenmarktransplantation[a]	Evidenzgrad	Empfehlungsstärke
SCID (n=544)	84%	III	A
Wiscott-Aldrich-Syndrom (n=155)	88%	III	A
Nicht-SCID-T-Zell-Defekte (n=53)	77%	IV	B
Omenn-Syndrom (n=42)	75%	IV	B
Leukozytenadhäsionsdefekt Typ 1 (n=32)	75%	IV	B
MHC-Klasse-II-Defizienz (n=30)	50%	IV	C
Chediak-Higashi-Syndrom (n=22)	83%	IV	B
Chronische (septische) Granulomatose (n=15)	67%	IV	B
Purin-Nukleosid-Phosphorylase-Defizienz (n=8)	40%	IV	C
Hyper-IgM-Syndrom (n=7)	67%	IV	B
Knochen-Haar-Hypoplasie (n=7)	100%	IV	B
Immundefizienz mit Albinismus (n=6)	50%	IV	C

[a] Entnommen aus: Buckley u. Fischer (1999).

ten die verschiedensten Mortalitäts- und Morbiditätsfaktoren eliminiert und minimiert werden. In Europa z. B. betrug die Erfolgsrate einer Knochenmarktransplantation vor Oktober 1985 nur 52%, nach Oktober 1985 bis Dezember 1999 jedoch 81%. Diese Prozentzahl konnte auch in den vergangenen 5 Jahren nicht mehr verbessert werden.

Die bevorzugten Knochenmarkspender für Patienten mit Nicht-SCID-Immundefekten sind HLA-gematchte Geschwister. Sind diese nicht vorhanden, sollte nach einem nicht verwandten HLA-gematchten Knochenmarkspender gesucht werden. Die akute Abstoßungsreaktion (GvHD) bleibt aber mit einer Inzidenz von bis zu 75% ein ungelöstes Problem für diesen Therapieansatz.

Eine haploidentische Knochenmarkstammzelltransplantation in utero nach der 12. Schwangerschaftswoche könnte bei Patienten mit SCID eine weitere Verbesserung der Prognose und Überlebensrate bringen. Die Nabelschnurbluttransplantation wird in Zukunft eine weitere Option darstellen.

Gentherapie Bei primären Immundefekten mit bekanntem genetischen Defekt ist der gezielte Ersatz des defekten Genproduktes durch eine so genannte Gentherapie wünschenswert, da dieser Therapieansatz prinzipiell kurativ sein kann. SCID-Erkrankungen sind aufgrund der Tatsache des komplett fehlenden adaptiven Immunsystems ein ideales System für die Gentherapie, weil die korrigierten Zellen oft einen selektiven Wachstumsvorteil haben und keine bzw. nur eine milde Konditionierung nötig ist, da die korrigierten Zellen nicht abgestoßen werden können. Allerdings sind in der jüngsten Vergangenheit bei Gentherapien mit Retroviren als Vektoren T-Zell-Leukämien aufgetreten. Bei zwei Kindern mit XSCID, die sehr früh (< 1. Lebensjahr) die Gentherapie erhielten, integrierte sich der Vektor in das Protoonkogen LMO-2, was zu einer klonalen T-Zell-Expansion führte, die nur durch eine Chemotherapie erfolgreich behandelt werden konnte. Ein weiteres Problem der Gentherapie ist, die Expression des eingeschleusten Genproduktes über viele Jahre stabil zu erhalten. Hier gibt es diverse Lösungsansätze, die die Transfektion früher Blutstammzellen mit verschiedensten Vektoren, die das gesunde Gen tragen, zum Ziel haben. Erfolgreiche Gentherapieprotokolle zur Anwendung am Patienten gibt es in Europa aktuell für XSCID (Paris und London) und ADA-SCID (Mailand).

Therapie der humoralen Immundefekte

Erkrankungen, die das humorale Immunsystem betreffen, sind durch das Fehlen bzw. die Verminderung von Antikörpertitern im Serum gekennzeichnet. Differentialdiagnostisch sollten Eiweißverluste über die Nieren oder den Darm ausgeschlossen werden. Innerhalb der Immundefizienzen zählen sie zu den häufigeren Krankheitsbildern (Tabelle 3.1-2). Sie können symptomatisch oder auch asymptomatisch (z. B. 2/3 der Patienten mit selektivem IgA-Mangel) verlaufen. Meist bedingt der Mangel an Immunglobulin G eine erhöhte Suszeptibilität gegenüber kapseltragenden Bakterien, wie Haemophilus influenzae, Moraxella catarrhalis und Streptococcus pneumoniae.

Patienten mit symptomatischen Antikörperdefekten, wie z. B. dem variablen Immundefektsyndrom („common variable immuno deficiency", CVID), der X-chromosomalen Agamma-

Tabelle 3.1-2. Einsatz von IVIG bei primären Antikörpermangelsyndromen

Erkrankung	Inzidenz	Immunglobuline	Ig-Substitutions-therapieindikation	Evidenzgrad	Empfehlungsstärke
Selektiver IgA-Mangel	1/800	IgG: normal, IgA:↓, IgM: normal	Nicht indiziert; bei IgA-AK kontraindiziert	III	D
IgG-Subklassendefekte	Selten	IgG:↓ oder niedrig normal, IgA: normal, IgM: normal	Bei entsprechenden Symptomen zuweilen hilfreich	Ia	C
CVID	1/25.000	IgG:↓, IgA:↓, IgM:↓ oder normal	Indiziert	III	A
Hyper-IgM-Syndrom[a]	Selten	IgG:↓, IgA:↓, IgM:↑ oder normal	Indiziert plus PCP-Prophylaxe bei CD40/CD40L-Defekt	III	A
M. Bruton (X-chromosomale Agammaglobulinämie) und rezessive Agammaglobulinämien	5/1.000.000	IgG:↓, IgA:↓, IgM:↓	Absolut indiziert	III	A

[a] Beim CD40/CD40L-Defekt ist die KMT Therapie der ersten Wahl

globulinämie (M. Bruton) oder Defekte im Immunglobulinklassenwechsel profitieren von der Immunglobulinsubstitutionstherapie mit menschlichen Immunglobulinpräparaten, die häufig den Hauptbestandteil der Therapie darstellen. In einzelnen Fällen können auch Patienten mit IgG-Subklassendefekten, insbesondere bei selektivem IgG-2-Mangel oder transienten Hypogammaglobulinämien, von der Immunglobulinsubstitution profitieren. Selten hilft diese Substitution beim selektiven IgA-Mangel; beim kompletten selektiven IgA-Defekt ist sie kontraindiziert, da sich beim Patienten IgG-Antikörper gegen das im Immunglobulinpräparat in Spuren vorhandene IgA entwickeln können, die dann bei erneuter Exposition gegenüber IgA-haltigen Immunglobulinen zu schweren anaphylaktischen Reaktionen führen können. Die Substitutionstherapie erlaubt vielen Patienten mit Antikörperdefekten ein symptomarmes Dasein. Der Talwert des IgG-Spiegels vor der nächsten Infusion sollte 500–600 mg/dl betragen. Die Immunglobulinsubstitutionstherapie ist bei rein zellulären, phagozytären oder Komplementdefekten nicht indiziert, bei kombinierten Immundefekten aber von additivem Wert.

Iatrogene Antikörperdefekte, die durch Medikamente ausgelöst wurden, wie z. B. ein IgA-Defekt nach Phenytoingabe oder eine Hypogammaglobulinämie nach Gabe von Methotrexat, Azulfidine oder Goldpräparaten, bessern sich nicht immer nach Absetzen des auslösenden Agens.

Intravenöse Immunglobulintherapie (IVIG)   IVIG stellt die am weitesten verbreitete Behandlungsform für Antikörpermangelsyndrome dar. Die Vorteile der intravenösen Verabreichung beinhalten eine leichte Gabe großer Dosen, eine schnelle Bioverfügbarkeit, keinen Immunglobulinverlust durch Proteolyse und die Vermeidung von schmerzhaften intramuskulären Injektionen, die zur Immunglobulintherapie obsolet geworden sind. Alle zugelassenen Präparationen besitzen eine akzeptable Serumhalbwertszeit von 18–25 Tagen, enthalten alle IgG-Subklassen, haben minimale antikomplementäre Aktivität, ein breit gefächertes Antikörperspektrum und sind negativ für Hepatitis B, Hepatitis C und HIV. In früheren Präparationen wurden einige Fälle von Hepatitis C nach IVIG-Infusionen verzeichnet. Seither werden verschiedenste effektive Methoden eingesetzt, um insbesondere auch Viren mit Hüllmembranen zu inaktivieren. Eine 100%ige Garantie, insbesondere für die Abwesenheit neuer so genannter „emerging pathogens", kann jedoch nicht gegeben werden. Eine Creutzfeldt-Jakob-Übertragung durch IVIG wurde bisher nicht dokumentiert.

Dosierung   Verschiedene Studien zeigten, dass höhere Dosierungen von 400–600 mg/kg Körpergewicht/Monat den niedrigeren Dosierungen von 100–200 mg/kg Körpergewicht/Monat in Bezug auf das subjektive Therapieempfinden, die Frequenz der Krankenhausbesuche, bessere Röntgen und Lungenfunktionstestungen sowie die Abnahme der Inzidenz von größeren und kleineren Infektionen überlegen sind. Das Therapieziel ist, die Immunglobulin-G-Serumspiegel höher als 500 mg/dl bzw. 350 mg/dl höher als die Baseline-Spiegel bei Erstdiagnose zu halten. Nach Einleitung einer IVIG-Therapie steigen die Immunglobulintalspiegel unter gleicher Dosierung über mehrere Monate hin an, da sich das Gewebe nur allmählich mit Immunglobulinen sättigt. Eine übliche Dosierung zu Therapiebeginn ist die Verabreichung von 400 mg/kg Körpergewicht in monatlichen Abständen. Drei Monate nach Therapieeinleitung sollten die Talspiegel („trough level") vor der erneuten Infusion bei 500 mg/dl oder höher liegen. In Einzelfällen, wie z. B. bei Patienten mit chronischen Lungenerkrankungen, Vaskulitis, Autoimmunphänomenen, chronischen Durchfällen oder Entwicklungsrückstand, kann eine höhere Dosierung des IVIG zur Kontrolle der Erkrankung und zum Erreichen einer Infektfreiheit nötig werden.

Verabreichung von IVIG   Die Gabe von IVIG benötigt einen venösen Zugang. Der Einsatz von lokalanästhetischer Creme eine Stunde vor der Infusion hilft zuweilen Kindern, die Therapie besser zu akzeptieren. Darüber hinaus bedarf es der engen Überwachung des Patienten während der Infusion. Die ersten Immunglobulininfusionen sollten sehr langsam gegeben werden. Die Gabe von Antihistaminika und Hydrokortison vor der Infusion zur Vermeidung von Nebenwirkungen ist zu erwägen. Adrenalin, z. B. in Form eines sog. „Pens", sollte immer erreichbar sein – auch bei Durchführung einer subkutanen Heimtherapie –, da anaphylaktische Reaktionen auftreten können. Bei Patienten mit chronisch bakteriellen Infekten kann eine vorangehende Antibiotikakurztherapie den Bedarf an Immunglobulinpräparaten senken. Immunglobulinpräparationen, die bei 4 °C aufbewahrt werden, müssen vor Gabe auf Raumtemperatur erwärmt werden.

Da unerwünschte Nebenwirkungen abhängig von der Infusionsgeschwindigkeit sind, sollten bei Erstgabe nicht mehr als 1–2 mg/kg Körpergewicht/Stunde appliziert werden. In der Routine erfordert eine IVIG-Infusion eine 2- bis 4-stündige Infusionszeit bei einer initialen Infusionsgeschwindigkeit von 30 mg/kg Körpergewicht/Stunde, diese kann bei Verträglichkeit auf 120 mg/kg Körpergewicht/Stunde gesteigert werden. Einige Patienten tolerieren noch höhere Infusionsgeschwindigkeiten. Die Inzidenz der Nebenwirkungen ist bei Patienten mit akuten Infektionen, bei Erstgaben sowie bei Infusionen mit mehr als 6-wöchigem Abstand erhöht. Geringfügige Nebenwirkungen können durch Reduzierung der Infusionsgeschwindigkeit vermieden werden. Nebenwirkungen wie Kopfschmerzen, Übelkeit und Erbrechen, Schüttelfrost, oder Muskel- und Gelenkschmerzen können mit Aspirin oder Paracetamol oder beispielsweise mit 50–100 mg Hydrokortison eine Stunde vor Infusion vorbeugend kupiert werden. Diese Prophylaxe kann nach etwa 3–4 h wiederholt werden. Häufig ist ein Wechsel von einem Immunglobulinpräparat zu einem anderen Hersteller zur Reduzierung der Nebenwirkungen erfolgreich. Die Gabe von IVIG sollte stets durch trainiertes medizinisches Personal und unter Reanimationsbereitschaft erfolgen. IVIG ist bei Patienten mit vorangegangenen anaphylaktischen Reaktionen gegenüber IVIG oder anderen Blutprodukten und bei Patienten mit Immunglobulinsubklassen- oder IgA-Defekten nur mit großer Vorsicht zu geben. Die Infusionstherapie wird normalerweise in monatlichen Abständen verabreicht. Sollte der Patient jedoch gegen Ende des Intervalls charakteristische Symptome von Infektionen, wie z. B. Husten, Konjunktivitis, Durchfall, Arthralgien oder eitrigen Schnupfen entwickeln, sollten die Therapieintervalle auf 3 oder 2 Wochen verkürzt werden. Erfahrene Patienten merken oft selbst, wenn sie eine erneute Immunglobulinsubstitution benötigen. Unter einer akuten Infektion steigt der Immunglobulinkatabolismus und somit der Verbrauch des zugeführten Immunglobulins, sodass gehäufte Infusionen nötig werden können.

Nebenwirkungen von IVIG Je nach Zentrum sind zwischen 0,1 und 15% der IVIG-Infusionen mit Nebenwirkungen behaftet. Während der Infusion unterscheidet man milde, moderate oder schwere Nebenwirkungen. Unter milden Nebenwirkungen werden Kopfschmerzen, Schüttelfrost, Flush, Rückenschmerzen, Muskelschmerzen, Gelenkschmerzen, Übelkeit oder Müdigkeit sowie Bauchschmerzen verstanden. Bei milden Nebenwirkungen muss die Infusion nicht gestoppt werden, die Infusionsgeschwindigkeit sollte jedoch deutlich reduziert werden, bis eine Besserung der Symptome eingetreten ist. Moderate Nebenwirkungen sind Engegefühl im Thorax, Erbrechen sowie lokale allergische Symptome, wie z. B. Hautausschläge. Diese erfordern das Absetzen der Infusion. Antihistaminika, Aspirin, Indometacin oder auch Hydrokortisonpräparate können zur Prophylaxe solcher Nebenwirkungen eingesetzt werden. Als schwere Nebenwirkung ist die Anaphylaxie gefürchtet. Der Einsatz von Adrenalin sollte bei jeder anaphylaktoiden Reaktion (Hypotension und Bronchospasmus) eingesetzt werden. Diese Art von schwerer Reaktion ist jedoch bei den aktuell eingesetzten Immunglobulinpräparaten extrem selten. Manche IVIG-Präparate scheinen mit einer höheren Inzidenz an Nebenwirkungen behaftet zu sein, es sei aber darauf hingewiesen, dass die Verträglichkeit der Präparate von Patient zu Patient variiert. Manche Patienten bekommen verzögerte Nebenwirkungen, die innerhalb von 24 h nach der Infusion auftreten, insbesondere Kopf- oder Magenschmerzen. Sie sind normalerweise mild, persistieren nicht und sind gut durch Aspirin oder Paracetamol zu therapieren. Späte und seltene, jedoch schwerwiegende Nebenwirkungen können eine aseptische Meningitis, die Thrombose, oder eine Niereninsuffizienz sein. Zur frühzeitigen Erkennung der Langzeitnebenwirkungen ist eine regelmäßige Vorstellung in einer immunologischen Abteilung anzuraten.

Sehr selten gibt es Patienten mit einer IgG-Subklassendefizienz oder einer kompletten IgA-Defizienz, die Anti-IgA-Antikörper des IgG-Typs nach einer Infusion von Blutplasma oder Immunglobulinpräparaten entwickeln. In der Weltliteratur sind bisher mindestens 3 Patienten mit hohen und steigenden Titern von Anti-IgA-Antikörpern beschrieben worden, die lebensbedrohliche anaphylaktoide Reaktionen nach Infusion weniger Milliliter eines IgA-enthaltenden Immunglobulins entwickelten. Daher sollten Patienten mit sehr hohen IgA oder auch steigenden Anti-IgA-Antikörpertitern regelmäßig überwacht werden. Herstellungstechnisch sind komplett IgA-freie IVIG-Präparate noch nicht realisierbar.

Immunglobuline für die subkutane Verabreichung Das Immunglobulin zur intramuskulären oder subkutanen Verabreichung enthält zu 95% Immunglobulin G, aber auch Spuren von IgM und IgA sowie weitere Serumproteine. Die IgM- und IgA-Immunglobuline sind therapeutisch wegen ihrer kurzen Halbwertszeit (weniger als sieben Tage) unbedeutsam. Auch hier umfasst das Spektrum alle notwendigen Antikörper gegen virale und bakterielle Antigene. Das Immunglobulin ist als sterile 16%ige Lösung (160 mg/ml) erhältlich. Dieses Immunglobulinpräparat ist für die intramuskuläre und subkutane Verabreichung zugelassen, eine intravenöse Injektion ist jedoch kontraindiziert. Die Nebenwirkungen einer intramuskulären Injektionsdauertherapie mit Schmerzen an der Injektionsstelle, sterilen Abszessen, Fibrosierungen, Nervenläsionen und anaphylaktischen Reaktionen, lassen diese Art der dauerhaften Applikation von Immunglobulinen obsolet erscheinen. Eine weitere Applikationsmöglichkeit ist die subkutane Gabe. Hierbei werden die Immunglobuline mit langsamer Infusionsgeschwindigkeit (10–20 ml/h) verabreicht. Das 16%ige Subkutanpräparat wird durch eine langsame Infusion (10–20 ml/h) verabreicht. In den skandinavischen Ländern ist diese Art der Applikation gängig und wird mit Infusionsraten von bis zu 40 ml/h gegeben (Gardulf et al. 1995). Bei Therapieeinleitung werden an zwei aufeinanderfolgenden Tagen je 100 mg/kg KG verabreicht. Die übliche Erhaltungsdosis beträgt ebenfalls 100 mg/kg KG/Woche. Die subkutanen Injektionen werden mit einer batteriegetriebenen Pumpe in die Bauchdecke oder in die Oberschenkel infundiert. Die Therapie wird im Allgemeinen gut toleriert und ermöglicht dem Patienten, über die gesamte Zeit der Therapie einen vergleichsweise konstant hohen Serum-Immunglobulin-Level zu halten. Die erreichten Serum-IgG-Spiegel unter der subkutanen Gabe sind mit denen der intravenösen Therapie zu vergleichen. Die Injektionen können von Patienten selbst zu Hause verabreicht werden und sind daher auch bei den Patienten gut akzeptiert.

Die subkutane Gabe empfiehlt sich vor allem bei Patienten mit schwierigen Venenverhältnissen oder falls unter intravenöser Immunglobulingabe eine aseptische Meningitis auftritt. Darüber hinaus ist die subkutane Gabe der Immunglobuline preiswerter als die intravenöse Verabreichungsform. In Deutschland ist diese Applikationsform seit Dezember 2002 zugelassen.

Richtlinien für die Heiminfusions-Therapie mit Immunglobulin-Präparaten

Das seltene Auftreten von Nebenwirkungen bei Immunglobulinpräparaten die subkutan verabreicht werden dürfen, ermöglicht die Selbstinfusion dieser Präparate als sog. Heimtherapie. Diese kann in einigen Zentren in Deutschland erlernt werden. Die Einstellung der Patienten auf ein Subkutanpräparat erfolgt durch intensives Training im Zentrum und wird anfänglich auch regelmäßig durch dieses kontrolliert. Die regelmäßige Vorstellung der Patienten in einem Schwerpunktzentrum ist dennoch notwendig, um sich ggf. einschleichende Fehler zu korrigieren und Langzeitkomplikationen frühzeitig zu erkennen sowie um die regulären Vorsorgeuntersuchungen durchzuführen. Die Heimtherapie birgt Vor- und Nachteile für den einzelnen Patienten, die individuell abgewogen werden müssen. Als Vorteile werden häufig die Unabhängigkeit von medizinischem Personal, der Zeitgewinn sowie der positive Effekt, selbst etwas gegen seine Erkrankung zu tun und einen gleichmäßigeren Immunglobulin-Serumspiegel zu erhalten, genannt. Als nachteilig werden zuweilen die eigene Verantwortung, die Notwendigkeit zur Selbstinjektion sowie die Häufigkeit der Injektionen gesehen.

Monitoring einer Ig-Substitutions-Therapie

Eine klinische Besserung der Infektionsneigung kann gelegentlich erst nach 3- bis 4-monatiger Therapie sichtbar werden. Der „trough level" sollte regelmäßig vor der nächsten Infusion bestimmt werden und über 500 mg/dl liegen. Die Dokumentation der IVIG-Chargennummer ist unverzichtbar. Eine klinische Untersuchung sollte etwa alle 3–6 Monate erfolgen, eine Kontrolle der Leberwerte in jährlichen Abständen. Bei Kindern ist es wichtig, die Dosis dem Wachstum anzupassen. Eine IVIG-Therapie sollte bei Kindern ohne molekulargenetische Diagnose der Erkrankung zunächst nur für einen beschränkten Zeitraum (z. B. 1–5 Jahre) durchgeführt werden, da es sich hier auch um eine transiente (passagere) Hypogammaglobulinämie handeln könnte. Ungefähr 2–3 Monate nach Absetzen der Therapie ist eine erneute Evaluation des Immunsystems einschließlich diagnostischer Impfung (z. B. gegen Pneumokokken) indiziert. Sollte der Antikörpermangel weiterhin bestehen, ist meist eine lebenslange Ig-Substitution indiziert. Die Inzidenz ambulant erworbener Pneumonien unter IVIG liegt bei der X-chromosomalen Agammaglobulinämie bei 0,1 pro Jahr, beim CVID bei 0,18 pro Jahr. Es ist zu berücksichtigen, dass IVIG keinen Schutz gegen Enteroviren, Pertussis und Mykoplasmen bietet.

Vor allem Mykoplasmen verursachen Pneumonien, Gelenkschwellungen, Osteomyelitis und Exantheme. Da der direkte Erregernachweis (Kultur oder PCR) jedoch nicht immer gelingt, sollte bei begründetem Verdacht ein Makrolid bzw. Tetrazyklin bei Kindern >9 Jahre in der Antibiotikatherapie enthalten sein. Unter IVIG sind Sinusitiden und Bronchitiden bei vielen Patienten weiter vorhanden. Vermutlich reichen die transfundierten Immunglobuline nicht aus, um das fehlende IgA auf den Schleimhäuten ersetzen. Eine jährliche Vorstellung beim spezialisierten Immunologen wird dringend empfohlen, um frühzeitig Therapiekomplikationen erkennen zu können, eine Therapie möglicherweise noch zu optimieren und neue Erkenntnisse in der Behandlung der Patienten weiterzugeben.

Die Dosis und das Intervall der Immunglobulinersatztherapie müssen dem klinischen Status eines jeden Patienten angepasst werden. Dieses Vorgehen ist komplex und erfordert die Erfahrung des Spezialisten. Die Patienten müssen darüber aufgeklärt werden, dass die Substitutionstherapie erst nach mehreren Monaten zum klinischen Erfolg führen kann. Serumimmunglobulinspiegel sollten vor jeder erneuten Infusion gemessen werden, um den Therapieerfolg objektivieren zu können. Auch wenn ein „steady state level" erreicht ist, sollten die Serumimmunglobuline routinemäßig überprüft werden, um z. B. einen neu auftretenden Immunglobulinverlust über die Niere, den Gastrointestinaltrakt oder einen erhöhten Immunglobulinverbrauch während einer Infektion schon frühzeitig erkennen zu können. Bei Kindern ist es besonders wichtig, die Immunglobulindosis dem Wachstum und dem Körpergewicht anzupassen. Die Menge der Immunglobuline, die ein Patient benötigt, um infektfrei zu leben, variiert von Patient zu Patient. Das generelle Therapieziel besteht jedoch darin, die Immunglobulinkonzentrationen für IgG in den altersentsprechenden Normbereich zu bekommen. Es sollte allerdings mit Nachdruck darauf hingewiesen werden, dass es einige Patienten gibt, die erst von deutlich höheren Immunglobulinspiegeln profitieren. Die regelmäßige Bestimmung des Serum-CRP ist ebenfalls anzuraten.

Das Führen eines Patiententagebuches, in dem der Patient seine Infektionen und auch seine Therapie einträgt, kann von großer Hilfe sein. Diese Tagebücher können auf die speziellen Probleme des Einzelnen adaptiert werden und somit Details über Qualität des Sputums, Stuhlfrequenz, Gabe von Antibiotika etc. enthalten.

Sicherheit von Immunglobulin-Produkten

Bis heute wurde noch keine HIV-Infektion durch Gabe von IVIG dokumentiert. Die Inaktivierung dieser Virusgruppe wird durch kaltes Ethanol während des Herstellungsprozesses bewirkt. Es gibt allerdings vereinzelte Berichte, bei denen sich CVID-Patienten mit HIV infizierten. Interessanterweise führte die HIV-Infektion zu einer Beseitigung der Hypogammaglobulinämie. Die Übertragung von Hepatitis C durch frühere Immunglobulinpräparate ist hingegen in über 400 Fällen nachgewiesen worden. Das damals als Non-A-Non-B bezeichnete Virus war noch nicht identifiziert und die Immunglobulinfraktionierung hat offensichtlich in vereinzelten Immunglobulinchargen nicht zur kompletten Inaktivierung oder Eliminierung dieser Viren geführt.

Um die Kontamination der Immunglobulinpräparate mit Hepatitis C und HIV zu verhindern, werden inzwischen alle Blutspenden für Antikörper gegen HCV und HIV sowie gegen das HBs-Antigen getestet. Zusätzlich wurde in die Herstellung der Immunglobulinprodukte ein weiterer Schritt zur Reduktion unbekannter viraler Partikel eingefügt. Chargennummern von infundierten Produkten müssen jedoch bei jeder Infusion notiert werden, um im Falle einer Virusübertragung die kontaminierte Charge identifizieren zu können.

Immunglobulinpräparate und ihre Zubereitung Produkte, die aus Blut und Plasma hergestellt werden, unterliegen in ihrer Herstellung den strengen Richtlinien, die im Bundesgesundheitsblatt Gesundheitsforschung und Gesundheitsschutz veröffentlicht werden (Bundesgesundheitsbl 2000, 43: 555–589). Blutprodukte können prinzipiell eine Reihe verschiedener infektiöser Erreger übertragen. Transfusionsrelevante Viren sind Viren, die mit einer Blutspende übertragbar sind, wie z. B. HIV, HCV und HBV. Bei Personen mit gestörter Immunabwehr sind außerdem Parvovirus B19, Zytomegalievirus (CMV) und Epstein-Barr-Virus (EBV) von Bedeutung.

Maßnahmen zur Viruseliminierung und -inaktivierung bei der Herstellung 1994 hat das Paul-Ehrlich-Institut Empfehlungen zur Virusreduktion gegeben, die durch verschiedene Viruseliminierungs- bzw. Inaktivierungsmaßnahmen erreicht werden müssen. Auf europäischer Ebene gilt die Veröffentlichung der Guideline der CPMP von 1996. Dort heißt es:
- In alle Produktionsschritte sollen effektive Schritte zur Inaktivierung bzw. Eliminierung von unterschiedlichen Viren inkorporiert werden.
- Die in den Validierungsstudien verwendeten Viren sollen unterschiedliche physikochemische Eigenschaften haben.
- Die Hersteller werden aufgefordert, kontinuierlich an der Weiterentwicklung dieser Maßnahmen zu arbeiten.

Die Virussicherheit bei Immunglobulinen wird durch Maßnahmen zur Minimierung der Virusbelastung im Ausgangsplasma erreicht:
- Plasmaspenderauswahl,
- Plasmaauswahl für die Fraktionierung,
- Wahl des Virusinaktivierungsverfahrens,
- Kontrollsystem im Aufbereitungsprozess,
- konsequente Einhaltung von GMP-Regeln,
- Anwendung bewährter effektiver Virusinaktivierungsverfahren.

Zusätzlich werden nach den Anforderungen der QSEAL-Zertifizierung der PPTA (Vereinigung der plasmaproduzierenden Pharmakonzerne) folgende Sicherheitsstufen eingehalten:
- Sperrlagerung von mindestens 60 Tagen,
- Testung auf Genommaterial von HIV, HBV und HCV mittels PCR-Technik in Fraktionierungspools,
- Verwendung des Plasmas qualifizierter Wiederholungsspender,
- regelmäßige Überprüfung von Virusmarkerraten in den Plasmapheresezentren,
- Testung des eingehenden Plasmas auf Parvo-B19-DNA (Begrenzung der Viruslast auf max. 10^5 Parvo-B-19-DNA/ml).

Die Sicherheit der Immunglobuline beginnt mit der Auswahl der Spender. Die Firmen beziehen das für ihre Produkte verwendete Plasma von Spendenzentren, die strenge Standards für die Zulassung von Plasmaspendern und Screening-Maßnahmen umsetzen.

Es kommen nur gesunde, ortsansässige Dauerspender in Frage. Die Spender werden einer ausführlichen Untersuchung unterzogen und auf HIV, Hepatitis B und C oder andere Lebererkrankung getestet. Die Spendenzentren selbst unterliegen der Kontrolle der ABRA (American Blood Research Organisation), die sie als Teilnehmer am Plasmaqualitätsprogramm (Quality Plasma Program, QPP) zertifiziert. Das Ausgangsplasma kommt aus Plasmapheresezentren in den USA, die der Kontrolle der FDA unterliegen bzw. aus Spenderzentren in Europa.

Die Spenderplasmen werden auf Transaminasen untersucht. In Minipools werden die Plasmaspenden mittels PCR auf HIV, HCV und HBV getestet. PCR-Tests können das diagnostische Fenster verkleinern und ermöglichen, dass dem Spender so ein mögliches positives Ergebnis mitgeteilt werden kann.

Anschließend erfolgt eine Sperrlagerung von 60 Tagen für alle Ausgangsplasmaspenden (Look-back-Verfahren). Im Falle einer Serokonversion bei einem Spender wird er in das NDDR (Nationales Spenderausschlussregister) aufgenommen, um eine weitere Teilnahme am Spenderprogramm auszuschließen.

Immunglobuline werden aus humanen Plasmapools, die aus mindestens 1000 einzelnen Plasmaspenden zusammengesetzt sind, gewonnen. Von den meisten Herstellern wird dabei das klassische Verfahren der COHN-ONCLEY-Fraktionierung mit Ethanol bei niedriger Temperatur eingesetzt. In diesem Verfahren wird eine Fraktionierung durch selektive Ausfällungs-, Zentrifugierungs- und Filtrationsschritten durchgeführt, die durch weitere effektive Verfahren wie Säulenchromatographie ergänzt werden. Bei der bei einigen Firmen angewandten Tiefenfiltration werden sowohl umhüllte Viren (HIV und HBV) und hüllenlose Viren entfernt. Die Virussicherheit wird durch einen weiteren Schritt der Inaktivierung erreicht: Nahezu alle Firmen wenden das anschließende Solvens-Detergens (S/D)-Verfahren zur Inaktivierung von lipidumhüllten Viren wie HIV, HBV, HCV an. Durch Inkubation bei einem niedrigen ph-Wert (ph 4,25, Inkubationszeit 21 Tage bei 24 ± 3 °C) wird eine weitere bedeutende Virusreduktion erreicht. Abschließend wird das Produkt in das Endbehältnis so abgefüllt, dass die virusinaktivierenden Bedingungen erhalten bleiben.

Neue Immunglobuline zur subkutanen Applikation unterliegen den gleichen Standards entsprechend der i.v.- und i.m.-Immunglobuline. Sie erfüllen folglich die gleichen Bedingungen bezüglich der Virussicherheit wie die Infusionslösungen.

Eine Übersicht der in Deutschland auf dem Markt befindlichen Präparate gibt Tabelle 3.1-3. Für die Apotheken besteht für IVIG-Präparate gemäß Paragraph 14 des Transfusionsgesetzes Dokumentationspflicht. Es sind folgende Angaben zu dokumentieren:
- Bezeichnung des Arzneimittels,
- Chargenbezeichnung des Arzneimittels,
- Datum der Abgabe,

Tabelle 3.1-3. In Deutschland zugelassene menschliche polyvalente Immunglobulinpräparate zur intravenösen (i.v.) und subkutanen (s.c.) Immunglobulinersatztherapie (Stand: 06/2004)

	Endobulin (Baxter)	Flebogamma (Grifols)	Gammagard (Baxter)	Octagam (Octapharma)	Polyglobin 10% (Bayer)
Cohn-Fraktionierung	+	+	+	+	+
Virusinaktivierung/ Abreicherung	Solvens/Detergens	Pasteurisierung pH4-Inaktivierung	Solvens/Detergens	Solvens/Detergens pH4-Inaktivierung Immunneutralisation	Solvens/Detergens; Tiefenfiltration pH4-Inaktivierung
Filtrationsverfahren	Sterilfiltration	Sterilfiltration	Sterilfiltration	2-mal Sterilfiltration	Steril-, Ultra- und Diafiltration
RNA-PCR	HIV, HBC, HCV, HAV, Parvo B19	HIV, HBC, HCV	HIV, HBC, HCV, HAV, Parvo B19	HIV, HBV, HCV	HIV, HBC, HCV, Parvo B19
Erweiterte Serologie und path. Screening	GPT, anti-HAV, HBsAg, anti-HCV, anti-HIV 1+2	Transaminasen	HBsAg, anti-HCV, anti-HIV1+2	ALT, anti-HAV, HBsAg, anti-HCV, anti-HIV 1+2, anti-Parvo B19, Syphilis, anti-CMV	ALT, HBsAg, anti-HCV, anti-HIV1+2, Syphilis
60 Tage Sperrlagerung	+	+	+	−	+
Produktform	lyophylisiert	gebrauchsfertig	lyophylisiert	gebrauchsfertig	gebrauchsfertig
Lagerung	2–8 °C über 24 Monate	2–25 °C über 24 Monate	2–25 °C über 24 Monate	2–25 °C über 24 Monate	2–8 °C
					keine Kühlkette
	Sandoglobulin (ZLB-Novartis)	Venimmun N (Aventis-Behring)[a]	Beriglobin s.c., i.m. (Aventis-Behring)	Subcuvia s.c. (Baxter)	
Cohn-Fraktionierung	+	+	+	+	
Virusinaktivierung/ Abreicherung	Nanofiltration pH4-Inaktivierung	Sulfitolyse; Ethanol-Detergenz	Pasteurisierung; Ethanol-Detergenz	Solvens/Detergens	
Filtrationsverfahren	Steril- und Nanofiltration	Sterilfiltration	Sterilfiltration	Sterilfiltration	
RNA-PCR	HIV, HBC, HCV Parvo B19	HIV, HBC, HCV, HAV, Parvo B19	HIV, HBC, HCV, HAV, Parvo B19	HIV, HBC, HCV, HAV, Parvo B19	
Erweiterte Serologie und path. Screening	GPT, Hepatitis-AK, HIV1+2, Syphilis	GPT, HBsAg, anti-HCV, anti-HIV1+2	GPT, HBsAg, anti-HCV, anti-HIV1+2	GPT, HBsAg, anti-HCV, anti-HIV 1+2	
60 Tage Sperrlagerung	+	+	+	+	
Produktform	lyophylisiert	lyophylisiert	gebrauchsfertig	gebrauchsfertig	
Lagerung	2–25 °C über 36 Monate	2–25 °C über 24 Monate	2–8 °C, keine Kühlkette	2–8 °C, lichtgeschützt keine Kühlkette	

[a] enthält keinen Zucker

- Name und Anschrift des verschreibenden Arztes,
- Name, Vorname, Geburtsdatum und Adresse des Patienten,
- Praxisbedarf: Name und Anschrift des verschreibenden Arztes.

Weitere Indikationsgebiete für IVIG Einige Patienten mit Antikörperdefekten zeigen begleitende Neutropenien. Dieses ist z. B. bei der X-chromosomalen Agammaglobulinämie, dem variablen Immundefektsyndrom (CVID) sowie beim Hyper-IgM-Syndrom der Fall. Die hochdosierte Gabe von IVIG (2 g/kg KG) kann in einzelnen Fällen die Neutropenie therapieren und sollte deshalb zunächst verabreicht werden. Alternativ kann GCSF gegeben werden.

> Die allgemeine Betreuung von Patienten mit Antikörpermangelsyndromen erfordert eine enge Überwachung des Wachstums, der Ernährung, der persönlichen Hygiene- und Lebensgewohnheiten, der Umweltfaktoren (Schule und Arbeitsplatzsituation) und die psychologische Mitbetreuung des Patienten. Die wichtigste Säule der Therapie stellen die Prävention, die frühzeitige Erkennung sowie die entschiedene Therapie von Infektionen dar. Assoziierte Probleme wie die Anämie, Thrombozytopenie, gastrointestinale Probleme und autoimmune Erkrankungen sollten mit einer konventionellen Therapie behandelt werden. Die Vermeidung von attenuierten Lebendvakzinen ist von kritischer Bedeutung. Die Gabe von menschlichen Immunglobulinpräparaten stellt eine spezifische Therapie des Antikörpermangels dar.

Spezifische Therapie bei Immundefekten mit bekanntem Defekt

X-chromosomaler schwerer kombinierter Immundefekt (XSCID) Der XSCID ist durch Mutationen der „common-γ-chain" der Interleukinrezeptoren IL-2, IL-4, IL-7, IL-9, IL-15 und IL-21 charakterisiert. Betroffene Jungen haben eine stark gestörte T- und B-Zell-Funktion, obwohl die Anzahl der B-Zellen normal oder sogar erhöht sein kann. Die allogene Knochenmarktransplantation ist eine kurative Behandlung für diese Patienten und hat heute eine hohe Erfolgsrate. Darüber hinaus hat die Gentherapie bei der XSCID-Erkrankung zwar erste Erfolge, aber auch erste Rückschläge zu verzeichnen, denn leider erkrankten bisher 2 der 15 therapierten Patienten an einer – durch die Integration des Vektors mit konsekutiver Aktivierung des Onkogens LMO2 verursachten – T-Zell-Leukämie. Die Gentherapie ist trotz der beschriebenen Nebenwirkung die Therapie der Wahl bei XSCID, wenn kein HLA-identischer Spender vorhanden ist. Zentren für eine Gentherapie sind in Europa das Hôpital Necker-Enfants Malades mit Prof. A. Fischer, in London Prof. A. Thrasher und Prof. B. Gaspar am Institute of Child Health und in den USA das National Institutes of Health, National Human Genome Research Institute mit Prof. J. Puck.

Jak3-Defekt Die Jak3-Proteintyrosinkinase ist eine lymphozytenspezifische Tyrosinkinase, die nach Aktivierung der von der „common-γ-chain" abhängigen Interleukinrezeptoren die Signaltransduktion weiterleitet. Autosomal-rezessive Mutationen im Jak3-Gen können zu einem Mangel des Jak3-Proteins führen und einen T$^-$B$^+$-SCID-Phänotyp produzieren. Die Klinik der Jak3-defizienten SCID-Patienten entspricht der der XSCID-Patienten, außer dass auch Mädchen betroffen sind. Therapeutisch ist auch hier die Knochenmarktransplantation die Therapie der Wahl.

ZAP-70-Defizienz Mutationen, die die Expression der ZAP-70-Proteintyrosinkinase betreffen, wurden als Ursache einer nur selten vorkommenden autosomal-rezessiven Form der SCID-Erkrankung identifiziert. Diese ist charakterisiert durch das Fehlen von reifen zirkulierenden CD8-positiven T-Lymphozyten und durch Signaltransduktionsdefekte des T-Zell-Rezeptors in peripheren CD4-positiven T-Zellen. Die ZAP-70-Defizienz kann mit einer allogenen Knochenmarktransplantation erfolgreich behandelt werden.

Adenosin-Deaminase-Mangel (ADA-Defekt) Genetische Defekte, die in den Verlust oder in die schwere Defizienz der Adenosindeaminase (ADA)-Enzymaktivität münden, führen zu einer extremen Reduktion der Lymphozytenzahlen sowie zu einem Immundefekt, der als ADA-defizienter SCID bekannt ist. Therapie der Wahl ist die HLA-identische Knochenmarktransplantation. In der Vorbereitungszeit auf eine KMT oder wenn kein Spender zur Verfügung steht, kann der Immundefekt durch eine Enzymersatztherapie gebessert werden. Die bisherige Substitution der Adenosindeaminase (ADA) wurde durch Entwicklung eines pegylierten ADA bereichert.

Der Therapieerfolg unter Peg-ADA scheint auch nach mehr als 8 Jahren der Behandlung durch Wiederherstellung der Antikörperantworten, gesteigerte proliferative Antworten auf injizierte Antigene und Absetzen der intravenösen Immunglobingaben äußerst erfolgreich.

Gentherapieprotokolle für den ADA-Defekt bestehen am National Institutes of Health, Bethesda, USA, in Mailand (Italien) und an der Universität von Southern California in Los Angeles. Diese stellen eine gangbare Alternative dar, insbesondere da bislang keine schädigenden Nebenwirkungen berichtet worden sind. Durch eine milde Konditionierung konnte das anfängliche Problem des fehlenden Selektionsvorteils der transfizierten Zellen behoben und bisher zwei Patienten mit Gentherapie geheilt werden. Es besteht aber wie bei XSCID die Gefahr der Induktion einer Leukämie. Die Knochenmarktransplantation mit HLA-identischen Geschwisterspendern ist daher die Therapie der Wahl.

Purin-Nukleosid-Phosphorylase-Defizienz (PNP-Defekt) Der genetische Defekt der Purin-Nukleosid-Phosphorylase (PNP) betrifft vorwiegend das T-Zell-Kompartiment. Trotzdem sind auch die B-Zell-Funktionen beeinträchtigt. Eine Enzymersatztherapie ist nur von begrenztem Erfolg, sodass die allogene HLA-gematchte Knochenmarktransplantation die aktuelle Therapie der Wahl darstellt. Diese scheint jedoch beim PNP-Defekt weniger erfolgreich zu sein als bei Patienten mit anderen kombinierten Immundefekten. Die niedrige Anzahl von zirkulierenden Lymphozyten wie auch das Fehlen einer effektiven Enzymersatztherapie lassen daher den Wunsch nach einer Korrektur des Gendefekts auf der Ebene der hämatopoetischen Stammzellen keimen.

Multiple Carboxylasedefizienz Bei der sehr seltenen Erkrankung der multiplen Karboxylasedefizienz, die häufig mit einer Candidiasis und schweren viralen und bakteriellen Infektionen assoziiert ist, ist die Gabe vom Koenzym Biotin in einer oralen Dosis von 1–40 mg/Tag kurativ.

MHC-Defizienz Die defekte Expression von MHC-Klasse-I- oder Klasse-II-Molekülen wurde beim Menschen als so genanntes „Bare Lymphocyte Syndrome" (BLS) beschrieben. Insbesondere Mutationen, die das Gen des Transporterproteins TAP2 betreffen, führen zu einer mangelnden Expression des MHC-Klasse-I-Moleküls (BLS Typ I). Mutationen im transaktivierenden Regulationsfaktor CIITA, dem RX5-bindenden Protein und dem RFXAP-Protein resultieren in einer MHC-Klasse-II-Defizienz (BLS Typ II). Die Immunrekonstitution durch eine allogene Knochenmarktransplantation ist bisher für die MHC-Klasse-II-Defizienz und für schwere Fälle der MHC-Klasse-I-Defizienz die einzige therapeutische Option.

X-chromosomale Agammaglobulinämie (M. Bruton, XLA) Bei der X-chromosomalen Agammaglobulinämie handelt es sich um eine genetische Störung der B-Lymphozytendifferenzierung, die zum Fehlen differenzierter zirkulierender B-Zellen führt. Somit werden keine oder nur sehr geringe Immunglobulinserumspiegel aller Isotypen gebildet. Der molekulargenetische Defekt wurde in der Bruton-Tyrosinkinase (BTK) entdeckt. BTK wird i. A. von reifenden B-Zellen und Zellen der myeloischen Reihe exprimiert, ist jedoch in Plasmazellen und T-Lymphozyten nicht vorhanden. Die aktuelle Therapie von XLA besteht in einer konsequenten Immunglobulinsubstitutionstherapie. Diese Behandlung kann jedoch nicht bei allen Patienten die Infektionen verhindern, die auch zuweilen letal sein können. Eine Knochenmarktransplantation kommt aufgrund des intakten T-Zell-Systems und der damit notwendigen starken Konditionierung mit entsprechend hohem Risiko und der Tatsache, dass B-Zellen viel schlechter als T-Zellen nach KMT anwachsen, nicht in Betracht. XLA-Patienten würden daher von einer Korrektur des genetischen Defekts auf der molekularen Ebene profitieren.

Hyper-IgM-Syndrom Das X-chromosomale Hyper-IgM-Syndrom (XHIM, CD40-Ligandendefizienz) wurde lange Zeit auf Grund der fehlenden Produktion von Immunglobulinen G, A und E für einen reinen B-Zell-Immundefekt gehalten. Erst die Entdeckung der defekten CD40-Ligandenexpression (CD154) auf aktivierten CD4-positiven T-Zellen, die durch Mutationen im CD40-Liganden-Gen (CD40L) verursacht wird, bewies den kombinierten Immundefekt. Der gleiche Phänotyp kann auch durch das Fehlen des CD40-Moleküls auf B-Zellen hervorgerufen werden. Ist die Expression defekt oder fehlend, resultiert eine schwere Störung in der T-Zell- und B-Zell-Interaktion. Dies erklärte nun auch die Tatsache, dass XHIM-Patienten häufig an opportunistischen Infektionen durch Mikroorganismen wie Pneumocystis jiroveci, Toxoplasma und Kryptosporidien erkranken. Kryptosporidien können chronische Cholangitiden hervorrufen, die zu einer Leberzirrhose führen können.

Eine europäische Untersuchung hat gezeigt, dass die Überlebensrate von XHIM-Patienten bis zum Erwachsenenalter geringer als 25% ist. Es ist jedoch bislang unklar, ob zusätzliche genetische oder Umweltfaktoren die Erkrankungsprognose wesentlich beeinflussen. Langzeitbeobachtungen legen nahe, dass eine Immunglobulinersatztherapie nur in wenigen Fällen eine adäquate Kontrolle der rezidivierenden Infektionen oder gar eine Verbesserung der Lebenserwartung bietet. Daher wurde auch hier die allogene Knochenmarktransplantation bei Patienten mit gematchtem Geschwisterspender durchgeführt. Die Knochenmarktransplantation ist die einzige kurative Therapie für die X-chromosomale Form, wurde bisher jedoch nur bei wenigen Patienten durchgeführt. Die Ig-Substitution, zusammen mit einer PCP-Prophylaxe sollte in der Vorbereitungszeit bis zur Knochenmarktransplantation, oder wenn kein Spender verfügbar ist, durchgeführt werden.

Neben der X-chromosomalen Form existieren autosomal-rezessive Formen des Hyper-IgM-Syndroms, die aber nicht den gleichen schweren Verlauf nehmen. Ursachen hierfür sind Defekte im aktivierungsinduzierten Deaminase-(AID-)Gen oder in der Uracil-N-Glycosylase (UNG). Beide Gene spielen eine zentrale Rolle im Immunglobulinklassenwechsel von IgM zu IgG oder IgA. Es entstehen daher Hyper-IgM-Syndrome mit niedrigem oder auch fehlendem IgG und IgA. Interessanterweise leiden diese Patienten vermehrt an Autoimmunerkrankungen, die meist paradoxerweise entsprechender immunsuppressiver Therapie bedürfen.

X-chromosomal lymphoproliferatives Syndrom (XLP) Diese Erkrankung ist durch eine fehlregulierte Immunantwort auf eine EBV-Infektion hin charakterisiert, die im akuten Leberversagen, bedingt durch ein virusinduziertes hämophagozytose Syndrom, einer tödlichen malignen proliferativen Erkrankung oder lediglich einem Immundefekt (Hypogammaglobulinämie) enden kann. Der älteste bisher dokumentierte Patient ist 38 Jahre alt. Die meisten Patienten starben jedoch vor dem 20. Lebensjahr. Bei Auftreten einer Hypogammaglobulinämie sollten IVIG verabreicht werden. Nach einigen erfolglosen Versuchen sind nun einige Patienten mit XLP durch eine Knochenmark- oder Nabelschnurbluttransplantation geheilt worden.

Chronische (septische) Granulomatose Die chronische Granulomatose (CGD) ist durch einen Defekt im sog. „respiratory burst" gekennzeichnet, der in Neutrophilen, Eosinophilen, Makrophagen und Monozyten nach der Phagozytose die Abtötung der Bakterien oder Pilze über Bildung von Sauerstoffradikalen ermöglicht. Folgen sind schwere Pneumonien, Organabszesse und Septikämien. Als genetische Ursache wurden Mutationen in den vier Elementen des NADPH-Oxidasesystems ($gp91^{phox}$, $p22^{phox}$, $p47^{phox}$ oder $p67^{phox}$) identifiziert.

Bei der CGD ist die prophylaktische Gabe von Antibiotika mit Trimethoprim-Sulfamethoxazol in einer Dosierung von 3–5 mg/kg/Tag sowie mit Itraconazol in einer Dosierung von 5–10 mg/kg/Tag indiziert. Darüber hinaus muss jede Infektionsepisode entschieden durch eine gezielte antibiotische Behandlung therapiert werden. Hierzu sollten intrazellulär wirksame Antibiotika verwendet werden. Bei Vorliegen von schweren therapierefraktären Infektionen wie z. B. Leberabszessen oder Osteomyelitiden können ggf. Leukozytentransfusionen indiziert sein. Eine systemische Kortikosteroidgabe kann gastrointestinale oder genitourethrale obstruktive Prozesse dieser Erkrankung erfolgreich therapieren. Auch bei granulomatösen Entzündungen können kurze, hoch dosierte Therapien mit oralen Kortikosteroiden hilfreich sein. Bei initial gutem Ansprechen sollten die Steroide sehr langsam über Wochen ausgeschlichen werden.

Die Gabe von rekombinantem menschlichen Interferon-γ vermag die Frequenz und den Schweregrad von Infektionen bei Patienten mit chronischer Granulomatose zu reduzieren (International Chronic Granulomatous Disease Cooperative Study Group 1991). Die aktuelle Dosisempfehlung liegt bei 50 µg/m² Körperoberfläche Interferon-γ, verabreicht an 3 Tagen der Woche mit subkutaner Applikation. Diese Therapie wird jedoch häufig schlecht vertragen und im Allgemeinen in Deutschland nicht als Initialtherapie empfohlen.

Es wurden bisher mehr als 30 Patienten mit CGD knochenmarktransplantiert. Bei HLA-identischen Geschwisterspendern beträgt die Heilungsrate über 80%. Es ist hier noch zu früh, um ein abschließendes Urteil zu fällen, doch war die Prognose bei Patienten mit HLA-identischem Geschwister und gutem Zustand bei der Transplantation, d. h. frei von Abszessen oder pulmonalen Infektionen exzellent. Bei gematchten unverwandten Spendern war die Prognose deutlich schlechter, sodass die EBMT die Knochenmarktransplantation derzeit nur bei Vorhandensein HLA-identischer Geschwister empfiehlt.

Die Klonierung und Sequenzierung der vier verantwortlichen Gene haben den Weg für die Entwicklung eines gentherapeutischen Ansatzes geöffnet. An den National Institutes of Health wurde ein klinisches Gentherapieprotokoll für die Behandlung von $p47^{phox}$ defizienten CGD-Patienten initiiert, was bisher jedoch noch nicht von Erfolg gekrönt war.

Leukozytenadhäsionsdefekt (LAD) TYP I Der LAD-Typ I (LAD1, CD11-/CD18-Leukozyten-Integrin-Defizienz) ist ein seltener heterogen vererbter Defekt der Leukozytenfunktion, verursacht durch das Fehlen oder den Mangel an Expression der β2-Integrinuntereinheit (CD18). Dieser Defekt betrifft insbesondere Granulozyten, die dadurch nicht mehr an das Endothel der Gefäße adhärieren und somit nicht in das entzündete Gewebe einwandern können. Daraus resultieren rezidivierend schwere bakterielle Infektionen ohne die Bildung von Eiter, die oft in den ersten Lebensjahren zum Tode führen. Eine typische Erkrankungsmanifestation ist die Omphalitis.

Bei Patienten mit *CD11-/CD18-Defekt* (LAD-1) werden häufig schwere orale Ulzera beobachtet. Beim Auftreten dieser Läsionen ist besonders eine gute orale Hygiene gefordert. Prophylaxe und kontinuierliche Gabe von Antibiotika können hier notwendig werden, um Haut- oder tief sitzende Weichteilabszesse zu verhindern. In schweren lebensbedrohlichen Situationen können tägliche Leukozyteninfusionen notwendig werden.

An der University of Washington, Seattle, wurde von Highstein und Kollegen ein Gentherapieprotokoll erarbeitet, das jedoch bisher keinen nachhaltigen Erfolg gezeigt hat. Eine allogene Knochenmarktransplantation heilt diese Erkrankung.

Wiskott-Aldrich-Syndrom (WAS) Das Wiskott-Aldrich-Syndrom (WAS) ist eine X-chromosomale Erkrankung, die durch das Auftreten von Ekzem, Thrombozytopenie, rezidivierenden Infektionen, schweren Autoimmunphänomenen und einer hohen Inzidenz von Lymphomen gekennzeichnet ist. Das Management dieser Erkrankung stellt ein komplexes Problem dar.

1978 wurde nach einer effektiven Konditionierung die erste erfolgreiche Knochenmarktransplantation durchgeführt. Die Knochenmarktransplantation war seither bei 88% der Patienten erfolgreich, die einen HLA-identischen Geschwisterspender hatten. Alle Aspekte des Wiskott-Aldrich-Syndroms einschließlich des Ekzems, der Autoimmunität und des Lymphomrisikos sowie der Thrombozytopenie konnten durch die Knochenmarktransplantation korrigiert werden. Dies zeigt, dass diese Komplikationen ebenfalls durch den Defekt der immunkompetenten Zellen verursacht wurden. Die HLA-identische Knochenmarktransplantation ist somit für Patienten mit Wiskott-Aldrich-Syndrom empfohlen, erfordert jedoch eine zytoreduktive Therapie vor Transplantation und sollte so früh wie möglich, am besten aber vor dem 5.–8. Lebensjahr durchgeführt werden. Bei Diagnose der Erkrankung sollten die Patienten bis zur erfolgreichen Knochenmarktransplantation regelmäßig i.v.-Immunglobuline und eine PCP-Prophylaxe bekommen, um lebensbedrohliche Infektionen zu verhindern.

Trotz Klonierung und Sequenzierung des die Erkrankung verursachenden WAS-Gens sind weitere Studien zur Erkenntnis der Regulation des Proteins (WASP) und seiner Expression notwendig. Retrovirale Konstrukte, die WASP-cDNA enthalten, werden aktuell studiert und können in der Zukunft durch Gentherapie von hämatopoetischen Stammzellen möglicherweise eine therapeutische Alternative zur allogenen Knochenmarktransplantation bieten (Prof. C. Klein, Hannover).

Chediak-Higashi-Syndrom Das Chediak-Higashi-Syndrom ist eine autosomal-rezessive Erkrankung, die durch Hypopigmentation oder Albinismus, einen schweren Immundefekt, neurologische Auffälligkeiten und einen frühen Tod durch ein sog. lymphomähnliches Syndrom („accelerated phase") gekennzeichnet ist. Knochenmarktransplantationen waren bisher sogar auch in der „accelerated phase" erfolgreich. Hier sollte aber zunächst eine Zytoreduktion mit Etoposid, Steroiden und intrathekalem Methotrexat versucht werden. Die Knochenmarktransplantation hat den immunologischen Defekt selbst bei Patienten korrigiert, die nur einen gemischten Chimärismus erreichen. Der verantwortliche Gendefekt im CHS1-Gen wurde von Nagle et al. (1996) identifiziert. Die Schwere der Erkrankung und der positive Erfolg der Knochenmarktransplantationen sowie die Tatsache, dass gemischte Chimärismen frei von Symptomen sind, machen das Chediak-Higashi-Syndrom zu einem Kandidaten für eine Gentherapie. Die Größe des Proteins (3801 Aminosäuren) stellt jedoch eine besondere Herausforderung dar.

Komplementdefekte Eine spezifische Therapie für angeborene Komplementdefekte existiert mit Ausnahme des C1-Esterase-Inhibitor-Mangel – hier kann die Symptomatik des angioneurotischen Ödems durch Substitution des Proteins deutlich gebessert werden – nicht. Ein gutes Patientenmanagement kann jedoch die Gesundheit und die Lebenserwartung der betroffenen Patienten verbessern. Vor allem Patienten mit C2-, C3-, C5-, C6-, C7-, C8-, Properdin-, Faktor-H- oder Faktor-1-Defekt sollten bei den ersten Anzeichen von Fieber antibiotisch therapiert werden. Im Falle eines C2-Defektes sollte stets ein pneumokokkenwirksames Antibiotikum zur Therapie gehören. Falls der Defekt eine späte Komponente des Komplementsystems oder Properdin betrifft, sollte ein Antibiotikum das gegen Neisserien wirkt, der Therapie hinzugefügt werden. Die prophylaktische kontinuierliche Gabe von Penicillin sollte in Regionen mit endemischer Meningokokkenverbreitung oder bei Patienten mit schweren Infektionen in der Anamnese erwogen werden. Die Patienten sowie deren enge Verwandte und Mitbewohner sollten gegenüber Pneumokokken, Haemophilus influenzae und Neisseria meningitidis geimpft werden. Auffrischimpfungen alle 3–5 Jahre können bei den Patienten selbst nötig werden. Bei Komplementdefekten der frühen Komplementkomponenten können sich Kollagenosen entwickeln, die adäquat therapiert werden müssen. Heterozygote Träger des C2-Defektes zeigen ebenfalls eine höhere Inzidenz rheumatologischer Erkrankungen. Plasmainfusionen können theoretisch die Komplementdefekte (vor allem C3 und C4) kausal therapieren, die kurze Halbwertszeit der Komplementkomponenten und ihre niedrigen Spiegel im Plasma machen diesen Therapieansatz jedoch aussichtslos.

Familiäre Hämophagozytose und Lymphohistiozytose (FHL) Die Initialtherapie besteht in einer immunsuppressiven Behandlung mit Etoposid und Steroiden und evtl. Cyclosporin. Eine Knochenmarktransplantation kann die hämatologischen Manifestationen der FHL heilen. Diese Therapie verhindert das Auftreten der lymphohistiocytären Aktivität. Ein gemischter Chimärismus ist ausreichend, um die Krankheitsaktivität zu kontrollieren.

Glykogenspeicherkrankheit Typ 1b Patienten mit Glykogenspeicherkrankheit Typ 1b zeigen eine Neutropenie und funktionelle Defekte der Neutrophilenfunktion. Sie leiden unter rezidivierenden Infektionen wie Sinusitiden, Pneumonien und Septikämien. Die prophylaktische kontinuierliche Gabe von Trimethoprim-Sulfamethoxazol wird bei diesen Patienten empfohlen, die Gabe von GMCSF kann von Vorteil sein.

Schwere kongenitale Neutropenien Die Prognose der schweren kongenitalen Neutropenien wurde durch den Einsatz von GCSF deutlich gebessert. Die Injektionstherapie ermöglicht vielen Patienten eine fast normale Granulozytenzahl und somit ein Leben mit deutlich weniger Infektionen. Die Prognose wird beeinträchtigt, wenn erworbene Mutationen im GCSF-Rezeptor und eine Monosomie 7 auftreten. In diesen Fällen ist das Risiko einer Leukämie so erhöht, dass eine Knochenmarktransplantation diskutiert werden muss, falls ein gematchter Knochenmarkspender vorhanden ist. Im Stadium der Leukämie sind die Ergebnisse der Knochenmarktransplantation bisher schlecht.

Hyper-IgE Syndrom Beim Hyper-IgE-Syndrom ist der molekulargenetische Defekt noch nicht bekannt. Bei Patienten mit Hyper-IgE-Syndrom ist eine kontinuierliche prophylaktische antimikrobielle Behandlung häufig nötig, um die Abszessneigung zu kontrollieren. Dies erfolgt meist mit antistaphylokokkenwirksamen Präparaten wie z. B. Trimethoprim-Sulfamethoxazol oder Cephalexin. Die sofortige antibiotische Therapie von geringen Infektionen des oberen Respirationstrakts hilft Lungenentzündungen zu vermeiden, um somit die gefürchtete Pneumatozelenbildung beim Hyper-IgE-Syndrom zu verhindern. Eine Knochenmarktransplantation konnte den Immundefekt des Hyper-IgE-Syndroms bisher nicht korrigieren. Schwere Exazerbationen des Ekzems sollen mit staphylokokkenwirksamen Antibiotika und (ggf. topischen) Steroiden behandelt werden.

3.1.3 Zusammenfassung

Die allgemeine Betreuung von immundefizienten Patienten erfordert eine enge Überwachung des Wachstums, der Ernährung, der persönlichen Hygiene und Lebensgewohnheiten, der Umweltfaktoren inkl. Schule und Arbeitsplatzsituation sowie die psychologische Mitbetreuung des Patienten und seiner Familie. Die wichtigste Säule der Therapie stellen die Prävention, die frühzeitige Erkennung und eine entschiedene Therapie von Infektionen dar. Assoziierte Probleme, wie die Anämie, Thrombozytopenie, gastrointestinale Probleme und Autoimmunerkrankungen sollten mit einer konventionellen Therapie behandelt werden. Die Vermeidung von attenuierten Lebendvakzinen, unbestrahlten Blutprodukten und CMV-Antikörper enthaltendem Blut sind von kritischer Bedeutung. Die Pneumocystis-jiroveci-Prophylaxe sollte bei T-Zell-Immundefekten beachtet werden. Für Antikörperdefekte stellt die Gabe von menschlichen Immunglobulinpräparaten eine spezifische Therapie dar. Die Substitution von pegyliertem ADA beim Adenosindeaminasedefekt ist ein weiterer kausaler Therapieansatz. Die Verabreichung von Interleukin 2, GCSF und GMCSF ist bei speziellen Immundefekten (schwere kongenitale Neutropenie) von Wert. Für viele primäre Immundefekte stellt jedoch die Knochenmarktransplantation oder die Gentherapie die einzige kausale Therapie dar. Für Letztere müssen allerdings noch sichere und effiziente Vektoren gefunden werden.

Literatur

Antoine C, Müller S, Cant A et al. (2003) Long term survival and hematopoietic stem-cell transplantation for immunodeficiencies: a survey of the European experience, 1968–1999. Lancet 361: 553–560
Bordignon C, Notarangelo L D, Nobili N et al. (1995) Gene therapy in peripheral blood lymphocytes and bone marrow for ADA-immunodeficient patients. Science 270:470–475
Buckley RH, Fischer A (1999) Bone marrow transplantation for primary immunodeficiency diseases. In: Ochs HD, Smith CIE, Puck JM (eds) Primary immunodeficiency diseases: A molecular and genetic approach, 1st edn. Oxford University Press, Oxford, pp 459–475
Candotti F, Blaese RM (1999) Gene therapy. In: Ochs HD, Smith CIE, Puck JM (eds) Primary immunodeficiency diseases: A molecular and genetic approach, 1st edn. Oxford University Press, Oxford, pp 476–489
CDC (1993) Recommendations of the Advisory Committee on immunization Practices (ACIP): use of vaccines and immune globulins in persons with altered immunocompetence. MMWR 42 (RR-4): 1–18
Conley ME, Stiehm ER (1996) Immunodeficiency disorders: general considerations. In: Stiehm ER (ed) Immunologic disorders in infants and children, 4th edn. WB Saunders, Philadelphia, pp 201–252
Busse PJ, Razvi S, Cunningham-Rundles C (2002) Efficacy of intravenous immunoglobulin in the prevention of pneumonia in patients with common variable immuno deficiency. J Allergy Clin Immunol 109: 1001–1004
Garbett ND, Currie DC, Cole PJ (1989) Comparison of the clinical efficacy and safety of an intramuscular and an intravenous immunoglobulin preparation for replacement therapy in idiopathic adult onset panhypogammablobulinaemia. J Clin Exp Immunol 76:1–7
Gardulf A, Anderson V, Bjorkander J et al. (1995) Subcutaneous immunoglobulin replacement in patients with primary antibody deficiencies: safety and costs. Lancet 345:365–369
Liese JG, Jendrossek V, Jansson A, Petropoulou T, Kloos S, Gahr M, Belohradsky BH (1996) Chronic granulomatous disease in adults. Lancet 347:220–3
Stiehm ER (1999) Conventional therapy of primary immunodeficiency diseases. In: Ochs HD, Smith CIE, Puck JM (eds) Primary immunodeficiency diseases: A molecular and genetic approach, 1st edn. Oxford University Press, Oxford, pp 448–458

3.2 Immunologisch bedingte Hypersensitivitätsreaktionen vom Soforttyp
Michael Sticherling

3.2.1 Einleitung

Der Begriff Hypersensitivitätsreaktionen hat sich im klinischen Alltag wenig durchgesetzt. Er wird häufig mit Allergien gleichgesetzt und reflektiert damit die allgemeine Aufmerksamkeit für dieses medizinische Problem. Als Hypersensitivitätsreaktionen präsentieren sich verschiedenartige klinische Bilder, die einer Überempfindlichkeit auf verschiedenartigste exogene Auslöser entspringen und pathogenetisch sehr unterschiedlich sein können. Neben allergischen Reaktionen lassen sich so genannte pseudoallergische, Intoleranzreaktionen wie auch anaphylaktoide Reaktionen zusammenfassen. Für die Festlegung diagnostischer und therapeutischer Maßnahmen ist diese Unterscheidung wichtig.

3.2.2 Klassifikation

Eine Einteilung von Überempfindlichkeitsreaktionen ist einerseits über den zeitlichen Verlauf oder andererseits bezüglich pathogenetischer Mechanismen möglich. So lassen sich so genannte Soforttyp- von Spättyp- oder verzögerten Reaktionen unterscheiden, bei denen klinische Reaktionen innerhalb von Minuten bis wenigen Stunden, aber auch erst 24–72 Stunden nach Kontakt mit dem Auslöser auftreten können.

Pathogenetisch sind verschiedenartige Erkrankungen unter dem Begriff Hypersensitivitätsreaktionen zusammengefasst (Tabelle 3.2-1), deren Mechanismen jedoch häufig nicht bekannt oder klinisch klärbar sind. Im Gegensatz zur **Toxizität**, die dosisabhängig obligat bei allen Individuen auftritt, handelt es sich bei der **Intoleranz** um eine Reaktionsart, die bei Individuen mit besonderer Disposition auftritt, z. B. durch Enzymdefekte im Rahmen des Alkoholintoleranzsyndroms oder der Glukose-6-Phosphatdehydrogenase.

Idiosynkrasien haben dagegen keinen Bezug zu pharmakologischer Toxizität und umfassen klinische Reaktionen, die klassisch allergischen, d. h. immunologisch mediierten Erkrankungen ähnlich sehen und am ehesten **Pseudoallergien** gleichzusetzen sind. Bei ihnen fehlen die wesentlichen Definitionskriterien der Allergie als spezifische, humoral oder zellulär vermittelte, überschießende, d. h. krankmachende Reaktion des Immunsystems auf verschiedenartige Auslöser. Die pathogenetische Endstrecke sowohl der allergischen als auch der pseudoallergischen Reaktionen ist identisch, die Ätiopathogenese aber verschieden. Bestes Beispiel ist das klinische Bild der Urtikaria, der

1. eine Mastzellendegranulation mit Histaminfreisetzung als spezifisch allergische Reaktion zugrunde liegen kann,

3.2 Immunologisch bedingte Hypersensitivitätsreaktionen vom Soforttyp

Tabelle 3.2-1. Definitionen der Hypersensitivitätsreaktionen

Reaktion	Definition
Intoleranzen	Individuelle Überempfindlichkeiten im Sinne einer pharmakologischen Toxizität, die angeboren oder erworben und damit möglicherweise passager ist
Idiosynkrasie	Klinische Reaktionen, die klassisch allergischen, d.h. immunologisch mediierten Erkrankungen ähnlich sehen. Der Begriff lässt sich am ehesten mit der Pseudoallergie gleichsetzen
Pseudoallergien	Klinisch ähnliches Bild wie bei Allergien, jedoch nicht immunologisch bedingt
Allergie	Spezifische, humoral oder zellulär vermittelte, überschießende, d. h. krank machende Reaktion des Immunsystems auf verschiedenartige Auslöser
Anaphylaxie	Phänomen der akuten, immunologisch bedingten und übersteigerten, fehlgeleiteten Schutzfunktion
Anaphylaktische Reaktion	Allergische Soforttypreaktion als immunologisch bedingte akute Allgemeinreaktionen Grad I bis IV mit dem anaphylaktischen Schock als Maximalvariante
Atopie	Phänomen der verschobenen Immunitätslage mit Neigung zu allergischen Reaktionen
Atopische Erkrankungen	Typische Erkrankungen im Rahmen der Atopie (Rhinoconjunctivitis allergica, Asthma bronchiale allergicum, atopisches Ekzem)

2. eine Histaminfreisetzung durch unspezifische Aktivierung von Mastzellen oder
3. eine Induktion von biogenen Aminen oder Lipidmediatoren ohne Vermittlung von Histamin (s. unten).

Der Begriff Allergie wurde von Clemens von Pirquet 1906 eingeführt und durch Coombs und Gell 1963 in vier verschiedene pathogenetisch definierte Typen eingeteilt (Tabelle 3.2-2). Wichtig für das Verständnis ist, dass alle beschriebenen Mechanismen unter normalen, d. h. den regulierten Bedingungen des intakten Immunsystems eine wesentliche Schutzfunktion für die Integrität des Organismus erfüllen. Erst deren fehlende Steuerung führt zu krankhaften Reaktionen. Nach dieser Definition erfüllen auch Autoimmunerkrankungen alle Kriterien einer Allergie und teilen wesentliche immunologische Mechanismen mit diesen. Allgemein werden jedoch Allergien als durch exogene Auslöser im Gegensatz zu körpereigenen Antigenen hervorgerufene Reaktionen angesehen und daher von Autoimmunerkrankungen abgegrenzt.

Unter Einbeziehung des zeitlichen Verlaufes lassen sich allergische Soforttypreaktionen und verzögerte oder Spätreaktionen unterscheiden. Die didaktisch klare Einteilung der Allergien nach Coombs und Gell entspricht jedoch nur begrenzt dem klinisch-allergologischen Alltag, in dem Mischformen und Ausnahmen auftreten. Neben der klassischen IgE-vermittelten Allergie vom Typ I als Sofortreaktion finden sich verzögerte IgE-vermittelte Reaktionen, aber andererseits auch Typ-II- (perakute Abstoßungsreaktion bei der Organtransplantation oder Transfusionsreaktionen) und Typ-III-vermittelte Sofortreaktionen als Immunkomplexanaphylaxie.

Allergische Sofortreaktionen mit akuten Allgemeinsymptomen werden je nach klinischen Schweregrad auch als anaphylaktische Reaktionen Grad I bis IV bezeichnet (Tabelle 3.2-3), mit dem anaphylaktischen Schock als Maximalvariante. Der Begriff Anaphylaxie als immunologisch bedingte, akute und übersteigerte, fehlgeleitete Schutzfunktion nimmt dabei wieder Bezug auf die o. g. Definition der Allergie (s. Tabelle 3.2-1). Andererseits bezeichnet die anaphylaktoide Reaktion pseudoallergische Reaktionen, die klinisch ähnlich aussehen können.

Gemäß dieser Begriffsbestimmung sollen im Folgenden die klassischen, immunologisch bedingten Soforttypreaktionen vom Typ I hinsichtlich ihrer Pathogenese, Diagnostik und Therapie beschrieben werden.

Tabelle 3.2-2. Allergietypen nach Coombs und Gell

Typ I	IgE-vermittelt	Soforttypreaktion
Typ II	IgG-vermittelt	Zytolytischer/zytotoxischer Typ
Typ III	IgG-vermittelt	Immunkomplex-Typ
Typ IV	zellvermittelt	Spättyp-/verzögerte Reaktion

Tabelle 3.2-3. Anaphylaktische Reaktionen

Grad I	Leichte Allgemeinreaktion	Generalisierte Urtikaria, Schleimhautschwellung, Unruhe, Kopfschmerzen
Grad II	Ausgeprägte Allgemeinreaktion	Luftnot, Kreislaufdysregulation, Stuhl- und Urinabgang
Grad III	Bedrohliche Allgemeinreaktion	Schock, Bronchospasmus, Bewusstseinsstörung/-verlust
Grad IV	Vitales Organversagen	Atem-, Kreislaufstillstand

3.2.3 Immunologisch mediierte Sofortreaktionen vom Typ I nach Coombs und Gell

Zentraler Vermittler dieser Allergieform ist spezifisches IgE gegen verschiedene Stoffe der normalen Umwelt des Menschen. Dabei lassen sich so genannte saisonale von perennialen, ganzjährig vorkommenden Allergenen unterscheiden. Diese können inhalativ, enteral, epidermal/epithelial oder parenteral aufgenommen werden (Tabelle 3.2-4). Meist handelt es sich um Proteinantigene, die häufig enzymatischer Natur sind. Ihre Bedeutung als Allergene ergibt sich einerseits durch ihre unterschiedliche allergene Potenz, aber auch durch eine regional oder jahreszeitlich unterschiedliche Verbreitung.

Epidemiologische Daten legen eine Zunahme der IgE-vermittelten Allergien in den letzten Jahrzehnten nahe mit einer Häufigkeit von bis zu 20% in der nordeuropäischen Bevölkerung. Worauf diese Zunahme zurückzuführen ist, bleibt Inhalt der wissenschaftlichen Diskussion. Sie kann zum Teil auf unterschiedliche Definitionskriterien der Allergie und einer unterschiedlichen Wertung der jeweiligen Symptome beruhen, ist jedoch möglicherweise auch ein zivilisatorisches Phänomen. Vor dem Hintergrund der genetischen Faktoren und vielfältiger exogener Auslöser werden Ernährungsgewohnheiten sowie hygienische und zivilisatorische Bedingungen verdächtigt. Nach diesen Vorstellungen laufen für die Abwehr von Parasiten und Helminthen vorgesehene IgE-vermittelte Reaktionen unter Beteiligung von eosinophilen Granulozyten leer und finden stattdessen die o. g. Allergene als Ziel.

In diesem Zusammenhang hat der Begriff der Atopie Bedeutung gewonnen. Dieser beschreibt eine verschobene Immunitätslage mit der Neigung zu typischen allergischen Reaktionen, der so genannten atopischen Diathese. Als Definitionskriterien für die Atopie gelten eine positive Familienanamnese, ein erhöhtes Gesamt-IgE im Serum und vermehrtes spezifisches IgE sowie das Vorliegen einer oder mehrerer atopischer Erkrankungen. Diese umfassen die Rhinoconjunctivitis allergica, das Asthma bronchiale allergicum und die Neurodermitis. Letztere stellt ein dermatologisch relativ klares Krankheitsbild dar und lässt sich im Rahmen der Atopie mit dem atopischen Ekzem gleichsetzen. Neurodermitistypische Hautveränderungen finden sich jedoch auch bei Patienten, die keine weiteren Atopiezeichen haben, und rechtfertigen damit die Abgrenzung vom atopischen Ekzem.

3.2.4 Pathogenese

Zelluläre Träger der allergischen Sofortreaktionen sind T- und B-Zellen, eosinophile Granulozyten und Mastzellen, die durch verschiedene Peptid-, aber auch Lipidmediatoren miteinander agieren und in einer erhöhten IgE-Produktion resultieren. Das Konzept der Entwicklung von T-Zellen zu sog. T-Helfer-1- und T-Helfer-2-Zellen und damit einer sog. TH1- und TH2-Antwort hat dabei zum Verständnis der gesteigerten IgE-Produktion sowie Eosinophilenaktivität bei IgE-vermittelten Sofortreaktionen erheblich beigetragen. Als mögliche Induktoren einer gesteigerten TH2-Antwort sind genetische Faktoren, aber auch Umweltfaktoren wie Infekte vorstellbar.

Die solchermaßen induzierten antigenspezifischen IgE binden über die hochaffinen IgE-Rezeptoren auf Mastzellen. Bei erneutem Antigenkontakt führt die Kreuzvernetzung des IgE zu einer Mastzellendegranulation und zur Freisetzung von Histamin. In der Folge treten die charakteristischen klinischen Symptome der Sofortreaktion vom Typ I auf, die über so genannte H1-Histaminrezeptoren vermittelt werden (Abb 3.2-1). Diese Rezeptoren sind im Respirations- und Gastrointestinaltrakt zu finden und vermitteln Vasodilatation, eine Erhöhung der Gefäßpermeabilität sowie Juckreiz und Niesreiz. Zusammen mit der Aktivierung von sog. H2-Rezeptoren treten Hypotension, Kopfschmerzen und Flush auf, die allergische Reaktionen begleiten. Neben diesen Rezeptoren finden sich H3-Histaminrezeptoren, die auf präsynaptischen Nervenendigungen, auf histaminergen Neuronen des ZNS sowie in den tiefen Atemwegen und im Gastrointestinaltrakt exprimiert und auf noch unbekannten Wegen aktiviert werden. Für das allergische Geschehen sind sie offensichtlich nicht bedeutsam.

Welche Faktoren die Bevorzugung eines Organs festlegen, ist bis heute nicht klar. Möglicherweise kommt es im Laufe der „atopischen Karriere" zu einer Allergen- und Symptomausweitung und dem so genannten Etagenwechsel. Bei lang anhaltenden Beschwerden treten die spezifischen immunologischen zugunsten chronisch-entzündlicher Vorgänge zunehmend in

Tabelle 3.2-4. Auslöser der allergischen Sofortypreaktionen

Allergene	Klinische Symptome
Inhalativ	**Rhinoconjunctivitis Asthma bronchiale allergicum**
Pflanzenpollen	Saisonal/intermittierend
Schimmelpilzsporen	Saisonal/intermittierend oder perennial/persistierend
Hausstaubmilben/ Vorratsmilben	Perennial/persistierend
Tierepithelien	Perennial/persistierend
Oral/Enteral	**Rhinoconjunctivitis/Asthma bronchiale allergergicum/ Gastroenteritis/Urtikaria**
Nahrungsmittel (Eiweiße) Medikamente	
Epidermal/Epithelial	**Kontakturtikaria Rhinoconjunctivitis Asthma bronchiale allergicum**
Nahrungsmittel Medikamente (z. B. Penicillin) Latex	
Parenteral Insektengifte Medikamente (Antibiotika)	**Anaphylaktische Reaktionen**

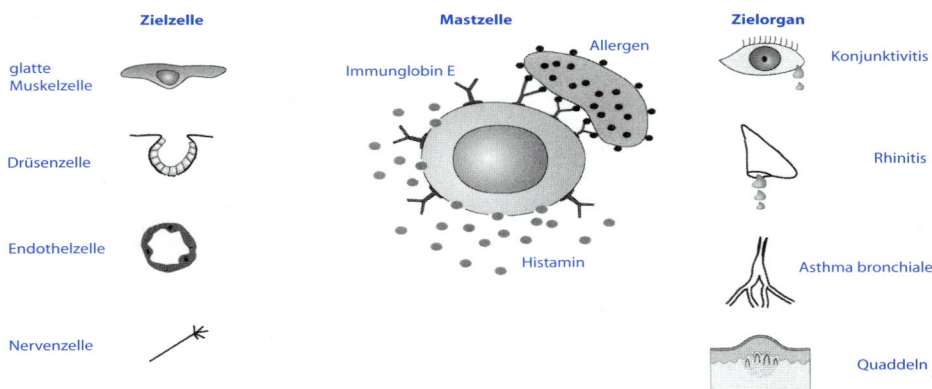

Abb. 3.2-1. Organbeteiligungen der Hypersensitivitätsreaktionen vom Soforttyp (**Siehe auch Farbtafel im Anhang**)

den Hintergrund und führen über permanente Organschädigungen, z. B. an der Lunge, zu therapeutisch schwer angehbaren Symptomen. Nach neuester Wertung der WHO wird die allergische Rhinitis in ihrer sozioökonomischen Bedeutung mit dem Diabetes mellitus verglichen und ihre frühzeitige, konsequente und langfristige Therapie betont.

3.2.5 Diagnostik

Als erster Schritt ist eine ausführliche und detaillierte Anamneseerhebung nötig. Sie kann bereits das Vorliegen einer Allergie im Definitionssinn ausschließen bzw. die weitere allergologische Diagnostik mit Auswahl der jeweils sinnvollen Verfahren und des Allergenspektrums beeinflussen (s. Tabelle 3.2-4). Bei unergiebiger Anamnese oder Testung kann ein vom Patienten über mehrere Wochen geführter so genannter Beschwerdekalender mit Dokumentation der Symptome sowie der Begleitumstände (Aufenthaltsorte, Ernährung etc.) Klarheit verschaffen.

Zur Verfügung stehen heute verschiedene In-vitro- und In-vivo-Verfahren, die in ihrer Wertigkeit und sinnvollen Reihenfolge zum Teil unterschiedlich beurteilt werden. Zuverlässig und gut standardisiert ist der In-vitro-Nachweis des zirkulierenden Gesamt-IgE und der allergenspezifischen IgE. Inwieweit diese im Serum nachgewiesenen, zirkulierenden IgE jedoch die allergologisch relevante Situation vor Ort, z. B. in der Lunge, widerspiegeln, ist häufig nicht klar. Dies gilt auch für die anwendbaren In-vivo-Verfahren der Hauttestung, die möglicherweise für verschiedene lokalisierte klinische Symptome nicht relevant sind.

In-vitro-Verfahren

In-vitro-Verfahren sollen die risikoreiche diagnostische (Re-)Exposition des Patienten vermeiden (s. Übersicht). Als Nachweise isolierter Parameter sind sie jedoch häufig artifiziell und müssen in ihrer Relevanz kritisch bewertet werden.

Diagnostik allergischer Soforttypreaktionen

In-vitro-Verfahren:
- Serologisch
  - Gesamt-IgE
  - Spezifisches IgE
- Zellulär
  - Histaminfreisetzung
  - CAST-ELISA
  - (T-Zell-Reaktivität)
- Unspezifische Aktivitätsparameter
  - Serum-ECP
  - Plasmahistamin
  - Serumtryptase

In-vivo-Verfahren:
- Hauttestverfahren
  - Prick-Test
  - Intrakutantest
  - Scratch-Test
  - Reibetest
- Expositionsverfahren
  - Orale Provokation
  - Inhalative Provokation
  - Nasale Provokation

Nachweis des spezifischen IgE

Eingesetzt werden Antigene in gelöster Form oder festphasengebunden. Am weitesten verbreitet sind Letztgenannte im so genannten **RAST-Test** oder **CAP-FEIA-Test**. Das Prinzip besteht aus festphasengebundenen Allergenen, die zirkulierende spezifische IgE-Moleküle im zu untersuchenden Serum binden. Diese werden nachfolgend mit radioaktiv oder enzymmarkierten Anti-IgE-Antikörpern nachgewiesen. Anhand von Referenzkurven und internationalen Standards lässt sich das IgE in Einheiten pro Liter quantifizieren oder semiquantitativ in so genannten CAP- oder RAST-Klassen angeben. Ein erhöhtes Gesamt-IgE im Serum ist hinweisend auf eine Typ-I-Allergie, niedrige Werte schließen diese jedoch nicht aus.

Das Problem der Relevanz des zirkulierenden IgE vs. zellulär gebundenem IgE, d. h. falsch-negativer oder niedriger IgE-Werte, versuchen verschiedene zelluläre Testverfahren zu umgehen. Deren Wert für die Routinediagnostik ist aber bis heute umstritten. Der bekannteste, aber auch störanfälligste ist der **In-vitro-Histaminfreisetzungstest**. An basophile Granulozyten gebundenes IgE führt bei Kreuzvernetzung mit dem spezifischen Allergen zu einer Histaminfreisetzung, die durch entsprechende nachgeschaltete Verfahren quantifiziert werden kann. Während hier ein präsynthetisierter Mediator nachgewiesen wird, führt im so genannten **CAST-ELISA** das jeweilige Antigen zu einer Denovo-Synthese von Sulfidoleukotrienen durch basophile Granulozyten. Diese werden in der Folge im Überstand quantifiziert.

Der Nachweis einer Sensibilisierung von T-Zellen auf bestimmte Allergene in **In-vitro-Stimulationstests** ist Speziallabors und eher wissenschaftlich orientierten Fragestellungen vorbehalten. Alle diese Verfahren spiegeln die Reaktivität zirkulierender Blutzellen wider, jedoch u. U. nicht relevante Bedingungen im Gewebe.

Unspezifische Aktivitätsparameter oder Indikatoren einer allergischen Diathese stellen das so genannte „**eosinophil cationic protein**" (ECP) dar, dessen Serumkonzentration zur Aktivität verschiedener atopischer Erkrankungen korreliert. Auch **Serumtryptasespiegel** und, weit weniger verlässlich, **Plasmahistaminspiegel** sind als Aktivitätsparameter einsetzbar, jedoch häufig wenig hilfreich.

In-vivo-Testverfahren

Ziel dieser Verfahren ist es, unter möglichst einfachen Bedingungen und geringem Risiko für die Patienten reproduzierbare und relevante Ergebnisse zu erhalten (s. Übersicht oben).

Die **Hauttestung** stellt die technisch einfachste und risikoärmste In-vivo-Testung dar, wenngleich auch hier bei stark sensibilisierten Patienten mit systemischen Reaktionen gerechnet werden muss. Man unterscheidet die Prick- und Intrakutantestung sowie Scratch- und Reibetest.

Bei der **Prick-Testung** wird ein Tropfen der Lösung zu testender Allergene auf die Haut aufgebracht, mit einer Lanzette durch den Tropfen gestochen und damit Allergen in die obere Dermis eingebracht. Im Vergleich zur Positivkontrolle (Histamin) und Negativkontrolle (physiologische Kochsalzlösung) wird nach etwa 20 min die positive Reaktion als Quaddel abgelesen.

Bei der **Intrakutantestung** werden 20–50 µl der zu testenden Allergenlösung mit einer Kanüle streng intrakutan injiziert und wieder im Vergleich zu Positiv- und Negativkontrolle die Reaktion als Quaddel bewertet. Während der Prick-Test unempfindlicher und risikoärmer ist, bietet der Intrakutantest eine höhere Sensitivität, aber auch ein höheres Risiko. Für beide Testmethoden stehen standardisierte, sterile und pyrogenfreie Allergenlösungen zur Verfügung. Liegen diese nicht vor, wie z. B. bei zahlreichen Arzneimitteln, kann alternativ die so genannte **Scratch-Testung** durchgeführt werden. Nach unblutiger Skarifizierung der Haut wird die verdächtigte Substanz aufgetragen, in einem Tropfen physiologischer Kochsalzlösung gelöst und die Reaktion nach 20 Minuten abgelesen.

Bei anamnestisch sehr starker Reaktion und vermuteter hoher Sensibilisierung des Patienten kann zunächst ein so genannter **Reibetest** auf unverletzter Haut durchgeführt werden, wie z. B. bei starker Latexsensibilisierung. Die beiden letztgenannten Tests sind naturgemäß wenig standardisiert und reproduzierbar.

Die Relevanz von Hauttestergebnissen kann durch entsprechende **Expositionstests** an den primär betroffenen Organen überprüft werden. Bei **nasaler** und **konjunktivaler Provokation** werden die Allergenlösungen auf die Nasenschleimhaut bzw. in den Bindehautsack aufgetragen und inspektorisch, endoskopisch oder durch Rhinomanometrie die lokalen Schleimhautreaktionen objektiviert. Bei der **bronchialen Provokation** werden standardisierte Allergenlösungen inhaliert und klinische Reaktionen subjektiv, auskultatorisch und bodyplethysmographisch verfolgt. Vorher sollte eine bronchiale Hyperreagibilität ausgeschlossen werden.

Bei der **oralen Provokation** werden die verdächtigten Substanzen optimalerweise doppelblind und plazebokontrolliert exponiert und eine lokale Reaktion am Darm auskultatorisch, röntgenologisch (Passagezeit) oder sonographisch verfolgt. Alternativ zeigen sich systemische Reaktionen an der Haut oder an den Schleimhäuten, wie eine Urtikaria oder asthmatische Beschwerden. Gegebenenfalls muss vor dieser Testung eine Eliminationsdiät durchgeführt werden.

Die lokale Applikation von Allergenen an der Darmschleimhaut unter endoskopischer Kontrolle oder bioptischer Entnahme von Darmschleimhaut und In-vitro-Exposition mit Allergenen wird derzeit nur von wenigen Zentren durchgeführt, ist jedoch in Einzelfällen, insbesondere bei Nahrungsmittelallergien, sinnvoll.

Die Kenntnis der Aminosäurestruktur zahlreicher Antigene sowie immunologisch relevanter Determinanten ist inzwischen fortgeschritten. Die bekanntesten und wichtigsten Allergene liegen als hochgereinigte Moleküle, mittlerweile z. T. sogar in synthetischer oder rekombinanter Form vor. Letztere finden zunehmend Eingang in die In-vitro- und In-vivo-Testung und ermöglichen eine kontaminationsfreie Testung. Inwieweit sie aber natürlichen Antigenen in ihrer Molekularstruktur, Derivatisierung und Glykosylierung und damit ihrer Antigenität gleichen, muss noch überprüft werden. Verschiedene Präparationsschritte können antigene Strukturen einerseits zerstören oder andererseits erst generieren. Bestimmte, insbesondere nahrungsmittelrelevante Allergene können durch die Zubereitung wie z. B. Kochen und den enzymatischen Abbau im Darm erst entstehen und sind nur unter Vorbehalt in den o. g. diagnostischen Verfahren auf ihre Relevanz überprüft werden. Auch Kombinationseffekte mit z. B. Ethylalkohol oder Salizylaten bei oraler Exposition sind nur bedingt nachvollziehbar.

3.2.6 Therapie

Nach den bisherigen Ausführungen über die Entstehung von Allergien ergeben sich therapeutische Möglichkeiten an verschiedenen Punkten der Pathogenese, die ursachenorientiert oder rein symptomatisch sind. Im Vergleich zu vielen anderen Erkrankungen ermöglichen gerade Allergien eine sehr gezielte Therapie, indem der Auslöser, das Allergen, erkannt und gemieden oder therapeutisch eingesetzt wird. Andererseits stellen die Bremsung der TH2-Antwort oder die Umstimmung einer TH2- auf eine TH1-Antwort wichtige prophylaktische, aber auch therapeutische Perspektiven dar. Als symptomorientierte und klinisch praktikabelste Therapie bietet sich die Hemmung der Histamineffekte an. Die Komplexität des Systems wird jedoch gelegentlich durch die nur mäßigen Erfolge mit verschiedenen Therapiestrategien belegt. Entgegen der didaktischen Konzepte sind nicht nur Mastzellen und Histamin, sondern auch andere Entzündungsmediatoren sowie verzögerte Mechanismen an der Ausformung der individuellen klinischen Symptomatik von Typ-I-Reaktionen beteiligt.

Zunächst sollen grundlegende Therapieprinzipien für alle zu besprechenden Krankheitsbilder aufgeführt werden, um sie dann bei den einzelnen Erkrankungen entsprechend zu bewerten. Dabei muss die akute, ggf. Notfalltherapie von einer längerfristigen Therapie unterschieden werden.

Vermeiden/Karenz des Allergens

Die Erkennung und Vermeidung des Allergens stellt das wichtigste diagnostische und therapeutische Ziel dar. Bei Allergien auf Tiere oder Medikamente ist dies i. A. relativ einfach, häufig aber nicht vollständig möglich, da auch bei Verzicht auf eigene Haustiere der indirekte Kontakt nicht immer zu vermeiden ist. Bei saisonal auftretenden inhalativen Allergenen wie Baum- und Gräserpollen ist eine Karenz nur begrenzt oder gar nicht möglich. Den Aufenthalt im Freien bei entsprechenden Wetterlagen zu vermeiden, bedeutet einen erheblichen Einschnitt in die Lebensqualität sowie die Arbeitsfähigkeit. Der Einbau von entsprechenden Luftfiltern in Wohnung oder Pkw ist meist wenig praktikabel.

Bei der Hausstauballergie sollte zunächst eine Hausstaubsanierung durchgeführt werden. Dazu steht eine Reihe von Akariziden zur Verfügung, deren Wirksamkeit jedoch beschränkt ist und wiederholte Anwendung erforderlich macht. Die entsprechende Gestaltung von Wohn- und Arbeitsbereich ist essentiell unter Vermeidung von staubfangenden Einrichtungsgegenständen wie Teppichböden, Polstermöbeln oder schweren Gardinen. Für Matratzen und Bettzeug stehen milbendichte Überzüge zur Verfügung.

Antihistaminika

Die Substanzen dieser Gruppe sollen im Wortsinne Histamineffekte hemmen. Daher sind hier die Histaminrezeptorenblocker und die Histaminfreisetzung hemmenden Wirkstoffe zu nennen:

Antihistaminika

Hemmer der Histaminfreisetzung:
- Dinatrium-Cromoglicat (DNCG)
- Nedocromil-Natrium
- Oxatomid (systemisch)

H1-Rezeptorenblocker:
- Erste Generation (zentral sedierend, cholinerg) u. a.
  - Hydroxycin
  - Ketotifen
  - Clemastin
- Zweite Generation (kaum sedierend, hohe Rezeptoraffinität) u. a.
  - Astemizol
  - Azelastin
  - Fexofenadin
  - Loratadin
  - Cetirizin
  - Mizolastin

Histaminfreisetzung hemmende Wirkstoffe

Cromoglycate Vertreter dieser Substanzgruppe sind in der Lage, durch membranstabilisierende Effekte die Histaminfreisetzung aus Mastzellen zu verhindern. Zusätzlich haben sie antientzündliche Eigenschaften. Ihre Nachteile sind der verzögerte Wirkeintritt, die relativ kurze Halbwertszeit mit der Notwendigkeit mehrfach täglicher Applikation sowie die ausschließlich lokale Wirksamkeit. Der Vorteil liegt jedoch in der Möglichkeit, bedarfsgerecht, ausschließlich lokal das betroffene Organ (Auge, Nase, Darmtrakt) zu therapieren und die systemischen Nebenwirkungen von Histaminrezeptorenblockern und Glukokortikosteroiden zu vermeiden. Die derzeit gängigsten Wirkstoffe sind in obiger Übersicht aufgeführt.

Histaminrezeptorenblocker Diese sehr umfangreiche Wirkstoffgruppe lässt sich in eine so genannte 1. und 2. Generation einteilen. Wesentlicher Unterschied ist die Lipidlöslichkeit und damit die zentralnervöse Wirkung mit ausgeprägter Sedierung der Vertreter der klassischen, d. h. 1. Generation. Daneben zeigen sie cholinerge, serotoninerge und α-adrenerge Aktivität. Nach oraler Aufnahme finden sich erste klinische Effekte nach 30–45 min mit maximalen Plasmaspiegeln nach 1–3 h und einer Wirkdauer von 3–6 h. Damit ist eine mehrfach tägliche Einnahme erforderlich.

Die nichtsedierenden Antihistaminika der 2. Generation können die Blut-Hirn-Schranke nicht überwinden. Erste klinische Effekte sind z. T. schon nach 20–30 min zu beobachten, mit maximalen Serumspiegeln nach 1–2 h. Da die Wirkdauer in der Regel wesentlich länger als bei den klassischen Antihistaminika anhält, ist in der Regel nur einmal täglich eine Einnahme erforderlich. Die Eliminationshalbwertszeit liegt präparateabhängig zwischen 10 und 100 h. Daher ist nach mehrtägiger Einnahme dieser Antihistaminika eine Rezeptorblockade für bis zu sieben Tagen möglich, was vor Durchführung von Haut- und Provokationstests zu beachten ist. Neben einer hohen H1-Rezeptoraffinität zeigen vor allem die jüngsten Vertreter dieser Gruppe hemmende Wirkungen auf verschiedene

Zytokine sowie Lipidmediatoren und damit zusätzlich eine antiallergische und antientzündliche Wirkung.

Die therapeutische Breite der Histaminrezeptorenblocker ist sehr groß. Sie werden vornehmlich durch die Leber, die neueren z. T. über die Nieren ausgeschieden. Alle haben prinzipiell bei Überdosierung sowie Erkrankungen der Leber, der Nieren oder Vorerkrankungen des Herzens ein kardiotoxisches Potential. Wesentlich bei dieser Nebenwirkung ist auch die Kombination mit anderen Medikamenten, die über eine gemeinsame Metabolisierung durch P450-Isoenzyme zur Akkumulation führen. Hier sind insbesondere Makrolidantibiotika, Imidazolderivate, Barbiturate, Ciclosporin, Nifedipin, Cimetidin, Phenytoin, Antiarrhythmika und Kontrazeptiva zu nennen. Die kardiale Nebenwirkung (Herzrhythmusstörungen) einiger Vertreter der 2. Generation ist inzwischen weniger relevant, seitdem diese Präparate nicht mehr verfügbar oder durch Derivate ersetzt worden sind.

Durch die cholinerge Wirkung können bei den klassischen Antihistaminika Mundtrockenheit, Obstipation, Miktionsstörungen und Erhöhungen des Augeninnendruckes auftreten. Neben den genannten sedierenden Eigenschaften können zudem auch Schwindel und Kopfschmerz auftreten sowie selten Leukopenien und Agranulozytosen. Allergische und photoallergische Reaktionen sind beschrieben und sprechen vor allem gegen eine lokale Anwendung an der freien Haut.

Die Anwendung in der Schwangerschaft ist insbesondere bei den neueren Antihistaminika problematisch bzw. nicht ausreichend untersucht und sollte daher im ersten Trimenon unterbleiben, danach nur mit strenger Indikationsstellung. Einige Präparate wie Clemastin und Ketotifen gehen in die Muttermilch über, wenn auch insgesamt wenige Untersuchungen zu diesem Thema zur Verfügung stehen.

Bei Säuglingen ist mit einer erhöhten Empfindlichkeit u. a. auf Grund der Unreife der Leber zu rechnen. Auch bei Kindern können paradoxe Reaktionen mit Agitiertheit und Krampfneigung auftreten.

Glukokortikosteroide

Glukokortikosteroide zeigen pluripotente, stark ausgeprägte, antientzündliche Effekte, die sich auf verschiedene Zellsysteme und Peptid- und Lipidmediatoren erstrecken. Damit zeigen sie über eine rein symptomatische Therapie hinaus kausale Ansätze, die chronisch-entzündliche und destruktive Mechanismen bremsen. Wesentlich ist andererseits bei fortgesetzter Einnahme höherer Dosen ein breites Nebenwirkungsspektrum, das sich je nach lokaler oder systemischer Applikation in einer Störung des Bindegewebestoffwechsels (Atrophien, Osteoporose), der Immunabwehr (Infektneigung), des Fett- und Kohlenhydratstoffwechsels sowie des Elektrolyt- und Wasserhaushaltes zeigen. Bei der lokalen Anwendung stehen hauptsächlich die lokalen Atrophien und die Abwehrschwäche mit Superinfektionen neben den systemischen Effekten durch Resorption im Vordergrund.

Eine systemische Applikation ist insbesondere bei akuten, anaphylaktischen Ereignissen mit wasserlöslichen, schnell wirksamen Präparaten sinnvoll. Eine längerfristige Applikation (oral, intramuskulär) ist allenfalls bei schweren, chronischen und anderweitig nicht zu therapierenden Krankheitsbildern zu erwägen. Zur lokalen Applikation stehen für Nasen- und Bronchialschleimhaut inzwischen Präparate zur Verfügung, die eine geringe Resorptionsrate und damit geringe systemische Effekte zeigen.

Hyposensibilisierung

Bei der Hyposensibilisierung wird in definierter und ansteigender Menge und zunehmendem Intervall das auslösende Allergen appliziert. Damit werden Erfolgsraten von über 90% bei Insektengiftallergien (Bienen- und Wespengift), 80% bei Gräser- und Baumpollenallergien und 50–60% bei Hausstaubmilbenallergien erreicht im Sinne eines vollständigen Rückganges oder Besserung der Symptomatik. Die subkutane Applikation ist gut etabliert und am besten dokumentiert. Dazu stehen wässrige Präparate, Semidepotpräparate mit verzögerter Freisetzung sowie Allergoide als modifizierte Allergene zur Verfügung, die längerfristige Injektionsprotokolle beinhalten. In den letzten Jahren sind Kurzzeitprotokolle mit vier bis acht Injektionen in ein- bis zweiwöchigen Abständen eingeführt worden, die eine Hyposensibilisierung auch noch kurz vor der Beschwerdezeit ermöglichen. Ihre Effektivität und die langfristige Verträglichkeit müssen jedoch noch abgewartet werden.

Alternativ ist in den letzten Jahren die sublinguale oder orale Applikation bei Birken- und Beifußpollen sowie Hausstaubmilben insbesondere bei Kindern eingesetzt worden, sie bedarf jedoch ebenfalls noch in Hinsicht auf langfristige Verträglichkeit und Erfolge weiterer Evaluation. Möglicherweise werden in der Zukunft rekombinante Allergene und DNA-Vakzine weitere Fortschritte für die Hyposensibilisierung bringen.

In der Regel erfolgt in 1- bis 2-wöchigen Abständen außerhalb der Beschwerdezeit (bei saisonalen Allergien) die s.c.-Applikation zunächst kleiner Allergenmengen. Die Zusammensetzung der Injektionslösung ergibt sich individuell aus den anamnestischen Angaben sowie den Ergebnissen der In-vivo- und In-vitro-Verfahren und wird je nach Sensibilisierungsgrad in mehreren Konzentrationsstufen erstellt. Nach Erreichen der Enddosis werden die Zeitabstände der Injektionen schrittweise auf monatliche Intervalle gesteigert. Eine saisonale Fortsetzung unter Dosisreduktion ist möglich, jedoch nicht risikofrei.

Hyposensibilisierungen werden über mindestens drei Jahre durchgeführt und stellen einen erheblichen zeitlichen und finanziellen Aufwand wie auch ein nicht unerhebliches allergologisches Risiko dar. Relative und absolute Kontraindikationen wie Schwangerschaft, Immundefekte, Tumorleiden und chronische Infektionskrankheiten sind zu beachten. Angesichts dieser Risiken sollten Hyposensibilisierungen nur von allergologisch versierten und für entsprechende Notfälle ausgerüsteten Ärzten ausgeführt werden.

Als Wirkungsmechanismus dieser Therapie wird derzeit eine Modulation der TH2-Immunantwort in Richtung auf eine TH1-Antwort angesehen. Ein Anstieg von spezifischen IgG-Antikörpern korreliert nicht oder nur mäßig zum klinischen Erfolg. Möglicherweise ist, wie jüngst gezeigt werden konnte, ein Anstieg von Antikörpern des IgG4-Isotyps Ausdruck einer TH1- Antwort und Hinweis für das Ansprechen der Therapie. Inwieweit Hyposensibilisierungen eine Ausweitung des Allergenspektrums und einen Etagenwechsel verhindern können, wird derzeit noch kontrovers diskutiert. Vermutlich halten jedoch die Effekte nach Aussetzen der Therapie nicht an, weswegen jüngst eine langjährige, möglicherweise lebenslange Therapie empfohlen wurde.

Andere Therapiemöglichkeiten

Bei Versagen oder unzureichender Wirksamkeit der o. g. Ansätze sowie bei schweren Krankheitsbildern stehen alternative Therapiemöglichkeiten zur Verfügung, die jedoch ein ausgeprägteres Nebenwirkungsprofil zeigen oder klinisch nicht entsprechend evaluiert worden sind. Der erfolgreiche Einsatz von immunmodulierenden Substanzen wie Ciclosporin bei der Rhinitis allergica sowie dem Asthma bronchiale allergicum ist beschrieben. Das Nebenwirkungsspektrum und insbesondere der zu erwartende langfristige Einsatz bei eher jüngeren Menschen, speziell Kindern, bei prinzipiell nicht lebensbedrohlichen Erkrankungen rät jedoch zur Zurückhaltung.

Bei schweren Formen der Rhinoconjunctivitis allergica sowie Asthma bronchiale allergicum ist der Einsatz von intravenösen Immunglobulinen in der Dosierung von 0,5–2 g/kg KG beschrieben, angesichts der Kosten nur in Einzelfällen sinnvoll. Ihr Wirkungsmechanismus ist unklar und beruht möglicherweise auf Anti-Zytokin- oder Anti-Idiotyp-Effekten. In diesem Zusammenhang werden in der nahen Zukunft vermutlich humanisierte und chimärisierte monoklonale Antikörper gegen pathogenetisch relevante Zytokine wie IL-4 und IL-5, Adhäsionsmoleküle oder IgE eine wichtige klinisch-therapeutische Rolle spielen. Monoklonale Antikörper gegen IgE zeigen klinische Wirksamkeit bei Asthma bronchiale und Rhinoconjunctivitis allergica, sind in Deutschland bislang nicht zugelassen. Kürzlich wurden Hemmstoffe von TH2-Zytokinen wie z. B. Suplatast-Tosilat beschrieben, die in einer doppelblind-randomisierten Studie steroidsparende Effekte beim Asthma bronchiale zeigten. Auf psychotherapeutische Ansätze sowie Therapiemöglichkeiten der Alternativmedizin (z. B. Naturheilkunde, Homöopathie) oder Akupunktur soll hier nicht eingegangen werden.

Therapie der anaphylaktischen Reaktion

- Glukokortikosteroide i.v.
- Histaminrezeptorenblocker i.v.
- Adrenalin i.v./i.m.
- Ggf. Theophyllin i.v.
- Ggf. β_2-Sympathomimetika
- Sauerstoff
- Venöser Zugang
- Volumensubstitution

Krankheitsbezogene Therapie

Anaphylaktische Reaktionen Diese Reaktionen stellen eine Notfallsituation dar und erfordern unabhängig von der Ursache eine schnelle Intervention. Allergische Zwischenfälle stellen dabei Reaktionen auf Arzneimittel (z. B. Antibiotika, Dextran, Latex), Nahrungsmittel (z. B. Nüsse, Hühnereiweiß) oder Insektenstiche (Bienen- und Wespengift) dar und sind bei einer Typ-I-Sensibilisierung mit Beteiligung von IgE, aber auch als Immunkomplexanaphylaxie (Typ III) möglich. Meist kann erst nach der Notfalltherapie eine weitere Diagnostik durchgeführt werden. Wichtig ist dabei zu bedenken, dass sowohl In-vitro- als auch In-vivo-Tests erst nach einer Karenz von etwa vier Wochen durchgeführt werden sollten, weil sich andernfalls möglicherweise falsch-negative Ergebnisse ergeben. Andererseits können sie auch bei zu großen Intervallen negativ ausfallen.

Rhinoconjunctivitis allergica Diese wohl häufigste allergische Erkrankung äußert sich typischerweise mit plötzlich auftretender Einschränkung der Nasenatmung (Obstruktion) mit und ohne Fließschnupfen, intranasalem Juckreiz und Niesreiz. Verbunden damit findet sich in unterschiedlichem Ausmaß eine Augenbeteiligung mit Konjunktivitis, Lichtscheu, Augentränen, Fremdkörpergefühl sowie Juckreiz (s. Abb. 3.2-1). Auf Grund des zeitlichen Verlaufes lassen sich saisonale oder intermittierende von perennialen oder persistierenden Formen abgrenzen. Eine asthmatische Beteiligung ist möglich, wird jedoch an anderer Stelle dieses Buches besprochen. Je nach Auslöser können die Beschwerden unterschiedlich lange anhalten. Bei Kontakt z. B. mit Tierepithelien können diese sehr plötzlich auftreten, nach Abbrechen des Kontaktes jedoch auch schnell wieder nachlassen. Bei Pollenallergenen hingegen beginnen die Beschwerden je nach Wetterlage und Pollenflug langsam und halten u. U. wenige Tage oder auch Wochen an. Bei Sensibilisierung gegen Hausstaubmilben sind ganzjährig Beschwerden typisch. Mechanische Maßnahmen wie Nasenduschen oder Nasengele können einen gewissen schützenden Effekt aufweisen.

Länger als vier Wochen anhaltende und rezidivierende Beschwerden sollten an eine Allergie denken lassen und durch entsprechende diagnostische Verfahren abgeklärt werden (s. oben). Die Erkennung und ggf. Vermeidung des allergenen Auslösers steht an erster Stelle der therapeutischen Bemühungen. Abhängig vom Beschwerdeausmaß, der Häufigkeit und Dauer der Beschwerden und des Auslösers müssen daher stufenweise und individuell anzupassende Therapiemöglichkeiten eingesetzt werden (s. folgende Übersicht). Die jüngsten Therapieempfehlungen der European Academy of Allergology and Clinical Immunology für die Rhinitis allergica richten sich nach der Stärke der nasalen Sekretion bzw. Obstruktion einerseits und dem Ausmaß der Beschwerden und der Entzündung andererseits. Diese Empfehlungen umfassen den Einsatz von lokalen Antihistaminika und Glukokortikosteroiden sowie systemischen Antihistaminika.

Bei eher leichten Beschwerden an einem oder wenigen der Zielorgane ist der Einsatz von Mastzellenstabilisatoren sinnvoll. Diese sind lediglich lokal wirksam und stehen als Nasenspray, Augentropfen und Inhalationsspray zur Verfügung. Wegen ihrer kurzen Halbwertszeit müssen sie mehrmals täglich angewendet werden. Da auch ihr Wirkungseintritt verzögert ist, sind sie als Bedarfsmedikation für plötzliche und kurzfristige Beschwerden weniger sinnvoll.

Therapie der Rhinoconjunctivitis allergica

- Mastzellenstabilisatoren (Nase, Augen, Lunge)
- H₁-Rezeptorenblocker
  - Lokal
  - Azelastin
  - Levocabastin
  - Systemisch
- Glukokortikosteroide
  - Lokal (u. a.)
  - Beclometasondipropionat
  - Budesonid
  - Flunisolid
  - Fluticason
  - Mometason
  - Systemisch (u. a.) (cave!)
  - Predison
  - Prednisolon
  - Methylprednisolon
  - (Dexamethason)
- Hyposensibilisierung (s.c., oral)

Bei stärkeren Beschwerden sollten Histaminrezeptorenblocker eingesetzt werden. Diese sind zur Lokal- und systemischen Anwendung verfügbar und sollten ebenfalls nach Ausmaß der Beschwerden und Organbeteiligung angewendet werden. Dabei bieten sich die Histaminrezeptorenblocker der 2. Generation mit nur geringer sedierender Wirkung an, um eine Teilnahme der Patienten am Alltagsleben zu ermöglichen. Die nur noch einmal tägliche Einnahme einer Tablette (z. B. Cetirizin 10 mg, Mizolastin 10 mg) erhöht dabei die Akzeptanz und Compliance bei den Patienten. Da sich ein verstärkter Effekt nach mehrtägiger Einnahme einstellt, ist über die bedarfsgerechte Einnahme hinaus bei anhaltenden Beschwerden eine konsequent fortgesetzte Medikation sinnvoll. Bei ausbleibendem Erfolg sollten alternative Antihistaminika eingesetzt werden, in einem weiteren Schritt ggf. die Dosis erhöht oder zwei verschiedene Antihistaminika kombiniert werden. Ihre antientzündliche und antiobstruktive Wirkung ist jedoch nicht immer ausreichend.

Bei stärkeren und ganzjährigen Beschwerden sowie ausgeprägter Obstruktion der Nasenatmung wird daher der Einsatz von topischen Glukokortikosteroiden empfohlen. Die derzeit verfügbaren neueren Präparate führen auch bei längerer Anwendung kaum zu lokalen und wegen der sehr geringen Resorption zu keinen wesentlichen systemischen Effekten. Systemische Steroide werden als Depotpräparate zu Beginn der Pollensaison oder oral bei starken Beschwerden immer noch verwendet. Angesichts ihrer protrahierten Effekte und des Nebenwirkungsspektrums sollten sie jedoch Einzelfällen vorbehalten bleiben.

Bei schweren Formen, mehrjährigen Beschwerden und mangelndem Ansprechen auf die Standardtherapie wird eine spezifische Hyposensibilisierung empfohlen. Die frühzeitige Einleitung soll eine Ausweitung des Allergenspektrums, die Chronifizierung der Beschwerden sowie den so genannten Etagenwechsel vermeiden. Die langfristigen positiven Effekte wiegen unter pharmakoökonomischen Aspekten die hohen unmittelbar entstehenden Behandlungskosten auf.

Urtikaria Die Urtikaria stellt ein häufiges und klinisch charakteristisches Krankheitsbild dar. Bis zu zwanzig Prozent aller Menschen machen einmal in ihrem Leben eine Urtikaria durch. Angesichts einer sehr heterogenen Ätiopathogenese handelt es sich jedoch um die gemeinsame klinische Endstrecke und relativ einheitliche Manifestation vielfältiger Ursachen. Damit ist die Urtikaria eher ein Symptom als eine befriedigende Diagnose.

Dieses Problem spiegelt sich auch in der Nomenklatur wider. Die einfachste Einteilung erfolgt nach dem zeitlichen Verlauf. Die **akute Urtikaria** mit maximal sechs Wochen Dauer stellt die häufigste und passagere Form dar, wohingegen die **chronische Urtikaria** mit einem Verlauf von mehr als sechs Wochen 0,5–2% der Bevölkerung betreffen soll. Pathogenetische Einteilungen sind nach physikalischen Ursachen möglich (Kälte, Wärme, Druck, UV-Licht), die sich häufig schon auf Grund der anamnestischen Angaben ergeben. Weiterhin werden infektassoziierte Formen und pseudoallergische Reaktionen vermutet. In der Gruppe der chronischen Urtikaria finden sich in 30–50% der Fälle nicht klärbare Ursachen, was zur Benennung als **chronisch idiopathische Urtikaria** führte.

Eine Schleimhautbeteiligung findet sich bei bis zu 10% der Patienten. Dabei wird häufig als so genanntes **Quincke-Ödem** eine Manifestation im Gesichts- und Schlundbereich benannt und mit den Symptomen eines angioneurotischen Ödems gleichgesetzt. Während die klassische Urtikaria ein dermales Ödem zeigt, finden sich beim **angioneurotischen Ödem** im eigentlichen Sinne Schwellungen in der tiefen Dermis bis Subkutis. Sie imponieren dabei klinisch als eher unscharfe, wenig gerötete Schwellung mit mehr Brennen und Schmerzen als Juckreiz. Neben der Manifestation als Teil einer Urtikaria reichen die Ursachen des isolierten angioneurotischen Ödems ohne urtikarielle Symptome über erworbene und angeborene C1-Esteraseinhibitormangelzustände bis hin zu Störungen des Kininsystems oder unbekannten Ursachen.

Klassisch-allergische Reaktionen machen in der Gesamtgruppe der Urtikaria nur einen geringen Teil aus und finden sich am ehesten bei der akuten Urtikaria. So kann sich eine IgE-vermittelte Antibiotika- oder Nahrungsmittelallergie als anaphylaktische Reaktion in Form einer generalisierten Urtikaria äußern. Damit gilt auch für die Urtikaria das Erkennen und Vermeiden der Ursache als beste Therapie.

In der akuten Notfallsituation eines generalisierten Urtikariaschubes, u. U. mit Beteiligung der Luftwege, erfolgt die Therapie wie bei der anaphylaktischen Reaktion beschrieben.

3.2 Immunologisch bedingte Hypersensitivitätsreaktionen vom Soforttyp

Vor allem bei Schleimhautbeteiligung ist eine schnelle Intervention nötig. Bei den verschiedenen Formen des angioneurotischen Ödems, insbesondere dem hereditären C1-Esteraseinhibitormangel als nichtallergische Erkrankungen bleiben jedoch Glukokortikosteroide und Antihistaminika ohne Erfolg. Neben intensivmedizinischen Maßnahmen bis zur Intubation ist hier die Substitution des fehlenden oder defekten C1-Esteraseinhibitors durch aus menschlichem Plasma gereinigtes Protein sinnvoll. Zur längerfristigen Behandlung eignet sich neben dieser Substitution auch der Einsatz von Fibrinolytika und Androgenderivaten.

Bei der unkomplizierten, generalisierten Urtikaria mit nicht erkennbarer und vermeidbarer Ursache ist zunächst der Einsatz oraler systemischer Histaminrezeptorenblocker sinnvoll (s. folgende Übersicht). Auch hier sollten diese über mehrere Tage gegeben werden, bevor auf ein anderes Präparat, ggf. eine höhere Dosierung oder Kombination verschiedener H_1-Rezeptorenblocker übergegangen wird. Angesichts möglicher nicht durch Histamin mediierter Effekte bei der Urtikaria sind die neueren Antihistaminika (z. B. Cetirizin, Mizolastin) mit ihren antientzündlichen Effekten interessant. Möglicherweise trägt die Hemmung der Leukotrienbildung oder Zytokinfreisetzung damit zur klinischen Wirksamkeit bei. Auch die Kombination eines H_1- und eines H_2-Rezeptorenblockers (z. B. Ranitidin) kann sinnvoll sein, wie bei abendlichem oder nächtlichem Auftreten der Urtikaria der Einsatz von stärker sedierenden Antihistaminika.

Therapie der Urtikaria

- H_1-Rezeptorenblocker
- Kombination H_1/H_2-Rezeptorenblocker
- Systemische Glukokortikosteroide
- Dapson
- Pentoxyphyllin
- Methotrexat (MTX)
- Ciclosporin
- Intravenöse Immunglobuline

Evidenz und deren Stärkegrad als Grundlage für therapeutische Empfehlungen

	Evidenzgrad	Empfehlungsstärke
Allergenkarenz/Vermeidung	II-a	B
Hemmer der Histaminfreisetzung		
lokal	I-b	A
systemisch	I-a/b	A
Glukokortikosteroide		
lokal	I-b	A
systemisch	III	C
Hyposensibilisierung	I-a	A
Ciclosporin	II-a	B
Intravenöse Immunglobuline	IV	C
Anti-Zytokin-Antikörper	IV	C
Anti-IgE-Antikörper	I-b	A
psychotherapeutische Ansätze	IV	
Alternativmedizinische Ansätze	IV	

Evidenz und deren Stärkegrad als Grundlage für therapeutische Empfehlungen

	Evidenzgrad	Empfehlungsstärke
Anaphylaktische Reaktionen		
Glukokortikosteroide	II-a	B
Histaminrezeptorenblocker	II-b	B
Adrenalin	III	B
Rhinoconjunctivitis allergica		
Allergenkarenz	II-b	B
Hemmer der Histaminfreisetzung		
lokal	I-b	A
systemisch	I-b	A
Histaminrezeptorenblocker		
lokal	I-b	A
systemisch	I-b	A
Glukokortikosteroide		
lokal	I-b	A
systemisch	III	C
Nasenduschen/Gele	IV	C
Urtikaria		
Histaminrezeptorenblocker	I-b	A
Systemische Glukokortikosteroide	II-b	B
Dapson	IV	C
Pentoxifyllin	IV	C
Methotrexat	IV	C
Ciclosporin	IV	C
Intravenöse Immunglobuline	IV	C

Bei schweren und therapierefraktären Formen der chronischen Urtikaria kann der vorübergehende Einsatz von systemischen Glukokortikosteroiden (initial 0,5–1 mg/kg KG, dann ausschleichend), Methotrexat (15–25 mg i.v. 1-mal pro Woche) oder Ciclosporin (2–5 mg/kg KG) nötig sein. Auch über Erfolge mit Dapson (50–150 mg/Tag), Pentoxifyllin oder intravenösen Immunglobulinen (0,5–2 g/kg KG) wurde berichtet.

Literatur

Bousquet J, Lockey R, Malling HJ (1998) Allergen immunotherapy: therapeutic vaccines for allergic diseases. A WHO position paper. J Allergy Clin Immunol 102: 558–562

Cauwenberge P van, Bachert C, Passalacqua G et al. (2000) Consensus statement on the treatment of allergic rhinitis. Eur Acad Allergol Clin Immunol Allergy 5: 116–134

Grattan C, Powell S, Humphreys F (2001) Management and diagnostic guidelines for urticaria and angio-oedema. Br J Dermatol 144: 708–714

Greaves MW (2001) Antihistamines. Dermatol Clin 19: 53–62

Henz BM, Zuberbier T, Grabbe J (Hrsg) (2000) Urtikaria – Klinik, Diagnostik, Therapie. Springer, Berlin Heidelberg New York Tokyo

Holgate ST, Church MK, Kapp A (Hrsg) (1996) Allergologie. Ullstein, Berlin Wiesbaden

Klimek L, Reske-Kunz AB, Saloga J (Hrsg) (1999) Spezifische Immuntherapie – Hyposensibilisierung. Thieme, Stuttgart New York

Ring J (Hrsg) (2004) Angewandte Allergologie. Urban & Vogel, München

Roitt IM, Brostoff DK, Male DK (Hrsg) (1987) Kurzes Lehrbuch der Immunologie. Thieme, Stuttgart New York

Vignola AM, Bousquet J (2001) Rhinitis and asthma: a continuum of disease? Clin Exp Allergy 31: 674–677

3.3 Systemischer Lupus erythematodes
Hanns-Martin Lorenz

3.3.1 Einleitung

Der systemische Lupus erythematodes (SLE) ist eine chronisch entzündliche Autoimmunerkrankung. Eine Prävalenz von etwa 40–50 Patienten unter 100.000 Einwohnern und eine Inzidenz von 2–5 neuen Fällen pro Jahr zeigen an, dass es sich hierbei nicht um eine häufige Erkrankung handelt. Allerdings ist mit der erhöhten Lebenserwartung der Patienten auch in den nächsten Jahren mit einer Zunahme der Prävalenz zu rechnen. Der SLE betrifft vornehmlich Frauen mit einer Verteilung von 4–9:1. Die Diagnosezahlen steigen mit Einsetzen der Pubertät deutlich an und erreichen ihr Maximum bei 20–35 Jahren.

3.3.2 Ätiologie und Pathogenese

In das Zentrum der pathogenetischen Überlegungen sind in den letzten Jahren Mechanismen gerückt, die die Sensibilisierung gegen Zellkernbestandteile (Antikörper gegen Doppelstrang-DNS, Ribonukleoproteine) zu erklären versuchen. Wie Abb. 3.3-1 schematisch aufzuzeigen versucht, sprechen bei diesen Überlegungen Vorgänge eine zentrale Rolle, die zu einem vermehrten Anfall von apoptotischen Zellabbauprodukten führen. Dies führt dann zu einer Immunisierung gegen die im Rahmen des apoptotischen Zelltodes veränderten Kernbestandteile, zu Antikörperbildung (B-lymphozytäre Stimulation) und T-Lymphozytenaktivierung und schließlich zur Präzipitation von Immunkomplexen an das Gefäßendothel und/oder die glomeruläre Basalmembran. Diese präzipitierten Immunkomplexe aktivieren in der Folge weitere zelluläre und humorale Immunmechanismen, u. a. das Komplementsystem, was zu einem Abfall der Komplementfaktoren führt. Entsprechend ist die Konzentration der Komplementfaktoren als serologischer Aktivitätsparameter des SLE etabliert. Unzweifelhaft spielen auch genetische Faktoren (Konkordanzrate von 25–50% bei eineiigen Zwillingen, 5% bei zweieiigen Zwillingen) sowie Sexualhormone oder Umweltfaktoren (Sonnenlichtexposition, Infekte) eine Rolle.

3.3.3 Klinik

Klassifikationskriterien

Symptome an den am häufigsten befallenen Organsystemen sind neben einigen serologischen Befunden in die vom American College of Rheumatology (ACR) aufgestellten Klassifikationskriterien eingeflossen (Tabelle 3.3-1). Danach wird eine entzündliche Systemerkrankung als SLE klassifiziert, wenn mindestens 4 der 11 Kriterien erfüllt werden. Im Vollbild der Erkrankung liegt die Spezifität dieser Klassifikationskriterien bei 89%, die Sensitivität bei 83%. Diese Merkmale müssen dabei nicht gleichzeitig vorliegen, auch in der Anamnese glaubhaft berichtete Manifestationen qualifizieren als Klassifikationskriterium.

Obwohl die benannten Kriterien primär für die wissenschaftliche Kommunikation konzipiert wurden, wird die klinische Diagnose „SLE" heute in der klinischen Praxis weitgehend in Übereinstimmung mit diesen Klassifikationskriterien gestellt. Schwierig kann die Diagnose im Anfangsstadium des SLE sein, wenn erst wenige der krankheitstypischen Erscheinungen manifest geworden sind. Zusätzlich wird die Diagnose erschwert, wenn Symptome unterschiedlicher Kollagenosen vorliegen. So ist bekannt, dass sich bis zu 25% der Patienten mit Symptomen einer systemischen Autoimmunopathie nicht exakt einer Entität zuordnen lassen. Üblicherweise wird ein „Overlap-Syndrom" konstatiert, wobei einzelne Komponenten dieses Überlappungsphänomens von Patient zu Patient variieren können.

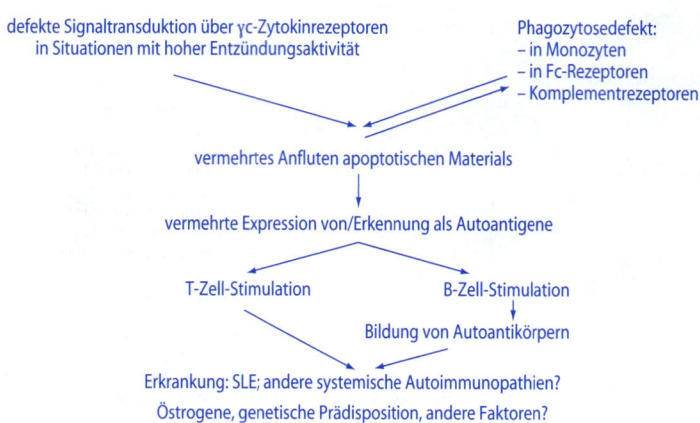

Abb. 3.3-2. Hypothese zur Pathogenese des SLE

Tabelle 3.3-1. Klassifikationskriterien des SLE nach dem American College of Rheumatology von 1982 (aus Klippel)

Kriterium	Definition
1. Schmetterlingserythem	Beständiges Erythem über mittlerer Stirn und Wangen, die Nasolabialregion meist aussparend
2. Diskoide Hautveränderung	Meist erhabenes, derbes, scharf demarkiertes Erythem, oft narbig degenerierend
3. Photosensitivität	Ungewöhnlich starkes Erythem nach UV-Lichtexposition
4. Orale Ulzera	Meist schmerzlose Schleimhautulzera oral, nasopharyngeal
5. Arthritis	Nichterosive Arthritis in mindestens 2 peripheren Gelenken
6. Serositis	Pleuraerguss, nachweisbar oder glaubhafte Anamnese, *oder* Perikarditis, EKG-Veränderungen, auskultatorisches Reiben *oder* echosonographisch
7. Nierenaffektion	Persistierende Proteinurie >0,5 g/Tag *oder* zelluläre Zylinder im Urinsediment
8. Neurologische Symptome	Epilepsien (nach Ausschluss anderer Gründe), *oder* Psychose (nach Ausschluss anderer Gründe)
9. Hämatologische Auffälligkeiten	Hämolyse mit Retikulozytose *oder* Leukopenie <4000 Zellen/µl an zwei Terminen *oder* Lymphopenie <1500 Zellen/µl an zwei Terminen *oder* Thrombozytopenie <100.000 Zellen/µl nach Ausschluss anderer Gründe
10. Antinukleäre Antikörper	Erhöhter Titer von ANA in der Immunfluoreszenz (auch anamnestisch) ohne Therapie mit SLE-induzierenden Medikamenten
11. Andere immunologische Phänomene	Antikörper gegen Doppelstrang-DNS *oder* Anti-Sm-Antikörper *oder* Anti-Kardiolipin-Antikörper

Kutane, mukokutane Symptome, Gelenkmanifestation

Über die Hälfte der Patienten klagt initial neben mehr oder weniger charakteristischen Hautsymptomen über Arthralgien oder Arthritiden. Diese können in Qualität und Erscheinungsbild den Arthritiden der chronischen Polyarthritis ähneln. Häufig sind initial auch Allgemeinsymptome wie Fieber, eine Verschlechterung des Allgemeinzustandes sowie eine zervikal imponierende Lymphadenopathie vorhanden, Symptome also, die eher an ein Lymphom denn an eine Autoimmunopathie denken lassen. Des Weiteren werden oft Symptome wie das Raynaud-Phänomen sowie diffuser Haarverlust berichtet, beides sind allerdings unspezifische Symptome. Weitere Hauterscheinungen schließen diskoide, eher narbig imponierende Läsionen, die Livedo reticularis (evtl. Kardiolipin-Ak-assoziiert) oder scharf demarkierte, wie ausgestanzt wirkende vaskulitische Hautulzera ein.

Gastrointestinale und neuropsychiatrische Manifestation

Immerhin ein Viertel der SLE-Patienten klagt über gastrointestinale Symptome wie Bauchschmerzen, Übelkeit und Erbrechen, Gewichtsabnahme. Die neuropsychiatrischen Manifestationen bei SLE sind ebenso sehr mannigfaltig. Sie schließen die periphere Polyneuropathie ebenso ein wie chronische Kopfschmerzsymptome, Wesensveränderungen, psychiatrische Erscheinungsbilder bis hin zur Epilepsie, Querschnittsmyelitiden oder auch zerebrale Perfusionsstörungen (oft als Komplikation eines Antiphospholipid-Antikörper-Syndroms).

Pulmonale und kardiale Manifestation

Pulmonale Symptome können sich in Form einer Pneumonitis (DD MTX-induziert, infektiös), einer pulmonalen Blutung, einer Lungenembolie (wiederum v. a. bei Vorliegen von Phospholipidantikörpern), einer Lungenfibrose ohne – oder später auch mit – pulmonale(r) Hypertonie und ihren Konsequenzen manifestieren. Die Differentialdiagnose einer infektiösen Pneumonie ist oft schwierig zu führen, hier kann die Bestimmung des C-reaktiven Proteins hilfreich sein, das bei einer alleinigen SLE-Manifestation nicht oder nur leicht erhöht sein, bei einem infektiösen Geschehen aber deutlich über dem Normbereich liegen sollte. Neue Daten zeigen an, dass neben den etablierten kardialen Symptomen wie der Perimyokarditis und Endokarditis (nach Libman-Sacks) die Inzidenz von Koronararterienverkalkungen mit den entsprechenden Perfusionsalterationen bei SLE-Patienten deutlich erhöht ist. Diese Erkenntnisse werden wahrscheinlich bei der besseren Langzeitprognose der Patienten in den nächsten Jahren auch klinisch an Bedeutung gewinnen.

Renale Manifestation

Die renale Manifestation eines exazerbierten SLE ist insofern häufig ernsthaft, als sie initial asymptomatisch verlaufen, dabei aber rapid progressiv fortschreiten kann, sodass der Patient mit dem Bild eines akuten Nierenversagens aufgenommen werden muss – und mit schlechterer Prognose, was die vollständige Erholung der Nierenfunktion durch aggressive immunsupprimierende Therapie betrifft. In der Regel wird eine Nierenpunktion angestrebt, deren Histologie auch (in den Händen eines darin erfahrenen Pathologen) Aussagen zum WHO-Grad und damit indirekt zur Prognose der Glomerulonephritis verspricht (s. auch Lupusnephritis).

3.3.4 Differentialdiagnose

Wie in der Diagnostik internistischer Symptomkomplexe üblich, ist die Differentialdiagnose entscheidend. Aus Platzgründen kann dies in diesem Kapitel nicht umfassend dargelegt werden,

Tabelle 3.3-2 soll jedoch einige Aspekte zusammentragen, an die alternativ gedacht werden muss, um die Diagnose eines SLE weiter zu unterlegen.

3.3.5 Diagnostik

Die beim SLE typischerweise auftretenden Autoantikörper sind in Tabelle 3.3-3 zusammengefasst. Dabei sollen zwei Befunde herausgestrichen werden:
- Der Nachweis von antinukleären Antikörpern (ANA) sollte in jedem Fall gelingen. Bei untherapierten Patienten, deren Symptomatik an den SLE denken lässt, bei denen sich allerdings keine ANA nachweisen lassen und auch in der Vorgeschichte nie nachgewiesen wurden, ist die Diagnose nicht zu stellen.
- Der Nachweis von Antikörpern gegen das Ribonukleoprotein Sm ist hochspezifisch für den SLE, kommt allerdings nur bei etwa 30% der SLE-Patienten vor. Ein entsprechender Befund kann bei sonst diffusen Symptomenkomplexen diagnostisch hilfreich sein.

Diagnostische Checkliste bei SLE-Patienten

Neben diesen zur Diagnosestellung wichtigen Untersuchungen sind bei definiertem SLE regelmäßige Funktionsanalysen nicht nur der bereits befallenen Organe, sondern auch der häufig involvierten Organe unerlässlich. Das diagnostische Programm ist in Tabelle 3.3-4 aufgelistet. Diese Untersuchungen sind dann indiziert, wenn der Eindruck einer gesteigerten Krankheitsaktivität besteht, regelmäßig aber alle sechs Monate, auch bei Patienten mit inaktiver Erkrankung, engmaschiger vor allem

Tabelle 3.3-2. Differentialdiagnostische Überlegungen bei ausgewählten Problemkonstellationen

Symptom/Befund	Differentialdiagnostische Überlegung
Arthritis	Chronische Polyarthritis bei symmetrischem Mitbefall der Hände Andere Oligoarthritiden
Pleuraerguss/Perikarderguss	Exsudat: Infektion, v. a. unter Therapie auftretend (Tuberkulose bei vorbelasteten Patienten) Serositis als SLE-Exazerbation Transsudat: Herzinsuffizienz unabhängig von SLE Herzbeteiligung (Myokarditis, Klappenfehler bei Endokarditis, hier wiederum DD infektiös vs. SLE-assoziiert) Hypalbuminämie (SLE-Nephropathie? Enteropathie? Leberfunktionsstörung, hier wiederum DD infektiös, SLE-assoziiert, Medikamentennebenwirkung?)
Neurologische Symptome	Infektiös Vaskulitische Polyneuropathie Medikamentennebenwirkung Malnutrition/Enteropathie
Hämatologische Auffälligkeiten	Leukopenie, Thrombozytopenie: SLE-Aktivität Medikamentennebenwirkung Infektiös Anämie: SLE-Aktivität inkl. Enteropathie, Hämolyse Medikamentennebenwirkung Blutung Infektiös Niereninsuffizienz

Tabelle 3.3-3. Autoantikörper bei SLE und ihre Bedeutung

Zielantigen	Funktion	Häufigkeit bei SLE [%]
Doppelstrang-DNS	Genetische Information	50
Denaturierte DNS	Genetische Information	60–70
Histone/Nukleosomen	Zellkernaufbau	70
Sm	Ribonukleoproteine, Splicesome-Komponente zur RNS-Prozessierung	30
U1RNP	Ribonukleoproteine, Splicesome-Komponente zur RNS-Prozessierung	30
Ro/SS-A	Ribonukleoprotein	35
La/SS-B	Ribonukleoprotein, Regulation der RNS-Polymerase-3-Transskription	15
Ku	Nukleäres Protein, DNS-Bindung	3
PCNA/Zyklin	Nukleäres Protein, DNS-replikationsfördernd	10

Tabelle 3.3-4. Untersuchungsprogramm bei SLE-Patienten

Routinemäßig:	
Anamnese, klinische Untersuchung, Serologie (v. a. CRP, BKS, Komplemente C3, C4, gesamthämolytische Aktivität, Titer von ANA und Antikörpern gegen Doppelstrang-DNS)	2-mal jährlich, immer kurzfristig bei neuen Symptomen
Lungenfunktionsanalyse inklusive der CO-Diffusionskapazität (als sensitivster Parameter einer beginnenden Lungenfibrose)	2-mal jährlich, immer kurzfristig bei neuen Symptomen
24-h-Urin auf Kreatinin-Clearance und Proteinurie	2-mal jährlich, immer kurzfristig bei neuen Symptomen
Echokardiographie	Bei neuen Symptomen, Lungen br ose (pulmonale Hypertonie?), erhöhtem Blutdruck (Herzmuskelhypertrophie?), sonst 1-mal jährlich
Überprüfung der Medikamentennebenwirkungen (siehe Tabelle 3.3-5)	
Situationsadaptiert:	
Mikroskopie des frisch gewonnenen Urinsediments, ggf. Nierenpunktion	Bei unklarer Erythrozyturie, signi kant em Anstieg der Proteinurie, Abfall der Kreatinin-Clearance
NMR des ZNS, SPECT des Gehirns, Liquorpunktion	Bei neuen neuropsychiatrischen Symptomen
Spiegelung des Augenhintergrundes	Bei Vaskulitiszeichen mit Frage nach Augenbeteiligung
24-h-Blutdruckmessung	Bei erhöhten RR-Werten, in gewohnter häuslicher Umgebung gemessen
Gastroskopie	Abklärung einer Anämie (v. a. Ulkus bei Steroiden und NSAR)
Sonographie des Abdomens, der Pleuren, Pleura-/Aszitespunktion	Bei Pleuritisverdacht, Verdacht auf Glomerulonephritis, Lymphadenopathie, Aszites, SLE-Exazerbation
Perfusionsszintigraphie	Bei Verdacht auf Lungenembolie (v. a. bei Nachweis von Kardiolipin-Antikörpern)
Angiographie der Extremitäten, der Mesenterialarterien	Bei Vaskulitisverdacht
Röntgen der Gelenke, des Thorax	Ausschluss Destruktionen bei Arthritis, Ausschluss In ltrate, Fibrose, Pneumonitis

dann, wenn die immunsuppressive Therapie schrittweise reduziert wird. Hilfreich zur SLE-Einschätzung ist die Quantifizierung der Komplementproteine C3 und C4 sowie des Titers für Doppelstrang-DNS-Antikörper, die als serologische Aktivitätsparameter etabliert sind. Darüber hinaus können symptomorientiert weitere Spezialuntersuchungen (Ergusspunktion, Liquorpunktion, Kernspintomographie des ZNS oder anderer Organe, SPECT-Analyse des Gehirns) sinnvoll und notwendig sein (s. Tabelle 3.3-4).

Antiphospholipid-Antikörper-Syndrom

Das Antiphospholipid-Antikörper-Syndrom soll hier separat aufgeführt sein, da es häufig sekundär im Rahmen von Autoimmunopathien auftreten kann, aber auch primär beobachtet wird. Es ist klinisch gekennzeichnet durch rezidivierende arterielle oder venöse Thromben, wiederholte Aborte oder eine moderate Thrombozytopenie bei nachweisbarem Kardiolipin- oder β2-Glykoprotein-Antikörper oder positivem Lupusantikoagulans.

3.3.6 Therapie

Therapieindikation

Die erste Frage, die es zu beantworten gilt, lautet: Hat der Patient eine Therapieindikation? Im Gegensatz zur rheumatoiden Arthritis, bei der man gelernt hat, dass eine frühzeitige aggressive Therapie einem abwartenden Behandlungsregime vorgezogen werden sollte, kann die Intensität der Therapie des SLE an den klinischen Befunden und dem Ausmaß der Organbeteiligung ausgerichtet werden. So gibt es eine Vielzahl von Patienten, bei denen die Diagnose des SLE gestellt werden kann, ohne dass – bei fehlendem Befall innerer Organe – eine Indikation für eine aggressive Therapie besteht.

Kortikosteroide, nichtsteroidale Antirheumatika

Patienten mit diesen milden Verläufen können mit einer niedrigdosierten Kortikosteroiddosis, eventuell unter Komedikation mit einem nichtsteroidalen Antirheumatikum (NSAR) gut einstellbar sein (Tabelle 3.3-5). Als Hemmstoffe der Cyclooxygenasen können NSAR die renale Filtrationsrate herabsetzen, dies gilt prinzipiell auch für die neuen Cyclooxygenase-2-spezifischen Hemmstoffe. Gegebenenfalls können bei gutem Ansprechen und weiterhin fehlendem Organbefall alle Medikamente ausgeschlichen werden.

Bei aggressiverem Verlauf, vor allem bei Befall lebenswichtiger innerer Organe, muss die Therapie intensiviert werden (s. Tabelle 3.3-5). Da die meisten Manifestationen exzellent auf Kortikosteroide ansprechen, stellen sie nach wie vor die wichtigste Substanzgruppe für die Beherrschung akuter Exazerbationen dar. Da sie andererseits durch die hohe Nebenwirkungsrate nicht über längere Zeit in hoher Dosierung gegeben werden können, ist die Indikation für eine Komedikation mit einem Basistherapeutikum bei diesen Verläufen praktisch immer gegeben (s. Tabelle 3.3-5).

Tabelle 3.3-5. Adaptiert von ACR Clinical Guidelines Committee

Medikament	Indikation	Dosis	Hauptnebenwirkung	Komedikation	Kontrollen
Kortikosteroide (Prednosolonäquivalente)	Hautbefall	Lokale Applikation	Hypertonie, diabetogene Wirkung, aseptische Knochennekrosen, sekundäre Nebennierninsuffizienz, Infektionen u.v.a.m.	Osteoporoseprophylaxe (mind. 1 g Kalzium/Tag, Vitamin D 1000IE/Tag), ggf. Antihypertensiva, Antidiabetika	Urinanalyse (Glukose), ggf. HbA1c
	Niedrige Aktivität	0,5 mg/kg/Tag p.o. für 1 Woche, dann reduzieren			
	Mittlere Aktivität	1 mg/kg/Tag p.o. für 1 Woche, dann reduzieren			
	Hohe Aktivität	250–1000 mg/Tag i.v. für 3 Tage, dann reduzieren			
NSAR	Arthralgien, pleuritische Schmerzen, Fieber	Je nach Präparat	Magenulzera (weniger bei COX-II-selektiven NSAR), Einschränkung der Leber-, Nierenfunktion, Proteinurie, Blutungsneigung (cave Thrombopenie!)	ggf. Magenschutzpräparate	Leberwerte, Nierenwerte, Blutbild, Hämoccult alle 3-6 Monate
Antimalariamittel	Wenig bis mittel aktiver SLE, ggf. bei hoher Aktivität als Kombinationspartner mit MTX oder CsA	Hydroxychloroquin 2-mal 200 mg/Tag p.o.* Chloroquin 1-mal 250 mg/Tag p.o.	Irreversible Netzhauteinlagerungen	–	alle 3, später alle 6–12 Monate augenärztliche Untersuchung
MTX	Mittel bis stark aktiver SLE, zur Remissionserhaltung nach Cyclophosphamid	7,5–30 mg p.o./ 1-mal wöchentlich, ggf. auch i.v. oder s.c. bei Ineffizienz	Myelosuppression, Hepatotoxizität, Pneumonitis, Infektionen	Am Tag nach MTX: Folsäure in MTX-adäquater Dosis	Blutbild, Leberwerte, Kreatinin alle 4–8 Wochen, Röntgen des Thorax bei Husten
Azathioprin	Mittel bis stark aktiver SLE, zur Remissionserhaltung nach Cyclophosphamid	50–150 (200) mg/Tag p.o.	Myelosuppression, Hepatotoxizität, Infektionen	**Keine** Komedikation mit Allopurinol, Vorsicht mit Folsäureantagonisten	Blutbild und Leberwerte alle 1–2 Wochen nach Dosissteigerung, dann 1-mal alle 1–3 Monate
Mycophenolmofetil	Mittel bis stark aktiver SLE, zur Remissionserhaltung nach Cyclophosphamid	1–2 (3) g/Tag p.o.	Knochenmarksuppression, Hypertonie, Elektrolytverschiebungen, Infektionen	Spiegelerhöhung unter Komedikation mit Aciclovir	Blutbild, Elektrolyte, Kreatinin und Leberwerte alle 1–2 Wochen nach Dosissteigerung, dann 1-mal alle 1–3 Monate
CsA	Mittel bis stark aktiver SLE, zur Remissionserhaltung nach Cyclophosphamid	Anfangs 2,5 mg/kg/Tag, dann langsam steigern bis max. 5 mg/kg/Tag p.o. je nach Effizienz und Nebenwirkungen	Hypertonie, Nierenfunktionseinschränkung, Hypertrichosis, Gingivahyperplasie, Anämie, alles reversibel	Bei Hypertonie peripherer Kalziumantagonist	Blutdruck, Blutbild, Kreatinin, Leberwerte anfangs alle 2 Wochen, dann 1-mal pro Monat bei stabiler Dosis. I. d. R. *keine* Spiegelbestimmungen nötig!
Cyclophosphamid	Hochaktiver, akut exazerbierter SLE	„Fauci": 2 (–4) mg/kg/Tag p.o., „Austin": 750 mg/m² als i.v. Kurzinfusion, Wiederholung alle 3–4 Wochen	Myelosuppression (Zielwert: Leukozyten um 3000/μl), Kanzerogenität, Teratogenität, Hämorrhagische Zystitis, Infertilität	Mesna (Uromitexan) p.o. 200–400 mg, i.v. 400 mg Stunde 0, 4, 8, häufiges Entleeren der Blase; ggf. GnRH-Analogon	Blutbild, Leberwerte alle 1–2 Wochen bis stabile Dosis, dann 1-mal pro Monat. Alle 6–12 Monate Urinstix auf Blut (auch nach Absetzen des Cyclophosphamids)

CsA Cyclosporin A; *MTX* Methotrexat; *NSAR* nichtsteroidales Antirheumatikum; *GnRH* "Gonadotropin releasing hormone"
* bei Personen < 60 kg KG nach 3 Monaten Dosisreduktion

Nach Erreichen des gewünschten klinischen Effekts sollte die Steroiddosis schrittweise über Wochen reduziert werden. Gelegentlich sprechen hoch akute und sehr schwere Manifestationen nicht auf die konventionelle Kortikosteroidtherapie an. Hier ist der Einsatz von Methylprednisolon in einer Dosis von 250–1000 mg über 3–5 Tage oft von beträchtlichem Nutzen. Vielfach bewährt sich eine mehrfache Wiederholung dieses Regimes in 3- bis 4-wöchigem Abstand.

Unter den zahlreichen Nebenwirkungen der Kortikosteroidbehandlung (s. Tabelle 3.3-5) sind vor allem die Osteoporose, der arterielle Hypertonus, die sekundäre Nebennierensuffizienz und die aseptischen Knochennekrosen zu beachten. Bei jeder Therapie mit Kortikosteroiden über 7,5 mg/Tag sollte von Beginn an eine Osteoporoseprophylaxe mit oralem Kalzium und Vitamin D durchgeführt werden. Bisphosphonate dürften ihren Stellenwert bei Langzeitgabe von mehr als 7,5 mg/Tag und bereits nachgewiesener Minderung der Knochendichte haben. Eine Hormonersatztherapie bei postmenopausalen Patientinnen ist mit dem betreuenden Gynäkologen abzusprechen, Nikotinabusus sollte, nicht nur aus diesem Grund, eingestellt werden.

Antimalarika
Bei unzureichender Kontrolle milder SLE-Manifestationen können Malariamittel eingesetzt werden. Diese sind besonders bewährt bei der Behandlung von Hauterscheinungen, Gelenkbeschwerden und konstitutionellen Manifestationen sowie als Kombinationspartner mit aggressiveren Basistherapeutika. Hingegen sollten bei Glukose-6-phosphat-Dehydrogenasemangel und schweren Lebererkrankungen Malariamittel vermieden werden. Davon abgesehen ist die Verträglichkeit generell gut. Die meistbeachtete Langzeitnebenwirkung betrifft die retinale Toxizität, die in Einzelfällen bis zur Erblindung führt. Innerhalb der Malariamittel scheint das Risiko einer retinalen Toxizität unter Hydroxychloroquin geringer zu sein als unter Chloroquin. Wenn die Tagesdosis für Hydroxychloroquin an das Körpergewicht angepasst wird und die Dosis 6,5 mg/kg KG nicht übersteigt, ist die Gefahr einer retinalen Schädigung sehr gering. Dennoch sind ophthalmologische Untersuchungen unverzichtbar. Empfohlen werden ein Ausgangsbefund und Kontrollen in 6-monatigen Abständen. Bei Risikofaktoren wie Niereninsuffizienz oder hohem Alter sollten die Kontrollen häufiger durchgeführt werden (s. Tabelle 3.3-5).

Azathioprin, Methotrexat, Cyclosporin A, Mycophenolatmofetil
Bei mehr als der Hälfte der Patienten reichen Malariamittel und Kortikosteroide jedoch nicht aus, um die Krankheit befriedigend zu kontrollieren. Dann kommen Immunsuppressiva wie Azathioprin, Methotrexat, Cyclosporin A oder Mycophenolatmofetil zum Einsatz. Die Haupteinsatzgebiete dieser Substanzen sind im Allgemeinen die Remissionsinduktion bei mäßig schweren Organmanifestationen und die Remissionserhaltung im Anschluss an eine Cyclophosphamidtherapie (s. unten) z. B. nach einer schwerer Lupusnephritis (s. auch S. 922). Die Therapie mit diesen Medikamenten ist i. A. auf mehrere Monate ausgelegt und bedarf in dieser Zeit der kontinuierlichen Therapieüberwachung (s. Tabelle 3.3-5).

Cyclophosphamid
Das wirksamste, aber auch das mit den meisten Nebenwirkungen behaftete Therapeutikum ist Cyclophosphamid, das deshalb als Ultima Ratio der etablierten Therapie bei den aggressivsten Verläufen insbesondere bei Nieren- oder Lungenbeteiligungen, akralen Nekrosen sowie schwerwiegenden neurologischen Symptomen (z. B. vaskulitische Polyneuropathie, Querschnittsmyelitis) zum Einsatz kommt. Dabei gibt es zwei verschiedene Therapieformen, eine effektivere, aber nebenwirkungsreichere perorale Darreichungsform („Fauci-Schema") oder die intravenöse Bolustherapie („Austin-Schema"; s. Tabelle 3.3-5). In der Kombination von hochdosierten Steroiden und Cyclophosphamid nach Austin gelingt es, 80–95% der Patienten vor einem terminalen Nierenversagen zu bewahren, 70–80% erreichen eine Remission im Sinne einer dauerhaften Erythrozyturie von <10 Zellen/Feld und einer Proteinurie von <1 g/Tag. Bei den jüngeren Patienten ist dabei eine dauerhafte Infertilität vor allem bei Patienten über dem 25. Lebensjahr zu beachten und mit den Patienten zu diskutieren. Eine parallel zur Cyclophamidtherapie durchgeführte Behandlung mit Analoga des „Gonadotropin releasing hormone" (GnRH) oder Gelbkörperhormon (Chlormadinon) scheint die Inzidenz der Infertilität senken zu können. Eine erhöhte Lymphominzidenz nach lang dauernder Cyclophosphamidtherapie ist ebenfalls gut belegt und muss mit den Patienten vor der Therapie besprochen werden. Des Weiteren ist eine erhöhte Inzidenz von Infektionen, hämorrhagischen Zystitiden und Blasenkarzinomen bekannt. Das Risiko der Nebenwirkungen von Cyclophosphamid muss jedoch mangels Alternativen eingegangen werden mit dem Ziel, die Therapie nach Eintreten der Remission baldmöglichst (üblicherweise nach 3–6 Monaten beim Fauci-Schema bzw. nach 6 Infusionen analog dem Austin-Schema) wieder auf ein besser verträgliches Basistherapeutikum umzustellen.

Nierentransplantation
Patienten, bei denen trotz aggressiver immunsupprimierender Therapie die Organfunktion der Niere nicht erhalten werden konnte, werden heute zunehmend häufiger transplantiert, mit guten Langzeitergebnissen. Die Transplantation sollte in einer Phase klinischer Remission durchgeführt werden. Dennoch wird ein Wiederauftreten der Lupusnephritis im Transplantat in 2–4% der Fälle berichtet, oft mit derselben Histopathologie.

Plasmaaustausch und hochdosierte intravenöse Immunglobuline (IVIG)
Der Einsatz der Plasmapherese bei SLE war Objekt mehrerer kontrollierter klinischer Studien, ohne dass ein klinischer Nutzen herausgearbeitet werden konnte. Sicher indiziert ist lediglich der Plasmaaustausch, also die Substitution des entfernten Plasmas durch Frischplasma, bei der thrombotisch-thrombozytopenischen Purpura (TTP), die bei 1–3% der Patienten mit SLE als Komplikation auftreten kann, oder Gerinnungskomplikationen (hämorrhagische Diathese bei Verdacht auf oder Nachweis von Antikörpern gegen Gerinnungsfaktoren).

Hochdosierte intravenöse Immunglobuline (400 mg/kg/Tag über eine Dauer von fünf Tagen, danach ggf. monatliche

Erhaltungstherapie) finden insbesondere bei hämatologischen Komplikationen (v. a. Thrombozytopenie), in der Schwangerschaft oder bei nachgewiesener myositischer Begleitkomponente Anwendung.

Androgene, Dapson, Splenektomie, Thalidomid
Ein weiteres Medikament mit Spezialindikation ist das Androgenderivat Danazol (v. a. eingesetzt bei therapierefraktärer Thrombozytopenie). Nebenwirkungen wie Virilisierungserscheinungen und Menstruationsunregelmäßigkeiten sind hier häufig, Vorsicht ist bei Leber- und Nierenaffektionen geboten. Dapson kommt vor allem bei Hautbeteiligung des SLE zum Einsatz, dabei ist speziell bei Glukose-6-phosphat-Dehydrogenasemangel auf Hämolysezeichen (dosisabhängig) zu achten, selten kommt es zu einer Methämoglobinämie (Müdigkeit, Tachykardie, Schwäche). Thalidomid (zu beziehen direkt über Fa. Pharmion, Hamburg, E-Mail: THAL-DE@pharmion.com) hat in einigen Anwendungsbeobachtungen und auch bei einigen unserer Patienten exzellente Effekte auf Hautsymptome beim SLE gezeigt. Auf eine konsequente Kontrazeption und das Auftreten von Neuropathiesymptomen ist zu achten. Bei konservativ therapieresistenten hämatologischen Komplikationen, hier wiederum vor allem der Thrombozytopenie, muss in manchen Fällen auch an eine Splenektomie gedacht werden. Impfungen gegen Pneumokokken und Hämophilus sind (möglichst vor Splenektomie und bei Kortikosteroiddosierungen von <30 mg/Tag) unbedingt sinnvoll, einige Impfpräparate sind auch für die bei Thrombozytopenie obligate subkutane Applikation gut evaluiert.

Supportive Maßnahmen
Bei UV-Sensibilität sollte der Patient direkte Sonnenexposition meiden, schützende Kleidung tragen und/oder regelmäßig Sonnencremes mit hohem Lichtschutzfaktor auftragen. Ein reiner Hautbefall ist durch lokale Cortisonsalbentherapie in der Regel gut behandelbar, allerdings sind auch Verläufe bekannt, bei denen trotz intensiver externer Therapie eine systemische Medikation notwendig ist, um die Hautsymptome zu lindern.

Weitere supportive Maßnahmen wie die antibiotische und antimykotische Infektprophylaxe sind bei protrahierter Leukopenie oder Lymphopenie sicherlich sinnvoll (Pneumocystis-Prophylaxe!). Darüber hinaus sollten bei Patienten, bei denen eine länger dauernde immunsuppressive Therapie abzusehen ist, jährliche Grippeschutzimpfungen durchgeführt werden. Bei Patienten mit Tuberkulose in der Anamnese oder Nachweis von altspezifischen Veränderungen im Röntgenbild der Lunge sollte bei lang anhaltender Immunsuppression mit Basistherapeutika eine INH-Prophylaxe begleitend durchgeführt werden. Bei lang anhaltender Immunsuppression sollte – ähnlich der Endokarditisprophylaxe – eine vorsorgliche Antibiose bei Operationen (vor allem Urogenitalbereich, Orodentalregion) angesetzt werden. Bei vaskulitischen Komplikationen stehen als supportive Maßnahmen neben der Cyclophosphamidtherapie die rheo-

logische Flussoptimierung zur Verfügung. Nicht selten muss auch der Gefäßchirurg zur Nekrosenabtragung (und zur histologischen Probengewinnung: Frage nach Vaskulitiszeichen) hinzugezogen werden.

Antiphospholipid-Antikörper-Syndrom
Patienten mit nachgewiesenem Antiphospholipid-Antikörper sollten prophylaktisch mit 100 mg Acetylsalicylsäure behandelt werden. Eine stattgehabte venöse oder arterielle Thrombose ist eine Indikation für eine Marcumarisierung. Dabei ist die Einstellung auf eine moderate INR (2.0–3.0) ausreichend. Eine intensivierte Therapie (INR 3.1–4.0) brachte in einer kontrollierten Studie keine Vorteile. Eine gute Evidenz, dass bei schwerem primären Antiphospholipid-Antikörper-Syndrom eine aggressive Immunsuppression, z. B. mit Cyclophosphamid und/oder hochdosierten Kortikosteroiden gerechtfertigt ist, existiert zurzeit nicht.

Evidenz der Therapieempfehlungen

	Evidenzgrad	Empfehlungsstärke
Kortikosteroide	I-b	A
Antimalarika	I-b	B
Azathioprin	I-a	A
Methotrexat	I-b	B
Cyclosporin A	II-b	B
Mykophenolsäure	I-b	B
Cyclophosphamid	I-a	A
Plasmapherese	I-b	C

3.3.7 SLE und Schwangerschaft

Wiewohl der SLE heute keine Kontraindikation für eine Schwangerschaft ist, müssen die Patientinnen über das hohe Risiko für Mutter und Kind aufgeklärt werden. Bei Beteiligung von inneren Organen im Rahmen des SLE raten wir deshalb von einer Schwangerschaft ab. Eine SLE-Schwangerschaft sollte immer als Risikoschwangerschaft unter engmaschiger Kontrolle von betreuendem Rheumatologen und Gynäkologen geführt werden. Eine besondere Risikokonstellation besteht bei Vorliegen von Kardiolipin-Antikörpern (Gefahr des Aborts) oder Antikörpern gegen Ro/SS-A (Gefahr des kongenitalen Herzblocks in 5–10% der Ro-positiven Mütter, ggf. Dexamethasontherapie und hochdosierte Immunglobuline). Differentialdiagnostisch schwierig kann die Einordnung z. B. einer neu aufgetretenen Proteinurie sein (EPH-Gestose vs. SLE-Nephritis).

Recht unproblematisch für Mutter und Kind (mit Ausnahme der diabetogenen Wirkung der Steroide) scheinen Prednisolonäquivalente (nicht Dexa-, Betamethason u. Ä., plazentagängige Steroide!) und intravenöse Immunglobuline (mit Ausnahme des geringen Infektionsrisikos) zu sein. Während der Therapie mit zytotoxischen Medikamenten wie Cyclophosphamid, Chlorambucil oder Methotrexat ist auf eine konsequente Kontrazeption (nur mit östrogenarmen oder -freien Präparaten, wegen der potentiell SLE-aktivitätssteigernden Wirkung) zu achten, diese Medikamente sollten mindestens drei bis sechs Monate vor Konzeption abgesetzt sein. Alle weiteren Medikamente wie (Hydroxy-)Chloroquin, Azathioprin oder Cyclosporin A liegen in einem Graubereich, sollten also nur im Notfall während einer Schwangerschaft eingesetzt werden, die Patientinnen müssen über das Risiko der potentiellen Embryonalschädigung (am besten schriftlich) aufgeklärt sein. Acetylsalicylsäure und die NSAR sollten nicht über die 34. Schwangerschaftswoche hinaus gegeben werden, um das Risiko eines offenen Ductus Botalli zu minimieren. Bei Nachweis eines Antiphospholipid-Antikörpers und stattgehabten Aborten in der Vorgeschichte wird mit Feststellung der Schwangerschaft eine subkutane Heparinisierung (2-mal 5000–10.000 IE bzw. niedrig-molekulare Heparine in Volldosierung) mit 100 mg Acetylsalicylsäure unter Osteoporoseschutz begonnen. Alternativ kann nach Aborten trotz Heparinisierung auch eine hochdosierte IVIG-Gabe nach dem obigen Schema alle 4 Wochen unter 100 mg Acetylsalicylsäure versucht werden.

Nach der Entbindung muss immer mit einem Schub des SLE gerechnet werden, sodass wir im Zweifelsfall postpartal prophylaktisch eine niedrigdosierte Steroidtherapie für einige Tage ansetzen. Während der Stillperiode sind alle Medikamente mit Ausnahme der Prednisolone und -äquivalente (nicht Dexa-, Betamethasone!) kontraindiziert, sodass man den Patientinnen das frühzeitige Abstillen empfehlen wird, wenn die Situation eine aggressivere Therapie erzwingt. Gute Übersichtsarbeiten zu den einzelnen Medikamenten mit den Erfahrungen in der Schwangerschaft von Mensch und Tier sind von mehreren Autoren zusammengestellt worden.

3.3.8 Langzeitprognose und innovative Therapieansätze

Durch die verbesserte Prognose kommt es heute zu neuen Problemen, die man erst mit den Langzeitverläufen kennen lernte. Hier sind insbesondere zwei Punkte zu erwähnen: Langzeitnebenwirkungen, vor allem der aggressiven immunsupprimierenden Medikamente mit der Manifestation von Blasenkarzinomen und Lymphomen besonders unter Cyclophosphamid sind möglich. Allerdings scheinen zumindest Patienten mit chronisch aktiven Verläufen der Autoimmunopathien per se eine erhöhte Inzidenz von Lymphomen zu haben. Des Weiteren verpflichtet die Erkenntnis, dass der SLE ein eigenständiger Risikofaktor für das Entstehen von Koronararteriensklerose ist, zur konsequenten Behandlung der kardiovaskulären Risikofaktoren.

Experimentelle Therapieansätze des sehr aggressiv verlaufenden SLE zielen in Richtung der Kombinationstherapie mit etablierten Basistherapeutika. Bei vielfachen Therapieversagern werden seit kurzem die hochdosierte Cyclophosphamidtherapie oder die autologe Knochenmarktransplantation getestet. Besonders Letztere zeigt bei den allerdings wenigen behandelten Patienten und noch kurzen Nachbeobachtungszeiten vielversprechende Ergebnisse. Erste Studien mit Antikörpern gegen CD20 (Rituximab) wurden durchgeführt; diese innovativen Therapeutika könnten in der Zukunft eine breitere Anwendung bei Spezialindikationen erfahren.

Literatur

ACR clinical guidelines committee (1996) Arthritis Rheum 39: 723–731
Branch DW, Silver RM, Blackwell JL, Reading JC, Scott JR (1992) Outcome of treated pregnancies in women with anti-phospholipid syndrome: an update of the Utah experience. Obstet Gynecol 80: 614–620
Burt RK, Marmont A, Schroeder J, Rosa R, Traynor AE (2000) Intense immune suppression for systemic lupus – the role of hematopoietic stem cells. J Clin Immunol 20: 31–37
Chan TM, Li FK, Tang CS et al. (Hong Kong-Guangzhou Nephrology Study Group) (2000) Efficacy of mycophenolate mofetil in patients with diffuse proliferative lupus nephritis. N Engl J Med 343: 1156–1162
Contreras G, Pardo V, Leclerq B et al. (2004) Sequential therapies for proliferative lupus nephritis. N Engl J Med 350: 971–980
Crowther MA, Ginsberg JS, Julian J et al. (2003) A comparison of two intensities of warfarin for the prevention of recurrent thrombosis in patients with the antiphospholipid syndrome. N Engl J Med 349: 1133–1138
Diehm C, Heidrich H, Sprengel F, Schulte KL, Theis W (2000) Die medikamentöse Therapie der arteriellen Verschlusskrankheit. Internist 41: 1416–1422
Hallegua D, Wallace DJ, Metzger AL, Rinaldi RZ, Klinenberg JR (2000) Cyclosporine for lupus membranous nephritis: experience with ten patients and review of the literature. Lupus 9: 241–251
Klippel JH, Weyand CM, Wortmann RL (eds) (1997) Primer of the rheumatic diseases, 11th edn. Arthritis Foundation, Georgia
Lorenz HM, Herrmann M, Winkler T, Gaipl U, Geiler T, Kalden JR (2000) A role for apoptosis in autoimmunity. Apoptosis 5: 441–447
Mojcik CF, Klippel JH (1996) End stage renal disease and systemic lupus erythematosus. Am J Med 101: 100–107
Ostensen M, Ramsey-Goldman R (1998) Treatment of inflammatory rheumatic disorders in pregnancy: what are the safest treatment options? Drug Saf 19: 389–410
Spinatto JA, Clark AL, Pierangeli SS, Harris EN (1995) Intravenous immunoglobulin therapy for the antiphospholipid syndrome in pregnancy. Am J Obstet Gynecol 172: 690–694
Wilder RL (1997) Corticosteroids. In: Klippel JH, Weyand CM, Wortmann RL (eds) Primer of the rheumatic diseases. Arthritis Foundation, Atlanta

3.4 Sjögren-Syndrom
Frank Moosig

3.4.1 Einleitung

Das nach dem schwedischen Ophtalmologen Henrik Sjögren (1899–1986) benannte Syndrom (SS) ist eine Autoimmunerkrankung, die durch eine chronische Entzündung exokriner Drüsen, bevorzugt der Tränen- (Conjunctivitis sicca) und der Speicheldrüsen (Xerostomie) gekennzeichnet ist. In einem Drittel der Fälle kommt es zu extraglandulären Manifestationen, insbesondere der Bewegungsapparat ist häufig einbezogen. Da dieses Syndrom auf dem Boden einer anderen Grunderkrankung (rheumatoide Arthritis, SLE, systemische Sklerose u. a.) auftreten kann, wird üblicherweise zwischen einem dann „sekundären SS" und dem primären SS unterschieden.

3.4.2 Ätiologie und Pathogenese

Wie bei vielen anderen Autoimmunerkrankungen ist auch für das Sjögren-Syndrom die Frage, wie es zur Durchbrechung der immunologischen Toleranz und damit zur Autoaggression kommt, nicht ausreichend beantwortet.

Eine genetische Prädisposition ist auf Grund der beschriebenen Assoziationen mit bestimmten Genotypen wahrscheinlich. Als wesentliche auslösende Umweltfaktoren werden derzeit Viren favorisiert, z. B. das EBV und noch unzureichend charakterisierte Retroviren. Wie bei den EBV-induzierten Lymphomen, so lässt sich auch beim SS eine gesteigerte Expression des c-myc-Proto-Onkogens nachweisen, eine Beobachtung, die vor dem Hintergrund der deutlich höheren Lymphominzidenz pathogenetisch bedeutsam erscheint.

Häufig besteht eine polyklonale B-Zellaktivierung, die u. a. zu einer gesteigerten IgG-Synthese und zur Produktion von Rheumafaktoren, Kryoglobulinen sowie Immunglobulinleichtketten führt.

Autoantikörper (antinukleäre Ak; ANA) gegen Ribonukleoproteinantigene (anti-Ro [SS-A] und anti-La [SS-B]) lassen sich in etwa der Hälfte der Fälle nachweisen, sind jedoch nicht krankheitsspezifisch. So weisen 40–45% der SS-Patienten anti-SS-A und 50% anti-SS-B-Ak auf, während diese Autoantikörper beim SLE in ca. 30 und in 10% gefunden werden. Ihre Bedeutung für die Pathogenese ist weitgehend unbekannt. Eine Ausnahme ist die Interaktion mit dem Reizleitungssystem bei Feten und die Auslösung bradykarder Herzrhythmusstörungen (s. unten).

Darüber hinaus wurden erst kürzlich Auto-Ak gegen den muskarinischen Acetylcholinrezeptor beschrieben, denen sehr wahrscheinlich eine pathophysiologische Relevanz zukommt.

Endstrecke der Immunreaktion ist die chronische Entzündung und Zerstörung exokriner Drüsen, die histologisch durch lymphozytäre Infiltrate, überwiegend durch CD4-positive Zellen, gekennzeichnet ist.

3.4.3 Diagnostik/Manifestationen

Beim SS besteht ein einzelnes krankheitsspezifisches Symptom ebenso wenig wie eine spezifische Laborkonstellation. Daher wurden von verschiedenen Fachgesellschaften Diagnosekriterien geschaffen, die jeweils Vor- und Nachteile aufweisen und unterschiedlich weit verbreitet sind. In Tabelle 3.4-1 sind die in einer europäischen Konsensusgruppierung erarbeiteten Kriterien wiedergegeben.

Tabelle 3.4-1. Europäische Klassifikationskriterien für das Sjögren-Syndrom (nach Vitali)

Kriterium	
1. Okuläre Symptome	Trockene Augen, jeden Tag, für länger als 3 Monate, das Gefühl von Sand in den Augen, der Gebrauch von Tränenersatz mehr als 3-mal pro Tag
2. Orale Symptome	Tägliches Trockenheitsgefühl für länger als drei Monate, wiederholt oder dauerhaft geschwollene Speicheldrüsen, Gebrauch von Flüssigkeit, um trockene Speisen schlucken zu können
3. Okuläre Tests	Positiver Schirmer-I-Test (weniger als 5 mm Tränenproduktion in 5 min auf einem Filterpapierstreifen), positiver Rose-bengal-Test
4. Histopathologie	Positive Lippen-PE (Fokus-Score)
5. Speicheldrüsentest	Pathologischer Befund in Szintigraphie, Sialographie, Speichelflusstest (weniger als 1,5 ml in 15 min)
6. Autoantikörper	ANA, anti-Ro(SS-A) oder anti-La(SS-B), positiver RF

SS wahrscheinlich bei 3 erfüllten Kriterien; definitives SS bei 4 oder mehr erfüllten Kriterien

Tabelle 3.4-2. Weniger häufige Organmanifestationen/empfohlene Diagnostik

Organbeteiligung	Diagnostische Maßnahmen
Pankreatitis	Serumlipase, Amylase Chymotrypsin und Fette im Stuhl Abdomensonographie Abdomen-CT ERCP
Alveolitis/Lungenfibrose	Spirometrie inkl. CO-Diffusionskapazität HR-CT Bronchoskopie mit Lavage zur Zytologie
Glomerulonephritis	24-h-Sammelurin: Kreatinin-Clearance, Eiweißausscheidung Urinsediment Abdomensonographie Nieren-PE
Tubuläre Azidose	Serumelektrolyte, Blutgasanalyse, Urinanalyse (hyperchlorämische metabolische Azidose mit normaler Anionenlücke)
Sek. Vaskulitis: Neuropathie, Purpura/Urtikaria	ENG Haut-/Nerven-PE EMG
ZNS-Beteiligung	MRT-Hirn Liquordiagnostik (oligoklonale Banden)

Bei allen Diagnosekriterien ist zu berücksichtigen, dass Ausschlusskriterien nicht formuliert sind. Da die Hauptmanifestation des SS, die Sicca-Symptomatik, durch eine Vielzahl anderer Erkrankungen sowie durch die Einnahme bestimmter Medikamente verursacht werden kann, sind diese Faktoren (s. Übersicht) auszuschließen.

Das Leitsymptom der **Xerostomie** ist zumeist klinisch und anamnestisch fassbar. Zur apparativen Diagnostik und Quantifizierung stehen die Sialometrie, die Sialographie sowie die Speicheldrüsenszintigraphie zur Verfügung. Wegen der geringen Belastung des Patienten sowie gut quantifizierbarer Ergebnisse ist letztere Methode zu bevorzugen.

Für die histologische Untersuchung ist die Biopsie der kleinen Speicheldrüsen an der Innenseite der Lippen meist ausreichend. Sie wird empfohlen, wenn die ansonsten vorliegenden diagnostischen Informationen nicht ausreichen.

Erkrankungen bzw. Umstände, die als Ursache eines vermuteten SS ausgeschlossen werden müssen

- Infektionen (akut)
  - Mumps
  - Influenza
  - EBV
  - Coxsackie A
  - CMV
  - HIV
  - Hepatitis C
  - Tbc
- Andere entzündliche Krankheitsbilder
  - Sarkoidose
  - Pemphigoid
  - Chronische Konjunktivitis/Blepharitis
  - Chronische Pankreatitis
  - Hepatitis/Leberzirrhose
- Medikamente
  - Psychopharmaka (z. B. Amitriptylin)
  - Parasympatholytika
  - Antihypertensiva (z. B. Diuretika)
- Sonstiges
  - Diabetes mellitus
  - Hypovitaminose A
  - Amyloidose
  - Akromegalie
  - Gonadale Hypofunktion
  - Neurologische Erkrankungen (z. B. Lidheberschwäche)

Bezüglich der **okulären Symptomatik** zeigt sich nicht immer eine gute Korrelation zwischen anamnestischen Angaben und objektivem Test. Als einfacher Primärtest hat sich der Schirmer-Test bewährt. Eine ophtalmologische Untersuchung mittels Spaltlampe (z. B. Rose-bengal-Färbung, Messung der „break-up time") ist jedoch in jedem Fall erforderlich.

Die **Laboruntersuchungen** sollten neben einem Basislabor (in ca. 25% der Fälle Anämie, Leukopenie) Rheumafaktoren (RF, in ca. 70%) der Klasse IgM, ANA (ca. 80%) sowie die spezifischen Antikörper (anti-Ro, anti-La) umfassen. Gegebenenfalls sind ergänzend Kryoglobuline zu bestimmen.

Nach Etablierung der Diagnose werden Art und Ausmaß extraglandulärer Manifestationen bestimmt, wobei sich die Durchführung der zahlreichen in Frage kommenden Untersuchungen (Tabelle 3.4-2) nach der klinischen Symptomatik richtet. Angesichts der Spannbreite möglicher Organbeteiligungen ist eine interdisziplinäre Diagnostik erforderlich. Die häufig zu beobachtenden Arthritiden (60–70%) verlaufen in aller Regel ohne Erosionen. Zur Differentialdiagnose sollte ein Röntgenstatus erhoben werden.

Bezüglich des **Monitorings** können wegen des sehr großen Spektrums von Manifestationen keine einheitliche Empfehlungen ausgesprochen werden, dieses muss für jeden Einzelfall festgelegt werden. In jedem Fall sollte bei jedem Patienten regelmäßig, z. B. jährlich ein Lymphknotenstatus erhoben werden. Bei Frauen im gebärfähigen Alter ist es wichtig, das Vorhandensein von anti-Ro/La-Ak zu prüfen, da hiermit ein stark erhöhtes Risiko eines kongenitalen Herzblocks und einer pathologisch verlängerten QT-Zeit verbunden ist, sodass gegebenenfalls eine engmaschige Überwachung des Fetus und Neugeborenen, evtl. eine Schrittmacherversorgung, erforderlich ist.

3.4.4 Therapie

Obwohl das SS eine Autoimmunerkrankung ist, ist der Stellenwert einer immunsuppressiven Therapie, außer in Fällen gravierender Organbeteiligungen, noch nicht gesichert. So konnten Studien weder für Ciclosporin A oder Azathioprin noch für Kortikosteroide überzeugende Verbesserungen der Krankheitssymptome zeigen. Auch die zunächst optimistisch betrachteten TNF-α-Blocker zeigten in z. T. großen Studien keine ausreichende Effektivität und können daher auch nicht empfohlen werden.

Die Therapie des SS ist daher im Allgemeinen symptomatisch auszurichten und an Krankheitsausdehnung und Aktivität zu orientieren (Tabelle 3.4-3).

Bezüglich der okulären Sicca-Symptomatik steht die Substitution von Tränenflüssigkeit im Vordergrund. Hier gibt es eine Vielzahl von Zubereitungen, die je nach Bedarf bis zu halbstündlich eingesetzt werden müssen. Für die Nacht können Gele benutzt werden. Nach einer jüngeren plazebo-kontrollierten Studie eignet sich der muskarinische Acetylcholinrezeptoragonist Cevimelin nicht nur zur Behandlung der Xerostomie, sondern auch zur Linderung der okulären Sicca-Symptomatik. Die durch die FDA zugelassene Substanz ist über die internationale Apotheke erhältlich. Akute Exazerbationen der Conjunctivitis sicca, die durch alleinige Substitution nicht zu beherrschen sind, können mit lokalen Steroiden kurzzeitig unter regelmäßigen augenärztlichen Kontrollen behandelt werden. Eine längere topische Behandlung sollte jedoch wegen möglicher schwerer Nebenwirkungen nicht erfolgen. Erste Daten zur topischen Anwendung von Ciclosporin A sind widersprüchlich, weitere Untersuchungen bleiben abzuwarten.

Die Xerostomie ist ein nur schwer beeinflussbares Symptom. Speichelersatzstoffe stehen zur Verfügung, werden aber nur selten als wesentlich lindernd empfunden. In jedem Fall sollten Versuche mit Produkten unterschiedlicher Zusammensetzung

Tabelle 3.4-3. Differentialtherapie des Sjögren-Syndroms

Manifestation	Gesicherte Therapie	Noch nicht gesicherte Therapieoptionen
Conjunctivitis sicca	Tränenersatzstoffe Cerimelin p.o.* Ggf. lokal Glukokortikoide	Topisch Ciclosporin A Hydroxychloroquin
Xerostomie	Speichelersatzstoffe Bromhexin p.o. Pilocarpin p.o. Cerimelin p.o.* Zuckerfreie Drops/Kaugummis	Hydroxychloroquin
Arthritis	Hydroxychloroquin Ggf. Glukokortikoide	Syst. Immunsuppression (z. B. Methotrexat)
Pankreasinsuffizienz	Enzymsubstitution	
Alveolitis, Lungenfibrose	–	Glukokortikoide Cyclophosphamidstoßtherapie
Schwere sekundäre Vaskulitis, ZNS-Beteiligung, Glomerulonephritis	–	Glukokortikoide Cyclophosphamidstoßtherapie
Tubuläre Azidose	–	Niedrig dosierte Glukokortikoide

* über die internationale Apotheke erhältlich

erfolgen. Das Lutschen saurer Drops oder das Kauen von Kaugummis ist zur Anregung des Speichelflusses geeignet, es sollte aber auf Zuckerfreiheit geachtet werden, da beim SS ohnehin eine ausgeprägte Neigung zu Karies zu beobachten ist. Zur medikamentösen Therapie können Bromhexin (32–48 mg/Tag), Pilocarpin (5 mg, 4-mal/Tag) oder Cevimelin (20 mg 3-mal/Tag) versucht werden, für alle Substanzen konnte eine Verbesserung der Sicca-Symptomatik nachgewiesen werden. In jedem Fall wird häufiges Trinken, insbesondere zu den Mahlzeiten, unvermeidbar sein.

Zur Behandlung der vaginalen Trockenheit können Gele verwandt werden.

Die oft vorhandenen Arthritiden können, wie in einigen Studien gezeigt, teilweise günstig durch Hydroxychloroquin (HQ, 200–400 mg/Tag) beeinflusst werden. Nebenwirkungen sind insgesamt selten, jedoch sind die Erhebung eines augenärztlichen Ausgangsbefundes und die jährliche Befundkontrolle, wegen der Gefahr einer Retinopathie sowie kornealer Ablagerungen, notwendig. Erste Studien deuten darauf hin, dass HQ sich möglicherweise auch günstig auf die Entzündungsreaktion der Speicheldrüsen und andere Manifestationen auswirkt, obwohl eine doppelblinde Crossover-Studie keinen wesentlichen Nutzen zeigen konnte. Wegen der guten Verträglichkeit ist ein Therapieversuch mit HQ zu erwägen.

Für die Therapie einer nachgewiesenen Lungenbeteiligung liegen keine kontrollierten Studien vor. Da wahrscheinlich nur wenige Patienten eine progressive Lungenbeteiligung mit dem Endstadium einer Fibrose entwickeln, ist, sofern klinisch möglich, eine abwartende Haltung unter regelmäßigen Kontrollen pathologischer Parameter vertretbar. Erscheint eine Therapie erforderlich, so kommen Steroide zum Einsatz (1 mg/kg KG). Bei rasch progredienter Lungenerkrankung mit Fibrose scheint ersten Daten zufolge eine Cyclophosphamidstoßtherapie analog der Behandlung der gravierenden Organbeteiligung bei SLE erfolgversprechend. Nach Erreichen einer Remission der Erkrankung (z. B. nach 6 in 4-wöchigen Abständen gegebenen Cyclophosphamidpulsen mit beispielsweise 750 mg/m^2 KO), ist eine remissionserhaltende Therapie z. B. mit Azathioprin zu erwägen, wobei es für dieses Vorgehen keine Studiendaten gibt, sodass hier nur der Analogschluss zu anderen Autoimmunerkrankungen möglich ist.

Bei Vorliegen einer tubulären Azidose deuten Einzelfallberichte darauf hin, dass eine niedrigdosierte Steroidmedikation zu lang anhaltenden Remissionen führen kann.

Bei anderen gravierenden Organbeteiligungen, wie einer ZNS-Manifestation, einer Glomerulonephritis oder einer behindernden Neuritis (z. B. als Folge einer sekundären Vaskulitis), ist ebenfalls die Cyclophosphamidstoßtherapie indiziert.

Neuere Therapieansätze, wie z. B. Zidovudin oder Interferon-α, zeigten in ersten Studien vielversprechende Ergebnisse, jedoch bleiben hier weitere, randomisierte und kontrollierte Studien abzuwarten.

Bei drohender Gefährdung des Fetus durch einen kongenitalen Herzblock sind in Einzelfällen bereits plazentagängige Kortikosteroide (z. B. Dexamethason) und Methoden der Antikörperelimination, z. B. Plasmapherese, erfolgreich eingesetzt worden.

Zusammenfassend bleibt festzuhalten, dass zur Differentialtherapie und Therapie des SS weitere Studien erforderlich sind, um Therapieentscheidungen auf dem sicheren Boden evidenzbasierter Medizin zu treffen.

Auch für die **Prognose** des SS liegen keine ausreichenden Daten vor. Während beim unkomplizierten SS die Lebenserwartung nicht eingeschränkt zu sein scheint, kann dies bei gravierender Organbeteiligung durchaus der Fall sein.

Evidenz der Therapieempfehlungen

	Evidenzgrad	Empfehlungsstärke
Conjunctivitis sicca		
Tränenersatz	I-b	A
Topische Glukokortikoide	II-b	B
Topisch Ciclosporin A	I-b	B
Hydroxychloroquin	II-a	B
Xerostomie		
Speichelersatz	I-b	B
Bromohexin	II-b	B
Pilocarpin	I-b	B
Cerimelin	I-b	B
Hydroxychloroquin	II-a	C
Arthritis		
Hydroxychloroquin	II-a	C
Glukokortikoide	I-b	B
Syst. Immunsuppressiva	III	C
Gravierende Organbeteiligung		
Cyclophosphamid-Stoß	III	B

Literatur

Avisar R, Savir H, Machtey I, Ovaknin L, Shaked P, Menache R, Allalouf D (1981) Clinical trial of bromhexine in Sjögren's syndrome. Ann Ophtalmol 13: 971–973

Gunduz K, Ozdemir O (1994) Topical cyclosporin treatment of keratoconjunctivitis sicca in secondary Sjögren's syndrome. Acta Ophtalmol 72: 438–442

Kruize AA, Hene RJ, Kallenberg CG, van Bijsterveld OP, van der Heide A, Kater L, Bijlsma JW (1993) Hydroxychloroquine treatment for primary Sjögren's syndrome: a two year double blind crossover trial. Ann Rheum Dis 52: 360–364

Mariette X, Ravaud P, Steinfeld S et al. (2004) Inefficacy of infliximab in primary Sjögren's syndrome. Arthritis Rheum 50: 1270–1276

Marsh P, Pflugfelder SC (1999) Topical nonpreserved methylprednisolone therapy for keratoconjunctivitis sicca in Sjögren's syndrome. Ophtalmology 106: 811–816

Ono M, Takamura E, Shinozaki et al. (2004) Therapeutic effect of cevimeline on dry eye in patients with Sjögren's syndromen: a randomized, double-blind clinical study. Am J Ophthalmol 138: 6–17

Oxholm P, Asmussen K, Axell T et al. (1995) Sjögren's syndrome: terminology. Clin Exp Rheumatol 13: 693–696

Oxholm P, Prause JU, Schiodt M (1998) Rational drug therapy recommendations for the treatment of patients with Sjögren's syndrome (Review). Drugs 56(3): 345–353

Vitali C, Bombardieri S, Moutsopoulos HM et al (The European study group on diagnostic criteria for Sjögren's syndrome) (1996) Assessment of the European classification criteria for Sjögrens's syndrom in a series of clinically defined cases: results of a prospective multicentre study. Ann Rheum Dis 55: 116–121

Vivino FB, Al-Hashimi I, Khan Z et al. (P92–01 Study Group) (1999) Pilocarpine tablets for the treatment of dry mouth and dry eye symptoms in patients with Sjögren syndrome: a randomized, placebo-controlled, fixed-dose, multicenter trial. Arch Intern Med 159: 74–81

3.5 Dermatomyositis und Polymyositis

Beatrix Volc-Platzer

3.5.1 Einleitung

Dermatomyositis, Polymyositis und Einschlusskörpermyositis bilden die Gruppe der idiopathischen inflammatorischen Myopathien. Die Muskelsymptomatik ist bei Polymyositis und Dermatomyositis sehr ähnlich, bei der Einschlusskörpermyositis fundamental unterschiedlich. Charakteristische Hautsymptome finden sich nur bei der Dermatomyositis. Etwa 20% der Patienten mit Dermatomyositis weisen nur die kutane Leitsymptomatik auf („amyopathische Dermatomyositis"). Bei dieser bislang wenig beachteten Subgruppe der Dermatomyositis, von der vorwiegend Frauen, aber auch Kinder, betroffen sind, treten die charakteristischen Hautveränderungen ungefähr 6 Monate, manchmal auch Jahre vor den subjektiv oder objektiv fassbaren Muskelsymptomen auf. Die am häufigsten gebrauchten Klassifikationen nach Bohan (1977) und nach Dalakas (1991) berücksichtigen die amyopathische Form der Dermatomyositis noch nicht, erst die neueren Klassifikationen gleichen diesen Mangel aus (s. Übersicht).

Klassifikation der idiopathischen inflammatorischen Myopathien

- Dermatomyositis
  - Klassische Dermatomyositis des Erwachsenen
  - Klassische Dermatomyositis des Erwachsenen mit Malignom
  - Juvenile Dermatomyositis
  - Klassische Dermatomyositis als Teil eines Überlappungssyndroms
  - Amyopathische Dermatomyositis (Erwachsene, Kinder):
    - Definitiv (länger als zwei Jahre, bei bioptisch gesicherten Hautläsionen)
    - Provisorisch (länger als 6 Monate, bis zu zwei Jahren, bei bioptisch gesicherten Hautläsionen)
- Polymyositis
  - Isolierte Polymyositis
  - Polymyositis als Teil eines Überlappungssyndroms
- Einschlusskörpermyositis

Der Zusammenhang zwischen Dermatomyositis und Malignomentstehung bei bis zu einem Drittel der Patienten wurde bereits früh beobachtet, die statistischen Untersuchungen, die einen derartigen Zusammenhang fundiert belegen, wurden jedoch erst 1992 und 1995 veröffentlicht und bilden die Grundlage für neuere Metaanalysen.

Neben der klassischen Verlaufsform bei Erwachsenen und der juvenilen Dermatomyositis können Symptome der Dermatomyositis auch im Rahmen von so genannten Überlappungssyndromen bzw. einer „mixed connective tissue disease" auftreten (s. Übersicht).

Überlappungssyndrome

- Bei ca. 20%
- Dermatomyositis und systemischer Lupus erythematodes (SLE)
- Dermatomyositis und systemische Sklerodermie
- Sklerodermatomyositis (bei bestehender Dermatomyositis Entwicklung der Symptome einer systemischen Sklerodermie nach 0,5–3 Jahren; PM/Scl-Ak+)
- Dermatomyositis als Teil einer „mixed connective tissue disease (MCTD)"
- Myositis bei 5% der Ro/SS-A+-Patienten (hauptsächlich mit Sjögren-Syndrom)

3.5.2 Epidemiologie

Die Inzidenz der Dermatomyositis liegt bei 1:100.000, Frauen sind doppelt so häufig betroffen wie Männer. Der Häufigkeitsgipfel ist bei Erwachsenen im fünften und sechsten Lebensjahrzehnt zu beobachten, bei Kindern zwischen dem 5.–9. bzw. dem 10.–14. Lebensjahr. Polymyositis ist bei Kindern äußerst selten.

3.5.3 Ätiologie und Pathogenese

Genetische Faktoren spielen wie auch bei anderen Kollagenosen eine Rolle. Immungenetische Assoziationen wurden für die Haplotypen HLA-B8, B14, HLA-DR3 und DRw52 sowie HLA-DQ1*0501 bei der klassischen Dermatomyositis beschrieben. Die juvenile Dermatomyositis ist mit dem HLA-DR3-Haplotyp assoziiert. Mi2-Antikörper sind überdurchschnittlich häufig mit HLA-DR7, HLA-DQA1*0201 oder mit einer Homozygotie für HLA-DR7 vergesellschaftet. Bei medikamentenassoziierter Dermatomyositis wurden die Haplotypen HLA-B8, B35 und HLA-DR4 beobachtet. Verschiedene Medikamente wurden bereits als Auslöser der Symptome einer Dermatomyositis beschrieben, wie z. B. Antimalariamedikamente, Glukokortikoide, Cyclosporin A, Retinoide, Lipidsenker, Colchicin, Hydroxyurea, Penicillamin, nichtsteroidale Antiphlogistika wie Diclofenac, Tryptophan und Praktolol, während Zidovudine die Symptome einer Polymyositis induziert. Das Absetzen der Medikamente führt in aller Regel zu einem raschen Verschwinden der Symptomatik.

Dermatomyositis- und Polymyositissymptome wurden bei Patienten mit angeborenen Immundefizienzen („X-linked immunodeficiency") beobachtet, ebenso bei Aids und HTLV-1-assoziierten T-Zell-Lymphomen. Ein – wenn auch fraglicher – Zusammenhang mit Silikon- bzw. bovinen Kollagenimplantaten wird diskutiert. Es ist anzunehmen, dass nicht die Implantate selbst dermato- oder polymyositisähnliche Symptome hervorrufen, sondern dass bei Vorliegen der entsprechenden immungenetischen Merkmale humorale oder zellmediierte Mechanismen aktiviert werden, die die Symptome idiopathischer Myositiden hervorrufen.

Für die Pathogenese gilt derzeit die Hypothese, dass infolge einer Infektion mit myotropen Viren (RNA Viren, z. B. Coxsackie-Viren, Echoviren, Retroviren) oder anderen infektiösen Erregern (z. B. **Toxoplasma gondii**) sowie bei entsprechender immungenetischer Prädisposition autoreaktive T-Lymphozyten antigene Determinanten dieser Erreger erkennen, diese aber im Rahmen eines „molekularen Mimikry" mit Antigenen körpereigener (somatischer) Zellen wie z. B. von Endothelzellen von Haut- und Muskelgefäßen oder Muskelzellen verwechseln. Die daraus resultierende aberrante Autoimmunantwort vom Typ IV (zellmediiert) dürfte primär für die Muskelschädigung bei der Polymyositis verantwortlich sein, wohingegen bei der Dermatomyositis humorale Mechanismen (z. B. die Produktion von Autoantikörpern, s. auch folgende Übersicht) dominieren dürften.

Die Aktivierung des Komplementsystems spielt eine zentrale Rolle bei der Entstehung der vaskulitischen Veränderungen an Muskeln und Haut, die zur Ablagerung des „membrane attack complex" (MAC), d. h. der Komplementkomponenten 5–9 an den Gefäßwänden führt. Auch eine antikörpervermittelte Zytotoxizität ist für die Entstehung der epidermalen Veränderungen, die denen bestimmter Formen des Lupus erythematodes entsprechen, denkbar. An den Gefäßen der Haut und der Muskulatur wurde eine verstärkte Expression von Adhäsionsmolekülen beobachtet, während die Expression von HLA-DR-Antigenen an Endothelien vermindert ist.

Ähnlich wie bei bestimmten Verlaufsformen des Lupus erythematodes werden die Hautveränderungen, aber auch bestehende Muskelsymptome, bei der Dermatomyositis bei ungefähr 50% der Patienten durch UV-Exposition hervorgerufen bzw. aggraviert. Es dürften sowohl UV-A- als UV-B-Strahlen beteiligt sein.

Myositisspezifische Autoantikörper (MSA)

- Hohe Spezifität
  - 56 kD (85%; nukleäres Protein)
  - Jo-1 (20%; Histidyl tRNA Synthetase)
  - Mi2 (8%; nukleäres Protein, Helikase)
  - SRP (4%; „signal recognition particle")
  - PL-7, PL-12 (3%; Threonyl-, Alanyl-tRNA-Synthetase)
  - OJ, EJ (selten; Isoleucyl-, Glycyl-tRNA-Synthetase)
  - Fer (selten; „elongation factor 1-α")
  - Mas (selten; small RNA)
  - KJ (selten; Translokationsfaktor)
- Geringe Spezifität
  - U1RNP (12%; Ribonukleoprotein)
  - Ro/SS-A (10%; Ribonukleoprotein)
  - PM-Scl (8%; nukleoläre Proteine)
  - Ku (3%; „DNA-binding protein")
  - U2RNP (1%; Ribonukleoprotein)

3.5.4 Klinik

Hautveränderungen

Erytheme verschiedener Farbqualität und Lokalisation sind für die Dermatomyositis charakteristisch. Diese sind als Ausdruck des akuten Geschehens zumeist mit einem intensiven Juckreiz verbunden.

Papulöse Läsionen (Gottron-Papeln) werden als Manifestationen eines subakuten, die poikilodermatischen („scheckigen") Hautveränderungen als solche eines chronischen Verlaufs gewertet.

Das periorbitale, fliederfarbene Erythem ist typisch für die Dermatomyositis, alleine oder im Zusammenhang mit einem mehr oder weniger ausgedehnten Gesichtserythem. Erytheme finden sich auch im Halsbereich (schalartige Verteilung), im Dekolleté („V-Zeichen"), aber auch über den Dorsalseiten der Fingergelenke, über den Ellenbogen, den Knien und an den Innenseiten der Knöchel. Letztere werden auch Gottron-Zeichen genannt. Hellrot sind die Erytheme insbesondere bei der paraneoplastischen Dermatomyositis. Gottron-Papeln finden sich vorwiegend an den Dorsalseiten der Hände und der Finger, die Lokalisation über den Metakarpophalangeal- und den Interphalangealgelenken ist pathognomonisch.

Weitere Veränderungen an den Fingern sind die makroskopisch sichtbaren Teleangiektasien, Splitterblutungen periungual sowie die verdickten und dystrophen Nagelhäutchen. Unter „mechanic's hands" werden nichtjuckende, hyperkeratotische, schuppende, rhagadiforme und hyperpigmentierte Veränderungen an den Handflächen verstanden, die primär beim Antisynthetasesyndrom mit anti-Jo-1-Antikörpern und Lungenfibrose zu beobachten sind.

Kutane Kalzifikationen werden vorwiegend bei Kindern mit Dermatomyositis beobachtet und führen oft zu therapeutisch kaum beeinflussbaren Ulzerationen. Die Kalzifikationen finden sich als große, umschriebene, subkutane Knoten am Stamm, deutlich abgegrenzt periartikulär, entlang der Muskelfaszien oder als „Exoskelett" im subkutanen Bindegewebe.

> **Hautveränderungen**
> - Erytheme (akute Veränderungen)
>   – Periorbitales Lidödem (Heliotroperythem)
>   – Gesichtserythem
>   – Erytheme an Streckseiten der Hände und Finger über den Gelenken wie Knie, Ellenbogen und Innenknöchel der unteren Extremitäten (Gottron-Zeichen), oberer Stammbereich („V-Zeichen"), Rücken und Schultern (schalartig)
> - Gottron-Fingerpapeln (subakute Veränderungen)
> - Poikilodermie (chronische Veränderungen)
> - Kutane Kalzifikationen

Muskelsymptomatik

Die typische Symptomatik der Dermato- und der Polymyositis entwickelt sich innerhalb von Wochen bzw. Monaten, bei fulminanten Verläufen innerhalb weniger Wochen. Sie äußert sich als proximale, symmetrische, progrediente Muskelschwäche, gefolgt vom Abbau der Muskulatur im Bereich des Schultergürtels, der Oberarme, des Hüftbereichs und der Oberschenkel. Dies macht sich bei der Verrichtung alltäglicher Bewegungen wie z. B. dem Heben der Arme zum Frisieren oder dem Heben der Beine beim Treppensteigen bemerkbar. Feinmotorik und Mimik bleiben erhalten. Bei ca. 40% der Patienten mit Dermatomyositis ist die Pharynxmuskulatur mit entsprechenden Schluckbeschwerden beteiligt.

Systemische Manifestationen

Als weitere Organmanifestationen stehen die Lungenbeteiligung in Form einer interstitiellen Pneumonie und Fibrose bzw. eines respiratorischen Versagens auf Grund der Schwäche der Interkostalmuskulatur und die kardiale Beteiligung mit Kardiomyopathie und Überleitungs- und Rhythmusstörungen im Vordergrund.

3.5.5 Assoziation mit Malignomen (Dermatomyositis als Paraneoplasie)

Das erhöhte Malignomrisiko entzündlicher Myopathien ist im Prinzip seit Jahrzehnten bekannt. Große Kohortenstudien der letzten zehn Jahre ermöglichen eine genauere Risikoabschätzung. Danach liegt das relative Risiko für das Auftreten eines Malignoms bei Patienten mit Dermatomyositis bei etwa 4,5:1 bis 6,0:1. Bei der Polymyositis treten Malignome seltener auf. Mit einem relativen Risiko von 2,0:1 ist deren Inzidenz jedoch signifikant höher als bei Patienten ohne Myositis. Das zeitliche Auftreten der Tumoren konzentriert sich weitgehend auf 3 Jahre vor und ebenso 3 Jahre nach der Diagnosestellung einer Myositis, wird in Einzelfällen aber auch noch bis zu 5 Jahren danach beobachtet. Die bevorzugte Häufung eines bestimmten Tumortyps ist derzeit nicht sicher abgrenzbar. Solide Tumoren unterschiedlicher Art sind bei Erwachsenen aber häufiger als lymphoproliferative Erkrankungen. Für die Praxis bedeutet dies, insbesondere unmittelbar nach Diagnose einer Myositis eine ausführliche Tumordiagnostik unter Berücksichtigung von Alter und Geschlecht der Patienten durchzuführen und die Patienten in den ersten 3–5 Jahren nach der Diagnose diesbezüglich sorgfältig zu überwachen. Bei der juvenilen Dermatomyositis konnte bisher kein statistisch signifikantes Malignomrisiko nachgewiesen werden.

3.5.6 Überlappung mit anderen Kollagenosen

Bei 20% der Patienten finden sich nicht nur Symptome der Dermatomyositis (oder der Polymyositis), sondern auch Symptome eines systemischen Lupus erythematodes, einer systemischen Sklerodermie oder eines Sjögren-Syndroms. Des Weiteren sich gelegentlich Symptome einer Dermatomyositis oder Polymyositis bei einer „mixed connective tissue disease" (MCTD) bzw. einem Sharp-Syndrom. Um von Letzterem sprechen zu können, müssen Polyarthralgien der kleinen Gelenke und Antikörper gegen U1-RNP vorliegen. Als Sklerodermatomyositis wird eine Dermatomyositis bezeichnet, an die sich in einem Zeitraum von 6 Monaten bis zu 2 Jahren eine systemische Sklerodermie anschließt und bei der Antikörper gegen PM-Scl nachweisbar sind. Der Nachweis von Jo-1-Antikörpern bei bestehender Lungenfibrose und kutanen Symptomen der „mechanic's hands" wird als „Jo-1-Syndrom" oder „Antisynthetasesyndrom" bezeichnet.

3.5.7 Weiterführende Diagnostik

Muskelenzyme

90% der Patienten mit Dermatomyositis oder Polymyositis haben eine bis zu 50fache Erhöhung der Kreatinkinase (CK). Die erhöhten CK-Werte beruhen in erster Linie auf einer Erhöhung des CK-MM-Isoenzyms. Auch andere Erkrankungen können mit erhöhten CK-Werten einhergehen, wie z. B. weitere Myopathien, ein Hypothyreoidismus oder medikamentös bedingte Veränderungen. Aldolasebestimmungen sind etwas weniger sensitiv bei aktiven Phasen der Dermato- und Polymyositis. Erhöhte Transaminasen (SGOT, SGPT)- und Laktatdehydrogenase (LDH)- Werte sind weitaus weniger spezifisch und damit von untergeordneter Signifikanz.

Autoantikörper

Antinukleäre Antikörper (ANA) finden sich bei bis zu 80% der Patienten mit Dermatomyositis/Polymyositis. Zusätzlich wurden bei diesen Patienten Antikörper gegen andere nukleäre und zytoplasmatische Antigene identifiziert. Die am häufigsten beobachteten Antikörper richten sich gegen verschiedene Aminoacyltransfer-RNA-Synthetasen. Bei etwa 20% der Patienten mit Dermatomyositis und bei 40% der Patienten mit Polymyositis sind Jo-1-Antikörper gegen die Histidyl-tRNA-Synthetase nachzuweisen. Das Vorhandensein von EJ-Antikörpern ist häufig mit typischen Hautsymptomen verbunden.

Antikörper gegen SRP werden vorwiegend bei Afroamerikanerinnen nachgewiesen. Die Patientinnen haben häufig einen schwereren Verlauf der Erkrankung mit kardialer Beteiligung und sprechen schlecht auf gängige Therapien an. Im Gegensatz dazu haben Patienten mit Mi2-Antikörpern häufig typische Hautsymptome und zeigen ein gutes Ansprechen insbesondere auf systemische Kortikosteroide. Die Korrelationen zwischen Autoantikörperprofil und klinischer Symptomatik treffen sowohl für Erwachsene als auch für Kinder zu.

Andere Laboruntersuchungen

Die Blutkörperchensenkungsgeschwindigkeit (BSG) ist zumeist nicht signifikant erhöht und korreliert zudem nicht mit dem Krankheitsverlauf. Ähnliches trifft für das C-reaktive Protein (CRP) zu. Rheumafaktorerhöhungen wurden bei 20% der Patienten beschrieben, vor allem bei Vorliegen von Überlappungssyndromen. Faktor-VIII-Antigen und Neopterin wurden bei Kindern mit Dermatomyositis beschrieben.

Elektromyographie, MRT

Die EMG-Veränderungen äußern sich unter anderem als myopathische Muster der motorischen Aktionseinheiten und erhöhte Spontanaktivität. Andere Verfahren zur Erfassung myositischer Veränderungen wie Muskelultraschall, Phosphor-31-Spektroskopie oder Thallium-Scan werden derzeit auf ihre Spezifität bei der Erfassung und Lokalisation myositischer Veränderungen, die meist nur fokal auftreten, geprüft. Ob sich die MRT-gesteuerte Feinnadelbiopsie als Ersatz für die teure und aufwendige offene Muskelbiopsie etablieren kann, ist zurzeit noch offen.

Histopathologie und Immunpathologie von Haut- und Muskelläsionen

Die Hautveränderungen weisen deutliche histopathologische Ähnlichkeiten mit denen kutaner Lupusläsionen auf, insbesondere die verdickte, PAS-positive Basalmembran und, in späteren Stadien, eine von lymphozytären Zellen dominierte Interphasendermatitis im Bereich der dermoepidermalen Junktionszone. Auffallend sind immer wieder das dermale Ödem sowie die dermalen Muzinablagerungen, bei akuten wie auch bei mehr chronischen Hautveränderungen.

In der direkten Immunfluoreszenzuntersuchung von Gefrierschnitten der Hautbiopsie finden sich bandförmige Ablagerungen von Immunglobulinen und Komplement an der Basalmembranzone sowie subepidermal „colloid bodies" (Kolloidkörperchen). Während diese Veränderungen auch bei kutanen Lupusläsionen zu beobachten sind, finden sich bei der Dermatomyositis typischerweise die Ablagerungen von C5–9, des sog. „membrane attack complex" (MAC) an den dermalen Gefäßen und Muskelkapillaren.

Bei korrekter Entnahme und Einbettung sowie Verarbeitung der Muskelbiopsie sind Muskelfaserdegeneration und -regeneration, perifaszikuläre Atrophien und Schäden der Muskelkapillaren zu beobachten.

Insbesondere bei Kindern sind Veränderungen im Sinne ausgeprägter Vaskulopathien wie Phlebitis und Arteriitis zu beobachten.

Pulmonologische und kardiale Diagnostik

Dyspnoe ist ein wichtiges, wenn auch oft unspezifisches Symptom bei entzündlichen Myopathien. Neben nichtpulmonalen Ursachen wie z. B. kardialer Dekompensation oder kardialer Arrhythmie kommen als Ursache eine Alveolitis, interstitielle Fibrose, Aspirationspneumonie durch Schluckstörungen, bakterielle Superinfektion oder eine Methotrexat-induzierte pulmonale Toxizität in Frage. Die aggressivste Form der Lungenbeteiligung stellt die diffuse Alveolitis dar, häufiger jedoch ist ein langsam progredienter Lungenbefall. Eine Herzbeteiligung ist häufiger als angenommen, jedoch lange asymptomatisch. Rhythmusstörungen und kardiale Dekompensation sind die am häufigsten vorkommenden Manifestationen. Selten kann es auch zu einer symptomatischen Perikarditis kommen, allerdings wurde eine Herzbeuteltamponade bei juveniler Dermatomyositis beschrieben.

Am günstigsten für die Früherfassung der Lungenbeteiligung erscheinen die hochauflösende Computertomographie der Lungen (HRCT) sowie die Lungenfunktionsuntersuchung inklusive Bestimmung der Diffusionskapazität (D_{LCO}). Ein fortgeschrittener Lungenbefall äußert sich in der CT als „Honigwabenlunge". Für die Diagnostik einer aktiven Alveolitis eignet sich der Gallium-Scan. Im EKG zeigen sich Überleitungsstörungen sowie atriale und ventrikuläre Dysrhythmien. Am häufigsten werden ein linksanteriorer Hemiblock oder ein Rechtsschenkelblock beobachtet. Den kardialen Symptomen liegt meist eine myokardiale Fibrosierung zugrunde, weitaus seltener eine Myokarditis. Die Aufnahme von 99-mTc-Pyrophosphat korreliert mit der myokardialen Dysfunktion. Auch eine Szintigraphie mit radioaktiv markierten Antimyosinantikörpern ist geeignet, nekrotische Muskelfasern darzustellen. Die myokardiale (MB) Fraktion der Kreatinkinase ist häufig erhöht, vermutlich verursacht durch die regenerierenden Muskelfasern im geschädigten Skelettmuskel.

3.5.8 Therapie

Lokaltherapie
Spektrum und Erfolg lokaler therapeutischer Maßnahmen sind begrenzt. Die Patienten sollten exzessive Sonnenexposition unbedingt vermeiden und hochwirksame Sonnenschutzpräparate verwenden. Klasse-I- und -II-Kortikosteroide sind lokal kurzfristig wirksam und können am Kapillitium zur Linderung des Juckreizes im Anschluss an teerhältige Shampoos eingesetzt werden.

Systemische Therapie
Nichtsteroidale Medikamente Doxepin ist ein trizyklisches Antidepressivum mit einer selektiv blockierenden Wirkung auf die H_1- und H_2-Rezeptoren, die zur Stillung des Juckreizes führt (10–30 mg abends). Hydroxychloroquin (400 mg/Tag) und Chloroquin (250 mg/Tag), alleine oder in Kombination mit Quinacrin (100 mg/Tag), werden häufig mit Erfolg für die Therapie der Hautmanifestationen eingesetzt. Das Ansprechen der Hautläsionen ist jedoch nicht hundertprozentig.

Systemische Glukokortikosteroide Traditionellerweise werden systemische Glukokortikosteroide nach wie vor als Therapie der 1. Wahl eingesetzt. Bei der peroralen Gabe werden 1–2 mg/kg KG empfohlen, diese Dosierung ist 1–3 Monate bzw. bis zum ersten Ansprechen beizubehalten. Bei fulminanten Verläufen und bei der juvenilen Dermatomyositis können Glukokortikosteroide als intravenöser Bolus in der Dosierung von 1 g/Tag über 5–7 Tage gegeben werden, im Anschluss daran wird die Steroidgabe oral in der Dosierung von 1 mg/kg KG/Tag weitergeführt. Bei Nichtansprechen sollte nach etwa zwei Monaten eine zusätzliche nichtsteroidale Immunsuppression begonnen werden.

Nichtsteroidale Immunsuppressiva Immunsuppressiva wie Azathioprin (1–2 mg/kg KG/Tag) und Methotrexat (10–25 mg/Woche) können bereits mit Beginn der Steroidtherapie gegeben werden, um die Nebeneffekte der Cortisongabe zu verringern. Methotrexat per os (p.o.) wird häufig erfolgreich bei Patienten mit klassischer Dermatomyositis eingesetzt und wirkt sich positiv bei Vorherrschen von Hautsymptomen aus. Ob Methotrexat auch bei der amyopathischen Verlaufsform der Dermatomyositis anderen Immunsuppressiva überlegen ist, ist noch unklar. Azathioprin wird an manchen Kliniken für eine Kombinationstherapie dem Methotrexat vorgezogen. Auch Cyclosporin A wird für Kombinationstherapien herangezogen, vor allem in steroidresistenten Fällen.

Eine neue Alternative stellt die Gabe von Mycophenolatmofetil (2-mal 1 g/Tag) dar. Cyclophosphamid gilt generell als das Mittel der 2. Wahl, hat aber einen Stellenwert bei schweren internistischen Manifestationen, insbesondere bei der Lungenbeteiligung mit nachweisbarer Krankheitsaktivität. Auch bei Kindern kann in schweren Fällen Cyclophosphamid eingesetzt werden. Chlorambucil, ebenfalls ein Alkylans, hat in größeren Studien bei rheumatoider Arthritis gehäuft myeloische Leukämien induziert und besitzt daher trotz positiver Effekte kaum noch einen Stellenwert im therapeutischen Repertoire der entzündlichen Systemerkrankungen. Dies dürfte auch für die Myositiden gelten.

Eine erfolgreiche Behandlung kutaner Kalziumablagerungen ist nahezu unmöglich. Therapeutische Versuche wurden bisher mit Aluminiumhydroxidlösung, Probenecid, Warfarin, EDTA, Colchicin und Diltiazem unternommen. Gelegentlich ist jedoch eine chirurgische Sanierung nicht zu umgehen.

Systemische Therapie der Dermatomyositis/Polymyositis

- Nichtsteroidale Medikamente
  - Doxepin (H_1- und H_2-Blocker) 10–30 mg abends p.o.
  - Hydroxychloroquin 400 mg p.o./Tag* (evtl. mit Quinacrin 100 mg/Tag)
  - Chloroquin 250 mg pro Tag p.o. (evtl. mit Quinacrin 100 mg/Tag)
  - Nichtsteroidale Antiphlogistika
- Glukokortikosteroide
  - 1–2 mg/kg KG/Tag p.o.
  - 1–3 Monate in voller Dosierung, bei Besserung Reduktion (z. B. 10% alle zwei Wochen), Gesamtdauer bis zu 12 Monaten
  - 1 g/Tag i.v. („Steroidbolus"). Indikationen: akute Erkrankung, juvenile Verlaufsform
  - Bei Nichtansprechen nach ca. 2 Monaten andere Immunsuppressiva
  - Begleittherapie: gegebenenfalls Osteoporoseprophylaxe
- Nichtsteroidale Immunsuppressiva
  - Methotrexat 10–25 mg/Woche p.o., höhere Dosen i.m.
  - Azathioprin (Imurek) 1–2 mg/kg KG/Tag p.o.
  - Cyclophosphamid (Endoxan) 1–2 mg/kg KG/Tag p.o.
  - Cyclosporin A (Sandimmun Optoral) 2,5–max. 5 mg/kg KG/Tag p.o.
  - Mycophenolatmofetil (CellCept) 2-mal 1 g/Tag p.o.

* (nicht über 6,5 mg/kg KG/Tag)

Andere und alternative Therapien

Hochdosierte intravenöse Immunglobuline (IVIG) IVIG in einer Dosierung von 2 g/kg KG, aufgeteilt auf 2 Gaben, einmal monatlich verabreicht, erwiesen sich in einer kontrollierten, doppelblinden, randomisierten Studie bei Dermatomyositis als ausgesprochen erfolgreich. Der Therapieerfolg trat bei den meisten Patienten bereits nach der zweiten Gabe ein und äußerte sich zunächst in einer Verbesserung der subjektiven Muskelsymptomatik.

Eigene Untersuchungen haben gezeigt, dass insbesondere Patienten ohne zirkulierende Autoantikörper und ohne bestehendes Malignom am besten auf IVIG ansprachen, sowohl mit einer Steroidbasistherapie, einer Kombinationstherapie aus Steroiden und nichtsteroidalen Immunsuppressiva, als auch als

Monotherapie. Der Therapieeffekt hielt bei Patienten, die initial auf IVIG angesprochen hatten, auch während einer einjährigen Erhaltungstherapie mit nur vierteljährlicher Verabreichung an, während die Therapieversager unter der Erhaltungstherapie von Anfang an immer wieder Rezidive der Dermatomyositis entwickelten. Bei den paraneoplastischen Verlaufsformen konnte ein eindeutiges Ansprechen weder während der Initialtherapie noch bei der Erhaltungstherapie beobachtet werden.

Extrakorporale Photopherese (ECP) Gelegentlich wird die extrakorporale Photopherese bei Versagen von konventionellen Therapieformen eingesetzt, die Erfahrungen mit dieser Photoimmuntherapie sind jedoch noch begrenzt.

Physikalische Therapien Sowohl in der Früh- als auch in der Spätphase von Dermato- und Polymyositis ist der gezielte Einsatz physikalischer Therapiemaßnahmen erforderlich. Während in der Frühphase der Erkrankung eher passive Bewegungsmaßnahmen einzusetzen sind, wirken sich in der Spätphase aktive Übungsprogramme zur Wiedererlangung der motorischen Kraft ausgesprochen hilfreich aus.

3.5.9 Prognose

Die Beurteilung der Prognose ist sowohl bei der Dermato- als auch bei der Polymyositis schwierig. Erstens sind diese Krankheiten selten, zweitens werden in vielen Berichten Patienten mit frühem mit solchen mit spätem Krankheitsstadium verglichen. Zudem gibt es noch kein allgemein gültiges Klassifikationssystem mit Krankheitssubsets, obwohl erste Ansätze anhand der Unterteilung von MSA existieren. Auch für die Besserung bzw. Verschlechterung gibt es noch keine objektiven Daten, obwohl auch hier möglicherweise der lösliche Interleukin-2-Rezeptor im Serum herangezogen werden könnte. Nicht zuletzt gibt es bis heute keine Langzeitbeobachtung gut definierter Patientenkohorten.

Der rasche Einsatz von Glukokortikosteroiden, auch in höherer Dosierung, sowie die aggressive Bolusgabe haben die Mortalität deutlich gesenkt, sodass diese bei Kindern, die häufiger unter fulminanten Verläufen leiden, inzwischen unter 10% liegt. Höheres Lebensalter, fulminanter Verlauf, Dysphagie, interstitielle Lungenbeteiligung, Begleitmalignome sowie das verzögerte oder unvollständige Ansprechen auf systemische Glukokortikosteroide sind mit einer schlechteren Prognose vergesellschaftet. Aus dem Vorhandensein bestimmter Autoantikörper können prognostische Schlüsse gezogen werden: Antisynthetaseantikörper sind mit interstitiellen Lungenmanifestationen assoziiert, SRP-positive Patienten weisen zumeist einen schwereren Verlauf auf und sind häufig therapieresistent. Bei Mi2-positiven Patienten dominieren Hautsymptome in schalartiger Ausbreitung, die wiederum gut auf eine systemische Steroidmedikation ansprechen. Bei unseren eigenen Patienten hat sich gezeigt, dass Patienten ohne Autoantikörper und ohne Malignome auch

ohne zusätzliche Immunsuppression von der Gabe intravenöser Immunglobuline profitieren.

Evidenzen für systemische Therapien bei Dermatomyositis		
	Evidenzgrad	Empfehlungsstärke
Hochdosierte intravenöse Immunglobuline	I-b	A
Kortikosteroide	III	A
Übrige Medikamente	IV	B

Literatur

Bohan A, Peter JB, Bowman RL, Pearson CM (1977) A computer-assisted analysis of 153 patients with polymyositis and dermatomyositis. Medicine (Baltimore) 56: 255–286

Buchbinder R, Forbes A, Hall S, Dennett X, Giles G (2001) Incidence of malignant disease in biopsy-proven inflammatory myopathy. Ann Intern Med 134: 1087–1095

Dalakas MC (1991) Polymyositis, dermatomyositis and inclusion-body myositis. N Engl J Med 325: 1487–1498

Dalakas MC, Illa I, Dambrosia JM et al. (1993) A controlled trial of high-dose intravenous immune globulin infusions as treatment for dermatomyositis. N Engl J Med 329: 1993–2000

Euwer RL, Sontheimer RD (1991) Amyopathic dermatomyositis (dermatomyositis sine myositide): presentation of six new cases and review of the literature. J Am Acad Dermatol 24: 959–966

Kissel JT, Mendell JR, Rammohan KW (1986) Microvascular deposition of complement membrane attack complex in dermatomyositis. N Engl J Med 314: 329–334

Love LA, Leff RL, Fraser DD, Targoff IN, Dalakas M, Plotz PH, Miller FW (1991) A new approach to the classification of idiopathic inflammatory myopathy: myositis-specific autoantibodies define useful homogeneous patient groups. Medicine (Baltimore) 70: 360–374

Mastaglia FL, Phillips BA, Zilko P (1997) Treatment of inflammatory myopathies. Muscle Nerve 20: 651–664

Plotz PH, Dalakas MC, Leff RL, Love LA, Miller FW, Cronin ME (1989) Current concepts in the idiopathic inflammatory myopathies: polymyositis, dermatomyositis and related disorders. Ann Int Med 111: 143–157

Sontheimer RD (1999) Dermatomyositis. In: Freedberg IM, Eisen AZ, Wolff K, Austen KF, Goldsmith LA, Katz SI, Fitzpatrick TB (eds) Dermatology in General Medicine, 5th edn. McGraw-Hill, New York

3.6 Systemische Sklerodermie
Nicolas Hunzelmann

3.6.1 Einleitung

Die Diagnosestellung und Behandlung der systemischen Sklerodermie ist anspruchsvoll, nicht zuletzt auf Grund der Vielzahl der betroffenen Organsysteme und des chronischen und häufig schweren Verlaufs mit einer Fünfjahresüberlebenserwartung von 50–75%. Die relative Seltenheit der systemischen Sklerodermie (Prävalenz ca. 50/1.000.000) und das Bestehen einzelner definierter Untergruppen dieser Erkrankung führen dazu, dass eine fachlich hochstehende Versorgung der Patienten nur von in der Betreuung dieser Erkrankung erfahrenen Spezialisten in

3.6.2 Ätiologie und Pathogenese

Der komplexe Krankheitsprozess der systemischen Sklerodermie ist durch drei wesentliche pathophysiologische Prozesse gekennzeichnet:
- einer Beteiligung des Gefäßsystems durch Schädigung des Endothels,
- einer Autoimmunreaktion mit begleitender Entzündungsreaktion und
- einer Fibrose der beteiligten Organe.

Trotz der Untersuchung einer Vielzahl insbesondere von Serumparametern als Verlaufs- oder Prognosemarker, die einen dieser drei pathophysiologischen Prozesse widerspiegeln, ist die Bestimmung des „skin score" immer noch der beste und relativ einfach zu bestimmende prognostische Marker (s. Abb 3.6-1).

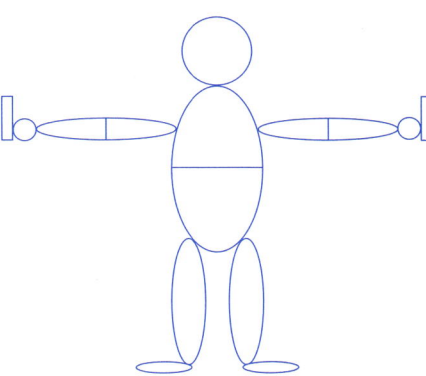

Abb. 3.6-1. Modifizierte Hautpunktzahl nach Rodnan. 17 Regionen: Gesicht, vordere Brust, Abdomen, Oberarme, Unterarme, Hände, Finger Oberschenkel, Unterschenkel, Füße. Score 0–3 pro Region → Reichweite = 0–51 (0 = normale, 1 = schwache, 2 = mäßige, 3 = schwere Hautverdickung, Sklerose)

3.6.3 Klinik und Diagnostik

Wesentlich ist zunächst die Abgrenzung von der Sklerodermie ähnlichen Erkrankungen wie den sklerodermiformen Genodermatosen (z. B. Werner-Syndrom, Akrogerie) und einer ganzen Reihe verschiedener Ablagerungsdermatosen und der „graft versus host reaction" (s. folgende Übersicht).

In Einzelfällen können auch verschiedene Stadien der eosinophilen Fasziitis oder Acrodermatitis atrophicans differentialdiagnostische Probleme bereiten, hier ist eine tiefe Biopsie unter Mitnahme der Faszie bzw. die Borrelienserologie häufig wegweisend. Die systemische Sklerodermie im Gegensatz zur rein auf die Haut beschränkten Form der zirkumskripten Sklerodermie wird nicht zuletzt auch anhand der bei über 90% der Patienten nachweisbaren antinukleären Antikörper in zwei Formen unterteilt:
- die diffuse Form (dSSc) und
- die limitierte Form (lSSc).

Differentialdiagnose der Sklerodermie

- Scleroedema adultorum Buschke
- Scleroedema diabeticorum
- Scleroedema amyloidosum
- Skleromyxödem
- Porphyria cutanea tarda
- Eosinophile Fasziitis
- „Graft versus host reaction"
- Exogen induzierte Sklerodermiesyndrome (z. B. Eosinophilie-Myalgie-Syndrom)

Die früher häufig verwendete Diagnose eines CREST-Syndroms („calcinosis, Raynaud, esophageal dysfunction, sclerodactyly, teleangiectasia") stellt eine klinische Variante der limitierten Form der systemischen Sklerodermie dar.

Darüber hinaus kann, charakterisiert durch die nachweisbaren Antikörper und die Organbeteiligungen, noch eine Reihe von Varianten einschließlich der so genannten „Overlap-Syndrome" unterschieden werden (Tabelle 3.6-1). Dieser Begriff wird verwandt, wenn zusätzlich für andere Kollagenosen typische Symptome bestehen. So kommt es z. B. bei Patienten mit einem PM-Scl-Antikörper zu einer Muskel-, Gelenk- und Lungenbeteiligung, verbunden mit einem relativ gutartigen Verlauf. Für die Einschätzung der Prognose haben sich zum einen das Ausmaß der Hautbeteiligung (Abb. 3.6-1) und der Nachweis bestimmter Antikörper (Abb. 3.6-2) als wesentliche Parameter erwiesen. So werden bei Patienten mit diffuser Sklerodermie vor allem in den ersten 3–4 Krankheitsjahren die Beteiligungen innerer Organe manifest, während bei der limitierten Form das Auftreten z. B. der pulmonalen Hypertonie häufig erst nach mehr als 10 Jahren Krankheitsdauer beobachtet wird.

Tabelle 3.6-1. Sklerodermietypische Antikörper

Antikörper	Antigen
Diffuse Form der Sklerodermie	
Scl-70	DNA-Topoisomerase I
Fibrillarin (U3 RNP)	U3 RNP
RNA-Polymerase I, III	Untereinheiten der RNA-Polymerase
Limitierte Form der Sklerodermie	
Zentromer	Kinetochore, CENP-A, -B, -C, -E
Überlappungssyndrome	
U1 RNP	U1-nukleäres Ribonukleoprotein
Th/To	Rnase P
PM-Scl	Nukleärer Proteinkomplex
Jo1	Histidyl-tRNA Synthetase

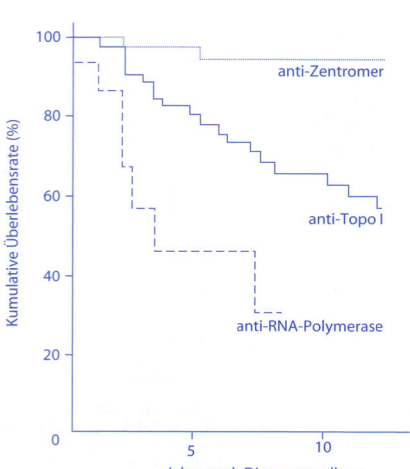

Abb. 3.6-2. Überlebensrate, abhängig vom nachweisbaren Antikörper (nach Kuwana)

Diagnosekriterien der systemischen Sklerodermie

- Limitierte Form
  - Raynaud-Syndrom seit Jahren (gelegentlich über Jahrzehnte)
  - Hautbeteiligung des Gesichts, der Hände und Unterarme (akral), die selten fehlen kann (Scleroderma sine scleroderma)
  - Nach vielen Jahren Auftreten einer pulmonalen Hypertonie mit und ohne interstitielle Lungenfibrose, Trigeminusneuralgie, Kalzifikationen der Haut, Teleangiektasien
  - In 70–80% der Nachweis von anti-CENP-B (Zentromer)-Antikörpern
  - Pathologische Kapillarmikroskopie (z. B. Megakapillaren)
- Diffuse Form
  - Beginn des Raynaud-Syndroms innerhalb eines Jahres mit Auftreten der Hautveränderungen (ödematöse Schwellung)
  - Hautbeteiligung der Akren und des Rumpfes
  - Nachweis von Sehnenreiben (z. B. Handgelenke)
  - Frühe, signifikante interstitielle Lungenbeteiligung, oligurisches Nierenversagen, Beteiligung des Gastrointestinaltrakts und Myokardbeteiligung
  - Fehlen der anti-CENP-B (Zentromer)-Antikörper; Nachweis der Anti-DNA-Topoisomerase-I-Antikörper (in etwa 30%)
  - Pathologische Kapillarmikroskopie (z. B. Megakapillaren, Rarefizierung)

3.6.4 Therapie

Bisher konnte noch für keinen therapeutischen Ansatz im Sinne einer Basistherapie ein sicherer krankheitsbeeinflussender Effekt bewiesen werden. Allerdings hat es im letzten Jahrzehnt wesentliche Fortschritte in der Behandlung einzelner Organbeteiligungen gegeben, die sowohl die Lebensqualität als auch die Lebenserwartung der Patienten verbessert haben. Auf Grund der Vielzahl der Organbeteiligungen ist daher in der Regel eine Zusammenarbeit zwischen verschiedenen Spezialgebieten der Inneren Medizin und der Dermatologie notwendig, um den Patienten eine adäquate Therapie anbieten zu können. Hier wurde vor kurzem das Deutsche Netzwerk für Systemische Sklerodermie initiiert (www.sklerodermie.info). Zusätzliche Unterstützung können die Patienten und ihre Angehörigen über die entsprechenden Regionalgruppen der Sklerodermie-Selbsthilfe e. V. erhalten (Website: www.sklerodermie-selbsthilfe.de).

Immunsuppression und antifibrotische Therapie
Trotz der bei dieser Erkrankung nachweisbaren charakteristischen Autoimmunphänomene gibt es bislang keine immunsuppressive Therapie, die nachweisbar den Krankheitsverlauf beeinflusst. Lange schien D-Penicillamin mit seiner Wirkung auf das Immunsystem und die Kollagensynthese ein ideales Medikament für die Behandlung der Ssc zu sein. Eine kürzlich doppelblind durchgeführte Studie ergab jedoch keinen Anhaltspunkt für eine entscheidende Wirkung dieses Medikamentes. Ähnliche Erfahrungen gelten für den Einsatz von Ciclosporin A, Methotrexat und die Photopherese. Bis auf den Einsatz bei sehr entzündlichen Varianten der Erkrankung z. B. mit Muskelbeteiligung sind Kortikosteroide zurückhaltend einzusetzen, nicht zuletzt weil es Berichte über die Gefahr der Auslösung einer renalen Krise für Dosen über 15 mg Prednisonäquivalente gibt. Seit einigen Jahren werden auch bei Patienten mit der diffusen Verlaufsform und hoher Krankheitsaktivität verschiedene Protokolle der Knochenmarktransplantation eingesetzt, hier steht eine abschließende Beurteilung noch aus.

Interferon-γ ist das Zytokin mit der stärksten bisher bekannten Wirkung auf die Kollagensynthese. Mehrere Studien ergaben jedoch keinen ausreichenden Anhaltspunkt für eine entscheidende Beeinflussung des Krankheitsverlaufs. Gleiches gilt für Interferon-α und Relaxin.

Organspezifische Therapieansätze
Hautbeteiligung Allgemeine Therapiemaßnahmen betreffen den Schutz der Haut vor Kälte und Verletzung, die Verordnung von Lymphdrainage und Physiotherapie. Kalziumantagonisten (Nifedipin, in ansteigender Dosierung bis zu 40 mg/Tag) sind nachgewiesenermaßen wirksam zur Beeinflussung des Raynaud-Syndroms. Bei Auftreten von Ulzerationen der Fingerspitzen oder drohender Amputation des betroffenen Fingers können intravenös angewandte Prostacyclinanaloga (z. B. Iloprost 0,5–2,0 ng/kg/min) von Nutzen sein. Die Behandlung der Kalzifikationen oder einer Kalzinose ist schwierig und kann, wenn unbedingt notwendig, chirurgisch und für oberflächliche Läsionen mit einem CO_2-Laser erfolgen. UV-Therapien (UV-A1, Bade-PUVA) sind in einzelnen unkontrollierten Studien als positiv beschrieben worden.

Beteiligung der Skelettmuskulatur Myalgien und Arthralgien gehören zu den häufigsten Beschwerden bei Sklerodermiepatienten und können auch das Auftreten einer sekundären Fibromyalgie begünstigen. Muskelschwäche und eine geringe Erhöhung der Kreatinkinase sind nicht selten. Kortikosteroide

Tabelle 3.6-2. Therapie verschiedener Organmanifestationen

Manifestation	Substanz	Dosis	Besonderheiten	Evidenzgrad	Empfehlungsstärke
Raynaud	Nifedipin	(20–40 mg/Tag)	Einschleichende Dosierung	I-a	A
Haut (Ulzera, drohende Nekrose)	Iloprost	(0,5–2 ng/kg/min über 6 h, 14-21 Tage	Dosierung nach Verträglichkeit	II-b	B
Pulmonale Hypertonie	Iloprost-Aerosol Prostacyclin (i.v.)	100–150 μg/Tag nach Ansprechen	Therapiekontrolle über Rechtsherzkatheter	II-b	B
Alveolitis	Cyclophosphamid	(1–2 mg/kg/Tag; 750 mg/m²/4 Wochen	Mesna po (200–400 mg/Tag)	II-b	B
Arterielle Hypertonie, Renale Krise	Captopril Enalapril	25–100 mg/Tag 5–10 mg/Tag	Dosierung nach Klinik, evtl. Gabe weiterer Antihypertonika	II-b	B
Refluxösophagitis	Omeprazol	20–40 mg/Tag	Langzeittherapie	IV	B

sollten zurückhaltend eingesetzt werden, nicht nur auf Grund ihrer Langzeittoxizität, sondern auch durch eine hohe Assoziation mit dem Auftreten einer renalen Krise. Eine ähnliche Vorsicht gilt für den Einsatz von nichtsteroidalen Antirheumatika auf Grund des bekannten Nebenwirkungsprofils für die Niere. Zur Vorbeugung der Entstehung von Kontrakturen muss die Bedeutung einer regelmäßig durchgeführten Physiotherapie betont werden.

Nierenbeteiligung Die akute renale Krise ist eine schwere und potentiell sogar tödliche Komplikation, charakterisiert durch eine akute Verminderung des kortikalen Blutflusses, eine Hyperreninämie und krisenhafte Blutdruckerhöhung. Diese Komplikation tritt vor allem bei Patienten mit der diffusen Form der Sklerodermie (Scl-70-, RNA-Polymeraseantikörpernachweis) und einer Krankheitsdauer unter 4 Jahren auf. Daher wird bei diesen Patienten eine regelmäßige Kontrolle des Blutdrucks empfohlen (mind. 1-mal/Woche). Eine chronische Nierenbeteiligung ist vergesellschaftet mit einer langsam fortschreitenden obliterativen Vaskulopathie. Die Bedeutung der Duplexsonographie der Nierenarterien als Verlaufsparameter der Nierenbeteiligung ist noch nicht eindeutig geklärt. Vor der Einführung der ACE-Hemmer und einiger anderer Verbesserungen in der Therapie des akuten Nierenversagens lebten nur wenige Patienten länger als 6 Monate nach Auftreten der akuten renalen Krise. Mit dem regelmäßigen Einsatz der ACE-Hemmer sofort nach dem Nachweis einer Nierenbeteiligung hat sich die Prognose dieser Patienten wesentlich verbessert, wobei aber immer noch bei etwa einem Drittel der Patienten das Nierenversagen nicht aufzuhalten ist. Sollte eine Nierentransplantation erwogen werden, so beträgt die Erfolgsrate nach fünf Jahren ca. 50%.

Lungenbeteiligung Der Krankheitsprozess der Sklerodermie kann in unterschiedlichem Ausmaß sowohl das Parenchym als auch das Gefäßsystem der Lunge erfassen. In der Frühphase kann eine entzündliche Alveolitis der interstitiellen Fibrose vorausgehen oder sie begleiten, die sich am Ausmaß der verminderten Diffusionskapazität und Vitalkapazität messen lässt. Hier dienen die Bronchiallavage und das hochauflösende CT als Entscheidungshilfen, um das Ausmaß der Entzündung zu bestimmen. Mehrere retrospektive Studien sprechen dafür, dass der Einsatz von Cyclophosphamid (750 mg/m² monatlich oder 1–2 mg/kg/Tag) in der Regel in Kombination mit niedrigdosierten Kortikosteroiden (10 mg/Tag) zunächst über 12 Monate sinnvoll ist. Bisher liegen allerdings keine Daten vor, die einen Vergleich der intravenösen mit der oralen Therapie bezüglich Wirksamkeit und Toxizität ermöglichen.

Die zweite wichtige Komplikation der Lungenbeteiligung ist die pulmonale Hypertonie, die insbesondere bei Patienten mit der limitierten Form (lSSc), langer Erkrankungsdauer und relativ wenig interstitieller Beteiligung beobachtet wird. Die pulmonale Hypertonie hat trotz des Einsatzes von Prostacyclinanaloga, seit kurzem auch inhalativ, bisher eine sehr schlechte Prognose (Fünfjahresüberlebensrate <10%). Der Einsatz des Endothelinantagonisten (Bosentan) kann ebenfalls noch nicht abschließend beurteilt werden. Der Einsatz der Herz-Lungen-Transplantation kann im Einzelfall erwogen werden, erste Verlaufsuntersuchungen an ausgewählten Patienten sprechen für eine mit isolierten Lungenerkrankungen vergleichbare Überlebensrate (4 Jahre ca. 70%; Tabelle 3.6-2).

Beteiligung des Gastrointestinaltraktes Alle Bereiche des Gastrointestinaltraktes werden von der Sklerodermie betroffen, wobei hier keine Unterschiede zwischen der limitierten und der diffusen Form beobachtet werden. Die Prävalenz der Beteiligung reicht bis zu 80% für den Ösophagus und bis zu 50% für Magen bis Kolon. Die pathologischen Veränderungen zeigen eine Atrophie der glatten Muskulatur und eine Beteiligung des myenterischen Nervenplexus. Wesentliche Beschwerden sind daher z. B. Sodbrennen durch die ösophageale Dysfunktion des oberen Gastrointestinaltraktes und rezidivierende Diarrhöen und Inkontinenz. Prokinetische Substanzen (z. B. Octreotid) sind von begrenztem Nutzen bei schwerer Obstipation. Protonenpumpenblocker, aber auch H_2-Blocker sind die Therapie der Wahl für die Refluxösophagitis. Bakterielle Überwucherungen im Bereich des Dünndarms sind durch antibiotische

Therapie zu beherrschen. Selten können die auch an der Schleimhaut zu beobachtenden Teleangiektasien eine Blutungsquelle darstellen.

Herzbeteiligung Die Herzbeteiligung der systemischen Sklerodermie kann sich in Form einer Kardiomyopathie, Perikarditis, KHK oder durch Arrhythmien manifestieren. Die Inzidenz der Herzbeteiligung bei systemischer Sklerodermie, notwendige Untersuchungsverfahren und die entsprechende Therapie sind bisher nur sehr unzureichend untersucht, obwohl eine Herzbeteiligung als schlechter prognostischer Parameter zu werten ist. Die Schwere der Herzerkrankung bei diesen Patienten hat dabei zwei wesentliche Determinanten: Zum einen das Ausmaß der kardialen Fibrose, die in bis zu 80% der Autopsien beschrieben wird, und zum anderen die Rechtsherzbelastung durch die Lungenfibrose und die Beteiligung der Pulmonalarterien.

3.6.5 Zusammenfassung

Das pathogenetische Konzept der systemischen Sklerodermie, gekennzeichnet durch pathologische Veränderungen des Gefäßsystems und des Immunsystems, die letztlich in einer Fibrose der beteiligten Organe resultieren, hat sich in den letzten zwei Jahrzehnten nicht wesentlich verändert. Trotzdem hat sich im gleichen Zeitraum die Fünfjahresüberlebenswahrscheinlichkeit deutlich auf bis zu 80% verbessert. Dies ist im Wesentlichen auf Therapieverbesserungen für Teilaspekte der verschiedenen Organbeteiligungen zurückzuführen. Die Therapie der systemischen Sklerodermie beruht derzeit daher hauptsächlich auf der Behandlung der Komplikationen im Bereich der beteiligten Organsysteme, während es bisher keine nach modernen Kriterien wirksame Basistherapie der Grunderkrankung gibt.

Weiterführende Literatur

Clements PJ, Lachenbruch PA, Ng SC et al. (1990) Skin score. A semiquantitative measure of cutaneous involvement that improves prediction of prognosis in systemic sclerosis. Arthritis Rheum 33: 1256–1263
Clements PJ, Furst DE, Wong WK et al. (1999) High dose versus low dose D-penicillamine in early diffuse systemic sclerosis: analysis of a two year, double blind, randomized, controlled clinical trial. Arthritis Rheum 42: 1194–1203
Hoeper MM, Schwarze M, Ehlerding S et al. (2000) Long term treatment of primary pulmonary hypertension with aerolized iloprost, a prostacyclin analogue. N Engl J Med 342: 1866–1870
Kuwana M, Kaburaki J, Okano Y, Tojo T, Homma M (1994) Clinical and prognostic associations based on serum antinuclear antibodies in japanese patients with systemic sclerosis. Arthritis Rheum 37: 75–83
LeRoy EC, Krieg T, Black C et al. (1988) Scleroderma (systemic sclerosis): classification, subsets and pathogenesis. J Rheumatol 15: 202–205
Lock G, Holstege A, Lang B, Schölmerich J (1997) Gastrointestinal manifestations of progressive systemic sclerosis. Am J Gastroenterol 92: 763–771
Steen VD, Constantino JP, Shapiro AP, Medsger TA (1990) Outcome of renal crisis in systemic sclerosis: relation to availability of angiotensin converting enzyme (ACE) inhibitors. Ann Int Med 113: 352–357
Steen VD, Medsger TA (1998) Case-control study of corticosteroids and other drugs that either precipitate or protect from the development of scleroderma renal crisis. Arthritis Rheum 41: 1613–1619
Tyndall A, Black C, Finke J, Peter H, Gratwohl A (1997) Treatment of systemic sclerosis with autologous hemopoetic stem cell transplantation. Lancet 349: 254–356
White B, Moore WC, Wigley FM et al. (2000) Cyclophosphamide is associated with pulmonary function and survival benefit in patients with scleroderma and alveolitis. Ann Int Med 132: 947–954

3.7 Vaskulitiden
Angela Gause

3.7.1 Einleitung

Die Vaskulitiden stellen eine heterogene Gruppe von Krankheitsbildern dar, bei denen sich entzündliche Prozesse an den Blutgefäßen abspielen. Prinzipiell ist zu unterscheiden zwischen primär systemischen Vaskulitiden (PSV), bei denen keine Ursache zu eruieren ist, und den sekundär systemischen Vaskulitiden, die als Folge von Infektionen, Arzneimittelnebenwirkungen, malignen Erkrankungen oder im Rahmen von Kollagenosen und der rheumatoiden Arthritis auftreten. Folglich gehört zur Diagnostik einer Vaskulitis neben den unten beschriebenen diagnostischen Maßnahmen auch immer der Ausschluss einer der Ursachen einer sekundären Vaskulitis, wie sie in der folgenden Übersicht zusammengefasst sind.

In den letzten zwei Jahrzehnten wurde die Therapie der primär systemischen Vaskulitiden durch die systematische Einführung zytotoxischer und immunsuppressiver Substanzen bestimmt und hiermit die Prognose wesentlich verbessert. Gleichzeitig mit der verbesserten Prognose wurde in den letzten Jahren jedoch die mit der Therapie assoziierte hohe Morbidität und Mortalität vor allem durch Infektionen deutlich, sodass die aktuelle Therapie auf eine optimal an die Ausdehnung und Aktivität der Erkrankung abgestimmte differenzierte Behandlung ausgerichtet ist. Angesichts der relativen Seltenheit der Vaskulitiden sind besonders die Bemühungen der Europäischen Vaskulitis-Studiengruppe (EUVAS) zu erwähnen. In diesem Verbund werden neue Studienergebnisse zu den Erkrankungen und neue Therapiemöglichkeiten in kontrollierte Therapiestudien umgesetzt, Informationen sind über www.vasculitis.org.uk zu erhalten.

> **Sekundäre Vaskulitiden**
> - Bei entzündlichen Erkrankungen unklarer Ätiologie
>   – Systemische Autoimmunerkrankungen (z. B. Lupusvaskulitis, rheumatoide Vaskulitis, Sjögren-Syndrom-assoziierte Vaskulitis, Behçet-Syndrom etc.)
>   – Organbezogene chronisch-entzündliche Erkrankungen (z. B. Colitis ulcerosa)
>   – Chronisch-granulomatöse Entzündungen (M. Crohn, M. Boeck etc.) u. a.
> - Bei Infektionskrankheiten (bzw. Infektionen)
>   – Viren (z. B. HIV-Vaskulitis, CMV-Vaskulitis etc.)
>   – Bakterien (z. B. Spirochäten, Mykobakterien, Streptokokken, Tropheryma whippeli etc.)
>   – Parasitosen (z. B. Askaris etc.)
>   – Pilze (z. B. Aspergillus) u. a.

- Bei Neoplasien
  - Non-Hodgkin-Lymphome
  - Myeloproliferative Erkrankungen
  - Solide Tumoren
  - Vorhofmyxom u. a.
- Bei Intoxikationen
  - „Rauschgifte" (Kokain, Morphin etc.) u. a.
- Bei Medikamenten/"Therapeutika"
  - Antihypertensiva (Hydralazin)
  - (Propylthiouracil)
  - Thyreostatika
  - Antibiotika
  - Blutprodukte (Antikörper) u. a.

3.7.2 Ätiologie und Pathogenese

Zwar ist definitionsgemäß bei den primär systemischen Vaskulitiden ein direkter Auslöser nicht bekannt, eine Immunpathogenese ist jedoch vielfältig belegt und für das Verständnis und das rationale therapeutische Prozedere bei Vaskulitiden hilfreich. Auf Grund der immunpathogenetischen Besonderheiten lassen sich die Vaskulitiden nach dem Schema der vier Typen der Immunreaktionen nach Coombs und Gell einteilen. Allerdings kommen bei den einzelnen Krankheitsbildern durchaus Kombinationen der verschiedenen Reaktionstypen vor. Ein Überblick über die primär systemischen Vaskulitiden in Hinsicht auf die immunologischen Reaktionstypen findet sich in der folgenden Übersicht.

Typ 1 der Immunreaktion nach Coombs und Gell ist die Überempfindlichkeit vom Soforttyp, die durch Eosinophile und Mastzellen vermittelte Allergie. Dieser Reaktionstyp kommt bei der Urtikariavaskulitis (UV) und beim Churg-Strauss-Syndrom (CSS) vor. Bei diesen Erkrankungen führen Typ-1-Reaktionen zu einer Gefäßentzündung und nachfolgend zu einer Gewebeläsion.

Einteilung der Immunvaskulitiden nach den immunoallergischen Reaktionen nach Coombs und Gell sowie klinische Beispiele

- Typ 1: Allergische Vaskulitis
  - IgE-Mastzelleneosinophilie-assoziiert (-induziert?)
  - IgE↑/Eos↑: Churg-Strauss-Syndrom
  - IgE↑: Vasculitis allergica, Urtikariavaskulitis
- Typ 2: Pauciimmune Vaskulitis[a]
  - Autoantikörper-assoziiert (-induziert?)
  - ANCA[d]: M. Wegener, mikroskopische Polyangiitis
  - AECA[e]: M. Kawasaki
- Typ 3: Immunkomplexvaskulitis[b]
  - Autoantigen/-antikörper-assoziiert
  - DNA-AK[f]: systemischer Lupus erythematodes
  - Infekt-assoziiert
  - Hepatitis-B Ag/AK[g]: Polyarteriitis nodosa
  - Hepatitis C Ag[h]/AK: Kryoglobulinämie Typen II/III
  - Infekt-/Tumorassoziiert
  - Hepatitis B/M-Gradient: Kryoglobulinämie Typ I
- Typ 4: Granulomatöse (Riesenzell-)Vaskulitis
  - CD4-Lymphozyten-assoziierte Vaskulitis[c]
  - CD4+/DR+ Zellen: Riesenzellarteriitis

[a] In situ finden sich keine bzw. minimale Immunglobulin- und/oder Komplementablagerungen (Immundepots)
[b] In situ finden sich Immundepots
[c] In situ finden sich Rundzelleninfiltrate
[d] ANCA: Anti-neutrophile cytoplasmatische Antikörper
[e] AECA: Antiendothelzellantikörper
[f] DNA-AK: Doppelstrang DNA-Autoantikörper
[g] AK: Antikörper
[h] Ag: Antigen

Beim Churg-Strauss-Syndrom sind aktivierte Th2-Lymphozyten beteiligt, die durch Produktion der Interleukine IL4, IL5 und IL13 eine Akkumulation von Mastzellen, Basophilen und Eosinophilen verursachen. Es kommt zur Ausschüttung inflammatorischer und toxischer Mediatoren, die die Gewebeläsion verursachen. Bei der UV steht die Mastzellendegranulation, beim CSS die Aktivierung der eosinophilen Granulozyten im Vordergrund. Beim CSS spielen das eosinophile kationische Protein (ECP) und Lipidmediatoren (LTC4, PAF) eine Rolle. Vor allem Interleukin 5 (IL5) wirkt als spezifischer Wachstums- und Differenzierungsfaktor für Eosinophile potenzierend auf die Entzündungsreaktion. Eotaxin bindet den auf Eosinophilen exprimierten Chemokinrezeptor CCR3; hier bietet sich in Zukunft ein therapeutischer Ansatzpunkt mit monoklonalen Antikörpern oder anderen Rezeptorantagonisten an. Ferner steigert IL5 die Integrinexpression auf Eosinophilen (CD18/11b), die zu einer verstärkten Adhäsion der Eosinophilen an Endothelzellen und damit wiederum zur Gefäßschädigung führen kann. Eine therapeutische Herabregulation des Th2-Zytokinmusters beim CCS wird durch Interferon-α erreicht (s. unten).

Der Reaktionstyp 2 nach Coombs und Gell umfasst die autoantikörpervermittelten Reaktionen. Bei Vaskulitiden können hierunter die Wegener-Granulomatose mit dem Proteinase-3-spezifischen Anti-Neutrophilen-Zytoplasma-Antikörper (PR3-ANCA), die mikroskopische Polyangiitis mit dem MPO-ANCA (Myeloperoxidase-spezifischer ANCA) und das Kawasaki-Syndrom mit Anti-Endothelzellen-Antikörpern (AECA) eingeordnet werden. Diese Erkrankungen werden wegen des Fehlens von Immunkomplexablagerungen in der Histologie auch als pauciimmune Vaskulitiden bezeichnet. Histologisch sind immunkompetente Zellen nachweisbar, lediglich die Proteinablagerung (Immunglobuline und Komplement) im Gewebe fehlt. Serologische Marker sind bei diesen Erkrankungen die erwähnten ANCA, die zunächst im indirekten Immunfluoreszenztest als cANCA (zytoplasmatisch) oder pANCA (perinukleär) nachgewiesen werden und dann im ELISA als PR3- bzw. MPO-spezifisch differenziert werden können. In vitro ist eine pathogenetische Rolle dieser ANCA bei der Entstehung des vaskulitischen Gefäßprozesses nachgewiesen.

Der Reaktionstyp 3 nach Coombs und Gell beinhaltet die Immunkomplexreaktion. Bei der Immunkomplexvaskulitis kommt es zur Ablagerung von Immunglobulinen und Komplement in den Gefäßwänden und zur nachfolgenden Gewebeschädigung. Über die Immunkomplexe kommt es zu Komplementbindung, nachfolgender Komplementaktivierung und zum Verbrauch von Komplementkomponenten. Die Komplementspaltprodukte führen zur Leukozytenchemotaxis und zur leuko-

Tabelle 3.7-1. CHC: Krankheitsdefinitionen primärer Vaskulitiden (gemäß der Chapel Hill Consensus Conference 1992)

Erkrankung	Definition
Vaskulitis großer Gefäße	
Temporale Riesenzellarteriitis	Granulomatöse Arteriitis der Aorta und ihrer größeren Äste mit Prädilektion für die extrakraniellen Äste der A. carotis; Temporalarterie häufig betroffen; üblicherweise Patienten jenseits des 40. Lebensjahres; häufig assoziiert mit Polymyalgia rheumatica
Takayasu-Arteriitis	Granulomatöse Entzündung der Aorta und ihrer Hauptäste; üblicherweise Patienten vor 40. LJ
Vaskulitis mittelgroßer Gefäße[a]	
Polyarteriitis nodosa[b]	Nekrotisierende Entzündung der mittelgroßen oder kleinen Arterien (klassische Panarteriitis nodosa) ohne Glomerulonephritis oder ohne Vaskulitis der Arteriolen, Kapillaren und Venolen
Kawasaki-Krankheit	Arteriitis der großen, mittelgroßen und kleinen Arterien; häufig assoziiert mit dem mukokutanen Lymphknotensyndrom; Koronararterien häufig, Aorta und Venen z. T. betroffen; üblicherweise im Kindesalter
Vaskulitis kleiner Gefäße[a]	
Wegener-Granulomatose[c]	Granulomatöse Entzündung des Respirationstraktes und nekrotisierende Vaskulitis kleiner bis mittelgroßer Gefäße, z. B. der Kapillaren, Venolen, Arteriolen und Arterien; meist nekrotisierende Glomerulonephritis
Churg-Strauss-Syndrom[c]	Eosinophilenreiche und granulomatöse Entzündung des Respirationstraktes und nekrotisierende Vaskulitis der kleinen bis mittelgroßen Gefäße, die mit Asthma und einer Bluteosinophilie assoziiert ist
Mikroskopische Polyangiitis[b, c] (mikroskopische Panarteriitis)	Nekrotisierende Vaskulitis kleiner Gefäße (z. B. Kapillaren, Venolen, Arteriolen) mit fehlenden bzw. minimalen Immundepots in situ; z. T. nekrotisierende Arteriitis der kleinen und mittelgroßen Arterien; meist nekrotisierende Glomerulonephritis; häufig pulmonale Kapillaritis
Schoenlein-Henoch-Purpura	Vaskulitis der kleinen Gefäße, z. B. der Kapillaren, Venolen, Arteriolen, mit überwiegend IgA-haltigen Immundepots in situ; betroffen charakteristischerweise Haut, Gastrointestinaltrakt und Glomerula; Arthralgien und/oder Arthritiden
Essentielle kryoglobulinämische Vaskulitis	Vaskulitis der kleinen Gefäße, z. B. Kapillaren, Venolen, mit Kryoglobulindepots in situ und mit Kryoglobulinen im Serum; Haut und Glomerula häufig betroffen
Kutane leukozytoklastische Angiitis	Isolierte leukozytoklastische Angiitis d. Haut ohne systemische Vaskulitis/Glomerulonephritis

[a] Als große Arterien sind definiert: Aorta und die größten Äste, die zu den Hauptkörperregionen (z. B. zu den Extremitäten oder dem Kopf) führen. Als mittelgroße Arterien gelten die viszeralen Arterienstämme, z. B. der Niere, der Leber, des Herzens oder des Mesenterialbereichs.
[b] Bevorzugter Terminus.
[c] Starke Assoziation mit antineutrophilen zytoplasmatischen Autoantikörpern (ANCA).

zytenvermittelten Gewebeschädigung. Weiterhin werden PMN direkt über die Fc-Anteile der in den Immunkomplexen enthaltenen Immunglobuline aktiviert und es kommt nach PMN-Aktivierung zur Freisetzung der proinflammatorischen Mediatoren und lokalen Entzündungsreaktion.

Der Typ 4 der Immunreaktion nach Coombs und Gell ist die Immunreaktion vom verzögerten Typ bzw. der zellvermittelte Typ, der im Wesentlichen durch T-Lymphozyten vermittelt wird.

Tabelle 3.7-2. Direkte Hinweise (Leitsymptome) primär systemischer Vaskulitiden

Gefäßtyp	Klinisches Problem
Klein	Episkleritis („rotes Auge"), Hörsturz, Vertigo, Hämoptysen (alveoläre Hämorrhagie), Mikrohämaturie (Glomerulonephritis), Mononeuritis, Polyneuritis, Herdenzephalitis, palpable Purpura, Nagelfalznekrosen, Angina pectoris (Perimyokarditis), Purpura abdominalis (blutige Stühle) etc.
Mittelgroß	**Infarkte:** Hirn, Herz, Niere (Makrohämaturie!), Darm (Melaena!), Extremität etc. **Blutung** bei Ruptur von Mikroaneurysmen
Groß	**Stenosen:** z. B. „subclavian steal syndrome" oder Aortenbogensyndrom, Aneurysma dissecans (Riesenzellarteriitis). Venen: z. B. Thrombosen

Cave: Überlappungen der Gefäßtypen eher häufig!

Dieser Reaktionstyp spielt bei den Riesenzellarteriitiden eine Rolle. Hier hat man in der Gefäßwand, z. B. der Temporalarterie, Lymphozyten, Monozyten und Makrophagen nachgewiesen.

Die CD4-positiven T-Lymphozyten gehören im Wesentlichen dem Th1-Zelltyp an. Bei diesen Vaskulitiden wird z. T. wegen der Granulombildung in der Gefäßwand auch der Begriff granulomatöse Vaskulitis gebraucht. Andererseits kommen aber auch granulomatöse Prozesse bei der Wegener-Granulomatose und dem Churg-Strauss-Syndrom vor, die zu den pauciimmunen Vaskulitiden gehören. Insofern ist der Begriff der „granulomatösen Vaskulitis" missverständlich.

3.7.3 Klinik und Diagnostik

Durch die Chapel Hill-Consensus Conference (CHC) wurde 1992 eine inzwischen international akzeptierte gemeinsame Nomenklatur für die Vaskulitiden erarbeitet. Die Krankheitsdefinitionen sind in Tabelle 3.7-1 wiedergegeben. Diese Definitionen dienen ebenso wie die Klassifikationskriterien des American College of Rheumatology (ACR) als spezifische Kriterien für das jeweils voll ausgebildete Krankheitsbild, insbesondere zur Vergleichbarkeit in Studien. Entgegen der häufig geübten praktischen Handhabung sollten diese Kriterien aber nicht als Diagnosekriterien verwendet werden. Voraussetzung für die Anwendung der ACR-

Tabelle 3.7-3. Stadiendefinition ANCA-assoziierter Vaskulitis nach Krankheitsausdehnung und -aktivität

Klinische Subgruppe	Allgemeinsymptome (B-Symptomatik)	ANCA-Befund	Organbeteiligung	Bedrohte Organfunktion	Serumkreatinin [µmol/l]
Initialphase/lokalisiert	Nein	pos. oder neg.	Obere und untere Luftwege	Nein	<150
Früh generalisiert	Ja	pos.	Alle	Nein	<150
Generalisiert	Ja	pos.	Alle	Ja	<500
Schwere Nierenbeteiligung (RPGN)	Ja	pos.	Niere	Ja	>500
Refraktär	Ja	pos. oder neg.	Krankheitsprogression trotz CYC und Pred.	Ja	Alle

1990-Klassifikationskriterien ist zunächst der Nachweis einer Vaskulitis.

Allgemein akzeptierte und evaluierte diagnostische Kriterien (Diagnosekriterien) gibt es für die PSV bisher nicht. Die CHC- und ACR-Kriterien können jedoch gedankliche Hilfe bei der Diagnose und Differentialdiagnose der systemischen Vaskulitis im klinischen Alltag bieten, die ACR-1990-Klassifikationskriterien werden deshalb in den krankheitsspezifischen Abschnitten zur Therapie aufgeführt.

Entscheidend für die Diagnosestellung sind die sorgfältige Anamnese und der Ganzkörperstatus. Auf Grund der hierbei erhobenen Befunde können weitere zielgerichtete Untersuchungen und gezielte Biopsien vorgenommen werden. Unspezifische Symptome sind Allgemeinbeschwerden – wie Leistungsknick, Gewichtsabnahme, Nachtschweiß und häufig rheumatische Beschwerden im Sinne von wandernden Myalgien und Arthralgien. Bei bekannter Vaskulitis sind diese Symptome häufig hinweisend auf ein Rezidiv oder aber auf eine opportunistische Infektion unter Immunsuppression. Neben den Allgemeinsymptomen (s. folgende Übersicht) gibt es Leitsymptome, die auf Läsionen des jeweils betroffenen Gefäßes zurückgeführt werden können (Tabelle 3.7-2). Wie aus der Tabelle zu ersehen ist, werden die richtungsweisenden Symptome wesentlich von der Größe des befallenen Gefäßes bestimmt. Bei Kleingefäßvaskulitiden steht die Kapillaritis im Vordergrund, bei Manifestationen an mittelgroßen Gefäßen kommt es zum Gefäßverschluss mit konsekutivem Infarkt und/oder zur Blutung bei Ruptur eines Mikroaneurysmas. Die Vaskulitiden großer Gefäße zeigen charakteristische Stenosen oder sogar Gefäßverschlüsse. Eine bioptische Sicherung sollte immer angestrebt werden, wobei nur eine Biopsie aus erkennbar pathologisch verändertem Gewebe sinnvoll ist. Die definitive Diagnose ergibt sich aus der Summe der verschiedenen Untersuchungsergebnisse, wie dem klinischen Bild, der Histologie, der Immunserologie und Immunhistochemie sowie ggf. zusätzlichen bildgebenden Verfahren.

Tabelle 3.7-4. Disease Extent Index (DEI): Maß der Krankheitsausdehnung bei der Wegener-Granulomatose und anderen systemischen Vaskulitiden

Organbeteiligung (ELK)		Punkte (DEI)	Manifestation/Klinik
E	Oberer Respirationstrakt (Nase, Nebenhöhlen), (Trachea, Bronchien)	2	Borkige, blutige Rhinitis, Epistaxis, Sinusitis, Sattelnase, Subglottisstenose
L	Lunge	2	Bronchialstenosen, Lungengranulome, alveoläre Hämorrhagie, Pleuritis
Ey	Auge	2	Proptosis, Dakryozystitis, Sicca-Syndrom, Episkleritis, Skleritis, (Skleromalazie), Randkeratitis, Zentralvenenthrombose
K	Niere	2	Fokal-segmental-nekrotisierende extrakapilläre Glomerulonephritis, granulomatöse Periglomerulitis, Nierengranulome
H	Herz	2	Koronariitis, Endokarditis, Peri-/Pankarditis
GI	Gastrointestinaltrakt	2	Kolitis
S	Haut	2	Leukozytoklastische Vaskulitis, Hautulzera, Pyoderma gangraenosum, Gingivahyperplasie, orale und genitale Ulzera, akrale Nekrosen, Livedo reticularis
P	Peripheres Nervensystem	2	Polyneuritis, Mononeuritis
C	Zentralnervensystem	2	ZNS-Granulome, Gefäßverschlüsse, SAB
A	Bewegungsapparat (Muskeln, Gelenke)	2	Myalgien, wandernde Arthralgien, nichterosive Arthritis
B	Allgemeinsymptome (B-Symptome)	1	Nachtschweiß, Abgeschlagenheit, Fieber, Gewichtsverlust

PSV: indirekte Hinweise ("Alarmsymptome")

- Klinisch
  - Allgemeinsymptome ("constitutional symptoms") Adynamie, Fieber, Nachtschweiß, Gewichtsverlust
  - Rheumatischer Beschwerdekomplex: Polymyalgie, -arthralgie, -myositis, -arthritis (auch: mono- oder oligoarthritische Bilder)
- Labor
  - Akute-Phase-Proteinerhöhung (BSG-, CRP-Erhöhung etc.)
  - Leuko- und Thrombozytose, Anämie

Für die Therapieentscheidung ist die Stadiendefinition nach den EUVAS-Kriterien hilfreich (Tabelle 3.7-3).

Neben der konkreten Diagnose spielen für die Therapieplanung die Krankheitsausdehnung und die Krankheitsaktivität eine Rolle. Für die Krankheitsausdehnung hat sich der so genannte Disease Extent Index (DEI), der von der ELK-Klassifikation von DeRemee abgeleitet wurde, in der Praxis bewährt. Wie in Tabelle 3.7-4 dargestellt, wird für jedes befallene Organsystem und die Allgemeinsymptomatik ein Punktwert vergeben, der maximale Wert beträgt 21.

Neben der aktuellen Krankheitsausdehnung spielt auch die Schwere des Organbefalls eine Rolle, hierfür wurde der sog. BVAS ("Birmingham Vasculitis Activity Score") etabliert. Allerdings ist dieses Evaluationssystem so aufwendig, dass es derzeit nur für Vaskulitiszentren zu empfehlen ist.

Der akute Schub einer Vaskulitis lässt sich durch die Punktwerte des DEI und des BVAS quantifizieren, in einer kompletten Remission sollten dann beide Werte idealerweise auf Null zurückgehen.

3.7.4 Allgemeine Therapie

Die Therapie wird von der definitiven Diagnose, der aktuellen Ausdehnung und Aktivität sowie der Prognose der Erkrankung bestimmt (Tabelle 3.7-5). In akuten Stadien mit möglicherweise lebensbedrohlichem Organbefall (Lunge, Niere, Herz) werden aggressive Induktionsschemata eingesetzt, die nach Erreichen einer Remission durch mildere, sog. remissionserhaltende Therapieformen abgelöst werden. Bei Rezidiven wird erneut eine Induktionstherapie eingesetzt. Problematisch sind therapieresistente und -refraktäre Situationen, in denen die Krankheitsaktivität trotz intensiver und aggressiver Therapie anhält oder eine solche wegen Toxizität (z. B. hämorrhagischer Zystitis oder myelodysplastischen Syndroms bzw. Leukopenie nach längerer Cyclophosphamidtherapie) nicht eingesetzt werden kann. Die meisten Therapiestudien sind kontrollierte Beobachtungsstu-

Tabelle 3.7-5. Aktivitäts- und ausdehnungsadaptierte Behandlung ANCA-assoziierter Vaskulitiden

	Klinik	Dosis/Applikation	Evidenzgrad	Empfehlungsstärke
Induktionstherapie				
Trimethoprim/Sulfamethoxazol	"Initialphase"	2-mal 960 mg/Tag p.o.	II-a	A
Methotrexat	blande (nicht lebensbedrohend)	0,3 mg/kg/Wo. i.v./p.o.	II-b/ I-b	A
Cyclophosphamid (tgl. oral) ("NIH-Standard") ("Fauci-Schema")	aktiv	2mg/kg/Tag p.o.	II-b/I-b	A
Cyclophosphamid ("NIH intensiviert")	progressiv/foudroyant	3-5mg/kg/Tag p.o. gesteuert an Leuko 3–4T/μl	III	B
Cyclophosphamid Pulstherapie "Austin-Schema"	aktiv	15-20 mg/kg i.v.	Ia/I-b	B
Plasmapherese	foudroyant (RPGN)	40-60 ml/kg (4- bis 7-mal)	I-b	A
Erhaltungstherapie				
Trimethoprim/Sulfamethoxazol	Voll-/Teilremission	2-mal 960 mg/Tag p.o.	I-b/ II-b	B/D
Methotrexat	Voll-/Teilremission	0,3 mg/kg/Wo. i.v.	IIc	B
Azathioprin	Voll-/Teilremission	2 mg/kg/Tag p.o.	Ib	A
Leflunomid	Voll-/Teilremission	20-40 mg/Tag p.o.	II-b	B
Cyclosporin A	Voll-/Teilremission	3-5 mg/kg/Tag p.o.	III	C
Mycophenolatmofetil	Voll-/Teilremission	2 g/Tag/p.o.	II-b/III	B
Behandlung refraktärer Verläufe				
i.v.-Immunglobuline	refraktär	400 mg/kg i.v. an 5 Tagen	I-b	A
Monoklonale AK anti CD4 plus anti CD52	refraktär	sequentielle Gabe i.v.	III	C
Antithymozytenglobulin	refraktär	5 mg/kg i.v. 10Tage	III	C
TNFα-Hemmstoffe	refraktär	Infliximab 3-5 mg/kg i.v. Intervalltherapie	III	B
15-Deoxyspergualin	refraktär	0,5 mg/kg s.c.	II-B	B

Tabelle 3.7-6. Vergleich der Toxizität der bei der Vaskulitisbehandlung verwendeten Immunsuppressiva

	Cyclophosphamid	Methotrexat	Azathioprin
Erhöhte Infektanfälligkeit	Ja	Ja	Ja
Knochenmarksuppression	50–100%	5–30%	5–30%
Leukämie/Lymphome	1–2%	Keine ausreichenden Daten	Keine ausreichenden Daten
Alopezie	5–50% (dosisabhängig)	1–20% (dosisabhängig)	1–10% (dosisabhängig)
Übelkeit/Erbrechen	5–100%	2–50%	5–20%
Mukositis	1%	5–30%	5–20%
Hepatotoxizität	1%	5–50%	1–10%
Pneumonitis	1%	1–10%	Nicht beobachtet
Teratogenität	Ja	Ja	Unzulängliche Daten
Gonadendysfunktion	10–100%	Unzulängliche Daten	Unzulängliche Daten
Blasenschleimhautschädigung	1–50%	Nicht beobachtet	Nicht beobachtet
Urothelzellkarzinom	1–5%	Nicht beobachtet	Nicht beobachtet
Hautausschlag	1–5%	1–20%	1–20%
Überempfindlichkeitsreaktion	Nicht beobachtet	Nicht beobachtet	1%
Niereninsuffizienz	Nein	Kontraindikation	Nein
Hypertonus	Nein	Nein	Nein
	Cyclosporin A	**Leflunomid**	**Mycophenolatmofetil**
Erhöhte Infektanfälligkeit	Ja	Ja	Ja (≥10%), insb. CMV
Knochenmarksuppression	Nein	Ja	Ja (≥10%)
Leukämie/Lymphome	Ja	Keine ausreichenden Daten	Ja (0,6–1% Lymphome)
Alopezie	Nein/Hypertrichose	Ja (1–10%)	Nein
Übelkeit/Erbrechen	Ja	Ja (1–10%)	Ja
Mukositis	Gingivahyperplasie	nein	Ja < 10%
Hepatotoxizität	Ja	Ja (1–10%)	Ja < 10%
Pneumonitis	Nicht beobachtet	Nicht beobachtet	Nicht beobachtet
Teratogenität	Nein	Ja	Ja/Unzulängliche Daten
Gonadendysfunktion	Nein	Unzulängliche Daten	Unzulängliche Daten
Blasenschleimhautschädigung	Nein	Nicht beobachtet	Möglich
Urothelzellkarzinom	Nein	Nicht beobachtet	Nein
Hautausschlag	Nein	Ja (1–10%)	Ja
Überempfindlichkeitsreaktion	nein	Ja (0,01%)	Ja
Niereninsuffizienz	Ja	Nein	Dosisabhängig
Hypertonus	Ja	Ja (ca. 1%)	Ja (> 10%)
Hyperglykämie	Nein	Nein	Ja

dien. Kontrollierte randomisierte Studien wurden erst durch die Europäische Vaskulitis-Studiengruppe (EUVAS) initiiert und 1995 begonnen, sodass erste Ergebnisse jetzt erst vorliegen.

Prinzipien

Die Grundlage der immunsuppressiven Therapie ist die Kombination von Glukokortikoiden (GC) als schnell wirksamer Komponente mit einem Zytostatikum (im Wesentlichen Cyclophosphamid, CYC), das erlaubt, die langfristig sehr nebenwirkungsträchtigen GC innerhalb von 3–4 Monaten unter den Bereich der so genannten Cushing-Schwelle (<7,5 mg Prednisolon) zu senken oder sogar ganz auszuschleichen. Ausnahme ist die Riesenzellarteriitis der großen Arterien, die seltener zu lebensbedrohlichen Organkomplikationen führt, sodass hier bisher GC als Monotherapie eingesetzt wurden. Problematisch ist allgemein wegen der Langzeitkomplikation ein hoher Steroidbedarf oberhalb der Cushing-Schwellendosis über längere Zeit (>1 Jahr). Durch Einführung des so genannten „Fauci-Schemas" (CYC + GC) ist das Überleben von Patienten auch mit schweren Verläufen von PSV signifikant verbessert worden. Auf Grund der Erkenntnisse, dass die intensive Remissionsinduktion in der Regel nicht kurativ ist, aber mit ihr eine hohe Morbidität und Mortalität durch therapieassoziierte Toxizitäten und Infektionen induziert wird (Tabelle 3.7-6), werden zurzeit an vielen Zentren weniger aggressive Therapiemodalitäten durchgeführt. Das Fauci-Schema wurde vor allem in Hinsicht auf einen rascheren GC-Dosisabbau modifiziert.

Die aktuellen Therapieschemata werden im Folgenden dargestellt, detaillierte Angaben finden sich in den Abschnitten zu den einzelnen Krankheitsbildern.

Remissionsinduktionstherapie

Cyclophosphamid (CYC) und Glukokortikoide (GC) peroral (mod. Fauci-Schema, syn. „NIH-Standard") Dieses Therapieschema wird beispielsweise zur Remissionsinduktion bei akuter generalisierter Wegener-Granulomatose eingesetzt. Es beinhaltet Cyclophosphamid 2 mg/kg KG/Tag p.o. über 6–12 Monate. Zur Zystitisprophylaxe ist auf eine Flüssigkeitszufuhr von 2–3 l/Tag zu achten sowie auf die additive Gabe von Mesna oral in CYC-äquivalenter Dosis. Die GC werden initial mit 0,5–1 mg Prednisolon/kg/Tag p.o. dosiert und innerhalb von etwa 3 Monaten schrittweise auf die Cushing-Schwellendosis reduziert.

Tabelle 3.7-7. Kontrolluntersuchungen und Prophylaxe bei Einsatz der wichtigsten Immunsuppressiva

	Kontrolluntersuchungen	Prophylaxe
Cyclophosphamid (Cyc)	Dauertherapie BB: 1- bis 3-mal/Woche[a], Urin: 1-mal/Monat CYC-Bolustherapie: BB 8., 10., 12. Tag[b], Urin: 1-mal/Monat	Morgendliche Einmaldosis, Uromitexan (Mesna) Dosisäquivalent in 2–3 Portionen zum Zeitpunkt 0–4–8, Trinkmenge 3 l
Methotrexat (MTX)	BB alle 2 Wochen GPT, γGT, AP, Krea alle 4 Wochen	Folsäuresubstitution dosisäquivalent am Folgetag, keine Kombination mit T/S oder NSAR
Azathioprin (AZA)	BB, GPT, γGT, AP alle 4 Wochen	Keine Kombination mit Allopurinol, Thiopurinmethyltransferasemangel ggf. ausschließen
Cyclosporin A (CYA)	BB, GPT, AP, Krea alle 2–4 Wochen, RR-Kontrollen	Kombination mit Diltiazem zur Prophylaxe der Gingivahyperplasie
Leflunomid (LFN)	BB, GPT, AP alle 4 Wochen, RR-Kontrollen	Auswaschphase mit Cholestyramin
Mycophenolatmofetil (MMF)	BB + Thrombozyten, Glukose	–

[a] Abhängig von Dosis („intensiviert") und Alter. [b] Leukozytennadir um den 10. Tag.

Cyclophosphamid (CYC) und Glukokortikoide (GC) peroral (intensiviertes Fauci-Schema) Dieses Schema wird in der Generalisationsphase (z. B. pulmorenales Syndrom) und bei progressiv verlaufender PSV unter dem NIH-Standard-Protokoll eingesetzt. Cyclophosphamid wird in einer Dosis von 3–4 mg/kg/Tag gegeben (plus dosisäquivalent Mesna zum Zeitpunkt 0–4–8 Stunden nach der Einnahme) und die GC-Dosis maximiert auf 1 g Prednisolon an 3 Tagen i.v., ggf. weitere 8–12 Tage 3-mal tgl. 1 mg Prednisolon/kg p.o.

Bei diesem Therapieschema sind Patienten über 60 Jahre besonders gefährdet, außerdem Patienten mit Niereninsuffizienz. Es besteht die Gefahr der Knochenmarkdepression und eine besondere Gefährdung durch opportunistische Infektionen (s. unten). Nach 7–10 Tagen wird die Leukozytenzahl durch die CYC-Therapie gesenkt. Die CYC-Dosis muss so angepasst werden, dass Leukozytenzahlen um 4000/µl stabil gehalten werden. Die CYC-Dosis ist weiterhin der Leber- und Nierenfunktion und dem Patientenalter (Reduktion bei Alter über 60 Jahre) anzupassen (Tabelle 3.7-7). Bei Bilirubinwerten über 3 mg/dl muss CYC um 25% reduziert werden, bei einer GFR <10 ml/min um 50%. Bei niereninsuffizienten Patienten muss die Einnahme nach der Dialyse erfolgen, da CYC dialysierbar ist. Bei hohen GC-Dosen sind die Osteoporose- und die Infektionsprophylaxe besonders zu beachten.

Cyclophosphamid (CYC i.v.-Bolustherapie; „Austin-Schema") Bei dieser Therapieform wird Cyclophosphamid in einer Dosis von 750 ± 250 mg/m² oder 15–20 mg/kg KG i.v. zunächst alle 2 Wochen appliziert. Nach Ansprechen auf die Therapie bzw. gesteuert durch den Leukozytennadir wird das Bolusintervall bis auf 4 Wochen verlängert. Auch hier wird die Dosis bei höherem Alter (über 60 Jahre) und eingeschränkter Nierenfunktion reduziert, die GC-Gabe entspricht der beim Fauci-Schema. Dieses Therapieschema wird vor allem bei überwiegender Nierenbeteiligung eingesetzt. Einige Studien sprechen für die Gleichwertigkeit, ebenso viele für die Überlegenheit der oralen CYC-Dauertherapie – insbesondere bei ausgedehnter Erkrankung. Letztlich sind die bisher publizierten Studien wegen unterschiedlich dosierter GC-Komedikation aber nicht vergleichbar. Eine randomisierte Studie wird zurzeit im Rahmen von EUVAS durchgeführt (CYCLOPS).

Glukokortikoide (GC) Nach 3 bis spätestens 6 Monaten sollte die Cushing-Schwelle von etwa 7,5 mg Prednisolon erreicht oder unterschritten sein. Im Dosisbereich von 50–100 mg Prednisolon/Tag erfolgt die Reduktion der Tagesdosis in 10-mg-Schritten alle 3 Tage, im Dosisbereich von 50–20 mg in 5- bis 10-mg-Schritten pro Woche, im Dosisbereich unter 20 mg in 2,5- bis 5-mg-Schritten pro Woche und unter 10 mg in 2,5-Schritten alle 2 Wochen. Ab einer tägl. GC-Dosis von 5 mg pro Tag erfolgt die Reduktion um 1 mg der Tagesdosis im Monat. Dieses Schema gibt einen groben Anhalt, der an die klinische Aktivität des individuellen Patienten angepasst werden muss. Bei Reduktion hoher Steroiddosen unter Cyclophosphamiddauertherapie muss die Leukozytenzahl mindestens zweimal pro Woche kontrolliert werden. Während der GC-Therapie ist auf eine ausreichende Kalzium- und Vitamin-D-Substitution zur Osteoporoseprophylaxe zu achten. Gleichzeitig ist bei Prednisolondosen über 40 mg/Tag in jedem Fall eine Pneumocystiscarinii-Prophylaxe zu empfehlen.

Trimethoprim/Sulfamethoxazol (TMP/SMZ) TMP/SMZ wird in einer Dosis von 2-mal 960 mg/Tag p.o. zur Remissionsinduktion in der Initialphase der Wegener-Granulomatose, d. h. in der Phase, die auf den oberen Respirationstrakt beschränkt ist („Granulomphase"), eingesetzt. Nach Remissionsinduktion einer generalisierten Wegener-Granulomatose wurde TMP/SMZ teilweise ebenfalls mit Erfolg eingesetzt. Panzytopenien kommen vor allem bei Kombination mit MTX vor, bei residueller Nierenfunktionseinschränkung ist zudem ein Kreatininanstieg möglich.

Methotrexat (MTX) Methotrexat wird in einer wöchentlichen Dosis von 0,3 mg/kg KG i.v. plus derselben Dosis Folsäure (oder Folinsäure) per os nach 24 Stunden zur Remissionsinduktion bei mild verlaufender Generalisationsphase der Wegener-Granulomatose eingesetzt, wenn weder bedrohliche Organmanifestationen noch eine Nierenbeteiligung vorliegen. Weiterhin wird Methotrexat zur Remissionserhaltung sowie zur Glukokortikoid-einsparenden Therapie bei der Arteriitis temporalis eingesetzt.

Azathioprin (AZA) Azathioprin wird in einer Dosis von 2 bis 3 mg/kg KG pro Tag p.o. ebenfalls zur Remissionsinduktion bei mild verlaufender Generalisationsphase ohne Nierenbeteiligung und ohne bedrohliche Organmanifestationen als Alternative zu Cyclophosphamid eingesetzt. Außerdem wird es bei residueller Niereninsuffizienz zur Remissionserhaltung eingesetzt. Die Daten der CYCAZAREM-Studie des EUVAS zeigen bei Einsatz von Azathioprin in den Monaten 4 bis 12 nach 3 Monaten Remissionsinduktion mit CYC per os (randomisiert zu CYC als oraler Dauertherapie) eine vergleichbare Remissionsrate bei geringerer Toxizität.

Cyclosporin A (CYA) Cyclosporin A wird mit Erfolg in einer Dosis von 3–5 mg/kg KG pro Tag p.o. zur Remissionserhaltung bei Wegener-Granulomatose und mikroskopischer Polyangiitis eingesetzt, bei Zustand nach Nierentransplantation und auch zur Remissionserhaltung bei nicht transplantierten Patienten, vor allem bei Zytopenien oder behandlungsinduziertem myelodysplastischen Syndrom.

Leflunomid (LFN) Leflunomid wurde bisher in einer Dosis von 20–40 mg/Tag p.o. bei Patienten mit Wegener-Granulomatose im Rahmen einer Phase-2A-Studie zur Remissionserhaltung mit gutem Erfolg eingesetzt.

Mycophenolatmofetil (MMF) Mycophenolatmofetil wurde bisher im Rahmen einer Pilotstudie zur Remissionserhaltung bei Wegener-Granulomatose in einer Dosis von 2-mal 2 g/Tag eingesetzt.

Hochdosiertes intravenöses IgG Hochdosiertes IgG in einer Dosis von 2 g/kg KG über 3–5 Tage wurde in Einzelfällen zur Remissionsinduktion und in therapierefraktären Situationen (anhaltende Krankheitsaktivität trotz Therapie nach intensiviertem Fauci-Schema) eingesetzt. Es führt wenigstens zu einem Progressionsstopp. Erst kürzlich wurde eine kontrollierte randomisierte Studie veröffentlicht, die die Wirksamkeit in therapierefraktären Situationen, gemessen am BVAS, mit Signifikanz belegt.

Therapierefraktäre Situationen

Neben der Therapie mit hochdosiertem intravenösem IgG wurde in Einzelfällen Plasmapherese und Immunadsorption in Kombination mit einer Therapie mit einem monoklonalen Anti-CD52-Antikörper (CAMPATH-H1) allein oder in Kombination mit einem Anti-CD4-Antikörper beschrieben. In Einzelfällen kam auch ein Antithymozytenglobulin zum Einsatz. Neu ist der Einsatz der TNF-α-Blocker Infliximab und Etanercept und die autologe Stammzellentransplantation. Bei schwerwiegendem Hautbefall war eine Therapie mit einem humanisierten monoklonalen Antikörper gegen CD18, die Untereinheit der β2-Integrin-Adhäsionsmoleküle, erfolgreich.

Allgemeine supportive Therapiemaßnahmen

Auf Grund der potentiellen Toxizität und Nebenwirkungen der eingesetzten Immunsuppressiva (s. Tabelle 3.7-6) sind regelmäßige Kontrolluntersuchungen entsprechend Tabelle 3.7-7 erforderlich.

Thromboseprophylaxe Bei Krankheitsaktivität ist eine primäre bzw. sekundäre Thromboseprophylaxe erforderlich. Die Standardtherapie mit unfraktioniertem Heparin erfolgt mit 2- bis 3-mal 5000 bis 7500 IE subkutan bzw. 400–600 IE/h i.v. Analog zu anderen schwer erkrankten internistischen Patienten – wie z. B. mit schwerer Herzinsuffizienz und Schlaganfall – kann eine Therapie mit einem niedermolekularen fraktionierten Heparin je nach den Dosierungsrichtlinien für das Präparat mit 1–2 Injektionen pro Tag erfolgen, Studien zur Vaskulitistherapie mit diesen Heparinen liegen nicht vor.

Osteoporoseprophylaxe Während der hochdosierten Glukokortikoidgabe ist eine Osteoporoseprophylaxe erforderlich. Die minimale Prophylaxe beinhaltet 1000 mg Kalzium und 800 IE Vitamin D3 pro Tag. Bei manifester Osteoporose ist die Gabe eines Bisphosphonats indiziert.

Infektionsprophylaxe Bei der Remissionsinduktion nach Fauci mit gleichzeitiger hochdosierter Steroidgabe (>0,5 mg/kg/Tag) empfiehlt sich die Gabe von Cotrimoxazol (TMP/SMZ) 1-mal 960 mg an 3 Tagen pro Woche oder Pentamidininhalationen 200 mg alle 2 Wochen bzw. 300 mg alle 4 Wochen bei Vorliegen von Kontraindikation gegen Cotrimoxazol (Pneumocystis-Prophylaxe).

Therapiebedingte Komplikationen

Nach den Studien mit den größten Patientenzahlen zur Remissionsinduktionstherapie nach Fauci sind die Hauptkomplikationen therapieassoziierte Infektionen, eine Cyclophosphamid-induzierte hämorrhagische Zystitis als Präkanzerose für ein Blasenkarzinom sowie myelodysplastische Syndrome. Die Häufigkeit einer hämorrhagischen Zystitis kann durch die additive Applikation von Mesna auf 12 gegenüber 43% in einer vergleichbaren historischen amerikanischen Studie gesenkt werden. Allerdings gibt es unter Mesna häufig allergische Reaktionen mit Fieber und Hautausschlägen, die zum Absetzen zwingen. Das ebenfalls durch Cyclophosphamid induzierte myelodysplastische Syndrom wurde bei 8% aller mit Cyclophosphamid behandelten Patienten beobachtet und führte bei 5% zum Tode. Die Cyclophosphamiddauertherapie führt bei über 50% der Patientinnen zur Amenorrhö.

Therapeutischer Ausblick

Insbesondere wegen der oben geschilderten therapiebedingten Komplikationen gehen die aktuellen Bemühungen derzeit dahin, die intensive Remissionsinduktion zeitlich zu begrenzen und frühzeitig durch weniger toxische Therapieansätze zu ersetzen. Außerdem werden zunehmend bei nicht lebensbedrohlichem Organbefall weniger toxische Therapieschemata – vor allem mit Methotrexat und Azathioprin – eingesetzt. Wegweisend sind hier die Studien der europäischen Kooperationen (EUVAS, AVERT), die sich besonders mit dem therapeutischen Vorgehen bei den ANCA-assoziierten Vaskulitiden beschäftigen. In diesem Rahmen werden seit 1995 europaweit die ersten kontrollierten Therapiestudien mit dem Ziel der stadienadaptierten Therapieoptimierung und -standardisierung durchgeführt (http://www.vasculitis.org.uk).

Patientenschulung

Patientenschulungsprogramme für Menschen mit PSV existieren derzeit nur in wenigen Zentren und sind noch nicht standardisiert. Ein Schulungskonzept wird im Rahmen des Kompetenznetzes Rheuma im Rheumazentrum Lübeck/Bad Bramstedt evaluiert.

3.7.5 Therapie der einzelnen Krankheitsbilder

Vaskulitis großer Gefäße

Zu den primär systemischen Vaskulitiden der großen Gefäße zählen die Arteriitis temporalis („giant cell arteritis" [GCA], Synonyme: Arteriitis cranialis, M. Horton) und die Takayasu-Arteriitis (TA).

Temporale Riesenzellarteriitis (GCA) Von der GCA sind in erster Linie mittelgroße und große Arterien mit gut entwickelten elastischen Laminae betroffen. Überwiegend werden die zervikalen und kranialen Arterien befallen, der Einschluss der A. temporalis ist besonders charakteristisch, jedoch für die Diagnose nicht entscheidend. Die Beteiligung der großen Extremitätenarterien und der Aorta ist weniger häufig, kommt aber vor. In der Regel sind die Gefäße bilateral betroffen, die Klinik kann auf Grund des segmentalen Befalls der Arterienwand jedoch asymmetrisch sein.

Histopathologisch imponieren die klassische granulomatöse Arteriitis mit mehrkernigen Riesenzellen, die schwerpunktmäßig die Media betrifft, die nicht granulomatöse Arteriitis mit ausgeprägter Intimaproliferation und mononukleären Infiltraten sowie das Narbenstadium, das aus Media- und Intimafibrose mit Fragmentierung der elastischen Laminae besteht. Der letzte Befund allein ist nicht ausreichend für die Diagnose einer abgelaufenen Arteriitis.

Die GCA ist die häufigste primär systemische Vaskulitis in Nordeuropa und weiten Teilen der USA. Für die USA wurden eine jährliche Inzidenz von 17,8 pro hunderttausend Personen über 50 Jahren und eine Prävalenz von 200 pro hunderttausend Personen errechnet.

Diagnose Außer den ACR-Klassifikationskriterien von 1990 gibt es keine allgemein akzeptierten Diagnosekriterien für die GCA (s. Übersicht). In der Klinik imponieren die Symptome der so genannten „Kopfklinik" mit Kopfschmerzen, Skalpüberempfindlichkeit, Zungenclaudicatio, Kauclaudicatio, Visusverlust. Klinische und/oder sonographische Auffälligkeiten der A. temporalis kommen häufig vor. Regionale Ischämien können als ischämische anteriore Optikusneuropathie mit Amaurosis fugax oder dauerhafter Visusminderung vorkommen, gelegentlich auch mit Zungen- und Skalpnekrosen sowie Innenohrfunktionsstörungen (Schwindel, Hörsturz). Ischämische zerebrale Insulte wurden in großen Serien in ca. 10% der Fälle beobachtet. Extremitätenischämien infolge Stenosierung aortennaher Gefäßabschnitte kommen in 10–15% vor, häufiger bei den oberen als bei den unteren Extremitäten. Einzelfallbeschreibungen gibt es über die Beteiligung der Koronargefäße und anderer viszeraler Gefäßareale. Aortenbogensyndrome mit Stenosegeräuschen und Perfusionsstörungen der Aortenabgangsgefäße sind seltener. Als Spätfolge sind Aneurysmen der thorakalen Aorta beschrieben.

ACR-1990-Kriterien für die Klassifizierung der temporalen Riesenzellarteriitis

- Patient bei Erstmanifestation über 50 Jahre
- Neu auftretende Kopfschmerzen
- Klinische Auffälligkeiten der Temporalarterien (Druckschmerz, Pulslosigkeit)
- Stark erhöhte BSG
- „Positive" Arterienbiopsie

Es sollten mindestens 3 dieser 5 Kriterien vorhanden sein (Sensitivität 93,5%, Spezifität 91,2%).

Das klinische Bild der Polymyalgia rheumatica (PMR) wird bei der GCA in 40–60% beobachtet. Die PMR manifestiert sich durch Schmerzen und Steife der Schulter- und Beckengürtelmuskulatur, mit besonders morgens ausgeprägter Steifheit und ausgeprägtem Ruheschmerz (s. Übersicht). Ein promptes Ansprechen der Schmerzsymptomatik auf mäßige Glukokortikoiddosen von 15–20 mg Prednisolon ist ein zusätzliches diagnostischen Kriterium der PMR. Eine B-Symptomatik mit Fieber und Nachtschweiß bei gleichzeitiger Kopfklinik, verzögertem Ansprechen auf Steroide und/oder höherer Kortikosteroidbedarf sprechen für eine PMR im Rahmen einer GCA oder auch eine sekundäre Vaskulitis bei Neoplasie oder Infektion.

> **Diagnostische Kriterien der Polymyalgia rheumatica (nach Bird)**
>
> - Schulterschmerzen und/oder beidseitige Steifigkeit[a]
> - Krankheitsbeginn innerhalb von 2 Wochen
> - Initiale BSG-Beschleunigung >40 mm/1 h
> - Morgendliche Steifigkeit von mehr als einer Stunde
> - Alter über 65 Jahre
> - Depression und/oder Gewichtsverlust
> - Beidseitige Druckschmerzhaftigkeit in den Oberarmen
>
> [a] Alternativ auch Schmerzen in folgenden Regionen: Nacken, Oberarme, Gesäß, Oberschenkel. Schulterschmerzen sind der beste Diskriminator gegenüber PMR-ähnlichen Syndromen. Eine PMR ist wahrscheinlich bei 3 Kriterien oder der Koexistenz von einem Kriterium plus Temporalarteriitis.

Therapie Wegen der gefährlichen Komplikationen – wie Erblindung und zerebrale Insulte – ist eine rechtzeitige Therapie unumgänglich. Die Glukokortikoidmonotherapie ist nach wie vor die Initialtherapie der Wahl. Als Eingangsdosis bei der unkomplizierten GCA wird Prednisolon 1 mg/kg KG empfohlen. Liegen bereits Sehstörungen, zerebrale Ischämien oder kritische Stenosierungen von Extremitätenarterien als Zeichen ischämischer Komplikationen vor, sind initial 250 mg Prednisolon i.v. tgl. über 3 Tage indiziert, anschließend die orale Therapie wie oben angegeben.

Im Gegensatz zur PMR ohne Vaskulitis, bei der die Prednisolondosis innerhalb von 3–4 Wochen unter die Cushing-Schwellendosis gesenkt werden kann, besteht bei der GCA in der Regel ein höherer Glukokortikoidbedarf. Ein praktisch bewährtes Reduktionsschema ist, ausgehend von 1 mg Prednisolon/kg KG pro Tag, zunächst die Reduktion der täglichen Dosis um 10 mg jede Woche bis zur Dosis von 20 mg pro Tag einschließlich (beim 70 kg wiegenden Patienten wäre dies Woche 6). Danach folgen die Gaben von 15 mg pro Tag und 10 mg pro Tag sowie 7,5 mg pro Tag über jeweils vier Wochen. Die weitere Reduktion erfolgt dann auf 6 mg Prednisolon pro Tag und anschließend um 1 mg der Tagesdosis pro Monat bis zur niedrigsten effektiven Dosis. Voraussetzung für die Dosisreduktionen ist ein stabiles klinisches Bild ohne Symptome und Entzündungsparameter (BSG, CRP im Normbereich). Die Dauer der GC-Therapie beträgt ca. 1 Jahr, in etwa 50% der Fälle kann die Therapie innerhalb von 1–2 Jahren beendet werden. Von den restlichen 50% der Patienten nimmt ein Teil einen chronischen Verlauf mit dauerhaftem Therapiebedarf, ein weiterer Teil erreicht die Remission erst später als 2 Jahre nach Therapiebeginn. Wird eine Prednisolondosis von max. 7,5 mg pro Tag nicht innerhalb von 3–6 Monaten erreicht, ist eine GC-einsparende Therapie indiziert. Hierfür werden in der Praxis Azathioprin (2 mg/kg/Tag) und Methotrexat (0,3 mg/kg/Woche i.v.) eingesetzt. Cyclosporin A scheint keine GC-einsparende Wirkung zu haben; in Einzelfällen wird Cyclophosphamid einge-

setzt. Die Prognose der GCA ist gut, die mittlere Lebenserwartung der Patienten mit Riesenzellarteriitis unterscheidet sich nicht wesentlich von der der Normalbevölkerung. Allerdings besteht eine erhöhte Morbidität, insbesondere durch Infektionen und Osteoporose infolge der Glukokortikoidtherapie.

Eine retrospektive Studie zeigt eine signifikante Reduktion zerebrovaskulärer Ereignisse bei Patienten mit GCA, die eine niedrig dosierte Acetylsalicylsäuretherapie (100 mg/Tag) erhalten haben.

Takayasu-Arteriitis (TA) Die Takayasu-Arteriitis ist eine granulomatöse Arteriitis der Aorta und ihrer Hauptäste, histopathologisch handelt es sich um eine granulomatöse Panarteriitis. Die entzündlichen Gefäßwandläsionen sind oft fokal akzentuiert mit vorwiegendem Befall von Media und Adventitia. Bei aktiver Erkrankung imponieren neben den Granulomen mit Riesenzellen Infiltrate von lymphozytären Zellen. Bei inaktiver Erkrankung dominiert die Fibrose, auch mit Intimafibrose mit muralen Thromben.

Die TA ist weltweit verbreitet mit der höchsten Prävalenz und Inzidenz in Ostasien. Die Inzidenz für die USA wird mit 2,6 pro Millionen und Jahr, für Schweden mit 1,2 pro Millionen und Jahr angegeben. In Norddeutschland beträgt die Prävalenz 4,4/1.000.000. Das Erkrankungsmaximum betrifft die 3. Lebensdekade, überwiegend sind Frauen betroffen und Erstmanifestationen in der Adoleszenz sind nicht ungewöhnlich. Diagnostische Kriterien, gewonnen an 108 japanischen Patienten, wurden publiziert. Die ACR-Klassifikationskriterien enthalten die am besten evaluierten Kriterien, sind aber – wie bereits erwähnt – keine Diagnosekriterien, sodass auch Patienten eine Takayasu-Arteriitis aufweisen können, die diese Kriterien nicht erfüllen.

> **Diagnosekriterien für die Takayasu-Arteriitis (nach Ishikawa)**
>
> - Obligat: Erstmanifestation im Alter <40 Jahre
> - Hauptkriterien
>   – Läsion im mittleren Drittel der linken A. subclavia
>   – Läsion im mittleren Drittel der rechten A. subclavia
> - Nebenkriterien
>   – Erhöhte BSG
>   – Karotidynie
>   – Arterielle Hypertonie
>   – Aortenklappeninsuffizienz/
>   – Aortenklappenringdilatation
>   – Pulmonalarterienveränderungen
>   – Läsion im mittleren Drittel der linken A. carotis communis
>   – Läsion im distalen Truncus brachiocephalicus
>   – Läsion in der A. thoracalis descendens
>   – Läsion in der A. abdominalis

> **ACR-1990-Kriterien für die Klassifizierung der Takayasu-Arteriitis (nach Arend)**
>
> - Patient bei Erstmanifestation der Krankheit <40 Jahre
> - Claudicatio der Extremitäten
> - Verminderter Brachialarterienpuls
> - Blutdruckdifferenz >10 mmHg zwischen beiden Armen
> - Geräusch über der A. subclavia oder Aorta
> - Auffälligkeiten bei der Arteriographie
>
> Es sollten mindestens 3 dieser 6 Kriterien vorhanden sein (Sensitivität 90,5%, Spezifität 97,8%).

Diagnose In der Klinik können drei Stadien der TA beobachtet werden. Im Stadium 1, dem Initialstadium, tritt ein entzündliches Allgemeinsyndrom auf (B-Symptomatik), stenotische Gefäßläsionen fehlen in der Regel. Im Stadium 2 manifestieren sich die lokalen oder regionalen Krankheitszeichen, wie z. B. Schmerzen im Verlauf großer Gefäße (z. B. Karotidodynie), Stenosegeräusche, Durchblutungsstörungen. Im Stadium 3 bestehen weiter Stenosesymptome, jedoch ohne systemische Entzündungszeichen und auch ohne Progredienz der vaskulitischen Läsionen (sog. „ausgebranntes Stadium"). Die Abfolge dieser Stadien ist nicht obligat, außerdem wird das entzündliche Allgemeinsyndrom nicht von allen Patienten durchlaufen. Allgemeinsymptome und rheumatische Beschwerden kommen nur bei etwa 50% aller Patienten vor. Die Gefäßmanifestationen bestehen in Stenosegeräuschen, Blutdruckdifferenzen, Pulsabschwächung und arterieller Hypertonie. Am häufigsten betreffen die Stenosesymptome die Aortenbogenabgänge. Die Aorta abdominalis und ihre Abgänge sind bei ca. 50% der Patienten betroffen, meist kombiniert mit einem Befall der Aorta thoracalis. Der seitendifferente Blutdruck gehört mit 45–65% zu den häufigsten Symptomen. Die beidseitige Blutdruckminderung der oberen Körperhälfte (Syndrom der umgekehrten Aortenisthmusstenose) erfordert die vergleichende Messung der Arm- und Beindrücke. Bei der in 40–70% vorkommenden arteriellen Hypertonie müssen eine Nierenarterienstenose und ein Karotisbefall diagnostisch erfasst werden. ZNS-Symptome kommen bei bis zu 57% der Patienten vor, mit Schwindel und Leeregefühl, Sehstörungen einschließlich Amaurosis fugax und dauerhafter Visusminderung, transitorischen ischämischen Attacken und zerebralen Insulten. Kardiale Symptome wurden bei bis zu 38% beobachtet, führend waren Aortenklappeninsuffizienz und Klappenringdilatation. Bei etwa 10–15% der Patienten kommen Erythema nodosum und Pyoderma gangraenosum vor.

Spezifische serologische Marker sind nicht bekannt, bei 72% der klinisch aktiven Patienten war eine BSG-Beschleunigung feststellbar, aber auch 56% der Patienten mit klinischer Remission hatten eine persistierende BSG-Erhöhung. Es fand sich keine Korrelation zwischen klinischer Aktivität und dem CRP, Komplementverbrauch und serologischen Markern der Endothelzellen- und Leukozytenaktivierung. Nachdem bisher die Angiographie der Goldstandard für Diagnose und Verlaufsbeurteilung der TA war, wird diese Rolle jetzt von der Kernspintomographie (MRT) übernommen, mit der die Wandbeschaffenheit der Aorta, der Aortenabgänge, der Pulmonalarterie und ihrer Äste dargestellt werden kann. Die Diagnose beruht auf dem dargestellten klinischen Bild in Verbindung mit dem angiographischen oder MR-tomographischen Nachweis entzündlicher Veränderungen der Aorta und ihrer Abgänge. Da jedoch nur ein Drittel der Patienten bei Erstdiagnose entzündlich ist, muss die TA auch bei Aortenbogensyndromen ohne dieses Kriterium in Betracht gezogen werden. Eine viel versprechende Ergänzung der Diagnostik stellt die zurzeit für wissenschaftliche Zwecke verfügbare Positronenemissionstomographie /PET) mit 18F-Glukose dar. Histologische Diagnostik ist in der Regel nur in Resektionspräparaten oder im Rahmen von gefäßrekonstruktiven Eingriffen möglich.

In der Differentialdiagnose der TA zur GCA ist das wichtigste Einzelkriterium das Alter unter 40 Jahren (abweichend von der CHC-1992-Definition, dort Alter 50 Jahre).

Therapie Grundlagen der Therapie der TA sind die medikamentöse Behandlung der Entzündung und gefäßrekonstruktive Maßnahmen zur Beseitigung ansonsten irreversibler Läsionen. Die medikamentöse Therapie umfasst die GC-Monotherapie, die intensive Immunsuppression mit Cyclophosphamid sowie die Anwendung mittelpotenter Immunsuppressiva. Über keine dieser Therapieformen liegen kontrollierte Studien vor.

Glukokortikosteroide (GC) sind die Therapie der 1. Wahl. Etwa 50% der Patienten kommen unter GC-Monotherapie in Remission. Als Anfangsdosis wird Prednisolon 1 mg/kg/Tag empfohlen. Die Dosisreduktion muss in Abhängigkeit vom Ansprechen erfolgen. Im Allgemeinen gelingt die Dosisreduktion wesentlich langsamer als bei der Riesenzellarteriitis, sodass ein substantielles Risiko für GC-Nebenwirkungen besteht. Methotrexat (MTX) in einer Dosis von 0,3 mg/kg/Woche in Verbindung mit GC führte in einer offenen Studie bei 13 von 16 Patienten (81%) zur Remission. Im Gegensatz zu Cyclophosphamid ist MTX wesentlich weniger toxisch und kann über lange Zeiträume gegeben werden. Es ist damit für die Remissionsinduktion sowie für die Remissionserhaltung geeignet. Die Anwendung von Azathioprin wurde in Einzelfällen berichtet und erlaubt keine definitive Beurteilung. Bei 3 Patienten mit anhaltend hohem GC-Bedarf war ein Ansprechen auf Mycophenolatmofetil zu verzeichnen. Mit einer oralen Cyclophosphamiddauertherapie plus GC kamen 4 von 6 GC-refraktären TA-Patienten in Remission. In Einzelfällen ist der erfolgreiche Einsatz der TNF-α-Antagonisten Etanercept und Infliximab bei GCA und TA beschrieben.

Gefäßrekonstruktion Die zur Behandlung aortennaher Stenosen bei der TA übliche perkutane Katheterangioplastie (PTCA) wies eine initiale Erfolgsrate von 55 bis 90% auf. Komplikationen waren selten, Restenosierungen vorzugsweise im ersten Jahr nach dem Eingriff. Die Erfolgsrate nach einem Jahr wurde mit 56%, nach 5 Jahren mit 33–60% angegeben. Die Bedeutung von Stentimplantationen ist noch nicht abschließend zu beurteilen. Die Thrombendarteriektomie ergab eine hohe Rezidivrate. Das am häufigsten angewandte gefäßrekonstruktive Verfahren bei der TA ist die Bypassanlage. Die Spätergebnisse sind dabei bei Patienten ohne systemische Entzündungszeichen wesentlich besser als bei Patienten mit anhaltender Entzündung. Aussagefähige Studien zur peri- und postoperativen Immunsuppression fehlen.

Die langfristige Prognose wird durch das Ausmaß ischämischer Organschäden bestimmt. Die Fünfjahresüberlebensrate wurde mit über 90% beziffert, die Zehnjahresüberlebensrate mit über 80 %. Indikatoren für eine ungünstige Prognose sind die dilatative Aortopathie mit Klappeninsuffizienz, Aneurysmen, Herzbeteiligung, arterielle Hypertonie, mehrere Organschäden und schwere subjektive Beeinträchtigung.

Vaskulitis mittelgroßer Gefäße

Zu den Vaskulitiden mittelgroßer Gefäße gehören Polyarteriitis (Panarteriitis) nodosa (PAN) und der Morbus Kawasaki („Kawasaki's disease"/KD). ACR-Kriterien gibt es lediglich für die PAN.

Polyarteriitis nodosa (PAN) Die PAN, häufig auch als cPAN für klassische Polyarteriitis nodosa bezeichnet, ist von der mikroskopischen Polyangiitis (MPA; S. 174) abzugrenzen, nur hier findet sich eine Beteiligung kleiner Gefäße (Arteriolen, Kapillaren, Venolen). Eine Glomerulonephritis ist daher gemäß der CHC-1992-Definition nicht Bestandteil einer PAN. Allerdings kann bei der MPA außer der obligatorischen Kleingefäßbeteiligung zusätzlich eine Beteiligung mittelgroßer Gefäße vorkommen. Die PAN stellt eine Immunkomplexvaskulitis mittelgroßer Gefäße dar, während die MPA eine pauciimmune Gefäßerkrankung mit ANCA im Serum ist (s. unten). Die ACR-Kriterien von 1990 klassifizieren eine Vaskulitis als PAN (s. Übersicht). Sie beinhalten keine Trennung zwischen PAN und MPA. Ältere Studien zur PAN sind deshalb nicht vergleichbar, da hier noch nicht zwischen PAN und MPA unterschieden wurde.

Die geschätzte Inzidenz der PAN beträgt in England 4,6 und in den USA 9,0/1.000.000. Frauen und Männer sind gleich häufig betroffen mit einem Altersgipfel zwischen 40 und 60 Jahren. In Frankreich wurde in den letzten Jahren ein Rückgang des Anteils der Hepatitis-B-Virus (HBV)-assoziierten PAN von 36 % auf 7,3 % beobachtet. Andere zugrunde liegende Infektionen – z. B. HIV oder HCV – werden selten nachgewiesen.

ACR-1990-Kriterien für die Klassifizierung der PAN (nach Lightfoot)

- Gewichtsverlust >4 kg
- Livedo reticularis
- Hodenschmerz
- Myalgie, allgemeine Schwäche
- Mono- oder Polyneuropathie
- Diastolischer Blutdruck >90 mmHg
- Harnstoff (>40 mg/dl)
- oder Kreatininerhöhung (>1,5 mg/dl)
- Hepatitis-B-Virusnachweis
- Arteriographische Anomalie
- Biopsie kleiner oder mittelgroßer Arterien mit Nachweis polymorphkerniger Granulozyten

---

Diagnose Der PAN liegt eine Immunkomplexvaskulitis zugrunde. Als Manifestation an der Niere kommen Niereninsuffizienz, arterielle Hypertonie und renale Infarkte vor, definitionsgemäß schließt der Nachweis einer Glomerulonephritis eine PAN aus. Auch segmentale Mesenterialinfarkte, Leber- und Milzinfarkt sowie Myokardinfarkt (infolge einer Koronariitis) sind mögliche Komplikationen einer PAN. Allgemeine serologische Entzündungsparameter sind erhöhte BSG und erhöhtes CRP sowie Dysproteinämie in der Elektrophorese, Leukozytose und normochrome Anämie. Zeichen der Komplementaktivierung sind erniedrigte Komplementproteine. Zur Erregerdiagnostik muss der Nachweis/Ausschluss einer chronischen HBV-, HCV- und HIV-Infektion erfolgen. Selten werden auch ANCA, dann meist pANCA mit MPO-Spezifität, nachgewiesen. Die histologische Sicherung sollte durch Biopsie eines betroffenen Organs sowie histologischen Nachweis einer Immunkomplexvaskulitis kleiner und mittelgroßer Gefäße gesichert werden. Frische entzündliche Läsionen und Narben können nebeneinander vorkommen. Der Nachweis von Immunkomplexen gelingt nicht immer. Angiographische Befunde können die Diagnose einer PAN stützen, sind aber nicht spezifisch. Typisch sind Mikroaneurysmen sowie sich verjüngende oder segmentförmige Stenosen. Die angiographischen Befunde können sich bei einer erfolgreichen Therapie ganz oder teilweise zurückbilden. Die „kutane PAN" stellt eine limitierte Verlaufsform dar und zählt nicht zur systemischen Vaskulitis.

Therapie Die Therapie der PAN richtet sich danach, ob eine idiopathische oder sekundäre PAN (bei chronischer Infektion) vorliegt. Liegt ein akutes Stadium bzw. ein Rezidiv vor, muss zunächst die Remission induziert werden, anschließend ist eine remissionserhaltende Therapie erforderlich. Bei der HBV-assoziierten PAN resultiert eine Interferontherapie in Serokonversionsraten von 50 % und nachfolgend einer Rate von Rezidiven von etwa 10 %. Die antivirale Kombinationstherapie aus Interferon-α und Famciclovir oder Lamivudin wird erst durch weitere Studien beurteilt werden können, bisher liegen nur vielversprechende Einzelbeobachtungen vor. Die HCV-assoziierte PAN ist selten und bezüglich Prognose und Therapie wahrscheinlich vergleichbar mit der HCV-assoziierten kryoglobulinämischen Vaskulitis (s. dort). Bei lebensbedrohlichen Komplikationen, einem rasch progredienten Verlauf oder dem Rezidiv einer PAN ist eine immunsuppressive Therapie mit Cyclophosphamid und Steroiden erforderlich. Im Allgemeinen wird die Dauertherapie nach Fauci gegenüber der intravenösen Bolustherapie bevorzugt. Bei therapierefraktärem Verlauf kann die Cyclophosphamiddosis bis auf 4 mg/kg gesteigert werden, allerdings wegen der meist auftretenden Leukopenie nicht länger als für 2 Wochen. Bei therapierefraktären Verläufen können Plasmapheresen weiterhin hilfreich sein. Bei schweren lebensbedrohlichen Verläufen einer HBV- oder HCV-assoziierten PAN ist eine alleinige virostatische Behandlung als Induktionstherapie nicht zu empfehlen. Da unter Immunsuppression eine fortgesetzte Virusreplikation erfolgt, sind Therapieschemata etabliert worden, die eine verkürzte immunsuppressive Phase zur Behandlung der akuten Vaskulitismanifestation beinhalten und an die sich eine antivirale Therapie unmittelbar anschließt. Bislang gibt es jedoch keine randomisierten kontrollierten Studien, die Vorteile dieser Vorgehensweise gegenüber der bisherigen immunsuppressiven Standardtherapie zeigen. In Anlehnung an die remissionserhaltende Therapie anderer Vaskulitiden erfolgt diese bei der PAN ebenfalls mit Methotrexat oder Azathioprin. Bei Niereninsuffizienzen (Kreatinin >1,2 ml/dl) wird meist Azathioprin der Vorzug gegeben.

Antivirale Therapien kommen bei HBV- und der HCV-assoziierter PAN remissionserhaltend bzw. bei langsam progredienten Verläufen zum Einsatz. Kombinationstherapien mit Interferon-α und Lamivudin oder Famciclovir scheinen gegenüber der Interferon-α-Monotherapie in Bezug auf die Vaskulitismanifestation und eine mögliche Viruselimination überlegen zu sein. Entsprechendes gilt wahrscheinlich für die Kombination Interferon-α und Ribavirin bei der HCV-assoziierten PAN. Zum Therapieversagen kommt es durch Antikörperbildung gegen das rekombinante Interferon-α, Entstehung von Quasispezies mit Progression der Vaskulitis trotz Therapie oder auf Grund von Nebenwirkungen, die eine Dosisanpassung erforderlich machen (Leukopenie, neuropsychiatrische Störungen). Neben der Neurotoxizität besteht zudem eine renale Toxizität von Interferon-α (z. B. Proteinurie, interstitielle Nephritis). Famciclovir hat als Nebenwirkungen Zephalgien und gastrointestinale Beschwerden. Bei Lamivudin kommen Laktazidosen und Hepatosteatosen vor. Bei Ribavirin kommt es zu einer dosisabhängigen hämolytischen Anämie, zur Leukopenie und ggf. zu neuropsychiatrischen Nebenwirkungen.

Die PAN wird häufig als „Single-hit-Erkrankung" angesehen, d. h. nach einer initialen immunkomplexinduzierten Erkrankungsphase kommt es zur Vaskulitis mit anschließender Rekonstitution. Dennoch lag die Fünfjahresüberlebensrate unbehandelter Patienten bei unter 15%. Bei der heutigen Therapie wird eine Zehnjahresüberlebensrate von ca. 80% und eine Rezidivrate von ca. 20% beobachtet.

Kontrollierte Studien Im Rahmen der EUVAS (European Vasculitis Study Group) wird zurzeit die CHUSPAN-Studie durchgeführt. Diese Studie rekrutiert seit 1995 Patienten mit idiopathischen PAN oder einem Churg-Strauss-Syndrom. Ziel der Studie ist eine Verminderung therapiebedingter Nebenwirkungen bei gleichzeitiger Verbesserung der Überlebensrate. Nach dem so genannten „Five-Factors-Score" (s. Übersicht) werden die Patienten in Gruppen mit guter Prognose und schlechter Prognose eingeordnet. Die Patienten ohne Nephropathie (Proteinurie oder Kreatininanstieg), gastrointestinale Beteiligung, vaskulitisbedingte kardiale Beteiligung und ZNS-Vaskulitis werden als solche mit guter Prognose initial mit Methylprednisolon i.v. und anschließend mit Prednisolon p.o. in absteigender Dosierung behandelt. Die anderen Patienten mit der schlechten Prognose erhalten nach vorheriger Randomisierung eine intravenöse Cyclophosphamidtherapie mit 6 oder 12 Boli. Patienten der Gruppe mit guter Prognose erhalten nur bei anhaltender Krankheitsaktivität oder einem Rezidiv mit einem Steroidbedarf von über 20 mg Prednisolon/Tag eine Immunsuppression entweder mit Cyclophosphamidbolustherapie oder, randomisiert, mit Azathioprin per os (weitere Informationen: http://www.vasculitis.org).

Five-Factors-Score (FFS) zur Prognose der PAN und MPA (nach Guillevin)

- Proteinurie >1 g/Tag
- Niereninsuffizienz (S-Krea. >140 μMol/l)
- Kardiomyopathie
- Gastrointestinaltraktbeteiligung
- ZNS-Beteiligung
- FFS = 0 → Fünfjahresmortalität 12%
- FFS = 1 → Fünfjahresmortalität 26%
- FFS ≥ 2 → Fünfjahresmortalität 46%

Kawasaki-Krankheit („Kawasaki's disease"/KD) Für die Kawasaki-Krankheit wurden 1974 durch ein japanisches Forschungskomitee Diagnosekriterien entwickelt, die zu den Kriterien der American Heart Association für die KD weiterentwickelt wurden (s. Übersicht). Die koronare Vaskulitis als Komplikation wurde Anfang der 70er Jahre zunehmend als lebensbedrohliche Komplikation erkannt. In der Pathogenese der KD werden bakterielle oder virale Infektionen und eine Unreife des Immunsystems diskutiert. Die koronare Vaskulitis ist histologisch gekennzeichnet durch Proliferation myointimaler Zellen, Endothelnekrose, fragmentierte Lamina elastica interna und mononukleäre Zellinfiltrationen mittelgroßer und kleiner Arterien. Der akute Myokardinfarkt geht mit koronaren Thrombosen und stenosierten und/oder aneurysmatisch erweiterten Koronargefäßen einher. Die KD tritt jährlich bei 80–90 von hunderttausend Kindern im Alter unter 5 Jahren in Japan auf, in den USA sind etwa 10 pro hunderttausend Kinder kaukasischer Abstammung betroffen. Das Durchschnittsalter bei der Erstmanifestation beträgt 1,5 Jahre. 80% der erkrankten Kinder sind jünger als 5 Jahre, Jungen sind etwa 1,5-mal häufiger als Mädchen betroffen. In 1–3% kommt es zu Rezidiven, unbehandelte oder unerkannte KD können mögliche Ursache eines Myokardinfarkts bei jungen Erwachsenen sein.

Diagnostische Kriterien der Kawasaki-Krankheit (nach American Heart Association 1990)

Fieber über mindestens 5 Tage (und länger) ohne andere Ursache mit wenigstens 4 der nachfolgenden Kriterien:
- Nichtexsudative Konjunktivitis
- Schleimhautveränderungen, z. B. entzündete Lippen (mit Fissuren), entzündeter Pharynx, Erdbeerzunge
- Veränderungen im Bereich der Extremitäten, z. B. Palmar-/Plantarerythem, Hand-/Fußrückenödeme (akute Phase), periunguale Desquamation (Rekonvaleszenzphase)
- Polymorpher Hautausschlag
- Akute, nichteitrige zervikale Lymphadenopathie (wenigstens 1 LK ≥ 1,5 cm)

Diagnose Die KD beginnt als hochfieberhafte akute Erkrankung (Fieber bis 40 °C, Dauer 5–25 Tage). Die kutanen Erscheinungen sind eine nichteitrige Konjunktivitis, gerötete Lippen mit Fissuren, Erythem und/oder teilweise indurierende Ödeme der Finger, Hände, Füße und Zehen. Hier liegt eine Kleingefäßvaskulitis und Perivaskulitis der Dermis und des subkutanen Gewebes zugrunde. Ein pharyngeales Erythem und die Erdbeerzunge ähneln den Manifestationen des Scharlachs. Eine zervikale Lymphadenopathie kann vorkommen, weiterhin Arthritis, Pneumonitis, Meningitis oder Diarrhö. Glomeruläre Veränderungen mit transienter Proteinurie und Mikrohämaturie kommen vor. Laborchemisch sind Entzündungszeichen wie bei der PAN nachweisbar, als Autoantikörper kommen Antiendothelzellantikörper (AECA) und gelegentlich ANCA vor. Mit nachlassender Krankheitsaktivität kommt es nach etwa 3 Wochen zur Desquamation der betroffenen Hautareale. Die Prognosebestimmende kardiale Beteiligung beginnt als PAN-Myokarditis während der akuten Phase der Erkrankung. Die wichtigste Differentialdiagnose ist die Schoenlein-Henoch-Purpura, die jedoch in der Regel etwas ältere Kinder betrifft.

Therapie Die Therapie der KD stützt sich auf Acetylsalicylsäure (ASS) und intravenöse Immunglobulingabe (i.v.-IgG). In der akuten Phase der KD wird ASS in inflammatorischer und antithrombotischer Dosis gegeben, in der subakuten Phase zur Thrombozytenaggregationshemmung in niedrigerer Dosis. Die i.v.-IgG-Gabe reduziert die Bildung koronarer Aneurysmen um mehr als 80%. Die Dosis von 2 g/kg i.v. als Einzeldosis erwies sich gegenüber der Gabe von 0,4 g/kg KG i.v. über 4 Tage als überlegen. Eine Glukokortikoidtherapie wird im Allgemeinen nicht empfohlen. Die Therapieeffektivität kann nach einem Bericht durch additive Gabe von Pentoxiphyllin in einer Dosis von 20 mg/kg KG täglich gesteigert werden. Therapierefraktäre Verläufe mit anhaltendem Fieber sollten mit einer einmaligen Dosis von 1 g/kg KG i.v.-IgG erneut behandelt werden. Patienten, die nach 2-maliger i.v.-IgG-Gabe weiterhin therapierefraktär sind, erhalten eine hochdosierte intravenöse Steroidstoßtherapie. Die Koronarveränderungen können mit gängigen Therapieverfahren wie Bypassoperation, PTCA, Stentimplantation etc. erfolgreich behandelt werden.

Die KD wird ebenfalls oft als „Single-hit-Erkrankung" angesehen. Früh- und Spätmortalität sind fast ausschließlich Folge der kardialen Beteiligung. Myokardinfarkte ereignen sich bei etwa 2,5% der Patienten, meistens in der subakuten Phase. Die i.v.-IgG-Therapie hat die Prognose dahingehend verbessert, dass das Risiko, während der Therapie an der Erkrankung zu versterben, bei etwa 0,3% liegt.

Vaskulitiden kleiner Gefäße

Zu den Vaskulitiden der kleinen Gefäße gehören die ANCA-assoziierten Vaskulitiden mit der Wegener-Granulomatose, dem Churg-Strauss-Syndrom und der mikroskopischen Polyangiitis. Wichtiges diagnostisches Hilfsmittel, das aber nicht zu den Klassifikationskriterien gehört, ist der Nachweis von Anti-Neutrophilen-Zytoplasma-Antikörpern (ANCA). Da immunhistochemisch Immunkomplexablagerungen fehlen, werden diese Erkrankungen auch als pauciimmune Vaskulitiden bezeichnet. Zu den Immunkomplexvaskulitiden gehören dann die Schoenlein-Henoch-Purpura, die essentielle kryoglobulinämische Vaskulitis und die kutane leukozytoklastische Angiitis.

Die jährliche Inzidenz in Deutschland beträgt 10 pro 1 Million, die Prävalenz wird in ausgesuchten Regionen Deutschlands mit 50 pro 1 Million angegeben.

Wegener-Granulomatose (WG)

Die Wegener-Granulomatose (WG) ist durch eine granulomatöse Entzündung des Respirationstraktes und eine nekrotisierende Vaskulitis überwiegend kleiner Gefäße charakterisiert, die klassische Trias besteht aus HNO-Beteiligung, Lungenmanifestation, Nierenbeteiligung. Initial lässt sich in der Regel ein lokalisierter Befall des oberen Respirationstraktes mit einer granulomatösen Entzündung nachweisen. Die im Respirationstrakt lokalisierte Erkrankung bezeichnet man als granulomatöse Initialphase. Nach einem variablen Zeitraum kommt es zu einer vaskulitischen Generalisationsphase mit Allgemeinsymptomen und Befall zahlreicher Organe.

Diagnose Neben den CHC-1990-Definitionen gibt es ACR-Kriterien von 1990, die wie auch bei den anderen Erkrankungen keine Diagnosekriterien sind (s. Übersicht). Die Diagnose wird aus einer Zusammenschau von Anamnese, Klinik, Serologie (ANCA-Befund) und Histologie ermöglicht. Neben der internistischen Anamnese und Allgemeinuntersuchung ist auch eine erweiterte Diagnostik mit Beteiligung von HNO-Spezialisten, Ophthalmologen, Neurologen, Dermatologen und Radiologen erforderlich. Während der Generalisationsphase finden sich immer von der Krankheitsaktivität abhängige serologische Entzündungsparameter mit Erhöhung von CRP und BSG, Leuko- und Thrombozytose sowie Entzündungsanämie. Während der Initialphase oder lokalisierten WG kann die Labordiagnostik noch unauffällig ausfallen. Auch der charakteristische PR3-ANCA kommt in der Initialphase nur bei bis zu 40% der Patienten vor. In der Generalisationsphase sind hohe PR3-ANCA-Titer je nach untersuchten Kollektiven bis zu 98% und im hohen Titer nachweisbar. Nur bei hochaktivem Verlauf mit lebensbedrohlichen Organmanifestationen kann bei sonst typischer Klinik und einem hohen PR3-ANCA zugunsten eines rechtzeitigen Therapiebeginns auf die Gewinnung einer Histologie zur Diagnosesicherung verzichtet werden.

ACR-1990-Kriterien für die Klassifikation der Wegener-Granulomatose

- Entzündung in Nase oder Mund (ulzerierend/hämorrhagisch/purulent)
- Infiltration der Lunge im Röntgenthorax (Rundherde, Kavernen, „fixe" Infiltrationen)
- Nephritisches Urinsediment (Erythrozyturie >5 Erys/Gesichtsfeld, Eryzylinder)
- Histologisch granulomatöse Entzündung (in der Gefäßwand, peri- und extravaskulär)

Mindestens 2 dieser 4 Kriterien sollten vorhanden sein (Sensitivität 88%, Spezifität 92%).

Die Biopsiegewinnung erfolgt auf der Basis der interdisziplinären Diagnostik und der bildgebenden Verfahren. Erkennbar betroffene Organsysteme, z. B. die Nasenhaupthöhle, frische Hautefloreszenzen, Muskeln mit pathologischem EMG oder MRT ergeben eine gute Chance einer positiven Histologie. Differentialdiagnostisch ist besonders die mikroskopische Polyangiitis (s. unten) abzugrenzen, aber auch infektassoziierte vaskulitische Bilder – beispielsweise bei der HIV- oder HCV-Infektion und der bakteriellen Endokarditis – bei denen auch falsch-positive ANCA vorkommen können. Weiterhin sind andere granulomatöse Prozesse wie die Sarkoidose, Tuberkulose oder das Mittelliniengranulom differentialdiagnostisch zu beachten. Außerdem ist ein Malignom auszuschließen.

Therapie Bei zunehmender Zahl diagnostizierter blander Verläufe und Abortivformen und bei Diagnosen in der Initialphase einerseits sowie andererseits der potentiell lebensbedrohlichen Verläufe bei generalisierten Formen und hoher therapieassoziierter Morbidität wird die Indikation zur Therapie heute stadien- und aktivitätsadaptiert gestellt.

Induktionstherapie In der Initialphase der WG mit Krankheitsaktivität ausschließlich im Respirationstrakt kann Trimethoprim/Sulfamethoxazol unter engmaschiger Kontrolle zum Einsatz kommen (2-mal 960 mg/Tag). Mehrere Studien zeigten, dass bei mehr als der Hälfte der Patienten über Jahre eine Voll- oder Teilremission erzielt werden kann.

In der Generalisationsphase gibt es bei schweren Verläufen und lokalisiert destruierenden oder Organfunktionen bedrohenden Verläufen keine Alternative zur Cyclophosphamiddauertherapie in Kombination mit Prednisolon nach dem modifizierten Fauci-Schema zur Remissionsinduktion. Hier wird Cyclophosphamid in einer Dosis von 2 mg/kg KG pro Tag in einer Einzeldosis morgens gegeben, additiv Mesna in äquivalenter Dosis verteilt auf 2–3 Tagesdosen und Prednisolon 1 mg/kg KG/Tag. Im Gegensatz zur Originalpublikation wird die Cyclophosphamidtherapie heute deutlich kürzer durchgeführt, meist über 6 Monate (minimal 3 Monate, max. 12 Monate). Die Prednisolondosis wird möglichst innerhalb der ersten 3 Therapiemonate bis zur Cushing-Schwellendosis (5–7,5 mg/Tag) reduziert und möglichst im Laufe der folgenden 3–6 Monate beendet.

Die weniger toxische Endoxanbolustherapie wird zurzeit als weniger effizient als die Dauertherapie eingestuft. Hier erfolgt die Applikation von 750 ± 250 mg/m² Körperoberfläche bzw. 15–20 mg/kg KG Cyclophosphamid i.v. unter Mesnaschutz im Abstand von mindestens 14 Tagen, meist 3–4 Wochen. Diese Therapie kommt auf jeden Fall bei nicht lebensbedrohlichen Verläufen und bei Kontraindikationen gegen die Cyclophosphamiddauertherapie in Frage. Mesna ist zur Prophylaxe der Endoxanzystitis effektiv, gleichzeitig ist eine Trinkmenge von 2–3 l/Tag zur Ausscheidung der Metaboliten im Urin erforderlich.

Bei nicht lebensbedrohlichen Organmanifestationen und fehlender Nierenbeteiligung wurden in den letzten Jahren auf Grund mehrerer Studien positive Erfahrungen mit Methotrexat (0,3 mg/kg KG pro Woche i.v.) gemacht. Azathioprin wurde zur Remissionsinduktion im Rahmen der CYCAZAREM-Studie der EUVAS erfolgreich eingesetzt. CYC als Dauertherapie vs. CYC nur 3 Monate und anschließend Azathioprin zeigte eine geringere Toxizität im Azathioprinarm bei ansonsten vergleichbarer Remissionsrate.

Remissionserhaltungstherapie Der Einsatz von Trimethoprin/Sulfamethoxazol zur Remissionserhaltung bei generalisierten Verläufen ist umstritten. Erfolgversprechender ist Methotrexat in einer Dosierung von 0,3 mg/kg KG pro Woche i.v., vorausgesetzt, dass die Nierenfunktion normal bzw. wieder hergestellt ist. Alternativ wird bei residuell eingeschränkter Nierenfunktion Azathioprin in einer Dosis von 2–3 mg/kg KG/Tag zur Remissionserhaltung eingesetzt. Weiterhin gibt es Erfahrungen zur Remissionserhaltung mit Cyclosporin A, Mycophenolatmofetil und Leflunomid (s. Tabellen 3.7-4 und 3.7-5).

Notfalltherapie und Therapie refraktärer Verläufe Bei lebensbedrohlichen Verläufen, z. B. beim pulmorenalen Syndrom, werden Cyclophosphamid und Prednisolon in der Dosis gesteigert: Hier 1 g Methylprednisolon an 3 aufeinander folgenden Tagen i.v., Cyclophosphamid 3–4 mg/kg KG/Tag. Diese intensivierte Therapie nach dem Fauci-Schema kann meist nur über wenige Wochen durchgeführt werden (zur supportiven Therapie s. einführenden Abschnitt). Bei trotz dieser intensiven Therapie unzureichender Effektivität besteht die Möglichkeit einer additiven Gabe von intravenösen Immunglobulinen (i.v.-IgG) zusätzlich zur Standardtherapie. Das IgG wird in einer Dosis von 400 mg/kg KG/Tag an 5 aufeinander folgenden Tagen gegeben. Die Effektivität dieser Therapie wurde kürzlich auch in einer kontrollierten randomisierten Studie gezeigt. In Einzelfällen wurden Antithymozytenglobulin sowie monoklonale humanisierte Anti-CD4-Antikörper und Anti-CD52 (CAMPATH H1) eingesetzt. Weitere Studien werden zur Zeit mit dem TNF-α-Rezeptor IgG-Fusionsprotein Etanercept, dem chimären Anti-TNF-α-Antikörper Infliximab sowie Desoxyspergualin durchgeführt.

Lokaltherapien Subglottische Stenosen kommen bei der WG unabhängig von Aktivität oder Remission vor. Additiv zur Standardtherapie besteht hier die Möglichkeit einer lokalen Dilatation und Injektion von Kristallsteroiden mit gutem Effekt.

Mikroskopische Polyangiitis (MPA) Die mikroskopische Polyangiitis (MPA) gehört zu den ANCA-assoziierten pauciimmunen systemischen Vaskulitiden. Sie befällt dieselben Gefäßprovinzen wie die Wegener-Granulomatose, zeigt jedoch keine Granulombildung und nicht den prominenten Befall des oberen Respirationstraktes. Es besteht eine Assoziation mit ANCA, speziell mit den pANCA, die im indirekten Fluoreszenztest eine perinukleäre Fluoreszenz aufweisen und bei denen als Zielantigen Myelo-

Tabelle 3.7-8. Differentialdiagnose der mikroskopischen Polyangiitis (MPA) (außer der CHC-Definition gibt es keine weiteren Klassifikationskriterien)

Differentialdiagnose zur MPA	Trennende Kriterien
Wegener-Granulomatose	Granulomatöse Entzündung der oberen und unteren Luftwege, häufig biphasischer Verlauf mit zunächst ausschließlicher Begrenzung auf den HNO-Trakt (Initialphase/lokalisierte WG) Strenge Assoziation mit PR3-ANCA
Klassische Panarteriitis nodosa	Keine ANCA-Assoziation Kein Befall kleiner Gefäße, damit keine GN (und keine pulmonale Hämorrhagie; Niereninfarkt möglich) In bis zu 50% der Fälle Nachweis von Hepatitis B, immunhistologisch Immunkomplexablagerungen
Schoenlein-Henoch-Purpura	Immunhistochemisch IgA-Ablagerung Keine Lungenbeteiligung
Churg-Strauss-Syndrom	Eosinophilie (>10%), Asthma, Polyposis nasi Granulomatöse Entzündung vorhanden
Essentielle oder HCV-assoziierte Kryoglobulinämie	Nachweis von Kryoglobulinen (Kryokrit) HCV-RNA Komplementverbrauch, Rheumafaktornachweis
Kutane leukozytoklastische Vaskulitis	Fehlender ANCA-Nachweis Definitionsgemäß ausschließlicher Hautbefall
Goodpasture-Syndrom	Nachweis von anti-Basalmembran-Ak im Serum und in der Nierenbiopsie als lineare Ablagerung
SLE	Autoantikörper (ANA, ds-DNS-Ak) Komplementverbrauch Hypergammaglobulinämie In der Nierenbiopsie immunhistochemisch Nachweis von Immunglobulinen und Komplement
Infektiöse Vaskulitis	Erregernachweis (Neisserien, HIV, HCV, CMV)
Rheumatoide Vaskulitis	Meist länger bestehende, destruierende Polyarthritis, pos. Rheumafaktornachweis Akrale Nekrosen

peroxidase ausgemacht werden konnte. Die MPO-ANCA-Positivität gilt jedoch nicht als Definitionskriterium für die MPA. Die so genannte idiopathische nekrotisierende Glomerulonephritis, die auch ANCA-positiv ist, gilt als oligosymptomatische Variante der MPA. Gelegentlich können auch mittelgroße Arterien, z. T. mit Bildung einzelner Aneurysmata, befallen sein. Im Gegensatz zur klassischen Panarteriitis nodosa ist die MPA nicht Hepatitis-B-assoziiert. Die Differentialdiagnosen zur MPA sind in Tabelle 3.7-8 angegeben.

Die Inzidenz der MPA beträgt in Nordengland etwa 2–4 je 1.000.000 Einwohner. Männer sind geringfügig häufiger betroffen als Frauen und das Hauptmanifestationsalter liegt um das 5. Lebensjahrzehnt.

Diagnose Diagnostische Hinweise sind die direkten und indirekten Zeichen der Kleingefäßvaskulitis wie schmerzhaftes rotes Auge, B-Symptomatik, Leistungsknick, Ödemneigung, strumpfförmiges akrales Taubheitsgefühl, Lähmungserscheinungen sowie neu aufgetretene Hautefloreszenzen. Gebietsübergreifende Untersuchungen sind ebenso wie bei der WG erforderlich. Die histologische Sicherung einer nekrotisierenden, immunhistochemisch pauciimmunen Vaskulitis ohne granulomatöse Entzündung ist der Goldstandard der Diagnostik. Auch hier sollte die Histologie nur aus erkennbar pathologisch verändertem Gewebe entnommen werden. Die MPA ist in ca. 80% ANCA-positiv, 60% sind pANCA-positiv mit Feinspezifität für Myeloperoxidase, ca. 20% cANCA-positiv mit Feinspezifität für Proteinase 3. Hier kann die Abgrenzung gegenüber der Wegener-Granulomatose, die im Wesentlichen über das Fehlen der granulomatösen Entzündung im oberen Respirationstrakt erfolgt, schwierig sein. Wegen potentiell lebensbedrohlicher Manifestationen an Lunge und Niere müssen Diagnosestellung und Therapieeinleitung der MPA so schnell wie möglich erfolgen. Vor allem die pulmonale und renale Situation ist entscheidend für die Prognose.

Therapie Bei hochaktivem lebensbedrohlichen Verlauf ist eine prompte Induktionstherapie mit hochdosierten Steroiden und Cyclophosphamid wie bei der WG erforderlich. Die Standardtherapie zur Remissionsinduktion der MPA besteht wie bei der WG in der Cyclophosphamid- und Glukokortikoidtherapie nach dem Fauci-Schema – wie bereits bei der WG ausführlich beschrieben. Wie hier liegt die Dauer der intensiven Cyclophosphamidtherapie bei 3 bis max. 12 Monaten bis zum Eintreten einer Vollremission oder zumindest stabilen Teilremission. Danach erfolgt eine Umstellung auf eine remissionserhaltende Therapie. Hierfür wird Azathioprin eingesetzt oder bei gut erhaltener und weitgehend wiederhergestellter Nierenfunktion (Kreatinin <1,2 mg/dl) auch niedrigdosiertes Methotrexat. Der Einsatz von Mycophenolatmofetil und Leflunomid wird z. Z. in Studien geprüft. Antibiotika – wie Trimethoprim/Sulfamethoxazol – haben im Gegensatz zur WG bei der MPA keinen Stellenwert.

Wie bei der WG wird bei progredienten Krankheitsverläufen oder Notfallsituationen auch eine intensivierte Therapie eingesetzt oder die additive intravöse IgG-Gabe. Bei der kontrollierten Studie zur Wirksamkeit von i.v. IgG wurden außer Patienten mit WG auch Patienten mit MPA mit Erfolg behandelt. Bei rapid progressiver Glomerulonephritis und schwerer Nierenfunktionseinschränkung (Kreatinin >500 µmol/l) wurde in der MEPEX-Studie gezeigt, dass eine additive Plasmapheresetherapie zur Methylprednisolonstoßtherapie (15 mg/kg KG an 3 konsekutiven Tagen) das renale Überleben, d. h. eine von der Dialyse unabhängige Nierenfunktion begünstigt. Ebenso wie bei der WG kommen bei therapierefraktären Erkrankungen auch Antithymozytenglobulin, monoklonale Antikörper gegen CD4 und CD52 und auch TNF-α-Blocker zum Einsatz.

Bei terminaler Niereninsuffizienz im Rahmen einer MPA ist eine Nierentransplantation prinzipiell möglich. Die Rezidivrate wird mit 12 bzw. 17,3% der Patienten angegeben. Dank der in den letzten Jahren verbesserten frühzeitigen Diagnose und Therapieeinleitung ist die Mortalität der MPA gesunken, die Fünfjahresüberlebensrate liegt bei etwa 75%. Häufig kommt es jedoch zu irreparablen Schäden wie terminaler Niereninsuffizienz und Lungenfibrose. Mit dem Auftreten von Krankheitsrezidiven innerhalb der ersten fünf Jahre nach Diagnosestellung muss bei etwa 50% der Patienten gerechnet werden. Die Rezidive kommen aber offensichtlich seltener vor als bei Patienten mit WG bzw. PR3-ANCA-positiver Vaskulitis.

Churg-Strauss-Syndrom (CSS) Das Churg-Strauss-Syndrom ist ebenfalls eine nekrotisierende Vaskulitis der kleinen bis mittelgroßen Blutgefäße und wird zu den ANCA-assoziierten Vaskulitiden gerechnet, obwohl je nach untersuchtem Kollektiv z. T. nur etwa 25% der Patienten ANCA-positiv sind. Charakteristischerweise ist das CSS mit einem Asthma bronchiale und einer Eosinophilie assoziiert.

ACR-1990-Kriterien zur Klassifikation des Churg-Strauss-Syndroms

- Asthma bronchiale
- Eosinophilie (>10% im Differentialblutbild)
- Allergie
- Mono-/Polyneuropathie
- Lungeninfiltration (migratorisch, transitorisch)
- Paranasale Sinusauffälligkeit
- Histologisch: Blutgefäßdarstellung mit extravaskulärer Eosinophilenakkumulation

Bei 4 von 6 Kriterien kann ein Patient als CSS klassifiziert werden (Spezifität: 99%, Sensitivität: 85%).

Die jährliche Inzidenz des CSS beträgt in Nordengland 2,4 je 1.000.000 Einwohner und beträgt damit ca. 1/3 der Inzidenz der WG. Es gibt keine signifikante Geschlechtsprädilektion. Außer der Chapel-Hill-Klassifikation gibt es ebenfalls eine ACR-1990-Klassifikation.

Diagnose Die Diagnostik des CSS stützt sich u. a. auf die Anamnese mit allergischen Manifestationen wie z B. Rhinitis allergica, allergisches Asthma, Polyposis nasi, im akuten Stadium auch Allgemeinsymptomen, Arthralgien und Myalgien. Klinisch manifestieren sich weiter Nasennebenhöhlenentzündungen, Asthma bronchiale, kardiale Arrhythmien, Perimyokarditis, Hautmanifestationen wie Erytheme, Papeln oder Urtikaria sowie eine Mono- oder Polyneuropathie. Eine interdisziplinäre Diagnostik ist auch hier erforderlich. Serologisch ist eine Entzündungsaktivität nachweisbar, außerdem eine Eosinophilie von >10% bzw. >1000/µl. Meist ist das IgE erhöht und möglicherweise sind IgE-haltige Immunkomplexe nachweisbar, p- oder cANCA sind bei bis zu 40% der Patienten nachweisbar. Bei Myositis und Myokarditis finden sich auch erhöhte CK-Werte, ggf. zudem ein Kreatininanstieg bei Nierenbeteiligung.

Therapie Auch beim CSS wird in der Therapie zwischen Remissionsinduktion und Remissionserhaltung unterschieden. Das CSS gilt in seinem Verlauf als milder als die WG und die MPA, auf Grund der meist fehlenden gravierenden Nierenbeteiligung. Die Therapie muss sich daher an der oft sehr schwerwiegenden Polyneuropathie und vorrangig auch an der Herzbeteiligung orientieren, die in der Induktionstherapie häufig den Einsatz von Cyclophosphamid zusätzlich zu Glukokortikoiden nach dem Fauci-Schema erforderlich machen. Kontrollierte Studien über den Vorzug einer täglichen Cyclophosphamidgabe im Vergleich zu Cyclophosphamidboli fehlen hier.

Niedriger potente Immunsuppressiva sind bisher nur in Einzelfällen (MTX) zum Einsatz gekommen oder befinden sich noch in klinischen Studien (Azathioprin). Die Plasmapherese hat sich nicht als vorteilhaft erwiesen. Ein neuer, vielversprechender Ansatz ist die Therapie mit Interferon-α in einer Dosis von 10.000–30.000 IE/Woche an 3–5 Tagen mit s.c.-Applikation und begleitender Glukokortikoidtherapie.

Remissionserhaltung Zur Remissionserhaltung ist häufig eine Prednisolondauertherapie erforderlich. Bei wenigen Patienten gibt es außerdem Erfahrungen mit niedrigdosiertem MTX und Interferon-α zur Glukokortikoideinsparung in der Remissionserhaltung.

Die Prognose des Churg-Strauss-Syndroms wird durch die kardiale Manifestation bestimmt. Laut einer französischen Studie mit 96 Patienten ließ sich in 90,5% eine Remission erreichen, es kam jedoch bei 25% der Patienten zu Rezidiven. Die Siebenjahresüberlebensrate beträgt etwa 80%.

Kryoglobulinämische Vaskulitis Die kryoglobulinämische Vaskulitis („cryoglobulinemic vasculitis"/CV) ist eine Immunkomplexvaskulitis, die vorwiegend kleine Gefäße betrifft. Kryoglobuline sind bei Abkühlung präzipitierende mono- oder polyklonale Immunglobuline. Eine essentielle Kryoglobulinämie liegt vor, wenn keine Grunderkrankung identifiziert werden kann. Eine sekundäre CV hat definitionsgemäß eine erkennbare Ursache wie z. B. eine chronische Infektion, eine Kollagenose oder eine lympho- oder myeloproliferative Erkrankung.

Mittels Elektrophorese und Immunfixation werden der Immunglobulinisotyp und die Klonalität bestimmt.

Systematische Untersuchungen zu Inzidenz und Prävalenz der CV gibt es bisher noch nicht. Obwohl wahrscheinlich bei mehr als 50% der Patienten mit einer chronischen Hepatitis C eine Typ-2- oder Typ-3-Kryoglobulinämie nachgewiesen werden kann, kommt eine CV bei diesen Patienten seltener vor. Die unterschiedlichen Zahlenangaben von <5–50% zur Häufigkeit der CV bei chronischer Hepatitis C sind Ausdruck unterschiedlicher Patientenselektionen in den untersuchten Kollektiven. Die essentielle CV (ECV) wird von der sekundären CV unterschieden und stellt definitionsgemäß eine primär systemische Vaskulitis dar.

Diagnose Außer der Definition der CHC gibt es Kriterien der GISC (einer italienischen Kryoglobulin-Studiengruppe), die symptomatische Kryoglobulinämien klinisch definieren, jedoch keine definitive, d. h. auch histologische Sicherung der Vaskulitis einschließen. Die GISC-Kriterien sind: symptomatische Kryoglobulinämien von 6 Monaten Dauer mit wenigstens 2 Symptomen der so genannten Melzer-Trias (Purpura, Arthralgien, allgemeine Schwäche), hoher Rheumafaktor und/oder Verminderung des Komplementfaktors C4, lymphoproliferative Erkrankungen oder Infektionen mit Ausnahme der HCV-Infektion.

Klinisch sind diagnostisch richtungsweisend die Purpura, Arthralgien und Polyarthritiden, allgemeine Schwäche, häufig schwere Abgeschlagenheit, Polyneuropathie, Glomerulonephritis, Mononeuritis multiplex, aber auch z. B. Koronariitis, Psychose bei ZNS-Vaskulitis oder akutes Abdomen bei intestinaler Vaskulitis. Im Labor sind auffallend eine Komplementverminderung mit niedrigen C4- und auch C3-Spiegeln, das Kryoglobulin und die Rheumafaktoraktivität. Auch bei Hepatitis-C-Infektionen müssen nicht zwingend erhöhte Transaminasen nachweisbar sein. Entscheidend für die Diagnose ist der Kryoglobulinnachweis, der wiederum von der Blutabnahmetechnik bestimmt wird. Es ist unbedingt erforderlich, dass das Blut warm in das Labor kommt und bis zum Abschluss der Gerinnung bei 37 °C etwa 2 Stunden inkubiert wird. Anschließend wird das Serum bei 4 °C für 96 Stunden zur Kryopräzipitatbildung gelagert. Es sollten mindestens 20 ml Blut vom nüchternen Patienten abgenommen werden. Nach einer neuen Studie werden Kryoglobuline häufiger zusammen mit Kryofibrinogen, d. h. aus Zitratblut nachweisbar. Für die Charakterisierung der Kryoglobuline wird das Kryopräzipitat gewaschen und mittels Elektrophorese und Immunfixation nach mono- und polyklonalen Komponenten differenziert. Bei dringendem klinischen Verdacht sind ggf. mehrfache Bestimmungen des Kryoglobulins notwendig und sinnvoll. Die Diagnose der Vaskulitis sollte durch die Biopsie eines betroffenen Organs mit Nachweis von Immunkomplexen gesichert werden.

Therapie Bei lebensbedrohlichen Komplikationen oder rasch progredientem Verlauf, wie z. B. bei einer zunehmenden Niereninsuffizienz oder Polyneuropathie, ist nach wie vor eine immunsuppressive Therapie mit Cyclophosphamid und Glukokortikoiden erforderlich. Meist wird der oralen Cyclophosphamiddauertherapie nach Fauci der Vorzug vor der Bolustherapie gegeben. Schwere Verläufe können durch additive Plasmapheresen günstig beeinflusst werden. Bei therapierefraktären Verläufen kann, solange vom Blutbild vertretbar, die Cyclophosphamiddosis auf 4 mg/kg KG pro Tag gesteigert werden. Bei diesen Verläufen wird eine Interferon-α-Therapie bei HCV-assoziierter CV als nicht erfolgversprechend eingestuft. Hier ist die immunsuppressive Therapie die Therapie der Wahl. Obwohl es während der Induktionstherapie zu einer erhöhten Virämie kommt, sind Exazerbationen der chronischen Hepatitis nach bisheriger Erfahrung selten. Kontrollierte Studien zur immunsuppressiven Induktionstherapie bei ECV- und HCV-assoziierter CV liegen bisher nicht vor.

Remissionserhaltung bzw. Therapie bei langsam progredientem Verlauf Die HCV-assoziierte CV sollte remissionserhaltend bzw. bei langsam progredienten Verläufen mit Interferon-α behandelt werden. Randomisierte kontrollierte Studien belegen die Effektivität der Interferon-α-Therapie bei der HCV-assoziierten CV. Zum Teil ist die additive Gabe von GC erforderlich. Bei 30–60% der Patienten mit einer HCV-assoziierten CV wird das HCV durch die Interferon-α-Therapie eliminiert, in bis zu 90% kommt es jedoch zu Rezidiven. Höhere Interferon-α-Dosen und/oder eine längere Therapiedauer erhöhen die Effektivität der Therapie, zeigen jedoch auch eine erhöhte Nebenwirkungsrate. Das verzögert wirksame PEG-gekoppelte Interferon-α-2a ist signifikant effektiver als das unkonjugierte. Die HCV-Elimination ist nicht unbedingt eine Voraussetzung für das Ansprechen der Vaskulitismanifestation auf die Therapie. Immunmodulatorische Effekte scheinen sowohl bei Interferon-α als auch bei Ribavirin eine Rolle zu spielen. Langfristige Remissionen der HCV-assoziierten CV werden jedoch nur bei Patienten mit einer HCV-Elimination gesehen.

Bei der ECV erfolgt die Therapie mit Methotrexat oder Azathioprin in Anlehnung an die Therapieschemata, die auch bei der Behandlung anderer primär systemischer Vaskulitiden Anwendung finden. In Einzelfällen wurde hier auch Interferon-α eingesetzt.

Ein Wirkungsverlust der Interferon-α-Therapie bei der HCV-assoziierten CV kommt zustande durch Antikörperbildung gegen das rekombinante Interferon-α, Quasispeziesentstehung von HCV mit resistenten Mutanten, Progression der Vaskulitis und notwendige Dosisanpassung bei Leukopenie und neuropsychiatrischen Störungen. Ferner kann eine renale Toxizität mit Proteinurie und interstitieller Nephritis und Neurotoxizität vorkommen. Die Interferon-α-/Ribavirinkombinationstherapie scheint mit einer höheren HCV-Eliminationsrate einherzugehen.

Weiterhin ermöglicht die Kombinationstherapie die Anwendung niedrigerer Interferon-α-Dosen. Allerdings hat Ribavirin selbst als Nebenwirkungen eine dosisabhängige hämolytische Anämie, eine Leukopenie und ebenfalls neuropsychiatrische Nebenwirkungen zur Folge. Kontrollierte und randomisierte Studien zur HCV-assoziierten CV und zur essentiellen CV gibt es nicht. Eine offene prospektive italienische Studie verfolgt die Effektivität der Interferon-α-/Ribavirinkombination bei Patienten mit HCV-assoziierter CV.

Schoenlein-Henoch-Purpura („Henoch-Schoenlein purpura"/HSP)

Die HSP ist die häufigste Vaskulitis im Kindesalter, kommt selten auch im Erwachsenenalter vor und gehört zu den Immunkomplexkleingefäßvaskulitiden. Die Inzidenz beträgt etwa 13/100.000 Einwohner und betrifft beide Geschlechter gleichermaßen. Das mittlere Erkrankungsalter ist 4 Jahre.

Diagnose Neben der CHC-1992-Definition gibt es ACR-1990-Klassifikationskriterien (s. Übersicht). Diagnosekriterien gibt es auch hier nicht. Das Hauptleitsymptom ist die Hautbeteiligung, von der im Verlauf alle Patienten betroffen werden. Arthritiden, vor allem der Knie- und oberen Sprunggelenke, kommen bei bis zu 85% der Patienten vor, unter Manifestationen im Gastrointestinaltrakt mit Koliken, Übelkeit, Erbrechen, Blutungen und Invagination leiden ebenfalls 85%. In bis zu 50% der Fälle finden sich in Abhängigkeit vom Alter auch Nierenbeteiligungen. Weitere, seltenere Manifestationen sind Beteiligung der Skrotalgefäße mit Hodenschwellung, Nerven- und Lungenbeteiligung. Diagnostisch entscheidend ist die histologische Sicherung.

ACR-1990-Kriterien für die Klassifizierung der Schoenlein-Henoch-Purpura

- Palpable Purpura
- Patient bei Auftreten der Krankheit <20 Jahre
- Angina abdominalis
- Bioptisch nachweisbare Gefäßwandgranulozyten

Es sollten mindestens 2 dieser 4 Kriterien vorhanden sein (Sensitivität 87,1%, Spezifität 87,7%).

Therapie Beim meist benignen Verlauf der HSP sind supportive Maßnahmen mit symptomatischer Gabe von Analgetika und ggf. Steroiden bei Arthralgien und abdominellen Schmerzen häufig ausreichend. Nur schwere Verläufe mit lebensbedrohlicher Nieren- oder Lungenbeteiligung machen in seltenen Fällen eine aggressive Immunsuppression erforderlich. Auf Grund der Seltenheit der HSP gibt es kaum kontrollierte Studien. In einer unkontrollierten Studie wurde ein günstiger Effekt von hochdosiertem Fischöl (12 g/Tag) auf das Fortschreiten der IgA-Nephropathie bei HSP gezeigt.

Kutane leukozytoklastische Angiitis (KLA)

Die kutane leukozytoklastische Angiitis (KLA) ist die häufigste Manifestation von Vaskulitiden an der Haut. Für die isolierte KLA wurde eine Inzidenz von etwa 30 pro eine Million Einwohner berichtet. Sie kommt bei beiden Geschlechtern gleich häufig und in allen Lebensaltern vor.

Diagnose Nach den CHC-Definitionen ist die KLA durch eine isolierte leukozytoklastische Hautvaskulitis ohne systemische Vaskulitis und ohne Glomerulonephritis charakterisiert und damit von der so genannten Hypersensitivitätsvaskulitis (s. Übersicht) abgegrenzt. Die häufigste Manifestation ist die palpable Purpura, vor allem an den abhängigen Körperpartien und dem Gesäß. Es können aber auch stärker entzündliche Veränderungen mit hämorrhagischen Blasen und Nekrosen auftreten, die in Ulzera übergehen und in Narbenbildung abheilen. Die Urtikariavaskulitis ist eine seltenere Manifestationsform, bei der urtikarielle Hauteffloreszenzen bis zu 72 Stunden bestehen und die mit Schmerzen und Brennen verbunden ist – anstatt mit Pruritus. Weiterhin hat die Urtikariavaskulitis häufig Zeichen der systemischen Beteiligung mit Fieber, Arthralgien und Lymphadenopathie. Das Erythema elevatum diutinum mit polsterartigen roten Papeln und Plaques besonders über den Fingerknöcheln und Knien, das ebenfalls mit Arthralgien verbunden sein kann, wird teilweise auch zur leukozytoklastischen Angiitis gezählt. Weiterhin können die Livedo reticularis und die Livedo racemosa Ausdruck einer kutanen Angiitis sein. Alle klinischen Manifestationen der KLA kommen auch als Hautmanifestation bei anderen systemischen Vaskulitiden vor. Die bioptische Sicherung ist aus der Haut problemlos möglich, zur differentialdiagnostischen Abklärung gehört der Ausschluss einer Organbeteiligung, wie sie bei systemischen Vaskulitiden vorkommt.

ACR-1990-Kriterien für die Klassifizierung der Hypersensitivitätsvaskulitis

- Palpable Purpura
- Patient bei Auftreten der Krankheit >16 Jahre
- Medikamenteneinnahme zur Zeit der Erstsymptome
- Makulopapulöses Exanthem
- Bioptisch nachweisbare leukozytoklastische Vaskulitis an kleinen Hautgefäßen

Es sollten mindestens 3 dieser 5 Kriterien vorhanden sein (Sensitivität 87,1%, Spezifität 87,7%).

Therapie Die Behandlung der isolierten kutanen leukozytoklastischen Vaskulitis, im strengen Sinne der Definition, erfolgt in der Regel durch einen Dermatologen. Neben lokalen Maßnahmen wie Kompression und Prophylaxe sekundärer Infektionen kommen systemisch folgende Therapieoptionen infrage: Bei ausgeprägten kutanen Ulzera Kortikosteroide mit einer initialen Prednisolondosis von 1 mg/kg KG/Tag und Ausschleichen über 3–6 Wochen mit additiver Osteoporoseprophylaxe. Bei persistierender oder nekrotisierender Vaskulitis wird auch 3-mal 50 mg Indometacin eingesetzt, bei chronischen Formen Colchi-

Tabelle 3.7-9. Stufentherapie der kutanen leukozytoklastischen Angiitis

Medikament	Dosierung	Bemerkung
Glukokortikoide, Prednisolon	Initial 1 mg/kg KG/Tag	Bei ausgeprägten kutanen Ulzera, Ausschleichen über 3–6 Wochen, additiv Osteoporoseprophylaxe
NSAR, Indomethacin	50 mg 3-mal/Tag	Persistierende oder nekrotisierende Vaskulitis, Urtikariavaskulitis, noduläre Vaskulitis
Colchicin	0,5 mg 1- bis 3-mal/Tag	Chronische Formen, inhibiert Granulozytenmigration, kann bei Ansprechen das krankheitsfreie Intervall verlängern, cave: gastrointestinale Nebenwirkungen, Knochenmarkdepression
Dapsone	100–150 mg/Tag	Bes. bei Erythema elevatum diutinum, cave: MetHb Bildung und Hämolyse bei Glukose 6-phosphat-Dehydrogenasemangel
Pentoxiphyllin	3-mal 400 mg/Tag	Als Kombinationsversuch (mit Dapsone) bei therapierefraktärem Verlauf
Kaliumjodid, Antihistaminika, z.B. Loratodin Cetirizin	0,3–1,5 g 4-mal/Tag Äußerlich	Noduläre Vaskulitis Bei Urikariavaskulitis, Pruritus
Fibrinolytika, Dextrane (niedrigmolek.)	Max. 1,5 g Dextran/kg KG/Tag	Livedo racemosa, cave: anhaltender Pruritus

Evidenz der Therapieempfehlungen

			Evidenzgrad	Empfehlungsstärke
Induktionstherapie				
Trimethoprim/ Sulfamethoxazol	"Initialphase"	2 × 960 mg/die p.o.	II-a	A
Methotrexat	blande (nicht lebensbedrohend)	0,3 mg/kg/Wo. i.v./die p.o.	II-b/I-b	A
Cyclophosphamid (tgl. oral) ("NIH-Standard") ("Fauci-Schema")	aktiv	2 mg/kg/die p.o.	II-b/I-b	A
Cyclophosphamid ("NIH intensiviert")	progressiv/foudroyant	3–5 mg/kg/die p.o. gesteuert an Leuko 3–4 T/μl	III	B
Cyclophosphamid Pulstherapie "Austin-Schema"	aktiv	15–20 mg/kg i.v.	I-a/I-b	B
Plasmapherese	foudroyant (RPGN)	40–60 mg/kg (4–7×)	I-b	A
Erhaltungstherapie				
Trimethoprim/ Sulfamethoxazol	Voll/Teilremission	2 × 960 mg/die p.o.	I-b/II-b	B/D
Methotrtexat	Voll/Teilremission	0,3 mg/kg/die p.o.	II-c	B
Azathioprin	Voll/Teilremission	2 mg/kg/die p.o.	I-b	A
Leflunomid	Voll/Teilremission	20–40 mg/die p.o.	II-b	B
Cyclosporin A	Voll/Teilremission	3–5 mg/kg/die p.o.	III	C
Mycophenolatmofetil	Voll/Teilremission	2 g/die/p.o.	II-b/III	B
Behandlung refraktärer Verläufe				
i.v. Immunglobuline	refraktär	400 mg/kg i.v. an 5 Tagen	I-b	A
Monoklonale AK anti CD4 plus anti CD52	refraktär	sequentielle Gabe i.v.	III	C
Antithymozytenglobulin	refraktär	5 mg/kg i.v. 10 Tage	III	C
TNF-α-Hemmstoffe	refraktär	Etanercept 25 mg s.c. 2×/Woche Infliximab 3–5 mg/kg i.v. Intervalltherapie	II-b III	B B
15-Deoxyspergualin	refraktär	0,5 mg/kg s.c.	II-B	B

cin 0,5 mg 1- bis 3-mal pro Tag sowie Dapsone. Antihistaminika können topisch und systemisch eingesetzt werden. Bei Livedo racemosa wird auch niedrigmolekulares Dextran eingesetzt. Eine Übersicht über die Therapie findet sich in Tabelle 3.7-9.

Literatur

De Groot K, Gross WL, Herlyn K et al. (2001) Development and validation of a disease extent index in Wegener's granulomatosis. Clin Nephrol 55: 31–38

De Groot K, Gross WL, Hellmich B (2004) Therapie der primär systemischen Vaskulitiden. Internist 44: 1541–1548
Gross WL (1999) Primär systemische Vaskulitiden, Teil III: Pathogenese und Therapie. Internist 40: 1194–1215
Gross WL (Hrsg) (2000) Therapie der Immunvaskulitiden. Uni-Med-Verlag, Bremen
Jayne DR, Chapel H, Adu D et al. (2000) Intravenous immunoglobulin for ANCA-associated systemic vasculitis with persistent disease activity. Quart J Med 93: 433–439
Jayne D (2000) Evidence-based treatment of systemic vasculitis. Rheumatol 39: 585–595
Jayne D, Rasmussen N, Andrassy K et al. (2003) A randomized trial of maintainance therapy for vasculitis with antineutrophil cytoplasmic autoantibodies. N Engl J Med 349: 36–44
Reinhold-Keller E, Beuge N, Latza U et al. (2000) An interdisciplinary approach to the care of patients with Wegener's granulomatosis: long-term outcome in 155 patients. Arthritis Rheum 43: 1021–1032
Zeuzem S, Feinman SV, Rasenack J et al. (2000) Peginterferon alfa-2a in patients with chronic hepatitis C. N Engl J Med 343: 1723–1724

3.8 Morbus Behçet
Andreas Ehlert

3.8.1 Einführung

Der Morbus Behçet wurde anfänglich auf Grund der Haut- und Schleimhautulzerationen sowie Augenentzündungen den okulomukokutanen Syndromen zugeordnet. Heute wird er als Multiorganerkrankung den systemischen Vaskulitiden zugerechnet. Auffällig ist die unterschiedliche Häufigkeit der Erkrankung in verschiedenen ethnischen Gruppen, mit der höchsten Prävalenz in der Türkei, gefolgt von Japan und den arabischen Ländern.

3.8.2 Ätiologie und Pathogenese

Die Ätiologie der Erkrankung ist unbekannt. Infektiöse Auslöser, z. B. ein Triggereffekt von Streptokokken, wurden diskutiert, ohne dass jedoch ein eindeutiger Zusammenhang belegt werden konnte. In der Pathogenese scheint eine genetische Disposition eine Rolle zu spielen. Es besteht eine Assoziation mit den HLA-Antigenen B5/51 und es wird eine familiäre Häufung beobachtet. Pathogenetisch liegt eine Vaskulitis zugrunde, die nekrotisierende Veränderungen, granulozytäre Infiltrate wie bei leukozytoklastischer Vaskulitis oder perivaskuläre lymphozytäre Infiltrate aufweisen kann.

3.8.3 Klinik und Diagnostik

Das klinische Bild ist außerordentlich vielgestaltig und reicht von leichten Schleimhautläsionen bis zu ausgeprägten Gefäßkomplikationen mit foudroyantem thrombotischen Geschehen oder deletären Blutungen bei arteriellen Aneurysmen. Die einzelnen Symptome können zeitlich weit auseinander liegen, was die Diagnose gelegentlich erschwert.

Haut-/Schleimhautmanifestationen

Bei den Haut- und Schleimhautmanifestationen stehen Ulzerationen der Mundschleimhaut und des Genitale als Hauptsymptome im Vordergrund. An der Mundschleimhaut finden sich Aphthen oder ausgedehntere Geschwüre. Im Genitalbereich sind die Ulzera vorwiegend am Skrotum oder den Labien lokalisiert. Am übrigen Integument kommen Erythema nodosum, eine akneähnliche Follikulitis und vaskulitische Erscheinungen (Livedo, leukozytoklastische Vaskulitis) vor. Auf Grund des remittierend-rezidivierenden Verlaufs der Symptome können Residuen als diagnostische Hinweise dienen. So hinterlassen die Genitalulzera Narben, bei der Follikulitis können Keloide zurückbleiben und beim Erythema nodosum hyperpigmentierte Hautbezirke.

Augenmanifestationen

Als pathognomonisch gilt die Hypopyoniritis, sie wird jedoch lediglich bei etwa 10% der Patienten mit Augenbeteiligung beobachtet. Neben den vorderen Augenabschnitten mit anteriorer Uveitis können beim Morbus Behçet auch die hinteren Augenabschnitte betroffen sein mit Retinitis, Neuritis, Zentralvenenverschlüssen oder Blutungen auf dem Boden der Vaskulitis.

Gelenkmanifestationen

Die Gelenkerkrankung verläuft mono- bis oligoartikulär mit Befall der größeren Gelenke, hauptsächlich der Kniegelenke. Meist handelt es sich um rezidivierende Ergüsse ohne erosive knöcherne Veränderungen. Darüber hinaus bestehen oft auch Arthralgien oder Myalgien ohne greifbares pathologisches Korrelat, eine Myositis mit entsprechender Erhöhung der Muskelenzyme ist ebenfalls möglich. Eine Beteiligung des Achsenskeletts, insbesondere eine Sakroiliitis gehört nicht typischerweise zum Morbus Behçet.

Gefäßmanifestationen

Die Eigentümlichkeit der Gefäßerkrankung beim Morbus Behçet ist die Beteiligung sowohl der Venen als auch der Arterien. Oberflächliche Thrombophlebitiden sind häufig, gefolgt von tiefen Beinvenenthrombosen sowie Thrombosen der V. cava. Die Thromben sind meist adhärent, sodass embolische Komplikationen selten vorkommen. Die hauptsächliche arterielle Läsion stellen Aneurysmen dar, die zu Blutungen neigen, wobei insbesondere die Beteiligung der Pulmonalarterien zu profusen Blutungen mit deletärem Ausgang führen kann. Arterielle Verschlüsse sind ebenfalls möglich.

Zentralnervöse Manifestationen

Den neurologischen Symptomen liegt eine sterile Meningitis oder Meningoenzephalitis zugrunde. Am häufigsten ist der Hirnstamm betroffen. Bei den vaskulären Komplikationen wurden Sinusvenenthrombosen und zerebrale Blutungen beobachtet. Hingegen ist eine periphere Neuropathie nicht typisch für den Morbus Behçet.

Sonstige Manifestationen

Im Gastrointestinaltrakt kann ein den chronisch-entzündlichen Darmerkankungen ähnliches Bild bestehen. Die Geschwüre neigen vor allem im Ileozökalbereich zur Perforation.

Obwohl der Morbus Behçet als systemische Vaskulitis aufgefasst wird, ist eine Nierenbeteiligung untypisch. Nur für vereinzelte Fälle wurde eine Glomerulonephritis beschrieben. Eine kardiale Beteiligung ist ebenfalls selten, jedoch gibt es Berichte über Perikarditis, Myokarditis, Endomyokardfibrose und Myokardinfarkt. Auch eine Epididymitis tritt eher selten auf.

Diagnostik

Die Diagnose stützt sich auf die klinische Symptomatik, spezifische Laborbefunde fehlen. Nach den Klassifikationskriterien der International Study Group for Behçet's Disease von 1990 werden neben dem Hauptsymptom der rezidivierenden oralen Aphthosis (mindestens drei Episoden in 12 Monaten) zwei weitere Symptome gefordert (Tabelle 3.8-1).

3.8.4 Therapie

Die Therapie des Morbus Behçet ist symptomorientiert, da eine ursächliche Behandlung nicht zur Verfügung steht. Der Haupttherapieansatz ist eine antiinflammatorisch-immunsuppressive Behandlung mit Kortikosteroiden, Ciclosporin, Antimetaboliten oder Alkylanzien. Das häufig eingesetzte Colchicin erwies sich in einer plazebokontrollierten Doppelblindstudie lediglich bei Arthralgien und Erythema nodosum als wirksam (Übersicht s. Tabelle 3.8-2).

Augenbeteiligung

Leichtere Formen der Uveitis werden lokal mit Steroiden und Mydriatika behandelt. Bei anhaltenden Symptomen oder häufigen Rezidiven und bei Beteiligung der hinteren Augenabschnitte ist eine systemische Kortikosteroidtherapie in Kombination mit Azathioprin (2,5 mg/kg KG/Tag) angezeigt. Azathioprin gilt als Mittel der 1. Wahl, in Langzeitstudien wurde eine Senkung der Rezidivfrequenz, Verhinderung der Einbeziehung des anderen Auges und Reduktion der Erblindungshäufigkeit belegt. Die Kortikosteroidbehandlung ist nur in der Akutphase wirksam und verbessert die Langzeitprognose nicht, sodass eine Monotherapie nicht empfohlen werden kann. Eine weitere Option stellt Ciclosporin dar (3–5 mg/kg KG/Tag), das sich in einer Vergleichsstudie mit Cyclophosphamid 1 g alle 4 Wochen als überlegen erwiesen hat. Ein günstiger Effekt von Chlorambucil (0,1–0,2 mg/kg KG/Tag) ist ebenfalls beschrieben. Diese Substanz ist wegen der erhöhten Frequenz maligner Neoplasien aber nur als Reservemedikament einzustufen.

In verschiedenen offenen Verlaufsstudien mit Interferon-α-2a wurden Remissionen der Augenbeteiligung beobachtet. Die Dosierungsschemata variierten dabei von 6 Mio. Einheiten täglich bis hin zu 3 Mio. Einheiten zweimal pro Woche. In einer

Tabelle 3.8-1. Klassifikationskriterien der International Study Group for Behçet's Disease

Merkmal	Definition
Rezidivierende orale Aphthose	Kleinere oder größere oder herpetiforme Ulzerationen, vom Arzt beobachtet oder zuverlässig vom Patienten berichtet, mindestens dreimal in 12 Monaten wiederkehrend
Plus zwei der folgenden:	
Rezidiv. genitale Ulzerationen	Aphthöse Ulzerationen/Narben, vom Arzt beobachtet oder zuverlässig vom Patienten berichtet
Augenläsionen	Uveitis anterior oder posterior, Zellen im Glaskörper bei der Spaltlampenuntersuchung, retinale Vaskulitis beobachtet von einem Augenarzt
Hautläsionen	Erythema nodosum vom Arzt beobachtet oder zuverlässig berichtet vom Patienten, papulopustulöse Läsionen/akneiforme Knötchen bei postadoleszenten Patienten ohne Kortikosteroidtherapie
Positiver Pathergietest	Papulopustulöse Hautreaktion nach intrakutanem Nadelstich mit einer 20-G-Kanüle an der Unterarminnenseite, abgelesen durch den Arzt nach 48 h

Tabelle 3.8-2. Übersicht zur medikamentösen Therapie

Medikament	Dosierung	Indikation
Nichtsteroidale Antirheumatika		Arthralgien, Arthritis
Colchicin	1,5 mg/Tag	Arthralgien, Erythema nodosum
Kortikosteroide, topisch	Salbe, Tropfen, Kristallsuspension 20–40 mg i.a.	Orale/genitale Ulzerationen, leichte anteriore Uveitis, Arthritis
systemisch	1–1,5 mg/kg KG/Tag in absteigender Dosierung	Vaskulitis, Hirndruck, schwere Augenerkrankung, ausgeprägte Ulzerationen
Azathioprin	2,5 mg/kg KG	Augenbeteiligung, Vaskulitis, schwere Ulzerationen
Cyclophosphamid	1 g i.v./Monat	Schwere Augenbeteiligung, Vaskulitis, insbesondere ZNS
Ciclosporin	3–5 mg/kg KG	Akute Augenentzündung
Chlorambucil	0,1–0,2 mg/kg KG/Tag	Schwere Augenbeteiligung
Thalidomid	300 mg/Tag	Ausgeprägte orale Ulzerationen

Vergleichsstudie der Kombinationstherapien von Colchicin und Penicillin gegenüber einer Dreierkombination von Colchicin, Penicillin und Interferon-α-2b 3 Mio. Einheiten jeden zweiten Tag war die Dreierkombination hinsichtlich der Augenbeteiligung sowie extraokulärer Manifestationen überlegen.

Die Daten über den Einsatz von TNF-α-Inhibitoren sind noch nicht schlüssig. Positive Resultate aus Fallberichten und unkontrollierte Studien vor allem für den TNF-α-Antikörper Infliximab rechtfertigen einen Behandlungsversuch in refraktären Situationen, sofern die Sicherheitsaspekte, vor allem der Ausschluss einer vorbestehenden Tuberkulose, berücksichtigt werden.

Haut-/Schleimhautbeteiligung

Bei leichterer Aphthosis erfolgt eine Lokaltherapie mit Anästhetika, Kortikosteroiden und Adstringenzien. Ausgeprägtere Formen der genitalen Ulzera können eine systemische Therapie mit Kortikosteroiden und Azathioprin erfordern. Auch bei der Haut-/Schleimhautbeteiligung stellt Ciclosporin eine Alternative dar. Einen guten Effekt auf die Abheilung der Ulzerationen zeigte Thalidomid in einer Dosierung von 200–300 mg/Tag. Das Erythema nodosum spricht auf Colchicin (1,5 mg/Tag) an, zudem ist eine Lokalbehandlung mit Zinkleimverband insbesondere bei begleitenden Stauungserscheinungen sinnvoll. In einer offenen Vergleichsuntersuchung von Colchicin gegen Colchicin und Penicillin (1,2 Mio. E i.m. alle 3 Wochen) war die Kombination im Hinblick auf Abheilung der Haut-/Schleimhauterscheinungen und Rezidivhäufigkeit überlegen. Eine erste Placebo-kontrollierte Studie über einen Zeitraum von einem Monat spricht für positive Effekte des TNF-α-Inhibitors Etanercept.

Gelenkbeteiligung

Meist ist eine symptomatische Therapie mit nichtsteroidalen Antiphlogistika und lokalen Kälteapplikationen ausreichend. Lokale Steroidinjektionen können die Episoden abkürzen. Bei anhaltenden oder häufig rezidivierenden Synovialitiden kommt eine Synovialektomie in Betracht.

Gefäßbeteiligung

Die Therapie der schweren Vaskulitis orientiert sich an der Therapie anderer systemischer Vaskulitiden, sodass die Cyclophosphamidbehandlung im Vordergrund steht. Die Behandlung der thrombotischen Komplikationen ist unbefriedigend. Auf Grund der häufigen Vergesellschaftung mit arteriellen Aneurysmen und Adhärenz der Thromben ohne wesentliche Emboliegefahr wird eine Antikoagulation nicht empfohlen. In Abhängigkeit vom betroffenen Gefäßareal wird man jedoch im Einzelfall kaum auf eine systemische oder lokale Fibrinolysetherapie verzichten können, Daten liegen hierzu nicht vor. Bei Aneurysmen kommen Ligaturen oder gefäßplastische Eingriffe in Betracht, deren Ergebnisse auf Grund des Systemcharakters der Erkrankung jedoch schlechter sind als bei degenerativen Gefäßveränderungen. Die oberflächliche Thrombophlebitis kann lokal mit topischen Antiphlogistika und Zinkleimverband behandelt werden.

Zentralnervöse Beteiligung

Bei zerebraler Vaskulitis gilt Cyclophosphamid als das Mittel der Wahl, obwohl Studien hierzu nicht vorliegen. Kopfschmerzen im Rahmen eines erhöhten Hirndrucks sprechen auf Kortikosteroide (Prednison 1,5 mg/kg KG/Tag in absteigender Dosierung) an. Für die Meningoenzephalitis wurde ein positiver Effekt von Chlorambucil (0,1 mg/kg KG/Tag) in offenen Verlaufsbeobachtungen beschrieben, während Ciclosporin ineffektiv zu sein scheint. Eine konventionelle antikonvulsive Therapie ist bei Krampfanfällen angezeigt.

Gastrointestinale Beteiligung

Bei gastrointestinaler Beteiligung gilt zunächst Sulfasalazin (3 g/Tag) als Therapie der Wahl, jedoch führt auch Thalidomid zu einer raschen Besserung von Ulzerationen. Chirurgische Interventionen sind bei perforierenden Veränderungen angezeigt.

3.8.5 Zusammenfassung

Auf Grund der unterschiedlichen Ausprägung der Symptomatik und des häufig remittierend-rezidivierenden Verlaufs steht die symptomorientierte Therapie der Erkrankung im Vordergrund. Eine Lokalbehandlung kann durchaus ausreichend sein. Andererseits wird insbesondere bei der Augenerkrankung eine frühzeitige immunsuppressive Behandlung diskutiert, da Patienten, die frühzeitig eine Azathioprinbehandlung erhielten, eine bessere Prognose im Langzeitverlauf zeigten als Patienten unter einer Kortikosteroidmonotherapie.

Evidenz der Therapieempfehlungen

	Evidenzgrad	Empfehlungsstärke
Augenbeteiligung		
Azathioprin	I-b	B
Ciclosporin	I-b	B
ausgeprägte Ulzeration		
Azathioprin	I-b	B
Thalidomid	II-c	B
Interferon α	II-b	B
Erythema nodosum		
Colchicin	I-b	B
ZNS-Beteiligung		
Cyclophosphamid	III	C

3.8.6 Prognose

Die Prognose hängt entscheidend von der Ausprägung der Symptomatik und der Ausdehnung des Organbefalls ab. Als prognostisch ungünstig gelten männliches Geschlecht, früher Erkrankungsbeginn und frühe vaskuläre oder neurologische Manifestation. Ohne Behandlung führt die Augenerkrankung in 3–4 Jahren zur Erblindung, sie stellt in der japanischen Bevölkerung weiterhin die Hauptursache der Erblindung im Erwachsenenalter dar. Eine erhöhte Mortalität wird bei Männern angenommen.

Literatur

Aktulga E, Altac M, Özyazgan Y et al. (1980) A double blind study of colchicine in Behçet's disease. Haematologica 65: 339–402
Barnes CG, Yasici H (1999) Behçet's syndrome (editorial). Rheumatology 38: 1171–1176
Hamuryadan V, Özyazgan Y, Hizli N et al. (1997) Azathioprine in Behçet's syndrome. Effects on long-term prognosis. Arthritis Rheum 40: 769–774
International Study Group for Behçet's disease (1990) Criteria for diagnosis of Behçet's disease. Lancet 335: 1078–1080
Kaklamani VG, Kaklamanis PG (2001) Treatment of Behçet's dieseae – an update. Semin Arthritis Rheum 30: 299–312
Sfikakis PP (2002) Behçet's disease: a new target for anti-tumor necrosis factor treatment. Ann Rheum Dis 61 Suppl 2: ii51–53
Whitcup SM, Salvo EC, Nussenblatt RB (1994) Combined cyclosporine and corticosteroid therapy for sight-threatening uveitis in Behçet's disease. Am J Ophthalmol 118: 39–45

3.9 Polychondritis
Ulf Müller-Ladner

3.9.1 Einleitung

Die (rezidivierende) Polychondritis ist eine seltene, chronisch-entzündliche Erkrankung aus dem rheumatischen Formenkreis, die meist in Schüben die Knorpel der Ohren, der Nase und des Trachealsystems befällt. Die Erkrankung wurde erstmals 1923 beschrieben, bis heute sind weltweit aber nur wenige hundert Krankheitsfälle bekannt. Extrakartilaginäre Manifestationen können ebenfalls auftreten. Die Bandbreite des Schweregrades der Erkrankung ist sehr variabel, sie reicht von kurzfristigen, gut beherrschbaren Ohrknorpelentzündungen bis zu lebensbedrohlichen Atemwegsobstruktionen durch kollabierenden Trachealknorpel.

3.9.2 Ätiologie und Pathogenese

Die genaue Ursache der Polychondritis ist nicht bekannt. Sie tritt vorwiegend zwischen dem 40. und 60. Lebensjahr auf. Die Häufigkeit bei Frauen und Männern ist gleich, es gibt keine Unterschiede zwischen verschiedenen Ethnien und eine familiäre Disposition scheint ebenfalls nicht zu bestehen. Ein Drittel der Patienten leidet an einer weiteren Erkrankung aus dem rheumatischen Formenkreis. Ein genetisches Risiko ist vorhanden, da bei Erkrankten signifikant häufiger HLA-DR4 nachgewiesen werden konnte. Die Erkrankung beginnt mit entzündlichen perikartilaginären Infiltraten mit lokaler Präsenz von Immunglobulinen. Es können zudem Antikörper gegen Kollagen Typ II sowie Kollagen-Typ-II-erkennende T-Zell-Klone nachgewiesen werden. Nachfolgend kommt es zu einer Knorpeldestruktion von außen nach innen, wobei vor allem proteolytische Enzyme, die aus Chondrozyten, Granulozyten und Monozyten freigesetzt werden, maßgeblich beteiligt sind. Im weiteren Verlauf wird der Knorpel durch Granulationsgewebe, Bindegewebe und Kalzifikationen ersetzt.

3.9.3 Klinik und Diagnostik

Die Chondritis des Ohres ist die häufigste Erstmanifestation, sie betrifft im Verlauf der Erkrankung mehr als 80% der Patienten. Meist berichten die Patienten über einen plötzlichen Schmerz sowie eine Schwellung beider Ohren ohne Mitbeteiligung der knorpelfreien Ohrläppchen. Die entzündliche Schwellung kann sämtliche aurikulären Strukturen betreffen, was in Otitis media, Hörverlust, Schwindel, Ataxie, Übelkeit oder Erbrechen resultieren kann. Bei etwa der Hälfte der Patienten ist der Nasenknorpel mitbetroffen. Klinisch zeigt sich dies in geschwollenen Nasenschleimhäuten, Rhinorrhö und Epistaxis. Bei längerer Erkrankung entwickelt sich meist eine Sattelnase, die sich auch ohne sichtbare Entzündung bei schwelendem Verlauf ausbilden kann. Mehr als die Hälfte der Patienten leidet an einer Beteiligung der Trachealknorpel. Frauen sind hierbei interessanterweise häufiger betroffen. Die Symptome umfassen Heiserkeit, Engegefühl im Bereich des Kehlkopfes und der proximalen Trachea sowie Hustenattacken. In schweren Fällen tritt eine lebensbedrohliche Obstruktion durch Schleimhautödeme, Trachealstrikturen oder Kollaps der Kehlkopf- und Trachealknorpel auf, der Kollaps kleinerer Bronchialäste führt zu rezivierenden Pneumonien. Etwa ein Drittel der Patienten zeigen als Erstmanifestation eine symmetrische oligo- oder polyartikuläre Arthritis, die der eigentlichen Chondritis Monate vorauseilen kann. Insgesamt treten arthritische Symptome im Krankheitsverlauf bei etwa 50% der Patienten auf, wobei alle Gelenke betroffen sein können und diese nur selten Zeichen der Destruktion aufweisen. Augenbeteiligungen sind häufig und manifestieren sich als Konjunktivitis, Episkleritis, Iritis und Keratitis, in schweren Fällen können Ulzerationen und Perforationen zur Erblindung führen. Auch Optikusneuritiden und Vaskulitiden der arteriellen und venösen Gefäße des Auges werden beobachtet. Kardiale Manifestationen sind für die Schwere des weiteren Verlaufs der Erkrankung oft mitentscheidend. Die Dilatation des Aortenringes führt zur Aorteninsuffizienz, Aneurysmen der Aorta können rupturieren und Peri-/Myokarditiden resultieren zusammen mit Reizleitungsstörungen in einer (akuten) Herzinsuffizienz. Systemische Vaskulitiden im Rahmen der Grundkrankheit zeigen sich als Hautläsionen, Vaskulitiden der kleinen und großen Gefäße, neurologische Ausfälle sowie Glomerulonephritiden. Tabelle 3.9-1 zeigt die Häufigkeitsverteilung der einzelnen Symptome im Überblick. Spezifische Marker bei den Laboruntersuchungen gibt es nicht, die Aktivität der Erkrankung korreliert meist mit der BSG und dem CRP als unspezifischen Entzündungsparametern. Immunologische Parameter wie Rheumafaktoren, ANA, ANCA und zirkulierende Immunkomplexe lassen sich teilweise nachweisen. Dies unterstreicht die Verwandtschaft der Polychondritis mit anderen immunologisch-rheumatologi-

Tabelle 3.9-1. Häufigkeit der einzelnen Symptome der rezidivierenden Polychondritis bei Krankheitsbeginn und im Krankheitsverlauf

Symptome	Häufigkeit bei Krankheitsbeginn bis zu ... [%]	Häufigkeit im Krankheitsverlauf bis zu ... [%]
Aurikuläre (Poly-)Chondritis	40	89
Nasenknorpelbeteiligung (im Verlauf Sattelnase)	25	82
Arthritis	35	81
Atemwegsbeteiligung	25	70
Augenbeteiligung	20	50
Vaskulitis	3	10
Hautbeteiligung	4	41
Kardiovaskuläre Beteiligung (Aortenbeteiligung)	<5	46 (15)

Tabelle 3.9-2. Klassifikationskriterien der rezidivierenden Polychondritis

Klassifikation	Einzelkriterien
McAdam et al. 1976 (mindestens 3 Kriterien)	Ohrknorpelchondritis Nasenknorpelchondritis Chondritis von Larynx-, Tracheal- oder Bronchialknorpeln Beteiligung des Gehör- oder Gleichgewichtsorgans Okuläre Entzündung Nichterosive Polyarthritis (negativer Rheumafaktor)
Damiani u. Levine 1979 (eine der Kombinationen)	Erfüllung der McAdam-Kriterien Eines der McAdam-Kriterien + histologisch nachgewiesene Perichondritis Chondritis zweier anatomisch unabhängiger Regionen mit deutlicher Besserung auf Steroide und/oder Dapson

schen Krankheitsbildern, erfordert aber andererseits die Abgrenzung gegenüber anderen definierten Entitäten.

Die Diagnose lässt sich in der Regel aus den typischen klinischen Befunden in Verbindung mit einer Biopsie des betroffenen Knorpels stellen. Wichtig hierbei ist, dass die Biopsien tief genug entnommen werden, um die periartikuläre Zone sicher zu erfassen. Vor allem Tracheabiopsien müssen unter Umständen mehrfach wiederholt werden. Diagnosekriterien wurden 1976 erstellt und 1979 modifiziert (Tabelle 3.9-2), im deutschen Sprachraum werden jedoch vorwiegend die Ersteren benutzt. Differentialdiagnostisch ist die Polychondritis hauptsächlich von anderen rheumatischen Erkrankungen (Tabelle 3.9-3), die sich ebenfalls im Kopf-Hals-Bereich abspielen, abzugrenzen, wobei insbesondere bei mono- oder oligokartilaginärem Befall eine bakterielle Chondritis ebenfalls in Betracht gezogen werden sollte.

Tabelle 3.9-3. Differentialdiagnosen der rezidivierenden Polychondritis

Differentialdiagnose	Wichtigste Unterschiede
Wegener-Granulomatose	Granulome histologisch nachweisbar, cANCA positiv, keine Ohrknorpelbeteiligung
Cogan-Syndrom	Keine Beteiligung des Respirationstraktes
M. Reiter	Urethritis, mukokutane Ulzera, keine Ohr-/Nasenknorpelbeteiligungen
Rheumatoide Arthritis	Ausgeprägte Gelenkdestruktionen, hohe Rheumafaktortiter
Bakterielle Chondritis	Meist monokartilaginär
Kollagenosen	Hauptkrankheit steht gegenüber Chondritis meist im Vordergrund

3.9.4 Therapie

Bei reiner Ohrknorpelbeteiligung sind nichtsteroidale Antirheumatika wie Diclofenac oder Ibuprofen in ausreichend hoher Dosierung über wenige Tage bis Wochen bis zur vollständigen Rückbildung der Entzündung meist ausreichend. Schwerere Verläufe, vor allem bei Trachealknorpelbeteiligung und overten Organbeteiligungen sollten initial stets mit einer hochdosierten Steroidgabe (1 mg Prednisolonäquivalent/kg KG) behandelt werden, eine Reduktion ist erst bei deutlich rückläufiger Klinik und sinkenden Entzündungsparametern sinnvoll. Durch die Steroide können Intensität und Häufigkeit der Schübe gemildert, die Progression der Erkrankung aber nicht aufgehalten werden. Bei Wiederaufflackern der Krankheit oberhalb der Cushing-Schwellendosis oder bei Blutzuckerproblemen bei älteren Patienten empfiehlt sich die langfristige Gabe eines Immunsuppressivums, vergleichbar zu anderen rheumatischen Erkrankungen. Auf Grund der geringen Patientenzahl sind gesicherte Studien zur Evaluation bestimmter Immunsuppressiva in der Regel nicht möglich, positive Berichte existieren aber zu Cyclosporin A, Dapson, Azathioprin, 6-Mercaptopurin, Colchizin, Procain-Penicillin, D-Penicillamin, Cyclophosphamid und Infliximab. Auf Grund der guten Verträglichkeit und der positiven Wirkung auf eine eventuell vorliegende Arthritis wird in neuerer Zeit zumeist Methotrexat in Kombination mit Folsäure zur Langzeittherapie mit gutem Erfolg insbesondere bei älteren Patienten angewandt, während für sehr aktive Verlaufsformen

Tabelle 3.9-4. Wichtigste medikamentöse Therapieformen der rezidivierenden Polychondritis und ihre Indikationen

Medikation	Indikation
NSAR (z. B. Diclofenac, Ibuprofen, spezifische Cox-2-Hemmer)	Leichte Verlaufsformen (kurzfristige Chondritis des Ohr- und Nasenknorpels)
Steroide	Initialtherapie, in niedriger Dosierung (<7,5 mg Prednisolonäquivalent/Tag) Langzeittherapie
Methotrexat (7,5–30 mg/Woche)	Mäßig aktive chronische Verläufe (Kombination mit 5 mg Folsäure/24 h nach Methotrexat sinnvoll)
Azathioprin (2–5 mg/kg KG/Tag)	Mäßig aktive chronische Verläufe (keine Kombination mit Allopurinol; Bestimmung der Thiopurinmethyltransferaseaktivität vor Therapie notwendig; Therapiemonitoring durch Bestimmung des Serumspiegels von 6-Thioguanin möglich)
Cyclophosphamid (2–3 mg/kg KG/Tag) *oder* 750–1000 mg/m² KOF/4–6 Wochen für mind. 6 Monate)	Schwere Verläufe, Beteiligung lebenswichtiger Organe (auf Blasenschutz mit Mesna und ausreichender Flüssigkeitszufuhr achten)
Colchizin (0,6 mg 2-mal/Tag)	Vor allem bei aurikulärer Chondritis
Dapson (50–200 mg/Tag)	Milde Verlaufsform

die Cyclophosphamidstoßtherapie empfohlen wird. Eine Zusammenfassung der derzeit aktuellen Therapieoptionen zeigt Tabelle 3.9-4.

Organschäden müssen häufig unabhängig von der medikamentösen Therapie behandelt werden. Trachealstenosen als schwerste Organmanifestation erfordern zumeist den Einsatz von selbstexpandierenden Stents, während bei subglottischen Stenosen die Tracheostomie häufig als letzte Möglichkeit verbleibt. Aortenläsionen werden mittels Klappenersatz versorgt, die plastische Versorgung eines Aneurysmas erfordert ebenfalls die Beteiligung von Herz-Thorax-Chirurgen. Ausgeprägte okuläre Entzündungen können zur Verhinderung des Sehverlustes durch intraokuläre Steroidinjektionen behandelt werden, HNO-ärztlicherseits erfordern die Nasen- und Ohrknorpeldeformitäten zumeist den plastischen Wiederaufbau.

Evidenz der Therapieempfehlungen

	Evidenzgrad	Empfehlungsstärke
NSAR	III	C
Steroide	III	C
Methotrexat	III	C
Azathioprin	III	C
Cyclophosphamid	III	C
Colchizin	III	C
Dapson	III	C

3.9.5 Prognose

Der Verlauf der Erkrankung ist sehr variabel. Er reicht von kurzzeitigen Schüben von tage- bis wochenlanger Dauer bis zur chronisch progressiven Verlaufsform mit polytoper Organbeteiligung. Im Vergleich zu anderen rheumatischen Erkrankungen ist die Überlebensrate bei einzelnen Patienten als schlecht einzuordnen, Studienergebnisse reichen von einer geschätzten Fünfjahresüberlebensrate von 74% bis zu einer Zehnjahresüberlebensrate zwischen 55% und 94%.

Literatur

Benning K, Müller-Ladner U, Rau G, Lang B (1993) Die chronisch rezivierende Polychondritis. Z Rheumatol 52: 142–149

Damiani JM, Levine HL (1979) Relapsing polychondritis. Laryngoscope 89: 929–946

Kent PD, Michet CD Jr, Luthra HS (2004) Relapsing polychondritis. Curr Opin Rheumatol 16: 56–61

McAdam LP, O'Hanlan MA, Bluestone R, Pearson CM (1976) Relapsing polychondritis: prospective study of 23 patients and a review of the literature. Medicine 55: 193–215

Molina JF, Espinoza LR (2000) Relapsing polychondritis. Baillieres Clin Rheumatol 14: 97–109

Park JK, Gowin M, Schuhmacher HR Jr (1996) Steroid sparing effect of methotrexate in relapsing polychondritis. J Rheumatol 23: 937–938

Sarodia BD, Dasgupta A, Mehta AC (1999) Management of airway manifestations of relapsing polychondritis. Case reports and review of the literature. Chest 116: 1669–1675

3.10 Plasmapherese und Immunadsorption
Norbert Braun und Teut Risler

3.10.1 Einleitung

Extrakorporalen Therapien wurde bei rheumatischen Erkrankungen auf Grund der gesicherten oder vermuteten pathogenetischen Bedeutung humoraler Faktoren ein großes therapeutisches Potential zugesprochen. Diese Hoffnungen haben sich weitgehend nicht erfüllt. Dennoch haben sich klinische Konstellationen herausgeschält, bei denen sich extrakorporale Therapieverfahren als nützliche Therapieoption etablieren konnten (Tabelle 3.10-1).

3.10.2 Begriffsbestimmung und technische Realisierung

Es stehen heute zwei unterschiedliche technische Verfahren zur Trennung der Plasmabestandteile aus dem Blut zur Verfügung: die Differentialzentrifugation und die Membranplasmaseparation. Das so gewonnene Plasma kann anschließend noch weiteren Trennprozessen unterzogen werden (Kryo-, Thermo-, Kaskadenfiltration, Adsorptionsverfahren). Die Immunadsorption beschreibt einen solchen weiteren Trennprozess, bei dem durch Verwendung geeigneter Liganden immunologisch aktive Substanzen aus dem durch die Primärtrennung gewonnenen Plasma entfernt werden. Das Patientenplasma wird anschließend dem Patienten wieder zurückgegeben.

Der wesentliche Unterschied zwischen der herkömmlichen Plasmapherese und der Immunadsorption besteht damit in dem weitestgehenden Verzicht auf Fremdeiweißsubstitution. Gleichzeitig mehren sich die Hinweise, dass der Immunadsorptionsprozess gewisse immunmodulierende Effekte beim Patienten bewirkt.

3.10.3 Klinische Durchführung der Plasmapherese und Immunadsorption

Die Durchführung eines extrakorporalen Verfahrens erfordert einen sicheren Blutgefäßzugang. Da bei der Plasmapherese im Gegensatz zur Hämodialyse keine hohen Blutflüsse erforderlich sind, kann bei ausreichend guten Kubitalvenen ein peripherer Zugang über zwei 16-G-Venenverweilkanülen ausreichend sein. Ansonsten ist die Anlage eines zentralvenösen Gefäßzugangs erforderlich, was aber die Rate an Komplikationen im Vergleich zu konventionellen, medikamentösen Therapien erhöht.

Während der Behandlung ist eine Antikoagulation des extrakorporalen Kreislaufs in der Regel mit Natriumheparin und/oder Zitrat erforderlich. In der Regel reicht die Verabreichung von 2000–3000 IE Na-Heparin zu Beginn der Behandlung und anschließend 500–1000 IE Na-Heparin pro Stunde bei längeren Behandlungen aus, um eine Blutgerinnung zu verhindern. Für Immunadsorptionsbehandlungen erfolgt zur Blockierung der Komplementaktivierung am Adsorber und zur Antikoagulation häufig eine Kombination von Na-Heparin und ACD-A Lösung (Zitrat).

Die Menge des zu behandelnden Plasmas richtet sich nach der zu eliminierenden Substanz und dem klinischen Erfolg. Sollen Immunglobuline aus dem Körper entfernt werden, so erreicht ein therapeutischer Plasmaaustausch gegen isoonkotisches Humanalbumin nach der Behandlung eines Plasmavolumens (das errechnete, zirkulierende, hämatokritkorrigierte Plasmavolumen des Patienten) eine Absenkung der Ausgangs-IgG-Konzentration auf etwa 40–50%. Einzelbehandlung als auch wiederholte Behandlungen folgen dabei einer Kinetik 1. Ordnung. Trotzdem ist zu berücksichtigen, dass sich Immunglobuline zu nahezu gleichen Anteilen im vaskulären wie interstitiellen Raum verteilen und mit einer raschen Rückverteilung neben der Resynthese zu rechnen ist. Auch für die meisten Immunadsorptionsverfahren beschreibt das Einkompartmentmodell ausreichend genau die Eliminationskinetik.

3.10.4 Indikationen der Plasmapherese und Immunadsorption bei rheumatologischen Autoimmunkrankheiten

Die Annahme, dass durch die wiederholte Elimination von Autoantikörpern, Immunkomplexen oder anderen Proteinen der langfristige Verlauf entzündlich rheumatologischer Erkrankungen zu bessern sei, hat sich weitestgehend nicht bestätigt. In besonderen klinischen Situationen jedoch werden Plasmapherese und Immunadsorption erfolgreich eingesetzt. Dies gilt insbesondere für therapierefraktäre Krankheitsverläufe oder spezielle Komplikationen, z. B. das Hyperviskositätssyndrom, die Kryoglobulinämie oder die thrombotisch thrombozytopenische Purpura (Moschcowicz-Syndrom).

Tabelle 3.10-1. Stellenwert extrakorporaler Therapieverfahren bei entzündlich rheumatischen Erkrankungen

Erkrankung	Indikation	Verfahren	Stellenwert	Evidenzgrad	Evidenzstärke
Rheumatoide Arthritis	Refraktärer Verlauf unter Basistherapeutika, vor oder alternativ zum Einsatz von sog. „Biologika"	Immunadsorption (Staphylokokkenprotein A)	Reservetherapie	I-b	B
Systemischer Lupus erythematodes	Refraktärer Verlauf unter Cyclophosphamid oder Mycophenolatmofetil	Immunadsorption (Staphylokokkenprotein A)	Therapieversuch	III	B
	Thrombotisch thrombozytopenische Purpura	Plasmaaustausch	Therapie der Wahl	III	B
	Katastrophales Antiphospholipidsyndrom	Plasmapherese oder Immunadsorption	Ungesichert	IV	C
Sklerodermie	Sekundäre thrombotisch thrombozytopenische Purpura	Plasmaaustausch	Therapie der Wahl	III	B
Sjögren-Syndrom	Hyperviskositätssyndrom	Plasmapherese	Im Einzelfall sinnvoll	IV	C
Vaskulitiden	Kryoglobulinämie	Plasmapherese	Im Einzelfall sinnvoll	IV	C

Rheumatoide Arthritis

Die therapeutische Plasmapherese konnte in einer großen, doppelblind angelegten Studie keinen Vorteil gegenüber der Scheinplasmapherese erbringen. Daher hat dieses Verfahren keinen Stellenwert bei der rheumatoiden Arthritis. Dennoch wurden verwandte Ansätze, speziell die Immunadsorption an Staphylokokkenprotein-A-Silikatgel (Prosorba) weiter verfolgt. Eine ebenfalls durch Scheinapherese kontrollierte, randomisierte Studie an 91 Patienten mit therapierefraktärer rheumatoider Arthritis und pro Patient mehr als 19 schmerzhaften Gelenken sowie mindestens 10 geschwollenen Gelenken ergab signifikant bessere Ergebnisse für die Immunadsorption gegenüber der Scheinbehandlung. Die niedrige Ansprechrate von 33% in der Adsorptionsgruppe gegenüber 9,3% bei Scheinapheresen spricht aber dafür, dass der Nutzen limitiert ist. Die wöchentliche Immunadsorption mit dieser Technik stellt damit eine Behandlungsoption für Patienten mit rheumatoider Arthritis dar, bei denen mehrere Basistherapeutika inklusive Methotrexat und TNF-alpha-Inhibitoren nicht effektiv waren.

Systemischer Lupus erythematodes (SLE)

Extrakorporale Therapiestrategien wurden immer wieder zur Behandlung des SLE eingesetzt. Kontrollierte Studien konnten sowohl bei mäßig aktiver als auch schwerer Erkrankung keinen klinischen Nutzen der Plasmapherese belegen. Auch der Ansatz, das postulierte Rebound-Phänomen, also die gesteigerte Antikörpersynthese nach vorhergehender Antikörperentfernung, durch eine anschließende Zytostatikagabe für eine Intensivierung der Immunsuppression auszunutzen, ließ sich in einer kontrollierten Studie nicht verifizieren. Die Kombination von Plasmapheresen mit nachfolgendem Cyclophosphamid ergab keinen Vorteil gegenüber der alleinigen Cyclophosphamidtherapie. Die Plasmapherese spielt daher bei der Behandlung des unkomplizierten systemischen Lupus erythematodes heute keine Rolle mehr.

Neben dem therapeutischen Plasmaaustausch wurde vor allem in Japan, zuletzt aber auch zunehmend in Europa versucht, selektivere Adsorptionsverfahren für die Behandlung des SLE zu testen. Obwohl die Erkrankung zu den häufigsten Autoimmunkrankheiten zählt, konnten auf Grund der negativen Erfahrungen mit der Plasmapherese bislang keine größeren, kontrollierten Studien mehr initiiert werden. Die bislang verfügbaren Untersuchungen an Einzelfällen und kleineren Fallserien zeigen die Effektivität der eingesetzten Verfahren im Hinblick auf die Elimination bestimmter, an der Erkrankung beteiligter immunologischer Faktoren (anti-ds-DNS-Antikörper, Antiphospholipidantikörper, Immunkomplexe) und in aller Regel auch einen günstigen Effekt auf die Erkrankung.

Thrombotisch thrombozytopenische Purpura

Bei der thrombotisch thrombozytopenischen Purpura (TTP; Synonym: Moschcowitz-Syndrom), das durch die Pentade Fieber, hämolytische Anämie, Thrombozytopenie, Niereninsuffizienz und zerebrale Symptomatik gekennzeichnet ist, führt ein Mangel an von-Willebrand-Protease zur Aggregation des von-Willebrand-Faktors (vWF) mit nachfolgender intravasaler Gerinnung. Die Therapie der Wahl ist die rasche Substitution der von-Willebrand-Protease durch Gabe von Frischplasma. Durch vorherige Entfernung des Patientenplasmas kann das Substitutionsvolumen erhöht werden. Daher gilt der therapeutische Plasmaaustausch bei primärer TTP als Therapie der Wahl. Bei sekundärer TTP, wie sie unter den Kollagenosen insbesondere bei SLE, Sklerodermie mit renaler Krise und gelegentlich unter Ciclosporin vorkommt, steht der Plasmaaustausch ebenfalls an erster Stelle der Akutmaßnahmen.

Sjögren-Syndrom

Extrakorporale Therapieverfahren haben keinen positiven Effekt auf die Langzeitprognose der Erkrankung und daher keine Bedeutung bei der Standardtherapie. Eine Ausnahme kann ggf. die Entfernung von anti-SSA- und anti-SSB-Antikörpern schwangerer Patientinnen sein, um einem kongenitalen Herzblock vorzubeugen. Ein kurzfristiger Einsatz der Plasmapherese ist ferner bei ausgeprägtem Hyperviskositätssyndrom denkbar.

Dermatomyositis und Polymyositis

Ein sicherer Beleg für den Nutzen extrakorporaler Therapieverfahren liegt nicht vor. Eine retrospektive Zusammenstellung von 38 Fällen spricht dafür, dass die Plasmapherese allenfalls einen akuten Schub der Erkrankung abmildern kann.

Sklerodermie

Die Antikörperelimination hat keinen Effekt auf den Langzeitverlauf der Erkrankung. Der wesentliche Stellenwert der extrakorporalen Therapie liegt allenfalls bei der Plasmaaustauschbehandlung im Rahmen einer sekundären TTP.

Vaskulitiden

Kontrollierte Studien zum Einsatz extrakorporaler Therapieverfahren im Rahmen der Behandlung von Vaskulitiden fehlen zumeist. Einige, meist nur als Abstract publizierte, kontrollierte, prospektive Untersuchungen ergaben keinen Vorteil oder sogar eher einen Nachteil für die mit Plasmapherese behandelten Patienten. Eine Ausnahme ist die kryoglobulinämische Vaskulitis (CV). Bei starker Kryoglobulinbelastung (hoher Kryokrit) kann die Plasmapherese bis zum Greifen der immunsuppressiven Therapie (s. Kap. 3.7) eine nützliche Entlastung bringen. Bei chronischen Verläufen besteht prinzipiell die Möglichkeit, das separierte Plasma in einem Sekundärkreislauf mittels Kryopräzipitation weitgehend selektiv von den Kryoglobulinen zu befreien („Kryapherese"). Dies Verfahren ist jedoch wenig verbreitet, zudem ist die Plasmapherese meist ausreichend. Mit den verbesserten Therapiemöglichkeiten der Grunderkrankung, z. B. der Interferontherapie bei Hepatitis-C-assoziierter CV, tritt die extrakorporale Therapie vermutlich schrittweise in den Hintergrund. Ob Plasmapheresen dazu beitragen, bei rapid progredienter Glomerulonephritis (RPGN) im Rahmen ANCA-assoziierter Vaskulitiden die Häufigkeit terminaler Niereninsuffizienzen zu senken, wird derzeit in multizentrischen europäischen Studien überprüft.

3.10.5 Zusammenfassung

Extrakorporale Therapien zur Behandlung rheumatologischer Erkrankungen sind nach derzeitiger Lage ausschließlich bei therapieresistenten Formen der rheumatoiden Arthritis oder bei definierter Problemkonstellation im Rahmen einer Kollagenose oder Vaskulitis induziert. Hierzu zählen vor allem der therapeutische Plasmaaustausch bei sekundärer thrombotisch thrombozytopenischer Purpura und die Plasmapherese bei kryoglobulinämischer Vaskulitis. Im Einzelfall können diese Verfahren erwogen werden bei Mikrozirkulationsstörungen auf dem Boden eines schweren Antiphospholipidantikörpersyndroms oder bei ausgeprägtem Hyperviskositätssyndrom. In der Zukunft könnte der Einsatz extrakorporaler Verfahren eventuell wieder zunehmen, wenn selektivere Verfahren, wie z. B. die Immunadsorption an Staphylokokkenprotein A oder anderen Liganden, bei bestimmten rheumatologischen Erkrankungen durch gesteigerte Effektivität und bessere Verträglichkeit eine ergänzende therapeutische Bedeutung im Rahmen der Stufentherapie erlangen.

Literatur

Braun N, Bosch T (2000) Immunoadsorption, current status and future developments. Exp Opin Invest Drugs 9: 2017–2038

Felson DT, LaValley MP, Baldassare AR, Block JA, Caldwell JR, Cannon GW et al. (1999) The Prosorba column for treatment of refractory rheumatoid arthritis. Arthritis Rheum 42: 2153–2159

Lewis EJ, Hunsicker LG, Lan SP, Rohde RD, Lachin JM (The Lupus Nephritis Collaborative Study Group) (1992) A controlled trial of plasmapheresis therapy in severe lupus nephritis. N Engl J Med 326: 1373–1379

Snyder HW Jr, Mittelman A, Oral A, Messerschmidt GL, Henry DH, Korec S et al. (1993) Treatment of cancer chemotherapy-associated thrombotic thrombocytopenic purpura/hemolytic uremic syndrome by protein A immunoadsorption of plasma. Cancer 71: 1882–1892

4 Tumorerkrankungen

Wolfgang Hiddemann

4.1	Wirkungsweisen der antineoplastischen Chemo- und Immuntherapie	191
4.2	Solide Tumoren	195
4.3	Prinzipien der konservativen Therapie	248
4.4	Schmerztherapie	253
4.5	Experimentelle Therapie und somatische Gentherapie von Krebs	258

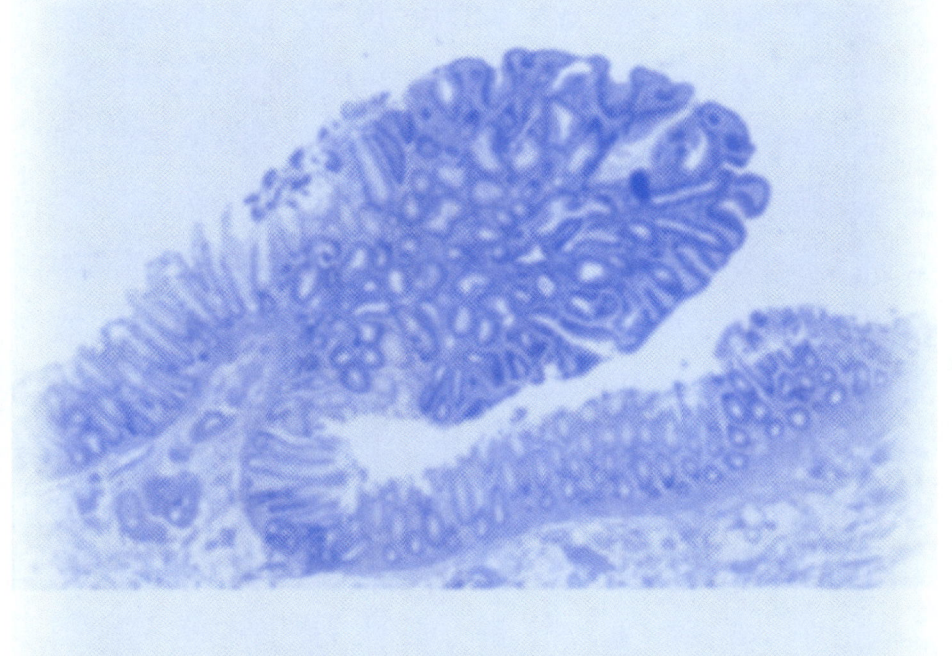

4.1 Wirkungsweisen der antineoplastischen Chemo- und Immuntherapie
Andreas Neubauer

4.1.1 Klassen von Zytostatika

Man unterscheidet eine ganze Reihe verschiedener Klassen von Chemotherapeutika mit jeweils unterschiedlichem primärem Wirkungsansatz in der Zelle:
- **Antimetabolite** die als kompetitive Hemmer des Nukleinsäurestoffwechsels fungieren (z. B. Cytarabin, 5-Fluorouracil, Gemcitabin);
- **Alkylanzien** (z. B. Cyclophosphamid, Ifosfamid, Busulfan);
- natürlich vorkommende **Antibiotika** (z. B. Mitomycin, Bleomycin, Antrazykline);
- **Topoisomerase-I- und -II-Blocker** (Topo I: Camptothecin; Topo II: Epipodophyllotoxine);
- **Pflanzenalkaloide**:
  - Vincaalkaloide (z. B. Vincristin, Vinblastin, Vinorelbin),
  - Taxane (Paclitaxel, Docetaxel),
  - Epipodophyllinderivate (Etoposid, Teniposid);
- Platinverbindungen (Cisplatin, Carboplatin, Oxaliplatin).

Die genannten Substanzklassen sind molekular jeweils unterschiedlich wirksam. Obwohl die genannten Substanzen ähnliche Wirkweisen aufweisen, existieren doch unterschiedliche Wirkungsspektren innerhalb der einzelnen Klassen.

Die im Folgenden dargestellten grundlegenden Prinzipien liegen den beobachteten Wirkungen der Substanzen zugrunde.

Antimetabolite
Antimetabolite wirken als kompetitive Hemmstoffe des Nukleinsäurestoffwechsels, entweder direkt (z. B. Fludarabin, Cytarabin, 5-Fluorouracil, Gemcitabin; alle Substanzen werden in die DNA eingebaut, wo sie zu einer Hemmung weiterer Stoffwechselwege und Enzyme führen) oder indirekt (Methotrexat: über Hemmung der Dihydrofolatreduktase, damit indirekte Hemmung des Nukleinsäureaufbaus durch Inhibition der Methylgruppendonatoren). Sie wirken hauptsächlich in der S-Phase des Zellzyklus.

Alkylanzien
Dies sind Derivate des Stickstofflost, Imine, Nitrosoharnstoffe oder Alkylsulfonate. Derivate des Stickstofflost sind Cyclophosphamid, Ifosfamid, Melphalan, Trofosfamid, Chlorambucil und Bendamustin. Vertreter der Alkylsulfonate sind Busulfan und Treosulfan. Thiotepa gehört zur Gruppe der Imine und Carmustin ist der bekannteste Vertreter der Nitrosoharnstoffe. Alle induzieren eine zytostatische Wirkung über eine direkte Bindung an die DNA und dadurch einer Hemmung verschiedener DNA- und RNA-abhängiger Polymerasen.

Antibiotika
Antibiotika weisen unterschiedliche Wirkungsmechanismen auf. Mitomycin wirkt als Alkylans, während Bleomycin DNA-Einzelstrangbrüche induziert. Als Nebenwirkungen können gravierende Organtoxizitäten auftreten mit schweren Lungenveränderungen bei Gabe von Bleomycin sowie Nephrotoxizitäten bei Mitomycin. Die bleomycininduzierte pulmonale Toxizität ist wahrscheinlich dosisabhängig und wird ab kumulativen Dosen von 400 mg aufwärts festgestellt. Anthrazykline entfalten ihre zytotoxische Wirkung hauptsächlich durch Interkalierung mit der DNA-Doppelhelix und konsekutiver Hemmung der Transkription und Replikation.

Topoisomerasehemmstoffe
Hemmstoffe der beiden Hauptkomplexe Topoisomerase I und II binden zwar an DNA, verändern aber nicht deren primäre Struktur wie Alkylanzien oder Antimetabolite, sondern inhibieren die regelrechte DNA-Funktion über sterische Mechanismen. Zur RNA- bzw. DNA-Polymerisierung bedarf es einer enzymatischen Aktivität, um die sehr kompakte DNA-Struktur aufzuheben und dann die DNA-Basenfolge ablesen zu lassen. Dies wird durch Topoisomerasen vollzogen. Topoisomerase-II-Hemmstoffe stammen z. B. aus der Klasse der Epipodophyllotoxine (s. Pflanzenalkaloide). Topoisomerase-I-Hemmstoffe sind Camptothecin und seine Abkömmlinge Irinotecan sowie Topotecan. Durch die essentielle Funktion der Topoisomerasen in fast allen Phasen des Zellzyklus ist die Breite der Wirkung der Hemmstoffe dieser Enzyme erklärt.

Pflanzenalkaloide
Vincaalkaloide Hierbei handelt es sich um aus der Natur abgeleitete Substanzen der Pflanze Vinca rosea. Die verschiedenen Zytostatika dieser Klasse sind eng verwandt: Vincristin, Vinblastin, Vindesin sowie Vinorelbin. Alle wirken über eine Hemmung des Spindelapparates, sodass die Wirkung vorwiegend auf die Metaphase des Zellzyklus beschränkt ist. Ein Vorteil insbesondere von Vincristin ist die eher gering ausgeprägte Myelosuppression. Hauptnebenwirkung der gesamten Klasse ist die bekannte Neurotoxizität, die sich meist als Polyneuropathie sensomotorischer, aber auch autonomer Nerven äußert.

Taxane Taxane sind neuere Zytostatika und stammen ebenfalls aus der Natur, und zwar von einer Eibenart. Heute werden sie jedoch halbsynthetisch hergestellt (Docetaxel). Ähnlich wie Vincaalkaloide hemmen die Taxane den Mikrotubulusapparat der Zelle. Taxane sind breit wirksam und weisen als Hauptnebenwirkung neben der ausgeprägten Knochenmarktoxizität die periphere Neuropathie sowie eine Ödemneigung der Patienten auf. Die beobachtete Akuttoxizität mit Atemnot, Bronchospasmus, Urtikaria und Angioödem wird auf den Lösungsvermittler, nicht jedoch auf das Taxan selbst zurückgeführt.

Platinverbindungen

Ähnlich wie Anthrazykline gehören Platinderivate zu den ältesten und gleichzeitig auch wirksamsten Zytostatika mit einem sehr breiten Wirkspektrum. Platinderivate (Cis-Platin, Carboplatin, Oxaliplatin) inhibieren die DNA- und RNA-Polymerisierung über direkte und indirekte DNA-Bindung, die zu einer Vernetzung der DNA führt. Dies führt im zweiten Schritt dann zu einer Behinderung der DNA-Polymerase und DNA-abhängigen RNA-Polymerase. Hauptnebenwirkung neben der für Cis-Platin typischen Nephrotoxizität ist die für alle Vertreter typische Neurotoxizität mit sehr ausgeprägter Übelkeit und eine mehr oder weniger stark ausgeprägte myelosuppressive Potenz.

4.1.2 Wirkungsweise von Zytostatika

Grundsätzlich können bei Zytostatika zwei unterschiedliche Wirkweisen unterschieden werden:
1. direkte Inhibition der für die Zelle essentiellen Funktion des Nukleinsäurestoffwechsels (s. oben) und
2. Eingriff in wichtige signaltransduzierende Prozesse.

Beide Mechanismen können den gewünschten proapoptotischen Effekt zur Konsequenz haben. Während die direkte DNA- und RNA-Inhibition bei den oben aufgeführten Substanzklassen die vorwiegend beachtete Wirkweise darstellt, tritt dagegen die indirekte, zunächst auf für die Zelle essentiell wichtige Signaltransduktionswirkung bisher noch eher in den Hintergrund. Neben der oben schon angeklungenen „klassischen", durch direkte DNA- oder RNA-abhängige Wirkung vermittelten Induktion der Apoptose können zytostatisch aktive Substanzen jedoch auch über nicht direkt mit Nukleinsäuren zusammenhängende Mechanismen zytotoxisch wirken. So konnte z.B. für Cytosin-Arabinosid gezeigt werden, dass es in der Lage ist, direkt in die Signaltransduktion einzugreifen, indem eine Phosphorylierung wichtiger Signaltransduktionsmoleküle induziert werden kann, der eine Rolle bei der sodann sekundär vermittelten proapoptotischen Wirkung zukommen könnte. Dies ließ sich auch für Etoposid finden.

Gabe verschiedener Klassen von Zytostatika induziert in sensitiven Zellen ein Schutzprogramm vor weiterer genotoxischer Schädigung, die in einem definierten Rahmen abläuft. Nach DNA-Strangbrüchen, z. B. durch alkylierende Substanzen, oder durch Blockierung der Topoisomerasen I und II, die vorwiegend durch Anthrazykline (Topo II), Epipodophyllotoxine (Topo II) und Camptothecin (Topo I) erfolgt, werden AT-M-Kinase und DNA-PK induziert, die dann sekundär über Aktivierung des für die Zelle sehr wichtigen Tumorsuppressorproteins P53 zu einem Arrest der Zelle im Zellzyklus führt (Abb. 4.1-1). Die Zelle kann alternativ auch in eine Apoptose übergehen, vermutlich, wenn die durch die genotoxische Schädigung erfolgte DNA-Schädigung nicht reparabel ist.

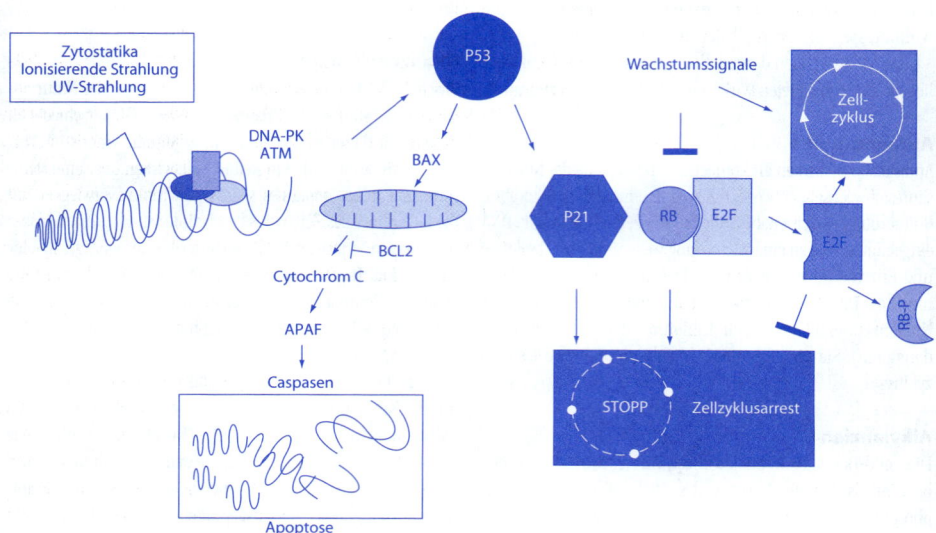

Abb. 4.1-1. Zytostatikaapplikation induziert in eukaryoten Zellen ein Apoptoseprogramm, das über die Aktivierung des Ataxia teleangiectasia-(ATM-) Proteins in Zusammenarbeit mit anderen Proteinen, z.B. der DNA-Proteinkinase (DNA-PK), schließlich in einer Induktion des nukleären P53-Proteins resultiert. Nun hat die Zelle mindestens zwei Optionen: 1. Induktion der Apoptose über BAX, verschiedene mitochondriale Prozesse, Induktion von Cytochrom C und schließlich über apoptoseinduzierende Faktoren die Aktivierung von Caspasen, die im Zelltod resultiert. 2. Zellzyklusarrest über P21, in Kooperation mit dem Retinoblastomprotein RB, das wiederum durch positive Wachstumssignale gehemmt wird. Das Schema ist stark vereinfacht, soll aber verdeutlichen, dass zelluläre Reaktion nach genotoxischer Schädigung verschieden ablaufen kann

DNA-schädigende Agenzien führen meist durch eine Freisetzung mitochondrialer Proteine wie Cytochrom C und anderer Faktoren zu einer Aktivierung der Caspase 3. Die Partner des Cytochrom C sind der apoptoseaktivierende Faktor 1 (APAF1), dATP, und Procaspase 9. Die Bindung der Caspasen erfolgt dabei über sog. Caspase-rekrutierende Domänen (CARD), die in einer ganzen Reihe von Proteinen angetroffen werden. Ähnlich wie in der Gerinnungskaskade führt dann die Proteolyse der Procaspase 9 zur Aktivierung der Effektorcaspase 3. Bei den Caspasen, Zysteinproteasen, werden Proteine unterschieden, die beim Beginn der Apoptose wichtig sind, um z. B. Aktivierung von Todesrezeptoren der TNF-Klasse weiterzuvermitteln. Hierzu gehören z. B. die Caspasen 8 und 10. Davon unterscheiden sich die Effektorcaspasen, die die Apoptose terminal ausführen, indem über Proteolyse essentieller vorwiegend nukleärer Strukturproteine und antiapoptotischer Proteine das Leben der Zelle beendet wird.

Eine wichtige Frage ist die nach der Selektivität der Chemotherapie auf die malignen Zellen. Im Prinzip sind normale Zytostatika nicht tumorzellspezifisch. Die Erfahrung lehrt jedoch, dass eine Reihe von Tumorerkrankungen durch konventionelle Zytostatikatherapie geheilt werden können, z. B. Hodentumoren, akute Leukämien oder aggressive Non-Hodgkin-Lymphome. Gleichzeitig sind die dadurch induzierten Schäden an normalen Zellen offenbar nicht so ausgeprägt, dass hieraus in vielen Fällen relevante Schäden resultieren würden, z. B. sekundäre Malignome. Daraus darf geschlossen werden, dass also doch ein gewisser selektiver Effekt der Zytostatika gegeben ist, auch ohne spezifisches „targeting" z. B. mittels Antikörper oder anderer spezifischer Moleküle.

Hieraus ergibt sich ein gewisses Dilemma: Der beobachtete, mehr oder weniger selektive Effekt könnte so erklärt werden, dass normale Zellen auf relevante DNA-Schädigung entweder mit einer signifikant besseren DNA-Reparatur antworten können, oder, falls die Schädigung so stark ist, dass eine Korrektur unmöglich erscheint, eine Apoptose konsequenter als maligne transformierte Zellen einleiten. Für die medikamentöse Chemotherapie wäre es daher vorteilhaft, wenn die Tumorzelle die DNA-Schäden *nicht* reparieren könnte oder immer sofort eine Apoptose eingeleitet würde. Da P53 eine zentrale Rolle in der Übermittlung zellulärer Signale nach DNA-Schädigung spielt, wäre zu vermuten, dass ein funktionell fehlerhaftes P53 in einer besseren Zytostatikawirksamkeit resultieren müsste, da hier durch eine DNA-Reparatur nicht mehr vermittelt werden könnte. Auf der anderen Seite könnte ein mutiertes P53 auch eine klonale Selektion vermitteln, indem immer aggressivere und resistenter Klone resultieren, ein Widerspruch, der nicht leicht aufzulösen erscheint. Klinische Studien haben gezeigt, dass mutiertes P53 in der Tat bei einigen Tumoren eine schlechtere Prognose vermittelt, in anderen Systemen aber auch mit erhöhter Zytostatikaempfindlichkeit assoziiert sein kann. Offensichtlich spielen also neben dem P53 noch andere, bisher unbekannte Signalwege nach toxischer DNA-Schädigung eine wichtige

Rolle, die auch von der Zelldifferenzierung und dem Organsystem abhängen könnte.

4.1.3 Grundlagen der onkologischen Immuntherapie

Nachdem in den vergangenen Jahrzehnten zunehmend die Bedeutung des Immunsystems in der Genese maligner Erkrankungen erkannt wurde, entstanden therapeutische Ansätze, durch Modulation des körpereigenen Abwehrsystems einen Antitumoreffekt hervorzurufen. Ein weiterer Ansatz ist die Applikation zytotoxischer Antikörper bzw. Antikörperkonjugate als Tumortherapie. Die nachfolgenden Überlegungen sollen einen kurzen Einblick in die unterschiedlichen Ansätze geben.

Zytokintherapie

Zytokine sind Botenstoffe, deren rezeptorvermittelte Funktion zunächst im Zusammenhang mit immunologischen, hämatopoetischen und inflammatorischen Prozessen beschrieben wurde. Ihre Wirkungen sind vielfältig, sie reichen von der Wachstumsstimulation bis hin zur Vermittlung der Apoptose.

Mittlerweile haben verschiedene Zytokine wie Interleukine, Interferone und koloniestimulatorische Faktoren wie G-CSF oder GM-CSF klinische Anwendung gefunden. Die Interferon-α-Therapie der chronischen myeloischen Leukämie oder die Applikation von Interferon α und Interleukin 2 beim Nierenzellkarzinom sind hierfür Beispiele. Dabei ist weiterhin unklar, wie die klinische Effektivität, z. B. der Interferon-α-Therapie bei der CML, erklärt werden kann, ob durch direkte antiproliferative Wirkung, indirekt über Bystander-Zellen induzierte Zytokinregulation einer hämatopoietischen Vorläuferzelle oder über immunmodulatorische Eigenschaften der Interferone selbst.

Zelltransfer

Man geht davon aus, dass die Antitumorimmunität des Patienten nicht oder nicht ausreichend vorhanden ist, um eine vollständige Kontrolle und Zerstörung des malignen Klons herbeizuführen. Durch die sog. adoptive Immuntherapie soll das Abwehrsystem Unterstützung durch Immunzellen mit Antitumoraktivität bekommen. Verwendung finden hier neben tumorinfiltrierenden Lymphozyten (TILs), lymphokinaktivierte Killerzellen (LAK-Zellen), Autolymphozyten sowie dendritische Zellen (s. auch Kap. 4.5).

Antikörpertherapie

Neben dem diagnostischen Einsatz von monoklonalen Antikörpern finden diese auch zunehmend therapeutische Verwendung. Dabei kann der Antikörper direkt zytotoxisch wirken oder über eine direkte Kopplung an Toxinen oder radioaktiven Substanzen einen Antitumoreffekt entfalten. Zur Therapie derzeit zugelassen sind der humanisierte anti-Her-2/neu-Antikörper Herceptin in Kombination mit Chemotherapie beim fortgeschrittenen Mammakarzinom sowie der humanchimerisierte Anti-CD20-Antikörper Rituximab in der

Behandlung follikulärer Non-Hodgkin-Lymphome sowie diffus großzelliger Lmphome. Weiterhin finden Antikörper gegen CD20 (Zevalin; Rezidive follikulärer Lymphome), CD51 (Alemtuzumab; chronische lymphomatische Leukämie) oder den epidermalen Wachstumsfaktorrezeptor, Cetuximab (fortgeschrittene Kolonkarzinome), und den Rezeptor des vaskulären Wachstumsfaktors VEGF-R, Bevacizumab (fortgeschrittene Kolonkarzinome), Verwendung.

Vakzinierung

Die Identifikation von tumorassoziierten Antigenen eröffnete die Möglichkeit der Vakzinierungstherapien. Als tumorassoziiert lassen sich überexprimierte Onkogene (z. B. HER-2/neu), mutierte Antigene (z. B. ras, p53), Differenzierungsantigene (z. B. MART-1, Tyrosinase) und so genannte Cancer-Testis-Antigene (z. B. MAGE, NY-Eso 1) unterscheiden. Letztere werden ausschließlich in Tumoren sowie in gesundem Hodengewebe exprimiert.

Strategien der Vakzinierung umfassen direkte Zellvakzine, genetisch modifizierte Tumorvakzine (z. B. Expression von kostimulatorischen Molekülen oder Interleukine) oder Immunisierung mit Proteinen, Peptiden oder direkte DNA-Vakzine (s. auch Kap. 4.5).

Literatur

Adamson DJA, Thompson WD, Dawson AA, Bennett B, Haites NE (1995) p53 mutation and prognosis in lymphoma. Br J Cancer 72: 150–154

Allan N, Richards S, Shepherd P et al. (1995) UK Medical Research Council randomized multicenter trial of interferon-alpha for chronic myeloid leukemia: Improved survival irrespective of cytogenetic response. Lancet 345: 1392

Bergh J, Norberg T, Sjögren S, Lindgren A, Holmberg L (1995) Complete sequencing of the p53 gene provides prognostic information in breast cancer patients, particularly in relation to adjuvant systemic therapy and radiotherapy. Nature Medicine 1: 1029–1034

Bosari S, Viale G, Bossi P, Maggioni G, Coggi C, Murray JJ, Lee AKC (1994) Cytoplasmic accumulation of p53 protein: an independent prognostic indicator in colorectal adenocarcinomas. Journal of National Cancer Institute 86: 681–687

Colombat P, Salles G, Brousse N et al. (2001) Rituximab (anti-CD20 monoclonal antibody) as single first-line therapy for patients with follicular lymphoma with a low tumor burden: clinical and molecular evaluation. Blood 97: 101–106

Czuczman MS, Grillo-Lopez AJ, White CA et al. (1999) Treatment of patients with low-grade B-cell lymphoma with the combination of chimeric anti-CD20 monoclonal antibody and CHOP chemotherapy. J Clin Oncol 17: 268–276

Evan GI, Vousden KH (2001) Proliferation, cell cycle and apoptosis in cancer. Nature 411: 342–348

Feuring-Buske M, Kneba M, Unterhalt M et al. (2000) IDEC-C2B8 (Rituximab) anti-CD20 antibody treatment in relapsed advanced-stage follicular lymphomas: results of a phase-II study of the German Low-Grade Lymphoma Study Group. Ann Hematol 79: 493–500

Gjertsen MK, Gaudernack G (1998) Mutated Ras peptides as vaccines in immunotherapy of cancer. Vox Sang 74 (Suppl 2): 489–495

Grant S (1998) Ara-C: cellular and molecular pharmacology. Adv Cancer Res 72: 197–233

Hamelin R, Laurent-Puig P, Olschwang S et al. (1994) Association of p53 mutations with short survival in colorectal cancer. Gastroenterology 106: 42–48

Hawkins DS, Demers GW, Galloway DA (1996) Inactivation of p53 enhances sensitivity to multiple chemotherapeutic agents. Cancer Res 56: 892–898

Hehlmann R, Heimpel H, Hasford J et al. (1994). Randomized comparison of interferon-alpha with busulfan and hydroxyurea in chronic myelogeneous leukemia. Blood 84: 4064–4077

Huhn D, Herrmann R (2001) Medikamentöse Therapie maligner Erkrankungen. Urban & Fischer, München Jena

Lai WC, Bennett M (1998) DNA vaccines. Crit Rev Immunol 18: 449–484

Lee DJ, Corr M, Carson DA (1998) Control of immune responses by gene immunization. Ann Med 30: 460–468

Leukemia ICSGoCm (1994) Interferon alpha 2a as compared with conventional chemotherapy for the treatment of chronic myeloid leukemia. N Engl J Med 330: 820–825

Leukemia ICSGoCM (1998) Long-term follow up of the Italian trial of interferon-alpha versus conventional chemotherapy in chronic myeloid leukemia. Blood 92: 1541–1548

Ohnishi K, Ohno R, Tomonaga M et al. (1995) A randomized trial comparing interferon-alpha with busulfan for newly diagnosed chronic myelogeneous leukemia in chronic phase. Blood 86: 906–916

Piro LD, White CA, Grillo-Lopez AJ (1999) Extended Rituximab (anti-CD20 monoclonal antibody) therapy for relapsed or refractory low-grade or follicular non-Hodgkin's lymphoma. Ann Oncol 10: 655–661

Rosenberg SA (2001) Progress in human tumour immunology and immunotherapy. Nature 411: 380–384

Rouby SE, Thomas A, Rosenberg CR, Potmesil M, Silber R, Newcomb EW (1993) p53 gene mutation in B-cell chronic lymphocytic leukemia is associated with drug resistance and is independent of MDR1/MDR3 gene expression. Blood 82: 3452–3459

Runnebaum IB, Nagarajan M, Bowman M, Soto D, Sukumar S (1991) Mutations in p53 as potential molecular markers for human breast cancer. Proceedings of the National Academy of Sciences USA 88: 10657–10661

Schofield J, Robinson W, Murphy J, Rovira D (1994) Low doses of interferon-alpha are as effective as higher doses in inducing remissions and prolonging survival in chronic myeloid leukemia. Ann Int Med 121: 736–744

Schultze JL, Gribben JG, Nadler LM (1998) Tumor-specific adoptive T-cell therapy for CD40+ B-cell malignancies. Curr Opin Oncol 10: 542–547

Sun XF, Carstensen JM, Zhang H, Stal O, Wingren S, Hatschek T, Nordenskjold B (1992) Prognostic significance of cytoplasmic p53 oncoprotein in colorectal adenocarcinoma. Lancet 340: 1369–1373

Usami I, Kubota M, Bessho R, Kataoka K, Koishi S, Watanabe K, Sawada M, Lin YW, Akiyama Y, Furusho K (1998) Role of protein tyrosine phosphorylation in etoposide-induced apoptosis and NF-kappa B activation. Biochem Pharmacol 55: 185–191

Wu GS, El-Deiry WS (1996) Apoptotic death of tumor cells correlates with chemosensitivity, independent of p53 or bcl-2. Clin Cancer Res 2: 623–633

Yamaguchi A, Kurosaka Y, Fushida S, Kanno M, Yonemura Y, Miwa K, Miyazaki I (1992) Expression of p53 protein in colorectal cancer and its re-lationship to short-term prognosis. Cancer 70: 2778–2784

Yuan ZM, Huang Y, Kraeft SK, Chen LB, Kharbanda S, Kufe D (1996) Interaction of cyclin-dependent kinase 2 and the Lyn tyrosine kinase in cells treated with 1-beta-D-arabinofuranosylcytosine. Oncogene 13: 939–946

4.2 Solide Tumoren

Kurt Possinger, Anne C. Regierer, Thomas Otto, Herbert Rübben, Susanne Krege, Volker Hanf, Rolf Kreienberg, Wilfried Eberhardt, Rolf D. Issels, Hanno Riess und Carsten Bokemeyer

4.2.1 Mammakarzinom
Kurt Possinger und Anne C. Regierer

Das Mammakarzinom ist der häufigste bösartige Tumor der Frau in unseren Breiten. In Mitteleuropa und Nordamerika ist ca. jede zehnte Frau im Laufe ihres Lebens davon betroffen; es stellt die häufigste Todesursache von Frauen im Alter zwischen 35 und 45 Jahren dar. Der Altersgipfel für Brustkrebs liegt in der 7. Lebensdekade.

Pathophysiologie
Brustkrebs ist eine maligne Neubildung, ausgehend von den Epithelzellen der Drüsengänge (duktales Karzinom) oder den Drüsenläppchen der Brust (lobuläres Karzinom). Einige Faktoren, die die Entstehung eines Mammakarzinoms begünstigen, sind gesichert: Die familiäre Belastung, vor allem bei Verwandten ersten Grades, bedeutet ein erhöhtes Risiko, wobei jedoch nur ca. 5% der Brustkrebsfälle auf eine Mutation des BCRA1- oder BCRA2-Gens zurückzuführen sind. Bei einer funktionell wirksamen Mutation besteht ein Risiko von ungefähr 56%, an Brustkrebs zu erkranken, bei BRCA1 liegt es höher als bei BRCA2. Weitere Risikofaktoren sind das Alter, das Vorliegen einer benignen Brusterkrankung und eine langfristige Östrogenexposition, weshalb frühe Menarche und späte Menopause sowie Kinderlosigkeit als Risikofaktoren gelten. Für die Entstehung eines Mammakarzinoms ist die Hormonersatztherapie ein Risikofaktor, allerdings scheint bei der peri- und postmenopausalen Östrogensubstitution die Expositionsdauer entscheidend zu sein. Bisherigen Untersuchungen zufolge ist der Einfluss von hormonalen Kontrazeptiva von untergeordneter Bedeutung. Da sich nur ca. 30% der erkrankten Frauen in eine Risikogruppe einordnen lassen, muss man davon ausgehen, dass der überwiegende Teil der Mammakarzinome durch generelle Umwelteinflüsse und Zellalterungsprozesse bedingt ist.

Histologie
Beim invasiven Mammakarzinom unterscheidet man das von den Milchgangsepithelien ausgehende duktale Karzinom, das mit 80% die meisten Fälle ausmacht, vom lobulären Karzinom, das von den Azini der Läppchen ausgeht. Seltene und in der Regel weniger maligne Formen sind das tubuläre, papilläre, muzinöse und medulläre Karzinom. Eine Sonderform stellt das inflammatorische Mammakarzinom dar, das charakteristischerweise eine subepidermale Lymphgefäßinvasion zeigt. Diese prognostisch ungünstige Verlaufsvariante ist nicht an einen speziellen histologischen Typ gebunden. Der Differenzierungsgrad wird von G1 (gut differenziert) bis G3 (undifferenziert) zugeordnet. Berücksichtigung finden hierbei Zellkernmorphologie, drüsige Ausdifferenzierung und Mitoserate der malignen Zellen.

Bei den nichtinvasiven Formen stellt das duktale Carcinoma in situ ebenfalls die häufigste Form dar.

Diagnostik
In der Diagnostik von Mammatumoren hat sich das Vorgehen nach der sog. „Triple-Diagnostik" bewährt, die
— die klinische Untersuchung,
— die bildgebende Darstellung und
— die Gewinnung einer Histologie
beinhaltet.

Klinische Untersuchung Siehe Tabelle 4.2-1.

Tabelle 4.2-1. Klinische Zeichen

Klinisches Zeichen	Häufigkeit [%]
Tastbarer, derber Knoten	37
Schmerzhafter Knoten	33
Schmerzen allein	18
Mamillensekretion	5
Mamillenretraktion	3
Brustverformung	2
„Brustentzündung"	1
Mamillenekzem	1

Bildgebende Methoden Einen Überblick gibt Tabelle 4.2-2.

Indikationen, ein bildgebendes Verfahren einzusetzen sind: palpable Tumoren, spontane Sekretion aus einer oder beiden Mamillen, Schmerzen, Früherkennung bei erhöhtem Risiko sowie Nachsorge bei einem anamnestisch bekannten Mammakarzinom. Zur Früherkennung des Mammakarzinoms (Tabelle 4.2-3) gelten in Deutschland zur Zeit folgende Richtlinien:
— ≥20. Lj.: Aufklärungsgespräch über Brustkrebsrisikofaktoren und Ermittlung des individuellen Risikoprofils.
— ≥30. Lj.: Anleitung zur Selbstuntersuchung der Brust. Günstigster Zeitpunkt zu Beginn der 2. Zykluswoche. Eine effiziente Früherkennung ist hierdurch aber nicht möglich, da selbst kleine Tumoren bereits Fernmetastasen abgesiedelt haben können.
— ≥40. Lj.: Regelmäßige ärztliche Untersuchung der Brustdrüse und ihrer regionären Lymphabflussgebiete. Bei Risikopatientinnen Mammographie in mindestens 2-jährigen Abständen. Ab dem 50. Lj. bei allen Frauen Mammographie in 2-jährigen Abständen.
   — Kontrovers eingeschätzt wird die Effizienz regelmäßiger Mammographien bei Frauen <50 Jahre ohne spezielles Risiko; erst nach 10-jähriger Verlaufsbeobachtung zeigt sich ein Vorteil zugunsten der untersuchten Gruppe.
— ≥60. Lj.: regelmäßige ärztliche Untersuchung der Brustdrüse und ihrer regionären Lymphabflussgebiete. Mammographie in 3-jährigen Abständen.

Tabelle 4.2-2. Bildgebende Methoden

Verfahren	Indikation	Vorteil	Nachteil
Mammographie	Screening/Vorsorge Bei klin. Verdacht Nachsorge	Echte Früherkennung Treffsicherheit etwa 77%	Schwierige Interpretation insb. bei dichtem Drüsengewebe Zyklusabhängig
Mammasonographie	Additiv zur Mammographie Differenzierung zwischen Zyste und solider RF	Einfach durchführbar kostengünstig	Nur >5mm Keine Präkanzerosen Kein Mikrokalk
MRT	Additiv zur Mammographie Differenzierung zwischen Narbe und Karzinom	Keine Strahlenbelastung	Kostenintensiv
PET	Gute Detektion von LK-Metastasen Bisher keine Routine	Hohe Spezifität Detektion aller Metastasen möglich	Niedrige Sensitivität da erst Tm ab ca. >1cm nachweisbar Sehr kostenintensiv
Galaktographie	Bei pathologischer Mamillensekretion	Läsionen schon ab wenigen mm nachweisbar	Keine sichere Differenzierung der Dignität

Tabelle 4.2-3. Früherkennung EBM-Tabelle

Methode	Evidenzgrad
Selbstuntersuchung	II-c
Ärztliche Untersuchung	II-b
Mammographie	I-a
Sonographie als alleinige Methode ungeeignet	III-b
MRT als alleinige Methode ungeeignet	III-b

- Bei Patientinnen mit hoher Risikokonstellation sollte ein individuelles Früherkennungsprogramm durchgeführt werden, s. hierzu S3-Leitlinie „Brustkrebs-Früherkennung in Deutschland".

Histologische Untersuchung Bei nicht eindeutig benignen Befunden sollte in jedem Fall eine histologische Untersuchung durchgeführt werden. Zur Gewinnung von Gewebe eignet sich bei sonographisch darstellbaren Befunden die ultraschallgesteuerte Hochgeschwindigkeitsstanzbiopsie. Eine weitere Möglichkeit bietet die Feinnadelpunktion, die sich vor allem für Zysten eignet, da lediglich zytologische Präparate gewonnen werden können. Weiterführende Methoden sind stereotaktisch gezielte oder kernspintomographisch gesteuerte Biopsien, die in der Regel speziellen Fragestellungen vorbehalten bleiben. Alternativ kann der Tumor operativ entfernt und intraoperativ eine Schnellschnittuntersuchung durchgeführt werden. Entsprechend dem Ergebnis wird dann über das weitere operative Vorgehen entschieden.

Werden die klinische Untersuchung, bildgebende Verfahren und eine Biopsie sorgfältig durchgeführt, so ergibt sich bei übereinstimmenden (benignen oder malignen) Befunden eine Sensitivität und Spezifität von 99%. Gibt eine der Untersuchungsmethoden Anhalt für ein malignes Geschehen, sollte in jedem Fall eine histologische Diagnose nach operativer Entfernung des suspekten Areals erfolgen.

Weitere Diagnostik

Ist die Diagnose Mammakarzinom gestellt, erfolgt die Ausbreitungsdiagnostik, die zumindest eine Sonographie des Abdomens zur

Tabelle 4.2-4. Postoperative histopathologische Klassifikation (pTNM) (überarbeitete Version 2003)

T - Primärtumor	
pTX	Primärtumor kann nicht beurteilt werden
pTis	Carcinoma in situ
pTis (DCIS)	Intraduktales Karzinom
pTis (LCIS)	Lobuläres Carcinom in situ
pTis (Paget)	M. Paget der Mamille ohne nachweisbaren Tumor; Ist der M. Paget kombiniert mit einem nachweisbaren Tumor, wird entsprechend der Größe des Tumors klassifiziert
pT1	Tumor ≤2 cm in größter Ausdehnung
pT1mic	Mikroinvasion[a] ≤0,1 cm in größter Ausdehnung
pT1a	Tumor ≥0,1 cm bis ≤0,5 cm
pT1b	Tumor >0,5 cm bis ≤1 cm
pT1c	Tumor >1 cm bis ≤2 cm
pT2	Tumor >2 cm bis ≤5 cm
pT3	Tumor >5 cm
pT4	Tumor jeder Größe mit direkter Ausdehnung auf Brustwand oder Haut, soweit unter T4a bis T4d beschrieben
pT4a	Mit Ausdehnung auf Brustwand, nicht aber den M. pectoralis
pT4b	Mit Ödem (einschließlich Apfelsinenhaut) oder Ulzeration der Brusthaut oder Satellitenknötchen der Haut der gleichen Brust
pT4c	Kriterien 4a und 4b gemeinsam
pT4d	Entzündliches (inflammatorisches) Karzinom
N - Regionäre Lymphknoten	
pN0	Keine regionären Lymphknotenmetastasen, keine zusätzliche Untersuchung nach isolierten Tumorzellen[b]
pNX	Regionäre Lymphknoten können nicht beurteilt werden (zur Untersuchung nicht entnommen oder bereits früher entfernt)
pN0(i+)	Histologisch keine regionären Lymphknotenmetastasen, IHC (Immunhistochemie) positiv
pN0(mol-)	Histologisch keine regionären Lymphknotenmetastasen, molekularbiologische Untersuchungen (RT-PCR[c]) negativ
pN0(mol+)	Histologisch keine regionären Lymphknotenmetastasen, molekularbiologische Untersuchungen (RT-PCR) positiv
pN1a	Metastasen in 1 bis 3 axillären Lymphknoten
pN1b	Mikroskopischer Befall der durch Sentinel-Lymphknotenbiopsie entfernten Lymphknoten entlang der A. mammaria interna, wobei die Lymphknoten nicht klinisch nachweisbar sind

Tabelle 4.2-4. *Fortsetzung*

N – Regionäre Lymphknoten	
pN1c	Metastasen in 1 bis 3 axillären Lymphknoten und mikroskopischer Befall der durch Sentinel-Lymphknotenbiopsie entdeckten klinisch inapparenten Lymphknoten entlang der A. mammaria interna
pN2	Metastasen in 4 bis 9 axillären Lymphknoten, oder Metastasen in klinisch apparenten Lymphknoten entlang der A. mammaria interna ohne gleichzeitiges Vorhandensein klinisch nachweisbarer axillärer Lymphknoten
pN2a	Metastasen in 4 bis 9 axillären Lymphknoten (mindestens eine größer als 2,0 mm)
pN2b	Metastasen in klinisch nachweisbaren Lymphknoten entlang der A. mammaria interna ohne gleichzeitiges Vorhandensein klinisch nachweisbarer axillärer Lymphknoten
pN3	Metastasen in 10 oder mehr axillären Lymphknoten, oder in infraklavikulären Lymphknoten, oder in klinisch nachweisbaren ipsilateralen Lymphknoten entlang der A. mammaria interna bei gleichzeitig mindestens einem befallenen axillärer Lymphknoten 1, oder bei mehr als 3 befallenen axillären Lymphknoten und klinisch inapparenten Lymphknoten entlang der A. mammaria interna 1, oder bei Metastasen in supraklavikulären Lymphknoten
pN3a	Metastasen in ≥10 axillären Lymphknoten oder Metastasen in infraklavikulären Lymphknoten
pN3b	Metastasen in klinisch apparenten ipsilateralen Lymphknoten entlang der A. mammaria interna bei gleichzeitig mindestens einem befallenen axillären Lymphknoten, oder bei mehr als 3 befallenen axillären Lymphknoten und mikroskopischem Befall der durch Sentinel-Lymphknotenbiopsie entdeckten klinisch inapparenten A. mammaria interna Lymphknoten
pN3c	Metastasen in ipsilateralen supraklavikulären Lymphknoten
M - Fernmetastasen	
pM0	Keine Fernmetastasen
pM1	Fernmetastasen

[a] Unter Mikroinvasion wird ein Eindringen von Karzinomzellen über die Basalmembran hinaus verstanden. Kein Invasionsherd darf >0,1 cm in größter Ausmessung messen.
[b] Als isolierte Tumorzellen werden einzelne Tumorzellen oder Zellhaufen, die nicht größer als 0,2 mm sind, bezeichnet, unabhängig von der Detektionsmethode.
[c] RT-PCR = Reverse Transcriptase Polymerase Chain Reaction

Beurteilung der Leber, ein Röntgenthorax und ein Skelettszintigramm umfassen sollte. Sollten unklare Befunde vorliegen, werden von den betreffenden Regionen Schichtaufnahmen (CT oder MRT) durchgeführt. Bei entsprechenden Symptomen folgen weitere Untersuchungen wie CT des Schädels, Liquorpunktion, Zielröntgenaufnahmen der Knochen oder Knochenmarkpunktion (KMP).

Die Stadieneinteilung nach dem TNM-System (Tabelle 4.2-4) erfolgt klinisch und postoperativ anhand der histologischen Befunde.

Therapie nichtinvasiver Karzinome

Duktales Carcinoma in situ (DCIS) Therapie der Wahl ist hier die operative Therapie. Die Rezidivwahrscheinlichkeit hängt vom Alter, der Ausdehnung des DCIS, dem Abstand zum Schnittrand sowie dem nukleären Grading ab, die im Van-Nuys-Prognoseindex (VNPI, Tabelle 4.2-5) zusammengefasst sind. Nach dieser Prognoseeinschätzung richten sich auch die Therapieempfehlungen: bei VNPI 4–6 Tumorexstirpation, bei VNPI 7–9 Tumorexstirpation und Radiatio, bei VNPI 10–12 Ablatio simplex. Die Wahl des operativen Verfahrens hängt vor allem von der Größe des DCIS ab. Bei DCIS <2,5 cm: brusterhaltende Therapie (BET), bei 2,5–4,5 cm: BET bei freien Resektionsrändern und fehlendem Hinweis auf Multizentrizität in Bildgebung; bei >4,5 cm: Ablatio.

Eine adjuvante Therapie mit Tamoxifen über 5 Jahre scheint bei hormonrezeptorpositiven Tumoren sinnvoll.

Lobuläres Carcinoma in situ (LCIS) Das LCIS ist eine indolentere Form des nichtinvasiven Karzinoms. Es neigt zum multizentrischen und bilateralen Auftreten. Empfohlene Therapie ist die primäre Tumorexstirpation im Sinne einer lokalen Exzision im Gesunden. Es sollten aufgrund des erhöhten Risikos für ein invasives Mammakarzinom regelmäßig Vorsorgeuntersuchungen durchgeführt werden. Eine adjuvante Hormontherapie für Patientinnen mit Grad II–III LCIS wird diskutiert.

Therapie invasiver Karzinome

Operative Therapie Bei der operativen Therapie wird ein brusterhaltendes Vorgehen (brusterhaltende Therapie, BET) angestrebt (s. auch folgende Übersicht).

Indikation und Kontraindikation der BET

- Indikationen
  - Günstige Relation von Tumorgröße zu Brustvolumen
  - Tumor nicht an die Muskulatur fixiert
  - Keine Infiltration der Haut (in Ausnahmefällen spindelförmige Mitresektion des betroffenen Hautareals)
- Kontraindikationen
  - Inkomplette Tumorausschneidung auch nach Nachresektion
  - Multizentrisches Karzinom (mehrere Herde in mehreren Brustquadranten)
  - Multifokales Karzinom (mehrere Herde in einem Quadranten)
  - Mammographisch nachgewiesene diffuse Mikroverkalkungen
  - Inflammatorisches Karzinom
  - Ausgedehnte Lymphangiosis carcinomatosa
  - Ausgedehntes intraduktales Karzinom in und um den Tumor (>25%) bei invasivem duktalem Karzinom

---

Tabelle 4.2-5. Berechnung des Van-Nuys-Prognoseindex

Punktzahl	1	2	3
Ausdehnung	15 mm	16–40 mm	≥ 41 mm
Abstand zum Exzisionsrand	≥10 mm	1–9 mm	<1 mm
Pathologische Klassifikation	Kerngrad 1 u. 2, keine Nekrosen (Van Nuys 1)	Kerngrad 1 u. 2 mit Nekrosen (Van Nuys 2)	Kerngrad 3 mit und ohne Nekrosen (Van Nuys 3)
Alter	>60	40–60	<40

Neoadjuvante Therapien zur Größenreduktion der Tumoren können eine BET ermöglichen. Dabei muss die Operation im Umfang der ursprünglichen Tumorausdehnung erfolgen, um das Risiko eines Lokalrezidivs gering zu halten. Dieses Vorgehen ist noch nicht ausreichend evaluiert und sollte derzeit nur innerhalb von Studien erfolgen.

Ist ein Ablatio notwendig, kann, je nach Wunsch der Patientin, ein Wiederaufbau der Brust erfolgen. Nachdem sich bei einzeitigem Vorgehen keine Nachteile bezüglich Rezidivhäufigkeit oder -erkennung gezeigt haben, wird zunehmend bereits im Rahmen der ersten Operation ein plastischer Wiederaufbau vorgenommen. Für viele Frauen bedeutet dies eine deutliche Reduktion der psychischen Belastung. Ist dies nicht möglich, sollte den Patientinnen nach Abschluss der adjuvanten Therapie ein Wiederaufbau der Brust angeboten werden.

Die Axilladissektion mit Entnahme von mindestens zehn Lymphknoten aus Level I und II sowie bei makroskopischem Befall zusätzlich aus Level III ist nach wie vor das empfohlene Vorgehen, da sich aus dem Befallsmuster ein wichtiger prognostischer Faktor ergibt. Aufgrund der häufig erheblichen Morbidität mit Lymphödem, Beweglichkeitseinschränkung des betroffenen Arms und persistierenden Sensibilitätsstörungen wird dieses Prozedere jedoch – vor allem bei kleinen Primärtumoren – zunehmend in Frage gestellt. Als Alternative setzt sich zunehmend die Sentineltechnik durch, bei der das Tumorareal präoperativ mit einer Farblösung und/oder radioaktiven Substanzen markiert wird, um den ersten drainierenden Lymphknoten zu erfassen. Dieser wird entnommen und einer histologischen Analyse unterzogen. Ist er tumorfrei, wird auf eine weitere Axilladissektion verzichtet und von einer N0-Situation ausgegangen. Die Sensitivität dieser Methode ist in einigen Studien ausreichend hoch, allerdings setzt dies Erfahrung mit der Technik und eine suffiziente Qualitätssicherung voraus, die nicht überall gegeben ist.

Adjuvante Therapie: Bestrahlung Die Nachbestrahlung nach BET ist obligat und unabhängig von der adjuvanten systemischen Therapie. Die Zehnjahreslokalrezidivrate von 30–50% konnte durch die Nachbestrahlung auf unter 10% gesenkt werden. Eine Radiatio nach Mastektomie verbessert die 10-Jahresüberlebenswahrscheinlichkeit um 10%. Der Zeitpunkt des Bestrahlungsbeginns ist nicht abschließend gesichert, sollte aber in der Regel nicht vor Abschluss der Wundheilung und nicht länger als vier Monate nach Operation liegen.

Weiterhin ungeklärt ist der Stellenwert der **Axillabestrahlung**. Aufgrund des erheblich vermehrten Auftretens von Lymphödemen wird die Indikation bei vollständiger Ausräumung von Level I und II zurückhaltend gestellt. Gründe für eine Einbeziehung der Achselhöhle in die Strahlentherapie können ein ausgedehnter axillärer Befall (>4 LK, >50% der entnommenen LK), Kapseldurchbruch, R2-Resektion oder Ablehnung bzw. Undurchführbarkeit einer Axilladissektion sein.

Ebenfalls in Diskussion ist die **Bestrahlung der supraklavikulären Lymphregion**, die bei großen Tumoren (T3, T4), gelegentlich auch bei Befall von kraniomedialen axillären LK oder ausgedehntem Axillabefall empfohlen wird. Die Bestrahlung von **retrosternalen Lymphknoten** sollte Patientinnen mit bildgebend nachgewiesenem Befall vorbehalten bleiben, da hier das Risiko der Myokardschädigung gegeben ist.

Die **Bestrahlung der Thoraxwand nach Mastektomie** ist indiziert bei T2-Tumoren >3 cm, bei T3- und T4-Tumoren, bei knappem Resektionsrand (<5 mm), bei R1- und R2-Resektionen, bei Nachweis einer Lymphangiosis carcinomatosa, bei Gefäßeinbrüchen, bei Befall von mindestens vier axillären Lymphknoten und bei Patientinnen <35 Jahren. Die Bestrahlung führt zu einer gesichert verbesserten lokalen Tumorkontrolle mit Senkung des Risikos einer Thoraxwandmetastasierung auf bis zu 1/3.

Adjuvante Therapie – Hormon- und Chemotherapie Für die Entscheidung zur adjuvanten Hormon- und Chemotherapie werden die in Tabelle 4.2-6 genannten, allgemein anerkannten Prognosefaktoren herangezogen. Die Risikoeinstufung wurde neu überarbeitet (Tabelle 4.2-7). Nur in der Gruppe des minimalen Risikos kann auf eine adjuvante Therapie ganz verzichtet werden. Bei allen anderen Patienten ist der Nutzen einer adjuvanten Systemtherapie inzwischen ausreichend belegt.

Therapieempfehlung
Hormonrezeptornegative Tumore
- N0:
  - 4-mal AC (Fisher)
  - 6-mal CMF (Bonadonna): bei kardialem Risiko
- N+:
  - 6-mal FEC (Levine): = 65 J + PS 80–100% + durchschnittliches kardiales Risiko
  - 4-mal AC (Fisher): >66 J + durchschnittliches kardiales Risiko
  - 6-mal CMF (Bonadonna): >66 J + kardiales Risiko in Deutschland noch nicht zugelassen:
  - 4-mal AC → 4-mal Paclitaxel (Henderson)
  - 6-mal TAC (BCIRG001)

Tabelle 4.2-6 Parameter (Konsensuskonferenz St. Gallen 2003)

Risikofaktoren	Evidenzgrad
Tumorgröße	I-a
Axillärer Lk-Status	I-a
Grading	I-a
Hormonrezeptorstatus	I-a
Alter	I-a
Menopausenstatus	I-a
Bisher für die Therapieentscheidung nicht ausreichend belegte Risikofaktoren:	
Her2/neu	II-a
Tumorzellen im KM	II-a
Tumorassoziierte Proteolysefaktoren uPA, PAI-1	II-a

Tabelle 4.2-7. Risikoeinstufung (St. Gallen 2003)

Risikokategorie	Hormonrezeptor positiv	Hormonrezeptor negativ
Minimal	ER und/oder PR pos., und alle folgenden: pT≤2 cm, Grade 1, >35 Jahre	nicht zutreffend
Durchschnittliches Risiko	ER und/oder PR pos., und wenigstens eins der folgenden: pT>2 cm, Grade 2–3, <35 Jahre	ER und/oder PR neg.

* ER: Östrogenrezeptor
PR: Progesteronrezeptor

Hormonrezeptorpositive Tumore

Prämenopause:
- N0:
  - Günstige Konstellation (pT1–2 + G1–2 + ER + PR+ >40 J)
    GnRH + Tam
    4-mal AC/6-mal CMF → Tam
  - Intermed. Konstellation (≥ pT2 + G1–3 + ER+/PR- (ER-PR+) + >40 J)
    4-mal AC (6-mal CMF) → GnRH + Tam
  - ungünstigere Konstellation (≤ 40 J/≥ pT3)
    6-mal FEC (Levine) → GnRH+Tam
- N+:
  - 6-mal FEC (Levine) → GnRH+Tam

Postmenopause:
- N0:
  - Keine Therapie bei: pT1 G1 ER/PR+ >40 J
  - Anastrozol/Tamoxifen
- N+:
  - Günstige Konstellation (≤pT2 + G1-3 + ER+PR+(ER-PR+, ER+PR-) + ≤3 Lk)
    Anastrozol/Tamoxifen
  - Ungünstigere Konstellation (≥ pT2 + G1-3 + ER+/PR- (ER-PR+) + ≥ 4 Lk)
    Chemotherapie analog zu hormonrezeptornegativen Tumoren + Anastrozol/Tamoxifen
- Anmerkung:
  - HER2/neu FISH-positiv / DAKO 3+: Aromatasehemmer anstelle von Tamoxifen
  - Nach 5 Jahren Tamoxifen Umsetzung auf Letrozol über 5 Jahre sinnvoll

Die gängigen Therapieschemata sind in Tabelle 4.2-8 dargestellt.

Die adjuvante Therapie sollte postoperativ zügig eingeleitet werden. Dies gilt auch für eine zytostatische Polychemotherapie, die nach Abschluss der Wundheilung, maximal 3–6 Wochen nach der Operation begonnen werden sollte. Bei der parallelen Durchführung der Bestrahlung und Chemotherapie sind bei Einsatz von Anthrazyklinen verstärkt Toxizitäten beobachtet worden, deshalb wird in der Regel die Strahlentherapie an die systemische Therapie angeschlossen.

Bei **hormonrezeptorpositiven Tumoren** (Östrogenrezeptor oder Progesteronrezeptor positiv) sollte unabhängig von Alter, Nodalstatus oder Tumorgröße immer eine adjuvante Therapie mit Tamoxifen 20 mg täglich p.o. über fünf Jahre erfolgen. Ausnahme: Minimalrisikokonstellation. Diese verbessert sowohl das rezidivfreie als auch das Gesamtüberleben signifikant. Bei prämenopausalen Patientinnen mit rezeptorpositiven Tumoren >1 cm ist eine medikamentöse ovarielle Ablation mit GnRH-Analoga für mindestens zwei Jahre plus Tamoxifen für fünf Jahre durchzuführen.

Frauen mit **hormonrezeptornegativen Tumoren** (Östrogenrezeptor und Progesteronrezeptor negativ) profitieren von einer Hormontherapie nicht, sodass in dieser Situation keine Indikation für eine Hormontherapie besteht.

Nachsorge

Die Nachsorge muss bei allen Patientinnen durchgeführt werden. Sie dient neben der Erkennung von Rezidiven oder Metastasen ebenso der Unterstützung der Krankheitsbewältigung und sollte auch in soziopsychologischen Bereichen Hilfestellung bieten. Eine besondere Bedeutung hat die krankengymnastische Behandlung des Lymphödems, das zu einer deutlichen Einschränkung führen und dauerhaft therapiebedürftig bleiben kann. Daneben ist eine Anleitung zur regelmäßigen, möglichst monatlichen Selbstuntersuchung der Brüste und Lymphabflusswege wichtig.

Die Nachsorgeuntersuchung sollte in den ersten drei Jahren im Abstand von drei Monaten, im vierten und fünften Jahr halbjährlich und danach jährlich im Rahmen der Früherkennung durchgeführt werden. Sie umfasst neben ausführlicher Anamneseerhebung eine sorgfältige körperliche Untersuchung. Apparative Untersuchungen sollten nur eingesetzt werden, wenn Anamnese oder Status einen Verdacht auf ein Rezidiv oder eine Metastasierung ergeben. Eine Ausnahme stellt die Mammographie dar, die aufgrund des Rezidiv- und Zweitkarzinomrisikos regelmäßig veranlasst werden sollte: bei brusterhaltender Therapie Darstellung der betroffenen Brust in den ersten drei Jahren halbjährlich, dann jährlich sowie die kontralaterale Brust unabhängig vom primären operativen Vorgehen in jährlichem Abstand.

Die Relevanz von Tumormarkern CA 15–3 und CEA ist nach wie vor unklar. Da die Bestimmung der Tumormarker in der Regel keine therapeutische Konsequenz hat und lediglich eine psychische Belastung sowie vermehrt apparative Untersuchungen für die Patientin mit sich bringt, wird eine routinemäßige Bestimmung nicht empfohlen.

Von einer endgültigen Heilung kann aufgrund der möglichen spät auftretenden Rezidive und Metastasen erst nach 20 bis 40 Jah-

Tabelle 4.2-8. Therapeutische adjuvante Therapie

Schema/Substanz	Dosierung/Applikation	Zyklus	Therapiedauer
Tamoxifen	20 (–40) mg/Tag p.o.	täglich fortlaufend	5 Jahre
Medikamentöse Ovarialablation:			
Goserelinacetat +	3,6 mg s.c.	Tag 1	Wdh. Tag 29, 2 Jahre (Goserelin)
Tamoxifen	20 mg/Tag p.o.	täglich fortlaufend	5 Jahre (TAM)
Leuprorelinacetat +	3,75 mg s.c.	Tag 1	Wdh. Tag 29, 2 Jahre (Leuprorelin)
Tamoxifen	20 mg/Tag p.o.	täglich fortlaufend	5 Jahre (TAM)
Leuprorelinacetat +	11,25 mg s.c.	Tag 1	Wdh. nach 3 Monaten, 2 Jahre (Genprorelin)
Tamoxifen	20 mg/Tag p.o.	täglich fortlaufend	5 Jahre (TAM)
Polychemotherapie: CMF			
Cylophosphamid	100 mg/m^2 p.o.	Tag 1–14	Wiederholung Tag 29, 6 Zyklen
Methotrexat	40 mg/m^2 i.v., Bolus	Tag 1+8	
5-Fluoruracil	600 mg/m^2 i.v., Bolus	Tag 1+8	
Polychemotherapie: anthrazyklinhaltige Schemata			
(Cave Grenzdosen: Adriamycin 550 mg/m^2, Epirubicin 900–1000 mg/m^2 für herzgesunde Erwachsene)			
AC			Wiederholung Tag 22, 4 Zyklen
Adriamycin (Doxorubicin)	60 mg/m^2 i.v., Bolus	Tag 1	
Cyclophosphamid	600 mg/m^2 i.v., 1-h Infusion	Tag 1	
FEC			Wiederholung Tag 29, 6 Zyklen
5-Fluorouracil	500 mg/m^2 i.v., Bolus	Tag 1, 8	
Epirubicin	60 mg/m^2 i.v., Bolus	Tag 1, 8	
Cyclophosphamid	75 mg/m^2 p.o.	Tag 1–14	
TAC			Wiederholung Tag 22, 6 Zyklen
DoceTaxel	75 mg/m^2 i.v., 1-h-Infusion	Tag 1	
Adriamycin	50 mg/m^2 i.v., Bolus	Tag 1	
Cyclophosphamid	500 mg/m^2 i.v., 15-min-Infusion	Tag 1	

ren ausgegangen werden. Unverändert bleibt bei diesen Frauen ein erhöhtes Risiko eines Zweitkarzinoms bestehen, weshalb eine regelmäßige Mammographie auch dann empfohlen wird.

Lokalrezidiv

Nach adäquater Therapie treten in 5–10% der Fälle in den ersten fünf Jahren Rezidive der Tumorerkrankung auf, die meisten bereits in den ersten zwei Jahren nach Primärdiagnose. Bei Auftreten eines Lokalrezidivs, definiert als Wiederauftreten an der gleichen Stelle der Brust oder Thoraxwand oder in ipsilateralen axillären, infraklavikulären oder A.-mammaria-Lymphknoten, besteht erneut eine Heilungschance. Diese wird vorwiegend vom Stadium und der Histologie des Primärtumors, von der Latenz bis zum Auftreten des Rezidivs sowie von der Größe und Art des Lokalrezidivs (solitäre Knoten günstig; diffuses Wachstum, Lymphangiosis oder entzündliche Begleitreaktion ungünstig) beeinflusst. Etwa 30–50% der Frauen mit Lokalrezidiv weisen bereits Fernmetastasen auf.

Die diagnostische Abklärung erfolgt klinisch und bildgebend, auf eine Biopsie kann bei eindeutigem Befund verzichtet werden. Die Ausbreitungsdiagnostik wird analog dem Vorgehen bei Erstdiagnose durchgeführt (s. oben).

Operation Auf Grund der gegebenen Chance auf Heilung sollte erneut eine komplette Tumorresektion angestrebt werden. Bei kleinen, günstig gelegenen Rezidiven kann dies auch brusterhaltend geschehen, häufig wird jedoch eine Ablatio notwendig sein. Tritt ein Rezidiv nach Ablatio auf, sollte nach Möglichkeit ebenfalls eine Tumorresektion angestrebt werden, was jedoch wegen der dafür notwendigen Radikalität (z. T. Mitresektion der Brustwand erforderlich) nicht immer möglich ist.

Bestrahlung Nach erneuter BET sollte postoperativ eine abermalige Strahlentherapie erfolgen, wenn möglich (gute Hautverhältnisse) wieder mit der vollen Dosis von 50 Gy. Ist die erst kurz zurückliegender Bestrahlung eine Dosisreduktion notwendig, ist der Nutzen der Bestrahlung nicht gesichert. Falls nach vorangegangener BET eine Ablatio durchgeführt wird, sollte die Thoraxwand bestrahlt werden, dies ist zumeist in voller Dosis möglich. Eine Bestrahlung nach initialer Ablatio sollte insbesondere dann durchgeführt werden, wenn bis dahin noch keine Strahlentherapie stattgefunden hat. Dies kann auch bei Inoperabilität noch unter kurativem Ansatz geschehen, allerdings mit Einsatz hoher Strahlendosen bis 80 Gy.

Systemische Therapie Bei hormonrezeptorpositiven Tumoren bringt eine systemische Hormontherapie eine signifikante Verbesserung des krankheitsfreien Überlebens. Ist das Rezidiv während einer Hormontherapie (z. B. Tamoxifen) aufgetreten, sollte eine andere Substanz eingesetzt werden, in Abhängigkeit von der individuellen Situation auch in Kombination mit einer zytostatischen Therapie.

Für eine Chemotherapie konnte bisher kein signifikanter Nutzen in dieser Situation gezeigt werden. Da es sich hier um eine sehr heterogene Gruppe von Patientinnen handelt, sollte dennoch bei vorliegenden Risikofaktoren eine Polychemotherapie in Betracht gezogen werden. Dabei muss die vorangehende adjuvante Therapie bezüglich Toxizität und Wirksamkeit mit berücksichtigt werden.

Metastasiertes Mammakarzinom

Etwa 50–70% der Patientinnen mit Mammakarzinom erleiden im Verlauf eine metastatische Streuung ihrer Erkrankung. Liegt diese vor, so kann eine Heilung nicht mehr erreicht werden. Folglich muss die Therapie unter palliativen Gesichtspunkten erfolgen, was vor allem bedeutet, dass die Tumorkontrolle unter möglichst geringer Einschränkung der Lebensqualität angestrebt werden muss.

Prognose und Verlauf Die mittlere Überlebenszeit aller Patientinnen mit metastasierter Erkrankung liegt bei knapp zwei Jahren. Der individuelle Verlauf einer metastasierten Erkrankung ist jedoch sehr unterschiedlich und kann von raschem Krankheitsfortschreiten mit letalem Verlauf innerhalb von Monaten, bis zu indolentem Krankheitsgeschehen mit weitgehend uneingeschränkter Lebensqualität über Jahre reichen.

Aus diesem Grund ist der erste Schritt bei Diagnose einer Metastasierung die Einschätzung der Prognose, die entscheidend die Therapie mitbestimmt. Günstige prognostische Kriterien sind ein langes Intervall zwischen Ersterkrankung und Metastasierung, Lokalisation der Metastase(n) in Knochen, Haut, Weichteilen, Lymphknoten oder Manifestation nur als Erguss und positiver Hormonrezeptorstatus; ungünstig sind ein rasches Auftreten der Metastasen, viszeraler Befall, symptomatische Lymphangiomatosis carcinomatosa und fehlende Hormonrezeptoren. Anhand dieser Kriterien kann die Zuordnung zu einer Prognosegruppe erfolgen (Tabelle 4.2-9).

Therapie Aufgrund der multiplen Aspekte, die die individuelle Situation einer betroffenen Frau mit metastasiertem Mammakarzinom beschreiben, kann es für diese Patientinnen keine standardisierten Empfehlungen geben. Im Folgenden werden die therapierelevanten Faktoren in ihrer Bedeutung dargestellt und Therapiestrategien aufgezeigt.

Therapiestrategien (Abb. 4.2-1, Tabelle 4.2-10) Bei Patientinnen mit einer **günstigen** oder **intermediären Prognose** und **positivem** oder **unbekanntem Rezeptorstatus** ist die Hormontherapie die erste Wahl, da sie in der Regel gut verträglich und problemlos – meist oral – applizierbar ist. Bei prämenopausalen Frauen sollte zunächst immer eine medikamentöse Ovarektomie mit GnRH-Analoga erfolgen, die auch bei einer Erweiterung oder Umstellung der Hormontherapie beibehalten wird. Im Falle einer bereits adjuvant eingesetzten hormonellen Therapie kann die gleiche Substanz nur nach einer längeren Therapiepause wieder verwendet werden. Ist die Metastasierung während der adjuvanten Hormontherapie aufgetreten, kann bei günstiger Prognose in der Regel auf ein anderes Hormonpräparat umgestellt werden. Erst

Tabelle 4.2-9. Prognosebewertungsskala beim metastasierten Mammakarzinom

Kriterien	Bewertungspunkte
Krankheitsfreies Intervall	
>2 Jahre	1
≤2 Jahre	3
Metastasierung	
Knochen, Haut, Weichteile, Lymphknoten, Erguss	je 1
Knochenmarkskarzinose mit peripherer Zytopenie	4
Lunge, ≤10 Knoten	3
Lunge, >10 Knoten	5
Lymphangiosis carcinomatosa mit klinischer Symptomatik	6
Leber	6
Rezeptorstatus	
positiv	1
unbekannt	2
negativ	3
Beurteilung	
günstige Prognose	<7
intermediäre Prognose	7–10
ungünstige Prognose	≥11

wenn die hormonelle Therapie ausgeschöpft ist, oder aber bei kurzfristig aufgetretener und rasch progredienter Metastasierung, muss eine Chemotherapie zum Einsatz kommen. **Hormonrezeptor-negative Tumoren** sprechen auf eine Hormontherapie nicht an und müssen folglich primär zytostatisch behandelt werden. Bei eher günstiger oder intermediärer Prognose wird eine möglichst nebenwirkungsarme zytostatische Monotherapie empfohlen. Für Polychemotherapien konnten in mehreren Studien zwar bessere Remissionsraten, jedoch keine Überlebensverlängerung nachgewiesen werden.

Bei **ungünstiger Prognose** besonders bei ausgedehntem und damit kurzfristig vital bedrohlichem viszeralen Befall, muss unabhängig vom Rezeptorstatus eine Polychemotherapie eingesetzt werden. Die Auswahl der Kombination erfolgt unter Berücksichtigung der Vortherapie, besonders deren individueller Wirksamkeit: Metastasierung während oder kurz nach Durchführung der adjuvanten Therapie schließt einen Einsatz derselben Substanzen im gleichen Schema aus. Bei vorangegangener Anthrazyklintherapie muss die kardiale Funktion geprüft und die Höchstdosis beachtet werden. Zu beachten ist auch das Nebenwirkungsprofil der Substanzen mit möglicherweise kumulierenden Toxizitäten, wie z. B. Polyneuropathie bei Taxanen und Vincaalkaloiden.

Eine Reduktion der Therapieintensität von Poly- auf Monochemotherapie oder von Monochemotherapie auf Hormontherapie ist gelegentlich bei sehr gutem Ansprechen nach einer Konsolidierungsphase möglich.

Hormontherapie Hormonrezeptortragende Tumorzellen erhalten einen wichtigen Wachstumsimpuls über diese Rezeptoren, daher besteht der therapeutische Ansatz darin, diesen Impuls zu blockieren:

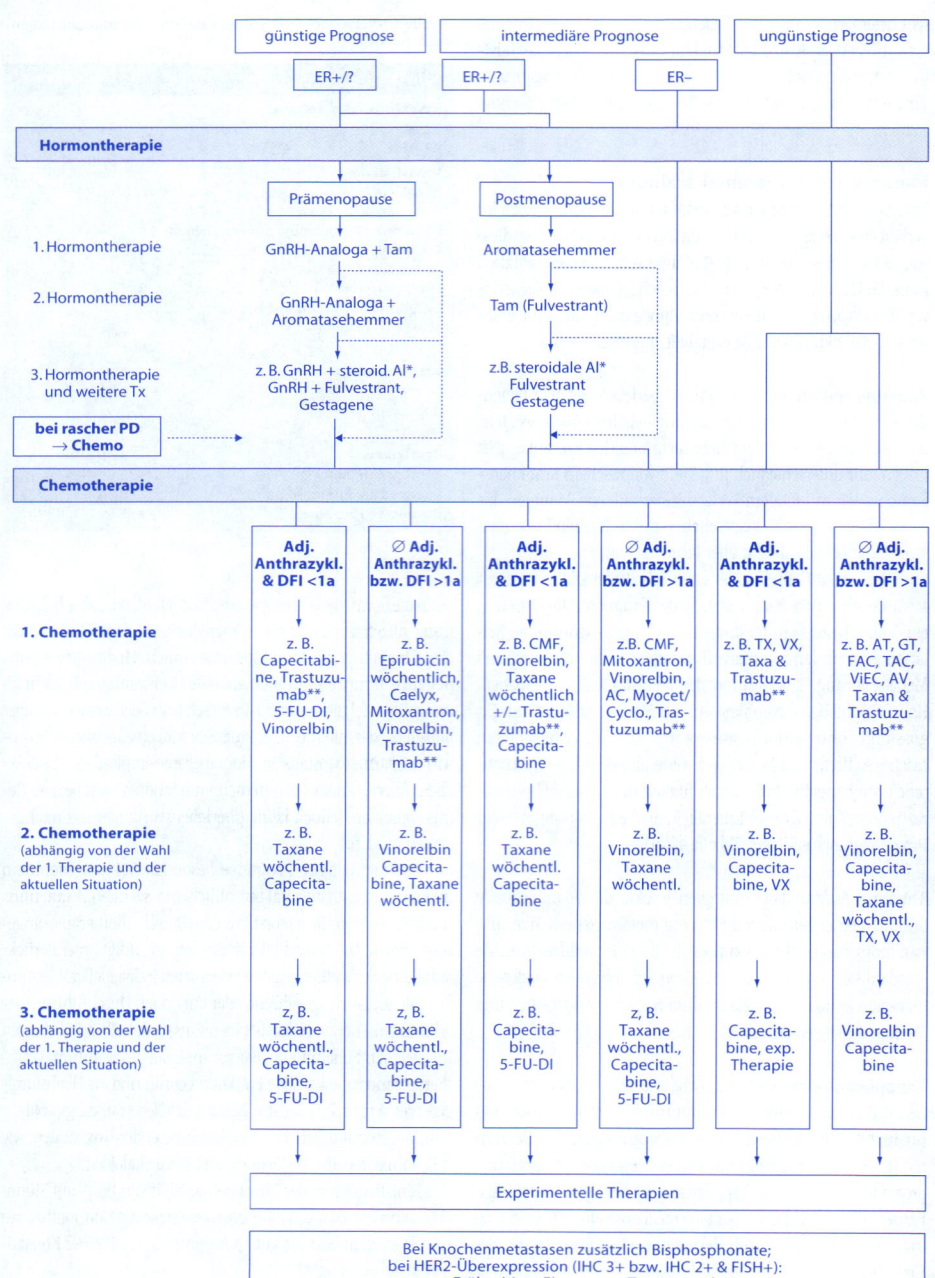

Abb. 4.2-1. Therapeutische Strategie beim metastasierten Mammakarzinom

4.2 Solide Tumoren

Tabelle 4.2-10. Therapieschemata für das metastasierte Mammakarzinom

Schema/Substanz	Dosierung/Applikation	Zyklus	Therapiedauer
Medikamentöse Ovarialablation			
Goserelinacetat	3,6 mg s.c.	Tag 1	Wdh. Tag 29, fortlaufend
Leuprorelinacetat	3,75 mg s.c.	Tag 1	Wdh. Tag 29, fortlaufend
Leuprorelinacetat	11,25 mg s.c.	Tag 1	Wdh. nach 3 Monaten, fortlaufend
SERM			
Tamoxifen	20 mg p.o.	täglich	fortlaufend, mind. 8–12 Wochen
Toremifen	60 mg p.o.	täglich	fortlaufend, mind. 8–12 Wochen
SERD			
Fulvestrant	250 mg i.m.	Tag 1	Wdh. Tag 29, fortlaufend
Aromatasehemmer			
Letrozol	2,5 mg p.o.	täglich	fortlaufend, mind. 8–12 Wochen
Anastrozol	1 mg p.o.	täglich	fortlaufend, mind. 8–12 Wochen
Exemestan	25 mg p.o.	täglich	fortlaufend, mind. 8–12 Wochen
Formestan	250 mg i.m.	alle 14 Tage	fortlaufend, mind. 8–12 Wochen
Gestagene			
Medroxyprogesteronacetat	300–1000 mg p.o.	täglich	fortlaufend, mind. 8–12 Wochen
Megestrolacetat	160 mg p.o.	täglich	fortlaufend, mind. 8–12 Wochen
Chemotherapie: Monotherapie			
Doxorubicin wöchentlich	(8–) 12 mg/m^2 i.v., Bolus, evtl. Steigerung auf 15 mg/m^2	Tag 1	Wdh. Tag 8, 15, 22 etc., mind. 4 Zyklen
Epirubicin wöchentlich	20 mg/m^2 i.v., Bolus	Tag 1	Wdh. Tag 8, 15, 22 etc., mind. 4 Zyklen
Mitoxantron	12–14 mg/m^2 i.v., Bolus	Tag 1	Wdh. Tag 29
Paclitaxel[a]	135–200 mg/m^2 i.v., 1-Infusion	Tag 1	Wdh. Tag 22
Paclitaxel[a] wöchentlich	90 mg/m^2 i.v., 1–(3) h-Infusion	Tag 1	Wdh. Tag 8, 15, 22 etc., mind. 4 Zyklen
Docetaxel	100 mg/m^2 i.v., 1-h-Infusion	Tag 1	Wdh. Tag 22
Vinorelbin	25–30 mg/m^2 i.v., Bolus	Tag 1	Wdh. Tag 8, 15, 22 etc., mind. 4 Zyklen
5-Fluoruracil	200 mg/m^2/d i.v., kontin. Infusion	(Pumpensysteme über Port)	fortlaufend, mind. 4 Wochen
Capecitabine	2000 (–2500) mg/m^2 p.o., verteilt auf 2 Gaben tgl.	Tag 1–14	Wdh. Tag 22
Gemcitabin	1000 mg/m^2 i.v., 30-min-Infusion	Tag 1+8+15	Wdh. Tag 29
Trastuzumab[a]	4 mg/kg KG i.v., 1-h-Infusion	Tag 1 (loading)	einmalig bei Therapiebeginn
	2 mg/kg i.v., 30-min-Infusion	Tag 8	Wdh. Tag 15, 22, 29 etc.
Chemotherapie: Polychemotherapie			
CMF	s. adjuvante Therapie		mind. 4 Zyklen
anthrazyklinhaltige Schemata: AC, FEC, TAC	s. adjuvante Therapie		mind. 4 Zyklen
AT[a]			Wdh. Tag 22, mind. 4 Zyklen
Adriamycin (Doxorubicin)	60 mg/m^2 i.v., Bolus	Tag 1	
PacliTaxel	175–200 mg/m^2 i.v., 3-h-Infusion	Tag 1	
ET[a]			Wdh. Tag 22, mind. 4 Zyklen
Epirubicin	60 mg/m^2 i.v., Bolus	Tag 1	
PacliTaxel	175–200 mg/m^2 i.v., 3-h-Infusion	Tag 1	
Vinorelbin ⎫	25 mg/m^2 i.v., Bolus	Tag 1+8	Wdh. Tag 22
Doxorubicin ⎭	50 mg/m^2 i.v., Bolus	Tag 1	
Trastuzumab[a] ⎫	4 mg/kg i.v., 30 min	Tag 1	einmalig bei Therapiebeginn
	2 mg/kg i.v., 30 min	Tag 8	Wdh. Tag 15, 22, 29 etc.
Paclitaxel[a] ⎭	90 mg/m^2 i.v., 1–(–3)h-Infusion	Tag 1	Wdh. Tag 8, 15, 22, etc.
Trastuzumab[a] ⎫	4 mg/kg i.v., 30 min	Tag 1	einmalig bei Therapiebeginn
	2 mg/kg i.v., 30 min	Tag 8	Wdh. Tag 15, 22, 29 etc.
Vinorelbin ⎭	15–25 mg/m^2 i.v., Bolus	Tag 1	Wdh. Tag 8, 15, 22 etc.
Gemcitabin ⎫	1000 mg/m^2 i.v., 30 min	Tag 1+8+15	Wdh. Tag 29
Epirubicin ⎭	15 mg/m^2 i.v., Bolus	Tag 1+8+15	

[a] Prämedikation bei Taxanen und Trastuzumab: H1- + H2-Blockade + Kortison

- Durch **GnRH-Analoga** (Leuprorelin, Goserelin) wird die Östrogenproduktion in den Ovarien unterdrückt. Die Ovarialablation durch chirurgische Ovarektomie oder durch Bestrahlung hat bei uns keinen Stellenwert mehr.

- **Selektive Östrogenrezeptormodulatoren** (SERM) (Tamoxifen, Toremifen) binden an Östrogenrezeptoren, verdrängen wachstumsstimulierend wirksame Liganden und hemmen dadurch die Proliferation der Zellen. Nachteilig ist der proliferationsfördernden Effekt auf das Endometrium, was der Grund für das vermehrte Entstehen von Endometriumkarzinomen unter Tamoxifen ist. Zudem ruft es eine verstärkte Gerinnungsneigung mit gelegentlich auftretenden thrombembolischen Komplikationen hervor.

- **Selektive Östrogenrezeptordestabilisatoren** (SERD) (Fulvestrant) bewirken eine Absenkung des Östrogenrezeptorgehalts und konsekutiv des Progesteronrezeptorgehalts. In einer großen Studie war die Effektivität gleich dem Anastrozol bei Tamoxifen-vorbehandelten postmenopausalen Frauen.
- **Aromatasehemmer** unterdrücken die Umwandlung von Androstendion zu Östron. Da die Umwandlung außer in den Ovarien auch in verschiedenen Körpergeweben und im Tumorgewebe erfolgt, kann nicht nur der periphere Östrogenwert, sondern auch die lokale Östrogenkonzentration im Tumor gesenkt werden, was möglicherweise eine zusätzliche antitumorale Wirkung bringt.

Es werden steroidale Aromatasehemmer (z. B. Formestan, Exemestan) und nichtsteroidale Inhibitoren, wie das unspezifische Aminoglutethimid oder die neueren spezifischen Substanzen Letrozol oder Anastrozol, unterschieden. Eine kürzlich veröffentlichte Studie hat einen eindeutigen Vorteil von Letrozol gegenüber Tamoxifen in der Primärtherapie des metastasierten Mammakarzinoms gezeigt, sodass dies bei hormonrezeptorpositiven Tumoren als Erstlinientherapie bei postmenopausalen Frauen empfohlen werden kann.

- **Gestagene** führen zu einer Senkung der peripheren Östrogenspiegel und zur Verminderung der Östrogenrezeptorsynthese. Der Vorteil einer Gestagentherapie ist eine begleitende appetitsteigernde und schmerzlindernde Wirkung, weshalb sie bevorzugt bei der fortgeschrittenen Tumorerkrankung eingesetzt werden.

Ein kombinierter Einsatz von Hormonen ist, abgesehen vom kontinuierlichen Einsatz von GnRH-Analoga bei prämenopausalen Frauen, aufgrund zu erwartender verstärkter Nebenwirkungen und nicht gesichertem Nutzen nicht zu empfehlen.

Chemotherapie: Substanzen Eine bestimmte Reihenfolge für Erst-, Zweitlinien- und Folgetherapien kann nicht generell empfohlen werden, da hierbei viele individuelle Faktoren eine Rolle spielen. Wenn möglich, sollten jedoch die Substanzen mit gesicherter Wirkung zu Anfang zum Einsatz kommen und Medikamente mit geringen Ansprechraten erst im späteren Verlauf verabreicht werden.

- **Anthrazykline** (Doxorubicin [Adriamycin], Epirubicin, Mitoxantron, liposomal enkapsuliertes Doxorubicin): In der Erstlinientherapie lassen sich objektive Remissionsraten von 40–50% erzielen, bei Einsatz als Zweit- und Folgetherapie bis zu 25%. Anthrazykline können sowohl als Monotherapie als auch in Kombination mit anderen Zytostatika eingesetzt werden. Zu beachten sind hier die kumulativen Höchstdosen, die aufgrund der potentiellen Kardiotoxizität nicht überschritten werden dürfen.
- **Taxane**: Die Ansprechraten reichen in der Erstlinientherapie von 25–60%, bei Folgetherapien von 21–28%. Damit zählen Taxane zu den wirksamsten Medikamenten bei der zytostatischen Therapie des Mammakarzinoms. Neben der Myelotoxizität stellt die häufige periphere Polyneuropathie ein gelegentlich dosislimitierendes Problem beim Einsatz dieser Substanzen dar.
- **Vinorelbin**: In der Therapie von metastasierten Mammakarzinomen eignet es sich gut als wenig toxische Monotherapie. Auch nach Vorbehandlung konnten noch objektive Remissionsraten von bis zu 35% gezeigt werden. In Kombination mit Doxorubicin werden Ansprechraten von bis zu 70% erreicht.
- **Fluorpyrimidine**: Der Antimetabolit 5-Fluoruracil ist seit Jahrzehnten ein fester Bestandteil der adjuvanten Therapie und wird zunehmend auch in der metastasierten Situation eingesetzt. Alternativ kommen auch orale 5-FU-Analoga, wie Capecitabine, in Betracht. In Phase-II-Studien wurden Remissionsraten zwischen 20–36% erreicht, zudem konnte eine Wirksamkeit auch noch nach Vorbehandlung mit Anthrazyklinen und Taxanen gezeigt werden.
- **Gemcitabin**: In mehreren Phase-II-Studien zeigten sich beim Mamakarzinom auch nach Vortherapie noch Ansprechraten von 14–37%, insbesondere in Kombination mit Paclitaxel und Doxorubicin.

Immuntherapie: Trastuzumab (Herceptin) Trastuzumab ist ein humanisierter, monoklonaler muriner Antikörper, der gegen HER2-neu gerichtet ist, einem Wachstumsfaktorrezeptor, der auf gesunden Zellen fast nicht exprimiert wird. 25–30% der Mammakarzinome exprimieren diesen veränderten Rezeptor; diese Expression ist mit aggressiverem Wachstum und einer schlechteren Prognose assoziiert. Bei den betroffenen Patientinnen kann mit Trastuzumab nach intensiver Chemotherapie noch ein objektives Ansprechen von ca. 15% erreicht werden. Vielversprechend sind auch Kombinationen von Trastuzumab mit zytostatischen Substanzen wie Taxanen oder Vinorelbin. Derzeit ist Trastuzumab in Deutschland als Monotherapie für das metastasierte Mammakarzinom in dritter Linie nach Vortherapie mit Anthrazyklinen und Taxanen (außer bei Kontraindikationen) und als Ersttherapie bei Metastasierung in Kombination mit Taxanen und vorliegenden Kontraindikationen für Anthrazykline zugelassen. Neben der kardiotoxischen Wirkung, die auch bei Monotherapie in bis zu 5% der therapierten Patientinnen beschrieben ist, treten im Zusammenhang mit der Trastuzumabgabe gelegentlich allergische Reaktionen auf, weshalb eine entsprechende Prämedikation notwendig ist.

Bisphosphonate Bei Vorliegen von Knochenmetastasen besteht beim metastasierten Mammakarzinom eine Indikation für den Einsatz von Bisphosphonaten, die die durch Tumorzellen aktivierten Osteoklasten hemmen und möglicherweise auch eine direkte Wirkung auf maligne Zellen ausüben. Klinisch sind unter einer Bisphosphonattherapie Schmerzlinderung, geringere ossäre Komplikationen und weniger Hyperkalzämien klar belegt. Ein Einfluss auf den Gesamtkrankheitsverlauf oder das Überleben der Patientinnen ist jedoch nicht gesichert.

Bei langsam fortschreitender und wenig ausgeprägter Knochenmetastasierung kann eine orale Therapie mit Clodronat erfolgen. In Fällen mit ausgeprägterer Knochenmetastasierung oder (drohender) Hyperkalzämie kommen parenterale Bisphosphonate wie Pamidronat oder Zoledronat zum Einsatz. Zoledronat ist das neueste zugelassene Medikament aus dieser Gruppe, das im Vergleich zu Pamidronat das Risiko von Skelettkomplikationen vermindert und besser verträglich ist. Die Bisphosphonattherapie sollte grundsätzlich beibehalten werden, auch wenn aufgrund eines Progresses die Hormon- oder Chemotherapie umgestellt werden muss.

Kombinationstherapie Die üblichen Polychemotherapieschemata und Schemata zur Kombination von Herceptin mit Zytostatika sind in Tabelle 4.2-10 dargestellt. Die Kombination von Hormon- und Chemotherapien sollte in der metastasierten Situation zurückhaltend eingesetzt werden, da ein eindeutiger Vorteil gegenüber einer sequenziellen Therapie bisher nicht nachgewiesen werden konnte.

Literatur

Aapro MS (2001) Adjuvant therapy of primary breast cancer: a review of key findings from the 7th international conference, St. Gallen, February 2001. Oncologist 6: 376–85
Fisher ER, Land SR, Fisher B et al. (2004) Pathologic findings from the National Surgical Adjuvant Breast and Bowel Project: twelve-year observations concerning lobular carcinoma in situ. Cancer 100: 238–244
Kennedy MJ, Abeloff MD (1993) Management of locally recurrent breast cancer. Cancer 71: 2395–2409
Mouridsen H, Gershanovich M, Sun Y et al. (2003) Phase III study of letrozole versus tamoxifen as first-line therapy of advanced breast cancer in postmenopausal women: analysis of survival and update of efficacy from the International Letrozole Breast Cancer Group. J Clin Oncol 21: 2101–2109
NIH, National Institutes of Health (2000) Consensus Development Conference Statement – adjuvant therapy for breast cancer.
Possinger K, Schmoll HJ, Höffken K, Große Y (1999) Mammakarzinom. In: Schmoll HJ, Höffken K, Possinger K (Hrsg) Kompendium Internistische Onkologie, vol 2. Springer, Berlin Heidelberg New York Tokyo, pp 1253–1342
Silverstein MJ, Buchanan C (2003) Ductal carcinoma in situ: USC/Van Nuys Prognostic Index and the impact of margin status. Breast 12: 457–471
Singletary SE, Allred C, Ashley P et al. (2002) Revision of the American Joint Committee on Cancer staging system for breast cancer. J Clin Oncol 20: 3628–3636

4.2.2 Prostatakarzinom
Thomas Otto und Herbert Rübben

Inzidenz und Ätiologie

Das Prostatakarzinom ist die häufigste Todesursache unter den urologischen Tumoren und zugleich ab dem 80. Lebensjahr die häufigste tumorbedingte Todesursache überhaupt. Die jährliche Neuerkrankungsrate steigt mit dem Alter stark an, von etwa 50 Fällen pro 100.000 Männern bei 60-Jährigen auf mehr als 400 Fällen pro 100.000 Männern bei 74- bis 85-Jährigen. Das mittlere Alter bei Diagnosestellung liegt bei etwa 71 Jahren. Die Mortalität ist auf Grund verbesserter Maßnahmen auf dem Gebiet der Prävention und Therapie deutlich rückläufig (Abb. 4.2-2).

Die Ätiologie ist ungeklärt. Aufgrund der Beobachtung einer familiären Häufung wird eine genetische Prädisposition angenommen, darüber hinaus werden andere Faktoren, wie Umwelteinflüsse, Schwermetallexposition, Ernährungsgewohnheiten und hormonelle Faktoren diskutiert.

Histologie

Histologische Klassifikation Der überwiegende Teil (>95%) der Prostatakarzinome sind Adenokarzinome, wobei zwischen kleinazinären, großazinären, kribriformen, soliden/trabekulären Subtypen, endometrioidem Karzinom, papillärem Zystadenokarzinom, muzinösem Karzinom und adenoidzystischem Karzinom unterschieden wird.

Seltener sind Transitionalzellkarzinome, Plattenepithelkarzinome, undifferenzierte und kleinzellige Karzinome, Sarkome, Karzinoide, Karzinosarkome und Melanome der Prostata.

Histopathologisches Grading Nach dem WHO-Grading erfolgt eine Einteilung unter Berücksichtigung der zytologischen Kriterien

Metastasiertes Mammakarzinom Therapieempfehlung EBM-Tabelle			Evidenzgrad	Empfehlungsstärke
Hormontherapie				
Postmenopausal	Erstlinientherapie	Aromatasehemmer	I-a	A
	weitere	Tamoxifen, Fulvstrant, Gestagene	III-b	C
Prämenopausal	Erstlinientherapie	GnRH-Analoga + Tamoxifen	I-b	A
	weitere	GnRH-Analoga + Aromatasehemmer, Gestagene	II-c	B
Chemotherapie				
Geringe Beschwerden, langsames Wachstum		Monochemotherapie	I-a	B
Starke Beschwerden, langsames Wachstum		Polychemotherapie	I-a	B

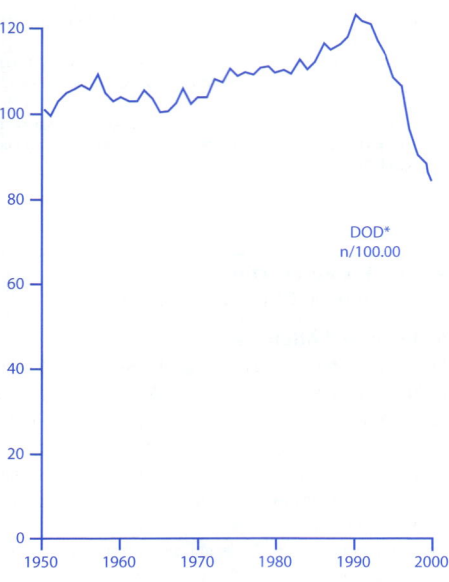

*Alter 65–75 Jahre
Abb. 4.2.2. Mortalitätsraten beim Prostatakarzinom (USA)

TNM-Klassifikation und Stadieneinteilung

TNM-Klassifikation und Stadieneinteilung sind in den Tabellen 4.2-11 und 4.2-12 dargestellt.

Diagnostik

Grundlagen der Diagnose eines Prostatakarzinoms sind die digital-rektale Palpation (DRE), die Bestimmung des prostataspezifischen Antigens (PSA), die transrektale Sonographie und die transrektale oder perineale Stanzbiopsie.

Nach histologischer Diagnosestellung eines Prostatakarzinoms sind darüber hinaus zur Stadieneinteilung folgende Untersuchungen zu veranlassen: Laboruntersuchung (Kreatinin, Kalzium, alkalische Phosphatase), Abdomensonographie, ggf. Computertomographie, Skelettszintigraphie (bei PSA ≥10 mg/ml).

Prävention

Die Finasterid-geführte doppelblind randomisierte Präventionsstudie an 9000 Männern hat für den Verumarm nach einer mittleren Nachsorge von 7 Jahren signifikant weniger am Prostatakarzinom erkrankte Patienten erbracht; dagegen ist der Anteil wenig differenzierter Karzinome höher in der Verumgruppe (6,4% vs 5,1%), was für einen hormonell bedingten Selektionsfaktor spricht. Eine Indikation zur Prävention des Prostatakarzinoms mit

in G1, G2 und G3 (hoch, mäßig und gering differenziertes Karzinom). Das Grading-System nach Gleason basiert allein auf der Bewertung des strukturellen Karzinomaufbaus. In das Grading-System nach den Empfehlungen des pathologisch-urologischen Arbeitskreises „Prostatakarzinom" gehen sowohl zytologische Kriterien (Grad der Kernaplasie) als auch strukturelle Gesichtspunkte (drüsige, kribriforme, solide Karzinomanteile) in die Beurteilung ein.

Tabelle 4.2-12. Stadieneinteilung des Prostatakarzinoms

Stadium 0	T1a	N0	M0	G1
Stadium I	T1a	N0	M0	G2–3
	T1b	N0	M0	jedes G
	T1c	N0	M0	jedes G
Stadium II	T2	N0	M0	jedes G
Stadium III	T3	N0	M0	jedes G
Stadium IV	T4	N0	M0	jedes G
	jedes T	N1–3	M0	jedes G
	jedes T	jedes N	M1	jedes G

Tabelle 4.2-11. TNM-Klassifikation

T1	Klinisch nicht erkennbarer Tumor (weder tastbar noch sichtbar)
T1a	in ≤5% des resezierten Gewebes
T1b	in >5% des resezierten Gewebes
T1c	Diagnose mittels Nadelbiopsie, z. B. aufgrund erhöhter PSA-Werte
T2	Begrenzung auf Prostata
T2a	Befall eines Prostatalappens
T2b	Befall beider Lappen
T3	Kapseldurchbruch und Ausbreitung auf extrakapsuläres Gewebe
T3a	einseitige extrakapsuläre Ausbreitung
T3b	beidseitige extrakapsuläre Ausbreitung
T3c	Infiltration der Samenblase(n)
T4	Fixierung/Infiltration von anderen benachbarten Strukturen (als Samenblasen)
T4a	Blasenhals, Sphincter externus, Rektum
T4b	Levatormuskel, Beckenwand
N0	Keine regionären Lymphknoten (LK)
N1	Metastase in regionären Lymphknoten
M0	Keine Fernmetastasen
M1	Fernmetastasen
M1a	Lymphknotenbefall über regionäre Lymphknoten hinaus
M1b	Knochenmetastasen
M1c	andere Fernmetastasen

Finasterid lässt sich aus der ersten Studie dieser Art nicht ableiten (Tabelle 4.2-13).

Früherkennung

In der Früherkennung ist die Bestimmung des PSA das beste Untersuchungsverfahren. Es ist daher sinnvoll, neben der rektalen Untersuchung die Bestimmung des PSA bei Männern zwischen dem 50. und 75. Lebensjahr durchzuführen. Bei negativem Tastbefund und einem PSA <4 ng/ml kann auf eine Biopsie verzichtet werden. Bei einem PSA von >4 ng/ml und/oder positivem Tastbefund wird bei generellen Voraussetzungen der Durchführbarkeit einer kurativen Therapie die Biopsie (Sextantenbiopsie) empfohlen.

Therapie

Da Patienten bei einem mittleren Diagnosealter von ca. 71 Jahren und oft nur sehr langsamer Tumorprogredienz häufig an anderen Ursachen als dem Karzinom versterben, muss die Wahl der Therapie von der Lebenserwartung, unter Berücksichtigung des Lebensalters sowie der Komorbidität, und der Aggressivität des Tumors abhängig gemacht werden.

Bei einem lokal begrenzten Prostatakarzinom im Stadium T1/T2, N0, M0 und – bei hochselektionierten Patienten – auch im Stadium T3, N0, M0, sind sowohl Strahlentherapie als auch die Prostatovesikulektomie mögliche kurative Behandlungsoptionen.

Im lokal fortgeschrittenen (T4, N0, M0 oder jedes T, N1, M0) oder metastasierten (jedes T, jedes N, M1) Stadium hat die Therapie überwiegend palliativen Wert. Das mediane Überleben liegt bei Patienten mit Lymphknotenmetastasen bei fünf Jahren, bei Patienten mit Fernmetastasen bei ein bis drei Jahren.

Lokal begrenztes Prostatakarzinom Das organbegrenzte Stadium des Prostatakarzinoms stellt die klassische Indikation zur radikalen Prostatektomie dar. Die perioperative Morbidität ist mit einer intraoperativen Komplikationsrate WHO Grad 3–4 von 1,8% und einer perioperativen Mortalität von 0,8% niedrig. Die Strahlentherapie oder Brachytherapie ist die Alternativbehandlung, die insbesondere bei Operationsunwilligkeit und bei Patienten mit erhöhter Komorbidität angezeigt ist. Eine Indikation für eine Hormontherapie besteht in diesem Stadium nicht. Eine abwartende Haltung („expectent management") ist bei mäßig oder schlecht differenziertem lokal begrenzten Prostatakarzinom für Männer mit einer geschätzten Lebenserwartung von mehr als 10 Jahren kein Therapiekonzept und sollte nicht empfohlen werden. Bestätigt wird diese Hypothese von der schwedischen Gruppe um Holmberg, die im randomisierten Vergleich von radikaler Prostatektomie und „expectant management" doppelt so hohe Todes- wie Progressionsraten zu Ungunsten der Kontrollgruppe ermittelt haben (Tabelle 4.2-14).

Wichtiges Selektionskriterium ist vor geplanter operativer Maßnahme die geschätzte Überlebenszeit der Patienten. Hier hat die Gruppe um Wirth unter Berücksichtigung des ASA-Score ein Entscheidungskriterium dargelegt, was bei einem ASA-Score ≥3 den Nutzen einer radikalen Prostatektomie einschränkt und eine signifikant erhöhte perioperative Morbidität aufzeigt.

Alternativ zur operativen Therapie kann die Strahlentherapie durchgeführt werden. Standard ist die perkutane Strahlentherapie. Für die Low-risk-Gruppe von Patienten mit einem PSA <10 ng/ml ist die Strahlentherapie mit 70 Gy vergleichbar einer mit 78 Gy höherdosierten Behandlung. Für High-risk-Patienten mit einem PSA >10 hat sich die High-dose-Radiatio mit 78 Gy in einer randomisierten Phase-III-Studie mit 305 Patienten als vorteilhaft erwiesen.

Alternativ zur perkutanen Strahlenbehandlung erfolgt die Brachytherapie. Hier ist die Low-dose-Brachytherapie mittels permanenter Seeds der High-dose-Brachytherapie in der Low-risk-Gruppe gleichwertig und ist in der High-risk-Gruppe signifikant unterlegen.

T1b/T1c/T2, N0, M0 Diese Tumorstadien stellen eine Indikation zur radikalen Prostatovesikulektomie oder alternativ zur Strahlentherapie dar. Im Vergleich zur perkutanen Strahlentherapie finden sich Vorteile für das operative Verfahren hinsichtlich der systemischen Progressionsrate sowie der lokalen Rezidivrate. Ein randomisierter Vergleich zu beiden Therapieverfahren, der als Zielkriterium das Überleben der Patienten hat, existiert jedoch nicht.

T3, N0, M0 In diesem Stadium ist die lokale und systemische Tumorprogressionsrate nach operativer wie strahlentherapeutischer Behandlung groß (lokale Tumorprogressionsrate von 40%, systemische Progressionsrate von bis zu 75%). Zurzeit wird prospektiv und randomisiert der Stellenwert einer adjuvanten Strahlentherapie nach radikaler Prostatovesikulektomie in diesem Stadium geprüft. Jedoch kann auch hier nur eine Reduktion der lokalen Progressionsrate im Anastomosenbereich erwartet werden, ohne dass ein gesicherter Einfluss auf die systemische Progressionsrate angenommen werden kann.

Tabelle 4.2-13. Prävention beim Prostatakarzinom. (PCP Trial, mittlere Nachsorge 7 Jahre)

	n	PC	Gleason ? 7
Finasterid	4368	803	37%
Plazebo	4692	1147	22%

Tabelle 4.2-14. Radikale Prostatektomie vs. Kontrolle bei Prostatakarzinom T1b-2 (Nachsorge 6,2 Jahre)

	n	DOD	PROG
Radikale Prostatektomie	347	16	75*
Kontrolle	348	31	162

* Lok. Progress n = 40

Der Stellenwert einer adjuvanten hormonellen Therapie ist umstritten. Der Vorteil eines sofortigen Hormonentzugs im Vergleich zur Therapie bei eingetretenem Progress ist nicht bewiesen.

Lokoregionär fortgeschrittenes und metastasiertes Prostatakarzinom *Jedes T, N1–3, M0* Der therapeutische Stellenwert lokaler Therapiemaßnahmen im Sinne der radikalen Prostatovesikulektomie oder definitiven Strahlentherapie ist in diesem Stadium nicht gesichert. Mit der Strahlentherapie werden in Verbindung mit einer antiandrogenen Therapie vergleichbare Tumorkontrollraten wie nach radikaler Prostatovesikulektomie und antiandrogener Behandlung erzielt. Die Kombination der lokalen Therapieverfahren mit einer hormonellen Therapie zeigt jedoch den entscheidenden Einfluss einer antiandrogenen Behandlung. Der Stellenwert einer Hormontherapie im Stadium tumorbefallener Lymphknoten belegt im Rahmen einer prospektiv randomisierten Studie eine verzögerte Progression.

Die Androgendeprivation ist die akzeptierte Behandlung dieser Tumorentität. Die Hormontherapie muss nicht zwingend zum Zeitpunkt der Diagnose beginnen. Da es sich um eine palliative Behandlung handelt, ist sie vorzugsweise beim symptomatischen Patienten anzuwenden. Die Kontroverse, ob die partielle Androgendeprivation oder die maximale Androgendeprivation vorzuziehen sei, kann dahingehend beantwortet werden, dass der Überlebensvorteil der maximalen Androgenblockade äußerst gering ist, jedoch gleichzeitig zu höheren Nebenwirkungen und Kosten führt. Die intermittierende Androgendeprivation ist ein neues Therapiekonzept, das in wissenschaftlichen Studien belegt werden muss. Die Arbeitsgruppe um Calais hat für Südeuropa die intermittierende Androgendeprivation im Rahmen einer randomisierten Untersuchung an mehr als 600 Patienten untersucht. Hier zeigt sich ein höherer Anteil tumorbedingt verstorbener Patienten in der intermittierend behandelten Patientengruppe. Zurzeit gibt es keinen Beleg dafür, dass der frühe Einsatz der Chemotherapie die Prognose der Patienten verbessert.

Hormonrefraktäres Prostatakarzinom Entwickeln Patienten unter Hormonentzug einen symptomatischen Progress, so wird dies als Stadium des hormonrefraktären Prostatakarzinoms klassifiziert. Im Vordergrund der therapeutischen Anstrengungen steht die Lebensqualität des Patienten. Diese wird vornehmlich durch tumorbedingte Symptome wie Knochenschmerzen, Lymphödeme insbesondere im Bereich der Beine, Harnstauungsnieren oder eine subvesikale Obstruktion bei lokalem Tumorprogress im Bereich der Prostata beeinflusst. Im Vordergrund steht ein symptomorientiertes Vorgehen wie beispielsweise die transurethrale Resektion der Prostata (TURP), die einseitige Harnableitung bei Harnstauungsnieren und die Schmerztherapie.

Die Strahlentherapie hat bei symptomatischen isolierten Knochenmetastasen sowohl hinsichtlich eines Stabilisierungseffektes als auch zur Schmerzbehandlung einen hohen Stellenwert. Des Weiteren ist sie, wenn keine neurochirurgische Interventionsmöglichkeit besteht, bei einer frisch aufgetretenen Querschnittssymptomatik infolge ossärer Metastasen und bei symptomatischen Hirnmetastasen indiziert.

Die Indikation zur systemischen Chemotherapie beim hormonrefraktären metastasierten Prostatakarzinom ist der symptomatische Progress. Objektive Remissionen werden selten beobachtet. Es ist nicht belegt, dass der Einsatz der Chemotherapie einer Schmerztherapie überlegen ist. Subjektive Ansprechraten bis zu 70% werden erzielt, die Ansprechdauer beträgt etwa 6 Monate. Die Monochemotherapie ist der Kombinationsbehandlung vorzuziehen. Ein Chemotherapeutikum der ersten Wahl besteht nicht. Die Wahl des Zytostatikums sollte sich am Nebenwirkungsspektrum und den Organreserven des Patienten orientieren.

Die genannte Prämisse ist seit der randomisierten Studie von Oudard et al. 2002 in Frage gestellt. Hier besteht für die Kombination aus Docetaxel und Estramustinphosphat im Vergleich zu Mitoxantron und Prednison ein um 7 Monate verlängertes Überleben, was im Rahmen zweier auf 1700 Patienten angelegten prospektiv randomisierten Studien der SWOG geprüft worden ist.

Die Arbeitsgruppe um de Wit hat im Rahmen einer 3-armigen Studie einen medianen Überlebensvorteil von 2 Monaten für die 3-wöchentliche Applikation von Docetaxel im Vergleich zu Mitoxantron ermittelt. Trotz der großen Fallzahlen beruht der ermittelte statistisch signifikante Überlebensvorteil auf einem Unterschied von weniger als 17 Patienten! Die Tatsache einer doppelt so hohen Nebenwirkungsrate für Docetaxel-behandelte Patienten erfordert eine individuell an den Organreserven und der Lebensqualität ausgerichteten Behandlung.

Vergleichbare Ergebnisse sind in der Kombination mit Docetaxel und Estramustinphosphat erhoben worden. Auch hier beträgt der Unterschied für das mediane Überleben 2 Monate zugunsten der Docetaxel/Estramustin behandelten Patienten. Zudem zeigt sich in der Untersuchung von Petrylak, das auch die Docetaxel-ausgerichtete Therapie von ausschließlich palliativem Charakter ist, da vor Ablauf von 4 Jahren alle Patienten tumorbedingt verstorben sind.

Die Applikation von Bisphosphonaten führt im randomisierten Vergleich zu einer signifikanten Reduktion der sog. „skeletal events"; zudem wird das Auftreten solcher Veränderungen um ca. 6 Monate postponiert.

Evidenz der Therapieempfehlungen

	Evidenzgrad	Empfehlungsstärke
Operatives Verfahren (radikale Prostatektomie)	I-b	A
Strahlentherapie	II-a	B
Androgendeprivation	I-a	A
Monochemotherapie	I-b	A

Literatur

Altwein JE (1997) Prostatakarzinom. In: Rübben H (Hrsg) Uroonkologie, 2. Aufl. Springer, Berlin Heidelberg New York Tokyo, S 233–293

Carter BS, Bova GS, Beaty TH, Steinberg GD, Childs B, Isaacs WB, Walsh PC (1993) Heriditary prostate cancer: epidemiologic and clinical features. J Urol 150 (3): 797–802

Hölzel D (1991) Epidemiologie des Prostatakarzinoms. Fortschr Med 109 (26): 521–525

Mostofi FK, Sesterhenn J, Sobin LH (1980) Histologic typing of prostate tumors., WHO, Genua, No. 22

Otto T., Betz D.,Otto J.(2004) Urologische Tumore. Akt.Onkol.124:154–160

Wirth M, Otto T, Rübben H (1998) Prostatakarzinom. Leitlinien der Deutschen Gesellschaft für Urologie. DGU-Mitteilungen 1998

Wirth M. (2001) Terapie des lokal begrenzten Prostatakarzinom. In: Rübben H (Hrsgb)Uroonkologie.3.Aufl.Springer, Berlin Heidelberg New York Tokyo, S 287–393

4.2.3 Hodentumor
Susanne Krege und Herbert Rübben

Epidemiologie und Ätiologie

Der Hodentumor ist ein maligner Tumor des jungen Mannes. 70% der Männer sind zwischen 20 und 40 Jahre alt, 10% sogar jünger. Die Inzidenz in Deutschland beträgt etwa 6,5/100.000 Männer. Es besteht eine genetische Prädisposition; so beträgt das relative Risiko, ebenfalls an einem Hodentumor zu erkranken, für Brüder eines Patienten 10, für Söhne 5,7. Neben dem erstgradigen Verwandtschaftsgrad sind ein bereits stattgehabter kontralateraler Hodentumor und ein Maldescensus testis in der Vorgeschichte als gesicherte Risikofaktoren anzusehen.

Diagnostik

In der Regel bemerkt der Patient eine Verhärtung des betroffenen Hodens. Tatsächlich lässt sich anhand des Palpationsbefundes die Verdachtsdiagnose und Indikation zur Freilegung bereits stellen. Zusätzlich kann eine Sonographie (7,5-MHz-Frequenzschallkopf) durchgeführt werden (Abb. 4.2-3). Der Hodentumor gehört zu den wenigen Tumoren, für die es verlässliche Tumormarker gibt. Dies sind die Glykoproteine alpha-Fetoprotein (AFP) und die β-Form des humanen Choriongonadotropin (βHCG). Etwa 80% der Tumore produzieren diese Marker, wobei AFP nur von Nichtseminomen, neben den Seminomen eine der beiden Hauptgruppen der Hodentumoren, gebildet wird. Zudem sollte die Laktatdehydrogenase (LDH) bestimmt werden. Ihr kommt bei fortgeschrittenen Tumoren prognostische Bedeutung zu. Ein weiterer beim Seminom häufig erhöhter Marker ist die plazentare alkalische Phosphatase (PLAP). Ihr Stellenwert ist nicht abschließend geklärt.

Die Marker sollten erstmals vor der Hodenfreilegung sowie regelmäßig im Verlauf der Therapie bestimmt werden. Obwohl die Tumormarker AFP und βHCG recht spezifisch beim Hodentumor sind, müssen andere Erkrankungen genannt werden, die ebenfalls zu einer Erhöhung führen können.

> **Erkrankungen, die mit einer AFP-Erhöhung einhergehen können (außer Keimzelltumoren)**
> - Hepatozelluläres Karzinom
> - Benigne Lebererkrankungen
> - Gastrointestinale Tumoren
> - Bronchialkarzinom

> **Erkrankungen, die mit einer HCG/βHCG-Erhöhung einhergehen können (außer Keimzelltumoren)**
> - Blasenmole
> - Pankreaskarzinom
> - Magenkarzinom
> - Urothelkarzinom
> - Hepatozelluläres Karzinom

Neben dem Keimzelltumor des Hodens, womit im Sprachgebrauch der Hodentumor gemeint ist, gibt es die extragonadalen Keimzelltumore. Sie kommen hauptsächlich retroperitoneal und mediastinal vor. Pathophysiologisch vermutet man, dass Reste des Keimzellgewebes während des Deszensus des Hodens zurückgeblieben sind oder versprengt wurden. Diese Tumoren fallen meist durch Beschwerden, wie z. B. Rückenschmerzen auf. Bei jungen Männern mit unklaren Raumforderungen sollten daher immer erst die Hoden untersucht bzw. die Tumormarker AFP und β-HCG kontrolliert werden, bevor eine Therapie eingeleitet wird. Führt dies nicht zur Diagnose, muss eine Histologie des Befundes gewonnen werden.

Behandlung des Primärtumors

Der betroffene Hoden wird über einen inguinalen Schnitt freigelegt. Bestätigt sich die Diagnose makroskopisch oder im Schnellschnitt, wird er samt seinem Samenstrang in Höhe des inneren Leistenringes abgesetzt. Nur in den seltenen Fällen einer primär lebensbedrohlichen Metastasierung, z. B. drohende Ateminsuffizienz bei Lungenbefall, wird zunächst auf die Orchiektomie verzichtet und primär chemotherapiert.

Bei synchronen bilateralen Tumoren, metachronem kontralateralem Tumor oder Solitärhoden kann ein organerhaltendes

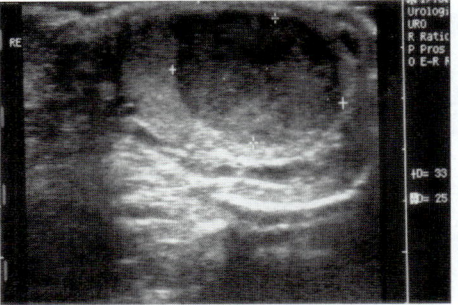

Abb. 4.2-3. Sonographische Darstellung eines Hodentumors

4 Tumorerkrankungen

Tabelle 4.2-15. WHO-Klassifikation beim Hodentumor (UICC 1998)

1.1	Intratubuläre maligne Keimzellen (testikuläre intraepitheliale Neoplasie [TIN], intratubuläre Keimzellneoplasie)
1.2	Tumoren eines histologischen Typs
1.2.1	Seminom Seminom mit hohem Mitoseindex (früher anaplastisches Seminom)
1.2.1.1	Variante: Seminom mit Synzytiotrophoblasten
1.2.2	Spermatozytisches Seminom
1.2.2.1	Variante: Spermatozytisches Seminom mit Sarkom
1.2.3	Embryonales Karzinom
1.2.4	Dottersacktumor
1.2.5	Polyembryom
1.2.6	Trophoblastische Tumoren
1.2.6.1	Chorionkarzinom
1.2.6.2	Trophoblastischer Plazentatumor
1.2.7	Teratome
1.2.7.1	Reifes Teratom
1.2.7.1.1	Dermoidzyste
1.2.7.2	Unreifes Teratom
1.2.7.3	Teratom mit maligner Transformation
1.3	Pluriform strukturierte Keimzelltumoren (Mischformen) Teratokarzinom (Embryonalkarzinom + Teratom) Choriokarzinom kombiniert mit anderen Keimzelltumoren Andere Kombinationen: germinaler Mischtumor Germinom (Keimzelltumor) o. n. A.

Tumoren, die ausschließlich Strukturen eines Seminoms oder spermatozytischen Seminoms (inkl. ihrer Varianten zeigen), werden als "Nur-Seminome" bezeichnet, alle anderen Keimzelltumoren als "Nicht-Nur-Seminome".

Tabelle 4.2-16. TNM-Klassifikation beim Hodentumor (TNM 2002)

TIN	Testikuläre intraepitheliale Neoplasie		
pT1	Tumor auf Hoden beschränkt oder Infiltration des Nebenhodens ohne Blut- und/oder Lymphgefäßinvasion oder Befall der Tunica *albuginea*		
pT2	Tumor auf Hoden beschränkt oder Infiltration des Nebenhodens mit Blut- und/oder Lymphgefäßinvasion oder Befall der Tunica *vaginalis*		
pT3	Infiltration des Samenstranges		
pT4	Infiltration des Skrotums		
N1	Lymphknoten 2 cm; max. 5 pos. Lymphknoten		
N2	Lymphknoten >2 cm 5 cm; jegliche Anzahl		
N3	Lymphknoten >5 cm		
M1a	Nichtregionale Lymphknoten oder Lungenmetastasen		
S0	Normale Marker		
	AFP (ng/ml)	bHCG (mU/ml)	LDH (U/l)
S1	<1000	<5000	$1,5 \times N$
S2	1000–10.000	5000–50.000	$1,5–10 \times N$
S3	>10.000	>50.000	$>10 \times N$

Tabelle 4.2-17. Stadieneinteilung (TNM 2002)

Stadium				
Stadium	pTis	N0	M0	S0, SX
Stadium I	pT1-4	N0	M0	SX
IA	pT1	N0	M0	S0
IB	pT2-4	N0	M0	S0
IS	jedes pT/TX	N0	M0	S1-3
Stadium II	jedes pT/TX	N1-3	M0	SX
IIA		N1	M0	S0, 1
IIB		N2	M0	S0, 1
IC		N3	M0	S0, 1
Stadium III	jedes pT/TX	jedes N	M1-1a	SX
IIIA		jedes N	M1-1a	S0-1
IIIB		N1-3	M0	S2
	oder	jedes N	M1-1a	S2
IIIC		N1-3	M0	S3
	oder	jedes N	M1-1a	S3
	oder	jedes N	M1b	jedes S

Tabelle 4.2-18. IGCCCG-Klassifikation beim Hodentumor

Gute Prognose	Überlebensrate 95%
Nichtseminom	
Testis/primärer retroperitonealer Tumor *und* niedrige Marker *und* keine nichtpulmonalen viszeralen Metastasen	„niedrige Marker" AFP <1000 ng/ml *und* HCG <1000 ng/ml und (<5000 U/l)
Seminom	
Jede Primärlokalisation *und* jede Markerhöhe *und* keine nichtpulmonalen viszeralen Metastasen	LDH <1,5 Normalwert
Intermediäre Prognose	Überlebensrate 70%
Nichtseminom	
Testis/primärer retroperitonealer Tumor *und* „intermediäre Marker" *und* keine nichtpulmonalen viszeralen Metastasen	„intermediäre Marker" AFP 1000–10.000 ng/ml
Seminom	
Jede Primärlokalisation *und*	HCG 1.000–10.000 ng/ml (5000–50.000 U/l) *oder*
jede Markerhöhe *und* nichtpulmonale viszerale Metastasen (Leber, Skelett, ZNS)	LDH 1,5–10 Normalwert
Schlechte Prognose	Überlebensrate 50%
Nichtseminom	
Primärer mediastinaler Keimzelltumor oder Testis/retroperitonealer Tumor mit nichtpulmonalen viszeralen Metastasen (Leber, Skelett, ZNS, Instestinum) oder „hohem Marker"	„hohe Marker" HCG >10.000 ng/l (50.000 U/l) oder LDH >10 Normalwert

Vorgehen in Betracht gezogen werden. Dies ist jedoch nur sinnvoll, wenn der präoperative Testosteronspiegel im Normbereich liegt. Die obligate Nachbestrahlung des Hodens, um den Tumor begleitende TIN-Zellen zu zerstören, führt zu einem sicheren Zugrundegehen noch vorhandener Keimzellen, sodass lediglich ein Erhalt der widerstandsfähigeren Leydig-Zellen das organerhaltende Vorgehen rechtfertigt.

Testikuläre intraepitheliale Neoplasie

Fünf Prozent der Patienten mit Hodentumor weisen im kontralateralen Hoden eine Tumorvorstufe auf, die als testikuläre intraepitheliale Neoplasie (TIN) bezeichnet wird. Bei Patienten mit einem Hodenvolumen <12 ml oder einem Alter <30 Jahre steigt das Risiko einer TIN sogar auf 34%. Die Hoden von Patienten mit einem extragonadalen Keimzelltumor weisen zu einem Drittel TIN auf, ein weiteres Drittel zeigt einen manifesten Tumor, der Rest ist unauffällig.

Eine TIN kann zu 99% durch eine Biopsie des Hodens nachgewiesen werden, die in der Regel im Zusammenhang mit der Entfernung des tumortragenden Hodens erfolgt. Die Konservierung der Biopsie erfolgt in Stieve- oder Bouin-Lösung, nicht in Formalin! Über die Notwendigkeit einer kontralateralen Hodenbiopsie besteht in der Fachwelt Diskordanz. Empfohlen wird sie allerdings bei Vorliegen o. g. Risikofaktoren (Alter <30, Hodenvolumen <12 ml).

Pathologische Klassifikation

Die Hodentumoren werden entsprechend der WHO-Klassifikation unterteilt (Tabelle 4.2-15).

Ausbreitungsdiagnostik

Nach Entfernung des Hodens sind vor Einleitung weiterer Behandlungsmaßnahmen zweimalige Tumormarkerkontrollen erforderlich, wenn diese primär erhöht waren. Dabei sind die Halbwertszeiten zu beachten, die für AFP 5–7 Tage und für βHCG 1–1,5 Tage betragen. Des Weiteren sind ein Computertomogramm des Abdomens/Beckens und des Thorax sowie ein Röntgenbild des Thorax anzufertigen. Mit Hilfe dieser Parameter erfolgt die Klassifikation nach TNM (Tabelle 4.2-16) und die Festlegung des Tumorstadiums (Tabelle 4.2-17). Dabei wird für klinische und pathologische diagnostizierte Stadien der Zusatz CS bzw. PS angegeben. Zudem lassen sich Prognosegruppen nach den Kriterien der IGCCCG beschreiben (Tabelle 4.2-18).

Bei fortgeschrittenen Stadien mit intermediärer und schlechter Prognose gehören auch eine Skelettszintigraphie und ein Schädel-CT zur Ausbreitungsdiagnostik.

Stadienorientierte Therapie

TIN Die kumulative Wahrscheinlichkeit für die Entwicklung eines Hodentumors bei nachgewiesener TIN beträgt nach sieben Jahren bereits 70%. Aufgrund der zeitlichen Verzögerung der Entwicklung eines manifesten Tumors ist bei Patienten mit bestehendem Kinderwunsch eine abwartende Strategie gerechtfertigt. Die definitive Therapie hängt von der Gesamtsituation des Patienten ab. Sind beide Hoden vorhanden und besteht in einem Hoden ein TIN-Nachweis (z. B. Nachweis einer TIN im Rahmen einer Infertilitätsabklärung), sollte dieser entfernt werden. Im Falle einer kontralateralen TIN bei Hodentumor besteht die Standardtherapie in einer Bestrahlung, wobei sich 20 Gy als am sichersten erwiesen haben. Ist auf Grund eines fortgeschrittenen Stadiums des Hodentumors eine primäre Chemotherapie erforderlich, kann die Bestrahlung der kontralateralen TIN zurückgestellt werden, da zwei Drittel der TIN-Fälle durch die Chemotherapie geheilt werden. Dies ist durch eine Zweitbiopsie frühestens sechs Monate nach Abschluss der Chemotherapie zu verifizieren. Bei TIN-Persistenz wird sekundär bestrahlt.

Seminom CSI Da das Risiko einer okkulten Metastasierung in die lokoregionären Lymphknoten 20% beträgt, ist auch im klinischen Stadium I (CSI) eine Anschlusstherapie nach Orchiektomie zu diskutieren. Grundsätzlich stehen hierfür drei Strategien zur Verfügung:
- die adjuvante Bestrahlung der paraaortalen und parakavalen Lymphknoten mit 20 Gy,
- die engmaschige Kontrolle (Surveillance),
- die adjuvante Chemotherapie.

Die Heilungsrate liegt unabhängig vom Therapieverfahren bei nahezu 100%. Durch die adjuvante Strahlentherapie wird das Rezidivrisiko auf 3–4% gemindert. Die Rezidive treten fast ausschließlich außerhalb des Bestrahlungsfeldes auf. Nachteil ist, dass ca. 80% der Patienten übertherapiert sind. Bei der Surveillance, die nur risikoadaptiert erfolgen sollte, wird diese Übertherapie vermieden, allerdings liegt die Rezidivrate bei 20%. Die Rezidivtherapie ist in der Regel intensiver. Es wird vom Patienten eine hohe Compliance hinsichtlich der Nachsorge verlangt. Risikoadaptierte Surveillance bedeutet, dass Patienten mit einer Primärtumorgröße über 4 cm oder einer Tumorinvasion ins Rete testis von dieser Strategie ausgeschlossen werden. Es ist zu beachten, dass diese Risikofaktoren beim Seminom bisher nicht prospektiv untersucht wurden.

Zur adjuvanten Chemotherapie mit Carboplatin-Mono liegen zahlreiche Phase-II- und inzwischen auch Ergebnisse einer Phase-III-Studie vor. Diese Studien bestätigen die Gleichwertigkeit der Chemotherapie mit Carboplatin, sogar bei Gabe von nur einem Kurs anstatt von zwei Kursen, wie in den meisten Studien.

Seminom CS IIA/B Die Standardtherapie in diesen Stadien ist die Bestrahlung der paraaortalen/parakavalen und ipsilateral iliakalen Lymphstationen
- im Stadium IIA mit 30 Gy,
- im Stadium IIB mit 36 Gy.

Die Rezidivraten betragen für das Stadium IIA ca. 5%, für das Stadium IIB 11%. Eine Chemotherapie mit Carboplatin erwies sich in diesem Stadium als weniger erfolgreich verglichen zur adjuvanten Situation im Stadium I.

Nichtseminom CSI Für die Therapiewahl beim Nichtseminom CSI steht ein prospektiv geprüfter Risikofaktor zur Verfügung: die vaskuläre Invasion (VI). Einschränkend muss in diesem Zusammenhang erwähnt werden, dass bei einer Beurteilung durch verschiedene Pathologen Unterschiede bis zu 30% bestanden. Bei fehlender vaskulärer Invasion kann mit 89%iger Sicherheit gesagt werden, dass keine okkulte Metastasierung besteht; bei nachgewiesener vaskulärer Invasion finden sich aber dennoch nur in 50% der Fälle Metastasen.

Patienten ohne VI sollten nach dem Surveillance-Prinzip nachgesorgt werden. Patienten mit VI sollten eine adjuvante Chemotherapie mit 2 Kursen PEB erhalten. Kann sich ein Patient für keines der beiden Verfahren entscheiden, steht als eine dritte Möglichkeit die retroperitoneale modifizierte nervschonende Lymphadenektomie zur Verfügung.

Die Heilungsraten in diesem Stadium betragen unabhängig vom therapeutischen Verfahren 99%.

Bei der risikoadaptierten Surveillance werden keine Patienten übertherapiert. Allerdings entwickeln 14–22% ein Rezidiv, wobei das Ausmaß der Therapie dann höher ist als in der adjuvanten Situation. Die Surveillance verlangt eine besonders hohe Compliance vom Patienten.

Mit der risikoadaptierten adjuvanten Chemotherapie werden 52% der Patienten übertherapiert, allerdings liegt die Rezidivrate nur bei 3%. Die Chemotherapie ist mit akuten Nebenwirkungen verbunden, die Fertilität wird vorübergehend beeinträchtigt. Längerfristige Schäden oder die Induktion von Zweitmalignomen wurden nach zwei Zyklen PEB in der Literatur bisher nicht beschrieben.

Vorteile der Operation sind die Sicherung des Stadiums, denn bei 17–30% finden sich okkulte retroperitoneale Metastasen, sodass das pathologische Stadium als höher einzustufen ist. Das Risiko, im weiteren Verlauf ein retroperitoneales Rezidiv zu entwickeln, sinkt auf 0–2%. Andererseits hätten 70–83% der Patienten keiner Therapie bedurft, da sich auch pathologisch ein Stadium I bestätigt. Immerhin ist eine operative Morbidität von 9% zu nennen, wobei insbesondere die mögliche retrograde Ejakulation genannt werden muss. Sie beträgt bei modifiziertem Feld und nervschonendem Vorgehen allerdings nur 2%. 8–10% der Patienten entwickeln dennoch ein Rezidiv, in erster Linie pulmonal.

Nichtseminom CS IIA/B Auch beim Nichtseminom im klinischen Stadium IIA/B betragen die Heilungsraten um 98%. Dies kann mit drei Strategien erzielt werden:
- primäre nervschonende retroperitoneale Lymphadenektomie plus zwei Kurse adjuvanter Chemotherapie (PEB),
- alleinige Lymphadenektomie,
- primäre Chemotherapie (3-mal PEB) plus Residualtumorresektion.

Bei der primären Operation wird 12–13% der Patienten eine Chemotherapie erspart, da sie sich im pathologischen Stadium I befinden. Rezidive treten fast ausschließlich außerhalb des Retroperitoneums auf. Wird nach der Operation eine adjuvante Chemotherapie angeschlossen, muss der Patient zwei Therapiemaßnahmen mit entsprechenden Toxizitäten über sich ergehen lassen. Eine retrograde Ejakulation ist trotz nervschonendem Vorgehen an

Tabelle 4.2-19. PEB-Schema

Chemotherapeutikum	Dosis	Kurstag
Cisplatin	20 mg/qm	1–5
Etoposid	100 mg/qm	1–5
Bleomycin	30 mg	2,9 + 16

Zentren in 15%, sonst in über 30% zu erwarten. Das Rezidivrisiko beträgt beim kombinierten Vorgehen allerdings nur 0–7%.

Wird auf die adjuvante Chemotherapie verzichtet, steigt das Rezidivrisiko auf 30% im pathologischen Stadium IIA und auf 50% im PS IIB. Der Umfang der Rezidivtherapie ist höher.

Bei primärer Chemotherapie werden drei Kurse PEB verabreicht, entsprechend steigt die Toxizität. Bei den 12–13% der Patienten, bei denen ein pathologisches Stadium I vorliegt, ist die Chemotherapie überflüssig. Ein Teil der Patienten weist nach der Chemotherapie Restbefunde auf (9–17% im CS IIA, 13–39% im CS IIB). Da es bisher kein bildgebendes Verfahren gibt, das eine sichere Aussage über die Dignität des Befundes (Karzinom, reifes Teratom oder Nekrose) zulässt, müssen diese Befunde operativ entfernt werden, sodass sich die Morbidität durch die Operation anfügt. Der Stellenwert der Positronenemisssionstomographie (PET) zur Differenzierung der Residualbefunde wird zurzeit in einer bundesweiten Studie geprüft.

Fortgeschrittene Stadien Die Therapieempfehlungen für die fortgeschrittenen Stadien basieren auf den Prognoseklassen nach IGCCCG. Bei guter Prognose mit einer Heilungsrate von 95% besteht die Standardtherapie in drei Zyklen PEB (Tabelle 4.2-19), bei Kontraindikationen gegen Bleomycin 4-mal PE. Bei intermediärer Prognose gelten bisher vier Kurse PEB als Standard. Die Heilungsraten liegen bei 80%. Hier wird zurzeit in einer EORTC-Studie untersucht, ob eine Erweiterung der Kombinationschemotherapie mit Taxol eine Verbesserung der Heilungsraten ergibt. Bei schlechter Prognose sinken die Heilungsraten auf 50%. Auch hier gelten 4 Kurse PEB als Standard. Aktuell wird in Studien der Wert einer Hochdosischemotherapie geprüft.

Etwa 10% der Patienten mit fortgeschrittener Erkrankung entwickeln Hirnmetastasen. Dabei ist prognostisch die primäre Hirnmetastasierung mit langfristigen Überlebenschancen von 30–40% von der Hirnmetastasierung im Rezidiv mit einer Überlebenswahrscheinlichkeit von 2–5% zu unterscheiden. Die Therapie umfasst Chemotherapie, Radiotherapie und ggf. Operation.

Residualtumorentfernung

Bei Restbefunden eines Seminoms spricht die aktuelle Literatur dafür, sich abwartend zu verhalten und den Befund bildgebend zu kontrollieren. Nur bei Größenzunahme ist eine Intervention erforderlich.

Beim Nichtseminom sollten Restbefunde entfernt werden, wobei in der Literatur darauf hingewiesen wird, dass die alleinige Entfernung des Restbefundes ausreichend ist. In einigen Zentren, wie an der Urologischen Universitätsklinik Essen, wird das Vorgehen von einem intraoperativ veranlassten Schnellschnitt des Restbefundes abhängig gemacht. Handelt es sich um Nekrose, wird nur der Restbefund entfernt, im Falle von reifem Teratom oder vitalem Karzinom eine radikale Lymphadenektomie durchgeführt. Bei vitalem Karzinom ist außerdem eine adjuvante Chemotherapie mit zwei Kursen PEB erforderlich.

Finden sich Restbefunde an mehreren Stellen, sollte mit dem größten Herd begonnen werden, der sich meist im Retroperitoneum befindet. Dennoch kann anhand der Histologie nicht sicher auf die Dignität der übrigen Restbefunde geschlossen werden. So beträgt die Wahrscheinlichkeit, dass sich bei Nekrose des retroperitonealen Restes auch in der Lunge nur Nekrose findet, lediglich 89%.

Rezidivtherapie

Wie die Therapie primär fortgeschrittener Hodentumore sollte auch die Rezidivtherapie an Zentren erfolgen.

Beim Seminom kann mit einer cisplatinhaltigen Salvage-Therapie wie z. B. dem PEI-Schema (Tabelle 4.2-20) in 50% die langfristige Remission eines Rezidivs erzielt werden. Beim Nichtseminom ist dies nur in 15–40% der Fall. Auch hier wird zurzeit der Wert einer Hochdosistherapie in Studien geprüft.

Residualtumoren nach Salvage-Chemotherapie mit Markernormalisierung sollten reseziert werden. Bei persistierenden Markern oder erneutem Anstieg und fehlenden weiteren Chemotherapieoptionen kann durch eine operative Resektion von sichtbaren Befunden noch bei 25% der Patienten ein längerfristiges Überleben erreicht werden.

Therapiesteuerung

Bei primär erhöhten Tumormarkern dienen diese zur Therapieüberwachung. Sie sollten zeitgrecht abfallen. Bei negativen Markern sollte nach zwei Kursen Chemotherapie eine bildgebende Kontrolle erfolgen. In allen Fällen ist diese am Ende der Chemotherapie zur Reevaluierung erforderlich. Die Tumormarker werden vor jedem Kurs kontrolliert. Bei Markerabfall und stabiler oder regredienter Tumormanifestation wird die Chemotherapie komplet-

Tabelle 4.2-20. PEI-Schema

Chemotherapeutikum	Dosis	Kurstag
Cisplatin	20 mg/qm/Tag	Tag 1–5
Etoposid	(75–) 100 mg/qm/Tag	Tag 1–5
Ifosfamid	1200 mg/qm/Tag	Tag 1–5
Uromitexan	400 mg/ qm	Stunde 0, 4, 8 nach Ifosfamid
Wiederholung		Tag 22

Tabelle 4.2-21. Stadien- und therapieorientierte Nachsorgeempfehlungen beim Hodentumor

Stadium/Therapie	Klin. Untersuchung/ Marker/Sono[a]	Thorax		Abdomen	
		Rö	CT	Sonographie	CT
Seminom CS I					
Adjuvante Radiotherapie	+	+		+	1-mal/Jahr
Surveillance	+	+	1-mal/Jahr	erst ab 3. Jahr	1.+2. Jahr alle 3 Monate, dann 1-ml/Jahr
Seminom CS II A/B					
Radiotherapie	+	+		+	1-mal/Jahr
Nichtseminom CS I					
diagnostische RLA	+	+		+	1-mal/Jahr
Surveillance ("low risk")	+	+	1-mal/Jahr	erst ab 3. Jahr	1.+2. Jahr alle 3 Monate, dann 1-mal/Jahr
adj. Chemotherapie ("high-risk")	+	+		+ im Wechsel mit +	
Nichtseminom CS IIA/B					
RLA + adj. Chemotherapie	+	+		+	1-mal/Jahr
RLA	+	+		+	1-mal/Jahr
prim. Chemotherapie +/- sek. RLA	+	+		+ im Wechsel mit +	
Fortgeschrittene Stadien					
„good prognosis"	+	+		+ im Wechsel mit +	
„intermediate/poor prognosis"[a,b]	+	+	fakultativ bei Mediastinalbefall	erst ab 3. Jahr	1.+2. Jahr alle 3 Monate, dann 1-mal/Jahr
Zeitpunkt der Nachsorgeuntersuchungen					
1. + 2. Jahr alle 3 Monate	3. Jahr alle 4 Monate	4. + 5. Jahr alle 6 Monate		ab 5. Jahr jährlich	

[a] Sonographie des kontralateralen Hodens (falls nicht primär eine PE des Hodens erfolgte).
[b] Bei nichtreseziertem Resttumor und/oder Markerplateau sind kürzere Kontrollintervalle erforderlich.

tiert (drei bis vier Zyklen, je nach Ausgangsstadium). Bei Markerabfall, aber Größenzunahme des Befundes erfolgt die Resektion nach Abschluss der Induktionstherapie. Nur bei Markeranstieg wird ein Wechsel des Chemotherapieregimes durchgeführt. Weisen Patienten nach Abschluss der Chemotherapie noch ein niedriges Markerplateau auf, wird zunächst beobachtet, ob innerhalb der nächsten Wochen eine vollständige Normalisierung eintritt. Eine erneute Therapie ist nur bei eindeutigem Anstieg der Marker erforderlich.

Nachsorge

Die Nachsorge sollte heute stadienorientiert und abhängig von der durchgeführten Therapie erfolgen. Europaweit bestehen dennoch deutliche Unterschiede über die Häufigkeit der eingesetzten laborchemischen und bildgebenden Verfahren. Das in Tabelle 4.2-21 angeführte Schema stellt daher nur eine Möglichkeit für eine stadien- und therapieorientierte Nachsorgeschema dar. Zurzeit werden europaweit Protokolle zur Nachsorge entwickelt, um eine sichere, aber auch rationale Kontrolle der Patienten zu gewährleisten.

Literatur

Weißbach L, Albers P (2001) Hodentumoren. In: Rübben H (Hrsg) Uroonko-logie, 3. Aufl. Springer, Berlin Heidelberg New York Tokio, S 361–467

Krege S, Schmoll H-J, Souchon R (2001) Interdisziplinärer Konsensus zur Diagnostik und Therapie von Hodentumoren. Ergebnisse einer Update-Konferenz auf Grundlage evidenzbasierter Medizin (EBM). Urol A 40: 137–147

Schmoll HJ, Souchon R, Krege S (2004) European consensus on diagnosis and treatment of germ cell cancer: a report of the European Germ Cell Cancer Consensus Group (EGCCCG) Annals of Oncology 15: 1377–1399

4.2.4 Maligne Ovarialtumoren
Volker Hanf und Rolf Kreienberg

Einleitung

Das Ovarialkarzinom ist nach dem Endometrium- und Zervixkarzinom das dritthäufigste Genitalmalignom der Frau und macht etwa 30% aller malignen Erkrankungen des weiblichen Genitalbereiches aus. Frühdiagnosen sind die Ausnahme, weshalb die Ovarialmalignome die ungünstigste Gruppe innerhalb der Malignome des weiblichen Genitaltraktes mit einer Fünfjahresüberlebensrate von durchschnittlich 35% bilden. Etwa 8200 Frauen erkranken in Deutschland jährlich am Ovarialmalignom, was 4–5% aller bösartigen Neubildungen bei der Frau entspricht. Hierzulande beträgt die Inzidenz ca. 90/100.000 pro Jahr. Das mediane Erkrankungsalter liegt bei etwa 75 Jahren. Allerdings treten fast 10% aller Ovarialmalignomerkrankungen bereits im Alter unter 45 Jahren auf. Trotz eines zu beobachtenden Inzidenzrückgangs bei jüngeren Frauen sind die Erkran-

Tabelle 4.2-22. Histologische Klassifikation maligner Ovarialtumoren nach WHO

A–L	Histologische Hauptformen mit prozentualer Verteilung
A	maligne epitheliale Tumoren (>90%)[a]
	1. Sog. „Borderline-Tumoren" (Tumoren mit niedrigem Malignitätspotential – LMP)[b]
	2. Invasive Ovarialkarzinome (Maligne Oberflächenstromatumoren nach WHO 1999)
	Anmerkung: Klinisch und biologisch weitgehend ähnlich ist das sog. extraovarielle Peritonealkarzinom oder das extraovarielle serös-papilläre Karzinom des Peritoneums
B	Maligne Keimstrangstromatumoren (3%), z. B. Granulosazelltumoren, Androblastome etc.
C	Maligne Keimzelltumoren (1–3%), z. B. Dysgerminom, endodermaler Sinustumor, embryonales Karzinom, Chorionkarzinom, malignes Teratom etc.
D	Mischtumoren aus Keimleiste und Keimzellen (<1%)
E	Tumoren des Rete ovarii (selten)
F	Mesotheliale Tumoren
G	Tumoren unsicherer Histogenese und verschiedene Tumoren
H	Gestationale trophoblastische Erkrankungen
I	Weichgewebstumoren, nicht ovarspezifisch (<1%)
J	Maligne Lymphome, Leukämien und Plasmozytome (<1%)
K	Unklassifizierbare Tumoren
L	Metastasen (10–15%)

[a] Die Borderline-Tumoren und Ovarialkarzinome werden nach WHO entsprechend dem Zelltyp in seröse, muzinöse (endozervixähnlich oder intestinal), endometrioid, klarzellig, übergangszellig sowie gemischte Form eingeteilt. Den endometrioiden Formen werden auch die Adenosarkome, die mesodermalen (Müller-) Mischtumoren und die Stromasarkome zugeordnet.

[b] Borderline-Tumoren, (synonym wird der Begriff „Tumoren mit niedrigem Malignitätspotential" [engl. „low malignant potential" = LMP-Tumoren] benutzt) unterscheiden sich von den eindeutig benignen epithelialen Neoplasien durch zelluläre und strukturell Atypien; im Gegensatz zu den eindeutig malignen Tumoren, den

kungsraten über alle Altersgruppen insgesamt betrachtet in den letzten 20 Jahren in Deutschland nahezu konstant.

Ätiologie und Pathogenese

Die Ätiologie des Ovarialkarzinoms ist bisher weitgehend unklar. Als einziger sicherer Risikofaktor wird die kumulative Zahl der Ovulationen angesehen. Auffällig ist in Europa die geographische Verteilung: Die höchsten Raten findet man in den skandinavischen Ländern, die niedrigsten in Südeuropa. Ähnliche geographische Verteilungsmuster sind auch beim Mamma- und beim Korpuskarzinom zu sehen. Diese Beobachtung lässt eine ähnliche ätiologische Grundlage vermuten. Kinderlose und spätgebärende Frauen scheinen ein erhöhtes Risiko für ein Ovarialmalignom zu besitzen. Die geographische Verteilung in Europa impliziert auch einen Zusammenhang mit der Ernährung: Möglicherweise spielt ein erhöhter Fettkonsum in den nördlichen Ländern eine Rolle. Protektiv scheinen die Zahl der Schwangerschaften und die Dauer der Einnahme von Ovulationshemmern zu wirken. Dadurch wird über die Lebenszeit akkumuliert die Anzahl der Ovulationen gesenkt. Mehr als 90% der Ovarialkarzinome treten sporadisch auf.

Für etwa 5–10% wird ein genetischer Hintergrund angenommen: Bei der Erkrankung einer Verwandten ersten Grades beträgt das relative Risiko 3%, bei Frauen mit zwei erkrankten nahen Verwandten liegt die Wahrscheinlichkeit bereits bei 30–40%. Die genetische Basis für die familiäre Disposition liegt in der Genmutation auf dem Chromosom 17. Die Bedeutung einer Mutation der Tumorsuppressorgene der BRCA-Familie ist bekannt.

Histologische Klassifikation maligner Ovarialtumoren nach WHO

Die histologisch-pathologische Klassifizierung der Ovarialtumoren wird in Tabelle 4.2-22 übersichtsartig gezeigt, wobei eine Beschränkung auf (potentiell) maligne Tumorformen vorgenommen wurde.

Früherkennung und Screening-Untersuchungen

Bisher konnte keine signifikante Senkung der Mortalität durch den routinemäßigen Einsatz gynäkologischer Früherkennungsmaßnahmen einschließlich Tumormarkeruntersuchung oder Vaginosonographie nachgewiesen werden. Möglicherweise ist in

Tabelle 4.2-23. Validität von Vaginosonographie, MRT und PET in der Dignitätsdiagnose von Ovartumoren

Modalität	Sensitivität [%]	Spezifität [%]	Positiver prädiktiver Wert	Negativer prädiktiver Wert	Richtigkeit [%]
US	92	60	23	98	63
MRT	83	84	42	97	84
PET	58	80	28	93	77

US Ultraschall; *MRT* Magnetresonanztomographie; *PET* Positronenemissionstomographie

Tabelle 4.2-24. Apparative Untersuchungen bei Verdacht auf Adnextumore

Stufe I	Immer prätherapeutisch
Vaginalsonographie evtl. plus Angiomode-Doppler; Nierensonographie	Tumorgröße und -aufbau, Aszites?; Harnstau? → i.v.-Pyelogramm
BSG; postmenopausal: CA 125, CEA, ggf. CA 72–4/CA 19–9	CA 125: seröse Ov-Karzinome, CEA Abgrenzung gegen intestinale Tumoren, CA 72–4/CA 19–9: muzinöse Tumoren
Stufe II (zusätzlich)	**Bei dringendem Malignitätsverdacht, Explorativlaparotomie; geplant**
Röntgenthorax; Abdomen-CT	Metastasensuche, Ergüsse? → Zytologie; paraaortale Lymphknotenvergrößerungen?
i.v.-Pyelogramm	Ureterenverlauf, Doppelureteren?
Zystoskopie/Rektoskopie	Infiltration der Nachbarorgane?
Stufe III (nur auf besondere Anordnung)	**(Nur bei Auffälligkeiten in Stufe II oder besondere Klinik)**
Koloskopie/Kolonkontrasteinlauf	Darmbeteiligung, chirurgisches Stand-by erforderlich?
Gastroskopie	Kruckenberg-Tumoren?
Punktionszytologie	Dignitätsbeurteilung
erweiterte bildgebende Diagnostik	z. B. MRT

Tabelle 4.2-25. Stadieneinteilung des Ovarialkarzinoms (Quelle: UICC, TNM Classification of Malignant Tumors)

Stadium nach TNM	Stadium n. FIGO	Tumorsituation
T1	I	**Tumor begrenzt auf Ovarien**
T1a	Ia	Tumor auf ein Ovar begrenzt; Kapsel intakt; kein Tumor auf der Oberfläche des Ovars
T1b	Ib	Tumor auf beide Ovarien begrenzt; Kapsel intakt, kein Tumor auf der Oberfläche beider Ovarien
T2	II	**Tumor befällt ein oder beide Ovarien und breitet sich im Becken aus**
T2a	IIa	Ausbreitung auf und/oder Implantate an Uterus und/oder Tube(n)
T2b	IIb	Ausbreitung auf andere Beckengewebe
T2c	IIc	Ausbreitung im Becken (2a oder 2b) und maligne Zellen im Aszites oder bei Peritonealspülung
T3 und/oder N1	III	**Tumor befällt ein oder beide Ovarien mit histologisch nachgewiesenen Peritonealmetastasen außerhalb des Beckens und/oder regionären Lymphknotenmetastasen**
T3a	IIIa	Mikroskopische Peritonealmetastasen jenseits des Beckens
T3b	IIIb	Makroskopische Peritonealmetastasen jenseits des Beckens, größte Ausdehnung: 2 cm
T3c und/oder N1	IIIc	Peritonealmetastasen jenseits des Beckens, größte Ausdehnung >2 cm, und/oder regionäre Lymphknotenmetastasen
M1	IV	**Fernmetastasen (ohne Peritonealmetastasen)**
NX		Regionäre Lymphknoten nicht beurteilbar
N0 1		Keine regionäre Lymphknotenmetastasen
N1		Regionäre Lymphknotenmetastasen

Tabelle 4.2-26. Operatives Vorgehen in der Primär- und postprimären Situation

Art des Eingriffes	Prozedere/Ziel
Primäreingriff (inges. wichtigster Eingriff überhaupt)	Radikale Tumorektomie: Hysterektomie; Adnexektomie bds.; Omentektomie: infrakolisch und infragastrisch; Appendektomie; Douglas-Ektomie; Peritonealbiopsien, Spülzytologie. Wenn größter einzelner Tumorrest <1 cm, dann weg. Prognoseabschätzung, **auf jeden Fall bei R0**: systematische pelvine + paraaortale LNE. Auf jeden Fall sollten vergrößerte Lymphknoten entfernt werden
Probelaparotomie	Dient nur zur histologischen Sicherung und Festlegung der Ausbreitung (Staging), Ausnahme! Sollte nur bei „überraschendem" Befund(ausmaß) erfolgen. Definitive Therapie im Zentrum innerhalb von 7 Tagen
Sekundäre Interventionslaparotomie	Mussten trotz adäquater Primäroperation Tumorreste verbleiben und wurde bei Chemotherapie nach 3–4 Zyklen zumindest Partialremission erzielt, profitieren Patienten von OP, wenn R0 erreicht werden kann. Cave: keine Gleichwertigkeit zu R0 im Primäreingriff
"Second look-Operation" (SLO)	Zur Überprüfung des Therapieerfolges nach Operation und 4–6 Zyklen Chemotherapie; keine eigene therapeutische Bedeutung, im Rahmen der Oper durchgeführte Resttumorentfernung („Second effort") ist nicht effizient; insgesamt: SLO nur im Rahmen kontrollierter Studien
Rezidivoperation	Spätrezidiv: (>12 Monaten nach Ende der 1. Chemotherapie): bei primär günstigen Voraussetzungen und wahrscheinlich zu erreichender R0-Situation gerechtfertigt (sign. Lebensverlängerung). Frührezidiv: (≤12 Monaten nach Ende der 1. Chemotherapie) oder bei primärer Progression unter Chemotherapie: wahrscheinlich aussichtslose operative Situation
Palliative Operation	Je nach Situation, strenge Indikationsstellung
Debulking-Operation nach präoperativer „neoadjuvanter" Chemotherapie[a]	Nach initialer Diagnosesicherung per laparoscopiam gefolgt von 3 Zyklen Standardchemotherapie unter Studienbedingungen

[a] Erste Studienergebnisse legen nahe, dass suffizient chemotherapeutisch vorbehandelte Patientinnen mit großer initialer Tumorlast und entsprechenden Aszitesmengen (>500 ml) einer radikaleren Tumorreduktion unterzogen werden können und möglicherweise quo-ad vitam profitieren.

Risikogruppen (z. B. BRCA-Mutation, Z. n. Beckenbestrahlung, familiäre Disposition) ein Screening mit transvaginalem Ultraschall insbesondere in der Postmenopause sinnvoll. An einem nicht vorselektionierten und asymptomatischen Patientenkollektiv erweist sich aufgrund der geringen Prävalenz ein Ultraschall-Screening als problematisch: Verschiedene Studien geben an, dass zwischen 350 und 1000 Patientinnen untersucht werden müssen, um ein Karzinom zu diagnostizieren. Noch problematischer erscheint in diesem Zusammenhang der hohe Anteil falsch-positiver Diagnosen, sodass ein großer Prozentsatz der oben genannten Patientinnen einer diagnostischen Laparoskopie unterzogen wird, ohne dass sich dies im Nachhinein als notwendig erwiesen hätte. Auch die Erweiterung der transvaginalen B-Bild-Diagnostik durch Vaskularisationsnachweis mit Farbdopplertechnologie erhöht die Detektionsrate nicht. Grab und Mitarbeiter verglichen prospektiv die Validität verschiedener bildgebender Verfahren in der Dignitätsdiagnose von Ovartumoren. Tabelle 4.2-23 fasst die Ergebnisse zusammen: Die höchste Sensitivität wies die transvaginale Sonographie auf, bei allerdings verhältnismäßig schlechter Spezifität. Die beste Richtigkeit der Dignitätsbeurteilung ergab sich für die Magnetresonanztomographie.

Klinische Diagnostik und Stadieneinteilung

Bei Vorliegen suspekter Adnextumoren sollte ein mehrstufiges Diagnoseschema angewendet werden (Tabelle 4.2-24).

Basis in der klinischen Diagnostik ist nach wie vor die gynäkologische Untersuchung, erweitert um die Vaginosonographie. Es soll hier noch einmal betont werden, dass die Vaginosonographie als Screening-Methode bei asymptomatischen Patientinnen keine ausreichende Spezifität aufweist. Aufgrund der genannten diagnostischen Unsicherheiten erfolgt die Diagnosesicherung und Stadieneinteilung (Tabelle 4.2-25) des Ovarialkarzinoms intraoperativ, in der Regel im Rahmen einer Explorativlaparotomie.

Therapie

Operative Therapie Adnextumoren werden auch bei älteren Patientinnen zunehmend laparoskopisch angegangen. Deshalb soll in diesem Zusammenhang auf die „Leitlinie zur laparoskopischen Operation von Ovarialtumoren" hingewiesen werden (AWMF-Leitlinien-Register Nr. 015/003). Da nach Festlegung des Tumorstadiums der größte Durchmesser des postoperativ verbliebenen Tumorrests den stärksten unabhängigen prognostischen Parameter darstellt, kommt der Radikalität des operativen Vorgehens besondere Bedeutung zu. Das operative Vorgehen in der Primär- und postprimären Situation ist der Tabelle 4.2-26 zu entnehmen.

Sonderfälle Organerhaltende Operation beim Ovarialkarzinom: Gelegentlich sind junge Patientinnen mit Kinderwunsch betroffen. In Anbetracht der insgesamt schlechten Prognose von Ovarialkarzinomen muss ein vom oben dargestellten Standardverfahren abweichendes Operationsvorgehen in jedem Fall als individualisierte Therapie betrachtet und ausführlich mit der Patientin besprochen werden. Nach erfülltem Kinderwunsch sollte der Patientin zur Komplettierungsoperation geraten werden. Ein eingeschränktes Vorgehen ist unter folgenden Voraussetzungen möglicherweise vertretbar:

- besondere histologische Form: hochdifferenzierte Granulosazell- und Thekazelltumoren oder Androblastome/Dysgerminome, LMP-Tumoren, G1-Tumoren;
- Stadium FIGO I a: Der Tumor ist auf ein Ovar begrenzt, die Kapsel ist intakt, es findet sich kein Tumor auf der Oberfläche des Ovars, die Peritonealzytologie ist negativ und das kontralaterale Ovar ist makroskopisch sowie sonomorphologisch unauffällig. Kuhn et al. fordern in diesem Zusammenhang sogar den Nachweis der Tumorfreiheit in den pelvinen und paraaortalen Lymphknoten.

Falls das Standardvorgehen für die Patientin nicht akzeptabel ist, kann folgendes Vorgehen vorgeschlagen werden: Ovarektomie, Belassung des Uterus und der kontralateralen Adnexe, möglicherweise Probebiopsie aus dem kontralateralen Ovar, Entnahme der Spülzytologie, Entnahme von multiplen Peritonealbiopsien, Omentektomie, ggf. Appendektomie, auf jeden Fall Entfernung vergrößerter Lymphknoten pelvin und paraaortal.

Vorgehen bei LMP-(Borderline-)Tumoren: Gerade weil Ovarialkarzinome vom Borderline-Typ eine geringere Malignität aufweisen, konnte bisher für eine postoperative Chemotherapie oder perkutane Strahlentherapie kein Nutzen bewiesen werden. Umso mehr ist es erforderlich, das tumorös veränderte Gewebe chirurgisch komplett zu entfernen. Andererseits liegen prospektive Untersuchungen zum therapeutischen Nutzen unterschiedlich radikaler Vorgehensweisen bisher nicht vor. Stets sollten neben einer akribischen intraoperativen Untersuchung des Abdomens eine Spülzytologie gewonnen werden sowie multiple Peritonealbiopsien und eine Omentektomie durchgeführt werden. Insbesondere bei muzinösen Borderline-Tumoren sollte stets eine Appendektomie erfolgen. Eine pelvine und/oder paraaortale Lymphonodektomie fällt bei (scheinbar) auf das Ovar begrenzten serösen Borderline-Tumoren zwar in 20–30% positiv aus, ist wegen fehlender prognostischer Relevanz und möglicher Morbidität jedoch nicht empfehlenswert. Bei vergleichbaren rein muzinösen Borderline-Tumoren war eine Lymphonodektomie bislang stets negativ und ist daher nicht angezeigt (Leitlinien der Deutsche Krebsgesellschaft 2000).

Bei **prämenopausalen Patientinnen mit Kinderwunsch** ist ein fertilitätserhaltendes Vorgehen dann gerechtfertigt, wenn eine suffiziente engmaschige Nachsorge sichergestellt ist und die Bereitschaft zu einem gegebenenfalls später erforderlichen erneuten chirurgischen Eingriff besteht. Bei unilateralem Borderline-Tumor wird nur die einseitige Ovarektomie empfohlen, sofern das sonstige intraoperative Staging negativ ausfällt. Bei beidseitigen Tumoren (Stadium Ib) scheint die ovarerhaltende Tumor-(Zysten-)exstirpation möglich zu sein. Bei manifestem Rezidiv oder Progress

Tabelle 4.2-27. Empfehlungen zur adjuvanten Chemotherapie bei invasiven Ovarialkarzinomen

Stadium	Therapieempfehlung	Fünfjahresüberlebensrate [%]
Low risk, Ia/Ib G1	*Keine adjuvante Chemotherapie*, kein Benefit	>90
High risk Ia/Ib G(2)3, Ic, ausgeprägter Aszites, Klarzelltumor	Möglicher Benefit: Rezidivrisiko wahrscheinlich gesenkt, Überlebenszeit möglicherweise verlängert: z. B. *Carboplatin* + *Cyclophosphamid* 4-mal oder *Carboplatin* + *Paclitaxel* 4-mal	Ia/Ib G>1: 60–85% Ic, IIa, b, Gx: 40–60%
Ic, IIa/b G1–3	Adjuvant *Carboplatin* + *Paclitaxel* 3–4–6-mal	Ic, IIa, b, Gx: 40–60%
IIc, III nach Operation ohne Tumorrest	Adjuvant *Carboplatin* + *Paclitaxel* evtl. *Carboplatin* + *Cyclophosphamid* 6-mal (+2 Sicherheitszyklen)	20–40%
III nach Operation mit Rest <1 cm oder max. <2 cm	Adjuvant *Carboplatin* + *Paclitaxel* 6-mal (+2)	15–25%
III nach Operation mit Rest >2 cm; Stadium IV	Individuell	5–15%

NB Paclitaxel 175 mg/m^2 über 3 h, Carboplatin AUC5 (Calvert-Formel), jeweils Tag 1, Wiederholung Tag 22.

eines Borderline-Tumors ist eine erneute, möglichst vollständige chirurgische Tumorentfernung nach den therapeutischen Grundsätzen bei invasiven Karzinomen indiziert.

Bei **Patientinnen mit abgeschlossener Familienplanung** sollte die Hysterektomie mit bilateraler Ovarektomie zusätzlich zu den oben genannten Probenentnahmen und Eingriffen durchgeführt werden.

Systemische Therapie des Ovarialkarzinoms Prinzipiell lassen sich fünf Einsatzgebiete für eine Chemotherapie beim invasiven Ovarialkarzinom definieren:
- adjuvante Chemotherapie nach operativer Entfernung aller sichtbaren Tumoranteile zur Beseitigung nicht sichtbarer Mikrometastasen (klinisch R 0),
- Chemotherapie mit kurativem Ansatz nach weitestgehender Tumorreduktion (Tumorrest <1 cm),
- präoperative Induktionschemotherapie mit dem Ziel, posttherapeutisch verbliebene Resttumoren durch eine sekundäre Interventionslaparotomie zu entfernen („neoadjuvante Chemotherapie"),
- Rezidivbehandlung: Beim Spätrezidiv kann eine Reinduktion mit Substanzen aus der Primärtherapie versucht werden, beim Frührezidiv sollte angesichts der schlechten Prognose eine Monotherapie mit einer bislang noch nicht eingesetzten Substanz gewählt werden,
- palliative Chemotherapie zur Linderung von Beschwerden.

Adjuvante Chemotherapie beim invasiven Ovarialkarzinom

Die Ansprechrate und Wirksamkeit der Chemotherapie hängt im Wesentlichen von drei Rahmengegebenheiten ab:
- Tumorbiologie,
- primär vorhandene/postoperativ verbliebene Tumormasse,
- Art der Chemotherapie (Monotherapie, Kombinationschemotherapie, Auswahl der Kombinationspartner),
- Zeitintervall zwischen konsekutiven Chemotherapien.

Die derzeit gültigen Empfehlungen zur adjuvanten Chemotherapie bei invasiven Ovarialkarzinomen sind der Tabelle 4.2-27 zu entnehmen.

Adjuvante Therapie beim Borderline-Karzinom Ein Nutzen der postoperativen Chemotherapie, der intraperitonealen Radionuklidtherapie oder der perkutanen Strahlentherapie wurde bei Borderline-Tumoren bislang nicht gezeigt.

Chemotherapie bei Progression oder Rezidiv Trotz aller Bemühungen in der Primärtherapie wird die Mehrzahl der Patientinnen ein Rezidiv erleiden. In dieser Rezidivsituation des invasiven Karzinoms ergibt sich in der Regel keine kurative Therapie mehr. Patientinnen mit platinresistenten Tumoren (Progress unter platinhaltiger Primärtherapie oder kurzes rezidivfreies Intervall unter sechs Monaten nach Abschluss der Primärbehandlung) werden von einer erneuten platinhaltigen Therapie nicht profitieren. Monotherapien mit unterschiedlichen Substanzen, wie z. B. Etoposid, Paclitaxel, Topotecan, liposomales Doxorubicin u.a.) führen zu Ansprechraten von bis zu 20% (max. 25%). Mit Treosulfan steht eine effektive Substanz mit günstigem Toxizitätsprofil zur Verfügung. Vinorelbin und Gemcitabine sind trotz bislang fehlender Zulassung für die Rezidivtherapie aufgrund ihrer subjektiv guten Verträglichkeit geeignet. Mit Kombinationschemotherapien werden keine besseren Ergebnisse erzielt.

Als **Spätrezidiv** wird ein Wiederauftreten des Tumor mehr als zwölf Monate nach Primärtherapie bezeichnet. In dieser Situation ist individuell die Indikation zur sekundären Debulking-Operation zu prüfen, wenn günstige Indikatoren vorliegen und von diesem Eingriff die Erzielung makroskopischer Tumorfreiheit erwartet werden kann.

Tabelle 4.2-28. Ansprechrate einer Reinduktionstherapie mit Cisplatin in Abhängigkeit von der Länge des therapiefreien Intervalls

Ansprechrate [%]	Länge des therapiefreien Intervalls
27	5–12 Monate
33	13–24 Monate
59	Mehr als 24 Monate

Substanzgruppe	Mittlere Ansprechrate [%]	Krankheitsstillstand [%]
Tamoxifen 20–30 mg/Tag per os.	11	24
GnRH-Analoga z. B. 3,75 mg Leuprorelin s.c. alle 4 Wochen	10	20
Gestagene z. B. MPA 500–1000 mg/Tag per os	7	10
Androgene u. Antiandrogene	<10% – unwirksam	

Tabelle 4.2-29. Endokrine Therapie des Ovarialkarzinomrezidivs

Günstige Indikatoren für eine sekundäre Debulking-Operation
- Initial frühes Tumorstadium
- Makroskopisch R0-Resektion
- Gutes Ansprechen auf primäre Chemotherapie
- Möglichst langes therapiefreies Intervall

Zusätzlich oder ggf. alternativ ist der erneute Einsatz der primären Chemotherapeutika („Reinduktion") erfolgversprechend, wobei die Ansprechrate von der Länge des therapiefreien Intervalls abhängt (Tabelle 4.2-28).

Bei primären Platinresistenzen insbesondere aber bei platin- und paclitaxelresistenten Tumoren (primärer Progress oder Frührezidiv) sind die weiteren Chemotherapiemöglichkeiten sehr beschränkt. In dieser Situation sollte der Einsatz einer endokrinen Therapie erwogen werden. Größenordnungsmäßig dürfte die objektive Ansprechrate ungefähr im Bereich von 20% liegen und möglicherweise etwas geringer ausfallen, als bei chemotherapeutischen Optionen. Allerdings ist die Verträglichkeit ungleich besser. Es stehen Gestagene, Tamoxifen und GnRH-Analoga zur Verfügung (Tabelle 4.2-29). Androgene und Antiandrogene haben keinen nennenswerten Effekt.

Strahlentherapie Durch die Erfolge der Chemotherapie (Platin, Paclitaxel) besteht heute keine Indikation für eine Strahlentherapie beim Ovarialkarzinom. Allerdings können umschriebene Rezidive, insbesondere im Becken, eine Indikation zur palliativen Radiotherapie darstellen. Bei etwa 70% der Patientinnen kann ein Ansprechen des Tumors, vor allem hinsichtlich Schmerzen, Blutungen und neurologischer Symptome, erwartet werden.

Literatur

Castilla LH, Couch SJ, Erdos MR et al. (1994) Mutations in the BRCA1-Gene in families with early-onset breast and ovarian cancer. Mature Genet 8: 387–391

Deutsche Krebsgesellschaft (1998/2000/2001) Qualitätssicherung in der Onkologie. Diagnose und Therapie maligner Erkrankungen. Kurzgefasste Interdisziplinäre Leitlinien 2000, S 301 ff

Emons G, Ortmann O, Pahwa GS (1992) LH-RH agonists in the treatment of ovarian cancer. In: Höffken K (ed) Peptides in oncology I. LH-RH agonists and antagonists. Zuckschwerdt, München Bern Wien New York, p 55

Grab D, Flock F, Stöhr I (2000) Classification or asymptomatic adnexal masses by ultrasound, magnetic resonance imaging, and positron emis-sion tomography. Gynecol Oncol 77: 454–459

Kuhn W (2001) Maligne Ovarialtumoren, 6. Aufl. W. Zuckschwerdt, München, S 24–31

Kuhn W, Rutke S, Späthe K et al. (2001) Neo-adjuvant chemotherapy followed by tumor-debulking prolongs survival for patients with poor prognosis in ovarian cancer FIGO III c. Cancer: in press

Markmann M, Rothman R, Hakes T, Reichman N, Hoskins W, Rubin S, Jones W, Almadrones L, Lewis JL Jr (1991) Second-line platinum therapy in patients with ovarian cancer previously treated with cisplatin. J Clin Oncol 9: 389–393

National Cancer Institute (1998) Screening for ovarian cancer. Tumorzentrum München

Rutke S, Späthe K, Schmalfeldt B, Graeff H, Kuhn W (2000) Primäre Chemotherapie beim fortgeschrittenen Ovarialkarzinom: Alternative zum radikalen operativen Tumordebulking? In: Schmid L, Wilmanns (eds) Praktische Onkologie. Akt Onkol Bd 109, Zuckschwerdt, München Bern Wien New York, pp 141–147

Schelling, Kuhn, Gnirs et al. (1998) Kombination von Sonographie und farbkodierter Dopplersonographie zur Dignitätsbeurteilung von Ovarialtumoren. Geburtsh Frauenheilk 58: 382–387

Scully RE, Sobin LH (1999) World Health Organisation (WHO). International histological classification of tumours. Histological typing of ovarian tumours. Springer, Berlin Heidelberg New York Tokyo

Scully RE, Young RH, Clement Ph B (1998) Atlas of tumor pathology: Tumors of ovary, maldeveloped gonads, fallopian tube, and broad ligament. AFIP, Washington, D.C.

Evidenz der Therapieempfehlungen	Evidenzgrad	Empfehlungsstärke
Maligne Ovarialtumoren		
Ultraschall-Screening auf Ovarialkarzinom	mind. II-a	D
Radikale Primär-Op mit Ziel maximaler Tumorresektion	I-a	A
Pelvine und paraaortale LNE bei intraabdominaler Tumorfreiheit	II-a bis I-b	B
Sekundäre Interventionslaparotomie entspr. Tab. 4.2-26 benefiziell	II-b	B
Rezidiv-Op bei Frührezidiv bzw. primärem Progress unter Chtx sinnlos	II-b	D
Debulking-OP nach präoperativer Chtx (Studie)	I-b	C (nur unter Studienbedingungen)
Organerhaltende Therapie bei Keimzelltumoren		
Adjuvante Chtx ab Stadium pT Ia High risk	II-a	B
In der Adjuvans Platinderivat + Taxan besser als Platin + Cyclophosphamid		
Bei LMP-Tumoren adjuvante Therapie insbesondere in Frühstadien sinnlos	III	D
In Palliativsituation sind Monotherapien Kombinationschemotherapien äquieffektiv und daher vorzuziehen	III	D

Sobin LH, Wittekind C (1997) UICC, TNM Classification of malignant tumors, 5. Aufl. Wiley-Liss, New York

Uzolds RS, Rubin SC, Thomas G, Robbuy S (1997) Epithelial ovarian cancer. In: Hoskins WJ, Perez CA, Young RC (eds) Principles and practice of gynecologic oncology, 2nd edn. Lippencott Raven, Philadelphia, p 919

4.2.5 Malignome des Uterus
Volker Hanf und Rolf Kreienberg

Einleitung

Der Uterus der Frau wird anatomisch in zwei Abschnitte untergliedert, die durch unterschiedliche pathogenetische Prozesse trotz unmittelbarer Nachbarschaft zum Ausgangspunkt verschiedenartiger Malignome werden können:
- in den Gebärmutterhals (Zervix oder Collum uteri) mit der in die Scheide ragenden Portio vaginalis zervicis/colli und
- den eigentlichen Gebärmutterkörper (Corpus uteri).

Das auffälligste Unterscheidungsmerkmal der aus diesen beiden anatomischen Abschnitten hervorgehenden Malignome ist die unterschiedliche gewebliche Differenzierung. Beim „Korpuskarzinom" handelt es sich in aller Regel um ein Adenokarzinom, das sich vom steroidhormonabhängigen Endometrium ableitet. Es ist in erster Näherung ein Malignom der älteren Frau mit endokrinmetabolischer Pathogenese.

Beim „Zervixkarzinom" handelt es sich meist um ein plattenepithelial differenziertes Karzinom, das vom Deckepithel der Portio vaginalis unter Einwirkung verschiedener exogener Faktoren, insbesondere onkogener Viren, ausgeht. Daneben kennt man das Adenokarzinom der Zervix, das seinen Ursprung in den Drüsen des Zervikalkanals findet. Das Zervixkarzinom ist eher eine Erkrankung der jüngeren Frau und soll zuerst besprochen werden.

Zervixkarzinom

Häufigkeit und Inzidenz Weltweit erkranken ca. 500.000 Frauen pro Jahr an einem Zervixkarzinom, 350.000 Frauen sterben jährlich an dieser Erkrankung. Seit der Einführung des Krebsfrüherkennungsprogramms in der Bundesrepublik (1971) ist die Inzidenz des Gebärmutterhalskrebses von ca. 30 Frauen pro 100.000 auf etwa 15 Frauen pro 100.000 bis Mitte der 80er-Jahre deutlich zurückgegangen und seitdem auf diesem Niveau annähernd konstant geblieben. Im Jahre 1997 erkrankten in Deutschland ca. 5800 Frauen an einem Zervixkarzinom.

Ätiologie und Pathogenese In den letzten zwei Jahrzehnten hat sich herauskristallisiert, dass die Infektion mit humanen Papillomaviren (HPV) den weitaus wichtigsten Risikofaktor für Zervixkarzinome und auch für eine Reihe weiterer anogenitaler Karzinome (Penis-, Vulvakarzinom) darstellt. Die meisten der bekannten, aus dem Sexualverhalten resultierenden Risikofaktoren (früher Beginn der sexuellen Aktivität, Zahl der Sexualpartner etc.) lassen sich auf das Risiko reduzieren, mit HPV infiziert zu werden. Dabei sind die unterschiedlichen Serotypen mit einem bestimmten Risiko hinsichtlich der Entwicklung von Dysplasien verbunden (Tabelle 4.2-30).

In ca. 15 älteren Studien wurde in Abhängigkeit von der Dauer und Intensität des Rauchens eine Erhöhung des Risikos für Plattenepithelkarzinome, nicht aber für Adenokarzinome der Zervix um den Faktor 2 festgestellt. Dies wurde durch immunsuppressive Einflüsse des Rauchens sowie durch im Zervixschleim von Raucherinnen nachweisbare Rauchbestandteile (z. B. polyzyklische aromatische Kohlenwasserstoffe – PAK) erklärt.

Histologie und Stadieneinteilung Präinvasive und invasive Läsionen der Cervix uteri gehen meist vom Übergang des unverhornten Plattenepithels der Scheide und Portio vaginalis uteri zum schleimproduzierenden Zylinderepithel der Endozervix aus.

Intraepitheliale Neoplasien der Cervix uteri (CIN) Überwiegend durch Infektion mit bestimmten (Hochrisiko-) humanen Papillomaviren (HPV; s. Tabelle 4.2-30) kann es im Bereich der Transformationszone zu virusinduzierten Wachstums- und Differenzierungsstörungen des Plattenepithels kommen, die als Dysplasien oder zervikale intraepitheliale Neoplasien (CIN) bezeichnet werden.

Diese Veränderungen können schrittweise zum invasiven Karzinom fortschreiten. Nach ihrem Schweregrad werden sie in mehrere dysplastische Stufen eingeteilt (**CIN 1–3**). Da schwere Dysplasien und In-situ-Karzinome histopathologisch und prognostisch ähnlich sind, werden sie unter dem Begriff „**CIN 3**" zusammengefasst. Unabdingbare Voraussetzung für die Einstufung als präinvasive Läsion ist die Integrität der Basalmembran; wird diese durchbrochen, handelt es sich um ein invasives Karzinom. Die dysplastischen Veränderungen bilden ein Kontinuum, wobei vor allem leichte und mittelschwere Dysplasien häufig reversibel sind, wohingegen sich schwergradige Veränderungen und In-situ-Karzinome nur selten zurückbilden und ohne Behandlung häufig zum invasiven Karzinom fortschreiten. Mehr als 80% der Zervixkarzinome sind Plattenepithelkarzinome.

Invasives Karzinom und Metastasierung Invasive Zervixkarzinome entstehen meistens auf der Grundlage schwergradiger intraepithelialer Neoplasien (CIN 3). Sobald die Basalmembran durchbrochen wird, handelt es sich um ein invasives Karzinom. Charakteristischerweise breiten sich Zervixkarzinome zunächst lokal durch kontinuierliches Vorwachsen in die benachbarten Organe und Gewebe, d. h. Parametrien (Stadium IIb), Scheide (Stadium IIa), Corpus uteri sowie in fortgeschrittenen Stadien Blase und Rektum (Stadium IV) aus (vgl. Tabelle 4.2-31). Parallel oder zeitverzögert kann eine lymphogene und in bis zu 5% der Fälle auch hämatogene Metastasierung erfolgen. Die lymphogene Metastasierung erfolgt zunächst in die pelvinen Lymphknoten,

4.2 Solide Tumoren

die auch als regionale Lymphknoten der Cervix uteri betrachtet werden. Im weiteren Verlauf können die paraaortalen und inguinalen Lymphknoten befallen sein, später auch die linksseitigen Skalenuslymphknoten. Bei pelvinem Lymphknotenbefall sind die paraaortalen Lymphknoten in einem Drittel bis zur Hälfte der Fälle ebenfalls beteiligt. Die Häufigkeit der lymphogenen Metastasierung hängt unter anderem vom Tumorvolumen und Invasionstiefe bzw. vom Tumor-Zervix-Quotienten ab sowie davon, ob es zu Einbrüchen in Blut- bzw. Lymphgefäße gekommen ist (s. Tabelle 4.2-30).

Risikofaktoren für eine lymphogene Metastasierung
- Tumorvolumen/Tumor-Zervix-Quotient
- Invasionstiefe
- Lymph- und Hämangioinvasion
- Grading
- Histologischer Subtyp: kleinzelliges Karzinom

Die primäre hämatogene Metastasierung erfolgt meistens in die Lungen oder in die Knochen. Auch Ovarialmetastasen treten bei Plattenepithelkarzinomen nur selten (<1%), bei Adenokarzinomen dagegen in etwas mehr als 10% der Fälle auf.

Stadieneinteilung Klinisch werden Zervixkarzinome entsprechend der FIGO-Klassifikation von 1995 eingeteilt. Diese in ihren Grundzügen seit über 40 Jahren gültige Stadieneinteilung des Zervixkarzinoms ist in Tabelle 4.2-31 zusammengefasst.

Das Stadium bestimmt in wesentlichem Maß die Prognose. Im Stadium II mit Befall der oberen Scheidenanteile (II a) bzw. der Parametrien (II b) werden normalerweise die Grenzen der lokalen Operabilität erreicht (Tabelle 4.2-32).

Tabelle 4.2-30. Einteilung der wichtigsten genitalen HPV-Typen

	HPV-Serotypen
Niedrigrisiko (niedriges onkogenes Potential)	6/11/42/43/44
Mittleres Risiko (mäßiges onkogenes Potential)	33/35/39/51/25/56
Hochrisiko (hohes onkogenes Potential)	16/18/31/45

Tabelle 4.2.32. Stadienbezogenes Fünfjahresüberleben

FIGO-Stadium	Fünfjahresüberleben [%]
Ia1	>99
Ia2	99
Ib	43–95
IIa	71–95
IIb	55–77
III	31–34
IVa	7–8

Klinik Patientinnen mit intraepithelialer Neoplasie des Muttermundes haben normalerweise keine klinischen Symptome. Auch bei invasiven Zervixkarzinomen treten Symptome meist erst spät auf. Typisch sind Blutungsstörungen im Sinne von Menometrorrhagien sowie Postkoital- und Postmenopausenblutungen. Von 100 Patientinnen mit im präklinischen Stadium Ia1 oder Ia2 diagnostiziertem Karzinom, haben etwa 40 den Arzt wegen Blutungsstörungen bzw. Ausfluss aufgesucht, der Rest wurde im Rahmen von Routine- und Vorsorgeuntersuchungen festgestellt. Ausgeprägter blutiger oder fleischwasserfarbener, oft unangenehm riechender Fluor tritt vornehmlich in fortgeschrittenen Stadien auf. **Schmerzen** stellen sich typischerweise erst bei sehr fortgeschritte-

Tabelle 4.2-31. Stadieneinteilung des Zervixkarzinoms

Stadium		Definition
TNM	FIGO	
Tis	0	Carcinoma in situ (wird in Statistiken über das Zervixkarzinom nicht berücksichtigt)
T1	I	Begrenzt auf den Uterus; Ausdehnung auf Corpus uteri wird nicht berücksichtigt
T1a	Ia	Präklinisches, ausschließlich mikroskopisch diagnostiziertes, invasives Zervixkarzinom: Invasionstiefe[a] 5 mm, horizontale Ausdehnung 7 mm
T1a1	Ia1	Minimale Stromainvasion: Invasionstiefe[a] 3 mm
T1a2	Ia2	Stromainvasion: Invasionstiefe[a] 3,1–5 mm
T1b	Ib	Klinisch erkennbares, auf Uterus begrenztes Karzinom, größer als Stadium Ia
T1b1	Ib1	Tumordurchmesser 4 cm
T1b2	Ib2	Tumordurchmesser >4 cm
T2	II	Ausdehnung über Uterus hinaus, aber nicht bis zur Beckenwand und nicht bis zum unteren Drittel der Scheide
T2a	IIa	Parametrien frei, Scheide bis maximal mittleres Drittel befallen
T2b	IIb	Parametrien befallen, tastbar verdickt, Beckenwand nicht erreicht
T3	III	Ausdehnung bis zur Beckenwand und/oder bis zum distalen Drittel der Scheide und/oder Hydronephrose oder stumme Niere
T3a	IIIa	Distales Scheidendrittel befallen, Parametrien frei
T3b	IIIb	Tumor erreicht Beckenwand oder verursacht Hydronephrose oder stumme Niere
T4a	IVa	Kleines Becken überschritten und/oder Infiltration der Schleimhaut von Blase und/oder Rektum
T4b	IVb	Fernmetastasen

[a] Die Infiltrationstiefe wird gemessen von der Basis des Oberflächen- oder Drüsenepithels bis zum tiefsten Punkt der Invasion; Voraussetzung für diese Messung sind Stufenschnitte des Konus bzw. der Cervix uteri.

nen Erkrankungen ein, z. B. bei Infiltration der lumbosakralen Nervenplexus. Symptome vonseiten der Blase oder des Rektums sind späten Stadien vorbehalten. Auch Ödeme der unteren Körperhälfte sowie venöse Thrombosen sind ausgesprochene Spätsymptome. Bei einem Drittel der Patientinnen, die im Stadium III und IV diagnostiziert werden, bestehen Symptome seit weniger als drei Monaten.

Diagnostik

Biopsieentnahme und Konisation Im Mittelpunkt der Untersuchungen zur Sicherung der Diagnose bzw. zum Ausschluss eines Zervixkarzinoms stehen Anamnese und gynäkologische Untersuchung sowie die bioptische Gewebsentnahme. Bildgebende Verfahren werden überwiegend zur Feststellung des Ausbreitungsstadiums eingesetzt. Zur histologischen Diagnostik werden Biopsien entnommen. Sie werden einerseits zur Differentialdiagnose und Lokalisation präinvasiver Veränderungen, andererseits zur Diagnosesicherung bei klinischem Verdacht auf ein invasives Karzinom eingesetzt. Bei der Konisation handelt es sich um einen diagnostischen und unter bestimmten Voraussetzungen auch therapeutischen Eingriff. Hier wird die gesamte Läsion zusammen mit der Transformationszone und dem darunter gelegenen Bindegewebe entfernt.

Weiterführende Diagnostik Zusätzlich zu den bereits beschriebenen Untersuchungsverfahren dürfen für die klinische Stadieneinteilung nach der FIGO-Klassifikation noch folgende Untersuchungsmethoden eingesetzt werden:
- Intravenöse Kontrastdarstellung der Niere und Harnwege zum Ausschluss einer Ureterstenose, Hydronephrose oder stummen Niere,
- Zystoskopie und Rektoskopie zum Ausschluss eines Tumoreinbruches in Blase oder Enddarm,
- Röntgenaufnahme des Thorax in zwei Ebenen,
- bei endozervikalem Wachstum und bei drüsigem Karzinom eine Kürettage des Uterus möglichst mit Hysteroskopie zum differentialdiagnostischen Ausschluss eines vom Endometrium ausgehenden Karzinoms.

Die klinische Stadieneinteilung soll insbesondere im Hinblick auf therapeutische Entscheidungen (Operation? Bestrahlung?) die im folgenden genannten Fragen klären:
- Sind die Parametrien frei (Abgrenzung Ib/IIb)?
- Besteht eine Operationsebene gegenüber der Beckenwand (Abgrenzung IIb/IIIb)?
- Ist die Scheide, insbesondere das untere Drittel, befallen (Abgrenzung IIa/IIIa)?

Die Ergebnisse zusätzlicher Untersuchungsmethoden (Ultraschall, Computer- bzw. NMR-Tomographie, Lymphographie, Phlebographie, Staging-Laparoskopie sowie Operationsbefund) werden bei der Stadieneinteilung der FIGO zwar nicht berücksichtigt, können aber bei der Festlegung der Therapie mit einbezogen werden.

Invasive diagnostische Maßnahmen Neben kolposkopisch gezielten Biopsien aus der Scheide und vom Muttermund kommen Feinnadelpunktionen suspekter Lymphknoten in der Paraaortalregion, im kleinen Becken, im Inguinalbereich sowie in der Halsregion (Skalenuslymphome) in Frage. Die Feinnadelpunktion kann dabei entweder sonographisch geführt oder CT-gesteuert durchgeführt werden. Dies ist indiziert, wenn vergrößerte Lymphknoten bei positivem Metastasenhinweis für die weitere Behandlung relevant sind. Entsprechende Indikationen gelten auch für Tru-cut-Biopsien zur Differentialdiagnose von karzinomatösen Infiltraten im kleinen Becken und hier besonders parametran.

Spezielle Indikationen zur Staging-Laparotomie bzw. -Laparoskopie sind die Klärung der pelvinen Operabilität und eventuell Ausschluss oder Bestätigung eines paraaortalen Lymphknotenbefalls. Diese prätherapeutische Staging-Laparotomie hat sich nicht allgemein durchgesetzt.

Therapie Zur Therapie invasiver Zervixkarzinome stehen prinzipiell operative und strahlentherapeutische (ggf. ergänzt durch chemotherapeutische Verfahren) zur Verfügung, die in Abhängigkeit vom Ausbreitungsstadium zum Einsatz kommen. Eine Übersicht zur Therapie der präinvasiven und invasiven Stadien gibt Tabelle 4.2-33.

Therapie zervikaler intraepithelialer Neoplasien (CIN) Die Vorgehensweise hängt vom Schweregrad der Veränderung ab:

Bei CIN 1 und 2 kann zunächst zugewartet werden, da in etwa der Hälfte der Fälle mit einer spontanen Rückbildung der Läsionen zu rechnen ist. Voraussetzung hierfür ist, dass die Läsion kolposkopisch im Ganzen beurteilbar ist und dass vom kolposkopisch auffälligsten Bereich das histologische Ergebnis einer Biopsie vorliegt. Wenn diese Voraussetzungen erfüllt sind, sollte in dreimonatigen Intervallen zytologisch und kolposkopisch, ggf. unter Entnahme weiterer Biopsien, kontrolliert werden. Bei Persistenz über mehr als ein Jahr sollte die Sanierung erwogen werden. Die Erfolgsraten der organerhaltenden Therapieverfahren (z. B. Konisation) und der Hysterektomie sind dabei vergleichbar. Nach beiden Therapieverfahren ist in 3–5% mit einem Rezidiv der präinvasiven Veränderungen zu rechnen.

Therapie frühinvasiver Karzinome (Stadium Ia) Therapie im Stadium Ia1: Beim invasiven präklinischen Karzinom mit einer Stromainvasion von maximal 3 mm Tiefe und maximal 7 mm horizontaler Ausdehnung genügt zur Behandlung eine in sano durchgeführte Konisation mit zusätzlicher unauffälliger Zervixkürettage. Alternativ kommt auch die einfache Hysterektomie in Frage, die bei ausgedehntem ektozervikalem Befund durch eine

Tabelle 4.2-33. Operative Therapie des präinvasiven und invasiven Zervixkarzinomes

Stadium	1. Therapiewahl	Alternative Therapie	Anmerkungen
Präklinisch (sog. frühe Stromainvasion)	Konisation	auf Wunsch einfache Hysterektomie	Mortalität Stadium Ia1: 0,2%
Präklinisch Ia1 (≤3 mm Invasionstiefe)	Konisation	Auf Wunsch einfache Hysterektomie	Mortalität Stadium Ia1: 1,2%
Präklinisch Ia2 (3,1–5 mm Invasionstiefe), Horizontalausdehnung <7 mm, „Mikrokarzinom"	Einfache Hysterektomie plus pelvine LNE	Auf Wunsch: Konisation oder radikale Trachelektomie plus pelvine LNE - ggf. laparoskopisch	Mortalität Stadium Ia2: 1,7%
Ib	Wertheim-Meigs-Radikaloperation, Konisation kontraindiziert	(Komb. Radiatio ggf. Radiochemotherapie), rad. Trachelektomie + pelvine LNE?	Fünfjahresüberleben: OP: 87% (70–93)
IIa	Wertheim-Meigs-Radikaloperation inkl. Scheidenmanschette	(Komb. Radiatio ggf. Radiochemotherapie), (rad. Trachelektomie + pelvine LNE?)	Fünfjahresüberleben: OP: 71% (37–94)
IIb	Wertheim-Meigs-Radikaloperation ggf. paraaortale LNE	(Komb. Radiatio ggf. Radiochemotherapie)	Fünfjahresüberleben: OP: 69% (59–65)
IIIa: Beckenwand frei, aber Vagina bis zur Vulva befallen	Komb. Radiatio ggf. Radiochemotherapie	(Wertheim-Meigs-Radikaloperation ggf. paraaortale LNE)	
IIIb	Komb. Radiatio ggf. Radiochemotherapie	ultaradikale Exzision?	Fünfjahresüberleben: Radiotherapie: ca. 50%, Radiatio/Chemotherapie: ca. 60%
IVa ohne Beckenwandbefall oder Ly-Knotenfiliae oberhalb Nierenstiel	evtl. Exenteration (meist bei Rezidiv - selten primär), „Gesamtüberleben" (Beobachtung ca. 1 bis >9 Jahre; OP: ca. 38%, n=13)	Komb. Radiatio ggf. Radiochemotherapie	Fünfjahresüberleben: Radiatio.: ca. 15–30%, Radiatio/Chemotherapie: ca. 60%

Prinzipiell kann jedes invasive Zervixkarzinom auch strahlentherapeutisch angegangen werden.

kleine Scheidenmanschette ergänzt werden sollte, um die Entfernung im Gesunden sicherzustellen.

Therapie im Stadium Ia2: Bei einer Infiltrationstiefe zwischen 3 und maximal 5 mm und einer maximalen Ausbreitung von bis zu 7 mm horizontal spricht man vom einem „Mikrokarzinom". Ist dieses präklinische Karzinom mit ungünstigen Zusatzkriterien verbunden, so ist in 1–8% der Fälle mit Lymphknotenmetastasen zu rechnen. Die Therapie besteht üblicherweise in einer einfachen extrafaszialen Hysterektomie. Aufgrund des Risikos einer lymphogenen Metastasierung sollte zusätzlich eine pelvine Lymphonodektomie durchgeführt werden. Bei jungen Frauen mit dringendem Kinderwunsch und einem allseits sicher im Gesunden entfernten Befund stellt die Konisation mit pelviner Lymphonodektomie nach ausführlicher Risikoaufklärung ein vertretbares Verfahren dar, sofern kein Einbruch in Blut- oder Lymphgefäße nachweisbar ist. Nach erfüllter Familienplanung sollte stets die Hysterektomie mit pelviner Lymphonodektomie durchgeführt werden. Beim adäquat behandelten Zervixkarzinom im Stadium Ia liegen die Fünfjahresüberlebensraten bei nahezu 100%.

Therapie invasiver Zervixkarzinome (Stadium Ib bis IV) Beim invasiven Zervixkarzinom kommt prinzipiell in allen Stadien neben der Operation die Bestrahlung als Therapie in Frage. In frühen Stadien, in denen der Tumor die Beckenwand noch nicht erreicht hat (maximal Stadium II b), stellt in Europa und Japan die Operation die primäre Behandlungsoption dar. Die Therapieerfolge beider Verfahren sind, was die Heilungs- und Überlebensraten betrifft, größenordnungsmäßig vergleichbar. In frühen Stadien wird allgemein die operative Behandlung der Bestrahlung vorgezogen, da die genaue Ausdehnung des Tumors festgestellt werden kann. Außerdem besteht die Möglichkeit, die Ovarien und die Scheide funktionsfähig zu erhalten.

Therapie im Stadium I b: Prinzipiell sollte vor allem bei jungen Patientinnen wegen der besseren Erhaltung der Sexualfunktionen die operative Therapie angestrebt werden. Als Standardmethode sollte ab dem Stadium I b die erweiterte radikale Hysterektomie (Wertheim-Operation) mit Entfernung der pelvinen Lymphknoten (Meigs-Operation) durchgeführt werden. Ab Stadium I b ist eine Konisation kontraindiziert, da sie eine umfassendere Therapie verzögern kann, insbesondere weil durch postoperative Entzündungsvorgänge weitere Operationen über ca. sechs Wochen zurückgestellt werden sollten.

Therapie im Stadium III: Das **Stadium III b** mit Ausbreitung des Tumors entlang der Parametrien bis zur Beckenwand ist wegen einer mangelnden Operationsebene zwischen Beckenwand und Parametrium als inoperabel einzustufen und muss primär bestrahlt werden. Hier sollte nach einer „klinischen Bekanntgabe" des National Cancer Institute der USA unbedingt eine platinhaltige kombinierte Radiochemotherapie erwogen werden. Während durch eine reine Strahlentherapie in diesem ausgedehnten Stadium noch in etwa einem Drittel der Fälle Heilung erzielt werden kann, ist von einer kombinierten Radiochemotherapie eine 30–50%ige Verbesserung der Überlebenswahrscheinlichkeit zu erwarten.

Therapie im Stadium IV: Im Stadium IV a mit Einbruch in die Blase und/oder Enddarm kann ggf. eine vordere bzw. hintere, eventuell auch eine totale Exenteration durchgeführt werden, wenn der Tumor die Beckenwand nicht erreicht und eine eindeutige Operationsebene gegeben ist.

Liegt keine Operationsebene mehr an der Beckenwand vor (Stadium IIIb), kommt nur die kombinierte Strahlen(chemo-)therapie in Frage

Im **Stadium IV b**, d. h. bei Vorliegen von Fernmetastasen, ist kein kurativer Therapieansatz mehr möglich; durch Strahlen- und Chemotherapie können jedoch palliative Erfolge erzielt werden.

Zytostatische Chemotherapie Prinzipiell gibt es für den Einsatz der Chemotherapie folgende vier Indikationsbereiche:
- die simultane Radiochemotherapie als primäre oder adjuvante Therapiemodalität,
- die neoadjuvante Chemotherapie des fortgeschrittenen Zervixkarzinoms (Stadium II b, III und IV), entweder vor einer geplanten Operation oder Strahlentherapie,
- die postoperative adjuvante Chemotherapie,
- die palliative Chemotherapie bei Fernmetastasen oder Lokalrezidiven.

Während die palliative Chemotherapie als etabliert gelten darf, stellten die drei ersten Indikationsbereiche bislang noch keine Standardtherapieempfehlung dar. Dies ist in der bisher nur wenig gesicherten Datenbasis aus prospektiv randomisierten klinischen Studien begründet.

Allerdings wird die simultane Radiochemotherapie in einem „Clinical Announcement" des National Cancer Institutes der USA empfohlen.

Die folgende Übersicht zeigt die effektivsten Substanzen, die in mittlerweile mehr als 120 Studien auf ihre Wirksamkeit beim Zervixkarzinom hin getestet wurden.

Chemotherapeutika mit klinisch nachgewiesener Wirkung auf das Zervixkarzinom
- Cisplatin
- Alkylierende Substanzen (Ifosfamid, Chlorambucil)
- Anthrazykline
- Vindesin
- Paclitaxel, Cetacel
- Irinotecan
- Vinorelbin

Bei Anwendung der genannten Substanzen beim fortgeschrittenen, nicht vorbehandelten Zervixkarzinom werden klinische Ansprechraten zwischen ca. 33% bei Cisplatin und 45% bei Vinorelbin berichtet. Obwohl die Kombination verschiedener Substanzen in der Polychemotherapie die Ansprechraten erhöht, konnte bisher keine Überlegenheit des polychemotherapeutischen Konzepts gegenüber der Cisplatinmonotherapie bewiesen werden.

Kombinierte Radiochemotherapie Nach Empfehlung des National Cancer Institute der USA („Clinical Announcement" 1999) sollte im Falle einer Strahlentherapie zur Behandlung eines Kollumkarzinoms eine simultane Radiochemotherapie eingehend erwogen werden.

Dabei stützt sich diese Empfehlung auf fünf große randomisierte Studien, die eine kombinierte Radiochemotherapie als primäre Behandlungsmodalität bei Patientinnen mit Stadium FIGO Ib2–IVa und als adjuvante Behandlungsmodalität nach radikaler Operation im Stadium Ib2–IIa untersucht haben.

Bei allen fünf Studien, die zusätzlich zur Bestrahlungstherapie eine platinbasierte Kombinations- oder Monotherapie applizierten, konnte das Risiko, an dem Zervixkarzinom zu versterben, um 30–50% im Vergleich zur Kontrollgruppe gesenkt werden. Damit ist es wahrscheinlich, dass die simultane Radiochemotherapie der neue Standard für fortgeschrittene Zervixkarzinome werden könnte.

Neoadjuvante Chemotherapie Die Ergebnisse der bisher vorliegenden klinischen Studien machen es erforderlich, die neoadjuvante Therapie unter dem Aspekt der geplanten nachfolgenden Therapiemodalität differenziert zu betrachten:
- **Neoadjuvante Chemotherapie gefolgt von Strahlentherapie:** Die Ergebnisse dieser Therapiesequenz sind enttäuschend. Verschiedene Autoren untersuchten in randomisierten Studien den Effekt einer neoadjuvanten Chemotherapie gefolgt von Strahlentherapie gegenüber einer alleinigen Strahlentherapie in den Stadien IIB bis IVA. Keine der genannten Studien konnte einen Überlebensvorteil für die Patientinnen in der Gruppe mit der vorangeschalteten Chemotherapie nachweisen. Fazit: Die Ergebnisse dieser Studien lassen es als nicht opportun erscheinen, beim primär inoperablen Zervixkarzinom vor der geplanten Strahlentherapie durch eine neoadjuvante Chemotherapie ein Down-Staging zu versuchen.
- **Neoadjuvante Chemotherapie gefolgt von einer Operation:** Hier scheinen die Ergebnisse erheblich günstiger zu sein. In klinischen Studien konnte gezeigt werden, dass 50–70% der primär inoperablen Zervixkarzinome nach einer vorgeschalteten Chemotherapie einer operativen Behandlung zugeführt werden konnten. Ab einem Zervixvolumen von >6 cm^3 fand sich ein signifikanter Unterschied im rezidivfreien und im Gesamtüberleben zugunsten der primär chemoadjuvant behandelten Patientinnengruppe.

Adjuvante Chemotherapie Patientinnen mit positivem Lymphknotenbefall haben eine deutlich schlechtere Prognose. Aus diesem Grunde wird die postoperative Bestrahlung empfohlen. Hierdurch könnte die Dauer des rezidivfreien Überlebens verlängert werden, einen Einfluss auf das Gesamtüberleben scheint die Strahlentherapie jedoch nicht zu haben.

Es wird deshalb diskutiert, ob in einer solchen postoperativen Hochrisikosituation die alleinige Chemotherapie eine Alternative zur postoperativen Strahlentherapie darstellen kann.

Nach Möbus und Kreienberg ist der Nutzen einer adjuvanten Chemotherapie in bestimmten Hochrisikosituationen in den Stadien Ib und IIa nicht auszuschließen, aber auch nicht bewiesen. Deshalb kann aus heutiger Sicht die adjuvante Chemotherapie beim Zervixkarzinom nur innerhalb von Studien empfohlen werden.

Anders stellt sich die Situation im Falle einer adjuvanten Radiochemotherapie dar: Peters et al. definierten postoperative Hochrisikosituationen. Hier wurde im Anschluss an eine Wertheim-Meigs-Radikaloperation eine postoperative Beckenbestrahlung +/- simultane Chemotherapie appliziert. Die Ergebnisse dieser randomisierten prospektiven Studie zeigten signifikant bessere rezidivfreie (80% vs. 63%) und Gesamtüberlebenszahlen (81% vs. 71%) jeweils in der kombiniert radiochemotherapierten Gruppe. Darüber hinaus schien ein Nutzen auch bei solchen Patientinnen zu bestehen, die durch eine adenokarzinomatöse Komponente gegenüber reinen Plattenepithelkarzinomen eine primär schlechtere Prognose aufwiesen. Damit besteht in Risikosituationen eine Evidenz für die Wirksamkeit einer radiochemotherapeutischen adjuvanten Behandlung. Klare Beweise für die Überlegenheit gegenüber einem postoperativ abwartenden Verhalten kann man aus den genannten Studien zwar nicht herleiten, jedoch erscheint ein Nutzen zumindest des kombinierten Vorgehens gegenüber dem Verzicht auf eine adjuvante Therapie sehr wahrscheinlich.

Palliative Chemotherapie bei Lokalrezidiven und Fernmetastasen Durch Monosubstanzen werden in der Rezidivtherapie Ansprechraten zwischen 10% und 25% erzielt. Die am besten dokumentierten Monosubstanzen sind Cisplatin, Ifosfamid und Dibromodulcitol. Bei einer Ansprechrate um 23% bleibt die mittlere Responsedauer mit 4–6 Monaten enttäuschend

Weil die Toxizität unter einer Polychemotherapie in der Regel höher ist als unter einer Monotherapie, andererseits der Beweis für eine Überlegenheit der Polychemotherapie noch aussteht, ist für deren Anwendung eine sorgfältige Nutzen-Risiko-Abwägung im Vergleich mit einer Monochemotherapie erforderlich.

Eine Chemotherapie zur Symptomlinderung in der Palliativtherapie erscheint immer dann indiziert, wenn in einem nichtbestrahlten Gebiet Tumorabsiedlungen auftreten, die zu Beschwerden führen und weder operiert noch bestrahlt werden können.

Nach Vorbestrahlungen ist die Wirkung chemotherapeutischer Maßnahmen wegen beeinträchtigter Durchblutung deutlich eingeschränkt. Die besten Ansprechraten können bei isolierten Lungenmetastasen erreicht werden. Allerdings ist bei isolierten Lungenmetastasen auch die chirurgische Intervention zu erwägen.

Immuntherapie Retinolsäure (13-CIS-RA) und Interferon α (INFα) sind zwei Substanzen mit einer nachgewiesenen differenzierungsinduzierenden und proliferationsinhibierenden Wirkung in Plattenepithelkarzinomen. Die Kombination der beiden Substanzen wirkt zudem teilweise synergistisch, da die Aktivität von INF-α durch eine retinolsäureinduzierte Zelldifferenzierung verstärkt wird.

In einer Studie mit 32 Patientinnen mit lokal fortgeschrittenem Plattenepithelkarzinom der Zervix konnten Lippman et al. unter einer Therapie mit 13-CIS-RA und Interferon α in 50% ein objektivierbares Ansprechen des Tumors und in vier Fällen eine komplette Remission erzielen.

Hoffmann et al. führten eine prospektive Multicenterstudie zur Verträglichkeit und Toxizität der genannten Kombination alleine bzw. parallel zu einer simultanen Strahlentherapie durch. Von den Patientinnen, die Tumormanifestationen außerhalb des Bestrahlungsfeldes hatten (insgesamt 16), kam es bei fünf Patientinnen zu einer partiellen Remission mit einer mittleren Remissionsdauer von 106 Tagen. Damit sind die Ergebnisse deutlich schlechter als die einer früheren Studie von 1992.

Derzeit ist in Deutschland eine prospektive randomisierte Phase-III-Studie in Gang, die den klinischen Stellenwert dieser Kombinationstherapie definieren soll.

Evidenz der Therapieempfehlungen	Evidenzgrad	Empfehlungsstärke
Zervixkarzinom		
Zytologisches Screening	II	A
HPV-Hybridisierung zum Primärscreening	II	D
MRT als Stagingmethode	II-b	B
Therapie des Zervixkarzinoms und dessen Vorstufen		
Zervikale intraepitheliale Neoplasie: Überlegenheit verschiedener ablativer Methoden?	I	D (d. h. keine Methode offensichtlich überlegen)
Kombinierte Radiochemotherapie besser als alleinige Radiotherapie	I-b	A
neoadjuvante Chemotherapie des fortgeschrittenen Zervixkarzinomes vor einer geplanten Operation	II?	A
neoadjuvante Chemotherapie des fortgeschrittenen Zervixkarzinoms vor einer geplanten Strahlentherapie	I-b	D
postoperative adjuvante Radiochemotherapie vs. Adjuvante Radiotherapie	II	A
High-risk-Situation: postoperative adjuvante Radiochemotherapie vs. abwartendes Vorgehen	II	B
Retinolsäure (13-CIS-RA) und Interferon-a (INFa)	II	C

Korpuskarzinom

Häufigkeit und Inzidenz Der Begriff Korpuskarzinom bezeichnet topographisch den Ausgangsort dieses häufigsten genitalen Malignoms der Frau. Synonym wird der Begriff „Endometriumkarzinom" benutzt, der sich auf das Ausgangsgewebe, d. h. die Gebärmutterschleimhaut, bezieht. Die Inzidenz des Korpuskarzinoms beträgt 24,7 pro 100.000 Frauen pro Jahr mit einer altersstandardisierten Mortalität von 3,4 auf 100.000. Das mittlere Erkrankungsalter liegt bei 68 Jahren, der Altersgipfel zwischen 65 und 70 Jahren. Im Jahre 1997 erkrankten in Deutschland ca. 10.000 Frauen an einem Korpuskarzinom, davon 2100 unter 60 Jahren.

Ätiologie und Pathogenese Es gibt zwei Grundformen des Endometriumkarzinoms, ein östrogenabhängiges und ein östrogenunabhängiges Karzinom. Beide Grundformen tragen zu einem differenzierten histopathologischen Bild mit sieben unterschiedlichen Typen bei. Im Fall der östrogenresponsiven Form besteht eine starke Abhängigkeit vom sog. **metabolischen Syndrom**, das durch Adipositas zu einer konsekutiven adrenalen Hyperandrogenämie sowie Hyperinsulinämie bei verstärkter peripherer Konversion von Androgenen zu Östrogenen im Fettgewebe führt. Dies wiederum hat eine durch Gestagene nicht transformierte dauernde Zellteilungsstimulation in allen östrogenrezeptortragenden Geweben zur Folge. Das metabolische Syndrom ist weiterhin durch kardiovaskuläre Läsionen sowie Hypertonie, periphere Insulinresistenz mit reduzierter Glukosetoleranz bis hin zum Diabetes mellitus gekennzeichnet.

Als weitere endogene Risikofaktoren gelten eine frühe Menarche, eine späte Menopause, niedrige Parität, das polyzystische Ovariensyndrom (PCO) sowie östrogensezernierende Tumoren. Exogene Risikofaktoren sind die nichtzyklische, alleinige Östrogenersatztherapie, die Tamoxifentherapie und eine vorangegangene Bestrahlungsbehandlung. Tabelle 4.2-34 zeigt die Erhöhung des relativen Risikos für die Entstehung eines Endometriumkarzinoms.

Tabelle 4.2-34. Erhöhung des relativen Risikos für die Entstehung eines Endometriumkarzinoms

Charakteristikum	Erhöhtes Risiko
Übergewicht	
mehr als 30 Pfund	3-mal
mehr als 50 Pfund	10-mal
Nulliparität	2-mal
Späte Menopause	2,4-mal
Verstärkte Periodenblutung perimenopausal	4-mal
Diabetes mellitus	2,8-mal
Hypertension	1,5-mal
Ausschließliche Östrogentherapie	9,5-mal
Komplexe atypische Hyperplasie	29-mal

Hingewiesen werden soll in diesem Zusammenhang auf die Interventionsmöglichkeit bei Patienten mit einer Risikoanamnese (Adipositas, periphere Insulinresistenz = metabolisches Syndrom). Bei ansonsten von dieser Seite asymptomatischen Patienten wäre zu überlegen, in einem dreimonatigem Rhythmus eine voll sekretorisch transformierend wirkende Gestagendosis, z. B. 10–20 mg MPA per os, über einen Zeitraum von 10 bis 14 Tagen zu applizieren. Die nach dem Absetzen einsetzende Abbruchblutung beweist im Sinne des positiven Gestagentests eine Endometriumstimulation durch Östrogene. Obwohl für dieses Vorgehen bisher der Beweis für eine klinische kanzeroprotektive Wirkung aussteht, ist aufgrund theoretischer Überlegung ein derartiges Vorgehen gerechtfertigt. Dabei sollte allerdings die prothrombotische Wirkung der Gestagene nicht außer Acht gelassen werden. Alternativ wäre eine gestagenabgebende intrauterine Spirale zu erwägen, klinisch kontrollierte Studien dazu liegen bisher nicht vor.

Histologie und Stadieneinteilung Seit 1988 gilt in der Klassifikation der internationalen gynäkologischen Gesellschaft (FIGO) die postoperative, chirurgische Klassifizierung. Die klinische Klassifizie-

Tabelle 4.2-35. Chirurgische (intraoperative) und pathologische Tumorklassifikation

TNM	FIGO-Definition
(p)T1	I: Tumor begrenzt auf das Corpus uteri
(p)T1a	IA: Tumor begrenzt auf das Endometrium
(p)T1b	IB: Tumor infiltriert die innere Hälfte des Myometriums
(p)T1c	IC: Tumor infiltriert weiter als in die innere Hälfte des Myometriums
(p)T2	II: Tumor infiltriert die Zervix, breitet sich jedoch nicht jenseits des Uterus aus
(p)T2a	IIA: lediglich endozervikaler Drüsenbefall
(p)T2b	IIB: Invasion des Stromas der Zervix
(p)T3 und/oder (p)N1	III: lokale und/oder regionäre Ausbreitung wie in (p)T3a,b, (p)N1 und FIGO IIIA; B; C beschrieben
(p)T3a	IIIA: Tumor befällt Serosa und/oder Adnexe (durch direkte Ausbreitung oder Metastasen) und/oder Tumorzellen in Aszites oder Peritonealspülung
(p)T3b	IIIB: Vaginalbefall (durch direkte Ausbreitung oder Metastasen)
(p)N0	keine Lymphknoten nachweisbar
(p)N1	IIIC: Metastasen in Becken- und/oder paraaortalen Lymphknoten
(p)T4	IVA: Tumor infiltriert die Blasen- und/oder Darmschleimhaut. Hinweis: Das Vorliegen eines bullösen Ödems der Blasenmukosa genügt nicht, um einen Tumor als T4 zu klassifizieren
M1	IVB: Fernmetastasen (ausgenommen Metastasen in Vagina, Beckenserosa oder Adnexen, einschließlich Metastasen in Leistenlymphknoten und/oder anderen intraabdominalen Lymphknoten als paraaortalen)

rung findet nur noch bei den wenigen Patienten Anwendung, die primär bestrahlt werden. Die chirurgische Stadieneinteilung setzt daher eine Hysterektomie mit beidseitiger Adnexektomie sowie gegebenenfalls eine Lymphadenektomie voraus.

Tabelle 4.2-31 zeigt die postoperative chirurgische Stadieneinteilung parallel als TNM- bzw. FIGO-Definition.

Klinik Das wichtigste Symptom des Endometriumkarzinoms ist die uterine Blutung bei postmenopausalen Frauen. Auch eine neu eingetretene Veränderung von Intensität und Frequenz der Regelblutung bei perimenopausalen Frauen ist verdächtig. Ebenfalls Anlass zu weiterer Diagnostik sollte ein dunkler, blutiger oder fötider Fluor bei unauffälligem Vaginal- bzw. Zervixbefund sein. Bei Frauen über 35 Jahren und Ausschluss einer endokrinen Störung bzw. einer sichtbaren Blutungsquelle, wie z. B. Ektopie, Polyp oder Entzündung, sind prä- oder postmenopausale Schmierblutungen ein Alarmzeichen.

Diagnostik Bei symptomatischen Patienten werden neben der gynäkologischen Untersuchung die transvaginale Sonographie sowie die fraktionierte Abrasio für notwendig gehalten.

Therapie
Operative Therapie Im Stadium I bis III ist die Operation des Endometriumkarzinoms die Methode der Wahl. Eine Überlegenheit gegenüber der Strahlentherapie ist jedoch nicht durch prospektiv randomisierte Studien belegt, sondern Ergebnis retrospektiver Analysen. Da die Operation auch ein Bestandteil des intraoperativen Stagings ist, wird heute die intraoperative Schnellschnittuntersuchung zur Beurteilung der Invasionstiefe des Karzinoms gefordert. Die Minimaloperation besteht in einer Hysterektomie mit Adnexektomie beidseits. Durch Inspektion und Palpation wird intraoperativ eine Beurteilung der pelvinen und paraaortalen Lymphknoten vorgenommen. Als Indikation zur Lymphadenektomie gelten

- Stadium Ic bis III b,
- schlecht differenzierte Adenokarzinome (G3),
- G2-Karzinome,
- serös papilläre Karzinome,
- klarzellige Adenokarzinome.

Die Häufigkeit der Lymphknotenmetastasen bei verschiedenen klinischen Stadien pelvin und paraaortal ist Tabelle 4.2-36 zu entnehmen.

Tabelle 4.2-36. Häufigkeit von Lymphknotenmetastasen in verschiedenen (klinischen) Stadien

Stadium	Lymphknotenbefall pelvin [%]	Lymphknotenbefall paraaortal [%]
FIGO I, G1	2–5,5	1
FIGO I, G2	9–10	5
FIGO I, G3	18–35	30
FIGO Ic G1,2,3	18	15,7
FIGO II	19,4–41	15,7–30
FIGO III	66,7	33,3%

Tabelle 4.2-37. Empfehlungen für das operative Vorgehen

Stadium nach FIGO		Operatives Vorgehen
Ia,b	Auf das Korpus beschränkt, Myometrium max. innere Hälfte befallen	Abdominale HE mit AE bds, Scheidenmanschette, LNE in Abhängigkeit von Risikofaktoren (s. oben)
Ic	Auf das Korpus beschränkt, äußere Myometriumshälfte befallen	Abdominale HE mit AE bds, Scheidenmanschette, pelvine, ggf. paraaortale LNE
IIa, b	Übergang auf die Zervix, a: Befall der Drüsen, b: Befall des endozervikalen Stromas	Erweiterte radikale HE mit AE bds., Scheidenmanschette[a], mit pelviner und paraaortaler HE (Wertheim Meigs-Radikaloperation)
III	Ausdehnung über den Uterus hinaus	
IIIa	Serosa, Adnexe, positive Spülzytologie	Abdominale HE mit AE bds., Scheidenmanschette, pelvine und paraaortale LNE (wenn intraabdom. R0), Omentektomie
IIIb	Tumorinfiltration der Scheide	Erweiterte radikale HE mit AE bds.[a], Kolpektomie, mit pelviner und paraaortaler HE (Wertheim Meigs-Radikaloperation) *oder:* HE, AE bds, Tumorexzision aus der Scheide, Radiotherapie *oder:* primäre kombinierte Radiotherapie
IIIc	Pelvine oder paraaortale Lymphkotenfiliae	Abdominale HE mit AE bds., Scheidenmanschette, pelvine und paraaortale LNE
IVa	Tumoreinbruch in Blase und/oder Rektum, Ausdehnung über das kleine Becken hinaus	Bei isoliertem Befall von Blase und/oder Rektum ohne paraaortale Lymphknoten liae, parametrane Infiltration: evtl. vordere und/oder hintere Exenteration *oder: primäre Radiotherapie*
IVb	Fernmetastasen	ggf. adjuvante HE, AE bds.,
Sonderfälle	Serös-papilläres oder klarzelliges Karzinom	Häufig: Lymphknotenfiliae; → unabhängig von Infiltrationstiefe LNE; häufig: ovarialkarzinomartige Ausbreitungsform → Omentektomie empfohlen

[a] Die einfache abdominale Hysterektomie mit Adnektomie beidseits scheint bei Zervixbefall ausreichend zu sein. Insbesondere in der älteren Literatur wurde oftmals die radikale Hysterktomie gefordert, wobei diese Empfehlung wohl lediglich auf der angenommenen Analogie zur Behandlung des Zervixkarzinoms beruhte. In mehreren retrospektiven Studien konnte gezeigt werden, dass die radikale Hysterketomie bezüglich Rezidiv- und Übelebensraten keine Vorteile gegenüber der einfachen Hysterektomie erbringt. HE Hysterktomie; AE Adnexektomie; LNE Lymphadenektomie

Die sich aus diesen Überlegungen ergebenden Empfehlungen für das operative Vorgehen sind ebenfalls in Tabellenform subsummiert (Tabelle 4.2-37).

Strahlentherapie Es wird zwischen primärer Strahlentherapie und postoperativer Nachbestrahlung unterschieden.
- **Primäre Strahlentherapie:** Bei Inoperabilität steht mit der alleinigen Strahlentherapie eine weitere kurative Behandlungsmethode zur Verfügung. Dabei wird im klinischen Stadium I bis III eine kombinierte Kontakt- und Distanzbestrahlung durchgeführt. Eine alleinige Kontakttherapie kommt nur in ausgewählten Einzelfällen (z. B. sehr hohes Alter der Patientin oder schwerwiegende Morbidität) in Frage. Im Stadium IVa ist die primäre Distanzbestrahlung des kleinen Beckens die Methode der Wahl.
- **Postoperative Nachbestrahlung:** Während die Effizienz einer routinemäßigen Entfernung einer Scheidenmanschette im Rahmen der Operation zur Verhinderung von Scheidenstumpfrezidiven bisher in keiner Studie bewiesen werden konnte, senkt die postoperative Kontaktbestrahlung des Scheidenabschlusses die Rate von hier lokalisierten Rezidiven signifikant. Im Stadium Ia und Ib ist bei ungünstigen Zusatzfaktoren (die beispielsweise die Indikation zu einer Lymphonodektomie bedingen) eine Brachytherapie zu erwägen, im Stadium Ic wird diese empfohlen. Wurden im Stadium Ic die Lymphknoten nicht entfernt, so ist zusätzlich eine perkutane Bestrahlung anzuraten. Bei Befall der Lymphknoten erfolgt die Entscheidung zur perkutanen Radiatio in Abhängigkeit von der Radikalität des operativen Vorgehens sowie des Ausmaßes des Lymphknotenbefalls. Die Effizienz einer perkutanen Strahlentherapie nach vollständiger Lymphonodektomie bei Lymphknotenbefall ist nicht bewiesen. Andererseits steigen die Nebenwirkungen einer perkutanen Nachbestrahlung mit der Ausdehnung der Lymphonodektomie. Radiogene Komplikationen am Darm und Lymphödeme der Beine sind nach Bestrahlung gehäuft. Im Stadium IIa, IIb und III erfolgt die Entscheidung zur postoperativen Radiatio in Abhängigkeit von der Radikalität der Operation und dem Ausmaß des histologisch nachgewiesenen Befalls. Im Stadium IVa empfiehlt sich eine intravaginale Brachytherapie, wenn das Karzinom in sano entfernt wurde. In allen anderen Fällen wird entweder eine kombinierte Kontakt- und Distanzbestrahlung oder aber eine alleinige perkutane Bestrahlung empfohlen.

Bei inkompletter oder nicht durchgeführter Lymphadenektomie ist generell vor Einleitung einer Strahlentherapie die Indikation zur sekundären Lymphadenektomie zu prüfen. Besteht diese nicht, ist bei inkompletter Lymphadenektomie eine großzügige perkutane Radiotherapie mit Aufsättigung der Hochrisikoregion indiziert. Nach R1- oder R2-Resektion des Tumors und kompletter Lymphadenektomie empfiehlt sich dagegen eine kleinvolumige perkutane Radiotherapie.

Systemische Therapie Adjuvante medikamentöse Therapie: Die Frühstadien des Endometriumkarzinoms werden in der Regel durch alleinige Operation inklusive Lymphonodektomie kurativ behandelt. Aufgrund der guten Erfolge durch die Radiotherapie wurde die Chemotherapie der Hochrisiko- bzw. der fortgeschrittenen Endometriumkarzinomstadien erst in den letzten Jahren intensiver untersucht. Dabei wurden zusammenfassend folgende Ergebnisse erzielt:
- In der adjuvanten Situation im Stadium I und II erbrachten weder eine adjuvante Chemotherapie noch eine adjuvante Hormontherapie einen therapeutischen Nutzen.
- Bezüglich einer Lebensverlängerung bei Patienten mit Hochrisikosituation konnte bisher kein eindeutiger Nutzen durch eine medikamentöse adjuvante Therapie nachgewiesen werden. Beim serös-papillären Adenokarzinom wurde in Neoadjuvansstudien ein günstiger Effekt von Carboplatin und Taxol nachgewiesen. Für die adjuvante Therapie liegen jedoch keine gesicherten Daten vor.
- Die Kombination von Doxorubicin und Cisplatin mit Taxol erhöht die Ansprechrate auf über 70%. Bezüglich eines Überlebensvorteils liegen noch keine Daten vor.
- Die Kombination der Chemotherapie mit einer Gestagentherapie scheint keinen additiven Effekt zu haben.
- Bei gegebener Indikation stellt die Kombination von Cisplatin und Doxorubicin eine Standardchemotherapie des fortgeschrittenen Endometriumkarzinomrezidivs (Stadium III und IV) dar. Dabei liegen die Ansprechraten zwischen 47 und 60%, mit einer Remissionsdauer zwischen 9 und 12 Monaten.
- Die orale Gabe von 200 mg MPA ist eine effektive erste Maßnahme beim fortgeschrittenen oder rezidivierten Endometriumkarzinom, wobei vor allem gut differenzierte oder hoch progesteronrezeptorpositive Tumoren ansprechen.

Systemische Therapie in der Rezidiv- und Palliativsituation: Frühe Stadien mit hochdifferenzierten Tumoren rezidivieren nur selten (unter 5%). 70% aller Rezidive treten in den ersten drei Jahren nach Primärtherapie auf, 80% aller Scheidenrezidive bereits in den ersten zwei Jahren. Beim Auftreten eines Rezidivs ist zunächst die Indikation zur erneuten Operation, gegebenenfalls zur Strahlentherapie zu prüfen. Vaginale Rezidive werden durch eine weitere Operation oder Strahlentherapie oder mit einer Kombination beider Modalitäten behandelt. Bei Früherkennung liegt die Fünfjahresüberlebensrate zwischen 40 und 50%. Ist bei einem Rezidiv keine Operation möglich oder treten Fernmetastasen auf, besteht zunächst die Indikation zur Durchführung einer Hormontherapie. Dabei ist das Ansprechen auf eine palliative Gestagentherapie (z. B. 100–300 mg MPA/Tag per os oder 80–160 mg Megestrolacetat/Tag per os) vom Rezeptorstatus abhängig. Die Indikation zur Chemotherapie sollte immer dann geprüft werden, wenn tumorassoziierte, anderweitig nicht beeinflussbare Beschwerden vorliegen. Wirkungsvolle Zytostatika beim Endometriumkarzinom sind Adriamycin, Cisplatin und

Ifosfamid. Aufgrund der besseren Verträglichkeit und der daraus resultierenden Lebensqualität sind Monotherapien mit Anthrazyklin und Platinderivaten einer Polychemotherapie vorzuziehen. Bei aggressivem Krankheitsverlauf ist unter Umständen eine Kombinationstherapie von Cyclophosphamid mit Adriamycin gerechtfertigt. Der Stellenwert der Taxane und anderer neuerer Zytostatika in der Palliativsituation muss in weiteren Studien evaluiert werden. Die Remissionsdauer beträgt nach Durchführung einer derartigen Chemotherapie lediglich 3–4 Monate, die mediane Überlebenszeit 6–8 Monate.

Uterussarkome

Sie entstammen verschiedenen histopathologischen Gruppen, wobei man reine mesenchymale maligne Tumoren von gemischt epithelialen und mesenchymalen Tumoren unterscheidet.

Therapeutisches Vorgehen Angesichts des relativ schlechten Ansprechens auf Strahlen- und Chemotherapie stellt die Operation die Therapie der Wahl bei Uterussarkomen dar. Die allgemeinen Grundsätze der Operation unterscheiden sich nicht vom Vorgehen beim Endometriumkarzinom. Bei der Primäropera-tion wird deshalb eine Hysterektomie mit Adnexektomie beidseits durchgeführt, die eventuell um eine Lymphonodektomie und gegebenenfalls um eine Omentektomie erweitert wird. Die beidseitige Adnexektomie ist auch bei prämenopausalen Patientinnen indiziert, da Ovarialmetastasen in bis zu 30% gefunden werden. In 4–35% findet sich bei Sarkomen ein Befall der pelvinen Lymphknoten, bei Karzinosarkom (maligner Müller-Mischtumor) der Stadien I und II werden in 17–18% pelvine oder paraaortale Lymphknotenmetastasen nachgewiesen.

Leiomyosarkome und heterologe Müller-Mischtumoren haben unter allen uterinen Sarkomen die ungünstigste Prognose, da sie innerhalb von fünf Jahren mit einer Wahrscheinlichkeit von 50–70% rezidivieren. Während Karzinosarkome überwiegend intraabdominal metastasieren, finden sich bei Leiomyosarkomen meistens primär Lungenmetastasen. Im Falle von Beckenrezidiven stellt die Operation die Behandlungsmethode der Wahl dar, falls eine Resektion möglich ist. Niedrig maligne Stromasarkome rezidivieren meistens erst spät und zeigen auch dann einen günstigen Verlauf mit langsamer Progression. Deshalb stellt sich hier die Frage nach einer chirurgischen Entfernung der Metastasen.

Alle vorhandenen (retrospektiven) Studien stimmen darin überein, dass in den Stadien FIGO I und II durch adjuvante per-kutane pelvine Radiotherapie die Rate an lokoregionären Rezidiven deutlich gesenkt werden kann.

Unter Studienbedingungen wird derzeit eine Ganzabdomenbestrahlung mit Beckenboost erprobt.

Systemische Therapie Die benefizielle Wirkung der adjuvanten Chemotherapie wird in Abhängigkeit von der histopathologischen Tumorentität unterschiedlich beurteilt. Es muss jedoch davon ausgegangen werden, dass für Frühstadien keine wirksame adjuvante systemische Therapie bekannt ist.

Systemische Therapie bei fortgeschrittenem Primärstadium und Fernmetastasen: Bei allen histologischen Typen des Uterussarkoms ist Ifosfamid aktiv. Anthrazykline zeigen die höchste Aktivität beim Leiomyosarkom des Uterus mit ca. 30% Ansprechrate. Insgesamt gilt, dass die Anwendung von Kombinationschemotherapien außerhalb von Studien derzeit nicht empfohlen werden kann. Eine Hormontherapie scheint nur bei der Untergruppe der endometrialen Stromasarkome (insbesondere in Low-grade-Fällen) erfolgreich zu sein. Leiomyosarkome und Müller-Mischtumoren sprechen auf eine Hormontherapie nicht an.

Nachsorge

Bei der meist günstigen Prognose des Endometriumkarzinoms erfolgt selten eine Einstufung als Schwerbehinderung mit einem Grad über 50%. Zu achten ist bei den häufig multimorbiden Patientinnen auf behandlungsbedürftige Begleiterkrankungen, so weisen 6–10% der Patientinnen ein Zweitmalignom (insbesondere Mammakarzinom und Malignome des Magen-Darm-Traktes) auf. Es besteht kein striktes Nachsorgeprogramm, die gynäkologische Untersuchung ist der wichtigste Teil der Nachsorgeuntersuchung. Hier ist insbesondere auf die überwiegend in den ersten zwei Jahren auftretenden Scheidenstumpfmetastasen zu achten. Eine frühe Diagnose und Therapie ist mit einer verbesserten Überlebenswahrscheinlichkeit verbunden. Die Nachsorge sollte in den ersten drei postoperativen Jahren im vierteljährlichen Abstand erfolgen. Eine Früherkennung von Fernmetastasen durch Tumormarkeruntersuchung (bei Adenokarzinom CA-125) bzw. bildgebende Verfahren ergibt allerdings keinen therapeutischen Vorteil hinsichtlich der Überlebenswahrscheinlichkeit. Zur Behandlung von Hormonausfallserscheinungen erscheint eine kombinierte Östrogen-Gestagen-Therapie nur im Stadium I bei Tumorfreiheit ratsam.

Literatur

ACOG, Commitee Opinion (1993) Estrogen replacement therapy and endometrial cancer. p 126

Alberts DS, Mason-Liddil N (1989) The role of cisplatin in the management of advanced squamous cell cancer of the cervix. Semin Oncol 16 (Suppl 6): 66–78

Atzinger A (1996) Bestrahlung beim Zervixkarzinom nach radikaler Operation: Welches Zielvolumen? Ist prophylaktische Bestrahlung der Paraaortalregion effektiv? Strahlenther Onkol 172: 229–230

AWMF online (2001) Therapie der Adipositas. Arbeitsgemeinschaft der Wissenschaftlichen Medizinischen Fachgesellschaften. Leitlinien der Deutschen Adipositas-Gesellschaft

Barakat RR, Park RC, Grigsby PW, Muss HD, Norris HJ (1997) Corpus: epi-thelial tumors. In: Hoskins et al. (eds) Principles and practice of gynecologic oncology. Lippincott Williams & Wilkins, Philadelphia, pp 859 ff

Berman ML, Ballon SC, Lagasse LD, Watring WG (1980) Prognosis and treatment of endometrial cancer. Am J Obstet Gynecol 136: 679–688

Bischoff J (2000) Hormon- und Chemotherapie in der Rezidiv- und Palliativ-situation. In: Tumorzentrum München: Manual Malignome des Corpus uteri. Zuckschwerdt, München, S 52–56

Buckley SL, Tritz DM, Van Le L et al. (1996) Lymph node metastases and pro-gnosis in patients with stage IA2 cervical cancer. Gynec Oncol 63: 4–9

Burghardt E, Girardi F, Lahousen M et al. (1991) Microinvasive carcinoma of the uterine cervix (International Federation of Gynecology and Obstetrics Stage OA). Cancer 67: 1037

Burghardt E, Östör A, Fox H (1997) Editorial: The new FIGO definition of cervical cancer stage I a: a critique. Gynecol Oncol 65: 1–5

Burghardt E, Webb MJ, Monaghan JM, Kindermann G (1993) Surgical gynecologic oncology. Thieme, Stuttgart New York

Creasman WT (1995) New gynecologic cancer staging. Gynec Oncol 58: 157–158

Delgado G, Bundy BN, Fowler WE et al. (1989) A prospective surgical pathological study of stage I squamous carcinoma of cervix: a Gynecologic Oncology Group study. Gynecol Oncol 35: 314

Deutsche Krebsgesellschaft (2000) B22 Endometriumkarzinom. In: Qualitätssicherung in der Onkologie – Diagnose und Therapie maligner Erkrankungen. Kurzgefasste interdisziplinäre Leitlinien 2000. Zuckschwerdt, München, S 287 ff

DiSaia PJ, Creasman WT (1997) Sarcoma of the uterus. In: Clinical gynecologic oncology, 5th ed. Mosby, St. Louis Baltimore Boston, pp 169–179

Geisthövel F (1998) Obesity in female life – from molecular to clinical aspects. Zentralbl Gynakol 120(5): 223–234

Gershenson DM, Kavanagh JJ, Copeland LJ, Edwards CL, Stringer CA, Wharton JT (1987) Cisplatin therapy for disseminated mixed mesodermal sarcoma of the uterus. J Clin Oncol 5 (4): 618–621

Glassburn JR (1981) Carcinoma of the endometrium. Cancer 48: 575–581

Gusberg SB (1976) The evolution of modern treatment of corpus cancer. Cancer 38: 603–609

Hatch KD, Gelder MS, Soong SJ, Baker VV, Shingleton HM (1990) Pelvic exenteration with low rectal anastomosis: survival, complications, and prognostic factors. Gynecol Oncol 38: 462–467

Hoffmann W, Hirnle P, Clemens M et al. (1995) 13cis-retinoic acid in combination with interferon-alpha and concomitant irradiation in squamous cell carcinomas – toxicity and feasibility. Onkologie 18: 568–571

Hoffmann W, Schiebe M, Clemens M, Souchon R, Hirnle P, Adamietz I, Bambert M (1997) 13cis-retinoic acid and interferon-alpha ± irradiation in squamous cell carcinomas. Int J Cancer 70: 475–477

IARC Monograph (1995) IARC monographs on the evaluation of carcinogenic risks to humans. Human papillomaviruses. IARC, Lyon, p 64

Käser O (1983) Operative Möglichkeiten bei der Therapie des Endometriumkarzinoms. Gynäkologe 16: 99–103

Kreienberg R (1998) Fortgeschrittene Stadien des invasiven Zervixkarzinoms – Operative Therapie. Onkologe 2: 142–152

Kumar L, Grover R, Pokharel YH, Chander S, Kumar S, Singh R, Rath GK, Kochupillai V (1998) Neoadjuvant chemotherapy in locally advanced cervical cancer: two randomised studies. Aust N Z J Med 28: 387–390

Lacava JA, Leone BA, Machiavelli M et al. (1997) Vinorelbine as neoadjuvant chemotherapy in advanced cervical carcinoma. J Clin Oncol 15: 604–609

Larson B, Silfverswärd C, Nilsson B, Petterson F (1990) Mixed Müllerian tumours of the uterus – prognostic factors: a clinical and histopathologic study of 147 cases. Radiother Oncol 17: 123–132

Lawton F (1997) The management of endometrial cancer. Br J Obstet Gynaecol 104: 127–134

Leminen A, Forss M, Lehtovirta P (1995) Endometrial adenocarcinoma with clinical evidence of cervical involvement: accuracy of diagnostic procedures, clinical course, and prognostic factors. Acta Obstet Gynecol Scand 74: 61–66

Limper A, Rauthe G (2000) Nachsorge. In: Tumorzentrum München: Manual Malignome des Corpus uteri. Zuckschwerdt, München, S 57–69

Lindner H, Likas P, Willgeroth A, Würschmidt F (2000) Radioonkologische Behandlung. In: Tumorzentrum München: Manual Malignome des Corpus uteri. Zuckschwerdt, München, S 39–46

Lippman SM, Kavanagh JJ, Paredes-Espinoza M et al. (1992) 13-cis-retinoic acid plus interferon alpha-2a: highly active systemic therapy for squa-mous cell carcinoma of the cervix. J Natl Cancer Inst 84: 241–245

Lotocki RJ, Copeland LJ, De Petrillo AD, Muirhead W (1983) Stage I endo-metrial carcinoma: treatment results in 835 patients. Am J Obstet Gyne-col 146: 141–145

Major FJ, Blessing JA, Silverberg SG, Morrow CP, Creasman WT, Currie JL (1993) Prognostic factors in early stage uterine sarcoma – a GOG study. Cancer 71: 1702–1706

Manchul L, Pintilie M, Lefebvre P, Fyles A, Kirkbride P, Levin W, Rawlings G (1994) Uterine sarcomas: prognostic factors and the role of radiation therapy. Int J Radiat Oncol Biol Phys 30 (Suppl 1): 284

Möbus V, Kreienberg R (1998) Systemische Therapie des Zervixkarzinoms. Onkologe 4: 167–173

Morris M, Eifel PJ, Lu J et al. (1999) Pelvic radiation with concurrent chemotherapy compared with pelvic and para-aortic radiation for high-risk cervical cancer. N Engl J Med 340: 1137–43

National Cancer Institute (1999) Concurrent chemoradiation for cervical cancer. Clinical announcement, Washington, D.C.

Oberlechner E (2000) Adjuvante medikamentöse Therapie. In: Tumorzentrum München: Manual Malignome des Corpus uteri. Zuckschwerdt, München, S 47–51

Park RC, Thigpen JT (1993) Chemotherapy in advanced and recurrent cervical cancer. A review. Cancer 71 (Suppl): 1446–1450

Pecorelli S (1998) FIGO Annual report on the results of treatment in gynaecological cancer, 23rd ed. J Epidemiol Biostat 3: 1–168

Peters III WA, Liu PY, Barrett II RJ et al. (2000) Concurrent chemotherapy and pelvic radiation therapy compared with pelvic radiation therapy alone as adjuvant therapy after radical surgery in high-risk early-stage cancer of the cervix. J Clin Oncol 18:1606–1613

Pettersson F (1994) Annual report on the results of treatment in gyneco-logical cancer. Radiumhemmet, Stockholm

Potter ME, Hatch KD, Potter MY, Shingleton HM, Baker VV (1989) Factors affecting the response of recurrent squamous cell carcinoma of the cervix to cisplatin. Cancer 63: 1283–1286

Rakar S, Kovacic J (1990) Prognostic factors in endometrial cancer. Eur J Gynaec Oncol 11: 233–235

Sardi J, Sananes C, Giaroli AR et al. (1993) Results of a prospective randomized trial with neoadjuvant chemotherapy in stage IB, bulky, squamous carcinoma of the cervix. Gynecol Oncol 49: 156–165

Scully RE, Bonfiglio T, Kurman RJ, Silverberg S, Williamson EJ (1994) World Health Organization international histological classification of tumors, histological typing of female genital tract tumors, 2nd ed. Springer, Berlin Heidelberg New York Tokyo

Shingleton HM, Thompson JD (1997) Cancer of the cervix. In: Rock JA, Thompson JD (eds) Te Linde's operative gynecology. Lippincott-Raven, Philadelphia New York, pp 1413–1499

Sutton GP, Blessing JA, Homesley HD, McGuire WP, Adcock L (1994) Phase II study of ifosfamide and mesna in refractory adenocarcinoma of the endometrium: a Gynecologic Oncology Group study. Cancer 73: 1453–1455

Thomas GM (1999) Improved treatment for cervical cancer – concurrent chemotherapy and radiotherapy. Editorial. N Engl J Med 340: 1198–1200

Thomas GM (2000) Concurrent chemotherapy and radiation for locally advanced cervical cancer: the new standard of care. Semin Radiat Oncol 10(1): 44–50

Toki N, Tsukamoto N, Kaku T, Toh N, Saito T, Kamura T, Matsukuma K, Nakano H (1991) Microscopic ovarian metastasis of the uterine cervical cancer. Gynecol Oncol 41: 46–51

Wulf J, Flentje M (1998) Strahlentherapie des Zervixkarzinoms. Onkologe 4: 153–166

4.2.6 Mesotheliom
Wilfried Eberhardt

Einleitung

Unter dem Krankheitsbild des Mesothelioms versteht man in der Regel eine Gewebeneubildung, die primär von dem die Körperhöhlen auskleidenden Mesothelgewebe ausgeht. Am weitaus häufigsten liegt eine bösartige Neubildung im Bereich der Pleura (sog. malignes Pleuramesotheliom) vor, in seltenen Fällen können aber auch das Peritoneum, das Perikard oder die Tunica vaginalis testis Entstehungsort sein.

Ätiologie und Pathologie

Der kausale Zusammenhang zwischen Exposition mit Asbestfasern und der Entwicklung von Mesotheliomen ist eindeutig nachgewiesen. Als onkogene Potenz der Asbestfasern wird eine indirekte Freisetzung von reaktiven Sauerstoffradikalen oder Zytokinen diskutiert, wobei der physikalischen Charakteristik der Fasern (Verhältnis Länge/Durchmesser) eine wichtige Rolle zukommen soll. Die chronisch entzündliche Reaktion auf die inkorporierten Asbestfasern wird als wesentlicher Basismechanimus der Tumorentwicklung angesehen. Zwischen der Exposition mit sog. „amphibolen Fasern" (Crocidolit, Amosit, Zeolit oder Tremolit) und der Entwicklung der Tumoren liegt in der Regel eine Latenzzeit zwischen 30 und 45 Jahren. Durch den massiven Einsatz von Asbest bis etwa Mitte der 60er-Jahre ist es zu einem deutlichem Anstieg der Inzidenz des Mesothelioms (6–11 Fälle/100 Exponierten) seit ca. 1970 gekommen. Bis zum Jahre 2020 wird mit einer weiteren Verdoppelung der Zahl der Todesfälle durch diesen Tumor gerechnet.

Tabelle 4.2-34. Neue Stadieneinteilung der IMIG des diffusen bösartigen Pleuramesothelioms

Klassifikation	
T1a	Tumor auf die ipsilaterale parietale +/– mediastinale +/– diaphragmatische Pleura begrenzt, keine Mitbeteiligung der viszeralen Pleura
T1b	Tumor unter Beteiligung der ipsilateralen parietalen +/– mediastinalen +/– diaphragmatischen Pleura, Mitbeteiligung der viszeralen Pleura
T2	Tumor unter Beteiligung der ipsilateralen pleuralen Oberflächen (parietale, mediastinal diaphragmale und viszerale Pleura) mit mindestens einem der folgenden Charakteristika: - Beteiligung der Zwerchfellmuskulatur - Ausdehnung des Tumorgewebes von der viszeralen Pleura in das darunter liegende pulmonale Mesenchym
T3	Lokal fortgeschrittene, aber potentiell resektable Tumoren, Tumor unter Beteiligung aller ipsilateralen pleuralen Oberflächen (parietale, mediastinal diaphragmale und viszerale Pleura) mit mindestens einem der folgenden Charakteristika: - Beteiligung der Fascia endothoracica - Ausdehnung in das mediastinale Fettgewebe - Solitäre, komplett resektable Herde, die sich auf die Weichteilgewebe der Brustwand ausdehnen - Nichttransmurale Beteiligung des Perikards
T4	Lokal fortgeschrittene, technisch irresektable Tumoren, Tumor unter Beteiligung aller ipsilateralen pleuralen Oberflächen (parietal, mediastinal, diaphragmal und viszerale Pleura) mit mindestens einem der folgenden Charakteristika: - Diffuse Infiltration oder multifokale Tumormassen der Brustwand, mit oder ohne Rippenbeteiligung - Direkte transdiaphragmatische Ausdehnung von Tumor bis zum Peritoneum - Direkte Ausdehnung von Tumor auf die kontralaterale Pleura - Direkte Ausdehnung von Tumor auf mediastinale Organe - Direkte Ausdehnung von Tumor bis zu Wirbelkörpern - Tumor mit Ausdehnung durch die interne Oberfläche des Perikards mit oder ohne Perikarderguss; oder Tumor mit Infiltration in das Myokard
NX	Regionale Lymphknoten nicht beurteilbar
N0	Keine regionalen Lymphknotenmetastasen
N1	Ipsilaterale bronchopulmonale oder hiläre Lymphknotenmetastasen
N2	Subkarinale oder ipsilaterale mediastinale Lymphknotenmetastasen unter Einschluss der ipsilateralen Mammaria-interna-Lymphknoten
N3	Kontralateral mediastinale, kontralateral Mammaria-interna-, ipsilateral oder kontralateral supraklavikuläre Lymphknotenmetastasen
MX	Fernmetastasen nicht beurteilbar
M0	Keine Fernmetastasen
M1	Fernmetastasen
Stadieneinteilung	
Stadium	
Ia	T 1a, N 0, M 0
Ib	T 1b, N 0, M 0
Stadium II	T2, N 0, M 0
Stadium III	Jedes T 3 M 0 Jedes N 1 M 0 Jedes N 2 M 0
Stadium IV	Jedes T 4 Jedes N 3 Jedes M 1

4 Tumorerkrankungen

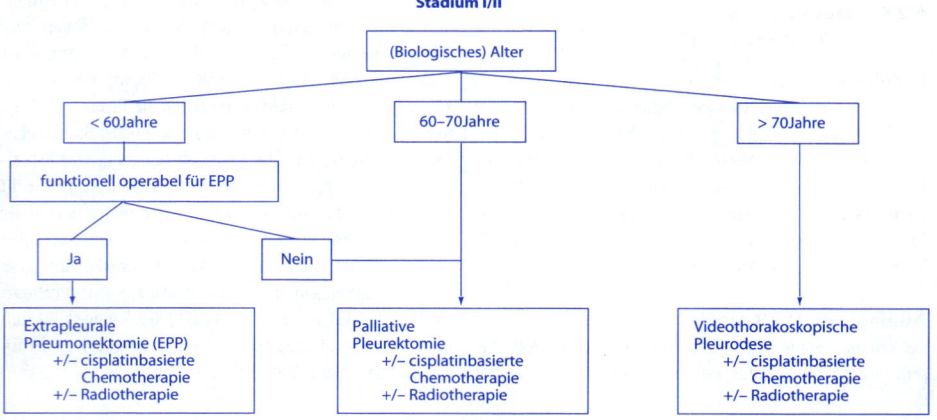

Abb. 4.2-4. Therapiealgorithmus beim pleuralen Mesotheliom

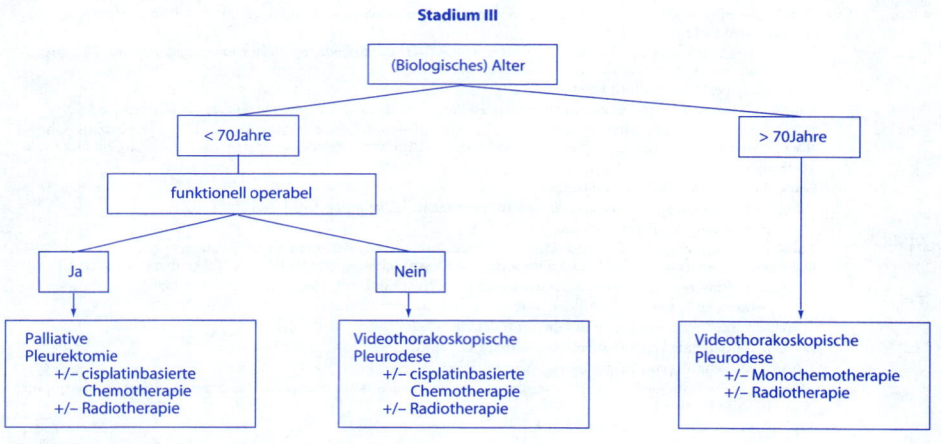

Abb. 4.2-5. Therapiealgorithmus beim pleuralen Mesotheliom

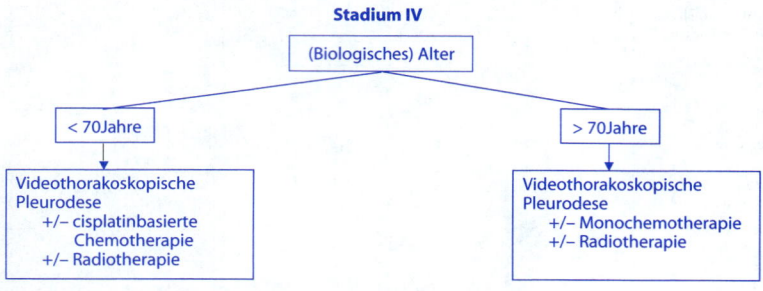

Abb. 4.2-6. Therapiealgorithmus beim pleuralen Mesotheliom Stadium IV

Histopathologisch unterscheidet man beim malignen Mesotheliom drei Haupttypen, die **epithelialen Formen** (tubulär, papillär, azinär, kleinzystisch, bandförmig, flächig-solid; ungefähr 50–70%), die **sarkomatösen Formen** (spindelzellig; ca. 7–20%) und die **Mischformen** (biphasisch; ca. 20–35%).

Klinik und Diagnostik

Symptomatik Zu den Leitsymptomen des malignen Mesothelioms gehören lokalisierte pleurale Schmerzen, Dyspnoe und Husten bei primär unklaren Pleuraergüssen. Im fortgeschrittenen Stadium können auch Gewichtsverlust und Fieber auftreten. Herzrhythmusstörungen sind nicht selten, dagegen wachsen nur in wenigen Fällen Tumoranteile so in die Umgebung ein, dass dadurch eine Rekurrensparese, eine obere Einflussstauung, eine Dysphagie durch Ösophaguskompression, ein Perikarderguss oder ein Pancoast-Syndrom im Vordergrund des Krankheitsbildes stehen können.

Basisdiagnostik Grundlage des diagnostischen Vorgehens ist die Röntgenthoraxuntersuchung sowie die Computertomographie des Thorax, womit schon eine relativ gute Einschätzung der Tumormasse und damit der möglichen Therapieoptionen gelingt.

Invasive Diagnostik Die endgültige Diagnose kann häufig nur durch invasive Biopsieentnahme gestellt werden. Neben der rein zytologischen Beurteilung des Pleurapunktats stehen die perkutane Nadelbiopsie, die videothorakoskopische Probenentnahme und die diagnostische Thorakotomie zur Verfügung. Wegen der typischen Neigung des Mesothelioms zum Wachstum entlang von Einstichstellen und Operationsnarben sollte die histopathologische Diagnose möglichst innerhalb eines einzelnen Eingriffes (z.B. Videothorakoskopie) gestellt und die Diagnostik entsprechend vorgeplant werden. Manchmal müssen zur genauen Stadieneinteilung ergänzend eine Mediastinoskopie, eine Laparoskopie, eine MRT-Untersuchung des Thorax oder eine Bronchoskopie durchgeführt werden.

Kardiopulmonale Funktionsdiagnostik Zur Beurteilung einer funktionellen Operabilität müssen ein Ruhe-EKG, eine Ergometrie, eine Echokardiographie und eine komplette Lungenfunktionsdiagnostik vorliegen. In kritischen Fällen müssen eine quantifizierbare Lungenventilationsperfusionsszintigraphie und eine **Spiroergometrie** die kardiopulmonale Funktionsreserve abschätzen helfen (Bedingung für eine Operation: prognostiziertes postoperatives FEV1 >1 l).

Stadieneinteilung Als Stadieneinteilung hat sich die mehrfach validierte Einteilung der **Internationalen Mesothelioma Interest Group (IMIG)** durchgesetzt (Tabelle 4.2-38). Basis der Stadieneinteilung ist das TNM-System.

Therapie

Indikation Für die meisten Patienten mit Mesotheliom kann die Therapie nur eine reine Palliation bedeuten. Daher steht die lang anhaltende Symptomkontrolle (Ergussfreiheit, Schmerzfreiheit) eindeutig im Vordergrund. Eine palliative Reduzierung der Tumormasse (operativ oder durch zytostatische Behandlung) kann dabei durchaus eine verlängerte Symptomfreiheit und damit eine Verbesserung der Lebensqualität bewirken. Die Behandlung sollte immer ausreichende supportive Maßnahmen wie Schmerztherapie und/oder Ergusskontrolle umfassen (Abb. 4.2-4 bis 4.2-6).

Operative Therapiemaßnahmen In Frühstadien (Stadium I und II) und bei ausreichender kardiopulmonaler Funktionsreserve, kann bei jüngeren Patienten (unter 60 Jahre) unter kurativer Intention eine ausgedehnte extrapleurale Pneumonektomie (EPP) versucht werden. Abgesehen von der früher beschriebenen hohen Mortalität (früher zwischen 6 und 15%, heute an erfahrenen Zentren unter 5% vergleichbar einer erweiterten Pneumonektomie) und der Komplikationsrate einer EPP kann auch diese Technik meist keine mikroskopisch vollständige Tumorentfernung ermöglichen. Eine postoperative adjuvante Strahlen- und/oder Chemotherapie führte bisher zu keiner nachgewiesenen Lebensverlängerung. Neuerdings ist aber ein Einfluss auf das Überleben durch die Chemotherapie aus Cisplatin und Alimta in einer randomisierten Phase-III-Studie in der palliativen Situation bestätigt, so dass bei früheren Stadien ebenfalls ein Benefit realistisch erscheint. Als experimentelles Therapieverfahren sollte die postoperative sequentielle oder simultane Radiochemotherapie dennoch spezialisierten Zentren vorbehalten sein.

Bei älteren Patienten und ausgedehnteren Stadien (III) kann dieser maximale Therapieeingriff nicht mit ausreichender Sicherheit und akzeptabler Komplikationsrate durchgeführt werden. Hier bietet sich die **parietale partielle Pleurektomie** oder eine **kombinierte parietal/viszerale Pleurektomie mit Dekortikation** zum Tumorbulking und zur Prophylaxe einer erneuten Ergussbildung an.

Wird ein operatives Vorgehen aufgrund der klinischen Gesamtsituation und vorhandener Komorbiditäten beim Patienten als zu risikoreich bewertet, kann als kleiner palliativer Eingriff eine **videothorakoskopische Pleurodese** mittels Talkum durchgeführt werden. In Spätstadien mit rezidivierendem Erguss kann eine **dauerhafte Drainage** manchmal symptomatische Linderung schaffen.

Strahlentherapie Nach ausgedehnten operativen Eingriffen (EPP, Pleurektomie/Dekortikation) soll die Strahlentherapie mit einer Gesamtdosis von 30–50 Gy eine länger dauernde lokale Kontrolle möglicher mikroskopischer bzw. kleiner makroskopischer Tumorresiduen bewirken. Bei fortgeschritteneren Stadien

Tabelle 4.2-39. Wirksame Chemotherapieprotokolle beim Mesotheliom

Doxorubicin-Mono	70 mg/m^2	i.v.-Bolus	Tag 1	qd 22
Cisplatin-Mono	100 mg/m^2	2-h Infusion	Tag 1	qd 22
Gemcitabin-Mono	1250 mg/m^2	1/2-h-Infusion	Tag 1, 8, 15	qd 29
Doxorubicin	60 mg/m^2	i.v.Bolus	Tag 1	qd 22
Cisplatin	60 mg/m^2	1-h-infusion	Tag 1	qd 22
Cisplatin	100 mg/m^2	1-h-Infusion	Tag 1	qd 29
Gemcitabin	1000 mg/m^2	1/2-h-Infusion	Tag 1, 8, 15	qd 29
Alternative Applikationsmöglichkeit (komplett ambulant möglich)				
Cisplatin	50 mg/m^2	1-h-Infusion	Tag 1, 8	qd 22
Gemcitabin	1000 mg/m^2	1/2-h-Infusion	Tag 1, 8	qd 22
Cisplatin	75 mg/m^2	1-h-Infusion	Tag 1	qd 22
Pemetrexed	500 mg/m^2	10-min-Infusion	Tag 1	qd 22

des Mesothelioms dient die Strahlentherapie einer Vermeidung von Impfmetastasen in den Bereichen von Punktionskanälen und operativen Zugangswegen. Außerdem kann die Strahlentherapie zur symptomorientierten Palliation von Schmerzen, insbesondere bei Brustwandinfiltration, individuell sinnvoll eingesetzt werden.

Chemotherapie Nur wenige zytostatische Substanzen (Cisplatin, Carboplatin, Doxorubicin, Epidoxorubicin, Methotrexat, Gemcitabin, Vinorelbine) haben eine beim Mesotheliom reproduzierbar nachgewiesene monotherapeutische Wirksamkeit mit Remissionsraten von 10–15%. Hierzu gehören in erster Linie die Platinderivate Cisplatin und Carboplatin und das Anthrazyklin Doxorubicin. In rein palliativer Therapiesituation sind allerdings jetzt in randomisierten Phase-III-Studien einerseits die Kombinationschemotherapien mit Cisplatin und Pemetrexed (Alimta®), sowie andererseits die Kombination aus Cisplatin und Ralitrexed (Tomudex®) eindeutig wirksamer als eine Monotherapie mit Cisplatin nachgewiesen. Günstige Nebenwirkungsprofile bei guter Wirksamkeit zeigen auch andere Kombinationen aus neueren Antimetaboliten mit Platin (z. B. **Cisplatin und Gemcitabin**; Tabelle 4.2-39). Die ausschließlich **intrakavitäre Chemotherapie** mit Cisplatin oder Carboplatin ist zwar wirksam, hat sich aber nicht durchgesetzt, da beim Mesotheliom häufig gekammerte Ergüsse vorliegen, die durch diese Maßnahme nicht effektiv behandelt werden können.

Multimodale Behandlungsverfahren Ausgedehnte operative Maßnahmen (EPP, Pleurektomie) bei jüngeren Patienten oder solchen mit gutem Allgemeinzustand und fehlenden Komorbiditäten machen Sinn, wenn sie mit perioperativen Maßnahmen kombiniert werden (Chemotherapie, perkutane Radiotherapie/introperative Brachytherapie). Allerdings sollten solche intensiven Therapieprotokolle nur an hierfür spezialisierten Zentren durchgeführt werden. Am günstigsten wird präoperativ eine platinhaltige Kombinationschemotherapie (siehe oben) als Induktionsbehandlung durchgeführt und danach wenn möglich operiert (EPP oder parietale Pleurektomie). Als lokal konsolidierende Maßnahme wird eine zusätzliche sequentielle Radiotherapie (40 bis 50 Gy) angeschlossen Eine adjuvante, postoperative Chemotherapie nach initial ausgedehnteren Operationen (EPP) ist aufgrund der Komplikationsmöglichkeiten problematisch (Pneumonie, Infekte, Empyem) und keine Routinemaßnahme außerhalb von Studien.

Experimentelle Therapieverfahren Im Rahmen von klinischen Studien werden an spezialisierten Zentren die photodynamische Therapie als adjuvante postoperative Maßnahme nach kurativ intendierter Operation, eine Immuntherapie mit Interferon γ oder IL-2 als neoadjuvante Maßnahme, die Ganzkörperhyperthermie in Kombination mit Chemotherapie in palliativer Situation und die intrapleurale, lokale Gentherapie untersucht.

Evidenz der Therapieempfehlungen

	Evidenzgrad	Empfehlungsstärke
Operative Therapieverfahren		
extrapleurale Pneumonektomie (EPP)	II-a	B
parietale partielle Pleurektomie/kombinierte parietal/viszerale Pleurektomie mit Dekortikation	I-b	B
videothorakoskopische Pleurodese mittels Talkum	I-b	A
Strahlentherapie		
Bereich der Punktionskanäle/Einstichstellen	I-b	A
konsolidierende Strahlentherapie	II-b	B
Chemotherapie		
Monchemotherapie	II-b	B
Cisplatinhaltige Kombinationschemotherapie	I-b	A

Prognose

Gesicherte Prognosekriterien sind das Tumorstadium, das Alter des Patienten, die Histologie (epithelialer Subtyp günstiger als sarkomatöser), der Leistungsindex, der Grad der Asbestexposition und das p21-ras-Tumorantigen. Bei alleiniger symptomatischer Behandlung (Schmerztherapie, Strahlentherapie) sind mediane Überlebenszeiten von 4–8 Monaten beschrieben. Unter palliativer Kombinationschemotherapie liegen die medianen Überlebenszeiten mittlerweile zwischen 7 und 13 Monaten. Bei multimodalen Therapieprotokollen im Rahmen von prospektiven klinischen

Studien sind an einzelnen Zentren allerdings bei meist früheren Stadien (I und II) mediane Überlebenszeiten zwischen 13 und 21 Monaten erzielt worden.

Literatur

Albeida SM (1998) Gene therapy for lung cancer and mesothelioma. Chest 111: 144S–149S

Antman KH, Pass HI, Schiff PB (2001) Management of Mesothelioma. In: De Vita VT Jr (ed) Cancer. Principles and Practice of Oncology, 6th edn. Section 2. Lippincott, Williams and Wilkins, Philadelphia, pp 1943–1964

Baas P, Murrer L, Zoetmulder FA et al. (1997) Photodynamic therapy as adjuvant therapy in surgically resected pleural malignancies. Br J Cancer 76: 819–826

Byrne MJ, Davidson JA, Musk AW et al. (1999) Cisplatin and Gemcitabine treatment for malignant mesothelioma. A phase-II study. J Clin Oncol 17: 25

Chahinian GA, Pass HI (2000) Malignant mesothelioma. In: Bast RC, Kufe DW, Pollock RE et al. (eds) Cancer Medicine, 5th edn. B.C. Decker, News York, pp 1293–1312

Eberhardt W, Dienemann H, Stüben G (2002) Malignes Mesotheliom. In: Seeber S, Schütte J (eds) Therapiekonzepte Onkologie. Springer, Berlin Heidelberg New York Tokyo (im Druck)

Giaccone G, Baas P (1999) Mesotheliomas. In: Raghavan D, Brecher ML, Johnson DH et al. (eds) Textbook of uncommon cancer, 2nd edition, pp 523–535. Wiley, Chichester New York Weinheim Brisbane Singapore Toronto

Peto J, Decarli A, La Vecchia C et al. (1999) The European mesothelioma epidemic. Br J Cancer 79: 666–672

Rusch VW (1995) A proposed new international TNM staging system for malignant pleural mesothelioma. Chest 108: 1122

Sugarbaker DJ, Garcia JP, Richards et al. 1996) Extrapleural pneumonectomy in the multimodality therapy of malignant pleural mesothelioma. Results in 120 consecutive patients. Ann Surgery 224: 288

Testa JR, Pass HI, Carbone M (2001) Molecular biology of mesothelioma. In: De Vita (ed) Cancer. Principles and Practice of Oncology. 6th edition. Section 2. Lippincott, Williams and Wilkins, Philadelphia, pp 1937–1942

Van Meerbeeck J, Manegold C , R. Gaafar, et al. (2004) A randomized phase III study of cisplatin with or without raltitrexed in patients with malignant pleural mesothelioma: An intergroup study of the EORTC Lung Cancer Group and NCIC. J Clin Oncol 22 (July 15 Supplement): 7021

Vogelzang NJ, Rusthoven JJ, Symanowski J, et al. (2003) Phase III study of pemetrexed in combination with cisplatin versus cisplatin alone in patients with malignant pleural mesothelioma. J Clin Oncol 21: 2636–2644

Weder W, Kestenholz P, Taverna C, et al. (2004) Neoadjuvant chemotherapy followed by extrapleural pneumonectomy in malignant pleural mesothelioma. J Clin Oncol 22: 3451–3457

4.2.7 Weichteilsarkome
Rolf D. Issels

Definition der Weichgewebstumoren

Der Begriff Weichgewebe umfasst das gesamte nichtepitheliale Gewebe des Körpers (ca. 50% der Gesamtkörpergewebsmasse) mit Ausnahme des retikuloendothelialen Systems, der Glia und des Stützgewebes von spezifischen Organen und Eingeweiden. Das neuroektodermale Gewebe des peripheren und autonomen Nervensystems ist miteingeschlossen. Die Weichteilgewebstumoren umfassen Neoplasien und tumorförmige Reaktionen. Der Begriff maligne oder Weichteilsarkom zeigen an, dass die Tumoren fähig sind zu metastasieren.

Die Inzidenz beträgt $2-3/10^5$/Jahr, ohne Geschlechts- oder Altersprädisposition. Allerdings sind 10% aller malignen Neoplasien bei Kindern Sarkome (darunter 53% Rhabdomyosarkome). Die Ätiologie ist weitgehend ungeklärt, eine Häufung wird bei dem Li-Fraumeni-Syndrom, der Neurofibromatose Typ I, dem Gardner-Syndrom, der tuberösen Sklerose und der intestinalen Polyposis beschrieben.

Klinik und Diagnostik

Typisch für die Weichteilsarkome ist ihr zunächst lokal verdrängendes Wachstum, wodurch das umgebende Gewebe zu einer Art Pseudokapsel mit reaktiven Gewebeveränderungen komprimiert und umgestaltet wird. Diese scheinbare Abkapselung kann dazu führen, dass diese Tumoren als gut abgegrenzt und ohne Malignitätsverdacht eingestuft werden. Die Pseudokapsel ist jedoch immer tumorinfiltriert, und der Tumor wächst mikroskopisch über diese Pseudokapsel hinaus. Dabei bevorzugt das Tumorwachstum vorbestehende Faszien sowie Gefäß-Nerven-Strukturen als Leitschiene und weist oft auch ein diskontinuierliches Wachstum („skip lesions") auf.

Entsprechend finden sich je nach Ausmaß einer Resektion mehr oder weniger häufig Lokalrezidive. Eine hämatogene Metastasierung ist abhängig vom Tumortyp sowie vom Grading. In 70% stellt die Lunge den primären Metastasierungsort dar. Bei abdominalen und retroperitonealen Primärtumoren finden sich häufiger auch Lebermetastasen. Lymphogene Metastasen treten selten, am ehesten beim Synovial- oder Rhabdomyosarkom auf.

Primärsymptom stellt die Schwellung dar, die meist vom Patienten selbst entdeckt wird und nur bei etwa 20–30% durch Verdrängung zu lokalen oder fortgeleiteten Schmerzen führt. Bei ca. 20% stehen schon zum Zeitpunkt der Primärdiagnose allgemeine Tumorzeichen (Gewichtsabnahme, Leistungsknick, Anämie) im Vordergrund. Dies betrifft vor allem zentrale Tumoren im Retroperitoneum oder Abdomen. Die Anamnesedauer beträgt durchschnittlich ein Jahr.

Bei klinischem Verdacht auf Malignität aufgrund des Palpationsbefundes (Konsistenz, Abgrenzbarkeit, Verschieblichkeit, Tumorwachstum, Größe) sollte immer primär der Lokalbefund genauer abgeklärt werden. Dabei bringt schon die Ultraschalluntersuchung Informationen über die Tumorausdehnung und -struktur. Als Methode der Wahl gelten Computertomographie (CT) und Magnetresonanztomographie (MRT). Die Angiographie lässt durch Darstellung von Gefäßummauerungen, Kalibersprüngen und pathologischer Gefäßversorgung sehr häufig Rückschlüsse zur Dignitätsbeurteilung zu.

Den oben genannten Verfahren (CT, MRT, Angiographie) kommt heute eine überragende Bedeutung bei der Planung der operativen Strategie zu. Die detaillierte Darstellung der benachbarten oder mitbetroffenen Faszienebenen und neurovaskulären Strukturen in transversaler, sagittaler und koronarer Ebene erlauben die Festlegung der Resektionsgrenzen und helfen häufig, das Resektionsausmaß für gesunde nichtbetroffene Präparationsebenen zu reduzieren.

Neben der lokalen Tumorausdehnung sollten Fernmetastasen durch Thorax-CT, Sonographie, Abdomen/Becken-CT und Skelettszintigraphie ausgeschlossen werden. Die regionären Lymphknotenstationen werden klinisch beurteilt.

Probebiopsie

Ist eine Läsion im Bereich der Weichgewebe klinisch wie bildgebend malignitätsverdächtig, muss in jedem Fall eine Probebiopsie des Prozesses erfolgen.

Für die histologische Aufarbeitung ist es erforderlich, Material aus den vitalen Tumoranteilen (meist Randbereich) und nicht aus zentral gelegenen nekrotischen Anteilen oder reaktiv verändertem Umgebungsgewebe zu gewinnen. Des Weiteren darf durch eine Probebiopsie nicht die weite Tumorresektion unmöglich gemacht werden. Dies kann durch falsche Wahl des Biopsiezugangs, falsche Redonplatzierung oder Kontamination von wichtigen Strukturen wie beispielsweise der Gefäß-Nerven-Scheide geschehen. Deshalb stellt die Biopsie eine anspruchsvolle Operation dar und sollte nur an Zentren ausgeführt werden, wo auch eine definitive chirurgische Versorgung möglich ist. Daneben ist zu bedenken, dass weiterführende, moderne Untersuchungsverfahren wie die Molekularpathologie nur an Frischmaterial durchgeführt werden kann.

Histopathologische Beurteilung

Bei der mikroskopischen Befundung von Weichteilsarkomen lassen sich entsprechend dem histologischen Typ und der Häufigkeit nach WHO 15 Hauptklassen unterscheiden (darunter z. B. Fibrosarkom, malignes fibröses Histiozytom, Liposarkom, Rhabdomyosarkom, Leiomyosarkom, Synovialsarkom, Neurofibrosarkom, Angiosarkom und maligne periphere neuroektodermale Tumoren = PNET). Häufig sind spezifische zytogenetische Aberrationen und Translokationen nachweisbar (z. B. Synovialsarkom, Alveolarsarkom, Liposarkom).

Das histopathologische Grading stellt für die Prognosebeurteilung neben der Größe und Ausdehnung des Tumors den wichtigsten Faktor dar und beeinflusst daher auch entscheidend die Therapie. Nach UICC 1997 werden Weichteilsarkome nach den Merkmalen Zellpolymorphie, Mitoserate, Nekroseanteil und Zellreichtum in die Differenzierungsgrade gut (G1), mäßig (G2), schlecht (G3) und undifferenziert (G4) unterschieden. Aufgrund der hohen Reproduzierbarkeit des „Trojani-Score" von Coindre, in den als Parameter der Grad der Differenzierung, der Anteil der Nekrosen und die Anzahl der Mitosen eingehen, ist diese Graduierungsvorlage Basis für eine Vergleichbarkeit von Patienten innerhalb von Therapiestudien (Tabelle 4.2-40).

Tabelle 4.2-40. Graduierung der Weichteilsarkome nach Coindre („Trojani-Score")

Parameter	Punktzahl
1. Grad der Differenzierung (qualitativ)	
a. weitgehende Übereinstimmung mit normalem Gewebe	1
b. Zelltyp noch klar erkennbar	2
c. Zelltyp unbestimmt	3
2. Nekrose (semiquatitativ)	
a. fehlt	0
b. unter 50%	1
c. über 50%	2
3. Mitosen (quantitativ; Angabe über Sehfeldzahl)	
a. 0–9	1
b. 10–19	2
c. 20+ (pro 10 HPF)*	3
Grad I (Summe der Punktzahl)	2–3
Grad II (Summe der Punktzahl)	4–5
Grad III (Summe der Punktzahl)	6–8

Tabelle 4.2-41. Stadiengruppierung für Weichteilsarkome (nach UICC 1997)

		Tumorausdehnung
I A	G1,2, T1a, N0, M0 oder G1,2, T1b, N0, M0	G1 oder G2, Tumor 5 cm, oberflächlich (a) oder tief (b) lokalisiert, ohne Lymphknoten- oder Fernmetastasen
I B	G1,2, T2a, N0, M0	G1 oder G2,Tumor >5 cm, oberflächlich lokalisiert, ohne Lymphknoten- oder Fernmetastasen
II A	G1,2, T2b, N0, M0	G1 oder G2,Tumor >5 cm, tief lokalisiert, ohne Lymphknoten- oder Fernmetastasen
II B	G3,4, T1a, N0, M0 oder G3,4, T1b, N0, M0	G3 oder G4,Tumor 5 cm, oberflächlich oder tief lokalisiert, ohne Lymphknoten- oder Fernmetastasen
II C	G3,4, T2a, N0, M0	G3 oder G4, Tumor >5 cm, oberflächlich lokalisiert, ohne Lymphknoten- oder Fernmetastasen
III	G3,4, T2b, N0, M0	G3 oder G4, Tumor >5 cm, tief lokalisiert, ohne Lymphknoten- oder Fernmetastasen
IV	jedes G/T, N1, M0 oder jedes G/T/N, M1	jedes G, jede Größe, mit Lymphknotenmetastasen, keine Fernmetastasen, oder jedes G, jede Größe, mit/ohne Lymphknotenmetastasen, mit Fernmetastasen

Aufgrund der prognostischen Bedeutung der Resektionsränder muss durch den Pathologen festgestellt werden, ob die Resektionsränder tumorfrei sind (R0: kein Residualtumor bzw. tumorfreier Resektionsrand; R1: mikroskopische Tumorreste bzw. nicht tumorfreier Resektionsrand; R2: makroskopisch verbliebener Tumorrest).

Stadieneinteilung und Prognosemerkmale

Die Stadieneinteilung (TNM-Klassifikation) erfolgt gemäß UICC 1997 in erster Linie entsprechend Malignitätsgrad und lokaler Tumorausbreitung (Tabelle 4.2-41).

Behandlungsrichtlinien und interdisziplinäre Therapiestrategien

Das Bemühen um eine optimale Behandlungsstrategie für Weichteilsarkome stellt für die interdisziplinäre Zusammenarbeit der verschiedenen Fachbereiche eine Herausforderung dar. Ähnlich wie bei anderen soliden Tumoren hat die Therapie zwei Zielpunkte: die optimale Tumorkontrolle und die rechtzeitige Prävention einer Fernmetastasierung.

Die interdisziplinäre Zusammenarbeit unter Berücksichtigung von Risikofaktoren ist entscheidend, da damit sichergestellt wird, dass der aktuelle Wissensstand aller beteiligten Disziplinen in vollem Umfang Eingang in die Planung der Individualtherapie findet. Hierzu ist der unmittelbare Kontakt des behandelnden Arztes zu einem klinischen Zentrum notwendig, in dem eine ausreichende Erfahrung in der Behandlung von Weichteilsarkomen besteht.

Unter kurativer Intention sind nachfolgende Strategien zu diskutieren, in deren Mittelpunkt jeweils eine vollständige Tumorexstirpation (R0-Resektion) mit möglichst geringer Funktionseinschränkung eingebettet ist.

Primär/Rezidivtherapie

Bei Hochrisikopatienten mit Primär- oder Rezidivtumor (Grad II/III plus Tumor >5 cm plus tiefe Lage plus extrakompartmentale Ausdehnung) kann eine präoperative Behandlung mit neoadjuvanter Chemotherapie regionaler Hyperthermie im Rahmen der Phase-III-Studie (EORTC 62961/ESHO RHT-95) durchgeführt werden (Abb. 4.2-7).

Das Standardvorgehen außerhalb eines Studienprotokolls bzw. bei Niedrigrisiko (z. B. Tumor ≤5 cm, GI) ist die sofortige onkologisch-radikale Operation mit weiter Resektion („en bloc") im Gesunden bzw. Kompartment- oder Muskelgruppenresektion, die nach Möglichkeit extremitäten- bzw. funktionserhaltend durchgeführt werden sollte. Ist eine adäquate chirurgische Resektion (R0-Resektion) primär oder durch Nachresektion nicht möglich, so sollten in einem interdisziplinären Konsil präoperative Therapiemaßnahmen erörtert werden.

Postoperativ richtet sich die Weiterbehandlung nach dem Operationsergebnis und dem Malignitätsgrad: Bei einer Exzision weit im Gesunden ist auch bei R0-Resektion meist eine Nachbestrahlung indiziert. Bei marginaler Resektion (R1) oder nach primärer Exzision ohne Malignitätsverdacht ist zunächst die

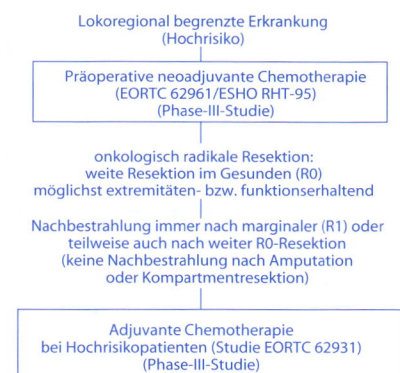

Abb. 4.2-7. Therapiemöglichkeiten bei Weichteilsarkomen (Primärtumor/Rezidiv)

Möglichkeit einer Nachresektion, bei R2-Resektion mit makroskopischem Tumorrest auch eine Amputation (bei fehlender Möglichkeit adäquater Ersttherapie) zu erwägen. Bei endgültiger R1-Resektion ist die Nachbestrahlung in jedem Fall indiziert.

Bei Hochrisikopatienten (Grad II/III) nach adäquater Resektion kann zusätzlich zur Strahlentherapie eine adjuvante Chemotherapie analog den Empfehlungen des Protokolls der Phase-III-Studie (EORTC 62931) appliziert werden (s. Abb. 4.2-7).

Die primäre Behandlungs für gastrointestinale Stromatumoren (GIST) mit Expression von c-kit (CD117) erfolgt bei nicht-resektalden oder metastasierten Tumoren mit Glivec (= Imatinib), einem Tyrosinkinase-Rezeptor-Inhibitor.

Für Weichteilsarkome im Kindesalter (meist embryonale Rhabdomyosarkome) gelten die Studien der pädiatrischen Onkologie.

Therapie bei metastasierten Stadien

Bei metastasierten Stadien im Erwachsenenalter kann bei progredienter Erkrankung eine systemische Chemotherapie (im Rahmen der EORTC 62012–Phase-III-Studie) durchgeführt werden. Bei solitärem bzw. multiplem Lungenbefall erfolgt nach Beurteilung der Resektionsmöglichkeiten eine sofortige Resektion oder ein präoperative Chemotherapie mit nachfolgender Resektion.

Bei jüngeren Patienten mit metastasierter Erkrankung wird nach Induktionschemotherapie (AI-G-Schema) mit gutem Ansprechen der Erkrankung (CR/PR) und nach Resektion von Resttumoren im Rahmen einer Phase-II-Studie (Münchner Protokoll 93/97) anschließend die Hochdosischemotherapie (ICE-Schema) mit autologer Stammzelltransplantation auf ihren Stellenwert überprüft. Außerhalb von Studienprotokollen besteht bei disseminierter Erkrankung die Indikation zur systemischen Chemotherapie (Tabellen 4.2-42 und 4.2-43).

Die wirksamsten Einzelsubstanzen sind Adriamycin, Ifosfamid und DTIC mit Remissionsraten von 15–30%. Ausreichend dosierte Monotherapien erzielten in großen multizentrischen Studien vergleichbare Überlebenszeiten wie Kombinationstherapien. Bei Patienten, die rasch wachsende symptomatische Metastasen haben, wird dennoch eher eine Kombinationschemotherapie empfohlen (z. B. Adriamycin/Ifosfamid), während bei langsam wachsenden Sarkomen oder weitgehend asymptomatischen Patienten der Einsatz von sequentiellen Monochemotherapien bevorzugt wird. Komplette Remissionen (CR) lassen sich bei ≤5% der Patienten erreichen. Bei ausgedehntem Tumorbefall, nachgewiesener Tumorprogression und ungünstigen prognostischen Faktoren (z. B. Alter: >50–60 Jahre; Allgemeinzustand: WHO-Grad ≥2, Lebermetastasen) ist das Ziel der palliativen Therapie die Krankheitsstabilisierung. Krankheitsstillstand wird mit Adriamycin oder mit Ifosfamid bei 50–75% der Patienten erzielt. DTIC kann nach Vorbehandlung mit Adriamycin oder Ifosfamid bei einem Teil der Patienten noch einen Progressionsarrest erzielen. Bei älteren Patienten und/oder schlechtem Allgemeinzustand sowie nach Tumoransprechen auf Ifosfamid kann mit oralem Trofosfamid behandelt werden.

Neuere Zytostatika (Taxane, Gemcitabin, Vinorelbin, Topoisomerase-I-Inhibitoren) weisen Remissionsraten von 10–15% auf und finden derzeit in der Therapie von Weichteilsarkomen außerhalb klinischer Studien keine Anwendung. Die Hochdosischemotherapie ist bisher ohne gesicherten Stellenwert.

Nachsorge

Nach kurativer Therapie mit Erreichen eines NED- („no evidence of disease") oder CR- („complete remission") Status während der ersten zwei Jahre sollten dreimonatliche Kontrollen (Anamnese, körperliche Untersuchung) inklusive Lokalbefundkontrolle und Röntgenthorax, im dritten Jahr viermonatliche und im vierten und fünften Jahr sechsmonatliche Kontrollen stattfinden; anschließend jährliche Nachsorge.

Evidenz der Therapieempfehlungen		
	Evidenzgrad	Empfehlungsstärke
Primär/Rezidivtherapie		
Chirurgische Resektion/Nachresektion	I-a	A
Postoperative Nachbestrahlung	I-a	B
Neoadjuvante*/Adjuvante* Therapieverfahren bei Hochrisikopatienten	II-a	B
Metastasierte Stadien		
Systemische Chemotherapie	I-a	A

* Derzeit Überprüfung in randomisierten, multizentrischen Phase-III-Studien

Literatur

Blay JY, Bouhour D, Ray-Coquard I, Dumontet C, Philip T, Biron P (2000) High-dose chemotherapy with autologous hematopoietic stem-cell transplantation for advanced soft-tissue sarcoma in adults. J Clin Oncol 3643–3650

Coindre JM, Terrier P, Binh Bui N, Bonichon F, Collin F, Le Doussal V et al. (1996) Prognostic factors in adult patients with locally controlled soft tissue sarcoma: a study of 546 patients from the French Federation of Cancer Centers Sarcoma Group. J Clin Oncol 14: 869–877

Graadt van Roggen JF, van Velthuysen MLF, Hogendoorn PCW (2001) The histopathological differential diagnosis of gastrointestinal stromal tumours. J Clin Pathol 54: 96–103

Guillou L, Coindre JM, Bonichon F, Binh Bui N, Terrier P, Collin F, et al. (1997) Comparative study of the National Cancer Institute and French Federation of Cancer Centers Sarcoma Group Grading Systems in a population of 410 adult patients with soft tissue sarcoma. J Clin Oncol 1997; 15: 350–362

Heslin MJ, Lewis JJ, Nadler E, Newman E, Woodruff JM, Casper ES et al. (1997) Prognostic factors associated with long-term survival for retroperitoneal sarcoma: implications for management. J Clin Oncol 15: 2832–2839

Issels R, Abdel-Rahman S, Wendtner CM, Falk MH, Kurze V, Sauer H et al. (2001) Neoadjuvant chemotherapy combined with regional hyperthermie (RHT) for locally advanced primary or recurrent high-risk adult soft-tissue sarcomas (STS) of adults: long-term results of a phase II study. Eur J Cancer 37: 1599–1608

Issels R (2004) Empfehlungen zur Diagnostik, Therapie und Nachsorge. Knochentumoren/Weichteilsarkome, 4. Aufl. Tumorzentrum München (Hrsg.) W. Zuckerschwerdt Verlag München

Koscielniak E, Harms D, Henze G, Jürgens H, Gadner H, Herbst M et al. (1999) Results of treatment for soft tissue sarcoma in childhood and adolescence: A final report of the German Cooperative Soft Tissue Sarcoma Group CWS-86. J Clin Oncol 17: 3706–3719

Trovik CS, Bauer HCF, Alvegard TA, Anderson H, Blomqvist C, Berlin Ö et al. (2000) Surgical margins, local recurrence and metastasis in soft tissue sarcoma: 559 surgically-treated patients from the Scandinavian Sarcoma Group Register. Eur J Cancer 36: 710–716

Wendtner CM, Abdel-Rahman S, Krych M, Baumert J, Lindner LH et al. (2002) Response to neoadjuvant chemotherapy combined with regional hyperthermia predicts long-term survival for adult patients with retroperitoneal and visceral high-risk soft tissue sarcomas. J Clin Oncol 20: 3156–3164

Yang JC, Chang AE, Baker AR, Sindelar WF, Danforth DN, Topalian SL et al. (1998) Randomized prospective study of the benefit of adjuvant radiation therapy in the treatment of soft tissue sarcomas of the extremity. J Clin Oncol 16: 197–203

4.2.8 HNO-Karzinome
Hanno Riess

Inzidenz, Ätiologie und Histologie

Maligne Tumoren der Kopf-/Halsregion nehmen mit einer Inzidenz von etwa 8% in Europa den sechsten Platz in der Häufigkeitsstatistik aller Malignome ein. Männer sind etwa fünfmal häufiger betroffen als Frauen, wobei das mittlere Erkrankungsalter bei Männern um 58 Jahren, bei Frauen fünf Jahre später liegt. Im oberen Aerodigestivtrakt sind die Lokalisationen im Bereich der Mundhöhle (ca. 40%), gefolgt von denen des Larynx (ca. 30%) und denen des Pharynx (ca. 20%) die häufigsten. Nicht selten liegen Präkanzerosen oder Zweitkarzinome im HNO-Bereich bzw. im oberen Bronchial- oder Ösophagusbereich vor („Feldkanzerisierung").

Hauptrisikofaktoren für die Karzinomentwicklung im Kopf-/Halsbereich sind Rauchen sowie Kautabak- und Alkoholkonsum mit einer überadditiven Risikozunahme bei Kombination mehrerer Noxen. Ein Zusammenhang zwischen Virusinfektionen und Karzinogenese wird diskutiert, insbesondere eine Assoziation zwischen EBV und den lymphoepithelialen Karzinomen des Nasopharynx und HPV und Plattenepithelkarzinomen. Der

Karzinomentwicklung gehen häufig dysplastische Schleimhautveränderungen, wie die Leukoplakie, als Präkanzerosen voraus. Karotinoide (Vitamin A) scheinen einen protektiven Effekt auf die Karzinomentwicklung zu haben.

Histologisch sind etwa 90% der Malignome im Kopf-/Halsbereich unterschiedlich differenzierte Plattenepithelkarzinome, selten findet man insbesondere von den Speicheldrüsen ausgehende Adenokarzinome. Auf die Tumoren der Haut und der endokrinen Drüsen sowie auf Lymphome, Sarkome und andere soll im Weiteren nicht eingegangen werden.

Die vorgegebenen anatomischen Strukturen mit den jeweils zugeordneten Lymphabflusswegen führen zu unterschiedlichem lokoregionären Tumorwachstum mit Lymphknotenmetastasierung; Fernmetastasierung ist mit Ausnahme der lymphoepithelialen Nasopharynxkarzinome selten, wobei bevorzugt Lunge und Pleura, seltener die Leber oder das Skelett betroffen sind.

Klinik, Diagnostik und Stadieneinteilung

Abhängig von der Primärlokalisation des Tumors treten Beschwerden zu unterschiedlichen Zeitpunkten des Tumorwachstums auf. Während kleine Veränderungen im Bereich der Stimmlippen frühzeitig zu progredienter Heiserkeit führen, sind Karzinome des Oro- und Hypopharynx in der Regel symptomarm, häufig stellt die zervikale Lymphknotenschwellung das Erstsymptom der Erkrankung dar.

Neben Anamnese, Inspektion und Palpation ist die umfassende Spiegelung des oberen Aerodigestivtraktes (Panendoskopie) mit Probeexzision suspekter Bereiche zur Klärung der Diagnose notwendig. Hals- und Endosonographie, Computertomographie oder Kernspintomographie helfen bei der Festlegung der lokoregionären Tumorausdehnung. Röntgenthoraxuntersuchung in zwei Ebenen, CT der Lunge und Oberbauchsonographie sind in der Regel zum Ausschluss einer Fernmetastasierung ausreichend; beim Nasopharynxkarzinom sollten eine Computertomographie des Abdomens und eine Skelettszintigraphie die Staginguntersuchungen ergänzen. Häufig sind weitere Untersuchungen angezeigt, um bestehende Komorbiditäten, v. a. Herz-Kreislauf-, Lungen- und Lebererkrankungen, mit ihren Konsequenzen für die verschiedenen Therapiemodalitäten auszuschließen bzw. einzuordnen.

Die klinische Stadieneinteilung erfolgt nach dem TNM-System der UICC, wobei die T-Klassifikation in Abhängigkeit von der Primärtumorlokalisation variiert und im Wesentlichen die Größenausdehnung und -beteiligung der Nachbarstrukturen der einzelnen Regionen berücksichtigt (Tabelle 4.2-44). Demgegenüber sind die Definitionen der N- und M-Kategorien, das histologische Grading und auch die Residualtumor-(R-)Einordnung einheitlich. Die TNM-Klassifikation bildet die Grundlage der Stadieneinteilung (Tabelle 4.2-45). Neben dem Tumorstadium kommt den histopathologischen Kriterien, wie dem Differenzierungsgrad des Tumors, der Lymph- oder Blutgefäßinvasion sowie der lymphonodulären Kapselruptur, prognostische Bedeutung zu. Ploidie, Wachstumsfraktion, Rezeptorenmuster sowie genetische Veränderungen werden als weitere Prognosefaktoren diskutiert.

Etwa 30–40% aller Patienten mit Kopf-/Halskarzinomen befinden sich zum Zeitpunkt der Diagnose in einem lokoregionären frühen Stadium (I und II).

Therapie

Behandlungsstrategie Das lokoregionäre Tumorwachstum bestimmt die Prognose der Patienten mit Kopf-/Halskarzinomen. Etwa zwei Drittel der Patienten erliegen im weiteren Verlauf nach Diagnose ihrer Tumorerkrankung, und zwar überwiegend am nicht beherrschten lokoregionären Tumorwachstum. Das therapeutische Vorgehen hängt wesentlich von der Operabilität des Tumors ab. Operation und Strahlentherapie stellen die primären Therapieoptionen bei Patienten mit Kopf-/Halskarzinomen im Stadium I und II dar. Einzeln oder in Kombination ermöglichen sie bei diesen leider seltenen Tumorstadien Heilungsraten bis 90%. Dabei sind Operation und Strahlentherapie als konkurrierende Therapiemodalitäten anzusehen. Im fortgeschrittenen Tumorstadium kommt, wenn möglich, die Radiochemotherapie oder die alleinige Strahlentherapie, in der Rezidivsituation oder bei Metastasierung die Chemotherapie zur Anwendung.

Bei **Operabilität** wird meist die radikale Resektion durchgeführt; funktionelle und kosmetische Konsequenzen mit ihrem Einfluss auf die Lebensqualität sind dabei gegen die realen Kurationsaussichten abzuwägen. Neben der Operation des Primärtumors werden die verschiedenen Formen der „neck dissection" zur Diagnostik und Behandlung einer subklinischen Lymphknotenmetastasierung eingesetzt. Bei lokal fortgeschrittenen, aber noch operablen Kopf-/Halskarzinomen wird z. T. noch die Kombinationsbehandlung aus Operation und Strahlentherapie, heute zunehmend die postoperative Radiochemotherapie als Standardvorgehen angesehen. Die Indikation zur postoperativen konventionell fraktionierten Radio- bzw. Radiochemotherapie hängt dabei vom individuellen Rezidivrisiko des Patienten ab und leitet sich im Wesentlichen von der Lokalisation des Primärtumors, dem Abstand des chirurgischen Schnittrandes zum Tumor bzw. dem Vorliegen einer lymphonodulären Kapselruptur ab. In aller Regel wird bei Vorliegen von mehr als zwei tumorbefallenen Lymphknoten sowie bei Patienten mit T3- oder T4-Tumoren die Indikation zur postoperativen Strahlentherapie gestellt. Der Stellenwert der adjuvanten postoperativen Strahlentherapie ist dabei durch die Studienlage nicht zweifelsfrei abgesichert, die Radiochemotherapie ist jedoch der alleinigen Radiation überlegen. Die Durchführung rekonstruktiver operativer Maßnahmen zur Minimierung der funktionellen und kosmetischen Beeinträchtigung des Patienten limitiert nicht selten die Möglichkeiten der postoperativen Behandlung, andererseits begrenzt die als notwendig erachtete Strahlentherapie die sinnvoll durchführbaren Rekonstruktionsoperationen.

Bei **Inoperabilität**, Operationsablehnung oder alternativ zur Operation kommt die Strahlentherapie, in niedrigeren Stadien zum Teil noch alleine, in fortgeschrittenen Stadien möglichst als Radiochemotherapie, zur Anwendung. Insbesondere bei Tumoren des Zungengrundes und des Larynx lassen sich zum Teil bessere

Tabelle 4.2-44. TNM-Klassifikation für Kopf-/Halstumore

Stadium	Beschreibung
T-Stadium	
Für Lippe, Mundhöhle, Speicheldrüsen, Pharynx, Nasennebenhöhlen	
Tx	Tumor nicht beurteilbar
T0	Kein Tumor
Tis	Carcinoma in situ
T1	Tumor ≤2 cm im größten Durchmesser
T2	Tumor >2 cm aber ≤4 cm im größten Durchmesser
T3	Tumor >als 4 cm im größten Durchmesser
T4	Tumorinfiltration in Nachbarstrukturen (z. B. durch kortikalen Knochen, Haut, Kieferhöhle)
Für Hypopharynx	
T1	Solitärer Tumor
T2	Ausdehnung in angrenzende Region ohne Larynxinfiltration
T3	Ausdehnung in angrenzende Region mit Larynxinfiltration
T4	Infiltration in Nachbarstrukturen (z. B. Halsweichteile, Haut, Knochen)
Für Larynx	
T1	Tumor auf ein (T1a) oder beide (T1b) Stimmbänder begrenzt, normale Stimmbandbeweglichkeit
T2	Ausdehnung glottisch, supra- und/oder subglottisch
T3	Ausdehnung innerhalb des Larynxbereichs mit Fixierung der Stimmbänder
T4	Tumorausdehnung über Larynxbereich hinaus, mit/ohne Infiltration benachbarter Strukturen
N-Stadium	
Nx	Lymphknoten (LK) nicht beurteilbar
N0	Kein regionaler LK-Befall
N1	Solitäre ipsilaterale LK-Metastase, LK ≤3 cm in größter Ausdehnung
N2	Solitäre ipsilaterale LK-Metastase >3 cm, ≤6 cm (N2a) Multiple ipsilaterale LK-Metastasen <6 cm (N2b) Bilaterale oder kontralaterale LK-Metastasen <6 cm (N2c)
N3	LK-Metastase(n) >6 cm
M-Stadien	
Mx	Fernmetastasen nicht beurteilbar
M0	Keine Fernmetastasen
M1	Fernmetastasen
G-Klassifikation	
Gx	Differenzierungsgrad nicht beurteilbar
G1	Gut differenziert
G2	Mäßig differenziert
G3	Schlecht differenziert
G4	Undifferenziert
R-Klassifikation	
Rx	Vorhandensein eines Residualtumors nicht beurteilbar
R0	Kein Residualtumor (Schnittränder frei)
R1	Mikroskopischer Residualtumor (Tumor schnittrandbildend)
R2	Makroskopischer Residualtumor

Tabelle 4.2-45. Stadiengruppierung

Stadium			
Stadium 0	Tis	N0	M0
Stadium I	T1	N0	M0
Stadium II	T2	N0	M0
Stadium III	T3	N0	M0
	T1–3	N1	M0
Stadium IVa	T4	N0/N1	M0
	Jedes T	N2	M0
Stadium IVb	Jedes T	N3	M0
Stadium IVc	Jedes T	Jedes N	M1

funktionelle Ergebnisse mit Vermeidung der Laryngektomie als mit operativen Verfahren erreichen.

Für Patienten mit irresektablen, nicht fernmetastasierten Tumoren eröffnet die alleinige Strahlentherapie noch eine geringe kurative Chance. Dies gilt insbesondere für eine Radiochemotherapie. Patienten, die sich nicht für eine kombinierte Radiochemotherapie eignen, sollten aufgrund der gegenwärtigen Studienlage eine hyperfraktionierte Strahlentherapie erhalten.

Im Gegensatz zur gesicherten Rolle der Chemotherapie in Kombination mit Strahlentherapie ist der Stellenwert der alleinigen Chemotherapie bei lokoregionär fortgeschrittenen, lokoregionär rezidivierten, aber auch fernmetastasierten Karzinomen des Kopf-/Halsbereiches nicht klar definiert. Trotz guter Ansprechraten der Chemotherapie ist der Einfluss auf die medianen Überlebensraten bisher gering. Eine Standardchemotherapie ist nicht zweifelsfrei etabliert.

Weitere Therapieoptionen stellen endoskopische Operationsverfahren bei frühen Stadien, regionale Chemotherapieansätze, Brachytherapie sowie die Kombination von Hyper-

Tabelle 4.2-46. Auswahl möglicher Kombinationschemotherapien

Medikament	Dosis	Applikation
Cisplatin	100 mg/m² i.v.	Tag 1
5-Fluoruracil	1000 mg/m² i.v. (24 h)	Tag 1–5, Wiederholung Tag 22
Docetaxel	75 mg/m² i.v.	Tag 1
Cisplatin	100 mg/m² i.v.	Tag 1
5-Fluorouracil	1000 mg/m² i.v. (24 h)	Tag 1–4, Wiederholung Tag 22
Methotrexat	250 mg/m² i.v. (1 h) (Leukovorin!)	Tag 1
5-Fluorouracil	600 mg/m² i.v. (1 h)	Tag 1, Wiederholung Tag 8

thermie mit Strahlen- und/oder Chemotherapie bei lokal fortgeschrittenen Tumoren dar. Ihr jeweiliger Stellenwert im interdisziplinären Therapiekonzept kann allerdings gegenwärtig nicht ausreichend definiert werden.

Chemotherapie Die Aktivität der verschiedenen zytostatischen Substanzen bei Plattenepithelkarzinomen der Kopf-/Halsregion hängt entscheidend vom Stadium der Erkrankung und der stattgehabten Behandlung ab. Die primäre, präoperative Chemotherapie erreicht Remissionsraten des lokoregionären Tumorbefundes bei mehr als 75% und komplette Remissionen bei knapp über 50% der behandelten Patienten. Obwohl bei etwa zwei Drittel der Patienten mit klinisch kompletter Remission histologisch kein Resttumor nachgewiesen werden kann, sind anhaltende komplette Remissionen durch alleinige Chemotherapie selten. Bei lokoregionären Rezidiven postoperativ oder nach stattgehabter Strahlentherapie, ebenso wie bei metastasierter Erkrankung sind dagegen Remissionsraten bei weniger als 50% der Patienten zu dokumentieren und komplette Remissionen selten.

Bleomycin, 5-Fluorouracil, Methotrexat, Ifosfamid, Platinderivate und Taxane sind die bestbelegten Substanzen in der Monochemotherapie. Es werden Remissionsraten von 15–30% berichtet. Die Gabe von 40 mg Methotrexat/m²/Woche wird als mögliche Referenzmonotherapie angesehen. Cisplatin in der Dosis von etwa 100 mg/m² führt zu einer Verdoppelung des medianen Überlebens auf 4,2 Monate im Vergleich zu 2,1 Monaten bei alleiniger Supportivbehandlung. Von den neueren Zytostatika sind insbesondere die Taxane, Gemcitabin und Vinorelbin gut belegt, weitere Substanzen, wie Oxaliplatin oder Topotecan, zeigen ebenfalls Wirksamkeit.

Für die Kombination von Zystostatika (Tabelle 4.2-46) werden bevorzugt Platinderivate, Taxane, Methotrexat, Bleomycin und 5-FU eingesetzt. Diese Kombinationsbehandlungen führen im randomisierten Vergleich mit Monotherapien zu überlegenen Remissionsraten, jedoch ließ sich bisher keine klinisch relevante Verbesserung der Überlebensraten dokumentieren. Die Kombination aus Cisplatin und 5-FU wird meist als Referenzkombinationschemotherapie angesehen. Nicht selten limitieren Nephro- und Neurotoxizität die Cisplatintherapie. Der Ersatz von Cisplatin durch Carboplatin führt zu leicht erniedrigten Remissionsraten, allerdings zeigen Lebensqualitätsdaten Langzeitvorteile für die Carboplatin/5-FU-Therapie. Wert einer Modulation der 5-FU-Therapie ist für Karzinome im Kopf-/Halsbereich bisher nicht ausreichend. Intensivere Kombinationschemotherapien führen zwar zu höheren Remissionsraten, allerdings auch zu erheblichen Toxizitäten. Ob neuere Kombinationsregimes unter Einbindung der Taxane den älteren Schemata überlegen sind, wird gegenwärtig geprüft. Dabei werden neben Ansprechraten, Überlebens- und Toxizitätsdaten auch Parameter der Lebensqualität und der sozioökonomischen Konsequenzen erhoben. Der monokouale Antikörper Cetuximab, der gegen den EGF-Rezeptor gerichtet ist, zeigt auch bei Kopf-Hals-Tumoren klinische Aktivität und wird in Studien geprüft.

Simultane Radiochemotherapie In aktuellen randomisierten Studien und Metaanalysen wird die Integration der Chemotherapie in multimodale Therapiestrategien im Sinne einer Radiochemotherapie befürwortet. Sie führt zu einer besseren lokalen Tumorkontrolle, zu einer Verbesserung des rezidivfreien Überlebens und zu einer 4- bis 8%igen Verbesserung des Fünfjahresüberlebens. Neuere Studien berichten einen Dreijahresüberlebensvorteil von etwa 20%. Die Addition der Chemotherapie im Radiochemotherapiearm führt im Vergleich zum gleichdosierten Radiotherapiearm zu einer erhöhten Akut- und Spätmorbidität. Die optimale Fraktionierungsmodalität der Strahlentherapie in Kombination mit Chemotherapie ist offen und Gegenstand der Studien. Ebenfalls ungeklärt ist die optimale Chemotherapiekomponente im Rahmen der Radiochemotherapie. Meist kommen Cisplatin oder Carboplatin, 5-FU oder Mitomycin C zur Anwendung. Damit lassen sich Fünfjahresüberlebensraten von etwa 50% erreichen. Die zusätzliche Gabe von Cetuximab führt zu verbesserten Ergebnissen im Vergleich zur allgemeinen Radiatio. Dosislimitierende Toxizitäten sind die Stomatitis, Xerostomie, Geschmacksverlust, Schluckstörungen und sklerosierende Gewebeveränderungen als Langzeittoxizitäten. Im Bereich der Akuttoxizität werden signifikant häufiger Leuko- und Thrombozytopenien, Nausea, Emesis und Dermatitiden beschrieben. Therapiebedingte Todesfälle sind im Radiochemotherapiearm häufiger als im alleinigen Strahlentherapiearm. Die unterbrechungsfreie Durchführung der Radiochemotherapie bedarf einer hohen Motivation des Patienten mit initialer Sanierung geschädigter Zähne, einer guten Compliance, insbesondere bezüglich der mehrmals täglichen Mundpflege, sowie häufig die Akzeptanz der Notwendigkeit einer enteralen Sondenernährung meist mittels einer perkutanen endoskopischen Gastrostomie (PEG).

Für Patienten mit resektablen Tumoren eröffnet die Radiochemotherapie eine Alternative zu Operation und Rekonstruktion. Dies gilt insbesondere für Oropharynxtumoren, wobei die Radiochemotherapie des Primärtumors mit „neck dissection" (ggf. mit postoperativer Radiatio) oder alleinige Radiochemotherapie von Primärtumor und Lymphabflusswegen in Betracht kommen. Das operative Vorgehen bei Therapieversagen bzw. lokoregionärem Rezidiv ist im Weiteren zu erwägen.

Die therapiebegleitende Anwendung von Amifostin kann die Toxizität der Radio- und Radiochemotherapie – insbesondere das Ausmaß der Xerostomie – reduzieren.

Neoadjuvante Chemotherapie

Zur Einordnung der Chemotherapie in das Behandlungskonzept von Patienten mit Kopf-/Halskarzinomen wurden in den zurückliegenden Jahrzehnten neoadjuvante Chemotherapiekonzepte intensiv studienmäßig untersucht. Mehrere Metaanalysen zeigen, dass die Kombination von Cisplatin und 5-FU bei einer etwa 80%igen Remissionsrate 40% komplette Remissionen induziert und damit organerhaltende Strategien ermöglicht werden konnten. Allerdings fand sich keine signifikante Reduktion des lokoregionären Rezidivs. Die Rate an Fernmetastasen – insbesondere das Auftreten von Fernmetastasen als primäre Rezidivlokalisation – wird durch diese Form der Chemotherapie reduziert. Insgesamt ergab sich dennoch im randomisierten Vergleich mit und ohne Chemotherapie – mit Ausnahme einer einzigen Studie – kein Unterschied im Überleben.

Die Metaanalyse dreier großer Studien zur Induktionschemotherapie, gefolgt von Strahlentherapie bei lokal fortgeschrittenen Larynx- und Hypopharynxkarzinomen – ggf. mit Rescue-Laryngektomie –, hat im Vergleich zum operativ-strahlentherapeutischen Vorgehen keinen Überlebensvorteil gezeigt; auf Grund des langfristigen Larynxerhaltes bei der Hälfte der Patienten wurde diese Therapie dennoch als Standardtherapie etabliert. Diese Therapieabfolge stellt den Standardtherapie dar, gegen den gegenwärtig simultane Radiochemotherapiekonzepte bzw. larynxerhaltende Operationen, gefolgt von Strahlentherapie, geprüft werden.

Adjuvante Chemotherapie bzw. Radiochemotherapie

Patienten mit mehreren Lymphknotenmetastasen, extrakapsulärem Tumor oder knappen Resektionsgrenzen haben ein erhöhtes Risiko des lokoregionären Rezidivs. Ergänzend bzw. alternativ zur postoperativen Radiotherapie wurde in wenigen Studien die adjuvante Chemotherapie, häufiger die adjuvante Radiochemotherapie geprüft. Dabei fanden sich für die postoperative, der Bestrahlung vorgeschaltete Chemotherapie mit Cisplatin/5-FU verbesserte lokoregionäre Tumorkontrolle, verminderte Fernmetastasierungsrate und verbessertes Gesamtüberleben. Ähnliche Ergebnisse wurden für die simultane postoperative Radiochemotherapie mit Cisplatin bei Hochrisikopatienten berichtet. Weitere Studien zur Klärung dieses Sachverhaltes sind initiiert.

Nachsorge und Palliation

Die optimale Nachsorge von Patienten mit Tumoren im Kopf-/Halsbereich erfordert in außerordentlichem Maße interdisziplinäre Anstrengungen, um die örtlichen Folgen des Tumors und der Tumortherapie zu beheben und damit die Voraussetzungen zu schaffen, den Patienten möglichst wieder in Gesellschaft und Beruf einzugliedern. Insbesondere zur Wiederherstellung der Artikulations- und Schluckfähigkeit sind logopädische, plastisch-rekonstruktive Maßnahmen sowie die Möglichkeiten der epithetischen und prothetischen Versorgung auszuschöpfen. Anhaltend gestörtes Geschmacksempfinden und verminderte Speichelsekretion stehen einer ausreichenden und ausgewogenen Nahrungsaufnahme entgegen und bedürfen der diätetischen Beratung und möglicherweise der ergänzenden Nahrungszufuhr, um das Fortschreiten einer meist vorbestehenden Fehl- und Mangelernährung zu verhindern. Auch bei eingestelltem Nikotin- und Alkoholabusus bleibt ein erhöhtes Zweittumorrisiko bestehen („Feldkanzerisierung"). Nachsorgeuntersuchungen zur frühzeitigen Erkennung eines Tumorrezidivs, einer Metastasierung oder eines Zweitkarzinoms werden zunächst in dreimonatigen, später in sechsmonatigen Abständen für mindestens fünf Jahre empfohlen. Der Stellenwert einer Chemoprävention mit Retinolsäure zur Reduktion des Auftretens von Zweitkarzinomen bleibt offen.

In der – leider nicht seltenen – Rezidivsituation bedingen die sichtbaren Veränderungen im Kopf-/Halsbereich eine schwerwiegende Stigmatisierung des Patienten. Die zunehmenden Artikulations- und Schluckstörungen, nicht selten mit Verlust der Möglichkeit der oralen Nahrungsaufnahme und konsekutiver Mangelernährung, sowie die häufig belastenden Schmerzen erfordern eine intensive, die Möglichkeiten ausschöpfende, für Betreuer und Familie gleichermaßen belastende palliativ-supportive Betreuung, um den Patienten mit fortschreitenden Karzinomen im Kopf-/Halsbereich möglichst lange eine akzeptable Lebensqualität zu erhalten.

Evidenz der Therapieempfehlungen*		
	Evidenzgrad	Empfehlungsstärke
Primärbehandlung		
Lokal fortgeschrittene operable Stadien		
– neoadjuvante Chemotherapie	II-a	B
– neoadjuvante Radiochemotherapie	II-a	C
– adjuvante Chemotherapie	I-b	B
– adjuvante Radiotherapie	I-b	A
– adjuvante Radiochemotherapie	I-b	A
Lokal fortgeschrittene inoperable Stadien		
– Chemotherapie	II-b	C
– Radiochemotherapie	I-a	A
Fernmetastasierte Stadien		
– Chemotherapie	I-b	B
Lokoregionäres Rezidiv		
– Chemotherapie	I-b	C

*Zum Teil deutliche Unterschiede in Evidenzgrad und -stärke bezüglich der verschiedenen Tumorlokalisationen, bzw. der Tumorzelltypen

Literatur

Ang KK, Trotti A, Brown BW et al. (2001) Randomized trial addressing risk features and time factors of surgery plus radiotherapy in advanced head-and-neck cancer. Int J Radiat Oncol Biol Phys 51: 571–578

Awwad HK, Lotayef M, Shouman T et al. (2002) Accelerated hyperfractio-nation (AHF) compared to conventional fractionation (CF) in the postoperative radiotherapy of locally advanced head and neck cancer: influence of proliferation. Br J Cander 86: 517–523

Bernier J, Domenge C, Ozsahin M et al. (2004) Postoperative irridiation with or without concomitant chemotherapy for locally advanced head and neck cancer. N Engl J Med 350: 1945–1952

Browman GP, Hodson DI, Mackenzie RJ et al. (2001) Choosing a concomitant chemotherapy and radiotherapy regimen for squamous cell head and neck cancer: a systematic review of the published literature with a subgroup analysis. Head Neck 23: 579–589

Budach V, Budach W (2001) Sequentielle und simultane Radiochemotherapie bei lokal fortgeschrittenen Kopf-Hals-Tumoren. Onkologe 5: 533–549

Cooper JS, Pajak TF, Forastiere AA et al. (2004) Postoperative concurrent radiotherapy and chemotherapy in high-risk squamous-cell carcinoma of the head and neck. N Engl J Med 350: 1937–1944

El-Sayed S, Nelson N (1996) Adjuvant and adjunctive chemotherapy in the management of squamous cell carcinoma of the head and neck region: A meta-analysis of prospective and randomized trials. J Clin Oncol 14: 838–847

Ganly I, Kaye SB (2000) Recurrent squamous-cell carcinoma of the head and neck: overview of current and future prospects. Ann Oncol 11: 11–26

Jacobs C, Lyman G, Velez-Garcia E (1992) A phase III randomized study comparing cisplatin and fluorouracil as single agents and in combina-tion for advanced squamous cell carcinoma of the head and neck. J Clin Oncol 10: 257–263

List MA, Haraf D, Stracks J, Stenson B, Brockstein M, Kies F, Rosen E, Vokes EE (2000) Quality of life (QOL) performance in head and neck cancer (HNC): comparison between paclitaxel-based (P-CT/XRT) and cisplatin-based (C-CT/XRT) concomitant chemoradiotherapy regimens. Proc Am Soc Clin Oncol 19: 412a (A1265)

Pignon JP, Bourhis J, Domenge C et al. (2000) Chemotherapy added to local treatment for head and neck squamous cell carcinoma: three meta-analyses of updated individual data. MACH-NC collaborative group. Lancet 355: 949–955

Posner MR, Colevas D (2000) The role of induction chemotherapy in the curative treatment of squamous cell cancer of the head and neck. Sem Oncol 27: 13–24

Vokes EE, Athanasiadis I (1996) Chemotherapy for squamous cell carcinoma of head and neck: the future is now. Ann Oncol 7: 15–29

Wendt TG, Grabenbauer GG, Rödel CM (1998) Simultaneous radio-chemo-therapy versus radiotherapy alone in advanced head and neck cancer: a randomized multicenter study. J Clin Oncol 16: 1318–1324

Wust P, Stahl H, Dieckmann K (1996) Local hyperthermia of N2/N3 cervical lymph node metastases: correlation of technical/thermal parameters and response. Int J Radiat Oncol Biol Phys 34 (3): 635–646

4.2.9 CUP-Syndrom
Carsten Bokemeyer

Einleitung

Das CUP-Syndrom, abgeleitet aus dem Englischen von „**Cancer of unknown primary**", bezeichnet die Erkrankung bei Patienten mit bioptisch gesicherten malignen Tumormetastasen, bei denen der Primärtumor trotz sorgfältiger Anamnese, klinischer Untersuchung sowie adäquater zusätzlicher bildgebender und laborchemischer Diagnostik nicht aufgedeckt werden kann. Die systematische Betrachtung von metastasierten Tumoren unklaren Ursprungsortes (CUP-Syndrom) als einheitliches Krankheitsbild wurde erst in den letzten 20 Jahren entwickelt. Die Patientengruppe mit CUP-Syndrom stellt 5–10% des an onkologischen Zentren überwiesenen Kollektivs dar. Der Altersgipfel liegt zwischen 55 und 65 Jahren, die geschätzte Inzidenz bei 7–12 pro 100.000. In bevölkerungsbezogenen Krebsregister ist die Häufigkeit zwischen 1970 und 1990 mit 2–4% aller Tumoren gleichgeblieben. Männer sind etwas häufiger betroffen als Frauen.

Ätiologie und Pathogenese

Die Definition des Krankheitsbildes beinhaltet ein bioptisch nachgewiesenes Malignom bei gleichzeitig negativem Ergebnis von Anamnese, körperlicher Untersuchung und radiologischen und laborchemischen Tests zum Auffinden des Primärtumors. Bei Diagnosestellung des CUP-Syndroms liegt in ca. 80% der Fälle bereits eine disseminierte Erkrankung vor. Eine solitäre Metastase findet sich bei knapp 20% der Patienten, dabei zur Hälfte als solitäre Lmyphknotenmetastase bzw. als einzelne Organmetastase. Trotz einer intensiven Diagnostik werden nur ca. 10–20% der dem CUP-Syndrom zugrunde liegenden Primärtumoren ante mortem gefunden, bei weiteren 50–60% der Patienten durch die Autopsie, bei 15–20% wird selbst dann der Primärtumor nicht entdeckt. Verschiedene Hypothesen werden diskutiert, warum der Primärtumor nicht aufgefunden wird:

- spontane Rückbildung des Primärherdes durch immunologische oder vaskuläre Mechanismen,
- späte Metastasierung nach operativer Entfernung eines Primärtumors Jahre zuvor,
- atypische Wachstumskinetik (Metastasen wachsen schneller als Primärtumor) und atypischer Metastasierungsweg.

Eine Zusammenfassung typischer Metastasenlokalisationen und möglicher Ursprungstumoren zeigt Tabelle 4.2-47.

Für das Verständnis des CUP-Syndroms sind folgende Aspekte entscheidend:

- Das metastatische Verteilungsbild und das biologische Verhalten des Tumors entspricht nicht zwingend dem von Patienten mit Primärtumoren gleicher histologischer Einteilung.
- Das Verteilungsmuster von möglichen Primärtumoren beim CUP-Syndrom entspricht nicht dem typischen Häufigkeitsmuster maligner Tumoren in der Bevölkerung.
- Aufgrund des disseminierten Krankheitssyndroms mit vorrangig palliativen Therapieoptionen ist die Suche nach einem Primärtumor auf ein diagnostisches Basisprogramm zu beschränken, da aus dem Auffinden des Primärtumors keine Veränderung der Behandlungsmöglichkeiten resultiert.
- Potentiell kurative Krankheitsbilder (Lymphom, metastasierter Keimzelltumor) oder Tumoren mit der Möglichkeit zu einer lebensverlängernden Behandlung sollten identifiziert und entsprechend behandelt werden.

Tabelle 4.2-47. Häufige Primärtumoren bei verschiedener Metastasenlokalisation

Metastasenlokalisaton	Möglicher Primärtumor
Lymphknoten	
zervikal	HNO-Tumor, Lunge, Schilddrüse
supraklavikulär	Lunge, Mamma, Magen (linksseitig)
axillär	Mamma, Magen-Darm
inguinal	Rektum, Perianalregion, Prostata, untere Extremität
retroperitoneal	Urogenitaltrakt, Magen-Darm
Lunge	Lunge, Mamma, Niere
Leber	Pankreas, Magen-Darm, Mamma, Lunge
Knochen	Prostata, Mamma, Niere, Schilddrüse, Lunge
ZNS	Lunge, Mamma, Pankreas, Prostata, Melanom
Pleura	Lunge, Mamma, Ovar, Magen
Peritoneum	Ovar, Magen-Darm

Da es sich beim CUP-Syndrom um eine „klinische Krankheitsentität" handelt und nicht um einen biologisch definierten Tumortyp, gibt es auch keine molekularbiologischen Krankheitsmodelle. Allerdings werden bei Patienten mit CUP-Syndrom relativ häufig Veränderungen am kurzen Arm des Chromosoms 1 (1p) in den Tumorzellen entdeckt. Die Frequenz einer Aneuploidie mit 70% und die Aktivierung von c-myc, Her 2/Neu, bcl2 und p53 unterscheidet sich nicht von vielen bekannten Primärtumoruntersuchungen.

Klinik

Das Ziel der Abklärung beim CUP-Syndrom umfasst die Identifikation einer potentiell kurativ behandelbaren Tumorerkran-kung und das Aufdecken möglicher lokaler Komplikationen (pathologische Frakturen, Stenosen im Gastrointestinalbereich, Kompression des Rückenmarks). Diese Komplikationen gilt es zu verhindern, auch wenn der Primärtumor unerkannt bleibt.

Die klinische Präsentation von Patienten mit Metastasen bei unbekanntem Primärtumor kann in folgende Kategorien eingeteilt werden:
- Lymphadenopathie,
- pulmonale, hepatische oder abdominelle Metastasierung,
- ossäre Metastasierung oder Befall von Nervenstrukturen/ZNS.

Lymphknotenmetastasen Die Patientengruppe mit peripherem oder zentralem Lymphknotenbefall umfasst 15–50%. Dabei gilt der isolierte Befall axillärer Lymphknoten als prognostisch günstiges Zeichen, insbesondere bei Nachweis von positiven Hormonrezeptoren (Behandlung als Mammakarzinom). Zervikale Lymphknotenmetastasen werden häufig durch lokoregionale Therapie kontrolliert mit einem Dreijahresüberleben von 35–50%. Sie stammen in bis zu 75% von okkulten Tumoren der HNO-Region ab und weisen dann histologisch Plattenepithelkarzinom auf. Supraklavikuläre Lymphknotenmetastasen haben eine ungünstigere Prognose, sie sind eher Ausdruck von okkulten Mamma-, Bronchial- oder gastrointestinalen Karzinomen. Inguinale Lymphknotenmetastasen sollten zum Ausschluss eines Lymphoms oder eines Melanoms der unteren Extremitäten führen sowie zu detaillierter Untersuchung der Urogenitalregion. Auch hier sind in Einzelfällen bei begrenzter Metastasierung langfristig gute Ergebnisse zu erzielen.

Pulmonale Metastasen Eine pulmonale Metastasierung liegt bei 10–40% der Patienten mit CUP-Syndrom vor. Behandelbare Tumorentitäten wie Mammakarzinom, Ovarialkarzinom und maligne Keimzelltumoren sollten ausgeschlossen werden.

Hepatische Metastasierung Diese liegt bei 12–19% bei der Diagnosestellung eines CUP-Syndroms vor. Die Bestimmung des CEA-Wertes hilft selten weiter, da nur 2/3 der Patienten mit Leberbeteiligung ein Adenokarzinom aufweisen. Ausgangsherde liegen beispielsweise im Pankreas.

Abdominelle Metastasierung ohne Lebermetastasen Etwa 10–28% der Patienten weisen einen überwiegend abdominellen Metastasierungstyp auf. Insbesondere bei Vorliegen von Aszites sind Mammographie, Ultraschall des Beckens und Bestimmung von CA 125 sinnvoll, um palliativ behandelbare Tumorleiden aufzudecken.

Ossäre Metastasierung Ihre Häufigkeit beträgt 5–27% bei Patienten mit CUP-Syndrom. Osteoplastische Veränderungen deuten auf ein Prostatakarzinom oder seltener ein Lymphom, lytische Läsionen finden sich bei multiplem Myelom, Nierenzellkarzinom, Melanom, Mammakarzinom und kleinzelligem Bronchialkarzinom.

ZNS-Metastasierung Eine zentrale Metastasierung weisen weniger als 10% der Patienten mit der Erstdiagnose eines CUP-Syndroms auf. Typische Ursprungstumoren sind Lunge, Melanome, Mamma- und Nierenzellkarzinome. Die Diagnostik sollte insbesondere wegen lokaler Komplikationen (Hirnödem, Kompression des Spinalmarks) komplettiert werden.

Diagnostik

Die Grundpfeiler der Diagnostik bei unbekanntem Primärtumor liegen in einer sorgfältigen Anamnese, Berücksichtigung der Klinik

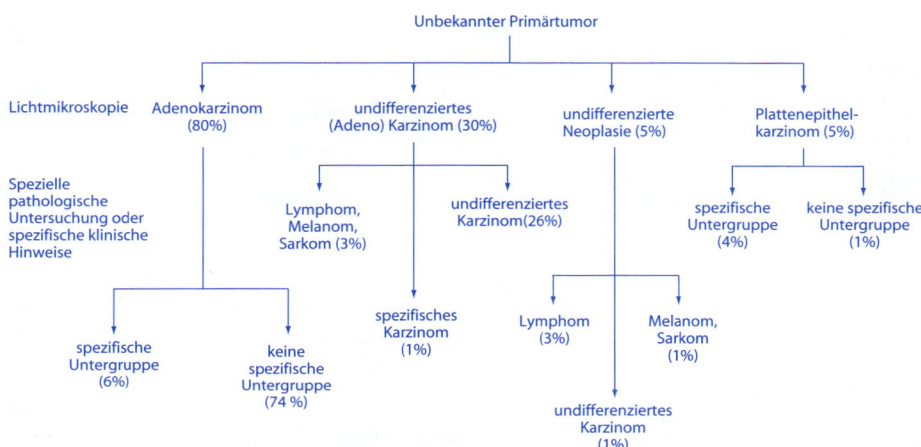

Abb. 4.2-8. Relative Verteilung einzelner histologischer Diagnosen nach optimaler klinischer und pathologischer Evaluation (nach Hainsworth 1993)

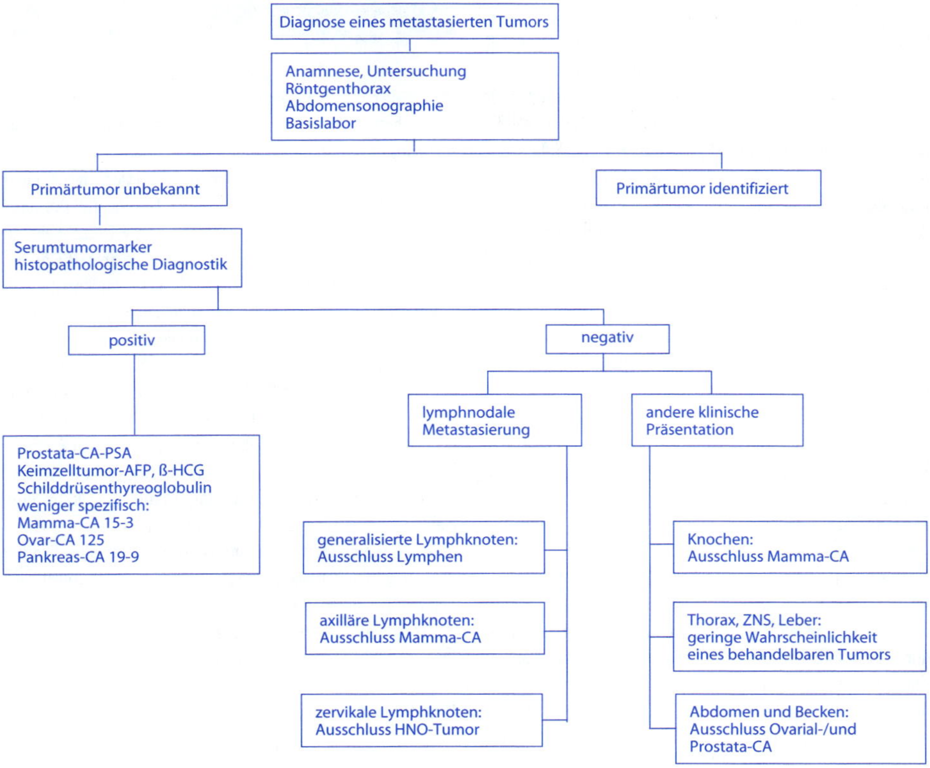

Abb. 4.2-9. Diagnostischer Algorithmus zum Ausschluss behandelbarer Tumoren unbekannter Herkunft

Tabelle 4.2-48. Therapiemöglichkeiten disseminierter Tumorerkrankungen bei Patienten, die als CUP-Syndrom diagnostiziert wurden

Heilung möglich	effektive Palliation möglich	
mittels Chemotherapie:	mittels Chemotherapie:	mittels Hormontherapie:
Keimzelltumoren Morbus Hodgkin Non-Hodgkin-Lymphome Schilddrüsenkarzinom Chorionkarzinom	Mammakarzinom Magenkarzinom Kopf-Hals-Tumor Ovarialkarzinom Pankreaskarzinom Bronchialkarzinom	Mammakarzinom Endometriumkarzinom Prostatakarzinom

(vor allem Lokalisation der Metastasierung) und einer histologisch exakten Aufarbeitung. Entscheidendes Ziel ist die Identifikation behandelbarer Tumorleiden. Das Spektrum der verschiedenen histologischen Entitäten, die mittels konventioneller histologischer Diagnostik und mittels neuerer immunhistochemischer und elektronenmikroskopischer Verfahren identifiziert werden können, zeigt Abb. 4.2-8. Abbildung 4.2-9 stellt einen diagnostischen Algorithmus zur Identifikation behandelbarer Tumorerkrankungen bei Vorliegen eines disseminierten CUP-Syndroms dar. Tabelle 4.2-48 listet die Therapiemöglichkeiten bei disseminierten Tumorerkrankungen, die als CUP-Syndrom diagnostiziert werden können, auf. Ganz besonders wichtig ist die Identifikation kurativer Tumorerkrankungen, wie eines hochmalignen Lymphoms oder eines sog. extragonadalen Keimzelltumorsyndroms. Hinweiskriterien für das Vorliegen eines extragonadalen Keimzelltumors sind in der folgenden Übersicht dargestellt.

Die Basisdiagnostik beim CUP-Syndrom beinhaltet die gezielte Anamnese (Rauchervorgeschichte, Alkoholabusus, berufliche Exposition gegenüber karzinogenen Substanzen, Vorbehandlung mit Radio- oder Chemotherapie oder vorherige Operationen) sowie die Beurteilung von Allgemeinzustand, Dauer der vorliegenden Symptomatik und Exploration aller Organsysteme nach hinweisgebenden Symptomen. Die Röntgenuntersuchung der Thoraxorgane sowie eine Ultraschalluntersuchung des Abdomens gehören ebenfalls zum Basisprogramm. Basislaboruntersuchungen umfassen Blutbild, Elektrophorese, Leberparameter, LDH, AP, Serumeisen, Kreatinin, Urinstatus und Stuhluntersuchung auf okkultes Blut.

Eine Metaanalyse von 15 Studien zum Einsatz der ^{18}F-FDG Positronenemissionstomographie (PET) zeigte eine mittlere Spezifität (0,7) und hohe Sensitivität (0,87) zur Aufdeckung eines Primärtumors. Bei isolierter (Lymphknoten-)Metastase empfiehlt sich die PET auch heute bereits zum sicheren Ausschluss weiterer Metastasierung.

Liegt ein disseminiertes Krankheitsbild vor, so sollten histologische Kriterien zur weiteren Therapiefestlegung herangezogen werden und nur selektiv weitere technische Untersuchungen durchgeführt werden. Histopathologisch muss zwischen Karzinomen und anderen Tumoren (Lymphomen, Sarkomen, Melanom, Keimzelltumoren) differenziert werden. Serumtumormarker sollten gezielt eingesetzt werden, spezifisch sind PSA (Prostata), Thyreoglobulin (Schilddrüse), AFP und Beta-HCG (Keimzelltumoren) sowie mit Einschränkung CA 15–3 (Mammakarzinom), CA 125 (Ovarialkarzinom) und CA 19–9 (Pankreaskarzinom). Über weitere Ausschlussdiagnostik (vor allem zur Detektion lokaler Komplikationen) muss auf klinischer Basis entschieden werden.

Kriterien für das mögliche Vorliegen eines extragonadalen Keimzelltumors
- Männliches Geschlecht
- Alter <50 Jahre
- Beteiligung der „Mittellinienstrukturen" (retroperitoneale und mediastinale Lymphknoten)
- Rasches Wachstum
- Erhöhung von β-HCG und/oder AFP und/oder LDH im Serum
- Nachweis eines Isochromosoms i(12p)
- Histologisch undifferenziertes Karzinom

Für die Therapieentscheidung ist die histologische Aufarbeitung des bioptischen Materials von zentraler Bedeutung, vor allem die Abgrenzung eines Karzinoms (epitheliale Marker z. B. Zytokeratin) gegenüber einem Lymphom („common leucocyte antigene") und einem Sarkom (mesenchymale Marker z. B. Vimentin, Desmin). Mittels Cytokeratin-Antikörper kann eine gewisse Unterscheidung von gastrointestinal abstammenden Adenokarzinomen (CK20) gegenüber bronchialen oder gynäkologischen Adenokarzinomen (CK7) erzielt werden. Für die weitere Abgrenzung helfen Hormonrezeptornachweis (vor allem bei pulmonalen Metastasen und/oder axillären/supraklavikulären Lymphknoten), Nachweis von neuroendokrinen Markern (NSE als Hinweis auf kleinzelliges Karzinom) und Nachweis von b-HCG oder AFP bei Tumoren mit Befall der Mittellinienstrukturen im Sinne eines extragonadalen Keimzelltumorsyndroms. Wenn Immunhistochemie und Lichtmikroskopie keine linienspezifische Einordnung erlauben, so kann eine elektronenmikroskopische Aufarbeitung bei der Unterscheidung zwischen Lymphom und Karzinom und bei der Subklassifikation des Letzteren weiterhelfen. Zytogenetische Untersuchungen können in Einzelfällen hilfreich sein, wenn relativ tumorspezifische chromosomale Abnormalitäten aufgedeckt werden, wie eine Translokation t(14;18) oder t(8;14) (Lymphom), t(11;22) (peripherer neuroektodermaler Tumor/Ewing-Sarkom), t(3;13) (alveolares Rhabdomyosasrkom) oder i(12p) (Keimzelltumor).

Therapie

In den wenigen Fällen mit begrenzter lokalisierter Metastasierung steht die chirurgische Therapie im Vordergrund, wie z. B. bei Patienten mit zervikalen Lymphknotenmetastasen und histologischem Nachweis von Plattenepithelkarzinom. Hier wird die Operation, gefolgt von Nachbestrahlung durchgeführt, da es sich meistens um einen okkulten HNO-Tumor handelt. Frauen mit axillären Lymphknotenmetastasen und positivem Hormonrezeptornachweis sollten auch bei unauffälligem Mammabefund entsprechend eines Mammakarzinoms entweder mit Chemotherapie (rasche Progression, weitere Metastasierung) oder mit antihormoneller Therapie (geringe Tumorlast, langsame Progredienz) behandelt werden. Bei Her-2/Neu-Positivität ist auch der (zusätzliche) Einsatz von Trastuzumab zu erwägen. Eine hormonelle Therapie ist auch bei Nachweis von PSA bei einem prostatakarzinomspezifischen Metastasierungsmuster sinnvoll.

Für die Mehrzahl der Patienten mit disseminiertem CUP-Syndrom bestehen nur eingeschränkte therapeutische Optionen. In verschiedenen Studien wurden Monochemotherapie und Kombinationsregime verglichen, wobei häufig für die Kombinationen kein wesentlicher Überlebensvorteil erzielt wurde. Die Identifikation palliativ behandelbarer Tumorsymptome steht daher vielfach im Vordergrund. Für die Untergruppe von Patienten mit undifferenziertem Karzinom oder undifferenziertem Adenokarzinom, die 50% der histologischen Subtypen des CUP-Syndroms umfassen, wurden insbesondere von den Arbeitsgruppen um Hainsworth und Greco cisplatinhaltige Kombinationsregime untersucht. Im Rahmen einer Phase-II-Studie mit Einsatz von Paclitaxel, Carboplatin und einer 10-tägigen oralen Etoposidgabe konnte bei 25 von 53 Patienten ein Therapieansprechen, davon in sieben Fällen mit kompletter Remission, erzielt werden. Die mediane Überlebenszeit dieser Patientengruppe betrug 13,4 Monate, und drei der Patienten mit kompletter Remission waren nach zwei Jahren noch krankheitsfrei am Leben. Eine neuere Studie dieser Arbeitsgruppe mit Einsatz von Docetaxel anstelle von Paclitaxel in Kombination mit Cis- oder Carboplatin anstelle von Paclitaxel zeigte eine etwas geringere Wirksamkeit.

Aktuelle Untersuchungen haben zudem bei Patienten mit primär abdomineller Metastasierung und undifferenziertem Adenokarzinom und/oder deutlich erhöhten CA-19-9-Werten die o. g. Dreifachkombinationen noch um Gemcitabin erweitert, da dieses Medikament insbesondere bei Vorliegen eines Pankreaskarzinoms eine Besserung der Krankheitssymptomatik erzielen kann. Auch für Gemcitabin/Cisplatin und Cisplatin/Irinotecan wurden von einer französischen Studiengruppe Ansprechraten von 55% bzw. 38% bei insgesamt 78 auswertbaren Patienten berichtet. Insgesamt ist der therapeutische Nihilismus bei disseminiertem Tumorleiden heute der Einsicht gewichen, dass in jedem individuellen Fall auf klinischer Basis entschieden werden muss, ob ein palliativer Therapieversuch gerechtfertigt ist und ob dieser mit einer Monotherapie oder auch mit den obengenannten aggressiveren Kombinationsregimen inklusive Carbo- oder Cisplatin durchgeführt werden soll. Grundsätzlich muss jede systemische Therapie durch optimale supportive Maßnahmen (Bekämpfung der Kachexie, Schmerztherapie, Antiemese usw.) ergänzt werden.

Eine kurative Option bei disseminiertem CUP-Syndrom besteht für einige wenige Patientengruppen (s. Tabelle 4.2-48), die zwingend identifiziert werden müssen. Die chemotherapeutische Behandlung stellt in diesen Fällen den Standard dar, so z. B. das R-CHOP-Schema (Cyclophosphamid, Adriamycin, Vincristin, Prednison) (Sechs-acht Therapiezyklen + Rituximab) bei Patienten mit hochmalignem Non-Hodgkin-Lymphom sowie die cisplatinhaltige Chemotherapie mit PEB (Platin, Etoposid, Bleomycin) (vier Therapiezyklen) bei Patienten mit extragonadalem Keimzelltumorsyndrom.

Aufgrund der Seltenheit des Krankheitsbildes CUP-Syndrom basieren die gegebenen Therapieempfehlungen im Wesentlichen auf den Evidenzgraden II und III; randomisierte Studien mit höherem Evidenzgrad liegen nicht vor. Mittlerweile existieren "Practice Guidelines" zur Diagnostik und Therapie des CUP-Syndroms, die im British Journal of Cancer publiziert wurden.

Prognose

Die Prognose für Patienten mit Metastasen bei unbekanntem Primärtumor ist insgesamt relativ schlecht, die mittleren Überlebenszeiten in den meisten Studien liegen zwischen drei und zehn Monaten. Nach fünf Jahren leben noch 5–15% der Patienten. Eine gute Prognose mit über 50% kurativer Chance besteht bei Patienten mit Identifikation eines malignen Lymphoms oder eines extragonadalen Keimzelltumors. Klinische Untersuchungen haben eine Reihe von Prognosefaktoren bei Patienten mit CUP-Syndrom identifiziert. Zu den günstigen Kriterien gehören ein guter Allgemeinzustand, vorwiegend lymphonodale Metastasierung (vor allem zervikal oder axillär) und Identifikation einer günstigen Histologie (Lymphom oder Keimzelltumor). Das Auffinden des eigentlichen Primärtumors besitzt in der Regel keinen prognostischen Wert. Als ungünstige Kriterien haben sich eine deutlich erhöhte alkalische Phosphatase, höheres Patientenalter, männliches Geschlecht und Leberbeteiligung erwiesen. Die Arbeitsgruppe aus Houston/Texas hat eine Regressionsbaumanalyse zur Prognoseeinteilung von Patienten mit CUP-Syndrom vorgeschlagen. Während die mittlere Überlebenszeit aller 1000 konsekutiv untersuchten Patienten 11 Monate betrug, konnten Subgruppen mit mittleren Überlebenszeiten zwischen 40 Monaten (Patienten mit ein bis zwei metastatischen Lokalisationen, nichtadenokarzinomatöser Histologie und ohne Leber-, Knochen-, Nebennieren- oder pleuraler Metastasierung) und fünf Monaten (bei Patienten mit Lebermetastasen, alle Histologien außer neuroendokrinem Karzinom, Alter über 62 Jahre und/oder adrenalen Metastasen) unterschieden werden.

Hübner und Mitarbeiter unterteilen Patienten in drei prognostische Gruppen:

- Primär lokal begrenzte Manifestation (eine solitäre Lymphknoten- oder extralymphatische Metastase) mit einer Fünfjahresüberlebensrate von 30–35%.

- Primär disseminierte Manifestationen (Organ +/- Lymphknotenbefall) mit einer mittleren Überlebenszeit von sieben Monaten und einer Fünfjahresüberlebensrate von 5%.
- Primär infauste Prognose (disseminierter Organbefall +/- Lymphknoten und biologisches Alter >70 Jahre und reduzierter Allgemeinzustand) mit einer mittleren Überlebenszeit von drei Monaten ohne Langzeitüberlebenschance.

Die Arbeitsgruppe um Culine hat ein Prognosemodell auf der Basis leicht verfügbarer klinischer und laborchemischer Daten entworfen und unterscheidet eine gute Prognosegruppe (Performance Status 0 oder 1, normale LDH und keine Lebermetastasierung) mit medianer Überlebenszeit von 11.7 Monaten (45% 1-Jahres Überlebensrate) von einer schlechten Prognosegruppe (Performance Status > 1 und/oder LDH-Erhöhung) mit 3,9 Monaten medianer Überlebenszeit (11% 1-Jahres-Überlebensrate).

Diese bereits bei Diagnosestellung des Patienten verfügbaren klinischen Prognosekriterien helfen bei der Auswahl der im vorherigen Abschnitt dargestellten Therapieoptionen.

Literatur
Bokemeyer C (1999) Tumormetastasen bei unbekanntem Primärtumor. In: Thiemes Innere Medizin. Thieme, Stuttgart New York, S 1022–1027
Bugat R, Bataillard A, Lesimple T et al. (2002) Summary of the standards, options and recommendations for the management of patients with carcinoma of unknown primary site. Br J Cancer 89: 59–66
Culine S, Kramar A, Saghatchian M et al.(2002) Development and validation of a prognostic model to predict the length of survival in patients with carcinomas of an unknown primary site. J Clin Oncol 24: 4679–4683
Culine S, Lortholary A, Voigt JJ et al. (2003) Cisplatin in compination with either gemcitabine of Irinotecan in carcinomas of unknown primary site: results of a randomized phase II study – trial for the French study group on carcinomas of unknown primary (GEFCAPI 01). J Clin Oncol 18: 3479–3482
Delgado-Bolton RC, Fernandez-Perez C, Gonzalez-Mate A, Carreras J (2003) Meta-analysis of the performance of ^{18}F-FDG PET in primary tumor detection in primary tumors. J Nucl Med 44: 1301–1314
Hainsworth JD, Erland JB, Kalman LA, Schreeder MT, Greco FA (1997) Carcinoma of unknown primary site: treatment with 1-hour paclitaxel, carboplatin, and extended-schedule etoposide. J Clin Oncol 15: 2385–2393
Hess KR, Abbruzzese MC, Lenzi R, Raber MN, Abbruzzese JL (1999) Classification and regression tree analysis of 1000 consecutive patients with unknown primary carcinoma. Clin Cancer Res 5: 3403–3410
Hübner G, Wildfang I, Schmoll HJ (1999) Metastasen bei unbekanntem Primärtumor – CUP-Syndrom. In: Schmoll HJ, Höffken K, Possinger K (Hrsg) Kompendium Internistische Onkologie, 3. Aufl. Springer, Berlin Heidelberg New York Tokyo, S 2137–2182
Pavlidis N, Briasoulis E, Hainsworth J, Greco FA (2003) Diagnostic and therapeutic management of cancer of an unknown primary. Eur J Cancer 39: 1990–2005
Van de Wouw AJ, Jansen RL, Speel EJM, Hillen HFP (2003) The unknown biology of the unknown primary tumour: a literature review. Ann Oncol 14: 191–196
Varadhachary GR, Abbruzzese JL, Lenzi R (2004) Diagnostic strategies for unknown primary cancer. Cancer 100: 1776–1785

4.3 Prinzipien der konservativen Therapie
Hannes Wandt

Erfolge der modernen hämatoonkologischen Therapien mit Verbesserung der Prognose sind erst durch Fortschritte in der Supportivmedizin, nämlich der vorsorglichen Behandlung bzw. dem kompetenten Komplikationsmanagement von lebensbedrohlichen Situationen, wie den Infektions- und Blutungskomplikationen, möglich geworden.

4.3.1 Prävention und Behandlung von Infektionen

Als Ursachen für eine erhöhte Infektgefährdung sind neben der durch die Grunderkrankung oder chemotherapiebedingten Neutropenie ein Antikörpermangel (Plasmozytom, chronische lymphatische Leukämie) sowie ein Defekt der T-Lymphozyten (M. Hodgkin, Non-Hodgkin-Lymphome, Haarzellleukämie) zu nennen. Das Durchbrechen natürlicher Infektionsbarrieren (Haut, Schleimhäute) durch das Tumorgeschehen selbst oder aber auch durch die Chemotherapie (Mukositis) kann die Infektionsgefahr erhöhen. Zunehmend spielen auch Venenkatheter als Infektionsquelle eine Rolle.

Prophylaktische Maßnahmen
Neutropenische Patienten im Krankenhaus sollen durch eine Umkehrisolation (regelmäßige Händedesinfektion von Patient, Personal und Besucher, Tragen von Mundschutz, Kittel und Einmalhandschuhen von Personal und Besuchern) vor nosokomialen Infektionen geschützt werden. Venenkatheter (periphere oder zentrale) müssen regelmäßig steril verbunden werden. Die tägliche Inspektion auf Entzündungszeichen ist obligat. Die Nahrung sollte keimreduziert sein.

Eine generelle systemische Prophylaxe mit Antibiotika oder Antimykotika ist nicht angebracht. Der langdauernde prophylaktische Einsatz von Antibiotika birgt die Gefahr, Resistenzen zu induzieren. Da die zunehmende Infektgefährdung eindeutig mit der Schwere der Neutropenie (Leukozyten <1000/µl, Granulozyten <500/µl) und deren Dauer (>1 Woche) einhergeht, ist eine antibiotische und antimykotische Prophylaxe lediglich bei schweren und/oder langanhaltenden Neutropenien zu erwägen. Es konnte gezeigt werden, dass der Einsatz von Chinolonen (z. B. Ciprofloxacin) zwar zu einer Reduktion von Infektionen führt, jedoch nicht zu einer Senkung von schweren, tödlich verlaufenden Infektionen. Der orale Einsatz von nichtresorbierbaren antimykotischen Lösungen im Mund und Gastrointestinaltrakt, wie z. B. Nystatin und Amphothericin, ist jedoch unumstritten. Bei stark immunsupprimierten Patienten (nach allogener Knochenmarktransplantation oder langdauernder Kortisontherapie) und bei Patienten mit T-Zelldefekten wird eine Pneumocystiscarinii-Pneumonieprophylaxe (zweimal wöchentlich orale Prophylaxe mit Trimethoprim/Sulfomethoxazol oder vierwöchentlich Pentamidininhalationen) empfohlen.

Behandlung bei neutropenischem Fieber

Fieber (>38,0 °C oral) für mindestens eine Stunde oder zweimal innerhalb eines Tages in der Neutropenie (Leukozyten <1000/µl bzw. Granulozyten <500/µl) ist stets als ein medizinischer Notfall zu betrachten. Nach der umgehenden Abnahme von zwei Blutkulturen (aerob und anaerob), bei liegenden zentralen Venenkathetern auch aus den verschiedenen Katheterlumina, muss sofort eine breit wirkende parenterale Antibiotikatherapie eingeleitet werden. Weitere mikrobiologische Untersuchungen sind je nach vermuteter Infektionsquelle indiziert. Zusätzlich zur eingehenden körperlichen Untersuchung ist auch ein Röntgenthorax in zwei Ebenen durchzuführen.

Zum detaillierten Vorgehen in dieser Situation wird auf die aktuellen Empfehlungen der deutschen Gesellschaft für Hämatologie und Onkologie (DGHO) verwiesen, die auch im Internet unter www.DGHO-Infektionen.de einzusehen sind. Grundsätzlich müssen am Anfang empirisch Antibiotika eingesetzt werden, die grampositive und gramnegative Bakterien erfassen. Hierbei wird eine Stratifizierung des Vorgehens nach Standardrisikopatienten (Leukozyten ≥500/µl und <1000/µl, Leukozyten <500/µl und zu erwartende Leukozytopenie <10 Tage) und Hochrisikopatienten (zu erwartende Leukozytopenie ≥10 Tage mit Leukozyten <500/µl oder mit Leukozyten <1000/µl und Sepsis/Mukositis/Ulzerationen) empfohlen (Abb. 4.3-1).

Gelingt die mikrobiologische Identifikation eines Erregers, ist auf eine zusätzlich gezielte, am Antibiogramm orientierte Antibiotikatherapie zu achten.

Kommt es bei Standardrisikopatienten nach spätestens 72 Stunden nicht zur Entfieberung, müssen die Antibiotika gewechselt oder ergänzt werden. Bei weiter unauffälligem Röntgenbefund wird die Durchführung einer hochauflösenden Computertomographie der Lunge empfohlen, durch die in bis zu 50% Infiltrate nachgewiesen werden. Bei positivem Befund im Röntgen oder in der Computertomographie ist eine bronchoalveoläre Lavage zur weiteren Diagnostik empfehlenswert. Bei antibiotikaresistentem Fieber und Lungeninfiltraten muss zusätzlich zur Antibiotikatherapie die intravenöse Therapie mit Fluconazol (400–800 mg) begonnen werden. Bei progredienten pulmonalen Infiltraten wird anstelle des Fluconazol Amphothericin B (1 mg/kg/Tag) oder – bei schweren Nebenwirkungen unter konventionellem Amphothericin B – liposomales Ampho-B (1–3 mg/kg) eingesetzt.

Bei Hochrisikopatienten sollte der antibiotikaresistente Fieber, das drei bis vier Tage andauert, auch ohne Nachweis von Lungeninfiltraten mit einer intravenösen antimykotischen Behandlung (Fluconazol 400–800 mg/Tag) begonnen werden. Bei Nichtansprechen nach zwei bis drei Tagen oder bei Nachweis von pulmonalen Infiltraten ist der sofortige Start mit Amphothericin B indiziert.

Fluconazol ist wirksam gegen Candida albicans, unwirksam gegen Candida krusei und Aspergillus fumgiatus. Andere Azole mit breiterer antimykotischer Wirksamkeit als Fluconazol (z. B. Itraconazol oder Voriconazol) und als gut wirksame und nebenwirkungsarme Substanzen aus der Gruppe der Echinocandine (z. B. Caspofungin) stehen neuerdings als mögliche Alternativen für Amphothericin B zur Verfügung.

Die Dauer einer erfolgreichen Antibiotikatherapie hängt entscheidend von der Fortdauer der Neutropenie ab. Bei anhaltender Neutropenie sollte der Patient fünf Tage, bei ansteigenden Neutrophilen (Leukozyten >1000/µl) zwei Tage fieberfrei sein, bevor die Antibiotikatherapie abgesetzt wird. Bei nachgewiesener systemischer Pilzinfektion (Candida oder Aspergillus) ist eine Fortsetzung der Therapie über zwei bis drei Wochen unter Kontrolle des C-reaktiven Proteins erforderlich. Nach primärem Therapieerfolg kann eine ambulante orale Therapie mit Azolen angeschlossen werden.

Grundsätzlich gilt, dass Patienten mit neutropenischem Fieber stationär behandelt werden sollen und die Antibiotika intravenös verabreicht werden. In den letzten Jahren konnte für Patienten mit niedrigem Risiko ohne Komorbilität und mit schon erfolgreich behandelter maligner Erkrankung gezeigt werden, dass eine empirische orale Antibiotikatherapie, wie z. B. mit Ciprofloxacin und Amoxicillin/Clavulansäure, vergleichbar sicher ist wie eine intravenöse Therapie. Dieser Patientenkategorie entsprechen immerhin ca. 40% der neutropenischen Patienten mit Fieber. In erfahrenen hämatoonkologischen Zentren können solche Patienten, wenn sie täglich gesehen werden und innerhalb kurzer Zeit bei klinischer Verschlechterung in der Klinik sein können, auch ausnahmsweise ambulant betreut werden. Hierdurch können bei besserer Lebensqualität und niedrigeren Kosten nosokomiale Sekundärinfektionen vermieden werden.

4.3.2 Einsatz von hämatopoetischen Wachstumsfaktoren

Gentechnologisch hergestellte Granulozyten bzw. granulozyten- und makrophagenstimulierende Faktoren (G-CSF bzw. GM-CSF) in pharmakologischer Dosierung sind nicht nur in der Lage, die Zahl der Neutrophilen im Blut zu erhöhen, sondern auch deren funktionelle Aktivität zu steigern. Es konnte gezeigt werden, dass hierdurch Dauer und Schwere der chemotherapiebedingten Neutropenie verkürzt und die Rate febriler Neutropenien um 50% gesenkt werden kann, jedoch ohne Auswirkung auf das Überleben.

Die Indikationen sind in Tabelle 4.3-1 dargestellt, wobei bei gleicher Wirksamkeit wegen geringerer Nebenwirkungsrate häufig G-CSF gegenüber GM-CSF bevorzugt wird.

Die empfohlene Dosis beträgt in der Regel Filgrastim 5 µg/kg (Ausnahme: 10 µg/kg zur Stammzellmobilisierung), Lenograstim 150 µg/m^2 oder Molgramostim 5–10 µg/kg.

Bei fehlendem Ansprechen auf G- oder GM-CSF können nach strenger Indikationsstellung (Agranulozytose, Sepsis, schwere

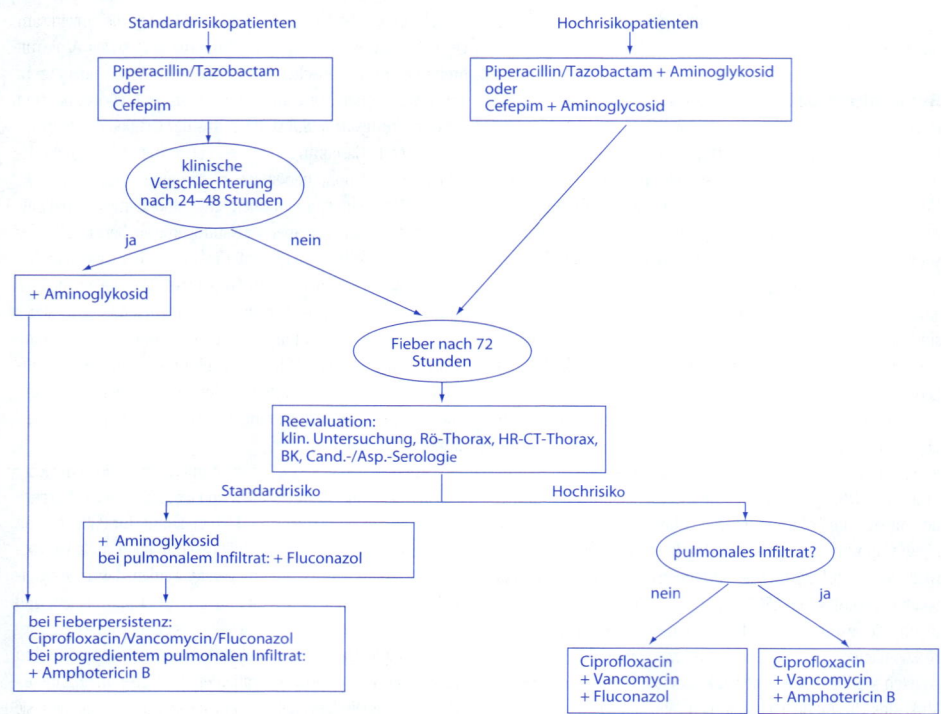

Abb. 4.3-1. Empirische Antibiotikatherapie bei neutropenischem Fieber

Infektion) und ausschließlich im Rahmen von Studien allogene Granulozytentransfusionen eingesetzt werden.

Gentechnologisch hergestelltes rekombinantes Erythropoetin (3-mal 10.000 IE/Woche oder einmalig 40.000 IE/Woche s.c.) stellt eine Alternative zu Bluttransfusionen bei Patienten mit Tumoranämie oder chemotherapieinduzierter Anämie ≤10 g/dl) dar. Die mediane Zeitdauer bis zum Ansprechen beträgt fünf bis sechs Wochen. Erythropoetin ist induziert bei durch Chemotherapie entstandener Anämie zur Verbesserung des Allgemeinzustands und der Lebensqualität. Der Hämoglobingehalt sollte bei 12 g/dl gehalten werden. Ausführliche Informationen finden sich unter www.bloddjournal.org (Blood 2002; 100: 2303–2320).

4.3.3 Antiemetische Therapie

Übelkeit und Erbrechen ist die von Patienten am meisten gefürchtete akute Nebenwirkung einer Chemotherapie. Die emetogene Potenz von Zytostatika ist unterschiedlich (Tabelle 4.3-2). Da die Zytostatika selten alleine, sondern häufig in Kombination eingesetzt werden, ist zu berücksichtigen, dass die gleichzeitige Gabe von nur mäßig emetogenen Substanzen insgesamt doch in einem stark emetogenen Regime resultieren kann. Außer durch die Art des Zytostatikums wird das Ausmaß von Übelkeit und Erbrechen auch von anderen Faktoren beeinflusst, wie z. B. von der Einstellung des Patienten zur Chemotherapie. Die antiemetische Therapie sollte 15–30 min vor der Chemotherapie verabreicht werden. So lässt sich heute in 70–90% das Erbrechen vollständig verhindern. Die Wahl der Antiemetika richtet sich nach dem emetogenen Potential der Chemotherapie (Tabelle 4.3-3) und nach individueller Verträglichkeit. Neuerdings empfiehlt sich bei stark emetogenen Chemotherapien zusätzlich die Gabe des NK_1-Antagonisten Aprepitant.

Grundsätzlich unterscheidet man zwischen der akuten Emesis (innerhalb von 24 Stunden nach Chemotherapie), der verzögert auftretenden Emesis (am Tag 2 bis 5 nach Chemotherapie) und dem antizipatorischen Erbrechen, das meist als Folge vorausgegangener Emesisepisoden bereits vor der nächsten Chemotherapie allein aufgrund der angstbesetzten Erwartung eintritt. Neuerdings empfiehlt sich bei stark emetogenen Chemotherapien zusätzlich die Gabe des NK_1-Antagonisten Aprepitant.

Verzögertes Erbrechen

Übelkeit und Erbrechen, das an den Tagen nach der Chemotherapie auftritt, ist eng verknüpft mit dem Ausmaß dieser Symptome direkt nach der Therapie. Daher ist die effektivste antieme-

4.3 Prinzipien der konservativen Therapie

Tabelle 4.3-1. Konsensusempfehlungen zum Einsatz von G-CSF und GM-CSF entsprechend der American Society of Clinical Oncology

Therapie	Indikation	Ausnahmen
1. Standardchemotherapien (febrile Neutropenie <500/µl bei weniger als 40% der behandelten Patienten)	Nein	Patienten mit bekanntem hohen Infektionsrisiko bei vorangegangenem Fieber in Neutropenie und Kontraindikation zur Dosisreduktion wegen Verlustes des therapeutischen Nutzens, z. B. kurative Chemotherapie bei hochmalignem Non-Hodgkin-Lymphom
2. Dosisintensivierte Chemotherapie +/– Strahlentherapie	Nur in klinischen Studien	Ältere Patienten (>60 Jahre) bei Therapie akuter Leukämien
3. Interventioneller Einsatz bei Infektionen	Nein	Lebensbedrohliche Infektion in der Neutropenie
4. Gewinnung peripherer Blutstammzellen	Ja	–
5. Hochdosischemotherapie mit autologer Transplantation von		
Knochenmark	Ja	
Blutstammzellen ($\geq 2 \times 10^6$/kg CD34)	Nein	Bei schweren Infektionen (längerfristige Gabe nicht empfohlen)
6. Sonstige		
Myelodysplasie mit neutropenschem Fieber	Ja	–
Neutropenie unter antiviraler Therapie mit Gancyclovir	Ja	–

Tabelle 4.3-2. Emetogenes Potential einzelner Zytostatika

Hoch	Cisplatin ≥ 50 mg/m^2 Mechlorethamin Streptozocin Cyclophosphamid >1500 mg/m^2 Carmustin >250 mg/m^2 Dacarbazin
Mäßig hoch	Cisplatin >50 mg/m^2 Cytarabin >1 g/m^2 Carboplatin Ifosfamid Carmustin ≤ 250 mg/m^2 Hexamethylmelanin (p.o.) Cyclophosphamid ≤ 1500 mg/m^2 Doxorubicin Epirubicin Topotecan Irinotecan Procarbazin (p.o.) Methotrexat >250 mg/m^2 Cyclophosphamid (p.o.) Mitoxantron
Niedrig mäßig	Docetaxel Paclitaxel Etoposid Methotrexat >50 mg und <250 mg/m^2 Mitomycin Gemcitabin Fluorouracil >1000 mg/m^2
Niedrig	Bleomycin Busulfan Chlorambucil (p.o.) 2-Chlorodeoxyadenosin Fludarabin Hydroxyurea Melphalan Methotrexat ≤ 50 mg/m2 6-Thioguanin (p.o.) Treosulfan Vinblastin Vincristin Vinorelbin

tische Therapie in der Akutphase auch die wirksamste Vorsorge gegen das verzögerte Erbrechen. Tritt in der Akutphase nur wenig Übelkeit und kein Erbrechen auf, so kommt es auch in den folgenden Tagen bei ca. 80% zu keinen Problemen. Die Therapie der Wahl gegen das verzögerte Erbrechen ist die Kombination von Dexamethason (3-mal 4 mg oral oder einmalig 12 mg i.v.) und Metoclopramid oder Alizaprid (3-mal 20 mg bzw. 3-mal 50–100 mg oral oder i.v.). Neben der interventionellen Strategie bietet sich als erfolgversprechende Alternative die vorsorgliche orale Gabe von täglich 2-mal 4 mg Dexamethason von Tag 2 bis 5 nach der Chemotherapie an. Hierdurch lässt sich bei ca. 90% der Patienten mit initial geringer Symptomatik und bei ca. 40% der Patienten mit initial starker Symptomatik Übelkeit und Erbrechen verhindern. Kommt es trotz aller vorsorglicher und therapeutischer Maßnahmen zu anhaltender Symptomatik, so sind zusätzliche Interventionen, wie die Anwendung von Psychopharmaka (z. B. Lorazepam 2-mal 1–2 mg i.v./oral täglich, Haloperidol 3-mal 2 mg täglich, Triflupromazin 1- bis 2-mal 25 mg oral oder 70 mg rektal täglich), erforderlich.

Antizipatorisches Erbrechen

Diese Form der Nebenwirkung tritt besonders bei Patienten auf, deren Erleben von Übelkeit und Erbrechen stark angstbesetzt ist. Neben einer sedierenden, angstmildernden Medikation, z. B. mit Lorazepam am Vorabend der nächsten Chemotherapie, haben sich professionell angeleitete Entspannungsübungen (autogenes Training, Hypnose, Imaginationstechniken) bewährt.

4.3.4 Substitution von Blutprodukten

Seit Oktober 2001 dürfen nur noch leukozytendepletierte Blutprodukte (<10^6 Leukozyten) von den Blutbanken ausgegeben werden.

Eine Indikation zur Bestrahlung der Präparate besteht bei Patienten nach autologer und allogener Knochenmark- und Stammzelltransplantation und bei Patienten mit schwerer Immundefizienz (z. B. infolge einer das Immunsystem beeinträchtigenden Grunderkrankung).

Weitere Informationen zur Transfusion können über das Internet unter www.kompetenznet.de abgefragt werden.

Tabelle 4.3-3. Antiemetische Stufentherapie

Stufe 1	Paspertin (20 mg) *oder* Vergentan (100 mg)
Stufe 2	Paspertin (3-mal 20 mg) *oder* Vergentan (3-mal 100 mg) **und** 1- bis 2-mal 4/8 mg Fortecortin
Stufe 3	1-mal 5-HT$_3$-Antagonist[a]
Stufe 4	1-mal 5-HT$_3$-Antagonist[a] **und** 2- bis 3-mal 8 mg Fortecortin
Stufe 5	1-mal 5-HT$_3$-Antagonist[a] **und** 2- bis 3-mal 8 mg Fortecortin **und** Benzodiazepine (z. B. Tavor [1–2 mg] *oder* Neuroleptika (z.B. Neurocil [4-mal 10–25 mg])

Bei niedrigem emetogenen Potential: primär keine Antiemese erforderlich

Bei niedrig-mäßigem bis mäßig hohem emetogenen Potential: Stufe 1 bis Stufe 3

Bei mäßig hohem bis hohem emetogenen Potential: Stufe 3 bis Stufe 5

Ondansetron (Zofran)	8 mg	Einmalgabe	i.v.
	8–16 mg	Ein-/Zweifachgabe	oral
Ganisetron (Kevatril)	3 mg	Einmalgabe	i.v.
	2 mg	Einmalgabe	oral
Tropisetron (Navoban)	5 mg	Einmalgabe	i.v.
	5 mg	Einmalgabe	oral
Dolasetron (Anemet)	100–200 mg	Einmalgabe	i.v.
	200 mg	Einmalgabe	oral

[a] Serotoninantagonisten

Erythrozytenkonzentrate

Um eine Anämie kurzfristig auszugleichen, werden Erythrozytenkonzentrate verabreicht. In der Regel ist die Gabe von zwei Erythrozytenkonzentraten indiziert, wenn der Hämoglobingehalt 8 g/dl unterschreitet. In Abhängigkeit von Klinik und Begleiterkrankungen (Herz-, Lungenerkrankung) muss ggf. die Interventionsgrenze höher angesetzt werden. Pro Erythrozytenkonzentrat ist mit einem Anstieg des Hb um 1–1,5 g/dl zu rechnen.

Thrombozytenkonzentrate

Thrombozytentransfusionen werden entweder als Konzentrate, die durch Thrombozytenapherese von einem einzelnen Spender frisch gewonnen werden, oder als gepoolte Thrombozytenkonzentrate von den Blutbanken angeboten, wobei die Thrombozyten hierbei von mehreren Frischblutspenden abgetrennt und „gepoolt" werden. Der Thrombozytengehalt eines Apheresekonzentrates (3- bis 5-mal 10^{11}) entspricht dabei in etwa den gepoolten Thrombozyten von vier bis acht Einzelspendern. Patienten mit hämatologisch-onkologischen Erkrankungen sollten ausschließlich mit Hochkonzentraten vom Zellseparator versorgt werden. In der Regel steigt die Thrombozytenzahl im Patienten nach einem Aphereseprodukt um ca. 20.000–30.000/µl. Steigt die Thrombozytenzahl bei der venösen Blutentnahme eine Stunde nach der Transfusion bei wenigstens zweimalig durchgeführter Thrombozytentransfusion um weniger als 4000/µl, dann spricht man von einer Refraktärität gegenüber Thrombozytentransfusionen. Wenn klinische Einflüsse, wie hohes Fieber, Splenomegalie etc., ausgeschlossen sind, kann eine solche Refraktärität durch Alloantikörper gegen HLA-Antigene bedingt sein. Nur in dieser Situation werden HLA-typisierte Transfusionen empfohlen. Alternativ können in solchen Notsituationen auch Massivtransfusionen von vielen gepoolten Konzentraten versucht werden.

Die Thrombozytengrenzwerte, die eine Transfusion erforderlich machen, sind situationsbedingt unterschiedlich. Bei gleichzeitigen plasmatischen Gerinnungsstörungen und/oder bei lokalen Verletzungen, die iatrogen oder krankheitsbedingt sein können, sollten die Thrombozyten bei 20.000/µl oder höher gehalten werden. Bei alleiniger Thrombozytopenie und klinisch stabiler Situation reicht es aus, Thrombozyten erst bei Unterschreiten von 10.000/µl zu transfundieren. In den vergangenen Jahren konnte nämlich gezeigt werden, dass in der Leukämietherapie, ausgenommen die Promyelozytenleukämie ohne Remission, ein Thrombozytenwert von 10.000/µl und auch darunter für die Patienten in stabiler klinischer Situation kein erhöhtes Blutungsrisiko darstellt und die Anzahl der Transfusionen und ihrer Nebenwirkungen um ein Drittel gesenkt werden konnte. Patienten mit schwerer Thrombozytopenie bei aplastischer Anämie oder Myelodysplasie bedürfen häufig keiner prophylaktischen Transfusion, sie können bei stabiler klinischer Situation erst transfundiert werden, wenn sie Blutungszeichen (außer Petechien) aufweisen. Kontraindiziert ist die routinemäßige Gabe von Thrombozyten bei Immunthrombozytopenie (ITP), thrombotisch-thrombozytopenischer Purpura (TTP) bzw. hämolytisch-urämischem Syndrom (HUS) und bei disseminierter intravasaler Gerinnung (DIC), d. h. bei Erkrankungen mit erhöhtem Verbrauch und gesteigerter Thrombozytenproduktion. Ausnahmen von dieser Kontraindikation sind akute lebensbedrohliche Blutungen und die Vorbereitung dringend indizierter operativer Eingriffe.

Größere Blutungen entstehen nie allein durch die Thrombozytopenie (wenn Thrombozyten >5000/µl), sondern sind verursacht durch zusätzliche lokale Faktoren oder plasmatische Gerinnungsstörungen. Blutungskomplikationen können daher auch nur durch die Thrombozytentransfusion und die Beseitigung der zusätzlichen Blutungsursache erfolgreich bekämpft werden.

Selbstverständlich dürfen bei thrombozytopenischen Patienten keine Medikamente gegeben werden, die die Thrombozytenfunktion beeinträchtigen, wie z. B. Azetylsalizylsäure oder nichtsteroidale Antirheumatika.

Ersatz von Gerinnungsfaktoren

Neben der Gabe von gefrorenem Frischplasma (ca. 1 ml/kg Körpergewicht erhöht die Gerinnungsfaktoren um 1–2%) können auch einzelne Faktoren, wie z. B. Fibrinogen (1–2 g/Tag), Antithrombin (AT) oder PPSB, substituiert werden. Als Anhaltswerte gelten Fibrinogen <80 mg/dl, ATIII <50%, Quickwert <30%, PTT >70 Sekunden. Die Indikation zur Substitution ist jedoch insgesamt sehr streng und in Abhängigkeit der klinischen Situation zu stellen. So ist z. B. die Gabe von gefrorenem Frischplasma im Rahmen eines Plasmaaustauschs, bei disseminierter intravasaler Gerinnung (DIC) mit Blutungsneigung, Leberinsuffizienz mit Blutungsneigung und isoliertem Faktor-V- oder Faktor-IX-Mangel indiziert, ebenso die Gabe von AT bei angeborenem Antithrombinmangel, bei akuter Thrombose des tiefen Venensystems, wenn die PTT durch alleinige Gabe von Heparin nicht verlängert werden kann, und bei Sepsis mit nachgewiesener DIC. Bei Zeichen einer Hyperfibrinolyse muss diese durch Gabe von Tranexamsäure (2000 mg i.v. alle 6 h) solange unterbrochen werden, bis die zugrundeliegende Erkrankung unter Kontrolle ist.

Literatur

American Society of Clinical Oncology (1994) Recommendations for the use of hematopoietic colony-stimmulating factors: evidence-based, clinical practice guidelines. J Clin Oncology 12(11): 2471–2508

Antiemetic Subcommitee of the Multinational Association of Supportive Care in Cancer (MASCC) (1998) Prevention of chemotherapy – and radio-therapy – induced emesis: Results of the Perugia Consensus Conference. Ann Oncol 9: 811–819

Bünte S, Ludwig WD (1994) Rationale Substitution mit Blut- und Blutbestandteilkonserven. Dtsch Med Wschr 119: 1555–1561

Freifeld A, Marchigiani D, Walsh T (1999) A double-blind comparison of empirical oral and intravenous antibiotic therapy for low-risk febrile patients with neutropenia during cancer chemotherapy. N Engl J Med 341: 305–311

Italian Group For Antiemetic Research (2000) Dexamethasone alone or in combination with ondosetron for the prevention of delayed nausea and vomiting induced by chemotherapy. N Engl J Med 342: 1554–1559

Link H, Blumenstengel K, Bohme A, Cornely O, Kellner O, Nowrousian MR et al. (1999) Antimikrobielle Therapie von unerklärtem Fieber bei Neutropenie; Standardempfehlungen der Arbeitsgemeinschaft Infektiologie in der Hämatologie und Onkologie der Deutschen Gesellschaft für Hämatologie und Onkologie. Dtsch Med Wschr 124 (Suppl 1): 3–8

Maschmeyer G, Beinert T, Buchheidt D, Einsele H, Holler E (1999) Diagnosis and therapy of lung infiltrates in febrile neutropenic patients. Standard recommendations of the Work Group of Infections in Hematology and Oncology of the German Association of Hematology and Oncology. Dtsch Med Wschr 124 (Suppl 1): 18–23

Pizzo PA (1993) Management of fever in patients with cancer and treatment-induced neutropenia. N Engl J Med 328: 1323–1332

Rolston KVI (1998) Risk assessment and risk-based therapy in febrile neutropenic patients. Eur J Clin Microbiol Infect Dis 17: 461–463

Schiffer CA, Anderson KC, Benett CL et al. (2001) Platelet transfusion for patients with cancer: clinical practice guidelines of the American Society of Clinical Oncology. J Clin Oncol 19: 1519–1538

4.4 Schmerztherapie
Else Heidemann

4.4.1 Epidemiologie

Nach einer Umfrage der Eastern Cooperative Oncology Group (ECOG) leiden 67% aller ambulanten Krebskranken an Schmerzen, die nur teilweise durch angemessene Schmerzmedikation bekämpft werden. (42% gaben an, keine angemessene Schmerztherapie erhalten zu haben.) Dabei traten die Schmerzen häufig lange vor dem Terminalstadium auf.

4.4.2 Schmerzursachen

Die Voraussetzung für eine adäquate Therapie ist die Klärung der Schmerzursache. Hier sind zu berücksichtigen:
- Tumorbedingte Schmerzen
    - Knochen- oder Weichteilinfiltration, z. B. destruierter Wirbelkörper, der bei Druck oder Beklopfen schmerzt; gut lokalisierbar; meist **Nozizeptorenschmerz**; neuropathischer Schmerz;
    - fortgeleitet/projiziert, z. B. Rückenschmerz bei Pankreaskarzinom im entsprechenden Dermatom (Head-Zone; **Nozizeptorenschmerz**; durch Konvergenz der Afferenzen am Hinterhorn des Rückenmarks kommt es zu Schmerzempfindung in entsprechenden Haut-/Muskelarealen)
    - oder in retroperitonealen Lymphknoten, die auf Nervenwurzeln drücken – Schmerz vor allem im Liegen; evtl. **neuropathischer Schmerz**;
    - segmental, z. B. Schmerzangabe in einem Dermatom, wenn eine Nervenwurzel oder ein Myelonanteil komprimiert wird, meist neuropathischer Schmerz.
    - viszeral, z. B. dumpfer Schmerz im Bereich der inneren Organe, oft diffus; durch **Nozizeptoren**[1] vermittelt;
    - **weitere Entstehungsursachen**: Lymphödem mit konsekutiver Durchblutungsstörung, Tumornekrose an Schleimhäuten mit Ulzeration oder Perforation, Ausbildung eines Hirnödems, Mediatorenfreisetzung.
- Therapiebedingte Schmerzen
  Diese werden hier nicht ausgeführt (s. Leitlinien der Deutschen Interdisziplinären Vereinigung für Schmerztherapie)
- Tumorassoziierte Schmerzen
  z. B. paraneoplastisches Syndrom, Zosterneuralgie, Infektionen, Venenthrombose, Dekubitus.
- Tumorunabhängige Schmerzen
  z. B. Migräne, Spannungskopfschmerz, Arthritis.

---

[1] Nozizeptoren = nervöse Sensoren = freie Nervenendigungen in fast allen Organen; reagieren auf thermische, mechanische und chemische Reize. In Abwesenheit von Prostaglandin E_2 können schmerzerzeugende Substanzen die Nozizeptoren nicht mehr erregen.

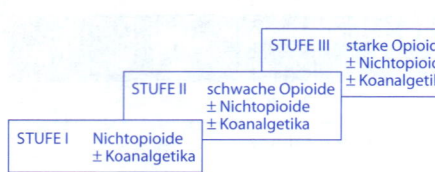

Abb. 4.4-1. Stufenplan der WHO zur Tumorschmerztherapie

4.4.3 Therapieprinzipien

Kausale Therapie
In jeder Phase muss geprüft werden, ob durch eine Maßnahme zur Tumorverkleinerung, zunächst in kurativer, später mit palliativer Zielsetzung, eine effektive Schmerzlinderung möglich ist (Operation, Strahlentherapie, Chemotherapie, Hormontherapie).

Akute oder chronische Schmerzen
Bei akuten Schmerzen (R 52.0), wie z. B. postoperativen Schmerzen, wird ein potentes Opioid z. B. Piritramid (Dipidolor) mit einer mittellangen Halbwertszeit bei Bedarf intravenös bis zum Erreichen einer optimalen Schmerzlinderung verabreicht (jeweils 2 mg im Abstand von 5–10 min).

Bei Tumorpatienten, die bereits eine Opioiddauertherapie erhalten, muss diese perioperativ zunächst identisch fortgeführt werden. Zusätzlich auftretende Wundschmerzen können darüber hinaus noch einen höheren Opioidbedarf verursachen, der entsprechend zu berücksichtigen ist.

Bei chronischen Schmerzen (R 52.2) ist eine Behandlung „bei Bedarf" nicht angemessen. Hier richtet sich das Standardverfahren nach den WHO-Leitlinien. Sie sollten schon während Diagnostik und tumorverkleinernder Therapie, vor allem aber in palliativen Situationen mit dem Ziel der völligen Schmerzfreiheit angewandt werden. Dabei ist es wichtig, dass deutliche Schmerzlinderung innerhalb von 24–48 h erreicht wird.

Die **Prinzipien der WHO** sind (Abb. 4.4-1):
- Vorbeugende Analgetikagabe:
  Begründung: Das Ziel einer 90%igen Beschwerdefreiheit kann nur erreicht werden, wenn die Wirkstoffkonzentration im Blutplasma dauernd über der schmerzlindernden Schwelle liegt.
- Schmerzmittelgabe nach festem Zeitplan:
  Begründung:
  - Die Wirkdauer der Medikamente muss berücksichtigt werden („24-Stunden-Schmerz erfordert 24-Stunden-Wirkspiegel").
  - Bei Einnahme „nach Bedarf" sinkt der Spiegel unter die schmerzlindernde Schwelle, die Medikation kommt zu spät, der Patient hat Schmerzen. Diese fördern die Tachyphylaxie bei Opioiden.
- Schmerztherapie nach Stufenschema:
  Begründung:
- Untertherapie oder Übertherapie müssen vermieden werden,
- Kombinationstherapie ist zu nutzen,
- Anpassung der Therapie an den Krankheitsverlauf ist notwendig,
- bevorzugt orale Applikationsweise.
  Begründung:
  - die orale Applikationsweise hat die geringsten Nebenwirkungen,
  - die Unabhängigkeit des Patienten wird gefördert,
  - ökonomisch (Sachkosten, Personalkosten).

Prinzip des Stufenplans Auf der Stufe I werden leichte Schmerzen mit schwachen Analgetika wie Paracetamol, Metamizol, Diclofenac, Ibuprofen usw. behandelt. Reichen diese nicht aus, sollten in Form einer Kombinationsdauertherapie schwache Opioide (Dihydrocodein, Dextropropoxyphen, Tilidin, Tramadol) ergänzt werden (Stufe II). Wenn auch dadurch keine ausreichende Schmerzlinderung zu erreichen ist, müssen starke Opioide wie z. B. Morphin oder Buprenorphin die schwachen Opioide unter Beibehaltung der peripheren Analgetika ersetzen (Stufe III). Auf allen Stufen kann die Ergänzung durch sog. Koanalgetika hilfreich sein.

4.4.4 Wirksubstanzen

**Antipyretische Analgetika
(sog. peripher wirksame Schmerzmittel)**
Wirkmechanismus: Hemmung der Zyklooxygenasen im peripheren Gewebe (und im ZNS?); zusätzlich weitere Wirkmechanismen möglich (Hemmung von Transkriptionsfaktoren). Durch Dämpfung der Nozizeptorenerregung hemmen sie die neurale Erregungsbildung direkt. Durch Hemmung der Prostaglandinsynthese verhindern sie, dass schmerzerzeugende Substanzen die Nozizeptoren erregen können.

Die Eigenschaften der unterschiedlichen antipyretischen Analgetika beschreibt Tabelle 4.4-1.

Opioide
Wirkungsweise:
- hemmen Neurone in den Hinterwurzelganglien und im Rückenmark direkt → afferente Schmerzinformation wird moduliert;
- binden auch an periphere Opioidrezeptoren und verhindern die Freisetzung der „Substanz P" aus peripheren Nervenendigungen;
- stimulieren deszendierende Systeme im Hirnstamm, die ihre schmerzhemmende Wirkung auf Rückenmarksebene verstärken;
- weitere Wirkorte: Thalamus, limbisches System (affektive Reaktion auf die Empfindung Schmerz wird moduliert).

4.4 Schmerztherapie

Informationen zur Applikation der unterschiedlichen Opoide gibt Tabelle 4.4-2.

Opioidtherapie – praktisches Vorgehen:
- Einstieg mit 12-h-Intervall einer üblichen Einstiegsdosis: z. B. 2-mal 10 mg retardiertes Morphin (2-mal MST 10),
- Steigerung der Dosis alle 24 h um 50–100%, sofern noch Schmerzen bestehen, z. B.
  - 2-mal 20 mg (2-mal MST 10),
  - 2-mal 30 mg (2-mal MST 30),
  - 3-mal 30 mg (3-mal MST 30),
  - 2-mal 60 mg (2-mal MST 60) usw.
- für Schmerzspitzen (Schmerzdurchbruch, „breakthrough pain") rasch wirksames Präparat der gleichen Potenz für den Bedarfsfall verschreiben.
  Einzeldosis: 1/6 der Morphintagesdosis z. B. für eine Tagesdosis von 120 mg retardiertes Morphin zusätzlich 1 Tbl. Sevredol 20 oder 20 Morphintropfen (1 Tr. = 1 mg) bei Bedarf.
- Bei Umstellung von der oralen auf die parenterale Applikation Dosisreduktion entsprechend Äquivalenztabelle.

Nebenwirkungen: Auf die Nebenwirkungen der antipyretischen Analgetika und der Koanalgetika (s. unten) wird hier nicht eingegangen. Die unerwünschten Wirkungen der Opioide müssen wegen ihrer Bedeutung hier aber besprochen werden.
- **Obstipation**: Die Behandlung der opioidinduzierten Obstipation ist immer notwendig und sollte stets prophylaktisch erfolgen. Die Kombination mehrerer Wirkprinzipien kann zur Reduktion von Nebenwirkungen sinnvoll sein.
- **Übelkeit** und **Erbrechen** spielen bei ca. 20% der Patienten, insbesondere zu Beginn der Therapie, eine wichtige Rolle. Bei vielen tritt nach etwa 14 Tagen Besserung ein. In der Anfangszeit sollte daher unbedingt mit einer effektiven antiemetischen Prophylaxe reagiert werden.
  Die Kombination mehrerer Wirkprinzipien kann zur Optimierung der Wirkung und Reduktion von Nebenwirkung sinnvoll sein.
- **Somnolenz**: Schläfrigkeit tritt typischerweise initial oder bei Dosissteigerung auf und verschwindet in der Regel in einer längeren Phase von Dosiskonstanz. Daher dürfen Patienten bei Neueinstellung oder bei Dosiserhöhung kein Kraftfahrzeug steuern. In einer stabilen Phase ist das dagegen möglich.
- **Verwirrtheit**: Verwirrtes Denken, Desorientierheit und Halluzinationen (Dosisreduktion!) sind Nebenwirkungen in der Einstellungsphase. Sie können Zeichen für Überdosierung oder Unverträglichkeit sein.
- **Atemdepression**: Die Minderung der Atemfrequenz kann bei moribunden Patienten als erwünschte Nebenwirkung genutzt werden. Bedrohlich wird sie erst beim Fünffachen der analgetisch wirksamen Dosis. Zur Bekämpfung subjektiver Atemnot wird die analgetische Dosis verdoppelt. Der Schmerz ist der physiologische Antagonist der opioidbedingten Atemdepression (Schmerz stimuliert das Atem-

Tabelle 4.4-1. Wahl des peripher wirkenden Analgetikums

Substanz/Tageshöchstdosis	Einnahmeintervall	Kommentar
Paracetamol[a]/6000 mg	4 Stunden	Schwächer analgetisch als die anderen peripher wirkenden Analgetika. Niedriges Therapierisiko, keine Blutungsgefahr *(nicht sauer)*
Azetylsalizylsäure[b]/4000 mg	4–6 Stunden	Kurze Wirkdauer, gastrointestinale Nebenwirkungen *(sauer)*
Ibuprofen[c]/2400 mg	4–6 Stunden	Weniger Nebenwirkungen als Diclofenac. Stark analgetisch, schwach antiphlogistisch wirksam *(sauer)*
Ibuprofen retard[d]/2400 mg	8–12 Stunden	
Metamizol[e]/6000 mg	4–6 Stunden	Stark analgtisch und *auch spasmolytisch* wirksam. NW: Hypotension, Agranulozytose (selten), keine Blutungsgefahr *(nicht sauer)*
Diclofenac[f]/200–300 mg	6–8 Stunden	Stark analgetisch und *stark antiphlogistisch* wirksam. NW: Leberbelastung, Ulzera, Ödeme *(sauer)* Niereninsuffizienz
Naproxen[g]/1000 mg	12 Stunden	Weniger Nebenwirkungen und schwächere analgetische Wirkung als Diclofenac. Als Suspension bei Schluckstörungen evtl. vorteilhaft *(sauer)*
Diflunisal[h]/1000 mg	12 Stunden	Nichtazetylierte Salizylate haben auf Thrombozytenfunktion und Blutungszeit wahrscheinlich einen geringeren Einfluss *(sauer)*
Piroxicam[i]/20 mg (initial 2 Tage 40 mg)	24 Stunden	evtl. bei Knochenschmerzen hilfreich
Meloxicam[j]/15 mg	24 Stunden	evtl. bei Knochenschmerzen hilfreich

[a] z. B. Benuron Tbl. (500 mg), ben-u-ron Supp. (1000 mg), [b] z. B. Aspirin Tbl. (500 mg), [c] z. B. Imbun Tbl. (500 mg = 293 mg Ibuprofen), Supp. (500 mg = 293 mg Ibuprofen), [d] z. B. Imbun retard Tbl. (800 mg): ohne Verlust der Retard-Galenik in Wasser auflösbar, [e] z. B. Novalgin Trp. (20 Trp. = 1 ml = 500 mg),Tbl. (500 mg), Supp. (1000 mg), [f] z. B. Voltaren Drg. (25 und 50 mg), Voltaren retard Drg. (100 mg), Voltaren Supp. (50 und 100 mg). Voltaren Resinat (Diclofenac-Colestyramin) Kps. ermöglichen ein 12-stündiges Einnahmeintervall (Tageshöchstdosis 2-mal 1 Voltaren Resinat Kps., Voltaren Dispers Tabelle [46,5 mg]), [g] z. B. Proxen Tbl. (500 mg) und Saft/Suspension (5 ml = 1 Messlöffel = 250 mg), [h] z. B. Fluniget Tbl. (500 mg), [i] z. B. Felden Tbl (20 mg), supp. (20 mg), [j] z. B. Mobec Tbl. (7,5 mg), supp. (7,5 mg).

Bemerkung:
[1] Dosen sollten ausgereizt werden!
[2] Cyclooxygenase-II-Hemmer (Coxibe) werden hier nicht aufgeführt, da sie in der Tumorschmerztherapie bisher keinen Stellenwert haben. Ihre Anwendung kann in einzelnen Fällen hilfreiche sein. Die etwaige Tumorprävention durch Coxibe ist nicht Thema dieses Kapitels.

4 Tumorerkrankungen

Tabelle 4.4-2. Opioide. Dosierung und Äquivalenzfaktor zu Morphin bei jeweils oraler Gabe (o.G.) und Umrechungsfaktor von der oralen auf die gleich wirksame parenterale Dosis (p.D.) einiger zentral wirkender Analgetika

	Substanz	o.G.	p.D.	Intervall ED/Tag	Einzeldosis (mg)	Max. Tagesdosis (mg)	Handelspräparat Einzeldosis
Stufe II	Dextropropoxyphen	0,07		6–8 h 3- bis 4-mal/Tag	150	600	Develin retard, 1 Retardkps.
	Codein	0,08		4–6 h 4- bis 6-mal/Tag	30–60	240	In Nedolon P Tbl. oder Talvosilen Tbl. mit Paracetamol
	Dihydrocodein (Retardform)	0,11		12 h 2-mal/Tag	60–120	240	DHC 60; 90; 120 Mundipharma, 1 Retardtbl.
	Tramadol	0,3	4/5	4 h 6-mal/Tag	50–100	400	Tramal zur 20–40 Trp. Einstellung
	Retardform			2-mal/Tag	100–200	400	Tramal long oder Tramundin zur 2-mal 1 Tbl. Dauertherapie
	Tilidin + Naloxon	0,3		4 h 6-mal/Tag	50–100	400	Valoron N zur 20–40 Trp. Dauertherapie
	Retardform			2-mal/Tag	100–200	400	Valoron N retard zur 2-mal 1 Tbl. Dauertherapie
Stufe III (Btm)	Morphin	1	1/2–1/3	4 h 6-mal/Tag	5–100		Morphin Merck 1%ige Lösung[6,] 0,5–10 ml; Sevredol 10; 20; 1 Tbl.; MSR 10; 20; 30; 1 supp.
	Morphin (Retardform)	1	1/2–1/3	(8–)12 h 2- (bis 3-) mal/Tag	10–200		MST 10; 30; 60; 100; 200 Mundipharma, 1 Retardtbl.; MST 20; 30 Retardgranulat; Capros 10; 30; 60; 100; 1 Kps.; Kapanol 20; 50; 100; 1 Kps.; M-long 10; 30; 60; 100; 1 Retardtbl.; MST continus long 30; 60. 1 Retardtbl.; bei Niereninsuffizienz bis zu 70% fäkal eliminierbar
	Buprenorphin (sublingual)	60	3/4	8 Std. 3-mal/Tag	0,2–1,2	5	Temgesic sublingual, 1–2 Tbl.
	Buprenorphin TTS	–	–	72 h	140 µg/h/ 3 Tage		Transtec (Matrixpflaster)
	Levomethadon	3–4	1/2	8–12 h 2- bis 3-mal/Tag	2,5–5–10 oral 5 mg s.c./i.v.		L-Polamidon 10–20 Trp.
	Fentanyl	100		72 h	25; 50; 75; 100 µg/h		Durogesic SMAT (Matrixpflaster) S à 2,5; 5; 7,5;10 mg
	Oxycodon	1–2		4–8 h 3- bis 6-mal/Tag	30 mg oral 10 mg i.v./s.c.		Oxygesic 10; 20; 40; 80 mg
	Hydromorphon	3,5–7	1/5	8–12 h 2- bis 3-mal/Tag	7,5 mg oral 1,5 mg i. v./s. c.		Palladon 4; 8; 16; 24 mg

zentrum). Solange ein Patient Schmerzen hat, kann das Atemzentrum nicht gelähmt werden.
- **Abhängigkeit:** Wegen der sich entwickelnden körperlichen Gewöhnung dürfen Opioide nie abrupt abgesetzt werden. Sie müssen bei geringerem Bedarf (z. B. Wegfall der Schmerzursache durch Operation, Strahlentherapie oder Chemotherapie) ausgeschlichen werden. Regel: 10–20% Dosisreduktion jeden 2. Tag. Eine Suchtentwicklung ist lediglich bei anamnestischem oder bestehendem Abususverhalten zu befürchten.
- **Morphinüberdosierung:** Zu erkennen an
  - inadäquater Somnolenz,
  - Halluzinationen,
  - Schmerz nimmt zu statt ab bei Morphindosiserhöhung,
  - Arthralgie,
  - Allodynie (starker Schmerz bei leichtem Berühren der Haut; empfindlicher Bezirk kann ganz umschrieben sein/punktförmig).
- **Weitere Nebenwirkungen:** Juckreiz (Abhilfe: Antihistaminikum, Einreibung mit Essigwasser oder Salbeitee), Schwitzen (Abhilfe: Anticholinergika oder Antihyperhydrotikum auf Salbeibasis [Sweatosan]), myotonische Krämpfe treten gelegentlich auf. Miktionsstörungen (Harnverhalt) treten insbesondere bei vorbestehender Störung auf, sind persistierend, können aber durch Alpha-1-Blocker und Cholinergika bekämpft werden (z. B. Doxazosin/Diblocin) 1–8 mg 1 tgl. und/oder Carbachol (Doryl) 1- bis 3-mal tgl. 1–2 mg. Zykli-

sche Antidepressiva und anticholinerg wirkende Substanzen sind möglichst zu vermeiden. Mundtrockenheit (Abhilfe: Stimulation der Salivation durch Eisstückchen mit Ananas, Kaugummi oder saure Drops) und Kontraktion der Gallenblasenmuskulatur und des Sphinkter Oddi treten gelegentlich auf und können persistieren. Als Spätnebenwirkung kommen Depressionen vor.

Können die Nebenwirkungen nicht beherrscht werden, kann der Wechsel auf ein anderes Opioid sinnvoll sein. Dabei ist zuerst die Tagesdosis des bisherigen Opioids zu ermitteln und die Tagesdosis des neuen Opioids entsprechend zu berechnen (vgl. Tabelle/Stufe III). Verabreicht wird aber initial nur 50% des errechneten Wertes. Methadon sollte wegen der langen Halbwertszeit anfangs mit höchstens 5% der errechneten Dosis gegeben werden.

Koanalgetika

Koanalgetika wirken alleine nicht schmerzlindernd, tragen aber im Kombination mit peripher oder zentralwirkenden Analgetika zur Schmerzlinderung bei.

Beispiele:
- **Trizyklische Antidepressiva** beeinflussen inhibitorische Transmitter im Zentralnervensystem und können dadurch die Erregungsübertragung in Synapsen des nozizeptiven Systems hemmen (Tabelle 4.4-3).
- **Neuroleptika:** Der Nachweis einer analgetischen Wirkung oder der Verstärkung der Wirkung von Opioidanalgetika durch Neuroleptika steht noch aus. Dennoch haben sie sich bewährt, da sie Erwartungsangst und Schlaflosigkeit beseitigen, die die Schmerzempfindung verstärken. Zudem sind sie als Antiemetika in der Opioidbehandlung sehr geeignet.
- **Kortikosteroide** hemmen die Bildung von chemischen Nozizeptorenreizen wie Interleukin 1, Interleukin 6, Tumornekrosefaktor, Interferon, Leukotriene, Prostaglandine (Tabelle 4.4-5).
- **Antikonvulsiva** stabilisieren die Membranen (Tabelle 4.4-6).
- **Bisphosphonate** werden häufig für Knochenschmerzen empfohlen. In randomisierten Studien wurde Schmerzlinderung gezeigt. Allerdings sind die vergleichenden Gruppen bezüglich Begleittherapie oder prognostischer Kriterien nicht ausgewogen (Berensen, Hortobagyi, Latreille).

4.4.5 Parenterale Schmerztherapie

Ist eine orale Opioidtherapie nicht möglich oder wegen nicht beherrschbarer Nebenwirkungen ungünstig, bestehen folgende Möglichkeiten:
- transdermale Therapie:
  - Fentanyl (Durogesic SMAT/Matrixpflaster); Vorsicht: kleinste Stufe 25 µg/h entspricht einer Tagesdosis von 60 mg oralem retardiertem Morphin;
  - oder Buprenorphin (Transtec) Matrixpflaster;
  - erhöhte Plasmakonzentrationen werden bei erhöhter Hauttemperatur gemessen (z. B. Fieber, Heizkissen, Sauna, Solarium);
- subkutane Morphindauerinfusion:
  - programmierbare Morphinpumpe mit mehrtägigem Vorrat (5–10 Tage) und der Möglichkeit von kontrollierten Bolusgaben (Graseby) sowie von Dosisanpassung während des Laufs;
  - Graseby MS26 oder Braun Omnifix 30 ml: Mischung zweier Substanzen möglich, Füllung mindestens alle 48 Stunden nötig, Mischbarkeit der Substanzen beachten.

Tabelle 4.4-3. Trizyklische Antidepressiva

Wirkstoff	Handelsname	Dosierung
Clomipramin	Anafranil	3-mal 10–25 mg/Tag (aktivierend)
oder		
Maprotilin	Ludiomil	3-mal 10–25 mg/Tag
oder		
Amitryptilin	Saroten	(3-mal) 25 mg/Tag (sedierend)
Alle einschleichend dosieren		

Tabelle 4.4-5. Kortikosteroide

Wirkstoff	Handelsname	Dosierung
Dexamethason bei Hirnödem:	Fortecortin	4–8 mg/Tag 4-mal 8 mg/Tag

Tabelle 4.4-4. Neuroleptika

Wirkstoff	Handelsname	Dosierung
Haloperidol	Haldol	3-mal 0,5–2 mg/Tag
oder		
Levomepromazin	Neurocil	3-mal 10–25 mg/Tag
oder		
Flupentixoldecanoat	Fluanxol 2%	0,3–0,4–0,5 mg s.c usw. steigern; 1-mal wöchentlich
oder		
Fluspirilen	Imap	1 Amp. i.m. wöchentlich
Alle einschleichend dosieren		

Tabelle 4.4-6. Antikonvulsiva

Wirkstoff	Handelsname	Dosierung	Kommentar
Carbamazepin	Tegretal, Timonil	400–1000 mg/Tag	(1. Wahl; einschleichen)
Gabapentin	Neurontin	900–3600 mg/Tag	(teurer; einschleichen)
Phenytoin	Zentropil, Phenhydan	100–300 mg/Tag	(2. Wahl)
Clonazepam	Rivotril	2–4 mg/Tag	(sedierend, Tachyphylaxie)
Valproinsäure	Ergenyl	200–500 mg zur Nacht, alle 3–4 Tage steigern, bis 1000–1500 mg	(sedierend)

Hinweise zur Verschreibung von Opioiden

- Btm-Rezepte sind kostenlos anzufordern bei Bundesinstitut für Arzneimittel und Medizinprodukte – Bundesopiumstelle – Genthiner Straße 38, 10785 Berlin.
- Eine schriftliche Dosisanweisung muss gegeben werden (nicht mehr auf dem Rezept, hier genügt der Zusatz „laut schriftlicher Anweisung"; die schriftliche Dosisanweisung ist aber sehr wichtig, da die Patienten sonst evtl. die Einnahme vergessen).
- Bei Überschreitung der Monatshöchstdosis muss ein „A" vermerkt werden, die früher notwendige Meldung ans Regierungspräsidium entfällt.
- In Notfällen kann ein ganz normales Rezept verwendet werden mit dem Zusatz „N", ein Btm-Rezept muss aber schnellstmöglich nachgereicht werden. Es muss dasselbe Datum tragen und wird in der Apotheke ausgetauscht.
- Wenn die Dosis einer Einheit nicht im Namen enthalten ist (z. B. MST 30), muss sie auf dem Rezept vermerkt werden; allerdings ist eine Wiederholung in Worten nicht mehr nötig.
- Bis zu zwei verschiedene Opioide können auf einem Rezept verordnet werden.
- Bei Auslandsreisen sollte den Patienten eine Bescheinigung mitgegeben werden, die bestätigt, dass sie aus medizinischen Gründen „Betäubungsmittel" mit sich führen.

Evidenz der Therapieempfehlungen

	Evidenzgrad	Empfehlungsstärke
Prinzipien der WHO	III	A
WHO-Stufenplan	III	A
Peripher wirkende Analgetika	III	A
Opioide	III	A
Trizyklische Antidepressiva	IV	B
Neuroleptika	IV	C
Kortikosteroide	IV	B
Antiepileptika	IV	B
Bisphosphonate	I-b	C
Fahrtüchtigkeit	I-b	B

Literatur

Berensen JR, Lichtenstein A, Porter L (1996) Efficacy of pamidronate in reducing skeletal events in patients with advanced multiple myeloma. N Engl J Med 334: 488–493
Deutsche Interdisziplinäre Vereinigung für Schmerztherapie (1999) Leitlinie zur Tumorschmerztherapie. Tumor Diagnostik und Therapie 20: 105–129
Cleeland CS, Gonin R, Hatfield AK (1994) Pain and its treatment in outpatients with metastatic cancer. N Engl J Med 330: 592–596
Hortobagyi GN, Theriault RL, Porter L (1996) Efficacy of pamidronate in reducing skeletal complications in patients with breast cancer and lytic bone metastases. N Engl J Med 335: 1785–1791
Latreille J et al. (1994) Aredia infusion in breast cancer: A randomized phase III trial to assess delay in progression of bone metastases. Proc Amer Soc Clin Oncol 13: 78
Levy MH (1996) Pharmacologic treatment of cancer pain. N Engl J Med 335: 1124–1132
Resch K (1991) Der entzündliche Gelenkschmerz. Pathobiochemie und pharmakologische Grundlagen. Schmerz 5 (Suppl 1): 3–12
Strumpf M, Köhler A, Zenz M, Willweber-Strumpf A, Dertwinkel R, Donner B (1997) Opioide und Fahrtüchtigkeit. Schmerz 11: 233–240
WHO (1986) Cancer pain relief. World Health Organization, Genf

4.5 Experimentelle Therapie und somatische Gentherapie von Krebs

Clemens-Martin Wendtner, Christian Kurzeder, David Kofler und Michael Hallek

4.5.1 Einführung

Die breite klinische Applikation der Gentherapie im Bereich der Onkologie ist durch technische Limitationen bezüglich des Gentransfers eingeschränkt. Dennoch gibt es neben vielen frühen Phase-I-Studien auch erste Berichte aus Phase-II-Studien über Tumorregressionen nach gentherapeutischen Interventionen. Tumorvakzinierungen auf der Basis autologer Tumorzellen oder dendritischer Zellen zeigen insbesondere im adjuvanten Kontext erste klinische Erfolge. Therapeutische Ansätze auf der Basis monoklonaler Antikörper und sog. „small molecules", die vor wenigen Jahren noch als experimentell eingestuft wurden, haben inzwischen z. T. eine feste Indikation im klinischen Alltag.

4.5.2 Immuntherapeutische Ansätze

Immuntherapeutische Strategien in der Krebstherapie

Immuntherapeutische Ansätze in der Krebstherapie lassen sich in aktive und passive Immunisierung einteilen. Tabelle 4.5-1 gibt eine Übersicht über derzeit verfolgte Strategien. Unter aktiver Immuntherapie versteht man eine Immunisierung mit dem Ziel, eine Tumorabstoßungsreaktion durch die körpereigene Immunabwehr zu initiieren. Während Immunisierungen mit Adjuvanzien oder Zytokinen relativ unspezifische immuntherapeutische Ansätze sind, zählen die auf Tumorantigenen basierenden Präparationen zu den spezifischeren Therapien, die durch die molekulare Identifikation von Tumorantigenen und durch erfolgversprechende Studien mit genetisch modifizierten Tumorzellen im Mausmodell begründet sind. Passive Immuntherapie basiert auf der Verabreichung monoklonaler Antikörper oder tumorspezifischer Immunzellen. Verschiedene Fähigkeiten machen den Einsatz von Antikörpern in der Immuntherapie von Tumoren interessant: Sie aktivieren das Komplementsystem, sind in der Lage, durch Bindung lösliche Faktoren zu neutralisieren und können zellständige Rezeptoren blockieren. Diese Effekte macht man sich zunutze, um gezielt für die Tumorprogression relevante Signalwege auszuschalten.

Verstärkung der tumorspezifischen T-Zell-Immunantwort

Zytotoxische T-Zellen („cytotoxic T-lymphocytes", CTL) sind nach vorausgegangener Aktivierung in der Lage, autologe Tumorzellen zu lysieren. Deshalb konzentrieren sich derzeit die Forschungsanstrengungen in der immunologischen Tumortherapie einerseits auf die Identifikation geeigneter Tumorantigene, andererseits auf optimale Bedingungen für die Stimulation zytotoxischer T-Zellen.

T-Zellen erkennen Antigene an der Oberfläche von anti-genpräsentierenden Zellen über ihren Rezeptor als prozessierte Peptide in Assoziation mit den Glykoproteinen des autologen „Major Histocompatibility Complex" (MHC) Klasse I und II (MHCI, MHCII). Anders als das ubiquitär exprimierte MHCI-Genprodukt werden MHCII-Moleküle nur von wenigen Zelltypen konstitutiv exprimiert: von B-Zellen, Makrophagen, dendritischen Zellen (den sog. antigenpräsentierenden Zellen) und von Epithelzellen des Thymus. Endogene Peptidantigene (z. B. Onkoproteine einer Tumorzelle) werden im Kontext von MHCI-Molekülen präsentiert, exogene Peptidantigene (z. B. durch Tumorzellnekrose freigewordene Tumorantigene) im Kontext von MHCII-Molekülen.

Dendritische Zellen sind darüber hinaus fähig, Antigene von untergehenden Zellen aufzunehmen und über MHCI-Moleküle zu präsentieren. Komplexe aus endogenen Proteinen und MHCI-Molekülen werden spezifisch von CD8+ CTL erkannt. MHCII/Peptidkomplexe werden an der Oberfläche der APC spezifisch von CD4+-T-Helferzellen erkannt. Für eine vollständige und maximale T-Zellantwort auf die Interaktion des Peptid/MHC-Komplexes (Signal 1) ist ein zweites, sog. **kostimulatorisches Signal** erforderlich. Diese kostimulatorischen Signale werden vor allem durch die Interaktion der durch APC exprimierten Oberflächenmoleküle B7–1 und B7–2 mit dem CD28/CTLA-4 Rezeptor auf T-Zellseite geliefert. Weitere kostimulatorische Moleküle sind die Komplexe aus CD70/CD27 und CD40/CD40L. Diese kostimulatorischen Signale sind für die Induktion einer klonalen T-Zellexpansion sowie einer IL-2 Produktion entscheidend. Fehlt dieses kostimulatorische Signal, kommt es zur Anergie bzw. Apoptose des antigenspezifischen T-Zell-Klons (Abb. 4.5-1). Immunisierungen mit transgenen Tumorzellen, die nach Gentransfer vermehrt kostimulatorische Moleküle auf ihrer Zelloberfläche exprimieren oder kostimulatorische Zytokine sezernieren, werden derzeit in klinischen Studien überprüft.

Identifizierung von Tumorantigenen

Obwohl Tumorzellen von körpereigenen Zellen abstammen, kann es, bedingt durch die maligne Transformation, zur Expression von Molekülen kommen, die vom spezifischen Immunsystem als fremd erkannt werden. Tumorantigene unterscheiden sich in der von ihnen ausgelösten Immunantwort und werden demnach klassifiziert in

- Antigene, die eine humorale Immunantwort induzieren,
- Antigene, die eine CD4+-T-Zell-vermittelte Immunantwort induzieren,
- Antigene, die eine CD8+-T-Zell-vermittelte Immunantwort induzieren.

Die meisten Tumorantigene wurden durch gezieltes Screening von Tumor-cDNA-Bibliotheken identifiziert und binden an MHCI-Moleküle. Mittlerweile stehen Verfahren zur Verfügung, um cDNA-Bibliotheken einer MHCII-Präsentation zuzuführen, sodass in

Tabelle 4.5-1. Klassifikation immuntherapeutischer Strategien zur Krebstherapie

Klassifikation		Beispiele
Aktive Immuntherapie	Unspezifisch	Adjuvanzien Interferone Zytokine
	Spezifisch	Rekombinante und synthetische Impfstoffe: Peptide, Proteine, Plasmid-DNA, Viren, Bakterien Dendritische Zellen, gepulst mit Tumorlysat oder Peptid Modifizierte autologe und allogene Tumorzellen Hitzeschockproteinextrakte aus Tumorzellen
Passive Immuntherapie	Antikörper	Monoklonale Antikörper Radioimmunkonjugate und Immunotoxine
	Immuneffektorzellen	Adoptiver Transfer zytotoxischer T-Zellen

Zukunft auch mit einer größeren Zahl an verfügbaren CD4+-T-Zellantigenen zu rechnen ist.

Ein für die Immuntherapie ideales Tumorantigen sollte folgende Eigenschaften haben:
- Es sollte von möglichst allen Tumoren einer Kategorie exprimiert werden, man spricht von tumorspezifischen **gemeinsamen Antigenen**.
- Eine Immunreaktion gegen das Tumorantigen sollte zur Tumorabstoßung führen, ohne dabei eine Autoimmunreaktion gegen körpereigenes Gewebe zu induzieren.
- Das Antigenprodukt sollte eine kausale Rolle in der malignen Transformation spielen, sodass **Escape-Mutationen**, die vom Immunsystem nicht erkannt werden, selten auftreten.

In Tabelle 4.5-2 sind die unterschiedlichen Gruppen verfügbarer Tumorantigene exemplarisch dargestellt. Eine große Zahl an gemeinsamen Antigenen wurde bereits für das maligne Melanom identifiziert. Meist handelt es sich um gewebsspezifische Antigene wie die Tyrosinase oder gp100, aber auch um tumorspezifische Antigene wie MAGE, das außer in verschiedenen Malignomen nur noch in den Hoden nachweisbar ist. Ein erster Schritt in Richtung eines universellen Tumorantigens gelang durch die Identifizierung MHCI-bindender Peptidabschnitte der katalytischen Untereinheit der **Telomerase** (hTERT) und der Generierung spezifischer CTL gegen hTERT exprimierende Tumorzellen. Telomerase wird von ca. 85% aller Karzinome exprimiert und schützt die Chromosomenenden vor DNA-Verlust, wie man ihn z. B. bei Zellteilung beobachtet.

Für viele Tumorentitäten konnten dagegen bisher noch keine gemeinsamen Tumorantigene identifiziert werden. Methoden der Bioinformatik könnten, wie kürzlich für B-Zelllymphome gezeigt wurde, eine Lösung dieses Problems sein. Aufgrund ihrer Abstammung von B-Zellen exprimieren alle Zellen des malignen Klons ein bestimmtes Oberflächenimmunglobulin, das auch als **Idiotyp** bezeichnet wird. Anhand einer Datenbank mit den Sequenzinformationen des Idiotyps mehrerer Patienten gelang es, MHCI-bindende Peptide aus den unspezifischen Immunglobulinabschnitten (Framework-Abschnitte) zu berechnen.

Bisher erzielte klinische Erfolge in der Tumorvakzinierung konnten die Erwartungen noch nicht erfüllen. Ein Grund hierfür liegt in der zu geringen Anzahl und Qualität verfügbarer Tumorantigene. Fortschritte erhofft man sich durch die Kombination mehrerer Tumorantigene, durch Vakzinierung mit genetisch veränderten Tumorzellen und die Vakzinierung mit Tumorlysat- oder -peptid beladenen dendritischen Zellen.

Mittlerweile stehen neue Ansätze zur Identifizierung von Tumorantigenen zur Verfügung, die nicht mehr auf einer vorausgehenden In-vitro-Expansion autologer tumorreaktiver T-Zellen beruhen. Möglicherweise führen neue Techniken, die auf der Analyse differentielle Proteinexpression durch Proteomics oder der genetischen Analyse durch DNA-Mikroarrays basieren, in Kombination mit den oben geschilderten computergestützten Prädiktionsverfahren zur Identifikation von qualitativ hochwertigeren Tumorantigenen.

Aktive Vakzinierungsstrategien

Bis heute gibt es keine zugelassene Indikation für eine kurative oder adjuvante Therapie mit einer aktiven Tumorvakzine. Vakzinierungsansätze, die auf Formulierungen mit charakterisierten Tumorantigenen beruhen und den heutigen Erkenntnisstand bei der therapeutischen T-Zellaktivierung reflektieren, befinden sich meist noch in einer sehr frühen Entwicklungsphase. Daten aus prospektiv randomisierten Studien, die Aussagen über die therapeutische Wirksamkeit moderner Vakzine zulassen, liegen nur vereinzelt vor. Ergebnisse aus zahlreichen Phase-I-Studien lassen jedoch zumindest den Schluss zu, dass es möglich ist, durch eine thera-

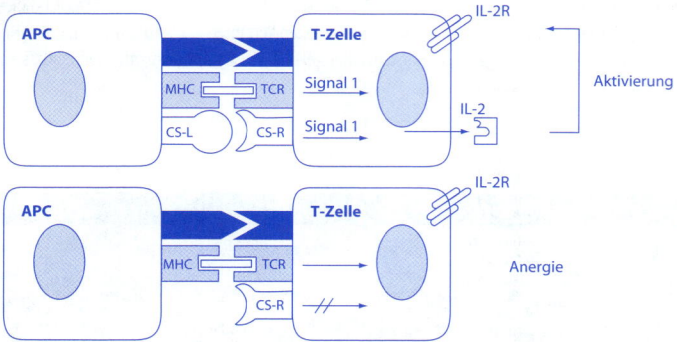

Abb. 4.5-1. Zwei-Signal-Theorie der T-Zellaktivierung. T-Zellen interagieren über Adhäsionsmoleküle, den T-Zellrezeptor (TCR) und über Rezeptoren für sog. kostimulatorische Signale mit antigenpräsentierenden Zellen (APC). Mittels ihres T-Zellrezeptors erkennen sie Komplexe aus Peptidantigenen und MHC-Molekülen auf der Zelloberfläche der APC (Signal 1). Für die Induktion einer klonalen T-Zellexpansion ist die Präsentation von kostimulatorischen Signalen (CS-Rezeptor und CS-Ligand, Signal 2) notwendig. Fehlt dieses kostimulatorische Signal, dann unterbleibt der autokrine und parakrine Il-2-Stimulus und es resultiert eine Anergie der T-Zelle

Tabelle 4.5-2. Tumorantigene, die eine T-Zellantwort induzieren

	Tumorantigen	Beispiel
Patientenspezifische Antigene	Akzidentelle Mutationen normaler Genprodukte oder hypervariable Genprodukte	Idiotyp, Expression auf B-Zellen und B-Zelllymphomen
Gemeinsame Antigene	Aktivierte Onkogene oder mutierte Tumorsuppressorgene Virus kodierte Proteine Gewebespezifische Antigene, tumorspezifische Antigene	P21 mit Punktmutation in den Kodons 12 oder 61, Expression in 50% humaner Kolonkarzinome EBNA1, Expression in EBV-assoziierten Malignomen MAGE-1 im Melanom, Expression in 30% humaner Melanome, Tyrosinase, gp100, Her2/neu im Ovarialkarzinom, Mammakarzinom Katalytische Untereinheit der Telomerase (hTERT) Framework-Abschnitte der variablen Region der Immunglobuline

peutische Vakzinierung eine tumorspezifische Immunantwort zu induzieren, sodass Folgestudien sinnvoll erscheinen.

Synthetische und rekombinante Impfstoffe Synthetische und rekombinante Impfstoffe wurden bereits in unterschiedlichen Formen für eine Vielzahl von Tumoren getestet. Als attraktives Modell zur Durchführung klinischer Studien dienten B-Zelllymphome, die sich durch die Expression idiotypischer Determinanten als potentielle Tumorantigene auszeichnen. Heterohybridomtechniken erlauben die recht aufwendige Isolierung des charakteristischen Immunglobulins, das gekoppelt an KLH („keyhole limpet hemocyanin") als Vakzine für klinische Studien diente. Klinische Daten an wenigen Patienten zeigen, dass eine solche Vakzine eine humorale sowie eine zytotoxische T-Zellantwort induziert. Mit einer simultanen Verabreichung von GM-CSF („granulocyte-monocyte colony stimulating factor") konnte in 8 von 11 Patienten mit follikulärem Lymphom eine anhaltende, komplette, molekulare Remission erzielt werden. Durch die Entwicklung von DNA-Idiotypimpfstoffen erhoffte man, die aufwendige Proteinexpression in vitro umgehen zu können. Allerdings ist das Expressionsniveau des Idiotyps für diesen Zweck derzeit noch nicht hoch genug. Zur Steigerung der Immunogenität dieser Produkte wurden verschiedene Fusionskonstrukte, basierend auf dem scFv-Fragment, getestet, unter anderem Fragment C von Tetanus-Toxin, ein Interleukin-1β-Nonapeptid und verschiedene Chemokine. Erste klinische Studien zur Evaluation der Immunogenität dieser Fusionskonstrukte wurden initiiert, nachdem im Tiermodell beispielhaft eine protektive Immunität erzielt werden konnte.

Vakzinierung mit modifizierten autologen und allogenen Tumorzellen Für erste Vakzinierungsstudien mit autologen oder allogenen Tumorzellen wurden Tumorzelllysate oder Tumorzelllinien in Kombination mit verschiedenen Adjuvanzien zur Therapie bei metastasiertem malignem Melanom verabreicht. Klinische Ansprechraten bis zu 20% wurden beobachtet. Autologe Tumorzellen zur Vakzinierung werden aus dem Tumorresektat oder aus einer Biopsie gewonnen. Aus offensichtlichen Gründen müssen die Tumorzellen vor einer therapeutischen Applikation inaktiviert werden, was durch γ-Bestrahlung geschieht. Eine allogene Tumorzellformulierung muss im Gegensatz zur autologen nicht individuell für jeden Patienten zubereitet werden. Allogene Tumorzellen werden hinsichtlich ihrer Expression gemeinsamer Tumorantigene und hinsichtlich ihres HLA-Typs charakterisiert. Da eine mit Hilfe der allogenen Tumorzellvakzine induzierte Immunantwort sich gegen definierte Tumorantigene richtet, ist es möglich, diese Antwort durch spezifische Assays zu messen. Erstmalig konnte im Rahmen einer großen randomisierten Phase-III-Studie gezeigt werden, dass bezogen auf 379 auswertbare Patienten mit einem Nierenzellkarzinom durch eine zusätzliche 6-malige intradermale Applikation einer autologen Tumorzellvakzine nach einer radikalen Nephrektomie ein signifikant verbessertes progressionsfreies Überleben nach 5 Jahren erzielt werden konnte im Vergleich zu einer Kontrollgruppe, die lediglich operiert wurde. Auch für Patienten mit fortgeschrittenem Erkrankungsstadium (Stadium IV) konnte durch Vakzinierung mit autologen Tumorzellen in Kombination mit Gabe von BCG-Adjuvans sowie Interleukin-2 Applikation z. T. anhaltendes Tumoransprechen bei einer Ansprechrate von 27% beobachtet werden. Wirksamere Immunantworten gegen schwach immunogene Tumoren erhofft man sich aus der Verwendung genetisch veränderter Tumorzellen, die allogene MHC-Moleküle, lymphotaktische Chemokine, kostimulatorische Zytokine oder Oberflächenmoleküle transgen exprimieren (s. unten).

Dendritische Zellen, die Tumorantigen präsentieren Dendritische Zellen spielen eine zentrale Rolle in der Aktivierung naiver T-Zellen. Sie zeichnen sich aus durch eine starke Expression kostimulatorischer Moleküle sowie durch MHCI-und MHCII-Moleküle. Eine weitere Besonderheit ist ihre Fähigkeit, Antigene aus apoptotischen Zellen aufzunehmen und einer MHCI-restringierten Präsentation zuzuführen („cross priming"). Für den klinischen Einsatz lassen sich dendritische Zellen in ausreichender Zahl für eine Vakzinierung aus CD14+-Vorläuferzellen im peripheren Blut generieren. Als Reifungsfaktoren dienen dabei GM-CSF und IL-4. Dendritische Zellen durchlaufen in vivo nach Antigenaufnahme in der Peripherie einen Reifungsprozess, in dessen Verlauf sie ihre Kapazität zur Antigenpräsentation ausbauen. Nach Migration in die parafollikulären Zonen eines Lymphknotens sind sie schließlich für eine maximale Stimulation ruhender und naiver T-Zellen ausgestattet. Diese Reifung simuliert man in vitro durch Zugabe verschiedener Zytokincocktails (TNFα, „monocyte-conditioned medium", löslicher CD40L). Um dendritische Zellen als therapeutische Tumorzellvakzine einzusetzen, müssen sie mit Tumorantigen beladen werden. Dies geschieht durch Inkubation mit Tumorzelllysat oder definierten Peptiden. Antigene können aber auch durch Transfer von DNA oder RNA in dendritischen Zellen zur Expression gebracht werden. Klinische Studien mit dendritischen Zellen an Patienten mit Melanomen konnten das therapeutische Prinzip durch den Nachweis tumorspezifischer T-Zellen belegen.

Adoptive Immuntherapie

Einen weiteren, attraktiven Ansatz zur Immuntherapie von Krebs stellt der **adoptive T-Zelltransfer** da. Die Identifikation von Tumorantigenen, die von CTL erkannt werden, sowie die Verfeinerung von Methoden zur T-Zellstimulation und -expansion haben die Anwendung der adoptiven Immuntherapie in Modellsystemen ermöglicht. Das am besten untersuchte System stellen dabei die Epstein-Barr-Virus- (EBV-)assoziierten Lymphome dar. Gemeinsam ist diesen Malignomen, dass sie den latenten Lebenszyklus des Virus darstellen und mit drei charakteristischen Proteinexpressionsmustern an nukleären (EBNAs) und membranständigen Proteinen (LMPs) einhergehen.

Die verschiedenen Latenztypen reflektieren drei verschiedene Immunitätslagen. Antigene wie EBNA3A und 3B triggern die stärksten CTL-Reaktionen in vitro. Tumoren dieses Typus werden deshalb nur in immunsupprimierten Patienten beispielsweise nach Organtransplantation beobachtet. Nach allogener Stammzelltransplantation bietet sich eine Therapie der relativ immunogenen B-Zelllymphome durch unmanipulierte Spender-T-Zellen an, eine Strategie, die mit einer hohen klinischen Ansprechrate einhergeht. Auch für die chronische myeloische Leukämie konnte gezeigt werden, dass durch Donorlymphozyten-Infusionen (DLI) anhaltende Remissionen in Patienten generiert werden können, die nach allogener Stammzelltransplantation ein Rezidiv erfahren hatten.

4.5.3 Gentherapie maligner Erkrankungen

Das ideale Ziel der Krebstherapie ist die vollständige und nebenwirkungsarme Eliminierung aller Tumorzellen oder alternativ die gezielte Korrektur aller aufgetretenen genetischen Aberrationen in allen Tumorzellen. Die Ergebnisse der bisherigen gentherapeutischen Studien sind noch sehr weit von diesem Ideal entfernt. Dennoch besitzt die Gentherapie ein enormes Potential. Das Hauptproblem, das es zu überwinden gilt, ist die ungenügende Effizienz verfügbarer Gentransfertechniken und die schlechte Kontrolle über die Transgenexpression nach erfolgtem Gentransfer. Aufgrund dieser Limitation konzentriert sich die Mehrzahl heutiger gentherapeutischen Strategien ebenfalls noch auf eine Stimulation des Immunsystems oder auf den adjuvanten Einsatz rekombinanter Genkonstrukte zusätzlich zu bestehenden Therapien.

Gentransfermethoden

Unter den derzeit verfügbaren Gentransfersystemen sind die **viralen Vektoren** die effizientesten. Etwa 75% der genehmigten klinischen Gentherapieprotokolle nutzen virale Vektorsysteme für den Gentransfer. Zu den am häufigsten verwendeten Systemen zählen adenovirale-, retrovirale- und AAV-Vektoren (adenoassoziiertes Virus) [http://www.wiley.com/genetherapy/clinical/vectors.html].

Für eine erfolgreiche genetische Manipulation von Tumorzellen in vivo benötigt man Gentransfersysteme,
- die ein therapeutisches Gen effizient und spezifisch in die Tumorzellen einschleusen,
- die zu einer kontrollierten Expression des Transgenprodukts führen,
- die sicher in der Anwendung sind, d. h. vor allem eine Freisetzung pathogener Rekombinanten ausschließen.

Therapiestrategien

Ansätze zur Gentherapie maligner Erkrankungen konzentrieren sich auf unterschiedliche Zielzellen, neben den Tumorzellen sind auch die Zellen des Immunsystems sowie hämatopoetische Stammzellen Ziel für einen therapeutischen Gentransfer. Die Vielfalt unter den gentherapeutischen Strategien ist groß, Tabelle 4.5-3 zeigt die drei wichtigsten.

Aktive Immunisierung mit genetisch modifizierten autologen oder allogenen Tumorzellen

Die Einbringung bestimmter Gene, die für **Zytokine** (z. B. IL-2 oder GM-CSF) oder **kostimulatorische Moleküle** (z. B. CD80, CD86) kodieren, kann die Immunogenität von Tumorzellen erhöhen (s. oben). Die genetische Modifikation der autologen bzw. allogenen Tumorzellen erfolgt wiederum meist ex vivo. Ein solcher gentherapeutischer Ansatz wird derzeit mit Erfolg bei der chronischen lymphatischen Leukämie (CLL) getestet. Durch Gentransfer des **CD40-Liganden (CD40L)**, einem Molekül aus der Familie der TNF-Liganden, können CLL-Zellen sich gegenseitig stimulieren. CD40L wird von CD4+-T-Lymphozyten nach Stimulation des T-Zellrezeptor-/CD3-Komplexes exprimiert. Die Stimulation des CD40-Rezeptors auf B-Lymphozyten, Makrophagen oder dendritischen Zellen führt zur Expression wichtiger kostimulatorischer Moleküle. Auch auf CLL-Zellen kann nach Stimulation des CD40-Rezeptors die Aufregulation wichtiger kostimulatorischer Moleküle induziert werden. Dadurch werden CLL-Zellen in die Lage versetzt, autologe oder allogene T-Zellen zu stimulieren. Es konnte gezeigt werden, dass sich nach Stimulation allogener T-Lymphozyten CTL generieren lassen, die gegen CLL-Zellen reagieren. Erste klinische Studienergebnisse zeigen, dass durch Reinfusion autologer, CD40L-exprimierender CLL-Zellen eine Reduktion der Leukämiezellen im peripheren Blut erzielt werden kann.

In einer Phase-I/II-Studie konnte durch eine Vakzinierung mit autologen Tumorzellen, die mittels eines adenoviralen Vektors, der für GM-CSF kodiert, transduziert wurden, anhaltende komplette Remissionen bei 3 von 33 Patienten nachgewiesen werden, die an einem fortgeschrittenem nichtkleinzelligem Bronchialkarzinom litten. Interessanterweise konnte insgesamt ein verbessertes Überleben bei Patienten dokumentiert werden, die eine Vakzine erhielten, die eine höhere GM-CSF-Sekretionsleistung aufwies. Auch in einer anderen unabhängigen Phase-I/II-Studie wurde ein klinisches Ansprechen in zumindest einem Teil der Patienten (8 von 35) mit metastasiertem nichtkleinzelligem Bronchialkarzinom nach Vakzinierung mit GM-CSF-transduzierten autologen Tumorzellen beobachtet. Auch für andere Tumorentitäten wie malignes Melanom wurden z. T. ähnliche Effekte nach Vakzinierung mit GM-CSF-modifizierten autologen Tumorzellen beschrieben.

Genetische Modifikation von Tumoreffektorzellen Das Konzept des adoptiven T-Zelltransfers wurde bereits oben erklärt. Die Möglichkeit des Gentransfers erweitert das Anwendungspotential dieser Methode beträchtlich. So können retroviral eingebrachte Marker helfen, tumorspezifische T-Lymphozyten nach Applikation in vitro aufzuspüren und damit ihre Aktivität zu belegen (**Genmarkierung**). Andere Autoren haben die infundierten Spender-T-Zellen mittels retroviralem Gentransfer mit einem Thymidin-Kinase-Suizidgen ausgestattet, das die Zellen gegen Ganciclovir sensibilisiert. Auf diese Weise konnte erfolgreich die GvHD behandelt werden. Weiterhin können die T-Zellen mittels Gentransfer mit einer neuen Rezeptorspezifität ausgestattet werden. Ein sehr eleganter Ansatz ist dabei der Transfer von **chimären Rezeptoren**, bestehend aus einem Single-Chain-Antikörper und Signaltransduktionselementen des T-Zellrezeptors. Diese Chimäre erlauben eine T-Zellstimulation unter Umgehung der erforderlichen MHC-Restriktion. Dadurch werden auch Tumorzellen erkannt, die durch MHC-Downregulation oder Defekte in der Antigenprozessierung eine gegen den Tumor gerichtete Immunantwort unterlaufen. Im Mausmodell konnte das Konzept bereits validiert werden.

Elimination von Tumorzellen durch Einführung eines Suizidgens So genannte **Suizidgene** kodieren für Enzyme, die nichttoxische Vorläufersubstanzen („pro-drugs") zu toxischen Metaboliten konvertieren. Die Verabreichung dieser Substanzen führt so zum Tod aller Zellen, die das Suizidgen tragen. Um das gesunde Gewebe dabei zu schonen, muss entweder der Vektor oder die Vorläufersubstanz tumorzellspezifisch verabreicht werden. Beispielsweise wird Ganciclovir von der **herpesviralen Thymidinkinase (Tk)** zu einem toxischen Metaboliten phosphoryliert und bewirkt so nach seiner Verabreichung den Zelltod von Tumorzellen, wenn zuvor die Gensequenz des Enzyms in die Tumorzellen transduziert wurde. In einer ersten klinischen Studie wurde das Tk-Gen retroviral in Hirntumoren zur Expression gebracht. Die verwendeten murinen Retroviren eignen sich für einen selektiven Gentransfer in die Tumorzellen, da sie nur proliferierende Zellen transduzieren, nichtproliferierendes, neuronales Gewebe wird daher verschont. In präklinischen Studien genügte mitunter eine geringe Transduktionseffizienz, um nahezu den gesamten Tumor zu zerstören. Durch den Austausch des aktivierten Wirkstoffes oder apoptotischer Signale der Zellen untereinander kommt es auch zur Zytolyse nichttransduzierter Zellen (**Bystander-Effekt**). Umso enttäuschender waren jedoch die Ergebnisse einer großen Phase-III-Studie an 248 Patienten mit neudiagnostiziertem Glioblastoma multiforme: Patienten mit adjuvanter Gentherapie mit HSV-Tk-Vektoren nach Resektion und Nachbestrahlung zeigten kein verbessertes progressionsfreies oder Gesamtüberleben im Vergleich zu Patienten mit alleiniger Operation und Radiatio. Mittlerweile steht eine große Zahl weiterer Suizidgensysteme zur Verfügung. Ein weiteres weit verbreitetes Suizidgen kodiert die **Cytosindeaminase** (CDA), die Fluorcytosin zum toxischen 5-Fluorouracil metabolisiert. Interessant für zukünftige klinische Anwendungen sind z. B. das P450-2B1, das die Metabolisierung von Cyclophosphamid zu 4-Hydroperoxy-Cyclophosphamid katalysiert, und eine bakterielle Nitroreduktase, die CB1954 in das tumorizide 4-Hydroxylamin reduziert. Voraussetzung für einen klinischen Erfolg dieser Strategie ist jedoch ein tumorzellspezifischer Gentransfer bzw. die tumorzellspezifische Genexpression, die mit den derzeit verfügbaren Vektorsystemen in vivo noch nicht zu erzielen sind.

Einbringung von Tumorsuppressorgenen Im Verlauf der neoplastischen Transformation, der malignen Invasion und Metastasierung sammeln die Tumorzellen eine Reihe genetischer Aberrationen an. Da eine gezielte und vollständige Korrektur aller angesammelten Mutationen aus praktischen und technischen

Tabelle 4.5-3. Strategien zur Therapie neoplastischer Erkrankungen durch Gentransfer

Stimulation der Immunantwort durch Gentransfer	
Aktive Immunisierung	Verstärkung der Immunogenität von Tumorzellen Vakzinierung mit Tumorantigenen (s. oben)
Genetische Modifikation von Immuneffektorzellen	Gentransfer von Zytokingenen zur autokrinen und parakrinen Immunstimulation Gentransfer von Suizidgenen zur Kontrolle von Immunreaktionen gegen den Empfänger Gentransfer neuer Rezeptorgene zur spezifischen Tumorerkennung
Einbringung therapeutischer Gene in die Tumorzelle	
Gentransfer von Suizidgenen	
Gentransfer von Antisense-Genen und Ribozymen	
Gentransfer von Tumorsuppressorgenen	
Einbringung protektiver Gene in Normalgewebe	
Transfer von Genen, die eine Resistenz gegenüber Chemotherapeutika vermitteln, in hämatopoetische Stammzellen	

Gründen nicht möglich ist, erhofft man sich einen therapeutischen Erfolg durch Korrektur essentieller einzelner Genmutationen, die verantwortlich für die Ausbildung des malignen Phänotyps sind. Am besten eignen sich für eine solche Intervention mutierte Gene, die mit einem Funktionsverlust einhergehen und deshalb durch Transfer der normalen Genkopie ersetzt werden können. Ein Beispiel dafür ist das in vielen Tumorzellen mutierte **Tumorsuppressorgen p53**. Eine stabile Transfektion des Wildtyp-p53-Gens führt in den so behandelten Zellen zu einem Zellzyklusarrest in der G1-Phase oder zur Apoptose der Tumorzelle. Durch Injektion eines replikationsinkompetenten adenoviralen Vektors konnte das p53-Gen in Patienten mit Bronchialkarzinom zur Expression gebracht und so ein vorübergehender therapeutischer Effekt erzielt werden.

Ein Ansprechen nach intratumoraler p53-Gentherapie wurde insbesondere bei Patienten mit nichtkleinzelligem Bronchialkarzinom in Kombination mit einer Radiotherapie beobachtet, nicht jedoch nach Chemotherapie. Für Patienten mit Blasenkarzinom konnte die biologische Effektivität des p53-Gentransfers gezeigt werden, wobei weitere Studien zum Nachweis der klinischen Wirksamkeit ausstehen.

Einbringung protektiv wirkender Gene in hämatopoetische Stammzellen Die Aufklärung verschiedener Resistenzmechanismen gegenüber zytotoxischen Substanzen hat zu gentherapeutischen Ansätzen geführt, die eine Reduzierung der Toxizität nachfolgender Chemotherapien zum Ziel haben. Das Einbringen eines solchen Resistenzmechanismus in hämatopoetische Stammzellen könnte es erlauben, die Dosierung des Chemotherapeutikums zu erhöhen und so die therapeutische Breite zu erhöhen. Beispiele für derartige Resistenzfaktoren sind die DNA-Methylguanin-Methyltransferasen (**MGMT**), die nach Therapie mit Nitroharnstoffverbindungen DNA-Schäden beheben, oder das **MDR-Genprodukt** („multiple drug resistance"), das als Molekül-Efflux-Pumpe chemoprotektiv wirkt. Aufgrund der Unzulänglichkeiten der Vektorsysteme waren bisherige Anstrengungen jedoch nicht erfolgreich. Die Transduktionseffizienz hämatopoetischer Stammzellen und die erreichte Transgenexpression waren ungenügend. Es verwundert deshalb nicht, dass in klinischen Studien bisher in vivo die Selektion resistenter Stammzellen misslang. Eine neue Generation retroviraler Vektoren, basierend auf Lentiviren oder Onkoretroviren, verspricht bessere Transduktionseffizienz. Lentivirale Vektoren haben dabei durch ihre Fähigkeit zur Transduktion nichtproliferierender Zellen einen gewissen Vorteil. Weitere Nachteile ergeben sich aus dem Ansatz selbst. Es besteht die Gefahr, dass neoplastische Zellen mit einer Chemotherapieresistenz ausgestattet und dem Patienten reinfundiert werden. Zu befürchten ist außerdem, dass nach Erweiterung des therapeutischen Fensters durch Protektion des hämatopoetischen Systems toxische Effekte auf andere Organe eine Dosissteigerung in den therapeutisch wirksamen Bereich verhindern.

4.5.4 Molekulare Therapien

Die molekularbiologische Forschung der letzten Jahrzehnte hat zu einem enormen Erkenntnisgewinn über genetische und zellbiologische Veränderungen neoplastischer Erkrankungen geführt. Nun hofft man, mit diesem Wissen neue innovative Therapeutika zu entwickeln, die effektiver und nebenwirkungsärmer sind als herkömmliche Chemotherapeutika. Während sich konventionelle Chemotherapeutika relativ unspezifisch gegen sich rasch vermehrende oder sich in Zellteilung befindliche Zellen richten, gilt die Aufmerksamkeit immer mehr den molekularen Therapien, die gezielt in die Mechanismen der Krebsentstehung eingreifen. Tabelle 4.5-4 zeigt eine Übersicht über unterschiedliche Interventionsebenen innovativer Therapieansätze.

Die Interventionsebenen und die Ansatzpunkte für molekulare Therapien sind extrem vielfältig. Anhand weniger Beispiele soll dargestellt werden, wie sich nach der Definition geeigneter molekularer Zielstrukturen gezielt Inhibitoren für bestimmte zellbiologische Vorgänge entwickeln lassen. Das Hauptaugenmerk richtet sich dabei auf kleine synthetische Moleküle, die aufgrund ihrer Homologie zu zellulären Molekülen Proteininteraktionen bzw. intrazelluläre Signalwege antagonisieren, sog. „**small molecule inhibitors**". Der Einsatz monoklonaler Antikörper beschränkt sich im Vergleich dazu vor allem auf die Neutralisation membranständiger Rezeptoren. Noch unklar ist, ob sich **DNA/RNA-Antisense-Strategien** in eine breite klinische Anwendung umsetzen lassen. Mittlerweile gibt es zahlreiche Varianten dieser Strategie, die darauf beruht, durch exogene RNA- oder DNA-Oligonukleotide die Expression eines Proteins zu unterdrücken. Ein Antisense-Oligonukleotid, das spezifisch an humane bcl-2-mRNA bindet und nachfolgend zu einer RNA-Degradation und verminderter bcl-2-Proteinexpression führt, ist Oblimersen (Genasense, G3139). In einer Phase-I/II-Studie erwies sich die Kombination aus Oblimersen mit einer zytostatischen Therapie bei Patienten mit kleinzelligem Bronchialkarzinom als gut

Tabelle 4.5-4. Interventionsebenen für molekulare Therapien

Interventionsmodell	Therapeutische Strategie
Onkogen	Inhibition der Onkogenexpression auf der Ebene der RNA-Translation durch Antisense-Strategien
Verlust eines Tumorsuppressorgens	Kompensation des Verlustes durch Gentransfer
Signaltransduktionswege	Signalhemmung mittels kleiner synthetischer Moleküle
Zellzykluskontrolle	Modulation zyklinabhängiger Kinasen (CDK)
Apoptose	Antagonisierung von Genprodukten mit hemmendem Einfluss auf Apoptose
Angiogenese	Antagonisierung proangiogenetischer Faktoren

verträglich und effektiv, sodass weitere klinische Studien zum definitiven Wirksamkeitsnachweis indiziert sind. Patienten mit malignem Melanom, die zur Standardtherapie Dacarbazin zusätzlich Oblimersen erhielten, wiesen im Vergleich zum Kontrollkollektiv eine signifikant höhere Ansprechrate auf, auch wenn hier nur ein Trend für ein verbessertes Überleben ohne statistische Signifikanz nachgewiesen werden konnte.

Für viele Tumorentitäten wurden charakteristische Mutationen von Protoonkogenen oder Tumorsuppressorgenen beschrieben, die für die Ausbildung des malignen Phänotyps notwendig sind. Prinzipiell bieten dabei Mutationen, die mit einem Funktionsgewinn einhergehen, mehr Möglichkeiten für eine therapeutische Intervention als solche, die einen Genverlust bedingen. Der Verlust eines **Tumorsuppressorgens** kann möglicherweise besser durch Gentransfermethoden kompensiert werden (s. oben). Dagegen bietet die Expression von **Onkogenen** mehrere andere Angriffspunkte für eine Intervention entlang des stimulierten Signalweges. Ein weiteres Modell der Tumorpathogenese basiert auf der Analyse von Steuerelementen, die den Zellzyklus kontrollieren. Zyklinabhängige Kinasen („cyclin-dependent kinases", CDK) steuern den Eintritt in die unterschiedlichen Zellzyklusphasen durch Phosphorylierung ihrer Substratmoleküle. Sie werden ihrerseits durch verschiedene **Zykline** und endogene Inhibitoren (p16, p21, p27) reguliert. Die maligne Transformation geht häufig mit einer veränderten Expression oder strukturellen Aberration dieser regulatorischen Proteine einher. Flavopiridol, ein semisynthetisches Flavonderivat, inhibiert neben einer Reihe weiterer Kinasen das Zyklin D1. Es wird derzeit in klinischen Studien zur Therapie verschiedener Malignome getestet.

Die Tatsache, dass progressives Tumorwachstum von der Neuformierung tumorversorgender Gefäßstrukturen abhängt, bildet die Rationale für die Therapie mit **antiangiogenetischen Faktoren**. Das Wachstum neuer Gefäße wird empfindlich reguliert von einer Reihe proangiogenetischer Faktoren sowie von Inhibitoren. Derzeitige Interventionsstrategien versuchen, die Wirkung proangiogenetischer Faktoren entweder auf Rezeptorebene oder der sich anschließenden Signalkaskade zu antagonisieren.

Inzwischen erlangte ein monoklonaler Antikörper, der gegen den vaskulären endothelialen Wachstumsfaktor (VEGF) gerichtet ist, Bevacizumab, eine Zulassung für das fortgeschrittene kolorektale Karzinom: In einer Phase-III-Studie erwies sich die Addition von Bevacizumab zu einer 5-FU-basierten Kombinationstherapie signifikant überlegen im Sinne eines Überlebensvorteils gegenüber einer alleinigen Chemotherapie. Auch in Phase-II-Studien zeigte Bevacizumab bereits klinische Wirksamkeit bei Patienten mit fortgeschrittenem Nierenzellkarzinom, nichtkleinzelligem Bronchialkarzinom und metastasiertem Mammakarzinom.

Neben Antikörpern gegen VEGF sind in den letzten Jahren mehrere monoklonale Antikörper gegen tumorspezifische Zielstrukturen erfolgreich klinisch zum Einsatz gekommen. Rituximab (anti-CD20) ist inzwischen für die Behandlung des follikulären Lymphoms zugelassen. In Kombination mit konventioneller Chemotherapie werden eindrucksvolle synergistische Effekte nicht nur bei follikulären Lymphomen, sondern auch bei hochmalignen NHLs und der CLL gesehen. Alemtuzumab (anti-CD52) ist für die Behandlung der refraktären CLL zugelassen und zeigt auch in der Erstlinientherapie ein hohes Ansprechen. Trastuzumab (anti-Her2) in Kombination mit Chemotherapie stellt einen Durchbruch in der Behandlung des metastasierten Mammakarzinoms dar. Antikörper gegen den epidermalen Wachstumsfaktor (EGFR), insbesondere Cetuximab, haben Einzug in die Klinik gehalten: Bei Patienten mit EGFR-positiven kolorektalen Karzinomen, die nicht mehr auf Irinotecan ansprachen, konnte im Rahmen einer randomisierten Phase-II-Studie durch eine Cetuximab-Monotherapie ein weiteres Ansprechen (9%) erzielt werden. Auch bei Kopf-Hals-Tumoren zeigte sich eine Kombination aus Cetuximab mit einer platinbasierten Chemotherapie in Phase-II-Studien als effektiv.

Das erste Beispiel einer neoplastischen Erkrankung, für die ein kausaler genetischer Mechanismus zur Entwicklung einer mole-

Evidenz der Therapieempfehlungen			
	Indikation	Evidenzgrad	Empfehlungsstärke
Idiotyp-Vakzine	follikuläres NHL	IIa	B
Autologe Tumorvakzine	Nierenzell-Ca. (adj.)	Ib	A
Spenderlymphozyten (DLI)	CML	Ib	A
Ad-CD40L-Gentherapie	CLL	IIb	B
Ad-GM-CSF-Gentherapie	NSCLC, Melanom	IIb	B
Ad-p53-Gentherapie	NSCLC, Blasen-Ca	IIb	B
Bcl-2-Antisense	NSCLC, Melanom	IIb	B
Bevacizumab (anti-VEGF)	Colon-Ca, Nierenzell-Ca	Ib	A
Rituximab (anti-CD20)	follikuläres NHL, Mantelzell-lymphom, hochmaligne NHLs	Ib	A
Alemtuzumab (anti-CD52)	CLL	Ib	A
Trastuzumab (anti-Her2)	Mamma-Ca	Ib	A
Cetuximab (anti-EGFR)	Colon-Ca, Kopf-Hals-Tumoren	Ib	A
Imatinib	CML, GIST	Ib	A
Erlotinib	NSCLC	Ib	A
Gefitinib	NSCLC	Ib	A

kular definierten, spezifisch wirksamen Therapie genutzt werden konnte, stellt die chronische myeloische Leukämie (CML) dar. Durch die reziproke chromosomale Translokation t(9;22)(q34;q11) entsteht das zytoplasmatische Fusionsprotein BCR-ABL mit dauerhaft und unreguliert aktiver ABL-Tyrosinkinase. Es gelang die Synthese eines **spezifischen Tyrosinkinaseinhibitors**, Imatinib-Mesylat (Gleevec), der bereits in submikromolarer Konzentration zur Apoptose der transformierten Zellen führt. Die klinischen Ergebnisse sind sehr vielversprechend, vor allem weil die Nebenwirkungen des Imatinib erstaunlich gering sind. Bei CML-Patienten in der chronischen Phase werden in 91% bzw. 36%, in der akzelerierten Phase 69% bzw. 17% komplette hämatologische bzw. zytogenetische Remissionen erzielt.

Auch für gastrointestinale Stromatumoren (GIST) konnte durch spezifische Hemmung der Tyrosinrezeptorkinase c-kit durch Imatinib paradigmatisch der Effekt einer molekularen Therapie belegt werden: mehr als 50% der Patienten zeigte nach einer oralen Monotherapie mit Imatinib z. T. langanhaltende Remissionen verglichen mit einem Tumoransprechen im Bereich von 5% bei historischen Kontrollpatienten unter einer konventionellen Chemotherapie. Auch Inhibitoren des EGFR, Erlotinib und Gefitinib, zeigten in großen randomisierten Studien Aktivität als Monosubstanz bei Patienten mit chemotherapierefraktärem nichtkleinzelligem Bronchialkarzinom (NSCLC), sodass hier mittlerweile für beide Substanzen eine Zulassung in der Drittlinientherapie des fortgeschrittenen NSCLC erfolgte. In den nächsten Jahren sind weitere spezifische „small molecules" im klinischen Einsatz zu erwarten, die z. T. auch mehrere tumorassoziierte Kinasen parallel antagonisieren können (Multi-target-Tyrosinkinaseinhibitoren).

Literatur

Anderson WF (1998) Human gene therapy. Nature 392: 25–30
Bedrosian I, Mick R, Xu S et al. (2003) Intranodal administration of peptide-pulsed mature dendritic cell vaccines results in superior CD8+ T-cell function in melanoma patients. J Clin Oncol 21: 3826–3835
Bendandi M, Gocke CD, Kobrin CB et al. (1999) Complete molecular remissions induced by patient-specific vaccination plus granulocyte-monocyte colony-stimulating factor against lymphoma [see comments]. Nat Med 5: 1171–1177
Bonini C, Ferrari G, Verzeletti S et al. (1997) HSV-TK gene transfer into donor lymphocytes for control of allogeneic graft-versus-leukemia [see comments]. Science 276: 1719–1724
Boon T, Coulie PG, Van den Eynde B (1997) Tumor antigens recognized by T cells. Immunol Today 18: 267–268
Buhmann R, Nolte A, Westhaus D, Emmerich B, Hallek M (1999) CD40-activated B-cell chronic lymphocytic leukemia cells for tumor immunotherapy: stimulation of allogeneic versus autologous T cells generates different types of effector cells. Blood 93: 1992–2002
Caponigro F, Ionna F, Comella G (2004) New cytotoxic and molecular-targeted therapies of head and neck tumors. Curr Opin Oncol 16: 225–230
Chang AE, Li Q, Jiang G et al. (2003) Phase II trial of autologous tumor vaccination, anti-CD3-activated vaccine-primed lymphocytes, and interleukin-2 in stage IV renal cell cancer. J Clin Oncol 21: 884–890
Ciardiello F, De Vita F, Orditura M, Tortora G (2004) The role of EGFR inhibitors in nonsmall cell lung cancer. Curr Opin Oncol 16: 130–135

Cobleigh MA, Langmuir VK, Sledge GW et al. (2003) A phase I/II dose-escalation trial of bevacizumab in previously treated metastatic breast cancer. Semin Oncol 30 (Suppl 16): 117–124
Culver KW, Ram Z, Wallbridge S, Ishii H, Oldfield EH, Blaese RM (1992) In vivo gene transfer with retroviral vector-producer cells for treatment of experimental brain tumors. Science 256: 1550–1552
Dranoff G, Jaffee E, Lazenby A et al. (1993) Vaccination with irradiated tumor cells engineered to secrete murine granulocyte-macrophage colony-stimulating factor stimulates potent, specific, and long-lasting anti-tumor immunity. Proc Natl Acad Sci USA 90: 3539–3543
Druker B, Talpaz M, Resta D et al. (2001) Efficacy and safety of a specific inhibitor of the Bcr-Abl tyrosine kinase in chronic myeloid leukemia. N Engl J Med 344: 1031–1037
Folkman J (1996) Tumor angiogenesis. Cancer medicine. Williams & Wilkins, Baltimore
Guglielmi C, Arcese W, Dazzi F et al. (2002) Donor lymphocyte infusion for relapsed chronic myelogenous leukemia: prognostic relevance of the initial cell dose. Blood 100: 397–405
Guinan EC, Gribben JG, Boussiotis VA, Freeman GJ, Nadler LM (1994) Pivotal role of the B7:CD28 pathway in transplantation tolerance and tumor immunity. Blood 84: 3261–3282
Herbst RS, Frankel SR (2004) Oblimersen sodium (Genasense bcl-2 antisense oligonucleotide): a rational therapeutic to enhance apoptosis in therapy of lung cancer. Clin Cancer Res 10: 4245–4248
Hesdorffer C, Ayello J, Ward M et al. (1998) Phase I trial of retroviral-mediated transfer of the human MDR1 gene as marrow chemoprotection in patients undergoing high-dose chemotherapy and autologous stem-cell transplantation. J Clin Oncol 16: 165–172
Hurwitz H, Fehrenbacher L, Novotny W et al. (2004) Bevacizumab plus irinotecan, fluorouracil, and leucovorin for metastatic colorectal cancer. N Engl J Med 350: 2335–2342
Jocham D, Richter A, Hoffmann L et al. (2004) Adjuvant autologous renal tumour cell vaccine and risk of tumor progression in patients with renal-cell carcinoma after radical nephrectomy: phase III, randomised controlled trial. Lancet 363: 594–599
Johnson DH, Fehrenbacher L, Novotny WF et al. (2004) Randomized phase II trial comparing bevacizumab plus carboplatin and paclitaxel with carboplatin and paclitaxel alone in previously untreated locally advanced or metastatic non-small cell lung cancer. J Clin Oncol 22: 2184–2191
Keene JA, Forman J (1982) Helper activity is required for the in vivo generation of cytotoxic T lymphocytes. J Exp Med 155: 768–782
King CA, Spellerberg MB, Zhu D et al. (1998) DNA vaccines with single-chain Fv fused to fragment C of tetanus toxin induce protective immunity against lymphoma and myeloma. Nat Med 4: 1281–1286
Kubal J, Wen SF, Leissner J et al. (2002) Successful adenovirus-mediated wild-type p53 gene transfer in patients with bladder cancer by intravesical vector instillations. J Clin Oncol 20: 957–965
Nagayama H, Sato K, Morishita M et al. (2003) Results of a phase I clinical study using autologous tumour lysate-pulsed monocyte-derived mature dendritic cell vaccinations for stage IV malignant melanoma patients combined with low dose interleukin-2. Melanoma Res 13: 521–530
Nemunaitis J, Sterman D, Jablons D et al. (2004) Granulocyte-macrophage colony-stimulating factor gene-modified autologous tumor vaccines in non-small-cell lung cancer. J Natl Cancer Inst 96: 326–331
Nestle FO, Alijagic S, Gilliet M et al. (1998) Vaccination of melanoma patients with peptide- or tumor lysate-pulsed dendritic cells. Nat Med 4: 328–332
Rainov NG (2000) A phase III clinical evaluation of herpes simplex virus type 1 thymidine kinase and ganciclovir gene therapy as an adjuvant to surgical resection and radiation in adults with previously untreated glioblastoma multiforme. Hum Gene Ther 11: 2389–2401

Romani N, Gruner S, Brang D et al. (1994) Proliferating dendritic cell progenitors in human blood. J Exp Med 180: 83–93

Rudin CM, Kozloff M, Hoffman PC et al. (2004) Phase I study of G3139, a bcl-2 antisense oligonucleotide, combined with carboplatin and etoposide in patients with small cell lung cancer. J Clin Oncol 22: 1110–1117

Salgia R, Lynch T, Skarin A et al. (2003) Vaccination with irradiated autologous tumor cells engineered to secrete granulocyte-macrophage colony-stimulating factor augments antitumor immunity in some patients with metastatic non-small-cell lung carcinoma. J Clin Oncol 21: 624–630

Saltz LB, Meropol NJ, Loehrer PJ Sr et al. (2004) Phase II trial of cetuximab in patients with refractory colorectal cancer that expresses the epidermal growth factor receptor. J Clin Oncol 22: 1201–1208

Schuler M, Herrmann R, De Greve JL et al. (2001) Adenovirus-mediated wild-type p53 gene transfer in patients receiving chemotherapy for advanced non-small-cell lung cancer: results of a multicenter phase II study. J Clin Oncol 19: 1750–1758

Soiffer R, Hodi FS, Haluska F et al. (2003) Vaccination with irradiated, autologous melanoma cells engineered to secrete granulocyte-macrophage colony-stimulating factor by adenoviral-mediated gene transfer augments antitumor immunity in patients with metastatic melanoma. J Clin Oncol 21: 3343–3350

Stevenson FK, Zhu D, King CA, Ashworth LJ, Kumar S, Hawkins RE (1995) Idiotypic DNA vaccines against B-cell lymphoma. Immunol Rev 145: 211–228

Su Z, Dannull J, Heiser A et al. (2003) Immunological and clinical responses in metastatic renal cancer patients vaccinated with tumor RNA-transfected dendritic cells. Cancer Res 63: 2127–2133

Swisher SG, Roth JA, Komaki R et al. (2003) Induction of p53-regulated genes and tumor regression in lung cancer patients after intratumoral delivery of adenoviral p53 (INGN 201) and radiation therapy. Clin Cancer Res 9: 93–101

Townsend SE, Allison JP (1993) Tumor rejection after direct costimulation of CD8+ T cells by B7-transfected melanoma cells. Science 259: 368–370

Trojan A, Schultze JL, Witzens M et al. (2000) Immunoglobulin framework-derived peptides function as cytotoxic T-cell epitopes commonly expressed in B-cell malignancies. Nat Med 6: 667–672

Vonderheide RH, Hahn WC, Schultze JL, Nadler LM (1999) The telomerase catalytic subunit is a widely expressed tumor-associated antigen recognized by cytotoxic T lymphocytes. Immunity 10: 673–679

Wendtner C-M, Kofler DM, Theiss HD et al. (2002) Efficient gene transfer of CD40 ligand into primary B-CLL cells using recombinant adeno-associated virus (rAAV) vectors. Blood 100: 1655–1661

Wierda WG, Cantwell MJ, Woods SJ, Rassenti LZ, Prussak CE, Kipps TJ (2000) CD40-ligand (CD154) gene therapy for chronic lymphocytic leukemia. Blood 96: 2917–2924

Yang JC, Haworth L, Sherry RM et al. (2003) A randomized trial of bevacizumab, an anti-vascular endothelial growth factor antibody, for metastatic renal cancer. N Engl J Med 349: 427–434

Erkrankungen des Blutes

MICHAEL HALLEK

5.1	Grundlagen der Hämatopoese	271
5.2	Hämatologische Diagnostik – Kurzüberblick	274
5.3	Stammzellerkrankungen	275
5.4	Störungen der Erythropoese – Anämien	290
5.5	Erkrankungen des granulozytären/monozytären Systems	315
5.6	Erkrankungen des lymphatischen Systems	337
5.7	Störungen des thrombozytären Systems und der Gefäßwand	364
5.8	Störungen der plasmatischen Hämostase und der Gefäßwand	373

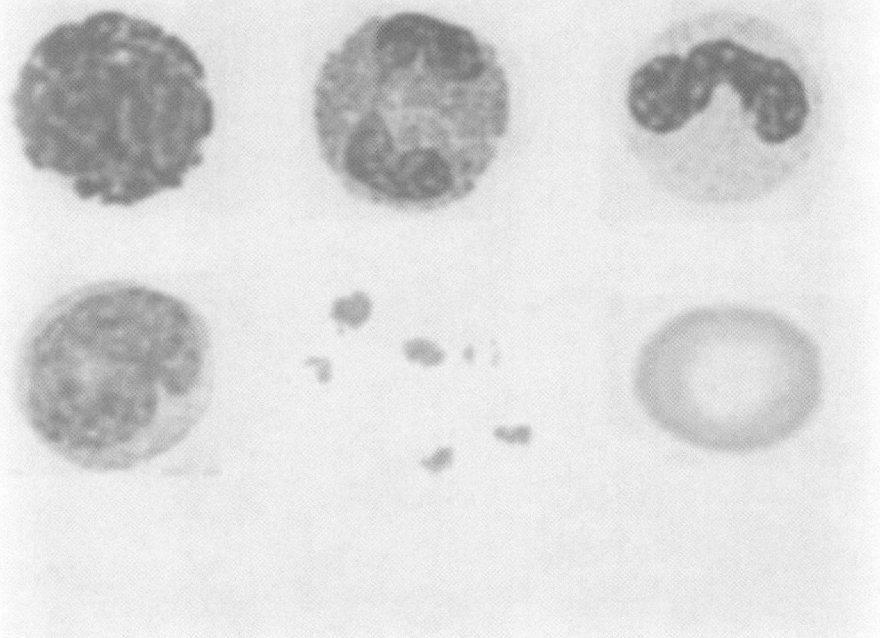

5.1 Grundlagen der Hämatopoese
Daniel Re und Jürgen Wolf

5.1.1 Einleitung

Die hämatopoetischen Stammzellen sind charakterisiert durch die Fähigkeit zur Selbsterneuerung und Differenzierung in Progenitorzellen (Vorläuferzellen). Von diesen Vorläuferzellen stammen alle zellulären Bestandteile des Blutes ab. Die beim Erwachsenen im Knochenmark vorkommende pluripotente hämatopoetische Stammzelle steht somit am Beginn der Entwicklung aller hämatopoetischen Reihen (lymphozytär, myeloisch, erythrozytär und megakaryozytär). Die Proliferation und die Differenzierung dieser Zellen werden unter anderem durch das komplexe Zusammenspiel von Wachstumsfaktoren (Zytokinen) sowie von Zell-Zell- und Zell-Matrix-Interaktionen reguliert. Im Folgenden werden die zugrunde liegenden pathophysiologischen Konzepte dargestellt.

5.1.2 Stammzellen

Die pluripotente hämatopoetische Stammzelle entsteht ontogenetisch aus nichthämatologischen Vorläuferzellen mesodermalen Ursprungs während der Dottersackformation. Nach gängiger Vorstellung migrieren diese embryonalen („primitiven") Stammzellen im weiteren Verlauf in die fetale Leber und bilden dort die „definitive" Hämatopoese entsprechend der im Knochenmark des Erwachsenen vorkommenden Blutbildung. Auf Grund der Unterschiede zwischen primitiver und definitiver Hämatopoese (Tabelle 5.1-1) wird alternativ diskutiert, ob sich beide Zellpopulationen möglicherweise unabhängig voneinander entwickeln. Danach würden alle embryonalen Stammzellen parallel zum Aufbau der fetalen Hämatopoese durch programmierten Zelltod (Apoptose) eliminiert werden und nicht zur definitiven Hämatopoese des Erwachsenen beitragen.

Die hämatopoetischen Stammzellen sind durch einen eigenen Phänotyp charakterisiert, der jedoch beim Menschen noch nicht eindeutig definiert ist. Während bestimmte Oberflächenstrukturen exprimiert werden (z. B. CD34 und Thy1), sind diese Stammzellen durch das Fehlen anderer linienspezifischer Membranbestandteile (z. B. das T-Zell-rezeptorassoziierte Molekül CD3 als Zeichen der T-Zell-Linienzugehörigkeit) gekennzeichnet. Solche phänotypischen Eigenschaften lassen sich mittels Durchflusszytometrie (FACS-Analyse) bestimmen und für eine Anreicherung von Stammzellen verwenden (z. B. für die Apherese von hämatopoetischen Stammzellen im Rahmen einer geplanten Stammzelltransplantation). Neben CD34 werden auch andere Marker wie AC133 oder Hoechst 33342 zur Identifizierung von hämatopoetischen Stammzellen verwendet. Interessanterweise kann in diesen unreifen Zellen auf molekularer Ebene (im Gegensatz zum Phänotyp) ein Nebeneinander verschiedener linienspezifischer Genaktivitäten nachgewiesen werden. So wurden in unreifen Stammzellen z. B. Hinweise für erythroide (β-Globin) und myeloide (Myeloperoxidase) Genexpressionsprogramme gefunden. Aus diesem „Hintergrundrauschen" entsteht schrittweise ein linienspezifisches regulatorisches Netzwerk. Analog verändert sich im Laufe der Differenzierung der Stammzellen dann auch der Phänotyp der Zellen in Richtung der jeweiligen Zellreihe. Einige Zellreihen sind durch das Vorkommen bestimmter spezifischer Oberflächenstrukturen gekennzeichnet (z. B. CD3 auf T-Zellen, CD19 auf B-Zellen), während andere Zellen nur durch eine Kombination verschiedener Membranantigene und Zelleigenschaften voneinander abgegrenzt werden können (z. B. Granulozyten). Parallel mit der phänotypischen Veränderung der reifenden kommitierten Zelle verliert diese ihre Fähigkeit zur Selbsterneuerung. Dafür steigt die Zahl der Zellen, die sich im Zellzyklus befinden (also in allen Zellzyklusphasen außer in G_0) mit dem Grad der Differenzierung an. Diese Veränderungen der hämatopoetischen Zellen auf dem Weg zu einer reifen Endzelle belegen ihre hohe Plastizität. Diese kommt auch darin zum Ausdruck, dass die hämatopoetischen Stammzellen mesodermaler Herkunft nicht nur in alle hämatopoetischen Zellen, sondern sogar in (epitheliale ektodermale) Leberzellen und möglicherweise sogar in Muskelzellen differenzieren können.

Diese Arbeiten wecken die Hoffnung, dass zukünftig Gewebe, unter anderem auch „Blut", gezielt aus wenigen Zellen hergestellt und modifiziert werden kann („tissue engineering").

Die Abbildung 5.1-1 zeigt vereinfacht, wie Blutzellen aus hämatopoetischen Stammzellen entstehen. Das Stammzellkompartiment ist heterogen. Man unterscheidet mindestens zwei Reifegrade von pluripotenten Stammzellen, nämlich die Stammzellen, die zu einer langfristigen Rekonstitution der Hämatopoese führen können („long-term" hämatopoetische Stammzellen) und jene, die lediglich kurzfristig die Hämatopoese aufrechterhalten können („short-term" hämatopoetische Stammzellen). Am wahrscheinlichsten jedoch ist, dass es ein Kontinuum an Zellen unterschiedlicher Potenz von undeterminierten Stammzellen zu differenzierten Blutzellen gibt. Jede sich teilende pluripotente hämatopoetische Stammzelle hat drei mögliche Entwicklungspotentiale:

1. Selbsterneuerung („self-renewal"): Aus einer Stammzelle entstehen weitere Stammzellen, die so zur Aufrechterhaltung des Stammzellkompartiments beitragen;
2. Differenzierung zu kommitierten Vorläuferzellen; und

Tabelle 5.1-1. Unterschiede zwischen embryonalen, fetalen und adulten humanen Stammzellen (mod. nach Zon 1995)

	Primitive Stammzelle, embryonal	Definitive Stammzelle	
		Fetal	Adult
Lokalisation	Dottersack	Leber	Knochenmark
Stammzellen	Proliferierend	G_0	G_0
Zellreihe	Rote	Alle	Alle

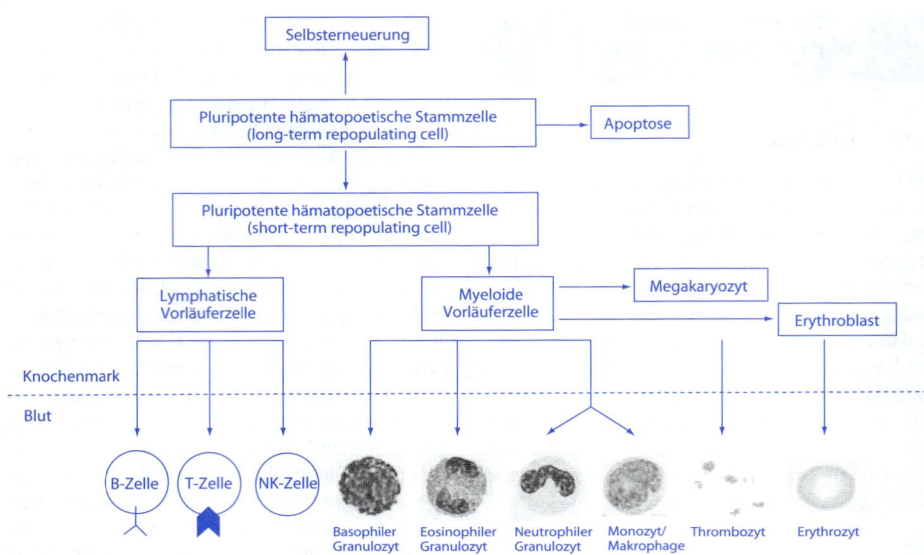

Abb. 5.1-1. Wesentliche statistische Parameter zur Bewertung der Ergebnisse einer Therapiestudie. (**Siehe auch Farbtafel im Anhang**)

3. die Stammzelle wird durch programmierten Zelltod (Apoptose) eliminiert. Über die Mechanismen, die diese Prozesse regulieren, ist wenig bekannt. Auf die Rolle der Wachstumsfaktoren in der Regulation der Hämatopoese wird später eingegangen.

Wenn eine „long-term" hämatopoetische Stammzelle den Weg der Differenzierung einschlägt, so entwickeln sich nachfolgend aus der Gruppe der „short-term" hämatopoetischen Stammzellen zwei multipotente Progenitorzellen. Aus der lymphatischen und myeloischen Progenitorzelle entwickeln sich wiederum über verschiedene Zwischenstufen sowohl alle reifen Zellen der lymphatischen und der myeloischen Reihe als auch die erythrozytäre und die megakaryozytäre Reihe mit ihren Abkömmlingen. Diese reifen Zellen zirkulieren im Blut und übernehmen dort jeweils spezifische Aufgaben. Innerhalb der granulozytären Zellen beispielsweise sind die neutrophilen Zellen (so genannte Phagozyten) für die bakterielle Abwehr verantwortlich; eosinophile Zellen spielen für die Abwehr von Parasiten eine Rolle, während die Aufgaben der basophilen Zellen nicht eindeutig geklärt sind.

Einige der reifen Blutzellen können noch weiter differenzieren, um besondere Funktionen auszuüben. So entstehen Makrophagen (neben den neutrophilen Granulozyten eine weitere Gruppe von Phagozyten) aus Monozyten, nachdem diese das Blut verlassen haben und in das Gewebe eingewandert sind. Sie werden entsprechend ihrer Lokalisation im Gewebe benannt: z. B. Kupffer-Zellen in der Leber, Alveolarzellen in der Lunge. Auch lymphatische Zellen können weiter differenzieren und spezielle Aufgaben im Körper wahrnehmen. Plasmazellen sind z. B. hoch spezialisierte und selektionierte B-Zellen, die nach einem entsprechenden Reiz nur einen einzigen klonalen Antikörper produzieren.

Die Entwicklung aller hämatopoetischen Reihen ausgehend von pluripotenten Stammzellen geschieht im roten Knochenmark spongiöser Knochen. Die reifen Blutzellen verlassen das Knochenmark über zahlreiche venöse Sinusoide, die das Geflecht aus feinen Knochenbälkchen durchziehen. Allerdings können auch unreife hämatopoetische Stammzellen das Knochenmark verlassen und im peripheren Blut sowie im Nabelschnurblut des Fötus in geringerer Konzentration gefunden werden. Diese „Ausschwemmung" hämatopoetischer Stammzellen aus dem Knochenmark kann durch verschiedene Methoden verstärkt werden (z. B. durch die Gabe des Wachstumsfaktors G-CSF). Dadurch kann der Anteil der $CD34^+$-hämatopoetischen Stammzellen im peripheren Blut auf bis zu 100/µl und mehr erhöht werden. Diese „mobilisierten" Stammzellen können dann – der Knochenmarktransplantation vergleichbar – für eine Transplantation von sog. peripheren Blutstammzellen (PBSC) genutzt werden.

Die Regulation der Proliferation und Differenzierung der Stammzellen zu den Endzellen ist ein Prozess, der ständig und sehr kurzfristig den Bedürfnissen des Körpers angepasst werden muss, z. B. im Rahmen einer Entzündungsreaktion. Dieser Regulationsprozess ist in vielen Einzelheiten unverstanden. Eine zentrale Rolle nehmen hierbei die Wachstumsfaktoren (Zytokine) ein.

5.1.3 Wachstumsfaktoren

Hämatopoetische Wachstumsfaktoren bestehen aus einer Familie von Glykoproteinen, die sowohl für Proliferation und Differenzierung von Zellen verantwortlich sind als auch deren Überleben und Funktion regulieren. Wachstumsfaktoren können nur an den Zellen wirken, die einen spezifischen Rezeptor auf der Zelloberfläche tragen. Dieses Schlüssel-Schloss-Prinzip garantiert eine geordnete Regulation der Hämatopoese. Inwieweit Zytokine eine Rolle für die Kommitierung der Stammzelle spielen, also für die Festlegung der weiteren Differenzierung der Stammzelle in Richtung einer bestimmten hämatopoetischen Reihe, wird diskutiert. Möglicherweise sind es nicht die „extrinsisch" wirkenden Wachstumsfaktoren, die die Linienzugehörigkeit determinieren. Es gibt Hinweise, dass die Wachstumsfaktoren Überleben und Proliferation der bereits kommitierten Zellen regulieren, während die Differenzierung nach einem „intrinsischen" genetischen Programm abläuft. Diesem Modell zufolge hätten Zytokine keine deterministische, sondern nur permissive Funktionen während der Differenzierung der Stammzelle. In diesem Fall käme den Zytokinen vor allem eine Rolle in der Selektion unabhängig kommitierter Zellen zu. Zytokine würden somit aber nicht die Differenzierung der hämatopoetischen Stammzellen beeinflussen.

Die Zytokine wurden initial mit Namen belegt, die nur einen Teil der Funktionen der Faktoren wiedergeben. So sind koloniestimulierende Faktoren (CSF) in vitro wichtige Differenzierungsfaktoren, spielen aber auch eine entscheidende Rolle bei der Aktivierung dieser reifen Zellen (z. B. Granulozyten-CSF). Einige der Faktoren nehmen sogar Funktionen außerhalb des hämatopoetischen Systems wahr (beispielsweise beeinflusst G-CSF die Proliferation und Migration von Endothelzellen). Ein großer Teil der humanen Faktoren konnte in den letzten Jahren molekular charakterisiert werden, sodass unter anderem eine gentechnische Herstellung einiger dieser Zytokine möglich wurde und deren Wirkung im klinischen Einsatz getestet werden konnte.

Interleukin-3 (IL-3) und Granulozyten-Monozyten-CSF (GM-CSF) wirken regulierend auf verschiedene Zellreihen inklusive der Stammzellen. Weitere Faktoren wie IL-1, IL-4 und IL-6 dagegen können die Stammzellen nur in Kombination mit anderen Zytokinen stimulieren. Um die Entwicklung einer Zelle zu determinieren, werden umso mehr kostimulatorische Signale benötigt, je unreifer diese ist. Im Gegensatz zu den genannten Zytokinen mit einer Wirkung auf unreife Zellen wirken Faktoren wie G-CSF, M-CSF, IL-5 oder Erythropoetin linienspezifisch auf granulozytäre, monozytäre, eosinophile oder erythroide Vorläuferzellen. In solch einem Netzwerk hängt eine zelluläre Reaktion demnach von der Rezeptorausstattung der Zelle und dem Vorhandensein und Zusammenspiel einer Vielzahl von Wachstumsfaktoren ab. Dieses Wissen wird z. B. dafür genutzt, hämatopoetische Stammzellen und deren Abkömmlinge im Labor zu vermehren („Ex-vivo-Expansion"), um so eine größere Anzahl an Zellen im Rahmen einer Stammzelltransplantation transplantieren zu können.

5.1.4 Molekularbiologie

Mittels molekularbiologischer Untersuchungen konnten spezifische Rezeptoren für die Wachstumsfaktoren identifiziert werden. Wie bereits beschrieben, bestimmt die Ausstattung einer Zelle mit bestimmten Rezeptoren deren Reaktion auf ein extrinsisches Signal. Eine Aktivierung der Zelloberflächenrezeptoren führt zu einer Signaltransduktion bis in den Zellkern, in dem daraufhin (je nach Signal) unterschiedliche Transkriptionsfaktoren aktiv werden. Diese Faktoren führen zu einer vermehrten Transkription des Zielgens oder der Zielgene und vermitteln somit die spezifische zelluläre Antwort auf das entsprechende Signal. Die Signaltransduktion geschieht über eine Reihe verschiedener Signalmoleküle, die im Falle der Wachstumsfaktoren initial meist über die JAK/STAT-Kaskade reguliert werden. Der genaue Signaltransduktionsweg ist jedoch häufig sehr komplex und nicht immer in Detail bekannt.

Gezielte Modifikation des Mausgenoms via homologer Rekombination embryonaler muriner Stammzellen hat zur Identifikation einer Reihe von Transkriptionsfaktoren geführt, deren zeitgerechte Expression die Linienzugehörigkeit und Differenzierung einer Zelle bestimmt. Transkriptionsfaktoren sind nukleär lokalisierte Proteine, die im Bereich der regulatorischen Elemente der Gene an die DNA binden und deren Transkription regeln. Die Wirkungsweise dieser Proteine zu verschiedenen Zeitpunkten während der Hämatopoese sei beispielhaft anhand zweier ausgewählter Transkriptionsfaktoren erläutert.

Ein Beispiel für einen früh in der Hämatopoese agierenden Transkriptionsfaktor ist PU.1, dessen Expression notwendig für die Entstehung einer lymphoid-myeloischen Vorläuferzelle ist. Knock-out-Mäuse, die PU.1 nicht exprimieren können, sind demgemäß charakterisiert durch das Fehlen der lymphatischen und der myeloischen Reihe. Sie sind nicht überlebensfähig. Allgemein gilt, dass das Zusammenspiel der verschiedenen Transkriptionsfaktoren umso komplexer ist, je unreifer die Zelle ist.

Das „B-lineage specific activator protein" (BSAP) dagegen wird innerhalb der Hämatopoese spezifisch in B-Lymphozyten aller Reifungsstufen mit Ausnahme der Plasmazellen exprimiert und übernimmt dort eine Reihe verschiedener zellulärer Funktionen (Kontrolle der Immunglobulintranskription, Proliferation). Mäuse, denen das für BSAP kodierende Gen (pax5) fehlt, können nur sehr unreife B-Zellen im Knochenmark produzieren. Möglicherweise ist die Expression von BSAP ebenso notwendig, um den B-Zell-Phänotyp einer reifen, differenzierten B-Zelle aufrechtzuerhalten.

Diese Beispiele zeigen, wie Transkriptionsfaktoren die Proliferation und Differenzierung einer Zelle beeinflussen. Die Expression der Transkriptionsfaktoren wiederum ist Ausdruck des genetischen Programms einer Zelle und wird zum Teil durch Wachstumsfaktoren reguliert.

Literatur

Domen J, Weissman IL (1999) Self-renewal, differentiation or death: regulation and manipulation of hematopoietic stem cell fate. Mol Med Today 5: 201–208

Enver T, Heyworth CM, Dexter TM (1998) Do stem cells play dice? Blood 92: 348–351

Gussoni E, Soneoka Y, Strickland CD et al. (1999) Dystrophin expression in the mdx mouse restored by stem cell transplantation. Nature 401: 390–394

Hu M, Krause D, Greaves M, Sharkis S, Dexter M, Heyworth C, Enver T (1997) Multilineage gene expression precedes commitment in the hemopoietic system. Genes Dev 11: 774–785

Petersen BE, Bowen WC, Patrene KD et al. (1999) Bone marrow as a potential source of hepatic oval cells. Science 284: 1168–1170

Zon LI (1995) Developmental biology of hematopoiesis. Blood 86: 2876–2891

5.2 Hämatologische Diagnostik – Kurzüberblick
Dimitris Voliotis und Peter Staib

Die verbesserten Einblicke in die zellulären und subzellulären Vorgänge und die damit einhergehenden Fortschritte der letzten Jahre in der molekularen, immunologischen und morphologischen Diagnostik haben in der Hämatologie zu teilweise weit reichenden Konsequenzen geführt. Mittlerweile werden etliche der Therapien für Krankheiten aus dem hämatologisch-onkologischen Formenkreis nach Risikofaktoren stratifiziert (z. B. bei den akuten Leukämien und den malignen Lymphomen). Einige der wichtigsten Risikofaktoren kommen aus dem Bereich der molekularen und immunologischen Diagnostik. Aber auch nichtmaligne hämatologische Erkrankungen bedürfen heute oft einer sehr spezifischen Diagnostik. Daher spielen labordiagnostische Methoden für die Hämatologie eine immer stärkere Rolle, was wiederum bedeutet, dass eine moderne und aussichtsreiche Therapie hämatologischer Erkrankungen ohne entsprechende (aufwendige) Diagnostik nur noch sehr begrenzt möglich ist.

Folgende diagnostische Maßnahmen stellen eine Zusammenfassung der wichtigsten Prozeduren dar, die bei Verdacht auf Vorliegen einer malignen oder nichtmalignen hämatologischen Erkrankung sinnvoll sind. Darüber hinaus müssen in Abhängigkeit von der jeweiligen Situation weiter gehende Untersuchungen durchgeführt werden.

5.2.1 Blutzellzählung und Bestimmung der Globalparameter des peripheren Blutbildes

Dies stellt die absolute Basisuntersuchung dar. Praktisch alle hämatologischen Erkrankungen gehen zumindest ab einem bestimmten Stadium mit Veränderungen der peripheren Blutwerte einher

— Bestimmung der Zahl von Erythrozyten, Leukozyten und Thrombozyten sowie von Hämoglobingehalt, Hämatokrit und von begleitenden Parametern der Zellen (z. B. MCV, MCH) in peripherem Blut mit manuellen und mechanisch-elektronischen Methoden;

— Differenzierung von kernhaltigen Blutzellen mit Hilfe physikalischer bzw. chemischer Eigenschaften (automatische Analysesysteme) oder besser manuell lichtmikroskopisch.

5.2.2 Zytomorphologie am peripheren Blutausstrich und Knochenmark

Bei Verdacht auf Vorliegen einer hämatologischen Systemerkrankung oder einer reaktiven Veränderung erfolgen als nächste Stufe spezifischere zytomorphologische Untersuchungen, um den Verdacht zu erhärten und möglichst schon eine Artdiagnose zu stellen:

— morphologische Beurteilung und Klassifikation von Ausstrichpräparaten aus peripherem Blut sowie aus Knochenmarkaspiraten nach verschiedenen Färbungen (Wright-Giemsa, Pappenheim);

— weitere Klassifikation und Differenzierung von Leukämien und Lymphomen mit Hilfe zytochemischer Untersuchungsverfahren (z. B. Eisenfärbung, Peroxydase, PAS, unspezifische Esterase, saure Phosphatase, alkalische Neutrophilenphosphatase) und mit immunzytologischen Verfahren auf Objektträgern.

— ähnliche Untersuchungen können auch aus Körperflüssigkeiten (Aszites, Pleuraerguss) und aus zytologischen Feinnadelaspiraten vorgenommen werden;

— Malaria- bzw. weitere parasitologische Diagnostik.

5.2.3 Knochenmarkhistologie

Bei nahezu jeder hämatologischen Systemerkrankung sollte zumindest initial einmal eine Histologie des Knochenmarkes (Beckenkammbiopsie) gewonnen werden. Diese erfolgt in aller Regel zusammen mit dem Aspirat.

— Hierbei werden diese histologischen Präparate nach Durchführung der entsprechenden Färbungen (histochemisch und immunhistologisch) als Schnittpräparate untersucht.

5.2.4 Immunzytologie (Durchflusszytometrie)

Bei der akuten lymphatischen Leukämie ist die Durchflusszytometrie schon heute eine Grundvoraussetzung für die Einleitung einer adäquaten Therapie mit kurativem Ansatz, da die Behandlung entsprechend dem immunologischen Phänotyp stratifiziert wird. Bei anderen Erkrankungen stellt die Untersuchung ebenfalls zunehmend eine wichtige Maßnahme dar. Bei der Durchflusszytometrie werden mittels geeigneter Verfahren monoklonale Antikörper, an die Fluoreszenzpartikel gekoppelt sind, auf den entsprechenden Antigenen an der Zelloberfläche oder im Zytoplasma nachgewiesen. Routinemäßig können heute 2–6 Antigene gleichzeitig auf einer Zelle nachgewiesen und deren Dichte quantifiziert werden.

Anwendungsgebiete sind:
- durchflusszytometrischer Nachweis von leukozytären Differenzierungsantigenen (myeloisch und lymphatisch);
- durchflusszytometrische Untersuchungen zur Thrombozytendiagnostik;
- Histokompatibilitätsuntersuchungen (HLA-Antigene) der Familie zur Suche eines Stammzell- bzw. Knochenmarkspenders bei Erkrankungen, die eine solche Behandlung notwendig machen.

5.2.5 Tumorzytogenetik, In-situ-Hybridisierung und molekularbiologische Verfahren

Die Therapie von akuten myeloischen, akuten lymphatischen und chronisch myeloischen Leukämien ist heute ohne eine suffiziente Zytogenetik und Molekulargenetik nicht denkbar. Die unterschiedlichen Behandlungsoptionen werden in vielen Fällen anhand der Genetik stratifiziert. Die Konsequenzen können für die Patienten in Hinsicht auf die Prognose und die resultierenden notwendigen therapeutischen Maßnahmen ganz erheblich sein, z. B. die Philadelphia-Chromosom- (bcr/abl-)positive ALL als prognostisch sehr ungünstige oder die akute Promyelozytenleukämie (AML FAB M3) mit Nachweis des PML/RARα-Rearrangements als prognostisch sehr günstige Entität. Die Bedeutung dieser Methoden für die initiale Diagnostik und den Verlauf unter der Therapie bei malignen und nichtmalignen Erkrankungen ist deutlich zunehmend. Als wichtigste Verfahren sind zu nennen:
- Durchführung und Beurteilung von Untersuchungen auf somatische chromosomale Aberrationen in Zellen mit Hilfe klassischer zytogenetischer Methoden und Hybridisierungsverfahren;
- Durchführung und Beurteilung von molekularbiologischen Untersuchungen zur DNA-, RNA- und Proteindifferenzierung (z. B. Southern-, Northern- und Western-Blot, PCR, rtPCR, Sequenzierung, Genchip-Array) bei Myelodysplasien, Lymphomen, Leukämien, soliden Tumoren und anderen Erkrankungen des Fachgebiets.

5.2.6 Zellbiologische Verfahren

Im Bereich der Knochenmark- bzw. Stammzelltransplantation sind zellbiologische Verfahren schon heute standardmäßig eine unverzichtbare Notwendigkeit und gesetzlich vorgeschrieben. Auch hier ist in den nächsten Jahren eine Ausweitung im Rahmen der Diagnostik und Therapie verschiedener hämatologischer Erkrankungen zu erwarten:
- Gewinnung, Aufbereitung, Kultivierung und Kryokonservierung von normalen hämatopoetischen Stamm- und Progenitorzellen zu diagnostischen (z. B. Stammzellassay und Clonogenic Assay) und therapeutischen Zwecken inklusive Vitalitätskontrollen.

5.2.7 Untersuchung der Thrombozytenfunktion sowie der plasmatischen Blutgerinnung

Bei Verdacht auf Vorliegen einer Gerinnungsstörung stellen entsprechende diagnostische Maßnahmen eine adäquate Behandlung sicher:
- funktionelle und morphologische bzw. immunphänotypische Untersuchungen zur Diagnose von Veränderungen der Thrombozytenfunktion;
- Untersuchungen auf Veränderungen der plasmatischen Gerinnung mit Hilfe von Globaltestverfahren und Bestimmung von Einzelfaktoren, einschließlich der Erfassung von Fibrinolyseparametern und von evtl. vorhandenen Inhibitoren der plasmatischen Gerinnung.

5.2.8 Sonstiges

Eine Vielzahl weiterer Methoden kann zur Sicherung der Diagnose von hämatologischen Erkrankungen beitragen, z. B.:
- Prüfung der osmotischen Resistenz oder andere Tests zur Hämolysediagnostik;
- Hämoglobinelektrophorese.

5.3 Stammzellerkrankungen
Rüdiger Hehlmann, Eva Lengfelder, Ute Berger, Andreas Reiter, Andreas Hochhaus, Carlo Aul, Aristoteles Giagounidis, Ulrich Germing und Aruna Raghavachar

5.3.1 Chronische myeloproliferative Erkrankungen
Rüdiger Hehlmann, Eva Lengfelder, Ute Berger, Andreas Reiter, Andreas Hochhaus

Einleitung

Unter chronischen myeloproliferativen Erkrankungen (CMPE) wird eine Gruppe von Krankheiten der myeloischen Stammzelle verstanden, die sich im Hinblick auf verschiedene Befunde und Symptome ähneln, die aber in den letzten Jahrzehnten relativ gut voneinander abgegrenzt, zum Teil sogar molekular definiert werden konnten. So ist die chronische myeloische Leukämie für unser Verständnis neoplastischer Erkrankungen und die Entwicklung neuartiger, richtungsweisender Therapien wiederholt Modellkrankheit gewesen.

Die CMPE sind Neoplasien des Knochenmarks, die durch eine autonome, klonal gesteigerte Proliferation einer oder mehrerer Zelllinien der Hämatopoese mit relativ normaler Kapazität zur Differenzierung gekennzeichnet sind. Zu dieser Gruppe gehören die chronische myeloische Leukämie (CML), einschließlich Ph- und BCR/ABL-negativer Sonderformen, die Polycythaemia vera (PV), die essentielle Thrombozythämie (ET) und die Osteomyelofibrose (OMF). Daneben gibt es weitere myeloproliferative Krankheitsbilder, die die Definitionskriterien der genannten Erkrankungen nur teilweise erfüllen oder Überlappungen zu den Myelodysplasien zeigen. Die myeloproliferativen Erkrankungen haben gewöhnlich einen chronischen Verlauf, können aber in aggressive, akute Verlaufsformen übergehen.

Chronische myeloische Leukämie (CML)

Die CML ist eine klonale Stammzellerkrankung der Hämatopoese, bei der die Hyperplasie der granulopoetischen Zellen im Vordergrund steht. Die Inzidenz beträgt 1–2/100000/Jahr, das mediane Alter bei Diagnoseerstellung etwa 50 Jahre. Die CML wurde erstmals im Jahr 1845 von Rudolf Virchow beschrieben („weißes Blut") und hat den Leukämien den Namen gegeben. 1960 wurde von Nowell und Hungerford eine chromosomale Aberration nachgewiesen, das Philadelphia(Ph)-Chromosom. Die CML war damit die erste neoplastische Erkrankung, bei der eine chromosomale Aberration festgestellt wurde. Dem Ph-Chromosom zugrunde liegt eine Translokation t(9;22)(q34;q11), der auf molekularer Ebene die Translokation von ABL- (Chromosom 9) und BCR- (Chromosom 22) Genanteilen entspricht. Das BCR/ABL-Fusionsgen wird in ein Fusionsprotein mit abnormaler Tyrosinkinaseaktivität überschrieben. In Zellkultur- und Tierversuchen wurde gezeigt, dass das BCR/ABL-Fusionsgen von pathogenetischer Bedeutung für die CML ist. Aus dieser Erkenntnis wurde die Entwicklung eines Inhibitors der BCR/ABL-Tyrosinkinase (Imatinib, früher STI571) abgeleitet. Dieser Inhibitor zeigt bislang hohe Ansprechraten bei niedriger Toxizität, belegt dadurch die pathogenetische Bedeutung der BCR/ABL-Translokation und wird als richtungsweisend für eine kausale Tumortherapie angesehen. Er ist in Deutschland und der europäischen Union für die CML-Therapie zugelassen.

Diagnostik Der Krankheitsbeginn ist zumeist schleichend, bei nicht wenigen Patienten führt der Zufallsbefund während einer Untersuchung des Blutbildes zur Diagnose. Bei anderen Patienten sind Leistungsminderung und splenomegaliebedingte Oberbauchbeschwerden Leitsymptom. Die Diagnose wird aus dem peripheren Blutbild gestellt aufgrund der Leukozytose (30.000 bis ca. 700.000/µl) mit Linksverschiebung, Auftreten unreifer Vorstufen der Granulopoese bis zu Myeloblasten und Vermehrung eosinophiler und basophiler Granulozyten. Sie wird gesichert durch den Nachweis des Ph-Chromosoms, der in ca. 90% der Fälle möglich ist. In 30% der Ph-negativen Patienten gelingt molekulargenetisch der Nachweis einer BCR/ABL-Translokation wie bei fast allen Ph-positiven Patienten. Die weitere Absicherung der Diagnose erfolgt durch Nachweis einer Splenomegalie, einer ausgeprägten Hyperplasie der Granulopoese und oft auch der Megakaryopoese mit zumeist kleinen Megakaryozyten im Knochenmark sowie Verdrängung des Fettmarks, Erniedrigung bis Fehlen der alkalischen Leukozytenphosphatase und Zeichen des Hypermetabolismus (erhöhte LDH und Harnsäure).

Die CML muss von anderen CMPE, insbesondere den Frühformen der Osteomyelofibrose, der chronischen myelomonozytären Leukämie (CMML) und den reaktiven Leukozytosen bei Infektion und Tumorerkrankungen, abgegrenzt werden. Insbesondere bei der prognostisch schlechteren Ph- und BCR/ABL-negativen CML ist die Abgrenzung gegenüber anderen CMPE und der CMML häufig schwierig und erst durch Verlaufsbeobachtung möglich.

Therapie Die CML ist unbehandelt eine unweigerlich zum Tode führende neoplastische Erkrankung. Eine Lebensverlängerung bei Ph- oder BCR/ABL-positiver CML durch medikamentöse Therapie ist mittlerweile gesichert (CML Trialist's 1997), sodass bei Nachweis einer Ph- oder BCR/ABL-positiven CML eine Indikation zur medikamentösen Therapie in jedem Fall gegeben ist. Einzige kurative Therapie ist die allogene Stammzelltransplantation (SZT), die aber nur für jüngere Patienten mit HLA-kompatiblem Spender in Frage kommt und mit einer hohen transplantationsassoziierten Mortalität einhergeht.

Bedeutung von Prognosefaktoren für die Therapiewahl Die transplantationsbedingte Frühmortalität von etwa 30% selbst unter optimierten Bedingungen und die Fortschritte bei der medikamentösen Therapie haben zu einem Umdenken bei der Wahl der Therapiestrategie geführt. Die Fortschritte bei der Erkennung von Prognosefaktoren für Überleben und Transplantationsrisiko ermöglichen mittlerweile eine wesentlich differenziertere Beurteilung. Zwei im Jahr 1998 veröffentlichte Prognose-Scores sind hier von Bedeutung:

— Der unter Leitung von Hasford und den European Investigators on CML (1998) erarbeitete neue Prognose-Score (s. folgende Übersicht) verbessert die Aussagekraft des bisher gebräuchlichen Sokal-Scores und gruppiert CML-Patienten entsprechend sechs Kriterien bei Diagnosestellung (Alter, Milzgröße, Thrombozytenzahl, Blasten-, Eosinophilen- und Basophilenanteil im peripheren Blut) in drei Prognosegruppen (niedriges, intermediäres und hohes Risiko). Durch diese Gruppierung lässt sich z. B. eine fast die Hälfte aller CML-Patienten umfassende Niedrigrisikogruppe identifizieren, die unter IFN eine Zehnjahresüberlebenswahrscheinlichkeit von etwa 40% hat. Zytogenetische IFN-Responder haben sogar eine Zehnjahresüberlebenswahrscheinlichkeit von 70–80%.

— Der von Gratwohl und der European Blood and Marrow Tranplant Registry 1998 erarbeitete Transplantationsrisiko-Score (Tabelle 5.3-1) kann Patienten entsprechend dem Mortalitätsrisiko mit Risiken von weniger als 30% bis zu mehr als 60% klassifizieren. Hieraus ergibt sich zum Beispiel, dass Niedrigrisikopatienten mit einer Zehnjahresüberlebenswahrscheinlichkeit unter IFN von 40% und einem hohen Transplantationsrisiko zunächst mit IFN behandelt werden sollten und keine primären Kandidaten für eine allogene SZT darstellen.

Variable	Kategorien	Score
Spendertyp	HLA-identischer Spender	0
	Nichtverwandter Spender	1
Krankheitsstadium	Chronische Phase	0
	Akzelerierte Phase	1
	Blastenkrise	2
Empfängeralter	<20 Jahre	0
	20–40 Jahre	1
	>40 Jahre	2
Geschlechtskombination	Alle, außer	0
	Männlicher Empfänger/ weiblicher Spender	1
Intervall: Diagnose – Transplantation	<12 Monate	0
	>12 Monate	1

Tabelle 5.3-1. Risiko-Score für allogene Stammzelltransplantationen. Ein Score von 0 bedeutet das niedrigste, ein Score von 7 das höchste Risiko

Prognose-Score (www.pharmacoepi.de/cmlscore.html)
- Score =
  (0,6666 × Alter [0 wenn Alter <50; sonst 1]
  + 0,042 × Milzgröße [cm unter dem Rippenbogen]
  + 0,0584 × Blasten [%]
  + 0,0413 × Eosinophilie
  + 0,2039 × Basophile [0, wenn Basophile <3%; sonst 1]
  + 1,0956 × Thrombozyten [0, wenn Thrombozyten <1500 × 10^9/l; sonst 1])
  × 1000
- Niedrigrisiko: Score <780
- Intermediärrisiko: Score 780–1480
- Hochrisiko: Score >1480

Medikamentöse Therapie Die Komplexizität der möglichen Therapiestrategien verlangt eine sorgfältige Planung unmittelbar nach Diagnosestellung, möglichst in einem hämatologischen Zentrum. Primäre Therapieoptionen sind eine medikamentöse Behandlung mit Imatinib oder Hydroxyurea plus Interferon alpha (IFN) oder eine frühe allogene Stammzelltransplantation.

Nach Sicherung der Diagnose wird unmittelbar mit der medikamentösen Therapie begonnen, da es Hinweise gibt, dass eine frühe Therapie die Prognose verbessert. Mit Patienten im generationsfähigen Alter müssen therapiebedingte Einschränkungen der Fertilität besprochen werden, da einige Therapieformen die Gonadenfunktion permanent beeinträchtigen können. Ziel der Therapie ist zunächst das Erreichen einer hämatologischen Remission, d. h. Normalisierung des Blutbildes und der Milzgröße mit Sistieren aller krankheitsbedingten Symptome und Befunde. Nur bei Patienten in hämatologischer Remission werden zytogenetische Remissionen beobachtet.

Das 2-Phenylaminopyrimidinderivat **Imatinib** (früher Signaltransduktionsinhibitor STI571; Glivec) hat die Therapie der CML grundlegend verändert. Imatinib hemmt selektiv die Tyrosinkinasen ABL, PDGF-R α und β, deren Derivate und c-kit. Phase-I-Studien belegten, dass ab einer Dosisstufe von 300 mg Imatinib p.o./Tag sowohl in der IFN-refraktären chronischen Phase als auch in fortgeschrittenen Phasen hämatologische und zytogenetische Remissionen erreicht werden können. Es bestehen Hinweise auf eine Überlegenheit der Dosierung von 600 mg Imatinib/Tag gegenüber 400 mg/Tag in den fortgeschrittenen Phasen der CML (Empfehlungsstärke B). In einer internationalen Phase-III-Studie wurde eine primäre Monotherapie mit Imatinib mit der Standardtherapie (IFN/Ara-C) verglichen. Nach einer medianen Beobachtungsdauer von 19 Monaten wurde eine deutliche Überlegenheit der Imatinib-Therapie gegenüber IFN/Ara-C bezüglich der kompletten hämatologischen Remissionsrate (95 vs. 56%), der kompletten zytogenetischen Remissionsrate (74 vs. 9%), der molekularen Remissionen sowie dem Nebenwirkungsprofil beobachtet. Langzeitüberlebensdaten stehen aus (Empfehlungsstärke A). Häufigste Nebenwirkungen der Imatinib-Therapie sind gastrointestinale Symptome, eine Flüssigkeitsretention, Muskelkrämpfe und Exantheme. Additive bis synergistische Effekte wurden in vitro bei einer Reihe von Agenzien in Kombination mit Imatinib gefunden. Die Ergebnisse stellen den Hintergrund für eine Kombinationstherapie von Imatinib mit IFN oder Zytostatika dar. Die Imatinib-Therapie sollte auch nach Erreichen einer kompletten zytogenetischen Remission in unveränderter Dosis fortgesetzt werden, da eine weitere Depletion der Tumorlast beobachtet wurde (Empfehlungsstärke A) und eine Unterdosierung die Resistenzentwicklung begünstigt (Empfehlungsstärke B).

Interferon-α (IFN) kann über seine immunmodulierende Aktivität in 70–80% der Fälle stabile hämatologische Remissionen und in 5–15% dauerhafte komplette zytogenetische Remissionen induzieren (Empfehlungsstärke A). Patienten mit gutem zytogenetischem Ansprechen (<35% Ph-positive Metaphasen) haben einen Überlebensvorteil (Empfehlungsstärke B). Nach komplettem zytogenetischen Ansprechen liegt die Zehnjahresüberlebensrate bei 72%, bei Niedrigrisikopatienten bei 81% (Empfehlungsstärke A). BCR-ABL-mRNA-Transkripte lassen sich mit der RT-PCR in Blut und Knochenmark auch nach kompletter zytogenetischer Remission nachweisen, im Gegensatz zu erfolgreich allogen transplantierten Patienten (Empfehlungsstärke B). Die Quantifizierung der Resterkrankung erlaubt meist eine Beurteilung der Stabilität der Remission. Bei kontinuierlicher kompletter zytogenetischer Remission sinkt unter fortgesetzter Therapie mit IFN die Konzentration der BCR-ABL-Transkripte (Empfehlungsstärke B).

Randomisierte Studien haben gezeigt, dass IFN-behandelte Patienten länger überleben als Patienten, die mit Hydroxyurea oder Busulfan behandelt wurden (Empfehlungsstärke A). Eine vergleichende Analyse der deutschen und italienischen Studien belegte, dass der Therapieerfolg mit IFN besonders groß ist bei Patienten, die frühzeitig nach Diagnose und in früher chronischer Phase behandelt wurden, sowie bei Niedrigrisikopatienten (Empfehlungsstärke A). Eine Metaanalyse von sieben randomisierten Studien erbrachte eine 12% höhere Fünfjahresüberlebensrate der IFN-behandelten Patienten gegenüber Hydroxyurea (Empfehlungsstärke A).

Die Initialdosis von IFN beträgt 3 Mio. IE/Tag s.c. Die schrittweise Dosiseskalation auf 9 Mio. IE/Tag ist anzustreben. Mit einer initialen Hydroxyurea-Gabe werden die Leukozyten auf <20.000/μl gesenkt und danach überlappend mit IFN begonnen. Ziel ist die Reduktion der Leukozytenzahl auf subnormale Werte zwischen 2000–4000/μl. IFN wird auch nach Erreichen einer kompletten zytogenetischen Remission weiter gegeben. Ein Absetzen von IFN sollte erst nach mehreren Jahren und nur unter regelmäßiger molekulargenetischer Überwachung mit quantitativer RT-PCR versucht werden (Empfehlungsstärke B).

Zur Verbesserung der Pharmakokinetik wurden zwei pegylierte Langzeit-Interferonpräparate entwickelt. In Phase-I- bis -III-Studien wurde über eine verbesserte Wirksamkeit bei besserer Verträglichkeit als konventionelles Interferon berichtet (Empfehlungsstärke B).

Hydroxyurea (HU): Zur raschen Zytoreduktion empfiehlt sich die Therapieeinleitung mit HU 40 mg/kg KG/Tag vor Beginn der IFN-Therapie. HU wird abgesetzt, wenn die hämatologische Remission mit IFN alleine erhalten werden kann. Eine Kombinationstherapie von HU und IFN ist der HU-Monotherapie überlegen (Empfehlungsstärke A).

Niedrig dosiertes Arabinosylcytosin (Ara-C): Zur Verbesserung der zytogenetischen Remissionsrate kann die IFN/HU-Kombinationstherapie mit niedrigdosiertem Ara-C s.c. in einer Dosierung von 20 mg/m² an 10–15 Tagen/Monat oder 10 mg absolut täglich kombiniert werden (Empfehlungsstärke A). Ara-C sollte nur begonnen werden, wenn die Thrombozytenzahl über 100.000/μl liegt.

Busulfan wird nicht mehr als Primärtherapie eingesetzt. Sein Einsatz erfolgt ggf. bei Therapieresistenz oder Unverträglichkeit von HU und IFN. Dosis: 0,1 mg/kg/Tag p.o. als Initial- und Erhaltungsdosis. Busulfan wird abgesetzt bei Leukozytenwerten von <20.000/μl.

Allogene Stammzelltransplantation (SZT) Die Transplantation sollte möglichst frühzeitig innerhalb der ersten 1–2 Jahre nach Diagnose erfolgen, um die besten Transplantationsergebnisse zu erzielen. Der Patient mit CML sollte zur Planung der u.U. komplexen Therapie unmittelbar nach Diagnosestellung in einem Zentrum mit Expertise beim Management der CML vorgestellt werden. Die Studienzentrale der Deutschen CML Studiengruppe und die Zentrale des Kompetenznetzes für akute und chronische Leukämien kann hier ggf. III. bei der Vermittlung oder durch Therapieprotokolle helfen (Med. Universitätsklinik, Wiesbadener Str. 7–11, 68305 Mannheim, Tel.: 0621/383-4234, Fax: 0621/383-4239, E-Mail: Zentrale@kompetenznetz-leukaemie.de). Bei einem für eine Transplantation geeigneten Patienten (biologisches Alter in der Regel <60 Jahre, keine schweren Zweiterkrankungen) sollte direkt nach Diagnosestellung die HLA-Typisierung und die Spendersuche bei Geschwistern und ggf. weiteren Spendern aus dem Familienkreis erfolgen. Ist kein passender Familienspender verfügbar, sollte bei Patienten bis zu einem Alter von 55 Jahren eine Fremdspendersuche über nationale und internationale Spenderdateien eingeleitet werden.

Therapie der Blastenkrise Bei Imatinib-naiven Patienten im myeloischen Blastenschub führt eine Therapie mit Imatinib 600 mg/Tag p.o. zu meist länger anhaltendem gutem Ansprechen (Empfehlungsstärke B). Nach einem Jahr beträgt die Ansprechrate noch 30%. Die Therapieerfolge mit Imatinib sind deutlich besser als mit konventioneller Chemotherapie. Bei Therapieversagen von Imatinib können Ara-C und HU oder eine Therapie wie bei akuter myeloischer Leukämie versucht werden.

Beim lymphatischen Blastenschub führt eine Therapie mit Imatinib in einer Dosis von 600 mg/Tag p.o. in der Regel ebenfalls zu gutem Ansprechen, das jedoch nur kurze Zeit anhält. Danach können vincaalkaloid- und steroidhaltige Therapieschemata gegeben werden, ggf. mit Zugabe von Anthrazyklinen.

Ph-negative und BCR/ABL-negative (atypische) CML

Definition, Symptomatik und Diagnostik entsprechen denen bei Ph-positiver CML. Eine zytogenetische Untersuchung wird zur Aufdeckung einer Aktivierung alternativer Tyrosinkinasen mit therapeutischer Konsequenz empfohlen.

Im Gegensatz zur Ph-positiven Therapie ist eine Lebensverlängerung durch eine medikamentöse Therapie nicht gesichert. Die Therapie (zumeist HU) ist palliativ und indiziert bei allgemeinem Krankheitsgefühl mit Leistungsminderung, Gewichtsverlust, Fieber, splenomegaliebedingten Beschwerden, Leukozyten >50.000/μl und/oder Thrombozyten >1.000.000/μl.

Bei Übergangsformen der Ph-negativen CML zu einer CMML oder zu anderen myeloproliferativen Erkrankungen (z.B. ausgeprägte Thrombozytose) kann eine bei diesen Erkrankungen übliche Therapie versucht werden.

Polycythaemia vera (PV)

Auch die Polycythaemia vera (PV) ist eine klonale Erkrankung der hämatopoetischen Stammzelle.

Bei der PV liegt zumeist eine gesteigerte Proliferation aller drei Zellreihen, der Erythropoese, Granulopoese und Megakaryopoese vor, wobei die Hyperplasie der Erythropoese im Vorder-

Tabelle 5.3-2. Vor- und Nachteile der verschiedenen Therapiemodalitäten bei PV

Therapiemodalität	Nachteile	Vorteile
Aderlasstherapie	Thromboembolien	Nicht leukämogen, niedrige Kosten, rasche Absenkung des Hämatokrits
Alkylanzien	Sekundäre Leukämie	Gute Verträglichkeit, orale Applikation
Radiophosphor	Sekundäre Leukämie	Gute Verträglichkeit, therapiefreie Intervalle
Hydroxyurea	Fraglich leukämogen	Gute Verträglichkeit, orale Applikation
Pipobroman	Fraglich leukämogen	Gute Verträglichkeit, orale Applikation
Interferon α	Nebenwirkungen, hohe Kosten, subkutane Applikation	Nicht leukämogen, nicht teratogen
Anagrelide	Isolierte Wirkung auf Thrombozytenzahl, hohe Kosten	Nicht leukämogen, orale Applikation
Imatinib	Hohe Kosten	Nicht leukämogen, orale Applikation
Azetylsalizylsäure	Blutungsrisiko	Geringe Kosten, orale Applikation

grund steht. Besonderes klinisches Merkmal ist eine Prädisposition zu arteriellen und venösen Thromboembolien sowie zu Blutungen. Spätkomplikationen sind die Entwicklung einer Osteomyelofibrose, teilweise mit massiver Splenomegalie, und der Übergang in eine akute Leukämie. Das mediane Alter der Patienten bei Diagnosestellung liegt bei etwa 60 Jahren.

Diagnostik Die Diagnosekriterien wurden in jüngster Zeit von der WHO modifiziert (s. folgende Übersicht). Die neue Definition verwendet die herkömmlichen Kriterien und räumt zusätzlich dem Befund der Knochenmarkhistologie sowie dem Nachweis einer Erythropoietin-unabhängigen Proliferation der Erythropoese einen diagnostischen Stellenwert ein. Die Spezifität der Expression des PRV1-Gens als diagnostischer Parameter bei der Polycythaemia vera ist umstritten.

Diagnosekriterien der Polycythaemia vera nach der WHO
A1 Hämatokrit über 25% des mittleren Normalwertes oder Hb über 18,5 g/dl bei Männern und über 16,5 g/dl bei Frauen
A2 Keine sekundäre Erythrozytose:
 – keine familiäre Polyglobulie
 – keine Steigerung des Erythropoietinwertes (EPO) durch:
  a) Hypoxie (arterieller pO_2 ³92%)
  b) gesteigerte O_2-Affinität des Hämoglobins
  c) Anomalie des EPO-Rezeptors
  d) gesteigerte EPO-Bildung durch einen Tumor
A3 Splenomegalie
A4 Klonale genetische Anomalie in den Zellen der Knochenmarks außer Ph-Chromosom oder BCR/ABL-Fusionsgen
A5 Endogene erythroide Koloniebildung in vitro
B1 Thrombozytenzahl >400 × 10^9/l
B2 Leukozytenzahl >12 × 10^9/l
B3 Panmyelose des Knochenmarks mit Prominenz der erythropoietischen und megakaryozytären Proliferation
B4 Niedrige Serumerythropoietinspiegel

Die Diagnose einer PV wird gestellt, wenn A1, A2 und eine der anderen Kategorien von A vorliegen oder wenn A1, A2 und zwei der Kategorien von B vorliegen.

Therapie Hauptziele der Therapie sind die Kontrolle von subjektiven Symptomen und die Reduktion von vaskulären Komplikationen. Herkömmliche Behandlungsverfahren umfassen Aderlässe oder die seltener eingesetzte Erythrozytapherese, zytoreduktive Therapie mit Radiophosphor (^{32}P) und Zytostatika, insbesondere Alkylanzien und HU. In neueren Therapieansätzen werden IFN und Anagrelide eingesetzt. Thrombozytenaggregationshemmer können nur die Rate vaskulärer Komplikationen beeinflussen. Alle genannten Therapieformen haben palliativen Charakter und sind mit unterschiedlichen Vor- und Nachteilen verbunden (Tabelle 5.3-2).

Im Hinblick auf die verfügbaren Therapiealternativen ist hervorzuheben, dass die optimale Behandlung der PV mangels kontrollierter Therapiestudien auch heute noch nicht feststeht. Ungeklärt ist auch der optimale Zeitpunkt für den Beginn einer zytoreduktiven Therapie, wenn der Verlauf asymptomatisch ist und nur eine mäßige Krankheitsaktivität vorliegt. Thromboembolien, Blutungskomplikationen, stark erhöhte Thrombozytenwerte sowie Zeichen verstärkter Krankheitsaktivität mit einer Zunahme der Myeloproliferation werden als Indikation zur Einleitung einer zytoreduktiven Therapie angesehen.

Aderlasstherapie Die Aderlasstherapie ist die Therapie der Wahl zur raschen Absenkung des Hämatokrits. Ziel ist die Einstellung des Hämatokrits auf Normalwerte, wobei in der Anfangsphase die Durchführung von Aderlässen mehrfach pro Woche erforderlich sein kann. Der einzelne Aderlass sollte ein Volumen von 500 ml nicht überschreiten. Die Geschwindigkeit der Reduktion des Hämatokrits sollte sich nach der individuellen Toleranz der Aderlässe richten. In der Langzeittherapie kann die alleinige Aderlasstherapie jedoch eine myeloische Hyperplasie und eine Expansion der extramedullären Hämatopoese mit Zunahme der Hepatosplenomegalie nicht verhindern. Der Vorteil einer alleinigen Aderlasstherapie, verglichen mit zytoreduktiver Therapie mit Alkylanzien oder ^{32}P, liegt in einer niedrigeren Rate an akuten Leukämien und Zweitneoplasien. Eine alleinige Aderlasstherapie auf Dauer ist nur bei etwa 10% der Patienten mit PV praktikabel. Der überwiegende Anteil benötigt im Verlauf eine zusätzliche zytoreduktive Therapie zur Kontrolle der Myeloproliferation.

Hydroxyurea (HU) Als Mittel der Wahl zur Zytoreduktion bei der PV gilt HU. Sein Einsatz in der Primärtherapie wird bei jüngeren Patienten kontrovers diskutiert, da ein leukämogenes Potential von HU in unkontrollierten Studien an zum Teil kleinen Fallzahlen möglich erscheint. Allerdings wurde eine leukämogene Eigenschaft von HU bisher in keiner einzigen randomisierten Studie bewiesen, sodass HU auch bei jüngeren Patienten derzeit international als Standard für die Primärtherapie bei PV gilt.

Die empfohlene Initialdosis von HU beträgt 20 mg/kg KG pro Tag. Im weiteren Verlauf muss die Dosis den individuellen Blutwerten angepasst werden. Angestrebt wird ein Hämatokrit von 40–45% und Thrombozyten möglichst unter 400.000/µl. HU ist einfach applizierbar und nebenwirkungsarm.

Interferon-alpha (IFN) IFN ist in Deutschland zur Therapie der Philadelphia-Chromosom-negativen CMPE nicht offiziell zugelassen, wird aber dennoch häufig eingesetzt. Leukämogene und teratogene Effekte sind nicht bekannt. Mit einer Initialdosis von durchschnittlich 3 × 3 Mio. IE IFN pro Woche wird neben einem Rückgang oder Sistieren der Aderlassbedürftigkeit meist auch eine Reduktion von Leukozytose, Thrombozytose und Splenomegalie erzielt. Besonders gut wirksam erweist sich IFN in der Kontrolle von auf andere Therapiemaßnahmen refraktärem Pruritus. Die Zeit bis zum ersten Ansprechen der hämatologischen Parameter liegt zumeist zwischen ein bis drei Monaten. Pegyliertes IFN könnte gegenüber der herkömmlichen Form Vorteile bieten, da die subkutanen Injektionen nur einmal wöchentlich erfolgen und weniger Nebenwirkungen zu erwarten sind. Phase-II-Studien sind zur Prüfung der Wirksamkeit von pegyliertem IFN bei der PV laufen (Studienleitung: PD Dr. Eva Lengfelder, III. Med. Universitätsklinik Mannheim, Wiesbadener Straße 7–11, 68305 Mannheim).

Anagrelide Eine weitere Substanz ohne bislang bekannte leukämogene Eigenschaften ist Anagrelide, ein Imidazoquinazolinderivat, das selektiv die Megakaryozytenreifung hemmt und zu einer Senkung der Thrombozytenzahl führt. Da Anagrelide nicht auf die Erythropoese und Granulopoese wirkt, ist bei der PV eine Kombinationstherapie mit einer weiteren zytoreduktiven Substanz oder mit Aderlässen erforderlich. Die durchschnittlich erforderliche Initialdosis liegt bei 2–2,5 mg pro Tag. Hauptnebenwirkungen sind gastrointestinale, kardiale und neurologische Symptome. Anagrelide ist in Deutschland noch nicht offiziell zugelassen, wird aber dennoch häufig bei myeloproliferativen Erkrankungen eingesetzt.

Imatinib Imatinib scheint einen hemmenden Einfluss auf die Erythropoese zu haben und kann bei einzelnen Patienten die Aderlassbedürftigkeit reduzieren.

Alkylanzien, Radiophosphor, Pipobroman Ebenfalls effektiv in der Kontrolle der Myeloproliferation bei PV sind die in der Vergangenheit zur Primärtherapie eingesetzten Alkylanzien (Chlorambucil, Busulfan) und Radiophosphor (^{32}P). Aufgrund der relativ hohen Rate an akuten Leukämien und Sekundärneoplasien sollten diese Substanzen nur noch eingesetzt werden, wenn andere zytoreduktive Therapieformen nicht zur Anwendung kommen können.

Pipobroman (1,25 mg/kg Körpergewicht pro Tag) wird vor allem in Südeuropa und Frankreich eingesetzt. Das Wirkungsspektrum und die Rate an sekundären Leukämien entsprechen weitgehend HU.

Thrombozytenaggregationshemmer Niedrige Dosen von ASS (40 bis 100 mg/Tag) werden zur Sekundärprophylaxe nach Thromboembolien empfohlen und erhöhen nach neueren Untersuchungen das Blutungsrisiko nicht. Der Stellenwert von ASS zur Primärprophylaxe thromboembolischer Komplikationen wurde inzwischen durch den randomisierten Vergleich von niedrig dosiertem ASS mit Plazebo bei 535 Patienten mit PV geklärt. Die Thromboemboliehäufigkeit ist bei ASS-behandelten Patienten bei nicht erhöhtem Blutungsrisiko signifikant niedriger.

Höhere Dosen von ASS gelten aufgrund der Resultate einer randomisierten Studie der PVSG bei PV als obsolet, da sie mit einer erhöhten Rate an Blutungen verbunden waren.

Essentielle Thrombozythämie (ET)

Die essentielle Thrombozythämie ist charakterisiert durch eine chronische Thrombozytose, bedingt durch eine klonale Proliferation der hämatopoetischen Stammzelle mit Vermehrung von atypisch geformten Megakaryozyten im Knochenmark. Im peripheren Blut findet sich eine gesteigerte Zahl zumeist funktionsgestörter Plättchen. Der quantitative und qualitative Defekt der Thrombozyten ist mit einer Prädisposition sowohl zu thromboembolischen Komplikationen als auch zu Blutungen verbunden. Weitere charakteristische Symptome sind Mikrozirkulationsstörungen, typischerweise im Bereich der Akren oder zerebral. Das mediane Alter bei Diagnosestellung liegt bei 60 Jahren. Die Lebenserwartung soll weitgehend der der Normalbevölkerung entsprechen.

Diagnosekriterien der essentiellen Thrombozythämie nach der WHO
- Positivkriterien
  1. Dauerhafte Erhöhung der Thrombozytenzahl ≥600×10⁹/l
  2. Steigerung der Megakaryopoese im Knochenmark mit Vermehrung von abnorm großen, ausgereiften Megakaryozyten
- Ausschlusskriterien
  1. Kein Nachweis einer Polycythaemia vera
     Normale Erythrozytenmasse oder Hb <18,5 g/dl bei Männern und <16,5 g/dl bei Frauen
     Positive Eisenfärbung im Knochenmark, normales Serumeisen oder normales MCV
     Kein Anstieg in den für eine PV passenden Bereich nach Eisenexpositionsversuch im Falle eines Eisenmangels
  2. Kein Nachweis einer CML
     Kein Philadelphia Chromosom oder BCR/ABL-Fusionsgen
  3. Kein Nachweis einer idiopathischen Osteomyelofibrose
     Keine Kollagenfibrose
     Keine oder nur minimale Retikulinfibrose
  4. Kein Nachweis eines myelodysplastischen Syndroms
     Keine del (5q), t(3;3)(q21;26), inv(3)(q21;26)
     Keine signifikante Dysplasie der Granulopoese, nur vereinzelte Mikromegakaryozyten
  5. Kein Nachweis einer reaktiven Thrombozytose, verursacht durch
     Entzündung oder Infektion
     Maligne Erkrankung
     Vorausgegangene Splenektomie

Tabelle 5.3-3. Thrombozytensenkende Therapie bei ET: Vergleich von Hydroxyurea, Interferon α und Anagrelide

Medikament	Hydroxyurea	Interferon α	Anagrelide
Ansprechrate	>80%	ca. 90%	>90%
Mediane Dauer bis zum Wirkungseintritt	ca. 6–8 Wochen	ca. 4 Wochen	11 Tage
Abbruch der Therapie	Selten	25%	16%
Rezidiv nach Absetzen	100%	ca. 90%	100%
Nachteil oder Nebenwirkung	Fraglich leukämoger Effekt	Hohe Kosten, subkutane Applikation	Kardial, neurologisch, gastrointestinal

Diagnostik In Ermangelung spezifischer diagnostischer Marker sind die Diagnosekriterien der ET in erster Linie darauf ausgerichtet, andere CMPE mit thrombozythämischer Komponente und eine reaktive Thrombozytose möglichst sicher auszuschließen. Die letztlich willkürlich festgesetzte untere Grenze von 600.000/µl führt jedoch dazu, dass Frühstadien und Fälle von ET mit niedrigeren Thrombozytenzahlen nicht miterfasst werden, obwohl bereits klinische Symptome vorliegen können. In jüngerer Zeit vorgeschlagene Diagnosekriterien schließen deshalb den Nachweis einer gesteigerten Megakaryopoese in der Knochenmarkhistologie als Diagnoseparameter mit ein.

Therapie Ziel der Therapie ist es, die Komplikationsrate zu senken und den Patienten so wenig wie möglich mit Nebenwirkungen der Therapie zu belasten.

Zur Senkung der Thrombozytenzahl stehen im Wesentlichen die gleichen zytoreduktiven Substanzen zur Verfügung, die auch bei der PV verabreicht werden. Die derzeit bevorzugt eingesetzten Substanzen sind HU, IFN und Anagrelide (Tabelle 5.3-3).

Höheres Lebensalter, vorausgegangene Thromboembolien und Blutungskomplikationen sowie eine Thrombozytenzahl von 1 bis 1,5 Mio./µl gelten als Indikation für die Einleitung einer thrombozytensenkenden Therapie. Angestrebt wird eine Thrombozytenzahl im Normalbereich unter 400.000/µl.

Hydroxyurea (HU) Ebenso wie bei der PV ist auch bei der ET ein leukämogenes Potential von HU mangels kontrollierter Studien weder bewiesen noch sicher ausgeschlossen. Die üblicherweise eingesetzte Initialdosis liegt bei 20 mg/kg Körpergewicht pro Tag und muss im Verlauf auf die individuellen Thrombozytenwerte abgestimmt werden.

Interferon-alpha (IFN) IFN kann die Thrombozytenzahl effektiv senken und ist zurzeit die einzige Substanz, die den malignen Klon gezielt supprimieren und bei einem geringen Anteil der Fälle Langzeitremissionen ohne Fortsetzung der Therapie induzieren kann. Die IFN-Therapie wird üblicherweise mit 3 × 3 Mio. IE pro Woche oder 3 Mio. jeden zweiten Tag begonnen. Die Wirksamkeit von pegyliertem IFN wird derzeit in einer klinischen Phase-II-Studie geprüft (Studienleitung: PD Dr. M. Griesshammer, Abteilung Innere Medizin III, Medizinische Klinik und Poliklinik der Universität Ulm, Robert-Koch-Straße 8, 89081 Ulm).

Anagrelide Anagrelide stellt eine gute Möglichkeit zur isolierten Absenkung der Thrombozytenzahl dar. Eine Zulassung von Anagrelide zur Behandlung der ET in Deutschland wird bereits seit längerer Zeit erwartet. Als Initialdosis von Anagrelide werden 2–2,5 mg pro Tag empfohlen, wobei die Dosierung im weiteren Verlauf an das individuelle Ansprechen anzupassen ist. Gastrointestinale, kardiale und neurologische Symptome können zum Therapieabbruch führen.

Alkylanzien und Radiophosphor Aufgrund der bei PV nachgewiesenen leukämogenen Wirkung von Radiophosphor und Alkylanzien sollten diese Medikamente auch bei der ET nur in Ausnahmefällen nach sorgfältiger Abwägung der Indikation eingesetzt werden.

Thrombozytenaggregationshemmer Azetylsalizylsäure (ASS) zeichnet sich durch eine gute symptomatische Wirksamkeit bei Mikrozirkulationsstörungen aus. In der Schwangerschaft scheint ASS die Komplikationsrate zu reduzieren. Da bei hohen Thrombozytenzahlen eine verstärkte Blutungsneigung vorliegt, gilt der Einsatz von ASS bei stark erhöhten Thrombozytenzahlen (etwa 1 bis 1,5 Mio./µl) als risikoreich, da ASS die Blutungsneigung verstärken kann.

Osteomyelofibrose (OMF)

Die Osteomyelofibrose (OMF, Synonyme: Osteomyelosklerose, idiopathische Myelofibrose, myeloische Metaplasie mit Myelofibrose) ist ebenfalls eine klonale Stammzellerkrankung. Der klinische Verlauf wird durch eine zunehmende Markfibrose mit gleichzeitig einhergehender hämatopoetischer Insuffizienz bestimmt. Die OMF ist von einer extramedullären Blutbildung vor allem in der Milz, aber auch in anderen Organen begleitet. Bei etwa 20% der Patienten mit OMF entwickelt sich eine akute Leukämie. Die mediane Überlebenszeit liegt bei etwa 4,5 Jahren. Das mediane Alter bei Diagnosestellung beträgt ca. 65 Jahre.

Die differentialdiagnostisch abzugrenzende sekundäre Myelofibrose kann bei allen myeloproliferativen Erkrankungen und begleitend auch bei einer Reihe nicht verwandter Krankheitsbilder auftreten.

Diagnose Diagnostisch ist der Befund der Knochenmarkhistologie. Es wird zwischen einer hyperproliferativen Frühphase und einer Spätphase mit reduziertem Zellgehalt des Knochenmarkes und peripherer Panzytopenie unterschieden. In der Frühphase findet sich eine Veränderung aller drei Zellreihen mit ineffektiver Erythropoese, Hyperplasie einer dysplastischen Megakaryopoese und Vermehrung unreifer Vorstufen der Granulopoese. Im späteren Stadium sind die Markräume fibrosiert (Retikulin- und/oder Kollagenfibrose) und zum Teil auch knöchern durchgebaut (Osteomyelosklerose). Charakteristisch ist eine im Verlauf zunehmende, teilweise extreme Splenomegalie.

Im Einzelfall kann ein Abgrenzungsbedarf gegenüber jeder anderen CMPE, der Myelodysplasie mit Markfibrose, der akuten Myelofibrose sowie einer Markfibrose im Rahmen von anderen Neoplasien, chronischen Infektionen oder toxischen Schäden des Knochenmarks bestehen.

Therapie Die Therapie ist in erster Linie palliativ. Bei den supportiven Maßnahmen stehen die Substitution von Erythrozyten und gegebenenfalls auch von Thrombozyten sowie der Einsatz einer antimikrobiellen Behandlung bei Infektionen im Vordergrund.

HU und IFN zeigen in der Frühphase der Erkrankung einen guten antiproliferativen Effekt. Es gibt jedoch keinen Nachweis aus kontrollierten Studien, dass durch eine zytoreduktive Therapie das Fortschreiten der Myelofibrose oder die leukämische Transformation verhindert bzw. das Überleben verlängert werden können. Kurzfristige Effekte werden bei Kortikosteroiden und Androgenen gesehen. Über Substanzen, die die Angiogenese hemmen (z. B. Thalidomid) liegen positive kasuistische Berichte vor.

Splenektomie oder Milzbestrahlung in sehr niedrigen Dosen (cave Eradikation der extramedullären Blutbildung) können bei intolerablen splenomegaliebedingten Beschwerden und hohem Transfusionsbedarf durch Hypersplenismus im Einzelfall erwogen werden.

Die einzige potentiell kurative Therapieform für jüngere Patienten ist die allogene SZT. Bei relativ hoher Letalität wird die allogene Verwandtenspendertransplantation gegenwärtig nur bei jungen Patienten mit ungünstiger Verlaufsform empfohlen. Zur Fremdspendertransplantation existieren bislang keine Daten.

Hydroxyurea (HU) In der hyperproliferativen Phase ist eine zytoreduktive Therapie mit HU vor allem bei hohen Thrombozytenzahlen zur Reduktion des Risikos von Thromboembolien oder Blutungskomplikationen indiziert. Eine myelosuppressive Therapie sollte in vorsichtiger Dosierung erfolgen. Die initiale Dosis von HU liegt bei 10–20 mg/kg Körpergewicht pro Tag. Die Dosis muss an den individueller Verlauf angepasst werden.

Interferon-alpha (IFN) IFN ist wie bei der PV und ET auch bei der OMF zur Zeit die einzige Substanz, die den malignen Klon gezielt supprimieren kann. In Einzelfällen wurde über einen Rückgang der Markfibrose unter IFN berichtet. Die Therapie wird üblicherweise mit 3 × 3 bis 3 × 5 Mio. IE IFN pro Woche begonnen. Die Wirksamkeit von pegyliertem IFN wird derzeit in einer klinischen Phase II Studie geprüft (Studienleitung: Prof. Dr. H. Gisslinger, Allgemeines Krankenhaus der Stadt Wien, Universitätsklinik für Innere Medizin I, A-1090 Wien, Währinger Gürtel 18–20).

Substitution von Blutprodukten Erythrozytenkonzentrate sollten bei Hb unter 8 g/dl und bei klinischer Symptomatik verabreicht werden. Bei hohem Transfusionsbedarf ist ein Eisenentzug durch Desferal indiziert. Thrombozytenkonzentrate sind in ausgewählten Fällen bei Blutung indiziert.

Nicht klassifizierbare chronische myeloproliferative Erkrankungen (CMPE)

CMPE, die weder der CML, PV, ET oder OMF zugeordnet werden können, wurden bisher als nicht klassifizierbare CMPE bezeichnet. Insbesondere bei Formen, die mit einer Eosinophilie assoziiert sind und unter Umständen als hypereosinophiles Syndrom (HES) oder chronische Eosinophilenleukämie (CEL) diagnostiziert werden, finden sich jedoch gehäuft zytogenetische oder molekulargenetische Veränderungen, die einen Hinweis auf eine erfolgreiche Therapie mit Tyrosinkinaseinhibitoren, wie z. B. Imatinib, geben könnten.

Bei allen Patienten sollte primär eine BCR-ABL-positive Erkrankung unter Berücksichtigung auch möglicher atypischer Transkripte sicher nachgewiesen oder ausgeschlossen werden. Daneben sollte bei jedem Patienten eine Zytogenetik durchgeführt werden, um Rearrangierungen der Chromosomenbanden 4q12 (PDGFRA), 5q31 (PDGFRB), 8p11 (FGFR1), 9p24 (JAK2) oder 9q34 (ABL) zu erkennen. Bei HES/CEL und auch der systemischen Mastozytose mit Eosinophilie ist eine RT-PCR zum Nachweis eines FIP1L1-PDGFRA Fusionsgens, das Folge einer zytogenetisch nicht sichtbaren Deletion auf 4q12 ist, obligater Bestandteil der Diagnostik. Annähernd alle Patienten mit FIP1L1-PDGFRA positiver CMPE erreichen innerhalb kurzer Zeit eine komplette klinische und hämatologische Remission unter einer niedrig dosierten Therapie mit 100 mg Imatinib/Tag. Auch Patienten mit Rearrangierungen von PDGFRB sprechen auf eine Therapie mit Imatinib an. Eine Dosisempfehlung kann hier nicht gegeben werden, sie sollte sich nach dem klinischen und hämatologischen Ansprechen richten. Bei Patienten mit systemischer Mastozytose sollte eine Sequenzanalyse des c-KIT Gens erfolgen, da verschiedene Mutationen dieses Gens mit unterschiedlichen Ansprechraten auf eine Therapie mit Imatinib assoziiert sind.

Jüngste Erfahrungen zeigen, dass einige Patienten mit HES/CEL ohne nachweisbare genetische Veränderungen auf Grund noch nicht identifizierter genetischer Veränderungen auf Imatinib ansprechen können. FGFR1-Fusionsgene sind hingegen Imatinib-resistent, würden jedoch auf PKC412 ansprechen, das allerdings noch nicht im klinischen Einsatz ist.

Literatur

Anagrelide Study Group (1992) Anagrelide, a therapy for thrombocythemic states. Experience in 577 patients. Am J Med 92: 69–76

Chronic Myeloid Leukemia Trialists' Collaborative Group (1997) Interferon alpha versus chemotherapy for chronic myeloid leukemia: a meta-analysis of seven randomized trials. J Natl Cancer Inst 89: 1616–1620

Cortelazzo S, Finazzi G, Ruggeri M et al. (1995) Hydroxyurea for patients with essential thrombocythemia and a high risk of thrombosis. N Engl J Med 332: 1132–1136

Gratwohl A, Hermans J, Goldman JM et al. (1998) Risk assessment for patients with chronic myeloid leukemia before allogeneic blood or marrow transplantation. Lancet 352: 1087–1092

Hasford J, Pfirrmann M, Hehlmann R et al. (1998) A new prognostic score for the survival of patients with chronic myeloid leukemia treated with interferon alpha. J Natl Cancer Inst 90: 850–858

Landolfi R, Marchioli R, Kutti J et al. (2004) Efficacy and safety of low-dose aspirin in polycythemia vera. N Engl J Med 350: 114–124

Lengfelder E, Hochhaus A, Kronawitter U et al. (1998) Should a platelet limit of 600×10^9/l be used as a diagnostic criterion in essential thrombocythemia? An analysis of the natural course including early stages. Brit J Haematol 100: 15–23

Löfvenberg E, Wahlin A (1988) Management of polycythaemia vera, essential thrombocythaemia and myelofibrosis with hydroxyurea. Eur J Haematol 41: 375–381

O'Brien S, Guilhot F, Larson RA et al. (2003) Imatinib compared with interferon and low-dose cytarabine for newly diagnosed chronic-phase chronic myeloid leukemia. N Engl J Med 348: 994–1004

Sawyers CL, Hochhaus A, Feldman E et al. (2002) Gleevec/GlivecTM (imatinib mesylate) induces hematologic and cytogenetic responses in patients with chronic myeloid leukemia in myeloid blast crisis: results of a phase II study. Blood 99: 3530–3539

Tefferi A (2000) Myelofibrosis with myeloid metaplasia. N Engl J Med 342: 1255–1265

5.3.2 Myelodysplastische Syndrome
Carlo Aul, Aristoteles Giagounidis und Ulrich Germing

Pathophysiologische Grundlagen und Diagnostik

Myelodysplastische Syndrome (MDS) sind vorwiegend im höheren Lebensalter auftretende, klonale Knochenmarkerkrankungen, die durch normale bis erhöhte Zelldichte des Knochenmarks, unterschiedlich ausgeprägte Reifungsstörungen aller drei Zellreihen der Hämatopoese („trilineage dysplasia"), quantitative Veränderungen (im Regelfall Verminderungen) peripherer Blutzellen und erhöhtes Risiko zur Entwicklung akuter myeloischer Leukämien (AML) gekennzeichnet sind. Zentraler Pathomechanismus der unzureichenden Blutzellenproduktion ist die vermehrte Apoptose hämatopoetischer Zellen, die neuerdings u. a. auf eine pathologische Immunreaktion mit Freisetzung inhibitorischer Zytokine zurückgeführt wird. Die auslösenden Krankheitsursachen bleiben in den meisten Fällen unbekannt. Die Fehlfunktion des Knochenmarks wird mit einem Defekt der pluripotenten hämatopoetischen Stammzellen erklärt. Als Hinweis für eine Stammzellschädigung sind bei 50% der Patienten zum Diagnosezeitpunkt zytogenetische Aberrationen nachweisbar, deren Häufigkeit mit Progression des MDS zunimmt. Im Unterschied zur De-novo-AML sind MDS überwiegend durch Verlust von zytogenetischem Material charakterisiert. Häufigste Anomalien sind Deletionen der Chromosomen 5, 7 und 20, Monosomie 7 und Trisomie 8, die zusammen über 70% aller Chromosomendefekte ausmachen.

Der über Jahre ablaufende Prozess der klonalen Evolution erklärt die klinische, morphologische und prognostische Heterogenität der MDS. Diese Heterogenität wird durch die gegenwärtigen morphologischen Klassifikationen (FAB- und WHO-Klassifikation, Tabelle 5.3-4 und Tabelle 5.3-5) nur unvollständig abgebildet. Für die prognostische Evaluation neu diagnostizierter Patienten hat sich der IPSS-Score („International Prognostic Scoring System") durchgesetzt, in dem der Blastenanteil im Knochenmark, die Anzahl der peripheren Zytopenien und der Karyotyp als unabhängige Risikomerkmale erfasst sind (Tabelle 5.3-6).

Wegweisend für die Diagnosestellung eines MDS sind die Ergebnisse der Blutuntersuchung, die bei 90–95% der Patienten eine normo- bis makrozytäre Anämie mit erniedrigten Retikulozytenzahlen zeigt. Der klassische Befund einer Panzytopenie ist nur bei einem Drittel der Patienten vorhanden. Die Diagnose wird durch mikroskopische Untersuchung von Knochenmarkausstrichen und Stanzbiopsien gesichert. Unverzichtbar ist eine Chromosomenanalyse, die durch den Nachweis klonaler Aberrationen die Diagnose eines MDS stützt und prognostische Informationen liefert. In den Frühstadien der Erkrankung (refraktäre Anämie) kann die morphologische Befundinterpretation Schwierigkeiten bereiten und ist dann zur genauen Diagnosestellung auf weitere anamnestische, klinische sowie laborchemische Angaben (nutritive Noxen, Medikamente, Vitamin-B_{12}- und Folsäuremangel, HIV-Test, rheumatologische

Subtyp	Blastenanteil		Weitere Veränderungen
	Blut [%]	Knochenmark [%]	
Refraktäre Anämie (RA)	1	<5	–
Refraktäre Anämie mit Ringsideroblasten (RARS)	1	<5	>15% Ringsideroblasten im Knochenmark
Refrakäre Anämie mit Blastenüberschuss (RAEB)	<5	5–20	–
Chronische myelomonozytäre Leukämie (CMML)	<5	5–20	Periphere Monozytose (>10^3/µl)
RAEB in Transformation (RAEB/T)	≥5	21–30	Fakultativ Auer-Stäbchen

Tabelle 5.3-4. Morphologische Einteilung (FAB-Klassifikation) der myelodysplastischen Syndrome

Tabelle 5.3-5. WHO-Klassifikation der myelodysplastischen Syndrome

WHO-Subtyp	Blastenanteil		Weitere Veränderungen
	Blut	Knochenmark	
Refraktäre Anämie (RA)	≤1%	<5%	Einlinien-MDS (erythropoetische Dysplasie)
Refraktäre Anämie mit Ringsideroblasten (RARS)	≤1%	<5%	Einlinien-MDS (erythropoetische Dysplasie, >15% Ringsideroblasten im KM)
Refraktäre Zytopenie mit multilineärer Dysplasie (RCMD)	≤1%	<5%	Mindestens bilineäre Dysplasie
Refraktäre Zytopenie mit multilineärer Dysplasie und Ringsideroblasten (RCMD-RS)	≤1%	<5%	Mindestens bilineäre Dysplasie, >15% Ringsideroblasten im KM
Refraktäre Anämie mit Blastenüberschuss 1 (RAEB-1)	<5%	5–9%	Einlinien- oder Mehrlinien-MDS, keine Auer-Stäbchen
Refraktäre Anämie mit Blastenüberschuss 2 (RAEB-2)	5–19%	10–19%	Einlinien- oder Mehrlinien-MDS, evtl. Auer-Stäbchen
5q-Syndrom	<5%	<5%	Isolierter 5q-Defekt
Unklassifiziertes MDS (MDS-U)	≤1%	<5%	Passt nicht in andere Kategorien

Tabelle 5.3-6. Internationaler Risiko-Score (IPSS) zur prognostischen Bewertung von MDS-Patienten

	Punktzahl				
	0	0,5	1	1,5	2,0
Medullärer Blastenanteil [%]	0–4	5–10	–	11–20	21–29
Anzahl der peripheren Zytopenien[a]	0–1	2–3	–	–	–
Zytogenetische Risikogruppe[b]	niedrig	mittel	hoch	–	–

Risikogruppenzuordnung	Score
Niedriges Risiko	0
Intermediäres Risiko I	0,5–1
Intermediäres Risiko II	1,5–2
Hohes Risiko	>2,5

[a] Thrombozyten <100.000/µl, Hämoglobin <10 g/dl, Granulozyten <1500/µl.
[b] Niedriges Risiko: normaler Karyotyp, 5q-, 20q-, -Y; hohes Risiko: komplexe Karyotypveränderungen (≥3 Anomalien), Chromosom-7-Defekte; mittleres Risiko: alle anderen Anomalien.

Untersuchungen, Coombs-Test, Oberbauchsonographie u. a.) angewiesen.

Allgemeine Behandlungsstrategie

Sieht man von der allogenen Blutstammzelltransplantation ab, die nur bei jüngeren Patienten mit HLA-kompatiblem Verwandten- oder Fremdspender durchführbar ist, sind keine kurativen Therapiestrategien bekannt (s. folgende Übersicht). Darüber hinaus fehlen studienbegründete Behandlungsrichtlinien, da randomisierte kontrollierte Vergleichsstudien bei MDS-Patienten bislang kaum durchgeführt wurden. Bei der Auswahl der Therapiestrategie ist eine Risikostratifikation nach Low-risk- und High-risk-MDS sinnvoll, um dem unterschiedlichen natürlichen Krankheitsverlauf der Subgruppen Rechnung zu tragen. Allgemein beginnt sich das Konzept durchzusetzen, die Behandlungsintensität dem Risikoprofil der Erkrankung anzupassen. Da über 50% der MDS-Fälle erst nach dem 60. Lebensjahr auftreten, müssen neben der Krankheitsbiologie auch Allgemeinzustand, Komorbidität, Compliance und soziales Umfeld des Patienten in die Therapieentscheidung einfließen. Die Selektionsmechanismen entsprechen dabei grundsätzlich anderen hämatologischen Neoplasien.

Erprobte und experimentelle Therapieoptionen bei MDS
1. Supportive Maßnahmen
   - Blutzellensubstitution
   - Antibiotika
2. Eisenchelatoren: Deferoxamin
3. Hormone
   - Androgene
   - Danazol
4. Hämatopoetische Wachstumsfaktoren
   - G-CSF, GM-CSF
   - Erythropoetin
   - Thrombopoetin
   - Kombinationen
     (z. B. G-CSF und Erythropoetin)
5. Differenzierungsinduktoren
   - Retinoide
6. Antioxidanzien: Amifostin
7. Immunmodulatoren
   - Ciclosporin A
   - Antithymozytenglobulin
8. Antiangiogenetische Substanzen: Thalidomid, Revimid (CC 5013)
9. Monochemotherapie
   - Cytosinarabinosid
   - Hydroxycarbamid
   - Melphalan
   - 5-Azacytidin, 5-Aza-2'-Deoxycytidin (Decitabine)
10. Aggressive Chemotherapie: Polychemotherapie
11. Stammzelltransplantation
    - Allogene Transplantation
    - Autologe Transplantation

Standardtherapie

Supportive Therapie Supportive Maßnahmen sind Standardtherapie in allen Krankheitsstadien und tragen bei gleichzeitiger zytostatischer Therapie wesentlich zum Behandlungserfolg bei. Hierzu gehören:
- Erythrozytensubstitution nach klinischer Symptomatik (gewöhnlich bei Hb-Abfall <8 g/dl sinnvoll), cave: unkritischer Einsatz wegen Gefahr der sekundären Hämosiderose, Antikörperinduktion und Risiko infektiöser Komplikationen;
- Thrombozytensubstitution nur bei Blutungsneigung (Gefahr der Alloimmunisierung!);
- breite antibiotische Therapie bei infektiösen Komplikationen, vorher Versuch der Infektlokalisation und Erregersicherung;
- Verhaltensschulung zur Reduktion infektiöser und hämorrhagischer Komplikationen;
- Einsatz von Eisenchelatoren bei transfusionspflichtigen Patienten mit günstiger Langzeitprognose zur Vermeidung einer sekundären Hämosiderose. Standardmedikament ist Deferoxamin, das nach neueren Studien ohne Wirkverlust durch zweimalige tägliche subkutane Bolusinjektion anstelle der früher gebräuchlichen aufwendigen 12-stündigen subkutanen Dauerinfusion verabreicht werden kann.

Aggressive Polychemotherapie Auf Grund zahlreicher neuer Studien kann eine aggressive Polychemotherapie mit AML-typischen Induktionsprotokollen heute bei Patienten <70 Jahre mit Hochrisiko-MDS (RAEB, RAEB/T, IPSS ≥2,5 Punkte) als Standardtherapie angesehen werden. Frühere Annahmen einer vermehrten Chemoresistenz des myelodysplastischen Zellklons oder einer unzureichenden normalen Stammzellreserve konnten nicht bestätigt werden. Kombinationspartner für die Induktionstherapie sind Anthrazykline, Anthrachinone, Standard- und Hochdosis-Ara-C, Epipodophyllotoxine und Topoisomerase-I-Hemmer (Topotecan). Die erreichbaren Vollremissionsraten schwanken zwischen 45 und 79% (Tabelle 5.3-7). Prädiktive Parameter für ein Therapieansprechen sind Blastenanteil <30%, primäres MDS, weibliches Geschlecht, niedrige LDH und Fehlen chromosomaler Aberrationen. Die Remissionsdauer aggressiv behandelter MDS-Patienten ist kürzer als die nach Polychemotherapie von De-novo-AML-Patienten. Bislang ist unklar, ob die Prognose durch Einsatz einer konsolidierenden Hochdosischemotherapie mit autologer Blutstammzelltransplantation in der Remission verbessert werden kann.

Allogene Blutstammzelltransplantation Bei Patienten unter 50 Jahren mit Hochrisiko-MDS, die über einen HLA-identischen Familienspender verfügen, ist die allogene Blutstammzelltransplantation Therapie der Wahl. Das krankheitsfreie Überleben 3 Jahre nach Transplantation beträgt etwa 40%. Rezidivrisiko und therapieassoziierte Mortalität liegen um 30 bzw. 40% (Tabelle 5.3-8). Die Transplantationsergebnisse sind von MDS-Subtyp, Krankheitsdauer vor Transplantation, Patientenalter, Karyotyp und Transplantationsjahr abhängig. Da das Rezidivrisiko mit dem medullären Blastenanteil zum Transplantationszeitpunkt ansteigt, wird von einigen Autoren bei RAEB- und RAEB/T-Patienten eine vorherige Remissionsinduktion mit konventioneller Polychemotherapie empfohlen. Patienten mit langer Krankheitsdauer, hypozellulärem Knochenmark und multiplen Chromosomenaberrationen sollten primär transplantiert werden. Ein Vergleich der Therapieergebnisse aus verschiedenen Transplantationsperioden zeigt, dass in den letzten Jahren die hohe therapieassoziierte Letalität durch verbesserte supportive Maßnahmen und Graft-versus-Host-Prophylaxe gesenkt werden konnte. Weitere Verbesserungen durch nichtmyeloablative Konditionierungsstrategien („Minitransplantation") werden in den nächsten Jahren zur Anhebung der Altersgrenze bei der allo-genen Transplantation führen.

Tabelle 5.3-7. Aggressive Polychemotherapie bei Patienten mit fortgeschrittenen myelodysplastischen Syndromen

Studie	Patienten [n]	Diagnosen (FAB)	Altersmedian [Jahre]	Induktionstherapie	CR [%]	NR [%]	ED [%]
Michels, 1989	31	RAEB/T	45	Ara-C + Anthracyclin	61	23	0
De Witte, 1990	36	RAEB, RAEB/T, CMML, MDS-AML	45	AML-5, AML-6, HD-Ara-C	61	19	11
Estey, 1994	85	RAEB, RAEB/T	61	Ara-C + Idarubicin, FA, FLAG	66	13	21
De Witte, 1995	50	RAEB, RAEB/T, CMML, MDS-AML	46	Ara-C + Idarubicin	54	28	8
Bernstein, 1996	33	RA, RAEB, RAEB/T	57	7+3	79	15	6
Aul, 1996	90	RAEB, RAEB/T, MDS-AML	54	TAD9, Ara-C + Idarubicin, Doppelinduktion	61	17	14
Ganser, 2000	110	RAEB/T, MDS-AML, tAML	58	Ara-C + Idarubicin + Etoposid	45	45	11

CR Vollremission, *NR* Non-Response, *ED* early death, *MDS-AML* akute myeloische Leukämie nach MDS, *tAML* sekundäre postzytotoxische AML, *Ara-C* Cytosinarabinosid, *AML-5* Vincristin + Cytosinarabinosid + Adriamycin, *AML-6* Vincristin + Cytosinarabinosid + Daunorubicin, *HD-Ara-C* Hochdosis-Cytosinarabinosid, *FA* Fludarabin + Cytosinarabinosid, *FLAG* Fludarabin + Cytosinarabinosid + G-CSF, *7+3* Cytosinarabinosid + Daunorubicin oder Mitoxantron, *TAD9* Thioguanin + Cytosinarabinosid + Daunorubicin.

Tabelle 5.3-8. Allogene Stammzelltransplantation bei Patienten mit myelodysplastischen Syndromen

Studie	Patienten [n]	Follow-up[a] [Jahre]	DFS [%]	Rezidiv [%]	TRM [%]
O'Donnell, 1987	20	2,7	35	20	45
Longmore, 1990	23	3,2	43	17	39
De Witte, 1990	78	2,3	45	23	32
Sutton, 1991	86	2,3	38	23	38
Nevill, 1992	23	2,3	35	22	35
Ratanatharathron, 1993	27	1,7	63	43	3
Anderson, 1995	93	6,1	41	19	40
De Witte, 2000	885	n.a.	36[b]	36[b]	43[b]

[a] Median; [b] kumulative Wahrscheinlichkeiten von DFS, Rezidivrisiko und TRM 3 Jahre nach Transplantation, *DFS* krankheitsfreies Überleben, *TRM* therapiebedingte Mortalität.

Erfahrungen mit der Fremdspendertransplantation sind zurzeit noch limitiert. Eine Auswertung der EBMT an 198 Patienten zeigte ein krankheitsfreies Überleben von 25% nach 3 Jahren. Die transplantationsassoziierte Mortalität betrug 58% und stieg bei Patienten >40 Jahre auf 73%. Nach gegenwärtigem Kenntnisstand ist die Fremdspendertransplantation ein experimentelles Therapieverfahren, das nur bei sehr jungen Patienten (<20 Jahre) eingesetzt werden sollte.

Experimentelle Therapieformen

Hämatopoetische Wachstumsfaktoren Hämatopoetische Wachstumsfaktoren (HGF) sind zur Korrektur des Ausreifungsdefektes myelodysplastischer Progenitorzellen eingesetzt worden. G-CSF führt bei 80–95% der Patienten zu einem Anstieg neutrophiler Granulozyten, hat aber keine Effekte auf Megakaryo- und Erythropoese. In einer randomisierten Studie konnte kein Vorteil G-CSF-behandelter Patienten im Vergleich zu einem Beobachtungsarm nachgewiesen werden.

Erythropoetin kann in pharmakologischen Dosen (150 bis 300 IE/kg s.c. 3-mal wöchentlich) bei 20–25% der Patienten zu einem Hb-Anstieg bzw. zur Senkung des Transfusionsbedarfs führen. Als prädiktive Parameter für einen Behandlungserfolg sind das Fehlen einer transfusionspflichtigen Anämie, niedrige endogene Serumerythropoetinspiegel (unter 200 IE/l) sowie das Fehlen von Ringsideroblasten im Knochenmark beschrieben worden. Bislang ist nicht erwiesen, dass Kombinationen von HGF (z. B. Epo + G-CSF oder GM-CSF) zu günstigeren Ergebnissen führen. Der Stellenwert megakaryozytärer HGF wie Interleukin-6 oder Thrombopoetin ist bislang nicht ausreichend untersucht.

Differenzierungsinduktoren Differenzierungsinduktoren (Retinoide, Vitamin-D-Derivate, Interferone, Hämarginat u. a.) haben keinen gesicherten Stellenwert in der MDS-Behandlung.

Amifostin Amifostin ist ein synthetisches phosphoryliertes Aminothiol, das durch seine antioxidative Wirkung Zellen und Gewebe vor den schädigenden Einflüssen ionisierender Strahlen und zytostatischer Medikamente (Cisplatin, Alkylanzien) schützt und zusätzlich einen stimulierenden Effekt auf hämatopoetische Zellen besitzt. Erste Erfahrungen bei MDS-Patienten zeigen, dass Amifostin in Dosierungen von 100–900 mg/m^2 i.v. ein- bis dreimal wöchentlich bei guter Verträglichkeit zu einem Anstieg der peripheren Blutzellwerte führen kann. Zytogenetische Aberrationen bilden sich während der Therapie im Allgemeinen nicht zurück. Die bisherigen vorläufigen Daten bedürfen der Überprüfung in größeren randomisierten Studien.

Immunmodulatorische Therapie Neuere Erkenntnisse, nach denen T-Lymphozyten durch Freisetzung proapoptotischer Zytokine an der Entwicklung der hämatopoetischen Insuffizienz beteiligt sind und im Zusammenspiel mit anderen Mediatoren den Prozess der genetischen Instabilität hämatopoetischer Stammzellen beschleunigen, haben zum Einsatz von Immunsuppressiva bei MDS-Patienten geführt. Bisher wurden Antilymphozytenglobulin, Antithymozytenglobulin und Ciclosporin A in Phase-I/II-Studien mit Erfolgsraten bis zu 60% eingesetzt, allerdings sind diese Ergebnisse in größeren Studien überprüft worden. Nach vorläufigen Mitteilungen scheint eine immunmodulatorische Therapie besonders bei jüngeren Patienten mit hypoplastischem MDS, kurzer Krankheitsdauer, zusätzlichen Autoimmunphänomenen, normalem Karyotyp und hochgradiger Thrombozytopenie aussichtsreich zu sein. Ähnlich wie bei Patienten mit aplastischer Anämie tritt der Therapieerfolg oft erst nach mehrwöchiger Behandlung ein.

Palliative Chemotherapie Die früher häufig praktizierte Behandlung mit niedrigdosiertem Cytosinarabinosid („low-dose Ara-C") führt nur bei 15–20% zu kompletten Remissionen und ist bei unkritischem Einsatz mit erheblichen Nebenwirkungen verbunden (Letalität 10–25%). In der bislang einzigen randomisierten Studie konnte kein Überlebensvorteil Ara-C-behandelter Patienten gegenüber Patienten mit ausschließlicher supportiver Therapie dokumentiert werden.

5-Azacytidine und 5-Aza-2'-Deoxycytidin (Decitabine) führen in nicht zytotoxischen Konzentrationen zur Hemmung der DNA-Methyltransferase und bewirken in vitro eine Differenzierungsinduktion myeloischer Zelllinien. Erste Ergebnisse zeigen, dass 20–45% der Patienten auf diese Behandlung ansprechen.

Hydroxyharnstoff ist bei myeloproliferativen Verlaufsformen einer CMML erfolgreich zur Kontrolle krankheitsbedingter Komplikationen (Hepatoplenomegalie, Pleura- und Perikardergüsse, Hautinfiltrate) und zur Senkung erhöhter peripherer Leukozytenwerte eingesetzt worden. Weitere Zytostatika, die als Monochemotherapie zur Behandlung von MDS-Patienten eingesetzt wurden, sind Idarubicin, Melphalan, Topotecan, Mercaptopurin u. a. Eine Überlegenheit gegenüber supportiver Therapie konnte bislang nicht dokumentiert werden.

Der Thalidomidabkömmling Revimid (CC5013) vereint immunmodulatorische, antiangiogenetische und zytotoxische Effekte auf sich. In bisherigen Studien erreichte ein beträchtlicher Anteil von Patienten mit IPSS-Risikoprofil niedrig oder intermediär-1 eine Transfusionsfreiheit für Erythrozyten. Insbesondere Patienten mit 5q-Syndrom scheinen besonders gut auf die Therapie anzusprechen. Hier wurden Remissionsraten weit über 50% berichtet.

Evidenz der Therapieempfehlungen der myelodysplastischen Syndrome		
	Evidenzgrad	Empfehlungsstärke
Supportive Therapie	III	B
Aggressive Polychemotherapie	II-a	B
Allogene Blutstammzelltransplantation	II-a	B
Hämatopoetische Wachstumsfaktoren	II-a	B
Differenzierungsinduktion		D
Amifostin	IV	C
Immunmodulatorische Therapie	II-a	B
Palliative Chemotherapie	II-a	B

5.3.3 Aplastische Anämie
Aruna Raghavachar

Einleitung

Als Aplastische Anämie (AA) wird eine Bi- oder Trizytopenie bezeichnet, die durch eine hämopoetische Insuffizienz infolge Verminderung des blutbildenden Marks entsteht. Bei frühzeitiger Diagnose, unverzüglicher Planung und zeitgerechter Durchführung einer immunsuppressiven Therapie oder einer Stammzelltransplantation können Patienten mit früher sehr schlechter Prognose heute erfolgreich behandelt werden.

Ätiologie und Pathogenese

Die Verminderung des blutbildenden Knochenmarks ist Ausdruck einer ungenügenden Einschleusung hämopoetischer Stammzellen in die hämopoetischen Zelllinien. In der Mehrzahl der Fälle gelingt es nicht, die Ursache festzustellen (>70% idiopathisch). Medikamente und Chemikalien als Auslöser (ca. 20% der Fälle) sind von prognostischer und therapeutischer Relevanz (Reexpositionsvermeidung). Für den Pathomechanismus werden pathologische Reaktionen des T-Zell-Systems und daraus resultierende Veränderungen der Blutbildung durch Zytokine postuliert.

Klinik und Diagnostik

Symptome der Anämie, der neutropenischen Infektion (Mund- und Rachenulzera, nekrotisierende Gingivitis oder Tonsillitis, Pneumonie, Phlegmone) und Blutungen vom thrombozytopenischen Typ bestimmen das klinische Bild. Diagnostisch wichtige Befunde listet die folgende Übersicht auf.

Befunde bei AA
- Normozytäre (selten leicht makrozytäre), hyporegenerative Anämie, unauffällige Erythrozytenmorphologie
- Leukopenie, bedingt durch Granulozytopenie und Monozytopenie
- Thrombopenie ohne Riesenthrombozyten im Blutausstrich
- Aplasie oder Hypoplasie des blutbildenden Knochenmarks in einem mindestens 15 mm langen Biopsiezylinder, keine Fibrose, keine neoplastischen Zellen
- Keine Hepatosplenomegalie
- Keine Lymphknotenvergrößerungen

Der Schweregrad der Erkrankung wird anhand der Blutbildparameter definiert. Er hat Bedeutung für Prognose und Therapieentscheidung.

Einteilung der AA
- Mäßig schwere aplastische Anämie (MAA)
  - Granulozyten <1000/μl
  - Thrombozyten <50.000/μl
  - Retikulozyten <60.000/μl
- Schwere aplastische Anämie (SAA)
  - Granulozyten <500/μl
  - Thrombozyten <20.000/μl
  - Retikulozyten <20.000/μl
- Sehr schwere aplastische Anämie (VSAA)
  - Granulozyten <200/μl
  - Thrombozyten <20.000/μl
  - Retikulozyten <20.000/μl

Therapie

Ziel der Therapie ist die Induktion einer Remission und damit Verhinderung der Gefährdung durch Blutungen, neutropenische Infektionen oder Risiken der Blutkomponententherapie.

Die Wahl der Therapieform ist abhängig von der Schwere der Erkrankung, dem Alter des Patienten sowie dem Vorhandensein eines potentiellen Knochenmarkspenders.

Die Indikation zur Therapie besteht immer bei Patienten mit SAA und VSAA, bei MAA, falls eine schwere Zytopenie in einer Zellreihe zur Gefährdung durch Infekte, Blutungen oder sekundäre Eisenüberladung bei chronischer Transfusion führt. Als Standardtherapien stehen die allogene Knochenmarktransplantation von einem HLA-identen Geschwisterspender und die immunsuppressive Therapie zur Verfügung. Das Fünfjahresüberleben mit beiden Verfahren liegt heute bei über 80%.

Soweit die immunsuppressive Therapie nicht im Rahmen von Studienprotokollen durchgeführt wird, empfiehlt sich folgendes Standardvorgehen in der Primärtherapie: Antilymphozytenglobulin vom Pferd (Lymphoglobulin) wird über fünf Tage infundiert in einer Dosierung von 0,75 ml/kg Körpergewicht und Tag. Zur Vermeidung von Nebenwirkungen, insbesondere zur Prophylaxe der Serumkrankheit, werden begleitend Steroide (Prednison 1 mg/kg Körpergewicht und Tag) über 14 Tage gegeben und innerhalb der nächsten 14 Tage stufenweise abgesetzt. Als weiterer Kombinationspartner in dieser immunsuppressiven Therapie wird Ciclosporin A benutzt (Beginn ab Tag 1) in einer Initialdosis von 5 mg/kg Körpergewicht per os, verteilt auf zwei Gaben im 12-Stunden-Abstand. Die weitere Dosierung hängt von den im Blut gemessenen Talspiegeln ab. Die Therapie mit Ciclosporin A wird so lange fortgesetzt, wie sich eine Verbesserung der Blutbildwerte zeigt. Die mittlere Behandlungsdauer mit diesem Medikament liegt bei ca. 11 Monaten, die Ansprechrate bei 70 %, das Rezidivrisiko bei 38 %. Bei Therapieversagen dieser Ersttherapie empfiehlt sich ein Wiederholungsversuch mit ALG vom Kaninchen (Thymoglobulin).

Die Kombination von Immunsuppression mit dem Wachstumsfaktor G-CSF hat bislang noch keine Verbesserung der Ansprechraten gezeigt und ist zurzeit Gegenstand von Phase-III-Studien.

Tabelle 5.3-9 gibt eine Hilfestellung zur Auswahl des entsprechenden Verfahrens in Abhängigkeit von der Schwere der AA und dem Alter des Patienten.

Generelle Therapieempfehlungen fasst Tabelle 5.3-10 zusammen.

Als experimentelle Therapieformen nach Versagen der Primärtherapie kommen in Frage
- Fremdspenderknochenmarktransplantation,
- Therapie mit hämopoetischen Wachstumsfaktoren,
- andere Immunsuppressiva,
- Kombination von Immunsuppression mit hämopoetischen Wachstumsfaktoren (Studien).

Evidenz der Therapieempfehlungen	Evidenzgrad	Empfehlungsstärke
Aplastische Anämie		
Kombinierte immunsuppressive Therapie	I-a	A
Knochenmarktransplantation	I-a	A

Literatur

Ades L, Mary JY, Ferry C et al. (2004) Long-term outcome after bone marrow transplantation for severe aplastic anemia. Blood 103: 2490–2797

Bacigalupo A, Brand R, Oneto R et al. (2000) Treatment of acquired severe aplastica anemia: Bone marrow transplantation compared with immunosuppressive therapy – The European Group for Blood and Marrow Transplantation experience. Semin Hematol 37: 69–80

Frickhofen N, Heimpel H, Kaltwasser JP et al. (2003) Antithymocyte globulin with or without cyclosporin A: 11-year follow-up of a randomized trial comparing treatments of aplastic anemia. Blood 101: 1236–1242

Marsh JCW, Ball SE, Darbyshire P et al. (2003) Guidelines for the diagnosis and management of acquired aplastic anemia. Br J Haematol 123: 782–801

5.3.4 Paroxysmale nächtliche Hämoglobinurie
Aruna Raghavachar

Einleitung

Bei der PNH handelt es sich um die einzige erworbene Form einer korpuskulären hämolytischen Anämie. Obwohl es eine klonale Erkrankung ist, wird sie als benigne angesehen.

Ätiologie und Pathogenese

Infolge einer erworbenen somatischen Mutation in einer hämopoetischen Stammzelle kommt es zu fehlender oder verminderter Expression Glycosyl-Phosphatidyl-Inositol (GPI)-verankerter Proteine auf hämopoetischen Zellen (Erythrozyten, Granulozyten, Monozyten, Lymphozyten, Thrombozyten). Durch diese Defekte sind die klinischen Phänomene der PNH-Erkrankung erklärbar (komplementabhängige Hämolyse, Infektanfällig-

Tabelle 5.3-9. Knochenmarktransplantation vs. Immunsuppression in der Therapie der SAA und VSAA

Neutrophilenzahl (10^9/l)	Alter (Jahre)				
	10	20	30	40	50
0	24	20	14	6	–2
0,1	19	14	8	1	–7
0,2	14	9	3	–4	–11
0,3	10	5	–1	–7	–14
0,4	6	1	–4	–10	–16
0,5	3	–2	–7	–12	–17

Positive Zahlen: % Fünfjahresüberleben, krankheitsfrei, zugunsten der Transplantation.
Negative Zahlen: % Differenz im Fünfjahresüberleben, krankheitsfrei, zugunsten der Immunsuppression.

Tabelle 5.3-10. Primärtherapie der AA

Klassifikation	Therapie
MAA	ALG oder Androgene
MAA mit Gefährdung	ALG, Ciclosporin A, Pred.
SAA, Alter <30 Jahre	KMT o. ALG, Ciclosporin A, Pred. (s. Tabelle 5.3-9)
SAA, Alter >30 Jahre	ALG, Ciclosporin A, Pred.
VSAA, Alter <50 Jahre	KMT
Panzytopenie bei PNH o. Fanconi-Anämie	KMT

ALG Antilymphozyten/Antithymozytenglobulin, *Pred* Prednisolon, *KMT* Knochenmarktransplantation

keit, Thrombophilie). Mutationen im PIG-A-Gen finden sich auch bei Patienten mit aplastischer Anämie, Myelodysplasie und möglicherweise auch bei gesunden Individuen.

Klinik und Diagnostik
Die klinische Symptomatik ist insgesamt sehr variabel.

Klinik der PNH
Schubweiser Verlauf einer Hämolyse
Eventuell zusätzlich Neutro- und Thrombopenie
Eventuell zusätzlich „Thrombosen" (Budd-Chiari-Syndrom, Mesenterialvenen, zerebrale Thrombosen)
Infektanfälligkeit
Übergang in aplastische Anämie möglich
Eisenmangel bei chronischer Hämosiderinurie

Durch immunphänotypischen Nachweis der verminderten Expression GPI-verankerter Membranantigene (z.B. CD 16, 55, 58, 59) auf Granulozyten, Monozyten und Retikulozyten wird die Diagnose bewiesen und gleichzeitig die Größe des PNH-Klons abschätzbar. Die weitere Diagnostik ist in der folgenden Übersicht zusammengefasst.

Diagnostisch wichtige Befunde bei PNH
- Coombs-negative hämolytische Anämie
- Panzytopenie möglich
- Hämosiderinurie, Hämoglobinurie
- Positiver Säureserumtest
- Nachweis der verminderten/fehlenden Expression GPI-verankerter Proteine (Durchflusszytometrie) CD16, CD55, CD58, CD59
- Bei Panzytopenie Knochenmarkdiagnostik und Befund wie bei aplastischer Anämie

---

Therapie
Kontrollierte Studien liegen nicht vor. Der einzige kurative Therapieansatz ist die allogene Stammzelltransplantation, wobei auch nichtmyeloablative Konditionierungsverfahren ausreichend zu sein scheinen. Die Stammzelltransplantation von einem HLA-identen Geschwisterspender ist dann indiziert, wenn die Erkrankung mit schweren oder rezidivierenden Thrombosen einhergeht oder mit schwerer Panzytopenie und damit der aplastischen Anämie ähnelt. Steht kein Spender zur Verfügung, so empfiehlt sich bei diesem Schweregrad der Erkrankung die immunsuppressive Behandlung in Analogie zur Therapie der aplastischen Anämie (s. 5.3.3). In allen anderen Situationen steht die bestmögliche supportive Therapie im Vordergrund:
- Erythrozytensubstitution mit leukozytenarmen Präparaten (gewaschene Erythrozyten sind nicht notwendig);
- bei hoher Transfusionsfrequenz Versuch der Verlängerung der Transfusionsintervalle durch Behandlungsversuch mit Steroiden (Einstiegsdosis Prednison 1 mg/kg KG) oder Therapie mit Androgenen (Fluoroximistheron in einer Dosierung von 5–20 mg/Tag über 6–8 Wochen)
- sekundäre Antikoagulation mit Kumarinderivaten;
- Substitution von Eisen und Folsäure.

Studienprotokolle prüfen derzeit die Wirksamkeit hämatopoetischer Wachstumsfaktoren (Erythropoetin und G-CSF) sowie den monoklonalen Antikörper Eculizumab.

Evidenz der Therapieempfehlungen

	Evidenzgrad	Empfehlungsstärke
Paroxysmale nächtliche Hämoglobinurie		
Knochenmarktransplantation	II-b	B
Immunsuppressive Therapie	II-b	B
Steroide/Androgene	IV	B
Eisen-/Folsäuresubstitution	IV	B

Literatur
Hall C, Richards S, Hillmen P (2003) Primary prophylaxis with warfarin prevents thrombosis in paroxysmal nocturnal hemoglobinuria (PNH). Blood 102: 3587–3591

Hillman P, Hall C, Marsh JWC et al. (2004) Effect of Eculizumab on hemolysis and transfusion requirements in patients with paroxysmal nocturnal hemoglobinuria. New Engl J Med 350: 552–559

Suenaga K, Kanda Y, Niiya H et al. (2001) Successful application of non-myeloablative transplantation for paroxysmal nocturnal hemoglobinuria. Exp Hematol 29: 639–642

5.3.5 Kongenitale dyserythropoetische Anämien
Aruna Raghavachar

Einleitung
Die sehr selten kongenitalen dyserythropoetischen Anämien (CDA) umfassen eine heterogene Gruppe angeborener Anämien, die durch eine ineffektive Erythropoese und dysplastische Veränderungen der Erythroblasten charakterisiert sind. Da Granulopoese und Thrombopoese nicht betroffen sind, handelt es sich nicht um eine Stammzellerkrankung im engeren Sinn

Ätiologie und Pathogenese
Die Ätiologie ist unbekannt. Die bereits 1968 erfolgte Einteilung in drei Typen (CDA I, II, III) hat bis heute Bestand (Tabelle 5.3-11).

Klinik und Diagnostik
Neben Anämiesymptomen stehen die Zeichen der Eisenüberladung, eventuell auch die Bildung von Bilirubingallensteinen im Vordergrund. Wesentlich ist die Abgrenzung zu behandelbaren megaloblastären Anämien und anderen Erkrankungen mit erworbenen dyserythropoetischen Veränderungen.

Verdachtsdiagnose CDA
- Kongenitale Anämie ohne Neutro-/Thrombopenie
- Merkmale einer ineffektiven Erythropoese
- Inadäquate Retikulozytenzahl
- Erhöhtes unkonjugiertes Serumbilirubin
- Erhöhte Serum Thymidinkinase
- Auffälliger Anteil dysplastischer Erythroblasten
- Zeichen der Eisenüberladung

Tabelle 5.3-11. Charakteristika der CDA-Typen I–III

Merkmal	Typ I	Typ II	Typ III
Erbgang	Autosomal-rezessiv	Autosomal-rezessiv	(IIIa) Autosomal-dominant (IIIb) Autosomal-rezessiv
Genlokalisation	15q 15.1–15.3	20q 11.2	(IIIa) 15q22
Erythrozytenmorphologie	Makrozytose	Aniso/Poikilozytose	Makrozytose
Erythroblastenmorphologie	Megaloblastär, Chromatinbrücken	Normal, Doppelkernigkeit	Megaloblastär, Gigantoblasten
Säure-Serum-Test	Negativ	Positiv	Negativ
Erythrozytenmembrananalyse (SDS-PAGE)	Normal	Band 3 dünner, wandert schneller	Band 3 wandert nur diskret schneller

Therapie

Eine kausale Behandlung ist nicht bekannt. Wesentlich ist die Vermeidung oder Behandlung einer sekundären Hämochromatose. Desferoxamin ist nach wie vor Mittel der Wahl. Einzelne Fälle von CDA Typ I scheinen auf eine Therapie mit α-Interferon anzusprechen. Bei schwerer Anämie kann die Splenektomie indiziert sein.

Eine kasuistische Mitteilung berichtet über die erfolgreiche allogene Stammzelltransplantation bei CDA-Typ II.

Evidenz der Therapieempfehlungen		
	Evidenzgrad	Empfehlungsstärke
Kongenitale dyserythropoetische Anämien		
Desferoxamin	II-b	A
α-Interferon	IV	C
Knochenmarktransplantation	IV	C
Splenektomie	IV	C

Literatur

Delannay J, Iolascon A (1999) The congenital dyserythropoietic anemias. Best Pract Res Clin Haematol 12: 691–705

Heimpel H, Anselstetter V, Chrobak L et al. (2003) Congenital dyserythropoietic anemia type II: epidemiology, clinical appearance, and prognosis based on long-term observation. Blood 102: 4576–4581

Iolascon A, Sabato V, de Mattia D, Loctalli F (2001) Bone marrow transplantation in a case of severe, type II congenital dyserythropoetic anemia (CD II). Bone Marrow Transplant 27: 213–215

5.4 Störungen der Erythropoese – Anämien
Norbert Frickhofen und Peter Staib

5.4.1 Eisenmangelanämie
Norbert Frickhofen

Einleitung

Eisenmangel ist in Deutschland mit etwa 35% der Fälle die häufigste Ursache einer Anämie. In industrialisierten Ländern wird eine Prävalenz von 2–5% angegeben. Bei menstruierenden Frauen liegt sie mit 5–10% deutlich höher. Da der Eisenmangel in mangelernährten Bevölkerungsgruppen erheblich häufiger ist, leiden weltweit ca. 15% der Menschen an einer Anämie oder anderen Gesundheitsstörungen durch Eisenmangel.

Ätiologie und Pathogenese

Eine Eisenmangelanämie entsteht immer dann, wenn der Bedarf an Eisen größer ist als die Zufuhr und durch diese negative Eisenbilanz die Eisenspeicher in Hepatozyten und Makrophagen unter etwa 1 g reduziert wurden. Eine negative Eisenbilanz ist außerhalb einer Schwangerschaft (in der das Kind der Mutter Eisen entzieht) fast immer Folge eines Eisenverlusts durch eine pathologische Blutung. Selten ist eine Mangelernährung und noch seltener eine Malabsorption Ursache eines Eisenmangels (s. folgende Übersicht).

Die herausragende Bedeutung des Verlusts von Eisen durch Erythrozytenverlust bei Blutung wird sofort verständlich, wenn man sich die wichtigsten Fakten des Eisenstoffwechsels vergegenwärtigt (Abb. 5.4-1): Mehr als die Hälfte des Gesamtkörpereisens befindet sich als Bestandteil des Hämoglobinmoleküls in Erythrozyten (1,8 g) bzw. in hämoglobinisierten Vorläuferzellen der Erythrozyten im Knochenmark (0,3 g). Da in 1 ml Blut etwa 0,4 mg Eisen enthalten sind, überschreitet schon ein geringer Blutverlust sehr schnell die mit nur 1–2 mg sehr geringe tägliche Resorption von Eisen. Diese Menge an Eisen wird aus einem durchschnittlichen Angebot von 10–20 mg Eisen in der mitteleuropäischen Nahrung extrahiert. Die resorbierte Menge an Eisen kann bei Eisenmangel unter dem Einfluss der weiter unten vorgestellten Regulationsmechanismen auf 20–40 mg pro Tag gesteigert werden. Ein darüber hinaus gehender Bedarf ist nur durch parenterale Eisenzufuhr zu decken.

Warum ist die Resorption von Eisen so niedrig und „unflexibel"? Vermutlich ist dieser in der Evolution offenbar vorteilhafte Zustand dadurch begründet, dass es keinen regulierten Ausscheidungsweg für Eisen gibt, die Menge an Körpereisen daher nur über die Zufuhr kontrolliert werden kann. Dies muss restriktiv erfolgen, da eine Eisenüberladung wegen ihrer Toxizität unbedingt vermieden werden muss (s. Abschnitt Hämochromatose).

Eisen wird als zweiwertiges Atom (Fe^{++}) im oberen Duodenum und angrenzenden Jejunum resorbiert. Dafür ist v. a. das Transportprotein DMT-1 (Divalent Metal Transporter 1) in den Villi der reifen Enterozyten verantwortlich. Auch dreiwertiges Eisen, das den Hauptbestandteil der Nahrung darstellt, kann mit etwas

5.4 Störungen der Erythropoese – Anämien

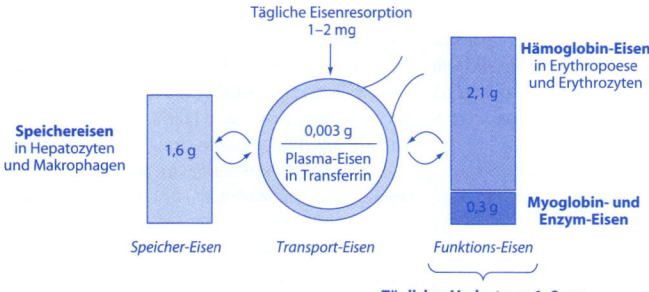

Abb. 5.4-1. Eisenstoffwechsel

geringerer Effektivität durch Enterozyten verwertet werden, da DMT1 mit einer Ferrireduktase kooperiert, die dreiwertiges zu zweiwertigem Eisen reduziert. Eisen, das in der Nahrung komplexiert in Hämoglobin, Myoglobin oder Enzymen vorliegt, kann effizienter resorbiert werden, ohne dass der Mechanismus bisher aufgeklärt wäre. Es gibt auch Carrier-unabhängige Resorptionswege, die für Vergiftungen mit oralem Eisen verantwortlich sind, wie sie gelegentlich bei Kindern vorkommen.

Im Enterozyten liegt Eisen an Ferritin gebunden und in Form eines für Chelatoren zugänglichen „labilen Eisenpools" vor. In reifen Enterozyten wird es mehrheitlich durch das zweite Eisentransportprotein Ferroportin 1 der basolateralen Zellwand in das Plasma weitertransportiert. Kleine Mengen verbleiben in der Mukosazelle und werden im Rahmen des Zellumsatzes im Stuhl ausgeschieden, einer der wenigen Ausscheidungswege für Eisen. Exportiertes Eisen wird an Transferrin gebunden zum Knochenmark transportiert, wo es von der Erythropoese für die Hämsynthese genutzt wird, oder zur Leber, wo es in Ferritin gebunden gespeichert wird. Eisen wird auch in Makrophagen gespeichert, die es aber vor allem im Rahmen der Phagozytose von gealterten Erythrozyten akquirieren. Abbauprodukt des Ferritins ist das Hämosiderin, aus dem kein Eisen mehr mobilisiert werden kann.

Die Regulation der enteralen Eisenaufnahme erfolgt sehr wahrscheinlich überwiegend durch Hepcidin und HFE, zwei Schlüsselmediatoren des Eisenstoffwechsels (Abb. 5.4.2). **Hepcidin** ist ein Peptid aus 25 Aminosäuren, das vor allem in der Leber produziert wird. Es gehört zur Familie der Defensine, einer Gruppe von antimikrobiellen Mediatoren des unspezifischen Immunsystems. Entsprechend sind Entzündungsreaktionen, und dabei vor allem Interleukin-6, starke Simulatoren der Hepcidin-Freisetzung. So kommt es z. B. im Rahmen einer Infektion innerhalb weniger Stunden zu einem Anstieg von Hepcidin im Serum und nach Filtration des kleinen Peptids noch deutlicher erkennbar im Urin. Ein alternativer Stimulus der Hepcidin-Synthese scheint eine erhöhte Menge von Eisen im Körper oder die erhöhte Konzentration von Eisen im Serum bzw. im Transferrinmolekül zu sein, ohne dass bisher geklärt ist, welche Wege diese Signale nehmen. In der Zielzelle führt Hepcidin zu einer Akkumulation von Eisen. Dieser Effekt wird im Darm und in Makrophagen durch **HFE**, das Produkt des hereditären Hämochromatosegens, vermittelt (s. Abschn. Hämochromatose). HFE reguliert die Eisenakkumulation in einem Komplex mit β2-Mikroglobulin und Transferrinrezeptor-1 und über andere Transportproteine wie Ferroportin.

Hohe Hepcidinkonzentrationen führen zu einer Akkumulation von Eisen in den Epithelzellen des Darms und den Makrophagen. Am Darm wird dadurch die Eisenresorption und in den Makrophagen die Freisetzung von Eisen in das Serum bzw. die Bereitstellung von Eisen für die Erythropoese gehemmt. Dies erklärt die niedrigen Serumeisenspiegel bei Entzündungsprozessen und die Entwicklung der Anämie der chronischen Entzündung (s. Abschn. 5.4.4).

Das geschilderte Hepcidin-HFE-System kann viele Aspekte des Eisenmetabolismus erklären. Im Detail unklar ist aber immer noch,

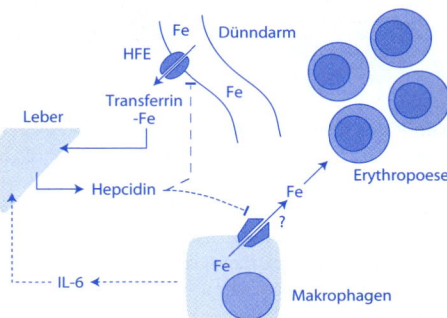

Abb. 5.4.2. Regulation des Eisenstoffwechsels durch Hepcidin. (1) HFE vermittelt in einem Komplex mit β2-Mikroglobulin und Transferrinrezeptor-1 die Aufnahme von Eisen (Fe) in Dünndarmzellen. Von dort wird es mittels Transferrin in die Leber transportiert. Ausreichende Versorgung mit Eisen induziert Hepcidin, das die weitere Resorption von Eisen aus dem Darm hemmt. (2) Hepcidin wird auch durch Interleukin-6 (IL-6) im Rahmen von Entzündungen induziert und hemmt dann neben der Resorption von Eisen aus dem Darm über noch nicht genau geklärte Mechanismen die Bereitstellung von Eisen für die Erythropoese durch Makrophagen. Es entwickelt sich die Anämie der chronischen Entzündung (s. Abschn. 5.4.4)

wie die Eisenspeicher des gesamten Körpers und das Eisen in der Erythropoese detektiert werden. In jedem Fall wird bei Eisenüberladung die Eisenresorption im Darm gehemmt und bei erhöhtem Eisenbedarf kann sie von 5–15% des oralen Eisenangebots auf bis zu 60–90% gesteigert werden. Die Transportsysteme lassen aber dabei nur ein Maximum von 20–40 mg pro Tag zu.

Ursachen eines Eisenmangels[a]

Erhöhter Bedarf oder Verlust von Eisen (häufig)
- Physiologisch gesteigerter Bedarf:
  - Menstruation, Wachstum, Schwangerschaft, Stillen
- Pathologische Blutverluste:
  - Gastrointestinale Blutungen:
    (Parasitose[b]); Ösophagitis (+/– Hernie); Ulcus ventriculi/duodeni; Gastritis (+/– Medikamentenassoziation); kolorektale Karzinome; Hämorrhoidalblutungen; Angiodysplasien; Ösophagusvarizen; Kolonpolypen; andere GI-Tumoren; entzündliche Darmerkrankungen; Divertikulitis; Meckel-Divertikel
  - Urogenitale Blutungen:
    Menorrhagien; Malignome; chronische Infektionen
  - Blutungen aus dem Respirationstrakt:
    Chronische Infektionen; chronisches Nasenbluten; pulmonale Hämosiderose
  - Andere Ursachen:
    Blutspenden und chronische Blutentnahmen; intravasale Hämolyse, z. B. bei schadhaften Herzklappen, paroxysmaler nächtlicher Hämoglobinurie, selten auch bei Leistungssportlern im Sinne der „Marsch- oder Läuferhämolyse"

Mangelernährung (selten)
- Diät mit ausgeprägtem Mangel an (Häm-)Eisen fast nur bei strikten Lakto-ovo-Vegetariern

Störung von Resorption, Transport oder Speicherung (sehr selten)
- Schlechte Bioverfügbarkeit (spezielle Diäten, s. Text); Malabsorption als Folge von atrophischer Gastritis mit Anazidität, ausgedehnten Duodenum- und Jejunumresektionen, proximaler Enteritis (z. B. Sprue); seltene, meist kongenitale Defekte von Resorptions-, Transport- oder Speicherproteinen

[a] In abnehmender Häufigkeit (auch innerhalb der einzelnen Gruppen)
[b] Weltweit sind Parasitenerkrankungen häufigste Ursache eines Eisenmangels. In Mitteleuropa sind entzündliche Magen-Darmerkrankungen und gastrointestinale Tumoren häufiger.

Klinik des Eisenmangels

Eisenmangel betrifft prinzipiell alle Gewebe. Da sich jedoch frühzeitig eine Anämie entwickelt, stehen die Symptome der Anämie wie reduzierte Leistungsfähigkeit und Blässe klinisch ganz im Vordergrund. Daneben findet man häufig Symptome der Grunderkrankung, die zum Eisenmangel geführt hat, z. B. manifeste Darmblutungen oder uncharakteristische abdominelle Beschwerden. Nur bei ausgeprägtem, lang anhaltendem Eisenmangel findet man Eisenmangelsymptome an Haut (z. B. Mundwinkelrhagaden), Schleimhäuten (Atrophie, Plummer-Vinson-Syndrom), Nägeln (Rillen, Einziehungen, Brüchigkeit), Haaren (Ausfall, Brüchigkeit) und bei genauer Testung auch zentralnervöse Störungen.

Diagnostik

Die **Anamnese** ist zentraler Bestandteil der Eingangsdiagnostik, da sie die Weichen für eine möglichst gezielte Diagnostik stellen kann. Die detaillierte Frage nach der Intensität der Periodenblutungen ist bei menstruierenden Frauen Pflicht. Durch die Menstruationsblutung verliert eine Frau 15–30 mg Eisen. Dies erklärt, warum 5–10% der menstruierenden Frauen an Eisenmangel leiden und warum die Menorrhö die häufigste Ursache eines Eisenmangels bei prämenopausalen Frauen ist. Leider gibt es keine gute Definition einer Hyper- oder Polymenorrhö, die für einen Eisenmangel verantwortlich gemacht werden kann. Selbst aufwendige Aufzeichnungen erwiesen sich als wenig prädiktiv. Mit dieser Einschränkung kann man bei Blutungen, die länger als eine Woche andauern und/oder an den meisten Tagen mehr als 5 Vorlagen erfordern, eine signifikant negative Eisenbilanz annehmen. Neben der Blutungsstärke sind die Blutungsintervalle wichtig. Erratische Blutungen ohne erkennbare (regelmäßige oder unregelmäßige) Zyklen erfordern zwingend eine gynäkologische Diagnostik!

Die Frage nach pathologischen Blutungen ist die zweite Pflichtfrage. Diese umfasst chronische Hämorrhoidal- und Nasenblutungen, anhaltende oder rezidivierende Stuhl- oder Urinverfärbungen und genitale Blutungen. Dabei muss bedacht werden, dass Blutungen von 100 ml/Tag aus dem Magen oder Duodenum keine Stuhlverfärbung verursachen müssen!

Wichtig ist auch die Medikamentenanamnese, v. a. hinsichtlich Antikoagulanzien, nichtsteroidalen Antiphlogistika oder schleimhautschädigenden Substanzen wie Kaliumchlorid oder Alendronat.

Schließlich sollte man routinemäßig nach den Essgewohnheiten fragen, um die wenigen Patienten mit Eisenmangel als Folge einer speziellen Diät (s. oben) oder allgemeiner Fehlernährung zu identifizieren. In seltenen Fällen wird man das für den Eisenmangel charakteristische, aber seltene Symptom der „Pica" eruieren können. Damit bezeichnet man das Essen von nicht nährstoffreichen Substanzen wie Erde. Pica wird vorwiegend aus Bevölkerungsgruppen mit niedrigem sozioökonomischem Status berichtet. Sie verschwindet mit Behebung des Eisenmangels.

Bei der **körperlichen Untersuchung** müssen Zeichen des Eisenmangels (s. oben) und Symptome der Grunderkrankung gesucht werden. Dies umfasst auch seltene Veränderungen wie Gefäßmalformationen der Lippen und Mundschleimhaut bei Peutz-Jeghers-Syndrom und M. Osler.

In der **Labordiagnostik** ist der alters- und geschlechtsabhängige (!) Ferritinwert der zuverlässigste Parameter zur Evaluation der Eisenspeicher. Zusammen mit einem Parameter für die Akute-Phase-Reaktion erlaubt das Ferritin in fast allen Situationen eine klare Aussage zu den Eisenspeichern. Ein Akute-Phase-Parameter, z. B. das CRP, ist für die Beurteilung wichtig, da das Serumferritin selbst ein Akute-Phase-Protein ist, somit in diesen Situationen vermehrt synthetisiert und damit im Blut hinsichtlich der Eisenspeicher inadäquat hoch gemessen wird. Der einzige weitere Störfaktor ist die vermehrte Freisetzung aus ferritinreichen Geweben. Ferritin wird nämlich als ubiquitäres Eisenspeicherprotein prinzipiell aus allen untergehenden Zellen freigesetzt. Klinisch relevante Ursachen für „falsch-hohe" Ferritinwerte sind aber nur Lebererkrankungen mit erhöhtem Zellumsatz (z. B. virale Hepatitis), maligne Erkrankungen mit hohem Zellumsatz (z. B. hämatologische Neoplasien), schwere Infektionen und entzündliche Erkrankungen (Freisetzung aus Makrophagen). Daher empfiehlt sich bei entsprechenden klinischen Konstellationen eine parallele Messung der Transaminasen und der LDH als Surrogatparameter für die genannten Erkrankungen.

Als Faustregel für die Praxis gilt, dass
- ein Serumferritin <10 ng/ml einen Eisenmangel beweist;
- ein Serumferritin von 10–100 ng/ml bei Akute-Phase-Reaktion einen Eisenmangel wahrscheinlich macht und
- ein Serumferritin >100 ng/ml einen Eisenmangel ausschließt, wenn eine Lebererkrankung und hoch proliferative Erkrankungen (s. oben) ausgeschlossen sind.

Grenzwerte oder klinische Konstellationen, die nicht mit ausreichender Sicherheit interpretiert werden können, erfordern Zusatzuntersuchungen. Dazu gehört neben den weiter unten genannten klinisch-chemischen Parametern auch die Knochenmarkaspiration. Sie gilt noch als Goldstandard, erfüllt diesen Anspruch aber nur dann, wenn die Eisenfärbung hochgradig standardisiert ist und die mikroskopische Auswertung durch einen Experten erfolgt. Wegen der Invasivität sollte heute nur noch in Ausnahmefällen ein Patient nur zur Diagnose eines Eisenmangels punktiert werden! Dies ist natürlich anders zu sehen, wenn es um Zusatzinformationen der Knochenmarkdiagnostik wie die Frage nach Ringsideroblasten, nach Anomalien der Erythropoese oder nach Knochenmarkerkrankungen geht.

Will oder muss man andere Parameter des Eisenstoffwechsel messen, so sollte man die Veränderungen im Verlauf der Entwicklung eines Eisenmangels kennen: Bis zum Aufbrauchen der Eisenspeicher treten keine fassbaren morphologischen oder funktionellen Veränderungen in eisenabhängigen Geweben und in biochemischen Parametern auf. Diese Phase ist nur durch die Abnahme der Ferritinkonzentration im Serum (oder durch Bestimmung des Gewebeeisens) fassbar. Erstes Zeichen eines funktionell relevanten Eisenmangels ist ein Anstieg des löslichen Transferrinrezeptors. Erst mit Entwicklung einer Eisenmangelanämie steigt das Zinkprotoporphyrin in den Erythrozyten an und es kommt zu einem Anstieg des Serumtransferrins bei gleichzeitiger Abnahme der Transferrinsättigung. Akute-Phase-Reaktionen führen dagegen zu einer Abnahme des Serumtransferrins bei normaler oder erhöhter Sättigung, und der lösliche Transferrinrezeptor steigt nicht an. Zinkprotoporphyrin zeigt zuverlässig den funktionellen Eisenmangel, da es von den Erythroblasten anstelle des fehlenden Eisens in das Protoporphyrin-IX-Molekül eingebaut wird. Dies ist jedoch Ausdruck jedes funktionellen Eisenmangels, das heißt, es tritt auch bei der Eisenmobilisationsstörung der Anämie der chronischen Erkrankung vermehrt auf (s. Abschnitt 5.4.4) und hat damit keine Vorteile gegenüber der Ferritinbestimmung. Erst wenn die Produktion von Erythrozyten durch den Eisenmangel eingeschränkt wird, entwickelt sich die Mikrozytose der Erythrozyten.

Transferrin und die (mit Hilfe der Eisenkonzentration berechnete) Transferrinsättigung, Zinkprotoporphyrin und löslicher Transferrinrezeptor sind zusammengefasst nützliche, jedoch selten erforderliche Zusatzparameter. Die Bestimmung des Serumeisens ist im Rahmen der Evaluation der Eisenspeicher obsolet, da eine Fülle von Störfaktoren interferieren, vor allem die aktuelle orale Eisenzufuhr. Eine Bestimmung des Serumeisens ist nur sinnvoll als Parameter für die Errechnung der Transferrinsättigung und im Rahmen des Eisenresorptionstests, der wiederum nur bei Hinweisen auf Malabsorptionsstörungen oder zum Beweis der normalen Resorption gerechtfertigt ist.

Neben der Sicherung des Eisenmangels tragen Laboruntersuchungen natürlich auch zur Diagnose der Ursache des Eisenmangels bei. Die Auswahl der Untersuchungen richtet sich nach der klinischen Verdachtsdiagnose. Tests auf Blut im Urin gehören zu jeder Untersuchung bei Eisenmangelanämie, auch wenn renale Blutungen selten Ursache eines Eisenmangels sind. Chronische renale Blutungen erfasst man am besten mit der mikroskopischen Untersuchung von Tubuluszellen im Urin auf Hämosiderin. Tests auf okkultes Blut im Stuhl sind wenig hilfreich, da ein negativer Befund nicht von der endoskopischen Diagnostik abhalten darf. Werden keine tiefen Dünndarmbiopsien durchgeführt, sollte man Endomysiumantikörper bestimmen, da man bei 2–7% der Patienten eine Zöliakie findet.

Die **apparative Diagnostik** zielt primär auf den Gastrointestinaltrakt als dem wichtigsten Ort pathologischer Eisenverluste (s. Übersicht S. 292). Diese Diagnostik sollte unabhängig von Hinweisen auf eine intestinale Blutung durchgeführt werden. Tests auf okkultes Blut im Stuhl sind daher überflüssig. Zu unterscheiden sind eine Erstuntersuchung und Folgeuntersuchungen bei anhaltender oder rezidivierender Eisenmangelanämie oder Blutung.

Da die Menstruation bei Frauen die häufigste Ursache eines Eisenmangels ist, empfiehlt die Britische Gastroenterologische Gesellschaft, die gastrointestinale Diagnostik bei menstruierenden Frauen unter 45 Jahren nur bei klinischen Hinweisen auf Blutungen aus dem oberen oder unteren Gastrointestinaltrakt durchzuführen. Bei älteren Frauen und allen Männern mit Eisenmangel sollte jedoch die apparative Diagnostik einheitlich wie folgt durchgeführt werden:

Die Erstuntersuchung kann sich bei fehlenden Hinweisen auf Prozesse im Dünndarm auf eine Ösophagogastroduodenoskopie (ÖGD) mit tiefer Dünndarmbiopsie (Sprue, Morbus Whipple) und eine Koloskopie beschränken. Eine Bariumkontrastdarstellung hat heute keinen Platz mehr in dieser Diagnostik, es sei denn, es gibt Kontraindikationen gegen die Endoskopie. Die virtuelle computertomographische Koloskopie ist wahrscheinlich wegen des Schwerpunkts auf der Polypen- und Tumordiagnostik für die Evaluation des Eisenmangels zu wenig informativ.

Welche der beiden endoskopischen Untersuchungen zuerst erfolgen sollte, ist umstritten, da beide in prospektiven Studien ähnlich häufig wegweisende Befunde erbracht haben. Mit zunehmendem Alter steigt die Wahrscheinlichkeit eines Kolonkarzinoms, ist somit die Koloskopie als Erstuntersuchung zu empfehlen. Umstritten ist die Entscheidung auf Grund von vorherrschenden Symptomen: Dys- oder Odynophagie, Übelkeit, Erbrechen, Thorax-/Oberbauchschmerzen und Anorexie als Hinweis auf den oberen Gastrointestinaltrakt; Hämatochezie, Änderung der Stuhlgewohnheiten oder der Beschaffenheit des Stuhlgangs, Diarrhö, Obstipation, Unterbauchschmerzen und Koliken als Hinweis auf den unteren Gastrointestinaltrakt. Letztlich entscheidet man sich häufig auf Grund organisatorischer Aspekte und gestufter Invasivität zunächst zur ÖGD. Eine Koloskopie sollte auch bei wegweisendem ÖGD-Befund (und umgekehrt) erfolgen, da simultane Befunde bei etwa 10% der Patienten zu erwarten sind. Die endoskopisch gefundenen Ursachen einer Blutung sind in absteigender Reihenfolge in der Übersicht auf S.292 genannt. Etwa die Hälfte der Fälle bleibt ungeklärt. Statt weiterführender Diagnostik empfiehlt sich zunächst eine Verlaufskontrolle.

Bei Persistenz oder Rezidiv der Eisenmangelanämie oder Blutung (okkult oder manifest) sollte zunächst eine Wiederholung von ÖGD und Koloskopie durchgeführt werden. Dies dient v. a. der Erkennung primär übersehener Befunde, z. B. von Erosionen in einer Hernie, von Ulzera, Gefäßmalformationen oder einem Karzinom. Sind diese Untersuchungen erneut negativ, wird eine Doppelkontrastdarstellung des Dünndarms und bei jungen Patienten die (wenig sensitive) Meckel-Szintigraphie empfohlen. Die Doppelkontrastdarstellung ist allerdings selten wegweisend, da bildgebend fassbare Raumforderungen und Darmwandveränderungen seltener sind als die radiologisch nicht darstellbaren Angiodysplasien. Heute stehen mit der Kapselendoskopie und Push-Enteroskopie sensitivere und vor allem spezifischere Methoden zur Untersuchung des gesamten Dünndarms zur Verfügung. Obwohl ihr Platz in der Diagnostik noch nicht exakt definiert ist, sind sie in erfahrenen Händen in dieser Phase der Diagnostik die Methoden der Wahl.

Sind auch diese Untersuchungen negativ, so ist eine bildgebende Blutungsdiagnostik mit Technetium-markierten Erythrozyten oder einer Angiographie indiziert. Die Diagnostik mit markierten Erythrozyten kann Blutungen ab einer Blutungsrate von 0,1–0,35 ml/min erkennen. Sie ist damit etwas sensitiver als die Angiographie (>0,5 ml/min). Die Angiographie ist jedoch spezifischer und kann auch nichtblutende Angiodysplasien und Neoplasien nachweisen; sie wird daher von vielen trotz der höheren Invasivität bevorzugt.

Da klinisch okkulte intestinale Blutungen nur intermittierend eine Blutungsrate >0,1 ml/min aufweisen, werden die Patienten häufig angehalten, bei Zeichen einer Blutung sofort zur Diagnostik zu kommen. Ob dies eine höhere Ausbeute der Diagnostik bewirkt, darf bezweifelt werden. Die klinische Erfahrung lehrt, dass die Diagnostik bei nicht transfusionspflichtigen Blutungen selten erfolgreich und frustrierend ist. Die Provokation einer Blutung mit Antikoagulazien ist riskant und sollte nur bei starkem Handlungsdruck versucht werden. Dies trifft auch für die explorative Laparotomie mit intraoperativer Enteroskopie zu. Sie ist allerdings dann gerechtfertigt, wenn der mögliche Gewinn die Risiken übertrifft, z. B. bei anhaltender, therapierefraktärer, transfusionspflichter Blutung mit hoch wahrscheinlicher Lokalisation im Intestinaltrakt.

Von den anderen in der Übersicht auf S. 292 aufgeführten Ursachen eines Eisenmangels sind die urogenitalen Blutungen klinisch am wichtigsten. Sie führen in aller Regel frühzeitig zur Diagnose, da sie im Gegensatz zu Darmblutungen dem Patienten eher als genitale Blutungen oder Blutbeimengungen im Urin auffallen. Ein Eisenmangel durch urogenitale Blutungen entsteht deshalb eigentlich nur bei sehr indolenten Patienten. Es darf daher hinterfragt werden, ob die routinemäßig durchgeführte gynäkologische und urologische Untersuchung bei negativer Anamnese, körperlicher Untersuchung und Urindiagnostik kosteneffektiv ist. Auch die anderen in der Übersicht genannten Ursachen eines Eisenmangels sollten nur bei ausreichendem klinischem Verdacht diagnostisch weiterverfolgt werden.

Differentialdiagnose

Mikrozytose weist auf ein Problem der Hämoglobinisierung in den ausreifenden Erythroblasten hin, unabhängig von der betroffenen Hämoglobinkomponente (Eisen, Häm oder Globin). Eisenmangel ist in Mitteleuropa mit etwa 35% der Fälle die häufigste Ursache. Fast identische Erythrozytenmesswerte findet man jedoch bei Thalassämien, ausgeprägten Anämien chronischer Erkrankungen und bei den seltenen sideroachrestischen Anämien mit oder ohne Ringsideroblasten. Von klinischer Bedeutung ist vor allem die Abgrenzung zur Anämie der chronischen Erkrankung (Abschn. 5.4.4). Diese ist bei stationären Patienten häufiger als eine Eisenmangelanämie, wird aber oft nicht erkannt und dann fälschlicherweise mit Eisen behandelt. Bei Mangelernährung als Ursache eines Eisenmangels kann ein gleichzeitiger Folsäuremangel die Mikrozytose ausgleichen; die Anämie ist dann normozytär.

Therapie

Indikationen Ein Eisenmangel sollte behandelt werden, wenn er Symptome wie eine Anämie oder Störungen außerhalb der Erythropoese verursacht (s. Klinik) oder wenn bei grenzwertigen Eisenspeichern ein erhöhter Bedarf besteht, z. B. in der Schwangerschaft oder der Wachstumsphase.

Cave: Eisensubstitution ohne Suche nach der Ursache des Eisenmangels ist ein Kunstfehler, da möglicherweise zum Schaden des Patienten Erkrankungen nicht frühzeitig erkannt und behandelt werden!

Zur Behandlung eines symptomatischen oder drohenden Eisenmangels gehört immer die Substitution von Eisen. Parallel dazu sind jedoch Diagnostik und Behandlung der Ursache des Eisenmangels zwingend erforderlich. Zu den kausalen Therapien gehören Standardverfahren wie eine Helicobacter-pylori-

Eradikation bei Helicobacter-pylori-positivem Ulkus oder die Behandlung eines blutenden Tumors. Endoskopisch nicht erreichbare Angiodysplasien sollten embolisiert werden. Der Einsatz von Östrogen und Gestagenpräparaten ist nicht zu empfehlen, da die Mehrzahl randomisierter Studien keinen eindeutigen Vorteil gegenüber Plazebo gezeigt hat. Wichtig ist auch die Korrektur einer Diät, da dies alleine gelegentlich die Balance des Eisenstoffwechsels wiederherstellen kann.

Orale Standardtherapie Eisen sollte routinemäßig in Form leicht resorbierbarer Präparate oral zugeführt werden. Diesen Anspruch erfüllen nichtretardierte Präparate mit zweiwertigem Eisen (Fe^{++}). Retardierte Präparate werden besser vertragen; das enthaltende Eisen wird aber schlechter resorbiert, da es erst nach Passage der Hauptresorptionsorte in Duodenum und oberem Jejunum löslich vorliegt. Standardverbindung ist Eisensulfat. Vergleichbare Resorptionsraten sind publiziert für Eisensuccinat, -laktat, -fumarat, -glycinsulfat, -glutamat und -glukonat. Deutlich schlechtere Resorptionsraten wurden für Eisencarbonat, -zitrat, -sulfat und -cholinisozitrat gefunden. Askorbinsäure erleichtert u. a. durch die Reduktion von dreiwertigem zu zweiwertigem Eisen die Resorption, ist aber nicht essentiell und verteuert nur die Präparate.

Eisen sollte nüchtern, d. h. mindestens 0,5 h vor der Mahlzeit, eingenommen werden, da Nahrungsbestandteile die Resorption stark behindern können. Das trifft z. B. für Phytinsäure in Getreide und Gemüse, Tannin im Tee sowie Phosphat und Oxalat zu, da diese Stoffe mit Eisen unlösliche Verbindungen eingehen. Es werden Tagesdosen von 100–150 mg elementarem Eisen (z. B. 337–505 mg Eisensulfat, $2 H_2O$) empfohlen. Die einmalige Einnahme dieser Dosis führt zu einer höheren Resorption als die Verteilung auf 2–3 Einzeldosen, führt aber bei vielen Patienten zu abdominellen Beschwerden, der wichtigsten Nebenwirkung oraler Eisenpräparate neben der relativ häufigen Obstipation und seltenen allergischen Hautreaktionen. Die Einnahme von 2–3 Einzeldosen von 50 mg elementarem Eisen ist häufig besser verträglich und daher als Standard zu empfehlen. Kommt es trotzdem zu abdominellen Beschwerden, ist zunächst das Ausweichen auf ein anderes gut resorbierbares Präparat (s. oben) anzuraten. Bei anhaltend schlechter Verträglichkeit sollte die Einnahme mit den Mahlzeiten erfolgen und durch Blutbildkontrollen (s. unten) überprüft werden, ob es trotz der in diesem Fall deutlich verminderten Resorption zu einem ausreichenden Hämoglobinanstieg kommt.

Die Effektivität der Eisensubstitution muss anhand des Hämoglobinanstiegs geprüft werden. Als Faustregel kann man einen Hämoglobinanstieg von 0,1 g/dl pro Tag erwarten. Der Anstieg ist bei niedrigen Ausgangswerten wegen der erhöhten Resorptionsrate schneller als bei knapp subnormalen Werten. Ist er deutlich geringer, muss die Compliance hinterfragt werden oder ein anhaltend gesteigerter Verlust angenommen werden.

Wichtig sind eine ausreichende Dosis und Dauer der Eisensubstitution. Das Eisendefizit der Erythropoese kann man beim Erwachsenen nach folgender Formel abschätzen (bei Kindern sind Korrekturfaktoren erforderlich):

$$\text{mg Eisen} = \text{kg KG} \times 3,5 \times \text{Hb-Defizit}$$

(gewünschter – gemessener Hb-Wert [g/dl]).

So hat beispielsweise eine 50 kg schwere Frau mit einer Anämie von 8 g/dl ein Hämoglobindefizit von 6 g/dl (bei einem Zielwert von 14 g/dl) und damit ein Eisendefizit alleine der Erythropoese von etwa 1050 mg. Unterstellt man eine durch den Eisenmangel auf 10 mg erhöhte tägliche Resorption bei einer täglichen Substitution von 100 mg Eisensulfat, ergibt sich für die Korrektur des Eisendefizits der Erythropoese die Notwendigkeit einer Eisensubstitution über einen Zeitraum von 3–4 Monaten. Da die Anämie schon früher korrigiert wird, setzen viele Patienten das Eisen zu diesem Zeitpunkt ab, einer der häufigsten Fehler bei der Behandlung einer Eisenmangelanämie. Für die Auffüllung der Eisenspeicher ist unbedingt eine Fortsetzung der Eiseneinnahme über die Sättigung des Bedarfs der Erythropoese hinaus erforderlich. Eine für Ärzte und Patienten nützliche Faustregel ist, die Eisensubstitution mindestens so lange fortzusetzen, wie die Normalisierung des Hämoglobinwerts gedauert hat. Im oben genannten Beispiel wird dies eine Eisensubstitution von ungefähr einem halben Jahr erforderlich machen!

Oral eingenommenes Eisen färbt den Stuhl dunkel bis schwarz. Dies muss man den Patienten vorab sagen, damit sie nicht beunruhigt sind. Diese Verfärbung ist auch ein Mittel zur Überprüfung zumindest der kurzfristigen Compliance. Die Stuhlverfärbung durch Eisenpräparate kann das klinische Alarmsymptom einer Darmblutung überlagern. Dies ist allerdings selten ein Problem, da eine klinisch relevante Blutung mit schwarzem Stuhl in der Regel Kreislaufsymptome verursacht. Die Schwarzfärbung des Stuhls interferiert nicht mit dem Nachweis von Blut durch die gängigen Testsysteme – ein häufiges Missverständnis selbst bei Ärzten!

Parenterale Eisentherapie Eisen sollte parenteral zugeführt werden, wenn eine orale Therapie nicht effektiv oder nicht möglich ist. Dies trifft zu bei

- Malabsorptionssyndromen (z. B. nach ausgedehnter proximaler Dünndarmresektion, bei Beteiligung von Duodenum und oberem Jejunum im Rahmen eines M. Crohn oder einer Sprue),
- nicht korrigierbar erhöhtem Verlust von Eisen (z. B. bei Dialyse oder nicht behandelbarer enteraler Angiodysplasie), der die enterale Resorptionskapazität überfordert,
- ausgeprägter Unverträglichkeit von oralem Eisen oder
- bei Noncompliance trotz eindringlicher Aufklärung.

Parenterale Eisenpräparate enthalten dreiwertiges Eisen in Komplexbindung. Sie sollten nur intravenös appliziert werden, da die alternativ mögliche intramuskuläre Injektion Braunverfärbungen der Haut verursacht. Die meisten Erfahrungen liegen mit Eisendextran vor. In Europa ist jedoch die Behandlung mit Eisenglukonat oder Eisenzuckerkomplexen üblich, da diese Verbindungen weniger anaphylaktische Nebenwirkungen haben. Sie werden als langsame i.v.-Injektion oder als 20- bis 30-minütige Kurzinfusion in NaCl verabreicht. Typische Dosierungen sind 40 mg Eisen in Form von Eisenglukonat (Ferrlecit) oder 100 mg Eisen in Form von Eisensacharose (Venofer) oder Eisenpolymaltose (Ferrum Hausmann) bis zu 3-mal wöchentlich. Die Einzeldosis kann auf 7 mg Eisen/kg KG einmal wöchentlich erhöht werden, sodass man bei Bedarf auch die gesamte Substitutionsdosis in wenigen Infusionen zuführen kann.

Trotz der besseren Verträglichkeit von Eisen-Zucker-Komplexen empfiehlt sich vor der ersten Infusion eine langsam und unter Überwachung infundierte Testdosis von 25 mg Eisen, wie dies beim Eisendextran wegen der Möglichkeit anaphylaktischer Reaktionen etabliert ist. Neben anaphylaktischen Reaktionen sind metallischer Geschmack, Kopfschmerzen, Übelkeit und Erbrechen, Hypotonie und (selten) Parästhesien, Abdominalbeschwerden, Muskelschmerzen, Fieber, Urtikaria, Hitzegefühl, Ödeme der Hände und Füße, Phlebitis und Venenspasmen zu beachten. Mit einer oralen Therapie sollte erst 5 Tage nach der letzten Injektion begonnen werden, da die enterale Eisenresorption durch die parenterale Eisenzufuhr vermindert wird. Ferritinwerte sind nach parenteraler Eisenzufuhr für 2–4 Wochen keine zuverlässigen Parameter für die Eisenspeicher, da parenterales Eisen die Synthese von Ferritin induziert.

Besondere Situationen In der **Pubertät** steigt der tägliche Bedarf an elementarem Eisen von durchschnittlich 1 mg auf mindestens 2 mg. Ursachen sind die Expansion des Blutvolumens, der Körpermasse und bei Frauen das Einsetzen der Menstruation. Junge Frauen können in dieser Zeit einen Eisenmangel entwickeln, insbesondere dann, wenn sie sich im Bemühen, ihr Gewicht zu halten, speziellen Diäten unterwerfen und damit häufig nur etwa 10 mg Eisen täglich zu sich nehmen. Damit kommen sie in eine schlechte Startposition für eine Schwangerschaft. In der ausgehenden Pubertät empfiehlt sich daher bei entsprechendem klinischen Verdacht eine Diagnostik der Eisenspeicher und Wachsamkeit hinsichtlich evtl. Anämiesymptome. Routinemäßige Eisengaben sind allerdings nicht erforderlich.

In Deutschland wird **schwangeren Frauen** die prophylaktische Einnahme von 30–120 mg elementarem Eisen ab Beginn der Schwangerschaft empfohlen. Zur Prophylaxe einer Spina bifida werden in der Regel Kombinationspräparate mit 0,4 mg Folsäure verordnet. Die Empfehlung einer routinemäßigen Eisensubstitution zielt auf die Gruppe von etwa 20% der schwangeren Frauen, deren Eisenspeicher zu Beginn der Schwangerschaft so niedrig sind, dass sie ohne Eisensubstitution unweigerlich eine Eisenmangelanämie entwickeln würden. Man schätzt, dass das Kind bis zur Geburt 0,8 g Eisen benötigt und dies der Mutter entzieht. Der Bedarf an resorbiertem Eisen steigt damit von etwa 2 mg täglich zu Beginn der Schwangerschaft auf etwa 7,5 mg täglich gegen Ende der Schwangerschaft. Als Folge des erhöhten Bedarfs steigt die Resorptionsrate, kann jedoch den Bedarf im letzten Trimester nicht mehr decken.

Eisengabe führt nachweisbar zu höheren Hämoglobinwerten zum Zeitpunkt der Geburt und zu höheren Eisenspeichern beim Kind, ohne dass jedoch bewiesen ist, dass dies auch positive Auswirkungen auf Mutter oder Kind hat. In einigen Ländern, z. B. Kanada, wird daher die prophylaktische Gabe von Eisen abgelehnt. Eine finnische Studie aus dem Jahr 1991, die Hinweise auf negative Effekte einer Eisengabe ergeben hatte, wird derzeit nicht als ausreichendes Argument gegen eine routinemäßige Eisengabe gewertet, hat aber die bisher nicht entschiedene Diskussion angeheizt, ob es nicht sinnvoller wäre, nur Frauen mit Risikofaktoren hinsichtlich eines Eisenmangels oder nachgewiesen niedrigen Eisenspeichern mit Eisen zu substituieren.

Bei der überwiegend durch Erythropoetinmangel bedingten **renalen Anämie** spielt spätestens in der Phase der Erythropoetintherapie unter Dialyse der Eisenmangel eine wichtige Rolle als Kofaktor der Anämie. Es gehört daher zu den Regeln der Erythropoetintherapie, die Eisenspeicher gefüllt zu halten. Eine Dialyse führt als Folge von Blutverlusten im Gerät, verstärkten okkulten intestinalen Blutverlusten und regelmäßigen diagnostischen Blutentnahmen zu einem Eisendefizit von etwa 2 g jährlich. Diese Menge an Eisen kann nicht ausreichend durch orale Substitution ausgeglichen werden. Dialysepatienten erhalten daher Eisen in der Regel parenteral, z. B. 25–100 mg/Woche als langsame Infusion während der letzten 2 h der Dialyse. Parenterale Eisenzufuhr führt außerdem zu einer besseren Eisenutilisation unter der unphysiologisch starken Stimulation der Erythropoese durch exogenes Erythropoetin. Wichtig sind die Erkennung und Beseitigung chronischer Entzündungsprozesse, da sie infolge des funktionellen Eisenmangels (s. Abschn. 5.4.4) die Effektivität einer Erythropoetintherapie verschlechtern und damit die Kosten steigern.

Nichtsteroidale Antiphlogistika (NSAID) und Antikoagulanzien werden von vielen Menschen zur Prophylaxe von Gefäßerkrankungen eingenommen. Wenn keine Prädisposition zur einer Blutung, z. B. in Form von Angiodysplasien vorliegt, erhöhen sie den physiologischen Blutverlust über den Darm nur minimal. Tests auf okkultes Blut im Stuhl bleiben in der Regel negativ. Eine prophylaktische Eisengabe ist nicht erforderlich. Ein positiver Stuhltest darf nicht als medikamentös bedingt interpretiert werden; vielmehr muss die Suche nach einer Blutungsquelle eingeleitet werden. Die Patienten sollten allerdings auf das erhöhte Blutungsrisiko hingewiesen und bei Zeichen eines Eisenmangels eine entsprechende Diagnostik eingeleitet werden.

Zusammenfassung

- Eisenmangel muss als Symptom erkannt werden, das zum Abklären der zugrunde liegenden Ursache zwingt. Nur Eisen zu substituieren ist ein Kunstfehler!
- Die Anämie der chronischen Erkrankung als häufige Differentialdiagnose beachten. Eisengabe ist hier nicht sinnvoll und verzögert häufig die erforderliche Diagnostik.

- Eisensubstitution möglichst oral und immer langfristig. Compliance des Patienten überprüfen.
- Bei fehlendem Therapieerfolg und gesicherter Compliance überprüfen, ob die Grunderkrankung korrekt diagnostiziert und richtig behandelt wird. Wenn ja, nicht vor der parenteralen Eisentherapie zurückschrecken.
- Im Alter nimmt der Hb-Wert auch bei gesunden Menschen geringfügig ab. Werte <11,5 g/dl sollten aber bei über 80-jährigen Männern und Frauen ebenso als Indikation zur Diagnostik gesehen werden wie unter dem geschlechtsspezifischen WHO-Referenzbereich liegende Werte bei Jüngeren.
- Wird die Behandlung mit Erythropoetin durchgeführt, müssen vor und während der Therapie die Eisenspeicher überprüft und ggf. aufgefüllt werden. Die Therapie mit Erythropoetin ist bei Eisenmangel ineffektiv und inadäquat teuer.

Evidenz der Therapieempfehlungen		
	Evidenzgrad	Empfehlungsstärke
Eisensubstitution oral, nüchtern	I-a	A
Eisensubstitution parenteral	I-a	A
Eisensubstitution in der Schwangerschaft	I-b	B
Eisengabe während Erythropoetinbehandlung	I-b	A

Literatur

Andrews NC (1999) Disorders of iron metabolism. N Engl J Med 341(26): 1986–1995

Barkin JS, Ross BS (1998) Medical therapy for chronic gastrointestinal bleeding of obscure origin. Am J Gastroenterol 93(8): 1250–1254

Goddard AF, McIntyre AS, Scott BB (2000) Guidelines for the management of iron deficiency anemia. British Society of Gastroenterology. Gut 46(Suppl 3–4): IV1–IV5

Rockey DC (1999) Occult gastrointestinal bleeding. N Engl J Med 341(1): 38–46

Zuckerman GR, Prakash C, Askin MP, Lewis BS (2000) AGA technical review on the evaluation and management of occult and obscure gastrointestinal bleeding. Gastroenterology 118(1): 201–221 (AGA position statement: 197–201)

5.4.2 Megaloblastäre Anämien
Norbert Frickhofen

Makrozytose ist bei unausgewählten Patienten mit etwa 2% ein häufiger Laborbefund. Er geht zumeist mit normalen Hämoglobinwerten einher. Bei Vorliegen einer makrozytären Anämie wird häufig eine megaloblastäre Anämie und als deren Ursache wiederum eine perniziöse Anämie unterstellt. Dies verkennt zwei wichtige Tatsachen:

„Makrozytose" ist nicht mit „megaloblastär" gleichzusetzen. Makrozytose bedeutet eine Vergrößerung des Erythrozytendurchmessers (MCV), begleitet von einer Zunahme der Hämoglobinmenge pro Erythrozyt (MCH, daher der missverständliche Begriff „hyperchrom") bei gleich bleibender Hämoglobinkonzentration (MCHC). Der MCV-Wert liegt meist unter 110 fl. Ursächlich kann einer Makrozytose eine megaloblastär veränderte Produktion von Erythrozyten im Knochenmark zugrunde liegen. Viel häufiger sind aber andere Ursachen wie Alkohol oder Lebererkrankungen. Hier wirken Störfaktoren direkt auf die Zellmembran ein; eine Störung der DNA-Synthese liegt nicht vor und damit auch keine megaloblastäre Veränderung der Vorläuferzellen (Tabelle 5.4-1). Makrozytose ist also ein Überbegriff, unter dem sich megaloblastäre und nicht megaloblastäre Störungen der Zellproduktion einordnen lassen.

„Megaloblastär" beschreibt das morphologische Erscheinungsbild von Zellen, deren DNA-Synthese gestört ist. Dieses nur mikroskopisch erkennbare Merkmal erkennt man am besten an den Zellen der Blutbildung (z. B. aufgelockertes Chromatin der Vorläuferzellen und Hypersegmentierung der Granulozyten), es kann aber auch bei anderen Zellsystemen nachgewiesen werden. Der MCV-Wert liegt bei dieser Erkrankungsgruppe häufig über 110 fl. Ursachen sind ein Mangel an Kofaktoren der DNA-Synthese wie Folsäure oder Vitamin B_{12} oder eine Einwirkung von Substanzen, die an anderer Stelle der DNA-Synthese interferieren (s. Tabelle 5.4-1 und folgende Übersicht).

Obwohl die nicht megaloblastären Anämien häufiger sind als die megaloblastären Anämien, sollen im Folgenden nur die megaloblastären Anämien dargestellt werden. Sie zu erkennen und korrekt zu behandeln ist von größerer Bedeutung als die Er-

Tabelle 5.4-1. Differentialdiagnose der Makrozytose, nach geschätzter Häufigkeit bei ambulanten Patienten geordnet

Makrozytose	Megaloblastär
Alkoholabusus	Nein
Lebererkrankungen (ohne Folsäuremangel)	Nein
Folsäuremangel	Ja
Antiinfektiöse Folsäureantagonisten, Zytostatika, Antikonvulsiva, orale Kontrazeptiva und andere Medikamente	Ja
Vitamin-B_{12}-Mangel	Ja
Hämolyse, Blutung oder andere Ursachen einer Retikulozytose	Nein
Myelodysplastische Syndrome	Möglich
Hypothyreose	Nein
Laborartefakte wie Kälteagglutinine, Paraproteine und starke Leukozytose	Nein
Seltene Ursachen wie aplastische Anämie, Transkobalaminde zienz, familär bedingte Makrozytose und andere hereditäre Anämien	Variabel

kennung nicht megaloblastärer Anämien, die meist nur Indikatorfunktion für eine zugrunde liegende Erkrankung haben.

> **Klassifikation der megaloblastären Anämien**
> - Folsäuremangel
>   - Verminderte Zufuhr
>   - Erhöhter Bedarf, z. B. bei Schwangerschaft, Wachstum und Erkrankungen mit erhöhtem Zellumsatz, z. B. chronischer Hämolyse oder bei Leukämien
>   - Malabsorptionssyndrome, z. B. bei Glutenenteropathie und tropischer Sprue, nach Darmresektion und medikamenteninduziert
>   - Kongenitale Erkrankungen (selten)
> - Vitamin-B_{12}-Mangel
>   - Verminderte Zufuhr (selten, nur bei strikten Vegetariern)
>   - Mangel an „intrinsic factor" bei perniziöser Anämie oder nach Gastrektomie
>   - Fehlende Abspaltung aus der Nahrung bei Anazidität, z. B. bei chronischer atrophischer Gastritis oder langjähriger medikamentöser Säureblockade
>   - Erhöhter intestinaler Abbau, z. B. durch Bakterien bei Blind-Loop-Syndrom oder durch Fischbandwurmbefall
>   - Malabsorptionssyndrome, z. B. bei chronischer Pankreatitis, M. Crohn, nach Darmresektion und medikamenteninduziert
>   - Kongenitale Erkrankungen
> - Medikament- und Toxineinwirkung
>   - Zytostatika
>   - Folsäureantagonisten
>   - Antikonvulsiva, orale Kontrazeptiva und andere Medikamente
>   - Toxine wie Arsen
> - Angeborene megaloblastäre Anämien
>   - Transkobalamindefizienz, Homozysteinurie und andere

Vitamin-B_{12}-Mangelanämie

Einleitung B_{12}-Mangel ist meist Folge einer verminderten Resorption des Vitamins, nicht einer inadäquaten Zufuhr wie beim Folsäuremangel. Hauptursache ist eine Autoimmunerkrankung des Magens, die perniziöse Anämie. Personen nordeuropäischer Abstammung sind häufiger betroffen. In dieser Population sind Frauen etwas häufiger betroffen als Männer. Inzidenz und Prävalenz werden dort mit 9–17/100.000/Jahr bzw. 0,1–0,2% der Gesamtbevölkerung angegeben. In der mittel- und südeuropäischen Bevölkerung liegen die Zahlen niedriger, außerdem ist das Geschlechterverhältnis ausgeglichener. Bei bis zu 50% alter Menschen finden sich anhand metabolischer Parameter Hinweise auf einen klinisch meist inapparenten Vitamin-B_{12}-Mangel. Nur etwa 2% dieser Menschen leiden an einer perniziösen Anämie; eine wichtigere kausale Rolle spielt in diesem Alter die chronisch-atrophische Gastritis mit Anazidität.

Ätiologie und Pathogenese Vitamin B_{12} (Kobalamin) ist ein kobalthaltiges Koenzym des Folsäurestoffwechsels, das für den Transfer von Methylgruppen verantwortlich ist. Es wird u. a. für die Konversion von Methylmalonylkoenzym A (CoA) zu Succinyl-CoA und von Homozystein zu Methionin benötigt. Die megaloblastären Veränderungen sind wahrscheinlich Folge einer Verarmung an verfügbaren Methylgruppen, sodass weniger 5,10-Methylentetrahydrofolsäure für die DNA-Synthese zur Verfügung steht. Die neurologischen Komplikationen sind wahrscheinlich Folge einer Verarmung an Methionin, das als Vorstufe von S-Adenosyl-Methionin (SAM) für die Integrität von Myelinscheiden erforderlich ist.

Beim Menschen wird Vitamin B_{12} zwar durch Bakterien im Kolon synthetisiert; da es aber nur im terminalen Ileum resorbiert werden kann, ist diese endogene Produktion nicht nutzbar. Der Mensch ist daher auf die exogene Zufuhr von Vitamin-B_{12}-haltigen tierischen Produkten (höhere Pflanzen synthetisieren kein Vitamin B_{12}) wie Leber, Fleisch, Fisch, Milcherzeugnissen und Eier angewiesen. Die tägliche oral zuzuführende Menge wird mit 2 µg angegeben.

Etwa 70% des oral zugeführten Vitamins werden in einem Komplex mit dem so genannten Intrinsic Factor resorbiert. Dies ist ein Glykoprotein, das von den Parietalzellen des Magens synthetisiert wird. Vitamin B_{12} ist in der Nahrung mit Proteinen komplexiert. Im sauren Magenmilieu wird es aus diesen Verbindungen freigesetzt und bindet dann an Kobalophiline des Magensafts. Anazidität des Magens führt damit unspezifisch zu einer verminderten Bereitstellung von Vitamin B_{12} für die Bindung an die physiologischen intestinalen Transportmoleküle. Erst nach Passage in das basische Milieu des Duodenoms wird Vitamin B_{12} von den Kobalophilinen auf den Intrinsic Factor übertragen. Die Resorption dieses Komplexes erfolgt rezeptorvermittelt im Ileum. Nach Resorption im Ileum wird Vitamin B_{12} an spezifische Plasmatransportproteine (Transkobalamine) gebunden und zur Leber als Hauptspeicherorgan transportiert. Über die Galle wird Vitamin B_{12} ausgeschieden, dann aber zum größten Teil wieder im Ileum resorbiert. Galleverlust führt daher bei verminderter Zufuhr schneller zu Mangelzuständen. Die Vitamin-B_{12}-Speicher betragen etwa 3 mg (Spanne ca. 1–10 mg), eine Menge, die selbst bei komplettem Stopp einer oralen Zufuhr – erhaltener enterohepatischer Kreislauf und normaler Bedarf vorausgesetzt – für 3 bis 5 Jahre ausreichen würde.

In Abwesenheit von Intrinsic Factor werden 1–2% des oral zugeführten Vitamins B_{12} resorbiert. Diese Tatsache macht man sich bei der v. a. in Skandinavien seit vielen Jahren etablierten oralen Erhaltungstherapie mit hohen Dosen Vitamin B_{12} zunutze.

Entstehung eines Vitamin-B_{12}-Mangels Die Nahrung und das Speicherorgan Leber enthalten ein Vielfaches des Tagesbedarfs von 1–2 µg Vitamin B_{12}. Alimentäre Mangelzustände treten deswegen nur nach jahrelang strikt vegetarischer Ernährung auf. Damit sind die wesentlichen Ursachen des Vitamin-B_{12}-Mangels vorgegeben:

1. verminderte Resorption durch Intrinsic-Factor-Mangel als Folge einer autoimmunen atrophischen Fundus- und Korpusgastritis (perniziöse Anämie) oder einer Gastrektomie;
2. Intrinsic-Factor-unabhängige Malabsorption bei chronisch-atrophischer Gastritis mit Anazidität im Alter (verminderte Freisetzung von Vitamin B_{12} aus Nahrungsbestandteilen), Erkrankungen des terminalen Ileums wie M. Crohn oder ausgedehnte Dünndarmresektionen;
3. erhöhter intestinaler Abbau von Vitamin B_{12} infolge bakterieller Fehlbesiedlung des Darms (z. B. bei postoperativem

Blindsacksyndrom) oder bei einer Darmbesiedlung mit dem Fischbandwurm.

Klinik Charakteristisch für den Vitamin-B_{12}-Mangel ist, dass neben unspezifischen Anämiezeichen auch Symptome zu finden sind, die auf eine Schädigung schnell proliferierender Gewebe und auf eine Neuropathie hinweisen. Dazu gehören eine Atrophie der Mundschleimhaut, die typische atrophische „Glossitis" (glatt, glänzend rot, v. a. lateral und Spitze, Zungenbrennen) und Diarrhö oder unspezifische gastrointestinale Beschwerden als Zeichen der intestinalen Mukosaatrophie. Zeichen der peripheren und zentralen Neuropathie sind Hypästhesie, Parästhesie, Ataxie, Gedächtnisstörungen, Depression, Somnolenz und gelegentlich Psychosen.

Viele Patienten fallen erstmals durch neuropsychiatrische Symptome auf, weshalb bei diesem Symptomenkomplex bei alten Menschen immer an einen Vitamin-B_{12}-Mangel gedacht werden sollte.

Ob der im Alter häufige metabolisch definierte Vitamin-B_{12}-Mangel in ursächlichem Zusammenhang mit zentralnervösen oder anderen Krankheitserscheinungen steht, wird aktuell untersucht und ist bisher kritisch zu werten.

40–50 % der Patienten mit Vitamin-B_{12}-Mangelsymptomen, die auf Vitamin B_{12} ansprechen, sind nicht anämisch und bei etwa einem Drittel besteht auch keine Makrozytose. Gelegentlich besteht Fieber, das unter Substitution mit Vitamin B_{12} verschwindet.

Diagnostik Anders als beim Folsäuremangel (s. unten) spiegelt die Plasmakonzentration von Vitamin B_{12} relativ zuverlässig die Gewebespeicher wider. Bei ausgeprägtem Folsäuremangel finden sich allerdings falsch-niedrige Befunde (2–10 % der Patienten), weshalb immer die Folsäurekonzentration mitbestimmt werden sollte. Charakteristisch für den alleinigen Vitamin-B_{12}-Mangel sind normale oder in etwa 25 % sogar erhöhte Folsäurewerte im Serum (nicht in den Erythrozyten!). Wenn innerhalb der vorausgegangenen Woche kein Vitamin B_{12} gegeben wurde, schließt eine Vitamin-B_{12}-Konzentration > 200 ng/l (nach anderen Autoren > 300 ng/l) einen Vitamin-B_{12}-Mangel aus, wenn nicht eine akute Lebererkrankung (Freisetzung von Vitamin B_{12} aus der Leber) oder eine starke Leukozytose wie bei chronischer myeloischer Leukämie vorliegen (erhöhte Konzentration von Transkobalamin I und III). Werte zwischen 100 und 200 ng/l sind als Grauzone anzusehen, die durchaus mit einem subklinischen Vitamin-B_{12}-Mangel vereinbar sind. Hier hilft die Bestimmung von Methylmalonsäure und Homozystein weiter. Erhöhte Werte dieser beiden Parameter sind ein frühes und sensitives, aber leider unspezifisches Zeichen eines Vitamin-B_{12}-Mangels.

Unspezifische, aber charakteristische Befunde bei jeder megaloblastären Anämie und damit auch bei einer Vitamin-B_{12}-Mangelanämie sind eine deutlich erhöhte LDH, erniedrigtes Haptoglobin und erhöhtes indirektes Bilirubin als Zeichen der ineffektiven Hämopoese bzw. intramedullären Hämolyse. Die Eisenspeicher sind häufig erhöht. Die Retikulozytenzahl ist erniedrigt, ebenso meistens auch die Zahl der Leukozyten und Thrombozyten (Panzytopenie).

Im Knochenmark findet man eine megaloblastär veränderte Hämopoese (aufgelockertes Chromatin, Megaloblasten, Riesenstäbe) und im peripheren Blut die typischen übersegmentierten Granulozyten. Schon wenige Stunden nach parenteraler Vitamin-B_{12}-Zufuhr können sich die Atypien der frühen Hämopoese vollständig zurückbilden, während die hypersegmentierten Granulozyten noch einige Tage später nachweisbar sind.

Nach Sicherung eines Vitamin-B_{12}-Mangels muss die Pathogenese geklärt werden. Dabei ist die Diagnostik der perniziösen Anämie als häufigster Differentialdiagnose am wichtigsten: Der Schilling-Test klärt in seiner ersten Phase, ob eine Resorptionsstörung vorliegt. Kann nach oraler Gabe von Intrinsic Factor die Resorption gesteigert werden, sind ein Intrinsic-Faktor-Mangel und eine adäquate Resorption im Ileum bewiesen und damit – bei vorhandenem Magen – eine perniziöse Anämie. Parenterale Gabe von Vitamin B_{12} stört den Test nicht, solange ein Vitaminmangel besteht. Im Gegenteil wird bei schweren Mangelerscheinungen wegen Mukosaatrophie im Ileum eine Vorbehandlung mit Vitamin B_{12} empfohlen, um falsch-negative Tests zu vermeiden. Bei 50 % der Patienten mit perniziöser Anämie lassen sich krankheitsspezifische Antikörper gegen Intrinsic Factor nachweisen. Bei 85 % der Patienten finden sich die weniger spezifischen Antikörper gegen Belegzellen.

Die Suche nach anderen Autoantikörpern, beispielsweise gegen Schilddrüsenantigene, ist nicht Standard, jedoch zur Klärung assoziierter Autoimmunerkrankungen empfehlenswert. Die Gastroskopie ist obligatorisch zum Ausschluss eines Magenkarzinoms, zur Dokumentation der atrophischen Fundus- und Korpusgastritis und als Ausgangsbefund der erforderlichen Verlaufskontrollen. Vermutete Resorptionsstörungen oder Fehlbesiedlungen erfordern eine entsprechende gastroenterologische Diagnostik.

Es besteht kein Konsens darüber, welche Kriterien zur Diagnose einer perniziösen Anämie ausreichen. Eine nicht durch andere Ursachen erklärbare Makrozytose in Kombination mit einem erniedrigten Vitamin-B_{12}-Spiegel und Intrinsic-Factor-Antikörpern sowie ein Ansprechen auf adäquat gegebenes Vitamin B_{12} erscheinen ausreichend. Der Schilling-Test gilt weiter als Goldstandard, ist aber bei typischer Konstellation verzichtbar. Eine Gastroskopie sollte aus den genannten Gründen immer durchgeführt werden. Eine Knochenmarkdiagnostik ist im Interesse des Patienten nur bei differentialdiagnostisch schwierigen Fällen erforderlich.

Differentialdiagnose Andere Ursachen einer makrozytären (s. Tabelle 5.4-1) oder megaloblastären Anämie (s. Übersicht S. 298 müssen mit geeigneten Untersuchungen ausgeschlossen werden. Am wichtigsten ist der Folsäuremangel (s. S. 301). Die gleichzeitige Erhöhung der Serumkonzentrationen von Methylmalonsäure und Homozystein ist ein gutes differentialdiagnostisches Kriterium zum Folsäuremangel, bei dem nur das Homozystein erhöht ist; auf die Unspezifität dieser Parameter wurde schon hingewiesen.

Therapie

Indikationen Jeder Vitamin-B$_{12}$-Mangel muss behandelt werden. Eine Indikation ist nicht nur die Anämie, sondern auch die Auswirkung des Vitaminmangels auf andere Gewebe, insbesondere auf das Nervensystem.

Was das Nervensystem betrifft, ist Folgendes außerordentlich wichtig: Man kann mit Folsäure die Effekte eines Vitamin-B$_{12}$-Mangels auf die DNA-Synthese „bypassen". Das heißt, dass die Hauptauswirkung der gestörten DNA-Synthese, die Anämie, trotz primären Vitamin-B$_{12}$-Mangels auf die alleinige Substitution von Folsäure ansprechen kann. Dies gilt jedoch nicht für die Neuropathie! Es wäre daher ein Kunstfehler, wenn man eine megaloblastäre Anämie durch Vitamin-B$_{12}$-Mangel nur mit Folsäure behandeln würde. Man riskiert in diesem Fall irreversible neuronale Schäden! Dies ist insbesondere bei alten Menschen zu beachten (s. Einleitung).

Durchführung Liegt eine beeinflussbare Ursache eines Vitamin-B$_{12}$-Mangels vor, sollte diese korrigiert werden. Dies betrifft die (in der Praxis seltenen) Fehlbesiedlungen des Darms und korrigierbare Malabsorptionssyndrome, z. B. eine Sprue oder einen M. Crohn.

Handelt es sich um einen Vitamin-B$_{12}$-Mangel als Folge eines Intrinsic-Factor-Mangels bei atrophischer Gastritis (autoimmun i. S. der Perniziosa oder nicht autoimmun) oder als Folge einer nicht korrigierbar reduzierten Resorptionsfläche des Darms (z. B. nach ausgedehnten Resektionen), muss symptomatisch behandelt werden. Eine kausale Therapie der Autoimmungastritis bei perniziöser Anämie ist nicht etabliert.

Die seit vielen Jahren gebräuchliche parenterale Substitution von Vitamin B$_{12}$ umgeht die gestörte Resorption und sichert bei regelmäßiger lebenslanger Injektion ausreichende Vitamin-B$_{12}$-Speicher. Unter den vielen publizierten Substitutionsschemata ist Folgendes gut praktikabel: Hydroxykobalamin, 1000 µg i.m. oder s.c. wöchentlich über 8 Wochen oder bis zur Korrektur der Anämie. Anschließend lebenslange Erhaltungstherapie mit 1000 µg alle 3 Monate i.m. oder s.c.

Parenterale Vitamin-B$_{12}$-Dosen von nur 1 µg können die megaloblastäre Anämie vollständig zurückbilden. Diese Dosis wird daher als Testdosis empfohlen, wenn dies aus diagnostischen Gründen für nötig erachtet wird (z. B. bei V. a. kombinierten Folsäure- und Vitamin-B$_{12}$-Mangel). Selbst 0,1 µg bilden megaloblastäre Veränderungen des Knochenmarks zurück, was erklärt, warum schon geringste Mengen von Vitamin B$_{12}$, wie sie z. B. in einer Bluttransfusion enthalten sind, die mikroskopische Knochenmarkdiagnostik verfälschen können. Die langfristig nur zu etwa 50% retinierte parenterale Einzeldosis von 1000 µg hat sich in der Praxis u. a. in Abhängigkeit von der Formulierung der verfügbaren Präparate etabliert. Aus pharmakologischer Sicht sind Einzeldosen von 100 µg sowohl in der Initialphase als auch in einer monatlichen (!) Erhaltungstherapie ausreichend; bei dreimonatlicher Substitution sind auch 500 µg etabliert. Hydroxykobalamin wird bei hohen Dosen zu einem größeren Anteil retiniert als das (länger haltbare) Zyanokobalamin, weshalb mit dieser Substanz eine Erhaltungstherapie in vierteljährlichen Abständen ausreichend ist. Ein britischer Autor propagiert Hydroxykobalamin vehement gegenüber Zyanokobalamin, da nur Hydroxykobalamin als Zyanidantagonist wirksam und damit bei Rauchern erheblich wirksamer sein soll.

Seit etwa 1998 ist international bei der perniziösen Anämie die orale Substitutionstherapie mit hohen Dosen Vitamin B$_{12}$ als Alternative zur parenteralen Substitution etabliert. Basis für diese Empfehlung ist die Tatsache, dass 1–2% des oral zugeführten Vitamins B$_{12}$ auch ohne Intrinsic Factor resorbiert werden. In Schweden wird die orale Substitution bereits seit etwa 25 Jahren praktiziert, ohne dass die medizinische Fachwelt dies ausreichend zur Kenntnis nahm. Einziges valides Argument gegen die orale Substitution ist die Befürchtung einer mangelnden Compliance der Patienten. Die Kosten der oralen Therapie sind bei Berücksichtigung der Kosten für die parenterale Applikation von Vitamin B$_{12}$ niedriger.

Geprüft ist die orale Substitution nach folgendem Schema: Aufsättigung mit täglich 2000 µg Zyanokobalamin (Hydroxykobalamin nicht oral verfügbar) über 4 Monate; danach Fortführung der lebenslangen oralen Erhaltungstherapie in gleicher Dosierung oder Versuch einer Reduktion der Tagesdosis auf 300 µg täglich. Eine niedriger dosierte Erhaltungstherapie sollte jedoch durch Kontrollen des Blutbilds, besser noch durch Bestimmung der Methylmalonsäure im Serum kontrolliert werden. Ausreichend dosierte orale Präparate sind in Deutschland verfügbar.

In Erprobung ist schließlich noch die Substitution mit intranasalem und sublingualem Zyanokobalamin, jeweils in der Einzeldosierung von 1000–1500 µg. Eine ausreichende Resorption wurde bereits für beide Applikationsformen gesichert. Es erscheint daher gerechtfertigt, diese Alternativen zur intramuskulären und oralen Substitution zu testen, vorausgesetzt, der Effekt wird überprüft, wie oben angegeben. Weitere Untersuchungen werden zeigen, welche Substitutionsform bei guter Wirksamkeit von den Patienten am besten angenommen und gleichzeitig am kostengünstigsten ist.

Verlauf und Prognose Die Substitutionstherapie führt innerhalb von 12 h zur Besserung des morphologischen Knochenmarkbefundes, innerhalb weniger Tage zur Retikulozytose, gefolgt von einer kompletten Rückbildung der Anämie. Ein zusätzlicher Eisenmangel (ca. 20%) oder Folsäuremangel muss ausgeglichen werden. Psychische Symptome sind 1–2 Tage nach Therapiebeginn reversibel. Lange Zeit manifeste strukturelle neurologische Schäden sind jedoch irreversibel, was die Notwendigkeit der frühzeitigen Diagnose unterstreicht.

Das Risiko eines Magenkarzinoms und noch stärker das eines Karzinoids ist bei Patienten mit perniziöser Anämie signifikant erhöht. Die Ergebnisse von Studien sind uneinheitlich, lassen aber eine Risikoerhöhung auf das 3- bis 5fache annehmen. Endoskopische Verlaufskontrollen sind daher indiziert. Solange keine Daten aus Studien vorliegen, erscheinen Intervalle von 3 Jahren ausreichend.

Folsäuremangelanämie

Folsäuremangel ist meist Folge einer unzureichenden Zufuhr, nicht einer inadäquaten Resorption wie beim Vitamin-B_{12}-Mangel. Hauptursache ist eine einseitige, folsäurearme Diät. Das Geschlechterverhältnis und die Angaben zu Inzidenz und Prävalenz schwanken abhängig von den untersuchten Populationen und einer evtl. Supplementierung von Nahrungsmitteln sowie der Einnahme von Nahrungsmittelergänzungen (zumeist Multivitaminpräparate). Vor der Einführung eines systematischen Zusatzes von Folsäure in Nahrungsmitteln (140 µg/100 g) lag die Prävalenz in den USA bei 22, danach bei 1,7%. Alkoholiker weisen häufig einen Folsäuremangel als Folge einer Fehlernährung und eines reduzierten Folsäurespeichers bei Leberzirrhose auf.

Ätiologie und Pathogenese Der Begriff „Folsäure" beschreibt eigentlich nur die synthetische Substanz Pteroylmonoglutaminsäure. Im allgemeinen Sprachgebrauch beinhaltet er zusätzlich eine Gruppe von Pteridinderivaten, die durch Pflanzen und Mikroorganismen synthetisiert werden und in der Natur an Polyglutamatketten gekoppelt sind. Wesentliche Quellen für den Menschen sind Gemüse und Leber. Folsäure wird durch längeres Kochen zerstört. Der tägliche Bedarf liegt bei etwaa 100 µg. Hauptspeicherort ist die Leber. Da die Folsäurespeicher lediglich 5–10 mg enthalten, kann es anders als bei Vitamin B_{12} schon bei normalem Umsatz und Folsäureentzug nach 2–4 Monaten zu Mangelerscheinungen kommen, bei erhöhtem Bedarf oder reduzierten Speichern (z. B. bei Lebererkrankungen) wesentlich schneller. Typisch ist eine Diät, die vorwiegend Getreide und gekochte Speisen, aber zu wenig Salate und Fleisch enthält. In Ländern mit hohem Lebensstandard ist dies vorwiegend bei fehlernährten Alkoholkranken der Fall. Bier enthält relativ viel Folsäure, weshalb der Folsäuremangel bei vorwiegend biertrinkenden Alkoholkranken selten ist. Da auch eine parenterale Ernährung schnell die Folsäurespeicher leert, sollte jeder lang dauernden parenteralen Ernährung routinemäßig Folsäure zugesetzt werden.

Die Resorption von Folsäure erfolgt nach Hydrolyse der Polyglutamate in das resorbierbare Monoglutamat im gesam-ten Dünndarm. Daraus folgt, dass Resorptionsstörungen nur bei schweren, diffusen Darmerkrankungen oder nach ausgedehnten Darmresektionen vorkommen. Eine Hemmung der Resorption durch Alkohol und bestimmte Medikamente wird als Erklärung für einen Folsäuremangel durch diese Substanzen gewertet. Folsäurespeicher werden durch erhöhten Bedarf beansprucht, z. B. in der Schwangerschaft, bei chronischer Hämolyse und myeloproliferativen Erkrankungen. Folsäureantagonisten wie Methotrexat, weniger stark auch das auf bakterielle Enzyme zielende Pyrimethamin oder Trimethoprim, hemmen direkt die Folsäureaktivierung und verursachen dadurch Mangelerscheinungen trotz normaler Folsäurespeicher (s. S. 303).

Folsäure und Vitamin B_{12} interferieren letztlich in ähnlicher Form mit der DNA-Synthese. Dies erklärt das identische Bild einer megaloblastären Anämie. Folsäure ist das zentrale Donor- und Akzeptormolekül für Kohlenstoffgruppen, die zur Methylierung von Aminosäuren und Ribonukleinsäuren benötigt werden. Vitamin B_{12} wirkt dabei als Koenzym, das die Umwandlung von 5-Methyltetrahydrofolsäure in die biologisch aktive 5,10-Methylentetrahydrofolsäure bewirkt. Der Methionunstoffwechsel ist weniger stark als beim Vitamin-B_{12}-Mangel betroffen, was als Erklärung für das seltene Vorkommen einer Neuropathie bei alleinigem Folsäuremangel gilt.

Klinik Spezifische Auswirkungen des Folsäuremangels wie Anämiesymptome und Schleimhautatrophie unterscheiden sich nicht vom Vitamin-B_{12}-Mangel. Zwei wichtige Symptomkomplexe unterscheiden den Folsäure- jedoch vom Vitamin-B_{12}-Mangel:

1. Neurologische Symptome fehlen in der Regel, wenn nicht zusätzlich ein Vitamin-B_{12}-Mangel vorliegt. Es wurden allerdings Einzelfälle von peripheren und zentralen Neuropathien beschrieben, deren Pathogenese noch weniger geklärt ist als beim Vitamin-B_{12}-Mangel.
2. Da der Folsäuremangel meistens Ausdruck einer Mangelernährung ist, finden sich oft Zeichen eines Mangels an weiteren Substanzen wie Mundwinkelrhagaden (Eisen), eine Blutungsneigung (Vitamin K) oder Rachitis (Vitamin C); die Patienten sind meist untergewichtig. Folgen des Alkoholismus wie eine Polyneuropathie oder anderer Grunderkrankungen können das klinische Bild sehr komplex, aber auch im Sinne der Diagnose „Folsäuremangel" wegweisend machen.

Diagnostik Die Messung der Folsäurekonzentration im Serum ist bedingt zuverlässig, da sie ähnlich wie das Serumeisen stark mit der aktuellen Nahrungsaufnahme schwankt. Schon eine normale Mahlzeit kann den Folsäurespiegel kurzzeitig in den Normbereich anheben. Zuverlässiger als die Serumkonzentration ist die Folsäurekonzentration in den Erythrozyten. Dies erklärt sich dadurch, dass der Gehalt eines Erythrozyten an Folsäure während dessen Produktion bestimmt wird und für die Lebenszeit dieses Erythrozyten unverändert bleibt. Erythrozytenfolsäure ist daher ein Langzeitparameter, der sich nur innerhalb von Monaten ändern kann. Die Vitamin-B_{12}-Konzentration im Serum sollte routinemäßig mitbestimmt werden, um nicht bei gleichzeitigem Vitamin-B_{12}-Mangel durch alleinige Folsäuresubstitution eine Neuropathie zu riskieren.

Die hämatologischen Befunde einer megaloblastären Anämie und die Zeichen der ineffektiven Hämopoese unterscheiden sich nicht von denen bei einem Vitamin-B_{12}-Mangel (s. S. 298). Bei Lebererkrankungen mit portaler Hypertension kann die

Thrombopenie im Vordergrund stehen. Eine erhöhte Konzentration von Homozystein (nicht von Methylmalonsäure wie beim Vitamin-B_{12}-Mangel!) ist ein frühes und sensitives, aber unspezifisches Zeichen eines Folsäuremangels.

Differentialdiagnose Andere Ursachen einer makrozytären oder megaloblastären Anämie (s. Tabelle 5.4-1) müssen ausgeschlossen werden. Wegen der Gefahr einer Neuropathie ist der Ausschluss eines Vitamin-B_{12}-Mangels wichtig (s. S. 298). Die alleinige Erhöhung der Serumkonzentrationen von Homozystein, nicht von Methylmalonsäure, ist ein gutes differentialdiagnostisches Kriterium zum Vitamin-B_{12}-Mangel. Da die Konzentration von Homozystein nicht nur durch Folsäure beeinflusst wird, liegt der größte Wert dieses Parameters in der individuellen Verlaufsbeurteilung.

Therapie
Indikationen Jeder manifeste Folsäuremangel ist eine Indikation zur Substitution. Prophylaktisch ist die Gabe von Folsäure bisher nur in der Schwangerschaft etabliert. Die Notwendigkeit ergibt sich hier aus dem erhöhten Bedarf durch das Kind und die Erkenntnis, dass Folsäuresubstitution signifikant die Inzidenz von Neuralrohrdefekten beim Fetus vermindert. Folsäure wird auch empfohlen, wenn über längere Zeiträume Dihydrofolsäurereduktaseinhibitoren wie Trimethoprim eingenommen werden müssen.

Folsäuremangel ist mit einer erhöhten Inzidenz von arteriellen Verschlusserkrankungen (Herzinfarkt, Schlaganfall und periphere arterielle Verschlusserkrankungen) korreliert. Mediator ist wahrscheinlich Homozystein, dessen Konzentration durch Folsäuregabe gesenkt werden kann. Prophylaxestudien prüfen derzeit die klinische Relevanz dieser Beobachtung.

Durchführung Ursachen des Folsäuremangels sind zu beseitigen. Bei alkoholabhängigen Patienten mit Mangelernährung ist dies leider selten konsequent möglich.

Therapeutisch ist die Gabe von synthetischer Folsäure (Pteroylmonoglutaminsäure) effektiver und praktikabler als die Steigerung der Zufuhr folsäurehaltiger Nahrung. Im Gegensatz zur Folsäure in Nahrungsmitteln, die nur zu ca. 50% bioverfügbar ist, wird nämlich synthetische Folsäure in physiologischer Dosis vollständig resorbiert. Intravenöse Präparate sind nur bei Patienten, die nicht schlucken können, oder bei massiver Reduktion der Resorptionsfläche, z. B. nach ausgedehnten Resektionen, indiziert.

International wird zur Auffüllung der Folsäurespeicher eine Dosis von täglich 1 mg oral empfohlen. Zur Rückbildung von megaloblastären Knochenmarkveränderungen und Induktion einer Retikulozytose reichen schon 100 µg täglich (empfohlene Testdosis). In Deutschland stehen jedoch zur Therapie lediglich 5-mg-Tabletten zur Verfügung. Von dieser erheblich überhöhten Dosis werden von einem gesunden Darm nur etwa 50% resorbiert. Wenn Präparate zu 1 mg, die zu ca. 95% resorbiert werden, preisgünstiger zur Verfügung stehen, sollte man diese zur Therapie und Auffüllung der Folsäurespeicher einsetzen.

Prophylaktisch, d. h. bei erhöhtem Bedarf im letzten Trimester der Schwangerschaft oder bei chronischer Hämolyse, wird eine tägliche Substitution von 400 µg Folsäure empfohlen, wie es auch als Nahrungsmittelergänzung etabliert ist. Diese Dosis reicht auch aus, wenn schwache Dihydrofolsäurereduktaseinhibitoren wie Trimethoprim längerfristig eingenommen werden. Die Makrozytose bei Einnahme von Antikonvulsiva spricht nicht regelhaft auf Folsäure an. Weitere Informationen zu Medikamenten s. unten.

Verlauf und Prognose Die Therapie mit 5 mg Folsäure beseitigt innerhalb weniger Tage sowohl die hämatologischen als auch die gastrointestinalen Symptome. Die Dauer dieses Erfolges hängt davon ab, ob die Ursache des Folsäuremangels beseitigt werden kann. Da bei der Personengruppe, die zu Folsäuremangel disponiert ist, häufig zusätzliche Mangelzustände vorliegen, müssen diese berücksichtigt und gegebenenfalls auch korrigiert werden.

Die Prophylaxe mit Folsäure reduziert das Risiko von kindlichen Schäden bei den Müttern, die Folsäureantagonisten wie Trimethoprim einnehmen.

Bei älteren Menschen ist zu berücksichtigen, dass die routinemäßige Gabe von Folsäure einen im Alter häufigen Vitamin-B_{12}-Mangel kaschieren kann, mit der Folge, dass eine Neuropathie zu spät erkannt wird. Wenn die Folsäuredosis in der Größenordnung von Nahrungsmittelzusätzen (derzeit 140 µg pro 100 g) und Nahrungsmittelergänzungen (400 µg) liegt, wird die Gefahr aber derzeit geringer eingeschätzt als die Vorteile hinsichtlich kardiovaskulärer Erkrankungen.

Im Gegensatz zum Vitamin-B_{12}-Mangel gibt es nur vereinzelt Berichte über Neuropathien und keine Hinweise auf eine erhöhte Malignomhäufigkeit bei Folsäuremangel.

Medikament- und toxininduzierte megaloblastäre Anämien
Pathophysiologie Medikamente und Toxine können überwiegend durch zwei Mechanismen eine megaloblastäre Anämie verursachen: Sie können folsäureunabhängig die DNA-Synthese stören. Alternativ können sie durch Hemmung der Reduktion von Folsäure zur biologisch aktiven Form einen funktionellen oder durch verschiedene Mechanismen einen echten Folsäuremangel verursachen. Stickoxid, ein Narkosegas, ist die einzige klinisch relevante Substanz, die durch Inaktivierung von Vitamin B_{12} eine megaloblastäre Anämie auslösen kann.

Folsäureunabhängige Mechanismen Bei geeigneter Dosis und Zeitdauer treten megaloblastäre Knochenmarkveränderungen mit Anämie, Leukopenie und Thrombopenie regelmäßig bei der Behandlung mit Zytostatika vom Typ der Antimetaboliten auf. Dazu gehören Cytarabin, Azathioprin und sein Metabolit Mercaptopurin, 5-Fluorouracil und Hydroxyharnstoff (Hydroxycarbamid). Morphologisch ähnliche Knochenmarkveränderungen können auch nach Behandlung mit Alkylanzien wie Cyclophosphamid auftreten, ohne dass die Pathogenese geklärt ist.

Cytarabin, Azathioprim, Mercaptopurin und 5-Fluorouracil interferieren mit der DNA- und z. T. auch RNA-Synthese, indem sie u. a. als falsche Nukleotide in die Nukleinsäuren eingebaut werden. Hydroxyharnstoff blockiert die Konversion von Nukleosiddiphosphaten zu -triphosphaten durch Hemmung der Nukleosiddiphosphatreduktase. In den betroffenen Zellen resultieren aus all diesen Reaktionen Veränderungen, die morphologisch einem Folsäure- oder Vitamin-B_{12}-Mangel ähneln. In der Praxis sind sie meist von einem Folsäure- oder Vitamin-B_{12}-Mangel zu unterscheiden, da die Knochenmarkzellularität in der Regel viel niedriger und die morphologischen Atypien, insbesondere Apoptosefiguren, ausgeprägter sind als bei einem Folsäure- oder Vitamin-B_{12}-Mangel.

Folsäureabhängige Mechanismen Methotrexat hemmt als Folsäureanalogon direkt die Dihydrofolatreduktase und reduziert damit die intrazelluläre Konzentration der biologisch aktiven Tetrahydrofolsäure. Das Diuretikum Triamteren ist ebenfalls ein schwacher Hemmstoff der Dihydrofolatreduktase. Antibakterielle Substanzen wie Trimethoprim, Pentamidin oder Pyrimethamin zielen auf die bakterielle Dihydrofolatreduktase und beeinflussen das strukturell unterschiedliche menschliche Enzym deutlich weniger. Alle Substanzen führen zum Mangel an biologisch wirksamer Tetrahydrofolsäure und damit zu einem funktionellen Folsäuremangel bei normalen Folsäurespeichern.

Die Pathogenese der gelegentlichen megaloblastären Anämie durch Antikonvulsiva, orale Antikonzeptiva und einige andere Medikamente ist bisher nicht eindeutig geklärt. In den publizierten Untersuchungen findet man oft Hinweise auf erniedrigte Folsäurespeicher. Wie dieser Folsäuremangel zustande kommt, bleibt häufig unklar. In einigen Fällen ist eine Hemmung der Folsäureresorption beschrieben, so auch für Alkohol.

Therapie Folsäure oder Vitamin B_{12} sollten nicht zur Prophylaxe oder Therapie der zytostatikainduzierten megaloblastären Anämie bzw. Panzytopenie eingesetzt werden. Bei den meisten megaloblastären Anämien durch Zytostatika sind sie unwirksam und daher nutzlos. Eine Indikation liegt nur dann vor, wenn ein echter Vitamin B_{12}- oder Folsäuremangel vorliegt, z. B. bei dem gastrektomierten Patienten mit Magenkarzinom oder bei dem unterernährten Palliativpatienten.

Methotrexat nimmt als direkter Folsäureantagonist eine Sonderstellung ein. Durch den Einsatz von Folinsäure, dem reduzierten Derivat der Folsäure, kann die Hemmung der Di-hydrofolsäurereductase durch Methotrexat antagonisiert werden. Dies macht man sich in Hochdosis-Methotrexat-Protokollen zunutze: Nach Infusion prinzipiell letaler Dosen von Methotrexat kann man normale Zellen durch eine zeitlich und in der Dosierung exakt definierte Gabe von Folinsäure „retten" („Folinsäure-Rescue") ohne die Wirkung auf die empfindlicheren Tumorzellen wesentlich einzuschränken. Dies hat zu einer Diskussion ähnlicher Strategien bei der konventionell dosierten Methotrexattherapie, z. B. bei rheumatoider Arthritis geführt. Tatsächlich lassen sich hepatische, orale, gastrointestinale und möglicherweise auch hämatologische Nebenwirkungen von Methotrexat durch die Gabe von Folinsäure abmildern. Die Praxis hat gezeigt, dass dies auch durch Einsatz der kostengünstigeren Folsäure möglich ist. Durch diese Begleittherapie werden in der Regel höhere Methotrexatdosen toleriert. Ob dies eine höhere Wirksamkeit bei niedrigerer Toxizität bedeutet, ist allerdings umstritten. In Deutschland gibt es bisher keinen Konsensus. Das American College of Rheumatology empfiehlt seit Jahren eine orale Begleitbehandlung mit 1 mg Folsäure täglich außer am Tag der Methotrexatgabe oder 7 mg einmal wöchentlich.

Bei der Therapie mit Pemetrexed reduziert die Begleittherapie mit Folsäure und Vitamin B12 die Knochenmarktoxizität und Letalität. Bei 5-Fluorouracil-Therapie wird Folinsäure eingesetzt, jedoch nicht zur Prophylaxe von Nebenwirkungen sondern zur Verstärkung der Wirkung des Zytostatikums an dem Enzym Thymidilatsynthase.

Folinsäure kann auch zur Prophylaxe oder Therapie der megaloblastären Anämie durch antibakterielle Folsäureantagonisten wie Trimethoprim eingesetzt werden. Es umgeht die Hemmung der menschlichen Dihydrofolsäurereduktase, ohne die antibakterielle Aktivität der Substanz zu vermindern, da Bakterien Folinsäure nicht verstoffwechseln können.

Folsäure kann zur Behandlung der megaloblastären Anämie durch Antikonvulsiva, orale Antikonzeptiva und andere Medikamente wirksam sein. Da die Substanz billig und nicht toxisch ist, sollte man immer einen Therapieversuch mit 5 mg Folsäure täglich unternehmen, wenn nicht Alternativen zu der angeschuldigten Substanz zur Verfügung stehen.

Angeborene megaloblastäre Anämien

Angeborene Stoffwechseldefekte, die zu megaloblastären Anämien führen, manifestieren sich nahezu immer im Säuglings- oder Kleinkindesalter. Die bekanntesten Erkrankungen lassen sich durch eine vermehrte Ausscheidung typischer Intermediärprodukte wie Homozystein, Methylmalonsäure oder Orotsäure diagnostizieren. Neurologische Defekte einschließlich mentaler Retardierung sind von größerer klinischer Bedeutung als die megaloblastäre Anämie. Als Pädiater sollte man an solche Erkrankungen denken, wenn eine makrozytäre Anämie auffällt. Wegen der Seltenheit dieser Erkrankungen sei hier auf pädiatrische Spezialliteratur verwiesen.

Zusammenfassung

- Megaloblastäre Anämien sind Ausdruck einer gestörten DNA-Synthese.
- Häufigste Ursachen sind Folsäure- und Vitamin-B_{12}-Mangel in Form der perniziösen Anämie sowie Medikamente.
- Wenn Medikamente anamnestisch ausgeschlossen werden können, ist bei erkennbar inkompletter Ernährung ein Fol-

säuremangel am wahrscheinlichsten, andernfalls eine perniziöse Anämie.
— Zur Diagnose der perniziösen Anämie gehören neben einer verminderten Serumkonzentration von Vitamin B_{12} der Nachweis von Intrinsic-Factor-Antikörpern und das prompte Ansprechen auf adäquat appliziertes Vitamin B_{12}. Vor allem im Alter gibt es oligosymptomatische Formen der perniziösen Anämie, die sich v. a. durch nichthämatologische Symptome manifestieren. Neben der parenteralen Substitution wird derzeit die hochdosierte orale sowie sublinguale und nasale Substitution von Vitamin B_{12} erprobt.
— Der Nachweis eines Folsäuremangels durch Messung der Serumkonzentration ist unzuverlässig; bei klinischer Relevanz sollte die Konzentration in Erythrozyten gemessen werden. Eine diagnostisch-therapeutische Substitution von Folsäure ist bei entsprechender klinischer Konstellation gerechtfertigt. Dies gilt allerdings nur nach Ausschluss eines Vitamin-B_{12}-Mangels, da Folsäure auch die Anämie des Vitamin-B_{12}-Mangels, nicht jedoch die Neuropathie bessert.

Evidenz der Therapieempfehlungen

	Evidenzgrad	Empfehlungsstärke
Vitamin B_1, parenteral	I-a	A
Vitamin B_{12} hoch dosiert enteral	I-b	A
Vitamin B_{12} mukosal	III	C
Folsäure enteral	I-a	A
Folsäure prophylaktisch in der Schwangerschaft	I-a	A

Literatur

Carmel R (1996) Prevalence of undiagnosed pernicious anemia in the elderly. Arch Intern Med 156(10): 1097–1100
Hernandez-Diaz S, Werler MM, Walker AM, Mitchell AA (2000) Folic acid antagonists during pregnancy and the risk of birth defects. N Engl J Med 343(22): 1608–1614
Hoffbrand AV, Herbert V (1999) Nutritional anemias. Semin Hematol 36: 13–23
Jacques PF, Selhub J, Bostom AG, Wilson PW, Rosenberg IH (1999) The effect of folic acid fortification on plasma folate and total homocysteine concentrations. N Engl J Med 340(19): 1449–1454
Kokkola A, Sjoblom SM, Haapiainen R et al. (1998) The risk of gastric carcinoma and carcinoid tumours in patients with pernicious anemia. A prospective follow-up study. Scand J Gastroenterol 33(1): 88–92
Kuzminski AM, Del Giacco EJ, Allen RH, Stabler SP, Lindenbaum J (1998) Effective treatment of cobalamin deficiency with oral cobalamin. Blood 92(4): 1191–1198
Lindenbaum J, Rosenberg IH, Wilson PW, Stabler SP, Allen RH (1994) Pre-valence of cobalamin deficiency in the Framingham elderly population. Am J Clin Nutr 60(1): 2–11
Stabler SP, Allen RH, Savage DG, Lindenbaum J (1990) Clinical spectrum and diagnosis of cobalamin deficiency. Blood 76(5): 871–881
Toh BH, van Driel IR, Gleeson PA (1997) Pernicious anemia. N Engl J Med 337(20): 1441–1448
Tucker KL, Mahnken B, Wilson PW, Jacques P, Selhub J (1996) Folic acid fortification of the food supply. Potential benefits and risks for the elderly population. JAMA 276(23): 1879–1885
Whittle SL, Hughes RA (2004) Folate supplementation and methotrexate treatment in rheumatoid arthritis: a review. Rheumatology (Oxford) 43 (3): 267–271

5.4.3 Hämolytische Anämien
Peter Staib

Einleitung

Als Hämolyse wird die gesteigerte Erythrozytendestruktion bezeichnet, die eine Verkürzung der normalen Erythrozytenlebenszeit von 120 Tagen auf wenige Wochen und in schweren Fällen auf wenige Tage zur Folge hat. Das Knochenmark ist in der Regel normal funktionstüchtig und kann durch eine gesteigerte Erythropoese den vermehrten Erythrozytenverbrauch bis zu einem gewissen Grad ausgleichen, ohne dass es zu einer Anämie kommt (kompensierte Hämolyse). Übersteigt die Hämolyse die Neubildungskapazität des Knochenmarks, entwickelt sich eine Anämie.

Ätiologie und Pathogenese

Pathogenetisch wird bei den hämolytischen Anämien zwischen intraerythrozytären, so genannten korpuskulären Defekten und extrakorpuskulären Faktoren unterschieden. Eine Übersicht der hämolytischen Anämien aus pathogenetischer Sicht ist im Folgenden zusammengestellt.

Bei den korpuskulären Defekten liegt eine Störung im Bereich der Erythrozyen selbst vor, das heißt, als Folge von angeborenen oder erworbenen Defekten der Erythrozytenmembran, der Erythrozytenenzyme oder des Hämoglobins kommt es zu einem vorzeitigen Abbau der Erythrozyten.

Insgesamt stellen die korpuskulären Defekte die Domäne der vererbbaren, also hereditären hämolytischen Anämien dar, mit einer einzigen Ausnahme, nämlich der paroxysmalen nächtlichen Hämoglobinurie (PNH). Die PNH ist demzufolge die einzige erworbene Form der korpuskulären hämolytischen Anämie.

Einteilung und Übersicht der hämolytischen Anämien mit Beispielen zugrunde liegender Erkrankungen

Korpuskuläre (hereditäre) hämolytische Anämien
- Membrandefekte
  - Hereditäre Sphärozytose
  - Elliptozytose
  - Akanthozytose
  - Paroxysmale nächtliche Hämoglobinurie (erworben!)
- Enzymdefekte
  - Gluthathionstoffwechsel
    Glukose-6-Phosphat-Dehydrogenase
    GSH-Synthetase
  - Glykolysestoffwechsel
    Pyruvatkinase
    Hexokinase
- Hämoglobindefekte bzw. Hämoglobinopathien
  - Sichelzellanämie
  - Hämoglobin C, E, S
  - Thalassämie
  - Erythropoetische Porphyrien
  - Zytochrom-b5-Reduktase (Met-Hb)

Extrakorpuskuläre (erworbene) hämolytische Anämien
- Immunhämolyse
  - Alloantikörper
    Morbus haemolyticus neonatorum
    Transfusionszwischenfälle

- Autoantikörper:
  Wärme-AK (IgG)
  Kälte-AK (IgM)
  Primär: idiopathisch
  Sekundär: maligne Lymphome, Kollagenosen, Medikamente
- Mechanisch – Fragmentationssyndrome
  - Herzklappenfehler
  - Künstliche Herzklappen
  - Hypersplenismus
  - Mikroangiopathie
    Hämolytisch-urämisches Sydrom (HUS)
    Morbus Moschcowiz (TTP)
    Zytostatika (Mitomycin C)
    Medikamente (Cyclosporin A)
    Prä-/Eklampsie; HELLP-Syndrom
    DIC
    Autoimmunerkrankung/Vaskulitis
    Gefäßanomalien
    Disseminierte Karzinome
- Toxisch
  - Infektionen (z. B. Malaria)
  - Chemikalien, Schwermetalle (z. B. Arsen)
  - Medikamente
  - Tiergifte: Insekten, Schlangen
  - Verbrennungen
- Lipidstoffwechselstörungen
  - A-Beta-Lipoproteinämie
  - Lebererkrankungen (z. B. Zirrhose)

Demgegenüber sind die extrakorpuskulären hämolytischen Anämien in aller Regel erworbene Krankheiten. Hierbei führen verschiedene Umgebungsfaktoren wie Antikörper, Toxine oder Veränderungen der Gefäßstrombahn zum vorzeitigen Abbau der normal gebildeten Erythrozyten. Häufigste Ursache stellt die antikörperinduzierte Hämolyse durch Autoantikörper dar, die so genannte autoimmunhämolytische Anämie (AIHA).

Klinik und Diagnostik

Neben den typischen Anämiesymptomen und -zeichen, wie z. B. Blässe, Leistungsminderung und Müdigkeit, ist das Leitsymptom für eine Hämolyse ein Ikterus der Haut und Skleren. Zusätzlich besteht häufig eine Splenomegalie unterschiedlichen Ausmaßes. Je nach zugrunde liegendem Pathomechanismus können zusätzliche Beschwerden in den Vordergrund treten, so beispielsweise Durchblutungsstörungen bis hin zu Infarktsymptomen bei so genannten „Sichelzellkrisen", abdominelle Schmerzkrisen bei PNH oder, als wegweisendes Symptom bei der Kälteagglutininkrankheit, eine schmerzhafte Akrozyanose in der Kälte bei völliger Beschwerdefreiheit in warmer Umgebungstemperatur. Bei einem Drittel der Fälle mit Immunhämolyse besteht ätiologisch unklares Fieber. Außerdem sind eventuell Zeichen einer Grunderkrankung (z. B. Lymphom) zu beachten.

Bei chronischer Hämolyse besteht auf Grund einer erhöhten Ausscheidung von Gallenfarbstoffen eine Prädisposition von Gallensteinen, die schon bei jungen Patienten symptomatisch werden können.

Die Basisdiagnostik (s. folgende Übersicht) dient zunächst der Feststellung einer Hämolyse, indem zum einen Zeichen der erhöhten Erythrozytendestruktion und zum anderen solche der kompensatorisch gesteigerten Neubildung von Erythrozyten nachgewiesen werden. Die typische Laborkonstellation zum Nachweis der gesteigerten Erythrozytendestruktion ist eine Erhöhung des indirekten Bilirubins und der LDH neben einem verminderten Haptoglobin im Serum sowie eine Vermehrung des Urobilinogens im Urin (dunkler Urin! bei starker intravasaler Hämolyse). Als Ausdruck der gesteigerten Erythrozytenbildung finden sich im peripheren Blut eine Retikulozytose, Makrozytose und Polychromasie sowie bei schwerer Hämolyse kernhaltige rote Vorstufen, sog. Normoblasten. Im Knochenmark zeigt sich eine Hyperplasie und Linksverschiebung der Erythropoese. Im Falle einer intravasalen Hämolyse lassen sich freies Hämoglobin im Serum und Urin sowie Hämosiderin bzw. Methämalbumin im Urin nachweisen.

Laborbasisdiagnostik zum Nachweis einer Hämolyse (PB peripheres Blut; KM Knochenmark; ↑ erhöht; ↓ vermindert)
- Gesteigerte Erythrozytendestruktion
  - Bilirubin indirekt ↑
  - LDH ↑
  - Haptoglobin ↓
  - Urobilinogen im Urin ↑
- Gesteigerte Erythropoese
  - Retikulozyten ↑
  - Makrozytose, Polychromasie
  - Normoblasten im PB
  - KM: Erythropoese ↑
- Intravasale Hämolyse
  - Hämoglobinämie
  - Hämoglobinurie
  - Hämosiderinurie
  - Methämalbuminurie

Bei Bestätigung einer Hämolyse ist eine abgestufte weiterführende Diagnostik erforderlich, um die Ursache in einer der oben (Übersicht) aufgeführten Krankheitsgruppen einordnen zu können. Hierbei sind als erste Maßnahmen die Beurteilung eines Blutausstrichs sowie der direkte Coombs-Test (DAT: direkter Antiglobulintest) durchzuführen. Die Erythrozytenmorphologie erlaubt Rückschlüsse auf das Vorliegen spezifischer Erythrozytenanomalien wie z. B. die verschiedenen korpuskulären Defekte (Sphärozytose [Kugelzellanämie], Elliptozytose, Thalassämie, Sichelzellanämie) oder Fragmentozyten als Hinweis auf ein Fragmentationssyndrom. Der **direkte Coombs-Test** und ggf. zusätzlich der **indirekte** Coombs-Test eignen sich als wichtigste Screeningmethode zum Nachweis für eine Immunhämolyse. Der direkte Coombs-Test erfasst semiquantitativ eine Beladung der Erythrozyten mit Antikörpern und/oder Komplement, der indirekte Coombs-Test (IAT: indirekter Antiglobulintest) freie antierythrozytäre Antikörper im Plasma. Ein **positiver** Coombs-Test ist lediglich bei gleichzeitigem Vorliegen einer Hämolyse als relevant zu werten. In seltenen Fällen (bis 10%) ist der direkte Coombs-Test bei einer Autoimmunhämolyse **negativ**, weil die Antikörperbeladung der Erythrozytenoberfläche unterhalb der Nachweisgrenze von 300–500 Molekülen liegt. Besteht klinisch der Verdacht auf eine Immunhämolyse, sollten empfindlichere Nachweismethoden, z. B. Polyäthylen-Glykol-Technik, angewendet werden. Weiterführende diagnostische Schritte sind aus Tabelle 5.4-2 ersichtlich bzw. ergeben sich aus der Differentialdiagnose (s. Übersicht S. 304).

Tabelle 5.4-2. Weiterführende Diagnostik bei nachgewiesener Hämolyse

Diagnostische Maßnahme	Eingrenzung der Ursache für Hämolyse
Blutausstrich	Spezifische Erythrozytenanomalien Sphärozyten: hereditärer Membrandefekt, Immunhämolyse Elliptozyten: hereditärer Membrandefekt Akanthozyten: hereditärer Membrandefekt, Hepatopathie (C2-Abusus, Zirrhose) Stomatozyten: hereditärer Membrandefekt, Hepatopathie (C2-Abusus, Zirrhose) Fragmentozyten –>Fragmentations-Syndrom, Erythrozytenaggregate: AIHA vom Kältetyp
Osmotische Resistenz	Hereditäre Membrandefekte
Erythrozytenenzyme	Enzymopathien
Hämoglobinelektrophorese	Thalassämie, Hämoglobinopathie
Coombs-Test, direkt und ggf. indirekt	Immunhämolyse
Durchflusszytometrie: Fehlen spezifischer GPI-verankerter Membranproteine (CD55, CD59) auf Erythrozyten bzw. Granulozyten (Serum-Säure-Test: obsolet)	Paroxysmale nächtliche Hämoglobinurie (PNH)

C2 Alkohol; *AIHA* autoimmunhämolytische Anämie; *GPI* Glykosyl-Phosphatidyl-Inositol.

Therapie

Indikation Die Indikation zur Therapie richtet sich nach der Ursache und nach dem Schweregrad der Hämolyse. So erfordert eine subklinische chronische Hämolyse z. B. bei einer Elliptozytose mit nahezu normalem Blutbild keine Therapie, während eine schwere Immunhämolyse mit intravasaler Hämolyse einer raschen Intervention bedarf.

Auf Grund der auf S. 304 genannten, zahlreichen Ursachen für eine Hämolyse ist es nachvollziehbar, dass es keine einheitliche Therapie für hämolytische Anämien gibt, mit Ausnahme der rein symptomatischen Maßnahme von Bluttransfusionen.

Bluttransfusion Die Indikation zur Substitution von Erythrozyten muss wie immer auf Grund des nicht sicher auszuschließenden Restrisikos für die Übertragung von Infektionskrankheiten (Hepatitis B und C; HIV; BSE?) sehr streng gestellt werden. Im Falle von schweren (intravasalen) Hämolysen sind Bluttransfusionen jedoch oft unvermeidbar. Entgegen früherer Lehrmeinung ist die Erythrozytentransfusion bei korpuskulären Hämolysen einschließlich der PNH unproblematisch hinsichtlich einer Aktivierung der Hämolyse. Demgegenüber ist die Bluttransfusion bei Immunhämolyse relativ risikoreich, da die Kreuzprobe oft unspezifisch positiv reagiert und dementsprechend Transfusionszwischenfälle nicht ausgeschlossen werden können. Bei vitaler Indikation muss jedoch auch bei positiver Kreuzprobe transfundiert werden. Im Zweifelsfall sind Erythrozyten der Gruppe 0 rh- zu verwenden.

Korpuskuläre Hämolysen In den meisten Fällen erfolgt bei den korpuskulären Hämolysen eine symptomatische Behandlung. Bei äußeren Faktoren, die einen akuten Hämolyseschub ausgelöst haben, gilt es, diese zu erkennen und zu beseitigen. Hierbei sind insbesondere Medikamente oder auch Infektionen als Trigger im Zusammenhang mit Enzymdefekten zu nennen.

Die **Splenektomie** stellt eine klare Indikation bei der hereditären Sphärozytose mit schwerer Hämolyse oder symptomatischer Splenomegalie dar. Im Gegensatz zur garantierten Wirksamkeit bei der Sphärozytose und häufigen Besserung bei der Elliptozytose ist der Erfolg der Splenektomie bei anderen hereditären korpuskulären Anämien variabel. Wichtig ist im Falle der elektiven Splenektomie die Impfung aller Patienten gegen Pneumokokken und zusätzlich gegen Haemophilus influenzae bei Kindern.

Wenn häufige und regelmäßige Bluttransfusionen notwendig sind und dadurch bei Überwiegen einer extravasalen Hämo-lyse zur Eisenkumulation führen, ist der rechtzeitige Einsatz einer **Eisenchelattherapie** zur Verhinderung von Organschäden durch eine sekundäre Hämochromatose nötig. Deferoxamin (Desferal) stellt nach wie vor den Standard dar; neuere oral verfügbare Substanzen wie Deferipron sind jedoch zunehmend eine effektive Alternative (Tabelle 5.4-3). Bei Ferritinwerten über 1000 µg/l sollte eine Therapie mit Deferoxamin 0,5–2,0 g/Tag in der Regel als subkutane Dauerinfusion mittels einer Pumpe eingeleitet werden. Bei Thalassämiepatienten führt eine regelmäßige Deferoxamintherapie zu einer deutlichen Erhöhung der Lebenserwartung.

Dosierung und Art der Applikation sind individuell festzulegen und können im Verlauf der Therapie entsprechend der Eisenbelastung des Patienten angepasst werden. Ziel ist, die niedrigste wirksame Dosis zu verabreichen. Um die Wirkung der Chelat-

Tabelle 5.4-3. Dosierung der Eisenchelattherapie mit Deferoxamin in Abhängigkeit des Ferritinspiegels. Applikation von Deferoxamin als subkutane Dauerinfusion über 8–12 h an 5–7 Tagen pro Woche

Mittlere tägliche Deferoxamindosis	Ferritinwert im Serum
Bis zu 55 mg/kg	>3000 µg/l
Ca. 35 mg/kg	2000–3000 µg/l
Ca. 25 mg/kg	<2000 µg/l
Weitere Dosisreduktion, ggf. Pausierung; cave vermehrt Nebenwirkungen	<1000 µg/l

therapie zu beurteilen, kann zu Beginn der Behandlung die Eisenausscheidung im 24-Stunden-Urin täglich bestimmt und die Wirkung steigender Dosen von Deferoxamin ermittelt werden. Das Ausmaß der renalen Eisenausscheidung sollte in regelmäßigen Zeitabständen von einigen Wochen kontrolliert werden. Alternativ kann die mittlere Tagesdosis entsprechend dem Ferritinwert so angepasst werden, dass der therapeutische Index niedriger als 0,025 ist (therapeutischer Index: mittlere tägliche Deferoxamindosis in mg/kg Körpergewicht/Ferritin-spiegel [µg/l]). Die durchschnittliche Tagesdosis liegt im Bereich 20–60 mg/kg KG (s. Tabelle 5.4-3). Es empfiehlt sich jedoch nicht, eine Tagesdosis von 50 mg/kg regelmäßig zu überschreiten.

Fällt der Ferritinspiegel unter 1000 µg/l ab, so steigt das Nebenwirkungsrisiko an. Diese Patienten sind sorgfältig zu überwachen und die wöchentliche Gesamtdosis sollte ggf. reduziert werden. Die o.g. Dosierungen sind Tagesdurchschnittsdosen, sodass die tatsächlich applizierte absolute Tagesdosis abweichen kann, da die meisten Patienten das Medikament an weniger als 7 Tagen infundieren (Beispiel: eine mittlere Tagesdosis von 40 mg/kg erfordert eine Dosis von 56 mg/kg bei Gabe an 5 Tagen pro Woche).

Die langsame subkutane Infusion mittels einer tragbaren, kleinen Infusionspumpe über einen Zeitraum von 8–12 h, aus Praktikabilitätsgründen insbesondere nachts anzuwenden, gilt als ausreichend wirksam und für ambulante Patienten gut geeignet. Grundsätzlich ist auch eine Infusionsdauer über 24 h möglich. Je nach Schweregrad der Eisenüberladung sollte Deferoxamin 5- bis 7-mal pro Woche appliziert werden. Eine subkutane Bolusinjektion ist weniger wirksam. Es bietet sich an, den vorhandenen intravenösen Zugang während einer Bluttransfusion ohne zusätzliche Belastung für den Patienten zur i.v.-Gabe von Deferoxamin zu nutzen. Diese erfolgt über eine Infusion parallel zur Bluttransfusion, wobei eine erhöhte Kollapsgefahr bei rascher i.v.-Gabe zu beachten ist.

Die Eisenüberladung führt außerdem zu einem Vitamin-C-Mangel, der möglicherweise durch eine vermehrte Oxidation des **Vitamin C** durch das Eisen verursacht wird. Die zusätzliche orale Gabe von Vitamin C in einer täglichen Dosis bis zu 200 mg (bei Kindern 50–100 mg) erhöht die Verfügbarkeit von Eisen zur Chelatbildung. Höhere Dosen von Vitamin C können jedoch die Ausscheidung des Eisenkomplexes nicht weiter steigern.

Deferipron (Ferriprox) ist als oral applizierbarer Eisenchelator zugelassen für Patienten mit Thalassaemia major, die nicht effektiv mit Deferoxamin behandelt werden können (Unverträglichkeit, Toxizität). Die übliche Tagesdosis von Deferipron beträgt 75 mg/kg KG verteilt auf 3 Dosen und entspricht einer Äquivalenzdosis von 40 mg/kg Deferoxamin bei vergleichbarer Effektivität. Die Kombination beider Substanzen zeigte wenigstens einen additiven, häufig jedoch einen viel versprechenden synergistischen Effekt. Langzeitstudien stehen hierzu jedoch noch aus.

Grundsätzlich sind die korpuskulären Erythrozytendefekte nur durch eine **allogene Stammzelltransplantation** kurativ therapierbar. Auf Grund der nicht unerheblichen Mortalität und Morbidität bleibt die allogene Stammzelltransplantation kompliziert verlaufenden Erkrankungen wie der PNH, der homozygoten Form der Sichelzellanämie oder Enzymdefekten vorbehalten.

Paroxysmale nächtliche Hämoglobinurie (PNH)
Die PNH stellt die einzige erworbene korpuskuläre hämolytische Anämie dar. Der klinische Verlauf ist extrem variabel, sodass die Therapiemaßnahmen sich nach der Schwere der Erkrankung richten. Dabei lassen sich drei wesentliche Therapiemodalitäten unterscheiden, nämlich

- Korrektur der Anämie,
- Behandlung und Prophylaxe thrombembolischer Komplikationen und
- Modifizierung der Hämatopoese (s. folgende Übersicht).

Korrektur der Anämie Aufgrund der chronischen intravasalen Hämolyse und der konsekutiven Hämosiderinurie weisen viele Patienten einen Eisenmangel auf, der mit oraler Eisensubstitution ausgeglichen werden sollte, wenn die Patienten keine regelmäßigen Bluttransfusionen benötigen. Glukokortikosteroide können die komplementaktivierte Hämolyse unterbinden und sollten daher in einer Dosis von 0,3–0,5 mg/kg/Tag Prednison, entsprechend einer Dosis von 20–40 mg initial versucht werden. Im akuten Hämolyseschub kann die Dosis auf 1 mg/kg pro Tag gesteigert werden. Ein Ansprechen auf die Steroidtherapie ist in ca. 60% der Fälle nach 4–6 Wochen zu erwarten, wobei die Dosis dann vorsichtig reduziert werden kann, nicht jedoch unter 20 mg Prednison jeden 2. Tag. Zeigt sich keine Besserung der Hämolyse, sollte die Steroidtherapie abgebrochen, bei zusätzlich thrombembolischen Ereignissen jedoch fortgesetzt werden. Einige Patienten profitieren auch von Androgenen, wobei Danazol in einer Dosierung von 400 mg/Tag am besten toleriert wird und ein Zeitraum von bis zu zwei Monaten bis zum möglichen Wirkungseintritt abgewartet werden sollte. Prednison und Danazol können auch parallel eingesetzt werden. Eine weitere Option stellt rekombinantes Erythropoetin in hoher Dosierung (20.000 i.U. subkutan 2- bis 3-mal pro Woche) dar (s. folgende Übersicht).

Der humanistische Antikörper Eculizumab, der die Aktivierung des terminalen Komplements C5 inhibiert, führte in ersten Studien zu einer viel versprechenden Reduktion der intravasalen Hämolyse, der Hämoglobinurie und des Transfusionsbedarfs.

Thrombembolische Ereignisse Thrombembolische Komplikationen, v. a. solche mit atypischer Lokalisation (z. B. Budd-Chiari-Syndrom), sind u. a. die Haupttodesursachen der PNH und müssen konsequent behandelt werden. Eine frische Thrombose ist als Notfall zu betrachten und bei fehlenden Kontraindikationen mit einer thrombolytischen Therapie zu behandeln. Neben der Lysetherapie kommt eine therapeutische Heparinisierung zum Einsatz, wobei niedrigdosiertes, unfraktioniertes Heparin hämolytische Schübe auslösen kann. Nach stattgehabter Thrombose sollte obligat eine Sekundärprophylaxe mit Kumarinderivaten oder bei Kontraindikationen mit fraktionierten Heparinderivaten erfolgen (s. folgende Übersicht). Beträgt der Anteil des PNH-Klons mehr als 50% (Granulozyten), so ist eine Primärprophylaxe mit Kumarinderivaten zu empfehlen.

Modifizierung der Hämatopoese Diese Therapiemodalität kommt bei zunehmendem Versagen der Hämatopoese zum Tragen, d. h. bei zunehmendem Knochenmarkversagen mit Thrombozytopenie und/oder Granulozytopenie neben der Anämie bis hin zur hypoplastischen Form der PNH. Auf die Möglichkeit einer Stimulation der Erythropoese mit Danazol oder mit Erythropoietin wurde bereits hingewiesen. Entsprechend kann bei Granulozytopenie ein Therapieversuch mit G-CSF (150–300 µg 1- bis 2-mal pro Woche) unternommen werden. Ähnlich der aplastischen Anämie findet bei der hypoplastischen Variante der PNH Antithymozyten-Globulin Anwendung. Etabliert sind das Pferdeserum Lymphoglobulin in einer Dosierung von 15 mg/kg/Tag über 5 Tage oder das Kaninchenserum Thymoglobulin in einer Dosierung von 2,5 mg/kg über 5 Tage. Zur Prophylaxe einer Serumkrankheit (Fremdeiweiß) muss flankierend hochdosiert Prednison verabreicht werden. Zusätzlich kann die immunsuppressive Therapie mit Cyclosporin A fortgesetzt werden. Als einzige kurative Option kommt die allogene Stammzelltransplantation in Frage (s. folgende Übersicht).

Therapiesäulen der paroxysmalen nächtlichen Hämoglobinurie
- Korrektur der Anämie
  – Bluttransfusionen
  – Ggf. Eisensubstitution
  – Glukokortikosteroide
  – Danazol
  – Erythropoietin
  – Eculizumab
- Thrombembolische Ereignisse
  – Lysetherapie
  – Heparin
  – Prophylaxe mit Kumarinderivaten
- Modifizierung der Hämatopoese
  – Erythropoietin
  – Danazol
  – G-CSF bei begleitender Leukopenie
  – Immunsuppression mit ATG und Cyclosporin A
  – Allogene Stammzelltransplantation

(ATG Antithymozytenglobulin; G-CSF „granulocyte colony stimulating factor")

Sichelzellanämie Die Sichelzellanämie ist gekennzeichnet durch die chronische hämolytische Anämie, akute Milzsequestrationskrisen, schwere Infektionen und schmerzhafte Gefäßverschlusskrisen. Letztere haben zum Teil lebensbedrohliche Auswirkungen, insbesondere bei zerebraler Beteiligung oder beim akuten Thoraxsyndrom, das durch Fettembolien aus dem ischämischen Knochenmark ausgelöst wird. Ursache ist die Polymerisation des reduzierten HbS in lange Filamente bei der homozygoten Form, das zur typischen Sichelform der Erythrozyten und über eine verminderte Verformbarkeit sowie gesteigerte Adhäsionsinteraktionen mit den Gefäßen zur Minderperfusion bis hin zur Gefäßokklusion führt.

Die allogene Stammzelltransplantation stellt die einzige kurative Therapieoption für Patienten mit schweren Verlaufsformen dar.

Bei Schmerzkrisen als häufigste Manifestation der Erkrankung sind Hydrierung und eine adäquate Schmerztherapie entscheidend. Bei leichten Schmerzen kommen peripher wirkende Analgetika zur Anwendung (z. B. Paracetamol, ASS, Ibuprofen, Metamizol), bei mittelschweren Schmerzen zusätzlich Kodein und bei starken Schmerzen eine Kombination der o.g. peripher wirksamen Analgetika mit einem Morphinderivat. Ein Vorteil durch Sauerstoffgabe oder Alkalisierung ist nicht belegt (Tabelle 5.4-4).

Auf Grund einer funktionellen Einschränkung der Milz (funktionelle Asplenie) sind die Patienten besonders bedroht durch Septikämien mit Pneumokokken und Haemophilus influenzae sowie durch Osteomyelitiden mit Salmonellen. Dies muss bei der Wahl der antibiotischen Therapie bei Verdacht auf Sepsis berücksichtigt werden (s. Tabelle 5.4-4).

Einmalige Bluttransfusionen mit einem Zielhämoglobinwert von 10 g/dl sind indiziert bei großer Milzsequestration, akutem Thoraxsyndrom, aplastischer Krise und vor größeren Operationen, nicht jedoch bei unkomplizierten Schmerzkrisen. Partielle Austauschtransfusionen sind bei akutem Organversagen infolge Infarkt, z. B. bei ZNS-Infarkt, oder therapierefraktärem Thoraxsyndrom bzw. Schmerzkrisen notwendig. Ein chronisches Transfusionsprogramm mit dem Ziel, das HbS im Blut niedrig zu halten

Tabelle 5.4-4. Therapie bei Sichelzellanämie

Klinik	Maßnahmen
Anämie	Eisensubstitution, Folsäuresubstitution
	Bluttransfusion
Schmerzkrise	Adäquate Schmerztherapie: Paracetamol, ASS, NSAID, Metamizol, Morphinderivate
	Hydrierung
Infektionen	Antibiotika; cave: Pneumokokken, Hämophilus, Salmonellen!
	Vakzinierung gegen Pneumokokken/Hämophilus (funktionelle Asplenie!)
Häufige und/oder schwere hämolytische Krisen	Einmalige Bluttransfusion (bei schwerer Krise); Ziel: HbS <30%
	Chronisches Transfusionsprogramm (Ziel: HbS <30%)
	Hydroxyharnstoff
	Allogene Stammzelltransplantation
Priapismus	Etilefrin p.o. und/oder intrakavernös

NSAID nichtsteroidale Antiphlogistika.

(<30%), muss bei schweren Infarktereignissen erwogen werden, insbesondere nach einem ZNS-Infarkt (s. Tabelle 5.4-4).

Hydroxyharnstoff (Hydroxyurea, HU) ist als Inhibitor der Ribonukleotidreduktase (Zytostatikum!) das einzige Medikament, das in plazebokontrollierten Studien sowohl zur signifikanten Verbesserung der hämatologischen Situation als auch zur signifikanten klinischen Verbesserung durch eine Reduktion an Schmerzkrisen, längere Intervalle zwischen Schmerzkrisen, verminderte Frequenz des akuten Thoraxsyndroms und zur Abnahme der Transfusionsfrequenz geführt hat. Ein Einfluss auf ein verlängertes Überleben konnte bei Hydroxyharnstoff nicht gezeigt werden. HU führt zur Stimulation der HbF-Synthese, wobei der genaue Wirkmechanismus noch unbekannt ist. Der Einsatz von Hydroxyharnstoff kann noch nicht generell empfohlen werden, da Langzeitwirkungen, insbesondere die Karzinogenität, in dieser Patientengruppe noch nicht ausreichend evaluiert, aber grundsätzlich wegen der zytostatischen Wirkung nicht sicher auszuschließen sind. Bei kompliziertem Verlauf in Form von rezidivierenden schweren Schmerzkrisen oder einem akuten Thoraxsyndrom sowie ausgeprägter chronischer Anämie (Hb <6 g/dl) sollte der Einsatz von HU erwogen werden. Die initiale Dosierung von HU beträgt 15 mg/kg/Tag und kann bis zur beginnenden Myelosuppression, d. h. Neutrophile unter 2000/µl oder Thrombozyten unter 80.000/µl, jeweils um 5 mg/kg alle 12 Wochen gesteigert werden (s. Tabelle 5.4-4).

In der speziellen Situation eines Priapismus, der bei zwei Dritteln der männlichen Patienten auftritt, wird Etilefrin oral und als intrakavernöse Injektion eingesetzt.

Extrakorpuskuläre Hämolysen

(Auto)immunhämolytische Anämie (AIHA) Wichtig ist, dass in ca. 50% der Fälle die AIHA ein Symptom einer anderen Grunderkrankung darstellt, insbesondere von malignen Lymphomen oder Autoimmunerkrankungen (Kollagenosen), oder medikamenteninduziert ist. Dies bedeutet, dass die Behandlung dieser sog. sekundären Formen der AIHA vor allem auch die Therapie des Grundleidens beinhaltet.

Auf die Problematik von Bluttransfusionen wurde bereits oben hingewiesen; sie sollten nur bei vitaler Indikation durchgeführt werden und erfordern eine intensive Überwachung des Patienten hinsichtlich Transfusionsreaktionen, die unabhängig vom Ergebnis der Kreuzprobe auftreten können!

AIHA vom Wärmeantikörpertyp (IgG) Kortikosteroide sind die initiale Therapie der Wahl in einer Dosierung von 1–2 mg/kg pro Tag Prednison, verteilt auf 2–3 Gaben. Die Wirkung der Steroidtherapie beruht auf der Hemmung der Makrophagen, IgG- oder komplement-(C3b)beladene Erythrozyten zu phago-zytieren, indem die Expression und Funktion der Fc-Rezeptoren der Makrophagen supprimiert wird. Ein weiterer, allerdings erst nach Wochen eintretender Therapieeffekt durch das Kortison ist die Suppression der Autoantikörperbildung. Die Steroidtherapie sollte über mehrere Wochen in der o. g. Dosierung fortgesetzt werden, bis eine Stabilisierung des Hb-Wertes von ≥10 g/dl erreicht ist. Dann kann eine stufenweise Reduktion der Prednisondosis um 5–10 mg pro Woche begonnen werden. Ab einer täglichen Dosis von 10 mg/Tag ohne Rezidiv der Hämolyse sollte das Prednison dann sehr vorsichtig über einen Zeitraum von 3–4 Monaten ausgeschlichen werden (s. Tabelle 5.4-5).

Im Falle einer steroidrefraktären Autoimmunhämolyse oder eines Rezidivs ist die immunsuppressive Therapie auf den Einsatz von Zytostatika, insbesondere Thiopurine und Alkylanzien, zu eskalieren. Die meisten Erfahrungen liegen für die Verwendung von Azathioprin und Cyclophosphamid vor. Azathioprin wird mit 1,5 mg/kg/Tag (Tagesdosis 100–150 mg) und Cyclophosphamid mit 2 mg/kg/Tag (Tagesdosis 100–200 mg) dosiert. Die Therapie sollte über mindestens drei Monate durchgeführt werden, bevor je nach Therapieerfolg die Dosis reduziert und die Medikation ausgeschlichen wird. Die Substanzen können je nach Ansprechen auch nacheinander eingesetzt werden. Vorteil des Azathioprin ist die geringe Langzeittoxizitätsrate (Cave: Allopurinol!), vor allem ist kein statistisch signifikanter Anstieg der Sekundärneoplasierate zu verzeichnen. Im Gegensatz hierzu besteht eine signifikante Spättoxizitätsrate einschließlich einer erhöhten Sekundärneoplasierate (akute myeloische Leukämie) beim Einsatz von Cyclophosphamid oder anderen Alkylanzien. Die bekannte Spättoxizität einer Dauertherapie mit Cyclophosphamid lässt sich reduzieren durch eine intravenöse Stoßtherapie mit 1000 mg/m² Körperoberfläche alle 3–4 Wochen, die alternativ angewendet werden kann (siehe Tabelle 5.4-5).

Als Ultima Ratio bei Therapieversagen oder auch bei nichttolerabler Unverträglichkeit der o. g. Maßnahmen kommt die Splenektomie in Betracht. Etwa 50–60% der Patienten sprechen hervorragend auf die Entfernung der Milz mit einer Reduktion oder Normalisierung der Hämolyse an. Es konnten jedoch keine Faktoren identifiziert werden, die prädiktiv für das Ansprechen auf die Splenektomie sind, wie Alter des Patienten, zugrunde liegende

Wärme-AK (meist IgG)	1. Prednison 1–2 mg/kg initial
Kälte-AK (meist IgM)	2. zytostatische Immunsuppressiva: Azathioprin 1,5 mg/kg/Tag oder Cyclophosphamid 2 mg/kg/Tag (alternativ Stoßtherapie)
	3. Splenektomie
	4. Auf Kasuistiken beruhende Optionen: Plasmapherese, Danazol, Immunglobuline, Rituximab (aktuell beste Option!)
Kälte-AK (meist IgM)	Kälteexposition meiden

Tabelle 5.4-5. Stufentherapie der autoimmunhämolytischen Anämie. Es handelt sich um empirische Therapieempfehlungen! Es gibt keine prospektiv-randomisierten Studien, die den Vorteil einer Therapieoption gegenüber anderen gezeigt oder die strikte Einhaltung der einzelnen Stufen belegt haben

B-Zell-Erkrankung, Ergebnisstärke des Coombs-Tests, initiales Ansprechen auf Steroide oder Abbaumuster von ^{51}Chrom-markierten Erythrozyten (vorwiegend Leber oder Milz; s. Tabelle 5.4-5).

Das Problem der oben beschriebenen Therapieoptionen bei der AIHA ist die Tatsache, dass praktisch keine kontrollierten Studien hierzu existieren. Dennoch handelt es sich um die aktuelle Lehrmeinung. Demgegenüber geht der Einsatz folgender Maßnahmen wie Plasmaaustausch, Danazol, hochdosierte Gabe von Immunglobulinen und neuerdings Rituximab (CD20-Antikörper) nur auf Einzelfallbeschreibungen zurück und kann daher nicht generell empfohlen werden. Rituximab zeigte hier jedoch eine vergleichsweise viel versprechende Effizienz in der Kontrolle der Hämolyse. Nur im Einzelfall kann individuell nach sorgfältiger Abwägung auf den Einsatz dieser zum Teil hochexperimentellen Therapieoptionen zurückgegriffen werden (s. Tabelle 5.4-5).

AIHA vom Kälteantikörpertyp (meist IgM, selten IgG) (Kälteagglutininkrankheit) Kälteantikörper sind dadurch charakterisiert, dass sie an Erythrozyten erst bei Temperaturen unter 37 °C binden und zur Agglutination unter Verbrauch von Komplement führen. Nachfolgend resultiert eine Hämolyse. In den meisten Fällen handelt es sich um IgM-Antikörper, nur selten um IgG-Antikörper. Man unterscheidet klinisch die Kälteagglutininkrankheit, die idiopathisch (primär) oder sekundär bei malignen Lymphomen oder Infektionen mit Mykoplasmen oder Epstein-Barr-Virus auftritt, von der paroxysmalen Kältehämoglobinurie, die sehr selten ist und postinfektiös bei Syphilis (Tertiärstadium) oder Virusinfekten vorkommt. Letztere wird durch bithermische IgG-Antikpörper vom Donath-Landsteiner-Typ verursacht (s. Tabelle 5.4-5).

Kälteexposition ist zu vermeiden. Sind Bluttransfusionen notwendig, muss ein Blutwärmer verwendet werden. Grundsätzlich stehen die gleichen medikamentösen Therapieoptionen zur Verfügung wie bei AIHA vom Wärmetyp, allerdings mit deutlich geringeren Aussichten auf Erfolg. Im Falle von IgG wirken Glukokortikosteroide eher als bei IgM-Autoantikörpern. Gegebenenfalls muss frühzeitig eine immunsuppressive Behandlung mit Zytostatika (Cyclophosphamid oder Chlorambucil) eingeleitet werden. Auch hier gibt es zunehmend Hinweise auf die Wirksamkeit des CD20-Antikörpers Rituximab. Nicht selten kommt es bei den primären Formen zu Spontanremissionen. Die Splenektomie ist so gut wie aussichtslos, da die Leber der Hauptabbauort komplementsensitivierter Erythrozyten darstellt, sie kann jedoch bei massiver Splenomegalie indiziert sein. In akuten Situationen kann eine Plasmaaustauschbehandlung lebensrettend sein (s. Tabelle 5.4-5). Die nach viralen Infekten postinfektiösen Kälteagglutininsyndrome sind in der Regel selbstlimitierend und zeigen keine chronischen Verläufe. Die paroxysmale Kältehämoglobinurie ist medikamentös praktisch nicht zu beeinflussen, hier verbleibt eine möglichst optimale supportive Therapie.

Medikamenteninduzierte Immunhämolyse Etwa 10% der Immunhämolysen sind durch Medikamente induziert. Es werden drei Pathomechanismen unterschieden:

1. Haptentyp (Prototyp: Penicillin),
2. Immunkomplextyp (Prototyp: Chinidin, Cephalosporine),
3. Autoantikörpertyp (Prototyp: Methyldopa).

Unabhängig von dem zugrunde liegenden Pathomechanismus führt das Absetzen des verursachenden Medikamentes in der Regel zur Kontrolle der Hämolyse. Je nach Schweregrad und Verlauf sind jedoch flankierend Kortison und ggf. der Plasmaaustausch einzusetzen.

Fragmentationssyndrome Patienten mit Fragmentationssyndromen imponieren mit einer Coombs-negativen hämolytischen Anämie unterschiedlichen Grades und je nach zugrunde liegendem Pathomechanismus auch mit einer Thrombozytopenie wegen eines vermehrten Thrombozytenverbrauchs. Dann liegt in der Regel ein mikroangiopathisches Geschehen vor. Das klinische Bild einer thrombotisch-thrombozytopenischen Purpura (TTP oder Moschcowitz-Syndrom) ist oft akut und dramatisch mit wechselnden neurologischen Ausfällen, Blutungszeichen in Form von Petechien und Fieber neben der hämolytischen Anämie und Thrombozytopenie. Beim hämolytisch-urämischen Syndrom (HUS) steht das Nierenversagen klinisch mehr im Vordergrund. Differentialdiagnostisch stellen die TTP und das HUS die wichtigsten Fragmentationssyndrome dar, da therapeutisch akuter Handlungsbedarf besteht (s. Kap. 5.7).

Unabhängig davon, ob eine idiopathische (primäre) oder sekundäre Form einer TTP vorliegt, ist die Therapie der Wahl der Plasmaaustausch gegen Frischplasma („fresh frozen plasma", FFP). Diese Behandlungsoption hat eine dramatische Reduktion der Letalität von ursprünglich 90% auf derzeit 10–20% herbeigeführt und sollte so rasch wie möglich eingeleitet werden, da eine Therapieverzögerung mit Therapieversagen und steigender Letalität korreliert. Die Plasmaaustauschbehandlungen sollten täglich mit einem Austauschvolumen von 40–60 ml/kg KG durchgeführt werden. Die Dauer der Behandlung beträgt in der Regel mindestens 10–14 Tage. Ein zu früher Abbruch der Behandlung birgt das Risiko eines frühen Rezidivs und dann eines sekundären Therapieversagens. Bei fehlender Verfügbarkeit einer Plasmapherese ist initial auch eine Therapie mit FFP-Infusionen in einer Dosierung von 15–30 ml/kg KG gerechtfertigt.

Über die Plasmapherese hinaus existiert kein einheitliches Therapiekonzept bei der TTP. Aufgrund einer möglichen immunologischen Pathogenese wird häufig zusätzlich 1–2 mg Prednison/kg KG eingesetzt; wobei die alleinige Prednisontherapie nur bei sehr milden Verlaufsformen der TTP versucht werden kann. Die Kombination aus Plasmaaustausch und Glukokortikoiden scheint dem alleinigen Plasmaaustausch nicht überlegen zu sein. Bis zu 14% der Patienten sprechen nicht auf eine Plasmapherese an, wonach dann nur auf Einzelfallberichten basierende Therapieoptionen möglich sind. Hier ist zum einen das Vincristin in einer wöchentlichen Dosis von 1,4 mg/m^2 KO (maximale Einzeldosis 2 mg) intravenös zu nennen und zum anderen, mit widersprüchlichen Angaben, die Gabe von Thrombozytenaggregationshemmern wie Azetylsalizylsäure oder Dipyridamol, die Splenektomie oder der Einsatz von hoch dosierten Immunglobulinen. Neueste Daten deuten daraufhin, dass auch bei der TTP der CD20-Antikörper Rituximab erfolgreich eingesetzt werden kann, zumindest als Ultima Ratio (s. auch Kap. 5.7).

Wichtig zu erwähnen ist, dass die modernen Thrombozytenaggregationshemmer, wie z. B. Ticlopidin, in seltenen Fällen eine TTP auslösen können. Alle potentiell auslösenden Substanzen bzw. Medikamente sollten abgesetzt und zukünftig gemieden werden (s. folgende Übersicht). Mit der Ausnahme von lebensbedrohlichen Blutungen stellt die Diagnose einer TTP eine Kontraindikation für eine Thrombozytensubstitution, auch bei extrem niedrigen Thrombozytenwerten von unter 10.000/µl dar (s. auch Kap. 5.7).

Hämolyse bei Lebererkrankungen Eine hämolytische Anämie im Zusammenhang mit Lebererkrankungen ist gewöhnlich ein Begleitsymptom und steht klinisch selten im Vordergrund, kann jedoch eine Anämie anderer Ursache aggravieren. Auslöser für die Hämolyse ist einerseits ein Hypersplenismus bei Splenomegalie sowie andererseits ein erhöhter Cholesterol- und Phospholipidgehalt der Erythrozytenmembran, was eine vermehrte Entfernung der Erythrozyten durch die Milz bewirkt (extravasale Hämolyse). Zytomorphologisch imponieren Akanthozyten (Stachelzellen) und/oder Stomatozyten. Bei schwerem Leberschaden, wie z. B. fortgeschrittener Leberzirrhose (insbesondere der alkoholtoxisch bedingten), kann es zu einer klinisch relevanten, ausgeprägten hämolytischen Anämie kommen (Zieve-Syndrom), die eine Splenektomie erforderlich machen kann. In dieser Situation ist die operativ bedingte Morbidität jedoch erheblich, sodass die Indikation zur Splenektomie im Einzelfall kritisch geprüft werden muss.

Prognose

Allgemein Prinzipiell können sich im Rahmen jeder chronischen hämolytischen Anämie vermehrt Bilirubingallensteine bilden. Darüber hinaus kommt es bei überwiegender intravasaler Hämolyse zu Mangelzuständen von Eisen und Folsäure, die ggf. substituiert werden müssen. Schwere hämolytische Krisen führen unabhängig von der Ursache nicht selten zu Schock und akutem Nierenversagen.

Korpuskuläre hämolytische Anämien Die meisten Erkrankungen sind wenig symptomatisch und machen nur bei klinisch relevanter Hämolyse eine Splenektomie erforderlich. Die Prognose bei der Sichelzellanämie wird bestimmt durch die Schwere der begleitenden Infektionen und die Sichelzellkrisen, die in Form des akuten Thoraxsyndroms bei Erwachsenen eine Letalität von mehr als 10% aufweisen. Die Prognose der PNH ist durch die teils atypischen, teils lebensbedrohlichen thromboembolischen Komplikationen und einen möglichen Übergang in eine akute myeloische Leukämie begrenzt. Bei einigen Enzymopathien kann es zu lebensgefährlichen, akuten hämolytischen Krisen kommen.

Die Lebenserwartung bei Thalassämie ist durch die Eisenüberladung bei chronischer Transfusionsbedürftigkeit erheblich limitiert, konnte jedoch durch die frühzeitige und langfristige Eisenchelattherapie deutlich verbessert werden. Bei schweren Verlaufsformen der korpuskulären hämolytischen Anämien bietet die allogene Stammzelltransplantation eine kurative Therapieoption.

Extrakorpuskuläre hämolytische Anämien Die Prognose richtet sich nach dem Verlauf einer nicht selten vorliegenden Grunderkrankung. So findet sich in über 30% der Fälle mit Autoimmunhämolysen ein malignes Lymphom als Auslöser. Idiopathische Autoimmunhämolysen lassen sich in der Regel mit Immunsuppressiva und/oder Splenektomie kontrollieren, wobei Spontanremissionen möglich sind. Langzeitfolgen einer medikamentösen Dauertherapie mit Glukokortikosteroiden oder anderen Immunsuppressiva können die Prognose mit beeinflussen, so z. B. durch die Entwicklung opportunistischer Infektionen oder eine erhöhte Neoplasierate. Die Letalität der TTP konnte durch die Plasmaaustauschbehandlung von ursprünglich 90% auf 10–20% reduziert werden, wobei Organinfarzierungen (z. B. ZNS, Herz, Darm) die Hauptkomplikationen darstellen.

Evidenz der Therapieempfehlungen		
	Evidenzgrad	Empfehlungsstärke
Allgemein		
Bluttransfusionen	I-b	A
Korpuskuläre Hämolyse		
Splenektomie bei Sphärozytose (Elliptozytose)	II-b	B
Deferoxamin	I-b	A
Deferipron	II-b	B
Allogene SCTx	II-b	B
PNH		
Anämie		
Steroide	II-b	B
Danazol	II-b	B
Eculizumab	III	C
Thromboembolien		
Sekundärprophylaxe	III	C
Primärprophylaxe	II-b	B
Modifizierung der Hämatopoese		
Wachstumsfaktoren	II-b	C
Immunsuppression (ATG, Cyclosporin A)	II-b	B
Allogene SCTx	III	B
Sichelzellanämie		
Bluttransfusion	I-b	A
Hydroxyharnstoff	I-b	B
Allogene SCTx	II-b	B
Extrakorpuskuläre Hämolyse		
(Auto)immunhämolyse		
Steroide	II-b	B
Zytostatika (Azathioprin, Cyclophosphamid)	II-b	B
Splenektomie	II-b	B
Rituximab	III	C
Experimentelle Ansätze	IV	C
Fragmentationssyndrom (TTP)		
Plasmaaustausch	I-b	A
Frischplasmainfusion	I-b	A

SCTx Stammzelltransplantation, *ATG* Antithymozytenglobulin, *TTP* thrombotisch-thrombozytopenische Purpura (Moschcowitz-Syndrom).

Literatur

Brittenham GM, Griffith PM, Nienhuis AW et al. (1994) Efficacy of deferoxamine in preventing complications of iron overload in patients with thalassemia major. N Engl J Med 331: 567

Castro O (1999) Management of sickle cell disease: Recent advances and controversies. Br J Haemotol 107: 2

Charache S, Terrin ML, Moore RD et al. (1995) The investigators of the Multicenter Study of Hydroxyurea in Sickle Cell Anemia: Effect of hydroxyurea on the frequency of painful crises in sickle cell anemia. N Engl J Med 332: 1317

Chemnitz J, Schulz A, Diehl V, Söhngen D (2001) Thrombotisch-thrombozytopenische Purpura (Moschcowitz-Syndrom). Med Klin 96 (6): 343

Chemnitz J, Draube A, Scheid C, Staib P, Schulz A, Diehl V, Sohngen D (2002) Successful treatment of severe thrombotic thrombocytopenic purpura with the monoclonal antibody rituximab. Am J Hematol 71 (2): 105–108

Hall C, Richards S, Hillmen P (2003) Primary prophylaxis with warfarin prevents thrombosis in paroxysmal nocturnal hemoglobinuria (PNH). Blood 102 (10): 3587–3591

Hillmen P, Hall C, Marsh JC et al. (2004) Effect of eculizumab on hemolysis and transfusion requirements in patients with paroxysmal nocturnal hemoglobinuria. N Engl J Med 350: 552–559

Lee EJ, Kueck B (1998) Rituxan in the treatment of cold agglutinin disease. Blood 92(9): 3490

Olivieri NF, Brittenham GM, McLaren CE et al. (1998) Long-term safety and effectiveness of iron-chelation therapy with deferiprone for thalassemia major. N Engl J Med 339: 417–423

Petz LD (2001) Treatment of autoimmune hemolytic anemias. Curr Opin Hematol 8(6): 411

Robak T (2004) Monoclonal antibodies in the treatment of autoimmune cytopenias. Eur J Haematol 72: 79–88

Rock GA, Shumak KH, Buskard NA et al. (1991) Comparison of plasma exchange with plasma infusion in the treatment of thrombotic thrombocytopenic purpura. Canadian Apheresis Study Group. N Engl J Med 325: 393

Sanchez-Valle E, Morales-Polanca MR, Gomez-Morales E et al. (1993) Treatment of paroxysmal nocturnal hemoglobinuria with anti-lymphocyte globulin. Rev Invest Clin 45: 457

Saso R, Marsh J, Cevreska L et al. (1999) Bone marrow transplants for paroxysmal nocturnal haemoglobinuria. Br J Haematol 104: 392–396

Walters MC et al. (1996) Bone marrow transplantation for sickle cell disease. N Engl J Med 335: 369

---

systemische Effekte einer chronischen Entzündung, wie sie bei Infektionen, entzündlichen Systemerkrankungen oder Tumorerkrankungen auftritt. Wie in Abschnitt 5.4.1 näher erläutert, ist Hepcidin der entscheidende Mediator. Der ontogenetisch sinnvolle antiinfektiöse Effekt dieses Peptids verursacht als Nebenwirkung eine Anämie.

Getriggert vor allem durch den Einzündungsmediator Interleukin-6 hemmt Hepcidin die Resorption von Eisen aus dem Darm und die Freisetzung von Eisen aus Makrophagen. Letzteres hat für die Erythropoese einen funktionellen Eisenmangel zur Konsequenz: Knochenmarkmakrophagen enthalten reichlich Eisen, stellen es aber der Erythropoese nicht für die Hämsynthese zur Verfügung (Abb. 5.4-3). Hämatologen sehen dies im Mikroskop an einer Eisenüberladung der Makrophagen und haben dafür den Begriff der Eisenmobilisationsstörung geprägt. Die Eisenspeicher sind, statisch betrachtet, voll; dies signalisiert auch das erhöhte Serumferritin und das erniedrigte Transferrin. Funktionell ist das Eisen aber für die Erythropoese nicht verwertbar.

Auf Grund der Unterversorgung mit Eisen baut die Erythropoese vermehrt Zink in das Protoporphirinmolekül ein. Vermutlich unter dem Einfluss inflammatorischer Zytokine reguliert sie den Transferrinrezeptor im Gegensatz zum Eisenmangel jedoch weniger stark hoch. Zunächst werden nur zu wenige, aber normal große Erythrozyten produziert (normozytäre Anämie). Unter dem anhaltenden Einfluss der Entzündungsmediatoren wird immer weniger Hämoglobin pro Erythrozyt produziert und die Erythrozyten werden kleiner, eine Konstellation wie beim echten Eisenmangel (mikrozytäre Anämie).

Zusätzlich zu dieser „Eisenmobilisationsstörung" interferieren inflammatorische Zytokine mit der Regulation der Erythrozytenproduktion durch Erythropoetin: Sie hemmen eine dem Grad der Anämie angepasste Erythropoetinproduktion und blockieren gleichzeitig die proliferative Antwort der erythropoetischen Vorläuferzellen auf das Hormon. Dies erkennt man daran,

5.4.4 Anämie der chronischen Entzündung
Norbert Frickhofen

Die Anämie der chronischen Entzündung ist weltweit mit etwa 25% nach dem Eisenmangel die zweithäufigste Ursache einer Anämie. In Deutschland gilt dies für ambulante Patienten, während sie im Krankenhaus die häufigste Ursache einer Anämie ist. Es ist wichtig, diese Anämie von der Eisenmangelanämie abzugrenzen, da die Gabe von Eisen nicht nur unwirksam und pathophysiologisch unbegründet ist, sondern häufig auch die erforderliche Suche nach der zugrunde liegenden chronischen Erkrankung verzögert. Entscheidend sind die Erkennung und erfolgreiche Behandlung der Grunderkrankung.

Ätiologie und Pathogenese

Ursache der Anämie der chronischen Entzündung ist die Unterdrückung der Erythrozytenproduktion im Knochenmark durch

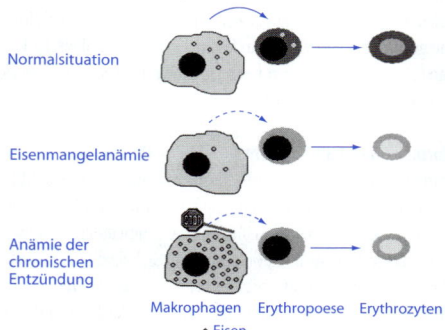

Abb. 5.4-3. Eisenmangelanämie ist Folge leerer Eisenspeicher. Die Anämie der chronischen Entzündung ist Folge einer gestörten Bereitstellung von Eisen aus übervollen Eisenspeichern („funktioneller Eisenmangel"). **(Siehe auch Farbtafel im Anhang)**

dass die Erythropoetinkonzentration im Serum bei der Anämie der chronischen Entzündung zwar erhöht ist, dass dies jedoch – ähnlich wie bei der renalen Anämie – inadäquat ist, wenn man den Grad der Anämie berücksichtigt. Dass die erythropoetischen Vorläuferzellen darüber hinaus auf Erythropoetin weniger gut ansprechen, ist durch eine Vielzahl von experimentellen Untersuchungen belegt.

Zusammengefasst ist die Anämie der chronischen Entzündung nicht durch Baustoffmangel bedingt. Die gut gemeinte Zufuhr von Folsäure, Vitaminen und oralem Eisen ist sinnlos. Ursache der Anämie ist das „schlechte Milieu", das es zu korrigieren gilt. Darüber hinaus wird die Anämie häufig durch individuelle Faktoren der Grunderkrankung verschärft, z. B. durch knochenmarkschädigende Effekte einer Therapie oder durch Blutungen.

Klinik und Diagnostik

Klinisch dominieren die Zeichen der zugrunde liegenden Erkrankung bzw. deren unspezifische Allgemeinsymptome. Die Patienten sind krank. Welche Erkrankung vorliegt ist weniger entscheidend als ihr Schweregrad und die Ausprägung der entzündlichen Begleitreaktion. Ein Patient mit einer gut kontrollierten rheumatoiden Arthritis wird zum Beispiel keine Anämie entwickeln, während der Patient mit wenig symptomatischer Endokarditis erstmals durch Verschlechterung des Allgemeinzustands und eine Anämie auffallen kann. Eine schwere Pneumonie oder eine akute entzündliche Systemerkrankung können eine stärkere Anämie verursachen als eine Tumorerkrankung mit geringer inflammatorischer Komponente. Eine Anämie im Rahmen einer Herzinsuffizienz ist wahrscheinlich auch als Anämie der chronischen Entzündung zu interpretieren. Weitere Untersuchungen müssen klären, ob dies auch für andere Anämien gilt, so z. B. die unphysiologische Anämie älterer Menschen.

Im Labor findet man zunächst eine normozytäre Anämie, die bei längerem Verlauf in eine mikrozytäre Anämie übergeht. Der Hämoglobinwert liegt meist über 10 g/dl, kann jedoch in Einzelfällen unbegrenzt tief abfallen. Die Parameter des Eisenstoffwechsels sind in der Tabelle 5.4-6 der Konstellation beim Speichereisenmangel gegenübergestellt. Wie in Kap. 5.4.1 detaillierter erläutert, reicht in der Regel das Serumferritin in Kombination mit einem Parameter der Akute-Phase-Reaktion aus. In differential-diagnostisch schwierigen Fällen (z. B. Ferritin 10–100 ng/ml, Lebererkrankung) sind die aufgeführten Zusatzuntersuchungen hilfreich und gerechtfertigt. Die Bestimmung des Transferrinrezeptors kann weiterhelfen, wenn der Wert normal ist; da aber bei der Anämie der chronischen Entzündung ebenfalls erhöhte Werte vorkommen können, ist der differentialdiagnostische Stellenwert insgesamt gering. Eine Eisenbestimmung ist wegen des dominierenden Einflusses der aktuellen Eisenzufuhr diagnostisch wertlos, wenn auch niedrige Serumwerte typisch sind. Die Knochenmarkdiagnostik ist unverändert der Goldstandard zur Evaluation der Eisenspeicher, ist aber selten mit dieser Fragestellung erforderlich. Sie sollte dann durchgeführt werden, wenn es z. B. bei Panzytopenie Hinweise auf einen primären Knochenmarkprozess gibt (beispielsweise eine Leukämie oder ein Lymphom) oder eine Beteiligung des Knochenmarks im Rahmen einer Systemerkrankung möglich erscheint (etwa bei Lupus erythematodes oder granulomatösen Systemerkrankungen).

Differentialdiagnose

Die entscheidende Differentialdiagnose ist die Eisenmangelanämie (s. Tabelle 5.4-6). Sehr viel seltener sind Eisenmobilisationsstörungen auf Grund genetischer Eisenstoffwechseldefekte wie den sideroachrestischen Anämien. Die Parameter des Eisenstoffwechsels sind ähnlich verändert, allerdings ohne die Zeichen der Akute-Phase-Reaktion.

Therapie

Indikationen Die Anämie der chronischen Entzündung sollte behandelt werden, wenn sie symptomatisch ist oder einen negativen Einfluss auf die Krankheit oder ihre Behandlung hat. Die Linderung von Symptomen einer Anämie ist als Therapieindikation plausibel. Ob es sich die Gesellschaft aber leisten kann, die Kosten einer Therapie nur zur Besserung der Lebensqualität zu tragen, ist letztlich eine gesundheitspolitische Entscheidung.

Stärker als dieser subjektive Aspekt werden seit einigen Jahren indirekte Folgen der Anämie der chronischen Entzündung diskutiert. Es geht zum einen um die anämiebedingte Adynamie („Fatigue"), durch die die Toleranz einer Therapie so stark vermindert werden kann, dass die Compliance und damit der Therapieerfolg gefährdet werden. Zum anderen gibt es Daten bei

	Eisenmangelanämie (Speichereisenmangel)	Anämie der chronischen Erkrankung (funktioneller Eisenmangel)
Routinediagnostik		
Ferritin	⇓	⇑
CRP oder andere Akute-Phase-Parameter	⇔	⇑
Zusatzdiagnostik		
Transferrin (Tf)	⇑	⇓
Tf-Sättigung	⇓	⇔/⇓
Transferrinrezeptor	⇑	⇔/⇓
Zinkprotoporphyrin	⇑	⇑
MCV	⇓	⇔/⇓
Knochenmarkeisen	⇓	⇑

Tabelle 5.4-6. Differentialdiagnostische Laborparameter zur Unterscheidung des Speichereisenmangels bei Eisenmangelanämie vom funktionellen Eisenmangel bei der Anämie der chronischen Erkrankung

Tumorerkrankungen, die zeigen, dass Gewebehypoxie als Folge einer Anämie mit Strahlen- und wahrscheinlich auch Chemotherapie interferieren kann und Therapieresultate und sogar Überlebenszeiten negativ beeinflusst werden können. Als Mechanismus wird angenommen, dass die als Mediatoren benötigten Sauerstoffradikale im hypoxischen Gewebe vermindert generiert werden. Klinische Studien dazu sind jedoch widersprüchlich. Als potentieller Störfaktor muss immer berücksichtigt werden, dass ein Ansprechen auf Erythropoetin auch lediglich Indikator für eine prognostisch günstigere, besser behandelbare Erkrankung sein kann.

Bei Krebserkrankungen hat sich Erythropoetin bei hämatologischen Tumoren bewährt, bei denen die Stammzellen der Blutbildung nicht in die Erkrankung einbezogen sind, wie bei multiplem Myelom und Lymphomen. Bei akuten Leukämien und prognostisch ungünstigen myelodysplastischen Syndromen ist Erythropoetin selbst bei Einsatz extrem hoher Dosen nur selten erfolgreich und daher außerhalb von klinischen Studien nicht indiziert. Bei soliden Tumoren ist Erythropoetin umstritten, da in einigen Studien (insbesondere bei hohen Hb-Zielwerten) kürzere Lebenszeiten im Vergleich zu Kontrollen gefunden wurden.

Die Indikation zur Therapie der Anämie bei nichtmalignen Erkrankungen ist noch unsicher. Wegen der großen Zahl potentieller Patienten sollte man Ergebnisse aussagefähiger Studien abwarten.

Therapieformen Die wirksamste Behandlung der Anämie der chronischen Entzündung ist die erfolgreiche Therapie der Grunderkrankung. Gelingt dies nicht, besteht die Möglichkeit, die Anämie durch Zufuhr von rekombinantem Erythropoetin zurückzubilden. Durch rekombinantes Erythropoetin kann die inadäquate Produktion des endogenen Erythropoetins und die gestörte proliferative Antwort der Erythropoese korrigiert weren. Dazu sind jedoch höhere Dosen als bei der renalen Anämie erforderlich, da Erythropoetin die zytokinbedingte Resistenz der Erythropoese überwinden muss. Erythrozytentransfusionen werden als vermeintlich kostengünstigere Alternative angeführt. Durch pharmakoökonomische Studien muss noch geklärt werden, bei welcher Therapieform in der Gesamtbilanz die Vorteile überwiegen.

Sowohl bei Krebserkrankungen als auch bei chronisch-entzündlichen Erkrankungen ist Standarderythropoetin in einer Dosierung von 3-mal 10.000 IE (150–300 IE/kg)/Woche oder 40.000 IE 1-mal/Woche s.c. etabliert. Prolongiert wirkendes Erythropoetin, z. B. Darbepoetin, wird in einer Dosierung von 150 µg einmal alle 1–3 Wochen eingesetzt. Ewa zwei Drittel der Patienten mit soliden Tumoren sprechen auf die Behandlung mit einem Anstieg des Hämoglobinwerts >2 g/dl an. Wegen relativ kleiner Patientenzahlen und inhomogener Patientenkollektive sind die Angaben bei Patienten mit nichtmalignen Erkrankungen noch unzuverlässig. Verschiedene Faktoren wie die Art der (Chemo-)Therapie, ein evtl. Eisenmangel oder komplizierende Infektionen beeinflussen das Behandlungsergebnis. Ansprechen beinhaltet nicht nur einen Anstieg des Hämoglobinwertes, sondern auch eine Besserung der Lebensqualität.

Wegen der immer noch relativ hohen Kosten wäre es wichtig, Patienten identifizieren zu können, die auf die Behandlung ansprechen. Leider gibt es bisher noch keine zuverlässigen prädiktiven Parameter. Mögliche Entscheidungshilfen sind die Konzentration des endogenen Erythropoetins und das Ansprechen auf eine probatorische Behandlung: Eine langfristige Wirksamkeit ist wahrscheinlich bei einer prätherapeutischen endogenen Erythropoetinkonzentration <100 IE/l und/oder bei Anstieg des Hämoglobins um mindestens 1 g/dl (0,6 mmol/l) nach 4 Wochen Therapie.

Ein Schutz der Erythropoese vor den negativen Einflüssen inflammatorischer Zytokine ist ein logischer Ansatz zur kausalen Behandlung der Anämie der chronischen Entzündung. Kortikosteroide, nichtsteroidale antiinflammatorische Medikamente (NSAID) und moderne Rezeptorblocker kommen in Frage und werden derzeit untersucht. Wegen der zentralen Rolle von Hepcidin wird viel in die Entwicklung von Hepcidin-Antagonisten investiert. Klinische Studien müssen allerdings zeigen, ob mit der Blockade von Hepcidin keine negativen Folgen auf die Grunderkrankung verbunden sind. Immerhin ist Hepcidin ein ontogenetisch hoch konserviertes Molekül mit antimikrobiellen Eigenschaften. Pathogenetisch orientierte Ansätze sind erfolgversprechender als der oft eher aus Verzweiflung unternommene Versuch einer Therapie mit älteren Behandlungsprinzipien wie Androgenen. Es sei nochmals betont, dass die Gabe von oralem Eisen, Folsäure oder Vitamin B_{12} nur bei nachgewiesenem Mangel berechtigt und erfolgversprechend ist.

Zusammenfassung
- Die Anämie der chronischen Entzündung ist ein unspezifisches Begleitphänomen bei chronisch-entzündlichen Erkrankungen, Infektions- und Tumorerkrankungen.
- Pathogenetisch spielen eine Hepcidin-induzierte Eisenmobilisationsstörung, eine inadäquate Erythropoetinproduktion und inadäquates Ansprechen der Erythropoese auf Erythropoetin die entscheidende Rolle.
- Die beste Behandlung dieser Anämie besteht in der erfolgreichen Behandlung der Grunderkrankung.
- Ist dies nicht möglich, kann die Behandlung mit pharmakologischen Erythropoetindosen die Anämie sowie die Lebensqualität bei der Mehrzahl der Patienten bessern. Gesundheitspolitisch problematisch sind allerdings die immer noch hohen Kosten dieser Therapie.

Evidenz der Therapieempfehlungen		
	Evidenzgrad	Empfehlungsstärke
Erythropoetin, hoch dosiert	I-a	B
Kein orales Eisen bei der Anämie der chronischen Entzündung	III	A

Literatur

Andrews NC (2004) Anemia of inflammation: the cytokine-hepcidin link. J Clin Invest 113: 1251–1253

Bron D, Meuleman N, Mascaux C (2001) Biological basis of anemia. Semin Oncol 28 (2 Suppl8): 1–6

Littlewood TJ, Bajetta E, Nortier JW, Vercammen E, Rapoport B (2001) Effects of epoetin alfa on hematologic parameters and quality of life in cancer patients receiving nonplatinum chemotherapy: results of a randomized, double-blind, placebo-controlled trial. J Clin Oncol 19(11): 2865–2874

Peeters HR, Jongen-Lavrencic M, Vreugdenhil G, Swaak AJ (1996) Effect of recombinant human erythropoietin on anaemia and disease activity in patients with rheumatoid arthritis and anaemia of chronic disease: a randomised placebo controlled double blind 52 weeks clinical trial. Ann Rheum Dis 55(10): 739–744

Rizzo JD, Lichtin AE, Woolf SH et al. (2002) Use of epoetin in patients with cancer: evidence-based clinical practice guidelines of the American Society of Clinical Oncology and the American Society of Hematology. Blood 100 (7): 2303–2320

Spivak JL (2000) The blood in systemic disorders. Lancet 355 (9216): 1707–1712

Weinstein DA (2002) Inappropriate expression of hepcidin is associated with iron refractory anemia: implications for the anemia of chronic disease. Blood 100: 3776–3781

Wians FH Jr, Urban JE, Keffer JH, Kroft SH (2001) Discriminating between iron deficiency anemia and anemia of chronic disease using traditional indices of iron status vs transferrin receptor concentration. Am J Clin Pathol 115(1): 112–118

5.5 Erkrankungen des granulozytären/monozytären Systems
Peter Staib und Pia Hartmann

5.5.1 Akute myeloische Leukämie
Peter Staib

Einleitung

Unter dem Begriff Leukämie werden heute verschiedene Erkrankungen zusammengefasst, die durch maligne Transformation hämatopoetischer oder lymphatischer Zellen entstehen. Gemeinsames Merkmal ist die Proliferation von Leukämiezellen im Knochenmark und ggf. in lymphatischen Geweben sowie deren häufige Ausschwemmung ins periphere Blut. Die Symptome resultieren aus der Verdrängung und Unterdrückung der normalen Hämatopoese.

Die Einteilung in akute und chronische Leukämien ist als historisch anzusehen. Sie hat heutzutage nur praktische Relevanz für die primäre Diagnose.

Akute Leukämien sind in der Regel unreifzellig und führen unbehandelt innerhalb weniger Wochen zum Tode. Chronische Leukämien sind überwiegend reifzellig und weisen meist einen protrahierten Verlauf über Jahre auf.

In diesem Kapitel erfolgt die Beschreibung der akuten myeloischen Leukämie (AML). Die akute lymphatische Leukämie (ALL), die chronische lymphatische Leukämie (CLL) und die Haarzellenleukämie werden aus pathophysiologischen Gründen im Rahmen des Kapitels „Störungen des lymphatischen Systems" besprochen. Die CLL und die Haarzellenleukämie werden ätiopathologisch den niedrig malignen Non-Hodgkin-Lymphomen zugeordnet. Die chronische myeloische Leukämie (CML) als Stammzellerkrankung wird im entsprechenden Kapitel im Rahmen der chronischen myeloproliferativen Erkrankungen dargestellt.

Die akute myeloische Leukämie ist eine klonale Erkrankung einer frühen, myeloisch determinierten Vorläuferzelle mit gestörter Ausreifung und unkontrollierter Proliferation leukämischer Blasten im Knochenmark und meistens auch im Blut. Die Folgen sind klinische Zeichen der hämatopoetischen Insuffizienz mit Granulozytopenie, Anämie und Thrombozytopenie.

Moderne molekularbiologische Methoden haben nicht nur zum besseren Verständnis der Biologie der AML beigetragen, sondern spielen inzwischen auch eine nicht mehr wegzudenkende Rolle in der Diagnostik (z. B. bei der Subtypisierung der AML oder der Einschätzung der Prognose) und in der Therapie (z. B. bei der Stratifizierung einer risikoadaptierten Therapie).

Die Diagnostik und die Therapie sowohl bei der AML als auch bei der ALL sind sehr anspruchsvoll geworden und sollten daher möglichst in entsprechenden hämatologischen Zentren oder zumindest in enger Kooperation mit diesen erfolgen. Darüber hinaus sollte dies möglichst im Rahmen einer multizentrischen Studie stattfinden, um weiterhin den dringend nötigen Fortschritt bei diesen Erkrankungen zu gewährleisten.

Epidemiologie

Die AML stellt mit durchschnittlich 3–4 Neuerkrankungen pro 100.000 Einwohner im Jahr eine relativ häufige maligne Erkrankung dar. Mit Ausnahme der Neonatalperiode ist die AML eine Krankheit des Erwachsenenalters. Wie für die meisten malignen Erkrankungen nimmt die Inzidenz mit höherem Alter zu. Ab einem Alter von 65 Jahren beträgt die Inzidenz 15 Fälle pro 100.000 Einwohner/Jahr. Im Kindesalter hat die AML einen Anteil von ca. 20% aller akuten Leukämien.

Ätiologie

Die Ätiologie der akuten Leukämien (AML und ALL) ist unklar und sicher multifaktoriell. Eine Reihe prädisponierender Faktoren ist jedoch bekannt: ionisierende Strahlen (z. B. Nuklearwaffenangriffe oder berufliche Exposition), Chemikalien (z. B. Benzol), Rauchen sowie hereditäre Faktoren (z. B. Down-Syndrom, Ataxia teleangiectatica, Klinefelter-Syndrom, Fanconi-Anämie, Osteogenesis imperfecta).

Zytostatika zur Therapie maligner oder (auto-)immunologischer Erkrankungen besitzen ein zum Teil hohes leukämogenes Potential. So ist die Induktion sog. sekundärer akuter myeloischer Leukämien vor allem durch alkylierende Substanzen (z. B. Melphalan), aber auch durch Topoisomerase-II-Inhibitoren wie Anthrazykline (z. B. Doxorubicin) oder Epipodophyllotoxine (z. B. Etoposid) gut belegt. Ungefähr 3–4% der Patienten mit Hodgkin-Lymphomen in kompletter Remission entwickeln innerhalb von zehn Jahren nach einer Chemotherapie eine sekundäre AML.

Verschiedene hämatologische Erkrankungen weisen ein deutlich erhöhtes Risiko auf, in eine sekundäre AML überzugehen. Hierunter sind insbesondere myelodysplastische Syndrome, myeloproliferative Syndrome, die aplastische Anämie sowie die paroxysmale nächtliche Hämoglobinurie zu nennen. Etwa 10–15% aller akuten myeloischen Leukämien sind als sekundäre AML zu bezeichnen, d. h., als auslösende Ursache ist entweder eine entsprechende prädisponierende hämatologische Erkrankung oder Vortherapie bekannt. In den meisten Fällen ist eine eindeutige Ursache nicht eruierbar, weshalb dann auch von einer De-novo-AML gesprochen wird.

Symptomatik bei AML
- Anämie
  - Blässe
  - Müdigkeit
  - Leistungsschwäche
  - Belastungsdyspnoe
  - Palpitationen (Tachykardie)
- Granulozytopenie
  - Fieber
  - Haut- und Weichteilinfektionen
  - Pneumonie
  - Sinusitis
  - Pyelonephritis
- Thrombozytopenie
  - Petechien
  - Hämatome spontan oder nach Bagatelltrauma
  - Epistaxis
  - Zahnfleischblutung
  - GI-Blutung
  - ZNS-Blutung

Pathogenese

Akute Leukämien sind das Ergebnis einer malignen Transformation primitiver hämatopoetischer Zellen, und zwar einer myeloisch determinierten Stammzelle bei der AML und einer lymphatisch determinierten Stammzelle bei der ALL.

Die maligne Transformation einer Stammzelle ist das Ergebnis eines mehrstufigen Prozesses, wobei insbesondere molekulargenetische Alterationen eine entscheidende Rolle spielen. Daher können in bis zu zwei Dritteln der AML-Patienten numerische oder strukturelle Chromosomenaberrationen nachgewiesen werden, von denen angenommen wird, dass sie eine ursächliche Rolle bei der Leukämieentstehung spielen. Die genauen Mechanismen sind größtenteils noch ungeklärt, aber Störungen in der Regulation der Proliferation und Differenzierung als Folge von Genaktivierungen und Genfusionen werden diskutiert.

Der zytogenetische Befund stellt heute den wichtigsten prognostischen Faktor bei der AML dar!

Für alle akuten Leukämien wird angenommen, dass eine einzelne Zelle entartet und klonal expandiert. Hauptcharakteristikum der Leukämiezellen ist ihre Unfähigkeit, über das Stadium der Myeloblasten oder Promyelozyten bei der AML bzw. der Lymphoblasten bei der ALL zu nichtteilungsfähigen Zellen auszureifen. Die unbegrenzte Teilungsfähigkeit und die damit verbundene unkontrollierte Proliferation führt zur Akkumulation großer Blastenmengen und zur Verdrängung der normalen Hämatopoese. Häufig schwemmen die Blasten ins periphere Blut aus und führen zu einer Leukozytose. Seltener werden andere Organe infiltriert und in ihrer Funktion gestört.

Klinik

Zwischen dem Auftreten erster unspezifischer Allgemeinsymptome und dem manifesten Krankheitsbild liegen selten mehr als drei Monate. Zu den unspezifischen Allgemeinsymptomen gehören Leistungsminderung, Müdigkeit, Nachtschweiß, Inappetenz, Gewichtsverlust, Fieber und Knochenschmerzen.

Die Symptomatik der akuten Leukämien wird durch die Verdrängung der normalen Hämatopoese bestimmt und hängt von der unterschiedlich stark ausgeprägten Anämie, Granulozytopenie und Thrombozytopenie ab (s. folgende Übersicht).

Extramedulläre Organmanifestationen, sog. Chlorome, finden sich vor allem bei den monozytären oder myelomonozytären AML und führen bei ca. 5% der Patienten zu Hautinfiltrationen und Gingivahyperplasie, seltener zur Meningeosis leucaemica, die mit einer neurologischen Symptomatik einhergeht, wie starke Kopfschmerzen, Sehstörungen (z. B. Doppelbilder) und Hirnnervenausfällen. Häufig findet sich eine mittelgradige Hepatosplenomegalie, seltener eine Lymphknotenvergrößerung, als Ausdruck einer Organinfiltration insbesondere bei monozytär differenzierter AML. Eine Verbrauchskoagulopathie (DIC) wird vor allem bei der akuten Promyelozytenleukämie beobachtet.

Diagnostik

Das Blutbild gibt mit den Befunden einer Panzytopenie (Anämie, Leukozytopenie, Thrombozytopenie) oder gegebenenfalls einer Leukozytose mit einer Bizytopenie (Anämie und Thrombozytopenie) den ersten Hinweis auf eine schwere Störung der Hämatopoese. Die absolute Leukozytenzahl ist im Hinblick auf die Diagnose unspezifisch, sie kann normal, erniedrigt oder erhöht sein. Das Differentialblutbild mit einer Granulozytopenie und dem Nachweis von unreifen Zellen bzw. Blasten ist wegweisend für den Verdacht auf eine akute Leukämie (Hiatus leucae-micus). Der Nachweis von Auerstäbchen in den Blasten beweist die Diagnose einer AML. Im Rahmen des Routinelabors finden sich häufig eine BSG-Beschleunigung als Ausdruck des akuten Krankheitsgeschehens sowie eine Erhöhung der LDH und der Harnsäure als Hinweis auf einen vermehrten Zellumsatz, d. h. gesteigerte Produktion und Zerfall von Zellen. Der Gerinnungsstatus mit Quick, aPTT, Fibrinogen und D-Dimeren gibt Aufschluss über eine Aktivierung der Gerinnung im Sinne einer Verbrauchskoagulopathie.

Zur Diagnosesicherung muss eine Knochenmarkpunktion mit Markaspiration erfolgen. Eine Knochenmarkhistologie mittels Stanzbiopsie ist in der Regel nicht erforderlich. Die Gewinnung von Knochenmark dient der genauen Klassifikation einer akuten Leukämie, wobei das Knochenmarkmaterial folgenden drei Untersuchungsmethoden im Rahmen einer modernen Leukämiediagnostik zugeführt werden sollte:

1. **Zytomorphologie und Zytochemie:** Am panoptisch gefärbten Knochenmarkausstrich (Pappenheim- oder Wright-Giemsa-Färbung) lässt sich lichtmikroskopisch in der Regel eindeutig die Diagnose einer akuten Leukämie stellen. Zur Abgrenzung gegenüber der ALL erfolgen zusätzlich zytochemische Färbungen (Peroxidase-, Esterase- und Perjod-Säure-Schiff (PAS)-Reaktion).
Blasten myeloischer Herkunft sind myeloperoxidasepositiv und solche monozytären Ursprungs α-Naphthylazetatesterase-positiv. Sind Blasten positiv für Peroxidase und Esterase, so liegt eine myelomonozytäre Differenzierung vor. Blasten einer ALL reagieren peroxidase- und esterasenegativ, aber in den meisten Fällen PAS-positiv.
2. **Immunphänotypisierung:** Die Expression verschiedener linienspezifischer und ggf. auch aberranter Oberflächenantigene auf den Leukämiezellen wird mit Hilfe monoklonaler Antikörper durchflusszytometrisch charakterisiert. Als linienspezifische Marker sind vor allem zu nennen: anti-Myeloperoxidase, CD13, CD33, CDw65, Glykophorin A (rote Reihe), CD41 und CD61 (Megakaryoblasten). Der Immunphänotyp dient zum einen zur eindeutigen Differenzierung zwischen myeloischen und lymphatischen Leukämien und zum anderen zur genauen Klassifikation bestimmter, teils sehr unreifer, morphologisch oft nicht eindeutiger Formen, insbesondere der AML M0 (undifferenziert), M6 (Erythroleukämie) und M7 (Megakaryoblastenleukämie). Mit Identifikation eines leukämieassoziierten Immunphänotyps werden bei späteren Verlaufskontrollen Untersuchungen auf „minimale Resterkrankung" (MRD: „minimal residual disease") ermöglicht.
3. **Zytogenetik und Molekularbiologie:** Bei ca. 2/3 aller AML-Patienten lassen sich mittels der konventionellen Zytogenetik strukturelle und/oder numerische Chromosomenaberrationen nachweisen. Der zytogenetische Befund stellt heute den wichtigsten prognostischen Faktor der AML dar. Es lassen sich drei prognostisch relevante Gruppen unterscheiden, nämlich eine prognostisch günstige, intermediäre und ungünstige Zytogenetik, wobei die Einordnung der verschiedenen Aberrationen in die drei Gruppen international nicht immer einheitlich gehandhabt wird. Die Translokationen t(8;21), t(15;17) sowie die perizentrische Inversion des Chromosoms 16 (inv 16) werden in der Regel als prognostisch günstig eingestuft. Ein normaler Karyotyp nimmt eine intermediäre prognostische Position ein, während Deletionen oder der komplette Verlust eines Chromosoms 5 oder 7 sowie komplexe Chromosomenaberrationen (mehr als zwei Aberrationen) eine äußerst ungünstige Prognose nach sich ziehen.

Molekulargenetische Untersuchungstechniken wie z. B. PCR oder FISH ermöglichen darüber hinaus einen empfindlicheren Nachweis chromosomaler Aberrationen und werden in der Zukunft eine wichtige Rolle in der Remissionsüberwachung spielen, d. h. in der Untersuchung minimaler, mikroskopisch nicht nachweisbarer Resterkrankung (MRD). Außerdem können neue pathogenetisch und prognostisch relevante Veränderungen der DNA bzw. Mutationen wesentlich sensitiver detektiert und de-finiert werden als mit der klassischen Zytogenetik.

Eine HLA-Typisierung sollte bei jüngeren Patienten unter 60 bis 65 Jahren bei Diagnosestellung initiiert werden, wenn ein potentieller Stammzellspender in der Familie vorhanden ist oder bei unter 40- bis 45-jährigen Patienten ggf. eine Fremdspenderstammzelltransplantation erwogen wird. Die initiale HLA-Typisierung, die später unter der Chemotherapie in der Aplasie nicht mehr möglich ist, ermöglicht so eine frühzeitige Spendersuche.

Klassifikation

Die Einteilung der AML ist im Wandel begriffen. Heute wird noch allgemein für die AML die FAB-Klassifikation (French-American-British) verwendet, die im Wesentlichen auf morphologischen und zytochemischen Kriterien beruht, aber durch den Immunphänotyp teilweise ergänzt wurde (Tabelle 5.5-1). Von der WHO wurde im Jahre 2000 eine neue AML-Klassifikation vorgeschlagen, in der die AML in erster Linie nach dem Karyotyp klassi-fiziert wird und die morphologische Typisierung auf Grund geringer prognostischer Relevanz entsprechend mehr in den Hintergrund gerückt wird. Die sicher noch korrekturbedürftige Klassifikation wird sich jedoch zunehmend etablieren.

WHO-Klassifikation der AML
- AML mit spezifischen zytogenetischen Aberrationen
  - t(8;21)
  - t(15;17)
  - inv(16)
  - 11q23
- AML mit Dysplasiezeichen mehrerer Zellreihen (Erythro-, Granulo-, Thrombopoese)
- Therapie assoziierte(s) AML und MDS
  - Nach Alkylanzien
  - Nach Epipodophyllotoxinen
  - Andere
- AML nicht weiter kategorisiert

Therapie

Die Therapie der AML basiert auf den drei Säulen Chemotherapie, supportive Therapie, allogene oder autologe Stammzelltransplantation. Zunehmend haben in den letzten Jahren auch neuere Entwicklungen Einzug in die therapeutischen Optionen bei der AML gehalten.

Therapieziele Die Behandlung einer AML erfolgt heute in den meisten Fällen mit kurativer Intention, sofern Allgemeinzustand, Begleiterkrankungen, Organfunktionen und das Alter des Patienten dies erlauben. Voraussetzung für eine Heilung ist die möglichst komplette Elimination des leukämischen Klons und die Rekonstitution der normalen Hämatopoese. Hierzu ist eine intensive Therapie notwendig, die sich in mehrere Phasen aufgliedert. Ziel der ersten Therapiephase, der sog. Induktionstherapie, ist das Erreichen einer kompletten Remission, die definiert ist durch die Reduktion der leukämischen Blasten unter die licht-

Tabelle 5.5-1. FAB-Klassifikation der AML

FAB	Subtyp	Kennzeichen	Assoziierter Karyotyp	Häufigkeit [%]
M0	Ohne Ausreifung	POX neg.; CD13+, CD33+, MPO+		1–3
M1	Mit minimaler Ausreifung	POX +; Auer-Stäbe +/-		15–20
M2	Mit Ausreifung	Auer-Stäbe +	t(8;21)	30
M3	Promyelozytenleukämie	Auer-Bündel („faggot cells")	t(15;17)	5–10
M4/M4eo	Akute myelomonozytäre Leukämie	Eo: Abnorme Eosinophile	inv(16); t(16;16)	15–25
M5a/b	Monoblastenleukämie ohne (a) bzw. mit (b) Ausreifung	Gingivahyperplasie	t(9;11); t(11q23);	10–15
M6	Erythroblastenleukämie	Glycophorin A+		4
M7	Megakaryoblastenleukämie	CD41+; CD42+; CD61+		1

POX zytochemische Peroxidase, *MPO* immunologischer Nachweis der Myeloperoxidase.

mikroskopische Nachweisgrenze von 5% sowie die Rekonstitution der Hämatopoese (s. folgende Übersicht).

Fortschritte in der Chemotherapie und in der supportiven Therapie haben zu deutlich verbesserten Remissions- und Überlebensraten geführt. Heute ist das Hauptproblem bei der Behandlung der AML nicht mehr das Erreichen der kompletten Remission, sondern deren Erhaltung. Ohne eine weitere Behandlung würde es bei den meisten Patienten zu einem Rezidiv aufgrund residueller Leukämiezellen im Knochenmark kommen. Ziel der anschließenden Therapiephase, der so genannten Postremissionstherapiephase, ist es somit, den malignen Leukämiezellklon möglichst vollständig zu eliminieren.

Kommt jedoch eine intensive Therapie mit kurativer Intention nicht in Frage, so stellt die palliative Therapie zur Kontrolle von Symptomen und der AML eine nicht minder anspruchsvolle Herausforderung dar.

Definition der kompletten Remission (CR) nach CALGB (Cancer and Leukemia Group B)
- Knochenmark
  - <5% Blasten
  - Normozelluläres Mark mit Rekonstitution der Hämatopoese
- Peripheres Blut
  - Kein Nachweis von Blasten
  - Granulozyten ≥1500/μl
  - Thrombozyten ≥100.000/μl
  - Keine extramedulläre Manifestation

Induktionstherapie Als weltweit üblicher Standard der Induktionstherapie gilt die Kombination des Antimetaboliten Cytosinarabinosid (Ara-C) mit einem Anthrazyklin, z. B. Daunorubicin oder Idarubicin. Ara-C wird meistens in einer Dosierung von 100–200 mg/m^2/Tag über 7–10 Tage als Dauerinfusion oder Kurzinfusion über 30 min verabreicht (Standarddosis). Das Anthrazyklin wird in der Regel an drei Tagen als Kurzinfusion appliziert, wobei Daunorubicin 45–60 mg/m^2/Tag bzw. Idarubicin 9–12 mg/m^2/Tag dosiert wird. Bei etwa 60–75% der Patienten kann nach 1–2 Chemotherapiekursen eine komplette Remission erreicht werden. In einigen Therapieschemata wird auch noch eine dritte Substanz verwendet, z. B. Thioguanin oder Etoposid. Vorteile für die Anwendung einer dritten Substanz sind allerdings nicht sicher belegt.

Dagegen gilt es als gesichert, dass Patienten im Alter bis 60 Jahre von einer Intensivierung der Induktionstherapie mittels der sog. „Doppelinduktion" profitieren. Durch die Gabe eines zweiten Chemotherapiekurses zu einem festen Zeitpunkt (ab Tag 21), unabhängig von der Erholung der Hämatopoese, konnten die Langzeitergebnisse signifikant verbessert werden.

Mit Einführung von hochdosiertem Ara-C in die Induktionstherapie (bis zu 6 g/m^2/Tag) wurde ebenfalls dieser Effekt auf das Langzeitüberleben gezeigt, ohne dass jedoch die Remissionsrate gesteigert werden konnte. Im Rahmen einer Doppelinduktionsstrategie konnte aber in einer Subgruppenanalyse nachgewiesen werden, dass Hochdosis-Ara-C insbesondere bei Patienten mit ungünstigen Prognosefaktoren (z. B. ungünstigem Karyotyp) die Remissionsrate signifikant verbessert.

Postremissionstherapie Mit Erreichen einer kompletten Remission sind zwar mikroskopisch per definitionem keine leukämischen Blasten mehr nachweisbar, aber noch in einer signifikanten Zahl (10^8) vorhanden. Durch die Konsolidierungstherapie soll der maligne Klon weiter reduziert bzw. eliminiert werden. Im Rahmen der Konsolidierungsphase folgen ein bis mehrere Zyklen einer Ara-C-haltigen Chemotherapie, die meist auch mit Anthrazyklinen kombiniert und teilweise identisch mit den Induktionstherapieprotokollen ist.

Die intensivierte Postremissionstherapie bzw. Konsolidierung mit hochdosiertem Ara-C (3 g/m^2 pro Dosis) konnte im Vergleich mit niedrigeren Dosen Ara-C (400 und 100 mg/m^2 pro Dosis) im Rahmen einer prospektiv randomisierten Studie das leukämiefreie Überleben und das Gesamtüberleben bei Patienten bis 60 Jahre je nach Konstellation der Prognosefaktoren auf 40 bis über 50% steigern. Patienten mit günstigem Karyotyp profitierten von der Dosisintensivierung mit Ara-C am meisten.

Nicht alle Patienten tolerieren jedoch hochdosiertes Ara-C, insbesondere treten bei älteren Patienten (>60 Jahre) zu starke Nebenwirkungen im Sinne einer teilweise irreversiblen Neurotoxizität auf. In dieser Situation, in der auf hochdosiertes Ara-C verzichtet werden muss, ist alternativ eine zyklische Erhaltungstherapie sinnvoll.

In der Erhaltungstherapie, die sich über bis zu drei Jahre erstreckt, wird meist Ara-C mit jeweils verschiedenen Substanzen, wie z. B. Thioguanin, Cyclophosphamid oder Anthrazyklinen, kombiniert. Die Therapie wird alle 4–6 Wochen wiederholt und derart dosisadaptiert, dass eine ambulante Durchführung der Therapie möglich ist. Randomisierte Studien haben gezeigt, dass das rezidivfreie Überleben zumeist signifikant verlängert wurde, aber Vorteile im Gesamtüberleben nicht gezeigt werden konnten.

Stammzelltransplantation Für jüngere Patienten (unter 55 bis 65 Jahre) sollte immer die Möglichkeit der Transplantation von Knochenmarkstammzellen (Knochenmarktransplantation) oder peripheren Blutstammzellen in die therapeutischen Überlegungen einbezogen werden. Es stehen grundsätzlich zwei Verfahren zur Verfügung:
- die **allogene** Stammzelltransplantation HLA-identischer bzw. -kompatibler Geschwister, anderer Familienangehöriger oder unverwandter Fremdspender;
- die **autologe** Transplantation von in Vollremission gewonnenen Stammzellen des Patienten.

Die allogene Stammzelltransplantation stellt auf Grund des so genannten Graft-versus-leukemia-Effekts die wohl wirksamste, aber auch aggressivste Konsolidierungsmaßnahme für eine bereits erreichte komplette Remission dar. Trotz einer vergleichsweise deutlich niedrigeren Rezidivrate von 10–20% sind die Überlebensdaten durch die zum Teil erheblichen Toxizitäten und Langzeitfolgen mit einer bis zu 25%igen therapieassoziierten Mortalität belastet. Der Stellenwert der autologen Transplantation ist derzeit Gegenstand vieler klinischer Studien, wobei hier weniger die Toxizität als vielmehr die potentielle Kontamination der Stammzellen mit residuellen Leukämiezellen problematisch erscheint. Im mehrfachen randomisierten Vergleich zwischen allogener und autologer Stammzelltransplantation sowie intensivierter Konsolidierungstherapie ergaben sich keine signifikanten Vorteile hinsichtlich rezidivfreiem oder Gesamtüberleben für eine der drei genannten Therapieoptionen (Tabelle 5.5-2). Allerdings ist die Interpretation dieser Studien nicht unproblematisch insofern, als Verfügbarkeit eines allogenen Spenders und Durchführung der autologen Transplantation bei nur einem Teil der randomisierten Patienten die Ergebnisse beeinflusst haben.

Bei der AML kann daher in erster kompletter Remission eine allogene Stammzelltransplantation HLA-identischer verwandter Spender bei Patienten im Alter bis zu 50–60 Jahren angestrebt werden, ausgenommen davon sind Patienten mit einem prognostisch günstigen Karyotyp, insbesondere mit der Translokation t(15;17). Bei Erreichen einer zweiten kompletten Remission nach einem Rezidiv sollte immer möglichst eine allogene Stammzelltransplantation, ggf. auch mit einem HLA-kompatiblen unverwandten Spender, durchgeführt werden, wenn das Alter und der Gesamtzustand des Patienten dies erlauben. Die Altersgrenze bei der autologen Stammzelltransplantation liegt bei 60–65 Jahren.

Akute Promyelozytenleukämie (AML M3) Der spezifische genetische Defekt der t(15;17)-Translokation mit dem PML-RARα-Gen-Rearrangement, der zu einem Reifungsstopp auf der Stufe der Promyelozyten führt, stellt die Basis einer neuen Differenzierungsinduktionstherapie bei der AML M3 mit dem Vitamin-A-Derivat „all-trans-Retinsäure" (ATRA) dar. In mehreren randomisierten Studien konnten durch die Kombination von ATRA mit einer anthrazyklinhaltigen Chemotherapie das leukämiefreie sowie das Gesamtüberleben auf 70% und höher nach vier Jahren verbessert werden, sodass die Promyelozytenleukämie die AML mit der besten Prognose darstellt. Die Prognose wird lediglich durch eine vergleichsweise hohe Frühletalität überschattet, die im Wesentlichen durch die für die AML M3 typischen Gerinnungsstörungen mit entsprechenden Blutungskomplikationen vor und in der Initialphase der Therapie bedingt ist. ATRA führt auch zu einer raschen Rückbildung der Gerinnungsstörungen und wird vor und während der Chemotherapie in einer Dosis von 45 mg/m^2/Tag per os, aufgeteilt auf zwei Dosen, verabreicht.

Gefürchtet ist als Komplikation das sog. ATRA-Syndrom, das bei erhöhten Leukozytenzahl über 5000/μl auftreten kann und mit einer Mortalität von bis zu 50% verbunden ist. Es kommt zur diffusen Organinfiltration mit ausdifferenzierenden Blasten mit generalisierter Flüssigkeitseinlagerung und begleitenden Ergüssen sowie Fieber. Effektive Therapie des ATRA-Syndroms ist der frühzeitiger Einsatz von 2 × 10 mg Dexamethason/Tag sowie prophylaktisch ein sofortiger Beginn der Chemotherapie bei initialen Leukozytenwerten über 5000/μl bzw. einem raschen Anstieg der Leukozyten unter ATRA.

Als weitere Therapieoption einer Differenzierungstherapie gewinnt zunehmend das Arsentrioxid an Bedeutung, das inzwischen zur Rezidivtherapie zugelassen ist.

Hämatopoetische Wachstumsfaktoren Der Einsatz hämatopoetischer Wachstumsfaktoren wie G-CSF oder GM-CSF hat in zahlreichen randomisierten Studien zu einer signifikanten Verkürzung der Aplasiedauer nach Chemotherapie und zu einer Verkürzung der Fieberepisoden geführt ohne Verbesserung der CR-Rate oder der Prognose hinsichtlich Überleben. G-CSF als Priming eingesetzt vor und während der Chemotherapie zeigte nur in Subgruppen einen signifikanten Überlebensvorteil. Die routine-

Autor	Vierjahres-DFS/OS [%]		
	Intensive Konsolidierung (Hochdosis-Ara-C)	Autologe KMT	Allogene KMT
Zittoun	30/46	48/56	55/59
Cassileth	34/52	34/43	43/46
Harousseau	43/59	48/52	49/55

Tabelle 5.5-2. Vergleich zwischen Knochenmarktransplantation und intensivierter Konsolidierung (randomisierte Studien)

DFS Disease Free Survival; *OS* Overall Survival; *KMT* Knochenmarktransplantation.

mäßige Anwendung außerhalb von Studien erscheint daher fragwürdig.

Alter über 60 Jahre Die zunehmende Inzidenz von Begleiterkrankungen, das vermehrte Antreffen prognostisch ungünstiger Karyotypen sowie eine häufigere MDR-Genexpression, verbunden mit einer erhöhten Chemoresistenz, führen bei älteren Patienten über 60 Jahre zu einer erheblichen Einschränkung der Therapieaussichten. Dennoch sollten Patienten in gutem Allgemeinzustand und ohne wesentliche Einschränkung wichtiger Organfunktionen der intensiven Polychemotherapie ohne Kompromiss an die Dosierung der Zytostatika zugeführt werden. Einzige Ausnahme stellt Ara-C dar, das nicht höher als 1 g/m² pro Gabe dosiert werden darf, da sonst irreversible neurotoxische Nebenwirkungen drohen. Nur durch eine adäquat dosierte Chemotherapie lassen sich auch in dieser Patientengruppe Langzeitremissionen erzielen. Ist eine intensive Induktionstherapie nicht möglich, kann eine palliative Therapie durchgeführt werden.

Supportive Therapie Zytostatika wirken nicht selektiv auf Leukämiezellen, sondern schädigen auch schnell wachsende Gewebe, in erster Linie die Zellen der Hämatopoese, der Haare, der Haut, der Schleimhäute und der Keimzellen, aber auch lebenswichtige Organe wie die Leber, das Herz, die Nieren und das ZNS. Somit ist die Polychemotherapie immer eine Therapie, die potentiell lebensgefährliche Auswirkungen hat.

Die Behandlung der AML führt zu einer wochenlangen Knochenmarkaplasie. In dieser Zeit sind die Patienten in hohem Maße durch Blutungen und Infektionen gefährdet. Deshalb sollte die Behandlung nur in Zentren mit entsprechender Erfahrung in der Therapie akuter Leukämien durchgeführt werden.

Voraussetzung für die intensiven Chemotherapien ist eine begleitende, adäquate supportive Therapie. Hierunter werden vor allem Maßnahmen wie Blutzellersatz und Infektionsprophylaxe bzw. -behandlung zusammengefasst, die der Verhütung und Behandlung krankheits- oder therapieinduzierter Komplikationen dienen.

Blutzellersatz Die Anämie kann durch die Gabe von Erythrozytenkonzentraten leicht behandelt werden. Der Hb-Wert sollte über 8 g/dl (4,8 mmol/l), bei alten Patienten über 10 g/dl (6 mmol/l) gehalten werden. Eine stark erhöhte Blutungsgefahr besteht bei Werten unter 20.000 Thrombozyten/µl (20 G/l), die dann entsprechend mit Thrombozytenkonzentraten substituiert werden müssen. Hierzu sind am besten Thrombozytaphereseprodukte geeignet. Der Ersatz von Granulozyten ist schwierig und wird in der Regel nicht durchgeführt.

Infektionen Durch die mehrwöchige, therapieinduzierte Granulozytopenie sind die Patienten in hohem Maße infektionsgefährdet. Zur Prophylaxe dienen Isolierbehandlung, sorgfältige Hygiene im Umgang mit den Patienten sowie eine selektive Darmdekontamination durch nichtresorbierbare Antibiotika. Dennoch entwickeln letztlich alle Patienten im Verlauf der Behandlung vor allem bakterielle Infektionen und nicht selten systemische Pilzinfektionen von Lunge, Leber und/oder Milz, aber auch Virusinfekte kommen vor. Eine rechtzeitige antiinfektiöse Therapie ist daher entscheidend für das Überleben der Patienten.

Palliative Therapie Für die palliative Situation existieren keine, in prospektiven Studien evaluierten Daten, sondern vorwiegend empirisch gewonnene Empfehlungen. Zur zytoreduktiven Therapie bei Leukozytose kann Hydroxyurea in einer Dosis bis zu 40 mg/kg/Tag per os oder subkutan appliziertes, niedrig dosiertes Ara-C (40–100 mg/m²/Tag) eingesetzt werden. Beide Substanzen sind auf Grund ihrer niedrigen Halbwertszeiten gut steuerbar, um länger anhaltende Zytopenien oder stärkere Toxizitäten zu vermeiden. Darüber hinaus sollten eine ausreichende Substitution mit Blutprodukten, d. h. mit Erythrozyten- und Thrombozytenkonzentraten, sowie eine antibiotische Therapie bei Infektzeichen zur symptomatischen Kontrolle Anwendung finden. Ebenso wichtig ist eine adäquate analgetische Therapie. Mit den genannten Maßnahmen ist so für viele Patienten oft über Monate hinweg die Erkrankung im häuslich ambulanten Setting zu stabilisieren.

Neue Entwicklungen Im Zeitalter der Molekularbiologie halten neue Erkenntnisse zunehmend Einzug in die Behandlungsmöglichkeiten der AML. So ist in den USA das Gemtuzumab Ozogamicin (CMA676, Mylotarg) in der Rezidivtherapie bereits zugelassen. Es handelt sich dabei um einen humanisierten monoklonalen, gegen das CD33-Epitop, einem für die AML typischen und spezifischen Oberflächenmerkmal, gerichteten Antikörper, der mit dem Anthrazyklin Calicheamicin konjugiert ist. In der Monotherapie bei Rezidiven hat dieser Antikörper eine beachtliche antileukämische Wirksamkeit von 30% Remissionen gezeigt bei weniger Nebenwirkungen im Vergleich zu einer Chemotherapie.

Mit zunehmender Erkenntnis zur pathogenetischen und prognostischen Bedeutung von Mutationen verschiedener Rezeptortyrosinkinasen (z. B. c-kit, FLT3) ergeben sich neue Therapietargets. Hierdurch werden zukünftig neuere Substanzen wie Tyrosinkinase- und Farnesyltransferaseinhibitoren eine breitere Anwendung im Sinne einer molekularen Therapie finden. So werden derzeit verschiedene FLT3-Inhibitoren (PKC 412, SU 11248) in klinischen Studien geprüft.

Rezidiv Bei Spätrezidiven (>12 Monate nach 1. CR) kann grundsätzlich die initial angewandte Therapie erneut eingesetzt werden. Bei Frührezidiven (<12 Monate) sollten möglichst alternative Zytostatikakombinationen, die jedoch meist Ara-C als Basissubstanz enthalten, gewählt werden. Insbesondere bei Frührezidiven ist über einen experimentellen Therapieansatz (z. B. Antikörpertherapie, neue Substanzen) als Alternative zur konventionellen Chemotherapie nachzudenken, da hier die

5.5 Erkrankungen des granulozytären/monozytären Systems

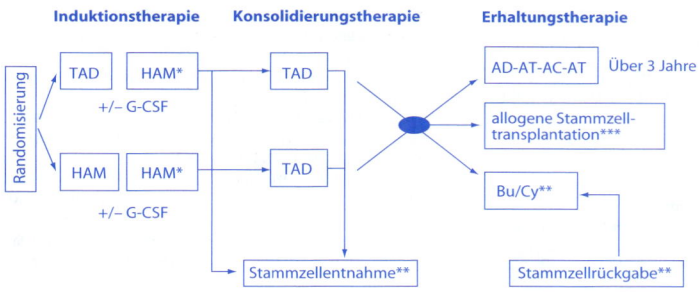

Abb. 5.5-1. Aktuelles Design der AMLCG-2000-Studie der AMLCG-Studiengruppe. Die Randomisierung erfolgt stratifiziert für die Faktoren a) de novo, sekundäre AML bzw. MDS, b) Alter ≥60 Jahre, c) günstiger, intermediärer und ungünstiger Karyotyp und d) LDH </≥700 U/l (*entfällt bei Knochenmarkblasten <5% bei Alter ≥60 Jahre nach 1. Induktion; ** nur Alter <60 Jahre; *** bei kompatiblem Familienspender Alter <60 Jahre). *Bu* Busulfan, *Cy* Cyclophosphamid

Therapieaussichten deutlich limitiert sind. Bei Erreichen einer 2. CR sollte möglichst eine Stammzelltherapie angestrebt werden.

Studiengruppen In Deutschland bestehen insgesamt fünf verschiedene größere Studiengruppen, die jeweils multizentrische, prospektiv randomisierte Therapiestudien für die AML mit unterschiedlichen Fragestellungen durchführen. Wie bereits angedeutet, ist die Behandlung von Patienten mit einer AML, unabhängig von der Ersttherapie oder Rezidivsituation, möglichst im Rahmen einer entsprechenden Studie angeraten. Stellvertretend für die verschiedenen Studiengruppen sind in Abb. 5.5-1 das Studiendesign und in Tabelle 5.5-3 die entsprechend verwendeten Therapieschemata der AML-Cooperative Group (AMLCG, Studienleitung Prof. Dr. T. Büchner, Münster, sowie Prof. Dr. W. Hiddemann, München) dargestellt, ohne dass damit eine Wertung im Vergleich mit den anderen Studiengruppen erfolgt.

Prognose

Die Prognose wird im Wesentlichen durch den Karyotyp und das Alter des Patienten bestimmt. Der Anteil kompletter Remissionen liegt für Erwachsene unter 60 Jahren bei 70% und höher. Auch Patienten über 60 Jahre können erfolgreich therapiert werden; die Ergebnisse werden jedoch mitbeeinflusst vom biologischen Alter und komplizierenden Begleiterkrankungen.

In der Gruppe der günstigen Karyotypen [t(15; 17); t(8; 21); inv (16)] können bis zu 50–60% der Patienten durch alleinige Chemotherapie langfristig geheilt, d. h. mehr als fünf Jahre in Remission gebracht werden, wohingegen maximal 20% der Patienten mit ungünstigem Karyotyp (z. B. Deletionen oder Verlust der Chromosomen 5 oder 7, komplexe Karyotypen) eine langfristige Remission erreichen. Ein normaler Karyotyp bzw. ein nicht in die beiden o.g. Gruppen fallender Karyotyp nimmt prognostisch eine Mittelstellung ein mit einem langfristigen rezidivfreien Überleben von 30–40%. Mit zunehmendem Alter werden prognostisch ungünstige chromosomale Aberrationen häufiger angetroffen.

Insgesamt kann eine Heilung in 30–35% aller Patienten unter 60 Jahren durch eine alleinige Chemotherapie erwartet werden, was bedeutet, dass die Mehrzahl der Patienten in den ersten fünf Jahren ein Rezidiv erleidet. Durch eine allogene Stammzell-

transplantation in erster Remission bleiben zwischen 45 und 70% der Patienten langfristig leukämiefrei, während durch die autologe Transplantation mit ca. 45% deutlich weniger in anhaltender Remission verbleiben. Der Vergleich in verschiedenen randomisierten Studien zwischen den drei Therapieoptionen – intensivierte Konsolidierung, autologe oder allogene Stammzelltransplantation – ist aus Tabelle 5.5-2 ersichtlich.

Weitere prognostisch relevante Faktoren mit einem ungünstigen Einfluss auf das Therapieergebnis sind eine erhöhte LDH (über 700 U/l), residuelle Blasten von mehr als 10% nach der ersten Induktionstherapie, eine initiale Leukozytenzahl von mehr als 20.000/μl, ein schlechter Allgemeinzustand bei der Diagnosestellung, eine Überexpression von Multidrug-Resistance-Genen (z. B. MDR-1 bzw. P-Glykoprotein) sowie CD34-Positivität.

Rezidive: Bei Patienten mit einem Rezidiv kann bis zu 50% der Fälle mit geeigneten Zytostatikakombinationen eine zweite Remissi-

Tabelle 5.5-3. Chemotherapieprotokolle im Rahmen der AMLCG-Studie (*AMLCG* AML Cooperative Group)

Medikament	Dosierung
TAD	
Thioguanin	100 mg/m^2 p.o. alle 12 h, Tag 3–9
Ara-C	100 mg/m^2/d kont. i.v. Infus. Tag 1–2
Ara-C	100 mg/m^2 i.v. über 30 min alle 12 h, Tage 3–8
Daunorubicin	60 mg/m^2/d i.v. über 60 min, Tage 3–5
HAM (hochdosiertes Ara-C, Mitoxantron)	
Ara-C	3 g/m^2 i.v. über 3 h alle 12 h, Tag 1–3
≥60 Jahre	1 g/m^2 i.v. über 3 h alle 12 h, Tag 1–3
Mitoxantron	10 mg/m^2/d i.v. über 60 min, Tage 3–5
Erhaltungstherapie	
AD	
Ara-C	100 mg/m^2 alle 12 h s.c., Tage 1–5
Daunorubicin	45 mg/m^2/d i.v. über 60 min, Tage 3–4
AT	
Ara-C	100 mg/m^2 alle 12 h s.c., Tage 1–5
Thioguanin	100 mg/m^2 alle 12 h p.o., Tage 1–5
AC	
Ara-C	100 mg/m^2 alle 12 h s.c., Tage 1–5
Cyclophosphamid	1 g/m^2 i.v. Inf. über 2 h, Tag 3

Sequenz: AD – AT – AC – AT – … etc. in vierwöchentlichem Abstand (nach 2-mal AD weiter mit AT–AC im Wechsel wegen kumulativer Anthrazyklindosis)

on erzielt werden, die jedoch ohne anschließende Transplantation meist nicht länger als 6–12 Monate anhält. Eine erfolgreiche allogene oder autologe Stammzelltransplantation ist in der Regel die einzige Möglichkeit, in einigen Fällen noch eine Heilung zu erzielen.

Evidenz der Therapieempfehlungen	Evidenzgrad	Empfehlungsstärke
Induktionstherapie		
Ara-C + Anthrazyklin	I-b	A
Doppelinduktion	I-b	A
Hochdosis Ara-C	I-b	A
Postremissionstherapie		
Hochdosis Ara-C	I-b	A
Erhaltungstherapie	I-b	A
Allogene SCTx	I-b	A
Autologe SCTx	I-b	A
ATRA + Chemotherapie (AML M3)	I-b	A
Hämatopoetische Wachstumsfaktoren	I-b	A
Palliative Therapie	IV	C
Experimentelle Therapieansätze (z. B. Gemtuzumab, Ozogamicin, Tyrosinkinaseinhibitoren, Farnesyltransferaseinhibitoren)	III	C

SCTx Stammzellentransplantation, *Ara-C* Cytosinarabinosid

Literatur

Bishop JF, Matthews JP, Young GA et al. (1996) A randomized study of high-dose cytarabine in induction in acute myeloid leukemia. Blood 87(5): 1710–1717

Büchner T, Hiddemann W, Wörmann B et al. (1997) Hematopoietic growth factors in acute myeloid leukemia: supportive and priming effects. Semin Oncol 24(1): 124–131

Büchner T, Hiddemann W, Wörmann B et al. (1999) Double induction strategy for acute myeloid leukemia: the effect of high-dose cytarabine with mitoxantrone instead of standard-dose cytarabine with daunorubicin and 6-thioguanine. a randomized trial by the German AML Cooperative Group. Blood 93: 4116–4124

Büchner T, Hiddemann W, Berdel We et al. (2003) 6-Thioguanine, cytarabine, and daunorubicin (TAD) and high-dose cytarabine and mitoxantrone (HAM) for induction, TAD for consolidation, and either prolonged maintenance by reduced monthly TAD or TAD-HAM-TAD and one course of intensive consolidation by sequential HAM in adult patients at all ages with de novo acute myeloid leukemia (AML): a randomized trial of the German AML Cooperative Group. J Clin Oncol 21 (24): 4496–4504

Cassileth PA, Harrington DP, Appelbaum FR et al. (1998) Chemotherapy compared with autologous or allogeneic bone marrow transplantation in the management of acute myeloid leukemia in first remission. N Engl J Med 339(23): 1649–1656

Harousseau JL, Cahn JY, Pignon B et al. (1997) Comparison of autologous bone marrow transplantation and intensive chemotherapy as post-remission therapy in adult acute myeloid leukemia. The Groupe Ouest Est Leucemies Aigues Myeloblastiques (GOELAM). Blood 90(8): 2978–2986

Schnittger S, Schoch C, Dugas M et al. (2002) Analysis of FLT3 length mutations in 1003 patients with acute myeloid leukemia: correlation to cytogenetics, FAB subtype, and prognosis in the AMLCG study and usefulness as a marker for the detection of minimal residual disease. Blood 100 (1): 59–66

Lengfelder E, Reichert A, Schoch C et al. (2000) Double induction strategy including high dose cytarabine in combination with all-trans retinoic acid: effects in patients with newly diagnosed acute promyelocytic leukemia. German AML Cooperative Group. Leukemia 14(8): 1362–1370

Mayer RJ, Davis RB, Schiffer CA et al. (1994) Intensive postremission chemotherapy in adults with acute myeloid leukemia. Cancer and Leukemia Group B. N Engl J Med 331(14): 896–903

Zittoun RA, Mandelli F, Willemze R et al. (1995) Autologous or allogeneic bone marrow transplantation compared with intensive chemotherapy in acute myelogenous leukemia. European Organization for Research and Treatment of Cancer (EORTC) and the Gruppo Italiano Malattie Ematologiche Maligne dell'Adulto (GIMEMA) Leukemia Cooperative Groups. N Engl J Med 332(4): 217–223

5.5.2 Störungen der Granulozytenfunktion
Pia Hartmann

Eosinophilie, eosinophiles Syndrom

Als Eosinophilie wird eine absolute Eosinophilenzahl von über 450/µl definiert. Das Spektrum der mit einer Eosinophilie assoziierten Erkrankungen ist breit. Es umfasst allergische Reaktionen (z. B. Bienenstiche, allergische Reaktionen auf Medikamente etc.), Kollagenosen, Infektionen (hier insbesondere Parasitosen, v. a. Würmer, nicht aber Protozoen), Malignome und das idiopathische hypereosinophile Syndrom (HES). Letzteres fasst eine Gruppe unterschiedlicher Entitäten zusammen, die durch drei Kriterien charakterisiert sind:

1. Eosinophilie >1500/µl, die länger als 6 Monate besteht,
2. Ausschluss anderer Ätiologien für Eosinophilie,
3. symptomatische Organbeteiligung.

Das Kriterium der symptomatischen Organbeteiligung grenzt das HES von der benignen Hypereosinophilie ab, die asymptomatisch über Jahre bestehen kann.

Epidemiologie Das HES ist selten. Die häufigste Ursache für eine Eosinophilie weltweit bleibt die Parasitose.

Das HES zeigt eine Prädominanz für das männliche Geschlecht mit 9:1. Es ist extrem selten bei Kindern. Der Altersgipfel liegt zwischen 20 und 50 Jahren, mit zunehmenden Alter nimmt die Inzidenz wieder ab.

Pathogenese Die primären Stimuli für die Proliferation der Eosinophilen im Knochenmark sind die Zytokine Interleukin (IL)-5, IL-3 und der „**granulocyte-macrophage colony-stimulating factor**" (**GM-CSF**). Diese Zytokine hemmen auch den programmierten Zelltod der Eosinophilen, die Apoptose. Eine Eosinophilie kann also unter dem Einfluss dieser drei Zytokine durch eine gesteigerte Produktion von Eosinophilen im Knochenmark und/oder durch eine längere Überlebenszeit der Eosinophilen entstehen. Der Unterschied zwischen den Mechanismen der Entstehung einer sekundären Eosinophilie (z. B. bei Parasitosen) und der primären Eosinophilie beim idiopathischen HES ist bisher nicht bekannt.

Eosinophile sind die Quelle einer großen Zahl von Zytokinen, einschließlich IL-2, IL-3, IL-4, IL-5, IL-7, IL-13, IL-16, TNF-α, „transforming growth factor beta" (TGF-α) und RANTES. Darüber hinaus enthalten ihre Granula verschiedene kationische Proteine, wie EPO („eosinophil peroxidase"), MBP („major basic protein") und EDN („eosinophil derived neurotoxin"). Die Zytokine vermitteln einerseits eine Autostimulation der Eosinophilen über IL-3 und IL-5, sie stimulieren aber auch andere an der Immunantwort beteiligte Zellen wie Neutrophile und T-Zellen. Auf diese Weise kommt es beim HES zu einer übersteigerten Immunreaktion, die zu Organschäden führt. Die Degranulation der Eosinophilen führt zur Freisetzung der toxischen kationischen Proteine und toxischer Sauerstoffradikale, die schwere Endothelschäden provozieren können. MBP führt zu einer Hyperkoagulobilität und somit zu einer Thromboseneigung. Warum die Degranulation der Eosinophilen beim HES ohne den Reiz eines Pathogens erfolgen kann ist ungeklärt.

Klinik Das HES zeigt eine heterogene klinische Präsenz. Seine multiplen Organmanifestationen können gleichzeitig oder einzeln auftreten. Die Erkrankung kann sich plötzlich und dramatisch manifestieren oder als Zufallsbefund diagnostiziert werden. Jedes Organsystem kann betroffen sein. Die häufigsten Symptome sind im Folgenden beschrieben.

Herz Das Herz ist eines der am meisten und schwerwiegendsten betroffenen Organe beim HES. Die Mortalität der Erkrankung wird maßgeblich von der kardialen Beteiligung bestimmt. Die Schädigung des Herzens erfolgt typischerweise in drei Stadien:
1. akute nekrotische Schädigung des Endokards, meist ohne klinische Symptome, z. T. aber auch symptomatisch;
2. thrombotische Phase, ausgelöst durch die Endothelschäden und die Freisetzung von MBP
3. Endomyokardfibrose.

Klinisch finden sich die typischen Zeichen und Symptome der Herzinsuffizienz. Pathologische Herzgeräusche, besonders über der Mitral- und Trikuspidalklappe sind häufig. Embolien sind die Folge der Endokardthrombose. Nach ihrem Erstbeschreiber spricht man von einer **Endocarditis fibroplastica Löffler**.

Lunge Das pulmonale Angioödem ist die häufigste Manifestation einer Lungenbeteiligung des HES. Die Patienten klagen oft über chronisch persistierenden, nichtproduktiven Husten. Dyspnoe stellt sich meist in Assoziation mit einer Herzinsuffizienz oder Pleuraergüssen ein. Letztere können beim HES auch unabhängig von einer Linksherzinsuffizienz auftreten. Selten kann bei langen Krankheitsverläufen eine komplizierende Pulmonalfibrose, oft begleitend zu einer Endomyokardfibrose, auftreten.

Neurologische Erscheinungen Zerebrale ischämische Insulte embolisch/thrombotischer Genese sind häufig die Erstmanifestation der Erkrankung. Bei manchen Patienten führt die Schädigung des ZNS durch die Hypereosinophilie zu einer Enzephalopathie. Einige haben eine verwaschene Sprache und Sehstörungen, ohne den Nachweis eines zerebralen Insultes. Periphere Neuropathien machen 50% der neurologischen Manifestationen beim HES aus. Es finden sich symmetrische oder asymmetrische sensorische Ausfälle, motorische Störungen und Mischbilder sensorischer und motorischer Defizite.

Hämatologische Systembeteiligung 40% der Patienten weisen eine gelegentlich schmerzhafte Splenomegalie auf. Thrombosen und embolische Ereignisse sind häufig auf Grund der Hyperkoagulobilität und der Herzbeteiligung. 50% der Patienten haben eine begleitende Anämie.

Haut Hauterscheinungen treten häufig auf; sie sind unspezifisch und in einigen Fällen die einzige Manifestation des HES. Angioödematöse, urtikarielle Läsionen und erythematöse, juckende Papeln bzw. Knoten sind die häufigsten Hautmanifestationen des HES.

Weitere Symptome 20% der Patienten leiden unter Diarrhö, Übelkeit und abdominelle Schmerzen kommen vor (cave: intestinale Nekrosen durch Mikrothromben und Mikroembolien). Arthralgie mit Gelenkergüssen und Myalgie sind häufige Symptome, seltener ist das Raynaud-Phänomen, das in schweren Fällen zu digitalen Nekrosen führen kann.

Labor Eosinophilie >1500/μl, eine begleitende Neutrophilie ist häufig, gelegentlich findet sich ebenfalls eine milde Basophilie. Im Knochenmark können unreife Vorläufer der weißen Reihe eine hämatologische Systemerkrankung, insbesondere eine chronische eosinophile Leukämie suggerieren. Prominente Vakuolen und hypersegmentierte Kerne werden beobachtet. Vakuolisierung und vermehrte Granulierung zeigen eine Assoziation mit dem Risiko einer kardialen Beteiligung.

Diagnose Das HES ist eine Ausschlussdiagnose und kann nur unter der Vorraussetzung der obligaten drei Kriterien gestellt werden:
- Eosinophilie >1500/μl, die länger als sechs Monate besteht,
- Ausschluss anderer Ätiologien für Eosinophilie,
- symptomatische Organbeteiligung.

Entsprechend der verschiedenen Organbeteiligungen ist zum Ausschluss anderer Erkrankungen und zur Feststellung der Schwere des HES eine organbezogene Diagnostik (EKG, Echokardiographie, CT, NMR, rheumatologische Tests, neurologische Diagnostik etc.) indiziert.

Therapie Therapieziele sind die Reduktion der Eosinophilen und die Begrenzung der Organschädigung.

Kortikosteroide sind die Therapie der 1. Wahl. Bei Patienten, die eine sehr milde Verlaufsform der Erkrankung ohne kardiale Beteiligung zeigen, kann unter engmaschiger Kontrolle zunächst auf eine Therapie verzichtet werden. Steroidversagern stehen mit einigen Chemotherapeutika und biologischen Therapien weitere Optionen zur Verfügung.

Eine begleitende Therapie mit Antikoagulanzien wird häufig empfohlen, ihr Vorteil ist aber nicht belegt. Entsprechend der unterschiedlichen Organbeteiligung muss eine symptomatische Therapie für Herzinsuffizienz, die Hauterscheinungen etc. erfolgen. Antihistamine und PUVA-Therapie helfen den Juckreiz zu kontrollieren.

- **Prednison:** 1 mg/kg/Tag oder 60 mg/Tag p.o.
  Mit der genannten Prednisongabe sollte eine signifikante Reduktion der Eosinophilen innerhalb von 24–48 h erreicht werden. Bei Therapieansprechen kann die Dosis langsam reduziert und zur dauerhaften Suppression nur noch 5 mg jeden zweiten Tag verabreicht werden.
- **Hydroxyurea** (1–2 g/Tag p.o.)
  kommt als Therapie der 2. Wahl zum Einsatz. Ziel ist es, die Gesamtzahl der Granulozyten unter 10.000/µl zu senken. Etwa nach einer Woche beginnen die Eosinophilen im peripheren Blut zu fallen. Die Dosis muss entsprechend der erreichten Eosinophilenzahl bzw. an die Gesamtzahl der Granulozyten angepasst werden. Cave: Anämie, Thrombozytopenie.
- **Vincristin** (1–2 mg/Woche i.v.)
  ist empfohlen für Patienten, die nicht oder nur partiell auf Hydroxyurea ansprechen. Ein Ansprechen zeigt sich oft schon nach 1–3 Tagen. Cave: Neurotoxizität kann Symptome ähnlich den neurologischen Symptomen beim HES provozieren.
- **Interferon alpha 2a und 2b** (8 Mio. IE/Tag s.c. initial, Erhaltungstherapie 2 Mio. IE/Tag)
  wird als Alternative bei Versagen der anderen Therapieoptionen eingesetzt. Cave: Restriktiver Einsatz bei Patienten mit Neigung zu Krampfanfällen, ZNS-Erkrankungen, kardialen Problemen, eingeschränkter Leber- und Nierenfunktion.
- **Imatinib, Glivec**
  Der Tyrosin-Kinase-Hemmer Imatinib, Glivec, der auch für die Therapie der systemischen Mastozytose eingesetzt wird, hat sich in neueren Studien auch als wirksam für die Therapie des HES erwiesen. Die derzeit eingesetzte Dosis ist 100–400mg/Tag. Die bisherigen Fallzahlen sind allerdings klein.

Patienten, die gut auf Cortison ansprechen, haben tendenziell eine bessere Prognose.

Evidenz der Therapieempfehlungen		
	Evidenzgrad	Empfehlungsstärke
Prednison	II-b	B
Hydoxyurea	II-b	B
Vincristin	III	C
Interferon alpha 2a und 2b	III	B
Imatinib, Glivec®	III	B

Literatur

Bain BJ (2000) Hypereosinophilia. Curr Opin Hematol 7(1): 21–25
Kim HS, Chun YS, Chang SN, Park WH (2001) Hypereosinophilic syndrome: correlation between clinical severity and cutaneous microthrombi. Int J Dermatol 40(5): 330–332
Oliver JW, Deol I, Morgan DL, Tonk VS (1998) Chronic eosinophilic leukemia and hypereosinophilic syndromes. Proposal for classification, literature review, and report of a case with a unique chromosomal abnormality. Cancer Genet Cytogenet 107(2): 111–117
Pardanani A, T Reeder, LF Porrata et al. (2003) Imatinib therapy for hyper-eosinophilic syndrome and other eosinophilic disorders. Blood 101(9): 3391–3397
Pardanani A, Tefferi A (2004) Imatinib therapy for hypereosinophilic syndrome and eosinophilia-associated myeloproliferative disorders. Leuk Res 28 [Suppl 1]: 47–52

5.5.3 Störungen der Phagozytenfunktion
Pia Hartmann

Phagozyten ist die Bezeichnung für alle zur Phagozytose befähigten Zellen, dazu gehören insbesondere die gewebeständigen Makrophagen sowie die Monozyten und polymorphkernigen Granulozyten des peripheren Blutes. Störungen der Phagozytenfunktion können durch Defekte auf unterschiedlichen Ebenen des komplexen Phagozytoseprozesses vorliegen (z. B. Membrandefekte, verminderte oder defekte Verdauungsenzyme etc.). Allen Phagozytenfunktionsstörungen gemeinsam ist die erhöhte Infektanfälligkeit der betroffenen Patienten.

Hyper-IgE-Syndrom (syn.: Hiob-Syndrom, Buckley-Syndrom)

Das Hyper-IgE-Syndrom (HIES) ist ein seltener Immundefekt, dessen klinische Leitsymptome rezidivierende bakterielle Infekte der Haut (vornehmlich Staphylokokken) und des Respirationstraktes sind. Zudem finden sich Skelett-, Gesichts- und Zahnanomalien. Frauen und Männer sind gleichermaßen betroffen, es wird autosomal-dominant mit inkompletter Penetranz vererbt, sodass sich ein breites Spektrum an Phänotypen findet.

Pathogenese Die Pathogenese für das HIES ist bisher nicht vollständig verstanden. Es wird angenommen, dass sowohl die immunologischen Veränderungen als auch die Skelettanomalien durch eine Dysregulation auf Zytokinebene bedingt sind. HIES-Patienten zeigen neben der überschießenden Produktion an IgE eine defekte Chemotaxis neutrophiler Granulozyten, die eine unterschiedliche Ausprägung bei den einzelnen Patienten hat. Darüber hinaus besteht eine reduzierte Stimulierbarkeit der T-Helferzellen der Klasse 1 (Th1), die vorwiegend Staphylokokkenantigene, nicht aber z. B. Mykobakterien betrifft. Nach dem bisherigen Verständnis erklärt sich der Zusammenhang dieser Phänomene wie folgt:

Die IgE-Synthese wird normalerweise u. a. über die T-Helferzellen reguliert. Dabei stimulieren die von den T-Helferzellen der Klasse 2 (Th2) sezernierten Zytokine IL-4 und IL-13 die IgE-Synthese, während die von Th1 freigesetzten Zytokine INF-γ und IL-12 diese hemmen. Wird nun auf Grund der schwachen

Th1-Antwort zu wenig INF-γ und IL-12 gebildet, gerät dieser regulative Mechanismus aus dem Gleichgewicht und es kommt zu einer überschießenden IgE-Synthese. INF-γ steigert bekanntlich die Aktivität neutrophiler Granulozyten, die eingeschränkte Chemotaxis der Neutrophilen wird daher auf den Mangel an INF-γ zurückgeführt.

Klinik

Hautmanifestationen Infektionen der Haut sind fast regelhaft und manifestieren sich bereits in der Kindheit. Moderate bis schwere, juckende Ekzeme begleiten die Patienten schon im Säuglingsalter. Später finden sich häufig multiple Staphylokokkenabszesse (Furunkulose) insbesondere im Gesicht, die schmerzhaft und überwärmt sind. Gelegentlich finden sich kalte Abszesse, die für die Erkrankung pathognomisch sind. Sie äußern sich als große fluktuierende Schwellungen, die palpatorisch wie ein Tumor oder eine Zyste anmuten können. Sie sind weder warm noch druckschmerzhaft und nicht von lokalen oder systemischen Entzündungszeichen begleitet. Kalte Abszesse entwickeln sich auf Grund der eingeschränkten zellulären Abwehr durch neutrophile Granulozyten. Die Abszesse bergen in der Regel massenhaft S. aureus, allerdings kaum Granulozyten.

Infektionen der Luftwege Infektionen der oberen Luftwege von Patienten mit HIES sind meistens chronisch. Häufige Diagnosen sind Sinusitis, feuchte Otitis media, Otitis externa und Mastoiditis. Am schwerwiegendsten sind die Patienten allerdings von den rezidivierenden Pneumonien betroffen, die häufig Langzeitkomplikationen bedingen. Bei etwa 80% der Patienten finden sich Pneumatozelen, die in der Regel chirurgisch drainiert bzw. entfernt werden müssen. Weitere Komplikationen sind Bronchiektasen und bronchopleurale Fisteln. Der am häufigsten nachgewiesene Keim ist auch hier wieder S. aureus, gefolgt von Haemophilus influenza. Superinfizierte Pneumatozelen hingegen bergen oft **Pseudomonas aeruginosa** und **Aspergillus fumigatus**.

Andere Infektionen Auch andere Infektionen treten auf, so die
- rezidivierende bakterielle Arthritis,
- Staphylokokkenosteomyelitis im Bereich von Frakturen und
- chronische Kandidiasis der Schleimhäute und des Nagelbettes (ca. 80%).

Seltener sind Infektionen mit opportunistischen Keimen wie **Pneumocystis carinii** oder **Cryptococcus neoformans**.

Skelett- und Zahnanomalien Skelettale und faziale Veränderungen definieren die typische Fazies der Patienten mit HIES, die sich durch eine breite Nasenwurzel und eine Prominenz von Maxilla und Jochbein auszeichnet. Kraniosynostosen kommen vor, sind aber eher selten. Osteopenie und Osteoporose bedingen eine erhöhte Frakturanfälligkeit besonders der langen Röhrenknochen, der Rippen und des Beckens. Frakturen treten in jedem Alter auf und sind häufig nur durch Minimaltraumata, z. B. Windelnwechseln oder das Heben eines schwereren Gewichtes ausgelöst. Das Abstoßen der Milchzähne ist bei den Patienten meist verzögert, ebenso wie die Eruption des permanenten Gebisses. Dies führt dazu, dass bei einigen Patienten zeitgleich beide Zahnreihen hintereinander vorhanden sind. Dieses Phänomen geht auf eine verzögerte Resorption der Milchzahnwurzeln zurück.

Diagnose Die Diagnose stellt sich aus der Anamnese, der Familienanamnese, der typischen Klinik und den Laborwerten:
- Erhöhtes Serum IgE: Die Werte überschreiten in der Regel 2000 IE/ml und erreichen teilweise Werte bis 20.000 IE/ml (Normalwert <100 IE/ml);
- Eosinophilie: Häufig findet sich eine begleitende Eosinophilie, die zwei Standardabweichungen über der Norm liegt;
- Granulozytenfunktion: verminderte Chemotaxis.

Therapie Die Therapie des HIES sollte interdisziplinär in Zusammenarbeit mit Pädiatern, Internisten, Dermatologen und Immunologen erfolgen. Eine kurative Therapie steht derzeit nicht zur Verfügung. Die krankheitstypischen Infektionen sollten akut mit Antibiotika behandelt werden, die den vorherrschenden Keim des Syndroms, Staphylococcus aureus, berücksichtigen: Staphylokokkenpenicilline, Aminopenicilline mit Betalaktamasehemmern, Clindamycin, Ciprofloxacin. Patienten profitieren von einer Langzeitprophylaxe mit Staphylokokkenpenicillinen. Darüber hinaus sind ein lebenslanges Monitoring und begleitende supportive Maßnahmen erforderlich. Dazu gehören die sorgfältige Diagnostik und Therapie von Knochenbrüchen und die Entfernung verbleibender Milchzähne.

Evidenz der Therapieempfehlungen		
	Evidenzgrad	Empfehlungsstärke
Hyper-IgE-Syndrom		
Langzeitprophylaxe mit Staphylokokkenpenicillinen	IV	B
IVIG	IV	C

Ausblick In Kasuistiken wurde mehrfach der Vorteil einer hochdosierten Therapie mit Immunglobulinen (IVIG) beschrieben. Der Mechanismus der IVIG-Therapie ist unklar. Unter anderem werden die Blockade von Fc-Rezeptoren immunkompetenter Zellen und die Hemmung proinflammatorischer Enzyme diskutiert. Eine allogene Knochenmarktransplantation könnte kurativ sein existiert allerdings in der bisherigen Literatur nur als Einzelfallbeschreibung.

Chediak-Higashi-Syndrom (CHS)

Das Chediak-Higashi-Syndrom ist eine sehr seltene, autosomal-rezessiv erworbene Erkrankung, die charakterisiert ist durch okulokutanen Albinismus, erhöhte Neigung zu Hämatomen und Blutungen durch eine Thrombozytenfunktionsstörung, eine durch

Neutropenie bedingte erhöhte Infektneigung, eingeschränkte bakterizide und chemotaktische Aktivität der neutrophilen Granulozyten sowie eine abnorme Funktion der natürlichen Killerzellen.

Pathogenese Der genetische Defekt beim CHS bedingt eine abnorme Membranfluidität der Zellen, die zu einer unkontrollierten Fusion der funktionellen Granula der Zellen führt. Dadurch kommt es zu einer Formation von Riesengranula im Zytoplasma, die für die Erkrankung typisch sind. Diese wiederum führt zu charakteristischen Funktionsstörungen der betroffenen Zellen, die dann die typische Klinik der Erkrankung bestimmen.

Neutrophile Granulozyten Die Beeinträchtigung der neutrophilen Granulozyten und die daraus resultierende Klinik ist am schwerwiegendsten beim CHS.

Die progressive Verschmelzung von azurophilen und spezifischen Granula bereits während der Myelopoese führt zur Bildung der typischen Riesengranula. Dies bedingt den **Untergang myeloischer Vorläuferzellen** und somit eine **Neutropenie**. Die wenigen peripheren neutrophilen Granulozyten zeigen eine **gestörte Chemotaxis** und **Degranulation** sowie eine **reduzierte bakterizide Aktivität**. Letztere ist vornehmlich bedingt durch eine verzögerte Fusion der abnormen Granula mit den Phagosomen der Granulozyten, sodass es zu keiner effektiven Abtötung der phagozytierten Mikroorganismen kommt. Ferner sind die Neutrophilen unfähig, hydrolytische Enzyme in ihren Lysosomen zu speichern. Die Expression des iC3b-Rezeptors, der für die Vermittlung der Phagozytose und Chemotaxis von Bedeutung ist, ist im Vergleich mit gesunden Neutrophilen vermindert. Somit besteht eine erhöhte Infektanfälligkeit für die Patienten.

Thrombozyten CHS-Patienten haben eine normale Thrombozytenzahl, aber eine verlängerte Blutungszeit. Letztere ist bedingt durch einen Mangel und einen Defekt der so genannten „dense bodies" (elektronendichte δ-Granula), deren Fähigkeit zu ADP- und Serotoninspeicherung herabgesetzt ist. Dies führt zu einer verminderten Aggregationsfähigkeit der Thrombozyten und somit zu einer erhöhten Blutungsneigung bei den Patienten.

Störungen anderer peripherer Blutzellen Lymphozyten von CHS-Patienten zeigen eine Funktionseinschränkung in der Zytolyse von Tumorzellen. Zudem sind Funktionseinschränkungen für **Monozyten**, **Makrophagen** und natürliche Killerzellen (**NK-Zellen**) beschrieben. Die Funktionsstörungen der NK-Zellen werden neben der Neutrophilendysfunktion v. a. für die hohe Infektanfälligkeit der Patienten verantwortlich gemacht.

Melanozyten In den Melanozyten finden sich riesige Melanosome, die nicht von den Dendriten der Melanozyten zu den Keratinozyten der Umgebung transferiert werden können. Dadurch kommt es zu einer unzureichenden Pigmentierung von Haut und Haaren. Die Melanosomen der Iris, der Retina, des Ziliarkörpers und der Hornhaut des Auges zeigen große Melaninaggregate, deren Pigmente nicht an die Umgebung abgegeben werden können, was ebenfalls zu einer abnormalen Augenpigmentierung und bei vielen Patienten auf Grund der erhöhten Lichtempfindlichkeit der Retina zu einer Photophobie und Nystagmus führt.

Neuronen Der Einschluss zytoplasmatischer Granula in Neuronen bedingt u. a. funktionelle Defekte der Schwann-Zellen und führt zu zentralen und peripheren Neuropathien.

Klinik

Infektionen Bereits im Säuglings- und Kindesalter leiden die Patienten an rezidivierenden Infektionen. Zum Spektrum der typischen Infektionen gehören die periorbitale Zellulitis, Otitis media, Sinusitis, Pneumonien, Pyodermien und Abszesse unterschiedlicher Lokalisation. Die am häufigsten isolierten Organismen sind S. aureus und β-hämolysierende Streptokokken; gramnegative Organismen und Kandidaspezies sowie Aspergillen spielen ebenfalls eine bedeutende Rolle. Die Infektionen sprechen nur zögerlich auf Antibiotika an.

Hauterscheinungen CHS-Patienten zeigen einen partiellen Albinismus. Die Haarfarbe kann variieren (blond bis hellbraun), zeigt aber bei fast allen Patienten im hellen Licht einen metallischen Glanz (Silberglanz). Die Hautfarbe ist milchweiß bis schiefergrau.

Manifestation an den Augen Reduzierte Pigmentierung der Augen, Photophobie und Nystagmus sind die typischen Symptome der Augen beim CHS. Die Sehschärfe ist in der Regel reduziert, das Elektroretinogramm und visuell evozierte Potentiale (EVP) sind pathologisch verändert.

Hämorrhagische Diathese Die durch die defekten Thrombozyten bedingte Koagulopathie der CHS-Patienten äußert sich in einer gesteigerten Neigung zu Hämatomen, Schleimhautblutungen, Epistaxis und Petechien. Die Blutungsneigung beim CHS ist eher mild bis moderat, kann aber schwerwiegender in der so genannten akzelerierten Phase werden (s. unten).

Neurologische Beteiligung Die neurologischen Symptome beim CHS sind sehr variabel. Die folgenden Symptome sind bisher beschrieben worden: zentrale und periphere Neuropathien, Krampfanfälle, autonome Dysfunktionen, Schwäche, sensorische Defizite, Verlust der Eigenreflexe sowie eine Gangunsicherheit, die durch einen breitbeinigen Gang kompensiert wird. Die elektromechanische Kopplung von Nerven und Muskeln ist verlangsamt, EEG und EMG sind pathologisch verändert.

Akzelerierte Phase Etwa 85% der Betroffenen zeigen im Verlauf der Erkrankung ein lymphomähnliches klinisches Bild, das unabhängig vom Alter der Patienten und somit unabhängig von der bestehenden Dauer der Erkrankung auftreten. Die Manifestation der akzelerierten Phase imponiert mit Fieber, Anämie, Neutropenie, gelegentlich Thrombozytopenie, Hepatosplenomegalie, Ikterus und Lymphadenopathie. Auf Grund einer eingeschränkten Leberfunktion kommt es in Kombination mit dem Thrombozytenfunktionsdefekt zu einer schwerwiegenderen Blutungsneigung als im bisherigen Verlauf der Erkrankung. Häufig treten septische Komplikationen auf, die dann ein vollständiges Versagen der Gerinnung verursachen. Die histologischen Befunde der akzelerierten Phase zeigen in den untersuchten Organen eine benigne lymphohistiozytäre Infiltration, die sich deutlich von der typischen Pathologie maligner Lymphome unterscheidet. Dennoch kann die akzelerierte Phase klinisch einen fulminanten Verlauf haben.

Diagnostik Wegweisend für die Diagnose des CHS sind die Anamnese und das klinische Bild der Patienten. Labor:
- Differentialblutbild,
- Gerinnung,
- GOT, GPT, CHE,
- Zytochemie (Nachweis von Riesengranula),
- evtl. Granulozytenfunktionstests (Superoxidfreisetzung ↑, Chemotaxis ↓↓, „Killing" ↓). Bei bekannter Familienanamnese ist die pränatale Diagnostik durch den Nachweis von Riesengranula im fetalen Blut möglich.

Therapie Die Therapie des CHS erfordert vor allem ein interdisziplinäres Management.

Die einzige kurative Therapie ist die Knochenmarktransplantation (KMT). Alle weiteren Therapieansätze sind lediglich symptomatisch. Die Beherrschung der Infektionen und der neurologischen Symptome steht im Vordergrund. Kinder sollten ihre regulären Impfungen nach Plan erhalten, das Ansprechen ist in der Regel gut. Infektionen müssen rechtzeitig möglichst nach Antibiogramm behandelt werden. Das Ansprechen auf die antibiotische Therapie ist oft verzögert, und entsprechend sind längere Therapieintervalle erforderlich. Eine Antibiotikaprophylaxe hat sich nicht als sinnvoll erwiesen. Eine Krampfprophylaxe mit Clonazepam ist hingegen bei Patienten mit Krampfpotential sehr effektiv. Aspirinhaltige Präparate sollten vermieden werden. Bei signifikanten Blutungen sind Thrombozytentransfusionen erforderlich. Die akzelerierte Phase kann durch Chemotherapie (z. B. Cyclophosphamid, Vincristin, Cortison), i.v.-Applikation von Immunglobulinen und Splenektomie nur temporär stabilisiert werden; bei entsprechender Konstitution des Patienten sollte spätestens dann die KMT angestrebt werden.

Evidenz der Therapieempfehlungen

	Evidenzgrad	Empfehlungsstärke
Chediak-Higashi-Syndrom		
KMT (allogene Stammzelltransplantation)	II-b	B

Literatur

Borges WG, Augustine NH, Hill HR (2000) Defective interleukin-12/interferon-gamma pathway in patients with hyperimmunoglobulinemia E syndrome. J Pediatr 136(2): 176–180
Erlewyn-Lajeunesse MD (2000) Hyperimmunoglobulin-E syndrome with recurrent infection: a review of current opinion and treatment. Pediatr Allergy Immunol 11(3): 133–141
Introne W, Boissy RE, Gahl WA (1999) Clinical, molecular, and cell biological aspects of Chediak-Higashi syndrome. Mol Genet Metab 68(2): 283–303
Shemer A, Weiss G, Confino Y, Trau H (2001) The hyper-IgE syndrome. Two cases and review of the literature. Int J Dermatol 40(10): 622–628
Ward DM, Griffiths GM, Stinchcombe JC, Kaplan J (2000) Analysis of the lysosomal storage disease Chediak-Higashi syndrome. Traffic 1(11): 816–822

5.5.4 Agranulozytose
Pia Hartmann

Die Agranulozytose beschreibt eine medikamentös induzierte Zerstörung der Granulozyten, die zu einem zeitlich begrenzten Abfall der Granulozytenzahl unter 500/µl führt. Es handelt sich um ein akut einsetzendes schweres Krankheitsbild mit hohem Fieber, Schleimhautentzündungen und einer Neutropenie, die ursächlich für lebensgefährliche Infektionen sein kann. Die Erythrozyten- und Thrombozytenzahlen im peripheren Blut sind normal.

Epidemiologie Die Agranulozytose ist ein seltenes, aber lebensbedrohliches Krankheitsbild mit einer Inzidenz von großer Streubreite, 2–500 pro 1.000.000 Menschen pro Jahr. Die unterschiedlichen Angaben zur Häufigkeit des Vorkommens der Agranulozytose sind bedingt durch das unterschiedliche Agranulozytoserisiko der im Einzelnen untersuchten Noxen. So hat das Analgetikum Metamizol ein Agranulozytoserisiko von 1:1700.

Ätiologie und Pathogenese Es handelt sich um eine medikamentös-allergische Reaktion. Dabei kommt den Medikamenten in der Pathogenese der Agranulozytose die Rolle eines Haptens zu, das durch die Verbindung mit Plasmaproteinen zum Vollantigen wird. Bei wiederholter Medikamentenzufuhr wird so eine Antikörperbildung induziert. Die Komplexe aus Vollantigen und Antikörper binden an die Oberflächen der Granulozyten und führen unter Komplementaktivierung zu einer Zytolyse. Beispielhaft für die zahlreichen möglichen auslösenden Agenzien sind hier nur einige genannt:
- Analgetika: Metamizol!
- Kardial wirksame Medikamente: Captopril, Methyldopa, Pindolol, Propanolol;
- Antibiotika: Penicilline, Cephalosporine, Clindamycin, Chloramphenicol, Doxycyclin, Isoniazid, Sulfonamide, Cotrimoxazol etc.;
- Thyreostatika: Carbamizol, Thiamazol;
- nichtsteroidale Antiphlogistika: Ibuprofen;
- Thrombozytenaggregationshemmer: Ticlopidin;

- Neuroleptika: Clozapin;
- Antidepressiva: Clomipramin;
- Diuretika: Hydrochlorothiazid, Spironolacton.

Klinik Typisch ist ein plötzlicher Krankheitsbeginn. Die Symptomentwicklung erfolgt rasch innerhalb von wenigen Stunden bis Tagen, wie bei einer schweren Infektionskrankheit. Die Patienten sind schwer krank, sie haben hohes Fieber, Schüttelfrost, häufig eine schmerzhafte Stomatitis und Periodontitis sowie eine Pharyngitis mit Schluckbeschwerden. Die zerstörten Mundschleimhäute sind eine Eintrittspforte für Keime, die auf Grund der fehlenden Granulozyten nicht effektiv bekämpft werden können und deshalb eine lebensgefährliche Sepsis provozieren können.

Diagnostik Die Diagnostik beinhaltet
- Blutbild: Fehlen von Granulozyten im peripheren Blutausstrich und
- Knochenmarkausstrich: Reifungsstörung der Granulozyten, Vorherrschen von Promyelozyten, weitere Vorstufen fehlen. Normale Erythro- und Thrombopoese.

Der teure Nachweis von antineutrophilen Antikörpern ist zur Diagnosefindung meist überflüssig. Abnahme von Blutkulturen bei Fieber.

Therapie Alle bisher applizierten Medikamente sofort absetzen! Behandlung des neutropenischen Fiebers mit Antibiotika: Cephalosporin III + Aminoglykosid, oder Pipril/Combactam, Umstellung der Antibiotika nach Antibiogramm. Der Patient sollte in einem keimarmen Raum behandelt werden. Applikation von G-CSF („granulocyte colony-stimulating factor") 5 µg/kg/Tag s.c., bis die absolute Neutrophilenzahl >1000/µl ist. In besonders schweren Fällen muss die Applikation von G-CSF kontinuierlich über einen Perfusor erfolgen.

Evidenz der Therapieempfehlungen		
	Evidenzgrad	Empfehlungsstärke
Agranulozytose		
Keimarme Räume	IV	C
G-CSF	III	B

Literatur
Beauchesne MF, Shalansky SJ (1999) Nonchemotherapy drug-induced agranulocytosis: a review of 118 patients treated with colony-stimulating factors. Pharmacotherapy 19(3): 299–305

Hughes WT, Armstrong D, Bodey GP et al. (Infectious Diseases Society of America) (1997) 1997 guidelines for the use of antimicrobial agents in neutropenic patients with unexplained fever. Clin Infect Dis 25(3): 551–573

5.5.5 Speicherkrankheiten
Pia Hartmann

Unter dem Begriff „Speicherkrankheiten" werden verschiedene durch Stoffwechselanomalien bedingte Syndrome zusammengefasst, deren gemeinsames Charakteristikum die Anhäufung von Stoffwechselprodukten in den Zellen ist, die dann zu Funktionsstörungen der betroffenen Organe führt.

Morbus Gaucher
Beim M. Gaucher handelt es sich um eine hereditäre Glykolipidspeicherkrankheit, die zur Gruppe der Sphingolipidosen gehört und in dieser Gruppe die höchste Prävalenz hat. Das Vorkommen von M. Gaucher variiert zwischen 1:40.000 (in Zentraleuropa) und 1:200 (in einigen außereuropäischen Ländern, z. B. Israel).

Ätiologie und Pathogenese Ursache ist ein autosomal-rezessiv vererbter Defekt der Glukozerebrosidase, einem Enzym, das für die hydrolytische Spaltung von Glukosylzeramid (Abbauprodukt der Zellmembran) in Glukose und Zeramid verantwortlich ist. Dadurch kommt es zur Anreicherung von Glukosylzeramid in den Lysosomen der Zellen des retikuloendothelialen Systems (RES) von Leber, Milz, Knochenmark, Osteoklasten und seltener auch in Niere, Lunge, Herz, Konjunktiven und Haut. Glukosylzeramid wird fast ausschließlich in Makrophagen gespeichert, die im Verlauf der Erkrankung zu den pathognomischen Gaucher-Zellen anschwellen, die allerdings lichtmikroskopisch nicht von den so genannten Pseudo-Gaucher-Zellen anderer hämatologischer Erkrankungen unterschieden werden können (s. Diagnostik). Über die Zunahme der Zellmasse kommt es zu einer Größenzunahme der Organe, vornehmlich von Leber und Milz, häufig mit den Symptomen der Splenomegalie (Thrombopenie und Anämie).

Bei dem genetischen Defekt handelt es sich entweder um Punktmutationen oder um ein ungleiches „crossing-over" zwischen dem funktionellen Glukozerebrosidasegen und seinem Pseudogen. Zahlreiche unterschiedliche Genotypen sind mittlerweile als ursächlich für den M. Gaucher erfasst, katalogisiert und zu den unterschiedlichen Phänotypen der Erkrankung in Beziehung gesetzt.

Klinik Entsprechend dem Genotyp ist die Restaktivität der Glukozerebrosidase variabel, dies führt zu unterschiedlichen Phänotypen des M. Gaucher. Die bisherige Erkrankung der Gaucherkrankheit umfasste die Typen 1,2 und 3, die sich im Zeitpunkt der Manifestation sowie in der Mitbeteiligung des Gehirns und der Lebenserwartung unterscheiden (Tabelle 5.5-4). Die Trennung nach den Typen wird allerdings zunehmend verlassen, da es Übergangsformen zwischen den drei Typen gibt, die sich dann nicht mehr eindeutig einem Typ zuordnen lassen. Heute spricht man daher von der akut neuropathischen Form (ehemals Typ 2) oder chronischen neuropathischen Verläufen (ehemals Typ 3) sowie von nichtneuropathischen Formen (ehemals Typ 1).

Der nichtneuronopathische M. Gaucher hat einen chronischen Verlauf, der durch Hepatosplenomegalie, hämatologische Veränderungen und Knochenbefall charakterisiert ist. Neurologische Symptome treten nicht auf. Der Zeitpunkt der Erstmanifestation variiert von der frühen Kindheit bis hin zum Erwachsenenalter. Beim M. Gaucher der akuten neuronopathischen Form stehen schwerste neurologische Symptome im Vordergrund, die in der Regel innerhalb der ersten zwei Lebensjahre zum Tode führen. Die neurologischen Symptome bei der chronischen neuronopathischen Form sind milder und von geringerer Progredienz.

Die Leitsymptome des M. Gaucher sind Hepatosplenomegalie, Blutbildveränderungen, Knochen- und Gelenkkomplikationen sowie eine allgemeine Leistungsminderung.

Hepatosplenomegalie Bei den meisten Patienten mit einer nichtneuronopathischen Manifestation tritt durch die Speicherung von Glukosylzeramid schon im Kindesalter eine anfangs meist schmerzlose Splenomegalie auf. Später kann die Milz auf das Zwanzigfache ihrer Normalgröße wachsen. Abdominelle Schmerzen, die nicht selten durch Milzinfarkte bedingt sind, gehören dann zum klinischen Bild. Die Leber überschreitet in der Regel das Zweifache ihrer Normgröße, Leberinsuffizienz oder Zirrhose sind jedoch eher selten.

Hämatologische Veränderungen Gaucher-Patienten zeigen zu Anfang häufig eine milde Anämie und eine Thrombozytopenie <80.000/µl. Mit dem Forschreiten der Erkrankung sind Werte von <20.000/µl keine Seltenheit. Klinisch äußert sich die erhöhte Blutungsneigung durch Petechien, Hämatome, Nasen- und Zahnfleischbluten, aber auch durch lebensgefährliche gastrointestinale oder intrakranielle Blutungen. Bei ausgeprägter Hepatosplenomegalie kann eine Panzytopenie vorliegen, sodass die Patienten zusätzlich ein erhöhtes Infektionsrisiko haben.

Knochenveränderungen Knöcherne Komplikationen werden am häufigsten im distalen Femur und in der proximalen Tibia gefunden. Hier äußern sich auch bevorzugt die unter dem Bild einer akuten, schmerzhaften Entzündung ablaufenden Knochenkrisen im Wachstumsalter der Patienten. Radiologisch lassen sich Verbreiterungen im Metaphysenbereich nachweisen. Spontanfrakturen der Röhrenknochen und Einbrüche von Wirbelkörpern sind häufige Komplikationen. Osteonekrosen befallen meist den Hüftkopf oder den proximalen Humerus.

Manifestiert sich die Erkrankung bereits in der Kindheit, so findet man bei den Patienten oft eine ausgeprägte Wachstumsstörung.

Seltene Organveränderungen Pulmonale Komplikationen sind eher selten, können jedoch zu Lungenfunktionsstörungen und pulmonaler Hypertonie führen. Nur sehr selten treten schwerwiegende Glaskörpertrübungen auf, Pingueculae der Bindehaut (Lidspaltenflecke) sind hingegen typisch, aber harmlos.

Diagnostik Die Diagnose M. Gaucher wird bei entsprechend vorhandener Klinik durch die direkte Messung der β-Glukozerebrosidaseaktivität in Leukozyten und Fibroblasten gesichert. Bei nicht eindeutiger Klinik und lediglich geringer Aktivitätsminderung der β-Glukozerebrosidase können die typischen Gaucher-Zellen zusätzlich elektronenmikroskopisch in Gewebebiopsien z. B. des Knochenmarks nachgewiesen werden. Der genetische Nachweis (DNA-Analyse) hat die höchste Spezifität, ist aber an die bisher beschriebenen Genmutationen gebunden. Mittels der DNA-Analyse lassen sich teilweise auch prognostische Aussagen treffen, so zeigt die homozygote N370S-Mutation oft eine besonders milde Verlaufsform.

Die Kernspintomographie ist die sensitivste Methode, um Knochenveränderungen zu dokumentieren und deren Schweregrad festzulegen.

Zur kompletten Diagnostik gehören auch eine augenärztliche, eine dermatologische sowie eine pulmonologische Untersuchung inklusive Echokardiographie, um seltene Komplikationen wie z. B. die pulmonale Hypertonie nicht zu übersehen.

Tabelle 5.5-4. Klassifikation der Gaucher-Krankheit (mod. nach Mankin et al. 2001 und Niederau 2004)

Einteilung der European Gaucher Society	Nicht neuropathisch	Akut neuropathisch	Chronisch neuropathisch
Klassische Einteilung	Typ 1	Typ 2	Typ 3
Häufigkeit in Mitteleuropa	1:40.000	<1:100.000	<1:100.000
Erstmanifestation	Variabel	3 Monate	Kindheit/Jugend
Fortschreiten	Variabel	Rasch	Variabel
Hepatosplenomegalie	+	+	+
Hämatologische Komplikationen	+	+	+
Skelettale Veränderungen	+	–	++
Hirnschädigung	–	+++	++
Prognose	Variable	Tod = 2 Jahre	Tod 2. bis 4. Dekade
Ethnische Häufung	Ashkenazi-Juden	–	Regional in Schweden
Wirksamkeit der Enzymersatztherapie	Gut wirksam	Unwirksam	Gegen nichtneurologische Folgen wirksam
Wirksamkeit der Substrathemmung	Nachgewiesen	Unklar	Unklar

– Nicht vorhanden, + vorhanden, ++ schwere Veränderungen, +++ sehr schwere Veränderungen.

Außer den beschriebenen Blutbildveränderungen finden sich bei fast allen Patienten Erhöhungen der nicht tartrathemmbaren sauren Phosphatase, des „angiotensin converting enzyme" (ACE), des Lysozyms und des Serumferritins. Diese Parameter stützen die Diagnose und ihre Bestimmung ist im Rahmen des Therapiemonitoring sinnvoll. Das lysosomale Enzym Chitotriosidase, das ebenfalls bei Gaucher-Patienten erhöht ist, korreliert in seinen Plasmaspiegeln gut mit der Gesamtmenge der im Körper gespeicherten Glukozerebroside und ist damit sehr gut zur Verlaufskontrolle geeignet.

Therapie Für die nichtneuronopathische Form des M. Gaucher steht seit 1991 mit einem modifizierten Enzym eine wirksame, intravenöse, lebenslange Therapieform zur Verfügung. Bis vor kurzem noch wurde das Präparat Aglucerase (Ceredase) aus menschlicher Plazenta gewonnen, ist aber nun gentechnisch hergestellt auch in seiner rekombinanten Form verfügbar (Imiglucerase [Cerezyme]). Die Richtlinien für die Enzymdosierung finden sich in Tabelle 5.5-5.

Verlauf und Therapiekontrolle Bei den meisten Patienten mit der nichtneuronopathischen Form des M. Gaucher (Typ 1) steigert sich unter der Enzymersatztherapie die Leistungsfähigkeit bereits nach wenigen Wochen. Die hämatologischen Veränderungen bilden sich in der Regel nach ca. 6 Monaten zurück und sind nach etwa 12–18 Monaten normalisiert. Eine Reduktion von Leber und Milzgröße findet sich ebenfalls bei den meisten Patienten nach 4–6 Monaten. Bei einer massiven Ausgangsgröße kann die Reduktion der Milz allerdings durch eine Fibrosierung des Organs limitiert sein. Bei Kindern zeigt sich unter Therapie meist ein beeindruckender Wachstumsschub, dokumentierbare Verbesserungen der Knochenstruktur lassen sich allerdings erst nach 2–3 Jahren unter Therapie nachweisen. Die Messung des lysosomalen Enzyms Chitotriosidase ist besonders gut geeignet, um den Erfolg der Therapie zu überwachen, da die Höhe dieses Enzyms – insbesondere bei Verlaufsmessungen – gute Informationen über die Gesamtmenge der im Körper gespeicherten Glukozerebroside gibt. Ein Wiederansteigen der Chitotriosidasewerte nach Dosisreduktion geht häufig der klinischen Verschlechterung voraus und muss deshalb Anlass sein, eine Dosiserhöhung zu erwägen. Normalwerte für die Chitotriosidase werden, auch nach langjähriger Therapie, fast nie erreicht.

Seit einiger Zeit ist eine weitere Therapiestrategie für die Gaucher-Krankheit in Erprobung. Dabei soll die Synthese der Glukozerebroside reduziert werden. Glukozerebroside werden mit Hilfe der Glucosylceramidsynthetase synthetisiert. Die Menge dieses Enzyms ist bei Patienten mit Morbus Gaucher normal, da bei ihnen ausschließlich die Menge des abbauenden Enzyms, die Glukozerebrosidase, durch den vererbten Defekt reduziert ist. Durch eine Hemmung der Glukozerebrosidsynthese wird weniger von dieser Substanz gebildet, die anschließend von der Glukozerebrosidase abgebaut werden müsste. Da die Patienten, je nach Ausprägung der Gaucher-Krankheit, noch über eine Restmenge an Glukozerebrosidase verfügen, kann diese ausrei-

Tabelle 5.5-5. Behandlungsempfehlungen für die Enzymersatztherapie (nach Niederau et al.)

Dosis	Indikation
Nicht neuronophatischer Verlauf bei Erwachsenen	
60 IE/kg alle 2 Wochen i.v.	Schwere Skelettkomplikationen sowie massive Hepatosplenomegalie und Panzytopenie
30–40 IE/kg alle 2 Wochen i.v.	Weniger schwere Skelettkomplikationen sowie deutliche Hepatosplenomegalie und Panzytopenie
20 IE/kg alle 2 Wochen i.v.	Hepatosplenomegalie mit Hypersplenismus ohne wesentliche Knochenveränderungen
Stufenweise Dosiserhöhung um 20 IE/kg i.v.	Fehlende Besserung bei Dosierungen unter 60 IE/kg (alle 2 Wochen i.v.) nach 6 Monaten
Stufenweise Dosisreduktion um 10–20 IE/kg i.v.	Nach 12 Monaten bei Patienten ohne schwere Knochenprobleme mit deutlicher Besserung von hämatologischen Veränderungen und Rückgang der Hepatosplenomegalie.
	Bei schweren Knochenkomplikationen erst nach 3–4 Jahren oder noch später, wenn eine Besserung in bildgebenden Verfahren weitere Knochenkomplikation ausschließt
Nicht neuronopathischer Verlauf bei Kindern	
60 IE/kg alle 2 Wochen i.v.	Zur Korrektur der meist ausgeprägten Wachstumsretardierung
Dosisreduktion im Verlauf	Erfolgt indirekt durch die Gewichtszunahme der Kinder, wenn es zu Wachstumsnormalisierung und Besserung der anderen Komplikationen kommt
15–60 IE/kg alle 2 Wochen i.v. als Langzeittherapie	Dauerhafte Therapie, um die erneute Zellbeladung mit Glukozerebrosiden zu verhindern
Akute neuronopathische Form	
Allenfalls niedrigdosiert (z. B. 15 IE/kg alle 2 Wochen i.v)	Lediglich zur Reduktion der viszeralen Symptome, da die Enzymersatztherapie bezüglich der schweren neurologischen Defizite erfolglos bleibt
Chronische neuronopathische Form	
120 IE/kg alle 2 Wochen i.v. als Langzeittherapie	Patienten, die entweder einen entsprechenden Verlauf oder ein Risiko für diese Entwicklung aufweisen (z. B. Homozygote für die Mutation L444P oder 409H)

chen, um die nun in geringerer Menge anfallenden Zerebroside abzubauen. Der in Studien bisher am besten untersuchte Glucosyceramid-Synthase-Hemmstoff ist Miglustat (100 mg Hartkapsel, Zavesca). Die Dosierung von 3-mal 100 mg/Tag führte zu einer Verbesserung der Milz- und Leberbefunde, zur Verbesserung des Blutbildes und zur Senkung der Chitotriosidase-Werte im Blut. Ob Miglustat eine Wirkung auf die Knochenveränderungen beim nichtneuropathischen Typ 1 und auf die neurologischen Komplikationen bei den Typen 2 und 3 besitzt, ist ungeklärt. Der Einsatz von Miglustat ist in Europa nur unter besonderen Auflagen zugelassen. Miglustat darf nur bei erwachsenen Patienten mit leichter und moderater Form des Gaucher-Typs 1 gegeben werden und nur dann, wenn eine Enzymersatztherapie nicht möglich ist. Außerdem sollte Miglustat nur von Ärzten verabreicht werden, die eine ausreichende Erfahrung in der Behandlung der Gaucher-Krankheit haben.

Evidenz der Therapieempfehlungen		
	Evidenzgrad	Empfehlungsstärke
Morbus Gaucher		
Imiglucerase (Cerezyme®)	III	B
Miglustat (Zavesca®)	II-b	B

Literatur

Barranger JA, E O'Rourke (2001) Lessons learned from the development of enzyme therapy for Gaucher disease. J Inherit Metab Dis 24 [Suppl 2]: 89–96; discussion 87–88

Barranger JM, EA Novelli (2001) Gene therapy for lysosomal storage disorders. Expert Opin Biol Ther 1(5): 857–867

Bohm W, Kunz W, Horny HP, Einsele H (2001) Adult Gaucher disease in association with primary malignant bone tumors. Cancer 91(3): 457–462

Cox T, R Lachmann, C Hollak et al. (2000) Novel oral treatment of Gaucher's disease with N-butyldeoxynojirimycin (OGT 918) to decrease substrate biosynthesis. Lancet 355(9214): 1481–1485

Cox TM (2001) Gaucher disease: understanding the molecular pathogenesis of sphingolipidoses. J Inherit Metab Dis 24 [Suppl 2]: 106–121; discussion 187–108

Cox TM, JM Aerts, G Andria et al. (2003) The role of the iminosugar N-butyldeoxynojirimycin (miglustat) in the management of type I (non-neuronopathic) Gaucher disease: a position statement. J Inherit Metab Dis 26(6): 513–526

Hollak CE, M Maas, JM Aerts (2001) Clinically relevant therapeutic endpoints in type I Gaucher disease. J Inherit Metab Dis 24 [Suppl 2]: 97–105; discussion 107–108

Mankin HJ, Rosenthal DI, Xavier R (2001) Gaucher disease. New approaches to an ancient disease. J Bone Joint Surg Am 83-a (5): 748–762

Niederau C (2004) Substrathemmung durch Miglustat. Neue Behandlungsstrategie der Gaucher-Krankheit. Arzneimitteltherapie 22 (5): 136–141

Niederau C, A Rolfs, S vom Dahl et al. (2001) Diagnosis and therapy of Gaucher disease. Current recommendations of German therapy centers in the year 2000. Med Klin 96 (1): 32–39

Platt FM, M Jeyakumar, U Andersson et al. (2001) Inhibition of substrate synthesis as a strategy for glycolipid lysosomal storage disease therapy. J Inherit Metab Dis 24(2): 275–290

5.5.6 Systemische Mastozytosesyndrome
Pia Hartmann

„Mastozytose" ist ein Begriff, der kollektiv für eine Gruppe unterschiedlicher Syndrome verwandt wird, deren gemeinsames Charakteristikum die Akkumulation von Mastzellen in einem oder mehreren Organen ist. Man unterscheidet zwischen kutanen und systemischen Varianten der Mastozytose. Die kutane Form manifestiert sich typischerweise als Urticaria pigmentosa (UP) und hat in der Regel einen benignen Verlauf. Patienten mit UP zeigen keine extrakutanen Mastzellinfiltrationen. Die UP betrifft v. a. Kinder und jüngere Erwachsene, während die systemische Mastozytose (SM oder „systemic mast cell disease", SMCD) unabhängig vom Lebensalter auftritt. Die klinische Heterogenität der SM erschwert ihre Diagnose. Neue Untersuchungen zur Pathogenese der SM versuchen, die klinischen Varianten der SM zu möglicherweise ebenfalls variablen Pathomechanismen in Beziehung zu setzen.

Pathogenese Die Pathogenese der Mastozytose wird bisher nur teilweise verstanden. Mastzellen sind ein normaler Bestandteil des perivaskulären Gewebes. Man findet sie in der Adventitia kleinerer Blutgefäße, im lockeren Bindegewebe und in der Wandung seröser Höhlen. Die in ihrem Zytoplasma vorhandenen Granula enthalten zahlreiche Mediatoren wie Histamin, Serotonin, Heparin und die Serinproteasen Tryptase, Chymase, Kathepepsin G sowie Carboxypeptidase A. Durch Degranulation gelangen die in den Mastzellgranula gespeicherten Mediatoren in das umgebende Gewebe und die Körperflüssigkeiten. Ihre Freisetzung erfolgt entweder abrupt durch die Aktivierung von Rezeptoren der Zelloberfläche, wie beispielsweise dem hochaffinen IgE-Rezeptor (allergische Typ-I-Reaktion), oder kontinuierlich („**piecemeal degranulation**") bei chronischen Entzündungsprozessen sowie durch weitere, bisher nicht vollständig geklärte Mechanismen.

Die Mastozytose zeichnet sich durch eine erhöhte Mastzelldichte im Gewebe bzw. das Vorkommen von Mastzellen in Organen aus, die gewöhnlich frei von Mastzellen sind (z. B. Milz). Die Ursache für diese Mastzellenvermehrung wird heute als klonale Erkrankung der myeloischen Stammzellen verstanden, ähnlich der chronisch myeloischen Leukämie. Humane Mastzellen entwickeln sich aus pluripotenten $CD34^+$-Stammzellen unter Einfluss von SCF („**stem cell factor**"), der den essentiellen Wachstumsfaktor für die Proliferation, die Differenzierung und das Überleben von Mastzellen darstellt. Eine Ursache für die autonome Mastzellproliferation sind Punktmutationen in der m-RNA von c-kit, dem transmembranen Tyrosinkinaserezeptor für SCF. Allerdings weisen nicht alle Patienten mit Mastozytose c-kit-Mutationen auf, was die Hypothese unterstützt, dass die Mastozytose ein heterogenes Syndrom ist, das unterschiedliche Entitäten umfasst.

Klinik und Pathophysiologie
Urticaria pigmentosa (UP) Die UP ist die häufigste kutane Manifestation und die gewöhnliche Erscheinungsform der Masto-

zytose bei Kindern und Erwachsenen. Auf Grund des Alters bei Erstmanifestation kann man das Krankheitsbild in eine Kindheits- und eine Erwachsenenform untergliedern. Die Prognose der beiden Formen ist unterschiedlich. Während bei Kindern der Verlauf durchweg gutartig ist und sich meist mit Erreichen der Pubertät eine spontane Remission einstellt, kann die UP des Erwachsenen, wenn auch nur in seltenen Fällen, in eine systemische Mastozytose (SM) bzw. in eine Mastzellenleukämie übergehen. Typischerweise imponieren die Hauterscheinungen bei der UP als makulopapulöse linsen- bis münzgroße Hautinfiltrate, die schmutziggelb bis bräunlich pigmentiert sind. Nach physikalischen Reizen schwellen die Herde urtikariell an. Bei der seltenen bullösen Form treten nach Reiben an den kutanen Mastozytoseherden Blasen auf. Die dabei freigesetzten Histaminmengen können zu systemischen Reaktionen wie Flush, Pruritus und Abfall des Blutdruckes führen. Sehr seltene Formen der kutanen Mastozytose sind die diffuse kutane Mastozytose (DCM), bei der das gesamte kutane Integument betroffen und entsprechend verdickt ist, und das Mastozytom der Haut, das wie ein tumoröses Infiltrat imponieren kann.

Systemische Mastozytose (SM) Die Heterogenität ihrer klinischen Manifestationen erschwert die Diagnose der systemischen Mastozytose. Eine im Jahr 2001 publizierte Konsensusklassifikation ist hilfreich, um die diversen klinischen Formen der Erkrankung einzuteilen (Tabelle 5.5-6). Dabei wird die Mastozytose entsprechend ihrer klinischen Aggressivität kategorisiert.

Die Symptome der unterschiedlichen klinischen Erscheinungsformen der systemischen Mastozytose sind auf die Mediatoren der Mastzellengranula zurückzuführen, die durch immunologische (z. B. IgE, C5a, SCF) und nichtimmunologische Stimuli (z. B. physikalische Reize, Morphium, Kontrastmittel) freigesetzt werden können. Neben anderen Faktoren werden vor allem Histamin, Prostaglandin D^2 (PGD^2), Heparin und Tryptase freigesetzt, die für die Pathophysiologie der Mastozytose von Bedeutung sind (Tabelle 5.5-7). Mastzellen weisen eine gewisse Organspezifität auf, die unter anderem bedingt, dass die Granula von Lungenmastzellen eine andere Konzentration einzelner Mediatoren freisetzt als Mastzellen des Gastrointestinaltraktes, die z. B. eine PGD^2-Dominanz zeigen. Dies erklärt auch zum Teil die klinische Heterogenität der Mastozytose.

Diagnose Die Diagnose stellt sich anhand des klinischen Bildes und des Nachweises von Mastzelleninfiltraten in den entsprechenden Organbiopsien. Als Indikator für eine erhöhte Mastzellenaktivität ist die Tryptase im Serum und anderen Körperflüssigkeiten auf Grund ihrer längeren Halbwertszeit besser geeignet als Histamin. Bei Patienten mit häufigen, heftigen allergischen Typ-I-Reaktionen kann eine Bestimmung des Basalwertes der Tryptase zur Diagnose einer bisher klinisch nicht erkannten Mastozytose führen.

Therapie Die Therapie der Mastozytose ist symptomatisch, eine Heilung kann nicht erzielt werden, zudem scheint die symptomatische Therapie den Verlauf der Erkrankung nicht zu beeinflussen.

Entsprechend der Heterogenität der Erkrankung ist die Therapie der Mastozytose individuell der Symptomatik des Patienten angepasst. Allgemein ist die Vermeidung von Faktoren, die eine Exazerbation der Erkrankung hervorrufen können, eine wichtige Maßnahme. Einige dieser Faktoren, die angeschuldigt werden, die Ausschüttung von Mastzellenmediatoren zu triggern, und die von Patient zu Patient variieren können, sind in der Übersicht zusammengefasst.

Physikalische und chemische Reize, die eine Exazerbation einer Mastozytose herbeiführen können
- Körperliche Anstrengung
- Physikalische Reize: Hitze, Kälte, Reibung, Sonnenlicht etc.
- Bakterielle Proteine: Protein A, Protein L etc.
- Insektengifte: Bienenstiche
- Biologische Peptide: Quallengifte
- Anaphylatoxine: C3a, C5a, C4a
- Nichtsteroidale Antiphlogistika (NSAID): z. B. Ibuprofen, Diclofenac etc.
- Anästhetika
- Radiokontrastmittel
- Alkohol
- Emotionaler Stress

Epinephrin Dies ist das Mittel der Wahl bei Auftreten eines anaphylaktischen Schocks, der Extremsymptomatik der Mastozytose. Patienten mit Mastozytose, die anamnestisch eine oder mehrere Episoden einer Anaphylaxie aufweisen, sollten prophylaktisch Epinephrinspritzen zur Selbstmedikation bei sich tragen. Letztere Patienten können auch von einer Dauerprophylaxe mit H$_1$- bzw. H$_2$-Blockern profitieren.

Antihistaminika H$_1$-Blocker werden vor allem eingesetzt, um die Hauterscheinungen und den Juckreiz zu lindern. Die meisten Erfahrungen in Europa liegen für Präparate des Wirkstoffes Ketotifen vor, der zu den älteren H$_1$-Blockern zählt und zusätzlich sediderend, aber nicht anticholinerg wirkt. H$_2$-Blocker wie z. B. Ranitidin kommen zum Einsatz bei mastozytoseassoziierten gastroduodenalen Ulzera bzw. zur Prävention der Letzteren. Ihre Dosierung kann entsprechend der Schwere der Symptomatik angepasst werden.

PUVA Orale Therapie mit Methoxypsoralen plus Phototherapie (Ultraviolett A) lindert die Hauterscheinungen der UP wie auch die der systemischen Mastozytose. Unter PUVA nehmen die bekannten Mastzellmediatoren in Blut und Urin nachweislich ab. Der Therapieerfolg nach einem Zyklus PUVA ist jedoch in der Regel durch Rückfälle nach etwa 3–6 Monaten zeitlich begrenzt.

Kortikosteroide Die systemische Verabreichung von Kortikosteroiden führt zu keiner Symptomlinderung bei der kutanen Mastozytose, ganz im Gegensatz zu ihrer topischen Anwendung. Letztere sollte jedoch mit Vorsicht eingesetzt werden, da die häufige,

5.5 Erkrankungen des granulozytären/monozytären Systems

Tabelle 5.5-6. Konsensusklassifikation der systemischen Mastozytose von Valet et al.

Kategorie	Erkrankung	Klinisches Bild	Prognose
1	Kutane Mastozytose: Urticaria pigmentosa (UP), diffuse kutane Mastozytose (DCM), Mastozytom	Siehe Text	Gut, keine eingeschränkte Lebenserwartung
2	Systemische indolente Mastozytose (ISM)	Hämodynamische Instabilität: intermittierendes Flushing und Synkopen, kutane Manifestation mit der typischen Dermatopathologie, die durch eine kutane Mastzellenvermehrung hervorgerufen wird (Urtikaria, Pruritus), Ulcus ventriculi, Ulcus duodeni, Malabsorbtion, Mastzelleninltration des Knochenmarks, Erkrankungen des Skeletts, Frakturen, Hepatosplenomegalie, Lymphadenopathie	Gut, keine eingeschränkte Lebenserwartung
3	Mastozytose in Assoziation mit einer myeloproliferativen oder myelodysplastischen Erkrankung ("associated clonal hematologic non-mast cell lineage disease": AHNMD)	Wie in Kategorie 2: erhöhte Mastzelleninltation in einem oder mehreren Organen mit der entsprechenden Symptomatik, die Hautbeteiligung ist variabel, zusätzlich besteht eine klonale Erkrankung des Knochenmarks (z. B. Leukämie) mit ihrer eigenen Symptomatik, die die Symptome der Mastozytose verstärken kann	Abhängig von der assoziierten Erkrankung des Knochenmarks
4	Aggressive systemische Mastozytose (ASM)	Rapid progressive Erkrankung, die zuerst das Knochenmark befällt, dann den Gastrointestinaltrakt, Leber, Milz und Lymphknoten. Im Gegensatz zu ISM sind die Organfunktionsstörungen bei der ASM schwerwiegender	Eingeschränkte Lebenserwartung
5	Mastzellenleukämie	Primärer leukämischer Prozess mit einer sehr hohen Mastzelleninfiltration des Knochenmarks und des peripheren Blutes. Die übrigen Zellreihen des Knochenmarks sind verdrängt: Panzytopenie assoziiert mit Infekten und Blutungsneigung	Sehr schlecht, trotz aggressiver Chemotherapie

großflächige, topische Anwendung von Kortikosteroiden zur Atrophie der behandelten Hautstellen und zur Nebennierensuppression führen kann. Die systemische Anwendung von Kortikosteroiden kommt hauptsächlich bei aggressiven Formen der systemischen Mastozytose zum Tragen, insbesondere bei Verläufen mit einer schweren Malabsorbtion, mit schwerer Leberbeteiligung (Leberfibrose) und konsekutivem Aszites. Die orale Applikation von 40–60 mg Prednison/Tag führt in der Regel zu einer Symptomlinderung binnen 2–3 Wochen. Nach initialer Besserung der Symptome wird die Prednisondosis schrittweise bis unter die Cushing-Schwellendosis reduziert.

Die Rückkehr des Aszites ist allerdings nur eine Frage der Zeit, sodass Patienten mit schwerster Leberbeteiligung ultimativ eher von einem portokavalen Shunt profitieren.

Nichtsteroidale antiinflammatorische Präparate (NSAID)

Die Anwendung von NSAID zur Behandlung der Mastozytose stellt ein zweischneidiges Schwert dar, da etwa 5% der Mastozytosepatienten eine Hypersensitivität gegen Acetylsalicylsäure (ASA) zeigen. Die Applikation kleinster Dosen von Medikamenten aus der NSAID-Gruppe kann bei diesen Patienten eine gefährliche kardiovaskuläre Reaktion auslösen. Daher muss die Einleitung

Tabelle 5.5-7. Mediatoren der Mastzellengranula und ihre Wirkung

Mediator	Wirkung
Histamin	Über H_1-Rezeptoren: Kontraktion glatter Muskulatur in Darm, Uterus, Bronchien, größeren Gefäßen (>80 µm), Dilatation kleinerer Gefäße (Urtikaria, Flush, RR-Abfall), Endothelkontraktion an Kapillaren und Venolen (Permeabilitätserhöhung), Kontraktion der Koronargefäße. Über H_2-Rezeptoren: Stimulation der Magensaftsekretion (peptische Ulzera), positiv-chronotrope und -inotrope Wirkung auf das Herz (Tachykardie), geringer Effekt auf die Dilatation kleinerer Gefäße und der Koronargefäße
PGD_2	Vasodilatation über Aktivierung der Adenylatzyklase, Bronchodilatation, Zytoprotektion des Magen-Darm-Trakts, reduziert Thrombozytenaggregation, Leukozytenaggregation und T-Zellproliferation
Heparin	Antikoagulatorisch durch Komplexbildung mit AT III, Hemmung der Plättchenfunktion, Erhöhung der Gefäßpermeabilität, lipolytisch durch erhöhte Aktivität der Lipoproteinlipase, Hemmung der Proliferation von Gefäßmuskelzellen
Tryptase	Erhöhung der Durchlässigkeit der Hautkapillaren (Tiermodell), Freisetzung des Anaphylatoxins C3a aus dem Komplementfaktor C3, gerinnungshemmend durch Inaktivierung von Fibrinogen und indirekte Plasminogenaktivierung durch Aktivierung der Prourokinase, Stimulation von IL-8 und ICAM-1, die die Adhäsion und Migration von Neutrophilen und Eosinophilen fördern

einer Therapie mit NSAID unter kontrollierten stationären Bedingungen erfolgen – und auch nur bei Patienten, bei denen die Behandlung mit Maximaldosen von H_1- und H_2- Blockern bereits vorab etabliert wurde. Von der kontinuierlichen Behandlung mit ASA bzw. NSAID profitieren v. a. Patienten, die unter akuten PGD_2- vermittelten vasodilatatorischen Episoden leiden, die sich durch „flushing" und Hypotonie äußern.

Cromoglicinsäure Cromoglicinsäurederivate reduzieren die Hauterscheinungen, den Juckreiz und in einigen Fällen auch die gastrointestinalen Beschwerden bei der systemischen Mastozytose.

Experimentelle Therapieansätze Eine antiproliferative Therapie scheint in Anbetracht des bisherigen Verständnisses der Pathogenese der Mastozytose sinnvoll, insbesondere bei Patienten, die eine hohe Mastzellproliferation aufweisen.

Interferon alpha (INF-α) Interferon alpha (INF-α), ist für seine hemmende Wirkung auf die Myelopoese bekannt. Es wird derzeit als Monotherapie, aber auch in Kombination mit Prednison für die Behandlung der SM eingesetzt. Die Kombinationstherapie erscheint deswegen attraktiv, weil Prednison eine Reihe möglicher Nebenwirkungen des Interferons kontrolliert. Obwohl Ergebnisse kontrollierter großer Studien für die Interferontherapie noch ausstehen, wird sie in Anbetracht der eingeschränkten Therapieoptionen häufig als First-line-Therapie favorisiert.

Zwei weitere Therapieansätze mit dem Purinanalogon Cladribin, Leustatin, und dem Tyrosin-Kinase-Hemmer Imatinib, Glivec, haben für kleine Fallzahlen gute Erfolge in der Therapie der systemischen Mastozytose gezeigt.

Imatinib, Glivec Die Rationale hinter dem Einsatz von Imatinib ist seine Eigenschaft, das es die Rezeptoren des für die systemische Mastozytose pathogenetisch bedeutsamen Enzyms c-kit zu hemmen vermag. Patienten, die eine Mutation des „platelet-derived growth factor-α" (PDGFRA) aufweisen, lokalisiert auf dem Chromosom 4q12 (FIP1L1-PDGFRA-Fusion), sprechen besonders gut auf Imatinib an. Diese Mutation ist häufig mit einer systemischen Mastozytose mit Eosinophilie assoziiert (SMCD-eos). SM-Patienten, die eine markante Eosinophilie zeigen, sollten daher, basierend auf den bisherigen viel versprechenden Ergebnissen für dieses besondere Kollektiv, auf die Mutation FIP1L1-PDGFRA untersucht werden, um eine First-line-Therapie mit Imatinib (100 mg/Tag) zu erwägen.

Cladribin, Leustatin Die Rationale hinter dem Einsatz von Cladribin basiert auf der monozytentoxischen Wirkung der Substanz und Hinweisen darauf, dass Mastzellen und Monozyten die gleichen hämatopoetischen Vorläuferzellen haben. Der bisherige erfolgreiche Einsatz der Substanz beschränkt sich auf einige wenige Fälle. Kontrollierte Studien stehen noch aus.

Evidenz der Therapieempfehlungen

	Evidenzgrad	Empfehlungsstärke
Antihistaminika	III	C
PUVA	III	B
Kortikosteroide	III	B
NSAID	IV	C
Cromoglicinsäure	II-b	B
INF-α	II-b	B
Imatinib, Glivec®	II-b	B
Cladribin, Leustatin®	III	B

Literatur

Elliott MA, Pardanani A, Li CY et al. (2004) Immunophenotypic normalization of aberrant mast cells accompanies histological remission in imatinib-treated patients with eosinophilia-associated mastocytosis. Leukemia 18(5): 1027–1029
Hartmann K, Bruns SB, Henz BM (2001) Mastocytosis: review of clinical and experimental aspects. J Investig Dermatol Symp Proc 6(2): 143–147
Horny HP, Valent P (2001) Diagnosis of mastocytosis: general histopathological aspects, morphological criteria, and immunohistochemical findings. Leuk Res 25(7): 543–551
Ludolph-Hauser D, Rueff F, Sommerhoff CP et al. (1999) Tryptase, a marker for the activation and localization of mast cells. Hautarzt 50(8): 556–561
Marone G, Spadaro G, Granata F et al. (2001) Treatment of mastocytosis: pharmacologic basis and current concepts. Leuk Res 25(7): 583–594
Pardanani A, Elliott M, Reeder T et al. (2003) Imatinib for systemic mast-cell disease. Lancet 362(9383): 535–536
Pardanani A, Ketterling RP, Brockman SR et al. (2003) CHIC2 deletion, a surrogate for FIP1L1-PDGFRA fusion, occurs in systemic mastocytosis associated with eosinophilia and predicts response to imatinib mesylate therapy. Blood 102(9): 3093–3096
Pardanani A, Reeder T, Porrata LF et al. (2003) Imatinib therapy for hypereosinophilic syndrome and other eosinophilic disorders. Blood 101(9): 3391–3397
Pardanani A, Tefferi A (2004) Imatinib targets other than bcr/abl and their clinical relevance in myeloid disorders. Blood 104: 1931–1939
Pardanani A, Tefferi A (2004) Imatinib therapy for hypereosinophilic syndrome and eosinophilia-associated myeloproliferative disorders. Leuk Res 28 [Suppl 1]: 47–52
Tefferi A, Pardanani A (2004) Clinical, genetic, and therapeutic insights into systemic mast cell disease. Curr Opin Hematol 11(1): 58–64
Tefferi A, Pardanani A (2004) Systemic mastocytosis: current concepts and treatment advances. Curr Hematol Rep 3(3): 197–202
Valent P, Horny HP, Escribano L et al. (2001) Diagnostic criteria and classification of mastocytosis: a consensus proposal. Leuk Res 25(7): 603–625

5.5.7 Langerhans-Zellhistiozytose
Peter Staib

Einleitung

Die meisten früher als „retikulohistiozytär" oder Retikulumzellsarkom bezeichneten Erkrankungen konnten mittels molekularbiologischer Methoden inzwischen eindeutig als maligne Lymphome identifiziert werden. Einige Entitäten mit tatsächlich histiozytärem Ursprung werden heute unter dem Oberbegriff der „Langerhans-Zellhistiozytose" (LCH) zusammengefasst.

Die Langerhans-Zellhistiozytose, früher als Histiozytosis X bezeichnet, ist eine seltene, neoplastische Erkrankung des Monozyten-Makrophagen-Systems mit klonaler Proliferation dendritischer Zellen vom Langerhans-Zelltyp.

Die Bezeichnungen eosinophiles Granulom, Hand-Schüller-Christian-Erkrankung und Abt-Letterer-Siwe-Krankheit wurden früher zur Beschreibung verschiedener klinischer Krankheitsbilder bzw. Manifestationsformen der LCH verwendet.

Ätiologie und Pathogenese
Die Inzidenz beträgt ca. 0,2–1,0/100.000 mit Bevorzugung des männlichen Geschlechts (2,1:1), wobei vor allem Kinder betroffen sind. Die Häufigkeit im Erwachsenenalter ist deutlich geringer. Assoziationen mit akuter lymphatischer Leukämie und malignen Lymphomen (NHL und Hodgkin-Lymphom) sind beschrieben worden. Die LCH der Lunge betrifft nahezu ausschließlich Raucher. Die Ätiologie ist unbekannt. Es gibt keine überzeugenden Evidenzen für eine Beteiligung von Viren wie z. B. EBV, Herpes simplex oder CMV.

Bei der LCH handelt es sich um eine klonale Akkumulation und Proliferation abnormer dendritischer Zellen vom Langerhans-Zelltyp. Diese bilden zusammen mit Lymphozyten, Eosinophilen und normalen Histiozyten charakteristische, diffuse oder granulomatöse Infiltrate in verschiedenen Organen mit unterschiedlicher Ausdehnung.

Klinik und Diagnostik
Das klinische Krankheitsbild der LCH ist sehr variabel und reicht von einem lokalisierten Befall eines Organsystems („single system disease") bis zum disseminierten Befall multipler Organe („multisystem disease"; s. folgende Übersicht). Das am häufigsten befallene Organ ist das Skelettsystem (über 80%, vor allem Schädel) in Form von Osteolysen mit entsprechend häufiger Angabe von Schmerzen und Funktionseinschränkungen. Eine Hautbeteiligung findet sich bei ca. 40–60% der Fälle.

Die Symptomatik ist abhängig von Lokalisation und Ausbreitung der Erkrankung. Sie umfasst lokalisierte Schwellungen, Schmerzen, Hautausschläge und Allgemeinsymptome wie Fieber, Unruhe und Gedeihstörungen. Bei disseminierter Erkrankung kann es zur Beteiligung verschiedenster Organe wie z. B. Leber, Lunge, Milz, Knochenmark, Lymphknoten, Schleimhäuten, Weichteilen und ZNS mit entsprechender Symptomatik kommen.

Einteilung der Langerhans-Zellhistiozytose (nach Histiocyte Society)
- Single System Disease
  - Unifokal: isolierte Osteolyse, Hautläsion, solitäre Lymphknotenläsion
  - Multifokal: multiple Osteolysen, Lymphknotenläsionen
- Multi System Disease (disseminiert)
- Beteiligung von 2 oder mehr Organen/Systemen
  - High Risk: Beteiligung bzw. Dysfunktion von Risikoorganen: Leber, Milz, Lunge, Knochenmark
  - Low Risk: ohne Risikoorganbeteiligung bzw. -dysfunktion

Bei lokalisierter Krankheitsmanifestation („single system disease") wird zwischen unifokalem und multifokalem Befall eines Organsystems unterschieden. Dieses Stadium entspricht der früheren Bezeichnung des „eosinophilen Granuloms". Bei Multiorganbeteiligung („multisystem disease") entspricht die Trias Diabetes insipidus, Exophthalmus und multiple osteolytische Knochenherde dem klinischen Bild der „Hand-Schüller-Christian-Krankheit". Die „Abt-Letterer-Siwe-Erkrankung" stellt dagegen ein schweres Krankheitsbild meist im Säuglingsalter bis 2 Jahre mit generalisierter Organinfiltration und Organfunktionsstörung dar.

Durch Entnahme einer Biopsie aus einer entsprechenden Läsion ist eine definitive Diagnose anzustreben. Diagnostisch entscheidend ist der histologische Nachweis von Langerhans-Zellen, umgeben von Eosinophilen, Histiozyten, Neutrophilen und kleinen Lymphozyten. Je nach Verlauf besteht eine variable Fibrosierung. Gesichert wird die Diagnose durch den immunhistochemischen Nachweis von CD1a, S-100-Protein sowie dem elektronenmikroskopischen Nachweis sog. Birbeck-Granula im Zytoplasma der Langerhans-Zellen.

Die weitere Diagnostik dient dem Staging und der Erfassung von Organfunktionsstörungen. Sie umfasst umfangreiche Laboruntersuchungen mit Kontrolle von Blutbild, Leberwerten, Retentionswerten, Gerinnungsstatus und Urinstatus. Als Basisuntersuchungen der Bildgebung sind Röntgenuntersuchungen des Thorax und des Skelettsystems sowie eine Sonographie des Abdomens durchzuführen. Je nach Ergebnis bzw. eines mutmaßlichen Organbefalls schließen sich weitere spezielle Untersuchungen an, wie z. B. Computer- oder Magnetresonanztomographie des Schädels, Knochenmark-, Leberbiopsie, Lungenfunktionstest u. a.

Therapie
Die Therapie erfolgt stadienabhängig. Bei lokalisierter LCH sind lokale Therapiemodalitäten meistens ausreichend, ggf. kann auch der Spontanverlauf abgewartet werden. Bei disseminierter Erkrankung hat sich eine systemische Therapie mit Kortikosteroiden, kombiniert mit Zytostatika, als wirksam erwiesen.

Lokalmaßnahmen Bei isoliertem Hautbefall kommen topische Steroide zur Anwendung. Ein isolierter Lymphknotenbefall sollte möglichst chirurgisch saniert werden. Bei solitären Knochenherden ist die chirurgische Kürettage vor der intraläsionalen Applikation von Kortikosteroiden (40–200 mg Depot Methylprednisolon) zu bevorzugen. Nur bei kritischer Lokalisation (z. B. Schädelbasis) sollte auf eine niedrig dosierte Strahlentherapie (6–10 Gy) ausgewichen werden. Bei Diabetes insipidus ist von einer Bestrahlung der Hypophyse abzuraten (hohe Komplikationsrate, nicht ausreichend belegte Wirksamkeit).

Systemische Therapie Bei multifokalem Befall, insbesondere des Knochens, und Multisystemerkrankung kann die Kombination von Kortikosteroiden und Vinblastin über 6–12 Monate in Abhängigkeit des Rückfallrisikos als Standardtherapie empfohlen werden. Die Ansprechrate mit dieser Therapie beträgt 65–90%. Grundsätzlich sollte die Behandlung im Rahmen einer klinischen Studie angestrebt werden, wobei hier auf die internationale, multizentrische, prospektiv randomisierte Studie der „Histiocyte Society" (LCH-III-Studie) unter der Leitung von Prof. Gadner (St. Anna Kinderhospital, Wien, Tel.: 0043/1/40170-250) hingewiesen wird.

Die Initialbehandlung besteht aus 40 mg Prednisolon/m^2 pro Tag p.o., verteilt auf 3 Dosen kombiniert mit wöchentlicher Vinblastingabe (6 mg/m^2/Woche i.v. Bolus) für insgesamt 6 Wochen. Prednisolon wird ab Woche 5 ausgeschlichen bis Ende der 6. Woche. Bei nicht ausreichendem Ansprechen kann ein zweiter Kurs direkt angeschlossen werden. Nach der Initialbehandlung folgt eine Dauertherapie, bestehend aus 6-Mercaptupurin (50 mg/m^2/Tag p.o.) sowie dreiwöchentlichen Intensivierungspulsen mit Vinblastin (6 mg/m^2 i.v. Bolus) und Prednisolon (40 mg/m^2/Tag p.o. für 5 Tage). Die Gesamttherapiedauer beträgt bei multifokalem Befall („single system disease") 6 Monate, bei disseminierter Erkrankung („multisystem disease") 12 Monate.

Die zusätzliche Gabe einer dritten Substanz, insbesondere Etoposid (LCH-II-Studie), hat sich in Studien bisher nicht als effizienter erwiesen. Derzeit wird klinisch geprüft, ob die Therapieergebnisse bei Hochrisikopatienten (Beteiligung von Leber, Milz, Lunge und/oder Knochenmark) durch Ergänzung der Standardkombination mit Methotrexat verbessert werden können (LCH-III-Studie).

Im Rückfall bzw. bei Reaktivierung sind oft die gleichen, initial verwendeten Medikamente erneut wirksam. Bei therapierefraktärer Situation stehen andere, zumeist experimentelle Behandlungsansätze zur Verfügung. Neben der kombinierten Immunsuppression wie bei aplastischer Anämie (s. dort) zeigten auch Substanzen wie Cyclosporin A, α-Interferon, Indomethacin, monoklonale Antikörper (gegen CD1a) oder die allogene Stammzelltransplantation eine Wirksamkeit. Auf Grund mangelnder prospektiver Studien kann der Stellenwert der verschiedenen Konzepte nicht eindeutig eingeschätzt werden, sodass die Auswahl des jeweiligen Therapiekonzeptes in dieser Situation immer eine Einzelfallentscheidung darstellt. Als Salvage-Therapie wird derzeit von der Histiocyte Society eine Monotherapie mit 2-Chlordeoxyadenosin (Cladribin, 2-CDA) empfohlen.

Prognose Der Krankheitsverlauf ist oft nicht einzuschätzen. Er kann akut, subakut oder chronisch verlaufen. Progressive und stabile Verläufe sind ebenso möglich wie rezidivierende Formen und spontane Regressionen.

Bei lokalisierter LCH ist die Prognose sehr gut mit nahezu 100%igem Überleben. Bei disseminierter Erkrankung sind Faktoren wie Alter unter zwei Jahren, eine hohe Anzahl betroffener Organe, insbesondere von Leber, Milz, Lunge und Knochenmark, sowie Organdysfunktionen prognostisch sehr ungünstig. Mehr als 50% der Patienten unter zwei Jahren oder über 60 Jahren mit Nachweis von Organdysfunktionen versterben.

Bei Multisystemerkrankung kommt es unter der o. g. Therapie in 30–70% der Fälle zu Reaktivierungen der Erkrankung. Prognostisch günstig ist ein gutes Ansprechen auf die systemische Therapie in den ersten 6–12 Wochen. Ohne initiales Ansprechen (ca. 20%) ist der weitere Verlauf meist fatal.

Bei chronisch rezidivierendem Verlauf beträgt die Rate an bleibenden Spätfolgen 30–50%. Es handelt sich dabei hauptsächlich um orthopädische Beeinträchtigungen, Hörstörungen und Diabetes insipidus, gefolgt von neuroendokrinologischen, neuropsychologischen und neurologischen Defektzuständen. Weitere Spätkomplikationen stellen Organfibrosierungen v. a. von Lunge und Leber (Leberzirrhose) dar (Tabelle 5.5-8).

Tabelle 5.5-8. Komplikationen und Spätfolgen

Komplikation	Häufigkeit
Orthopädische Folgen Frakturen Knochendeformationen Wachstumsstörungen Hörstörungen ZNS-Folgen	Häufig
Diabetes insipidus neuroendokrinologische Störungen neuropsychologische Störungen neurologische Störungen Organfibrosen Lungenfibrose Leberzirrhose	Eher seltener

Evidenz der Therapieempfehlungen		
	Evidenzgrad	Empfehlungsstärke
Lokalmaßnahmen	II-b	C
Systemische Therapie		
Steroide + Vinblastin	I-b	A
Erhaltungstherapie 6–12 Mo.	I-b	A
Immunsuppression (z. B. ATG, Cyclosporin A); α-Interferon, Indomethacin; Monoklonale Aks; 2-Chlordeoxyadenosin; allogene SCTx	IV	C

ATG Antithymozytenglobulin,
SCTx Stammzelltransplantation

Literatur

Gadner H (1999) Langerhans' cell histiocytosis – still an unsolved problem. Ped Hematol Oncol 16: 1–5

Minkov M, Grois N, Heitger A, Potschger U, Westermeier T, Gadner H (2000) Treatment of multisystem Langerhans cell histiocytosis. Results of DAL-HX 83 and DAL-HX 90 studies. DAL-HX Study Group. Klin Padiatr 214 (4): 139–144

Gadner H, Grois N, Arico M and the Histiocyte Society (2001) A randomised trial of treatment for multisystem Langerhans' cell histiocytosis. J Pediatr 138 (5): 728–734

Histiocyte Society (2001) LCH-III, treatment protocol of the third international study for Langerhans cell histiocytosis.

5.6 Erkrankungen des lymphatischen Systems

Markus Sieber, Jürgen Wolf, Volker Diehl, Marcel Reiser, Andreas Engert und Dimitris Voliotis

5.6.1 Hodgkin-Lymphome
Markus Sieber, Karolin Behringer und Volker Diehl

Einleitung

Die Hodgkin-Lymphome sind maligne Erkrankungen des lymphatischen Systems unbekannter Ätiologie. Die Inzidenz der Erkrankung wird in Deutschland mit 2,5 Erkrankungen/100.000 pro Jahr für Frauen und ca. 3 Erkrankungen/100.000 pro Jahr für Männer angegeben. Über viele Jahre wurde eine bimodale Altersverteilung beschrieben, mit einem ersten Gipfel im 3. Lebensjahrzehnt und einem zweiten, kleineren Gipfel um das 6. Lebensjahrzehnt. Neueste Untersuchungen hingegen stellen den zweiten Altersgipfel in Frage. Dieser könne durch Fehldiagnosen von Non-Hodgkin-Lymphomen verursacht worden sein.

Die Erkrankungen sind histologisch durch den Nachweis charakteristischer Tumorzellen (Hodgkin- und Reed-Sternberg-Zellen) definiert. Klinisch wichtigstes Symptom ist die schmerzlose Lymphknotenschwellung. Unbehandelt verlaufen die Hodgkin-Lymphome im Allgemeinen tödlich, bei allerdings sehr unterschiedlich aggressivem Spontanverlauf. Mit einer adäquaten Therapie können heute annähernd 90% aller Patienten geheilt werden.

Ätiologie und Pathogenese

Die Pathogenese der Hodgkin-Lymphome und die Herkunft der charakteristischen Hodgkin-Reed-Sternberg Zellen, die im befallenen Gewebe nur <1% aller Zellen innerhalb eines gemischten zellulären Infiltrates ausmachen, war lange Zeit unklar. Erst in jüngster Zeit konnte auf Grund des Nachweises identischer mutierter Immunglobulinumlagerungen in einzelnen Hodgkin-Reed-Sternberg-Zellen gezeigt werden, dass diese Zellen in der Regel von Keimzentrum-B-Zellen abstammen. In einigen wenigen Fällen können die Tumorzellen der klassischen Hodgkin-Lymphome auch von T-Zellen abstammen. Die Ereignisse, die zur malignen Entartung der Zellen führen, sind noch wenig verstanden. Neben einer Rolle von EBV in etwa der Hälfte der Fälle treten in einigen Fällen der klassischen Hodgkin-Lymphome Mutationen des Inhibitors des nukleären Faktors (NF) κB (IκBα) auf. Beide Befunde deuten auf eine wichtige Rolle für eine konstitutive Expression des antiapoptotisch wirkenden NFκB für das Überleben der Hodgkin-Reed-Sternberg-Zellen hin. Für die Prozesse, die zur Bildung des zellulären Infiltrats bei den Hodgkin-Lymphomen führen, ist die Sezernierung einer Reihe von Zytokinen von großer Bedeutung. Das Chemokin TARC scheint besonders bei der Attraktion von T-Helfer-Zellen in das Tumorgewebe eine große Rolle zu spielen. Es ist anzunehmen, dass die Interaktion der Hodgkin-Reed-Sternberg-Zellen mit den anderen Zellen im Gewebe wichtig ist für ihr Überleben und ihre Proliferation.

Histologische Klassifikation

Auf Grund neuerer molekularpathologischer, immunhistologischer und klinischer Untersuchungen wurde die jahrzehntelang gebräuchliche Rye-Klassifikation des Morbus Hodgkin durch die REAL- (revidierte europäisch-amerikanische Lymphom-)Klassifikation abgelöst. Die in der REAL-Klassifikation vorgeschlagene Unterteilung des Morbus Hodgkin in eine klassische Form und eine lymphozytenprädominante Form wurde in die allgemein akzeptierte WHO-Klassifikation übernommen (s. Übersicht).

> **WHO-Klassifikation der Hodgkin-Lymphome:**
> - Lymphozytenprädominantes Hodgkin-Lymphom (ca. 2–3%) = noduläres Paragranulom
> - Klassisches Hodgkin-Lymphom
>   – Nodulär-sklerosierender Typ (ca. 65–70%)
>   – Mischtyp (ca. 25%)
>   – Lymphozytenarmer Typ (ca. 0,8–1%)
>   – Lymphozytenreiches klassisches Hodgkin-Lymphom (ca. 65–70%)

Die Hodgkin-Lymphome vom nodulär-sklerosierenden Typ, der gemischten Zellularität und der lymphozytären Verarmung werden auf Grund eines ähnlichen Phänotyps der Tumorzellen (CD30+, CD15+, EBV-/+, J-Kette-) sowie wegen eines ähnlichen klinischen Verhaltens unter dem Begriff klassisches Hodgkin-Lymphom zusammengefasst. Von diesen Typen wird das lymphozytenprädominante Hodgkin-Lymphom klinisch und immunphänotypisch (CD20+, J-Kette+, CD30-, CD15-, EBV-) unterschieden und als eigene Entität innerhalb der Hodgkin-Lymphome ausgewiesen. Die lymphozytenreiche Variante des klassischen Hodgkin-Lymphoms weist histologisch viele Gemeinsamkeiten mit dem lymphozytenprädominanten Hodgkin-Lymphom auf. Es unterscheidet sich allerdings vom lymphozytenprädominanten Hodgkin-Lymphom durch den Phänotyp der Tumorzellen, die dem des klassischen Hodgkin-Lymphoms entspricht.

Stadieneinteilung

Die therapeutische Strategie bei Hodgkin-Lymphomen ist in erster Linie vom Ausbreitungsgrad der Erkrankung abhängig. Daher ist eine exakte Stadieneinteilung Voraussetzung. In der bereits 1971 erarbeiteten und heute noch gebräuchlichen Einteilung nach Ann-Arbor wird zwischen der klinischen Stadieneinteilung (CS) und einer nach diagnostischer Laparotomie durchgeführten pathologischen Stadieneinteilung (PS) unterschieden (s. Übersicht).

Die **klinische Stadieneinteilung (CS)** beruht auf der Anamnese, den Ergebnissen klinischer und bildgebender Untersuchungsverfahren einschließlich der Knochenmarkbiopsie und evtl. der Leberbiopsie.

Die **pathologisch anatomische Stadieneinteilung (PS)** stützt sich auf die Ergebnisse einer zusätzlich durchgeführten diagnostischen Laparotomie mit Splenektomie.

In der heutigen Zeit haben die pathologische Stadieneinteilung (durch den Fortschritt in der bildgebenden Diagnostik), die Identifizierung von weiteren (stadienunabhängigen) prognostischen Faktoren sowie die Entwicklung neuer therapeutischer Strategien an Bedeutung verloren. Die Durchführung einer pathologischen Stadieneinteilung wird nicht mehr allgemein empfohlen. Sie ist nur noch dann indiziert, wenn auf Grund der bildgebenden Diagnostik ein unklarer abdomineller Befund erhoben wird, dessen Abklärung ggf. die therapeutische Strategie beeinflussen würde.

Stadieneinteilung nach Ann-Arbor

- **Stadium I:** Befall einer einzigen Lymphknotenregion (I/N) oder Vorliegen eines einzigen oder lokalisierten extranodalen Herdes (I/E)
- **Stadium II:** Befall von 2 oder mehr Lymphknotenregionen auf einer Seite des Zwerchfells (II/N) oder Vorliegen lokalisierter extranodaler Herde und Befall einer oder mehrerer Lymphknotenregionen auf einer Seite des Zwerchfells (II/E)
- **Stadium III:** Befall von 2 oder mehr Lymphknotenregionen auf beiden Seiten des Zwerchfells (III/N) oder Befall von lokalisierten extranodalen Herden und Befall mit Lymphknotenbefall, sodass ein Befall auf beiden Seiten des Zwerchfells vorliegt (III/E)
- **Stadium IV:** disseminierter Befall einer oder mehrerer extralymphatischer Organe mit oder ohne Befall von Lymphknoten
- Zum **lymphatischen Gewebe** gehören: Lymphknoten, Milz, Thymus, Waldeyer-Rachenring, Appendix

Abkürzerklärung: *CS* klinische Stadieneinteilung, *PS* pathologische Stadieneinteilung nach diagnostischer Laparotomie, *N* Lymphknoten, *E* extranodaler Herd, *H* Leber, *S* Milz, *L* Lunge, *M* Knochenmark, *D* Haut, *P* Pleura

- Die Stadien I bis IV erhalten den Zusatz B, wenn ein oder mehrere der folgenden **Allgemeinsymptome** vorliegen, und den Zusatz A, falls diese fehlen. Die sog. B-Symptome:
    - Unerklärbarer Gewichtsverlust von mehr als 10% des Körpergewichts in den vorangegangenen 6 Monaten
    - Ungeklärtes Fieber über 38 °C
    - Nachtschweiß

Klinik und Diagnostik

Führendes Symptom der Hodgkin-Lymphome sind schmerzlose Lymphknotenschwellungen, die am häufigsten zervikal, aber auch in allen anderen Lymphknotenregionen auftreten können. Die Lymphknotenschwellungen können sehr groß bis „monströs" werden und dann durch Kapselspannung oder Druck auf Nerven schmerzhaft werden. Häufig besteht eine unspezifische Symptomatik mit Leistungsknick, Müdigkeit und Juckreiz, der sehr ausgeprägt sein kann und dann zu erheblichen Kratzverletzungen führt. Von einer sog. B-Symptomatik spricht man, wenn zumindest eines der folgenden Symptome vorliegt:

— Unerklärbarer Gewichtsverlust von mehr als 10% des Körpergewichts in den vorangegangenen 6 Monaten.
— Ungeklärtes Fieber über 38 °C.
— Nachtschweiß (der zum Wechsel der Schlafwäsche führt).

Weitere Symptome können in Abhängigkeit der Lymphommanifestation auftreten (z. B. obere Einflussstauung bei großem Mediastinaltumor, ausgeprägte Anämie bei Knochenmarkbefall, Husten und Dyspnoe bei pulmonalem Befall, Knochenschmerzen bei ossärem Befall).

Die Diagnose eines Hodgkin-Lymphoms erfolgt ausschließlich durch den histomorphologischen Nachweis von Hodgkin- und Reed-Sternberg-Zellen aus einer großzügigen (möglichst exzisionalen) Lymphknotenbiopsie durch einen in der Lymphknotendiagnostik erfahrenen Pathologen.

Die Differentialdiagnosen der Hodgkin-Lymphome umfassen vor allem Erkrankungen, die mit Lymphknotenschwellungen einhergehen. Ein Überblick zur Differentialdiagnose ist in Tabelle 5.6-1 gegeben.

Staginguntersuchungen und Untersuchungen zur Beurteilung von therapiebedingten Toxizitäten.

- Staginguntersuchungen
    - Anamnese
    - Körperliche Untersuchung
    - Labordiagnostik
    - Röntgenthorax
    - CT-Hals
    - CT-Thorax
    - CT-Abdomen
    - Abdominalsonographie
    - Knochenmarkhistologie
    - Knochenmark-/Skelettszintigramm
- In besonderen klinischen Situationen
    - Diagnostische Laparotomie
    - Leberbiopsie
    - PET oder Galliumszintigramm
- Toxizitätsuntersuchungen
    - EKG
    - Echokardiographie
    - Lungenfunktion
    - TSH
    - Bei Frauen: Zyklusanamnese
    - Ggf. Östradiol, Progesteron im Serum
    - Bei Männern: Spermiogramm, Testosteron im Serum

Die für die Wahl der Therapie entscheidende exakte Stadieneinteilung und die Erhebung weiterer prognostischer Faktoren erfolgt auf Grund der Ergebnisse der Untersuchungen zur Stadieneinteilung (s. Übersicht, oben). Wesentlich ist eine genaue Anamnese zur Erfassung einer evtl. vorliegenden B-Symptomatik und eine eingehende körperliche Untersuchung mit Palpation möglicher Lymphome in allen peripher zugänglichen Lymphknotenregionen. Die Computertomographie von Hals, Thorax und Abdomen stellt die Standarduntersuchung zur genauen Diagnostik von Lymphomen und Organbefällen thorakal und abdominell dar. Auf die initiale Durchführung einer konventionellen Thoraxröntgenuntersuchung und einer Sonographie vom Abdomen sollte jedoch nicht verzichtet werden, da hiermit relativ gute und wenig belastende Verlaufsbeurteilungen möglich sind. Ossäre Manifestationen werden mit der Skelettszintigraphie erfasst. Bei entsprechend verdächtigen ossären Befunden sollte die Diagnostik durch konventionelle Röntgenuntersuchungen und ggf. durch eine Kernspinuntersuchung ergänzt werden. Eine disseminierte Knochenmark-

Tabelle 5.6-1. Differentialdiagnosen der Hodgkin-Lymphome

Differentialdiagnose	Maßnahme zum Ausschluss
Non-Hodgkin-Lymphom	Histologie
Bakterielle Infekte	
Lymphknoten-Tuberkulose	Histologie, Mikrobiologie
Virusinfekte	
Mononukleose	Serologie
HIV	Serologie
Parasiten	
Toxoplasmose	Serologie
Sarkoidose	Histologie, Klinik, Labor
Lymphknotenmetastasen	Histologie

infiltration wird durch Knochenmarkbiopsie aus dem hinteren Beckenkamm ausgeschlossen.

Therapie und Prognose

Hodgkin-Lymphome sind sehr chemo- und strahlentherapiesensibel, sodass annähernd 90% aller Patienten im Erwachsenenalter mit einer adäquaten Therapie geheilt werden können. Heutzutage werden beide Modalitäten – Chemotherapie und Strahlentherapie – bei den meisten Patienten kombiniert eingesetzt. Jeder Patient sollte, wenn möglich, innerhalb einer kontrollierten Therapiestudie behandelt werden. Eine Übersicht über das therapeutische Vorgehen, wie es aktuell von der „Deutschen Hodgkin-Lymphom Studiengruppe" empfohlen wird, zeigt Abb. 5.6-1.

Durchführung der Therapie

Chemotherapie Unter kurativer Intention wird eine anthrazyklinhaltige Polychemotherapie durchgeführt. Eine Monotherapie ist nur in palliativer Situation gerechtfertigt.

Die Chemotherapie sollte möglichst mit der vollen Dosis und innerhalb des vorgesehenen Zeitraumes durchgeführt werden. Unvermeidliche Dosisreduktionen und zeitliche Verzögerungen infolge von Therapienebenwirkungen sollen möglichst gering gehalten werden. Falls nach zwei Zyklen Chemotherapie kein Ansprechen oder ein Progress zu beobachten ist, ist ein früher Wechsel auf eine intensivere Behandlung angezeigt, Hochdosischemotherapie mit Stammzellsupport.

Bei Ansprechen ist die Dauer der Chemotherapie, abhängig von der Therapiestrategie, in erster Linie durch das Erkrankungsstadium bestimmt. In den fortgeschrittenen Stadien werden in der Regel acht Zyklen Chemotherapie gegeben. Vorzeitige Beendigung der Therapie unmittelbar nach Erreichen der kompletten Remission führt zu einer höheren Rezidivrate. Wird auch nach acht Zyklen keine komplette Remission erzielt, so kann bei persistierendem nodalen Befall (Resttumor) eine lokale Strahlentherapie folgen. Bei persistierendem diffusen oder Organbefall sollte nach vorangegangener Biopsie und Sicherung der Diagnose eine Salvage-Chemotherapie folgen, Hochdosischemotherapie mit Stammzellsupport.

Aktuell soll der Stellenwert der FDG-PET-Untersuchung bezüglich der Unterscheidung zwischen residualen, narbigen Veränderungen und aktivem Lymphomgewebe nach intensiver Polychemotherapie geklärt werden (HD-15-Studie der DHSG).

In den frühen und mittleren Stadien werden in der Regel weniger Zyklen Chemotherapie verabreicht. Insbesondere im kombinierten Behandlungsansatz, wenn nachfolgend eine „Involved-field-Bestrahlung" durchgeführt wird, sind zwei Zyklen (frühe Stadien) oder vier Zyklen (mittlere Stadien) der aktuelle Standard.

Strahlentherapie Voraussetzung für eine kurativ ausgerichtete Strahlentherapie ist die Einstrahlung tumorizider Dosen in Megavolttechnik mit geeigneten Therapiegeräten (z. B. Linearbeschleuniger), die eine homogene Durchstrahlung mit exakter Begrenzung der Strahlenfelder bei akzeptabler Hautbelastung ermöglichen. Die alleinige Strahlentherapie wird heute nur noch in besonderen Fällen (Kontraindikation gegen eine Chemotherapie) durchgeführt.

Bei alleiniger Strahlentherapie liegt das Optimum der Dosis-Wirkungs-Beziehung für den klinisch manifesten Befall bei 35–40 Gy. Die lokale Rezidivrate in diesem Dosisbereich beträgt <5%. Im kombinierten Therapieansatz sind nach vorausgegange-

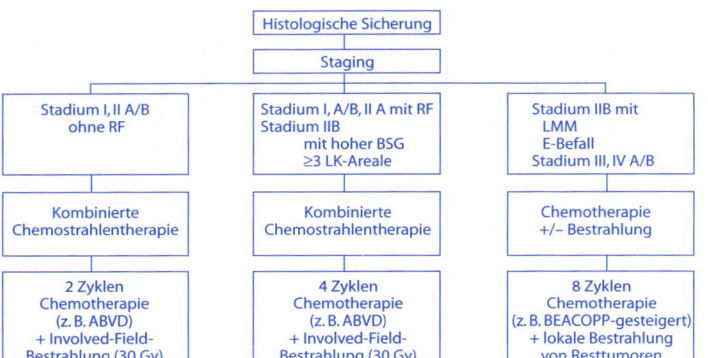

Abb. 5.6-1. Therapeutisches Vorgehen bei Hodgkin-Lymphomen entsprechend den Empfehlungen der Deutschen Hodgkin-Lymphom Studiengruppe. *RF* Risikofaktoren, *LK-Areale* Lymphknotenareale, *BSG* Blutsenkungsgeschwindigkeit, *LMM* großer Mediastinaltumor, *E-Befall* Extranodalbefall

ner Chemotherapie niedrigere Strahlendosen für eine ausreichende lokale Tumorkontrolle erforderlich (20–30 Gy).

Die moderne Strahlentherapie beinhaltet eine computertomographisch gesteuerte Planung, Dosiskalkulation, Simulation und Messung sowie regelmäßige Feldkontrollaufnahmen. Strahlensensible Organe (Lunge, Herz, Rückenmark) müssen durch individuell angepasste Bleiblöcke geschützt werden. Die Pause nach vorausgegangener Chemotherapie sollte auf maximal 6–8 Wochen begrenzt sein. Die Einzeldosis sollte 1,8–2,0 Gy und die wöchentliche Dosis 9–10 Gy betragen.

Kombinierte Chemo- und Radiotherapie Häufiger wird heute die Strahlentherapie in Kombination mit einer Chemotherapie eingesetzt. Im Rahmen dieser Kombinationsbehandlungen erfolgt die Bestrahlung aller klinisch manifesten Befälle (**Involved Field**) unter Aussparung der angrenzenden Regionen, oder es werden konsolidierend ausgesuchte Tumorlokalisationen (z. B. Resttumoren) nach ausgedehnterer Chemotherapie bestrahlt.

Therapiestrategie nach Prognose Hinsichtlich der Prognose lassen sich drei Gruppen von Patienten unterscheiden. Diese sind in erster Linie durch das Erkrankungsstadium, aber zudem auch durch sog. Risikofaktoren definiert (Abb. 5.6-2). Es wird unterschieden:
- eine günstige Prognosegruppe (Stadien I und II ohne Risikofaktoren);
- eine intermediäre Prognosegruppe (Stadien I und IIA mit Risikofaktoren, Stadium IIB mit ausgesuchten Risikofaktoren);
- eine ungünstige Prognosegruppe (Stadium IIB mit ausgesuchten Risikofaktoren, Stadien III und IV).

Günstige Prognosegruppe Die alleinige Strahlentherapie als „Extended-field-Bestrahlung" (d. h. Bestrahlung der befallenen und benachbarten Lymphknotenstationen) mit 30–40 Gy galt lange Zeit als Standardtherapie für diese Prognosegruppe. Mehr als 95% der Patienten erreichen eine komplette Remission, die allerdings nur bei 65–75% der Patienten langfristig anhält. Etwa 25–30% der Patienten rezidivieren nach alleiniger Strahlentherapie und können erst durch eine ausgedehnte Chemotherapie in eine längerfristige Remission gebracht werden, sodass die Strategie – initial alleinige Strahlentherapie und bei einem größerem Anteil der Patienten zusätzlich ausgedehnte Chemotherapie im Rezidiv – zu einer langfristigen Heilung von etwa 90% der Patienten führt.

Wiederholt konnte gezeigt werden, dass die Kombination einer modernen anthrazyklinhaltigen Chemotherapie mit einer „Involved-field-Bestrahlung" einer alleinigen Strahlentherapie bezüglich primärer Tumorkontrolle überlegen ist. Wenngleich das Gesamtüberleben, das in dieser Prognosegruppe auch unter initial alleiniger Bestrahlung hervorragend ist, nicht weiter verbessert werden kann, wird die günstige Prognosegruppe heute einer kombinierten Chemo-/Strahlentherapie zugeführt. Dabei

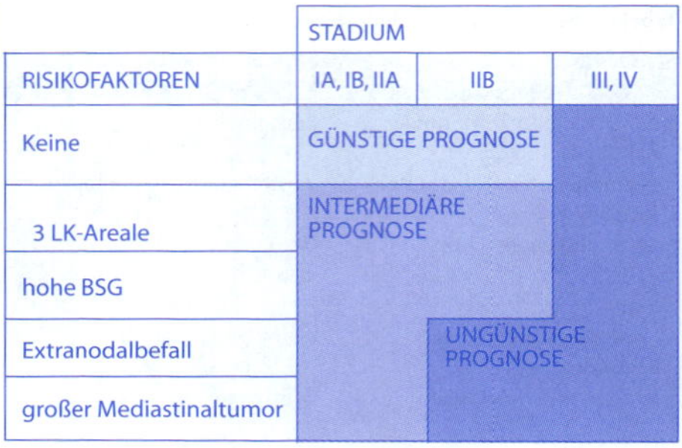

RISIKOFAKTOREN	STADIUM		
	IA, IB, IIA	IIB	III, IV
Keine	GÜNSTIGE PROGNOSE		
3 LK-Areale	INTERMEDIÄRE PROGNOSE		
hohe BSG			
Extranodalbefall		UNGÜNSTIGE PROGNOSE	
großer Mediastinaltumor			

Abb. 5.6-2. Risikofaktoren und prognostische Gruppen der Hodgkin-Lymphome

sollte ein anthrazyklinhaltiges Chemotherapieschema unter Meidung von alkylierenden Substanzen, wegen des Risikos einer dauerhaften Infertilität und der Induktion von Zweittumoren, zum Einsatz kommen. Das ABVD-Schema wird heute von den meisten Hodgkin-Studiengruppen verwendet (Tabelle 5.6-2). Als Standardtherapie der Deutschen Hodgkin-Lymphom Studiengruppe werden aktuell zwei Zyklen ABVD, kombiniert mit 30 Gy „Involved-field-Bestrahlung", empfohlen. Eine Ausnahme stellt die Therapie des streng lokalisierten LPHD (Paragranulom) im Stadium IA ohne RF dar. Dieses wird aktuell innerhalb einer Beobachtungsstudie der DHSG mit einer alleinigen 30-Gy-Involved-field-Bestrahlung behandelt.

Intermediäre Prognosegruppe Die kombinierte Chemo-/Strahlentherapie stellt für die Patientengruppe mit intermediärer Prognose die Standardtherapie dar. In Deutschland wurden in der Vergangenheit häufig vier Zyklen Chemotherapie (COPP alternierend mit ABVD), gefolgt von einer „Extended-field-Bestrahlung" eingesetzt. Dieses therapeutische Vorgehen erbringt eine komplette Remissionsrate von über 95%, ein langfristiges krankheitsfreies Überleben von etwa 80% und ein Gesamtüberleben von annähernd 90%. Im Rahmen der HD8-Studie der Deutschen Hodgkin-Lymphom Studiengruppe konnte gezeigt werden, dass eine „Involved-field-Bestrahlung" der „Extended-field-Bestrahlung" bezüglich Wirksamkeit gleichwertig, aber mit weniger akuten und mittelfristigen Nebenwirkungen behaftet ist. Im gegenwärtigen Therapiekonzept kombiniert die Deutsche Hodgkin-Lymphom Studiengruppe eine effektive Chemotherapie (vier Zyklen ABVD bzw. zwei Zyklen BEACOPP-gesteigert + zwei Zyklen ABVD) mit einer 30-Gy-Involved-field-Bestrahlung. Die EORTC (European Organization for Research and Treatment of Cancer) behandelt mit sechs Zyklen Chemotherapie (ABVD-Schema) kombiniert mit einer „Involved-field-Bestrahlung" mit 30 Gy.

Ungünstige Prognosegruppe Standardtherapie für diese Stadien ist eine ausgedehnte Polychemotherapie. Mit ABVD allein oder M(C)OPP alternierend mit ABVD kann in 80% der Patienten eine komplette Remission erreicht werden. Etwa 20% der Patienten erleiden einen Progress unter Chemotherapie und weitere 30% der Patienten erleiden im Verlauf ein Rezidiv, sodass das langfristige krankheitsfreie Überleben nur bei 50% liegt.

Im Bemühen diese Ergebnisse zu verbessern, wurden alternative z. T. schnell alternierende Schemata wie das MOPP/ABV-Hybrid entwickelt. In prospektiven randomisierten Studien konnten jedoch die schnell alternierenden Schemata keine Überlegenheit gegenüber den normal alternierenden Schemata bzw. gegenüber ABVD allein erbringen, waren allerdings mit einer z. T. deutlich erhöhten Rate an Nebenwirkungen bzw. sekundären Neoplasien assoziiert.

Mit der Verfügbarkeit von hämatopoetischen Wachstumsfaktoren (GM-CSF, G-CSF) konnten nachfolgend Schemata entwickelt werden, die das Prinzip der Steigerung der Dosisintensität prüfen.

Die Deutsche Hodgkin-Lymphom Studiengruppe entwickelte das zeitlich geraffte BEACOPP-Schema in einer basisdosierten und dosisgesteigerten Variante. BEACOPP zeigte sich in einer randomisierten Studie für fortgeschrittene Stadien (HD9-Studie) gegenüber einer COPP + ABVD-Therapie in den Remissionsraten und dem krankheitsfreien Überleben signifikant überlegen, sodass künftig für Patienten in der ungünstigen Prognosegruppe eine Therapie mit BEACOPP zu empfehlen ist. Die Standardtherapie in Deutschland für organgesunde Patienten bis zu einem Alter von 60 Jahren besteht in acht Zyklen BEACOPP in dosisgesteigerter Variante (s. Tabelle 5.6-2). Alternative Schemata, die international bei den fortgeschrittenen Stadien zum Einsatz kommen sind das ABVD, Stanford V und das MOPP/ABV-Hybrid.

Der Nutzen einer konsolidierenden Strahlentherapie nach intensiver Polychemotherapie in den fortgeschrittenen Studien ist derzeit fraglich. Innerhalb der aktuellen Studie der DSHG für die Behandlung fortgeschrittener Stadien werden nur Rest-lymphome ($\geq 2{,}5$ cm), die PET-positiv sind, bestrahlt.

Therapie der Rezidive Man unterscheidet Rezidive nach initialer Strahlentherapie und Rezidive nach initialer Chemotherapie oder kombinierter Chemo-/Strahlentherapie. Rezidive nach alleiniger Strahlentherapie kommen zunehmend seltener vor, da in der heutigen Zeit die therapeutische Strategie einer initialen Strahlentherapie in den frühen Stadien zugunsten einer initialen kombinierten Chemo-/Strahlentherapie aufgegeben wurde.

Rezidive nach initialer Strahlentherapie Patienten, die nach alleiniger Strahlentherapie rezidivieren, können mit einer

Tabelle 5.6-2. Therapieschemata bei Hodgkin-Lymphomen

Therapieschema ABVD			
Doxorubicin	25 mg/m^2	i.v.	Tag 1 und 15
Bleomycin	10 mg/m^2	i.v.	Tag 1 und 15
Vinblastin	6 mg/m^2	i.v.	Tag 1 und 15
Dacarbazin	375 mg/m^2	i.v.	Tag 1 und 15
			Wiederholung Tag 29
Therapieschema BEACOPP-Basis			
Cyclophosphamid	650 mg/m^2	i.v.	Tag 1
Doxorubicin	25 mg/m^2	i.v.	Tag 1
Etoposid	100 mg/m^2	i.v.	Tag 1–3
Procarbazin	100 mg/m^2	p.o.	Tag 1–7
Prednison	40 mg/m^2	p.o.	Tag 1–14
Vincristin	1,4 mg/m^{2a}	i.v.	Tag 8
Bleomycin	10 mg/m^2	i.v.	Tag 8
Therapieschema BEACOPP-gesteigert			
Cyclophosphamid	1250 mg/m^2	i.v.	Tag 1
Doxorubicin	35 mg/m^2	i.v.	Tag 1
Etoposid	200 mg/m^2	i.v.	Tag 1–3
Procarbazin	100 mg/m^2	p.o.	Tag 1–7
Prednison	40 mg/m^2	p.o.	Tag 1–14
Vincristin	1,4 mg/m^2 [a]	i.v.	Tag 8
Bleomycin	10 mg/m^2	i.v.	Tag 8
G-CSF	300/480 µg		ab Tag 8
Therapieschema BEACOPP-14			
Cyclophosphamid	650 mg/m^2		Tag 1
Doxorubicin	25 mg/m^2		Tag 1
Etoposid	100 mg/m^2		Tag 1–3
Procarbazin	100 mg/m^2		Tag 1–7
Prednison	80 mg/m^2		Tag 1–7
Vincristin	1,4 (max. 2) mg		Tag 8
Bleomycin	10 mg/m^2		Tag 8
			Wiederholung Tag 15

[a] Maximal 2 mg, Wiederholung Tag 22

konventionellen (Zyklusanzahl/Chemotherapieschema abhängig vom Stadium im Rezidiv, In- oder Outfield-Rezidiv) Chemotherapie adäquat behandelt werden. Die Remissionsraten und das langfristige Überleben liegen zwischen 60% und 80%.

Rezidive nach initialer Chemotherapie oder kombinierter Chemo-/Strahlentherapie Bei Rezidiven nach initial alleiniger Chemotherapie sollte erwogen werden, ob eine alleinige Strahlentherapie unter kurativer Intention möglich ist. Dies kann bei den seltenen Fällen von Rezidiven mit den Charakteristika des „Niedrigrisikoversagens" (keine systemischen Symptome, begrenzter nodaler Befall, Rezidiv nach mindestens 12 Monate andauernder therapiefreier Remission) indiziert sein.

Bei Rezidiven nach Chemotherapie hängt die Prognose im Wesentlichen von folgenden Faktoren ab:
- Dauer der initialen Remission (≤12 Monate vs. >12 Monate),
- Stadium im Rezidiv (Stadium III und IV vs. Stadium I und II),
- Hämoglobinwert im Rezidiv (≤10,5 g/dl bei Frauen und ≤12 g/dl bei Männern vs. >10,5 bzw. 12 g/dl).

In Abhängigkeit vom Vorliegen dieser Faktoren zum Zeitpunkt des Rezidivs schwankt die Prognose mit einer zweiten längerfristigen Krankheitsfreiheit zwischen 20% und 50% der Patienten und einem längerfristigen Gesamtüberleben zwischen 30% und 80%. Die Ergebnisse erster randomisierter Studien zeigen die Überlegenheit einer Hochdosischemotherapie mit autologer Stammzelltransplantation im Vergleich zu konventionellen Salvage-Chemotherapien im Rezidiv nach Chemotherapie. Die Hochdosischemotherapie mit autologer Stammzelltransplantation ist somit heute die Standardtherapie für diese Patienten. Dies gilt ebenso für Patienten mit einer initial langen Remissionsdauer, auch wenn hier im Einzelfall die Therapie mit einer konventionell dosierten Chemotherapie erwogen werden kann. Da derzeit das optimale Behandlungsprotokoll noch nicht definitiv geklärt ist, sollten alle Rezidivpatienten innerhalb kontrollierter Therapiestudien behandelt werden (aktuell HDR2-Studie der DHSG).

Die Prognose von Patienten, die nie eine Remission erreicht haben (primär progrediente Patienten), ist überaus schlecht. Für diese Patienten kann derzeit keine allgemein akzeptierte Behandlungsempfehlung gegeben werden. Aktuell soll der Ansatz der allogenen Stammzelltransplantation nach nichtmyeloablativer („mini-allo") Konditionierung innerhalb der Studie geprüft werden. Für das rezidivierende CD20-positive LPHD (Paragranulom) besteht außerdem die Möglichkeit einer Therapie mit Rituximab.

Therapiebedingte Spättoxizitäten Die in den letzten Jahrzehnten errungenen Fortschritte in der Behandlung der Hodgkin-Lymphome bedingen, dass sich die Anzahl der Langzeitüberlebenden erheblich erhöht hat. Dadurch wächst aber auch die Bedeutung therapiebedingter Spättoxizitäten, die noch Jahrzehnte nach erfolgreicher Behandlung auftreten können.

Die schwerwiegendste Spätfolge ist die Entwicklung von Zweittumoren. Am häufigsten werden solide Tumoren mit kumulativen Risiko zwischen 7,8% und 23,3% bei einer 15- bis 20-jährigen Nachbeobachtungszeit beschrieben. Akute Leukämien und Non-Hodgkin-Lymphome sind weitaus seltener und entwickeln sich typischerweise in den ersten 10 Jahren nach der initialen Behandlung. Die Bedeutung dieser Zweitneoplasien ist deshalb groß, weil die Prognose ausnehmend schlecht ist. 10 Jahre nach Behandlung ist das Risiko für die Entwicklung von Leukämien bzw. Non-Hodgkin-Lymphomen gegenüber der Normalbevölkerung nicht weiter erhöht, wohingegen das Risiko für die Entwicklung von soliden Tumoren auch nach 15 Jahren weiter ansteigt.

In Abhängigkeit von der initialen Behandlung kommt es zu einer Schädigung der Fertilität. Bei kombinierter Chemo-/Strahlentherapie oder ausgedehnterer Chemotherapie mit alkylanzhaltigen Schemata kommt es bei Frauen in ca. 50% zu Amenorrhöen und bei Männern in bis zu 100% zu Azoospermien. Dies führt bei den zumeist jungen Hodgkin-Patienten nicht nur zu einer psychischen Belastung, sondern kann auch langfristige gesundheitliche Auswirkungen durch einen veränderten Hormonstatus bewirken.

Andere, häufiger beschriebene langfristige Toxizitäten sind kardiale (Myokardinfarkte, Kardiomyopathien) und pulmonale (Lungenfibrose) Folgeschäden sowie Schilddrüsenfunktionsstörungen (zumeist Unterfunktionen).

Evidenz der Therapieempfehlungen		
	Evidenzgrad	Empfehlungsstärke
Frühe Stadien 2-mal ABVD + IF 30 Gy	I-b	A
Intermediäre Stadien 4-mal ABVD + IF 30 Gy	I-b	A
Fortgeschrittene Stadien 8-mal BEACOPP gesteigert +/− lokale Bestrahlung auf einen Resttumor	I-b	A

Literatur

Behringer K, Josting A, Schiller P et al. (2004) Solid tumors in patients treated for Hodgkin's disease: a report from the German Hodgkin's Lymphoma Study Group. Ann Oncol 15 (7): 1079–1085

Canellos et al. (1992) Chemotherapy of advanced Hodgkin's disease with MOPP, ABVD or MOPP alternating with ABVD. N Engl J Med 327:1478

Carde P, Noordijk EM, Hagenbeek A et al. (1997) Superiority of EBVP chemotherapy in combination with involved field irradiation (EBVP/IF) over subtotal nodal irradiation (STNI) in favorable clinical stage (CS) I-II Hodgkin's disease: the EORTC-GPMC H7F randomized trial. Proc Am Soc Clin Oncol 16: Abstr 44

Diehl V (2003) Deutsche Hodgkin Lymphom Studiengruppe. HD13–HD15 Studienprotokolle der Primärtherapie, Köln

Diehl V, Franklin J, Pfreundschuh M (2003) Standard and increased-dose BEACOPP chemotherapy compared with COPP ABVD for advanced Hodgkin's disease. N Engl J Med 348 (24): 2386–2395

Engert A, Schiller P, Jostin A et al. (2003) Involved-field radiotherapy is equaly effective and less toxic compared with extended-field radiotherapy after four cycles of chemotherapy in patients with early-stage unfavourable Hodgkin's lymphoma: results of the HD8

trial of the German Hodgkin's Lymphoma Study Group. J Clin Oncol 21 (19): 3601–3608
Jaffe ES, Harris NL, Diebold J, Muller Hermelink HK (1999) World Health Organization classification of neoplastic disease of the hematopoietic and lymphoid tissues. A progress report. Am J Clin Pathol 111:8
Josting A, Diehl V, Engert A (2000) Behandlung und Prognose primär progredienter und rezidivierter Hodgkin-Lymphome. Onkologe 6 (12): 1178–1188
Küppers R, Re D, Wolf J, Diehl V (2000) Zellbiologie des Morbus Hodgkin. Onkologe 6 (12): 1134–1141
Rehwald U, Schulz H, Reiser M et al. (2003) Treatment of relapsed CD20+ Hodgkin lymphoma with the monoclonal antibody rituximab is effective and well tolerated: results of a phase 2 trial of the German Hodgkin Lymphoma Study Group. Blood 101 (2): 420–424
Rüffer JU, Breuer K, Flechtner H (2000) Lebensqualität und Lebensquantität bei Morbus Hodgkin. Onkologe 6 (12): 1189–1196
Sieber M, Engert A, Diehl V (2000) Treatment of Hodgkin's disease: Results and current concepts of the German Hodgkin´s Lymphoma Study Group. Ann Oncol 11 (Suppl 1): 81–85
Sieber M, Franklin J, Tesch H et al. (2002) Two cycles ABVD plus extended-field radiotherapy is superior to radiotherapy alone in early-stage Hodgkin's disease: results of the German Hodgkin's Lymphoma Study Group trial HD7. Blood 100: A341
Van Leeuwen FE, Klokman WJ, van't Veer MB et al. (2000) Long-term risk of second malignancy in survivors of Hodgkin's disease treated during adolescence of young adulthood. J Clin Oncol 18 (3) 487–497

5.6.2 Non-Hodgkin-Lymphome
Marcel Reiser und Andreas Engert

Einleitung

Die Non-Hodgkin-Lymphome (NHL) umfassen eine sehr **heterogene Gruppe lymphatischer Neoplasien**, die nach histologischen und immunhistologischen Kriterien eingeteilt werden. Hierbei handelt es sich um klonale Neoplasien, die sich von den verschiedenen Entwicklungsstufen der lymphatischen B- und T-Zellen ableiten und in der Ausbildung unreifer sowie reifer Lymphome resultieren. Der klinische Verlauf reifer Lymphome ist eher protrahiert, generalisierte Krankheitsbilder sind die Regel, ein leukämischer Verlauf ist häufig. Im Gegensatz dazu zeigen die unreifen Non-Hodgkin-Lymphome einen aggressiven klinischen Verlauf und entsprechen bei leukämischer Präsentation den akuten lymphatischen Leukämien.

International sind mehrere Lymphomklassifikationen im Gebrauch, was die Vergleichbarkeit klinischer Studien in der Vergangenheit stark eingeschränkt hat. Während in Nordamerika die **Working-Formulation** bevorzugt wurde, hat in Europa weitgehend die **Kiel-Klassifikation** Verwendung gefunden. Mit der 1994 publizierten **REAL-Klassifikation** (Revised European American Lymphoma Classification) wurde der Versuch unternommen, die amerikanische und europäische Klassifikation zu vereinheitlichen. Hierbei wurde die Unterteilung in B- und T-Zell Neoplasien beibehalten, jedoch die für den Kliniker hilfreiche Unterteilung in hoch- und niedrigmaligne NHL aufgegeben. Grundsätzlich werden unreife und reife Neoplasien unterschieden, wobei aber mehrere Entitäten der Kiel-Klassifikation zusammengefasst werden, was z.B. für das immunoblastische Lymphom kritisch gesehen werden muss (Tabelle 5.6-3). In den letzten Jahren hat die REAL-Klassifikation in Europa und den USA zunehmend Verbreitung gefunden. Die World Health Organisation (WHO) hat im Jahr 2001 eine Lymphomklassifikation entwickelt, die sich weitgehend an die REAL-Klassifikation anlehnt. Auf Grund zwischenzeitlich publizierter Studienergebnisse sind einige Entitäten der REAL-Klassifikation weggefallen, andere wurden ergänzt. Die **WHO-Klassifikation** kann daher als weltweit akzeptierter Standard angesehen werden. Tabelle 5.6-4 zeigt eine Gegenüberstellung der Klassifikationen.

Aus Gründen, die nicht vollständig verstanden sind, konnte in den letzten Jahren eine kontinuierliche Zunahme der Inzidenz der Non-Hodgkin-Lymphome beobachtet werden: Allein zwischen 1973 und 1988 verdoppelte sich die Inzidenz in den USA. Diese Zunahme lässt sich nicht allein durch das vermehrte Auftreten HIV-assoziierter Lymphome erklären, sondern findet sich generell in allen Altersschichten. Jährlich erkranken insgesamt 13,9 von 100.000 Einwohnern an einem Non-Hodgkin-Lymphom (CLL eingeschlossen). Männer sind häufiger betroffen als Frauen (1,5:1). In den USA stellten die Non-Hodgkin-Lymphome im Jahre 2001 die fünfthäufigste Gruppe der jährlichen Krebsneuerkrankungen dar.

Die große Mehrzahl der Non-Hodgkin-Lymphome sind Erkrankungen des fortgeschrittenen Alters mit einem Häufigkeitsgipfel zwischen dem fünften und siebten Lebensjahrzehnt. Im Gegensatz zum Hodgkin-Lymphom musste bei den Non-Hodgkin-Lymphomen in den letzten Jahren eine Steigerung der Mortalitätsrate verzeichnet werden.

Chronische lymphatische Leukämie (CLL)

Ätiologie und Pathogenese Im Gegensatz zu den anderen Non-Hodgkin-Lymphomen konnte in den letzten Jahren keine Zunahme der Inzidenz der CLL beobachtet werden; mit zunehmendem Lebensalter findet man die CLL jedoch deutlich häufiger. Vor dem 40. Lebensjahr tritt diese Erkrankung selten auf, zwei Drittel der Patienten sind bei Diagnosestellung älter als 60 Jahre. Männer erkranken doppelt so häufig wie Frauen. Insgesamt kommt es pro Jahr zu 2–3 Neuerkrankungen auf 100.000 Einwohner, bei 55- bis 60-Jährigen liegt die Inzidenz bei 5 pro 100.000 Einwohner und bei den über 80-Jährigen bei ca. 30 pro 100.000 Einwohner. Die Ätiologie der chronischen lymphatischen Leukämie ist ungeklärt. Im Gegensatz zu den chronischen myeloischen und den akuten Leukämien ist kein Zusammenhang mit ionisierender Strahlung, chemischen oder anderen Noxen zu erkennen. Genetische Faktoren mögen eine Rolle spielen, denn das Erkrankungsrisiko ist um den Faktor 2–7 innerhalb einer Familie erhöht, wenn ein Verwandter ersten Grades an einer CLL erkrankt.

Die CLL ist durch eine Akkumulation reifer immuninkompetenter Lymphozyten in Blut, Knochenmark, Milz und Lymphknoten gekennzeichnet. In über 95% der Fälle liegt eine klonale Expansion neoplastischer B-Lymphozyten vor, in nur 5% von T-Lymphozyten. Die Akkumulation neoplastischer Zellen wird durch eine Hemmung des programmierten Zelltodes (Apoptose)

Tabelle 5.6-3. Gegenüberstellung KIEL/REAL-Klassifikation der Non-Hodgkin-Lymphome

Kiel-Klassifikation	REAL-Klassifikation
Lymphomentität	Lymphoma Entitiy
B-Zell Non-Hodgkin-Lymphome	
Zentroblastisch	Diffuse large B-cell
Immunoblastisch	
Großzellig anaplastisch (CD30+)	
Burkitt	Burkitt's
Lymphoblastisch	Precursor B-lymphoblastic
Großzelliges sklerosierendes Lymphom des Mediastinums	Primary mediastinal large B-cell
Zentroblastisch-Zentrocytisch (cb-cc)	Follicular lymphoma, Grade 1+2
Mantellzelllymphom (cc)	Mantle cell lymphoma
T-Zell Non-Hodgkin-Lymphome	
Lennert	Peripheral T-cell, unspecified
T-Zonen	
Pleomorph kleinzellig	
Pleomorph mittel/großzellig	
Immunoblastisch	
Großzellig anaplastisch (CD 30+)	Anaplastic large cell, T- and null-cell types
Lymphoblastisch	Precursor T-lymphoblastic

verursacht. So exprimieren CLL-Zellen in einem starken Maß die antiapoptotisch wirkenden Proteine Bcl-2 und Bcl-XL.

Mittels konventioneller Verfahren konnten in 40–50% der Fälle chromosomale Aberrationen festgestellt werden. Neuere systematische Untersuchungsergebnisse mittels moderner Untersuchungstechniken wie der FISH-Methode (Fluoreszenz-in-situ-Hybridisierung) zeigten jedoch bei 80% der Patienten chromosomale Auffälligkeiten, die teilweise mit einem signifikant schlechteren Überleben assoziiert sind.

Klinik und Diagnostik In den frühen Stadien einer CLL sind die Patienten oft über Jahre asymptomatisch. In 25% der Fälle wird eine CLL zufällig entdeckt. Klinisch imponiert in erster Linie eine progrediente Schwellung sämtlicher peripherer Lymphknotenstationen (initial 50% später 100% der Patienten). Im weiteren Verlauf der Erkrankung können Allgemeinsymptome, allmählich fortschreitende Leistungsminderung und Müdigkeit sowie Nachtschweiß auftreten. Auf Grund des der Krankheit zugrunde liegenden Immundefektes (Granulozytopenie, Antikörpermangelsyndrom) kann es zu gehäuften Infekten (Pneumonien, Sinusitiden) und Reaktivierung von Herpesinfektionen (Herpes labialis, Herpes zoster) kommen. Durch polyklonale IgG-Autoantikörper vermittelt, treten in etwa 20% der Fälle Autoimmunhämolysen (AIHA), in ca. 2% der Fälle Autoimmunthrombozytopenien und Granulozytopenien oder Pure-red-cell-Aplasien auf. Im Gegensatz zur Normalbevölkerung ist das Risiko für CLL-Patienten, an einem Zweitmalignom zu erkranken, erhöht.

Im peripheren Blut liegt in nahezu allen Fällen eine Leukozytose vor (15.000 bis über 200.000 Leukozyten/μl) Das Differentialblutbild zeigt eine absolute Vermehrung kleiner, reif wirkender Lymphozyten. Diese sind recht fragil und platzen häufig beim Ausstreichen. Diese Zellartefakte werden als Gumprecht-Kernschatten bezeichnet. Die Diagnose kann anhand des Differentialblutbildes und der Immunphänotypisierung gestellt werden.

Typischerweise zeigen die reifen B-Zellen eine Ko-expression von CD5 und den B-Zell-Markern CD19, CD20 sowie CD23. Es zeigt sich eine schwache Expression von membranständigen Immunglobulinen (IgM und IgG) sowie eine Restriktion auf einen Immunglobulinleichtkettentyp (κ oder λ). Eine KM-Biopsie ist für die Diagnose nicht zwingend notwendig. Es besteht eine Markinfiltration durch reife lymphatische Zellen. Eine noduläre Infiltration des Knochenmarks scheint mit einer besseren Prognose einherzugehen als ein diffuses Infiltrationsmuster. Nur bei nicht sicher zuzuordnenden Befunden des peripheren Blutes und des Knochenmarks kann eine Lymphknotenhistologie sinnvoll sein.

Die CLL verläuft langsam progredient, erst spät kommt es zur Knochenmarkinsuffizienz durch die Markinfiltration. Hierauf beruhen die klinischen Stadieneinteilungen nach **Rai und Binet** mit einem unterschiedlichen medianen Überleben (Tabelle 5.6-5).

Serumthymidinkinase und β2-Mikroglobulin korrelieren bei normaler Nierenfunktion mit der Tumormasse. Die Serumthymidinkinase wird darüber hinaus innerhalb klinischer Studien als Prognosefaktor verwendet. Eine Seltenheit ist der Übergang der CLL in ein hochmalignes Non-Hodgkin-Lymphom (Richter-Syndrom). Daher sollte bei rasch progredienten Lymphomen eine erneute Histologie angestrebt werden.

Therapie Die therapeutischen Strategien bei der CLL unterscheiden sich grundlegend von denen bei akuten Leukämien. Die Therapie der CLL ist palliativ. Eine Heilung ist nicht möglich. Studien haben gezeigt, dass ein Therapiebeginn bei Diagnosestellung keinen Überlebensvorteil bringt. Asymptomatische Patienten werden daher nicht therapiert. Die Lymphozytenzahl allein ist kein Therapieindikator. Auch ausgeprägte Lymphozytosen verlaufen in der Regel asymptomatisch. Patienten im Stadium Rai III/IV und Binet C sollen therapiert werden. Autoimmunhämolysen und Autoimmunthrombozytopenien werden mit Steroiden

Tabelle 5.6-4. Gegenüberstellung Kiel/WHO-Klassifikation

Aktualisierte Kiel-Klassifikation 1988	WHO-Klassifikation
B-Zell-Non-Hodgkin-Lymphome	
B-lymphoblastisch	*Vorläufer-B-Zell-Erkrankungen*
	Vorläufer-B-lymphoblastische Leukämie/Lymphom
	Periphere B-Zell-Erkrankungen
B-lymphozytisch, B-CLL	Chronische lymphozytische B-Zell-Leukämie/kleinzelliges lympho-zytisches Lymphom
B-Zell-Prolymphozytenleukämie	B-Zell-Prolymphozytenleukämie
Lymphoplasmozytoides Immunozytom	B-CLL-Variante: mit monoklonaler Gammopathie/plasmozytoide Differenzierung
Lymphoplasmozytisches Lymphom/Immunozytom	Lymphoplasmazytisches Lymphom
Zentrozytisch (Mantelzelle)	Mantelzell-Lymphom
Zentroblastisch-zentrozytisch, follikulär	Follikuläre Lymphomvarianten: Grad 1, 2
Zentroblastisch-zentrozytisch, diffus	
Zentroblastisch, follikulär	Follikuläre Lymphomvariante Grad 3
	Marginalzonen-B-Zell-Lymphom vom MALT-Typ
Monozytoides, inkl. Marginalzonenlymphom	Nodales Marginalzonen-B-Zell-Lymphom
	Marginalzonenlymphom der Milz (+/- villöse Lymphozyten)
Haarzellleukämie	Haarzellleukämie
Plasmazytisch	Plasmazellmyelom/Plasmozytom
Zentroblastisch (monomorph, polymorph and multilobuläre Subtypen)	Diffuse großzellige B-Zell-Lymphome: zentroblastisch, T-Zellen- oder histiozytenreich
B-immunoblastisch	Variant immunoblastisch
B-großzellig anaplastisch (CD30)	Mediastinales (thymisches) großzelliges B-Zell-Lymphom
	Intravaskuläres großzelliges B-Zell-Lymphom
	Primäres Effusionslymphom
Burkitt	Burkitt-Lymphom
	Burkitt-artiges Lymphom
T-Zell-Non-Hodgkin-Lymphome	
T-lymphoblastisch	*Vorläufer-T-Zell-Erkrankungen*
	Vorläufer-T-lymphoblastische Leukämie/Lymphom
	Periphere T-Zell-Erkrankungen
T-lymphozytisch, CLL-Typ	T-Zell-Prolymphozytenleukämie
T-Prolymphozytenleukämie	
	T-Zell-Leukämie großer granulärer Lymphozyten
	Aggressive NK-Zell-Leukämie
Kleinzellig-zerebriform (Mycosis fungoides, Sézary-Syndrom)	Mycosis fungoides/Sézary-Syndrom
Pleomorph, klein-T-zellig	Unspezifiziertes peripheres T-Zell-Lymphom
Pleomorph, mittelgroß- und groß-T-zellig	
T-immunoblastisch	
T-Zone	
Lymphoepitheloid	
	Subkutanes Pannikulitis-artiges T-Zell-Lymphom
	Hepatosplenes Gamma-Delta-T-Zell-Lymphom
Angioimmunoblastisch (AILD, LgX)	Angioimmunoblastisches T-Zell-Lymphom
	Extranodales NK/T-Zell-Lymphom, nasaler Typ
	Intestinales T-Zell-Lymphom vom Enteropathietyp
Pleomorph, klein-T-zellig HTLV 1+	Adulte T-Zell-Leukämie/Lymphom (HTLV 1+)
Pleomorph, mittelgroß- und groß-T-zellig HTLV 1+	
Großzellige anaplastische T-Zelle (CD30+)	Anaplastisches großzelliges Lymphom, primär systemischer Typ

behandelt; sie allein sind keine Indikation zur systemischen Chemotherapie.

Therapieindikationen sind schwere Anämie, Thrombozytopenie, symptomatische Lymphadenopathie, Hepatomegalie, Splenomegalie, eine Verdoppelung der Lymphozyten <6 Monaten oder B-Symptome (Abb. 5.6-3).

Konventionelle Therapie Die systemische Chemotherapie ist die Therapieform der Wahl. Am häufigsten wird das alkylierende Zytostatikum Chlorambucil (Leukeran) wegen seiner hohen antilymphozytischen Wirksamkeit bei gleichzeitig geringen hämatologischen Nebenwirkungen verwendet. Die Kombination mit Kortikosteroiden (**Knospe-Schema**) sollte nur noch bei gleichzeitigem Vorliegen einer AIHA oder Autoimmunthrombozytopenie erfolgen. Die Therapie wird oral durchgeführt und nach Möglichkeit bis zum maximalen Ansprechen fortgeführt. Dies dauert üblicherweise etwa 8–12 Monate. Nach erfolgreicher Chlorambuciltherapie kann bei erneutem Progress nach 12 Monaten wieder Chlorambucil eingesetzt werden. Ist die Erkrankung unter Chlorambucil progredient oder hält der Effekt weniger als 12 Monate an, sollten andere Medikamente zum Einsatz kommen.

Tabelle 5.6-5. Stadieneinteilung der chron. Lymphatischen Leukämie

Stadium	Parameter	Medianes Überleben (Jahre)
Rai 0	Lymphozytose >15000/μl und Knochenmarkinfiltration >40%	>12,5
Rai I	Lymphozytose und Lymphome	8,5
Rai II	Lymphozytose und Hepato- und/oder Splenomegalie	6
Rai III	Lymphozytose und Anämie <11 g/dl	1,5
Rai IV	Lymphozytose und Thrombozytopenie $<100 \times 10^9/l$	1,5
Binet A	Hb >10 g/dl Thrombozyten $>100 \times 10^9/l$ <3 befallene Lymphknotenregionen	>10
Binet B	Hb >10 g/dl Thrombozyten $>100 \times 10^9/l$ ≥ 3 befallene Lymphknotenregionen	7
Binet C	Hb <10 g/dl und/oder Thrombozyten $<100 \times 10^9/l$ Unabhängig von der Zahl der befallenen Lymphknotenregionen	2

Regionen: Zervikale, axilläre oder inguinale Lymphknoten (jeweils uni- oder bilateral, z. B. zählt der Befall einer oder beider Axillen als eine Region), Milz, Leber.

Mit einer Monotherapie mit dem Purinanalogon Fludarabin können im Rezidiv Ansprechraten zwischen 50 und 60% erzielt werden. Bei unbehandelten Patienten liegen die Anprechraten bei bis zu 80% mit ca. 35% kompletten Remissionen. Diese höheren Ansprechraten haben sich aber bisher nicht in einen Überlebensvorteil übersetzt. So zeigte eine randomisierte Studie höhere Ansprechraten für eine Fludarabintherapie im Vergleich zu Chlorambucil, CHOP oder CAP jedoch ohne eine signifikante Verbesserung des Gesamtüberlebens.

Die Kombination von Fludarabin und Cyclophosphamid zeigte sich in einer kürzlich veröffentlichten randomisierten Studie hinsichtlich Ansprechrate und krankheitsfreiem Überleben gegenüber einer Monotherapie überlegen. Auch wenn bisher kein Überlebensvorteil gezeigt wurde, gilt die Kombinationstheorie für jüngere Patienten zunehmend als Standard.

Die hochdosierte Chemotherapie mit autologer Stammzelltransplantation ist Gegenstand klinischer Studien und kommt für Patienten <60 Jahre in Frage. Ob in diesem Patientenkollektiv mit der Hochdosistherapie eine Verbesserung des Gesamtüberlebens erreicht wird, kann ist derzeit unklar.

Die Erfahrungen mit der **allogenen Stammzelltransplantation** sind beschränkt. Diese experimentelle Therapie wird an wenigen Zentren für Patienten <50 Jahre mit HLA-kompatiblem Spender geprüft. Das Verfahren ist mit einer hohen therapieassoziierten Mortalität behaftet. Eine Verbesserung des Gesamtüberlebens konnte bisher nicht gezeigt werden.

Mit Zulassung des monoklonalen anti-CD-20-Antikörpers Rituximab (Mabthera) für folliculäre Lymphome wurde die Substanz auch bei CLL-Patienten eingesetzt. Die Ergebnisse waren deutlich schlechter als bei den folliculären Lymphomen, was durch die geringere CD20-Expression erklärt werden kann. Derzeit befinden sich verschiedene Chemotherapie-/Antikörperprotokolle in klinischer Prüfung.

Eine Weiterentwicklung in der Therapie der CLL konnte durch die Zulassung des CD-52-Antikörpers Alemtuzumab erzielt werden. Mit dem Antikörper konnten Ansprechraten von ca. 30% in Fludarabin vorbehandelten CLL-Patienten erzielt werden. Alemtuzumab (MabCampath) ist für die Therapie von Patienten mit rezidivierter B-CLL zugelassen. Derzeit befinden sich Chemotherapie-/Antikörperprotokolle sowie Erhaltungstherapien mit Alemtuzumab in der klinischen Prüfung (Tabelle 5.6-6).

Strahlentherapie Bei sehr großen Lymphomen kann eine additive Bestrahlung notwendig werden. Patienten mit Hypersplenismus oder refraktärer hämolytischer Anämie sowie Thrombozytopenie können von einer Bestrahlung der Milz oder ggf. – als Ultima Ratio – von einer Splenektomie profitieren.

Supportive Therapie Infektionen müssen konsequent antibiotisch therapiert werden. Bei schwerem Antikörpermangel und mehrmaligen antibiotikapflichtigen Infektionen können regelmäßige intravenöse Gammaglobulingaben indiziert sein.

Prognose Die CLL hat den günstigsten Verlauf aller Leukämien. Die Prognose hängt jedoch vom Stadium und verschiedenen Prognosefaktoren ab und kann individuell sehr variabel verlaufen mit einem Überleben zwischen 2–20 Jahren. Neben der

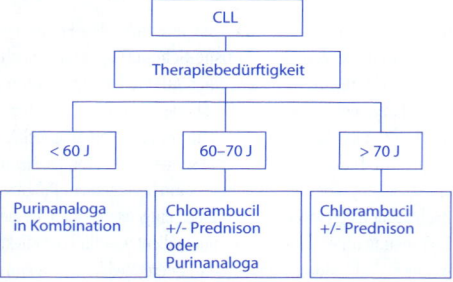

Abb. 5.6-3. CLL: Therapieempfehlungen bei Erstdiagnose

klassischen Stadieneinteilung konnten in den letzten Jahren folgende Prognosefaktoren identifiziert werden, die mit einem ungünstigen Krankheitsverlauf einhergehen: initiale Lymphozytenzahl ≥50.000/µl, Lymphozytenverdoppelungszeit ≤12 Monate, diffuse KM-Infiltration, erhöhte Serumspiegel für LDH, β2-Mikroglobulin und Thymidinkinase, zytogenetische Aberrationen (17p- oder 11q-)sowie ein Fehlen von Mutationen der Immunglobulin-VH-Genregion. Bei Vorhandensein bestimmter Chromosomenanomalien verringert sich das Überleben auf weniger als 6 Jahre. Eine Heilung ist nicht möglich. Etwa 50% der Patienten versterben an Infektionen. Ein Teil der zumeist älteren Patienten verstirbt nicht an der CLL, sondern an davon unabhängigen Erkrankungen.

Haarzellenleukämie

Ätiologie und Pathogenese Die Ätiologie der Haarzellenleukämie ist unklar. Es konnte keine Assoziation zu familiärer Belastung, Infektionen oder Umwelteinflüssen festgestellt werden. Die Erkrankung ist sehr selten und betrifft überwiegend Männer mit einem medianen Alter von 50 Jahren. Die Inzidenz wird auf ca. 150 Neuerkrankungen in Deutschland/Jahr geschätzt.

Klinik und Diagnostik Die Patienten zeigen die Zeichen einer Knochenmarksinsuffizienz mit Panzytopenie bei führender Leukopenie und Splenomegalie. In der Regel besteht eine ausgeprägte Leukopenie. Das Knochenmark weist eine Markfibrose auf, sodass eine Knochenmarkaspiration häufig nicht möglich ist („punctio sicca"). Periphere Lymphome sind initial nicht vorhanden, können sich aber im weiteren Verlauf bevorzugt abdominell ausbilden. Häufigste Komplikation sind Infektionen. Es ist mit einer erhöhten Inzidenz an Zweitmalignomen zu rechnen.

Aufgrund der Leukopenie ist das Auffinden der charakteristischen Haarzellen (atypische Lymphozyten mit fransenartigen Zytoplasmaausläufern) schwierig. Zytochemisch zeigen die Zellen eine stark positive Reaktion für die tartratresistente saure Phosphatase. Immunphänotypisch handelt es sich um eine reife B-Zell-Leukämie mit positiver Reaktion für CD19, CD20 sowie CD25. Im Gegensatz zur CLL ist CD5 negativ. Charakteristischerweise lässt sich der Nachweis von CD103 erbringen.

Therapie Die Splenektomie war die erste palliative Behandlungsmöglichkeit der Haarzellenleukämie und führt zu einer Verbesserung der peripheren Blutwerte in 40–70% der Fälle. In den 80er-Jahren wurde die Wirksamkeit von Interferon-α in einer Dosierung von 3-mal 2 Mio IE/Woche beschrieben. Hiermit können Ansprechraten von 79% mit einem exzellenten Fünfjahresüberleben von 96% erreicht werden.

Mit Cladribin und Pentostatin stehen heute zwei effektive Substanzen zur Therapie der Haarzellenleukämie zur Verfügung. Beide Substanzen weisen eine Gesamtansprechrate von 90% auf. Die erzielten Remissionsraten sind von langer Dauer und es werden Gesamtüberlebensraten von bis zu 96% nach 6 Jahren erreicht. Cladribin ist auf Grund seiner geringeren Toxizität zu bevorzugen. Anstelle der Dauerinfusion kann bei gleicher Wirksamkeit eine 2-h-Infusion erfolgen. Bei Patienten mit partieller Re-

Tabelle 5.6-6. Therapieschemata der chronisch lymphatischen Leukämie

Substanz	Dosierung	Applikation
Intermittierend Chlorambucil		
Chlorambucil[a]	0,4–0,8 mg/kg[b]	Tag 1
Wiederholung ab Tag 15		
Chlorambucil/Prednison		
Chlorambucil[c]	5 mg/m^2	Tag 1, 2, 3
Prednison	75 mg	Tag 1
	50 mg	Tag 2
	25 mg	Tag 3
Wiederholung ab Tag 15		
Fludarabinmonotherapie		
Fludarabin	25 mg/m^2	Tag 1, 2, 3, 4, 5
Wiederholung ab Tag 28		
Fludarabinkombinationstherapie (FC)		
Fludarabin	30 mg/m^2	Tag 1, 2, 3
Cyclophosphamid	300 mg/m^2	Tag 1, 2, 3
Wiederholung ab Tag 28		
Campath-1H		
Campath-1H	30 mg[d]	3 mal die Woche[e]

[a]Dosissteigerung von Zyklus zu Zyklus um 0,1 mg/kg KG bis zur Zieldosis von 0,8 mg/kg KG in Abhängigkeit vom Ansprechen und von der Verträglichkeit. Die Dosis kann auch auf die Tage 1–3 verteilt werden.
[b]Idealgewicht
[c]Dosissteigerung von Chlorambucil um 1,3 mg/m^2/Tag im nächsten Zyklus, bis Wirkungseintritt oder Toxizität erreicht sind.
[d]Dosissteigerung in der ersten Woche 3 mg – 10 mg – 30 mg (in Abhängigkeit von der Verträglichkeit), i. d. R. Tag 1, 2, 3 der 1. Woche.
[e]Behandlung für maximal 12 Wochen.

mission kann ein zweiter Zyklus gegeben werden. Nach Therapieversagen besteht zudem die Möglichkeit, eine erneute Therapie mit der gleichen Substanz einzuleiten (Tabelle 5.6-7).

Bei ausgeprägter initialer Zytopenie (Neutrophile <500/µl) empfehlen einige Autoren eine Vorbehandlung mit Interferon-α + G-CSF, um die Risiken einer anschließenden Chemotherapie zu verringern (Abb. 5.6-4).

Non-Hodgkin-Lymphome (im engeren Sinne)

Zu den Non-Hodgkin-Lymphomen im engeren Sinne zählt man die niedrig malignen (indolenten) Lymphome wie das follikuläre Lymphom Grad 1 und 2, das lymphozytische Lymphom und das lymphoplasmozytische Lymphom (Immunozytom) sowie die aggressiven Lymphome wie das diffus großzellige Lymphom, das primär mediastinale B-Zell-Lymphom und das großzellig anaplastische Lymphom (ALCL). Das Mantellzelllymphom wird aufgrund seines rasch progredienten Verlaufs heutzutage den aggressiven Lymphomen zugerechnet. Die Vorläufer (Precursor-) B- und T-Zell-Neoplasien nehmen eine Sonderstellung ein und sollten speziellen intensiven Therapieprotokollen in Analogie zur Therapie der akuten lymphatischen Leukämien zugeführt werden.

Ätiologie und Pathogenese Die Ätiologie der Non-Hodgkin-Lymphome ist nicht eindeutig geklärt. Epidemiologische Untersuchungen weisen auf einen Zusammenhang mit verschiedenen externen Faktoren hin. So erhöht eine Exposition mit Herbiziden, chemischen Lösungsmitteln, Staubpartikeln und Haarfärbemitteln das Risiko, an einem NHL zu erkranken, ebenso wie diätetische Faktoren (z. B. vermehrte Nitrataufnahme) und Rauchen. Eindeutig belegt ist eine erhöhte Inzidenz von Non-Hodgkin-Lymphomen nach Exposition mit ionisierenden Strahlen. Immunsupprimierte Patienten nach Organtransplantation oder mit HIV-Infektion haben ebenfalls ein deutlich gesteigertes Risiko, an einem malignen Lymphom zu erkranken. Aggressive Kombinationschemotherapien z. B. zur Behandlung akuter Leukämien gehen ebenfalls mit einem erhöhtem Risiko für eine Manifestation eines NHL einher. Eine infektiöse Genese

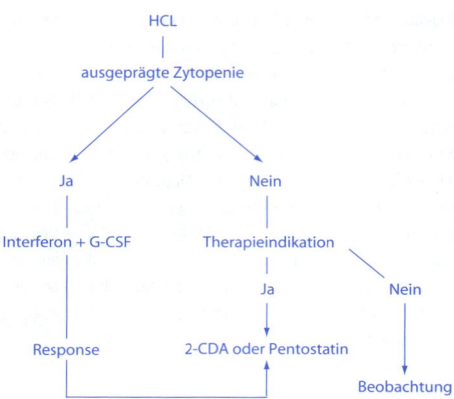

Abb. 5.6-4. Therapiediagramm Haarzellleukämie

der Non-Hodgkin-Lymphome wird für das Epstein-Barr-Virus (EBV) und das HTLV-1 diskutiert. Darüber hinaus weisen zytogenetische und molekulargenetische Untersuchungen chromosomale Veränderungen bei vielen Patienten nach. Translokationen wie t(8;14), t(14; 18) und t(11;14) führen zu einer verstärkten Expression des translozierten Genprodukts. Die Expression von Onkogenen wie c-myc, bcl-1 oder bcl-2 scheint ein wichtiger Schlüsselpunkt in der Steuerung von Tumorsuppressorgenen zu sein, die an der Entstehung von malignen Lymphomen beteiligt sind.

Klinik und Diagnostik Das Beschwerdebild der Non-Hodgkin-Lymphome ist ähnlich dem des Hodgkin-Lymphoms. **B-Symptome** sind in gleicher Weise definiert wie beim **Hodgkin-Lymphom**. Die Stadieneinteilung folgt im Wesentlichen den Festlegungen der Konferenz von **Ann-Arbor**, die in Tabelle 5.6-8 beschrieben ist. Allerdings zeigen indolente und aggressive Lymphome einen signifikant verschiedenen Verlauf. Im Gegensatz zu den indolenten Lymphomen führen aggressive Lym-phome in fortgeschrittenen Stadien unbehandelt innerhalb von Wochen bis Monaten zum Tode. Die Mehrheit der Patienten ist mit einer Poly-

Tabelle 5.6-7. Therapieschemata der Haarzellleukämie

Substanz	Dosierung	Applikation
Cladrabin (2-Chlorodeoxyadenosine)		
Cladrabin	0,1 mg/kg	Tag 1–7 (kont. Infusion)
Einmalig (Wiederholung möglich)		
Cladrabin (2-Chlorodeoxyadenosine)		
Cladrabin	0,14 mg/kg	d 1-5 (s.c.-Bolusinjektion)
Einmalig (Wiederholung möglich)		
Pentostatin (2-deoxycoformycin)		
Pentostatin	4 mg/kg	Tag 1
Wiederholung Tag 15		
(über 3 Monate oder bis CR + 2 Zyklen)		
Interferon alpha		
Interferon alpha	3 Mio IU s.c.	3-mal wöchentlich 6–12 Monate

chemotherapie in Remission zu bringen und eine Heilung ist potentiell möglich.

Die aggressiven Lymphome zeigen den deutlichsten Anstieg der Inzidenz mit einem linearen Anstieg im höheren Lebensalter. Indolente Lymphome treten meist im fortgeschrittenen Alter mit einem Altersmedian von ca. 60 Jahren bei Diagnosestellung auf. Weniger als 25% der Patienten weisen ein lokalisiertes Stadium auf und können durch Strahlentherapie potentiell geheilt werden. In mehr als 50% der Fälle ist das Knochenmark befallen. Trotz des meist fortgeschrittenen Stadiums liegt das mittlere Überleben bei 8–12 Jahren, was den Begriff „indolent" geprägt hat.

Insgesamt sind extranodale Manifestationen (E-Befall) wesentlich häufiger als beim Hodgkin-Lymphom. Neben Organbefällen von Leber, Lunge, ZNS und Gastrointestinaltrakt können sich die Lymphome im Weichteilgewebe, den Knochen und der Haut manifestieren und durch lokalisationsspezifische Symptome imponieren. Gehäuft kommt es zu einer Manifestation im Waldeyer-Rachenring, der jedoch dem lymphatischen System zugerechnet und nicht als E-Befall gewertet wird. Manifestationen im Bereich der Nasennebenhöhlen sind möglich und imitieren das Bild einer chronische Sinusitis.

Zum Staging eines Lymphompatienten gehören Anamnese und klinische Untersuchung zur Erfassung des Krankheitsbeginns, dem Vorliegen von B-Symptomen sowie der Beteiligung von Lymphknotenstationen und Organen wie Leber und Milz. In Ergänzung zur klinischen Untersuchung erfolgt eine bildgebende Diagnostik mittels Computertomographie (CT) vom Hals, Thorax und Abdomen, in Abhängigkeit von der klinischen Symptomatik, ergänzt durch Gastro- und Koloskopie sowie durch eine HNO-ärztliche Untersuchung. Eine Skelettszintigraphie erfasst mögliche Knochenläsionen und sollte vor einer Knochenbiopsie durchgeführt werden. Röntgenthorax und Abdomensonographie ermöglichen kurzfristige Verlaufsbeurteilungen.

Die wichtigste diagnostische Maßnahme ist die operative Gewinnung einer Gewebeprobe zur histologischen Klassifikation des Lymphoms durch den Pathologen. Hierbei sollte nach Möglichkeit die Exstirpation eines gut zugänglichen pathologisch vergrößerten Lymphknotens erfolgen. Eine Zytologiegewinnung mittels Feinnadelpunktion erlaubt in der Regel keine eindeutige Klassifikation. Zur Erfassung einer Knochenmarkinfiltration erfolgt eine Knochenmarkbiopsie des Beckenkamms mit der Yamshidi-Nadel. Eine beidseitige Punktion des Beckenkamms konnte die Sensitivität der Methode nicht erhöhen.

Eine diagnostische Liquorpunktion ist bei ZNS-Lymphomen, Lymphomen des Gesichtsschädels sowie bei Vorliegen eines lymphoblastischen NHL oder Burkitt-Lymphom indiziert.

Therapie Die Therapiekonzepte für die aggressiven und indolenten Non-Hodgkin-Lymphome unterscheiden sich grundlegend: Für **indolente** Lymphome liegen die meisten Erfahrungen bei den häufigeren follikulären Lymphome vor. Nur etwa 20–30% aller Patienten haben bei Diagnosestellung ein lokalisiertes Stadium I oder II. Diese Fälle sollten einer potentiell kurativen Strahlentherapie zugeführt werden, durch die etwa 50% der Patienten im Stadium I und etwa 25% im Stadium II geheilt werden können. Die übrigen fortgeschrittenen Stadien zeigen einen protrahierten Verlauf. Die Chemotherapie hat palliativen Charakter, die Lebenserwartung der Patienten wird durch eine Therapie nicht wesentlich verlängert (Abb. 5.6-5).

Deshalb gilt für die indolenten Non-Hodgkin-Lymphome, dass eine Chemotherapie erst bei deutlicher Krankheitsprogression mit Verdoppelung der Lymphome in den letzten sechs Monaten oder einer hämatologischen Insuffizienz (Hb <10 g/dl, Thrombozyten < 100.000/μl) begonnen werden soll. In der Zwischenzeit sollte eine regelmäßige Kontrolle erfolgen („watch and wait" oder „watchful waiting"). Randomisierte Studien konnten keinen Überlebensvorteil für Patienten zeigen, die unmittelbar nach Diagnose-

Tabelle 5.6-8. Stadieneinteilung der NHL

Stadium	Primär nodaler Befall	Primär extranodaler Befall
I	Befall einer Lymphknotenregion (I) oder eines extralymphatischen Organs oder Gewebes (IE)	Lokalisierter Befall des extralymphatischen Organs oder Gewebes
II_1	Befall von zwei benachbarten Lymphknotenregionen ober- oder unterhalb des Zwerchfells (II_1) oder einer Lymphknotenregion mit lokalisiertem Übergang auf ein benachbartes Organ oder Gewebe (II_{1E})	Lokalisierter Befall eines extralymphatischen Organs inkl. der regionalen Lymphknoten oder eines weiteren benachbarten extralymphatischen Organs ober- oder unterhalb des Zwerchfells (II_{1E})
II_2	Befall von zwei nicht benachbarten oder mehr als zwei benachbarten Lymphknotenregionen ober- oder unterhalb des Zwerchfells (II_2) einschl. eines lokalisierten Befalls eines extralymphatischen Organs/Gewebes (II_{2E})	Lokalisierter Befall eines extralymphatischen Organs und Lymphknotenbefall, der über die regionalen Lymphknoten hinausgeht und auch einen weiteren lokalisierten Organbefall einschließen kann (II_{2E})
III	Befall von Lymphknotenregionen ober- und unterhalb des Zwerchfells (III) einschließlich eines lokalisierten Befalls eines extralymphatischen Organs oder Gewebes (III_E) oder eines Befalls der Milz (III_S) oder von beidem (III_{SE})	Lokalisierter Befall des extralymphatischen Organs und Lymphknotenbefall ober- und unterhalb des Zwerchfalls einschl. eines weiteren lokalisierten Befalls eines extralymphatischen Organs oder Gewebes (III_E) oder eines Befalls der Milz oder von beidem (III_{SE})
IV	Lymphknotenbefall mit diffusem oder disseminiertem Befall extralymphatischer Organe oder Gewebe.	Diffuser oder disseminierter Organbefall mit oder ohne Lymphknotenbefall

Nach den Allgemeinsymptomen werden die Lymphome weiter unterteilt in A- und B-Kategorien wie bei der Ann-Arbor-Klassifikation. Ein B-Stadium besteht bei einem der 3 Symptome: Verlust von >10% des Körpergewichts in den letzten 6 Monaten, Fieber >38 °C, Nachtschweiß ohne anderen Grund.

stellung behandelt wurden. Eine Sonderstellung nimmt dabei das zentrozytische (cc) Non-Hodgkin-Lymphom (Mantelzelllymphom nach REAL und WHO) ein, das eine wesentlich schlechtere Prognose hat und in der Kiel-Klassifikation noch den niedrig malignen Non-Hodgkin-Lymphomen zugeordnet wurde. Hier sollte eine Therapie unmittelbar nach Diagnosestellung eingeleitet werden. Konventionelle Chemotherapieprotokolle vermögen zwar eine Gesamtansprechrate von 84% zu induzieren, das mediane Überleben liegt jedoch bei nur 36 Monaten, ohne dass ein Plateau erreicht wird. Lokalisierte Stadien sollen unter kurativer Intention eine Extended-field-Bestrahlung erhalten.

Für indolente Lymphome kann grundsätzlich mit einer Reihe von Substanzen und Substanzkombinationen ein Ansprechen der Erkrankung von 60–100% erreicht werden, die Remission ist hierbei jedoch nur von kurzer Dauer. Bei Kontraindikationen gegen eine intensive Chemotherapie kann auch durch eine intermittierenden Monotherapie mit Chlorambucil (Leukeran) in den meisten Fällen eine Remission erreicht werden.

Als eine der ersten effektiven Polychemotherapie ergab das COP-Protokoll (Cyclophosphamid, Vincristin und Prednison) Ansprechraten bis 65%. Auf Grund der Erfahrungen bei den hochmalignen Non-Hodgkin-Lymphomen wurde vermehrt das CHOP-Protokoll (Cyclophosphamid, Vincristin, Doxorubicin und Prednison) eingesetzt. Es werden 6–8 Zyklen appliziert, um ein maximales Ansprechen zu erreichen.

Intensivere Therapieprotokolle unter Hinzunahme der Substanzen Procarbazin, Bleomycin, Methotrexat, Cytarabin und Etoposid konnten keinen Überlebensvorteil zeigen.

Mit den **Purinanaloga Fludarabin** und 2-Chlorodeoxyadenosine (**Cladribin**) stehen zwei neuere Substanzen zur Verfügung, die in der Primärtherapie Ansprechraten von 70–80% zeigen und im Rezidiv bis zu 50%. Eine Kombination dieser Substanzen mit Anthrazyklinen oder Alkylanzien konnte zwar höhere Ansprechraten, aber ebenfalls keinen Überlebensvorteil zeigen.

Als neueste Entwicklung wurde der gentechnisch hergestellte monoklonale CD-20-Antikörper **Rituximab (Mabthera)** zur Therapie der rezidivierten follikulären NHL zugelassen und zeigt Ansprechraten von 50% bei einer mittleren Dauer von 12 Monaten. Aufgrund seines besonderen Wirkmechanismus und des günstigen Nebenwirkungsprofils wurde seine Wirksamkeit insbesondere in der Kombination mit Chemotherapieprotokollen derzeit in zahlreichen klinischen Studien untersucht und hat so das Spektrum möglicher Therapieoptionen weiter bereichert. Aktuell konnten bereits mehrere prospektiv randomisierte Studien eine Verbesserung des Ansprechens, des krankheitsfreien Überlebens und des Gesamtüberlebens für die Kombination von Chemotherapie und Rituximab zeigen.

Bei gutem Ansprechen auf die initiale zytoreduktive Therapie scheint eine anschließende Behandlung mit **Interferon-α** (IFN-α) die Remissionsdauer zu verlängern, ohne dass bisher ein Überlebensvorteil gezeigt werden konnte. Uneinigkeit besteht über die Dauer der Erhaltungstherapie; limitierend für den Einsatz sind ausgeprägte hämatologische sowie nichthämatologische

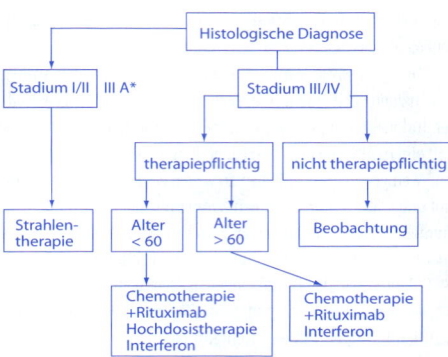

Abb. 5.6-5. Indolente Non-Hodgkin-Lymphome. Therapieempfehlungen bei Erstdiagnose. *geringe ausschließlich nodale Manifestation (<5 Regionen; <5 cm Durchmesser)

Nebenwirkungen. Der Einsatz von Interferon-α sollte deshalb nach Möglichkeit innerhalb klinischer Studien erfolgen und bei starken Nebenwirkungen abgebrochen werden.

Für Patienten unter 60 Jahren bietet eine Hochdosischemotherapie mit **autologer Stammzelltransplantation** zur Zeit einen experimentellen Therapieansatz und sollte nur innerhalb klinischer Studien angewendet werden. Während derzeit keine Studie einen Überlebensvorteil zeigen konnte, scheint das rezidivfreie Überleben durch eine Hochdosistherapie signifikant verlängert (Tabelle 5.6-9).

Im Gegensatz zu den indolenten Non-Hodgkin-Lymphomen ist die Therapiestrategie bei den aggressiven NHL immer kurativ und zielt auf eine komplette Remission als Voraussetzung für eine Heilung ab.

In den lokalisierten Stadien I und II führt eine alleinige Strahlentherapie zwar zu hohen Ansprechraten, aber auch zu häufigen Rezidiven außerhalb des Strahlenfeldes. Verschiedene Behandlungskonzepte haben daher eine systemische Chemotherapie einer lokalen Strahlentherapie vorangestellt („**combined modality treatment**"). Der Stellenwert dieser Therapie der lokalisierten Stadien I/II wurde in den letzten Jahren kontrovers diskutiert. Aufgrund der Ergebnisse einer 1998 publizierten randomisierten Studie wurde von vielen Autoren eine Verkürzung der Chemotherapien auf drei Zyklen mit obligater Nachbestrahlung der befallenen Regionen mit einer Involved-field-Bestrahlung favorisiert. Eine kürzlich publizierte Nachbeobachtung dieser Studie, zeigte allerdings ein schlechteres Überleben für den Combined-modality-Arm. Daher muss heute auch in lokalisierten Stadium I–II die systemische Chemotherapie mit 6–8 Zyklen als Therapie der Wahl angesehen werden. Wie in den fortgeschrittenen Stadien III/IV sollte eine anschließende Involved-field-Strahlentherapie nur bei residualem Tumor, initial großer Tumormasse (≥7,5 cm) oder Extranodalbefall angewendet werden.

Unabhängig vom klinischen Stadium erfolgt also die Chemotherapie der **aggressiven** Non-Hodgkin-Lymphome als Polychemotherapie mit kurativer Intention. Goldstandard in der Behandlung aggressiver NHL war über Jahrzehnte das CHOP-Schema. Mit 6–8 Zyklen werden komplette Remissionsraten von 50–60% erreicht, der Anteil der Langzeitremissionen (Heilungen) liegt allerdings nur zwischen 35% und 40%. Aggressive Zytostatikakombinationen, die in zeitlich enger Abfolge möglichst viele wirksame Substanzen enthalten, zeigten in einem großen randomisierten Vergleich bei zum Teil deutlich stärkeren Nebenwirkungen keinen Vorteil gegenüber CHOP. Die Deutsche Studiengruppe hochmaligne Non-Hodgkin-Lymphome (DSHNHL) hat im Juni 2000 die weltweit größte Studie zur Therapie der aggressiven Non-Hodgkin-Lymphome abgeschlossen. Es zeigte sich ein Überlebensvorteil für ein intervallverkürztes CHOP-Protokoll (CHOP-14) mit G-CSF Unterstützung für Patienten >60 Jahre und in der Gruppe der unter 60-Jährigen konnte eine Verbesserung der Therapieergebnisse durch Hinzunahme von Etoposid (CHOEP-21) gezeigt werden.

Eine Therapieverbesserung konnte ebenfalls durch die französische Studiengruppe „GELA" erzielt werden. In einer randomisierten Studie an 400 Patienten im Alter zwischen 60 und 80 Jahren zeigte die Kombination von CHOP mit dem CD20-Antikörper Rituximab einen signifikanten Überlebens-vorteil gegenüber CHOP alleine (Tabelle 5.6-10).

Durch den frühzeitigen Einsatz **aggressiver Hochdosistherapien** mit nachfolgender **autologer Stammzelltransplantation** wurde in der Vergangenheit versucht, die Prognose von Hochrisikopatienten ≤60 Jahren zu verbessern. Grundlage war die bekannte Korrelation zwischen applizierter Dosis pro Zeiteinheit und erzieltem Behandlungsergebnis. Die Retransfusion autologer Knochenmarkszellen oder peripherer Blutstammzellen nach Hochdosistherapie ermöglicht eine rasche Rekonstitution der Hämatopoese. Dadurch können zwei- bis siebenfache Dosissteigerungen der wirksamen Zytostatika erreicht werden, bevor die nichthämatologische Organtoxizität dosislimitierend wird. Bisher konnte jedoch nur eine einzige Studie einen Vorteil für die Hochdosistherapie hinsichtlich des Gesamtüberlebens aufzeigen, sodass dieses Behandlungskonzept weiterhin klinischen Studien vorbehalten bleibt.

Wegen der biologischen Ähnlichkeit des **lymphoblastischen NHL** mit der akuten lymphatischen Leukämie (ALL) werden diese Erkrankungen in der Regel mit verschiedenen, besonders intensiven Schemata behandelt, wie sie für die Therapie der akuten lymphatischen Leukämie verwendet werden (Abb. 5.6-6 und 5.6-7).

Bei den rezidivierten **aggressiven** NHL ist die Prognose generell sehr schlecht mit einem Fünfjahresüberleben ≤10%. Es kommen verschiedene Kombinationschemotherapien zum Einsatz, die Ansprechraten zwischen 40–60% zeigen. Grundsätzlich ist die Prognose von Patienten, die auf eine initiale Chemotherapie nicht ansprechen (**therapierefraktär**) deutlich schlechter als für Patienten, die nach einer initialen kompletten Remission rezidivieren.

Für Patienten unter 60 Jahren konnte klar belegt werden, dass eine Hochdosischemotherapie einer konventionellen Behandlung überlegen ist. Jeder Patient unter 60 Jahre sollte daher im Rezidiv an einem spezialisierten Zentrum vorgestellt werden.

Prognose Verlauf und Prognose richten sich in erster Linie nach dem histologischen Subtyp. Hierbei hat die bisher angewandte Kiel-Klassifikation eine hohe prognostische Wertigkeit gezeigt. Die nach histologischen und immunologischen Kriterien als niedrig maligne

Tabelle 5.6-9. Therapieschemata niedrig-maligner NHL

Substanz	Dosierung	Applikation
Chlorambucil		
Chlorambucil	0,08 mg/kg p.o.	Täglich fortlaufend (oder 2–4 mg Gesamtdosis) Bis maximales Ansprechen erreicht ist. Keine Erhaltungstherapie
Chlorambucil	5 mg/m^2	Tag 1, 2, 3 – Wiederholung Tag 15
COP		
C Cyclophosphamid	400 mg/m^2	Tag 1, 2, 3, 4, 5
O Vincristin (Oncovin)	1,4 mg/m^{2a}	Tag 1
P Prednison	100 mg/m^2	Tag 1, 2, 3, 4, 5
Wiederholung Tag 22; insgesamt 6 (–8) Zyklen		
CHOP- 21		
C Cyclophosphamid	750 mg/m^2	Tag 1
H Adriamycin (Doxorubicin)	50 mg/m^2	Tag 1
O Vincristin	1,4 mg/m^{2a}	Tag 1
P Prednison	100 mg	Tag 1, 2, 3, 4, 5
Wiederholung ab Tag 22; insgesamt 6 (–8) Zyklen		
Fludarabin		
Fludarabin	25 mg/m^2	Tag 1, 2, 3, 4, 5
Wiederholung Tag 29		
Rituximab (CD20-Antikörper)		
Rituximab	375 mg/m^2	Tag 1, 8, 15, 22
keine Wiederholung		

[a] maximal 2 mg

Tabelle 5.6-10. Therapieschemata Induktionstherapie der hochmalignen NHL

Substanz	Dosierung	Applikation
CHOP		
C Cyclophosphamid	750 mg/m^2	Tag 1
H Adriamycin (Doxorubicin)	50 mg/m^2	Tag 1
O Vincristin	1,4 mg/m^{2a}	Tag 1
P Prednison	100 mg	Tag 1, 2, 3, 4, 5
Wiederholung ab Tag 22; insgesamt 6 (–8) Zyklen		
CHOP-14		
C Cyclophosphamid	750 mg/m^2	Tag 1
H Adriamycin (Doxorubicin)	50 mg/m^2	Tag 1
O Vincristin	2 mg	Tag 1
P Prednison	100 mg	Tag 1, 2, 3, 4, 5
G-CSF <75 kg	300 µg	Tag 6–12
≥75 kg	480 µg	Tag 6–12
Wiederholung ab Tag 15 (insgesamt 6 Zyklen)		
CHOEP		
C Cyclophosphamid	750 mg/m^2	Tag 1
H Adriamycin (Doxorubicin)	50 mg/m^2	Tag 1
O Vincristin	2 mg	Tag 1
E Etoposid	100 mg/m^2	Tag 1, 2, 3
P Prednison	100 mg	Tag 1, 2, 3, 4, 5
Wiederholung Tag 22 (insgesamt 6 Zyklen)		

[a] maximal 2 mg

eingestuften Krankheitsformen zeigen eine langsame Progredienz, treten meist generalisiert auf und haben ein mittleres Überleben von 9–10 Jahren. Während die selteneren lokalisierten Stadien I/II (III, A) mit einer Strahlentherapie geheilt werden können, gibt es für die fortgeschrittenen Stadien III/IV derzeit keinen kurativen Ansatz. Im Gegensatz dazu zeigen die hochmalignen Erkrankungen eine rasche Progredienz und führen unbehandelt innerhalb von wenigen Monaten zum Tode des Patienten. In allen Stadien können die hochmalignen NHL mit einer Polychemotherapie kurativ behandelt werden. Für nahezu alle NHL-Entitäten haben sich ein Alter ≥60 Jahre, eine über den Normwert erhöhte Serum-LDH, ein reduzierter Allgemeinzustand, ein fortgeschrittenes Stadium (III/IV) sowie >1 extranodale Krankheitsmanifestation als prognostisch ungünstig erwiesen (Tabelle 5.6-11). So konnte eine große Metaanalyse klinischer Daten zeigen, dass bei Patienten mit aggressiven NHL sich das Fünfjahresüberleben von 73% (0–1 Risikofaktoren) auf 23% (4–5 Risikofaktoren) verschlechtert.

MALT-Lymphome

Ätiologie und Pathogenese Die Lymphome des MALT-Typs („mucosa-associated lymphoid tissue") stammen aus der Marginalzone des Lymphfollikels und werden daher auch als primär extranodale Marginalzonenlymphome vom MALT-Typ bezeichnet. MALT-Lymphome können in verschiedenen Organen auftreten (Magen, Speicheldrüse, Lunge, Schilddrüse) wobei Magenlymphome am häufigsten auftreten (s. Übersicht).

Für das Magenlymphom vom MALT-Typ konnte ein ursächlicher Zusammenhang mit Helicobacter-pylori-Infektionen nachgewiesen werden. Die Erreger induzieren in der Magenwand eine B-Zell-Proliferation, die über weitere Autoimmunphänomene zur Lymphombildung führt.

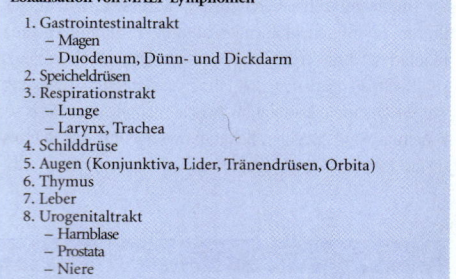

Lokalisation von MALT-Lymphomen
1. Gastrointestinaltrakt
   – Magen
   – Duodenum, Dünn- und Dickdarm
2. Speicheldrüsen
3. Respirationstrakt
   – Lunge
   – Larynx, Trachea
4. Schilddrüse
5. Augen (Konjunktiva, Lider, Tränendrüsen, Orbita)
6. Thymus
7. Leber
8. Urogenitaltrakt
   – Harnblase
   – Prostata
   – Niere
9. Brust
10. Haut

Klinik und Diagnostik Die malignen MALT-Lymphome des Magens verursachen in der Regel keine spezifischen Symptome.

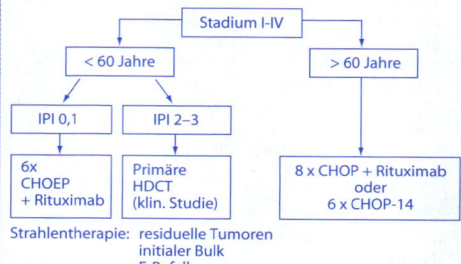

Abb. 5.6-6. Hochmaligne Non-Hodgkin-Lymphome. Therapieempfehlungen bei Erstdiagnose

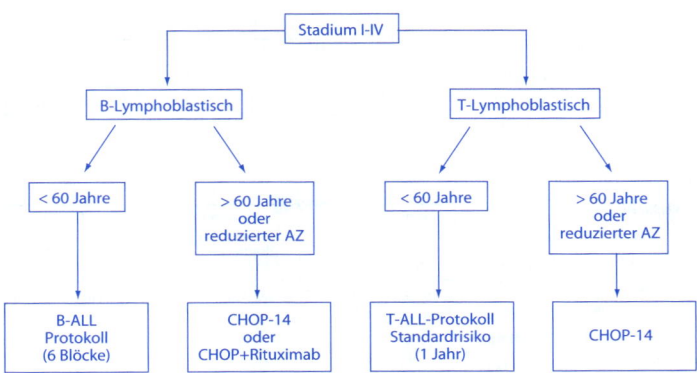

Abb. 5.6-7. Hochmaligne Non-Hodgkin-Lymphome. Therapieempfehlungen Vorlaufer-Zell-Neoplasie

Häufig kommen Gastritisbeschwerden vor. Eine histologische Sicherung sollte durch multiple Biopsien erfolgen. Zusätzlich zum üblichen Stagingprogramm sollten Gastroduodenoskopie, Koloskopie und ggf. eine Intestinoskopie erfolgen. Obligat ist die H.p.-Diagnostik und, wenn möglich, die Durchführung einer Endosonographie. Bis zu 10% der Patienten weisen ein Stadium IV mit Knochenmarkinfiltration auf.

Die klinischen Symptome der extragastralen MALT-Lymphome variieren nach Lokalisationsort und können mit Autoimmunerkrankungen wie dem Sjögren-Syndrom oder der Hashimoto-Thyreoiditis einhergehen. In 10–20% der Fälle ist das Auftreten von Zweitmalignomen beschrieben (Magen- und Kolonkarzinome, andere Lymphome).

Therapie In frühen Stadien niedrig maligner MALT-Lymphome des Magens kann eine Helicobacter-pylori-Eradikation zu einer Regression des MALT-Lymphoms führen. Im lokalisierten Stadium I ist daher eine initiale Eradikation und engmaschige Kontrolle mit ggf. erneuter Eradikation zu empfehlen. Insgesamt können so Remissionsraten bis 70% erzielt werden. Im Anschluss an die Therapie sollten engmaschige endoskopische Kontrollen über mindestens 12 Monate erfolgen, um ein Rezidiv oder eine Progression in ein hochmalignes Non-Hodgkin-Lymphom zu erkennen. Das Vorgehen im Stadium II ist nicht klar definiert. Möglich sind eine Resektion ohne weitere Therapie (R0-Resektion) bzw. mit nachfolgender Radiotherapie (R1- oder R2-Resektion). Im Stadium III + IV erfolgt die Therapie analog den nodalen indolenten Lymphomen.

Tabelle 5.6-11. International Prognostic Index (IPI) der NHL

A: Gesamtpopulation		
Risikofaktoren	Alter ≥60 Jahre LDH > normal Performance Status ≥2 nach WHO Ann-Arbor-Stadium III und IV Extranodale Manifestationen >1	
B: Altersadjustiert, Patienten <60 Jahre		
Risikofaktoren	LDH > normal Performance Status ≥2 nach WHO Ann-Arbor-Stadium III und IV	
A: Prognose Gesamtpopulation		
Risikokategorie	Zahl der Risikofaktoren	Gesamtüberleben (5 Jahre)
Niedrig	0,1	73%
Niedrig-intermediär	2	51%
Hoch-intermediär	3	43%
Hoch	4,5	26%
B: Prognose Patienten < 60 Jahre		
Niedrig	0	83%
Niedrig-intermediär	1	69%
Hoch-intermediär	2	46%
Hoch	3	32%

Hochmaligne MALT-Lymphome sollten nach den gleichen Prinzipien wie die nodalen hochmalignen Non-Hodgkin-Lymphome behandelt werden. Unklar bleibt, ob eine kombinierte Chemo-/Strahlentherapie einer alleinigen Chemotherapie überlegen ist. Eine Gastrektomie ist nicht indiziert, eine erhöhtes Blutungs- oder Perforationsrisiko unter Chemotherapie besteht nicht. Insgesamt erscheint die Prognose der frühen Stadien günstig mit Fünfjahresüberlebensraten von 70–80%.

Auf Grund der unsicheren Datenlage sollten Patienten mit MALT-Lymphomen nach Möglichkeit in prospektive Therapiestudien eingebracht werden (Abb. 5.6-8).

Die Prognose der niedrig malignen MALT-Lymphome außerhalb des Gastrointestinaltraktes ist ebenfalls günstig. Die Behandlung mit lokalen Maßnahmen (Operation, Bestrahlung) mit oder ohne anschließender Strahlentherapie führt bei fast allen Patienten zu Remissionen. Gesamtüberlebensraten von bis zu 90% wurden beobachtet.

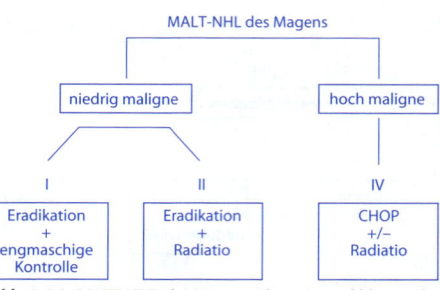

Abb. 5.6-8. MALT-NHL des Magens: Therapieempfehlungen bei Erstdiagnose

Evidenz der Therapieempfehlungen	Evidenzgrad	Empfehlungsstärke
CLL		
Therapieaufschub bis klinische Symptomatik	II-a	B
Aggressive NHL		
CHOP + Rituximab >60 Jahre	I-b	A
CHOP-14 >60 Jahre	I-b	A
Primäre Hochdosischemotherapie (HDCT)	I-b	A
HDCT im Rezidiv <60 Jahre	I-b	A
Indolente NHL		
Primäre Strahlentherapie in Stadium I, II (III A)	III	B
Therapieaufschub bis klinische Symptomatik	I-b	B
Primäre HDCT im symptomatischen Stadium III/IV	III	B

Literatur

Allen I, Ross S, Borden S, Monroe M, Kupelnick B, Connelly J et al. (2001) Meta-analysis to assess the efficacy of interferon-alpha in patients with follicular non-Hodgkin's lymphoma. J Immunother 24(1): p58–65

Apostolidis J, Gupta RK, Grenzelias D, Johnson PW, Pappa VI, Summers KE et al. (2000) High-dose therapy with autologous bone marrow support as consolidation of remission in follicular lymphoma: long-term clinical and molecular follow-up. J Clin Oncol 18(3): 527–536

Coiffier B, Lepage E, Briere J, Herbrecht R, Tilly H, Bouabdallah R et al. (2002) CHOP chemotherapy plus rituximab compared with CHOP alone in elderly patients with diffuse large-B-cell lymphoma. N Engl J Med 346(4): 235–242

Fisher RI, Gaynor ER, Dahlberg S, Oken MM, Grogan TM, Mize EM et al. (1993) Comparison of a standard regimen (CHOP) with three intensive chemotherapy regimens for advanced non-Hodgkin's lymphoma. N Engl J Med 328(14): 1002–1006

Harris NL, Jaffe ES, Diebold J, Flandrin G, Muller-Hermelink HK, Vardiman J et al (1999) The World Health Organization classification of neoplastic diseases of the hematopoietic and lymphoid tissues. Report of the Clinical Advisory Committee meeting, Airlie House, Virginia, November 1997. Ann Oncol 10(12): 1419–1432

Harris NL, Jaffe ES, Stein H, Banks PM, Chan JK, Cleary ML et al. (1994) A revised European-American classification of lymphoid neoplasms: a proposal from the International Lymphoma Study Group. Blood 84(5): 1361–1392

Isaacson PG (1999) Mucosa-associated lymphoid tissue lymphoma. Semin Hematol 36(2): 139–147

Marcus R, Imrie K., Belch A, Cunningham D, Flores E, Catalano J et al. (2004) CVP chemotherapy plus Rituximab compared with CVP as first-line treatment for advanced follicular lymphoma. Blood Epub ahead of Print

Pfreundschuh M, Trümper L, Kloess M, Schmits R, Feller AC, Rübe C et al. (2004) 2-weekly or 3-Weekly CHOP Chemotherapy with or without Etoposide for the Treatment of Elderly Patients with Aggressive Lymphomas. Result of the NHL-B2 trial of the DSHNHL. Blood 102: 634–641

Philip T, Guglielmi C, Hagenbeek A, Somers R, Van der Lelie H, Bron D et al. (1995) Autologous bone marrow transplantation as compared with salvage chemotherapy in relapses of chemotherapy-sensitive non-Hodgkin's lymphoma. N Engl J Med 333(23): 1540–1545

5.6.3 Akute Lymphatische Leukämie des Erwachsenen

Dimitris Voliotis und Peter Staib

Einleitung

Die akute lymphatische Leukämie (ALL) ist eine der wenigen malignen Erkrankungen des Erwachsenen, die durch Chemotherapie geheilt werden können.

Bei der ALL des Erwachsenen wurde erst mit Beginn der 80er-Jahre ein therapeutischer Durchbruch erzielt, während zuvor die Diagnose dieser Erkrankung praktisch einem Todesurteil gleichkam. Dieser Fortschritt liegt in der Tatsache begründet, dass weltweit in mehreren multizentrischen, z. T. multinationalen Studien ALL-Patienten konsequent prospektiv untersucht wurden und werden. Das mit derzeit etwa 2000 dokumentierten Patienten aus den letzten ca. 16 Jahren weltweit größte Einzelkollektiv an erwachsenen ALL-Patienten wird von der von Deutschland (Frankfurt) aus geleiteten Studiengruppe übersehen. In dieser Studiengruppe treten bei einer Rate von z. T. über 80% kompletten Remissionen die meisten Rezidive innerhalb der ersten zwei Jahre und nur ganz selten noch nach fünf Jahren oder später auf. Insgesamt sind bei einer über 16-jährigen Beobachtungszeit etwa 1/3 aller Patienten in anhaltender kompletter hämatologischer Remission („continuous complete remission", CCR) und damit als geheilt zu betrachten. Die Überlebensdaten der Patienten, aufgeteilt nach Risikofaktoren, unterscheiden sich allerdings erheblich. So liegt die CCR-Rate bei der reifen T-ALL, der B-ALL und der „common-ALL" ohne Risikofaktoren um 50%, die der so genannten Hochrisikopatienten allgemein um 25% und darunter wiederum speziell die der Patienten mit Philadelphia-Chromosom bzw. bcr/abl-positiver ALL bei annähernd 0% nach alleiniger konventioneller Chemotherapie.

Anhand dieser Daten wird auch deutlich, dass eine sehr anspruchsvolle, für alle Patienten gleiche Diagnostik für die notwendige risikoadaptierte Therapie unumgänglich ist. Diese sog. zentrale Diagnostik hat keinesfalls allein wissenschaftlichen oder dokumentarischen Wert. Nur die mittels der Immunphänotypisierung, Zytogenetik und Molekulargenetik erfolgende Einteilung macht die Stratifikation der Patienten in bestimmte Risikogruppen möglich, die unterschiedliche Therapieregime zur Folge hat. Aus diesen Gründen sollten Patienten nur an Zentren mit Teilnahme an einer multizentrischen Studie und entsprechenden Möglichkeiten der Diagnostik und Therapie behandelt werden.

Definition
Bei der ALL handelt es sich um eine hochmaligne Neoplasie des lymphatischen Systems mit einer Infiltration des Knochenmarks von mehr als 25%, bezogen auf alle kernhaltigen Zellen. Die Grenze zu den lymphoblastischen Non-Hodgkin-Lymphomen ist fließend und wird letztlich nur durch das Ausmaß der Knochenmarkinfiltration definiert: Bei einer Infiltration von über 25% redet man von einer ALL, andernfalls von einem lymphoblastischen Lymphom. Man geht heute allerdings davon aus, dass es sich hierbei um sehr ähnliche Krankheitsbilder mit lediglich unterschiedlicher Manifestation handelt.

Epidemiologie
Beim Erwachsenen macht die ALL nur etwa ein Fünftel aller akuten Leukämien aus, beim Kind hingegen ist diese die häufigste Leukämieart überhaupt. Die Erkrankung hat ein erstes Inzidenzmaximum von 3–4 pro 100.000 Einwohner bei Kindern zwischen dem 2. und 10. Lebensjahr. Im mittleren Lebensalter ist die ALL dann sehr viel seltener, nimmt allerdings – wie auch die AML – mit höherem Alter zu und erreicht in der achten Lebensdekade ungefähr wieder die Inzidenz des Kindesalters.

Ätiologie
Die Entstehung einer ALL ist multifaktorieller Natur. Eine alleinige Ursache besteht nicht, jedoch sind einige Einflüsse bekannt, die für die Entstehung einer ALL prädisponieren. Die meisten dieser Faktoren gelten allerdings gleichermaßen für die akuten lymphatischen wie für die akuten myeloischen Leukämien. Man muss generell zwischen angeborenen genetischen (hereditären) und exogenen Ursachen unterscheiden.

Als hereditäre Faktoren sind zu nennen: Patienten mit einigen angeborenen Chromosomenerkrankungen (z. B. Down-Syndrom, Klinefelter-Syndrom, Ataxia teleangiectasia, Bloom-Syndrom). Als exogene Ursachen kommen u. a. Viren in Frage, speziell RNA-Retroviren (HTLV-1, adultes T-Zell-Leukämie-/Lymphomvirus). Auch das Ebstein-Barr-Virus ist möglicherweise in der Onkogenese von z. B. akuten B-Zell-Leukämien beteiligt. Allerdings reicht die alleinige Infektion mit einem DNA- oder RNA-Virus sicher nicht aus, um die Entstehung einer akuten Leukämie zu induzieren. Weiterhin zu den exogenen Ursachen zu zählen sind Umweltfaktoren wie ionisierende Strahlen (Atombombenopfer) sowie industrielle Toxine oder auch Tabak. Eine Vorbehandlung mit Zytostatika, insbesondere mit Topoisomerase-II-Inhibitoren sowie vorbestehende hämatologische Grunderkrankungen sind prädisponierende Faktoren für sekundäre akute Leukämien.

Pathogenese
Man geht heutzutage weitgehend davon aus, dass die Transformation in eine leukämische Zelle in einem frühen Stadium während der zellulären Ontogenese, d. h. in einer sog. Progenitorzelle stattfindet. Es scheint also eine leukämische Vorläuferzelle („Stammzelle") zu geben, aus der sich der maligne Geno- und Phänotyp entwickelt.

Morphologische Klassifikation und Phänotyp
Die Einteilung der ALL nach zytomorphologischen und zytochemischen Kriterien erfolgt (wie bei der AML) gemäß der FAB- (French-American-British-)Klassifikation und umfasst die Subtypen L1, L2, L3 (Tabelle 5.6-12). Für die Prognose und die Therapie hat diese Einteilung jedoch keine wesentliche Bedeutung. Die einzige Ausnahme hiervon ist der Subtyp L3, der bei Bestehen der typischen Morphologie für das Vorliegen einer sog. Burkitt-like, d. h. reifzelligen B-ALL spricht und eine andere Therapie erfährt als die unreifzelligen ALL.

Für die ALL relevanter als die Zytomorphologie ist die Einteilung nach immunzytologischen Kriterien infolge der unterschiedlichen Expression von zellulären Oberflächenantigenen. Hierbei werden folgende Subtypen unterschieden: prä-prä-B-ALL oder pro-B-ALL, common(c)-ALL, prä-B-ALL (alles sog. „B-precursor"-ALL), weiterhin B-ALL, prä-T-ALL und T-ALL (Tabelle 5.6-13). Diese unterschiedlichen Phänotypen werden in den heutigen Protokollen z. T. sehr unterschiedlich behandelt und weisen eine auch sehr unterschiedliche Prognose auf.

Klinik
Das Leitsymptom ist – wie bei akuten Leukämien generell – in der Regel ein allgemeines, mehr oder weniger ausgeprägtes Krankheitsgefühl, das sich auf Grund der Akuität der Erkrankung meist relativ schnell entwickelt. Bedingt durch die unzureichende Produktion normaler Blutbestandteile finden sich in der Regel eine Anämie, Granulozytopenie und Thrombozytopenie. Diese Zytopenien verursachen weitere Symptome wie Leistungsabfall, Müdigkeit, Abgeschlagenheit, Tachykardie, mehr oder minder ausgeprägte Blutungszeichen und systemische sowie Haut- und Schleimhautinfekte, mit oder ohne Fieber. Da es sich

um eine maligne Erkrankung des lymphatischen Systems handelt, finden sich gelegentlich eine Splenomegalie und/oder pathologisch vergrößerte, tastbare oder per Bildgebung nachweisbare Lymphknoten. Bei einem Befall des ZNS (dann als sog. Meningiosis leucaemica) zeigen sich Kopfschmerzen, Schwindel, Übelkeit, Erbrechen, neurologische Ausfälle und zerebrale Krampfanfälle.

Diagnostik

Die wichtigste Maßnahme bei Verdacht auf Vorliegen einer ALL bzw. generell einer akuten oder chronischen Leukämie ist eine adäquate hämatologische Diagnostik, zunächst in Form eines Blutbildes mit mikroskopischer Differenzierung und danach so schnell wie möglich einer Knochenmarkpunktion. Die primäre Knochenmarkpunktion erfolgt in der Regel als Beckenkammbiopsie und Aspirationszytologie (Tabelle 5.6-14). Während der Therapie sind dann im folgenden Verlauf noch weitere, recht häufige Punktionen nötig, in der Regel in Form von Aspirationen.

Die zytomorphologische Diagnostik erfolgt lichtmikroskopisch am Ausstrich (Pappenheim- oder Wright-Giemsa-Färbung). Zur differentialdiagnostischen Abgrenzung gegenüber der AML werden zytochemische Färbungen verwendet: Peroxidase-, Esterase- und Perjodsäure-Schiff-Reaktion. Zytomorphologisch erfolgt die Einteilung in die drei Subtypen L1 bis L3 nach der FAB-Klassifikation (s. Tabelle 5.6-12).

Für die Risikoabschätzung und Festlegung des genauen therapeutischen Prozedere sind obligat die Durchführung einer (durchflusszytometrischen) Immunphänotypisierung sowie von Zytogenetik und Molekulargenetik notwendig. Durch die Immunphänotypisierung erfolgt die Einteilung in B- und T-zelluläre ALL mit unterschiedlicher Ausreifung. Eventuell sind noch bildgebende Verfahren zur Beurteilung des Gesamttumorbefalls sinnvoll (bei Splenomegalie, Lymphomen).

Therapie

Generelle Therapieprinzipien Die Therapie der ALL hat das Ziel, eine Heilung herbeizuführen (kurative Intention). Die Therapie der reifzelligen (Burkitt-like) B-ALL einerseits sowie der Progenitor- (d. h. unreifzelligen) B-und T-ALL andererseits unterscheiden sich deutlich. Prinzipiell erfolgt für alle Entitäten die Behandlung wenn irgend möglich im Rahmen einer klinischen Studie und immer als Polychemotherapie inklusive prophylaktischer ZNS-Bestrahlung und prophylaktischer intrathekaler Zytostatikaapplikation.

In der Folge werden einige detaillierte Aussagen zur Therapie getroffen und spezifische Behandlungsarten erwähnt. Die meisten dieser Aussagen beziehen sich auf die Studienergebnisse und die Therapieprotokolle der internationalen Deutschen ALL-Studiengruppe (German Multicenter ALL Study Group, GMALL) unter der Leitung von Prof. Dr. D. Hoelzer, Uniklinik Frankfurt, deren Ergebnisse weltweite Beachtung finden. Natürlich gibt es darüber hinaus international unterschiedliche Behandlungsmöglichkeiten für diese Erkrankung. Allerdings sind einige generelle Therapieprinzipien in fast allen internationalen Studiengruppen mittlerweile sehr ähnlich vorhanden.

Wie bei der AML gliedert sich auch die Therapie der ALL in eine Vorphase, eine Induktion und eine Konsolidierung. Allerdings sind diese wesentlich länger als bei der AML. Die Gesamtdauer inklusive Induktion, Konsolidierung und Reinduktion beträgt ein Jahr.

Ziel der Induktionstherapie ist die schnelle Reduktion der vorhandenen leukämischen Blasten im Blut und Knochenmark. Es kommen vorwiegend Vincristin, Kortikosteroide, Anthrazykline und die L-Asparaginase (Letztere mit spezifischer Wirksamkeit bei der ALL) zum Einsatz, weiterhin hochdosiert die Substanzen Cyclophosphamid und das Nukleosidanalogon Cytosin-Arabinosid v. a. bei der T-ALL sowie hochdosiertes Methtotrexat besonders bei der B-ALL. Die Rate an zytomorphologischen bzw. hämatologischen kompletten Remissionen (CR) nach der Induktionstherapie beträgt über 80%. Etwa 10% der Patienten erreichen in der Induktion keine CR oder zeigen einen Progress der Erkrankung. Diese Patienten

Tabelle 5.6-12. Morphologische Klassifikation der ALL nach FAB

Subtyp	Morphologie	Immunologie
L1	Kleinzellig, monomorph	B-Typ, T-Typ
L2	Gemischtzellig	B-Typ, T-Typ
L3	Burkitt-like, großzellig, zytoplasmatische Vakuolen	Reife B-ALL

Tabelle 5.6-13. Immunzytologie/immunologische Subgruppen der ALL

Immunologische Klassifikation	Positives Markerantigen
B-Linien-ALL	CD19+ u./o. CD79a+ u./o. CD22+
Pro B-ALL (B-I)	Keine weiteren Antigene
Common ALL (B-II)	CD10+
Prä-B-ALL (B-III)	CD10+ und cy IgM+
Reife B-ALL (B-IV)	sIgM+, kappa oder lambda Leichtkettenrestriktion (cy oder s)
T-Linien ALL	cyCD3 oder sCD3
Pro T-ALL (T-I)	CD7+
Prä T-ALL (T-II)	CD2+ u./o. CD5+ u.o.CD8+
Kortikale T-ALL (T-III)	CD1a+
Reife T-ALL (T-IV)	sCD3+,CD1a-
T-ALL α/β	T-Zellrezeptor α/β+
T-ALL γ/δ	T-Zellrezeptor γ/δ+

+ positiver Befund für das jeweilige Antigen, *s* surface (Oberfläche), *cy* zytoplasmatisch.

Tabelle 5.6-14. Differentialdiagnostik der ALL

Differentialdiagnose	Maßnahme zum Ausschluss
Hochmalignes Non-Hodgkin-Lymphom	Knochenmarkpunktion (Aspiration und Beckenkammbiopsie) zur Beurteilung des Ausmaßes der Knochenmarkinfiltration, Immunphänotypisierung, Zytogenetik; ggf. Lymphknotenbiopsie
Akute myeloische Leukämie	Knochenmarkpunktion zur Beurteilung der Zytomorphologie der Blasten einschließlich der Zytochemie, Immunphänotypisierung und Zytogenetik

haben ein besonders hohes Risiko und müssen möglichst ohne weitere Verzögerung einer direkten Knochenmark- bzw. Stammzelltransplantation zugeführt werden.

Die Mortalität in dieser ersten Phase der Therapie (krankheits- und therapiebezogen) beträgt etwa 9%, wobei hauptsächlich Infektionen eine große Rolle spielen, weniger Blutungen. Durch die Gabe von hämatopoetischen Wachstumsfaktoren kann die Therapie zeitgerechter durchgeführt werden, da hierdurch die Neutropeniedauer verkürzt und die Anzahl neutropenischer Infektionen vermindert werden kann. Die Therapie zeitgerecht und in adäquater Dosierung durchzuführen, ist eines der einzuhaltenden Hauptprinzipien für ein erfolgreiches Ergebnis.

Nach Beendigung der Induktion folgt die Konsolidierungstherapie, die in erster Linie eine weitere Reduktion der leukämischen Zellen zum Ziel hat. Die Behandlung besteht immer in wechselnden Gaben von Polychemotherapie, um Resistenzentwicklungen zu verhindern. Ein Teil dieser Konsolidierungstherapie besteht auch in der Wiederholung einer modifizierten Induktionstherapie, die daher als **Reinduktionstherapie** bezeichnet wird.

Patienten mit einem Standardrisiko erhalten nach der Konsolidierungsphase noch eine Erhaltungstherapie mit niedrig dosiertem 6-Mercaptopurin und Methotrexat bis zu einer Gesamttherapiedauer von 2,5 Jahren, wenn eine minimale Resterkrankung molekularbiologisch nachweisbar ist.

Gegebenenfalls kommt für einen Teil der Patienten (Hochrisikopatienten) in der Primärtherapie lediglich eine allogene Knochenmarktransplantation als Heilungsmöglichkeit in Frage, für die so genannte Höchstrisikogruppe (bcr/abl-positive ALL) gilt dies mit Sicherheit. Auch für Patienten mit Rezidiv muss eine solche Transplantation erfolgen, um eine kurative Chance zu wahren.

Grundlegende Therapieprinzipien bei ALL
- Durchführung so schnell (zeitgerecht) wie möglich, d. h. Verzögerungen vermeiden
- Induktion/Reinduktion/Konsolidierung maximal 13 Monate, evtl. letzte Konsolidierung weglassen (Woche 51–53) um zeitgerecht Erhaltungstherapie zu starten
- Keine Dosisreduktion (außer wenn vorgesehen), eher Pausen
- Grenzwerte
  - Granulozyten >1500/µl
  - Thrombozyten >100.000/µl
  - Hb >10 g/dl
- Induktion: vollständig und möglichst ohne Pause zwischen den Blöcken

- Gabe von G-CSF, z. B. ab Tag 6 Induktion I oder ab Tag 7 in den Konsolidierungszyklen, um die zeitgerechte Durchführung zu ermöglichen
- Dosisanpassung in der Erhaltungstherapie in Abhängigkeit von den Blutwerten

In der Übersicht (oben) werden einige generelle Therapieprinzipien aufgeführt, deren Einhaltung eine effektive und erfolgreiche Therapie gewährleistet. Sie entstammen modifiziert den Protokollen der GMALL-Studiengruppe. Es handelt sich hierbei tatsächlich um eine Notwendigkeit, da bekannt ist, dass jede Verzögerung und jede inadäquate Dosierung das Rezidivrisiko erhöht.

Therapierelevante prognostische Faktoren und Verlauf Die Gesamtprognose der ALL des Erwachsenen ist mit einer statistischen medianen Gesamtüberlebenszeit von ca. drei Jahren insgesamt deutlich schlechter als die des Kindes. Unter anderem liegt dies an der deutlich höheren Inzidenz der extrem ungünstigen t(9;22). Weitere ungünstige molekulare und zytogenetische chromosomale Aberrationen sind die t(4;11) und t(8;14). Letztlich stellt die Genetik der Tumorzelle eines der wichtigsten Prognosemerkmale für die ALL des Erwachsenen dar (Tabelle 5.6-15). Die für den Verlauf schwerwiegendste ist die t(9;22), das sog. Philadelphia-Chromosom. Das molekularbiologische Korrelat ist das entstehende Fusionsgen bcr/abl. Letztere Anomalie ist in einer ähnlichen Form ebenfalls in fast 100% aller Fälle mit chronisch myeloischer Leukämie nachweisbar, hat bei dieser aber nicht die gleiche negative prognostische Bedeutung. Bei der ALL des Erwachsenen tritt die t(9;22) in ca. 25–30% auf (bei Kindern in nur ca. 4%). Diese Patienten mit Philadelphia-Chromosom positiver ALL haben eine außerordentlich schlechte Prognose. Im Gegensatz dazu haben Patienten mit T-zellulärer ALL und Beteiligung des langen Armes des Chromosoms 14 eine sehr gute Prognose unter adäquater Polychemotherapie.

Darüber hinaus gibt es weitere klinische und biologische Faktoren, die die Prognose negativ beeinflussen. Ein höheres Lebensalter (insbesondere Alter über 60 Jahre) bei Erstdiagnose der Erkrankung hat sowohl eine niedrigere Rate an kompletten Remissionen (CR-Rate) als auch ein niedrigeres statistisches krankheitsfreies Überleben zur Folge. Weiterhin ist eine Gesamtleukozytenzahl von über 30.000/µl im peripheren Blut bei der B-lymphozytären ALL zum Zeitpunkt der Diagnosestellung als unabhängiger prognostisch ungünstiger Parameter identifiziert worden. Allerdings gilt dies offenbar nicht in demselben Maß für die T-ALL. In mehreren klinischen Studien ist das verzögerte Eintreten einer kompletten Remission (länger als 4–6 Wochen nach Beginn der Therapie) ebenfalls als ungünstiger Verlaufsparameter definiert worden. Ein weiterer negativer Faktor ist eine erhöhte Laktatdehydrogenase im Serum zum Zeitpunkt der Erstdiagnose. Durch die Phänotypisierung können außerdem besonders unreife Formen der ALL (die pro-B-ALL und die pro-T-ALL) sowie die reifzellige T-ALL identifiziert werden, die ebenfalls als prognostisch ungünstig einzustufen sind.

Patienten mit ALL und den oben geschilderten Hochrisikofaktoren (Hochrisiko-ALL) werden heutzutage einer deutlich aggressiveren Therapie zugeführt, insbesondere versucht man so schnell wie möglich, eine allogene Knochenmark- oder Stammzelltransplantation durchzuführen, wenn mit einem HLA-kompatiblen Geschwisterspender vorhanden, ansonsten auch mit einem Fremdspender, sobald ein solcher gefunden werden kann.

Eine zentrale Bedeutung für die Therapie hat demnach die Stratifikation nach den eben erwähnten unterschiedlichen Risikofaktoren.

In dem derzeit aktuellen Protokoll (GMALL 07/2003) der multizentrischen Deutschen GMALL-Studiengruppe wird die Stratifikation in drei Gruppen vorgenommen und die Therapie entsprechend durchgeführt:

I. **Standardrisiko (SR): B-Vorläufer ALL:**
   - CR <3 Wochen (Tag 26) und
   - WBC <30.000/µl,
   - keine proB- bzw. t(4;11)/ALL1-AF4 pos. ALL,
   - keine t(9;22)/BCR-ABL pos. ALL
   - oder thymische T-ALL.

II. **Hochrisiko (HR): B-Vorläufer ALL:**
   - CR erst an Tag 46 (nach Induktion II) oder
   - WBC >30.000/µl oder
   - pro B- bzw. t(4;11)/ALL1-AF4 pos. ALL,
   - keine t(9;22)/BCR-ABL pos. ALL,
   - frühe T oder reife T-ALL.

III. **Höchstrisiko (VHR):** t(9;22)/BCR-ABL pos. ALL.

Ergebnisse dieser GMALL-Studiengruppe aus den letzten ca. 20 Jahren sowie weiterer großer internationaler Studien zeigen, dass nach zehn Jahren 30–35% aller Patienten mit ALL leukämiefrei leben. Mittels allogener Knochenmarktransplantation konnte das leukämiefreie Überleben im Mittel auf 45% bis maximal 66% der Patienten verbessert werden.

Eine für die Zukunft der ALL-Therapie sehr bedeutsame Neuerung dürfte der molekularbiologische Nachweis einer sog. minimalen Resterkrankung („minimal residual disease", MRD) mittels der PCR (Polymerasekettenreaktion) sein. Der Nachweis von MRD bei der ALL bedeutet, dass bei anhaltender hämatologischer kompletter Remission mittels der PCR noch Zellen des malignen Klons nachweisbar sind. Ab einem bestimmten Niveau (10^{-4} maligne Zellen pro µl Knochenmark) ist das Risiko für ein Rezidiv der Erkrankung sehr hoch. In den entsprechenden pädiatrischen klinischen ALL-Studien ist der hohe prädiktive Wert des MRD-Nachweises bereits gesichert. Entsprechende Untersuchungen beim Erwachsenen werden derzeit durchgeführt. In der aktuellen Therapiestudie GMALL 07/2003 wird die Notwendigkeit der Erhaltungstherapie anhand des MRD-Status stratifiziert, d. h., nur Patienten mit einem intermediären MRD-Level werden einer Erhaltungstherapie zugeführt. MRD-negativen Patienten wird die Erhaltungstherapie erspart, und Patienten mit einem hohen oder ansteigenden MRD-Level während der Konsolidierungsphase sollen möglichst eine allogene Stammzelltransplantation erhalten. Es handelt sich hierbei um einen Schritt in Richtung einer individualisierten Therapie; Art und Dauer des Zytostatikaeinsatzes sowie die Indikation zur allogenen Transplantation sollen möglichst den spezifischen Gegebenheiten eines jeden einzelnen Patienten angepasst werden.

Spezielle Therapiesituationen

Therapie der B-ALL und der B-lymphoblastischen Non-Hodgkin-Lymphome Die reifzellige B-ALL ist selten (ca. 5% aller adulten und 2% aller pädiatrischen ALL). Sie unterscheidet sich von den übrigen genannten Formen (den „Progenitor-B

Tabelle 5.6-15. Auftreten verschiedener zytogenetischer Aberrationen bei der ALL des Erwachsenen und Zusammenhang mit rezidivfreiem sowie Gesamtüberleben (nach Metzler, CALGB)

Zytogenetische Aberration	Rezidivfreies Überleben				Gesamtüberleben			
	n	Median (Jahre)	Wahrscheinlichkeit für CCR nach 5 Jahren (95% CI)	p	n	Median (Jahre)	Überlebenswahrscheinlichkeit nach 5 Jahren (95% CI)	p
Normaler Karyotyp	65	2,3	0,38 (0,26–0,53)		79	2,9	0,37 (0,26–0,50)	
t(9;22)(q34;q11)	52	0,9	0,08 (0,03–0,21)	<0,001[a]	67	1,3	0,11 (0,05–0,23)	<0,001[a]
+21	27	1,3	0,29 (0,10–0,58)	0,11	32	1,5	0,26 (0,10–0,51)	0,06
+8	20	0,6	0,15 (0,04–0,41)	0,007[a]	23	1,2	0,12 (0,03–0,34)	0,004[a]
t(4;11)(q21;q23)	13	0,5	0,15 (0,03–0,54)	0,002[a]	17	0,8	0,18 (0,03–0,58)	<0,001[a]
−7	8	1,1	0,25 (0,07–0,59)	0,42	14	1,3	0,14 (0,04–0,40)	0,01[a]
del(9p) or t(9p)	25	0,9	0,44 (0,23–0,67)	0,82	28	1,3	0,38 (0,21–0,59)	0,58
del(12p) or t(12p)	9	>4,7	0,76 (0,29–0,94)	0,09	11	6,8	0,82 (0,46–0,96)	0,10
t(14q11-q13)	9	>7,3	0,78 (0,45–0,94)	0,05	9	>7,4	0,78 (0,45–0,94)	0,04[a]

[a] statistisch signifikanter Unterschied.

ALL") durch die Expression von Oberflächenimmunglobulinen auf der Zelloberfläche, es handelt sich in aller Regel zytomorphologisch um einen Burkitt-Zelltyp (morphologisch ALL-L3). Das Burkitt-Lymphom selbst, das etwa 5% aller Lymphome ausmacht, zeichnet sich neben einer hohen Wachstumsrate durch eine hohe Frequenz von ZNS- und Knochenmarkbeteiligungen aus. Die Erkrankung nimmt häufig einen leukämischen Verlauf, die Abgrenzung von der B-ALL erfolgt daher arbiträr anhand eines Knochenmarkbefalls von weniger als 25%.

Die B-NHL-/B-ALL-Protokolle bei Kindern erbrachten hohe Heilungsraten mit einem ereignisfreien Überleben von 80%. Beim Erwachsenen konnte die zuvor katastrophale Prognose dieser Patienten unter der früher praktizierten ALL-Standardtherapie (kein Patient lebt) durch den Einsatz eines modifizierten pädiatrischen B-ALL-/B-NHL-Protokolls erheblich verbessert werden. Es ist jetzt von einer 70%igen kompletten Remissionsrate und einer etwa 50%igen Gesamtüberlebensrate bei vier Jahren auszugehen. Vor allem der Einschluss von hochdosiertem Methotrexat (hochdosiert gut liquorgängig) sowie hochdosier-ten Alkylanzien (Cyclophosphamid, Ifosfamid) hat die Prognose entscheidend verbessert. Die Ergebnisse bei Patienten mit Burkitt-Lymphom ohne HIV-Infektion mit der gleichen Therapie sind ähnlich wie bei der B-ALL.

Therapie von ALL-Rezidiven Trotz der intensiven Bemühungen einer kurativen Therapie rezidivieren mehr als die Hälfte aller ALL-Patienten nach alleiniger Chemotherapie, auch wenn keine Hochrisikokonstellation vorliegt. Ist einmal ein Rezidiv aufgetreten, hängt die Zeitdauer der zweiten kompletten Remission (CR) im Wesentlichen von der Dauer der vorangegangenen ersten CR ab. Deshalb wird in Früh- und Spätrezidive unterschieden, wobei die Grenze derzeit bei etwa 18 Monaten festgesetzt werden kann. Früh- und Spätrezidive werden innerhalb von Therapiestudien für rezidivierende akute lymphatische Leukämien meist unterschiedlich behandelt. Alle Patienten, die mit diesen Protokollen eine zweite CR erreichen, sollten bei einem Alter unter 50–55 Jahren einer Knochenmark- bzw. Stammzelltransplantation (KMT) zugeführt werden, z. B. einer allogenen KMT bei HLA-kompatiblem Geschwister oder auch Fremdspender. Bei fehlender Möglichkeit für eine allogene KMT kann auch eine autologe KMT mit dem eingefrorenen Knochenmark der vorangegangenen CR erwogen werden. Alle Optionen der KMT werden derzeit in Studien geprüft. Bei den therapeutischen Überlegungen ist aber das kurze krankheitsfreie Überleben bei Frührezidiven von etwa drei Monaten in der zweiten CR zu bedenken, falls eine KMT nicht in Betracht kommt. Bei der Behandlung von Spätrezidiven gibt es möglicherweise auch mit alleiniger Chemotherapie einige Patienten mit anhaltender zweiter CR. Die Prognose der früh rezidivierten Leukämien ohne KMT ist hingegen infaust.

Neue Therapieentwicklungen Mit der rasanten Zunahme molekularbiologischer Erkenntnisse haben sich auch bei der ALL Therapiemöglichkeiten ergeben, die spezifisch maligne Zellen unter Aussparung normaler Zellen treffen sollen. So hat der in der Therapie der CML bereits etablierte Tyrosinkinaseinhibitor Imatinib (STI 571) als spezifischer Inhibitor der bcr-abl-Tyrosinkinase, dem Genprodukt des Philadelphia-Chromosoms, eine hohe antileukämische Wirksamkeit auch bei der Ph$^+$-ALL gezeigt. Imatinib wird derzeit in Studien bei der ALL geprüft. Der humanisierte monoklonale Antikörper Rituximab, der gegen das für B-Zellen typische CD20-Epitop gerichtet ist, hat viel versprechende Ergebnisse in der Therapie der reifen B-ALL erzielt, weshalb er derzeit in das aktuelle Protokoll GMALL-B-ALL/NHL 2002 fest integriert ist.

Evidenz der Therapieempfehlungen

	Evidenzgrad	Empfehlungsstärke
Generelle Therapieprinzipien		
Induktion, Konsolidierung, Reinduktion, weitere Konsolidierungskurse über 12 Montate	II-a	A
Stratifikation der Therapie nach Immunphänotyp	II-a	A
Erhaltungstherapie über weitere 1–1,5 Jahre	II-a	A
prophylaktische ZNS-Radiatio	II-a	A
prophylaktische intrathekale Zytostatikagabe	II-a	A
allogene Stammzelltransplantation	II-b	B
Therapie nach Risikostratifikation	II-a	A
Risikostratifizierung nach MRD	III	B
Spezielle Therapiesituationen		
hochdosiertes Methotrexat bei reifer B-ALL/Burkitt-Lymphom	II-a	A
Imatinib bei Ph+ALL	II-b	B
Rituximab bei CD20+ALL	III	C

Literatur

Giona F, Annino L, Rondelli R et al. (1997) Treatment of adults with acute lymphoblastic leukaemia in first bone marrow relapse: Results of the ALL R-87 protocol. Br J Haematol 97: 896

Gökbuget N, Raff R, Brügge-Mann M, Flohr T, Scheuring U, Pfeifer H, Bartram CR, Kneba M, Hoelzer D (2004) Risk/MRD adapted GMALL trials in adult ALL. Ann Hematol 83 [Suppl 1]: 129–131

Hoelzer D, Ludwig W-D, Thiel E, Gabmann W, Löffler H, Fonatsch C et al. (1996) Improved outcome in adult B-cell acute lymphoblastic leukemia. Blood 87: 495

Koller CA, Kantarjian HM, Thomas D et al. (1997) The HCVAD regimen improves outcome in relapsed acute lymphoblastic leukemia. Leukemia 11: 2039

Larson RA (2004) The U.S. trials in adult acute lymphoblastic leukemia. Ann Hematol 83 [Suppl 1]: 127–128

Ludwig W-D, Rieder H, Bartram CR, Heinze B, Schwartz S, Gassmann W et al. (1998) Immunophenotype and genotypic features, clinical characteristics, and treatment outcome of adult pro-B acute lymphoblastic leukemia: Results of the German multicenter trials GMALL 03/87 and 04/89. Blood 92: 1898–1909

Reiter A, Schrappe M, Ludwig W, Lampert F, Harbott J, Henze G et al. (1992) Favorable outcome of B-cell acute lymphoblastic leukemia in childhood: A report of three consecutive studies of the BFM group. Blood 80: 2471

Roberts WM, Estrov Z, Ouspenskaia MV et al. (1997) Measurement of residual leukemia during remission in childhood acute lymphoblastic leukemia. N Engl J Med 336: 317

Sierra J, Radich J, Hansen JA et al. (1997) Marrow transplants from unrelated donors for treatment of Philadelphia chromosome-positive acute lymphoblastic leukemia. Blood 90: 1410

Zhang MJ, Hoelzer D, Horowitz MM et al. (1995) Long-term follow-up of adults with acute lymphoblastic leukemia in first remission treated with chemotherapy or bone marrow transplantation. Ann Intern Med 123: 428

5.6.4 Multiples Myelom (MM)
Christof Scheid und Dimitris Voliotis

Epidemiologie

Das multiple Myelom (Plasmozytom) gehört zu den malignen Neoplasien des lymphatischen B-Zellsystems. Die weltweite Inzidenz des multiplen Myeloms differiert nach geographischen Regionen und nach ethnischer Zugehörigkeit: So kommt die Erkrankung in der afroamerikanischen Bevölkerungsgruppe der USA mehr als doppelt so häufig vor wie in der kaukasischen. Die alterskorrigierte Inzidenz für die USA und Westeuropa beträgt in der kaukasischen Bevölkerung 4,3:100.000 (Männer) bzw. 3,0:100.000 (Frauen), wobei in den letzten 40 Jahren insgesamt eine deutliche Zunahmetendenz bis in die achtziger Jahre des 20. Jahrhunderts zu beobachten war (Zunahme um 145% zwischen Ende der 40er- und Ende der 70er-Jahre, Daten des National Cancer Institute, USA). Seitdem steigt die Inzidenz nicht mehr wesentlich an. Das MM stellt bei Weißen nach dem Morbus Hodgkin die zweithäufigste lymphatische Neoplasie dar (bei Schwarzen ist es die häufigste überhaupt). Das Risiko für das Auftreten eines MM wächst mit dem Alter: Nur ca. 2% aller Patienten sind jünger als 40 Jahre, der Altersmedian für das Auftreten beträgt 60–70 Jahre.

Als wichtigste ätiologische Faktoren sind ionisierende Strahlen bekannt. Eine wesentliche Prädispotion für das Auftreten der Erkrankung besteht bei Vorliegen einer sog. monoklonalen Gammopathie unbestimmter Signifikanz (MGUS). Davon abgesehen sind derzeit keine wesentlichen prädisponierenden exogenen oder hereditären Faktoren bekannt.

Pathophysiologie und Klinik

Das MM ist eine maligne monoklonale Proliferation der B-Lymphozyten, die in ca. 99% der Fälle die Sekretion eines monoklonalen Immunglobulins (Paraproteins) in das Serum und/oder den Urin der Patienten zur Folge hat. Die Erkrankung führt typischerweise zur Ausbildung von teilweise ausgeprägten Osteolysen im gesamten Skelettsystem.

Alle klinischen Folgen sind direkt oder indirekt durch diese Faktoren bedingt: Schmerzen, pathologische Frakturen, Hyperkalziämie (durch lytische Knochenläsionen); Immundefizienz, Anämie, Schwächegefühl (durch Beteiligung des Knochenmarks und Verdrängung der normalen Hämatopoese); Nierenschädigung bzw. -Insuffizienz (durch Paraproteinämie und Hyperkalziämie).

Myelome kommen multipel oder solitär vor, manifestieren sich typischerweise in den Knochen und im Knochenmark, können aber auch seltener primär extramedullär vorkommen. Die mittlere Überlebenszeit nach Diagnosestellung beträgt mit konventioneller Chemotherapie etwa drei Jahre und nur etwa 10% der Patienten überleben zehn Jahre.

Eine Sonderform des multiplen Myeloms ist die Plasmazellenleukämie. Sie stellt eine sehr aggressive Verlaufsform mit Ausschwemmung maligner Plasmazellen in das periphere Blut und einer kompletten Knochenmarkinfiltration durch die maligne Zellpopulation dar. Sie tritt primär bei 3–5% der Patienten mit Plasmozytom auf und ist assoziiert mit prognostisch ungünstigen Parametern wie hoher Serum-LDH, Thrombozytopenie und chromosomalen Anomalien.

Differentialdiagnose

Die Differentialdiagnostik umfasst andere Plasmazellneoplasien (Makroglobulinämie, Schwerkettenkrankheit, primäre Amyloidose, MGUS: monoklonale Gammopathie unklarer Signifikanz), andere B-Zell-Neoplasien (CLL, B-Zell-Non-Hodgkin-Lymphome) sowie weitere, nichtmaligne Erkrankungen (z. B. Entzündungsreaktionen), die mit einer erhöhten Sekretion von Immunglobulinen einhergehen können.

Insbesondere die MGUS bedarf einer kurzen näheren Erläuterung, da diese Erkrankung sowohl eine Differentialdiagnose als auch eine wesentliche Prädisposition für das Auftreten des MM darstellt. Früher wurde diese Erkrankung auch als „benigne monoklonale Gammopathie" bezeichnet. Sie stellt das Vorliegen eines Paraproteins im Serum in eher niedrigen Konzentrationen ohne Plasmazellvermehrung und ohne die typischen Osteolysen sowie ohne eine klinische Symptomatik dar. Die Erkrankung an sich bedarf keinerlei Therapie, muss aber engmaschig kontrolliert werden, da ca. 15% aller MGUS-Patienten im Verlauf von zehn Jahren nach Diagnosestellung ein MM oder seltener eine andere lymphoproliferative Erkrankung entwickeln (d. h. ca. 1% Entwicklung von MM pro Jahr).

Diagnostische Kriterien für das MM sind:
- Majorkriterien
    I. Histologischer Nachweis von Plasmazellen in einer Gewebebiopsie
    II. Knochenmarkbiopsie mit Nachweis von >30% Plasmazellen
    III. Monoklonaler Paraproteinnachweis in der Serumelektrophorese (IgG>3,5 g/dl, IgA>2,0 g/dl)
    IV. Nachweis von Leichtketten (>1,0 g/24 h κ- oder λ-Ketten) im Urin
- Minorkriterien
    a. Nachweis von 10–30% Plasmazellen im Knochenmark
    b. Monoklonales Paraprotein in der Serumelektrophorese geringeren Ausmaßes als o.g.
    c. Lytische Knochenläsionen
    d. Residuelles IgM <50 mg/dl, IgA <100 mg/dl, IgG <600 mg/dl

Die Diagnose gilt als gesichert, wenn mindestens folgende Kombinationen aus Major- und Minorkriterien bei symptomatischen Patienten mit klarer Progredienz vorliegen:
1. I+b, I+c, I+d (I+a reicht nicht aus)
2. II+b, II+c, II+d
3. III+a, III+c, III+d
4. a+b+c, a+b+d

Staging
Labordiagnostische Maßnahmen zur Stadieneinteilung sind:
- Obligat:
  - Standardlabor (Blutbild, Kalzium, Phosphat, LDH, Kreatinin, β_2-Mikroglobulin etc.),
  - Knochenmarkzytologie und -histologie,
  - Immunglobuline quantitativ,
  - freie Leichtketten quantitativ im Serum und Urin,
  - Immunfixation in Serum und Urin,
  - Gesamteiweiß im 24-h-Urin,
  - Urinstatus.
- Fakultativ:
  - Kryoglobuline,
  - Amyloid-AL-Nachweis (Nieren-, Rektumbiopsie),
  - Immunzytologie der Knochenmarkausstriche (Nachweis myelomonozytärer Antigene (CD14, CD15, CD33), CD10 und Ki67 positiver Zellen als Kriterien für die Aggressivität der Erkrankung),
  - Zytogenetik, FISH.

Apparative Diagnostik: Röntgenstatus des zentralen Skeletts, ggf. NMR der Wirbelsäule (keine Skelettszintigraphie, da hierbei Osteolysen nicht optimal sichtbar), d. h. Röntgen des Schädels, der HWS, BWS, LWS, Beckenübersicht, Thorax knöchern, Schultern, Oberarme, Oberschenkel beidseits, jeweils in zwei Ebenen. Weiterhin zur Komplettierung Sonographie des Abdomens und Röntgen des Thorax in zwei Ebenen.

Stadieneinteilung
Die Stadieneinteilung nach Durie u. Salmon ist in Tabelle 5.6-16 dargestellt.

Therapie
Generelle Therapieprinzipien Die Therapie des multiplen Myeloms richtet sich zum einen auf die Kontrolle von Symptomen (z. B. Strahlentherapie bei Knochenschmerzen), die Prävention von Komplikationen (z. B. Bisphosphonate gegen Skelettveränderungen), das Erreichen einer möglichst lang anhaltenden Remission und letztlich auf eine Verlängerung des Überlebens. Die Chemotherapie des Myeloms – einschließlich der Hochdosistherapie – hat einen palliativen Charakter, lediglich die allogene Stammzelltransplantation bietet zumindest dem Grundsatz nach ein kuratives Potential. Daher müssen alle Therapieentscheidungen neben der Effektivität auch die möglichen Auswirkungen auf die Lebensqualität des Patienten besonders berücksichtigen.

Chemotherapie Es gibt bisher keine Daten, die den Vorteil einer frühen Therapie des multiplen Myeloms im Stadium I belegen. Hier ist wie beim MGUS eine Verlaufsbeobachtung angezeigt. Ab Stadium II (insbesondere bei Progredienz) und Stadium III ist eine systemische Therapie grundsätzlich indiziert. Bei der Auswahl der Substanzen ist bei Patienten unter 65 (–70) Jahre zunächst zu prüfen, ob eine Eignung zu einer Hochdosischemotherapie mit autologer Blutstammzelltransplantation (s. unten) besteht. Für alle anderen Patienten ist die Kombination aus Melphalan und Prednison (Alexanian-Schema) nach wie vor als Standard anzusehen, da intensivere konventionelle Chemotherapieprotokolle zwar höhere Ansprechraten, aber keinen Überlebensvorteil gezeigt haben. In der Regel wird bis zum maximalen Ansprechen therapiert und anschließend werden noch 2–4 konsolidierende Zyklen appliziert.

Da Melphalan die Stammzellreserve vermindert, sollte es bei allen Patienten vermieden werden, bei denen eine Hochdosistherapie erwogen wird. Hier wird stattdessen meist VAD oder VID für 3–6 Zyklen eingesetzt, um anschließend nach einer erneuten Chemotherapie mit Cyclophosphamid eine Stammzellsammlung durchzuführen. Dazu sollte frühzeitig mit einem Transplantationszentrum Kontakt aufgenommen werden.

Definition des Therapieansprechens (nach EBMT/IBMTR)
- Komplette Remission (CR)
  - Kein nachweisbares monoklonales Paraprotein im Serum und Urin über 6 Wochen in Elektrophorese und Immunfixation
  - Weniger als 5% Plasmazellen im Knochenmark
  - Keine Zunahme von Größe und Zahl der Osteolysen
  - Keine Weichteilplasmozytome mehr nachweisbar
- Partielle Remission (PR)
  - Mindestens 50% Reduktion des Paraproteins im Serum über 6 Wochen
  - Mindestens 90% Reduktion der Leichtkettenausscheidung im 24-h-Urin oder auf unter 200 mg/24h über 6 Wochen
  - Bei asekretorischem MM: Mindestens 50% Reduktion der Knochenmarkinfiltration
  - Keine Zunahme von Größe und Zahl der Osteolysen
  - Mindestens 50% Größenabnahme von Weichteilplasmozytomen
- Minimales Ansprechen (MR)
  - 25–49% Reduktion des Paraproteins im Serum über 6 Wochen
  - 50–89% Reduktion der Leichtkettenausscheidung im 24-h-Urin und > 200 mg/24h über 6 Wochen
  - Bei asekretorischem MM: Bis zu 49% Reduktion der Knochenmarkinfiltration
  - Keine Zunahme von Größe und Zahl der Osteolysen
  - Mindestens 25–49% Größenabnahme von Weichteilplasmozytomen
- Keine Veränderung (NC)
  - Weder Kriterien des minimalen Ansprechens noch der Progression erfüllt
- Progression (PD)
  - Mehr als 25% Zunahme des Paraproteins im Serum (mindestens 5 g/l)
  - Mehr als 25% Zunahme der Leichtkettenausscheidung im 24-h-Urin (mindestens 200 mg/24h)
  - Mindestens 25% Anstieg der Knochenmarkinfiltration (mindestens 10% absolut)
  - Zunahme von Größe und Zahl der Osteolysen oder Weichteilplasmozytome
  - Hyperkalzämie über 2,28 mmol/l ohne erkennbare andere Ursache

Tabelle 5.6-16. Stadieneinteilung des multiplen Myeloms

Stadium	Diagnostische Kriterien	Korrespondierende Myelomzellmasse
I	*Alle folgenden Parameter zutreffend* 1. Hb >10,0 g/dl 2. Kalzium im Serum <2,6 mmol/l 3. Skelett radiologisch normal oder oder maximal eine Osteolyse 4. IgG <5,0 g/dl, IgA <3,0 g/dl 5. Leichtketten im Urin <4 g/24 h	$<0,6 \times 10^{12}/m^2$ (niedrig)
II	*Weder Stadium I noch Stadium III*	$0,6–1,2 \times 10^{12}/m^2$ (mittel)
III	*Ein oder mehrere Parameter zutreffend* 1. Hb <8,5 g/dl 2. Kalzium im Serum >3 mmol/l 3. Mehrere Osteolysen 4. IgG >7,0 g/dl; IgA >5,0 g/dl 5. Leichtketten im Urin >12 g/24 h	$>1,20 \times 10^{12}/m^2$ (hoch)
Subklassifikation	A: Kreatinin <2 mg/dl B: Kreatinin >2 mg/dl	

Melphalan/Prednison oral (Alexanian-Schema):
- Melphalan 0,25 mg/kg p.o. Tag 1–4
- Prednison 60 mg/m² p.o. Tag 1–4

Melphalan/Prednison i.v.:
- Melphalan 15 mg/m² i.v. Tag 1–4
- Prednison 60 mg/m² p.o. Tag 1–4

Da Melphalan zu zum Teil renal eliminiert wird, kann es bei Niereninsuffizienz zu einer verstärkten Myelotoxizität kommen. Daher sollte die Mephalandosis in diesem Fall reduziert werden. Die enterale Resorption von Melphalan unterliegt starken intra- und interindividuellen Schwankungen, daher muss die Dosis von Zyklus zu Zyklus immer angepasst werden. Unter Umständen ist daher die intravenöse Applikation besser steuerbar.

VAD:
- Vincristin 0,4 mg i.v., Tag 1–4
- Adriamycin 10 mg/m² i.v., Tag 1–4
- Dexamethason 40 mg p.o. Tag 1–4, 9–12, 17–20

In der ursprünglichen Form war VAD als 24 h-Dauerinfusion vorgesehen, inzwischen wird es aber vielfach auch als 30-min-Kurzinfusion durchgeführt, was die Therapie stark vereinfacht. Bei Niereninsuffizienz/Dialyse ist keine Dosisanpassung erforderlich.

Hochdosistherapie Durch eine Steigerung der Melphalan-Dosis auf über 100 mg/m² konnten zwar die Ansprechraten deutlich gesteigert werden, allerdings betrug die Dauer der Neutropenie 5–6 Wochen und die therapieassoziierte Letalität bis zu 20%. Erst durch die Verkürzung der Neutropeniedauer auf unter 14 Tage durch die Transplantation von kryokonservierten autologen Blutstammzellen konnte eine Senkung der Letalität auf deutlich unter 5% erreicht werden, sodass diese Therapieform an großen Patientenkollektiven angewendet werden konnte. Inzwischen haben zwei große prospektive randomisierte Studien einen signifikanten Vorteil für die Hochdosistherapie im ereignisfreien und Gesamtüberleben im Vergleich zu einer konventionellen Chemotherapie zeigen können. Darüber hinaus hat eine neuere prospektive randomisierte Studie einen weiteren Überlebensvorteil einer zweifachen gegenüber einer einfachen Hochdosischemotherapie erbracht. Von einer Tandemhochdosistherapie scheinen v. a. die Patienten zu profitieren, die nach der ersten Transplantation keine komplette Remission erzielt haben. Allerdings sollten zur abschießenden Bewertung die Ergebnisse mehrerer noch laufender Studien zur Tandemtransplantation abgewartet werden. Der Einsatz einer Ganzkörperbestrahlung in Kombination mit hoch dosiertem Melphalan hat sich in Studien nicht bewährt, sodass die Konditionierung mit Melphalan 200 mg/m² derzeit als Standard gilt. Bei älteren Patienten oder dialysepflichtiger Niereninsuffizienz sollte die Dosis auf 140 mg/m² reduziert werden. Obwohl in Stammzellpräparaten regelmäßig Plasmazellen gefunden werden können, hat eine Aufreinigung der Stammzellpräparate in großen Studien keinen Vorteil auf das ereignisfreie Überleben zeigen können, sodass dies nicht empfohlen wird.

Insgesamt stellt die Hochdosistherapie mit autologer Stammzelltransplantation bei Patienten bis 65 (–70) Jahre ohne schwerwiegende Begleiterkrankungen derzeit die Standardtherapie dar, wobei das mediane ereignisfreie Überleben bei etwa 30 Monaten und das Gesamtüberleben bei etwa 55 Monaten liegt. Eine Heilung der Erkrankung ist demnach mit der Hochdosistherapie nicht zu erreichen.

Erhaltungstherapie Interferon-alpha (IFN-α) wurde vielfach als Erhaltungstherapie nach autologer Stammzelltransplantation eingesetzt. Eine retrospektive vergleichende Analyse des europäischen Transplantationsregisters EBMT hat für Patienten, die IFN erhielten, eine signifikante Verlängerung des ereignisfreien Überlebens um 9 Monate und des Gesamtüberlebens um 32 Monate ergeben. Am stärksten schienen dabei Patienten mit nur partieller Remission nach Transplantation zu profitieren. Eine Metaanalyse größerer Studien erbrachte ebenfalls eine Verlängerung der Remissionsdauer von 7 Monaten durch eine IFN-Erhaltungstherapie. Dem gegenüber stehen die Ergebnisse der bisher einzigen prospektiv randomisierten Studie, die bei 85 Patienten nach fast 6 Jahren Nachbeobachtung keinen signifikanten Vorteil einer IFN-Erhaltungstherapie zeigen konnte. In Anbetracht der widersprüchlichen Daten muss daher außerhalb von klinischen Studien bei jedem Patienten im Einzelnen die mögliche Verlängerung der Remissionsdauer gegenüber den Nebenwirkungen einer IFN-Therapie abgewogen werden. Am ehesten erscheint für Patienten mit partieller Remission eine IFN-Erhaltungstherapie (3-mal 3–4,5 Mio. IE s.c. pro Woche) empfehlenswert.

Allogene Stammzelltransplantation Das fehlende kurative Potential der autologen Stammzelltransplantation sowie die schlechten Therapieergebnisse in Subgruppen (chromosomale Aberrationen, Deletion 13) lassen gerade bei jüngeren Patienten den Gedanken einer allogenen Stammzelltransplantion aufkommen. Allerdings waren die bisherigen Ergebnisse mit einer therapieassoziierten Letalität von etwa 50% sehr enttäuschend. Erste Daten zur allogenen Stammzelltransplantation nach dosisreduzierter Konditionierung zeigen jedoch eine deutlich verminderte Komplikationsrate, sodass diese Option derzeit innerhalb von Studien geprüft wird. Bei jüngeren Patienten mit chromosomalen Risikofaktoren oder Rezidiv nach autologer Stammzelltransplantation sollte daher – insbesondere bei Verfügbarkeit eines HLA-kompatiblen Geschwisterspenders – diese Therapiemöglichkeit erwogen werden. Dabei scheinen die Ergebnisse der allogenen Transplantation wesentlich besser zu sein, je früher sie im Therapieverlauf eingesetzt wird.

Strahlentherapie Die Strahlentherapie ist beim Myelom hoch effektiv. Als alleinige Maßnahme oder als Konsolidierung nach einer operativen Resektion kommt sie bei solitären ossären oder extramedullären Plasmozytomen in Frage. Hierdurch sind langfristige Remissionen bei 40% der Patienten zu erreichen, bei Verschwinden des Paraproteins sogar in bis zu 80% der Fälle. Beim multiplen Myelom ist eine Strahlentherapie indiziert bei ossären Schmerzen, Frakturen oder Frakturgefährdung und bei Weichteilplasmozytomen. Der Einsatz der Ganzkörperbestrahlung vor autologer Stammzelltransplantation hat sich nicht bewährt, hingegen wird sie in reduzierter Form (2–4 Gy) als Konditionierung vor allogener Stammzelltransplantation eingesetzt.

Rezidivtherapie Bei Krankheitsprogress >6 Monaten nach Alexanian-Schema kann erneut mit Melphalan/Prednison behandelt werden, ansonsten kommen anthrazyklinhaltige Regime (z. B. VAD) oder Bendamustin in Frage. Alternativ können Dexamethason oder Thalidomid einzeln oder in Kombination eingesetzt werden. Thalidomid ist bisher nur in Australien zur Therapie des rezidivierten Myeloms zugelassen. In Deutschland steht es unter Verwendung eines speziellen Sicherheitssystems (STEPS) und Berücksichtigung der Auflagen seitens der Bundesärztekammer als Importmedikament zur Verfügung und kann entsprechend rezeptiert werden. Hohe Remissionsraten werden auch mit Kombinationen aus Thalidomid und Chemotherapie (z. B. TCED) erreicht, insbesondere auch bei Rezidiv nach Hochdosistherapie. Wenn vom Patienten noch kryokonservierte Stammzellen verfügbar sind, kann nach Erreichen einer Remission eine erneute Hochdosistherapie durchgeführt werden.

Dexamethason-Monotherapie:
- Dexamethason 20 mg/m^2 p.o. Tag 1–4, 9–12, 17–20

Bendamustin/Prednison:
- Bendamustin 120 mg/m^2 i.v., Tag 1–2
- Prednison 60 mg/m^2 p.o., Tag 1–4

Thalidomid:
- Thalidomid 100–400 mg p.o. tägl.

Thalidomid/Dexamethason:
- Thalidomid 100–400 mg p.o. tägl.
- Dexamethason 20 mg/m^2 Tag 1–4

TCED:
- Thalidomid 100–400 mg p.o. tägl.
- Cyclophosphamid 400 mg/m^2 i.v. Tag 1–4
- Etoposid 40 mg/m^2 i.v. Tag 1–4
- Dexamethason 20 mg/m^2 Tag 1–4

Thalidomid sollte in einer Dosis von 100–200 mg begonnen werden und bei guter Verträglichkeit um 100 mg pro Woche gesteigert werden. Die wenigsten Patienten tolerieren Dosen über 400 mg/Tag. Bei Auftreten von polyneuropathischen Beschwerden muss die Dosis reduziert oder die Therapie abgebrochen werden.

Bisphosphonate Bisphosphonate sind primär zur Behandlung der myelominduzierten Hyperkalzämie zusammen mit supportiven Maßnahmen wie Hyperhydratation und Schleifendiuretika indiziert. Weitaus häufiger werden sie jedoch zur Prävention von Skelettkomplikationen beim Myelom eingesetzt. Bisphosphonate werden in die Knochenmatrix eingebaut und hemmen hierdurch sowie über eine Reduktion der Aktivität und Lebensdauer der Osteoklasten den Knochenabbau. Da Bisphosphonate in vitro zytotoxisch auf Myelomzellen wirken, wird auch dies als Grundlage ihrer klinischen Wirksamkeit diskutiert. Während der rein präventive Einsatz im Stadium I ohne Osteolysen bisher nicht belegt und in klinischen Studien prospektiv untersucht wird, gehören Bisphosphonate bei Stadium II und III zum festen Bestandteil der Therapie. Gegenwärtig werden intravenöse Bisphosphonate wie Pamidronat, Ibandronat oder Zoledronat alle 4 Wochen empfohlen, wobei auf die Einhaltung der minimalen Infusionsdauer zu achten ist. Unter dieser Therapie kann es zu Nierenfunktionsstörungen mit Kreatininanstieg oder Albuminurie kommen, weshalb eine engmaschige Kontrolle dieser Parameter wichtig ist. Gegebenenfalls muss die Behandlung pausiert werden und bei erneutem Auftreten des Problems die Infusionsdauer verlängert oder das Präparat gewechselt werden.

Neue Substanzen Als neues onkologisches Therapieprinzip steht mit Bortezomib ein Proteasomeninhibitor zu Verfügung, der in Deutschland seit kurzem zur Behandlung des mehrfach rezidivierten Myeloms zugelassen ist. In der Zulassungsstudie betrug die Remissionsrate (komplett und partiell) 28% bei einer medianen Remissionsdauer von 12 Monaten. Die Nebenwirkungen betreffen im Wesentlichen Neutropenie, Thrombopenie, Neuropathien und Fatigue. Des Weiteren befinden sich mehrere Substanzen mit Thalidomid-ähnlicher Wirkung (IMIDs, z. B. Revlimid oder Actimid) in klinischer Erprobung, deren Nebenwirkungsprofil weniger Müdigkeit und Neuropathie, dafür aber mehr Zytopenien umfasst. Arsen-Trioxid hemmt die Proliferation von Myelomzellen in vitro aufgrund verschiedenster Mechanismen. Es ist in den USA und Europa zur Behandlung der refraktären Promyelozytenleukämie zugelassen. In Phase-II-Studien wird derzeit auf Arsen-Trioxid beim multiplen Myelom getestet. Als weiteres Therapieprinzip wird die Blockierung von bcl-2 durch ein Antisense-Oligonukleotid (Genasense) in mehreren Phase-II- und -III-Studien geprüft. Da Myelomzellen häufig das Onkogen ras überexprimieren, wird versucht, durch den Farnesyltransferase-Inhibitor Zarnestra die rasvermittelte Signaltransduktion zu hemmen. Klinische Studien beim Myelom sind im Gange. Ein anderer Ansatzpunkt ist die Hemmung der autokrinen Wachstumsstimulation der Myelomzellen über Interleukin-6: Ein Antikörper gegen IL-6 (Atlizumab) ist derzeit in klinischer Erprobung in Frankreich und USA.

Evidenz der Therapieempfehlungen

	Evidenzgrad	Empfehlungsstärke
Konventionelle Chemotherapie*	I-b	A
Hochdosischemotherapie	I-b	A
Tandem Hochdosistherapie	I-b	A
IFN-Erhaltungstherapie	III	B
Allogene Transplantation	III	B
Thalidomid	III	B
Bendamustin	I-b	A
Velcade	II-b	B
Bisphosphonate	I-a	A

*Alexanian-Schema

Literatur

Alexanian R, Dimopoulos M (1994) The treatment of multiple myeloma. N Engl J Med 330: 484–489

Alsina M, Fonseca R, Wilson EF et al. (2004) Farnesyltransferase inhibitor tipifarnib is well tolerated, induces stabilization of disease, and inhibits farnesylation and oncogenic/tumor survival pathways in patients with advanced multiple myeloma. Blood 103 (9): 3271–3277

Attal M, Harousseau JL, Facon T et al., InterGroupe Francophone du Myelome (2003) Single versus double autologous stem-cell transplantation for multiple myeloma. N Engl J Med 349(26): 2495–2502

Attal M, Harousseau JL, Stoppa AM et al. (1996) A prospective, randomized trial of autologous bone marrow transplantation and chemotherapy in multiple myeloma. Intergroupe Francais du Myelome. N Engl J Med 335(2): 91–97

Barlogie B, Shaughnessy J, Tricot G, Jacobson J, Zangari M, Anaissie E, Walker R, Crowley J. (2004) Treatment of multiple myeloma. Blood 103(1): 20–32

Bjorkstrand B, Svensson H, Goldschmidt H et al. (2001) Alpha-interferon maintenance treatment is associated with improved survival after high-dose treatment and autologous stem cell transplantation in patients with multiple myeloma: a retrospective registry study from the European Group for Blood and Marrow Transplantation (EBMT). Bone Marrow Transplant 27(5): 511–515

Bundesärztekammer, Arzneimittelkommission der deutschen Ärzteschaft (2004) Bekanntmachung zu Thalidomid-haltigen Arzneimitteln. Dtsch Ärztebl 101 (3): A-134

Dimopoulos MA, Anagnostopoulos A, Weber D (2003) Treatment of plasma cell dyscrasias with thalidomide and its derivatives. J Clin Oncol 21(23): 4444–4454

Djulbegovic B, Wheatley K, Ross J, Clark O, Bos G, Goldschmidt H, Cremer F, Alsina M, Glasmacher A. (2002) Bisphosphonates in multiple myeloma. Cochrane Database Syst Rev. (3): CD003188

Durie BG (1986) Staging and kinetics of multiple myeloma. Semin Oncol 13: 300–309

Durie BG, Kyle RA, Belch A et al. (2004) Myeloma management guidelines: a consensus report from the Scientific Advisors of the International Mye-loma Foundation. Hematol J 5(3): 285

Maloney DG, Molina AJ, Sahebi F et al. (2003) Allografting with non-myelo-ablative conditioning following cytoreductive autografts for the treatment of patients with multiple myeloma. Blood 102: 3447–3454

Munshi NC, Tricot G, Desikan R, Badros A, Zangari M, Toor A, Morris C, Anaissie E, Barlogie B (2002) Clinical activity of arsenic trioxide for the treatment of multiple myeloma. Leukemia 16(9): 1835–1837

Richardson PG, Barlogie B, Berenson J et al. (2003) A phase 2 study of bortezomib in relapsed, refractory myeloma. N Engl J Med 348 (26): 2609–2617

Sirohi B, Powles R (2004) Multiple myeloma. Lancet 363 (9412): 875–887

5.7 Störungen des thrombozytären Systems und der Gefäßwand
Dietmar Söhngen

5.7.1 Einleitung

Hämorrhagische Diathesen können durch Störungen der plasmatischen Gerinnung, der Gefäßwand oder Thrombozytenzahl bzw. -funktion verursacht sein (Abb. 5.7-1). In der Klinik sind Thrombozytopenien und Thrombozytopathien die häufigsten Ursachen hämorrhagischer Diathesen. Thrombozyten sind die kleinsten zellulären Elemente des Blutes und kernlos. Sie werden aus den polyploiden Megakaryozyten des Knochenmarkes freigesetzt und erfüllen im Blutkreislaufsystem wichtige Funktionen bei

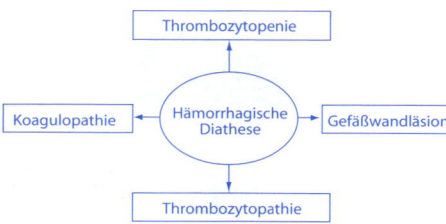

Abb. 5.7-1. Verschiedene Ursachen von Blutungsneigung (hämorrhagische Diathese); auch kombinierte Störungen sind möglich

der Blutstillung, der Gefäßreparatur und der Entzündung. Umgekehrt spielen sie aber auch eine wichtige Rolle bei thromboembolischen Erkrankungen. Normale Thrombozyten zirkulieren im Blutkreislauf 9–10 Tage, entsprechend einer biologischen Halbwertszeit von etwa 4 Tagen. Im Fließgleichgewicht befinden sich 30% aller zirkulierenden Thrombozyten „gespeichert" in der Milz, können aber jederzeit in die Blutbahn abgegeben werden. Im Falle einer Splenomegalie kann der so gespeicherte Pool in der Milz auf bis zu 90% ansteigen. Kommt es im Blut zu Veränderungen der Thrombozytenzahl, so führt dies zu Regulationsvorgängen mit dem Ziel, deren Zahl wieder zu normalisieren (Abb. 5.7-2). Eines der wichtigsten Regulationsproteine dabei ist das Thrombopoietin (Abb. 5.7-3). Thrombozyten zirkulieren in engem Kontakt zu den Endothelzellen der Blutgefäße, ohne an ihnen zu haften. Auf Veränderungen der Gefäßoberfläche und des Blutflusses bzw. der Zusammensetzung des Blutes reagieren sie schnell und können an der Gefäßwand binden. Diese zu Beginn meist noch reversible Adhäsion von Thrombozyten führt bei anhaltender Störung zu irreversiblen Veränderungen bis hin zur Aggregation und Freisetzung von Inhaltsstoffen der Thrombozyten. Abweichungen der Thrombozytenzahl von der Norm oder Störungen ihrer Funktion, aber auch Veränderungen der Gefäßwand führen zu einer Vielzahl klinischer Krankheitsbilder, von denen im Folgenden die klinisch bedeutsamsten aufgeführt sind.

5.7.2 ITP, Morbus Werlhof

Ätiologie und Pathogenese

Nach ihrer Ätiologie unterteilt man Thrombozytopenien einerseits in Bildungsstörungen im Knochenmark mit verminderter Thrombozytopoese bzw. Reifungsstörung der Megakaryozyten und andererseits mit gesteigertem peripheren Umsatz. Die idiopathische thrombozytopenische Purpura (ITP) ist definiert als eine isolierte Thrombozytopenie, bei der als Folge eines Autoimmunprozesses mit Nachweis von freien und thrombozytenassoziierten Antikörpern die Thrombozytenüberlebenszeit verkürzt ist, aber keine bestimmte Erkrankung (z. B. HIV-Infektion, systemischer Lupus erythematodes) festgestellt werden kann. Da bei etwa 80% der betroffenen Patienten Antikörper gegen Thrombozyten nachweisbar sind, spricht man auch allgemein von „Immunthrombozytopenie". Eine wegweisende Beobachtung war, dass die Transfusion von Plasma dieser Patienten bei gesunden Probanden eine reversible Thrombozytopenie auslöste. Dabei konnten nachfolgend aus dem Plasma von Patienten mit ITP in der 7S-Gamma-Globulinfraktion Immunglobuline vom Typ IgG isoliert werden. Diese IgG-Autoantikörper richten sich gegen bestimmte Adhäsionsmoleküle der Thrombozytenmembran, sog. Glykoproteinkomplexe (u. a. GP IIb–IIIa und Ib–IX).

Nach neuerer Nomenklatur werden diese Glykoproteine charakterisiert mit CD 41/CD61 und CD 42, wobei CD für „Cluster Determinants" steht, bzw. HPA-1a, wobei HPA für „Human Platelet Antigen" steht. Die antikörperbeladenen Thrombozyten werden durch Makrophagen des sog. retikulohistiozytären Systems (RHS) in der Milz, aber auch in der Leber und im Knochenmark, abgebaut. Die nicht vergrößerte Milz ist dabei zum einen Hauptabbauort der Thrombozyten, zum anderen aber auch Hauptbildungsort dieser thrombozytenspezifischen Autoantikörper. Die Megakaryozytenzahl im Knochenmark ist normal oder leicht gesteigert. Nur in seltenen Fällen findet sich gleichzeitig eine Verminderung der Megakaryozytenzahl als Folge einer direkten Beeinträchtigung dieser Autoantikörper.

Klinik und Diagnostik

Die klinische Symptomatik bei Patienten mit ITP kann sehr unterschiedlich sein. So haben einige Patienten überhaupt keine Symptome und werden meist zufällig entdeckt, während andere aufgrund von Blutungen diagnostiziert werden. Die häufigsten Blutungszeichen dabei sind punktförmige Einblutungen an den Unterschenkeln, sog. Petechien, seltener aber auch Epistaxis, verlängerte Regelblutung bei Frauen, gastrointestinale Blutungen und selten lebensgefährliche intrakranielle Blutungen. Die Inzidenz der ITP wird mit 100 Fällen auf 1 Million der Normalbevölkerung im Jahr angegeben. Die Hälfte der Patienten sind Kinder. In Abhängigkeit vom Alter und der Dauer der Erkrankung lässt sich eine akute Form der ITP von einer chronischen unterscheiden. Bei der akuten Form sind meistens Kinder mit einem Altersgipfel von 5 Jahren betroffen. Ihr geht oft eine Virusinfektion (z. B. Infektion mit Epstein-Barr- oder Zytomegalievirus) voraus und die Betroffenen zeigen in 70% der Fälle eine Spontanremission innerhalb von 6 Monaten. Jungen und Mädchen sind dabei gleich häufig betroffen. Tritt die ITP im Erwachsenenalter auf, so ist ihr Verlauf überwiegend chronisch. Der Altersgipfel der erkrankten Erwachsenen liegt zwischen 18 und 40 Jahren. Bei chronischem Verlauf, d. h. länger als 6 Monate, spricht man auch von Morbus Werlhof. In diesen Fällen sind Frauen etwa 2- bis 3-mal häufiger erkrankt als Männer.

Die Diagnose ITP ist letztlich eine Ausschlussdiagnose. Neben Immunthrombozytopenien im Rahmen von bestimmten Grunderkrankungen, z. B. systemischer Lupus erythematodes, maligne Lymphome, HIV-Infektion u. a., müssen auch durch Medikamente induzierte sowie angeborene Thrombozytopenien ausgeschlossen werden. Vergrößerte Lymphknoten oder beispielsweise eine Splenomegalie sprechen gegen die Diagnose einer ITP. Im Rahmen der erweiterten Diagnostik zeigt sich eine verkürzte Über-

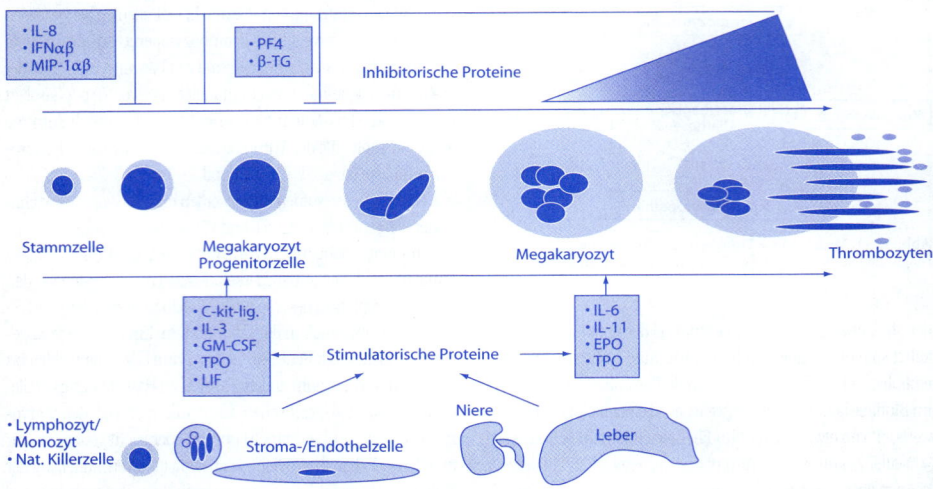

Abb. 5.7-2. Entwicklung und Regulation von Thrombozyten. Stimulatorische Proteine der Megakaryozytopoese nehmen Einfluss auf unterschiedliche Entwicklungsstufen von der Stammzelle bis hin zum reifen Thrombozyt (z. B. *TPO* Thrombopoietin, *EPO* Erythropoietin; *GM-CSF* Granulozyten-Makrophagen-Wachstumsfaktor; *IL* Interleukine; c-kit-Ligand; *LIF* leukemia inhibitory factor) und werden aus Stroma- bzw. Endothelzellen, mononukleären Zellen, Niere oder Leber freigesetzt. Inhibitorische Proteine (*PF4* Plättchenfaktor 4; *β-TG* Beta-Thromboglobulin; *IFN* Interferone; *MIP* makrophageninhibierendes Protein) hemmen umgekehrt die Megakaryozytopoese auf unterschiedlichen Stufen

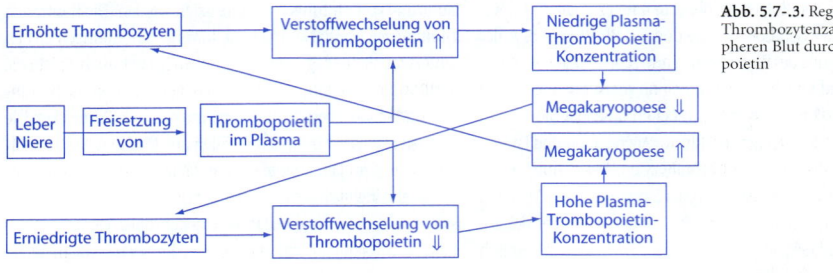

Abb. 5.7-.3. Regulation der Thrombozytenzahl im peripheren Blut durch Thrombopoietin

lebenszeit der Thrombozyten. Bei einer solchen Untersuchung werden autologe, d. h. patienteneigene Thrombozyten mit den Radionukliden ^{51}Chrom oder ^{111}Indium markiert und dem Patienten reinfundiert. Aus der Verteilung und dem Abfall der Radioaktivität lassen sich Überlebenszeit und Abbauort von Thrombozyten ermitteln. Oft wird eine solche Untersuchung vor einer geplanten Splenektomie durchgeführt, um zu zeigen, dass in der Milz der Hauptabbauort ist. Durch eine Knochenmarkbiopsie mit der Möglichkeit zur zytologischen und histologischen Untersuchung wird im Falle einer ITP eine normale oder gesteigerte Megakaryozytopoese nachgewiesen. Umgekehrt können so andere hämatologische Systemerkrankungen ausgeschlossen werden. Obgleich thrombozytenassoziierte oder frei zirkulierende Antikörper gegen Thrombozyten in der Mehrzahl der Patienten mit ITP nachgewiesen werden können, können solche Antikörper allerdings auch bei anderen Erkrankungen gefunden werden und der fehlende Nachweis schließt die Diagnose einer ITP nicht aus.

Eine wichtige Bedeutung kommt darüber hinaus dem Ausschluss einer sog. Pseudothrombozytopenie zu. Es können zwei Formen unterschieden werden. Zum einen kann es in Vollblut, das mit dem Antikoagulans EDTA ungerinnbar gemacht wurde, zu einer Aggregation der Thrombozyten untereinander in vitro kommen. Die so aggregierten Thrombozyten werden im Labor durch die dort verwendeten Zählgeräte (z. B. Coulter) nicht erfasst und es wird eine verminderte Thrombozytenzahl gemessen. Neben dieser Form können die Thrombozyten zum anderen auch an die Oberfläche von Leukozyten binden und zu einer falsch-niedrigen Thrombozytenzahl führen. Zum Ausschluss solcher Laborartefakte ist auf alle Fälle bei unklaren Thrombozytopenien ein Blutausstrich zu untersuchen und eine Kontrolle der Thrombozytenwerte aus Zitratblut und Heparinblut vorzunehmen (Abb. 5.7-4).

Therapie

Die Behandlung von Patienten mit ITP richtet sich in erster Linie nach dem Vorhandensein von Blutungszeichen und der Thrombozytenzahl. Blutungen treten meist erst bei einem Abfall der Thrombozyten auf <30.000/µl auf. Fehlen Blutungszeichen und liegt die Thrombozytenzahl >20.000/µl, so besteht allgemein noch keine Notwendigkeit zur Behandlung und es kann unter Verlaufskontrollen abgewartet werden. Da die akute Form meist selbstlimitierend ist und bei 90% innerhalb von 2–6 Wochen zu Spontanremissionen führt, besteht hier nur selten Handlungsbedarf. Bei der chronischen Form der ITP mit Abfall der Thrombozyten <20.000 µl besteht dagegen allgemein eine Behandlungsindikation. Hier sollte Kortison (meist in Form von Methylprednisolon) in einer Dosis von 1–2 mg/kg KG täglich p.o. verabreicht werden. Ein Ansprechen zeigt sich in 50–75% der Fälle innerhalb einer Behandlungsdauer von 3 Wochen. Nach Eintritt der Remission sollte dann das Kortison über 2–3 Monate ausgeschlichen werden. Bei stärkeren Blutungszeichen oder vor operativen Eingriffen bzw. einer bevorstehenden Entbindung bei erkrankten Schwangeren ist ein rascherer Thrombozytenanstieg notwendig. Hierzu kann mit 7S-Immunglobulin vorübergehend eine Blockade des RHS mit nachfolgendem raschen Anstieg der Thrombozyten erreicht oder die Kortisondosis erhöht werden. Bei Applikation von i.v.-Immunglobulin werden entweder 1 g/kg KG an zwei aufeinanderfolgenden Tagen appliziert oder 400 mg/kg an fünf aufeinanderfolgenden Tagen. Dabei hat sich für die Dosis von 1 g/kg an zwei Tagen ein rascherer Thrombozytenanstieg gezeigt. Bei mehr als 80% der Patienten kommt es nachfolgend zu einem deutlichen Thrombozytenanstieg. Durch kurzzeitig hochdosierte Kortisongabe kann ebenfalls ein rascherer Thrombozytenanstieg erreicht werden. Hierzu werden z. B. 30 mg Methylprednisolon/kg KG tgl. i.v. über 2–3 Tage verabreicht.

Persistiert die ITP über 6 Monate, so ist allgemein die Indikation zur Durchführung einer Splenektomie gegeben. Die Ansprechrate nach Splenektomie liegt bei 70%. Bei Kindern unter 5 Jahren darf sie nur in Ausnahmefällen durchgeführt werden. Zuvor sollte die Thrombozytenzahl mit i.v.-Immunglobulin angehoben werden und gezeigt worden sein, dass die Milz der Hauptabbauort für Thrombozyten ist. Inzwischen hat sich die laparoskopische Splenektomie durchgesetzt mit Komplikationsraten unter 1%. Vor geplanter Splenektomie sollten Patienten gegen eine Infektion mit Pneumokokken und ggf. Haemophilus influenzae und Meningokokken geimpft werden. Dadurch kann das Infektionsrisiko nach Splenektomie mit Auftreten des gefährlichen „Postsplenektomiesyndroms" bzw. OPSI-Syndroms (OPSI: „Overwhelming postsplenectomy infection") verringert werden. Die Impfung sollte mindestens 2 Wochen vor der Operation erfolgen und nach Splenektomie gegen Pneumokokken im Abstand von einem Jahr und danach in 5-jährigen Abständen wiederholt werden. Alle Patienten mit Splenektomie sollten einen entsprechend ausgestellten Notfallausweis erhalten.

Für Patienten mit erneutem Thrombozytenabfall nach Splenektomie bzw. bei Vorliegen von Kontraindikationen gegen eine Splenektomie existieren keine evidenzbasierten Behandlungsempfehlungen. Eine Reihe unterschiedlich wirksamer Strategien stehen zur Verfügung mit dem Ziel, die Antikörperproduktion bzw. den Abbau von Thrombozyten zu verringern oder die thrombozytenspezifischen Autoantikörper zu eliminieren. Dazu können zum einen immunsuppressiv wirksame Zytostatika eingesetzt werden, wie z. B. Azathioprin (1–2 mg/kg p.o. tgl.) oder Cyclophosphamid (1–1,5 g/m² Körperoberfläche i.v. alle 4 Wochen mit maximal 5 Dosen), aber auch Zytostatika aus der Gruppe der Vincaalkaloide, wie z. B. Vincristin; ferner ein anaboles Steroid mit geringer androgener Wirkung, wie z. B. der Gonadotropinhemmstoff, Danazol (10–15 mg/kg p.o. tgl.) oder das Antirheuma-

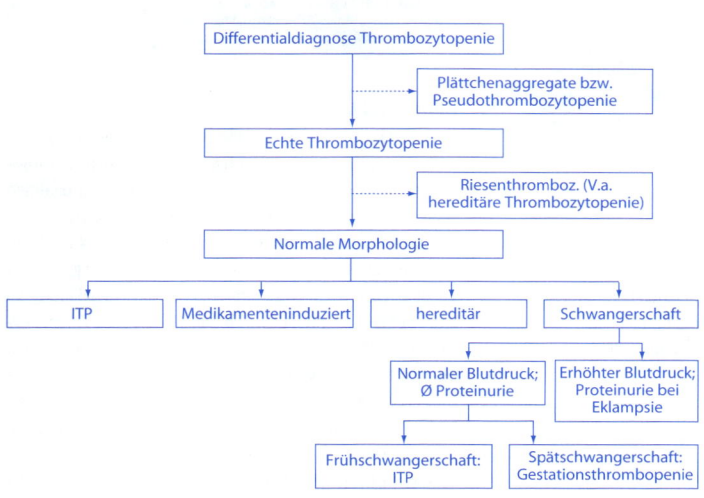

Abb. 5.7-4. Differentialdiagnose bei Thrombozytopenie. *SS* Schwangerschaft, *RR* Blutdruck

tikum Diamindiphenylsulfon, Dapson (75–100 mg p.o. tgl.). Weiter hat sich in einigen Fällen eine zyklische kurzdauernde Applikation von Dexamethason bewährt (40 mg p.o. über 4 Tage, davon maximal 6 Kurse im Abstand von 28 Tagen). Darüber hinaus wird von einigen analog zu den 7S-Immunglobulinen Anti-D-Immunglobulin (einmalig 75 µg/kg i.v.) eingesetzt, dessen Anwendung jedoch beschränkt ist auf Patienten, die Rhesus positiv sind, d. h. das Rhesus-Merkmal „D" tragen.

Eine neue Erfolg versprechende Behandlungsmöglichkeit besteht in der Gabe von monoklonalem Anti-CD20-Antikörper (Rituximab). Dieser führt über eine Depletion von B-Zellen zu einer Immunmodulation mit nachfolgendem Abfall thrombozytenspezifischer Autoantikörper. Monoklonaler Anti-CD20-Antikörper ist allerdings für die Behandlung von Patienten mit ITP noch nicht zugelassen. Weiter sind in Einzelfällen Erfolge beschrieben worden mit einer Immunadsorption mit Staphylokokkenprotein-A-Säule zur Elimination der Autoantikörper oder der Gabe von neueren Immunsuppressiva wie Cyclosporin A oder Mycophenolatmofetil. Als weitere experimentelle Behandlungsmöglichkeit wurde bei einzelnen Patienten erfolgreich eine autologe oder allogene Stammzelltransplantation durchgeführt.

Die Transfusion von Thrombozytenkonzentraten sollte akut lebensgefährlichen Blutungskomplikationen vorbehalten bleiben, da ihre Wirkung infolge des raschen Abbaues auf nur wenige Stunden beschränkt ist.

Evidenz der Therapieempfehlungen

	Evidenzgrad	Empfehlungsstärke
ITP, Morbus Werlhof		
Kortikosteroide	II-a	A
7S-Immunglobulin	II-a	A
Anti-D-Immunglobulin	II-a	B
Splenektomie	II-b	B
Azathioprin	III	C
Cyclophosphamid	III	C
Vinca-Alkaloid (Vincristin)	III	C
Diamindiphenylsulfon (Dapson)	III	C
Gonadotropinhemmstoff (Danazol)	III	C
Cyclosporin A	IV	C
Mycophenolatmofetil	IV	C
Anti-CD20-Antikörper (Rituximab)	II-b	C
Immunadsorption	II-b	C

Prognose

Die akute Form der ITP im Kindesalter hat eine hohe Spontanremission von über 90%. Bei 25% der Kinder zeigt sich allerdings nachfolgend ein erneuter Thrombozytenabfall und nur bei 5% der Kinder kommt es zu einer langanhaltenden Thrombozytopenie. Bei Erwachsenen mit meist chronischer ITP kommt es nur selten zu Spontanremissionen. Mittels initialer Kortisongaben können in bis zu 30% der Fälle anhaltende Remissionen erreicht werden. Nach Splenektomie zeigen 70% ein länger anhaltendes Ansprechen. In der Patientengruppe mit anhaltender schwerer Thrombozytopenie zeigt sich eine deutliche Alters-

abhängigkeit der Mortalität. Sie steigt in der Altersgruppe von unter 40 Jahren in einem Beobachtungszeitraum von 5 Jahren von etwa 2% auf 50% bei den über 60-Jährigen an. Intrakranielle Blutungen und schwere Infektionen mit Sepsis als Folge der langdauernden Immunsuppression sind dabei die häufigsten Todesursachen.

5.7.3 Thrombozytenfunktionsstörungen

Ätiologie und Pathogenese

Bei Thrombozytopathien handelt es sich um Funktionsstörungen der Thrombozyten, die angeboren (hereditär) oder erworben (sekundär) sein können. Die klinische Symptomatik gleicht der bei Thrombozytopenie. Angeborene Thrombozytopathien sind meist autosomalrezessiv vererbt und sehr selten (Häufigkeit etwa 1:1 Million). Erworbene Thrombozytopathien sind dagegen wesentlich häufiger und entweder durch Medikamente induziert oder Folge bestimmter Erkrankungen. Für beide Formen lassen sich je nach Lokalisation des Defektes Störungen der Thrombozytenadhäsion, der Aggregation oder der Freisetzung von Thrombozyteninhaltsstoffen (Sekretion) unterscheiden. In einigen Fällen liegen auch kombinierte Störungen vor. Während die Mehrzahl der hier in Frage kommenden Medikamente reversible Veränderungen an den Thrombozyten hervorruft, können einige zu irreversiblen Funktionsstörungen führen. Die Zahl der Medikamente, die zu solchen mehr oder weniger ausgeprägten Funktionsstörungen und klinisch relevanten Blutungen führen kann, ist sehr groß, sodass nachfolgend nur einige erwähnt werden.

Medikamente mit potentiell thrombozytopenischer und -pathischer Reaktion
- Antithrombotika: Heparin, Azetylsalizylsäure, Ticlopidin, Clopidogrel, GP-IIb-III-Antagonisten
- Analgetika: NSA, Diclofenac, Indomethacin, Ibuprofen
- Antibiotika: Penicillin, Aminoglykoside, Vancomycin
- Sedativa, Tranquilizer, Antikonvulsiva: Diazepam, Phenytoin, Imipramin
- Diuretika: Furosemid, Thiazide
- Antiarrhythmika: Amiodaron, Digitalis
- Antazida: Cimetidin, Ranitidin, Omeprazol

Klinik und Diagnostik

Analog zu Blutungen bei Thrombozytopenie sind auch hier Petechien bzw. mukokutane Blutungen die häufigsten Blutungszeichen. Zu den wichtigsten erworbenen Thrombozytopathien zählt die irreversible Hemmung der Cyclooxygenase (COX 1+2) von Thrombozyten durch Azetylsalizylsäure (ASS). In höherer Dosierung als 100 mg hemmt ASS auch die Cyclooxygenase der Endothelzellen. Dadurch kommt es zur verminderten Bildung des proaggregatorisch wirksamen Thromboxan A2 in den Thrombozyten, aber auch dem antiaggregatorisch wirksamen Prostazyklin in den Endothelzellen. ASS führt in einer Dosis ab 30 mg zu einer Störung der Adhäsion und Aggregation von Thrombozyten. Nach oraler Einnahme setzt die Wirkung bereits nach etwa 30 min ein. Wird es abgesetzt, so besteht die Blutungsneigung noch etwa 4–5 Tage weiter. Der Defekt kann nur durch Bereitstellung neu gebildeter Thrombozyten aufgehoben werden. Das Risiko gastrointestinaler Blutungen ist etwa 1,5–2fach höher als bei Kontrollpersonen, wobei die Nebenwirken bei höheren Dosen zunehmen. Therapeutisch wird ASS meist zur Sekundärprophylaxe nach kardio- und zerebrovaskulären Erkrankungen eingesetzt. Die empfohlene Dosis schwankt zwischen 100 und 300 mg tgl. Vor operativen Eingriffen wird empfohlen, ASS abzusetzen. Das nachfolgend erhöhte Risiko thromboembolischer Komplikationen ist dabei klinisch abzuwägen gegenüber dem möglichen erhöhten Blutungsrisiko. So wird beispielsweise bei Bypassoperationen bei Patienten mit koronarer Herzkrankheit ASS oft nicht abgesetzt mit der Folge, dass keine vermehrte Blutungen perioperativ aufgetreten waren. Eine allgemein verbindliche Empfehlung kann für ASS bei operativen Eingriffen bislang noch nicht gemacht werden. Nichtsteroidale Antiphlogistika bzw. -rheumatika hemmen die Cyclooxygenase reversibel. Zu dieser Medikamentengruppe zählen u. a. Indomethazin und Phenylbutazon. Neuere Thrombozytenaggregationshemmer aus der Gruppe der Thienopyridine (u. a. Ticlopidin und Clopidogrel) hemmen die Bindung von Fibrinogen an Glykoprotein-IIb/IIIa-Komplex der Thrombozyten bzw. den ADP-Rezeptor an der Thrombozytenoberfläche. Beide zeigen nach oraler Einnahme Wirkung nach ca. 24–48 h und nach Absetzen hält die Wirkung noch für etwa 4–10 Tage an. Durch Häufung von schweren Neutropenien und seltener thrombotischer Mikroangiopathien (TTP) nach Ticlopidin, wird heute Clopidogrel der Vorzug gegeben. Aber auch unter Clopidogrel wurden solche Nebenwirkungen inzwischen beobachtet. Eine Reihe von Antibiotika (z. B. β-Laktamantibiotika oder Penicillin) lagern sich auf der Thrombozytenoberfläche an und blockieren eine Vielzahl unterschiedlicher Rezeptoren, über die wiederum Plättchen aktiviert werden können. Ähnlich können auch Paraproteine bei multiplem Myelom oder M. Waldenström zu Thrombozytopathien führen. Thrombozyten von Patienten mit myeloproliferativen Erkrankungen (z. B. chronischer myeloischer Leukämie oder essentielle Thrombozythämie) zeigen meist als Folge eines Stammzelldefekts selbst bei sehr hohen Thrombozytenzahlen vermehrte Blutungszeichen. Unter anderem konnte in einigen Fällen ein Speicherdefekt in den Granula nachgewiesen werden. Patienten mit länger andauernder Niereninsuffizienz oder Urämie und chronischen Lebererkrankung bzw. Leberzirrhose zeigen meist kombinierte Störungen ihrer Thrombozytenfunktion. Hinzu kommen meist ebenfalls noch Störungen der plasmatischen Gerinnung, einer Vaskulopathie oder höhergradigen Thrombozytopenie. Die Thrombozytopathie ist bei Urämie bzw. Leberzirrhose oft schwer zu charakterisieren. So zeigte sich beispielsweise bei Thrombozyten von Patienten mit Urämie ein verringerter Gehalt an ADP und Serotonin in Thrombozytengranula (Sekretionsstörung), daneben aber auch Störungen der Adhäsion und Aggregation.

Bei angeborenen Thrombozytopathien kann zum einen in der Membran die Bindungsstelle für Fibrinogen vermindert sein (Defekt von Glykoprotein-IIb/IIIa-Komplex) wie z. B. bei Thrombo-asthenie Glanzmann-Naegeli, die Bindungsstelle für von Willebrand-Faktor vermindert sein (Defekt von Glykoprotein-Ib/IX-Komplex), wie z. B. bei Bernard-Soulier-Syndrom, ein Speicherdefekt von ATP/ADP in den Thrombozytengranula nachweisbar sein (sog. „storage pool disease") oder ein Defekt der Cyclooxygenase (sog. „aspirin-like defect").

Diagnostisch sind oft die Anamnese und das klinische Bild mit Begleiterkrankungen wegweisend. Eine genaue Medikamentenanamnese sollte unbedingt erhoben werden. Wenn möglich und falls der Verdacht einer medikamenteninduzierten Thrombozytopathie besteht, sollte das Medikament abgesetzt werden und der Verlauf beobachtet werden. Bei noch normalen Thrombozytenwerten sollten eine Messung der Blutungszeit und ein Kapillarresistenztest (Rumpel-Leede-Test) vorgenommen werden. Falls diese pathologisch ausfallen und der V. a. auf eine angeborene Thrombozytopathie besteht, so kann mittels Aggregationstests, Durchflusszytometrie, Immunelektropherese oder molekulargenetischer Tests der Defekt näher charakterisiert werden. Oft ist die genaue Diagnose nur mit Hilfe sehr spezialisierter Labors möglich.

Therapie

Die Behandlung richtet sich in erster Linie nach der Schwere der Blutungsneigung. Grundsätzlich sollte das verursachende Medikament abgesetzt, die Grunderkrankung behandelt oder eine primär symptomatische Therapie begonnen werden. Bei urämisch-bedingter Blutungsneigung kann so z. B. eine Dialyse zur Verringerung oder gar zum Sistieren einer Blutung führen. Bei Blutungsneigung infolge eines Paraproteins kann eine Plasmapherese durchgeführt oder eine zytostatische Therapie zur Elimination bzw. verminderten Produktion des Paraproteins eingeleitet werden. In allen anderen Fällen wird eine Verringerung der Blutungsneigung durch die Applikation von Antifibrinolytika erreicht (z. B. Tranexamsäure). Bei ASS-induzierter Thrombozytopathie hat sich der Einsatz von i.v.-appliziertem DDAVP (1-Desamino-8-D-Arginin Vasopressin bzw. Minirin) als erfolgreich erwiesen. Bei schweren, lebensgefährlichen Blutungen infolge angeborener oder auch erworbener Thrombozytopathien kann letztlich nur durch eine Thrombozytentransfusion eine ausreichende Blutstillung erzielt werden. Ein Problem besteht dann, wenn Patienten mit angeborener Thrombozytopathie durch Thrombozytentransfusion immunisiert wurden und thrombozytenspezifische Antikörper entwickelt haben. Thrombozytentransfusionen führen bei immunisierten Patienten zu keinem messbaren Thrombozytenanstieg mehr und die Patienten haben oft nicht unerhebliche Transfusionsreaktionen (z. B. Schüttelfrost, Fieber). Die Berücksichtigung des nachgewiesenen thrombozytären Alloantikörpers durch eine entsprechende Spenderauswahl ist meist nur selten erfolgreich bzw. durchführbar.

Bei Einsatz von monoklonalem aktiviertem Faktor VII (NovoSeven) konnte zwar in einigen Fällen schwerer Blutungsneigung bei angeborener Thrombozytopathie eine ausreichende Blutstillung erreicht werden, die Applikation des Medikamentes ist jedoch für eine solche Indikation noch nicht zugelassen und die bisherigen Daten sind noch unzureichend. Zudem ist die Behandlung sehr teuer und teilweise zeigten sich nach Applikation schwere thromboembolische Komplikationen, sodass seine Anwendung noch nicht allgemein empfohlen werden kann.

Prognose

Da angeborene Störungen bislang nicht kurativ (z. B. mittels Gentherapie) heilbar sind, hängt die Prognose insbesondere von der Vermeidung schwerer Blutungen ab. Planbare operative Eingriffe sollten nur an Zentren durchgeführt werden, die mit der Behandlung solcher Erkrankungen vertraut sind. Unter Berücksichtigung dieser Punkte ist die Prognose für solche Patienten mit nahezu normaler Lebenserwartung heutzutage als gut anzusehen. Erkrankte Frauen und Männer mit Kinderwunsch sollten genetisch beraten werden. Bei den erworbenen Störungen steht die Behandlung der Grundkrankheit an erster Stelle und bestimmt meist die Gesamtprognose. Bei medikamenteninduzierter Thrombozytopathie steht dagegen die Diskussion über die Notwendigkeit einer Fortführung des Medikamentes im Vordergrund. Insgesamt dürfte es bei den hier vorliegenden Erkrankungen die Prognose nicht primär durch die Blutungsneigung bestimmt sein.

5.7.4 Thrombotische Mikroangiopathie (Morbus Moschcowitz, TTP)

Ätiologie und Pathogenese

Im Jahre 1924 beschrieb Moschcowitz das Krankheitsbild einer 16-jährigen Patientin mit Anämie, Petechien, Fieber, Proteinurie und neurologischen Ausfallserscheinungen (Lähmungen). Moschcowitz umschrieb das Krankheitsbild mit „acute febrile pleiochromic anemia with hyaline thrombosis of terminal arterioles and capillaries". Dieses Krankheitsbild wurde anschließend unter dem Begriff thrombotisch-thrombozytopenische Purpura (TTP) zusammengefasst. Später (im Jahre 1955) berichtete Gasser über das sog. hämolytisch-urämische Syndrom (HUS) bei insgesamt fünf Kindern mit den klinischen Zeichen einer Thrombozytopenie, einer Coombs-negativen hämolytischen Anämie und Nierenversagen. Beide Krankheitsbilder werden heute unter dem Begriff der thrombotischen Mikroangiopathie zusammengefasst.

Pathophysiologisch liegt dieser thrombotischen Mikroangiopathie bei der TTP eine systemische oder beim HUS eine nur intrarenale Aggregation von Plättchen in Arteriolen und Kapillaren mit einer dazu parallel nachweisbaren Thrombozytopenie und mechanischen Schädigung der Erythrozyten zugrunde. Von der Mikrothrombosierung sind die Leber- und Lungengefäße auffälligerweise ausgenommen. Für eine primäre Schädigung der Endothelzellen sprechen erhöhte Konzentrationen von Thrombomodulin, Plasminogenaktivatorinhibitor sowie eine Verminderung an Prostazyklin. Es wird postuliert, dass eine gestörte Endothelzellfunktion die Voraussetzung für den weiteren Krankheitsverlauf darstellt. In den Thromben werden neben Plättchen auch größere Mengen an von Willebrand-Faktor (vWF) gefunden und im Gegensatz zur disseminierten intravasalen Gerinnung (DIC) weniger Fibrinogen bzw. Fibrin. Megakaryozyten und Endothelzellen produzieren den überwiegenden Anteil an vWF. Im Regelfall wird vWF als Monomer (Molekulargwicht 280 kD) freigesetzt. Auch unter normalen Umständen können sie sich zu Multimeren (Molekulargewicht bis zu 1 Mio. D) verbinden. Funktionsgestörte Endothelzellen produzieren im Fall einer thrombotischen Mikroangiopathie so große Mengen an abnorm großen vWF-Multimeren, dass die im Plasma vorhandene Metalloprotease, die diese Multimere aufspaltet, in ihrer Kapazität überschritten wird. Ein daraus resultierender Überschuss an abnorm großen vWF-Multimeren führt nachfolgend unter dem zusätzlichen Einfluss von Scherkräften zu einer vermehrten Thrombozytenaggregation mit der Folge einer disseminierten Thrombosierung im Bereich der Mikrozirkulation. Beim HUS kommt es als Folge einer Infektion meist im Kindesalter entweder als blutige Diarrhö durch E.-coli-Bakterien (enterohämorrhagische E. coli/EHEC, Subtypen: O157:H7 und O103:H2) oder Shigella dysenteriae oder als nichtenteropathische Infektion durch neuraminidasebildende Pneumokokken zu einer Toxinfreisetzung mit nachfolgender Schädigung von Endothelzellen, die ihrerseits vermehrt abnormale vWF-Multimere freisetzen. Bei den meisten Patienten mit HUS zeigt sich zusätzlich ein Komplementdefekt (sog. Faktor H), der Zellen vor einer Schädigung durch den alternativen Komplementweg schützt.

Klinik und Diagnostik

Die akute TTP ist ein äußerst seltenes Krankheitsbild mit einer jährlichen Inzidenz von 1:1 Million. Die Inzidenz nach Stammzelltransplantation oder HIV-Infektion scheint jedoch höher zu sein. Frauen erkranken etwas häufiger als Männer mit einem Verhältnis von 3:2. Der Altersgipfel liegt zwischen dem 30. und 40. Lebensjahr. Typischerweise findet sich eine hämolytische Anämie (mit vermindertem Hb-Wert, erhöhter LDH und indirektem Bilirubin, vermindertem Haptoglobin, erhöhter Retikulozytenzahl, Fragmentozyten und negativem Coombs-Test), eine Thrombozytopenie mit Petechien und wechselnden neurologischen Auffälligkeiten, renaler Beteiligung sowie Fieber. Dieser Symptomenkomplex ist jedoch nur bei etwa 40% der Patienten initial bei Diagnosestellung vorhanden. Die neurologischen Symptome sind fluktuierend als Folge der Mikrothrombosierung der zerebralen Gefäße. Sie lassen sich bei etwa 60% der Patienten beobachten und zeigen sich in Form von Kopfschmerzen, Verwirrtheit, Krampfanfällen oder Paresen. Bei fulminantem Krankheitsverlauf oder Diagnoseverschleppung kann es sogar zum Koma kommen. Im Vergleich zum HUS ist bei der TTP die Nierenbeteiligung weniger ausgeprägt. In 50% der Fälle findet sich eine leichte Erhöhung der Retentionsparameter mit Proteinurie und in nur 10% kommt es zum Nierenversagen. Als Ausdruck der Nierenbeteiligung können kardiopulmonale Symptome, wie z. B. arterielle Hypertonie beobachtet werden. Bei 60–90% der Patienten mit TTP tritt im Krankheitsverlauf Fieber auf, was als ein eher unspezifisches Symptom gewertet werden kann, allerdings auch Ausdruck einer Läsion im Hypothalamusbereich sein kann. Unspezifische Symptome sind Abgeschlagenheit und Müdigkeit als Ausdruck der Anämie sowie Übelkeit und Erbrechen. Der direkte und indirekte Coombs-Test zum Nachweis irregulärer erythrozytärer Allo- und/oder Autoantikörper ist negativ. Auffällig ist weiter, dass die Globaltests der plasmatischen Gerinnung einschließlich der Fibrinspaltprodukte und D-Dimere im Allgemeinen normal sind. Somit liegt keine DIC zugrunde, diese kann sich allerdings im weiteren Verlauf entwickeln. Als Verlaufsparameter der Erkrankung sowie zur Therapiekontrolle eignen sich die Thrombozytenzahl, LDH und der prozentuale Anteil an Fragmentozyten im peripheren Blutausstrich.

Das HUS tritt überwiegend im Kindesalter auf und findet sich bei 9–30% der Kinder mit Infektionen durch E. coli (Subtypen O157:H7 und O103:H2) und Shigella dysenteriae bzw. neuraminidaseproduzierenden Pneumokokken.

Bei der thrombotischen Mikroangiopathie können üblicherweise idiopathische Formen (akut oder chronisch rezidivierend) von sekundären (bzw. erworbenen) mit bekannten krankheitsauslösenden Faktoren unterschieden werden (s. folgende Übersicht). Daneben lassen sich noch familiäre Formen mit meist autosomal-rezessivem Erbgang abgrenzen. Während bei der TTP die Metalloprotease vermindert ist (meist <5% der Norm) als Folge einer verminderten Bildung, Dysfunktion oder Funktionshemmung durch einen Autoantikörper, wird beim HUS die Metalloprotease meist in normaler Aktivität gefunden. Damit lassen sich heute beide Formen neben der unterschiedlichen klinischen Symptomatik voneinander unterscheiden (Abb. 5.7-5).

Potientiell ursächliche Noxen bei sekundärer TTP/HUS

- Zytostatika
  - Mitomycin
  - Daunorubicin
  - Bleomycin
  - BCNU
  - 2-CDA
- Antibiotika
  - Penicillin
  - Rifampicin
  - Sulfonamide
- Hormone
  - Tamoxifen
  - Kontrazeptiva
- Diverse
  - Malignome
  - aSZT/ASZT
  - Crack (Kokain)
  - Penicillamin
  - Ticlopidin/Clopidogrel
  - Cyclosporin
  - Chinin
  - Jod
- Toxine/Infektionen
  - E. coli O157:H7
  - E. coli O103:H2
  - HIV
  - Bienenstiche etc.
- Am allerhäufigsten
  - Unbekannt

Therapie

Bei der TTP stellt die Transfusion von Frischplasma (FFP) die Therapie der Wahl dar. Dadurch wird nicht nur die fehlende Metalloprotease ersetzt, sondern auch die abnormal großen vWF-Multimere werden eliminiert bzw. verdünnt. FFP sollte nach Diagnosestellung so rasch wie möglich transfundiert werden, da sich gezeigt hat, dass eine Therapieverzögerung zu einer deutlichen Prognoseverschlechterung führt. Dies gilt auch, wenn differentialdiagnostisch ein HUS nicht sicher auszuschließen ist, da zum einen die klinische Symptomatik nicht eindeutig bzw. zum anderen die Bestimmung der Metalloprotease im Plasma des Patienten nicht rechtzeitig möglich ist. Es hat sich gezeigt, dass eine Plasmaaustauschbehandlung mit FFP mit Austauschvolumina von 40–60 ml/kg Körpergewicht täglich einer alleinigen Transfusion von FFP überlegen ist. Höhere Austauschvolumina scheinen keinen zusätzlichen Vorteil zu erbringen. Bei fehlender Verfügbarkeit einer Plasmaaustauschbehandlung ist aber auch die rasche Transfusion von FFP gerechtfertigt. Dabei sollte die tgl. Transfusionsmenge 15–30 ml/kg betragen. Über die vorteilhafte Austauschbehandlung mit kryopräzipitiertem Plasma (durch Kältebehandlung kommt es zu einer Ausfällung von großmolekularen vWF-Multimeren und Fibrinogen) im Vergleich zu FFP liegen widersprüchliche Ergebnisse vor. Die Austauschbehandlung muss über mehrere Tage fortgeführt werden, bis es zu einer Normalisierung der Thrombozyten, der LDH und der neurologischen Symptome gekommen ist. In der Regel bedeutet das, dass täglich über einen Zeitraum von 10–14 Tagen behandelt werden muss. Ein zu früher Abbruch der Behandlung birgt das Risiko eines frühen Rezidivs und eines sekundären Therapieversagens. Bei klinischer Verschlechterung unter fortlaufender Behandlung, fehlendem Ansprechen oder Rezidiv sollte neben der Austauschbehandlung mit FFP zusätzlich Kortison i.v. verabreicht werden. Hierbei hat sich eine Behandlung mit 1–2 mg Methylprednisolon i.v. tgl. bewährt. Zusätzlich kann ein Behandlungsversuch mit dem Vincaalkaloid Vincristin unternommen werden. Vincristin hemmt durch Interaktion mit den Mikrotubuli der Thrombozyten die durch den vWF vermittelte Thrombozytenaggregation. Die empfohlene Dosis beträgt 1,4 mg/m^2 (maximale Einzeldosis 2 mg streng i.v.). Bei fehlendem Ansprechen sollte nach einem Intervall von einer Woche die Dosis wiederholt werden. Ein kumulative Gesamtmenge von 10 mg Vincristin sollte nicht überschritten werden. Ebenso sollte bei Auftreten einer peripheren Neuropathie die Behandlung mit Vincristin abgebrochen werden. Im Fall einer chronisch-rezidivierenden TTP kann eine Splenektomie im Intervall als

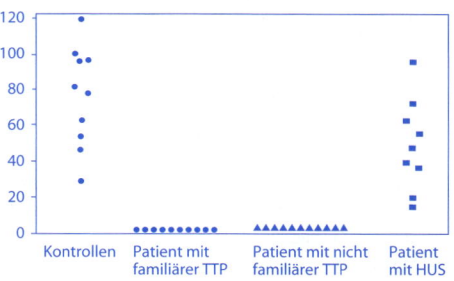

Abb. 5.7-5. Aktivität der vWF-Metalloprotease bei verschiedenen Erkrankungen in %

eine mögliche Therapieoption angesehen werden. Wenige Daten gibt es zum Einsatz anderer Behandlungsverfahren. Eine mögliche neue Behandlungsoption scheint aber auch ggf. die Applikation von monoklonalem Anti-CD20-Antikörper zu sein. Auch hier muss der Hinweis erfolgen, dass der Antikörper für diese Behandlung noch nicht zugelassen ist.

Die Behandlung beim HUS ist symptomatisch. Mittels supportiver Therapie sollte ein adäquater Volumen- und Elektrolytausgleich erfolgen sowie bei akutem Nierenversagen eine frühzeitige Dialyse durchgeführt werden. Plasmaaustauschbehandlungen mit FFP haben zu widersprüchlichen Ergebnissen geführt und können nicht generell empfohlen werden, zumal die Metalloprotease normal ist und sich somit auch kein theoretischer Einsatz für FFP ableiten lässt. Die Gabe von Antibiotika sollte zurückhaltend erfolgen, ebenso die Gabe von Motilitätshemmer zur Behandlung der Diarrhö.

Thrombozytentransfusionen sollten bei TTP und HUS unbedingt vermieden werden, da eine Verschlechterung des klinischen Bildes bis zum Tod des Patienten eintreten kann.

Therapie des Morbus Moschcowitz

- Plasmaaustausch, mögliche Wirkungsweise
  - Entfernung des ursächlichen Agens oder Zufuhr eines mangelnden Faktors oder beides
- Plasmaaustausch, Austauschmöglichkeiten:
  - Fresh-frozen-Plasma (Standard)
  - Kryoüberstand (enthält kein Fibrinogen, Fibronektin und Faktor XIII mehr, aber: wahrscheinlich kein klinisch relevanter Unterschied zu FFP)
- Plasmaaustausch, Prozedere:
  - täglicher Austausch, 40–60 ml/kg KG (ca. 1–2 Plasmavolumen) bis Symptome und Laborwerte normalisiert, meist ca. über 1 Woche
- Cave: keine Thrombozytengabe, führt zur Verschlechterung des Prozesses, bis zu 50% Todesfälle

---

Rezidivtherapie des Morbus Moschcowitz

- Vincristin: in vielen Fallberichten gutes Ansprechen, Wirkweise unklar, möglicherweise Hemmung der Plättchenaggregation
- Glukokortikoide
  - Additiv zum Plasmaaustausch
  - Hochdosiert als Versuch bei Relapse
- Splenektomie: widersprüchliche Ergebnisse
- Immunglobulingabe 0,4 g/kg KG/Tag für 1–5 Tage: widersprüchliche Ergebnisse bzw. nicht gesichert
- Anti-CD20-Antikörper, ASS, Ticlopidin, Dypiridamol, Dextran 70, Prostazyklin: widersprüchliche Ergebnisse bzw. nicht gesichert

---

Prognose

Bei der TTP konnte durch frühzeitigere Diagnostik und die Möglichkeit der Plasmaaustauschbehandlung mit FFP in den letzten 30 Jahren die Letalität von über 90% auf 10–20% reduziert werden. Unter einer Plasmaaustauschbehandlung sprechen bis zu 14% der Patienten nicht an und auch nach Remissionseintritt kommt es bei etwa 40–60% der Patienten zu einem Rezidiv. Die Behandlung dieser Patienten ist schwierig und es gibt keine evidenz-basierten Therapieempfehlungen (s. Übersicht oben). Die Letalität beim HUS im Kindesalter ist gering und liegt zwischen 3–5%. Bei der Hälfte der Kinder, die initial angesprochen haben, kommt es zu einem Rezidiv und bis zu 30% von diesen wiederum entwickeln eine terminale Niereninsuffizienz, sodass eine Nierentransplantation notwendig wird. Beim familiären HUS ist die Letalität mit bis zu 50% noch höher. Genaue Angaben über den Verlauf und die Prognose bei HUS im Erwachsenenalter liegen bislang noch nicht vor.

Differentialdiagnose

Differentialdiagnostisch sind zu den o. g. thrombozytopenisch bzw. thrombozytopathisch bedingten hämorrhagischen Diathesen vaskuläre Ursachen abzugrenzen. Insgesamt sind sie in der Klinik vergleichsweise häufig, führen aber selten zu schweren Blutungen. Klinisch zeigen sich oft ähnliche Symptome wie bei Thrombozytopenie und Thrombozytopathie. Die Thrombozytenzahl und -funktion sowie die plasmatische Gerinnung sind prinzipiell normal. Die Blutungszeit bzw. der Kapillarresistenztest (überprüft mittels Rumpel-Leede-Test) sind pathologisch. Es lassen sich auch hier die selten hereditären, meist autosomal-dominant vererbten, vaskulären Störungen von den häufigeren erworbenen unterscheiden. Zur Gruppe der hereditären Vaskulopathien zählt beispielsweise die hämorrhagische Teleangiektasie (Morbus Osler-Weber-Rendu) mit punktförmigen Angiektasien an Lippe, Zunge, Nasenschleimhaut bzw. Magen-Darm-Trakt, seltener Lunge und Leber. Die Teleangiektasien finden sich am Übergang der Arteriolen und Venolen. Der Erbgang ist autosomal-dominant und der genetische Defekt liegt auf Chromosom 9 oder 12. Eine weitere hereditäre Störung stellt das Ehler-Danlos-Syndrom dar. Es handelt sich um eine Kollagenstörung mit übermäßiger Dehnbarkeit der Haut. Der Defekt wird auch autosomal-dominant vererbt.

Zu den häufigsten erworbenen Vaskulopathien zählt die Purpura als Folge einer längeren Behandlung mit Kortison, der Vitamin-C-Mangel und die Purpura senilis. Selten findet sich auch spontan auftretende, sehr schmerzhafte subkutane Fingerhämatome. Dieses sog. paroxysmale Fingerhämatom ist Folge der Ruptur kleiner Venen. Die Ursache ist unbekannt. Sie findet sich überwiegend bei jungen Frauen und heilt meist folgenlos aus. Eine kausale Behandlung ist nicht möglich, sodass Therapieempfehlungen analog zu anderen hämorrhagischen Diathesen zu erfolgen hat.

Evidenz der Therapieempfehlungen		
	Evidenzgrad	Empfehlungsstärke
TTP, Thrombotische Mikroangiopathie		
FFP (Fresh-Frozen-Plasma)	II-a	A
Plasmaaustausch gegen FFP	II-a	A
Kortikosteroide	II-b	B
Vincristin	II-b	B
7S-Immunglobulin	III	C
Acetylsalicylsäure	IV	D
Ticlopidin/Clopidogrel	IV	D
Splenektomie	IV	C
Prostacyclin	IV	D
Anti-CD20-Antikörper (Rituximab)	IV	C

Literatur

Burstein SA (2000) Thrombocytopenia due to decreased platelet production. In: Hoffman, R, Benz EJ, Shattil SJ et al. (Hrsg) Hematology. Basic Principles and Practice, 3rd edn. Churchill Livingstone, New York, pp 2115–2125

Chemnitz J, Draube A, Scheid C, Staib P, Schulz A, Diehl V, Söhngen D (2002) Successful treatment of severe thrombotic thrombocytopenic purpura with the monoclonal antibody rituximab. Am J Hematol 71: 105–108

Cines DB, Blanchette VS (2002) Medical progress. Immune thrombocyto-penic purpura. N Engl J Med 346: 995–1008

Gasser C, Gautier E, Steck A, Siebenmann RE, Oechslin R (1955) Hämolytisch-urämisches Syndrome: Bilaterale Nierenrindennekrosen bei akuten erworbenen hämolytischen Anämien. Schweiz Med Wochenschr 85: 905–909

George JN (2001) Platelet kinetics and pathophysiology of thrombocytopenia. In: Colman RW, Hirsh J, Marder VJ, Clowes AW, George JN (Hrsg) Hemostasis and thrombosis. Basic principles & clinical practice, 4th edn. Lippincott Williams & Wilkins, Philadelphia, pp 447–459

George JN (2002) Platelets. Lancet 355: 1531–1539

George JN, Shattil SJ (2000) Acquired disorders of platelet function. In: Hoffman R, Benz EJ, Shattil SJ et al. (Hrsg) Hematology. Basic principles and practice, 3rd edn. Churchill Livingstone, New York, pp 2172–2186

Gerritsen HE, Turecek PL, Schwarz HP, Lämmle B, Furlan M (1999) Assay of von Willebrand factor (vWF)-cleaving protease based on decreased collagen binding affinity of degraded vWF: a tool for the diagnosis of thrombotic thrombocytopenic purpura (TTP). Thromb Haemost 82: 1386–1389

Giagounidis AAN, Anhuf J, Schneider P, Germing U, Söhngen D, Quabeck K, Aul C (2002) Treatment of relapsed idiopathic thrombocytopenic purpura with the anti-CD 20 monoclonal antibody rituximab: a pilot study. Eur J Haematol 69: 95–100

Harrington WJ, Minnich V, Hollingsworth JW, Moore CV (1951) Demonstration of a thrombocytopenic factor in the blood of patients with thrombocytopenic purpura. J Lab Clin Med 38: 1–10

Kiefel V, Santoso S (1999) Idiopathische thrombozytopenische Purpura und weitere immunologisch bedingte Thrombozytopenien. In: Müller-Berghaus G, Pötzsch B (Hrsg) Hämostaseologie. Molekulare und zelluläre Mechanismen, Pathophysiologie und Klinik. Springer, Berlin Heidelberg New York Tokyo, S 95–106

Moake JL (2002) Mechanisms of disease. Thrombotic microangiopathies. N Engl J Med 347: 589–600

Moschcowitz E (1924) Hyaline thrombosis of the terminal arterioles and capillaries: a hitherto undescribed disease. Proc NY Pathol Soc 24: 21–24

5.8 Störungen der plasmatischen Hämostase und der Gefäßwand
Dietmar Söhngen

5.8.1 Einleitung

Kommt es zu einer Gefäßverletzung, so schützt die Blutstillung (Hämostase) den Betroffenen vor größerem Blutverlust bzw. vor dem Verbluten. An der Blutstillung sind die Gefäßwand (u. a. Endothel- und glatte Muskelzellen), die Thrombozyten und andere Zellen (u. a. Monozyten und Fibroblasten) sowie die plasmatische Gerinnung unmittelbar beteiligt. Im zeitlichen Ablauf kommt es initial zu einer reflektorischen Vasokonstriktion, der eine Aktivierung und Anlagerung der Thrombozyten folgt. Die Anhaftung der Thrombozyten an die geschädigte Gefäßwand (Adhäsion) wird durch den von-Willebrand-Faktor (vWF) ermöglicht. Durch Anlagerung der Thrombozyten untereinander (Aggregation) entsteht so zunächst ein primärer Plättchenthrombus. Diese Phase der Blutstillung wird nicht zuletzt aus didaktischen Gründen als **primäre Hämostase** bezeichnet. Es folgt die Aktivierung der plasmatischen Gerinnung durch Kontakt des Blutes mit Gewebefaktor, der überwiegend aus der subendothelialen Gefäßwand und perivaskulären Fibroblasten nach Schädigung freigesetzt wird. Dabei kommt es zu einer Umwandlung von Proenzymen (inaktive Gerinnungsfaktoren) zu Enzymen (sog. Serinproteasen bzw. aktive Gerinnungsfaktoren) in Form einer „Kaskade". Bei jedem weiteren Aktivierungsschritt kommt es unter Mitwirkung verschiedener Aktivatoren und Kofaktoren sowie einer positiven Rückkopplung zu einer Vervielfachung nachfolgender aktivierter Gerinnungsfaktoren. Am Ende steht die Bildung von Fibrin (Gerinnungsfaktor I), das dann durch Längs- und Quervernetzung ein Netzwerk aus Fibrinfäden bildet und den zuvor entstandenen Plättchenthrombus an die geschädigte Gefäßwand fixiert. Dieser Abschnitt wird auch als **sekundäre Hämostase** bezeichnet. Damit die Blutstillung lokal auf den Ort der Gefäßwandschädigung beschränkt bleibt, werden bei jeder Aktivierung der plasmatischen Gerinnung auch gleichzeitig inhibierende Enzyme bzw. Regulatoren aktiviert (wie z. B. Antithrombin III, Protein C und Protein S). Mit einem weiteren Regulationssystem, der Fibrinolyse, mit dem zentralen Prozess der Umwandlung von Plasminogen in Plasmin, kann der Organismus das zuvor gebildete Fibringerinnsel wieder auflösen und so den Blutfluss wieder herstellen.

Eine Vielzahl von Störungen in diesem Ablauf können nun zu einer klinisch fassbaren vermehrten Blutungsneigung (hämorrhagische Diathese) führen oder aber zu einer vermehrten Gerinnungsneigung mit dem klinischen Bild einer Thromboembolie (thrombophile Diathese). Bei einigen Krankheitsbildern können auch sowohl vermehrte Blutungsneigung als auch Gerinnungsneigung gleichzeitig nebeneinander vorkommen (wie z. B. bei der disseminierten intravasalen Gerinnung, DIC). Neben angeborenen Formen lassen sich erworbene unterscheiden. Nachfolgend sollen die wichtigsten hämorrhagischen und thrombophilen Diathesen, deren Diagnostik und Behandlung aufgeführt werden.

5.8.2 Angeborene hämorrhagische Diathesen

Hämophilie A

Ätiologie und Pathogenese Zu den häufigsten angeborenen Blutgerinnungsstörungen zählen die Hämophilie A mit Verminderung, Fehlen oder Funktionsstörung von Blutgerinnungsfaktor VIII (Hämophilie-A-Patienten machen 85% der sog. „Bluter" aus), die Hämophilie B (Verminderung, Fehlen oder Funktionsstörung von Blutgerinnungsfaktor IX, 15% der „Bluter"), die von-Willebrand-Krankheit sowie andere, aber wesentlich seltenere Blutungsleiden.

5 Erkrankungen des Blutes

Bei der Hämophilie A wird der für die Blutstillung wichtige Gerinnungsfaktor VIII nicht oder nicht mehr ausreichend gebildet. Seltener liegt eine Funktionsstörung durch abnormen Faktor VIII zugrunde. Gerinnungsfaktor VIII wird überwiegend in Leberzellen gebildet und zirkuliert im Blut als ein Zweikettenprotein, bestehend aus einer variablen schweren Kette mit einem Molekulargewicht (MG) von 90–200.000 und einer leichten Kette mit einem MG von 80.000. Faktor VIII wird durch Thrombin und Faktor Xa (aktivierter Faktor II bzw. X) aktiviert und beschleunigt als Kofaktor von aktiviertem Faktor IX die Aktivierung von Faktor X um das etwa 10.000fache. Durch Protein C wird er abgebaut. Bei einem Mangel an Faktor VIII kommt es letztlich zu einer verminderten oder verzögerten Thrombin- und Fibrinbildung mit daraus resultierender unzureichenden Stabilisierung des Thrombozytenthrombus und nachfolgender vermehrter Blutungsneigung. Der Defekt ist an das X-Chromosom gekoppelt und folgt einem rezessiven Erbgang. Der Gendefekt ist an der Spitze auf dem langen Arm des X-Chromosoms lokalisiert, in Position Xq28. Es lassen sich große und kleine Deletionen von Punktmutationen („Nonsense oder Missense") oder Insertionen unterscheiden. Bei 1/3 der Patienten liegt jedoch eine Spontan- bzw. Neumutation zugrunde. Aus der Genetik folgt, dass männliche Patienten mit nur einem X-Chromosom erkranken, während Frauen mit einem erkrankten und einem gesunden X-Chromosom durch unvollständige Kompensation des defekten Gens durch das normale Allel aufgrund der Lyonisierung praktisch nicht durch Blutung gefährdet sind. Frauen sind somit klinisch meist unauffällig, d. h. nicht durch eine vermehrte Blutungsneigung gefährdet, können aber die Erkrankung auf 50% ihrer Kinder weitervererben. Nach internationalem Sprachgebrauch spricht man bei heterozygotem Merkmalsträger von Konduktorin (Überträger von Erbkrankheiten).

Die jährliche Inzidenz der Hämophilie A ist mit 1 auf 10.000 Knabengeburten gering. In Deutschland liegt die Prävalenz bei 10–18 auf 100.000 Männer bzw. 6000–8000 Erkrankte, von denen wiederum 3000–4000 regelmäßig behandlungsbedürftig sind. Nach Behandlung mit Faktor-VIII-Präparaten kann ein Teil der Patienten mit Hämophilie A einen Hemmkörper (sog. Inhibitor) gegen Faktor VIII entwickeln. Durch Bindung dieses Alloantikörpers an funktionelle Epitope von Faktor VIII wird dessen Funktion vermindert oder aufgehoben, Faktor VIII schneller aus der Blutzirkulation eliminiert und eine weitere Substitution deutlich erschwert. In einem solchen Fall spricht man von **Hemmkörperhämophilie**. Sie tritt fast ausschließlich bei schwerer Hämophilie A auf (Faktor-VIII-Restaktivität <1%) und meist zu Beginn der Behandlung im frühen Kindesalter, nach 9–13 Expositionen. Patienten mit schweren Gendefekten (große Deletionen, Intron-22-Inversionen oder Nonsense-Mutationen) haben ein 6- bis 10fach höheres Risiko, einen Inhibitor zu entwickeln als Patienten mit leichten Gendefekten (kleine Deletionen, Missense-Mutationen). Außerdem begünstigen bestimmte HLA-Merkmale (HLA-Klasse-II-Allele DQB 0602 und DR 15) eine Hemmkörperbildung. Die Prävalenz der Hemmkörperbildung liegt bei 10–15% der Patienten mit Hämophilie A, die Inzidenz bei 25–30%.

Klinik und Diagnostik Blutungen sind korreliert mit der Restaktivität von Faktor VIII und können spontan oder nach Trauma bzw. operativen Eingriffen auftreten. Spontane Blutungen sind bei Faktor-VIII-Restaktivität >3% aber eher selten. Über 90% der Blutungen treten im muskuloskelettalen System auf, 80% davon in den Gelenken. Dabei überwiegen Blutungen in Knie-, Ellenbogen- und Sprunggelenke. Dies birgt die Gefahr der Knorpelzerstörung und daraus resultierender Gelenkdeformierung und Instabilität. Weiter finden sich Haut- und Weichteilblutungen, Blutungen über die Niere (erkennbar an einer Hämaturie) und im schwersten Fall auch intrazerebrale Blutungen. Schon bei der Geburt können Nabelschnurblutungen auftreten und für die Diagnose wegweisend sein. Der Schweregrad spontaner Blutungen nimmt zwar mit zunehmendem Lebensalter ab, bleibt aber nach Trauma bzw. Operationen während des Lebens eines an Hämophilie Erkrankten meist konstant. Oft zeigt sich auch innerhalb einer betroffenen Familie ein ähnlicher Schweregrad der Blutungsneigung. Größere Hämatome können sich mit einer fibrösen Kapsel umgeben, zu Kalzifizierungen und Ossifizierungen führen und als sog. „Pseudotumore" imponieren. Pseudotumore nehmen ihren Ursprung durch Blutung in Weichteilgewebe und können sekundär den Knochen periostal erodieren. Meist sind sie im proximalen Skelett lokalisiert.

In Abhängigkeit von der Faktor-VIII-Restaktivität im Blut des Patienten lassen sich verschiedene Schweregrade der Hämophilie A unterscheiden (Tabelle 5.8-1):

- Schwere Hämophilie A, etwa 30% der Patienten (Faktor-VIII-Restaktivität <1%),
- mittelschwere Hämophilie A, etwa 14% der Patienten (Faktor-VIII-Restaktivität 1–4%),
- leichte Hämophilie A, etwa 56% der Patienten (Faktor-VIII-Restaktivität 5–14%),
- Subhämophilie A (Faktor-VIII-Restaktivität 15–40%),
- Konduktorin (Faktor-VIII-Restaktivität von im Mittel 50%; wobei eine Spannbreite der Aktivitäten für Faktor VIII zwischen 10–100% schwanken kann, auf Grund der ungleichmäßigen Inaktivierung des X-Chromosoms).

Initial sind Familienanamnese und Blutungstyp bereits wegweisend. Die Diagnosesicherung erfolgt anschließend durch den Nachweis der verlängerten aktivierten partiellen Thromboplastinzeit (aPTT) mit Verminderung der Faktor-VIII-Restaktivität im Plasma des Patienten. Der Gendefekt bzw. das Vorhandensein von Mutationen im Faktor-VIII-Gen können mit Hilfe molekulargenetischer Tests (z. B. DNA-Sequenzierung, Southern-Blot-Methode, RFLP) gesichert werden. Bereits pränatal kann ab der 6. Schwangerschaftswoche mittels Chorionzottenbiopsie bzw. ab der 10.–14. Woche mittels Amniozentese die Diagnose gestellt werden. Zur Abgrenzung zu anderen angeborenen hämorrhagischen Diathesen ergibt die Bestimmung des von-Willebrand-Faktors einen Normalbefund, ebenso wie die Blutungszeitmessung.

5.8 Störungen der plasmatischen Hämatose und der Gefäßwand

Tabelle 5.8-1. Klinische Klassifizierung der Hämophilie A

Hämophilieform	Schwer	Mittelschwer	Leicht
Faktorengehalt	<1%	1–4%	5–14%
Blutungscharakteristik	Häufig spontane Blutung	Blutung bei leichter Verletzung	Blutung bei schwerer Verletzung/OP
Blutungshäufigkeit	1–2 Blutungen pro Woche	Ca. 1 Blutung im Monat	Selten (nicht spontan)
Gelenke	Betroffen	Selten	Sehr selten

Therapie Als Behandlungsgrundlage dienen die gemeinsamen Konsensusempfehlungen zur Hämophiliebehandlung der Gesellschaft für Thrombose- und Hämostaseforschung (GTH), der Deutschen Hämophiliegesellschaft (DHG) sowie die Leitlinien zur Therapie mit Blutkomponenten und Plasmaderivaten vom Vorstand und Wissenschaftlichen Beirat der Bundesärztekammer. Dabei lassen sich zwei verschiedene Behandlungsstrategien unterscheiden:

- die **vorbeugende** (d. h. prophylaktische) Behandlung und
- die **bedarfsorientierte** Behandlung (d. h. die Behandlung bei stattgehabter Blutung).

Beide Behandlungsansätze funktionieren in Deutschland überwiegend nach dem Prinzip einer kontrollierten Heimselbstbehandlung durch den Patienten oder bei Kindern durch deren Eltern. Dabei werden folgende Ziele verfolgt:

- Behandlung von akut eingetretenen Blutungen und deren Folgen (z. B. mögliche Schädigung des Gelenkknorpels mit Ausbildung schwerster Gelenkschäden bis hin zur Arthrose),
- Verhütung von Blutung und deren Folgen,
- Verhütung von Nebenwirkungen durch die Behandlung (z. B. Infektionsübertragungen),
- Ermöglichung eines normalen Lebens für den an Hämophilie A Erkrankten mit Erreichen einer normalen Lebenserwartung.

Bei Gelenkblutungen werden initial möglichst rasch, d. h. bei Erkennen der Blutung, 20–40 Einheiten eines Faktor-VIII-Konzentrates/kg i.v. appliziert. Dabei gilt, dass normalerweise die Gabe von 1 Einheit eines Faktor-VIII-Konzentrates/kg Körpergewicht, den Faktor-VIII-Spiegel um 1–2% anhebt. Da Faktor VIII eine Halbwertszeit von 8–12 h hat, bedeutet dies für eine Substitution, dass zur Erzielung eines gleichen Wirkspiegels von Faktor VIII die Faktorengabe etwa alle 8–12 h mit 1/2 Initialdosis wiederholt werden muss (Tabelle 5.8-2). Eine weitere Möglichkeit zur Erzielung eines konstanten Faktor-VIII-Spiegels besteht darin, Faktor VIII von Beginn an nach einer initialen Bolusgabe als Dauerinfusion zu verabreichen (Tabelle 5.8-3). Bei Gelenkblutungen wird eine Faktor-VIII-Aktivität bei schwerer Hämophilie A von mindestens 10–30% empfohlen. Bei operativen Eingriffen sind höhere intraoperative Faktor-VIII-Spiegel notwendig. In der Zeit nach stattgehabtem Trauma oder Operation sollte noch für zwei Wochen (d. h. bis zum Abschluss der Wundheilung) eine ausreichende Faktor-VIII-Konzentration aufrechterhalten werden. Diese sollte abhängig gemacht werden von der Art des operativen Eingriffes bzw. Traumas und etwa eine Faktor-VIII-Aktivität von 30–50% erreichen (Tabelle 5.8-4). Zur Prophylaxe spontaner Blutungskomplikationen werden pro Woche etwa 20–30 E/kg verabreicht. Dadurch können dauerhaft Faktor-VIII-Spiegel >1–3% erreicht werden. Für die Substitution mit Gerinnungsfaktor VIII stehen zwei Arten von Gerinnungsfaktoren zur Verfügung:

- Faktor-VIII-Konzentrat, das aus menschlichem Plasma gewonnen wurde, und
- Faktor-VIII-Konzentrat, das gentechnisch hergestellt wurde.

Gentechnisch hergestellte Konzentrate sind zwar teurer, haben aber den Vorteil, dass durch sie praktisch keine Infektionen (wie z. B. Virusinfektion mit Hepatitis A, B, C oder HIV) übertragen werden können. Inzwischen ist auch die gentechnische Herstellung von Faktor VIII gelungen, der vollständig ohne Fremdeiweiß (wie z. B. Albumin) ist. Damit erhofft man sich auch, ein mögliches Restrisiko einer Übertragung von Creutzfeld-Jakob-Erkrankung (CJD) oder boviner spongiformer Enzephalopathie (BSE) vollständig auszuschließen. Hinsichtlich ihrer gerinnungsfördernden Wirkung ergeben sich keine funktionellen Unterschiede zwischen Plasmapräparaten und gentechnisch hergestellten. Auch ergaben sich bislang keine Unterschiede in der Inzidenz der Hemmkörperbildung. Gegenwärtig werden in Deutschland etwa 50–60% der Patienten mit gentechnisch hergestellten Konzentraten behandelt. Eine Gentherapie mit Ersatz des Gendefekts bzw. die Übertragung gesunder, Faktor-VIII-produzierender Zellen, ist derzeit noch experimentell. Sie kommt somit für die Behandlung außerhalb von Studien bislang noch nicht in Betracht.

Weiter besteht für Patienten mit leichter Hämophilie A (d. h. Faktor VIII ≥5%) die Möglichkeit, den beim Patienten noch in Resten vorhandenen und gespeicherten Faktor VIII in die Blutbahn zu bringen. Dafür stehen seit langer Zeit als Hämostatikum das Vasopressinanaloga, ein Hypophysenhinterlappenhormon, Minirin (1-Desamino-8-D-arginin-vasopressin, DDAVP zur i.v.-Applikation; allgemeine Dosis: 0,3–0,4 µg/kg in 50 ml Kochsalzlösung über 30 min) und Octostim (Desmopressinacetat Dosierspray zum Sprühen in die Nase; 2-mal 1 Sprühstoß in jedes Nasenloch entsprechend 2-mal 0,1 ml mit etwa 300 µg) zur Verfügung. Nach Gabe tritt die Wirkung (maximaler Faktor-VIII-Anstieg) etwa 1–3 h später auf. Die Anwendung kann alle 12–24 h wiederholt werden. Allerdings kommt es nach wiederholter Applikation zu einem Wirkungsverlust (sog. **Tachyphylaxie**). So kommt es bereits nach Anwendung über 1–3 Tage zu einer Entleerung der Faktor-VIII-Speicher. Faktor VIII kann in dieser kurzen Zeit nicht ausreichend

Tabelle 5.8-2. Konsensusempfehlungen zur Hämophiliebehandlung in Deutschland (1999) – Substitution

Substitution im Erwachsenenalter Schwere Hämophilie	Mittelschwere Hämophilie	Leichte Hämophilie
Behandlung bei Bedarf: 20–40 E/kg Lebensbedrohliche Blutung: 50–70 E/kg Dauerbehandlung nur in Ausnahmefällen: 20–30 E/kg 3-mal/Woche	Behandlung bei Bedarf wie bei schwerer Hämophilie	Behandlung bei Bedarf; bei leichter Blutung DDAVP (Minirin): 0,3–0,4 µg/kg i.v. über 30 min

Tabelle 5.8-3. Kontiniuierliche Infusion von Faktor-VIII-Konzentraten

Clearance Rate (CR) [ml/kg/h]	Infusionsrate (IR) [E/kg/h] Steady-State-Konzentration (SSC): [E/ml]	Anmerkungen: Beginn mit Bolus für F VIII, um F VIII >80% anzuheben (SSC von 0,8 E/ml)
Für Erwachsene: 4 ml/kg/h Für Kinder: 5 ml/kg/h	Formel: IR = CR · SSC	Allgemein IR: Erwachsene: 3 E/kg/h Kinder: 4–5 E/kg/h
Beispiel: 50 kg Patient soll dauerhaft F VIII 40% aufweisen. Dazu wird ein Faktor-VIII-Konzentrat mit 250 E aufgelöst auf 10 ml = 25 E/ml. IR = 4 ml/kg/h · 0,4 E/ml = 1,6 E/kg/h bei 50 kg Patientengewicht = 80 E/h; d. h. es müssen 3,2 ml/h infundiert werden		Faktor-VIII-Konzentrate sind bei Raumtemperatur für mindestens 8 h stabil

synthetisiert und freigesetzt werden und die nachfolgend erhoffte Blutstillung bleibt aus. Da eine Behandlung mit DDAVP individuell sehr unterschiedlich sein kann, sollte seine Wirkung durch Vortestung überprüft werden und nur bei Patienten mit ausreichendem Ansprechen eingesetzt werden. DDAVP sollte nicht angewendet werden bei Patienten mit schwerer Hämophilie A, da hier kein Faktor VIII gespeichert ist, weiter nicht bei habitueller Polydipsie, schwerer Herzinsuffizienz, Störungen des Elektrolyt- und Wasserhaushaltes, bei Patienten mit koronarer Herzkrankheit sowie Zustand nach akutem Hirn- und Herzinfarkt. Die intranasale Anwendung sollte nicht durchgeführt werden bei allergischer Rhinitis oder bekannter Infektion der oberen Atemwege. Nachteilige Auswirkungen während einer Schwangerschaft liegen bislang nicht vor. Bei Säuglingen und Kindern unter 4 Jahren sollte DDAVP nicht angewendet werden. Als Nebenwirkung können infolge Flüssigkeitsretention Ödeme auftreten, ferner Überempfindlichkeitsreaktionen (z. B. Juckreiz, Flush, Exanthem, Fieber, Bronchospasmus bis hin zur Anaphylaxie), seltener auch akute thromboembolische Komplikationen.

Eine weitere Behandlungsmöglichkeit besteht darin, mittels sog. Antifibrinolytika die Auflösung eines bereits gebildeten Blutgerinnsels zu verhindern. Dabei beruht die antifibrinolytische Wirkung von z. B. Tranexamsäure auf der reversiblen Komplexbildung mit Plasminogen (natürlich vorkommendes Fibrinolytikum) und auf Konformationsänderungen dieses Proenzyms, das für die Fibrinolyse außerordentlich wichtig ist. Die derzeit zur Verfügung stehenden Antifibrinolytika werden synthetisch für die i.v.-Applikation oder p.o.-Gabe hergestellt. Allgemein beträgt die i.v.-Dosis 0,5–1,0 g (etwa 10–15 mg/kg Körpergewicht) alle 8–12 h oder 1–1,5 g p.o. alle 6–8 h (Tabelle 5.8-5). In erster Linie werden Antifibrinolytika bei leichten Blutungskomplikationen eingesetzt, wie z. B. bei Patienten mit leichter oder milder Hämophilie A. Allerdings können auch hierbei verschiedene unerwünschte Nebenwirkungen auftreten: z. B. Hautrötung, Blutdruckabfall, Bronchospasmus und umgekehrt eine überschießende Gerinnung mit akuten thromboembolischen Komplikationen. Daher sollten Antifibrinolytika normalerweise nicht bei disseminierter intravasaler Gerinnung (DIC) eingesetzt werden. Auch bei Patienten mit Hämaturie (blutigem Urin) sollten sie nicht verabreicht werden, da es auf Grund einer Hemmung der Gerinnselauflösung zu größeren Blutkoageln in der Harnblase und im Nierenbecken mit der Gefahr eines Harnverhaltes oder sogar eines postrenalen Nierenversagens kommen kann.

Ein besonderes Problem stellt die Behandlung von Patienten mit erworbenem Faktor-VIII-Hemmkörper (ein Alloantikörper, überwiegend vom Immunglobulinsubtyp IgG) dar. Hier führt die

Tabelle 5.8-4. Therapeutische Spiegel bei Hämophilie A/B

Blutungsort	Initial erwünschter Spiegel für Faktor VIII/IX [%]*	Initiale Dosierung [IE/kg]*	Dauer*
Gelenk, Muskel oder leichte Blutungen	10–30	20–40	1–3 Tage
Große OP oder lebensbedrohliche Blutungen	50–100	50–70	7–14 Tage

* Indiv. Anpassung der Initial- und Erhaltungsdosis je nach klinischem Verlauf und Alter des Patienten

Tabelle 5.8-5. Dosisanpassung von Tranexamsäure[a] bei Niereninsuffizienz

Serumkreatinin [mmol/l]	Dosis i.v.	Dosis p.o.	Applikation
120–150 (1,3–1,7 mg/dl)	10 mg/kg	15 mg/kg	Alle 12 h
250–500 (2,8–5,6 mg/dl)	10 mg/kg	15 mg/kg	Alle 24 h
>500 (>5,6 mg/dl)	10 mg/kg oder 5 mg/kg	15 mg/kg oder 7,5 mg/kg	Alle 48 h oder Alle 24 h

[a] Tranexamsäure = Cyklokapron, Anvitoff, Ugurol; hemmt Bindung von Plamin(ogen) an Fibrin(ogen) irreversibel; Ausscheidung nahezu vollständig renal.

Infusion von humanem Faktor VIII (sowohl aus Plasma als auch gentechnisch hergestellt) zu keinem adäquaten Anstieg und der klinische Erfolg der Blutstillung bleibt aus. Die Inhibition erfolgt einer Kinetik 1. Ordnung, d. h. kontinuierlich. Die Behandlung richtet sich u. a. nach der Höhe des Inhibitortiters, gemessen in Bethesda-Einheiten (eine Bethesda-Einheit, BE, entspricht einer Inhibitormenge, die in der Lage ist, 50% Faktor VIII zu hemmen). Es steht eine Reihe von Gerinnungspräparaten zur Verfügung, die unter Umgehung der Funktion von Faktor VIII bzw. des Inhibitors zu einer Blutstillung führen können, wie z. B. aktivierter Prothrombinkomplex, Faktor VIII vom Schwein oder rekombinanter Faktor VIIa (Tabelle 5.8-6). Der Faktor-VIII-Inhibitor kann aber auch durch Immunadsorption kurzzeitig eliminiert werden. Zur dauerhaften Hemmkörperelimination hat sich eine Immuntoleranzinduktion nach dem „Bonner-" oder „Malmö-Schema" bewährt. Dabei wird über eine dauerhafte, zumeist einjährige Behandlung mit Faktor VIII eine Immuntoleranz induziert. Dabei gelingt es in bis zu 80% der Fälle den Hemmkörper dauerhaft zu eliminieren. Ein großer Nachteil dieser Behandlung besteht jedoch in den äußerst hohen Behandlungskosten, die z. T. 1 Mio Euro jährlich pro Patient und mehr betragen können.

Ist es trotz Prophylaxe zu einer Gelenkeinblutung gekommen, so sollte diese rasch und konsequent behandelt werden, um das Fortschreiten einer Synovitis bis hin zur hämophilen Arthropathie zu verhindern. Hierbei können in Absprache mit einem qualifizierten Orthopäden frühzeitig Gelenkpunktionen zur Entfernung des Blutes aus dem Gelenkspalt vorgenommen werden oder nach rezidivierenden Gelenkblutungen eine Radiosynoviorthese mit z. B. Yttrium-90 oder Rhenium-196. Bei bereits eingetretenen Spätschäden an den Gelenken können Korrekturosteotomien, Gelenkversteifungen bzw. -ersatz indiziert sein. Größere Pseudotumore sollten nach Möglichkeit chirurgisch entfernt werden.

Die Gabe von Thrombozytenaggregationshemmern (z. B. Azetylsalizylsäure), Antikoagulanzien (z. B. Heparin) oder die i.m.-Injektionen von Medikamenten sollten unbedingt vermieden werden. Operative Eingriffe bzw. invasive diagnostische Untersuchungen sollten nur in Zentren mit ausreichender Erfahrung vorgenommen werden und in enger Absprache mit einem Hämostaseologen.

Derzeit wird empfohlen, alle Patienten mit Hämophilie A gegen Heptitis A und B frühzeitig zu impfen. Alle Patienten sollten zudem einen Notfallausweis erhalten mit Hinweisen über den Schweregrad der Hämophilie, ob ein Inhibitor vorhanden ist, mit welchem Konzentrat behandelt wird und ob eine Virusinfektion vorliegt bzw. welche Impfungen erfolgt sind. Darüber hinaus ist die Anschrift und telefonische Erreichbarkeit des zuständigen Hämophiliezentrums anzugeben. Alle applizierten Gerinnungspräparate unterliegen nach dem neuen Transfusionsgesetz der Chargendokumentationspflicht, sowohl patienten- als auch produktbezogen.

Prognose Durch Verbesserung der Diagnostik, der Bereitstellung von ausreichend, virusinaktivierten Faktor-VIII-Konzentraten sowohl zur Behandlung akuter Blutungsereignisse als auch zur Prophylaxe und vor allem durch die Betreuung in spezialisierten

Evidenz der Therapieempfehlungen	Evidenzgrad	Empfehlungsstärke
Hämophilie A		
Faktor-VIII-Konzentrat (plasmatisch)	II-a	A
Faktor-VIII-Konzentrat (gentechnisch)	II-a	A
DDAVP (Minirin)[a]	II-b	A
Antifibrinolytika (Tranexamsäure)[a]	III	B
Hämophilie A mit Hemmkörper		
Aktivierter Prothrombinkomplex (APCC, FEIBA, Autoplex)	II-a	A
Rekombinanter Faktor VIIa (NovoSeven)	II-a	A
Faktor-VIII-Konzentrat (plasmatisch)	II-a	B
Faktor-VIII-Konzentrat (gentechnisch)	II-a	B
Immunadsorption	II-a	B
Immuntoleranzinduktion (Bonner- und Malmö-Schema)	II-a	B
DDAVP (Minirin)	IV	C
Erworbene Hemmkörperhämophilie		
Aktivierter Prothrombinkomplex (APCC, FEIBA, Autoplex)	II-a	A
Rekombinanter Faktor VIIa (NovoSeven)	II-a	A
Faktor-VIII-Konzentrat (plasmatisch)	II-a	B
Faktor-VIII-Konzentrat (gentechnisch)	II-a	B
Immunadsorption	II-a	B
Kortikosteroide	II-a	B
Cyclophosphamid	IV	C
Azathioprin	IV	C
7S-Immunglobulin	IV	C
Interferon alpha	IV	C
DDAVP (Minirin)	IV	D

[a] Nicht bei schwerer Hämophilie A.

Tabelle 5.8-6. Konsensusempfehlungen zur Hämophiliebehandlung in Deutschland (1999) – Hemmkörperhämophilie

Hemmkörperhämophilie[a] (Kinder u. Erwachsene)		
Akute Blutung bei Low Responder (<5 BE/ml)	Akute Blutung bei High Responder (>5 BE/ml)	Hemmkörperelimination durch Immuntoleranz
F VIII hochdosiert	APCC; oder porciner[b] F VIII 50–100 E/kg 2-mal tgl.; Immunadsorption; rFVIIa 90 µg/kg alle 2–4 h	Low Responder: 50–100 E F VIII/kg 3-mal/Wo
APCC (20–100 E/kg initial, dann 2-mal tgl.); rFVIIa 90 µg/kg alle 2–4 h		High Responder: 100–200 E FVIII/kg 2-mal tgl. bis zur Normalisierung; ggf. mit APCC 50 E/kg 2-mal tgl.; bei Versagen Abbruch nach 1 Jahr

[a] Hemmkörper positiv bei >0,6 Bethesda/ml; *APCC* Aktivierter Prothrombinkomplex (z. B. FEIBA oder Autoplex); *rFVIIa* monoklonaler aktivierter Faktor VII (NovoSeven); *BE* Bethesda-Einheiten
[b] porciner Faktor VIII steht zurzeit nicht zur Verfügung

Zentren (Hämophiliezentren) und die konsequente Schulung zur Heimselbstbehandlung konnte in den letzten Jahren die Lebenserwartung der meisten Erkrankten nahezu normalisiert werden. Da die Mortalität von Patienten, die außerhalb von spezialisierten Zentren behandelt wurden, bis zu 60% höher war, sollte die Behandlung prinzipiell nur in enger Kooperation mit diesen Hämophiliezentren erfolgen. Insbesondere Patienten mit Hemmkörper stellen besondere Anforderungen an Diagnostik und Therapie, die nur durch solche Zentren gewährleistet werden können. Da Anfang der 80er-Jahre ein Teil der Patienten durch Faktorenkonzentrate mit HIV, Hepatitis C oder B infiziert wurden, müssen v. a. diese Patienten sehr intensiv und interdisziplinär betreut werden. Ihre Lebenserwartung ist aber sicher durch diese Infektionen deutlich verringert. Ob langfristig die Gentherapie mit der Möglichkeit, ganz auf Faktorenkonzentrate zu verzichten, zu den erhofften Verbesserungen führt, bleibt ebenso abzuwarten wie Verbesserungen in der Immunmodulation von Patienten zur Hemmkörperelimination.

Differentialdiagnose In seltenen Fällen kann auch spontan ein Hemmkörper gegen Faktor VIII auftreten. Man spricht von einer **erworbenen Hemmkörperhämophilie**. Dabei handelt es sich um einen Autoantikörper vom Subtyp IgG, seltener IgM oder IgA. Im Gegensatz zur kongenitalen Hämophilie A zeigt sich hier eine Kinetik 2. Ordnung, d. h. nach Faktor-VIII-Applikation kommt es zu einer initial raschen, danach verlangsamten Inhibition. Die jährliche Inzidenz liegt bei etwa 1:1 Mio. Bei den Betroffenen zeigen sich zwei Altersgipfel: von 20–40 Jahren und von 60–80 Jahren. Männer und Frauen sind gleich häufig erkrankt. Gendefekte im Faktor-VIII-Gen wie bei der Hämophilie A werden nicht gefunden. Bei etwa 50% zeigt sich keine Grunderkrankung, d. h. es handelt sich um eine idiopathische Form. Bei den sekundären Formen zeigen sich als Grunderkrankungen häufig Kollagenosen (z. B. systemischer Lupus erythematodes), Lymphome, bestimmte Hauterkrankungen (z. B. Pemphigus) oder selten auch solide Tumore (z. B. Bronchialkarzinom). Ferner kann sich eine erworbene Hemmkörperhämophilie auch während einer Schwangerschaft, insbesondere postpartal, manifestieren (etwa 7% aller Fälle) oder in Assoziation mit der Einnahme bestimmter Medikamente (z. B. den Antibiotika Penicillin oder Ciprofloxacin). Die Blutungsneigung ist meist sehr ausgeprägt und findet sich bei fast allen Patienten. Blutungslokalisationen sind häufig kutan (Hämatome, Sugillationen), muskulär (z. B. M. iliopsoas) oder urogenital. Auch werden stärkere Einblutungen nach i.m.-Injektionen gesehen oder verstärkte perioperative Nachblutungen. Gelenkblutungen oder petechiale Blutungen sind eher selten. In größeren Patientenkollektiven verstarben bis zu 20% infolge Blutung. Die Diagnostik erfolgt durch Nachweis einer deutlichen Verlängerung der aPTT mit starker Faktor-VIII-Verminderung. Von-Willebrand-Faktor und Blutungszeit sind dagegen normal. Im sog. **Mischtest** (Screeningtest auf Vorliegen eines Hemmkörpers mit Mischung von Normalplasma und Patientenplasma im Verhältnis 1:1) kommt es nicht zu einer Normalisierung der Gerinnungstests. Durch anschließende Inhibitoranalyse mittels Bethesda-Methode wird der Inhibitortiter festgestellt. Zur Behandlung akuter Blutungen werden aktivierter Prothrombinkomplex (FEIBA oder Autoplex), monoklonaler Faktor VIIa (NovoSeven) bzw. Schweinfaktor VIII (Hyate:C, z. Z. nicht im Handel) eingesetzt. Zur passageren Elimination hoher Hemmkörperkonzentrationen kann in Einzelfällen auch eine Immunadsorption erfolgen. Neben der Behandlung der Grundkrankheit bei sekundären Formen wird derzeit allgemein eine immunsuppressive Therapie mit Kortikosteroiden (z. B. Methylprednisolon 1–2 mg/kg tgl. p.o.) über 4–6 Wochen empfohlen. Sie führt bei mehr als 50% der Erkrankten zu einem Verschwinden des Inhibitors. Bei fehlendem Ansprechen hat sich die zusätzliche Gabe von immunsuppressiv wirksamen Zytostatika Cyclophosphamid oder Azathioprin bewährt. Ein Wiederauftreten des Hemmkörpers ist selten, tritt aber dann meist innerhalb eines Jahres auf. Die Behandlung einer schwangerschaftsassoziierten Hemmkörperhämophilie sollte nach Möglichkeit ausschließlich mit Kortikosteroiden erfolgen. In Tabelle 5.8-7 sind weitere Therapieoptionen aufgeführt. Die Empfehlungen beruhen dabei meist nur auf der Behandlung in Einzelfällen. Ihr Wirksamkeitsnachweis ist damit nicht evidenzbasiert, zumal auch spontane Rückbildungen des Inhibitors beschrieben sind.

Von-Willebrand-Krankheit (vWK)

Ätiologie und Pathogenese Die von-Willebrand-Krankheit (synonym: von-Willebrand-Erkrankung, von-Willebrand-Syndrom, von-Willebrand-Jürgens-Syndrom) ist ein vererbtes Blutungsleiden, dem ein quantitativer oder qualitatitiver Defekt des von-Willebrand-Faktors (vWF) zugrunde liegt. Sie stellt das häufigste Blutungsleiden dar. Die Prävalenz liegt bei bis zu 1:100 in der Normalbevölkerung. Klinisch signifikant ist es dagegen seltener mit 1:10.000. Neben dem in der Regel häufigeren autosomal-dominanten Vererbungsmodus ist der autosomal-rezessive äußerst selten mit einer Prävalenz von 1:1 Mio, klinisch dagegen ist sie mit schwerer Blutungsneigung assoziiert. Der vWF ist ein hochmolekulares, adhäsives Glykoprotein mit multimerer Struktur (MG 500–20.000 kD). Er vermittelt die Adhäsion von Thrombozyten an das Subendothel der verletzten Gefäßwand bei der primären Hämostase und ist Trägerprotein für Faktor VIII im Plasma, mit dem er einen Komplex eingeht und dadurch die Halbwertszeit von Faktor VIII verlängert. Die Synthese findet in Megakaryozyten und Endothelzellen statt. Die biologische Halbwertszeit beträgt 6–12 h.

Klinik und Diagnostik Die Blutungsneigung bei der vWK ist abhängig vom Schweregrad des Defektes des vWF bzw. dem Subtyp. Es lassen sich prinzipiell drei Subtypen voneinander unterscheiden (Abb. 5.8-1):
- Typ 1, die häufigste Form, wird autosomal-dominant vererbt; es findet sich ein quantitativer Defekt des vWF;
- Typ 2 liegt ein quantitativer oder qualitativer Defekt des vWF zugrunde; die Vererbung ist autosomal-dominant oder -rezessiv;
- Typ 3 hat praktisch keinen vWF mehr; die Vererbung ist autosomal-rezessiv.

Sonderformen sind ein isolierter Mangel an vWF in den Thrombozyten oder ein qualitativer Defekt mit erhöhter Affinität des vWF zur Thrombozytenoberfläche (sog. Typ 2B). In einigen Fällen kann auch ein sekundärer qualitativer Defekt des vWF vorliegen als sog. erworbene von-Willebrand-Krankheit. Ähnlich wie bei Hämophilie A führen oft Familienanamnese und Blutungstyp bzw. -lokalisation bereits zur Diagnose. Im Gegensatz zur Hämophilie A sind einerseits Männer und Frauen gleich häufig erkrankt und es finden sich seltener spontane Blutungen und Gelenkblutungen. Häufigste Blutungslokalisationen sind mukokutan (Petechien, Epistaxis, Menorrhagie, Zahnfleischblutung), seltener gastrointestinal, urogenital oder intrazerebral. Weiter zeigen sich vermehrte Blutungen nach Trauma oder operativen Eingriffen.

Bei der Diagnostik werden Screeningtests eingesetzt. In Abhängigkeit von der Faktor-VIII-Verringerung zeigt sich eine verlängerte aktivierte partielle Thromboplastinzeit. Ferner fällt die funktionelle Bestimmung des vWF im Vergleich zu Normalplasma bzw. Normalprobanden pathologisch aus (Ristocetin-Kofaktor, Ristocetin-induzierte Thrombozytenaggregation, Blutungszeit). Eine quantitative und qualitative bzw. immunologische Untersuchung des vWF einschließlich der Multimeranalyse ist erforderlich für die Subtypenbestimmung (u. a. Westernblot, Enzymimmunoassay, Kollagen- und Faktor-VIII-Bindungskapazität des vWF). Eine molekulare Charakterisierung des Gendefekts ist derzeit noch auf Typ 2 und Typ 3 beschränkt. Molekulare Gendefekte sind Deletionen und Punktmutationen.

Therapie Die Behandlung der vWK richtet sich nach dem Subtyp und dem Schweregrad der Blutung. Eine dauerhafte Prophylaxe ist auf Patienten mit schwersten Blutungsneigungen bzw. häufigen spontanen Blutungen (überwiegend Typ 3) beschränkt. Bei eingetretener Blutung bzw. perioperativ muss eine sorgfältige lokale Blutstillung herbeigeführt werden. Weiter stehen zur Behandlung DDAVP und Antifibrinolytika zur Verfügung (s. unter Hämophilie A). DDAVP wirkt nicht ausreichend bzw. ist sogar kontraindiziert bei Typ 2 und 3.

Nur bei schweren Blutungen oder größeren operativen Eingriffen bzw. bei Vorliegen von Typ 3 sollten Faktorenkonzentrate eingesetzt werden. Hierzu werden Faktor-VIII-Konzentrate mit mittlerer Reinheit eingesetzt, da sie im Gegensatz zu hochgereinigten Präparaten noch ausreichend vWF enthalten (z. B. Haemate HS). Da bislang kein Laborparameter eng mit der tatsächlichen Blutungsneigung assoziiert ist, erfolgt meist die Dosis mit Faktor-VIII/vWF-Konzentrat fix. Einen groben Anhalt bietet allerdings die Bestimmung von Ristocetin-Kofaktor. Ein Anstieg auf

Tabelle 5.8-7. Therapieoptionen bei erworbener Hemmkörperhämophilie

Hämostaseologie	Immunsuppression	Alternativen
h/rh Faktor VIII: Initial 50–100 E/kg; wdh. der 1/2 Dosis nach 8–12 h, ggf. höhere Dosis	**Kortikosteroide** z. B. Methylprednisolon; 1–2 mg/kg p.o. für 6 Wochen	**Immunglobuline:** 400 mg/kg d_{1-5} oder 1 g/kg d_{1+2}
Porcine Faktor VIII: Initial 50–100 E/kg; wdh. der 1/2 Dosis nach 8–12 h, ggf. höhere Dosis	**Azathioprin:** 1–2 mg/kg p.o. für 6 Wochen	**Vincristin:** 1 mg/m^2; ggf. wdh. in 1 Woche
APCC: Initial 50–100 E/kg; Dosis wdh. nach 8–12 h, ggf. höhere Dosis	**Cyclophosphamid:** 1–2 mg/kg p.o. für 6 Wochen; oder 1 g absolut i.v. alle 4 Wochen	**Plasmapherese:** Austausch mit 40–60 ml FFP/kg
rh Faktor VIIa: 90 µg/kg; Dosis wdh. nach 2–4 h	**Cyclosporin A:** Initial 8–10 mg/kg p.o.; nachfolgend Spiegel von 100–200 ng/ml	**Interferon alpha**
DDAVP: 0,3–0,4 µg/kg in 30 min; wdh. nach 12–24 h		**Immunadsorption:** Mit Protein A für IgG

h/rh Faktor VIII humanes Plasmapräparat oder rekombinanter Faktor VIII; *APCC* aktivierter Prothrombinkomplex (Feiba oder Autoplex); *rh Faktor VIIa* monoklonaler Faktor VIIa (NovoSeven); *DDAVP* Vasopressin (Minirin); *FFP* Frischplasma; *porciner Faktor VIII* Schweinefaktor VIII (Hyate: C) steht aber z. Z. nicht zur Verfügung

>50% ist zumeist ausreichend. Bei akuter Blutung reichen meistens 30–50 Einheiten/kg i.v. als initialer Bolus aus. Die weitere Substitution erfolgt entsprechend der Halbwertszeit in 1/2 Dosis 8–12 h später und es empfiehlt sich, die Substitution noch über einen Zeitraum von 3 Tagen, bei größeren operativen Eingriffen bis zu 14 Tagen fortzuführen, d. h. bis zum Abschluss der Wundheilung. Auch bei Patienten mit vWK kann die Dauerinfusion in Analogie zur Behandlung bei Hämophilie A anstelle einer intermittierenden Bolusgabe erfolgen. Dadurch kann die Gesamtdosis verringert werden.

Auch für Patienten mit vWK gilt, dass die Gabe von Thrombozytenaggregationshemmern (z. B. Azetylsalizylsäure), Antikoagulanzien (z. B. Heparin) und i.m.-Injektionen mit der Gefahr einer Blutungsverstärkung strikt vermieden werden sollten.

Prognose Durch verbesserte Diagnostik und Bereitstellung von ausreichenden, virusinaktivierten Faktorenkonzentraten bzw. dem frühzeitigen Einsatz von DDAVP und Ausschöpfung supportiver Behandlungsmöglichkeiten ist inzwischen das Risiko für Patienten mit vWK, eine tödliche Blutung zu erleiden, deutlich gesenkt worden. Solange noch keine Gentherapie zur Verfügung steht, besteht auch weiterhin bei Einsatz von Plasmapräparaten ein Restrisiko von Infektionsübertragungen. In Analogie zu Patienten mit Hämophilie A sollten Patienten ggf. gegen Hepatitis A und B geimpft werden und einen Notfallausweis erhalten. Die Behandlung sollte auch hier in enger Kooperation mit einem erfahrenen Hämostaseologen erfolgen.

Differentialdiagnose Sehr selten kommt es in Assoziation mit bestimmten Grunderkrankungen (Autoimmunkrankheiten, myelo- oder lymphoproliferative Erkrankungen, wie z. B. chronische myeloische Leukämie, essentielle Thrombozythämie, Non-Hodgkin-Lymphome oder multiples Myelom, einer monoklonalen Gammopathie unklarer Signifikanz/MGUS) oder der Einnahme bestimmter Medikamente (z. B. Valproinat oder Ciprofloxacin) sekundär zum klinischen Bild der von-Willebrand-Krankheit (vWK). Bei dieser Koagulopathie spricht man auch von **erworbener vWK**. Pathophysiologisch finden sich mehrere Mechanismen: Bildung von Anti-vWF-Antikörper, selektive Adsorption von vWF an Tumorzellen, eine verminderte Bildung oder gesteigerter Abbau von vWF. Die Behandlung ist zum einen gegen die Grundkrankheit gerichtet, beinhaltet aber gleichzeitig auch die Therapie der Blutungssymptomatik. Als effektive Behandlung bei akuter Blutung hat sich die i.v.-Applikation von hochdosiert Immunglobulin gezeigt (1 g/kg an zwei aufeinanderfolgenden Tagen). In Analogie zur Behandlung der erworbenen Hemmkörperhämophilie kann aber auch bei erworbener vWK in Assoziation mit Autoimmunkrankheiten eine Immunsuppression mit Kortikosteroiden begonnen werden (z. B. Methylprednisolon 1–2 mg/kg tgl. p.o.) oder Cyclophosphamid (z. B. 1 g absolut i.v. alle 4 Wochen).

5.8.3 Venöse und arterielle Thromboembolien

Ätiologie und Pathogenese Eine Thrombose/„Gerinnsel" kann sowohl in Venen als auch in Arterien auftreten. Der Pathologe Virchow hat im 19. Jahrhundert drei wesentliche Mechanismen aufgeführt, die diesem Prozess zugrunde liegen können und weiterhin Gültigkeit besitzen: Schädigung der Gefäßwand, Verlangsamung des Blutflusses (Stase) oder Veränderung in der Zusammensetzung des Blutes (Hyperkoagulabilität). Ein Thrombus kann entstehen durch Adhäsion und Aggregation von Thrombozyten an die geschädigte Gefäßwand (Abscheidungsthrombus oder „weißer" erythrozytenarmer Thrombus), durch eine Verlangsamung des Blutflusses (Gerinnungsthrombus oder „roter" erythrozytenreicher Thrombus) oder aber durch Kombination mehrerer Störungen (gemischter Thrombus). Solange der Thrombus durch Granulationsgewebe noch nicht an die Gefäßwand fixiert ist, besteht die Möglichkeit der Verschleppung in die Blutbahn. Man spricht dann von Thromboembolie. Im

Test	Typ 1	Typ 2A	Typ 2B	Typ 2N	Pt-vWK	Typ 3
vWF: Ag	⇓	⇓	n–⇓	vWF: Ag	n–⇓	∅
vWF: RiCof	⇓	⇓⇓	n–⇓	vWF: RiCof	n–⇓	∅
RIPA	n–⇑	⇑	RIPA	RIPA	n	∅
Häufigkeit	70–80%	ca. 10%	3–5%	1% (homozygot)	0–1%	1–3%
Behandlung	DDAVP	ineffektiv FVIII/vWF-K.	∅ DDAVP! FVIII/vWF-K.	∅ DDAVP!	TK	FVIII/vWF-K. FVIII/vWF-K.
Multimere	Normal					∅
Faktor VIII	⇓	⇓	n–⇓	⇓⇓	n–⇓	⇓⇓
Thrombozyten			n–⇓		n–⇓	

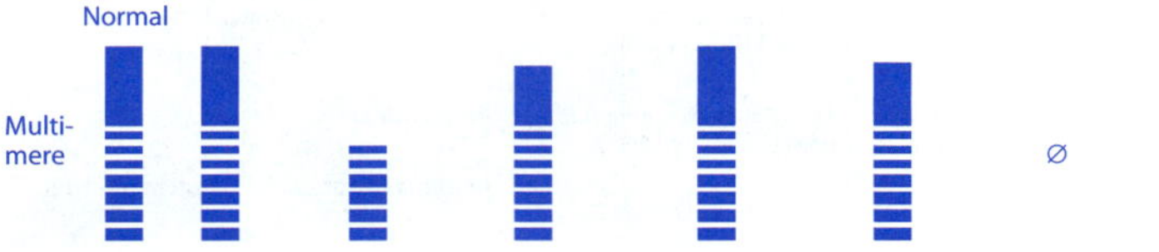

Abb. 5.8-1. Angeborene von-Willebrand-Krankheit: Synopsis

venösen Kreislauf kommt es zu einer Lungenembolie, im arteriellen können sehr unterschiedliche Lokalisationen betroffen sein (u. a. Extremitäten, Gehirn, Auge, Niere, Milz, Mesenterium). Sie führen meist akut zur Verschlechterung oder gar Tod des Patienten.

Neben spezifischen klinischen bzw. erworbenen Risikofaktoren sind inzwischen eine Reihe hereditärer thrombophiler Faktoren bekannt und ermöglichen eine Stratifizierung in Risikogruppen (s. folgende Übersicht und Tabellen 5.8-8 und 5.8-9).

Risikofaktoren für eine Thrombose

- Spezifisch klinisch
  - Alter >40 Jahre
  - Immobilisierung/Parese
  - Malignom
  - Vorausgegangene thromboembolische Erkrankungen
  - Übergewicht, Varikosis
  - Herzinsuffizienz/-infarkt
  - Nephrotisches Syndrom
  - Östrogene/Nikotin
  - Frakturen
- Kongenital/erworben
  - ATIII-, Protein-C- oder -S-Mangel
  - APC-Resistenz (Faktor-V-Leiden-Mutation)
  - Prothrombinmutation
  - Dysfibrinogenämie
  - Hyperhomozysteinämie
  - Plasminogenaktivatorinhibitor erhöht
  - Plasminogen vermindert
  - Hyperviskosität
  - Erhöhung von F VIII/XI
  - Verringerung von F XII
  - Blutgruppe Nicht-0
  - Heparininduzierte Thrombozytopenie Typ II
  - Antiphospholipidantikörper

Klinik und Diagnostik Thromboembolien gehen mit hoher Morbidität und Mortalität einher und haben aufgrund der dabei notwendigen Diagnostik- und Behandlungskosten eine große sozialmedizinische Bedeutung.

Die jährliche Inzidenz für venöse Thromboembolien steigt mit dem Lebensalter. So liegt sie bei Kindern und Jugendlichen bei etwa 1:100.000 und steigt im höheren Lebensalter auf 1:100 an. Die klinische Symptomatik ist bei etwa nur 50% typisch, sodass Anamnese und mögliche Risikofaktoren berücksichtigt werden müssen. Bei venösen Thromboembolien der Extremitäten können Schmerzen, Schwellung, Überwärmung oder Zyanose vorhanden sein. Kommt es nach tiefer Venenthrombose nicht zur vollständigen Rekanalisation und damit auch Erhalt der Venenklappen, so können trophische Störungen distal resultieren mit dem Bild eines sog. postthrombotischen Syndroms. Es ist gekennzeichnet durch Ödembildung und Hyperpigmentation der Haut, rezidivierende Entzündungen und Ulzerationen bis hin zu funktionellen Störungen mit z. T. erheblicher Bewegungseinschränkung. Dyspnoe, Tachypnoe, Husten oder Hämoptysen, Angst, Beklemmungsgefühl oder Thoraxschmerzen sind Hinweise auf eine Lungenembolie.

Bei arteriellen Thromboembolien der Extremitäten treten dagegen akute Schmerzen auf mit Blässe und Pulslosigkeit. Kommt es nicht innerhalb von 6 h zu einer raschen Rekanalisation, so droht eine irreversible Ischämie mit Extremitätenverlust oder Organversagen.

Bei entsprechender klinischer Symptomatik oder Verdacht auf eine Thrombembolie ist eine bildgebende Diagnostik indiziert (Farbduplex- oder Kompressionssonographie, abszendierende Phlebographie und Angiographie). Bei Verdacht auf Lungenembolie sind zur Diagnostik die Durchführung von EKG und Echokardiographie zur Erkennung einer Rechtsherzbelastung sowie die Computer- oder Kernspintomographie, Perfusions- und Inhalationsszintigraphie und Blutgasanalyse geeignet. Als einfacher Screeningtest im Labor hat sich die Bestimmung von D-Dimer bewährt. Dabei ist ein positiver Test verdächtig auf eine Thromboembolie, beweist sie aber nicht, da D-Dimere bei einer Vielzahl anderer klinischer Befunde erhöht sein können (z. B. nach Operation und bei Tumorerkrankungen). Umgekehrt schließt aber ein negativer D-Dimer-Test mit großer Wahrscheinlichkeit eine frische Thromboembolie aus. Die Deutsche Arbeitsgemeinschaft für Angiologie und Gefäßmedizin hat einen Score zur Abschätzung der klinischen Wahrscheinlichkeit einer tiefen Venenthrombose entwickelt (Tabelle 5.8-10).

Da eine Untersuchung auf hereditäre Thrombophilie den Patienten oft psychisch belastet, teuer ist (bis zu 300 Euro) und zu einer Untersuchung weiterer Familienangehöriger Veranlassung geben kann, sollte sie gezielt durchgeführt werden und nur dann, wenn sich daraus auch therapeutische Konsequenzen ergeben.

Untersuchung auf Thrombophilie

- TVT bei <45 Jahre
- Arterielle Thrombose bei <30 Jahre
- Rezidivierende TVT oder Thrombophlebitis
- Positive Familienanamnese: erstgradig Verwandte von Patienten mit gesicherter hereditärer Thrombophilie
- Thrombose bei Neugeborenen
- Hautnekrose unter Kumarin
- Thrombose während Schwangerschaft
- Thrombose an atypischer Stelle: Mesenterialvene, Zerebralsinus, Pfortader

---

Da sich zudem in bestimmten klinischen Situationen oder bei Verabreichung von Antikoagulanzien für einige Parameter falschniedrige Werte ergeben können, ist die Berücksichtigung des Abnahmezeitpunktes für die Analyse von Bedeutung. Auch hat sich in der Praxis eine einfache rationale Stufendiagnostik bewährt.

Untersuchungsumfang bei Thrombophilie

1. Stufe (Basisdiagnostik):
   - AT III[a], Protein C[a], Protein S[a/b]
   - APC-Resistenz, Prothrombinmutation
   - Homozystein?
   - Lupusantikoagulans, Antikardiolipinantikörper
2. Stufe:
   - Plasminogen
   - Faktor VIII[a/b], Faktor XI
   - Fibrinogen
   - t-PA (Gewebsplasminogenaktivator)
   - PAI (Plasminogenaktivatorinhibitor)

[a]Untersuchung nicht bei akuter TEK, sondern im Intervall >2 Monaten bzw. frühestens 1 Monat nach Absetzen der Antikoagulation.
[b]Bestimmung nicht in der Schwangerschaft.

Risikokategorie	Chirurgie, Gynäkologie	Innere Medizin
Hohes Risiko	Große OP und Alter >60 Jahre Große OP und Alter 40–60 Jahre bei Tumor oder frühere TEK Beinfraktur oder OP im Abdomen, Thrombophilie	Apoplex, Alter >70 Jahre, kardiale Dekompensation, Schock, frühere TEK, Thrombophilie
Mittleres Risiko	Große OP und Alter 40–60 Jahre	Immobilisierung, kardiale Insuffizienz
Niedriges Risiko	Große OP und Alter <40 Jahre	Leichte internistische Erkrankungen

Tabelle 5.8-8. Risikokategorien für thromboembolische Erkrankungen (TEK)

Defekt	Allgemeinbevölkerung	Patienten mit Thrombosen (unselektiert)	Patienten mit Thrombose (selektiert)[a]
AT-III-Mangel	0,02–0,17	1,1	0,5–4,9
Protein-C-Mangel	0,14–0,5	3,2	3,8
Protein-S-Mangel	?	2,2	3,0
APC-Resistenz			
heterozygot	3–7	20	40
homozygot	0,02	3	–
Prothrombin-mutation	1–4	2–8	18

Tabelle 5.8-9. Prävalenz angeborener thrombophiler Diathesen [%]

[a] Alter unter 45 Jahren oder rezidivierende Thrombose.

Finden sich bei einem Patienten mit venöser Thromboembolie weder ein erkennbarer klinischer Risikofaktor noch Hinweise für eine hereditäre Thrombophilie, so spricht man von **idiopathischer Thromboembolie**. Hier wird nach den Empfehlungen der Deutschen Gesellschaft für Angiologie und Gefäßmedizin ein Screening auf Vorliegen eines Tumorleidens empfohlen.

> **Tumordiagnostik bei idiopathischer TVT (Empfehlung der Deutschen Gesellschaft für Angiologie und Gefäßmedizin)**
> - Anamnese und körperliche Untersuchung
> - Basislabor (Blutbild, Retentionswerte, Leberenzyme, LDH, AP)
> - Aktualisierung der geschlechts- und altersspezifischen Vorsorgeuntersuchungen
> - Röntgenthorax
> - Abdominelle Sonographie
> - Test auf okkultes Blut im Stuhl

Therapie Die Behandlung einer frischen venösen Thromboembolie hat zum Ziel, die weitere Ausbreitung der Thrombose und das Auftreten einer Lungenembolie zu verhindern sowie eine Rekanalisierung mit Erhaltung der Venenklappen herbeizuführen. Dadurch kann die Wahrscheinlichkeit der Entwicklung eines postthrombotischen Syndroms verringert werden. Ist bereits eine Lungenembolie eingetreten, so kann dadurch die Lungenperfusion und nachfolgend die Oxygenierung verbessert oder wieder hergestellt werden. Bei akuter arterieller Thromboembolie dient die rasche Behandlung dem Erhalt der betroffenen Extremität oder Organ. Dabei liegt das kritische Zeitfenster für Extremitäten bei 6 h und für das Gehirn bei 3 h.

Für die Behandlung der frischen venösen Thromboembolie kann einerseits unfraktioniertes Heparin (UFH) oder niedermolekulares Heparin (NMH) eingesetzt werden. Die Indikation für eine fibrinolytische Therapie oder Thrombektomie ist streng zu stellen.

> **Behandlung der Phlebothrombose (TVT: tiefe Beinvenenthrombose)**
> - Konservativ (mit unfraktioniertem oder mit niedermolekularen Heparin)
>   - Standardtherapie
>   - Reine Unterschenkel-TVT
>   - Ältere TVT (>7 Tage)

Kriterium	Punkte
Aktive Tumorerkrankung (Behandlung innerhalb der letzten 6 Monate)	1
Immobilisation der Beine (z. B. Lähmung, Gips)	1
Bettlägerigkeit (mehr als 3 Tage), OP (innerhalb der letzten 4 Wochen)	1
Schmerzhaftigkeit im Verlauf der Venen	1
Schwellung des gesamten Beins	1
Umfangsdifferenz (>3 cm auf Höhe der Wade)	1
Eindrückbares Ödem (stärker ausgeprägt beim symptomatischen Bein)	1
Dilatierte oberflächliche Venen als Kollateralen (nicht: Varizen)	1
Alternative Diagnose zur TVT ebenso oder mehr wahrscheinlich	–2

Tabelle 5.8-10. Score zur Abschätzung der klinischen Wahrscheinlichkeit einer TVT (Empfehlung der Deutschen Gesellschaft für Angiologie und Gefäßmedizin)

Beurteilung: Wahrscheinlichkeit einer TVT ist **hoch** ≥ 3 Punkte, **mittel** 1–2 Punkte, **niedrig** 0 Punkte

- TVT bei Patienten mit <10 Jahren Lebenserwartung
- Axillar-Subklavia-TVT (Paget-von-Schroetter-Syndrom)
- Schwangerschafts-TVT
- Thrombolyse
  - Strenge Indikation: Ausschluss der Kontraindikationen
  - Mehretagen-TVT oder Rezidiv-TVT, die ein postthrombotisches Syndrom erwarten lässt
  - TVT <7 Tage
  - Phlegmasia coerulea dolens
- Thrombektomie
  - Indikation sehr zurückhaltend
  - Gesichert: Phlegmasia coerulea dolens, TVT in der Schwangerschaft bei Kontraindikationen gegen effektive Antikoagulation

UFH wird als initialer Bolus in einer Dosis von 70–80 IE/kg i.v. appliziert und nachfolgend in einer Erhaltungstherapie mit 18 IE/kg und h (etwa 30–35.000 IE/24 h). Die weitere Dosis richtet sich nach der aPTT. Sie sollte auf das 1,5–2,5fache der Norm verlängert sein. Ab dem 2. Behandlungstag wird überlappend für etwa 5 Tage die Einleitung einer oralen Antikoagulanzientherapie empfohlen (z. B. mit Phenprocoumon, Marcumar). Die Kontrolle der oralen Antikoagulation erfolgt mittels Quickwert bzw. Thromboplastinzeit. Da die Messung des Quickwertes jedoch je nach verwendetem Reagenz erhebliche Schwankungen zeigte, wurde die Angabe der INR (International Normalized Ratio) empfohlen. Sie errechnet sich aus dem Verhältnis der Thromboplastinzeit mit Patientenplasma zu Standardplasma unter Berücksichtigung eines Standardisierungsindex des verwendeten Reagenz:

INR = International Normalized Ratio:

$$\text{Prothrombinratio} = \frac{\text{Thromboplastinzeit des Patienten (s)}}{\text{Thromboplastinzeit des Standards (s)}}$$

INR = Prothrombinratio^{ISI} (ISI Internationaler Standardisierungsindex)

Damit sind bei Angabe der INR Unterschiede nach Bestimmung in verschiedenen Labors praktisch ausgeschlossen. Intensität und Dauer der Antikoagulation richten sich nach den Risikofaktoren, der hereditären Thrombophilie, der Anzahl und dem Schweregrad der Thromboembolien. Im Allgemeinen liegt der Zielwert für die INR bei 2–3 (s. Übersicht). Neben Phenprocoumon können bei Unverträglichkeit auch andere orale Antikoagulanzien bzw. Vitamin-K-Antagonisten eingesetzt werden (Tabelle 5.8-11). Kontraindikationen bzw. mögliche Wirkungsverstärkungen oder -abschwächung durch andere Medikamente sollten berücksichtigt werden (s. Übersichten). Bei oraler Langzeitantikoagulation hat sich die Selbstkontrolle durch den Patienten bewährt. Hierzu kann der Patient mittels einfacher Testung (z. B. CoaguChek mit Verwendung von Kapillarblut) den INR- bzw. Quickwert selbst bestimmen. Die Heparindauerinfusion wird bei der initialen überlappenden Behandlung erst dann abgesetzt, wenn über zwei Tage die Ziel-INR von 2–3 erreicht ist. Eine Antikoagulation mit Heparin senkt das Risiko einer Lungenembolie um 60%, das eines postthrombotischen Syndroms um 30–50%.

Orale Antikoagulation (OA) bei Patienten mit bekannter Thrombophilie

- Hohes Risiko (orale Antikoagulation dauerhaft)
  - 2 oder mehr spontane TEK
  - Spontane, lebensgefährliche thromboembolische Komplikation (Lungenembolie, zerebral, mesenterial, Pfort-ader)
  - 1 spontane thromboembolische Komplikation mit APA, AT III-Mangel oder mehr als 1 genetischem Defekt
- Mäßiges Risiko (orale Antikoagulation 3–6 Monate)
  - 1 Ereignis mit bekanntem passageren Risikofaktor

Absolute und relative Kontraindikationen für eine Therapie mit oralen Antikoagulanzien

- Akute zerebrale Blutung
- Z.n. apoplektischem Insult (<3 Monate)
- Manifeste Hypertonie (RR >180/100 mmHg)
- Endokarditis lenta
- Hepatopathien mit ausgeprägter Leberzellschädigung
- Hereditäre hämorrhagische Diathese
- Niereninsuffizienz
- Z.n. Punktionen, Operationen <10–14 Tage
- Schwangerschaft, 1. Trimenon und ab der 36. Woche
- Erkrankungen mit hoher Blutungsneigung (z. B. gastrointes-tinale Ulzera, Pankreatitis, Tumornekrose)
- Intraokuläre Blutung

NMH sind in therapeutischer Dosis bei venöser Thromboembolie gleich wirksam wie UFH, werden aber s.c. appliziert und haben weniger Nebenwirkungen (Blutungsneigung, Haarausfall, Osteoporose, heparininduzierte Thrombozytopenie Typ II). Auf Grund der verlängerten Halbwertszeit reicht die tägliche 1- bis 2-malige Gabe aus. Laborkontrollen sind meist nicht erforderlich und erfolgen über die Messung der Anti-Xa-Spiegel (Zielwert: 0,4–0,8 Anti-Xa E/ml, 3 h nach s.c.-Gabe). Die aPTT wird durch NMH nicht verlängert. NMH sollten bei eingeschränkter Nierenfunktion (Kreatinin >1,5–2 mg/dl) wegen Gefahr der Kumulation und daraus resultierender verstärkter Blutungsneigung zurückhaltend eingesetzt werden. Mögliche Nebenwirkungen bei Verabreichung von Heparin und Unterschiede in der Pharmakologie zwischen UFH und NMH sind in folgender Übersicht und der Tabelle 5.8-12 aufgeführt. Zu den Allgemeinmaßnahmen nach Diagnose einer venösen Thromboembolie gehört eine Kompressionsbehandlung. Dabei wird initial bei noch bestehender Schwellung eine elastische Binde angelegt, später ein Kompressionsstrumpf der Klasse II–III. Kompressionsstrümpfe können in Risikosituationen das Auftreten einer venösen Thromboembolie und auch nach stattgehabter Thromboembolie die Entwicklung eines postthrombotischen Syndroms deutlich verringern. Bei peripherer arterieller Verschlusskrankheit oder Phlegmasia coerulea dolens ist ihre Anwendung kontraindiziert. Die Indikation zur Immobilisation bzw. Bettruhe wird heute weniger eng gestellt. Sie sollte nach Möglichkeit aber nicht länger als eine Woche betragen. Bei venösen Thromboem-

Tabelle 5.8-11. Pharmakologie oraler Antikoagulanzien

Substanz	HWZ [h]	Ziel-INR [Tage]	Erhaltungsdosis [mg]	Absorption
Warfarin (Coumadin)	30–80	3–5	2,5–10	Gut
Phenprocoumon (Marcumar)	72–120	8–15	0,75–6	Gut
Acenocoumarol (Sintrom)	10	2	1–8	Gut
Dicoumarol	Dosisabhängig	2–10	25–150	Schwankend

bolien im Bereich der Unterschenkelvenen wird eine Immobilisation im Allgemeinen nicht mehr empfohlen.

> **Neben- u. Wechselwirkungen von oralen Antikoagulanzien (Vitamin-K-Antagonisten)**
> - **Nebenwirkungen:** Hautnekrosen (Rötung, Petechien, Blasenbildung), Überempfindlichkeitsreaktion (Urtikaria, Dermatitis, Übelkeit), reversibler Haarausfall und reversible Leberzellschädigung
> - **Wirkungsverstärkung:** Heparine, Hemmung der Metabolisierung in der Leber (z. B. Cimetidin, Allopurinol, Sulfonamid, Metronidazol, NSAR), Hemmung der Resorption von Vitamin K (Antibiotika, Neomycin, Chinidin), Erhöhung des Metabolismus (Thyroxin), ungeklärt (Amiodaron, INH, Methotrexat, Tamoxifen, Valproinat)
> - **Wirkungsabschwächung:** Hemmung der Resorption (Laxanzien, Antazida, Cholestyramin), beschleunigte Metabolisierung (Barbiturate, Carbamazepin, Haloperidol, Rifampizin), gesteigerte Synthese von Gerinnungsfaktoren (Kortikosteroide, Ovulationshemmer)

> **Nebenwirkung der Heparine**
> - Schwere Blutungen: <1% bei NMH; für UFH 4,1% bei intermittierender s.c.-Gabe; 5–10% bei kontinuierlicher i.v.-Gabe; 14% bei intermittierender i.v.-Gabe
> - Thrombozytopenie: HIT-Typ II: 1–3% bei UFH; <1% bei NMH
> - Osteoporose: nur bei Langzeitanwendung (>3 Monate); bei NMH seltener
> - Hypersensitivität; häufiger Exanthem, selten Anaphylaxie
> - Alopezie: selten
> - Vasospasmus: selten

Zur Prophylaxe und Therapie venöser Thromboembolien steht neben UFH eine Reihe verschiedener NMH zur Verfügung. In Tabelle 5.8-13 sind sie aufgeführt unter Beachtung ihres jeweiligen arzneimittelrechtlichen Zulassungsstatus in Deutschland. Inzwischen ist auch ein neues synthetisch hergestelltes Pentasaccharid zur Thromboembolieprophylaxe bei orthopädischen Operationen zugelassen worden. Infolge fehlender Kreuzreaktionen mit Thrombozyten und einer nahezu ausschließlichen antikoagulatorischen Wirkung auf aktivierten Faktor X besteht für dieses Pentasaccharid kein Risiko für HIT Typ II.

Mit einer thrombolytischen Therapie kann zwar die Wiedereröffnungsrate einer thrombosierten Vene im Vergleich zur Heparintherapie um das 2fache erhöht werden, allerdings steigt das Risiko schwerster, meist tödlicher Blutungskomplikationen um das 4fache auf etwa 1% an. Auch besteht unter einer thrombolytischen Therapie das Risiko einer akuten Lungenembolie durch Embolisierung eines Thrombusteils z. B. aus der V. iliaca. Die Inzidenz für das Auftreten einer Lungenembolie unter antithrombotischer Therapie ist aber gleich für Thrombolytika und Heparine. Über die Vermeidung eines postthrombotischen Syndroms liegen widersprüchliche Ergebnisse vor. Ein postthrombotisches Syndrom scheint aber nach thrombolytischer Therapie seltener aufzutreten. In Tabelle 5.8-14 sind Dosis und Dauer für eine thrombolytische Therapie aufgeführt. Da der Erfolg einer thrombolytischen Therapie vom Alter und der Lokalisation der Thrombose abhängt, hat sich eine Thrombolyse bei einem Thrombosealter bis zu 7 Tagen und im Bereich der Oberschenkelvenen bewährt. Auf alle Fälle sollten relative und absolute Kontraindikationen berücksichtigt und der Patient über Nutzen und Risiko einer solchen Behandlung in schriftlicher Form aufgeklärt werden (s. folgende Übersicht). Für Thromboembolien im Bereich der tiefen Unterschenkelvenen besteht auch die Möglichkeit einer lokoregionären thrombolytischen Therapie. Dazu wird das Thrombolytikum, meist r-tPA, in eine Fußrückenvene langsam infundiert; Kompressionen in Höhe Kniegelenk und Sprunggelenk führen zu einer Anreicherung des Fibrinolytikums im Thrombusbereich. Das Risiko schwerer Blutungen scheint deutlich geringer zu sein als bei der herkömmlichen systemischen Verabreichung eines Thrombolytikums.

Bei einer arteriellen Thromboembolie ist nach Diagnostik eine rasche Thrombektomie anzustreben und eine i.v.-Heparinisierung in therapeutischer Dosierung einzuleiten. Gegebenenfalls kann anstelle oder in Kombination mit einer Thrombektomie eine lokale thrombolytische Therapie eingesetzt werden. Risikofaktoren einer arteriellen Thrombembolie sollten unbedingt ausgeschaltet bzw. vermieden werden. Die Prophylaxe besteht in der Gabe von Thrombozytenaggregationshemmern, z. B. Azetylsalizylsäure 100–300 mg p.o. tgl. Während eine thrombolytische Therapie bei akutem Myokardinfarkt seit vielen Jahren etablierte Standardbehandlung ist, ist ihr Nutzen bei zerebraler Ischämie noch nicht entgültig gesichert. In einem Zeitintervall von bis zu 3 h nach dem akuten Ereignis kann eine solche Behandlung in spezialisierten neurologischen Zentren ggf. indiziert sein.

> **Einschränkungen oder Kontraindikationen der Lysetherapie**
> - Relative Kontraindikationen
>   – Patientenalter >65 Jahre
>   – Thrombosealter >10–14 Tage
>   – Kontraindikationen gegen Antikoagulanzien
>   – Maligne Erkrankung
>   – Mechanisches Abflusshindernis
>   – Isolierte Unterschenkel-Venenthrombose

Tabelle 5.8-12. Unterschiede zwischen UFH, NMH und Pentasaccharid (Pharmakologie und Klinik)

Parameter	UFH	NMH	Pentasaccharid (SR 90107A/ORG 32540)
Herstellungsart	Tierisches Produkt	Tierisches Produkt	Synthetisch
Substanz	Gemisch	Definierte Substanz	Definierte Substanz
Hemmung Xa:II[a]	1:1	ca. 4:1	700:1
Halbwertszeit[a]	1 h	2–3 h	15 h
Bioverfügbarkeit[a]	ca. 20–25%	ca. 95–98%	100%
HIT-II-Inzidenz	1–3%	<1%	Keine

[a] Nach s.c.-Gabe.

Tabelle 5.8-13. Arzneimittelrechtlicher Zulassungsstatus von NMH in Deutschland

Stand 10/2002	Nadroparin (Fraxiparin)	Enoxaparin (Clexane)	Dalteparin (Fragmin)	Certoparin (Mono-Embolex)	Tinzaparin (Innohep)	Reviparin (Clivarin)
Chirurgie (niedriges/mittleres Risiko)	+	+	+	+	+	+
Chirurgie (hohes Risiko)	+	+	+			
Nichtchirurgie[a] (mittleres/hohes Risiko)		+				
TVT[b]	+	+			+	
Inst. AP[b], NQMI[b]		+	+			
Hämodialyse	+	+	+		+	
LE[b] (leicht/mittelschwer)		+				

[a] Prophylaxe; [b] Therapie; TVT tiefe Venenthrombose; LE Lungenembolie; Inst. AP instabile Angina pectoris; NQMI Nicht-Q-Myokardinfarkt; zu beachten: Pentasaccharid Fondaparinux-Na (Arixtra) seit 3/2002 zugelassen für Prophylaxe bei orthopädischen OP's an Hüfte und Kniegelenk

- Absolute Kontraindikationen
  - Erhöhtes Blutungsrisiko (Zerebralsklerose; postoperativ) Z. n. Punktionen bzw. OP <10–14 Tage; Gastroduodenal-ulzera
  - Aneurysma dissecans
  - Endokarditis lenta
  - Akute Pankreatitis
  - Sepsis; septische Thrombose
  - Abort; in den ersten 4 Wochen postpartal

Evidenz der Therapieempfehlungen

	Evidenzgrad	Empfehlungsstärke
Tiefe Venenthrombose		
Unfraktioniertes Heparin (UFH)	I-a	A
Niedermolekulares Heparin (NMH)	I-a	A
Fibrinolytische Therapie	II-a	A
Thrombektomie	II-b	B
Kompressionsstrümpfe	I-a	B

Kommt es unter einer Behandlung mit UFH zu einer akuten lebensgefährlichen Blutung, so sollte das Medikament abgesetzt werden und die gerinnungshemmende Wirkung durch i.v.-Gabe von Protamin antagonisiert werden. Auch bei schweren Blutungen unter NMH kann eine Antagonisierung mit Protamin versucht werden, da sich gezeigt hat, dass bis zu 60% des NMH so neutralisiert werden können. Bei lebensgefährlichen Blutungen während einer thrombolytischen Therapie werden Antifibrinolytika eingesetzt. In Tabelle 5.8-15 sind Dosisangaben der verschiedenen Antifibrinolytika zusammengestellt.

Prognose Wie bereits erwähnt gehen thromboembolische Komplikationen mit hoher Morbidität und auch Mortalität einher. So treten allein in Deutschland etwa jährlich 30.000 bis 40.000 tödliche Lungenembolien auf. Weiter leiden über 10 Millionen Menschen an chronischen Venenerkrankungen, von denen wiederum ein großer Anteil ein postthrombotisches Syndrom entwickeln kann. Hinzu kommen die nicht unerheblichen Kosten durch Diagnostik und Therapie. Das Risiko, während einer fibrinolytischen Therapie infolge Blutung zu versterben, ist mit 1% etwa 4fach höher als unter einer effektiven i.v.-Heparintherapie. Die Blutungsrate unter NMH scheint geringer zu sein. Bei breiter Akzeptanz und Umsetzung von Behandlungsempfehlungen in der Prophylaxe und The-

Tabelle 5.8-14. Fibrinolysetherapie der Thrombose

Fibrinolytikum	HWZ [min]	Initial-/Erhaltungsdosis	Therapiedauer
Streptokinase Kurzzeitlyse	20	250.000/100.00 IE/h	Max. 7 Tage
Streptokinase	20	9 Mio IE/6 h	Je 1-mal 2–4 Tage
Urokinase[b]	15	250.000/100.000 IE/h	Bis 3 Wochen
r-tPA[a, b]	5	10–50 mg/Tag	Max. 7 Tage

[a] bei Lungenembolie Schweregrad III u. IV r-tPA 100 mg über 2 h i.v.
[b] parallel zur Lysetherapie effektive Heparinisierung

Tabelle 5.8-15. Fibrinolyseantagonisten

Präparat	Dosierung (initial)	Erhaltungsdosis
Aprotinin (Trasylol)	500.000 KIE	50.000–100.000 KIE/h
AMCHA (Anvitoff, Ugurol)	0,5 g	1,5–4,5 g/24 h
PAMBA (Gumbix)	0,1–0,3 g	0,2–0,4 g/24 h

Tabelle 5.8-16. Heparin-induzierte Thrombozytopenie (HIT) Typ II

Präparat	Danaparoid-Natrium (Org 10172; Orgaran, à 750 Anti-Xa-Einheiten/Amp.)	r-Hirudin (Lepirudin, Re udan; à 50 mg Hirudin/Flasche)
Initial[a]	2250 Anti-Xa-Bolus, dann 400 E/h über 4 h, dann 300 E/h über 4 h	0,4 mg/kg Bolus
Erhaltung[a]	150 E/h	0,1–0,2 mg/kg/h
Kontrolle	0,4–0,8 Anti-Xa-Einheiten/ml	APTT 1,5–3faches der Norm
Nachteil	Kreuzreaktion mit HIT-AK Kein Antidot bekannt Monitoring über Anti-Xa Lange Halbwertszeit	Kein Antidot bekannt Kann AK induzieren Bei NI lange Halbwertszeit

[a] Initial- und Erhaltungstherapie bei Niereninsuffizienz (NI) und Gewichtsabweichung (55–90 kg) unbedingt reduzieren bzw. adaptieren

rapie von Thromboembolien ist aber davon auszugehen, dass die Komplikationsrate in Zukunft weiter gesenkt werden kann.

Differentialdiagnose Bei einer Reihe von Erkrankungen kann es sowohl zum Auftreten von venösen als auch gleichzeitig arteriellen Thromboembolien kommen. Die klinisch bedeutsamsten sind die **Heparin-induzierte Thrombozytopenie Typ II** (HIT Typ II) als gefährliche Nebenwirkung einer Heparintherapie und das **Antiphospholipidsyndrom** (APS).

Bei Applikation von Heparin kann es zu einer nichtimmunologischen direkten Plättchenaktivierung kommen (HIT Typ I). Sie ist relativ oft nachweisbar (bis 10%), trotz Fortführung der Heparintherapie reversibel und klinisch ungefährlich. Nur selten kommt es zu einem Thrombozytenabfall <100.000/µl. Die Bildung heparininduzierter Antikörper dagegen (HIT Typ II) führt unerkannt meistens zu schweren, häufig auch tödlichen thromboembolischen Komplikationen. HIT Typ II tritt ganz überwiegend unter UFH auf (1–3%, etwa 5–10 Tage nach Beginn der Behandlung, bei Reexposition allerdings früher) und geht ganz überwiegend mit einem Abfall der Thrombozyten um >50% des Ausgangswertes einher. Bei NMH ist HIT Typ II dagegen selten (<1%) und bei Verwendung von synthetischem Pentasaccharid bislang überhaupt nicht aufgetreten. Schon bei V.a. HIT Typ II muss Heparin abgesetzt werden. Zur weiteren antithrombotischen Behandlung können Hirudin oder Danaparoid eingesetzt werden (Tabelle 5.8-16).

Beim Antiphospholipidsyndrom (APS) kommt es idiopathisch oder sekundär bei bestimmten Grundkrankheiten (z. B. systemischer Lupus erythematodes, Malignome, Infektionen) und unter Einnahme bestimmter Medikamente zum Auftreten polyspezifischer Autoantikörper vom Subtyp IgG, seltener IgM und IgA, in Assoziation mit arteriellen oder venösen Thromboembolien, Immunthrombozytopenie, wiederholten Aborten (s. Übersicht). Die Prävalenz solcher Antikörper in der Normalbevölkerung beträgt 2–5% und nur etwa 40% davon werden symptomatisch. Die nachweisbaren Antikörper binden an Phospholipide und lassen sich im Labor durch Inhibition bestimmter Gerinnungstests (u. a. aPTT, DRVVT) funktionell als Lupusantikoagulans oder immunologisch (ELISA) als Antikardiolipinantikörper nachweisen. Sind thromboembolische Komplikationen aufgetreten, so kommt es nach Absetzen der Antikoagulation häufig zu Rezidiven (bis zu 70%), sodass eine längerfristige Antikoagulation indiziert ist. In Abb. 5.8-2 sind die möglichen Behandlungsoptionen aufgeführt.

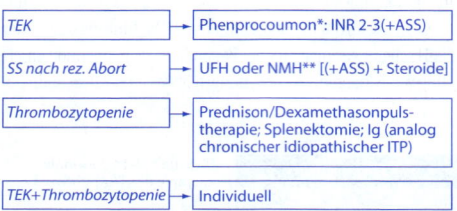

Abb. 5.8-2. Therapie des APS. *APS* Antiphospholipidsyndrom; *INR* International Normalized Ratio; *TEK* thromboembolische Komplikationen; *SS* Schwangerschaft; *Ig* Immunglobulintherapie i.v. z. B. 400 mg/kg über 5 Tage; *ITP* Immunthrombozytopenie; *UFH* unfraktioniertes Heparin; *NMH* niedermolekulare Heparine; *regelmäßige Überprüfung der Indikation zur OA; **strenge Indikation für NMH in der SS

Klinische Manifestation bei Antiphospholipidsyndrom (APS)

- Venöse Thrombosen (peripher, viszeral)
- Arterielle Thrombosen
- Apoplex, Myokardinfarkt, pAVK
- Abort, Postpartalsyndrom
- Neurologische Veränderungen
- Thrombozytopenie (immunologisch)
- Livedo reticularis/racemosa
- Herzklappenveränderungen

Evidenz der Therapieempfehlungen

	Evidenzgrad	Empfehlungsstärke
Heparin-induzierte Thrombozytopenie (HIT Typ II)		
Hirudin (Refludan)	I-a	A
Danaparoid-Natrium (Orgaran)	I-a	A
7S-Immunglobulin	IV	C
Antiphospholipidsyndrom (APS) mit tiefer Venenthrombose		
Unfraktioniertes Heparin (UFH)	II-a	A
Niedermolekulares Heparin (NMH)	II-a	A
Orale Antikoagulation	II-a	A
Antiphospholipidsyndrom (APS) mit Thrombozytopenie		
Kortikosteroide	II-b	B
7S-Immunglobulin	II-b	B
Splenektomie	IV	C

Literatur

Barthels M, Poliwoda H (1998) Gerinnungsanalysen. Schnellorientierung, Befundinterpretation, klinische Konsequenzen, 6. Aufl. Thieme, Stuttgart New York

Colman RW, Hirsh J, Marder VJ, Clowes AW, George JN (2001) Hemostasis and Thrombosis. Basic Principles & Clinical Practice, 4th edn. Lippincott Williams & Wilkins, Philadelphia

Greinacher A (1996) Heparin-induzierte Thrombozytopenie. Internist 37: 1172–1178

Hoffman R, Benz EJ, Shattil SJ, Furie B, Cohen HJ, Silberstein LE, McGlave P (2000) Hematology. Basic Principles and Practice, 3rd edn. Churchill Livingstone, New York

Leitlinien der Deutschen Gesellschaft für Angiologie – Gesellschaft für Gefäßmedizin (2002) Diagnostik und Therapie der Venenthrombose und Lungenembolie. VASA 31 [Suppl 60]

Vorstand und Wissenschaftlicher Beirat der Bundesärztekammer (2001) Leitlinien zur Therapie mit Blutkomponenten und Plasmaderivaten. Deutscher Ärzte-Verlag, Köln

Levine JS, Branch W, Rauch J (2002) Medical progress. The antiphospholipid syndrome. N Engl J Med 346: 752–763

Müller-Berghaus G, Pötzsch B (1999) Hämostaseologie. Molekulare und zelluläre Mechanismen, Pathophysiologie und Klinik. Springer, Berlin Heidelberg New York Tokyo

Seligsohn U, Lubetsky A (2001) Genetic susceptibility to venous thrombosis. N Engl J Med 344: 1222–1231

Söhngen D, Specker C, Bach D (1997) Acquired factor VIII inhibitors in nonhemophilic patients. Ann Hematol 74: 89–93

6 Stoffwechselerkrankungen und Störungen der Ernährung

WOLFGANG STREMMEL

6.1	Adipositas und Unterernährung	391
6.2	Mangel und Überschuss an Vitaminen und Spurenelementen	398
6.3	Diabetes mellitus Typ 1 und Typ 2	402
6.4	Störungen des Lipidstoffwechsels	418
6.5	Aminosäurenstoffwechselstörungen	423
6.6	Hyperhomozysteinämie	432
6.7	Gicht und andere Störungen des Purinstoffwechsels	436
6.8	Porphyrien	441
6.9	Angeborene Defekte des Membrantransportsystems, zystische Fibrose	448
6.10	Glykogenspeichererkrankungen, Lipodystrophien und andere Fettgewebserkrankungen	456
6.11	Lysosomale Speichererkrankungen	465
6.12	Galaktosämien und andere seltene Störungen des Kohlenhydratstoffwechsels	471
6.13	Amyloidosen	474

6.1 Adipositas und Unterernährung
Hans Hauner

6.1.1 Adipositas

Definition und Klassifikation

Unter Adipositas versteht man ein erhöhtes Körpergewicht infolge einer Vermehrung der Körperfettmasse. Sie geht mit einem erhöhten Morbiditäts- und Mortalitätsrisiko einher. Die Adipositas wird mit Hilfe des Körpermassenindex (Body Mass Index/BMI), dem Quotienten aus Körpergewicht in Kilogramm und Körpergröße in Metern zum Quadrat (kg/m^2), definiert und eingeteilt (Tabelle 6.1-1). Danach beginnt Adipositas bei einem BMI von 30 kg/m^2, der Normalgewichtsbereich liegt zwischen 18,5 und 24,9 kg/m^2. Die Kategorie Präadipositas bezeichnet einen BMI zwischen 25 und 29,9 kg/m^2. Auf Grund zahlreicher Begleit- und Folgeerkrankungen sowie negativer psychischer und sozialer Konsequenzen wird die Adipositas heute als chronische Erkrankung gesehen. Etwa 20% der deutschen Bevölkerung sind mit einem BMI ≥30 kg/m^2 adipös, weitere 30–40% mit einem BMI zwischen 25 und 29,9 kg/m^2 zumindest mäßig übergewichtig.

Ätiologie und Pathogenese

Als Hauptursachen der Adipositas gelten eine inadäquate, vor allem zu fettreiche Ernährung und ein verminderter Energieverbrauch infolge von Bewegungsmangel. Allerdings entscheidet eine bislang nicht näher identifizierte genetische Prädisposition, inwieweit sich unter solchen äußeren Lebensumständen eine Adipositas entwickelt. Zur Gewichtszunahme kann es grundsätzlich nur dann kommen, wenn die Energieaufnahme langfristig den Energieverbrauch übersteigt. Diese hält so lange an, bis sich ein neues Gleichgewicht zwischen Energieaufnahme und -verbrauch auf einem erhöhten Gewichtsniveau einstellt. In den letzten Jahren wurden hauptsächlich bei extrem adipösen Kindern verschiedene monogenetische Defekte entdeckt, die mit einem erhöhten Körpergewicht verbunden sind (z. B. Mutationen im Leptin-, Leptinrezeptor-, POMC- und MC4-Rezeptorgen u. a.), aber nach bisheriger Kenntnis nur für einen kleinen Teil der Adipositasfälle verantwortlich sein dürften.

Begleit- und Folgeerkrankungen

Die wichtigsten Begleit- und Folgeerkrankungen der Adipositas sind in Tabelle 6.1-2 zusammengefasst. Ihr Auftreten hängt einerseits vom Ausmaß und der Dauer der Adipositas, andererseits von der genetischen Prädisposition ab. Das Morbiditäts- und Mortalitätsrisiko wird außerdem vom Fettverteilungsmuster beeinflusst. Eine stammbetonte Fettverteilung mit Vergrößerung der intraabdominellen Fettdepots ist dabei besonders eng mit den metabolischen und kardiovaskulären Komplikationen des Übergewichts bzw. der Adipositas assoziiert. Das Fettverteilungsmuster kann durch einfache Messung des Taillenumfangs in der Mitte zwischen Beckenkamm und Unterrand des Rippenbogens am stehenden Patienten erfasst werden. Ein Taillenumfang von ≥102 cm beim Mann bzw. ≥88 cm bei der Frau gilt als Grenzwert für ein deutlich erhöhtes Gesundheitsrisiko; ein Taillenumfang >94 cm beim Mann bzw. >80 cm bei der Frau als Grenzwert für ein mäßig erhöhtes Gesundheitsrisiko. Abbildung 6.1-1 zeigt ein stark vereinfachtes Schema der pathophysiologischen Zusammenhänge zwischen abdomineller Adipositas und ihren typischen metabolischen und kardiovaskulären Komplikationen.

Klinik und Diagnostik

Die spezielle Anamnese beim adipösen Patienten beinhaltet das Geburtsgewicht, den Beginn des Übergewichts sowie das Gewichtsverhalten in der Kindheit, der Pubertät und im Erwachsenenalter. Frühere Therapieversuche und Gründe für deren Scheitern sind ebenfalls zu erfragen. Die Familienanamnese bezieht sich insbesondere auf das Vorliegen von Adipositas, Typ-2-Diabetes, Hypertonie, Fettstoffwechselstörungen und kardiovaskulären Ereignissen.

Ein wichtiger Aspekt sind die bisherigen Essgewohnheiten, sowohl was die Verteilung über den Tag als auch die Zusammensetzung und Portionsgrößen der Nahrung anbetrifft. Mit Hilfe

Tabelle 6.1-1. Klassifikation des Körpergewichts anhand des BMI (WHO 2000)

Gewichtskategorie	BMI (kg/m^2)
Untergewicht	<18,5
Normalgewicht	18,5–24,9
Übergewicht	≥25
Präadipositas	25–29,9
Adipositas Grad 1	30–34,9
Adipositas Grad 2	35–39,9
Adipositas Grad 3	≥40

Tabelle 6.1-2. Häufige Begleit- und Folgeerkrankungen der Adipositas (nach WHO 2000)

RR 1–2	RR 2–3	RR >3
Bestimmte Malignome (Mammakarzinom, kolorektale Karzinome)	KHK, Schlaganfall, Herzinsuffizienz	Typ-2-Diabetes
PCO-Syndrom	Schlafapnoesyndrom	Dyslipoproteinämie
Fertilitätsstörungen	Hyperurikämie, Gicht	Hypertonie
LWS-Syndrom	Hypercholesterinämie	Endometriumkarzinom
Erhöhtes Operationsrisiko	Varikosis	Gallenblasenerkrankungen

RR relatives Risiko im Vergleich zu Normalgewichtigen.

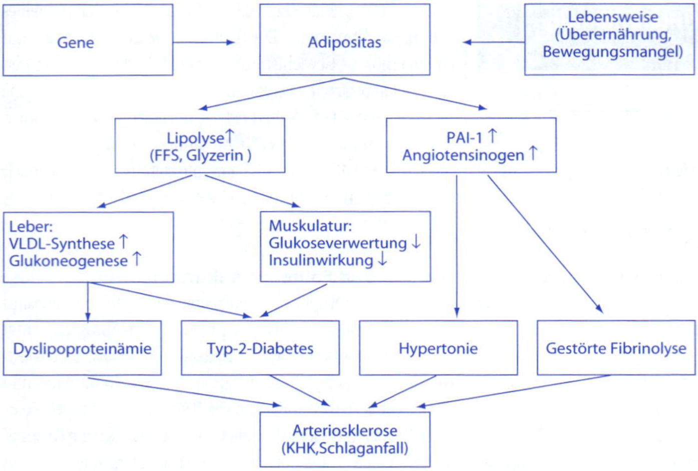

Abb. 6.1-1. Pathophysiologischer Zusammenhang zwischen Adipositas und ihren metabolischen und kardiovaskulären Komplikationen (vereinfachtes Schema)

```
Gene → Adipositas ← Lebensweise (Überernährung, Bewegungsmangel)
         ↓
   Lipolyse↑ (FFS, Glyzerin)      PAI-1↑  Angiotensinogen↑
         ↓
   Leber: VLDL-Synthese↑, Glukoneogenese↑
   Muskulatur: Glukoseverwertung↓, Insulinwirkung↓
         ↓
   Dyslipoproteinämie — Typ-2-Diabetes — Hypertonie — Gestörte Fibrinolyse
         ↓
   Arteriosklerose (KHK, Schlaganfall)
```

von Ernährungsprotokollen, strukturierten Fragebögen oder „Food-frequency-Bögen" können diese Informationen dokumentiert und analysiert werden. Da bei jüngeren adipösen Patienten Essstörungen wie Bulimie und Binge Eating häufig sind, sollte mit Hilfe spezieller Fragebögen auch danach gefahndet werden.

Im Hinblick auf die Erfolgsaussichten von therapeutischen Maßnahmen ist das soziale Umfeld einschließlich möglicher Konfliktpotentiale, z. B. am Arbeitsplatz oder in der Partnerschaft, von großer Bedeutung und sollte ebenfalls erfasst werden. Schließlich sollte nach adipositasbedingten Beschwerden wie z. B. Belastungsdyspnoe, Gelenkschmerzen sowie Hinweisen für ein Schlafapnoesyndrom (Schnarchen, Hypersomnie) bzw. ein Hypoventilationssyndrom (Tagesschläfrigkeit, Polyglobulie) gefragt werden.

Sinnvolle Labordiagnostik und apparative Untersuchungen bei Adipositas

- Labordiagnostik
  - Nüchternblutzucker, oraler Glukosetoleranztest (OGTT)[a], HbA1c[a]
  - Gesamt-, HDL-, LDL-Cholesterin, Triglyzeride
  - Harnsäure, Kreatinin
  - Elektrolyte
  - TSH basal[a], Testosteron[a] und Geschlechtshormon-bindendes Globulin (SHBG)[a]
- Apparative Untersuchungen
  - Oberbauchsonographie
  - Gefäßdoppler[a]
  - Duplexsonographie[a]
  - EKG, Belastungs-EKG, Echokardiographie[a]

[a] Fakultativ oder bei spezieller Indikation.

Bei der klinischen Untersuchung adipöser Patienten ist besonders auf Zeichen einer intertriginösen Dermatitis, einer Varikosis und von Stauungsödemen zu achten. Bei adipösen Frauen liegen häufig Hirsutismus und Zyklusstörungen vor. Die sinnvollen, obligaten und fakultativen Labor- sowie technischen Untersuchungen sind in der Übersicht zusammengefasst.

Therapie der Adipositas

Indikation Als Indikationen für eine Gewichtsreduktion gelten ein BMI ≥30 kg/m^2 sowie ein BMI zwischen 25 und 29,9 kg/m^2 bei gleichzeitigem Vorliegen gewichtsabhängiger Risikofaktoren und Begleiterkrankungen wie z. B. Typ-2-Diabetes mellitus, Hypertonie, Herzinsuffizienz.

Vor Behandlungsbeginn sollten die Therapieziele für jeden Patienten individuell vereinbart werden. In der Regel wird eine initiale Gewichtssenkung von 5–10% des Ausgangsgewichts angestrebt. Weitere Therapieziele sind die langfristige Stabilisierung des Gewichtserfolg, die Besserung von Komorbiditäten, die Steigerung der oft erheblich eingeschränkten Lebensqualität sowie die Gewöhnung an eine gesundheitsförderliche Lebensweise.

Basistherapie Zur Behandlung der Adipositas steht heute ein breites Spektrum wissenschaftlich begründeter, evaluierter Methoden zur Verfügung (s. Übersicht). Diese sollten sinnvoll kombiniert werden und auf die individuellen Bedürfnisse und Möglichkeiten des Patienten abgestimmt sein. Grundlage jedes Behandlungsprogramms ist eine patientengerechte Schulung, die in Gruppen von 4 bis maximal 12 Personen abgehalten werden sollte.

Jede Adipositastherapie sollte mit einem Basisprogramm beginnen, das sich aus den drei Komponenten hypokalorische Ernährung, Bewegungssteigerung und Verhaltensmodifikation zusammensetzt. Dieses Basisprogramm ist wirksamer und auch auf längere Sicht erfolgreicher als seine Einzelkomponenten.

6.1 Adipositas und Unterernährung

> **Wissenschaftlich evaluierte Methoden zur Gewichtsreduktion (nach Hauner u. a.)**
> - Ernährungstherapie:
>   – Mäßig hypokalorische Mischkost (Energiedefizit 500–1000 kcal/Tag)
>   – Drastisch kalorienreduzierte Kostformen (z. B. Formuladiät, <1000 kcal/Tag)
>   – Alleinige Fettreduktion („Kohlenhydrate ad libitum")
>   – Kohlenhydratarme Kostformen
> - Bewegungstherapie:
>   – Steigerung der Alltagsaktivität
>   – Sportprogramme
> - Verhaltensmodifikation
> - Gewichtssenkende Medikamente:
>   – Sibutramin (10–15 mg täglich)
>   – Orlistat (3-mal 120 mg täglich)
> - Chirurgische Verfahren:
>   – Laparoskopisches Gastric-banding („Magenband")
>   – Vertikale Gastroplastik
>   – Magenbypass

Ernährungstherapie Die mäßig kalorienreduzierte Mischkost mit einem täglichen Energiedefizit von 500–800 kcal ist die ernährungsmedizinische Maßnahme der Wahl bei Adipositas. Die wichtigste Einzelempfehlung ist dabei die Verminderung der Fettzufuhr, insbesondere durch Reduktion tierischer Fette. Zusätzlich sollte der Verzehr von Kohlenhydraten begrenzt werden. Durch bevorzugte Auswahl komplexer Kohlenhydrate sowie reichlichen Verzehr von Gemüse und Salaten lässt sich dennoch ein gutes und anhaltendes Sättigungsgefühl erreichen. Die einzelnen Änderungsschritte sollten mit dem Patienten abgesprochen werden, um die erforderliche hohe Compliance zu erleichtern. Eine solche Kost enthält alle wichtigen Nährstoffe in ausreichender Menge. Die zu erwartende Gewichtsabnahme liegt in der Größenordnung von 5–15 kg.

Als alternative Ernährungsmaßnahmen, insbesondere zur Therapieeinleitung, kommen auch drastisch kalorienbegrenzte Kostformen mit einer Energieaufnahme von <1000 kcal/Tag in Betracht. Eine solche Ernährung darf nur zeitlich begrenzt (2–12 Wochen) angewandt werden und erfordert wegen des Komplikationsrisikos eine sorgfältige Patientenauswahl sowie eine engmaschige ärztliche Betreuung einschließlich regelmäßiger Laboruntersuchungen (Elektrolyte, Kreatinin, Harnsäure). Bei solchen Kostformen muss der essentielle Eiweißbedarf von 50 g/Tag gesichert sein, daneben sollte der Mindestbedarf an Kohlenhydraten (50–100 g) und essentiellen Fettsäuren (4,5 g Linolsäure) sowie bestimmte Vitamine und Mineralstoffe enthalten sein. Bisher regelte Paragraph 14a der Diätverordnung die Zusammensetzung geeigneter diätetischer Lebensmittel. Zukünftig gilt die EU-Richtlinie 96/8, die höhere Anforderungen an die inhaltliche Zusammensetzung und die Sicherheit diätetischer Lebensmittel zur Gewichtsreduktion stellt. Nebenwirkungen wie Schwindel infolge des Blutdruckabfalls, Obstipation, Frieren, Nervosität, Hypokaliämie u. a. sind nicht selten und können einen Therapieabbruch erzwingen. Solche Diäten führen zu einem raschen Gewichtsabfall von etwa 1,5–3 kg pro Woche und zur maximalen Gewichtsreduktion von 15–25 kg. Wegen des fehlenden Lerneffekts ist die Gefahr einer Wiederzunahme hoch. Die Stabilisierung des neuen Gewichts erfordert die langfristige Umstellung auf eine kalorienreduzierte, fettarme Kost. Dennoch ist im 1. Jahr danach mit einer mittleren Wiederzunahme von 50% des Gewichtsverlusts zu rechnen.

Die alleinige Einschränkung der Fettaufnahme (z. B. auf 60 g/Tag, Kohlenhydrate ad libitum) ist bei adipösen Personen nur begrenzt wirksam (3,2 kg mittlere Gewichtsabnahme in kontrollierten Studien) und deshalb für die Erreichung der Therapieziele meist nicht ausreichend. Dieses Konzept eignet sich aber gut zur Prävention einer Gewichtszunahme sowie zur Stabilisierung des Körpergewichts nach einer diätetischen Gewichtssenkung.

Von den beliebten Außenseiter- oder Crashdiäten ist aus medizinischen Gründen dringend abzuraten. Ohne langfristige Ernährungsumstellung ist zudem die Rückfallquote extrem hoch. Der daraus resultierende psychologische Schaden ist meist größer als der kurzfristige Nutzen.

Steigerung der körperlichen Bewegung Jeder adipöse Patient sollte angehalten werden, seine körperliche Aktivität zu steigern. Dies lässt sich über eine konsequente Steigerung der Alltagsaktivität (z. B. Treppensteigen statt Rolltreppe oder Aufzug, zu Fuß oder mit dem Fahrrad Einkaufen gehen) und zusätzliche sportliche Aktivität niedriger bis mittlerer Intensität (an wenigstens 3–5 Tagen/Woche) erreichen. Damit kann das Gesundheitsrisiko auch bei Ausbleiben einer Gewichtsabnahme deutlich gesenkt werden. Der entscheidende Vorteil regelmäßiger Bewegung besteht darin, die langfristige Gewichtskontrolle zu erleichtern. Es ist unbedingt darauf zu achten, dass gelenkschonende Sportarten (z. B. Gehen, Schwimmen, Fahrradfahren) und zunächst eine niedrige, individuell angepasste Belastungsintensität gewählt werden.

Verhaltensmodifikation Ziel ist die langfristige Änderung des Essverhaltens hin zu einer bewussten, flexiblen Kontrolle der Nahrungsaufnahme. Zunächst geht es darum, das Essverhalten und seine psychosozialen Determinanten zu analysieren. Im zweiten Schritt werden neue Essverhaltensmuster vereinbart und eingeübt. Schließlich muss das positiv veränderte Essverhalten stabilisiert werden, wobei Verstärker- und Belohnungselemente zum Einsatz kommen. Verhaltensmodifikationsprogramme werden zumeist in Gruppen durchgeführt und sollten sich über wenigstens sechs Monate erstrecken. Eine Psychotherapie ist bei Adipösen dagegen nur in besonderen Einzelfällen sinnvoll.

Medikamentöse Gewichtssenkung Derzeit stehen mit Sibutramin und Orlistat zwei Medikamente zur adjuvanten Therapie der Adipositas zur Verfügung. Beide Medikamente können die Ernährungsumstellung unterstützen, aber nicht ersetzen. Eine medikamentöse Therapie kommt für Personen mit BMI ≥30 kg/m² bzw. ≥27 kg/m² und Komorbiditäten erst dann in Betracht, wenn die Basistherapie nicht ausreichend erfolgreich war (Gewichtsabnahme von weniger als 5% des Ausgangsgewichts nach 3- bis 6-monatiger Therapie), und bedarf dann der engmaschigen ärztlichen Überwachung. Vorteile und Risiken dieser Medikamente sind sehr sorgfältig abzuwägen.

Sibutramin hemmt selektiv die Wiederaufnahme von Serotonin und Noradrenalin in den Nervenendigungen des ZNS und verstärkt damit das Sättigungsgefühl. Über die zentrale Sympathikusaktivierung kommt es außerdem zu einer geringen Steigerung des Energieverbrauchs. Die zusätzliche Gewichtssenkung mit 10 bzw. 15 mg Sibutramin pro Tag liegt im Durchschnitt bei 3–6 kg. Die wichtigsten Nebenwirkungen sind Mundtrockenheit und Obstipation. Daneben kommt es zu einem meistens transienten Anstieg von Herzfrequenz (um 3–4 Schläge/min) und Blutdruck (2–4 mmHg). Bei manifester KHK, Herzrhythmusstörungen, Hypertonie (>145/90 mmHg) und psychiatrischen Erkrankungen ist Sibutramin daher kontraindiziert. Zu Therapiebeginn sind engmaschige Blutdruckkontrollen erforderlich.

Orlistat ist ein selektiver Lipaseinhibitor, der die intestinale Fettdigestion stört, sodass rund 30% der Nahrungsfette unverdaut ausgeschieden werden und damit ein Energiedefizit von etwa 200–500 kcal/Tag entsteht. Unter einer Dosierung von 3-mal 120 mg/Tag liegt der zusätzliche Gewichtsverlust im Mittel bei 2–4 kg. Die Nebenwirkungen beschränken sich auf den Gastrointestinaltrakt (Fettstühle, Diarrhöen, Flatulenz, Abdominalschmerzen). Wegen der geringeren Resorption der fettlöslichen Vitamine ist v. a. auf eine Vitamin-E-reiche Ernährung zu achten.

Auf Grund bislang begrenzter klinischer Erfahrungen sollten beide Medikamente nicht länger als 2 Jahre eingesetzt werden. Durch die zusätzliche Gewichtssenkung kommt es zur Besserung begleitender Risikofaktoren. Endpunktstudien fehlen bislang für beide Medikamente.

Chirurgische Adipositastherapie Für Personen mit extremer Adipositas (BMI ≥40 kg/m^2) stehen verschiedene chirurgische Verfahren zur Verfügung. Deren Einsatz sollte aber erst erwogen werden, wenn zuvor mit konservativen Maßnahmen keine ausreichende oder anhaltende Gewichtssenkung gelungen ist. Methoden der Wahl sind Magenverkleinerungstechniken wie Gastric-banding mit anpassbarem Magenband oder die vertikale Gastroplastik (Abb. 6.1-2). Das laparoskopische Gastric-banding setzt sich wegen der relativ geringen Belastung für die Patienten zunehmend durch. Mit beiden Verfahren kommt es bei sorgfältiger Patientenauswahl zu einem Gewichtsverlust von durchschnittlich 25–40 kg. Auch bei Langzeitbeobachtung steigt das reduzierte Körpergewicht in der Regel nur gering an. Diese Gewichtssenkung wird von einer dramatischen Besserung der Begleiterkrankungen und der subjektiven Lebensqualität begleitet. Die Komplikationsrate ist bei erfahrenen Adipositaschirurgen vertretbar niedrig. Das Langzeitergebnis hängt außerdem von der Qualität der Nachsorge ab.

Flüssigkeits- oder luftgefüllte Magenballons haben sich hingegen nicht bewährt und sollten nicht länger eingesetzt wer

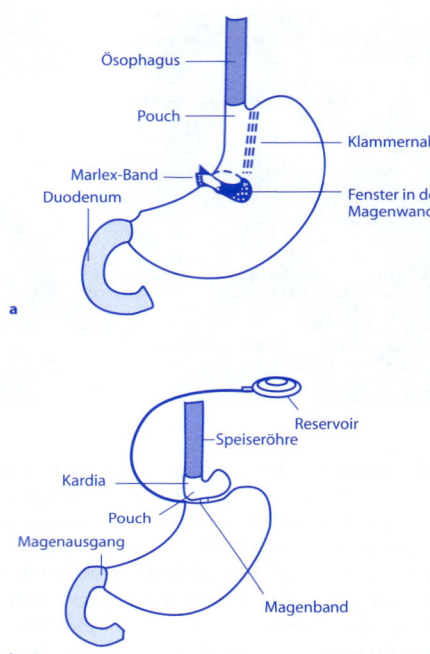

Abb. 6.1-2a, b. Chirurgische Verfahren zur Therapie der extremen Adipositas (nach Husemann). **a** Vertikale Gastroplastik nach Mason mit zirkulärem Fenster in der Magenwand und Fixierung des Outlets durch ein Marlexnetz. **b** Gastroplastik mit anpassbarem Magenband. Über das Reservoir (Port) kann der Füllungszustand des im Band liegenden Ballons variiert und somit der Durchmesser des Outlets (Verbindungskanal zwischen Pouch und Magen) verändert werden

den. Auch die chirurgische Resektion von Fettgewebe oder Fettabsaugung sind komplikationsreiche Verfahren, die nicht empfohlen werden können.

Rückfallprophylaxe und Stabilisierung des Gewichtserfolgs

Die Langzeitergebnisse aller Formen der Ernährungstherapie, aber auch der multidisziplinären Behandlungsprogramme sind unbefriedigend. Langfristig können nur 10–20% der Patienten den initialen Gewichtserfolg halten. Die günstigsten Ergebnisse wurden unter folgenden Bedingungen beobachtet: knappe fettarme Ernährung, regelmäßige körperliche Aktivität, regelmäßiger Kontakt zum Therapeuten, ein stabiles familiäres bzw. soziales Umfeld und Einbindung in Selbsthilfegruppen.

6.1.2 Unter- und Fehlernährung

Chronische Unter- oder Fehlernährung ist in den Industrieländern im Gegensatz zu den Entwicklungsländern selten und dann in der Regel eine sekundäre Störung als Folge anderer akuter oder chronischer Erkrankungen.

Ätiologie und Pathogenese

Die Ursachen für Unter- bzw. Fehlernährung können dabei höchst unterschiedlich sein (s. Übersicht). Am häufigsten betroffen sind ältere Menschen, die sich auf Grund von Depressionen, Demenz, körperlicher Gebrechen, sozialer Isolation und Inappetenz nicht ausreichend ernähren. Unterernährung bzw. Gewichtsverlust bei jüngeren Menschen hat zumeist psychogene Ursachen, während bei Menschen im mittleren Lebensalter zumeist organische Ursachen verantwortlich sind. Wenn die Energie- und Nährstoffversorgung den minimalen Bedarf nicht mehr deckt, werden unter hormoneller Kontrolle die Körperreserven mobilisiert. Neben der gesteigerten Freisetzung von freien Fettsäuren aus dem Fettgewebe werden auch Aminosäuren aus der Muskulatur für die Glukoneogenese oder direkt für die oxidative Energiegewinnung herangezogen. Gleichzeitig wird aber auch der Energieverbrauch gedrosselt. Bei längerfristiger inadäquater Ernährung kann sich auch ein klinisch signifikanter Mineralstoff- und Vitaminmangel entwickeln.

Ursachen für Unterernährung/Untergewicht
- Konstitutionell
- Essstörungen (z. B. Anorexia nervosa, Bulimie, gezügeltes Essen)
- Verminderte Nahrungsaufnahme infolge von Inappetenz (Karzinome, chronische Infektionen, z. B. HIV, schwere Herzinsuffizienz, hohe Stressbelastung, chronische Schmerzen)
- Obstruktion/Strikturen im Gastrointestinaltrakt
- Maldigestion und Malabsorption (Zustand nach Gastrektomie, Kurzdarmsyndrom, entzündliche Darmerkrankungen wie z. B. Morbus Crohn, exokrine Pankreasinsuffizienz)
- Verminderte Nährstoffverwertung (z. B. chronisch schlecht eingestellter Diabetes mellitus)
- Chronischer Alkoholabusus, Drogenabhängigkeit, Leberzirrhose, Niereninsuffizienz
- Psychiatrische Erkrankungen, insbesondere depressive Störungen bei älteren Menschen
- Bestimmte Medikamente (Amphetamine, Zytostatika)
- Erhöhter Energiebedarf (Hyperthyreose, Fieber, Postaggressionsstoffwechsel, Schwangerschaft und Stillperiode)

Klinik und Diagnostik

Bei jeder schweren Erkrankung, vor allem wenn sie mit Untergewicht oder Gewichtsverlust verbunden ist, sollte auf Hinweise für eine Mangelernährung geachtet werden. Dies ist auch deshalb von Bedeutung, weil Unter- bzw. Fehlernährung stets mit einer erhöhten Morbidität und Mortalität einhergeht und den Heilungsprozess verlangsamt. Ein ungewollter Gewichtsverlust innerhalb kurzer Zeit ist ein sehr unspezifisches, aber auch ernstes Symptom, das in der Regel eine rasche Klärung erfordert. Kleinere Gewichtsschwankungen innerhalb von ±2,5 kg kommen dagegen auch bei Gesunden häufig vor. Daher sollte erst ein größerer Gewichtsverlust Anlass für gezielte diagnostische Maßnahmen sein.

Eine Mangelernährung ist dann wahrscheinlich, wenn wenigstens eines der folgenden 3 Kriterien erfüllt ist:

- Gewichtsverlust >10% oder mehr als 3 BMI-Einheiten innerhalb von 3 Monaten
- BMI <18,5 kg/m^2
- Serumalbumin <35 g/l

Unter- bzw. Fehlernährung kann zu verschiedenen funktionellen Störungen führen. Dazu gehören Störungen endokriner Systeme wie Amenorrhö, Herzfrequenz- und Blutdruckabfall mit Schwindel und Frieren, erhöhte Infektionsanfälligkeit, Entwicklungsstörungen bei Kindern sowie ein erniedrigtes Geburtsgewicht und eine erhöhte Säuglingssterblichkeit bei untergewichtigen Schwangeren.

In der Anamnese ist das Ernährungsverhalten detailliert zu erfragen. Die Ernährungsanamnese dient auch dazu, spezifische Ernährungsdefizite und Essstörungen zu erkennen. Für Letzteres stehen außerdem validierte Fragebögen zur Verfügung, die durch eine Fremdanamnese ergänzt werden sollten. Ferner ist auf Hinweise für chronisch-entzündliche Prozesse, Depression, Alkohol- und Drogenabhängigkeit zu achten. Appetitverlust und Unterernährung bei älteren Menschen sind häufig Folgen psychiatrischer Krankheiten, Altersdemenz und sozialer Vereinsamung, sodass diese Aspekte in dieser Altergruppe besonders zu berücksichtigen sind. Die Labordiagnostik sollte die in folgender Übersicht genannten Parameter umfassen.

Diagnostik bei Unterernährung
- Ernährungsanamnese
- Anthropometrische Parameter (BMI, RR, Bioimpedanzanalyse[a])
- Medikamentenanamnese
- Elektrolyte, Kreatinin, Harnstoff, Blutbild
- Gesamteiweiß, Albumin, Transferrin
- Blutglukose, TSH, Cortisol
- EKG, Oberbauchsonographie
- Ggf. Tumorsuche
- Serologische Untersuchungen (z. B. HIV, Hepatitis)[a]

[a] Fakultativ.

Therapie

Sofern die Ursache der Unterernährung bekannt ist, sollte zunächst die Grundkrankheit behandelt werden. Kommt es damit zu keiner ausreichenden Gewichtszunahme und ist eine solche aus medizinischen Gründen wünschenswert oder erforderlich, dann sind geeignete ernährungsmedizinische Therapiemaßnahmen anzuwenden (s. Übersicht). Soweit möglich, sollte der natürlichen, bedarfsangepassten Ernährung der Vorzug gegeben werden. Die Ernährungsempfehlungen müssen so formuliert sein, dass damit bisherige Defizite ausgeglichen werden. In der Ernährungstherapie müssen stets die praktischen Belange und der psychosoziale Kontext berücksichtigt werden.

Ernährungsmedizinische Therapiemöglichkeiten bei Unterernährung
- Gesteigerte tägliche Kalorienzufuhr (ca. 500 kcal über Bedarf), Lebensmittel nach Wahl
- Energiedichte Kost, voluminöse und blähende Speisen meiden
- Häufige, kleine Mahlzeiten bevorzugen, kalorienreiche Getränke
- Hochkalorische Trinknahrung
- Sondenernährung über eine perkutane endoskopische Gastrostomie (PEG) bei Obstruktion im oberen Gastrointestinaltrakt
- Bilanzierte parenterale Ernährung (Infusionstherapie) als Ultima Ratio

Orale Ernährungstherapie Die orale Nahrungsaufnahme ist, wenn immer möglich, die Therapie der Wahl. Bei älteren Menschen bzw. Patienten in reduziertem Allgemeinzustand ist möglichst eine energiedichte Wunschkost anzubieten. Dabei ist darauf zu achten, dass leicht verdauliche, nach Bedarf pürierte Kost verabreicht und damit die Nahrungsaufnahme erleichtert wird. Eine vollwertige ausreichende Nährstoffversorgung ist unter diesen Bedingungen nicht immer zu gewährleisten, sodass ggf. zusätzliche Multivitaminpräparate und andere Supplemente zu verabreichen sind. Eine Alternative hierzu ist die Verwendung von industriell hergestellten Trinklösungen mit definierter Nährstoffzusammensetzung. Inwieweit die heute angebotenen Spezialnahrungen mit Modifikation der Nahrungskomponenten beispielsweise für Patienten mit Diabetes mellitus, Fettstoffwechselstörungen oder Niereninsuffizienz sinnvoll sind bzw. Vorteile bringen, ist derzeit umstritten, weil es an ausreichenden wissenschaftlichen Daten fehlt. Zu beachten ist, dass die Nährstoffabsorption in der Regel schneller als bei fester Kost erfolgt und es dadurch z. B. bei Menschen mit Diabetes mellitus zu stärkeren postprandialen Blutglukoseanstiegen kommen kann.

Die Entscheidung, eine spezielle Ernährungstherapie per Sonde oder intravenöser Infusion einzuleiten, hängt davon ab, ob sich damit die Unter-/Fehlernährung beheben bzw. die Wiederherstellung von einer ernsten Erkrankung verbessern lässt. Bei dieser Entscheidung müssen stets verschiedene Gesichtspunkte berücksichtigt werden, wie Prognose, Lebensqualität und die Kenntnis von Nutzen und Risiken (Abb. 6.1-3). Wichtig in diesem Kontext ist immer auch die Kenntnis und Berücksichtigung des aktuellen Ernährungsstatus sowie des aktuellen Nährstoffbedarfs.

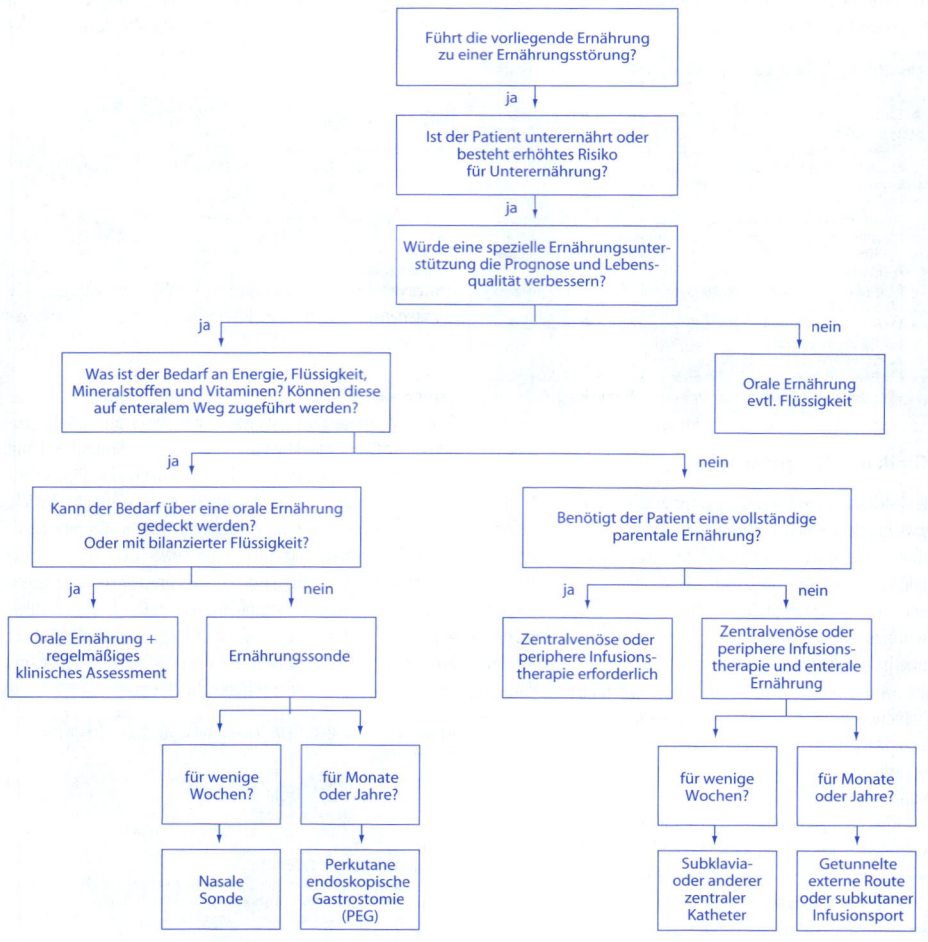

Abb. 6.1-3. Algorithmus für spezielle ernährungsmedizinische Maßnahmen

Enterale Ernährung Die enterale Ernährung sollte nur bei Personen zur Anwendung kommen, die sich auf dem natürlichen Weg nicht ausreichend ernähren können und deren Genesung deswegen gefährdet ist. Unter enteraler Ernährung wird in diesem Kontext die Bolusgabe oder Infusion von Formuladiäten über Sonden in den oberen Gastrointestinaltrakt verstanden. Bei der enteralen Ernährung werden – bei zeitlich begrenzter Anwendung – transnasal dünne Sonden im Magen oder Jejunum platziert oder – bei längerer Anwendung – ein perkutaner Zugang gewählt (PEG). Idealerweise erfolgt die Patientenbetreuung durch ein Ernährungsteam. Ein Vorteil der enteralen Route gegenüber einer parenteralen Ernährung ist, dass die physiologischen Funktionen des Gastrointestinaltrakts erhalten bleiben. Die enterale Sondenernährung ist zudem bei kompetenter Betreuung komplikationsarm und kann über nahezu beliebige Zeiträume angewandt werden.

Parenterale Ernährung Eine parentale Ernährung kommt nur dann in Betracht, wenn eine vollständige bzw. ausreichende Ernährung auf enteralen Weg nicht mehr möglich ist. Es gibt nur wenige Indikationen, bei denen eine völlige Ruhigstellung des Gastrointestinaltrakts angestrebt wird. Dazu gehören schwere hämorrhagische Pankreatitis, nekrotisierende Enterokolitis oder progredierter/prolongierter Ileus. Eine parentale Ernährung ist nur dann sinnvoll, wenn damit eine Prognose- oder zumindest Lebensqualitätsverbesserung zu erwarten ist. Eine klassische Indikation für eine zeitlich begrenzte parenterale Ernährung stellt heute die perioperative Ernährung dar. Eine präoperative Unter- oder Fehlernährung ist mit einem schlechteren Ergebnis einschließlich höherem Infektionsrisiko assoziiert. Bei fehlender oder nur mäßiger Mangelernährung sind die Risiken der parentalen Ernährung größer als der mögliche Nutzen. Neben der Schwierigkeit, eine vollständige Ernährung sicherzustellen, sind auch bei sorgfältiger Katheterpflege Infektionen nicht selten.

Bei sehr schweren akuten Erkrankungen wie z. B. Kopfverletzungen, schweren Abdominaltraumata oder Verbrennungen muss immer rasch eine Ernährungstherapie begonnen werden, weil davon eine Verbesserung der Überlebenswahrscheinlichkeit, eine Reduktion von Infektionen und eine Verkürzung des Aufenthalts auf der Intensivstation erwartet werden kann. In kontrollierten Studien war interessanterweise auch bei solchen Indikationen die enterale Sondenernährung der parentalen Ernährung überlegen. Gründe dafür sind u. a., dass das Risiko einer bakteriellen Darmbesiedlung niedriger sind.

Medikamentöse Therapie Die Möglichkeiten einer medikamentösen Appetitsteigerung sind begrenzt. Der Serotoninantagonist Cyproheptadin und eine Hormontherapie, z. B. die Gabe von Insulin oder Cortison, sind nur in Einzelfällen erfolgreich. Auch Neuroleptika wie Clozapin können eine Gewichtszunahme fördern, die aber im Einzelfall nicht vorausgesagt werden kann. Gestagene wie Megestrolacetat oder Medroxyprogesteron können bei Patienten mit Tumorkachexie oder in späten HIV-Stadien die Nahrungsaufnahme erhöhen, ohne allerdings die Prognose zu verbessern.

Essstörungen mit Unterernährung

Klinik und Diagnose Anorexie und Bulimie sind Essstörungen, die insbesondere Mädchen und junge Frauen betreffen (Geschlechtsverhältnis 10:1). Im Mittelpunkt steht ein abnormes Bestreben, schlank zu sein. Bei der Anorexie wird dieses Ziel durch eine drastische Restriktion der Nahrungsaufnahme erreicht, bei der Bulimie werden Essanfälle durch selbstinduziertes Erbrechen und exzessive Laxanzienverwendung kompensiert. Beide Störungen gelten als eigenständige Entitäten, überlappen sich aber nicht selten bzw. gehen ineinander über. Die Anorexie ist durch eine pathologische Angst vor Gewichtszunahme, eine Störung des Körperbildes, Untergewicht (BMI meist <16 kg/m^2) und durch sekundäre endokrine Störungen wie z. B. Amenorrhö gekennzeichnet. Die Diagnose beider Essstörungen wird nach den Kriterien der American Psychiatric Association (DSM-IV-Kriterien) gestellt.

Therapie Die Behandlung einer Anorexie ist schwierig, da auf Seiten der Patienten und der Familienangehörigen meist jede Krankheitseinsicht fehlt und eine Therapie oft abgelehnt wird. Das Therapiekonzept beinhaltet psycho- und verhaltenstherapeutische, nutritive und medizinische Elemente, die nach Problemkonstellation und Priorität einzusetzen sind. Bei vital bedrohten Patienten steht die internistische Behandlung im Vordergrund. Nach Stabilisierung mit Infusionstherapie oder Sondenernährung folgt meist eine langwierige, kognitive Verhaltenstherapie, die sich über Monate bis Jahre erstrecken kann. Später sollte sich eine dauerhafte Betreuung anschließen und langfristig eine gesunde, ausgewogene Ernährung eingehalten werden. Die Therapieerfolge sind bescheiden und durch Studien kaum belegt. Nur bei etwa 50% kommt es im Langzeitverlauf zur Heilung bzw. Vollremission, 10–25% der Patienten versterben an Anorexie-bedingten Komplikationen.

Als pharmakologische Behandlungsmöglichkeit stehen mit wechselhaftem Erfolg Neuroleptika zur Verfügung. Der Sero-toninwiederaufnahmehemmer Fluoxetin hat sich in der Rück-fallprophylaxe als bedingt wirksam erwiesen.

Evidenz der Therapieempfehlungen

	Evidenzgrad	Empfehlungsstärke
Adipositas		
hypokalorische Mischkost	I-b	A
sehr niedrig kalorische Diäten (Formuladiät)	II-b	B
Bewegungssteigerung (Alltagsaktivität, Sport)	II-b	B
Verhaltensmodifikation	II-b	B
Medikamente (Sibutramin, Orlistat)	I-b	A
chirurgische Magenverkleinerung	II-b	B

Evidenz der Therapieempfehlungen		
	Evidenzgrad	Empfehlungsstärke
Unterernährung		
orale Ernährungstherapie	II-b	B
enterale Ernährung	II-b	B
parenterale Ernährung	I-b/II-b	B
Medikamente	I-b/II-b	B/C
Psycho- und Verhaltenstherapie bei Essstörungen	II-b	C

Literatur

Hauner H (1997) Strategie der Adipositastherapie. Internist 38: 244–250

Hauner H, Hamann A, Husemann B et al. (2003) Prävention und Therapie der Adipositas. Evidenzbasierte Leitlinie der Deutschen Adipositas-Gesellschaft, Deutschen Diabetes-Gesellschaft und Deutschen Gesellschaft für Ernährung. Diab Stoffw 12 [Suppl 2] 35–46

Husemann B (1997) Die chirurgische Therapie der extremen Adipositas. Dtsch Ärztebl 35(C): 1603–1607

Puchstein C, Morlion B (1999) Künstliche Ernährung. In: Biesalski H, Fürst P, Kasper H, Kluthe R, Pölert W, Puchstein C, Stähelin H (Hrsg) Ernährungsmedizin. Thieme, Stuttgart New York, S 639–651

WHO (2000) Obesity: preventing and managing the global epidemic. Report of a WHO consultation on obesity (WHO Technical Report Series 894). WHO, Genf

6.2 Mangel und Überschuss an Vitaminen und Spurenelementen
Günther Wolfram

Mit einem Mangel an Vitaminen oder Spurenelementen ist nur in besonderen Situationen zu rechnen: bei unzureichender oder einseitiger Ernährung vor allem älterer Menschen, bei extrem zusammengesetzten Diäten (z. B. Abmagerungsdiäten bzw. bei makrobiotischer oder veganer Kost), bei Alkoholabusus, Malabsorption, Anorexia nervosa, Störungen der intestinalen Flora durch längere Antibiotikagabe oder unter Medikamenten, die die Vitaminaufnahme oder -wirkung hemmen. Ein gesteigerter Vitaminbedarf, der allerdings i. d. R. kaum zu klinisch manifesten Mangelzuständen führt, kann bei längerem Fieber, bei schweren konsumierenden Erkrankungen, unter Strahlentherapie, Dialysebehandlung sowie während Schwangerschaft und Stillperiode auftreten. Bei ausschließlich parenteraler oder Sondenernährung muss für adäquate Vitamin- und Spurenelementsubstitution gesorgt werden.

Neuerdings werden präventive Wirkungen einer erhöhten Vitaminzufuhr diskutiert, so die protektive Wirkung gegen Arteriosklerose und Krebs durch die antioxidativen Vitamine C, E und das Provitamin β-Karotin. Diese Indikationen sind wissenschaftlich nicht belegt. Aus den epidemiologischen Befunden lässt sich keine Indikation für eine generelle Verordnung von Vitaminensupplementen herleiten. Die Senkung einer Hyperhomozysteinämie als Risikofaktor der Arteriosklerose durch die Folsäure und die Vitamine B_6 und B_{12} sowie die Vorbeugung von Neuralrohrdefekten durch Gabe von Folsäure sind inzwischen wissenschaftlich belegt und anerkannt.

Für einige Vitamine und Spurenelemente wurden tolerierbare obere Zufuhrmengen pro Tag, die wahrscheinlich zu keinen nachteiligen Folgen für die Gesundheit von fast allen Individuen der Bevölkerung führen, definiert (Tolerable Upper Intake Level = UL).

6.2.1 Wasserlösliche Vitamine

Vitamin B_1 – Thiamin

Ein Vitamin-B_1-Mangel (Beriberi: periphere Neuropathien mit Sensibilitätsstörungen, Muskelschwäche, zentral bedingte Koordinationsstörungen, Paresen, gastrointestinale, psychische und kardiovaskuläre Störungen) kann bei schwerer Mangel- und Fehlernährung auftreten, bei parenteraler Ernährung über längere Zeit, Nulldiät, Hämodialyse, Malabsorption und chronischem Alkoholismus.

Eine nachteilige Wirkung bei **Überschuss** (cave: eingeschränkte Nierenfunktion) durch hohe orale Dosen ist nicht bekannt. Bei i.v.-Injektion in Einzelfällen Überempfindlichkeitsreaktionen (z. B. Exantheme, Atemnot, Schock).

Wirkstoffe und Dosis Thiamin, Benfotiamin p.o. Empfohlene Zufuhr 1,3 mg/Tag. Therapie: initial 100 mg/Tag p.o., in seltenen Fällen mehr.

Riboflavin

Mangel (Mundwinkelrhagaden, Glossitis, seborrhoische Dermatitis, korneale Vaskularisation) kann auftreten bei schwerer Mangel- und Fehlernährung, gestörter Riboflavinabsorption, chronischen Entzündungen des Dünndarms (Enteritiden), Phototherapie der Neugeborenenhyperbilirubinämie sowie bei langfristiger Einnahme von hormonalen Kontrazeptiva.

Bei **Überschuss** kann es zu Muskelschmerz kommen.

Wirkstoffe und Dosis Empfohlene Zufuhr 1,5 mg/Tag. Therapie: 10 mg/Tag p.o.

Nikotinamid

Mangel (Pellagra: Hyperkeratosen, Hyperpigmentierung, Stomatitis, Dermatitis, Diarrhö, depressive Psychosen, Verwirrtheitszustände, Anämie) kann auftreten bei: Mangel- oder Fehlernährung, gesteigertem Bedarf (z. B. während der Behandlung mit INH), Malabsorption infolge gastrointestinaler Erkrankungen (z. B. Hartnup-Syndrom).

Bei **Überschuss**: Pruritus, Flush, gastrointestinale Störungen, Verschlechterung der Glukosetoleranz, Hyperurikämie, Verschlechterung von Asthma, cholestatischer Ikterus (UL = 900 mg/Tag).

Wirkstoffe und Dosis Nikotinamid p.o.: Empfohlene Zufuhr 17 mg/Tag. Therapie: 300 mg/Tag p.o., Kinder die Hälfte. Parenteral 50–200 mg/Tag. Bei parenteraler Ernährung 50 mg pro Tag.

B$_6$-Vitamine – Pyridoxin

Mangel (seborrhoische Dermatitis, Stomatitis, epileptiforme Krämpfe, periphere Neuropathie, Hyperoxalurie, mikrozytäre hypochrome Anämie) kann auftreten bei längerer Fehlernährung, schweren fieberhaften Erkrankungen, chronischem Alkoholismus, diabetischer Polyneuropathie, gesteigertem Bedarf (z. B. Schwangerschaft, Stillzeit, Hämo- und Peritonealdialyse), langfristigem Gebrauch hormonaler Kontrazeptiva.

Bei **Überschuss**: periphere Neuropathie mit ataktischen Gang- und Bewegungsstörungen; Sensibilitätsstörungen der Beine (UL = 25 mg/Tag).

Wirkstoffe und Dosis Pyridoxin p.o.: Empfohlene Zufuhr von 1,6 mg/Tag. Therapie: 20–300 mg/Tag p.o. (in Einzelfällen auch höher), bei durch Vitamin-B$_6$-Mangel bedingten Krämpfen im Neugeborenen- und Säuglingsalter 0,5–4 mg/kg KG.

Pantothensäure

Mangel (Kopfschmerzen, Parästhesien, Muskelkrämpfe, „burning feet syndrome") tritt praktisch nicht auf.

Überschuss: Nachteilige Wirkungen nicht bekannt.

Dosis Empfohlene Zufuhr 6 mg/Tag, parenterale Ernährung 10–20 mg/Tag.

Biotin

Mangelerscheinungen (Wachstumshemmung, Haarverlust, Konjunktivitis, Dermatitis, gastrointestinale Störungen, Ataxie, psychiatrische Symptome) sind extrem selten, bei Fehlernährung (rohes Eiereiweiß), parenteraler Ernährung, bei Malabsorptionssyndrom und nach Resektion des oberen Dünndarms, Dialysepatienten, bei sehr seltenem Biotin-abhängigen, multiplem Carboxylasemangel sowie sehr seltenem Biotinidasemangel.

Überschuss: Es sind keine nachteiligen Wirkungen bekannt.

Wirkstoffe und Dosis Biotin p.o.: Empfohlene Zufuhr von 30–60 µg/Tag. Therapie p.o. bis zu 10 mg/Tag, parenteral (nur in Mischpräparaten verfügbar) bis zu 10 mg/Tag. Bei parenteraler Ernährung in Mischpräparaten 60–120 µg/Tag.

Folsäure

Mangel (hyperchrome Anämie, Cheilosis, Glossitis, Diarrhö) kann auftreten bei Mangel- oder Fehlernährung bei Senioren oder Teenagern, therapieresistentem Malabsorptionssyndrom, nach Resektion des oberen Dünndarms, glutensensitiver Enteropathie, chronischem Alkoholismus, Drogenabhängigkeit, gesteigertem Bedarf (z. B. in der Schwangerschaft und Stillzeit), Erkrankungen mit hoher Zellumsatzrate (chronisch-hämolytische Anämie) oder chronischem Blutverlust, Hämodialyse, Therapie mit Antikonvulsiva (Barbiturate, **Phenytoin**, **Primidon** u. a.), langfristigem Gebrauch hormonaler Kontrazeptiva, Therapie mit Folatantagonisten (z. B. **Methotrexat Triamteren**).

Mangel zur Zeit der Konzeption und in der Frühschwangerschaft kann beim Neugeborenen Neuralrohrdefekte verursachen.

Hohe Folsäurezufuhr kann einen Vitamin-B$_{12}$-Mangel maskieren.

Überschuss: Schlafstörungen, gastrointestinale Störungen, Erregung, Depression, vereinzelt allergische Reaktionen (UL = 1 mg/Tag).

Wirkstoffe und Dosis Folsäure p.o.: empfohlene Zufuhr von 400 µg/Tag. Zur Prävention eines Neuralrohrdefektes zusätzlich 0,4 mg/Tag Folsäure. Wurde bereits ein Kind mit Neuralrohrdefekt zur Welt gebracht: vor der nächsten Schwangerschaft Prophylaxe mit 4 mg/Tag. Therapie: 5–20 mg/Tag p.o. Makrozytäre Anämien immer mit Vitamin B$_{12}$ und Folsäure kombiniert behandeln. Parenteral: 1–5 mg/Tag bei längerer parenteraler Ernährung und bei Absorptionsstörungen.

Vitamin B$_{12}$ – Kobalamine

Ein **Mangel** (hyperchrome Anämie, irreversible Polyneuropathie, Lähmungen durch funikuläre Myelose) kann auftreten bei jahrelanger Mangel- und Fehlernährung (z. B. streng vegetarische Ernährung), Malabsorption durch ungenügende Produktion von Intrinsic Factor (nach Magenresektion oder bei Atrophie der Magenschleimhaut), Erkrankungen im Endabschnitt des Ileums (z. B. Sprue, Enteritis regionalis), operative Resektion des terminalen Ileums, Fischbandwurmbefall oder „Blind-loop-Syndrom".

Überschuss: p.o. sind nachteilige Wirkungen unbekannt. Bei parenteraler Gabe in seltenen Einzelfällen Akne, ekzematöse und urtikarielle sowie anaphylaktische bzw. anaphylaktoide Reaktionen.

Wirkstoffe und Dosis Zyanokobalamin, Hydroxokobalamin. Empfohlene Zufuhr 3 µg/Tag. Parenteral in den ersten Wochen nach Diagnose 100 µg/Tag, bei nachgewiesener Vitamin-B$_{12}$-Absorptionsstörung anschließend lebenslang 100 µg/Monat. Zur Dauertherapie gibt es Depotpräparate (1 mg i.m. alle 3 Monate). Orale Gabe von Vitamin B$_{12}$ (1–10 µg/Tag) nur zur Verhütung von Mangelsymptomen durch jahrelange Fehlernährung.

Vitamin C – Ascorbinsäure

Mangel (Skorbut: Erschöpfung, Petechien, Purpura, Mikrohämaturie, Gingivitis, flächige Schleimhaut- und Hautblutungen, Zahnausfall, mikrozytäre Anämie) tritt sehr selten auf bei Fehl- und Mangelernährung, parenteraler Ernährung, Infektionskrankheiten, schweren Traumata, Hämodialyse, Tumorkachexie, Methämoglobinämie im Kindesalter.

Obwohl zur therapeutischen Verwendung, z. T. in Megadosen bei zahllosen Erkrankungen z. B. bei Karzinomen angepriesen, wurde bei vollwertiger Ernährung ein sicherer Effekt nicht nachgewiesen, auch nicht bei banalen Erkältungen. Kosten und Risiken einer hochdosierten Therapie stehen in keinem vertretbaren Verhältnis.

Überschuss: Bei prädisponierten Personen Nierensteinbildung infolge erhöhter Oxalatausscheidung möglich; Störung der Absorption von Vitamin B_{12}, „Rebound-Skorbut" bei Neugeborenen, deren Mütter während der Schwangerschaft regelmäßig hohe Dosen Vitamin C eingenommen haben; Diarrhö; Verfälschung von Laborwerten (falsch-positive Uringlukose) (UL = 1 g/Tag).

Wirkstoffe und Dosis Ascorbinsäure p.o.: Empfohlene Zufuhr von 100 mg/Tag. Therapie: 300–500 mg/Tag p.o. Parenteral: 100–300 mg/Tag. Bei parenteraler Ernährung 100–300 mg/Tag.

6.2.2 Fettlösliche Vitamine

Vitamin A – Retinol

Mangelerscheinungen (Nachtblindheit, Keratomalazie, Xerophthalmie, Erblindung, Entwicklungsstörungen) können auftreten bei intestinaler Malabsorption, parenteraler Ernährung, Proteinenergiemalnutrition wegen Mangel an retinolbindendem Protein.

Überschuss: Haut- und Haarschädigungen, Hepatosplenomegalie, Fieber, Anstieg des intrakraniellen Drucks, Hyperostosen. Während der Schwangerschaft Missbildungen. Hohe Dosen können die Wirkung von Antikoagulanzien vom Cumarintyp verstärken (UL = 3 mg/Tag).

Wirkstoffe und Dosis Retinol: Empfohlene Zufuhr 1 mg/Tag. Bei parenteraler Ernährung 1,8 mg/Tag Retinolpalmitat (1 µg Retinol entspricht 3,33 IE Vitamin A).

Vitamin D_3 – Cholekalziferol

Mangel (Rachitis, Osteomalazie) kann auftreten bei ungenügender Sonnenlichtexposition (z. B. Nachtarbeiter) sowie streng vegetarischer oder makrobiotischer Ernährung von Kleinkindern. Säuglinge und Kleinkinder kommen in unseren Breiten nicht ohne zusätzliche Zufuhr von **Cholekalziferol** aus.

Überschuss: Häufigste Ursache ist die unkritische Gabe durch die Eltern; Hyperkalzämie mit ihren akuten (Herzrhythmusstörungen, Übelkeit, psychische Symptome, Bewusstseinsstörung) und chronischen (Polyurie, Polydipsie, Inappetenz, Gewichtsverlust, Nierensteinbildung, Nephrokalzinose) Folgen (UL = 50 mg/Tag).

Wirkstoffe und Dosis Cholekalziferol: Empfohlene Zufuhr 5 µg/Tag, bei Menschen >65 Jahre 10 µg/Tag. Prophylaxe bei Malabsorption: 100 µg/Tag Vitamin D, Therapie von Rachitis und Osteomalazie durch Vitamin-D-Mangel: 25–125 µg Cholekalziferol p.o. über ein Jahr. Bei parenteraler Ernährung 5 µg Cholekalziferol/Tag. (1 µg Vitamin D_3 bzw. Cholekalziferol = 40 IE).

Vitamin E – Tocopherol

Ein therapeutischer oder präventiver Nutzen hoher Dosen ist beim Menschen – bis auf die hämolytische Anämie des Frühgeborenen – nicht sicher nachgewiesen. Eventuell Anwendung als „Radikalenfänger" bei chronisch entzündlichen Erkrankungen aus dem rheumatischen Formenkreis. Bei Zufuhr mehrfach ungesättigter Fettsäuren muss der Peroxidbildung durch mindestens 0,5 mg Tocopherol/g ungesättigter Fettsäuren entgegengewirkt werden.

Mangel: (z. B. hämolytische Anämie, motorische Schwäche, Muskelatrophie, Myelindegeneration) kann auftreten bei Abeta-Lipoproteinämie und bei Frühgeborenen.

Bei **Überschuss** kommt es zu Kopfschmerzen und Übelkeit. In hohen Dosen kann Vitamin E antagonistisch zu Vitamin K wirken und die Prothrombinzeit verlängern. So kann auch eine Wirkungsverstärkung der Antikoagulanzien eintreten und die Thrombozytenaggregation gehemmt werden. Parenteral zugeführtes Vitamin E kann bei Frühgeborenen Hepatosplenomegalie, cholostatischen Ikterus und Thrombopenie verursachen (UL = 300 mg/Tag). Eine ganz neue Metaanalyse spricht sich bei chronischer Anwendung für UL = 100 mg/Tag aus.

Wirkstoffe und Dosis Empfohlene Tocopherol-Zufuhr: 15 mg/Tag. Therapie: 100 mg/Tag.

Vitamin K_1 – Phytomenadion

Mangel (Störungen der Blutgerinnung, Hämorrhagien, Epistaxis, Hämaturie, Melaena, ZNS-Blutungen) kann auftreten bei Störungen der Fettabsorption, langdauernder Antibiotikatherapie mit Schädigung der Darmflora. Der Mangel ist bewiesen, wenn sich abnormale Laborwerte des Gerinnungssystems nach Vitamin-K-Gabe normalisieren (Koller-Test).

Überschuss: p.o. sind nachteilige Wirkungen unbekannt. Nach rascher i.v.-Injektion Flush, Dyspnoe, Brustschmerzen, schockartige Zwischenfälle, vereinzelt Todesfälle; bei Gabe als Antidot ist eine i.m.-Injektion zu vermeiden. Bei vorbestehender Lebererkrankung zusätzliche Leberschädigung möglich.

Große Mengen von Vitamin K können die Wirkung von oralen Antikoagulanzien blockieren und nach Gabe an Schwangere einen Neugeborenenikterus verursachen.

Wirkstoffe und Dosis Empfohlene Phytomenadion-Zufuhr 70 µg/Tag.

Vitamin-K-Prophylaxe bei Neugeborenen unmittelbar nach der Geburt: einmalig 1 mg i.m. am 1. Lebenstag oder alternativ 2 mg p.o. am 1. und am 5. Lebenstag sowie in der 4. bis 6. Lebenswoche. In den ersten Lebenstagen 5 mg/Tag nicht überschreiten.

Die Therapie erfolgt wie bei Vitamin-K-Mangel-Blutungen: Dosis nach Wirkung. Bei leichteren Blutungen genügt eine orale Dosis von 1–5 mg bei Säuglingen und Erwachsenen. Bei Patienten mit Absorptionsstörungen (z. B. Malabsorption, Cholestase, Pankreaserkrankung) parenterale Gabe, Dosis wie oral.

6.2.3 Spurenelemente

Eisen

Mangel (hypochrome, mikrozytäre Anämie, verminderte körperliche Leistungsfähigkeit, Schwächung der Immunabwehr, Störung der Intelligenzentwicklung) kann auftreten bei chronischen Blutverlusten durch gesteigerte Menstruation oder okkulte Blutungen im Magen-Darm-Bereich, durch chronische Entzündungen und bösartige Tumoren sowie Fehlernährung.

Überschuss führt bei akuter parenteraler Überdosierung zu Eisenvergiftungen mit Kreislaufkollaps, Schleimhaut- und Lebernekrosen sowie Lähmungen. Bei Kindern kann auch eine orale Überdosierung zu schweren Intoxikationen führen. Erhöhte Eisenabsorption mit Gefahr der Hämosiderose beobachtet man bei Alkoholismus und bei der erblichen Hämochromatose (UL noch nicht definiert).

Wirkstoffe und Dosis Verschiedene Eisen(II)-Verbindungen. Empfohlene Zufuhr 10 mg/Tag (15 mg/Tag bei der menstruierenden Frau). Therapie: 100 mg Fe (II)/Tag. Die Indikation zur parenteralen Eisenbehandlung ist wegen potentieller, erheblicher und unerwünschten Wirkungen streng zu stellen. Wegen des Risikos der Eisenüberladung (Hämosiderose) ist unbedingt eine genaue Kalkulation der hier verwendeten Eisen(III)-Verbindungen notwendig. Applikation am besten als Kurzinfusion.

Jod

Mangel (Struma, Kretinismus) ist in Deutschland endemisch. Auch bei sonst vollwertiger Ernährung ist eine ausreichende Versorgung mit Jod nur durch ausschließliche Verwendung von Jodsalz (15–25 mg Kaliumjodid pro kg) möglich. Erhöhter Bedarf besteht in Schwangerschaft und Stillzeit.

Überschuss: In Gebieten mit langandauerndem Jodmangel ist mit unerkannten funktionellen Autonomien der Schilddrüse zu rechnen, die zu Hyperthyreose führen können (UL = 500 μg/Tag).

Wirkstoffe und Dosis Kaliumjodid, Kaliumjodat p.o. Empfohlene Zufuhr in Deutschland 200 μg/Tag. Bei erhöhtem Bedarf, z. B. während der Schwangerschaft, wird eine zusätzliche Jodidprophylaxe mit 200 μg/Tag p.o. empfohlen. Bei parenteraler Ernährung 200 μg/Tag.

Fluorid

Außer bei der Kariesprophylaxe gibt es keine allgemein anerkannte Wirkung von Fluorid. Fluorid fördert die Zahngesundheit, indem es die Widerstandsfähigkeit gegen den Säureangriff kariogener Mundbakterien verbessert und die Remineralisation von Primärläsionen steigert.

Überschuss: Chronisch überhöhte Fluoridzufuhr führt zu typischen Schmelzflecken (Zahnfluorose). Später drohen auch Knochenfluorose sowie Störungen von Muskel- und Nierenfunktion (UL noch nicht definiert).

Wirkstoffe und Dosis Natriumfluorid p.o. An Standorten mit niedriger Fluoridversorgung (<0,3 mg Fluorid/l Trinkwasser) wird zur Kariesprophylaxe die Gabe von Fluorid empfohlen. Bei >0,7 mg Fluorid/l Trinkwasser ist eine zusätzliche Gabe nicht notwendig. Die Höhe der Fluoridsupplemente reicht von 0,25 mg/Tag bei Säuglingen über 0,5 mg bei 3- bis 6-jährigen Kindern bis zu 1 mg Fluorid/Tag bei 6-jährigen Kindern bis zu Erwachsenen. Diese Supplemente sind bei einem Fluoridgehalt von 0,3–0,7 mg/l Trinkwasser zu halbieren.

Zink

Mangel (verminderte Geschmacksempfindung, Appetitlosigkeit, Dermatitis, Durchfall, Haarausfall, Störung der Wundheilung, neuropsychische Störungen) kann bei Malabsorptionssyndromen, Alkoholabusus, Behandlung mit Chelatbildnern, großflächigen Verbrennungen und bei einseitiger Ernährung gegen Ende der schnellen Wachstumsperiode im Säuglingsalter vorkommen.

Überschuss: Magen-Darm-Störungen und Fieber sowie hypochrome Anämie, wohl auf Grund von Wechselwirkungen mit Kupfer und Eisen (UL = 25 mg/Tag).

Wirkstoffe und Dosis Empfohlene Zufuhr 10 mg/Tag. Therapie oral 15 mg/Tag, parenteral 5 mg/Tag.

Selen

Mangel (Störungen der Muskelfunktionen, Kardiomyopathie, Keshan-Krankheit, eventuell Osteoarthropathie, Kaschin-Beck-Krankheit) kann auftreten bei Absorptionsstörungen in Folge von Mukoviszidose oder Kurzdarmsyndrom bzw. bei langfristiger parenteraler Ernährung. Die Versorgung mit der üblichen Ernährung ist gebietsweise nicht immer optimal.

Bei **Überschuss** kommt es zu Erbrechen, Apathie, Leberschaden, Störung des Geschmacks. Die therapeutische Breite von Selen ist sehr gering, da bereits bei einer Dosis von 800 μg/Tag beim Erwachsenen chronische Vergiftungen beobachtet wurden (UL = 300 μg/Tag).

Wirkstoffe und Dosis Empfohlene Zufuhr 30–70 μg/Tag. Die Wirksamkeit einer diese Schätzwerte übersteigenden Zufuhr von Selen zur Vorbeugung von Herzinfarkt, Krebs oder Störungen des Immunsystems ist nicht ausreichend gesichert. Parenterale Zufuhr 100 μg/Tag.

Kupfer

Mangel (mikrozytäre Anämie, Leukozytopenie, Wachstumsstörungen, Knochenfrakturen, Aneurysmen, neurologische Störungen) tritt äußerst selten bei extrem einseitiger bzw. parenteraler Ernährung auf. Eine sehr seltene angeborene Störung des Kupferstoffwechsels ist das Menkes-Syndrom.

Bei **Überschuss** (z. B. >10 mg/l in durch Kupferrohre geführtem Trinkwasser) werden bei Säuglingen Leberschäden beobachtet (UL = 5 mg/Tag).

Wirkstoffe und Dosis Empfohlene Zufuhr: 1,0–1,5 mg/Tag. Therapie: 3,5 mg/Tag p.o.

Bei weiteren essentiellen Spurenelementen wie Mangan, Chrom oder Molybdän werden nur extrem selten Mangelerscheinungen oder Überdosierungen beobachtet.

Literatur

Bässler KH, Golly I, Loew D, Pietrzik K (1997) Vitamin-Lexikon. Gustav Fischer, Stuttgart

Biesalski HK, Fürst P, Kasper H, Kluthe R, Pölert W, Puchstein C, Stähelin H (2004) Ernährungsmedizin. Thieme, Stuttgart

Biesalski HK, Köhrle J, Schürmann K (Hrsg) (2002) Vitamine, Mineralstoffe und Spurenelemente. Thieme, Stuttgart

6.3 Diabetes mellitus Typ 1 und Typ 2
Stephan Matthaei, Martin Andrassy und Peter Nawroth

6.3.1 Einleitung

Diabetes mellitus Typ 1 und Typ 2 stellen pathophysiologisch zwei völlig unterschiedliche Entitäten dar. Während der Typ-1-Diabetes durch eine autoimmun-bedingte Destruktion der pankreatischen β-Zelle zu einem absoluten Insulinmangel führt und die Therapie in einer möglichst physiologischen Insulinsubstitution besteht, ist der Typ-2-Diabetes eine heterogene, chronisch-progressive Erkrankung, die durch Insulinresistenz und defiziente Insulinsekretion auf dem Boden genetischer und erworbener Defekte charakterisiert ist. In Deutschland sind zurzeit etwa 5 Millionen Menschen an einem Typ-2-Diabetes erkrankt, weltweit etwa 150 Millionen. Nach Schätzungen der WHO ist von einer Verdopplung dieser Zahlen innerhalb der nächsten 25 Jahre auszugehen. Die individuellen und volkswirtschaftlichen Folgen sind dabei beträchtlich: Schon heute müssen in Deutschland über 30 Milliarden DM für die Behandlung und die Folgekosten des Typ-2-Diabetes aufgebracht werden.

Die Tatsache, dass bei vielen Patienten mit neudiagnostiziertem Typ-2-Diabetes bereits diabetische Folgeerkrankungen vorliegen (40% Makroangiopathie, 40% Nephropathie Stadium III oder höher, 15% Retinopathie, 50% Hypertriglyzeridämie, 50% arterieller Hypertonus) deutet daraufhin, dass sich der prädiabetische Zustand, der auf dem Boden der Insulinresistenz durch Hyperinsulinämie, Adipositas, arteriellem Hypertonus, Dyslipidämie und häufig bereits eingeschränkte Glukosetoleranz gekennzeichnet ist, schädigend auf das vaskuläre System auswirkt. Infolgedessen stellt der Typ-2-Diabetes nur die „Spitze des Eisbergs" dar, d. h. die Spitze des Insulinresistenzsyndroms, an dem allein in Deutschland Millionen von Patienten (häufig unentdeckt) erkrankt sind (Abb. 6.3-1).

Bei steigender Zahl von Patienten mit Insulinresistenzsyndrom, v. a. bedingt durch die steigende Prävalenz der Adipositas, und bei einer Konversionsrate vom prädiabetischen Stadium der eingeschränkten Glukosetoleranz zum Typ-2-Diabetes von ca. 2–7% pro Jahr, ist mit einer deutlichen Zunahme der Prävalenz des Typ-2-Diabetes in den nächsten Jahren zu rechnen.

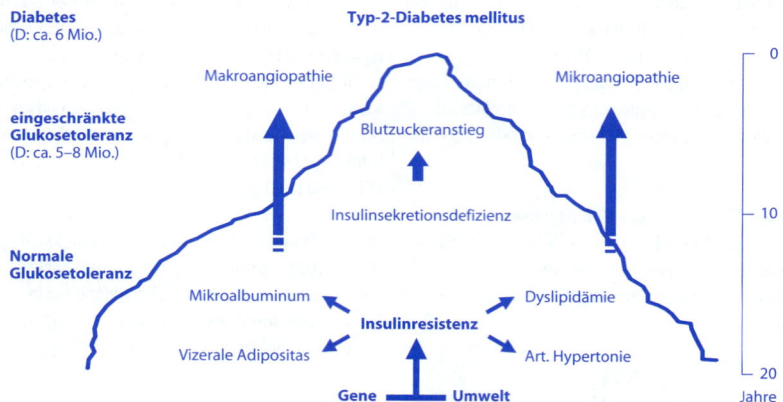

Abb. 6.3-1. Schematische Darstellung der Entwicklung des Diabetes mellitus Typ 2 (mod. nach Matthaei et al. 2000). Der Typ-2-Diabetes stellt das Endstadium eines über Jahre bis Jahrzehnte vorbestehenden metabolischen Syndroms dar, das durch Insulinresistenz mit konsekutiver Hyperinsulinämie, Adipositas, arterieller Hypertonie sowie Dyslipidämie und daraus resultierender frühzeitiger Entwicklung einer Arteriosklerose gekennzeichnet ist. Da das die Gefäße schädigende metabolische Milieu bereits viele Jahre vor Manifestation des Diabetes mellitus vorhanden ist, liegen häufig bereits zum Zeitpunkt der Diabetesdiagnosestellung makro- und mikroangiopathische Folgeerkrankungen vor. Patienten im Stadium I haben auf Grund der Fähigkeit ihrer β-Zellen, die Insulinsekretion entsprechend dem Grad der Insulinresistenz zu erhöhen, noch eine normale Glukosetoleranz. In diesem Stadium weisen häufig erhöhte Triglyzerid- und verminderte HDL-Spiegel sowie ein erhöhter Taille/Hüfte-Umfangsquotient auf eine bestehende Insulinresistenz hin. Im Stadium II ist die Glukosetoleranz nach oraler Glukosebelastung wegen der zunehmenden Insulinresistenz und einer nun einsetzenden Insulinsekretionsdefizienz eingeschränkt. Bei ausbleibender therapeutischer Intervention erfolgt häufig der Übergang zum manifesten Typ-2-Diabetes (Stadium III), in dem der Nüchtern- und/oder der 2-Stunden-post-Glukosebelastungsblutzucker die Diabetesdiagnosekriterien erfüllt

6.3.2 Ätiologie und Definition

Im Folgenden ist die ätiologische Klassifikation der amerikanischen Diabetes-Gesellschaft aufgeführt

Ätiologische Klassifikation des Diabetes mellitus

I Typ-1-Diabetes
Definition: Unter Typ-1-Diabetes versteht man eine β-Zell-Destruktion, die entweder immunologisch (am häufigsten) oder idiopathisch (selten), meist ohne (selten mit [z. B. in Japan]) begleitender Pankreatitis auftritt

II Typ-2-Diabetes
Definition: Heterogenes, chronisch-progressives Krankheitsbild, das pathophysiologisch von einer ausgeprägten Insulinresistenz mit relativem Insulinmangel bis zu einer im Vordergrund stehenden defizitären Insulinsekretion mit begleitender Insulinresistenz charakterisiert ist

III Andere Diabetesformen
Andere Diabetesformen sind hier nur tabellarisch aufgeführt und werden wegen ihrer Seltenheit nicht weiter beschrieben:
A) Genetische Defekte der β-Zell-Funktion
 – Chromosom 20 (HNF-4?; MODY 1)
 – Chromosom 7 (Glukokinase; MODY 2)
 – Chromosom 12 (HNF-1?; MODY 3)
 – Chromosom 13 (IPF-1; MODY 4)
 – Chromosom 17 (HNF-1β; MODY 5)
 – Mitochondriale DNA
B) Genetische Defekte der Insulinwirkung
 – Typ-A-Insulinresistenz
 – Leprechaunismus
 – Rabson-Medenhall-Syndrom
 – Lipothrophischer Diabetes
C) Krankheiten des exokrinen Pankreas
 – Pankreatitis
 – Trauma, Pankreatektomie
 – Neoplasie
 – Zystische Fibrose
 – Hämochromatose
D) Endokrinopathien
 – Akromegalie
 – Cushing-Syndrom
 – Glukagonom
 – Phäochromozytom
 – Hyperthyreose
 – Somatostatinom
 – Aldosteronom
E) Medikamenteninduzierter Diabetes
 – Pentamidin
 – Glukokortikoide
 – Nikotinsäure
 – Schilddrüsenhormone
 – β-adrenerge Agonisten
 – Thiazide
 – Streptozotocin
 – Diazoxid
 – α-Interferon
F) Infektionen
 – Röteln
 – Zytomegalie
G) Seltene Formen eines immunvermittelten Diabetes
 – „Stiff-Man-Syndrom"
 – Anti-Insulinrezeptor-Antikörper
H) Gelegentlich mit Diabetes vergesellschaftete Syndrome
 – Down-Syndrom
 – Klinefelter-Syndrom
 – Turner-Syndrom
 – Wolfram-Syndrom
 – Friedreich-Ataxie
 – Chorea Huntington
 – Laurence-Moon-Biedl-Syndrom
 – Prader-Willi-Syndrom
 – Porphyrie
 – Myotone Dystrophie

IV Gestationsdiabetes

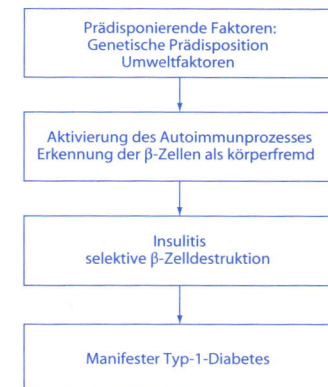

Abb. 6.3-2. Pathogenese des Typ-1-Diabetes

6.3.3 Pathogenese

Typ-1-Diabetes

Der entscheidende Schritt der Pathogenese des Typ-1-Diabetes ist eine Aktivierung des Immunsystems, die letztlich ohne (oder seltener, z. B. in Japan mit) Pankreatitis zu einer Zerstörung der β-Zellen führt. Sowohl genetische Faktoren als auch Umweltfaktoren bestimmen das Auftreten der Erkrankung (Abb. 6.3-2).

Typ-2-Diabetes

Die Pathogenese des Typ-2-Diabetes ist deutlich komplexer als die des Typ-1-Diabetes. Sowohl Störungen der Insulinwirkung (periphere und hepatische Insulinresistenz) als auch der Insulinsekretion (Abb. 6.3-3) spielen bei jedem Patienten in unterschiedlicher Weise (und vor allem sich wandelnd bei Veränderungen des Gewichts und Progression der Erkrankung bei zunehmendem Lebensalter) eine Rolle. Ein erhöhter Glukosewert wird manifest, wenn bei zunehmender Insulinresistenz die Insulinsekretion den Mehrbedarf nicht mehr decken kann (Abb. 6.3-4). Die Insulinresistenz stellt den zentralen pathophysiologischen Defekt des „metabolischen Syndroms" dar, das auch Insulinresistenzsyndrom genannt wird.

Die aus der Insulinresistenz resultierenden Komponenten des metabolischen Syndroms erklären sowohl die Häufigkeit von vaskulären „Spätschäden" zum Zeitpunkt der Diagnose Diabetes mellitus Typ 2 (s. Abb. 6.3-1) als auch das danach stratifizierte diagnostische Vorgehen (s. unten).

6.3.4 Diabetische Folgeerkrankungen

Ätiologie und Definition

Entstehung, Verlauf und Prognose der diabetischen Folgeschäden unterscheiden sich zwar zwischen Typ-1- und Typ-2-Diabetes, doch da das diagnostische und das therapeutische Vorgehen bezüglich der Komplikationen sich nicht wesentlich unterscheiden,

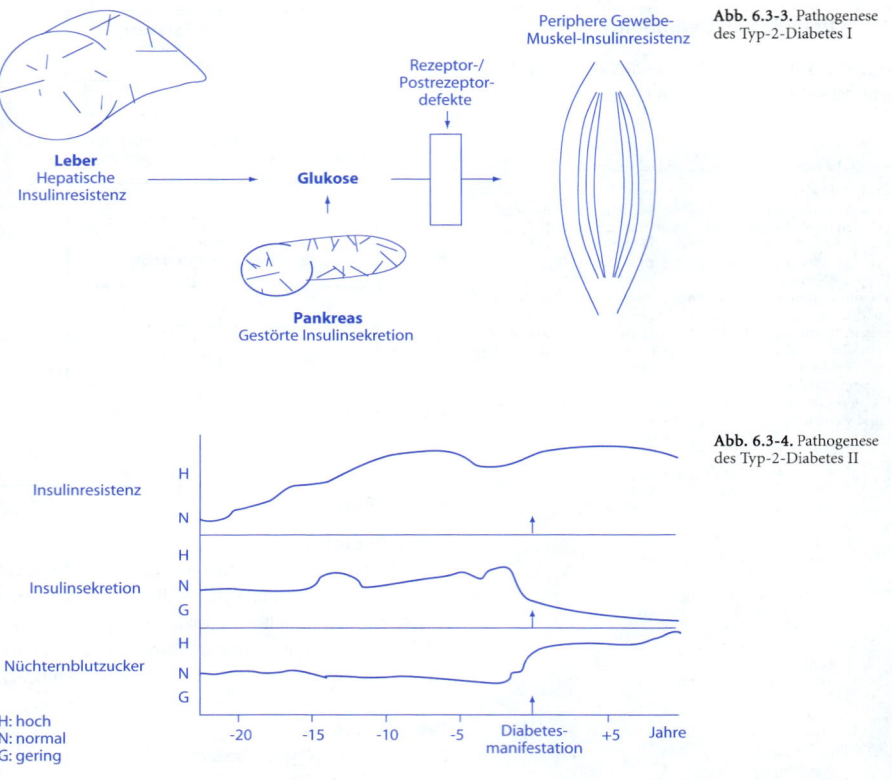

Abb. 6.3-3. Pathogenese des Typ-2-Diabetes I

Abb. 6.3-4. Pathogenese des Typ-2-Diabetes II

werden die Folgeschäden hier gemeinsam abgehandelt. Direkte Folgeschäden des Diabetes mellitus (durch eine verbesserte Blutzuckereinstellung reduzierbar) sind die Nephropathie, Neuropathie, Retinopathie und (obwohl in der UKPDS durch antihyperglykämische Therapie nicht statistisch signifikant beeinflussbar [p = 0,052]) die Makroangiopathie, sowohl der peripheren als auch der kardialen und extrakraniellen Gefäße.

Pathogenese

Eine eindeutige Klärung der Pathogenese der diabetischen Spätschäden ist bisher noch nicht gelungen. Es gibt Hinweise, dass beim Typ-2-Diabetes eine aktivierte Immunreaktion eine größere Rolle spielt als beim Typ-1-Diabetes. Die bisher bekannten Mechanismen betreffen:

- die Bildung von nichtenzymatisch modifizierten Proteinen (die so genannten „advanced glycated end products", AGE) sowohl durch Interaktion von reduzierenden Zuckern wie Glukose mit freien Aminogruppen als auch glukoseunabhängig durch oxidativen Stress,
- die vermehrte Bildung von reaktiven Sauerstoffspezies,
- Aktivierung der Proteinkinase C sowie
- Aktivierung der Aldosereduktase.

Neuere Studien zeigen, dass diese verschiedenen Stoffwechselwege miteinander verknüpft und bei der Schädigung des Gefäßes gemeinsam aktiv sind (Abb. 6.3-5 und Abb. 6.3-6).

6.3.5 Diagnostik

Typ-1-Diabetes

Prädiktion Auch wenn sich mittels Markern wie z. B. Inselzellantikörpern (ICA) oder Antikörpern gegen die GABA-synthetisierende Glutamatsäuredecarboxylase (anti-GAD) das Risiko eines Typ-1-Diabetes vorhersagen lässt, besteht, solange sich eine präventive Therapie in Studien als nicht erfolgreich herausgestellt hat, keine Indikation zur prädiktiven Diagnostik.

Diagnose Die charakteristische Klinik des Typ-1-Diabetes bei Manifestation (s. unten) erlaubt in den meisten Fällen eine sichere Zuordnung, sodass nur in Ausnahmefällen (z. B. bei atypischer Manifestation im höheren Lebensalter) eine Diagnostik mittels Antikörpernachweis notwendig ist. Die Hyperglykämie, häufig assoziiert mit einer ketoazidotischen Stoffwechselentgleisung, ist das laborchemische Leitsymptom bei Manifestation.

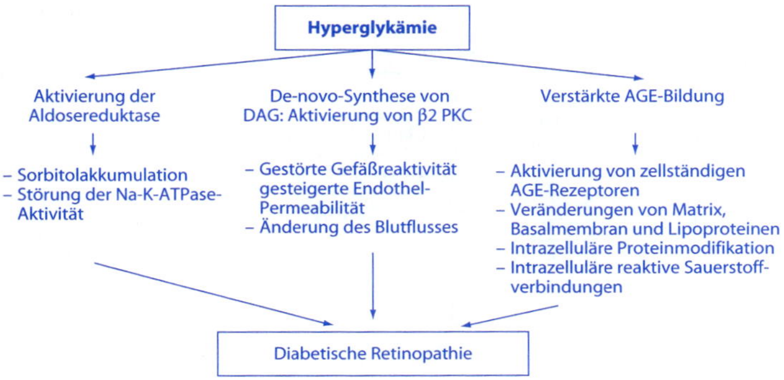

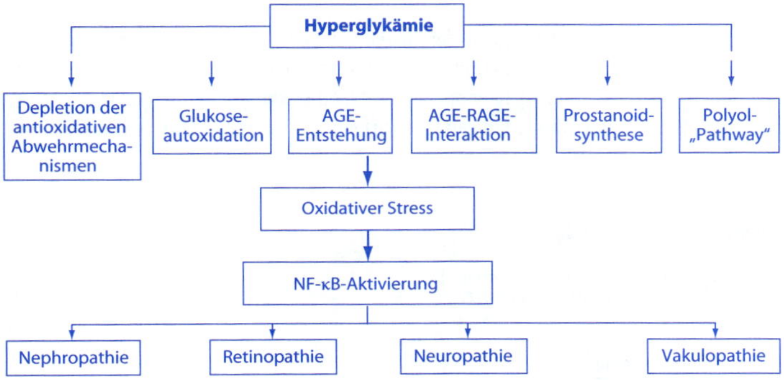

Hyperglykämie
Aktivierung der Aldosereduktase
De-novo-Synthese von DAG: Aktivierung von β2 PKC
Verstärkte AGE-Bildung
- Sorbitolakkumulation
- Störung der Na-K-ATPase-Aktivität
- Gestörte Gefäßreaktivität gesteigerte Endothel-Permeabilität
- Änderung des Blutflusses
- Aktivierung von zellständigen AGE-Rezeptoren
- Veränderungen von Matrix, Basalmembran und Lipoproteinen
- Intrazelluläre Proteinmodifikation
- Intrazelluläre reaktive Sauerstoff-verbindungen
Diabetische Retinopathie

Abb. 6.3-5. Wege zu diabetischen Spätschäden

Hyperglykämie
Depletion der antioxidativen Abwehrmechanismen
Glukose-autoxidation
AGE-Entstehung
AGE-RAGE-Interaktion
Prostanoid-synthese
Polyol-„Pathway"
Oxidativer Stress
NF-κB-Aktivierung
Nephropathie
Retinopathie
Neuropathie
Vakulopathie

Abb. 6.3-6. Verknüpfung der verschiedenen Pathomechanismen der Spätschäden

Typ-2-Diabetes

Da bei Diagnosestellung schon annähernd 50% der Patienten unter ersten vaskulären Folgeerkrankungen, basierend auf dem lange vorbestehenden metabolischen Syndrom, leiden, gilt ein besonderes Interesse der Frühdiagnostik. Ganz entscheidend sind hier die positive Familienanamnese, das Vorliegen von Übergewicht/Adipositas, Dyslipidämie, arterielle Hypertonie sowie bei Frauen ein stattgehabter Gestationsdiabetes. Flussschemata der Diagnostik werden in den Abb. 6.3-7 und 6.3-8 vorgestellt.

Der seit 1998 geltende Nüchternglukosegrenzwert von 126 mg/dl im Plasma (entspricht 110 mg/dl im kapillären

Ohne Risikofaktoren
Erhöhtes Diabetesrisiko: BMI ≥ 27kg/m2 Verwandter 1. Grades Baby ≥ 4500 g bzw. Gestationsdiabetes Hochrisikopopulation
Häufig mit Typ-2-Diabetes assoziierte Störungen: RR ≥ 140/90 HDL-Cholesterin ≤ 35 mg/dl Triglyzeride ≥ 250 mg/dl
Testung ≥ 45 Jahre
Testung ≤ 45 Jahre
Ergebnis normal
Ergebnis pathologisch und unbestätigt
Ergebnis normal
Erneute Testung in 3 Jahren
Therapie
Erneute Testung in einem Jahr

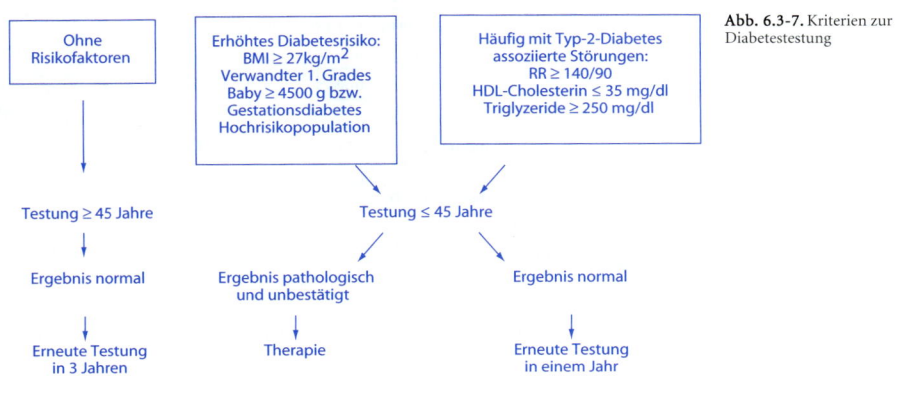

Abb. 6.3-7. Kriterien zur Diabetestestung

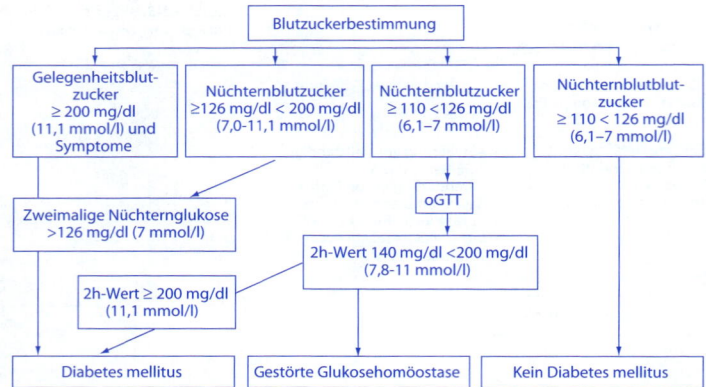

Abb. 6.3-8. Diagnostischer Weg

Vollblut) wurde v. a. aus epidemiologischen Gründen (höhere Inzidenz von Spätschäden bei höheren Werten) gewählt. Aber *ohne* die Durchführung eines oralen Glukosetoleranztestes werden viele Patienten mit einem Diabetes mellitus nach der neuen, auf der Nüchternglukose basierenden Definition nicht erfasst, sodass besonders bei Vorliegen mehrerer mit dem metaboli-schen Syndrom verbundener Erkrankungen (s. oben) ein oGTT durchgeführt werden sollte.

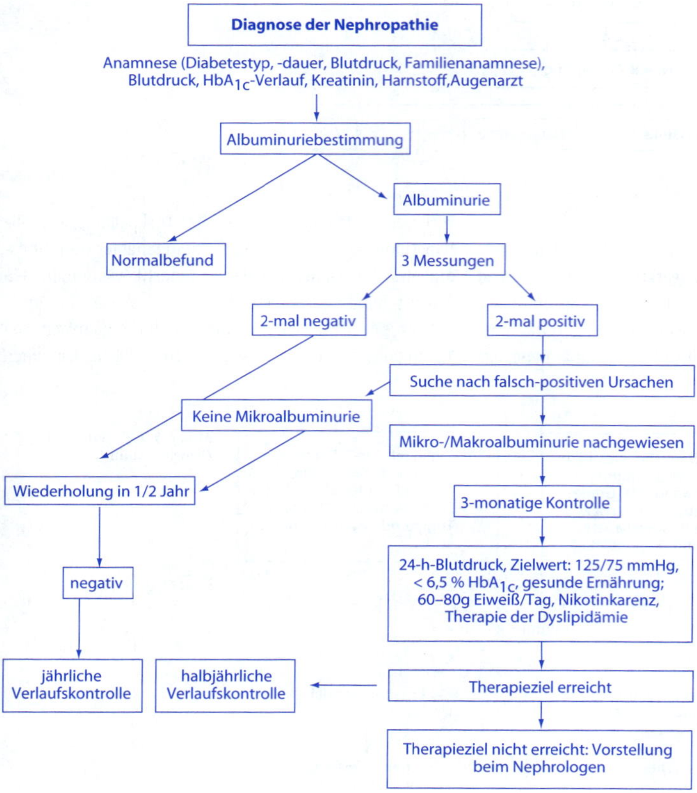

Abb. 6.3-9. Diagnostik der diabetischen Nephropathie

Andere Diabetesformen

Zu anderen Diabetesformen, vor allem dem Gestationsdiabetes, und zur Therapie der Typ-1-Diabetikerin in der Schwangerschaft s. Speziallliteratur.

Diabetische Folgeerkrankungen

Nephropathie Durch die bessere Aufklärung des Patienten und durch die häufigere Bestimmung der Albumine wird die Bedeutung der Familienanamnese zunehmen.

Der laborchemischen Diagnostik der Nephropathie kommt eine besondere Bedeutung zu, da die frühen Stadien (I + II) nur mit großem Aufwand erfassbar sind und sich deshalb nicht als Screening-Methode eignen. Das Auftreten, wie auch die Progression der Albuminurie, ermöglicht eine prognostische Aussage zur Mortalität und zeigt darüber hinaus auch das erhöhte Risiko des Auftretens anderer Komplikationen an. Ein Flussdiagramm für die Diagnostik ist in Abb. 6.3-9 dargestellt.

Die Bestimmung der Albuminurie sollte bei Typ-1-Diabetikern ab 5 Jahren nach Manifestation und bei Typ-2-Diabetikern jährlich ab Diagnosestellung erfolgen. Es sollten immer 3 Proben des ersten Morgenurins innerhalb einer Woche untersucht werden. Eine Mikroalbuminurie liegt vor, wenn nach Ausschluss von Störfaktoren (Harnwegsinfekt, konsumierende Erkrankung, Monatsblutung, Fieber, Herzinsuffizienz, entgleister Hypertonus, starke sportliche Aktivität) 2 von 3 Werten über 20 mg/l liegen. Die diabetische Nephropathie wird nach Stadien (I–V) eingeteilt. Eine stadiengerechte Therapie hat das Erreichen eines niedrigeren Stadiums bzw. die Hemmung der Progression zum Ziel.

Ab Stadium III der diabetischen Nephropathie sollten zur Reduktion der Albuminurie bzw. zur Progressionshemmung RR-Mittelwerte von <120/80 mmHg angestrebt werden. Die Ergebnisse der 24-h-Blutdruckmessung sind dabei Grundlage einer Optimierung der antihypertensiven Medikation.

Neuropathie Die Diagnostik der diabetischen Neuropathie beruht auf der Anamnese (Kribbeln, Parästhesien, Völlegefühl etc.) und der körperlichen Untersuchung (Abb. 6.3-10 und 6.3-11).

Eine regelmäßige „Fußvisite" sowie eine Inspektion der Schuhe und die Erhebung des Pulsstatus (Abgrenzung des rein neuropathischen vom rein makroangiopathischen und durch beides verursachten Mischulkus) ist unerlässlich.

Retinopathie Die mindestens einmal jährliche Routinefundusuntersuchung in Mydriasis bei Patienten ohne bekannte Retinopathie oder Makulopathie muss bei Auftreten der ersten Komplikationen auf halbjährliche oder gar 3-monatige Intervalle verkürzt werden (Abb. 6.3-12, S. 408).

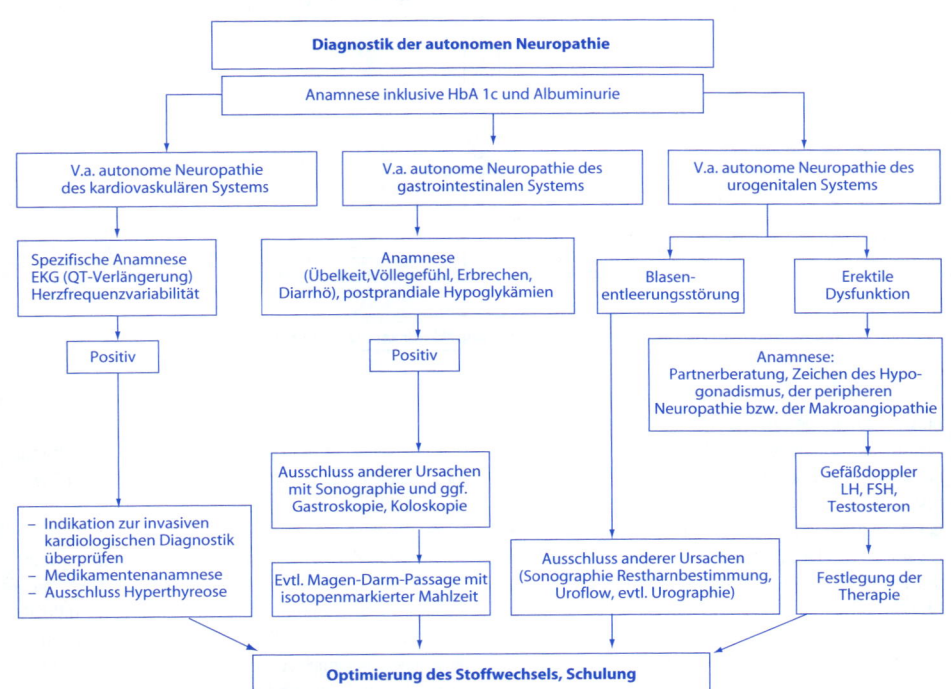

Abb. 6.3-10. Diagnostik der autonomen Neuropathie

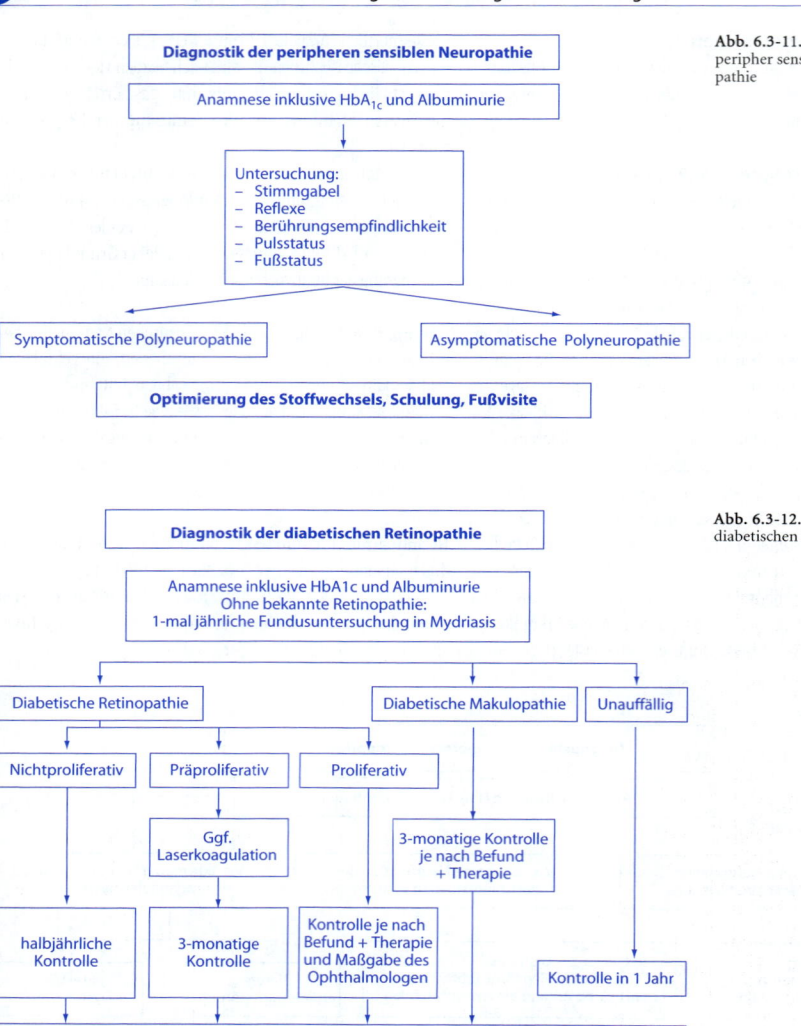

Abb. 6.3-11. Diagnostik der peripher sensiblen Neuropathie

Abb. 6.3-12. Diagnostik der diabetischen Retinopathie

Makroangiopathie Die Diagnostik der Makroangiopathie beruht auf der diagnostischen Erfassung vaskulärer Risikofaktoren. Dabei hat die Anamnese (Familienanamnese, Erfragen pektanginöser Beschwerden [cave: stumme Ischämien bei autonomer Neuropathie], Nikotinabusus) einen hohen Stellenwert, ergänzt von der Erfassung anderer Risikofaktoren (Body Mass Index, arterielle Hypertonie, Dyslipidämie) und der körperlichen Untersuchung (Pulsstatus, Stenosegeräusche). Das Flussdiagramm in der Abb. 6.3-13 (s. S.409) zeigt die Ergänzung dieser Untersuchungsmethoden durch apparative Techniken.

Durch die Neuropathie ist nicht nur die Anamnese eingeschränkt verwertbar, sondern häufig auch die Aussagekraft des Belastungs-EKG, da oft die Kraft bis zur vollständigen Ausbelastung nicht ausreicht und der Zeitraum bis zum Auftreten von Ischämiezeichen bei Diabetikern mit Neuropathie verlängert ist. Dies erschwert die Indikationsstellung zur invasiven kardiologischen Diagnostik.

Bei einer dopplersonographischen Untersuchung muss beachtet werden, dass durch die Mediasklerose falsch-hohe Knöchel-/Armindizes gemessen werden können. Die Intima-/Mediadicke ist ein guter Risikoprädiktor; sie erfordert allerdings einen sonographisch sehr erfahrenen Untersucher und ist aus diesem Grund noch nicht Teil der allgemeinen Diagnostik.

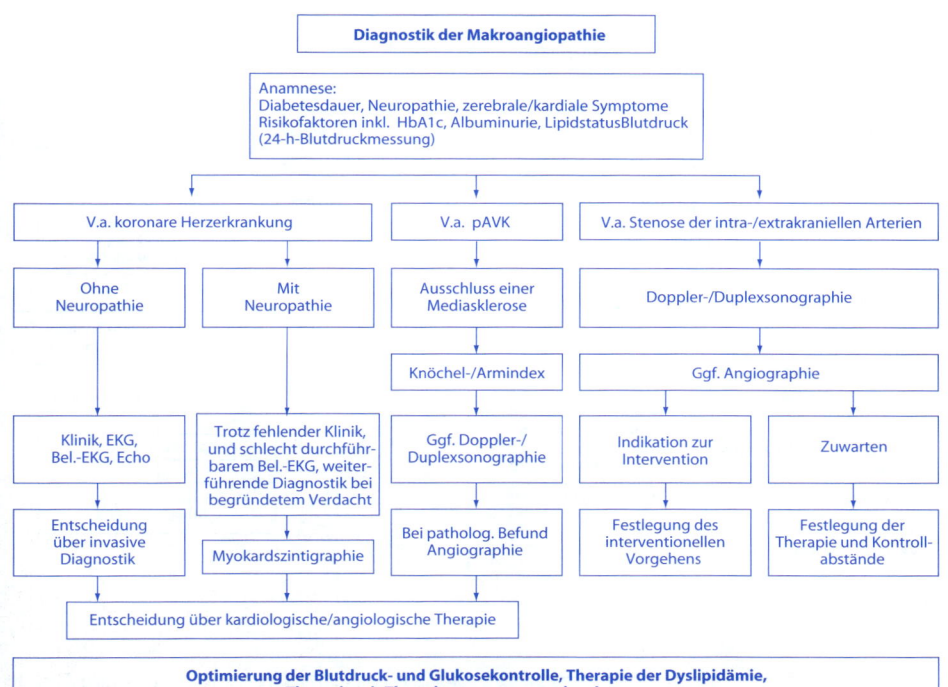

Abb. 6.3-13. Diagnostik der Makroangiopathie

6.3.6 Klinik

Typ-1-Diabetes

Der durch die autoimmunbedingte Zerstörung der β-Zelle verursachte Insulinmangel ist die pathophysiologische Ursache der Symptomatologie bei Manifestation des Typ-1-Diabetes (Abb. 6.3-14).

Die „typische" Symptomatik bei Erstmanifestation erlaubt meist die sichere Unterscheidung des Typ-1- vom Typ-2-Diabetes. Ausnahmen sind ältere Patienten mit Erstmanifestation eines Diabetes mellitus Typ 1. Hier kann durch Bestimmung der Antikörper und Beobachtung des klinischen Verlaufs (frühe Notwendigkeit insulinotroper Medikamente bzw. Insulin) die Diagnose gesichert werden.

Typ-2-Diabetes

Die Diagnose des Typ-2-Diabetes erfolgt oft zu spät, da die Hyperglykämie und andere klinische Symptome (nicht selten Erstdiagnose bei Myokardinfarkt) das letzte Glied in der auf dem metabolischen Syndrom beruhenden Kette der Entstehung des Typ-2-Diabetes sind (s. Abb. 6.3-1). Dies ist nun ansatzweise in den neuen Richtlinien zur Diagnostik berücksichtigt worden (s. Abb. 6.3-8 und 6.3-9). Die Familienanamnese (bei einem an Typ-1-Diabetes erkranktem Elternteil steigt das Risiko eines Typ-1-Diabetes beim Kind von 0,2 auf ca. 4%, dagegen bei einem an Typ-2-Diabetes erkranktem Elternteil von 5 auf 20–30%) sowie die Erfassung der anderen Komponenten des metabolischen Syndroms (Übergewicht, Hypertonie, Dyslipidämie) erlauben häufig eine frühere Diagnose (Screening von Risikogruppen per oGTT! s. oben).

Andere Diabetesformen

Siehe Spezialliteratur.

Diabetische Folgeerkrankungen

Die frühen Stadien der Nephropathie sind klinisch inapparent, ebenso kann, durch Neuropathie bedingt, die koronare Herzkrankheit nicht durch die Anamnese nach typischen Symptomen (belastungsabhängige Angina pectoris, Ansprechen auf Nitro) erfragt werden. Die Neuropathie (Frühsymptome: Kribbeln, Parästhesien, Kältegefühl, erektile Dysfunktion, Symptome der Magenentleerungsstörung) lässt sich klinisch besser erkennen, die Anamnese nach diesen Symptomen ersetzt jedoch nicht die körperliche Untersuchung (Fußvisite, Stimmgabeltest). Die Retinopathie sollte vor dem Auftreten von Symptomen durch regelmäßige Vorstellung beim Augenarzt erkannt werden.

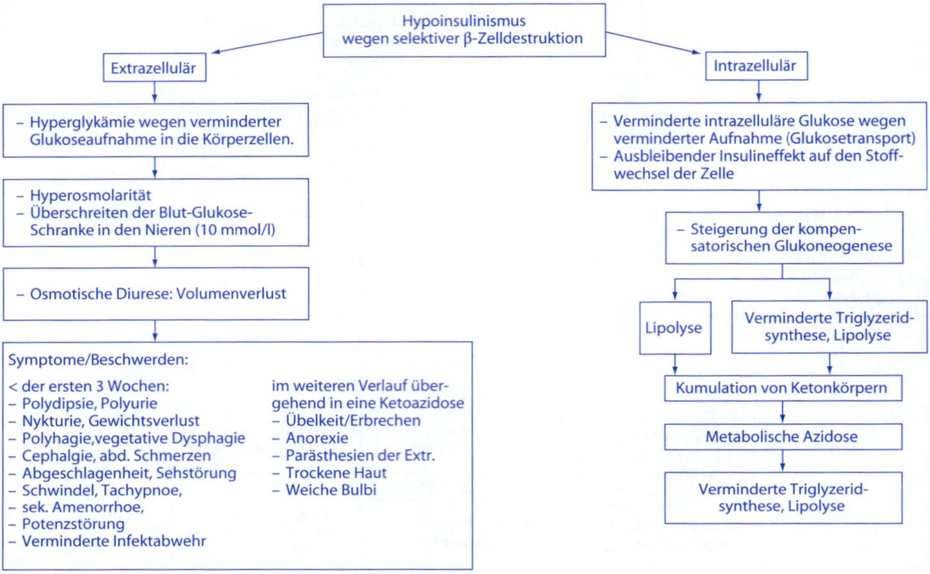

```
                    ┌─────────────────────────┐
                    │    Hypoinsulinismus     │
                    │ wegen selektiver β-Zelldestruktion │
                    └─────────────────────────┘
           ↙                                        ↘
┌──────────────┐                              ┌──────────────┐
│ Extrazellulär │                              │ Intrazellulär │
└──────────────┘                              └──────────────┘
```

- Hyperglykämie wegen verminderter Glukoseaufnahme in die Körperzellen.

- Hyperosmolarität
- Überschreiten der Blut-Glukose-Schranke in den Nieren (10 mmol/l)

- Osmotische Diurese: Volumenverlust

Symptome/Beschwerden:

< der ersten 3 Wochen:
- Polydipsie, Polyurie
- Nykturie, Gewichtsverlust
- Polyhagie, vegetative Dysphagie
- Cephalgie, abd. Schmerzen
- Abgeschlagenheit, Sehstörung
- Schwindel, Tachypnoe,
- sek. Amenorrhoe,
- Potenzstörung
- Verminderte Infektabwehr

im weiteren Verlauf übergehend in eine Ketoazidose
- Übelkeit/Erbrechen
- Anorexie
- Parästhesien der Extr.
- Trockene Haut
- Weiche Bulbi

- Verminderte intrazelluläre Glukose wegen verminderter Aufnahme (Glukosetransport)
- Ausbleibender Insulineffekt auf den Stoffwechsel der Zelle

- Steigerung der kompensatorischen Glukoneogenese

Lipolyse | Verminderte Triglyzeridsynthese, Lipolyse

Kumulation von Ketonkörpern

Metabolische Azidose

Verminderte Triglyzeridsynthese, Lipolyse

Abb. 6.3-14. Symptome des Diabetes Typ 1

6.3.7 Therapie

Typ-1-Diabetes

Der Typ-1-Diabetes und der manifeste Diabetes bei Schwangerschaft (s. hierzu Spezialliteratur) sind eine absolute Indikation für eine Insulintherapie. Allen Typ-1-Diabetikern sollte im Rahmen einer strukturierten Schulung eine intensivierte Insulintherapie angeboten werden. Diese kann konventionell mit Hilfe von Insulin-Pensystemen (ICT, intensivierte konventionelle Therapie) oder mittels einer Insulinpumpentherapie (CSII, kontinuierliche subkutane intensivierte Insulintherapie) durchgeführt werden. Das Flussdiagramm in Abb. 6.3-15 zeigt Entscheidungswege zur Festlegung der verschiedenen Möglichkeiten.

Behandlungsziele sind präprandiale Blutzuckerwerte von 100 mg/dl und ein 2 Stunden postprandialer Blutzuckerwert von bis zu 160 mg/dl sowie ein normnaher HbA_{1c}-Wert (für besondere Therapieziele bei schwangeren Diabetikerinnen s. Spezialliteratur).

Der Insulingesamtbedarf wird zumeist in 30–50% in basa-len und zu 50–70% in prandialen Bedarf aufgeteilt von einem Bedarf nach Beendigung der Remissionsphase von über 30 IE pro Tag ausgehend. Der basale Insulinbedarf wird durch langwirkende Insuline (z. B. NPH-Insulin, zinkverzögerte Insuline, Insulin-Glargin) gedeckt, der prandiale durch Normalinsuline (Altinsuline) bzw. durch kurzwirksame Insulinanaloga (Insulin Lispro, Insulin Aspart). Studien haben gezeigt, dass durch Einsatz der kurzwirkenden Analoga die postprandialen Blutzuckerwerte gesenkt werden, die Hypoglykämiehäufigkeit reduziert wird und die Patienten allgemein von einer Verbesserung der Lebensqualität profitieren (z. B. Wegfall des Spritz-Ess-Abstands, keine ausgeprägte postprandiale Hyperinsulinämie [Sport], bessere Therapiekontrolle durch kürzere Wirkdauer). Durch den zunehmenden Einsatz dieser kurzwirkenden Analoga, die in ihrer Kinetik dem physiologischen Insulinsekretionsmuster deutlich ähnlicher sind als Normalinsuline, wurden Lücken der bisherigen Basalinsulinversorgung offenbar, was sich auch in einer lediglich diskret verbesserten Blutzuckerstoffwechsellage (HbA_{1c}) der mit Analoga behandelten Patienten niederschlug. In diesem Zusammenhang bleibt zu hoffen, dass das langwirkende Analoginsulin Glargin, das eine deutlich gleichmäßigere Wirkung über 24 h aufweist, zu einer Verbesserung der basalen Insulinversorgung führt. Im Gegensatz zu Insulin Glargin muss NPH-Insulin zumindest 2-mal täglich injiziert werden, nicht selten sind 3 oder sogar 4 Injektionen zur optimalen Basalinsulinabdeckung erforderlich. Der prandiale Insulinbedarf beträgt beim Frühstück durchschnittlich 2 IE Insulin/Broteinheit (BE), beim Mittagessen etwa 1 IE/BE und zum Abendessen 1,5 IE/BE. Diese Standard-BE-Faktoren stellen jedoch nur eine grobe Orientierungshilfe beim Start der flexiblen intensivierten Insulintherapie dar, sie müssen im weiteren Verlauf an die Alltagsbedingungen des Patienten weiter angepasst werden. Falls Zwischenmahlzeiten gewünscht werden, werden diese durch die prandiale Insulindosis mit abgedeckt (Ausnahme bei Therapie mit kurzwirkenden Analoga, hier muss evtl. auch zur Zwischenmahlzeit injiziert werden).

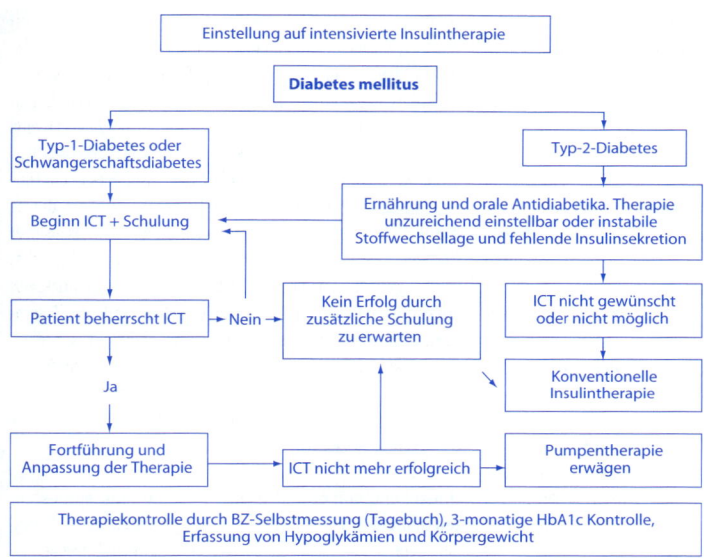

Abb. 6.3-15. Flussdiagramm zur Einleitung eine Insulintherapie bei Typ-1- und -2-Diabetes

Die Überprüfung der Basalinsulindosis erfolgt durch einen Basalratentest, bei dem der Patient z. B. das Mittagessen ausfallen lässt und auf Grund der bis zum Abendessen stündlich zu messenden Blutzuckerwerte feststellt, ob die am Morgen (NPH-Insulin) bzw. spät abends (Insulin Glargin) injizierte Basalinsulindosis adäquat war: Kommt es zum Anstieg der Blutzuckerwerte am Nachmittag, sollte die Dosis um zunächst 2 IE erhöht werden, kommt es zu einer Hypoglykämie, sollte die Dosis entsprechend vermindert werden, liegen die Blutzuckerwerte vor dem Abendessen im präprandialen Zielbereich (100 mg/dl) wird die Dosis belassen. Auf diese Weise überprüft der Patient durch Weglassen einer Mahlzeit die Basalinsulinversorgung während der jeweiligen Tageszeit.

Bei Auftreten einer morgendlichen Hyperglykämie muss der Patient den Blutzucker nachts um 3.00 Uhr bestimmen, um bei Nachweis einer nächtlichen Hypoglykämie (die durch die Wirkung kontrainsulinärer Hormone die morgendliche Hyperglykämie bedingt) die spät abends injizierte Basalinsulindosis zu senken. Ein nicht selten bestehendes Dawn-Phänomen (Blutzuckeranstieg in den frühen Morgenstunden bei 3-Uhr-Wert im Zielbereich) lässt sich häufig gut mit Semilente, einem zinkverzögerten Insulin, bzw. mit Insulin Glargin behandeln.

Die BE-Faktoren werden mittels der präprandial vor der nächsten Mahlzeit gemessenen Blutzuckerwerte angepasst. Zur Korrektur erhöhter Blutzuckerwerte werden Normalinsulin bzw. kurzwirksame Insulinanaloga verwendet und als Korrekturfaktor wird angegeben, wie viel mg/dl eine IE Insulin die Glukose senkt. Diese Korrekturen erfolgen präprandial und werden dem prandialen Insulinbolus hinzugerechnet. Die Korrektur zu niedriger Glukosewerte wird mit Traubenzucker bzw. Cola vorgenommen. Zusätzlich stehen bei schweren Hypoglykämien Glukagoninjektionshilfen (Glucagen-Hypokit) zur Verfügung.

Der Beginn einer intensivierten Insulintherapie sollte immer im Rahmen einer strukturierten Schulung in einem dafür ausgewiesenen Zentrum erfolgen. Schulungsziele sind nicht nur Spritzen, Selbstkontrolle, Berechnen der nötigen Insulindosis und Erfahrung im Abschätzen der BE der Nahrung, Einschätzen der Einwirkung von Sport, Klimawechsel, Zeitverschiebung etc. auf die Therapie, Hypoglykämietherapie und Hypoglykämiewahrnehmungstraining, Komaprophylaxe (Verhalten im Krankheitsfall), sondern auch psychologische und soziale Aspekte sowie Beratung zu einer „gesunden Lebensführung".

Nicht selten leiden die Patienten unter einer gestörten Hypoglykämiewahrnehmung („hypoglycemia unawareness"). Hier zeigen mehrere Studien, dass der wichtigste Risikofaktor für eine Hypoglykämie vorrausgegangene Hypoglykämien sind und dass das Vermeiden einer Hypoglykämie (durch gezielte diabetologische Beratung, Schulung, regelmäßige Selbstmessung, Anpassung der Insulindosis), aber auch die über einige Zeit (4 bis 6 Wochen) etwas höhere Glukoseeinstellung (präprandialer Zielbereich von 140 mg/dl) Möglichkeiten sind, die „hypoglycemia unawareness" zu behandeln (cave: Patienten mit „hypoglycemia unawareness" müssen darauf hingewiesen werden, dass sie am Straßenverkehr nicht teilnehmen dürfen).

Bei sehr unregelmäßigem Tagesablauf, Schichtarbeit, häufigen Hypoglykämien, ausgeprägtem Dawn-Phänomen oder auch auf Wunsch des Patienten kann bei geeigneten Personen eine Insulinpumpentherapie im Rahmen einer speziellen Schulung eingeleitet werden.

Typ-2-Diabetes

Prävention Interventionsstudien haben gezeigt, dass eine konsequente Bewegungs- und Ernährungstherapie die Konversion vom Stadium der eingeschränkten Glukosetoleranz zum Typ-2-Diabetes um 35–40% reduzieren kann (Ek Ib). Darüber hinaus zeigte die HOPE-Studie, in der Hochrisikopatienten ACE-Hemmer gegeben wurden, eine signifikante Reduktion der Neumanifestation eines Typ-2-Diabetes durch die ACE-Hemmer-Gabe. Daher kann die Therapie mit ACE-Hemmern als antihypertensive Therapie der ersten Wahl bei hypertensiven Patienten mit metabolischem Syndrom empfohlen werden (Ek Ia).

Neuere Daten zeigen, dass Angiotensinrezeptorantagonisten zwar die Progression der Nephropathie reduzieren können (Ek Ib), jedoch fehlen Daten bezüglich der Reduktion des finalen Endpunktes „Tod".

Therapie Die Abb. 6.3-15, 6.3-16, 6.3-17 und 6.3-18 zeigen die Wege zur Findung der geeigneten antihyperglykämischen Therapie eines Typ-2-Diabetikers. Auch beim Typ-2-Diabetes besteht das Ziel einer möglichst normnahen Blutzuckereinstellung, dessen Wirksamkeit (s. unter Folgeerkrankungen) bezüglich der mikroangiopathischen Folgeschäden gesichert ist.

Die gesunde, ballaststoffreiche und fettarme Ernährung steht ebenso wie körperliche Bewegung und ein möglichst normales Körpergewicht am Anfang der Therapie. Orale Antidiabetika und Insulin sind weitere Optionen. Die UKPDS hat gezeigt, dass die adipösen Typ-2-Diabetiker unter Metforminmonotherapie im Vergleich zu einer insulinotropen Medikation (Sulfonylharnstoffe, Insulin) bei gleichem HbA_{1c} eine signifikante Reduktion sowohl der mikroangiopathischen wie auch der makroangiopathischen Endpunkte aufwiesen (Ek Ib). Dieses Ergebnis spricht gegen eine möglichst frühzeitige Therapie des übergewichtigen/adipösen Typ-2-Diabetikers mit Sulfonylharnstoffen bzw. Insulin; es ist ein Hinweis, dass diese Patienten von einer Therapie profitieren, die die Insulinwirkung verbessert. Ob dies auch für die Insulinsensitizer (Rosiglitazone, Pioglitazone) gilt, bleibt abzuwarten, bis Ergebnisse von Langzeitstudien, die den Effekt dieser neuen Substanzklasse auf klinisch relevante Endpunkte untersuchen, vorliegen. Zusammenfassend bleibt festzuhalten, dass die pathophysiologisch orientierte Therapie des Typ-2-Diabetikers, wie sie in Abb. 6.3-17 schematisch dargestellt ist, durch einen stadiengerechte Ablauf das Ziel hat, dem Patienten eine optimale antihyperglykämische Behandlung zukommen zu lassen (Ek IV).

Umstellung von oral nicht mehr ausreichend eingestellten Diabetikern Die Entscheidung zur Ergänzung der Therapie mit oralen Antidiabetika durch Insulin oder ein Umstellenauf eine alleinige Insulintherapie (bei schlanken Patienten eher früher) ist nicht nur vom HbA_{1c}-Wert, sondern auch von Begleiterkrankungen, vom Wunsch, Alter, Schulungsmöglichkeiten und der häuslichen Situation des Patienten abhängig. Die Therapie mit Metformin bedarf einer regelmäßigen Überprüfung

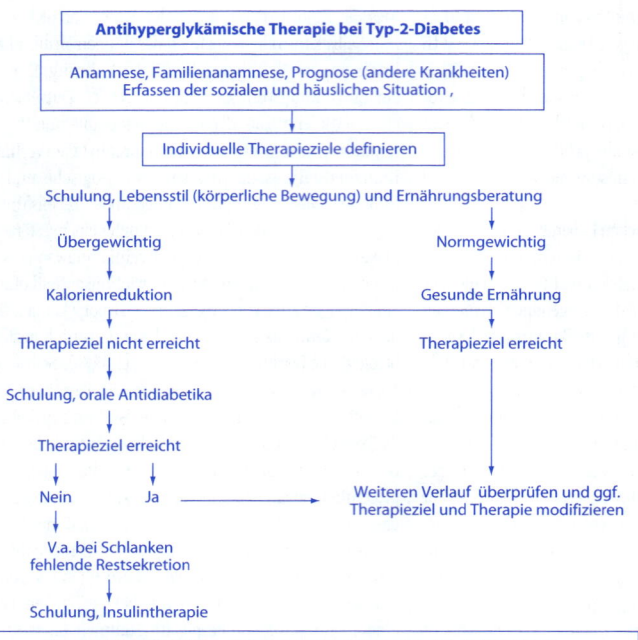

Abb. 6.3-16. Antihyperglykämische Therapie des Diabetes Typ 2

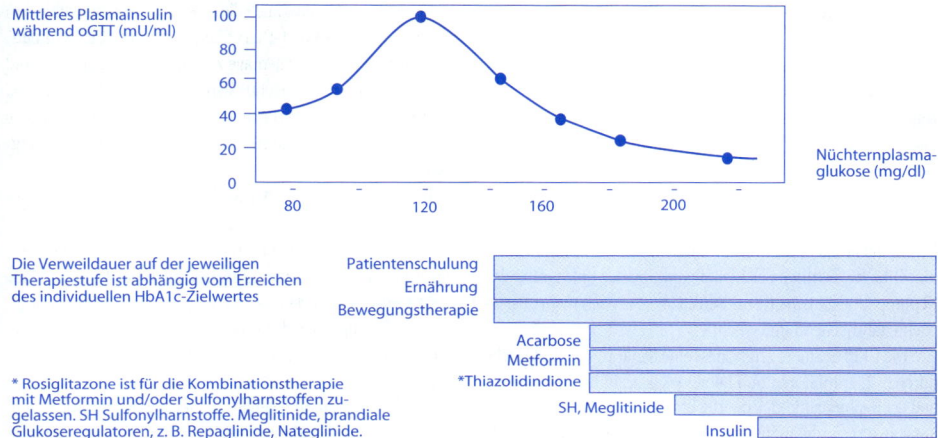

Abb. 6.3-17. Starling-Kurve des Pankreas und pathophysiologisch-orientierte Therapie des Diabetes mellitus Typ 2. Im oberen Teil der Abbildung ist die mittlere Plasmainsulinkonzentration während eines 75-g-oGTT in Korrelation zur Nüchternplasmaglukosekonzentration bei Normalprobanden und Patienten mit Typ-2-Diabetes in unterschiedlichen Stadien der Erkrankung gezeigt. Im unteren Teil der Abbildung ist die stadiengerechte Therapie dargestellt, die sich an der dynamischen Pathophysiologie der chronisch-progressiven Erkrankung orientiert.

der Kontraindikationen (vor allem Niereninsuffizienz [Kreatinin >1,2 mg/dl], Alter, Gefahr einer Hypoxie verschiedenster Ursachen. Cave: Absetzen vor Kontrastmittelgabe).

Insgesamt kann festgehalten werden, dass für Acarbose, Sulfonylharnstoffe, Metformin, Insulinsensitizer und Glinide zurzeit keine Daten bezüglich Reduktion des Todesrisikos vorliegen.

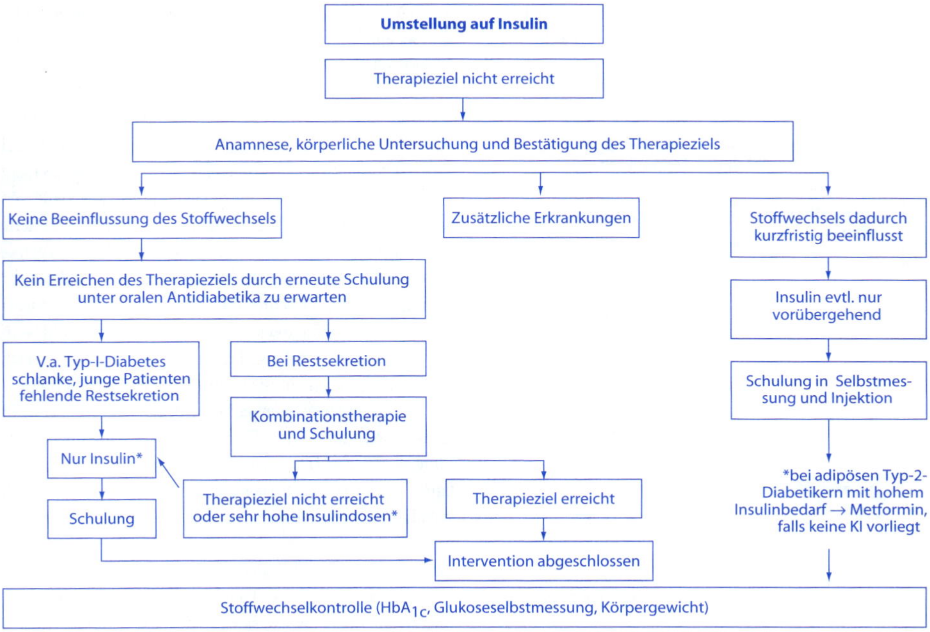

Abb. 6.3-18. Umstellung von oral nicht mehr ausreichend eingestellten Typ-2-Diabetikern

Andere Diabetesformen

Hier wird auf die Spezialliteratur verwiesen.

Diabetische Folgeerkrankungen

Nephropathie Sowohl bei Typ-1- als auch bei Typ-2-Diabetikern sind Blutzucker- (zu Erfolg und Prognose s. unten) und Fettstoffwechseloptimierung, eine antihypertensive Therapie (zu Erfolg und Prognose s. unten) sowie Ernährungsumstellung (inklusive Nikotinkarenz) die Säulen der Therapie. Es fehlen Daten, die belegen, dass es Unterschiede zwischen oralen Antidiabetika hinsichtlich der Risikoreduktion der Entstehung der Nephropathie gibt; die Insulinsensitizer sind noch nicht ausreichend dahingehend untersucht.

Die UKPDS-Studie zeigte, dass eine Senkung des Blutdrucks durch ACE-Inhibitoren und Betablocker bezüglich der Reduktion der Nephropathie gleichwertig ist (Ek Ib), allerdings gilt diese Aussage nur für die in dieser Studie gewählte Blutdruckeinstellung, die systolisch ca. 15 mmHg und diastolisch etwa 5 mmHg höher liegt, als heute empfohlen (Abb. 6.3-19). Die aktuell empfohlene Blutdruckeinstellung variiert bei den verschiedenen Fachgesellschaften – ein Trend „nach unten", Ziel-RR <120/80 mmHg, ist zu beobachten. Angesichts dieser Empfehlung wird die Frage, welches Antihypertensivum das Beste sei akademisch, denn man wird diese Werte meist nur durch eine Kombinationstherapie erreichen. Hier sind zurzeit ACE-Hemmer die erste Wahl und bei Patienten mit koronarer Herzkrankheit auch die Betablocker. Beide lassen sich insbesondere bei Typ-2-Diabetikern gut kombinieren. Die Kontrolle der Blutdruckeinstellung sollte neben der Selbstmessung auch durch regelmäßige 24-h-Messungen (nächtlicher Blutdruckabfall, Mittelwert) erfolgen.

Es gibt Hinweise, dass auch die beginnende Nephropathie des nichthypertensiven Typ-1-Diabetikers von einer ACE-Hemmer-Therapie profitiert. Die Datenlage zu den Patienten, die nur eine fehlende Absenkung des nächtlichen Blutdrucks aufweisen, aber weder eine manifeste Hypertonie noch eine Mikroalbuminurie haben, ist nicht ausreichend, um eine generelle Therapieempfehlung auszusprechen.

Bei Nebenwirkungen der ACE-Hemmer sollte auf Angiotensinrezeptorantagonisten umgestellt werden. Sollte mit ACE-Hemmern eine ausreichende Blutdrucksenkung nicht erzielt werden, können alle anderen Antihypertensiva, inkl. Diuretika, eingesetzt werden (kurzwirksame Ca-Antagonisten vom Nife-dipintyp werden nicht empfohlen, Betablocker sollten in der Monotherapie bei Patienten mit kongestiver Kardiomyopathie vermieden werden).

Für die Lipidsenkung gelten die gleichen Regeln wie unten für die Makroangiopathie aufgeführt, allerdings fehlen große Interventionsstudien, die belegen, ob Statine oder Fibrate die bessere Therapieoption sind.

Antioxidanzien sind in Tierversuchen erfolgreich getestet, aber Studien, wie z. B. HOPE, konnten keinen Vorteil der Therapie mit 400 IE Vitamin E zusätzlich zu ACE-Hemmern zeigen.

Eine konsequent durchgeführte Eiweißrestriktion, rechtzeitiger Beginn einer Nierenersatztherapie und evtl. die kombinierte Nieren-Pankreas-Transplantation sind die Therapieverfahren für die Endstadien. Neuere Studien belegten, dass die kombinierte Nieren-Pankreas-Transplantation auch das Überleben der Nierentransplantate verlängert. Die Inselzelltransplantation befindet sich nach wie vor im experimentellen Stadium, die Therapie mit Stammzellen für Inseln ist bisher nur im Tierversuch getestet.

Neuropathie Grundlage der Therapieempfehlung ist die Optimierung der Blutzuckerstoffwechsellage. Allerdings ist dies bei Typ-2-Diabetikern in den großen Studien wie der UKPDS nicht gut belegt, die Fallzahlen sind zu klein, um einen endgültigen Beweis für die wohl richtige Annahme einer durch optimierte Therapie möglichst signifikanten Verhinderung der Neuropathie zu belegen. Während die Datenlage bezüglich der Reduktion der Erstmanifestation der Neuropathie (v. a. beim Typ-1-Diabetiker) durch verbesserte Glukosekontrolle gut ist, ist sie sowohl beim Typ-1- als auch beim Typ-2-Diabetiker mit Neuropathie noch völlig unbefriedigend hinsichtlich eines Interventionserfolgs.

Für die periphere Neuropathie werden in einigen, aber nicht allen Interventionsstudien Effekte einer Therapie mit α-Liponsäure beschrieben. Dies ist ein aus der Pathogenese her begründbares Therapiekonzept; aber aus der Pathogenese wird auch verständlich, dass bei späten Stadien (durch die Mikroangiopathie der Vena nervorum bedingt) die therapeutischen Effekte kaum erkennbar sind. Andere Therapieoptionen, die aber vor allem von beruflich aktiven Patienten (cave: Straßenverkehr) oft ungern akzeptiert werden, sind Antidepressiva, Antikonvulsiva und Analgetika.

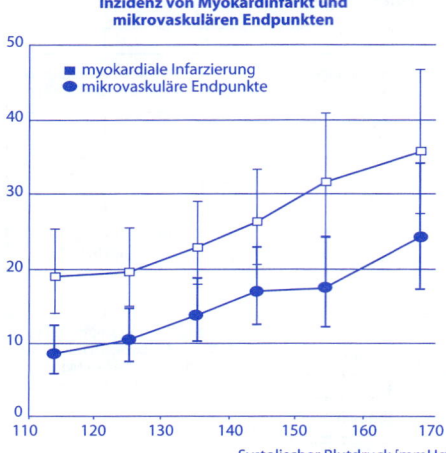

Abb. 6.3-19. Bedeutung der Blutdruckkontrolle für die Prognose der Komplikationen des Typ-2-Diabetes

Für die autonome Neuropathie des Gastrointestinaltrakts können neben der Optimierung der Glukosekontrolle und einer Ernährungsberatung (mehrere kleine Mahlzeiten, Reduktion der rasch verfügbaren Kohlenhydrate) auch Prokinetika (Cisaprid, Erythromycin) eingesetzt werden. Die autonome Neuropathie des kardiovaskulären Systems mit Ruhetachykardie kann mit Betablockern behandelt werden (zumal eine häufige Koinzidenz mit einer koronaren Herzkrankheit vorliegt), bei orthostatischer Hypotonie (kann ebenso Ursache einer schlechten Compliance bei der antihypertensiven Therapie sein) ist ein Therapieversuch mit Fludrocortison (cave: Herzinsuffizienz) oder Dihydroergotamin (cave: arterielle Verschlusskrankheit) möglich.

Die autonome Neuropathie des Urogenitaltrakts des Mannes kann durch die erektile Dysfunktion erfragt werden. Als Therapieoptionen stehen neben Sildenafil (Viagra) auch die SKAT-Therapie, Ballonpumpe und die Penisprothese zur Verfügung. Yohimbin ist nicht wirksam. Da nur bei wenigen Patienten ein Hypogonadismus die Ursache ist, sollte auch keine Testosterontherapie ohne Nachweis (und dann endokrinologischer Abklärung der Ursache) eines Hypogonadismus erfolgen. Die Therapie sollte immer zusammen mit einem Urologen geplant und kontrolliert werden.

Diabetischer Fuß Das Auftreten eines diabetischen Fußes sollte immer zur Überweisung in ein Fachzentrum führen. Es ist belegt, dass dies die Amputationsrate reduziert. Neben der angio-logischen Diagnostik, dem evtl. nötigen chirurgischem Débridement, ist nicht nur eine regelmäßige Fußpflege (einschließlich Entfernen verhornter Hautstellen), sondern auch, in Zusammenarbeit mit einem erfahrenen orthopädischen Schuhmacher, ein optimales Schuhwerk eine essentielle Voraussetzung für ein Abheilen. Diese Patienten müssen auch intensiv geschult werden (kein Barfußlaufen, keine Wärmflaschen, tägliches Füßewaschen, keine langen Fußbäder, Fußpflege, bei Auftreten eines neuen Ulkus sofort Zentrum aufsuchen etc.). Es existieren keine Daten, die eine routinemäßige Antibiotikatherapie begründen. Die topische Applikation von Wachstumsfaktoren ist in kleineren Studien als wirksam im Sinne der Verkürzung des Klinikaufenthaltes beschrieben worden, aber die Beschleunigung der Wundheilung ist nicht so dramatisch, als dass dies allgemein empfohlen werden kann. Darüber hinaus gibt es keine Daten, die belegen, dass diese Therapie vor Rezidiven schützt.

Retinopathie Die diabetische Retinopathie wird zusammen von Internisten und Ophthalmologen behandelt. Die einzige Prophylaxe ist die normnahe Blutzuckereinstellung und diese ist (DCCT-Studie und UKPDS für Typ 2) auch wirksam (Ek Ib). Eine zu rasche Senkung des erhöhten HbA_{1c} kann durch die resultierende Neuroglykopenie eine Retinopathie verschlechtern (Ek Ib). Um dieses zu vermeiden, empfiehlt es sich, den präprandialen Blutzuckerzielbereich für 6 Wochen bei 160 mg/dl zu belassen, gefolgt von 6 Wochen bei 140 mg/dl und danach von 6 Wochen bei 120 mg/dl, um danach den eigentlichen Zielbereich von 100 mg/dl anzustreben. Häufige Hypoglykämien können eine Retinopathie verschlechtern. Eine weitere internistische Begleittherapie ist, nicht nur auf Grund der häufig gleichzeitigen Nephropathie, eine optimale Blutdruckkontrolle (s. unter Nephropathie), auch weil gezeigt werden konnte, dass ACE-Hemmer die Progression der Retinopathie zu einer proliferativen Retinopathie verzögern können. Neue Medikamente, z. B. Proteinkinase-C_{B2}-Inhibitoren werden zurzeit erprobt.

Die ophthalmologische Therapie (Lasertherapie) richtet sich nach dem Stadium der Retinopathie. Aber auch bei diabetischer Makulopathie ist bei fokaler (v. a. wenn der Visus bedroht ist) Makulopathie eine Laserkoagulation möglich, bei diffuser Makulopathie ist sie optional, bei ischämischer Makulopathie jedoch nicht möglich. Medikamente, die die Lasertherapie und ihre lokalen Auswirkungen optimieren, sind in Erprobung.

Die Therapiekontrolle sollte einmal jährlich durch den Augenarzt erfolgen, bei Vorliegen einer Retinopathie je nach Maßgabe des Augenarztes.

Makroangiopathie Die Makroangiopathie ist sowohl für Typ-1- als auch für Typ-2-Diabetiker die häufigste Todesursache. Weder für Patienten mit einem Typ-1- noch für solche mit Typ-2-Diabetes liegen Studien vor, die endgültig beweisen, dass eine optimierte Glukosekontrolle die Makroangiopathie und ihre Endpunkte (AVK, Amputation, Apoplex, Myokardinfarkt, Revaskularisation, Tod) verhindern könnte. Aber es liegen Hinweise vor (wegen der zu geringen Fallzahl sowohl bei der DCCT-Studie als auch bei der UKPDS nicht statistisch signifikant), die zeigen, dass sich eine bessere Blutzuckerstoffwechseleinstellung lohnt. Dies gilt auch für das Überleben nach Myokardinfarkt; ein niedrigerer Glukosespiegel bei Aufnahme ist mit einer niedrigeren Letalität korreliert.

Kein Zweifel besteht an der Wirksamkeit einer ASS-Therapie (100 mg/Tag) (Ek Ib), unklar ist noch der Zeitpunkt, wann diese begonnen werden sollte. Bei Typ-1-Diabetikern ist dies sicher erst bei Vorliegen vaskulärer Veränderungen (ob schon die erhöhte Intima-/Mediadicke eine Indikation ist, wurde in keiner prospektiven Interventionsstudie geprüft) der Fall, bei Typ-2-Diabetikern gibt es Empfehlungen, die darauf hinweisen, dass die Stellung der Diagnose schon die ASS-Therapie begründen würde, da erstens fast 50% der Patienten bei Diagnose bereits vaskuläre Veränderungen haben und darüber hinaus die Hyperaggregabilität der Thrombozyten eine Facette des metabolischen Syndroms ist.

Unbestritten ist bei Makroangiopathie die Bedeutung der Blutdruckeinstellung. Hier stehen Betablocker und ACE-Hemmer an erster Stelle. Eine Verminderung der Insulinsensitivität durch Betablocker ist angesichts ihrer Vorteile bei Herzinsuffizienz und koronarer Herzkrankheit zu vernachlässigen. Bei AVK sind vasorelaxierende betablockierende Substanzen indiziert (z. B. Carvedilol, niedrig dosiert beginnen). Die Zielwerte entsprechen denen bei Nephropathie.

Die Primär- und Sekundärprävention einer Makroangiopathie ist auch mit „gesunder Ernährung und Lebensweise" möglich.

Eine Reduktion des Fettanteils der Nahrung auf unter 30%, Reduktion der gesättigten Fette unter 7% zugunsten von Monoen- (Oliven-/Rapsöl) und Polyensäuren (Sonnenblumen-, Lein-, Sojaöl) bedingt häufig eine LDL-Cholesterinsenkung um bis zu 10–15% und trägt darüber hinaus auch zur Gewichtsreduktion bei. Die Korrektur von Übergewicht durch Einschränkung der Kalorienaufnahme und verbesserte sportliche Tätigkeit reduziert die Insulinresistenz, senkt die Triglyzeride und erhöht das HDL-Cholesterin. Die klinische Erfahrung (auch in der UKPDS) jedoch lehrt, dass die Gewichtsreduktion durch verhaltentherapeutische Maßnahmen nicht sehr wirksam und v. a. nicht lang anhaltend ist. Ob zusätzlich Antiadipositasmedikamente nicht nur kurzfristig das Körpergewicht senken können, sondern auch langfristig klinische Endpunkte (ohne schädliche Medikamenteninteraktionen!) reduzieren können, ist zurzeit nicht belegt.

Interessant ist, dass sowohl für Statine (vor allem bei Diabetikern mit normalen Triglyzeriden) als auch für Fibrate (vor allem bei Patienten mit niedrigem HDL) nun gezeigt werden konnte, dass bei der Sekundärprävention ein statistisch signifikanter Effekt erzielt wird. Dieser ist größer als von der alleinigen Lipidsenkung her zu erwarten und deutet darauf hin, dass diese Substanzen auch andere Wirkungen besitzen (antiinflammatorisch?). Da beim Typ-2-Diabetiker geringe und zunächst klinisch nicht relevante Gefäßveränderungen schon bei der Diagnosestellung vorliegen, ist der Übergang von der Primär- zur Sekundärprävention fließend. Allgemein akzeptiert ist ein LDL-Zielwert von <100 mg/dl bei der Sekundärprävention nach Myokardinfarkt. Neuere Daten zeigen jedoch, dass Typ-2-Diabetiker ohne bekannte KHK das gleiche Myokardinfarktrisiko haben wie Nichtdiabetiker mit Zustand nach Infarkt (Ek Ib). Diese Ergebnisse sind ein Hinweis dafür, dass alle Typ-2-Diabetiker von einem LDL-Zielwert <100 mg/dl profitieren würden. Dies ist oft nur durch eine Kombinationstherapie mit Fibraten möglich, die wegen des erhöhten therapeutischen Risikos (Myalgie, Myopathie bis hin zur Rhabdomyolyse mit Nierenversagen) nur bei ausreichender Erfahrung und regelmäßiger Kontrolle erfolgen sollte. Die Ursache der Nebenwirkungen scheint der gemeinsame Abbauweg der Fibrate und Statine über das Cytochrom-P450-System zu sein. Fluvastatin, das über die Isoform 2C9 abgebaut wird, scheint hierbei das geringste Interaktionspotential mit Fibraten aufzuweisen, die über die gleiche Isoform (3A4) abgebaut werden wie sämtliche andere Statine. Ob diese Unterschiede von klinischer Relevanz sind, ist ungeklärt. Fallberichte deuten jedoch bereits darauf hin, dass die Kombination von Lovastatin und Gemfibrozil wegen der Gefahr der Rhabdomyolyse nicht angewendet werden sollte. Im Falle einer Kombinationstherapie sollten auch nicht gleichzeitig Erythromycin und Ciclosporin (auch Abbau über CYP3A4) gegeben werden.

6.3.8 Prognose

Der für die Prognose entscheidende Unterschied zwischen Typ-1- und Typ-2-Diabetes ist der klinische Verlauf der Folgeerkrankungen seit Diagnosestellung (längerer Vorlauf bis zum Auftreten einer Folgeerkrankung bei Typ-2-Diabetes). Nach Auftreten der Folgeerkrankung, z. B. der Nephropathie, liegt dann eine gleich schnelle Progression bis hin zu einer terminalen Niereninsuffizienz bei beiden Diabetestypen vor. Nach dem Auftreten einer diabetischen Nephropathie ist die Therapie der anderen vaskulären Risikofaktoren, an erster Stelle die optimale Therapie der arteriellen Hypertonie, gleichermaßen bei beiden Diabetestypen wichtig.

Inzwischen ist gesichert, dass eine möglichst normnahe Blutzuckereinstellung sowohl bei Typ-1-Diabetes als auch bei Typ-2-Diabetes das Risiko der mikrovaskulären Komplikationen (Nephropathie, Retinopathie, bei Typ-1-Diabetes auch Neuropathie) reduziert (Abb. 6.3-20 und 6.3-21) (Ek Ib).

Die Wirksamkeit der antihyperglykämischen, antihypertensiven, thrombozytenaggregationshemmenden und lipidsenkenden Therapie ist also bei mikrovaskulären Erkrankungen belegt. Die Prognose quoad vitam wird aber durch die Makroangiopathie bestimmt. Hier ist die Verbesserung der Prognose durch die antihyperglykämische Therapie auf Grund der komplexen Genese der Makroangiopathie in Studien schwer nachweisbar. So ist unbestritten, dass Diabetiker mit Myokardinfarkt immer noch eine schlechtere Prognose haben als Nichtdiabetiker.

Einen ganz pragmatischen Ansatz verfolgte die Steno-2-Studie (Tabelle 6.3-1). Hierbei wurden jeweils 80 Patienten mit

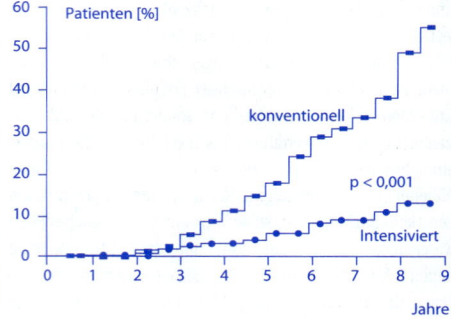

Abb. 6.3-20. Auftreten von mikrovaskulären Komplikationen bei gut und schlecht eingestellten Typ-1-Diabetikern

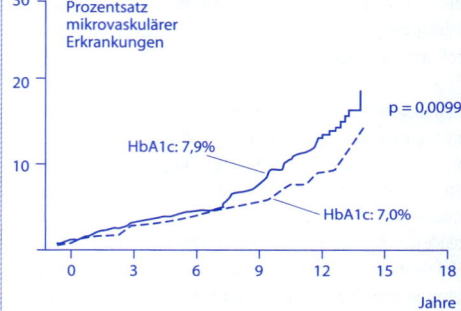

Abb. 6.3-21. Kaplan-Meyer-Plot für mikrovaskuläre Erkrankungen bei intensivierter und konventioneller Therapie

Tabelle 6.3-1. Die Ergebnisse der Steno-2-Studie

Parameter	Standard (n=76)		„Besonders" (n=73)	
	Beginn	Ende	Beginn	Ende
HbA_{1c}	8,8	9	8,4	8
Tg	3	2,6	2,2	1,7
LDL	3,4	3,3	3,3	3
KJ/Tag	8945	8369	9446	8297
Syst. RR	149	145	146	138
Diast. RR	86	81	85	78

Nephropathie: OR 0,27, Standard 19,„Besonders" 8
Prolif. Retinopathie: OR 0,45, Standard 32,„Besonders" 19
Progr. Neuropathie: OR 0,31, Standard 22,„Besonders" 8

Diabetes Typ 2 und Mikroalbuminurie über 3,5 Jahre (dies hätte beim Design der UKPDS-Studie nie ein statistisch signifikantes Ergebnis erbracht) entweder mit einer Standardtherapie oder „polypragmatisch" behandelt. Die polypragmatische Therapie bestand aus einer vermehrten Gabe von ACE-Hemmern und einer verbesserten Blutdrucksenkung, einer verbesserten Lipidtherapie durch Gabe von Statinen, ASS, einer Modifikation des Lebensstils und einer Verbesserung der Blutzuckerstoffwechseleinstellung. Dies führte zu einer signifikanten Reduktion der Nephropathie, Retinopathie und Neuropathie, einer Halbierung des Todesfälle (wegen geringer Fallzahl nicht signifikant) und einer ca. 30%igen Reduktion des Auftretens makrovaskulärer Komplikationen.

Diese Studie belegt, dass eine polypragmatische Therapie, die an den vaskulären Risikofaktoren Hyperglykämie, Hyperlipidämie, Hyperaggregabilität und Hypertonie gleichzeitig ansetzt, erfolgreich ist (Ek Ib). Es bedeutet aber, dass der Patient, neben den Anleitungen für eine „gesunde Lebensführung", auch mehrere Medikamente, oft mehrfach täglich, einnehmen muss.

Ein die Prognose und den Therapieerfolg bestimmender Faktor ist die Compliance. Wenn ein Typ-2-Diabetiker neben den mehrfachen Medikamenteneinnahmen pro Tag zur Blutzuckerstoffwechseleinstellung noch 2–3 Präparate für die Hypertoniebehandlung, die Lipidsenkung, eines für die Thrombozytenhemmung sowie eines für das Gewichtsreduktion einnehmen muss, ist eine sehr schlechte Compliance zu befürchten. Neue Medikamente (wie z. B. die Glinide, nur einmal täglich gegebene Sulphonylharnstoffe, inhalatives Insulin und evtl. wieder die Einführung von Kombinationspräparaten) versuchen hier eine Verbesserung zu erzielen. Praktische Möglichkeiten bestehen z. B. bei der Verordnung von Sulphonylharnstoffen (hier kann Glimepirid einmal täglich gegeben werden) oder bei ACE-Hemmern (es gibt Medikamente mit längerer Halbwertzeit), aber auch im konsequenten Aufklären der Patienten über nicht wirksame Medikamente (z. B. Vitamin C und Vitamin E in einer Dosierung von 400 IE/Tag). Aber insgesamt ist dieses Problem nach wie vor ungelöst und sollte ein wichtiger Aspekt der Arzt-Patienten-Beziehung sein.

Evidenz der Therapieempfehlungen bei Diabetes und diabetische Folgeerkrankungen		
	Evidenzgrad	Empfehlungsstärke
Typ-2-Diabetes		
Bewegungs- und Ernährungstherapie	I-b	A
Pathophysiologisch-orientierte Therapie	IV	C
Bei Hypertension		
ACE-Hemmer	I-a	A
Bei Adipositas		
Metformin-Monotherapie	I-b	A
Bei Nephropathie		
Angiotensinrezeptorantagonisten	I-b	A
ACE-Inhibitoren und Betablocker	I-b	A
Blutzuckereinstellung	I-b	A
Bei Retinopathie		
Normale Blutzuckereinstellung	I-b	A
Zu rasche Senkung des HbA1c	I-b	A
Bei Makroangiopathie		
ASS-Therapie	I-b	A
Statine	I-b	A
Bei Neuropathie		
Blutzuckereinstellung	I-b	A
Multifaktorielle Therapie	I-b	A

Literatur

Adler AI, Stratton IM, Neil HA, Yudkin JS, Matthews DR, Cull CA, Wright AD, Turner RC, Holman RR (2000) Association of systolic blood pressure with macrovascular and microvascular complications of 2 diabetes (UKPDS 36): prospective observational study. BMJ 12 (321):412–419

Gaede P, Vedel P, Parving HH, Pedersen O (1999) Intensified multifactorial intervention in patients with type 2 diabetes mellitus and: the Steno type 2 randomised study. Lancet 353(9153): 617–622

Heart Outcomes Prevention Study Investigators (2000) Effects of ramipril on cardiovascular and microvascular outcomes in people with diabetes: results of the HOPE study and MICRO-HOPE substudy. Lancet 355: 253–259

Kahn SE, Leonetti DL, Prigeon RL, Boyko EJ, Bergstrom RW, Fujimoto WY (1995) Proinsulin as a marker for the development of NIDDM in Japanese-American men. Diabetes 44:173–179

Khalek Mohamed A, Bierhaus A, Schiekofer S, Tritschler H, Ziegler R, Nawroth PP(1999) The role of oxidative stress and NF-kappaB activation in late diabetic complications. Biofactors 10:157–167

Matthaei S, Stumvoll M, Kellerer M, Haring HU (2000) Pathophysiology and pharmacological treatment of insulin resistance. Endocrine Reviews 21:585–618

Report of the Expert Committee on the Diagnosis and Classification of Diabetes Mellitus (1997) Diabetes Care 20:1183–1197

Scott CR, Smith JM, Cradock MM, Pihoker C (1997) Characteristics of youth-onset noninsulin-dependent diabetes mellitus and insulin-dependent mellitus at diagnosis. Pediatrics 100:84–91

The Diabetes Control and Complications Research Group (1993) The effect of intensive treatment of diabetes on the development and progression of long-term in insulin-dependent diabetes mellitus. N Engl J Med 329: 977–986

UK Prospective Diabetes Study Group (1998) Efficacy of atenolol and captopril in reducing risk of macrovascular and microvascular in type 2 diabetes: UKPDS 39. BMJ 317(7160): 713–720

Yusuf S, Sleight P, Pogue J, Bosch J, Davies R, Dagenais G (2000) Effects of an angiotensin-converting-enzyme inhibitor, ramipril, on cardiovascular events in high-risk patients. The Heart Outcomes Prevention Evaluation Study Investigators. N Engl J Med 342:145–153

6.4 Störungen des Lipidstoffwechsels
Klaus Dugi

6.4.1 Einleitung

Störungen des Lipidstoffwechsels sind häufig. Auf Grund der guten Therapierbarkeit sollte das Lipidprofil insbesondere bei solchen Patienten untersucht werden, die an Krankheitsbildern leiden, bei denen eine Fettstoffwechselstörung eine pathogenetische Rolle spielen kann. Mehrere große randomisierte Studien haben zweifelsfrei gezeigt, dass die Therapie mit Lipidsenkern zu einer signifikanten Reduktion von Morbidität und Mortalität führt. Aus Gründen der Kosteneffizienz und Sicherheitsbedenken bei jahrzehntelanger medikamentöser Therapie können nicht alle Patienten mit Fettstoffwechselstörungen behandelt werden. Aufgabe des behandelnden Arztes ist es daher, diejenigen Patienten zu identifizieren, die mit großer Wahrscheinlichkeit von einer lipidsenkenden Therapie profitieren werden.

6.4.2 Klassifikation der Fettstoffwechselstörungen

Fettstoffwechselstörungen können in primäre und sekundäre Formen unterteilt werden. Die Einteilung nach Fredrickson sollte zunehmend von einer Klassifikation abgelöst werden, die mehr auf den molekularen Ursachen beruht und die auch einer Erniedrigung des HDL-Cholesterins (Lipoproteine hoher Dichte, „high density lipoproteins") Rechnung trägt. Bei vielen Autoren findet sich eine familiär kombinierte Hyperlipidämie, die durch eine Erhöhung der Plasmaspiegel von Apolipoprotein B und einen Wechsel zwischen den verschiedenen Fredrickson-Typen beim Patienten oder seinen Familienangehörigen charakterisiert ist. Da es sich hierbei jedoch um eine sehr heterogene Gruppe von Patienten handelt, bei denen bisher keiner der wahrscheinlich mehreren zugrunde liegenden Defekte aufgeklärt werden konnte, wird diese Form der Fettstoffwechselstörung in der folgenden Klassifikation nicht als eigenständige Entität geführt.

6.4.3 Ätiologie

Die Ursache mehrerer primärer Fettstoffwechselstörungen wie z. B. der familiären Hypercholesterinämie ist mittlerweile aufgeklärt (Tabelle 6.4-1). Häufige Ursachen für sekundäre Fettstoffwechselstörungen schließen ein: cholestatische Lebererkrankungen, Nierenerkrankungen wie beispielsweise das nephrotische Syndrom, endokrine Erkrankungen wie Hypothyreose, Hyperkortisolismus und Diabetes mellitus, Alkoholkrankheit und bestimmte Pharmaka. Bei den meisten Patienten mit Hyper- oder Dyslipidämie liegt eine multifaktorielle Genese vor. So sind inzwischen zahlreiche Polymorphismen in Apolipoproteinen oder Enzymen des Fettstoffwechsels bekannt, die zu einer genetischen Disposition führen, wobei eine Hyperlipidämie oft nur bei zusätzlichen umweltbedingten Einflüssen wie Fehlernährung oder Adipositas manifest wird. Ein gutes Beispiel ist die familiäre Dysbetalipoproteinämie (früher als Typ III nach Fredrickson benannt). Hier liegt in fast allen Fällen eine Homozygotie für das seltene Apolipoprotein E2 vor. Eine manifeste Hyperlipidämie findet sich jedoch nur bei ca. 1–5% der Individuen mit diesem Genotyp, und zwar dann, wenn zusätzliche Faktoren wie Diabetes oder Adipositas vorliegen.

6.4.4 Diagnostik

Indikation zur Diagnostik

Die Lipide sollten insbesondere bei Patienten mit Erkrankungen bestimmt werden, bei denen eine Hyperlipidämie eine pathogenetische Rolle spielt. Hierzu zählen vor allem atherosklerotische Erkrankungen wie KHK, zerebrovaskuläre Erkrankungen und periphere arterielle Verschlusskrankheit. Bei einer akuten Pankreatitis kann eine exzessive Hypertriglyzeridämie ursächlich sein.

Störung	Ursache	Molekularer Defekt
Hypercholesterinämie	Familiäre Hypercholesterinämie	LDL-Rezeptorgen cdev
	Familiär defektes Apo B	LDL-Rezeptor-Adaptor-Gen Apo-B_{3500}-Mutation
	Polygene Hypercholesterinämie	
Hypertriglyzeridämie	Hyperchylomikronämie	Lipoproteinlipase-oder Apo-C-II- Mangel
	Familiäre Hypertriglyzeridämie	Unbekannt
Gemischte Hyperlipidämie	Familiäre Dysbetalipoproteinämie	Apo E2/E2 + Manifestationsfaktor
	Polygene gemischte Hyperlipidämie	
Dyslipidämie (isolierte Erniedrigung des HDL-Cholesterins)	Apo A-I-Mangel	Apo-A-I-Mutation
	LCAT-Mangel	LCAT-Mutation
	Tangier-Krankheit	Mutation im ABC1-Transportergen
	Idiopathisch	

Tabelle 6.4-1. Klassifikation der primären Fettstoffwechselstörungen. *Apo* Apolipoprotein; *LCAT* Lezithin-Cholesterin-Acyltransferase

6.4 Störungen des Lipidstoffwechsels

Zweitens sollte eine Lipidbestimmung bei Patienten erfolgen, die an Krankheiten leiden, die zu einer sekundären Hyperlipidämie führen können.

Schließlich wird von der Europäischen Atherosklerosegesellschaft empfohlen, bei allen Individuen über 18 Jahren zumindest eine Bestimmung von Cholesterin und Triglyzeriden durchzuführen, um schwerwiegende Fettstoffwechselstörungen frühzeitig zu erkennen. Besonders wichtig ist das Screening bei Familienangehörigen von Patienten mit familiärer Hypercholesterinämie. In diesem Fall sollte ein Cholesterinwert bereits im Kindesalter bestimmt werden.

Anamnese

Bei Fettstoffwechselstörungen dient die Anamnese zum einen der Ursachenforschung, zum anderen der Risikostratifizierung und damit letztlich der Entscheidung, ob ein Patient medikamentös behandelt werden muss. Neben dem Zeitpunkt der Manifestation der Hyperlipidämie spielen daher Fragen nach beim Patienten bekannten Erkrankungen, die als Ursache in Frage kommen, und die Medikamentenanamnese eine wichtige Rolle. Besonders bei Patienten mit Hypertriglyzeridämie ist die Frage nach Alkoholkonsum wichtig. Zur weiteren Risikostratifizierung wird nach Nikotinkonsum, der Familienanamnese, dem Vorhandensein von Diabetes mellitus, arterieller Hypertonie und vor allem kardiovaskulärer Erkrankungen gefragt.

Körperliche Untersuchung

In der körperlichen Untersuchung sollte auf Lipidstigmata geachtet werden. Dazu zählen ein Arcus lipoides corneae, Xanthelasmen, Strecksehnenxanthome z. B. an den Achillessehnen und eruptive Xanthome. Von Bedeutung ist auch der Gefäßstatus, sodass nach Strömungsgeräuschen z. B. der Karotiden und nach nicht palpablen peripheren Pulsen gefahndet werden sollte.

Labordiagnostik

Die Bestimmung der Plasmalipide sollte nach einer Nahrungskarenz von mindestens 12 h erfolgen, da der Triglyzeridspiegel stark von der Nahrungsaufnahme abhängt.

In der Labordiagnostik von Fettstoffwechselstörungen müssen mindestens die Plasmakonzentrationen von Gesamtcholesterin, Triglyzeriden und HDL-Cholesterin bestimmt werden. Für die obligate Bestimmung des HDL-Cholesterins gibt es 2 wichtige Gründe. Zum einen kann man bei Kenntnis von Gesamtcholesterin, Triglyzeriden und HDL-Cholesterin in der meisten Fällen das zur Therapieentscheidung ausschlaggebende LDL-Cholesterin errechnen. Zum anderen ergibt sich u. a. aus der Framingham-Studie, dass ca. 50% der Patienten mit einem Myokardinfarkt ein Gesamtcholesterin von <200 mg/dl hatten. Bei 75% dieser Untergruppe war allerdings das HDL-Cholesterin mit <35 mg/dl pathologisch niedrig. Mittlerweile konnte sowohl in der Primär- als auch in der Sekundärprävention gezeigt werden, dass eine medikamentöse Therapie von Patienten mit niedrigem HDL-Cholesterin und normalem LDL-Cholesterin zu einer signifikanten Reduktion der kardialen Ereignisse führt (s. unten).

Bei Patienten mit einem Triglyzeridspiegel von <350 mg/dl kann mit Hilfe der Friedewald-Formel das LDL-Cholesterin annäherungsweise kalkuliert werden. Dabei errechnet sich das LDL-Cholesterin als Gesamtcholesterin minus HDL-Cholesterin minus Triglyzeride/5. Bei Triglyzeridspiegeln über 350 mg/dl muss das LDL-Cholesterin mittels einer direkten Analyse, beispielsweise nach Trennung der Lipoproteine in der Ultrazentrifuge, bestimmt werden, da in diesem Fall ein größerer Teil des Cholesterins in Lipoproteinen sehr geringer Dichte (VLDL) transportiert wird.

Die Datenlage zum Lipoprotein (a) als unabhängigem Risikofaktor ist uneinheitlich. Es scheint jedoch so zu sein, dass zumindest bei einem Teil der Patienten ein erhöhter Plasmaspiegel von Lipoprotein (a) zu kardiovaskulären Erkrankungen prädisponiert. Daher sollte bei Patienten, bei denen eine genaue Lipidanalyse durchgeführt wird, auch einmalig eine Bestimmung des Lipoprotein (a) erfolgen.

Bei Patienten mit einer ungefähr gleichsinnigen Erhöhung von Cholesterin und Triglyzeriden sollte der Quotient aus VLDL-Cholesterin und Gesamttriglyzeriden bestimmt werden. Ist dieser >0,3, besteht der Verdacht auf eine familiäre Dysbetalipoproteinämie. Dieser Verdacht kann durch die Bestimmung des Apolipoprotein-E-Phäno- oder Genotyps bestätigt werden, da in diesen Fällen fast immer eine Homozygotie für Apolipoprotein-E2 vorliegt. Schließlich sollte im Labor noch das Vorliegen einer sekundären Hyperlipidämie ausgeschlossen werden. Dazu werden zumindest Cholestaseparameter, Retentionswerte, eine Nüchternplasmaglukose und ein TSH ermittelt.

Bei der Verlaufskontrolle unter Medikamenten sollte außerdem eine Bestimmung der Transaminasen (GOT, GPT) und der Kreatinkinase (CK) erfolgen, um die zwei häufigsten Nebenwirkungen der CSE-Hemmer (s. unten) auszuschließen.

Bildgebende Diagnostik

Bei Patienten mit einem deutlich erhöhten Atheroseriserisiko, z. B. bei Patienten mit einem LDL-Cholesterin von >220 mg/dl, sollte zum Screening auf atherosklerotische Erkrankungen ein Belastungs-EKG und ein Karotisdoppler durchgeführt werden.

6.4.5 Therapie

Falls eine sekundäre Hyperlipidämie vorliegt, kann eine kausale Therapie erfolgen. Beispiele sind Alkoholkarenz oder eine verbesserte Blutzuckereinstellung bei Patienten mit Diabetes mellitus und Hypertriglyzeridämie. In der überwiegenden Zahl der Fälle muss jedoch symptomatisch therapiert werden.

Ernährungstherapie

Eine Umstellung der Ernährung gilt als Basis jeder Therapie von Fettstoffwechselstörungen. Dies trifft insbesondere auf Patienten mit führender Hypertriglyzeridämie oder gemischter Hyperlipidämie zu, da v. a. die Plasmaspiegel triglyzeridreicher Lipoproteine durch

Tabelle 6.4-2. Empfehlungen der American Heart Association (AHA) zur fettmodifizierten Ernährung, Schritte I und II

Bestandteil	Schritt-I-Diät	Schritt-II-Diät
Gesamtfett	<30%	<30%
Gesättigte Fettsäuren	<10%	<7%
Einfach ungesättigte Fettsäuren	5–15%	5–15%
Mehrfach ungesättigte Fettsäuren	<10%	<10%
Kohlehydrate	50–70%	50–70%
Eiweiß	10–20%	10–20%
Cholesterin	<300 mg	<200 mg

die Nahrungszufuhr beeinflusst werden. Bei guter Compliance lässt sich bei diesen Patienten oft eine signifikante Verbesserung des Lipidprofils erreichen. Bei Patienten mit führender Hypercholesterinämie sind die Erfolge einer Ernährungstherapie oft weniger beeindruckend. Im Mittel erreicht man z. B. mit einer fettmodifizierten Ernährung eine Senkung des LDL-Cholesterins von ca. 10%. Die Ergebnisse sind allerdings sehr variabel mit einer Spannbreite von 0–40% Senkung des LDL-Cholesterins, sodass immer eine Ernährungsberatung angeboten werden sollte.

In der Lyon Diet Heart Study wurde gezeigt, dass die Umstellung auf eine mediterrane Ernährung zu einer signifikanten Senkung der kardialen Ereignisse führen kann. Auf Grund der nachgewiesenen Senkung der Lipidwerte und der interindividuellen Variabilität eines Ansprechens besteht Konsens, dass allen Patienten mit Fettstoffwechselstörungen eine Ernährungstherapie empfohlen werden sollte.

Die Ernährungstherapie sollte durch ausgebildetes Fachpersonal anhand eines vom Patienten geführten Ernährungsprotokolls erfolgen. Die meisten Daten zur Lipidsenkung durch Ernährungstherapie beziehen sich auf die Diäten der American Heart Association, „AHA diet steps" I und II (Tabelle 6.4-2). Die Ernährungstherapie sollte durch eine Steigerung der körperlichen Aktivität unterstützt werden.

Medikamentöse Therapie der Hypercholesterinämie

Die Behandlung der Fettstoffwechselstörungen richtet sich nach dem Typ der Störung. Die weitaus besten Daten für eine medikamentöse Therapie liegen für Patienten mit einer Hypercholesterinämie vor. Die Indikation zur medikamentösen Therapie richtet sich hier nach dem Risikoprofil und dem LDL-Cholesterinspiegel der Patienten (Tabelle 6.4-3).

Als negative Risikofaktoren gelten das Alter (Männer >45, Frauen >55 Jahre), Nikotinkonsum, arterielle Hypertonie, positive Familienanamnese (männlicher Verwandter 1. Grades mit Myokardinfarkt <55 Jahre oder weibliche Verwandte mit Infarkt <65 Jahre) und niedriges HDL-Cholesterin (<40 mg/dl). Als positiver, abziehbarer Risikofaktor gilt auch in der neuen Empfehlung ein hohes HDL-Cholesterin (>60 mg/dl), obwohl mittlerweile fraglich ist, ob ein sehr hoher HDL-Spiegel immer prodektiv ist.

Da das Infarktrisiko bei Diabetikern in der Primärprävention dem von Nichtdiabetikern in der Sekundärprävention entspricht, geht man beim Vorliegen eines Diabetes von einem KHK-Risikoäquivalent aus und empfiehlt auch bei Diabetikern ohne bekannte

Tabelle 6.4-3. Zielwerte und Indikation zur medikamentösen Therapie bei Hypercholesterinämie. (Adaptiert nach Adult Treatment Panel III, USA 2001)

Risikogruppe	Zielwerte [mg/dl]	Medikation ab [mg/dl]
Keine KHK und <2 Risikofaktoren	LDL-Cholesterin <160	LDL >190 (160–189 optional)
Keine KHK und ≥2 Risikofaktoren (Zehnjahresrisiko ≤ 20%)	LDL-Cholesterin <130	Zehnjahresrisiko <10%: ≥160 Zehnjahresrisiko 10–20%: ≥130
Bekannte KHK oder KHK-Risikoäquivalent (Zehnjahresrisiko >20%)	LDL-Cholesterin <100 und HDL-Cholesterin > 40	LDL ≥130 (100–129 optional) HDL-Cholesterin <40

Risikoäquivalente: pAVK, Bauchaortenaneurysma, symptomatische Karotisstenose, Diabetes mellitus.

Tabelle 6.4-4. CSE-Hemmer

Wirkstoff	Maximale Dosierung	Kommentar
Lovastatin	80 mg/Tag	AFCAPS-/TexCAPS-Studie (Primärprävention) Erstes zugelassenes Statin
Simvastatin	80 mg/Tag	4S-Studie (Sekundärprävention) HPS- Studie
Pravastatin	40 mg/Tag	CARE-, LIPID- (Sekundärprävention) und WOSCOPS- (Primärprävention) Studien Möglicherweise weniger Wechselwirkungen
Fluvastatin	80 mg/Tag	Möglicherweise weniger Wechselwirkungen
Atorvastatin	80 mg/Tag	ASCOT-Studie (Primärprävention) PROVE-IT-Studie (Sekundärprävention)
Rosuvastatin	40 mg/Tag	Bereits in den USA und einigen europäischen Ländern zugelassen

KHK einen Zielwert für das LDL-Cholesterin von <100 mg/dl. Die Empfehlungen des ATP (s. Tabelle 6.4-3) sehen auf Grund des sehr niedrigen kardiovaskulären Risikos eine medikamentöse Therapie bei prämenopausalen Frauen erst ab einem LDL-Cholesterin von >220 mg/dl vor.

Es gibt mittlerweile auch Daten, nach denen die Therapie einer Hypercholesterinämie zu einer signifikanten Reduktion der Schlaganfallrate führt.

CSE-Hemmer

Die derzeit besten Daten zur Therapie von Fettstoffwechselstörungen wurden mit den Hemmstoffen der HMG-CoA-Reduktase, den so genannten CSE-Hemmern oder „Statinen" gewonnen (Tabelle 6.4-4). Durch Reduktion der Cholesterinsynthese in den Zellen kommt es zu einer stärkeren Expression von LDL-Rezeptoren an der Zelloberfläche vor allem der Leber und somit zu einer Reduktion der zirkulierenden atherogenen LDL-Partikel.

Besonders in der Sekundärprävention, d. h. bei Patienten mit bekannter KHK, sind die Daten zur medikamentösen Therapie einer Hypercholesterinämie eindeutig. So hat beispielsweise die 4S-Studie gezeigt, dass eine Therapie mit Simvastatin bei Patienten mit bekannter KHK und erhöhtem LDL-Cholesterin zu einer signifikanten 30–35%igen relativen Senkung nicht nur der Infarktrate, sondern auch der Gesamtmortalität führt. Auch bei Patienten mit durchschnittlichem LDL-Cholesterin konnte in der Sekundärprävention eine signifikante Senkung kardialer Ereignisse (CARE-Studie, LIPID-Studie) und sogar der Gesamtmortalität (LIPID) nachgewiesen werden.

In der Primärprävention konnte eine signifikante Senkung der kardialen Ereignisse bei Patienten mit hohem LDL-Cholesterin (WOSCOPS) oder niedrigem HDL-Cholesterin (AFCAPS/TexCAPS) nachgewiesen werden. Eine Metaanalyse dieser mit CSE-Hemmern erbrachten Daten zeigte, dass die Senkung des kardiovaskulären Risikos für Männer und Frauen sowie für Patienten älter oder jünger als 65 Jahren vergleichbar war. Seit kurzem liegen auch positive Endpunktdaten zu Atorvastatin, sowohl in der Primärprävention (ASCOT-Studie) als auch in der Sekundärprävention (REVERSAL, PROVE-IT) vor. Besonders bemerkenswert ist dabei, dass in der PROVE-IT-Studie nachgewiesen wurde, dass ein LDL-Cholesterin von <70 im Vergleich zu <100 mg/dl mit signifikant weniger klinischen Ereignissen einherging.

Nicht indiziert sind die CSE-Hemmer bei Patienten mit führender Hypertriglyzeridämie.

Die häufigsten Nebenwirkungen der Statine sind Erhöhungen der Transaminasen und eine Myopathie. Ca. 4–6 Wochen nach Beginn der Therapie sollten daher neben dem Therapieeffekt auch GOT, GPT und CK kontrolliert werden. Patienten sollten darauf hingewiesen werden, beim Auftreten von Muskelschmerzen sofort ihren Arzt aufzusuchen. Vor dem Beginn einer Therapie mit Statinen sollte eine Hypothyreose ausgeschlossen werden. Frauen im gebärfähigen Alter müssen informiert werden, dass auf Grund einer im Tierversuch nachgewiesenen Teratogenität eine Therapie mit Statinen nur unter konsequenter Antikonzeption durchgeführt werden kann.

Gallensäureaustauscherharze

Effektiv in der Senkung des LDL-Cholesterins sind auch die Austauscherharze Colestyramin und Colestipol. Auf Grund der häufigen gastrointestinalen Nebenwirkungen wie Meteorismus und Obstipation ist die Compliance leider schlecht und seit Zulassung von Ezetimib haben die Austauscherharze weiter an Bedeutung verloren. Eine höhere Dosis als 3-mal 2 Beutel oder 3-mal 4 Kautabletten wird selten toleriert. Da die Austauscherharze zu einer verringerten Resorption anderer Medikamente führen können, muss auf eine zeitversetzte Einnahme hingewiesen werden.

Cholesterinabsorptionshemmer

Seit Oktober 2002 ist der Wirkstoff Ezetimib in Deutschland zugelassen. In einer Dosis von 10 mg führt Ezetimib sowohl in Monotherapie als auch in Kombination mit Statinen zu einer ca. 20%igen LDL-Senkung. Seit April 2004 ist die fixe Kombination aus Simvastatin (10, 20, 40, oder 80 mg) und Ezetimib 10 mg in Deutschland zugelassen. Zum jetzigen Zeitpunkt liegen noch keine klinischen Endpunktdaten zu Ezetimib vor, sodass der Einsatz nur bei Patienten gerechtfertigt erscheint, die entweder keine oder keine hochdosierte Statintherapie tolerieren, oder bei Patienten, die mit alleiniger hochdosierter Statintherapie nicht die empfohlenen Zielwerte erreichen.

Medikamentöse Therapie der Hypertriglyzeridämie

Eine Hypertriglyzeridämie spricht bei entsprechender Compliance meist gut auf eine Ernährungsumstellung an. Bei Patienten, die trotz Ernährungsberatung einen Triglyzeridspiegel von >1000 mg/dl haben, sollte auf Grund der erhöhten Gefahr einer akuten Pankreatitis eine medikamentöse Therapie erfolgen. Nicht indiziert sind in diesem Fall CSE-Hemmer, sondern Fibrate (Tabelle 6.4-5). Es gibt jedoch keine Daten, ob eine derartige medikamentöse Therapie bei diesen Patienten das Risiko einer Pankreatitis verringert.

Tabelle 6.4-5. Fibrate

Wirkstoff	Maximale Dosierung	Kommentar
Gemfibrozil	2-mal 450 mg/Tag	VAHIT-Studie (Sekundärprävention)
Bezafibrat	3-mal 200 mg/Tag	BIP-Studie (Sekundärprävention)
Fenofibrat	3-mal 100 mg/Tag	Stärkste Triglyzeridsenkung
Mikronisiertes Fenofibrat	1-mal 200 mg/Tag	In mikronisierter Form stabiler Derzeit in mehreren Studien eingesetzt

Eine Hypertriglyzeridämie geht häufig mit einem erniedrigten HDL-Cholesterin einher. In der VA-HIT-Studie konnte gezeigt werden, dass im Vergleich zu Plazebo die Gabe des Fibrates Gemfibrozil bei KHK-Patienten mit normalem LDL-Cholesterin, aber niedrigem HDL zu einer 22%igen Reduktion der Infarktrate führte. Bei KHK-Patienten mit einem LDL-Cholesterin unter 130 mg/dl und hohen Triglyzeriden kann daher ein Fibrat gegeben werden. Subgruppenanalysen der Statinstudien zeigen bei dieser Patientengruppe ebenfalls eine Reduktion der Infarktrate durch Statine. Welche Substanzklasse besser wirksam ist, wird derzeit in vergleichenden klinischen Studien untersucht. Es existieren kaum Daten, nach denen Patienten mit einer Hypertriglyzeridämie und ohne arteriosklerotische Veränderungen von einer medikamentösen Therapie profitieren.

Die häufigsten während einer Therapie mit Fibraten auftretenden Nebenwirkungen sind gastrointestinale und die bereits unter den Statinen erwähnten Beschwerden, sodass die gleichen Empfehlungen zur Durchführung einer Laborkontrolle und zur Vermeidung einer Schwangerschaft gelten (s. oben).

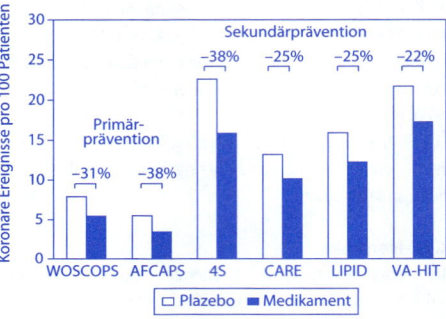

Abb. 6.4-1. Risikoreduktion kardialer Ereignisse durch lipidsenkende Therapie

Medikamentöse Therapie der gemischten Hyperlipidämie

Patienten mit gemischter Hyperlipidämie sprechen ebenfalls oft gut auf eine Ernährungsumstellung an und benötigen in vielen Fällen keine medikamentöse Therapie. Auf Grund der hervorragenden Daten zur Cholesterinsenkung sollte nach Ernährungsumstellung jedoch immer anhand des LDL-Cholesterins überprüft werden, ob eine medikamentöse Therapie indiziert ist. Bei Patienten mit manifester KHK und gemischter Hyperlipidämie ist häufig zunächst eine Therapie mit CSE-Hemmern indiziert. Ist während dieser Therapie das HDL-Cholesterin weiter niedrig oder sind die Triglyzeride erhöht, kann auch eine Kombinationstherapie von Statin und Fibrat in Erwägung gezogen werden. Wegen möglicher Wechselwirkungen muss in diesem Fall eine engmaschige Kontrolle der Transaminasen und der CK erfolgen, d. h., spätestens 4–6 Wochen nach Initiierung der Kombinationstherapie muss eine Laborkontrolle erfolgen. Mehrere klinische Studien haben gezeigt, dass die Kombinationstherapie in den allermeisten Fällen frei von Nebenwirkungen ist. Ob die Kombinationstherapie einer Monotherapie in der Reduktion kardialer Ereignisse überlegen ist, wird derzeit in klinischen Studien untersucht.

Medikamentöse Therapie der Dyslipidämie

Eine isolierte Erniedrigung des HDL-Cholesterins gilt ebenfalls als kardiovaskulärer Risikofaktor. Die Gabe von CSE-Hemmern führte sowohl in der Primärprävention (AFCAPS/TexCAPS) als auch in der Sekundärprävention (Subgruppenanalyse LIPID) bei dieser Lipidkonstellation zu einer signifikanten Erniedrigung der kardiovaskulären Erkrankungen. In der Sekundärprävention reduzierte auch das Fibrat Gemfibrozil die Infarktrate. Seit März 2004 ist auch eine retardierte Form der Nikotinsäure in Deutschland zugelassen, die in Studien zu einer bis zu 30%igen Erhöhung des HDL-Cholesterins führt. Der Einsatz ist vor allem bei Patienten in der Sekundärprävention zu erwägen, die ein isoliert erniedrigtes HDL-Cholesterin haben, da Fibrate nur bei begleitender Hypertriglyzeridämie zu einer relevanten HDL-Erhöhung führen.

Abb. 6.4-1 zeigt die absolute und relative Risikoreduktion kardialer Ereignisse in sechs großen randomisierten, plazebo-kontrollierten Studien. Man erkennt, dass in der Sekundärprävention die absolute Risikoreduktion größer und damit das Kosten-Nutzen-Verhältnis günstiger ist als in der Primärprävention.

Aphereseverfahren

Indiziert sind die LDL-Aphereseverfahren bei den seltenen Patienten mit homozygoter familiärer Hypercholesterinämie und bei Patienten, deren LDL-Cholesterin trotz maximaler diätetischer und medikamentöser Therapie nicht in den Zielbereich (s. oben) zu reduzieren ist. Auf Grund der Tatsache, dass mit den neueren CSE-Hemmern wie Atorvastatin und Rosuvastatin eine bis zu 60%ige Reduktion des LDL-Cholesterins erreicht werden kann, in Kombination mit Gallensäureaustauscherharzen oder Ezetimib evtl. noch mehr, ist die LDL-Apherese besonders bei Patienten einzusetzen, bei denen CSE-Hemmer kontraindiziert sind. Derzeit stehen fünf verschiedene technische Verfahren zur LDL-Apherese zur Verfügung. Dabei kann das LDL-Cholesterin und auch Lipoprotein (a) durch in der Regel einmal wöchentliche Behandlung effektiv gesenkt werden. Obwohl wegen der geringen Zahl behandelter Patienten Daten zur Effektivität einer Reduktion kardialer Ereignisse durch die LDL-Apherese fehlen, besteht Konsens, dass diese bei entsprechender Indikation eingesetzt werden sollte.

6.4.6 Ausblick

Derzeit werden neben der bereits abgeschlossenen PROVE-IT-Studie (s. oben) weitere klinische Studien durchgeführt, die untersuchen, ob eine Senkung des LDL-Cholesterins auf deutlich unter 100 mg/dl einen zusätzlichen klinischen Nutzen bringt. In der klinischen Erprobung befinden sich u. a. Substanzen, die über eine

Inhibition von CETP zu einer signifikanten Erhöhung des HDL-Cholesterins führen. Ob dieser Mechanismus neben der zum Teil erheblichen HDL-Erhöhung auch zur Reduktion klinischer Endpunkte führt, ist Gegenstand aktueller Studien. Die Hoffnung ist daher berechtigt, dass sich die bereits hervorragende Datenlage zur Therapie bei Patienten mit Fettstoffwechselstörungen weiter verbessern wird und dass in Zukunft noch mehr Patienten von einer lipidsenkenden Therapie profitieren werden.

Evidenz der Therapieempfehlungen zur Reduktion klinischer Ereignisse

	Evidenzgrad	Empfehlungsstärke
Hypercholesterinämie		
Ernährungsumstellung/ körperliche Aktivität	II-a	B
Statine	I-a	A
Fibrate		
Austauscherharze	II-a	B
Lipidapherese	IV	C
Hypertriglyzeridämie		
Ernährungsumstellung/ körperliche Aktivität	IV	C
Statine	II-a	B
Fibrate	II-a	B
Isoliert erniedrigtes HDL		
Ernährungsumstellung/ körperliche Aktivität		
Statine	I-b	A
Fibrate	I-b	A

Literatur

Cannon CP, Braunwald E, McCabe CH, Rader DJ, Rouleau JL, Belder R, Joyal SV, Hill KA, Pfeffer MA, Skene AM (2004) Intensive versus moderate lipid lower-ing with statins after acute coronary syndromes. N Engl J Med 350:1495–504

Downs JR, Clearfield M, Weis S, Whitney E, Shapiro DR, Beere PA et al. (1998) Primary prevention of acute coronary events with lovastatin in men and women with average cholesterol levels: results of AFCAPS/TexCAPS. Air Force/Texas Coronary Atherosclerosis Prevention Study. JAMA 279: 1615–1622

Expert Panel on Detection, Evaluation, and Treatment of High Blood Cholesterol in Adults (Adult Treatment Panel III) (2001) Executive summary of the third report of the National Cholesterol Education Program (NCEP). JAMA 2001; 285: 2486–2497

Haffner SM, Lehto S, Ronnemaa T, Pyorala K, Laakso M (1998) Mortality from coronary heart disease in subjects with type 2 diabetes and in nondiabetic subjects with and without prior myocardial infarction. N Engl J Med 339: 229–234

LaRosa JC, He J, Vupputuri S (1999) Effect of statins on risk of coronary disease: a meta-analysis of randomized controlled trials. JAMA 282: 2340–2346

Long-Term Intervention with Pravastatin in Ischaemic Disease (LIPID) Study Group (1998) Prevention of cardiovascular events and death with pravastatin in patients with coronary heart disease and a broad range of initial cholesterol levels. N Engl J Med 339: 1349–1357

de Lorgeril M, Salen P, Martin J-L, Monjaud I, Delaye J, Mamelle N (1999) Mediterranean Diet, traditional risk factors, and the rate of cardiovascular complications after myocardial infarction. Circulation 99: 779–785

Rubins HB, Robins SJ, Collins D, Fye CL, Anderson JW, Elam MB et al. (Veterans Affairs High-Density Lipoprotein Cholesterol Intervention Trial Study Group) (1999) Gemfibrozil for the secondary prevention of coronary heart disease in men with low levels of high-density lipoprotein cholesterol. N Engl J Med 341: 410–418

Sacks FM, Pfeffer MA, Moye LA, Rouleau JL, Rutherford JD, Cole TG et al. (1996) The effect of pravastatin on coronary events after myocardial infarction in patients with average cholesterol levels. Cholesterol and Recurrent Events Trial investigators. N Engl J Med 335: 1001–1009

Scandinavian Simvastatin Survival Study (4S) (1994) Randomised trial of cholesterol lowering in 4444 patients with coronary heart disease: Lancet 344: 1383–1389

Shepherd J, Cobbe SM, Ford I, Isles CG, Lorimer AR, MacFarlane PW et al. (West of Scotland Coronary Prevention Study Group) (1995) Prevention of coronary heart disease with pravastatin in men with hyperchol-esterolemia. N Engl J Med 333: 1301–1307

White HD, Simes RJ, Anderson NE, Hankey GJ, Watson JD, Hunt D et al. (2000) Pravastatin therapy and the risk of stroke. N Engl J Med 343: 317–326

6.5 Aminosäurenstoffwechselstörungen
Georg Friedrich Hoffmann

6.5.1 Einleitung

Autosomal-rezessiv vererbte Enzymdefekte im Aminosäurenstoffwechsel sind, jeder für sich gesehen, seltene Krankheiten. So hat die bekannteste, die Phenylketonurie (PKU) bzw. Hyperphenylalaninämie, in Europa eine Inzidenz zwischen 1:4000 und 1:40.000 Neugeborene, im deutschsprachigen Bereich von ca. 1:6600. Andere Stoffwechseldefekte sind zumeist wesentlich seltener (1:30.000–1:1.000.000) und werden über das sog. selektive Screening symptomatischer Patienten diagnostiziert. Die kumulative Häufigkeit dürfte bei ≥1:3000 liegen, d. h. ≥260 neue Patienten pro Jahr für die Bundesrepublik Deutschland.

Eine aktuelle Übersicht über dieses sich rasch entwickelnde Gebiet sowie wertvolle Detailinformationen geben folgende Internetadressen:

- www.ncbi.nlm.nih.gov/omim
- orphanet.infobiogen.fr

Seit Ende der 60er Jahre werden von Hyperphenylalaninämie und – etwas später – auch von Galaktosämie (s. auch Kap. 6.12) betroffene Kinder über das Neugeborenen-Screening erfasst (s. auch Kap. 19.1). Mit Hilfe neuer analytischer (Tandemmassenspektrometrie) und molekularer Methoden wurde jetzt das Neugeborenen-Screenings auf seltenere Aminosäurenstoffwechselstörungen einschließlich der Organoazidopathien und einiger Harnstoffzyklusdefekte (s. auch Kap. 19.1) ausgeweitet.

Zunehmend müssen früh diagnostizierte und erfolgreich behandelte junge Erwachsene mit Hyperphenylalaninämie, Galaktosämie oder selteneren angeborenen Stoffwechselerkrankungen aus ihrer bisherigen Betreuung in pädiatrischen Stoffwechselzentren in die „Erwachsenenmedizin" wechseln. Die Anzahl ist kumulativ und ständig steigend. Eine kontinuierliche und konsequente lebenslange Betreuung durch mit Stoffwechselerkrankungen erfahrene Ärzte und Diätassistenten muss etabliert werden.

6.5.2 Ätiologie

Aminosäurenstoffwechselstörungen verursachen einen Anstau von Stoffwechselzwischenprodukten, die meist neurotoxisch und/oder hepatotoxisch wirken. Ausmaß und Dauer der Proteinzufuhr bzw. des endogenen Proteinabbaues (bei Eiweißexzessen, im Rahmen von Gewebskatabolismen, Operationen, Steroidtherapien, interkurrenten, insbesondere gastrointestinalen Infekten, Nahrungskarenz bzw. -verweigerung usw.) sowie der Schweregrad des Enzymdefektes und die spezifische Toxizität der Metabolite bestimmen die klinische Symptomatik.

6.5.3 Klinik

Die akute Stoffwechselkrise

Häufig erkranken schon Neugeborene und Säuglinge (s. auch Kap. 19.4) unter dem klinischen Bild einer systemischen Intoxikation mit Trinkschwäche, Muskelhypotonie, metabolischer Azidose oder Ketoazidose, rezidivierendem oder unstillbarem Erbrechen, Lethargie, Somnolenz und Koma (s. Übersicht). Bei schwerkranken Neugeborenen muss es heute Standard sein, neben geläufigeren Ursachen (Sepsis, Herzfehler, Hirnblutung etc.) eine Stoffwechselstörung in die diagnostischen Überlegungen mit einzubeziehen und labordiagnostisch abzuklären. Klinisch-chemisch finden sich oft eine metabolische Azidose, Hypoglykämie, Ketonurie, Hyperlaktat- und/oder Hyperammonämie.

> **Klinische und laborchemische Leitsymptome akut verlaufender Stoffwechselerkrankungen bei Neugeborenen und Säuglingen**
>
> - Ungeklärte tödliche Geschwistererkrankung(en)
> - Unauffällige prä- und perinatale Anamnese
> - Vertiefte (azidotische) Atmung
> - Akute (Keto-)Azidose
> - Hypoglykämie
> - Gerinnungsstörungen
> - Trinkunlust, Erbrechen, Verschlechterung bei Nahrungszufuhr
> - Pylorusstenose mit azidotischer Stoffwechsellage
> - Chronischer Singultus
> - Gedeihstörung
> - Auffälliger Körpergeruch
> - Muskelhypotonie – Lethargie – Koma
> - Myoklonien und/oder zerebrale Anfälle
> - Hirn-/Ventrikelblutung beim Reifgeborenen
> - Ausgeprägte Dermatitis, insbesondere Kandidiasis

Nach der Neonatalperiode mit dem Katabolismus der ersten Lebenstage sowie der beginnenden Eiweißzufuhr ist ein weiteres Prädilektionsalter für die initiale Stoffwechselkrise das zweite Lebenshalbjahr mit verlängerter Nahrungskarenz in der Nacht sowie den ersten interkurrenten Infekten. Erstmanifestationen bis zum tödlichen Koma können aber auch später bei bis dato gesunden Kindern auftreten bzw. die initialen Krisen können auch ohne korrekte Diagnosestellung erfolgreich behandelt worden sein (Infusion von Glukose und Elektrolyten, s. unten).

Intermittierende/(sub-)chronische Verläufe

Intermittierende Verläufe werden bei Patienten mit signifikanten Restaktivitäten der betroffenen Enzyme sowie vitaminabhängigen Erkrankungen beobachtet. Häufig erbrechen die Kinder rezidivierend, gedeihen nicht und erleiden ketoazidotische Krisen bis hin zum Koma. Fast regelhaft resultiert eine psychomotorische Retardierung, oft eine symptomatische Epilepsie.

Bei einigen Aminosäurenstoffwechselstörungen verursachen die pathologischen Metabolite isoliert eine spezifische Schädigung des Nervensystems (z. B. Phenylketonurie; s. unten). Es resultieren schubweise oder chronisch progrediente neurodegenerative Erkrankungen ohne systemische Stoffwechselentgleisungen.

6.5.4 Diagnostik

Der erste und wichtigste Schritt für die Diagnose einer Aminosäurenstoffwechselstörung sind differentialdiagnostische Überlegungen, die den Verdacht auf eine angeborene metabolische Störung aufkommen lassen (s. obige Übersicht) und zu spezifischen Untersuchungen (Aminosäuren, organische Säuren, Acylcarnitine) führen.

Aminosäuren sind seit den späten 40er Jahren durch die für die Aminogruppe spezifische Ninhydrinreaktion nachzuweisen, nicht jedoch die ninhydrinnegativen distalen Metaboliten, die **organischen Säuren** (Abb. 6.5-1). Die Transaminierung der Aminosäuren erfolgt zu Beginn der Abbauwege. Jenseits irreversibler Enzymschritte, z. B. der oxidativen Decarboxylierung im Abbau der verzweigtkettigen Aminosäuren, führen Enzymdefekte nicht mehr zum Anstau der Ausgangsaminosäure.

Erst der Einsatz moderner gaschromatographischer Methoden, insbesondere in Kombination mit massenspektrometrischer Detektion, erlaubte den Nachweis von Verbindungen ohne Aminogruppe. In Analogie zum Begriff Aminoazidopathien für Erkrankungen mit Erhöhungen der Aminosäuren werden die distalen Störungen des Aminosäurenstoffwechsels entsprechend den nachzuweisenden Analyten, den organischen Säuren, als **Organoazidopathien** bezeichnet.

Probengewinnung und Versand

Aminosäuren sollten primär aus einer Nüchternprobe mittels spezifischer Ionenaustauschchromatographie im **Plasma** bestimmt werden. Mindestmenge ist 1 ml. Das Plasma ist umgehend abzuzentrifugieren und bei längerem Transport gefroren zu verschicken (s. Übersicht). **Tryptophan, GABA** und **schwefelhaltige Aminosäuren** (z. B. Homozystein!, s. auch Kap. 6.6) werden nicht sicher erfasst und erfordern Spezialanalytiken. Eine notfallmäßige Bestimmung der Aminosäuren innerhalb weniger Stunden (telefonisch beim Stoffwechsellabor ankündigen!) ist beim Verdacht auf eine akute Stoffwechselkrise erforderlich. Die Aminosäurenanalytik im **Urin** ist vor allem zum Nachweis renaler Störungen (Fanconi-Syndrom, Nierensteine infolge renalem Aminosäurentransportdefekt) indiziert. Qualitative Untersuchungen mittels Dünnschichtchromatographie oder Papierelektrophorese sind deut-

6.5 Aminosäurenstoffwechselstörungen

lich preiswerter, aber nur bedingt zuverlässig. Urinproben sollten mit 2–3 Tropfen Chloroform konserviert werden.

Aminosäurenbestimmungen im **Liquor** erfordern eine besonders sensitive Analytik. Liquor muss sofort tiefgefroren und auf Trockeneis versendet werden, Mindestmenge 1 ml. Parallel sollte immer eine zeitgleich abgenommene Plasmaprobe untersucht werden, nicht nur zur Diagnostik der nichtketotischen Hyperglyzinämie.

> **Unspezifische Veränderungen der Aminosäurenanalytik**
> - Ungekühlter Versand: ↓ Glutamin, Asparagin, Cystein, Homozystein; ↑ Glutaminsäure, Asparaginsäure
> - Hämolyse: ↓ Arginin, Glutamin; ↑ Asparaginsäure, Glutaminsäure, Glyzin, Ornithin
> - Postprandial: ↑ alle Aminosäuren

Die Bestimmung der **organischen Säuren** im **Urin** mit Hilfe der Gaschromatographie-Massenspektometrie ist die wichtigste Untersuchung im selektiven Screening auf Stoffwechselerkrankungen. Sie erfolgt aus einer Spontanurinprobe, möglichst dem Morgenurin; Versand auf Trockeneis oder nach Konservierung mit 2–3 Tropfen Chloroform. Die spezifische Bestimmung einzelner organischer Säuren mittels stabiler Isotopenverdünnung kann zur Therapiekontrolle, zur pränatalen Diagnostik im Fruchtwasser oder zum gezielten Ausschluss bestimmter Krankheiten indiziert sein. Neben den Organoazidopathien lassen sich die meisten Aminoazidopathien, Kohlenhydratstoffwechselstörungen sowie Störungen der Fettsäurenoxidation und des Energiestoffwechsels erfassen.

Mittels Elektrospraytandemmassenspektrometrie oder FAB-Massenspektrometrie kann rasch und relativ preiswert aus getrock-

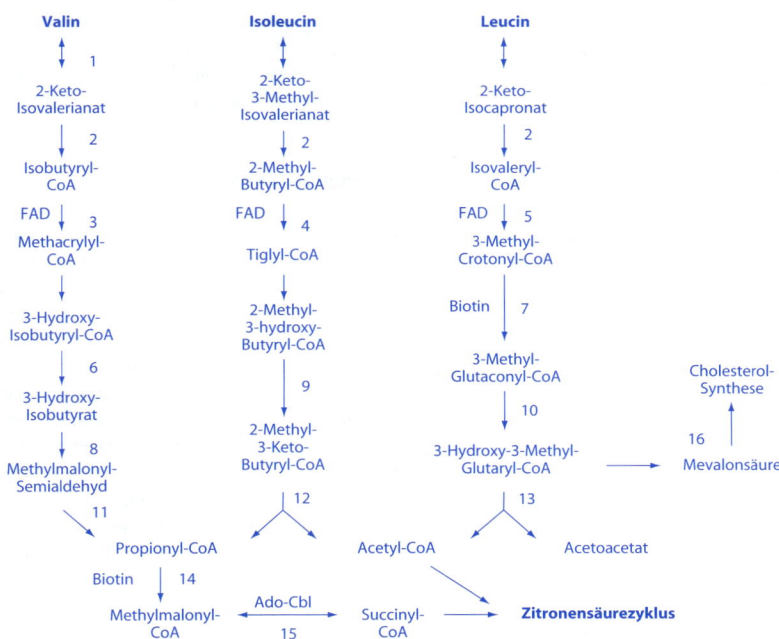

Abb. 6.5-1. Abbaudefekte der verzweigtkettigen Aminosäuren. Als wichtige Eiweißbausteine werden die verzweigtkettigen Aminosäuren nicht in der Leber, sondern v. a. in Muskulatur und Niere abgebaut. Endprodukte sind Acetyl-CoA, Succinyl-CoA oder Acetoacetat; das im Leuzinabbau und über die Ketogenese entstehende HMG-CoA ist Grundbaustein der Cholesterolbiosynthese. Inzwischen sind für fast alle Enzymschritte klinisch relevante Defekte beschrieben, d. h. 16 unterschiedliche Enzymdefekte und Stoffwechselerkrankungen. Nur die Hypervalinämie und die Ahornsirupkrankheit werden über die Analytik der Aminosäuren im Plasma erkannt, die Diagnostik aller anderen Defekte erfordert die Analytik der organischen Säuren oder der Acylcarnitine. *1* Verzweigtkettige Aminosäurentransferase 1: Ursache der Hypervalinämie; *2* verzweigtkettige α-Ketosäurendehydrogenase: Ursache der Ahornsirupkrankheit; *3* Isobutyryl-CoA-Dehydrogenase: Ursache des Isobutyryl-CoA-Dehydrogenasemangels; *4* 2-Methylbutyryl-CoA-Dehydrogenase: Ursache der 2-Methylbutyrazidurie; *5* Isovaleryl-CoA-Dehydrogenase: Ursache der Isovalerianazidurie; *6* 3-Hydroxyisobutyryl-CoA-Deacylase: Ursache des 3-Hydroxyisobutyryl-CoA-Deacylasemangels; *7* 3-Methylcrotonyl-CoA-Carboxylase: Ursache der 3-Methylcrotonylglyzinurie. Dieses mitochondriale, biotinabhängige Enzym ist auch bei Biotinstoffwechselstörungen funktionell defizient; *8* 3-Hydroxyisobutyryl-CoA-Dehydrogenase: Ursache der 3-Hydroxyisobutyryl-CoA-Dehydrogenasemangels; *9* 2-Methyl-3-Hydroxybutyryl-CoA-Dehydrogenase: Ursache des 2-Methyl-3-Hydroxybutyryl-CoA-Dehydrogenasemangels; *10* 3-Methylglutaconyl-CoA-Hydratase: Ursache der 3-Methylglutaconazidurie Typ I; *11* Methylmalonatsemialdehyddehydrogenase: Ursache des Methylmalonatsemialdehyddehydrogenasemangels; *12* 3-Ketothiolase: Ursache des 3-Ketothiolasemangels; *13* 3-Hydroxy-3-Methylglutaryl-CoA-Lyase: Ursache der 3-Hydroxy-3-Methylglutarazidurie; *14* Propionyl-CoA-Carboxylase: Ursache der Propionazidurie. Dieses mitochondriale, biotinabhängige Enzym ist ebenso wie die 3-Methylcrotonyl-CoA-Carboxylase bei Biotinstoffwechselstörungen funktionell defizient; *15* Methylmalonyl-CoA-Mutase: Ursache der Methylmalonazidurie. Dieses mitochondriale, Vitamin-B$_{12}$-abhängige Enzym ist auch bei Vitamin-B$_{12}$-Mangel sowie bei primären Störungen des Adenosylkobalaminstoffwechsels funktionell defizient; *16* Mevalonatkinase: Ursache der Mevalonazidurie

neten Blutstropfen (Guthrie-Karte), Plasma, Urin oder anderen Körperflüssigkeiten eine Differenzierung und semiquantitative Bestimmung von Aminosäuren und **Acylcarni-tinen** erfolgen. Ein Großteil von Intermediärmetaboliten des Aminosäurenstoffwechsels liegt als CoA-Ester (s. Abb. 6.5-1) vor, und Enzymdefekte führen zur Akkumulation der entsprechenden Acylcarnitine. Neben den meisten Organoazidopathien lassen sich besonders zuverlässig Störungen der Fettsäureoxidation erfassen.

6.5.5 Therapie

Grundprinzipien

Die Therapieempfehlungen beruhen bislang auf den Ergebnissen nichtrandomisierter Studien oder der klinischen Erfahrung einzelner anerkannter Experten. Selten liegen Ergebnisse von Konsensus-Konferenzen vor.

Eckpfeiler der Therapie von Störungen des Aminosäurenstoffwechsels sind Diäten, bei denen die Zufuhr der im Abbau gestörten toxischen Aminosäure(n) durch natürliches Eiweiß auf das für die Proteinsynthese notwendige Minimum reduziert wird. Einige Enzymdefekte können durch pharmakologische Dosen von im entsprechenden Stoffwechselweg involvierten Vitaminen korrigiert werden (Biotinidase-, Holocarboxylasesynthetasemangel, B_6- oder B_{12}-abhängige Homozysteinurien (s. auch Kap. 6.6.), B_{12}-abhängige Methylmalonazidurien, B_2-abhängiger multipler Acyl-CoA-Dehydrogenasedefekt). Grundsätzlich profitieren alle Patienten mit Organoazidurien, die mit einem pathologischen Anstau von CoA-Estern im Mitochondrium einhergehen, von einer Carnitinsupplementierung (50 bis 100 mg/kg/Tag).

Zentral ist die **Vermeidung** bzw. die möglichst umgehende **Behebung kataboler Zustände**, wie sie sich als Folge von Diätfehlern (zu hohe Eiweißzufuhr, aber auch Proteinmangel-zuständen), Infekten (v. a. mit Erbrechen und/oder Durchfall), Narkosen sowie anderen Stresssituationen einstellen. Im Er-wachsenenalter ist besonders auf die Vermeidung eines periope-rativen Katabolismus sowie die katabolen Auswirkungen einer systemischen Steroidtherapie zu achten.

Die **Diäten** basieren auf folgenden Prinzipien:
- Verzicht auf eiweißreiche Nahrungsmittel und begrenzte Aufnahme eiweißarmer Nahrungsmittel
- Zufuhr einer mit Vitaminen, Mineralien und Spurenelementen angereicherten semisynthetischen Mischung der nicht im Abbau gestörten Aminosäuren
- Ausreichende Deckung des Energiebedarfs durch eiweißarme Spezialnahrungsmittel sowie reine Fette und Kohlenhydrate
- Vermeidung einer Mangelernährung durch Berechnung und Anpassung aller relevanten Nahrungsbestandteile
- Kontrollen der Spiegel der (betroffenen) Aminosäure(n).

Die Kunst der Diätbehandlung besteht darin, unter Berücksichtigung der drei erstgenannten Komponenten eine abwechslungsreiche und schmackhafte Kost zusammenzustellen, die den Nahrungsbedarf deckt. Fleisch, Geflügel, Fisch, Wurst, Milch,

Käse, Getreideprodukte, Hülsenfrüchte, Nüsse und Kakao enthalten viel Eiweiß und sind deshalb ungeeignet. Obst und viele Gemüsearten sind die wesentliche Quelle natürlichen Proteins. Hinzu kommen eiweißarme Spezialprodukte, z. B. Spezialmehl, Brot, Gebäck und Teigwaren, die aus Stärke hergestellt werden. Meist muss eine semisynthetische Diät eingesetzt werden, die den Vorgaben der Deutschen Gesellschaft für Ernährung entsprechen sollte. Nötigenfalls kann die Ernährung über eine Magenverweilsonde oder ein Gastrostoma erfolgen.

Während der Dauerbehandlung sind neben regelmäßigen **klinischen Untersuchungen** und den im Kindesalter engmaschigen Gedeihkontrollen (Gewicht, Größe, Kopfumfang, Entwicklung) u. a. folgende **Laborkontrollen** erforderlich: quantitative Bestimmung aller Aminosäuren im Plasma (speziell die essentiellen Aminosäuren), Blutbild, Kalzium, Phosphat, Magnesium, Eisen, Magnesium, Selen, Transaminasen, alkalische Phosphatase, Gesamteiweiß, Albumin, Präalbumin und Carnitin im Serum. Wir raten ferner, sämtliche empfohlenen Impfungen konsequent durchzuführen sowie zusätzlich gegen Pneumokokken, Varizellen und jährlich gegen Influenza zu impfen.

Notfallbehandlung

Eiweißexzesse oder interkurrente Erkrankungen (Infekte, Impfungen, Unfälle, Operationen etc.) mit Abbau des körpereigenes Eiweißes führen bei Defekten im Abbau der Aminosäuren rasch zu einem Anstieg toxischer Metaboliten. Eine früh einsetzende spezifische Notfalltherapie muss bei Erkrankungen mit akuter Toxizität lebenslang konsequent beachtet werden. Patienten können in jedem Lebensalter innerhalb kürzester Zeit schwerste zerebrale Schädigungen erleiden oder versterben, z. B. bei der Ahornsiruperkrankung oder den Methylmalonazidurien. Die Notfallbehandlung sollte in mit diesen Maßnahmen vertrauten Stoffwechselzentren erfolgen und Patienten ggf. rasch dorthin verlegt werden. Alle Patienten sollten einen Notfallausweis bzw. ein -medaillon mit den wichtigsten Erstinformationen und Telefonnummern sowie Angaben über die ersten unverzüglich durchzuführenden Maßnahmen bei sich tragen. Für Erkrankungen, bei denen der Schädigungen auf einer kumulativen chronischen Toxizität beruhen, wie z. B. bei der Phenylketonurie, gelten die gleichen Prinzipien zur Pathophysiologie; die Notfallmaßnahmen beschränken sich auf häusliche Anpassungen der Therapie.

Eckpfeiler der Notfallbehandlung sind
- die Vermeidung bzw. Umkehrung einer katabolen Stoffwechselsituation durch eine ausreichende Zufuhr von Flüssigkeit, Elektrolyten und Energie (Glukose, Fette, ggf. plus Insulin) *und*
- die konsequente Fortführung der Einnahme der spezifischen oralen Medikation (z. B. Vitamine, Kofaktoren).

In akuten Stoffwechselkrisen können zusätzlich spezifische Entgiftungsmaßnahmen notwendig werden, von der forcierten Diurese bis zur Hämodialyse, bei Ammoniak >500 µmol/l.

6.5 Aminosäurenstoffwechselstörungen

Tabelle 6.5.1. Initiale Notfalltherapie akuter Stoffwechselkrisen bei Aminosäurenstoffwechselstörungen

Lebensalter [Jahre]	Maltodextrinlösung [%]	[kcal/100 ml]	Tagesmenge
0–1	10	40	Mindestens 150 ml/kg
1–2	15	60	100 ml/kg
2–6	20	80	1200–1500 ml
6–10	20	80	1500–2000 ml
>10	25	100	2000 ml

Eine 20%ige Lösung entspricht 2 Messlöffeln (á 25 g) auf 250 ml Wasser oder Tee.

Da Entgleisungen meist zu Hause beginnen, müssen betroffene Familien ausführlich geschult werden. Schon bei Verdacht auf eine interkurrente Erkrankung erhalten die Patienten (zu Hause) zweistündlich ein glukosehaltiges Getränk entsprechend der Tabelle 6.5-1. Bei Operationen ist katabolen Stoffwechsellagen durch hochdosierte Glukoseinfusionen und engmaschige Kontrollen unspezifischer (Blutzucker, Blutgasanalyse, Elektrolyte, Gerinnung, Laktat, Transaminasen und Ammoniak) und spezifischer (Aminosäuren, ggf. organischer Säuren, Acylcarnitine) Stoffwechselparameter vorzubeugen.

Dauert die interkurrente Erkrankung an, muss der Patient in der behandelnden Klinik vorgestellt und gegebenenfalls über eine Magensonde oder parenteral behandelt werden (Energiezufuhr, Flüssigkeit, Elektrolyte). Die weitere Anhäufung toxischer Stoffwechselprodukte muss durch Fortführung der Proteinrestriktion und evtl. zusätzlich durch Darmsterilisation mittels Metronidazol oder Colistin (Propion-, Methylmalonazidurien) vermindert werden. Neben krankheitsspezifischen Laboruntersuchungen (Aminosäuren, organische Säuren) sind folgende Basislaborparameter von Bedeutung: Blutzucker, Blutgasanalyse, Elektrolyte, Gerinnung, Laktat, Transaminasen und Ammoniak. Besonderes Augenmerk ist auf die Natriumkonzentration im Serum zu richten. Sie sollte ≥140 mmol/l betragen, um die Gefahr des Hirnödems zu verringern. Andererseits besteht im Rahmen der Infusionstherapie die Gefahr einer Hypernatriämie. Metabolische Azidosen können die Infusion großer Mengen an Natriumbikarbonat erfordern. Wichtig ist eine sorgfältige Bilanzierung der Flüssigkeitszufuhr.

Beim Vorliegen einer Hyperammonämie (>200 μmol/l bzw. 350 mg/100 ml) muss Argininhydrochlorid verabreicht werden (s. Übersicht). Die Gabe von Natriumbenzoat oder -phenylbutyrat bei Organoazidopathien ist nicht unumstritten.

Infusionstherapie bei akuter Hyperammonämie

- Erstinfusion (mg/kg über 2 h):
  - Natriumbenzoat 250 in 35 ml/kg 10%iger Glukose
  - Natriumphenylacetat (falls vorhanden) 250 in 35 ml/kg 10%iger Glukose
  - Argininhydrochlorid 180 (1 mmol) in 35 ml/kg 10%iger Glukose
- Dauerinfusion (mg/kg/Tag):
  - Natriumbenzoat 250 (–350)
  - Natriumphenylacetat 250 (–500), alternativ Natriumphenylbutyrat oral in 3 Dosen
  - Argininhydrochlorid 350 (2 mmol)
  - Forcierte Diurese mittels Furosemid
  - L-Carnitin 100
  - Pyridoxin 5 mg/Tag in vier Dosen

Spätestens am 3. Tage muss zusätzlich Protein verabreicht werden, als Richtlinie 25% der ursprünglichen Menge am Tag 3, 50% am Tag 4 und 100% am Tag 5. Die Stoffwechseleinstellung sollte nach jeder interkurrenten Erkrankung, auch einer erfolgreich zu Hause behandelten, kurzfristig (innerhalb einer Woche) überprüft werden, insbesondere durch Bestimmung der Aminosäuren im Plasma. In der Rekonvaleszenz kann vorübergehend eine Erhöhung der Eiweißzufuhr notwendig werden.

6.5.6 Ausgewählte Aminosäurenstoffwechselstörungen

Phenylketonurie und Hyperphenylalaninämien (s. auch Kap. 19.4)

Die Phenylketonurie (PKU) wird durch einen Defekt des hepatischen Enzyms Phenylalaninhydroxylase in der Umwandlung von Phenylalanin zum Tyrosin verursacht. Über alternative Stoffwechselwege entsteht eine Vielzahl bei Stoffwechselgesunden nicht vorkommender phenolischer Säuren, u. a. die Phenylessigsäure, die einen „mäuseartigen" Körpergeruch verursacht. Da diese Stoffwechselwege weniger effektiv arbeiten als die Phenylalaninhydroxylase, resultieren stark erhöhte Spiegel von Phenylalanin.

Klinik Bei unbehandelter PKU schädigen die erhöhten Phenylalaninkonzentrationen das sich entwickelnde Gehirn. Im Säuglingsalter manifestiert sich bei ca. einem Drittel der betroffenen Kinder eine epileptische Enzephalopathie (generalisierte und/ oder BNS-Anfälle), die in eine Grand-mal-Epilepsie übergeht. Im weiteren Verlauf entwickeln sich Mikrozephalie, extrapyramidale Symptome, psychotische Störungen, häufig mit Episoden von Erregung und Depression, Hyperaktivität, Destruktivität und Autoaggression bis hin zu Selbstverstümmelungen, ekzematoide, stark juckende Dermatiden und Pigmentarmut der Haut und der Haare (gestörte Melaninsynthese). Einige Patienten erleiden im Erwachsenenalter zusätzliche neurologische Schäden mit Lähmungen und Pyramidenbahnläsionen. Die Lebenserwartung ist nicht eingeschränkt.

Geistige Behinderung, Epilepsie und psychotische Störungen durch PKU sind bei Jüngeren durch Neugeborenen-Screening und frühzeitige Diättherapie fast unbekannt, können aber bei Patienten vorliegen, die nicht erfasst wurden (z. B. Kinder aus der Türkei, der ehemaligen Sowjetunion oder deutsche Kinder, die im

Ausland geboren wurden). Derzeit leben in Deutschland ca. 6300 schwerbehinderte Menschen, die vor, und ca. 3400, die nach Einführung des Screenings geboren wurden.

Diagnose Die PKU wird im Neonatal-Screening erfasst, die Diagnose wird durch Bestimmung der Aminosäuren im Plasma (erhöhtes Phenylalanin und erniedrigtes Tyrosin) bestätigt. Verschiedene Schweregrade sind durch unterschiedlich schwere Mutationen (variable Restaktivitäten des Enzyms) erklärlich (s. Übersicht). Unterhalb von 600 µmol/l (10 mg%) liegt eine persistierende, nicht diätpflichtige Hyperphenylalaninämie (milde Hyperphenylalaninämie) vor. Eine Mutationsanalyse kann diagnostisch hilfreich sein und Hinweise auf den zu erwartenden Schweregrad der PKU bzw. Hyperphenylalaninämie geben.

Differentialdiagnose der Hyperphenylalaninämien
Genetische Defekte der Umwandlung von Phenylalanin zu Tyrosin
- Genetische Defekte der Phenylalaninhydroxylase
  – Klassische PKU (Plasmaphenylalanin[a] >1200 µmol/l)
  – Milde PKU (600 µmol/l < Plasmaphenylalanin[a] <1200 µmol/l)
  – Milde Hyperphenylalaninämie (180 µmol/l < Plasmaphenylalanin[a] <600 µmol/l)
- Genetische Defekte des Tetrahydrobiopterinstoffwechsels
- (BH$_4$-Kofaktor)

Sekundäre Phenylalaninerhöhungen
- Tyrosinämien
- Frühgeburtlichkeit
- Leber- oder Nierenversagen
- Einnahme von Trimethoprim
- Zytostatikatherapie

[a] Bei altersentsprechender Ernährung.

Von genetischen Defekten der Phenylalaninhydroxylase müssen vor Beginn einer diätetischen Therapie sekundäre, teilweise vorübergehende Erhöhungen des Phenylalaninspiegels (s. obige Übersicht) und vor allem genetische Defekte in der Synthese oder der Regenerierung von Tetrahydrobiopterin, dem Kofaktor der Phenylalaninhydroxylase, abgegrenzt werden (Abb. 6.5-2). Dazu werden bei erhöhten Phenylalaninwerten ein Tetrahydrobiopterinbelastungstest durchgeführt und die Pterine im Urin sowie die Aktivität der Dihydropteridinreduktase im Guthriekärtchen bestimmt.

Therapie Die Phenylalaninspiegel sollten bei Patienten mit behandlungsbedürftigen Hyperphenylalaninämien in den ersten zehn Lebensjahren zwischen 0,7 und 4 mg/dl liegen, zwischen dem 10. und 16. Lebensjahr zwischen 0,7 und 15 mg/dl, danach zwischen 0,7 und 20 mg/dl. Auch und gerade bei erwachsenen Patienten muss Fehl- und Mangelernährungen durch regelmäßige klinische und laborchemische Kontrollen sowie die Evaluation von Nahrungsmittelprotokollen vorgebeugt werden. In Einzelfällen können bei älteren Patienten psychopathologische (selten neurologische) Alterationen eine erneute strikte diätetische Behandlung erforderlich machen. Neurologisch vorgeschädigte Patienten (etwa nach verspäteter Diagnosestellung) profitieren oft noch von einer Ernährungsbehandlung.

Prognose Eine konsequente Ernährungsbehandlung (s. oben) mit niedrigen Phenylalaninspiegeln ermöglicht eine weitgehend normale psychomotorische und intellektuelle Entwicklung. Die intellektuelle Leistungsfähigkeit früh behandelter Patienten ist nicht völlig altersentsprechend. Die Beeinträchtigungen sind subtil, aber globaler Natur und können auf punktuell erhöhte Spiegel (interkurrente Erkrankungen, Diätfehler) während der Vorschuljahre zurückgeführt werden.

Maternale Phenylketonurie

Erhöhte Phenylalaninspiegel bei einer Schwangeren mit PKU, die zumeist selbst früh behandelt gesund ist, wirken sowohl embryo- als auch fetotoxisch. Das Krankheitsbild ähnelt der Alkoholembryopathie. Es resultieren intrauterine Dystrophie, erhöhte Abortraten und Totgeburten. Betroffene Kinder zeigen eine geistige Behinderung, eine Mikrozephalie, einen Minderwuchs und innere und äußere Fehlbildungen, insbesondere Herzfehler. Weitere, im Zusammenhang mit maternaler PKU beobachtete Fehlbildungen, sind Katarakte, Meningomyelozelen, Gaumenspalten (Pierre-Robin-Sequenz), Ösophagusatresien, intestinale Malrotationen, Hiatushernien, Syndaktylien und Hämangiome. Das Ausmaß der geistigen Behinderung reicht von schweren Intelligenzdefekten bis zu einem hyperkinetischen Syndrom und korreliert mit der kumulativen Erhöhung des mütterlichen Phenylalaninspiegels in der Schwangerschaft. Diese Schäden können nur durch das erneute Einhalten einer strengen Diät schon vor der Empfängnis und über die gesamte Schwangerschaft hindurch vermieden werden, d. h., es müssen geplante Schwangerschaften angestrebt werden.

Defekte der Tetrahydrobiopterinbildung

Tetrahydrobiopterin wird nicht nur für die Funktion der Phenylalaninhydroxylase, sondern auch für weitere Enzymsysteme in der Biosynthese der Neurotransmitter Dopamin und Serotonin (Tyrosin- bzw. Tryptophanhydroxylase) sowie in der NO-Synthese benötigt. Die schwere klinische Symptomatik (infantiles Parkinson-Syndrom, Rumpfhypotonie, okulogyre Krisen, Dystonien, Dyskinesien, Myoklonien, therapieresistente Epilepsie ab dem frühen Säuglingsalter) wird weniger durch die oft nicht sehr stark erhöhten Phenylalaninspiegel als vielmehr durch den Neurotransmittermangel im CNS hervorgerufen.

Die **Therapie** von Defekten der Tetrahydrobiopterinbildung erfordert neben einer phenylalaninarmen Diät die Gabe von L-Dopa zusammen mit einem Decarboxylasehemmstoff (Carbidopa) in Kombination mit 5-Hydroxytryptophan. Je nach dem vorliegenden Enzymdefekt ist zusätzlich eine orale Therapie mit Tetrahydrobiopterin empfehlenswert. Die Therapie muss lebenslang eingehalten und über Bestimmungen von Phenylalanin und Prolaktin im Plasma (Funktionsparameter der zerebralen Dopaminverfügbarkeit) sowie der Neurotransmittermetaboliten

6.5 Aminosäurenstoffwechselstörungen

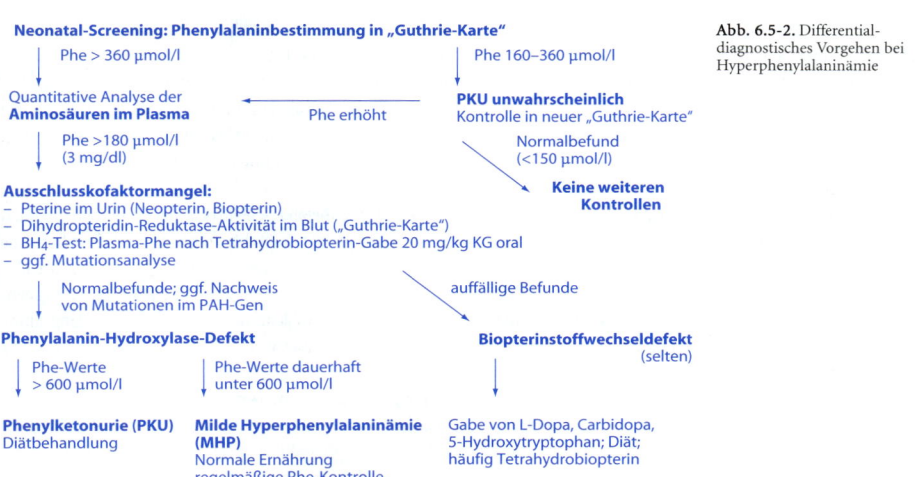

Abb. 6.5-2. Differentialdiagnostisches Vorgehen bei Hyperphenylalaninämie

Homovanillinsäure und 5-Hydroxyindolessigsäure im Liquor gesteuert werden. Bei frühzeitigem Therapiebeginn ist eine befriedigende Entwicklung zu erreichen.

Tyrosinämie Typ I (s. auch Kap. 19.4.2)

Die Tyrosinämie Typ I wird durch einen autosomal-rezessiv vererbten Defekt der **Fumarylacetoacetase** verursacht, die am Ende des Abbauweges von Phenylalanin und Tyrosin die Spaltung von Fumarylacetoacetat in Fumarat und Acetoacetat katalysiert. Es entstehen die hochreaktiven und toxischen Metaboliten Fumarylacetoacetat, Maleylacetoacetat, Succinylacetoacetat und Succinylaceton, die intrazellulär mit Makromolekülen und Glutathion reagieren sowie die Porphobilinogensynthese hemmen. Die Prävalenz der Tyrosinämie Typ I liegt bei etwa 1:150.000.

Die toxischen Metaboliten führen zu einem akuten Leberversagen in der Säuglingszeit oder zu einer protrahierteren Hepatopathie mit zirrhotischem Umbau, Hepatomen und hepatozellulären Karzinomen. Nierenfunktionsstörungen manifestieren sich in einer hypophosphatämischen Rachitis und können bis zum Nierenversagen fortschreiten. Eine erhebliche Morbidität resultiert aus einer peripheren Neuropathie und neurologischen Krisen entsprechend einer akuten Porphyrie infolge der Hemmung der Porphobilinogensynthese.

Der Nachweis von **Succinylaceton** in der Analytik der organischen Säuren beweist das Vorliegen einer Tyrosinämie Typ I. Spezifisch sind ferner Erhöhungen von 5-Aminolävulinsäure im Urin infolge der gehemmten Porphobilinogensynthese. Erhöht finden sich die Aminosäuren Tyrosin, Methionin, in geringerem Ausmaße Phenylalanin, sowie zahlreiche, über alternative Stoffwechselwege entstandene Metabolite. α-Fetoprotein ist im Serum zum Teil exorbitant erhöht. Die letztgenannten Veränderungen, wie auch der Nachweis erhöhter Leberenzyme und fortschreitender Leberfunktionsstörungen, kommen ebenso bei anderen infektiösen oder genetischen Lebererkrankungen vor. Der Enzymdefekt wird in Lymphozyten oder Fibroblasten bestätigt.

Während früher die Leber- bzw. die kombinierte Leber-/Nierentransplantation die einzige erfolgversprechende **Therapieoption** war, wurde Anfang der 90er Jahre mit 2-(2-Nitro-4-Trifluoromethylbenzoyl)-1,3-Cyclohexadion (NTBC), einem potenten Hemmstoff der 4-Hydroxyphenylpyruvatdioxygenase oberhalb der bei Tyroninämie Typ I defekten Fumarylacetoacetase, ein neues Therapieprinzip entwickelt. Unter der Behandlung mit NTBC (1–2 mg/kg in 2 Dosen) steigen die Tyrosinspiegel noch weiter an, die Bildung der hochreaktiven und toxischen Metaboliten Fumarylacetoacetat, Maleylacetoacetat, Succinylacetoacetat und Succinylaceton wird aber unterdrückt. Leber- und Nierenfunktion normalisieren sich langsam, ebenso die Porphobilinogensynthese. Erforderlich bleibt eine phenylalanin- und tyrosinarme Diät. Die **Prognose** hat sich unter dieser Behandlung entscheidend gebessert. Allerdings fehlen noch Langzeitbeobachtungen.

Ahornsirupkrankheit

Bei der Ahornsirupkrankheit ist der mitochondriale Abbau von Leuzin, Isoleuzin und Valin auf der Stufe der gemeinsamen Oxidierung der durch reversible Transaminierung entstandenen α-Ketosäuren gestört (s. Abb. 6.5-1). Die Prävalenz liegt bei etwa 1:200.000.

Die Erkrankung verursacht eine progrediente Enzephalopathie, zunächst eine Ataxie, dann Anfälle, Somnolenz, Hirnödem und Koma. Bei der am häufigsten vorkommenden schweren Verlaufsform treten als erste Symptome zwischen dem 3. und 5. Lebenstag Lethargie und Trinkschwäche auf. Die Kinder verschlechtern sich rasch. Oft fällt der typische Geruch von Ahornsirup bzw. Maggi auf. Kinder mit milderen Verlaufsformen infolge einer Reaktivität des Enzyms fallen durch Entwicklungsverzögerung, neurologische Störungen und rezidivierende ketoazidotische Entgleisungen (Differentialdiagnose: ketonämisches Erbrechen) auf.

Die Analyse der Aminosäuren im Plasma zeigt massive Erhöhungen von Valin, Isoleuzin und Leuzin sowie von L-Alloisoleuzin. Bei der Analyse der organischen Säuren im Urin finden sich neben den α-Ketosäuren die α-Hydroxysäuren erhöht.

Initial ist zur akuten Entgiftung des Kindes eine intensiv-medizinische **Notfalltherapie** mit Infusion von Glukose und Insulin und ggf. Blutaustauschtransfusion oder Dialyse erforderlich. Langfristig erfolgt eine eiweißarme Ernährungsbehandlung mit Supplementierung eines Aminosäurengemisches ohne Leuzin, Isoleuzin und Valin. Die Therapiekontrolle erfolgt über die Leuzinkonzentration im Plasma (deren Metabolit α-Ketoisocapronsäure ist besonders toxisch). Manche Patienten sprechen auf eine hochdosierte Gabe des Kofaktors Thiamin (5 g/kg KG/Tag) an. Die **Prognose** ist bei rascher Diagnose (vor dem 5. Lebenstag) und konsequenter Therapie befriedigend. Spezifische Probleme bei maternaler Ahornsiruperkrankung scheinen nicht zu bestehen.

Isovalerianazidurie (Isovaleryl-CoA-Dehydrogenasemangel)

Bei der Isovalerianazidurie, einem angeborenen Defekt im Abbau der Aminosäure Leuzin (s. Abb. 6.5-1), ist die Isovaleryl-CoA-Dehydrogenase betroffen. Die Isovaleriansäure wirkt inhibitorisch auf den Zitronensäurezyklus, den mitochondrialen Sauerstoffverbrauch der Leber sowie die Granulopoese von Knochenmarkzellen. Die Häufigkeit liegt um 1:100.000.

Klinisch lassen sich zwei Manifestationsformen unterscheiden. Ungefähr die Hälfte der Betroffenen erkrankt während der Neonatalperiode mit Nahrungsverweigerung, rezidivierendem Erbrechen, Lethargie, Somnolenz und, häufig, Hypothermie. Gewöhnlich ist im akuten Stadium ein penetranter „Schweißfußgeruch", der den kurzkettigen Fettsäuren zu eigen ist, festzustellen. Laborchemisch finden sich eine Ketoazidose, Hyperammonämie, Hypokalzämie sowie, infolge einer Knochenmarkdepression, eine Thrombo-, Neutro- oder Panzytopenie. Da die Diagnose oft nicht rechtzeitig gestellt wird, verstirbt etwa die Hälfte der Patienten im Rahmen der Stoffwechselkrise. Bei der chronisch intermittierenden Form der Isovalerianazidurie kommt es bei Infekten oder durch vermehrte Eiweißbelastung rezidivierend zu Erbrechen, Lethargie oder Koma, metabolischer Azidose und dem schon erwähnten „Schweißfußgeruch".

Die **Diagnose** ist über die Analytik der organischen Säuren (N-Isovalerylglycin, N-Isovalerylglutaminsäure, 3- und 4-Hydroxyisovaleriansäure etc.) oder der Acylcarnitine (Isovalerylcarnitin) zu stellen.

In der akuten Krise gestaltet sich die **Therapie** der Isovalerianazidurie wie bei den anderen akut verlaufenden Aminosäurenstoffwechselstörungen: Reduktion der Eiweißzufuhr, Glukose-/Lipidinfusionen, um eine katabole Stoffwechsellage zu beheben, Korrektur der metabolischen Azidose (s. oben). Die Langzeittherapie besteht in einer proteinreduzierten Diät, evtl. unter Verwendung einer leuzinfreien Aminosäurenmischung. Zur Förderung der Isovaleriansäureausscheidung in Form von Isovalerylglycin und Isovalerylcarnitin sowie zur Vermeidung eines sekundären Carnitinmangels sollten Glyzin (150 mg/kg KG) und L-Carnitin (100 mg/kg KG) supplementiert werden.

Ist die erste metabolische Krise schadlos überstanden und die Diagnose gestellt, kann bei konsequenter Behandlung die **Prognose** als gut bezeichnet werden. Wie bei anderen Organoazidurien nimmt die Häufigkeit von Entgleisungen mit zunehmendem Alter ab. Probleme bei maternaler Isovalerianazidurie scheinen nicht zu bestehen.

Methylmalonazidurien

Ursache dieser Gruppe von Erkrankungen sind Störungen der Methylmalonyl-CoA-Mutase, ein mitochondriales, Vitamin-B_{12}-abhängiges Enzym. Vitamin B_{12} ist auch Kofaktor der Remethylierung des Homocysteins zum Methionin (s. auch Kap. 6.6). Entsprechend können Defekte entweder in der Methylmalonyl-CoA-Mutase direkt (mut0 ohne Restaktivität oder mut- mit Restaktivität) oder in der Bereitstellung von Adenosylkobalamin aus Vitamin B_{12} lokalisiert sein. Defekte im Kobalaminstoffwechsel können wiederum ausschließlich den Methylmalonatstoffwechsel oder zusätzlich die Remethylierung des Homozysteins zum Methionin betreffen. Im letzteren Fall akkumulieren sowohl Methylmalonsäure als auch Homozystein. Die Inzidenz aller Methylmalonazidurien wird auf ca. 1:50.000 geschätzt.

Eine veganische Fehlernährung kann im Säuglingsalter einen alimentären B_{12}-Mangel verursachen und zu einer den genetischen Defekten vergleichbaren Gedeihstörung, neurodegenerativer Symptomatik und laborchemischen Veränderungen führen.

Klinisch präsentieren sich die Patienten mit isolierten Methylmalonazidurien zumeist mit akuten Stoffwechselkrisen, die ohne spezifische Behandlung tödlich enden oder zu schweren Residualschäden führen. Klinisch-chemisch findet man bei normalem Serumkobalamin außer der in allen Körperflüssigkeiten stark vermehrten Methylmalonsäure fast regelmäßig eine schwere Ketoazidose (92%), Hyperammonämie (71%), Hyperglyzinämie/-urie (68%) sowie in 50–60% eine Leuko-/Thrombopenie/Anämie.

In der Gruppe der Patienten mit kombiniertem, intrazellulärem Adenosyl- und Methylkobalaminmangel treten zusätzlich neurologische Symptome (Irritabilität, Gedeihstörung, Entwicklungsretardierung, Ataxie, Lethargie und Krämpfe) sowie, insbesondere bei späterer Manifestation, neuropsychiatrische Krankheitszeichen (Anorexie, Antriebslosigkeit, Delirium, Psychose) auf. Laborchemisch findet man neben den oben beschriebenen Veränderungen eine Homozystinurie/-ämie mit Hypomethioninämie sowie eine megaloblastische Anämie.

Die **Diagnostik** stützt sich auf den Nachweis der Methylmalonsäure nebst Begleitmetaboliten (3-Hydroxypropion-,

Methylzitronensäure, Propionylcarnitin, Methylmalonylcarnitin) sowie auf die quantitative Aminosäurenanalytik (Glyzin, Homozystein, Methionin). Biochemische Untersuchungen an kultivierten Fibroblasten (^{14}C-Propionat-Fixation, Methylmalonyl-CoA-Mutasebestimmung, Komplementierungsanalysen, molekulargenetische Untersuchungen) erlauben eine Differenzierung der unterschiedlichen Defekte.

Neben der **Notfalltherapie** besteht die Langzeittherapie aus einer Isoleuzin-, Valin- und Methionin-reduzierten Ernährung. Initial muss ein Behandlungsversuch mit Vitamin B_{12} (1–5 mg Hydroxykobalamin i.m. über mehrere Tage) durchgeführt werden. In der Langzeittherapie ist bei den meisten Defekten mit Vitamin-B_{12}-Abhängigkeit eine orale Supplementierung ungenügend.

Die **Prognose** der Methylmalonazidurien ist differenziert: Vitaminabhängige Defekte haben in Abhängigkeit vom Zeitraum bis zur Diagnosestellung eine befriedigende Prognose, während bei fehlender B_{12}-Abhängigkeit bzw. Restaktivität sich trotz frühzeitigem Therapiebeginn oftmals eine psychomotorische Retardierung, extrapyramidale Bewegungsstörungen, Osteoporose und progressive Niereninsuffizienz entwickeln.

Defekte im Biotinstoffwechsel

Biotin, ein Vitamin des B-Komplexes, ist Koenzym von vier CO_2-fixierenden Enzymen, der zytosolischen Acetyl-CoA- sowie der mitochondrialen Propionyl-CoA-, 3-Methylcrotonyl-CoA- und Pyruvatcarboxylasen (s. Abb. 6.5-1). Durch die **Holocarboxylasesynthetase** wird es kovalent an die entsprechenden Apoenzyme gebunden. Sowohl zur enteralen Aufbereitung des an Protein gebundenen Biotins als auch zur endogenen Rückgewinnung aus Biotinylpeptiden und Biozytin, einem Konjugat von Biotin mit Lysin, wird das Enzym **Biotinidase** benötigt. Bei angeborenem Biotinidasemangel kann es, je nach Ausprägung (ohne Restaktivität, bei geringer Restaktivität und normaler Michaeliskonstante, K_m-Variante mit verringerter Affinität für Biozytin) und äußeren Bedingungen (Ernährung, metabolische Belastungen) im Verlaufe von Wochen bis Jahren, im Mittel mit 3 Monaten, zum klinisch relevanten Biotinmangel kommen. Die Häufigkeit des schweren Biotinidasemangels (Restaktivität <10%) liegt bei 1:73.000.

Bei Defekten im Biotinstoffwechsel können sowohl metabolische Krisen wie auch eine progrediente neurologische Symptomatik im Vordergrund stehen. Häufig entwickeln sich Muskelhypotonie, Lethargie und myoklonische Anfälle, gefolgt von Ataxie, Entwicklungsretardierung, Optikusatrophie, Amaurose, sensorineuralem Hörverlust und Sprachstörungen. Ferner findet man respiratorische Probleme (Hyperventilation, Stridor, Apnoe) sowie ekzematöse Hautveränderungen und Alopezien.

Der Biotinidasemangel ist seit den 90er Jahren in das Neugeborenen-Screening (s. auch Kap. 19.1) integriert, sodass nur nichtgescreente Patienten bzw. Patienten mit einem Defekt der Holocarboxylasesynthetase symptomatisch werden. Die Diagnose wird mit Hilfe der Analytik der organischen Säuren oder der Acylcarnitine gestellt. Im akuten Stadium der Erkrankung findet man Metabolite wie bei Propionazidämie, zudem Laktat, 3-Hydroxyisovaleriansäure und häufig 3-Methylcrotonylglyzin.

Die **Therapie** des Biotinidasemangels gestaltet sich einfach: tägliche orale Gaben von 5–10 mg Biotin normalisieren den Intermediärstoffwechsel und führen oft zu einer frappierend raschen klinischen Besserung.

Sind noch keine irreversiblen Schäden eingetreten, ist die Prognose des Biotinidasemangels sehr gut. In der Therapie des Holocarboxylasesynthetasemangels werden oft höhere Dosen an Biotin benötigt (bis 50 mg/Tag).

Aminosäurentransportstörungen

Bei den Störungen des Aminosäurentransportes werden spezifische Defekte mit vermehrter renaler Ausscheidung einzelner oder mehrerer Aminosäuren (z. B. Zystinurie) von generalisierten Störungen unterschieden. Generalisierte Hyperaminoazidurien sind meistens sekundäre Folge multisystemischer Stoffwechselerkrankungen (s. Übersicht). Häufig entwickeln sich zusätzliche tubuläre Funktionsstörungen im Sinne eines Debré-Toni-Fanconi-Syndroms. Ursächlich sind dabei ein gestörter Energiestoffwechsel der Tubuluszellen oder tubuläre Ablagerungen toxischer Substanzen.

Stoffwechselerkrankungen als Ursache eines Debré-Toni-Fanconi-Syndroms

- Fanconi-Bickel-Syndrom
- Galaktosämie
- Glykogenose Typ I
- Hereditäre Fruktoseintoleranz
- Lowe-Syndrom
- Mitochondriopathien
- Morbus Wilson
- Tyrosinämie Typ I
- Zystinose

Neben einer generalisierten Hyperaminoazidurie bestehen beim Debré-Toni-Fanconi-Syndrom Glukosurie, renaler Bicarbonatverlust und Hyperphosphaturie. Es entwickeln sich Polydipsie, Polyurie, Dehydratation, Hypokaliämie, metabolische Azidose und Vitamin-D-resistente Rachitis. Zusätzlich zur **Therapie** der Grunderkrankung (z. B. Galaktosämie, s. Kap. 6.12, S. 471) ist eine Substitutionstherapie erforderlich (z. B. Zystinose, siehe Kap. 6.11, S. 465).

Zystinurie

Die Zystinurie beruht auf einer autosomal-rezessiv vererbten Transportstörung von Zystin und den dibasischen Aminosäuren Ornithin, Lysin und Arginin an den Nierentubuli und am Dünndarmepithel. Die Aminosäurekonzentrationen im Blut sind unverändert. Die **Diagnose** wird durch das charakteristische Aminosäurenmuster im Urin gestellt. Krankheitswert besitzt die Störung, wenn das sehr schlecht lösliche Zystin auskristallisiert und in den Harnwegen Steine bildet (Urolithiasis,

Nephrolithiasis). Die **Therapie** besteht bei großen Steinen in einer operativen Entfernung oder Lithotripsie. Bei kleineren Steinen kann eine Auflösung mit D-Penicillamin und Alkalisierung des Urins unter verstärkter Diurese versucht werden. Zur Steinprophylaxe empfiehlt sich eine konstant hohe Flüssigkeitszufuhr (auch nachts! Löslichkeitsgrenze von Zystin bei pH 7,5 1250 µmol/l), eine konsequente Alkalizufuhr (bei alkalischem pH ist die Löslichkeit von Zystin erhöht) sowie ggf. sulfhydrylgruppenhaltige Medikamente wie D-Penicillamin oder Mercaptopropionylglycin, die mit Zystin ein besser lösliches Disulfid bilden.

Hartnup-Erkrankung

Diese autosomal-rezessiv vererbte Erkrankung ist Folge eines Defektes der Aufnahme neutraler und zyklischer Aminosäuren im Darm und im Nierentubulus. Der Körper verarmt an Tryptophan, wodurch nicht ausreichend Nikotinamid hergestellt wird. Pellagraähnliche Hauterscheinungen an belichteten Hautpartien, eine zerebelläre Ataxie und eine psychomotorische Retardierung sind die Folge. Die Diagnose wird durch die vermehrte Ausscheidung von neutralen Aminosäuren und Indolkörpern im Urin gestellt. Die Therapie besteht in Lichtschutz und der Gabe von Nikotinamid (50–200 mg/Tag).

Evidenz der Therapieempfehlungen		
	Evidenzgrad	Empfehlungsstärke
Phenylketonurie	II-b	B
Maternale Phenylketonurie	II-b	B
Defekte der Tetrahydrobiopterinbildung	III	B
Tyrosinämie Typ I (NTBC)	III	B
Ahornsirupkrankheit	III	B
Isovalerianazidurie	IV	C
Methylmalonazidurien	IV	C
Defekte im Biotinstoffwechsel	III	B
Zystinurie	III	B
Hartnup-Erkrankung	IV	C

Literatur

Blau N, Hoffmann GF, Leonard JV, Clarke JTR (Hrsg) (2004) Physician's guide to the treatment and follow-up of metabolic diseases. Springer, Berlin Heidelberg New York Tokyo

Burgard P, Bremer HJ, Bührdel P et al. (1999) Rationale for the German recommendations for phenylalanine level control in phenylketonuria 1997. Eur J Pediatr 158: 46–54

Deutsche Gesellschaft für Ernährung (1985) Empfehlungen für die Nährstoffzufuhr. Umschau, Frankfurt/M

Fernandes J, Saudubray J-M, van den Berghe G (Hrsg) (2000) Inborn metabolic diseases, 3. Aufl. Springer, Berlin Heidelberg New York Tokyo

Hoffmann GF, Machill G (1994) 25 Jahre Neugeborenenscreening auf angeborene Stoffwechselstörungen in Deutschland. Monatsschr Kinderheilkd 142: 857–862

Hoffmann GF, Nyhan WL, Kahler S, Mayatepek E, Zschocke J (2002) Hand-book of inherited metabolic diseases. Williams & Wilkins, Philadelphia

Scriver CR, Beaudet AL, Sly WS, Valle D (Hrsg) (2001) The metabolic and molecular bases of inherited diseases, 8th edn. McGraw-Hill, New York

6.6 Hyperhomozysteinämie
Walter A. Wuillemin und Alan Niederer

6.6.1 Einleitung

Seit einigen Jahren gehört die Homozysteinämie zu den Risikofaktoren für atherosklerotische Gefäßerkrankungen und venöse Thromboembolien. Homozystein ist eine schwefelhaltige essentielle Aminosäure und das demethylierte Derivat von Methionin. Verschiedene Regelmechanismen halten seine Konzentration im menschlichen Organismus niedrig.

Im Plasma wird das gesamte Homozystein (tHcy) gemessen. Dazu gehören neben dem freien Homozystein auch Homozysteindisulfide und an Albumin und andere Proteine gebundenes Homozystein. Der Normbereich des nüchtern bestimmten tHcy liegt zwischen 5 und 15 µmol/l. Die Hyperhomozysteinämie wird in drei Schweregrade eingeteilt: Milde (15–30 µmol/l), intermediäre (30–100 µmol/l) und schwere (>100 µmol/l) Hyperhomozysteinämie.

Eine schwere Hyperhomozysteinämie findet sich bei Homozystinurie, einer von der milden Hyperhomozysteinämie abzugrenzenden Erkrankung. Die Homozystinurie beruht auf einem homozygoten Defekt eines am Homozysteinstoffwechsel beteiligten Enzyms. Der Homozysteinspiegel kann dabei 300 bis 500 µmol/l betragen. Das klinische Bild der unbehandelten Homozystinurie ähnelt dem Marfan-Syndrom mit Hochwuchs, Arachnodaktylie und Linsenluxation. Häufig führen thromboembolische Komplikationen bereits im Kindesalter zu neurologischen Störungen und mentaler Retardierung. Unbehandelt sterben die Patienten meist im zweiten oder dritten Lebensjahrzehnt.

6.6.2 Homozysteinmetabolismus

Homozystein kann im menschlichen Organismus in zwei Richtungen metabolisiert werden (Abb. 6.6-1): Einerseits wirkt Homozystein im Methylgruppendonorzyklus als Zwischenprodukt, das durch Remethylierung in Methionin umgewandelt werden kann. Andererseits entsteht aus Homozystein durch Transsulfurierung die Aminosäure Zystein. Für beide Reaktionsschritte sind Enzyme sowie Folsäure als Substrat und Vitamin B_{12} bzw. Vitamin B_6 als Kofaktoren nötig. Die Verstoffwechselung von Homozystein in Methionin und Zystein reicht jedoch nicht aus, um eine toxische Konzentration des intrazellulären Homozysteins zu verhindern. Homozystein wird deshalb auch in unveränderter Form aus den Zellen geschleust und über die Nieren ausgeschieden.

Das intrazelluläre Homozystein unterliegt einem Regulationsmechanismus: Fällt aus der Nahrung viel Methionin an, wird der Homozysteinspiegel vorwiegend durch die Aktivität der Zystathionin-β-Synthase bestimmt. Bei geringem Methioninanfall hingegen bestimmt die Aktivität der Methioninsynthase den

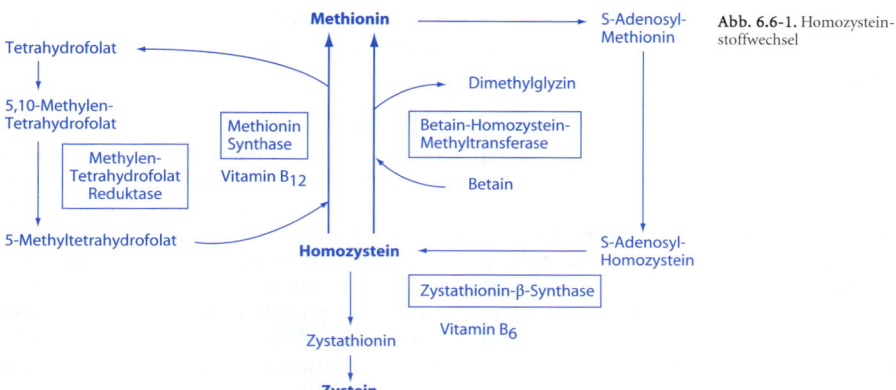

Abb. 6.6-1. Homozysteinstoffwechsel

Homozysteinspiegel. Dieser Unterschied ist wichtig für die ätiologische Zuordnung einer Hyperhomozysteinämie. So reflektiert der Nüchternhomozysteinspiegel in erster Linie die Aktivität der Methioninsynthase (in Abhängigkeit von Vitamin B_{12} und Folsäure), der Methioninbelastungstest (s. unten) hingegen die Aktivität der Zystathionin-β-Synthase (in Abhängigkeit von Vitamin B_6). Der zweite Remethylierungsweg von Homozystein spielt eine untergeordnete Rolle; er ist unabhängig von Folsäure und Vitamin B_{12}, braucht aber Betain als Kofaktor.

6.6.3 Ursachen einer Hyperhomozysteinämie

Es sind sowohl hereditäre als auch erworbene Ursachen bekannt. Sie lassen sich aus dem Homozysteinstoffwechsel ableiten. So entsteht eine Hyperhomozysteinämie bei einer genetisch bedingten Aktivitätsminderung eines am Homozysteinstoffwechsel beteiligten Enzyms oder bei einem (relativen) Mangel an Substrat (Folsäure) oder Kofaktoren (Vitamin B_{12} und B_6). Ein subklinischer Mangel an Folsäure, Vitamin B_{12} und B_6 ist relativ häufig und betrifft rund 25% aller Erwachsenen.

Mögliche Ursachen einer Hyperhomozysteinämie
- Genetisch bedingt:
  – Zystathionin-β-Synthase[a]
  – 5,10-Methylentetrahydrofolat-Reduktase (MTHFR)[a]
  – Thermolabile Variante der MTHFR
  – Methioninsynthase
  – Vitamin-B_{12}-Metabolismus (z. B. Transkobalamin-II-Mangel)
- Vitaminmangel (oder tiefnormale Serumspiegel):
  – Folsäure
  – Vitamin B_{12}
  – Vitamin B_6
- Allgemeine Faktoren:
  – Alter (über 60 Jahre)
  – Männer
  – Rauchen
  – Alkohol
  – Körperliche Inaktivität
  – Organtransplantation
- Chronische Krankheiten:
  – Niereninsuffizienz
  – Hypertonie
  – Diabetes mellitus
  – Entzündliche Darmerkrankungen
  – Systemischer Lupus erythematodes
  – Psoriasis
  – Maligne Erkrankungen (Karzinome, akute lymphatische Leukämien)
  – Hypothyreose
  – Hypercholesterinämie
- Medikamentös-toxische Ursachen:
  – Methotrexat
  – Lachgas
  – Antikonvulsiva (Phenytoin und Carbamazepin)
  – Nikotinsäure
  – Colestipol
  – Theophyllin
  – Thiaziddiuretika

[a] Ein homozygoter Defekt verursacht eine Homozystinurie.

Ebenfalls gehen einige Krankheiten, Zustände und Medikamente mit einer Erhöhung des Homozysteinspiegels einher (s. Übersicht). Die häufigste Ursache einer Hyperhomozysteinämie ist der Mangel mindestens eines der beteiligten Vitamine. Es ist auch bekannt, dass bereits tiefnormale Serumspiegel (insbesondere Folsäure und Vitamin B_{12}) eine milde Hyperhomozysteinämie verursachen können.

Als genetisch bedingte Ursache einer Hyperhomozysteinämie sei die sog. thermolabile Variante der 5,10-Methylentetrahydrofolsäure-Reduktase (MTHFR) speziell erwähnt. Sie ist in vitro gekennzeichnet durch eine erhöhte Empfindlichkeit gegenüber Hitze und hat im Vergleich zum normalen Enzym eine um rund 50% verminderte Aktivität. Die Ursache ist eine Mutation an der Position 677 des MTHFR-Gens mit einem einzelnen Nukleotidaustausch (Zytosin durch Thymin). Interessanterweise handelt es sich dabei um einen verbreiteten Polymorphismus mit einer Prävalenz der homozygoten Variante von bis zu 15%. Diese thermolabile Variante der MTHFR scheint allerdings erst bei gleichzeitigem Vorliegen eines tiefnormalen Folsäurespiegels zu einer Hyperhomozysteinämie zu führen.

6.6.4 Klinik

Zahlreiche Studien haben gezeigt, dass eine milde Hyperhomozysteinämie – d. h. ein Homozysteinwert über der 90. oder 95. Perzentile – mit einem 2- bis 4fach erhöhten relativen Risiko für venöse und arterielle thromboembolische Erkrankungen einhergeht (Tabelle 6.6-1).

Arterielle thrombotische Erkrankungen

Darunter fallen koronare Herzkrankheit, zerebrovaskulärer Insult, periphere arterielle Verschlusskrankheit sowie die Karotisstenose. Eine Metaanalyse konnte zeigen, dass rund 10% des Risikos für koronare Herzkrankheiten auf das Konto der Hyperhomozysteinämie gehen. Eine Erhöhung des Plasmahomozysteinspiegels um 5 µmol/l erhöht das Risiko etwa gleich stark wie ein Cholesterinanstieg um 0,5 mmol/l.

Venöse thrombotische Erkrankungen

Verschiedene Fallkontrollstudien mit insgesamt über 500 Patienten haben gezeigt, dass das relative Risiko für venöse Thromboembolien ungefähr gleich groß ist wie für arterielle Thromboembolien (Tabelle 6.6-1). Eine Untersuchung kommt zum Schluss, dass rund 17% der venösen Thrombosen auf eine Hyperhomozysteinämie zurückzuführen sind.

Mögliche atherosklerose- und thrombosefördernde Mechanismen

Über die genauen Mechanismen, wie ein hoher Homozysteinspiegel die Atherosklerose und die Entstehung von venösen Thromboembolien fördert, wird noch spekuliert. Aus In-vitro-Studien ist jedoch bekannt, dass Homozystein die Endothelzellen schädigt sowie die Aktivierung von Thrombozyten mit anschließender Thrombusbildung fördert. Homozystein dürfte dabei sowohl prothrombotische Einflüsse fördern (z. B. Aktivierung von Faktor V, Stimulierung der Gewebefaktorexpression und der Proliferation glatter Muskelzellen) als auch antithrombotische Einflüsse hemmen (beispielsweise Hemmung der Protein-C-Aktivierung, Hemmung der Gewebeplasminogenaktivatorbindung, Hemmung der Heparansulfatexpression in den Gefäßen, Hemmung der NO-Bildung).

6.6.5 Diagnostik

Obwohl kleine, proteinarme Mahlzeiten wahrscheinlich keinen großen Effekt auf den Homozysteinspiegel haben, sollte die Messung des totalen Plasmahomozysteins nüchtern erfolgen. Diagnostisch wertvoll ist auch der Methioninbelastungstest („loading test"). Es handelt sich dabei um einen Provokationstest, bei dem die Homozysteinkonzentration 4–6 h nach einer standardisierten oralen Methioningabe (100 mg/kg KG) gemessen wird. Wie oben erwähnt, prüfen Nüchternbestimmung und Methioninbelastungstest nicht das Gleiche. Schätzungen gehen davon aus, dass 27–40% aller Hyperhomozysteinämien mit einem normalen Nüchternwert einhergehen und sich nur durch einen pathologischen Methioninbelastungstest manifestieren. Diese Patienten haben also einen abnormen Homozysteinmetabolismus, der sich nur in einer transienten Hyperhomozysteinämie auswirkt. Weil der Methioninbelastungstest sehr aufwendig ist, wird er in der klinischen Routine allerdings kaum durchgeführt.

Da Erythrozyten kontinuierlich Homozystein ins Plasma abgeben, muss das abgenommene EDTA- oder Heparinblut innerhalb von 30 min zentrifugiert werden. Wichtig ist ebenfalls, dass die Homozysteinbestimmung erst einige Wochen nach dem thromboembolischen Ereignis durchgeführt wird, ansonsten können zu tiefe tHcy-Werte gemessen werden.

6.6.6 Therapie

Mehrere Studien haben gezeigt, dass die Gabe von Folsäure, Vitamin B_{12} und B_6 in den meisten Fällen zu einer Senkung und Normalisierung des Homozysteinspiegels führt. Es gibt allerdings noch keine großen Interventionsstudien, die beweisen, dass eine Homozysteinsenkende Therapie auch zu einer Verminderung der vaskulären Mortalität und Morbidität führt (solche Untersuchungen werden zurzeit durchgeführt). Dennoch gibt es einige Hinweise für diese Hypothese. So führte eine Homozysteinsenkende Therapie in zwei Studien zu weniger koronaren Ereignissen. Ein Teil dieses Effekts wurde auf die Senkung des Homozysteinspiegels zurückgeführt.

Damit basieren die Empfehlungen zur Behandlung der Hyperhomozysteinämie noch weitgehend auf indirekter Evidenz. Die Behandlung ist allerdings günstig, unschädlich und potentiell von großem Nutzen. Eine homozysteinsenkende Therapie sollte aber nie losgelöst von der Behandlung der klassischen Risikofaktoren erfolgen (Nikotinabusus sistieren, Hypertonie behandeln etc.).

Bei der Behandlung muss zwischen primärer Prävention für Patienten mit einem erhöhten Risiko für atherosklerotische Gefäßerkrankung und sekundärer Prävention unterschieden werden. Bei Primärprävention sollte ein tHcy von <14 µmol/l

Tabelle 6.6-1. Milde Hyperhomozysteinämie: Relatives Risiko für arterielle und venöse thromboembolische Erkrankungen

	Odds Ratio	95%-Vertrauensintervall
Koronare Herzkrankheit	1,8	1,6–2,0
Zerebrovaskulärer Insult	2,3	1,8–2,9
Periphere arterielle Verschlusskrankheit	6,8	2,9–15,8
Venöse Thromboembolie	2,5	1,2–5,2

Als milde Hyperhomozysteinämie gelten Homozysteinwerte über der 90. oder 95. Perzentile der Norm. Eine Odds Ratio über 1 bedeutet, dass ein erhöhter Homozysteinwert mit einem erhöhten Risiko für die entsprechende Krankheit verbunden ist.

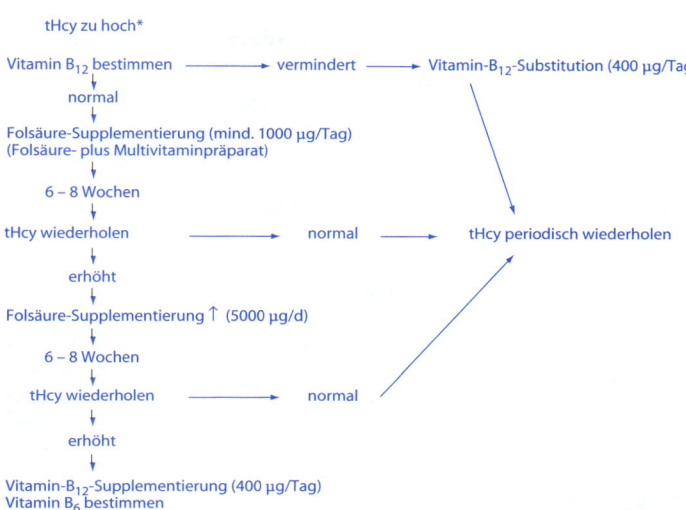

Abb. 6.6-2. Mögliches Behandlungsschema bei Hyperhomozysteinämie (tHcy Gesamthomozystein)

* Primärprävention: tHcy >14 µmol/l; Sekundärprävention: tHcy >11 µmol/l

angestrebt werden, bei Sekundärprävention ein Wert von unter 11 µmol/l.

Vitamine

Folsäure scheint die größte therapeutische Wirkung auf den Homozysteinspiegel zu haben. So führte in einer Studie die Gabe von täglich 400 µg oder mehr Folsäure zu einer Senkung des Homozysteinspiegels um 30–40%. Niedrigere Dosen brachten keine anhaltende Reduktion des tHcy. Die Gabe von Vitamin B_{12} senkte den Homozysteinspiegel um rund 15%. Vitamin B_6 hingegen scheint nur bei einem entsprechenden Mangel einen Effekt auf das tHcy zu haben. Natürliche Folsäure kommt in verschiedenen Lebensmitteln vor, v. a. in Orangensaft und grünem Blattgemüse. Auf Grund seiner protektiven Wirkung beim Ungeborenen (Verhinderung von Neuralrohrdefekten), werden z. B. in den USA seit kurzem verschiedene Lebensmittel (u. a. Mehl- und Getreideprodukte) zusätzlich mit Folsäure angereichert. Noch ist allerdings unklar, welche die optimalen Vitamindosen sind. Auch gibt es keine verbindlichen Angaben zur Therapiedauer. Es ist deshalb wichtig, dass die Therapie individuell angepasst und der Effekt auf den Homozysteinspiegel regelmäßig überprüft wird.

In Abb. 6.6-2 ist ein mögliches Therapievorgehen der Hyperhomozysteinämie schematisch dargestellt. Vor jeder Folsäuresubstitution sollte der Vitamin-B_{12}-Spiegel bestimmt werden. Bei einem Mangel muss die Ursache abgeklärt und Vitamin B_{12} substituiert werden. Dieses Vorgehen ist wichtig, weil die Folsäuregabe einen bestehenden Vitamin-B_{12}-Mangel, unter dem vorwiegend ältere Menschen leiden, kaschieren und in seltenen Fällen zu einer Exazerbation der neurologischen Veränderungen führen kann. Bei normalem Vitamit-B_{12}-Spiegel kann die Behandlung mit Folsäure begonnen werden (400–1000 µg/Tag). Zusätzlich ist ein hochdosiertes Multivitaminpräparat empfehlenswert, das auch Vitamin B_{12} und B_6 enthält. Damit ist eine adäquate Versorgung mit diesen Vitaminen gewährleistet.

Kontrolle der Therapie

6 bis 8 Wochen nach Therapiebeginn sollte eine Kontrolle des Homozysteinspiegels durchgeführt werden. Ist das tHcy immer noch zu hoch, kann die tägliche Folsäuredosis auf 5000 µg gesteigert werden. In den meisten Fällen wird damit eine Normalisierung des Homozysteinspiegels erreicht. Sehr hohe Folsäuredosen werden z. B. bei einer terminalen Niereninsuffizienz gebraucht. Persistiert hingegen die Hyperhomozysteinämie, so kann – auch bei fehlendem Nachweis eines Mangels – eine Vitamin-B_{12}-Supplementierung (400 µg/Tag) nützlich sein. Obwohl ein Vitamin-B_6-Mangel selten vorkommt, sollte daran gedacht werden – vor allem, wenn der Homozysteinspiegel über 24 µmol/l liegt oder auf eine Therapie mit Folsäure nicht reagiert. Wenn möglich, sollte vor einer Therapie mit Vitamin B_6 eine Spiegelbestimmung durchgeführt werden.

Bei Patienten, die auf eine Vitaminsupplementierung ungenügend ansprechen, kann eine adjuvante Therapie mit Betain (6 g/Tag) versucht werden.

Evidenz der Folsäure-Supplementierung bei Hyperhomozysteinämie		
	Evidenzgrad	Empfehlungsstärke
Homozysteinsenkung	I-a	A
Verhinderung thrombotischer Erkrankungen	IV	C

Literatur

Boushey CJ, Beresford SAA, Omenn GS, Motulsky AG (1995) A quantitative assessment of plasma homocysteine as a risk factor for vascular disease. JAMA 274: 1049–1057

Den Heijer M, Koster T, Blom HJ et al. (1996) Hyperhomocysteinemia as risk factor for deep-vein thrombosis. N Engl J Med 334: 759–762

Graham I, Daly LE, Refsum HM et al. (1997) Plasma homocysteine as a risk factor for vascular disease: the European Concerted Action Project. JAMA 277: 1775–1781

Homocysteine Lowering Trialist Collaboration (1998) Lowering blood homocysteine with folic acid based supplements: meta-analysis of randomised trials. BMJ 316: 894–898

Stein JH, McBride PE (1998) Hyperhomocysteinemia and atherosclerotic vascular disease. Arch Intern Med 158: 1301–1306

Welch GN, Loscalzo J (1998) Homocysteine and atherothrombosis. N Engl J Med 338: 1042–1050

Wuillemin WA, Solenthaler M (1999) Hyperhomozysteinämie: Risikofaktor für arterielle und venöse thrombotische Erkrankungen. VASA 28: 151–155

6.7 Gicht und andere Störungen des Purinstoffwechsels
Wolfgang Gröbner

6.7.1 Physiologie des Purinstoffwechsels

Purine werden mit der Nahrung aufgenommen oder im Organismus aus kleinen Bruchstücken aufgebaut. Als Endprodukt des Purinstoffwechsels entsteht beim Menschen Harnsäure. Die Purinsynthese ist in Abb. 6.7-1 dargestellt. Ausgangssubstanz der Purinsynthese ist 5-Phosphoribosylpyrophosphat (PRPP), das mit Glutamin zu 5-Phosphoribosylamin reagiert. Dieser Schritt ist geschwindigkeitsbestimmend. Über eine Reihe weiterer Syntheseschritte entsteht Inosin-5-Phosphat (IMP), aus dem Adenosin-5-Phosphat (AMP) und Guanosin-5-Phosphat (GMP) hervorgehen. Ein weiterer Weg von IMP führt über Inosin, Hypoxanthin und Xanthin zu Harnsäure.

Untersuchungen zur Regulation der Purinsynthese ergaben, dass AMP, GMP sowie IMP den ersten Schritt der Purinsynthese, nämlich die Bildung von 5-Phosphoribosylamin aus PRPP und Glutamin im Sinne eines Feed-back-Mechanismus hemmen. AMP und GMP hemmen auch ihre eigene Bildung aus IMP. Nach Produktion ausreichender Mengen von AMP, IMP und GMP wird die Neusynthese der Purine gebremst. Eine besondere Bedeutung bei der Aufrechterhaltung der intrazellulären Konzentration von AMP, IMP und GMP kommt den Enzymen Hypoxanthinguaninphosphoribosyltransferase (HPRT-ase) und Adeninphosphoribosyltransferase (APRT-ase) zu (s. Abb. 6.7-1, Reaktionen 1 und 3).

Die Ausscheidung der gebildeten Harnsäure erfolgt zu 20 bis 30% über den Darm, der Hauptanteil wird über die Nieren eliminiert. Der renale Ausscheidungsmechanismus ist dabei durch glomeruläre Filtration, tubuläre Rückresorption und tubuläre Sekretion gekennzeichnet.

6.7.2 Störungen des Purinstoffwechsels

Gicht

Einleitung Die Gicht ist eine Krankheit, die meist als akute Monarthritis beginnt, nach symptomfreien Intervallen rezidiviert und allmählich in eine chronische destruierende Gelenkerkrankung übergeht. Tophi, Gichtgeschwüre, Uratnephropathie sowie Harnsäurenephrolithiasis stellen weitere klinische Manifestationen dar.

Ätiologie und Pathogenese Ursache der Gicht ist die Hyperurikämie, d. h. eine Harnsäurekonzentration im Plasma oder Serum oberhalb des Normalbereichs. Zwischen Serum- und Plasmaharnsäurekonzentration kann bei Bestimmung mit enzymatischen Methoden kein Unterschied nachgewiesen werden. Unter Berücksichtigung der Löslichkeitsgrenze von Natriumurat im Plasma kann man die Hyperurikämie als eine Harnsäurekonzentration oberhalb 6,4 mg/dl definieren.

Eine Hyperurikämie entsteht, wenn Harnsäure vermehrt gebildet oder verringert ausgeschieden wird. In seltenen Fällen kombinieren sich beide Mechanismen (s. Übersicht). Die familiäre Hyperurikämie beruht bei der Mehrzahl aller Patienten (ca. 99%) auf einer Störung der renalen Harnsäureausscheidung, nämlich der tubulären Harnsäuresekretion. Eine vermehrte endogene Harnsäuresynthese wird nur bei etwa 1% aller Patienten beobachtet (verminderte Aktivität der HPRT-ase: Kelley-Seegmiller-Syndrom; Überaktivität der PRPP-Synthetase) (siehe Abb. 6.7-1, Reaktionen 1 bzw. 2). Von diesen familiären Hyperurikämien unterscheidet man die sekundären Formen (siehe Übersicht).

Überschreitet die Harnsäurekonzentration in den Körperflüssigkeiten das Löslichkeitsprodukt (s. oben), fällt Urat aus. Erfolgt dies unter Bildung von phagozytierbaren Mikrokristallen, kommt es zum Gichtanfall; bei chronischer Ablagerung entstehen Tophi. Die Uratnephropathie (Gichtniere) kann primär als abakterielle interstitielle Nephritis aufgefasst werden, eine Pyelonephritis kommt häufig hinzu. Harnsäuresteine bei der primären Hyperurikämie ohne vermehrte renale Harnsäureausscheidung sind durch die Besonderheiten des tubulären Harnsäuretransports zu erklären; bei vermehrter renaler Harnsäureausscheidung werden häufig Steine gebildet. Eine akute Harnsäuremehrausscheidung kann zu Nierenversagen führen (akute Harnsäurenephropathie).

Einteilung der Hyperurikämien (nach Gröbner und Walter-Sack)

- Familiäre (primäre) Hyperurikämien
  - Störung der tubulären Harnsäuresekretion (etwa 99% aller Patienten)
  - Vermehrte endogene Harnsäuresynthese infolge von Enzymdefekten des Purinstoffwechsels (etwa 1% aller Patienten)
- Sekundäre Hyperurikämien
  - Vermehrte Harnsäurebildung, z. B. bei Leukosen, unter Zytostatikatherapie, bei einer hohen Purinzufuhr mit der Nahrung

6.7 Gicht und andere Störungen des Purinstoffwechsels

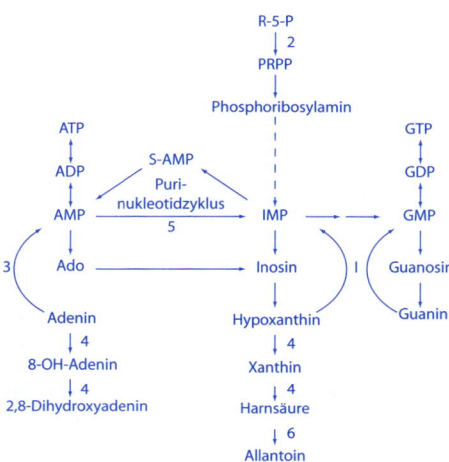

Abb. 6.7-1. Der Purinstoffwechsel des Menschen. *1* Hypoxanthinguaninphosphoribosyltransferase (HPRT-ase); *2* Phosphoribosylpyrophosphat (PRPP)-Synthetase; *3* Adeninphosphoribosyltransferase (APRT-ase); *4* Xanthinoxidase; *5* Myoadenylatdesaminase (MAD): 6 Rasburicase, PRPP 5-Phosphoribosylpyrophosphat; AMP Adenosin-5-phosphat, IMP Inosin-5-phosphat, GMP Guanosin-5-phosphat

---

- Verminderte renale Harnsäureausscheidung (z. B. bei Niereninsuffizienz, unter Therapie mit Saluretika, Cyclosporin, Pyrazinamid).
- Vermehrte Bildung von Harnsäure assoziiert mit deren verminderter renaler Ausscheidung (z. B. bei der Glykogenspeicherkrankheit Typ I oder bei reichlicher Zufuhr alkoholischer Getränke)

Klinik und Diagnostik Der akute Gichtanfall ist durch starke Schmerzhaftigkeit, Beschränkung auf ein Gelenk sowie eine intensive entzündliche Reaktion gekennzeichnet. Am häufigsten ist beim ersten Anfall das Großzehengrundgelenk betroffen. Ein Gichtanfall kann sich auch als Bursitis oder Tendovaginitis äußern.

Ohne adäquate Behandlung wiederholen sich Gichtanfälle, es entwickelt sich eine chronische Gicht mit Weichteil- und Knochentophi. Nicht selten kann eine Nierenkolik erstes Symptom einer Gicht sein.

Die Diagnose der Gicht beruht auf der typischen Anamnese, dem klinischen Befund, dem Nachweis von Uratablagerungen, dem Ansprechen auf Colchicin während des Anfalls sowie der Feststellung einer durch mehrfache Harnsäurebestimmungen gesicherten Hyperurikämie. Eine Gelenkpunktion mit dem Nachweis von Harnsäurekristallen in den polymorphkernigen Leukozyten der Gelenkflüssigkeit mit Hilfe des Polarisations-mikroskops kann gelegentlich notwendig sein. Proteinurie, Leukozyturie, Hämaturie und Blutdruckerhöhung weisen auf eine Beteiligung der Niere hin. Abgegangene Nierensteine sind zu analysieren. Besondere diagnostische Bedeutung hat auch der Nachweis von Tophi.

Therapie Die Therapie der Gicht verfolgt zwei Ziele, nämlich einerseits die Behandlung des Gichtanfalls, andererseits die dauerhafte Senkung des Harnsäurebestandes des Körpers.

Therapie des Gichtanfalls Zur Behandlung des Gichtanfalls werden nichtsteroidale Antiphlogistika oder Colchicin verabreicht. Kortikosteroide sollten nur ausnahmsweise eingesetzt werden (Tabelle 6.7-1).

Bei gesichertem Gichtanfall und normaler Nierenfunktion stellen nichtsteroidale Antiphlogistika das Mittel der 1. Wahl dar. Besonders eignen sich Indometacin, Acemetacin sowie Diclofenac. Bei Piroxicam ist die lange Eliminationshalbwertszeit zu berücksichtigen. Auf die bekannten unerwünschten Wirkungen nichtsteroidaler Antiphlogistika (z. B. Magen-Darm-Störungen) ist zu achten. Auch selektive COX-2-Hemmer (in Deutschland für die Indikation akuter Gichtanfall noch nicht zugelassen) wie Celecoxib (400 mg am 1. Tag, dann 2-mal 100 mg täglich) kommen in Frage.

Bei diagnostisch nicht gesicherten Fällen stellt Colchicin das Mittel der Wahl dar. Man gibt bei Patienten mit normaler Nierenfunktion im Verlauf von 4 h 4 mg Colchicin per os (z. B. als Colchicum dispert), dann in Abständen von 2 h 0,5–1,0 mg. Die Höchstdosis beträgt am ersten Tag 6–8 mg. Bei Auftreten von Durchfällen ist nur bei größerem Flüssigkeitsverlust Colchi-cin abzusetzen, anderenfalls ist unter Behandlung der Diarrhö (z. B. mit Loperamid, Tinctura opii) mit der Colchicintherapie fortzufahren. Dabei muss auf eine ausreichende Flüssigkeitszufuhr geachtet werden. Nach eindeutiger Besserung des Gichtanfalls reduziert man die Dosis im Verlauf einiger Tage, wobei in der Regel eine 3- bis 5-tägige Behandlung genügt.

Die häufigsten unerwünschten Wirkungen von Colchicin sind Übelkeit und Diarrhö. Bei Patienten mit eingeschränkter Leber- und Nierenfunktion darf Colchicin (sofern überhaupt) nur mit größter Vorsicht angewendet werden, da selbst niedrige Dosen innerhalb weniger Tage zu einer schweren Intoxikation führen können.

Kortikosteroide sollten beim akuten Gichtanfall erst eingesetzt werden, wenn nichtsteroidale Antiphlogistika bzw. Colchicin versagen (sog. protrahierter Gichtanfall). Kortikosteroide gibt man dabei über 4 Tage, beginnend mit 40 mg Prednisolonäquivalent per os am ersten Tag, 30 mg am zweiten,

Tabelle 6.7-1. Arzneimittel zur Behandlung des Gichtanfalls

Arzneimittel	Dosierung
Colchicin	Initial 6–8 mg/Tag, dann schrittweise reduzieren
Indometacin	150–200 mg/Tag
Acemetacin	120–180 mg/Tag
Diclofenac	150 mg/Tag
Piroxicam	Initial (1–2 Tage) 40 mg/Tag, dann 20 mg/Tag
Kortikosteroide (ausnahmsweise)	Initial 40 (30–50) mg/Tag Prednisolonäquivalent

20 mg am dritten und 10 mg am vierten Tag. Ausnahmsweise kann die initiale Dosis auch über 3–5 Tage beibehalten werden.

Bei Patienten mit Niereninsuffizienz, bei denen Colchicin wegen der Kumulation und Toxizitätsgefahr ungeeignet ist und ein nichtsteroidales Antiphlogistikum die Nierenfunktion verschlechtern könnte, sind Kortikosteroide das Mittel der 1. Wahl.

Dauertherapie der Hyperurikämie Die Langzeittherapie der Hyperurikämie strebt eine dauerhafte Senkung des Harnsäurebestandes des Körpers an. Behandlungsziel ist eine Senkung des Serumharnsäurespiegels auf einen Wert von 5,0–5,5 mg/dl. Neben diätetischen Maßnahmen als Basistherapie stehen hierzu Arzneimittel zur Verfügung, die entweder die Harnsäurebildung hemmen (Urikostatika) oder die renale Harnsäureausscheidung erhöhen (Urikosurika). Auch eine fixe Arzneimittelkombination steht zur Verfügung (Tabelle 6.7-2). Da zu Beginn einer medikamentösen harnsäuresenkenden Therapie gehäuft Gichtanfälle auftreten können, sollte etwa 3–6 Monate lang eine Colchicinprophylaxe (0,5–1,0 mg/Tag) durchgeführt werden.

Bei asymptomatischer Hyperurikämie etwa bis 9–10 mg/dl sind lediglich Ernährungsempfehlungen angebracht. Erst bei Serumharnsäurewerten über 9–10 mg/dl oder bei Vorliegen von klinischen Komplikationen einer Hyperurikämie (z. B. Gichtanfälle, Nephrolithiasis) besteht die Indikation für zusätzliche medikamentöse Maßnahmen. Bei sekundären Hyperurikämien steht (soweit möglich) die Behandlung der Grunderkrankung im Vordergrund.

Diät Die Ziele der Ernährungstherapie sind in der folgenden Übersicht dargestellt. Hyperurikämischen Patienten wird empfohlen, täglich nur einmal Fisch, Fleisch oder Wurst (100 bis 150 g) zu essen und Innereien zu meiden. Die Eiweißzufuhr (12–15 Energieprozent) sollte bevorzugt durch Milch- und Milchprodukte sowie Brot erfolgen. Bei den diätetischen Vorschriften darf man nicht nur auf den Puringehalt eines Nahrungsmittels pro Gewichtseinheit achten, sondern man muss vielmehr auch den Puringehalt pro Energieeinheit oder pro Portion in Rechnung stellen. Die Normalisierung des Körpergewichts bei Übergewicht sowie die Einschränkung der Alkoholzufuhr sind Grundvoraussetzungen einer erfolgreichen diätetischen Therapie. Durch eine Wasserzufuhr von 2 l oder mehr kommt die urikosurische Wirkung der Diurese zum Tragen.

Ernährungstherapie bei Hyperurikämie

- Verringerung der Purinzufuhr mit der Nahrung
- Normalisierung des Körpergewichts bei Übergewicht
- Einschränkung des Alkoholverbrauchs
- Ausreichende Flüssigkeitszufuhr

Allopurinol Allopurinol hemmt die Xanthinoxidase und damit die Oxidation von Hypoxanthin zu Xanthin und von Xanthin zu Harnsäure (s. Abb. 6.7-1, Reaktion 4). Außerdem führt Allopurinol zu einer Hemmung der Purinsynthese de novo sowie zu einer Beeinflussung des Pyrimidinstoffwechsels. Nach Verabreichung von Allopurinol kommt es zu einem Abfall der Serumharnsäure und der renalen Harnsäureausscheidung bei einem gleichzeitigen Anstieg der Ausscheidung von Hypoxanthin und Xanthin im Urin.

Die therapeutische Tagesdosis von Allopurinol liegt bei 200–300 mg (s. Tabelle 6.7-2). In Einzelfällen kann die Dosis gesteigert werden; dabei sollte jedoch wegen der Gefahr einer generalisierten Überempfindlichkeitsreaktion eine Oxipurinolkonzentration im Serum von 100 μmol/l nicht überschritten werden. Bei eingeschränkter Nierenfunktion ist die Allopuri-noldosis zu reduzieren (Tabelle 6.7-3). Dialysepflichtige niereninsuffiziente Patienten sollten die erforderliche Allopurinoldosis nach der Dialyse einnehmen. Unerwünschte Wirkungen von Allopurinol sind selten (Häufigkeit 1–2%; s. Tabelle 6.7-2). Am häufigsten werden gastrointestinale Störungen oder allergische Reaktionen beobachtet. Sehr seltene Fälle einer Vaskulitis sind beschrieben. Sie stellt die Grundlage der generalisierten Allopurinolüberempfindlichkeitsreaktion dar. Diese wurde meist nur beobachtet, wenn bei eingeschränkter Nierenfunktion die Allopurinoldosis nicht reduziert wurde. Zu den Symptomen gehören Fieber, Eosinophilie, Dermatitis (meist in Form eines juckenden makulopapulösen Exanthems), Leberfunktionsstörungen sowie zunehmende Niereninsuffizienz. Einzelfälle von unerwünschten Wirkungen einer Allopurinoltherapie sind z. B. Knochenmarkdepression, Alopezie, interstitielle Nephritis, Cholangitis und periphere Neuropathie.

Einige Interaktionen des Allopurinols mit anderen Arzneimitteln erklären sich durch die Hemmung der Xanthinoxidase durch Allopurinol. Bei gleichzeitiger Gabe von Allopurinol und 6-Mercaptopurin oder Azathioprin muss die Dosis der zuletzt genannten Substanzen um etwa 75% reduziert werden. Weitere Arzneimittelinteraktionen von Allopurinol betreffen z. B. Cumarine, Theophyllin, Cyclophosphamid sowie Fluorouracil.

Der Vorteil von Allopurinol gegenüber urikosurisch wirksamen Substanzen liegt in der Hemmung der Harnsäurebildung und der dadurch bedingten Verminderung der renalen Harnsäureausscheidung. Daraus leiten sich auch die Indikationen zur Allopurinoltherapie ab. Die unbedingten Indikationen sind in Tabelle 6.7-2 dargestellt.

Urikosurika Benzbromaron und Probenecid stehen als urikosurisch wirksame Arzneimittel zur Verfügung. Sulfinpyrazon wird nicht mehr verwendet.

Die Wirkung der Urikosurika beruht auf einer Hemmung des tubulären Harnsäuretransports und damit in erster Linie der tubulären Harnsäurerückresorption. Es kommt als Folge davon bis zur Einstellung eines neuen Gleichgewichts zu einer vermehrten renalen Harnsäureausscheidung. Dadurch entsteht die Gefahr von tubulären Harnsäureausfällungen. Urikosurika müssen einschleichend dosiert werden. Gleichzeitig muss auf eine ausreichende Diurese sowie Harnneutralisierung

Tabelle 6.7-2. Maßnahmen zur Senkung der Serumharnsäurekonzentration

Diät (Basistherapie) Arzneimittel	Indikation	Dosierung	Unerwünschte Wirkungen
Allopurinol, z. B. Zyloric	Hyperurikämie, unbedingte Indikationen: Uratnephropathie, Harnsäurenephrolithiasis; familiäre Hyperurikämie infolge von Enzymdefekten des Purinstoffwechsels; Lesch-Nyhan-Syndrom, APRT-ase-Mangel; verschiedene sekundäre Hyperurikämien; Allergie oder Unverträglichkeit von Urikosurika	1-mal tgl. 200–300 mg p.o.; Reduktion der Dosis bei eingeschränkter Nierenfunktion	Gastrointestinale Störungen, allergische Reaktionen, sehr selten Vaskulitis, Einzelfälle von granulomatöser Hepatitis generalisierte Allopurinolüberempfindlichkeitsreaktion
Benzbromaron, z. B. Narcaricin	Hyperurikämie ohne Nierenbeteiligung und ohne vermehrte renale Harnsäureausscheidung	1-mal tgl. 25–100 mg p.o.; einschleichende Dosierung, anfangs Diurese und eventuell Alkaligaben	Gastrointestinale Störungen, allergische Reaktionen, Leberschäden
Probenecid, z. B. Probenecid	Hyperurikämie ohne Nierenbeteiligung und ohne vermehrte renale Harnsäureausscheidung	1–3 g/Tag p.o., auf 3 Einzelportionen verteilt; einschleichende Dosierung, anfangs Diurese und eventuell Alkaligaben	Gastrointestinale Störungen, allergische Reaktionen, sehr selten nephrotisches Syndrom
Kombination aus 100 mg Allopurinol und 20 mg Benzbromaron, z. B. Acifugan	Hyperurikämie ohne Nierenbeteiligung und ohne vermehrte renale Harnsäureausscheidung	1-mal tgl. als Einmaldosis p.o.	Gastrointestinale Störungen, allergische Reaktionen
Rasburicase, z.B. Fasturfec	Prophylaxe und Therapie der akuten Harnsäurenephropathie	0,2 mg/kg KG i.v.	Fieber, Übelkeit, Erbrechen, Durchfall, allergische Reaktionen

Tabelle 6.7-3. Richtlinien für die Dosierung von Allopurinol bei eingeschränkter Nierenfunktion (nach Cameron u. Simmonds)

Kreatinin-Clearance [ml/min]	Erhaltungsdosis von Allopurinol
0	100 mg jeden 3. Tag
10	100 mg jeden 2. Tag
20	100 mg täglich
40	150 mg täglich
60	200 mg täglich
80	250 mg täglich
≥100	300 mg täglich

(angestrebter Urin-pH 6,4–6,8) zu Beginn einer urikosurischen Behandlung geachtet werden. Urikosurika sollten nur noch bei Hyperurikämikern und Gichtpatienten mit normaler Harnsäureausscheidung und ohne jegliche renale Symptomatik eingesetzt werden.

Benzbromaron muss infolge seiner protrahierten Wirkung nur einmal täglich verabreicht werden. Die Therapie wird einschleichend begonnen, die Tagesdosis beträgt 25–100 mg. Die häufigsten unerwünschten Wirkungen sind gastrointestinale Störungen (Übelkeit, Sodbrennen, Diarrhö), auch Kopfschmerzen und vermehrter Harndrang können auftreten. Allergische Reaktionen werden sehr selten beobachtet (s. Tabelle 6.7-2). Einzelfälle von schweren Leberschäden sind beschrieben. Arzneimittelinteraktionen bestehen mit Salicylaten, Pyrazinamid und Warfarin.

Probenecid wird in einer Dosierung von 1–3 g/Tag verabreicht, wobei eine Verteilung der ermittelten Tagesdosis auf 3 Einzeldosen erforderlich ist (s. Tabelle 6.7-2). Die Behandlung beginnt einschleichend. Unerwünschte Wirkungen sind Magen-Darm-Störungen und allergische Reaktionen, in Einzelfällen wurden eine Lebernekrose sowie ein nephrotisches Syndrom beschrieben. Arzneimittelinteraktionen bestehen z. B. mit Penicillin, Indometacin, Ciprofloxacin, Chloroquin, Salicylaten und Oxipurinol.

Kombinierte Behandlung Als fixe Arzneimittelkombination sind Präparate im Handel, die 20 mg Benzbromaron sowie 100 mg Allopurinol enthalten. Ihre harnsäuresenkende Wirkung entspricht der von 300 mg Allopurinol bzw. weniger als 100 mg Benzbromaron. Für den Einsatz des Kombinationspräparates in der Behandlung der Hyperurikämie gibt es keine zwingende Begründung.

Evidenz der Therapieempfehlungen		
	Evidenzgrad	Empfehlungsstärke
Akuter Gichtanfall		
Colchicin	I-b	A
Nichtsteroidale Antiphlogistika	II-b	A
Kortikoide	II-b	B
Hyperurikämie		
Diät	II-a	A
Allopurinol	I-a	A
Urikosurika	II-b	A
Kombination aus 20 mg Benzbromaron und 100 mg Allopurinol	II-b	B
Rasburicase	II-a	B

Therapie der Uratnephropathie, Harnsäurenephrolithiasis und akuten Harnsäurenephropathie Die Therapie der Uratnephropathie besteht in der Einhaltung einer purinarmen Diät, der Gabe von Allopurinol, ausreichender Flüssigkeitszufuhr sowie der Behandlung einer eventuell vorliegenden Hypertonie, Pyelonephritis oder Nephrolithiasis.

Die konservative Therapie der Harnsäurenephrolithiasis umfasst neben der verminderten Zufuhr von Nahrungspurinen die Harnneutralisierung (angestrebter Urin-pH 6,4–6,8) durch Alkalizufuhr (z. B. Uralyt-U), die Allopurinolgabe sowie Maßnahmen zur Diuresesteigerung (2–3 l/Tag).

Zur Prophylaxe und Therapie der akuten Harnsäurenephropathie steht Rasburicase als rekombinantes Enzym zur Verfügung, das die Oxidation von Harnsäure zu dem wesentlich besser löslichen und nierengängigen Allantoin katalysiert (s. Abb. 6.7-1, Reaktion 6). Nach intravenöser Verabreichung von Rasburicase kommt es zum schnellen Abfall der Serumharnsäurekonzentration; gleichzeitig steigt die Allantoinausscheidung im Urin an. Die empfohlene tägliche Einmaldosis beträgt 0,2 mg/kg KG in Form einer intravenösen Infusion (s. Tabelle 6.7-2). Die Behandlung erstreckt sich über 5–7 Tage. Zur Prophylaxe einer akuten Harnsäurenephropathie kann auch Allopurinol z. B. 24–48 h vor Beginn einer zytostatischen Therapie eingesetzt werden. Dabei muss gleichzeitig auf reichliche Flüssigkeitszufuhr und Harnneutralisierung geachtet werden.

Allgemeine Maßnahmen Die fortgeschrittene tophöse gichtische Arthritis bedarf der gleichen Physiotherapie wie andere Gelenkleiden. Große funktionsbehindernde Tophi können chirurgisch entfernt werden. Inzisionen in gichtisches Gewebe sind jedoch zu unterlassen.

Prognose Unter ausreichender Dauertherapie werden Gichtpatienten nach wenigen Monaten anfallsfrei. Weichteiltophi verschwinden, Knochentophi können sich unter Wiederherstellung des Gelenks ebenfalls zurückbilden. Meistens beobachtet man jedoch eine Defektheilung. Harnsäuresteine können sich auflösen. Die Progredienz der Uratnephropathie scheint unter Allopurinoltherapie aufgehalten zu werden.

Lesch-Nyhan-Syndrom

Das X-chromosomal vererbte Lesch-Nyhan-Syndrom beruht auf einem kompletten Verlust der HPRT-ase-Aktivität (s. Abb. 6.7-1, Reaktion 1). Dies führt zu einer massiven Hyperurikämie mit Gichtarthritis, Tophi, Uratnephropathie mit Niereninsuffizienz und Harnsäurenephrolithiasis. Außerdem treten neurologische Störungen in Form einer Choreoathetose, geistiger Unterentwicklung und einem eigenartigen selbstverstümmelndem Beißen der Lippen und Finger auf.

Die Diagnose erfolgt durch Bestimmung der HPRT-ase-Aktivität in hämolysierten Erythrozyten. Bei Vorliegen einer Schwangerschaft und Verdacht auf diese Chromosomenanomalie kann mittels Amniozentese ebenfalls die Diagnose gesichert werden.

Die Behandlung besteht aus purinarmer Diät, der Verabreichung von Allopurinol, Harnneutralisierung, ausreichender Flüssigkeitszufuhr sowie symptomatischen Maßnahmen.

Die Prognose der Erkrankung ist schlecht, da diese Patienten bereits jung an Infektionen und Nephropathie versterben.

Adeninphosphoribosyltransferase (APRT-ase)-Mangel und 2,8-Dihydroxyadeninlithiasis

Beim APRT-ase-Mangel, einer autosomal rezessiv vererbten Störung, wird Adenin mit Hilfe der Xanthinoxidase zu 2,8-Dihydroxyadenin (2,8-DHA), das schlecht löslich ist, oxidiert (s. Abb. 6.7-1, Reaktion 4). Etwa 90% der homozygoten Merkmalsträger haben Nierensteine aus 2,8-DHA.

Klinische Folgen sind Nierenkoliken, Harnwegsinfekte und Niereninsuffizienz.

Die Diagnose erfolgt durch Bestimmung der APRT-ase-Aktivität in hämolysierten Erythrozyten sowie durch die Steinanalyse (z. B. Infrarotspektrometrie).

Die Behandlung besteht aus purinarmer Diät, reichlicher Flüssigkeitszufuhr sowie Allopurinolgabe.

Xanthinurie und Xanthinlithiasis

Die Xanthinurie beruht auf einem Mangel an Xanthinoxidase (s. Abb. 6.7-1, Reaktion 4). Ein autosomal-rezessiver Erbgang wird vermutet. Bei Patienten mit Xanthinurie ist die Harnsäurekonzentration im Plasma und Urin erniedrigt, während die renale Ausscheidung von Hypoxanthin und Xanthin deutlich erhöht ist. Etwa 30% der Patienten haben Harnsteine aus Xanthin, einige Fälle von Myopathie sind beschrieben.

Die Therapie besteht aus reichlicher Flüssigkeitszufuhr und purinarmer Kost. Alkalisierung des Harns begünstigt die Xanthinsteinauflösung, die hierzu notwendigen pH-Werte liegen jedoch über 7,7.

Myoadenylatdesaminasemangel (MAD-Mangel)

Es handelt sich um eine Störung des Purinnukleotidzyklus des Muskels (s. Abb. 6.7-1, Reaktion 5). Neben dem autosomal-rezessiv vererbten Enzymdefekt gibt es eine erworbene Form.

Leitsymptom des MAD-Mangels sind Muskelschmerzen und -schwäche bei geringer körperlicher Belastung. Die Diagnose wird durch den fehlenden Ammoniakanstieg im Arbeitsversuch oder biochemischen Nachweis des Enzymmangels in Muskel-biopsien gestellt.

Als symptomatische Therapie hat sich in vielen Fällen die Gabe von Ribose oder Xylit in verteilten Dosen während körperlicher Belastung bewährt. Hierzu muss der Zucker z. B. bei Sport oder Wanderungen in einer Menge von 10–20 g/h, gleichmäßig über die Belastungsdauer verteilt, eingenommen werden.

Familiäre juvenile hyperurikämische Nephropathie

Die familiäre juvenile hyperurikämische Nephropathie wurde bei einigen Familien als autosomal-dominant vererbte Ursache einer frühzeitigen Niereninsuffizienz bei Hyperurikämie und Hypertonie beschrieben. Sie ist durch eine stark verminderte Harnsäure-Clearance im Vergleich zur Kreatinin-Clearance (Harnsäure-/Kreatinin-Clearance, Norm um 10%) auf Werte um 4,7% charakterisiert. Optimale Blutdruckeinstellung und Therapie der Hyperurikämie verbessern die Prognose.

Literatur

Cameron JS, Simmonds HA (1987) Use and abuse of allopurinol. Br Med J 294: 1504–1505
Choi HK, Atkinson K, Karlson EW, Willett W, Curhan G (2004) Purine-rich foods, dairy and protein intake and the risk of gout in men. N Engl J Med 350: 1093–1103
Emmerson BT (1996) The management of gout. New Engl J Med 334: 445–451
Goldman SC, Holcenberg JS, Finclestein JZ et al. (2001) A randomized comparison between rasburicase and allopurinol in children with lymphoma or leukemia at high risk for tumor lysis. Blood 97: 2998–3003
Gröbner W, Walter-Sack I (1993) Gichttherapeutika: Physiologische Grundlagen, Klinik und Pharmakologie. Wissenschaftliche Verlagsgesellschaft, Stuttgart
Gröbner W (2000) Ernährung bei Gicht. Arthritis & Rheuma 20: 40–46
Gröbner W, Groß M, Zöllner N (2000) Krankheiten durch Störungen des Purin- und Pyrimidinstoffwechsels. In: Gerok W, Huber CHR, Meinertz TH, Zeidler H (Hrsg) Die Innere Medizin, 10. Aufl. Schattauer, Stuttgart, S 1165–1175
Gröbner W, Walter-Sack I (2002) Hyperurikämie und Gicht. Dtsch Med Wschr 127: 207–213
Gröbner W, Zöllner N (2004) Gicht. Z Rheumatol 63: 1–8
Kelley WN, Wortmann RL (1997) Gout and Hyperuricemia. In: Kelley WN, Harris E, Ruddy S, Sledge C (eds) Textbook of Rheumatology, 5th edn. Saunders, Philadelphia, p 1313–1346
Löffler W, Gröbner W, Zöllner N (1983) Harnsäuresenkende Wirkung einer Kombination von Benzbromaron und Allopurinol, Untersuchungen unter standardisierten Ernährungsbedingungen. Arzneimittelforschung/Drug Res 33, 1687–1691
Pui CH, Mahmoud HH, Wiley JM et al. (2001) Recombinant urate oxidase for the prophylaxis or treatment of hyperuricemia in patients with leukemia or lymphoma. J Clin Incol 19: 697–704
Scriver CR, Beaudet AL, Sly WS, Valle D (eds) (1995) The metabolic and molecular bases of inherited disease, vol II, part 7: purines and pyrimidines. McGraw-Hill, New York
Smyth CH, Holers VM (eds) (1999) Gout, hyperuricemia and other crystal associated arthropathies. Marcel Dekker, New York
Terkeltaub RA (2003) Gout. N Engl J Med 349: 1647–1655
Zöllner N (Hrsg) (1990) Hyperurikämie, Gicht und andere Störungen des Purinhaushalts. 2. Aufl. Springer, Berlin Heidelberg New York Tokyo
Zöllner N, Reiter S, Groß M et al. (1986) Myoadenylate deaminase deficiency: Successful symptomatic therapy by high dose oral administration of ribose. Klin Wochenschr 64: 1281–1290

6.8 Porphyrien
Jorge Frank

6.8.1 Einleitung

Die Porphyrien repräsentieren eine Gruppe überwiegend hereditär determinierter, seltener auch erworbener Störungen des Porphyrinstoffwechsels mit heterogener klinischer Symptomatik. Ihnen zugrunde liegt eine partielle katalytische Defizienz eines der Enzyme der Porphyrinhämbiosynthese (Abb. 6.8-1) mit konsekutiver Akkumulation von Intermediärmetaboliten vor dem jeweiligen Stoffwechselschritt, wobei die akkumulierenden Substanzen jeweils die oxidierten Substrate des defekten Enzyms sind. Diese Intermediärmetaboliten entfalten häufig erst nach Einwirkung zusätzlicher Realisationsfaktoren (z. B. UV-Strahlung, Alkohol, Hormone, porphyrinogene Medikamente) zyto- und gewebetoxische Effekte, die das jeweilige Krankheitsbild bestimmen.

Porphyrine sind in der Natur weitverbreitete Farbstoffe. Bei Säugetieren sind sie für das Rot des Blutfarbstoffes, im Pflanzenreich für das Grün des Chlorophylls verantwortlich. Häm, das Endprodukt des Porphyrinstoffwechsels, besteht aus einem Tetrapyrrolring, in dem Protoporphyrin IX mit Fe^{2+} einen Chelatkomplex bildet. Auf Grund seiner spezifischen Eigenschaft, Sauerstoff zu binden und auch wieder abzuspalten, spielt Häm eine zentrale Rolle im Stoffwechsel zahlreicher evolutionsgeschichtlich äußerst differenter Tier-, Pflanzen-, Bakterien- und Hefenspezies. Häm ist die prosthetische Gruppe einer Reihe von funktionell sehr bedeutsamen Zellproteinen wie z. B. Hämoglobin, Myoglobin, Peroxidase, Katalase, Guanylatzyklase, Prostaglandinendoperoxidsynthase, Vitamin B_{12} und der Gruppe der Cytochrome. Es ist u. a. von essentieller Bedeutung für Sauerstoffbindung und -transport (Hämoglobin und Myoglobin), den Elektronentransport (Cytochrome) und das Mischoxygenasensystem (z. B. Cytochrom P450). Chlorophyll, ein mit Mg^{2+} komplexiertes Porphyrin, spielt im Pflanzenreich eine entscheidende Rolle im Rahmen der Photosynthese. Hierbei wird durch eine spezifische Abfolge von Oxidations- und Reduktionsprozessen Lichtenergie in chemische Energie konvertiert, die dann von der Pflanze für lebenswichtige Stoffwechselschritte gespeichert werden kann. Demzufolge sind Porphyrine ubiquitär verbreitet und nehmen eine essentielle und zentrale Position im Metabolismus zahlreicher Lebewesen ein. Die entscheidende biologische Funktion der Porphyrine im menschlichen Metabolismus basiert auf ihrer Fähigkeit, als Mediatoren von Oxidationsreaktionen zu fungieren; entweder als oxidative Komponenten in der Verstoffwechselung von Steroiden, Medikamenten und in der Umwelt verbreiteten Chemikalien oder als Vehikel im Austausch von Gasen, beispielsweise Sauerstoff und Kohlendioxyd, zwischen der Umwelt und den Geweben des menschlichen Körpers.

Die tägliche Porphyrin- und Hämsynthese des Menschen ist üblicherweise exakt den metabolischen Bedürfnissen eines jeden

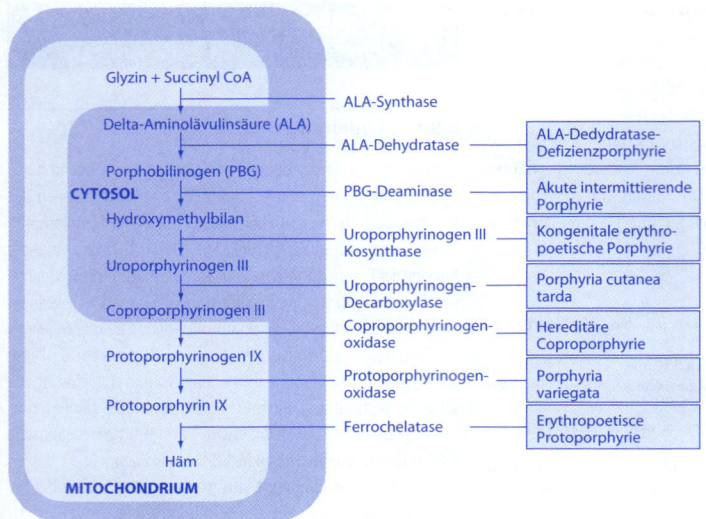

Abb. 6.8-1. Porphyrinhämbiosynthese

Individuums angepasst. Die interne Kontrolle der Hämbiosynthese ist dabei so präzise, dass sich unter normalen Umständen die Konzentrationen der Porphyrin-/Hämintermediärmetaboliten in den Erythrozyten, in Plasma, Urin und Stuhl lediglich im Mikrogrammbereich bewegen (Tabelle 6.8-1). Ist hingegen die katalytische Aktivität eines oder mehrer Enzyme des Hämbiosyntheseweges auf Grund eines genetisch bedingten Defekts eingeschränkt, so kommt es zur unphysiologischen Anhäufung von Intermediärmetaboliten in unterschiedlichen Organen des menschlichen Körpers, bevorzugt jedoch in der Haut, der Leber und im hämatopoetischen System. Die einzelnen Porphyrieformen, die alle aus einer Störung der Hämsynthese resultieren, manifestieren sich biochemisch mit Exkretion und Akkumulation von spezifischen Porphyrinintermediärmetaboliten in Blut, Urin und Stuhl (Tabellen 6.8-2 bis 6.8-4). Bei exzessiver Akkumulation lösen diese Intermediärmetaboliten zytotoxische Effekte aus, die den klinischen Expressionsformen der Porphyrien zugrunde liegen.

Die verschiedenen Porphyrieformen manifestieren sich klinisch entweder durch charakteristische Hautveränderungen an den lichtexponierten Arealen des Körpers oder durch eine Vielfalt von neurologischen, viszeralen und psychiatrischen Symptomen, dem so genannten neuroviszeralen Symptomenkomplex. Bei einigen Porphyrien können kutane und neuroviszerale Symptome nicht nur isoliert, sondern auch nebeneinander beobachtet werden.

Die Beurteilung der Hautveränderungen ist in der Regel einfach, daher können die Porphyrien unter klinischen Aspekten einerseits in kutane und nichtkutane Formen eingeteilt werden. Die neurologischen, viszeralen und psychiatrischen Symptome hingegen sind sehr vielgestaltig, wobei sie sich in den meisten Fällen in Form sog. akuter Porphyrieattacken manifestieren. Auf der Basis dieser plötzlich einsetzenden Attacken können die Porphyrien auch in akute und nichtakute Formen unterteilt werden, aus klinischer Sicht heutzutage sicherlich die sinnvollste Klassifikation.

Tabelle 6.8-1. Normalwerte der Porphyrine und Porphyrinintermediärmetaboliten in Urin, Erythrozyten, Plasma und Stuhl (in Anlehnung an Bickers et al.)

Porphyrine/Intermediärmetaboliten	Urin [µg/24 h]	Erythrozyten [µg/100 ml]	Plasma [µg/100 ml]	Stuhl [µg/g Trockengewicht]
δ-Aminolävulinsäure	<4000	Nicht detektierbar	15–23	Nicht detektierbar
Porphobilinogen	<1500	Nicht detektierbar	Nicht detektierbar	Nicht detektierbar
Uroporphyrin	<40	0–2,0	0–2	10–50
Koproporphyrin	<280	0–2,0	0–1	10–50
Protoporphyrin	Nicht detektierbar	<90	0–2	0–20
Porphyrin X	Nicht detektierbar	Nicht detektierbar	Nicht detektierbar	Minimal
Isokoproporphyrin	Nicht detektierbar	Nicht detektierbar	Nicht detektierbar	Nicht detektierbar

Tabelle 6.8-2. Biochemische Charakteristika der Porphyrien in Erythrozyten und im Plasma (in Anlehnung an Bickers et al.)

Porphyrieform	Erythrozyten (Uroporphyrin)	Erythrozyten (Koproporphyrin)	Erythrozyten (Protoporphyrin)	Plasma
Porphyria cutanea tarda	Normal	Normal	Normal	URO ↑
Hepatoerythropoetische Porphyrie	Normal	+	++++	URO ↑
Porphyria variegata	Normal	Normal	Normal	Normal
Erythropoetische Protoporphyrie	Normal	Normal bis +	++++	PROTO ↑
Hereditäre Koproporphyrie	Normal	Normal	Normal	Normal
Kongenitale erythropoetische Porphyrie	++++	+++	+++	URO und KOPRO ↑
Akute intermittierende Porphyrie	Normal	Normal	Normal	Normal
δ-Aminolävulinsäuredehydratase-defizienzporphyrie	Normal	Normal	++	ALA, KOPRO und PROTO ↑

ALA δ-Aminolävulinsäure; URO Uroporphyrin; $KOPRO$ Koproporphyrin; $PROTO$ Protoporphyrin;
+ über Normalwert; ++ mäßig erhöht; +++ stark erhöht; ++++ sehr stark erhöht.

Tabelle 6.8-3. Biochemische Charakteristika der Porphyrien im Stuhl (in Anlehnung an Bickers et al.)

Porphyrieform	Uroporphyrin	Koproporphyrin	Protoporphyrin
Porphyria cutanea tarda	++	+++	+/Isokoproporphyrin
Hepatoerythropoetische Porphyrie	Normal	Isokoproporphyrin	Normal
Porphyria variegata	Normal	+++	++++
Erythropoetische Protoporphyrie	Normal	++	++ bis ++++
Hereditäre Koproporphyrie	++	++++	Normal bis +
Kongenitale erythropoetische Porphyrie	+	+++	+
Akute intermittierende Porphyrie	Normal bis +	Normal bis +	Normal bis +
δ-Aminolävulinsäuredehydratasedefizienzporphyrie	Normal	+	+

+ über Normalwert; ++ mäßig erhöht; +++ stark erhöht; ++++ sehr stark erhöht.

Tabelle 6.8-4. Biochemische Charakteristika der Porphyrien im Urin (in Anlehnung an Bickers et al.)

Porphyrieform	δ-Aminolävulinsäure	Porphobilinogen	Uroporphyrin	Koproporphyrin
Porphyria cutanea tarda	Normal	Normal	++++	++
Hepatoerythropoetische Porphyrie	Normal ++ bis	Normal ++ bis	+++	Isokoproporphyrin
Porphyria variegata	+++	+++	+++	+++
Erythropoetische Protoporphyrie	Normal	Normal	Normal	Normal
Hereditäre Koproporphyrie	Normal bis ++	Normal bis ++	++	++++
Kongenitale erythropoetische Porphyrie	Normal	Normal	++++	++
Akute intermittierende Porphyrie	++ bis ++++	++ bis ++++	+++	++
δ-Aminolävulinsäuredehydratasedefizienzporphyrie	+++	Normal	+	++

+ über Normalwert; ++ mäßig erhöht; +++ stark erhöht; ++++ sehr stark erhöht.

Klassifikation der Porphyrien in kutane und nichtkutane Formen

- Kutane Porphyrien
  - Porphyria cutanea tarda
  - Porphyria variegata
  - Erythropoetische Protoporphyrie
  - Hereditäre Koproporphyrie
  - Kongenitale erythropoetische Porphyrie
  - Hepatoerythropoetische Porphyrie
- Nichtkutane Porphyrien
  - Akute intermittierende Porphyrie
  - δ-Aminolävulinsäuredehydratasedefizienzporphyrie

Klassifikation der Porphyrien in akute und nichtakute Formen

- Akute Porphyrien
  - Akute intermittierende Porphyrie
  - Porphyria variegata
  - Hereditäre Koproporphyrie
  - δ-Aminolävulinsäuredehydratasedefizienzporphyrie
- Nichtakute Porphyrien
  - Porphyria cutanea tarda
  - Erythropoetische Protoporphyrie
  - Kongenitale erythropoetische Porphyrie
  - Hepatoerythropoetische Porphyrie

6.8.2 Ätiologie und Pathogenese

Akute Porphyrien

Vererbung Der Erbgang der akuten intermittierenden Porphyrie (AIP), Porphyria variegata (PV) und hereditären Koproporphyrie (HCP) ist üblicherweise autosomal-dominant, obwohl für alle drei Formen auch das Auftreten seltener Fälle mit rezessivem Erbgang beschrieben worden ist. Im Gegensatz hierzu wird die δ-Aminolävulinsäuredehydratase (ALA-D)-Defizienzporphyrie stets autosomal-rezessiv vererbt.

Akute intermittierende Porphyrie Die AIP (OMIM 176000) basiert auf Mutationen im Porphobilinogendeaminase (PBG-D)-Gen, die in einer Funktionseinschränkung des gleichnamigen dritten Enzyms der Porphyrinhämbiosynthese, PBG-D (EC 4.3.1.8.), resultieren. Diese genetischen Veränderungen im PBG-D-Gen führen zur Kodierung eines mutierten Proteins, das die schrittweise Polymerisation von jeweils vier PBG-Molekülen zum Tetrapyrrol Hydroxymethylbilan nicht mehr katalysieren kann. Das humane PBG-D-Gen ist auf Chromosom 11q24.1–24.2 lokalisiert, die cDNA-Sequenz der PBG-D ist entschlüsselt worden, und das Gen setzt sich aus 15 kodierenden Abschnitten (Exons) und 14 nichtkodierenden Abschnitten (Introns) zusammen.

Porphyria variegata Die PV (OMIM 176200) ist durch genetische Veränderungen im Protoporphyrinogenoxidase (PPO)-Gen charakterisiert, das für das gleichnamige siebte Enzym der Hämbiosynthese, die PPO (EC 1.3.3.4), kodiert. Auf Grund von Mutationen im PPO-Gen kann das in seiner katalytischen Aktivität beeinträchtigte Protein die Oxidation von Protoporphyrinogen IX zu Protoporphyrin IX nur noch mit einer um ca. 50% eingeschränkten Umsatzrate vollziehen. Die humane PPO-cDNA wurde 1995 kloniert und das Gen auf Chromosom 1q22–23 kartiert. Das PPO-Gen besteht aus 13 Exons und 12 Introns.

Hereditäre Koproporphyrie Die HCP (OMIM 121300) wird durch Sequenzabweichungen im Koproporphyrinogenoxidase (CPO)-Gen hervorgerufen. Dieses Gen kodiert für das gleichnamige Protein CPO (EC 1.3.3.3), das sechste Enzym der Häm-Biosynthese, das die Umwandlung von Koproporphyrinogen III zu Protoporphyrinogen IX katalysiert. 1994 wurde die CPO-cDNA kloniert und das CPO-Gen auf dem langen Arm von Chromosom 3 in der Region 3q12 lokalisiert. Das CPO-Gen beinhaltet 7 Exons und 6 Introns.

Delta-Aminolävulinsäuredehydratase-Defizienz-Porphyrie
Diese äußerst seltene Porphyrievariante, von der bisher lediglich 5 Fälle weltweit beschrieben worden sind, resultiert aus Mutationen im ALA-D-Gen, das für das gleichnamige Protein kodiert. ALA-D (EC 4.2.1.24), das zweite Enzym der Porphyrinhämbiosynthese, ist auch als Porphobilinogensynthase bekannt und katalysiert die asymmetrische Kondensation von jeweils zwei ALA-Molekülen zum Monopyrrol Porphobilinogen. Das ALA-D-Gen befindet sich auf Chromosom 9q34, seine cDNA-Sequenz ist bekannt, und das Gen besteht aus 12 Exons und 11 Introns.

Nichtakute Porphyrien

Vererbung Unter den nichtakuten Porphyrien nimmt die Porphyria cutanea tarda (PCT) sicherlich eine Sonderstellung ein, da es sich um die einzige Porphyrieform handelt, die nicht ausschließlich monogen vererbt wird. Gegenwärtig unterscheidet man mindestens zwei Varianten, die erworbene/sporadische PCT (Typ-I-PCT) und die hereditäre/familiäre PCT (Typ II-PCT). Die erythropoetische Protoporphyrie (EPP) wird üblicherweise autosomal-dominant vererbt, obwohl auch Fälle mit rezessivem Erbgang publiziert worden sind. Im Gegensatz hierzu weist die kongenitale erythropoetische Porphyrie (CEP) einen autosomal-rezessiven Erbgang auf.

Porphyria cutanea tarda Die PCT ist die häufigste Porphyrieform weltweit. Bei der erworbenen Typ-I-PCT werden die Hautveränderungen durch externe Faktoren wie z. B. übermäßigen Alkoholkonsum, die Einnahme sog. porphyrinogener Medikamente oder durch Hormone hervorgerufen. Die hereditäre Typ-II-PCT (OMIM 176100) wird durch Mutationen im Uroporphyrinogendecarboxylase (URO-D)-Gen hervorgerufen, das für das gleichnamige fünfte Enzym der Hämbiosynthese, URO-D (EC 4.1.1.37), kodiert. Dieses Protein katalysiert die sequentielle Dekarboxylierung der vier Seitenketten des Uroporphyrinogens zum Molekül Koproporphyrinogen III. Die cDNA des URO-D-Gens ist kloniert worden, das Gen ist auf Chromosom 1p34 lokalisiert und besteht aus 10 Exons und 9 Introns. Es muss hervorgehoben werden, dass die Pathogenese der PCT noch einige unbeantwortete Fragen aufwirft. So wurden von einigen Autoren z. B. auch spezifische genetische Veränderungen im kürzlich beschriebenen Hämochromatose (HFE)-Gen für die Entstehung der PCT maßgeblich verantwortlich gemacht.

Erythropoetische Protoporphyrie Die EPP basiert auf Mutationen im Ferrochelatase (FC)-Gen, das für das achte und somit letzte Enzym der Porphyrinhämbiosynthese, FC (EC 4.99.1.1), kodiert. FC katalysiert den Einbau von zweiwertigem Eisen (Fe^{2+}) in das Molekül Protoporphyrin, wodurch Häm gebildet wird. Die cDNA-Sequenz des FC-Gens ist entschlüsselt worden, das Gen ist auf Chromosom 18q21.3 lokalisiert und setzt sich aus 11 Exons und 10 Introns zusammen.

Kongenitale erythropoetische Porphyrie Die genetischen Veränderungen, die der CEP (OMIM 263700) zugrunde liegen, befinden sich auf dem Uroporphyrinogen-III-Kosynthase (URO-S)-Gen, das für das gleichnamige vierte Enzym der Hämbiosynthese, URO-S (EC 4.2.1.75), kodiert. URO-S konvertiert Hydroxymethylbilan, ein lineares Tetrapyrrolmolekül, zum zyklischen Tetrapyrrol Uroporphyrinogen III. Die cDNA des URO-S-Gens ist kloniert worden, das Gen befindet sich auf Chromosom 10q25.3–26.3 und besteht aus 10 Exons und 9 Introns.

6.8.3 Klinik und Diagnostik

Die kutanen Porphyrieformen manifestieren sich mit typischen Hauteffloreszenzen, die manchmal schon auf Basis der Inspektion des Patienten eine Diagnose oder zumindest eine Einschränkung der möglichen Differentialdiagnosen ermöglichen (Abb. 6.8-2 und 6.8-3).

Die akuten Porphyrieattacken beinhalten intermittierende, anfallsweise auftretende, spastische bis kolikartige Bauchschmerzen, die teilweise von massivem Erbrechen, Stuhlverhalt, aber auch Diarrhö begleitet sein können und damit eine wichtige Differentialdiagnose zu einer Reihe von gastrointestinalen Erkrankungen und dem akuten Abdomen darstellen. Darüber hinaus finden sich Ruhetachykardie, Fieber, Konvulsionen, geistige Verwirrung und Desorientierung, Parästhesien, Muskelschmerzen, Sensibilitätsverlust, periphere Neuropathien mit schlaffer Paralyse der oberen und unteren Extremitäten und eine Lähmung der Atemmuskulatur, die zur respiratorischen Paralyse, verbunden mit Koma und Tod der Patienten, führen kann. Die Inzidenz der akuten Porphyrien liegt zwischen 1:10.000 und 1:100.000, wobei die AIP am häufigsten diagnostiziert wird. Aus bislang unbekannten Gründen ist die Penetranz der dominant vererbten Formen (AIP, PV und HCP) inkomplett, und lediglich 10% der Individuen, die einen genetischen Defekt aufweisen, zeigen klinische Symptome, während die übrigen 90% sog. stumme Mutationsträger sind und keine Klinik bieten. Dennoch können Mutationsträger jederzeit eine akute Porphyrieattacke entwickeln. Die akute Attacke ist ein lebensbedrohlicher Zustand, und auch heute noch versterben auf Grund von

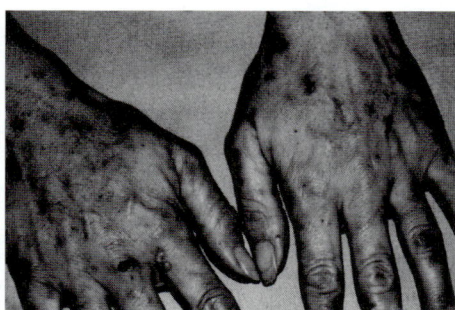

Abb. 6.8-2. Blasen, Erosionen, Ulzerationen, Krusten, Milien und hyperpigmentierte Narben an den Händen einer Patientin mit Porphyria variegata. Diese Effloreszenzen finden sich auch bei der Porphyria cutanea tarda. (**Siehe auch Farbtafel im Anhang**)

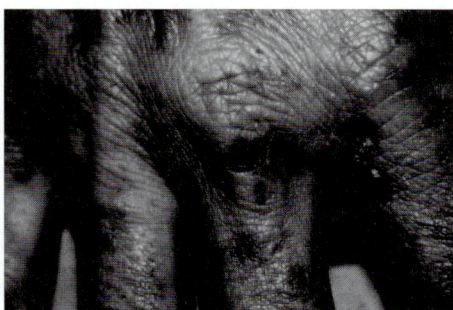

Abb. 6.8-3. Detailaufnahme der rechten Hand derselben Patientin mit Porphyria variegata: prall gefüllte Blase, Erosionen, Ulzeration, Kruste und hyperpigmentierte Narben. Die Effloreszenzen können nicht von denen der Porphyria cutanea tarda differenziert werden. (**Siehe auch Farbtafel im Anhang**)

nichtgestellten Diagnosen, Fehldiagnosen sowie unzureichenden therapeutischen Maßnahmen ca. 5% der Porphyriepatienten, die eine solche Attacke erleiden. Diese Attacken können auf der Basis einer angeborenen genetischen Disposition durch eine Reihe von exogenen und endogenen Faktoren präzipitiert werden. Zu diesen Triggern gehören an erster Stelle sog. porphyrinogene Medikamente, insbesondere Barbiturate, Sulfonamide, trizyklische Antidepressiva und Antikonzeptiva. Weiterhin können Porphyrieattacken durch übermäßigen Alkoholgenuss, reduzierte Kalorienzufuhr im Rahmen von Diäten oder Fastenkuren, rekurrente Infektionen und verschiedene Hormongruppen (z. B. Östrogene und Gestagene) provoziert werden. Die Vielfalt der möglichen neuroviszeralen Symptome ist oftmals sehr verwirrend und erschwert die Diagnosestellung.

Zur weiteren Diagnosefindung wird daher die biochemische Messung von Porphyrinintermediärmetaboliten in Blut, Urin und Stuhl der Patienten herangezogen (s. Tabellen 6.8-2 bis 6.8-4). Hierbei fällt jedoch auf, dass die einzelnen Porphyrieformen – bedingt durch Variablen wie z. B. dem Gewinnungszeitpunkt des zu untersuchenden Materials oder die begleitende Einnahme bestimmter, die Porphyrie triggernder Medikamente – immer wieder Überschneidungen bezüglich der Konzentration einzelner Metaboliten aufweisen, sodass die Diagnosestellung auch durch die Kombination von klinischen und biochemischen Untersuchungsparametern oftmals nicht möglich ist. Aus diesem Grund erlangen moderne molekularbiologische Untersuchungstechniken auf der Basis der Polymerasekettenreaktion (PCR) für die Diagnosefindung bei Verdacht auf Vorliegen einer monogen bedingten Porphyrie immer größere Bedeutung, da die kodierenden Gene in der Regel sehr klein sind und daher gut und schnell auf Mutationen hin untersucht werden können. Die molekulargenetische Untersuchung von Porphyriepatienten sollte daher heutzutage ein Standard sein und in jedem Fall die traditionellen klinischen und biochemischen Untersuchungstechniken ergänzen.

6.8.4 Therapie

Akute Porphyrien

Gegenwärtig ist keine zuverlässig wirkende und zufrieden stellende Therapie zur Behandlung der akuten neuroviszeralen Attacken bekannt. Die derzeit üblichen therapeutischen Maßnahmen haben überwiegend prophylaktischen und symptomatischen Charakter und beinhalten im Einzelnen:
- Prävention rezidivierender akuter Attacken durch Identifikation und Ausschaltung des auslösenden Agens und
- Behandlung akuter Porphyrieattacken mit Analgetika, Glukoseinfusionen und Hämpräparationen.

Der erste und wichtigste Schritt zur Behandlung eines Patienten mit einer akuten Porphyrieattacke besteht immer darin, präzipitierende Faktoren zu ermitteln und konsequent zu meiden. Zu diesen gehören nach heutigem Erkenntnisstand porphyrinogene Medikamente, Alkohol, eine stark reduzierte Kalorienzufuhr im Rahmen von Diäten oder Fastenkuren, Hormone und Infektionen. Akute Attacken treten vermehrt bei Frauen auf und nur sehr selten vor der Pubertät oder nach der Menopause. Kürzlich wurde eine Liste von Medikamenten publiziert, die von Patienten mit akuten Porphyrien gemieden werden sollten bzw. bei Patienten mit akuten Porphyrien ohne Bedenken verabreicht werden können. Hierzu muss jedoch gesagt werden, dass diese Aufstellung ständig erweitert wird und viele dieser Medikamente heutzutage obsolet sind oder nur noch in einzelnen Ländern verschrieben werden. Weiterhin handelt es sich bei vielen der dokumentierten akuten Attacken nach Medikamenteneinnahme um Einzelbeobachtungen. Der Einfluss von Alkohol auf die Präzipitation akuter Porphyrieattacken wird kontrovers diskutiert. Als gesichert gilt, dass Patienten, die bereits akute Attacken erfahren haben, Alkohol in jedem Fall meiden sollten, unabhängig davon, ob ihre Attacke im Zusammenhang mit einer Alkoholeinnahme stand oder nicht. Da akute Attacken auch durch reduzierte Kalorienzufuhr ausgelöst werden können, sollten Patienten mit akuten Porphyrien stets eine ausreichende Menge an Kohlenhydraten zu sich nehmen. Darüber hinaus sollten sie über die Gefahren durch rekurrente Infektionen (z. B. Sinusitiden oder Tonsillitiden) aufgeklärt werden. In einer Kasuistik wurde weiterhin beschrieben, dass bei Frauen, die akute Attacken in Zusammenhang mit ihrer Menstruation erlitten, durch Einnahme des Hormonanalogs Buserin die Anzahl dieser Attacken signifikant reduziert werden konnte.

In den zurückliegenden Jahren wurden von verschiedenen Autoren Empfehlungen zur Behandlung akuter Porphyrieattacken publiziert. Da bekannt ist, dass Kohlenhydrate die Induktion der ALA-Synthase verhindern können, sollten mindestens 1500–2500 kcal/24 h in Form von Kohlenhydraten zugeführt werden. Dies wird am einfachsten durch die intravenöse Gabe von hochkalorischen Glukoselösungen erreicht, insbesondere wenn die Patienten sich nicht selbständig adäquat ernähren können. Milde und mittelstarke Schmerzen können mit Acetylsalicylsäure, Paracetamol oder Dihydrocodein behandelt werden; starke Schmerzen sollten mit Morphinderivaten therapiert werden. Falls die intravenöse Gabe von Glukose keine Verbesserung erbringt, sollten die Patienten Hämatin in einer Konzentration von 4–8 mg/kg KG intravenös erhalten. Allerdings wird die Gabe von Hämatin durch seine Instabilität in Lösung kompliziert und ist zudem mit Nebenwirkungen wie Thrombophlebitis und Koagulopathie vergesellschaftet. Neuere Untersuchungen zeigen, dass die Verabreichung von Häminarginat die Nebenwirkungsraten deutlich senken konnte. Häminarginat, das seit kurzem als Normosang auch in Deutschland erhältlich ist, ist ein in Lösung sehr stabiler Komplex aus Hämin und L-Arginin. Häminarginatinfusionen sollten unmittelbar nach dem Auftreten einer akuten Porphyrieattacke eingeleitet werden und an vier aufeinander folgenden Tagen in einer Dosierung von 3 mg/kg KG über einen Zeitraum von 15 Minuten als Kurzinfusion angewendet werden. In schweren Fällen kann auch über mehr als vier Tage infundiert werden, bis die akute Krise durchbrochen ist, jedoch sollte die Therapie normalerweise nicht länger als eine Woche fortgeführt werden.

Die Therapiestrategien zur Behandlung der akuten Porphyrien sind in Tabelle 6.8-5 zusammengefasst.

Nichtakute Porphyrien

Bei den nichtakuten Porphyrien (PCT, EPP und CEP) stehen die kutanen Symptome im Vordergrund. Alle Patienten sollten lokal applizierbare Lichtschutzpräparate wie z.B. Photoderm MAX, SPF 100, oder Anthelios 60 verwenden und durch geeignete Schutzkleidung (Kopfbedeckung, Kleidung mit langen Ärmeln etc.) die direkte Exposition der Haut gegenüber Sonnenlicht vermeiden. In diesem Rahmen ist es wichtig, die Patienten darüber aufzuklären, dass die Windschutzscheiben während der Autofahrt keinen Schutz bieten, da UV-A-Strahlen die seriell üblichen Scheiben in der Regel penetrieren.

Vor Therapie der PCT sollte eine sorgfältige Anamnese erhoben werden, um exogene Trigger wie die Einnahme von Alkohol,

Tabelle 6.8-5. Therapeutisches Vorgehen bei den akuten und nichtakuten Porphyrieformen. Während sich die Therapiestrategien hinsichtlich der akuten Formen prinzipiell nicht voneinander unterscheiden, empfiehlt sich für die nichtakuten Formen ein in Abhängigkeit vom vorliegenden Typ individuelles Vorgehen

Porphyrieform	Therapiestrategien
Akute Porphyrien	
Akute intermittierende Porphyrie; Porphyria variegata; hereditäre Koproporphyrie; ALA-Defizienzporphyrie	1. Identifikation und Elimination präzipitierender Faktoren (porphyrinogene Medikamente, Hormone, Alkohol) 2. Intravenöse Gabe von Häm-Arginat (N ormosang) in einer Dosierung von 3 mg/kg KG 1-mal tgl. als Kurzinfusion über 4 Tage 3. Kohlenhydratsubstitution i.v., z. B. mittels Glukoselösung (4–6 g Kohlenhydrate/kg KG/Tag) 4. Adäquate Schmerztherapie, z. B. Pethidin oder Opiate (mit Ausnahme von Pentazocin) 5. Therapie von Übelkeit und Erbrechen, z. B. Promazin, Triflupromazin oder Chlorpromazin 6. Ggf. intensivmedizinische Überwachung und Kontaktaufnahme mit einem Porphyriezentrum 7. Tägliche Laborkontrolle der Porphyrin-Vorläufer im Urin
Nichtakute Porphyrien	
Porphyria cutanea tarda	1. Lichtschutzpräparate, z. B. Anthelios 60 oder Photoderm MAX, SPF 100 2. Geeignete Schutzkleidung (Kopfbedeckung, Kleidung mit langen Ärmeln etc.) zur Vermeidung einer direkten UV-Exposition 3. Aderlasstherapie (400–500 ml alle 14 Tage) 4. Chloroquin 125 mg 2-mal/Woche (z. B. montags und donnerstags; auf festen Rhythmus achten) 5. Laborkontrolle der Porphyrine im Urin
Erythropoetische Protoporphyrie	1. Lichtschutzpräparate, z. B. Anthelios 60 oder Photoderm MAX, SPF 100 2. Geeignete Schutzkleidung (Kopfbedeckung, Kleidung mit langen Ärmeln etc.) zur Vermeidung einer direkten UV-Exposition 3. Betacaroten 60–180 mg/Tag, nach Möglichkeit von Februar bis Oktober einnehmen; Betacarotenspiegel überwachen 4. Laborkontrolle des Protoporphyrins in den Erythrozyten
Kongenitale erythropoetische Porphyrie	1. Lichtschutzpräparate, z. B. Anthelios 60 oder Photoderm MAX, SPF 100 2. Geeignete Schutzkleidung (Kopfbedeckung, Kleidung mit langen Ärmeln etc.) 3. Keine UV-Exposition 4. Wechseln des Tag-Nacht-Rhythmus 5. Behandlung einer evtl. Anämie 6. Ggf. allogene Knochenmarktransplantation Therapie in der Regel frustran
Hepatoerythropoetische Porphyrie	1. Lichtschutzpräparate, z.B. Anthelios® 60 oder Photoderm MAX®, SPF 100 2. Geeignete Schutzkleidung (Kopfbedeckung, Kleidung mit langen Ärmeln etc.) 3. Keine UV-Exposition 4. Wechseln des Tag-Nacht-Rhythmus 5. Therapie in der Regel frustran

Medikamenten oder Hormonen zu identifizieren und nachfolgend ggf. zu vermeiden. Dies alleine führt aber bei den meisten Patienten nur zu einer graduellen Besserung des Krankheitsbildes.

Ein deutlicher Therapieerfolg kann bei den meisten Patienten durch wiederholte Aderlässe oder eine orale Chloroquintherapie erzielt werden. Von manchen Autoren wird auch eine Kombination beider Therapiemaßnahmen empfohlen. Die Aderlässe können ambulant durchgeführt werden, wobei in der Regel in zweiwöchigen Intervallen 400–500 ml Blut abgenommen werden, bis der Hämoglobinwert sich bei ca. 10–11 g/dl befindet oder das Serumeisen auf ca. 50–60 µg/dl fällt. Der Patient sollte darüber aufgeklärt werden, dass sich eine klinische Besserung erst nach wiederholten Aderlässen einstellt. Die orale Chloroquintherapie zielt darauf ab, die hepatotoxischen Effekte der PCT zu reduzieren. Die Behandlung wird als Low-dose-Therapie mit 125 mg Chloroquin zweimal pro Woche durchgeführt. Vor Therapiebeginn sollte die Porphyrinausscheidung im Urin bestimmt und die Leberfunktion laborchemisch untersucht werden. Nach Behandlungsbeginn sollten diese Parameter monatlich kontrolliert werden, bis die Uroporphyrinkonzentration im Urin ≤100 µg/24 h beträgt. Dies erfordert in der Regel einen Behandlungszeitraum von 6–12 Monaten.

Bei der Behandlung der EPP hat sich die orale Gabe von Betacaroten zur Prävention und Reduzierung der Photosensitivität als wirkungsvoll erwiesen. Um eine optimale Photoprotektion zu gewährleisten, sollten die Carotenspiegel im Serum bei mindestens 600 µg/dl liegen. Erwachsene sollten daher täglich 60–180 mg Betacaroten über einen Zeitraum von ca. 1–2 Monaten einnehmen. Der Effekt der Behandlung sollte durch regelmäßige Bestimmung der Carotenspiegel kontrolliert werden. Es empfiehlt sich, in der nördlichen Hemisphäre die orale Betacarotentherapie im Februar einzuleiten und bis in den Oktober hinein fortzuführen. Das Medikament wird in der Regel sehr gut toleriert, toxische systemische Effekte sind bislang nicht beschrieben worden.

Die Behandlung der CEP ist in aller Regel frustran, da es sich um eine autosomal-rezessive Erkrankung mit drastischer Reduktion der residuellen Enzymaktivität und äußerst schwerwiegender Hautaffektion bis hin zur Mutilation handelt. Es ist keine allgemein wirksame symptomatische oder gar kurative Therapie bekannt. Essentiell ist die strikte Meidung von Sonnenlicht und die Verwendung topischer Lichtschutzpräparate. CEP-Patienten weisen meistens eine mittelgradige bis schwere Anämie auf und sind sehr anfällig gegenüber rekurrenten Hautinfektionen. Diese beiden zuletzt genannten Faktoren sind die Ursache für eine erhöhte Morbidität der Patienten, die selten älter als 45 Jahre werden. In jüngster Zeit wurden wiederholt therapeutische Versuche mit allogener Knochenmarktransplantation unternommen. In allen Fällen (weltweit derzeit 5 durchgeführte Transplantationen) verstarben die Patienten jedoch nachspätestens 9 Monaten an den Folgen unkontrollierbarer Sepsis nach der Knochenmarktransplantation.

Auch die Therapiestrategien zur Behandlung der nichtakuten Porphyrien sind in Tabelle 6.8-5 zusammengefasst.

Evidenz der Therapieempfehlungen zu akuten und nicht-akuten Porphyrieformen		
	Evidenzgrad	Empfehlungsstärke
Akute Porphyrien		
Elimination präzipitierender Faktoren	IV	B
Häm-Arginat (Normosang) i. v.	III	A
Glukose-Lösungen i. v.	IV	A
Pethidin/Opiate	IV	B
Promazin/Chlorpromazin	IV	B
Nichtakute Porphyrien		
Lichtschutzpräparate	IV	B
Aderlasstherapie	III	B
Chloroquin	III	A
Betacaroten	IV	B
Allogene Knochenmarkstransplantation	IV	D

bislang ungeklärten Gründen eine toxische Schädigung der Leber mit Leberausfallskoma und Tod, falls nicht rechtzeitig eine Lebertransplantation durchgeführt wird. Die schlechteste Prognose hat sicherlich die CEP, da keine effektive symptomatische Therapie bekannt ist und konkomittierende Erkrankungen wie schwere Anämie und Hautinfektionen die Lebenserwartung der Patienten drastisch reduzieren.

Literatur
Bickers DR, Pathak MA, Lim HW (1993) The porphyrias. In: Fitzpatrick TB, Eisen AZ, Wolff K, Freedberg IM, Austen KF (eds) Dermatology in general medicine. McGraw-Hill, New York, p 1854–1893
Frank J, Christiano AM (1997) Genetic research strategies: a review of the acute porphyrias. Retinoids 13: 88–92
Frank J, Christiano AM (1998) The genetic bases of the porphyrias. Skin Pharmacol Appl Skin Physiol 11: 297–309
Kauppinen R, Mustajoki P (1992) Prognosis of acute porphyria: occurrence of acute attacks, precipitating factors, and associated diseases. Medicine 71: 1–13
Lip GYH, McColl KE, Moore MR (1993) The acute porphyrias. Br J Clin Pract 47: 38–43
Moore MR, Hift RJ (1997) Drugs in the acute porphyrias: Toxicogenetic diseases. Cell Mol Biol 43: 89–94
Moore MR, McColl KE (1989) Therapy of the acute porphyrias. Clin Biochem 22: 181–188
Mustajoki P, Nordmann Y (1993) Early administration of heme arginate for acute porphyric attacks. Arch Intern Med 153: 2004–2008
Thunell S, Floderus Y, Henrichson A, Moore MR, Meissner P, Sinclair J (1992) Alcoholic beverages in acute porphyria. J Stud Alcohol 53: 272–276
De Verneuil H, Ged C, Boulechfar S, Moreau-Gaudry F (1995) Porphyrias: Animal models and prospects for cellular and gene therapy. J Bioenerg Biomembr 27: 239–248

6.8.5 Prognose

Die Prognose der akuten Porphyrien ist in der Regel von der Frequenz und Dauer der akuten Porphyrieattacken sowie deren Prävention und ggf. Therapie abhängig. Durch die Entwicklung und den konsequenten Einsatz von Hämatin und Häminarginat bereits in der Frühphase des neuroviszeralen Symptomenkomplexes konnte die Letalität gesenkt werden, sie beträgt heute ca. 5%. Moderne molekulargenetische Untersuchungstechniken ermöglichen die Identifikation symptomloser Mutationsträger innerhalb affektierter Familien und bieten die Basis für effektive Prävention und genetische Beratung.

Die Prognose bei PCT und EPP ist gut, da zum einen wirksame symptomatische Therapiekonzepte existieren, zum anderen Spätkomplikationen bei adäquater Führung und Behandlung der Patienten zumeist vermieden werden können. Zu den Komplikationen der PCT gehören die Fettleber, die sekundäre Hämochromatose durch massive Eisenüberladung der Leber und die Leberzirrhose. Etwa 2–5% der EPP-Patienten entwickeln aus

6.9 Angeborene Defekte des Membrantransportsystems, zytische Fibrose
Thorsten Schlenker, Joachim F. Meyer und Christoph Elsing

6.9.1 Einführung

Die zystische Fibrose (CF, Mukoviszidose) zählt bei Kaukasiern mit einer Inzidenz von 1:2000 bis 2500 und einer Heterozygotenrate von 4% zu den häufigsten autosomal-rezessiv vererbten Stoffwechselerkrankungen. (In Kap. 12.6 wird diese Erkrankung ausführlich behandelt.)

Der zugrunde liegende Gendefekt wurde 1989 entdeckt. Das Gen liegt auf dem langen Arm von Chromosom 7. Die in Mitteleuropa häufigste Mutation beruht auf einem Verlust von Phenylalanin in Position 508 und wird entsprechend als ΔF508 bezeichnet. Bislang sind mehr als 1000 weitere Defekte beschrieben worden. Diese können auf verschiedenen Ebenen entstehen: 1. Synthese, 2. Processing (z. B. ΔF508), 3. Ionenkanalregulation, 4. Cl$^-$-Leitfähigkeit, 5. rudimentäre Synthese (neuerdings als Subklasse von 1 angesehen), 6. Proteinstabilität.

Das Genprodukt „cystic fibrosis transmembrane regulator" (CFTR) findet sich in zahlreichen sezernierenden Epithelien und hat eine wichtige Bedeutung für den Ionen- und Wassertransport in diesen Zellen. Hierzu trägt zum einen die Funktion von CFTR als cAMP-regulierter membranständiger Cl$^-$-Kanal bei. Zum anderen scheint eine Vielzahl weiterer Zellfunktionen durch CFTR moduliert zu sein (Regulation von anderen Ionenkanälen, Ionentransportern und Ionentauschern, von Endo- und Exozytosevorgängen, des Wassertransports [Aquaporine], der Steuerung des Zellvolumens, der Expression von Entzündungsmediatoren und als Bakterienrezeptor).

Beim Krankheitsbild der zystischen Fibrose führt eine Störung des Elektrolyttransports in Schleimhaut- und Drüsengangepithelien zu erhöhter Viskosität der exokrinen Sekrete. Hieraus resultiert die klinische Manifestation mit chronischer Obstruktion und Infektion der oberen Luftwege, Malabsorption (exokrine Pankreasinsuffizienz), vermehrter Salzausscheidung der Schweißdrüsen, biliär bedingter Leberzirrhose und Sterilität beim männlichen Geschlecht (Atresie des Vas deferens).

6.9.2 Klinisches Bild

Präsentation und klinischer Verlauf der Erkrankung sind sehr variabel und können von der klassischen Kombination einer schweren Lungen- und gastrointestinalen Manifestation bis zur abortiven Verlaufsform reichen (Tabelle 6.9-1). Die klassische Form ist charakterisiert durch einen vollständigen Funktionsverlust beider Gene, während die nichtklassische Form in einem Gen noch eine partielle Funktion aufweist. Die Ausprägung des Phänotyps ist selbst bei gleichem Genotyp sehr variabel und multifaktoriell bedingt. Einige Mutationen konnten jedoch bestimmten phänotypischen Einorgankrankungen (z. B. chronische Pankreatitis, Late-onset-Lungenerkrankung, kongenitales bilaterales Fehlen des Vas deferens) zugeordnet werden. Insbesondere die nichtklassischen Verlaufsformen sind häufig schwer zu diagnostizieren. Daher wurde ein Konsensusstatement formuliert. Hiernach ist CF definiert durch ein typisches klinisches Syndrom plus entweder den Nachweis einer CFTR-Dysfunktion (Schweißtest, Nasenpotential) oder den Nachweis einer Biallelmutation. Bei mehr als zwei Dritteln der Patienten erfolgt die Diagnosestellung zwar vor dem 1. Lebensjahr, aber immerhin 4% der Mukoviszidosefälle werden erst im Erwachsenenalter festgestellt (Tabelle 6.9-2).

Am Bronchialepithel führt eine verminderte muköziliäre Clearance zu einer Akkumulation viskösen Schleims, die wiederum gemeinsam mit zahlreichen weiteren Faktoren (CF-Basisdefekt) die bakterielle Besiedlung insbesondere mit Staphylococcus aureus und Haemophilus influenzae sowie später auch mit Pseudomonas aeruginosa und Burkholderia cepacia begünstigt, wobei die Pseudomonasbesiedlung v. a. durch die Bildung eines Biofilms (Alginat) einen besonders ungünstigen und chronischen Verlauf nimmt, da der Biofilm Schutz vor körpereigener Abwehr und dem Angriff von Antibiotika bietet sowie das Überleben unter sauerstoffreduzierten Bedingungen begünstigt.

Der resultierende Circulus vitiosus aus chronischer Entzündung, Mukostase und Bronchiektasenbildung führt langfristig zu einer Zerstörung der Lungenarchitektur mit Entwicklung atelektatischer, emphysematischer und fibrotischer Bezirke und einer zunehmenden respiratorischen Insuffizienz.

Klinisch äußert sich die Beteiligung des Respirationstrakts durch chronischen Husten mit zähem, eitrigem Sputum, rezidivierenden obstruktiven Bronchitiden und Bronchopneumonien, Pansinusitis und Nasalpolypen. Typische Komplikationen sind Hämoptysen, eine allergische bronchopulmonale Aspergillose (ABPA) und die Ausbildung eines Pneumothorax.

Am **Pankreas** verstopft bicarbonat- und wasserarmes Sekret die Drüsengänge. Hieraus resultiert eine zystisch fibrotische Degeneration des Organs mit einer exokrinen Pankreasinsuffizienz, von der 85–90% der Patienten betroffen sind.

Ort der Störung	Klinisches Bild und Folgen	Therapeutische Option
Epithelialer Defekt des membranären Ionentransports	Abhängig vom betroffenen Organsystem	Gentherapie Aktivierung alternativer Ionenkanäle Modulation der CFTR-Funktion
Darmepithel	Mekoniumileus Später: Distale intestinale Obstruktion	Chirurgie Enzymsubstitution, faserreiche Kost, Hydrierung, Chirurgie
Bronchialepithel	Gestörte muköziliäre Clearance Chronische Pneumonie Respiratorische Insuffizienz	Sekretolyse, Sekretdrainage, körperliches Training antimikrobielle Therapie O$_2$-Therapie, Lungentransplantation, (nicht-)invasive Beatmung
Pankreasepithel	Maldigestion, Gedeihstörung Diabetes mellitus	Hochkalorische Diät, Pankreasenzymsubstitution Diätschulung, Insulin
Gallengangsepithel	Cholestatisch bedingte Zirrhose Portale Hypertension	Ursodeoxycholsäure, Taurin TIPPS, Lebertransplantation

Tabelle 6.9-1. Erscheinungsformen und therapeutische Möglichkeiten der zystischen Fibrose

Tabelle 6.9-2. Diagnosekriterien der klassischen und nichtklassischen zystischen Fibrose

Klassische CF	Nichtklassische CF
Chronische Sinusitis	Chronische Sinusitis
Schwere chronische bakterielle Infektion der Luftwege	Chronische bakterielle Infektion der Luftwege (später Beginn, variabel)
Schwere hepatobiliäre Erkrankung (5–10%)	–
Exokrine Pankreasinsuffizienz	Adäquate Funktion; chronische Pankreatitis (5–20%)
Mekoniumileus (15–20%)	
Schweißtest 90–110 mmol/l (manchmal 60–90 mmol/l)	Schweißtest 60–90 mmol/l (manchmal normal d. h. < 40 mmol/l)
Obstruktive Azoospermie	Obstruktive Azoospermie

Die Pankreasinsuffizienz führt bei Kindern frühzeitig zu Mangelernährung und Gedeihstörung. Klinisch auffällig sind Heißhunger, massige fettglänzende Stühle (öliger Ring um den Stuhl in der Windel) und ein geblähtes Abdomen. Eine durch Malnutrition bedingte Ausbildung einer Fettleber ist nach Enzymsubstitution reversibel. Die Prognose einer gleichzeitig bestehenden Lungenbeteiligung verschlechtert sich durch eine Pankreasbeteiligung erheblich.

Viele Patienten entwickeln im Krankheitsverlauf einen **Diabetes mellitus**. Infekte und Glukokortikoidgaben können hierbei zu Exazerbationen führen. Assoziiert mit der Ausbildung eines Diabetes sind eine Verschlechterung der Lungenfunktion und des Ernährungszustandes, eine Mikroangiopathie und letztlich auch eine Zunahme der Mortalität. Daher wird bei Patienten, die älter als 10 Jahre sind, die jährliche Durchführung eines OGT sowie die regelmäßige Kontrolle des Nüchternblutzuckers empfohlen.

Die CF-assoziierte **Lebererkrankung** verläuft in der Regel lange Zeit asymptomatisch und schleichend. Zähes Sekret in den kleinen intrahepatischen Gallegängen führt offensichtlich zu einer Akkumulation toxischer Substrate (u. a. Gallensäuren), die nachfolgend in der Ausbildung einer fokalen biliären Zirrhose resultiert.

Die fokale Verteilung fibrotischer Areale führt zu einem Nebeneinander von gesundem und krankem Lebergewebe. Daher bleibt die Leberfunktion lange unbeeinträchtigt. Hingegen kann die gestörte Leberarchitektur frühzeitig zur Ausbildung einer portalen Hypertension mit Ösophagusvarizen und Hypersplenismus führen.

Im Falle eines Cor pulmonale können außerdem stauungsbedingte Leberschäden auftreten.

Ferner finden sich bei CF-Patienten gehäuft eine Mikrogallenblase sowie eine zumeist asymptomatische Cholezystolithiasis.

Am **Darm** führen ein Mangel an Pankreasproteasen sowie eine verminderte Cl^-- und Wassersekretion zur Eindickung des Darminhalts. Hieraus kann eine intrauterine Pfropfbildung resultieren, die sich nach Geburt in Form eines distalen Dünndarmileus (Mekoniumileus) äußert. Ein Korrelat im späteren Alter ist das „distale intestinale Obstruktionssyndrom" (DIOS, Lokalisation v. a. im Ileozäkalbereich). Klinisch imponiert es mit Koliken, Erbrechen, z. T. lokaler peritonitischer Abwehrspannung. Das Risiko der Entwicklung eines gastrointestinalen Karzinoms scheint bei CF-Patienten gegenüber der Normalbevölkerung erhöht zu sein.

Mehr als 95% der männlichen CF-Patienten leiden unter **Infertilität** auf Grund einer Azoospermie bei kongenitaler beidseitiger Vas-deferens-Aplasie oder -Obstruktion.

6.9.3 Diagnostik, Staging und Follow-up

Auf Grund der Pathogenese ist klar, dass Folgeschäden nur durch einen frühen Therapiebeginn minimiert werden können. Daher ist die frühzeitige Diagnosestellung essentiell. Ein routinemäßiges neonatales Screening ist in Deutschland bislang nicht etabliert. Dem klinischen Verdacht kommt daher entscheidende Bedeutung zu und begründeter Verdacht muss rasch zu weiterer Diagnostik führen.

In den Schweißdrüsen sind sowohl die sekretorische als auch die absorptive Funktion gestört. Hieraus resultiert eine zu hohe **NaCl-Konzentration im Schweiß** (>60 mmol/l). Diese wird zur Sicherung der Diagnose genutzt (Pilokarpiniontophorese).

Falls das Ergebnis indifferent (40–60 mmol/l) oder normal (<40 mmol/l) ausfällt, aber weiterhin ein klinischer Verdacht besteht, können weitere Tests durchgeführt werden. Am sensitivsten ist hierbei die **DNA-Analyse**.

Ergänzend stehen die **transepitheliale Potentialmessung** am respiratorischen Epithel der Nase sowie die Cl^--Leitfähigkeitsmessung eines Rektumschleimhautbiospats in der Ussing-Kammer zur Verfügung.

Nach Bestätigung der Diagnose ist ein initiales Staging und ein regelmäßiges Follow-up anzustreben. Scoring-Systeme (z. B. Shwachman-Index und Crispin-Norman-Score) sind im klinischen Alltag von fraglichem Nutzen. Die Untersuchungen ergeben sich aus dem klinischen Verlauf und beinhalten im Wesentlichen Infektionsdiagnostik sowie Funktions- und Laboruntersuchungen von Lunge, Pankreas und Leber.

6.9.4 Therapie

Auf neuen Erkenntnissen der Pathophysiologie basierende Therapieformen (Gentransfer, Modulation der CFTR-Funktion, Aktivierung alternativer Ionenkanäle) befinden sich in Entwicklung oder sind z. T. bereits in klinischer Erprobung und stellen durch ihre teilweise kurativen Ansätze Optionen für die Zukunft dar. Die bislang durchgeführte symptomorientierte Therapie zielt hingegen auf die Vermeidung oder Beherrschung von Komplikationen ab. Aber auch diese führte in der Vergangenheit bereits zu großen Fortschritten im Hinblick auf Lebensqualität und -erwartung. Die meisten Therapieansätze beruhen derzeit noch auf Empirie und Erfahrung und entsprechen nicht den strengen Kriterien der „evidence-based medicine" (EBM). Große therapeutische Fortschritte in den vergangenen Jahren haben zu einer Zunahme der Lebenserwartung geführt. Während das mediane Überleben 1969 noch bei 14 Jahren lag, war dieses bis 2000 auf 32 Jahre gestiegen. Ein Kind, das an CF erkrankt, hat heute eine 90%ige Chance, das Erwachsenenalter zu erreichen. Entsprechend wird die zystische Fibrose zunehmend auch eine Erkrankung des Erwachsenenalters. Hierbei gibt es Unterschiede, aber auch Überschneidungen zur Pädiatrie, da die Probleme des Erwachsenen auf dem Boden einer chronischen Vorschädigung entstehen. So waren im Jahr 2000 38,7% der registrierten Patienten über 18 Jahre alt.

Die Betreuung der Patienten erfolgt idealerweise in enger Kooperation von Hausarzt (Pädiater, Internist, Allgemeinarzt) und spezialisiertem CF-Zentrum (Ärzte, Psychologen, Krankengymnasten, Diätassistenten).

Die therapeutischen Ansätze (s. Tabelle 6.9-1) sollten neben einer somatischen Therapie auch die psychosoziale Betreuung der Patienten und ihrer Angehörigen beinhalten.

Lunge

Pulmonale Komplikationen bestimmen wesentlich Lebensqualität und -erwartung der Patienten. So versterben mehr als 90% der CF Patienten an Folgen der Lungenmanifestation. Die somatische Therapie basiert daher im Wesentlichen auf drei Säulen:
1. Sicherung eines guten Ernährungszustandes (verbesserte Infektabwehr),
2. Vermeidung und Kontrolle pulmonaler Infekte (inklusive Schutzimpfungen und spezielle Hygienemaßnahmen),
3. Sekretdrainage.

Sekretdrainage, Physiotherapie Die Befreiung der Atemwege mittels Sekretmobilisierung und anschließendem Abhusten stellt einen wichtigen Bestandteil der CF-Therapie dar.

Hierzu dienen eine ausreichende Flüssigkeitszufuhr, Inhalation mit NaCl und physiotherapeutische Maßnahmen wie Klopf- und Vibrationsmassage, Lagerungsdrainage mit dem Nachteil der Hypoxiegefahr wegen körperlicher Anstrengung und der Abhängigkeit von einer zweiten Person sowie alternative Verfahren wie autogene Drainage und mechanische Hilfen (PEP-Gerät, VRP1-Desitin-Flutter, Hochfrequenz-Oszillationssystem).

Zur Beurteilung der Wertigkeit der einzelnen Maßnahmen reicht die bisherige Datenlage nicht aus. Nach einer Metaanalyse scheint aber jede Form der Physiotherapie besser zu sein als keine. Vorteilhaft ist auf jeden Fall ein zusätzliches körperliches Training (FEV1-Verbesserung) des Patienten. Daher empfiehlt es sich, ein individuell auf den Patienten abgestimmtes Konzept zu entwickeln. Das Einbinden von Bewegungssport bzw. körperlicher Aktivität (aerobe Bewegungsform wie Joggen, Schwimmen, Radfahren sind zu bevorzugen) in das Konzept fördert hierbei die Motivation und Bereitschaft der Patienten.

Mukolytika und Sekretolytika N-Acetylcystein und Ambroxol werden in Deutschland zwar weitverbreitet eingesetzt, um das zähe Sekret zu verflüssigen. Der Nutzen dieser Therapie ist allerdings nicht ausreichend durch Studien gesichert.

Infektprophylaxe Hierzu dienen neben Schutzimpfungen (Influenza und Standardimpfprogramm) eine gründliche Inspektion und gegebenenfalls Sanierung der Wohnverhältnisse (Tabakrauch, Allergiequellen [Federn, Felltiere], feuchte Bezirke [Pseudomonas, Burkholderia, Aspergillus]).

Antimikrobielle Therapie Chronische rezidivierende bronchopulmonale Infekte stellen ein großes Problem bei CF dar. Bei Kindern finden sich häufig Staphylococcus aureus und Haemophilus influenzae. Bei Erwachsenen besteht (zusätzlich) in der Mehrzahl der Fälle (80%) eine dauerhafte Kolonisation mit Pseudomonas aeruginosa.

Bei der antibiotischen Therapie ist zu beachten, dass die Pharmakokinetik vieler Medikamente bei Mukoviszidose verändert ist. Vor Beginn der Antibiotikatherapie empfehlen sich Keimasservierung und Resistenzbestimmung.

Im Hinblick auf die Langzeitbehandlung besteht derzeit noch Uneinigkeit über die zu wählende Strategie.

Therapie ohne Pseudomonasnachweis Unumstritten ist hingegen, dass akute Exazerbationen für 2–4 Wochen mit oralen (bei schwerem Verlauf intravenösen), gegen Staphylokokken und Haemophilus influenzae wirksamen Antibiotika therapiert werden müssen. Sinnvoll erscheint eine Therapie auch bei symptomlosen Patienten mit Staphylococcus-aureus-Nachweis, da in Studien auch in diesen Fällen eine ausgeprägte endobronchiale Inflammation beschrieben wurde. Umstritten ist hingegen die von einigen Zentren durchgeführte Dauertherapie, da hier noch keine Erkenntnisse über einen Vorteil im Langzeitverlauf vorliegen und möglicherweise die Besiedlung mit Pseudomonas gefördert wird.

Therapie mit Pseudomonasnachweis Der chronischen Besiedlung geht eine Phase der initialen Kolonisation voraus. In der Regel handelt es sich hierbei zunächst um nichtmukoide Pseudomonasstämme. Bei der Erstdiagnose einer Pseudomonasbesiedlung kann durch eine unmittelbare Zweifach-i.v.-Therapie mit oder ohne Inhalation von Aminoglykosiden über ein Jahr in einem hohen Prozentsatz eine Dauerbesiedlung verhindert oder zumindest verschoben werden. Daten zum Langzeitverlauf liegen jedoch noch nicht vor.

Bei Exazerbationen kommen Ureidopenicilline (Azlocillin, Piperacillin), Cephalosporine der 3. Generation (Ceftazidim) mit Pseudomonaswirksamkeit oder ein Carbapenem jeweils in Kombination mit einem Aminoglykosid für 2–3 Wochen zum Einsatz. Die Kombination von Meropenem mit Fosfomycin stellt eine neue Alternative dar (Tabelle 6.9-3).

Weniger schwere Fälle können auch mit oralen Fluorochinolonen (z. B. Ciprofloxacin, Levofloxacin) mit oder ohne inhalativem Aminoglykosid (z. B. Colistin) beherrscht werden.

Zur Therapie der chronischen Infektion erfolgt in vielen Zentren eine Intervalltherapie. Unabhängig vom klinischen Zustand erfolgt hierbei alle 3–4 Monate ein 2-wöchiger Kurs mit getesteten Antibiotika (grundsätzlich Zweifachkombination, unterschiedliche Substanzklassen, Kombinationen können auch bei Multiresistenz noch wirksam sein). Häufig erfolgt noch eine Kombination mit einer Inhalationstherapie (6–12 Wochen). Ein Vorteil dieser Behandlung ist zwar noch nicht belegt, sie begründet sich aber aus folgenden Überlegungen: eine Exazerbation kann klinisch manchmal schwer einzuschätzen sein und eine Stabilisierung (Reduktion von Keimzahl und Virulenz) der Pseudomonasbesiedlung wirkte sich in Studien günstig auf die Prognose aus.

Die Inhalation von Aminoglykosiden, z. B. Tobramycin 2-mal 80 mg, verbessert die Lungenfunktion, reduziert Exazerbationen, verringert Keimzahlen und hat kaum systemische Nebenwirkungen. Colistin 2-mal 1.000.000 IE wird auf Grund des Nebenwirkungsspektrums und fehlenden Nachweises klinischer Effizienz derzeit nicht empfohlen.

In mehreren aktuellen pädiatrischen Studien deutet sich an, dass die bisherige Praxis der Mehrfachapplikation von Aminoglykosiden künftig wohl zugunsten der Einmalapplikation (wie bei anderen Indikationen bereits üblich) verlassen werden kann.

Auf Grund langer Hospitalphasen und der Langzeitantibiose können bei CF-Patienten seltene und multiresistente Erreger ein Problem darstellen. Hierzu zählen Stenotrophomonas maltophilia, atypische Mykobakterien und Burkholderia cepacia.

Große Bedeutung kommt künftig wahrscheinlich auch Makroliden zu, wenngleich diese nicht direkt gegen Pseudomonas wirksam sind. Der therapeutische Nutzen scheint vielmehr auf immunmodulatorischen Effekten zu beruhen. Eine mehrmonatige Therapie mit Azithromycin zeigte einen signifikanten Anstieg von FEV1 und eine Reduktion von Exazerbationen, sowie eine Zunahme des Körpergewichtes. Hierbei ist durch halbjährliche Sputumkontrolle eine nicht-tuberkulöse Mykobakteriose auszuschließen, da sich eine Makrolidresistenz entwickeln kann. Mit Spannung erwartet werden darf die Entwicklung von Substanzen, die durch Zerstörung des Biofilms die Angreifbarkeit von pulmonalen Erregern (v. a. Pseudomonas aeruginosa) erhöhen sollen.

Antiobstruktive Therapie Bei entsprechender Klinik und Lungenfunktionsergebnissen kann eine antiobstruktive Therapie mit Anticholinergika und β2-Mimetika angezeigt sein. Bei wenigen CF-Patienten kommt es zu einer paradoxen Zunahme der Atemwegsobstruktion und Überblähung nach Inhalation mit $β_2$-Mimetika.

Antiinflammatorische Glukokortikoidtherapie Generell sollte eine orale Glukokortikoidtherapie wegen fraglichen Nutzens bei erheblichen Nebenwirkungen vermieden werden. Ausnahmen bilden Patienten mit einer allergischen bronchopulmonalen Aspergillose (ABPA), bei denen eine systemische Glukokortikoidtherapie indiziert ist [ggf. in Kombination mit Antimykotika (Itraconazol) Datenlage nicht eindeutig], sowie Patienten mit asthmaähnlichen Symptomen, bei denen, bei fehlendem Erfolg von Bronchodilatatoren, auch der Einsatz inhalativer Steroide sinnvoll sein kann.

Komplikationen Zur Behandlung von Atelektasen kommen Antibiose, Physiotherapie und ggf. eine therapeutische Bronchoskopie in Betracht. Ein Pneumothorax erfordert meist eine Drainage.

Bei Vorliegen von Hämoptysen werden Gerinnungsuntersuchungen, ggf. Vitamin-K-Substitution sowie evtl. die Embolisation der Blutungsquelle empfohlen.

Respiratorische Insuffizienz Zur O_2-Langzeittherapie bei CF liegen keine aussagekräftigen Daten vor. Gemäß internationaler Empfehlungen richtet sich die Indikation zur O_2-Langzeittherapie nach Kriterien der COPD. Bei paO_2-Werten <55 mmHg (<59 mmHg bei Cor pulmonale) sollte eine O_2-Langzeittherapie (>15 h/Tag) erwogen werden, mit dem Ziel einer Verbesserung der Belastbarkeit und insbesondere

Tabelle 6.9-3. Empfohlene Dosierung oraler und i.v.-Antibiotika zur Therapie der Pseudomonasinfektion der Lunge bei CF

Antibiotikum	Dosis/Tag [mg/kg KG]	Applikationen pro Tag	Höchstdosis/Tag [g]
Amikacin (i.v.)	30	2	Nach Serumspiegel
Aztreonam (i.v.)	150	4	8
	100	Dauerinfusion	8
Cefepim (i.v.)	100–150	2–3	6
Ceftazidim (i.v.)	150–250	3–4	12
	100–150	Dauerinfusion	12
Imipenem/Cilastin (i.v.)	50–100	3–4	4
Meropenem (i.v.)	60–120	3	6
	60	Dauerinfusion	3
Netilmycin (i.v.)	10	2	Nach Serumspiegel
Ticarcillin (i.v.)	500–750	4	30
Tobramycin (i.v.)	10	2	Nach Serumspiegel
Ciprofloxacin (oral)	30	2–3	1,5–2,5

einer Prävention bzw. Verhinderung der Verschlechterung eines Cor pulmonale oder der pulmonalen Hypertonie.

Die nichtinvasive Maskenbeatmung (BIPAP) stellt eine weitere Option dar.

Pankreas

Qualitative und quantitative Malnutrition sowie eine diabetische Stoffwechsellage erhöhen die Infektanfälligkeit. Essentiell sind daher eine adäquate Nahrungszufuhr sowie eine strenge Diabeteseinstellung zur Vermeidung von Spätschäden.

Ernährungstherapie Therapieziele sind ein normales Körperwachstum (Orientierung an Perzentilen), Längensollgewicht von 90% und bei Erwachsenen die Gewichtserhaltung. Wegen erhöhter Atemarbeit und bei rezidivierenden Infekten besteht ein erhöhter Grundumsatz. Die Ernährung sollte hochkalorisch (135–150% der Altersnorm, DGE-Empfehlung), eiweiß- (10–15%) und fettreich (35–45% der Nährstoffe, 5–10% als mehrfach ungesättigte Fettsäuren) sein und somit zu weniger Atemarbeit bei vermindertem CO_2-Last beitragen. Gegebenenfalls sind Zwischenmahlzeiten und Zusatznahrung (hochkalorische Trinklösungen) erforderlich. Vorübergehend oder terminal kann eine Ernährung über Magensonde, PEG, PEJ erforderlich sein. Bei Pankreasinsuffizienz (85% der Patienten) ist der Einsatz magensäurestabiler Pankreasenzympräparate (500–4000 IE Lipase/g Nahrungsfett) notwendig. Da die Einschätzung des Nahrungsfettes schwierig sein kann, wird aus Praktikabilitätsgründen oft mit einer Dosis von 500 U Lipase pro Kilogramm Körpergewicht und Mahlzeit begonnen. Wenn hiermit die Steatorrhoe beherrscht wird, erfolgt eine sukzessive Reduktion auf die minimal notwendige Erhaltungsdosis. Andernfalls erfolgt eine Erhöhung um 150–250 U pro Kilogramm KG pro Mahlzeit bis sich die Symptomatik bessert. Da eine Hochdosistherapie mit Pankreasenzymen (40.000–50.000 IE Lipase/kg KG/Tag) allerdings mit der Entwicklung einer fibrosierenden Kolonopathie und mit der Ausbildung von Strikturen in Verbindung gebracht wird, sollte bis zur endgültigen Klärung eines kausalen Zusammenhangs eine Dosis von 10.000 IE/kg KG/Tag möglichst nicht überschritten werden. Unzureichendes Ansprechen kann auch auf mangelnder Aktivierung aufgrund fehlender Neutralisierung des Magensafts (verminderte Bikarbonatsekretion des insuffizienten Pankreas) beruhen. In diesen Fällen kann der Einsatz von Protonenpumpeninhibitoren und die Einnahme einiger Enzymkapseln während der Mahlzeit hilfreich sein.

Die zusätzlich Gabe von fettlöslichen Vitaminen und Spurenelementen (Vitamine A, D + Kalzium, E, K, Selen, ggf. nach Spiegelbestimmungen) erscheint sinnvoll.

Diabetes Die Therapie erfolgt prinzipiell ähnlich wie beim Typ-I-Diabetes. Insulin gilt als Standard. Hierdurch erzielt man eine Gewichtszunahme und eine bessere Abwehrlage. Im Gegensatz zum Typ-I-Diabetiker ist jedoch oft noch eine basale Insulinsekretion vorhanden, wodurch die Nüchternhyperglykämie weniger ausgeprägt und eine Ketose extrem selten ist. Im Gegensatz hierzu findet sich in vielen Fällen eine deutliche postprandiale Hyperglykämie. Typische Strategien beinhalten deshalb häufig ein sehr kurzwirksames Insulin vor den Mahlzeiten. Bei Infektionen besteht in der Regel erhöhter Insulinbedarf.

Orale Antidiabetika können initial bei bestehender Restfunktion versuchsweise eingesetzt werden. Es besteht jedoch die Gefahr ausgeprägter Hypoglykämien.

Eine Schulung muss erfolgen und sollte beinhalten: Ernährung (Kombination aus CF- und Diabetesdiät, fettreich), Verhalten im Notfall, insbesondere Erkennen von Zeichen der Hyper-/Hypoglykämien und Erlernen adäquater Gegenmaßnahmen sowie Angabe der Notrufnummer.

Osteoporose

Vor allem beim erwachsenen CF-Patienten stellt die Osteoporose ein ernstes Problem dar. Bei entsprechender Klinik sollte daher eine Substitution von Kalzium und Vitamin D erfolgen. Die derzeitige Datenlage lässt eine eindeutige Bewertung des Nutzens von Biphosphaten noch nicht zu.

Leber

Bis vor kurzem war nur eine Therapie der Komplikationen der Zirrhose und der portalen Hypertension wie z. B. die Sklerosierung/Gummibandligatur von Ösophagusvarizen und Shuntverfahren (inkl. TIPPS) möglich, wobei Letztere durch die kardiopulmonale Situation bedingt z. T. nur mit erheblichem Risiko durchgeführt werden können. Neue Therapieansätze orientieren sich an der Pathophysiologie und sollen die Entwicklung der Zirrhose verhindern oder zumindest verzögern.

In Anlehnung an andere cholestatische Lebererkrankungen wird Ursodeoxycholsäure therapeutisch eingesetzt. Langzeitdaten zur Beurteilung der langfristigen Prävention von Leberschäden und der Ausbildung einer portalen Hypertension liegen zwar noch nicht vor, in kurz- und mittelfristigen Studien wurde jedoch eine Verbesserung von Laborparametern, Histologie und Klinik nachgewiesen. Die Dosierung beträgt 20–25 mg/kg KG prro Tag. Diese kann auf 1–4 Dosen verteilt werden. Als unerwünschte Nebenwirkung kann eine chologene Diarrhö auftreten. Der therapeutische Effekt soll zum einen auf der Substitution toxischer, hydrophober Gallensäuren im Gallensäurepool durch die nichttoxische, hydrophile Ursodeoxycholsäure beruhen, zum zweiten auf einem choleretischen Effekt. Dieser könnte bedingt sein durch eine Öffnung apikaler Ca^{2+}-regulierter Cl^--Kanäle.

Empfohlen wird eine Immunisierung gegen Hepatitis A und B.

Darm

Mekoniumileus Therapie der Wahl ist die sofortige Operation.

Distales intestinales Obstruktionssyndrom (DIOS) Die akute Form (Bild des akuten Abdomens) erfordert eine stationäre Aufnahme. Eine Operation sollte und kann fast immer vermieden werden. Stattdessen sollte ein Therapieversuch mit hyperosmolaren, elektrolytbalancierten Einläufen erfolgen.

Zur Prophylaxe und zur Therapie der chronischen Form wird eine faserreiche Kost, eine ausreichende Hydrierung sowie eine ausreichende Pankreasenzymsubstitution empfohlen.

Allogene Organtransplantation

Als Ultima Ratio bei pulmonaler Insuffizienz bleibt die Lungentransplantation: das Fünfjahresüberleben liegt bei 33–75%. Die Lebensqualität wird in der Regel deutlich gesteigert.

Die Meldung zur Transplantation erfordert ein genaues Abwägen von Nutzen und Risiko. Hierzu dient die Einschätzung der Progression der Erkrankung, das Auftreten von Komplikationen und die Beurteilung der Funktionsreserve. Dies kann nur individuell geschehen und erfordert große Erfahrung. Daher sollten Patienten mit deutlicher Progredienz rechtzeitig an ein Transplantationszentrum angebunden werden.

Ein intensivmedizinisches Bridging (z. B. Respirator, CPAP-Maske, PEG-Sonde) kann notwendig werden.

Bei fortgeschrittener Leberzirrhose kann eine Lebertransplantation erwogen werden. In Frage kommen vor allem Patienten mit nur milder pulmonaler Beteiligung. Allerdings können auch kombinierte Transplantationen durchgeführt werden.

Wenngleich die Immunsuppression bei Patienten mit chronischen Atemwegsinfekten ein Problem darstellen kann, scheint sich die Transplantation eher günstig auf die Lungenfunktion auszuwirken; der Langzeiterfolg ist vergleichbar mit dem anderer cholestatischer Erkrankungen.

Besondere Beachtung muss der Dosierung der Immunsuppressiva geschenkt werden. Auf Grund der Malabsorption können bei CF höhere Cyclosporindosen notwendig sein und ist ein enges Monitoring erforderlich.

Die Tripelorgantransplantation (Leber, Lunge, Herz) ist bislang als rein experimentelles Verfahren anzusehen.

Experimentelle Ansätze

Gentherapie Die somatische Gentherapie ermöglicht erstmals eine kausale Therapie der Erkrankung. Sie ist daher die große Hoffnung der Zukunft und befindet sich bereits seit einigen Jahren in klinischer Erprobung.

Zur Integration des korrekten Gens in die Zielzelle kommen verschiedene Methoden zur Anwendung (virale Vektoren, Liposomen). In mehreren Studien konnte der Nachweis der funktionellen Korrektur des CF-Defekts erbracht werden.

Die bisherigen Strategien scheitern aber an der Ineffizienz und dem fehlenden Langzeiterfolg. So werden zurzeit nur ca. 1% der Zielzellen erreicht und nach 30–120 Tagen ist praktisch keine mRNA des Transgens mehr nachweisbar. Die Forschung konzentriert sich deshalb auf die Entwicklung effizienterer Vektoren.

DN-ase (Dornase α) Im Sputum von CF-Patienten enthaltene langkettige DNA aus Leukozyten und Epithelzellen erhöht die Sputumviskosität. Durch eine enzymatische Spaltung mittels inhalativ zugeführter rh-DN-ase (rekombinant hergestellte menschliche DN-ase) wird die Viskosität gemindert. In Studien fanden sich eine Abnahme der Infektneigung, eine Verbesserung von Lungenfunktion (FEV1) sowie eine Zunahme der Lebensqualität. Unklar ist bislang noch, welche Patientensubpopulation zu welchem Zeitpunkt von dieser teuren Therapieform profitiert und wie die Langzeiteffekte aussehen. Daher hat sie zwar das rein experimentelle Stadium verlassen, ist aber noch nicht generell als Bestandteil einer allgemeinen Therapie akzeptiert. In Erwägung gezogen sollte diese Therapieform bei Patienten mit moderater bis schwerer Atemwegsobstruktion.

Modulation der CFTR-Funktion Nicht alle Mutationen führen zu einem kompletten Verlust des CF-Genprodukts. Vielmehr werden je nach Defekt verschiedene Klassen (gestörte Produktion, defektes Processing, defekte Regulation, defekte Cl$^-$-Leitfähigkeit, verminderte Synthese sowie defekte Regulation anderer Ionenkanäle) unterschieden. Funktionsmodulierende Substanzen (Gentamycin, 4-Phenylbutyrat, Genistein, Milrinon u. a.) können in Abhängigkeit von der zugrunde liegenden Störung zur (zumindest partiellen) Wiederherstellung der CFTR-Funktionen beitragen. Sie stellen somit eine wichtige künftige Therapieoption dar. Zum Teil laufen bereits Phase-I- und -II-Studien.

Hemmung der Natriumresorption Bei CF findet sich eine vermehrte Natriumresorption. Der verantwortliche Natriumkanal ist durch Amilorid hemmbar. Dies hat bereits zu therapeutischen Ansätzen mit inhalativen Amiloridderivaten geführt. Problematisch ist bislang allerdings noch die kurze Halbwertszeit und somit ein fehlender Langzeiteffekt.

Aktivierung alternativer Ionenkanäle Die fehlende Korrelation von Geno- und Phänotyp legen die Existenz kompensatorischer Mechanismen nahe. Diese könnten ggf. therapeutisch genutzt werden. So aktiviert z. B. die Inhalation von Triphosphatnukleotiden einen Ca^{2+}-abhängigen Cl$^-$-Kanal. Da diese Rezeptoren auch in Gallengangsepithelien nachweisbar sind, wäre hier nach Entwicklung entsprechender gallegängiger Derivate ebenfalls ein Einsatz denkbar.

Impfungen Mehrere Vakzinierungsstrategien gegen Pseudomonas befinden sich in unterschiedlichen Phasen des experimentellen Stadiums.

Antiinflammatorische Therapie Ein Einsatz von systemischen Glukokortikoiden (außer bei den o. g. Indikationen) und anderen antiinflammatorischen Substanzen (z. B. Ibuprofen, Leukotrienantagonisten) außerhalb kontrollierter Studien kann wegen unklarer Risiko-Nutzen-Relation nicht empfohlen werden. Im Einzelfall kann unter engmaschiger Kontrolle unerwünschte Wirkungen über 24 Monate eine

Evidenz der Therapieempfehlungen			
	Evidenzgrad	Empfehlungsstärke	Kommentar
Lunge			
Physiotherapie			
Physiotherapie vs. keine Physiotherapie	III	A-B pro Therapie	
PEP			Ungenügende Datenlage bezüglich Vorteilen gegenüber anderen Formen der Physiotherapie
Körperliches Training	I-b	B	Positive Auswirkung auf FEV_1
Mukolyse			
DNAse	I-b	B	Verbesserung von FEV_1, nichtsignifikante Verminderung von Infekten
Inhalation hypertoner Kochsalzlösung	I-b	C	Kurzzeiteffekt auf FEV_1, Langzeiteffekt ?
Infektprophylaxe			
Influenzavakzine	II-b	C	
Pseudomonasimpfung	II-b	C	
Antimikrobielle Therapie			
Mono- vs. Kombinationstherapie	I-b	C zugunsten Kombination	
Einmal- vs. Dreimalgabe von i.v. Aminoglykosiden	I-b		Datenlage lässt klare Aussage noch nicht zu
Inhalative Applikation	I-b	C	Verbesserung der Lungenfunktion
Makrolide	I-b	B-C	Verbesserung der Lungenfunktion
Leber			
UDCA	I-b	C	Keine klaren Daten zu Langzeitnutzen
Taurin	I-b	D	Kein Nutzen nachgewiesen
Osteoporose			
Calcium + Vit D			
Biphosphonate	IV	B	In kleinen Studien Zunahme der Knochendichte, keine sichere Aussage zu klinischer Wertigkeit möglich (v.a. Lebensqualität)

Glukokortikoiddosis von 1 mg/kg KG jeden 2. Tag erwogen werden (Prednisolon-äquivalent).

Antioxidanzien/Antiproteasen Zum Einsatz höherer Dosen von N-Acetylcystein im Sinne einer Antioxidanzientherapie gibt es noch keine klinisch überzeugende Daten.

Die Wirksamkeit inhalativer Antiproteasen zur Deaktivierung der im Rahmen pulmonaler Entzündungen freigesetzten Proteasen wird in klinischen Studien untersucht.

Als Fazit ergibt sich, dass künftig weitere erhebliche Fortschritte in der Behandlung der zystischen Fibrose zu erwarten sind.

Ausgewählte Webadressen

— http://www.genet.sickkids.on.ca/cftr
— http://www.cf-web.mit.edu
— http://www.cfnetwork.be
— http://www.mukoviszidose-ev.de
— http://www.christianeherzogstiftung.de

Literatur

Alton EW, Currie D, Logan-Sinclair R, Warner JO, Hodson ME, Geddes DM (1990) Nasal potential difference: a clinical diagnostic test for cystic fibrosis. Eur Respir J 3: 922–926

Aurora P, Whitehead B, Wade A et al. (1999) Lung transplantation and life extension in children with cystic fibrosis. Lancet 354: 1591–1593

Bansi DS, Price A, Russell C, Sarner M (2000) Fibrosing colonopathy in an adult owing to over use of pancreatic enzyme supplements. Gut 46: 283–285

Cheng K, Ashby D, Smyth R (2004) Oral steroids for cystic fibrosis. (Cochrane Review). In: The Cochrane Library, Issue 2

Clarke LL, Harline MC, Gawenis LR, Walker NM, Turner JT, Weisman GA (2000) Extracellular UTP stimulates electrogenic bicarbonate secretion across CFTR knockout gallbladder epithelium. Am J Physiol 279: G132–G138

Couetil JP, Soubrane O, Houssin DP et al. (1997) Combined heart-lung-liver, double lung-liver, and isolated liver transplantation for cystic fibrosis in children. Transpl Int 10: 33–39

Dezateux C, Crighton A (2004) Oral non-steroidal anti-inflammatory drug therapy for cystic fibrosis. (Cochrane Review). In: The Cochrane Library, Issue 2, Wiley, Chichester

Dezateux C, Walters S, Balfour-Lynn I (2004) Inhaled corticosteroids for cystic fibrosis. (Cochrane Review). In: The Cochrane Library, Issue 2, Wiley, Chichester

Döring G, Conway SP, Heijerman HGM et al. (2000) Antibiotic therapy against pseudomonas aeruginosa in cystic fibrosis: a european consensus. Eur Respir J 16: 749–767

Duijvestijn YC, Brand PL (1999) Systematic review of N-acetylcysteine in cystic fibrosis. Acta Paediatr 88: 38–41

Elborn JS, Prescott RJ, Stack BA, Goodhild MC et al. (2000) Elective vs sym-ptomatic antibiotic treatment in cystic fibrosis patients with chronic Pseudomonas injection of the lungs. Thorax 355-8

Fitzsimmons SC, Burkhart GA, Borowitz D et al. (1997) High-dose pancreatic-enzyme supplements and fibrosing colonopathy in children with cystic fibrosis. N Engl J Med 336: 1283–1289

Fogarty A, Hubbard R, Britton J (2000) International comparison of median age at death from cystic fibrosis. Chest 117: 1656–1660

Frederiksen B, Lanng S, Koch C, Hoiby N (1996) Improved survival in the Danish center-treated cystic fibrosis patients: results of aggressive treatment. Pediatr Pulmonol 21: 153–158

Jaffe A, Bush A, Geddes AM, Alton EW (1999) Prospects for gene therapy in cystic fibrosis. Arch Dis Child 80: 286–289

Jones AP, Wallis CE, Kearney CE (2004) Recombinant human deoxyribo-nuclease for cystic fibrosis (Cochrane review). In: The Cochrane Library, Issue 2. Wiley, Chichester

Keogan MT, Johansen HK (2004) Vaccines for preventing infection with Pseudomonas aeruginosa in people with cystic fibrosis. (Cochrane Review). In: The Cochrane Library, Issue 2, Wiley, Chichester

Knowles MR, Clarke LL, Boucher RC (1991) Activation by extracellular nucleotides of chloride secretion in the airway epithelia of patients with cystic fibrosis. N Engl J Med 325: 533–538

Kunzelmann K, Schreiber R (1999) CFTR, a regulator of channels. J Membr Biol 168: 1–8

Lindblad A, Glaumann H, Strandvik B (1998) A two-year prospective study of the effect of ursodeoxycholic acid on urinary bile acid excretion and liver morphology in cystic fibrosis-associated liver disease. Hepatology 27: 166–174

Neglia JP, Fitzsimmons SC, Maisonneure P, Schoni AF, Corey M, Lowenfels AB (1995) The risk of cancer among patients with cystic fibrosis. N Engl J Med 494–499

Pier GB, Grout M, Zaidi TS (1997) Cystic fibrosis transmembrane conductance regulator is an epithelial cell receptor for clearance of Pseudomonas aeruginosa from the lung. Proc Natl Acad Sci USA 94: 12088–12093

Riordan JR, Rommens JM, Kerem BS et al. (1989) Identification of the cystic fibrosis gene: cloning and characterization of complementary DNA. Science 245: 1066–1073

Rosenstein BJ, Cutting GR (1998) The diagnosis of cystic fibrosis: a consensus statement. Cystic Fibrosis Foundation Consensus Panel. J Pediatr 132: 589–595

Rowntree RK, Harris A (2003) The phenotypic consequences of CFTR mutations Ann Hum Gen 67: 471–485

Ryan G, Mukhopadhyay S, Singh M (2004) Nebulised anti-pseudomonal antibiotics for cystic fibrosis. (Cochrane Review). In: The Cochrane Library, Issue 2, Wiley, Chichester

Saiman L et al. (2003) Acithromycin in patients with cystic fibrosis chronically infevted with pseudomonas aeruginosa: a randomized trial. JAMA 290: 1749–1756

Saiman L, Siegel J (2004) Infection control in cystic fibrosis. Clin Microbiol Rev 17: 57–71

Shah PL, Conway S, Scott SF, Rainisio M, Wildman M, Stableforth D, Hodson ME (2001) A case-controlled study with dornase alfa to evaluate impact on disease progression over a 4-year period. Respiration 68: 160–164

Worlitzsch D et al. (2002) Effects of reduced mucus oxygen concentration in airway Pseudomonas infections of cystic fibrosis patients. J Clin Invest 109: 317–325

Yankaskas JR, Marshall BC, Sufian B et al. (2004) Cystic fibrosis adult care. Chest 125: 1s–39s

Zeitlin PL (2000) Future pharmacological treatment of cystic fibrosis. Respiration 67: 351–357

Weiterführende Monographien

Reinhardt D, Götz M, Kraemer R, Schöne M. Cystische Fibrose. Springer (2001)

Dockter G, Lindemann A, Tümmler B. Mukoviszidose. Thime 3. Aufl. 2000

6.10 Glykogenspeichererkrankungen, Lipodystrophien und andere Fettgewebserkrankungen
Armin Steinmetz und Hartmut Schmidt

6.10.1 Glykogenspeichererkrankungen

Die primäre Funktion der Glykogenspeicherung variiert in den verschiedenen Geweben: Der Muskel nutzt es als Substrat für die kurzfristige Herstellung des notwendigen lokalen ATP zur Kontraktion. Das Gehirn überbrückt damit kurze hypoglykämische oder hypoxämische Zustände im Notfall, wobei die Leber damit die Gesamtkörperglukosehomöostase über die Blutglukosespiegel reguliert, zusammen mit Glukoneogenese und oraler Glukoseaufnahme.

Glykogenspeicherkrankheiten verstehen sich als vererbte Erkrankungen im Glykogenstoffwechsel, wobei praktisch alle Defekte der am Auf- und Abbau von Glykogen beteiligten Enzyme sowie in deren Regulation betroffen sein können.

Glykogen als Speicherform der Glukose in tierischen Zellen setzt sich als Polymer aus α1- bis 4- sowie α1- bis 6-Verzweigungen der Glukose zusammen. Mehr als 10^5-Glukosereste bilden eine Molekularmasse von mehreren Millionen Da, die elektronenmikroskopisch sichtbare sphärische β-Partikel (mit 37 kDa großem Protein Glycogenin) sowie in der Leber Glykogenrosetten (α-Partikel) bilden.

Hauptsächlich Leber- und Skelettmuskel, in geringem Maß auch Gehirnzellen, speichern Glykogen. Am klinischen Erscheinungsbild orientierte Einteilungen berücksichtigen hauptsächlich hepatische und muskuläre Erscheinungsformen.

Das Involviertsein der Leber bei Glykogenosen zeigt sich zum einen in Hepatomegalie und Hypoglykämien, letztere v. a. in den Nüchternphasen. Eine weitere Form führt über die Hepatomegalie zur Leberzirrhose, besonders durch Akkumulation abnormen Glykogens über Leberzellschäden (z. B. Typ IV, Andersen).

Die Betroffenheit der Muskulatur äußert sich bei einigen Formen durch Muskelschmerzen, Myoglobinurie, schnelle Ermüdung und Muskelschwäche, gepaart mit kompensierter Hämolyse; eine zweite Gruppe fällt durch progressive Muskelschwäche, Muskelatrophie sowie Kardiomyopathie auf. Manche Formen betreffen sowohl Leber als auch Muskulatur.

Glykogenspeicherkrankheiten treten bei 1:20.000 Lebendgeburten auf, meist klassisch autosomal-rezessiv vererbt, bis auf den Phosphoglyceratkinase- und den Phosphorylasekinasemangel, die X-chromosomal vererbt werden und lassen sich nach unterschiedlichen Kriterien einteilen, klassischerweise, wie hier, nach den jeweils zu Grunde liegenden Enzymdefekten. Der als Typ II bezeichnete Defekt stellt allerdings eine **lysosomale Speicherkrankheit** und wird im dortigen Kapitel (6.11) besprochen.

Dieses Kapitel und Tabelle 6.10-1 orientieren sich an der Reihenfolge der Enzymbeschreibungen, entwickeln die klinischen Erscheinungsformen und gehen im Einzelnen besonders auf die Therapien ein.

6.10 Glykogenspeichererkrankungen, Lipodystrophien und andere Fettgewebserkrankungen

Evidenzgrade
Wegen der Seltenheit dieser Erkrankungen beruht die Evidenz meist auf Einzelberichten, Meinungen und Erfahrungen anerkannter Autoritäten. Daher gilt für sämtliche Störungen hier: Evidenzgrad IV, Empfehlungsstärke C.

Typ-I(von-Gierke)-Erkrankung
Klinik Im Vordergrund steht die Nüchternhypoglykämie, die sich bereits in der Neugeborenenperiode mit Laktazidosen, Hyperurikämie und Hyperlipidämie manifestiert. Wegen der Neutropenie sowie der Neutrozytenfunktionsstörung leiden Typ-Ib-Patienten (Translokasedefekt) unter rekurrenten bakteriellen Infekten. Auf längere Sicht entwickeln sich Gichtanfälle, Pankreatitis, schließlich hepatische Adenome, die maligne entarten können. Weitere Komplikationen sind: pulmonaler Hochdruck, Osteoporose, Nierenfunktionsstörungen mit Proteinurie, Hyperurikämie, Nephrokalzinose und zunehmende fokal segmentale Glomerulosklerose.

Drei Hauptmutationen (R83C, 130X, Q347X) des auf Chromosom 17q21 befindlichen Glukose-6-Phosphatasegens in Leber, Niere und Darmmukosa sind für mehr als 70% der bisher identifizierten Erkrankungen verantwortlich. Pränataldiagnostik ist durch Molekularbiologie jetzt möglich.

Therapie Im Vordergrund steht die Aufrechterhaltung normaler Blutzuckerspiegel durch kontinuierliche orale Glukosegabe in Form von ungekochter Maisstärke, die als langsam abgebende Glukoseressource dient. Gegebenenfalls Glukoseinfusion parenteral oder über nasogastrale Sonde. Dadurch deutliche Prognoseverbesserung. Insgesamt Kalorienverteilung 60–70% Kohlenhydrate, 10–15% Proteine, 20–25% Fett, wobei 1/3 über nasogastrale Sonde nachts zu applizieren ist. Kinder unter 2 Jahren erhalten 4-stündlich 1,6 g/kg KG ungekochte Maisstärke, später kann auf 6-stündliche Intervalle in der Dosierung von 1,75–2,5 g/kg KG gestreckt werden. Fruktose- und Galaktoseangebote sind niedrig zu halten, da sie nicht in freier Glukose

Tabelle 6.10-1. Glykogenspeicherkrankheiten im Überblick

Klassischer Typ	Enzymmangel	Organpräferenz und Klinik
Typ Ia (von Gierke)	Glukose-6-Phosphatase	Leber und Niere, Hypoglykämie, Laktazidose, Hyperurikämie, Hyperlipidämie
Typ Ib	Glukose-6-phosphat-Translokase	Zusätzlich Funktionsstörung der verminderten Neutrophilen
Typ II (Pompe)	Lysosomale saure α-Glykosidase (saure Maltase)	Infantile Form (eigentliche Form: Pompe): durch völliges Fehlen des Enzyms muskuläre Schwäche, Herzvergrößerung, Herzinsuffizienz und Tod. Juvenile oder adulte Verlaufsform: deutlich reduzierte Enzymaktivität, zunehmend skelettale Schwäche, Muskelatrophie, Ateminsuffizienz
Typ IIIa (Cori oder Forbes) „Limit Dextrinosis"	Debranching-Enzym in Leber und Muskel	Kindesalter: Hepatomegalie, Wachstumsverzögerung, Muskelschwäche, Hypoglykämie, Hyperlipidämie Erwachsenenalter: Muskelatrophie und -schwäche, Kardiomyopathie
Typ III b	Hepatisches Debranching-Enzym	Hepatomegalie, Transaminasenerhöhung, Hypoglykämie oder Hyperlipidämie
Typ IV (Andersen)	Branching-Enzym	Neugeborene: Hepatosplenomegalie, Leberzirrhose, Pfortaderhochdruck, Tod vor dem 5. Lebensjahr. Zudem Hypotonie, Muskelschwäche und -atrophie, gelegentlich Kardiomyopathie
Typ V (McArdle)	Muskelphosphorylase	Bereits im Kindesalter Belastungsschwäche, Muskelkrämpfe, Myoglobinurie, Rhabdomyolyse
Typ VI (Hers)	Hepatische Glykogenphosphorylase	Milde Verlaufsform mit Hepatomegalie, gelegentlichen Hypoglykämien, Hyperlipidämie
Typ VII (Tarui)	Muskelphosphofruktokinase	Frühe Ermüdbarkeit, Muskelschmerzen, Krämpfe und Myoglobinurie, kompensierte Hämolyse (wie V)
Typ IX	Leberphosphorylasekinase Subtypen: X-chromosomale Leberphosphorylasekinase	Wachstumsretardierung, Hepatomegalie, Hyperlipidämie
	Autosomale Leber- und Muskelphosphorylasekinase	Hepatomegalie, Wachstumsretardierung, Muskelhypotonien
	Autosomale Leberphosphorylasekinase	Klinisch stärkere Beeinträchtigung, Wachstumsretardierung Hepatomegalie und Leberzirrhose
	Muskelspezifische Phosphorylasekinase	Muskelkrämpfe, Myoglobinurie bei Muskelarbeit, Muskelschwäche und Muskelatrophie
	Herzspezifische Phosphorylasekinase?	Massive Herzglykogeneinlagerung mit obligat tödlichem Verlauf in der Kindheit an Herzinsuffizienz
Typ XI	Glukosetransporter 2 (GLUT-2)	Wachstumsretardierung, Rachitis, aufgetriebenes Abdomen durch Leber- und Nierenvergrößerung, progrediente Niereninsuffizienz (Fanconi-Syndrom, Fanconi-Bickel-Syndrom)
Typ 0	Glykogensynthase	Eigentlich verminderte Glykogenspeicherung, Hypoglykämie, postprandiale Laktatämie und Hyperglykämie, Ketonämie

münden. Multivitamingaben und Kalzium werden empfohlen, Allopurinol zur Behandlung der Hyperurikämie.

Einige therapeutisch angelegte portokavale Shunts sind wegen Unwirksamkeit bereits wieder verlassen worden. Lebertransplantationen korrigierten Hypoglykämie und andere biochemische Veränderungen und förderten das Wachstum der Kinder. Dennoch sollten Lebertransplantationen nur dann erfolgen, wenn alle konservativen Methoden fehlschlagen oder die Leberadenome maligne entarten. Nierentransplantationen kamen ebenfalls bei fortgeschrittener Nierenerkrankung zum Zuge, konnten erwartungsgemäß allerdings nicht die Hypoglykämien korrigieren.

Beim Typ Ib wurden GCSF sowie GMCSF als Behandlung der Neutropenie erfolgreich eingesetzt.

Notwendige operative Verfahren bei den Patienten gefährden Gerinnungs- und Stoffwechselkontrolle, wobei diese durch kontinuierliche Glukoseinfusion über 24–48 h präoperativ und Gabe von Vasopressin beherrscht werden können. Engmaschiges Blutglukosemonitoring während der OP ist zu beachten.

Die frühe Diagnose und die adäquate Therapie haben zumindest die Überlebenswahrscheinlichkeit für die Kinder verbessert. Die Langzeitprognose unter optimaler Therapie bleibt abzuwarten.

Typ-II-(Pompe-)Erkrankung

Klinik Hier handelt es sich im Gegensatz zu den anderen Glykogenosetypen um eine **lysosomale** Erkrankung. Je nachdem, ob die saure α-Glukosidase (Maltase) völlig oder partiell fehlt, unterscheidet sich ein frühkindlicher vom juvenilen oder Erwachsenentyp.

Therapie Der bereits früh versuchte Enzymersatz war durch die Menge des notwendigen Enzyms und die lange Zeit der Applikation limitiert. Zudem besteht eine hohe Immunogenität dieser intralysosomalen Proteine, die zur Wirkungsentfaltung auch die Lysosomen erreichen müssten.

Ansonsten ist supportive Therapie, speziell in den Erwachsenenformen, notwendig. Atemmuskeltraining und Respiratortherapie, auch proteinreiche Ernährung wurden versucht, allerdings ohne langfristigen Erfolg. Ebenso führte die Niedrigkohlenhydraternährung unter gleichzeitiger Gabe von Adrenalin zu keinem günstigen Ergebnis (Weiteres s. Kap. 6.11).

Typ-III-Störung (Limit Dextrinosis, Cori/Forbes)

Klinik Die meisten Patienten erreichen das Erwachsenenalter, überwiegend sind sowohl die Leber als auch Muskeln betroffen (III a), bei etwa 15% scheint nur die Leber involviert (III b). In der Kindheit ist die Erkrankung kaum vom Typ I zu unterscheiden mit Hepatomegalie, Hypoglykämie, Hyperlipidämie und Wachstumsverzögerung. Die Lebersymptome verbessern sich während der Pubertät, selten tritt eine Leberzirrhose ein. Muskelsymptome treten in der Kindheit selten auf, im Erwachsenenalter stehen sie jedoch im Vordergrund, in Form von Muskelschwäche und Muskelatrophie. Typ-IIIa-Patientinnen scheinen häufig polyzystische Ovarien zu entwickeln.

Das Gen für das Debranching-Enzym wird auf Chromosom 1p21 kodiert; mindestens 20 verschiedene Mutationen sind beschrieben, eine pränatale Diagnostik ist damit möglich.

Therapie Die Ernährungsbehandlung muss nicht so strikt eingehalten werden wie beim Typ I, es sei denn, Hypoglykämien prägen das Erscheinungsbild. Dann sind kohlenhydratreiche Mahlzeiten mit Maisstärke, evtl. auch durch nächtliche nasogastrale Sondenernährung, notwendig, wie zur Behandlung des Typ I ausgeführt. Bei Myopathie wird auch weiterhin eine proteinreiche Ernährung tagsüber oral und nachts über eine nasogastrale Sonde propagiert, obwohl die Effektivität nicht sicher bewiesen ist. Fruktose und Galaktose müssen nicht eingeschränkt werden.

Typ-IV-(Andersen-)Erkrankung

Klinik Sie fällt bereits in den ersten Lebensmonaten mit Hepatosplenomegalie und Gedeihstörungen auf. Bald treten Leberzirrhose, portale Hypertension, Aszites und Ösophagusvarizen auf, selten werden die Kinder älter als 5 Jahre. Hypoglykämische Zustände folgen der fortschreitenden Leberzirrhose. Neuromuskulär zeigen sich Hypotonie, Muskelschwäche, Muskelatrophie, Abschwächung der Muskeleigenreflexe und eine schwere Kardiomyopathie. Offensichtliche Varianten verlaufen ohne Leberzirrhose und somit mit einer besseren Prognose. Klinisch lässt sich bei gleichem Enzymdefekt eine hepatische von einer neuromuskulären Verlaufsform unterscheiden.

Das Gen für das Branching-Enzym lokalisiert sich auf Chromosom 3p12, Enzymaktivitäten in kultivierten Amnionzellen oder Chorionzotten ermöglichen die pränatale Diagnose.

Therapie Eine spezielle Therapie für diese Glykogenspeicherkrankheit existiert nicht. Bei hypoglykämischen Zuständen sind die entsprechenden, oben ausgeführten Kohlenhydratgaben notwendig. Die Aufrechterhaltung der Normoglykämie und adäquate Ernährung verbessern Leberfunktion und Muskelkraft, verlängern die Wachstumsperiode der Kinder. Obwohl es sich um eine Multiorganerkrankung handelt, wurden Lebertransplantationen versucht. In einem Bericht über 8 transplantierte Patienten starben 2 während der Transplantation, 1 Kind starb 9 Monate später an Herzinsuffizienz, die neben den muskulären Problemen auch die weiteren Transplantierten begleitete. Tatsächlich fand sich bei den Lebertransplantierten weniger kardiales Glykogen als erwartet. Somit bleibt der Langzeiteffekt einer Lebertransplantation abzuwarten.

Typ-V-(McArdle-)Erkrankung

Klinik Das Fehlen der Muskelphosphorylase macht sich meist erst im Erwachsenenalter bemerkbar durch Muskelschmerzen, -schwäche und -steifheit bereits nach geringer Belastung. Dies führt zu Belastungsintoleranz und Muskelkrämpfen. Typischerweise erscheint rhabdomyolytisch myoglobinhaltiger roter Urin nach Belastung, die auch zum akuten Nierenversagen führen kann.

Elektromyographisch findet sich das Bild einer Myositis mit differentialdiagnostischen Schwierigkeiten zur Polymyositis. Sowohl kurze starke Anstrengungen als auch kontinuierlich weniger intensive sportliche Aktivitäten können Symptome auslösen. Leichtes Gehen ohne Anstrengung kann von den meisten Patienten ohne große Probleme durchgehalten werden. Durch eine kurze Pause nach dem ersten Auftreten von Muskelschmerzen kann anschließend problemlos weitere Muskelarbeit verrichtet werden. Bereits in Ruhe kann die CPK erhöht sein, nach Belastung steigt sie im Serum weiter an, zusammen mit Ammoniak, Inosin, Hypoxanthin und Harnsäure, Letztere durch erhöhtes Recycling von Purinnukleotiden bei insuffizienter ATP-Produktion. Lokalisation: Chromosom 11q13, Stoppcodon R 49X oder Deletion F708.

Therapie Bei einigen Patienten scheint hoher Eiweißverzehr die Ausdauer zu fördern. Allgemein sollten Patienten auf heftige Anstrengungen verzichten, sodass keine Notwendigkeit zur speziellen Therapie besteht. Dennoch kann die Belastbarkeit durch orale Glukose oder Fruktose oder Injektion von Glukagon verbessert werden. Die Langzeitprognose scheint durch die Erkrankung nicht beeinträchtigt zu sein.

Typ-VI-(Hers-)Erkrankung

Klinik Der seltene hepatische Phosphorylasemangel fällt in der Kindheit als milde Verlaufsform, begrenzt auf die Leber, durch Hepatomegalie, Wachstumsretardierung, Hypoglykämie, Hyperlipidämie und Ketonämie auf. Mit zunehmendem Alter verschwindet die klinische Symptomatik. Das Gen für die Phosphorylase ist auf Chromosom 14q21 lokalisiert.

Der Mangel an hepatischer Phosphorylasekinase, X-chromosomal vererbt, scheint die häufigste Ursache der hepatischen Typ-VI-Glykogenspeicherkrankheit zu sein. Auch diese Erkrankung manifestiert sich vor dem 5. Lebensjahr mit Wachstumsverzögerung und Lebervergrößerung; Hypoglykämien zeigen sich selten. Die Erkrankung bildet sich mit zunehmendem Alter zurück.

Therapie Nur symptomatische Behandlung durch kohlenhydratbetonte Ernährung, um Hypoglykämien zu vermeiden. Die Prognose der meisten Patienten scheint letztlich günstig, schließlich erreichen die Patienten eine normale Körpergröße. Oft persistiert eine geringe Hepatomegalie.

Typ-VII-(Tarui-)Erkrankung

Klinik Das Fehlen der muskulären Phosphofruktokinase, eines Schlüsselenzyms der Glykogenolyse, erklärt die im Vordergrund stehenden muskulären Symptome mit schneller Ermüdbarkeit und Muskelschmerz bei Anstrengung bereits in der Kindheit. Die Phosphofruktokinase besteht aus drei verschiedenen Untereinheiten: *M*, muscle; *L*, liver, *P*, platelets. Der Skelettmuskel zeigt lediglich die M-Untereinheit, Erythrozyten sowohl L als auch M.

Bei der Typ-VII-Erkrankung zeigt das M-Isoenzym einen Muskelenzymdefekt und partiellen Erythrozytendefekt. Starke körperliche Anstrengungen gehen mit schweren Muskelkrämpfen und Myoglobinurie einher. Die gegenüber dem Typ V eingeschränkte körperliche Belastbarkeit nach kohlenhydratreicher Kost erklärt sich durch erhöhte Glukose, die zum einen nicht utilitisiert werden kann und zum anderen die freien Fettsäuren mindert, den Energiepool des Muskels.

Therapie Es gibt keine spezielle Behandlung dieser Erkrankung. Jene ist auch nicht notwendig, da sich durch Vermeiden starker Anstrengungen die Attacken von Schmerzen, Muskelkrämpfen, Übelkeit und Erbrechen sowie Myoglobinurie verhindern lassen.

Typ-IX-Leberphosphorylasekinasemangel

Defekte der Phosphorylasekinase bedingen eine heterogene Gruppe von Glykogenspeicherkrankheiten, durch die Komplexität der Phosphorylasekinase bedingt. Das Enzym besteht aus 4 Untereinheiten (α, β, γ und δ), jeweils durch verschiedene Gene kodiert und in unterschiedlichen Geweben exprimiert. Hieraus ergibt sich eine Reihe von Subtypen der Phosphorylasekinasedefizienz:

- **X-chromosomale Leberphosphorylasekinasedefizienz:**
  Diese unter den Leberglykogenosen häufige Erkrankung kann sich auch an Erythrozyten und Leukozyten manifestieren. Neben Hepatomegalie fallen Kinder durch Wachstumsstörungen auf, gelegentlich durch milde Hypoglykämien.
  Das strukturelle Gen für die Leberisoform, α-Untereinheit, befindet sich auf Chromosom Xp22.
- **Autosomaler Leber- und Muskelphosphorylasekinasemangel:**
  Muskelhypotonien komplettieren das oben beschriebene klinische Bild durch verminderte Phosphorylasekinase im Muskel. Diese Form des Enzymmangels wird durch Mutationen der α-Untereinheit auf Chromosom 16q12-13 bedingt.
- **Autosomaler Leberphosphorylasekinasemangel:**
  Im Gegensatz zum X-chromosomalen Enzymdefekt sind Patienten mit dieser autosomal-rezessiven Form deutlich schwerer betroffen mit Entwicklung von Leberzirrhosen. Dieser Enzymdefekt ist auf die α-Untereinheit, auf Chromosom 16p, zurückzuführen.
- **Muskelspezifischer Phosphorylasekinasemangel:**
  Dieser Defekt führt zu Muskelkrämpfen, einer Myoglobinurie in Folge Muskelbelastung sowie zu progressiver Muskelschwäche und Atrophie. Weder Blutzellen noch Leber sind involviert. Eine Hepatomegalie oder Kardiomyopathie treten nicht auf. Wahrscheinlich ist die α-Untereinheit der Muskelisoform auf dem X-Chromosom involviert.
- **Herzspezifischer Phosphorylasekinasemangel:**
  Alle bisher beschriebenen Patienten dieses sporadisch auftretenden Enzymdefektes starben in der Kindheit an Herzinsuffizienz in Folge massiver Glykogeneinlagerungen ins Myokard. Der genaue Molekulardefekt ist noch nicht geklärt.

Therapie Trotz möglicher Diagnose der Enzymdefekte in Leukozyten, Erythrozyten, erschwert durch Isoenzymexpression in verschiedenen Geweben, bleibt die Behandlung symptomatisch: häufige kohlenhydratreiche Mahlzeiten bei Hypoglykämien, wobei die meisten Patienten trotz gelegentlicher Hepatomegalie keine spezielle Therapie benötigen. Für den tödlich verlaufenden isolierten herzspezifischen Phosphorylasekinasemangel gibt es noch keine Therapiemöglichkeiten.

Typ-XI-hepatische Glykogenose mit renalem Fanconi-Syndrom/Fanconi-Bickel-Syndrom

Defekte im Glukosetransporter 2 (GLUT-2) charakterisieren dieses autosomal-rezessiv vererbte Krankheitsbild (Chromosom 3q26). Wachstumsstörungen in Verbindung mit Rachitis und einem aufgetriebenen Bauch durch Leber- und Nierenvergrößerung prägen das Krankheitsbild, das zusätzlich durch Glukosurie, Phosphaturie, Aminoazidurie, Bicarbonatverlust und Hypophosphatämie auffällt. Dazu können sich milde Hypoglykämien und Hyperlipidämien gesellen.

Therapie Die Behandlung bleibt symptomatisch, wobei eine Wachstumsverzögerung bis ins Erwachsenenalter persistiert. Die symptomatische Substitution von Wasser, Elektrolyten, Vitamin D, eine Restriktion der Galaktoseaufnahme und eine Diabetes-mellitus-geeignete Ernährung sind als wachstumsförderlich beschrieben.

6.10.2 Lipodystrophien und andere Fettgewebserkrankungen

Die Verteilung des Fettgewebes wird von verschiedenen Faktoren geprägt. Hierzu gehören u. a. genetische und hormonelle Einflüsse, Ernährung und körperliche Tätigkeit. Generell kann man von Adipositas und metabolischem Syndrom (Kap. 6.1) die Lipodystrophien und Lipomatosen abgrenzen. Bei den Lipodystrophien und Lipomatosen handelt es sich um atypische Fettverteilungen, die relativ selten vorkommen. Die Lipodystrophie wird gehäuft beim weiblichen Geschlecht festgestellt (vermutlich infolge einer meist stärkeren Ausbildung des Phänotyps beim weiblichen Geschlecht), während die Lipomatose häufiger bei Männern diagnostiziert wird (vermutlich bedingt durch den häufiger erhöhten Alkoholkonsum). Insbesondere Lipodystrophien können sich durch einen erniedrigten prozentualen Gesamtkörperfettgehalt auszeichnen. Interessanterweise kann es sowohl bei den Lipodystrophien als auch bei den Lipomatosen charakteristischerweise zu den metabolischen Komplikationen Insulinresistenz, Diabetes mellitus, Acanthosis nigricans, Dyslipoproteinämien und arterielle Hypertonie kommen. Da für die familiäre partielle Lipodystrophie der genetische Defekt bekannt ist, gilt diese Erkrankung als humanes genetisches Modell zum Verständnis der mit Adipozyten assoziierten Erkrankungsformen und somit für das metabolische Syndrom und seine Facetten.

Die Einteilung der Fettgewebsveränderungen vollzieht sich derzeit noch nach klinischen Kriterien, deskriptiv phänomenologisch. Diese Einteilung wird nach und nach durch eine, die jeweilige biochemische Grundlage berücksichtigende Klassifikation zu ersetzen sein, die in Ansätzen zurzeit besonders für die Erscheinungsformen des lipatrophen Diabetes bekannt wird.

Lipodystrophien

Ätiologie und Pathogenese Die Lipatrophie beschreibt den Zustand eines Patienten mit Fettgewebsverlust oder mit Änderung in der Verteilung des subkutanen Fettgewebes. Die hinter diesen Störungen stehenden Pathomechanismen werden bisher nicht verstanden. Die aus klinischen Erscheinungsformen hergeleiteten Vorstellungen über Kandidatenmoleküle rankten sich um TNF-α, um nukleäre Transkriptionsfaktoren PPAR-γ („peroxisome proliferator-activated receptor") als Spieler der Adipozytendifferenzierung, SREBP („sterol regulatory element binding protein") in der Regulation der Transkription von Genen der Lipidbiosynthese und neuerdings um USF1 („upstream transcription factor 1") als Transkriptionsfaktor verschiedener Gene im Glukose- und Lipidstoffwechsel.

Speziell die familiäre partielle Lipodystrophie (FPLD) konnte auf das Chromosom 1q21–q22 lokalisiert werden. Dies führte schließlich zur Identifizierung von Mutanten im LMNA-Gen, das für die Lamine A und C kodiert. Beide sind nukleäre Proteine, als Zellkerngerüst strukturell bedeutend, wobei die Lamine A und C nur in differenzierten Zellen vorzufinden sind. Interessanterweise führen Mutationen im LMNA-Gen je nach Typ und Lokalisation zu verschiedenen Erkrankungen. Zwischenzeitlich konnte gezeigt werden, dass die Emery-Dreifuss-Muskeldystrophie, die Limb-Girdle-Muskeldystrophie Typ 1B, die dilatative Kardiomyopathie, familiäre AV-Knoten-Überleitungsstörungen, die mandibuloakrale Dysplasie, der Charcot-Marie-Tooth Typ 2B1 sowie die Hutchinson-Gilford-Progerie und das Werner-Syndrom durch Mutationen im LMNA-Gen verursacht werden können. Deshalb ist es nahe liegend, dass Lamin A und C durch Interaktion mit weiteren Liganden wie z. B. Proteinen und DNA an verschiedenen physiologischen Aspekten der Zelle beteiligt sind. Zelltypabhängige Unterschiede sind aufgrund der verschiedenen Erkrankungen zu vermuten. Diese Interaktionen mit den Laminen A und C sind Gegenstand aktueller Forschungsprojekte, deren Kenntnis die Grundlage des Verständnisses der Komplexität des metabolischen Syndroms und seiner Pathogenese bilden könnte.

Im Mittelpunkt stehen der Stoffwechsel der Adipozyten und der Myozyten und deren Interaktionen. Strukturelle Untersuchungen der Lamine A und C ergaben im Bereich des Carboxyterminus eine Typ-S-Immunoglobulin-Faltung. Spekulativ erscheinen die bisher beschriebenen Mutationen, die zu einer Lipodystrophie führen, an einer Oberfläche lokalisiert zu sein, sodass eine spezifische Interaktion mit einem Liganden zu vermuten ist. Eine veränderte Bindungsfähigkeit der Lamine A und C zu diesem Liganden könnte somit ursächlich für die Lipodystrophie sein. Interessanterweise gibt es zwischenzeitlich in der Literatur auch einen Anhalt dafür, dass PPAR-γ nicht nur alteriert bei Insulinresistenzen auftreten kann, sondern auch in zwei Fällen

6.10 Glykogenspeichererkrankungen, Lipodystrophien und andere Fettgewebserkrankungen

einer partiellen Lipodystrophie beschrieben wurde. Inwieweit dieses auf ein Wechselspiel zwischen PPAR-γ und den Laminen A und C hinweist, verbleibt zu klären. Die therapeutische Implikationen sind nahe liegend, da PPAR-γ-Agonisten bereits als Medikamente erhältlich sind (Tabelle 6.10-2).

Klinik und Diagnostik Je nach Generalisiertheit oder Lokalisiertheit gehen wesentliche Teile des gesamten Fettgewebes oder begrenzte Teile davon verloren, entweder angeboren (autosomal-rezessiv) oder in der erworbenen Form innerhalb der ersten dreißig Lebensjahre. Auslösende Ursachen werden in Infektions-

Tabelle 6.10-2. Lipodystrophien

Form der Lipodystrophie	Vererbungsmodus	Gen	OMIM	Phänotyp	Pathogenese
Erworben					
Partielle Lipodystrophie					
Barraquer-Simons-Syndrom	–	–	–	Schwund des subkutanen Fettgewebes im Bereich Gesicht, Nacken, Körperstamm und Extremitäten. Variabel vermehrt Fettgewebe im Bereich Gesicht, Nacken/Übergang Rücken und Abdomen.	Vielfältig. Infektionen. Komplement C3 erniedrigt in einzelnen Fällen mit detektierbaren Autoantikörpern.
HIV-assoziiert	–	–	–	Schwund des subkutanen Fettgewebes im Bereich Gesicht, Nacken, Körperstamm und Extremitäten. Variabel vermehrt Fettgewebe im Bereich Gesicht, Nacken/Übergang Rücken und Abdomen.	Vielfältig. HIV-therapieassoziiert. Infektionen. Komplement C3 erniedrigt in einzelnen Fällen mit detektierbaren Autoantikörpern.
Generalisierte Lipodystrophie (Lawrence-Syndrom)					
	–	–	–	Generalisierter Verlust des subkutanen Fettgewebes.	Pannikulitis kann initiales Symptom sein, vereinzelt detektierbare Autoantikörper.
Lokalisierte Lipodystrophie					
	–	–	–	Umschriebene Region mit Verlust des subkutanen Fettgewebes.	Vielfältig. Subkutane Insulintherapie. Druckinduzierte Atrophie.
Vererbt					
Kongenitale generalisierte Lipodystrophie (Berardinelli-Seip-Syndrom)+A1					
Typ 1	autosomal-rezessiv	AGPAT2	603100	Generalisierter Verlust des subkutanen Fettgewebes seit Geburt.	Kodiert ein Schlüsselenzym in der Biosynthese von Triglyzeriden und Phospholipiden. Hohe Expression in Adipozyten.
Typ 2	autosomal-rezessiv	BSCL2 (Seipin)	606158	Generalisierter Verlust des subkutanen Fettgewebes seit Geburt. Mentale Retardierung, hypertrophe Kardiomyopathie.	Hohe Expression zerebral, eigentliche Funktion von BSCL2 ist unbekannt.
Familiäre partielle Lipodystrophie					
Typ Dunnigan	autosomal-dominant	LMNA	150330	Schwund des subkutanen Fettgewebes im Bereich Körperstamm und Extremitäten, beginnend im Kindesalter. Variabel vermehrt Fettgewebe im Bereich Gesicht, Nacken und Abdomen. Variabel Muskel-hypertrophie der Unterschenkel.	Dysfunktion oder alterierte Interaktion der Lamine A und C im Zellkern.
Typ Köbberling	unklar	Unbekannt		Ähnlich wie Typ Dunnigan, Abdomen eher vermehrt s.c. Fettgewebe.	Unbekannt
PPARγ-assoziiert	autosomal-dominant	PPAR?	601487	Schwund des subkutanen Fettgewebes im Bereich Körperstamm und Extremitäten. Variabel vermehrt Fettgewebe im Bereich Gesicht, Nacken und insbesondere abdominell.	Störung der Adipogenese bzw. Adipozyten-Differenzierung.
Mandibuloakrale Dysplasie					
Typ A	autosomal-rezessiv	LMNA	150330	Skelettale Anomalien sowie Schwund des subkutanen Fettgewebes im Bereich Körperstamm und Extremitäten.	Defekt der Lamine A und C mit evtl. konsekutiver Dysfunktion der Zellteilung der Adipozyten und Osteozyten.
Typ B	autosomal-rezessiv	ZMPSTE24	606480	Skelettale Anomalien, generalisierter Schwund des subkutanen Fettgewebes, Niereninsuffizienz, progeroide Symptome.	Defekte Zink-Metalloproteinase. Störung der Überführung von Prälamin A zu Lamin A.

krankheiten wie Keuchhusten, Varizellen, Masern und infektiöser Mononukleose, jedoch auch in Schilddrüsenfunktionsstörungen und Schwangerschaften gesehen. Das Verschwinden des peripheren Körperfettes geht mit einer massiven Fettleberentwicklung sowie mit Fettanreicherung im retikuloendothelialen System (Makrophagen, Schaumzellen) einher.

Bei der generalisierten Lipodystrophie erreichen die Patienten oft normale Körperlänge, da der frühe Epiphysenschluss durch akzeleriertes Wachstum in den ersten Jahren kompensiert wird. Außerdem zeigt sich eine Muskelhypertrophie. Die akromegal wirkenden Patienten zeigen oft zudem eine Acanthosis nigricans, Genitalhypertrophien und in der Hälfte der angeborenen Fälle geistige Retardierung (Abb. 6.10-1). Patienten mit erworbener Störung entwickeln vergrößerte Nieren mit Proteinurie und nephrotischem Syndrom sowie eine Hypertonie. Obwohl eine Kardiomegalie häufig vorkommt, sind Entwicklungen von Herzinsuffizienzen selten. Die Fettanreicherung in der Leber nimmt schließlich monströse Ausmaße an und führt zur Leberzirrhose, fördert portalen Hochdruck sowie Splenomegalie mit schließlich lebensgefährlicher Ösophagusvarizenblutung.

Als Beispiel einer partiellen Lipodystrophie ist die familiäre Form vom Typ Dunnigan abgebildet. Die habituellen Veränderungen wie auch die einzelnen Symptome einer Insulinresistenz, die mit Lipodystrophie, Acanthosis nigricans, Hyperlipoproteinämie, arterieller Hypertonie, einer Fettleber bzw. Fettleberhepatitis einhergehen, können sehr variabel auftreten. Dieser schwert die Diagnostik. Außerdem scheinen bestimmte Patienten sowohl eine ausgeprägte periphere Hypertrophie der Muskulatur, insbesondere der Unterschenkel, aufzuweisen, die im Einzelfall auch mit schwersten Myalgien einhergehen kann. Als metabolische Konsequenz kann sich eine frühzeitige Arteriosklerose entwickeln. Vermutlich sind aber auch unabhängig davon Kardiomyopathien mit der Lipodystrophie assoziiert.

Die klinisch morphologischen Veränderungen gehen mit metabolischen Veränderungen einher. Im Vordergrund steht dabei die periphere Insulinresistenz (lipatropher Diabetes mellitus). Offenbar spielt der erhöhte Umsatz von Fettsäuren mit seiner hemmenden Wirkung auf den Glukosetransport eine dominierende Rolle. Im Gegensatz zum Typ-1-Diabetes zeigt sich eine Ketoazidose selten, weil die Insulinresistenz in Leber und Skelettmuskulatur offenbar weniger ausgeprägt ist als im Fettgewebe. Wahrscheinlich antagonisieren hohe Insulinspiegel und bewirken die Glukagoneffekte in den Hepatozyten, sodass die mit der Nahrung aufgenommenen Fettsäuren nicht in die Keton-

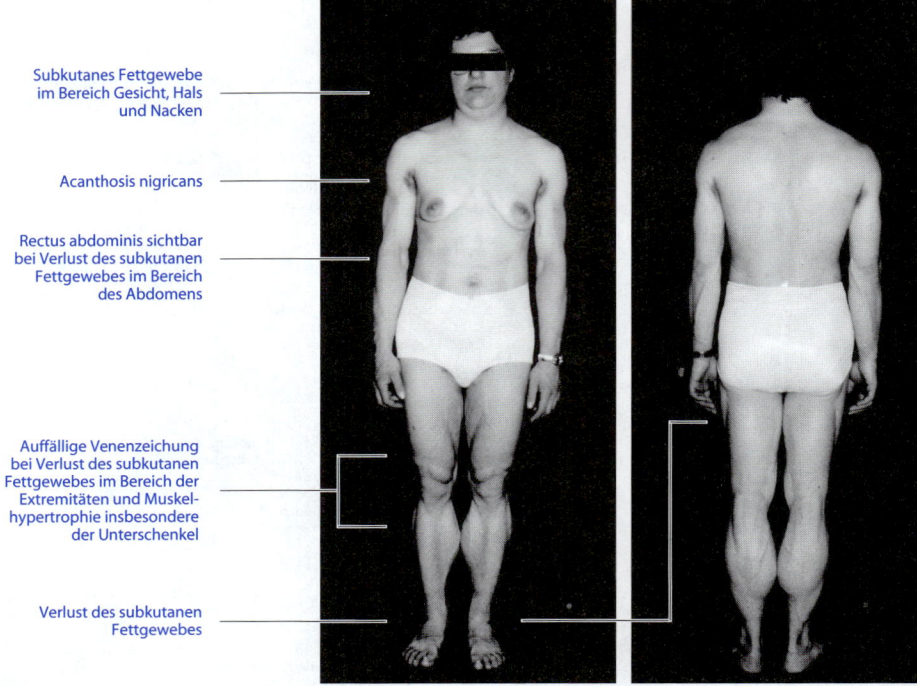

Abb. 6.10-1. Patientin mit LMNA-assoziierter Lipodystrophie und klinischen Stigmata der Erkrankung, besonders Muskelrelief und hervortretende Venen als Ausdruck der Atrophie subkutaner Fettmasse. (**Siehe auch Farbtafel im Anhang**)

körpersynthese einmünden, sondern für die Triglyzeridsynthese zur Verfügung stehen, die als „very low density lipoproteins" (VLDL) in die Zirkulation entlassen werden. Damit kommt es zu massiven Hypertriglyzeridämien, zu eruptiven Xanthomen und zur Lipaemia retinalis mit der Gefahr der Entwicklung von Pankreatitiden.

Therapie Besonders die angeborene Verlaufsform der generalisierten Lipodystrophie führt über Leberversagen, Ösophagusvarizenblutung, Nierenversagen und rezidivierend schwere Pankreatitiden zum frühzeitigen Ableben. Bei (noch) unbekanntem Pathomechanismus liegt ein kausaler Therapieansatz noch nicht vor.

Die Behandlung ist symptomatisch und kann der Therapie des metabolischen Syndroms ähneln. Im Rahmen einer exzessiven Hypertriglyzeridämie sind die allgemein bekannten Maßnahmen wie Alkoholverzicht, eine fettarme, fettmodifizierte Ernährung, ggf. MCT-Fette sowie die Therapie mit Fibraten oder Nikotinsäurederivaten indiziert. Gleichzeitig ist die exakte Einstellung eines evtl. vorhandenen Diabetes notwendig. Bei bereits vorhandener, meist schwerster Insulinresistenz ist die Einschränkung des Verzehrs von Oligosacchariden indiziert. Die frühzeitige Einleitung einer medikamentösen Therapie ist sinnvoll, wobei präliminäre Daten auf die drastische Verbesserung der Insulinresistenz durch Gabe von PPAR-γ-Agonisten hinweisen. Eine breitere Anwendung von PPAR-γ-Agonisten bei lipodystrophen Erkrankungen muss aber erst noch in Studien evaluiert werden, bevor generelle Therapieempfehlungen gegeben werden können.

Zur Therapie der Lipodystrophien existieren keinerlei klinische Studien guter Qualität. Die Therapieansätze mit Leptin sind spekulativ und ebenfalls nicht validiert: Evidenzgrad IV, Empfehlungsstärke C.

HIV-assoziierte Lipodystrophie/Lipatrophie

Ätiologie und Pathogenese Eine komplexe Interaktion verschiedener Mechanismen, wie individuelle Voraussetzungen (Körpergewicht, Ausgangslipidwerte), veränderte immunologische Funktion und schließlich Nebenwirkungen der antiviralen Medikamente bringen diese klinische Einheit mit peripherer Lipatrophie sowie intraabdomineller, mammärer und nuchaler Fettzunahme hervor. So entwickeln Patienten mit einer initialen Hypertriglyzeridämie und erhöhten C-Peptidspiegeln, Pfeiler einer Insulinresistenz sowie Patienten mit niedrigem Gewicht vor dem Beginn einer Proteaseinhibitortherapie häufigere und schwerere Formen der Lipodystrophie, während Probanden mit hohen Ausgangscholesterinspiegeln ein niedrigeres Risiko tragen, Lipodystrophien unter der HIV-Infektion zu entwickeln. Eine Beziehung besteht zudem zu Dauer und Schwere der HIV-Infektion.

Besonders unter Proteaseinhibitoren (PI) entwickeln Patienten über die Zeit (mehr als 60% nach 2 Jahren) Lipodystrophien, wobei Unterschiede innerhalb der Substanzgruppe bestehen: Am häufigsten erscheint Indinavir, nachgeordnet Ritonavir und Saquinavir in Kombination und dann deutlich weniger Melfinavir und ganz selten Saquinavir-Monotherapie Lipodystrophien zu provozieren. Auch die nichtnukleosidischen (NNTRI) und die nukleosidischen Reverse-Transkriptase-Inhibitoren (NRTI) tragen zur Lipodystrophie bei, wobei die NRTI-+PI-Behandlung sowohl die Lipatrophie als auch die Lipohypertrophie bedingt, während NRTI lediglich mit Lipatrophie in Verbindung gebracht werden. Die Mechanismen werden noch nicht völlig verstanden, wobei u. a. für die Entwicklung der HIV-assoziierteren Lipodystrophien verminderte mitochondriale DNA als Ausdruck potentieller mitochondrialer Dysfunktion in Frage kommt.

Klinik und Diagnostik Die Umverteilung des Körperfetts, Atrophien an Extremitäten, Gesäß und im Gesicht, Fettakkumulation als viszerale Adipositas, Brustvergrößerung/Gynäkomastie, Nackenumfangsvermehrung mit dorsozervikaler Fettansammlung (Stiernacken) sowie die Ausbildung von Lipomen führt zu stigmatisierenden Veränderungen. Diese vollzieht sich bei Frauen mehr in zentraler Fettakkumulation, bei Männern häufiger in peripherer Fettdepletion. Aus diesen klinischen Erscheinungen wurden drei mögliche Typen abgeleitet, die periphere Lipatrophie, die zentrale Adipositas und schließlich die Mischform aus beiden. Dennoch gibt es weltweit noch keinen Konsens über die Klassifikation dieser Typen, Versuche der Objektivierung werden vom australischen nationalen Zentrum für HIV-Epidemiologie und klinische Forschung unternommen. Metabolisch fallen Hypertriglyzeridämien, erhöhte Lp(a)-Spiegel, niedriges HDL-Cholesterin, Insulinresistenz und Diabetes mellitus auf.

Therapie Das therapeutische Dilemma besteht einerseits in der Entwicklung der Lipodystrophie mit Fortschreiten der Erkrankung einerseits und in der klaren Assoziation mit therapeutischen Maßnahmen andererseits. Die Wahl der PI, NRTI sowie NNTRI wird zukünftig kritisch sein für das Ausmaß der Entwicklung dieser stigmatisierenden Lipatrophie im Gesicht und an den Extremitäten (Spindelbeine) sowie der intraabdominellen, mammären und nuchalen Fettzunahme.

Für die metabolischen Probleme sind versuchsweise Fibrate (PPAR-α-Agonisten), Glitazone (PPAR-γ-Agonisten), Nikotinsäurepräparate und auch Statine (Pravastatin oder Fluvastatin) einzusetzen. Diese beiden Statine werden unwesentlich über Cytochrom P450-3A4 metabolisiert und zeigen keine Akkumulation unter gleichzeitiger antiviraler Therapie. Schließlich wurden auch einzelne Berichte über abdominelle Gewichtsabnahme unter Metformin bei HIV-Infizierten vorgelegt.

Wegen der Vielzahl von Einzelberichten beträgt der Evidenzgrad derzeit noch IV.

Lipomatosen

Ätiologie und Pathogenese Die Pathomechanismen der Lipomatosen, speziell der symmetrischen Lipomatose, werden noch nicht verstanden. Sowohl familiäre als auch sporadische Formen werden beschrieben, wobei die Alkoholkrankheit mit Folsäuremangel, makrozytärer Anämie und Leberveränderungen eine häufige Begleiterscheinung, evtl. auch die auslösende Ursache, darstellt.

> **Lipomatosen und weitere Störungen des Fettgewebes**
> - Multiple symmetrische Lipomatose (sporadisch oder familiär)
>   - Typ I am Nacken und supraklavikulär (Madelung-Fetthals)
>   - Typ II an Stamm und unteren Extremitäten
> - Weitere Lipomatosen
>   - Mediastinoabdominale Lipomatose
>   - Pelvine Lipomatose (hauptsächlich bei Männern)
>   - Epidurale Lipomatose
> - Pannikulitiden (noduläre Fettnekrosen)
>   - Durch äußere Einflüsse wie Trauma, Kälte
>   - Bei Allgemeinerkrankungen wie Kollagenosen, T-Zell-Erkrankungen etc.
> - Adiposalgien
>   - Adipositas dolorosa (Dercum-Krankheit)

Klinik und Diagnostik Die Madelung-Lipomatose (Typ I) zeigt Lipome in Nacken und im supraklavikulären Bereich mit einem auffallenden Erscheinungsbild, Typ II zeigt mehr eine Stammbetontheit unter Einschluss der unteren Extremitäten.

Die Lipomatose der Analbuminämie spielt sich offensichtlich im Gesäßbereich ab, die im Rahmen einer Alkoholkrankheit sich entwickelnde (wahrscheinlich weitere Form der) Lipomatose gibt den Patienten durch Betonung der Oberarme und Oberschenkel ein athletisches Aussehen.

Weitere Lipomatosen sind die mediastinale, die pelvine und die epidurale Form.

Therapie der Lipomatosen Die Typ-I-Lipomatose kann zu mediastinaler Ausdehnung mit Kompression der Trachea und der V. cava führen, sodass die dann entstehende Belastungsdyspnoe durch operative Lipomentfernung zu beheben ist. Eine speziell beschriebene mediastinoabdominale Lipomatose, die zudem durch abdominelle Fettmassen (Pseudoaszites), durch intra- und retroperitoneales Fettgewebe sowie gestörte Glukosetoleranz und Diabetes imponiert, bedarf ggf. ebenfalls der chirurgischen Korrektur. Eine weitere Sonderform, die pelvine Lipomatose, reichert vorwiegend bei Männern Fettgewebe in den Beckenräumen an. Durch chirurgische Intervention sind Harnblasenfunktionsstörungen, Hämaturie, Stuhlverhalt und abdominelle Schmerzen zu beseitigen und so Hydronephrose und Nierenversagen zu verhindern. Ebenfalls einer chirurgischen Dekompression bedarf schließlich die epidurale Lipomatose, die in Folge chronischer Glukokortikoidtherapie oder auch beim Cushing-Syndrom beobachtet wird.

Die im Gefolge der Analbuminämie sich entwickelnde Lipomatose lässt sich offenbar auch durch Albuminsubstitution über Zeiträume von mehreren Jahren nicht verhindern. Die im Rahmen einer Alkoholkrankheit entstehende multiple symmetrische Lipomatose wird teilweise durch hypokalorische Ernährung und durch Alkoholabstinenz beeinflusst. Einzelberichte existieren zu oraler β_2-Agonistentherapie (Salbutamol). Operatives Vorgehen ist nicht risikofrei, eine hohe Rezidivrate wird berichtet.

Assoziierte metabolische Veränderungen werden wie bei der Lipodystrophie symptomatisch therapiert (Evidenzgrad IV).

Akute noduläre und disseminierte Fettnekrosen

Ätiologie und Pathogenese Noduläre Pannikulitiden werden nach Berichten durch Trauma- oder Kälteeinwirkung ausgelöst (z. B. Außenflächen der Oberschenkel von Reitern). Sie treten auch im Gefolge einer Reihe weiterer Allgemeinerkrankungen auf, wie Lupus erythematodes, Sklerodermie, α_1-Antitrypsinmangel und lymphoproliferativen Erkrankungen, insbesondere beim malignen T-Zell-Lymphom sowie bei Paraproteinämie mit C1-Inhibitormangel.

Metastatische (disseminierte) Fettnekrosen entwickeln sich bei Patienten mit Pankreatitis oder Pankreaskarzinom. Wahrscheinlich spielt die Freisetzung von Pankreasenzymen in Blut und Lymphe eine Rolle, wobei freie Fettsäuren durch Pankreaslipase und Phospholipase A_2 Gewebsnekrosen induzieren. Diese lassen sich auch experimentell durch Ligatur von Pankreasgängen auslösen.

Klinik und Diagnostik Bei der akuten Pannikulitis finden sich einzelne oder multiple schmerzempfindliche subkutane Fettgewebsknötchen, histologisch durch Fettzellnekroseinfiltration von Entzündungszellen und Schaumzellen gekennzeichnet. Nach Abheilen bleiben pigmentierte Einsenkungen zurück. Die Krankheit kann rezidivieren mit Fieber, Leberfunktionsstörungen, leukämieähnlichen Reaktionen und Blutungsneigungen, an denen die Mehrzahl der Patienten verstirbt.

Nach histologischer Sicherung der Diagnose erfolgt die Ursachensuche.

Therapie Die Behandlung gestaltet sich in den meisten Fällen unbefriedigend. Die histiozytäre zytophagische Pannikulitis im Rahmen des malignen T-Zell-Lymphoms spricht auf Cyclophosphamid, Bleomycin und Prednison an. Patienten mit α_1-Antitrypsinmangel sprechen gelegentlich auf Dapson an und sollten im Versagensfall mit α_1-Antiproteasekonzentrat (60 mg/kg KG wöchentlich) substituiert werden.

Zur Behandlung der disseminierten Fettnekrosen liegen experimentelle Ansätze in der Infusion des Proteaseinhibitors Aprotinin.

Die Behandlung der Adipositas dolorosa, die hauptsächlich Frauen nach der Menopause betrifft, erfolgt nach bioptischer Sicherung (Granulome und Riesenzellbildung im Gegensatz zur Pannikulitis) symptomatisch, entweder durch intravenöse Gabe von Lidocain oder Glukokortikoiden, auch sind chirurgische Entfernungen und Liposuktion versucht worden.

Literatur

Chen YT (1999) Glykogenspeicherkrankheiten. In: Fauci AS, Braunwald E, Isselbacher KJ et al. (Hrsg) Harrisons Innere Medizin, 14. Aufl. McGraw-Hill, New York, S 2562–2569

Chen YT, Burchell A (1995) Glycogen storage deseases. In: Scriver CR, Beaudet AL, Sly WS, Valle D (eds) The metabolic and molecular bases of inherited disease, 7th edn. McGraw-Hill, New York Toronto, p 935–965

Foster DW (1999) Lipodystrophien und weitere seltene Störungen des Fettgewebes. In: Fauci AS, Braunwald E, Isselbacher KJ et al. (Hrsg) Harrisons Innere Medizin, 14. Aufl. McGraw-Hill, New York, S 2600–2605

Garg A (2004) Acquired and inherited lipodystrophies. N Engl J Med 350: 1220–1234

Hauner H, Ditschuneit H, Dolderer M, Scherbaum WA, Pfeiffer EF (1989) Multiple symmetrische Lipomatose. MMW 131: 72–75

Hegele RA (2000) The envelope, please: Nuclear lamins and disease. Nature Med 6: 136–137

Hirschhorn R (1999) Glycogen storage disease type II: Acid α-glucosidase (acid maltase) deficiency. In: Fauci AS, Braunwald E, Isselbacher KJ et al. (Hrsg) Harrisons Innere Medizin, 14. Aufl. McGraw-Hill, New York, S 2443–2464

Köbberling J, Dunnigan MG (1986) Familial partial lipodystrophy: two types of an X-linked dominant syndrome, lethal in the hemizygous state. J Med Genet 23: 120–127

Mauss S, Schmutz G (2001) Das HIV-assoziierte Lipodystrophiesyndrom. Med Klin 96:391–401

Mitchell SW (1885) Singular case of absence of adipose matter in the upper half of the body. Am J Med Sci 90: 105–106

Pardini VC, Victória IMN, Rocha SMV et al. (1998) Leptin levels, β-cell function, and insulin sensitivity in families with congenital and acquired generalized lipatropic diabetes. J Clin Endocrinol Metab 83: 503–508

Shackleton S, Lloyd DJ, Jackson SNJ et al. (2000) LMNA, encoding lamin A/C, is mutated in partial lipodystrophy. Nature Genetics 24: 153–156

Shimomura I, Hammer RE, Ikemoto S, Brown MS, Goldstein JL (1999) Leptin reverses insulin resistance and diabetes mellitus in mice with congenital lipodystrophy. Nature 401: 73–76

Tershakovec AM, Frank I, Rader D (2004) HIV-related lipodystropy and related factors. Atherosclerosis 174: 1–10

6.11 Lysosomale Speichererkrankungen
Karl J. Lackner und Michael Beck

6.11.1 Einleitung

Lysosomale Speicherkrankheiten sind eine klinisch heterogene Gruppe von über 30 hereditären Erkrankungen, die durch die Akkumulation spezifischer Substrate mit konsekutiven, z. T. schwersten Funktionsstörungen verschiedener Organsysteme gekennzeichnet sind. Die Ursache ist meist ein genetischer Defekt eines lysosomalen Enzyms. Es wurden aber auch Defekte von Aktivatorproteinen, die klinisch von den entsprechenden Enzymdefekten kaum unterscheidbar sind, und Defekte von Transportproteinen beschrieben. Defekte in der Prozessierung lysosomaler Enzyme können zu einem gestörten Transport dieser Enzyme ins Lysosom führen oder wie im Fall des Formylglycyl-generierenden Enzyms zum Ausfall mehrerer lysosomaler Sulfatasen. Mit Ausnahme der Fabry-Erkrankung sowie der Mukopolysaccharidose II (MPS II), die X-chromosomal vererbt werden, werden die lysosomalen Speicherkrankheiten autosomal-rezessiv vererbt.

6.11.2 Ätiologie und Pathogenese

Infolge der gestörten lysosomalen Enzymfunktion kommt es zur intrazellulären Speicherung der jeweiligen Substrate. Dabei hängt das Ausmaß der Speicherung von der verbleibenden Restaktivität des Enzyms, vom Substratanfall in dem jeweiligen Zelltyp und von anderen noch unbekannten Faktoren ab. Das erklärt auch das sehr unterschiedliche klinische Bild, das verschiedene Defekte in einem Gen verursachen können. So existieren bei den meisten lysosomalen Speichererkrankungen allelische Varianten mit schweren infantilen Formen und leichteren juvenilen oder adulten Formen.

Die verbleibende Restaktivität des betroffenen Enzyms ist nicht nur ein wichtiges Kriterium für den klinischen Verlauf und das Manifestationsalter, sie entscheidet in vielen Fällen auch über die Organbeteiligung der Erkrankung. Da lysosomale Enzyme normalerweise im Überschuss vorhanden sind und damit für den Substratumsatz die lysosomale Substratkonzentration limitierend ist, kommt es zur Akkumulation des Substrats in Abhängigkeit vom Gewebetyp erst bei Restaktivitäten unter 5% oder sogar erst unter 1% der normalen Aktivität. Eindeutig belegt ist die Beziehung zwischen Enzymrestaktivität und klinischem Verlauf u. a. für die saure Sphingomyelinase (Niemann-Pick-Typen A und B), die saure Lipase (M. Wolman und Cholesterinesterspeicherkrankheit – CESD) und die α-L-Iduronidase (Mukopolysaccharidose I Hurler, Hurler/Scheie und Scheie). In allen Beispielen ist die schwerere, infantile Verlaufsform durch ein vollständiges Fehlen der Enzymaktivität gekennzeichnet, während die leichteren juvenilen bzw. adulten Formen noch eine Restaktivität des Enzyms aufweisen. Diese Genotyp-Phänotyp-Beziehung ist u. a. für die pränatale Diagnostik und die genetische Beratung von Bedeutung, auch wenn zusätzlich andere Faktoren die individuelle klinische Ausprägung der Krankheit beeinflussen.

6.11.3 Klinik und Diagnostik

Die führenden klinischen Symptome werden in erster Linie durch die Gewebeverteilung des Enzyms und des gespeicherten Substrats bestimmt. Während die Mehrzahl der Mukopolysaccharidosen, bei denen der Abbau von Glykosaminoglykanen gestört ist, vorwiegend durch Störungen des Binde- und Stützgewebes und Organvergrößerungen gekennzeichnet ist, weisen die meisten Lipidosen eine Hepatosplenomegalie auf. Die GM_2-Gangliosidosen und Leukodystrophien schließlich sind durch schwere Störungen der psychomotorischen Entwicklung und anderer neurologischer Funktionen charakterisiert, mit entsprechender Speicherung der Substrate im ZNS bzw. im peripheren Nervensystem. Diese Krankheiten sind derzeit therapeutisch noch nicht beeinflussbar.

Dass die Speicherung der Substrate das entscheidende Kriterium für die klinische Ausprägung darstellt, wird besonders bei den GM_2-Gangliosidosen deutlich, die durch Defekte der Hexosaminidase A oder B bzw. in einem Aktivatorprotein, das für den

Substratabbau benötigt wird, verursacht werden. Die Erkrankungen sind rein phänotypisch nur schwer bzw. gar nicht zu unterscheiden.

Tabelle 6.11-1 zeigt eine Übersicht über die lysosomalen Speicherkrankheiten, die ihnen zugrunde liegenden genetischen Störungen und ihre wichtigsten klinischen Symptome.

Die Diagnostik lysosomaler Speicherkrankheiten ruht auf drei Säulen. Den ersten Anhalt liefert immer die Klinik, die für die jeweilige Speicherkrankheit bzw. Gruppe von Speicherkrankheiten typisch ist. Ausgeprägte Skelettdysmorphien, Hepato-(spleno-)megalie oder allgemeine Organomegalie, neurologische Entwicklungsverzögerungen oder neu auftretende, progrediente psychomotorische Störungen bei bis zum Beginn der Krankheits normal entwickelten Patienten (meist Kindern), wie sie z. B. für die GM_2-Gangliosidosen oder die Leukodystrophien typisch sind, sollten an eine lysosomale Speicherkrankheit denken lassen. Bei entsprechendem klinischem Verdacht muss als Nächstes mit biochemischen Tests die Diagnose gesichert werden. Dabei kann entweder die Aktivität des betroffenen Enzyms in Fibroblasten oder in Leukozyten bestimmt werden. Zusätzlich kann bei bestimmten Speichererkrankungen auch die Bestimmung eines für diese Erkrankung typischen Metaboliten im Serum oder Urin sinnvoll sein. Eine weitere interessante diagnostische Option bei unklarem klinischem Bild ist die Bestimmung lysosomaler Membranproteine (LAMP-1, Saposine), die zwar nicht spezifisch für bestimmte lysosomale Erkrankungen sind, aber die Verdachtsdiagnose einer lysosomalen Störung untermauern können. Wie oben bereits ausgeführt, ist die Restaktivität des Enzyms wichtig für die Einschätzung der Prognose. Da die meisten diagnostischen Assays im Substratüberschuss durchgeführt werden, ist die Bestimmung der Restaktivität häufig unpräzise. In-situ-Assays, bei denen das Substrat limitierend ist, geben hier eine genauere Information.

Auf Grund dieser diagnostischen Schwierigkeiten sind molekularbiologische Analysen sinnvoll. Dies umso mehr, weil für viele lysosomale Speicherkrankheiten bereits gute Genotyp-Phänotyp-Korrelationen bestehen, die bei Kenntnis der kausalen Mutation eine präzise Aussage zur Prognose zulassen.

Ehepaaren, die bereits ein betroffenes Kind mit einer lysosomalen Speichererkrankung haben, sollte eine pränatale Diagnostik angeboten werden, die inzwischen für die meisten dieser Erkrankungen möglich ist. Dabei ist es u. U. sinnvoll, die Eltern und/oder das betroffene Kind im Intervall genetisch zu untersuchen, was eine spätere Pränataldiagnostik erheblich erleichtert. Ein Heterozygoten-Screening kommt nur für Populationen mit extrem hoher Carrier-Frequenz wie z. B. für den M. Tay-Sachs oder den M. Gaucher bei Ashkenasijuden in Betracht.

6.11.4 Therapie

Die Therapieansätze der lysosomalen Speicherkrankheiten lassen sich in symptomatische und kausale Formen einteilen. Die kausalen Therapien basieren auf der Substitution des fehlenden Enzyms. Der Erfolg dieser Behandlungsformen beruht darauf, dass lysosomale Enzyme aus dem Extrazellulärraum über den Mannose-6-Phosphat-Rezeptor oder über andere Rezeptoren in das lysosomale Kompartiment physiologisch aufgenommen werden.

Voraussetzung dafür ist die ausreichende Verfügbarkeit entsprechend glykosylierter Formen des fehlenden Enzyms. Dies kann entweder durch exogene Gabe oder durch die lokale Synthese transplantierter normaler oder gentechnisch veränderter Zellen erfolgen. Obwohl die Enzymsubstitution in vitro zu einer Korrektur des metabolischen Defektes in praktisch allen Zellen führen kann, stellt die Verfügbarkeit in Gewebe und ZNS immer noch ein relevantes Problem dar.

Symptomatische Therapien

Die bisher eingesetzten symptomatischen Therapieformen sind in Tabelle 6.11-2 kurz dargestellt. Sie zielen darauf ab, die Lebensqualität der Patienten soweit möglich zu erhalten. Obwohl sie für die Patienten von großer Bedeutung sein können, verändern sie den natürlichen Verlauf der jeweiligen Erkrankung nicht wesentlich.

Enzymsubstitution

Die Enzymsubstitution wird seit Jahren erfolgreich beim β-Glukozerebrosidasemangel (M. Gaucher Typ 1) durchgeführt. Weitere kontrollierte Studien gibt es in jüngster Zeit auch zum M. Fabry und zum M. Hurler. Zur Glykogenspeicherkrankheit Typ 2 laufen derzeit die ersten klinischen Studien. Dies bestätigt, dass vor allem solche Speicherkrankheiten, die das ZNS nicht betreffen, einer Enzymsubstitution zugänglich sind. Dagegen ist es bis jetzt nicht gelungen, Enzympräparationen herzustellen, die bei einfacher Applikation im ZNS wirksam sind.

Die entscheidende Verbesserung bei der Therapie des M. Gaucher Typ 1 (nichtneuronopathisch) mit β-Glukozerebrosidase war die Modifikation der Kohlenhydratseitenkette mit Exposition von α-Mannose, was zu einer effizienteren Aufnahme des Enzyms in Makrophagen führte. Derzeit ist nur noch die rekombinant hergestellte Imiglucerase verfügbar. Therapie wird mit 50–60 E/kg KG im Abstand von zwei Wochen eingeleitet. Diese Dosis kann später meist auf etwa die Hälfte reduziert werden. Während der Therapie kommt es zu einem Anstieg der Thrombozytenzahlen sowie mittelfristig auch zu einer Abnahme der Größe von Leber und Milz. Die körperliche Entwicklung der Patienten kann weitgehend normalisiert werden. Soweit erkennbar, spielen Immunreaktionen auf das Enzym bei der Therapie nur eine geringe Rolle, wobei zu berücksichtigen ist, dass z. B. der M. Gaucher Typ 1 in aller Regel keinen vollständigen Enzymmangel aufweist, sodass das gereinigte oder rekombinante Enzym kein echtes Fremdantigen darstellt. Antikörperbildung gegen das Enzym wird dennoch bei knapp 13% der Patienten beobachtet. Weniger als ein Viertel dieser Patienten (knapp 3%) haben inhibierende Antikörper. Mehr als die Hälfte der Patienten, bei denen zunächst Antikörper nachweisbar sind, entwickelt mit Fortsetzung der Therapie eine Toleranz. Erwäh-

Tabelle 6.11-1. Lysosomale Speichererkrankungen

Erkrankung		Enzym-/Proteindefekt	Gespeicherte Substanz(en)	Symptome Hepato(spleno)megalie	Psychomotorische Entwicklung	Skelettdeformierung	Andere	Lebenserwartung
Glykogenose								
Glykogenose Typ II	Infantil (Pompe)	α-Glukosidase	Glykogen	++	Normal	0	Myopathie (Herz und Skelett)	Tod im Säuglingsalter
	Juvenil			+				Intermediär
	Adult			+/-			Nur Skelettmuskulatur	Gering/mäßig reduziert
Mukopolysaccharidosen								
MPS I	Hurler	α-L-Iduronidase	Dermatansulfat, Heparansulfat	++	⇊	+++	Hornhauttrübung, Gelenkversteifungen	Tod im Kindesalter
	Hurler/Scheie			++	→	+++		Intermediär
	Scheie				Normal	+++		Normal
MPS II	Hunter	Iduronat Sulfatase	Dermatansulfat, Heparansulfat	++	↓ – ⇊	+++		Stark reduziert
MPS III	Sanfilippo A	Heparan-N-sulfatase	Heparansulfat	0 – +	⇊	0 – +		Variabel reduziert
	Sanfilippo B	N-Acetyl-α-Glukosaminidase		0 – +	⇊	0 – +		
	Sanfilippo C	Acetyl-CoA: α-Glukosaminid N-acetyltransferase		0 – +	⇊	0 – +		
	Sanfilippo D	N-Acetylglukosamin-6-Sulfat Sulfatase		0 – +	⇊	0 – +		
MPS IVA	Morquio A	N-Acetylgalaktosamin-6-Sulfatsulfatase	Keratansulfat, Chondroitinsulfat	+	Normal	+++	Hornhauttrübung, schwerer Minderwuchs	Variabel
MPS IVB	Morquio B	β-Galaktosidase	Keratansulfat		Normal	+++	Hornhauttrübung, schwerer Minderwuchs	Variabel, günstiger als MPS IVA
MPS VI	Maroteaux-Lamy	Arylsulfatase B	Dermatansulfat	+	Normal	+++	Hornhauttrübung	Stark reduziert
MPS VII	Sly	β-Glukuronidase	Dermatansulfat, Heparansulfat	++	Variabel	+++	Hornhauttrübung	Variabel
MPS IX		Hyaluronidase	Hyaluronan	0	Normal	+		Noch unbekannt
Mukolipidosen								
I-Zell-Erkrankung		UDP-N-Acetylglukosamin-1-Phosphotransferase	Glykoproteine, Glykolipide	++	⇊	+++	Kardiomegalie, Hornhauttrübungen	Tod im Kindesalter
ML-III	Pseudo-Hurler	UDP-N-Acetylglukosamin-1-Phosphotransferase	Glykoproteine, Glykolipide	+	↓	++	Hornhauttrübungen, Retinopathie	Mäßig reduziert

Tabelle 6.11-1. Fortsetzung

Erkrankung	Enzym-/Proteindefekt	Gespeicherte Substanz(en)	Symptome Hepato(spleno)megalie	Psychomotorische Entwicklung	Skelettdeformierung	Andere	Lebenserwartung
GM$_1$-Gangliosidose	β-Galaktosidase	GM$_1$-Gangliosid					
Typ 1			++	↓↓	++		Tod im Säuglingsalter
Typ 2			0	→	(+)		Tod im Kleinkindalter
Typ 3			0	→	(+)		10–30 Jahre
GM$_2$-Gangliosidosen							
M. Tay-Sachs	Hexosaminidase A	GM$_2$-Ganglioside	0	↓↓	0	Kirschroter Makulafleck	Tod im Kindesalter; mildere, chronische Verläufe
M. Sandhoff	Hexosaminidase A und B		0	↓↓	0		dto.
GM$_2$-Aktivatordefizienz	GM$_2$-Aktivator		0	↓↓	0		dto.
Lipidspeicherkrankheiten							
M. Niemann-Pick A	Saure Sphingomyelinase	Sphingomyelin, Cholesterin	+++	↓↓	0	Kirschrote Makula	Tod im Kleinkindalter
B			+++	Normal	0	Pulmonale Infiltrate	Variabel reduziert
C	NPC-1- oder NPC-2-Protein	Cholesterin	+++	↓↓	0		Tod im frühen Kindes- bis jungen Erwachsenenalter
Cholesterinesterspeicherkrankheit M. Wolman	Saure Lipase	Cholesterinester	+++	?	0		Tod im Säuglingsalter
CESD			++	Normal	0		Variabel reduziert
M Farber	Saure Zeramidase	Zeramid	0–+	(↓) →	0	Gelenkdeformitäten, subkutane Granulome	Tod im Kindesalter
M. Fabry	α-Galaktosidase A	Trihexosylzeramid	0	Normal	0	Angiokeratome, Hornhauttrübung, Schmerzkrisen, Herzbeteiligung (Infarkte); Niereninsuffizienz	Mäßig reduziert
M. Gaucher Typ 1	Glukozerebrosidase	Glukosylzeramid	++	Normal	+	Thrombozytopenie; Knochenschmerzen/-krisen	Mäßig reduziert
Typ 2			++ – +++	↓↓			Tod im Kleinkindalter
Typ 3			++ – +++	→			Intermediär
Leukodystrophien							
M. Krabbe	Galaktosylzeramidase	Galaktozerebrosid	0	↓↓	0	Erblindung, Taubheit	Tod im Kleinkindalter, seltene mildere Formen
Metachromatische Leukodystrophie	Arylsulfatase A	Zerebrosidsulfat	0	↓↓	0	Erblindung, Taubheit	Variabler Krankheitsbeginn und -dauer
Multipler Sulfatasemangel	Saposin B Formylglycyl-generierendes Enzym (alle Sulfatasen)	Sulfatide, Mukopolysaccharide	++	↓↓	+	Erblindung, Taubheit, Makulaflecken	Variabler Krankheitsbeginn und -dauer

Tabelle 6.11-1. Fortsetzung

Erkrankung	Enzym-/Proteindefekt	Gespeicherte Substanz(en)	Symptome Hepato(spleno)megalie	Psychomotorische Entwicklung	Skelettdeformierung	Andere	Lebenserwartung
Glykoproteinosen							
Fukosidose	α-Fukosidase	Glykopeptide, Oligosaccharide		↓–↓↓	+–++	NaCl im Schweiß ↑	Variabel
α-Mannosidose Typ I	α-Mannosidase	Oligosaccharide	+++	↓↓	+++		Tod im Kindesalter
α-Mannosidose Typ II			+		+		Mäßig reduziert Variabel
β-Mannosidose	β-Mannosidase	Oligosacch aride		↓–↓↓		Epilepsie, Angiokeratome	
Aspartylglukosaminurie	Aspartylglukosaminidase	Aspartylglukosamin Glykopeptide	0–+	↓–↓↓	0–++	Katarakte	Deutlich reduziert
Sialidose	Neuraminidase	Sialyloligosaccharide	0–+	↓↓	0–++	Myoklonien	Variabel
M. Schindler Typ I	N-Acetylgalaktosaminidase	Glykopeptide, Oligosaccharide	0	↓↓	0	Myoklonusepilepsie Angiokeratome	Tod im Kleinkindalter;
M. Schindler Typ II							milder Verlauf

nenswert ist, dass die Gruppe der Patienten mit Antikörpern während der Therapie signifikant mehr unerwünschte Nebenwirkungen aufwies, die vorwiegend immunologischer Natur waren, aber nicht zu einem Therapieabbruch gezwungen haben. Insgesamt ist die Frequenz der Antikörperentstehung im Vergleich zu anderen Therapieformen wie z. B. der Faktor-VIII-Substitution eher gering und von klinisch untergeordneter Bedeutung.

Inzwischen liegen auch für die Enzymsubstitutionstherapie des M. Fabry und der MPS I Ergebnisse aus kontrollierten Studien vor. Beim M. Fabry kommt es zu einer subjektiven und objektiven Verbesserung des Krankheitsverlaufs, d. h. Rückgang der Schmerzsymptomatik und Kardiomyopathie sowie Stabilisierung der Nierenfunktion. Die nichtneurologischen Symptome der MPS I wie beispielsweise Lungenfunktionseinschränkungen, eingeschränkte Gelenkbeweglichkeit und Organomegalie werden gebessert. Auch wenn die Studien noch klein sind, lassen die Ergebnisse vermuten, dass die mit der Substitution auftretenden immunologischen Probleme vermutlich ähnlich wie beim M. Gaucher sind.

Substratreduktion

Ein neues Therapiekonzept ist die Substratreduktion. In Einzelfällen wurde dies bereits früher versucht. Die Behandlung mit Cholesterinsynthesehemmern bei Patienten mit CESD gehört in diese Kategorie. Das Konzept konnte allerdings bisher nicht klinisch belegt werden. Mit der Verfügbarkeit des Glykosphingolipidsyntheseinhibitors N-Butyldeoxynojirimycin konnte erstmals im Tiermodell und auch an Patienten mit M. Gaucher Typ I eine verminderte Substratspeicherung und klinische Besserung nachgewiesen werden. Auf Grund tierexperimenteller Daten könnte diese Therapie auch bei anderen Erkrankungen wie M. Tay-Sachs oder M. Fabry effektiv sein. Neue Inhibitoren sind bereits in der Erprobung. Zukünftige Studien werden den Stellenwert dieser Therapie und die Langzeitnebenwirkungen vor allem im Vergleich bzw. in Kombination mit einer Enzymsubstitution klären müssen.

Knochenmarktransplantation (KMT)

Die Knochenmarktransplantation hat sich für einige lysosomale Speicherkrankheiten als erfolgreiche Therapie erwiesen. Die Wirksamkeit der KMT beruht in erster Linie darauf, dass die transplantierten Monozyten und Makrophagen das fehlende lysosomale Enzym auch für andere Zellen bereitstellen können. Auch hier besteht das Problem, dass zentralnervöse Symptome nicht oder nicht ausreichend beeinflusst werden und insbesondere auch nicht rückbildungsfähig sind, weil es offenbar nicht zu einer effektiven Ansiedlung enzymproduzierender Zellen im ZNS oder zu einem Übertritt des Enzyms über die Blut-Liquor-Schranke kommt. Das Risiko der KMT ist für die Patienten erheblich. Die Transplantation anderer Organe ist bisher erfolglos geblieben.

Die breitesten Erfahrungen mit der KMT bestehen beim M. Hurler, wo inzwischen über 300 Transplantationen durchgeführt wurden. In einer großen Serie zeigte sich, dass immerhin

Tabelle 6.11-2. Therapeutische Optionen

Therapie	Symptomatisch/unterstützend[b]	KMT[b]	Enzymsubstitution[b]
Glykogenose Typ II	Atmungsunterstützende Maßnahmen; Diät ohne Effekt	–	Wahrscheinlich wirksam
Mukopolysaccharidosen			
MPS I Hurler	Krankengymnastik, Hörhilfen, bei	++ II-a/C,B	Wirksam
Hurler/Scheie	Hydrozephalus Shuntanlage, ggf. bei	+	I-b/C
Scheie	Hornhauttrübung Korneatransplantation (MPS I,	(+)	
MPS II	IV, VI, VII); wg. hoher Inzidenz von Mitral- und	+	–
MPS III	Aortenvitia regelmäßige Kontrollen und ggf.	(+)	–
MPS IV	spezi sche Behandlung;		–
	Melatonin bei Unruhezuständen (MPS III),		
MPS VI	ansonsten symptomatisch.	+	Wahrscheinlich wirksam
	Cave: hohes Narkoserisiko!		
MPS VII		–	–
MPS IX		?	?
Mukolipidosen			
I-Zell-Erkrankung	Symptomatisch	?	?
ML-III	Symptomatisch	?	?
GM$_2$-Gangliosidosen			
M. Tay-Sachs	Symptomatisch	–	–
M. Sandhoff	Symptomatisch	–	–
GM$_2$-Aktivatorde zienz.		–/?	–/?
Lipidspeicherkrankheiten			
M. Niemann-Pick			
A	Symptomatisch	?	?
B		?	Experimentell
C	Symptomatisch	–	
M. Wolman	Keine	(–)	?
CESD	HMGCoA-Reduktasehemmer (III-C)	?	?
M. Farber			
M. Fabry	Substratrestriktion (III-C)	?	Wirksam
	Therapie mit Diphenylhydantoin und/oder Carbamazepin		I-b/B
	wg. Schmerzen (II3-B); Dialyse, NTx		
M. Gaucher			
Typ 1	Körperliche Aktivität einschränken; ggf. endoprothetische	(–)[a]	Etabliert I-b/A
	Versorgung. Schmerzmittel bei Knochenschmerzen; Sple-		
	nektomie nur bei schweren Thrombozytopenien (II3-B)		
Typ 2	Symptomatisch	(+) III/C	–
Typ 3	Siehe Typ 1	(+) III/C	?
Leukodystrophien			
M. Krabbe	Symptomatisch	–	?
Metachromatische Leukodystrophie	Symptomatisch	–/?	?
Multipler Sulfatasemangel	Symptomatisch	–/?	?
Glykoproteinosen			
Fukosidose	Symptomatisch	?	?
α-Mannosidose	Symptomatisch	?	?
β-Mannosidose	Symptomatisch	?	?
Aspartylglukosaminurie	Symptomatisch	?	?
Sialidose	Symptomatisch	?	?
M. Schindler	Symptomatisch	?	?

[a] Deutlich höheres Risiko als Enzymsubstitution.
[b] Aufgrund der geringen Fallzahlen können Evidenzgrade und -stärken nur für einzelne Erkrankungen angegeben werden. Dies wurde in der Tabelle direkt angegeben, wo es sinnvoll und möglich erschien. Die Aussage „Wahrscheinlich wirksam" bezieht sich auf experimentelle Ergebnisse, ohne dass die Therapie verfügbar wäre.

64% der transplantierten Kinder im Alter von 5 Jahren noch lebten und dass die zerebrale Entwicklung bei erfolgreicher Transplantation bei Kindern im Alter unter 2 Jahren, bevor eine schwere Retardierung vorlag, günstig verläuft. Auch die MPS II scheint einer Knochenmarktransplantation zugänglich. Dagegen ist die KMT bei einer Reihe anderer Erkrankungen wie beispielsweise dem M. Wolman oder allen Speicherkrankheiten mit signifikanter, frühzeitiger zerebraler Beteiligung nicht erfolgreich gewesen. Dabei bleibt in einigen Fällen offen, ob eine möglichst frühzeitige KMT zu günstigeren Ergebnissen führen würde.

Gentherapie

Gentherapeutische Ansätze sind bisher nur im Tiermodell z. T. mit Erfolg eingesetzt worden. Am Menschen gibt es inzwischen die ersten vielversprechenden Studien, bei denen retroviral transfizierte hämatopoetische Stammzellen zur Therapie des Morbus Gaucher eingesetzt wurden. Es fehlen allerdings noch ausreichende klinische Erfahrungen. Es spricht aber nichts dagegen, dass eine Enzymsubstitution durch gentechnisch veränderten Zellen des Patienten erfolgreich sein wird. Inwieweit die Gentherapie der Enzymsubstitution überlegen ist, bleibt noch abzuwarten.

Literatur

Barton NW, Brady RO, Dambrosia JM et al. (1991) Replacement therapy for inherited enzyme deficiency – macrophage targeted glucocerebrosidase for Gaucher's disease. N Engl J Med 324: 1464–1470

Conzelmann E, Sandhoff K (1991) Biochemical basis of late-onset neuro-lipidoses. Dev Neurosci 13: 197–204

Cox T, Lachmann R, Hollak C et al. (2000) Novel oral treatment of Gaucher's disease with N-butyldeoxynojirimycin (OGT 918) to decrease substrate biosynthesis. Lancet 355: 1481–1485

Hoogerbrugge PM, Brouwer OF, Bordigoni P et al. (The European Group for Bone Marrow Transplantation) (1995) Allogeneic bone marrow transplantation for lysosomal storage diseases. Lancet 345: 1398–1402

Kampmann C, Whybra C, Baehner F, Beck M (2002) Enzyme replacement therapy in Anderson-Fabry cardiomyopathy. Heart Metab 18: 39–41

Lachman RH, Platt FM (2001) Substrate reduction therapy for glycosphingolipid storage diseases. Expert Opin Investig Drugs 10: 455–466

Muenzer J, Fisher A (2004) Advances in the treatment of mucopolysaccharidosis I. N Engl J Med 350: 1932–1934

Peters C, Shapiro EG, Anderson J et al. (The Storage Disease Collaborative Study Group) (1998) Hurler Syndrome: II. Outcome of HLA-genotypically identical sibling and HLA-haploidentical related donor bone marrow transplantation in fifty-four children. Blood 91: 2601–2608

Rosenberg M, Kingma W, Fitzpatrick MA, Richards SM (1999) Immunosurveillance of alglucerase enzyme therapy for Gaucher patients: induction of humoral tolerance in seroconverted patients after repeat administration. Blood 93: 2081-2088

Scriver CR, Sly WS, Childs B et al. (eds) (2001) The metabolic and molecular bases of inherited disease, 8th edn. McGraw-Hill, New York, pp 3371–3894

van den Hout JM, Kamphoven JH, Winkel LP et al. (2004) Long-term intra-venous treatment of Pompe disease with recombinant human α-gluco-sidase from milk. Pediatrics 113: e448–457

Wilcox WR, Banikazemi M, Guffon N et al. (2004) Long-term safety and efficacy of enzyme replacement therapy for Fabry disease. Am J Hum Genet 75: 65–74

Wraith JE, Clarke LA, Beck M et al. (2004) Enzyme replacement therapy for mucopolysaccharidosis I: a randomized, double-blinded, placebo-controlled, multinational study of recombinant human α-L-iduronidase (laronidase). J Pediatr 144: 581–588

6.12 Galaktosämien und andere seltene Störungen des Kohlenhydratstoffwechsels
Georg Friedrich Hoffmann

6.12.1 Störungen des Galaktosestoffwechsels

Die drei bekannten hereditären Defekte im Galaktosestoffwechsel werden durch autosomal-rezessiv vererbte Störungen im Abbau der Galaktose verursacht: Galaktokinase, Galaktose-1-phosphat-Uridyltransferase („klassische Galaktosämie") und UDP-Galaktose-4-Epimerase (Abb. 6.12-1).

Während Defekte der Galaktokinase oder Galaktose-1-phosphat-Uridyltransferase zu Erhöhungen der freien Galaktose im Blut nach Zufuhr von Milch oder Milchprodukten führen, beruht eine Erhöhung von Galaktose-1-phosphat auf einem Galaktose-1-phosphat-Uridyltransferase- oder UDP-Galaktose-4-Epimerasemangel.

Galaktokinasemangel

Ätiologie und Pathogenese Beim Galaktokinasemangel, der regional unterschiedlich mit einer **Häufigkeit** von 1:40.000 bis 1:100.000 vorkommt, wird aus nicht abgebauter Galaktose mittels des Enzyms Aldosereduktase dessen Zuckeralkohol **Galaktitol** gebildet, der zur Kataraktbildung führt.

Klinik Führendes Symptom sind **Katarakte**, die bereits um die 3.–5. Lebenswoche manifest werden. Deren Früherkennung ist entscheidend, da sie bei sofortiger milchfreier Ernährung reversibel sein können. Leberfunktionsstörungen oder mentale Retardierung entstehen nicht.

Diagnose Die Galaktosespiegel im Blut sind erhöht (am ausgeprägtesten 30–90 min nach Milchmahlzeiten). Dadurch ist eine frühzeitige Erfassung des Defekts im Neugeborenen-Screening (s. auch Kap. 19.1) möglich. Im Urin ist eine vermehrte Ausscheidung von Galaktose und Galaktitol (Verhältnis etwa 4:1) nachweisbar. Die Diagnose wird durch Nachweis des Enzymdefekts in Erythrozyten gesichert.

Therapie Die exogene Galaktoseaufnahme ist bei Patienten mit Galaktokinasemangel möglichst gering zu halten, d. h., es muss lebenslang auf eine laktosefreie und galaktosearme Ernährung geachtet werden. Die Prognose ist bei frühzeitiger Diagnose und konsequenter Behandlung gut.

Galaktose-1-phosphat-Uridyltransferasemangel („klassische Galaktosämie")

Ätiologie und Pathogenese Der ausgeprägte Mangel des Enzyms Galaktose-1-phosphat-Uridyltransferase in roten und weißen Blutzellen, Hautfibroblasten, Dünndarm und Leber der betroffenen Patienten führt dazu, dass Galaktose-1-phosphat nicht

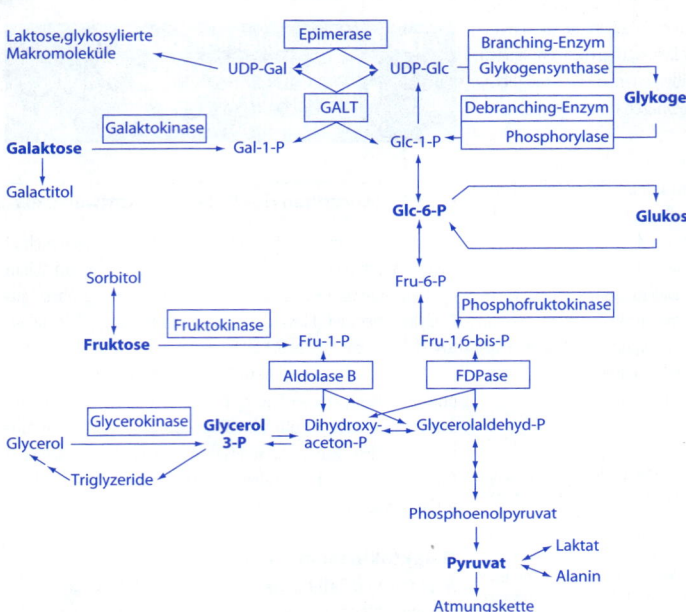

Abb. 6.12-1. Hepatischer Kohlenhydratstoffwechsel. Schlüsselmetaboliten sind durch Fettdruck hervorgehoben. *Fru* Fruktose; *Glc* Glukose; *P* Phosphat; *Aldolase* B Fruktose-1-phosphat-Aldolase B; *Epimerase* UDP-Galaktose-4-Epimerase; *FDPase* Fruktose-1,6-Diphosphatase; *GALT* Galaktose-1-phosphat-Uridyltransferase; *G6Pase* Glukose-6-Phosphatase

in Glukose-1-phosphat umgewandelt und somit nicht in die Glykolyse eingeschleust werden kann (s. Abb. 6.12-1). Die hohen Konzentrationen des Phosphatzuckers Galaktose-1-phosphat führen zur Schädigung von Leber, Niere, Gehirn und Augenlinse. Die **Inzidenz** der sog. „klassischen Galaktosämie" mit vollständigem Defekt der Galaktose-1-phosphat-Uridyltransferase wird auf ca. 1:40.000 geschätzt.

Klinik Die Erkrankung manifestiert sich häufig bereits in den ersten Lebenstagen bei Zufuhr von laktosehaltiger Milch mit zunehmender Trinkunlust, Erbrechen, Hypoglykämien und Krampfanfällen, Lethargie und Koma, Nierenschäden mit Ausbildung eines Fanconi-Syndroms sowie vor allem einer schweren Leberfunktionsstörung. Auf Grund des **akuten Leberversagens** mit Gerinnungsstörung, Ikterus gravis, Hautblutungen und Hepatosplenomegalie ist die Letalität hoch. Im späteren Säuglingsalter stehen Gedeihstörungen, Erbrechen, Hepatomegalie und Katarakte im Vordergrund. Älteren Kindern entwickeln zusätzlich eine mentale Retardierung und Leberzirrhose.

Etwa 80% der weiblichen Patienten tragen auch bei früher Diagnose und baldigem Behandlungsbeginn das Risiko einer Störung ihrer Ovarialfunktion mit überwiegend fibrotischen Ovarien und hypergonadotropen Hypogonadismus, stark verzögerter Pubertätsentwicklung und deutlicher Einschränkung der Fertilität.

Diagnose Im Neugeborenen-Screening (s. auch Kap. 19.1) kann bei einem Substrat-Screening im Blut die Galaktosekonzentration der Probe als freie Galaktose oder als Gesamtgalaktose (freie Galaktose plus Galaktose nach Abspaltung aus der Phosphatbildung) bestimmt werden. Voraussetzung ist eine begonnene Milchfütterung. Da klinische Symptome bereits ab dem 3. Lebenstag auftreten können, bleibt die klinische Diagnostik trotz des Neugeborenen-Screenings erforderlich. In den Erythrozyten ist der Galaktose-1-phosphat-Spiegel erhöht. Die vermehrte Galaktose kann auch im Urin als reduzierende Substanz über eine Reduktionsprobe (Clinitest) nachgewiesen werden. Die Diagnosesicherung erfolgt durch die Enzymaktivitätsbestimmung der Galaktose-1-phosphat-Uridyltransferase in Erythrozyten. Zuverlässige molekulargenetische Untersuchungen sind möglich und auch für eine pränatale Diagnostik einsetzbar.

Therapie Wegen des oftmals foudroyanten Verlaufs der Krankheit muss der Patient beim geringsten Verdacht auf Vorliegen einer „klassischen Galaktosämie" sofort laktosefrei (Milchzucker) ernährt werden, das heißt, das Stillen muss bis zum Vorliegen der Laborbefunde unterbrochen werden. Laktosefreie Säuglingsnahrungen sind auf Sojabasis aufgebaut. Bei Bestätigung der Diagnose muss die exogene Galaktoseaufnahme lebenslang möglichst gering gehalten werden, d. h., diese Patienten müssen **laktosefrei und galaktosearm** ernährt werden. Eine vollständig galaktosefreie Ernährung ist durch den Gehalt an freier und gebundener Galaktose in fast allen Lebensmitteln in der Praxis nicht durchführbar und auch auf Grund einer hohen endogenen Galaktoseproduktion nicht angemessen. Die endogene Galaktoseproduktion im intermediären Stoffwechsel bewegt sich beim gesunden Erwachsenen wie bei Patienten mit Galaktose-1-phosphat-Uridyltransferasemangel im Bereich von 1–2 g/Tag. Sie kann derzeit therapeutisch nicht beeinflusst werden. Durch den Verzicht auf Milch und Milchprodukte ist der Kalziumgehalt der Nahrung gering. Besonders in Phasen des Wachstums muss auf eine ausreichende Kalziumzufuhr durch zusätzliche orale Substitution geachtet werden. Um die Ausbildung der sekundären Geschlechtsmerkmale und das Auftreten von Abbruchblutungen zu erzielen, müssen weibliche Patienten mit ovarieller Insuffizienz mit galaktosefreien hormonellen Sequenzpräparaten substituiert werden. Die Infertilität wird hierdurch nicht beeinflusst. Eine Enzymersatz- oder eine Gentherapie existieren bislang nicht.

Verlauf und Prognose Eine frühzeitig begonnene galaktosearme Ernährung führt zu einer Reversibilität bereits aufgetretener Katarakte. Trotz adäquater Behandlung werden bei vielen Patienten ab dem Schulalter Sprachentwicklungsstörungen, eine milde mentale Retardierung, weitere progrediente neurologische Spätkomplikationen (Intentionstremor, Ataxie) sowie bei weiblichen Patienten ein hypergonadotroper Hypogonadismus offensichtlich.

UDP-Galaktose-4-Epimerasemangel

Dieser Enzymdefekt ist sehr selten und kann im Neugeborenen-Screening über eine Erhöhung der Gesamtgalaktose erfasst werden. Der Galaktose-1-phosphat-Spiegel in den Erythrozyten ist nur mäßig erhöht. Es sind unterschiedliche klinische Verläufe bekannt. Der Defekt findet sich zumeist nur in Erythrozyten und Leukozyten, nicht aber in Hautfibroblasten und Lebergewebe (periphere Form). Diese Patienten bleiben in der Regel asymptomatisch. Einige wenige Patienten weisen einen generalisierten Mangel der Epimerase mit klinischen Symptomen ähnlich denen des unbehandelten Galaktose-1-phosphat-Uridyltransferasemangels auf (generalisierte Form). Enzymaktivitätsbestimmungen der UDP-Galaktose-4-Epimerase erfolgen in Erythrozyten. Molekulargenetische Untersuchungen des Epimerasegens sind möglich. Eine Therapie mit einer galaktosearmen Diät ist in den meisten Fällen nicht erforderlich. Bei Patienten mit generalisiertem Epimerasemangel normalisiert sich die Leberfunktion unter laktosefreier und galaktosearmer Diät.

6.12.2 Störungen des Fruktosestoffwechsels

Im Fruktosestoffwechsel sind drei autosomal-rezessiv vererbte Abbaustörungen bekannt: Aktivitätsverluste der Fruktokinase, der Fruktose-1-phosphat-Aldolase („hereditäre Fruktoseintoleranz") und der Fruktose-1,6-Diphosphatase (s. Abb. 6.12-1).

Benigne Fruktosurie

Die benigne Fruktosurie infolge eines Mangels der Fruktokinase ist meist eine Zufallsdiagnose. Ein Teil der zugeführten Fruktose wird im Urin ausgeschieden und kann über eine Reduktionsprobe (Clinitest) nachgewiesen werden. Die **Häufigkeit** beträgt ca. 1:50.000. Es handelt sich um eine harmlose, nicht behandlungsbedürftige Störung.

Hereditäre Fruktoseintoleranz

Bei der hereditären Fruktoseintoleranz besteht ein Aktivitätsverlust der Fruktose-1-phosphat-Aldolase B. Die **Inzidenz** wird auf 1:20.000 geschätzt. Ein Screening-Test in der Neugeborenenperiode ist nicht möglich.

Klinik Betroffene Kinder entwickeln Symptome erst mit Aufnahme fruktose-/saccharosehaltiger Nahrungsmittel. Dieses geschieht in der Regel im Säuglingsalter bei Übergang auf Beikost (Säfte, Früchte, Gemüse) oder bei Zufütterung einer saccharosehaltigen Folgenahrung. Je jünger ein Kind und je größer die aufgenommene Fruktosemenge ist, desto schwerer ist die Symptomatik.

Akute Symptome nach Fruktosezufuhr können gastrointestinale Beschwerden und Hypoglykämien mit Übelkeit, Erbrechen, Blässe, Schwitzen, Zittern, Lethargie und Krampfanfällen sein. Bei fortgesetzter Fruktosezufuhr kommt es zu Gedeihstörungen, **progredienter Leberfunktionsstörung** (Hepatosplenomegalie, Ikterus, schweren Gerinnungsstörungen, Ödeme und Aszites) und zum renaltubulären Schaden (Debré-Toni-Fanconi-Syndrom). Nach Elimination der Fruktose aus der Nahrung tritt in der Regel eine schnelle Erholung ein. Verantwortlich für Hypoglykämien, Leber- und tubulären Nierenschäden ist die Akkumulation von Fruktose-1-phosphat.

Einige Säuglinge entwickeln wegen Fruktose-induzierter gastrointestinaler Beschwerden schon sehr früh eine Aversion gegen fruktosehaltige Speisen, was einen Selbstschutz darstellt, aber die frühzeitige Erkennung verhindern kann.

Diagnose Bei Verdacht auf hereditäre Fruktoseintoleranz muss sofort vollständig fruktosefrei ernährt werden. Ein rascher Rückgang der Symptome innerhalb von Tagen ist eine erste Bestätigung der Verdachtsdiagnose. Nach Normalisierung der Leberfunktion soll zunächst eine molekulargenetische Sicherung der Verdachtsdiagnose versucht werden (häufige Mutation: A149P). Nur bei negativem Ergebnis der Mutationsanalyse kann unter kontrollierten Bedingungen ein intravenöser Fruktosetoleranztest (200 mg/kg KG Fruktose i.v.) erwogen werden. Im Falle einer hereditären Fruktoseintoleranz fallen Glukose- und Phosphatspiegel im Blut rasch ab, während die Harnsäure- und Magnesiumkonzentrationen steigen. Die Diagnose muss dann durch Aktivitätsmessung der Fruktose-1,6-Diphosphataldolase in einer funktionell normalen Leber oder in einem Dünndarmbiopsat gesichert werden.

Therapie Die Behandlung besteht in der Elimination sämtlicher Fruktose aus der Nahrung. Dies betrifft alle Nahrungsmittel, die natürlicherweise Fruktose, Saccharose oder Sorbit enthalten oder denen diese Substanzen zugesetzt wurden. Bei Patienten mit hereditärer Fruktoseintoleranz muss bei der Verabreichung von Medikamenten, insbesondere bei Säften, genau auf die Inhaltsstoffe geachtet werden!

Verlauf Bei einigen Kindern bleibt trotz fruktose- und sorbitfreier Ernährung über Monate und Jahre eine Hepatomegalie bestehen. Mit zunehmendem Alter erhöht sich die Toleranz gegenüber Fruktose leicht, sodass Kinder täglich bis zu 0,5–1 g und Erwachsene bis zu 2,5 g Fruktose tolerieren. Die Prognose ist unter kontrollierter Diät gut, wenn auch histologisch nachweisbare Leberveränderungen bestehen bleiben können.

Fruktose-1,6-Diphosphatasemangel

Das Enzym Fruktose-1,6-Diphosphatase ist ein Schlüsselenzym der Glukoneogenese. Ein Defekt verursacht schwere Nüchternhypoglykämien mit einer starken Laktatazidose. Die Inzidenz ist im Vergleich zur hereditären Fruktoseintoleranz deutlich geringer.

Klinik Nüchtern und nach Fruktosezufuhr kommt es zu schweren, lebensbedrohlichen Hypoglykämien mit Laktatazidose und entsprechenden neurologischen Symptomen (Krämpfe, muskuläre Hypotonie, Koma). Die Fastentoleranz beträgt weniger als 12 Stunden. Als Ausdruck der Fettleber besteht häufig eine Hepatomegalie, während gastrointestinale Symptome fehlen.

Diagnose Unter einer Fruktosebelastung kommt es zu einem Abfall der Blutzuckerwerte und einem Anstieg von Laktat, Ketonkörpern und Harnsäure. Die Diagnose wird durch den Nachweis einer pathogenen Mutation oder des Enzymdefektes im Leberbiopsat gesichert.

Therapie Frühzeitig sind eine fruktosefreie Ernährung durchzuführen und längere Fastenzeiten zu vermeiden. Die Mahlzeiten sind regelmäßig über den Tag zu verteilen. Die Gabe von Folsäure (20–50 mg) soll helfen, schwerste Hypoglykämien zu verhindern.

Verlauf und Prognose Bei strenger Diäteinhaltung und sorgfältiger Überwachung insbesondere bei interkurrenten Infekten ist die Prognose gut. Unbehandelt entwickelt sich eine Leberzirrhose oder die Kinder versterben an den Folgen der Hypoglykämien.

Evidenz der Therapieempfehlungen		
	Evidenzgrad	Empfehlungsstärke
Galaktokinasemangel	III	A
Galaktose-1-Phosphat-Uridyltransferasemangel	III	A
UDP-Galaktose-4-Epimerasemangel	IV	B
Hereditäre Fruktoseintoleranz	III	A
Fruktose-1,6-Diphosphatasemangel	III	A

Literatur

Blau N, Hoffmann GF, Leonard JV, Clarke JT (Hrsg) (2005) Physician's guide to the treatment and follow up of metabolic diseases. Springer, Berlin Heidelberg New York Tokyo

Fernandes J, Saudubray J-M, van den Berghe G (Hrsg) (2000) Inborn metabolic diseases, 3. Aufl. Springer, Berlin Heidelberg New York Tokyo

Scriver CR, Beaudet AL, Sly WS, Valle D (eds) (2001) The metabolic and molecular bases of inherited diseases, 8th edn. McGraw-Hill, New York

6.13 Amyloidosen
Jörg Beimler und Konrad Andrassy

6.13.1 Einleitung

Der Begriff der Amyloidose charakterisiert keine einzelne Erkrankung, sondern eine Entität verschiedener Krankheitsbilder, die eine gemeinsame Eigenschaft besitzen: die extrazelluläre Ablagerung fibrillärer Proteine in verschiedensten Organen und Geweben. Die Bezeichnung „Amyloid" wurde bereits Mitte des 19. Jahrhunderts von Virchow eingeführt. Die verschiedenen Amyloidarten besitzen ein gemeinsames charakteristisches lichtmikroskopisches Färbeverhalten: die Anfärbbarkeit mit Kongorot. Die Untersuchung im polarisierten Licht zeigt eine typische grüne Doppellichtbrechung. Mit Beginn der Elektronenmikroskopie ließ sich erstmals das für dieses Färbeverhalten verantwortliche Strukturmerkmal der Amyloide, die β-Faltblattstruktur, erkennen.

6.13.2 Ätiologie und Pathogenese

Klassifikation

Die Einteilung der Amyloidosen kann nach verschiedenen Gesichtspunkten erfolgen. So unterscheidet man primäre und sekundäre Formen, systemische und lokale Amyloidosen sowie familiär auftretende Formen. Die derzeit gültige Klassifikation der Amyloidosen erfolgt auf Basis des zugrunde liegenden Amyloidvorläuferproteins. Die Identifizierung der Peptidsequenzen verschiedener Amyloidarten und deren strukturelle Ähnlichkeit mit verschiedenen physiologischen Proteinen haben zum Konzept der Amyloidgenese aus sog. Vorläuferproteinen geführt. Die Nomenklatur der fibrillären Amyloidproteine nennt 18 unterschiedliche Amyloidarten beim Menschen. Tabelle 6.13-1 gibt einen Überblick über diese Proteine und ihre Vorläuferformen.

Pathogenese

Die Produktion von Amyloidfibrillen in der extrazellulären Matrix stellt den allen Amyloidosen gemeinsamen Endpunkt dar. Der Prozess der Amyloidgenese und die genaue Rolle der beteiligten Vorläuferproteine scheint multifaktoriell und bleibt bislang in vielen

Tabelle 6.13-1. Nomenklatur der Amyloidproteine. (Nach Westermark 2002)

Amyloid	Vorläuferprotein	Systemisch (S) oder lokalisiert (L)	Syndrom/betroffenes Gewebe
AL	Immunglobulinleichtketten	S, L	Primär, myelomassoziiert
AH	Immunglobulinschwerketten	S, L	Primär, myelomassoziiert
ATTR	Transthyretin	S	Familiär, senil systemisch
		L?	Tendosynovial
AA	(Apo)Serumamyloid A	S	Sekundär, reaktiv
Aβ2M	β$_2$-Mikroglobulin	S	Dialyse
		L?	Gelenke
AApoA1	Apolipoprotein A1	S	Familiär
		L	Aorta
AGel	Gelsolin	S	Familiär
ys	Lysozym	S	Familiär
	Fibrinogen-α-Kette	S	Familiär
ACys	Cystatin C	S	Familiär
Aβ	Aβ-Protein Vorläufer	L	Alzheimer, familiär, Alterungsprozess
APrPsc	Prion-Protein	L	Spongioforme Enzephalopathien
ACal	(Pro)Calcitonin	L	C-Zell-Schilddrüsentumoren
AIAPP	Inselzellamyloidpolypeptid	L	Langerhans-Inselzellen, Insulinome
AANF	Atrialer natriuretischer Faktor	L	Herzvorhof
APro	Prolaktin	L	Prolaktinom, alternd Hypophyse
AIns	Insulin	L	Iatrogen
Alac	Laktoferrin	L	Kornea
ABri	ABri-Protein-Precursor	S, L?	British Familial Dementia
AAPoA II	Apolipoprotein A II	S	Niere, Herz

Punkten unklar. Der Austausch von einzelnen Aminosäuren der betroffenen Vorläuferproteine spielt z. B. bei AL-Amyloidosen (variable Region der Leichtketten) oder ATTR-Amyloidosen (Transthyretin) eine bedeutende pathogenetische Rolle. Der Alterungsprozess scheint in der Entwicklung von Amyloidfibrillen ebenfalls wichtig, so wird bei Patienten mit ATTR-Amyloidose die Erkrankung erst in höherem Alter klinisch apparent, nach erstem Auftreten der Symptome schreitet die Amyloidose aber rasch fort. Dieser oft progrediente Verlauf lässt über einen „Absiedelungsmechanismus" in der Pathogenese der Amyloidosen spekulieren; bestehende Amyloidablagerungen begünstigen eventuell die Bildung neuer Fibrillen. Nachfolgend soll ein kurzer Überblick über die drei häufigsten Formen der systemischen Amyloidose, AL-, ATTR- und AA-Amyloidose, und ihre unterschiedlichen Pathogenesen gegeben werden.

AL-Amyloidose

Die AL-Amyloidose stellt eine Plasmazelldyskrasie dar, die pathogenetisch dem multiplen Myelom nahe steht. Vorläuferproteine des Amyloid L sind monoklonale Immunglobulin leichtketten, die von klonalen Plasmazellen des Knochenmarks gebildet werden. Das Verhältnis von λ- zu κ-Isotypen liegt bei ca. 3:1. Bislang wurden etwa 50 verschiedene monoklonale Proteine bei Patienten mit AL-Amyloidose nachgewiesen. Weshalb einige Immunglobulinleichtketten Amyloid bilden, andere jedoch nicht, ist bislang unklar. Die AL-Amyloidose stellt die häufigste Form der Amyloidosen dar: in einer Studie von Kyle et al. fand sich in einem Beobachtungszeitraum zwischen 1981 und 1992 bei 1315 Patienten in 70% der Fälle eine AL-Amyloidose (Abb. 6.13-1).

ATTR-Amyloidose

Die ATTR-Amyloidose ist die häufigste Form aus der Gruppe der familiären Amyloidosen, die meist einen autosomal-dominanten Erbgang besitzen. Diese Amyloidformen sind durch einen Erkrankungsbeginn im mittleren Lebensalter gekennzeichnet, das zugrunde liegende Vorläuferprotein besteht aus einem mutierten physiologischen Protein. Im Fall der ATTR-Amyloidose stellt das Transthyretin, ein Transportprotein für Thyroxin und retinolbindendes Protein, das vor allem in der Leber synthetisiert wird, das entsprechende Vorläuferprotein dar. Die Substitution einer einzelnen Aminosäure in der Produktion des Transthyretins – bislang kennt man über 50 verschiedene Formen – kann die Amyloidgenese verursachen. Das klinische Korrelat bildet die sog. familiäre amyloidosebedingte Polyneuropathie. In den letzten Jahren konnte gezeigt werden, dass eine Form der senilen kardialen Amyloidose durch eine spezifische Substitution von Valin durch Isoleucin an Position 122 (Ile 122) des Transthyretins hervorgerufen wird.

AA-Amyloidose

Die sekundären Amyloidosen oder auch AA-Amyloidosen können als Folge maligner oder entzündlicher Erkrankungen auftreten. Im Falle des familiären Mittelmeerfiebers liegt eine hereditäre Form der Amyloidose vor. In der Entstehung des Amyloid

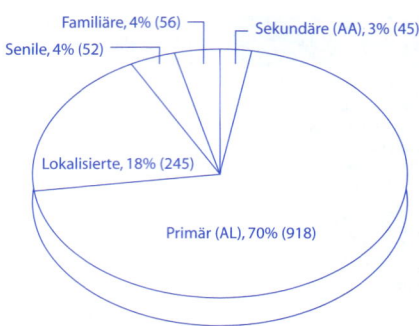

Abb. 6.13-1. Häufigkeit verschiedener Amyloidosetypen (Kyle et al. 1981–1992, 1315 Patienten)

A steht das Serumamyloid A (SAA) als Vorläuferprotein im Vordergrund. SAA gehört als Protein der α-Globulinfraktion zu den Akute-Phase-Proteinen und wird als Antwort auf Inflammation in der Leber synthetisiert. Typische Beispiele für entzündliche Erkrankungen, die eine sekundäre Amyloidose auslösen können, sind die rheumatoide Arthritis, entzündliche Darmerkrankungen und das unbehandelte familiäre Mittelmeerfieber.

Lokale Amyloidosen

Zu nennen ist hier die dialyseassoziierte Aβ2M-Amyloidose, die vor allem lokalen Gelenkbefall zeigt (typisch: Karpaltunnelsyndrom). Vorläuferprotein ist das β2-Mikroglobulin, ein den Immunglobulinleichtketten strukturell sehr ähnliches Protein, das bei chronischer Niereninsuffizienz und abnehmender glomerulärer Filtrationsleistung kumuliert. Eine der häufigsten Amyloidformen überhaupt stellt wahrscheinlich das lokale β-Amyloid (Aβ-Amyloidose) dar, das im Gehirn von Patienten mit Alzheimer-Erkrankung gefunden wird. Eine pathogenetische Rolle in der Entstehung der Alzheimer-Erkrankung bzw. bei physiologischen Alterungsprozessen des menschlichen Gehirns wird diskutiert.

6.13.3 Klinik und Diagnose

Klinik

Das klinische Bild wird im Wesentlichen von der jeweiligen Organbeteiligung einer Amyloidose geprägt. Bei systemischen Amyloidosen, hier vor allem AL- und AA-Amyloidosen, kann eine Vielzahl von Organsystemen durch Amyloidablagerungen betroffen sein. Die Diagnosestellung einer Amyloidose erfolgt meist erst nach Auftreten der ersten Organmanifestationen, da die häufigsten initialen Symptome wie Müdigkeit, Schwächegefühl oder Gewichtsverlust sehr unspezifisch sind. Viele Amyloidosen gehen mit einem signifikanten Gewichtsverlust einher, die betroffenen Patienten durchlaufen daher vor Diagnosestellung meist eine ausgedehnte Tumordiagnostik. Die meisten Patienten mit Amyloidose weisen im Rahmen der körperlichen Untersuchung keine Auffälligkeiten auf. Klassische, jedoch nur bei einem geringen Prozentsatz der Patienten auftretende Merkmale der Amyloidose sind die Makroglossie (Abb. 6.13-2) bei ca. 20% der Patienten mit AL-Amyloidose sowie eine im Rahmen der vaskulären Infiltration auftretende spontane periorbitale Purpura (Abb. 6.13-3). Obwohl sich die klinischen Symptome der verschiedenen systemischen Amyloidosen in vielen Bereichen überlappen, können einige Unterschiede herausgestellt werden.

Im Rahmen von AL-Amyloidosen sind Nieren und Herz die am häufigsten betroffenen Organe. Die renale Beteiligung präsentiert sich meist mit Auftreten einer Proteinurie bzw. eines nephrotischen Syndroms, eine Einschränkung der Nierenfunktion mit Erhöhung der Retentionswerte kann vorliegen. Da die Amyloidose für ca. 10% aller nephrotischen Syndrome beim Erwachsenen verantwortlich ist, sollte sie immer in die Differentialdiagnose einbezogen werden. Das Auftreten einer Herzinsuffizienz im Rahmen von kardialen Amyloidablagerungen stellt einen entscheidenden Einflussfaktor auf die Überlebensrate dar (Abb. 6.13-4). Kardiale Amyloidablagerungen können zur Kardiomyopathie führen, typischerweise unter dem klinischen Bild einer Rechtsherzinsuffizienz. Die Diagnostik der kardialen Amyloidose kann durch ein infarktähnliches Bild im EKG oder durch eine scheinbar unauffällige Echokardiographie erschwert werden. Weitere häufig betroffene Organsysteme sind das zentrale Nervensystem mit vorwiegend autonomer und sensorischer Neuropathie, der Gastroin-

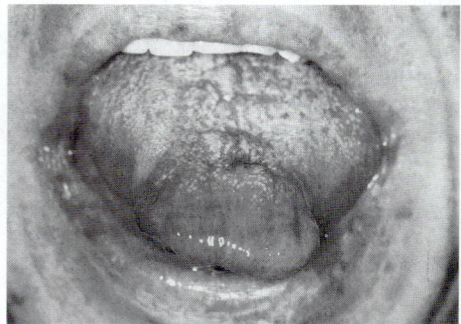

Abb. 6.13-2. Makroglossie im Rahmen einer AL-Amyloidose. (Siehe auch Farbtafel im Anhang)

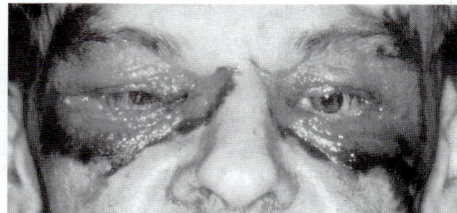

Abb. 6.13-3. Periorbitale Purpura im Rahmen einer AL-Amyloidose. (Siehe auch Farbtafel im Anhang)

testinaltrakt mit Symptomen der Malabsorption bzw. Pseudoobstruktion und die Leber mit Hepatomegalie bei Erhöhung der alkalischen Phosphatase und meist nur geringem Anstieg der Transaminasen. Das klinische Bild der ATTR-Amyloidosen wird vor allem durch die periphere sensorische bzw. autonome Neuropathie bestimmt, eine renale Beteiligung liegt selten vor. Im Vergleich zur AL-Amyloidose erweist sich die kardiale Beteiligung als meist weniger ausgeprägt, hier stehen Störungen des kardialen Reizleitungssystems im Vordergrund (AV-Block, Schenkelblock). Eine ausführliche Familienanamnese (neurologische Symptomatik) weist oft den diagnostischen Weg zur ATTR-Amyloidose.

Die AA-Amyloidosen manifestieren sich hauptsächlich als renale Erkrankungen; eine kardiale Beteiligung liegt selten vor. Häufig findet man eine Hepatomegalie und eine Splenomegalie. Tabelle 6.13-2 gibt einen Überblick über mögliche Organbeteiligungen und daraus resultierende Symptome der Amyloidosen. In einer weiteren Übersicht (Tabelle 6.13-3) werden die klinischen Daten der drei häufigsten systemischen Amyloidosen zusammengefasst.

Unter den lokalen Amyloidosen muss aufgrund der wachsenden Anzahl von Langzeitdialysepatienten das klinische Bild der dialyseassoziierten β2-Mikroglobulinamyloidose erwähnt werden. Durch gelenknahe und ossäre Ablagerungen des Aβ2M-Amyloids kann es zum Auftreten eines Karpaltunnelsyndroms, einer Tendosynovitis, von Spondylarthropathien und Spontanfrakturen

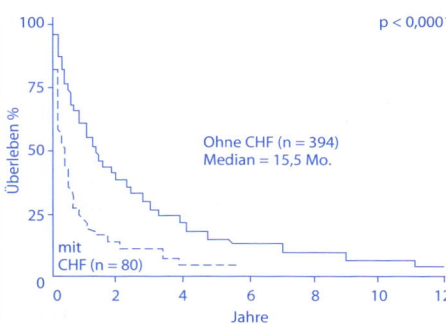

Abb. 6.13-4. Überlebensrate bei AL-Amyloidose in Abhängigkeit vom Auftreten einer chronischen Herzinsuffizienz

Tabelle 6.13-2. Organsysteme und deren Beteiligung bei Amyloidosen

Organsystem/Gewebetyp	Klinisches Bild
Herz	Kardiomyopathie, Arrhythmien, Perikard- und Klappenbeteiligung
Niere	Proteinurie, nephrotisches Syndrom, Ödeme, tubuläre Azidose, akute/chronische Niereninsuffizienz
Nervensystem	Periphere Neuropathie (axonal, sensorisch), Parästhesien, autonome Neuropathie (Synkopen, orthostatische Hypotonie, Impotenz, gastrointestinale Motilitätsstörungen)
Leber	Hepatosplenomegalie, portale Hypertension, Ikterus, Transaminasenerhöhung
Haut	Periorbitale Purpura, subkutane Infiltration (Papeln), fragile Haut, Hämorrhagien
Gastrointestinaltrakt	Malabsorption, Motilitätsstörungen, Diarrhö, Pseudoobstruktion, Gastroparese
Lunge	Dyspnoe, Pleuraerguss
Knochen/Gelenke	Karpaltunnelsyndrom, Tendosynovitis, Spondylarthropathie, Spontanfrakturen (Querschnitt)
Hämatopoetisches System	Erhöhtes Blutungsrisiko (Faktor-X-Mangel), Lymphadenopathie
Bindegewebe	Makroglossie, submandibuläre Schwellung, Nageldystrophie, „shoulder-pad sign", Alopezie
Endokrine Organe	Hypoaldosteronismus, Hypothyreose

Tabelle 6.13-3. Überblick über Klinik und Diagnostik der häufigsten systemischen Amyloidosen

Amyloidtyp	Vorläuferprotein	Klinik	Diagnostik
(Primär)	λ- oder κ-Leichtketten	Kardiomyopathie, Hepatomegalie, Proteinurie, Makroglossie, Orthostase, autonome und periphere Neuropathie, Ekchymosen	Immunfixationselektrophorese Urin/Serum, immunhistochemischer Nachweis λ- oder κ-Leichtketten in der Knochenmarksbiopsie
(Familiär)	Transthyretin	Im mittleren Lebensalter periphere und autonome Neuropathie, Kardiomyopathie	Isoelektrische Fokussierung (Serum) des mutanten Transthyretins, DNA-Analyse des mutanten Transthyretingens
(Sekundär)	Serumamyloid A	Inflammatorische Grunderkrankung, Hepatosplenomegalie, Proteinurie, Niereninsuffizienz	Immunhistochemischer Nachweis des AA-Proteins im Gewebe, erhöhte Serumkonzentration des AA-Protein

kommen. Erhebliche Knochen- und Gelenkschmerzen machen häufig eine chronische Schmerzmitteleinnahme erforderlich.

Diagnostik

Besteht der klinische Verdacht einer Amyloidose, stellt die histologische Diagnostik (Biopsie) des vorrangig betroffenen Organs den ersten diagnostischen Schritt dar. Hierzu erfolgt die typische lichtmikroskopische Kongorot-Färbung des Amyloids. Typisches Beispiel wäre hier die Diagnosestellung einer Amyloidose nach erfolgter Nierenbiopsie bei bestehendem nephrotischem Syndrom unklarer Genese (Abb. 6.13-5). Liegt keine bioptische Gewebeentnahme eines Organs vor, so ist die subkutane Fettgewebsaspiration mit einem Nachweis von Amyloidablagerungen in ca. 80% die Methode der Wahl, alternativ kann eine tiefe Rektumschleimhautbiopsie durchgeführt werden. Die Rektumschleimhautbiopsie ist die für den Patienten unangenehmere Methode und besitzt nur bei ausreichender Tiefe eine adäquate Aussagekraft.

Nach histologischem Nachweis einer Amyloidose besteht der nächste diagnostische Schritt in der Bestimmung des Amyloidtyps. Da die AL-Amyloidose am häufigsten zu finden ist, steht deren Diagnostik im Vordergrund. Die Proteinelektrophorese bzw. das sensitivere Verfahren der Immunfixationselektrophorese (Abb. 6.13-6) erlauben bei Plasmazelldyskrasien den Nachweis monoklonaler

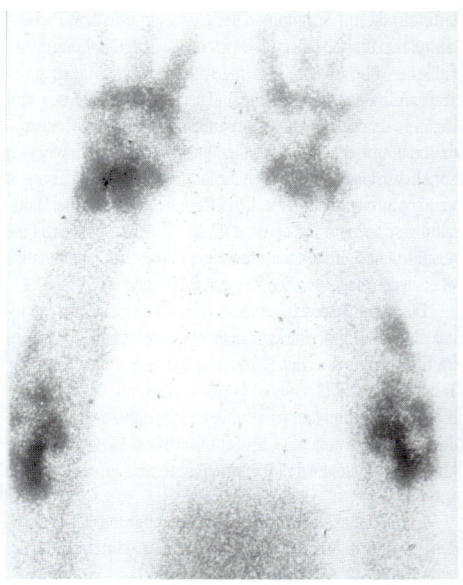

Abb. 6.13-7. Iod[123]-Serumamyloid-P-Szintigraphie

Abb. 6.13-5. Renale Amyloidose (Kongorot-Färbung, Lichtmikroskopie). **(Siehe auch Farbtafel im Anhang)**

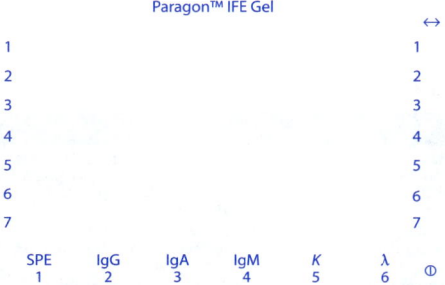

Abb. 6.13-6. Immunfixationselektrophorese. Nachweis monoklonaler Immunglobulinleichtketten IgG-κ

Immunglobuline bzw. Leichtketten in Serum oder Urin. Immunelektrophorese und Immunfixation ermöglichen in etwa 90% den Nachweis monoklonaler Leichtketten. In der Knochenmarksbiopsie können durch Kongorotfärbung bei etwa der Hälfte der Patienten Amyloidablagerungen sowie durch immunhistochemische Färbung klonale Plasmazellen nachgewiesen werden. Molekulargenetische Methoden erlauben den Nachweis monoklonaler Zellen, die das identische klonale Immunglobulinrearrangement sowohl in peripheren Blutzellen als auch in Plasmazellen des Knochenmarks enthalten.

Liegt keine Plasmazelldyskrasie vor, sollte eine ATTR-Amyloidose in Betracht gezogen werden, die Diagnostik basiert hier auf dem Nachweis eines veränderten Transthyretins. Eine Unterscheidung des Wildtyps und der veränderten Transthyretinformen gelingt mittels isoelektrischer Fokussierung. Bei positivem Nachweis kann eine weitere genetische Diagnostik zur Identifizierung der Mutation erfolgen.

Bei Vorliegen einer renalen Amyloidose, einer chronischen inflammatorischen Erkrankung sowie bei Ausschluss einer AL-Amyloidose muss in erster Linie an eine AA-Amyloidose gedacht werden. Es besteht histologisch die Möglichkeit einer immunhistochemischen Färbung des Serumamyloid A (AA-Protein).

Der Einsatz bildgebender Verfahren in der Diagnostik der Amyloidose bleibt weiterhin sehr begrenzt. Eine quantitative Szintigraphie mit Iod[123]-Serumamyloid-P erlaubt anhand des Uptakes des Serumamyloid P (Abb. 6.13-7) eine Aussage über Progression und Regression einer Erkrankung, diese Untersuchung wird jedoch nur an wenigen spezialisierten Zentren

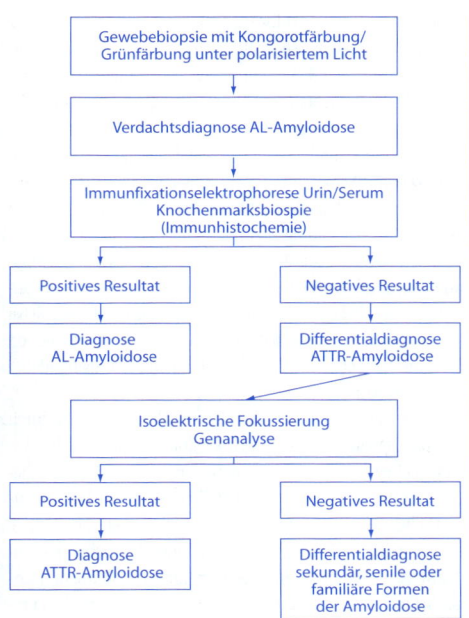

Abb. 6.13-8. Diagnostischer Algorithmus für systemische Amyloidosen

durchgeführt. In Anlehnung an Falk und Mitarbeiter bietet sich der in Abb. 6.13-8 gezeigte diagnostische Algorithmus der systemischen Amyloidose an.

6.13.4 Therapie

Die Therapie der Amyloidosen umfasst verschiedene Ansätze: zum einen die Behandlung organspezifischer Symptome (z. B. nephrotisches Syndrom, Kardiomyopathie), zum anderen die spezifische Therapie eines bestimmten Amyloidtyps. Liegt eine behandelbare Ursache der Amyloidose vor, wie z. B. eine chronische Infektion bei AA-Amyloidose, steht deren Therapie im Vordergrund. Das Vorliegen eines nephrotischen Syndroms erfordert supportive Maßnahmen (z. B. Diuretika), die Entwicklung einer Niereninsuffizienz kann Dialyseverfahren notwendig machen. Bei kardialer Beteiligung steht die Behandlung der Herzinsuffizienz im Vordergrund, vor allem bei ATTR-Amyloidose kann bei symptomatischer Bradykardie eine Schrittmacherindikation gegeben sein. Symptomatische Behandlungsmaßnahmen können auch bei amyloidoseassoziierter Neuropathie und gastrointestinaler Beteiligung erforderlich werden. Die bislang etablierten spezifischen Therapieschemata bei systemischen Amyloidosen können auf Grund der geringen untersuchten Fallzahlen die Kriterien einer „evidence based medicine" nicht erfüllen. Derzeit steht in der Therapie der Amyloidosen keine Behandlung zur Verfügung, die eine bereits bestehende eingeschränkte Organfunktion durch Mobilisation der Amyloidablagerungen verbessern kann. Darüber hinaus ist der Therapieerfolg oft schwer quantifizierbar, da eine quantitative Beurteilung des Amyloidgehalts der betroffenen Organe derzeit nicht möglich ist. Verfahren wie die Iod[123]-SAP-Szintigraphie, die hier Verbesserungen bringen könnten, sind nur in wenigen spezialisierten Zentren durchführbar.

AL-Amyloidose

Die pathogenetischen Gemeinsamkeiten zwischen der AL-Amyloidose und dem multiplen Myelom legen den Einsatz einer Chemotherapie in der Therapie der AL-Amyloidose nahe. Ziel ist es, den B-Zellklon zu supprimieren, der amyloidogene Leichtketten produziert. Mittel der ersten Wahl sind hier alkylierende Substanzen, man unterscheidet Therapieschemata mit konventioneller Dosis von der Hochdosistherapie.

Konventionelle Chemotherapie In zwei Studien konnte die Effektivität einer konventionellen Kombination von Melphalan und Prednisolon, verglichen mit einer Therapie mit Colchizin,

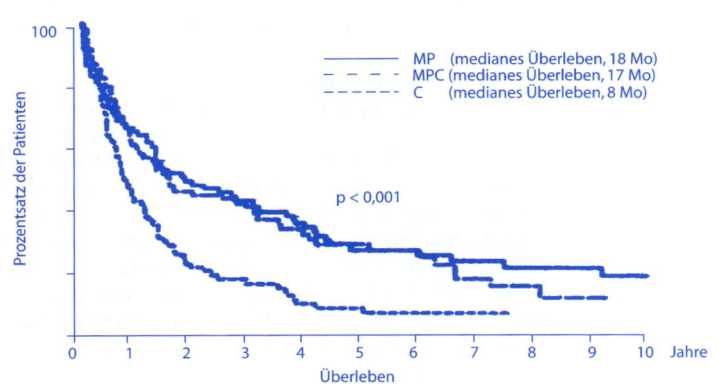

Abb. 6.13-9. Überleben vom Zeitpunkt der Randomisierung bei Patienten mit primärer systemischer Amyloidose in Abhängigkeit vom Behandlungsregime. *MP* Melphalan + Prednison, *MCP* Melphalan + Prednison + Colchizin, *C* Colchizin

alleine gezeigt werden (Abb. 6.13-9). Eine Kombination von Melphalan, Prednisolon und zusätzlich Colchizin erbrachte keine weiteren Vorteile. Die konventionelle Melphalantherapie erhöht zwar die mediane Überlebenszeit im Vergleich zur Colchizintherapie von 8,5 auf 18 Monate, die Zeit bis zum Ansprechen der Therapie bzw. Ansprechrate ist jedoch sehr niedrig. Um einen Benefit zu erreichen, müssen die Patienten lange genug überleben, um mehrere Zyklen der Melphalantherapie zu erhalten. Vor allem Patienten mit kardialer Beteiligung oder peripherer Neuropathie haben oft eine zu kurze Überlebenszeit, um von der Melphalantherapie zu profitieren. Therapieversuche mit der Kombination mehrerer alkylierender Substanzen (Vincristin, Carmustin, Melphalan, Cyclophosphamid) konnten keine höhere Ansprechrate oder Überlebensrate erzielen. Aufgrund hoher und rascher Ansprechraten des VAD-Schemas (Vincristin, Doxorubicin, Dexamethason) beim multiplen Myelom wurde dieses Therapieschema in mehreren kleinen Patientenkollektiven angewendet. In einem noch offenen Trial lag die mediane Überlebenszeit in der Gruppe mit alkylierenden Substanzen bei 10,2 Monaten, während in der VAD-Gruppe im Beobachtungszeitraum von 17 Monaten das mediane Überleben noch nicht erreicht wurde. Obwohl detaillierte Resultate zum Einsatz des VAD-Schemas noch ausstehen, könnte dessen Verwendung für einen Teil der Patienten von Vorteil sein.

Ein neues Anthrazyklin, das 4'-iodo-4'-deoxydoxorubicin (1-DOX), zeigt in Untersuchungen die Fähigkeit, den Prozess der Amyloidablagerung zu beeinflussen. Es ist in der Lage, Amyloidfibrillen zu binden; eine Inhibierung des Amyloidwachstums sowie eine erleichterte Clearance der Fibrillen wird diskutiert. Bei bislang 20 Patienten konnte jedoch keine Verbesserung der Organfunktion bei renaler, kardialer oder hepataler Beteiligung gezeigt werden. Weitere Daten zur Beurteilung des Überlebens unter Therapie mit 1-DOX liegen noch nicht vor.

Hochdosischemotherapie Der Einsatz einer Hochdosischemotherapie mit anschließender autologer peripherer Stammzelltransplantation in der Behandlung der AL-Amyloidose erfolgt, um eine Eradikation des Plasmazellklons, der amyloidogene Proteine produziert, zu erreichen. Die Prognose bezüglich Ansprechrate und Überleben der Patienten hängt von der Anzahl der klinischen Manifestationen einer Amyloidose zum Zeitpunkt der Stammzelltransplantation ab. In einer französischen Studie wurden folgende Kriterien einer klinischen Manifestation definiert: Kreatininclearance > 30 ml/min, nephrotisches Syndrom mit Proteinurie > 3 g/24 h, Herzinsuffizienz, Neuropathie und Hepatomegalie mit alkalischer Phosphatase > 200 IU/l. Die bislang größte, im Januar 2004 publizierte Serie von Patienten, die mit Hochdosischemotherapie (i.v. Melphalan in Dosen von 100–200 mg/m^2) behandelt wurden, umfasst 312 Patienten. Die Stammzellen wurden mit G-CSF mobilisiert. Aufgrund der Funktionseinschränkung betroffener Organsysteme durch die bestehende Amyloidose lag die behandlungsassoziierte Frühmortalität (innerhalb 100 Tage nach Behandlungsbeginn) bei 13%. Die mediane Überlebenszeit betrug 4,6 Jahre, die geschätzte Fünfjahresüberlebensrate 47%. Von 181 Patienten, konnte ein Jahr nach Transplantation in 40% der Fälle eine komplette Remission des Plasmazellklons gezeigt werden. Nach Gabe höherer Dosen Melphalan (200 mg/m^2) zeigte sich ein deutlicher Überlebensvorteil sowie eine Verbesserung der hämatologischen Ansprechrate. Beachtenswert ist die Beobachtung, dass 47% der Patienten mit Neuropathie nach kompletter hämatologischer Remission eine klinische Besserung aufwiesen. Bisher konnte bei dieser Subgruppe von Patienten kein therapeutischer Erfolg erzielt werden. Bei Patienten mit kardialer Beteiligung lag die mediane Überlebenszeit bei 1,6 Jahren bei einer (geschätzten) Fünfjahresüberlebensrate von 29% im Vergleich zu lediglich 6 Monaten bei unbehandelter amyloidosebedingter Kardiomyopathie.

Untersuchungen mit einer Stammzellmobilisierung durch Cyclophosphamid zeigten eine hohe Komplikationsrate bei Vorliegen einer kardialen Amyloidose, eine Hochdosischemotherapie mit CD34+-selektierten Zellen erbrachte keinen zusätzlichen Benefit. Alternative Methoden, zu denen noch wenige Erfahrungen vorliegen, wären z. B. eine Chemotherapie mit konventioneller Dosis und nach erfolgreicher Remission anschließender Hochdosischemotherapie (Reduktion der behandlungsassoziierten Frühmortalität) oder eine orale Melphalan/Prednisolon-Therapie vor Hochdosistherapie. Der Einsatz eines VAD-Regimes vor Durchführung einer Hochdosischemotherapie wird derzeit diskutiert.

Zusammenfassung Positive Behandlungsresultate größerer kontrollierter Studien liegen derzeit nur für den Einsatz alkylierender Substanzen im Rahmen einer konventionellen Chemotherapie mit Melphalan und Prednisolon vor. Die Kriterien einer „evidenced based medicine" können jedoch nicht erfüllt werden. Die Hochdosischemotherapie mit autologer peripherer Stammzelltransplantation scheint im Rahmen der bei bisher geringen Fallzahlen gemachten Beobachtungen eine effektive Therapie darzustellen. Der Einsatz einer konventionellen Chemotherapie, wie z. B. dem VAD-Schema vor Durchführung der Hochdosischemotherapie, könnte eventuell die transplantationsassoziierte hohe Morbidität und Mortalität reduzieren.

ATTR-Amyloidose

Da der überwiegende Anteil des Transthyretins in der Leber synthetisiert wird, stellt die Lebertransplantation die derzeit einzige mögliche Therapieoption dar. In den letzten Jahren wurden einige 100 Patienten mit ATTR-Amyloidose lebertransplantiert; genaue Daten zum Langzeitverlauf stehen noch aus. Die bisherigen Erfahrungen zeigen, dass nach erfolgter Lebertransplantation das mutierte Transthyretin aus dem Blut verschwindet und eine klinische Besserung der neurologischen Symptome auftritt. Der genaue Zeitpunkt einer Transplantation muss sorgfältig gewählt werden, da der klinische Verlauf nach erstem Auftreten der

Symptomatik bisweilen sehr rasch fortschreiten kann. In einzelnen Fällen wurden bei schwerer kardialer Beteiligung auch Herztransplantationen erfolgreich durchgeführt.

AA-Amyloidose

Die Therapie der AA-Amyloidose muss sich darauf beschränken, die Progression der Erkrankung zu stoppen bzw. zu verlangsamen, indem die vorliegende entzündliche Grunderkrankung behandelt wird. Das familiäre Mittelmeerfieber, eine autosomal-dominant vererbte Erkrankung mit häufigem Auftreten einer AA-Amyloidose, kann z. B. durch die Gabe von Colchizin behandelt und somit eine Progression der Erkrankung verhindert werden. Die Behandlung mit Dimethylsulfoxid, die bei der AA-Amyloidose zu positiven Ergebnissen führt, kann auf Grund der massiven Geruchsbelästigung für Patienten und ihre Umgebung in der Praxis nicht durchgeführt werden. Eine Therapie mit TNF-α-Antagonisten könnte nach ersten Daten die Produktion von SAA und den Ausfall von Amyloidfibrillen reduzieren. Bei einem Teil der Patienten mit einer AA-Amyloidose auf dem Boden einer rheumatoiden Arthritis kann nach Gabe von TNF-α-Antagonisten eine Stabilisierung bzw. Reduktion der Proteinurie sowie Stabilisierung bzw. Verbesserung der Nierenfunktion (GFR) beobachtet werden. Trotz der Gefahr der Rekurrenz im Transplantat kann bei Entwicklung einer terminalen dialysepflichtigen Niereninsuffizienz in Einzelfällen eine Nierentransplantation für den Patienten in Betracht gezogen werden.

Aβ2M-Amyloidose

In der Behandlung der dialyseassoziierten Aβ2M-Amyloidose erlaubt nur die Nierentransplantation eine Besserung des klinischen Bildes. Häufig müssen bei langjährigen Dialysepatienten und Fortschreiten der Erkrankung chirurgische Lokalmaßnahmen in Anspruch genommen werden (z. B. Karpaltunnelsyndrom). Eine adäquate Dialysequalität sollte gewährleistet sein, die Biokompatibilität sowie Eliminationsraten für β_2-Mikroglobulin der verwendeten Dialysemembranen scheinen ferner in der Progression der lokalen Aβ2M-Amyloidose von Bedeutung zu sein.

Therapeutische Perspektiven

Verschiedene neue Therapieansätze lassen in Zukunft spezifischere Strategien in der Behandlung der Amyloidosen erwarten. Zukünftige Therapieoptionen umfassen beispielsweise die medikamentöse Hemmung von Proteasen, die amyloidogene Fragmente erzeugen, eine Immunisierung gegen fibrilläre Proteine oder auch den Einsatz synthetischer Peptide, die natürliche amyloidogene Peptide binden und somit deren weitere Polymerisation verhindern.

Evidenz der Therapieempfehlungen		
	Evidenzgrad	Empfehlungsstärke
Konventionelle Chemotherapie AL-Amyloidose Melphalan/Prednisolon	I-b	A
Konventionelle Chemotherapie AL-Amyloidose VAD-Schema	II-b	B
Hochdosischemotherapie (Melphalan) AL-Amyloidose + autologe periphere Stammzelltransplantation	II-b	B

Literatur

Westermark P et al. (2002) Amyloid fibril protein nomenclature 2002. Amyloid 9: 197–200

Kyle RA et al. (1997) A trial of three regimens for primary amyloidosis: col-chicine alone, melphalan and prednisone, and melphalan, prednisone and colchicine. NEJM 336: 1202–1209

Skinner M et al. (2004) High-dose melphalan and autologous stem-cell transplantation in patients with AL-amyloidosis: an 8-year study. Ann Intern Med 140: 85–93

Gottenberg JE et al. (2003) Anti-tumor necrosis factor alpha therapy in fifteen patients with AA amyloidosis secondary to inflammatory arthritides. Arthritis Rheum 48: 2019–2024

Erkrankungen von Knochen, Muskeln und Gelenken

JOHANN O. SCHRÖDER UND ULF MÜLLER-LADNER

7.1	Metabolische Osteopathien	485
7.2	Morbus Paget	489
7.3	Hyperostosen, Fibrodysplasien und Knorpeldysplasien	492
7.4	Degenerative Arthropathien	495
7.5	Arthropathien durch Kalziumkristalle	500
7.6	Infektiöse Arthropathien	504
7.7	Rheumatoide Arthritis	510
7.8	Still-Syndrom des Erwachsenenalters	520
7.9	Rheumatisches Fieber	523
7.10	Spondylitis ankylosans und reaktive Arthritiden	526
7.11	Psoriasisarthritis und Arthritis bei entzündlichen Darmerkrankungen	533
7.12	Fibromyalgie-Syndrom	538
7.13	SAPHO-Syndrom	540

7.1 Metabolische Osteopathien
Jens Schaumburger und Joachim Grifka

Unter dem Überbegriff Osteopathien werden verschiedene Knochenerkrankungen zusammengefasst. Man differenziert die metabolischen Osteopathien von zirkulatorischen Störungen (Osteonekrosen) und toxischen, infektiösen sowie neoplastischen Osteopathien. Zu den metabolischen Osteopathien wird eine Reihe von Krankheiten gezählt, deren Ursachen sehr unterschiedlich sind, z. B. Hyper- und Hypoparathyreoidismus. Im nachfolgenden Kapitel wird insbesondere auf Osteoporose und Osteomalazie eingegangen, der Morbus Paget ist in Kap. 7.2 ausführlich dargestellt.

7.1.1 Osteoporose

Einleitung

Der menschliche Knochen besteht etwa zu 70% aus Mineralien, hauptsächlich Kalziumhydroxylapatit, zu 29% aus Proteinen, hauptsächlich Kollagen und zu 1% aus Zellen. Bei Osteopenie und Osteoporose bleibt dieses Verhältnis größtenteils erhalten, die Gesamtknochenmasse ist jedoch reduziert.

Auf den Konsensus-Konferenzen 1993 in Hongkong und 1996 in Amsterdam wurde die Osteoporose folgendermaßen definiert: Die Osteoporose ist eine systemische Skeletterkrankung, die durch eine niedrige Knochenmasse und Strukturveränderungen des Knochengewebes charakterisiert ist und eine gesteigerte Knochenbrüchigkeit und Frakturgefährdung zur Folge hat. Die Größe der Knochenausgangsmasse sowie das Ausmaß und die Dauer des Knochenmassenverlustes bestimmen die Ausprägung des klinischen Bildes einer Osteoporose.

Die WHO definiert die Osteoporose ausgehend von der Knochendichte (Tabelle 7.1-1).

Durch die höhere Lebenserwartung nimmt der Anteil an älteren Mitbürgern an der Gesamtpopulation zu und damit auch die Bedeutung der Osteoporose, da sie sich v. a. mit zunehmendem Alter manifestiert. Bereits heute ist die Osteoporose die häufigste Skeletterkrankung. Schätzungen gehen von 8–9 Millionen Betroffenen in Deutschland aus. Etwa 25–30% der Frauen über 60 Jahre weisen osteoporosebedingte Wirbelkörperdeformierungen auf.

Tabelle 7.7-1. Stadien der Osteoporose. SD Standardabweichung unterhalb des Mittelwerts der Knochendichte gesunder junger Menschen (sog. T-Score, 1 SD = 10%, DXA-(Doppel-Energie-Röntgenabsorptiometrie-)Messwerte

Stadium	Knochendichte (T-Score)	Frakturen
Normal	−1 SD	Keine
Osteopenie	−1 bis −2,5 SD	Keine
Präklinische Osteoporose	> −2,5 SD	Keine
Manifeste Osteoporose	> −2,5 SD	Vorhanden

Risikofaktoren für die Entwicklung einer primären Osteoporose
- Hohes Lebensalter
- Weibliches Geschlecht
- Osteoporose in der Familienanamnese
- Weiße oder asiatische Herkunft
- Schlanker Körperbau
- Frühes Einsetzen der Wechseljahre
- Mangel an Geschlechtshormonen
- Mangel an Kalzium
- Mangel an Vitamin D
- Nikotinkonsum
- Alkoholmissbrauch
- Körperliche Inaktivität

Ätiologie und Pathogenese

Unterschieden werden primäre und sekundäre Formen der Osteoporose. Ungefähr 95% entfallen auf die primären Formen, deren Ursache noch nicht vollständig geklärt ist. Zu dieser Gruppe gehört die häufigste Form, die postklimakterische Osteoporose. Aber auch Männer können von einer Osteoporose betroffen sein, in Deutschland betrifft dies etwa 300.000 Patienten.

Bei den sekundären Formen der Osteoporose können verschiedene Grunderkrankungen vorliegen: Hyperthyreose, Immobilisierung, Cushing-Syndrom, Hypogonadismus, rheumatische Erkrankungen, Laktoseintoleranz, Diabetes, Malresorption, Osteogenesis imperfecta, Down-Syndrom, Marfan-Syndrom oder das Ehler-Danlos-Syndrom. Auch kommt es unter der Therapie mit Kortikosteroiden, Heparinen und Immunsuppressiva zur Ausbildung einer Osteoporose. Die praktisch wichtigste Form der sekundären Osteoporosen ist die Glukokortikoidosteoporose. Hierbei kommt es zur Verschmälerung der Knochentrabekel, also hauptsächlich zum Rückgang der Spongiosa.

Klinik und Diagnostik

In der Anamnese sollte man auf eine Reduktion der Körpergröße, Rückendeformierungen und Frakturen (Schenkelhals und Radius) achten, insbesondere bei nicht adäquatem Trauma. Es kann im Rahmen eines Deckplatteneinbruchs oder einer Wirbelkörpersinterung mit subperiostaler Blutung zu akuten Schmerzen kommen. Der Schmerz kann oft mit einem Ereignis in Zusammenhang gebracht werden und ist genau zu lokalisieren. In der unteren BWS oder oberen LWS werden häufig chronische Schmerzen geschildert. Grundsätzlich handelt es sich um lokalisierte Schmerzen und nicht wie bei der Osteomalazie um generalisierte Schmerzen. Klinisch zeigt sich weiterhin eine Abnahme der Körpergröße durch die hyperkyphotischen und hyperlordotischen Wirbelkörperdeformierungen. Die Wirbelsäulendeformität kann so ausgeprägt sein, dass die Rippen die Beckenkämme berühren, was zu einer sehr schmerzhaften Periostreizung führt. Ein weiteres typisches Zeichen kann man am Rücken des Patienten beobachten. Durch Höhenverlust der Wirbelkörper kommt es zum „Schrumpfen" des Oberkörpers und es bilden sich schräg abwärts ziehende Hautfalten. Diese werden als Tannenbaumphänomen bezeichnet (Abb. 7.1-1). Ein weiteres

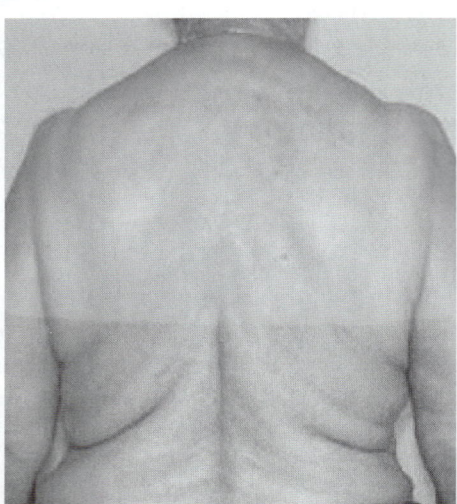

Abb. 7.1-1. Tannenbaumphänomen bei Osteoporose. Es bilden sich schräg abwärtsziehende Hautfalten

Merkmal durch die reduzierte Oberkörperlänge ist das Ausweichen des Abdomens nach vorne (Kugelbauch).

In der apparativen Diagnostik stehen die radiologischen Möglichkeiten und die Labordiagnostik im Vordergrund.

Radiologisch zeigt sich bei der Osteoporose eine Verminderung der spongiösen Skelettanteile. Der axiale Druck im Bereich der Wirbelsäule führt zu Keil-, Fisch- und Kompressionswirbeln (Abb. 7.1-2). Die Diagnose darf nicht nicht einfach auf Grund einer vermehrten Strahlendurchlässigkeit des Knochens gestellt werden. Zum einen fällt dies erst ab einem Knochendichteverlust von 30–50% auf, zum anderen ist die Transparenz sehr stark von der Untersuchungstechnik abhängig.

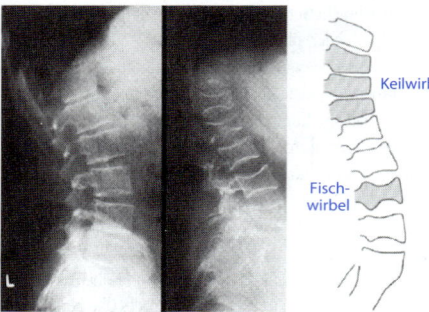

Abb. 7.1-2. Wirbelsäule seitlich. Im Bereich der BWS sind Keilwirbel mit ventraler Höhenminderung typisch. An der LWS treten Kompressionsfrakturen der Grund- und Deckplatten auf (Fischwirbel)

Die Diagnose wird heutzutage neben den klinischen Befunden und den Laborbefunden über die Densitometrie gesichert. Von den vielen Methoden haben sich zwei im klinischen Alltag bewährt, nämlich die DXA (Doppelenergie-Röntgenabsorptiometrie) und die pQCT (periphere quantitative Computertomographie in Mehrschichttechnik). Die QCT (quantitative Computertomographie an der LWS) sollte heutzutage nicht mehr angewendet werden, weil sie gegenüber der pQCT eine erhöhte Strahlenbelastung darstellt. Die Indikation einer Knochendichtebestimmung kann perimenopausal zur Identifizierung von Risikopatienten, postmenopausal als Basiswert für den Verlauf und die Therapiekontrolle eingesetzt werden, ebenso auch bei ungewöhnlichen Fällen, bei Patienten mit Kortikosteroidbehandlung oder primärem Hyperparathyreoidismus. Allerdings sollte die Knochendichtemessung nicht als allgemeiner Screening-Test verwendet werden.

Laboruntersuchungen bei Osteoporose dienen dem Ausschluss von sekundären Ursachen. Als Screening-Programm für eine Osteoporose sollten Kalzium, Phosphat, alkalische Phosphatase, Kreatinin, Bilirubin, GOT, GPT, kleines Blutbild, Urinstatus sowie die Eiweißelektrophorese als Minimalprogramm bestimmt werden. Bei klinischem Verdacht auf Osteoporose werden weitere Parameter notwendig. Es empfiehlt sich Vitamin D bzw. die Metaboliten 25(OH)Vitamin D_3 (Malabsorption) und 1,25(OH)Vitamin D_3 (renale Osteodystrophie) zu bestimmen, in manchen Fällen zusätzlich Parathormon, H_2-Laktose-Atemtest, TSH, T_4 und Testosteron. Als letzte Stufe werden die Parameter des Knochenstoffwechsels bestimmt. Für den Knochenaufbau werden das Osteokalzin und das carboxyterminale Typ-I-Kollagen Propeptid (PICP) benötigt. Die Bestimmung von Desoxypyridinolin/Pyridinolin („cross links") dient als spezifisches Abbauprodukt des Knochens. Die Hydroxyprolinausscheidung wird heute nicht mehr als Knochenabbaumarker verwendet, da die Probengewinnung problematisch (prolinfreie Diät für 3 Tage, 24-h-Sammelurin) und der Wert relativ unspezifisch ist.

Ist nach den o. g. Untersuchungen die Diagnose nicht sicher zu stellen, empfiehlt sich die Durchführung einer Ganzkörper-Skelettszintigraphie. Die Szintigraphie hat eine hohe Empfindlichkeit bei geringer Spezifität. Die Areale, die eine erhöhte Anreicherung zeigen, sollten gezielt nachgeröntgt werden oder es sollte von dort eine Knochenbiopsie entnommen werden. Da die Knochenbiopsie ein invasives Verfahren und Aufarbeitung sowie Auswertung aufwendig sind, ist die Biopsie die absolute Ausnahme des diagnostischen Abklärungsvorgangs. Eine Biopsie ist indiziert bei progressivem abklärungsbedürftigem Verlauf, Verdacht auf ein Malignom oder hämatologische Erkrankung, in Zweifelsfällen auch zur Unterscheidung zwischen Osteomalazie und Osteoporose.

Therapie

Ziele in der Akutphase nach Wirbelkörpersinterung sind die Schmerzlinderung und eine rasche Mobilisierung. Häufig ist bei Frakturen eine kurzzeitige stationäre Behandlung sinnvoll. Die

Anwendung von physikalischen Maßnahmen, wie Wassergymnastik und Kälte, wird von den Patienten als wohltuend empfunden. Krankengymnastische Übungen (ggf. im Liegen) inkl. Verhaltensmaßnahmen (Rückenschule) kommen ebenfalls zur Therapie hinzu. Die Grundlage der Mobilisierung ist eine adäquate Schmerztherapie nach WHO-Stufenschema. In der Akutphase ist Kalzitonin (nasal, 200 IE/Tag) berechtigt. Außerdem kommen Infiltrationen mit Lokalanästhetika zum Einsatz. Geradehalter (z. B. TorsoStrech) werden als Mahnorthese zur aktiven Aufrichtung ohne Gefahr der Muskelinaktivität eingesetzt. Rumpforthesen (Stoffmieder, Leibbinden) entlasten die Wirbelsäule.

Die Therapie der chronischen Phase kann in eine nichtmedikamentöse und medikamentöse Therapie eingeteilt werden. Die Patienten sollten auf regelmäßige körperliche Aktivität und ausreichende Kalziumzufuhr achten. Nikotin und Alkohol sollten gemieden werden. Die Behandlung der chronischen Schmerzen ist die Domäne der Physiotherapie, unterstützt durch Analgetika. Dosierte Belastung und körperliche Bewegung trainieren Herz- und Kreislauf, zusätzlich kann ein Sturz eher abgefangen oder vermieden werden. Die Mobilisierung führt zur Verbesserung des Knochenstoffwechsels und der Statik. Nicht selten leiden ältere Patienten an psychischen Störungen und Störungen der Schmerzempfindung. Daher ist eine psychologische Betreuung und Beratung der Patienten wichtig. Allerdings können Psychopharmaka zu einer Gangunsicherheit mit Sturzneigung führen, wodurch das Risiko einer peripheren Fraktur ansteigt. Der Einsatz von Hüftprotektoren kann die Schenkelhalsfrakturrate um etwa 50% vermindern, auf Grund der mangelnden Akzeptanz und Compliance ist diese Maßnahme jedoch limitiert.

Die Grundlage der medikamentösen Therapie ist bei einer nicht ausreichenden nutritiven Kalziumzufuhr die Substitution mit 1000–1500 mg Kalzium pro Tag sowie 400–800 IE Vitamin D_3.

Bei Östrogenpräparaten hat man oft mit einer mangelnden Compliance zu rechnen, da die Patienten außer den fortdauernden Blutungen Angst vor Uterus- und Mammakarzinomen haben. Die Ergebnisse der Women's Health Initiative zeigen zudem signifikant häufiger kardiovaskuläre Komplikationen. Deshalb kommen sog. SERM (selektive Östrogenrezeptormodulatoren), z. B. Raloxifen 60 mg/Tag, zur Anwendung. Bei diesen besteht kein Risiko für Uterus- und Mammakarzinome. Bisphosphonate sind synthetische Analoga des Pyrophosphats. Sie führen zur Reduktion der Osteoklastenaktivität. Eingesetzt werden hauptsächlich Präparate der 3. Generation (Alendronat 10 mg/Tag bzw. 70 mg/Woche und Risedronat 5 mg/Tag bzw. 35 mg/Woche). Wichtig zu wissen ist, dass orale Bisphosphonate nur zu einem sehr geringen Prozentsatz (<1%) aufgenommen werden. Etidronat wird zyklisch intermittierend verabreicht, während als Off-Label-Anwendung Ibandronat, Pamidronat und Zoledronat zur intravenösen Verabreichung zur Verfügung stehen (s. auch Kap. 8.8.1). Von allen Präparaten, die knochenaufbauend wirken, erreichten bisher nur die Fluoride den Schritt in die klinische Anwendung. Fluoride besitzen jedoch ein nur enges therapeutisches Fenster. Die Dosierung beträgt 10–20 mg bioverfügbares Fluorid pro Tag (möglichst retardierte Form). Erste Studien mit PTH (Teriparatide) und Strontiumsalzen zeigen sowohl eine Zunahme der Knochendichte als auch eine Reduktion von Frakturen.

Tabelle 7.1-2. Knochenaktive Substanzen

Antiresorptiv	Anabol
Hormone (Östrogene, Anabolika)	Fluoride (möglichst retardierte Präparate)
SERM (selektive Östrogen-Rezeptor-Modulatoren)	Anabolika
Bisphosphonate	Östrogene in hohen Dosen
Kalzitonin	Parathormon (Teriparatide)
Strontium ranelate	Strontium ranelate

Alle 3–6 Monate empfehlen sich klinische Verlaufskontrollen. Die Therapie mit Bisphosphonaten oder SERMs sollte zunächst für maximal 3 Jahre angesetzt werden. Bisher liegen noch keine Studienergebnisse zur Behandlung über 3–5 Jahre vor. Zum Ausschluss einer Fluorose sollte bei einer Therapie mit Fluoriden jährlich eine seitliche Aufnahme der BWS angefertigt werden.

Generell ist die Kontrolle der Knochendichte vor Ablauf von 2 Jahren nicht sinnvoll.

Als operative Maßnahme zur Stabilisierung und Schmerzbehandlung von Wirbelkörpersinterungen steht in ausgewählten Zentren die Kyphoplastie zur Verfügung.

Die aktuellen Empfehlungen (Konsensusleitlinien) des Dachverbandes Oskologie können unter **www.Lutherhaus.de/osteo/leitlinien-dvo/index/php** eingesehen werden.

Prognose

Nach Marshall et al. (1996) ist der prädiktive Wert der Osteodensitometrie hinsichtlich des Frakturrisikos höher einzustufen als der Serumcholesterinwert hinsichtlich des Herzinfarktrisikos. Auch ist die Anzahl der Patienten, die man mit Bisphosphonaten behandeln muss, um eine Fraktur zu vermeiden, geringer als die, die man mit Lipidsenkern behandeln muss, um einen Herzinfarkt zu vermeiden. Ein wesentlicher Teil der Osteoporose beim älteren Menschen kann durch rechtzeitige adäquate Therapie vermieden oder zumindest zeitlich verschoben werden. Ist die Trabekelstruktur dagegen schon vollständig verloren, ist es, unabhängig von der gewählten Therapie, nicht möglich, den Knochen wieder aufzubauen.

7.1.2 Osteomalazie

Einleitung

Die Osteomalazie ist eine systemische Skeletterkrankung, die durch eine ungenügende Mineralisation des Knochens gekennzeichnet ist. Der Knochen bei der Osteomalazie ist weich und biegsam. Während des Wachstums kommt es dadurch zu Störungen und Deformität des Skelettes, insbesondere an den langen Röhrenknochen (z. B. bei Rachitis).

Ätiologie und Pathogenese

Der Osteomalazie können Störungen im Vitamin-D-Stoffwechsel, Störungen des Phosphatstoffwechsels oder andere Ursachen (Bisphophonatbehandlung, renal tubuläre Azidose) zugrunde liegen. Dabei können sowohl ein Vitamin-D-Mangel durch ungenügende Bildung in der Haut bei mangelnder UV-Exposition als auch Mangelernährung (im Alter, Unterernährung und bei vegetarischer Ernährung) oder verminderte intestinale Absorption nach Gastrektomie, mangelhafter Gallesekretion, gestörter Pankreasfunktion oder Erkrankungen des Dünndarmes zugrunde liegen. Der Vitamin-D-Stoffwechsel kann auch durch eine mangelhafte Metabolisierung von Vitamin D_3 zu aktiven Metaboliten gestört sein. Dies kann auf der Stufe der 25-Hydroxylierung in der Leber (Leberzirrhose, Antiepileptika) oder der 1-Hydroxylierung in der Niere, z. B. bei Niereninsuffizienz, geschehen.

Der Osteomalazie kann auch ein chronischer Phosphatmangel zugrunde liegen. Dieser kann entweder durch pathologische renale Verluste oder durch verminderte enterale Absorption zustande kommen.

Klinik und Diagnostik

Trotz der sehr unterschiedlichen Ätiologie der Osteomalazie bietet sich ein erstaunlich ähnliches klinisches Erscheinungsbild wie bei der Osteoporose. Die Klinik und die radiologischen Veränderungen der Osteomalazie lassen sich sehr gut mit dem histologischen Bild des untermineralisierten, verbreiterten Osteoids und damit der verstärkten Verformbarkeit des Knochens bereits unter physiologischen Bedingungen in Zusammenhang bringen.

Im Gegensatz zu Patienten mit Osteoporose, die eher lokale Schmerzen angeben, klagen Patienten mit Osteomalazie über generalisierte Schmerzen („Mamma-mia-Syndrom") und Muskelschwäche. Bei Belastung kommt es zu Dehnung des weichen Knochens sowie zu Zug am Periost und dadurch zu Schmerzen vor allem im Bereich der Adduktoren auf der Innenseite der Oberschenkel. Zusätzlich können Frakturen von Sitz- und Schambein Schmerzen in der Leiste verursachen. Dies ist der typische Leistenschmerz bei Patienten mit Osteomalazie.

Auch klagen die Patienten über Fersenschmerzen und daraus resultierend ein Gefühl des „Wie-auf-Watte-Gehens". Der Watschelgang beruht auf einer Myopathie der Glutealmuskeln, die mit einer intrazellulären Phosphatverarmung in Verbindung gebracht wird. Patienten mit ausgeprägter Osteomalazie vermeiden jede Bewegung, was in einer Immobilität mit Osteoporose resultieren kann. Die Symptome werden oft bei generalisierten Beschwerden als psychogen eingestuft. Bei älteren Patienten werden die Leistenschmerzen und der Watschelgang oft als Koxarthrose fehlgedeutet. Bei Bettlägerigkeit und Muskelhypotrophie kann die Fehldiagnose einer Parese gestellt werden.

Wichtig ist, überhaupt an die Möglichkeit einer Osteomalazie zu denken. Der entscheidende laborchemische Befund ist die erhöhte alkalische Phosphatase (Tabelle 7.1-3). Als weiterer Marker sollte das Vitamin D_3 und seine Metabolite bestimmt werden. Hierbei bietet sich vor allem das 25(OH)Vitamin D_3 an. Der Nierenmetabolit 1,25(OH)Vitamin D_3 ist dabei meistens noch im Normbereich. Im Röntgenbild kann eine vermehrte Strahlendurchlässigkeit wie bei der Osteoporose vorhanden sein. Typischerweise finden sich verwaschene Strukturen durch vermehrtes Osteoid („Renoir-Effekt"), deformierte lange Röhrenknochen, Looser-Pseudofrakturen und Fischwirbel in ganzen Wirbelsäulenabschnitten.

Ist auf Grund der klinischen, laborchemischen und radiologischen Befunde keine eindeutige Diagnose möglich, sollte eine Knochenbiopsie nach mehrfacher Tetrazyklinmarkierung (im Abstand von 2 Wochen) durchgeführt werden. Bei der Osteomalazie zeigen sich dabei eine diffuse Markierung und keine Markierungsfronten, bei denen der Abstand bestimmt werden kann.

Tabelle 7.1-3. Differentialdiagnose der wichtigsten Osteopathien. ↑ erhöht, ↓ vermindert, → in der Norm

Erkrankung	Röntgen	Serum-kalzium	Serum-phosphat	Alkalische Phosphatase	Parathormon
Osteopenie, Osteoporose	Wirbelfrakturen, Keilwirbel, Struktur scharf gezeichnet mit Betonung der Wirbelabschlussplatten	→	→	→, (bei frischen Frakturen ↑)	→
Osteomalazie	Fischwirbel, evtl. Keilwirbel, Looser-Pseudofraktur, Struktur schwammigverwaschen	↓, →	↓, →	↑	↑
Primärer Hyperparathyreoidismus	Selten Osteoporose + subperiostale Usuren + Zysten, gelenknahe Minderung der Mineraldichte	↑	↓, →	↓, →	↑
Renale Osteopathie	Kombination von Fibroosteoklasie (sek. Hyperparathyreoidismus), Osteomalazie und Osteosklerose	↓, →	↑	↑, →	↑
Metastasen	Osteolytische und osteoblastische Herde	↑, →, ↓	→, ↓	↑, →	→, ↓
Osteodystrophia deformans Paget	Typisch grobmaschige Struktur mit Aufhellungs- und sklerotischen Zonen, herdförmiger Befall, evtl. Osteoporose der nicht befallenen Skelettabschnitte	→	→	↑↑	→

Therapie

Der tägliche Bedarf an Vitamin D_3 beträgt beim Erwachsenen 2,5 µg (100 IE), beim Säugling, Heranwachsenden und älteren Menschen 10 µg (400 IE). Bei exogenem Vitamin-D-Mangel durch reduzierte UV-Bestrahlung oder Fehlernährung sind orale Dosen von 1000 IE Vitamin D_3 täglich angeraten. Besteht eine Resorptionsstörung, empfiehlt sich Vitamin D_3 zu injizieren (3-mal 300.000 IE alle 3–6 Wochen). Dabei muss auf den Kalziumspiegel geachtet und eine Kalziumsubstitution von 2–3 g pro Tag durchgeführt werden. Anfangs kann die alkalische Phosphatase ansteigen, bis sich anschließend eine Normalisierung einstellt.

Bei Tubulopathien werden höchste Dosen von Vitamin D (bis 1.000.000 IE täglich) eingesetzt. Der renale Phosphatverlust wird durch bis zu 2,5 g/m^2 Phosphat behandelt. Es empfiehlt sich, unter der Behandlung das Parathormon zu bestimmen.

Evidenz der Therapieempfehlungen	Evidenzgrad	Empfehlungsstärke
Osteoporose		
Krankengymnastik/Training	I-b	A
Physikalische Maßnahmen	III	B
Kalzitonin	I-b	A
Lokalanästhetika	III	B
Orthesen	III	B
Kalzium	I-b	A
Vitamin D	I-b	A
SERM	I-a	A
Bisphosphonate	I-a	A
Fluoride	I-b	A
Parathormon (Teriparatide)	I-b	A
Strontium ranelate	I-b	A
Osteomalazie		
Vitamin D	III	B
Phosphat bei Verlust	III	B

Literatur

Bilezikian JP, Raisz LG, Rhodan GA (2000) Principles of bone biology, 2nd Edition. Academic Press, San Diego London Boston New York Sydney Tokyo Toronto

Black DM, Greenspan SL, Ensrud KE et al. (2003) The effects of parathyroid hormone and alendronate alone or in combination in postmenopausal osteoporosis. N Engl J Med 349: 1207–1215

Boluki D, Grifka J (2002) Orthesenversorgung bei Osteoporose. In: Praktische Orthopädie, Osteoporose. Steinkopff, Darmstadt

Consensus Development Statement (1997) Who are candidates for prevention and treatment for osteoporosis? Osteoporosis Int 7: 1–6

Dambacher MA, Neff M (2001) Erworbene Skelettsystemerkrankungen. In: Wirth CJ (Hrsg) Praxis der Orthopädie. Thieme, Stuttgart New York, S 371–414

Ettinger B, Black DM, Mitlak BH et al. (1999) Reduction of vertebral fracture risk in postmenopausal women with osteoporosis treated with raloxifene. JAMA 282: 637–645

Marshall D, Johnell O, Wedel H (1996) Meta-analysis of how well measures of bone mineral density predict occurence of osteoporotic fractures. BMJ 12: 1254–1259

McClung MR, Geusens P, Miller PD et al. (2001) Effect of risedronate on the risk of hip fracture in elderly women. N Engl J Med 344: 333–340

Meunier PJ, Roux C, Seeman E et al. (2004) The effects of strontium ranelate on the risk of vertebral fracture in woman with postmenopausal osteoporosis. N Engl J Med 350: 459–468

Neer RM, Arnaud CD, Zanchetta JR et al. (2001) Effect of parathyroid hormone (1–34) on fractures and bone mineral density in postmenopausal women with osteoporosis. N Engl J Med 344: 1434–1441

NIH Consensus Development Panel (2001) Osteoporosis prevention, diagnosis, and therapy. JAMA 285: 785–795

Seibel MJ, Stracke H (1997) Metabolische Osteopathien. Schattauer, Stuttgart

Uebelhart D, Frey D, Frey-Rindova P, Goerres G, Michel BA (2003) Osteoporosebehandlung: Bisphosphonate, SERM's, Teriparatide und Strontium. Z Rheumatol 62: 512–517

7.2 Morbus Paget
Ulrike Woenckhaus

7.2.1 Einleitung

Der Morbus Paget (Ostitis deformans) ist eine lokalisierte Knochenerkrankung, die sich meist erst nach dem 50. Lebensjahr manifestiert und in Deutschland ca. 10% der über 70-Jährigen betrifft. Wichtigstes Kennzeichen ist ein beschleunigter Knochenumsatz, der zu einer Zerstörung der normalen Knochenarchitektur führt und Knochendeformitäten hervorrufen kann.

7.2.2 Ätiologie und Pathogenese

Voraussetzung der regelrechten Funktion des knöchernen Skeletts ist die lebenslange Aufrechterhaltung eines sensiblen Gleichgewichts zwischen Knochenresorption und Knochenaufbau. Beim Morbus Paget ist dieses Gleichgewicht primär durch eine **exzessive Knochenresorption** durch aktivierte Osteoklasten gestört. Die Ursache ist nicht metabolischer Art, vielmehr lassen elektronenmikroskopisch nachweisbare, intranukleäre Einschlusskörperchen eine **virale Genese** der pathologischen Osteoklastenaktivierung vermuten. Die exakte Virusidentifizierung ist bislang nicht gelungen, molekularbiologisch konnte allerdings DNA von Masern-, RS- und anderen Paramyxoviren nachgewiesen werden. Gleichzeitig lieferten epidemiologische Studien Hinweise, die für eine Mitbeteiligung **genetischer Faktoren** sprechen. 15–30% der Patienten mit Morbus Paget weisen eine positive Familienanamnese auf.

Der so genannten **osteolytischen Initialphase** der Erkrankung schließt sich üblicherweise die **osteoblastische, sklerotische Phase** an. Hier wird der resorbierte Knochen durch einen funktionell minderwertigen, geflechtartigen Knochen ersetzt. Anstelle des hämatopoetischen Knochenmarks tritt stark vaskularisiertes Stromagewebe.

7.2.3 Klinik und Diagnostik

Folge des erhöhten Knochen-Turnovers sind je nach Befallslokalisation Knochenschmerzen, Überwärmung, Deformitäten und eine erhöhte Frakturgefahr. Mindestens zwei Drittel der Patienten sind allerdings klinisch asymptomatisch, die Diagnose wird zufällig bei einer Röntgenuntersuchung oder im Rahmen der Abklärung einer laborchemischen Erhöhung der alkalischen Phosphatase gestellt. Der Morbus Paget kann als monoostotische Form auf den Befall eines Knochens beschränkt sein oder einen polyostotischen Befall zeigen. Häufigste Lokalisationsorte sind in absteigender Reihenfolge Becken, Femur, Tibia, Schädel, Lendenwirbelkörper, Clavicula und Rippen. Der in den befallenen Knochen deutlich erhöhte Blutfluss führt zu einer Steigerung des Herzzeitvolumens, was in Einzelfällen zur Manifestation einer Herzinsuffizienz führen kann. Als Komplikationen können sich ferner sekundäre Arthrosen und Osteoarthritiden ausbilden. Die nicht seltene Assoziation zur Gicht wurde erstmals von James Paget, dem Erstbeschreiber der Erkrankung, beobachtet. Im Falle einer negativen Kalziumbilanz kann sich ein sekundärer Hyperparathyreoidismus entwickeln. Gefürchtet sind neurologische Ausfallserscheinungen wie Schwerhörigkeit bei Befall der Gehörknöchelchen oder des Felsenbeins sowie Paraplegien bei Spinalkanalstenose oder radikuläre Ausfälle bei Wurzelkompressionen. Etwa 1% der Patienten entwickelt im betroffenen Knochen, insbesondere bei polyostotischem Befall, ein Sarkom mit dann äußerst schlechter Prognose.

Klinische Komplikationen des Morbus Paget
- Osteologisch/rheumatologisch:
  - Knochendeformität
  - Pathologische Fraktur
  - Sekundäre Arthrose
  - Osteoarthritis
  - kalzifizierende Periarthritis
  - Gicht
- Metabolisch:
  - Immobilisationshyperkalzämie
  - Sekundärer Hyperparathyreoidismus
- Neurologisch:
  - Hirnnervenkompression (insbes. Schwerhörigkeit)
  - Basiläre Impression
  - Rückenmarkskompression
  - Wurzelkompression
  - Periphere Nervenläsion
- Neoplastisch:
  - Osteosarkom
  - Fibrosarkom
  - Chondrosarkom
  - Riesenzelltumor

Standardparameter zur Beurteilung der Aktivität des Morbus Paget und zur Überprüfung der Therapieeffektivität ist die **alkalische Phosphatase**. Bei differentialdiagnostischen Schwierigkeiten kann als sensitiverer Parameter die knochenspezifische alkalische Phosphatase bestimmt werden. Da die genannten biochemischen Marker des Knochenaufbaus mit denen der Knochenresorption in aller Regel linear korrelieren, sind zusätzliche Messungen von Hydroxyprolin und Pyridinium-Crosslinks im Urin als Marker des Kollagenabbaus in aller Regel entbehrlich. Parathormon sollte zumindest einmal kontrolliert werden, um einen sekundären Hyperparathyreoidismus nicht zu übersehen.

Zum Nachweis des Befallsmusters eignet sich die **Skelettszintigraphie**, in der alle befallenen Knochen eine Mehranreicherung aufweisen. **Radiologisch** finden sich in den Anfangsstadien der Erkrankung Osteolyseherde beispielsweise in Form einer Osteoporosis circumscripta. Später sind eine Verdickung der Kompakta sowie eine Sklerosierung und Vergrößerung der Spongiosa typisch. Daneben können sich im Laufe des Remodeling entsprechend den lokalen Kräfteverhältnissen charakteristische Knochendeformitäten wie eine Femurverkrümmung nach lateral und eine Tibiaverbiegung nach anterior ausbilden.

7.2.4 Therapie

Nicht jeder Patient mit Morbus Paget bedarf einer medikamentösen Therapie. Indikationen für eine Behandlung sind Knochenschmerzen, starke Umbauaktivität, drohende Komplikationen z. B. wie Nervenkompressionen, Frakturen, Sekundärarthrosen, Hyperkalzämie und Herzinsuffizienz.

Zur Behandlung der Knochenschmerzen werden rein symptomatisch zunächst **nichtsteroidale Antiphlogistika** eingesetzt.

Hauptbestandteil der medikamentösen Therapie ist aber die Hemmung der Knochenresorption mit **Bisphosphonaten**. Bisphosphonate sind Pyrophosphatanaloga, bei denen der Sauerstoff in der P-O-P-Grundstruktur durch Kohlenstoff ersetzt ist (Abb. 7.2-1). Im Gegensatz zum instabilen Pyrophosphat ist die P-C-P-Bindung sehr resistent gegenüber hydrolytischer Spaltung. Während in den vergangenen 20 Jahren Etidronat das üblicherweise eingesetzte Bisphosphonat war, hat es durch die Entwicklung von effektiveren und nebenwirkungsärmeren Vertretern der Substanzklasse inzwischen seine dominierende Rolle verloren. Zugelassen in Deutschland für die Behandlung des Morbus Paget sind neben Etidronat auch Risedronat, Tiludronat und Pamidronat, wobei Letzteres im Gegensatz zu den Erstge-

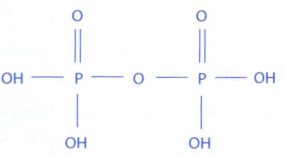

Abb. 7.2-1. Chemische Grundstruktur von Pyrophosphat und Bisphosphonaten

7.2 Morbus Paget

Abb. 7.2-2. Struktur der Bisphosphonate

Etidronat:
R1-Rest: OH R2–Rest: CH_3

Risedronat:
R1-Rest: OH R2–Rest: (Pyridyl-Ring)

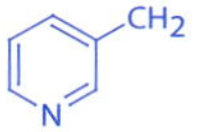

Tiludronat:
R1-Rest: H R2–Rest:

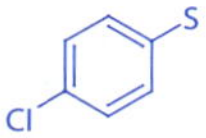

Alendronat:
R1-Rest: OH R2–Rest: $CH_2-CH_2-CH_2-NH_2$

Pamidronat:
R1-Rest: OH R2–Rest: $CH_2-CH_2-NH_2$

nannten bislang nur intravenös verabreicht werden kann. Bestimmend für die antiresorptive Potenz der Bisphosphonate sind einerseits das Ausmaß ihrer Affinität für Kalziumionen, andererseits ihre zellulären Effekte auf Osteoklasten. Noch bevor die molekularen Mechanismen bekannt waren, beobachtete man eine dramatische (bis zu 1000fache) Steigerung der Wirksamkeit durch Veränderungen des R2-Restes, z. B. durch Verlängerung der Kette und Einfügen einer Aminogruppe (etwa bei Alendronat, Pamidronat; Abb. 7.2-2). Eine weitere 3- bis 10fache Steigerung der Potenz gelang durch Einschluss des Stickstoffs in eine Ringstruktur (z. B. Risedronat). Abhängig von ihrer chemischen Struktur und ihrer Konzentration im Knochen hemmen Bisphosphonate die Knochenresorption in vivo auf verschiedenen Wegen. Bisphosphonate werden trotz ihrer stark negativen Ladung durch Endozytose von Osteoblasten aufgenommen, können dann mit intrazellulären Proteinen interagieren und Zelluntergang durch Apoptose induzieren. Nicht stickstoffhaltige Bisphosphonate wirken nach Umwandlung in ATP-Analoga zytotoxisch. Die potenteren, stickstoffhaltigen Bisphosphonate werden nicht intrazellulär metabolisiert, hemmen aber Enzyme der Cholesterolbiosynthese (insbesondere die Farnesylpyrophosphatsynthetase). Dies führt zur Störung wichtiger Signalproteine, zum Funktionsverlust und zur Apoptose. Weitere Effekte einzelner Bisphosphonate sind die Hemmung der Na^+/K^+-ATPase und Tyrosinkinase, die ebenfalls für die Fähigkeit der Osteoklasten zur Knochenresorption notwendig sind. Nach In-vitro-Daten könnte auch die Produktion eines osteoklasten-inhibierenden Faktors in Osteoblasten eine Rolle spielen.

Hauptnachteil der Bisphosphonate für die klinische Anwendung ist ihre schlechte Bioverfügbarkeit von 1–3%, die durch Nahrungszufuhr weiter beeinträchtigt wird. Eine Gegenüberstellung der in Deutschland zugelassenen Bisphosphonate, ergänzt um das in anderen Ländern noch häufig in der Therapie des Morbus Paget eingesetzte Alendronat, zeigt Tabelle 7.2-1. Je nach eingesetztem Präparat ergibt sich eine unterschiedliche Dauer des ersten Behandlungszyklus von 2 Monaten (Risedro-

Tabelle 7.2-1. Bei Morbus Paget eingesetzte Bisphosphonate

	Etidronat	Risedronat	Tiludronat	Alendronat[a]	Pamidronat
Handelsname	Diphos Didronel	Actonel	Skelid	Fosamax	Aredia
Applikationsform	p.o.	p.o.	p.o.	p.o.	i.v.
Dosierung	5 mg/kg/Tag; max. 20 mg/kg/Tag	30 mg/Tag	400 mg/Tag	40 mg/Tag	180 – 210 mg in Einzeldosen von 30 mg/Woche oder 60 mg jede 2. Woche
Therapiedauer	6 Monate	2 Monate	3 Monate	6 Monate	6 Wochen
Therapiepause	3–6 Monate	?	6 Monate	?	6 Monate
Stickstoffhaltig	Nein	Ja	Nein	Ja	Ja
Wichtigste Nebenwirkungen	Nausea Diarrhoe Exantheme Osteomalzie	Grippebeschwerden Arthralgien Ösophagitis	Gastrointestinale Störungen Schwindel Kopfschmerzen	Ösophagitis, evtl. mit Erosionen und Ulzerationen	Grippebeschwerden Knochen- und Muskelschmerzen

[a] In Deutschland nicht für diese Indikation zugelassen.

nat), 3 Monaten (Tiludronat) oder 6 Monaten (Alendronat, Etidronat). Unter der früher gültigen Standardtherapie von 5 mg/kg/Tag Etidronat zeigen etwa 60% der Patienten biochemisch ein Ansprechen auf die Therapie, unter der Gabe von 40 mg Alendronat über 6 Monate ca. 80%. Die Dauer einer biochemischen und klinischen Remission ist je nach Einzelfall und eingesetztem Präparat unterschiedlich lang, sie kann unter Umständen länger als ein Jahr anhalten. Weitere Therapiezyklen sind nach Einhalten bestimmter Therapiepausen in aller Regel möglich. Während Etidronat in den eingesetzten Dosierungen als Nebenwirkung eine gewisse Mineralisationsstörung verursacht, konnte dies bei den neueren Bisphosphonaten nicht beobachtet werden. Zur Verlaufskontrolle des Therapieerfolgs eignet sich die Bestimmung der alkalischen Phosphatase z. B. alle 3 Monate; radiologische Kontrollen sollten im Falle von Osteolysen 1- bis 2-mal pro Jahr erfolgen.

Im Consensus Statement der „Western Osteoporosis Alliance" vom September 2000 wurden Alendronat und Risedronat auf Grund ihrer Effektivität als Bisphosphonate erster Wahl in der Therapie des Morbus Paget klassifiziert. In den Leitlinien der „Bone and Tooth Society of Great Britain" und der „National Association for the Relief of Paget's Disease" (2002) wird zur Primärtherapie der Einsatz von Tiludronat, Risedronat oder Pamidronat empfohlen. Sollte im Einzelfall unter einem gewählten Bisphosphonat der therapeutische Erfolg ausbleiben, so ist der Wechsel auf ein Alternativpräparat durchaus sinnvoll.

Neben den Bisphosphonaten sollten die Patienten eine Kalziumsubstitution von 1–1,5 g/Tag und eine **Vitamin-D-Substitution** von 400–800 IE/Tag erhalten. Die Kalziumeinnahme muss dabei unbedingt zeitversetzt zu den Bisphosphonaten erfolgen.

Kalzitonin ist auf Grund der schlechteren Effektivität, der häufigen Nebenwirkungen und der Toleranzentwicklung nicht mehr zu empfehlen. Kommt Kalzitonin wegen Unverträglichkeit von Bisphosphonaten dennoch zum Einsatz, so liegt die Dosierung bei 50–100 IE/Tag s.c. bzw. 200 IE/Tag intranasal. Bei Therapieansprechen wird eine Dosisreduktion z. B. auf 50 IE dreimal pro Woche s.c. angestrebt.

Eine Übersicht zum Evidenzgrad und zur Evidenzstärke der beim Morbus Paget eingesetzten Therapieformen gibt die nachstehende Tabelle.

Evidenz der Therapieempfehlungen		
	Evidenzgrad	Empfehlungsstärke
Bisphosphonate	I-b	A
Kalzium	III	B
Vitamin D	III	B
Kalzitonin	II-b	B

7.2.5 Prognose

Der Verlauf eines Morbus Paget ist sehr variabel, eine Therapieindikation besteht in weniger als der Hälfte der Fälle. Unter Einsatz der jüngst entwickelten, höchst potenten Bisphosphonate kann der vermehrte Knochenumbau in aller Regel spürbar gebremst, die Erkrankung jedoch nicht geheilt werden. Bereits eingetretene Komplikationen sind nicht immer reversibel. Ob die seltene Entstehung eines Sarkoms durch die medikamentöse Osteoklastenhemmung verhindert werden kann, ist anhand der bisher vorliegenden Daten nicht zu beantworten.

Literatur

Bone HG, Kleerekoper M (1992) Clinical review 39: Paget's disease of bone. J Clin Endocrinol Metab 75: 1179–1182

Drake WM, Kendler DL, Brown JB (2001) Consensus statement on the modern therapy of Paget's disease of bone from a western osteoporosis alliance symposium. Clin Ther 23: 620–626

Rogers MJ, Gordon S, Benford HL, Coxon FP, Luckman SP, Monkkonen J, Frith JC (2000) Cellular and molecular mechanisms of action of bisphos-phanates. Cancer 88: 2961–2978

Selby PL, Davie MW, Ralston SH, Stone MD, Bone and Tooth Society Great Britain, National Association for the Relief of Paget's Disease (2002) Guidelines on the Management of Paget's disease of bone. Bone 31: 366–373

Siris ES (1999) Goals of treatment for Paget's disease of bone. J Bone Miner Res 14 (Suppl 2): 49–52

7.3 Hyperostosen, Fibrodysplasien und Knorpeldysplasien
Martin Fleck

7.3.1 Hyperostosen

Einleitung

Eine Zunahme der Knochenmasse pro Volumeneinheit wird als Hyperostose bezeichnet. Hyperostosen imponieren radiologisch als vermehrte Knochendichte, die häufig mit einer Störung der Gewebearchitektur verbunden ist. So entsteht bei rasch progredienter Knochenneubildung meistens Geflechtknochen, während bei chronischen Prozessen auch echter lamellärer Knochen gebildet wird. Die vermehrte Knochenbildung kann vom Periost, der Kompakta oder von den Trabekeln ausgehen und mit einem Vordringen des neu gebildeten Knochens in die medullären Knochenzwischenräume verbunden sein. Knochenauswüchse werden Exostosen genannt, Hyperostosen ohne Überschreitung der äußeren Knochengrenzen dagegen als Enostosen oder Osteosklerosen bezeichnet. Hyperostosen können als herdförmige Zunahmen der Knochenmasse auftreten (z. B. Osteopoikilose) oder wie bei der kindlichen Form der Osteopetrose den überwiegenden Teil des Skelettsystems betreffen.

Ätiologie und Pathogenese

Zahlreiche verschiedene Erkrankungen, die sich in Klinik und Pathogenese deutlich unterscheiden, können mit einer Hyperostose einhergehen. Neben endokrinen Störungen (u. a. primärer Hyperparathyreoidismus, Hypothyreose, Akromegalie), toxischer Schädigung (u. a. Fluoride, Blei, Vitamin A, Arsen, Strahlung) und metabolischen Störungen (u. a. chronische Niereninsuffizienz, renaltubuläre Osteomalazie) können Hyperostosen auch bei chronischen Infektionen und hämatologischen Erkrankungen (u. a. myeloproliferative Erkrankungen, Plasmozytom, Leukämie, Sichelzellenanämie) auftreten. Hyperostosen treten zudem häufig auch bei der Osteopetrose, Melorheostose, Osteopoikilose, Osteomyelosklerose, Pyknodysostose, Hyperostosis generalisata und Hyperostosis frontalis interna auf. Auch in der osteosklerotischen Phase des M. Paget sowie bei osteoblastischer Metastasierung können Hyperostosen auftreten. Eine hyperostotische, ankylosierende Form der Spondylose kennzeichnet die diffuse idiopathische Skeletthyperostose (DISH), die auch als M. Forestier bezeichnet wird und sich meist jenseits des 40. Lebensjahres manifestiert. Als gemeinsames Merkmal und als relevanter Faktor in der Pathogenese der Hyperostose wird eine Funktionsstörung der Osteoklasten oder Osteoblasten mit Verschiebung des Gleichgewichts zugunsten der Knochenneubildung vermutet. Die Gründe für die Funktionsstörung der Osteoklasten bzw. Osteoblasten, aus der eine exzessive Knochenneubildung resultiert, sind bisher in den meisten Fällen unbekannt. Diskutiert werden neben einer metabolischen und toxischen Schädigung auch virale Infektionen. Hierauf weisen z. B. virale Nukleokapside hin, die in Osteoklasten von Patienten mit Osteopetrose gefunden wurden. Durch den Einsatz moderner molekularbiologischer Methoden gelang zudem der Nachweis von Mutationen in bestimmten Genen bei Patienten mit Hyperostosen. So konnten z. B. Mutationen im EXT1- und EXT2-Gen bei Patienten mit hereditärer multipler Exostose nachgewiesen werden, während bei Patienten mit autosomal-rezessiver Osteopetrose eine Mutation im TCIRG1-Gen, das für eine Untereinheit der vakuolären Protonenpumpe in den Osteoklasten kodiert, festgestellt werden konnte.

Klinik und Diagnostik

Entsprechend der Heterogenität der zur Hyperostose führenden Erkrankungen sind die klinischen Manifestationen sehr unterschiedlich ausgeprägt. Neben asymptomatischen Krankheitsverläufen beinhaltet das Spektrum der klinischen Symptome das Auftreten von pathologischen Frakturen, Skelettdeformitäten und neurologischen Beschwerden durch Kompression der Nerven. Dagegen treten Zwergwuchs, Hydrozephalus, Anämie, Hepatosplenomegalie, extramedulläre Blutbildung und gehäufte interkurrente Infektionen bei den schwereren Verlaufsformen auf. Auch innerhalb einer Erkrankungsentität wie der Osteopetrose existieren verschiedene Verlaufsformen, die sich bestimmten Vererbungsmustern zuordnen lassen.

Tabelle 7.3-1. Wichtige Differentialdiagnosen der Hyperostose

Störung	Erkrankung
Osteosklerose	bei chronischen Infektionen M. Paget Osteoblastische Metastasierung Fetale Erythroblastose Osteopetrose (infantil, adult) M. Forestier (DISH)
Endokrin	Akromegalie Hyperparathyreoidismus
Toxisch	Vitamin A Blei Arsen Fluoride Phosphor Wismut Strahlungsosteitis
Osteomalazie	Phosphatdiabetes Renal tubuläre Azidose
Unbekannt	Hereditäre multiple Exostose Osteomyelosklerose Osteopoikilose Melorheostose Hyperostosis frontalis interna Pyknodysostose

Für die Diagnostik sind radiologische Untersuchungsverfahren von besonderer Bedeutung. Laborchemische Bestimmungen des Kalziums und der alkalischen Phosphatase im Serum sowie von Hydroxyprolin und anderen Kollagendegradationsprodukten im Urin können hilfreich sein, diese Werte sind häufig jedoch nicht spezifisch verändert. Dagegen sind in Abhängigkeit von den in Frage kommenden Verdachtsdiagnosen weitergehende laborchemische Untersuchungen für die Diagnosestellung wichtig (Tabelle 7.3-1). Histologische Untersuchungen können im Einzelfall insbesondere zur Abgrenzung gegenüber malignen Erkrankungen angezeigt sein. Molekularbiologisch Untersuchungen zum Nachweis spezifischer Gendefekte werden in Zukunft in der Diagnostik an Bedeutung gewinnen.

Therapie

In Abhängigkeit vom Befallsmuster stehen chirurgische, neurochirurgische bzw. orthopädische Maßnahmen im Vordergrund. Eine Stimulation der Osteoklastenaktivität bei der Osteopetrose wurde für Kalzitriol und IFN-γ berichtet. Die progressive Diaphysendysplasie kann durch die Gabe von Glukokortikoiden gebessert werden. Erste Studien zeigen auch eine erfolgreiche Steigerung der Knochenresorption durch allogene Knochenmarktransplantation bei infantiler Osteopetrose. In den meisten Fällen kann die Progredienz der Hyperostose durch optimale Therapie der Grunderkrankung verzögert werden.

7.3.2 Fibrodysplasien

Einleitung

Die fibröse Dysplasie ist durch einen Defekt in der Reifung bzw. Entwicklung der Fibroblasten in Chondrozyten und Osteozyten gekennzeichnet. Hierdurch entstehen zystische Läsionen im Knochen, aus denen sich Enchondrome entwickeln können. Die fibröse Dysplasie kann mono- oder polyostotisch auftreten und betrifft beide Geschlechter gleich häufig. Die Läsionen der fibrösen Dysplasie können die Epiphysen, Metaphysen und Diaphysen der Knochen mit und ohne Gelenkbeteiligung betreffen. Eine Sonderform der fibrösen Dysplasie ist das McCune-Albright-Syndrom, das durch eine meist polyostotische Verlaufsform, Hautpigmentierungen und Störungen endokriner Drüsen gekennzeichnet ist und häufiger bei Mädchen als bei Jungen auftritt (10:1).

Ätiologie und Pathogenese

Inzwischen konnte ein relevanter Gendefekt bei Patienten mit McCune-Albright-Syndrom nachgewiesen werden. Die Erkrankung ist auf eine postzygotische Mutation des Gens für das Guanin-Nukleotid-bindende Protein ($G_s\alpha$) zurückzuführen. Hierdurch wird eine konstitutionelle Aktivierung der zyklischen AMP-Protein-Kinase-A-abhängigen Signaltransduktion hervorgerufen, die wahrscheinlich zu einer verstärkten Expression des c-fos Protoonkogens in Knochenzellen führt. Diese Mutation führt zu Skelettläsionen, die histologisch durch ein lockeres, spiralförmig angeordnetes fibroblastisches Gewebe und Geflechtknochen mit Ausdünnung der endostalen kortikalen Knochenoberfläche charakterisiert sind. In etwa 10% der Fälle lassen sich Inseln hyalinen, teilweise verkalkten Knorpels und seltener myxoides Gewebe nachweisen. Der Knochenmetabolismus ist gesteigert.

Klinik und Diagnostik

Die monoostotische Form der fibrösen Dysplasie ist am häufigsten und wird meistens zwischen dem 20. und 30. Lebensjahr diagnostiziert, während Patienten mit polyostotischer Form bereits im Kindesalter durch Knochenbrüche und Skelettdeformitäten auffällig werden. Der klinische Verlauf ist sehr variabel, wobei das Spektrum der Symptome von asymptomatischen Verläufen über lokalisierte Schmerzen, Deformitäten und Frakturen bis zu Kopfschmerzen, Alopezie, Krampfanfällen, Nervenkompressionen mit entsprechender neurologischer Symptomatik und Blutungen reicht. Während bei den meisten Patienten mit McCune-Albright-Syndrom mehrere Café-au-lait-Flecken mit, im Gegensatz zur Neurofibromatose, irregulär gezackten Rändern nachweisbar sind, finden sich bei diesen Patienten seltener Zeichen einer Hyperthyreose, eines Cushing-Syndroms, einer Akromegalie oder eines hypogonadotropen Hypogonadismus als Ausdruck einer endokrinen Störung. Mädchen mit McCune-Albright-Syndrom entwickeln häufig eine Pubertas praecox, die auch erstes Krankheitssymptom sein kann. Eine gesteigerte Hydroxyprolinausscheidung im Urin sowie erhöhte Spiegel der alkalischen Phosphatase im Serum sind bei ungefähr einem Drittel der Patienten nachweisbar. Radiologisch stellen sich die Läsionen der fibrösen Dysplasie als Aufhellungen mit einem gut abgrenzbaren, glatten, gebogenen Rand mit fokaler Verdünnung der Kortikalis dar, wobei eine Abgrenzung gegenüber einkammrigen und aneurysmatischen Knochenzysten und nichtossifizierenden Fibromen getroffen werden muss. Eine maligne Transformation der monoostotischen oder polyostotischen Form der fibrösen Dysplasie tritt mit einer Häufigkeit von weniger als 1% während des 3. und 4. Lebensjahrzehnts auf.

Therapie

Es gibt keine spezifische Therapie zur Behandlung der fibrösen Dysplasie. Je nach Ausdehnung und Befallsmuster stehen orthopädische Maßnahmen wie Kürettage, Fixateur interne und Knochentransplantation im Vordergrund. Ein Therapieversuch mit Kalzitonin kann bei Knochenschmerzen und erhöhten Spiegeln der alkalischen Phosphatase unternommen werden. Der Einsatz von Bisphosphonaten (s. Kap. 7.2) kann zu einer Linderung der Schmerzen und zur partiellen Abheilung der osteolytischen Läsionen führen.

7.3.3 Knorpeldystrophien

Einleitung

Genetisch bedingte Störungen des Bindegewebes, die durch primäre Anomalien des Knorpels gekennzeichnet sind, werden als Osteochondrodysplasien bezeichnet. Diese Erkrankungen führen sekundär zu Störungen des Wachstums, da die Entwicklung des Knorpels und Knochens beeinträchtigt wird. Die Häufigkeit von Osteochondrodysplasien beträgt 2–4,7 auf 10.000 Individuen. Es werden über 100 verschiedene Typen der Osteochondrodysplasien nach genetischen, radiologischen und pathogenetischen Gesichtspunkten unterschieden. Auch die Lokalisation der Dysplasien (epiphysär, metaphysär und diaphysär), die Art der zugrunde liegenden Störung (enchondral, intermembranös und gemischt-sklerosierend) sowie das Vorliegen einer Hypo- bzw. Hyperplasie werden als Klassifikationskriterien verwendet. Es bestehen Überschneidungen zu Erkrankungsbildern, die mit Hyperostosen einhergehen. Zu den wichtigsten Erkrankungen dieser Gruppe werden die Achondroplasie, Enchondromatose, Osteochondromatose, spondylepiphysäre Dysplasie, metaphysäre Dysostose, Osteopetrose, Osteogenesis imperfecta, Hypophosphatasie, Osteopathia striata, progressive diaphysäre Dysplasie und Chondrodysplasia punctata gerechnet. Auch andere Erkrankungen wie das Marfan-Syndrom, die Homozysteinurie, das Ehlers-Danlos-Syndrom, die Neurofibromatose, die tuberöse Sklerose und das Gardner-Syndrom können mit einer Chondrodysplasie einhergehen. Zusätzlich existieren zahlreiche Mischformen.

Ätiologie und Pathogenese

Durch den Einsatz moderner molekularbiologischer Untersuchungsmethoden konnten inzwischen für eine zunehmende Zahl der Erkrankungen spezifische Gendefekte identifiziert werden. Neben Mutationen in Genen, die für extrazelluläre Matrixproteine wie Kollagen oder das oligomere Matrixprotein des Knorpels kodieren, wurden auch genetische Veränderungen des Parathormonrezeptors, von Fibroblastenwachstumsfaktoren, von Peroxisomenproteinen, von Kathepsin K und Transkriptionsfaktoren bei Patienten mit Chondrodysplasien nachgewiesen. Trotzdem sind die zur Erkrankung führenden biochemischen Defekte in den meisten Fällen bisher nur unvollständig charakterisiert.

Klinik und Diagnostik

Entsprechend der großen Anzahl an Erkrankungen bestehen zum Teil gravierende Unterschiede in den klinischen Manifestationen. Gemeinsames Merkmal der Chondrodysplasien sind Störungen in der Knorpel- und Knochenbildung. Deshalb finden sich bei Patienten mit Chondrodysplasien gehäuft Deformitäten oder Verkürzungen von Gliedmaßen, Luxationen, Arthrosen, pathologische Frakturen, Muskelatrophien und Muskelkontrakturen sowie proportionierter oder unproportionierter Zwergwuchs. In Abhängigkeit des Gendefektes können Chondrodysplasien mit weiteren Symptomen wie z. B. Zahndefekten, Korneatrübungen, Endokrinopathien, Anämie, Malabsorption, Pneumothorax, geistiger Retardierung und Epilepsie einhergehen. Eine herausragende Stellung bei der Diagnosestellung von Chondrodysplasien kommt den radiologischen Befunden zu. Es ist jedoch zu erwarten, dass zukünftig der Nachweis von relevanten Mutationen von wachsender Bedeutung für die Diagnosestellung sein wird.

Therapie

Die Behandlung der Chondrodysplasien ist bisher weitgehend eine orthopädische Domäne, da bisher keine spezifischen medikamentösen Therapieformen existieren.

Evidenz der Therapieempfehlungen*	Evidenzgrad	Empfehlungsstärke
Hyperostosen		
Chirurgische Maßnahmen	III	C
Kalzitriol bei Osteopetrose	III	?
IFN-γ bei Osteopetrose	III	?
Allogene KMT bei infantiler Osteopetrose	III	C
Glukokortikoide bei progressiver Diaphysendysplasie	III	?
Fibrodysplasien		
Orthopädische Versorgung	III	?
Bisphosphonate	III	C
Kalzitonin bei Knochenschmerzen	III	C
Knorpeldystrophien		
Orthopädische Versorgung	III	?

* Da es für diese Erkrankungen keine kontrollierten Therapiestudien gibt, liegen nur Therapieverfahren mit schwacher Evidenz vor

Literatur

Baitner AC, Maurer SG, Gruen MB, Di Cesare PE (2000) The genetic basis of the osteochondrodysplasias. J Pediatr Orthop 20: 594–605

Candeliere G, Glorieux FH, Prud'Homme J, St.-Arnaud R (1995) Increased expression of the c-fos proto-oncogene in bone from patients with fibrous dysplasia. N Engl J Med 332: 1546–1551

Teitelbaum SL, Ross FP (2003) Genetic regulation of osteoclast development and function. Nat Rev Genet 4: 638–649

Tilstra DJ, Byers PH (1994) Molecular basis of hereditary disorders of connective tissue. Annu Rev Med 45: 149–163

Vanhoenacker FM, De Beuckeleer LH, Van Hul W, Balemans W, Tan GJ, Hill SC, De Schepper AM (2000) Sclerosing bone dysplasias: genetic and radiolclinical features. Eur Radiol 10: 1423–1433

7.4 Degenerative Arthropathien
Hans-Wolfram Ulrich

7.4.1 Einleitung

Verschleißbedingte Veränderungen des Bewegungsapparates zählen zu den häufigsten Gründen für ärztliche Behandlung, Arbeitsunfähigkeit und Berentung. Die Inzidenz verschleißbedingter Gelenkerkrankungen liegt jenseits des 60. Lebensjahres bei über 70%. Der Einsatz von Schmerzmedikamenten bei diesen Krankheitsbildern ist bei bis zu 30% der über 60-Jährigen erforderlich.

Die Arthrose ist eine degenerative Erkrankung der funktionellen Einheit „Gelenk" mit Auswirkungen auf die gelenkumgebenden Gewebe. Es ist also nicht nur der Gelenkknorpel betroffen, sondern – abhängig vom Ausmaß der krankhaften Veränderungen – auch der subchondrale Knochen, die Gelenkkapsel, die Synovialmembran und die gelenkumgreifende Muskulatur.

7.4.2 Ätiologie und Pathogenese

Zu Beginn der Arthrose findet man Veränderungen des Gelenkknorpels. Hyaliner Gelenkknorpel ist durch einen spezifischen Aufbau gekennzeichnet. Die Knorpelzellen nehmen dabei nur etwa 1–10% des Gewebevolumens ein, die wesentlichen biomechanischen Eigenschaften werden von der Interzellularsubstanz geprägt. Diese „Matrix" wird von Kollagenen und Proteoglykanen gebildet. Letztere haben aufgrund einer fixierten negativen Ladung die Fähigkeit zur Bindung von Kationen (vor allem Natrium) und erzeugen so einen hohen Quellungsdruck, der das Kollagengerüst unter Spannung setzt. Das Kollagen übernimmt in diesem Gerüstbau die primär elastischen Aufgaben, die Proteoglykane die viskoelastischen Aufgaben. Die Zugfestigkeit und auch die primäre Druckfestigkeit werden über das Kollagengerüst gewährleistet. Bei längerem Druck wird wie bei einem Schwamm interstitielle Flüssigkeit aus dem Kollagennetz ausgepresst, wobei erhebliche Reibungswiderstände überwunden werden müssen. Die äußere der oberflächlichen Knorpelschichten, die Tangentialzone, weist eine besonders geringe Permeabilität auf und bestimmt deshalb ganz wesentlich das Kompressionsverhalten des Gelenkknorpels.

Die Mechanismen, die bei der Degeneration des Gelenkknorpels ablaufen, sind auf zellulärer bzw. molekularbiologischer Ebene teilweise bekannt. Zytokine, Wachstumsfaktoren und Matrixmetalloproteasen beeinträchtigen die Regulation des Chondrozytenstoffwechsels und führen damit zu molekularen

Veränderungen der Proteoglykane. Diese finden sich zuerst im Hauptbelastungsbereich der Gelenke und dort bevorzugt in der oberflächlichen Schicht. Es resultiert eine Vergrößerung der Permeabilität des Kollagennetzes und dadurch eine „Erweichung" des Knorpels. Die arkadenförmige Struktur des Kollagens wird partiell zerstört, wodurch es zur Aufrauung der Oberfläche und zur mechanischen Erweichung des Knorpels kommt (Chondromalazie). Durch den Verlust der Kollagenarchitektur ist das Gewebe den Lasteinwirkungen in Form von Druck- und Scherkräften nicht mehr gewachsen, sodass der Prozess des Gewebeabriebs kontinuierlich zunimmt.

Der anfallende Gewebeabrieb wird von der Synovialflüssigkeit aufgenommen und über die Synovialmembran aus dem Gelenk eliminiert. Mit zunehmender Knorpeldegeneration wird ein Reparaturmechanismus in Form von Knochenneubildung im Sinne der Vergrößerung und dadurch Druckentlastung der tragenden Gelenkfläche sichtbar, der im Röntgenbild durch neu entstehende Osteophyten erkennbar ist. Der osteophytäre Anbau kann zwar die beschädigte Gelenkfläche entlasten, führt aber seinerseits, z. B. im Hüftgelenk, zur Dezentrierung und Subluxation des Gelenks und damit zu zunehmender Inkongruenz, erneuten Druckspitzen, weiterer Fehlbelastung und weiterem Gelenkabrieb durch mechanische Fehlbeanspruchung.

Die beschriebenen pathophysiologischen Veränderungen findet man in Abhängigkeit von der Lokalisation und dem Alter in nahezu allen Gelenken. Dabei sind die unteren Extremitäten bevorzugt betroffen, was den mechanisch induzierten Anteil der Arthrose unterstreicht. Weitere Arthrosen finden sich an den Wirbelgelenken, die allerdings funktionell in Zusammenschau mit degenerativen Veränderungen an der Bandscheibe zu betrachten sind.

Von einer generalisierten Arthrose (Polyarthrose) spricht man, wenn drei oder mehr Gelenke befallen sind. Polyarthrosen werden dominant vererbt, betreffen vorwiegend Frauen mittleren Alters und beginnen meistens an den Fingern mit Ausbildung typischer „knotig" wirkender Deformierungen der Endgelenke (**Heberden-Arthrose**).

Degenerative Arthropathien verlaufen in „Schüben", ähnlich wie entzündliche Gelenkerkrankungen. Phasen der Entzündung (aktivierte Arthrose) werden von klinisch eher „stummen" Phasen abgelöst, nach jedem durchgemachten „Schub" ist jedoch im Intervall eine Abnahme der Leistungsfähigkeit des Gelenks und/oder eine Einschränkung der Beweglichkeit zu beobachten.

Ursachen degenerativer Arthropathien
- Präarthrotische Deformitäten
  - Hüftdysplasie
  - Epiphysiolysis capitis femoris
  - Beinachsenfehler (Genu varum, Genu valgum)
- Mechanische Überlastung
  - Übergewicht
  - Berufliche Exposition (Presslufthämmer, Fliesenleger u. Ä.)
  - Leistungssport

Schmerzursachen

Der Gelenkknorpel selbst ist nicht innerviert. Dagegen sind der subchondrale Knochen, das Periost und die Gelenkkapsel mit Nozizeptoren versorgt, die für die Schmerzempfindung verantwortlich sind. Die Degeneration des Gelenks, die zur Dezentrierung und Inkongruenz führt, bedingt eine gleichzeitige Fehlbeanspruchung der periartikulär ansetzenden Bänder und Sehnen. Dies geht einher mit einer Dehnung der Gelenkkapsel, sekundärer Schrumpfung von Kapsel und Bändern und schließlich Kontrakturen. Die gelenkumgreifenden Muskeln werden durch Reizung ihrer Sehnenansätze irritiert, sodass sich zum reinen Gelenkschmerz das Bild einer Insertionstendopathie gesellt. Ferner konnten in experimentellen Untersuchungen bei Arthrose erhöhte Gewebedrücke und Mikrofrakturen speziell der subchondralen Region nachgewiesen werden, die ebenfalls für Schmerzen verantwortlich gemacht werden.

7.4.3 Klinik und Diagnostik

Abhängig vom Schweregrad lassen sich klinisch Frühsymptome von Spätsymptomen der Arthrose trennen. Zu den Frühsymptomen zählen: Anlaufschmerzen, Ermüdungsschmerzen und Belastungsschmerzen. Spätsymptome sind dagegen Dauerschmerzen, nächtliche Schmerzen und Muskelschmerzen.

An klinischen Befunden können in Abhängigkeit vom Ausmaß der Arthrose und den damit verbundenen Schmerzen Einschränkungen der Gelenkbeweglichkeit, Gelenkgeräusche oder Gelenkreiben und Wetterempfindlichkeiten auftreten. Klinische Zeichen sind weiterhin das Hinken, die Verplumpung der Gelenkkontur, die Atrophie der umgebenden Muskulatur, Gelenkkontrakturen und Gelenkdeformierungen in fortgeschrittenen Stadien.

Wesentliches Element der bildgebenden Diagnostik ist weiterhin die konventionelle Röntgendiagnostik. Der zunehmende Verlust an Gelenkknorpel ist im Röntgenbild durch die Ausbildung von Zonen verstärkten Mineralgehaltes zu erkennen, die typischerweise direkt unterhalb des Knorpelniveaus gelegene subchondrale Sklerosezone. Überschreitet der punktförmige Druck die Gewebetoleranz, so kommt es zur Ausbildung subchondraler Zysten.

Die Kernspintomographie kann mit speziellen „Knorpelsequenzen" die Gelenkoberfläche exakt darstellen und ist daher in Frühphasen der Erkrankung zur Beurteilung des Gelenkknorpels heranzuziehen. Die früher häufiger angewendete invasive Arthroskopie als rein diagnostische Maßnahme hat demgegenüber erheblich an Bedeutung verloren. Sie findet heute hauptsächlich bei minimal-invasiven operativen Eingriffen Anwendung (s. Therapie).

7.4.4 Therapie

Die Ziele der Behandlung bestehen in der Schmerzbeseitigung, der Verbesserung der gestörten Gelenkfunktion und in der Verminderung der Progredienz des bestehenden Leidens. Dafür steht ein breiter Fächer von Möglichkeiten zur Verfügung. Dazu gehören allgemeine Maßnahmen, physikalische Therapie, medikamentöse Therapie, orthopädietechnische Hilfsmittel und Operationen (s. Abb. 7.4-1). Auf die Behandlung begleitender Erkrankungen, wie z. B. Diabetes mellitus, Fettstoffwechselstörungen, Gicht, Krampfadern etc., ist zu achten.

Allgemeine Maßnahmen

Zu den Aufgaben der allgemeinen Maßnahmen gehört vor allem der Gelenkschutz. Darunter fallen die Gewichtsreduktion, die Entlastung z. B. des Hüft- oder Kniegelenks durch das Benutzen eines Handstockes oder von Gehstützen, das Tragen von Schuhen mit weichen Sohlen, ggf. die Verordnung von Pufferabsätzen, die Vermeidung von Kälte und Nässe, das Schwimmen im warmen Wasser, das Warmhalten der Gelenke, auflockernde Gymnastik, mäßige, aber regelmäßige Bewegung und Belastung der Gelenke.

Physikalische Therapie

Die physikalische Therapie ist ein wichtiger Bestandteil der Arthrosebehandlung und in ihrer Wertigkeit der medikamentösen Behandlung gleichzustellen. Abhängig vom Zustand der zu behandelnden Gelenke kommen Wärme- bzw. Kälteanwendungen, Bewegungsbehandlung im Wasser und Elektrotherapie in Form von Galvanisationen und diadynamischen Strömen zur Anwendung. Kombiniert werden diese Maßnahmen häufig mit Bewegungstherapie in Form von Krankengymnastik.

Klinisch stumme Arthrosen lassen sich durch Wärmeanwendungen, Bewegungstherapie im warmen Wasser und Elektrotherapie günstig beeinflussen. Gereizte Arthrosen (aktivierte Arthrosen) bedürfen einer adäquaten Lagerung, der lokalen Kältetherapie und eventuell der Elektrotherapie.

Dekompensierte Arthrosen können durch Massage der gelenkumgebenden Muskulatur zur Detonisierung, aber auch durch lokale Wärmeanwendungen und Bewegungstherapie und Elektrotherapie angegangen werden.

Bewegungstherapie

Durch Bewegungstherapie lässt sich eine Verbesserung der Trophik der Gelenke, eine Druckentlastung, eine Verbesserung der Beweglichkeit und die Beseitigung von Gelenkkontrakturen erreichen. Von krankengymnastischer Seite werden dazu unterschiedliche Techniken eingesetzt. Dazu zählen die Unter-

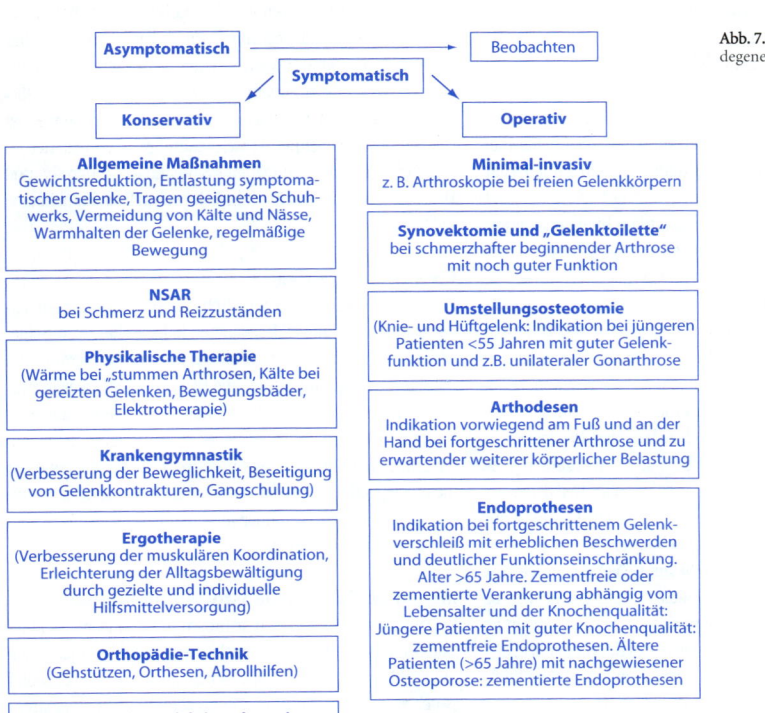

Abb. 7.4-1. Management degenerativer Arthropathien

wassertherapie, so genanntes Aqua-Jogging, die konventionelle Krankengymnastik, die Übungsbehandlung auf dem Schlingentisch, das Anlegen von Extensionen, die Gangschulung und die Dehnung verkürzter Muskeln.

Innerhalb der physikalischen Therapie ist zwischen passiven und aktiven Maßnahmen zu unterscheiden. Passive Anwendungen werden von vielen Patienten gerne angenommen. Diese können zwar verkrampfte Muskulatur lockern und dadurch Schmerzen lindern, sie sind aber nur dann sinnvoll, wenn sich anschließend aktive Übungen zum Erhalt und zur Verbesserung der Gelenkfunktion anschließen. Aktivität ist ein wichtiger Faktor in der Behandlung und vor allem Prävention der Arthrose.

Ergotherapie

Ergänzend zur physikalischen Behandlung und zur Krankengymnastik kommt der Ergotherapie eine erhebliche Bedeutung zu. Ziel ist es, die gestörte muskuläre Koordination zu verbessern und/oder bei irreparablen Störungen der Gelenkfunktion Hilfen zur Alltagsbewältigung zu geben (z. B. Strumpfanziehhilfe bei Arthrosen der Hüftgelenke mit eingeschränkter Beugefähigkeit).

Medikamentöse Behandlung

Von der Pharmakotherapie wird eine effiziente Schmerzlinderung und Beseitigung eventuell bestehender Reizzustände von Gelenken erwartet. Ein weiteres erwünschtes Therapieziel ist die Verminderung des Fortschreitens der Knorpeldegeneration. Für die genannten Ziele steht eine Vielzahl von Medikamenten verschiedener Stoffgruppen zur Verfügung. Hierzu zählen Analgetika, nichtsteroidale Antirheumatika (NSAR), Kortikosteroidkristallsuspensionen für die intraartikuläre Injektionstherapie und so genannte Chondroprotektiva.

Die Behandlung der schmerzhaften Arthrose kann sowohl durch Analgetika als auch durch NSAR erfolgen. Die gastrointestinalen Nebenwirkungen der konventionellen Antirheumatika (NSAR) stellen einen Nachteil dar im Vergleich zu reinen Analgetika wie z. B. Paracetamol oder Novalminsulfon. Hinzu kommt, dass NSAR ebenso wie Kortikosteroide zumindest tierexperimentell die Proteoglykansynthese hemmen. Demgegenüber besteht gegenwärtig Konsens, dass bei aktivierten Arthrosen NSAR vor Analgetika der Vorzug gegeben werden sollte, weil deren entzündungshemmende Wirkung den Analgetika überlegen ist und hier eher einen Beitrag zum Knorpelschutz leistet.

Eine neue Entwicklung auf diesem Gebiet stellen selektive COX-2-Hemmer dar. Das Konzept dieser Substanzen geht davon aus, dass es sich bei der Cyclooxygenase 2 (COX-2) um ein im Rahmen der Gelenkaffektion induzierbares Enzym handelt, dessen Hemmung in einem antiphlogistisch/analgetischen Effekt resultiert. Durch eine gleichzeitig deutlich geringere Hemmung der nichtinduzierbaren, konstitutiv vorhandenen COX-1, die z. B. der Schleimhautprotektion des Magens dient, wird eine geringere Rate gastrointestinaler Komplikationen erwartet. Das erste 1996 in Deutschland zugelassene Medikament Meloxicam (Mobec) hat sich als ein nur bedingt selektiver COX-2-Hemmer erwiesen; die praktischen Erfahrungen in der Arthrosetherapie sind eher enttäuschend verlaufen, weil einerseits die ursprünglich angenommene Dosis (7,5 mg) verdoppelt werden musste, um eine z. B. mit Diclofenac vergleichbare Wirkung zu erzielen, andererseits die gleichen Nebenwirkungen wie bei anderen NSAR auftraten.

Seit einigen Jahren liegen mit den selektiven COX-2-Hemmern zur Verfügung, die mit einem geringeren Risiko gastrointestinaler Nebenwirkungen belastet sind, insbesondere im ersten halben Jahr der Verordnung. Nachdem aber in den Jahren 2003 und 2004 für drei Substanzen (Rofecoxib, [deswegen Marktrücknahme], Celecoxib und Valdecoxib [nach Bypass-Operationen]) Daten über eine erhöhte Zahl kardiovaskulärer Komplikationen bekannt geworden sind, sollten Coxibe derzeit nur bei strenger Indikationsstellung eingesetzt werden. Nach Empfehlungen der Arzneimittelkommission der Deutschen Ärzteschaft (Stand: 12/2004) sind Coxibe bei kardiovaskulären Risikopatienten kontraindiziert, bei Patienten > 65 Jahre sollte eine strenge Indikationsstellung erfolgen, die Anwendung sollte auf 3–6 Monate limitiert werden. Ferner sollte der Einsatz vor oder unmittelbar nach chirurgischen Eingriffen unterbleiben.

Generell lässt sich sagen, dass die medikamentöse Therapie der Arthrose mit NSAR auf die Schmerzperiode beschränkt sein sollte. NSAR sollten nicht als Dauermedikation eingesetzt werden, die tägliche Dosis sollte zur Kontrolle der Symptome ausreichen, aber nicht darüber liegen. Im höheren Lebensalter muss mit vermehrter Ulkusbildung gerechnet werden. Gängigste Vertreter der zu empfehlenden konventionellen NSAR sind das Ibuprofen und Diclofenac, Letzteres v. a. in der hier sinnvollen fixen Kombination mit Misopostal.

Chondroprotektiva

Der Wunsch nach einer knorpelschützenden Substanz zur Verlangsamung der Knorpeldegeneration hat zum Einsatz verschiedener Medikamente geführt. Die heute am meisten verordneten Substanzen Glucosaminsulfat und Hyaluronsäure ergeben zwar tierexperimentell und zum Teil im klinischen Einsatz eine Hemmung der Progression von degenerativen Veränderungen, ein längerfristiger Nutzen dieser Substanzen ist aber nach wie vor nicht belegt. Manche in der Vergangenheit verwendeten Chondroprotektiva sind wegen unerwünschter Nebenwirkungen vom Markt genommen worden.

Intraartikuläre Kortikosteroidinjektionen

Reizzustände bei aktivierten Arthrosen, insbesondere des Kniegelenks, werden als Indikation für intraartikuläre Injektionen mit Kortikosteroidkristallsuspensionen angegeben. Dazu bedarf es neben einer strengen Indikationsstellung auch einer strengen Asepsis. Von der Deutschen Gesellschaft für Orthopädie und Traumatologie DGOT, seit 2001 DGOOC (Deutsche Gesellschaft für Orthopädie und Orthopädische Chirurgie) bzw. dem Berufsverband der Ärzte für Orthopädie sind dazu Richtlinien erarbeitet worden, deren Einhaltung verbindlich ist. Bei ausschließlich schmerzhaften Arthrosen ist die Kortikosteroidinjektion nicht indiziert, im Gegenteil, Kortikosteroide haben – ebenso wie NSAR möglicherweise – knorpelschädigende Effekte und sollten deshalb nur bei entzündlichen Arthrosen verwendet werden. Die zeitlichen Abstände der Injektionen sollten ca. vier Wochen betragen, mehr als vier Injektionen sollten nicht erfolgen.

So genannte „Spritzenkuren" sollten unbedingt unterbleiben. Während das Kniegelenk für die Injektionstherapie einfach zugänglich ist, gilt dies für die Hüfte nicht. Sichere intraartikuläre Injektionen bedürfen einer ausreichenden Erfahrung des Arztes, ggf. auch der Notwendigkeit der Verwendung eines Bildverstärkers.

Topika
Eine weit verbreitete Form der antiphlogistischen Therapie ist die Verabreichung von NSAR-haltigen Topika. Auch wenn diese keine ausreichenden Wirkspiegel in großen Gelenken erzielen, so erreichen sie doch zumindest die oberflächlich gelegenen periartikulären Regionen und können zum Einsparen systemischer NSAR beitragen. Hyperämisierende Salben sind ebenfalls sehr beliebt, Belege über ihre Wirksamkeit im Hinblick auf Schmerzen und Entzündung liegen nicht vor.

Orthopädietechnische Maßnahmen
Zum Standardrepertoire der Arthrosebehandlung gehört der Einsatz orthopädietechnischer Maßnahmen. So lässt sich die axiale Stoßwirkung durch das Tragen von Schuhen mit so genannten Pufferabsätzen reduzieren. Einlagen und Abrollhilfen am Schuh können die gestörte Mechanik des Abrollvorgangs erleichtern und zum Teil übernehmen. Bandagen haben in der Behandlung der Arthrose eine untergeordnete Bedeutung. Die Verwendung von Orthesen bei Arthrosen der unteren Extremität ist zurückhaltend zu betrachten, sie können bei schmerzhafter Kniearthrose, z. B. über eine Einschränkung der Beweglichkeit und gleichzeitige äußere Führung, zur Schmerzlinderung beitragen, die operative Behandlung ist hier jedoch deutlich überlegen.

Anders gestaltet sich die Situation an der oberen Extremität, weil hier geringere Kräfte wirksam und die Gelenke nicht ständig belastet werden. Hier finden Orthesen besonders am Handgelenk und am Daumensattelgelenk als Alternative zur Operation Verwendung.

Operationen
Die operative Behandlung der Arthrose ist für den Orthopäden in der Klinik eine der Hauptbetätigungen geworden. Die langfristige Planung eines Therapiekonzepts ist Bedingung für eine erfolgreiche Behandlung. Dabei müssen das Alter des Patienten, sein Leidensdruck, das Ausmaß der noch verbliebenen Aktivität und die bisherigen Einschränkungen, die Motivation des Patienten sowie die Möglichkeiten seiner Mitarbeit Eingang in den Behandlungsplan finden. In Abhängigkeit von der jeweiligen Ausgangssituation kommen verschiedene Möglichkeiten der Operation in Betracht. Dieses sind gelenkerhaltende, gelenkersetzende und gelenkversteifende Operationen.

Minimal-invasive Interventionen Die Einführung der Arthroskopie als minimal-invasiver gelenkchirurgischer Maßnahme hat die Möglichkeiten der Arthrosebehandlung erweitert. Vor ihrem unkritischen Einsatz, besonders in Form von so genannten „Knorpelglättungen" und „Knorpeloberflächenversiegelungen" muss allerdings gewarnt werden. Sowohl mechanische Schädigungen, die über das bisherige Arthrosemaß hinausgehen, als auch thermische Schädigungen sind bekannt geworden, die den Einsatz dieser Techniken zurückhaltend betrachten lassen. Zumindest der Spüleffekt des Gelenks im Rahmen der Arthroskopie durch den Abtransport des Gelenkabriebs wirkt sich positiv auf das Beschwerdebild aus (bis zu 6 Monate), längerfristig hat dies allerdings keinen positiven Effekt.

Gelenkerhaltende Eingriffe Operative Maßnahmen unter vollständigem Erhalt des Gelenkes sind besonders bei Beinachsenfehlern und bei Fehlstellungen des koxalen Femurendes indiziert. Voraussetzung ist der röntgenologische und/oder arthroskopische Nachweis einer intakten Gelenkfläche in dem Bereich, auf den die Belastung verlagert werden soll, und eine ausreichend gute Beweglichkeit des zu operierenden Gelenkes. Trotz der verbesserten Möglichkeiten des Gelenkersatzes haben gelenkerhaltende Eingriffe weiterhin ihre Berechtigung und erzielen gute Langzeitergebnisse, wenn die Indikationsstellung und die Durchführung der Operation korrekt erfolgen. Verschiebungen einer später notwendigen Prothesenoperation um zehn und mehr Jahre sind vor dem Hintergrund der Komplikationsmöglichkeiten der Endoprothesen gerade bei jungen Patienten zu überlegen und als Behandlungserfolg zu betrachten.

Künstlicher Gelenkersatz Der endoprothetische Gelenkersatz an Hüfte und Kniegelenk ist heute ein Standardverfahren mit guten Langzeitergebnissen. Zementierte und zementfreie Prothesenmodelle unterschiedlicher Form und Konzeption werden dafür angeboten. Im Langzeitverlauf schneiden die zementfrei implantierten Hüftpfannen etwas günstiger ab als die zementierten, am Prothesenschaft der Hüfte bestehen derzeit keine signifikanten Unterschiede zwischen zementfreien und zementierten Schäften hinsichtlich der Langzeitresultate. Versuche, durch anatomisch geformte individuelle Prothesenschäfte längere Überlebenszeiten zu erreichen, waren nicht erfolgreich. Ob durch roboterunterstützte Operationen langfristig bessere Ergebnisse erzielt werden können, bleibt abzuwarten. Für das Kniegelenk sind die Langzeitergebnisse von zementierten Prothesen als gut zu bezeichnen, zementfreie Versionen bieten hier keinen Vorteil. Ob sich beim Prothesendesign ungekoppelte Prothesen den gekoppelten Prothesen als überlegen erweisen, ist gegenwärtig nicht eindeutig geklärt.

Arthrodesen Gelenkversteifende Operationen an großen Gelenken der unteren Extremität sind heute selten geworden. An der Hüfte wird die Indikation bei jungen Patienten mit ansonsten intakten Nachbargelenken in seltenen Fällen noch gestellt. Gleiches gilt auch für das Kniegelenk. Grund für die Zurückhaltung sind neben den guten Ergebnissen der Endoprothetik vor allem die Spätfolgen der Arthrodesen mit z. B. „schlotterndem" Kniegelenk oder zunehmenden Kreuzschmerzen nach Hüftarthrodesen. Im Gegensatz dazu ist die Versteifung des unteren oder oberen Sprunggelenks bei der schmerzhaften Arthrose das Verfahren der Wahl.

An der oberen Extremität konkurrieren an der Schulter Arthrodesen und Prothesen, wobei bei jungen Patienten aufgrund der zu erwartenden Belastung und Beanspruchung mehr für die Arthrodese spricht, bei älteren Patienten mit geringem Leistungsanspruch dagegen mehr für die Prothese. Am Handgelenk und an den Fingern stellen Arthrodesen wertvolle Bereicherungen des Behandlungsspektrums dar.

Knorpelregeneration Der Wunsch, bei der Behandlung der Arthrose nicht nur den eingetretenen Substanzschaden zu verwalten, sondern diesen soweit wie möglich zu beheben, hat zu experimentellen Ansätzen mit dem Ziel der Induktion der Knorpelregeneration geführt. Inzwischen ist es gelungen, Knorpelzellen zu züchten, eine akzeptable Knorpelmatrix herzustellen und diese klinisch bei **umschriebenen Knorpelschäden** einzusetzen. Bislang gelingt es jedoch noch nicht, stabilen hyalinen Knorpel zu züchten. Bei dem hergestellten Knorpel handelt es sich eher um Faserknorpel oder hyalinähnlichen Knorpel. Inwiefern auch bei der Arthrose als generalisierter Form des Knorpelschadens eine erfolgreiche Knorpelregeneration möglich ist, muss derzeit noch offen bleiben.

Evidenz der Therapieempfehlungen bei Arthrose

	Evidenzgrad	Empfehlungsstärke
Allgemeine Maßnahmen	II-a	B
Physikalische Therapie	II-b	B
Ergotherapie	III	B
NSAR	I-a	A
Chondroprotektiva	III	B
Intraartikuläre Kortikosteroidinjektionen	II-b	B
Topische NSAR	II-c	C
Orthopädietechnische Maßnahmen	II-c	B
Arthroskopische "Knorpelglättung"	II-b	B
Umstellungsosteotomien	II-a	B
Endoprothetischer Gelenkersatz	I-a	A
Arthrodesen	I-a	A
Knorpelzelltransplantation	II-c	B

Literatur

Brandt KD, Doherty M, Lohmander LS (1998) Osteoarthritis. Oxford University Press, Oxford
Coventry MB (1993) Proximal tibial osteotomy. J Bone Jt Surg 75-A:196–201
Fuchs S (1999) Bedeutung der Tibiakopfumstellungsosteotomie im Zeitalter von Endoprothesen. Z Orthop 37:153–258
Hassenpflug J, von Haugwitz A, Hahne HJ (1998) Long term results of tibial head osteotomy. Z Orthop 36:154–161
Tönnis D, Heinecke A (1999) Acetabular and femoral anteversion: relationship with osteoarthritis of the hip. J Bone Joint Surg Am 81: 1747–1770
Hochberg MC (2001) What have we learned from the large outcomes trials of COX-2 selective inhibitors? The rheumatologist's perspective. Clin Exp Rheumatol 19 (Suppl 25):S15–S22
Jackson LM, Hawkey CJ (2000) COX-2 selective nonsteroidal anti-inflammatory drugs: do they really offer any advantages? Drugs 59:1207–1216

7.5 Arthropathien durch Kalziumkristalle
Andrea Gödde

7.5.1 Einleitung

In der Differentialdiagnostik der akuten Arthritis ist den kristallinduzierten Arthritiden, vor allem bei Patienten höheren Alters, eine besondere Bedeutung beizumessen. Verschiedene Mikrokristalle, die sich in den Gelenken und im Weichteilgewebe anreichern, können ein breites Spektrum an Beschwerden des Muskuloskelettalsystems auslösen. Neben den Mononatriumuratkristallen, die die klassischen Veränderungen im Rahmen der Gicht auslösen, sind hier insbesondere die Kalziumpyrophosphatkristalle (KPPK) als Auslöser der „Pseudogicht" zu nennen, die eine der häufigsten Ursachen einer akuten Mon- oder Oligoarthritis in höherem Alter darstellt. KPPK-Ablagerungen sind die Auslöser der **Chondrokalzinose**, einer Erkrankung, deren klinische Manifestationen von stummen, radiologisch nachweisbaren Kalkablagerungen im Gelenkknorpel bis zu schweren destruierenden Gelenkveränderungen reichen können. Die Krankheitsinzidenz nimmt mit steigendem Alter zu. In der Altersgruppe der über 80-Jährigen lassen sich bei ca. 30% Kalkablagerungen in den Gelenken nachweisen. Ektope Ablagerungen von Hydroxylapatit (HA), einem mineralischen Bestandteil von Knochen und Zähnen in und um die Gelenke, können ebenfalls zu einem der Gichtarthritis ähnlichen Bild führen. Häufiger werden sie jedoch im Rahmen degenerativer und destruktiver Gelenkveränderungen beobachtet. Bei extraartikulärer Beteiligung sind HA-Ablagerungen Ursache der so genannten **Periarthropathia calcarea**. Im Rahmen der primären oder sekundären **Oxalose** kann es zu Ablagerungen von Kalziumoxalatkristallen in und um die Gelenke kommen. Die klinischen Manifestationen sind nicht von den für die KPPK- oder HA-Ablagerungen beschriebenen zu unterscheiden. Zur Differenzierung der verschiedenen Kristallarthropathien ist die Synoviaanalyse mit Bestimmung der Zellzahl und die kristallographische Analyse der nachweisbaren Kristalle notwendig.

7.5.2 Ätiologie und Pathogenese

Die **Kalziumpyrophosphat-induzierten Arthropathien** treten bei den meisten Patienten idiopathisch auf. Seltener sind familiäre Formen. In Familien unterschiedlicher Herkunft konnten verschiedene Mutationen in der Region auf Chromosom 5p nachgewiesen werden, die für das PPi (anorganisches Pyrophosphat)-Transportprotein ANKH kodiert. Eine Assoziation der Kalziumpyrophosphat-induzierten Arthropathien mit verschiedenen Erkrankungen wird vermutet. Das koinzidente Auftreten mit Hyperparathyreoidismus, Hämochromatose, Hypophosphatasie oder Hypomagnesiämie gilt als gesichert. Die Verbindung der Kalziumpyrophosphat-induzierten Arthropathien zu anderen Erkrankungen (s. Übersicht) bedarf weiterer Untersuchungen an großen Patientenkollektiven.

Gesicherte und vermutete Erkrankungen und Situationen, die mit der Chondrokalzinose assoziiert werden (nach Reginato)

- Gesichert:
  - Hohes Alter
  - Arthrose
  - Familiäre Prädisposition
  - Hyperparathyreoidismus
  - Hämochromatose
  - Hypomagnesiämie
  - Hypophosphatasie
- Vermutet (v. a. Einzelfallbeschreibungen):
  - X-chromosomale hypophosphatämische Rachitis
  - Familiäre hypokalzurische Hyperkalzämie
  - Morquio-Brailsford-Syndrom
  - Dysplasia spondyloepiphysaria
  - Ochronose
  - Morbus Wilson
  - Brachydaktylie
  - Symphalangismus
  - Larsen-Johansson-Krankheit
  - Coffin-Lowry-Syndrom
  - Hypermobilitätssyndrome
  - Gelenkchondromatose
  - Nach Meniskusentfernung
  - Gicht
  - Neuropathische Arthropathie
  - Gitelman-Syndrom
  - Gelenkamyloidose

Anorganisches Pyrophosphat (PPi) stellt die anionische Komponente der KPPK dar. Eine erhöhte Konzentration von extrazellulärem PPi begünstigt die Entstehung von KPPK. Eine gesteigerte Synthese von PPi bei Patienten mit Chondrokalzinose gilt als gesichert. Als ursächlich werden eine erhöhte Aktivität des Nukleotid-Triphosphat-Pyrophosphorylase- (NTPPPH-)Isoenzyms Plasmazell-Glykoprotein-1 (PC-1) sowie Veränderungen der Chondrozytendifferenzierung und -überlebenszeit angesehen.

Hydroxylapatitablagerungen in den Sehnen treten v. a. nach rezidivierenden Mikrotraumen mit der Folge dystropher Sehnenveränderungen in periartikulären Strukturen auf. Diese Erkrankung, die als **Apatitrheumatismus** bezeichnet wird, tritt familiär gehäuft auf, eine Assoziation mit dem Diabetes mellitus, verschiedenen Kollagenosen und der chronischen Niereninsuffizienz sind beschrieben. Interessanterweise findet sich eine verminderte Konzentration von extrazellulärem PPi bei betroffenen Patienten.

Die **primäre Oxalose** ist eine erbliche Stoffwechselerkrankung in deren Folge es zur Ablagerung von Kalziumoxalat-Kristallen im Gewebe kommt. Der Tod tritt früh als Folge einer Niereninsuffizienz durch Nephrokalzinose ein. Auch die **sekundäre Oxalose**, die in Folge einer terminalen Niereninsuffizienz auftritt, geht mit Kalziumoxalatablagerungen in verschiedenen Organen und Geweben einher. Bei beiden Formen der Erkrankung sind Kalziumoxalatkristalle in den Gelenken Ursache arthritischer und arthropathischer Veränderungen.

Die pathophysiologische Bedeutung der kalziumhaltigen Kristalle in der Pathogenese der Kristallarthropathien ist bisher nicht abschließend geklärt. Die Pathogenität der kalziumhaltigen Kristalle scheint abhängig von ihrer jeweiligen Größe und Form und von ihrem Gehalt an Magnesium zu sein.

Die Symptomatik akuter Pseudogichtanfälle resultiert, ähnlich wie die Symptomatik der durch Uratkristalle ausgelösten Gichtanfälle, aus der Phagozytose der Kristalle durch Makrophagen und Synoviozyten. Pseudogichtanfälle können scheinbar durch schnelle Veränderungen der Serumkalziumspiegel oder der intraartikulären Kalziumkonzentrationen wie z. B. nach Entfernung von Nebenschilddrüsenadenomen, im Rahmen von Diuretikatherapien und nach intraartikulären Hyaluronidat-Injektionen beobachtet werden, auftreten. Es wird vermutet, dass es zu einer gesteigerten Abschilferung von KPPK aus der Synovia in das Gelenk kommt, die dann nachfolgend Pseudogichtanfälle auslöst.

Die Gelenkdestruktion im Rahmen der Kristallarthropathien ist nach heutigem Kenntnisstand nicht Folge rezidivierend auftretender Pseudogichtanfälle, sondern vielmehr die Konsequenz eines chronisch destruierenden Prozesses.

7.5.3 Klinik und Diagnostik

Die Ablagerung von KPPK in und um die Gelenke, die **Chondrokalzinose**, führt zu verschiedenen Krankheitsmanifestationen (Tabelle 7.5-1). Häufig fallen die Kalziumablagerungen in den Gelenken als Zufallsbefund bei Röntgenaufnahmen auf. Bei klinisch manifester Erkrankung können die verschiedenen Verlaufsformen bei ein und demselben Patienten isoliert, gleichzeitig aber auch abwechselnd beobachtet werden.

Am eindrücklichsten für den Patienten verläuft der akute **Pseudogichtanfall**. Befallen werden typischerweise die großen Gelenke, am häufigsten sind die Knie-, Hand- und Sprunggelenke betroffen. Es kommt zu plötzlichem Auftreten von starken Schmerzen, Schwellung, Überwärmung und Rötung der betroffenen Gelenke. Bei den meisten Patienten werden mono- oder oligoartikuläre Verlaufsformen beobachtet, aber auch polyartikuläre, subakut rezidivierende Verläufe, die differentialdiagnostisch gegen die rheumatoide Arthritis und das rheumatische Fieber abgegrenzt werden müssen, sind beschrieben. Die im Rahmen eines Pseudogichtanfalles auftretenden Beschwerden

Tabelle 7.5-1. Manifestationsformen der KPPK-induzierten Arthropathien

Manifestationsform	Klinik	Häufigkeit	Röntgen
Asymptomatisch	Keine	Altersabhängig	Chondrokalzinose
Pseudogichtanfall	Akute Arthritis, evtl. Fieber	Keine Angabe	Chondrokalzinose, Gelenkerguss
Polyarthrotisch	Arthrosebeschwerden in Hand-, MCP-, Ellenbogen-, Schultergelenken	50%	Chondrokalzinose
Destruktive Arthropathie	Polyartikuläre, arthrotische Beschwerden, Deformierungen	20%	Chondrokalzinose, destruktive Veränderungen
Tenosynovitis	Engpasssyndrome, Sehnenrupturen	14%	Sehnenverkalkungen
Tophusbildung	Ablagerungen periartikulär, Auge, Schläfenknochen	Selten	–
WS-Befall	Rückenschmerzen, WS-Versteifung	20–80%	Kalziumablagerung in ISG, Symphyse, Bandscheiben

lassen üblicherweise innerhalb von 10 Tagen nach, es kommt zu einer kompletten Restitution der zuvor bestehenden Gelenkfunktion. Nur in seltenen Fällen können arthritische Gelenkbeschwerden über mehrere Monate anhalten. Vor allem bei älteren Patienten treten im Rahmen eines Pseudogichtanfalles allgemeine Entzündungssymptome wie Fieber, Leukozytose, und BSG-Beschleunigung auf, die an das Vorliegen einer bakteriellen Endokarditis denken lassen.

Bei 50% der Patienten mit **KPPK-induzierter Arthropathie** sind die führenden Symptome die Beschwerden einer Arthrose. Auf Grund des polyartikulären Befalls muss diese Erkrankung differentialdiagnostisch gegen die Polyarthrose abgegrenzt werden. Häufig beteiligt sind Gelenke, die üblicherweise nicht von Gelenkverschleiß betroffen sind, wie Handgelenke, Metakarpophalangealgelenke (MCP), Ellenbogen und Schultern. Bei etwa 20% der Patienten kommt es zum Auftreten einer chronischen, symmetrischen, deformierenden Polyarthropathie. Der destruierende Prozess schreitet innerhalb weniger Monate unter einem radiologischen Bild voran, das einer neurogenen Arthropathie sehr ähnelt. Besonders häufig sind Patienten mit vorbestehender Polyarthrose von dieser Verlaufsform betroffen. Eine rasch fortschreitende Arthrose der Knie oder Hüftgelenke sollte immer an das Vorliegen einer KPPK-induzierten Arthropathie denken lassen.

Durch Einlagerung von KPPK in Weichteilgewebe, z. B. in Sehnen, kann es zu Sehnenrupturen kommen. Es kommt auch zu Kristallablagerungen in Sehnenscheiden, wodurch z. B. ein Karpal- oder Kubitaltunnelsyndrom bedingt sein kann. Nur sehr selten kommt es zu tophusartigen Ablagerungen von Kalziumpyrophosphat.

Kristallablagerungen in den Bandscheiben, den paravertebralen Bändern und den Ligamenta flava führen mitunter zu einer akuten Schmerzsymptomatik mit paravertebralem Hartspann. Langfristig kann eine eingeschränkte WS-Beweglichkeit resultieren, die das Bild einer ankylosierenden Spondylitis imitiert. Tumoröse KPPK-Ablagerungen im Bereich der Halswirbelsäule können neurologische Symptome z. B. im Sinne einer zervikalen Myelopathie auslösen.

Ablagerungen von HA, auch als Apatitrheumatismus bezeichnet, induzieren ein breites Spektrum muskuloskelettaler Beschwerden. Periartikuläre HA-Ablagerungen können als asymptomatische Zufallsbefunde beim Röntgen auffallen, aber auch zum akut schmerzhaften Krankheitsbild der Periarthritis calcarea mit systemischer Begleitsymptomatik führen. Periartikuläre HA-Ablagerungen treten isoliert oder gemeinsam mit intraartikulären HA-Ablagerungen auf. Gichtähnliche arthritische Episoden werden beobachtet, treten jedoch fast nie ohne zugrunde liegende Arthrose auf. Die HA-Kristalle induzieren eine Synovitis, mit der Folge einer aktivierten Arthrose. Bei schweren Verläufen kann es zu einer destruktiven, chronischen Arthropathie v. a. im Bereich von Schulter, Finger und Knie kommen, die mit einer Schwächung und Ruptur der stützenden Strukturen einhergeht und als **Milwaukee-Schulter** oder **Philadelphia-Finger** bezeichnet wird.

Kalziumoxalatablagerungen finden sich im Knochen, im Gelenkknorpel, in der Synovialis und in periartikulären Weichteilen. Wie auch bei den anderen Kalziumkristall-induzierten Arthropathien kann es zu Synovitiden und zu einer progredienten Gelenkzerstörung kommen. Es können verschiedenste Gelenke betroffen sein. Bei gleichzeitigem Auftreten von Gelenkbeschwerden und einer terminalen Niereninsuffizienz sollte die Diagnose der Oxalose erwogen werden, allerdings treten auch andere Kalziumkristall-induzierte Arthropathien häufiger im Zusammenhang mit Nierenfunktionsstörungen auf.

Die Diagnose einer Kalziumkristall-induzierten Arthropathie wird aus der Zusammenschau des klinischen Bildes, der radiologisch nachweisbaren Veränderungen und bei Vorliegen eines Gelenkergusses aus der Synoviaanalyse gestellt. In der Synovia lassen sich in Abhängigkeit von der jeweiligen Kristallart unterschiedliche Befunde erheben (Tabelle 7.5-2). Bei der **Chondrokalzinose** finden sich v. a. im akuten Pseudogichtanfall stäbchenförmige oder rhomboide, unter dem Polarisationsmikroskop schwach-positiv doppelbrechende Kristalle in Leukozyten oder Synovialmakrophagen. Bei chronischen Krankheitsverläufen ist der Nachweis von KPPK oft nicht möglich. Die HA-Kristalle lassen sich auf Grund ihrer geringen Größe nur elektronenmikroskopisch in der Synovia oder im Gewebe nach-

7.5 Arthropathien durch Kalziumkristalle

Tabelle 7.5-2. Differentialdiagnostik Kalziumkristall-induzierter Arthropathien

Art der Kalziumkristalle	Klinik	Synovia
Kalziumpyrophosphat	Asymptomatisch	–
	Pseudogicht	>20.000 Leukozyten/mcl, 80% Neutrophile, schwach doppelbrechende Kristalle intra- und extrazellulär
	Arthropathie (arthrotisch, destruktiv)	<2000 Leukozyten/mcl, überwiegend mononukleäre Zellen, Kristallnachweis schwierig
	Spondylarthropahtisch	–
	Periartikulär	–
Hydroxylapatit	Asymptomatisch	–
	Akute Synovitis, destruktive Arthropathie	20.000 – 50.000 Leukozyten/mcl, mononukleäre oder neutrophile Zellen, Kristallnachweis elektronenmikroskopisch oder durch Alizarinrotfärbung
	Tendinitis	–
Kalziumoxalat	Akute Synovitis, destruktive Arthropathie	<2000 Leukozyten/mcl, neutrophile oder mononukleäre Zellen, extrazelluläre, stark doppelbrechende Kristalle

weisen. Ansammlungen und Zusammenlagerungen einzelner Kristalle können intra- oder extrazelluläre Kügelchen bilden, die mit Alizarinrot-S- oder Wright-Färbung angefärbt und sichtbar gemacht werden. Kalziumoxalatkristalle finden sich meist extrazellulär in der Synovialflüssigkeit, sind von variabler Form und im Polarisationsmikroskop uneinheitlich doppelbrechend. Typisch sind bipyramidale, stark doppelbrechende Kristalle.

Im Serum lassen sich häufig keine Veränderungen nachweisen, lediglich im Rahmen von Pseudogichtanfällen und bei der Periarthritis calcarea kann es zum Auftreten einer Leukozytose und einem Anstieg der Entzündungsparameter kommen. Bei einigen Patienten findet sich eine Hyperurikämie (ca. 20%) oder ein positiver Rheumafaktor (10%).

Zum Nachweis der Kalziumkristallablagerungen sollte ein radiologisches Suchprogramm unter Einschluss von Knie, Händen, Schultern und Beckenübersichtsaufnahmen durchgeführt werden. Die typische radiologische Veränderung bei Chondrokalzinose ist die Verdopplung der Kortikaliskontur, die durch Kristallablagerungen im Gelenkknorpel entsteht. Weiterhin lassen sich granuläre Verdichtungen in den Menisken, Gelenkdisken, der Symphyse und im Labrum glenoidales nachweisen (Abb. 7.5-.1). Diese Veränderungen finden sich bei KPPK- und Kalziumoxalatablagerungen. **HA-Ablagerungen** führen typischerweise zu dichten, abgerundeten Verkalkungen in den distalen Sehnenanteilen. Diese können auf Grund ihrer Form von den Sehnenverkalkungen bei Chondrokalzinose abgegrenzt werden, wo die Verkalkungen der Sehnen ein eher streifiges Bild hervorrufen.

7.5.4 Therapie

Die Behandlung der Kalziumkristall-induzierten Arthropathien erfolgt symptomatisch. Im akuten Pseudogichtanfall sollte eine entlastende Gelenkpunktion mit möglichst kompletter Entfernung des Gelenkergusses durchgeführt werden. Die lokale Applikation von Glukokortikoiden kann in vielen Fällen die Dauer des akuten Anfalls reduzieren. Kalkmaterial in Bursae, wie es v. a. beim Apatitrheumatismus beobachtet wird, sollte ebenfalls durch Punktion entlastet werden. Als Mittel der Wahl zur systemischen Therapie haben sich nichtsteroidale Antiphlogistika (NSAID) erwiesen. Die Anwendung von Colchicin ist bei der Pseudogicht weniger erfolgversprechend als bei einem akuten Gichtanfall, kann jedoch unter Berücksichtigung der potentiellen Nebenwirkungen, die v. a. bei älteren Menschen auftreten können, versucht werden. Bei einer Häufung akuter Pseudogichtanfälle kann eine kurzzeitige Kortikosteroidstoßtherapie erfolgversprechend sein. Begleitend sollten physikalische Maßnahmen wie z. B. die Kryotherapie zum Einsatz kommen.

Bei chronischen Verlaufsformen sollte ein Therapiekonzept aus physikalischer Therapie, symptomatischer medikamentöser Schmerzbehandlung und operativer Gelenksanierung verfolgt werden. Eine kontinuierliche, niedrigdosierte Therapie mit NSAID hat sich als hilfreich erwiesen. Eine kausale Behandlung konnte bisher für keine der Kalziumkristall-induzierten Arthropathien gefunden werden.

Bei sekundärer Chondrokalzinose sollte die assoziierte Grunderkrankung behandelt werden.

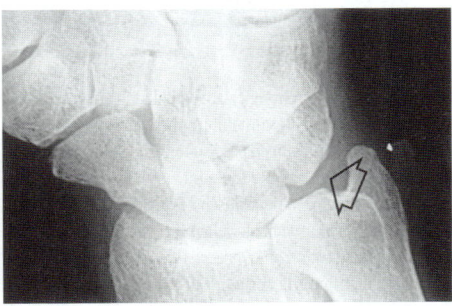

Abb. 7.5-1. Chondrokalzinose des Discus metacarpoulnaris. Zu beachten ist die, wie bei diesem Patienten, oft nur diskrete radiologische Verdichtung des Diskus (Pfeil)

7.5.5 Prognose

Die Chondrokalzinose durch KPPK führt zu irreversiblen Kalzifikationen in den beteiligten Geweben. Eingetretene Zerstörungen in den betroffenen Gelenken und Geweben sind nicht rückgängig zu machen. Auf Grund der Persistenz der KPPK in Gelenken und Geweben ist von einem Fortschreiten der Erkrankung auszugehen, die sich durch die derzeit bekannten Medikamente nur unzureichend beeinflussen lässt. Für Kristallablagerungen, die im Rahmen der primären Oxalose aufgetreten sind, konnte eine signifikante Reduktion nach Lebertransplantation gezeigt werden. Bei Patienten, die einer Langzeitdialyse bedürfen, sollte die Vitamin-C-Substitution zurückhaltend erfolgen, da Ascorbinsäure zu Oxalat verstoffwechselt wird und die Kalziumoxalatkristallablagerungen begünstigt. Hydroxylapatitablagerungen im periartikulären Gewebe können nach akuten Anfällen einer Periarthropathia calcarea verschwinden. Bei chronischer Persistenz bleiben sie entweder symptomlos oder induzieren chronische Schmerzen. Insbesondere nach operativen Eingriffen, aber auch nach Injektionen von kristalloiden Kortikosteroidsuspensionen bei Patienten mit Apatitrheumatismus, kann es zum Auftreten von HA-Ablagerungen kommen.

Evidenz der Therapieempfehlungen		
	Evidenzgrad	Empfehlungsstärke
Pseudogichtanfall		
Arthrozentese	III	B
Glukokortikoide i.a.	III	B
NSAID	III	B
Colchizin	III	B
syst. Glukokortikoidstoßtherapie	III	B
Physikalische Therapie	III	B
Chronische Verlaufsform		
NSAID	III	B
Physikalische Therapie	III	B
operative Gelenksanierung	III	B
Sekundäre Chondrokalzinose		
Behandlung der Grundkrankheit	III	B

Literatur

Cheung HS (2000) Calcium crystal effects on the cells of the joint: implications for pathogenesis of disease. Curr Opin Rheumatol 12: 223–227

Fam AG (2000) What is new about crystals other than monosodium urate? Curr Opin Rheumatol 12: 228–234

7.6 Infektiöse Arthropathien
Peter Lamprecht

7.6.1 Einleitung

Die infektiöse Arthropathie ist definiert als eine Gelenkentzündung, die durch eine direkte Infektion des Gelenks mit einem Erreger hervorgerufen wird. Demgegenüber ist die reaktive Arthritis abzugrenzen, bei der infolge einer primären extraartikulären Infektion eine Arthritis auftritt, ohne dass ein vitaler Krankheitserreger aus der Synovialflüssigkeit oder Synovia direkt nachgewiesen werden kann. Zur infektiösen Arthropathie zählen bakterielle, mykotische, parasitäre und virale Arthritiden. Bakterielle Arthritiden stellen die größte Gruppe infektiöser Arthropathien in Nord- und Mitteleuropa dar.

7.6.2 Ätiologie und Pathogenese

Eine infektiöse Arthritis kann im Rahmen einer hämatogenen Streuung aus extraartikulären Infektionsherden, durch direkte Inokulation im Rahmen von Traumen, Operationen oder Gelenkpunktionen, nach endoprothetischem Gelenkersatz, ausgehend von gelenknahen Wunden, oder über eine Osteomyelitis per continuitatem auftreten. Prädisponierende Faktoren sind eine bereits bestehende Gelenkerkrankung, angeborene oder erworbene Immundefekte, intravenöser Drogenabusus, Traumen, und invasive Eingriffe (s. Übersicht). Die höchste Inzidenz bakterieller Arthritiden wird für die rheumatoide Arthritis (RA) mit bis zu 3% angegeben.

> **Pathogenetische Mechanismen und prädisponierende Faktoren einer infektiösen Arthropathie**
> - Pathogenetische Mechanismen:
>   – Hämatogene Streuung aus extraartikulären Infektionsherden
>   – Direkte Inokulation durch Traumata, Operationen, Gelenkpunktionen oder endoprothetischen Gelenkersatz
>   – Gelenknahe Wunden mit Ausbreitung per continuitatem
>   – Osteomyelitis mit Ausbreitung per continuitatem
> - Prädisponierende Faktoren:
>   – Rheumatoide Arthritis (RA)
>   – Angeborene Immundefekte
>   – Erworbene Immundefekte (z. B. Diabetes mellitus, maligne Erkrankungen, chronische Niereninsuffizienz, Lebererkrankungen, Alkoholkrankheit)
>   – Immunsuppressive Therapie
>   – Intravenöser Drogenabusus
>   – Hautulzera
>   – Traumata
>   – Chirurgische Eingriffe
>   – Endoprothetischer Gelenkersatz
>   – Gelenkpunktionen

Bei der hämatogen Streuung gelangen Bakterien über synoviale Kapillaren, die keine Basalmembran besitzen, in das Gelenk. Neben den o. g. wirtsseitigen prädisponierenden Faktoren muss noch eine Reihe weiterer Faktoren hinzutreten, damit im Rahmen einer Infektion eine septische Arthritis auftreten kann. Wichtig sind bestimmte bakterielle Virulenzfaktoren, wie z. B. bei Arthritiden durch *Staphylococcus aureus* der Fibrinogen-bindende „clumping factor A" (ClfA), Protein A, bestimmte Polysaccharid-Kapsel-Typen (z. B. CP5) und das Enzym Sortase A. Derartige Virulenzfaktoren erleichtern die Adhäsion der Bakterien und mindern deren Phagozytose durch Makrophagen. Im Tiermodell können bakterielle Bestandteile, z. B. unmethylierte CpG-Motive, über eine Interaktion mit Toll-like-Rezeptoren auf Makrophagen oder dendritischen Zellen zu einer Chemokin- und Zytokinsekretion mit nachfolgender Leukozytenrekrutierung in das Gelenk führen.

Synovia und Gelenk werden bei bakteriellen Arthritiden überwiegend von neutrophilen Granulozyten infiltriert. Experimentelle Tiermodelle infektiöser Arthropathien lassen erkennen, dass neben einer direkten erregerbedingten Schädigung artikulärer Strukturen eine Gelenkschädigung durch natürliche Immunabwehrvorgänge, durch zytokinvermittelte Immunreaktionen und die Freisetzung proteolytischer Enzyme entsteht. Die Freisetzungen von Proteasen und anderen Enzymen führt zur Knorpeldegradation, die innerhalb von 48 h beginnt. Im Tiermodell ist die Schwere der Gelenkdestruktion abhängig von der Makrophagenaktivität und -anzahl, wobei die Abwesenheit von Makrophagen zwar die Gelenkdestruktion mindert, aber die Elimination der Erreger ebenfalls beeinträchtigt. Ähnlich wirkt sich die An- bzw. Abwesenheit verschiedener die Leukozytenrekrutierung beeinflussender Faktoren, z. B. von Selektinen und Integrinen, im Modell aus.

7.6.3 Klinik und Diagnostik

Klinik

Das typische klinische Bild ist gekennzeichnet durch Arthralgien, Schwellung, Überwärmung und Funktionseinschränkung des Gelenks. Die akute bakterielle Arthritis geht meist mit einer Mon- oder Oligoarthritis einher. Subakute und chronische Verläufe werden oftmals bei mykobakteriellen und mykotischen Arthritiden sowie bei immunsupprimierten Patienten beobachtet. Bei der bakteriellen Arthritis ist am häufigsten das Kniegelenk betroffen, gefolgt vom Hüft- und Schultergelenk. An der Hand sind bei hämatogener Streuung in der Regel die Handwurzelknochen und unmittelbar angrenzende Gelenke betroffen. Bei ca. 15% der Patienten sind zwei oder mehr Gelenke betroffen. Polyartikuläre Verläufe einer infektiösen Arthropathie finden sich besonders häufig bei vorbestehender RA (≥50%), was die Gefahr einer Fehldeutung eines in diesem Fall erregerbedingten Arthritisschubs als Exazerbation der Aktivität der RA und somit einer verspäteten Diagnosestellung in sich birgt. Fieber wird bei etwa 65% der Patienten gefunden. Bei RA, älteren und immunsupprimierten Patienten kann die Präsentation der infektiösen Arthropathie atypisch und symptomarm sein. Zeichen einer Sepsis können hinzutreten, und durch septische Streuung können eine Endokarditis und andere Komplikationen das Krankheitsbild verschlechtern. Die infektiöse Sacroiliitis – =(SI)-Arthritis – und Faszettgelenkarthritiden der Wirbel äußern sich durch starke Schmerzen, Klopf- und Belastungsschmerzen, pseudoradikuläre Symptome und Spasmen der paravertebralen und Psoasmuskulatur.

Die Mortalität der infektiösen bakteriellen Arthritis wird mit 11% angegeben. Sie liegt bei Patienten mit RA höher (ca. 20%), und ist bei polyartikulärem Befall besonders schlecht (bis ca. 50%). Verspä-

tete Diagnosestellung und eine Komorbidität wirken sich ungünstig aus.

Diagnose

Die Diagnose der infektiösen Arthropathie stützt sich auf die Anamnese, insbesondere das Erkennen von prädisponierenden Risikofaktoren, Infektionsherden und möglichen Eintrittspforten, das klinische Bild, die laborchemische Diagnostik und den Erregernachweis. Der intraartikuläre Nachweis eines Erregers sichert die Diagnose. BSG und CRP sind fast immer erhöht (98%). Eine Leukozytose im Blut ist bei ca. 60% der Patienten zu finden. Somit ist bei fehlendem Fieber (ca. 35%, s. Klinik) und normalen Leukozytenzahlen im Blut das Vorliegen einer infektiösen Arthritis per se nicht immer ausgeschlossen. Blutkulturen sind insbesondere dann diagnostisch hilfreich, wenn ein Erreger zwei- oder mehrfach nachgewiesen wird oder eine Kontamination sicher ausgeschlossen werden kann. Ein Harnröhrenabstrich kann Aufschluss über gonorrhoische und nicht-gonorrhoische Arthritiden geben, wobei hier zu bedenken ist, dass spezielle Nährböden und Methoden zum Nachweis von Chlamydien- und Mykoplasmeninfektionen notwendig sind.

Die Synovialanalyse ist die wichtigste diagnostische Maßnahme. Eine Gramfärbung ist durchzuführen und aerobe sowie anaerobe Kulturen sind anzulegen. Der Nachweis des Erregers in der Synovialflüssigkeit sichert die Diagnose. Der gleichzeitige Nachweis desselben Erregers in der Blutkultur weist auf eine Sepsis hin. Leukozytenzahlen >50.000/µl sind typisch für eine infektiöse Arthropathie. Hierbei sind ca. 90% oder mehr der Zellen polymorphkernige Granulozyten. Niedrigere Leukozytenzahlen werden bei tuberkulösen und mykotischen Arthritiden gesehen (Tabelle 7.6-1). Aus differentialdiagnostischen Gründen sollte gleichzeitig ein Kristallnachweis geführt werden. Eine Synovialisbiopsie mit Kultur und histologischer Aufarbeitung kann im Rahmen der Diagnostik tuberkulöser, mykotischer und parasitärer Arthritiden wegweisend sein. Der Einsatz der Polymerase Chain Reaction (PCR) zur bakteriellen Erregerdiagnostik ist einer kontrollierten Studie zufolge der bakteriellen Kultur in der Analyse der Synovialflüssigkeit nicht überlegen. Im Einzelfall kann die PCR bei der Diagnostik bestimmter infektiöser Arthritiden jedoch hilfreich sein, z. B. bei der tuberkulösen Arthritis oder Gonokokkenarthritis. Bei der infektiösen Sakroiliitis oder Faszettgelenk Arthritis der Wirbel kann mittels CT-gesteuerter Nadelaspiration, Stanzbiopsie oder ggf. offener Biopsie Material zur Erregerdiagnostik gewonnen werden.

Sonographisch ist in der Regel ein Erguss des betroffenen Gelenks nachzuweisen. Manchmal bedarf es jedoch kurzfristiger Kontrollen, ehe der Erguss nachzuweisen ist. Ebenso können mittels Röntgenaufnahme, Computertomographie (CT) oder Kernspintomographie (MRT) eine Gelenkschwellung und ein Erguss sowie ggf. eine gelenknahe Osteomyelitis nachgewiesen werden. CT und MRT sind bei der Beurteilung einer SI-Arthritis und Faszettgelenkarthritis hilfreich. Destruktionen von Knorpel und Knochen sowie angrenzenden Strukturen sind in der Röntgenaufnahme erst nach einiger Zeit, oft erst nach Wochen, nachzuwei-

Tabelle 7.6-1. Synovialanalyse bei infektiöser bakterieller oder mykotischer Arthropathie

Parameter	Befund	Referenzwert
Aussehen	Eitrig, grau, trüb	Klar
Zellzahl	>50.000/µl Leukozyten (25.000–250.000) und ≥90% neutrophile Granulozyten: bakterielle Arthritis; 10.000–30.000/µl Leukozyten und 50–70% neutrophile Granulozyten: tuberkulöse und mykotische Arthritiden	200/µl Leukozyten, davon ≤25% neutrophile Granulozyten und ≥75% mononukleäre Zellen (Monozyten und Lymphozyten)
Eiweiß	30–60 g/l	10–25 g/l
Glukose	<50% des Serumwertes	60–95 mg/dl
Lactat	>50 mg/dl	10–15 mg/dl
LDH	>300 U/l	≤200 U/l

sen, während Frühzeichen einer Destruktion sonographisch, im CT und MRT eher zur Darstellung kommen, jedoch nicht spezifisch für eine infektiöse Arthropathie sind. Bei der akuten bakteriellen Arthritis stehen zunächst arthritische Weichteilzeichen im Vordergrund, wohingegen tuberkulöse Arthritiden frühzeitig mit einer subchondralen Entkalkung einhergehen. Die bakterielle Arthritis schreitet rasch fort, sodass röntgenologische Veränderungen im Abstand von Tagen bis Wochen auftreten, während die tuberkulöse Arthritis über Monate bis Jahre langsam progrediente röntgenologische Veränderungen zeigt. Eine bakterielle Arthritis der Karpalgelenke geht oftmals von einem Gelenk aus. Dies Gelenk zeigt dann gegenüber umliegenden Gelenken fortgeschrittenere Veränderungen (fokaler „Zerstörungsschwerpunkt"). Demgegenüber sind bei der RA die Karpalgelenke eher gleichmäßig in den arthritischen Zerstörungsprozess einbezogen (s. Übersicht). Szintigraphisch lassen sich frühzeitig Hinweise auf eine Arthritis im Rahmen einer infektiösen Arthropathien finden. Die Szintigraphie ist insbesondere in Bezug auf die Beurteilung schlecht einsehbarer und zugänglicher Gelenkaffektionen, z. B. der Faszettgelenke der Wirbel hilfreich.

Sonographische und radiologische Zeichen einer infektiösen (in der Regel bakteriellen) Arthropathie (nach Dihlmann)

- Sonographische Zeichen:
  - Erguss, z. T. echoreich (Pus)
  - Schwellung der Synovialis, Synovialzotten
- Radiologische Zeichen (Röntgenaufnahme, Tomographie [z. B. ISG-Gelenke], CT, MRT)
  - Weichteilschwellung
  - Initial: Gelenkspalterweiterung
  - Subchondrale Entkalkung, im Handwurzelbereich oft bandförmig
  - Schwund der subchondralen Grenzlamelle
  - Diffuse, fleckige, teilweise auch bandförmige metaphysäre Knochenentkalkung (arthritisches Kollateralphänomen)
  - Gelenkpaltverschmälerung ab 2–3 Wochen
  - Erosionen im Kapselansatzbereich
  - Inhomogene Knochendemineralisation
  - Sequesterbildung
  - Periostitis, Osteomyelitis
  - Gelenkdestruktion, Ankylose

Differentialdiagnose

Die Differentialdiagnose umfasst reaktive Arthritiden, Kristallarthropathien einschließlich der Arthritis urica, die Psoriasisarthritis, das Löfgren-Syndrom sowie Mon-, Oligo- und Polyarthritiden bei Kollagenosen, primär und sekundär systemische Vaskulitiden, chronische Sarkoidose, Arthritiden bei chronischentzündlichen Darmerkrankungen, paraneoplastische Arthritiden und die RA. Eine infektiöse Arthropathie kann komplizierend zu einer der vorgenannten Arthritiden hinzutreten. Daher ist insbesondere bei der RA, nach Gelenkpunktionen sowie bei Kristallarthropathien älterer Patienten an diese Komplikation zu denken.

Erregerspektrum

Ungefähr 2/3 der infektiösen, bakteriellen Arthritiden werden durch *Staphylococus aureus* hervorgerufen, gefolgt von Streptokokken und gramnegativen Keimen. Bei der RA wird die infektiöse Arthropathie am häufigsten durch *S. aureus* hervorgerufen. Arthritiden durch *S. aureus* und gramnegative Keime werden gehäuft bei Diabetes mellitus, angeborenen und erworbenen Immundefekten sowie bei immunsuppressiver Therapie gesehen. Alkoholkranke, Patienten mit humoralen Immundefekten und ältere Patienten haben ein erhöhtes Risiko einer Pneumokokkenarthritis. *Neisseria gonorrhoeae* ist eher bei jungen Erwachsenen Ursache einer Arthritis. *S. aureus* ist nach chirurgischen Eingriffen, Gelenkpunktionen und Traumen der häufigste, vorgefundene Keim. Koagulasenegative Staphylokokken, insbesondere auch *S. epidermidis*, werden hingegen eher bei bakterieller Arthritis nach Arhthroskopien und nach endoprothetischem Gelenkersatz isoliert. Polymikrobielle Arthritiden werden nach penetrierende Traumen und (selten) nach chirurgischen Eingriffen gesehen. Intravenöser Drogenabusus kann zu bakteriellen Arthritiden durch Staphylokokken, Streptokokken, Pseudomonaden und weiteren gramnegativen Keimen prädisponieren.

7.6.4 Therapie

Therapieziel und prinzipielle Vorgehensweise

Ziel der Behandlung einer infektiösen Arthropathie ist die Sterilisation und Dekompression des Gelenks, Verhinderung einer Knorpeldegeneration, Eliminierung von Leukozyten und entzündlichem Pannus sowie Verhinderung einer postinfektiösen sekundären Arthrose. Daher ist bei bakteriellen Arthritiden sowie bei infiziertem endoprothetischen Gelenkersatz die frühzeitige Operation des Gelenks die Therapie der Wahl. Art und Weise des Eingriffs sind umgehend mit einem Chirurgen oder einem operativ tätigen Orthopäden zu klären.

Einzelne, offene Studien sehen in der Arthrotomie Vorteile auf Grund der Möglichkeit zur Synovektomie, besseren Dekompression bei zähflüssigem, eitrigen Erguss und postoperativ niedrigerer, intraartikulärer Bakterienzahlen. Bei infektiöser Faszettgelenkarthritis oder SI-Arthritis wird zunächst eine Immobilisation (bis zu 6 Wochen) und antibiotische Therapie gemäß dem vermuteten bzw. nachgewiesenen Keimspektrum empfohlen, jedoch kann bei Antibiotikaresistenz oder fortschreitender Destruktion eine operative Intervention ebenfalls rasch erforderlich werden. Kryotherapie und Frühmobilisation, beispielsweise durch kontinuierliche, passive Bewegung auf einer Motorschiene, stellen Maßnahmen zur Verhinderung einer Einschränkung der Gelenkbeweglichkeit nach stattgehabter infektiöser Arthropathie dar. In diesem Kontext wird auch die Gabe von nichtsteroidalen Antirheumatika, wie z. B. Diclofenac oder Ibuprofen, von vielen Autoren günstig beurteilt. Die zeitweilige Einschränkung der Beweglichkeit des Patienten erfordert eine Thromboseprophylaxe mit Heparin.

Antibiotische Therapie

Die Operation ist bei einer bakteriellen Arthritis bzw. infiziertem endoprothetischen Gelenkersatz die Therapie der Wahl. Zudem muss bei vermuteter bakterieller Arthritis frühzeitig nach Entnahme von Blutkulturen und Abnahme von Synovialflüssigkeit zur Analyse und Kultur eine systemische antibiotische Therapie erfolgen. Die initiale antibiotische Therapie ist empirisch zu wählen. Im weiteren Verlauf wird die definitive antibiotische Therapie entsprechend dem Antibiogramm ausgerichtet. Septische Komplikationen wie z. B. eine Endokarditis oder ein Hirnabszess können zusätzliche Überlegungen hinsichtlich des operativen Vorgehens und der Antibiotikawahl erforderlich machen. Die parenterale Antibiotikagabe wird bevorzugt, da hierbei in der Regel ausreichend hohe Antibiotikakonzentrationen in der Synovialflüssigkeit erreicht werden. Eine intraartikuläre Antibiotikainstillation wird derzeit nicht allgemein empfohlen. Die Dauer der intravenösen Antibiotikatherapie ist auf Grund von Erfahrungsberichten und von unkontrollierten Studien mit 3–6 Wochen anzusetzen. Danach soll die Therapie für 3 Wochen als Antibiotikagabe per os fortgeführt werden.

Empirische antibiotische Therapie

Die initiale antibiotische Therapie der bakteriellen Arthritis sollte das o.g. Erregerspektrum berücksichtigen und gut gewebs- und knochengängig sein. Die Gramfärbung lässt oftmals eine erste Differenzierung des Erregerspektrums zu. Da *S. aureus* der häufigste Erreger ist, wird je nach Resistenzlage im Allgemeinen eine Kombinationstherapie mit einem Penicillinase-festen Isoxazolyl-Penicillin (Flucloxacillin) in Kombination mit einem Aminoglykosid, Clindamycin und/oder Rifampicin empfohlen.

Therapie von Arthritiden durch grampositive und gramnegative Erreger

Sobald ein Erreger isoliert ist und ein Antibiogramm vorliegt, kann entsprechend dem Antibiogramm gezielt behandelt werden. Die Therapie sollte ggf. mit einem Mikrobiologen oder Infektiologen unter Berücksichtigung der Resistenzlage, der Gewebsgängigkeit und eventueller septischer Komplikationen abgestimmt werden. Die meisten Therapieempfehlungen beruhen in der Regel auf offenen, unkontrollierten Studien mit geringen Fallzahlen und Erfahrungsberichten. Bei der Therapie von bakteriellen Arthritiden durch Staphylokokken oder Streptokokken sollten Penicillinempfindliche Erreger mit Penicillin G i.v. behandelt werden. Cephalosporine der 3. Generation sind nicht ausreichend aktiv gegen Staphylokokken, sodass bei nicht Penicillinempfindlichen Keimen ggf. Cephalosporinen der 1. oder 2. Generation der Vorzug zu geben ist. Clindamycin und Rifampicin stellen weitere Möglichkeiten einer Therapie bei resistenten Staphylokokken dar. Bei Arthritiden durch Methicillin-resistente Staphylokokken (MRSA) kommen auch Teicoplanin oder Linezolid zum Einsatz.

Enterokokken werden mit einer Kombinationstherapie aus einem Penicillin und einem Aminoglykosid behandelt. Enterokokken sind zumeist resistent gegenüber Cephalosporinen. Linezolid ist eine Alternative bei multiresistenten (Vancomycin-, Gentamicin- und/oder β-Laktamantibitotika) Enterokokken. Teicoplanin ist eine gewisse Alternative bei Enterokokken mit VanB- oder VanC-Phänotyp einer Vancomycin-Resistenz dar, aber es kann unter der Therapie bei VanB-Stämmen zur Resistenzentwicklung gegen Teicoplanin kommen.

Bei gramnegativen Erregern stellt die Cephalosporin-Resistenz sowie die vereinzelt beschriebene Carbapenem-Resistenz von Enterobacter-Spezies ein Problem dar. Bei der Gonokokken-Arthritis werden zwei Verlaufsformen unterschieden:

- Die disseminierte, septikämische Verlaufsform mit einer migratorischen Oligo- oder Polyarthritis, bei der *Neisseria gonorrhoeae* bei weniger der Hälfte der Patienten in Blutkulturen und fast nie aus der Synovialflüssigkeit nachgewiesen wird. Bei diesen Patienten finden sich Leukozytenzahlen von 10.000–20.000/µl in der Synovialflüssigkeit.

- Die gonorrhoische Mono- oder Oligoarhthritis, bei der Symptome einer Septikämie häufig fehlen. Bei diesen Patienten kann *N. gonorrhoeae* im Einzelfall aus der Synovialflüssigkeit nachgewiesen werden. Ergänzend kann eine PCR Untersuchung zum Einsatz kommen. Die Leukozytenzahlen in der Synovialflüssigkeit betragen ≥50.000/µl.

Auf Grund der hohen Resistenz gegenüber Penicillinen stellen Cephalosporine das Antibiotikum der Wahl bei der Behandlung der Gonokokkenarthritis dar. Eine *N.-meningitidis*-Infektion kann sowohl eine akute Polyarthritis als auch eine Oligo- oder Monarthritis hervorrufen. Menigokokken werden jedoch selten aus der Synovialflüssigkeit isoliert. Daneben gibt es eine primär pyogene Menigokokkenarthritis, die ohne Zeichen einer Meningitis oder Septikämie vorliegen kann. Die Therapie der Wahl stellt Penicillin G dar.

Antibiotische Prophylaxe bei prädisponierten Patienten

Patienten mit vorbestehenden Gelenkerkrankungen, z. B. einer RA oder einem endoprothetischen Gelenkersatz, und einem erhöhten Risiko einer infektiösen Arthropathie infolge prädisponierender Faktoren (s. Übersicht, Abschnitt 7,6.2) profitieren einer prospektiven Kosten-Nutzen Analyse zufolge bei Haut- und Harnwegsinfekten sowie Infektionen des Respirationstrakts von einer antibiotischen Prophylaxe. Ebenso erscheint eine antibiotische Prophylaxe vor invasiven Eingriffen bei Patienten mit erhöhtem Risiko einer infektiösen Arthropathie gerechtfertigt. Einheitliche Richtlinien bestehen bezüglich einer antibiotischen Prophylaxe bei Risikopatienten bisher jedoch nicht.

Lyme-Arthritis

Rheumatische Beschwerden können in allen drei Stadien der Lyme-Borreliose
- Stadium I: „lokale" Infektion,
- Stadium II: disseminierte Infektion und
- Stadium III: chronisches Stadium

auftreten. In den beiden Frühstadien können migratorische Arthralgien und Myalgien auftreten. Im Stadium der disseminierten Infektion sind migratorische Mon- und Oligoarthritiden keine Seltenheit. Im chronischen Stadium stellt die Lyme-Arthritis neben der Acrodermatitis chronica atrophicans und neurologischen Manifestationen eine der Hauptkrankheitsmanifestationen dar. Sie verläuft bei etwa 50% der Patienten als rezidivierende, z. T. wechselnde oder chronische Mon- oder Oligoarthritis großer Gelenke, zumeist der Knie-, Sprung- oder Handgelenke. Eine polyarthritische Verlaufsform ist demgegenüber seltener (10–20% der Patienten). Ein Befall des Achsenskeletts oder eine SI-Arthritis gelten nicht als typische Manifestationen der Lyme-Arthritis. Der Verlauf ist im Allgemeinen nicht destruierend, jedoch findet sich bei ca. 10% der Patienten eine erosive Verlaufsform. Neben der serologischen Diagnostik gewinnt der Nachweis mittels PCR zunehmend an Bedeutung, da der kulturelle Erregernachweis aus der Synovialflüssigkeit in der Regel negativ ist. In kleinen, prospektiven, randomisierten, kontrollierten Studien wurde eine klinische Überlegenheit von Ceftriaxon gegenüber Penicillin G gezeigt. Die antibiotische Therapie wird mit Ceftriaxon i.v. (1-mal 2 g) über 14–28 Tage durchgeführt. Die Therapiedauer ist weiterhin umstritten. Mögliche Therapiealternativen bei Unverträglichkeit oder Allergien stellen Cefotiam i.v. (3-mal 1 g), Penicillin G i.v. (4-mal 5 Mio. IE) oder Doxycyclin p.o. (2-mal 100 mg) dar. Der Therapieerfolg tritt oft verzögert, z. T. erst nach 3 Monaten, zu Tage.

Eine Resistenz der Lyme-Arthritis gegenüber Antibiotika wurde gehäuft bei HLA-DRB1*0401-positiven Patienten festgestellt. Die Antibiotikaresistenz ist möglicherweise auf eine Kreuzantigenität zwischen dem Borrelia-burgdorferi-OspA-Antigen und dem humanem "leukocyte function-associated antigen/LFA-1" auf aktivierten T-Zellen u.a. zurückzuführen, die eine Autoimmunantwort induziert. Die Therapie der antibiotikaresistenten Lyme-Arthritis ist schwierig. Neben einer medikamentösen Therapie mit nichtsteroidalen Antirheumatika muss in Einzelfällen eine chirurgische Synovektomie erwogen werden. Eine weitere Antibiotikatherapie ist in derartigen Fällen nicht aussichtsreich.

Tuberkulöse Arthritis

Die tuberkulöse Arthritis ist in der Regel eine Manifestation der postprimären Tuberkulose. Sie tritt meist als chronische, langsam progrediente granulomatöse Monarthritis großer Gelenke der (gewichttragenden) Knie-, Hüft- oder Sprunggelenke auf. Seltener ist die polyarthritische Verlaufsform („Poncet's disease") oder eine SI-Arthritis. Tenosynoviditen und Bursitiden können hinzutreten. Systemische Zeichen einer Tuberkulose bestehen bei weniger als der Hälfte der Patienten und eine zeitgleiche, produktive, pulmonale Tuberkulose ist selten. Säurefeste Stäbchen sind bei weniger als 1/3 der Patienten in der Synovialflüssigkeit nachzuweisen, wohingegen Kulturen bei 80% der Patienten positiv sind. Eine PCR-Untersuchung ist zum schnellen Nachweis von Mycobacterium tuberculosis als Ursache einer infektiösen Arthropathie geeignet. Mit einer Synovialbiopsie können säurefeste Stäbchen auch bei fehlendem Nachweis in der Synovialflüssigkeit und verkäsende Granulome nachgewiesen werden.

Die tuberkulöse Arthritis wird wie eine pulmonale Tuberkulose mit einer Kombinationstherapie über 6 Monate (bei AIDS-Patienten ggf. länger) behandelt. In der Initialphase wird für 2 Monate mit einer Vierfachkombination aus Isoniazid, Rifampicin, Pyrazinamid und Streptomycin oder Ethambutol behandelt. Auf eine Pyridoxin-(Vitamin B_6-)Prophylaxe zur Vermeidung einer Isoniazid-induzierten Polyneuropathie ist zu achten. Anschließend wird die Therapie für weitere 4 Monate in der Stabilisierungsphase mit Isoniazid und Rifampicin fortgeführt. Kann eines der antituberkulösen Medikamente nicht verwandt werden, steht Protionamid zur Alternative. Hierbei ist auf die prophylaktische Gabe von Nikotinamid zu achten. Ciprofloxacin, Sparfloxacin und Clarithromycin sind für eine Tuberkulosetherapie derzeit nicht zugelassen, kommen aber bei Resistenz gegenüber anderen antituberkulös wirksamen Medikamenten oder unerwünschten Wirkungen im Einzelfall als Alternative in Frage. Bei Resistenzbildung sollte die Therapie nach Antibiogramm und in Absprache mit einem Mikrobiologen und/oder Infektiologen erfolgen.

Infektiöse Arthropathie bei atypischer Mykobakteriose

Die Gelenkbeteiligung bei atypischen Mykobakteriosen (M. marinum, M. intracellulare, M. avium u.a.) besteht in einer Mon-, Oligo- oder (seltener) Polyarthritis der Finger-, Hand-, oder Kniegelenke. Daneben können Tenosynoviditen und Bursitiden auftreten. Wie bei der tuberkulösen Arthritis ist eine Kombinationstherapie erforderlich. Auf Grund häufiger Resistenzbildungen ist die Therapie am Antibiogramm auszurichten. Bei

M.-avium-Infektionen hat sich eine Kombination mit Rifabutin, Clarithromycin und Ciprofloxacin als wirksam herausgestellt.

Mykotische Arthritiden

Mykotische Arthritiden werden gehäuft bei Patienten mit Defekten der zellulären Immunität und bei polymorbiden Patienten gesehen. Als prädisponierende Erkrankungen sind ein Diabetes mellitus, Alkoholkrankheit, Leberzirrhose, Neoplasien, AIDS und eine Kortikosteroidbehandlung zu nennen. Eine Neutropenie kann eine infektiöse Arthropathie durch hämatogene Aussaat von Aspergillus species und Candida albicans begünstigen. Mykotische Infektionen von endoprothetischen Gelenkersätzen sind selten und werden in der Regel durch Candida-Infektionen verursacht. In Nord- und Mitteleuropa sind Candida albicans, Aspergillus species und Cryptococcus neoformans die häufigsten Erreger einer mykotischen Arthritis. In der Regel bestimmen Mon- oder Oligoarthritiden das klinische Bild. Eine gelenknahe Osteomyelitis kann vorkommen. Der Diagnosestellung dienen Kulturen der Synovialflüssigkeit bzw. eine Biopsie der Synovialmembran mit Kultur und histologischer Untersuchung. Blutkulturen, serologische Tests, Antikörpernachweise sowie der Nachweis des Erregers aus anderen Läsionen bzw. Organen können die Diagnose stützen. Die Therapie erfolgt mit antimykotisch wirksamen Substanzen entsprechend dem Vorgehen bei disseminierten Mykosen, d. h. mit Amphotericin B, ggf. in Kombination mit 5-Fluorocytosin oder alternativ – bei Candida- und Kryptokokkusinfektionen – mit Fluconazol. Kontrollierte Studien zur Behandlung mykotischer Arthritiden fehlen. Eine chirurgische Entlastung und Debridement des Gelenkes kann erforderlich sein. Die Mortalität bei mykotischen Arthritiden ist hoch.

Parasitäre Arthritiden

Arthritiden durch hämatogene Aussaat mit Erregernachweis von Parasiten aus der Synovialflüssigkeit bzw. Synovialmembran sind in Einzelfällen von Entamoeba-histolytica-, Strongyloidesstercoralis- und Blastocystis-hominis-Infektionen beschrieben worden. Ossäre Echinococcus-granulosus-Hydatidenzysten können das Gelenk erreichen. Eine chronische Synovitis durch Schistosomeneier in der Synovialmembran wurde berichtet. Reaktive Arthritiden wurden Immunreaktionen bei Hakenwurm-, Strongyloides-, Cyptosporidium- und Giardia-lamblia-Infektionen zugeschrieben. Neben Monarthritiden bei Echinococcusgranulosus-Infektionen wurden Oligoarthritiden bei Giardia lamblia, Ascaris lumbricoides, Trichuris trichura, Taenia saginata, Schistosoma mansoni u. a. beschrieben. Polyarthritiden kommen bei Toxoplasma gondii, Strongyloides stercoralis, Taenia saginata u. a. vor, SI-Arthritiden bei Trichomona vaginalis und Schistosoma mansoni. Die Therapie erfolgt mit antiparasitär wirksamen Substanzen entsprechend den Grundsätzen der Behandlung der einzelnen parasitären Erkrankungen. Eine chirurgische Entlastung und Debridement des Gelenks kann im Einzelfall erforderlich sein.

Virale Arthritiden

Eine Vielzahl von viralen Erkrankungen geht mit meist flüchtigen Arthralgien oder z. T. migratorischen Mon-, Oligo- oder Polyarthritiden einher. Die akute Hepatitis-B-Infektion kann zu Arthralgien oder passageren Arthritiden im Rahmen von Immunkomplexdepositionen führen. Eine Polyarthritis kann Symptom der Hepatitis-B-Virus-(HBV-)assoziierten Polyarteriitis nodosa sein. Polyarthralgien und eine chronische, in der Regel nicht erosive Polyarthritis sind bei chronischer Hepatitis C und als Symptom der Hepatitis-C-Virus-(HCV-)assoziierten gemischten Kryoglobulinämie sowie der HCV-assoziierten kryoglobulinämischen Vaskulitis beschrieben worden. Erosive Verlaufsformen machen eine Abgrenzung gegenüber einer RA schwierig. HCV-RNA wurde aus der Synovialflüssigkeit nachgewiesen. Bei Ineffektivität nichtsteroidaler Antirheumatika und fehlendem Ansatz einer HBV- oder HCV-Elimination scheint unkontrollierten Studien zufolge eine Methotrexattherapie (0,3 mg/kg i.v. einmal pro Woche mit entsprechender Folinsäuresubstitution am Folgetag) erfolgversprechend. Andernfalls sollte eine HBV- oder HCV-Elimination versucht werden. Parvovirus-B19-Virusinfektionen können eine akute, symmetrische Polyarthritis mit vorwiegendem Befall kleiner Gelenke, insbesondere der Hand sowie seltener der Knie- und Sprunggelenke, hervorrufen. Die akute Parvovirus-B19-assoziierte Arthritis wird mit nichtsteroidalen Antirheumatika und Kryotherapie behandelt. Chronische Verläufe sind selten und werden ggf. mit Hydroxychloroquin p.o. (2-mal 200 mg) behandelt. Das klinische Bild der bei einer HIV-Infektion auftretenden Arthritis ist vielgestaltig. Neben Arthral-gien werden Spondarthritiden, eine HIV-assoziierte asymmetrische Oligoarthritis oder (z. T. erosive) Polyarthritis und septische Arthritiden durch Staphylokokken, Haemophilus influenzae, Neisseria gonorhoeae, Salmonellen, atypische Mykobakterien, Candida albicans, Mykosen, parasitäre u. a. Erreger beobachtet. Neben der Therapie der HIV Infektion mit einer antiviralen Kombinationstherapie wird die jeweils ursächliche infektiöse Arthropathie behandelt.

Evidenz der Therapieempfehlungen		
	Evidenzgrad	Empfehlungsstärke
Empirische Therapie bakterieller Arthritiden	IV	B
Therapie von Arthritiden durch grampositive Erreger	III	B
Therapie von Arthritiden durch gramnegative Erreger	III	B
Therapie der Lyme-Arthritis mit Ceftriaxon	I-b	A
Therapie tuberkulöser Arthritiden	III	B
Therapie mykotischer Arthritiden	III	B
Therapie parasitärer Arthritiden	III	B
Therapie viraler Arthritiden	III	B

Literatur

Deng GM, Nilsson IM, Verdrengh M, Collins IV, Tarbowski A (1999) Intra-articularly localized bacterial DNA containing CpG motifs induces arthritis. Nat Med 5: 702–705

Dihlmann W (1987) Gelenke – Wirbelverbindungen. Klinische Radiologie einschließlich Computertomographie – Diagnose, Differentialdiagnose. 3. Aufl. Thieme, Stuttgart New York

Donatto KC (1989) Orthopedic management of septic arthritis. Rheum Dis Clin North Am 24: 275–286

Goldenberg DL (1998) Septic arthritis. Lancet 351: 197–202

Gross DM, Forsthuber T, Tary-Lehmann M, Eting C, Ito K, Nagy ZA, Field JA, Steere AC, Huber BT (1998) Identification of LFA-1 as a candidate autoantigen in treatment-resistant Lyme-arthritis. Science 281:703–706

Gupta MN, Sturrock RD, Field M (2001) A prospective 2-year study of 75 patients with adult-onset septic arthritis. Rheumatology 40: 24–30

Jalava J, Skurnik M, Toivanen A, Toivanen P, Eerola E (2001) Bacterial PCR in the diagnosis of joint infection. Ann Rheum Dis 60: 287–289

Krijnen P, Kaandorp CJ, Steyerberg EW, van Schaardenburg D, Moens HJ, Habbema JD (2001) Antibiotic prophylaxis for haematogenous bacterial arthritis in patients with joint disease: a cost effectiveness analysis. Ann Rheum Dis 60: 359–366

Proost P, Verpoest S, Van de Borne K et al. (2004) Synergistic induction of CXCL9 and CXCL11 by Toll-like receptor ligands and interferon-gamma in fibroblasts correlates with elevated levels of CXCR3 ligands in septic arthritis synovial fluids. J Leukoc Biol H77: 777–784

Palmquist N, Patti JM, Tarkowski A, Josefsson E (2004) Expression of staphylococcal clumping factor A impedes macrophage phagocytosis. Microbes Infect 6: 188–195

van der Heijden IM, Wilbrink B, Schouls LM, van Embden JD, Breedveld FC, Tak PP (1999) Detection of mycobacteria in joint samples from patients with arthritis using a genus-specific polymerase chain reaction and sequence analysis. Rheumatology 38: 547–553

Verdrengh M, Tarkowski A (2000) Role of macrophages in Staphylococcus aureus-induced arthritis and sepsis. Arthritis Rheum 43: 2276–2282

Zeidler H, Zacher J, Hiepe F (Hrsg) (2001) Interdisziplinäre klinische Rheumatologie: Innere Medizin – Orthopädie – Immunologie. Springer, Berlin Heidelberg New York Tokio

7.7 Rheumatoide Arthritis
Christian Kneitz und Hans-Peter Tony

7.7.1 Ätiologie und Pathogenese

Die rheumatoide Arthritis ist eine chronisch verlaufende Erkrankung, die durch eine fortschreitende Zerstörung der Gelenke charakterisiert ist. Ihr liegt eine komplexe, multifaktorielle Pathogenese zugrunde, die bislang nur unvollständig aufgeklärt werden konnte. Auslöser ist vermutlich eine fehlgesteuerte Reaktion des Immunsystems, bei der ein noch unbekanntes Antigen (Viren, Bakterien oder Autoantigene) autoreaktive T-Helferzellen stimuliert und damit eine Aktivierung des spezifischen Immunsystems auslöst. Der Erkrankungsprozess wird in besonderer Weise durch genetische (MHC-Klasse II) und hormonelle Faktoren beeinflusst. In der Folge kommt es zu einer Aktivierung des unspezifischen Immunsystems, wobei Makrophagen und Fibroblasten zur Sekretion proinflammatorischer Zytokine wie IL-1, IL-6 und TNF-α stimuliert werden, die den Entzündungsprozess unterhalten. Die unkontrollierte Proliferation des entstehenden entzündlichen Gewebes (Pannus) führt zu einer Zerstörung des Knorpels und des gelenknahen Knochens (Gelenkdestruktion), bei der Metalloproteinasen wie Stromelysin und verschiedene Kollagenasen eine wichtige Rolle spielen. Morphologisch findet sich bei den betroffenen Patienten eine zunehmende Zerstörung der Gelenkstrukturen durch fortschreitendes Vorwuchern des Pannus auf die Gelenkfläche. Kommt der Entzündungsschub zum Stillstand, erfolgen reparative Vorgänge. Diese stellen häufig die Basis für die Entstehung sekundär-arthrotischer Veränderungen dar.

Mit einer Prävalenz von etwa 1% ist die RA die häufigste entzündliche Gelenkerkrankung. Auch wenn die Erkrankung in jedem Alter einsetzen kann, ist eine besondere Häufung in der vierten und fünften Lebensdekade zu beobachten. Das weibliche Geschlecht ist ein prädisponierender Faktor, denn Frauen sind doppelt so häufig wie Männer betroffen. Obwohl die Erkrankung zumeist sporadisch auftritt, haben Verwandte ersten Grades ein 3- bis 5fach erhöhtes Risiko, monozygote Zwillinge erkranken in etwa 15–20% der Fälle gemeinsam und haben somit gegenüber dizygoten Zwillingen ein 4fach höheres Risiko. In genetischen Studien konnte gezeigt werden, dass eine starke Assoziation zu den MHC- Klasse-II-Molekülen des HLA-DR-4-Komplexes besteht (Nachweis bei 70% der Erkrankten gegenüber 28% der Gesunden).

7.7.2 Klinik und Diagnose

Die Erkrankung verläuft in Schüben und manifestiert sich in unterschiedlich starker Ausprägung, sodass das klinische Bild von leichten, nur einige Monate anhaltenden Beschwerden im Bereich der Gelenke bis hin zu einer schwergradigen, invalidisierenden Systemerkrankung reichen kann. Da feingewebliche Untersuchungen keine charakteristische Morphologie aufweisen, basiert die Diagnose der rheumatoiden Arthritis besonders auf dem klinischen Bild der Erkrankung und den zumeist nachweisbaren radiologischen Veränderungen. Erst das Zusammentreffen mehrerer Kriterien, wie sie beispielsweise in Form der ACR-Kriterien formuliert sind, erlaubt die Klassifikation der rheumatoiden Arthritis (Tabelle 7.7-1). Diese Kriterien wurden zur Abgrenzung der RA von anderen entzündlichen Gelenkerkrankungen aufgestellt. Sie sind daher nicht geeignet, um in der Initialphase der Erkrankung eine Frühdiagnose zu ermöglichen, sodass eine eindeutige Diagnose häufig erst zu einem späteren Zeitpunkt möglich ist. Für die Diagnose der Erkrankung ist eine detaillierte Anamnese von besonderer Bedeutung. Sie liefert nicht nur wichtige Hinweise zur Differentialdiagnose, sondern ist die Grundlage, ohne die eine effektive medikamentöse Behandlung keinesfalls möglich ist. Besonders wichtig ist die exakte Erhebung der Beschwerden des Patienten, deren Beginn, Intensität und Verlauf. Viele Patienten geben Prodromalsyndrome wie eine Verschlechterung des Allgemeinzustandes mit Abgeschlagenheit und Appetitlosigkeit an. Häufig entwickeln sich eine Hyperhidrosis palmaris und eine zunehmende Kraftlosigkeit der Hände vor oder zeitgleich zur Arthritis. Viele Patienten verspüren eine anhaltende Morgensteifigkeit im Bereich der Hände.

Liegt eine bekannte rheumatoide Arthritis vor, so kann eine effektive und sichere Behandlung nur dann erfolgen, wenn die Durchführung (Dosis, Zeitdauer, Verträglichkeit) und der Effekt aller durchgeführten Therapien (Medikamente, Lokaltherapien, Operationen) detailliert dokumentiert worden sind. Patienten mit rheumatoider Arthritis haben ein erhöhtes Malignomrisiko, sodass entsprechende anamnestische Hinweise wie ungeklärter Gewichtsverlust oder Fieber auch unter diesem Aspekt besonders zu beachten sind. Weiterhin besteht eine erhöhte Infektionsneigung (besonders zu beachten: Tuberkulose) der Patienten, die durch die in vielen Fällen erforderliche immunsuppressive Therapie verstärkt werden kann. Schließlich besteht bei dieser Patientengruppe ein deutlich erhöhtes Risiko für die Entstehung kardiovaskulärer Erkrankungen, sodass auf die entsprechenden Risikofaktoren wie Übergewicht, Hypercholesterinämie und Diabetes mellitus besonders geachtet werden muss. Dies gilt umso mehr, als die häufig eingesetzten Glukokortikosteroide sich hierauf besonders ungünstig auswirken können.

Klinischer Befund

Periphere Arthritis Die Frühdiagnose der Erkrankung ist oft schwierig, da die rheumatoide Arthritis bei etwa zwei Dritteln der Patienten schleichend beginnt. Typischerweise sind die Fingergrund- (besonders MCP-II und -III) und Mittelgelenke sowie die Zehengrundgelenke betroffen. Nicht selten manifestiert sich die Erkrankung, besonders bei Männern, anfangs nur an einzelnen oder wenigen, mitunter auch großen Gelenken wie den Kniegelenken. In Ausnahmefällen beginnt die Erkrankung auch mit Tendosynovialitiden oder Bursitiden. Ein direkter Befall der Gelenke tritt dann erst im weiteren Verlauf der Erkrankung auf. Bei der Inspektion fällt eine spindelförmige Schwellung der betroffenen Fingergelenke auf, die von einer leichten Rötung begleitet sein kann. Betroffene Handgelenke wirken durch die begleitende Tendosynovialitis asymmetrisch geschwollen. Palpatorisch lässt sich eine weiche Schwellung der zumeist druckschmerzhaften Gelenke feststellen. Dies wird auch durch das Gaenslen-Zeichen (Kompression der MCP- bzw. MTP-Gelenke) überprüft. Spätere Krankheitsstadien zeigen dann Phänomene, die durch die zunehmende Gelenkzerstörung und eine konsekutive Fehlbelastung oder Schonung entstanden sind. Typische Veränderungen im Bereich der Hände sind in Tabelle 7.7-2 zusammengefasst.

Eine orientierende Untersuchung des häufig betroffenen Schultergelenkes gelingt durch den Nacken- (Außenrotation) und Schürzengriff (Innenrotation). Während die Arthritis des Kniegelenkes leicht nachweisbar ist, werden so genannte Baker-Zysten (zystische Aussackung der dorsalen Kniegelenkkapsel) klinisch oft übersehen. Besonders häufig ist der Fuß von der Erkrankung betroffen. Eine zunehmende Gelenkzerstörung manifestiert sich hier in Form einer plantaren Subluxation der MTP-Gelenke, die sekundär zu einer charakteristischen Fußsohlenbeschwielung führt.

Weitere Veränderungen, die unter dem Begriff der rheumatischen Vorfußdeformität zusammengefasst werden können, sind der entzündlich bedingte Hallux valgus, die Ausbildung von Hammerzehen, eine zunehmende Abflachung des Fußgewölbes sowie eine laterale Deviation der Zehen.

Zervikalarthritis Eine besonders gefürchtete Komplikation im Bereich der HWS ist die entzündungsbedingte Zerstörung des Bandapparates, die zur Ausbildung einer atlantodentalen Subluxation führen kann. Die klinische Symptomatik ist dabei äußerst variabel und reicht von leichten Nackenschmerzen bis hin zu komplexen neurologischen Ausfallerscheinungen (z. B. Lhermitte-Zeichen: elektrisierende Missempfindungen bei abrupter HWS-Flexion). Bei einer entsprechenden Symptomatik sind Funktionsaufnahmen der HWS kontraindiziert (cave: Intubationsnarkose).

Extraartikuläre Manifestationen

Besonders bei Patienten mit hoher Krankheitsaktivität können im Verlauf der Erkrankung extraartikuläre Manifestationen auftreten, die, wie z. B. die rheumatoide Vaskulitis, therapeutisch schwer zu beeinflussen sind. Diese tritt bei bis zu 5% der Patienten auf und ist meist Ausdruck einer hohen Krankheitsaktivität. Sie manifestiert sich zumeist als Hautvaskulitis, mitunter jedoch auch in Form einer sensomotorischen Polyneuropathie, einer kardialen (zumeist Perikarditis) oder pulmonalen (zumeist Pleuritis) Beteiligung.

Tabelle 7.7-1. ACR-Kriterien[a] (revidierte Form) zur Klassifikation der rheumatoiden Arthritis

Kriterium	Definition
1. Morgensteifigkeit	Morgensteifigkeit in den Gelenken oder um die Gelenke von mindestens 1 h Dauer bis zur maximalen Besserung
2. Arthritis von mindestens drei Gelenkregionen	Weichteilschwellung oder Erguss in mindestens 3 der folgenden 14 Gelenkregionen: PIP-, MCP-, Hand-, Ellbogen-, Knie-, Sprung-, MTP-Gelenke jeweils rechts oder links
3. Arthritis der Hände	Befall von mindestens einem Hand-, MCP- oder PIP-Gelenk
4. Symmetrische Arthritis	Gleichzeitiger Befall derselben Gelenkregion auf beiden Seiten
5. Rheumaknoten	Subkutane Knoten über Knochenvorsprüngen oder gelenknahen Streckseiten
6. Rheumafaktornachweis	Jede Methode, bei der <5% der Patienten einer normalen Kontrollgruppe einen positiven Rheumafaktor zeigen
7. Radiologische Veränderungen	Typische Röntgenveränderungen (Erosionen oder gelenknahe Osteoporose) in der p.a.-Aufnahme von Hand und Handgelenk (arthrotische Veränderungen sind nicht zu werten)
Vier der sieben Kriterien müssen zur Klassifikation erfüllt sein, Kriterien 1–4 müssen länger als 6 Wochen bestehen	

[a] *ACR* American College of Rheumatology 1987. *MCP* metakarpophalangeal, *PIP* proximal interphalangeal, *MTP* metatarsophalangeal

Tabelle 7.7-2. Typische Manifestationen der rheumatoiden Arthritis an der Hand – ursächlicher Defekt

Manifestation	Ursache
Radialabduktion des Handgelenkes	Läsion der Bandstrukturen im Handgelenk
Ulnardeviation der Langfinger (Handskoliose)	Radialabduktion des Handgelenkes
Caput-ulnae-Syndrom	Zerstörung des ulnaren Kollateralbandes
Schwanenhalsdeformität	Überstreckung des PIP, Beugung des DIP durch Dislokation der Strecksehne
Knopflochdeformität	Beugung des PIP-Gelenkes, Überstreckung des DIP
Z-Daumen	Flexion des MCP-Gelenkes, Hyperextension des DIP
Atrophie der M. interossei	Inaktivität
Atrophie der Thenar- und/oder Hypothenarmuskulatur	Kompression von N. medianus oder N. ulnaris

In den letzten Jahren konnten Antikörper identifiziert werden, die gerade bei den schwierig zu diagnostizierenden Frühformen der Erkrankung die Diagnose erleichtern können. Die größte Relevanz haben dabei Antikörper, die gegen zyklisches Citrullin-Peptid (CCP-Antikörper) gerichtet sind, erreicht. Sie zeigen für die RA eine hohe Spezifität von über 96%, verbunden mit einer dem Rheumafaktor vergleichbaren Sensitivität. Außerdem scheint der Nachweis von CCP-Antikörpern prognostische Relevanz zu besitzen, da diese Patienten eher zu destruierenden Verlaufsformen neigen.

Rheumafaktor
- Antikörper gegen die Fc-Region von IgG
- Prognostisch ungünstiger Parameter
- Nachweis bei mehr als 75% aller RA-Patienten
- Nachweis bei Gesunden mit zunehmendem Alter gehäuft, über 60 Jahre mehr als 10%, aber: Gesunde mit positivem RF haben ein erhöhtes Risiko, eine RA zu entwickeln

Rheumaknoten unterschiedlicher Größe entwickeln bis zu 30% der Patienten bevorzugt an der Streckseite von Gelenken (besonders Finger- und Ellbogengelenke), mitunter auch in Organen (z. B. intrapulmonal). Weitere häufige Komplikationen sind eine Keratoconjunctivitis sicca (10–15% aller Patienten), ein sekundäres Sjögren-Syndrom, Amyloidosen (5–8% aller Patienten) und Nervenengpasssyndrome wie das Karpaltunnel- (N. medianus) oder Tarsaltunnelsyndrom (N. tibialis).

Sonderformen

Das gerade bei jugendlichen und älteren Patienten sehr variabel ausgeprägte Krankheitsbild hat zur Abgrenzung einiger Sonderformen geführt, die als unterschiedliche Ausprägungen der gleichen Erkrankung anzusehen sind (s. Übersicht).

Spezielle Verlaufsformen der rheumatoiden Arthritis
- Felty-Syndrom: seropositive RA mit Splenomegalie und Leukozytopenie
- Alters-RA: nach dem 60. Lebensjahr einsetzende RA mit ausgeprägter Allgemeinsymptomatik und oft aggressivem Verlauf
- Pfropfarthritis: auf dem Boden einer Arthrose entstehende RA

Laborchemische Diagnostik

Serologisch finden sich häufig ein Anstieg der Entzündungsparameter (BSG und CRP) und, besonders bei längerem Verlauf, eine Entzündungsanämie (Hb ↓ und Ferritin ↑). Der Rheumafaktor (s. Übersicht), der für Antikörper mit Spezifität für antigene Determinanten des IgG-Moleküls steht, ist bei drei Viertel der Patienten positiv. Allerdings schließt ein fehlender Rheumafaktor weder das Vorliegen einer RA aus, noch kann diese durch einen positiven Nachweis als bewiesen gelten, da sich der Rheumafaktor auch bei Gesunden in bis zu 10% aller Fälle finden lässt.

Gerade frühe Krankheitsstadien der RA lassen sich von anderen entzündlichen oder degenerativen Erkrankungen des Bewegungsapparates schwer abgrenzen. Hier liefert die Bestimmung der in Tabelle 7.7-3 zusammengefassten serologischen Untersuchungen wichtige Informationen zur Abgrenzung von anderen Erkrankungen wie Kollagenosen, Vaskulitiden und mit bakteriellen oder viralen Infektionen assoziierten Gelenkerkrankungen. Weitere wichtige Differentialdiagnosen betreffen Stoffwechselerkrankungen wie die Gicht oder die Hämochromatose.

Eine weitere wichtige Möglichkeit, die Differentialdiagnose akut entzündlicher Gelenkerkrankungen einzugrenzen, liefert die Untersuchung des Gelenkpunktats. Wichtig ist hierbei vor allem die Abgrenzung einer septischen Arthritis, die bei einer hohen Leukozytenzahl (über 30.000/µl) bereits vermutet und durch den Keimnachweis im Punktat belegt werden kann. Hinweise auf das Vorliegen einer reaktiven Arthritis oder Borreliose können mittels PCR erhoben werden. Der Nachweis von doppelbrechenden Kristallen im Polarisationsmikroskop weist auf eine Chondrokalzinose, massenhaft vorhandene Erythrozyten weisen auf einen traumatischen Gelenkerguss hin.

Bildgebende Diagnostik

Konventionelle Röntgenaufnahme Die konventionelle Röntgenaufnahme ist die entscheidende Untersuchung zur Differenzierung zwischen aggressiven, die Gelenke zerstörenden, und blanden Verlaufsformen. Bei Verdacht auf Vorliegen einer RA sollte daher immer eine Aufnahme der Hände, Handgelenke und Vorfüße angefertigt werden. Gerade im Vorfußbereich können Destruktion häufig frühzeitig nachgewiesen werden, wobei das Ausmaß der Veränderungen besonders in diesem Bereich nicht unbedingt mit dem Beschwerdebild der Patienten korreliert. Der Schweregrad der radiologischen Veränderungen kann nach definierten Scores wie z. B. dem Larsen-Score bestimmt werden (Tabelle 7.7-4). Die konventionelle Röntgenaufnahme der

Tabelle 7.7-3. Wichtige Laboruntersuchungen zur Differentialdiagnose der RA

Untersuchung	Differentialdiagnose
ANA[a], im positiven Fall evtl. Spezifizierung; C3, C4	Kollagenosen
ANCA	Vaskulitiden
Hepatitis-Serologie (B und C)	Hepatitis B und C
Chlamydien- und Yersinienserologie	Reaktive Arthritis
Chlamydien-PCR im Morgenurin	
Borrelienserologie	Borreliose
HLA-B27	Spondyloarthritiden
Harnsäure	Arthritis urica
Ferritin, Transferrinsättigung	Hämochromatose

[a] Auch bei rheumatoider Arthritis in 25–30% der Fälle nachweisbar.

Tabelle 7.7-4. Larsen-Klassifikation

Schweregrad	Befund
Grad 0	Kein pathologischer Befund
Grad 1	Periartikuläre Weichteilschwellung, gelenknahe Entkalkung, Gelenkspaltverschmälerung
Grad 2	Erosionen und Gelenkspaltverschmälerung
Grad 3	Deutliche Erosionen
Grad 4	Erhebliche Erosionen, Knochendeformierung
Grad 5	Zerstörte Gelenkfläche, Dislokation, Ankylose

Hände und Vorfüße ist weiterhin ein wesentliches Standbein zur Steuerung der Therapie. Die radiologisch fassbare Progredienz der Erkrankung ist in den ersten Jahren am stärksten ausgeprägt. Aus diesem Grund ist eine Kontrolluntersuchung zur Überprüfung des Krankheitsverlaufes je nach Stadium und Aktivität der Erkrankung innerhalb von 6–12 Monaten empfehlenswert. Ein Nachteil der konventionellen Röntgenaufnahme ist die relativ geringe Sensitivität, sodass man davon ausgehen kann, dass die dort nachweisbaren Destruktionen bereits ein fortgeschrittenes Stadium der RA bedeuten.

Gelenksonographie Die Gelenksonographie besitzt einen hohen Stellenwert als Bedside-Untersuchung zum Nachweis von Synovialitis und Ergussbildung. Durch verbesserte Software (z. B. „Power-Mode") ist sie zunehmend auch zum frühen Nachweis von entzündlichen Veränderungen (Synovialitis, Erosionen) und als wichtiger Parameter zur Verlaufskontrolle geeignet.

MRT, CT MRT und CT eignen sich besonders zur Darstellung von entzündlichen Veränderungen im Bereich des Achsenskeletts, vor allem der HWS. Gerade im MRT können entzündliche Weichteilveränderungen (Synovialitis, Erosionen) früher als im konventionellen Röntgenbild dargestellt werden. Als Screening-Methoden sind beide Untersuchungen ungeeignet.

Skelettszintigraphie Der Stellenwert der Skelettszintigraphie liegt in der Differenzierung zwischen Arthrose (Anreicherung in der Spätphase nach ca. 2 h) und Arthritis (Anreicherung in der Frühphase nach ca. 5 min). Diese Methode kann im Initialstadium bei unklarem klinischen Befund und Fehlen von radiologischen Veränderungen hilfreich sein. In Ausnahmefällen kann sie auch zur Beurteilung der Aktivität der Erkrankung in späteren Krankheitsstadien herangezogen werden.

7.7.3 Therapie

Ziel der Behandlung ist es, den Entzündungsprozess aufzuhalten, damit die drohende Gelenkzerstörung zu verhindern und vorliegende extraartikuläre Organmanifestationen erfolgreich zu behandeln. Auf Grund des chronischen Verlaufs der Erkrankung müssen die zur Verfügung stehenden Behandlungsmöglichkeiten in ein langfristig angelegtes Therapiekonzept eingebunden werden. Hierfür stehen systemisch antientzündlich wirkende Medikamente sowie die eher für die Behandlung einzelner, besonders schwer betroffener Gelenke geeigneten nuklearmedizinischen (Radiosynviorthese) oder operativen (Synovektomie) Behandlungsverfahren zur Verfügung. Besonders wichtig ist die frühzeitige Einleitung physikalischer Therapiemaßnahmen, wodurch eine Verminderung der Schmerzen erreicht und die Beweglichkeit der betroffenen Gelenke erhalten werden kann. Bedeutsam ist weiterhin eine ergotherapeutische Schulung der Patienten, die besonders auf Maßnahmen zum Gelenkschutz eingeht. Der Krankheitsverlauf wird nicht zuletzt durch eine konsequente Schulung der Patienten wesentlich beeinflusst.

Medikamentöse Behandlung

Die medikamentöse Therapie der rheumatoiden Arthritis stützt sich auf drei Gruppen von Substanzen, die auf Grund ihrer Eigenschaften mit unterschiedlichen Indikationen eingesetzt werden. Von entscheidender Bedeutung für die Prognose der Erkrankung ist der frühzeitige Einsatz von Basistherapeutika oder DMARD („disease modifying antirheumatic drugs"), die als einzige Substanzen in der Lage sind, die durch die Erkrankung drohende Gelenkzerstörung zu verhindern und die Prognose zu verbessern. Da die antientzündliche Wirkung dieser Substanzen oft verzögert einsetzt, werden Glukokortikoide auf Grund ihrer rasch einsetzenden Wirkung in der Initialphase der Erkrankung oder bei Schüben zur Induktion einer Remission verwandt. Wegen ihres Nebenwirkungsprofils eignen sie sich nur in niedriger Dosis (s. unten) zur Dauertherapie und können dabei die Wirksamkeit von Basistherapeutika verbessern. Der besondere Stellenwert nichtsteroidaler Antiphlogistika (NSAR) liegt auf Grund ihrer guten und rasch eintretenden analgetischen und antiphlogistischen Wirkung besonders in der Behandlung akuter und chronischer Gelenkschmerzen.

Nichtsteroidale Antiphlogistika (NSAR) Die schmerzstillende Wirkung der NSAR beruht vorwiegend auf einer Hemmung der Prostaglandinsynthese durch Blockade der Cyclooxygenasen (Cox)-1 und -2. Herkömmliche NSAR hemmen sowohl die

Cyclooxygenase-1, die für die physiologische Prostaglandinsynthese und damit den Erhalt zahlreicher physiologischer Funktionen erforderlich ist, als auch die Cyclooxygenase-2, die besonders unter pathologischen Bedingungen induziert wird und im entzündeten Gelenk für die Synthese proinflammatorisch wirkender Prostaglandine verantwortlich ist. Während herkömmliche NSAR beide Cyclooxygenaseisoenzyme hemmen, zeichnen sich weiterentwickelte Substanzen (Cox-2-Hemmer) durch eine selektive Hemmung der Cyclooxygenase-2 aus. Bei vergleichbarer analgetischer Wirkung sind diese Substanzen auf Grund der erhaltenen physiologischen Funktion der Cyclooxygenase-1 durch eine verminderte gastrointestinale Toxizität gekennzeichnet.

Hierdurch kann das Risiko schwerer Ulkuskomplikationen des oberen Gastrointestinaltraktes unter NSAR-Einnahme etwa halbiert werden. Zu beachten ist, dass Cox-2-Hemmer anders als konventionelle NSAR keine Hemmung der Plättchenaggregation bewirken. Sowohl unter Einnahme von Rofecoxib (deswegen inzwischen vom Markt genommen) als auch von Celecoxib zeigen Studien eine erhöhte Inzidenz kardiovaskulärer Erkrankungen. Ob es sich hierbei um einen Klasseneffekt der Substanzgruppe handelt, ist Gegenstand laufender Untersuchungen (12/2004). Patienten mit erhöhtem kardiovaskulärem Risiko sollten daher nicht mit Cox-2-Hemmern behandelt werden. Im Übrigen sind die weiteren bekannten Nebenwirkungen der konventionellen NSAR wie z. B. der problematische Einsatz bei Patienten mit Herz- und Niereninsuffizienz in ähnlicher Weise zu beachten. Der Einsatz der Cox-2-Hemmer sollte nach strenger individueller Risikoeinschätzung erfolgen, wobei nur Patienten mit einem erhöhten Risiko für die Entstehung gastrointestinaler Komplikationen (s. folgende Übersicht) für diese Behandlung geeignet erscheinen.

Risikofaktoren für NSAR-assoziierte Ulzera und Komplikation im Bereich des Gastrointestinaltraktes (nach Choy)

- Höheres Alter
- Ulkusanamnese
- Einsatz mehrerer NSAR
- Gleichzeitige Kortikosteroidtherapie
- Gleichzeitige Verabreichung gerinnungshemmender Substanzen
- Kurz zurückliegende NSAR-Therapie
- Multimorbidität

Glukokortikosteroide Glukokortikoide führen durch eine ausgeprägte antientzündliche Wirkung rasch zu einer Verbesserung der klinischen Symptomatik. Auf Grund bekannter Nebenwirkungen sollte eine Glukokortikoiddosis oberhalb der Cushing-Schwelle (ca. 5–7,5 mg Prednisolon oder Äquivalenzdosis anderer Steroide) nur überbrückend oder bei Auftreten extra-artikulärer Manifestationen zeitlich begrenzt eingesetzt werden (Dosis: bis 0,5 mg/kg KG Prednisolonäquivalent, Dosisreduktion um 5–10 mg/Woche bis auf 15,0 mg, weitere Reduktion um 2,5 mg/Woche bis zur niedrigsten effektiven Dosis). Niedrigdosierte Steroide (ca. 5 mg Prednisolonäquivalent) werden als Ergänzung zu Basistherapeutika in der Langzeittherapie genutzt, da in dieser Kombination eine zusätzliche Verlangsamung der Gelenkdestruktionen erreicht werden kann. Zur Reduktion der ungünstigen Wirkung auf die endogene Cortisolproduktion ist grundsätzlich eine einmalige Einnahme am Morgen zu empfehlen. Höhere Steroiddosierungen müssen langsam reduziert werden, um einerseits die Provokation eines erneuten Entzündungsschubes und andererseits eine relative Nebennierenrindeninsuffizienz durch ein zu langsames Anspringen der körpereigenen Cortisolproduktion zu verhindern. Wegen der ungünstigen Wirkung auf den Knochenstoffwechsel ist auch bei niedrigdosierter Therapie eine Osteoporoseprophylaxe mit Kalzium (2-mal 500 mg p.o. tgl.) und Vitamin D (1000 IE tgl.) sinnvoll. Patienten mit manifester Osteoporose können zusätzlich von einer Bisphosphonatgabe (s. Kap. 7.2) profitieren. Eine kurzzeitig sehr effektive Behandlungsform stellt die intraartikuläre Steroidtherapie dar, bei der die systemischen Nebenwirkungen durch die Verwendung kristalliner Steroide minimiert sind.

Basistherapie Die Prognose von Patienten, die an rheumatoider Arthritis leiden, lässt sich am besten durch eine frühzeitige und effektive Basistherapie beeinflussen. Da ein Fortschreiten der Gelenkzerstörung nur durch den Einsatz von Basistherapeutika (DMARD) erreicht werden kann, sollte jeder Patient mit gesicherter RA eine Basistherapie erhalten, von der 60–80% der Patienten profitieren. Die Auswahl der hierfür geeigneten Substanzen setzt eine genaue Anamnese und Untersuchung des Patienten voraus und bezieht die Erfassung sämtlicher Begleiterkrankungen, die individuelle persönliche Situation des Patienten, eine individuelle prognostische Risikoeinschätzung der rheumatoiden Arthritis (s. Übersicht) sowie das Ansprechen auf bisher durchgeführte Therapien mit ein. Weiterhin ist sicherzustellen, dass die während der Therapie erforderlichen Kontrolluntersuchungen regelmäßig durchgeführt werden können.

Prognostisch ungünstige Faktoren bei RA

- Extraartikuläre Manifestationen
- Hohe Entzündungsaktivität
- Hohe Anzahl befallener Gelenke
- Nachweis erosiver Veränderungen
- Rheumafaktor
- Nachweis von HLA-DR4
- CCP-Antiköper

Für Patienten mit einer geringen Krankheitsaktivität ohne radiologisch nachweisbare Gelenkzerstörung eignen sich besonders Hydroxychloroquin, Chloroquin und Sulfasalazin sowie Methotrexat in niedriger Dosierung (z. B. 7,5–10 mg/Woche) oder Leflunomid 10 mg/Tag. Bei stärkerer Krankheitsaktivität sollte bereits initial eine Behandlung mit Methotrexat oder Leflunomid eingeleitet werden. Bei ungünstiger Prognose bzw. ungenügendem Ansprechen unter einer Monotherapie sollte frühzeitig die Umstellung auf eine Kombinationstherapie erfolgen (z. B. MTX/LEF). Die Schritte der Therapieintensivierung sollten innerhalb von jeweils 3 Monaten beurteilt und bei persistierender Krankheitsaktivität durch Einsatz eines TNF-Hemmers nach individueller Risikoeinschätzung intensiviert werden. In Tabelle 7.7-6 wird eine subjektive Rangliste der heute zur Verfügung stehenden Basistherapeutika in Korrelation zum klinischen Zustand des Patienten vorgeschlagen.

Hydroxychloroquin/Chloroquin Der genaue Wirkungsmechanismus dieser Substanzen bei der Therapie der RA ist bislang nicht verstanden, der Effekt der Therapie setzt nach einer Behandlungsdauer von 2–3 Monaten ein. Die subjektive Verträglichkeit ist als gut einzuschätzen. Gravierende Nebenwirkungen treten selten auf und betreffen vorwiegend den Gastrointestinaltrakt in Form von Übelkeit und Diarrhöen. Gelegentlich kommt es zu Hornhautablagerungen der Substanz, diese sind reversibel. Seltener, aber wegen der Irreversibilität und der prinzipiell möglichen Erblindung gefürchtet sind Netzhautablagerungen, sodass augenärztliche Untersuchungen vor und während der Therapie erfolgen sollten. Liegt für Hydroxychloroquin die tägliche Dosis unter 6,5 mg/kg KG, dann reichen bei Patienten ohne Risikofaktoren (Alter unter 60, normale Nierenfunktion) halbjährliche Kontrollen des Augenhintergrundes aus, ansonsten sind häufigere Kontrollabstände anzuraten. Das Toxizitätsprofil der Malariamittel wird als günstig eingeschätzt. Beide Substanzen eignen sich zur Behandlung milder Verlaufsformen ohne radiologische Veränderungen sowie zur Kombinationstherapie, vor allem in der Dreifachkombination mit Methotrexat und Sulfasalazin.

Chloroquin, Hydroxychloroquin

- Wirkmechanismus: unbekannt
- Wichtige Nebenwirkungen: Übelkeit, Leukopenie, Thrombo-penie (selten), Hornhautablagerungen (reversibel), Netzhautablagerungen (selten, nicht reversibel)
- Dosierung:
  Hydroxychloroquin 1- bis 2-mal 200 mg p.o. tgl.
  Chloroquin: 250 mg p.o. tgl.

Sulfasalazin Sulfasalazin kann zur Therapie von Krankheitsverläufen mit Fehlen radiologischer Veränderungen bei mehr als 50% der Patienten mit Erfolg eingesetzt werden. Die Wirkung setzt nach etwa 2- bis 3-monatiger Behandlungsdauer ein. Die Wirkstärke wird zwischen der von Antimalariamitteln und Methotrexat eingeordnet. Die Behandlung sollte eingeschlichen werden, indem die tägliche Dosis in wöchentlichen Intervallen bis auf eine Erhaltungsdosis von 2-mal 1000 mg, in Ausnahmen von 3-mal 1000 mg gesteigert wird.

Die Substanz hat sich seit Jahrzehnten bewährt, die Nebenwirkungen sind daher gut bekannt und manifestieren sich vor allem als allergische Hautreaktionen, gastrointestinale Un-verträglichkeit, Müdigkeit und reversible Fertilitätsstörung bei Männern. Vor allem zu Beginn der Therapie sind engmaschige Blutbildkontrollen erforderlich, da Störungen der Hämatopoese, besonders in Form schwerer Leukopenien, auftreten können, die zum Absetzen der Therapie zwingen. Die Substanz ist als einziges Basistherapeutikum zur Behandlung der RA in der Schwangerschaft zugelassen.

Sulfasalazin

- Wirkmechanismus: unbekannt
- Wichtige Nebenwirkungen: Übelkeit, Schwindel, Exantheme, Blutbildveränderungen, Fertilitätsstörung (Mann), Leukopenie
- Dosierung: 2-mal 1000 mg p.o. tgl. (max. 3000 mg/Tag), einschleichende Dosierung über 4 Wochen empfohlen

---

Gold Gold hat vielfältige Einflüsse auf das Immunsystem, wobei die Hemmung proinflammatorischer Zytokine für die Wirkung bei der RA mitverantwortlich sein dürfte. Die Therapie eignet sich deshalb zur Behandlung akuter Verlaufsformen, wurde allerdings von Methotrexat als „Goldstandard" abgelöst. Die Behandlung erfolgt intramuskulär, mit ansteigender Dosis (s. Übersicht) und wird dann in einer individuell festzulegenden Dauertherapie fortgeführt. Setzt der gewünschte therapeutische Effekt nach 3, spätestens jedoch nach 6 Monaten nicht ein, sollte die Behandlung abgebrochen werden. Nebenwirkungen können bei bis zu 30% aller Patienten auftreten und führen relativ häufig zum Abbruch der Therapie. Besonders häufig sind Hautreaktionen („Golddermatitis"), überwiegend in Form eines anhaltenden Pruritus, sowie ein störender Metallgeschmack. Die kumulative Dosis sollte bei allen Patienten in einem „Goldpass" dokumentiert werden.

Zu Beginn der Therapie sind neben klinischen Kontrollen (Haut) Bestimmungen des Blutbildes sowie der Leber- und Nierenwerte und des Urinstatus (cave: Proteinurie) in 14-tägi-

Tabelle 7.7-5. Prognose-adaptierte Therapie der RA

	Therapieform	Substanz
Günstige Prognose, milde Aktivität	Monotherapie	(HCQ) SSZ (AUR)
Ungünstige Prognose, aktive Erkrankung	Monotherapie oder frühzeitige Kombinationstherapie	MTX LEF MTX/LEF MTX/SSZ/HCQ
Therapieversager, (Evaluation nach drei Monaten)	Kombinationstherapie	MTX/LEF MTX/SSZ/HCQ (MTX/CYA)
	Biologicals	Infliximab und Anakinra in Kombination mit MTX, Etanercept und Adalimumab auch als Monotherapie

Biologicals: TNF-alpha-Blocker: Infliximab, Etanercept, Adalimumab oder IL-1RA: Anakinra

gen, nach drei Monaten in 4-wöchigen Intervallen erforderlich. Die orale Goldtherapie wurde inzwischen verlassen.

> **Gold (Auro-Thiomalat)**
> - Wirkmechanismus: unbekannt (Hemmung proinflammato-rischer Zytokine)
> - Wichtige Nebenwirkungen: Dermatitis, Pruritus, Eosinophilie, Anämie, Metallgeschmack, Neuritis, Proteinurie, Niereninsuffizienz
> - Dosierung:
>   1. Aufsättigung (wöchentliche Injektionen i.m.)
>   1. Woche: 10 mg
>   2. Woche: 20 mg
>   3.–20. Woche: 50 mg
>   2. Erhaltung
>   Ab 21. Woche: 50 mg jede 2.–4. Woche

Methotrexat MTX beeinflusst entzündliche Prozesse auf unterschiedliche Weise, wobei die Hemmung der Lymphozytenproliferation durch Störung des Folsäurestoffwechsels (Blockade der Dihydrofolatreduktase) vermutlich eine wichtige Rolle spielt. Der Wirkmechanismus von MTX bei der rheumatoiden Arthritis ist allerdings nicht vollständig aufgeklärt. Die Substanz gilt nach wie vor als der Goldstandard für die Therapie der aktiven RA mit ungünstigen Prognosefaktoren. Es besteht eine Dosis-Wirkungs-Beziehung, sodass eine Anhebung der Dosis von 10–15 mg/Woche bis auf 25 mg/Woche sinnvoll sein kann. Darüber hinaus ist zu beachten, dass die maximale Wirkung erst nach etwa 2–3 Monaten einsetzt und die i.v.- oder s.c.-Gabe wirkungsvoller als die p.o.-Gabe ist. Sollte bis zu diesem Zeitpunkt nur ein ungenügender Effekt der Monotherapie zu verzeichnen sein, kann eine Kombinationstherapie mit SSZ und/oder Hydroxychloroquin bzw. die Einleitung einer Behandlung mit einem TNF-α-Blocker (s. unten) erwogen werden. Auch die Kombination mit Cyclosporin A oder Leflunomid lässt eine verbesserte Wirkung erwarten. Typische Nebenwirkungen von MTX sind eine unterschiedlich stark ausgeprägte Übelkeit oder Mukositiden. Auch Blutbildveränderungen können auftreten und sind dann oft durch Einnahmefehler (tägliche Einnahme statt wöchentlicher), additive Effekte anderer Substanzen (z. B. NSAR, Sulfasalazin) oder Verschlechterung der Nierenfunktion (vorwiegend renale Ausscheidung) bedingt. Die Substanz verfügt über eine gewisse Hepatotoxizität, sodass regelmäßige Kontrollen der Leberwerte erforderlich sind. Eine seltene, aber ernst zu nehmende, dosisunabhängige Nebenwirkung ist die MTX-induzierte Pneumonitis (ca. 5% der Patienten), die sich klinisch durch trockenen Reizhusten bemerkbar macht. In diesem Fall ist die Behandlung immer abzusetzen.

Da die Resorption von MTX aus dem Gastrointestinaltrakt Schwankungen unterliegen kann, ist in der Regel die parenterale (i.v., i.m. oder auch s.c.) Applikation der Substanz zu bevorzugen. In den ersten drei Behandlungsmonaten wird eine Kontrolle des Blutbildes sowie der Leber- und Nierenwerte in 14-tägigen Intervallen empfohlen. In mehreren Studien konnte gezeigt werden, dass eine additive Folsäuregabe im Abstand von 24 h nach der MTX-Zufuhr die Nebenwirkungen der Substanz deutlich reduziert. Aus diesem Grund wird eine generelle Folsäuresupplementation empfohlen. Dies gilt in besonderer Weise für ältere Patienten, die ernährungsbedingt häufig ein Folsäuredefizit aufweisen. Im Falle einer **MTX-Intoxikation**, die unter anderem durch Einnahmefehler oder eine Einschränkung der Nierenfunktion (cave: Kreatininanstieg >1,5 mg/dl oder Absinken der Kreatinin-Clearance) bedingt ist, kann der MTX-Effekt durch eine sofortige Gabe von Kalziumfolinat (Leucovorin) antagonisiert werden. Auf eine ausreichend lange Leucovoringabe ist zu achten (2–3 Wochen), da MTX intrazellulär angereichert wird (die intraerythrozytäre Halbwertszeit liegt bei ca. 9 Tagen).

> **Methotrexat**
> - Wirkmechanismus: Hemmung der Lymphozytenproliferation vor allem durch Blockade der Dihydrofolatreduktase
> - Wichtige Nebenwirkungen: Blutbildveränderungen, Anstieg der Transaminasen, Pneumonitis, Übelkeit, Mukositis
> - Dosierung: 10–25 mg p.o. oder parenteral wöchentlich (additive Folsäuregabe [5 mg] am Folgetag empfohlen)

Leflunomid Leflunomid ist ein neu entwickeltes Basistherapeutikum und bewirkt insbesondere über die Blockade der Diydroorotatdehydrogenase (DHODH) eine Hemmung der Proliferation aktivierter Lymphozyten, die für die Pathogenese der Erkrankung eine besondere Rolle spielen. Die vorliegenden Studien sprechen für eine dem MTX vergleichbare Wirkstärke. Der therapeutische Effekt der Substanz setzt relativ früh, bereits nach etwa 6 Wochen, ein und kann ein Fortschreiten der Gelenkzerstörung weitgehend verhindern. Häufige Nebenwirkung sind eine reversible Alopezie sowie eine mitunter heftige Diarrhö. Bei einzelnen Patienten ist ein deutlicher Anstieg der Blutdruckwerte zu verzeichnen, was v. a. bei Patienten mit arterieller Hypertonie zu beachten ist. Bei Auftreten von Nebenwirkungen ist die auf Grund eines ausgeprägten enterohepatischen Metabolismus ungewöhnlich lange Halbwertszeit der Substanz zu beachten. Diese kann durch die vorübergehende Einnahme von Aktivkohle oder Cholestyramin verkürzt werden.

Bei der Therapie mit Leflunomid sind regelmäßige Kontrollen der Transaminasen sowie des Blutbildes und der Nierenwerte, in den ersten 3 Monaten in 14-tägigen Intervallen, erforderlich. Die Kombination von MTX mit Leflunomid zeigt eine signifikant verbesserte Wirksamkeit im Vergleich zu den Einzelsubstanzen. Bei Patienten mit bekannten Lebererkrankungen oder gleichzeitiger Therapie mit anderen potentiell hepatotoxischen Substanzen sollte die Kombination aus MTX und Leflunomid möglichst nicht eingesetzt werden. Auf Grund der kurzen Beobachtungsdauer kann die Entstehung von Langzeitnebenwirkungen während der Therapie noch nicht abschließend beurteilt werden.

> **Leflunomid**
> - Wirkmechanismus: Hemmung der Lymphozytenproliferation durch Blockade der Pyrimidinsynthese (Blockade der DHODH)
> - Wichtige Nebenwirkungen: Hypertonie, Diarrhö, Alopezie, Exantheme, Transaminasenanstieg. Achtung: lange Halbwertszeit durch enterohepatischen Kreislauf. Bei raschem Therapieabbruch (Nebenwirkungen, Schwangerschaft): 11 Tage 3-mal 8 g/Tag Cholestyramin oder 4-mal 50 g/Tag Aktivkohle
> - Dosierung:
>   - Tag 1–3: 100 mg p.o.
>   - Ab Tag 4: 10–20 mg p.o. tgl.

TNF-α-Blocker Die Untersuchung der immunologischen Abläufe bei der RA ergab, dass proinflammatorische Zytokine wie TNF-α, IL-1, IL-6 u. a. eine wesentliche pathogenetische Bedeutung für die RA besitzen. Der Ansatz, über eine Blockade dieser Entzündungsmediatoren eine Behandlung der RA zu ermöglichen, konnte für Inhibitoren der Wirkung von TNF-α erfolgreich umgesetzt werden. Nachdem die Wirkung und Sicherheit der Substanzen in Studien überzeugend dargelegt werden konnten, wurden inzwischen drei Substanzen zur Therapie der RA zugelassen. Etanercept ist ein komplett rekombinant hergestellter löslicher TNF-Rezeptor, der in der Lage ist, sowohl TNF-α wie auch TNF-β zu binden und somit eine Stimulation membranständiger TNF-Rezeptoren verhindert. Die beiden anderen Substanzen sind Antikörper gegen TNF-α. Infliximab ist ein chimärer Maus/Mensch-Antikörper, während der 2003 zugelassene Antikörper Adalimumab ein vollkommen humanes Molekül darstellt. Die Wirkung der drei TNF-α-Hemmer kann durch die zusätzliche Gabe von MTX gesteigert werden, wobei bei der Anwendung von Infliximab die Kombination mit MTX erforderlich ist. Die Therapie mit TNF-α-Blockern führt selbst bei zuvor therapierefraktären Patienten in vielen Fällen zu einer deutlichen, meist sehr rasch einsetzenden Besserung der klinischen Krankheitsaktivität. Die vorliegenden Studien zeigen, dass auch das Fortschreiten radiologisch fassbarer Zeichen der Erkrankung bei vielen Patienten aufgehalten werden kann. Allerdings finden sich auch Patienten, die vom Einsatz dieser Substanzen nicht profitieren.

Die Verträglichkeit der Substanzen ist gut. Zu beachten ist vor allem eine erhöhte Neigung zu überwiegend unkompliziert verlaufenden Infekten der Atemwege. Das Risiko an einer Tuberkulose zu erkranken (zumeist Reaktivierung einer latenten Tuberkulose) ist besonders unter der Therapie mit TNF-α-Hemmern erhöht, sodass vor Beginn der Therapie ein Tuberkulin-Test und eine Röntgenaufnahme des Thorax erfolgen sollten. Bei Hinweisen auf das Vorliegen einer latenten Tuberkulose (definiert als positiver Tuberkulintest oder Nachweis postspezifischer Veränderungen im Röntgenthorax) müssen die Risiken der Therapie gegenüber dem zu erwartenden Nutzen kritisch abgewogen werden und ggf. eine INH-Prophylaxe erfolgen. Zu beachten sind ferner das gelegentliche neue Auftreten antinukleärer Antikörper und die Entstehung eines dem SLE ähnlichen Krankheitsbildes, das bei deutlicher Ausprägung einen Abbruch der Therapie begründet. Die subkutane Applikation von Etanercept führt selten zu einer Hautrötung. Auf Grund der begrenzten Zeit seit Zulassung der Substanzen ist die Häufigkeit möglicher Langzeitnebenwirkungen noch nicht abschließend zu beurteilen. Die Indikation zur Einleitung einer Behandlung mit TNF-α-Blockern sowie deren Verlaufsdokumentation sollte durch einen Rheumatologen erfolgen. Entsprechend den Empfehlungen der Deutschen Gesellschaft für Rheumatologie sollten die Substanzen zunächst bei Patienten eingesetzt werden, bei denen eine aktive RA vorliegt und die auf eine ausreichend lange und ausreichend dosierte Therapie mit zwei verschiedenen Basistherapeutika, darunter MTX, nicht angesprochen haben. Darüberhinaus zeigen aktuelle Daten auch einen positiven Effekt bei Patienten mit früher RA (< 3 Jahre Laufzeit) mit einer im Vergleich zu MTX besseren Erosionshemmung bei Patienten mit ungünstigem Risikoprofil.

Interleukin-1-Rezeptorantagonist (IL-1 Ra) Der humane IL-1-Rezeptorantagonist (Kineret) wirkt gegen die IL-1-abhängige Entzündung und Knorpeldestruktion und wird entsprechend den TNF-Blockern als Sekundärtherapie bei MTX-Versagen eingesetzt. Die Dosierung beträgt 100 mg s.c. Die häufigsten Nebenwirkungen sind eine z. T. heftige lokale Reaktion an der Injektionsstelle, die meist nach 6–8 Wochen deutlich nachlässt sowie v. a. bronchopulmonale Infektionen.

> **TNF-α-Blocker (Etanercept, Infliximab, Adalimumab)**
> - Wirkmechanismus: Blockade der Wirkung von TNF-α
> - Wichtige Nebenwirkungen: Infektionen des oberen Respirationstraktes, Erythem an der Injektionsstelle (Etanercept), Immunogenität, Kopfschmerzen, Übelkeit. Cave: Reaktivierung einer Tuberkulose, Wundheilungsstörungen: perioperative Therapiepause, Herzinsuffizienz, demyelisierende Erkrankungen, schwere Infektionen (Therapiepause)
> - Dosierung:
>   - Etanercept: 2-mal 25 mg s.c./Woche
>   - Infliximab: 3 mg/kg Woche 0, 2, 6, danach in 4- bis 8-wöchigen Intervallen, Dosissteigerung bis 10 mg/kg möglich, Kombination mit MTX empfohlen
>   - Adalimumab: 40 mg s.c./jede 2. Woche

Selten eingesetzte Basistherapeutika Bei Unverträglichkeit oder fehlendem Ansprechen auf andere Basistherapeutika können Cyclosporin A (CyA) oder Azathioprin eingesetzt werden. **Cyclosporin A** wirkt über die selektive Hemmung eines wichtigen Transkriptionsfaktors (NFAT: „nuclear factor of activated T cells") antiproliferativ auf Entzündungszellen. Der trotz einer guten Wirksamkeit eingeschränkte Indikationsbereich bei der RA resultiert aus dem ausgeprägten Nebenwirkungsprofil, wobei besonders die erhebliche Nephrotoxizität der Substanz ihren Einsatz begrenzt (vgl. Kap. 7.11). Die Behandlung wird in der Regel mit einer Dosis von 2,5 mg/kg KG begonnen und kann, bei enger Kontrolle des Blutdrucks und der Nierenfunktion, bis auf maximal 5 mg/kg KG gesteigert werden. Störend wirken sich gelegentlich die unter höheren Dosierungen auftretende Proliferation des Zahnfleisches und eine Zunahme der Körperbehaarung aus. Neben der Monotherapie kommt CyA in der Kombinationstherapie zum Einsatz, wobei sich v. a. die gleichzeitige Behandlung mit MTX als wirksam erwiesen hat.

Azathioprin wirkt als Purinantimetabolit hemmend auf zellulär vermittelte Immunreaktionen. Die Behandlung erfolgt mit einer Dosis von 1,5–2,5 mg/kg KG. Azathioprin weist ein ausgeprägtes Nebenwirkungsprofil auf, wobei vor allem die Auswirkungen auf die Hämatopoese (Leukopenie mit einer hieraus resultierenden Infektionsneigung) und eine Pankreatitis zu beachten sind. Die Wirkung auf das blutbildende System erreicht nach 6–10 Tagen ihren Höhepunkt und hält nach Absetzen über 3–4 Tage weiter an, sodass besonders in der Initialphase der Behandlung wöchentliche Kontrollen zu empfehlen sind. Lebensgefährliche Komplikation können anfänglich vor allem bei Patienten auftreten, bei denen ein Mangel an Thiopurinmethyltransferase (TPMT) und daher eine reduzierte Elimination von Azathioprin vorliegt. Eine Bestimmung der TPMT vor Ersteinstellung auf Azathioprin ermöglicht es, diese Risikokonstellation frühzeitig zu erkennen. Zu beachten ist ferner, dass die Nebenwirkungen von Azathioprin u. a. durch die gleichzeitige Gabe von Allopurinol und Sulfasalazopyridin erheblich verstärkt werden, sodass zumindest eine Dosisanpassung und intensivierte Kontrollen erforderlich sind.

Problemkonstellationen

Schwangerschaft Im Falle einer geplanten Schwangerschaft sollten möglichst sämtliche Basistherapeutika mindestens drei Monate lang abgesetzt und die Dosis des Glukokortikoids in diesem Zeitraum unterhalb der Cushing-Schwelle (<7,5 mg Prednisolonäquivalent) gehalten werden. Ist die Schwangerschaft eingetreten, wirkt sich dies zumeist günstig auf den Verlauf einer RA aus, sodass Schwere und Häufigkeit der Schübe deutlich nachlassen. Während der Schwangerschaft ist eine Intensivierung der Basistherapie daher nur selten erforderlich. Für die Behandlung der seltenen Krankheitsschübe in der Schwangerschaft eignen sich am ehesten nichtfluorierte Steroide wie Prednisolon, da sie nur in geringer Menge die Plazentaschranke überschreiten, wobei die bekannten Nebenwirkungen auf den Stoffwechsel der Mutter besonders zu beachten sind. Sulfasalazin kann als einziges Basistherapeutikum auch während der Schwangerschaft eingesetzt werden wobei neuere Daten auch die Fortführung der Gabe von Azathioprin zulassen. Eine begleitende Schmerztherapie mit NSAR sollte möglichst mit kurzwirksamen Substanzen erfolgen und spätestens Mitte des dritten Trimenons abgesetzt werden (cave: vorzeitiger Verschluss des Ductus botalli). Der Einsatz von selektiven Cox-2-Hemmern ist kontraindiziert. Postpartal ist in vielen Fällen mit einem Schub der Grunderkrankung zu rechnen und ggf. muss frühzeitig mit einer Erhöhung der Prednisolondosis auf 10–20 mg gegengesteuert werden. Da die meisten angesprochenen Substanzen in die Muttermilch übergehen, muss ein Abbruch der Stillperiode erwogen werden.

Rheumatoide Vaskulitis Die Entstehung einer sekundären Vaskulitis wird besonders bei schwer verlaufender RA mit hoher Krankheitsaktivität beobachtet. Klinisch stehen Hautveränderungen in Form von Ulzera im Bereich der Unterschenkel und schwere Perfusionsstörungen an den Endphalangen, die zu Nekrosen (Fingerkuppennekrose) führen können, im Vordergrund der Symptomatik. Die Erkrankung kann sich weiterhin in Form einer peripheren Polyneuropathie sowie als generalisierte Vaskulitis (viszerale Beteiligung) manifestieren. Die Behandlung erfolgt bei reinem Hautbefall durch eine Intensivierung der Basistherapie in Verbindung mit einer Lokalbehandlung der Hautveränderungen. Bei systemischen Verläufen ist die Einleitung einer Cyclophosphamidstoßtherapie (750 mg/m^2 Körperoberfläche, Uromitexanprophylaxe) in Verbindung mit einer Steroidbolustherapie indiziert. Bei dieser Behandlung ist um den 10. Tag nach der Therapie mit einem Abfall der Leukozyten (Nadir) zu rechnen, der dokumentiert werden sollte, um bei einem zu starken Absinken der Leukozytenwerte eine Dosisanpassung vornehmen zu können. Auf Grund der ausgeprägten Nebenwirkungen von Cyclophosphamid (s. auch Kap. 3.3 Systemischer Lupus erythematodes) eignet sich diese Substanz nicht zur Standardtherapie der RA.

Amyloidose Wie bei den meisten chronischen Entzündungsprozessen kann es auch im Verlauf einer RA zur Ausbildung einer sekundären Amyloidose kommen. Hierbei werden entsprechend der Struktur der abgelagerten Proteine drei verschiedene Formen unterschieden, wobei bei der RA in der Regel AA-Amyloid nachgewiesen werden kann. Der Verlauf dieser schweren Erkrankung, die am einfachsten durch eine Biopsie der Rektum- oder Mundschleimhaut nachgewiesen werden kann, wird durch das Befallsmuster der betroffenen Organe (Herz, Nieren etc.) bestimmt. Die Behandlung zielt auf eine Optimierung der Basistherapie ab, da nur eine Kontrolle der entzündlichen Aktivität der Grunderkrankung in der Lage ist, ein weiteres Fortschreiten der Amyloidose zu verhindern. Im Falle einer klinisch manifesten Amyloidose ist lediglich eine symptomatische Therapie der jeweiligen Organkomplikationen möglich.

Nervenkompressionsyndrome Kommt es im Bereich von knöchern begrenzten Engstellen zu einer Synoviaproliferation, kann durch die Schwellung eine Kompression peripherer Nerven zu entsprechenden Funktionsstörungen und Schmerzen führen. Besonders häufig ist hiervon der N. medianus im Bereich des Handgelenkes betroffen (Karpaltunnelsyndrom). Weitere häufig betroffene Nerven sind N. ulnaris (Entzündung des Ellbogengelenkes) und N. tibialis posterior (Entzündung im Knöchelbereich). Bei leichteren Verläufen kann ein konservativer Behandlungsversuch

(NSAR und/oder Glukokortikoide p.o., lokale Injektion von wasserlöslichen Steroiden, Schienung des Handgelenkes) unternommen werden. Bei schwereren Verläufen ist ein operatives Vorgehen zumeist nicht zu umgehen.

Behandlung einzelner Gelenke

Intraartikuläre Glukokortikoidtherapie Die Gelenkpunktion ermöglicht neben wichtigen diagnostischen Informationen auch die Einbringung von kristallinen Glukokortikoiden. Dieses Vorgehen hat den Vorteil, dass bei Verwendung entsprechender Präparationen die Substanzen überwiegend im Gelenk verbleiben und somit die systemischen Nebenwirkungen reduziert werden können. Hierbei ist auf eine strenge Asepsis zu achten. Bei Hinweisen auf eine vorbestehende Infektion (z. B. putrides Gelenkpunktat) bzw. eine Infektion im Gelenkbereich dürfen keine Steroide eingebracht werden. Im Zweifelsfall sollte zunächst eine Synovialanalyse erfolgen. Die Behandlung eignet sich nicht zur Dauertherapie, darf frühestens nach 4 Wochen wiederholt und sollte max. 4- (bis 6-)mal am selben Gelenk durchgeführt werden. Kristalline Steroide dürfen keinesfalls zur Lokaltherapie entzündeter Sehnenscheiden verwendet werden, hier eignen sich nur wasserlösliche Steroide.

Radiosynoviorthese (RS) Die RS nutzt die antientzündliche Wirkung einer Betastrahlung spezieller Isotope zur Behandlung aus. Sie eignet sich besonders dann, wenn trotz insgesamt guten Ansprechens auf die medikamentöse Therapie einzelne Gelenke eine persistierende Entzündungsaktivität aufweisen. Dabei gilt, dass der Effekt der RS umso größer ist, je früher das Gelenk einer Behandlung zugeführt wurde. Das zu behandelnde Gelenk sollte klinisch, sonographisch und radiologisch voruntersucht worden sein. Hierdurch kann das Vorliegen eines Gelenktraumas oder einer rupturierten Baker-Zyste in der Regel festgestellt werden. In diesen Fällen ist die Durchführung einer RS kontraindiziert, da ein Austritt der radioaktiven Substanz in die Muskulatur droht. Zur Anwendung kommen, je nach Größe des betroffenen Gelenkes, Substanzen mit unterschiedlicher Strahlungsenergie wie [^{169}Er]Erbium (kleine Gelenke), [^{186}Re]Rhenium und [^{90}Y]Yttrium (große Gelenke). Die Einbringung der Substanzen muss streng intraartikulär erfolgen, sodass die Position der liegenden Injektionsnadel unter dem Bildwandler kontrolliert werden sollte. Mögliche Nebenwirkungen der Behandlung sind eine Strahlensynovitis sowie in seltenen Fällen eine Strahlennekrose im Bereich des Stichkanals. Die Behandlung kann grundsätzlich wiederholt werden. Die Therapie ist auf Grund des möglichen Strahlenrisikos zur Behandlung jüngerer Patienten oder von Schwangeren nicht geeignet.

Synovektomie Die Indikation zur Durchführung einer Synovektomie besteht, wenn durch eine medikamentöse Therapie keine ausreichende Kontrolle der Entzündungsaktivität in einzelnen Gelenken gelingt und hierdurch ein rasch eintretender Funktionsverlust droht. Dabei ist zu beachten, dass nicht alle Gelenke einer Synovektomie gleichermaßen gut zugänglich sind. Ziel der Therapie ist es, durch eine Entfernung der Gelenkhaut die Zerstörung des Gelenkes zu verhindern. Praktisch wird zwischen einem offenen (komplette Freilegung des Gelenkes) und einem geschlossenen Vorgehen (arthroskopisch) unterschieden, wobei die Vor- und Nachteile beider Verfahren je nach betroffener Gelenkregion und aktuellem Befund abgewogen werden müssen.

7.7.4 Ausblick

Bemerkenswerte Fortschritte der Grundlagenforschung in den letzten Jahren haben dazu beigetragen, dass sich die Therapie der RA deutlich verbessert hat. Dies betrifft neben der Entwicklung eines Basistherapeutikums mit einem neuen Ansatz (Leflunomid) vor allem eine Gruppe von Substanzen, die regulierend in das bei der RA verschobene Gleichgewicht aus pro- und antiinflammatorischen Zytokinen eingreift. Am weitesten fortgeschritten ist die Entwicklung der TNF-α-Blocker, die gerade bei vielen der therapierefraktären Patienten eine hervorragende Wirkung aufweisen. Die Verwendung dieser Substanzen in der Langzeittherapie wird zeigen, ob das gute Wirkungs-Nebenwirkungs-Profil bestehen bleibt. Der Einsatz dieser hoch potenten Medikamente zur Therapie von Neuerkrankungen erscheint vielversprechend und wird gegenwärtig in Studien überprüft. Ein weiterer interessanter Ansatz untersucht die Depletion von B-Lymphozyten mit den monoklonalen B-Zell-Antikörper Rituximab. Hier zeigten Studien viel versprechende Ergebnisse, die gegenwärtig weiter überprüft werden. Der Stellenwert der Hochdosischemotherapie mit anschließender Retransfusion autologer Stammzellen ist zurzeit Gegenstand von Studien und könnte eine therapeutische Alternative für schwere, therapierefraktäre Krankheitsverläufe darstellen. Die zunehmende Übertragbarkeit von Ergebnissen aus der Grundlagenforschung in die klinische Anwendung lässt in den nächsten Jahren eine weitere Verbesserung der Therapiemöglichkeiten bei RA erwarten.

Evidenz der Therapieempfehlungen		
	Evidenzgrad	Empfehlungsstärke
Radiosynoviorthese	II-a	B
NSAR	I-b	A
Cox-2-Hemmer	I-b	A*
Kortikosteroide	I-b	A
Leflunomid	I-b	A
Methotrexat	I-a	A
Sulfasalazin	I-a	A
Hydroxychloroquin	I-a	A
Triple-Therapie (MTX/SSZ/HCQ)	I-b	A
Aurothiomalat (Gold i.m.)	I-b	A
TNF-alpha-Blocker	I-b	A
IL-1Ra	I-b	A
CyclosporinA	I-a	A

* Das Risiko kardiovaskulärer Komplikationen ist zu beachten.

Literatur

Breedfeld FC, Dayer JM (2000) Leflunomide: mode of action in the treatment of rheumatoid arthritis. Ann Rheum Dis 59: 841–849

Choy EH, Panayi GS (2001) Cytokine pathways and joint inflammation in rheumatoid arthritis. N Engl J Med 344: 907–916

Crofford LJ, Lipsky PE, Brooks P, Abramson SB, Simon LS, Van De Putte LB (2000) Basic biology and clinical application of specific cyclooxygenase-2 inhibitors. Arthritis Rheum 43: 4–13

Firestein GS (2001) Etiology and pathogenesis of rheumatoid arthritis. In: Ruddy S, Harris ED, Sledge CB (eds) Kelley's textbook of rheumatology. WB Saunders, Philadelphia

Furst DE et al. (2002) Updated consensus statement on biological agents for the treatment of rheumatoid arthritis and other rheumatic diseases. Ann Rheum Dis 61 (Suppl II): ii2–ii7

Harris ED (2001) Clinical features of rheumatoid arthritis. In: Ruddy S, Harris ED, Sledge CB (eds) Kelley's textbook of rheumatology. WB Saunders, Philadelphia

Markham A, Lamb HM (2000) Infliximab: a review of its use in the management of rheumatoid arthritis. Drugs 59: 1341–1359

O'Dell JR, Scott DL (1999) Rheumatoid arthritis: new developments in the use of existing therapies. Rheumatology 38(Suppl 2): 24–26

Plant MJ, Jones PW, Saklatvala J, Ollier WE, Dawes PT (1998) Patterns of radiological progression in early rheumatoid arthritis: results of an 8 year prospective study. J Rheumatol 25: 417–426

Ryan L, Brooks P (1999) Disease modifying antirheumatic drugs. Curr Opin Rheumatol 11: 161–166

Spencer-Green G (2000) Etanercept (Enbrel): update on therapeutic use. Ann Rheum Dis 59(Suppl 1): i46–i49

Taylor PC (2001) Anti-tumor necrosis factor therapies. Curr Opin Rheumatol 13: 164–169

Verhoeven AC, Boers M, Tugwell P (1998) Combination therapy in rheumatoid arthritis: An updated systematic review. Br J Rheumatol 37: 1102–1109

7.8 Still-Syndrom des Erwachsenenalters
Johann O. Schröder

7.8.1 Einleitung

Das Still-Syndrom im Erwachsenenalter ist eine entzündliche Systemerkrankung unbekannter Ursache. Namensgebend war der englische Arzt George Frederic Still, der 1896 die mit systemischen Entzündungszeichen und viszeralen Komplikationen einhergehende Variante der Polyarthritis im Kindesalter beschrieb. 1971 konnte der englische Rheumatologe Bywaters anhand von 14 Fällen zeigen, dass dieses heute als Entität akzeptierte Krankheitsbild auch bei Erwachsenen abgrenzbar ist. Die Erkrankung ist selten, anhand der wenigen vorliegenden epidemiologischen Untersuchungen kann eine jährliche Inzidenz von 1–3 Fällen/1.000.000 angenommen werden.

7.8.2 Ätiologie und Pathogenese

Die Ätiologie der Erkrankung ist unbekannt. Die auf Grund des klinischen Bildes immer wieder vermutete infektiöse Ursache konnte bislang nicht gesichert werden. Als Hinweis auf eine genetische Prädisposition wird unter anderem die Assoziation mit verschiedenen Histokompatibilitätsantigenen gewertet. Im Vergleich zu Gesunden wurden die Merkmale HLA-B17, B18, B35 und DR2 (DRB1*1501) vermehrt nachgewiesen.

Die in mehreren Arbeiten beschriebene Erhöhung verschiedener Entzündungsmediatoren wie TNF-α, IL-6, IL-18 und INF-γ im Serum, z. T. auch bei Patienten in Remission, könnte für eine erhöhte Bereitschaft des Immunsystems zu einer inflammatorischen Reaktion sprechen und eventuell neue therapeutische Ansatzpunkte erkennen lassen.

7.8.3 Klinik und Labor

Das Still-Syndrom kann sich in unterschiedlichen Varianten präsentieren. Am häufigsten liegt bei den vielfach jungen Erwachsenen beiderlei Geschlechts eine subakut auftretende, hoch entzündliche Allgemeinerkrankung vor. Diese ist vor allem charakterisiert durch hohes Fieber bis 41 °C, eine Leukozytose mit Werten bis 30.000/µl (≥80% Neutrophile), eine Pharyngitis, ein meist flüchtiges Hautexanthem, ferner Serositiden, Leberbeteiligung mit erhöhten Transaminasen sowie Splenomegalie und Lymphadenopathie. Ausgeprägte Muskel- und Gelenkschmerzen sind häufig. In den meisten Fällen manifestiert sich gleichzeitig eine Polyarthritis, die die Hand-, Ellenbogen- und Kniegelenke bevorzugt, die Fingergrundgelenke häufig ausspart und gelegentlich mit einer Zervikalarthritis einhergeht.

Die Laborbefunde unterstreichen den entzündlichen Charakter der Erkrankung. Stets findet sich eine stark erhöhte BSG, ferner imponieren eine normochrome, normozytäre Anämie und hohe Werte für das C-reaktive Protein. Eine Besonderheit ist die meistens vorliegende Hyperferritinämie mit Werten bis über 10.000 µg/l. Antinukleäre Antikörper und IgM-Rheumafaktoren werden nicht nachgewiesen.

7.8.4 Diagnostik und Differentialdiagnose

Die Diagnose des Still-Syndroms kann im Einzelfall schwierig sein. Da charakteristische histopathologische Befunde oder serologische Marker fehlen, wird die Diagnose auf der Grundlage der typischen klinischen Konstellation und nach sorgfältigem Ausschluss anderer entzündlicher Krankheitsbilder gestellt. Für die formale Klassifikation sind verschiedene Kriterienkataloge formuliert worden, unter denen sich der Vorschlag von Yamaguchi u. Mitarbeitern besonders bewährt hat (s. Übersicht).

Die Notwendigkeit zu differentialdiagnostischen Abwägungen ist beim Still-Syndrom besonders gegeben. Speziell Infektionen durch Bakterien und Pilze sowie bösartige Erkrankungen, vor allem maligne Lymphome, sind sorgfältig auszuschließen. Die Unterscheidung von anderen entzündlich-rheumatischen Erkrankungen mit hohem Fieber ist auf Grund klinischer und serologischer Marker im Allgemeinen gut möglich. Einige der sehr seltenen Syndrome periodischen Fiebers können heute mit genetischen Analysen identifiziert und vom Still-Syndrom abgegrenzt werden (Tabelle 7.8-1).

Klassifikationskriterien für das Still-Syndrom im Erwachsenenalter (nach Yamaguchi et al.)

- Hauptkriterien:
  – Fieber von >39 °C, mindestens eine Woche dauernd
  – Arthralgien über mindestens 2 Wochen
  – Leukozytose (>10.000/µl) mit ≥80% Neutrophilen
  – Typisches Exanthem
- Nebenkriterien:
  – Halsschmerzen
  – Lymphadenopathie und/oder Splenomegalie
  – Erhöhte Transaminasen und/oder LDH
  – Negativer RF und negativer ANA
- Ausschlussdiagnosen:
  – Infektionen (u. a. Sepsis, EBV)
  – Malignome (u. a. Lymphome)
  – Andere rheumatische Erkrankungen (u. a. Panarteriitis nodosa)

Unter Berücksichtigung der Ausschlussdiagnosen erfordert die Diagnose mindestens 5 Kriterien, davon mindestens 2 Hauptkriterien.

Tabelle 7.8-1. Differentialdiagnosen des Still-Syndroms im Erwachsenenalter

Entität	Differente Merkmale
Infektionen	Erregernachweis, bei Sepsis Gerinnungsstörungen
Malignome	Nachweis von Raumforderungen, Verlauf
Rheumatisches Fieber	Endokarditis, AK gegen Streptolysin, Streptodornase
Rheumatoide Arthritis	Befallsmuster der Fingergelenke, IgM-Rheumafaktor
Systemischer Lupus erythematodes	ANA-Nachweis, anti-ds-DNS-AK, Komplementverbrauch, Nephritis, Schmetterlingserythem, Leukozytopenie, Thrombozytopenie
Polymyalgia rheumatica	Myalgien der Schulter und des Beckengürtels, meist ältere Patienten
Panarteriitis nodosa	Nierenbeteiligung; histologische und angiographische Befunde, evtl. ANCA
Periodische Syndrome (TRAPS, HIDS, FMF)	Nachweis des Gendefektes, familiäre Häufung, oft Beginn im Kindesalter

7.8.5 Verlauf und Prognose

Trotz der bei Erstpräsentation teilweise dramatischen Situation ist der weitere Verlauf oft günstig. In etwa einem Drittel der Fälle handelt es sich um eine selbstlimitierende Erkrankung. Ein weiteres Drittel entwickelt einen intermittierenden Verlauf mit Rezidiven in mehrmonatigen bis mehrjährigen Abständen. In den verbleibenden Fällen, die fast alle eine Polyarthritis aufweisen, wird ein chronischer Krankheitsverlauf gesehen. Auch bei diesen Patienten scheint die Krankheitslast insgesamt geringer als z. B. bei rheumatoider Arthritis. Eine grobe Einteilung der unterschiedlichen Verlaufsformen ist in Tabelle 7.8-2 dargestellt.

Todesfälle durch die Krankheit selbst sind selten, als besonders bedrohliche Manifestationen gelten vor allem das Leberversagen bei hepatischer Beteiligung, eine Perikardtamponade sowie die sterile Meningoenzephalitis, als Spätkomplikation die vereinzelt beschriebene sekundäre Amyloidose.

7.8.6 Therapie

Allgemeine Gesichtspunkte Das therapeutische Vorgehen beim Still-Syndrom orientiert sich an den Maßnahmen bei anderen entzündlichen Systemerkrankungen, eine krankheitsspezifische Pharmakotherapie ist nicht bekannt. Angesichts der unterschiedlichen Krankheitsverläufe werden je nach Schwere der Erkrankung vor allem nichtsteroidale Antirheumatika, Kortikosteroide und zytotoxische Immunsuppressiva eingesetzt. Dabei liegen prospektive kontrollierte Studien bislang für keine der in Tabelle 7.8-3 erwähnten Maßnahmen vor.

Nichtsteroidale Antirheumatika Die nichtsteroidalen Antirheumatika haben ihren Stellenwert in der Behandlung von Arthralgien und milden Arthritiden. Infrage kommen Substanzen wie Diclofenac, Ibuprofen und Naproxen in einer Dosierung, wie sie bei Osteoarthrose oder rheumatoider Arthritis üblich sind.

Kortikosteroide Die Kortikosteroide stellen die derzeit wichtigste Substanz für die Behandlung des systemischen Krankheitsschubes dar. Bei mäßiger Krankheitsaktivität empfiehlt sich z. B. Prednisolon in einer Einstiegsdosis von 0,5–1,0 mg/kg KG. In schweren Fällen ist ein Behandlungsbeginn mit 2 mg/kg KG sinnvoll. Nach Einsetzen der klinischen Besserung kann die Dosis in Abhängigkeit vom klinischen Verlauf ausschleichend reduziert wer-

Tabelle 7.8-2. Verlaufsformen des Still-Syndroms beim Erwachsenen (nach Cush et al.)

Verlaufsform	Merkmale
Systemisch, monozyklisch	Nur ein Schub mit hoher entzündlicher Aktivität, keine Rezidive über viele Jahre
Systemisch, rezidivierend	Hohe entzündliche Aktivität mit Rezidiven in mehrmonatigen bis mehrjährigen Abständen
Chronisch artikulär, monozyklisch systemisch	Chronische, u. U. erosive Arthritis, nur ein Schub hoher systemischer Aktivität (Beginn)
Chronisch artikulär, rezidivierend systemisch	Chronische, u. U. erosive Arthritis, Rezidive hoher systemischer Aktivität in mehrmonatigen bis mehrjährigen Abständen

den. Angaben für eine Mindesttherapiedauer (wie z. B. bei der Polymyalgia rheumatica) liegen nicht vor.

Bei schwersten oder lebensbedrohlichen Manifestationen stellt die Dosisanhebung für Kortikosteroide in Form von intravenösem Pulsmethyprednisolon eine aussichtsreiche Maßnahme dar. 750–1000 mg/Tag intravenös werden über 3–5 Tage gegeben, um dann auf die Standardregimes für Prednisolon umzusteigen.

TNF-α-Inhibitoren Die Verwandtschaft des Still-Syndroms mit anderen rheumatischen Systemerkrankungen und immunologische Befunde legen den Einsatz von TNF-α-Inhibitoren nahe. Die erfolgreiche Anwendung des monoklonalen Antikörpers Infliximab und vereinzelt auch des Fusionsproteins Etauercept wurde kürzlich publiziert. Somit erscheint der Einsatz dieser Substanzen bei anderweitig refraktären Fällen gut vertretbar. Erfahrungen an größeren Kollektiven und Daten über den Einfluss dieser Medikamente auf den Langzeitverlauf stehen aus.

Zytotoxische Immunsuppressiva Bei Krankheitsrezidiven oder chronischem Verlauf ist eine Ergänzung der Kortikosteroidtherapie im Allgemeinen unvermeidlich. Die günstigsten Erfahrungen liegen für Methotrexat vor. Einer retrospektiven Studie bei 26 Patienten zufolge konnte mit einer mittleren Dosis von 11,5 mg/Woche (Bereich: 7,5–17,5 mg) eine Ansprechrate von über 80% und eine Remissionsrate von 69% erzielt werden. Auf Grund dieser Studie und zusätzlicher Fallberichte ist Methotrexat im Sinne einer Basistherapie derzeit als Medikament der 1. Wahl zu bezeichnen. Als Alternative kommt infolge neuerer Fallberichte Cyclosporin A, auf Grund einzelner älterer Berichte Azathioprin in Frage. Die Kontraindikationen und die Richtlinien für die Dosierung und Therapieüberwachung entsprechen den Vorgaben für die rheumatoide Arthritis (s. Kap. 7.7). Für das toxischere Cyclophosphamid liegen nur wenige positive Berichte vor. Sein Einsatz erscheint nur gerechtfertigt bei besonders hartnäckigen, hoch aktiven und anderweitig nicht kontrollierten Verläufen.

Andere immunmodularische Ansätze In Analogie zum Vorgehen bei rheumatoider Arthritis wurde bei einer größeren Zahl von Patienten Sulfasalazin eingesetzt. Bei Patienten mit Still-Syndrom kommt es hierunter deutlich häufiger zur Induktion toxischer Hepatitiden, sodass vom Einsatz dieser Substanz bei Still-Syndrom abzuraten ist. Auch die wiederholt eingesetzten hochdosierten intravenösen Immunglobuline (IVIG) haben auf Grund ihres in Fallstudien nicht überzeugenden Effekts und hoher Therapiekosten keinen Stellenwert bei dieser Erkrankung.

Operative Maßnahmen Chirurgische oder andere invasive Eingriffe können Bedeutung erlangen zur Vermeidung oder Behebung viszeraler Komplikationen. Dazu zählen Gelenkoperationen bei schwerer Synovialitis, eine entlastende Perikardpunktion bei Perikardtamponade sowie die als lebensrettend beschriebene Lebertransplantation bei Leberversagen.

7.8.7 Ausblick

Weitere Erkenntnisse zur Pathogenese des Still-Syndroms und die aktuellen Neuentwicklungen bei anderen rheumatischen Systemerkrankungen dürften dazu beitragen, auch das Still-Syndrom gezielter und effektiver behandeln zu können. So weisen jüngste Untersuchungen darauf hin, dass eine Interlenkin-1 Blockade bei Still-Syndrom erfolgversprechend ist.

Tabelle 7.8-3. Behandlungsoptionen bei Still-Syndrom im Erwachsenenalter

Substanzklasse	Indikation	Dosierung
NSAR, z. B. Diclofenac	Arthralgie und milde Arthritis	50–150 mg/Tag
Prednisolon	Systemischer Verlauf mittlerer bis hoher Aktivität	0,5–2 mg/kg KG
Pulsmethylprednisolon	Schwere bis schwerste Verläufe	500–1000 mg i.v. für 3–5 Tage
Methotrexat	Chronische Arthritis und rezidivierender Verlauf	10–25 mg/Woche
Cyclosporin A	Bei Methotrexatversagen oder Unverträglichkeit	2,5–5 mg/kg KG/Tag
Azathioprin[a]	Bei Methotrexatversagen oder Unverträglichkeit	1–2,5 mg/kg KG/Tag

[a] Bestimmung der Thiopurinmethyltransferase (TPMT) vor Therapiebeginn sinnvoll, zum Monitoring Bestimmung des aktiven Metaboliten G-TNG möglich

Evidenz der Therapieempfehlungen		
	Evidenzgrad	Empfehlungsstärke
NSAR	II-b	B
Kortikosteroide	II-b	A
Methotrexat	II-b	B
Cyclosporin	III	C
Azathioprin	III	C
TNF-α-Inhibitor	III	B
Sulfasalazin	II-b	C

Literatur

Bywaters EGL (1971) Still's disease in the adult. Ann Rheum Dis 31: 121–133

Delpech M, Grateau G (2001) Genetically determined recurrent fevers. Curr Opin Immunol 13: 539–542

Fautrel B, Borget C, Rozenberg S et al. (1999) Corticosteroid sparing effect of low dose methotrexate treatment in adult Still's disease. J Rheumatol 26: 373–378

Fautrel B, Le Moel G, Saint-Marcoux B et al. (2001) Diagnostic value of ferritin and glycosylated ferritin in adult onset Still's disease. J Rheumatol 28: 322–329

Fautrel B, Sibilia J, Mariette X et al. (2005) Tumor necrosis factor α blocking agents in refactory adult Still's disease: an observational study of 20 cases. Ann Rheum Dis 64: 262–266

Khraishi M, Fam AG (1991) Treatment of fulminant adult Still's disease with intravenous pulse methylprednisolone therapy. J Rheumatol 18: 1088–1090

Pouchot J, Sampalis JS, Beaudet F et al. (1991) Adult Still's disease: Mani-festations, disease course, and outcome in 62 patients. Medicine 70: 118–136

Yamaguchi M, Ohta A, Tsunematsu T et al. (1992) Preliminary criteria for classification of adult Still's disease. J Rheumatol 19: 424–430

7.9 Rheumatisches Fieber
Thomas Glück

7.9.1 Einleitung

Das rheumatische Fieber ist eine heute selten gewordene Systemerkrankung, die in Folge einer Infektion des oberen Respirationstrakts mit β-hämolysierenden Streptokokken der Gruppe A auftreten kann. Entzündliche, nichteitrige Manifestationen der Erkrankung betreffen verschiedene Organsysteme, hauptsächlich die Gelenke mit einer migratorischen Polyarthritis, das Herz mit einer Endo-, Myo- und Perikard einschließenden Karditis sowie das Nervensystem und das Subkutangewebe. Insbesondere die Karditis macht wegen der als Folge regelhaft auftretenden Herzklappenfehler die besondere Bedeutung dieser Erkrankung aus.

7.9.2 Ätiologie und Pathogenese

Voraussetzung für die Entwicklung eines rheumatischen Fiebers ist eine unmittelbar vorausgehende Infektion des oberen Respirationstraktes mit β-hämolysierenden Streptokokken der Gruppe A, meist eine Tonsillitis oder ein Scharlach. Andere Stellen des Körpers betreffende Infektionen mit Gruppe-A-Streptokokken, z. B. ein Erysipel oder eine Pyodermie, ziehen in unseren Breiten grundsätzlich kein rheumatisches Fieber nach sich, können jedoch durchaus andere Poststreptokokkenerkrankungen, wie z. B. eine Glomerulonephritis, verursachen und kolonisieren nicht selten den Rachen. Der Grund ist am ehesten in besonderen Eigenschaften derjenigen Streptokokkenstämme zu suchen, die Infektionen im Bereich der Tonsillen hervorrufen. Streptokokken können anhand ihrer M-Oberflächenproteine in unterschiedliche Stämme (Lancefield-Gruppen) eingeteilt werden. Die „rheumatogenen" Streptokokkenstämme weisen bestimmte M-Oberflächenproteine auf, gegen die von Patienten mit rheumatischem Fieber eine kräftige Antikörperantwort generiert wird. Dies stellt einen wesentlichen Faktor in der Pathogenese dar. Es ist denkbar, dass der Ort der Infektion direkt neben oder in den Tonsillen als lymphatisches Organ für die Pathogenese des rheumatischen Fiebers eine wichtige Rolle spielt. In anderen Regionen der Welt werden jedoch zunehmend Hautinfektionen mit Gruppe-A-Streptokokken oder anderen Streptokokken mit entsprechenden Pathogenitätsfaktoren als häufige Ursache für ein rheumatisches Fieber erkannt.

Der exakte Pathomechanismus der Gewebeschädigung ist beim rheumatischen Fieber nicht vollständig aufgeklärt. Diskutiert werden direkt toxische Effekte bakterieller Produkte, die Ablagerung von Immunkomplexen und Autoimmunphäno-mene, da eine bemerkenswerte Homologie zwischen bakteriellen M-Proteinen von rheumatogenen Streptokokkenstämmen und kardialen Strukturproteinen besteht. Ganz offensichtlich ist eine besondere, vermutlich genetisch bedingte Prädisposition des Immunsystems Voraussetzung für die Entwicklung eines rheumatischen Fiebers, da nur 0,9–3% der Patienten mit unbehandelten, kulturell bestätigten Gruppe-A-Streptokokkeninfektionen auch tatsächlich ein solches entwickeln.

7.9.3 Epidemiologie

Das rheumatische Fieber ist in erster Linie eine Erkrankung des Kinder- und Jugendalters. Die Inzidenz ging seit der Mitte des 20. Jahrhunderts in Deutschland und in anderen westlichen, hoch entwickelten Ländern deutlich zurück, und zwar erheblich stärker als der Rückgang der Häufigkeit von Streptokokkentonsillitiden insgesamt. Angehörige unterer sozialer Schichten leiden wesentlich häufiger an rheumatischem Fieber. Zusammenleben auf engem Raum wurde als besonderer Risikofaktor identifiziert. In Gemeinschaftsunterkünften und bei Rekruten werden immer wieder kleinere Ausbrüche beobachtet, in letzter Zeit auch wieder vermehrt in den Industrienationen. In Ländern der Dritten Welt ist das rheumatische Fieber erheblich häufiger. Während in den Industrienationen eine Inzidenz von 0,2–1 pro 100.000 angegeben wird, sind in Entwicklungsländern die Inzidenzen ca. 100- bis 200-mal höher, zwischen 20 und 200 pro 100.000 Einwohnern. Bis über 1 Prozent der afrikanischen Bevölkerung leidet an rheumatischen Herzfehlern, in westlichen Ländern dagegen liegt dieser Wert unter 1 Promille.

Bei Patienten, die eine erste Episode eines rheumatischen Fiebers überstanden haben, besteht lebenslang ein erhöhtes Risiko für Rezidive, insbesondere in den ersten fünf Jahren.

7.9.4 Klinik

Die klinischen Erscheinungen des rheumatischen Fiebers treten durchschnittlich 19 Tage nach dem Beginn der Streptokokkeninfektion auf und bestehen aus einer Reihe von Symptomen und Befunden, die in unterschiedlicher Kombination auftreten können.

Die Hauptmanifestationen umfassen Karditis, Polyarthritis, Chorea minor (Sydenham), Erythema marginatum und subkutane Knötchen. Daneben kann eine Reihe von zusätzlichen, weniger charakteristischen (Neben-)Manifestationen auftreten (s. Übersicht).

> **Modifizierte Jones-Kriterien zur Diagnose des rheumatischen Fiebers (nach Special Writing Group der AHA)**
> - Hauptmanifestationen
>   – Karditis
>   – Migratorische Polyarthritis
>   – Chorea minor
>   – Subkutane Knötchen
>   – Erythema marginatum
> - Nebenmanifestationen
>   – Symptome: Arthralgien, Fieber
>   – Sonstige Befunde: erhöhte Akutphaseparameter (CRP, BSG), verlängertes PR-Intervall
>
> Sowie Evidenz für eine vorausgegangene Streptokokkeninfektion: kultureller Nachweis oder Titeranstieg in den Streptokokkenserologien.

Eine **Polyarthritis** tritt bei der Mehrzahl der Patienten, in ca. 75% der Fälle, auf. Die Ausprägung der Polyarthritis reicht von Arthralgien bis zur schweren, jedoch nichterosiven Arthritis, die vorwiegend die großen Gelenke (Knie-, Sprung-, Ellbogen- und Handgelenke) betrifft. In etwa der Hälfte der Fälle sind mehr als 6 Gelenke betroffen. Die Schwere der Gelenksymptomatik verhält sich invers zu den kardialen Manifestationen.

Eine **Karditis** tritt bei 40–60% der Patienten mit rheumatischem Fieber auf und betrifft Endo-, Myo- und Perikard. Auf eine Karditis hinweisende Symptome sind Sinustachykardie, neu aufgetretene Mitralinsuffizienz, S3-Galopprhythmus und Perikardreiben. Ebenso können andere Zeichen einer Herzinsuffizienz sowie AV-Block mit PR-Verlängerung auftreten.

Die Karditis ist die einzige Manifestation des rheumatischen Fiebers, die langfristige Konsequenzen für die betroffenen Patienten besitzt. Der Entzündungsprozess am Endokard führt zu einer Fibrose mit nachfolgender Verdickung der Herzklappen und Entwicklung eines mehr oder weniger ausgeprägten Klappenfehlers. Dabei wird die Mitralklappe am häufigsten betroffen, gefolgt von der Aortenklappe.

Subkutane Knötchen sind selten und meist mit einer ausgeprägten kardialen Symptomatik assoziiert. Sie ähneln Rheumaknoten und sind ähnlich wie diese vorwiegend über Sehnen und Gelenken lokalisiert.

Die **Chorea minor** (Sydenham) ist durch plötzlich einschießende, unbewusste, fahrige und ziellose Bewegungen der Extremitäten und des Gesichtes („Veitstanz") zusammen mit Muskelschwäche und psychischen Veränderungen (Depression, Adynamie) gekennzeichnet. Diese neurologische Störung tritt meist zusammen mit anderen Symptomen des rheumatischen Fiebers auf, sie kann aber auch isoliert vorkommen. Die Chorea minor wie auch die subkutanen Knötchen treten nur bei einem geringen Prozentsatz der Patienten mit rheumatischem Fieber auf, sind aber pathognomonisch.

Beim **Erythema marginatum** handelt es sich um ein rasch vor den Augen des Beobachters wechselndes, zentral abblassendes, nicht juckendes Exanthem, das sich bevorzugt am Stamm und an den proximalen Extremitäten zeigt und Ausdruck einer Störung der Vasomotorik ist.

7.9.5 Diagnostik und Differentialdiagnose

Die beim rheumatischen Fieber auftretenden Symptome und Befunde wurden von Jones 1944 in Haupt- und Nebenmanifestationen aufgeteilt und stellen seitdem Kriterien zur Diagnose der Erkrankung dar. Dabei sind für die Diagnose „rheumatisches Fieber" sichere Hinweise auf eine zuvor abgelaufene Streptokokkeninfektion zusammen mit mindestens zwei Haupt- oder einem Haupt- und zwei Nebenkriterien zu fordern.

Die o. g. Übersicht zeigt die Jones-Kriterien in der aktuell gültigen, durch die American Heart Association 1992 revidierten Form. Die Symptome des rheumatischen Fiebers sind nicht immer charakteristisch, und auch die ursächliche Streptokokkeninfektion verläuft in bis zu 30% der Fälle mild oder uncharakteristisch. In diesen Fällen oder bei negativen Kulturen kann der Nachweis der Streptokokkeninfektion durch die Serologie erfolgen. In 80% der Fälle ist 2 Monate nach Beginn der Symptomatik der Antistreptolysin-O-Titer (AST) positiv (über 200 Einheiten/ml). Mindestens einer der 3 Tests AST, anti-DNAse B und anti-Hyaluronidase ist dann in 95% positiv, sodass eine komplett negative Streptokokkenserologie eher gegen die Diagnose eines rheumatischen Fiebers spricht.

Die korrekte Diagnose des rheumatischen Fiebers besitzt eine eminente Bedeutung für die adäquate Therapie und die spätere langfristige Prophylaxe. Daher muss das rheumatische Fieber gegen eine Reihe von anderen entzündlichen Erkrankungen mit mehr oder weniger akutem Beginn und ggf. Beteiligung von Herz und/oder Gelenken abgegrenzt werden. Die Übersicht gibt einen Überblick über die möglichen Differentialdiagnosen. In der aktuellen Literatur ist dabei jedoch noch unklar, ob die „reaktive Arthritis nach Streptokokkeninfekt" tatsächlich eine eigene Entität oder eine abortive Variante des rheumatischen Fiebers darstellt.

> **Differentialdiagnose bei Symptomen, die beim rheumatischen Fieber vorliegen können:**
> - Gelenksymptomatik
>   – Reaktive Arthritis nach Streptokokkeninfektion
>   – Rheumatoide Arthritis
>   – Juvenile rheumatoide Arthritis
>   – Systemischer Lupus erythematodes
>   – Serumkrankheit
>   – Sichelzellenkrise
>   – Infektiöse oder postinfektiöse Arthritis
>   – Borreliose
> - Kardiale Symptomatik
>   – Bakterielle Endokarditis
>   – Virale Myokarditis
> - Hautsymptomatik
>   – Purpura Schoenlein Henoch
>   – Sarkoidose
>   – Legionellose

7.9.6 Therapie

Die Therapie des rheumatischen Fiebers muss auf die Kontrolle aller Aspekte der Erkrankung abzielen:
- Schmerzlinderung,
- Entzündungshemmung,
- Bekämpfung der Infektion und
- Behandlung der Herzinsuffizienz.

Zur Kontrolle der Entzündungsaktivität wird auch heutzutage noch in erster Linie Acetylsalicylsäure in einer Dosis von bis zu 100 mg/kg in den ersten 14 Tagen eingesetzt, entsprechend Acetylsalicylsäurespiegeln von 20–30 mg/dl. Acetylsalicylsäure sollte allerdings erst dann gegeben werden, wenn die Diagnose sicher gestellt ist, da sonst das für die korrekte Diagnose wichtige Symptom „Arthritis" verschleiert wird. Die Acetylsalicylsäuretherapie sollte fortgeführt werden, bis alle Symptome verschwunden sind und sich die Entzündungsparameter normalisiert haben.

In schweren Fällen können Kortikosteroide in einer Dosis von 1–2 mg Prednisolonäquivalent/kg KG pro Tag eingesetzt werden, in der Regel aufgeteilt auf 2 Gaben. Um einen Rebound-Effekt zu verhindern, wird empfohlen, die Kortikosteroidtherapie nach einigen Wochen langsam „auszuschleichen" und ggf. nach Beendigung bzw. überlappend noch für einige Zeit Acetylsalicylsäure zu geben. Kortikosteroide führen zu einer rascheren Normalisierung der Entzündungsparameter als Acetylsalicylsäure. Ein wirklicher prognostischer Vorteil von Kortikosteroiden gegenüber Acetylsalicylsäure konnte bisher jedoch nicht nachgewiesen werden. Bei einer kombinierten Kortikosteroid- und Acetylsalicylsäuretherapie ist auf eine Ulkusprophylaxe zu achten. Nichtsteroidale Antirheumatika sind wahrscheinlich geeignet zur Behandlung der Gelenkbeschwerden bei Patienten, die Acetylsalicylsäure nicht vertragen; allerdings liegen noch keine ausreichenden Erfahrungen vor. Leider haben weder Acetylsalicylsäure noch Kortikosteroide eine Auswirkung auf die kardialen Manifestationen des rheumatischen Fiebers.

Alle rheumatogenen Streptokokkenstämme sind bisher gut empfindlich auf Penicilline und Cephalosporine. Penicillin stellte bisher das Mittel der Wahl für die antibiotische Therapie dar. Penicillin kann p.o. (2- bis 3-mal 500 mg Penicillin V/Tag über 10 Tage) oder als Depotpräparat i.m. (1,2 Mio. IE Benzathin-Penicillin) verabreicht werden. Patienten mit Penicillinallergie können alternativ ein Makrolid (z. B. Erythromycin 2- bis 3-mal 250 mg oder Clarithromycin 2-mal 250 mg über 10 Tage) erhalten. In den letzten Jahren wurde erkannt, dass orale Cephalosporine eine gute Alternative zu Penicillin in der Behandlung der akuten Tonsillitis durch Gruppe-A-Streptokokken darstellen. Eventuell ist die Eratikationsrate unter Cephanolsporinen sogar etwas höher. Grundsätzlich sollte jeder Patient mit rheumatischem Fieber antibiotisch behandelt werden, unabhängig davon, ob Gruppe-A-Streptokokken im Rachenabstrich nachgewiesen wurden, und auch wenn die Infektsymptomatik des oberen Respirationstraktes bereits abgeklungen ist oder nie wirklich bestand. Eine Beeinflussung des Verlaufes der Erkrankung kann durch die antibiotische Therapie nicht erwartet werden, eher dient dies der Verhinderung der weiteren Übertragung und Verbreitung von rheumatogenen Streptokokkenstämmen. Angehörige des Haushaltes einer an rheumatischem Fieber erkrankten Person sollten mittels Rachenabstrich auf die Besiedelung mit β-hämolysierenden Streptokokken der Gruppe A untersucht und, falls positiv, antibiotisch behandelt werden.

Eine im Rahmen der akuten Phase ggf. auftretende Herzinsuffizienz wird mit den üblichen konservativen Maßnahmen behandelt. Es wird empfohlen diese Patienten mit Kortikosteroiden zu behandeln.

Patienten mit Chorea profitieren von einer ruhigen Umgebung und können mit Sedativa wie Benzodiazepinen oder Barbituraten behandelt werden, schwere hyperkinetische Zustände mit Haloperidol.

Subkutane Knötchen und Erythema marginatum benötigen keine Therapie, diese Manifestationen des rheumatischen Fiebers verschwinden im Verlauf von mehreren Wochen ohne spezifische Maßnahmen.

7.9.7 Prophylaxe

Patienten, die ein rheumatisches Fieber durchgemacht haben, besitzen ein sehr hohes Risiko für ein Rezidiv nach erneuten Streptokokkeninfektionen des oberen Respirationstraktes. Das Risiko korreliert mit der Schwere der kardialen Manifestation und der Zahl der bislang abgelaufenen Rezidive. Es nimmt in der Regel mit zunehmendem Alter bzw. Abstand zum letzten Rezidiv ab, bleibt jedoch lebenslang erhöht.

Daher benötigen alle Patienten nach der ersten Episode eines rheumatischen Fiebers eine Sekundärprophylaxe, wofür sich die einmal monatliche bzw. besser dreiwöchentliche i.m.-Injektion von 1,2 Mio. IE Benzathin-Penicillin bewährt hat. Patienten mit Penicillinallergie erhalten Erythromycin 2-mal 250 mg p.o. pro Tag.

Für die Dauer der Prophylaxe bestehen unterschiedliche Empfehlungen, da gemäß den obigen Ausführungen jeder Patient sein eigenes Risikoprofil aufweist. In jedem Fall sollte die Prophylaxe mindestens 5 Jahre nach dem letzten Schub und bei jüngeren Patienten unabhängig davon bis zum 20. Lebensjahr fortgesetzt werden. Danach kann eine Abschätzung des individuellen Risikos erfolgen. Bei älteren Patienten, die lange Zeit bereits keinen Schub ihrer Erkrankung mehr hatten und nicht mit Schulkindern in Kontakt kommen, kann die Prophylaxe vermutlich ohne wesentlich erhöhtes Risiko abgesetzt werden. Jüngeren Patienten mit schwerer kardialer Beteiligung und ggf. Rezidiv sollte dagegen die Fortsetzung der Prophylaxe nahe gelegt werden.

In jedem Fall muss das dauerhaft erhöhte Rezidivrisiko mit dem Patienten besprochen werden, und darauf geachtet werden, dass alle Infekte der oberen Luftwege bei diesen Patienten umgehend antibiotisch behandelt werden. Eine Fortsetzung der Prophylaxe ist in keinem Fall kontraindiziert.

7.9.8 Prognose

Im Wesentlichen bestimmt die kardiale Manifestation des rheumatischen Fiebers die Prognose. Nur in seltenen Fällen ist diese in der Akutphase so schwer, dass Patienten daran versterben. Allerdings korreliert die Ausprägung der kardialen Symptome in der Akutphase mit dem späteren Ausmaß der Herzklappenfehler. Im Durchschnitt entwickeln 50% aller Patienten Herzklappenfehler als Folge eines rheumatischen Fiebers. Diese müssen engmaschig kardiologisch überwacht werden, um den optimalen Zeitpunkt zum ggf. operativen Klappenersatz festlegen zu können. Für Patienten mit durchgemachtem rheumatischen Fieber ist die konsequente Durchführung der Penicillinprophylaxe zur Verhinderung erneuter Streptokokkeninfektionen und bei operativen Eingriffen die Beachtung der Endokarditisprophylaxe gemäß den Empfehlungen der American Heart Association von essentieller Bedeutung, um weitere Schäden an den bereits in Mitleidenschaft gezogenen Herzklappen zu verhindern.

Evidenz der Therapieempfehlungen	Evidenzgrad	Empfehlungs-stärke
Antibiotische Therapie der Streptokokken-Tonsillitis	I-a	A
Lephalosporine besser als Penicilline für die akute Streptokokken-Tonsillitis	II-b	C
Acetylsalicylsäure-Therapie	I-a	A
Corticosteroide besser als Acetylsalicylsäure Primärprophylaxe	II-b	C
Penicillin bei Tonsillitis Sekundärprophylaxe	I-a	A
Benzathin-Penicillin alle 3 statt alle 4 Wochen i.m.	I-b	A

Literatur

Adam D, Scholz H, Helmerking M (2000) Short-course antibiotic treatment of 4782 culture-proven cases of group A streptococcal tonsillopharyngitis and incidence of poststreptococcal sequelae. J Infect Dis 182: 509–516

Albert DA, Harel L, Karrison T (1995) The treatment of rheumatic carditis: a review and meta-analysis. Medicine 74: 1–12

Bisno AL (2000) Nonsuppurative poststreptococcal sequelae: Rheumatic fever and glomerulonephritis. In: Mandell GL, Bennett JE, Dolin R (eds) Prin-ciples and practice of infectious diseases, 5th edn. Churchill Livingstone, Philadelphia, p 2117–2128

Casey JR, Pichichero ME (2004) Meta-analysis of cephalosporin versus penicillin treatment of group A streptococcal tonsillopharyngitis in children. Pediatires 113: 866–882

Del Mar CB, Glasziou PP, Spinks AB (1/2002) Antibiotics for sore throat (Cochrane Review). In: The Cochrane Library. Oxford: Update Software

Gibofsky A, Kerwar S, Zabriskie JB (1998) Rheumatic fever. The relationship between host, microbe, and genetics. Rheum Dis Clin N Am 24: 237–259

Lue HC, Wu MH, Wang JK, Wu FF, Wu YN (1994) Long-term outcome of patients with rheumatic fever receiving benzathine penicillin G prophy-laxis every three weeks versus every four weeks. J Pediatr 125: 812–816

Oen K (2000) Comparative epidemiology of the rheumatic diseases in children. Curr Opin Rheumatol 12: 410–414

Olivier C (2000) Rheumatic fever – is it still a problem? J Antimicrob Chemo-ther 45: 13–21

Special writing group of the committee on rheumatic fever, endocarditis and Kawasaki disease of the council on cardiovascular disease in the young of the American Heart Association (1992) Guidelines for the diagnosis of rheumatic fever. Jones criteria,1992 update. JAMA 2069–2073

7.10 Spondylitis ankylosans und reaktive Arthritiden
Jürgen Wollenhaupt

7.10.1 Einleitung

Die Spondylitis ankylosans (Morbus Bechterew) und die reaktiven Arthritiden werden gemeinsam mit der Psoriasisarthritis und den Arthritiden bei chronisch-entzündlichen Darmerkrankungen als Spondyloarthropathien bezeichnet. Die Spondyloarthropathien sind charakterisiert durch eine Entzündung nicht nur peripherer Gelenke, sondern durch eine häufige zusätzliche oder alleinige Beteiligung der Wirbelsäule und ihrer Gelenke.

Die Synovitis der Wirbelsäulenabschnitte kann die kleinen Wirbelgelenke (Spondylitis), die Rippenwirbelverbindungen, die sternokostalen Gelenke und – am häufigsten – die Ileosakralgelenke betreffen. Charakteristisch für die Sakroiliitis ist der Rückenschmerz vom entzündlichen Typ, der vor allem durch den ausgeprägten Nacht- und Ruheschmerz und die Morgensteifigkeit der unteren Wirbelsäulenabschnitte von den häufigen degenerativen oder bandscheibenbedingten Lumbalgien klinisch zu differenzieren ist (s. Übersicht).

Die Entzündung peripherer Gelenke betrifft bei allen Spondyloarthropathien am häufigsten große Extremitätengelenke wie die Knie-, Ellbogen-, die Sprung- und Handgelenke. Wenn z. B. einzelne Fingergelenke betroffen sind, manifestiert sich die Synovitis meist an einzelnen Gelenken mit einem asymmetrischen, auch die Finger- und Zehenendgelenke einschließenden Befallsmuster im Sinne einer asymmetrischen Oligoarthritis. Ein Befall aller drei Gelenke eines Fingers oder einer Zehe im Strahl in Form eines sog. „Wurstfingers" oder einer „Wurstzehe" ist charakteristisch, aber seltener. Es überwiegt die sog. asymmetrische Oligoarthritis, d. h. die Synovialitis von zwei bis fünf Gelenken. Wenn mehr als fünf Gelenke entzündlich verändert sind, dann handelt es sich etwa im Gegensatz zur rheumatoiden Arthritis ebenfalls meist um eine asymmetrische Arthritis.

Klinische Leitsymptome des entzündlichen Rückenschmerzes (nach Calin et al.)

1. Krankheitsbeginn vor dem 40. Lebensjahr
2. Schleichender Beginn der Beschwerden
3. Dauer seit mindestens 3 Monaten
4. Morgensteifigkeit
5. Besserung bei Bewegung

Mindestens 4 Kriterien müssen erfüllt sein

Den Spondyloarthropathien ist eine genetische Prädisposition gemeinsam, die sich durch eine erhöhte Prävalenz des Histokompatibilitätsantigens HLA-B27 zeigt. Während bis zu 10% aller Gesunden Träger dieses HLA-Merkmales sind, beträgt der Prozentsatz bei Patientenkollektiven mit reaktiven Arthritiden 60–80%, bei Patienten mit Spondyloarthropathie bei Morbus Crohn oder Colitis ulcerosa 70–85% und bei an Spondylitis ankylosans Erkrankten über 90%. Dem Nachweis des HLA-B27-Merkmals kommt daher kein Krankheitsbeweis, wohl aber ein Hinweischarakter zu, der in Verdachtsfällen die klinisch-diagnostische Einschätzung bestätigen kann.

Andere immunserologische Marker wie Rheumafaktor, antinukleäre Antikörper oder antizytoplasmatische Antikörper sind bei Spondyloarthropathien negativ.

7.10.2 Spondylitis ankylosans

Ätiologie und Pathogenese

Die Ätiologie der Spondylitis ankylosans ist unbekannt. Verschiedene Befunde sprechen für ein Zusammenwirken genetischer Faktoren (HLA-B27) und infektiöser Vorgänge (z. B. Infektionen mit gramnegativen Erregern), die zur Krankheitsentstehung und/oder Chronifizierung beitragen.

Nach diesen heute allgemein gültigen ätiopathogenetischen Vorstellungen gibt es keinen spezifischen Auslöser der Spondylitis ankylosans. Vielmehr scheinen klinisch symptomatische oder inapparent verlaufende Infektionen die Entstehung entzündlicher Gelenkveränderungen bei genetisch prädisponierten Personen zu fördern. Für diese Vorstellungen sprechen Beobachtungen an HLA-B27-transgenen Ratten, die spontan ein Spondyloarthropathieähnliches Krankheitsbild entwickeln, wenn sie in normaler und damit bakteriell kontaminierter Umgebung aufwachsen, während in keimfreiem Milieu aufwachsende Tiere dieses Krankheitsbild nur in einer milden, abortiven Form aufweisen. Damit weist die Pathogenese der Spondylitis ankylosans große Ähnlichkeiten mit akuten oder prolongiert verlaufenden reaktiven Arthritiden auf. Sie wäre nach diesem Verständnis die Spätfolge oder die ausgeprägteste Verlaufsform der infektinduzierten Spondyloarthropathien.

Klinik und Diagnostik

Leitsymptom der Spondylitis ankylosans ist der entzündliche Rückenschmerz (s. Übersicht, Abschnitt 7.10.1). Er äußert sich als nur ungenau zu lokalisierender, tiefsitzender Kreuzschmerz mit Ausstrahlung in Gesäß, Leistenregion oder Oberschenkelaußenseite. Häufig treten im weiteren Krankheitsverlauf aszendierende Wirbelsäulenschmerzen hinzu, die den thorakolumbalen Übergang, die Halswirbelsäulenregion sowie die sternokostalen Gelenke betreffen. In späten Krankheitsphasen tritt eine Verknöcherung der Seiten- und Längsbänder der Wirbelsäule ein, die durch überbrückende Syndesmophyten und eine ankylosierende Sakroiliitis schließlich zur knöchernen Durchbauung der Wirbelsäule (Bambusstabwirbelsäule) und zur völligen Versteifung führen kann.

Die Diagnose wird verzögert durch symptomarme Sakroiliitiden oder eher degenerativ anmutende unspezifische Rückensymptome. Gelegentlich verläuft die Spondyloarthritis sogar asymptomatisch, sodass die Wirbelsäule Bewegungseinschränkungen bis zur Versteifung aufweist und radiologisch eine Durchbauung der Ileosakralgelenke feststellbar ist, frühere entzündliche Wirbelsäulenschmerzen jedoch verneint werden.

Über ein Drittel der Betroffenen entwickelt eine periphere Gelenkbeteiligung. In absteigender Reihenfolge sind die Kniegelenke, Sprunggelenke, Hüftgelenke, Handgelenke, Ellenbogengelenke sowie alle weiteren peripheren Gelenke betroffen. Eine Hüftgelenkbeteiligung gilt als prognostisch ungünstig. Die periphere Arthritis bleibt meist mon- bis oligoartikulär (nicht mehr als fünf betroffene Gelenke) und kann mit radiologisch nachweisbaren knöchernen Destruktionen, aber auch ohne Erosionen verlaufen.

Neben dem Befall peripherer Gelenkstrukturen im Sinne einer Synovialitis treten oft entzündliche Reizzustände der Gelenkkapseln (Symptom: Arthralgie), der Sehnenansätze (Enthesitis, Tendomyopathie) und der Knorpel-Knochen-Übergänge (Synchondritis) auf. Diese belastungs- und bewegungsabhängigen Kapselbandsymptome können das Krankheitsbild beherrschen und zur Fehldiagnose Überlastungssyndrom oder Fibromyalgie führen.

New-York-Kriterien der Spondylitis ankylosans

- Klinische Kriterien:
  1. Eingeschränkte Beweglichkeit der Lendenwirbelsäule in allen Ebenen
  2. Frühere oder aktuelle Schmerzen im Bereich des lumbosakralen Übergangs oder der LWS
  3. Eingeschränkte Atembreite (≤2,5 cm) in Höhe des 4. Interkostalraumes
- Sichere Spondylitis ankylosans:
  - Beidseitige Sakroiliitis Grad 3 oder 4 und ein klinisches Kriterium oder
  - eine beidseitige Sakroiliitis Grad 2 oder eine einseitige Sakroiliitis Grad 3 oder 4 mit jeweils Kriterium 1 oder den beiden anderen Kriterien (2 plus 3)
- Wahrscheinliche Spondylitis ankylosans:
  - Beidseitige Sakroiliitis Grad 3 oder 4

Die Diagnose der Spondylitis ankylosans orientiert sich an Kriterienkatalogen, die für die definite Klassifikation von Spätfällen evaluiert wurden (s. obige Übersicht). Dabei leitet sich die Diagnose aus Funktionseinschränkungen im Bereich des Achsenskeletts mit Einschränkungen der Wirbelsäulenflexion oder der Atembreite sowie radiologischem Nachweis einer definitiven Sakroiliitis ab. Um die Diagnose früher zu stellen, sind Frühdiagnosekriterien entwickelt worden, die eine Verdachtsdiagnose erlauben und neben bereits eingetretenen radiologischen Veränderungen und funktionellen Schäden auch begleitende Symptome einer aktiven Spondylarthritis und genetische Faktoren stärker berücksichtigen (s. Tabelle 7.10-1). Hierbei werden auch Symptome außerhalb des Bewegungsapparates berücksichtigt, die bei Spondylitis ankylosans häufig im Krankheitsverlauf beobachtet werden, v. a. entzündliche Manifestationen der Augen wie die Iritis/Iridozyklitis.

> **Klassifikationskriterien der Europäischen Spondyloarthopathie-Studiengruppe (ESSG-Kriterien; nach Dougados et al.)**
>
> - Entzündlicher Rückenschmerz oder
> - asymmetrische Synovitis oder
> - Synovitis vorwiegend der unteren Extremitäten und
> - wenigstens eines der folgenden Kriterien:
>   - Positive Familienanamnese
>   - Psoriasis
>   - Entzündliche Darmerkrankung
>   - Urethritis, Zervizitis oder eine akute Durchfallerkrankung innerhalb eines Monates vor Auftreten der Arthritis
>   - Gesäßschmerz wechselnd zwischen linker und rechter Seite
>   - Enthesiopathie
>   - Sakroiliitis
>
> Sensitivität: 93,6%; Spezifität: 87%

Die Übergänge zu anderen Spondarthritiden sind fließend, und insbesondere in frühen Fällen lässt sich die Spondylitis ankylosans nur schwer oder nicht von anderen Spondyloarthropathien, speziell von reaktiven Arthritiden, unterscheiden. Daher wurden Klassifikationskriterien für die Erfassung aller Spondyloarthropathien einschließlich der Frühformen entwickelt (s. Übersicht). Sie erlauben auch die Erfassung von Erkrankungsfällen, die einer definitiven Spondyloarthropatieform nicht zuzuordnen sind. Für diese Fälle hat sich der Begriff der „undifferenzierten Spondyloarthropathien" durchgesetzt.

Als Begleiterscheinungen im weiteren Krankheitsverlauf sind u. a. eine kardiale Beteiligung (Myokarditiden, Aortenklappenstenose), eine IgA-Nephropathie, Erythema nodosum (häufiger bei anderen Spondyloarthropatien) oder eine unspezifische Hepatitis zu beachten. Als Spätkomplikationen gelten die Entwicklung einer restriktiven Ventilationsstörung und die Amyloidose mit konsekutiver Niereninsuffizienz bzw. nephrotischem Syndrom.

Spezifische Laborparameter für die Spondylitis ankylosans existieren nicht. Die hohe Assoziation der Spondylitis ankylosans mit dem HLA-Antigen B27 (s. oben) verhilft diesem Merkmal zur Funktion eines Surrogatmarkers, allerdings beweist der HLA-B27-Nachweis bei Verdachtsfällen weder die Diagnose, noch schließt er sie bei negativem Resultat aus. Abhängig vom Schweregrad der Entzündungsaktivität finden sich normale, mittelgradig erhöhte oder hochpositive humorale Entzündungsparameter und Akute-Phase-Proteine.

Bildgebung Die Diagnose einer Sakroiliitis wird heute durch dynamische Magnetresonanztomographie mit Gadolinium-Enhancement (sensitivste Methode zur Erfassung der frühen Sakroiliitis) bzw. konventionelle Computertomographie (sensitivste Methode zum Nachweis erosiver Veränderungen der SI-Gelenke) früher gestellt als durch Skelettszintigraphie (Aktivitätsbeurteilung) oder nativradiologische Röntgenuntersuchung (einfacher Nachweis von Spätstadien). Die o. g. Methoden können auch zum Nachweis entzündlicher Veränderungen an höheren Wirbelsäulenabschnitten (Spondylitis, Spondylarthritis im engeren Sinn, Seiten- und Längsbandankylose) eingesetzt werden.

Therapie

Die Behandlungsstrategie der Spondyloarthropatien umfasst in allen Stadien die physikalische Therapie und eine dem klinischen Bild, dem Stadium der Erkrankung und der aktuellen Krankheitsaktivität angepasste antiinflammatorische Pharmakotherapie. Gegebenenfalls ist eine an der Schmerzintensität ausgerichtete analgetische Behandlung erforderlich. Ergänzende Maßnahmen umfassen nuklearmedizinische und operative Interventionen.

Physikalische Therapie und Sport
Essentieller Bestandteil der Therapie der Spondylitis ankylosans ist die physikalische Therapie. Aktive krankengymnastische Behandlung sollte zum Zeitpunkt der Diagnosestellung und im weiteren Krankheitsverlauf verordnet werden. Ziel ist das Erlernen und Überprüfen eines Selbstübungsprogramms, das die Patienten täglich über mindestens 15 min, am besten morgens, durchführen sollten. So lassen sich funktionelle Einschränkungen auf ein Minimum reduzieren. Wenn möglich, sollten die Patienten dauerhaft Krankengymnastik durchführen, sei es in Form einer Dauerverordnung, einer Gruppentherapie z. B. im Rahmen einer Selbsthilfegruppe (Deutsche Vereinigung Morbus Bechterew) oder durch Ausübung geeigneter Sportarten. Bei Letzteren sind Schwimmen (Rückenschwimmen), Dehn- und Schwunggymnastik (Aerobicprogramme), Gerätetraining unter fachkundiger Anleitung (medizinische Trainings-

Tabelle 7.10-1. Frühdiagnosekriterien der Spondylitis ankylosans (nach Mau et al.)

Kriterium	Punktwert
Genetisch: HLA-B27 positiv	1,5
Klinisch:	
Wirbelsäulenschmerz (Entzündungstyp)	1
Ischialgieformer Spontanschmerz und/oder positives Menell-Zeichen	1
Spontan- und Kompressionsschmerz im knöchernen Thorax und/oder eingeschränkte Atembreite (<2,5 cm)	1
Periphere Arthritis und/oder Fersenschmerz	1
Iritis/Iridozyklitis	1
Eingeschränkte Beweglichkeit der HWS und/oder LWS in allen Ebenen	1
Laborchemisch: Erhöhte BKS	1
Röntgenologisch: Wirbelsäulenzeichen (Syndesmophyten, Kasten-, Tonnenwirbel, Romanus-, Anderson-Läsion, Arthritis der Kostovertebral- und/oder Intervertebralgelenke)	1

Ab mindestens 3,5 Punkten ist die Frühdiagnose der Spondylitis ankylosans zu stellen. Ausschlusskriterien sind traumatische, degenerative und andere nichtentzündliche Wirbelsäulenerkrankungen, Arthritis psoriatica, reaktive Arthritiden, maligne, infektiöse, metabolische oder endokrinologische Erkrankungen, andere Gründe für eine erhöhte BKS oder ein positiver Rheumafaktor.

therapie) sowie Tennis und Golf als besonders die Rückenbeweglichkeit fördernde Sportarten zu nennen.

Wesentlich für die Verhinderung einer Bewegungseinschränkung in funktionell ungünstiger Haltung (kyphotische Wirbelsäulenfehlhaltung, konsekutive Beugekontraktur der Hüft- und Kniegelenke) ist die Vermeidung von Schonhaltungen vor allem während der Nachtruhe.

Symptomorientierte Pharmakotherapie Zur symptomorientierten Pharmakotherapie zählen die analgetische und die antiphlogistische Behandlung mit nichtsteroidalen Antirheumatika (NSAR). Ziel dieser Therapie ist eine Schmerzfreiheit oder zumindest eine nicht durch Schmerzen unterbrochene Nachtruhe und eine tagsüber die beruflichen oder häuslichen Aktivitäten nicht einschränkende Symptomatik.

Reine Analgetika (Paracetamol, Codein, Tramadol, Tilidin-Naloxon) haben beim entzündlichen Wirbelsäulenschmerz oft keine ausreichende Wirkung und werden daher vorzugsweise als Zusatztherapeutika bei verstärkter Schmerzsymptomatik oder in Problemsituationen (gastrointestinale Ulkuskrankheit, Niereninsuffizienz) eingesetzt.

NSAR sind die wesentliche Säule der analgetisch-antiphlogistischen Therapie der Spondyloarthropatien. Oft sind NSAR unverzichtbarer Bestandteil der Dauertherapie über den gesamten Krankheitsverlauf hinweg. Daher ist neben der Effektivität bei der Auswahl der NSAR die Verträglichkeit besonders wichtig. Die Effektivität vieler NSAR für die Behandlung der Symptome der Spondylitis ankylosans ist in randomisierten klinischen Studien gesichert. Dies trifft nicht nur auf konventionelle NSAR wie z. B. Diclofenac, Ketoprofen oder Meloxicam zu, sondern auch auf Cox-2-selektive NSAR wie z. B. Celecoxib (Tabelle 7.10-2).

Die Verordnung sollte die Tagesrhythmik der Schmerzen (nächtlicher Kreuzschmerz, Morgensteifigkeit der Wirbelsäule, morgendlich betonte Arthritissymptome) berücksichtigen, etwa durch Wahl eines schnell einsetzenden NSAR morgens (z. B. Diclofenac), eines retardierten Präparates am Abend (z. B. Diclofenac retard) oder einer einmaligen Gabe eines langwirksamen Coxibes (z. B. Celecoxib). Präparate mit geringerer Nebenwirkungsbelastung sind insbesondere bei Langzeitverordnung vorzuziehen (Celecoxib, Diclofenac, Meloxicam anstelle von Piroxicam, Indomethacin). Bei Risikopatienten (Niereninsuffizienz, aktuelle oder frühere gastrointestinale Läsionen, chronisch-entzündliche Darmerkrankung, Marcumartherapie) sollte der Einsatz grundsätzlich überdacht und bei unabdingbarer Verordnung besondere Sorgfalt bei Dosierung und Präparatewahl erfolgen.

Der Einsatz von Glukokortikoiden bleibt Schubsituationen mit hoher systemischer Entzündungsaktivität vorbehalten, in denen die beschriebenen symptomatischen Pharmaka keinen ausreichenden Effekt zeigen. In solchen Situationen kann eine Steroidbolustherapie mit 2 mg Prednison pro kg KG pro Tag oder ein mittelhoher Steroidstoß von z. B. initial 50 mg Prednison in absteigender Dosis eingesetzt werden.

Langfristige antirheumatische Therapie (Basistherapie) Ein positiver Effekt sog. Basistherapeutika (syn.: langwirksame Antirheumatika, „disease modifying antirheumatic drugs") ist für die Spondylitis ankylosans nach wie vor nur ungenügend belegt. Dies gilt insbesondere für die Wirksamkeit einer entsprechenden Pharmakotherapie auf die Sakroiliitis bzw. den Langzeitverlauf der reinen Achsenskelettmanifestationen.

Eindeutig demonstriert werden konnte dagegen der Effekt einer Sulfasalazintherapie auf die periphere Gelenkbeteiligung (periphere Arthritis) bei Spondylitis ankylosans. Die Substanz wird einschleichend dosiert, für die Dauertherapie liegt die Dosis bei 2000 mg pro Tag. Für Substanzen wie Methotrexat (15–25 mg p.o., s.c., i.m. oder i.v. einmal wöchentlich) und Azathioprin (2–3 mg pro kg KG pro Tag), die sich bei anderen entzündlich-rheumatischen Erkrankungen bewährt haben, kann eine analoge Wirksamkeit auf die periphere Arthritis bei Spondylitis ankylosans nur auf Grund von Observationsstudien unterstellt werden (Tabelle 7.10-3). Die Empfehlungen zur Dosierung und Therapieüberwachung entsprechen dem Vorgehen z. B. bei rheumatoider Arthritis (Kap. 7.7) oder systemischem Lupus erythematodes (Kap. 3.3).

Als Indikation für eine immunsuppressive Basistherapie anerkannt ist neben der peripheren Arthritis auch das Vorliegen eines längerfristig erhöhten humoralen Entzündungsniveaus (Erhöhung von BSG, C-reaktivem Protein etc.), da hier ein erhöhtes Risiko für systemische Manifestationen und die Entwicklung einer Amyloidose unterstellt wird. Bei nachgewiesener lokaler Entzündung in den Ileosakral- und Wirbelgelenken ohne systemische Entzündungszeichen werden Maßnahmen im Sinne einer Basistherapie kontrovers diskutiert. Dem prinzipiell sinnvollen Ziel der Progressionshemmung steht das Fehlen aussagekräftiger Langzeitstudien gegenüber.

Tumor-Nekrose-Faktor-α-Inhibitoren Bei Versagen der etablierten Substanzen und hoher systemischer Krankheitsaktivität sind die immunmodulatorischen Inhibitoren des Tumor-Nekrose-Faktors α (Infliximab und Etanercept) erfolgreich einsetzbar. Beide Substanzen führen zu einer signifikanten Reduktion der Schmerzempfindung, zu einem objektivierbaren Rückgang der entzündlichen Aktivität sowie zu einer Verbesserung der Beweglichkeit. Die vorliegenden eindrucksvollen Ergebnisse klinischer Studien belegen den hohen Wirkungsgrad dieser immunmodulatorischen Behandlung auch bei rein axialer Spondylitis.

Tabelle 7.10-2. Auswahl einiger geeigneter NSAR und Dosierungsvorschläge zur Behandlung der Spondylitis ankylosans

NSAR	Dosierungsvorschlag
Ibuprofen	600–600–600 mg/Tag
Diclofenac	50–50–50 retard mg/Tag
Indomethacin	50–25–75 mg/Tag
Celecoxib	200–0–200 mg/Tag
Valdecoxib	10–20(40) mg/Tag

Beide Substanzen sind zur Therapie der aktiven Spondylitis ankylosans zugelassen, wenn eine ausreichend hoch dosierte Therapie mit NSAR bzw. bei peripherem Gelenkbefall auch mit konventionellen Basistherapeutika nicht erfolgreich war.

Die Therapie sollte nach Empfehlungen der Fachgesellschaften von einem mit diesen Substanzen vertrauten Arzt, in der Regel einem internistischen Rheumatologen, indiziert und überwacht werden, da bezüglich Ausschluss begleitender Erkrankungen, chronischer Infektionen sowie Behandlung von neu erworbenen Infektionskrankheiten und perioperativ besondere Vorsichtsmaßnahmen erforderlich sind. Nach den vorliegenden Studienergebnissen ist mit einer deutlichen und anhaltenden Kontrolle der Spondyloarthropathie bei über 90% der behandelten Patienten zu rechnen.

Nuklearmedizinische, operative und sonstige Therapien

Als ergänzende Therapiemöglichkeit bei isolierter oder klinisch im Vordergrund stehender aktiver Sakroiliitis bietet sich eine Lokaltherapie mit Steroidkristallsuspension und/oder Lokalanästhetika in die Ileosakralgelenke unter CT-Steuerung an. Der Injektionserfolg zeigt sich in schnell einsetzender und oft über mehrere Monate anhaltender Schmerzreduktion.

Bei florider Entzündung nicht nur der Ileosakralgelenke, sondern auch anderer Wirbelsäulenabschnitte steht heute die systemische Radium [^{224}Ra]-Therapie zur Verfügung. Der Betastrahler soll sich vor allem in entzündeten Gelenken anreichern und so die Spondylarthritis wirkungsvoll verringern. Vorerst ist das Verfahren noch als experimentell anzusehen, da umfassende klinische Studien noch nicht vorliegen und die Zulassung des Wirkstoffs für die Therapie der aktiven therapierefraktären Spondylitis ankylosans nur vorläufig ausgesprochen wurde.

Rheumachirurgische Eingriffe bei Spondylitis ankylosans werden an der Wirbelsäule in Form einer Verblockung einzelner Wirbelsäulenabschnitte und als Aufrichtungsoperation bei Patienten mit ausgeprägter kyphotischer oder kyphoskoliotischer Fehlhaltung durchgeführt. Die Indikation wird vom Operateur gestellt. Daneben können durch chronische Koxitis oder Gonitis postarthritische Arthrosen einen endoprothetischen Gelenkersatz notwendig machen.

Keine Evidenz für eine reklamierte krankheitsmodifizierende oder anhaltende analgetische Wirksamkeit existiert für außerschulische Therapieansätze wie spezielle Diäten oder Vitaminsupplementation sowie die Radontherapie.

7.10.3 Reaktive Arthritiden

Unter dem Begriff „reaktive Arthritiden" werden entzündlich-rheumatische Erkrankungen zusammengefasst, die sich als Folge einer bakteriellen Infektion außerhalb des Bewegungsapparates entwickeln, bei denen jedoch keine intraartikuläre Infektion vorliegt, d. h. bei denen der Erreger nicht aus Gelenkflüssigkeit bzw. -membran kultiviert werden kann. Die i. e. S. sterile

Tabelle 7.10-3. Immunsuppressive und immunmodulatorische Basistherapie der Spondylitis ankylosans

Medikament	Dosierung
Sulfasalazin	1000–0–1000 mg/Tag, bis zu 1000–1000–1000 mg/Tag
Methotrexat	15 mg einmal wöchentlich i.v., i.m. oder p.o. (evtl. s.c.), Dosierung ggf. 7,5 mg bis zu 25 mg; Folsäure 5 mg wöchentlich am Tag nach MTX-Einnahme
Azathioprin	100–150 mg/Tag (2–3 mg/kg/Tag p.o.)

Anwendung und Therapieüberwachung entsprechend den Therapieempfehlungen der Deutschen Gesellschaft für Rheumatologie (www.rheumanet.org).

Arthritis wird vielmehr durch die gegen den auslösenden Erreger hervorgerufene Immunantwort verursacht.

Reaktive Arthritiden sind somit Komplikationen einer Infektion, die mit zeitlicher Verzögerung nach der Primärinfektion auftreten. Als typisch gilt eine Latenzphase von einer bis zu wenigen Wochen, jedoch können auch Monate nach einer Primärinfektion reaktive Arthritiden auftreten. Nur eine Minderheit der Infizierten – zwischen 1 und 10% – entwickelt eine reaktive Arthritis, HLA-B27-positive Individuen sind häufiger betroffen als B27-negative Personen. Zwischen 60 und 85% aller Patienten mit reaktiven Arthritiden sind HLA-B27-Merkmalsträger, insbesondere solche Patienten mit infektreaktiven Spondyloarthropathien, d. h. mit Sakroiliitis.

Ätiologie und Pathogenese

Verschiedene bakterielle Infektionen können Ursache reaktiver Arthritiden bzw. Spondarthritiden sein. Am häufigsten kommt den urogenitalen Infektionen mit Chlamydia trachomatis und gastrointestinalen Infektionen mit Yersinia enterocolitica eine ätiologische Rolle zu. Als weitere potentielle Erreger gelten im Bereich des Urogenitaltraktes Ureaplasma urealyticum, Neisseria gonorrhoeae und Mycoplasma hominis. Zu den gesicherten gastrointestinalen Auslösern zählen neben Yersinien auch Sal-monella parathyphi, Shigella sonnei und Brucella abortus. Als bronchopulmonale Auslöser kommen Streptokokken (bei alleiniger Arthritis als Poststreptokokkenarthritis, bei gleichzeitiger Karditis oder neurologischen Symptomen als rheumatisches Fieber i. e. S.) und auch Chlamydia pneumoniae in Frage (Tabelle 7.10-4).

Pathogenetisch konnte in jüngster Vergangenheit gezeigt werden, dass der Arthritis eine persistierende Infektion vitaler, aber nur sehr gering replikativer Erreger (C. trachomatis) oder eine fehlende Elimination bakterieller Proteine aus der Synovialmembran, möglicherweise auch eine Erregerpersistenz außerhalb des Gelenkes, z. B. in den Lymphknoten des Darmes (Yersinien), zugrunde liegt. Durch diese Persistenz von Erregern bzw. Erregerbestandteilen kommt es zu einer fortwährenden Stimulation einer erregerorientierten Immunantwort. Die resultierende Synovialitis unterscheidet sich im weiteren Verlauf der Erkrankung schließlich nicht mehr wesentlich von derjenigen bei anderen Arthritiden und Spondarthritiden.

Diagnostik

Hauptmanifestation reaktiver Arthritiden ist die periphere Mon- oder Oligoarthritis, die überwiegend die Gelenke der unteren Extremität betrifft. Knie- und Sprunggelenke sind am häufigsten entzündet, jedoch kann jedes Gelenk in den Entzündungsprozess einbezogen sein. Auch asymmetrische polyartikuläre Verlaufsformen und Polyarthritiden vom Typ der rheumatoiden Arthritis sind möglich. Ebenso ist eine Beteiligung des Achsenskeletts in Form einer Sakroiliitis möglich. Eine Enthesitis der Sehnenansätze und Gelenkkapseln, Tendomyopathien und Arthralgien können das klinische Präsentationsmuster komplizieren und eine primäre Zuordnung nur nach der Symptomatik erschweren.

Somit gewinnt die infektbezogene Diagnostik besondere Bedeutung. Die Anamnese einer Urethritis, Proktitis, Adnexitis, Salpingitis, Prostatitis oder Epididymitis kann auf eine urogenitale Chlamydieninfektion deuten. Der Partner ist in die Anamnesefragen und die anschließende erregerbezogenen Untersuchungen generell mit einzubeziehen. Gastrointestinale Symptome wie Gastroenteritis, Enterokolitis, Divertikulitis u. a. können auf eine postenteritische reaktive Arthritis hinweisen, während Sinusitis, Bronchitis, Pleuritis oder Pneumonie an eine Chlamydia-pneumoniae-Infektion denken lassen.

Ein Problem bei der Anamneseerhebung ist der hohe Anteil asymptomatischer Primärinfektionen, der bis zur Hälfte der Betroffenen betragen kann. Ebenfalls häufig sind symptomarme Infektionen, sodass die Anamnese letztlich nur in der Minderheit der Fälle eine eindeutige Infektionssymptomatik innerhalb von einigen Tagen bis Wochen vor dem Auftreten entzündlicher Gelenksymptome aufweist.

Der zusätzliche diagnostische Gewinn durch **infektserologische Untersuchungen** ist insgesamt gering, da eine sichere Differenzierung zwischen Infektionen, die längere Zeit zurückliegen, vor kurzem überwunden wurden oder noch aktuell präsent sind, nicht ausreichend möglich ist. So kann auch bei niedrigen Antikörpertitern eine niedrig replikative Infektion vorliegen und eine reaktive Arthritis unterhalten. Umgekehrt beweist der Nachweis z. B. von IgG-Antikörpern gegen einen gegebenen Erreger noch nicht das Vorliegen einer kürzlich durchgemachten Infektion. Dies gilt insbesondere für Erreger, für die eine hohe Durchseuchung der Normalbevölkerung bekannt ist, wie z. B. Chlamydien.

Etwas günstiger wird die Aussagekraft von Antikörpern der Klasse IgA bewertet. Der Nachweis dieser Antikörper gilt auf Grund ihrer kurzen Halbwertszeit von Tagen bis Wochen als Hinweis auf eine erst kürzlich durchgemachte bzw. noch persistierende Infektion. Bei Patienten mit positiven Yersinien-IgA-Antikörpern konnten bei über 80% der untersuchten Patienten immunhistochemisch Yersinienantigene in der Darmschleimhaut nachgewiesen werden, was als Ausdruck einer persistierenden Infektion oder einer Antigenpersistenz gewertet wurde. Auch Patienten mit Chlamydien-induzierter reaktiver Arthritis sind zu einem hohen Prozentsatz IgA-Antikörper-positiv.

Dem Direktnachweis von Erregermaterial an der mutmaßlichen Eintrittspforte, beispielsweise im Gastrointestinal- oder Urogenitaltrakt, kommt unter rheumatologisch-diagnostischen Gesichtspunkten nur eine beschränkte Bedeutung zu, da die Identifizierung eines bestimmten Erregers den klinischen Verlauf der reaktiven Arthritis nicht sicher vorhersagt und eine antibiotische Behandlung den Krankheitsverlauf nur in Ausnahmefällen (s. unten) beeinflusst.

Sinnvoll ist die Erregergewinnung dagegen als Basis für die Behandlung aktiver Organinfektionen. Dies gilt vor allem für die Untersuchung von urogenitalen Proben auf Chlamydia trachomatis, da bei etwa der Hälfte der Patienten mit Chlamydien-induzierter Arthritis zum Zeitpunkt der Arthritis noch eine – überwiegend lokal asymptomatische – Chlamydieninfektion der Urethra bzw. Zervix vorliegt. Daher sollten im Verdachtsfall Urogenitalabstriche oder Urinproben auf Chlamydien veranlasst werden. Demgegenüber sind die Nachweisraten für Enteritiserreger oder Chlamydia pneumoniae enttäuschend gering, sodass sich entsprechende Untersuchungen für die Routinediagnostik nicht empfehlen.

Tabelle 7.10-4. Häufigste potentielle Erreger infektinduzierter reaktiver Arthritiden

Erreger	Diagnostische Leitmethodik	Kommentar
Chlamydia trachomatis	Urogenitaler Direktnachweis aus Urin, Urethral- oder Zervixabstrichen mittels PCR, LCR, ELISA, ersatzweise IgG- und IgA-Antikörper	Nachweis einer bestehenden Infektion ohne Beweis für einen ätiologischen Zusammenhang mit dem rheumatologischen Bild
Chlamydia pneumoniae	IgG-, IgM-, IgA-Antikörper	Hohe Prävalenz von IgG-Antikörpern
Yersinia enterocolitica	IgG- und IgA-Antikörper gegen virulenzassoziierte Proteine (vor allem Immunoblot)	IgA-Nachweis als Hinweis auf intestinale Erregerpersistenz
Salmonella enterocolitica	Komplementbindungsreaktion	Wenig sensitive Methodik bei persistierender Infektion
Borrelia burgdorferi	IgG-, IgM-Antikörper im Immunoblot, ELISA-Screeningtest	Bei Arthritis selten IgM-Antikörper, immer IgG-Antikörpernachweis

Therapie

Die Therapie reaktiver Arthritiden entspricht weitgehend den Empfehlungen bei anderen akuten und chronischen Gelenkentzündungen. Auf Grund einer prinzipiell günstigen Prognose steht die symptomorientierte Therapie mit physikalischen Maßnahmen, nichtsteroidalen Antiphlogistika und gegebenenfalls kurzfristigem oder lokalem Steroideinsatz im Vordergrund.

Erregerorientierte Antibiotikatherapie Die Infektätiologie und Pathogenese reaktiver Arthritiden legt eine erregerorientierte antimikrobielle Chemotherapie nahe. Dennoch sind die Erfolge derartiger Therapieansätze bis heute begrenzt. Derzeit fehlen eindeutige Evidenzen, die den Effekt einer antibiotischen Therapie auf den Verlauf reaktiver Arthritiden sicher belegen. In einigen offenen, an nur kleinen Kollektiven durchgeführten Studien blieb eine 10- bis 14-tägige Behandlung der Salmonellen-, Yersinien- oder Chlamydien-induzierten Arthritiden mit Doxycyclin, Ofloxacin oder Tetrazyklinen ohne Erfolg.

Eine Ausnahme ist die antibiotische Kurzzeittherapie urogenitaler Infektionen. Sie senkt die Rezidivrate posturethritischer reaktiver Arthritiden signifikant. Da sie außerdem etwa bei Chlamydieninfektionen das Risiko von Partnerinfektionen und aszendierenden Komplikationen wie tubare Infertilität verringert, empfiehlt sich eine kurzzeitige Antibiotikatherapie bei allen Patienten mit nachgewiesener Infektion an der Eintrittspforte. Ein positiver Effekt auf die Schwere der Arthritis ist aber nicht gesichert, diesbezüglich sollten übertriebene Erwartungen seitens der Patienten bei Therapieeinleitung abgebaut werden.

Antibiotische Langzeittherapie Die pathogenetischen Erkenntnisse, dass den reaktiven Arthritiden wahrscheinlich überwiegend eine niedrig replikative Infektion mit nur geringen Erregerkonzentrationen zugrunde liegt, stimulierten Therapieversuche mit einer prolongierten mehrwöchigen bzw. mehrmonatigen Antibiotikatherapie reaktiver Arthritiden. Auch zu diesem Behandlungsansatz existieren jedoch derzeit nur wenige aussagefähige Studien, deren Aussagen zudem widersprüchlich sind. Für die prolongierte Behandlung der postenteritischen reaktiven Arthritiden mit Ciprofloxacin, Doxycyclin oder Lymecyclin ergab sich kein positiver Effekt. Bei Chlamydien-induzierter Arthritis führte eine dreimonatige Lymecyclintherapie zu einer signifikanten Verkürzung der Arthritisdauer und einem signifikant geringeren Anteil chronischer Verläufe. Im Gegensatz dazu war eine viermonatige Behandlung mit Doxycyclin in einer weiteren Studie eher mit einer höheren Arthritisaktivität assoziiert.

Damit existieren keine überzeugenden Daten, die generell eine antibiotische Therapie reaktiver Arthritiden und Spondyloarthritiden sinnvoll erscheinen lassen. Bei nachgewiesener aktiver Infektion sollte aber eine den üblichen mikrobiologisch-infektiologischen Regeln entsprechende antimikrobielle Behandlung erfolgen.

Weitere Therapieprinzipien bei reaktiven Arthritiden Auf Grund der insgesamt günstigen Prognose besteht bei reaktiven Arthritiden die Möglichkeit, über einen Zeitraum von 3–6 Monaten allein symptomorientiert zu therapieren. In der Akutphase sollten die betroffenen Gelenke gekühlt und funktionsgerecht gelagert werden. Eine Immobilisation ist obsolet, stattdessen sind krankengymnastische Bewegungsübungen, wenn immer möglich als aktives Bewegungstraining, ansonsten in Form passiver Bewegung und isometrischer Übung zu empfehlen.

Medikamentös sind nichtsteroidale Antiphlogistika die Pharmaka 1. Wahl. Ihre Dosierung sollte der Intensität der Beschwerden im Tages- und Nachtverlauf angepasst werden, etwa durch Einsatz eines ausreichend hoch dosierten retardierten Präparats zur Nacht zur Verminderung eines morgendlichen Beschwerdemaximums oder durch möglichst geringe mittägliche Dosierung. Bei Patienten ohne erhöhtes Risiko gastrointestinaler Nebenwirkungen haben sich in leichteren Fällen Ibuprofen (z. B. 600–400–600 mg retard), bei stärkerer Symptomatik Diclofenac (z. B. 50–25–75 mg retard) bewährt. Bei Risikopatienten für gastrointestinale Nebenwirkungen (frühere Ulkuskrankheit, Helicobacter-pylori-Besiedlung, höheres Lebensalter, gleichzeitige Steroid- oder Aspirintherapie, Antikoagulanzienbehandlung) sollte eine Ulkusprophylaxe mit einem Protonenpumpenhemmer zusätzlich verordnet werden.

Bei absehbar prolongiertem Verlauf mit zunehmendem Chronifizierungsrisiko sollte spätestens nach sechsmonatiger Krankheitsdauer eine Basistherapie eingeleitet werden, wenn klinisch eine aktive Arthritis vorliegt und/oder arthritisbezogene humorale Entzündungsparameter prolongiert erhöht gemessen wurden. Sulfasalazin ist das Basistherapeutikum der 1. Wahl. Seine Effektivität kann als gesichert angesehen werden, insbesondere in Hinblick auf die peripheren Arthritismanifestationen. Die Dosierung (2000 mg/Tag bis max. 3000 mg/Tag p.o.) und die Empfehlungen zur Therapieüberwachung entsprechen den allgemeinen Leitlinien zum Einsatz dieser Substanz in der Rheumatologie. Bei Versagen von Sulfasalazin oder Kontraindikationen gegen die Substanz können Methotrexat oder Azathioprin eingesetzt werden. Für Methotrexat sprechen die gute Effektivität bei zahlreichen anderen Arthritisformen und eine Reihe positiver Fallserienberichte. Entsprechende Einzelberichte zur Wirksamkeit von Azathioprin sind älteren Datums und betreffen hauptsächlich Patienten mit posturethritischer reaktiver Arthritis/Reiter-Syndrom. Auch der Einsatz von Methotrexat und Azathioprin sollte bezüglich Dosierung und praktischer Vorgehensweise den allgemeinen Empfehlungen für die antirheumatische Therapie entsprechen.

Bei persistierender Monarthritis ohne gleichzeitig vorliegende systemische Entzündungszeichen kann eine Radiosynoviorthese erfolgversprechend sein. Allerdings fehlen Daten aus kontrollierten klinischen Studien zu den Effekten dieser Therapieform, z. B. im Vergleich zur lokalen Steroidinjektion oder zur Synovektomie. Operative Verfahren wie die arthroskopische Frühsynovektomie bleiben Problemfällen vorbehalten und invasivere chirurgische Eingriffe wie der endoprothetische Gelenkersatz bleiben auf Einzelfälle beschränkt.

Evidenz der Therapieempfehlungen		
	Evidenzgrad	Empfehlungsstärke
Spondylitis ankylosans		
Krankengymnastik	II-b	B
Gruppentherapie/Sport	III	B
NSAR	I-b	A
Analgetika	I-b	A
Glukokortikoide	IV	B
Sulfasalazin	I-b	A
Methotrexat	II-b	B
TNA-alpha-Inhibitoren	I-b	A
Lokaltherapie	III	B
Radium^{224}-Behandlung	III	B
Reaktive Arthritis		
Erregerorientierte Antibiotikatherapie	III	B

Literatur

Braun J, Brandt J, Listing J et al. (2002) Treatment of active ankylosing spondylitis with infliximab: a randomised controlled mulitcentre trial. Lancet 359:1187–1193

Calin A, Porta J, Fries JF, Schurmann DJ (1977) Clinical history as a screening test for ankylosing spondylitis. JAMA 237: 2613–2614

Dougados M, van der Linden S, Juhlin R et al (1991) The European Spondylarthropathy Study Group preliminary criteria for the classification of spondylarthropathy. Arthritis Rheum 34: 1218–1227

Goie HS, Steven MM, van der Linden S, Cats A (1985) Evaluation of diagnostic criteria for ankylosing spondylitis: a comparison of the Rome, New York and modified New York criteria in patients with a positive clinical history screening test for ankylosing spondylitis. Br J Rheumatol 24: 242–249

Gorman JD, Sack KE, Davis JC (2002) Treatment of akylosing spondylitis by inhibition of tumor necrosis factor alpha. N Engl J Med 346:1349–1356

Mau W, Zeidler H, Mau R et al. (1990) Evaluation of early diagnostic criteria for ankylosing spondylitis in a 10 year follow-up. Z Rheumatol 49: 82–87

Olivieri I, Salvarani C, Cantini F, Ciancio G, Padula A (2001) Ankylosing spondylitis and undifferentiated spondyloarthropathies: a clinical review and description of a disease subset with older age at onset. Curr Opin Rheumatol 13: 280–284

Toivanen A (2001) Bacteria-triggered reactive arthritis: implications for antibacterial treatment. Drugs 61: 343-351

Toivanen A, Toivanen P (2000) Reactive arthritis. Curr Opin Rheumatol 12: 300–305

van der Linden S, van der Heijde D (2000) Clinical aspects, outcome assessment, and management of ankylosing spondylitis and postenteric reactive arthritis. Curr Opin Rheumatol 12: 263–268

7.11 Psoriasisarthritis und Arthritis bei entzündlichen Darmerkrankungen
Pontus Harten

7.11.1 Psoriasisarthritis

Einleitung

Die Psoriasisarthritis (PsA) wird den seronegativen Spondarthritiden zugeordnet. Sie entwickelt sich bei 10–20% der Psoriasispatienten, die Gesamtprävalenz wird auf 0,1% geschätzt. Bei 10% der Patienten geht die PsA der Hautmanifestation voraus („Psoriasisarthritis sine Psoriase"), bei 75% folgt sie der Hauterkrankung, in 15% beginnt beides parallel. Die Geschlechterverteilung ist ausgeglichen, der Erkrankungsgipfel liegt zwischen 20 und 40 Lebensjahren.

Ätiologie und Pathogenese

Vermutet wird eine genetische Prädisposition, die durch einen unbekannten exogenen/endogenen Auslöser (Infekt?) aktiviert wird. Auch β-Rezeptorblocker, Lithium und Antimalariamittel können eine Psoriasis hervorrufen, der Mechanismus ist unklar. Verwandte I. Grades besitzen ein 50fach erhöhtes Erkrankungsrisiko für eine Psoriasis, bei eineiigen Zwillingen herrscht in 65% Konkordanz. Der periphere Gelenkbefall ist mit HLA-B 38 und 39, HLA-DR4 mit der symmetrischen Form, HLA-DR3 mit erosivem Verlauf und HLA-B27 mit spinalem Befall assoziiert. MRT-gestützte Untersuchungen zeigen, dass die PsA von Enthesitiden sekundär auf das Gelenk übergreift. Im Synovium werden in der aktiven Phase überwiegend oligoklonal expandierte HLA-DR+-T-(Helper-Inducer-)Zellen und eine gesteigerte TNF-alpha und Interleukin-6-Expression nachgewiesen. In der näheren Umgebung liegen vaskulitisähnliche perivaskuläre Infiltrate (Lymphozyten, Plasmazellen, Histiozyten) vor.

Klinik und Diagnostik

Klinische Varianten Wenn auch nicht allgemein akzeptiert, hat sich die Einteilung nach Moll u. Wright als praktikabel erwiesen (Tabelle 7.11-1). Mischformen treten nicht selten auf.

Typ I – DIP-/PIP-Befall wie Heberden/Bouchardarthrose: Problematisch bei diesem Typ ist die Unterscheidung von der Arthrose. Häufig liegt ein Nagelbefall vor. Die PsA kann die DIP-Gelenke in für die Arthrose unüblicher Charakteristik befallen (z. B. gleichzeitig alle DIP-Gelenke der linken Hand bei Rechtshändern). Typische Röntgenveränderungen finden sich erst bei fortgeschrittenen Fällen.

Typ II – Mutilierende, destruierende Polyarthritis: Die maligne Verlaufsform mit rascher Mutilation und Gelenkdestruktion gehört zu den seltenen Varianten der PsA. Eine gefürchtete Komplikation sind zusammenschiebbare „Teleskop-Finger" (s. unten).

Typ III – Symmetrische Polyarthritis wie rheumatoide Arthritis: Nach neueren Untersuchungen ist dies möglicherweise der häufigste PsA-Typ. Die Differentialdiagnose zur RA ist schwierig. Auch hier liegt häufig Nagelbefall vor. Bei 9% der Psoriasispatienten ist der Rheumafaktor positiv, sodass dies nicht immer ein Unterscheidungsmerkmal ist.

Typ IV – Oligoarthritis: Dieser Typ geht nicht selten in den Typ III über. Meist liegt zunächst eine Monarthritis (häufig: Knie) vor. Dann folgt ein Strahlbefall mit „Wurstfinger" oder „Wurstzehe" plus einem oder zwei PIP-Gelenken.

Typ V – Spondarthritis: Die isolierte Spondarthritis ist selten, eine subklinische Achsenskelettbeteiligung tritt bei bis zu 30% der Patienten auf. Männer sind häufiger als Frauen betroffen. Ein erhöhtes Risiko scheinen Patienten mit Psoriasis capitis und/oder

Hautefloreszenzen im Lendenbereich aufzuweisen. Bei der häufigeren asymmetrische Sakroiliitis beträgt die HLA-B-27-Assoziation 20%, bei Bilateralität 80%. Ankylosierende Verläufe sind beschrieben.

Komplikationen und Besonderheiten

Enthesitis Enthesitiden treten bei PsA häufig auch in Frühstadien auf. Manifestationsorte sind u. a. die Plantarfaszie, die Achillessehne, der Beckenkamm, Sitzbein und Patella. Es können sekundäre Ossifikationen entstehen.

Augenbeteiligung Bei bis zu 30% der Patienten tritt eine Augenbeteiligung auf (23% Konjunktivitis, 7% Iritis).

PPP-Syndrom (palmoplantare Pustulose) Es handelt sich um eine Sonderform der Psoriasis mit pustulösen Effloreszenzen auf Handflächen und Fußsohlen. Die PPP-assoziierte PsA ist häufiger vom symmetrischen Typ III. Bei schwerer PPP gilt auch ohne Gelenkbeteiligung Methotrexat als Mittel der Wahl.

SAPHO-Syndrom (Synovitis, Akne, Psoriasis pustulosis, Hyperostose, Osteomyelitis) Hierbei handelt sich um eine seltene, hyperostotische Arthritis des Achsenskelettes, der Thoraxwand (Sternoklavikular, Manubriosternal) und peripherer Gelenke. Gelenkdestruktionen sind rar (s. Kap. 7.13).

HIV-Assoziation Bei HIV-positiven Patienten kommt es gehäuft zu schweren Verläufen von Haut- und Gelenkmanifestationen der Psoriasis. Daher sollte bei ausgedehnter Erkrankung ein HIV-Test erwogen werden. Bei Behandlung der Grunderkrankung bessern sich in der Regel Haut- und Gelenkmanifestationen. Immunsuppressiva sind kontraindiziert, bei Therapieresistenz wurden kasuistisch erfolgreich Etretinat und TNF-α-Antagonisten eingesetzt.

Prognose Als günstige Prognosezeichen gelten alleiniger DIP-Befall, Mono- oder Spondarthritis. Nur 5–10% der Patienten können einen benignen Verlauf erwarten. In einer Untersuchung mit 180 PsA-Patienten entwickelten sich innerhalb von 24 Monaten bei 57% Gelenkerosionen. Wenn auch nicht prospektiv untersucht, so gelten doch einige Kriterien als ungünstige prognostische Zeichen (s. Übersicht).

Ungünstige Prognosefaktoren für die Psoriasisarthritis
- Symmetrischer Gelenkbefall
- Polyarthritis wie RA (Typ III nach Moll u. Wright)
- HLA-DR4, DR3 positiv
- Ausgedehnter Hautbefall
- Hohe Entzündungsparameter
- Mangelndes Ansprechen auf NSAR
- Radiologische Zeichen für Erosion, Proliferation, Mutilation.
- HIV-Assoziation

Diagnostik Typische klinische Zeichen einer PsA sind die Daktylitis (Befall aller Gelenke eines Strahls, „Wurstfinger"), Enthesitiden, Asymmetrie des Gelenkbefalls, Horizontalbefall von DIP-Gelenken und asymmetrische Sakroiliitis. Bei fehlender Psoriasisanamnese kann die Frage nach pruriginösen Hautbezirken und Familienanamnese richtungsweisend sein. Die Finger- und Zehennägel (typische Veränderungen: Krümel-, Öl-, Tüpfelnägel, Nagelablösung, Querfurchen, Weißflecken usw., s. Lehrbücher der Dermatologie) sowie die Anogenitalregion, der Bauchnabel, die Zwischenzehenräume und die Ohrmuschel sollten inspiziert werden. Im Zweifelsfall sollte ein Dermatologe hinzugezogen werden.

Eine entzündliche Laborkonstellation fehlt nicht selten und tritt noch am ehesten bei der symmetrischen Polyarthritis (Typ III) auf. Eine Hyperurikämie ist bei Psoriasis häufig (20%) und kann Anlass zu Verwechslungen mit einer Gichtarthritis bieten. Als Verlaufsparameter dienen meist modifizierte (inklusive Endgelenke) Kriterien des American College of Rheumatology für die rheumatoid Arthritis (ACR 20%, 50%, 70%) und der von Clegg et al. vorgeschlagene PsARC (Psoriatic Arthritis Response Criteria).

Röntgen Typisch für die PsA ist das Nebeneinander von Usuren und Proliferationen im Sinne von kapsulären und extrakapsulären Protuberanzen. Typische radiologische Befunde der PsA zeigt die folgende Übersicht. Das „Pencil-to-cup-Phänomen" beschreibt pilzartige bzw. griffelförmige Verformungen der korrespondierenden Gelenkflächen, „Teleskop-Finger" sind durch Osteolysen zusammenschiebbare Gelenkglieder.

In der Skelettszintigraphie zeigen sich bei bis 50% der Patienten subklinische Beteiligungen von Akromioklavikular-, Sternoklavikular- und Manubriosternalgelenken, in 30% iliosakrale Manifestationen. Mehrbelegungen der langen Knochen in der Mineralisationsphase gelten als Zeichen einer sterilen Osteomyelitis, diese verläuft häufig subklinisch.

Radiologische Charakteristika der Psoriasisarthritis (Erläuterung s. Text)
- Periphere Gelenke
  - DIP-Befall, horizontal
  - Strahlbefall
  - Proliferationen neben Usuren
  - Mutilationen
  - Pencil-to-cup-Phänomen
  - Teleskop-Finger
  - Akroosteolysen
  - Ossifizierende Enthesitiden

Tabelle 7.11-1. Subtypen der Psoriasisarthritis. (Nach Moll u. Wright)

Typ	Beschreibung	Häufigkeit [%]
I	DIP- und PIP-Befall wie bei Heberden-/Bouchard-Arthrose	5
II	Deformierende, mutilierende Polyarthritis	5
III	Symmetrische Polyarthritis wie bei rheumatoider Arthritis	20
IV	Asymmetrische Oligoarthritis	60
V	Spondarthritis	10

- Spinalbefall
  - asymmetrische Sakroiliitis (selten bilateral)
  - selten Syndesmophyten
  - Hyperostosen (Wirbelkörper-Vorderkante)
  - Paravertebrale Ossifikationen

Differentialdiagnose Die wichtigste Differentialdiagnose ist die rheumatoide Arthritis. Die unterschiedlichen Merkmale sind in der folgenden Übersicht zusammengefasst. Da die PsA häufig die DIP-Gelenke involviert, kann sie wie eine aktivierte Arthrose imponieren. Andere Differentialdiagnosen sind seronegative Spondarthritiden (reaktive Arthritis, Spondylitis ankylosans).

Differentialdiagnose: Psoriaisarthritis – Rheumatoide Arthritis
- Psoriasisarthritis
  - Asymmetrisch
  - DIP-Befall
  - Strahlbefall
  - Enthesitiden
  - Seronegativ (in 9% Rheumafaktor pos.)
  - Selten Akut Phase Proteine
  - Häufig Achsenskelett-Befall
  - Röntgen: Proliferationen
- Rheumatoide Arthritis
  - Symmetrisch
  - Kein DIP-Befall
  - Fast nie Strahlbefall
  - Rheumaknoten
  - Seropositiv, anti-CCP positiv
  - Meist: BSG, CRP erhöht
  - Selten Achsenskelett (außer: Atlanto-axial)
  - Usuren, Erosionen

Therapie

Die Therapie der PsA erfolgt im Wesentlichen analog der rheumatoiden Arthritis. Es liegen allerdings erheblich weniger Studiendaten vor. Untersuchungen mit radiologischen Verlaufskontrollen fehlen fast vollständig. Als Kontrollinstrumente werden häufig die für RA-Patienten gebräuchlichen Kriterien des American College of Rheumatology (s. dort) eingesetzt. Die PsARC (Psoriatic Arthritis Response Criteria) von Clegg et al. sind noch nicht allgemein akzeptiert. In dermatologisch orientierten Studien wird häufig auf einfache Parameter wie Anzahl geschwollener Gelenke, Dauer der Morgensteife oder Schmerzskalen zurückgegriffen. Eine Metaanalyse zeigte lediglich für parenterales Methotrexat und Sulfasalazin ausreichende wissenschaftliche Evidenz für die Therapie der PsA. Inzwischen können auch Cyclosporin A und TNF-α-Antagonisten als gesicherte Therapieoption gelten. Der Nutzen einer frühen Basistherapie ist im Gegensatz zur rheumatoiden Arthritis nicht gesichert, er ist jedoch aufgrund der meist gelenkdestruktiven Verläufe nahe liegend. Ungünstige Prognosefaktoren sind in der Übersicht auf S. 534 aufgelistet. Es sollten bevorzugt Substanzen gewählt werden, die sowohl auf die Gelenk- als auch auf die Hautmanifestationen wirken. Die Tabelle 7.11-2 ist als ein zu diskutierender Therapievorschlag anzusehen, in den Nutzen-/Risikoprofile, aber auch pharmakoökonomische Überlegungen eingeflossen sind. Zu Wirkungs- mechanismen, Nebenwirkungen und Handhabung der Pharmaka sei auf Kap. 7.7 hingewiesen.

Symptomatische Therapie

Nichtsteroidale Antirheumatika (NSAR) Mehrere kontrollierte Studien wiesen den analgetischen Effekt von NSAR bei PsA nach, Unterschiede einzelner NSAR sind nicht belegt. Eine Wirkung auf die radiologische Progression besteht nicht. NSAR können bei milden Verläufen (Monarthritis, DIP-Oligoarthritis, Spondarthritis) und fehlendem Nachweis von Gelenkdestruktionen empirisch für 3–4 Wochen als Monotherapeutika eingesetzt werden. Mangelnde Effektivität gilt als ungünstiger Prognosefaktor. Die Hauteffloreszenzen können sich durch NSAR verschlechtern.

Glukokortikoide Erfahrungsgemäß sind relativ hohe Dosierungen notwendig, um Gelenkschwellungen und -schmerzen zu lindern. Ein abruptes Absetzen kann zu heftigen Exazerbationen der Hauteffloreszenzen führen. Glukokortikoide besitzen daher bei der PsA weder als Akutmaßnahme noch als Low-dose-Dauertherapie einen ähnlich hohen Stellenwert wie in der RA-Therapie.

Radiosynoviorthese, intraartikuläre Steroide, Synovektomie
Bei Monarthritis oder Restaktivität weniger Gelenke trotz sonst suffizienter Basistherapie stellen diese Maßnahmen therapeutische Optionen dar. Die Indikation und Durchführung entspricht derer bei der RA (s. dort).

Basismedikationen

Sulfasalazin (SSZ) Für SSZ liegen mehrere randomisierte Studien mit kurzer Beobachtungszeit vor. Ein Ansprechen der PsA kann bei ca. 50–60% der Patienten erwartet werden, bei 40% bessert sich auch die Hautmanifestation. Der Effekt ist nach 2–3 Monaten beurteilbar. Zu beachten ist, dass die Substanz selbst psoriasiforme Exantheme hervorrufen kann.

Methotrexat (MTX) MTX gilt bei der PsA als das Basistherapeutikum der Wahl. Randomisierte Studien belegen die Wirksamkeit auf Haut- und Gelenkmanifestationen bei relativ guter Tolerabilität. Die Ansprechraten dürften ähnlich wie bei der Ra um 65% liegen. Die Effektivität tritt erst nach 2–3 Monaten ein, Hautmanifestationen können früher ansprechen. Bei peroraler Applikation können Resorptionsverluste von 20–80% auftreten, es besteht die Zulassung für die subkutane Selbstinjektion.

Cyclosporin A (CsA) Für CsA liegen mehrere kontrollierte Studien vor. Die Dosis beträgt 2,5–5 mg/kg/Tag. Die Wirkung auf die Hautmanifestation tritt nicht selten bereits nach 14 Tagen ein, bei abruptem Absetzen können heftige Exazerbationen auftreten. Die Kurzzeitverträglichkeit ist gut, bei längerer Einnahme stellt die Nephrotoxizität ein Hauptproblem dar. In einer bioptisch kontrollierten Studie zeigten sich nach 4 Jahren bei 90% der Nachbiopsien irreversible Parenchymschäden (hyalinisierte Arteriolen, fokale

Tabelle 7.11-2. Vorschlag zur Stufentherapie der Psoriasisarthritis (Abkürzungen und Beschreibung s. Text)

Substanz	Dosierung
Niedrigrisiko (z.B. Spond- oder Monarthritis)	
Stufe I NSAR	Über 3–4 Wochen, konsequent tgl. 2- bis 3-mal
Stufe II SSZ	1g /Tag, einschleichend
Hochrisiko (Risikofaktoren: s. Übersicht S. ##)	
Stufe I MTX	7,5–25 mg p.o., 1 Tag/Woche
Stufe II MTX	Parenteral, Dosierung wie oben
Stufe III CSA oder	2,5–5,0 mg/kg/Tag
Leflunomid oder	20 mg/Tag
Azathioprin	2 mg/kg/7 Tage
Stufe IV MTX+CSA	wie oben
Stufe V TNF-α-Blocker:	
Etanercept	2-mal 25 mg s.c./Woche
Infliximab	Verschiedene Dosierungsschemata

interstitielle Fibrose und Glomerulosklerose). Eine prospektive Vergleichsstudie von CsA mit MTX zeigte nach 12 Monaten bei gleicher Effektivität eine signifikant höhere Abbruchrate für CsA (41 vs. 28%). CsA sollte erst bei Versagen von MTX erwogen werden.

Leflunomid Leflunomid hemmt die klonale Expansion aktivierter T-Zellen, die Substanz ist für die Psoriasisarthritis zugelassen. In einer multizentrischen Studie (n = 190) wurden Ansprechraten von 60% (PsARC) und 36% (ACR 20) erzielt.

Kombinationstherapien Für die Kombination MTX plus CsA liegen kleine Patientenserien und eine randomisierte, multizentrische Studie (n = 72) mit Nachweis höherer Ansprechraten gegenüber den Einzelsubstanzen vor. Auch die Kombination MTX plus Fumarsäure scheint wirksam zu sein.

Tumor-Nekrose-Faktor-α-Antagonisten Für die bereits für PsA zugelassenen Infliximab und Etanercept wurden in kontrollierten Studien hohe Ansprechraten (ACR 20: 66 bzw. 59%, ACR 50: 46 bzw. 37%, ACR 70: 29 bzw. 9%, PsARC: 70) gezeigt. Daten über 24 bis 52 Wochen zeigen eine offenbar von einer begleitenden MTX-Medikation unabhängige Hemmung der radiologischen Progression. Eine Phase III-Studie mit Adalimumab ist noch nicht abgeschlossen. Aufgrund fehlender Langzeitdaten sollten diese kostenintensiven Substanzen erst bei Versagen herkömmlicher Basistherapeutika eingesetzt werden (zu Wirkung u. Nebenwirkung s. Kapitel 7.7).

Reservemedikationen

Gold Für die Goldtherapie existieren randomisierte plazebo-kontrollierte Studien mit kleinen Patientenzahlen. Die Ansprechraten betragen 50–75%, oligoarthritische oder spinale Verläufe scheinen seltener anzusprechen. Die nebenwirkungsbedingte Abbruchrate ist hoch (bis zu 50% nach 6 Monaten). In einer vergleichenden Untersuchung von Gold und MTX war die Wahrscheinlichkeit eines Ansprechens für MTX nach einem Jahr 8,9-mal, die Wahrscheinlichkeit für einen Therapieabbruch für Gold 5-mal höher. Gold könnte bei Unverträglichkeit anderer Basistherapeutika oder bei HIV-Infektion erwogen werden.

Retinoide und PUVA Auch für Etretinat liegen mehrere plazebokontrollierte Studien mit Nachweis einer signifikanten Effektivität auf Haut- und Gelenkmanifestationen vor. In einer Vergleichsuntersuchung mit CsA und MTX zeigte sich eine unterlegene Effektivität und Tolerabilität. Über 90% der Patienten entwickeln beeinträchtigende mukokutane Nebenwirkungen, aufgrund der Teratogenität ist auf eine suffiziente Empfängnisverhütung hinzuweisen. Auch eine PUVA-Phototherapie wirkt insbesondere in Kombination mit Retinoiden auf die PsA. In einer Studie wurde bei 50% der Patienten ein Rückgang der Gelenkbeschwerden angegeben, spinale Manifestationen sprechen offenbar weniger an.

Fumarsäure Fumarat inhibiert die T-Zell-Aktivität und die Differenzierung dendritischer Zellen. Für die PsA liegt eine doppelblinde Studie sowie Daten aus dermatologisch orientierten Studien vor. Eine Besserung von Gelenkmanifestationen scheint bei ca. 25% der Patienten einzutreten. Daten zur radiologischen Progression fehlen. Häufige Nebenwirkungen sind Übelkeit, Lymphopenie und Eosinophilie, auch akutes Nierenversagen wurde beschrieben. Die Substanz wird daher aus dermatologischer, nicht aus rheumatologischer Indikation eingesetzt.

Andere Für Antimalariamittel liegt lediglich eine kleine plazebokontrollierte Studie mit Chloroquin vor. Wegen der Gefahr von Hautexazerbationen raten die meisten Autoren ab.

Für *Azathioprin* wurden kleinere und unkontrollierte Behandlungsserien publiziert. Die Substanz wirkt auch auf die Hautmanifestationen. Größere Studien sind nicht durchgeführt worden, obwohl Azathioprin aufgrund der relativ guten Tolerabilität möglicherweise eine wertvolle therapeutische Alternative darstellen könnte.

Vitamin-D-Derivate wie Calcitriol (1,25-(OH)2D3) wirken antiproliferativ und immunmodulierend. In kleineren Studien zeig-

Evidenz der Therapieempfehlungen: Psoriasisarthritis

Medikation	Evidenzgrad	Empfehlungsstärke
NSAR	I-b	A
Sulfasalazin	I-a	A
Methotrexat parenteral	I-a	A
Methotrexat peroral	I-b	A
Etanercept	I-b	A
Infliximab	I-b	A
Leflunomid	I-b	B
Cyclosporin A	I-b	B
Methotrexat + Cyclosporin A	I-b	B
Gold i. m.	I-b	C
PUVA	II-b	C
Etretinat	I-b	C
Antimalariamittel	I-b	C
Azathioprin	II-b	C
Zink-Sulfat	I-b	C

te sich, dass nicht nur die Haut-, sondern auch die Gelenkmanifestationen ansprechen können. Die rheumatologische Wirkung scheint mäßig zu sein, eine wichtige Nebenwirkung ist die Hyperkalzämie.

Zink-Sulfat verbessert u. a. die Chemotaxis von Neutrophilen. In drei Studien, eine davon plazebokontrolliert, zeigte sich eine Besserung der PsA bei allen Patienten bei einer Dosis von 3-mal 200 mg/Tag. Weitere Studien sollten abgewartet werden.

Experimentelle Therapien Erste Daten weisen auf eine Wirksamkeit der mit CsA verwandten Takrolimus, Sirolimus und Mycophenolat hin. In klinischer Testung befinden sich der CD2-Antagonist Alefacept, der anti-CD11a-Antikörper Efalizumab und der humanisierte, lösliche TNF-α-Rezeptor Onercept.

7.11.2 Arthritiden bei chronisch-entzündlichen Darmerkrankungen

Die Gelenkbeteiligung bei chronisch-entzündlichen Darmerkrankungen (CED) wird zu den seronegativen Spondarthropathien gezählt.

Chronisch entzündliche Darmerkrankungen

In der größten populationsbasierten Studie trat in der Beobachtungszeit von 6 Jahren bei ca. 12% der Patienten mit Morbus Crohn und Colitis ulcerosa eine Arthropathie auf. In 18% der Fälle ging sie der Darmerkrankung voraus. Pathogenetisch wird eine Aktivierung genetischer Prädispositionen durch die gestörte Darmepithelbarriere überwindende Antigenstrukturen (Erreger? Zellstrukturen?) diskutiert.

Klinik und Diagnose Typisch ist eine nonerosive, migratorische und asymmetrische Arthritis überwiegend großer Gelenke der unteren Extremitäten. Die Schubdauer beträgt wenige Wochen, Chronifizierungen und erosive Verläufe sind Raritäten. In 5–12% tritt eine initial meist asymmetrische Sakroiliitis auf. Auch isolierte Spondarthritiden mit ankylosierendem Verlauf und einer HLA-B 27-Assoziation von 60–80% sind beschrieben worden. Die von Orchard et al. vorgeschlagene Klassifikation (Typ I: oligoartikulär, asymmetrisch, abhängig von CED-Aktivität; Typ II: polyartikulär, symmetrisch, unabhängig von CED-Aktivität) ist noch nicht allgemein akzeptiert. Laboranalytisch liegt meist eine entzündliche Konstellation durch die aktive CED vor, ANA und Rheumafaktoren sind negativ. In der Synovia-analyse kann ein granulozytäres Zellbild mit 4000–20.0000 Zellen/µl imponieren, bei M. Crohn auch ein blander Reizerguss.

Bildgebung Bei den seltenen, chronifizierten Verläufen können gelenknahe Osteoporose, kleinere Usuren und Periostkalzifikationen imponieren. Gelenkdestruktionen sind extrem selten, sie treten gehäuft in Metatarsalgelenken auf und können proliferativen Charakter zeigen. Eine Ganzkörper-Skelettszintigraphie kann subklinische Gelenkbeteiligungen und -frühaktivitäten nachweisen.

Therapie Die Arthropathie bildet sich bei Therapie der Grunderkrankung fast regelhaft zurück (zur Therapie der CED: s. 9.4), die Kooperation mit einem Gastroenterologen ist empfehlenswert. Gelenkmanifestationen ohne Darmsymptome sind auf eine subklinische CED-Aktivität verdächtig. NSAR gelten wegen der Gefahr einer CED-Aktivierung als relativ kontraindiziert. Selektive COX-2-Hemmer könnten möglicherweise die Abheilung entzündlicher Darmveränderungen verlangsamen. Sulfasalazin wirkt effektiver auf die Gelenkbeteiligung als Mesalazin oder Olsalazin. Azathioprin wird bei hoher Rezidivneigung eingesetzt, erste Studien zeigten gute Ergebnisse von Methotrexat bei M. Crohn-Patienten. Der kostenintensive TNF-α-Antagonist Infliximab ist hochwirksam beim therapierefraktären M. Crohn.

Morbus Whipple

Die seltene Erkrankung (bisher ca. 1000 Fälle) wird durch das grampositive Bakterium Tropheryma whippelii ausgelöst. Es werden überwiegend (10:1) Männer aus ländlichen Bereichen befallen, eine Gelenkbeteiligung tritt in 70% der Fälle auf. Sie geht in 50% der Fälle der Grunderkrankung teilweise um Jahre voraus. Meist handelt es sich um eine nichterosive symmetrische Polyarthritis bevorzugt der großen Gelenke. Die Diagnose des M. Whipple erfolgt durch den Nachweis von PAS-positiven Makrophageneinschlüssen in der tiefen Dünndarmbiopsie. Inzwischen ist ein PCR-Test verfügbar. BSG und CRP sind mäßig-gradig erhöht, die CD 4/CD 8-Ratio und das Ferritin meist erniedrigt. Eine Hypogammaglobulinämie ist häufig. Die Therapie der Wahl ist Doxycyklin (100–200 mg/Tag) oder Cotrimazol (2-mal 160 mg Trimetoprim + 2-mal 800 mg Sulfamethoxazol/Tag plus Folsäuresubstitution) über 1 Jahr.

Glutensensitive Enteropathie

Bis zu 50% der Patienten mit Zöliakie (s. Kap.9.3.2) entwickeln eine nichterosive Arthropathie mit Beteiligung der großen Gelenke; es scheint eine Assoziation zu HLA-B8 und -DR 3 zu bestehen. In bis zu 50% der Fälle ist die Enteropathie subklinisch. Gelenkmanifestationen bilden sich unter glutenfreier Diät zurück.

Bypass-Arthritis („Dermatitis-Arthritis-Syndrom")

Zwischen 1950 und 1980 wurden weltweit jejunokolische Bypassoperationen zur Adipositasbehandlung durchgeführt. Bei 20–40% der Patienten tritt eine nichterosive, springende Polyarthritis überwiegend großer Gelenke auf, bei bis zu 80% der Patienten von vesikulopapulären Hauteffloreszenzen begleitet. Als Ursache gilt eine Fehlbesiedlung der blinden Schlinge. Ähnliche Arthropathien treten auch nach Proktokolektomien bei entzündlicher Darmerkrankung auf. Meist werden NSAR, teilweise kombiniert mit Breitspektrum-Antibiotika eingesetzt. Bei Therapierefraktärität wird eine operative Korrektur durchgeführt, hierunter kommt es regelhaft zur Remission der Erkrankung.

Literatur

Antoni C, Manger B (2003) Die Therapie der Psoriasisarthritis mit TNF-alpha-Antagonisten. Z Rheumatol 62: 235–239
Bruce IN, Antoni C, Cueller ML, Espinoza LR (2003) Psoriatic arthritis. In: Hochberg MC et al. (Hrsg) (2003) Rheumatology. Mosby, St. Louis, pp 1241–1259
Jones G, Crotty M, Brooks P (2000) Interventions for psoriatic arthritis. Cochrane Database Syst Rev 3:CD000212
Mease P, Nash P, Gladman D et al. (2003) Leflunomide in the treatment of psoriatic arthritis and psoriasis. Arthritis Rheum 48 [Suppl 9]: 169 (342)
Moll JM, Wright V (1973) Psoriatic arthritis. Semin Arthritis Rheum 3: 55–78
Mrowietz U (2001) Advances in systemic therapy for psoriasis. Clin Exp Dermatol 26: 362–367
Palm O, Moum B, Jahnsen J, Gran JT (2001) The prevalence and incidence of peripheral arthritis in patients with inflammatory bowel disease,a prospective population based study. Rheumatology 40: 1256–1261
Spadaro A, Riccieri V, Sili-Scavalli A et al. (1995) Comparison of cyclosporin A and methotrexate in the treatment of psoriatic arthritis: a one-year prospective study. Clin Exp Rheumatol 13(5): 589–593
Veys EM, Mielants H (1994) Enteropathic arthropathies. In: Klippel JH, Dieppe PA (Hrsg) (1994) Rheumatology. Mosby, St.Louis, pp 3.35.1–3.35.8
Zachariae H (1999) Renal toxicity of long-term ciclosporin. Scand J Rheumatol 28: 65–68

7.12 Fibromyalgie-Syndrom
Pontus Harten

7.12.1 Einleitung

Das Fibromyalgie-Syndrom (FMS) ist mit einer Prävalenz von 2% der erwachsenen Bevölkerung eine verbreitete Erkrankung. Wegen des häufigen Vorkommens und der daraus resultierenden praktischen Bedeutung soll das Krankheitsbild hier besprochen werden. Es sei aber darauf hingewiesen, dass es sich um ein Schmerzsyndrom handelt, bei dem ein sicheres organpathologisches Korrelat weiterhin nicht beschrieben wurde. Dies unterscheidet das FMS von den anderen Entitäten dieser Sektion und erklärt, warum es in der aktuellen Literatur gelegentlich in Frage gestellt wird. Das Problem der Behandlung der unter diesem Syndrom leidenden Patienten bleibt in jedem Fall bestehen. Die aktuellen Ansätze sind im Folgenden beschrieben.

Betroffen sind in 90% Frauen, das Prädilektionsalter liegt zwischen 30–60 Jahren. Die Pathogenese ist unklar. Eine zentralnervöse Schmerzverarbeitungsstörung unter Einbeziehung neuroendokrinologischer Regulationsmechanismen und verminderter peripherer Schmerzschwelle wird experimentell regelhaft nachgewiesen. Eine zentrale Rolle scheint einem gestörten Serotoninmetabolismus zuzukommen. Neuere Ergebnisse weisen auf eine Patientensubgruppe mit neuropsychiatrischer Erkrankung hin.

7.12.2 Klinik und Diagnostik

Symptome

Leitsymptom ist der generalisierte, muskuläre oder gelenknah lokalisierte Schmerz. Meist gehen Rückenschmerzen voran, Kopf- und Gesichtsschmerzen werden von 85% der Patienten beklagt. Begleitsymptome sind: nicht erholsamer Schlaf, Tagesmüdigkeit, Kälteintoleranz, Sicca-Symptome, Abgeschlagenheit, Morgensteife, Raynaud-Phänomen, Reizdarm, Reizblase, Herzpalpitationen. Depression und Angst werden signifikant gehäuft nachgewiesen, bei bis zu 70% der Patienten finden sich physische oder psychische Traumata in der Anamnese.

Prognose

Bei früher Diagnosestellung (<2 Jahre) waren in einer ambulanten Studie nach 2 Jahren nur noch bei 50% der Patienten die FMS-Kriterien positiv. Ungünstige Prognosefaktoren sind: lange Krankheitsdauer, psychisches oder physisches Trauma als Auslöser, Rentenbegehren. Bei Patienten, die in spezialisierten Zentren behandelt werden, liegen diese Faktoren häufiger vor: hier waren in einer großen Untersuchung nach 2 Jahren nur 3% in Remission.

Diagnostik

Die Diagnose wird nach mittels der ACR-Kriterien gestellt (Tabelle 7.12.1), eine psychosoziale Anamnese und eine Ganzkörperuntersuchung sind unabdingbar. Laborauffälligkeiten fehlen, in Studien wurde reproduzierbar eine Verminderung von Serotonin in Liquor und Serum sowie eine Erhöhung des Schmerzmediators Substanz P nachgewiesen. Auch Antikörper gegen Serotonin finden sich gehäuft, das FMS spricht jedoch nicht auf Immunsuppression an.

Differentialdiagnose

Die wichtigsten Differentialdiagnosen sind entzündliche rheumatologische Erkrankungen wie Kollagenosen und Vaskulitiden, aber auch Myopathien sowie metabolische und endokrinologische Störungen.

7.12.3 Therapie

Medikamentöse Therapie

Antidepressiva Basis der medikamentösen Therapie sind niedrig dosierte Antidepressiva, vor allem Amitriptylin und Cyclobenzaprin (über internationale Apotheke). Hierfür sind multiple randomisierte Studien publiziert, auch Metaanalysen liegen vor. Es werden Ansprechraten zwischen 20–70% erzielt, insbesondere Schlafqualität und Schmerzen werden günstig beeinflusst. Serotonin-Reuptake-Hemmer wie Fluoxetin, Paroxetin und Cipramil wirkten in kleinen Studien mit kurzer Nachbeobachtung dosisabhängig eher auf vegetative Begleitsymptome und Abgeschlagenheit als auf Schmerzintensität. Kombinationen mit Amitriptylin steigern

7.12 Fibromyalgie-Syndrom

den Effekt, erhöhen aber die Nebenwirkungen. Die Daten für Venlafaxin sind widersprüchlich.

Analgetika Randomisierte und kontrollierte Studien mit Wirkungsnachweis liegen lediglich für Paracetamol plus Codein bzw. Tramadol vor. Für Naproxen, Paracetamol und Ibu-profen konnte keine signifikante analgetische Wirkung belegt werden, wobei die Erfolgskriterien möglicherweise zu streng angelegt waren. Nach Umfragen nehmen 90% der FMS-Patienten diese Medikamente regelmäßig ein. Lidocain (auch lokal injiziert) und Ketamin zeigten in kleineren Untersuchungen signifikante und lang anhaltende Wirksamkeit. Die Nebenwirkungsprofile sind riskant, eine kontinuierliche Kreislaufüberwachung und Reanimationsbereitschaft sind Voraussetzung.

Hypnotika Sehr kurze (Tage) Beobachtungsstudien zeigten für Alprazolam, Bromazepam und Zolpidem eine subjektive Linderung der quälenden Schlafstörungen. Abhängigkeitspotential und potentielle Störung der Schlafarchitektur limitieren den Einsatz auf Kurzzeitinterventionen.

Serotoninrezeptorantagonisten Serotonin-Rezeptor-3-Antagonisten besitzen antiemetische, analgetische und anxiolytische Wirkungen. In einer multizentrischen, randomisierten und kontrollierten Studie (n = 418) konnte für 39% der FMS-Patienten eine 35%ige Schmerzlinderung mit peroralem Tropisetron (5 mg peroral über 10 Tage) nachwiesen werden. Möglicherweise ist die parenterale Applikation effektiver, Patienten mit Depressionen sprechen offenbar seltener an. Weitere Studien sollten abgewartet werden.

Nichtmedikamentöse Therapie

Gymnastik In multiplen Studien wurde die Effektivität von regelmäßigem körperlichen Training nachgewiesen. Es werden signifikante Besserungen von Allgemeinbefinden, Schmerzintensität, Tender Punktzahl und Schlafqualität erzielt. Warmwassergymnastik kann nachhaltige Linderung der Schmerzintensität erbringen.

Verhaltenstherapie Offenbar kann schon eine kurze verhaltenstherapeutische Intervention nachhaltige Effekte erzeugen. Studien zu verhaltenstherapeutischen Ansätzen bei FMS weisen regelhaft eine günstige Wirkung auf Symptome, Schlafqualität, Schmerzmittelbedarf und Häufigkeit von Arztbesuchen nach. Metaanalysen bestätigen diese Ergebnisse.

Akupunktur In einer retrospektiven Auswertung gaben 3–34 Monate nach Akupunktur 46% der FMS-Patienten eine effektivere Analgesie durch Akupunktur als durch Analgetika, Low-dose-Antidepressiva und physikalische Therapie an. In einer neueren Untersuchung wurde parallel zur Abnahme von Schmerzen und Tender-Punkt-Anzahl ein Anstieg der Serumspiegel von Serotonin und Substanz P durch Akupunktur gezeigt. Nach Auswertung der vorliegenden Literatur wurde Akupunktur im Rahmen einer Konsensus-Konferenz von den National Health Institutes, USA, als Ergänzungstherapie für FMS empfohlen.

Multimodale (-disziplinäre) Therapiekonzepte

Multidisziplinäre FMS-Therapiekonzepte integrieren individualisiert Eigengymnastik, Entspannungstechniken, Verhaltenstherapie, Patientenschulung und Medikamente. Hohe Ansprechraten (bis 70%) mit Reduktion von Schmerzen, Tender Punktzahl und vegetativen Begleitsymptomen sind mehrfach belegt. In einer US-amerikanischen Studie (n = 104) waren therapeutische Effekte noch nach 2 Jahren gegenüber der unbehandelten Kontrollgruppe (n = 29) nachweisbar.

Tabelle 7.12-1. ACR-Kriterien und Tender-Punkte der Fibromyalgie

ACR-Kriterien	Tender-Punkte
1. 4-Quadrantenschmerz >3 Mon. +	1 Okzipital: Ansatz Okzipitalmuskulatur
	2 Zervikal: C5-7 intertransversal vorne
2. Rückenschmerz (C, Th, L) >3 Mon. +	3 M. trapezius: Mittelpunkt Oberrand
	4 M. supraspinatus: Muskelansatz, über Spina scapulae medial
3. >11 von 18 Tender Points	5 2. Rippe: 2. Rippe, kostochondraler Übergang
	6 Epicondylus lat.: 2 cm distal
	7 Gluteal: Oberer äußerer Quadrant, vordere Muskelfalte
	8 Trochanter major: Posterior der Trochanter-Prominenz
	9 Knie: Mediales Fettpolster proximal des Gelenkspalts

Zur Fibromyalgiediagnose müssen alle Kriterien plus mindestens 11 der 18 Tender-Punkte positiv sein.

Evidenz der Therapieempfehlungen

	Evidenzgrad	Empfehlungsstärke
Amitriptylin (10–75 mg/Tag)	I-a	A
Gymnastik	I-a	A
Verhaltenstherapie	I-a	A
Tropisetron oral (5 mg/10 Tage)	I-b	B
Fluoxetin (20–80 mg/Tag)	I-b	A
Fluoxetin plus Amitriptylin	I-b	B
Tramadol plus Paracetamol (37,5 + 325 mg, 4-mal/Tag)	I-b	A
Citalopram (20–40)	I-b	A
Akupunktur	II-a	B
Venlafaxin (75 mg/Tag)	II-a	B
Paroxetin	II-a	B

Literatur

Arnold LM, Kack PE, Welge JA (2000) Antidepressant treatment of fibromyalgie. A meta-analysis and review. Psychosomatics 41: 104–113

Bennett RM (1996) Multidisciplinary group programs to treat fibromyalgia patients. Rheum Dis Clin North Am 22: 351–367

Busch A, Schachter CL, Pelosos PM, Bombardier C (2002) Exercise for treating fibromyalgia syndrome. Cochrane Database Syst Rev 3:CD003786

Lautenschläger J (2000) Present state of medication therapy in fibromyalgia syndrome. Scand J Rheumatol 29 [Suppl 113]: 32–36

Leventhal LJ (1999) Management of fibromyalgia. Ann Intern Med 131: 850–858

NIH Consensus Conference (1998) Acupuncture. JAMA 280: 1518–1524

Rossy LA, Buckelew SP, Dorr N, Hagglund KJ, Thayer JF, McIntosh MJ, Hewett JE, Johnson JC (1999) A meta-analysis of fibromyalgia treatment interventions. Ann Behav Med 21:180–191

7.13 SAPHO-Syndrom
Johannes von Kempis

Das SAPHO-Syndrom repräsentiert einen heterogenen Symptomenkomplex muskuloskelettaler und dermatologischer Veränderungen, deren gemeinsame Zuordnung zu einem Syndrom erst 1987 vorgeschlagen wurde. Das Akronym SAPHO steht hierbei für „Synovitis, Akne, Pustolosis, Hyperostosis, Osteitis". In der Literatur existieren etwa 50 synonyme Bezeichnungen für die gleiche oder ähnliche Symptomatik, die allerdings das Vorkommen charakteristischer Hautveränderungen häufig nicht berücksichtigen, darunter: Arthroosteitis hyperostotica, sterno-(kosto-)klavikuläre Hyperostose, erworbenes Hyperostosissyndrom und chronische rekurrente multifokale Osteomyelitis. Obwohl letztlich nicht geklärt ist, ob alle Bezeichnungen wirklich für die gleiche Erkrankung stehen, hat sich der Begriff SAPHO-Syndrom in den 90er Jahren als Bezeichnung für alle Entitäten zunehmend durchgesetzt.

7.13.1 Epidemiologie

Das SAPHO-Syndrom wird am häufigsten bei Kindern beobachtet und manifestiert sich nur selten nach dem 60. Lebensjahr. Untersuchungen zur Prävalenz und Inzidenz existieren bisher nicht. Auf Grund relativ kleiner erfasster Patientenkollektive kann keine zuverlässige Aussage gemacht werden, ob die Erkrankung bei Frauen oder Männern häufiger vorkommt. Lediglich bei Patienten mit Akne scheint das männliche Geschlecht deutlich zu überwiegen. Die meisten Veröffentlichungen zum SAPHO-Syndrom stammen aus Europa und Japan und nur wenige kleine Patientenkollektive aus den USA und Australien. Ob hier geographisch unterschiedliche Prävalenzen aus ätiopathogenetischen oder ethnisch-immunogenetischen Gründen eine Rolle spielen oder ob die Erkrankung einfach auf Grund anderer Faktoren, z. B. begründet in unterschiedlichen Gesundheitssystemen, verschieden häufig diagnostiziert wird, ist bisher nicht geklärt.

7.13.2 Ätiopathogenese, Immunogenetik und Histopathologie

Die Ätiologie der Erkrankung ist nicht bekannt. Knochenbiopsien sind meistens steril. Ob das in etwa einem Drittel bis in der Hälfte der Fälle in verschiedenen Studien – häufig bei gleichzeitiger Pustolosis – in Knochenbiopsien nachgewiesene Propionibacterium acnes aktiv an der Erkrankung beteiligt ist, ist bisher nicht erwiesen. Einerseits handelt es sich beim mikrobiologischen Nachweis von Propionibacterium acnes um eine häufige Kontamination bei transkutanen Eingriffen und andererseits profitieren nur wenige Patienten von einer antibiotischen Therapie (s. unten). Auch die Pathogenese ist ungeklärt und die Einschätzung, dass es sich am ehesten um infektiöse Veränderungen mit einem niedrigvirulenten Organismus wie eben z. B. Propionibacterium acnes handelt, ist derzeit noch rein spekulativ. Des Weiteren besteht möglicherweise eine Assoziation zwischen dem Nachweis von HLA-B27 und dem SAPHO-Syndrom. Etwa ein Drittel der Patienten in verschiedenen Studien trugen dieses Antigen. Ob hier bei Patienten mit Psoriasis oder auch Sakroiliitiden das HLA-B27-Antigen häufiger vorliegt, ist nicht bekannt. In Japan, wo Patienten mit Spondylarthropathien HLA-B27 deutlich seltener aufweisen, konnte auch beim SAPHO-Syndrom keine Assoziation gefunden werden.

Diagnostische Biopsien sind häufig es Grund einer ungenügenden Materialentnahme wenig aussagekräftig. In jedem Falle finden sich nur unspezifische Veränderungen, bei ausreichender Biopsieausdehnung kann zu Beginn ein Bild entsprechend einer Osteomyelitis vorliegen. Insbesondere in der Kompakta und den oberen spongiösen Knochenschichten liegen beim SAPHO-Syndrom hyperostotische Veränderungen vor. Das entzündliche Infiltrat besteht in frühen Stadien im Wesentlichen aus polymorphkernigen Zellen mit vielen Osteoblasten und Osteoklasten, während später mononukleäre Zellen, Lymphozyten und Plasmazellen überwiegen. In älteren Läsionen findet sich ein fibrotisches Knochenmark, umgeben von hypertrophem, inaktivem Knochen. Sämtliche Veränderungen können aber auch gleichzeitig vorliegen. Insgesamt ist der osteomyelitische Anteil relativ gering und der im Akronym verwendete Begriff Osteitis ist zutreffender, da alle Anteile des Knochens betroffen werden.

7.13.3 Skelettale Manifestationen

Die häufigsten skelettalen Manifestationen finden sich als entzündliche, pseudoinfektiöse und meist sterile Osteitis an der vorderen Thoraxwand, insbesondere an den Sternoklavikulargelenken und am Manubrium sterni bzw. an den Sternokostalgelenken. Der Nachweis bestimmter Bakterien (z. B. Propionibacterium acnes) gelingt nur selten und ist von fraglicher Bedeutung (s. oben). Es können sowohl allein knöcherne Strukturen als auch angrenzende Gelenke betroffen sein. Im letzteren Fall können synovitische Reaktionen zur Arthritis führen. Vorherrschendes Charakteristikum sind Hyperostose und – meist homogene – Knochensklerose, die zusammen zur Auftreibung von Knochen oder Gelenken führen können. Angrenzende knorpelige oder ligamentäre Strukturen können in den sklerotischen Prozess einbezogen werden. In Gelenken können osteolytische und sklerotische Areale nebeneinander vorkommen. Insbesondere bei ausgeprägten Hyperostosen der Klavikula kann es zum „thoracic outlet syndrome" und zur Thrombose der A. sub-clavia kommen. Hyperostose und Osteosklerose können sowohl durch konventionelle Röntgen- als auch durch Computertomographieaufnahmen demonstriert werden. Die Kernspintomographie kann insbesondere osteolytische Veränderungen zeigen, die anderen bildgebenden Techniken entgehen. Sie kann außerdem Aussagen über eine Einbeziehung des Knochenmarks machen.

Zusätzlich zur oder auch statt der vorderen Thoraxwand sind andere skelettale Lokalisationen nicht selten. Hierzu gehören vor allem die Knochen des Beckenrings, lange Röhrenknochen und Wirbelkörper. Bei Beteiligung von Wirbelkörpern liegt häufig ein segmentaler Befall mit Manifestation an mehreren benachbarten Wirbelkörpern, am häufigsten der thorakalen Wirbelsäule, vor. Dabei können auch Bandscheiben in Form einer Diszitis mit einbezogen sein. Bei Kindern sind Vertebrae planae beschrieben worden. Andere skelettale Lokalisationen sind an Mandibula und Mastoid sowie anderen Schädelknochen wie Os temporale oder frontale möglich.

Da etwa ein Drittel aller SAPHO-Patienten eine Sakroiliakalgelenksarthritis aufweist, wird diskutiert, ob es Verbindungen zu den seronegativen Spondarthropathien gibt oder ob es sich beim SAPHO-Syndrom um eine Sonderform handelt. Unterschiede bei der Sakroiliakalgelenkbeteiligung liegen beim SAPHO-Syndrom in der meist strikten Unilateralität und ungewöhnlichen Osteosklerose auf beiden Gelenkseiten. Für eine mögliche Assoziation mit Spondarthropathien könnte auch das mögliche gleichzeitige Auftreten einer Psoriasis (s. unten und Abb. 7.13-1) oder von chronisch-entzündlichen Darmerkrankungen sprechen.

7.13.4 Hauterscheinungen

Bis zu zwei Drittel aller Patienten zeigen Hautveränderungen entweder in Form einer Akne verschiedener Ausprägung oder pustulöser Effloreszenzen. Beide Hauterkrankungen können auch nebeneinander auftreten. Pustulöse Effloreszenzen finden sich vor allem an Hand- oder Fußsohlen (Pustulosis palmoplantaris, Abb. 7.13-2) und sind möglicherweise identisch mit der Psoriasis pustulosa. Andere Formen der Psoriasis sind ebenfalls möglich. Zwischen dem Auftreten dieses gesamten Spektrums von Hauterscheinungen und den übrigen Krankheitssymptomen können bis zu 20 Jahre liegen.

7.13.5 Klinik, Diagnose und Verlauf

Klinisches Charakteristikum sind Schmerzen oder auch Steifigkeit im Bereich der knöchernen oder artikulären Manifestationen. Eine Beteiligung der vorderen Thoraxwand kann zu teilweise sehr intensiven atemabhängigen Beschwerden führen. Bei Einbeziehung größerer Areale kann zusätzlich zur vermehrten Steifigkeit durch sklerotischen Umbau von Knochen, Rippenknorpel und Ligamenten eine Einschränkung der Thoraxbeweglichkeit die Folge sein.

Da es sich insgesamt um ein sehr heterogenes Krankheitsbild handelt, ist die Diagnose häufig schwierig und setzt Erfahrung mit muskuloskelettalen Erkrankungen voraus. Natürlich muss zu Beginn, gerade in Abwesenheit von Hautveränderungen, eine infektiöse Osteomyelitis ausgeschlossen werden. In manchen Fällen können die Veränderungen des SAPHO-Syndromes eine Differentialdiagnose zu bestimmten Knochentumoren, besonders dem Ewing-Sarkom, von Knochenmetastasen, besonders bei osteolytischen Veränderungen, zur infektiösen Spondylodiszitis oder zum Morbus Paget darstellen. Bei gleichzeitigem Vorliegen einer Psoriasis muss darüber hinaus eine Psoriasisarthritis ausgeschlossen werden.

Die seit den Veröffentlichungen von Chamot und Kahn gestiegene Aufmerksamkeit für dieses Krankheitsbild und die Erkenntnis der Zusammengehörigkeit verschiedener Symptome hat die Diagnose aber erleichtert. Die vorgeschlagenen diagnostischen Kriterien tragen zur größeren Übersichtlichkeit und besseren Diagnose bei (s. Übersicht unten).

Die Schwere von Haut- und Skelettmanifestationen kann, muss aber nicht miteinander korrelieren. In der Regel ist der Verlauf vom Wechsel schubartiger Situationen mit teilweise länger andauernden Remissionen geprägt. Eine wesentliche Progredienz ist selten, es sind lediglich Ausnahmen beschrieben. Obwohl es nur begrenzte Informationen zum langfristigen Verlauf des SAPHO-Syndroms gibt, scheint die Erkrankung in den meisten Fällen nach einer unterschiedlichen Anzahl von Jahren zur spontanen Besserung bis hin zum völligen Verschwinden zu neigen.

Auch in akuten Stadien finden sich beim SAPHO-Syndrom keine spezifischen Laborveränderungen und auch die Akut-Phase-Reaktion ist meist, im Gegensatz zur infektiösen Osteomyelitis, nur gering ausgeprägt. Verschiedene Untersuchungen auf infektiöse Erreger inklusive reaktiver Antikörpertiter sind unauffällig, wobei systematische Untersuchungen zur Immunantwort auf Propionibacterium acnes (s. oben) bisher nicht vorliegen.

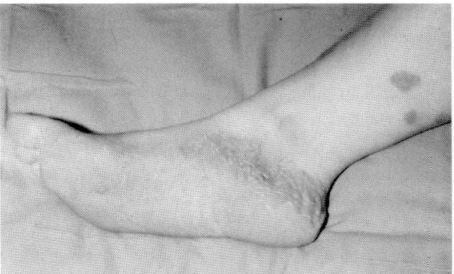

Abb. 7.13-1. 30-jährige Patientin mit stammaussparender Psoriasis vulgaris seit 10 Jahren (hier am Unterschenkel), die seit 7 Jahren pustulöse Hautveränderungen an den Fußsohlen und eine skelettale Manifestation des SAPHO Syndroms mit Einbeziehung großer Anteile des Manubrium sterni und des rechten Sternoklavikulargelenks entwickelt hat. Eine Biopsie hatte vor 7 Jahren den Befund einer sterilen Osteomyelitis des Sternums erbracht. Nachkontrollen über weitere 5 Jahre nach dieser Aufnahme zeigten eine nachlassende Intensität der über die ersten 2 Jahre sehr intensiven Schmerzen im Bereich der oberen Thoraxapertur. **(Siehe auch Farbtafel im Anhang)**

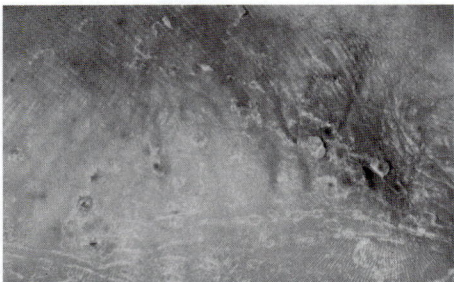

Abb. 7.13-2. Detailaufnahme des Fußsohleninnenrandes von Abb. 7.12-1. Charakteristische pustulöse Hautveränderungen mit teilweise oberflächlicher Verschorfung. **(Siehe auch Farbtafel im Anhang)**

Vorgeschlagene Kriterien für das SAPHO-Syndrom (nach Kahn u. Khan)
- Rezidivierende multifokale Osteomyelitis
  - Steril
  - Möglicher Wirbelsäulenbefall
  - Mit oder ohne Hautveränderungen
- Akute, subakute oder chronische Arthritis in Verbindung mit:
  - Pustulosis palmoplantaris
  - Psoriasis pustulosa
  - Schwerer Akne
- Sterile[a] Osteitis[b] in Verbindung mit:
  - Pustulosis palmoplantaris
  - Psoriasis pustulosa
  - Psoriasis vulgaris
  - schwerer Akne

Jede der 3 Präsentationen ist ausreichend für die Diagnose eines SAPHO-Syndroms

[a] Oder mit Nachweis von Propionibacterium acnes
[b] Eine Lokalisation ausreichend einschließlich Spondylodiszitis

---

7.13.6 Therapie

Indikation
Es ist wichtig, die Patienten unmittelbar nach Diagnosestellung über die grundsätzlich benigne und in aller Regel nicht progrediente Natur ihrer Erkrankung aufzuklären. Der Einsatz medikamentöser Therapien sollte sich ganz an den klinischen Symptomen orientieren, insbesondere da wegen der geringen Anzahl diagnostizierter SAPHO-Patienten bisher keine einzige kontrollierte Studie zur medikamentösen Therapie des SAPHO-Syndroms vorliegt (siehe Evidenztabelle).

Antibiotika
Therapeutische Versuche mit Antibiotika beim SAPHO-Syndrom sind, natürlich im Gegensatz zur infektiösen Osteomyelitis, insgesamt als nicht erfolgversprechend zu beurteilen. Anekdotische Berichte zur Effektivität mit Doxycyclin und Azithromycin liegen vor, sind aber noch nicht bestätigt. Bei Doxycyclin könnten auch nichtantibiotische, immunmodulierende Effekte und die Hemmung von Matrixmetalloproteinasen eine Rolle spielen.

Nichtsteroidale Antirheumatika und Glukokortikosteroide
Die mit Abstand am häufigsten verwendeten Medikamente stellen NSAR dar, die aber nicht selten nur zu einer unzureichenden Schmerzreduktion führen. Die Überlegenheit eines bestimmten NSAR über andere ist nicht beschrieben. Orale Glukokortikosteroide sind bei einem nicht unwesentlichen Teil von SAPHO-Patienten, insbesondere in Schubsituationen, effektiv, sollten aber nach Möglichkeit nach Beherrschung einer akuten Situation in ihrer Dosis reduziert werden. Bei akuter Arthritis können auch intraartikuläre Injektionen von Nutzen sein.

Bisphosphonate und Kalzitonin und Vitamin D
Der Einsatz von intravenösem Pamidronat ist ein beachtenswerter neuerer Ansatz. Er scheint die Beschwerden deutlich reduzieren zu können, wobei wegen noch zu geringer Fallzahlen keine Aussage darüber gemacht werden kann, wie hoch der Prozentsatz der Patienten ist, der von dieser Therapie profitiert. Zu Kalzitonin und Vitamin-D-Derivaten liegen nur anekdotische Berichte über ihre Wirksamkeit vor.

Immunmodulierende und andere Therapeutika
Bezüglich immunmodulierender Therapien sind Versuche mit Methotrexat, Cyclosporin und Sulfasalazin im Einzelfall erfolgreich. Sie sollten nur Anwendung finden, wenn die Therapie mit NSAR und Glukokortikosteroid alleine nicht zu einer ausreichenden Symptomerleichterung geführt hat, insbesondere dann, wenn eine eindeutige arthritische Manifestation vorliegt. Insbesondere Methotrexat scheint eine positive Wirkung zu haben, besonders, wenn NSAR und Glukokortikosteroide nur einen unzureichenden Effekt gezeigt haben. Ebenso wie kontrollierte liegen auch nennenswerte offene Studien nicht vor. Colchizin ist in Einzelfällen ebenfalls als potentiell effektive Therapie beschrieben worden.

Über eine erfolgreiche Therapie des SAPHO Syndroms mit TNF-α-Hemmern wie Infliximab und Etanercept ist in Einzelfällen berichtet worden. Kontrollierte Studien hierzu stehen noch aus.

TNF-α-Hemmern
Über eine erfolgreiche Therapie des SAPHO-Syndroms mit TNF-α-Hemmern wie Infliximab und Etanercept ist in Einzelfällen berichtet worden. Kontrollierte Studien hierzu stehen noch aus.

Evidenz der Therapieempfehlungen		
	Evidenzgrad	Empfehlungsstärke
Antibiotika	IV	B
außer: Doxycylin*	II-b	B
NSAR	IV	B
Bisphosphonate	II-b	B
Kalzitonin/Vitamin D	IV	B
Immunmodulierende Therapeutika (Methotrexat, Cyclosporin, Sulfasalazin)	IV	B
Glukokortikosteroide	IV	B
Colchizin	IV	B

*2 anderweitig nicht bestätigte Kasuistiken

Literatur

Chamot AM, Benhamou CL, Kahn MF, Beraneck L, Kaplan G, Prost A (1987) Le syndrome hyperosotse osteite (SAPHO). Resultats d'une enquete nationale: 85 observations. Rev Rhum Mal Osteoartic 187–196

Edlund E, Johnsson U, Lidgren L, Petterson H, Sturfelt G, Svenssson B et al. (1988) Palmoplantar pustulosis and sternocostoclavicular arthroosteitis. Ann Rheum Dis 47: 809–815

Hayem G, Bouchaud-Chabot A, Benali K, Roux S, Palazzo E, Silbermann-Hoffman O et al. (1999) SAPHO syndrome: a long-term follow-up study of 120 cases. Semin Arthritis Rheum 29: 251–256

Kahn MF, Bouvier MB, Palazzo E, Tebib J, Colson F (1991) Sternoclavicular pustulotitc osteitis (SAPHO). 20 year interval between skin and bon lesions. J Rheumatol 18: 1104–1108

Kahn MF, Chamot AM (1992) SAPHO syndrome. Rheum Dis Clin N Am 18: 225–246

Kahn MF, Khan MA (1994) The SAPHO syndrome. Ballières Clin Rheumatol 8: 333–362

Sonozaki H, Mitsui H, Miyanaga Y et al. (1981) Clinical features of 53 cases with pustlotic arthroosteitis. Ann Rheum Dis 40: 547–553

Van Doornum S, Barraclough D, McColl G, Wicks I (2000) SAPHO: Rare or just not recognized? Semin Arthritis Rheum 30: 70–77

Erkrankungen endokriner Drüsen

KLAUS MANN

8.1	Hypothalamus und Hypophyse	547
8.2	Schilddrüse	564
8.3	Erkrankungen der Nebennieren	590
8.4	Störungen der männlichen Gonaden	614
8.5	Störungen der weiblichen Gonaden	625
8.6	Endokrinologie bei Schwerstkranken	650
8.7	Transsexualität	656
8.8	Störungen des Kalzium- und Phosphatstoffwechsels	660

8.1 Hypothalamus und Hypophyse
J. Schopohl und S. Petersenn

8.1.1 Differentialdiagnose hypothalamo-hypophysärer Erkrankungen

Hypothalamus

Der Hypothalamus koordiniert die Einflüsse des Zentralnervensystems und ist durch Kontrolle der Hypophyse an der Steuerung fast des gesamten endokrinen Systems beteiligt. Unabhängig hiervon wirkt der Hypothalamus auf das Schlaf-Wach-Verhalten, das emotionale Verhalten, die Regulation des autonomen Nervensystems sowie auf Appetit und Essverhalten ein. Pathologische Veränderungen der hypothalamischen Funktion werden bei genetischen Erkrankungen, traumatischen oder entzündlichen Veränderungen sowie bei raumfordernden Prozessen beobachtet. Klinisch äußern sich hypothalamische Erkrankungen zum einen als endokrinologische Störungen. Diese imponieren als Funktionsverluste sowohl des Hypophysenvorder- als auch des Hypophysenhinterlappens. Spezifisch hypothalamische Störungen betreffen das Essverhalten mit Ausbildung einer schweren Adipositas, die Durstregulation mit Störung des Durstempfindens sowie die Thermoregulation mit der seltenen Entwicklung einer Hypo- oder Hyperthermie. Durch die lokale raumfordernde Wirkung der Prozesse und der Nähe zu der Sehbahn kann es zudem zu Sehstörungen kommen. Seltener finden sich neurologische Symptome durch Störungen der Liquorzirkulation. Warnsymptome sind Zeichen des gesteigerten intrakraniellen Drucks wie Kopfschmerzen, Übelkeit und Erbrechen.

Hypophyse

Die Differentialdiagnostik der hypophysären Störungen umfasst eine Vielzahl von Erkrankungen, einschließlich angeborener Defekte, Stoffwechselstörungen, Granulomatosen sowie Tumoren. Die klinische Symptomatik ist durch Lokalsymptome, durch Insuffizienzen der Hypophysenachsen sowie bei Hypophysenadenomen in Abhängigkeit von der Art des Tumors durch die Überproduktion einzelner Hypophysenhormone gekennzeichnet. Lokale Irritationen können sich in Kopfschmerzen, Ausfällen einzelner Hirnnerven, insbesondere Gesichtsfeldeinschränkungen durch Alteration der Sehbahn, sowie zentralnervösen Symptomen äußern. Die spezifische Problematik der hormonellen Störungen wird in den folgenden Abschnitten im Einzelnen detailliert dargestellt.

Hypophysenadenome entstehen aus einem Zelltyp des Hypophysenvorderlappens und machen 90% aller Tumoren der Hypophysenregion aus. Ein Hypophysenadenom wird als hormonell aktiv bezeichnet, wenn im peripheren Blut die erhöhte Konzentration eines hypophysären Hormons messbar ist. Klinisch können sich sehr unterschiedliche Krankheitsbilder ergeben. Am häufigsten wird eine vermehrte Sekretion von Prolaktin beobachtet (sog. Prolaktinome). Die gesteigerte Sekretion von Wachstumshormon aus einem Tumor der somatotropen Zellen ist wesentlich seltener und führt zur Akromegalie; aufgrund der nur langsam einsetzenden diskreten Symptome wird die Erkrankung häufig erst spät diagnostiziert. Die gesteigerte Proliferation der kortikotropen Zellen mit vermehrter ACTH-Produktion ist ebenfalls selten und führt zum Morbus Cushing. Raritäten sind Hypophysenadenome mit gesteigerter Sekretion von Thyreotropin oder Gonadotropinen. Gelegentlich werden Mischadenome beobachtet, v. a. die Kosekretion von Prolaktin und Wachstumshormon. Hormoninaktive Tumoren stellen nach den Prolaktinomen die zweithäufigste Manifestation eines Hypophysenadenoms dar. Definitionsgemäß lassen sich bei diesen Tumoren in der Zirkulation keine erhöhten Spiegel von aktiven Hypophysenvorderlappenhormonen nachweisen, wenn auch immunhistochemisch eine Produktion häufig nachweisbar ist. Nur zwei der histologisch unterschiedenen Adenomtypen – das Nullzelladenom und das onkozytäre Adenom – enthalten immunhistochemisch keine Hormone. Bei bis zu 90% hormoninaktiver Adenome dagegen ist die Produktion einzelner Untereinheiten der Glykoproteinhormone nachzuweisen. Aufgrund verminderter Freisetzung in die Zirkulation sowie der fehlenden biologischen Aktivität dieser Untereinheiten fehlen spezifische klinische Symptome. Klinisch fallen hormoninaktive Hypophysenadenome durch ihre lokale raumfordernde Wirkung mit Kopfschmerzen und Gesichtsfeldausfällen sowie durch den Ausfall einzelner Hypophysenachsen auf. Zur Größenbeurteilung sowie differentialdiagnostischen Abgrenzung ist eine Kernspintomographie durchzuführen. Die Therapie besteht in der operativen Entfernung durch einen erfahrenen Neurochirurgen. Bei ca. 90% der Patienten ist diese transsphenoidal, gelegentlich aber nur transkraniell möglich. Bei ausgedehnten Tumoren können zur kompletten Tumorresektion der transsphenoidale und der transkranielle Zugang kombiniert zeitversetzt durchgeführt werden.

Die Rezidivrate der hormoninaktiven Hypophysentumoren schwankt zwischen 5 und 30%. Abhängig vom Lebensalter können bei einem Rezidiv zunächst die weitere Beobachtung, eine Zweitoperation oder eine Bestrahlung diskutiert werden. Bei invasivem Wachstum im Bereich des Sinus cavernosus sollte die Radiatio frühzeitig erfolgen, da der Wirkeintritt erst nach Monaten bis Jahren zu erwarten ist und für die infiltrativen Anteile keine weiteren therapeutischen Optionen bestehen. Neben der fraktionierten Bestrahlung kann eine radiochirurgische Intervention in einer Sitzung erwogen werden; stereotaktischen Verfahren sollte der Vorzug gegeben werden.

Physiologische Vergrößerungen der Hypophyse lassen sich mit modernen bildgebenden Verfahren klar von Hypophysentumoren differenzieren. Solche Größenzunahmen sind zum einen während einer Schwangerschaft, zum anderen bei länger bestehendem primären Hypogonadismus oder Hypothyreose mit reaktiver Hyperplasie der gonadotropen bzw. thyreotropen Zellen sehr selten zu beobachten. Eine Vielzahl anderer Erkrankungen ist differentialdiagnostisch in Erwägung zu ziehen. In 15–20% der Untersuchungen der Hypophyse lassen sich kleine Zysten der Rathke-Tasche nachweisen, die jedoch keine Symptome bewirken. Größere Zysten können mit Kopfschmerzen, Gesichtsfeldausfällen und klinischen Folgen einer Hyperprolaktinämie wie Galaktorrhoe und Amenorrhoe aufgrund der Kompression des Hypophysenstiels auffallen.

Eine primäre **Hypophysitis** ist selten und wird fast nur bei Frauen festgestellt. Sie tritt gelegentlich postpartal auf und ist gekennzeichnet durch eine ausgedehnte lymphozytäre Infiltration der vergrößerten Hypophyse, sodass eine Autoimmunreaktion ursächlich vermutet wird. Klinisch bemerkenswert sind die im Verhältnis zur hypophysären Vergrößerung auffallend starken Kopfschmerzen. Im Verlauf kommt es zur Destruktion der Hypophysenzellen mit klinischen Zeichen einer Hypophyseninsuffizienz, sodass eine entsprechende Substitution einzuleiten ist. Da die Diagnose meist erst nach dem chirurgischen Eingriff histologisch gestellt wird und die Erkrankung selten ist, sind nur wenige Daten zur Therapie und zum Verlauf vorhanden. Bei nicht fortschreitender Raumforderung und klinischem Verdacht erscheint zunächst ein konservatives Vorgehen gerechtfertigt. Ein günstiger Effekt einer Glukokortikoidtherapie ist umstritten.

Sekundäre Formen der Hypophysitis beinhalten infektiöse sowie systemisch entzündliche Erkrankungen. Bei der HIV-Erkrankung treten vermehrt opportunistische Infektionen viraler, bakterieller oder mykotischer Natur auf. Zu den systemischen entzündlichen Erkrankungen gehören die Sarkoidose, die Wegener-Granulomatose, die Langerhans-Zell-Histiozytose (auch Histiozytosis X), die Takayasu-Krankheit und der Morbus Crohn. Selten können sich intra- oder paraselläre Abszesse als Folge einer Bakteriämie, bei Meningitis oder fortgeleitet bei einer Sinusitis entwickeln.

Primäre **Hypophysenkarzinome** sind sehr selten, bisher wurden weniger als 100 Fälle in der Weltliteratur beschrieben. Sie sind nicht zu verwechseln mit den häufigen lokal infiltrierend, als invasiv bezeichneten Hypophysenadenomen, die prinzipiell benigner Natur sind. Da keine verlässlichen histologischen Marker eines Hypophysenkarzinoms definiert werden können, kann die Diagnose nur durch Nachweis von Fernmetastasen und deren histologischen Vergleich gestellt werden. Eine sinnvolle Chemotherapie steht nicht zur Verfügung. **Hypophysenmetastasen** sind ebenfalls selten und werden meist erst im Spätstadium einer Tumorerkrankung manifest. Der Primärtumor ist häufig ein Mammakarzinom, Bronchialkarzinome stellen den zweithäufigsten Ausgangsort dar. Zur Erhalt der Sehfunktion kann eine operative Resektion gerechtfertigt sein.

Der zunehmende Einsatz moderner bildgebender Untersuchungstechniken des ZNS hat zu einer deutlichen Zunahme zufällig diagnostizierter Hypophysenadenome bei Patienten geführt, bei denen initial kein Verdacht auf eine endokrine Störung bestand. Diese zufällig entdeckten Tumoren werden als **Inzidentalome** bezeichnet. Größenordnungen von 20% überraschen nicht; auch in Autopsiestudien wurden bis zu 27% Hypophysenadenome berichtet. Die Notwendigkeit einer Therapie hängt von dem Nachweis endokriner Aktivität, der Insuffizienz einzelner Hypophysenachsen, der lokalen Symptomatik sowie der Wachstumstendenz der Raumforderung ab. Andernfalls sollte zunächst der Verlauf abgewartet werden. Über den Zeitraum der Kontrolluntersuchungen besteht keine einhellige Meinung. Bei unveränderter Darstellung mit bildgebenden Verfahren in jährlichen Kontrollen über drei Jahre halten wir keine weitere Diagnostik für notwendig.

Gelegentlich wird zufällig oder bei der Differentialdiagnostik einer hypophysären Insuffizienz ein Empty-sella-Syndrom diagnostiziert. Einem primären **Empty-sella-Syndrom** kann eine subarachnoidale Herniation in die Sella zugrunde liegen. Ursächlich ist meist ein nur rudimentär angelegtes Diaphragma sellae, das normalerweise die Hypophysennische gegen den Subarachnoidalraum abgrenzt. Durch die entstehende intraselläre Arachnoidozele wird die Hypophyse an den Boden oder nach dorsal gedrückt. Die weitgehend mit Liquor gefüllte Sella stellt sich radiologisch leer dar. Aufgrund der großen Reservekapazität der Hypophyse und der langsamen Entwicklung sind endokrine Defizite selten. Bei einem sekundären Empty-sella-Syndrom dagegen ist meist eine Hypophysenvorderlappeninsuffizienz festzustellen. Ursächlich kann ein Infarkt des Hypophysenvorderlappens, z. B. postpartal beim Sheehan-Syndrom, sein.

8.1.2 Morbus Cushing

Definition

Ein Hyperkortisolismus ist durch Erhöhung der Glukokortikoidsekretion der Nebennierenrinde aufgrund unterschiedlicher pathophysiologischer Mechanismen charakterisiert. Das entsprechende Krankheitsbild mit seinen typischen Erscheinungen wird auch als Cushing-Syndrom bezeichnet, unterteilt in **ACTH-abhängige** und **ACTH-unabhängige** Formen. Zu den ACTH-abhängigen Formen gehört neben dem ektopen ACTH-Syndrom, bei dem vermehrt ACTH durch nichthypophysäre Tumoren sezerniert wird, der Morbus Cushing, der auf eine gesteigerte hypophysäre ACTH-Produktion zurückzuführen ist. Dieser wird im Folgenden genauer dargestellt; auf die übrigen Formen wird im Einzelnen im Kapitel Nebenniere eingegangen.

Ätiologie

Der Morbus Cushing ist durch einen ACTH-produzierenden Hypophysentumor bedingt. Die histologische Begutachtung findet in 80–90% der Patienten Mikroadenome mit einem Durchmesser <10 mm, die die Sella nicht vergrößern. Größere Tumoren dehnen sich über die Sella hinaus aus und wachsen lokal den Knochen infiltrierend; maligne Formen sind jedoch eine Rarität. Die zugrunde liegenden molekularen Defekte sind unklar. Auch das adenomatöse Gewebe unterliegt in begrenztem Maße noch der Kontrolle durch Rückkopplung, nur erscheint der sog. „Set-Point" der ACTH-Sekretion dieser Zellen erhöht. Es entwickelt sich eine bilaterale Nebennierenrindenhyperplasie mit gleichzeitig vermehrter Sekretion von Kortisol.

Klinisches Bild

Die Vielzahl der durch Glukokortikoide beeinflussten Gewebe bedingt eine sehr heterogene Ausprägung des Hyperkortisolismus (s. folgende Übersicht). Da der Morbus Cushing durch einen mäßigen chronischen Hyperkortisolismus gekennzeichnet ist, beginnen auch die klinischen Symptome eher schleichend. Von vielen Patienten, insbesondere von Frauen, wird zuerst eine progressive Gewichtszunahme bemerkt. Besonders betroffen sind hierbei Gesicht, Nacken sowie der Körperstamm. Im Gegensatz dazu sind Extremitäten kaum betroffen, diese sehen durch die Atrophie der Muskulatur eher dünn aus. Eine typische Fettansammlung im Bereich der Wangen und unterhalb des Kinns verbunden mit einer Plethora werden als „Mondgesicht" bezeichnet. Eine Plethora fällt weiterhin häufig im sonnenlichtexponierten vorderen Hals- und Brustbereich auf. Der Hals erscheint vergrößert und verkürzt durch zervikodorsale Fettzunahme, was auch als „Büffelnacken" bezeichnet wird. Fettpolster füllen die supraklavikulären Gruben aus, retroorbitale Fettansammlungen können einen Exophthalmus verursachen.

> **Klinische Symptomatik bei Morbus Cushing**
> - Stammbezogene Adipositas, Muskelatrophie
> - „Mondgesicht"; „Büffelnacken"; Plethora von Hals- und Nackenbereich
> - Atrophische Haut; Striae von Abdomen, Mammae, Hüften und Oberschenkeln
> - Arterieller Hypertonus
> - Osteoporose
> - Glukoseintoleranz, Fettstoffwechselstörung
> - Psychiatrische Auffälligkeiten: Depression, Paranoia

Die zunehmende Atrophie der Haut mit Verlust von subkutanem Fettgewebe lässt darunter gelegene Blutgefäße durchscheinen, die Haut ist leichter verletzbar, und Wunden heilen schlechter. Gleichzeitig entwickeln sich nach leichten Traumen ausgeprägte subkutane Hämatome, die gelegentlich zunächst an eine Gerinnungsstörung denken lassen. Durch Dehnung der fragilen Haut von Abdomen, Mammae, Hüften und Oberschenkeln entwickeln sich Striae, die auf Grund durchscheinender Blutgefäße rötlich erscheinen. Ein begleitender Androgenexzess wird in fettiger Gesichtshaut, Akne und mildem Hirsutismus deutlich. Im Bereich der Mammae kann es zu Pilzinfektionen, bei ausgeprägter Erkrankung auch zu oraler Kandidiasis kommen.

Die Adipositas in Zusammenhang mit der diabetogenen Wirkung von Glukokortikoiden kann eine verminderte Glukosetoleranz bedingen und zu steroidinduziertem Diabetes mellitus führen. Häufig entwickeln die Patienten einen mittelgradigen arteriellen Hypertonus. Trotz des durch das Kortisol gehemmten Immunsystems ist nur bei ausgeprägtem Hyperkortisolismus eine erhöhte Infektionsrate festzustellen. Adaptionsvorgänge in der Regulation der Immunantwort sind wahrscheinlich. Zeichen von Entzündungen wie Schwellung und Überwärmung sowie Fieber werden durch den Hyperkortisolismus unterdrückt, sodass Infektionen unerkannt bleiben. Besonders häufig sind asymptomatische Harnwegsinfekte.

Auf Grund der Atrophie der Extremitätenmuskulatur beklagen insbesondere ältere Patienten eine allgemeine Schwäche, die am deutlichsten beim Aufrichten aus einer liegenden Position sowie beim Treppensteigen auffällt. Eine Osteoporose kann zu Wirbelkörperkompressionsfrakturen sowie zu pathologischen Rippenfrakturen führen. Veränderungen der Psyche manifestieren sich mit emotionaler Labilität, überhöhter Ängstlichkeit und Panikattacken bis zu ausgeprägter Depression und Paranoia. Bei Kindern fallen zusätzlich Wachstumsstörungen auf. Häufige Menstruationsstörungen sind durch einen hypothalamisch bedingten Hypogonadismus bedingt.

Diagnostik

Zunächst ist der Hyperkortisolismus nachzuweisen. Eine hohe Sensitivität und Spezifität besitzt die Bestimmung des Kortisol im 24-h-Sammelurin als Integral der Kortisolausschüttung. Geeignet ist auch die Untersuchung der Kortisolspiegel um 23:00 Uhr oder besser 1:00 Uhr zum Nachweis einer aufgehobenen Tagesrhythmik bei autonomer Sekretion. Hingegen besitzt die Untersuchung um 8:00 Uhr aufgrund der auch physiologisch hohen Werte keinen Stellenwert. Als ebenso wichtiger Test wird die Suppression des morgendlichen Kortisols nach Gabe von 1–2 mg des synthetischen Steroids Dexamethason am Vorabend um 23:00 Uhr genutzt, die bei autonomer Produktion gestört ist. Ein Vorteil der Untersuchung im Urin ist die Messung des freien Kortisols im Gegensatz zu dem eiweißgebundenen Kortisol im Serum. Hier wird in Zukunft möglicherweise alternativ die Bestimmung des freien Kortisols im Speichel nutzbar sein. Ansonsten ist die Erhöhung des kortisolbindenden Globulins und damit des Gesamtkortisols z. B. durch orale Kontrazeptiva bei der Interpretation der Laborergebnisse zu beachten.

Die ACTH-Abhängigkeit der Kortisolproduktion lässt sich durch Bestimmung des ACTH untersuchen. Während bei einem M. Cushing gelegentlich nur hoch-normale Werte nachweisbar sind, finden sich bei ektoper ACTH-Produktion meist deutlich erhöhte ACTH-Spiegel. Bei ACTH-unabhängiger Erkrankung sind die ACTH-Spiegel dagegen supprimiert.

Schwierigkeiten bereitet gelegentlich die Abgrenzung einer ektopen ACTH-Produktion von einem M. Cushing. Hier ist zu bedenken, dass Raumforderungen der Hypophyse bei bis zu 20% der Menschen mit sensitiven bildgebenden Verfahren nachweisbar sind. Nur wenigen dieser als Inzidentalome bezeichneten Strukturen kommt eine pathologische Bedeutung zu. Vorschnell kann aber bei verfrühtem Nachweis einer solchen Struktur auf ein kortikotropes Adenom geschlossen werden, sodass die ektope Produktion zunächst unerkannt bleibt. Zur differentialdiagnostischen Klärung kann die relative Resistenz des benignen Hypophysenadenoms in Bezug auf exogene Glukokortikoide im Vergleich zur absoluten Resistenz eines malignen Tumors mit ektoper ACTH-Produktion genutzt werden. Im Rahmen eines hochdosierten Dexamethason-Suppressionstests wird zunächst 8 mg einmalig um 23:00 Uhr (Kurztest) oder 4-mal 2 mg/Tag über 2 Tage (Langtest) verabreicht, mit Bestimmung des Kortisols im Serum und/oder im Urin. Jede reproduzierbare, außerhalb des Messfehlers liegende Suppression ist signifikant und lässt auf einen M. Cushing schließen. Ektope Tumoren sind dagegen bis auf wenige Ausnahmen nicht supprimierbar. In Korrelation zu der basalen Kortisolproduktion sollte eine Suppression auch mit deutlich höheren Dosen von Dexamethason bis zu 32 mg/Tag versucht werden. Der CRH-Test kann ebenfalls zur differentialdiagnostischen Klärung herangezogen werden, bei dem die Reaktion der hypophysären ACTH-Sekretion und/oder der Nebennierenkortisolsekretion auf die Gabe des physiologischen Stimulanz CRH gemessen wird. Bei einem kortikotropen Hypophysenadenom ist im Gegensatz zu den bei ektoper ACTH-Produktion supprimierten kortikotropen Zellen eine signifikante Stimulation zu erwarten.

Erst wenn durch die endokrinologischen Tests die Genese der Erkrankung weitgehend geklärt ist, sollten bildgebende Verfahren zur Lokalisationsdiagnostik eingesetzt werden. Die Kernspintomographie der Sellaregion in koronaren Schichten mit paralleler Untersuchung nach Gabe des Gadolinumkontrastmittels erlaubt mit hoher Sensitivität den Nachweis von Hypophysentumoren, gelegentlich sind die sehr kleinen Adenome als Ursache eines M. Cushing nicht darstellbar. In diesen Fällen sowie bei nicht eindeutiger Zuordnung durch die endokrinologische Funktionsdiagnostik kann durch gezielte Katheterisierung des Sinus cavernosus oder Sinus petrosus mit selektiver Entnahme venöser Proben eine Zuordnung der ACTH-Produktion zu einer zentralen versus einer peripheren Quelle erfolgen. Die Aussagekraft wird durch Stimulation mit CRH gesteigert. Die bildgebende Darstellung der Sellaregion mittels Computertomographie sollte nur in Ausnahmefällen alternativ eingesetzt werden, wie Kontraindikationen für die Kernspintomographie. Bei Zweifel an einer hypophysären Genese sollten ein Computertomogramm des Thorax und eine Octreotidszintigraphie durchgeführt werden, um kleinzellige Bronchialkarzinome sowie ACTH-produzierende Bronchial- und Thymuskarzinoide auszuschließen.

Therapie

Eine Behandlung des M. Cushing sollte rasch erfolgen, da der Hyperkortisolismus mit potentiell letalen Komplikationen verbunden ist. Therapeutisch steht die operative Entfernung des Hypophysenadenoms mittels eines transsphenoidalen Zugangs im Vordergrund. Diese sollte durch einen in der Operationstechnik erfahrenen Neurochirurgen erfolgen. Bei kleinen, gut lokalisierbaren Tumoren bleibt die Funktion der übrigen Hypophysenachsen häufig erhalten. Ein transkranieller Zugang ist nur bei sehr großen Tumoren in Ausnahmen notwendig. In einigen Zentren wird zur Kontrolle der vollständigen Resektion intraoperativ ACTH aus perihypophysärem venösen Blut gemessen. Ansonsten lässt sich der Operationserfolg durch Bestimmung des morgendlichen Kortisols und ACTH aus Proben, entnommen vor Einnahme der täglichen Substitutionsdosis an Glukokortikoiden, überprüfen. Erniedrigte Konzentrationen sind aufgrund der Suppression der nichtadenomatösen kortikotropen Hypophysenzellen zu erwarten und deuten auf ein gutes Operationsergebnis hin, während Normalwerte auf ein hohes Rezidivrisiko schließen lassen. Die Substitution mit Glukokortikoiden sollte bereits perioperativ begonnen werden, zunächst mit 200 mg Hydrocortison/24 h intravenös mit folgend langsamer Reduktion auf eine Erhaltungsdosis von 10–25 mg/Tag oral. Nach effektiver Behandlung ist häufig eine eindrucksvolle Rückbildung der Symptome zu beobachten, die jedoch bis zu einem Jahr dauern kann.

Ist nach der Erstoperation keine Normalisierung der Kortisolausschüttung zu beobachten oder entwickelt sich ein Rezidiv, kann im Einzelfall auch die Zweitoperation durch einen spezialisierten Neurochirurgen diskutiert werden. Alternativ eine Bestrahlung zu überlegen, die möglichst gezielt in stereotaktischer Form erfolgen sollte. Hierfür sind ein „Gamma-Knife" oder ein Linearbeschleuniger notwendig, die bislang jedoch nur in wenigen Zentren zur Verfügung stehen. Im Vergleich zur klassischen Konvexbestrahlung ist eine geringere Inzidenz von Hypophyseninsuffizienz, Zweittumoren sowie neurologischen und psychischen Alterationen zu erwarten. Da der Effekt der Bestrahlung erst nach Monaten bis zu mehreren Jahren zu erwarten ist, muss eine Überbrückung durch medikamentöse Verfahren erfolgen. Mit Ketoconazol (2-mal 200/Tag bis zu 3-mal 400 mg/Tag) kann die Kortisolsynthese der Nebenniere sehr effektiv gehemmt werden. Auf Grund der relativ rasch einsetzenden Wirkung sollte mit Therapiebeginn die Substitution mit Glukokortikoiden begonnen werden. Alternativ kann akut bei ausgeprägtem Hyperkortisolismus auch Etomidate intravenös eingesetzt werden, das in niedriger Dosierung (0,1–0,3 mg/kg/h) bei nur geringer zentralnervöser Wirkung die Kortisolsynthese ebenfalls effektiv hemmen kann. Bei schweren Verläufen ist eine medikamentöse Vorbehandlung vor der Operation zu überlegen, um die perioperative Morbidität und Mortalität zu senken. Eine langfristige medikamentöse Behandlung von inoperablen Patienten kann mit der Substanz Mitotane erfolgen, die in Deutschland nicht zugelassen ist und über die internationale Apotheke bezogen werden muss (Lysodren: 0,5 g/Tag bis 3 g/Tag, ggf. verteilt auf drei Gaben mit der halben Gesamtdosis zur Nacht). Mitotane wirkt adrenolytisch, eine medikamentöse Adrenalektomie ist jedoch nicht vollständig möglich. Nebenwirkungen beinhalten gastrointestinale Störungen, allergische Reaktionen sowie zentralnervöse Alterationen. Da die Substanz im Fettgewebe akkumuliert mit darauf folgendem Überlaufeffekt, sollte die Dosierung durch Spiegelbestimmungen angepasst werden (Ziel: <20 mg/l, da bei höheren Spiegeln die Rate von neurologischen Symptomen deutlich zunimmt).

Bei Therapieresistenz sollte die bilaterale Adrenalektomie vorgenommen werden, die, laparoskopisch durchgeführt, mit nur sehr geringen Nebenwirkungen verbunden ist. Die Komplikationen bei anhaltendem Hyperkortisolismus sind deutlich schwerer einzuschätzen als die Einschränkungen aufgrund der dann notwendigen Substitution von Glukokortikoiden und Mineralokortikoiden (Fludrocortison 0,05–0,1 mg/Tag). Da in ca. 10% der Fälle die Entwicklung eines sog. Nelson-Tumors der Hypophyse mit aggressivem Wachstum und starker Braunfärbung der Haut bei ACTH-Spiegeln >500 pg/ml zu beobachten ist, sollte – wenn nicht zuvor bereits geschehen – gleichzeitig eine Bestrahlung der Hypophyse bedacht werden.

8.1.3 Hyperprolaktinämie

Definition

Als Hyperprolaktinämie wird zunächst jede Erhöhung des Prolaktinspiegels über den Normbereich verstanden. Problematisch sind die erheblichen zyklischen Schwankungen des Prolaktins mit den höchsten Spiegeln am frühen Morgen, sodass immer eine Bestätigung durch mehrfache Messungen erfolgen sollte.

Ätiologie

Eine **physiologische** Hyperprolaktinämie findet sich bei Frauen in der Schwangerschaft, während der Prolaktinspiegel kontinuierlich bis auf das Zehnfache der Ausgangswerte ansteigt. Ursächlich findet sich eine östrogenbedingte Hyperplasie der laktotropen Zellen mit einer Volumenzunahme der Hypophyse um bis zu 70%. Postpartal können sich die Prolaktinwerte innerhalb von vier Wochen normalisieren. Bei der stillenden Frau werden weiterhin erhöhte Basalwerte gemessen, mit bis zu fünffach erhöhten Spitzenspiegeln kurz nach den Stillperioden.

Eine pathologische Hyperprolaktinämie wird bei Hypophysenadenomen mit Proliferation mammotroper Hypophysenzellen und autonomer Prolaktinsekretion gefunden, die als Prolaktinome bezeichnet werden. Der Unterscheidung in Mikro- (<1 cm) und Makroprolaktinom (≥1 cm) liegen Beobachtungen über zwei unterschiedliche Verlaufsformen zugrunde. In Autopsiestudien wurden bei 958 untersuchten Hypophysen 75 Prolaktinome (7,8%) nachgewiesen, die bis auf einzelne Ausnahmen als Mikroadenome imponierten. Aus der jährlichen Inzidenz ergibt sich, dass weniger als 10% zu Lebzeiten klinisch relevant werden, sodass von einer sehr geringen Proliferationsrate auszugehen ist. Vornehmlich sind Frauen betroffen. Makroadenome dagegen werden fast immer zu Lebzeiten festgestellt. Auf Grund ihrer raschen Proliferation verursachen sie häufig ein Chiasmasyndrom; die Prolaktinspiegel sind deutlich bis extrem erhöht. Die Geschlechter sind gleichmäßig betroffen. Auch wenn manche dieser Tumoren naturgemäß bereits mit einer Größe unter 1 cm festgestellt werden, deuten die Charakteristika auf zwei unterschiedliche Krankheitsbilder hin.

Differentialdiagnostisch sollten andere Ursachen einer pathologischen Hyperprolaktinämie bedacht werden (Abb. 8.1-1). Diese können auf einer gesteigerten hypothalamischen Stimulation oder auf einer verminderten hypothalamischen Hemmung der laktotropen Hypophysenzelle beruhen.

TRH stimuliert die Prolaktinsekretion der mammotropen Hypophysenzellen. So ist im Rahmen einer primären Hypothyreose gelegentlich eine gesteigerte Prolaktinsekretion zu beobachten, die sich auch klinisch mit einer Amenorrhoe und Galaktorrhoe bemerkbar machen kann.

Die Stimulation durch hypothalamische Faktoren scheint für die Kontrolle der Prolaktinsekretion ansonsten nur eine untergeordnete Rolle zu spielen. Stattdessen wird diese vorwiegend durch eine basale Sekretionsrate und die hypothalamische Hemmung durch Dopamin bestimmt. Suprasselläre Raumforderungen können durch die Zerstörung der dopaminbildenden Zentren zu einer Enthemmung der laktotropen Zellen und somit zu einer Hyperprolaktinämie führen. Differentialdiagnostisch sind unter anderem Kraniopharyngeome, Dysgermiome und Dermoidzysten zu bedenken. Klinisch fallen zusätzlich häufig Insuffizienzen der anderen Hypophysenachsen sowie ein Diabetes insipidus durch Zerstörung ADH-transportierender Neurone auf. Der Verdacht wird durch die bildgebende Diagnostik verifiziert. Adenome der Hypophyse mit suprasellärer Ausdehnung können den Transport von Dopamin im Portalvenensystem des

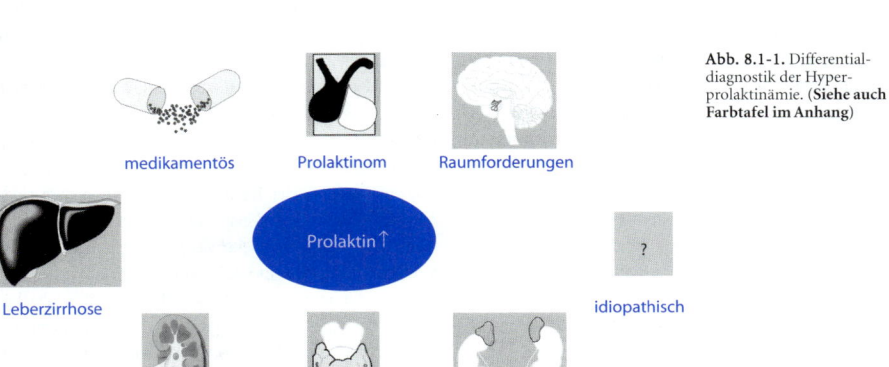

Abb. 8.1-1. Differentialdiagnostik der Hyperprolaktinämie. (**Siehe auch Farbtafel im Anhang**)

Hypophysenstiels stören und somit ebenfalls eine Hyperprolaktinämie bedingen. Prozesse an der Schädelbasis, z. B. im Rahmen einer Sarkoidose, einer Histiozytosis X oder eines Lymphoms, können bildgebend ähnlich wie ein Hypophysenadenom imponieren und ebenfalls über eine Kompression des Hypophysenstiels zu einer Entzügelungshyperprolaktinämie führen. Hier sind weitere klinische Manifestationen der Grunderkrankung wegweisend. Gelegentlich wird die Diagnose, beispielsweise einer Neurosarkoidose, erst histologisch gestellt. Von besonderer Bedeutung ist die Medikamentenanamnese. Substanzen aus der Gruppe der Neuroleptika wie Haloperidol, aus der Gruppe der trizyklischen Antidepressiva wie Amitriptylin oder aus der Gruppe der Antiemetika wie Metoclopramid und Domperidon kompetetieren mit Dopamin an der laktotropen Zellen. Aufgrund dieser dopaminantagonistischen Wirkung wird eine Hyperprolaktinämie beobachtet. Substanzen wie Reserpin, die zu einer Katecholaminverarmung führen, haben eine ähnliche Wirkung auf die Prolaktinsekretion. Nach mehrjähriger Neuroleptikabehandlung ist allenfalls noch eine geringgradige Prolaktinerhöhung festzustellen. Substanzen wie Cimetidin können kurzfristig eine Hyperprolaktinämie hervorrufen, die aber nach längerer Gabe ebenfalls nicht mehr nachweisbar ist. Kürzlich wurden hohe Prolaktinspiegel mit entsprechenden klinischen Symptomen bei Patienten mit HIV-Infektion unter einer Therapie mit Proteaseinhibitoren beschrieben. Eine Hyperprolaktinämie wurde auch bei Leberinsuffizienz, bei Niereninsuffizienz sowie bei Nebenniereninsuffizienz beschrieben, sodass entsprechende Grunderkrankungen bedacht werden sollten. Ist ein zugrunde liegender Tumor ausgeschlossen und lässt sich auch keine sekundäre Genese nachweisen, wird von einer idiopathischen Hyperprolaktinämie gesprochen. Diese ist meist durch einen gutartigen Verlauf gekennzeichnet mit einem Anstieg der Prolaktinspiegel bei nur 10–15% der Patienten.

Klinik

Leitsymptom einer Hyperprolaktinämie bei der prämenopausalen Frau ist die Amenorrhoe (>90%). Ursächlich lässt sich eine verminderte Ausschüttung von LH nachweisen, die wahrscheinlich auf eine Hemmung der endogenen GnRH-Pulsatilität zurückzuführen ist. Selten kann allein eine Sterilität aufgrund eines anovulatorischen Zyklus auffallen. Eine verminderte vaginale Sekretion, Ödeme sowie eine Osteoporose können Folgen eines Östrogenmangels sein. Die durch Prolaktin bedingte Galaktorrhoe ist vorwiegend bei Mikroprolaktinomen zu beobachten. Nicht selten wird über Libidostörungen berichtet. Zuweilen gibt es Hinweise auf eine vermehrte Androgenwirkung (Hirsutismus, fettige Haut, Akne), die auf im Verhältnis zu den supprimierten Östrogenspiegeln hohe DHEA-Konzentrationen zurückzuführen ist. Oft bestehen ängstliche Verstimmungszustände oder Depressionen.

Beim Mann fallen als erste Symptome meist Libidoverlust und Impotenz auf, die Folge des sekundären Hypogonadismus sind, auch ein Verlust der primären und sekundären Sexualbehaarung ist charakteristisch. Als Ursache einer Sterilität findet sich eine Oligospermie. Die Gynäkomastie wird selten beobachtet und ist eher Folge des Hypogonadismus als der Hyperprolaktinämie. Eine Galaktorrhoe tritt beim Mann sehr selten auf.

Klinische Symptome bei der Hyperprolaktinämie
- Bei der Frau
  - Amenorrhoe
  - Oligomenorrhoe
  - Gatakthorrhoe
  - Corpus-luteum-Insuffizienz
  - Anovulation
  - Hirsutismus
- Beim Mann
  - Libido- und Potenzverlust
  - Hypogonadismus
  - Galaktorrhoe
- Lokalsymptome des Tumors
  - Kopfschmerzen
  - Gesichtsfeldeinschränkung
  - Ausfall anderer Hirnnerven, z. B. Augenmuskelparesen

Insbesondere beim Mann werden die Symptome zunächst toleriert, sodass die Diagnose eines zugrunde liegenden Hypophysentumors erst bei Beschwerden auf Grund der lokalen Raumforderung gestellt wird. Beobachtet werden Einschränkungen des Gesichtsfeldes durch Kompression der Sehbahn, Ausfälle weiterer Hirnnerven, insbesondere mit Augenmuskelparesen und Kopfschmerzen, sowie andere neurologische Symptome. Auch sollte auf Symptome geachtet werden, die durch Insuffizienzen anderer Hypophysenachsen bedingt sind, insbesondere eine sekundäre Nebennierenrindeninsuffizienz. Selten kann ein aggressives Makroprolaktinom in den 3. Ventrikel wachsen und zur Foramen-Monroi-Blockade mit der Folge eines akuten Hydrocephalus internus führen. Die klinischen Symptome der Hyperprolaktinämie sind in der obigen Übersicht zusammengefasst.

Diagnose

Der klinische Verdacht wird durch Bestimmung der Prolaktinkonzentration im Serum überprüft. Stressereignisse wie die Blutentnahme oder körperliche Belastung können zu einem kurzfristigen Anstieg des Prolaktins führen. Ein Stimulationstest mit TRH bietet keine zusätzliche diagnostische Aussage. Wichtig ist der Ausschluss anderer Ursachen einer Hyperprolaktinämie, die durch sorgfältige Anamnese sowie weitergehende Untersuchungen auszuschließen sind. Insbesondere in Zusammenhang mit einer zufällig entdeckten Raumforderung der Hypophyse, einem sog. Inzidentalom, kann sonst fälschlicherweise die Therapie eines Prolaktinoms eingeleitet werden. Eine bildgebende Diagnostik sollte in Form eines MRT erfolgen. Bei Mikroadenomen werden Ausfälle anderer Hypophysenachsen fast nie beobachtet, sodass eine weitergehende Diagnostik nur bei entsprechender Symptomatik notwendig ist. Bei Makroadenomen sollten entsprechende Untersuchungen in Form von Stimulationstests erfolgen, um bereits diskrete Störungen zu erfassen und frühzeitig eine Substitution einzuleiten.

Die differentialdiagnostische Abgrenzung eines hormoninaktiven Hypophysenadenoms mit Entzügelungshyperprolaktinämie von einem Prolaktinom ist gelegentlich schwierig. Prolaktinspiegel über 250 µg/l werden fast nur bei Prolaktinomen beobachtet. Inadäquat niedrige Prolaktinspiegel im Verhältnis zur Tumorgröße sollten an eine Entzügelungshyperprolaktinämie denken lassen, ebenso die Größenkonstanz oder Progredienz des Hypophysenadenoms trotz Normalisierung des Prolaktins unter medikamentöser Therapie.

Therapie

Der Spontanverlauf von Mikro- und Makroprolaktinom unterscheidet sich erheblich (Abb. 8.1-2). Ersteres weist in der Regel über Jahre konstante Prolaktinspiegel auf, ohne dass der Tumor eine wesentliche Größenzunahme zeigt. Bei nur mäßiger Hyperprolaktinämie ohne wesentliche klinische Symptomatik kann daher im Einzelfall auf eine spezifische Therapie verzichtet werden. Ein begleitender Östrogenmangel sollte aber auf Grund der langfristigen Folgeschäden, vor allem in Form einer Osteoporose, substituiert werden. Makroprolaktinome sind in jedem Fall behandlungsbedürftig.

Als Therapieoption steht im Gegensatz zu anderen Hypophysenadenomen die medikamentöse Behandlung im Vordergrund. Dopaminagonisten führen zu einer raschen und effektiven Hemmung der Prolaktinsekretion bei annähernd 90% der Patienten. Bereits wenige Stunden bis Tage nach Therapiebeginn lässt sich ein deutlicher Abfall des Prolaktins feststellen, der mit einem eindrucksvollen Schrumpfen des Tumors verbunden sein kann. Auch bei ausgeprägter Lokalsymptomatik sollte daher zunächst ein konservativer Versuch unternommen werden. Besonders wichtig erscheint in diesem Zusammenhang die Bestimmung des Prolaktinspiegels vor jeder geplanten Operation einer Raumforderung im Sellabereich, um ein Prolaktinom auszuschließen. Die Größenabnahme kann im Einzelfall bereits nach wenigen Tagen signifikante Ausmaße annehmen, wird jedoch andererseits bei initial fehlendem Effekt auch noch nach bis zu 12 Monaten Therapie beschrieben. Eine mindestens 25%ige Größenreduktion wird bei etwa 70% der Patienten beobachtet.

Präparate der ersten Generation wie Bromocriptin (3-mal 2,5 mg/Tag) und Lisurid (3-mal 0,2 mg/Tag) werden zunehmend von neueren Substanzen wie Cabergolin (0,25–1 mg 1- bis 2-mal/Woche) und Quinagolid (75–300 µg/Tag) abgelöst. Vorteile der Präparate der zweiten Generation sind die längere Wirksamkeit sowie bessere Verträglichkeit, die wahrscheinlich aufgrund einer gesteigerten Compliance für die etwas höhere Effektivität verantwortlich ist. Die Therapie sollte einschleichend mit der niedrigst möglichen Verschreibungsform begonnen werden. Der Erfolg der Therapie wird durch Bestimmung der Prolaktinspiegel nach ein und zwei Wochen überprüft, im Folgenden dann in Abhängigkeit von Verlauf, klinischen Symptomen und der Tumorgröße.

Nebenwirkungen äußern sich in Form von Übelkeit und Erbrechen sowie orthostatischer Dysregulation, seltener auch als Obstipation, Schwindel und Schwellung der Nasenschleimhaut. Bei hochdosierter Therapie sind digitale Vasospasmen, Alkoholintoleranz, Dyskinesien und psychotische Veränderungen zu beobachten. Nichttolerable Nebenwirkungen werden je nach Präparat bei 3–10% der Patienten beobachtet. Die länger wirksamen Substanzen sollten vor dem Schlafengehen eingenommen werden, um diese Effekte abzumildern. Häufig entwickelt sich bei langsamer Dosissteigerung eine Toleranz gegenüber den Nebenwirkungen bei unveränderter Hauptwirkung. Ob bei Resistenz gegenüber einem Präparat andere Substanzen wirksam sind, wird kontrovers diskutiert. Da im Einzelfall die Compliance nicht kontrolliert werden kann, ist wie bei belastenden

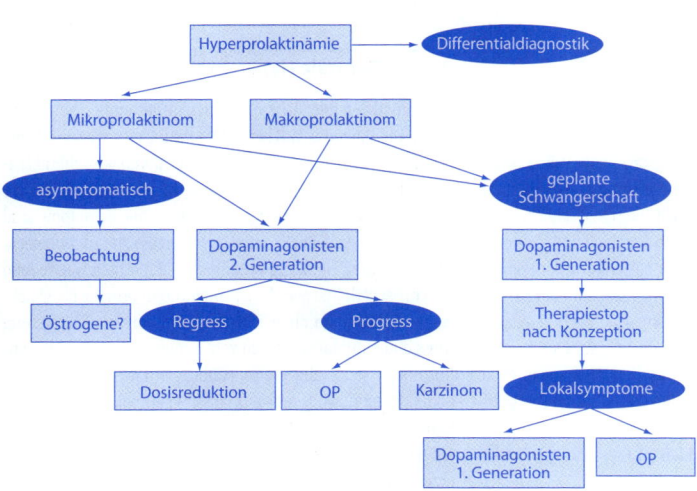

Abb. 8.1-2. Therapeutischer Algorithmus bei Hyperprolaktinämie

Nebenwirkungen ein Wechsel nötig. Als seltene Komplikation der Therapie kann es zu einer ausgedehnten hämorrhagischen Nekrose der Hypophyse kommen, gekennzeichnet durch akut einsetzende stärkste Kopfschmerzen, Erbrechen sowie Seh- und Bewusstseinsstörungen. Zur Entlastung der Sella ist ein sofortiger neurochirurgischer Eingriff notwendig. Bei dem häufigen gleichzeitigen Ausfall hypophysärer Partialfunktionen ist eine Substitution insbesondere der Glukokortikoide notwendig.

Die Hemmung der Prolaktinausschüttung ist von lokal wirksamen Konzentrationen des Dopaminagonisten abhängig. Ähnliches gilt für die zytoplasmatische Schrumpfung der laktotropen Zellen, die für die initiale Volumenabnahme verantwortlich ist. Permanente Effekte sind nur durch den fibrotischen Umbau im Laufe einer Langzeittherapie zu erwarten. Bei der überwiegenden Zahl der Patienten wird nach Pausieren der Therapie ein erneuter Anstieg der Prolaktinwerte sowie eine Größenzunahme des Tumors beobachtet, sodass die Behandlung meist lebenslang erfolgen muss. Bei vollständiger Tumorrückbildung kann nach mindestens zweijähriger Therapie ein Auslassversuch erfolgen, um eine eventuelle medikamentöse „Heilung" im Einzelfall zu erkennen.

Bei einer gleichzeitig bestehenden therapiebedürftigen Psychose kann die medikamentöse Behandlung eines Prolaktinoms erschwert sein, bedingt durch gegensätzliche Wirkprofile von Neuroleptika und Dopaminagonisten. Hier scheint Quinagolid Vorteile gegenüber Bromocriptin zu besitzen, möglicherweise aufgrund einer höheren Selektivität für D2-Rezeptoren sowie eines geringeren Transfers der Blut-Hirn-Schranke. Als Neuroleptikum hat sich in der Kombination Clozapin bewährt, das nur geringe Effekte auf die laktotropen Zellen aufweist.

Chirurgische Interventionen sind Patienten mit intolerablen Nebenwirkungen bei medikamentöser Behandlung oder Therapieresistenz vorbehalten. Bei Makroadenomen ist nur bei ca. 30% der Patienten durch die Operation eine Normalisierung der Hyperprolaktinämie zu erwarten, sodass zusätzliche Therapieverfahren notwendig sind. Ist auch postoperativ eine medikamentöse Therapie nicht möglich oder nicht suffizient, kann eine Strahlentherapie erfolgen. Die stereotaktische Form wird möglicherweise eine Senkung der ansonsten hohen Rate von Hypophyseninsuffizienz ermöglichen.

In einigen Zentren wird die Resektion von Mikroprolaktinomen vorgeschlagen, um hier eine Heilung im Gegensatz zu einer lebenslangen medikamentösen Therapie zu erreichen. Die transsphenoidale Operationstechnik in der Hand des erfahrenen Hypophysenchirurgen hat eine deutliche Senkung der Komplikationsrate erlaubt, operativ bedingte Ausfälle anderer Hypophysenachsen werden bei Mikroadenomen lediglich in seltenen Fällen beobachtet. Postoperativ wird eine Normalisierung der Hyperprolaktinämie bei bis zu 90% der Patienten beschrieben. Bei erheblicher Rezidivrate können allerdings langfristig weniger als 50% der Patienten als geheilt gelten, sodass unserer Ansicht nach eine primäre medikamentöse Therapie zu bevorzugen ist.

Prolaktinom und Schwangerschaft

Die während einer Schwangerschaft zu erwartende Größenzunahme der Hypophyse kann bei Patientinnen mit Makroprolaktinom zu lokalen Komplikationen führen. Neben progredienten Gesichtsfeldstörungen sind Hypophysenapoplexien zu beobachten. Bei Mikroprolaktinomen sind solche Folgen dagegen selten. Vor einer geplanten Schwangerschaft sollte die Größe eines bekannten Prolaktinoms kontrolliert werden. Abhängig von Tumorgröße und Vorgeschichte kann nach Konzeption zunächst auf eine weitere medikamentöse Therapie verzichtet werden. Erhöhte Prolaktinspiegel haben keinen Einfluss auf die Funktion der Plazenta. Während der Schwangerschaft sollten regelmäßige Kontrollen unter Hinzuziehung eines Endokrinologen erfolgen.

Bei Tumorprogredienz, ersichtlich durch weitere Gesichtsfeldeinschränkungen oder zunehmende Lokalsymptome mit Kopfschmerzen und Sehstörungen, kann die Behandlung mit Dopaminagonisten auch in der Schwangerschaft wieder aufgenommen werden. Teratogene Schädigungen oder spätere Störungen des extrapyramidalen Systems bzw. der Prolaktinsekretion sind bei Kindern von mit Bromocriptin behandelten Müttern nicht beschrieben worden. Da für Bromocriptin die meisten Erfahrungen bestehen, sollte während der Schwangerschaft auf diese Substanz zurückgegriffen werden. Bei komplizierter Vorgeschichte oder primär weit nach suprasellär reichendem Tumor ist eine transsphenoidale Resektion vor einer Schwangerschaft zu diskutieren.

Nach der Entbindung kommt es zu einem raschen Rückgang von Prolaktinspiegeln und Adenomgröße auf präkonzeptionelle Werte. Vereinzelt wird bei Patientinnen mit Mikroprolaktinomen sogar ohne Therapie eine Normalisierung der Werte beobachtet („Heilung durch Schwangerschaft"). Ursächlich sind kleinere asymptomatische Apoplexien im Tumor zu diskutieren. Für das Stillen stellt das Prolaktinom keine Kontraindikation dar.

8.1.4 Zentrale Hyperthyreose

TSH-produzierende Tumoren (Thyreotropinom) sind extrem selten. Die Diagnose wird bei der Abklärung einer Hyperthyreose oder der Untersuchung zunächst als hormoninaktiv charakterisierter Hypophysenadenome gestellt. Die zentrale (sekundäre) Hyperthyreose ist von milder Ausprägung, die Symptome sind nicht von denen der primären Hyperthyreose zu unterscheiden. Die Schilddrüse ist häufig vergrößert. Diagnostisch wegweisend sind mäßig erhöhte periphere Schilddrüsenhormone bei gleichzeitig inadäquat erhöhter TSH-Konzentration. Die Erkrankung muss differentialdiagnostisch vom Syndrom der Schilddrüsenhormonresistenz abgegrenzt werden. Im Gegensatz zu der Schilddrüsenhormonresistenz lässt sich bei der zentralen Hyperthyreose TSH fast nie durch TRH stimulieren. Besteht die Möglichkeit der Bestimmung der α-Untereinheit im Serum, so deutet ein molares Verhältnis von α-Untereinheit zu TSH >1 zuverlässig auf ein ursächliches Adenom. Dieses ist meist auch in der bildgebenden Diagnostik nachzuweisen. Auf Grund der gering ausgeprägten klinischen endokrinen Symptomatik sind TSH-produzierende Tumoren bei der Diagnosestellung schon relativ groß, häufig sind Gesichtsfeldausfälle zu beobachten. Bei invasivem und aggressivem Wachstum dieser Tumoren ist eine vollständige Resektion selten möglich.

Unter der medikamentösen Behandlung mit Somatostatinanaloga (Sandostatin LAR 10–30 mg/alle 4 Wochen) wird häufig eine Besserung von Kopfschmerzen und Sehstörungen und bei mehr als 50% der Patienten eine Tumorschrumpfung gesehen. Gleichzeitig ist eine Radiatio zur Langzeitkontrolle zu diskutieren.

8.1.5 Mehrsekretion von Gonadotropinen

Hypophysenadenome mit peripher messbarer Sekretion von FSH oder LH oder auch beiden Gonadotropinen sind äußerst selten, allein der Nachweis einer Expression der Untereinheiten rechtfertigt nicht die Diagnose eines gonadotropinproduzierenden Adenoms. Aufgrund der starren Gonadotropinsekretion sind die Patienten durch einen Hypogonadismus gekennzeichnet. Es handelt sich meistens um Männer, bei denen klinisch die Symptome der Raumforderung und des Hypogonadismus (Libidoverlust, Impotenz) im Vordergrund stehen. Bei den selten betroffenen Frauen fällt neben den lokalen Komplikationen eine Amenorrhoe auf. Die Adenome sind zum Zeitpunkt der Diagnose meist groß und können nicht vollständig chirurgisch entfernt werden, sodass eine Bestrahlung notwendig wird.

8.1.6 Akromegalie

Ätiologie und Pathogenese

Eine Akromegalie wird durch eine autonome Mehrsekretion von Wachstumshormon (GH) hervorgerufen. Die meisten biologischen Wirkungen des Wachstumshormons werden in den peripheren Geweben durch den „insulin-like growth factor I" (IGF-I) vermittelt. IGF-I wird unter Einfluss von Wachstumshormon grundsätzlich in allen Geweben lokal gebildet; das in der Zirkulation messbare IGF-I stammt im Wesentlichen aus der Leber.

In mehr als 99% der Fälle wird die autonome GH-Sekretion durch ein Hypophysenadenom hervorgerufen. In weniger als 1% bedingt eine ektope Bildung des hypothalamischen „growth hormone releasing hormone" (GHRH) die hypophysäre GH-Mehrsekretion. Eine ektope Bildung von GH, selbst als Ursache einer Akromegalie, stellt eine extreme Rarität dar; es sind nur wenige Einzelfälle bekannt.

Es werden verschiedene somatotrope Hypophysenadenome unterschieden:
- alleinige Bildung und Sekretion von GH (ca. 60%),
- Adenome, die sowohl GH- als auch PRL-produzierende und -sezernierende Zellen enthalten,
- mammosomatotrope Adenome, bei denen GH und PRL in der gleichen Zelle gebildet und sezerniert werden. Gelegentlich bilden solche Adenomzellen zusätzlich auch noch andere Hormone (TSH, ACTH, α-Subunit).
- GH-sezernierende Karzinome sind sehr selten (<0,5%), zur Diagnosestellung ist eine nachgewiesene Metastasierung zu fordern. Der Nachweis eines lokal rasch invasiven Wachstums ist kein Ausdruck von Malignität, wenn nicht zusätzlich Metastasen nachgewiesen werden, die mit dem Primärtumor keine räumliche Verbindung aufweisen.

Morphologisch wird zwischen somatotropen Mikroadenomen (<1 cm), meist intrasellär gelegen, und somatotropen Makroadenomen (≥1 cm) mit häufiger supra- und parasellärer Ausdehnung unterschieden. Etwa 60–70% der Patienten weisen bei Diagnosestellung ein Makroadenom auf. Makroadenome werden v. a. bei jüngeren Patienten (<40 Jahre) gefunden.

Die Ursache für die Entstehung eines GH-sezernierenden Hypophysenadenoms ist bisher nicht eindeutig geklärt. Offensichtlich spielen sowohl hypothalamische Faktoren (gestörte GHRH- und Somatostatinsekretion) als auch direkte Mutationen in der somatotropen Hypophysenzelle eine Rolle. So wurde bei allen Adenomen, die nur Wachstumshormon bilden und sezernieren, eine monoklonale Herkunft festgestellt. Dies bedeutet, dass vermutlich jeweils eine einzelne Mutation für die Bildung der GH-sezernierenden Adenome verantwortlich ist. Bei etwa 30–40% der GH-sezernierenden Adenome wurde eine Mutation im Gs-Protein festgestellt, die zu einer dauerhaften Erhöhung der intrazellulären cAMP-Spiegel führt und dadurch die vermehrte GH-Synthese und -Sekretion bedingt.

Klinik und Diagnostik

Die vermehrte Sekretion von GH führt zu Veränderungen am Skelett, der Haut, an den inneren Organen (Viszeromegalie) sowie zu Stoffwechselstörungen (Tabelle 8.1-1). Diese Veränderungen treten langsam im Verlauf von Jahren auf, sodass sie häufig vom Patienten selbst und seinem unmittelbaren Umfeld nicht bemerkt werden.

Durch GH kommt es zu einem vermehrten periostalen und appositionellen sowie enchondralen (Rippen, Bandscheiben) Knochenwachstum. Charakteristischerweise tritt eine langsame Vergrößerung der Akren („Zunahme der Schuhgröße, Ringe passen nicht mehr") und eine Prognathie auf. Bei langem Verlauf entwickelt sich eine schwere Arthropathie, die zur erheblichen Behinderung der Patienten führen kann.

Tritt ein GH-Exzess vor dem Schluss der Epiphysenfugen auf, so kommt es zum Bild des hypophysären Riesenwuchses, da hier noch ein vermehrtes Längenwachstum möglich ist.

Neben einer gesteigerten renalen Kalziumausscheidung stellt die gestörte Glukosetoleranz bzw. der Diabetes mellitus die häufigste Stoffwechselstörung dar. Mehr als 50% der Patienten mit einer aktiven Akromegalie weisen auf Grund der antiinsulinären Wirkung von GH eine gestörte Glukosetoleranz auf.

Tabelle 8.1-1. Häufigkeit der Symptome bei aktiver Akromegalie

Symptome	Prozentzahl
Lokale Tumorsymptome	
Vergrößerung der Sella turcica	99
Kopfschmerzen	75
Gesichtsfelddefekte	20
Körperliche Veränderungen	
Vergrößerung der Akren	100
Weichteilschwellungen an Händen und Füßen	100
Hypertrophie des Os frontale	80
Prognathie und gestörter Zahnstatus	45
Tiefere Stimme	50
Karpaltunnelsyndrom	30
Arthropathie	75
Gewichtszunahme	50
Hautveränderungen	
Vermehrtes Schwitzen (feuchte Hände)	85
Vermehrte Pigmentnävi	35
Hypertrichose (bei Frauen)	70
Acanthosis nigricans	25
Viszeromegalie	
Struma	60
Zunge	30
Kolonpolypen, Hypertrophie des Darms	25–50
Prostatavergrößerung	50
Kardiovaskuläre Symptome	
Linksventrikuläre Hypertrophie, Kardiomegalie	bis 50
Hochdruck	25
Relevante Arrhythmie	10
Dilatative Kardiomyopathie	10–15
Endokrine Störung	
Amenorrhoe	50
Störung von Libido und Potenz, nachlassender Bartwuchs	45 (Männer)
Galaktorrhoe	40 (Frauen)
Hyperprolaktinämie	35
Gestörte Glukosetoleranz	40–50
Manifester Diabetes mellitus	10–20
Gestörte Nebennierenrinden- bzw. Schilddrüsenfunktion	10
Schlafstörungen	
Schlafapnoe oder Obstruktion der oberen Luftwege während des Schlafs	bis zu 50
Psychopathologie	
Verminderte Vitalität und Lethargie	50
Depression	30
Minderwertigkeitsgefühle	35

Die Viszeromegalie, insbesondere die Kardiomegalie, stellt eine schwerwiegende Folge des GH-Exzesses dar. In Kombination mit der nicht seltenen arteriellen Hypertonie akromegaler Patienten kann es zu einer schweren Kardiomyopathie kommen. Zusammen mit respiratorischen Begleiterkrankungen, wie dem Schlafapnoesyndrom, sind die kardiovaskulären Erkrankungen hauptverantwortlich für die 2- bis 4fach erhöhte Mortalität akromegaler Patienten.

Lokale Symptome des Hypophysenadenoms können zu Ausfällen der übrigen Hypophysenfunktionen führen. Zu nennen ist hier insbesondere ein hypogonadotroper Hypogonadismus, der sich bei Frauen durch Zyklusstörungen und bei Männern durch Abnahme von Libido und Potenz manifestiert. Besteht eine zusätzliche Hyperprolaktinämie, so kann diese auch für den Hypogonadismus verantwortlich sein. Darüber hinaus können Makroadenome zum Chiasmasyndrom und anderen Hirnnervenausfällen führen.

Die Diagnose einer Akromegalie wird meist klinisch durch einen erfahrenen Endokrinologen gestellt. Vor einer bildgebenden Untersuchung sollte die Diagnose biochemisch gesichert werden. Zunächst erfolgt – möglichst nüchtern – die basale Bestimmung von GH und IGF-I im Serum. Liegt das basale GH unter 0,4 ng/ml bei einem altersentsprechend normalem IGF-I, so kann eine Akromegalie ausgeschlossen werden. Sind GH und IGF-I erhöht, erfolgt eine orale Glukosebelastung, die physiologischerweise zu einem Abfall des GH auf <0,5 ng/ml führt. Kommt ein solcher Abfall nicht zustande, gilt die Akromegalie als gesichert.

Therapie

Neurochirurgie Therapie der ersten Wahl ist die transsphenoidale Hypophysenoperation. Wird sie von einem hinsichtlich hypophysärer Erkrankungen erfahrenen Neurochirurgen durchgeführt, kommt es bei 80–95% der Patienten mit einem Mikroadenom zu einer kompletten Remission (normales IGF-I, GH nach OGTT <1 ng/ml) der Akromegalie. Die Erfolge bei den Makroadenomen, insbesondere wenn eine para- bzw. suprasellare Ausdehnung vorliegt, liegen leider deutlich niedriger; es werden Vollremissionsraten von 30–50% angegeben. Bei den verbleibenden Patienten persistiert der GH-Exzess, wenn auch meist in einer abgemilderten Form. Da in etwa 60–70% der Fälle initial ein Makroadenom vorliegt (meist Patienten unter 40 Jahren), ist davon auszugehen, dass etwa die Hälfte der Patienten mit Akromegalie operativ nicht geheilt werden kann. Aus diesem Grund sind weitere anschließende Therapieformen erforderlich.

Ergebnisse der Strahlentherapie Die konventionelle externe Bestrahlung der Hypophysenregion erfolgt in der Regel nach vorhergehender erfolgloser operativer Therapie der Akromegalie. In retrospektiven Studien, die über einen medianen Beobachtungszeitraum von mehr als zehn Jahren erhoben wurden, konnte gezeigt werden, dass es unter Zugrundelegung strenger biochemischer Remissionskriterien bei etwa einem Drittel der konventionell bestrahlten Patienten zu einer kompletten Remission kommt. Bei weiteren 20–30% wird eine biochemische Remission durch zusätzliche medikamentöse Therapie erreicht, während bei 30–40% trotz Operation, Bestrahlung und medikamentöser Therapie weiterhin eine floride Akromegalie besteht. Unerfreulicherweise tritt bei etwa 50–70% der Patienten nach der Radiatio eine teilweise oder komplette Insuffizienz der übrigen Funktionen der Hypophyse auf. Zu besseren Ergebnissen bei geringeren Nebenwirkungsraten soll die stereotaktische Hypophysenbestrahlung führen, allerdings liegen hierfür noch keine ausreichend lange durchgeführten Studien vor.

Medikamentöse Behandlung Zur medikamentösen Behandlung stehen Dopaminagonisten und Somatostatinanaloga zur Verfügung.

Dopaminagonisten (DA) DA spielen in der Therapie der Akromegalie eine untergeordnete Rolle. Bei nur 10–35% der behandelten Patienten kann das GH unter 5 ng/ml gesenkt werden. Ein Therapieversuch über drei Monate z. B. mit Cabergolin (1 mg/2-mal wöchentlich bis zu 0,5 mg/Tag) erscheint auf Grund der oralen Applikation und geringeren Kosten jedoch gerechtfertigt.

Somatostatinanaloga In den letzten Jahren haben die Somatostatinanaloga sehr an Bedeutung gewonnen. Die synthetisch hergestellten Somatostatinanaloga Octreotid und Lanreotid haben eine wesentlich längere Halbwertszeit als natives Somatostatin, sodass nach mehrfacher täglicher subkutaner Gabe ausreichende Plasmaspiegel erzielt werden können, die zu einer wirksamen Senkung des GH führen.

Eine dreimal tägliche subkutane Gabe von Octreotid (Sandostatin 100–500 µg) führt bei knapp der Hälfte der Patienten mit Makroadenomen und bei 70–80% der Patienten mit Mikroadenomen zu einer biochemischen Remission. Allerdings zeigen etwa 10% der Patienten mit Akromegalie keinerlei Ansprechen auf Somatostatinanaloga.

Zur Vermeidung der häufigen täglichen Injektionen sowie zur Gewährleistung eines dauerhaft ausreichend hohen Plasmaspiegels der Medikamente wurden sowohl für Octreotid (Sandostatin LAR) als auch für Lanreotid (Somatuline LP) Depotformen entwickelt. Diese führen nach einmaliger intramuskulärer Gabe des Pharmakons zur dauerhaften Senkung von GH und IGF-I für 10–14 Tage (Lanreotid) bzw. 28 Tage (Octreotid). Bei mehr als 60% der mit diesen Depotformen behandelten Patienten konnte das GH auf unter 2,5 ng/ml gesenkt werden, bei 65% der Patienten wurde eine Normalisierung der IGF-I-Werte beobachtet. Die in den genannten Studien behandelten Patienten waren fast alle erfolglos voroperiert. Gelegentlich kann die intramuskuläre Injektion beider Medikamente aufgrund einer unzureichenden Mischung der Suspensionen zu einer fehlerhaften Applikation führen.

Eine neue galenische Form des Lanreotide in Gelform (Somatuline Autogel) erlaubt eine subkutane Injektion ohne technische Schwierigkeiten und ist ebenfalls für einmalige monatliche Gabe ausgelegt.

Nach bisherigem Kenntnisstand muss die Behandlung mit Somatostatinanaloga lebenslang erfolgen, da es nach einem Absetzen regelhaft zum Wiederanstieg der GH-Werte kommt.

Nebenwirkungen: Die häufigste Nebenwirkung ist die Bildung von Gallensteinen (30–60%), die aber in aller Regel asymptomatisch bleibt. Es handelt sich um Cholesterinsteine, die sich häufig medikamentös auflösen lassen (Ursodeoxycholsäure).

Durchfälle und Fettstühle treten transient bei etwa 25–50% der Patienten zu Beginn der Behandlung auf und enden dann nach kurzer Zeit spontan.

Eine vorübergehende Verschlechterung der Glukosetoleranz kommt nur sehr selten vor, meist ergibt sich eine Verbesserung der diabetischen Stoffwechsellage. Patienten mit manifestem Diabetes mellitus bedürfen zu Beginn einer Behandlung mit Somatostatinanaloga einer engmaschigen Kontrolle.

Hämatome oder Infektionen am Injektionsort treten bei sachgemäßer Anwendung nur äußerst selten auf.

Die Therapie mit Somatostatinanaloga ist sehr teuer, eine Depotinjektion kostet zwischen 1000 und 2500 Euro.

Behandlung mit GH-Antagonisten Ein völlig neues medikamentöses Behandlungskonzept stellt der kürzlich zugelassene GH-Antagon Pegvisomant dar. Es handelt sich hierbei um ein gentechnologisch verändertes Wachstumshormonmolekül. Der

GH-Antagonist bindet an den GH-Rezeptor und verdrängt kompetitiv das native GH. Er löst aber keine Signaltransduktion am Rezeptor aus und verhindert durch Blockade des Rezeptors die Wirkung von nativem GH.

In ersten klinischen Studien konnte bei 90% der behandelten Patienten eine Senkung des IGF-I in den Normbereich beobachtet werden. Gleichzeitig bestehen günstige Effekte auf den Glukosestoffwechsel. Der GH-Antagonist Pegvisomant (Somavert) ist seit kurzem in Deutschland bei unzureichendem Effekt anderer medikamentöser Therapieformen oder Unverträglichkeit gegenüber diesen zugelassen. Die Therapie erfolgt in Form einmal täglicher subkutaner Injektionen. Inwieweit eine langfristige Therapie möglicherweise zu einem Wachstum des somatotropen Hypophysenadenoms führt, ist noch nicht geklärt. Naturgemäß ist unter dieser Behandlung nur IGF-1, nicht jedoch Wachstumshormon als Verlaufsparameter geeignet. Nebenwirkungen umfassen selten einen Anstieg der Lebertransaminasen, die daher regelmäßig kontrolliert werden müssen. Gelegentlich ist im Bereich der Injektionsstellen eine lokale Hypertrophie des Fettgewebes zu beobachten.

Therapieempfehlung bei Akromegalie Bei Patienten mit Akromegalie ist die transsphenoidale Hypophysenoperation die Therapie der ersten Wahl. Nur bei erheblichen Kontraindikationen gegen ein operatives Vorgehen sollte primär eine länger dauernde medikamentöse Therapie oder eine Bestrahlung erfolgen. Bei unzureichendem Operationsergebnis ist möglichst rasch eine medikamentösen Therapie einzuleiten. Über die Notwendigkeit einer zusätzlichen Radiatio muss jeweils im Einzelfall entschieden werden. Mit den Somatostatinanaloga kann bei 60–70% der akromegalen Patienten eine biochemische Remission der Erkrankung erzielt werden. Es handelt sich allerdings um eine lebenslange und sehr teure Therapie.

Zukünftige Studien werden zeigen, ob die Behandlungsergebnisse der Akromegalie durch Gabe von GH-Antagonisten bzw. durch stereotaktische Bestrahlungsmethoden und verfeinertes neurochirurgisches Vorgehen verbessert werden können.

8.1.7 Hypophysenvorderlappeninsuffizienz

Ätiologie und Pathogenese

Die Funktion des Hypophysenvorderlappens (HVL) wird durch die hypothalamischen „Releasing-Hormone" (RH) sowie durch negative Rückkopplung der glandotropen Zielhormone (Thyroxin, Kortisol, Sexualsteroide, IGF-I) gesteuert. Die hypothalamischen RH, die den HVL über das hypophysäre Portalsystem erreichen, wirken entweder stimulierend oder inhibierend auf die einzelnen Partialfunktionen des HVL.

Der HVL weist folgende Partialfunktionen auf:
- Kortikotrope Funktion: Die ACTH-Sekretion steuert die Kortisolbildung in der Nebennierenrinde.
- Thyreotrope Funktion: Die TSH-Sekretion führt zur Bildung von T4 und T3 in der Schilddrüse.
- Gonadotrope Funktion: LH und FSH steuern die Bildung von Sexualsteroiden und die reproduktive Funktion in Ovarien bzw. Testes.
- Somatotrope Funktion: Die GH-Sekretion führt zur Bildung von IGF-I in den peripheren Geweben.
- Laktotrope Funktion: PRL ist für die Mammogenese und Galaktopoese verantwortlich.

Eine HVL-Insuffizienz kann nur singuläre Partialfunktionen des HVL betreffen (partielle HVL-Insuffizienz) oder den gesamten HVL (komplette HVL-Insuffizienz). Man unterscheidet eine primäre HVL-Insuffizienz, bei der die Ursache in der Hypophyse selbst zu suchen ist, von einer sekundären bzw. hypothalamischen HVL-Insuffizienz, bei der eine hypothalamische Erkrankung durch Ausfall der „Releasing"-Hormone zur HVL-Insuffizienz führt.

Die Ursachen einer HVL-Insuffizienz sind vielfältig. Prinzipiell sind funktionelle Ursachen (Tabelle 8.1-2) wie z. B. beim Kallmann-Syndrom (angeborener GnRH-Mangel mit Anosmie) von fassbaren organischen Läsionen (s. Tabelle 8.1-2) im hypothalamischen und im hypophysären Bereich zu unterscheiden (z. B. Hypophysenadenome, Metastasen, entzündliche Erkrankungen).

Bei raumfordernden Prozessen im sellären bzw. suprasellären Bereich kommt es meist zu einem langsam schleichenden Ausfall einzelner Partialfunktionen des HVL. Die Ausfälle treten meist in folgender Reihenfolge auf:
- somatotrope Funktion,
- gonadotrope Funktion,
- thyreotrope Funktion,
- kortikotrope Funktion.

Organische Ursachen einer Hypophysenvorderlappeninsuffizienz

Hypothalamische Ursachen
- Kraniopharyngeom
- Radiatio
- Granulomatöse Entzündungen
- Traumatische Hypophysenstielverletzung

Hypophysäre Ursachen
- Hypophysenadenome (inaktiv und aktiv)
- Z.n. neurochirurgischem Eingriff
- Empty-sella-Syndrom
- Z.n. posttraumatischer Einblutung
- Nekrosen (Sheehan-Syndrom, Durchblutungsstörungen)
- Metastasen
- Paraselläre Tumoren (Meningeome, Gliome, Pinealome)
- Radiatio
- Lymphozytäre Hypophysitis
- Infiltration oder Infektion (selten)
  – Sarkoidose
  – Histiozytosis X
  – Hämochromatose
  – Gangliosidose Tay-Sachs
  – Granulomatöse Infektionen (Tuberkulose, Syphilis)
  – Hämatogene Abszesse
  – Septische Sinus-cavernosus-Thrombose
  – Meningitis
  – Virale Enzephalitis

Tabelle 8.1-2. Funktionelle Ursachen einer Hypophyseninsuffizienz

Selektiver Mangel, Ausfall von	Krankheitsbild	Leitsymptome	Genetischer Defekt
Hypothalamische Ursachen			
GnRH	Kallmann-Syndrom	Hypogonadismus, Riechstörung	Kal-Gen (Xp22.3)
(Irreversibel)	Prader-Willi-Syndrom	Hyperphagie, Adipositas	15q11-q13
	Laurence-Moon-Biedl-Syndrom	Hyperphagie, Adipositas	
	Retinitis pigmentosa		
	Familiäre Kleinhirnataxie	Hypogonadismus, neurologische Symptome	11q21-q22.3
(Reversibel)	Pubertas tarda	Hypogonadismus	
(Reversibel)	idiopathische sekundäre Amenorrhoe	Hypogonadismus	
CRH (idiopathisch)	Isolierter ACTH-Mangel	Nebennierenrindeninsuffizienz	8q13
CRH (nach Pharmakotherapie mit Glukokortikoiden – reversibel)	ACTH-Mangel	Nebennierenrindeninsuffizienz	
GHRH	Isolierter GH-Mangel	Minderwuchs	20
Hypophysäre Ursachen			
β-LH	Isolierter LH-Mangel	Androgenmangel und Infertilität	19q13.32
β-FSH	Isolierter FSH-Mangel	Infertilität, kein Androgenmangel	11p13
β-hCG	Isolierter hCG-Mangel		19q13.32
POMC	Isolierter ACTH-Mangel	Nebennereninsuffizienz	
β-TSH	Isolierter TSH-Mangel	Hypothyreose	1p22
GH/Prolaktin	Isolierter GH-Mangel	Minderwuchs	17q22-q24
α-Untereinheit	Isolierter Glykoproteinmangel		6q21.1-q23
Einer/mehrer Achsen	Immunhypophysitis	Sekundäre NNR-Insuffizienz	
GH; PRL; TSH	Angeborene, partielle, HVL-Insuffizienz	Minderwuchs, Hypothyreose,	Pou-1F1 (3p11)
GH; PRL; TSH; LH; FSH; (ACTH)	Angeborene, fast komplette, HVL-Insuffizienz	Minderwuchs, Hypothyreose, sequentielles Auftreten der Ausfälle in den ersten Lebensdekaden	Prop-1 (2q)

Bei Autoimmunprozessen oder entzündlichen Erkrankungen im Bereich des Hypophysenstiels können isolierte Ausfälle, z. B. nur der kortikotropen Funktion mit isolierter sekundärer NNR-Insuffizienz, auftreten, ohne dass die anderen Achsen beeinträchtigt sind.

Klinik und Diagnostik

Entwickelt sich eine HVL-Insuffizienz langsam, kann sie lange Zeit klinisch nicht erkannt werden. Bei Kindern kommt es zu einer erheblichen Wachstumsverzögerung bzw. zu einem Stillstand des Längenwachstums. Bei Erwachsenen stehen zunächst die Zeichen des Hypogonadismus im Vordergrund mit Zyklusstörungen bis zur sekundären Amenorrhoe bei der Frau sowie Nachlassen des Bartwuchses, Libido- und Potenzstörungen beim Mann. Bei beiden Geschlechtern entwickelt sich eine dünne wachsartige Haut mit vielen feinen Falten sowie eine auffallende Blässe auf dem Boden einer Anämie. Die Körperbehaarung einschließlich Achsel und Schambeharrung bildet sich zurück. Bei langem unerkanntem Verlauf kommt es zu einem Verlust der lateralen Augenbrauen. Als Ausdruck des GH-Mangels zeigt sich häufig eine Adipositas sowie ein Nachlassen der körperlichen Leistungsfähigkeit. Da Letzteres auch durch den Hypogonadismus mitbedingt ist, lässt sich hier klinisch keine eindeutige Unterscheidung treffen. Treten noch die Zeichen einer sekundären Hypothyreose mit Kälteintoleranz, myxödematösen Hautveränderungen, Obstipation und Müdigkeit sowie die Symptome einer sekundären Nebennierenrindeninsuffizienz mit Schwäche, Übelkeit, Erbrechen, Müdigkeit, Hypotonie und Hypoglykämie auf, kann es rasch zu einem lebensbedrohlichen Zustand kommen. In seltenen Fällen, wenn eine komplette HVL-Insuffizienz längere Zeit unbemerkt besteht, kann bei einer akuten Verschlechterung des Allgemeinzustands, z. B. im Rahmen eines schweren Infekts, sehr schnell das Bild eines hypophysären Komas auftreten, das klinisch häufig als Folge einer Sepsis oder einer kardialen Kreislaufinsuffizienz fehlinterpretiert wird und bei fehlender Substitution zum Tode des Patienten führt.

Kommt es zu einem akuten Ausfall des HVL, z. B. nach Schädelbasisfraktur mit Abriss des Hypophysenstiels, stehen die Zeichen einer akuten sekundären Nebennierenrindeninsuffizienz und häufig ein Diabetes insipidus im Vordergrund. Infolge der ausgeprägten Hypotonie und der Hypoglykämie entwickelt sich rasch ein lebensbedrohlicher Zustand.

Die Diagnostik einer HVL-Insuffizienz stützt sich auf die Bestimmung der peripheren glandotropen Hormone zusammen mit dem zugehörigen HVL-Hormon (z. B. TSH mit fT4 und fT3). Auf diese Weise wird die Differentialdiagnose zwischen primärer Insuffizienz der peripheren Drüse und sekundärer (hypophysärer/hypothalamischer) Insuffizienz gestellt. Liegt eine primäre Insuffizienz vor, sind die zugehörigen HVL-Hormone *immer* erhöht wie z. B. das TSH bei einer primären Hypothyreose oder LH und FSH in der Menopause. Liegen die HVL-Hormone vermeintlich im Normbereich oder zeigen nur eine geringe Verminderung bei deutlich erniedrigten peripheren Hormonen, so ist fast immer von einer hypophysär/hypothalamischen Schädigung auszugehen.

Besteht der Verdacht auf eine Einschränkung der Stressfähigkeit durch eine partielle sekundäre NNR-Insuffizienz, so kann dies endgültig nur durch einen Insulinhypoglykämietest (IHT) geklärt werden. Durch die kontrolliert induzierte Hypoglykämie wird die gesamte Hypothalamus-Hypophysen-Nebennierenrindenachse untersucht. Kommt es hierbei zu einem ausreichenden Kortisolanstieg, ist eine sekundäre Nebennierenrindeninsuffizienz sicher ausgeschlossen. Zusätzlich lässt sich mit dem IHT auch die Dynamik der Wachstumshormon- und PRL-Sekretion untersuchen. Ein IHT muss unter kontinuierlicher ärztlicher Überwachung erfolgen, zudem sollten die Kontraindikationen (KHK, Epilepsie) beachtet werden. Alternativ kann die kortikotrope Achse durch Bestimmung der Ausscheidung des freien Kortisols im 24-h-Urin, durch einen CRH-Test bzw. durch einen ACTH-Test überprüft werden. Bei normalen basalen Kortisolspiegeln und guter Stimulierbarkeit ist eine sekundäre NNR-Insuffizienz sehr unwahrscheinlich; die Stressfähigkeit ist damit allerdings nicht endgültig bewiesen.

> **Diagnostik einer Hypophysenvorderlappeninsuffizienz**
> - Kortikotrope Achse
>   - 24-h-Urinausscheidung von Kortisol
>   - Kortisol, DHEA-S im Serum
>   - CRH-Test, ACTH-Test
>   - Insulinhypoglykämie-Test (ACTH, Kortisol)
> - Thyreotrope Achse
>   - Freies Thyroxin fT$_4$
>   - Freies Trijodthyronin fT3
>   - TSH
>   - TRH-Test (postoperativ, post radiatio)
> - Gonadotrope Achse
>   - Androgene bzw. Östradiol/Progesteron (Zyklusanamnese!)
>   - LH, FSH
>   - GnRH-Test
> - Laktotrope Achse
>   - Prolaktin
> - Somatotrope Achse
>   - GH
>   - IGF-I, IGFBP-3
>   - Arginin-GHRH-Test
>   - Insulinhypoglykämietest
> - Tests zur Differenzierung hypophysärer und hypothalamischer Ursachen (ohne dass immer sichere Aussagen gemacht werden können)
>   - TRH-Test (TSH, Prolaktin)
>   - GnRH-Test (LH, FSH)
>   - CRH-Test (ACTH; Kortisol)
>   - Desmopressintest (ACTH; Kortisol)
>   - Insulinhypoglykämie (ACTH, GH, Prolaktin)
>   - Argininhydrochlorid (GH)
>   - Metoclopramid (Prolaktin)
> - Bei V.a. hypothalamischen/hypophysären Tumor
>   - MRT/CCT
>   - Ophthalmologische Untersuchung

Zur Differentialdiagnose zwischen hypothalamischer und hypophysärer Störung können einzeln oder in Kombination Stimulationstests mit den hypothalamischen „Releasing-Hormonen" erfolgen (GHRH, GnRH, TRH, CRH). Die kortikotrope Funktion kann auch durch kurzfristige Hemmung der Kortisolbildung im Metopirontest geprüft werden.

Substitutionsbehandlung einer HVL-Insuffizienz

Die Substitutionstherapie ersetzt die ausgefallene oder verminderte Hormonsekretion in physiologischer Dosis, d. h. der Patient erhält so viel Hormon, wie ein gesunder Mensch selbst produziert mit dem Ziel, die gestörte endogene Hormonsekretion möglichst naturgetreu nachzuahmen. Im Vordergrund steht die lebenswichtige Substitution der sekundären Nebennierenrindeninsuffizienz und der sekundären Hypothyreose. Darüber hinaus erfolgt eine Behandlung des sekundären Hypogonadismus und in den letzten Jahren bei jüngeren Patienten (<70 Jahre) auch eine physiologische Substitution mit Wachstumshormon bei entsprechendem Mangel (Tabelle 8.1-3). Eine Hypoprolaktinämie hat bisher zu keinen fassbaren klinischen Ausfallserscheinungen geführt, sodass eine Substitution nicht erforderlich erscheint. Eine Substitution mit DHEA wird zurzeit in klinischen Studien untersucht, scheint jedoch nur bei einem sehr spezifischen Patientengut von Vorteil zu sein (s. Kap. Nebenniere).

Die Substitution eines Hormonmangels ist streng von der Pharmakotherapie mit Hormonen zu unterscheiden, wie sie z. B. mit Glukokortikoiden bei rheumatischen Erkrankungen erfolgt.

Ein Patient mit einer vollständigen HVL-Insuffizienz muss hierüber detailliert aufgeklärt sein und einen Ausweis mit Diagnose und benötigter Substitution erhalten. Insbesondere muss der Patient geschult werden, bei ungewöhnlichen psychischen oder physischen Belastungen seine Hydrocortisonsubstitution selbstständig um 5–10 mg bis auf das Doppelte bzw. Dreifache der Ausgangsdosis zu erhöhen. Bei schweren Erkrankungen ist häufig eine parenterale Substitution von 100–200 mg Hydrocortison als Dauerinfusion über 24 h erforderlich.

Beim Ersatz der gonadotropen Funktion ist zu unterscheiden, ob Kinderwunsch besteht oder lediglich die endokrine Gonadenfunktion substituiert werden muss. Bei fehlendem Kinderwunsch ist ein alleiniger Ersatz von Sexualsteroiden ausreichend, hierdurch besteht aber keine reproduktive Funktion. Bei Kinderwunsch muss eine Stimulation der Gonaden erfolgen mit Gonadotropinen oder durch eine pulsatile GnRH-Behandlung. Die Prognose ist bei beiden Geschlechtern sehr gut (>90%).

Bei eindeutig nachgewiesenem GH-Mangel im Rahmen einer HVL-Insuffizienz sollte bei Patienten unter 70 Jahren eine Substitution mit GH erfolgen (Startdosis 0,15–0,3 mg/Tag). Die Dosierung sollte nur in monatlichen Abständen bis zur Erhaltungsdosis gesteigert werden, angestrebt werden IGF-1-Werte im unteren bis mittleren Normbereich. Aktive maligne Erkrankungen sowie eine proliferative Retinopathie stellen eine absolute Kontraindikation dar, ein manifester Diabetes mellitus eine relative Kontraindikation. Kommt es innerhalb von 6 Monaten zu keinen objektiven und subjektiven Verbesserungen, sollte die Indikation zur Substitution kritisch überprüft werden. Eine Pharmakotherapie mit Wachstumshormon bei Patienten ohne eindeutigen Nachweis eines Mangels ist nach derzeitigem Wissensstand streng kontraindiziert.

Tabelle 8.1-3. Substitution bei Hypophysenvorderlappeninsuffizienz

Adrenale Achse		
Chronische Substitutionstherapie	Hydrokortison 15–25 mg/Tag auf 2–4 Gaben verteilt	
	Notfallausweis	
Körperlicher Stress, febrile Erkrankungen	Verdopplung der oralen Hydrocortisondosis	
Schwere Erkrankung, Operationen	100–200 mg Hydrocortison i.v. über 24 Stunden	
Dosisadaptation	subjektives Wohlbefinden, Stressfähigkeit	
Thyreotrope Achse		
Chronische Substitutionstherapie	L-Thyroxin 1,5–2,0 µg/kg KG/Tag	
Dosisadaptation	nach fT4 und Klinik (cave TSH nicht geeignet)	
Gonadotrope Achse – endokrine Funktion		
Frau	Östrogen-/Gestagensubstitution	
Mann	Testosteronenantat 250 mg alle 3–4 Wochen i.m.	
	Testosterongel 50 mg/Tag, transdermales Pflaster 5 mg/Tag	
	Testosteronimplantate: alle 4–6 Monate s.c. appliziert	
Dosisadaptation	Bartwuchs, Rasurfrequenz, Libido u. Potenz	
	Testosteron im Serum	
Gonadotrope Achse – Kinderwunsch		
Pulsatile GnRH-Therapie		
Gonadotropinbehandlung		
Wachstumshormonsubstitution		
Somatotropin	0,006–0,012 mg/kg KG 1-mal tgl. s.c.	
Dosisadaptation	Individuelle Dosistitration nach IGF-I-Spiegel (sollte im unteren bis mittleren altersentsprechenden Normbereich liegen).	

Prognose einer HVL-Insuffizienz

Ist die Grunderkrankung, die zur HVL-Insuffizienz geführt hat, beherrscht, so haben Patienten mit einer HVL-Insuffizienz bei ausreichender Substitution grundsätzlich eine normale Lebenserwartung; bei kaum einem Patienten bestehen Einschränkungen im täglichen Leben.

8.1.8 Diabetes insipidus

Ätiologie und Pathogenese

Ein Diabetes insipidus kommt selten familiär bei einem autosomal-dominanten Erbgang durch eine Mutation des Arginin-Vasopressin-Neurophysin-II-Gens (Chromosom 20p 13) oder im Rahmen des DIDMOAD-Syndroms (Diabetes insipidus, Diabetes mellitus, Atrophie des N. opticus; Taubheit) vor. Meistens ist er erworben, und zwar in ca. 30% idiopathisch (Autoimmungenese?), in ca. 16% nach Traumata, in ca. 25% durch suprasellärere Tumoren und Metastasen bzw. entzündliche Erkrankungen wie die Sarkoidose sowie in ca. 20% nach neurochirurgischen Eingriffen (meist passager).

Vasopressin, auch antidiuretisches Hormon (ADH) genannt, wird im Hypothalamus gebildet und über den Hypophysenstiel in den Hypophysenhinterlappen transportiert, wo es in Sekretgranula gespeichert wird. ADH erhöht die Durchlässigkeit des distalen Nephrons für Wasser. Dadurch kommt es zur renalen Reabsorption von freiem Wasser. In wesentlich geringerem Umfang führt ADH auch zu einer Vasokonstriktion, dies kann insbesondere pharmakologisch genutzt werden. Die ADH-Sekretion wird über die Serumosmolalität gesteuert; bereits ein geringer Anstieg der Serumosmolalität über 285 mosmol/kg stimuliert die hypothalamischen Osmorezeptoren zur Bildung von ADH und zur Sekretion aus dem Hypophysenhinterlappen. Durch die ADH-vermittelte renale Wasserretention wird die Serumosmolalität in engen Grenzen stabil gehalten. Kommt es zu einem kompletten oder teilweisen Ausfall der ADH-Bildung und Sekretion, entsteht ein unkontrollierter Wasserverlust mit raschem Anstieg von Serumosmolalität und Serumnatrium bei stark verdünntem Urin.

Klinik und Diagnostik

Leitsymptome eines Diabetes insipidus sind Polyurie (>2,5 l/Tag bis zu 40 l/Tag), Nykturie und Polydipsie. Kann der Patient seinen erhöhten Flüssigkeitsbedarf nicht mehr decken, kommt es zur Exsikkose mit Hypernatriämie bis zu tief komatösen Zuständen. Differentialdiagnostisch abzugrenzen sind polyurische Nierenerkrankungen, ein Diabetes mellitus, eine Hyperkalzämie sowie eine psychogene Polydipsie. Die häufige Nykturie kann zu chronischem Schlafmangel mit psychischen Auffälligkeiten führen, was im Einzelfall die klinische Abgrenzung zur psychogenen Polydipsie erschweren kann. Ein postoperativer Diabetes insipidus nach neurochirurgischen Eingriffen zeigt häufig eine erhebliche Instabilität, das Ausmaß der Diurese kann auch ohne spezielle Therapie stark schwanken, wodurch die Therapie sehr erschwert wird.

Bei klinischem Verdacht auf einen Diabetes insipidus sollte zunächst morgens nüchtern die Bestimmung von Serumnatrium und Serumosmolalität zusammen mit der Urinosmolalität aus einem Spontanurin erfolgen. Liegen die Serumwerte im Normbereich und zeigt sich eine Urinosmolalität von >700 mosmol/kg, ist ein klinisch relevanter Diabetes insipidus ausgeschlossen. Ist die Serumosmolalität erhöht (>300–304) mit entsprechend erhöhtem Natrium und die Urinosmolalität hierzu inadäquat niedrig (<600–700), sollte zur weiteren Abklärung ein Durstversuch erfolgen, der unter stationären Bedingungen durchgeführt wird. Ausscheidung sowie Urin- und Serumosmolalität vor und nach dem Durstversuch sind die entscheidenden diagnostischen Parameter. Scheidet ein Patient mehr als 300–500 ml/h aus, sollte der Durstversuch nach 2–3 h wegen der Gefahr einer lebensbedrohlichen Exsikkose abgebrochen werden. Gesunde können nach 12- bis 15-stündigem Dursten ihre Urinosmolalität auf 800–1200 mosmol/kg steigern, während Patienten mit Diabetes insipidus meistens eine maximale Urinosmolalität von <300 mosmol/kg aufweisen. Legt der Verlauf des Durstversuchs einen Diabetes insipidus nahe, sollten zur Differentialdiagnose zwischen zentralem und renalem Diabetes insipidus am Ende des Durstversuchs 4 μg Desmopressin (Minirin) s.c. verabreicht werden. Bei zentraler Störung kommt es nach 2–3 h zu einem deutlichen Anstieg der Urinosmolalität. Eine lange bestehende ausgeprägte psychogene Polydipsie kann differentialdiagnostische Probleme bereiten, da die Konzentrationsfähigkeit des Urins eingeschränkt sein kann (nach Dursten Urinosmolalität zwischen 400 und 700 mosmol/kg) und gelegentlich nach Desmopressingabe zunächst kein wesentlicher Anstieg erfolgt. In diesen Fällen kann eine NaCl-Belastung erforderlich sein, evtl. mit zusätzlicher Bestimmung der endogenen ADH-Spiegel, die sonst in der Diagnostik des Diabetes insipidus keine Rolle spielen.

Ist ein zentraler Diabetes insipidus nachgewiesen, ist eine ätiologische Klärung zwingend geboten; hierbei muss durch eine Kernspintomographie der Sellaregion eine Raumforderung in diesem Bereich ausgeschlossen werden.

Therapie

Ziel der Behandlung ist eine Vermeidung der Nykturie sowie eine Reduktion der täglichen Volumenzufuhr auf ein erträgliches Maß (<2,5 l/Tag). Die Therapie der Wahl stellt die Gabe des Peptids Desmopressin dar, einem synthetischen Analogon von Vasopressin, das eine deutlich verlängerte Halbwertszeit aufweist und selektiv antidiuretisch ohne vasokonstriktorische Effekte wirkt. Die Applikation erfolgt intranasal (Minirin Nasenspray: 1 Sprühstoß = 10 μg, Minirin Rhinyle: 0,1 ml = 10 μg, 10 bis 40 μg/Tag, verteilt auf zwei bis drei Einzeldosen), oral (Desmopressin 0,1 mg und Minirin 0,2 mg, 0,2–1,2 mg/Tag, verteilt auf zwei bis drei Einzeldosen) oder parenteral (Minirin 4 μg, 1–4 μg/Tag), hier vorwiegend s.c., da diese einer i.v.-Applikation hinsichtlich des antidiuretischen Effekts deutlich überlegen ist. Bewusstseinsklare Patienten kommen in aller Regel mit einer täglich zweimaligen Zufuhr aus.

Erhebliche therapeutische Probleme können entstehen, wenn zusätzlich zu einem Diabetes insipidus eine Schädigung des Durstzentrums vorliegt (u. U. nach Operationen auf Grund suprasellärer Tumore). Hier ist zusätzlich eine tägliche Kontrolle von Einfuhr und Körpergewicht erforderlich; diese Patienten sind meist auf eine engmaschige Überprüfung ihrer Zufuhr durch eine Hilfsperson angewiesen.

8.1.9 Inadäquate ADH-Sekretion (SIADH)

Ätiologie und Pathogenese

Beim Syndrom der inappropriaten ADH-Sekretion (SIADH) liegen unphysiologisch hohe ADH-Spiegel vor. Dies führt zu einer Konzentrierung des Urins mit verminderter Ausscheidung und zu einer Retention von freiem Wasser. Bei positiver Bilanzierung entwickelt sich eine Verdünnungshyponatriämie und Hypervolämie mit erhöhter Natriumausscheidung im Urin.

Die Quelle der erhöhten ADH-Sekretion beim SIADH kann orthotop liegen (Stimulation durch Medikamente) oder ektop bei Tumoren (z. B. Bronchialkarzinom, Lymphome). Aber auch andere Erkrankungen, wie z. B. eine Subarachnoidalblutung, eine Enzephalitis oder auch nichtmaligne Lungenerkrankungen (Tuberkulose, Aspergillose, Sarkoidose), können zu einem SIADH führen. Eine Vielzahl von Medikamenten führt zu einer vermehrten ADH-Freisetzung, zu nennen sind hier insbesondere Neuroleptika, Antidepressiva, Zytostatika (Vincristin) und Carbamazepin. Bei einer Nebennierenrindeninsuffizienz kommt es zur vermehrten ADH-Freisetzung auf Grund der fehlenden tonisch inhibierenden Wirkung von Kortisol. Da die therapeutischen Konsequenzen gänzlich andere sind als bei den übrigen Formen des SIADH, ist die Bezeichnung eines SIADH in diesem Fall umstritten.

Von einem SIADH abzugrenzen ist das zerebrale Salzverlustsyndrom, hier liegt zwar ebenfalls eine Hyponatriämie und eine vermehrte Natriurese vor, im Gegensatz zum SIADH besteht jedoch eine Hypovolämie, da es zu einer vermehrten Ausscheidung kommt. Vermutlich spielt hier die zentrale Sekretion des atrialen natriuretischen Peptids hier die entscheidende Rolle. Auch Mischbilder mit einem SIADH sind möglich. Das zerebrale Salzverlustsyndrom kommt bei schwereren organischen Hirnerkrankungen, wie z. B. einer Subarachnoidalblutung, vor.

Klinik und Diagnostik

Das Leitsymptom des SIADH stellt die Hyponatriämie dar, deren klinische Zeichen sehr unterschiedlich sind. Sie kann von der leichten asymptomatischen Hyponatriämie bis zur schweren Hyponatriämie (<120 mmol/l) mit Somnolenz und zerebralen Krampfanfällen reichen. Wichtige Differentialdiagnosen der Hyponatriämie, wie Herzinsuffizienz mit Ödemen, Hypovolämie, Nierenerkrankung, Diuretikaeinnahme und endokrine Erkrankungen (Nebennierenrindeninsuffizienz, Hypothyreose), müssen ausgeschlossen werden. Bei Normo- bzw. geringer Hypervolämie liegt eine erhöhte Natriumausscheidung von über 20 mmol/l vor. Bei lange verlaufendem SIADH führt die vermehrte Natriurese zu einem absoluten Natriummangel.

Lässt sich die Diagnose im Rahmen der Abklärung der Hyponatriämie nicht eindeutig sichern, so kann im Einzelfall ein Wasserbelastungstest erforderlich werden sowie sehr selten zusätzlich die gleichzeitige Bestimmung von ADH und Osmolalität im Plasma.

Zur Klärung der Ursache sind insbesondere eine genaue Medikamentenanamnese und eine sorgfältige internistische Untersuchung erforderlich.

Therapie des SIADH

Grundsätzlich richtet sich die Behandlung des SIADH nach der zugrunde liegenden Ursache, dem Ausmaß der Hyponatriämie und der hierdurch bedingten klinischen Symptomatik. Ist die vermehrte ADH-Bildung medikamentös bedingt, muss überlegt werden, ob die Behandlung abgesetzt oder geändert werden kann. Bei paraneoplastischer ADH-Produktion, z. B. kleinzelligem Bronchialkarzinom, steht die Therapie der Grunderkrankung im Vordergrund.

Solange keine schwerwiegenden Allgemeinsymptome, insbesondere keine neurologischen Komplikationen (Somnolenz, Krampfanfälle), auftreten und das Serumnatrium nicht unter 120 mmol/l abgefallen ist, stellt eine Flüssigkeitsrestriktion (<1000 ml/Tag) die erste Therapiemaßnahme dar. Durch die negative Bilanz kommt es zu einer langsamen Korrektur des Serumnatriums. Da viele Patienten mit chronischem SIADH aber zusätzlich einen absoluten Natriummangel aufweisen, ist in dieser Phase eine kochsalzreiche Ernährung anzuraten.

Symptomatische Hyponatriämien mit neurologischen Auffälligkeiten und in aller Regel auf <120 mmol/l erniedrigtem Serumnatrium benötigen zumindest in der Anfangsphase eine Intensivüberwachung. Zudem muss in dieser Situation eine i.v.-Natriumsubstitution mit höherprozentiger NaCl-Lösung erfolgen. Zusätzlich zur NaCl-Gabe kann besonders bei deutlicher Hypervolämie die Verabreichung eines Schleifendiuretikums (z. B. 10–20 mg Furosemid) hilfreich sein. Hierdurch wird eine im Verhältnis zur Natriurese verstärkte Wasserausscheidung verursacht, da die Schleifendiuretika die ADH-Wirkung vermindern. Hauptgefahr einer intravenösen Kochsalzsubstitution ist ein zu schneller Anstieg des Serumnatriums. Dies kann zu der gefürchteten zentralen pontinen Myelinolyse führen mit schwerwiegender Schädigung des Hirnstamms und beatmungspflichtiger Tetraparese, die sich teilweise zurückbilden kann. Das Serumnatrium sollte maximal um 0,5–1 mmol/h und im Laufe von 24 h nicht um mehr als 15–20 mmol angehoben werden.

Neben einer zu schnellen Korrektur des Serumnatriums stellen das Ausmaß der Hyponatriämie und die Dauer ihres Bestehens weitere Risikofaktoren für die Entwicklung einer pontinen Myelinolyse dar. Die Erkrankung tritt häufiger bei Frauen und bei alkoholkranken Patienten (meist im Rahmen eines Entzugs) auf.

Möglicherweise werden zukünftig selektive Antagonisten des Vasopressins die therapeutischen Möglichkeiten erweitern.

8.1.10 Nachsorge bei Hypophysentumoren

Es muss unterschieden werden, ob ein hormonaktives oder hormoninaktives Hypophysenadenom vorgelegen hat, ferner ob es sich um ein Mikro- oder Makroadenom gehandelt hat mit oder ohne raumfordernde Symptome. Das Ausmaß der Nachsorge richtet sich z. T. auch nach der durchgeführten Therapie: neurochirurgischer Eingriff, medikamentöse Behandlung oder Strahlentherapie.

Mit Ausnahme des Prolaktinoms ist grundsätzlich bei allen hormonaktiven Hypophysenadenomen eine transsphenoidale Hypophysenoperation indiziert. Etwa zwei bis drei Monate nach der Operation (in Einzelfällen auch schon früher) erfolgt die endokrinologische Funktionsdiagnostik zur Überprüfung des Operationserfolgs. Kann hier eine vollständige biochemische Remission festgestellt werden, sind diesbezügliche Überprüfungen in den ersten zwei Jahren in halbjährlichen, danach in einjährigen Abständen zu empfehlen. Bei persistierender Remission sind später weitere Kontrollen in zwei- bis dreijährigem Abstand ausreichend. Selten werden auch nach mehr als zehn Jahren noch Rezidive beobachtet.

Persistiert der Hormonexzess, muss postoperativ möglichst interdisziplinär (Endokrinologe, Neurochirurg, Strahlentherapeut) zügig eine weitere Therapie erfolgen.

Nach allen operativen und strahlentherapeutischen Eingriffen muss die Hypophysenvorder- und -hinterlappenfunktion überprüft werden. Dies erfolgt nach den oben genannten Kriterien (s. Übersicht S. 560). Wird eine partielle oder komplette Insuffizienz festgestellt, wird eine entsprechende Substitution durchgeführt, die in regelmäßigen Abständen (6 bis 12 Monate) überprüft werden sollte. Nach einer Radiatio der Hypophysenregion sind mindestens jährliche Wiederholungen der Diagnostik notwendig, da eine Insuffizienz sich nach Bestrahlung sehr langsam entwickeln kann und sich unter Umständen erst nach mehr als zehn Jahren manifestieren kann.

Die Kernspintomographie (MRT) der Sellaregion ist die Bildgebung der Wahl zur morphologischen Verlaufsbeurteilung von Hypophysenadenomen. Bei hormonaktiven Hypophysenadenomen, die keine hormonelle Aktivität mehr aufweisen, ist eine einmalige MRT ca. 3–6 Monate nach der erfolgreichen Operation notwendig. Im weiteren Verlauf sind MRTs nur erforderlich, wenn bei der endokrinologischen Diagnostik ein Rezidiv des Hormonexzesses nachgewiesen wird.

Bei hormoninaktiven Hypophysenmakroadenomen, die komplett oder partiell operativ entfernt wurden, ist das MRT die wichtigste Verlaufsuntersuchung. Abhängig vom intraoperativen Befund und der ersten postoperativen MRT-Kontrolle nach 3–6 Monaten sind zunächst Kontrollen in 6- bis 12-monatigen Abständen, später ein bis zweijährlich erforderlich. Bei einem mehrjährigen Verlauf sollte zur Beurteilung der Größenzunahme eines Rezidivs bzw. Restadenoms immer das erste postoperative MRT zugezogen werden, da auf Grund des langsamen Wachstums dieser Adenome in vielen Fällen eine Größenzunahme erst nach jahrelangem Verlauf eindeutig zu erkennen ist.

Hat vor der begonnenen Therapie eine Visus- und/oder Gesichtsfeldeinschränkung vorgelegen, muss diese postoperativ möglichst mit der gleichen Methode augenärztlich überprüft werden. Sind postoperativ keine Ausfälle mehr vorhanden, sind Kontrollen nur bei erneuter Beschwerdesymptomatik oder bei Vorliegen eines größeren Restadenoms in jährlichen Abständen erforderlich. Persistieren Gesichtsfeldausfälle während bzw. nach der Therapie (z. B. unter dopaminagonistischer Behandlung von Makroprolaktinomen) so sind im Einzelfall engmaschige Kontrollen in zwei- bis dreimonatigen Abständen notwendig.

Selbstverständlich sollte in der Nachsorge auch auf internistische Folgeerkrankungen von Hormonexzessen geachtet werden, wie z. B. kardiorespiratorische Probleme bei akromegalen Patienten oder eine Osteoporose bei Patienten mit langjährigem Cushing-Syndrom.

Literatur

Caron P et al. (2004) One year follow up of patients with acromegaly treated with fixed or titrated doses of lanreotide Autogel. Clin Endocrinol 60: 734–740

Clemmons DR et al. (2003) Optimizing control of acromegaly: integrating a growth hormone receptor antagonist into the treatment algorithm. J Clin Endocrinol Metab 88: 4759–4767

Colao et al. (2003) Withdrawl of long-term cabergoline therapy for tumoral and nontumoral hyperprolactinemia. N Engl J Med 349: 2023–2033

Landolt AM, Vance ML, Reilly PL (1996) Pituitary adenomas. Churchill Livingstone, New York Edinburgh London Madrid Melbourne San Francisco Tokyo

Melmed S (1995) The pituitary. Blackwell Science, Cambridge London Edinburgh Carlton

Melmed S et al. (2002) Guidelines for acromegaly management. J Clin Endocrinol Metab 87: 4054–4058

Molitch ME (1999) Medical treatment of prolactinomas. Endocrinol Metab Clinics North Am 28 (1): 143–169

Sheaves R, Jenkins PJ, Wass JA (1997) Clinical endocrine oncology. Blackwell Science, Oxford London Edinburgh Cambridge Carlton

Webster J et al. (1994) A comparison of cabergoline and bromocriptin in the treatment of hyperprolactinemic amenorrhea. N Engl J Med 331: 904–909

Wilson JD, Foster DW, Kronenberg HM, Larsen PR (1998) Williams Textbook of Endocrinology. W.B. Saunders: Philadelphia London Toronto Montreal Sydney Tokyo

Evidenz der Therapieempfehlungen	Evidenzgrad	Empfehlungsstärke
Morbus Cushing		
transphenoidale Operation	II-a	B
Radiatio	III	B
Bilaterale Adrenalektomie	III	C
Medikamentöse Therapie	II-b	B
Hyperprolaktinämie		
Mikroprolaktinome		
Nur Sexualsteroide substituieren	III	B
Dopaminagonisten	I-b	A
transphenoidale Operation	II-b	B
Auslassversuch der Dopaminagonisten	II-a	B
Makroprolaktinome		
Dopaminagonisten	II-a	B
transphenoidale Operation	III	B
Radiatio	III	B
Schwangerschaft	III	B
Zentrale Hyperthyreose		
transphenoidale Operation	III	B
Somatostatinanaloga	III	B
Radiatio	III	B
Akromegalie		
transphenoidale Operation	II-a	B
Radiatio	III	B
Medikamentöse Therapie		
– Dopaminagonisten	II-b	B
– Somatostatinanaloga	I-b	A
– GH-Antagonist	I-b	A
Hypophysenvorderlappeninsuffizienz		
Substitution mit Hydrocortison	III	B
Substitution mit DHEA	I-b	A
Substitution mit L-Thyroxin	III	B
Substitution mit Sexualsteroiden	III	A
Substitution mit Gonadotropinen bzw. GnRH bei Kinderwunsch	I-b	A
Substitution mit Wachstumshormon	I-b	A
Diabetes insipidus		
Substitution mit Desmopressin	II-a	B
SIADH		
Flüssigkeitsrestriktion	IV	C
Natriumsubstitution	IV	C

Anmerkung: Die Erstellung von Evidenzgraden und -stärken ist problematisch, da aufgrund der geringen Inzidenz der beschriebenen Erkrankungen nur wenige randomisierte kontrollierte Studien vorliegen und teilweise ethische Bedenken bestehen. So ist bei der Behandlung einer HVL-Insuffizienz eine plazebokontrollierte Studie zur Substitution von Hydrocortison und SD-Hormonen nicht denkbar, da die Patienten in der Plazebogruppe vital bedroht wären.

8.2 Schilddrüse

Bernhard Saller und Onno E. Janssen

8.2.1 Euthyreote Struma

Einleitung

Das Vorliegen einer Struma entspricht einem Symptom und lässt zunächst keine Rückschlüsse auf die zugrunde liegende Schilddrüsenkrankheit oder den Funktionszustand der Schilddrüse zu. Die mit Abstand häufigste Form der Struma ist die euthyreote Struma, meist durch einen chronisch bestehenden Jodmangel verursacht. Sie ist definiert als nichtentzündliche, nichtmaligne Schilddrüsenvergrößerung bei euthyreoter Stoffwechsellage. Sie tritt klinisch auf als diffuse Struma oder als Struma nodosa.

Auch Schilddrüsenkrankheiten, die mit einer Hyperthyreose oder einer Hypothyreose einhergehen, sowie Schilddrüsenentzündungen und Schilddrüsenmalignome können eine Struma als Symptom aufweisen. Sie müssen differentialdiagnostisch von der euthyreoten Struma abgegrenzt werden (s. Übersicht).

Die Struma als Folgekrankheit eines endemischen Jodmangels besitzt in Deutschland trotz der deutlichen Verbesserung der Jodversorgung in den letzten Jahren weiterhin eine große sozioökonomische Bedeutung. Etwa 40% der Bevölkerung weisen sonographisch eine Schilddrüsenvergrößerung auf.

8.2 Schilddrüse

Differentialdiagnose der Struma
- Euthyreote Struma
  - Nichtentzündliche, nichtmaligne Schilddrüsenvergrößerung bei euthyreoter Stoffwechsellage (meist Folge eines chronischen Jodmangels)
- Struma bei
  - Morbus Basedow
  - Schilddrüsenautonomie
  - Autoimmunthyreoiditis (hypertrophe Form: Hashimoto Thyreoiditis)
  - Anderen Thyreoiditiden
  - Schilddrüsenmalignom
  - Therapie mit Thyreostatika (in zu hoher Dosis), Lithium
- Selten bei
  - Angeborenen Enzymdefekten
  - TSH-Rezeptormutationen
  - TSH-produzierendem Hypophysentumor
  - Schilddrüsenhormonresistenz
  - Akromegalie
  - Amyloidose
  - Einwirkung strumigener Nahrungsfaktoren (Thiocyanat, Perchlorat, Nitrat)
  - Selenmangel
  - Zinkmangel

Ätiologie und Pathogenese

Der Begriff der euthyreoten Struma fasst Schilddrüsenvergrößerungen unterschiedlicher Ätiologie zusammen. Zur Entstehung einer Vergrößerung der Schilddrüse tragen exogene Faktoren (z. B. Jodmangel, strumigene Substanzen) wie auch endogene Faktoren (z. B. genetische Disposition, angeborene Defekte der Hormonsynthese) bei. Unter den exogenen Faktoren besitzt der endemische Jodmangel nach wie vor die größte Bedeutung.

Die Schilddrüsenvergrößerung auf dem Boden eines Jodmangels wird nicht, wie lange vermutet, primär durch TSH vermittelt. Vielmehr führt die Jodverarmung in der Schilddrüse zur Aktivierung lokaler Wachstumsfaktoren, die wiederum direkt zum Wachstum der Schilddrüsenzellen führt. TSH besitzt hier einen permissiven Effekt und löst zusätzlich eine Zell-hypertrophie aus. Außerdem reguliert TSH die Aufnahme von Jod in die Schilddrüsenzellen über den Natrium-Jodid-Symporter.

Klinik und Diagnostik

Eine euthyreote Struma kann entweder völlig asymptomatisch sein oder auch mit Lokalsymptomen von unterschiedlichem Schweregrad verbunden sein (Engegefühl, Globusgefühl, Luftnot, Stridor, obere Einflussstauung). Für die Diagnosesicherung ist die klinische Stadieneinteilung der Struma gemäß der WHO (Grad 0: keine Struma, Grad I: tastbare Struma, Grad II: sichtbare Struma, Grad III: große, gut sichtbare Struma) wegen der großen Ungenauigkeit heute zu Gunsten einer sonographischen Beurteilung verlassen worden. Als obere Normgrenze des sonographisch ermittelten Schilddrüsenvolumens werden bei Frauen 18 ml, bei Männern 25 ml angesehen. Für Kinder gelten altersentsprechend kleinere Volumina.

Die Erstuntersuchung der euthyreoten Struma schließt obligat den laborchemischen Beleg der Euthyreose und die Durchführung einer Schilddrüsensonographie ein. Diese Untersuchungen dienen der Diagnosesicherung und dem Ausschluss anderer Schilddrüsenkrankheiten, die mit dem Symptom der Struma einhergehen (s. Übersicht oben). Abhängig vom erhobenen Befund schließen sich fakultativ weitere diagnostische Schritte an (Abb. 8.2-1).

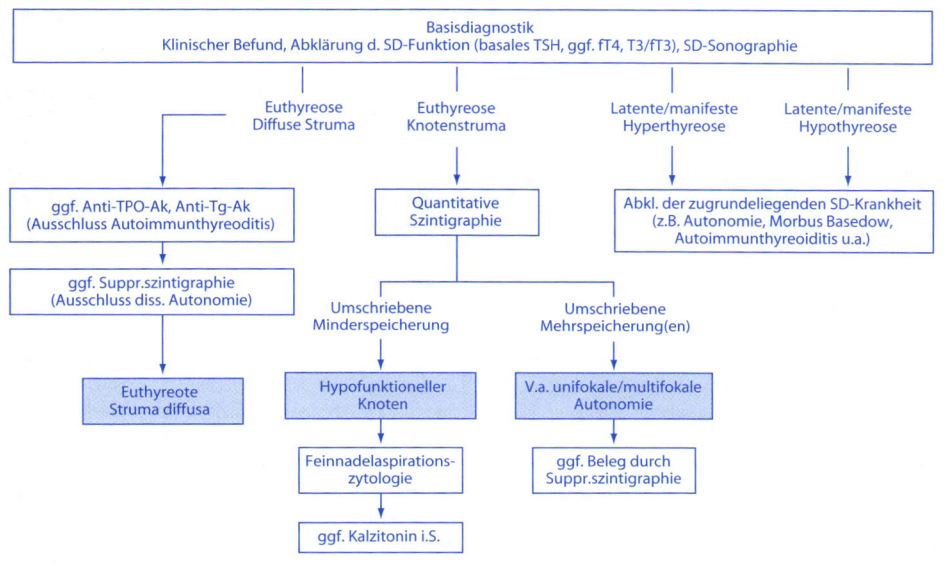

Abb. 8.2-1. Diagnostisches Vorgehen bei Struma

Der Beleg der Euthyreose gelingt durch den Nachweis eines normalen basalen TSH-Spiegels und normaler Werte für das freie T4 (fT4) und das freie T3 (fT3) oder Gesamt-T3. Beim Vorliegen normaler peripherer Schilddrüsenhormonspiegel, jedoch erniedrigter TSH-Spiegel (latente Hyperthyreose) oder erhöhter TSH-Spiegel (latente Hypothyreose) ist eine weiterführende Diagnostik zur Klärung der zugrunde liegenden Schilddrüsenkrankheit (z. B. Schilddrüsenautonomie, Autoimmunthyreoiditis) erforderlich. Als ergänzende Labordiagnostik kann, wenn differentialdiagnostisch das Vorliegen einer Autoimmunthyreoiditis in Frage kommt, auch bei normalen basalen TSH-Spiegeln die Bestimmung der TPO- und Thyreoglobulinantikörper sinnvoll sein (s. Abschn. 8.2.5, Thyreoiditiden).

Die Sonographie dient zur Bestimmung des Schilddrüsenvolumens, zur Beurteilung der Binnenstruktur der Schilddrüse (echonormal, echoarm) und zum Ausschluss bzw. Nachweis morphologischer Veränderungen in der Schilddrüse (Zysten, Knoten etc.). Bei Vorliegen von Schilddrüsenknoten (≥ 10 mm) schließt sich die quantitative Schilddrüsenszintigraphie zur Differenzierung zwischen hypofunktionellen („kalten") und hyperfunktionellen („warmen") Knoten an (zur Abklärung hyperfunktioneller Knoten s. Abschn. 8.2.4, Schilddrüsenautonomie). Die Punktionszytologie erlaubt bei Nachweis eines hypofunktionellen Knotens eine Einordnung des Malignomrisikos (s. Abschn. 8.2.6, Schilddrüsenmalignome).

Therapie

Indikation Die Indikation zur Behandlung der euthyreoten Struma ergibt sich aus dem Beschwerdebild des Patienten und aus dem potentiellen Risiko der Entstehung von Folgekrankheiten. Für die jodmangelbedingte Struma belegen epidemiologische Daten, dass bei langfristigem Fortbestehen des Jodmangels das Risiko knotiger Schilddrüsenveränderungen und das Risiko der klinisch manifesten Schilddrüsenautonomie ansteigt. Dies unterstreicht die Notwendigkeit des generellen, lebenslangen Ausgleichs des alimentären Jodmangels.

Ergeben sich diagnostisch Hinweise für das Vorliegen eines Schilddrüsenmalignom (z. B. echoarmer, hypofunktioneller Knoten), eine Schilddrüsenautonomie oder eine Thyreoiditis, richtet sich die Indikation zur Therapie nach dem Vorgehen bei diesen Erkrankungen.

Prophylaktische Jodgabe Die alimentäre Jodversorgung in Deutschland hat sich in den letzten Jahren durch die immer weiter verbreitete Verwendung von jodiertem Speisesalz in den privaten Haushalten, im Lebensmittelhandwerk (Bäcker, Fleischer) und in der Gemeinschaftsverpflegung kontinuierlich verbessert. Bei ausgewogener Ernährung mit Verzehr von mit jodiertem Speisesalz hergestellten Nahrungsmitteln ist eine zusätzliche Jodgabe nur noch in bestimmten Risikosituationen erforderlich. Hierzu zählen die Schwangerschaft und Stillzeit, eine besondere familiäre Belastung und eine bereits erfolgte Behandlung einer jodmangelbedingten Schilddrüsenkrankheit. In diesen Fällen sollte Jodid in einer Dosierung von 100 bis maximal 200 µg/Tag eingesetzt werden. Vor Beginn einer Jodprophylaxe ist die Durchführung einer Schilddrüsendiagnostik dann erforderlich, wenn sich klinisch Hinweise für eine bereits bestehende Schilddrüsenkrankheit ergeben.

Kontraindikationen für die prophylaktische Jodgabe sind die manifeste und die latente Hyperthyreose. Wirkungslos und möglicherweise sogar ungünstig für den weiteren Krankheitsverlauf ist die prophylaktische Jodgabe bei Vorliegen einer Autoimmunthyreoiditis. Ausnahme ist hier die Schwangerschaft, wo in der Regel auch bei Vorliegen einer Autoimmunthyreoiditis der Mutter die Jodgabe aus kindlicher Indikation angezeigt ist.

Medikamentöse Therapie Mit einer medikamentösen Therapie kann eine Volumenreduktion der vergrößerten Schilddrüse um maximal etwa 30–40% erreicht werden. Der maximale Effekt der Therapie ist in der Regel nach 1- bis 1½-jähriger Behandlung eingetreten. Die Wirksamkeit der medikamentösen Therapie nimmt mit zunehmendem Lebensalter und mit dem Vorliegen regressiver und knotiger Veränderungen in der Schilddrüse ab. Aus diesen Gründen ist die Indikation zur medikamentösen Therapie der euthyreoten Struma im höheren Lebensalter und bei Vorliegen von Schilddrüsenknoten nur in ausgewählten Einzelfällen gegeben.

Diffuse Struma Zur medikamentösen Behandlung der diffusen, euthyreoten Struma stehen drei Verfahren zur Verfügung:
- die Monotherapie mit Jodid, die auf einen Ausgleich des intrathyreoidalen Jodmangels zielt,
- die Monotherapie mit Levothyroxin, die über eine Reduktion der TSH-Sekretion wirkt,
- die Kombination der beiden Therapieansätze in einer Kombinationstherapie mit Levothyroxin und Jodid.

Alle drei Behandlungsprinzipien führen zu einer vergleichbaren Volumenreduktion. Die Monotherapie mit Jodid in einer Dosierung von 200 µg/Tag ist bei der jodmangelbedingten Struma pathophysiologisch am besten begründet und unter dem Aspekt einer langfristigen Vorbeugung von jodmangelbedingten Folgeerkrankungen einer Monotherapie mit Levothyroxin vorzuziehen. Unter Letzterer kommt es durch die Reduktion der TSH-abhängigen Jodaufnahme zu einem weiteren Absinken der Jodkonzentration in der Schilddrüse, sodass diese Therapie heute nur noch zur Behandlung der seltenen nichtjodmangelbedingten Strumen eingesetzt wird (z. B. Struma bei Autoimmunthyreoiditis). Die Kombination von Jodid und Levothyroxin ist der Monotherapie mit Jodid möglicherweise durch einen rascheren Wirkungseintritt überlegen. Der Jodidanteil sollte bei dieser Therapie 100–150 µg/Tag betragen, die Levothyroxindosis sollte individuell so gewählt werden, dass das basale TSH in den unteren Normbereich abgesenkt wird. Eine TSH-suppressive Therapie ist in ihrer Wirksamkeit einer nichtsuppressiven Therapie nicht überlegen und sollte vermieden werden.

Tabelle 8.2-1. Therapie der euthyreoten Struma

Alter	Therapie
Diffuse Struma	
Kinder u. Jugendliche	Medikamentöse Therapie:
	Jodid 100–200 µg/Tag
Jüngere Erwachsene (<40 J)	*Medikamentöse Therapie:*
	Jodid 200 µg/Tag
	ggf. Kombinationstherapie Levothyroxin + Jodid in individuell angepasster Dosis
Ältere Erwachsene	*Medikamentöse Therapie* nach Ausschluss einer relevanten Autonomie:
	Jodid 200 µg/Tag
	Ggf. Kombinationstherapie Levothyroxin + Jodid in individuell angepasster Dosis (beachte verminderte Wirksamkeit gegenüber jüngeren Erwachsenen)
	Bei Patienten im höheren Lebensalter mit gering vergrößerter Schilddrüse abwartende Haltung
Schwangere	*Medikamentöse Therapie:*
	Jodid 200 µg/Tag
	ggf. Kombinationstherapie Levothyroxin + Jodid in individuell angepasster Dosis
	Beachte: keine Monotherapie mit Levothyroxin
Knotenstruma	
Kinder u. Jugendliche	1. Sicherer Ausschluss anderer Strumaursachen, insbesondere eines Malignoms
	2. Prüfung der Operationsindikation
	3. ggf. medikamentöse Therapie mit Jodid 100–200 µg/ Tag
Jüngere Erwachsene (<40 J)	1. Sicherer Ausschluss eines Malignoms und einer Autonomie
	2. Prüfung der Operationsindikation bzw. Indikation zur Radiojodtherapie. Wenn nicht gegeben:
	3. Medikamentöse Therapie mit Jodid 200 µg/Tag zur Sicherstellung einer ausreichenden Jodzufuhr, ggf. Kombinationstherapie mit Levothyroxin + Jodid in individuell angepasster Dosis
Ältere Erwachsene	1. Sicherer Ausschluss eines Malignoms und einer relevanten Autonomie
	2. Prüfung der Operationsindikation bzw. Indikation zur Radiojodtherapie. Wenn nicht gegeben:
	3. Abwartende Haltung
	4. ggf. medikamentöse Therapie mit Jodid 200 µg/Tag oder einer Kombinationstherapie Levothyroxin + Jodid in individuell angepasster Dosis
Schwangere	1. Ausschluss eines Malignoms und weitestgehender Ausschluss einer relevanten Autonomie
	2. *Medikamentöse Therapie:*
	Jodid 200 µg/Tag
	ggf. Kombinationstherapie Levothyroxin + Jodid in individuell angepasster Dosis
	Beachte: keine Monotherapie mit Levothyroxin

Die medikamentöse Therapie der euthyreoten Struma sollte zeitlich auf 1 bis 1½ Jahre begrenzt werden. Dann ist der maximale Therapieeffekt erreicht, und es sollte durch eine prophylaktische Gabe von 100–200 µg Jodid/Tag ein erneutes Strumawachstum vermieden werden.

Knotenstruma Bei der euthyreoten Knotenstruma ist die Wirksamkeit einer medikamentösen Therapie deutlich geringer als bei der diffusen Struma. Zudem nimmt die Wirksamkeit der Therapie mit zunehmendem Alter ab. Aus diesem Grund ist, wenn keine Operationsindikation vorliegt, häufig eine abwartende Haltung gerechtfertigt. Gegebenenfalls kann eine medikamentöse Therapie der euthyreoten Knotenstruma mit Levothyroxin oder einer Kombination mit Levothyroxin und Jodid erfolgen. Sie sollte jedoch nur nach vorherigem Ausschluss einer klinisch relevanten Autonomie und nach Ausschluss eines Schilddrüsenmalignoms zum Einsatz kommen. Außerdem sind regelmäßige Kontrollen erforderlich, um eine sich unter Therapie entwickelnde latente oder manifeste Hyperthyreose zu erkennen.

Eine Alternative zur Behandlung von Schilddrüsenknoten stellt die perkutane Äthanolinjektionsbehandlung dar. Sie kann in ausgewählten Einzelfällen sowohl bei hypofunktionellen als auch hyperfunktionellen Knoten eingesetzt werden (s. Abschn. 8.2.4, Schilddrüsenautonomie).

Tabelle 8.2-1 fasst die in verschiedenen klinischen Situationen bevorzugte Therapie euthyreoter Struma zusammen.

Operative Therapie Die Indikation zur operativen Therapie bei euthyreoter Struma ist in der folgenden Übersicht zusammengefasst. Ist die Indikation zur Operation gestellt, umfasst die präoperative Diagnostik obligat den Beleg der euthyreoten Stoffwechsellage und eine Schilddrüsensonographie, weitere Untersuchungen können nach dem in Abb. 8.2-1 dargestellten Vorgehen erforderlich sein. Ebenfalls obligat ist die Laryngoskopie zur präoperativen Kontrolle der Stimmbandfunktion und die Bestimmung des Serumkalziumspiegels. Bei mechanischen Beeinträchtigungen kann zudem eine Tracheazielaufnahme, ein Ösophagusbreischluck und in seltenen Fällen bei großen, nach mediastinal reichenden Strumen auch eine MR-Tomographie sinnvoll sein.

Indikationen zur operativen Therapie bei euthyreoter Struma
- Malignomverdacht
- Objektivierbare lokale Komplikationen (Trachealeinengung, Tracheomalazie u.a.)
- Nachweis einer höhergradigen Schilddrüsenautonomie (Entscheidung zwischen Operation und Radiojodtherapie)
- Subjektive Beschwerdesymptomatik ohne Ansprechen auf eine medikamentöse Therapie
- Benigne Schilddrüsenknoten mit Wachstumstendenz

Entscheidendes Kriterium für die Wahl des Resektionsverfahrens und das Ausmaß der Resektion ist das Ziel, alle knotigen Veränderungen in der Schilddrüse vollständig zu entfernen. Danach ist festzulegen, ob ein einseitiges oder beidseitiges Vorgehen bzw. eine subtotale Resektion oder vollständige Lappenentfernung zu erfolgen hat. Die Qualität und Menge des verbliebenen Schilddrüsenrestes sind die entscheidenden Parameter für das Risiko einer Rezidivstruma.

Die Komplikationsrate beträgt für primäre Schilddrüseneingriffe bei erfahrenen Schilddrüsenchirurgen maximal 2–5%. Eine revisionsbedürftige Nachblutung tritt in 0,3–5% der Fälle auf. Das Risiko von Läsionen des N. recurrens ist abhängig von der Operationsart. Passagere Paresen treten in 3–5%, permanente Paresen in 0,2–3% auf. Bei Rezidiveingriffen steigt das Risiko einer Rekurrensparese deutlich an (permanente Paresen in 3,5–10%). Eine Nebenschilddrüsenunterfunktion tritt passager in bis zu 10%, permanent in weniger als 1% der Fälle auf.

Nach Operation einer euthyreoten Struma ist eine medikamentöse Rezidivprophylaxe erforderlich. Diese hat bei jodmangelbedingten Schilddrüsenkrankheiten einerseits die ausreichende Jodversorgung, andererseits die Vermeidung einer hypothyreoten Stoffwechsellage zum Ziel. Daher sollte bei vorhandenem Restgewebe Jodid in der Dosis von 100–200 µg/Tag und zusätzlich, je nach Größe des vorhandenen Restgewebes und nach Höhe des TSH-Spiegels, Levothyroxin in individuell angepasster Dosis gegeben werden. Anzustreben ist ein TSH-Spiegel im mittleren bis unteren Normbereich. Abbildung 8.2-2 fasst das empfohlene Vorgehen nach Schilddrüsenoperation zusammen.

Radiojodtherapie Die euthyreote Struma stellt in der Regel keine Indikation zur Durchführung einer Radiojodtherapie dar. Diese kann jedoch auch bei euthyreoter Stoffwechsellage indiziert sein, wenn in einer Struma vorliegende autonome Areale ausgeschaltet werden sollen (Näheres s. Abschn. 8.2.4, Schilddrüsenautonomie). In Ausnahmefällen kann eine Radiojodtherapie bei sehr großer Struma und gleichzeitig bestehenden Kontraindikationen gegen eine Operation zur Strumaverkleinerung durchgeführt werden. Die damit erreichbare Volumenreduktion beträgt maximal 30–50%. Die Indikationsstellung sollte in diesen Fällen immer zusammen mit einem erfahrenen nuklearmedizinischen Zentrum erfolgen.

Zusammenfassung der Therapie der euthyreoten Struma Die euthyreote Struma ist definiert als eine nichtentzündliche, nichtmaligne Schilddrüsenvergrößerung bei euthyreoter Stoffwechsellage. Eine medikamentöse Therapie mit Jod oder einer Kombination von Levothyroxin und Jod ist besonders bei jüngeren Patienten mit diffuser Struma wirksam. Eine Monotherapie mit Levothyroxin sollte heute den seltenen, nichtjodmangelbedingten Strumen vorenthalten bleiben. Bei älteren Patienten und bei Patienten mit Schilddrüsenknoten ist eine abwartende Haltung einer medikamentösen Therapie häufig vorzuziehen. Die operative Behandlung der euthyreoten Struma ist bei sehr großen Strumen mit ausgeprägten Lokalsymptomen und/oder mechanischen Komplikationen und bei nicht auszuschließendem Malignomverdacht angezeigt. Eine Radiojodtherapie ist in der Behandlung der euthyreoten Struma Einzelfällen vorbehalten.

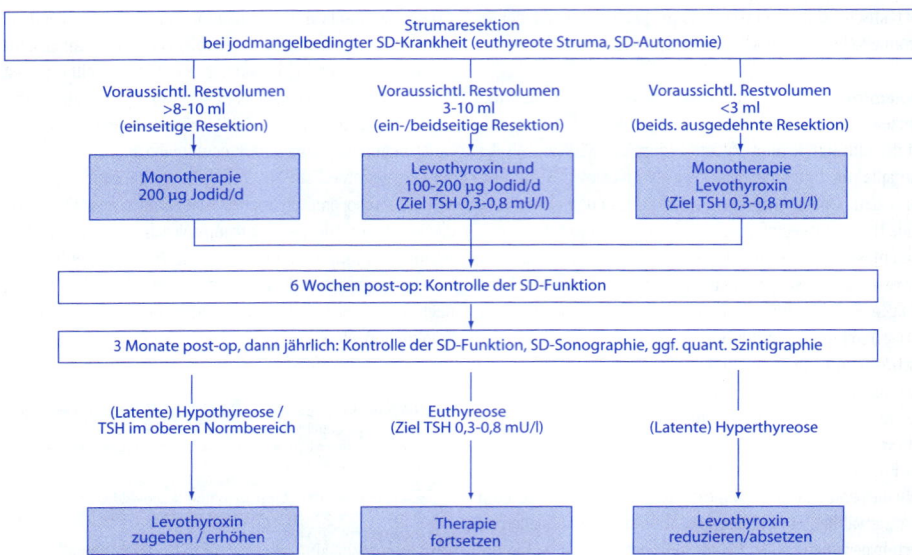

Abb. 8.2-2. Vorgehen nach Operation einer euthyreoten Struma und Rezidivprophylaxe

Prognose

Die langfristige Prognose der euthyreoten Struma ist geprägt vom Risiko einer erneuten oder weiteren Größenzunahme des Schilddrüsenvolumens bzw. vorliegender Schilddrüsenknoten, der Ausbildung neuer Schilddrüsenknoten und der Entwicklung einer klinisch relevanten Autonomie mit Übergang von der Euthyreose in die latente und manifeste Hyperthyreose. Daher ist auch nach abgeschlossener Therapie eine langfristige Überwachung dieser Patienten, in der Regel in ein- bis zweijährigen Abständen, erforderlich. Zur wirksamen Prophylaxe der genannten Folgekrankheiten ist der frühzeitige und lebenslange Ausgleich eines Jodmangels, möglichst vor dem Auftreten knotiger Schilddrüsenveränderungen, notwendig.

Literatur

Delange F (1998) Risks and benefits of iodine supplementation. Lancet 351: 923–924

Derwahl M, Studer H (2000) Multinodular goitre: „much more to it than simply iodine deficiency". Baillieres Best Pract Res Clin Endocrinol Metab 14: 577–600

Feldkamp J, Seppel T, Becker A, Klisch A, Schlagheke R, Goretzki PE, Roher HD (1997) Iodide or L-thyroxine to prevent recurrent goiter in an iodine-deficient area: prospective sonographic study. World J Surg 21: 10–14

Gärtner R, Dugrillon A (1998) Vom Jodmangel zur Struma. Internist 39: 566–573

Hegedus L, Nygaard B, Hansen JM (1999) Is routine thyroxine treatment to hinder postoperative recurrence of nontoxic goiter justified? J Clin Endocrinol Metab 84: 756–760

Hintze G, Emrich D, Köbberling J (1989) Treatment of endemic goitre due to iodine deficiency with iodine, levothyroxine or both: results of a multicentre trial. Eur J Clin Invest 19: 527–534

Kahaly G, Dienes HP, Beyer J, Hommel G (1997) Randomized, double blind, placebo-controlled trial of low dose iodide in endemic goiter. J Clin Endocrinol Metab 82: 4049–4053

Leitlinien der Deutschen Gesellschaft für Chirurgie (1998) Therapie des benignen Struma. AWMF online, www.uni-duesseldorf.de/AWMF

Papini E, Petrucci L, Guglielmi R et al. (1998) Long-term changes in nodular goiter: a 5-year prospective randomized trial of levothyroxine suppressive therapy for benign cold thyroid nodules. J Clin Endocrinol Metab 83: 780–783

Quadbeck B, Pruellage J, Roggenbuck U et al. (2002) Long-term follow-up of thyroid nodule growth. Exp Clin Endocrinol Diabetes 110: 348–354

8.2.2 Morbus Basedow

Einleitung

Im Jahre 1840 hat von Basedow die Merseburger Symptomentrias, bestehend aus Struma, Tachykardie und Exophthalmus, beschrieben. Dieses klinische Bild basiert auf der Manifestation des Morbus Basedow als systemische Autoimmunerkrankung an verschiedenen Organsystemen. Die Beteiligung der Schilddrüse mit Ausbildung einer Hyperthyreose steht klinisch meist im Vordergrund. Sie kann entgegen dem klassischen Krankheitsbild ohne endokrine Orbitopathie und auch ohne Struma auftreten (sog. immunogene Hyperthyreose vom Typ Morbus Basedow). Die Hyperthyreose wird durch die TSH-ähnliche Wirkung von Autoantikörpern gegen den TSH-Rezeptor verursacht.

Der Morbus Basedow besitzt eine Prävalenz von 0,1–2% und manifestiert sich bevorzugt zwischen dem 20. und 50. Lebensjahr. Frauen sind etwa 5- bis 10-mal häufiger betroffen als Männer.

Ätiologie und Pathogenese

Als Ursache des Morbus Basedow wird heute ein Toleranzverlust des zellulären Immunsystems gegenüber Schilddrüsenautoantigenen bei genetisch prädisponierten Personen angenommen. Die genetische Prädisposition wird gestützt durch die nachgewiesene Assoziation mit HLA-Antigenen – bei Kaukasiern mit HLA-B8, -DR3 und -DQA1*0501. Für die Auslösung der Erkrankung bei bestehender Prädisposition werden exogene Faktoren wie Bakterien, Viren, Rauchen und Jodexzess sowie endogene, durch psychischen Stress ausgelöste Veränderungen neuroendokriner und neuroimmunologischer Mechanismen diskutiert.

Für die Entstehung des klinischen Bildes der Hyperthyreose sind stimulierende Antikörper gegen den TSH-Rezeptor verantwortlich. Die Produktion dieser Autoantikörper ist Ausdruck einer komplexen Störung des Immunsystems, die durch die Wechselwirkung von Schilddrüsenzellen mit zahlreichen immunkompetenten Zellen, Adhäsionsmolekülen und Zytokinen charakterisiert ist. In der Frühphase der Erkrankung kommt es nach Verlust der Selbsttoleranz gegenüber Schilddrüsenantigenen, vermittelt durch die Expression verschiedener endothelialer Adhäsionsmoleküle, zu einer Infiltration der Schilddrüse mit Lymphozyten. In der Schilddrüse werden Autoantigene durch antigenpräsentierende Zellen prozessiert und präsentiert. Dadurch kommt es zu einer antigenspezifischen Aktivierung von T-Zellen, wodurch wiederum über die Freisetzung verschiedener Zytokine eine intrathyreoidale T-Zell-proliferation und die Reifung antigenspezifischer B-Zellen zu Plasmazellen induziert werden. T-Helferzellen stimulieren die humorale Immunantwort, die schließlich zur Produktion von Autoantikörpern führt.

Klinik und Diagnostik

Das klinische Bild des Morbus Basedow wird in der Regel geprägt durch die Symptomatik einer meist innerhalb von Wochen einsetzenden Hyperthyreose (s. Übersicht, S. 570). Die Ausprägung der Hyperthyreosesymptomatik ist nicht notwendigerweise korreliert mit der Hormonkonzentration im Serum, sondern wird zusätzlich durch Faktoren wie die Dauer der Funktionsstörung und das Alter des Patienten beeinflusst. Ältere Patienten weisen gehäuft mono- oder oligosymptomatische Verlaufsformen der Hyperthyreose auf. In bis zu 25% der über 50-jährigen Patienten findet sich eine absolute Arrhythmie bei Vorhofflimmern.

In 80–90% der Patienten mit immunogener Hyperthyreose vom Typ Morbus Basedow besteht eine Struma, etwa 50–60% zeigen klinische Zeichen einer endokrinen Orbitopathie, die, wenn sie vorliegen, pathognomonisch sind. Ebenfalls pathognomonisch ist das seltene prätibiale Myxödem. Darüber hinaus

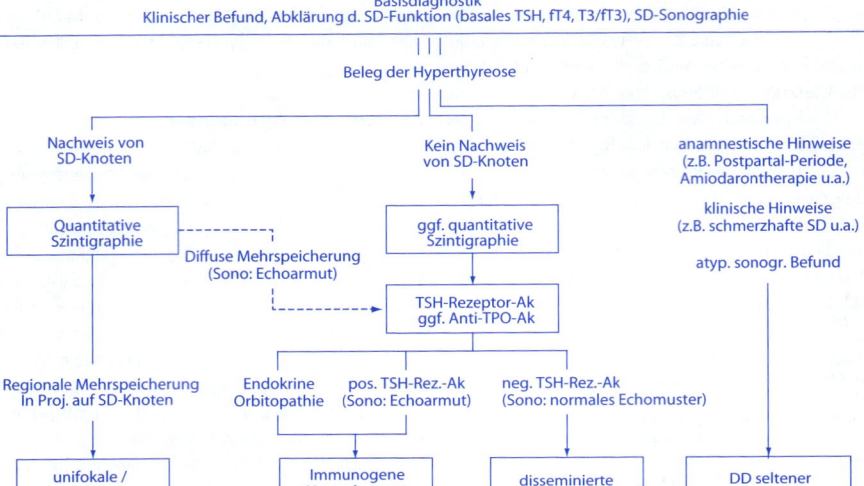

Abb. 8.2-3. Diagnostisches Vorgehen bei Hyperthyreose

findet sich gehäuft eine Assoziation mit anderen Autoimmunerkrankungen (z. B. Vitiligo, Morbus Addison, Myastenia gravis, atrophische Gastritis, Alopecia areata, Typ-1-Diabetes, Zöliakie, primär biliäre Zirrhose u. a.).

Das diagnostische Vorgehen zielt zum einen auf den Beleg der Hyperthyreose, zum anderen auf die Abgrenzung dieser Form der Hyperthyreose gegenüber anderen Hyperthyreoseformen (insbesondere gegenüber der Hyperthyreose auf dem Boden einer Schilddrüsenautonomie; Abb. 8.2-3).

Symptome der Hyperthyreose
- Allgemeine Symptome
  – Leistungsknick
  – Schwäche
  – Gewichtsabnahme
  – Wärmeintoleranz
- Herz- und Kreislaufsystem
  – Sinustachykardie
  – Palpitationen
- Haut, Hautanhangsgebilde
  – Warme Handflächen
  – Schwitzen
  – Haarausfall
- Nervensystem
  – Innere Unruhe
  – Ängstlichkeit
  – Schlafstörungen
  – Tremor
- Muskel- und Skelettsystem
  – Muskelschwäche
  – Periodische Paralyse (selten)
  – Osteoporose
- Gastrointestinaltrakt
  – Heißhunger
  – Stuhlveränderungen
  – Übelkeit
- Sexualorgane
  – Bei der Frau Zyklusstörungen, Amenorrhoe, Infertilität
  – Beim Mann Impotenz, Gynäkomastie
- Stoffwechsel
  – Gesteigerter Grundumsatz (Gewichtsabnahme, selten auch Gewichtszunahme)
  – Gesteigerter Insulinbedarf
  – Abnahme des Cholesterinspiegels
- Atypische Symptome (bes. bei älteren Patienten mit mono- oder oligosymptomatischem Verlauf)
  – Absolute Arrhythmie, Herzinsuffizienz, Dyspnoe
  – Apathie, depressives Syndrom, Psychose
  – Appetitlosigkeit
- Für einen Morbus Basedow charakteristische Symptome
  – Endokrine Orbitopathie
  – Prätibiales Myxödem
  – Akropachie
  – Assoziierte Autoimmunerkrankungen (z. B. Vitiligo, Diabetes mellitus Typ 1)

Der Beleg der Hyperthyreose gelingt durch den Nachweis eines vollständig supprimierten basalen TSH-Spiegels und erhöhter Werte für fT_4 und/oder fT_3 oder Gesamt-T_3. Die Diagnose des Morbus Basedow gelingt bei einem Teil der Patienten mit Hyperthyreose bereits klinisch durch die Zeichen der Orbitopathie. In über 90% der Patienten mit neu diagnostiziertem M. Basedow lassen sich TSH-Rezeptorantikörper, bei ca. 70% der Patienten auch Antikörper gegen die Schilddrüsenperoxidase (Anti-TPO-Antikörper) nachweisen. Diese immunologischen Parameter sind häufig hilfreich in der Erstdiagnose, besitzen aber für die Verlaufskontrolle und für die Prognoseabschätzung nur eine untergeordnete Rolle. Die Schilddrüsensonographie zeigt charakteristischerweise eine diffus echoarme Schilddrüse bei meist, jedoch nicht obligat vergrößertem Schilddrüsenvolumen. In der

Tabelle 8.2-2. Substanzen zur antithyreoidalen Therapie

Substanz	Dosierung
Hemmung der Schilddrüsenhormonsynthese	
Thiamazol	Initiale Dosis 10–20 mg/Tag (1-mal tägliche Gabe), Erhaltungsdosis 5–10 mg/Tag
Carbimazol	Dosierung 1,5fach gegenüber Thiamazol (1-mal tägliche Gabe)
Propylthiouracil	Dosierung 10fach gegenüber Thiamazol (3-mal tägliche Gabe)
Hemmung der Jodaufnahme	
Perchlorat	Einsatz nur additiv bei Jodkontamination: Dosierung initial 1–2 g/Tag, dann 100–400 mg/Tag (3-mal tägliche Gabe)

Duplexsonographie findet sich eine Hypervaskularisation im gesamten Schilddrüsenparenchym. In Zweifelsfällen können weitere Untersuchungen wie die Durchführung einer quantitativen Schilddrüsenszintigraphie angezeigt sein. Letztere zeigt beim M. Basedow eine diffus gesteigerte Nuklidaufnahme.

Therapie

Indikation Der Beleg der manifesten Hyperthyreose stellt unabhängig von der zugrunde liegenden Schilddrüsenkrankheit eine klare Indikation zur Therapie dar. Meist stellt auch eine latente Hyperthyreose eine Therapieindikation dar.

In Deutschland wird bei M. Basedow primär ein medikamentös-konservativer Therapieversuch über 12–15 Monate durchgeführt. Hierdurch ist in 30–50% der Fälle eine dauerhafte Remission der Erkrankung zu erreichen. Eine Radiojodtherapie oder Operation erfolgt bei Rezidiv der Erkrankung bzw. wenn andere Gründe gegen eine primär medikamentöse Therapie sprechen.

Medikamentöse Therapie Die antithyreoidale Therapie führt über die Hemmung der Schilddrüsenhormonsynthese zur Beseitigung der hyperthyreoten Stoffwechsellage. Sie stellt in der Regel die primäre Therapie bei der immunogenen Hyperthyreose dar. Besteht eine Indikation zur Radiojodtherapie oder zur Operation (s. unten), wird sie vorbereitend nur bis zum Erreichen der Euthyreose durchgeführt.

Für die Therapie zur Verfügung stehen Thiamazol, Carbimazol und Propylthiouracil, die die intrathyreoidale Hormonsynthese hemmen und heute die Substanzgruppe der Wahl zur Behandlung der Hyperthyreose darstellen. Die empfohlenen Anfangsdosierungen der einzelnen Substanzen sind in der Tabelle 8.2-2 zusammengestellt. Perchlorat als kompetitiver Hemmstoff der Jodaufnahme wird nicht als alleinige Therapie, aber additiv bei Jodkontamination eingesetzt.

Standardbehandlung der immunogenen Hyperthyreose ist bei Erstmanifestation die antithyreoidale Therapie über einen Zeitraum von etwa 12–15 Monaten (Abb. 8.2-4). Nach dem Erreichen der Euthyreose wird die Dosierung auf eine Erhaltungsdosis reduziert. Da bis zur Absenkung der Schilddrüsenhormonspiegel in den Normalbereich zumeist 2–3 Wochen vergehen, kann initial die Gabe eines Betarezeptorenblockers notwendig sein (z. B. Propranolol 40–120 mg/Tag). Ziel der antithyreoidalen Therapie ist die Normalisierung der peripheren Schilddrüsenhormonwerte bei gleichzeitig niedrig-normalem basalen TSH. Die erforderliche Tagesdosis kann durch den schubweisen Verlauf der Erkrankung stark schwanken, weshalb regelmäßige Kontrollen der Schilddrüsenstoffwechsellage erforderlich sind (anfangs in zweiwöchigen, später in sechs- bis zwölfwöchigen Intervallen). Bei niedrigen Tagesdosen (z. B. 5–10 mg Thiamazol/Tag) kann die Therapie zur Verbesserung der Steuerbarkeit mit Levothyroxin (in der Regel 50–100 μg/Tag) kombiniert werden.

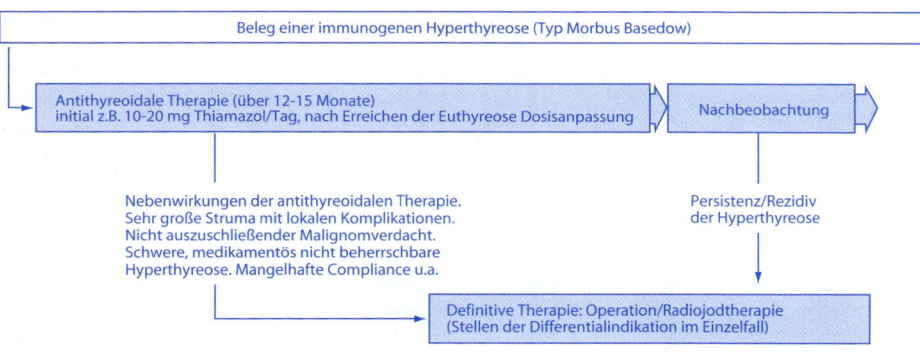

Abb. 8.2-4. Therapie des Morbus Basedow

Bei 10–15% der Patienten treten unter der antithyreoidalen Therapie leichte Nebenwirkungen wie Exantheme, Arthralgien und Muskelschmerzen auf. Schwere hämatologische Nebenwirkungen (Agranulozytose, seltener aplastische Anämie oder Panzytopenie) finden sich bei 0,2–0,5% der behandelten Patienten. Diese Nebenwirkungen treten dosisabhängig auf (in der Regel bei Dosen >20 mg Thiamazol/Tag) und manifestieren sich meist innerhalb der ersten drei Behandlungsmonate (Blutbildkontrollen und Aufklärung des Patienten über sofortige Wiedervorstellung bei unklarem Fieber und/oder Pharyngitis). Sehr selten sind hepatotoxische und cholestatische Reaktionen sowie allergische Vaskulitiden.

Nach Absetzen einer 12- bis 15-monatigen antithyreoidalen Therapie haben 20–30% der Patienten eine Persistenz (suppr. TSH besteht weiter) oder ein Frührezidiv (<6 Wochen). Weitere 15–20% entwickeln ein Spätrezidiv. In diesen Fällen wird eine erneute antithyreoidale Therapie nur bis zum Erreichen der Euthyreose durchgeführt, anschließend erfolgt die definitive Therapie der Hyperthyreose durch eine Radiojodtherapie oder Operation (s. unten). Eine antithyreoidale Langzeittherapie ist nur in ausgewählten Einzelfällen indiziert.

Parameter, die beim individuellen Patienten zuverlässig das Risiko eines Hyperthyreoserezidivs bei Diagnosestellung oder nach Absetzen der antithyreoidalen Therapie voraussagen, gibt es nicht. Die Rezidivrate ist jedoch höher bei jungen Patienten, bei Rauchern, bei Vorliegen einer großen Struma, bei persistierend hohen TSH-Rezeptorantikörperspiegeln und bei hoher Jodzufuhr. Ein zusätzlicher Risikomarker bei Absetzen der Therapie ist ein persistierend niedriger oder rasch wieder abfallender TSH-Spiegel. Durch die Gabe von Levothyroxin nach Absetzen der antithyreoidalen Therapie kann nach derzeitigem Wissensstand die Rezidivrate nicht gesenkt werden.

Operative Therapie Die operative Therapie der immunogenen Hyperthyreose ist indiziert:
- bei Rezidivhyperthyreose nach initial 12- bis 15-monatiger antithyreoidaler Therapie,
- bei Patienten, die sich nicht für eine primäre antithyreoidale Therapie eignen, d. h.
    - Patienten mit sehr großer Struma, ggf. mit mechanischen Komplikationen,
    - Patienten mit zusätzlich bestehendem malignomverdächtigen Knoten,
    - Patienten mit einer schweren, medikamentös nicht beherrschbaren Hyperthyreose,
    - Patienten mit Nebenwirkungen einer antithyreoidalen Therapie und
    - Patienten mit unzureichender Compliance.

Im Einzelfall muss zwischen den Möglichkeiten einer Operation und einer Radiojodtherapie abgewogen werden (s. unten). Der Patient ist grundsätzlich über beide Behandlungsmodalitäten aufzuklären.

Präoperativ muss eine euthyreote Stoffwechsellage hergestellt und laborchemisch belegt werden. Dies geschieht in der Regel durch eine antithyreoidale Therapie. In ausgewählten Fällen (z. B. bei schweren Nebenwirkungen der antithyreoidalen Therapie) kann eine sog. „Plummerung" mit Kaliumjodid (0,3 g/Tag über 7–14 Tage) durchgeführt werden. Hierdurch kommt es über eine Hemmung der Schilddrüsenhormonsekretion zum Abfall der Schilddrüsenhormonwerte in den Normbereich und zusätzlich zur Verminderung der Vaskularisation der Schilddrüse. Da es bei Fortführung der Therapie mit Kaliumjodid in dieser Dosis zum Wirkungsverlust und damit zur Exazerbation der Hyperthyreose kommen kann, muss die Operation innerhalb der ersten 10–14 Tage nach Beginn einer „Plummerung" erfolgen. Bei sehr schweren Krankheitsverläufen mit konservativ nicht beherrschbarer Hyperthyreose kann eine Notfalloperation in der Hyperthyreose in begründeten Ausnahmefällen indiziert sein (s. Abschn. 8.2.9, Thyreotoxische Krise).

Die präoperative Diagnostik umfasst obligat neben dem Beleg der Euthyreose (fT4 und fT3/Gesamt-T3) die Schilddrüsensonographie, ggf. ergänzt durch weitere Untersuchungen (s. Abb. 8.2-3). Ebenfalls obligat ist die Laryngoskopie zur präoperativen Kontrolle der Stimmbandfunktion und die Bestimmung des Serumkalziumspiegels.

Primäres Ziel der Operation ist die zuverlässige Beseitigung der Hyperthyreose. Das Risiko einer Persistenz bzw. eines Rezidivs der Hyperthyreose ist direkt mit dem Volumen der Restschilddrüse korreliert. Bei einem heute zu fordernden Restvolumen von insgesamt <5 ml liegt das Rezidivrisiko bei <5%. Die eingesetzten Resektionsverfahren sind die ausgedehnte subtotale Resektion mit kleinen bilateralen Resten und die subtotale Resektion mit einem kleinen unilateralen Rest. Hierbei wird auf einer Seite eine Hemithyreoidektomie, auf der Gegenseite eine „Near-total"-Resektion (Dunhill-Operation) durchgeführt. Ob eine totale Thyreoidektomie bei Patienten mit gleichzeitig vorliegender endokriner Orbitopathie den Verlauf der Augensymptomatik günstig beeinflusst, ist derzeit noch offen.

Das Komplikationsrisiko beträgt für die permanente Rekurrensparese, den Hypoparathyreoidismus sowie die revisionsbedürftige Nachblutung jeweils etwa 1–3%. Durch die ausgedehnte Resektion kommt es bei 70–90% der Patienten zum Auftreten einer substitutionsbedürftigen Hypothyreose, die zur zuverlässigen Beseitigung der Hyperthyreose bewusst in Kauf genommen wird.

Postoperativ wird daher frühzeitig eine Levothyroxintherapie in individuell angepasster Dosierung eingeleitet (Startdosis 50–100 µg/Tag). Anzustreben ist ein TSH-Spiegel im mittleren bis unteren Normbereich. Eine Jodgabe ist nach Operation einer immunogenen Hyperthyreose nicht angezeigt. Etwa drei Monate postoperativ sollte eine morphologische Kontrolle des Schilddrüsenrestes durch eine Sonographie erfolgen. Patienten nach Operation eines Morbus Basedow bedürfen lebenslanger Kontrolluntersuchungen (in der Regel einmal jährlich).

Radiojodtherapie Die Radiojodtherapie der immunogenen Hyperthyreose ist indiziert:
- bei Rezidivhyperthyreose nach initial 12- bis 15-monatiger antithyreoidaler Therapie,
- bei Rezidivhyperthyreose nach bereits erfolgter operativer Therapie,
- bei Patienten, die sich wegen Nebenwirkungen der medikamentösen Therapie oder einer unzureichenden Compliance nicht für eine primäre antithyreoidale Therapie eignen.

Eine absolute Kontraindikation für die Radiojodtherapie besteht bei Schwangeren und Stillenden, eine relative Kontraindikation bei unter 20-Jährigen.

Im Einzelfall muss zwischen einer Operation und einer Radiojodtherapie abgewogen werden. Der Patient ist grundsätzlich über beide Behandlungsmodalitäten aufzuklären. Für die Entscheidung, ob primär einer Radiojodtherapie oder einer Operation der Vorzug gegeben werden soll, sollten die folgenden Gesichtspunkte berücksichtigt werden:
- Für die Radiojodtherapie sprechen ein Schilddrüsenvolumen von unter 60 ml, das Fehlen kalter Knoten oder Zysten, ein fehlende Malignomverdacht, eine bereits stattgefundene Schilddrüsenoperation und ein erhöhtes Operationsrisiko.
- Für die Operation sprechen ein Schilddrüsenvolumen über 60 ml, das Vorliegen lokaler Kompressionssymptome, das Vorliegen kalter Knoten oder Zysten, insbesondere wenn ein Schilddrüsenmalignom nicht sicher auszuschließen ist, und die Notwendigkeit, einen raschen Therapieeffekt zu erreichen.

In der Vorbereitung zur Radiojodtherapie muss durch eine adäquate antithyreoidale Therapie eine peripher euthyreote Stoffwechsellage hergestellt werden. Eine Suppression des TSH ist, anders als bei der Radiojodtherapie der Autonomie, nicht erforderlich. Jodbelastungen (Röntgenkontrastmittel, jodhaltige Medikamente, auch Externa, Amiodaron) sind im Vorfeld der Radiojodtherapie strikt zu meiden – Jod in Nahrungsmitteln und die Verwendung von jodiertem Speisesalz führen üblicherweise nicht zu einer nennenswerten Beeinflussung der Jodaufnahme. Kurz vor der Radiojodtherapie wird im Radiojodtest die individuelle I-131-Retention ermittelt und unter Berücksichtigung des sonographisch ermittelten Schilddrüsenvolumens die individuelle I-131-Dosis berechnet. Die Radiojodtherapie erfolgt in Deutschland stationär in spezialisierten Einrichtungen. Die mittlere Aufenthaltsdauer beträgt 4–6 Tage.

Bei etwa 5% der Patienten kommt es nach Radiojodtherapie zu einer milden Strahlenthyreoiditis, die durch lokale Kühlung und Antiphlogistika behandelt wird. Ein erhöhtes Malignomrisiko nach Radiojodtherapie gutartiger Schilddrüsenkrankheiten konnte bisher nicht gezeigt werden. Das genetische Risiko bei jüngeren Patienten ist vernachlässigbar gering. Eine Schwangerschaft soll in den ersten sechs Monaten nach Therapie vermieden werden.

Eine Radiojodtherapie kann bei Patienten mit Morbus Basedow zu einer Verschlechterung einer endokrinen Orbitopathie führen (15–30%). Daher wird heute bei vorbestehender endokriner Orbitopathie die Durchführung einer prophylaktischen Glukokortikoidtherapie empfohlen (Beginn mit 0,4–0,5 mg Prednisolon/kg KG/Tag zum Zeitpunkt der Radiojodgabe, Therapiedauer ausschleichend über 4–6 Wochen). In schweren Fällen können höhere Dosen oder eine längere Therapiedauer erforderlich sein. Bei Patienten ohne vorbestehende endokrine Orbitopathie ist eine Glukokortikoidtherapie nicht generell zu empfehlen, kann aber ggf. in niedrigerer Dosierung durchgeführt werden.

Die Erfolgsrate der Radiojodtherapie beim Morbus Basedow ist abhängig von der erzielten Herddosis in der Schilddrüse. Heute werden das ablative Therapiekonzept mit Herddosen von etwa 300 Gy und das funktionsoptimierte Konzept mit Herddosen von etwa 200 Gy eingesetzt. Eine Beseitigung der Hyperthyreose wird mit dem ablativen Konzept in über 90% der Fälle, mit dem funktionsoptimierten Konzept in etwa 80% der Fälle erreicht. Das Schilddrüsenvolumen nimmt im Mittel etwa 30% ab. Zu beachten ist, dass der Therapieeffekt erst mit einer Verzögerung von 2–3 Monaten eintritt und damit häufig eine Fortsetzung der antithyreoidalen Therapie über einige Wochen erforderlich ist. In der Folge ist in der Mehrzahl der Patienten mit dem Auftreten einer substitutionsbedürftigen Hypothyreose zu rechnen (ablatives Konzept: über 90%, funktionsoptimiertes Konzept: 50–60%), die, wie bei der operativen Therapie, zur zuverlässigen Beseitigung der Hyperthyreose bewusst in Kauf genommen wird. Da sich jedoch eine Hypothyreose in Einzelfällen auch erst nach Jahren manifestieren kann, ist eine lebenslange Nachsorge der Patienten unerlässlich (in der Regel einmal jährlich).

Therapie der immunogenen Hyperthyreose in der Schwangerschaft

Eine unbehandelte Hyperthyreose in der Schwangerschaft ist mit einer erhöhten Rate an Aborten und Frühgeburten, einer erhöhten Missbildungsrate und bei den Müttern mit einer erhöhten Rate von Eklampsie sowie kardialen Komplikationen verbunden. Daher besteht bei Vorliegen einer manifesten Hyperthyreose in der Schwangerschaft eine klare Behandlungsindikation. Die Behandlung erfolgt durch eine antithyreoidale Therapie und wird mit der niedrigst möglichen Dosis durchgeführt, die erforderlich ist, um die peripheren Schilddrüsenhormonspiegel in den oberen Normbereich oder grenzwertig erhöhten Bereich abzusenken (initial 100 mg Propylthiouracil/Tag). Eine Kombinationstherapie mit Levothyroxin ist wegen des damit erhöhten Bedarfs an antithyreoidalen Substanzen und dem daraus resultierenden Risiko einer kindlichen Hypothyreose kontraindiziert. Trotz der diaplazentaren Passage der Thyreostatika gibt es bisher bei korrekter Dosierung keinen Hinweis für eine negative Auswirkung dieser Therapie auf den Fetus. Unter einer Thiamazoltherapie wurden Fälle einer Aplasia cutis congenita und einer Choanalatresie beobachtet. Aus diesen Gründen wird generell in der Schwangerschaft Propylthiouracil der Vorzug gegeben.

In Fällen mit schwerer, therapieresistenter Hyperthyreose und bei Nebenwirkungen der antithyreoidalen Therapie ist die Durchführung einer Strumaresektion angezeigt. Diese scheint in der Schwangerschaft nicht mit einem erhöhten Risiko einherzugehen und sollte bevorzugt im 2. Trimenon erfolgen.

Zu beachten ist das Risiko der Neugeborenenhyperthyreose, ausgelöst durch die diaplazentare Passage von schilddrüsenstimulierenden Antikörpern (bei etwa 1% der Schwangerschaften bei Morbus Basedow).

Stillen ist bei niedriger Dosierung von Thyreostatika (bis 15 mg Thiamazol, bis 400 mg Propylthiouracil) wegen des sehr geringen Übertritts der Substanzen in die Muttermilch möglich, ohne dass eine Beeinflussung der kindlichen Schilddrüsenfunktion zu befürchten ist.

Generell sollten schwangere Patientinnen mit Hyperthyreose interdisziplinär in spezialisierten Zentren betreut werden.

Zusammenfassung der Therapie Die Hyperthyreose bei Morbus Basedow wird primär über 12–15 Monate konservativ-medikamentös behandelt. Hierdurch ist in etwa 50% der Patienten eine dauerhafte Remission zu erreichen. Im Falle eines Hyperthyreoserezidivs ist eine definitive Behandlung mit Radiojod oder Operation angezeigt. Die Radiojodtherapie wird bevorzugt bei kleineren Strumen eingesetzt, die Operation bei großen Strumen und bei zusätzlichem Vorliegen von Schilddrüsenknoten.

Prognose

Durch die genannten Therapiemaßnahmen lässt sich die Hyperthyreose bei Morbus Basedow bei fast allen Patienten zuverlässig beseitigen. Nach definitiver Therapie tritt häufig eine Hypothyreose ein, die dann einer lebenslangen Substitutionstherapie bedarf. Bei manchen Patienten stehen langfristig die Symptome einer endokrinen Orbitopathie mit deutlicher Einschränkung der Lebensqualität klinisch im Vordergrund.

Literatur

Abraham P, Avenell A, Watson WA et al. (2003) Antithyroid drug regimen for treating Graves' hyperthyroidism. Cochrane Database Syst Rev CD003420

Belfiore A, Russo D, Vigneri R, Filetti S (2001) Graves' disease, thyroid nodules and thyroid cancer. Clin Endocrinol (Oxf) 55: 711–718

Benker G, Reinwein D, Kahaly G, Tegler L, Alexander WD, Fassbinder J, Hirche H (1998) Is there a methimazole dose effect on remission rate in Graves' disease? Results from a long-term prospective study. The European Multicentre Trial Group of the Treatment of Hyperthyroidism with Antithyroid Drugs. Clin Endocrinol (Oxf) 49: 451–457

Feldt-Rasmussen U, Schleusener H, Carayon P (1994) Meta-analysis evaluation of the impact of thyrotropin receptor antibodies on long term remission after medical therapy of Graves' disease. J Clin Endocrinol Metab 78: 98–102

Hoermann R, Quadbeck B, Roggenbuck U et al. (2002) Relapse of Graves' disease after successful outcome of antithyroid drug therapy: results of a prospective randomized study on the use of levothyroxine. Thyroid 12: 1119–1128

Horacek J, Franklyn JA (2003) Radioiodine treatment of Graves' hyperthyroidism. J Clin Endocrinol Metab 88: 6113

Leitlinien der Deutschen Gesellschaft für Nuklearmedizin (1999) Radiojodtherapie gutartiger Schilddrüsenkrankheiten. AWMF online, www.uniduesseldorf.de/AWMF

Mandel SJ, Cooper DS (2001) The use of antithyroid drugs in pregnancy and lactation. J Clin Endocrinol Metab 86: 2354–2359

Nedrebo BG, Holm PI, Uhlving S et al. (2002) Predictors of outcome and comparison of different drug regimens for the prevention of relapse in patients with Graves' disease. Eur J Endocrinol 147: 583–589

Palit TK, Miller CC 3rd, Miltenburg DM (2000) The efficacy of thyroidectomy for Graves' disease: A meta-analysis. J Surg Res 90: 161–165

Pfeilschifter J, Ziegler R (1997) Suppression of serum thyrotropin with thyroxine in patients with Graves' disease: effects on recurrence of hyperthyroidism and thyroid volume. Eur J Endocrinol 136: 81–86.

Rapoport B, Chazenbalk GD, Jaume JC, McLachlan SM (1998) The thyrotropin (TSH) receptor: interaction with TSH and autoantibodies. Endocr Rev 19: 673–716

Reinwein D, Benker G, Lazarus JH, Alexander WD (1993) A prospective randomized trial of antithyroid drug dose in Graves' disease therapy. European Multicenter Study Group on Antithyroid Drug Treatment. J Clin Endocrinol Metab 76: 1516–1521

Spitzweg C, Rossmuller B, Heufelder AE (1998) Radioiodine therapy and Graves' ophthalmopathy. Thyroid 8: 1193

Vestergaard P (2002) Smoking and thyroid disorders – a meta-analysis. Eur J Endocrinol 146: 153–161

Weetman AP (2000) Graves' disease. N Engl J Med 343: 1236–1248

Witte J, Goretzki PE, Dotzenrath C, Simon D, Felis P, Neubauer M, Roher HD (2000) Surgery for Graves' disease: total versus subtotal thyroidectomy – results of a prospective randomized trial. World J Surg 24: 1303–1311

8.2.3 Endokrine Orbitopathie

Einleitung

Nach der Hyperthyreose ist die endokrine Orbitopathie die häufigste Manifestation des Morbus Basedow. Etwa 50–60% der Patienten mit Morbus Basedow weisen sichtbare klinische Zeichen einer endokrinen Orbitopathie auf. Auch in der Mehrzahl der anderen Fälle lassen sich mit bildgebenden Verfahren subklinische Veränderungen, wie eine Vergrößerung der äußeren Augenmuskeln, nachweisen. Bei etwa 90% der Patienten tritt die endokrine Orbitopathie im Rahmen eines Morbus Basedow zusammen mit einer Immunhyperthyreose auf. Bei einem Teil dieser Patienten geht die Hyperthyreose der Augensymptomatik voraus oder die Orbitopathie manifestiert sich vor der Hyperthyreose. Bei etwa 5% liegt eine Autoimmunthyreoiditis mit Hypothyreose vor, 5% der Patienten sind euthyreot und entwickeln auch im Verlauf der Erkrankung keine Schilddrüsenfunktionsstörung.

Ätiologie und Pathogenese

Wie beim Morbus Basedow wird für die Entstehung der endokrinen Orbitopathie ein Toleranzverlust des zellulären Immunsystems gegenüber Autoantigenen im Retroorbitalraum als wesentlicher Faktor angenommen. Das klinische Bild wird hervorgerufen durch eine lymphozytäre Infiltration des retroorbitalen Bindegewebes, des retroorbitalen Fettgewebes und der äußeren Augenmuskeln. Verstärkt wird dies durch eine ödematöse Schwellung dieser Strukturen und eine Beeinträchtigung des venösen Abflusses. Möglicherweise kommt dem TSH-Rezeptor als gemeinsames Autoantigen, das sowohl in der Schilddrüse als auch im Retroorbitalraum exprimiert wird, pathogenetisch eine besondere Bedeutung zu.

Das Risiko für die Entstehung einer endokrinen Orbitopathie ist teils genetisch, teils durch externe Faktoren bedingt. Die Häufigkeit einer schweren Orbitopathie im Rahmen eines Morbus Basedow nimmt mit dem Alter zu und ist bei Männern mit Morbus Basedow etwas höher als bei Frauen. Als zentraler Risikofaktor wurde in den letzten Jahren das Rauchen identifiziert. Weitere Faktoren, die eine endokrine Orbitopathie begünstigen, sind eine Schilddrüsendysfunktion und die Radiojodtherapie (s. Abschn. 8.2.2, Morbus Basedow, Radiojodtherapie).

Klinik und Diagnostik

Die häufigsten Beschwerden von Patienten mit endokriner Orbitopathie sind Lichtempfindlichkeit, Fremdkörpergefühl, vermehrtes Tränen, Lidödeme, Verschwommensehen, Doppelbilder und eine Visusminderung. In schweren Fällen können durch einen mangelnden Lidschluss eine ausgeprägte Konjunktivitis, eine Keratitis und Hornhautulzerationen entstehen. Daneben kann in seltenen Fällen eine kompressionsbedingte Optikusneuropathie mit Gefährdung des Visus auftreten. In 90% der Fälle sind beide Augen betroffen.

Die Diagnostik der endokrinen Orbitopathie zielt darauf, einerseits den Schweregrad der Veränderungen, andererseits die Aktivität des Entzündungsprozesses zu erfassen, d. h. zwischen einer aktiven, durch entzündliche und ödematöse Veränderungen gekennzeichneten Orbitopathie und einer inaktiven, durch fibrotische Veränderungen charakterisierten Orbitopathie zu unterscheiden. Die klinisch-ophthalmologische Untersuchung sollte die Beurteilung von Lidbewegung und Lidschluss, die Bewertung von Lidödemen und Bindehaut, die Quantifizierung des Exophthalmus mittels Hertel-Exophthalmometrie, die Bewertung der Augenmuskelmotilität und die Beurteilung einer möglichen Hornhautbeteiligung (Spaltlampe) und Sehnervbeteiligung beinhalten. Fakultativ schließen sich bildgebende Verfahren an (CT, MRT mit Bestimmung der T2-Relaxationszeiten).

Differentialdiagnostisch sind besonders bei einseitiger Manifestation andere Krankheiten auszuschließen (Neoplasien wie Lymphome, Gliome oder Metastasen, orbitale Myositis, Pseudotumor orbitae, granulomatöse Erkrankungen u. a.).

Therapie

Indikation Bei Patienten mit milder, nichtprogredienter Orbitopathie tritt mit großer Wahrscheinlichkeit eine spontane Besserung der Symptomatik ein. In diesen Fällen sind die in Tabelle 8.2-3 genannten allgemeinen Maßnahmen meist ausreichend. Die Entscheidung über die Einleitung weiterer therapeutischer Maßnahmen muss im Einzelfall anhand des Krankheitsverlaufs und der vorliegenden Symptome getroffen werden. Eine klare Indikation zu einem aggressiven therapeutischen Vorgehen besteht bei Gefährdung des Visus durch eine Kompression des Nervus opticus.

Allgemeine Maßnahmen Die allgemeinen Maßnahmen in der Behandlung der endokrinen Orbitopathie sind in der Tabelle 8.2-3 zusammengestellt.

Medikamentöse Therapie Die medikamentöse Therapie der Wahl bei der schweren endokrinen Orbitopathie ist die Behandlung mit Glukokortikoiden. Sie ist besonders effektiv bei der aktiven, neu aufgetretenen oder progredienten Orbitopathie, bei der entzündliche Veränderungen im Vordergrund stehen. Besonders gut sprechen Weichteilödeme, eine Sehnervenkompression und, soweit nicht fibrotische Veränderungen im Vordergrund stehen, Funktionsstörungen äußerer Augenmuskeln auf eine Glukokortikoidtherapie an. Hinsichtlich der Protrusio bulbi ist das Ansprechen geringer.

Tabelle 8.2-3. Therapie der endokrinen Orbitopathie

Verlaufsform	Therapiemaßnahmen
Milde Verlaufsformen	*Allgemeine Maßnahmen:* Herstellung einer stabil euthyreoten Stoffwechsellage Nikotinkarenz Schutz der Augen vor zu hellem Licht (getönte Brille u. a.) Hochlagern des Kopfes Bei Sicca-Symptomatik Tränenersatzmittel (methylzellulosehaltige Augentropfen tagsüber) und Augengel (zur Nacht) Bei Doppelbildern Prismenfolien
Mittelschwere bis schwere Verlaufsformen mit entzündlicher Aktivität	*Allgemeine Maßnahmen (s. oben)* Prednisolon 1 mg/kg KG/Tag p.o. mit anschließend langsamer Dosisreduktion. Therapiedauer mindestens drei Monate ggf. in Kombination: Retrobulbärbestrahlung (in der Regel 20 Gy) *Bei akuter Gefährdung des Visus:* 0,5–1 g Methylprednisolon/Tag i.v. Bei fehlendem Ansprechen operative orbitale Dekompression
Inaktive Erkrankungsstadien	Augenmuskelkorrekturen (Schieloperation) Operative Korrekturen am Augenlid Fettgewebsresektion

Bei schwersten Verlaufsformen mit Gefährdung des Visus werden initial 0,5–1 mg Methylprednisolon/Tag i.v. verabreicht. Mit einem Wirkungseintritt ist innerhalb von 24–48 h zu rechnen. Kommt es nicht zu einer raschen Besserung des Visus, muss operativ eine orbitale Dekompression erfolgen. In allen anderen Fällen wird die Behandlung mit Prednisolon in einer Dosierung von 1 mg/kg/Tag begonnen und die Dosis im Anschluss langsam reduziert. Die Therapiedauer sollte mindestens drei Monate betragen. Während der Therapie ist eine regelmäßige Kontrolle der Einzelsymptome durchzuführen, um das individuelle Ansprechen zu dokumentieren. Die Ansprechrate beträgt 50–80%. Zusätzlich ist eine engmaschige Überwachung hinsichtlich möglicher Nebenwirkungen der Behandlung erforderlich.

In kleineren Studien konnten positive Effekte durch die Gabe von Somatostatinanaloga (Octreotid, Lanreotid) erzielt werden. Diese können jedoch zum jetzigen Zeitpunkt noch nicht als etablierte Therapieoption angesehen werden. Keinen gesicherten Stellenwert besitzen die Gabe von Cyclosporin A, die Plasmapherese und die intravenöse Gabe von Immunglobulinen.

Retrobulbärbestrahlung
Bei der retrobulbären Bestrahlung wird heute üblicherweise eine Gesamtdosis von 20 Gy in 10 Einzeldosen über 14 Tage verabreicht. Wie bei der Glukokortikoidtherapie spricht besonders die aktive, ödematöse Orbitopathie und nicht die inaktive, mit fibrotischen Veränderungen verbundene Orbitopathie auf die Retrobulbärbestrahlung an. Damit findet sich auch hier ein gutes Ansprechen der entzündlichen Veränderungen und ein meist nur mäßiges Ansprechen der Protrusio bulbi. Die Therapie kann entweder als alleinige Therapie oder in Kombination mit einer Glukokortikoidtherapie durchgeführt werden.

Die Ansprechrate beträgt insgesamt etwa 60%. Allerdings sind die Ergebnisse aktueller Studien hinsichtlich der Wirksamkeit einer Retrobulbärbestrahlung widersprüchlich.

Der Wirkungseintritt der Strahlentherapie ist erst nach Tagen bis Wochen zu erwarten, sodass sie bei schwerer Orbitopathie mit Gefährdung des Visus nicht indiziert ist.

Bei den heute eingesetzten Behandlungskonzepten ist die Strahlenbelastung der Linse sehr gering und liegt deutlich unter der Grenze, ab der die Induktion eines Katarakts möglich ist. Weitere Nebenwirkungen sind nicht bekannt, allerdings ist bei Vorliegen einer Retinopathie eine Verschlechterung durch eine Retrobulbärbestrahlung nicht auszuschließen.

Operative Verfahren
Die operative Dekompression der Orbita ist indiziert, wenn durch die erkrankungsbedingten Veränderungen im Retroorbitalraum Komplikationen entstehen (Visusminderung, Hornhautulzerationen, schwere kosmetische Beeinträchtigung), die konservativ nicht zu beheben sind. Für die Dekompression stehen verschiedene operative Verfahren zur Verfügung. Reparative chirurgische Verfahren bei der endokrinen Orbitopathie sind die Augenmuskelkorrektur (Schieloperation), operative Korrekturen am Augenlid und die Fettgewebsresektion. Diese Verfahren sollen in der Regel erst im inaktiven Stadium der Erkrankung durchgeführt werden.

Zusammenfassung der Therapie
Milde Formen der endokrinen Orbitopathie können in der Regel mit einfachen, allgemeinen Maßnahmen behandelt werden. Entscheidend bei allen Stadien der endokrinen Orbitopathie ist die Empfehlung zur Nikotinkarenz. Bei der schweren, aktiven endokrinen Orbitopathie mit deutlichen Entzündungszeichen stellt die orale Glukokortikoidbehandlung die Therapie der Wahl dar. Die Behandlung kann ggf. durch eine Retrobulbärbestrahlung ergänzt werden. In schwersten Fällen mit drohendem Visusverlust ist unverzüglich eine hochdosierte, intravenöse Glukokortikoidtherapie einzuleiten und, bei fehlendem Ansprechen, eine operative Dekompression durchzuführen. Bei der inaktiven Orbitopathie mit fibrotischen Veränderungen zeigen sowohl die Glukokortikoidtherapie als auch die Retrobulbärbestrahlung nur selten eine Wirkung. Hier kommen bevorzugt reparative chirurgische Verfahren zum Einsatz.

Prognose
Die langfristige Prognose der milden endokrinen Orbitopathie ist sehr günstig. In den meisten Fällen kommt es spontan innerhalb einiger Jahre zur Rückbildung der Symptomatik. Fälle mit schwerer, progredienter Symptomatik sind selten. Auch bei ihnen können heute durch eine frühzeitige und konsequente Therapie langfristig fast immer ein funktionell und kosmetisch zufriedenstellendes Ergebnis und damit für den Patienten eine Verbesserung der Lebensqualität erreicht werden.

Literatur
Bartalena L, Marcocci C, Pinchera A (2002) Graves' ophthalmopathy: a preventable disease? Eur J Endocrinol 146: 457–461

Bartalena L, Marcocci C, Tanda ML et al. (1998) Cigarette smoking and treatment outcomes in Graves ophthalmopathy. Ann Intern Med 129: 632–635

Gorman CA, Garrity JA, Fatourechi V et al. (2001) A prospective, randomized, double-blind, placebo-controlled study of orbital radiotherapy for Graves' ophthalmopathy. Ophthalmology 108: 1523–1534

Heufelder AE (2000) Pathogenesis of ophthalmopathy in autoimmune thyroid disease. Rev Endocr Metab Disord 1: 87–95

Kahaly GJ, Rosler HP, Pitz S, Hommel G (2000) Low- versus high-dose radiotherapy for Graves' ophthalmopathy: a randomized, single blind trial. J Clin Endocrinol Metab 85: 102–108

Krassas GE, Heufelder AE (2001) Immunosuppressive therapy in patients with thyroid eye disease: an overview of current concepts. Eur J Endocrinol 144: 311–318

Marcocci C, Bartalena L, Tanda ML et al. (2000) Radiotherapy for Graves' orbitopathy: randomised placebo-controlled study. Lancet 355: 1505–1509

Prummel MF, Mourits MP, Blank L, Berghout A, Koornneef L, Wiersinga WM (1993) Randomized double-blind trial of prednisone versus radiotherapy in Graves' ophthalmopathy. Lancet 342: 949–954

Prummel MF, Terwee CB, Gerding MN et al. (2004) A randomized controlled trial of orbital radiotherapy versus sham irradiation in patients with mild Graves' ophthalmopathy. J Clin Endocrinol Metab 89: 15–20

8.2.4 Schilddrüsenautonomie

Einleitung

Die Schilddrüsenautonomie stellt in Deutschland neben dem Morbus Basedow die häufigste Ursache einer Hyperthyreose dar. Grund hierfür ist die deutlich erhöhte Prävalenz der Autonomie in Jodmangelgebieten. Das Risiko einer klinisch relevanten Autonomie steigt mit dem Lebensalter, der Größe der Schilddrüse und dem Vorliegen von Schilddrüsenknoten. Bei jungen Menschen mit normal großer oder leicht vergrößerter Schilddrüse ohne Knoten ist die Prävalenz der Autonomie vernachlässigbar gering, bei älteren Menschen mit großer Knotenstruma steigt sie bis auf etwa 70% an. In ausreichend jodversorgten Ländern wie den USA beträgt die Prävalenz der Autonomie hingegen insgesamt unter 1%.

Ätiologie und Pathogenese

Autonom funktionierende Schilddrüsenzellen sind durch eine nichtsupprimierbare und damit nicht dem Regelkreis unterliegende Jodaufnahme und Schilddrüsenhormonsynthese gekennzeichnet. Es ist heute bekannt, dass viele autonome Adenome, auch solche in multinodösen Strumen, klonal sind, also einzelnen Zellen entstammen. In vielen dieser Adenome lassen sich somatische Mutationen im Bereich des TSH-Rezeptorgens oder im Bereich des Gens für die α-Untereinheit des stimulierenden G-Proteins (GSα) nachweisen, die zu einer TSH-unabhängigen Aktivierung der Signalübertragung führen. Diese Mutationen sind in Jodmangelgebieten deutlich häufiger (bis zu 80%) nachzuweisen als in ausreichend jodversorgten Gebieten. Zweifelhaft ist, ob eine aktivierende Mutation im Bereich des TSH-Rezeptors oder von GSα ausreicht, um der Zelle den für die Entstehung eines autonomen Adenoms notwendigen Wachstumsvorteil zu verschaffen. Mit großer Wahrscheinlichkeit sind hierfür noch andere, bisher nicht genau charakterisierte Veränderungen erforderlich.

Aktivierende Mutationen im Bereich des TSH-Rezeptors finden sich nicht nur als somatische Mutationen in autonomen Adenomen, sondern sind als Keimbahnmutationen auch der entscheidende Mechanismus in der Pathogenese der seltenen familiären, nichtimmunogenen Hyperthyreose. Sie manifestiert sich meist bereits im Kindesalter.

Klinik und Diagnostik

Die Schilddrüsenautonomie tritt klinisch am häufigsten in Knotenstrumen als multifokale Autonomie oder als unifokale Autonomie in Erscheinung. Seltener manifestiert sie sich als disseminierte Autonomie, bei der funktionell autonome Zellen diffus über die Schilddrüse verteilt sind.

Die Frage, welche Stoffwechsellage im Einzelfall vorliegt, hängt von der Menge des autonomen Gewebes und von der Höhe der Jodzufuhr ab. Bei einem autonomen Volumen von unter 10–12 ml, entsprechend einem kleinen autonomen Adenom mit einem Durchmesser von unter 2,5–3 cm, ist auch bei Anhebung der Jodzufuhr nicht mit einer Hyperthyreose zu rechnen. Andererseits reicht bei großen Knotenstrumen mit großem autonomen Volumen ein geringer Anstieg der Jodzufuhr aus, um eine Hyperthyreose manifest werden zu lassen.

Das klinische Bild der Schilddrüsenautonomie kann bei Vorliegen einer Struma durch lokale Beschwerden und, wenn eine Hyperthyreose vorliegt, durch die Symptome der Funktionsstörung bestimmt werden. Liegt keine manifeste, sondern nur eine latente Hyperthyreose vor (TSH-supprimiert, periphere Schilddrüsenhormone im Normbereich), fehlen charakteristischerweise ausgeprägte Hyperthyreosesymptome, es finden sich jedoch häufig vermehrte Nervosität, Schlaflosigkeit und Palpitationen. Zudem weisen ältere Patienten mit latenter Hyperthyreose gehäuft Vorhofflimmern auf.

Das diagnostische Vorgehen bei der Schilddrüsenautonomie zielt einerseits auf die Klärung der Schilddrüsenfunktion, andererseits auf den Beleg der Autonomie und damit auf die Abgrenzung gegenüber anderen Ursachen einer Hyperthyreose. Die Abklärung der Schilddrüsenfunktion erfolgt durch die Bestimmung des basalen TSH und von fT4 und fT3 oder Gesamt-T3. Bei erniedrigtem TSH und/oder sonographischem Nachweis umschriebener Schilddrüsenknoten schließt sich obligat die quantitative Schilddrüsenszintigraphie an (s. Abb. 8.2-3).

Eine Autonomie wird wie folgt belegt:

- **Latente oder manifeste Hyperthyreose:** Finden sich bei Vorliegen einer kompletten endogenen TSH-Suppression sonographisch ein oder mehrere Schilddrüsenknoten, die szintigraphisch Mehrspeicherungen entsprechen, ist das Vorliegen einer Schilddrüsenautonomie (unifokal, multifokal) belegt. Zusätzlich nachweisbare, nichtspeichernde Knoten sind als hypofunktionelle Knoten anzusehen und entsprechend weiter abzuklären (s. Abschn. 8.2.1, Euthyreote Struma). Lässt sich szintigraphisch eine diffuse Mehrspeicherung nachweisen, so ist differentialdiagnostisch zwischen einer disseminierten Autonomie und einem Morbus Basedow zu unterscheiden. Für die seltene disseminierte Autonomie spricht in diesen Fällen eine fehlende Echoarmut in der Sonographie und der fehlende Nachweis von TSH-Rezeptorantikörpern. Zeigt die Szintigraphie einen inadäquat niedrigen Radionuklid-Uptake, ist an das Vorliegen einer jodinduzierten Hyperthyreose zu denken.

- **Euthyreose:** In diesen Fällen weist in der Regel eine angedeutete Mehrspeicherung in Projektion auf einen sonographisch nachweisbaren Knoten auf eine fokale Autonomie hin. Da bei nichtsupprimiertem TSH auch nichtautonome Zellen Radionuklid aufnehmen, ist hierdurch jedoch die Autonomie nicht belegt. Ergeben sich aus dem Nachweis therapeutische Konsequenzen, wird ein Suppressionsszintigramm zum Beleg der Autonomie durchgeführt. Diese sollte bevorzugt mit einer mindestens vierwöchigen Gabe von Levothyroxin in suppressiver Dosis (ca. 150 µg/Tag) durchgeführt werden.

Therapie

Indikation Bei manifester Hyperthyreose ist immer eine Behandlungsindikation gegeben. In diesen Fällen wird eine antithyreoidale Therapie bis zum Erreichen der Euthyreose durchgeführt, dann erfolgt üblicherweise die definitive Beseitigung der Autonomie durch eine Radiojodtherapie oder Operation.

Bei **latenter Hyperthyreose** besteht keine generelle Behandlungsindikation. Diese ist jedoch gegeben beim Vorliegen klinischer Symptome und wenn mit einem erhöhten Risiko der Entwicklung einer jodinduzierten Hyperthyreose zu rechnen ist (z. B. wenn im Rahmen von Begleiterkrankungen diagnostische oder therapeutische Jodgaben erforderlich sind). Außerdem sollte auch auf Grund anderer Risiken (Osteoporose, Vorhofflimmern u. a.) die Indikation zur Therapie großzügig gestellt werden.

Bei **Euthyreose** besteht in der Regel keine Indikation zur Behandlung der Autonomie.

Medikamentöse Therapie Die antithyreoidale Therapie ist in Abschn. 8.2.2, Morbus Basedow, ausführlich dargestellt. Bei der Autonomie wird sie bei Vorliegen einer manifesten Hyperthyreose passager bis zur definitiven Beseitigung der Autonomie durchgeführt. Die übliche Anfangsdosis beträgt 10–20 mg Thiamazol/Tag. Bei Hinweisen für eine Jodkontamination können Dosen bis 40 mg/Tag notwendig sein (ggf. in Kombination mit Perchlorat). Die Durchführung und Überwachung der Therapie entspricht der bei Morbus Basedow.

Eine Dauertherapie mit Thyreostatika ist auf Grund der möglichen Nebenwirkungen und der schlechten Steuerbarkeit ausgewählten Einzelfällen vorbehalten (z. B. schwere Begleiterkrankungen, die eine Radiojodtherapie oder Operation unmöglich machen).

Bei der latenten Hyperthyreose kann eine niedrig dosierte, passagere antithyreoidale Therapie bei Vorliegen klinischer Symptome (z. B. Vorhofflimmern) ebenfalls sinnvoll sein. Eine generelle Behandlungsindikation besteht hier allerdings nicht.

Operative Therapie Die operative Therapie dient ebenso wie die Radiojodtherapie der definitiven Ausschaltung der Autonomie. Ihr ist gegenüber der Radiojodtherapie der Vorzug zu geben
- bei sehr großen Strumen (>60 ml),
- beim Vorliegen mechanischer Komplikationen,
- beim Vorliegen von kalten Knoten oder Zysten, besonders wenn ein Malignom nicht sicher auszuschließen ist,
- wenn ein rascher Therapieeffekt erreicht werden muss (z. B. schwere Hyperthyreose und Unverträglichkeit einer antithyreoidalen Therapie),
- wenn eine Radiojodtherapie auf Grund einer zu geringen Jodaufnahme (z. B. als Folge einer Jodkontamination) nicht möglich ist.

Präoperativ muss bei vorbestehender Hyperthyreose eine euthyreote Stoffwechsellage hergestellt und laborchemisch belegt werden. Dies geschieht in der Regel durch eine antithyreoidale Therapie. Bei sehr schweren Krankheitsverläufen mit konservativ nicht beherrschbarer Hyperthyreose kann eine Notfalloperation in der Hyperthyreose in begründeten Ausnahmefällen indiziert sein (s. Abschn. 8.2.9, Thyreotoxische Krise).

Die präoperative Diagnostik umfasst obligat neben dem Beleg der peripheren Euthyreose (TSH normal oder supprimiert, fT4 und fT3/Gesamt-T3 normal) die Schilddrüsensonographie und die quantitative Szintigraphie. Ebenfalls obligat ist die Laryngoskopie zur präoperativen Kontrolle der Stimmbandfunktion und die Bestimmung des Serumkalziumspiegels. Bei mechanischen Beeinträchtigungen kann zudem eine Tracheazielaufnahme, ein Ösophagusbreischluck und in seltenen Fällen bei großen, nach mediastinal reichenden Strumen auch eine MR-Tomographie sinnvoll sein.

Als Resektionsverfahren bei der Schilddrüsenautonomie wird wie bei den nichtautonomen Knotenstrumen (s. Abschn. 8.2.1, Struma) bevorzugt eine selektive Resektion unter Belassen des normalen Schilddrüsengewebes eingesetzt.

Die Komplikationsrate für primäre Schilddrüseneingriffe bei Autonomie entspricht denen bei Operation der euthyreoten Knotenstruma (s. Abschn. 8.2.1, Struma). Das Rezidivrisiko liegt bei 2–10% und hängt entscheidend davon ab, ob alle autonomen Areale bei der Operation entfernt werden konnten. Nach Operation sollte daher der Schilddrüsenrest nach etwa drei Monaten morphologisch durch eine Schilddrüsensonographie kontrolliert werden und zusätzlich die Beseitigung der Autonomie szintigraphisch belegt werden. Die Rate der postoperativen Hypothyreose liegt – je nach Größe der Restschilddrüse – zwischen 20 und 60%. Die medikamentöse Rezidivprophylaxe entspricht der nach Operation der euthyreoten Struma und sollte nach dem in Abb. 8.2-2 aufgeführtem Schema erfolgen.

Radiojodtherapie Die Radiojodtherapie dient wie die Operation der Ausschaltung der Autonomie. Ihr ist gegenüber der Operation der Vorzug zu geben
- bei kleinen bis mittelgroßen Strumen (<60 ml),
- beim Fehlen von kalten Knoten oder Zysten,
- nach bereits stattgefundener Schilddrüsenoperation und
- bei erhöhtem Operationsrisiko.

Eine absolute Kontraindikation ist bei Schwangeren und Stillenden gegeben, eine relative Kontraindikation besteht bei unter 20-Jährigen.

In der Vorbereitung zur Radiojodtherapie muss, wenn eine manifeste Hyperthyreose vorliegt, durch eine adäquate antithyreoidale Therapie eine peripher euthyreote Stoffwechsellage hergestellt werden. Zudem ist eine vollständige Suppression des basalen TSH zu gewährleisten, um die Radiojodaufnahme in gesundes Schilddrüsengewebe so niedrig wie möglich zu halten. Soll eine Autonomie bei euthyreoten Patienten behandelt werden, ist vor Therapie durch die Gabe von Levothyroxin eine exogene TSH-Suppression herbeizuführen. Jodbelastungen (Röntgenkontrastmittel, jodhaltige Medikamente, auch Externa, Amiodaron) sind im Vorfeld der Radiojodtherapie strikt zu meiden – Jod in Nahrungsmitteln und die Verwendung von jodiertem Speisesalz führen üblicherweise nicht zu einer nennenswerten Beeinflussung der Jodaufnahme. Kurz vor der Radiojodtherapie wird im Radiojodtest die individuelle I-131-Retention ermittelt und unter Berücksichtigung des sonographisch ermittelten Schilddrüsenvolumens die individuelle I-131-Dosis berechnet. Die Radiojodtherapie erfolgt in Deutschland stationär in spezialisierten Einrichtungen. Die mittlere Aufenthaltsdauer beträgt heute 4–6 Tage.

Die Radiojodtherapie der Autonomie erfolgt nach einem funktionsoptimierten Dosiskonzept. Bei der unifokalen Autonomie wird eine Herddosis von 300–400 Gy, bei der multifokalen Autonomie üblicherweise eine Herddosis von 150–200 Gy verabreicht. Hiermit wird eine Beseitigung der Autonomie in etwa 90% der Fälle erreicht. Die erfolgreiche Beseitigung der Autonomie soll 3–6 Monate nach Therapie szintigraphisch dokumentiert werden. Das Schilddrüsenvolumen nimmt abhängig von der Größe des autonomen Volumens um bis zu 50% ab. Zu beachten ist, dass der Therapieeffekt erst mit einer Verzögerung von 2–3 Monaten eintritt und damit bei vorbestehender Hyperthyreose eine Fortsetzung der antithyreoidalen Therapie über einige Wochen erforderlich sein kann. Die Rate latenter oder manifester Hypothyreosen ist mit 10–20% deutlich niedriger als bei der Radiojodtherapie des Morbus Basedow.

Bei etwa 5% der Patienten kommt es nach Radiojodtherapie zu einer milden Strahlenthyreoiditis, die harmlos ist und durch lokale Kühlung und Antiphlogistika behandelt wird. Ein erhöhtes Malignomrisiko nach Radiojodtherapie gutartiger Schilddrüsenkrankheiten konnte bisher nicht gezeigt werden. Das genetische Risiko bei jüngeren Patienten ist vernachlässigbar gering. Eine Schwangerschaft soll in den ersten sechs Monaten nach Therapie vermieden werden.

Perkutane Alkoholinjektion Die perkutane Alkoholinjektion wird seit einigen Jahren als Alternative zur Radiojodtherapie und Operation diskutiert. Seit Anfang der 90er-Jahre wurden mehrere prospektive Studien zur Behandlung von autonomen Adenomen, aber auch von hypofunktionellen Knoten und Schilddrüsenzysten, durch eine perkutane Alkoholinjektion durchgeführt. Behandelt wurden vorwiegende solitäre Herdbefunde, üblicherweise waren mehrere Instillationen bis zum Eintreten des Behandlungserfolgs notwendig. Die Erfolgsrate, gemessen an der Beseitigung einer latenten oder manifesten Hyperthyreose und an der Abnahme der szintigraphischen Speicherung, liegt bei 60–80%. Zusätzlich ist meistens eine deutliche Volumenreduktion des Knotens eingetreten.

Auf Grund der fehlenden Langzeiterfahrung kann die Therapie heute noch nicht als Standardverfahren angesehen werden. Sie sollte daher Einzelfällen vorbehalten bleiben, in denen eine Radiojodtherapie oder Operation nicht durchgeführt werden kann, und sollte nur durch in dieser Technik erfahrene Ärzte durchgeführt werden.

Jodinduzierte Hyperthyreose Die Gabe von Jod in höherer Dosierung kann bei vorbestehender Schilddrüsenautonomie zur Auslösung einer therapeutisch schwer beeinflussbaren Hyperthyreose führen. Das Risiko hierfür ist einerseits abhängig von der Menge an autonomem Gewebe, andererseits von der Art, der Höhe und der Dauer der Jodexposition. Als mögliche Auslöser sind zu nennen jodhaltige Röntgenkontrastmittel und jodhaltige Medikamente (z. B. Geriatrika, Dermatika, Ophthalmika, Desinfizienzien). Eine besondere Stellung nimmt das Antiarrhythmikum Amiodaron ein – hier kann eine Hyperthyreose einerseits durch die deutliche und anhaltende Jodbelastung unter der Gabe von Amiodaron ausgelöst werden (amiodaroninduzierte Hyperthyreose Typ I), andererseits kann unabhängig von Jod eine Hyperthyreose auf dem Boden einer Sonderform einer Thyreoiditis entstehen (amiodaroninduzierte Hyperthyreose Typ II; s. Abschn. 8.2.5, Thyreoiditiden).

Bei nachgewiesener jodinduzierter Hyperthyreose ist eine höherdosierte antithyreoidale Therapie indiziert (z. B. 40 bis 80 mg Thiamazol/Tag). Bei klinisch ausgeprägter Hyperthyreose sollte die Therapie mit dem Jodinationshemmer Perchlorat (3-mal 150 bis 3-mal 300 mg/Tag) kombiniert werden. Bei der schwer verlaufenden jodinduzierten Hyperthyreose gilt heute, da die Wirkung aller konservativer Maßnahmen mit zu großer Latenz eintritt, die frühzeitige Operation mit fast vollständiger Entfernung der Schilddrüse („near-total thyroidectomy") als Therapie der Wahl. In diesen Fällen muss frühzeitig mit einem spezialisierten Zentrum Kontakt aufgenommen werden.

Besteht bei einem Patienten ein erhöhtes Risiko für eine jodinduzierte Hyperthyreose und ist dringlich die Gabe jodhaltiger Röntgenkontrastmittel erforderlich, sollte eine prophylaktische Therapie erfolgen. Tabelle 8.2-4 fasst das empfohlene Vorgehen zusammen. Bei Gabe gallegängiger Röntgenkontrastmittel oder bei längerfristiger Anwendung jodhaltiger Medikamente ist die prophylaktische Therapie auf Grund der lang dauernden Jodbelastung nicht ausreichend wirksam. Hier ist immer die Ausschaltung der Autonomie vor Jodapplikation anzustreben.

Zusammenfassung der Therapie Bei der Schilddrüsenautonomie mit hyperthyreoter Stoffwechsellage wird zunächst durch eine antithyreoidale Therapie eine peripher euthyreote Stoffwechsellage hergestellt, im Anschluss sollte die definitive Beseitigung der Autonomie durch eine Radiojodtherapie oder Operation erfolgen. Bei der Wahl zwischen diesen beiden Behandlungsverfahren werden Faktoren wie die Strumagröße, das Vorliegen weiterer, hypofunktioneller Knoten und das Operationsrisiko des Patienten berücksichtigt. Die Indikation zur definitiven Therapie der Autonomie mit latenter Hyperthyreose ist im Einzelfall zu stellen. Bei der Autonomie mit euthyreoter

Tabelle 8.2-4. Prophylaxe der jodinduzierten Hyperthyreose bei Gabe jodhaltiger Röntgenkontrastmittel

Diagnostik vor Röntgenkontrastmittelgabe	*Obligat:* Anamneseerhebung (Alter, vorbestehende Schilddrüsenkrankheit) Klinischer Befund (Palpation der Schilddrüse, Symptome der Hyperthyreose) *Fakultativ:* Basales TSH (generell zu empfehlen bei tastbarer Struma und bei Pat. >60 J.) Weiterführende Schilddrüsendiagnostik (Sonographie, ggf. Szintigraphie)
Vorgehen bei gering erhöhtem Risiko	Ein *gering erhöhtes Risiko* ist anzunehmen bei Patienten mit latenter Hyperthyreose *und/oder* Knotenstruma *und/oder* szintigraphisch nachgewiesener, geringgradiger Autonomie In diesen Fällen wird folgendes Vorgehen empfohlen: 3-mal 20 Gtt. (= 900 mg) Perchlorat/Tag über 14 Tage, ggf. in Kombination mit 20 mg Thiamazol/Tag (Beginn spätestens 2–4 h vor RöKM-Applikation)
Vorgehen bei deutlich erhöhtem Risiko	Ein *deutlich erhöhtes Risiko* ist anzunehmen bei Patienten mit manifester Hyperthyreose *oder* mit latenter Hyperthyreose, jedoch szintigraphisch nachgewiesener, höhergradiger Autonomie In diesen Fällen ist folgendes Vorgehen zu empfehlen: 3-mal 20 Gtt. (= 900 mg) Perchlorat/Tag + 20–80 mg Thiamazol/Tag über mindestens 14 Tage (Beginn spätestens 2–4 h vor RöKM-Applikation)

Stoffwechsellage ist das Risiko der Entwicklung einer Hyperthyreose gering, und es wird üblicherweise eine abwartende Haltung eingenommen. Die perkutane Alkoholinjektion ist derzeit noch nicht als Standardverfahren anzusehen und bleibt ausgewählten Einzelfällen vorbehalten.

Prognose

Nach definitiver Behandlung einer Autonomie durch Radiojodtherapie oder Operation ist das langfristige Risiko eines Rezidivs gering (<10%). Patienten mit nachgewiesener Autonomie und nur latent hyperthyreoter oder euthyreoter Stoffwechsellage, die nicht einer definitiven Therapie zugeführt wurden, haben das Risiko einer manifesten Hyperthyreose von etwa 4–5%/Jahr. Das Risiko ist besonders hoch bei bereits vollständig supprimiertem basalen TSH und großem autonomen Volumen. Ein deutlich erhöhtes Hyperthyreoserisiko besteht bei diesen Patienten, wenn eine Erhöhung der Jodzufuhr (z. B. Gabe jodhaltiger Röntgenkontrastmittel oder jodhaltiger Medikamente) notwendig ist. In diesen Fällen kann bei akut erforderlicher Jodgabe eine prophylaktische antithyreoidale Therapie angezeigt sein.

Literatur

Corvilain B, Van Sande J, Dumont JE, Bourdoux P, Ermans AM (1998) Autonomy in endemic goiter. Thyroid 8: 107–113

Derwahl M, Studer H (2000) Multinodular goitre: „much more to it than simply iodine deficiency". Baillieres Best Pract Res Clin Endocrinol Metab 14: 577–600

Emrich D (1999) Jodmangelstruma mit funktioneller Autonomie. Diagnostische und therapeutische Indikationen. Nuklearmedizin 38: 3–5

Krohn K, Paschke R (2001) Clinical review 133: Progress in understanding the etiology of thyroid autonomy. J Clin Endocrinol Metab 86: 3336–3345

Leitlinien der Deutschen Gesellschaft für Nuklearmedizin (1999) Radiojodtherapie gutartiger Schilddrüsenkrankheiten. AWMF online, www.uni-duesseldorf.de/AWMF.

Papini E, Panunzi C, Pacella CM, Bizzarri G, Fabbrini R, Petrucci L, Pisicchio G, Nardi F (1993) Percutaneous ultrasound-guided ethanol injection: a new treatment of toxic autonomously functioning thyroid nodules? J Clin Endocrinol Metab 76: 411–416

Rendl J, Saller B (2001) Schilddrüse und Röntgenkontrastmittel – Pathophysiologie, Häufigkeit und medikamentöse Prophylaxe der iodinduzierten Hyperthyreose. Deutsches Ärzteblatt 98: 316–320

Roti E, Uberti ED (2001) Iodine excess and hyperthyroidism. Thyroid 11: 493–500

Sandrock D, Olbricht T, Emrich D, Benker G, Reinwein D (1993) Long-term follow-up in patients with autonomous thyroid adenoma. Acta Endocrinol (Copenh) 128: 51–55

Schumm-Draeger PM (1998) Ultrasound-guided percutaneous ethanol injection in the treatment of autonomous thyroid nodules – a review. Exp Clin Endocrinol Diabetes 106: S59–62

Toft AD (2001) Clinical practice. Subclinical hyperthyroidism. N Engl J Med 345: 512–516

Zingrillo M, Torlontano M, Ghiggi MR, Frusciante V, Varraso A, Liuzzi A, Trischitta V (2000) Radioiodine and percutaneous ethanol injection in the treatment of large toxic thyroid nodule: a long-term study. Thyroid 10: 985–989

8.2.5 Thyreoiditiden

Einleitung

Unter dem Begriff der Thyreoiditis werden all diejenigen Schilddrüsenkrankheiten zusammengefasst, denen das Vorliegen entzündlicher Veränderungen gemeinsam ist, die jedoch ansonsten hinsichtlich Pathophysiologie, Verlauf, klinischem Bild und Therapie eigenständige Krankheitsbilder darstellen.

Im Folgenden werden daher die Autoimmunthyreoiditis, die Post-partum-Thyreoiditis, die akut-subakute Thyreoiditis Typ de Quervain, die chronisch invasiv-fibrosierende Thyreoiditis Riedel und die akute Thyreoiditis getrennt dargestellt.

Autoimmunthyreoiditis

Ätiologie und Pathogenese Der Entstehungsmechanismus der chronischen Autoimmunthyreoiditis entspricht im Wesentlichen dem des Morbus Basedow. Der Morbus Basedow ist streng genommen der chronischen Autoimmunthyreoiditis zuzuordnen, wird jedoch wegen des unterschiedlichen klinischen Verlaufs als gesondertes Krankheitsbild dargestellt. Vor dem Hintergrund einer genetischen Prädisposition entstehen, ausgelöst durch zusätzliche endogene oder exogene Faktoren (z. B. Anstieg der Jodzufuhr), autoreaktive T-Lymphozyten, die gegen Schilddrüsenautoantigene gerichtet sind. Die bedeutendsten Autoantigene bei der Autoimmunthyreoiditis sind die Schilddrüsenperoxidase („thyroid peroxidase", TPO), das Thyreoglobulin und, in geringem Maß, der TSH-Rezeptor. In der Folge entstehen eine lymphozytäre Infiltration und zytotoxische Reaktionen.

Die Prävalenz der klinisch manifesten Autoimmunthyreoiditis beträgt 1–2%. Sie steigt mit zunehmendem Lebensalter an und ist bei Frauen deutlich höher als bei Männern. Die Prävalenz der Autoimmunthyreoiditis ist abhängig von der Jodzufuhr und liegt in ausreichend jodversorgten Gebieten 2- bis 3fach höher. Die Autoimmunthyreoiditis ist die häufigste endogene Ursache einer Hypothyreose.

Zusätzlich zu den Patienten mit manifester Autoimmunthyreoiditis lassen sich bei ca. 8% der gesunden prämenopausalen und etwa 20% der gesunden postmenopausalen Frauen sowie bei etwa 2% der gesunden Männer Anti-TPO-Antikörper und Anti-Thyreoglobulinantikörper nachweisen.

Klinik und Diagnostik Die chronische Autoimmunthyreoiditis manifestiert sich entweder in ihrer hypertrophen Form (Struma lymphomatosa Hashimoto, Hashimoto-Thyreoiditis) oder, bei uns häufiger, in ihrer atrophischen Form.

Die hypertrophe Form zeigt klinisch eine diffuse, langsam wachsende, schmerzlose Struma, die gelegentlich zu lokalen Symptomen führen kann. In sehr seltenen Fällen finden sich klinische Zeichen einer endokrinen Orbitopathie, ebenfalls sehr selten liegt eine an die Thyreoiditis Typ de Quervain erinnernde Schmerzsymptomatik vor. Initial kann als Folge destruktiver Prozesse eine passagere Hyperthyreose bestehen, die Regel ist jedoch eine sich meist langsam entwickelnde, zunächst latente, dann manifeste Hypothyreose. Die Symptome der Hypothyreose prägen in der Regel auch das klinische Bild (s. Übersicht). Sonographisch findet sich eine diffuse Echoarmut der Schilddrüse bei vergrößertem Schilddrüsenvolumen. In über 90% der Patienten sind Anti-TPO-Antikörper, in mehr als 80% auch Anti-Thyreoglobulinantikörper im Serum nachweisbar. TSH-Rezeptorantikörper lassen sich nur ausnahmsweise nachweisen (<20%). Die quantitative Szintigraphie ist nur in differentialdiagnostisch unklaren Fällen erforderlich und zeigt dann meist eine verminderte Nuklidaufnahme – bei Hypothyreose und hohem endogenen TSH-Spiegel kann jedoch auch eine deutliche Nuklidaufnahme vorliegen. Ebenfalls diagnostisch unklaren Fällen vorbehalten ist die Feinnadelaspirationszytologie.

Bei der atrophischen Form steht die langsame Destruktion der Schilddrüse mit einer über Jahre sich entwickelnden Hypothyreose im Vordergrund. Sonographisch zeigt sich eine kleine, echoarme Schilddrüse. Autoantikörper lassen sich wie bei der hypertrophen Form nachweisen, allerdings kommen im Endstadium einer atrophischen Thyreoiditis mit nahezu vollständigem Funktionsverlust der Schilddrüse negative Antikörperbefunde vor.

Zu beachten ist das Auftreten der Autoimmunthyreoiditis im Rahmen polyglandulärer Autoimmunsyndrome (s. Abschn. 8.2.8, polyglanduläre Autoimmunsyndrome). Besonders häufig ist die Assoziation mit einem Morbus Addison und einem Diabetes mellitus Typ 1.

Symptome der Hypothyreose
- Allgemeine Symptome
  – Leistungsminderung
  – Schwäche
  – Gewichtszunahme
  – Kälteintoleranz
- Herz- und Kreislaufsystem
  – Sinusbradykardie
  – Herzinsuffizienz
  – Perikarderguss
- Lunge
  – Ateminsuffizienz
  – Hyperkapnie
- Haut, Hautanhangsgebilde
  – Trockene, blasse Haut
  – Haarausfall
  – Brüchige Nägel
- Nervensystem
  – Antriebsarmut
  – Apathie
  – Depressives Syndrom
  – Psychose
  – Kleinhirnataxie
  – Innenohrschwerhörigkeit
  – Hyporeflexie
- Muskel- und Skelettsystem
  – Muskelschwäche
  – Erhöhung der CK
- Gastrointestinaltrakt
  – Appetitlosigkeit
  – Obstipation
  – Ileus
- Sexualorgane
  – Bei der Frau Zyklusstörungen, Amenorrhoe, Infertilität
  – Beim Mann Abnahme von Libido und Potenz
- Stoffwechsel
  – Gesteigerter Grundumsatz
  – Hohes Cholesterin
  – Niedriger Blutzucker
- Sonstige
  – Lidödeme
  – Langsame, verwaschene Sprache
  – Hyponatriämie
  – Anämie

Therapie Bisher gibt es keine kausale Therapie der Autoimmunthyreoiditis. Die Behandlung konzentriert sich daher auf die adäquate Substitution der Hypothyreose. Diese erfolgt durch die einmal tägliche Gabe von Levothyroxin morgens vor dem Frühstück. Die Dosis ist individuell anzupassen, anzustreben ist ein basaler TSH-Spiegel im mittleren bis unteren Normbereich. Die durchschnittlich erforderliche Tagesdosis liegt bei manifester Hypothyreose bei 75–150 µg/Tag (ca. 1,0–1,5 µg/kg KG/Tag). Die Therapie kann in der Regel direkt mit der erwarteten Erhaltungsdosis begonnen werden. Bei älteren Patienten mit kardialen Begleiterkrankungen sollte anfangs niedriger dosiert werden (25–50 µg/Tag) und eine Dosissteigerung nur alle 2–4 Wochen erfolgen. Ausnahme ist die schwere, mit Komplikationen einhergehende Hypothyreose (s. Abschn. 8.2.10, Hypothyreotes Koma).

Bei latenter Hypothyreose ist, wenn sich Autoantikörper im Serum nachweisen lassen, in der Regel auch eine Levothyroxinsubstitution angezeigt. Die erforderliche Tagesdosis liegt hier bei 50–100 µg. Keine Indikation zur Levothyroxintherapie besteht derzeit bei positivem Antikörpernachweis, aber euthyreoter Stoffwechsellage.

Eine immunsuppressive Therapie ist bei der Autoimmunthyreoiditis kontraindiziert. Eine Operationsindikation besteht nur bei konkretem Malignomverdacht (z. B. hypofunktioneller Knoten, rasche Volumenzunahme und V.a. Lymphom).

Bei allen Patienten mit nachgewiesener Autoimmunthyreoiditis sind lebenslange Kontrolluntersuchungen in mindestens jährlichen Abständen erforderlich (Kontrolle der Schilddrüsenfunktion, Schilddrüsensonographie).

Prognose Die im Rahmen einer Autoimmunthyreoiditis auftretende Hypothyreose ist irreversibel. Seltene Ausnahmen sind durch hohe Joddosen ausgelöste Verschlechterungen der Schilddrüsenfunktion bei der hypertrophen Verlaufsform, die reversibel sein können. Bei latenter Hypothyreose ist, wenn keine Substitutionstherapie eingeleitet wird, mit einem Risiko von etwa 4–5%/Jahr mit dem Übergang in eine manifeste Hypothyreose zu rechnen. Bei erhöhten Autoantikörpertitern, jedoch euthyreoter Stoffwechsellage entwickelt sich wahrscheinlich nur in etwa 10% der Fälle im Verlauf des Lebens eine klinisch manifeste Autoimmunthyreoiditis mit Schilddrüsenfunktionsstörung.

Post-partum-Thyreoiditis

Ätiologie und Pathogenese Bei der Post-partum-Thyreoiditis handelt es sich um eine Sonderform der Autoimmunthyreoiditis. Die Entstehungsmechanismen sind ähnlich denen bei der Autoimmunthyreoiditis, jedoch handelt es sich in der Mehrzahl der Fälle um passagere Ereignisse, die sich wieder vollständig zurückbilden. Die auftretenden Veränderungen der Schilddrüsenfunktion sind nicht durch die Wirkung schilddrüsenstimulierender oder -blockierender Antikörper vermittelt.

Die Prävalenz der Post-partum-Thyreoiditis beträgt zwischen 2 und 10%. Besonders betroffen sind Frauen mit bereits zu Beginn der Schwangerschaft nachweisbaren Anti-TPO-Antikörpern. Frauen, die in einer vor ausgehenden Schwangerschaft bereits eine Post-partum-Thyreoiditis entwickelt haben, haben bei einer erneuten Schwangerschaft ebenfalls ein deutlich erhöhtes Risiko, wieder diese Form der Thyreoiditis zu entwickeln.

Klinik und Diagnostik Das klinische Bild der Post-partum-Thyreoiditis ist geprägt durch drei Phasen: eine hyperthyreote Phase, die 1–3 Monate nach der Entbindung beginnt und über einige Monate andauert, eine hypothyreote Phase, die 3–6 Monate nach Entbindung einsetzt und ebenfalls einige Monate andauern kann und schließlich den Übergang in die normale Funktion, der meist nach spätestens einem Jahr erreicht ist. In etwa 1/3 der Fälle tritt nur die hyperthyreote Phase, in 1/3 nur die hypothyreote Phase auf. Etwa 30% der Patientinnen entwickeln eine dauerhafte Hypothyreose, die dann einer Hypothyreose im Rahmen einer chronischen Autoimmunthyreoiditis gleichzusetzen ist. Die klinische Symptomatik sowohl der Hyperthyreose als auch der Hypothyreose ist meist diskret. TSH-Rezeptorantikörper sind in der Regel nicht nachweisbar (wichtig für Abgrenzung gegenüber einer postpartalen Manifestation eines Morbus Basedow).

Therapie Die Behandlung der Hyperthyreose geschieht bei Bedarf durch die Gabe von Betarezeptorenblockern. Da die Hyperthyreose durch eine Freisetzung von Schilddrüsenhormonen im Rahmen eines destruktiven Prozesses entsteht, ist die Gabe von antithyreoidalen Substanzen nicht indiziert. In der Hypothyreose sollte eine Substitution mit Levothyroxin erfolgen. Regelmäßige Kontrollen sind zur Klärung erforderlich, ob ein langfristiger Substitutionsbedarf besteht.

Prognose Patientinnen mit Post-partum-Thyreoiditis haben auch nach Normalisierung der Schilddrüsenfunktion ein erhöhtes Risiko eine Hypothyreose zu entwickeln und sollten daher in regelmäßigen Abständen nachuntersucht werden.

Akut-subakute Thyreoiditis Typ de Quervain

Ätiologie und Pathogenese Die akute-subakute Thyreoiditis Typ de Quervain ist eine granulomatöse Entzündungsreaktion in der Schilddrüse, die nach einem vorausgegangenen Virusinfekt, meist der oberen Luftwege, auftritt. Die beschriebene Assoziation mit HLA-B35 legt eine genetische Komponente nahe. Histopathologisch finden sich eine lymphozytäre Infiltration und Gewebsmakrophagen. Pathognomonisch sind mehrkernige Riesenzellen.

Klinik und Diagnostik Klinisch geht die akute-subakute Thyreoiditis Typ de Quervain mit deutlichen Schmerzen über der Schilddrüse mit Ausstrahlung in den Unterkiefer und zum Ohr einher. Die Schilddrüse ist bei der Palpation derb und hoch druckempfindlich, Lymphknotenvergrößerungen fehlen typischerweise. Die Patienten leiden unter einem allgemeinen Krankheitsgefühl. Anamnestisch ist häufig ein einige Wochen vorher durchgemachter Virusinfekt zu eruieren.

Diagnostisch wegweisend ist neben dem klinischen Bild der Nachweis einer deutlich erhöhten BSG bei normalem Blutbild und eine Erhöhung des CRP. In der Akutphase besteht häufig eine meist milde Hyperthyreose, die maximal einige Wochen andauert. Sie ist Folge einer Freisetzung von Schilddrüsenhormonen im Rahmen des destruktiven Prozesses. Anschließend kann eine bis zu einige Monate andauernde Hypothyreose auftreten. Passager können in der Initialphase leicht erhöhte Schilddrüsenautoantikörper nachweisbar sein. Die Sonographie zeigt unregelmäßig begrenzte, echoarme Areale. Eine Schilddrüsenszintigraphie und eine Feinnadelaspirationszytologie sind nur in diagnostisch unklaren Fällen erforderlich.

Therapie Symptomatisch werden bei gering ausgeprägter klinischer Symptomatik Azetylsalizylsäure (3-mal 0,5 g/Tag) oder nichtsteroidale Antiphlogistika (z. B. 50–150 mg Diclofenac/Tag) verabreicht. Bei schweren Verlaufsformen ist eine Glukokortikoidtherapie erforderlich (initial 30–60 mg Prednisolon/Tag). Die Dosis wird abhängig vom klinischen Verlauf langsam ausgeschlichen. Eine zu rasche Dosisreduktion kann zum Wiederauftreten der Beschwerden führen. In schweren Fällen ist meist eine drei- bis sechsmonatige Therapie erforderlich. Die Glukokortikoidtherapie ist nur symptomatisch und beeinflusst den Krankheitsverlauf nicht. Im Falle einer Hyperthyreose ist ggf. die Gabe von Betarezeptorenblockern (z. B. Propranolol 30–120 mg/Tag) angezeigt. Die Gaben von antithyreoidalen Substanzen ist nicht indiziert. In sehr seltenen Fällen kann aufgrund persistierender Beschwerden ein operatives Vorgehen erforderlich sein.

Prognose Die klinische Symptomatik klingt in der Regel innerhalb von 1–6 Monaten ab. Parallel kommt es zur Normalisierung der Schilddrüsenfunktion. In etwa 5% der Fälle ist mit einer persistierenden Hypothyreose zu rechnen.

Akute Thyreoiditis

Eine akute Thyreoiditis kann einerseits als eitrige Thyreoiditis im Rahmen einer bakteriellen Infektion oder als nichteitrige Thyreoiditis nach einem Trauma oder nach einer Strahlenexposition (Radiojodtherapie, perkutane Bestrahlung im Halsbereich) auftreten.

Die akute, eitrige Thyreoiditis ist sehr selten und entsteht in der Regel durch hämatogene oder lymphogene Streuung eines bakteriellen Herdes. Es bestehen schwere Lokalsymptome mit extremer Druckempfindlichkeit, lokaler Rötung und Fieber. Laborchemisch findet sich eine Leukozytose mit Linksverschiebung im Differentialblutbild. Therapeutisch ist nach Keimidentifikation eine möglichst gezielte antibiotische Therapie erforderlich, ggf. in Kombination mit einer chirurgischen Intervention.

Die akute nichteitrige Thyreoiditis wird durch lokale Maßnahmen (Eiskrawatte) und erforderlichenfalls mit Antiphlogistika, selten auch mit Glukokortikoiden behandelt.

Chronisch invasiv-fibrosierende Thyreoiditis Riedel

Die chronisch invasiv-fibrosierende Thyreoiditis Riedel ist eine sehr seltene Erkrankung, die durch eine invasiv auf die benachbarten Weichteilgewebe übergreifende, fibrosierende Entzündung charakterisiert ist. In manchen Fällen kommt es zur Entwicklung einer Hypothyreose, Schilddrüsenautoantikörper können nachweisbar sein. Die chronisch invasiv-fibrosierende Thyreoiditis Riedel kann mit anderen fibrosierenden Prozessen (Retroperitonealfibrose, Mediastinalfibrose, sklerosierende Cholangitis, Pseudotumor orbitae) assoziiert sein. Differentialdiagnostisch muss die Erkrankung insbesondere gegenüber Schilddrüsenmalignomen und Lymphomen abgegrenzt werden. Männer sind häufiger betroffen als Frauen, der Altersgipfel liegt zwischen dem 40. und 50. Lebensjahr.

Initial wird immer eine Operation zur Beseitigung von lokalen Problemen und zur histologischen Sicherung der Diagnose durchgeführt. Eine vollständige Entfernung des Prozesses ist in der Regel nicht möglich. Verbleibende Reste sprechen in manchen Fällen auf eine Therapie mit Glukokortikoiden an. In einzelnen Fällen wurde auch über die Wirksamkeit von Tamoxifen berichtet.

Arzneimittelinduzierte Thyreoiditis

Unter der Gabe von Zytokinen (z. B. Interferon-α, IL-2) können Thyreoiditiden auftreten, die klinisch einer Autoimmunthyreoiditis entsprechen und die sich gehäuft bei Patienten mit vorbestehend erhöhten Schilddrüsenautoantikörpern manifestieren.

Unter Amiodaron wird zunehmend häufig eine Sonderform einer destruktiven Thyreoiditis beobachtet, die zu einer schwer behandelbaren Hyperthyreose führen kann (amiodaroninduzierte Hyperthyreose Typ II). Sie ist von der klassischen Form der jodinduzierten Hyperthyreose abzugrenzen (amiodaroninduzierte Hyperthyreose Typ I). Die amiodaroninduzierte Hyperthyreose Typ II tritt entgegen der jodinduzierten Hyperthyreose häufig erst nach ein- bis zweijähriger Therapie auf – auch bei Patienten ohne vorbestehende Schilddrüsenkrankheit – und zeigt in der Duplexsonographie eine verminderte Vaskularisation der Schilddrüse. Durch eine antithyreoidale Therapie ist bei der amiodaroninduzierten Hyperthyreose Typ II kein Rückgang der Hyperthyreose zu erreichen. Allerdings können Glukokortikoide in einer initialen Dosierung von 1 mg/kg Prednisolon/Tag innerhalb von einigen Tagen zu einem deutlichen Abfall der Schilddrüsenhormonspiegel führen.

Literatur

Dayan CM, Daniels GH (1996) Chronic autoimmune thyroiditis. N Engl J Med 335: 99–107

Fatourechi V (2001) Subclinical thyroid disease. Mayo Clin Proc 76: 413–416; quiz 416–417

Koh LK, Greenspan FS, Yeo PP (1997) Interferon-alpha induced thyroid dysfunction: three clinical presentations and a review of the literature. Thyroid 7: 891–896

Martino E, Bartalena L, Bogazzi F, Braverman LE (2001) The effects of amiodarone on the thyroid. Endocr Rev 22: 240–254

Muller AF, Drexhage HA, Berghout A (2002) Postpartum thyroiditis and autoimmune thyroiditis in women of childbearing age: recent insights and consequences for antenatal and postnatal care. Endocr Rev 22: 605–630

Roberts CG, Ladenson PW (2004) Hypothyroidism. Lancet 363: 793–803

Roti E, Uberti E (2002) Post-partum thyroiditis – a clinical update. Eur J Endocrinol 146: 275–279

Schumm-Draeger PM (1998) Thyreoiditis. Formen, Diagnostik, Therapie. Internist (Berl) 39: 594–598

Toft AD (1994) Thyroxine therapy. N Engl J Med 331: 174–180

Walfish PG (1997) Thyroiditis. Curr Ther Endocrinol Metab 6: 117–122

Vanderpump MP, Tunbridge WM, French JM et al. (1995) The incidence of thyroid disorders in the community: a twenty-year follow-up of the Whickham Survey. Clin Endocrinol (Oxf) 43: 55–68

8.2.6 Schilddrüsenmalignome

Einleitung

Die Zahl neu entdeckter Schilddrüsenmalignome beträgt in Europa jährlich etwa 2–3 Fälle je 100.000 Einwohner, wobei Frauen 2- bis 3-mal häufiger erkranken als Männer. Insgesamt steigt die Inzidenz mit dem Alter an. Die von den Thyreozyten oder den parafollikulären C-Zellen ausgehenden Karzinome machen etwa 90% der Schilddrüsenmalignome aus. Die häufigste histologische Form ist das papilläre Karzinom mit etwa 50–70% der Fälle. Etwa 20–30% entfallen auf das follikuläre Karzinom, 4–10% auf das medulläre Karzinom und etwa 2% auf das anaplastische Karzinom.

Ätiologie und Pathogenese

Ein gesicherter begünstigender Faktor in der Ätiologie von Schilddrüsenkarzinomen ist eine Strahleneinwirkung. Externe Bestrahlungen der Kopf-Hals-Region sind besonders im Kindesalter mit einem erhöhten Risiko für ein späteres Schilddrüsenmalignom assoziiert. In ähnlicher Form kam es in der Folge des Reaktorunglücks von Tschernobyl bei Kindern zu einem Anstieg der Schilddrüsenkarzinominzidenz um den Faktor 10 bis 30 – meist handelte es sich dabei um papilläre Karzinome.

Ein Jodmangel scheint nicht zu einem Anstieg der Inzidenz von Schilddrüsenmalignomen, wohl aber zu einer Verschiebung der histologischen Malignomtypen zu führen. Im Jodmangel treten häufiger niedrig differenzierte und undifferenzierte Karzinome, bei ausreichender Jodversorgung häufiger papilläre Karzinome auf.

In den letzten Jahren wurden für die unterschiedlich differenzierten Formen des Schilddrüsenkarzinoms zahlreiche molekulargenetische Veränderungen im Bereich von Onkogenen und Tumorsuppressorgenen beschrieben. Am bedeutsamsten ist der Nachweis von Keimbahnmutationen in den familiären Fällen des medullären Schilddrüsenkarzinoms. Diese Mutationen lassen sich heute in annähernd 100% der betroffenen Familien nachweisen und haben wesentlichen Anteil an der verbesserten Frühdiagnostik und -therapie dieser familiären Tumorerkrankung.

Klinik und Diagnostik

Das Schilddrüsenmalignom weist keine typischen klinischen Frühsymptome auf. Es ist gekennzeichnet durch das Auftreten eines solitären Knotens oder durch das progrediente Wachstum eines Knotens in einer vorbestehenden Knotenstruma. Symptome wie ein harter, nicht schluckverschieblicher Knoten, eine derbe Schilddrüse, Heiserkeit oder Einflussstauung sind Spätsymptome und weisen im Allgemeinen auf einen Tumor im fortgeschrittenen Stadium mit höherem Malignitätsgrad hin. Differenzierte Karzinome wachsen meist langsam, sodass eine nur geringe Größenzunahme eines bereits länger bekannten Knotens ein Malignom nicht ausschließt. Undifferenzierte Karzinome betreffen meist ältere Patienten, imponieren durch ein rasches Wachstum und führen bereits innerhalb von Wochen zu Spätsymptomen.

Für das medulläre Karzinom können sich wichtige Hinweise aus der Familienanamnese ergeben – etwa 25% dieser Karzinome treten erblich im Rahmen einer multiplen endokrinen Neoplasie Typ 2 (zusammen mit einem Phäochromozytom und ggf. einem Hyperparathyreoidismus) oder isoliert als familiäres medulläres Schilddrüsenkarzinom auf. Bei jedem neu entdeckten medullären Schilddrüsenkarzinom sollte heute nach Keimbahnmutationen im RET-Protoonkogen gesucht, d. h. geprüft werden, ob eine erbliche Form vorliegt. Ist eine familiäre Form nachgewiesen, sollte bei allen Verwandten eine molekulargenetische Diagnostik durchgeführt werden. Ziel ist die Erkennung von Betroffenen im präsymptomatischen Stadium.

Ist ein Schilddrüsenknoten das führende Symptom, das auf ein mögliches Malignom hinweist, ist nach dem in Abb. 8.2-1 gezeigten diagnostischen Schema vorzugehen. Etwa 90% der Malignome weisen sonographisch eine echoarme Struktur auf, szintigraphisch sind Schilddrüsenkarzinome fast ausnahmslos hypofunktionelle, „kalte" Knoten. Zu beachten ist jedoch, dass sich kleine Knoten (<1–1,5 cm) dem szintigraphischen Nachweis entziehen können. Knoten mit einem Durchmesser >1 cm sollten, wenn sie nicht szintigraphisch „warmen" Arealen entsprechen, durch eine Feinnadelaspirationszytologie weiter abgeklärt werden. Die Sensitivität und Spezifität der Feinnadelaspirationszytologie betragen unter optimalen Bedingungen und bei korrekter Durchführung um 90%.

Laborchemisch ist die Bestimmung von Kalzitonin im Serum der wegweisende Marker in der Diagnostik und Verlaufskontrolle des medullären Schilddrüsenkarzinom. Die Kalzitoninbestimmung wird heute als Routine in der Dignitätsabklärung hypofunktioneller Schilddrüsenknoten empfohlen – auch bei echoarmen Knoten <10 mm sollte einmalig eine Kalzitoninbestimmung erfolgen. Die Sensitivität der Kalzitoninbestimmung kann durch einen Kalzitoninstimulationstest erhöht werden (0,5 µg Pentagastrin/kg KG, Bestimmung von Kalzitonin i.S. nach 0, 2 und 5 min).

Die Bestimmung von Thyreoglobulin kann beim differenzierten, nichtmedullären Schilddrüsenkarzinom erst postoperativ nach vollständiger Entfernung des gesunden Schilddrüsengewebes als Tumormarker eingesetzt werden. Da auch benigne Schilddrüsenerkrankungen mit deutlich erhöhten Thyreoglobulinspiegeln einhergehen können, besitzt die Thyreoglobulinbestimmung präoperativ in der Differenzierung zwischen benignen und malignen Knoten keinen Stellenwert.

Therapie

Indikation Jeder malignomverdächtige Herdbefund in der Schilddrüse ist weiter abklärungsbedürftig. Ist durch Anamnese, klinische Untersuchung, sonographischen Befund, szintigraphischem Speicherverhalten und Feinnadelaspirationszytologie ein Malignomverdacht nicht hinreichend sicher auszuschließen, ist die Indikation zur operative Klärung gegeben.

Therapie und Nachsorge aller Formen des Schilddrüsenkarzinoms sollten in erfahrenen Zentren mit der Möglichkeit der interdisziplinären Betreuung der Patienten erfolgen.

Operative Therapie Die Primärtherapie des Schilddrüsenkarzinoms ist immer chirurgisch. Regeleingriff ist die totale Thyreoidektomie mit zentraler Lymphknotendissektion unter Identifizierung der Nervi recurrentes inferiores und unter Erhaltung mindestens einer Nebenschilddrüse. Die Thyreoidektomie ist indiziert bei:
- papillärem Karzinom mit einem Durchmesser von >1 cm sowie beim multifokalen papillären Karzinom jeder Größe,
- follikulärem Karzinom,
- medullärem Karzinom,
- undifferenziertem Karzinom, sofern kein organüberschreitendes Wachstum vorliegt.

Ausnahmen bilden:
- das papilläre Karzinom mit einem größten Durchmesser von ≤1 cm und fehlendem Hinweis für Lymphknotenmetastasen – hier ist die Lobektomie oder Hemithyreoidektomie ausreichend,
- das im Rahmen einer Strumaresektion zufällig gefundene papilläre Schilddrüsenkarzinom mit einem größten Durchmesser von ≤1 cm – hier ist, sofern der Tumor vollständig entfernt wurde und kein Anhalt für eine Lymphknotenmetastasierung vorliegt, keine Nachresektion erforderlich.

Beim gekapselten follikulären Karzinom mit einem größten Durchmesser von ≤1 cm, das zufällig im Rahmen einer Lobektomie oder subtotalen Resektion nachgewiesen wird, ist unklar, ob eine Nachresektion mit Komplettierung der Thyreoidektomie die Prognose verbessert.

Klassifikation der Schilddrüsentumoren (WHO 1998)
1. Epitheliale Tumoren
   1.1. Benigne Tumoren
      1.1.1. Folliculäre Adenome
      1.1.2. Andere
   1.2. Maligne Tumoren
      1.2.1. Folliculäre Karzinome
         – Minimal-invasiv (gekapselt)
         – Grob invasiv
         – Oxyphiler Typ
         – Hellzellige Variante
      1.2.2. Papilläre Karzinome
         – Papilläres Mikrokarzinom
         – Gekapselte Variante
         – Folliculäre Variante
         – Diffus sklerosierende Variante
         – Oxyphiler Typ
      1.2.3. Medulläre (C-Zell) Karzinome
      1.2.4. Undifferenzierte (anaplastische) Karzinome
      1.2.5. Andere
2. Nichtepitheliale Tumoren
3. Maligne Lymphome
4. Verschiedene Tumoren
5. Sekundäre Tumoren (Metastasen)
6. Nichtklassifizierte Tumoren
7. Tumorähnliche Läsionen

Tabelle 8.2-5. Stadieneinteilung des Schilddrüsenkarzinoms nach UICC (1997)

Stadium	Beschreibung
T Primärtumor	
TX	Primärtumor nicht evaluiert
T0	Kein nachweisbarer Primärtumor
T1	Streng intrathyreoidaler Tumor, 1 cm oder kleiner
T2	Tumor zwischen 1 und 4 cm, ausschließlich intrathyreoidal
T3	Tumor größer 4 cm, ausschließlich intrathyreoidal
T4	Tumor jeglicher Größe mit extrathyreoidalen Anteilen
N Regionäre Lymphknoten	
NX	Regionäre Lymphknoten nicht evaluiert
N0	Keine nachweisbaren regionären Lymphknotenmetastasen
N1	Regionäre Lymphknotenmetastasen
N1a	Metastasen in ipsilateralen Lymphknoten
N1b	Metastasen in Lymphknoten bilateral, in der Mittellinie, kontralateral am Hals oder mediastinal
M Fernmetastasen	
MX	Fernmetastasen nicht evaluiert
M0	Keine nachweisbaren Fernmetastasen
M1	Nachweis von Fernmetastasen

Die Thyreoidektomie beim Schilddrüsenkarzinom schließt obligat die zentrale Lymphknotendissektion mit ein. Die Dissektion der lateralen Lymphknotenkompartimente erfolgt bei follikulärem und papillärem Karzinom nach individuellem Befund (Tastbefund, sonographischer Befund).

Bei medullärem Karzinom erfolgt obligat die beidseitige systematische laterale Halslymphknotendissektion – eine Ausnahme bildet hier nur die Thyreoidektomie bei allein auf Grund eines positiven Befundes im Gen-Screening prophylaktisch operierten Patienten ohne Hinweis für ein manifestes Karzinom.

Postoperativ wird der Tumor pathohistologisch nach WHO klassifiziert (s. obige Übersicht) und zusätzlich die Klassifikation des Tumorstadiums nach den Richtlinien der UICC durchgeführt (Tabelle 8.2-5). Eine neue, 2002 veröffentlichte TNM-Klassifikation wird derzeit zusätzlich verwendet, hat auf Grund verschiedener Defizite die Klassifikation von 1997 jedoch noch nicht abgelöst.

Radiojodtherapie Nach totaler Thyreoidektomie ist bei papillärem und bei follikulärem Karzinom obligat die Indikation zur Radiojodtherapie gegeben (Ausnahme: papilläres Mikrokarzi-nom [≤1 cm] nach eingeschränkt radikaler Operation), die neben der Ablation von noch vorhandenem, restlichen Schilddrüsengewebe zum Ziel hat, speichernde Lymphknoten- und Fernmetastasen nachzuweisen oder auszuschließen und im Fall eines Nachweises mit kurativer oder palliativer Zielsetzung zu behandeln. Nicht indiziert ist die Radiojodtherapie bei medullärem Karzinom und in der Regel beim anaplastischen Karzinom. Die Radiojodtherapie ist kontraindiziert in der Schwangerschaft und Stillzeit.

In der Vorbereitung zur Radiojodtherapie nach Thyreoidektomie erfolgt postoperativ, um eine hohe endogene TSH-Stimulation zu erreichen, keine Hormonsubstitution. Zusätzlich sind Jodgaben (jodhaltige Medikamente, Kontrastmittel) strikt zu meiden. Drei bis vier Wochen nach der Thyreoidektomie erfolgt die erneute Diagnostik mit klinischer Untersuchung, Labordiagnostik (TSH [Ziel >30 mU/l], Thyreoglobulin), Halssonographie und Radiojodtest.

Wird die Radiojodtherapie zum späteren Zeitpunkt zur kurativen oder palliativen Behandlung von Lokalrezidiven, Lymphknoten- und Fernmetastasen durchgeführt, wird eine suppressive Schilddrüsenhormontherapie üblicherweise für vier Wochen abgesetzt, um ausreichend hohe endogene TSH-Spiegel zu erreichen. Überbrückend kann über zwei Wochen noch Trijodthyronin in einer täglichen Dosis von 1 µg/kg KG, verteilt auf drei Einzeldosen, gegeben werden. In speziellen Fällen kann als Alternative zur Hypothyreose die Gabe von rekombinantem hTSH erfolgen.

Die Radiojodtherapie wird grundsätzlich stationär in spezialisierten Einrichtungen durchgeführt. Sie erfolgt mit einer Standardaktivität von 1–3 GBq I-131 oder nach individueller Dosisabschätzung mit einer Herddosis von >300 Gy. Am Entlassungstag, frühestens jedoch 72 h nach Applikation wird eine Ganzkörperszintigraphie zum abschließenden Staging durchgeführt.

Als frühe Nebenwirkungen der Therapie treten in 10–20% schmerzhafte Schwellungen im Bereich der Restschilddrüse oder von Metastasen auf, in etwa 30% eine passagere Gastritis, in bis zu 70% eine meist milde, passagere Knochenmarksdepression mit Thrombo-/Leukopenie und in etwa 30% eine radiogene Sialadenitis. Späte Nebenwirkungen der Radiojodtherapie bei Schilddrüsenkarzinom sind ein Sicca-Syndrom (10–20%), eine Knochenmarksdepression (selten, abhängig von der kumulativen Aktivität), eine Leukämie (Latenz >5 Jahre, Häufigkeit ca. 1%, abhängig von der kumulativen Aktivität), eine Lungenfibrose (bei speichernden Metastasen, ca. 1%) und sehr selten eine Azoospermie.

Perkutane Strahlentherapie Eine perkutane Strahlentherapie ist indiziert nach Thyreoidektomie eines auf die Schilddrüse begrenzten undifferenzierten Schilddrüsenkarzinoms und bei Verbleiben eines mikroskopischen oder makroskopischen Tumorrestes eines differenzierten Schilddrüsenkarzinoms, wenn eine operative Entfernung oder eine Radiojodtherapie dieses Restes nicht möglich ist.

Schilddrüsenhormontherapie 2–3 Tage nach Applikation von Radiojod wird mit einer Levothyroxin-Therapie in TSH-suppressiver Therapie begonnen. Das Ziel ist eine Absenkung des basalen TSH auf <0,1 mU/l. Die mittlere erforderliche Tagesdosis beträgt etwa 2,5 µg Levothyroxin/kg KG/Tag.

Ist vor einer Radiojodtherapie das Absetzen der Levothyroxintherapie erforderlich, kann überbrückend bis ca. 14 Tage vor der Radiojodtherapie Trijodthyronin in einer täglichen Dosis von 1 µg/kg KG, verteilt auf drei Einzeldosen gegeben werden.

Nicht erforderlich ist die TSH-suppressive Therapie bei medullärem Schilddrüsenkarzinom. Hier ist nach Thyreoidektomie eine substitutive Levothyroxintherapie mit dem Ziel der Normalisierung des TSH-Spiegels ausreichend.

Lokoregionales Rezidiv des differenzierten Schilddrüsenkarzinoms Beim Lokal- oder Lymphknotenrezidiv wird primär die chirurgische Resektion und im Anschluss, bei Nachweis von speicherndem Gewebe, die Radiojodtherapie angestrebt. Ist eine vollständige operative Therapie nicht möglich und besteht keine ausreichende Jodspeicherung des Rezidivs, kann eine perkutane Bestrahlung angezeigt sein. In ausgewählten Einzelfällen kann dann auch eine Chemotherapie indiziert sein (s. unten).

Bei medullärem Karzinom steht in der Behandlung von Lokal- oder Lymphknotenrezidiven ebenfalls die chirurgische Resektion an erster Stelle.

Fernmetastasen beim differenzierten Schilddrüsenkarzinom Umschriebene Metastasen sollten, soweit möglich, primär operativ entfernt werden. Bei Nachweis von jodspeichernden Metastasen wird die Therapie durch die Radiojodtherapie ergänzt. Bei operativ nicht behandelbaren und nicht radiojodspeichernden Metastasen kann eine Mono- oder Polychemotherapie, ggf. als Radiochemotherapie, durchgeführt werden. Obligate Voraussetzung hierfür ist eine dokumentierte Tumorprogression. In Frage kommt eine Monochemotherapie mit Doxorubicin (60 mg/m^2 alle 21 Tage), die in etwa 30% der Patienten ein Ansprechen zeigt. Polychemotherapieschemata sollten derzeit nur im Rahmen klinischer Studien durchgeführt werden.

Beim metastasierenden medullären Schilddrüsenkarzinom kommt eine Radiojodtherapie prinzipiell nicht in Betracht. Auch hier wird jedoch wie bei den anderen Formen des differenzierten Karzinoms primär eine operative Entfernung der Metastasen angestrebt. Bei umschriebenen, nichtoperablen Metastasen kann eine perkutane Strahlentherapie erfolgen. Eine Chemotherapie (z. B. Monochemotherapie mit Doxorubicin [60 mg/m^2 alle 21 Tage]) zeigt ebenfalls nur in etwa 30% ein Ansprechen und sollte ausgewählten Fällen mit deutlicher Tumorprogression vorbehalten bleiben. Die beim metastasierenden medullären Karzinom mit hohen Kalzitoninspiegeln häufig vorliegenden Durchfälle sprechen manchmal auf eine symptomatische Gabe von Octreotid (z. B. 3-mal 100 µg/Tag s.c.) an.

Undifferenziertes Karzinom Undifferenzierte Karzinome sind in der Mehrzahl der Fälle bei Diagnosestellung bereits organüberschreitend und daher chirurgisch nicht vollständig

Tabelle 8.2-6. Schema zur Nachsorge des differenzierten Schilddrüsenkarzinoms

Niedriges Risiko	Hohes Risiko
pT1-T3 pN0 pM0	pT4 jedes pN jedes pM
pT1-T3 pN1 pM0	jedes pT jedes pN M1
Nach Beweis der vollständigen Ablation durch zweimaligen ^{131}I-Scan:	
Basisprogramm (alle 6 Monate, ab 5. Jahr jährlich) Klinik Sonographie Tg unter Levothyroxin Rö-Thorax (alle 2 Jahre)	Basisprogramm (alle 6 Monate, ab 5. Jahr jährlich) Klinik Sonographie Tg unter Levothyroxin Rö-Thorax (alle 2 Jahre)
^{131}I-Ganzkörperszintigraphie einschl. Tg (nach 3–4 Mon. und 1 Jahr nach der Radiojodtherapie bzw. dem letzten ^{131}I-Scan)	^{131}I-Ganzkörperszintigraphie einschl. Tg (ggf. regelmäßig alle 1–2 Jahre)

resezierbar. Diese Patienten sollten nach Diagnosesicherung schnellstmöglich einem erfahrenen Zentrum zur Durchführung eines multimodalen Therapiekonzeptes (Radiochemotherapie und Operation) zugewiesen werden.

Primäre Non-Hodgkin-Lymphome der Schilddrüse Primäre Non-Hodgkin-Lymphome der Schilddrüse sind selten und werden nach histologischer Sicherung in Abhängigkeit von klinischem Stadium und Malignitätsgrad behandelt.

Nachsorge Die Nachsorge der Patienten mit papillärem oder follikulärem Karzinom muss lebenslang erfolgen. Das empfohlene Nachsorgeprogramm richtet sich nach der individuellen Risikokonstellation. Ein mögliches Schema ist in Tabelle 8.2-6 dargestellt. In Einzelfällen muss von diesem Schema abgewichen werden. Zudem können im Einzelfall zusätzliche Untersuchungen erforderlich sein (z. B. F-18-FDG-PET zum Nachweis nichtjodspeichernder Metastasen).

Bei medullärem Schilddrüsenkarzinom muss zunächst eine erbliche Form durch eine molekulargenetische Untersuchung nachgewiesen oder ausgeschlossen werden und, falls diese vorliegt, eine gezielte Diagnostik hinsichtlich assoziierter Erkrankungen (Phäochromozytom, Hyperparathyreoidismus) erfolgen. Die Nachsorge des medullären Schilddrüsenkarzinoms schließt neben der klinischen Untersuchung und der Sonographie die Bestimmung von Kalzitonin und CEA mit ein.

Zusammenfassung der Therapie Die Primärtherapie des differenzierten Schilddrüsenkarzinoms ist die totale Thyreoidektomie. Einzige Ausnahme ist das kleine, singuläre papilläre Karzinom mit einem Durchmesser von ≤1,0 cm. Beim papillären und follikulären Karzinom schließt sich der totalen Thyreoidektomie die Radiojodtherapie an. Nach Abschluss der Radiojodtherapie wird eine TSH-suppressive Therapie eingeleitet. Beim medullären Karzinom erfolgt wegen der fehlenden Jodspeicherung keine Radiojodtherapie, zudem ist die Schilddrüsenhormontherapie nicht in suppressiver Dosis durchzuführen. Das undifferenzierte Karzinom sollte, soweit möglich, einem multimodalen Therapiekonzept zugeführt werden. Bei allen Karzinomen ist eine lebenslange Nachsorge in einem erfahrenen Zentrum erforderlich.

Prognose
Die Histologie bestimmt bei den Schilddrüsenmalignomen entscheidend die Prognose. Die Fünf- bis Zehnjahresüberlebensrate beträgt für das papilläre Karzinom 80–90%, für das follikuläre Karzinom 60–75%, für das medulläre Karzinom 55–70% und für das undifferenzierte Karzinom nur 0–3%. Die wichtigsten zusätzlichen Faktoren, die die Prognose beeinflussen, sind das Alter des Patienten, das Vorliegen eines primär extrathyreoidalen Wachstums sowie die Größe des Primärtumors und das Vorliegen von Fernmetastasen.

Literatur
Brandi ML, Gagel RF, Angeli A et al. (2001) Guidelines for diagnosis and therapy of MEN type 1 and type 2. J Clin Endocrinol Metab 86: 5658–5671
Gimm O, Sutter T, Dralle H (2001) Diagnosis and therapy of sporadic and familial medullary thyroid carcinoma. J Cancer Res Clin Oncol 127: 156–165
Giuffrida D, Gharib H (2000) Anaplastic thyroid carcinoma: current diagnosis and treatment. Ann Oncol 11: 1083–1089
Hoelzer S, Reiners C, Mann K, Bamberg M, Rothmund M, Dudeck J, Stewart AV, Hundahl SA (2000) Patterns of care for patients with primary differentiated carcinoma of the thyroid gland treated in Germany during 1996. U.S. and German Thyroid Cancer Group. Cancer 89: 192–201
Interdisziplinäre Leitlinie der Deutschen Krebsgesellschaft und der Deutschen Gesellschaft für Chirurgie (2002) Maligne Schilddrüsentumoren. AWMF online, www.uni-duesseldorf.de/AWMF
Kebebew E, Clark OH (2000) Medullary thyroid cancer. Curr Treat Options Oncol 1: 359–367
Lawrence W Jr, Kaplan BJ (2002) Diagnosis and management of patients with thyroid nodules. J Surg Oncol 80: 157–170
Mann K (2002) Diagnostik und Therapie differenzierter Schilddrüsenkarzinome. Internist (Berl) 43: 174–185
Mazzaferri EL (1999) An overview of the management of papillary and follicular thyroid carcinoma. Thyroid 9: 421–427
Mazzaferri EL, Kloos RT (2000) Using recombinant human TSH in the management of well-differentiated thyroid cancer: current strategies and future directions. Thyroid 10: 767–778
Saller B (2001) Treatment with cytotoxic drugs. In: Biersack HJ, Grünwald F, Hrsg. Thyroid cancer. Springer, Berlin Heidelberg New York Tokyo, pp 139–151
Schmid KW, Shen SY, Görges R et al. (2003) Tumoren der Schilddrüse. Pathologe 24: 357–372

8.2.7 Schilddrüsenhormonresistenz

Einleitung
Das Syndrom der Resistenz gegen Schilddrüsenhormone ist eine seltene, autosomal-dominant vererbte Erkrankung, die durch ein vermindertes Ansprechen peripherer Organe auf Schilddrüsenhormone charakterisiert ist. Die Inzidenz liegt bei etwa 1/50.000 Lebendgeburten. Verursacht wird die Erkrankung in fast allen Fällen durch Mutationen im Gen der β_1-Isoform des Schilddrüsenhormonrezeptors.

Klinik und Diagnostik
Die klinische Manifestation der Schilddrüsenhormonresistenz ist sehr variabel. In 80–90% lässt sich eine Struma nachweisen, ansonsten sind die meisten Betroffenen asymptomatisch. Manche weisen, zumindest an bestimmten Organsystemen, Zeichen einer gestörten Schilddrüsenhormonwirkung, wie eine Wachstumsretardierung oder kognitive Störungen, auf, häufiger finden sich Zeichen einer vermehrten Schilddrüsenhormonwirkung wie eine Tachykardie oder Zeichen eines Hyperaktivitätssyndroms. Anlass für weiterführende Untersuchungen sind heute in den meisten Fällen auffällige laborchemische Befunde. Laborchemisch finden sich charakteristischerweise erhöhte fT4 und fT3-Werte bei gleichzeitig nichtsupprimiertem TSH. TSH kann im Gegensatz zur autonomen TSH-Sekretion im Rahmen eines TSH-produzierenden Hypophysenadenoms üblicherweise durch TRH stimuliert und durch die Gabe von Schilddrüsenhormonen supprimiert werden (T3-Suppressionstest). Das Verhältnis zwischen freier α-Subunit und TSH im Serum ist normal.

Therapie
Eine kausale Therapie ist nicht verfügbar. Klinisch euthyreote Patienten bedürfen, eine ausreichende Jodversorgung vorausgesetzt, keiner Behandlung. Klinische Symptome, die auf eine verminderte Schilddrüsenhormonwirkung hindeuten, sollten mit Levothyroxin behandelt werden. Eine Tachykardie kann mit Betarezeptorenblockern (z. B. Atenolol) behandelt werden. Schilddrüsenhormonanaloga mit geringer peripherer biologischer Wirksamkeit (z. B. TRIAC, D-T4) sowie Bromocriptin oder Octreotid sind nur in ausgewählten Einzelfällen indiziert. Die Indikationsstellung zur Therapie und die Langzeitbetreuung sollte immer durch einen auf diesem Gebiet besonders erfahrenen Endokrinologen erfolgen.

Literatur
Janssen OE (1998) Resistenz gegen Schilddrüsenhormone. Internist (Berl) 39: 613–618

Weiss RE, Refetoff S (2000) Resistance to thyroid hormone. Rev Endocr Metab Disord 1: 97–108

8.2.8 Polyglanduläre Autoimmunsyndrome

Einleitung
Die polyglandulären Autoimmunsyndrome („autoimmune polyendocrine syndromes", APS) sind charakterisiert durch das gleichzeitige oder zeitlich versetzte Auftreten mehrerer endokriner Autoimmunerkrankungen, gelegentlich zusammen mit anderen autoimmun oder nicht autoimmun bedingten Krankheiten. 1980 teilten Neufeld und Blizzard diese Syndrome in vier Typen ein, deren wesentliche Charakteristika in Tabelle 8.2-7 dargestellt sind. Alle Formen der polyglandulären Autoimmunsyndrome sind selten mit Prävalenzen von 1–5/100 000 Einwohner.

Klinik und Diagnostik
Für die klinische Diagnosestellung des APS Typ 1 müssen mindestens zwei der drei Hauptkomponenten der Erkrankung, nämlich die mukokutane Kandidiasis, der Hypoparathyreoidismus und die primäre Nebennierenrindeninsuffizienz (Morbus Addison) vorliegen. Das APS Typ 1 manifestiert sich in der Regel im Kindesalter und nahezu ausnahmslos vor dem 20. Lebensjahr. Häufigste Ersterkrankung ist die mukokutane Kandidiasis. Vor wenigen Jahren konnte nachgewiesen werden, dass das autosomal-rezessive vererbbare APS Typ 1 durch Mutationen im AIRE- („autoimmune regulator") Gen, lokalisiert auf dem langen Arm des Chromosom 21, verursacht wird. Hierdurch wurde die gezielte molekulargenetische Diagnostik einschließlich eines Screenings klinisch gesund erscheinender Familienangehöriger möglich.

Das APS Typ 2 kann in jedem Alter manifest werden, betrifft aber am häufigsten Frauen mittleren Alters. Es ist charakterisiert durch das gemeinsame Auftreten eines Morbus Addison mit einer Autoimmunthyreoiditis (Schmidt-Syndrom) und/oder

Tabelle 8.2-7. Manifestationen der polyglandulären Autoimmunsyndrome (APS)

	Hauptkomponenten	Zusätzlich können auftreten
APS Typ 1	Kandidiasis, Hypoparathyreoidismus, Morbus Addison	Primäre Gonadeninsuffizienz, Vitiligo, Alopezie, autoimmune Schilddrüsenkrankheit, atrophische Gastritis, perniziöse Anämie, Zöliakie, chronische Hepatitis, Hypophysitis, Malabsorption u. a.
APS Typ 2	Morbus Addison (obligat), autoimmune Schilddrüsenkrankheit, Diabetes mellitus Typ 1	Primäre Gonadeninsuffizienz, Vitiligo, Alopezie, atrophische Gastritis, perniziöse Anämie, Zöliakie, chronische Hepatitis, Hypophysitis u. a.
APS Typ 3	Autoimmune Schilddrüsenkrankheit	Diabetes mellitus Typ 1, perniziöse Anämie, Vitiligo, Alopezie u.a. (*kein* Morbus Addison, *kein* Hypoparathyreoidismus und *keine* Kandidiasis)
APS Typ 4	2 oder mehr organspezifische Autoimmunerkrankungen, die nicht den Typen 1–3 zuzuordnen sind	

Tabelle 8.2-8. Stadien der thyreotoxischen Krise

Stadium	Beschreibung
I*	Tachykardie, Herzrhythmusstörungen, Hyperthermie, Adynamie, Durchfälle, Dehydratation, Tremor, Agitiertheit, Hyperkinesie
II*	Zusätzlich Bewusstseinsstörungen, Somnolenz, Stupor, Zeichen einer Psychose, Desorientierung
III*	Zusätzlich Koma

*Patient 50 Jahre: Stadium I–IIIa, Patient >50 Jahre: Stadium I–IIIb

eines Diabetes mellitus Typ 1 (Carpenter-Syndrom). Andere Erkrankungen können zusätzlich assoziiert sein (s. Tabelle 8.2-7). Das APS Typ 2 besitzt eine genetische Komponente, eine Gendiagnostik wie beim APS Typ 1 ist jedoch bisher nicht möglich.

Das APS Typ 3 umfasst die Kombination einer autoimmunen Schilddrüsenkrankheit (Autoimmunthyreoiditis, Morbus Basedow, endokrine Orbitopathie) mit einer oder mehreren der in Tabelle 8.2-7 genannten Krankheiten. Dem APS Typ 4 werden Kombinationen von Autoimmunerkrankungen zugeordnet, die nicht den Typen 1–3 zugerechnet werden können.

Die Diagnosesicherung der einzelnen Komponenten der verschiedenen polyglandulären Autoimmunsyndrome unterscheidet sich nicht von der bei isoliertem Auftreten der Krankheiten. Bei Vorliegen endokriner Autoimmunerkrankungen sollte jedoch immer an die Möglichkeit der Assoziation mit anderen Erkrankungen im Rahmen von polyglandulären Autoimmunsyndromen gedacht werden. Unter bestimmten Umständen sind auch Screening-Untersuchungen ohne Vorliegen eindeutiger klinischer Symptome gerechtfertigt.

Therapie

Eine kausale Therapie der verschiedenen Formen der polyglandulären Autoimmunsyndrome existiert nicht. Die Therapie entspricht der Behandlung der einzelnen, im Rahmen des jeweiligen Syndroms auftretenden Erkrankungen. Bei Vorliegen einer primären Nebenniereninsuffizienz zusammen mit einer Hypothyreose muss grundsätzlich zunächst eine adäquate Substitution mit Hydrokortison erfolgen. Die Einleitung einer Schilddrüsenhormonsubstitution ohne Kortikoidsubstitution kann hier zur Auslösung einer lebensbedrohlichen Addisonkrise führen.

Literatur

Betterle C, Dal Pra C, Mantero F, Zanchetta R (2002) Autoimmune adrenal insufficiency and autoimmune polyendocrine syndromes: autoantibodies, autoantigens, and their applicability in diagnosis and disease prediction. Endocr Rev 23: 327–364

8.2.9 Thyreotoxische Krise

Einleitung

Schwere Verlaufsformen einer Hyperthyreose bis hin zur thyreotoxischen Krise kommen bei allen Formen der Hyperthyreose vor. Eine krisenhafte Verschlechterung tritt häufig innerhalb weniger Stunden oder Tage auf und stellt einen akut lebensbedrohlichen Zustand dar. Häufigster Auslöser einer solchen Verschlechterung ist eine höhergradige Jodexposition, die meist ein bis vier Wochen, in seltenen Fällen auch länger zurückliegt. Weitere Auslöser sind Operationen und schwere Begleiterkrankungen. Die Letalität der thyreotoxischen Krise beträgt 10–30%.

Klinik und Diagnostik

Tabelle 8.2-8 fasst die verschiedenen Stadien der thyreotoxischen Krise mit den charakteristischen Symptomen zusammen. Liegen diese Symptome vor, muss auch ohne Kenntnis der Hormonbefunde sofort – nach Sicherung von Blutproben für die In-vitro-Diagnostik – behandelt werden. Zu beachten ist, dass keine strenge Beziehung zwischen klinischem Schweregrad und Höhe der Schilddrüsenhormonspiegel besteht.

Therapie

Die Diagnose einer thyreotoxischen Krise stellt eine Indikation zur intensivmedizinischen Überwachung dar. Im Stadium I wird eine antithyreoidale Therapie eingeleitet (initial 80 mg Thiamazol i.v., anschließend 40–80 mg i.v./Tag). Bei Vorliegen einer jodinduzierten Hyperthyreose kann eine Kombinationstherapie mit Perchlorat erfolgen (s. Abschn. 8.2.4, Schilddrüsenautonomie, jodinduzierte Hyperthyreose). Zur Senkung der Herzfrequenz werden Betarezeptorenblocker unter Beachtung der Kontraindikationen und Nebenwirkungen verabreicht (z. B. 3-mal 20 bis 3-mal 80 mg Propranolol p.o.). Die Gabe von Glukokortikoiden wird allgemein empfohlen, ihr Einsatz ist aber nicht gesichert (z. B. 50 mg Prednisolon oder 2–4 mg Dexamethason alle 6–8 h i.v.). Die Behandlung wird ergänzt durch symptomatische Maßnahmen (Flüssigkeits- und Elektrolytbilanzierung, Senkung der Körpertemperatur, Kalorienzufuhr (Bedarf 3000–8000 kcal/Tag), Thromboembolieprophylaxe, ggf. Antibiotikatherapie).

Im Stadium II und III stellt die Frühoperation heute die Therapie der Wahl dar. Sie sollte möglichst innerhalb von 24 h als nahezu totale Thyreoidektomie („near-total thyroidectomy") durchgeführt werden. Besteht im behandelnden Krankenhaus keine Möglichkeit zur Frühoperation, sollte bereits im Stadium I umgehend eine Verlegung in ein spezialisiertes Zentrum erfolgen.

Keinen gesicherten Stellenwert besitzen die Plasmapheresetherapie, die Gabe von Jod in hoher Dosierung oder die Gabe von Lithium.

Prognose

Die Letalität der thyreotoxischen Krise ist stadiumabhängig: sie beträgt im Stadium I unter 10% und im Stadium III über 30%. Besonders gefährdet sind ältere Patienten mit kardialen Begleiterkrankungen.

Literatur

Reichmann I, Frilling A, Hörmann R, Krause U, Broelsch CE (2001) Frühoperation als Behandlungsmassnahme der thyreotoxischen Krise. Chirurg 72: 402–407

Ringel MD (2001) Management of hypothyroidism and hyperthyroidism in the intensive care unit. Crit Care Clin 17: 59–74

Evidenz der Therapieempfehlungen	Evidenzgrad	Empfehlungsstärke
Euthyreote Struma		
Prophylaktische Jodgabe	I-b	A
Jodtherapie	I-b	A
Levothyroxintherapie	I-b	B
Kombinationstherapie Levothyroxin + Jodid	I-b	B
Resektionsverfahren bei operativer Therapie	III	B
Medikamentöse Rezidivprophylaxe nach Schilddrüsenresektion	I-b	C
Morbus Basedow		
Dosierung und Dauer der antithyreoidalen Therapie	I-a	A
Einsatz der antithyreoidalen Therapie als Primärtherapie	IV	C
Resektionsverfahren bei operativer Therapie	I-a	A
Dosiskonzepte der Radiojodtherapie	I-b	A
Prophylaktische Glukokortikoidtherapie bei endokr. Orbitopathie	I-b	A
Endokrine Orbitopathie		
Allgemeine Maßnahmen	IV	B
Nikotinkarenz	III	A
Glukokortikoidtherapie	I-b	A
Retrobulbärbestrahlung	I-b	B
Operative Verfahren	III	A
Schilddrüsenautonomie		
Resektionsverfahren bei operativer Therapie	III	B
Dosiskonzepte der Radiojodtherapie	I-b	A
Perkutane Alkoholinjektion	I-b	B
Akutoperation bei der schweren jodinduzierten Hyperthyreose	III	B
Prophylaxe der jodinduzierten Hyperthyreose	IV	C
Thyreoiditiden		
Substitution der Hypothyreose mit einer Levothyroxin-Monotherapie	III	B
ASS und nichtsteroidale Antiphlogistika bei Thyreoiditis de Quervain	III	B
Glukokortikoide bei Thyreoiditis de Quervain	III	B
Glukokortikoide bei amiodaroninduzierter Hyperthyreose Typ II	III	B
Akutoperation bei der schweren amiodaroninduzierten Hyperthyreose	III	B
Schilddrüsenmalignome		
Resektionsverfahren bei primär operativer Therapie	I-b	A
Dosiskonzepte der Radiojodtherapie	I-b	A
Operative Therapie beim lokoregionalen Rezidiv	III	B
Chemotherapie	III	C
TSH-suppressive Schilddrüsenhormontherapie	III	B
Thyreotoxische Krise		
Notfalloperation	III	B

8.2.10 Hypothyreotes Koma

Das hypothyreote Koma oder Myxödemkoma ist eine seltene, lebensbedrohliche Erkrankung, die in der Regel als Folge einer lange bestehenden, nicht behandelten Hypothyreose auftritt. Auslöser können Stresssituationen, schwere Begleiterkrankungen, Infektionen u. Ä. sein. Das klinische Bild des Patienten entspricht dem der schweren Hypothyreose, hinzu kommen können Apathie und Somnolenz bis hin zum Koma, eine alveoläre Hypoventilation, eine Hypothermie, eine Hypoglykämie, eine Bradykardie und Zeichen einer Herzinsuffizienz.

Die Behandlung findet obligat unter intensivmedizinischen Bedingungen statt, ggf. ist eine Intubation und assistierte Beatmung erforderlich. Initial werden 500 µg Levothyroxin i.v. verabreicht. Nach 12–24 h können zudem 100 mg Hydrocortison i.v. (anschließend 10 mg/h) verabreicht werden. Die Dosis wird ab dem 2. Tag auf 100–200 µg/Tag reduziert. Bei Vorliegen einer Hypoglykämie ist eine Glukosegabe, bei Vorliegen einer Hyponatriämie die Gabe einer hypertonen Kochsalzlösung erforderlich. Bei extremer Bradykardie ist die Anlage eines temporären Schrittmachers indiziert.

8.3 Erkrankungen der Nebennieren
Wiebke Arlt

8.3.1 Nebennierenrindeninsuffizienz

Einleitung

Als Nebennierenrinden- (NNR-)Insuffizienz bezeichnet man einen Funktionsverlust der Nebennierenrinde. Die damit verbundene fehlende oder unzureichende Sekretion von Kortisol und Aldosteron führt unbehandelt zwangsläufig zum Tode. Der Funktionsverlust der Nebennierenrinde kann dabei durch eine Schädigung des Organs selbst (**primäre NNR-Insuffizienz**) oder durch eine Störung der hypothalamohypophysären Steuerungszentren der Nebennierenrinde (**sekundäre bzw. tertiäre NNR-Insuffizienz**) bedingt sein.

Die **primäre NNR-Insuffizienz** (oder **Morbus Addison**) ist eine seltene Erkrankung. Die Prävalenz beträgt ca. 100/Mio. Einwohner und die Inzidenz fünf Neuerkrankungen/Mio. Einwohner jährlich. Das Alter bei Diagnosestellung liegt i. d. R. zwischen 30 und 50 Jahren; Frauen sind zweimal häufiger als Männer betroffen. Die häufigere **sekundäre NNR-Insuffizienz** ist in der Mehrzahl der Fälle Folge von Wachstum und/oder Therapie von Tumoren der Hypothalamus-Hypophysen-Region.

Ätiologie und Pathogenese
Ursachen der primären NNR-Insuffizienz (Tabelle 8.3-1)
Während vor der Einführung der Tuberkulostatika die tuberkulöse Adrenalitis Hauptursache der primären NNR-Insuffizienz war, liegt heute in 80–90% der Fälle eine **Autoimmunadrenalitis** als Krankheitsursache vor. Die genetische Grundlage der Autoimmunadrenalitis wird im Bereich des Major-Histokompatibilitäts-Komplexes (MHC) vermutet. Im Blut von Erkrankten finden sich Nebennierenrindenautoantikörper, die sich gegen intrazelluläre Antigene, insbesondere gegen die P450-abhängigen Steroidbiosyntheseenzyme, richten.

Die Autoimmunadrenalitis tritt in 50–60% der Fälle isoliert auf, ca. 40% der Patienten erkranken aber im Rahmen der **polyglandulären Insuffizienz Typ I und Typ II** (5% bzw. 35–40% der Fälle) an weiteren Autoimmunerkrankungen. Beim wesentlich häufigeren **Typ II** findet man neben dem Morbus Addison hauptsächlich eine Autoimmunthyreopathie (meist eine Hashimoto-Thyreoiditis mit Hypothyreose, seltener einen M. Basedow mit Hyperthyreose). Begleitend kann sich auch eine primäre Ovarialinsuffizienz und/oder ein Diabetes mellitus Typ I manifestieren. Der wesentlich seltenere **Typ I**, auch **APECED** genannt (Autoimmune PolyEndocrinopathy – Candidiasis – Ectodermal Dystrophy), wird definiert durch das Auftreten von M. Addison, Hypoparathyreoidismus und chronisch mukokutaner Kandidiasis. Die Krankheit wird autosomal-rezessiv vererbt und durch Mutationen im kürzlich klonierten APECED-Gen verursacht. APECED manifestiert sich meist bereits in der Kindheit, wobei die chronische Kandidiasis dem Hypoparathyreoidismus und der NNR-Insuffizienz in der Regel vorangeht. Bei beiden Typen der polyglandulären Insuffizienz können weitere Autoimmunerkrankungen, wie z. B. Vitiligo, chronisch-atrophische Gastritis, perniziöse Anämie und Zöliakie, auftreten, bei Typ I eine Alopecia totalis wie auch sehr selten chronisch-aktive Hepatitis, Polymyalgia rheumatica, Myasthenia gravis sowie humorale und zelluläre Immundefekte bis hin zu einem malignen Lymphom.

Seltene Ursachen der primären NNR-Insuffizienz sind Systemerkrankungen wie **Adrenoleukodystrophie (ALD)** und **Adrenomyeloneuropathie (AMN)**, die sich bereits im Kindesbzw. jungen Erwachsenenalter manifestieren, X-chromosomalrezessiv vererbt werden und damit klinisch manifest nur Männer betreffen. Neben der NNR-Insuffizienz treten neurologische Störungen auf, die den Krankheitsverlauf bestimmen und insbesondere bei der ALD rasch zu Invalidität und Tod führen; die AMN mit Befall lediglich der peripheren Reizleitung nimmt oft einen blanderen Verlauf. Grundlage beider Erkrankungen bildet die Akkumulation sehr langkettiger gesättigter Fettsäuren als Folge eines peroxisomalen Enzymdefektes.

Tabelle 8.3-1. Ursachen der primären NNR-Insuffizienz

Häufige Ursachen	
Autoimmunadrenalitis	Isoliert (50–60%) oder im Rahmen der polyglandulären Insuffizienz Typ I (5%) (*APECED-Genmutation*) oder Typ II (35–45%) (*HLA-Assoziation*)
Tuberkulose	In mediterranen, osteuropäischen und Entwicklungsländern immer noch häufige Krankheitsursache
Seltene Ursachen	
Systemerkrankungen	Adrenoleukodystrophie/Adrenomyeloneuropathie (X-chromosomal-rezessiv, *Mutation des ALD-Gens*)
	X-chromosomale kongenitale adrenale Hypoplasie
	mit hypogonadotropen Hypogonadismus (*DAX 1-Mutation*)
	mit Muskeldystrophie Duchenne und Glycerol-Kinase-Mangel („*contiguous gene deletion*" inkl. *DAX-1-Gen*)
	Triple-A-Syndrom („adrenal insufficiency" – „achalasia" – „alacrimia") (*AAAS-Gen*)
ACTH-Resistenzsyndrome/ familiäre Glukokortikoiddefizienzsyndrome	Typ I (*ACTH-Rezeptor-Mutationen*)
	Typ II (unbekannte Ursachen)
Genetische Defekte der Steroidbiosynthese	Kongenitale adrenale Hyperplasie (adrenogenitales Syndrom)
	21-Hydroxylasemangel (*P450c21-Gen*)
	Wesentlich seltener: 11β-Hydroxylasemangel (*P450c11-Gen*)
	Sehr selten: 3β-Hydroxysteroid-Dehydrogenase-Mangel (*3β-HSD-Gen*)
	Extrem selten: 17α-Hydroxylasemangel (*P450c17-Gen*)
	Extrem selten: kongenitale adrenale Lipoidhypoplasie (*StAR-Gen-Mutation*)
	Raritäten: Genmutationen des Steroidbiosynthesetranskriptionsfaktors *SF-1* oder des Steroidbiosyntheseenzyms *P450scc*
Z. n. bilateraler Adrenalektomie	
Blutungen oder adrenaler Infarkt	Folge von hypovolämischen oder septischen Schockzuständen (Waterhouse-Friderichsen-Syndrom bei Meningokokkensepsis)
Infiltrationen	Bilaterale Nebennierenmetastasen (v.a. Bronchialkarzinom), leukämische Infiltrate/Lymphome, sehr selten: Sarkoidose, Amyloidose, Hämochromatose, Mykosen
Aids	HIV, CMV, atypische Mykobakterien (MOTT); sehr selten: Cryptococcus neoformans, Histoplasmose; Infiltration durch Kaposi-Sarkome
Medikamente	Adrenolytika (o, p'DDD), Steroidbiosyntheseinhibitoren (Ketoconazol, Etomidat, Aminoglutethimid, Metyrapon), Steroidantagonisten (RU 486)

Ursachen der sekundären NNR-Insuffizienz Häufigste Ursache der sekundären NNR-Insuffizienz sind **Tumoren der Hypothalamus-Hypophysen-Region**. Dabei können sowohl das Tumorwachstum selbst als auch die Folgen der Therapie des Tumors (Operation und/oder Bestrahlung) zu einer dauerhaften Schädigung von Hypophysen- bzw. Hypothalamusgewebe führen. Wesentlich seltener ist die Entwicklung einer sekundären NNR-Insuffizienz durch eine Autoimmunerkrankung, die **lymphozytäre Hypophysitis** oder **Autoimmunhypophysitis**, die vorwiegend Frauen betrifft und am häufigsten in der Spätschwangerschaft oder in der postpartalen Periode auftritt. Im akuten Stadium kann die Autoimmunhypophysitis durch die entzündlich bedingte Schwellung in der Bildgebung einem hypophysären Tumor ähneln, während es im Langzeitverlauf oft zur Atrophie der Adenohypophyse kommt. In einigen Fällen kann die lymphozytäre Hypophysitis sich auch auf den Funktionsausfall der Nebennierenachse beschränken (**isolierter ACTH-Mangel**) und auch mit anderen Autoimmunerkrankungen assoziiert sein (Autoimmunthyreopathie, Vitiligo).

Abzugrenzen von der postpartalen Autoimmunhypophysitis ist das **Sheehan-Syndrom** als Folge einer partiellen oder kompletten Nekrose des Hypophysenvorderlappens. Diese entsteht meist durch einen hämorrhagischen Infarkt als Folge vorübergehender Mikrozirkulationsstörungen im Rahmen einer durch einen starken Blutverlust komplizierten Entbindung.

Ursachen der sekundären NNR-Insuffizienz
- Tumoren
  - Häufig: Hypophysenmakroadenom (endokrin aktiv oder inaktiv), Kraniopharyngeom
  - Selten: Meningeom, intra- und supraselläre Metastasen
  - Rarität: Hypophysenkarzinom
- Autoimmunerkrankungen
  - Sehr selten: Lymphozytäre Hypophysitis (Autoimmunhypophysitis), isolierter ACTH-Mangel
  - Rarität: isolierter CRH-Mangel
- Blutung bzw. hämorrhagischer Infarkt
  - Postpartales Sheehan-Syndrom mit hämorrhagischer Hypophysennekrose
- Infektionen, granulomatöse Entzündungen, Infiltrationen
  - Tuberkulose, Sarkoidose
  - Extrem selten: Aktinomykose, Nokardiose, Histiozytosis X
- Schädel-Hirn-Trauma
  - z. B. Hypophysenstielabriss
- Iatrogene NNR-Insuffizienz
  - Z. n. lange bestehendem Glukokortikoidexzess
  - Exogen als Folge einer chronischen Glukokortikoidtherapie (häufig und oft übersehen!)
  - Endogen nach erfolgreicher Therapie eines vorbestehenden Cushing-Syndroms

Klinik und Diagnostik

Klinik Die Symptome der primären NNR-Insuffizienz als Folge des Ausfalls der zonenspezifischen Steroidhormonproduktion sind in Tabelle 8.3-2 zusammengefasst. Zu beachten ist, dass die Klinik von Patienten mit sekundärer NNR-Insuffizienz nur durch Symptome des Glukokortikoiddefizits und des adrenalen

Tabelle 8.3-2. Klinische Beschwerden und Befunde bei primärer NNR-Insuffizienz

Beschwerden und Befunde	Häufigkeit
Glukokortikoidmangel	
Müdigkeit, Abgeschlagenheit, Adynamie	100%
Diffuse Bauchschmerzen, Übelkeit und/oder Erbrechen	60–90%
Gewichtsabnahme	90–100%
Muskel- und Gelenkschmerzen	10%
Fieber	Variabel
Hypoglykämiesymptome	Selten
Blutbildveränderungen: normochrome Anämie, evtl. Lymphozytose und Eosinophilie	Variabel
Hyperkalzämie	5–10%
Gesteigerte ACTH-Sekretion (bzw. α-MSH-Bildung aus dem ACTH-Vorläufermolekül Proopiomelanocortin (POMC)	
Hyperpigmentation von Haut (generalisiert, v. a. aber im Bereich vermehrter Friktion, z. B. Handlinien, Mamillen und Narben), eckige Pigmentierung der Mundschleimhaut	90%
Mineralokortikoidmangel	
Elektrolytstörungen	
Verstärkte Natriurese, Hyponatriämie	90%
Verminderte Kaliurese, Hyperkaliämie	65%
Salzhunger	15%
Dehydratation	
Arterielle Hypotonie (RR systol. < 100 mmHg)	80–95%
Orthostatische Dysregulation	15%
Erhöhte Nierenretentionswerte (Volumendefizit → prärenales ANV)	20%
Adrenaler Androgenmangel (v.a. bei Frauen)	
Verlust der sekundären Geschlechtsbehaarung	
Trockene und raue Haut	
Verminderung oder Verlust der Libido	
Seelische Veränderungen (vermehrte Reizbarkeit, verminderte Belastbarkeit, verstärkt depressiv-ängstliche Stimmungslage)	

Androgenmangels gekennzeichnet sind. Ihre Mineralokortikoidproduktion ist jedoch bei Vorliegen eines intakten Renin-Angiotensin-Aldosteron-Systems ausreichend. Weiterhin findet sich bei der sekundären NNR-Insuffizienz keine vermehrte, sondern eine verminderte Generation von ACTH und α-MSH und konsekutiv daher keine Hyperpigmentation, sondern ein wachsfarbenes, blasses Hautkolorit.

Entscheidend für die Diagnosestellung bei der chronischen NNR-Insuffizienz ist es, auf die Gesamtkonstellation der Symptome zu achten und dabei besonders auf das gleichzeitige Vorkommen spezifischerer Symptome, wie Hyperpigmentation, Hyponatriämie und arterielle Hypotonie. Unspezifische Symptome wie Müdigkeit, nachlassende Leistungsfähigkeit und Antriebsmangel können hingegen auch durch eine Vielzahl anderer Erkrankungen bedingt sein.

Endokrinologische Funktionsdiagnostik Ein niedriger Kortisoleinzelwert stellt keinen zuverlässigen Beweis einer NNR-Insuffizienz dar. Auf Grund der zirkadianen Sekretionsrhythmik ist ein morgendlicher Serumkortisolwert unter 5 µg/dl (<140 nmol/l) verdächtig (aber nicht beweisend!) für das Vorliegen einer NNR-Insuffizienz. Nachmittägliche oder abendliche Werte <5 µg/dl besitzen keinen solchen Hinweischarakter und nächtliche Serumkortisolkonzentrationen <1 µg/dl sind physiologische Werte beim Gesunden.

Standardverfahren zum Ausschluss oder Beweis einer NNR-Insuffizienz ist der **ACTH-Kurztest**. Dabei erfolgt vor und 60 min nach der intravenösen Injektion von 250 µg ACTH 1–24 eine Blutentnahme zur Messung von Serumkortisol. Bei regelrechter NNR-Funktion steigt das Serumkortisol 60 min nach ACTH auf >20 µg/dl (bzw. >550 nmol/l) an. Bei basalen Werten >20 µg/dl liegt meistens eine stressbedingte Stimulation der kortikotropen Achse vor; hier wird ein Anstieg um >5 µg/dl als Ausdruck einer adäquaten adrenalen Funktionsreserve akzeptiert; ein basaler Wert >25 µg/dl schließt das Vorliegen einer NNR-Insuffizienz praktisch aus. Steigt das Serumkortisol nach ACTH-Gabe nicht oder nicht ausreichend an, ist eine NNR-Insuffizienz bewiesen.

Ist der Nachweis einer NNR-Insuffizienz durch den ACTH-Kurztest erfolgt, kann durch die Bestimmung der **Plasma-ACTH-Konzentration** die weitere **Unterscheidung zwischen primärer und sekundärer NNR-Insuffizienz** getroffen werden. Bei der primären NNR-Insuffizienz ist Plasma-ACTH gegenregulatorisch deutlich über den Normbereich (<50 pg/ml) erhöht (beim unbehandelten Addison-Patienten häufig auf >1000 pg/ml), während bei der sekundären NNR-Insuffizienz Plasma-ACTH erniedrigt oder niedrig normal ist.

Bei grenzwertigem Kortisolanstieg im ACTH-Test und Verdacht auf sekundäre NNR-Insuffizienz, z. B. nach Hypophysenoperationen oder chronischer Glukokortikoidtherapie, kann die definitive Klärung durch Stimulation auf hypothalamischer Ebene (Insulin-Hypoglykämie-Test) erfolgen; diese Tests sollten unter endokrinologischer Supervision durchgeführt werden.

Bei der primären NNR-Insuffizienz findet sich auch eine erniedrigte bzw. niedrig normale **Serumaldosteronkonzentration** bei gleichzeitig deutlich stimulierter **Plasma-Renin-Aktivität**. Serum-DHEAS ist charakteristischerweise ebenfalls deutlich erniedrigt, insbesondere bei einer primären NNR-Insuffizienz in der Regel unter das untere Detektionslimit des Assays. Deutlich erniedrigte DHEAS-Werte findet man jedoch auch u. a. bei schweren Erkrankungen und physiologischerweise im Alter.

Im **Notfall** genügt beim dringenden klinischen Verdacht auf NNR-Insuffizienz zur Diagnosestellung auch provisorisch die einmalige Blutentnahme vor Einleitung der Akuttherapie. Zeigen die Konzentrationen der diagnostischen Paare ein eindeutiges Muster (Serumkortisol erniedrigt, Plasma-ACTH stark erhöht; Serumaldosteron niedrig, Plasma-Renin-Aktivität deutlich stimuliert) kann von einer NNR-Insuffizienz ausgegangen werden und die Diagnosesicherung mittels ACTH-Test nach klinischer Stabilisierung im weiteren Verlauf erfolgen.

Weitere Laboruntersuchungen Bei unbehandelter NNR-Insuffizienz finden sich z. T. leicht erhöhte TSH-Werte durch den Wegfall der durch Glukokortikoide vermittelten inhibitorischen Kontrolle der Thyrotropinsekretion. Bei TSH-Konzentrationen >8 mU/l muss an das gleichzeitige Vorliegen einer Hypothyreose durch eine Autoimmunthyreopathie vom Typ Hashimoto gedacht werden.

Die Bestimmung von Autoantikörpern gegen Nebennierenzellen (ACA) oder steroidproduzierende Zellen (StCA) gelingt in 40–80% der Fälle bei der Autoimmunadrenalitis und kann daher helfen, die Genese der Erkrankung zu klären. Die Bestimmung der Autoantikörpertiter zur Therapiekontrolle oder Verlaufsbeobachtung ist hingegen wertlos.

Bei einem jungen Mann mit Erstmanifestation eines Morbus Addison sollte einmalig die Bestimmung der langkettigen Fettsäuren im Blut erfolgen, um eine ALD bzw. AMN auszuschließen, da die NNR-Insuffizienz der neurologischen Erkrankungsmanifestation vorausgehen kann.

Bildgebung Bei der primären NNR-Insuffizienz ist eine adrenale Bildgebung in der Regel nicht erforderlich, es sei denn, die sonstige Klinik weist auf eine tuberkulöse Adrenalitis hin (Tine-Test, Röntgenthorax) oder Klinik und Anamnese verweisen auf eine sonstige zum Auftritt einer NNR-Insuffizienz prädisponierenden Grunderkrankung (maligne Grunderkrankung, septischer Schock, Aids etc.).

Belegt das Ergebnis der endokrinologischen Funktionsdiagnostik eine sekundär bzw. hypothalamohypophysär bedingte NNR-Insuffizienz, ist eine Bildgebung zur Ursachensuche definitiv indiziert. Goldstandard ist hier die Kernspintomographie der Hypothalamus-Hypophysen-Region mit koronaren und sagittalen Schichten. Diese Methode ist der Computertomographie in ihrem Auflösungsvermögen definitiv überlegen.

Therapie

Therapie der chronischen NNR-Insuffizienz Ziel der Substitutionstherapie der chronischen NNR-Insuffizienz ist eine ausreichende Versorgung mit Gluko- und Mineralokortikoiden. Dabei soll zum einen der Auftritt lebensbedrohlicher Krisen bzw. eine deutlich beeinträchtigte Leistungsfähigkeit vermieden werden. Zum anderen sollte auch eine Übersubstitution mit konsekutiv sekundärer Morbidität (Adipositas, gestörte Glukosetoleranz, Osteoporose, arterielle Hypertonie etc.) verhindert werden.

Glukokortikoidsubstitution Die Kortisolsekretionsrate des Menschen beträgt 10 mg/m² KOF täglich, daher liegt die zur Substitution erforderliche Glukokortikoiddosis bei ca. 20 mg Hydrokortison (Kortisol) pro Tag. Um den physiologischen Rhythmus der Kortisolsekretion nachzuahmen, empfiehlt sich die Verteilung auf mindestens zwei Einnahmezeitpunkte, dabei sollten 2/3 der Tagesdosis frühmorgendlich unmittelbar nach dem Aufstehen eingenommen werden und 1/3 am frühen Nachmittag ca. 6–8 h nach der ersten Einnahme (z. B. Hydrokortison 15–5–0 mg oder 10–10–0 mg oder 10–5–5 mg). Bei Schichtarbeit können die Einnahmen entsprechend auf das individuelle Schlaf-Wach-Schema übertragen werden.

Da es sich um eine Substitutionstherapie handelt, sollten physiologische Präparate verwendet werden, **Hydrokortison** oder auch Kortisonacetat, das in der Leber in Kortisol umgewandelt wird. Die Verwendung synthetischer Steroide wie Prednison sollte vermieden werden. Zum einen haben diese Präparate eine wesentlich längere Halbwertszeit, was zu einem relativen nächtlichen Glukokortikoidexzess und einer geringen Dosierungsvariabilität führt, zum anderen fehlt ihnen die Mineralokortikoidwirkkomponente. Die Äquivalenzdosen sind 20 mg Hydrokortison = 37,5 mg Kortisonacetat = 5 mg Prednison. Der Austausch von Hydrokortison gegen Prednison bei unveränderter Dosis führt zwangsläufig zu einem iatrogenen Cushing-Syndrom und stellt einen Kunstfehler dar.

Die klinische Erfahrung zeigt dabei, dass Patienten mit primärer NNR-Insuffizienz oft Hydrokortisontagesdosen von 20–25 mg benötigen, sekundär NNR-Insuffiziente hingegen oft mit 15–20 mg/Tag klinisch gut zurecht kommen. Das mag teilweise auch an der mineralokortikoiden Wirkkomponente des Hydrokortisons liegen, die bei sekundären NNR-Insuffizienten mit intaktem Renin-Angiotensin-Aldosteron-System nicht benötigt wird.

Die **Therapiekontrolle** und **Dosisanpassung** der Glukokortikoidsubstitution erfolgt nach rein klinischen Kriterien, mittels gezielter körperlicher Untersuchung (Gewichtsdynamik? Cushing-Zeichen?) und spezifischer Anamnese (Leistungsfähigkeit, Müdigkeit, Appetit, gastrointestinale Beschwerden). Kortisol- und ACTH-Messungen sind in der Verlaufskontrolle sinnlos, vor der morgendlichen Tabletteneinnahme wird Serumkortisol immer niedrig und Plasma-ACTH bei primärer NNR-Insuffizienz immer erhöht sein.

Als Faustregel zur **Glukokortikoiddosisanpassung bei moderatem Stress**, wie z. B. einem grippalen Infekt oder einer Gastroenteritis, gilt eine Verdopplung der Tagesdosis bis zur Genesung. Ab Tagesdosen von >50 mg Hydrokortison kann auf eine zusätzliche Mineralokortikoidgabe verzichtet werden. Bei einmaligen kurzfristigen Stressereignissen (sportliches Training, Bergwanderung, Prüfungssituation) ist eine einmalige Erhöhung der unmittelbar vor dem Ereignis anstehenden Dosis ausreichend bzw. sollten 5–10 mg Hydrokortison zusätzlich ca. 1–2 h vor dem erwarteten Belastungsbeginn eingenommen werden.

Wichtig ist es, den Patienten über die Notwendigkeit einer parenteralen Glukokortikoidsubstitution zu informieren, falls er wegen Erbrechen und/oder Diarrhö länger als 8–12 h keine Medikation bei sich behalten kann. Bei **starkem Stress**, wie bei Operationen oder während der Entbindung, ist eine **höher dosierte intravenöse Hydrokortisonsubstitution** erforderlich (s. Übersicht). Bei Reisen in abgelegenere Gegenden bzw. in das exotische Ausland sollten die Patienten Spritzbesteck und Hydrokortisonampullen (z. B. Hydrokortison Upjohn-Durchstechampulle 100 mg) mit sich führen, evtl. auch Hydrokortisonsuppositorien.

Jeder Patient mit chronischer NNR-Insuffizienz muss einen **Glukokortikoidnotfallausweis** besitzen und sollte regelmäßig und möglichst unter Einbeziehung der Angehörigen über die Besonderheiten seiner Erkrankung geschult werden, insbesondere über die eigenständige Anpassung der Glukokortikoiddosis bei Stress. Hinzuweisen ist auch auf den wichtigen Unterschied zwischen physiologischer Glukokortikoidsubstitution und pharmakologischer Glukokortikoidtherapie. Die Wahrscheinlichkeit einer krisenhaften Entgleisung ist höher bei Patienten, die bereits einmal eine Krise erlitten haben. Wichtigste prophylaktische Maßnahmen sind hier Schulung, Information und Klärung aller offenen Fragen!

Krisenprophylaxe bei NNR-Insuffizienz
- **Glukokortikoidnotfallausweis**: Vorhandensein und Vollständigkeit überprüfen
- **Regelmäßige Schulung**: Möglichst unter Einbeziehung der Angehörigen; Information über Verhalten bei Urlaubsreisen; Information über Selbsthilfegruppe (Netzwerk Hypophysen- und Nebennierenerkrankungen, www.glandula.de)
- Bei **erhöhtem Stress** (z. B. viraler Infekt)
  - Verdopplung der Tagesdosis bis zur Gesundung/Entfieberung
  - Bei anhaltendem Erbrechen/Durchfall ggf. parenterale Hydrokortisongabe
  - 100–150 mg Hydrokortison in Glukose 5% oder NaCl 0,9% über 24 h kontinuierlich (präoperativ beginnend und am ersten postoperativen Tag, danach Reduktion je nach Allgemeinzustand)
  - Kreislaufüberwachung
  - Fludrokortisonpause bei Hydrokortison >50 mg/Tag

Mineralokortikoidsubstitution Die Mineralokortikoidsubstitution ist nur bei Patienten mit primärer NNR-Insuffizienz erforderlich. Sie erfolgt oral durch Einnahme von **Fludrokortison** in einer Dosis von 0,1 mg (0,05–0,2 mg) täglich. Hydrokortison bindet ebenfalls an den Mineralokortikoidrezeptor, jedoch vierhundertfach schwächer (Äquipotenzdosen: 0,1 mg Fludrokortison = 40 mg Hydrokortison). Die mineralokortikoide Wirkung von Hydrokortison reicht zur Deckung des physiologischen Bedarfs erst ab einer Tagesdosis >50 mg aus (also dem Doppelten der maximalen üblichen Tagessubstitutionsdosis).

Zur **Therapiekontrolle** und **Dosisanpassung** der Mineralokortikoidsubstitution wird der arterielle Blutdruck im Sitzen, die Bestimmung von Serumnatrium und Serumkalium sowie die Messung der Plasma-Renin-Aktivität (PRA) herangezogen. Die Elektrolyte sollten im Normbereich liegen, die PRA in der oberen Hälfte des Normbereiches.

Substitution der adrenalen Androgene Das Hauptprodukt der Zona reticularis der Nebennierenrinde ist das Dehydroepiandrosteron (DHEA), das als Sulfatester (DHEAS) in großen Mengen im Blut zirkuliert und neben seiner Bedeutung als Hauptpräkursor der Androgenbiosynthese der Frau wahrscheinlich über eine neurosteroidale Wirkung Bedeutung für zentralnervöse Prozesse hat. In ersten Studien hat eine **Substitution mit DHEA**, insbesondere bei Frauen mit NNR-Insuffizienz, positive Effekte auf Wohlbefinden und Sexualität gehabt, sodass eine Aufnahme der DHEA-Substitution in das Standardtherapieschema zumindest bei weiblichen Patienten mit NNR-Insuffizienz wahrscheinlich ist. Eine DHEA-Substitution kann aber zur Zeit noch nicht als etabliert betrachtet werden und stellt eine experimentelle Therapie dar, v. a. da bisher keine pharmazeutisch hergestellten Präparate verfügbar sind. Bei Patienten mit NNR-Insuffizienz, die trotz optimierter Gluko- und Mineralokortikoidsubstitution anhaltend über verminderte Belastbarkeit, depressive Verstimmung und/oder Libidoverlust klagen, kann ein Therapieversuch (mind. 3–4 Monate) sinnvoll sein. Die Substitution erfolgt mit 25–50 mg DHEA morgens und die **Therapiekontrolle** über Serum-DHEAS (sowie ggf. Androgenkonzentrationen) vor der morgendlichen DHEA-Einnahme.

Therapeutische Sonderfälle

Hypothyreose Bei gleichzeitigem Vorliegen von Morbus Addison und Hashimoto-Thyreoiditis muss vor Einleitung der Thyroxinsubstitution die Glukokortikoidgabe begonnen werden (und zwar vorübergehend in erhöhter Dosis, z. B. 30–40 mg/Tag), da Thyroxin den Metabolismus von Kortisol (bzw. Hydrokortison) beschleunigt und damit die Hypokortisolämie verstärkt.

Essentielle Hypertonie Erkrankt ein Patient mit chronischer NNR-Insuffizienz im Verlauf an einer essentiellen arteriellen Hypertonie, kann eine Reduktion der Mineralokortikoiddosis versucht werden, um Antihypertensiva einzusparen bzw. deren Einsatz herauszuzögern. Dies erfordert dann allerdings eine engmaschigere Elektrolytkontrolle, um das Auftreten von Hyperkaliämie und/oder Hyponatriämie zu verhindern.

Schwangerschaft Während der Schwangerschaft kommt es physiologischerweise zu einem Anstieg von Gesamtkortisol und kortisolbindendem Globulin (CBG), im dritten Trimenon allerdings auch zu einem Anstieg des bioverfügbaren, freien Kortisols. Ebenso ist im 3. Trimenon die physiologische Aldosteronsekretion auf Grund der antimineralokortikoiden Wirkung von Progesteron gesteigert. Dementsprechend muss bei NNR-Insuffizienz die Hydrokortison- und Fludrokortisondosis im letzten Trimenon erhöht werden (z. B. auf 30–40 mg Hydrokortison täglich; Fludrokortisonanpassung auf der Grundlage engermaschiger RR-, Elektrolyt- und Plasma-Renin-Aktivitäts-Kontrollen). Die peripartale Substitution erfolgt nach den Richtlinien zur Glukokortikoiddosisanpassung bei starkem Stress (s. Übersicht S. 596).

Tuberkulose Rifampicin und andere Tuberkulostatika setzen durch hepatische Enzyminduktion die Hydrokortisonhalbwertszeit (nicht aber die Fludrokortison-HWZ) um 30–50% herab. Eine entsprechende Erhöhung der Glukokortikoiddosis (mindestens Verdoppelung der üblichen Tagesdosis) ist erforderlich.

Therapie der akuten Nebenniereninsuffizienz

Die akute NNR-Insuffizienz bzw. **Addison-Krise** stellt einen lebensbedrohlichen Notfall dar. Leitsymptome sind eine ausgeprägte arterielle Hypotonie bis hin zum manifesten Schock ohne erkennbare andere Ursache sowie ein gastrointestinales Beschwerdebild, häufig mit Pseudoperitonitis, sodass die Addison-Krise bei oft gleichzeitig bestehendem Fieber fatalerweise als akutes Abdomen verkannt werden kann. Im weiteren Verlauf können sich Benommenheit und Somnolenz bis hin zu Sopor und Koma entwickeln; im EEG kann dies dann von schweren enzephalopathischen Allgemeinveränderungen begleitet sein.

Häufigste Ursache einer Krise bei Patienten mit bereits diagnostizierter NNR-Insuffizienz sind unzureichende Glukokortikoiddosisanpassung bei Stress sowie Complianceprobleme. Eine weitere wichtige Ursache von adrenalen Krisen ist das plötzliche Absetzen einer chronischen Glukokortikoidtherapie bei Patienten mit steroidpflichtigen Erkrankungen. Wichtig ist in diesem Fall die Notfall- bzw. Fremdanamnese sowie das Achten auf klinische Zeichen des chronischen Glukokortikoidexzesses.

Wenn keine NNR-Insuffizienz vorbekannt ist, darf die Diagnosesicherung nicht die Therapieeinleitung verzögern. Bei klinischem Verdacht auf eine Addison-Krise ist eine umgehende Therapieeinleitung mit **hochdosierter Hydrokortisongabe** und **Rehydratation** zwingend und einzig lebensrettend (siehe Übersicht).

Bei fehlender Verfügbarkeit von Hydrokortison kann initial auch auf die intravenöse Gabe eines synthetischen Glukokortikoids wie Prednison zurückgegriffen werden. Die fehlende Mineralokortikoidwirkung von Prednison muss dann bis zur Verfügbarkeit von Hydrokortison durch vermehrte Volumensubstitution kompensiert werden.

Therapie der Addison-Krise
- 100 mg Hydrokortison im Bolus i.v., dann 150 mg Hydrokortison in Glukose 5%/24h
- Reichliche Flüssigkeitszufuhr (NaCl 0,9% i.v., initial 3 l/6 h, Trinkmenge ad libitum, cave Herzinsuffizienz bei älteren Patienten)
- Kreislaufmonitorisierung (je nach klinischen Befund ggf. Intensivmonitoring)

Zusammenfassung der Therapie

Substitutionstherapie der chronischen NNR-Insuffizienz
- Glukokortikoidsubstitution
  - Hydrokortison (z. B. Hydrokortison Hoechst, Hydrokortison 10 mg Jenapharm Tbl.)
  - Alternativ Kortisonacetat (z. B. Kortisonacetat 25 mg Tbl.; 20 mg Hydrokortison = 37,5 mg Kortisonacetat)
  - Tagesdosis 10 mg Hydrokortison/m² KOF, i. d. R. 15–25 mg pro Tag
  - Zwei bis drei Tagesdosen mit der höchsten Einzeldosis morgens (z. B. Hydrokortison 15–5–0 mg oder 10–10–0 mg oder 10–5–5 mg)
- Mineralokortikoidsubstitution (nur bei primärer NNR-Insuffizienz)
  - Fludrokortison (z. B. Astonin H oder Fludrokortison 0,1 mg Tbl.)
  - Tagesdosis morgendlich 0,1 mg (0,05–0,2 mg)

Therapieverlaufskontrollen bei chronischer NNR-Insuffizienz
- Vorstellung in endokrinologischer Spezialambulanz (im Langzeitverlauf alle 6–12 Monate)
- Überprüfung des Glukokortikoidnotfallausweis (Vorhandensein, Vollständigkeit)
- Nachschulung hinsichtlich Glukokortikoiddosisanpassung bei Stress
- Therapiekontrolle der Glukokortikoidsubstitution
  - Gezielte körperliche Untersuchung (Gewicht, Cushing-Zeichen, Hyperpigmentation)
  - Spezifische Anamnese (Leistungsfähigkeit, Müdigkeit, Appetit, Gewichtsdynamik, Muskel-/Gelenkschmerzen, abdominelle Beschwerden; Krankheitstage? Hospitalisierung? Krisen?)
  - Kortisol- und ACTH-Messungen sind zur Verlaufskontrolle nicht geeignet!
- Therapiekontrolle der Mineralokortikoidsubstitution
  - Blutdruckmessung im Sitzen
  - Serumnatrium, Serumkalium
  - Plasma-Renin-Aktivität (PRA; *Ziel:* oberer Normbereich, z. B. 4,5–7,0 ng/ml/h)
- TSH-Bestimmung (bei isolierter Autoimmunadrenalitis, 30–40% der Patienten entwickeln im Verlauf eine Autoimmunthyreopathie)

8.3.2 Hyperkortisolismus/Cushing-Syndrom

Einleitung

Ein Cushing-Syndrom ist die Gesamtheit der klinischen Symptome, die durch ein Zuviel an Glukokortikoidwirkung entsteht. Die häufigste Ursache des Cushing-Syndroms ist der iatrogene, exogene Glukokortikoidexzess. Das endogene Cushing-Syndrom ist immer die Folge einer Störung der kortikotropen Achse, in der Mehrzahl der Fälle einer übermäßigen Stimulation der Nebennierenrinde durch autonome ACTH-Produktion, wesentlich seltener einer autonomen Glukokortikoidüberproduktion der Nebenniere.

Ätiologie und Pathogenese (Tabelle 8.3-3)

ACTH-abhängiges Cushing-Syndrom (85% der Fälle) Der eigentliche **Morbus Cushing** (70%), das zentrale Cushing-Syndrom, basiert auf einer eutopen ACTH-Mehrsekretion durch ein Mikroadenom der Hypophyse; nur ausnahmsweise misst der Tumor mehr als 1 cm. Die hypophysäre ACTH-Mehrsekretion führt zum Kortisolexzess und zu bilateraler Hyperplasie der Nebennieren. Häufigste Ursache einer **ektopen ACTH-Sekretion** (15%) sind Karzinoidtumoren, die zumeist in der Lunge, seltener im Thymus oder in anderen Regionen lokalisiert sind. Ebenfalls zur ektopen ACTH-Produktion befähigt sind endokrine Pankreastumoren, medulläre Schilddrüsenkarzinome sowie Phäochromozytome bzw. Paragangliome. Bei ihnen ist, wie beim Bronchialkarzinoid, klinisch häufig die Lokalisation des Tumors das Hauptproblem. In manchen Fällen kann der Tumor über Jahre hinaus nicht nachgewiesen werden, man spricht dann vom okkulten ektopen ACTH-Syndrom. Die tumorbedingte, ektope Sekretion von CRH (Corticotropin-Releasing-Hormon) mit konsekutiver Überstimulation der hypophysären ACTH-Sekretion ist eine Rarität. In seltenen Fällen findet sich beim kleinzelligen Bronchialkarzinom eine ektope ACTH-Produktion, dabei ist das Tumorleiden meist bereits fortgeschritten und bestimmt die Klinik.

ACTH-unabhängiges Cushing-Syndrom (15% der Fälle) Das ACTH-unabhängige, primär adrenale Cushing-Syndrom ist zumeist Folge der autonomen Glukokortikoidproduktion durch ein **Nebenierenadenom**. Wesentlich seltener findet sich ein **Nebennierenrindenkarzinom** als Cushing-Ursache. Da die Steroidproduktion eines Karzinoms oft ineffektiv ist, findet sich bei Diagnosestellung meist bereits eine relativ große Tumormasse. Charakteristisch für ein Karzinom ist auch die gleichzeitige Mehrsekretion anderer Steroide (Androgene, 17-OH-Progesteron, sehr selten Östrogene oder Mineralokortikoide), während ein Cushing-Adenom auf der monoklonalen Expansion einer Nebennierenrindenzelle beruht und daher typischerweise nur Glukokortikoide sezerniert. Seltene Ursache des adrenalen Cushing-Syndroms ist die **mikronoduläre Hyperplasie**. Die Erkrankung tritt familiär gehäuft auf als Teil des **Carney-Komplexes** (mikronoduläre NNR-Hyperplasie, multiple Lentigines, gehäuft perioral, ggf. atriale Myxome). Diese Erkrankung manifestiert sich oft bereits im Kindes- oder jungen Erwachsenenalter. Die bilaterale ACTH-unabhängige **makronoduläre Hyperplasie** ist ebenfalls eine seltene Erkrankung, deren Pathogenese nicht geklärt ist. Oft ist die Nebenniere grotesk vergrößert mit multiplen Knoten, die den Nebennieren ein traubenartiges Aussehen geben. Sehr seltene Sonderformen des adrenalen Cushing-Syndroms beruhen auf einer **ektopen adrenalen Rezeptorexpression**, wie z. B. das **nahrungsabhängige Cushing-Syndrom** durch ektope Expression von GIP-Rezeptoren („gastric inhibitory peptide"), die nach Stimulation der endogenen GIP-Produktion durch Nahrungszufuhr eine Kortisolmehrsekretion vermitteln.

Tabelle 8.3-3. Ursachen des Cushing-Syndroms und ihre relativen Häufigkeiten

Ursache	Häufigkeit
ACTH-abhängiges Cushing-Syndrom	**85% aller Fälle**
Morbus Cushing (ACTH-produzierendes Hypophysenadenom)	ca. 70%
Ektopes ACTH-Syndrom (paraneoplastische ACTH-Sekretion)	ca. 15%
Ektope Corticotropin-Releasing-Hormon- (CRH-)Sekretion (paraneoplastisch)	Rarität
ACTH-unabhängiges Cushing-Syndrom	**15% aller Fälle**
Nebennierenrindenadenom	ca. 10%
Nebennierenrindenkarzinom	ca. 5%
Mikronoduläre Nebennierenrindenhyperplasie (u. a. Carney-Komplex)	Sehr selten
Makronoduläre Nebennierenrindenhyperplasie	Sehr selten
Cushing-Syndrom bei aberranter adrenaler Rezeptorexpression (z. B. GIP-Rezeptor, LH-Rezeptor)	Raritäten

Klinik und Diagnostik

Die Diagnose Cushing-Syndrom lässt sich nicht durch das Vorliegen eines Leitsymptoms stellen, sondern die Kombination verschiedener Symptome und Befunde führt zu der Verdachtsdiagnose Hyperkortisolismus. Wichtig für die klinische Diagnose des Cushing-Syndroms ist, auf spezifische Krankheitszeichen zu achten. Dies sind neben Hautveränderungen (Hautatrophie, Ekchymosen, breite und livide Striae) eine zentripetale, stammbetonte Fettverteilung mit Vollmondgesicht, Büffelnacken und abdomineller Adipositas bei schlanken Extremitäten sowie eine proximal betonte Muskelschwäche, die mit Atrophie der Glutealmuskulatur einhergehen kann und Treppensteigen sowie Aufstehen aus der Hocke erschwert. Durch die glukokortikoidbedingte Gonadotropinsuppression kommt es bei Frauen zu Zyklusunregelmäßigkeiten bis hin zur Amenorrhoe. Bei Männern treten regelhaft ein Libidoverlust und eine erektile Dysfunktion auf. Charakteristischerweise kommt es auch zu psychischen Veränderungen, v. a. Müdigkeit und Depressionen, aber auch zu Ängsten; in Einzelfällen können psychotische Störungen mit depressiver oder paranoider Symptomatik auftreten. Insgesamt dominiert eine emotionale Labilität, die bei Frauen durch den Östrogenmangel noch verstärkt wird. Als Folge des Glukokortikoidexzesses manifestiert sich neben einer Osteoporose mit Wirbelkörperkompressionsfrakturen oft eine arterielle Hypertonie und eine diabetische Stoffwechsellage, wodurch es zu einem signifikanten Anstieg des kardiovaskulären Risikos kommt. Im Blut finden sich eine Leukozytose (mit Lympho- und Eosinopenie), eine Thrombozytose sowie häufig eine ausgeprägte Hypokaliämie.

Diagnosesicherung Besteht der klinische Verdacht auf das Vorliegen eines endogenen Cushing-Syndroms, muss vor jeder weiteren Diagnostik, insbesondere vor jeglicher Bildgebung, eine **biochemische Diagnosesicherung** erfolgen. Dabei gilt, dass die einmalige Messung eines Kortisolwertes im Serum keinen diagnostischen Wert besitzt. Serumkortisol kann u. a. erhöht sein bei Stress und Einnahme oraler Kontrazeptiva, und selbst bei manifestem Cushing-Syndrom liegen die Kortisolwerte im Tagesverlauf teilweise im Normbereich.

Die einmalige Messung des basalen Serumkortisols ist in der Diagnostik des Cushing-Syndroms vollständig wertlos! Zur Diagnosesicherung können drei Verfahren eingesetzt werden:

Der **Dexamethasonkurztest** wird als Screening-Test bevorzugt. Dabei werden 1 mg Dexamethason oral abends um 23 Uhr verabreicht, am nächsten Morgen erfolgt zwischen 8 Uhr und 9 Uhr eine Blutentnahme zur Bestimmung von Serumkortisol. Bei Gesunden beträgt das Kortisol im Serum dann <3 µg/dl, bei Cushing-Patienten >5 µg/dl (µg/dl × 2.759 = nmol/l). Der Test hat eine Sensitivität von 95%, jedoch eine deutlich geringere Spezifität und dient damit in erster Linie der Ausschlussdiagnostik. Die **Ausscheidung von freiem Kortisol im Urin** ist bei Patienten mit Cushing-Syndrom deutlich erhöht (>100 µg/Tag). Sammelfehler können zu falsch-positiven Befunden führen. Weiterhin diagnosesichernd ist der **Nachweis einer gestörten bzw. aufgehobenen Kortisoltagesrhythmik.** Eine elegante Methode ist die **zirkadiane Messung des freien Kortisols im Speichel**. Im Falle eines Cushing-Syndroms ist die physiologische Tagesrhythmik mit frühmorgendlichem Kortisolanstieg und abendlich sehr niedrigen Werten nicht mehr nachweisbar, sondern es zeigt sich eine starre zirkadiane Kortisolsekretion auf hochnormalem bzw. erhöhtem Niveau. Ebenfalls sehr gut geeignet ist die **Bestimmung des Mitternachtkortisols**, d. h. die Blutentnahme um 24 Uhr, bevorzugt beim schlafenden Patienten. Physiologischerweise ist Serumkortisol um 24 Uhr <2 µg/dl, Werte über 5 µg/dl sind sicher pathologisch im Sinne eines Hyperkortisolismus.

Differentialdiagnostik Erst wenn die Diagnose des Cushing-Syndroms eindeutig gesichert ist, erfolgt eine differentialdiagnostische Funktionsdiagnostik durch den spezialisierten Endokrinologen, um die Ursache des Glukokortikoidexzesses aufzuklären. Der erste und wichtigste Schritt ist die Klärung der Frage, ob das Cushing-Syndrom ACTH-abhängig oder ACTH-unabhängig ist. Beim primären, adrenalen Cushing-Syndrom ist Plasma-ACTH stets supprimiert, während ein erhöhtes und auch ein normales Plasma-ACTH in Gegenwart eines Hyperkortisolismus das Vorliegen eines ACTH-abhängigen Cushing-Syndroms belegt.

Zur Differentialdiagnostik des ACTH-abhängigen Cushing-Syndroms werden zwei Funktionstests, der **CRH-Test** und der hoch dosierte Dexamethasontest, eingesetzt. Der CRH-Test (100 µg CRH i.v.; Blutentnahmen auf Plasma-ACTH und Serumkortisol basal und 15, 30, 60 min nach Injektion) führt bei 90% der Patienten mit zentralem Cushing-Syndrom zum Anstieg des basalen Plasma-ACTH um mindestens 40%, i. d. R. >100%. Beim ektopen Cushing-Syndrom ist ein solcher Anstieg nur in 10% der Fälle zu verzeichnen. Im hochdosierten **Dexamethasontest** (4-mal 2 mg/Tag über 48 h; Blutentnahme auf Serumkortisol basal, nach 24 und 48 h) kommt es beim Morbus Cushing in 80% der Fälle zu einer Suppression des basalen Serumkortisols um mindestens 50%, während beim ektopen ACTH-Syndrom eine solche Suppression nur in 10–20% der Fälle beobachtet wird. Der gleichsinnige Ausfall beider Testverfahren lässt mit an Sicherheit grenzender Wahrscheinlichkeit die Diagnose eines Morbus Cushing (ACTH nach CRH stimuliert, Cortisol nach Dexa supprimiert) bzw. eines ektopen Cushing-Syndroms (keine relevante ACTH-Stimulation bzw. Cortisolsuppression) zu. Bei unentschiedener Testdiagnostik (ein Test positiv, einer negativ) sollte zur definitiven Klärung eine **bilaterale Katheterisierung des Sinus petrosus inferior mit CRH-Stimulation** durchgeführt werden (Blutentnahmen aus Sinus petrosus inferior beidseits und aus peripherer Vene auf Plasma-ACTH basal, 2 und 5 min nach peripherer Injektion von 100 µg CRH i.v.) Ein zentral peripherer ACTH-Gradient >3 wird als beweisend für einen Morbus Cushing angesehen, das Fehlen eines zentral-peripheren Gradienten spricht dementsprechend für eine ektope ACTH-Quelle.

Bildgebende Verfahren Die Methode der Wahl zur Bildgebung bei biochemischen Nachweis eines adrenalen Cushing-Syndroms ist die **Computertomographie der Nebennierenregion**. Häufigste Ursache sind unilaterale Nebennierenadenome, prinzipieller Verdacht auf Malignität besteht bei Raumforderungen mit mehr als 5 cm Durchmesser. Sind in beiden Nebennieren Knoten nachweisbar, so handelt es sich um die seltene makronoduläre Hyperplasie der Nebenniere als Ursache des Hyperkortisolismus. Erscheinen beide Nebennieren morphologisch unauffällig, so liegt mit großer Wahrscheinlichkeit eine mikronoduläre Hyperplasie vor. In diesem Fall muss durch selektive Katheterisierung der Nebennierenvenen und bilaterale Blutentnahme zur Bestimmung des Cortisol/Aldosteron-Quotienten nachgewiesen werden, dass beide Nebennieren am Glukokoidexzess beteiligt sind. Wenn sich aus der Funktionsdiagnostik ein Verdacht auf ein zentrales Cushing-Syndrom ergibt, ist die **Kernspintomographie der Hypophysenregion** die Methode der Wahl. Mit diesem Verfahren gelingt bei 45–65% der Patienten mit kortikotropem Hypophysenadenom der Nachweis einer Raumforderung. Die relativ geringe Sensitivität der Methode ist nicht überraschend, da der mittlere Durchmesser von ACTH-bildenden Hypophysentumoren bei nur 4–5 mm liegt, weshalb kleine Adenome auch mit hoch auflösenden Verfahren nicht nachgewiesen werden können. Die Spezifität der Kernspintomographie wird eingeschränkt durch die Beobachtung, dass sich bei 10–15% der Normalbevölkerung winzige Raumforderungen im Bereich der Hypophyse als Zufallsbefunde (Inzidentalome) nachweisen lassen. Die Dünnschichtcomputertomographie der Sellaregion ist ein wesentlich insensitiveres Verfahren. Spricht das Ergebnis der endokrinen Funktionsdiagnostik inkl. des Sinus-petrosus-Katheters für ein ektopes Cushing-Syndrom, so sind zur Lokalisation der ACTH-bildenden Quelle eine Reihe von Bildgebungsuntersuchungen notwendig. Hier helfen besonders das **Dünnschicht-CT der Hilusregion** sowie in Einzelfällen die thorakale Kernspintomographie oder auch die **Octreotidszintigraphie** weiter (neben der sorgfältigen und wiederholten Betrachtung der Bildgebung!). Weiterhin sollten eine **Schilddrüsensonographie** und eine Kalzitoninmessung sowie eine **Abdomensonographie** und Gastrinbestimmung erfolgen, ggf. ergänzt durch eine **Endosonographie des Pankreas**.

Therapie

Das Therapieziel ist die Beseitigung des Cushing-Syndroms, die energisch und konsequent betrieben werden muss. Denn unbehandelt beträgt die mediane Lebenserwartung bei Cushing-Syndrom fünf Jahre. Bei Verzögerung der Therapie kann es zu irreversiblen Schäden (z. B. Wirbelfrakturen, Koronarsklerose) kommen. Die Behandlung der Wahl ist in der Regel die chirurgische Entfernung der pathologischen Hormonquelle. Die Erfahrung des Chirurgen spielt für das Behandlungsergebnis eines herausragende Rolle. Strahlentherapie und medikamentöse Behandlung bleiben primär inoperablen Fällen bzw. Rezidiven nach initial chirurgischer Therapie vorbehalten. Bei ausgeprägten und stark beeinträchtigenden Symptomen des Cushing-Syndroms kann es sinnvoll sein, eine adrenostatische Therapie dem operativen Eingriff vorzuschalten, um die perioperative Morbidität zu senken.

Chirurgische Therapie Der **selektive transsphenoidale Hypophyseneingriff** zur Adenomentfernung ist die Therapie der Wahl beim Morbus Cushing. Erfahrene Hypophysenchirurgen erreichen eine Remissionsrate von 80–90%. Rezidive nach primär erfolgreicher Adenomektomie treten in 10–20% der Fälle auf. Die Ergebnisse eines Zweiteingriffs an der Hypophyse sind deutlich schlechter. In den Händen des spezialisierten Chirurgen ist die Mortalität des Eingriffs <1%; Komplikationen wie Liquorfistel, Meningitis und HVL-Insuffizienz treten in 1–3% der Fälle auf. Gelingt es mit neurochirurgischen Maßnahmen nicht, eine Remission des zentralen Cushing-Syndroms zu erreichen, so sollte rasch die bilaterale Adrenalektomie angeschlossen werden. Gleiches gilt beim ektopen Cushing-Syndrom, wenn die ACTH-Quelle nicht lokalisiert werden kann. Durch die **bilaterale Adrenalektomie** wird der Hyperkortisolismus definitiv beseitigt, es ist jedoch eine lebenslange Substitution mit Gluko- und Mineralokortikoiden erforderlich. Die bilaterale Adrenalektomie ist ein großer Eingriff mit einer nicht unbedeutenden Mortalität (ca. 1–3%), die durch den gekonnten Einsatz laparoskopischer Techniken gesenkt werden kann. Wichtig ist auch eine optimale perioperative Betreuung (hohes Thromboserisiko!). Die bilaterale Adrenalektomie ist auch die Therapie der Wahl beim adrenalen Cushing-Syndrom als Folge einer bilateralen (makro- oder mikronodulären) Hyperplasie der Nebenniere. Ein einseitiger Nebennierentumor als Ursache des Glukokortikoidexzesses kann durch unilaterale Adrenalektomie beseitigt werden. Auch hier entsteht postoperativ, ebenso wie nach der chirurgischen Entfernung eines ektop ACTH sezernierenden Tumors, eine vorübergehende, aber über viele Monate anhaltende, substitutionsbedürftige NNR-Insuffizienz.

Nachsorge nach erfolgreicher Beseitigung des Cushing-Syndroms Prinzipiell gilt, dass bei allen Eingriffen mit dem Ziel der Beseitigung der Hyperkortisolismus eine **perioperativ beginnende Glukokortikoidsubstitution** (Tabelle 8.3-4) erfolgen muss. Andernfalls droht nach Beseitigung der Kortisol- bzw. ACTH-bildenden Quelle eine akute, lebensbedrohliche NNR-Insuffizienz, da die kontralaterale Nebenniere bzw. die gesamte kortikotrope Achse als Folge des lang dauernden Glukokortikoidexzesses supprimiert sind. Die Patienten müssen in die Besonderheiten der Glukokortikoidsubstitution (inkl. Dosisanpassung bei Stress, Operationen etc.) eingewiesen werden und einen Notfallausweis erhalten. Eingehend informiert werden sollten sie auch über die beim sog. **Postadrenalektomiesyndrom** zu erwartenden Beschwerden nach erfolgreicher Sanierung des Cushing-Syndroms (Gliederschmerzen, Gelenkschwellungen, Stimmungsschwankungen) und über die Zeitdauer von 6–24 Monate bis zur Erholung der Nebennierenrindenfunktion, was durch regelmäßige ACTH-Tests unter langsamer Reduktion der Hydrokortisondosis überwacht wird.

Nach bilateraler Adrenalektomie bei Morbus Cushing kann sich in bis zu 10% der Fälle, bevorzugt bei jungen Patienten, ein rasch und zumeist infiltrativ wachsendes Hypophysenmakroadenom entwickeln, der sog. **Nelson-Tumor**. Bevorzugt betroffen sind jüngere Patienten, typische Symptome sind extrem hohe ACTH-Plasmakonzentrationen mit konsekutiver Hyperpigmentation, später auch Sellaausweitung und ggf. Sehstörungen als Folge der zunehmenden Tumorgröße. Die Gefahr des Nelson-Tumors muss bei der Nachsorge berücksichtigt werden und es muss ggf. rechtzeitig eine Strahlen- oder operative Therapie eingeleitet werden.

Strahlentherapie Da die Wirkung einer Hypophysenbestrahlung nur protrahiert einsetzt, sollte eine Strahlentherapie nichtoperablen Patienten vorbehalten bleiben. Neue strahlentherapeutische Option ist die Strahlenchirurgie in der Hypophysenregion mit dem Gamma-Knife. Die Ergebnisse dieses Verfahrens sind bisher aber nicht gut genug dokumentiert, um sie allgemein empfehlen zu können.

Medikamentöse (adrenostatische) Therapie Eine Pharmakotherapie des Cushing-Syndroms ist nur indiziert bei inoperablen Patienten bzw. Patienten mit chirurgisch nicht zu beseitigender Hormonüberproduktion (metastasiertes NNR-Karzinom, metastasiertes ACTH-produzierendes Karzinoid) sowie zur Beseitigung des Hyperkortisolismus vor geplanter chirurgischer Sanierung, insbesondere bei Patienten mit schweren Akutsymptomen des Cushing-Syndroms (schwere Hypokaliämie, Psychose). Eine zuverlässige Wirkung auf den Glukokortikoidexzess haben nur adrenostatische Pharmaka, die die Steroidsynthese der Nebenniere effektiv hemmen (Tabelle 8.3-5). Hauptnebenwirkung, die eine engmaschige Überwachung erforderlich macht, ist der Auftritt einer NNR-Insuffizienz. Im Zweifelsfall ist eine ergänzende Substitutionstherapie mit Glukokortikoiden, seltener auch mit Mineralokortikoiden, durchzuführen. Zumindest für besondere Belastungen sollte der Patient sicherheitshalber mit Hydrokortison abgedeckt werden und einen Glukokortikoidnotfallausweis besitzen.

o,p'DDD (Lysodren, Mitotane) ist ein Analogon des Insektizides DDD, das neben einer Hemmung der Kortisolsynthese adrenolytisch wirkt (insbesondere auf die Zonae fasciculata und reticularis). Die Substanz wird bevorzugt eingesetzt, wenn eine langfristige Pharmakotherapie notwendig ist, v. a. beim NNR-Karzinom. Die Tagesdosis liegt zwischen 1,5 und max. 12 g, zur besseren Verträglichkeit auf mehrere Tagesdosen verteilt. Die Therapie wird einschleichend begonnen und nur langsam gesteigert. Die Nebenwirkungen (hauptsächlich gastrointestinale und zentralnervöse) treten protrahiert auf und sind bei

Tabelle 8.3-4. Peri- und unmittelbar postoperative Glukokortikoidsubstitution bei chirurgischer Beseitigung eines Cushing-Syndroms

Zeitraum	Dosierung
Am Operationstag und am ersten postoperativen Tag	200 mg Hydrokortison in 5%iger Glukose über 24 h kontinuierlich i.v. (präoperativ beginnend)
Im weiteren postoperativen Verlauf	Reduktion der Hydrokortisontagesdosis um 50 mg alle 1–2 Tage je nach klinischem Befund
Auf Normalstation (nach 4–7 Tagen)	Umstellung auf orale Therapie, z. B. 30–20–10 mg Hydrokortison pro Tag, langsame Reduktion je nach klinischem Befinden
Bei Entlassung	30–40 mg Hydrokortison pro Tag, im weiteren ambulanten Verlauf schrittweise Reduzierung bis auf normale Substitutionsdosis 20 mg, gefolgt von weiterer Reduzierung bis zur Erholung der NNR-Funktion (regelmäßige Funktionstestung!)

Tabelle 8.3-5. Adrenostatische Substanzen für die medikamentöse Therapie des Cushing-Syndroms

Substanz	Wirkmechanismus	Tagesdosis	Nebenwirkungen
o,p'DDD (Lysodren, Mitotane)	Zerstörung der Zonae fasciculata et reticularis	3-mal 0,5 bis 3-mal 4,0 g per os	Übelkeit, Erbrechen, Schwindel, Somnolenz, Exantheme
Ketoconazol (Nizoral)	Hemmung von P450c17 (17 β-Hydroxylase und 17,20-Lyase), P450c11 (11β-Hydroxylase) und P450scc	400–1200 mg per os	Transaminasenanstieg, Hepatitis (1:15.000), Übelkeit, Gynäkomastie
Metyrapon (Metopiron)	Hemmung von P450c11 (11β-Hydroxylase) und P450scc	750–2000 mg per os	Übelkeit, Müdigkeit, Hirsutismus
Aminoglutethimid (Orimeten)	Hemmung von P450scc (Desmolase)	500–2000 mg per os	Müdigkeit, Myalgien, Kopfschmerzen, Exantheme
Etomidat (Hypnomidate)	Hemmung von P450c11 (11 β-Hydroxylase) und P450scc	50–80 mg i.v.-Perfusor/24 h	Sedation, Atemdepression

Tagesdosen ab 6 g oft dosislimitierend. o,p'DDD hat eine extrem lange Halbwertszeit durch starke Akkumulation im Fettgewebe und ist oft noch Monate nach Einnahmeende im Serum nachweisbar. Ein Monitoring der Therapie durch die Bestimmung der Serumkonzentrationen ist sinnvoll.

Ketoconazol (Nizoral) hemmt die adrenale und testikuläre Steroidbiosynthese. In einer Dosierung von 600–1000 mg/Tag kann oft ein guter therapeutischer Effekt erreicht werden. Die sichere Beurteilung der Wirkung ist erst nach 14 Tagen möglich. Die gefürchtetste Nebenwirkung ist die Hepatitis, ansonsten ist die Verträglichkeit gut. Bei männlichen Patienten muss die Wirkung auf die Androgensekretion geprüft werden und ggf. eine Androgensubstitution erfolgen (z. B. 250 mg Testosteron-Enanthat alle drei Wochen i.m.).

Auch **Metyrapon (Metopiron)** hemmt die Steroidbiosynthese. Durch eine Tagesdosis zwischen 1 und 3 g lässt sich oft eine deutliche Besserung des Hyperkortisolismus erreichen. Das Präparat ist derzeit in Deutschland nicht verfügbar und muss aus dem Ausland eingeführt werden. Die Tagesdosis sollte in verteilten Dosen und zu den Mahlzeiten eingenommen werden.

Aminoglutethimid (Orimeten) hemmt die adrenale Steroidbiosynthese in einer Dosierung von 1–2 g/Tag, aufgeteilt in drei Einzeldosen. Die Nebenwirkungsrate ist relativ hoch. Aminoglutethimid kann mit Metyrapon kombiniert werden.

Etomidat (Hypnomidate) ist das einzige parenteral verfügbare Adrenostatikum und wird eingesetzt, wenn eine zuverlässige und rasche Kortisolsenkung erwünscht ist (Steroidpsychose). Mit einer Tagesdosis von 80 mg als kontinuierliche Infusion treten keine sedierenden Nebenwirkungen auf, und der Hyperkortisolismus wird rasch korrigiert. Wegen der hypnotischen Potenz von Etomidat müssen Fehldosierungen sorgfältig vermieden werden (engmaschige Überwachung, ggf. kardiopulmonales Monitoring erforderlich!).

Prognose

Die Prognose des Cushing-Syndroms wird bestimmt durch die Grunderkrankung und den Zeitpunkt von Diagnose und Therapie. Unbehandelt führt die Erkrankung innerhalb von wenigen Jahren zum Tode. Bis zur Diagnosestellung, die bei vielen Patienten erst nach längerem Krankheitsverlauf erfolgt, sind häufig bereits irreversible Schäden eingetreten (Wirbelfrakturen, Striae distensae etc.), und es bestehen meist sekundäre Folgeerkrankungen, wie arterielle Hypertonie und Diabetes mellitus. Gelingt es, die Ursache des Cushing-Syndroms zu eliminieren, so ist die Prognose längerfristig gut. Häufig vergehen allerdings 12–24 Monate mit der Notwendigkeit überbrückender Hydrokortisonsubstitution, bis der Patient seine alte Leistungsfähigkeit wieder erreicht hat.

8.3.3 Hyperaldosteronismus

Einleitung

Das klinische Leitsymptom einer vermehrten Mineralokortikoidsekretion ist die hypokaliämische Hypertonie. Neuere Untersuchungen zeigen, dass bei nachgewiesenem Hyperaldosteronismus oft auch normale Serumkaliumwerte vorliegen, was die Diskussion um die tatsächliche Prävalenz des Hyperaldosteronismus bei Patienten mit sog. essentieller Hypertonie neu entfacht hat.

Ätiologie und Pathogenese (Tabelle 8.3-6)

Die bei weitem häufigste Ursache des Mineralokortikoidhochdrucks ist der **primäre Hyperaldosteronismus** (Conn-Syndrom) als Folge einer adrenalen Mehrsekretion von Aldosteron. In unselektierten Patientenkollektiven mit essentieller Hypertonie sind Prävalenzen von 0,5–2,0% beschrieben; in neueren Studien z. T. 5–12%. Zugrundeliegend findet sich in ca. 2/3 der Fälle ein **unilaterales aldosteronproduzierendes Nebennierenadenom (APA)**. Im verbleibenden Drittel liegt dem primären Hyperaldosteronismus eine **bilaterale mikronoduläre adrenale Hyperplasie**, der sog. idiopathische Hyperaldosteronismus (IHA), zugrunde. Diese ist in der Regel mikronodulär, nur 1–5% aller Fälle sind makronodulär. Sehr selten (1–2% aller Fälle) ist ein **aldosteronproduzierendes NNR-Karzinom** oder ein dexamethasonsuppressibler Hyperaldosteronismus die Krankheitsursache. Während aldosteronproduzierende Adenome und Karzinome der Nebennierenrinde eine autonome, durch Angiotensin nicht mehr zu regulierende

Tabelle 8.3-6. Ursachen des Mineralokortikoidhochdrucks

Diagnose	Pathogenese des Hochdrucks	Häufigkeit
Primärer Hyperaldosteronismus (Conn-Syndrom)		
Aldosteronproduzierendes Nebennierenadenom (APA)	Aldosteron ↑	66%
Bilaterale mikronoduläre Hyperplasie (idiopathischer Hyperaldosteronismus, IHA)	Aldosteron ↑	33%
Aldosteronproduzierendes NNR-Karzinom	Aldosteron ↑	<1%
Dexamethasonsuppressibler Hyperaldosteronismus	Aldosteron ↑ (11β-Hydroxylase (CYP11B1)/Aldosteronsynthase(CYP11B2)-Hybridgen, dadurch paradoxe Stimulierbarkeit der Aldosteronsynthese durch ACTH)	<1%
Bilaterale makronoduläre Hyperplasie	Aldosteron ↑	Sehr selten
Pseudohyperaldosteronismus		
Apparent Mineralokortikoid Excess (AME)	Verminderte Inaktivierung von Kortisol zu Kortison, dadurch vermehrte Kortisolbindung am Mineralokortikoidrezeptor (MR) (Mutationen im Gen für 11β-Hydroxysteroid-Dehydrogenase Typ 2)	Sehr selten
Liddle-Syndrom	Aktivierende Mutation des epithelialen Natriumkanals (eNac), dadurch Wegfall der inhibierenden Regulation des Natriumtransports durch Mineralokortikoide	Sehr selten
17α-Hydroxylase oder 11β-Hydroxylasemangel	Vermehrte Stimulation der Nebenniere durch ACTH als Folge des Enzymblocks, dadurch Akkumulation und vermehrte MR-Bindung von Desoxycorticosteron (Mutationen in CYP17 bzw. CYP11B1)	Sehr selten

Aldosteronsekretion aufweisen, zeigt die bilaterale Hyperplasie eine erhöhte Angiotensin-II-Empfindlichkeit. Beim **dexamethasonsuppressiblen Hyperaldosteronismus** entsteht durch eine Stimulation der Aldosteronsynthese durch ACTH, die sich durch ein chimäres Gen erklärt (das durch Angiotensin stimulierbare Aldosteronsynthasegen enthält Anteile des durch ACTH regulierten 11β-Hydroxylasegens). Die Erhöhung anderer Steroide mit Mineralokortikoidwirkung kann zum **Pseudohyperaldosteronismus** führen. So hat Kortisol ebenfalls eine mineralokortikoide Wirkung und eine verminderte Inaktivierung von Kortisol zu Kortison durch die 11β-Hydroxysteroiddehydrogenase Typ 2 (11βHSD2) auch einen Mineralokortikoidhochdruck zur Folge. Homozygote inaktivierende Mutationen der 11βHSD2 sind die Grundlage des „**apparent mineralocorticoid excess**" (**AME**); die 11βHSD2 kann auch durch Carbenoxolon und Lakritzabusus inhibiert werden. Eine Akkumulation des mineralokortikoidwirksamen Desoxycorticosteron, z. B. im Rahmen eines adrenogenitalen Syndroms bei **11β-Hydroxylase-** oder **17α-Hydroxylasemangel**, hat ebenfalls eine Hypertonie zur Folge. Eine weitere seltene Ursache der hypokaliämischen Hypertonie ist das **Liddle-Syndrom**, das durch eine aktivierende Mutation im Gen für den epithelialen Natriumkanal (eNac) verursacht wird, was den epithelialen Natriumtransport der Kontrolle durch Mineralokortikoide entzieht.

Klinik und Diagnostik

Die Symptomatik des primären Hyperaldosteronismus ist relativ unspezifisch. Neben einer arteriellen Hypertonie finden sich vor allem Folgeerscheinungen der Hypokaliämie mit Müdigkeit, Muskelschwäche, Durst, Polyurie und Nykturie. Dennoch weisen bis zu 40% der Patienten ein normales Serumkalium auf. Um das Vorliegen einer Hypokaliämie bei einem hypertensiven Patienten zu verifizieren, sollte eine Diuretikatherapie ggf. zwei Wochen pausiert werden, gefolgt von einer erneuten Messung des Serumkaliums. Die Indikation zur **biochemischen Ausschlussdiagnostik eines Hyperaldosteronismus** besteht bei Patienten mit nachgewiesener Nebennierenraumforderung und arterieller Hypertonie, bei Patienten mit hypokaliämischer Hypertonie und bei Patienten mit schwerer, therapieresistenter Hypertonie. Angesichts der möglicherweise höheren Prävalenz des Hyperaldosteronismus als bisher angenommen, wird auch diskutiert, ob nicht bei jedem Hypertoniker einmalig das Vorliegen eines Hyperaldosteronismus ausgeschlossen werden sollte.

Abzugrenzen vom primären Hyperaldosteronismus ist der sekundäre Hyperaldosteronismus als Folge einer Reninaktivierung, z. B. im Rahmen einer renovaskulären Hypertonie. Beim mineralokortikoidinduzierten Hochdruck hingegen ist die Plasma-Renin-Aktivität (PRA) regelhaft supprimiert. Findet sich bei supprimierter PRA ein normales oder erhöhtes **Serumaldosteron** bzw. eine **erhöhte Aldosteron-18-Glucuronid-Ausscheidung** im 24-h-Urin, so liegt ein primärer Hyperaldosteronismus vor. Ist sowohl PRA wie Aldosteron erniedrigt, muss an einen durch ein anderes Mineralokortikoid (Kortisol, Desoxycorticosteron) verursachten Hochdruck gedacht werden. Die Bestimmung von PRA und Serumaldosteron kann im Screening unter Orthostasebedingungen und Fortführung der vorbestehenden antihypertensiven Medikation durchgeführt werden. Dabei weist ein **Aldosteron(ng/l)/PRA(ng/ml/h)-Quotient** >500 auf einen primären Hyperaldosteronismus hin (>250 normal, 250–500 Grenzbereich). Zur Absicherung der Diagnose kann ein Salzbelastungstest durchgeführt werden (Infusion von 3 l NaCl 0,9% über 6 h, Blutentnahme auf PRA und Aldosteron basal, nach 3 und 6 h). Physiologischerweise erfolgt dadurch eine Suppression von PRA und Aldo, die beim APA fehlt und beim IHA unvollständig ist.

Tabelle 8.3-7. Differentialdiagnostik des primären Hyperaldosteronismus

Diagnose	Basalwerte			Dynamische Testverfahren		
	PRA	Serumaldo	Aldo-18-Gluc (im 24-h-Urin)	Kochsalzbelastung	Orthostasetest	ACTH-Test
APA	↓	↑	↑	PRA → S-Aldo →	S-Aldo → S-18OHB – basal ↑ – n. Orth. →	S-Aldo ↑
IHA	↓	↑ oder (↑)	↑	PRA (↓) S-Aldo (↓)	S-Aldo S-18OHB – basal → - n. Orth. ↑	S-Aldo →
DSHA	wie APA	wie APA	wie APA	wie APA	wie APA	S-Aldo ↑↑

APA Aldosteronproduzierendes Adenom; *IHA* idiopathischer Hyperaldosteronismus; *DSHA* dexamethasonsupressibler Hyperaldosteronismus; *PRA* Plasma-Renin-Aktivität; *Aldo* Aldosteron; *18OHB* 18-Hydroxy-Corticosteron; *Aldo-18-Gluc* Aldosteron-18-Glucuronid.

Die weitere Differentialdiagnostik (Tabelle 8.3-7) erfolgt durch den **Orthostasetest** (Aldo- und PRA-Bestimmung um 8 Uhr vor dem Aufstehen aus der Nachtruhe oder ersatzweise nach mindestens 30-minütigem Liegen und um 12 Uhr nach mindestens 60-minütiger Orthostase, was physiologischerweise zu einer Aktivierung des Renin-Angiotensin-Systems führt). Dabei zeigt sich beim aldosteronproduzierenden Adenom (APA) kein Aldosteronanstieg, während sich die Aldosteronproduktion auf dem Boden einer bilateralen Hyperplasie durch den Orthostasereiz stimulieren lässt. Der Aldosteronvorläufer **18-Hydroxy-Corticosteron (18OHB)** im Serum ist beim APA im Liegen basal erhöht und steigt nach Orthostase nicht an, während 18OHB bei der bilateralen Hyperplasie basal normal ist und nach Orthostase deutlich ansteigt. Ergänzend kann auch ein **ACTH-Test** durchgeführt werden. Die Aldosteronsekretion beim APA wird durch ACTH stimuliert, nicht aber die der bilateralen Hyperplasie; ein überschießender Aldosteronanstieg weist auf einen dexamethasonsuppressiblen Hyperaldosteronismus hin. Sprechen die Ergebnisse der biochemischen Funktionsdiagnostik für ein APA und zeigt sich in der Bildgebung dazu passend eine unilaterale Nebennierenraumforderung >1 cm, ist die Diagnose gesichert. Gleiches gilt bei biochemischer Funktionsdiagnostik, die für eine bilaterale Hyperplasie spricht, bei gleichzeitig fehlendem Nachweis eines umschriebenen Nebennierentumors in der Bildgebung. Conn-Adenome sind allerdings oft klein (0,5–2,0 cm) und können der Sensitivität der adrenalen Bildgebung mit **Computertomographie** oder **Kernspintomographie** entgehen. Deswegen kann im Einzelfall, insbesondere bei Widersprüchen zwischen Funktionsdiagnostik und Bildgebung (Tabelle 8.3-8), die Durchführung eines **bilateralen, selektiven Nebennierenvenenkatheters** zur Seitenlokalisation notwendig sein. Dabei erfolgt die Entnahme von Blut aus V. cava, Vv. renales und Vv. suprarenales zur simultanen Bestimmung von Aldosteron und Kortisol.

Ein dexamethasonsuppressibler Hyperaldosteronismus verhält sich in der Funktionsdiagnostik wie ein APA. Bei gleichzeitig fehlendem Tumornachweis in der Bildgebung kann zum Ausschluss eines dexamethasonsuppressiblen Hyperaldosteronismus eine probatorische Behandlung mit **Dexamethason** (0,25–0,50 mg täglich über 2–4 Wochen) durchgeführt werden, die zur Beseitigung von Hypertonie, Hyperaldosteronismus und Hypokaliämie führen müsste.

Tabelle 8.3-8. Diagnostische und therapeutische Strategien nach den Ergebnissen der biochemischen Funktionsdiagnostik und der bildgebenden Lokalisationsdiagnostik

Biochemie spricht für	Bildgebung zeigt	Weitere Diagnostik	Therapie-Strategie
APA	Unilateraler Tumor	Keine	Unilaterale Adrenalektomie
IHA	Kein Tumornachweis	Keine	Medikamentöse Therapie (Spironolacton etc.)
APA	Kein Tumornachweis	Probatorische Dexamethasonbehandlung (4 Wochen), danach ggf. selektiver NN-Venenkatheter	Aldosteronsuppression durch Dexamethason → DSHA → dauerhaft Dexamethason; keine Aldosteronsuppression durch Dexamethason → je nach Katheterergebnis
APA	Bilateraler Tumornachweis	Selektiver NN-Venenkatheter	Je nach Katheterergebnis
IHA	Unilateraler Tuor	Selektiver NN-Venenkatheter	Je nach Katheterergebnis
Unentschieden/ widersprüchlich	Kein Tumornachweis oder unilateraler Tumor oder bilateraler Tumornachweis	Selektiver NN-Venenkatheter	Je nach Katheterergebnis

APA Aldosteronproduzierendes Adenom; *IHA* idiopathischer Hyperaldosteronismus; *DSHA* dexamethasonsuppressibler Hyperaldosteronismus.

Therapie

Chirurgische Therapie und postoperatives Management Beim APA besteht die Therapie in **unilateraler Adrenalektomie**, bei den meist kleinen Tumoren bevorzugt im Rahmen eines minimal-invasiven Eingriffs (laparoskopische Adrenalektomie). Vor der Operation sollte eine Vorbehandlung mit dem Mineralokortikoidrezeptorantagonisten **Spironolacton** (200–400 mg/Tag über 2–4 Wochen) erfolgen, um den Serumkaliumspiegel und ggf. auch den Blutdruck zu normalisieren. Die Vorbehandlung mit Spironolacton kann den postoperativ obligat zu erwartenden transienten Hypoaldosteronismus abmildern, und die Ansprache der Hypertonie auf die Spironolactongabe kann als Indikator für die postoperative Wahrscheinlichkeit der Rückbildung der arteriellen Hypertonie angesehen werden. In 90% der Fälle kommt es postoperativ zur Blutdrucknormalisierung, die meist dauerhaft ist. Bei ca. einem Drittel der Patienten manifestiert sich im Verlauf erneut eine, wenn auch mildere arterielle Hypertonie. Zur Behandlung des postoperativen Hypoaldosteronismus kann temporär eine Substitutionstherapie mit **Fludrokortison** erforderlich sein. Hier kommen Tagesdosen zwischen 0,05–0,2 mg zum Einsatz, Zielparameter für das Therapiemonitoring sind Blutdruck, Serumkalium und Serumnatrium und ggf. die Plama-Renin-Aktivität.

Beim **IHA** wird auf eine operative Therapie verzichtet, da hier nur eine bilaterale Adrenalektomie um den Preis einer lebenslang substitutionspflichtigen NNR-Insuffizienz zur Sanierung des Hyperaldosteronismus führen würde. Bei der sehr seltenen **makronodulären Hyperplasie** kann im Einzelfall die selektive Knotenentfernung im Rahmen eines nebennierenerhaltenden Eingriffs erwogen werden, was einen hochspezialisierten Chirurgen erfordert.

Medikamentöse Therapie Mittel der Wahl, sowohl bei der präoperativen Behandlung des APA als auch der dauerhaften Behandlung des IHA, ist der Mineralokortikoidrezeptorantagonist **Spironolacton**. Hier kommen Tagesdosen zwischen 50 und 150 mg Spironolacton zum Einsatz. Problematisch kann bei der dauerhaften Therapie mit höheren Dosen von Spironolacton seine antiandrogene Wirkkomponente sein, die bei Männern zur Gynäkomastie sowie zu Libido- und Potenzverlust führen kann. Hier kann evtl. auf die kaliumsparenden Diuretika **Triamteren** oder **Amilorid** ausgewichen werden, die über eine Blockade des epithelialen Natriumtransports antimineralokortikoid wirken. Je nach Elektrolytentwicklungen kann diese Therapie durch ein Schleifendiuretikum ergänzt werden. Zur Therapieoptimierung können bis zur Normalisierung des Blutdrucks weitere Antihypertensiva kombinativ eingesetzt werden.

Beim dexamethasonsuppressiblen Hyperaldosteronismus kommt eine langfristige Behandlung mit Dexamethason in Tagesdosen von 0,5–2,0 mg zum Einsatz, die zur Erreichung der gewünschten Effekte (Normalisierung von Blutdruck und Kalium) und zur Vermeidung der unerwünschten Effekte (iatrogenes Cushing-Syndrom) individuell austitriert werden muss.

Zusammenfassung der Therapie

Das APA wird primär chirurgisch durch unilaterale Adrenalektomie therapiert. Der Mineralokortikoidrezeptorantagonist Spironolacton kommt präoperativ beim APA und langfristig beim IHA zum Einsatz, alternativ auch kaliumsparende Diuretika, jeweils nach Bedarf, ergänzt durch weitere Antihypertensiva. Der dexamethasonsuppressible Hyperaldosteronismus kann durch Dexamethasongaben langfristig symptomfrei gehalten werden.

8.3.4 Phäochromozytom

Einleitung

Phäochromozytome sind katecholaminproduzierende Tumoren, die in den meisten Fällen von den chromaffinen Zellen des Nebennierenmarks ausgehen. Phäochromozytome, die aus extraadrenalem chromaffinen Gewebe entstehen, werden als **Paragangliome** bezeichnet. Die große Mehrzahl der Phäochromozytome und Paragangliome ist gutartig. Der Anteil an malignen Phäochromozytomen lag in einer Metaanalyse von 470 Phäochromozytomen bei 11,8% der Fälle. Die sichere Diagnose der Malignität erfordert den Nachweis von Metastasen in Organen, die sonst kein chromaffines Gewebe enthalten. Ein familiär gehäuftes Vorkommen wird in 10–20% der Fälle beobachtet, das Manifestationsalter ist dann oft niedriger und bilaterale Phäochromozytome oder Paragangliome sind häufiger.

Ätiologie und Pathogenese

Phäochromozytome können sporadisch oder genetisch bedingt auftreten. Hereditäre Phäochromozytome sind häufiger bilateral und extraadrenal manifest und oft von weiteren Manifestationen begleitet. Bei der **multiplen endokrinen Neoplasie (MEN) Typ IIa** ist das Phäochromozytom assoziiert mit dem medullären Schilddrüsenkarzinom und einem Hyperparathyreoidismus, bei **MEN Typ IIb** findet sich zusätzlich ein marfanoider Phänotyp und eine Ganglioneuromatose, insbesondere des Gastrointestinaltraktes. Der Erbgang ist autosomal-dominant. Es liegen Keimbahnmutationen des RET-Protoonkogens vor, eines Rezeptors mit Tyrosinkinaseaktivität, der die neoplastische Transformation begünstigt. Auch bei sporadischen Phäochromozytomen werden in 6–10% der Fälle Mutationen im RET-Protoonkogen nachgewiesen. Bei der **von-Hippel-Lindau-Erkrankung** treten bei 10–20% der Patienten Phäochromozytome auf, ursächlich finden sich inaktivierende Mutationen im VHL-Gen, das Tumorsuppressorfunktion hat. Weitere Krankheitsmanifestationen sind retinale Angiome, zerebrale und spinale Hämangioblastome, Nierenzysten und Nierentumoren. Die Basis der **Neurofibromatose Typ I** mit einer erhöhten Inzidenz an Phäochromozytomen ist eine Mutation im NF-I-Gen, das ebenfalls als Tumorsuppressorgen angesehen wird und für das Protein Neurofibromin kodiert. Als Ursache für das **hereditäre Paragangliom Typ III und Typ I** wurden Mutationen in den Genen für SDHC („large subunit of succinate ubiquinone oxidoreductase") und SDHD („small subunit of succinate ubiquinone oxidoreductase") gefunden, die eine wichtige Rolle in der mitochondrialen Regulation von oxidativem Stress spielen. Auch bei sporadischen Phäochromozytomen konnten Mutationen im SDHD-Gen gezeigt werden.

Klinik

Tabelle 8.3-9 gibt einen Überblick über die wichtigsten klinischen Symptome. Von größter Bedeutung ist die arterielle **Hypertonie**. Sie tritt entweder als Dauerhypertonie oder aber als episodische paroxysmale Hypertonie auf und ist schwierig zu behandeln. Insbesondere eine Betablockade kann zu einer Verstärkung der Hypertonie führen, wenn nicht eine Alpharezeptorblockade vorangegangen ist. Dies ist Folge der Alpharezeptoraktivierung mit gesteigerter Vasokonstriktion bei der Blockade der β2-Rezeptoren, die vasodilatativ wirken. Anfallsartig auftretende hypertensive Episoden gehen typischerweise einher mit schweren **Kopfschmerzen**, profusem **Schwitzen** und **Palpitationen**. Aufgrund der ausgeprägten Vasokonstriktion sind die Patienten im Anfall sehr blass, ein Flush spricht eher für das Vorliegen eines Karzinoidsyndroms. Weitere Symptome sind Tachykardie, Nervosität, Tremor und Gewichtsverlust, die ebenfalls auf die exzessive Katecholaminfreisetzung bezogen werden können. Metabolische Begleiterscheinungen sind Glukoseintoleranz bis hin zur Hyperglykämie.

Ein krisenhafter **Anstieg des Blutdrucks** mit systolischen Blutdruckwerten bis über 300 mmHg durch eine plötzliche Freisetzung von Katecholaminen ist eine charakteristische Komplikation des Phäochromozytoms. Diese Blutdruckspitzen können begleitet sein von massiven okzipitalen oder frontalen Kopfschmerzen, profusen Schweißausbrüchen, Palpitationen und pektangiformen Beschwerden. Sowohl Tachykardie (Adrenalinsekretion) als auch eine Reflexbradykardie (Noradrenalinsekretion) werden beobachtet. Begünstigt werden Krisen aber häufig durch bestimmte Bewegungen wie Beugen, Heben schwerer Lasten, Blasenentleerung, Defäkation, Kontrastmittel und bestimmte Medikamente (z. B. Glukagon, Naloxon, Metoclopramid, trizyklische Antidepressiva etc.). Typisch ist auch eine massive Blutdrucksteigerung im Rahmen einer Vollnarkose bei fehlender medikamentöser Vorbereitung. Kardiovaskuläre Komplikationen des Phäochromozytoms sind **Myokardinfarkte**, Herzrhythmusstörungen und Lungenödem, entweder hervorgerufen durch eine katecholamininduzierte Kardiomyopathie oder als „neurogenes" Lungenödem. Andere vaskuläre Komplikationen sind zerebrale Insulte, intrakranielle Blutungen oder zerebrale Embolien.

Diagnostik

Richtungsweisend für die Verdachtsdiagnose ist eine **Klinik** mit therapierefraktärer Hypertonie und/oder Attacken mit Palpitationen, Kopfschmerz, Schwitzen und krisenhaftem Blutdruckanstieg. Daneben ist eine Ausschlussdiagnostik indiziert bei jungen asymptomatischen Hochdruckpatienten, dem Vorliegen einer familiären Belastung, einem paradoxen Blutdruckanstieg nach Betablockergabe sowie bei arterieller Hypertonie, die mit einer schweren Retinopathie, einer Kardiomyopathie oder mit unklarem Gewichtsverlust assoziiert ist. Bei jedem medikamentös schwer einstellbaren Patienten mit arterieller Hypertonie sollte einmalig ein Phäochromozytom ausgeschlossen werden.

Biochemische Diagnostik Die Bestimmung von **Adrenalin** und **Noradrenalin** im 24-h-Urin ist weiterhin das wichtigste Verfahren zum Nachweis bzw. Ausschluss eines Phäochromozytoms. Der 24-h-Urin wird in angesäuertem Milieu gesammelt (30 ml 6 n HCL). Es ist sinnvoll, die Kreatininausscheidung zu erfassen, um Hinweise auf Sammelfehler zu gewinnen. Bei symptomatischen Patienten beträgt die Sensitivität nahezu 100% mit einer Spezifität um 95% bei Durchführung von zwei oder mehr Sammelperioden. Bei asymptomatischen Patienten oder beim Screening im Rahmen familiärer Tumorsyndrome (MEN II/von-Hippel-Lindau-Erkrankung) ist die Sensitivität niedriger (74%) bei einer Spezifität von 96%. Auch bei klinisch asymptomatischen Patienten mit sporadischem Phäochromozytom liegt die Spezifität zwischen 60 und 80% bei einer Sensitivität zwischen 90 und 95% . Ein wesentlicher Aspekt dabei ist auch die Festlegung des diagnostischen Grenzwertes (Tabelle 8.3-10). Diskrete Erhöhungen der Katecholaminausscheidung werden auch bei Patienten mit essentieller Hypertonie unter dem Einfluss von Pharmaka beobachtet.

Die Bestimmung der Vanillinmandelsäure im 24-h-Urin ist obsolet, da dieses Verfahren deutlich weniger Sensitivität als die direkte Katecholaminmessung hat und darüber hinaus durch diätetische Einflüsse (Schokolade, Bananen) und Medikamente fehleranfällig ist. Die Bestimmung der Metabolite Metanephrin und Normetanephrin hat eine etwa vergleichbare

Tabelle 8.3-9. Klinik des Phäochromozytoms

Symptom	Symptomprävalenz [%]
Hypertonie	über 90
davon Dauerhypertonie	50–60
davon intermittierende Hypertonie	40–50
Kopfschmerzen	70–90
Schwitzen	60–70
Palpitationen	50–70
Tremor	40–50
Nervosität	35–40
Gewichtsverlust	30–60
Blässe	30–60
Pektanginöse Beschwerden	20–50
Übelkeit, Oberbauchbeschwerden	15–40
Schwächegefühl	5–20
Sehstörungen	5–15
Obstipation	5–15
Gesichts-Flush	5–15
Fieber	5–10
Schwindelgefühl	0–5
Polydipsie/Polyurie	bei Kindern

Tabelle 8.3-10. Interpretation der biochemischen Diagnostik

Untersuchungsmaterial	Biochemischer Zielparameter	Normwert	Grenzwert	Phäochromozytom
Plasma	Adrenalin + Noradrenalin (ng/l)	<500	500–2000	500–2000
24-h-Urin	Adrenalin + Noradrenalin (µg/24 h)	<50	50–150	>150
24-h-Urin	Vanillinmandelsäure (mg/24 h)	1–8	8–11	>11
24-h-Urin	Gesamtmetanephrine (mg/24 h)	<0,5	0,5–2,5	>2,5

Sensitivität und Spezifität wie die Bestimmung der freien Katecholamine im Urin. Eine gesteigerte Dopaminausscheidung im 24-h-Urin kann auf das Vorliegen eines malignen Phäochromozytoms oder auf ein Neuroblastom hinweisen.

Die **Bestimmung der Plasmakatecholamine** ist für die Diagnose des Phäochromozytoms von nachrangiger Bedeutung. Die Blutentnahme muss unter sorgfältig kontrollierten Bedingungen in Ruhe durchgeführt werden, der venöse Zugang sollte zu einem früheren Zeitpunkt (mind. 30 min vor der Blutentnahme) gelegt worden sein. Die Plasmakonzentrationen sind selbst unter Einhaltung dieser Richtlinien hochvariabel. Als diagnostisch beweisend gilt lediglich ein Noradrenalinwert über 2000 ng/l, die Blutentnahme im Anfall kann sinnvoll sein. Ein wichtiger neuer Test könnte die Messung der Normetanephrin- und Metanephrinkonzentrationen im Plasma sein. Erste Untersuchungen zeigen hier eine sehr hohe Sensitivität (97%) und Spezifität (96%), sowohl bei sporadischen als auch bei familiären Phäochromozytomen.

Manche Medikamente können zu **Interferenzen** mit der HPLC-Messmethode führen. Hierzu gehören Labetalol, Captopril, Metoclopramid, Sympatomimetika und Metaboliten von L-Dopa. Auch manche Nahrungs- und Genussmittel (z. B. Kaffee, Marihuana) können zu methodischen Störungen führen. Eine Reihe von Erkrankungen kann in unspezifischer Weise die Katecholaminproduktion erhöhen (Schmerzen, körperliche Belastung, Myokardinfarkt, Hypoglykämien, Psychosen, intrakranielle Störungen, Eklampsie). Trotz der Möglichkeit störender Interferenzen ist es im ersten Schritt nicht angezeigt, längere medikamentöse Auslassversuche durchzuführen, da dies bei hypertensiven Patienten problematisch sein kann. Nur wenn grenzwertig pathologische Befunde erhoben wurden, kann eine erneute Bestimmung unter rigorosen und strikten Kriterien angezeigt sein, um falsch-positive Veränderungen auszuschließen.

In den meisten Fällen ist die Bestimmung der Katecholamine im Urin bereits beweisend. Die Durchführung eines dynamischen Testverfahrens erfolgt also in erster Linie in schwierigen Grenzfällen mit mäßig erhöhten Katecholaminausscheidungen im 24-h-Urin und suggestiver Klinik. Das wichtigste Verfahren ist dabei der **Clonidinsuppressionstest**. Das Prinzip beruht darauf, dass physiologischerweise Noradrenalin und Adrenalin durch zentrale präsynaptische α2-Rezeptorstimulation supprimiert werden. Eine solche Suppression findet beim Phäochromozytom nicht adäquat statt. Die Patienten werden dabei nüchtern und unter Ruhebedingungen untersucht, alle 30 min sollte eine Blutdruck- und Herzfrequenzmessung erfolgen. Zum Zeitpunkt −30 min wird ein venöser Zugang gelegt. Danach erfolgen Blutentnahmen auf Plasmakatecholamine zum Zeitpunkt 0 min und 3 Stunden nach Gabe von 300 µg Clonidin oral.

Ein Absinken von Noradrenalin in den Normbereich oder um 50% gegenüber dem Basalwert spricht gegen ein Phäochromozytom. Dagegen sprechen erhöhte Basalwerte (Plasmanoradrenalin >500 ng/l) mit fehlendem Abfall (Absinken um weniger als 50%) für ein Phäochromozytom.

Genetische Diagnostik Bei Hinweisen auf das Vorliegen eines familiären Phäochromozytoms ist die genetische Diagnostik indiziert. Insbesondere erfolgt die Suche nach Mutationen im Ret-Protoonkogen, die bei 98% aller Patienten mit einer MEN II durch Mutationsanalyse detektiert werden kann. Auch Mutationen im VHL-Gen können heute durch DNA-Analytik in über 75% der Fälle zugeordnet werden. Die genetische Diagnostik bei Neurofibromatose Typ I ist außerordentlich aufwendig und bedarf der besonderen Indikation. Der Nachweis von Mutationen im SDHC oder SDHD-Gen ist ebenfalls in Abhängigkeit von der Klinik (Paragangliome) vorzunehmen. Die Durchführung der genetischen Analyse sollte in einem für diese spezielle Fragestellung erfahrenen Labor erfolgen.

Lokalisationsdiagnostik Eine Indikation zur bildgebenden Diagnostik besteht nur, wenn biochemisch das Vorliegen eines Phäochromozytoms nachgewiesen worden ist. Die meisten adrenal lokalisierten Phäochromozytome sind so groß (>3 cm), dass sie im **Ultraschall** gut darstellbar sind, wobei die Darstellung auf der rechten Seite (Schallfenster der Leber) meist besser gelingt als auf der linken Seite. Allerdings besitzt der Ultraschall nur eine geringe Spezifität, da er nicht erlaubt, die Artdiagnose einer adrenalen Raumforderung zu stellen.

Die **Kernspintomographie** ist der Computertomographie hinsichtlich der Charakterisierung von Phäochromozytomen jedoch eindeutig überlegen. Charakteristisch ist die hohe Signalintensität der Phäochromozytome in den T2-gewichteten Sequenzen. Durch den Einsatz von Gadolinium und die neuen Techniken der **Chemical-Shift-Darstellung** gelingt eine sehr gute Abgrenzung gegenüber adrenokortikalen Adenomen. Ist die biochemische Diagnose eines Phäochromozytoms/Paraglioms eindeutig, so kann die Kernspintomographie als Bildgebungsmethode der ersten Wahl angesehen werden. Auch extraadrenale Paragangliome lassen sich sehr gut in der Kernspintomographie darstellen, dies gilt insbesondere auch für intrakardiale Läsionen. In der **Computertomographie** kommen Phäochromozytome in der Regel als glatt begrenzte Raumforderungen mit einer mittleren Dichte von >30 HE zur Darstellung.

Eine elegante Lokalisationsdiagnostik, die Bildgebung mit Funktionsdiagnostik verbindet, ist die **Szintigraphie mit ^{123}I-Metajodobenzylguanidin** (^{123}I-MIBG). MIBG ist ein Guanethidinanalog mit hoher Affinität für chromaffine Zellen; mit ^{123}I-MIBG können Tumoren des chromaffinen Gewebes in über 90% der Fälle mit einer über 95%igen Spezifität dargestellt werden. Die Standarddosis für Erwachsene beträgt 185 MBq, für Kinder je nach Gewicht zwischen 75 und 185 MBq. Eine Anzahl von Pharmaka stört die MIBG-Aufnahme und sollte zuvor abgesetzt sein. Hierzu gehören trizyklische Antidepressiva, Sympatikomimetika, atypische Antidepressiva, Phenothiazine, Butyrophenone und Reserpin. Der besondere Vorteil der ^{123}I-MIBG-Szintigraphie liegt in der Darstellung extraadrenaler Tumoren. Damit erweist sich dieses Verfahren als eine außerordentliche Hilfe zur Lokalisation von Metastasen und zum Aufspüren von extraadrenalen Paragangliomen. Falsch-negative Befunde können bei nekrotisch zerfallenen Tumoren auftreten.

Die **Somatostatinrezeptorszintigraphie** (^{111}In-Octreotidszintigraphie) ist ein ergänzendes Bildgebungsverfahren beim malignen Phäochromozytom zum Nachweis von Metastasen, die ^{123}I-MIBG-negativ sind.

Therapie

Der Nachweis eines Phäochromozytoms stellt prinzipiell eine Behandlungsindikation dar. Therapie der Wahl ist die operative Entfernung des Tumors. Lediglich bei asymptomatischen multimorbiden Patienten kann im Einzelfall eine alleinige Pharmakotherapie erwogen werden.

Therapie der hypertensiven Krise Als Medikament der Wahl gilt **Phentolamin**, ein kompetitiver α-Rezeptorantagonist, das intravenös verabreicht wird (initial 5 mg als Bolus, danach kann eine Infusion mit 1–2 mg/min angeschlossen werden). Die Nebenwirkungen dieser Therapie bestehen im Auftreten von Tachykardien und Arrhythmien sowie gelegentlich in stenokardischen Beschwerden. Daneben werden regelhaft gastrointestinale Nebenwirkungen (Übelkeit, Erbrechen, Diarrhö) beobachtet. Phentolamin ist in Deutschland nur noch über die Auslandsapotheke zu beziehen. Es wird daher häufig im entscheidenden Moment nicht verfügbar sein. Eine weitere Therapieoption ist **Urapidil** (Ebrantil). Es wird zunächst langsam als Bolus i.v. in einer Initialdosis von 25 mg gegeben. Die Dosis kann im Einzelfall auf das Doppelte erhöht werden und von kontinuierlicher Infusion (initial 5–10 mg/h) gefolgt sein. Eine weitere Therapiemöglichkeit besteht in der Verabreichung von **Nitroprussidnatrium** in einer Dosierung von 0,5–1,5 μg/kg/min.

Die Gabe von Betarezeptorblockern vor einer effektiven α-Rezeptorblockade ist kontraindiziert, da es auf Grund zunehmender Vasokonstriktion zu einer paradoxen Blutdrucksteigerung kommen kann.

Grundsätzlich muss die Therapie sehr engmaschig überwacht werden, da eine hypertensive Krise bei Patienten mit Phäochromozytom nur über einen relativ kurzen Zeitraum anhalten und damit eine Übertherapie mit symptomatischer Hypotonie drohen kann.

Operative Entfernung Wenn immer möglich, wird man versuchen, das Phäochromozytom/Paragangliom operativ zu entfernen, um damit eine Heilung herbeizuführen. Phäochromozytome können dabei transabdominal oder extraperitoneal angegangen werden, wobei man entweder konventionell oder minimal-invasiv vorgehen kann. Bei den **konventionellen Verfahren** bietet der **ventrale transabdominelle Zugang** bei sehr großen Tumoren optimale Operationsverhältnisse und eine malignomgerechte Chirurgie, ebenso erlaubt er bei beidseitigen Tumoren einen gemeinsamen Zugang. Der **thorakoabdominelle Zugang** ist wegen der damit verbundenen gleichzeitigen Eröffnung von Pleura- und Peritonealhöhle sehr traumatisch und sollte sehr großen Phäochromozytomen vorbehalten bleiben, bei denen eine optimale Übersicht im Operationsgebiet erforderlich ist. Dies ist im Einzelfall bei Malignomen sinnvoll, bei denen eine radikale Operationsstrategie (Lymphknotendissektion etc.) geboten ist. Der **dorsale Zugang** ist der schonendste, konventionelle Zugang, bietet jedoch nur eine eingeschränkte Operationsgebietübersicht. Der **laterale Zugang** bietet eine bessere Übersicht als der dorsale Zugang und erlaubt daher auch die Entfernung größerer Nebennierentumoren. Bei beidseitigen Nebennierenveränderungen muss allerdings zwischenzeitlich eine Umlagerung des Patienten erfolgen, sodass Operationsaufwand und Operationszeit sich deutlich erhöhen.

Während beim konventionellen Vorgehen eine relativ große Inzision und damit ein erhebliches Trauma entsteht, ist der **minimal-invasive, laparoskopische Eingriff** für die Patienten beim minimal-invasiven Operationsverfahren wesentlich weniger belastend: Die Patienten haben weniger Schmerzen, eine kürzere Rekonvaleszenz sowie eine verkürzte Krankenhausverweildauer bei besserem kosmetischen Ergebnis. Bei kleineren Phäochromozytomen (Durchmesser bis 5 cm) ohne Malignitätsverdacht sollte dem minimal-invasiven Verfahren daher der Vorzug gegeben werden. Auch dabei sind unterschiedliche Zugangswege möglich. Der **transperitoneale Zugang** in Seitenlage oder Rückenlage ermöglicht eine einfache und rasche Darstellung der Nebennieren. Der zur Verfügung stehende Raum ist größer als bei retroperitoneoskopischen Techniken, sodass im Einzelfall auch Phäochromozytome bis 7 cm entfernt werden können. Beim **retroperitonealen Zugang** in Seitenlage des Patienten wird der direkteste Zugang zu den Nebennieren gewählt. Eine Verletzung parenchymatöser Organe außer der Niere ist dadurch unwahrscheinlich. Ein Nachteil ist der begrenztere

Raum, der für die Operation zur Verfügung steht. Die Entfernung von Phäochromozytomen mit einem Durchmesser von mehr als 5 cm ist deshalb schwierig.

Der **retroperitoneale Zugang in Bauchlage** des Patienten kann vorteilhaft sein, wenn eine beidseitige Operation ohne eine zwischenzeitliche Umlagerung des Patienten geplant ist.

Die Manipulation des Chirurgen während des operativen Eingriffes kann zu einer akuten Freisetzung von Katecholaminen führen mit einem Anstieg des Blutdrucks und der Herzfrequenz. Neben der pharmakologischen Vorbereitung der Patientin sind daher enge Absprachen mit dem Anästhesisten erforderlich. Bei einem Anstieg des Blutdrucks über 200 mmHg wird eine Unterbrechung der Operation empfohlen. Wenn die Nebennierenvene erfolgreich ligiert ist, kommt es zu einem raschen Absinken der Plasmakatecholaminkonzentrationen, sodass erhebliche Blutdruckabfälle auftreten können. Die perioperative Mortalität beträgt für das vorbehandelte Phäochromozytom aktuell ca. 2%.

Bei familiären Phäochromozytomen liegt häufig eine bilaterale Erkrankung vor. Neue Untersuchungen zeigen, dass bei kleineren Phäochromozytomen (bis 5 cm Durchmesser) eine Erhaltung des adrenokortikalen Gewebes bei Tumorentfernung gelingen kann (**Nebennierenrinden- (NNR-) erhaltender Eingriff**). Durch den Erhalt von adrenokortikalem Gewebe einseitig oder beidseitig kann die Nebennierenrindenfunktion intakt bleiben und eine lebenslange Substitutionsbehandlung mit Glukokortikoiden und Mineralokortikoiden entfällt. Natürlich besteht damit das Risiko, dass verbliebene Nebennierenmarkszellen Ausgangspunkt neuer Phäochromozytome werden. Die erforderlichen Langzeitnachbeobachtungen zur endgültigen Bewertung einer solchen Operationsstrategie fehlen noch. Grundsätzlich ist aber davon auszugehen, dass die Vorteile der nebennierenerhaltenden Operationstechnik mögliche Nachteile mehr als ausgleichen.

Präoperative Therapie Vor Durchführung eines operativen Eingriffes erfolgt grundsätzlich eine medikamentöse Vorbehandlung. Das Ziel ist die **Normalisierung des Blutdrucks**, die **Vermeidung von hypertensiven Krisen** und die **Aufhebung der Hypovolämie**. Die Blockade alphadrenerger Rezeptoren führt zur Aufhebung der katecholamininduzierten Vasokonstriktion und damit zur Blutdrucksenkung und Wiederherstellung der Normovolämie. Die Therapie wird 10–14 Tage vor dem Eingriff begonnen, um eine schrittweise Normalisierung von Blutdruck und Blutvolumen und damit eine deutliche Senkung des intraoperativen Risikos zu erreichen. Die Downregulation der Rezeptoren wird durch eine solche Behandlung verringert, sodass nach Entfernen des Tumors bedrohliche Hypotonien vermieden werden. Die am häufigsten eingesetzte Substanz ist der unspezifische α-Rezeptorantagonist **Phenoxybezamin (Dibenzyran)**. Die Initialdosis von Phenoxybenzamin liegt zwischen 2-mal 5 bis 2-mal 10 mg/Tag. Schrittweise erfolgt eine Steigerung auf eine Maximaldosis zwischen 140 und 200 mg/Tag, verteilt auf vier Einzeldosierungen, häufig sind die Patienten auch unter mittleren Dosierungen wie 3-mal 20 mg zuverlässig symptomfrei. Nebenwirkungen von Phenoxybenzamin sind gastrointestinale Beschwerden, Miosis und eine Tachykardie. Phenoxybenzamin führt zu einer irreversiblen Blockade der alphaadrenergen Rezeptoren, sodass bis zum völligen Abklingen der Wirkung von Phenoxybenzamin mehrere Tage vergehen können. Hierdurch werden postoperative Hypotonien möglich, deswegen sollte postoperativ die Gabe von Dibenzyran nicht fortgeführt werden.

Alternativ kann auch Prazosin (z. B. Minipress), ein spezifischer α1-postsynaptischer Antagonist, eingesetzt werden. Die wichtigste Indikation zur Gabe eines Betarezeptorblockers besteht in der Behandlung einer Tachykardie, die häufiger unter Phenoxybenzamin beobachtet wird, und der Behandlung von Herzrhythmusstörungen. Prinzipiell wird die Betarezeptorblockade erst nach erfolgreicher Alpharezeptorblockade begonnen. Auch hier wird niedrig dosiert begonnen, wobei ein nichtselektiver **Betarezeptorblocker** (z. B. Propranolol) eingesetzt wird (3-mal 10 mg/Tag Initialdosis). Bei fehlender Blutdrucknormalisierung mit Phenoxybenzamin können auch andere Pharmaka wie **Kalziumantagonisten**, AT2-Blocker und **ACE-Hemmer** eingesetzt werden. Eine bisher nicht eindeutig geklärte Frage besteht darin, inwieweit die präoperative Behandlung unter stationären Bedingungen erfolgen muss. Sind die Patienten beschwerdefrei oder gelingt eine rasche vollständige Symptomkontrolle, so ist im Einzelfall auch eine ambulante präoperative Therapie nach initialer stationärer Phase möglich.

Perioperative Therapie Die Therapie mit Phenoxybenzamin wird bis zum Vorabend der Operation fortgeführt. Die Prämedikation erfolgt in üblicher Weise mit einem Benzodiazepin am Vorabend. Atropin und Morphinderivate sollten nicht eingesetzt werden, da Tachykardien ausgelöst werden können. Die Narkoseeinleitung erfolgt in der Regel mit Thiopental, die Aufrechterhaltung der Narkose mit N_2O und Enfluran oder Isofluran. Halothan sollte auf Grund der Sensibilisierung des Myokards gegenüber arrhythmogenen Effekten zur Regulierung der Katecholamine nicht eingesetzt werden. Zur neuromuskulären Blockade werden Succinylcholin, d-Tubocurarin und Pancuronium verwandt, wobei beim Einsatz von Succinylcholin eine Vorbehandlung mit d-Tubocurarin zur Prävention einer vermehrten Katecholaminfreisetzung erfolgen sollte. Intraoperativ auftretende Arrhythmien, insbesondere ventrikuläre Extrasystolien, werden durch Gabe von Lidocain (50–200 mg) oder Propranolol (0,5–1 mg) behandelt.

Nachsorge Bei jedem Phäochromozytom muss überlegt werden, ob eine **hereditäre Form** vorliegt. In diesen Fällen ist eine langfristige Nachsorge erforderlich. Dies gilt insbesondere auch, wenn eine NNR-erhaltende bilaterale Operation durchgeführt wurde, da ein Rezidiv möglich bleibt. Auch bei **sporadischen Phäochromozytomen** ohne molekularbiologischen Hinweis auf Keimbahnmutationen sollten über einen 5- bis 10-jährigen Zeitraum mindestens einmal jährlich Nachuntersuchungen durchgeführt werden (Bestimmung der freien Katecholamine im 24-h-Urin), da das erhöhte Risiko eines erneuten Phäochromozytoms besteht. Außerdem können sich Tumoren, die klinisch initial als benigne eingestuft wurden, im weiteren Verlauf als maligne Phäochromozytome erweisen. Eine erste Kontrolle der Katecholaminausscheidung sollte daher 3–6 Monate nach erfolgreicher Operation veranlasst werden.

Therapeutische Sonderfälle

Phäochromozytom und Schwangerschaft Unbehandelt bedeutet ein Phäochromozytom in der Schwangerschaft ein hohes Mortalitätsrisiko für Mutter und Fetus. Im ersten und zweiten Trimenon sollte nach Alpharezeptorblockade mit Phenoxybenzamin umgehend eine operative Entfernung des Phäochromozytoms erfolgen. Im dritten Trimester kann erwogen werden, die Patientin längerfristig mit einer Alpharezeptorblockade zu behandeln und bei fortgeschrittener Schwangerschaft die Entbindung mittels Sektio bei gleichzeitiger operativer Tumorentfernung zu planen. In Notfallsituationen, wie nicht kontrollierbarer arterieller Hypertonie oder Blutung, muss eine sofortige Tumorentfernung erfolgen.

Malignes Phäochromozytom Grundsätzlich erfolgt die Therapie des malignen Phäochromozytoms nach entsprechender Vorbehandlung wie bei einem gutartigen Phäochromozytom. Ist eine chirurgische Heilung nicht möglich, so liegt die mittlere Überlebenszeit unter fünf Jahren. Die nichtoperative Therapie hat zwei Therapieziele: Kontrolle der durch den Katecholaminexzess ausgelösten Symptome und Beeinflussung des Tumorwachstums mit dem Ziel einer Remission und damit einer Lebensverlängerung. Die chronische medikamentöse Therapie eines nichtoperablen Phäochromozytoms setzt Alphablocker (Phenoxybenzamin, Prazosin etc.) und ggf. zusätzlich auch Betablocker (z. B. Propranolol) ein. Ergänzend können andere Antihypertensiva, wie Kalziumantagonisten, zur Kontrolle des Blutdrucks herangezogen werden.

Die wichtigste Therapieoption ist ^{131}I-Metajodbenzylguanidin (^{131}I-MIBG). Fast alle malignen Phäochromozytome speichern MIBG, sodass in Abhängigkeit vom Uptake des Tumorgewebes therapeutische Dosierungen von ^{131}I-MIBG möglich sind. Die kumulative Dosis, die in den bisherigen Fällen eingesetzt wurde, reichte von 96–2322 mCi, die durchschnittliche Einzeldosis liegt zwischen 100 und 200 mCi. Eine initiale symptomatische Verbesserung lässt sich bei etwa 75% der Patienten erreichen, eine Tumorreduktion wird aber nur bei 30% der Patienten gesehen. Wichtigste Nebenwirkungen sind Knochenmarksdepression, Übelkeit und Erbrechen. Obwohl kontrollierte Studien fehlen, sprechen die bisher vorliegenden Daten dafür, dass durch die ^{131}I-MIBG-Therapie eine Lebensverlängerung erreicht werden kann, wobei anhaltende Vollremissionen die Ausnahme sind. Eine mögliche andere Therapieoption besteht in der Verabreichung des lang wirkenden Somatostatinanalogons ^{111}In-Octreotid, das die Katecholaminsekretion bei manchen Patienten mit Phäochromozytom absenken kann. Ob Octreotid beim malignen Phäochromozytom antiproliferativ wirken kann, ist aber noch unklar.

Bei Versagen einer ^{131}I-MIBG-Therapie beim inoperablen malignen Phäochromozytom kann eine **zytostatische Chemotherapie** erwogen werden. Phase-III-Studien oder kontrollierte Studien gibt es für diese Krankheitsidentität nicht. Averbuch et al. berichteten über die Wirksamkeit einer Kombination von **Cyclophosphamid**, **Vincristin** und **Dacarbazin**. Mit einer solchen Kombinationstherapie erreichten sie bei 8 von 14 Patienten partielle oder vollständige Remissionen. Diese günstigen Ergebnisse sind allerdings bisher nicht von anderen Arbeitsgruppen bestätigt worden. Langzeitergebnisse des behandelten Kollektivs wurden ebenfalls nicht mitgeteilt. Insgesamt sollte deshalb die Indikation zur Chemotherapie zurückhaltend gestellt werden.

Eine **externe Strahlentherapie** hat sich beim malignen Phäochromozytom zur Verhinderung von pathologischen Frakturen bei Knochenmetastasierung bewährt. Ansonsten sind günstige Effekte einer Strahlentherapie bei Weichteilmetastasen/Tumorrezidiv/Tumorrest nicht beschrieben worden.

8.3.5 Nebennierenrindenkarzinom

Einleitung

Das Nebennierenrindenkarzinom ist ein seltener und meist hochmaligner Tumor mit schlechter Prognose. In Abhängigkeit vom Differenzierungsgrad der Tumorzellen findet sich oft eine tumorbedingte Steroidüberproduktion, die das klinische Bild bestimmen kann. Viele Tumoren sind jedoch endokrin inaktiv und werden erst über die Symptome der Raumforderung diagnostiziert. Da eine Hormonproduktion des Tumors auch klinisch inapparent sein kann, ist eine präoperative endokrinologische Diagnostik zwingend. Die Therapie ist primär operativ und erfordert einen erfahrenen Chirurgen; bei der Behandlung des metastasierten Stadiums sollte ein spezialisiertes endokrinologisches Zentrum miteinbezogen werden.

Ätiologie und Pathogenese

Die jährliche Inzidenz des NNR-Karzinoms beträgt 1,0–2,0 Fälle auf 1 Million Einwohner, was etwa 0,2% aller Krebstodesfälle entspricht. Die Altersverteilung ist bimodal mit einem ersten Gipfel im Kindesalter und einem zweiten Gipfel in der fünften Lebensdekade mit einem mittleren Alter von 45 Jahren bei Diagnosestellung; Frauen sind etwas häufiger betroffen. Die Pathogenese des Nebennierenrindenkarzinoms ist weitgehend ungeklärt. Verschiedene hereditäre Tumorsyndrome gehen mit der Entwicklung von benignen und malignen Nebennierenrindentumoren einher. Hierzu gehört das Li-Fraumeni-Syndrom mit einer Keimbahnmutation des p53-Tumorsuppressorgens und das Beckwith-Wiedemann-Syndrom, das eine IGF-II-Überexpression zur Folge hat. Mutationen im p53-Gen und eine IGF-II-Überexpression sind oft auch in sporadischen NNR-Karzinomen nachzuweisen. Bedeutsam ist offenbar auch, dass es bei NNR-Karzinomen häufig zu einem Allelverlust des ACTH-Rezeptors kommt. ACTH wirkt an der Nebenniere als Differenzierungsfaktor, sodass der Verlust dieses Signalweges eine Entdifferenzierung begünstigt.

Klinik und Diagnostik

Die Präsentation der Patienten ist weitgehend bestimmt durch die endokrine Aktivität des Tumors. Bei endokrin inaktiven Tumoren ermöglichen in der Regel erst die **Symptome der lokalen Raumforderung** (Druckgefühl, Oberbauchschmerz etc.) eine Diagnosestellung. Etwa die Hälfte der NNR-Karzinome führen über eine gesteigerte Hormonsekretion zu klinischen Symptomen, genaue endokrinologische Funktionsdiagnostik zeigt jedoch, dass der Prozentsatz hormonproduzierender Tumoren noch deutlich höher liegt. Die Steroidbiosynthese in der NNR-Karzinomzelle ist allerdings relativ ineffektiv, sodass bei klinischer Manifestation oft bereits eine große Tumormasse vorliegt. Eine besondere Eigenschaft der NNR-Karzinome besteht darin, dass sie auch bei weit fortgeschrittenem Tumorleiden zumeist nur wenig tumortypische Allgemeinsymptome (Anorexie, Gewichtsverlust, B-Symptomatik etc.) entwickeln.

Die häufigste **tumorassoziierte Hormonproduktion** ist die autonome Glukokortikoidsekretion mit Ausbildung eines Cushing-Syndroms. Ein Androgenexzess ist häufig und führt insbesondere bei Frauen zu Akne und Hirsutismus, im Einzelfall zu Virilisierung mit Änderung der Stimmlage und Glatzenbildung. Zyklusstörungen sind regelhaft vorhanden. Östrogenproduzierende Nebennierentumore beim Mann führen zu Gynäkomastie und Hodenatrophie und sind praktisch immer maligne. Eine Aldosteronmehrsekretion durch ein NNR-Karzinom ist extrem selten. Biochemisches Charakteristikum für einen malignen Nebennierentumor ist die gemischte Sekretion verschiedener Steroide, die beim Nebennierenadenom praktisch nie zu beobachten ist.

Die gebräuchlichste klinische Stadieneinteilung basiert auf der **Klassifikation nach MacFarlane** in einer Modifikation von Sullivan et al. (Tabelle 8.3-11). Im Stadium I und II ist der Tumor auf die Nebenniere begrenzt, während im Stadium III ein lokal invasives Wachstum oder lokale Lymphknotenmetastasen nachweisbar sind, ohne dass jedoch die umliegenden Organe betroffen sind. Der Auftritt von Fernmetastasen (Stadium IV) ist im Krankheitsverlauf regelhaft zu erwarten, abgesehen von den seltenen Fällen einer vollständigen Entfernung eines T1-Tumors. Die Metastasierung betrifft neben Lymphknoten in erster Linie Lunge, Leber und Knochen.

Endokrinologische Diagnostik Eine Hormonanalytik ist bei jedem Patienten mit NNR-Karzinom zwingend geboten. Auch bei Patienten, die klinisch wenig auffällig erscheinen, kann das biochemische Vollbild eines Cushing-Syndroms vorliegen (subklinisches Cushing-Syndrom), sodass sich postoperativ bei Unkenntnis der hormonellen Situation eine Nebenniereninsuffizienz mit der Gefahr einer lebensbedrohlichen Krise einstellen kann. Wir betrachten daher den Verzicht auf diese Diagnostik als Kunstfehler. Grundsätzlich muss bei einer großen Nebennierenraumforderung immer auch ein Phäochromozytom ausgeschlossen werden, das unerkannt lebensbedrohliche intraoperative Kreislaufentgleisungen zur Folge haben kann.

Das endokrinologische Basisprogramm (s. Übersicht) zum Ausschluss bzw. Nachweis einer tumorbedingten Hormonproduktion dient neben der Optimierung der prä- und perioperativen Betreuung auch zur Identifikation von hormonellen Tumormarkern, die im weiteren Verlauf zum Monitoring der Effektivität therapeutischer Maßnahmen verwendet werden können. Ein wichtiger nichthormoneller Tumormarker ist die LDH, die auch oft zur Bewertung von Therapiemaßnahmen herangezogen werden kann.

Basisprogramm der endokrinologischen Funktionsdiagnostik bei V.a. NNR-Karzinom

- Dexamethasonhemmtest (1 mg Dexamethason p.o., 23 Uhr am Vortag der Blutentnahme, 8 Uhr Blutentnahme zur Bestimmung von Serumkortisol; bei pathologischem Ausfall des Dexamethasonhemmtests (Serumkortisol >5 µg/dl): Bestimmung von Plasma-ACTH ($\downarrow\downarrow$) und 24-h-Urin auf freies Kortisol ($\uparrow\uparrow$)
- 3-mal 24-h-Urin auf Katecholamine (Adrenalin, Noradrenalin); unbedingt angesäuertes Sammelgefäß verwenden (30 ml 6 n HCl); pathologischer Ausfall: Adrenalin und/oder Noradrenalin >150 µg/24 h (Graubereich 50–150 µg/24 h)
- 17-OH-Progesteron, DHEAS i. S. (basal und nach Dexamethasonsuppression)
- Serumelektrolyte (Na, K), Plasma-Renin-Aktivität, Serumaldosteron
- Bei Männern: Serum-17β-Östradiol
- Bei Frauen: Androstendion, freies Testosteron (oder Testosteron + SHBG) i.S.

Bildgebung Allein aufgrund seiner Größe ist das Nebennierenrindenkarzinom bei Diagnosestellung mit allen Bildgebungstechniken gut darzustellen. In der **Computertomographie** findet sich ein inhomogenes Bild mit nekrotischen Arealen im Tumor. Typisch ist der geringe Fettgehalt. Ohne Kontrastmittel zeigen Adenome einen Wert von <10 Houndsfield-Einheiten (HU) an, während maligne Tumore in der Regel Werte von über 18 HU aufweisen, nach Kontrastmittelgabe in der Regel >30 HU. Bei der **Kernspintomographie** (MRT) erscheinen NNR-Karzinome im T1-gewichteten Bild hypointens im

Tabelle 8.3-11. Stadieneinteilung des NNR-Karzinoms nach MacFarlane/Sullivan

Stadium I	T1 N0 M0
Stadium II	T2 N0 M0
Stadium III	T3 N0 M0 *oder* T1–3 N1 M0
Stadium IV	T1–3 N0–1 M1

T1: Tumor <5 cm, T2: Tumor >5 cm, T3: lokal infiltrierend; N1: regionaler Lymphknotenbefall; M1: Fernmetastasen

Vergleich zur Leber, während sie im T2-gewichteten Bild im Vergleich hyperintens sind. Die hohe Signalintensität von NNR-Karzinomen in den T2-gewichteten Sequenzen mit in dynamischen Untersuchungen lang anhaltendem Enhancement ist gut geeignet zur Abgrenzung von NN-Adenomen; Phäochromozytome und manchmal auch Metastasen zeigen jedoch ebenfalls hohe Signalintensitäten. Die MRT ist besonders geeignet, Verlagerung und Infiltration benachbarter Organe sowie Lebermetastasen zu dokumentieren. Die folgende Übersicht fasst die bildgebende Diagnostik zusammen, die im Rahmen des **primären Staging** beim NNR-Karzinom ergänzend durchgeführt werden sollte.

> **Radiologisches Staging bei Erstdiagnose eines NNR-Karzinoms**
> - Konventionelle Röntgenthoraxaufnahme
> - High-resolution-CT des Thorax (zum Ausschluss Mikrometastasen)
> - CT-Abdomen, alternativ Angio-MRT (u. a. auch zur Frage der Infiltration angrenzender Organe, des Lymphknotenstatus und zum Ausschluss von Tumorzapfen in V. renalis bzw. V. cava)
> - Skelettszintigraphie, alternativ MRT-Skelett

Therapie

Durch die Seltenheit und Heterogenität der Erkrankung sind systematische Fortschritte in der Therapie außerordentlich erschwert. So liegt bisher keine einzige Phase-III-Studie vor, die prospektiv unterschiedliche Behandlungsoptionen verglichen hat. Hier besteht dringender Handlungsbedarf.

Chirurgische Therapie Die vollständige chirurgische Resektion des Tumors stellt die einzig definitive Heilungschance für Stadium I und II des NNR-Karzinoms dar, wobei eine Verletzung der Tumorkapsel unbedingt vermieden werden sollte. Auf Grund der Größe der Raumforderung ist manchmal im Stadium II, häufig bei Stadium III eine gleichzeitige Nephrektomie oder eine En-bloc-Resektion unter Mitnahme der Milz oder von Teilen der Leber erforderlich. Der beste Zugang ist der thorakoabdominelle Zugang, da hier die Übersicht bei den oft sehr großen Tumoren am besten ist. Nach Entfernung des Tumors wird eine reguläre Lymphadenektomie durchgeführt. Die Indikation zur Entfernung des Primärtumors bzw. zum Tumordebulking im Stadium IV ist umstritten und muss individuell entschieden werden. In Abhängigkeit von Zahl und Verteilung von Metastasen kann auch eine Metastasenchirurgie durchgeführt werden. Lokalrezidive sind beim NNR-Karzinom außerordentlich häufig, nach Verletzung der Tumorkapsel regelhaft zu erwarten. Eine erneute chirurgische Resektion des Lokalrezidivs sollte prinzipiell erwogen werden.

Die Operationssterblichkeit ist substantiell und erreicht 4–10%, insbesondere bei ausgedehnter Infiltration der Nachbarorgane. Gelingt eine vollständige chirurgische Resektion (R0-Resektion), so ist mit einer Fünfjahresüberlebensrate von 10–45% zu rechnen.

Strahlentherapie Einen festen Stellenwert hat die Strahlentherapie insbesondere in der Behandlung von Knochenmetastasen. Wegen der hohen Lokalrezidivgefahr wird diskutiert, bei großer Raumforderung (>8 cm) als adjuvante Therapieoption das Tumorbett postoperativ zu bestrahlen. Eine Nachbestrahlung sollte definitiv durchgeführt werden, wenn bei fehlender Fernmetastasierung keine eindeutige R0-Resektion chirurgisch erreicht wurde. Eine Tumorbettbestrahlung sollte möglichst an einem spezialisierten Zentrum erfolgen (Gesamtdosis 40–50 Gy, fraktioniert über 4–6 Wochen).

Medikamentöse Therapie Die wichtigste Substanz in der medikamentösen Therapie des Nebennierenkarzinoms (NNR) ist o,p'DDD (**Mitotane**), eine vom DDT abgeleitete andrenolytische Substanz. Mitotane wird in der Tumorzelle in aktive Metaboliten umgewandelt. Der genaue Wirkmechanismus ist nicht aufgeklärt. Neben einer Hemmung adrenaler Steroidbiosyntheseenzyme (P450scc und P450c11) führt Mitotane zur oxidativen Schädigung der Zellen mit konsekutiver Nekrose.

Die Wirksamkeit von Mitotane beim NNR-Karzinom ist variabel und anhaltende Remissionen sind nur ausnahmsweise zu erwarten, aber im Einzelfall dokumentiert. Häufiger gelingt eine Beeinflussung der pathologischen Hormonproduktion (30–70%). Eine Tumorregression wurde in Prozentsätzen von 15–60% beobachtet. Langsam wachsende Karzinome mit endokriner Aktivität sprechen offenbar eher an als rasch progrediente, undifferenzierte endokrin inaktive Tumoren.

Die Therapieeinleitung erfolgt mit 3-mal 0,5 g/Tag, gefolgt von einer schrittweisen Steigerung auf 3–6 g/Tag bis hin zur individuellen Verträglichkeitsgrenze. Maximaldosen bis zu 12 g/Tag können eingesetzt werden, Tagesdosen über 6 g/Tag werden jedoch meist nicht längerfristig toleriert. Primäres Problem sind dabei die gastrointestinalen und auch die zentralnervösen Nebenwirkungen.

Mitotane hat eine sehr lange Halbwertzeit, da die Substanz sehr lipophil ist, im Fettgewebe akkumuliert und von dort im weiteren Verlauf langsam wieder freigesetzt wird. Dies bedeutet, dass bei gleichbleibender Dosis über einen längeren Zeitraum ansteigende Serumspiegel zu erwarten sind. Dosierungen, die in der Initialphase oft gut toleriert werden, führen daher im Verlauf oft zu signifikanten Nebenwirkungen. Die Behandlung mit Mitotane wird prinzipiell durch die Messung der Serumspiegel überwacht. Angestrebt werden Serumspiegel zwischen 14 und 20 µg/ml. Spiegel unter 10 µg/ml sind wenig wirksam, Spiegel über 20 µg/ml sind mit deutlichen Nebenwirkungen assoziiert. Die Nebenwirkungen von Mitotane sind in der folgenden Übersicht zusammengestellt. Klinisch am bedeutsamsten sind Übelkeit, Diarrhö, Müdigkeit und Ataxie.

Die adrenotoxische Wirkung von Mitotane betrifft auch die gesunde Nebenniere, sodass prinzipiell eine Glukokortikoidersatztherapie und oft auch eine Mineralokortikoidsubstitution erforderlich ist. Unter Mitotane kommt es zu einem beschleunigten Abbau von Dexamethason und Prednison, sodass dem physiologischen Hormon Hydrokortison der Vorzug in der Substitution gegeben werden sollte.

Nebenwirkungen von o,p'DDD (Mitotane)
- Häufige Nebenwirkungen
  - Gastrointestinale Nebenwirkungen (Übelkeit, Erbrechen, Diarrhö)
  - Zentralnervöse Nebenwirkungen (Schwindel, Ataxie, Müdigkeit, Konzentrationsstörungen, Somnolenz)
  - NNR-Insuffizienz
  - Hypercholesterinämie
- Seltene Nebenwirkungen
  - Leukopenie
  - Exantheme
  - Gerinnungsstörung (pathologische Verlängerung der Blutungszeit)

Eine zytostatische Polychemotherapie ist bei Progression der Erkrankung unter Mitotane der nächste therapeutische Schritt. Eine Partialremission bei relativ geringer Therapietoxizität kann bei einem Teil der Patienten mit einer Kombination von Carboplatin und Etoposid erreicht werden, wobei möglichst die Behandlung mit Mitotane in reduzierter Dosis (3–4 g/Tag) fortgesetzt werden sollte.

Eine weitere Behandlungsoption ist das sog. Berrutti-Schema mit der Kombination der Zytostatika Doxorubicin, Cisplatin und Etoposid.

Soll die endokrine Aktivität des Tumors kontrolliert werden, so können andere **adrenostatisch wirksame Substanzen** (Ketoconazol, Metyrapon und Aminoglutethimid) eingesetzt werden. Unter Ketoconazol sind kasuistisch auch Tumorrückbildungen beschrieben worden. Eine rasche adrenostatische Wirkung kann im Einzelfall durch die parenterale Gabe von **Etomidate** erreicht werden. Da in allen Fällen die Möglichkeit der raschen Entwicklung einer NNR-Insuffizienz besteht und ggf. eine Substitutionstherapie erforderlich wird, sollte die Überwachung grundsätzlich durch einen in dieser Therapie erfahrenen Endokrinologen erfolgen. Eine experimentelle Therapieoption für das NNR-Karzinom ist **Suramin**, ein Behandlungsversuch ist mit einem hohen Nebenwirkungsrisiko verbunden (Gerinnungsstörung, Thrombopenie, Polyneuropathie, Leberfunktionsstörung). Der Einsatz niedrigerer Dosierungen von Suramin in Kombination mit Mitotane ist eventuell weniger nebenwirkungsbehaftet. Länger anhaltende Partialremissionen wurden beschrieben.

Zytostatische Polychemotherapie beim NNR-Karzinom
- Carboplatin/Etoposidbehandlungsschema
  - Tag 1: Carboplatin 400 mg/m^2 KOF i.v. (alternativ Cisplatin 100 mg/m^2 KOF)
  - Tag 1–3: Etoposid 100 mg/m^2 KOF i.v.
  - Zyklusabstand 4 Wochen, initial 4–6 Zyklen
  - Radiologische Reevaluation nach 3–4 Zyklen
- Berrutti-Schema
  - Tag 1: Doxorubicin 20 mg/m^2 KOF
  - Tag 1: Cisplatin 40 mg/m^2 KOF
  - Tag 5–7: Etoposid 100 mg/m^2 KOF
  - Tag 8: Doxorubicin 20 mg/m^2 KOF
  - Tag 9: Cisplatin 40 mg/m^2 KOF
  - Zyklusabstand 4 Wochen

Prognose

Die Prognose beim NNR-Karzinom ist ungünstig. Die Hälfte der Patienten verstirbt in den ersten zwei Jahren nach der Diagnosestellung. Die Fünfjahresüberlebensrate beträgt in den Stadien I und II bei Diagnosestellung 30–60%, im Stadium III 10–25% und im Stadium IV 0–10%. Die Prognose ist damit abhängig von einer möglichst frühen Diagnosestellung und der raschen Einleitung einer adäquaten Therapie unter Ausschöpfung aller therapeutischen Optionen.

Zusammenfassung der Therapie

Eine kompetent durchgeführte vollständige chirurgische Resektion, möglichst unter Erhalt der Tumorkapsel, ist für die Prognose der Patienten von entscheidender Bedeutung. In der medikamentösen Therapie des metastasierten Stadiums spielt Mitotane weiterhin eine zentrale Rolle, wobei das Ansprechen der Erkrankung unsicher bleibt. Einleitung, Durchführung und Überwachung dieser Therapie setzen besondere Erfahrung voraus, der regelhafte Auftritt einer NNR-Insuffizienz unter Mitotane erfordert eine höher dosierte Hydrokortisontherapie, ggf. auch eine Mineralokortikoidsubstitution. Eine zytostatische Polychemotherapie wird bei rasch progredientem Tumorwachstum und Unwirksamkeit der Mitotanebehandlung eingesetzt, sie sollte in der Regel mit Mitotane kombiniert werden. Die Entwicklung verbesserter Therapiestrategien ist geboten.

Aktuell kann ein Therapiekonzept für das NNR-Karzinom daher angesichts der Seltenheit der Erkrankung und dem Fehlen von Therapiestudien mit großen Zahlen von Patienten keinen allgemein verbindlichen Charakter haben, sondern ist als Vorschlag zu verstehen, gründet sich aber auf die langjährige klinische Erfahrung eines spezialisierten Zentrums.

Therapeutisches Vorgehen beim NNR-Karzinom
- Operativer Primäreingriff durch einen kompetenten Chirurgen mit Anstreben einer R0-Resektion (ggf. En-bloc-Resektion mit Nephrektomie, Hemihepatektomie, Splenektomie)
- Bei großen Tumoren im Stadium II (≥ 8 cm Durchmesser) und bei Stadium III Tumorbettbestrahlung und adjuvante Behandlung mit Mitotane (nach Serumspiegel) über 6 Monate
- Beim Nachweis von Metastasen und/oder Lokalrezidiv Einleitung (bzw. Fortsetzung) einer Behandlung mit Mitotane (Serumspiegel 14–20 μg/ml), ggf. ergänzt durch Tumordebulking und Metastasenchirurgie
- Bei Tumorprogredienz ggf. Einleitung einer zytostatischen Polychemotherapie (z. B. Berrutti-Schema oder Kombination von Carboplatin/Etoposid) in der Regel unter Beibehaltung einer Basistherapie mit Mitotane

---

8.3.6 Nebenniereninzidentalom

Einleitung

Unter einem Inzidentalom der Nebenniere versteht man eine adrenale Raumforderung, die vor Durchführung des bildgebenden Verfahrens, das zu ihrer Entdeckung geführt hat, nicht vermutet wurde. Patienten, bei denen im Rahmen eines Tumorstagings eine Nebennierenraumforderung nachgewiesen wurde, haben daher per definitionem niemals ein Inzidentalom, da vor einem Staging stets die Möglichkeit von Nebennierenmetastasen in Betracht gezogen wird. In dieser Patientengruppe werden auch Nebennierenadenome entdeckt, jedoch ist die Häufigkeit von Nebennierenmetastasen hoch.

Ätiologie und Pathogenese

Nebennierentumoren sind häufig. Autopsiestudien konnten sie in 1,4–8,7% aller Fälle nachweisen. Die meisten dieser Tumoren sind kleine Adenome (Ø ≤1 cm). Der Einsatz der Computertomographie ergab in unterschiedlichen Studien eine Prävalenz von Nebennierenraumforderungen zwischen 0,6 und 4,4%. Fasst man alle vorliegenden Studien zusammen, so beträgt die Prävalenz einer im CT gut darstellbaren Nebennierenraumforderung ca. 1%. Dies bedeutet, dass in Deutschland ungefähr 800.000 Personen einen mit der Computertomographie darstellbaren Nebennierentumor aufweisen. Etwa 80% dieser Tumoren haben einen Durchmesser unter 2 cm. Durch den vermehrten Einsatz von immer höher auflösenden bildgebenden Verfahren sind adrenale Inzidentalome ein klinisches Problem von wachsender Bedeutung. Die Chance einer Früherkennung gravierender Erkrankungen (z. B. Phäochromozytom, Nebennierenrindenkarzinom) muss abgewogen werden gegen das Risiko der Überdiagnostik und der Übertherapie mit den damit verbundenen Risiken und Kosten.

Klinik und Diagnostik

Wurde durch die Bildgebung zufällig eine Raumforderung der Nebennieren entdeckt, so ist eine erneute anamnestische Befragung und klinische Untersuchung notwendig, um gezielt Zeichen einer adrenalen Mehrsekretion zu erkennen (Hypertonieanamnese, Gewichtszunahme, Hautatrophie, episodische Kopfschmerzen etc.). Viele Patienten zeigen die Symptome des metabolischen Syndroms mit Adipositas, Diabetes mellitus Typ 2, Hyperlipidämie und arterieller Hypertonie.

Der Nachweis einer adrenalen Raumforderung ist grundsätzlich eine Indikation zur Diagnostik mit dem Ziel der **Klärung einer endokrinen Aktivität der Raumforderung** und einer **Abschätzung des Malignitätsrisikos**. Ausgenommen werden können hiervon Tumoren mit einem Durchmesser von <1 cm ohne klinische Hinweise auf eine endokrine Aktivität (z. B. arterielle Hypertonie, Hypokaliämie). Auch bei solchen kleinen Knoten sind allerdings Verlaufsbeobachtungen zur Abschätzung des Wachstumspotentials notwendig.

Ziel der endokrinen Diagnostik ist der Nachweis einer subklinischen adrenalen Hypersekretion durch eine begrenzte Zahl von informativen Untersuchungen. Die endokrine Aktivität steht in einer Beziehung zur Tumorgröße. Inzidentalome mit einem Durchmesser <1 cm bedürfen keiner biochemischen Diagnostik bei Normotonie und Normokaliämie. Die endokrinologische Diagnostik wird als **Stufendiagnostik** durchgeführt (s. folgende Übersicht). Zum Ausschluss eines Phäochromozytoms erfolgt die mehrmalige **Bestimmung der Katecholamine und/oder Metanephrine im 24-h-Urin**. Bei vielen Tumoren lässt sich eine autonome Kortisolsekretion nachweisen. In Abhängigkeit davon, welcher Anteil des täglichen Glukokortikoidbedarfs durch die autonome Sekretion gedeckt wird, zeigt sich eine lediglich abgeschwächte Kortisoltagesrhythmik oder eine vollständige Atrophie der kontralateralen und ipsilateralen paranodulären Nebenniere. Im letzteren Fall führt die unilaterale Adrenalektomie zu einer lang anhaltenden postoperativen Nebennierenrindeninsuffizienz. Die beste Methode, um eine autonome Kortisolsekretion nachzuweisen, ist der **Dexamethasonkurztest**, wobei eine höhere Dexamethasondosis (3 mg) bevorzugt werden kann, um falsch-positive Ergebnisse zu vermeiden. Ein supprimiertes Serumkortisol (<3 µg/dl [90 nmol/l]) nach Dexamethason schließt eine klinisch relevante Kortisolsekretion durch den Tumor aus. Bei ungenügender Suppression des Kortisols im Dexamethasontest erfolgt ergänzend ein CRH-Test. Bei Patienten, die im CRH-Test keinen Anstieg von ACTH und Kortisol zeigen (subklinisches Cushing-Syndrom), muss postoperativ nach unilateraler Adrenalektomie eine anhaltende Nebennierenrindeninsuffizienz erwartet werden. Eine autonome Aldosteronsekretion (Conn-Adenom) ist nur ausnahmsweise bei einem Inzidentalom nachweisbar. Als Screening sollte die **Bestimmung der Plasmareninaktivität in Verbindung mit einer Aldosteron-Messung** erfolgen. Aus dem Quotienten dieser Parameter kann auf einen Hyperaldosteronismus geschlossen werden. Patienten mit supprimierter Plasmareninaktivität erfordern eine entsprechende weitergehende Diagnostik. Typischerweise findet man bei Patienten mit Nebennierenrindenadenom ein niedrig-normales **Dehydroepiandrosteronsulfat (DHEAS)**. Sehr hohe Konzentrationen von DHEAS sprechen für das Vorliegen eines Nebennierenrindenkarzinoms, sodass die Bestimmung des DHEAS für das therapeutische Vorgehen bedeutsam werden kann. Allerdings schließt ein niedriges DHEAS das Vorliegen einen Nebennierenkarzinoms nicht aus.

Endokrinologische Basisdiagnostik beim Nebenniereninzidentalom
- Zweimalige Bestimmung der Katecholaminausscheidung im 24-h-Urin
- Messung des Serumkortisols im Dexamethasonkurztest (3 mg Dexamethason um 23 Uhr per os, Blutentnahme zwischen 8 und 9 Uhr am Folgetag)
- Bestimmung des spontanen Serumkaliums und wiederholte Blutdruckmessungen, im Falle einer spontanen Hypokaliämie oder einer arteriellen Hypertonie Bestimmung der Plasmareninaktivität (PRA) und des Serumaldosterons
- Messung des Serum-DHEAS

Bildgebung Die Bildgebung ist nicht nur der erste Schritt, der zur Entdeckung des Nebennierentumors geführt hat, sondern auch ein wichtiges Hilfsmittel, um die Raumforderung zu charakterisieren. Ist der Nebennierentumor mit Ultraschall nachgewiesen worden, so wird sich in der Regel eine computertomographische oder kernspintomographische Diagnostik anschließen, um sowohl die Morphologie besser bewerten zu

Tabelle 8.3-12. Bildgebungsdifferentialdiagnostik des NN-Inzidentaloms

Diagnose	Typische Befunde in CT/MR	Anmerkungen
NNR-Karzinom	Im CT häufig Dichtewerte >10 HE (Houndsfield Einheiten) vor KM und >30 HE nach KM-Gabe; im T2-gewichteten MR-Bild hypointens im Vergleich zur Leber	NNR-Karzinome können endokrin aktiv oder inaktiv sein; bei Hormonüberproduktion oft „buntes Muster" mit mehreren Steroiden
NNR-Adenom	Oft hoher Fettgehalt, daher im CT häufig Dichtewerte <10 HE vor KM und <30 HE nach KM-Gabe	Adenome können endokrin aktiv oder inaktiv sein
NN-Metastasen	Verhalten sich in MR und CT wie NNR-Karzinom, häufiger regelmäßig begrenzt	Bevorzugte Primärtumoren: Mammakarzinom, Bronchialkarzinom, malignes Melanom
(Angio-)Myelolipom der Nebenniere	Tumor mit hohem Fettgehalt und dafür typischen Dichtewerten im CT (<10 HE) und typischer MR-Morphologie	Gutartiger Tumor, relative Operationsindikation
Retroperitonealer Tumor	Im CT manchmal als Nebennierenraumforderung fehlgedeutet.	z. B. Fibrosarkom, Nierenzellkarzinom
Phäochromozytom	Signalverhalten im T2-gewichteten Bild des MRT wie ein NNR-Karzinom	Cave! lebensbedrohliche intra- und perioperative Komplikationen (Blutdruckkrise, Kreislaufschock) bei fehlender präoperativer Abklärung

können als auch die Differentialdiagnostik zu erleichtern (Tabelle 8.3-12).

Die **Computertomographie** ist der Goldstandard in der Diagnostik von Nebennierenprozessen. Zur gezielten Abklärung wird in der Regel die Spiral-CT-Technik mit enger Schichtdicke eingesetzt. Im CT erscheinen Nebennierenadenome typischerweise homogen mit hohem Fettgehalt und einer Dichte, die niedriger liegt als Wasser (<0–15 Houndsfield-Einheiten). Im Gegensatz dazu sind Nebennierenrindenkarzinome in der Regel größer, inhomogen und zeigen Weichteildichte. Unregelmäßige Abgrenzungen, zentrale Nekrosen, Einblutungen und Verkalkungen erhöhen die Wahrscheinlichkeit, dass ein Malignom vorliegt. Allerdings können auch benigne Phäochromozytome sich als inhomogene Tumoren mit Einblutungen darstellen. Bei der **Kernspintomographie** (MRT) erscheinen NNR-Karzinome im T1-gewichteten Bild hypointens im Vergleich zur Leber, während sie im T2-gewichteten Bild im Vergleich hyperintens sind. Die hohe Signalintensität von NNR-Karzinomen in den T2-gewichteten Sequenzen mit in dynamischen Untersuchungen lang anhaltendem Enhancement ist gut geeignet zur Abgrenzung von NN-Adenomen; Phäochromozytome und manchmal auch Metastasen zeigen jedoch ebenfalls hohe Signalintensitäten. Die Unterscheidung zwischen gutartigen und malignen Nebennierentumoren basiert auf dem Lipidgehalt und gelingt sehr gut durch die **Chemical-Shift-Analyse**, fettreiche Adenome zeigen hier eine deutliche Änderung der Signalintensität zwischen In-phase- und Out-of-phase-Bildgebung, während nichtadenomatöse fettarme Gewebe keine signifikante Änderung zeigen.

Kein bildgebendes Verfahren erlaubt eine absolut sichere Differenzierung zwischen benigner und maligner Raumforderung.

Differentialdiagnostik Die Differentialdiagnose der zufällig diagnostizierten Nebennierenraumforderung ist umfangreich. In den häufigsten Fällen liegt ein endokrin inaktives Adenom vor. In erster Linie abgegrenzt werden müssen Nebennierenrindenadenome, Nebennierenmetastasen (bevorzugt Mammakarzinom, Bronchialkarzinom und malignes Melanom) sowie große retroperitoneale Tumore (Fibrosarkome, Rhabdomyosarkom) bzw. Nierenzellkarzinome, die in der Bildgebung als Nebennierenraumforderung fehlgedeutet werden können. Wichtige Differentialdiagnose ist das Phäochromozytom, das sich mit keinem der Verfahren morphologisch eindeutig vom Nebennierenrindenkarzinom abgrenzen lässt. Eine präoperative Überprüfung der Katecholaminsekretion ist deshalb prinzipiell zwingend geboten. Weiterhin wichtig ist die Abgrenzung eines Adrenomyelolipoms, das einen seltenen, gutartigen Tumor der Nebenniere darstellt, der sich oft über seinen charakteristischen Fettanteil identifizieren lässt, manchmal aber gerade in der Abgrenzung zum NNR-Karzinom in der bildgebenden Diagnostik Probleme bereitet.

Therapie

Nur bei einer Minderheit der zufällig entdeckten Nebennierenraumforderungen sind therapeutische Maßnahmen notwendig. Die Indikation ist gegeben bei einer relevanten endokrinen Aktivität und bei hohem Malignitätsverdacht.

Endokrin aktive Tumoren werden grundsätzlich operativ entfernt. Eine Ausnahme besteht bei der autonomen Kortisolsekretion. Falls klinisch kein Cushing-Syndrom nachweisbar ist, ist die Indikation zur Operation relativ. Grundsätzlich sollte aber eine operative Entfernung erfolgen, wenn ein subklinisches Cushing-Syndrom vorliegt: nichtsupprimierbares Serumkortisol, fehlender Anstieg des Kortisols im CRH-Test und supprimiertes Plasma-ACTH. Der Nachweis einer autonomen Kortisolsekretion ohne Suppression des Plasma-ACTH im CRH-Test ist keine Indikation zur Tumorentfernung.

Neben den morphologischen Aspekten der Bildgebung sind Tumorgröße und Tumorwachstum entscheidende Parameter zur Indikationsstellung einer Tumorentfernung. Bei **endokrin inaktiven Tumoren <3 cm** besteht keine Operationsindikation, und das Vorgehen beschränkt sich auf sonographische oder computertomographische Verlaufskontrollen. Bei Tumoren >5 cm besteht eine absolute Operationsindikation wegen eines hohen Risikos der Malignität. Die Frage, ob eine Adrenalektomie bei **Tumoren zwischen 3 und 5 cm** angestrebt werden sollte, lässt sich nicht verbindlich beantworten, sondern muss in Gesamtsicht der individuellen Daten getroffen werden. Hier spielen insbesondere die Bewertung der morphologischen Diagnostik und das individuelle Operationsrisiko eine wichtige Rolle.

Im Verlauf bleiben die meisten Nebennierentumoren weitgehend größenkonstant. Bei rascher Größenzunahme bei Kontrolluntersuchungen nach drei bis sechs Monaten ist ebenfalls eine Operationsindikation gegeben. Bleibt der Tumor über ein bis zwei Jahre größenkonstant, so sollten alle ein bis zwei Jahre sonographische Verlaufskontrollen erfolgen.

Die operative Technik richtet sich nach der Ausgangslage. Bei den benignen endokrin aktiven Tumoren kann bis zu einer Größe von 5 cm eine laparoskopische Adrenalektomie durchgeführt werden. Bei klarem Malignitätsverdacht wird der operative Eingriff als offene Laparotomie durchgeführt.

Zusammenfassung der Diagnostik und Therapie
Siehe Abb. 8.3-1.

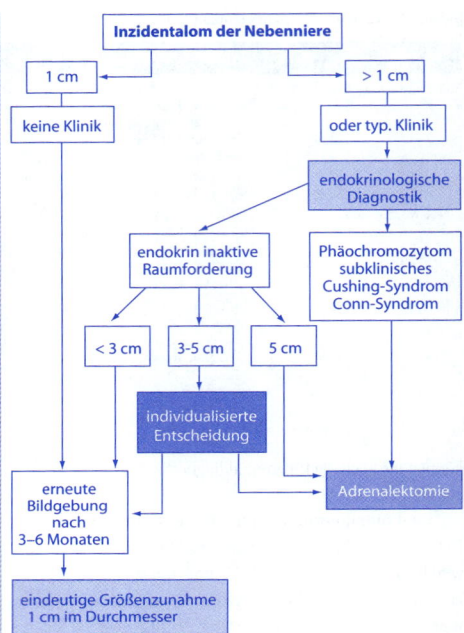

Abb. 8.3-1. Flussschema zum diagnostischen und therapeutischen Vorgehen bei Nebenniereninzidentalom

Evidenz der Therapieempfehlungen		
	Evidenzgrad	Empfehlungsstärke
Nebennierenrindeninsuffizienz		
Glukokortikoidsubstitution	III	D
Mineralokortikoidsubstitution	III	D
DHEA-Substitution	I-b	B
Cushing-Syndrom		
Chirurgische Therapie	III	B
Perioperative Glukokortikoidabdeckung	III	B
Strahlentherapie		
– konventionelle Hypophysenbestrahlung	III	B
– Gamma-Knife	III	A
Medikamentöse Therapie	III	B
Hyperaldosteronismus		
Chirurgische Therapie	III	B
Präoperative medikamentöse Therapie	III	B
Medikamentöse Primärtherapie	III	B
Phäochromozytom		
Medikamentöse Akuttherapie	III	D
Chirurgische Therapie	III	D
Präoperative medikamentöse Therapie	III	B
Nebennierenrindenkarzinom		
Chirurgische Therapie	III	D
Strahlentherapie inkl. Tumorbettbestrahlung	IV	A
Medikamentöse Therapie		
– o,p'DDD	III	B
– Zytostatikatherapie		
– Carboplatin/Etoposid	III	B
– Berrutti-Schema	III	B
– Suramin	III	B
Nebenniereninzidentalom		
Chirurgische Therapie	II-b/III	B

8.4 Störungen der männlichen Gonaden
Michael Zitzmann und Eberhard Nieschlag

8.4.1 Allgemeine Bemerkungen

Die Andrologie als „Medizin für den Mann" umfasst den zentralen Themenkomplex Infertilität, Hypogonadismus, erektile Dysfunktion und Störungen der sexuellen Differenzierung. Während die Behandlungsansätze bezüglich der reproduktiven Gesundheit des Mannes interdisziplinär angelegt sind, existieren Teilgebiete, die weitgehend partnerunabhängig behandelt werden: neben den oben aufgeführten gehören hierzu die Gebiete Entwicklungsverzögerungen, die männliche Kontrazeption und die männliche Seneszenz. Eine rationale Annäherung an diagnostische und therapeutische Prinzipien im Sinne der „evidence-based medicine" muss ein wichtiger Bestandteil der Andrologie sein. Nicht nur die kritische Überprüfung pathophysiologischer Konzepte, sondern auch eine standardisierte Diagnostik in der Andrologie, wie sie z. B. durch die WHO vorangetrieben wird, ist hierfür unabdingbar. Beim Streben nach einer naturwissenschaftlichen Basis muss weiterhin der Patient, und in diesem speziellen Gebiet auch das Paar, im Zentrum des ärztlichen Handelns stehen. Gerade die Aufklärung über physiologische Zusammenhänge und das Eingehen auf Fragen der Sexualität erfordern die empathische Annäherung seitens des Therapeuten, wobei die wissenschaftliche Korrektheit als unabdingbare Voraussetzung für die Patient-Arzt-Interaktion dienen muss.

8.4.2 Hypogonadismus

Einleitung

Der männliche Hypogonadismus beschreibt einen Zustand des Testosteronmangels, der, analog zu den Störungen von z. B. Schilddrüse und Nebennierenrinde, als primär oder sekundär beschrieben werden kann. Meist sind diese Zustände mit einer Infertilität verknüpft. Bei der Beschreibung des Krankheitsbildes ist zu beachten, dass ein Testosteronmangel, der nach der Pubertät auftritt, zu einem anderen klinischen Erscheinungsbild führt als ein Androgendefizit, das schon präpubertär bestand. Gravierende Veränderungen, nicht nur hinsichtlich der Lebensqualität und des mentalen Zustandes, sondern auch bezüglich konkret messbarer Parameter, die direkten Einfluss auf die körperliche Gesundheit des Individuums ausüben, gehen mit einem Testosteronmangel einher.

Ätiologie und Pathogenese

Die endokrine Regulation der Hodenfunktionen unterliegt der Kontrolle der **Gonadotropine luteinisierendes Hormon (LH)** und **Follikel-stimulierendes Hormon (FSH)**, die in den gonadotropen Zellen der Adenohypophyse gebildet werden. Die zentrale Funktion der Hypophyse wird wiederum gesteuert durch das vom Hypothalamus pulsatil freigesetzte **Gonadotropin-releasing-Hormon (GnRH)**. Das LH stimuliert die Testosteronproduktion in den **Leydig-Zellen** des Hodens; FSH regt über die **Sertoli-Zellen** die Spermatogenese an, für deren normalen Ablauf beim Menschen auch das intratestikulär gebildete Testosteron notwendig ist. Störungen auf der Ebene des Hypothalamus oder der Adenohypophyse führen zu einem **hypogonadotropen** (sekundären) Hypogonadismus, während Ausfälle im Bereich der Testes einen **hypergonadotropen** (primären) Hypogonadismus verursachen.

Störungen der hypothalamischen GnRH-Sekretion ziehen den Ausfall der hypophysären Gonadotropinausschüttung nach sich. Hier finden sich die klinisch eng verwandten Krankheitsbilder des **idiopathischen hypogonadotropen** Hypogonadismus **(IHH)** und des **Kallmann-Syndroms**. Letzteres ist wegen einer embryonalen Migrationsstörung von Neuronen, die vom nasalen Riechepithel aussprossen, mit einer Anosmie für aromatische Substanzen vergesellschaftet. Bei ca. 35% der Patienten mit einem Kallmann-Syndrom ist von einer primär genetischen Grundlage der Erkrankung auszugehen (meistens autosomal-dominant oder X-chromosomal-rezessiv). Ursächlich können auch raumfordernde Prozesse im Zwischenhirnbereich zur Beeinträchtigung der hypothalamischen GnRH-Sekretion führen (Kraniopharyngeome, Meningeome, Metastasen). **Traumata,**
Bestrahlungen oder Läsionen ischämischer oder hämorrhagischer Natur sind ebenfalls aufzuführen, auch **granulomatöse Erkrankungen**, die **Hämochromatose**, die chronische **Niereninsuffizienz** oder kachektische Zustände. Der Vollständigkeit halber seien auch die (sehr seltenen) **inaktivierenden GnRH-Rezeptormutationen** aufgeführt.

Störungen auf der Ebene der Hypophyse sind meist durch **Adenome** bedingt (Prolaktinome, STH-, TSH- oder ACTH-sezernierende oder endokrin inaktive Tumoren, s. auch Kap. 8.1). Ebenso können die o. g. primär extrakraniellen Auslöser für eine Mindersekretion von Gonadotropinen verantwortlich sein. Eine **angeborene Hypophyseninsuffizienz** ist selten, dieses Bild kann durch Mutationen in Transkriptionsfaktorgenen verursacht werden und ist klinisch heterogen; viele Patienten machen noch eine spontane Pubertätsentwicklung durch. Ein isolierter Ausfall von LH (bei gleichzeitig normalem FSH-Serumspiegel) führt zu einer klinischen Dissoziation zwischen eunuchoidem Habitus und (eingeschränkter) Fertilität (**Pasqualini-Syndrom**). **Inaktivierende Mutationen der β-Untereinheiten der Gonadotropine** sind sehr selten, sind aber ebenso wie **inaktivierende Mutationen der Gonadotropinrezeptoren** beschrieben worden.

Der hypergonadotrope (primäre) Hypogonadismus kann durch ein **Fehlen der Testes**, das angeboren oder erworben sein kann, hervorgerufen werden. Für erstere Ursache wird gegenwärtig eine **intrauterine Hodentorsion** favorisiert. Der akzidentelle Hodenverlust ist oft Folge von **Traumata**, schweren **Entzündungen** (z. B. Mumpsorchitis oder Venera) oder **Torsionen**. Unter Umständen ist die Orchiektomie bei Hodentumoren indiziert zur Erzielung einer Androgenablation bei einem Prostatakarzinom. **Soziokulturelle Kastrationen** spielen in unserem Kulturkreis keine Rolle mehr, wohl treten diese aber noch z. B. bei den Hijras in Indien auf. Einer Funktionseinschränkung der Testosteronbiosynthese kann bei maldeszendierten Testes vorliegen, auch angeborene **numerische Chromosomenaberrationen** wie das **Klinefelter-Syndrom** (47,XXY oder Mosaike) oder das **XX-Mann-Syndrom** (s. Abschn. 8.4.4) sind im klinischen Verlauf oft mit der Entwicklung eines hypergonadotropen Hypogonadismus vergesellschaftet. Pathogenetisch bedeutsam können auch **Androgenrezeptordefekte** oder **Störungen der Testosteronbiosynthese** bei entsprechenden Enzymdefekten sein (s. Abschn. 8.4.4).

Häufig wird bei älteren Männern eine Kombination aus erniedrigten Testosteronspiegeln und inadäquat niedrigen Gonadotropinspiegeln angetroffen, die auf synergistische Störungen der hypothalamisch-hypophysären Funktionen und der Leydig-Zell-Kapazität zurückgehen; dieses klinische Bild wird als Altershypogonadismus bezeichnet und stellt eine Mischform aus primärem und sekundärem Hypogonadismus dar.

Klinik und Diagnostik

Das klinische Bild eines Patienten mit einem Hypogonadismus wird auch vom **Manifestationszeitpunkt** bestimmt. Tritt der

Tabelle 8.4-1. Symptomatik des männlichen Hypogonadismus

Betroffenes Organ/Funktion	Vor abgeschlossener Pubertät	Nach abgeschlossener Pubertät
Kehlkopf	Ausbleibende Stimmutation	Keine Stimmänderung
Haut	Fehlende Sebumproduktion, ausbleibende Akne, Blässe, feine Hautfältelung	Fehlende Sebumproduktion, Blässe, Atrophie, feine Hautfältelung
Knochen	Eunuchoider Hochwuchs, Osteoporose	Osteoporose
Hämatopoese	Leichte Anämie	Leichte Anämie
Muskulatur	Unterentwicklung	Atrophie
Penis	Infantil	Keine Größenänderung
Prostata	Unterentwickelt	Atrophie
Testes	Kleines Volumen, evtl. Ektopie	Volumenabnahme
Spermatogenese	Nicht initiiert	Sistiert
Stimmung	Oft gedämpft	Oft gedämpft
Potenz und Libido	Nicht entwickelt	Verlust

Androgenmangel nach vollständig durchlaufener Pubertät ein, können seine Anzeichen diskret sein (Tabelle 8.4-1). Das Hodenvolumen der Patienten liegt meistens um 3 ml (Normwert für erwachsene Männer >12 ml), die Konsistenz ist bei den hypogonadotropen Formen eher weich, bei den hypergonadotropen Formen durch die Gonadotropinstimulation fest. **Sexuelle Aktivitäten** sind bei hypogonadalen Patienten ohne Substitutionstherapie gering oder fehlen ganz. Bei Patienten mit **Kallmann-Syndrom** kommt als wichtige Manifestation die **Anosmie** hinzu. Gelegentlich finden sich bei diesen Patienten auch Hörstörungen oder unilaterale Nierenagenesien.

Die endokrinologische Diagnostik erfasst in einem ersten Schritt die Serumspiegel von Gonadotropinen, Testosteron, Sexualhormon-bindendem Globulin (SHBG) und Prolaktin. Die **Testosteronsekretion** unterliegt Tagesschwankungen, daher sollten die Serumwerte aus morgendlich gewonnenen Proben bestimmt werden. Ein Gesamttestosteronwert von <10 nmol/l ist sicher pathologisch, Werte zwischen 10 und 12 nmol/l sollten kontrolliert werden. Meist korreliert das **freie, nicht an SHBG gebundene Testosteron** gut mit dem Gesamttestosteron. Erhöhte Spiegel von SHBG und daher erniedrigte Konzentrationen von freiem Testosteron treten bei Hyperthyreose oder der Einnahme von Antiepileptika auf. Mit zunehmendem Alter des Mannes wird dieses Phänomen ebenfalls beobachtet. Bei **extremer Adipositas** werden oft niedrige Werte an Gesamttestosteron gemessen, die jedoch durch ebenfalls erniedrigte SHBG-Werte ausgeglichen werden. Das freie Testosteron ist in der Praxis am zuverlässigsten aus den Serumkonzentrationen von Gesamttestosteron und SHBG zu berechnen. Bei Bestimmung eines erniedrigten Testosteronwertes geben die Konzentrationen der Gonadotropine die weitere Richtung der diagnostischen Verfahren an: Hohe Gonadotropinspiegel weisen auf eine testikuläre (primäre) Ursache des Hypogonadismus hin, niedrige auf eine zentrale Ursache. Die Bestimmung des **Karyotyps** zum Ausschluss eines Klinefelter-Syndroms sollte bei deutlich erhöhten Gonadotropinspiegeln erfolgen (s. Abschn. 8.4.3). Wird eine zentrale Störung vermutet, schließt sich ein **GnRH-Stimulationstest** an (0,1 mg i.v., mit Bestimmung der Gonadotropine nach 25 und 40 min).

Bei Nichtstimulierbarkeit der Hypophysenaktivität wird bei Verdacht auf eine hypothalamische Störung ein **GnRH-Pumpentest** angeschlossen, der nach 7 Tagen pulsatiler Stimulation (subkutane Applikation von 5 μg GnRH alle 90–120 min zur Verbesserung der hypophysären Reaktivität) die Unterscheidung zwischen hypothalamischer und hypophysärer Störung im erneuten GnRH-Test ermöglicht: bei Letzterer kommt es nicht zu einem Anstieg der Gonadotropinspiegel. Hier sollte selbstverständlich das bildgebende Verfahren der **Kernspintomographie** für Darstellungen der entsprechenden zerebralen Regionen komplementär eingesetzt werden. Grundsätzlich sind **ultrasonographische Untersuchungen** der Hoden und der Prostata (vorzugsweise transrektal) notwendig. Bestimmungen des Blutbildes und der **Blutfette** schließen sich an. Die **Knochendichte** sollte durch planare oder volumetrische röntgenologische Verfahren oder die quantitative Ultrasonometrie der Phalangen bestimmt werden. Diese Parameter müssen auch im Verlauf einer Substitutionstherapie kontrolliert werden. Eine Ejakulatanalyse sollte in der Diagnostik des Hypogonadismus enthalten sein (s. auch Abschn. 8.4.3).

Die Konstellation erniedrigter Gonadotropine mit normalen Testosteronwerten kann auf eine exogene Testosteronzufuhr oder einen Hodentumor mit endokriner Aktivität hinweisen. Dieses Bild muss eine besonders sorgfältige ultrasonographische Diagnostik der Testes veranlassen.

Therapie

Die Therapie des männlichen Hypogonadismus wird durch zwei Kriterien beeinflusst: Ist der Hypogonadismus **primär** oder **sekundär**, besteht ein **Kinderwunsch**? Liegt kein Kinderwunsch vor, erfolgt die Substitution mittels einer Testosteronpräparation, die den individuellen Bedürfnissen und Präferenzen des Patienten angepasst werden kann (Tabelle 8.4-2). Es ist zu beachten, dass die **orale Substitution** mittels Testosteronundecanoat nur für Patienten mit noch deutlicher Eigenproduktion von Androgenen geeignet ist; die Kapseln sollten zur zuverlässigen Resorption mit einer fetthaltigen Mahlzeit eingenommen werden. Das Vollbild des Hypogonadismus erfordert die Behandlung

Tabelle 8.4-2. In Europa verfügbare Testosteronpräparate

Applikationsmodus	Handelsname	Substanz	Dosierung	Kosten/Jahr ()
Transdermal	Testoderm[a]	Testosteron	1 Membran/Tag (Skrotalhaut)	–
	Androderm		2 Systeme/Tag (Nichtskrotalhaut)	847
	Testogel 25 mg		1–2 Dosierpäckchen	624–1318
	Testogel 50 mg		(25–100 mg, Nichtskrotalhaut)	
	Androtop Gel 25 mg		1–2 Dosierpäckchen	625–1318
	Androtop Gel 50 mg		(25–100 mg, Nichtskrotalhaut)	
Intramuskulär	Testosterondepot 250 mg	Testosteronenanthat	Alle 2–3 Wochen	198–304
	Testovirondepot 250 mg		Alle 2–3 Wochen	250–382
	Nebido[b]	Testosteronundecanoat	Alle 10–14 Wochen	nicht bekannt
Oral	Andriol	Testosteronundecanoat	2–4 Kapseln/Tag mit fetthaltiger Mahlzeit	538–1076

[a] In Deutschland zurzeit nicht im Handel.
[b] Zulassung für November 2004 geplant.

mit injizierbaren Estern oder transdermalen Präparaten. Bei den **intramuskulär injizierten Präparaten** ist Testosteronenanthat auf Grund seiner Pharmakokinetik besser geeignet als kürzer wirkende Ester. Allerdings führt diese Substanz immer noch zu deutlichen Schwankungen der Androgenspiegel zwischen den einzelnen Injektionen. Länger wirkende Präparate sind in Entwicklung (z. B. injizierbares Testosteronundecanoat). Den **transdermalen** Systemen ist eine den physiologischen Spiegeln sehr ähnliche Pharmakokinetik zu eigen; die Pflaster werden entweder auf die Skrotalhaut oder die nichtskrotale Haut appliziert, wobei die Letzteren auf Grund der notwendigen Resorptions-Enhancer häufig zu Hautirritationen führen. Inzwischen ist auch ein Testosterongel zugelassen, das eine hohe Anwendungsfreundlichkeit und zuverlässige Resorption besitzt. **Subdermale Implantate** mit einer Wirkdauer bis zu 6 Monaten sind in Deutschland nicht im Handel. Limitierende Faktoren sind hier Extrusionen, Infektionen und die schlechte Steuerbarkeit, die ein operatives Entfernen bei Komplikationen erforderlich macht. Die gelegentlich eingesetzte Substanz Mesterolon leitet sich vom 5α-reduzierten Testosteronmetaboliten 5α-Dihydrotestosteron (DHT) ab und kann nur dessen Funktionen übernehmen. Es fehlen also die direkten Wirkungen des Testosterons (z. B. Hämatopoese) und der nach Aromatisierung entstehenden Östrogene (z. B. Knochenstoffwechsel). Für die Substitutionstherapie des Hypogonadismus ist Mesterolon daher nicht geeignet.

Bei bestehendem **Kinderwunsch** kann die Spermatogenese nur bei den hypogonadotropen Formen des Hypogonadismus induziert werden. Eine **direkte Testosteronsubstitution** ist hier kontraindiziert, weil es durch negatives Feedback zu einer weiteren Unterdrückung der Gonadotropinsezernierung kommt. Die Substitution muss also zumindest auf der Ebene der Gonadotropine beginnen (Tabelle 8.4-3). Liegt eine hypothalamische Störung vor, kann durch eine pulsatile Pumpentherapie GnRH appliziert werden; eine direkte Substitution der Gonadotropine durch humanes Choriongonadotropin (hCG, entspricht LH) und humanes Menopausengonadotropin (hMG, entspricht FSH) ist dazu gleichwertig.

Statt hMG kann auch hochgereinigtes oder rekombinantes FSH gegeben werden. Bei hypophysären Störungen ist GnRH wirkungslos, hier muss auf die Gonadotropinsubstitution zurückgegriffen werden. Durch die Gabe von hCG findet bei diesen Patienten eine gleichzeitige Leydig-Zellstimulation statt, sodass die Eigenproduktion von Testosteron initiiert wird. Die Zeit bis zum Erscheinen von Spermien im Ejakulat schwankt zwischen 1 und 24 Monaten. Eine solche Behandlung sollte spezialisierten Zentren vorbehalten bleiben.

Bei Patienten mit hypergonadotropem (primärem) Hypogonadismus ist es nicht möglich, die Spermatogenese zu stimulieren.

Tabelle 8.4-3. Therapieoptionen zur Stimulation der Spermatogenese bei hypogonadotropem Hypogonadismus

Substanz	Applikationsform	Dosierung	Handelname
GnRH pulsatil	Subkutan durch ext. Minipumpe	5–20 µg/Puls alle 2 h	Lutrelef
oder alternativ:			
Humanes Choriongonadotropin (hCG)	Subkutan oder intramuskulär	1000–2500 IE 2-mal pro Woche	Choragon, Predalon, Pregnesin, Primogonyl
in Kombination mit humanem Menopausengonadotropin (hMG)	Subkutan oder intramuskulär	150 IE 3-mal pro Woche	Humegon, Menogon, Pergonal
oder in Kombination mit hochgereinigtem oder rekombinantem FSH	Subkutan	150 IE 3 ml pro Woche	Fertinorm HP, Gonal F, Puregon

Die **Überwachung** der Substitutionstherapie eines hypogonadalen Patienten umfasst mehrere Felder: somatische und Laborparameter sowie Verhaltensaspekte (s. Übersicht). Viele Patienten werden über einen **verstärkten Bartwuchs**, die Zunahme von **Muskel-** und die Abnahme der **Fettmasse** berichten. **Libido** und **sexuelle Aktivität** nehmen zu, die allgemeine **Konzentrationsfähigkeit** und **kognitive Fähigkeiten** werden gesteigert, eine **depressive Stimmung** schwindet. Solche Veränderungen können auch zu Imbalancen in einer vorher stabilen Partnerschaft führen und bedürfen der Begleitung durch den behandelnden Arzt. Eine sich entwickelnde **Gynäkomastie** kann durch erhöhte Aromatisierung des Testosterons zu Östrogenen entstehen, dies ist besonders der Fall bei hohen Spitzenspiegeln unter der Nutzung injizierbarer Testosteronester. Hier muss die Dosis angepasst werden. Die **Prostata** als androgensensitives Organ wird unter einer Testosteronsubstitution an Größe zunehmen, jedoch nur bis zur Größe altersgleicher gesunder Männer. Die Inzidenz eines Prostatakarzinoms nimmt mit dem Alter zu, daher sollte vor Beginn und während einer Testosterontherapie eine regelmäßige Kontrolle der PSA-Spiegel in Kombination mit einer rektalen Palpation und möglichst auch einer transrektalen Ultrasonographie stattfinden. Prostatakarzinomzellen sind zumindest initial durch Androgene in ihrem Wachstum stimulierbar, es gibt aber keinen Hinweis für die Initiierung eines Malignoms durch Testosteron. Es gibt Berichte über die reversible Induktion eines **Schlafapnoesyndroms** unter Testosterontherapie; dies scheint auf Männer mit ausgeprägter Adipositas und/oder einer COPD zuzutreffen. Die Betroffenen zeigen erhöhte Hämatokritwerte und eine Polyglobulie. Bei einem entsprechenden Risikoprofil ist die Indikation zurückhaltend zu stellen bzw. sind die entsprechenden Parameter engmaschig zu kontrollieren.

überwacht werden. Testosteron stimuliert die **Hämatopoese**, supraphysiologische Spiegel (>40 nmol/l) können zu einer Polyglobulie führen. Falls trotz Substitutionstherapie eine Anämie persistiert, muss an andere Ursachen gedacht werden, zunächst liegt hier die Untersuchung des Eisenstoffwechsels nahe. Veränderungen im **Lipidstoffwechsel** werden unterschiedlich beschrieben, die pro- und antiatherogenen Effekte des Testosterons scheinen sich die Waage zu halten; bei deutlich hypogonadalen Männern werden unter Testosteronsubstitution die Spiegel von Gesamtcholesterin und LDL, aber auch HDL sinken. **Parameter des fibrinolytischen Systems** wie die Spiegel von Plasminogenaktivatorinhibitortyp 1 (PAI-1) sind bei hypogonadalen Männern erhöht (erhöhte Thrombophilie), unter einer Androgensubstitution wird eine Normalisierung beobachtet. Die **Knochenmasse** sollte mit den oben erwähnten Verfahren initial und dann ca. alle 2 Jahre bestimmt werden. Die hier empfohlenen Präparate haben keinerlei **Lebertoxizität**. Diese gelegentlich vermutete Nebenwirkung wurde bei inzwischen obsoleten Präparaten wie 17α-Methyltestosteron beobachtet.

Kontraindikationen gegen eine Testosterontherapie sind ein vorhandenes oder anamnestisch bekanntes Prostatakarzinom, bisher unklar erhöhte PSA-Werte oder ein Kinderwunsch (s. oben). Sexualstraftäter werden zurzeit in Deutschland nicht routinemäßig mit Antiandrogenen oder mittels Kastration behandelt. Die Androgensubstitution in einem solchen Fall wäre deletär. Die Therapie des Altershypogonadismus mittels möglichst kurz wirksamer transdermaler Testosteronpräparate ist hinsichtlich ihrer Effektivität und Sicherheit nicht evidenzbasiert und Therapieversuche sollten Studienzentren vorbehalten bleiben.

Prognose
Die Prognose quoad vitam ist bei einem Hypogonadismus gut. Es konnte bisher kein definitiver Unterschied in der Lebenserwartung von Kastraten im Vergleich zu gesunden Männern beschrieben werden. Allerdings ist die Lebensqualität auf Grund der oben geschilderten Symptomatik bei hypogonadalen Männern deutlich eingeschränkt, sodass eine Substitutionstherapie nach Ausschluss der Kontraindikationen in jedem Fall indiziert ist.

Kriterien der Überwachung einer Testosteronsubstitutionstherapie
- Sexuelle und psychische Parameter:
  – Allgemeines Wohlbefinden
  – Körperliche und geistige Aktivität
  – Stimmung
  – Libido, Erektionen, sexuelle Aktivität
- Somatische Parameter:
  – Körperproportionen, Gewicht, Muskelmasse und Kraft, Fettverteilung, Behaarung, Sebumproduktion (evtl. eintretender Stimmbruch)
- Laborparameter:
  – Serumspiegel von Testosteron, SHBG, LH, FSH
  – Blutbild (Erythropoese)
- Prostata:
  – Ejakulatvolumen, Prostatagröße und -sonomorphologie
  – PSA-Wert
- Knochen:
  – Knochendichtemessung

Das Monitoring der **Serumtestosteronspiegel** muss der intrinsischen Pharmakokinetik der einzelnen Präparate Rechnung tragen. Wenn eine Injektionstherapie gewählt wird, sollten eher die Intervalle als die Dosierungen verändert werden. Auch die Spiegel von Östrogenen, SHBG und Gonadotropinen sollten

8.4.3 Infertilität/Störungen der Spermatogenese

Einleitung
Fertilitätsstörungen betreffen zunächst das Paar, per definitionem wird von Infertilität gesprochen, wenn bei regelmäßigem, ungeschütztem Verkehr innerhalb eines Jahres keine Schwangerschaft eingetreten ist. Männliche und weibliche reproduktive Funktionen können in einem weiten Spektrum als fehlend, eingeschränkt oder optimal beschrieben werden. Wechselseitige Kompensationsmechanismen können die Defizite des anderen Partners zum Teil ausgleichen.

Ätiologie und Pathogenese

Störungen der männlichen Zeugungsfähigkeit können viele Ursachen haben. Prinzipiell können folgende Bereiche betroffen sein: Spermatogenese, Qualität der Spermien (Anzahl, Beweglichkeit, Morphologie), Obstruktionen der ableitenden Samenwege, Antikörper gegen Spermien (immunologische Infertilität), Störungen der Samendeposition (z. B. Hypospadie oder retrograde Ejakulation nach operativer Schädigung des autonomen Nervensystems von Blasenhals und Ductus deferens).

Ursächlich für eine mangelnde Spermatogenese können sein: **hormonelle Ursachen** (Fehlen der Gonadotropine, siehe oben), **numerische Chromosomenanomalien** (z. B. Klinefelter-Syndrom, s. unten), **strukturelle Chromosomenanomalien** (Deletionen der Azoospermiefaktoren auf dem Y-Chromosom), eine bestehende oder anamnestische **Hodenektopie** (Maldeszensus, Kryptorchismus), **Varikozelen, Traumata, Hodentumoren,** postinfektiöse Zustände (z. B. Mumps, Venera), nicht im Zeitfenster versorgte **Hodentorsionen** sowie **Toxine** (bes. chlorierte Kohlenwasserstoffe) und **Drogen** (bes. Opiate) oder **chronische Erkrankungen** (z. B. Diabetes mellitus, chronische Niereninsuffizienz). Häufig ist die Ursache nach dem aktuellen Stand nicht klärbar, in diesem Fall wird von einer idiopathischen Infertilität gesprochen. Die variable Länge einer Polyglutaminsäurekette im Androgenrezeptor (kodiert durch sog. „CAG-repeats") ist negativ mit der Testosteronwirkung auf Zielgene assoziiert, was u. a. Auswirkungen auf die Spermatogenese hat. Wenn eine Spermatogenese stattfindet, finden sich bei infertilen Männern oft wenige Spermien (Oligozoospermie), die eingeschränkt beweglich sind (Asthenozoospermie) und/oder eine schlechte Morphologie aufweisen (Teratozoospermie); das Vollbild wird **OAT-Syndrom** (Oligoasthenoteratozoospermie) genannt.

Obstruktionen der ableitenden Samenwege können **infektiös** bedingt sein, heute finden sich meist als ursächliche Keime Chlamydia trachomatis oder Ureaplasma urealyticum. **Mutationen im CTFR-Gen** bedingen eine zystische Fibrose, die in den meisten Fällen mit einer Fehlanlage von Samenleitern und Nebenhoden vergesellschaftet ist. Eine Minimalform der zystischen Fibrose ist die kongenitale beidseitige Aplasie der Samenleiter (engl. CBAVD). Eine akzidentelle oder intendierte (aus kontrazeptiven Gründen) **Durchtrennung der Samenleiter** gehört ebenfalls in diese Kategorie.

Eine **immunologische Infertilität** wird durch das Anhaften von Autoantikörpern an Spermien (vom IgG- oder IgA-Typ) bedingt. Diese Antikörper behindern ein Vordringen zur Eizelle bei mehr als 50% gebundener Spermien. Ursächlich ist die Exposition der normalerweise geschützten haploiden Samenzellen gegenüber immunkompetenten Zellen. Dies kann durch Traumata, Operationen oder Infektionen bedingt sein.

Morphologische Irregularitäten sind die Globozoospermie, die Stecknadelkopfspermie, Störungen der Mikrotubuli des Spermienschwanzes (Immobilität) sowie das mit dem Kartagener-Syndrom assoziierte Syndrom der immotilen Zilien.

Klinik und Diagnostik

Die ersten diagnostischen Schritte bezüglich einer vermuteten männlichen Infertilität sind **Anamnese**, gründliche körperliche **Untersuchung** und **Ejakulatanalyse**, die gemäß den standardisierten Kriterien der WHO in einem Labor mit striktem Qualitätskontrollprogramm vorgenommen werden sollte. Hier werden lediglich die Normalwerte aufgeführt (Tabelle 8.4-4). Prinzipiell sollten wegen der natürlichen Schwankungsbreite der Ejakulatparameter zumindest 2 Untersuchungen stattfinden, dabei ist auf eine Karenzzeit von 2–7 Tagen zu achten. Bei pathologischen Befunden geben die **FSH-Serumspiegel** die weitere Richtung der Diagnostik an; außer bei den zentralen Störungen ist der FSH-Wert bei einer Beeinträchtigung des testikulären Keimepithels erhöht (Abb. 8.4-1). Dies ist durch die bei defekter Spermatogenese mangelhafte negative Rückkopplung auf die hypophysäre FSH-Produktion bedingt, die durch das von den Sertoli-Zellen sezernierte **Inhibin B** vermittelt wird. Dieses Hormon kann als ergänzender Diagnoseparameter genutzt werden.

Bildgebende Verfahren müssen die Diagnostik in jedem Fall ergänzen. Obligat ist die ultrasonographische Darstellung der Hodenstrukturen, gegebenenfalls ergänzt durch eine Untersuchung von Prostata und Samenblase. Die Dopplersonographie (bes. im „power mode") kann bei der Diagnosestellung einer Varikozele hilfreich sein. Bei einer Anorchie muss durch Kernspintomographie ein im Bauchraum gelegener Hoden ausgeschlossen werden, der ein Malignitätsrisiko darstellt. Bei einer generellen Inzidenz des Hodentumors von ca. 8 Neuerkrankungen auf 100.000 Männer im Jahr (Europa) steigt das Risiko auf 3% bei einem Maldescensus testis an. Neben der Anamnese (Schmerzen, Schweregefühl) stehen Palpation und Ultrasonographie im diagnostischen Vordergrund. **Tumormarker** sind α-Fetoprotein, β-hCG oder stark erhöhte Sexualhormonspiegel. Die Indikation zur **Biopsie** sollte bei unklarem Bild großzügig gestellt werden.

Bei einer Azoospermie ist die endgültige Klärung durch eine operative testikuläre Exploration mit Entnahme von Hodengewebe (und eventueller testikulärer Spermienextraktion, TESE) nötig. Hierbei ist darauf zu achten, dass ein Teil des Ge-

Tabelle 8.4-4. Normalwerte einer Ejakulatuntersuchung (gem. WHO-Richtlinien)

Parameter	Normalwerte
Volumen	≥ 2,0 ml
pH	≥ 7,2
Spermienkonzentration	≥ 20 Mio. Spermatozoen/ml
Spermiengesamtzahl	≥ 40 Mio. Spermatozoen/Ejakulat
Motilität	≥ 50% der Spermien mit Vorwärtsbeweglichkeit oder ≥ 25% der Spermien mit schneller Progressivmotilität
Morphologie	≥ 15% normal geformte Spermatozoen
Vitalität	≥ 50% der Spermien
Leukozyten	≤ 1 Mio./ml
Antikörper	≤ 50% der Spermien behaftet im MAR-Test

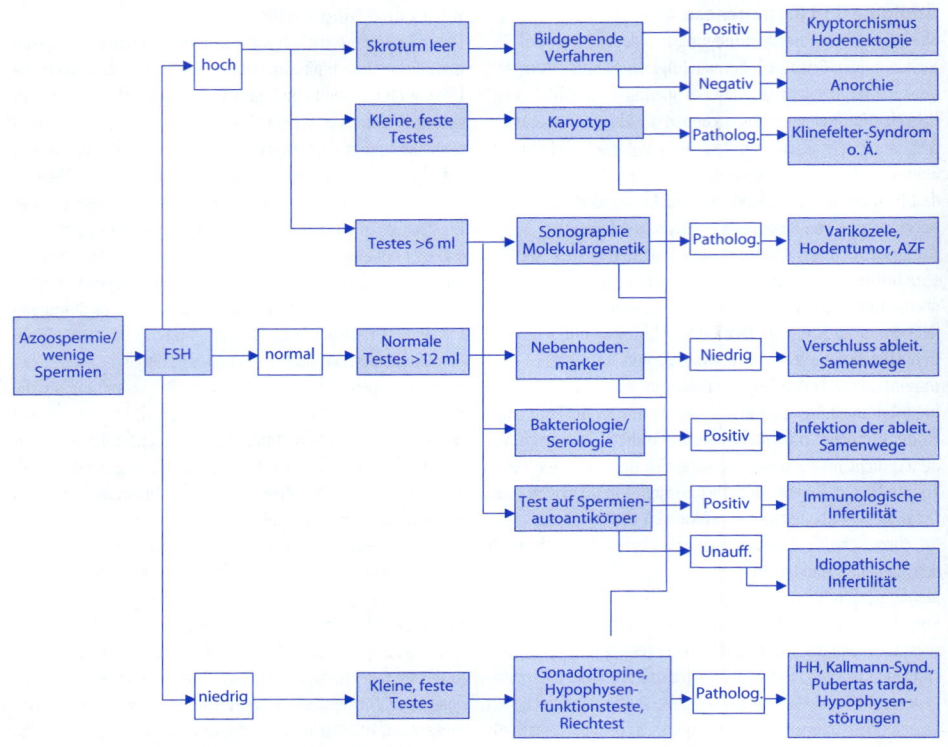

Abb. 8.4-1. Diagnostischer Ablauf bei männlicher Infertilität

webes kryokonserviert wird, damit im Falle einer gewünschten assistierten Fertilisation nicht eine erneute Operation nötig wird. Sind im Hoden histologisch keine Spermien nachweisbar, spricht man von einem Sertoli-cell-only-Syndrom (**SCO-Syndrom oder Germinalzellaplasie**), das fokal oder komplett ausgeprägt sein kann.

Therapie

Die Therapie richtet sich nach den Ursachen, ist jedoch selten kausal und nach den Kriterien der evidenzbasierten Medizin rational begründbar. Der oben beschriebene hypogonadotrope Hypogonadismus stellt hier eine Ausnahme dar (Behandlung s. oben). Bei den hypergonadotropen Formen des Hypogonadismus (z. B. Klinefelter-Syndrom, SCO-Syndrom) ist eine Stimulation der Spermatogenese nicht möglich. Eventuell vorhandene Spermien können für Verfahren der assistierten Reproduktion genutzt werden (nach eingehender genetischer Beratung, s. unten). Die **antibiotische Behandlung** von Infektionen (vorzugsweise Tetrazykline oder Makrolide) kann eine Besserung der Ejakulatparameter bringen. Bei einer Exposition gegenüber Toxinen spielt die **Elimination** die wichtigste Rolle. Bei einer Obstruktion können **operative Korrekturverfahren** erfolgreich sein, oft findet sich bei den dann nachgewiesenen Spermien jedoch ein Autoantikörpersyndrom. Bei einer **retrograden Ejakulation** kann das sympathomimetisch wirkende trizyklische Antidepressivum Imipramin eingesetzt werden, um eine Antegradation zu erreichen. Die **Lageanomalien von Hoden** sollten zwischen dem 1. und 2. Lebensjahr mittels hCG-Gabe, nasaler GnRH-Applikation oder **Orchidopexie** behoben werden. Ein **Hodentumor** muss operativ entfernt und evtl. anschließend mit meist kurativem Ansatz einer Radiatio/Chemotherapie unterzogen werden. Zuvor sollte eine **Kryokonservierung** von Spermien stattfinden. Als empirische Therapie muss die **Intervention bei Varikozelen** (Operation oder Embolisation) betrachtet werden, ebenso wie die **Immunsuppression** durch Glukokortikoide bei einer immunologischen Infertilität (hierbei sind auch die Nebenwirkungen limitierend).

Häufig wird sich die Anzahl der Spermien nicht in den Normalbereich bewegen lassen. Bei Patienten mit hypogonadotropem Hypogonadismus, die eine Induktionstherapie erhalten haben, sind Spontankonzeptionen auch mit sehr niedrigen Spermienkonzentrationen beschrieben worden. In anderen Fällen wird die Therapie symptomatisch sein und Verfahren der **assistierten Fertilisation** nutzen. Das gewählte Verfahren hängt

8.4 Störungen der männlichen Gonaden

dabei von der Spermienanzahl und der Morphologie sowie von einer eventuellen Antikörperbeladung und den reproduktiven Funktionen der Partnerin ab. Ovulatorische Zyklen und eine normale Eileiterfunktion vorausgesetzt, kann bei Spermienkonzentrationen über 2–3 Mio./ml sowie guter Morphologie und Beweglichkeit eine **Inseminationstherapie** erfolgreich sein. Finden sich sehr wenige Spermien, eine deutlich eingeschränkte Morphologie/Beweglichkeit oder eine hohe Autoantikörperbeladung, wird die **intrazytoplasmatische Spermieninjektion (ICSI)** genutzt, bei der außerhalb des Körpers ein einzelnes Spermium direkt in eine nach ovarieller Stimulation gewonnene Eizelle injiziert wird. Findet eine Befruchtung statt, wird anschließend ein **Embryotransfer (ET)**, meist in den Uterus, durchgeführt. Die Spermien können aus dem Nativejakulat isoliert oder durch testikuläre Spermienextraktion gewonnen werden.

Das ICSI-Verfahren sollte nach eingehender genetischer Beratung durchgeführt werden. Eine erhöhte Rate an kindlichen Missbildungen ist berichtet worden und es ist denkbar, dass genetische Veränderungen des Mannes, die zu seiner eingeschränkten Fertilität geführt haben, an Nachkommen weitergegeben werden (z. B. Deletionen auf dem Y-Chromosom, autosomale Mutationen im CTFR-Gen). Die in Deutschland nicht zugelassene **Präimplantationsdiagnostik (PID)** kann durch genetische Untersuchungen des Embryos vor dem ET schwerwiegende Störungen aufdecken; dem Paar ist dann die Möglichkeit gegeben, seine Einwilligung zum ET zurückzuziehen. Die **In-vitro-Fertilisierung (IVF)** ist bei Störungen der gynäkologischen reproduktiven Funktionen (meist im Bereich der Eileiter) indiziert und setzt beim Mann (sub-)normale reproduktive Funktionen voraus.

Falls ein komplettes **SCO-Syndrom** vorliegt (histologische Diagnose), gibt es zurzeit keine Möglichkeit der Induktion der Spermatogenese. Bei einem gleichzeitig bestehendem Testosteronmangel muss substituiert werden (s. oben).

Prognose

Die Prognose hinsichtlich der Erfüllung des Kinderwunsches hängt stark von der Grunderkrankung des Mannes ab. Die **Schwangerschaftsraten** bei einer intrazytoplasmatischen Spermieninjektion liegen nach Angaben des Deutschen IVF-Registers zurzeit im Durchschnitt bei 20% klinischen Schwangerschaften pro Zyklus, wobei die zugrunde liegenden Störungen maßgeblich zur Variabilität der Erfolge beitragen.

8.4.4 Genetische Syndrome/Störungen der sexuellen Differenzierung

Einleitung

Genetisch bedingte Störungen im andrologischen Bereich weisen phänotypische Bilder mit großer Variationsbreite auf. Neben dem Grad der Androgenisierung bestimmen auch den Zeitpunkt der Diagnosestellung und die bisherige psychosoziale sexuelle Orientierung die Ausrichtung des ärztlichen Handelns. Besonders hier ist eine empathische Annäherung gefordert, um Stigmatisierungen zu verhindern oder zu mildern.

Ätiologie und Pathogenese

Eine ätiologische Einteilung reicht von numerischen Chromosomenaberrationen über strukturelle Chromosomenveränderungen bis hin zu Enzymdefekten des Androgenstoffwechsels oder Rezeptormutationen.

Das **Klinefelter-Syndrom** ist mit einer Prävalenz von 0,2% der männlichen Bevölkerung recht häufig. Es beruht bei den meisten Patienten auf einer Chromosomenaberration mit der Karyotypformel 47,XXY. Es kommen auch Mosaike, zusätzliche Y-Chromosomen (48,XXYY) oder höhergradige X-chromosomale Aneuploidien vor. Ursächlich sind meist Non-Disjunktionen in den meiotischen oder mitotischen Teilungen während der Keimzellentwicklung. Gelegentlich weisen jüngere Männer mit einem Klinefelter-Syndrom eine passagere, stark eingeschränkte Spermatogenese auf, meist sind Klinefelter-Patienten jedoch infertil. Das **XX-Mann-Syndrom** kommt durch eine Translokation von geschlechtsbestimmenden Anteilen des Y-Chromosoms (u. a. SRY, „sex determining region Y") auf das X-Chromosom während der väterlichen Meiose zustande. Diese Patienten sind infertil. Männer mit dem **Karyotyp 47,XYY** sind nicht obligat fertilitätsgestört. Es hat Beachtung gefunden, dass diese Individuen durchschnittlich häufiger in Konflikt mit dem Gesetz geraten; jedoch ist zu bemerken, dass die große Mehrzahl dieser Männer völlig normale Verhaltensmuster aufweist.

Strukturelle Veränderungen, beispielsweise Deletionen auf dem kurzen Arm des Y-Chromosoms, betreffen meist das SRY-Gen (s. oben). Die Kaskade der embryonalen Geschlechtsentwicklung wird damit auf der Ebene der Gonadendifferenzierung gestört, sodass ein weiblicher Phänotyp resultiert, der dem des Turner-Syndroms ähnelt. Deletionen auf dem langen Arm des Y-Chromosoms sind meist von submikroskopischer Dimension und können Gene betreffen, deren Intaktheit essentiell für eine normale Spermatogenese ist. Hier sind 3 als „**Azoospermiefaktoren**" (AZF) bezeichnete Loci bekannt. Am besten gesichert ist die Bedeutung des so genannten DAZ-Genclusters („deleted in azoospermia") in AZFc.

Der Begriff der **Gonadendysgenesie** umfasst verschiedene Formen genetischer Störungen, die sich durch numerische Aberrationen der Gonosomen unterscheiden: 45,X-Typ („Turner-Syndrom"), reine Gonadendysgenesie (46,XX oder 46,XY, „Swyer-Syndrom") oder die gemischte Gonadendysgenesie (45,X/46,XY). Individuen mit reiner Gonadendysgenesie sind phänotypisch weiblich und weisen unterschiedliche Virilisierungsgrade auf. Patienten mit gemischter Gonadendysgenesie haben meist intersexuelle Genitalien. Der Grad der Maskulinisierung variiert erheblich, die meisten Patienten werden als Mädchen aufgezogen. Der männliche Phänotyp zeichnet sich häufig durch eine Hypospadie und einen Kryptorchismus aus. Es besteht ein erhebliches Risiko für gonadale Tumoren.

Beim **Pseudohermaphroditismus masculinus** liegt ein eindeutig männliches gonadales und chromosomales Geschlecht vor, auf Grund von Defekten der Testosteronbiosynthese (17,20-Desmolasedefekt, 17β-Hydroxysteroiddehydrogenasedefekt) oder inaktivierender Mutationen des LH-Rezeptors kommt es zur Ausbildung eines weiblichen bzw. intersexuellen Genitales. Eine Sonderform stellt die **testikuläre Feminisierung** dar, bei der eine Inaktivierung des Androgenrezeptors eine Resistenz der Zielorgane bei normalem Testosteronspiegel bewirkt. Diese Formen können auch inkomplett sein bis hin zu einem männlichen Phänotyp (**Reifenstein-Syndrom**), der aber typischerweise Intersexcharakteristika (Hypospadie, Scrotum bifidum) aufweist. Bei der **perineoskrotalen Hypospadie mit Pseudovagina** liegt ein Defekt auf metabolischer Ebene im Testosteronstoffwechsel vor: eine **Defizienz der 5α-Reduktase-2** bewirkt einen Mangel an Dihydrotestosteron (DHT), das einen wesentlichen Anteil der androgenen Wirkungen vermittelt.

Ein **Hermaphroditismus verus** ist sehr selten; er liegt vor, wenn eindeutig testikuläres und ovarielles Gewebe bei einem Patienten vorhanden ist. Es kann ein 46,XX, 46,XY-Karyotyp oder ein Mosaik vorliegen. Für einen Teil der Fälle mit 46,XX wird ein abnormer X-Y-Austausch während der paternalen Meiose als ursächlich angesehen.

Klinik und Diagnostik

Patienten mit dem **Klinefelter-Syndrom** fallen meist erst nach der Pubertät auf, da zuvor nur diskrete Anomalien wie leicht unterdurchschnittliches Hodenvolumen, Langbeinigkeit (Sitzzwerge), gelegentlich Lernschwierigkeiten oder Störungen der sprachlichen Ausdrucksfähigkeit beobachtet werden können. Im postpubertären Alter liegt die typische Konstellation von kleinen festen Hoden und Androgenmangelsymptomen (wie geringem Bartwuchs, stark variierend) vor. Ab etwa dem 25. Lebensjahr kommt es zu deutlicheren Zeichen eines Androgenmangels wie nachlassender Libido und Potenz, beginnender Osteoporose und schwindender Muskelkraft (s. auch Tabelle 8.4-1). Eine Gynäkomastie entwickelt sich bei der Hälfte der pubertierenden Patienten. Neben dem klinischen Bild dient der Nachweis von **Barr-Körperchen** im Mundepithelausstrich zur schnellen diagnostischen Orientierung, die durch eine Karyotypisierung aus Lymphozyten abgesichert werden muss. Ergänzend wird man eine Bestimmung der **Gonadotropin-** und **Testosteronkonzentrationen** (hypergonadotroper Hypogonadismus) vornehmen sowie eine ultrasonographische Untersuchung der Testes, da ein erhöhtes Malignitätsrisiko besteht. In praktisch allen Ejakulaten wird sich eine **Azoospermie** finden. Eine Darstellung der **Prostata** ist wegen der Verlaufskontrolle einer eventuellen Testosteronsubstitutionstherapie nötig. Für Patienten mit dem **XX-Mann-Syndrom** gilt das gleiche Vorgehen, sie lassen sich klinisch kaum von Klinefelter-Patienten unterscheiden.

Bei Symptomen einer **Intersexualität**, die perinatal auffallen, sind neben Bestimmungen des Karyotyps ggf. eine Laparoskopie mit Gonadenbiopsien und spezielle Untersuchungen der beschriebenen **Enzymdefekte/Rezeptormutationen** notwendig. Bei Verdacht auf einen proximal im Syntheseweg gelegenen Enzymdefekt sind auch Untersuchungen der **Serumelektrolyte, Nebennierenrindenhormone** und des **ACTH** nötig (siehe Kap. 8.3). Bei einem weiblichen Phänotyp (Pseudohermaphroditismus masculinus, komplette testikuläre Feminisierung) suchen die Patientinnen den Arzt häufig wegen primärer Amenorrhö auf. Liegt ein **Pseudohermaphroditismus masculinus** vor, ist keine Brustentwicklung, jedoch häufig normale Schambehaarung vorhanden. Bei **testikulärer Feminisierung** kommt es auf Grund der Östrogenproduktion zu einer Brustentwicklung, es fehlen allerdings Scham- und Achselbehaarung. Die Bestimmung des Serumtestosteronspiegels wird hier einen Hinweis für die weitere Diagnostik geben (Testosteron niedrig: Synthesedefekt; erhöht: Rezeptordefekt). Eventuell bedarf es eines hCG-Stimulationstests, um postpubertäre Abweichungsmuster zu provozieren. Eine **DNA-Analyse des Androgenrezeptors** hat den SHBG-Test mit Stanozolol ziemlich verdrängt. Dies gilt auch für Patient(inn)en mit Defekten der **DHT-Synthese**. In jedem Falle ist eine ausführliche Familienanamnese und evtl. auch humangenetische Beratung notwendig.

Therapie

Bei einem **Klinefelter-Syndrom** liegt der Schwerpunkt in der Substitutionstherapie mit Testosteron (s. oben). Finden sich tatsächlich passager Spermien, ist die Erfüllung eines Kinderwunsches mittels intrazytoplasmatischer Spermieninjektion (ICSI) nur nach eingehender **humangenetischer Beratung** anzuraten. Eine Induktion der Spermatogenese ist nicht möglich.

Bei einer **Intersexualität** muss die Entscheidung, ob Neugeborene als Mädchen oder Jungen aufgezogen werden, individuell erfolgen und sich an den phänotypischen Gegebenheiten und deren Operabilität ausrichten. Nicht deszendierte Hoden sollten bei phänotypisch männlichen Patienten ins Skrotum verlegt und engmaschig kontrolliert werden. Bei phänotypisch weiblichen Patienten sollten rudimentäre Testes wegen des **Malignitätsrisikos** entfernt werden. In Abhängigkeit von der phänotypischen Ausprägung erfolgt eine lebenslange Östrogen- oder Testosteronsubstitution, deren Notwendigkeit und Dosierung durch engmaschige Spiegelkontrollen festgelegt werden. Bei Patientinnen mit testikulärer Feminisierung fällt nach Entfernen der testikulär differenzierten Gonaden die Östrogenquelle aus, sodass in jedem Falle die externe Substitution eingeleitet werden muss.

Die Frage des Grades der **Diagnoseoffenbarung** muss sich an einer individualisierten Vorgehensweise orientieren, die das Alter, die psychische Konstitution und den Vorinformationsstand mit einbezieht. Eine psychotherapeutische Begleitung ist in vielen Fällen anzuraten und kann auch bei Patientinnen mit kompletter testikulärer Feminisierung in einer intakten Ehe notwendig sein, wenn ein Problem des **unerfüllbaren Kinderwunsches** auftritt.

Prognose

Das Erreichen einer akzeptablen Lebensqualität hängt vom Zeitpunkt der Diagnosestellung, der somatischen und psychischen Betreuung und dem Umfeld des Patienten ab. Eine lebenslange Begleitung wird in den meisten Fällen nötig sein, wenigstens zur exakten Einstellung einer Substitutionstherapie.

8.4.5 Gynäkomastie

Einleitung

Eine eigene nosologische Entität stellt die Gynäkomastie nicht dar. Nur gelegentlich ist eine Störung der Androgenwirkung oder eine andere endogene Ursache nachweisbar. Diagnostik und Therapie sollten somit eher klinisch-praktisch orientiert sein.

Ätiologie und Pathogenese

Der Brustdrüsenkörper ist präpubertär bei beiden Geschlechtern gleich angelegt, die weitere Differenzierung erfolgt durch die **Balance zwischen Östrogen- und Androgenwirkung**. Nahezu alle Erkrankungen, die mit einer Störung der Androgenproduktion oder -wirkung einhergehen, können zu einer Brustentwicklung führen. **Primär östrogenproduzierende Tumoren** besonders des Hodens stellen eine wichtige mögliche Ursache einer Gynäkomastie dar. Eine manifeste **Hyperthyreose** kann beim Mann eine gesteigerte Östrogenproduktion auslösen, die bei ca. 30% der Patienten die Entstehung einer Gynäkomastie bewirkt. Zudem sinken die Spiegel des freien Testosterons dabei durch eine T_3-induzierte, erhöhte Produktion von SHBG ab. Eine Wirkungsblockierung des **Androgenrezeptors** (durch antiandrogene Gestagene wie Cyproteronacetat) kann zu einer Brustentwicklung führen. Eine isolierte Hyperprolaktinämie ist selten mit einer Gynäkomastie vergesellschaftet. Bei manchen chronischen Erkrankungen (**Hepato-** oder **Nephropathien**) oder Gebrauch von bestimmten **Medikamenten** tritt eine Gynäkomastie auf, ohne dass eine Verschiebung des Östrogen-Androgen-Gleichgewichts beobachtet wird (s. Übersicht). Zu beachten ist auch eine **Kontamination mit östrogenartigen Substanzen** (z. B. Cremes der Partnerin, Haarwuchsmittel). Oft lässt sich keine ursächliche Störung identifizieren, die Diagnose „idiopathische Gynäkomastie" ist neben der „persistierenden Pubertätsgynäkomastie" nach wie vor am häufigsten.

Klinik und Diagnostik

Zunächst ist zu klären, ob überhaupt eine Gynäkomastie oder nur eine Lipomastie ohne nennenswerte Vergrößerung des Brustdrüsenkörpers vorliegt. Diese Abgrenzung erfolgt palpatorisch und ultrasonographisch. Die Beschreibung kann sich an der Einteilung nach Tanner (für Mädchen) orientieren (I: präpubertär, II: Brustknospe, III: deutliche Brustentwicklung, IV: volle Brustentwicklung). Ein essentieller Bestandteil der Gynäkomastieabklärung ist die palpatorische und ultrasonographische Hodenuntersuchung (Möglichkeit eines endokrin aktiven Tumors). Anamnestisch sollte die Dauer der Erscheinung festgehalten werden (innerhalb von Wochen entstanden oder seit Pubertät vorhanden?). Auch eine genaue Erfragung von Medikamenten-, Drogen- und Alkoholgebrauch muss erfolgen. Maligne Tumoren der Mamma sind beim Mann eine Rarität, sollten aber in differentialdiagnostische Erwägungen mit einbezogen werden. Eine unilaterale Gynäkomastie kann darauf hindeuten. Bei suspekten Befunden ist eine Mammographie durchzuführen.

Labortechnische Untersuchungen schließen die Gonadotropine, Testosteron, Estradiol, SHBG und Prolaktin ein, beim geringsten Verdacht sollten auch die Tumormarker AFP und β-hCG (Hoden) und CA 15-3 (Mamma) bestimmt werden.

Therapie

Die Behandlung muss sich an der **Ursache** der Gynäkomastie ausrichten. Moduliert werden die Entscheidungen durch den Ausprägungsgrad, den vom Patienten subjektiv empfundenen Krankheitswert und dem zu erwartenden Spontanverlauf. Die Korrektur eines Östrogenüberschusses oder Testosteronmangels ist selbstverständlich indiziert, wird aber bei einer größeren Ausprägung der Gynäkomastie nicht immer zum vollen Therapieerfolg führen. Eine langfristig vorhandene Gynäkomastie weist häufig fibröse Strukturen auf, die einer medikamentösen Therapie nicht mehr zugänglich sind. Auch wenn keine Imbalancen im Sexualhormonhaushalt nachgewiesen werden, kann ein Therapieversuch mit dem Antiöstrogen **Tamoxifen** (20 mg/Tag) erfolgreich sein. Stellt sich innerhalb von 3 Monaten keine richtungsgebende Befundbesserung ein, sollte die operative Maßnahme der **Gynäkomastektomie** erwogen werden. Diese sollte von einem erfahrenen Chirurgen vorgenommen werden, da das Resultat sonst häufig kosmetisch ungünstiger als der Ausgangszustand ist. Besonders unregelmäßige Konturen oder eine asymmetrische Verteilung der Brustwarzen sind hier zu nennen. Die vollständige Abklärung einer Gynäkomastie ist vor einem operativen Eingriff unbedingt notwendig, damit nicht ein wichtiges **Indikatorsymptom einer Grunderkrankung** entfernt wird.

Prognose

Die Prognose richtet sich nach der Grunderkrankung und ist bei der „idiopathischen Gynäkomastie" bezüglich der Lebensqualität recht gut.

8.4.6 Erektile Dysfunktion

Einleitung

Bis vor einigen Jahren war die erektile Dysfunktion (ED) deutlich tabuisiert und wurde in Ärzteschaft und Bevölkerung als primär psychogen bedingt angesehen. Die Inzidenz liegt fast doppelt so hoch wie die der koronaren Herzerkrankungen und steigt mit zunehmendem Alter deutlich an. Verschiedene neue diagnostische Verfahren haben gezeigt, dass organische Ursachen einer ED viel häufiger sind als bisher angenommen. Dabei dürfen nun ihrerseits die psychogenen Faktoren nicht in Vergessenheit geraten.

Ätiologie und Pathogenese

Der Ablauf einer normalen Erektion gliedert sich in 5 Phasen (Latenz-, Tumeszenz-, Erektions-, Rigiditäts- und Detumeszenzphase) und setzt 3 hämodynamische Faktoren voraus: die intrakavernöse Widerstandsabnahme, die Zunahme des arteriellen Einstromes und die Restriktion des venösen Abflusses. Klinisch werden die reflexogene, die psychogene und die nächtliche Erektion unterschieden.

Eine ED kann als eigenständige oder kombinierte Ursachen psychogene, vaskuläre, neurogene oder hormonelle Störungen aufweisen oder auf Medikamentennebenwirkungen zurückzuführen sein. Psychogene Störungen sind z. B. gegenteilige Reize, Angst und frühere traumatische Erlebnisse. Diese sind häufig in ihrer Genese auf Erziehung und familiäres Umfeld zurückzuführen. Sekundäre psychogene Ursachen sind dagegen eher partnerbedingt. Die vaskulär bedingten Störungen machen 50–80% der organisch bedingten ED aus. Meist sind atherosklerotische Veränderungen bei den bekannten Risikofaktoren ursächlich und zeichnen sich durch einen langsamen, verspäteten Erektionseintritt aus. Venöse Ursachen bedingen eine kavernöse Insuffizienz und führen zu einem raschen Verlust der Erektion. Neurogen verursachte Störungen sind häufig auf spinale Störungen zurückzuführen, aber auch periphere Neuropathien bei Diabetes mellitus oder Alkoholabusus gehören hierher. Endokrine Ursachen für eine ED können durch die psychogene, libidosteigernde Komponente des Testosterons erklärt werden, bei einem Hypogonadismus fehlt der entsprechende Stimulus. Einen direkten Effekt auf den Vorgang der Erektion kann ein Testosteronmangel durch die induzierte Apoptose von Nervenfasern und glatter Schwellkörpermuskulatur ausüben. Medikamentös bedingte Erektionsstörungen treten bei α- und β-Sympatholytika sowie bei psychotropen Substanzen wie Tranquilizern und Antidepressiva mit sedativer Komponente auf. Auch Fibrate, die als Lipidsenker eingesetzt werden, H_2-Blocker, Halluzinogene und Alkohol können eine ED bedingen.

Klinik und Diagnose

Anamnestische Erfragungen hinsichtlich atherogener Risikofaktoren, Medikamenteneinnahme und Partnerschaft geben erste wichtige Anhaltspunkte für eine weiterführende Diagnostik. Äußerliche Anzeichen eines Hypogonadismus (s. Tabelle 8.4-1) sind der klinischen Untersuchung zugänglich. Die Palpation des Penis deckt eine Induratio penis plastica auf. In jedem Falle sollten die Spiegel von Gonadotropinen, Testosteron, Estradiol und SHBG bestimmt werden. Gerade bei älteren Patienten ist das freie Testosteron auf Grund erhöhter SHBG-Spiegel bereits erniedrigt, während sich das Gesamttestosteron noch im Normbereich befindet.

Primär urologische Untersuchungstechniken schließen sich dann bei Bedarf an; der Schwellkörperpharmakontest (SKAT) mittels Prostaglandin E_1 oder Papaverin schließt in Kombination mit der Doppler- oder Duplexsonographie bei unauffälligem Ergebnis eine vaskuläre Genese weitgehend aus. Dadurch ist die Penisangiographie inzwischen fast verdrängt worden. Kontraindikationen sind kardiovaskuläre Erkrankungen, Leberfunktionsstörungen, Glaukome, Prostatahyperplasien (Papaverin).

Bei negativen Resultaten des SKAT kann auch die blutige intrakavernöse Druckmessung unter den Bedingungen einer artifiziellen Erektion bei Infusion mit kontrollierten Flussraten eingesetzt werden. Dies bedingt natürlich eine deutliche Toleranz seitens des Patienten. Eine neurophysiologische Abklärung kann den Bulbus-cavernosus-Reflex erfassen; gleichzeitig können auch die kortikal evozierten Potentiale gemessen werden. Nächtliche Rigiditäts- und Tumeszenzmessungen ergänzen das diagnostische Spektrum.

Therapie

Eine psychologische Behandlung sollte in jedem Falle integriert werden und schließt auch die Exploration der oft völlig übersteigerten Erwartungshaltungen ein. Die Sexualtherapie mit zeitlichem Koitusverzicht hilft häufig, Versagensängste zu regulieren. Da psychogene Komponenten auch bei organischen Ursachen sekundär vorhanden sind, empfiehlt sich eigentlich immer ein kombinierter Therapieansatz. Nach Möglichkeit sollte die Partnerin mit einbezogen werden.

Die hormonelle Therapie mittels einer Testosteronsubstitution sollte nur nach Ausschluss der Kontraindikationen und bei einem Androgenmangel erfolgen. Die topische Therapie ist mittels intraurethraler Applikation von Prostaglandin E_1 möglich (MUSE). Die Schwellkörperautoinjektionstherapie SKAT ist mit einer Ansprechrate von 80% erfolgreicher, jedoch mit Injektionen verbunden. Eine lokalisierte oder generalisierte Schwellkörperfibrose ist als gravierende Spätfolge zu nennen. Externe Erektionshilfen sind Vakuumsysteme in Kombination mit Stauringen, die jedoch petechiale Blutungen, Taubheitsgefühle und Stauungsödeme verursachen können. Operative Verfahren sind venenchirurgische Maßnahmen, arterielle Revaskularisierungen oder Prothesenimplantate.

Orale Medikationen zur Therapie der ED haben in den letzten Jahren stark an Bedeutung gewonnen. Es werden grundsätzlich Präparate mit zentralem Wirkmechanismus (Yohimbin, Apomorphin) von solchen mit peripherem Ansatz (Phosphodiesteraseinhibitoren, Yohimbin) unterschieden. Das $α_2$-adrenolytisch wirkende Yohimbin besitzt eine Ansprechrate von ca. 30% und wird „on demand" oder besser dauerhaft mit 3-mal 5–10 mg/Tag gegeben. Die volle Wirksamkeit setzt meist erst nach 4–8 Wochen ein. Apomorphin ist auf Grund seiner emetischen Wirkung bekannt, eine neue Galenik mit sublingualer Applikationsform reduziert diesen Effekt jedoch deutlich zugunsten einer erektionssteigernden Wirkung, die sich in bis zu 60% der Fälle nachweisen lässt. Orale Phosphodiesterase-5-Hemmer bewirken eine Modulation der Relaxation der glatten Muskelzellen. Entsprechende Substanzen sind Sildenafil, Vardenafil und Tadalafil. Ein parasympathischer erektionsinduzierender Nervenimpuls bewirkt die Freisetzung des Botenstoffes NO an den Endothelzellen des Corpus cavernosum. Durch die Aktivierung der Guanylatzyklase kommt es zu einem Abbau von Guanosintriphosphat und zu zyklischem GMP („second messenger"), was zur Relaxation der glatten Muskelzellen führt. Phosphodiesteraseinhibitoren verzögern den Abbau von cGMP und verbessern damit die Erektion. Die Effektivität liegt bei psychogenen Erektionsstörungen bei über 80%, bei organischen Störungen um 75%. Sie werden nach oraler Ingestion rasch resorbiert und erreichen nach 30 min die maximale Plasmakonzentration, therapeutische Wirkspiegel bleiben für 4 h erhalten.

Das Nebenwirkungsspektrum resultiert aus der Hemmung von Phosphodiesterasen in anderen Körperregionen: Der Isotyp V kommt in relativ hohen Konzentrationen in Gefäßen des Kopfbereiches vor, sodass eine grippeähnliche Symptomatik mit leichten Kopfschmerzen, verstopfter Nase oder flushartiger Gesichtsröte nicht selten ist. Auch gastrointestinale Beschwerden sind möglich. Die Interaktion mit Phosphodiesterasen vom Typ IV der Retina kann zu dosisabhängigen Störungen des Farbsehens führen (Blauverschiebungen). Sildefanil wurde primär als Präparat zu Behandlung der Angina pectoris entwickelt; es hat eine moderate blutdrucksenkende Wirkung, die jedoch in Kombination mit NO-Donatoren, die das intrazelluläre cGMP vermehren (Nitrate, Molsidomin), potenziert wird. Die gleichzeitige Einnahme solcher Medikamente stellt somit eine Kontraindikation dar. Ein daraus resultierender Blutdruckabfall kann potenziell tödlich sein und bedarf der intensivmedizinischen Behandlung. Andere Präparate zur Behandlung der arteriellen Hypertonie (z. B. ACE-Hemmer, Angiotensinrezeptorantagonisten, β-Blocker, Kalziumkanalblocker) verändern das Nebenwirkungsprofil von Phosphodiesterasehemmern nicht signifikant. Geschlechtsverkehr stellt eine Belastung des Kreislaufs von ungefähr 150 Watt dar. Falls eine koronare Herzerkrankung vorliegt, sollte vor jeder Behandlung der erektilen Dysfunktion eine kardiologische Abklärung mit Hilfe der Ergometrie oder Stressechokardiographie mit diesem Belastungsäquivalent erfolgen.

Evidenz der Therapieempfehlungen

	Evidenzgrad	Empfehlungsstärke
Hypogonadismus		
Testosteronsubstitution	I-b	A
Gonadotropine zur Androgensubstitution bei sekundärem Hypogonadismus	II-b	A
Infertilität		
Gonadotropine zur Induktion der Spermatogenese bei sekundärem Hypogonadismus	II-b	A
Antibiose	III	C
Gynäkomastie		
Tamoxifen	II-c	C
Erektile Dysfunktion		
Apomorphin s.l.	I-b	B
MUSE	I-b	B
Sildefanil	I-a	A
SKAT	I-a	A
Yohimbin	I-a	C

Literatur

Büchter D, Behre HM, Kliesch S, Nieschlag E (1998) Pulsatile GnRH or human chorionic gonadotropin/human menopausal gonadotropin as effective treatment for men with hypogonadotropic hypogonadism: a review of 42 cases. Eur J Endocrinol 139: 298–303

Lanfranco F, Kamischke A, Zitzmann M, Nieschlag E (2004) Klinefelter Syndrome – Lancet 364: 273–283

Mifsud A, Sim CK, Boettger-Tong H, Moreira S, Lamb DJ, Lipshultz LI, Yong EL (2001) Trinucleotide (CAG) repeat polymorphisms in the androgen receptor gene: molecular markers of risk for male infertility. Fertil Steril 75: 275–281

Nieschlag E, Behre HM (2004) Testosterone. Action, deficiency, substitution, 3rd edn. Cambridge University Press, Cambridge

Nieschlag E, Behre HM (Hrsg) (2000) Andrologie: Grundlagen und Klinik der reproduktiven Gesundheit des Mannes. 2. Aufl. Springer, Berlin Heidelberg New York Tokyo

Pryor JP (2000) Safety of sildenafil. Curr Opin Urol 10: 613–615

Vermeulen A, Verdonck L, Kaufman JM (1999) A critical evaluation of simple methods for the estimation of free testosterone in serum. J Clin Endocrinol Metab 84: 3666–3672

WHO (1999) Laborhandbuch zur Untersuchung des menschlichen Ejakulates und der Spermien-Zervikalschleim-Interaktion, 4. Aufl. Springer, Berlin Heidelberg New York Tokyo

Zachmann M (1993) Endocrine findings in male pseudohermaphroditism. Eur J Pediatr 152(Suppl 2): S58–61

Zitzmann M, Nieschlag E (2003) Der Altershypogonadismus des Mannes. Der Internist 44: 1313–1321

8.5 Störungen der weiblichen Gonaden
Wolfgang Wuttke und Bernd Hinney

Die weibliche Gonadentätigkeit ist durch das recht regelmäßige Auftreten von Ovulationen und Menstruationsblutungen gekennzeichnet. Das Regelkreissystem und die beteiligten Hormone an diesen Ereignissen sind in Abb. 8.5-1 bzw. Abb. 8.5-2 dargestellt.

Störungen dieser regelmäßigen Zyklusaktivität, also Störungen der Eumenorrhoe (Zyklusaktivität ≥ 25 ≤ 35 Tage) zeigt Tabelle 8.5-1.

Eine Amenorrhoe ist fast immer mit Anovulationen verbunden, Oligo- und Polymenorrhoen können anovulatorisch und damit Grund für eine Sterilität sein. Ursachen für Zyklusstörungen können im Zentralnervensystem (hypothalamische Ebene in Abb. 8.5-1), in der Hypophyse (hypophysäre Ebene in Abb. 8.5-1) oder im Ovar (ovarielle Ebene in Abb. 8.5-1) liegen.

8.5.1 Regulation des Menstruationszyklus

Die in Abb. 8.5-2 dargestellten hormonellen Werte stellen die Mittelwerte von bei vielen Frauen täglich gemessenen Einzelwerten dar. Betrachtet man die Sekretion eines jeden Hormons in einzelnen Individuen und in kürzeren Zeitabständen, so stellt man fest, dass die Hypophyse Hormone, insbesondere das Luteinisierende Hormon (LH), in Pulsen sezerniert. Ursache für die pulsatile LH-Sekretion ist die phasisch synchronisierte Aktivierung der hypothalamischen GnRH-Neurone, sodass ihr sekreto-

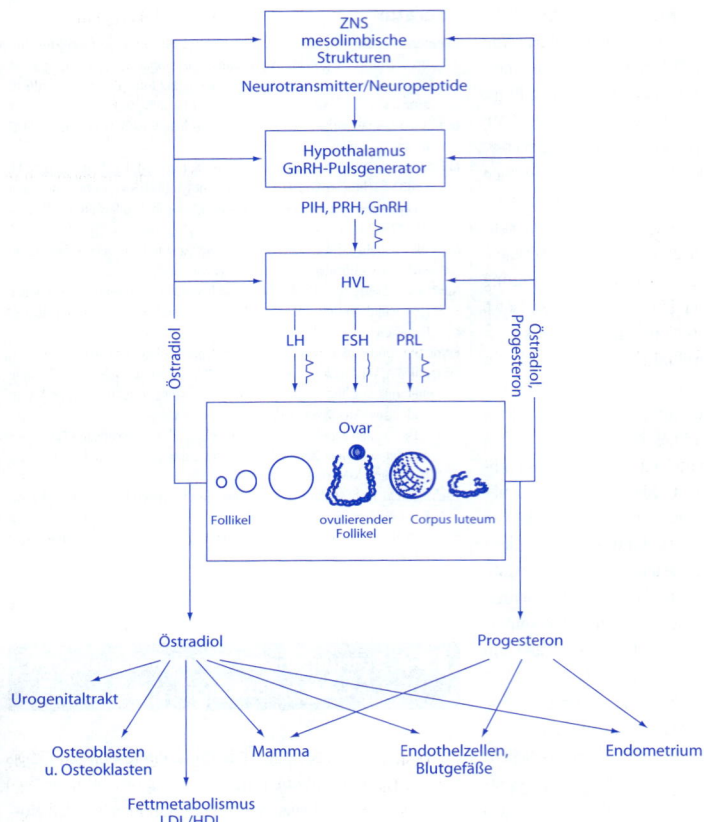

Abb. 8.5-1. Hypothalamo-hypophyseo-ovarieller Regelkreis. Das in hypothalamischen Neuronen gebildete Dekapeptid GnRH stimuliert die Sekretion beider Gonadotropine, also des follikelstimulierenden Hormons (*FSH*) und des luteinisierenden Hormons (*LH*). FSH stimuliert die Anreifung eines Satzes von Follikeln, von denen beim Menschen einer (ganz selten zwei) zur Endreifung gelangt. Der heranreifende Follikel produziert ansteigende Mengen Östradiol (E_2), das das Endometrium zur Proliferation bringt. E_2 koppelt zur Hypophyse und zum Hypothalamus zurück und bewirkt hier bei entsprechenden Blutspiegeln mittzyklisch vermehrte GnRH-Ausschüttung und eine Erhöhung der Sensibilität der hypophysären FSH- und LH-produzierenden Zellen für die Wirkung von GnRH. Dadurch wird der mittzyklische FSH- und LH-Anstieg ermöglicht. Nur LH bewirkt die Ovulation und die Luteinisierung der follikulären Granulosazellen. Diese nehmen unter dem Einfluss des LH die Progesteron-(P-)Produktion und -Sekretion auf. Beide Steroidhormone, E_2 und P, koppeln zum Hypothalamus und zur Hypophyse zurück, sodass die mittzyklische FSH- und LH-Sekretion wieder reduziert wird. Auch in höheren zentralnervösen Strukturen wirken die beiden Hormone. Dadurch wird die Libido (Sexualtrieb) zykluskonform gesteuert (*PIH* Prolaktin-Inhibitung-Hormon, *PRH* Prolaktin-Relasing-Hormon)

Tabelle 8.5-1. Definitionen und Charakteristika der Menstruation

Tempoanomalien		
Amenorrhoe	Ausbleiben der Blutung	Primär und sekundär
Oligomenorrhoe	Zu seltene Blutungen	>35 Tage Abstände
Polymenorrhoe	Zu häufige Blutungen	<25 Tage Abstände
Metrorrhagie	Zwischenblutungen	Bei erhaltenen Zyklus
Dauerblutung	Kein Zyklus erkennbar	
Typusanomalien		
Hypomenorrhoe	Zu schwache Blutung	<10 ml Blutverlust
Hypermenorrhoe	Zu starke Blutung	>80 ml Blutverlust
Menorrhagie	Zu lange Blutung	>6 Tage Blutungsdauer
Dysmenorrhoe	Schmerzhafte Blutung (primär und sekundär)	

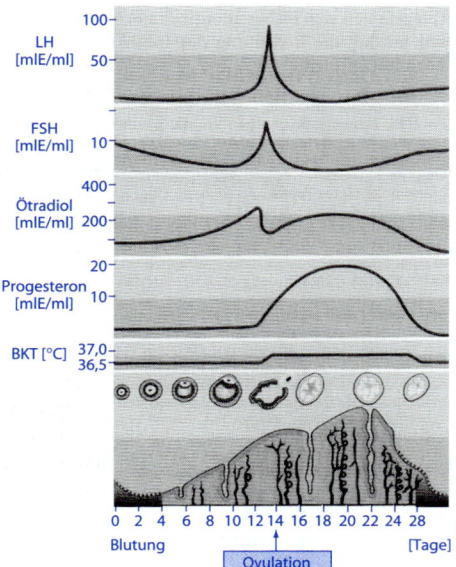

Abb. 8.5-2. Bluthormonspiegel im Verlauf eines Menstruationszyklus. In der Follikelphase reift ein Follikel zum Tertiärfollikel heran, der zunehmend Östradiol produziert. Dadurch wird das Endometrium zur Proliferation gebracht. Schließlich schüttet die Hypophyse mittzyklisch vermehrt LH und FSH aus und löst somit die Ovulation aus. Der rupturierte Follikel wird zum Corpus luteum, das viel Progesteron bildet. Dadurch wird das proliferierende Endometrium in ein sekretorisches umgewandelt. Erhöhte Progesteronspiegel bewirken auch die leichte Anhebung der basalen Körpertemperatur (*BKT*). Die Menstruationsblutung (durch *dicke Abszissenlinie* markiert) ist eine Östrogen-Progesteronentzugsblutung (**Siehe auch Farbtafel im Anhang**)

risches Produkt, das Gonadotropin Releasing Hormon (GnRH) oder auch luteinisierendes Hormon Releasing Hormon (LHRH), in bolusartiger Form zur Hypophyse gelangt. Die Gesamtheit der hypothalamischen Nervenzellen, die die GnRH-Neurone phasisch synchronisiert aktivieren, wird als GnRH-Pulsgenerator apostrophiert. Die hypophysären gonadotropen Zellen, die das follikelstimulierende Hormon (FSH) und das LH sezernieren, benötigen diese pulsatile Exposition mit GnRH, um die GnRH-Rezeptorsensibilität hochreguliert zu erhalten. Sieht die Hypophyse GnRH in dauerhafter Form oder gar nicht, desensibilisieren die GnRH-Neurone derart, dass die LH- und FSH-Sekretion sistiert. Folge ist ein Sistieren der Zyklusaktivität, also eine Amenorrhoe. Auch eine zu rasche oder eine zu langsame Aktivierung des hypothalamischen GnRH-Pulsgenerators führt zu Zyklusstörungen wie Oligo- oder Polymenorrhoe.

In der Phase der Follikelreifung sezerniert der hypothalamische Pulsgenerator GnRH in etwa 90-minütigen Abständen. Durch die sog. negative Feed-back-Wirkung von Estradiol und möglicherweise von Inhibin an der Hypophyse bleiben die daraus resultierenden LH-Pulse relativ niedrig. Wenn ein sprungbereiter Follikel herangereift ist, sezerniert dieser derart viel Estradiol, dass die negative Feed-back-Wirkung kurzfristig in eine positive umkippt. Die GnRH-Pulse werden nunmehr mit vermehrter LH-Sekretion beantwortet, sodass die einzelnen LH-Pulse sich zum präovulatorischen LH-Peak aufaddieren. Durch das LH wird im Follikel eine Enzymkaskade in Gang gesetzt, die interzelluläre Strukturproteine verdaut, sodass das Stigma des Follikels schließlich zerfließt und die Oozyte zur Befruchtung freigesetzt wird (Ovulation). Durch chemotaktische Signale legt sich die Ampulle der Tube über das Stigma, sodass die Oozyte in den Eileiter gelangt. Aus den Granulosa- und Thekazellen des Follikels entstehen unter LH-Einfluss die steroidogenen Lutealzellen, die nun neben Estradiol auch große Mengen Progesteron sezernieren. Estradiol und Progesteron koppeln nunmehr zur Hypophyse und zum Hypothalamus zurück und signalisieren erfolgte Ovulation, sodass die vermehrte GnRH-Sekretion sistiert.

Ebenfalls unter dem Einfluss des postovulatorisch ansteigenden Progesterons wird die Frequenz des GnRH-Pulsgenerators (vermutlich durch Stimulation von β-endorphinergen Nervenzellen des Hypothalamus) verlangsamt. Die einzelnen LH-Pulse treten nunmehr nur noch alle drei bis sechs Stunden auf. Sie sind dafür viel höher und essentiell für die Funktion des Corpus luteum (CL). Prämenstruell sezerniert das CL immer weniger Estradiol und Progesteron. Dieser Prozess der Luteolyse passiert autonom, also ohne Einfluss hypophysärer Hormone und involviert immunologische Prozesse (→ Makrophageninvasion). Durch die absinkenden Progesteronspiegel erhöht sich die GnRH-Pulsfrequenz, sodass transient eine Frequenz erreicht wird, die nur selektiv FSH-, nicht jedoch LH-stimulierend ist. Deshalb sind die Serum-FSH-Werte perimenstruell mäßig erhöht. Die Hypophyse schüttet zusammen mit LH regelhaft auch Prolaktinpulse aus, die beträchtlich hoch sein können. Das kann gelegentlich zur Fehldiagnose „Hyperprolaktinämie" führen.

Die perimenstruell erhöhten FSH-Spiegel bewirken das Heranreifen einer Kohorte von Follikeln, von denen einer dominant wird. Durch hohe Östrogenspiegel kommt es zur präovulatorischen LH- und FSH-Ausschüttung, die den dominanten Follikel zur Ovulation bringen. Selten kommen mehrere Follikel zur Ovulation. Mit einer Häufigkeit von 1:60 können auch zwei, mit 1:7000 auch drei Follikel heranreifen und demzufolge zu 2- bzw. 3-eiigen Schwangerschaften führen. Während der Follikelreifung stimuliert das ansteigende Estradiol die endometriale Proliferation (Dickenwachstum). Postovulatorisch wachsen unter dem Einfluss von Progesteron vermehrt Kapillaren und Drüsenepithel, sodass das Endometrium kräftig durchblutet wird und über die kryptenförmigen Drüsen einem evtl. vorhandenem Trophoblasten optimale Nidationsbedingungen bietet.

In Abb. 8.5-1 wurde gezeigt, dass Estradiol nicht nur in reproduktionsrelevanten Organen wirkt, sondern auch wichtige krankheitsverhindernde Wirkungen im Knochen, im Urogenitaltrakt, im Herz-Kreislauf-System und im Lipidhaushalt ausübt, deren Kenntnis für das Verständnis von postmenopausalen Erkrankungen wichtig ist.

8.5.2 Zyklusstörungen

Definitionen und Untersuchungen

Absolut regelmäßige Zyklen sind eher die Ausnahme, Abweichungen vom regelmäßigen Zyklus dagegen durchaus normal. Vor allem zu Beginn und zum Ende der reproduktiven Phase häufen sich verkürzte und verlängerte Zyklen. Zu einer Häufung von Zyklusstörungen kann es auch in Zeiten vermehrter körperlicher und psychischer Belastung kommen. Für Frauen sind Menstruationsstörungen der häufigste Grund, medizinische Hilfe in Anspruch zu nehmen.

Zyklusstörungen sind Zeichen einer Störung in einem komplexen System. Wesentliche Teile dieses Systems sind Uterus, Ovarien, Hypophyse und Hypothalamus. Während der Uterus lediglich das Erfolgsorgan hormoneller Einflüsse ist, beeinflussen sich Ovarien, Hypophyse und Hypothalamus gegenseitig. Der Uterus kann andererseits auch selbst Ursache von Blutungsstörungen sein. Bei der Abklärung von Zyklusstörungen sollten somit vor hormonellen Ursachen stets zwei andere Ursachen in Betracht gezogen werden:

— **Schwangerschaft:** Schwangerschaften können neben einer Amenorrhoe auch nahezu alle Blutungsstörungen verursachen, dies gilt insbesondere für gestörte Frühschwangerschaften (vor allem Extrauteringraviditäten).
— **Gut- und bösartige Erkrankungen der Genitalorgane:** Irreguläre Blutungen können Symptom einer gut- oder bösartigen Erkrankung der Genitalorgane sein (Ektopie, Polyp, Zervix-, Korpuskarzinom). Entsprechende Untersuchungen müssen deshalb stets am Beginn der Abklärung stehen.

Klinik und Diagnostik

Anovulatorische Blutungen Dysfunktionelle uterine Blutungen sind definiert als Blutungen bei anovulatorischem Zyklus. Man unterscheidet vier wesentliche Kategorien:
— **Östrogenentzugsblutungen:** Blutung nach Östrogenabfall.
— **Östrogendurchbruchsblutungen:** Die Blutungsstärke steht in Beziehung zur Östrogenmenge, die zur Stimulation des Endometriums geführt hat. Niedrige Östrogenmengen führen zu lange persistierendem intermittierendem Spotting. Hohe, dauerhaft verfügbare Östrogenmengen verursachen lange Amenorrhoeintervalle, gefolgt von akuten, häufig profusen Blutungen mit exzessivem Blutverlust.
— **Progesteronentzugsblutungen:** Zu diesen Blutungen kommt es nur dann, wenn das Endometrium initial durch endogene oder exogene Östrogene proliferiert wurde. Zur Blutung kommt es auch bei Entzug des Progesterons unter Fortsetzung der Östrogengabe.
— **Progesterondurchbruchsblutungen:** Zu diesen Blutungen kommt es bei ungünstig hohem Verhältnis von Progesteron zu Östrogenen. Bei unzureichendem Östrogenspiegel führt eine kontinuierliche Gestagengabe zu intermittierenden Blutungen unterschiedlicher Dauer. Ein Beispiel ist die dauerhafte Gestagentherapie zur Kontrazeption (Minipille etc.).

Bei den meisten anovulatorischen Blutungen handelt es sich um Östrogenentzugs- oder Östrogendurchbruchsblutungen; typischerweise treten sie gehäuft auf in der Zeit nach der Pubertät oder gegen Ende der Geschlechtsreife. Bei fehlendem proliferationshemmendem Progesteron wird das Endometrium unphysiologisch hoch aufgebaut. Da die Stützmatrix fehlt, ist das Gewebe fragil, es erleidet oberflächliche Verletzungen und blutet. Bei Adoleszenten muss alternativ auch an Gerinnungsdefekte gedacht werden. 20% der Adoleszenten mit dysfunktionellen Blutungen haben Gerinnungsdefekte, in der Mehrzahl von-Willebrand-Syndrom oder Faktor-XI-Mangel.

Therapie der anovulatorischen Blutung Gestagene wirken antimitotisch und antiproliferierend auf das Endometrium, da sie die Induktion von Östrogenrezeptoren hemmen und die östrogenvermittelte Transkription von Onkogenen supprimieren. Anovulatorische Blutungen können daher häufig durch ausreichend dosierte Gestagengaben über 10–12 Tage in jedem Monat therapiert werden (z. B. 5–10 mg MPA tgl.).

Hormonuntersuchungen

Amenorrhoe Die Ursachen einer Amenorrhoe können verschiedene Ebenen betreffen. Anatomische Ursachen (angeborene oder erworbene Störungen von Uterus/Vagina/Hymen) sowie Störungen der Ovarien sowie des Hypothalamus und/oder der Hypophyse können zugrunde liegen. Hinsichtlich des Auftretens einer Amenorrhoe werden unterschieden:

— primäre Amenorrhoe (keine Spontanblutung vor Vollendung des 16. Lebensjahrs) und
— sekundäre Amenorrhoe (Ausbleiben der Blutung nach früheren Spontanblutungen).

Zu Beginn der Abklärung einer Amenorrhoe muss immer zunächst die Schwangerschaftsamenorrhoe ausgeschlossen werden (hCG-Bestimmung im Urin und/oder Serum). Trotz der niedrigen Prävalenz von nichtphysiologischen Amenorrhoen, (ca. 1,8–3%) muss immer eine sorgfältige Abklärung erfolgen.

Primäre Amenorrhoe Die Ursachen primärer Amenorrhoen sind in Tabelle 8.5-2 dargestellt. Im Vordergrund stehen Gonadendysgenesien und anatomische Ursachen.

In Ergänzung zur klinischen Untersuchung und nach Ausschluss einer Schwangerschaft erlauben die FSH- und die Estradiolbestimmung die Differenzierung in primäre Ovarialinsuffizienz (FSH erhöht, Estradiol niedrig) und sekundäre Ovarialinsuffizienz (FSH und Estradiol niedrig). Zusätzlich sollten Prolaktin, LH, Testosteron und DHEAS bestimmt werden.

Die **primäre Ovarialinsuffizienz** ist oft genetisch bedingt. Bei Nachweis erhöhter FSH-Werte gehört daher die Chromosomenanalyse zur weiteren Abklärung. Neben dem Turner-Syndrom (45,X0) finden sich in seltenen Fällen männliche Karyotypen (z. B. Swyer-Syndrom: Störung im SRY-Genkomplex, Uterus vorhanden). Der Nachweis eines männlichen Chromo-

Tabelle 8.5-2. Ursachen der primären Amenorrhoe

Ursache	Häufigkeit [%]
Gonadendysgenesie	43
Anomalien von Hymen, Vagina, Uterus, Endometrium	20
Hypogonadotroper Hypogonadismus	14
Hermaphroditismus verus (echte Zwitter)	<1
Männlicher Pseudohermaphroditismus (z. B. testikuläre Feminisierung)	6
Normogonadotrope Störungen (z. B. PCOS, AGS)	16

somensatzes – auch in Mosaikform – sollte immer Anlass zur Entfernung der Gonaden sein, da das Risiko einer malignen Entartung bis zu 30% beträgt. Nicht selten findet sich jedoch auch ein normaler weiblicher Chromosomensatz. Die Ursachen dieser XX-Gonadendysgenesie sind bislang weitgehend ungeklärt.

Die primäre Amenorrhoe als Folge einer **sekundären Ovarialinsuffizienz** ist auf Störungen im Bereich von Hypothalamus und/oder Hypophyse zurückzuführen. Neben den nachfolgend bei der sekundären Amenorrhoe erwähnten Ursachen kommen die verzögerte Pubertätsentwicklung (Pubertas tarda) und das Kallmann-Syndrom in Betracht. Letzteres ist bei Frauen allerdings mit einer Inzidenz von 1:40.000 extrem selten.

Beim männlichen Pseudohermaphroditismus (testikuläre Feminisierung) ist die Vagina angelegt, endet aber blind, da der Uterus fehlt. Die Gonadotropinspiegel liegen im Normbereich, auffällig sind der hohe (im männlichen Normbereich liegende) Testosteronspiegel und die fehlende Scham- und Achselbehaarung. Ursächlich ist die Androgenresistenz auf Grund von Rezeptordefekten. Wegen der Gefahr der malignen Entartung sollten die Leistenhoden nach Beendigung der Pubertätsentwicklung entfernt werden.

Sekundäre Amenorrhoe Nach Ausschluss einer Schwangerschaft empfiehlt sich die Bestimmung der bereits erwähnten Hormone Prolaktin, FSH, LH, Estradiol, Testosteron und DHEAS.

Sekundäre Amenorrhoen können gelegentlich auch durch eine primäre Ovarialinsuffizienz verursacht sein. Beim Nachweis erhöhter FSH-Werte (>25 mE/ml) vor dem 40. Lebensjahr spricht man von einem Climacterium praecox. Die Abgrenzung gegenüber einem „intermittent ovarian failure" sollte durch mehrfache Wiederholung der FSH- und Estradiolbestimmung im Abstand von einigen Monaten erfolgen.

Häufigste Ursachen sekundärer Amenorrhoen sind hypothalamische, hypophysäre oder ovarielle (häufig hyperandrogenämische) Störungen. Auf die Hyperandrogenämie wird an späterer Stelle (s. S. 642) eingegangen.

Hypothalamische Zyklusstörungen

Viele Zyklusstörungen werden durch Störungen des hypothalamischen Pulsgenerators erklärt. Diese Pulsstörungen können zur Corpus-luteum-Insuffizienz mit zu seltenen LH-Pulsen, zu anovulatorischen Zyklen, zur Oligomenorrhoe und zur Amenorrhoe führen.

Hypothalamische Störungen zeichnen sich durch deutlich erniedrigte bzw. im unteren Normbereich liegende Gonadotropinspiegel aus. Die Ursachen liegen häufig im psychischen Bereich. Die vermutlich häufigste Ursache für eine Fehlfunktion des GnRH-Pulsgenerators ist Stress, der subjektiv nicht unbedingt empfunden sein muss, aber zur hypothalamischen Amenorrhoe führen kann. Möglicherweise spielen bei der Dysfunktion des GnRH-Pulsgenerators endogene Opioidpeptide, wie β-Endorphin, eine Rolle. Extremform ist die regelmäßig mit Amenorrhoe einhergehende Anorexia nervosa. Zu hypothalamisch bedingten Störungen der Ovarialfunktion können aber auch Veränderungen der Lebensumstände führen. Häufig wird keine Ursache gefunden.

Die hypothalamisch bedingte Amenorrhoe kann in verschiedene Schweregrade differenziert werden: Bei der mildesten Form ist der GnRH-Pulsgenerator noch nachtaktiv, sodass die Estradiolproduktion der Ovarien noch zum Aufbau des Endometriums ausreicht, es kommt allerdings nicht zur Ovulation mit nachfolgender Progesteronbildung. Wegen der fehlenden sekretorischen Umwandlung des Endometriums bleibt die Blutung aus. Eine weitergehende Reduktion der Funktion des GnRH-Pulsgenerators führt zu einer unzureichenden Gonadotropinsekretion und damit zum Sistieren der Estradiolbildung. In diesem Falle wird das Endometrium nicht mehr aufgebaut.

Differenzieren lassen sich die beiden Formen durch den Gestagentest: Wird der Patientin über 10–12 Tage ein Gestagenpräparat verordnet, kommt es im ersten Falle zur Abbruchblutung (positiver Gestagentest), bei unzureichender Östrogenbildung bleibt die Blutung aus (negativer Gestagentest). Diese Differenzierung hat wichtige therapeutische Konsequenzen (siehe unten).

Die gestagennegative Amenorrhoe kann durch den GnRH-Test weiter differenziert werden: Der Schweregrad ist umgekehrt proportional zum Gonadotropinanstieg nach GnRH-Injektion.

Oligomenorrhoen treten sehr häufig bei polyzystischen Ovarien und der damit verbundenen Hyperandrogenämie auf. Die Besprechung erfolgt daher unter Androgenisierungserscheinungen (s. S. 642).

Hypophysäre Zyklusstörungen

Jeder der Hypophysentumoren kann zu Störungen der Gonadentätigkeit führen. Bei entsprechender Größe oder bei suprasellär wachsenden Tumoren werden die portalen Gefäße, die Relea-

Tabelle 8.5-3. Differentialdiagnostik der Hyperprolaktinämie

Ursache	Wirkmechanismus
Mikro- oder Makroprolaktinom	Eigenproduktion des Tumors
Medikamenteneinnahme	Alle Dopaminrezeptorblocker (Dopaminantagonisten) stimulieren die Prolaktinsekretion (Antipsychotika wie Haloperidol und Antiemetika wie Metoclopramid)
Nicht prolaktinproduzierende Hypophysentumoren	Kompression der portalen Gefäßsysteme mit anderen Ausfallserscheinungen
Hormonell aktiv	Überfunktion einer hypophysären Partialfunktion
Hormonell inaktiv	Cave: Besonders tückisch, da einzige Zeichen Hypophysentumor und Hyperprolaktinämie sind. Diese Tumoren wachsen dopaminrefraktär, die Begleithyperprolaktinämie wird aber durch Dopaminagonisten beseitigt
Hypothalamische Tumoren	Kompression der portalen Gefäße
Hypophysenstielabriss	Riss der portalen Gefäße
Begleithyperprolaktinämie	Polyzystisches Ovar Syndrom (PCOS), s. dort
Big-big-Prolaktin	Makroprolaktinämie

singhormone vom Hypothalamus zur Hypophyse transportieren, komprimiert, sodass die gonadotropen Zellen nicht mehr GnRH-exponiert sind. In der Regel gelangen dann aber auch andere Releasinghormone nicht mehr zur Hypophyse, sodass auch andere Partialfunktionen der Hypophyse eingeschränkt bis aufgehoben sind.

Wegen der Häufigkeit des Auftretens von prolaktinproduzierenden Tumoren (Prolaktinome) soll auf diesen hypophysären Tumortyp noch eingegangen werden.

Hyperprolaktinämische Zyklusstörungen Das Prolaktin wird über einen hypothalamischen Inhibiting-Faktor („prolaktin inhibiting hormone", PIH) tonisch inhibiert. Das PIH ist als das biogene Amin Dopamin identifiziert worden. Etwa 10–15% aller sekundären Amenorrhoen sind durch erhöhte Prolaktinspiegel in Folge von Prolaktinomen erklärbar. Das PIH-Dopamin hat nicht nur eine prolaktininhibierende Wirkung, sondern wirkt auch zytostatisch an prolaktinproduzierenden Zellen (den laktotrophen Zellen).

Durch Mikrothromben kann es passieren, dass laktotrophe Zellen nicht mehr durch Dopamin inhibiert werden, sie fangen dann an, sich zu teilen und bilden eine Kapsel. Ihre Blutversorgung erfolgt weiterhin über systemische Arterien, allerdings wird das tumoröse Gewebe nicht mehr mit hypothalamischem Dopamin versorgt, sodass die Prolaktinsekretion ungehemmt bleibt. Aus ungeklärten Gründen können sich so schnell wachsende Makroprolaktinome oder sehr langsam wachsende Mikroprolaktinome entwickeln. Die als Folge einer ungehemmten Prolaktinsekretion stark erhöhten Serumprolaktinspiegel koppeln in den Hypothalamus zurück, wo sie (Versuch der Autoregulation) die hypothalamische Dopaminausschüttung stark stimulieren. Dieses Dopamin kann jedoch aus den oben genannten Gründen nicht an das Prolaktinom gelangen, wohl aber beeinflusst es benachbarte hypothalamische Nervenzellen, so auch die GnRH-Neurone, deren pulsatile Aktivität inhibiert wird. Dadurch wird die LH- und FSH-Sekretion erniedrigt oder ganz unterbunden, und es kommt zu einer hyperprolaktinämischen Oligo- oder Amenorrhoe. Bei einer hyperprolaktinämischen Amenorrhoe handelt es sich also um eine Sonderform der hypothalamischen Amenorrhoe, da die zu hohen Prolaktinspiegel den hypothalamischen GnRH-Pulsgenerator in seiner Funktion supprimieren. Das ist eine analoge Regulation, wie sie während der Laktation als Laktationsamenorrhoe bekannt ist. Als Richtwert kann dabei gelten, dass Serumprolaktinspiegel, die doppelt so hoch wie die Normwerte liegen, einer bildgebenden Abklärung (CT, NMR) bedürfen. Ursachen erhöhter Prolaktinsekretion sind in vielen Fällen auch Psychopharmaka.

Bevor eine Hyperprolaktinämie therapiert wird, müssen einige differentialdiagnostische Bedingungen erfüllt sein (Tabelle 8.5-3).

Makroprolaktinämie In jüngerer Zeit mehren sich die Hinweise, dass Frauen ein mehr oder weniger stark immunreaktives „Big-big-Prolaktin" (bb-Prolaktin) in größeren Mengen produzieren können, ohne dass klinische Symptome einer Hyperprolaktinämie vorliegen. Gelegentlich finden sich bei diesen Patientinnen Mikroprolaktinome, häufig erscheint die Hypophyse normal. Fällung des bb-Prolaktins mit Polyethylenglycol (PEG) und Messen des verbleibenden Prolaktins bringt Klärung. Beim Vorliegen klinischer Symptome einer Hyperprolaktinämie senken Dopaminagonisten auch das bb-Prolaktin.

Ovarielle Zyklusstörungen

Hyperandrogenämische Zyklusstörungen, polyzystisches Ovarsyndrom Die häufigste Ursache für Oligomenorrhoen undovariell bedingte Amenorrhoen ist das PCO-Syndrom (PCOS).

Das PCOS gehört zu den häufigsten endokrinologischen Störungen der Frau. Angesichts der bisher nicht einheitlichen Definitionen ist die Häufigkeit nicht genau bekannt. Schätzungen zufolge beträgt die Prävalenz ca. 5% der weiblichen Bevölkerung. Etwa 50% der PCOS-Patientinnen sind adipös.

Die Diagnose eines PCOS wird gestellt, wenn zwei der drei folgenden Kriterien zutreffen:
- chronische Oligo- oder Anovulation,
- klinische oder biochemische Zeichen eines Hyperandrogenismus,
- polyzystische Ovarien.

8.5 Störungen der weiblichen Gonaden

Andere Ursachen [kongenitale adrenale Hyperplasie (AGS), androgenproduzierende Tumoren, Cushing-Syndrom] müssen ausgeschlossen sein.

Neben den Zyklusstörungen steht beim PCOS in den meisten Fällen der Hyperandrogenismus im Vordergrund. Als klinische Zeichen gelten ein männlich betonter Behaarungstyp (Hirsutismus), androgenämisch bedingte Alopezie, Akne sowie Seborrhoe. Biochemische Marker der Hyperandrogenämie sind erhöhte Testosteron- und Androstendionwerte, nicht selten ist auch das DHEA-S erhöht. Spezifischer als das Gesamttestosteron sind das freie Testosteron oder der Index für das freie Testosteron (FAI). Bei mehr als 60% der PCOS-Patientinnen findet sich ein erhöhter LH/FSH-Quotient.

Die für die Bezeichnung PCOS verantwortlichen polyzystischen Ovarien (PCO) werden am besten mit Hilfe einer transvaginalen Sonographie diagnostiziert. Nach den aktuellen Kriterien sind polyzystische Ovarien durch 12 oder mehr Follikel von 2–9 mm in jedem Ovar und/oder ein erhöhtes Ovarvolumen (>10 ml) definiert.

Die Pathophysiologie des PCOS ist bisher nur unzureichend geklärt. Neben genetischen Ursachen sind Umwelteinflüsse von Bedeutung, häufig findet sich eine Insulinresistenz. Die erhöhten Insulinspiegel stimulieren die ovarielle und adrenale Androgenproduktion, zudem stimuliert Insulin die LH-Sekretion und hemmt die hepatische SHGB-Synthese. In der Summe kommt es somit zur Erhöhung der bioverfügbaren Androgene.

Bei PCOS-Patientinnen ist das Risiko für die Entwicklung eines Typ-2-Diabetes sowie für das Auftreten kardiovaskulärer Erkrankungen erhöht. Des Weiteren besteht auf Grund der chronischen Anovulation und des dauerhaften Östrogeneinflusses ein erhöhtes Risiko für die Entwicklung eines Endometriumkarzinoms.

Die Therapieempfehlungen richten sich nach den im Vordergrund stehenden Problemen:

Zyklusstörungen: Da die chronische Anovulation bei vorhandenem Östrogeneinfluss zu atypischen Veränderungen des Endometriums führen kann, ist eine zyklische Gestagengabe empfehlenswert. Falls eine Kontrazeption erwünscht ist, sollten Ovulationshemmer gegeben werden.

Hirsutismus, Akne: Die erhöhten Androgene können mit einem Kombinationspräparat aus Äthinylöstradiol und Cyproteronacetat oder mit antiandrogen wirkenden Ovulationshemmern gesenkt werden. Gleichzeitig schützen die Präparate das Endometrium.

Sterilität: PCOS-Patientinnen sind wegen der chronischen Anovulation häufig ungewollt kinderlos. Die Therapie besteht in einer vorsichtigen ovulationsauslösenden Behandlung mit Clomifen oder Gonadotropinen. Die Therapie muss sorgfältig überwacht werden, da es zu polyfollikulären Reaktionen mit erhöhtem Mehrlingsrisiko und der Gefahr des ovariellen Überstimulationssyndroms kommen kann.

In neuerer Zeit wird vor allem bei nachgewiesener Insulinresistenz eine zusätzliche Therapie mit dem Insulinsensitizer Metformin empfohlen. Metformin senkt die Androgene, bessert die Insulinresistenz, normalisiert den Zyklus und erhöht die Erfolgsrate einer Clomifentherapie.

Senkung des PCOS-bedingten erhöhten Krankheitsrisikos: Bei PCOS-Patientinnen ist das Risiko für ein metabolisches Syndrom erhöht. Im Vordergrund steht das erhöhte Diabetesrisiko, vermutlich kommt es auch häufiger zu kardiovaskulären Erkrankungen.

Als Kriterien für das metabolische Syndrom gelten bei PCOS-Patientinnen:
- abdominale Adipositas (Abdomenumfang >88 cm),
- Triglyzeride >150 mg/dl,
- HDL-C <50 mg/dl,
- Blutdruck >130/>85 mmHg
- Nüchternglukose 110–126 mg/dl und/oder 2 h Glukose im oGTT 140–199 mg/dl.

Sind drei der fünf Kriterien erfüllt, liegt ein metabolisches Syndrom vor. Prophylaktisch sollte allen adipösen Patientinnen eine Gewichtsreduktion dringend nahe gelegt werden. Neben einer angepassten Diät muss auf ausreichende körperliche Bewegung geachtet werden. Die Gewichtsabnahme kann durch eine Metformintherapie (1500 mg/tgl.) unterstützt werden.

Polymenorrhoen treten vorwiegend gegen Ende der reproduktiven Phase auf. Mit Abnahme der ovariellen Reserve kommt es zur verkürzten (überstürzten) Follikelreifung, die nachfolgende Lutealphase ist ebenfalls verkürzt. Insgesamt ist der Zyklus somit kürzer. Polymenorrhoen können aber auch durch mittzyklische Blutungen (Ovulationsblutungen) vorgetäuscht werden.

Therapie der Zyklusstörungen

Nach Ausschluss einer Schwangerschaft und organischer Ursachen ist zu klären, welche Zyklusstörungen behandelt werden müssen.

Bei der Therapie der hyperandrogenämischen A-/Oligomenorrhoe müssen die jeweils im Vordergrund stehenden Probleme berücksichtigt werden (Tabelle 8.5-4).

Eine **Amenorrhoe** bei Frauen unter 45 Jahren ist immer therapiebedürftig. Die Art der Therapie richtet sich nach dem Schweregrad der Amenorrhoe, d. h. nach dem Ergebnis des Gestagentests. Bei positivem Gestagentest ist eine Östrogensubstitution nicht zwingend erforderlich, im Vordergrund steht unter diesen Umständen der Schutz des Endometriums durch zyklische oder kontinuierliche Gestagengabe.

Zur Therapie eignen sich alle synthetischen Gestagene, aber auch natürliches Progesteron. Die Dosis richtet sich nach der Transformationsdosis des jeweiligen Gestagens. Da vor allem bei der zyklischen Gestagengabe und auch bei Anwendung von natürlichem Progesteron kein kontrazeptiver Schutz besteht, muss die Patientin diesbezüglich aufgeklärt werden. Falls gleichzeitig eine Kontrazeption gewünscht wird, sollten Ovulationshemmer verordnet werden.

Tabelle 8.5-4. Therapie der hypothalamisch bedingten Amenorrhoe/Oligomenorrhoe

Leitsymptom	Behandlung
Kinderwunsch	Ovulationsauslösung (s. 8.5.4)
Chronische Anovulation	Zyklische Gestagengabe
Kontrazeptionswunsch	Ovulationshemmer (Kombinationspräparate
Östrogenmangel	Östrogen/Gestagensubstitution
Störende Hormonwirkung	
Kosmetisch störende Hyperandrogenämie	Antiandrogene/Kortikosteroide
Begleit-Hyperprolaktinämie	Dopaminagonisten

Für geeignete Patientinnen kann auch die kontinuierliche Gestagengabe in Form der Minipille (0,03 mg Levonorgestrel oder 0,075 mg Desogestrel tgl.) empfohlen werden (s. auch hormonelle Kontrazeption).

Bei negativem Gestagentest und positivem Östrogen-Gestagen-Test besteht ein Östrogenmangel. Insbesondere bei jüngeren Frauen ist daher eine Östrogen-Gestagen-Therapie notwendig. Falls eine Kontrazeption nicht erforderlich oder anderweitig gesichert ist, können natürliche Östrogene in Kombination mit Gestagenen verabreicht werden (s. 8.5.7). Andernfalls sollten Ovulationshemmer verordnet werden. Die Minipille ist in diesem Falle nicht geeignet. Bei gestagennegativer Amenorrhoe, insbesondere bei Untergewicht, sollte begleitend auch eine psychosomatische Abklärung erfolgen.

Therapie der Hyperprolaktinämie Dopaminagonisten hemmen die Prolaktinsekretion dieser immer sehr gut differenzierten Prolaktinome. Diese Therapie wirkt auch zytostatisch, sodass es häufig zur Tumorregression kommt. Zur Therapie stehen kurz wirksame und dadurch gut steuerbare Präparate (2 Br-α-Ergocryptin = Bromocriptin [Bromocriptin, Bromocrel, Pravidel, Kirim, Dosis 2,5 mg/Tag], Lisuridhydrogenmaleat [Dopergin], Dosis 0,2 mg/Tag) und langfristig wirkende Präparate (Cabergolin = Dostinex, Dosis 2-mal 2,5 mg/Woche) zur Verfügung. Die Präparate sollten vorwiegend abends eingenommen werden. Bei unzureichender Prolaktinsuppression ist eine langsame Dosiserhöhung notwendig, da diese Dopaminagonisten starke orthostatische Dysregulationen hervorrufen können. Bei Wiedereinsetzen der Zyklusaktivität können leicht erhöhte Prolaktinspiegel (>500 bis <1000 µE/ml ~25–50 ng/ml) in Kauf genommen werden.

Oligomenorrhoen sind, falls die Blutungen nicht seltener als alle drei Monate eintreten, nicht zwingend therapiebedürftig. Da Oligomenorrhoen jedoch häufig Zeichen eines PCO-Syndroms sind, ist in diesen Fällen eine antiandrogene Behandlung empfehlenswert (s. 8.5.6). Falls die Blutungsabstände mehr als drei Monate betragen, spricht man von einer Oligo-/Amenorrhoe; die Therapie erfolgt wie bei der gestagenpositiven Amenorrhoe.

Polymenorrhoe Metrorrhagie Zwischenblutungen bei erhaltenem Zyklus können durch eine gestörte Follikelreifung und/oder eine Lutealinsuffizienz verursacht sein. Die Förderung der Follikelreifung als kausale Therapie kann nur bei bestehendem Kinderwunsch empfohlen werden. In allen anderen Fällen empfiehlt sich eine Östrogen-/Gestagentherapie bzw. bei Blutungen in der Lutealphase die zyklische Gestagentherapie. Prämenstruelles Spotting kann auch Hinweis auf eine Endometriose sein und sollte entsprechend abgeklärt werden. Ovulationsblutungen können in Zyklusmitte durch kurzfristige Östrogengaben behandelt werden.

Hypomenorrhoen sind prinzipiell nicht behandlungsbedürftig. Die Patientin sollte über den fehlenden Krankheitswert aufgeklärt werden.

Hypermenorrhoen und **Menorrhagien** gehören zu den häufigsten Störungen und führen in einem Großteil der Fälle zur Hysterektomie. Nach der Abklärung organischer Ursachen sollte ein Therapieversuch mit einem Gestagen vom 5. bis zum 25. Zyklustag erfolgen. Die Gestagengabe allein in der zweiten Zyklushälfte ist nicht erfolgversprechend. Alternativ kann auch ein gestagenhaltiges IUP (Mirena) appliziert werden.

Dysmenorrhoe: Unterschieden werden primäre von sekundären Dysmenorrhoen. Primäre Dysmenorrhoen sind in erster Linie durch eine myometrane Hyperaktivität bedingt, andere Ursachen lassen sich nicht nachweisen. Therapeutisch wirksam sind nichtsteroidale Antiphlogistika, zu einem deutlichen Rückgang der Symptomatik kommt es auch unter Einnahme oraler Kontrazeptiva. Sekundäre Dysmenorrhoen sind auf intra- oder extrauterine Ursachen, z. B. Endometriose, zurückzuführen. Sie werden ihrer Ursache entsprechend behandelt.

Prognose

Hypothalamisch bedingte Zyklusstörungen junger Frauen haben eine hohe Tendenz zur Spontanheilung. Das Gleiche gilt für Zyklusstörungen im Zusammenhang mit Stresssituationen. Präklimakterisch auftretende Störungen neigen dagegen eher zur Konstanz bzw. Verschlechterung. Im Übrigen richtet sich die Prognose nach den jeweiligen Ursachen der Störung.

8.5.3 Prämenstruelles Syndrom (PMS)

Bei vielen Patientinnen und ihrer Umwelt sind „die Tage vor den Tagen" wegen zahlreicher psychischer und somatischer Beschwerden gefürchtet. Während der gesamten Lutealphase, v. a. aber in der Woche vor Beginn der Menstruationsblutung, erfahren über 70% aller Frauen Beschwerden, die in der folgenden Übersicht aufgelistet sind.

In jüngster Zeit wird im angloamerikanischen Schrifttum das prämenstruelle Syndrom (PMS) in zwei Unterarten subkategorisiert.

Die psychische prämenstruelle Symptomatik (Premenstrual Disstress Disease, PDD) ist gekennzeichnet durch ein hohes Maß an Irritabilität mit depressiver Grundverstimmung. Die Ursachen dieser psychischen Symptome sollen in einer Unterversorgung des ZNS mit Serotonin (5-Hydroxytryptamin, 5-HTP) liegen.

Typische Symptome der prämenstruellen Symptomatik (PMS)
- Somatische Beschwerden
  - Mastodynie
  - Abdomineller Meteorismus
  - Völlegefühl (Bloating)
  - Ödeme
  - Kopfschmerzen (Migräne)
- Psychische Beschwerden
  - Aggression
  - Angstzustände
  - Hoffnungslosigkeit (bis zur Depression)
  - Schlaflosigkeit
  - Konzentrationsschwäche
  - Leichte Ermüdbarkeit
  - Veränderte Libido
  - Verändertes Essverhalten

Die körperlichen Symptome der PMS sind derart vielfältig, dass sie kaum über einen gemeinsamen Mechanismus erklärbar sind. Die häufigsten somatischen Symptome sind das prämenstruelle Brustspannen (Mastodynie) sowie das Gefühl der Aufgeblähtheit (Bloating).

Für die prämenstruelle Mastodynie ist eine latente Hyperprolaktinämie verantwortlich gemacht worden, während das Gefühl der Aufgeblähtheit durch eine vermehrte Wasserretention erklärbar ist. Bei Frauen mit prämenstrueller Symptomatik, insbesondere bei prämenstrueller Mastodynie, sind die Prolaktinpulse, v. a. prämenstruell, besonders hoch, außerdem wird unter Stressbedingungen sehr viel Prolaktin ausgeschüttet. Das führt zur Stimulation des tubuloalveolären Wachstums der Mammae und damit, ähnlich wie in der Frühschwangerschaft, zur Mastodynie.

Therapie

Für die Behandlung der psychischen Symptome der prämenstruellen Symptomatik haben sich statistisch signifikant in doppelblinden plazebokontrollierten Studien nur Serotonin-Reuptake-Hemmer (Fluoxetin, Fluctin) sowie niedrig dosierte Dopaminagonisten bewährt (Pravidel, Dopergin Kirim).

Die prämenstruelle Mastodynie kann durch niedrig dosierte Dopaminagonisten erfolgreich therapiert werden. Hier hat sich auch ein pflanzliches Produkt bewährt: Der Extrakt aus der Frucht des Keuschlamms (Vitex agnus castus: Agnucaston, Agnolyt), in dem dopaminagonistisch wirkende Substanzen nachgewiesen wurden, lindert die prämenstruelle Mastodynie. In einigen Studien waren auch orale Kontrazeptiva in der Lage, die prämenstruelle Symptomatik zu reduzieren. In jüngster Zeit ist hier besonders die Kombination von Ethinylestradiol mit einem antimineralokortikoid wirksamen Gestagen (Drospirenon: Yasmin, Petibelle) erfolgreich bei der Therapie der Wassereinlagerungen gewesen.

8.5.4 Sterilität

Schätzungen zufolge sind in Industrienationen 10–15% der Paare ungewollt kinderlos bzw. nicht in der Lage, die von ihnen gewünschte Kinderzahl zu erreichen.

Die Ursachen der ungewollten Kinderlosigkeit liegen zu jeweils etwa 40% auf Seiten der Frau bzw. des Mannes, in etwa 20% sind die Ursachen bei beiden Partnern zu finden. Die Abklärung sollte somit von Beginn an beide Partner einschließen.

Klinik und Diagnostik

Auf weiblicher Seite stehen Störungen der Ovarial- und Tubenfunktion im Vordergrund. Da die Überprüfung der Tubenfunktion nur durch invasive Maßnahmen möglich ist, beginnt die Diagnostik mit der Abklärung der Ovarialfunktion. Zur Basisdiagnostik gehören folgende Parameter: Prolaktin, LH, FSH, Estradiol, Testosteron, und DHEA-Sulfat sowie T_3, $fT4$ und TSH_{basal}. Prolaktinerhöhungen wurden bereits oben besprochen (s. S. 630). Erhöhte Gonadotropinspiegel (FSH >12 mE/ml) deuten auf eine primäre Ovarialinsuffizienz und eine dementsprechend schlechte Prognose bezüglich der Erfüllung des Kinderwunsches hin.

Zur Sicherung der Diagnose einer primären Ovarialinsuffizienz sollte die Bestimmung mehrfach im Abstand von einigen Wochen wiederholt werden. Ein erhöhter LH-FSH-Quotient (>2) ist, insbesondere in Verbindung mit erhöhten Androgenspiegeln, Indikator für das PCO-Syndrom (s. S. 630). Niedrige Gonadotropinspiegel in Verbindung mit niedrigem Estradiol lassen an eine hypothalamisch/hypophysäre Störung denken. Schilddrüsenfunktionsstörungen sollten korrigiert werden, dies gilt auch für subklinische Veränderungen.

Vor Beginn einer Hormontherapie sollten der andrologische Befund des Partners sowie die Durchgängigkeit der Tuben bekannt sein. Gelegentlich kann es allerdings sinnvoll sein, ein oder zwei Behandlungen vor Abklärung der Tubenfunktion durchzuführen.

Hormonelle Behandlungen mit nachfolgender Kohabitation bzw. Insemination sind nur bei mindestens einer durchgängigen Tube sinnvoll. Bei beiderseits verschlossenen Eileitern kann eventuell eine operative Eröffnung der Tuben vorgenommen werden. Falls die Tuben irreparabel geschädigt sind oder fehlen, muss die extrakorporale Befruchtung oder In-vitro-Fertilisation (IVF) erfolgen. Zur IVF wird auch dann geraten, wenn mehrere, d. h. etwa sechs, „konventionelle" Behandlungen nicht zur Schwangerschaft geführt haben. Während dieser sog. „diagnostischen IVF" kann festgestellt werden, ob sich die gewonnenen Eizellen mit dem Sperma des Partners befruchten lassen.

Bei deutlich eingeschränktem andrologischen Befund (z. B. Spermiendichte <5 Millionen/ml, Progressivmotilität <5% bzw. Zahl der fehlgeformten Spermien >95%) sind mit konventionellen Therapieverfahren und auch mit der IVF keine Therapieerfolge zu erwarten. In diesen Fällen ist die Anwendung der seit 1992 eingeführten intrazytoplasmatischen Spermieninjektion (ICSI) als Zusatzmethode zur IVF anzuraten. Die ICSI-Methode kann gelegentlich auch bei Azoospermie eingesetzt werden. Die Spermien oder Spermienvorstufen werden dann aus einer Hodenprobe gewonnen (TESE: testikuläre Spermienextraktion).

Hormonelle Therapie
Vor Beginn einer Hormontherapie muss das Therapieziel definiert werden: Die Förderung der Ovarialfunktion mit dem Ziel der natürlichen Befruchtung (evtl. auch mit einer Inseminationsbehandlung) hat das Heranreifen von einem, maximal aber drei Follikeln zum Ziel. Falls jedoch eine extrakorporale Befruchtung (IVF oder ICSI) geplant ist, wird das Heranreifen mehrerer Follikel, die sog. Superovulation, angestrebt. Die ovarielle Stimulation wird den unterschiedlichen Zielen entsprechend angepasst.

Bei leichten Störungen (Follikelreifungsstörung, Corpusluteum-Insuffizienz, anovulatorischer Zyklus, gestagenpositive Amenorrhoe) werden primär Antiöstrogene, vornehmlich Clomifen, eingesetzt. Durch die antiöstrogene Wirkung kommt es zur vermehrten Gonadotropinausschüttung und damit zur Förderung der Follikelreifung und nachfolgend zu einer verbesserten Lutealfunktion. Nachteilig sind antiöstrogene Effekte auf die Zervixdrüsen sowie das Endometrium. Der ungünstige Effekt auf das Zervixsekret kann durch intrauterine Inseminationen (IUI) umgangen werden, von einigen Autoren wird auch eine mittzyklische Östrogengabe empfohlen.

Die Therapie beginnt mit der Gabe von tgl. 50 mg Clomifen (1 Tbl.) vom 5. bis zum 9. Zyklustag. Anschließend kann der spontane LH-Peak abgewartet werden, vielfach wird jedoch die Ovulation zur besseren Terminierung der IUI mit hCG (Predalon, Choragon) ausgelöst. Voraussetzung ist ein sonographisches Follikelmonitoring. Sonographische Kontrollen sind auch erforderlich, um das Heranreifen mehrerer Follikel und damit die Gefahr des Eintritts einer Mehrlingsgravidität rechtzeitig zu erkennen. Bei unzureichendem oder fehlendem Ansprechen der Therapie kann die tägliche Clomifendosis auf 100 mg bzw. 150 mg erhöht werden. Falls es nach sechs Behandlungszyklen nicht zum Eintritt einer Schwangerschaft gekommen ist, sollte die Clomifentherapie beendet werden. Nach längerer Behandlungsdauer ist ein erhöhtes Risiko der Entstehung von Ovarialtumoren nicht auszuschließen.

Vor allem bei der hypothalamischen Amenorrhoe empfiehlt sich die pulsatile GnRH-Therapie unter Einsatz einer elektronisch gesteuerten Pumpe (Cyclomat/Lutrelef). GnRH wird mit 5–20 µg pro Puls alle 90 min s.c. oder i.v. appliziert, die pulsatile GnRH-Ausschüttung des Hypothalamus wird damit imitiert. Die Pumpe muss während der gesamten Follikelphase am Körper getragen werden, nach der Ovulation kann die Pumpe weiter genutzt werden, alternativ kann die Lutealfunktion durch mehrere hCG-Gaben unterstützt werden (z. B. 500–1000 E hCG im Abstand von 2–3 Tagen während der Lutealphase). Vorteilhaft ist bei dieser Methode die geringe Wahrscheinlichkeit einer Polyovulation.

Falls die Clomifentherapie nicht zum Erfolg führt und eine pulsatile GnRH-Therapie nicht angezeigt ist, werden Gonadotropine verwendet. Gonadotropine stehen zur i.m.- und s.c.-Applikation in Form einer Mischung aus LH und FSH (hMG: Menogon HP) sowie als reines FSH zur Verfügung. hMG wird aus dem Urin postmenopausaler Frauen isoliert. FSH wird gentechnologisch hergestellt (Gonal F, Puregon).

Therapie der hypothalamisch bedingten Sterilität
1. Pulsatile GnRH-Injektionen zur Substitution fehlerhafter GnRH-Sekretion (5–20 µg/90 min i.v. oder s.c. unter Anwendung einer elektronisch gesteuerten Pumpe)
2. Clomifen oral – zur Stimulation fehlerhafter GnRH-Sekretion
3. Tägliche Gabe von hMG (humanes Postmenopausengonadotropin) oder FSH (urinär oder rekombinant) s.c. oder i.m. gefolgt von 5000 E hCG (s.c. oder i.m.) zur Ovulationsauslösung

---

Mit dem Ziel der Monoovulation beginnt die Therapie üblicherweise am 3. Zyklustag oder nach einer Gestagen- oder Östrogen-/Gestagenentzugsblutung mit 75 E hMG oder FSH täglich. Die Behandlung muss durch Kontrollen des Serumestradiols sowie sonographisch überwacht werden. Ziel der Behandlung ist das Heranreifen eines Follikels auf einen Durchmesser von etwa 18 mm. Bei dieser Größe und einem adäquaten Estradiolserumspiegel (ca. 150–600 pg/ml) wird die Ovulation mit der einmaligen Injektion von 5000 E hCG ausgelöst, 30–40 h später ist die Ovulation zu erwarten. Falls es zum Heranreifen von mehr als zwei oder drei Follikeln kommt, muss die Behandlung abgebrochen werden. Erfahrungsgemäß korreliert die notwendige Gonadotropindosis mit dem Alter der Patientin. Mit zunehmendem Alter müssen normalerweise höhere Dosen eingesetzt werden. Besonders empfindlich reagieren Frauen mit polyzystischen Ovarien auf eine Gonadotropintherapie. Bei diesen Patientinnen ist es häufig empfehlenswert, die Gonadotropindosis mit 50 E/Tag zu beginnen und in Wochenabständen vorsichtig zu steigern.

Gonadotropine haben keine antiöstrogenen Effekte. Eingeschränkt wird die Verwendung durch die hohen Kosten und durch die Notwendigkeit der täglichen Injektion. Bezüglich der Erhöhung des Risikos von Ovarialtumoren gibt es bisher keine gesicherten Erkenntnisse.

Falls eine sog. „Superovulation" zum Zwecke der extrakorporalen Befruchtung (IVF oder ICSI) angestrebt wird, ist die Heranreifung mehrerer Follikel erwünscht. Angestrebt wird die Entwicklung von 5–10 reifen Follikeln, da die Befruchtungsrate der Eizellen nur bei etwa 60% liegt und meist die Übertragung von zwei Embryonen angestrebt wird. In Deutschland werden im Mittel 9–10 Oozyten pro Zyklus gewonnen. Die Therapie wird vorwiegend mit Gonadotropinen, in erster Linie mit FSH, durchgeführt. Bezüglich der Dosis gelten die zuvor erwähnten Hinweise, allerdings wird die Therapie meist mit 150–225 E tgl. begonnen. Während der Stimulation kann es zum vorzeitigen LH-Anstieg und damit zur vorzeitigen Luteinisierung der Follikel kommen. Dieses Risiko wird durch die rechtzeitige Applikation von GnRH-Analoga (Decapeptyl, Synarela) reduziert. Die Präparate werden entweder als Depot injiziert oder täglich nasal appliziert. Die „Down-Regulation" der Hypophyse führt anfangs zum „Flar-up-Effekt", d. h. zu einer vermehrten Gonadotropinausschüttung. Erst nach einigen Tagen sinken die Gonadotropinspiegel ab. Da der „Flar-up-Effekt" die Follikelreifung und die Eizellenqualität beeinträchtigt, hat sich der Beginn der GnRH-Therapie in der mittleren Lutealphase des vorangehenden Zyklus bewährt (langes Protokoll). Zusätzlich kann es durch den „Flar-up-Effekt" zur Bildung von Ovarialzysten kommen. Vor Beginn der ovariellen Stimulation sollte daher eine sonographische Kontrolle der Ovarien erfolgen.

Folge der Verwendung von GnRH-Agonisten und des dadurch supprimierten LH-Spiegels ist häufig eine Corpus-luteum-Insuffizienz. Eine Stützung der Corpus-luteum-Funktion ist durch hCG-Gaben möglich, alternativ kann Progesteron auch direkt gegeben werden. Beide Verfahren sind in ihrer Wirkung vergleichbar, allerdings wird durch die hCG-Substitution das Risiko des ovariellen Überstimulationssyndroms (s. unten) erhöht. Bevorzugt werden daher Progesteron i.m. (Proluton: Hydroxyprogesteroncaproat 2-mal 250 mg/Woche) oder Progesteron vaginal (Utrogest 2- bis 3-mal 200 mg/Tag) verabreicht. Die orale Progesterongabe ist dagegen nicht empfehlenswert.

Seit kurzem stehen auch GnRH-Antagonisten zur Verfügung (Cetrotide, Orgalutran). Gegenüber den Agonisten haben diese Präparate den Vorteil des fehlenden „Flar-up-Effekts". Mit der Downregulation der Hypophyse kann daher während der hormonellen Stimulation begonnen werden. Die Gesamtdauer der Behandlung wird durch Verwendung der Antagonisten verkürzt.

Prognose
Die Erfolgsraten der verschiedenen Behandlungen sind wegen der unterschiedlichen Indikationen kaum vergleichbar. Am besten sind die Erfolgsraten nach erfolgreich behandelter Anovulation, die Schwangerschaftsrate entspricht dann der natürlichen Konzeptionsrate von etwa 30% pro Zyklus. Mit IVF- und ICSI-Behandlungen werden in Deutschland Schwangerschaftsraten von etwa 25% pro Zyklus erzielt. Mit homologen Inseminationsbehandlungen werden meist nur etwa 10% pro Zyklus erreicht. Diese niedrigen Schwangerschaftsraten stehen allerdings mit den meist ungünstigen Voraussetzungen der behandelten Paare (eingeschränkte Spermaqualität, langjährige Sterilitätsanamnese) in Zusammenhang.

Risiken der Hormonbehandlung
Im Vordergrund stehen zwei Probleme:
- Mehrlingsrisiko und
- Überstimulationssyndrom.

Mehrlingsrisiko Hormonelle Stimulationen der Ovarien können zum Heranreifen mehrerer Follikel führen. Die sonographische Kontrolle der Ovarien ist daher zwingend erforderlich, eine alleinige Überwachung der Hormonparameter ist unzureichend. Nach Heranreifen mehrerer Follikel kann es zu Mehrlingsschwangerschaften kommen. Bei funktionsfähigen Eileitern muss ggf. von einer Kohabitation abgeraten bzw. auf die geplante Inseminationsbehandlung verzichtet werden. In geeigneten Fällen können überzählige Eizellen rechtzeitig abgesaugt werden.

Bei IVF- oder ICSI-Behandlungen ist die Zahl der in einem Zyklus zu übertragenden Embryonen durch das Deutsche Embryonenschutzgesetz auf maximal drei begrenzt. Von einigen Ausnahmen abgesehen (fortgeschrittenes Alter, Z. n. mehrfachen erfolglosen Behandlungen) sollen zur Verminderung des Mehrlingsrisikos nur noch maximal zwei Embryonen übertragen werden. Falls mehr als zwei oder drei Eizellen befruchtet wurden, können imprägnierte Eizellen (Pronukleus- oder PN-Stadien) kryokonserviert und evtl. in späteren Zyklen transferiert werden.

Überstimulationssyndrom Nach hormoneller Stimulation der Ovarien kann es zur zystischen Vergrößerung der Ovarien mit Aszitesbildung kommen („ovarien hyperstimulation syndrom", OHSS). In erster Linie kommt es zu dieser Überstimulation nach einer Gonadotropin-/hCG-Therapie, gelegentlich aber auch nach Clomifenbehandlung. Typischerweise beginnt die Problematik einige Tage nach der durch hCG erfolgten Auslösung der Ovulation. Im Vordergrund der Erkrankung stehen die teilweise massiv vergrößerten Ovarien. Zu zusätzlichen Problemen kommt es meist durch Aszites und seltener durch Pleuraergüsse. Die Patientinnen klagen über ein gespanntes Abdomen und Dyspnoe, oft bestehen intestinale Beschwerden (Obstipation oder Diarrhö). Bedrohlich ist das OHSS in erster Linie durch die Flüssigkeitsverschiebung vom intra- in den extravasalen Raum. Laborchemisch äußert sich diese Verschiebung vor allem in einem Anstieg des Hämatokrits (>43%) und einer Hyperkoagulabilität. In Extremfällen sind als Folge des OHSS Todesfälle durch thrombembolische Komplikationen (Hirninfarkte) aufgetreten. Weitere ernste Komplikationen sind Oligurie bis Anurie als Folge einer verminderten Nierenperfusion sowie Volumenmangelschock.

Die Einteilung des OHSS erfolgt meist in drei Grade, mild, mittelschwer, schwer. Ein mildes OHSS ist nach nahezu jeder ovariellen Stimulation zu erwarten, ernsthafte Probleme treten beim schweren OHSS auf. Zum OHSS Grad III kommt es in weniger als 1% aller mit dem Ziel der Superovulation durchgeführten Stimulationszyklen.

Eine kausale Therapie des OHSS existiert nicht. Die symptomatische Therapie besteht in ausreichender Flüssigkeitszufuhr, Thromboseprophylaxe und ggf. Aszitespunktion. Bei Hämatokritwerten über 45% muss Flüssigkeit parenteral gegeben werden. Die Infusion von Humanalbumin bzw. Plasmaexpander kann zur raschen Linderung der Beschwerden beitragen. Es muss allerdings, vor allem bei bereits eingeschränkter Nierenfunktion, an die dadurch bedingte Zunahme des onkotischen Drucks mit dem Risiko des Auftretens eines Lungenödems gedacht werden. Empfehlenswert ist zuvor das Legen eines zentralen Venenkatheters zur Überwachung des ZVD. Bei infolge des Aszites massiv gespanntem Abdomen und Dyspnoe kann eine Aszitespunktion zur sofortigen Besserung des Zustands führen, die abzulassende Menge sollte zunächst auf 1000 ml beschränkt werden; die Punktion muss ggf. mehrfach wiederholt werden. Diuretika sind wegen der zusätzlichen Verminderung des intravasalen Volumens kontraindiziert, bei Oligo- oder Anurie kann Dopamin gegeben werden (2–4 μg/kg KG/min). Operative Eingriffe sollten möglichst vermieden werden, da versehentliche Verletzungen der ovariellen Kapsel zu schwer beherrschbaren Blutungen und u. U. zur Adnexektomie führen können. Unterhalten wird das OHSS durch zugeführtes oder endogen gebildetes hCG, d. h. im Falle einer eingetretener Schwangerschaft ist mit zunehmenden Beschwerden zu rechnen. Die zur Stützung der Corpus-luteum-Funktion übliche hCG-Gabe sollte daher unterbleiben. Schwere ovarielle Überstimulationssyndrome sollten in spezialisierten Zentren behandelt werden, nicht selten ist eine intensivmedizinische Betreuung erforderlich.

Als Risikopatientinnen für das Auftreten eines OHSS gelten junge und schlanke Patientinnen bei denen zum Zeitpunkt der Ovulationsauslösung zahlreiche mittelgroße Follikel nachweisbar sind. Besonders gefährdet sind Patientinnen mit polyzystischen Ovarien (PCO). Schon während der hormonellen Stimulation deutet sich in vielen Fällen das drohende OHSS durch steil ansteigende Estradiolspiegel an, in diesen Fällen sollte auf die hCG-Gabe zur Ovulationsauslösung verzichtet werden. Die Downregulation der Hypophyse mit GnRH-Analoga verstärkt die Neigung zum OHSS, die Verwendung von GnRH-Antagonisten führt dagegen zu einer Verminderung des Risikos.

Falls die Patientin nicht schwanger geworden ist, bildet sich das OHSS mit einsetzender Regelblutung ohne weitere Maßnahmen zurück. Bei bestehender Gravidität kommt es etwa nach der 7. SSW zum Rückgang der Symptome, die Ovarialzysten können jedoch noch bis jenseits der 10. SSW bestehen bleiben.

8.5.5 Normale und gestörte Schwangerschaft

Hormonuntersuchungen werden vorwiegend zur Überwachung der Frühgravidität durchgeführt. Ein weiterer wichtiger Zeitraum für endokrinologische Untersuchungen liegt im Bereich der 12.–17. Schwangerschaftswoche, in diesem Zeitraum dienen die Untersuchungen der Pränataldiagnostik.

In der späteren Schwangerschaft können Estriolbestimmungen Hinweise auf die Funktion der fetoplazentaren Einheit geben. DHEA-Sulfat wird von der fetalen Nebennierenrinde synthetisiert und in der Plazenta zu Estriol aromatisiert. Die mütterlichen Estriolserumspiegel und die Estriolausscheidung mit dem Urin können daher Hinweise auf die Funktion von Fet und Plazenta geben. Durch verbesserte sonographische Verfahren hat die endokrinologische Diagnostik der bedrohten Spätschwangerschaft heute keine Bedeutung mehr.

Ein nicht erkannter oder schlecht eingestellter Diabetes mellitus bedeutet ein hohes Schwangerschaftsrisiko. Neben der Urinuntersuchung zur Erkennung einer Glukosurie wird deshalb im mittleren Schwangerschaftsdrittel ein oraler GTT als Screeningverfahren empfohlen (Durchführung: 50 g Glukose oral zu einem beliebigen Zeitpunkt unabhängig von der Nahrungsaufnahme. Der Glukosewert im Serum sollte eine Stunde später unter 140 mg/dl liegen).

Sowohl Hypo- als auch Hyperthyreosen bedürfen in der Schwangerschaft einer sorgfältigen Einstellung. Vor allem müssen zumindest Patientinnen mit anamnestischer Schilddrüsenerkrankung in der Schwangerschaft sehr sorgfältig überwacht werden. Da das bis zur etwa 10.–12. SSW ansteigende hCG eine partielle thyreotrope Aktivität besitzt, kann es in hohen Konzentrationen eine Hyperthyreose auslösen.

Hormondiagnostik in der Frühgravidität

Ein erheblicher Anteil aller Schwangerschaften geht innerhalb der ersten Wochen nach der Konzeption zugrunde. Die sehr frühen Schwangerschaftsverluste werden der Frau meist nicht bewusst, häufig tritt die Blutung lediglich etwas verzögert ein. Derartige „biochemische Schwangerschaften" können durch einen flüchtigen hCG-Anstieg nachgewiesen werden. Vermutlich werden etwa 50% aller implantierten Embryonen innerhalb der ersten 14 Tage abgestoßen. Von den klinisch erkennbaren, d. h. sonographisch nachweisbaren, Schwangerschaften gehen weitere 15–20% innerhalb des ersten Trimenons zugrunde. Die Untersuchung der klinisch erkennbaren Aborte weist in etwa 50% der Fälle eine chromosomale Störung als Ursache für den Abort nach. Bei den restlichen 50% ist die Ursache meist unklar, gelegentlich werden auch endokrinologische Ursachen vermutet. Hormonuntersuchungen können zur Erkennung einer gestörten Schwangerschaft beitragen, häufig müssen allerdings zusätzlich sonographische Verfahren eingesetzt werden.

Besondere Bedeutung haben endokrinologische Verfahren bei der Erkennung der Extrauteringravidität (EUG). Etwa 1–2% aller klinischen Schwangerschaften sind extrauterin lokalisiert. Ihre Bedeutung ergibt sich aus der oft schwierigen Diagnose und der Gefährdung der Schwangeren im Falle einer Fehldiagnose. Unerkannte EUG können die betroffene Patientin durch intraabdominale Blutungen vital gefährden.

In der Frühgravidität steht die Bestimmung von hCG (menschliches Choriongonadotropin) und Progesteron im Vordergrund. hCG wird von der Plazenta gebildet, es besteht aus zwei Untereinheiten (alpha- und beta-Kette). Das biologisch aktive Hormon ist eine Kombination beider Untereinheiten, die Untereinheiten selbst sind biologisch nicht aktiv. hCG ist im mütterlichen Serum unmittelbar nach der Implantation, d. h. etwa 7–8 Tage nach der Konzeption nachweisbar und zeigt in der Frühgravidität einen charakteristischen Verlauf.

Progesteron wird nach der Konzeption vom Corpus luteum gebildet. Die Serumwerte steigen bis zur mittleren Lutealphase auf etwa 10–20 ng/ml an und bleiben dann bis zur ca. 10. SSW weitgehend konstant. Deutlich niedrigere Progesteronwerte lassen eine gestörte Gravidität vermuten, sind aber nicht beweisend. Nach reproduktionsmedizinischen Maßnahmen (vorausgegangener hormoneller Stimulationsbehandlung) können die Progesteronwerte wesentlich höher sein und Werte um 200 bis 300 ng/ml erreichen. Nach der 7. SSW übernimmt die Plazenta allmählich die Funktion des Corpus luteum (uteroplazentarer Shift). Die Entfernung des Corpus luteum vor der 8. SSW kann zum Verlust der Schwangerschaft führen. Durch ausreichende Progesteronsubstitution kann der Abort unter diesen Umständen allerdings verhindert werden. Ob der Verlust einer bedrohten Schwangerschaft auch in anderen Fällen durch Progesteronsubstitution verhindert werden kann, ist umstritten.

Klinik und Diagnostik

Von der Konzeption bis zur etwa 7. SSW steigt der mütterliche hCG-Serumspiegel logarithmisch an. Die hCG-Verdopplungszeit beträgt etwa 2,0–2,5 Tage. Bei semilogarithmischer Darstellung findet sich bis zur etwa 7. SSW ein linearer Verlauf der hCG-Werte, anschließend flacht sich der Anstieg ab, das hCG-Maximum wird in der etwa 9.–12. SSW erreicht. Im weiteren Schwangerschaftsverlauf fällt der hCG-Spiegel ab. Von klinischer Bedeutung sind die hCG-Werte in erster Linie in der Frühschwangerschaft. hCG-Bestimmungen werden des Weiteren auch im Rahmen der Pränataldiagnostik durchgeführt.

hCG ist der wichtigste Parameter zur Diagnose der Frühgravidität. Die Bestimmung kann sowohl aus dem Serum als auch aus dem Urin erfolgen. Für quantitative Bestimmungen wird das Serums mittels ELISA oder RIA untersucht. Für qualitative Bestimmungen ist die kostengünstigere und schnell verfügbare Urinuntersuchung mit Hilfe eines immunologischen Tests vorzuziehen. Im unverdünnten Morgenurin ist das Verhältnis der hCG-Konzentration im Serum zu der im Urin etwa 1:1. Die heute verfügbaren qualitativen hCG-Bestimmungen sind bei einem hCG-Spiegel von 40 mE/ml positiv, dies entspricht der am 12.–14. Tag nach der Konzeption im Morgenurin nachweisbaren Konzentration.

Führen die sonographischen Untersuchungen bei unklarer Schwangerschaftsdauer oder bei Verdacht auf gestörte Schwangerschaft nicht zur Klärung, können quantitative hCG-Bestimmungen aus dem Serum zur richtigen Diagnose beitragen. Im Vordergrund stehen folgende Differentialdiagnosen: intakte oder gestörte intrauterine Gravidität bzw. extrauterine Gravidität (EUG). Hilfreich sind hCG-Bestimmungen auch zur Verlaufskontrolle nach stattgefundenem Abort und nach behandelter Extrauteringravidität. Gelegentlich können hCG-Bestimmungen auch zur Diagnose einer Blasenmole bzw. eines Chorionkarzinoms führen.

In unklaren Situationen sind zur Beurteilung hCG-Bestimmungen aus wiederholten Blutentnahmen im Abstand von etwa 48 Stunden erforderlich. Abweichungen vom logarithmischen Anstieg der hCG-Werte in der Frühgravidität lassen das Vorliegen einer gestörten Schwangerschaft vermuten. Hinsichtlich der Lokalisation der Schwangerschaft erlauben diese Werte jedoch keinen sicheren Rückschluss. In der Mehrzahl der Fälle weicht der hCG-Anstieg bei extrauterin lokalisierten Schwangerschaften zwar vom normalen logarithmischen Verlauf ab, gelegentlich ist der Verlauf jedoch völlig normal. Von differentialdiagnostischer Bedeutung ist daher die „Diskriminierungszone". Es handelt sich hierbei um die Höhe des hCG-Wertes, bei dem unter den gegebenen Bedingungen der sonographische Nachweis einer intrauterinen Schwangerschaft gelingen sollte. Mit der heute verfügbaren Vaginalsonographie gelingt der Nachweis einer intrauterinen Gravidität normalerweise bei hCG-Serumwerten von mehr als 1000 mE/ml, spätestens bei 2000 mE/ml. Wenn der hCG-Wert diese Diskriminierungszone überschritten hat, muss eine extrauterine Gravidität durch geeignete Maßnahmen ausgeschlossen werden. Der Verdacht auf das Vorliegen einer extrauterinen Gravidität besteht allerdings auch bei verzögert ansteigenden bzw. weitgehend konstant bleibenden und v. a. bei zunächst abfallenden und dann wieder ansteigenden hCG-Werten.

Nach einem Frühabort ist gelegentlich die Bestimmung der hCG-Werte zur Kontrolle des regulären Abfalls empfehlenswert. Dies gilt insbesondere dann, wenn die Lokalisation der Schwangerschaft zuvor nicht eindeutig gesichert werden konnte. Nach einem Abort ist der hCG-Abfall mit einer Halbwertszeit von 1–3 Tagen zu erwarten. Ein protrahierter oder ausbleibender Abfall muss an verbliebenes Schwangerschaftsgewebe bzw. eine bisher übersehene EUG denken lassen. Zwingend erforderlich sind Kontrollen des hCG-Spiegels nach erfolgter Therapie einer EUG. Verbliebenes Trophoblastgewebe wird häufig durch zunächst abfallende und dann wieder ansteigende hCG-Werte erkannt.

Extrem hohe hCG-Werte (>500.000 mE/ml) lassen in Verbindung mit dem sonographischen Bild an das Vorliegen einer Blasenmole denken. Bei anhaltenden Blutungen nach Abort oder bei EUG muss auch an die Möglichkeit eines Chorionkarzinoms gedacht werden. Besonders häufig tritt diese maligne Erkrankung nach vorausgegangener Blasenmole auf. Bei der Diagnose und zur Verlaufskontrolle stehen hCG-Bestimmungen im Vordergrund.

Die Bestimmung des Progesterons im Serum kann bei der Beurteilung der Frühgravidität zusätzliche Informationen liefern. Niedrige Progesteronspiegel legen den Verdacht auf das Vorliegen einer gestörten Gravidität nahe. Insbesondere muss bei niedrigen Progesteronspiegeln an eine EUG gedacht werden. Ob eine intrauterine Gravidität mit niedrigen Progesteronspiegeln von einer Substitutionstherapie mit Progesteron profitiert, ist umstritten.

Therapie und Prognose

Nach Diagnose einer gestörten Frühgravidität sind die therapeutischen Möglichkeiten begrenzt. Der fragliche Nutzen einer Hormonsubstitution wurde bereits erwähnt. In der Mehrzahl der Fälle führt die Diagnose zur Kürettage. Endokrinologische Untersuchungen tragen weiterhin häufig zur Diagnose der EUG bei und führen zur Einleitung der dann notwendigen therapeutischen Maßnahmen.

Triple-Diagnostik

Seit Jahrzehnten wird die Bestimmung von α-Fetoprotein (AFP) aus dem mütterlichen Serum in der etwa 16. SSW als Suchverfahren zur Erkennung eines fetalen Neuralrohrdefekts durchgeführt. Bei 80–90% der betroffenen Schwangerschaften ist AFP im mütterlichen Serum erhöht. Bei Nachweis erhöhter AFP-Werte wird eine sorgfältige sonographische Diagnostik und meist eine Fruchtwasseruntersuchung empfohlen. Die AFP-Erhöhung wird durch eine Untersuchung aus dem Fruchtwasser verifiziert.

Die Auswertung der erhobenen Befunde zeigte – zunächst nebenbefundlich – häufig erniedrigte AFP-Werte bei Schwangeren, deren Kind eine Trisomie-21 (Down-Syndrom) aufwies. Weitere Untersuchungen ergaben, dass die Wahrscheinlichkeit der Erkennung einer Trisomie durch die gleichzeitige Bestimmung von AFP, Estriol und hCG erhöht werden kann. Ein erhöhtes Trisomie-21-Risiko weisen Schwangerschaften mit erniedrigtem Serum-AFP, erniedrigtem Serumestriol sowie erhöhtem Serum-hCG auf. Da drei Parameter bestimmt werden, hat sich der Name Triple-Diagnostik durchgesetzt.

Die Untersuchung erfolgt aus einer Blutprobe, die der Schwangeren zwischen der 15. und 17. SSW entnommen wird. Die Werte werden als MoM („multiple of median" eines Normalkollektivs) in ein Computerprogramm eingegeben. Zusätzlich werden das Schwangerschaftsalter sowie das Alter und das Körpergewicht der Schwangeren berücksichtigt, dabei kommt insbesondere dem exakten Schwangerschaftsalter eine essentielle Bedeutung zu. Als Ergebnis erhält man nach multivariater Diskriminanzanalyse die Wahrscheinlichkeit für das Vorliegen eines Down-Syndroms. Die Sensitivität der Methode ist altersabhängig und liegt im Mittel bei etwa 60%. Die Triple-Diagnostik ist daher lediglich zur Eingrenzung eines Kollektivs mit erhöhtem Trisomie-21-Risiko geeignet.

In neuerer Zeit wird ein weiteres Verfahren zur Eingrenzung des Risikokollektivs angeboten: In der 11.–13. SSW findet sich beim Feten häufig ein Ödem unter der Haut des Nackens (Nackentransparenz, NT). Eine vermehrte NT kann neben der Trisomie 21 auch auf andere Störungen hinweisen, wie z. B. auf das Vorliegen von Herzfehlern. Die NT ist demnach als ein eigenständiger, pathognomonischer Faktor zu betrachten. Mit einer zusätzlichen Bestimmung von freiem β-hCG und dem Glykoprotein PAPP-A („pregnancy-associated plasma protein A") zu diesem Zeitpunkt kann die Aussagekraft des Ultraschall-Screenings gesteigert werden. Die vollständige Diagnostik wird als Erst-Trimester-Screening (CETS) bezeichnet.

Zur weiteren Abklärung ist nach Einstufung der Schwangeren in das Risikokollektiv (sowohl nach Erst-Trimester-Screening als auch nach Triple-Diagnostik) eine Fruchtwasserentnahme (Amniozentese) zur Chromosomenanalyse erforderlich. In Deutschland wird Schwangeren seit einigen Jahren jenseits des 35. Lebensjahrs zur Pränataldiagnostik eine Amniozentese angeboten. Da das Risiko für die Geburt eines Kindes mit Trisomie-21 bei einer 35-jährigen Schwangeren im Bereich von etwa 1:350 liegt, wurde dieses Risiko auch als Grenzwert für die Triple-Diagnostik gewählt, die in erster Linie Schwangeren unterhalb des 35. Lebensjahres angeboten wird. Dieser Patientinnengruppe wird zur Amniozentese geraten, wenn der Triple-Test ein über 1:350 liegendes Risiko für das Vorliegen eines Down-Syndroms des Feten ergibt. Bei Frauen jenseits des 35. Lebensjahres wird eine Amniozentese unabhängig vom Triple-Test angeboten.

Bei der Amniozentese handelt es sich um eine invasive Maßnahme, die mit einem Abortrisiko von etwa 0,5–1% behaftet ist. Unter der Annahme einer Wahrscheinlichkeit für das Down-Syndrom von etwa 1:300 und einem Abortrisiko durch Amniozentese von 1:150 sind daher für jede erkannte Schwangerschaft mit Down-Syndrom zwei Aborte bei gesunden Feten zu erwarten. Aus diesen Überlegungen ergibt sich die Notwendigkeit einer umfassenden Aufklärung der Schwangeren vor der Blutentnahme zur Triple-Diagnostik.

Bei Mehrlingsschwangerschaften erlaubt der Triple-Test in der Regel keine verwertbaren Aussagen.

8.5.6 Hormonale Kontrazeption

Einleitung

Hormonelle Kontrazeptiva werden in Deutschland von etwa einem Drittel der Frauen im reproduktionsfähigen Alter verwendet (Tabelle 8.5-5). Da hormonelle Kontrazeptiva heute von vielen, auch von gynäkologisch/endokrinologisch nicht ausgebildeten Ärzten verordnet werden, ist diesem Thema besonders breiter Raum gewidmet. Im Vordergrund der oralen Kontrazeption stehen die Kombinationspräparate zur Ovulationshemmung. Der Anteil reiner Gestagenpräparate ist demgegenüber eher gering.

Hormonelle Kontrazeptiva werden in Kombinationspräparate, orale Gestagenpräparate (Minipillen), langwirkende Gestagenapplikationen (Dreimonatsspritze), gestagenhaltiges IUP (Intrauterin-Pessar), subdermales Gestagendepot und Präparate zur postkoitalen Kontrazeption (Pille danach) unterschieden.

Die Pearl-Indizes (Schwangerschaften pro 100 Frauenjahre) der verschiedenen Anwendungen gehen aus Tabelle 8.5-6 hervor. Anzumerken ist, dass auch Anwendungsfehler, z. B. Vergessen der Pille, in den Pearl-Index eingehen.

8.5 Störungen der weiblichen Gonaden

	Absolut	Anteil der Frauen im reproduktionsfähigen Alter [%]
Anwenderinnen von hormonellen Kontrazeptiva gesamt	6.000.000	33,0
Kombinationspräparate	5.739.000	31,6
Minipille (Gestagenmonotherapie)	33.000	0,2
Dreimonatsspritze (Gestagendepot)	53.000	0,3
Postkoitale Kontrazeption (Pille danach)	175.000	0,9

Tabelle 8.5-5. Heutige Methoden zur hormonellen Kontrazeption in Deutschland. Etwa 18,1 Millionen Frauen, d. h. 43% aller Frauen, befinden sich im reproduktionsfähigen Alter

Methode	Pearl-Index
Kombinationspräparate (Einphasenpräparate)	0,03–1,0
Zweiphasenpräparate	0,2–1,4
Minipille (Cerazette, Microlut, Mikro-30 Wyeth, 28-Mini)	0,4–4,3
Dreimonatsspritze (Depot-Clinovir, Noristerat)	0,03–0,9
Gestagenhaltiges IUP (Mirena)	0,1–0,2
Subdermales Gestagenimplantat (Implanon)	0,0
Postkoitale Kontrazeption:	
Gestagengabe (Duofem)	1[a]

Tabelle 8.5-6. Sicherheit verschiedener hormonaler Kontrazeptiva

[a] Für die postkoitale Kontrazeption kann kein Pearl-Index angegeben werden. Es wird stattdessen die Versagerquote in % angegeben.

Kombinationspräparate: Kombinationspräparate enthalten ein oral wirksames Östrogen und ein Gestagen. Östrogene und Gestagene hemmen in synergistischer Weise die Ovulation. Die kontrazeptive Wirkung wird in erster Linie durch das Gestagen gewährleistet, die Kombination mit dem Östrogen ist vor allem für die Zykluskontrolle von Bedeutung.

Als Östrogen enthalten nahezu alle Präparate Ethinylestradiol (EE). In wenigen Präparaten ist statt EE Mestranol enthalten (Gestamestrol, Ovosiston). Mestranol, der 3-Methylether von EE, bindet nicht an den zellulären Östrogenrezeptor, es muss in der Leber zunächst durch Demethylierung in EE umgewandelt werden. Signifikante Unterschiede in der Potenz von EE und Mestranol lassen sich nicht nachweisen.

EE hat eine dem Estradiol vergleichbare Bindungsaffinität zum Östrogenrezeptor, wird aber wesentlich langsamer inaktiviert, da die Äthylgruppe metabolisierende Enzyme blockiert. Besonders ausgeprägt ist die Wirkung auf den hepatischen Metabolismus und auf die Gerinnungsparameter. Diese Wirkungen werden z. T. für das erhöhte Thromboserisiko unter Ovulationshemmern verantwortlich gemacht.

Alle zur Kontrazeption verwendeten Gestagene sind wirksame Antagonisten des EE. Vor allem hemmen sie die östrogeninduzierte Endometriumproliferation. Sie führen zur sekretorischen Umwandlung des Endometriums und beeinflussen den Zervixschleim und die Tubenmotilität. Gestagene binden mit unterschiedlicher Affinität nicht nur an den Progesteron-, sondern auch an den Androgen-, Glukokortikoid- und Mineralokortikoidrezeptor.

Die in Ovulationshemmern enthaltenen Gestagene stammen entweder vom 19-Nortestosteron oder vom 17-OH-Progesteron. Grundsätzlich haben die von 19-Nortestosteron stammenden Gestagene eine mehr oder weniger ausgeprägte androgene Restwirkung (Ausnahme Dienogest, in Valette), die 17-α-Hydroxyprogesteronderivate wirken dagegen antiandrogen. Unterschieden werden Estrane (Methylgruppe am C13) von Gonanen (Äthylgruppe an C13). Die Äthylgruppe führt zu einer zusätzlichen Erhöhung der Wirkungsstärke. Dienogest als Vertreter der Estrane hat keine androgene, sondern eine antiandrogene Wirkung.

In Abhängigkeit vom Zeitpunkt der Einführung wurden die Gestagene in „Generationen" eingeteilt (Tabelle 8.5-7). Vertreter der 1. Generation sind Norethisteron, Norethisteronacetat und Lynestrenol (Norethisteronacetat und Lynestrenol werden in vivo in Norethisteron umgewandelt). Die relativ ausgeprägte androgene Restwirkung dieser Gestagene führte zur Entwicklung von Gestagenen der 2. Generation. Hauptvertreter ist das Levonorgestrel. Norgestrel ist ein Gemisch aus 50% Levonorgestrel und 50% Dextronorgestrel, wirksam ist allerdings nur Levonorgestrel. Vertreter der 3. Generation sind Gestoden und Desogestrel. Desogestrel wird in vivo zu Etonogestrel metabolisiert. Hinsichtlich des unterschiedlichen Risikos venöser Thrombosen und des Herzinfarktrisikos bei Verwendung von Gestagenen der 2. und 3. Generation ist die Diskussion noch nicht abgeschlossen.

Neuentwicklungen sind Dienogest und der Spirolaktonabkömmling Drospirenon.

Einphasenpräparate enthalten die Kombination aus EE und dem Gestagen in allen 21 Pillen. **Zweiphasenpräparate** enthalten in den ersten 7 Pillen lediglich EE, in den folgenden 15 Pillen ist zusätzlich das Gestagen enthalten.

Unterschiede zwischen den einzelnen Präparaten gibt es vor allem hinsichtlich der EE-Menge: Hochdosierte Präparate enthalten 50 µg, die niedrigst dosierten 20 µg pro Pille. Präparate mit einer EE-Dosis von bis zu 35 µg pro Pille werden als **Mikropillen** bezeichnet. Da bei Einphasenpräparaten 21 Pillen pro Zyklus genommen werden (anschließend folgt eine siebentägige Einnahmepause in der es zur Entzugsblutung kommt),

Tabelle 8.5-7. In Ovulationshemmern enthaltene Gestagene

Nortestosteronderivate		17-OH-Progesteronderivate	Sprirolaktonderivat
Norethisterongruppe (Estrane)	*Norgestrelgruppe (Gonane)*		
Norethisteron (Eve 20, Conceplan M)	Levonorgestrel (Leios, Miranova, Femigoa, Femranette, Microgynon, Minisiston, MonoStep, Gravistat,	Cyproteronacetat (Diane)[a]	Drospirenon (Yasmin, Petibelle)
Lynestrenol (Ovoresta-M, Lynratiopharm)	Gestoden (Femovan, Minulet)	Chlormadinonacetat (Belara Gestamestrol, Neo-Eunomin)	
Dienogest (Valette)	Desogestrel (Desmin, Lovelle, Marvelon Novial Biviol Cyclosa Oviol) Norgestimat (Cilest Pramino)		

[a] Diane ist in Deutschland nicht mehr als Ovulationshemmer zugelassen.

werden pro Zyklus 420 bis 1050 µg EE eingenommen. Bei Zweiphasenpräparaten beträgt die Pillenzahl pro Zyklus 22, das einnahmefreie Intervall wird auf sechs Tage verkürzt, die EE-Dosis erhöht sich entsprechend.

Seit kurzem ist in Deutschland ein vaginal applizierbarer Ovulationshemmer in Form eines hormonhaltigen Ringes auf den Markt (NuvaRing). Der Ring setzt täglich etwa 15 µg Äthinylestradiol und 0,12 mg Etonogestrel frei und entspricht damit etwa dem Präparat Lovelle. Der Ring bleibt drei Wochen liegen, nach einwöchiger Anwendungspause wird ein neuer Ring eingelegt. Weiterhin wurde ein Verhütungspflaster (Evra) eingeführt. Das Pflaster gibt Äthinylöstradiol und Norelgestromin (Norgestimatderivat) ab. Es muss wöchentlich gewechselt werden, nach 3wöchiger Anwendung folgt eine einwöchige Anwendungspause. Gegenüber der oralen Einnahme besteht der Vorteil, dass die Anwendung nicht vergessen werden kann. Indikationen und Kontraindikationen entsprechen denen der Mikropillen.

Mit dem Ziel, die Gesamthormondosis pro Zyklus bei Erhalt der Zyklusstabilität zu vermindern, enthalten einige Einphasenpräparate im Verlauf des Zyklus unterschiedliche Mengen EE und Gestagen (**Zwei- bzw. Dreistufenpräparate**). Vorteile dieser Anwendung sind nicht bewiesen.

Praktische Anwendung

Der Beginn der erstmaligen Anwendung erfolgt am besten ab dem ersten Tag der Regelblutung. Die Einnahme erstreckt sich über 21 oder 22 Tage und wird von einer sechs- oder siebentägigen Einnahmepause gefolgt, in dieser Einnahmepause kommt es zur Abbruchblutung. Die erneute Einnahme beginnt unabhängig von der Blutung mit dem Wochentag, an dem auch die erste Einnahme begann. Da es im einnahmefreien Intervall zum Heranreifen eines Follikels kommen kann, lässt sich die Sicherheit der Kontrazeption durch Wegfall oder Verkürzung des einnahmefreien Intervalls verbessern. Diese Variante kann auch bei zyklusabhängigen Beschwerden empfohlen werden. Die Einnahme kann sowohl kontinuierlich ohne Pause als auch über drei Monate mit sich daran anschließender siebentägiger Pause erfolgen. Unter kontinuierlicher Einnahme kommt es meistens zur Atrophie des Endometriums und zur Amenorrhoe. Für die Anwendung im „Langzyklus" eignen sich lediglich Einstufenpräparate.

Verschiebung der Menstruation: Bei Anwendung von Einstufenpräparaten wird die Einnahme ohne Pause bis zur erwünschten Blutung fortgesetzt. Die Vorverlegung der Menstruation kann durch Weglassen der letzten Pillen (maximal sieben) erreicht werden. Die Verschiebung der Menstruation bei Frauen, die keine Ovulationshemmer einnehmen, ist möglich, wenn rechtzeitig in der Lutealphase (ab 21.– 23. Tag) mit der Einnahme eines Einstufenpräparats begonnen wird.

Erstverordnung

Grundsätzlich sollten niedrig dosierte Präparate verordnet werden, die Verordnung von höher dosierten Präparaten ist nur bei Zusatzindikationen gerechtfertigt. Vor der Erstverordnung sind Kontraindikationen durch Erhebung einer gründlichen Eigen- und Familienanamnese auszuschließen (Tabelle 8.5-8). Laboruntersuchungen und insbesondere Hormonbestimmungen sind nur unter bestimmten Bedingungen gerechtfertigt. Das geeignete Präparat kann durch Hormonbestimmungen nicht ermittelt werden. Unter Einnahme von Ovulationshemmern werden meist niedrige Estradiolspiegel gemessen, da EE mit dem Estradiolassay nicht erfasst wird. Das in den Ovulationshemmern enthaltene EE verhindert jedoch die Entstehung von Östrogenmangelerscheinungen.

Untersuchung

Allgemeine Untersuchung: Adipositas? **Blutdruck!** Lebervergrößerung?

Gynäkologische Untersuchung einschl. Mammae, zytologischer Abstrich nach Papanicolaou (PAP)

Kontraindikationen

Schädigende Wirkungen der synthetischen Sexualhormone auf eine bestehende Schwangerschaft sind nicht bekannt, dennoch sollte die Pille bei Bekanntwerden einer Schwangerschaft sofort abgesetzt werden. Akute Sehstörungen, flüchtige und anhaltende zerebrale Attacken sowie erstmalige oder ungewohnt heftige

Migräneattacken können Prodromi eines Apoplexes sein und sollten ebenfalls zu einemm sofortigen Absetzen der Pille führen. Des Weiteren müssen Hinweise auf eine Venenthrombose und/oder eine Embolie sowie einen Herzinfarkt ernst genommen werden.

Absolute und relative Kontraindikationen für Ovulationshemmer
- Absolute Kontraindikationen
  - Akute und chronisch progrediente Lebererkrankungen
  - Störungen der Gallensekretion, intrahepatische Cholestase
  - Vorausgegangene oder bestehende thrombembolische Erkrankungen
  - Mikro- oder Makroangiopathien
  - Hereditäre Thrombophilie, Protein-C-, Protein-S-Mangel, APC-Resistenz, (evtl. Faktor-V-Leiden nachgewiesen), Prothrombinmutation nachgewiesen, Hyperhomozysteinämie (>15 µmol/l)
  - Lupus AK und/oder Antiphospholipid-AK nachgewiesen
  - Vaskulitis
  - Durchblutungsstörungen
  - Rekurrierende Migräne mit fokalen neurologischen Symptomen
  - Diabetes mellitus mit Angiopathien
  - Hypertriglyzeridämie (bestimmte Formen)
  - Mammakarzinom
  - Ungeklärte uterine Blutungen
  - Hämolytisch-urämisches Syndrom
  - Herzklappenerkrankungen mit Komplikationen
  - Schwer einstellbarer Hypertonus
- Relative Kontraindikationen
  - Lebererkrankungen
  - Gallenblasenerkrankungen
  - Fettstoffwechselstörungen
  - Diabetes mellitus
  - Störungen der Hämostase
  - Gefäßverletzungen
  - Herz- und Niereninsuffizienz, Ödeme
  - Herzoperationen
  - Angina pectoris
  - Vorausgegangene oder bestehende Thrombophlebitiden
  - Nikotinabusus
  - Hypertonie
  - Adipositas

- Laktation
- Kunststoffprothesen (z. B. Herzklappen)
- Mastopathie III. Grades
- Uterusmyome
- Geplante Operationen mit erhöhtem Thromboserisiko
- Längerfristige Ruhigstellung
- Endometriumkarzinom
- Zervixkarzinom
- Migräne

Metabolische Effekte

Östrogene in pharmakologischen Dosen steigern die Synthese von Gerinnungsfaktoren. Gestagene haben dagegen keinen signifikanten Effekt auf die Gerinnungsfaktoren. Alle oralen Kontrazeptiva führen unabhängig vom Typ des enthaltenen Gestagens zu einem Anstieg des Risikos für venöse Thrombosen. Das Risiko ist in erster Linie abhängig von der Menge des enthaltenen Östrogens.

Das Risiko für Myokardinfarkte wird durch Hypertonus und Nikotinabusus erhöht. Der zusätzliche Einfluss durch OH ist gering. Hämorrhagische Hirninfarkte werden von OH nicht beeinflusst. Das Risiko ischämischer Insulte wird bei Hypertonus und/oder Nikotinabusus bzw. bekannter Migräne durch OH-Einnahme erhöht.

Mitte der 90er-Jahre häuften sich Hinweise auf eine erhöhte Rate thrombembolischer Komplikationen nach Anwendung von Ovulationshemmern mit Gestagenen der 3. Generation (Desogestrel, Gestoden; Tabelle 8.5-9). In der Folge kam es zunächst zu Anwendungsbeschränkungen seitens des BfArM. Die Beschränkungen wurden zwischenzeitlich aufgehoben. Eine Arbeit aus dem Jahre 2001 hat die Vermutung einer erhöhten Rate venöser Thrombosen bei Einnahme von Ovulationshemmern mit Gestoden und Desogestrel erneut bestärkt. Nach dieser Metaanalyse liegt die Rate venöser Thrombosen bei Einnahme von

Allgemeine Anamnese	Spezielle gynäkologische Anamnese	Familienanamnese (Angehörige 1. Grades)
Thrombembolien	Zyklusanamnese	Thrombembolien
Bluthochdruck	Brustbeschwerden	Bluthochdruck
Herzerkrankungen	Fluor genitalis	Herzinfarkt
Fettstoffwechselstörungen	Operationen	Schlaganfall
Diabetes mellitus	Familienplanung	Diabetes mellitus
Nikotinabusus	Bisherige Kontrazeption	Fettstoffwechselstörungen
Lebererkrankungen		
Migräne		
Medikamente		

Tabelle 8.5-8. Eigen- und Familienanamnese vor Ovulationshemmerverordnung

Population	RR	Inzidenz (bezogen auf 100.000 Frauen pro Jahr)
Gesamtpopulation junger Frauen	1	4–5
Schwangere	12	48–60
Frauen unter Einnahme hoch dosierter Ovulationshemmer	6–10	24–50
Frauen unter Einnahme niedrig dosierter Ovulationshemmer	3–4	12–20
Faktor-V-Leiden heterozygot vorhanden	6–8	24–40
Faktor-V-Leiden heterozygot + Ovulationshemmer	30	120–150
Faktor-V-Leiden homozygot	80	320–400

Tabelle 8.5-9. Risiko und Inzidenz venöser Thrombosen

Ovulationshemmern mit Desogestrel und Gestoden höher als bei Präparaten, die Levonorgestrel enthalten: Desogestrel vs. Levonorgestrel: Odds ratio 1,9 (Konfidenzintervall 1,5–2,3), Gestoden vs. Levonorgestrel: Odds ratio 1,7 (Konfidenzintervall 1,3–2,2).

Da die routinemäßige Untersuchung aller Risikofaktoren nicht möglich ist, muss zumindest eine sorgfältige Eigen- und Familienanamnese erhoben werden. Kontraindiziert sind Ovulationshemmer bei Frauen mit vorausgegangenen idiopathischen venösen Thrombosen und auch dann, wenn enge Verwandte (Eltern oder Geschwister) betroffen sind. Diese Frauen haben eine erhöhte Inzidenz angeborener Gerinnungsdefekte. Patientinnen, bei denen diese Defekte nicht gefunden wurden, können vermutlich Ovulationshemmer einnehmen. Es bleibt jedoch ein Restrisiko, weshalb Alternativen erwogen werden sollten. Varikosis ist nur in sehr exzessiven Fällen ein Risikofaktor.

Nach Santamaria et al. (2001) erhöht sich das Risiko für eine venöse Thrombose bei Frauen unter Ovulationshemmereinnahme durch die Prothrombinmutation G20210A auf das Dreifache.

Therapeutische Anwendung

Blutungsstörungen Menorrhagien können durch Einnahme von Ovulationshemmern günstig beeinflusst werden. Im Mittel wird eine Reduktion des Blutverlustes um 50% erreicht.

Dysmenorrhoe Ovulationshemmer führen bei primärer Dysmenorrhoe zu einer deutlichen Reduktion der Beschwerden.

Endometriose Eine Abnahme der Beschwerden wird auch bei einer durch Endometriose verursachten sekundären Dysmenorrhoe erreicht. Empfehlenswert ist bei diesen Indikationen die kontinuierliche Einnahme bzw. der Dreimonatszyklus.

Funktionelle Ovarialzysten Unter Ovulationshemmereinnahme kommt es selten zu funktionellen Ovarialzysten. Zur Differenzierung funktioneller von nichtfunktionellen Zysten sind höher dosierte Einstufenpräparate mit 50 µg EE geeignet. Wenn es unter Einnahme dieser Präparate zum Rückgang der Zysten kommt, kann eine operative Intervention vermieden werden.

Benigne Brusterkrankungen Diese werden durch Ovulationshemmer günstig beeinflusst.

Hyperandrogenämie Nach Ausschluss tumorverdächtiger Androgenspiegel eignen sich Ovulationshemmer zur Therapie der Hyperandrogenämie und hyperandrogenämisch bedingter Erkrankungen (Hirsutismus, Akne, Seborrhoe). Ovulationshemmer wirken antiandrogen durch Suppression der Gonadotropine und durch direkte Hemmung der Steroidproduktion in den Ovarien und der NNR. Zusätzlich bewirkt EE einen Anstieg des SHBG und senkt damit das freie Testosteron. Antiandrogen wirksame Gestagene blockieren den Androgenrezeptor und vermindern damit die Wirkung von Testosteron und Dehydrotestosteron.

Die antiandrogene Wirkungsstärke der verschiedenen Gestagene wird nach dem Hershberger-Test wie folgt angegeben:
- Cyproteronacetat 100%,
- Dienogest 40%,
- Drospirenon 30%,
- Chlormadinonacetat 20%.

KH-Stoffwechsel Ovulationshemmer erhöhen die periphere Insulinresistenz. Die meisten Frauen gleichen dies durch eine erhöhte Insulinsekretion aus, und es findet sich kein signifikanter Unterschied im oGTT, wenngleich die Einstundenwerte leicht erhöht sind. Die Insulinresistenz wird in erster Linie durch die Gestagenkomponente beeinflusst. Ein zusätzlicher Östrogeneffekt kann jedoch auf den Lipidmetabolismus, die Leberenzyme und durch eine Erhöhung des freien Kortisols auftreten. Bei niedrig dosierten Ovulationshemmern sind die Effekte jedoch so minimal, dass sie keine klinische Relevanz haben. Bei Verordnung von niedrig dosierten Ovulationshemmern ist auch kein Effekt auf den Insulinbedarf von Diabetikerinnen zu erwarten. Allerdings wird das Risiko für das Auftreten thrombembolischer Komplikationen minimal erhöht. Eine Steigerung des Risikos von Retinopathien und Nephropathien war nicht nachzuweisen.

Leber Von allen extragenitalen Organen wird die Leber durch Einnahme von Ovulationshemmern am meisten betroffen. Dennoch ergab sich in der Royal College of General Practitioners' Ovulationshemmer Studie und der Oxford-Family Planning Association Contraceptive Study für Verwenderinnen von Ovulationshemmern kein Anhalt für ein erhöhtes Risiko von schweren Lebererkrankungen.

Die einzigen absoluten Kontraindikationen für die Einnahme von Ovulationshemmern sind akute oder chronische cholestatische Lebererkrankungen. Zirrhose und vorausgegangene Hepatitis werden nicht beeinflusst. Nach Ausheilung einer akuten Lebererkrankung können Ovulationshemmer verordnet werden. In den ersten Jahren der Ovulationshemmereinnahme kann es zur Zunahme von Gallensteinen kommen. Allerdings beruht diese Zunahme vermutlich darauf, dass bereits vorbestehende Erkrankungen durch Ovulationshemmer schneller manifest werden.

Leberadenome und fokal noduläre Hyperplasie (FNH) können sowohl durch Östrogene als auch durch Androgene verursacht werden. Das Problem besteht in der möglichen Blutungsgefahr. Das Risiko für das Auftreten derartiger Läsionen hängt offenbar von der Dauer und der Menge der verabreichten Östrogene ab.

Die gelegentlich vermutete Beziehung zwischen der Einnahme von Ovulationshemmern und einer Erhöhung des Risikos für Leberkarzinome ist nicht bewiesen.

8.5 Störungen der weiblichen Gonaden

Andere metabolische Effekte Übelkeit, Brustbeschwerden und Gewichtszunahme gehören zu den unerwünschten Wirkungen. Diese Effekte sind normalerweise in den ersten Einnahmemonaten besonders ausgeprägt und dann rückläufig. Das Auftreten eines Chloasmas ist bei niedrig dosierten Präparaten deutlich seltener geworden. Gelegentlich kommt es unter Ovulationshemmern zum Auftreten von Depressionen und zu Libidoverlust. In diesen Fällen dürfte allein das Absetzen des Präparats zu einer Besserung führen.

Krebsrisiko Ovulationshemmer schützen vor einem Endometriumkarzinom. Eine mindestens 12-monatige Anwendung reduziert das Risiko um 50%. Der höchste Effekt wird bei einer Anwendung von über 3 Jahren erreicht. Dieser Effekt persistiert über 20 oder mehr Jahre nach Absetzen des Präparats. Verwenderinnen von Ovulationshemmern haben gegenüber Nichtverwenderinnen ein um 40 % erniedrigtes Risiko für das Auftreten eines Ovarialkarzinoms. Der Effekt nimmt mit Dauer der Einnahme zu und persistiert mindestens 10–15 Jahre nach Absetzen.

Unter Einnahme von Ovulationshemmer über mehr als ein Jahr steigt allerdings bei HPV-positiven Frauen das Risiko für Dysplasien und ein Carcinoma in situ der Cervix uteri. Die Inzidenz für ein Zervixkarzinom steigt mit einer Einnahmedauer von mehr als fünf Jahren und führt zu einer Verdoppelung nach 10 Jahren. Regelmäßige Vorsorgeuntersuchungen sind daher angezeigt.

Angesichts der hohen Prävalenz von Brustkrebs ist für die Anwenderinnen von Ovulationshemmer eine mögliche Erhöhung des Risikos von großer Bedeutung. Nach einer aktuellen Studie an 4575 Frauen mit Brustkrebs und 4682 Kontrollpatientinnen erhöhen Ovulationshemmer entgegen früheren Vermutungen offenbar nicht das Brustkrebsrisiko.

Eine kürzlich veröffentlichte Studie zur Mortalität bei Verwenderinnen von Ovulationshemmer beruht auf einer Reanalyse der RCGP-Studie nach einer Beobachtungszeit von 25 Jahren. In der Gruppe der Patientinnen die Ovulationshemmer einnahmen oder innerhalb der letzten 10 Jahre eingenommen hatten fand sich gegenüber der Gruppe der „never user" eine Risikoreduktion für das Ovarialkarzinom (RR 0,2; CI 0,1–0,7), aber eine leichte Risikozunahme für das Zervixkarzinom (RR 2,5, CI 1,1–6,1) und für zerebrovaskuläre Erkrankungen (RR 1,9, CI 1,2–3,1). Für Mammakarzinome fand sich auch in dieser Studie keine Veränderung (RR 1,2, CI 0,8 - 1,7). Das Mortalitätsrisiko war (unabhängig von der Todesursache) 10 Jahre nach Absetzen der Pille nicht mehr erhöht.

Minipille

Die Minipille ist ein kontinuierlich in niedriger Dosis einzunehmendes Gestagenpräparat. Zur Anwendung kommen folgende Gestagene: Levonorgestrel und Desogestrel. Im Gegensatz zu Ovulationshemmern wirkt die Minipille in erster Linie durch Beeinträchtigung des Zervixschleims und eine dadurch eingeschränkte Aszension der Spermien sowie durch Veränderung des Endometriums und der Tubenmukosa. Häufig kommt es, v. a. bei Desogestrel, aber auch zusätzlich zu einer Ovulationshemmung. Da die Wirkung nur 24 h anhält, ist die regelmäßige Einnahme besonders wichtig. Abweichungen der täglichen Einnahme dürfen 3 h nicht überschreiten. Der Pearl-Index ist höher als bei den Kombinationspräparaten (s. Tabelle 8.5-6).

Indiziert ist die Minipille für Frauen, bei denen Kontraindikationen gegen Äthinylestradiol bestehen. Besonders empfehlenswert ist die Verwendung bei stillenden Frauen sowie bei Frauen jenseits des 40. Lebensjahres, da in diesen Fällen die Konzeptionswahrscheinlichkeit ohnehin herabgesetzt ist. Da es häufig unter der Minipille zum Anstieg des endogenen Östrogenspiegels kommt, ist die Verwendung bei Frauen mit Endometriose, Uterus myomatosus oder einer Mastopathie nicht zu empfehlen.

Der Hauptgrund für die seltene Verwendung der Minipille ist die schlechte Zykluskontrolle. Bei etwa der Hälfte der Anwenderinnen kommt es zu Schmier- und Durchbruchsblutungen, bei etwa 20% zu längerfristigen Amenorrhoen. Zusätzliche Probleme können funktionelle Ovarialzysten und Mastodynien sein.

Gestagenimplantat

Vergleichbar mit der Minipille ist das subdermale Gestagenimplantat (Implanon). Das Präparat wird als Stäbchen subdermal am Oberarm implantiert und setzt das Gestagen Etonogestrel (Desogestrelderivat) über einen Zeitraum von drei Jahren kontinuierlich frei. Anschließend muss das Präparat entfernt und ggf. neu eingelegt werden. Die Wirkungen und Nebenwirkungen entsprechen weitgehend der Minipille. Allerdings ist die kontrazeptive Sicherheit wesentlich besser, da Anwendungsfehler nicht vorkommen. Der Pearl-Index wird zurzeit mit 0 angegeben. Vor Einsetzen des Implantats wird empfohlen, die Verträglichkeit durch zwei- bis dreimonatige Einnahme der Minipille Cerazette zu prüfen.

Dreimonatsspritze

Depotgestagene stehen in Form von Depot-Medroxyprogesteronacetat (Depot-Clinovir) und Norethisteronenanthat (Noristerat) zur Verfügung. Die Präparate werden im Abstand von drei Monaten intramuskulär injiziert, bei Norethisteronenanthat müssen die ersten 4 Injektionen im Abstand von jeweils 8 Wochen gegeben werden. Depotgestagene hemmen die Follikelreifung und die Ovulation. Bei abnehmenden Serumspiegeln wird die Konzeption durch die der Minipille vergleichbare Gestagenwirkung auf den Zervixschleim, das Endometrium und die Tubenmukosa verhindert.

Während es zunächst zu Zwischenblutungen kommen kann, ist bei längerer Anwendung mit dem Auftreten einer Amenorrhoe zu rechnen. Die Amenorrhoe kann auch nach Absetzen des Präparats relativ lange anhalten. Im Mittel dauert es nach Absetzen der Kontrazeption neun Monate bis zum Eintritt einer Schwangerschaft. Unerwünschte Wirkungen sind insbesondere eine Verminderung der Knochendichte, Zunahme des Körpergewichts, Übelkeit, Mastodynie sowie Depressionen. Bei disponierten Frauen kann es zur Zunahme von Akne kommen. Als Kontraindikationen gelten ein erhöhtes Risiko für Arteriosklerose und anderer arterieller Erkrankungen, schwer einstellbarer Hypertonus, akute Hepatitis, Lebertumoren, Leberzirrhose und chronische systemische Erkrankungen.

Gestagenhaltiges IUP

In Deutschland ist ein levonorgestrelhaltiges IUP verfügbar (Mirena). Täglich werden zunächst 20 µg, nach längerer Liegezeit 15 µg Levonorgestrel freigesetzt. Die lokale Gestagenwirkung führt zu einer Atrophie des Endometriums, hinzu kommen die bereits für die Minipille erwähnten Gestagenwirkungen. Kontraindikationen und Risiken gelten wie für andere IUP-Systeme. Die gestagenbedingten Nebenwirkungen sind wegen der niedrigen Serumkonzentration gering.

Problematisch kann das Auftreten unregelmäßiger Blutungen sein. Durch die Atrophie des Endometriums nimmt die Blutungsstärke jedoch deutlich ab. Die wichtigste Indikation ist daher die Reduktion des Blutverlustes bei Menorrhagie, vor allem bei Frauen jenseits 35 Jahren.

Postkoitale Kontrazeption

Zur postkoitalen Kontrazeption stehen in Deutschland zwei Präparate zur Verfügung (Duofem und Levogynon). Bei beiden Präparaten werden 750 µg Levonorgestrel zweimalig im Abstand von 12 h verabreicht, die erste Einnahme muss bis zu 72 h nach dem ungeschützten Verkehr erfolgen.

Mögliche Wirkmechanismen sind die Störung der Follikelreifung, der Ovulation, der Spermien- und Eizellwanderung sowie der Implantation. Da es zur Hemmung oder Verschiebung der Ovulation kommen kann, sollte ein späterer ungeschützter Verkehr im gleichen Zyklus vermieden werden.

In einer WHO-Studie wurden nach postkoitaler Kontrazeption 11 von 976 Frauen (1,1%) schwanger, die Rate „verhinderter" Schwangerschaften betrug 85%. Als Nebenwirkungen werden Übelkeit (23%) und Erbrechen (6%) angegeben.

Die Effektivität der „Pille danach" korreliert mit dem nach dem ungeschützten Verkehr vergangenen Zeitraum. Sie beträgt 0,5% in der ersten und 4,1% in der fünften 12-h-Periode.

8.5.7 Peri- und Postmenopause

Einleitung

Der Zeitpunkt des Sistierens der Zyklusaktivität, genauer gesagt der Zeitpunkt der letzten Menstruationsblutung, ist die Menopause. Sie tritt im Bevölkerungsdurchschnitt um das 52. Lebensjahr ein, wird hervorgerufen durch Erschöpfung an reifungsfähigen Primärfollikeln des Ovars und bewirkt dadurch Sistieren der Östrogenproduktion.

Über Jahrzehnte ist die internationale wissenschaftliche und ärztliche Öffentlichkeit davon ausgegangen, dass eine Substitution der fehlenden Estrogene in Kombination mit Gestagenen nur positive Effekte auf den weiblichen Organismus ausübt. Deshalb wurde die Gabe derartiger Präparate auch als Hormonsubstitutionstherapie (oder engl. „hormone replacement therapy", HRT) genannt. Auf Grund später besprochener adverser Effekte einer derartigen Therapie geht man heute dazu über, von Hormontherapie (HT) zu sprechen. Dieser Terminus wird im Folgenden verwendet.

Viele Wirkungen von Östrogenen sind erklärbar durch Stimulation diverser Wachstumsfaktoren, die alle proliferative Eigenschaften aufweisen. Dadurch kommt es zur Vermehrung von Zellen in Knochen, Schleimhäuten und kutanen Strukturen mit der Folge vermehrter Produktion von extrazellulärer Matrix, die im Knochen zur Kalzifizierung notwendig sind, in Haut und Schleimhäuten deren Funktion normalisiert und insbesondere für hohen Gewebeturgor sorgt. Eine weitere globale Funktion von Östrogenen scheint die Hemmung zytokinmediierter Prozesse zu sein, die häufig den Wachstumsfaktorwirkungen entgegengesetzt sind. Vereinfacht kann man deshalb sagen, dass Östrogenmangel zum Abbau von Proteinmatrizes in zahlreichen Geweben führt.

Nicht nur Strukturen, die für die Reproduktion wichtig sind, sind östrogenrezeptiv, sondern in fast jedem Organ des Körpers gibt es östrogenrezeptive Zellen. Unsere Kenntnisse über Östrogenrezeptoren sind in den letzten Jahren durch die Entdeckung eines zweiten Östrogenrezeptors wesentlich erweitert worden. Der alte, schon lange bekannte Östrogenrezeptor (ER) ist nunmehr der ERα, der neue, jüngst klonierte Östrogenrezeptor ist der ERβ. Von beiden Rezeptortypen sind zahlreiche Splicevarianten bekannt. Beide Rezeptortypen können in den gleichen Zellen vorkommen und so nach der Dimerisierung zu einer Unzahl von unterschiedlich stark wirksamen Transkriptionsfaktoren führen. Lange Zeit konnte nicht erklärt werden, wie klinisch wichtige Substanzen, wie Clomifen, Tamoxifen und Raloxifen, in einigen Organen östrogenagonistisch, in anderen dagegen -antagonistisch wirken.

Die neuen Erkenntnisse über die Östrogenrezeptorphysiologie lassen uns nunmehr auch verstehen, warum es Östrogene mit unterschiedlicher Wirkstärke und einem recht hohen Maß an Organselektivität gibt. Aus dieser Kenntnis heraus hat die pharmazeutische Industrie Substanzen entwickelt, die nicht am Endometrium und Mammagewebe, wohl aber am Knochen, in Gefäßsystemen und im Fettmetabolismus wie Estradiol-17β wirken. Diese Substanzen werden heute als selektive Östrogenrezeptormodulatoren (SERMs) apostrophiert. Das Raloxifen und das lange bekannt Tamoxifen sind Vertreter derartiger SERMs. In der Zwischenzeit konnte auch gezeigt werden, dass einige Pflanzenextrakte Phytoöstrogene mit SERM-Wirkungen enthalten.

Die häufigsten klimakterischen und postmenopausalen Beschwerden und ihr altersmäßiges Auftreten sind in Abb. 8.5-3 gezeigt.

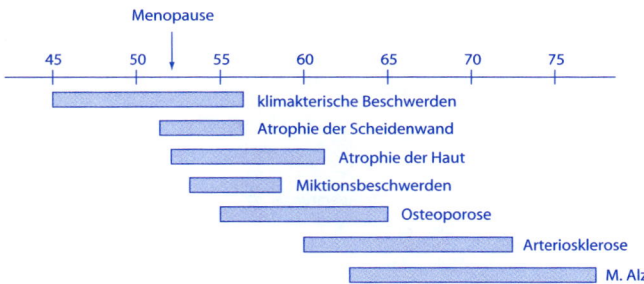

Abb. 8.5-3. Altersmäßiges Auftreten klimakterischer und postmenopausaler Beschwerden

Klimakterische Beschwerden

Schon ein bis zwei Jahre vor der Menopause treten bei vielen Frauen Zyklusunregelmäßigkeiten auf: Die Zyklen werden anovulatorisch, die noch reifungsfähigen Follikel produzieren normale Mengen von Östrogenen, sodass in dieser Phase noch kein absoluter Östrogenmangel herrscht. Dennoch können diese Frauen schon heftige klimakterische Beschwerden entwickeln.

> **Die wichtigsten klimakterischen Symptome**
> - Hitzewallung („hot flushes") mit Schweißausbrüchen
> - Herzbeschwerden (Tachykardie)
> - Schlafstörungen (Ein- und Durchschlafstörungen)
> - Stimmungstiefs (Traurigkeit, Mut- und Antriebslosigkeit)
> - Aggressivität, Nervosität, innere Anspannung
> - Erschöpfbarkeit (geistig und körperlich), Vergesslichkeit, Konzentrationsschwäche
> - Reduzierte Libido
> - Miktionsbeschwerden (häufiger Harndrang, unkontrollierter Harnabgang)
> - Trockenheit der Scheide
> - Rheumaähnliche Beschwerden

Die subjektiv am störendsten empfundenen Beschwerden sind die aufsteigenden Hitzewallungen („hot flushes"), die mit Herzjagen verbunden sind. Da die betroffenen Frauen häufig noch normal hohe Östrogenspiegel haben, ist bei ausbleibender Ovulation der Progesteronmangel dafür verantwortlich, dass viele dieser Frauen östrogendominante Erscheinungen, wie Mastodynien, entwickeln. Wenn lediglich dieses Symptom in Vordergrund steht, sollten die Frauen zunächst nur mit Gestagenen behandelt werden. Diese lindern häufig auch die anderen vegetativen Symptome, wie „hot flushes" und Herzjagen. Bei ausgeprägter klimakterischer Symptomatik sollten, obwohl die Östrogenspiegel bei normaler Follikelreifung normal sind, noch zusätzlich Östrogene in Kombination mit Gestagenen gegeben werden (Therapieschemata s. unten). „Hot flushes" und damit verbundenes anfallsweises Herzjagen sind Zeichen der Überaktivität des hypothalamischen GnRH-Pulsgenerators. In Folge eines relativen oder absoluten Östrogenmangels wird in dem Versuch, die nicht mehr funktionsfähigen Ovarien zu vermehrter Östrogenproduktion zu stimulieren, vermehrt GnRH in Pulsen ausgeschüttet. Die an der Überaktivität des GnRH-Pulsgenerators beteiligten Neurotransmitter bewirken in benachbarten Temperatur- und Herz/Kreislauf-regulierenden hypothalamischen Nervenzellen eine Weiterstellung der Hautgefäße und Tachykardien („hot flush" und anfallsweises Herzjagen). In der Tat konnte gezeigt werden, dass in unmittelbarer zeitlicher Assoziation mit einer aufsteigenden Hitzewallung die Serum-LH-Spiegel ansteigen. Diese Zusammenhänge sind in den Abb. 8.5-4 und 8.5-5 dargestellt.

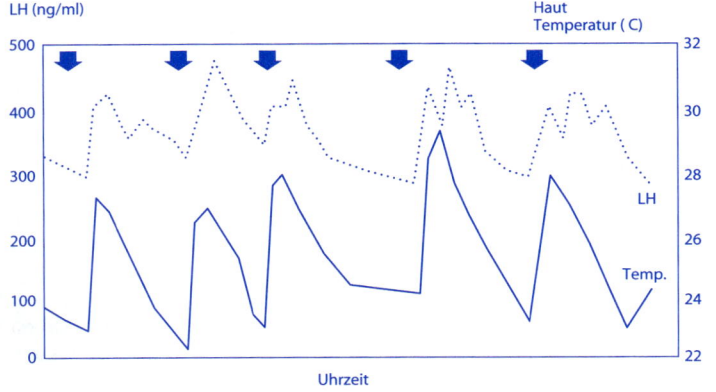

Abb. 8.5-4. Flushing (gemessen an Fingertemperatur) und LH-Spiegel (nach Tartaryn et al. 1979). Pfeile indizieren subjektiv empfundene hot flushes

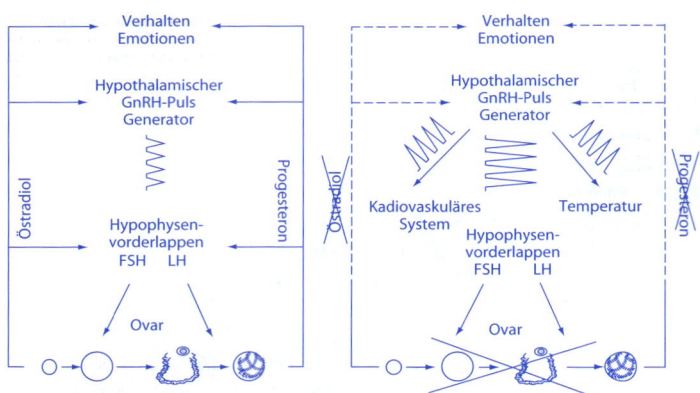

Abb. 8.5-5. Die GnRH-Pulsamplituden bei der geschlechtsreifen Frau werden durch niedrige Östradiol- und Progesteronspiegel niedrig gehalten. Diese negative Feedbackwirkung wird sowohl im Hypothalamus als auch in der Hypophyse ausgeübt. Nach Erlöschen der Ovartätigkeit in der Postmenopause „denkt" der hypothalamische Pulsgenerator, er müsse durch höhere GnRH-Pulsamplituden mehr LH und FSH aus der Hypophyse stimulieren, um die Ovartätigkeit wieder in Gang zu bringen. Diese kann jedoch nicht mehr in Gang gebracht werden, sodass es zum postmenopausalen Anstieg der LH- und FSH-Spiegel kommt. Die an der Stimulation des GnRH-Pulsgenerators beteiligten Neurotransmittoren bewirken nunmehr in benachbarten Temperatur- und Herz/Kreislauf-regulierenden Nervenzellen ebenfalls pulsatile Aktivierung, sodass die in Abb. 8.5-5 dargestellten LH-Pulse in der Regel mit der Hauttemperatur und anfallsweisem Herzjagen korrelieren

Neben vegetativen Beschwerden entwickeln prä- und postmenopausale Frauen auch häufig psychische Auffälligkeiten. Neben Depressionen können ähnliche Symptome auftreten, wie bei der prämenstruellen Symptomatik, sodass auch hier ein relativer Serotoninmangel im ZNS postuliert wird. Sehr oft bessert sich der Zustand der Patientinnen jedoch auch unter normaler Hormonsubstitutionstherapie (s. 8.5.6, Therapiestrategien).

Urogenitale Symptome

Die augenfälligsten Östrogenmangelerkrankungen manifestieren sich in der Vagina. Das Vaginalepithel wird abgebaut, es lagert kein Glykogen mehr ein, dadurch fehlt das Substrat für die Döderlein-Milchsäurebakterien. Das vaginale Milieu wird nicht mehr sauer, sondern neutral, sodass sich pathogene Keime ausbreiten können. Schleimproduzierende Epithelien werden unter Östrogenmangel ebenfalls abgebaut; die Vagina wird trocken, sodass Kohabitation schmerzhaft wird. Weniger augenfällig, dafür jedoch pathophysiologisch ebenso wichtig wie Veränderungen der Vagina, sind die atrophischen Veränderungen in der Urethra. Bei der geschlechtsreifen Frau hat die hochaufgebaute Schleimhaut der Urethra wichtige Filterfunktionen gegen Keimaszensionen. Unter einem Östrogenmangel wird die Schleimhaut abgebaut, Aszension von Keimen wird erleichtert, mit der Folge sich häufender Zystitiden und Pyelonephritiden.

Der parametrale Aufhängeapparat des Uterus und der Harnblase besteht aus bindegewebigen, zum Teil muskulären Elementen, die ebenfalls östrogenrezeptiv sind. Östrogenmangel fördert somit einen Descensus uteri et vaginae.

Osteoporose

Die wichtigsten prädisponierenden Faktoren für die Entstehung einer Östrogenmangelosteoporose sind in Tabelle 8.5-10 zusammengefasst.

In den letzten 20 Jahren ist in zahlreichen gut kontrollierten Studien belegt worden, dass ein länger andauernder Östrogenmangel osteoporosefördernd wirkt. Der Knochen unterliegt einem ständigen Umbau: Osteoklasten bewirken den Abbau der Eiweißmatrix des Knochens und fördern damit die Entmineralisierung, während Osteoblasten der osteoklastären Wirkung permanent, sozusagen reparierend hinterherarbeiten. Unter Östrogenmangel erhöht sich die Aktivität beider Zelltypen. Bei etwa 30% aller postmenopausalen Frauen ist die Aktivität der Osteoklasten stärker erhöht als die der Osteoblasten, sodass ein erhöhter Knochenumsatz mit stärkerer osteoklastärer Komponente und somit Entmineralisierung resultiert. Als Folge des erhöhten Knochenumsatzes sind im Serum und im Urin sowohl die aus erhöhter Osteoklastentätigkeit resultierenden Abbauprodukte (diverse Kollagenabbauprodukte, tartratresistente saure Phosphatase, Hydroxyprolin), aber auch die Marker für Osteoblastentätigkeit (knochenspezifische alkalische Phosphatase, Osteocalcin) erhöht.

Initial vom Östrogenmangel betroffen sind die trabekulären Bestandteile des Knochens und damit in erster Linie die Metaphysen der Röhrenknochen und die Wirbelkörper. Pathologischer Knochenabbau mit stark erhöhtem Knochen-Turnover tritt bei ca. 25–30% aller Frauen innerhalb von 10–15 Jahren nach Eintritt der Menopause auf, wobei zahlreiche Faktoren eine Rolle spielen (s. Übersicht S. 645).

Tabelle 8.5-10. Ursachen für postmenopausale östrogenmangelbedingte Manifestation von Osteoporose

Ursachen	Erklärung
Genetisch	Familiäre Häufung
Nutritiv	Geringe „bone peak mass" durch geringen juvenilen Knochenaufbau, Ca^{++} und/oder Vitamin-D-Mangel
Schlankheit	Fettgewebe produziert Östrogene
Geringe körperliche Belastung	Involutionsosteoporose

Weitere wichtige Faktoren für die Entwicklung einer Osteoporose sind ein Kalzium- (Ca^{++}) und Vitamin-D-Mangel. Viele Frauen stellen zur Zeit des Klimakteriums ihre Ernährungsgewohnheiten um, da sie Angst vor Gewichtszunahme haben. Eine Mindesteinnahme von 1000 mg Ca^{++} und 400–600 E Vitamin D sind für den Erhalt gesunder Knochenstrukturen notwendig.

Ergebnisse neuerer Studien: Die WHI-Studie und die Million Women Study

Das National Heart, Lung and Blood Institute (NHLBI) des National Institutes of Health (NIH) hat den Östrogen-/Gestagenarm (0,625 mg konjugierte Östrogene plus 2,5 mg Medroxyprogesterone-Acetat) der Women's Health Initiative-Studie zur Abschätzung des Nutzen-Risiko-Verhältnisses dieser kombinierten Östrogen/Gestagentherapie in postmenopausalen Frauen abgebrochen. Die Gruppe der Östrogen/Gestagentherapie umfasste mehr als 16.600 Frauen und war für die Dauer von 8 Jahren angelegt. Anlässlich einer Zwischenauswertung wurde im Mai 2002, also nach 5,2 Jahren, beschlossen, die Studie abzubrechen, da sich abzeichnete, dass die Risiken für die Frauen höher sind als der Nutzen (s. Übersicht).

Nutzen und Risiken der Östrogen/Gestagentherapie
- Nutzen
  - 37% Reduktion von kolorektalen Karzinomen
  - 33% Reduktion Hüftgelenksfrakturen
  - 24% Reduktion aller Frakturen
- Risiken
  - 41% Mehr Schlaganfälle
  - 29% Mehr Herzinfarkte
  - 100% Mehr thrombembolische Ereignisse
  - 22% Mehr kardiovaskuläre Erkrankungen
  - 26% Mehr Brustkrebs

In dieser Studie war auch ein reiner Östrogenarm verankert, der im Frühjahr 2004 ebenfalls vorzeitig abgebrochen wurde. In diesem Teil der Studie war nicht, wie im Östrogen-Gestagen-Arm dieser Untersuchungen, die Zahl der Mammakarzinome erhöht, sondern die kardiovaskulären Inzidenzen (Herzinfarkte, Schlaganfälle) waren der Grund für den Abbruch. Die Erhöhung des Mammakarzinomrisikos scheint also nicht auf Östrogene, sondern auf die Kombination von Estrogenen mit Gestagenen zurückzuführen sein. Diese beiden Arme der WHI-Studie sowie die britische Million Women Study, die ein erhöhtes Mammakarzinomrisiko unter verschiedenen HT-Präparaten zeitigte, hat zu grundlegenden Änderungen unseres Denkens bezüglich positiver bzw. adverser Effekte einer Therapie mit Hormonen geführt.

Arteriosklerose und Herzinfarkt

Epidemiologische Studien haben gezeigt, dass geschlechtsreife Frauen signifikant seltener kardiovaskuläre Erkrankungen entwickeln als gleichaltrige Männer. Erst nach der Menopause entwickeln Frauen beschleunigt Arteriosklerose und damit Herzinfarkte. Ein protektiver Effekt von Östrogenen auf die Entwicklung von Arteriosklerose und Herzinfarkten wurde bei Frauen diskutiert und ist tierexperimentell belegt. Wie beide Arme der WHI-Studie zeigen, wird eine schon vorbestehende Arteriosklerose aber offenbar nicht verbessert, sondern führt in den ersten Jahren der HT sogar zu erhöhtem Herzinfarktrisiko. Die Mechanismen, wie Östrogene kardiovaskuläre Erkrankungen reduzieren sollen, sind vielfältig und beinhalten direkte Effekte auf Kardiomyozyten, Muskel- und Endothelzellen der Gefäße sowie einen günstigen Einfluss auf den Cholesterinstoffwechsel.

Senile Demenz

Die Mehrzahl der senilen Demenzen ist auf die neurodegenerative ZNS-Erkrankung im Sinne des Morbus Alzheimer zurückzuführen. Einen nicht unwesentlichen Anteil (ca. 10–15%) an der Entwicklung seniler Demenz hat allerdings auch die Entwicklung von Arteriosklerose in zerebralen Arterien, die zur Entwicklung einer Multiinfarktdemenz führen können. Epidemiologische Studien schienen in der Vergangenheit zu belegen, dass die Entstehung des Morbus Alzheimer durch HT verzögert und seine Progression verlangsamt werden kann. Die Auswertung der WHI-Studie hat allerdings eher eine Beschleunigung der Progression von Morbus Alzheimer unter der Hormontherapie gezeigt. Für die Veränderung einer Multiinfarktdemenz durch arteriosklerotische Hirnveränderungen gilt sinngemäß das oben Gesagte (s. Arteriosklerose).

Therapie

Lange Zeit (besonders in den USA) ist eine Hormonsubstitutionstherapie nur mit Estradiol-17β-Estern betrieben worden. Das führte zu starker Proliferation des Endometriums mit der Folge einer endometrialen Hyperplasie und gehäufter Entwicklung von Endometriumkarzinomen. Erst die Kombination von Östrogenen mit Gestagenen in sequenzieller oder kontinuierlicher Form hat diese Gefahr derart vermindert, dass unter kontinuierlicher, kombinierter Östrogen-/Gestagen-

Tabelle 8.5-11. Therapie klimakterischer Beschwerden und postmenopausaler Östrogenmangelerkrankungen

Östrogen (Tagesdosen)	Gestagen (Tagesdosen)
1–2 mg Estradiolvalerat (oral)	*Progesteronderivate*
50 µg Estradiol (transdermal)	Cyproteronacetat (oral)
	Medrogeston (oral)
0,625 mg konjugierte Östrogene (oral)	Medroxyprogesteronacetat (oral)
	Chlormadinonacetat oral)
	Dydrogesteron (oral)
	Nortestosteronderivate
	Levonorgestrel (oral)
	Norethisteronacetat (oral, transdermal)
	Norgestrel (oral)
Estriol zur lokalen vaginalen Östrogentherapie, nicht systemisch wirksam.	
2,5 mg *Tibolon* (oral) wird *in vivo* zu Östrogenen, Gestagenen und Androgenen metabolisiert	
60 mg *Raloxifen* (oral) ist ein selektiver Östrogen-Rezeptor-Modulator (SERM) ohne uterine Wirkung, mit antiöstrogener Wirkung an der Mamma und im Hypothalamus, aber mit östrogener Wirkung am Knochen und im Lipidstoffwechsel.	

therapie Endometriumkarzinome seltener entstehen als bei nicht HT-betreibenden postmenopausalen Frauen.

Die gefürchtetste Nebenwirkung einer lang andauernden Hormonsubstitutionstherapie ist die Entwicklung von Mammakarzinomen. Nationale und internationale Fachgesellschaften haben deshalb die Empfehlung herausgegeben, dass eine HT nur zur Therapie klimakterischer Beschwerden, so kurz wie möglich, in jedem Falle nicht länger als 2–3 Jahre, erfolgen sollte. Diese HT sollte von Auslassversuchen begleitet werden, um zu testen, ob die klimakterischen Beschwerden noch auftreten.

Die Tabelle 8.5-11 zeigt die derzeit gebräuchlichen Therapiestrategien, wobei angemerkt werden soll, dass die orale und die transdermale HT den größten Stellenwert einnimmt. Durch die transdermale Applikation von Estradiol und Gestagen wird die erste enterohepatische Passage verhindert, bei der bis zu 50% der wirksamen Östrogene zu unwirksamen Metaboliten umgewandelt werden. Auch wird bei transdermaler Applikation die hepatische Eiweißsynthese weniger stark stimuliert, sodass das hypertoniefördernde Angiotensinogen sowie die thrombosefördernden Gerinnungsfaktoren weniger stark stimuliert werden. Dafür wird bei der transdermalen Therapie jedoch auch die „sex hormone-binding-globulin"-(SHBG-)Synthese kaum stimuliert, sodass die ungebunden zirkulierende Androgenfraktion größer und damit stärker wirksam wird als unter einer oralen HT. Derzeit wird postuliert, dass frei zirkulierende Estradiolspiegel von 50 pg/ml ausreichen, um osteo- und kardioprotektiv zu wirken. Derartige Estradiolspiegel misst man bei übergewichtigen Frauen häufig physiologischerweise. Das ist der Grund, warum übergewichtige Frauen relativ gut gegen Osteoporose geschützt sind, allerdings entwickeln sie auch häufiger Endometriumkarzinome, da ihre hohen Östrogenspiegel chronisch und nicht gestagenantagonisiert im Uterus wirksam werden.

Zur Reduktion der Entstehung eines Endometriumkarzinoms muss jede Östrogentherapie entweder intermittierend oder kontinuierlich mit Gestagenen kombiniert werden. Zur intermittierenden Therapie sind zahlreiche Gestagene in unterschiedlicher Dosierung auf dem Markt (die wichtigsten Gestagene sind in Tabelle 8.5-11 aufgeführt). Für die kontinuierliche Kombinationstherapie sind derzeit nur Medroxyprogesteronacetat, Norethisteronacetat und Dienogest zugelassen. Diese Therapieform scheint die Entwicklung eines Endometriumkarzinoms am deutlichsten zu verhindern (s. Empfehlungen der Deutschen Menopause Gesellschaft).

In jüngster Zeit und in erster Linie durch Beschreibung eines zweiten Östrogenrezeptortyps, der kaum im Uterus und in der Leber, wohl aber im Knochen, im Herz-Kreislauf- und im Zentralnervensystem exprimiert ist, hat in der pharmazeutischen Industrie die Suche nach organselektiven Östrogenen eingesetzt. Diese sog. selektiven Östrogenrezeptormodulatoren (SERM) wirken nicht im Uterus, haben aber eine Knochen- und Herz-Kreislauf-, möglicherweise auch eine ZNS-protektive Wirkung. Das lange bekannte Tamoxifen gehört zu dieser Gruppe der SERMs, ebenso das lange bekannte, jetzt erst klinisch eingeführte Raloxifen. Auch Bestandteile equiner konjugierter Östrogene scheinen ein gewisses Maß von Organselektivität auszuüben, allerdings wirken die konjugierten Östrogene in ihrer Gesamtheit auch stark uterotrop und müssen daher immer in Kombination mit Gestagen verabfolgt werden.

Ebenfalls in den Blickpunkt des Interesses getreten sind östrogenwirkende Substanzen pflanzlichen Ursprungs. Die bekanntesten stammen aus Soja bzw. Süßklee. Ausführliche klinische Studien zu ihrer SERM-Wirkung stehen derzeit noch aus. Jedoch mehren sich in der Literatur die Hinweise, dass sie zumindest am Mammagewebe eher antikarzinogen als karzinogen wirken. In höherer Dosierung scheint Genistein (das bekannteste Isoflavon aus Soja und Süßklee) uterotrop zu wirken, sodass die maligne Entartung des Endometriums unter Soja- oder Süßkleeprodukteinfluss nicht auszuschließen ist. Die im deutschsprachigen Raum Verwendung findenden Extrakte aus dem Wanzenkraut (Cimicifuga racemosa), die als Ersatz zur östrogenhaltigen HT angeboten werden, sind hinsichtlich ihrer Wirkungen am Knochen, am Herz-Kreislauf- und am Zentralnervensystem alle ungeprüft. Mit molekularbiologischer und tierexperimenteller Methodik studiert, scheinen einige, jedoch nicht alle Cimicifuga-racemosa-Extrakte SERM-wirksame Substanzen zu enthalten. Sicherlich können sie deshalb bei Patientinnen mit präexistentem oder noch existierendem Mammakarzinom eingesetzt werden.

Eine systemische Hormonsubstitutionstherapie beseitigt zuverlässig die vaginale Symptomatik. Sorgfältige klinische Studien hinsichtlich der Effizienz einer Substitutionstherapie bei der urethralen Symptomatik liegen noch nicht vor. Patientinnen, die aus medizinischen oder anderen Gründen keine systemische Hormonsubstitutionstherapie betreiben sollen oder wollen, kann eine vaginale Applikation von Estriol empfohlen werden. Vermutlich wird hierdurch nicht nur das vaginale Milieu, sondern auch die Keimfilterfunktion der Urethra günstig beeinflusst.

Kontraindikationen der Hormonsubstitutionstherapie

Estradiol-17β bewirkt die Proliferation des tubuloalveolären Apparates der Brustdrüse. Fast alle Mammakarzinome sind entweder ERα- und/oder ERβ- und/oder PR-positiv, sodass bei kurativ operiertem oder noch existierendem Mammakarzinom eine Hormonsubstitution mit Estradiol-17β oder mit equinen Östrogenen kontraindiziert ist. Im deutschsprachigen Raum sind Zeiträume für diese Kontraindikationen relativ kurz gehalten. International wird darauf hingewiesen, dass eine Hormonsubstitutionstherapie mit diesen Östrogenen erst fünf Jahre nach Rezidivfreiheit, besser aber gar nicht, praktiziert werden sollte. Bei schweren klimakterischen Beschwerden oder Osteoporose- bzw. Arteriosklerosedisposition sollten Patientinnen entweder mit Tamoxifen oder mit neuen SERM-haltigen Präparaten behandelt werden.

8.5.8 Hormonaktive Tumoren

Im Vordergrund stehen neben den bereits erwähnten Prolaktinomen und den hCG-produzierenden Trophoblasttumoren hormonproduzierende Ovarialtumoren.

Folgende Tumoren kommen in Betracht:
- androgenproduzierende Tumoren,
- östrogenbildende Tumoren,
- Struma ovarii.

Östrogenproduzierende Tumoren sind die häufigste Gruppe hormonproduzierender Tumoren des Ovars. Die Symptome sind vom Alter der Patientin abhängig. Bei jungen Mädchen kommt es zur Pubertas praecox, bei postmenopausalen Frauen zur Postmenopausenblutung. In der Geschlechtsreife ist die Diagnose oft ausgesprochen schwierig. Androgenproduzierende Tumoren machen sich meistens durch rasch auftretende und progrediente Androgenisierungserscheinungen bemerkbar. Ein zunehmender Hirsutismus, in vielen Fällen mit zusätzlicher Klitorishypertrophie und einem Tieferwerden der Stimme, muss Anlass zur Abklärung geben. Die Differentialdiagnose gegenüber nicht tumorbedingten Veränderungen ist bei beiden Gruppen schwierig und bedarf meistens der Überweisung an spezialisierte Zentren. Wegen des erheblichen Anteils bösartiger Tumoren in diesen Gruppen ist die Abklärung von großer Bedeutung.

Recht selten kann es in allen Altersgruppen zur Struma ovarii kommen. Wegen der Thyroxinproduktion zeigen sich Zeichen der Hyperthyreose. Die Tumoren treten nahezu immer einseitig auf und sind benigne.

Literatur

Abramov Y, Fatum M, Abrahamov D, Schenker JG (2001) Hydroxyethylstarch versus human albumin for the treatment of severe ovarian hyperstimulation syndrome: a preliminary report. Fertil Steril 75: 1228–1230
Arbeitsgemeinschaft Diabetes und Schwangerschaft der Deutschen Diabetesgesellschaft (DDG), Arbeitsgemeinschaft für materno-fetale Medizin (AGMFM) der Deutschen Gesellschaft für Gynäkologie und Geburtshilfe (DGGG) und Deutsche Gesellschaft für Perinatale Medizin (2001) Empfehlungen zu Diagnostik und Therapie des Gestationsdiabetes 2001
Barbieri RL, Hornstein MD (1999) Assisted reproduction in vitro fertilization success is improved by ovarian stimulation with exogenous gonadotropins and pituitary suppression with gonadotropin-releasing hormone analogues. Endocr Rev 20: 249–252
Conway GS (2000) Premature ovarian failure. Br Med Bulletin 56: 643–649
Cosman F, Lindsay R (1999) Selective estrogen receptor modulators: Clinical spectrum. Endocr Rev 20: 418–434
Dunaif A (1997) Insulin resistance and the polycystic ovary syndrome: Mechanism and implications for pathogenesis. Endocr Rev 18: 774–800
Eismann JA (1999) Genetics of osteoporosis. Endocr Rev 20:788–804
Ellis MH, Beyth Y (1999) Abnormal vaginal bleeding in adolescence as the presenting symptom of a bleeding diathesis. J Pediatr Adolesc Gynecol 12: 127–131
Favus MJ (1999) Primer on the metabolic bone diseases and disorders of mineral metabolism. Lippincott Williams & Wilkins, Philadelphia
Filicori M, Flamigni C (1996) The ovary: Regulation, dysfunction and treatment. International Congress Series 1106. Elsevier, Amsterdam
Filicori M, Santoro N, Merriam G, Crowley WF Jr (1986) Characterization of the physiological pattern of episodic gonadotropin secretion throughout the human menstrual cycle. J Clin Endocrinol Metab 62: 1139
Hammond MG (1984) Monitoring techniques for improved pregnancy rates during clomiphene ovulation induction. Fertil Steril 42: 499
Hauser GA, Huber IC, Keller PJ, Lauritzen C, Schneider HPG (1994) Evaluation der klimakterischen Beschwerden. [Menopause Rating Scale (MRS)]. Zentralbl Gynäkol 116: 16
Henderson VW (2000) Hormone therapy and the brain – A clinical perspective on the role of estrogen. The Parthenon Publishing Group, New York London
Hinney B, Henze C, Wuttke W (1995) Regulation of luteal function by luteinizing hormone and prolactin at different times of the luteal phase. Eur J Endocrinol 133: 701
Hinney B, Henze C, Kuhn W, Wuttke W (1996) The corpus luteum insufficiency: A multifactorial disease. J Clin Endocrinol Metab 81: 565–570
Kemmeren JM, Algra A, Grobbee DE (2001) Third generation oral contraceptives and risk of venous thrombosis: meta-analysis. BMJ 323: 131–134
Leyendecker G, Wildt L (1983) Induction of ovulation in women with chronic intermittent (pulsatile) administration of Gn-RH in women with hypothalamic amenorrhea. J Reprod Fertil 69: 397
Ludwig M, Bauer O, Diedrich K (1997) Überblick über das ovarielle Überstimulationssyndrom: ein reproduktionsmedizinisch-iatrogenes Krankheitsbild mit internistischer Konsequenz. Wien Med Wochenschr 147: 516–524

Evidenz der Therapieempfehlungen		
	Evidenzgrad	Empfehlungsstärke
Anovulatorischen Blutung	IV	A
Amenorrhoe	IV	A
Hyperprolaktinämie	II-a	A
Oligomenorrhoe	IV	B
Polymenorrhoe	IV	B
Hypermenorrhoe und Menorrhagien	II-a	A
Dysmenorrhoe	VI	A
PMS	I-b	B
Sterilität	II-b	A
Therapie mit Ovulationshemmern	II-b	A
Therapie mit HRT	IV	A

Ludwig M, Felberbaum RE, Devroey P, Albano C, Riethmuller-Winzen H, Schuler A, Engel W, Diedrich K (2000) Significant reduction of the incidence of ovarian hyperstimulation syndrome (OHSS) by using the LHRH antagonist Cetrorelix (Cetrotide) in controlled ovarian stimulation for assisted reproduction. Arch Gynecol Obstet 264: 29–32

Lunenfeld B, Insler V, Glezerman M (1992) Diagnosis and treatment of functional infertility. Blackwell, London

Marchbanks PA, McDonald JA, Wilson HG et al. (2002) Oral contraceptives and the risk of breast cancer. N Engl J Med 346: 2078–2079

Penzias AS (2002) Luteal phase support. Fertil Steril 77: 318–323

Pinkerton JV, Santen R (1999) Alternatives to the use of estrogen in postmenopausal women. Endocr Rev 20: 308–320

Poretsky L, Cataldo NA, Rosenwaks Z, Giudice LC (1999) The insulin-related ovarian regulatory system in health and disease. Endocr Rev 20: 535–582

Prior JC (1998) Perimenopause: The complex endocinology of the menopausal transition. Endocr Rev 19: 397–428

Santamaria A, Mateo J, Oliver A, Menendez B, Souto JC, Borrell M, Soria JM, Tirado I, Fontcuberta J (2001) Risk of thrombosis associated with oral contraceptives of women from 97 families with inherited thrombophilia: high risk of thrombosis in carriers of the G20210A mutation of the prothrombin gene. Haematologica 86: 965–971

Schenker JG (1999) Clinical aspects of ovarian hyperstimulation syndrome. Eur J Obstet Gynecol Reprod Biol 85: 13–20

Speroff L, Glass RH, Kase NG (1999) Clinical Gynecologic endocrinology and infertility, 6th edn. Lippincott Williams & Wilkins, Baltimore

Tartaryn IV, Meldrum DR, Lu KH, Frumar AM, Judd HL (1979) LH, FSH and skin temperature during the menopausal hot flash. J Clin Endocrinol Metab 49: 152-154

Wuttke W, Pitzel L, Seidlová-Wuttke D, Hinney B (2001) LH pulses and the corpus luteum: The luteal phase deficiency (LPD). Vitamins and Hormones 63: 131–157

8.6 Endokrinologie bei Schwerstkranken
Roland Gärtner

8.6.1 Einleitung

Jede schwere Allgemeinerkrankung führt zu charakteristischen Veränderungen der normalen Hormonhomöostase, wobei nicht nur die hypophysär-hypothalamischen Achsen, sondern auch der periphere Hormonstoffwechsel beeinflusst werden. Hieraus können sich diagnostische Probleme ergeben, wenn man eine primäre Hormonstörung neben einer schweren Allgemeinerkrankung vermutet. Diese üblicherweise bei Schwerstkranken auftretenden Veränderungen sollte man daher kennen, um diese differentialdiagnostisch von primären Hormonstörungen abgrenzen zu können. Es stellt sich auch immer wieder die Frage, ob diese Hormonstörungen behandelt werden sollten bzw. ob der Krankheitsverlauf positiv beeinflusst werden kann, wenn diese Hormonstörungen korrigiert werden.

8.6.2 Ätiologie und Pathogenese

Grundsätzlich muss unterschieden werden zwischen den Veränderungen, die in einer akuten Phase auftreten, und denen, die man bei schweren chronischen Erkrankungen findet. In der Akutsituation steht die allgemeine „Stresshormonaktivierung"

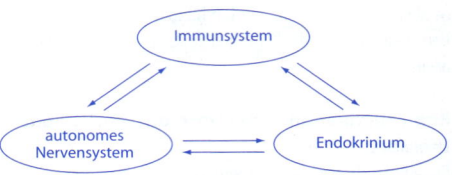

Abb. 8.6-1. Interaktion des neuroimmunen endokrinen Systems bei Schwerkranken

und die Interaktion der Zytokine mit den Hormonsystemen im Vordergrund, in der chronischen Phase hingegen der Katabolismus und dessen Einfluss auf den Hormonmetabolismus.

In der Akutphase einer jeden schweren Erkrankung, wie Trauma, Sepsis oder ausgedehnte Operation, stehen Glukoneogenese, Proteolyse und Lipolyse ganz im Vordergrund, um die wichtigsten Organe wie Gehirn und Immunsystem ausreichend mit Substrat zu versorgen. Diese metabolischen Veränderungen werden durch die enge Kommunikation zwischen dem Immunsystem, dem autonomen Nervensystem und dem klassischen endokrinen System verursacht (Abb. 8.6-1).

Alle immunkompetenten Zellen sezernieren eine Reihe von Zytokinen, die ähnlich den Hormonen die Zell-zu-Zell-Kommunikation aufrechterhalten. Diese Zytokine werden nicht nur lokal parakrin, sondern auch wie die klassischen Hormone endokrin sezerniert. Die meisten endokrinen Organe exprimieren auch Rezeptoren für diese Zytokine, und umgekehrt haben die immunkompetenten Zellen Rezeptoren für Hormone und können diese auch sezernieren. So exprimieren Immunzellen z. B. Rezeptoren für Glukokortikoide, Insulin, Prolaktin, Wachstumshormon, Östrogen, Testosteron, Adrenalin, Noradrenalin, Acetylcholin, Endorphine, Somatostatin und Vasopressin. Sie können auch klassische Hormone wie ACTH, β-Endorphin, Prolaktin, Substanz P sowie Vasopressin synthetisieren und sezernieren. Andererseits haben klassische endokrine Organe Rezeptoren für Zytokine. Rezeptoren beispielsweise für Interleukin 1 und 6 und TNFα befinden sich in der Hypophyse, der Nebenniere, der Schilddrüse und in den Gonaden. Hieraus ergibt sich ein sehr feines Netzwerk der Kommunikation zwischen dem Immunsystem und den klassischen endokrinen Organen. Es wird ersichtlich, dass jede schwere Erkrankung, die mit einer Zytokinaktivierung einhergeht, auch das klassische endokrine System grundlegend beeinflusst, ebenso wie primäre Hormonstörungen das Immunsystem beeinflussen können. Daneben spielt das autonome Nervensystem, das sowohl die endokrinen Drüsen als auch das Immunsystem beeinflusst und umgekehrt, eine wesentliche Rolle bei schweren Allgemeinerkrankungen, die letztlich einen schweren Stresszustand für den Organismus bedeuten (s. Abb. 8.6-1).

8.6.3 Nieder-T_3-Syndrom und „non thyroidal illness syndrome" (NTI-Syndrom)

Einleitung

Mit am längsten bekannt sind die typischen Veränderungen der Schilddrüsenparameter unter akuten und chronischen Erkrankungen. Die Veränderungen der Schilddrüsenhormonwerte bei schwerer Erkrankung oder längerem Fasten werden im deutschen Sprachraum als „Nieder-T_3-Syndrom" bezeichnet, und damit ist gemeint, dass nur die T_3-Spiegel abfallen. Als Synonyme gelten „euthyroid sick syndrome" (ESS) oder „non thyroidal illness" (NTI), wobei hier auch der „Abfall von Thyroxin (T_4) und TSH mit gemeint ist. Die Trijodthyronin-(T_3-)Spiegel reagieren zwar am schnellsten bei jeder Allgemeinerkrankung mit einem Abfall, aber je nach Dauer und Schwere sind auch immer die T_4- und TSH-Spiegel mit betroffen.

Jede schwere akute und chronische Erkrankung, jeder operative Eingriff, aber auch nur Fasten führt regelhaft innerhalb weniger Stunden zunächst lediglich zu einer Erniedrigung der T_3-Serumspiegel, in Abhängigkeit der Schwere der Erkrankung dann aber auch zu einer Erniedrigung des basalen TSH. Im weiteren Verlauf fällt dann auch das Serum T_4 ab. Stirbt der Patient an seiner Erkrankung, so sind alle Schilddrüsenfunktionsparameter niedrig bis nicht mehr messbar. Bei schwer kranken, schilddrüsengesunden Patienten ergibt sich somit im Verlauf die Konstellation einer sekundären Hypothyreose, wobei die Patienten aber nach klinischen Kriterien euthyreot sind. Erholt sich der Patient, so steigen die TSH-Werte als Erstes wieder an und können sogar überschießend in einem supranormalen Bereich (>4 µU/ml) liegen. In der Folge normalisieren sich sowohl die peripheren Schilddrüsenhormonwerte als auch TSH (Abb. 8.6-2).

Ätiologie und Pathogenese

Die Ätiologie der physiologischen Beeinflussung der Schilddrüsenfunktionsparameter im katabolen Zustand und bei einer schweren Allgemeinerkrankung ist bisher nicht eindeutig geklärt. Man nimmt heute an, dass der Abfall von T_3 und die Erniedrigung von TSH und T_4 durch unterschiedliche Faktoren hervorgerufen werden. Es handelt sich also sehr wahrscheinlich nicht um ein monokausales, sondern um ein multifaktorielles Geschehen, und eine genaue Trennung zwischen reinem Nieder-T_3-Syndrom und NTI-Syndrom ist nur theoretisch möglich.

Die Veränderungen der Schilddrüsenparameter sind unterschiedlich ausgeprägt, je nachdem, ob ein Patient nur katabol ist, z. B. weil er fastet, oder ob er eine schwere Allgemeinerkrankung oder gar Sepsis entwickelt. Im ersten Fall steht der alleinige Abfall von T_3 im Vordergrund, im letzteren Fall kommen zusätzlich die Erniedrigungen von T_4 und TSH hinzu, wobei allerdings bei längerem Fasten auch Übergänge zu den Veränderungen vorkommen können, wie man sie bei schwereren Erkrankungen findet (Tabelle 8.6-1).

Bei normal ernährten Personen tritt spätestens nach dem dritten Tag einer Nahrungskarenz ein kataboler, Protein und Fett abbauender Stoffwechsel ein. Ab diesem Zeitpunkt wird T_4 zum stoffwechselinaktiven reversen T_3 (rT_3) abgebaut, woraus ein rascher Abfall von T_3, begleitet von einem Anstieg von rT_3, resultiert. Bei weiterem Fasten fallen dann auch TSH und T_4 langsam ab. Der Anstieg von freien Fettsäuren ebenso wie der Anstieg von Glukokortikoiden in dieser Phase werden ursächlich für diese Veränderungen diskutiert, sind aber nicht bewiesen. Teleologisch gesehen kann das Nieder-T_3-Syndrom als „Energiesparmechanismus" interpretiert werden. Im Falle eines rein katabolen Metabolismus soll die T_3-Erniedrigung einen Proteinabbau verhindern. Diese Hypothese wird dadurch gestützt, dass die Substitution von T_3 beim Fasten zu einer erhöhten Stickstoffausscheidung führt. Patientinnen mit Anorexia nervosa und chronisch niedriger Energiezufuhr haben ebenfalls erniedrigte T_3-Spiegel, die mit einem reduzierten Ruheenergieverbrauch korrelieren. Sowohl die Serum-T_3-Spiegel als auch der Ruheenergieverbrauch normalisieren sich in der Realimentationsphase. Dies würde ebenfalls die Erklärung stützen, dass es sich beim reinen Nieder-T_3-Syndrom um einen Energiesparmechanismus handelt. Bereits eine einmalige Gabe von 50 g Glukose bewirkt eine Normalisierung der Schilddrüsenwerte. Dies stützt die Hypothese, dass es sich beim Nieder-T_3-Syndrom während des Fastens um eine normale Regulation handelt und die Normalisierung von T_3 einen anabolen Stoffwechsel anzeigt. Dies lässt sich allerdings nur im individuellen Verlauf nachweisen und kann nicht generell diagnostisch verwertet werden.

Fastende Personen zeigen keine Zeichen einer Hypothyreose. Man nahm früher an, dass eine Substitution von T_3 oder T_4

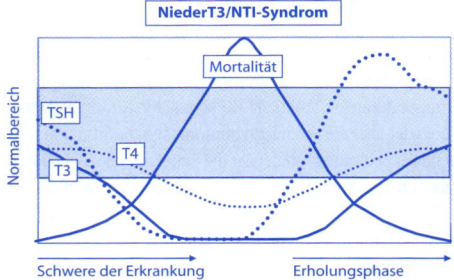

Abb. 8.6-2. Charakteristischer Verlauf der Schilddrüsenparameter bei schwer kranken Patienten

Tabelle 8.6-1. Veränderungen der Schilddrüsenhormonwerte bei verschiedenen Erkrankungen

Erkrankung	T_4	FT_4	T_3	FT_3	rT_3	TSH
Operation	↓	↓	↓	↓	↑	↓
Myokardinfarkt	±	±	↓±	↓	↑	±
Niereninsuffizienz	±↓	±↓	↓	↓	±	±
Diabetes mellitus	↓	±	↓	±	↑	±
Fasten	±	±	↓	↓	↑	↓
Sepsis	↓	↓	↓	↓	↑	↓

zu einer schnelleren Gewichtsabnahme bei übergewichtigen Personen, die eine Fastenkur machen, führen könnte. Dies hat aber neben einem erhöhten Stickstoffverlust eine Zunahme von Herzrhythmusstörungen zur Folge und kann nicht empfohlen werden. Offenbar führt der Ausgleich des niedrigen T_3 in dieser Situation zu einer klinisch manifesten Hyperthyreose, zumindest in einigen Organsystemen. Außerdem führt eine T_3-Substitution zu einer gesteigerten Glukoneogenese und damit zu vermehrtem Proteinabbau aus der Muskulatur, wie oben beschrieben.

Patienten mit schlecht eingestelltem Diabetes mellitus entwickeln ebenfalls ein Nieder-T_3-Syndrom. Eine erhöhte Fettzufuhr führt nicht zur Normalisierung des T_3-Spiegels, wohl aber eine erhöhte Zufuhr von Glukose und Protein, zusammen mit Insulin. Auch dies wäre wieder ein Beleg dafür, dass der Katabolismus allein Ursache der T_3-Erniedrigung ist.

Für alle diese Zustände ist klar gezeigt, dass die Erniedrigung von T_3 durch eine verminderte Produktion in der Leber, nicht der Schilddrüse selbst hervorgerufen wird. Welche Faktoren aber letztlich für die verminderte Produktion verantwortlich zu machen sind, ist bis heute nicht geklärt. Klar ist, dass auch schon beim reinen Nieder-T_3-Syndrom, wie beim Fasten, die Bindung von T_4 an TBG und auch die zytosolische T_4-Bindung vermindert ist. Hieraus könnte eine geringere T_3-Bildung erklärt werden, nicht aber eine Erhöhung von rT_3. Ein Faktor, der die Aktivität der 5'-Deiodinase hemmt, muss also postuliert werden. Allerdings gibt es auch eine Untersuchung, in der keine Veränderung der 5'-Deiodinaseaktivität zumindest zu Beginn eines Nieder-T_3-Syndroms gefunden wurde. Erhöhte Triac- und T_3-Sulfat-Produktionsraten wurden in der Leber beschrieben; inwieweit diese zur Pathogenese des Nieder-T_3-Syndroms beitragen, ist aber bislang nicht geklärt.

Schwere Allgemeinerkrankungen

Bezüglich der Veränderungen von Gesamt-T_3 und fT_3 ähnelt die schwere Allgemeinerkrankung dem reinen Katabolismus. In Abhängigkeit von der Schwere der Erkrankung kommen aber frühzeitig die Erniedrigungen von TSH und T_4 hinzu. Zytokine werden ebenso wie Cortisol und Somatostatin hierfür ursächlich verantwortlich gemacht. Klar scheint aber zu sein, dass man die postulierte Hemmung der 5'-Deiodinaseaktivität bzw. zumindest eine verminderte T_3-Synthese in der Leber bei gleichzeitiger Erhöhung der rT_3-Bildung trennen muss von der zentralen Wirkung auf die TSH-Freisetzung. Ein Mechanismus, der zum veränderten peripheren T_4-Metabolismus beim Schwerkranken beitragen könnte, ist die verminderte Aktivität der Typ-I-Deio-dinase bedingt durch Substratmangel. CMPF (3-carboxy-4-methyl-5-propyl-2-furan), Indoxylsulfat und Hippursäure, die bei Patienten mit Niereninsuffizienz im Plasma erhöht sind, hemmen die T_4-Aufnahme in Leberzellen, nicht aber in Hypophysenzellen in vitro. Freie Fettsäuren und Bilirubin, die bei schwer kranken Patienten ebenfalls erhöht sind, hemmen ebenfalls die T_4-Aufnahme in Leberzellen.

Inhibitoren der Schilddrüsenhormonbindung an die Transportproteine im Serum wie z. B. freie Fettsäuren oder Medikamente wie Furosemid können mit zu der T_4-Erniedrigung beitragen. Letztere Hypothese wird dadurch gestützt, dass anfänglich die freien T_4-Spiegel noch normal oder gar leicht erhöht sind und erst im weiteren Verlauf und bei Fortbestehen der Erkrankung abfallen. Auch In-vitro-Bindungsstudien belegen diese Hypothese der Verdrängung der T_4-Bindung aus den Bindungsproteinen. Der Abfall von T_4 ist ebenso wie der Abfall von TSH invers mit der Mortalität korreliert, nicht jedoch der alleinige Abfall von T_3 (s. Abb. 8.6-2).

Eine Erhöhung der Plasmazytokine, vor allem TNFα, IL-6 und IFNα, ist mit dem NTI-Syndrom assoziiert. Die Zytokine TNFα und IL-6 hemmen die TSH-Sekretion. In einer Reihe von In-vivo-Studien konnte gezeigt werden, dass die Applikation der Zytokine zu den typischen Veränderungen des NTI-Syndroms führen. Ein Problem bei der Interpretation der Ergebnisse ergibt sich allerdings aus der Tatsache, dass die Zytokininfusion selbst eine schwere Allgemeinreaktion des Organismus mit Fieber und Katabolismus hervorruft und damit die Kausalität der Zytokine schwer zu beweisen ist. Interessant hierzu ist eine Studie, in der gezeigt werden konnte, dass die Blockade der Interleukin-1-Rezeptoren unter Gabe von Endotoxin bei Probanden nicht die typischen Veränderungen des NTI-Syndroms verhindern konnte.

Glukokortikoide sind möglicherweise auch mit an der Entstehung des NTI-Syndroms beteiligt. Sie hemmen die periphere Typ-I-Deiodinase und auch die TRH- und TSH-Freisetzung. Eine Korrelation von Serumcortisol und den T_3- bzw. rT_3-Werten bei schwer kranken Patienten konnte aber nicht gezeigt werden. Patientinnen nach Hysterektomie und spinaler Anästhesie entwickelten ein NTI-Syndrom, ohne dass Cortisol im Serum bedingt durch die Anästhesie anstieg. Der Anstieg des Plasmacortisols ist demnach unterschiedlich bei Schwerkranken und hängt von vielen Faktoren ab, u. a. von der Medikamentengabe, wie Analgetika oder Sedativa. Im Tierversuch an normalen und zum Vergleich adrenalektomierten Ratten lässt sich aber zeigen, dass der Cortisolanstieg offenbar zumindest teilweise am TSH-Abfall beteiligt ist.

Bemerkenswerte Modifikationen des NTI-Syndroms zeigen sich in der Schwangerschaft. Hyperemesis gravidarum mit Ketonurie, Glukokortikoidbehandlung oder schwerere Begleiterkrankungen führen nicht zu den typischen, bekannten Veränderungen des NTI-Syndroms. Die bekannte Erhöhung der Transportproteine TBG und CBG könnte hierfür verantwortlich sein oder aber die veränderte immunologische Situation während der Schwangerschaft oder die Regulation der Schilddrüse über Choriongonadotropin. Die Schwangerschaft stellt also ein interessantes Modell dar, an dem sich die Pathogenese des NTI-Syndroms möglicherweise weiter aufklären lässt.

Zusammenfassend lässt sich feststellen, dass das Ausmaß der Veränderungen eines NTI-Syndroms nicht nur von der Schwere der Erkrankung, sondern auch vom Ernährungszustand, also dem Ausmaß des Katabolismus, abhängig ist. Die Einflüsse auf den peripheren Metabolismus der Schilddrüsenhormone müssen getrennt gesehen werden von den Einflüssen von Zytokinen und Stresshormonen auf die Hypophyse.

Diagnose

Probleme bereitet die Diagnose des Nieder-T_3-Syndroms und v. a. des NTI-Syndroms auf verschiedene Weise. Heute werden keine Gesamthormonspiegel mehr gemessen und ein freier Index errechnet, sondern es werden indirekte Bestimmungsmethoden zur Evaluierung der so genannten freien Hormone eingesetzt. Diese Methoden sind aber störanfällig, werden durch endogene Störfaktoren im Plasma, wie sie bei Schwerkranken häufig sind, und durch Medikamente im Serum beeinflusst. Die Analogtracer-Methoden für die freien Schilddrüsenhormone führen je nach Messmethode zu etwas unterschiedlichen Ergebnissen, insbesondere bei der Bestimmung von fT_4. Mit diesen indirekten Bestimmungsmethoden werden weniger Patienten mit NTI-Syndrom diagnostiziert als mit den Methoden der Gesamthormonbestimmung und der Bildung eines freien Index. Das dialysierbare, freie T_4 wird oft noch normal gefunden, obgleich die Gesamthormonspiegel erniedrigt sind. Es ist aber doch entscheidend, zu welchem Zeitpunkt der Erkrankung dies bestimmt wird und wie schwer die Erkrankung verläuft. Wichtig ist es deshalb, dass die neueren Bestimmungsmethoden jeweils auch speziell im Serum von Patienten mit schwerer Erkrankung getestet und evaluiert werden.

Es ist wichtig, die regelhaften Veränderungen der Schilddrüsenhormonparameter bei Schwerkranken zu kennen, denn die üblichen Normalwerte zur Erkennung bzw. zum Ausschluss von Funktionsstörungen gelten nicht beim Schwerkranken. Die Bestimmung des basalen TSH gilt üblicherweise als der zentrale Parameter zum Ausschluss einer Funktionsstörung. Da alle Intensivpatienten ein je nach Schweregrad der Erkrankung erniedrigtes bis supprimiertes TSH haben, gilt dieser Parameter hier nicht mehr. Zur Diagnostik müssen also neben dem basalen TSH immer auch die peripheren Schilddrüsenhormone mitbestimmt werden und die Klinik in die differentialdiagnostischen Überlegungen mit einbezogen werden. In unklaren Fällen kann der TRH-Test durchgeführt werden. Bei supprimiertem TSH infolge eines NTI ist TSH gering stimulierbar, nicht aber bei einer gleichzeitig bestehenden Hyperthyreose. Inadäquat zur Schwere der Erkrankung erhöhte periphere Schilddrüsenhormone, die aber durchaus noch im Normalbereich liegen können, deuten bei supprimiertem TSH auf eine Hyperthyreose hin, ein zur Schwere der Erkrankung inadäquat hohes, aber noch normales TSH bei peripher erniedrigten Schilddrüsenhormonwerten auf eine Hypothyreose. Die Bestimmung des rT_3 ist nicht weiter hilfreich, da es nicht sicher eine primäre Schilddrüsenfunktionsstörung differenzieren lässt. Die Klinik und die typischen Symptomenkomplexe einer Hypo- bzw. Hyperthyreose sind somit führend in der Diagnostik einer zusätzlich zu einer anderen Erkrankung bestehenden Schilddrüsenfunktionsstörung.

8.6.4 Glukokortikoide

Bei Schwerkranken sind die Glukokortikoide und auch ACTH in der Initialphase erhöht. Die normale Tagesrhythmik ist aufgehoben, und die Cortisolspiegel sind durch Dexamethason nicht wie beim Gesunden supprimierbar. Die erhöhten Glukokortikoide werden als Reaktion auf den allgemeinen Stress verstanden und sollen auch die überschießende Immunantwort z. B. bei Sepsis verhindern. Die Glukokortikoide stimulieren auch die Glukoneogenese in der Leber und erhöhen die Empfindlichkeit auf Katecholamine. Im weiteren Verlauf einer schweren Erkrankung fallen aber CRH und ACTH langsam ab, während die Cortisolspiegel erhöht bleiben, wahrscheinlich wegen der ACTH-unabhängigen neuronalen und immunogenen Nebennierenrindenstimulation.

Der Cortisolanstieg korreliert mit der Schwere der Erkrankung, aber der Cortisolspiegel korreliert invers mit dem Überleben, das heißt, bei einigen schwerstkranken Patienten ist die Nebenniere möglicherweise nicht mehr imstande, den Stressanforderungen zu genügen. Hieraus ergibt sich die Frage der so genannten „relativen Nebenniereninsuffizienz" bei Schwerkranken. Eine Substitution von Stressdosen von Hydrocortison (200 mg/pro Tag) scheint das Überleben der Sepsispatienten günstig zu beeinflussen, die einen verminderten Cortisolanstieg (<9 μg/dl) im ACTH-Test haben.

8.6.5 Sexualhormone

Bei Schwerkranken fallen sowohl die Gonadotropine als auch die Sexualhormone im Plasma unabhängig von der Art der Erkrankung rasch ab. Es ergibt sich die Konstellation eines hypogonadotropen Hypogonadismus. Die Gonadotropine sind durch GnRH vermindert stimulierbar. Die Schwere der Erkrankung, gemessen am APACHE-II-Score, korreliert invers mit den Gonadotropin- und Testosteronspiegeln. Interessanterweise sind die Östrogenspiegel aber bei einigen Patienten, vor allem bei der Sepsis, sowohl bei Männern als auch bei postmenopausalen Frauen deutlich erhöht. Die Genese und die Ursache hierfür sind unbekannt. Da die DHEA-Spiegel bei Schwerkranken ebenfalls erniedrigt sind, muss postuliert werden, dass diese Östrogene nicht aus den Nebennierenhormonen stammen, sondern möglicherweise aus den Immunzellen, beispielsweise Makrophagen, sezerniert werden.

8.6.6 Parathormon und Kalzium

Ein erniedrigtes ionisiertes Kalzium wird bei Schwerkranken, insbesondere bei denen mit Sepsis, sehr häufig gefunden. Dieses erniedrigte ionisierte Kalzium korreliert mit der Schwere der Erkrankung und der Mortalität. Man hatte früher bei diesen Patienten auch ein erniedrigtes PTH gemessen, mit den neueren Bestimmungsmethoden konnte dies allerdings nicht bestätigt werden. Die PTH-Spiegel sind bei diesen Patienten erhöht und ebenso mit der Mortalität korreliert wie erniedrigtes ionisiertes Kalzium. Man nimmt an, dass das erniedrigte Kalzium durch eine verminderte Bildung von aktivem Vitamin D am Rezeptor und zusätzlich durch Zytokine verursacht wird. Möglicherweise sinkt das ionisierte Kalzium aber auch durch einen Verlust über die Niere und durch eine verminderte Aufnahme aus dem Darm.

Häufig haben schwerkranke, intensivpflichtige Patienten eine Hypomagnesiämie (<1 mg%), die regelhaft eine Hypokalzämie verusacht. Die PTH-Sekretion und -Wirkung ist bei Hypomagnesiämie vermindert. In diesen Fällen muss nicht Kalzium, sondern Magnesium substituiert werden, darunter normalisiert sich dann konsekutiv das Kalzium

Bei chronisch Schwerkranken können die Kalziumspiegel aber auch erhöht sein, bedingt durch ihre Immobilität und die Zytokinwirkung am Knochen, die bei gehemmter Osteoblastenaktivität zu einer erhöhten Resorption durch Osteoklastenstimulation führt . Bei diesen Patienten sind die PTH-Spiegel dann erniedrigt.

8.6.7 Prokalzitonin

Bei Patienten mit Sepsis, Verbrennungen, nach kardiopulmonaler Reanimation und bei Polytraumata sind die Prokalzitonin (PCT)-Spiegel im Serum oft um ein Vielfaches (bis 1000fach) erhöht und korrelieren mit der Mortalität dieser Patienten. Dagegen sind die Kalzitoninspiegel meist normal. Eine Endotoxininfusion bei gesunden Probanden führt zu einem raschen, signifikanten Anstieg von PCT innerhalb von 6 h, es bleibt dann über mehr als 24 h erhöht. Das PCT wird in nahezu allen Organen gebildet, nicht nur in den C-Zellen der Schilddrüse. Da eine PCT-Infusion bei Versuchstieren die Mortalität erhöht, die Gabe von PCT-Antikörpern diese aber senkt, wird vermutet, dass es sich bei PCT um einen neuen Mediator der Immunantwort handelt. Studien beim Menschen hierzu stehen noch aus. Bisher gilt PCT als ein guter Parameter zur Diagnose einer bakteriellen Infektion, da es auch mit positiven Blutkulturen korreliert ist.

8.6.8 Neuroendokrine Achse bei Schwerkranken

Grundsätzlich reagiert während einer schweren Erkrankung die hypothalamisch-hypophysäre Achse biphasisch, ähnlich dem Immunsystem: Es kommt zunächst zur Aktivierung, und wenn der Patient in die chronische Phase kommt, zur verminderten Sekretion. Noch vor der klinisch manifesten Erholungsphase scheint sich die hypothalamische Funktion wieder zu erholen, gefolgt von einem Anstieg der hypophysären Hormone, bei protrahiertem Krankheitsverlauf nimmt die Aktivität der hypothalamischen Stimulation auf die Hypophyse weiter ab.

So sind während der Akutphase einer schweren Erkrankung die HGH-Plasmaspiegel erhöht, die pulsatile Sekretion ist gesteigert. Es ist bislang nicht geklärt, welche Faktoren für diese gesteigerte Pulsatilität verantwortlich sind. Die IGF-1-Plasmaspiegel sind aber – im Gegensatz zum Gesunden mit ähnlichen HGH-Plasmaspiegeln und -Sekretionsmustern – inadäquat erniedrigt, daher wurde eine HGH-Rezeptorresistenz bzw. eine verminderte Rezeptorexpression vermutet. Das IGF-Bindungsprotein (IGFBP-3) ist ebenfalls erniedrigt. Im weiteren Verlauf einer schweren Erkrankung nimmt die Pulsatilität der HGH-Sekretion ab, die mittleren HGH-Spiegel sind niedrig normal und auch die IGF-1-Spiegel liegen zusammen mit IGFBP-3 im unteren Normalbereich. Diese Veränderungen sind unabhängig von der Art der Erkrankung und scheinen eher mit dem allgemeinen Katabolismus chronisch Kranker korreliert zu sein.

Ähnlich der HGH-Sekretion verhält sich auch ACTH. Auch dieses ist innerhalb der ersten Tage nach einer akuten Erkrankung erhöht, zusammen mit Cortisol, um dann im Verlauf auf subnormale Werte abzufallen. Die Cortisolspiegel bleiben inadäquat hoch, wie oben beschrieben. Die Cortisolsekretion ist also in diesen Fällen unabhängig von ACTH und wahrscheinlich durch eine direkte, neuronale Stimulation der Nebennierenrinde durch Zytokine reguliert, der hypothalamisch-adrenale Regelkreis wiederhergestellt.

TSH und Prolaktin verhalten sich in ihrem Sekretionsmuster ähnlich biphasisch wie HGH und ACTH. Die Gonadotropine dagegen sind schon zu Beginn einer schweren Erkrankung erniedrigt, die Pulsatilität aufgehoben, und dies bleibt auch während der chronischen Phase unverändert.

8.6.9 Insulin

Bei akuten schwersten Stresssituation, wie z.B. nach Reanimation, Polytrauma oder kardiogenem Schock besteht eine Insulinresistenz, bedingt durch den Anstieg der Stresshormone (Adrenalin, Cortisol, Wachstumshormon). Der Blutzucker ist regelhaft erhöht, auch bei Nichtdiabetikern, und normalisiert sich rasch in der Erholungsphase. Dahingegen besteht aber bei Patienten mit schweren Infektionen oder Sepsis eine Insulinresistenz, bedingt durch Zytokine, die die Insulinwirkung postrezeptoral hemmen. Ein erhöhter Glucosespiegel wird daher bei nahezu allen intensivpflichtigen Patienten gefunden. Erhöhte Glukosespiegel bis um Werte von 200 mg% wurden bisher toleriert, da man angenommen hatte, das sei wichtig für einen erhöhten Glukosebedarf im Gehirn und an der Niere, und erst bei Werten über 200 mg% wurde Insulin verabreicht. Man weiß aber aus tierexperimentellen Untersuchungen, und auch von Diabetikern mit schlecht eingestelltem Diabetes, dass Glukose die Entzündungsreaktion verstärkt, sie erhöht die Leukozytenadhäsion am Endothel, verstärkt die P-Selektin-Expression an den Endothelzellen und vermindert die NO-Freisetzung. Insulin aber wirkt entzündungshemmend, vermindert z. B. die NFκB-Expression und erhöht IkB-Expression und hemmt die PAI-Expression. Dies führte zu den Überlegungen, dass eine strenge Blutzuckerkontrolle mit hohen Dosen von Insulin, den Verlauf einer schweren Erkrankung günstig beeinflussen kann.

In einer großen, randomisierten Studie bei meist kardiochirurgischen Patienten mit postoperativen Komplikationen konnte nun erstmals nachgewiesen werden, dass eine intensivierte Insulintherapie und eine strenge Blutzuckereinstellung um Werte zwischen 80–120 mg% die Mortalität signifikant senken kann. Bei den Patienten, die länger als 5 Tage intensivpflichtig waren wurde die Mortalität von 20% auf 10,6% gesenkt, die Krankenhausmortalität insgesamt um 34%, Bakteriämien um 46% und insbesondere auch die Critical-illness-Polyneuropathie um 44%.

8.6.10 Therapeutische Interventionen

Seit man die hormonellen Veränderungen bei Schwerkranken in der chronischen Phase kennt, ist man versucht, die erniedrigten Hormone zu substituieren. Erste erfolglose Therapieversuche mit Schilddrüsenhormon wurden bereits in den 70er Jahren durchgeführt. Die intravenöse Substitution von T_3 bei Patienten nach aortokoronarer Bypassoperation dagegen führte zu einer besseren myokardialen Funktion. Auch eine doppelblind durchgeführte Studie bei Kindern nach herzchirurgischen Eingriffen, die unter Dopamininfusion standen, zeigte einen positiven Effekt einer T_3-Substitution auf die Myokardfunktion. Dagegen führte eine Therapie mit L-Thyroxin bei Schwerkranken mit akutem Nierenversagen zu einer unerwartet hohen Mortalität. Die Ergebnisse nach herzchirurgischen Eingriffen können somit nicht auf alle Patienten mit einem NTI-Syndrom extrapoliert werden. Es ist offenbar ein Unterschied, ob iatrogene Veränderungen in der Akutphase korrigiert werden oder ob der chronische physiologische Zustand beeinflusst wird.

Die Frage, inwieweit die Nebennierenfunktion bei Schwerkranken suffizient ist, wird seit vielen Jahren diskutiert. Letztlich gibt es keinen standardisierten Test, mit dem sich die ausreichende Funktion der Nebennieren bei Schwerstkranken prüfen lässt. Es konnte aber in einer prospektiven Studie gezeigt werden, dass eine kontinuierliche Substitution von Stressdosen von Hydrocortison (200 mg/Tag) bei Sepsispatienten die Überlebensrate der Patienten signifikant verbessert. Eine multizentrische Studie hierzu wird zurzeit durchgeführt, und man muss abwarten, ob sich dieses Konzept bewährt.

Die erniedrigten Wachstumshormonspiegel bei chronisch Schwerkranken legten es nahe, bei diesen Patienten rekombinantes HGH zu substituieren. Eine groß angelegte multizentrische Studie musste aber vorzeitig abgebrochen werden, da eine unerwartet hohe Mortalität unter der Wachstumshormonsubstitution auftrat.

Ein völlig neuer und interessanter Ansatz gegenüber der Substitution von erniedrigten peripheren Hormonen ist die Gabe von Releasing-Hormonen bei chronisch Schwerkranken. Die Infusion von TRH zusammen mit GHRP2 führte in einer Crossover-Studie mit Plazebo zu einem Anstieg von Wachstumshormon, IGF-1 und Schilddrüsenhormonen bei chronisch schwer kranken Patienten und verbesserte die zelluläre Sauerstoffsättigung und auch die Immunantwort, gemessen an den Entzündungsparametern. Inwieweit dieser neue therapeutische Ansatz auch einen Effekt auf Mortalität und Morbidität dieser Patienten hat, muss in weiteren Studien untersucht werden.

Zusammenfassend kann man feststellen, dass bis heute nur wenige Studien vorliegen, die eine therapeutische Intervention der hormonellen Veränderungen bei Schwerkranken rechtfertigen. Eine Ausnahme stellt die intensivierte Insulintherapie bei Schwerkranken dar, die heute international als Standard akzeptiert ist. Die Blutzuckerwerte sollten bei allen Schwerkranken im Normalbereich, also zwischen 80 und 120 mg% gehalten werden, unabhängig von der Höhe der hierzu benötigten Insulindosis, die manchmal mehrere 100 IU Insulin pro Tag betragen kann. Eine über 30%ige Reduktion der Krankenhausmortalität und eine über 40%ige Reduktion der Critical-Illness-Polyneuropathie rechtfertigen den höheren Bedarf an Blutzuckerkontrollen bei diesen Patienten. Die Hydrocortisonsubstitution scheint in Fällen mit Sepsis und niedrigem Plasmacortisol nach neuen Ergebnissen ebenso sinnvoll zu sein; inwieweit die Mortalität gesenkt werden kann, muss abgewartet werden. Eine multizentrische europäische Studie ist hierzu noch nicht abgeschlossen.

Evidenz der Therapieempfehlungen		
	Evidenzgrad	Empfehlungsstärke
NTI-Syndrom		
T3-Substitution nach aortokoronarer Bypassoperation	I-b	B
T3-Substitution nach herzchirurgischen Eingriffen bei Kindern	I-b	B
Sepsis		
Hydrocortisonsubstitution	I-b	A
TRH/GRHP2-Infusion	I-b	C
Intensivierte Insulintherapie	I-b	A

Literatur

Acker CG, Singh AR, Flick RP et al. (2000) A trial of thyroxine in acute renal failure. Kidney Int 57: 293–298
Bettendorf M, Schmidt KG, Grenz S et al. (2000) Tri-iodthyronine treatment in children after cardiac surgery: a double blind, randomised, placebo-controlled study. Lancet 356: 529–534
Bornstein SR (2000) Cytokines and the adrenal cortex: basic research and clinical implications. Curr Opin Endocrinol Diabetes 7: 128–135
Gärtner R (2000) Das „low-T_3-Syndrom". In: Seibel MJ, Weinheimer B, Ziegler R (eds) Schilddrüse 1999. De Gruyter, Berlin New York, p 480–491
Goichot B, Sapin R, Schlienger JL (1998) Euthyroid sick syndrome: recent physiopathologic findings. Rev Med Interne 19: 640–648
Hawker FH, Steward PM, Baxter PC et al. (1987) Relation of somatomedin-C/insulin-like growth factor-I levels to conventional nutritional indices in critically ill patients. Crit Care Med 15: 732–736
Kemperer JD, Klein I, Gomez M et al. (1995) Thyroid hormone treatment after coronary bypass surgery. N Engl J Med 333: 1522–1527
Preiser JC, Devos P, Van den Berghe G (2002) Tight control of glycaemia in critically ill patients. Curr Opin Clin Nutr Metab Care 5(5): 533–537
Reichlin S (1993) Neuroendocrine-immune interactions. N Engl J Med 329: 1246–1249
Sapolsky RM, Romero LM, Munck AU (2000) How do glucocoericoids influence stress responses? Integrating permissive, suppressive, stimulatory, and preparative actions. Endocrine Rev 21: 55–89

Spencer CA, Eigen A, Shen D (1987) Sensitive TSH tests – specificity and limitations for screening for thyroid disease in hospitalized patients. Clin Chem 33: 1391–1396

Streeten DHP (1999) What test for hypothalamic-pituitary adrenal insufficiency? Lancet 354: 179–180

Takala J, Ruokonen E, Webster NR et al. (1999) Increased mortality associated with growth hormone treatment in critically ill adults. N Engl J Med 341: 785–792

Timmins AC, Cotteril AM, Cwyfan Hughes SC et al. (1996) Critical illness is associated with low circulating concentrations of insulin-like growth factor-I and -II, alterations in insulin-like growth factor binding proteins, and induction of an insulin-like growth factor binding protein 3 protease. Crit Care Med 24: 1460–1466

Van den Berghe G, Wouters P, Weekers F et al. (1999) Reactivation of pituitary hormone release and metabolic improvement by infusion of growth hormone releasing peptide and throptropin-releasing hormone in patients with protracted critical illness. J Clin Endocrinol Metab 84: 1311–1323

Van den Berghe G (2001) Neuroendocrine axis in critical illness. Curr Opin Endocrinol Diabetes 8: 47–54

Van den Berghe G (2003) Endocrine evaluation of patients with critical illness. Endocrinol Metab Clin North Am 32(2): 385–410

Whang KT, Steinwald PM, White LC et al. (1998) Serum calcitonin precursors in sepsis and systemic inflammation. L Clin Endocrinol Metab 83: 3296–3302

Wiersinga WM, Boelen A (1996) Thyroid hormone metabolism in nonthyroidal illness. Cur Opin Endocrinol Diabetes 3(5): 422–427

8.7 Transsexualität
Harald Jörn Schneider, Ludwig Schaaf und Günter Karl Stalla

8.7.1 Einleitung

Steht das biologische Geschlecht im Widerspruch zur Entwicklung der jeweiligen Geschlechtsidentität, so bezeichnet man dies als Transsexualität. Transsexuelle Patienten sind dadurch gekennzeichnet, dass sie genetisch, hormonell und anatomisch eindeutig einem Geschlecht zugeordnet werden können. Psychisch jedoch identifizieren sie sich mit dem Gegengeschlecht. Die Prävalenz der Transsexualität für Mann-zu-Frau-Transsexuelle liegt bei etwa 1:12.000 und für Frau-zu-Mann-Transsexuelle bei etwa 1:30.000.

Der Wunsch nach dem Vollzug des Geschlechtswechsels auf körperlicher Ebene ist bei transsexuellen Patienten meist sehr stark ausgeprägt, häufig kompromisslos. Eine entgegengesetzte therapeutische Einflussnahme lässt nahezu keine Erfolgssichten erkennen. Meist wird bereits in der frühen Kindheits- und Entwicklungsgeschichte das Leben in der gegengeschlechtlichen Rolle herbeigesehnt. Vielfach wird hier das Tragen gegengeschlechtlicher Kleidung, das sog. „cross dressing", beobachtet. Primäre und sekundäre geschlechtsspezifische Merkmale des biologischen Geschlechts werden hingegen abgelehnt. Diese Ablehnung kann so vehement sein, dass es in Einzelfällen sogar zu Selbstverstümmelungen kommen kann.

Die diagnostische Evaluierung des Krankheitsbildes, der Zeitpunkt der Einleitung einer gegengeschlechtlichen und operativen Therapie sowie die Nachbetreuung unterliegen dem behandelnden Psychiater/Psychotherapeuten.

Differentialdiagnostisch werden von der Transsexualität die Phänomene Transvestismus und Homosexualität sowie psychiatrische und somatische Erkrankungen unterschieden. Während das Ziel des „cross dressings" des Transsexuellen die eigene Beruhigung und der Wunsch des Lebens in der angestrebten Geschlechterrolle ist, dient das Tragen gegengeschlechtlicher Kleidung beim Transvestismus in der Regel der sexuellen Erregung. Weiterhin abzugrenzen ist die Transsexualität von bestimmten psychiatrischen Erkrankungen wie beispielsweise den Psychosen, die mit Wahrnehmungsstörungen im Bereich der Geschlechtsidentität einhergehen können. Ebenso können sich Borderline-Störungen und Adoleszenzkrisen mit dieser zentralen Geschlechtsproblematik präsentieren. Ein Zugehörigkeitsgefühl zum Gegengeschlecht ist auch als Symptom bei bestimmten organischen Erkrankungen zu finden.

Außerdem ist im Rahmen der Diagnostik eine Intersexualität auszuschließen. Hiervon zu unterscheiden ist der Hermaphroditismus verus vom Pseudohermaphroditismus femininus und vom Pseudohermaphroditismus masculinus.

Die Ätiologie der Transsexualität ist bis heute unklar. Über lange Zeit führte das Fehlen von pathologisch fassbaren biologischen Parametern bei transsexuellen Patienten zu der Annahme, dass Transsexualität ausschließlich ein psychologisches Phänomen ist, das durch Konditionierung oder soziales Lernen getriggert wird. Die Entdeckung, dass in der pränatalen Entwicklungsphase dieselben Sexualhormone sowohl die Morphologie der Genitalien als auch die Morphologie und die Funktion des Gehirns beeinflussen, hat zur Hypothese der neuroendokrinen Ätiologie der Transsexualität geführt. Diese Hypothese wurde durch von Zhou und Kollegen publizierte Daten gestützt. Sie entdeckten strukturelle Unterschiede im zentralen Bed-Nukleus der Stria terminalis (BSTc) des Hypothalamus bei Transsexuellen. Diese Hirnregion ist verantwortlich für sexuelles Verhalten und normalerweise bei Männern größer angelegt als bei Frauen. Bei Mann-zu-Frau-Transsexuellen wurde ein BSTc, der größenmäßig dem einer Frau entsprach, gefunden.

Den rechtlichen Rahmen zur Änderung der geschlechtlichen Identität bildet das Transsexuellengesetz (Gesetz über die Änderung der Vornamen und Anerkennung der neuen Geschlechtszugehörigkeit in besonderen Fällen, Transsexuellengesetz TSG, 1980: kleine Lösung, §§ 1 ff., große Lösung, Personenstandsänderung, §§ 8 ff.). Fragen, die die ärztliche Behandlung betreffen oder die Frage der Kostenübernahme der geschlechtsanpassenden Maßnahmen, sind im TSG nicht geregelt. Im August 1987 wurde Transsexualität vom Bundessozialgericht rechtlich als eine Krankheit im Sinne der RVO anerkannt. Die geschlechtsumwandelnde Operation gilt somit als eine medizinisch notwendige Heilbehandlung. Seither ist die Kostenübernahme durch die gesetzlichen Krankenkassen unproblematisch geworden. Für die privaten Krankenversicherungen kann es auf Grund des zivilen Versicherungsverhältnisses bei der Kostenübernahme allerdings spezielle Schwierigkeiten geben.

8.7.2 Therapeutisches Vorgehen

Psychotherapeutische Vorgehensweisen mit dem Ziel, die Patienten von ihrem Wunsch nach einer geschlechtsanpassenden Operation abzubringen, sind bei Transsexuellen fehlgeschlagen. Daher ging man in den 70er Jahren bei nicht selten vorkommenden Selbstverstümmelungen dazu über, geschlechtsanpassende Operationen durchzuführen. Inzwischen hat sich in der Bundesrepublik Deutschland ein schrittweises Vorgehen der Anpassung des Körpers an die psychische Geschlechtsidentität durchgesetzt, an dessen Ende die Operation stehen kann, aber nicht muss. Zur adäquaten Betreuung der transsexuellen Patienten bedarf es der intensiven interdisziplinären Zusammenarbeit zwischen Psychiatern/Psychotherapeuten, Endokrinologen und Operateuren (Urologen/plastischen Chirurgen/Gynäkologen).

> **Stufenplan zur therapeutischen Vorgehensweise bei Transsexualität**
> 1. Stufe: Einleitung der Psychotherapie, ausführliche Diagnostik
> 2. Stufe: So genannter „Alltagstest" (wenn möglich)
> 3. Stufe: Gegengeschlechtliche Hormontherapie
> 4. Stufe: Geschlechtsanpassende Operation
> 5. Stufe: Nachbetreuung (psychiatrisch, endokrinologisch)

Die erste Phase des oben aufgeführten Stufenplans dient der detaillierten Diagnostik. Hier werden genetische, endokrinologische und neurologische Untersuchungen durchgeführt. Etwa zeitgleich wird die Psychotherapie eingeleitet, die den Patienten auf die sekundären Veränderungen nach der Geschlechtsumwandlung vorbereiten soll. In einer zweiten Phase, dem sog. „Alltagstest", prüfen Transsexuelle unter begleitender Psychotherapie, wie sie in ihrer gegengeschlechtlichen Rolle zurecht kommen, was zu einer Konsolidierung im Rollenverhalten führen soll. Gefolgt wird diese Phase von der gegengeschlechtlichen Hormontherapie, die nach Absprache mit dem Psychiater/Psychotherapeuten seitens des Endokrinologen unter sorgfältiger Führung und Überwachung des Patienten durchgeführt wird. Hierbei ist immer wieder die Einnahme von nicht rezeptierten Hormonpräparaten (Ausland, Internet, „schwarzer Markt") zu verschiedensten Zeitpunkten des Therapiekonzeptes zu vermerken. Daraus ist ersichtlich, wie wichtig der Aufbau eines Vertrauensverhältnisses zwischen dem behandelnden Psychiater/Endokrinologen und transsexuellen Patienten ist, um potentiellen Schäden durch eine unkontrollierte Hormoneinnahme entgegenwirken zu können. Sinnvollerweise sollte bei Mann-zu-Frau-Transsexuellen erst nach Einleitung der Hormontherapie, bei bereits erniedrigten Testosteronspiegeln, eine Epilationsbehandlung hinzukommen. Idealerweise schließt sich der Operation als letzte Stufe die psychotherapeutische und endokrinologische Nachbetreuung mit regelmäßiger Überprüfung der Hormonspiegel an. In der Praxis ergeben sich meist auf Druck der Patienten erhebliche zeitliche Abweichungen im Stufenkonzept (Stufen 1–3). In diesen Fällen hat sich bisher eine gut funktionierende, interdisziplinäre Kooperation der behandelnden Ärzte bewährt, was bedauerlicherweise die unrezeptierte Hormoneinnahme nicht vollends aufzuheben vermag. Es zeigt sich, dass etwa 30% der Transsexuellen bereits vormediziert zum Endokrinologen kommen. Problematisch daran ist, dass bereits zum Zeitpunkt der Erstuntersuchung derartige Veränderungen vorliegen, die die Differentialdiagnose häufig erschweren können. Aus diesem Grunde sollte dem niedergelassenen Arzt davon abgeraten werden, trotz oft starken Drängens der Patienten, vor einer gutachterlichen Sicherung der Diagnose eine gegengeschlechtliche Hormontherapie zu beginnen.

Endokrinologische Betreuung transsexueller Patienten

Bei der Erstvorstellung der Patienten erfolgt eine körperliche Untersuchung mit Feststellung des phänotypischen Geschlechts. Zur Dokumentationssicherung des chromosomalen Geschlechts wird eine Karyotypisierung durchgeführt. Bei den Laboruntersuchungen gehört zu den Mindestanforderungen die Untersuchung der Transaminasen, γ-GT, alkalische Phosphatase, Testosteron, Östradiol, LH, FSH, Prolaktin, TSH und ggf. Progesteron in der Lutealphase. Da sich neben der Veränderung der Leberparameter auch Blutbildveränderungen (Hb-Anstieg bei Testosterontherapie und Hb-Abfall bei der Therapie von Mann-zu-Frau-Transsexuellen) während der gegengeschlechtlichen Hormontherapie einstellen, sollte neben der Kontrolle der Laborparameter LH/FSH, Prolaktin, Östradiol und Testosteron sowie der Leberenzyme alle 3–6 Monate im Verlauf der Therapie auch eine Blutbildkontrolle durchgeführt werden. Bei Auffälligkeiten sollte noch vor Therapiebeginn eine weiterführende Diagnostik durchgeführt werden. Beim Aufklärungsgespräch sollte auf die Risiken des Nikotin- und Alkoholkonsums eingegangen werden und ein Merkblatt zur Thromboseprophylaxe (bei Mann-zu-Frau-Transsexuellen) mitgegeben werden.

> **Gegengeschlechtliche Hormontherapie bei Transsexualismus**
> - Mann-zu-Frau:
>   – Orale Östrogenbehandlung (z. B. Estrifam forte 1-bis 2-mal 1/Tag)
>   – Antiandrogene oral (z. B. Androcur initial 50 mg à 2-mal 1/Tag, später schrittweise Dosisreduktion nach Testosteronspiegel). Alternativ zur hochdosierten Antiandrogentherapie: kurzfristige, mehrfache Gaben von GnRH-Analoga (z. B. Decapeptyl Depot i.m.), um eine sofortige Unterdrückung der Testosteronproduktion zu erreichen
>   – Alternativ (v. a. ab dem 40. Lebensjahr, bei erhöhtem Thromboembolierisiko oder bei Transaminasenenstieg): transdermale Applikation (z. B. Estraderm TTS 100 oder Gynokadin Gel 2–4 Hub)

- Frau-zu-Mann:
  - Testosterongabe i.m., initial im 2-Wochen-Intervall (z. B. Testoviron Depot 250 mg), später nach Testosteronspiegel (meist alle 2–4 Wochen)
  - Alternativ: Testogel 25–75 mg/Tag (initial 50 mg; anschließend nach Testosteronspiegel anpassen)
  - Bei Persistieren der Zyklusblutung nach 2- bis 3-monatiger Testosterongabe: Gestagengabe i.m. zwischen den Testosteroninjektionen (z. B. Clinovir 500 mg, 2-mal 1 innerhalb von 3–4 Tagen)
  Alternativ zur hochdosierten Gestagentherapie: mehrfache Gaben von GnRH-Analoga zeitgleich mit der 1. Testosterongabe (z. B. Enantone-Gyn-Monatsdepot i.m. oder Synarela)

Im Anschluss an unauffällige diagnostische Befunde wird die gegengeschlechtliche Hormonbehandlung (s. Übersicht) eingeleitet. Sie birgt spezifische Risiken bezüglich Morbidität und Mortalität des Patienten, die dem behandelnden Arzt gegenwärtig sein müssen. Im Rahmen der Erstuntersuchung sollte insbesondere auf die Irreversibilität der unter einer gegengeschlechtlichen Hormontherapie auftretenden Veränderungen hingewiesen werden. Daher sollte die Einleitung einer solchen Therapie erst zu dem Zeitpunkt stattfinden, an dem die Diagnose der Transsexualität gutachterlich eindeutig belegt ist.

Mann-zu-Frau-Transsexuelle In unserem Zentrum wurden mit einer initial hochdosierten i.m.-Östrogentherapie gute Erfahrungen gemacht, allerdings werden die hierzu notwendigen Präparate nicht mehr hergestellt. Es empfiehlt sich initial eine Therapie mit 17b-Östradiol 4–8 mg täglich p.o. (z.B. Estrifam forte 1–2/Tag) in Kombination mit oralen Antiandrogenen (vgl. auch obige Übersicht), was bei fallenden Testosteronspiegeln in der Dosis schrittweise reduziert wird. Alternativ zur hochdosierten Antiandrogentherapie besteht die Möglichkeit, bei erhöhtem Thromboserisiko oder bei einer Depression GnRH-Analoga mit niedrigdosierten Antiandrogenen zu kombinieren (z. B. GnRH-Analoga s. obige Übersicht und 1-mal 5 mg Androcur). Eine weitere pharmakologische Erhöhung der Dosierung bewirkt kein schnelleres Ansprechen der Zielorgane, kann jedoch zu zahlreichen Nebenwirkungen führen. Im Verlauf sollte die Östradioldosierung nach Hormonwerten (LH, FSH, Östradiol) und Klinik auf eine Dosis zwischen 2 und 8 mg 17b-Östradiol angepasst werden. Andere Zentren empfehlen alternativ Ethinylöstradiol p.o. 50–100 µg/Tag, konjugierte equine Östrogene p.o. 0,625–2,5 mg/Tag oder eine transdermale Östrogenapplikation (100 µg 17b-Östradiol 2-mal/Woche). Für die transdermale Gabe hat sich ein gegenüber der oralen Einnahme vermindertes Risiko thromboembolischer Ereignisse gezeigt, daher empfiehlt sich diese Applikationsform v. a. bei Patienten über 40 Jahren oder mit erhöhtem Thromoboembolierisiko sowie bei Transaminasenanstieg. Eine erwünschte Folge der Östrogentherapie ist das Entstehen einer Gynäkomastie, die jedoch vom Großteil der Patienten als nicht ausreichend empfunden wird. Durch regelmäßige Bestimmungen des Brustumfangs soll die Größenzunahme dokumentiert werden. Nicht selten ist eine über Wochen bis Monate andauernde, bis zur Schmerzhaftigkeit gesteigerte Sensibilität der Brustwarzen zu konstatieren. Bedingt durch die gestagene Wirkung der Antiandrogene sowie die direkten Effekte der Östrogene ist das Auftreten einer Hyperprolaktinämie, ggf. mit Galaktorrhö, eine weitere Nebenwirkung.

Im Verlauf lassen sich außerdem eine Verfeinerung der Hautstruktur sowie eine Auflockerung des Unterhautfettgewebes und eine Umverteilung des Fettgewebes nach dem weiblichen Verteilungsmuster feststellen. Die Abnahme des Bartwuchses erreicht jedoch meist keine befriedigenden Ausmaße, sodass immer wieder eine Epilationsbehandlung notwendig wird. Die abdominelle Behaarung nimmt indes sukzessive ab. Besteht eine androgenetische Alopezie, kann eine topische Behandlung mit östrogenhaltigen Haarwässern (z. B. Ell-Cranell alpha) erfolgen. Bei Therapieresistenz bleibt als Alternative häufig nur das Tragen einer Perücke.

Mit interindividuellen Unterschieden tritt nach Gabe von Östrogenen bei Mann-zu-Frau-Transsexuellen eine testikuläre Atrophie auf, die eine dauerhafte Infertilität zur Folge haben kann, auch wenn die gegengeschlechtliche Therapie vorzeitig beendet wird. Auch die Prostatagröße nimmt in vielen Fällen ab. Weitere Effekte der Hormonbehandlung sind die Reduktion der Libido und der Potenz, die sich sogar in einem völligen Erektionsverlust oder in einer Anorgasmie äußern können. Auch diese Nebenwirkungen sollten Inhalte des Aufklärungsgespräches sein. Meistens ist dann auch die Beibehaltung der Antiandrogengabe nicht mehr sinnvoll. An schwerwiegenden Nebenwirkungen sind insbesondere das etwa 20fach erhöhte Risiko thromboembolischer Komplikationen (man geht von einer Zunahme des Risikos mit steigender Östrogendosis aus) sowie das in Einzelfällen beschriebene Auftreten von Mammakarzinomen zu nennen. Ferner steigern Östrogene die Prolaktinsekretion, sodass es zur Hyperprolaktinämie mit der Gefahr der Prolaktinombildung kommen kann. Antiandrogene wie Cyproteronacetat (Androcur) bewirken sogar eine deutlich höhere Prolaktinsekretion als Östrogene. Bei der Kombinationsbehandlung mit Östrogenpräparaten potenziert sich daher die Gefahr der Entwicklung eines Prolaktinoms. Durch Metabolisierung der Östrogene in der Leber zeigt sich oft ein Transaminasenanstieg. Daher sollten die Leberparameter im Verlauf regelmäßig kontrolliert und die Hormondosen entsprechend angepasst werden.

Eine relative Kontraindikation für die hochdosierte Östrogentherapie stellen bestehende Leberparenchymschäden, eine venöse Insuffizienz, Thromboembolien in der Vorgeschichte oder das Vorhandensein von hormonabhängigen Tumoren dar. In diesen Fällen sollten – wenn überhaupt – deutlich niedrigere Hormondosen eingesetzt werden. Soll mittels Pharmakotherapie lediglich eine Gynäkomastie erreicht werden, so besteht die Möglichkeit, ein nichtsteroidales Antiandrogen zu verabreichen (z. B. Fugerel = Flutamid à 250 mg). Dieses führt über eine Stimulation der Gonadotropinsekretion zur Steigerung der Testosteron- und damit sekundär auch der Östrogenbiosynthese, was das Brustwachstum begünstigt.

Frau-zu-Mann-Transsexuelle

Die Frau-zu-Mann-Transsexuellen werden im Rahmen der gegengeschlechtlichen Hormonbehandlung mit intramuskulären Testosteroninjektionen behandelt. Anfänglich werden in zweiwöchigem Intervall 250 mg Testosteron intramuskulär verabreicht. Eine Steigerung der Dosis ist wenig sinnvoll, da die Androgenwirkung durch die Zahl der Androgenrezeptoren bestimmt wird. Da die Metabolisierung von Testosteron in der Leber stattfindet, bewirkt eine Erhöhung der Dosierung ausschließlich eine Belastung der metabolischen Leberfunktion. Als Alternative steht eine transdermale Applikation mit einem Testosterongel (Testogel 25–75 mg/Tag) zur Verfügung. Allerdings sind die klinischen Erfahrungen bei transsexuellen Patienten hier noch sehr begrenzt. Eine der erwünschten Wirkungen der Androgentherapie ist dabei das Erreichen einer Amenorrhö sowie die interindividuell unterschiedlich schnell auftretende Veränderung der Stimmlage (nach einigen Wochen bis Monaten). Daneben kommt es zu Zeichen der Atrophie am Endometrium sowie am Vaginalepithel. Bei persistierender Zyklusblutung wird im Intervall zwischen den Testovirongaben mit Gestagenen oder alternativ mit GnRH-Analoga behandelt. Meist bildet sich kurz nach Beginn der Hormontherapie bereits ein Hirsutismus aus. Ebenfalls sehr unterschiedlich ist das Zeitintervall, in dem es zum Auftreten und zur Ausbildung eines kräftigen Bartwuchses kommt. Insgesamt stellt sich jedoch im Laufe der Zeit ein typisches männliches Behaarungsmuster ein. Durch die anabole Wirkung der Androgene kommt es außerdem zu einer Zunahme der Muskelmasse, die in Kombination mit Krafttraining zu befriedigenden Ergebnissen in Bezug auf den gewünschten männlichen Körperbau führt. Akne gehört zu den häufig unerwünschten Nebenwirkungen, die ggf. antibiotisch behandelt werden muss (z. B. mit Vibramycin: anfänglich 200 mg, dann 100 mg täglich). Äußerst selten kommt es zu einer Wasserretention mit Ausbildung von Ödemen.

Geschlechtsanpassende Operation

Nach mehrmonatiger gegengeschlechtlicher Hormontherapie folgt die geschlechtsanpassende Operation. Die Deutsche Gesellschaft für Sexualforschung schlägt derzeit folgende Kriterien für eine geschlechtskorrigierende Operation vor, die als Vorbedingungen erfüllt sein sollten:

- Abgeschlossene psychosexuelle Entwicklung (Mindestalter 18 Jahre);
- gründliche Diagnostik;
- mindestens 2-jährige präoperative Beobachtung einschließlich psychotherapeutischer Behandlung;
- Nachweis eines Alltagstests (wenn möglich) sowie einer kontinuierlichen gegengeschlechtlichen Hormontherapie;
- zwei unabhängige psychiatrische Gutachter sollten die klare Indikation zur Operation stellen;
- Aufklärung über die Operationsrisiken und über die rechtliche Situation;
- Sicherung einer ärztlichen und psychotherapeutischen Nachsorge.

Über gängige und neue Operationstechniken informiert Übersichtsartikel von B. Liedl (s. Literatur).

Zur endokrinologischen Betreuung transsexueller Patienten gibt es keine großen randomisierten Studien. Die Empfehlungen basieren auf Erfahrungen großer Zentren, die zum Teil in retrospektiven Studien im Vergleich mit der Normalbevölkerung analysiert wurden. Somit entspricht die Evidenz einem Evidenzgrad III mit einer Empfehlungsstärke B.

8.7.3 Zusammenfassung

Transsexualität stellt eine Infragestellung der dualistischen Geschlechterordnung dar. Nach wie vor bleibt die Herausforderung bestehen, den zugrunde liegenden Ursachen transsexuellen Erlebens näher zu kommen. Sowohl die Gesetzgebung als auch die Medizin bieten mittlerweile Maßnahmen an, die sich als tauglich erwiesen haben, um den sich nicht zu unterschätzenden Leidensdruck der Betroffenen zu minimieren und ihnen ein Leben in der gewünschten Form zu ermöglichen. Diese Hilfen sind meist eher pragmatisch entwickelt worden und in vielen Bereichen durchaus verbesserungsfähig.

Literatur

Asscheman H, Gooren LJG, Assies J, Smits JPH, De Slegte R (1988) Prolactin levels and pituitary enlargement in hormone-treated mal-to-female transsexuals. Clin Endocrinol 28: 583–588

Bakker A, van Kesteren PJ, Gooren LJ, Bezemer PD (2002) The prevalence of transsexualism in the Netherlands. Acta Psychiatr Scand 87: 237–238

Cohen-Kettenis PT, Gooren LJ (1999) Transsexualism: a review of etiology, diagnosis and treatment. J Psychosom Res 46: 315–333

Damewood MD, Bellantoni JJ, Bachorik PS, Kimball AW Jr, Roch JA (1989) Exogenous estrogen effect on lipid/lipoprotein cholesterol in transsexual males. J Endocrinol Invest 12: 449–454

Dorner G, Poppe I, Stahl F, Kolzsch J, Uebehack R (1991) Gene- and environment-dependent neuroendocrine etiogenesis of homosexuality and transsexualism. Exp Clin Endocrinol 98: 141–150

Eicher W, Stiehl B, Bergner CM (1991) Transformationsoperation bei Mann-zu-Frau-Transsexuellen. Z Sexualforsch 4: 119–132

Eicher W (1992) Transsexualismus, 2. Auflage. Gustav Fischer, Stuttgart

Gesetz über die Änderung der Vornamen und die Feststellung der Geschlechtszugehörigkeit in besonderen Fällen (Transsexuellengesetz – TSG) (1980) Bundesgesetzblatt, Jahrgang 1980, Teil I

Goh HH, Ratnam SS (1990) Effects of estrogens on prolactin secretion in transsexual subjects. Arch Sex Behav 19: 507–516

Kemper J (1992) Sexualtherapeutische Praxis. J. Pfeiffer, München

Kokott G (1988) Sexuelle Variationen. In: Faust V (Hrsg) Psychiatrie für den Praxisalltag. Hippokrates, Stuttgart, S 63–78

Kovacs K (1999) Prolactin-producing pituitary adenoma in a male-to-female-transsexual patient with protracted estrogen administration. Arch Pathol Lab Med 118: 562–565

Liedl B (1999) Geschlechtsangleichende Operationen bei Transsexualität. MMW Fortschr Med 41(23): 305–309

Moore V, Wisniewski A, Dobs A (2003) Endocrine treatment of transsexual people: a review of treatment regimens, outcomes, and adverse effects. J Clin Endocrinol Metab 88: 3467–3473

Pfäflin F (1991) Transsexualität. Enke, Stuttgart

Poland D (1991) Transsexualität – Leitsymptomatik, Differentialdiagnostik und Behandlungskonzepte. In: Kamprad B; Schiffels W (Hrsg) Im falschen Körper. Alles über Transsexualität. Keuz, Zürich, S 70–83

Schlatterer K, Werder K von , Stalla GK (1996) Multistepp treatment concept of transsexual patients. Clin Endocrinol Diabetes 104: 413–419

Schlatterer K, Auer DP, Yassouridis A, Werder K von, Stalla GK (1998) Transsexualism and osteoporosis. Clin Endocrinol Diabetes 106: 365–368

Schlatterer K, Yassouridis A, Werder K von, Poland D, Kemper J, Stalla GK (1998) A follow-up study for estimating the effectiveness of a crossgender hormone substitution therapy on transsexual patients. Arch Sex Behav 27(5), 475–492

Sigusch V (1994) Leitsymptome transsexueller Entwicklungen. Dtsch Ärztebl 91(20): B1085–B1088

Toorians AWFT, Thomassen MCLGD, Zweegman S, Magdelyns EJP, Tans G, Gooren LJ, Rosing J (2003) Venous thrombosis and changes of hemostatic variables during cross-sex hormone treatment in transsexual people. J Clin Endocrinol Metab 88: 5723-5729

Van Kesteren PJ, Asscheman H, Megens JA, Gooren LJ (1997) Mortality and morbidity in transsexual subjects treated with cross-sex hormones. Clin Endocrinol 47: 337–342

Zhou JN, Hofman MA, Gooren LJ, Swaab DF (1995) A sex difference in the human brain and its relation to transsexuality. Nature 378: 68–70

8.8 Störungen des Kalzium- und Phosphatstoffwechsels
Johannes Pfeilschifter

8.8.1 Hyperkalzämie (Serumkalzium >2,6 mmol/l; >10,5 mg/dl)

Ursachen

In mehr als 90% der Fälle liegt einer Hyperkalzämie ein primärer Hyperparathyreoidismus (pHPT) oder ein Tumor zugrunde. Bei 5–15% des pHPT besteht eine Mehrdrüsenhyperplasie, sporadisch oder als Teil einer erblichen Erkrankung im Rahmen einer multiplen endokrinen Neoplasie (MEN) Typ I oder II. Eine wichtige, wenn auch seltene Differentialdiagnose des pHPT ist die familiäre hypokalziurische Hyperkalzämie (FHH) – eine heterozygote inaktivierende Mutation des Kalzium-Sensing-Rezeptors. Im Rahmen von granulomatösen entzündlichen Erkrankungen kann es über eine makrophagozytäre Überproduktion von aktivem Vitamin D_3 zu einer Hyperkalzämie kommen. Weitere Ursachen sind eine Hyperthyreose, eine Überdosierung mit Vitamin-D-Präparaten, hohe Dosen an Kalzium oder Vitamin-A-Säurepräparaten, Thiaziddiuretika, Lithium und eine Immobilisation.

Klinik

Klassische Symptome betreffen die Niere (Polyurie, Nephrokalzinose, Nephrolithiasis), die Knochen (Osteoporose, Ostitis fibrosa cystica, Frakturen) und den Magen-Darm-Trakt (peptische Ulzera, Pankreatitis, Cholelithiasis). Die Hyperkalzämie per se kann zu Inappetenz, Übelkeit, Erbrechen, Obstipation, Müdigkeit, Muskelschwäche, Konzentrationsschwäche und Persönlichkeitsveränderungen führen. Oft finden sich symptomarme Verläufe. Fehlt jegliche klinische Manifestation, spricht man von der Sonderform eines „asymptomatischen pHPT".

Diagnostik

Jede, auch eine milde Hyperkalzämie ist klärungs- und beobachtungswürdig (Abb. 8.8-1). Erhöhungen des Serumkalziums bei normalem Gesamteiweiß, durch mindestens 3 Bestimmungen an verschiedenen Tagen gesichert, und des PTH (radioimmunologische Bestimmung von intaktem PTH) sprechen mit über 95%iger Wahrscheinlichkeit für einen pHPT. Wichtig ist die Abgrenzung einer FHH bei leicht erhöhten PTH-Werten. Dies gelingt am besten über die Berechnung der Kalzium-Clearance/Kreatinin-Clearance. Werte >0,01 sprechen für einen pHPT, Werte <0,01 für eine FHH. Die Kalziumausscheidung allein hat

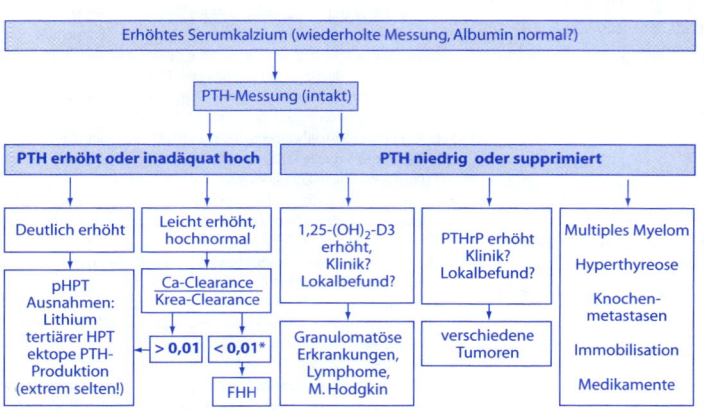

Abb. 8.8-1. Differentialdiagnose der Hyperkalzämie

(* siehe unter Diagnostik)

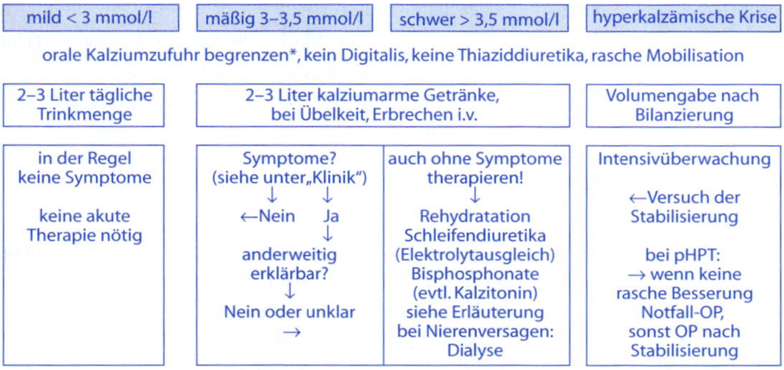

8.8 Störungen des Kalzium- und Phosphatstoffwechsels

Abb. 8.8-2. Akute Therapie der Hyperkalzämie

mild < 3 mmol/l	mäßig 3–3,5 mmol/l	schwer > 3,5 mmol/l	hyperkalzämische Krise
orale Kalziumzufuhr begrenzen*, kein Digitalis, keine Thiaziddiuretika, rasche Mobilisation			
2–3 Liter tägliche Trinkmenge	2–3 Liter kalziumarme Getränke, bei Übelkeit, Erbrechen i.v.		Volumengabe nach Bilanzierung
in der Regel keine Symptome keine akute Therapie nötig	Symptome? (siehe unter „Klinik") ↓ ↓ ←Nein Ja ↓ anderweitig erklärbar? ↓ Nein oder unklar →	auch ohne Symptome therapieren! ↓ Rehydratation Schleifendiuretika (Elektrolytausgleich) Bisphosphonate (evtl. Kalzitonin) siehe Erläuterung bei Nierenversagen: Dialyse	Intensivüberwachung ←Versuch der Stabilisierung bei pHPT: → wenn keine rasche Besserung Notfall-OP, sonst OP nach Stabilisierung

* Hauptkalziumlieferanten in der Nahrung sind Milch (1 Glas á 200 ml = 240 mg Ca), Milchprodukte (Hartkäse > Weichkäse; z.B. 1 Scheibe Emmentaler á 30 g = 300 mg Ca; einige Gemüsesorten und kalziumreiche Mineralwässer

dagegen nur eine geringe Trennschärfe (65% Überlappung von FHH mit einem pHPT). Erhärtet wird die Diagnose einer FHH durch ein Familien-Screening.

Bei niedrig-normalen oder erniedrigten PTH-Werten liegen am häufigsten klinisch bereits manifeste Tumoren oder granulomatöse Erkrankungen vor. Bei einem nahe liegenden Zusammenhang zwischen einer Hyperkalzämie und einem klinisch evidenten Tumor, von dem bekannt ist, dass er eine Hyperkalzämie auslösen kann, genügt in der Regel der Nachweis eines niedrigen Serum-PTH zum Ausschluss eines pHPT als Zweitursache.

Zu einer scheinbaren Erhöhung des Kalziums (Pseudohyperkalzämie) kommt es bei hohen Serumalbuminkonzentrationen.

Akute Therapie der Hyperkalzämie

Ziel ist die Absenkung des Serumkalziums in einen Bereich, bei dem keine klinischen Symptome zu befürchten sind, sowie die Beseitigung der durch die Hyperkalzämie ausgelösten Folgekomplikationen.

Reichliches Trinken fördert die Kalziurie und senkt das Serumkalzium. Digitalis (vermehrt Rhythmusstörungen), Thiaziddiuretika (vermehrte renale Kalziumrückresorption) und eine Immobilisation (zusätzliche negative Kalziumbilanz) sollten vermieden werden. Die in Abb. 8.8-2 aufgeführten Maßnahmen bei symptomatischer bzw. schwerer Hyperkalzämie werden in Abhängigkeit von der Schwere der Klinik und der Höhe des Serumkalziums gestaffelt oder gleichzeitig eingesetzt.

Eine Dehydratation ist häufig vorhanden infolge Übelkeit mit Erbrechen und Polyurie. Die Hyperkalzämie ist zudem begleitet von einer ADH-Resistenz, die in einer gestörten Wasserrückresorption resultiert. Durch die Hämokonzentration kommt es zu einer weiteren Erhöhung der Hyperkalzämie. Die Abnahme der glomerulären Filtration kann die Kalziumausscheidung dann noch weiter beeinträchtigen. Je nach Ausmaß der Dehydratation gibt man bis zu 4 Liter physiologischer Kochsalz-

lösung i.v. über 24–48 h. Dadurch erreicht man eine Absenkung des Serumkalziums um 1–3 mg/dl.

Bei nicht ausreichender Senkung des Kalziums oder kardiovaskulären bzw. renalen Einschränkungen gibt man nach Rehydratation zusätzlich ein Schleifendiuretikum (Furosemid, Ethacrynsäure). Dadurch wird die Natrium- und Kalziumabsorption im aufsteigenden Schenkel der Henle-Schleife zusätzlich vermindert.

Ohne Begleiterkrankungen genügen meist kleine Dosen (10–20 mg Furosemid). Hohe Dosen (z. B. bis zu 100 mg/h Furosemid i.v.) sind nur selten nötig. Wichtig ist die vorherige Rehydratation, andernfalls kann es zu einer weiteren Volumenkontraktion und sogar zu einer Zunahme der Hyperkalzämie kommen.

Ein Kalium- und Magnesiummangel durch Diurese und Erbrechen muss ausgeglichen werden. Ein Phosphatausgleich ist lediglich bei schwerer Hypophosphatämie (<1 mg/dl) nötig (s. Tabelle 8.8-5).

In den meisten Fällen trägt eine gesteigerte Knochenresorption zur Hyperkalzämie bei. Substanzen, die die Osteoklastenbildung bzw. -aktivität blockieren, senken dann sehr wirksam das Serumkalzium. Kalzitonin (zahlreiche Handelspräparate verfügbar in Dosierungen à 50 oder 100 Einheiten pro Ampulle) senkt über eine direkte Hemmung der Osteoklastenaktivität innerhalb von 2–6 h das Kalzium um ca. 2 mg/dl. Gebräuchlich sind 100 Einheiten 6-stündlich s.c. als Soforttherapie. Die Wirkung hält oft nur 24 h an. In Kombination mit einem Bisphosphonat hat dies möglicherweise eine raschere und größere Wirkung auf das Serumkalzium als die Bisphosphonatgabe allein. Die Bisphosphonate hemmen die Aktivität der Osteoklasten langfristig, aber mit einer Latenzzeit von ca. 24 h (Dosierungsschemata siehe unter Tumorhyperkalzämie, Seite 662).

Bei Patienten mit einer schwergradigen Hyperkalzämie, die refraktär gegenüber diesen Maßnahmen sind oder eine höhergradige Niereninsuffizienz bzw. ein Nierenversagen aufweisen, empfiehlt sich eine Peritoneal- oder Hämodialyse mit einem niedrigen oder Nullkalziumdialysat. Dadurch kann das Serumkalzium rapide gesenkt werden.

Eine hyperkalzämische Krise geht meistens mit Serumkalziumspiegeln >3,5 mmol/l, Bewusstseinseinschränkungen und einer Oligo-/Anurie einher. Bei einem pHPT muss hier rasch die Entscheidung bezüglich des optimalen Operationszeitpunkts gefällt werden. Wenn möglich, erfolgt eine kurzfristige präoperative Therapie wie in Abb. 8.8-2 dargestellt. Kommt es zu keiner raschen Besserung, so erfolgt der Eingriff notfallmäßig, ansonsten unverzüglich nach Stabilisierung der Stoffwechsellage.

Therapie der Vitamin-D-induzierten Hyperkalzämie

- Allgemeine Maßnahmen:
    - Behandlung der Grundkrankheit; allgemeine Therapie nach Abb. 8.8-2
- Spezifische Maßnahmen:
    - 200–300 mg Hydrocortison i.v./Tag für 3–5 Tage oder
    - 40–60 mg Prednisolon/Tag für 3–5 Tage in 2–3 Dosen
    - (Reservemittel: Chloroquin, Hydroxychloroquin, Ketoconazol)
    - Erhöhte Sensitivität gegenüber Vitamin-D- und Kalziumzufuhr! ® Vitamin-D-Zufuhr mit der Nahrung (Seefisch) und über die Haut (Sonnenexposition) begrenzen, Kalziumzufuhr auf 400 mg/Tag begrenzen (s. Anmerkungen zu Abb. 8.8-2).

Bei Hyperkalzämien im Rahmen von granulomatösen Erkrankungen sind Glukokortikoide als Therapie der Wahl gebräuchlich. Sie hemmen die 1-α-Hydroxylase der Makrophagen und damit die ungezügelte Umwandlung von 25-Hydroxyvitamin-D_3 in das aktive 1,25-Dihydroxyvitamin-D_3. Im Gegensatz dazu ist die renale 1-α-Hydroxylase kaum durch Glukokortikoide beeinflussbar. Ein Versagen der Therapie deutet auf die Koexistenz einer anderen Erkrankung hin. Die Vitamin-D-induzierte Hyperkalzämie ist sehr von der Menge an zur Verfügung stehendem 25-Hydroxyvitamin-D_3 und Kalzium abhängig. Eine „Substratbegrenzung" ist bei dieser Form der Hyperkalzämie daher sehr wirkungsvoll.

Therapie der Tumorhyperkalzämie

Akutmaßnahmen zur Senkung des Serumkalziums je nach Schweregrad nach Abb. 8.8-2; Einleitung der spezifischen Therapie des Tumors (Operation/Radiatio/Chemotherapie) **plus**
- Clodronat (Ostac, Bonefos)
    - 300 mg Clodronat in 500 ml 0,9% NaCl über 4 h i.v. täglich für 3 bis max. 10 Tage oder
- Pamidronat (Aredia)
    - Ca <3,5 mmol/Tag: einmalig 60 mg Pamidronat in mind. 500 ml 0,9% NaCl i.v. über 2–4 h
    - Ca ≥ 3,5 mmol/Tag: einmalig 90 mg Pamidronat in mind. 500 ml 0,9% NaCl i.v. über 2–4 h **oder**
- Ibandronat (Bondronat)
    - Ca <3,0 mmol/l: einmalig 2 mg Ibandronat in 500 ml 0,9% NaCl über 2 h i.v.
    - Ca ≥3 mmol/l: einmalig 4 bis maximal 6 mg Ibandronat in 500 ml 0,9% NaCl über 2 h i.v. **oder**
- Zoledronat (Zometa)
    - einmalig 4 mg in 50 ml 0,9% NaCl über 15 min i.v.

Eine Heilung ist bei den tumorbedingten Hyperkalzämien nur im Einzelfall möglich. Meist handelt es sich um fortgeschrittene Erkrankungen. Die Maßnahmen zur Senkung des Serumkalziums erfolgen überbrückend, bis die tumorspezifische Therapie angesprochen hat. Bei einem ausbehandelten Tumorleiden muss die Entscheidung bezüglich des Einsatzes kalziumsenkender Maßnahmen unter Abwägung der Gesamtprognose gefällt werden. Oft wird man hier von einer aggressiven Therapie absehen. Die symptomatische Senkung des Serumkalziums kann im Einzelfall aber zu einer deutlichen Verbesserung der Lebensqualität über Monate hinweg führen. Ein lebensverlängernder Effekt ist dagegen nicht belegt.

Der Schwerpunkt der Therapie liegt auf den Bisphosphonaten, zumal diese günstig auf Osteolysen wirken bzw. diese verhindern können (multiples Myelom, Mammakarzinom). Zugelassen zur Therapie der Tumorhyperkalzämie sind in Deutschland Clodronat, Pamidronat, Ibandronat und Zoledronat. Die Wirkung tritt nach 1–2 Tagen ein und erreicht ihr Maximum nach 3–7 Tagen. Die Ansprechrate liegt dosisabhängig zwischen 50 und 100%. Je höher die Dosis, desto länger hält die Wirkung an. Zoledrat ist bezüglich der Hyperkalzämie das derzeit potenteste Präparat. In einer Vergleichsstudie zwischen 4 mg Zoledronat und 90 mg Pamidronat kam es unter Zoledronat zu einer häufigeren und länger anhaltenden Normalisierung des Serumkalziums. Die Zeit bis zum Auftreten einer erneuten Hyperkalzämie ist nur schwer voraussagbar. Sie liegt zwischen wenigen Tagen und einem Monat, gelegentlich auch länger. Nach einer Therapie sollten regelmäßig Serumkalzium und Kalziurie kontrolliert werden. Eine erneute Therapie wird eingeleitet, sobald das Serumkalzium wieder ansteigt.

Bei einer zu raschen Infusion kann es zu Nierenfunktionsstörungen kommen. Die Anwendung von Ibandronat und Zoledronat ist bis zu einem Kreatininwert von 4,5 mg/dl möglich. Bei Pamidronat, Ibandronat und Zoledronat kommt es bei der ersten Infusion in 20% zu vorübergehendem Fieber.

Glukokortikoide sind bei der Hyperkalzämie durch Lymphome und das multiple Myelom sehr effektiv (siehe Therapie der Vitamin-D-induzierten Hyperkalzämie).

Therapie des primären Hyperparathyreoidismus (pHPT)

Operatives kontra konservatives Vorgehen Der pHPT wird durch eine adäquate Operation definitiv geheilt. Die Operationsindikation ist deshalb großzügig zu stellen. Risiken der Operation sind die Rekurrensparese (permanent ca. 0,5–4%) und der

Hypoparathyreoidismus (permanent ca. 1–2%). Die Operation sollte nur von einem erfahrenen Chirurgen vorgenommen werden. Die Erfolgsquote liegt dann auch ohne präoperative Lokalisationsdiagnostik bei etwa 98% beim Ersteingriff, bei der Zweitoperation immerhin bei etwa 90%.

In wenigen, speziellen Situationen (z. B. ausgeprägte Hyperkalzämie mit Klinik und erhebliche Kontraindikationen für eine Operation) kann die Injektion von 96%igem Ethanol in das sonographisch dargestellte Nebenschilddrüsenadenom eine mögliche alternative Behandlungsoption darstellen. Daten zum Langzeiterfolg, zu Früh- und Spätkomplikationen sind derzeit aber nur ungenügend vorhanden.

Konventionelles chirurgisches Vorgehen Dieses besteht in einer bilateralen Exploration, bei der alle Epithelkörperchen identifiziert werden. Eine präoperative Lokalisation ist bei dieser Vorgehensweise bei einem Ersteingriff optional. Liegen knotige Veränderungen in der Schilddrüse vor, so sind diese operativ mit anzugehen (s. Übersicht). In mehr als 80% des pHPT liegt ein solitäres Adenom vor. Bei der Vierdrüsenhyperplasie wird eine subtotale oder eine totale Parathyreoidektomie durchgeführt (Einzelheiten s. S. 644, MEN I/II). Bei sporadischer Erkrankung von nur zwei bzw. drei Nebenschilddrüsen kann eine Entfernung lediglich der vergrößerten Nebenschilddrüsen ausreichend sein.

Minimal-invasives chirurgisches Vorgehen Präoperative Diagnostik: Sonographie und Szintigraphie mit Sesta-MIBI.

Bei Vorliegen einer Eindrüsenerkrankung wird alternativ zum konventionellen Vorgehen zunehmend eine unilaterale/minimal-invasive Exploration durchgeführt, sofern das Epithelkörperchenadenom präoperativ lokalisiert wurde und intraoperativ, z. B. biochemisch durch PTH-Schnell-Assay, eine Eindrüsenerkrankung mit ausreichender Wahrscheinlichkeit bestätigt werden kann. Dies ist bei einem über 50%igen Abfall des ca. 10 min nach Entfernung der vergrößerten Drüse peripher gemessenen Serum PTH der Fall. Allerdings scheint es bei Mehrdrüsenerkrankungen hier oft falsch-positive Befunde zu geben.

Nachsorge nach Nebenschilddrüsenoperation Das Serumkalzium sinkt postoperativ innerhalb von 12 bis maximal 48 h ab. Vom 2.–4. Tag kann es vor allem bei Patienten mit großen Adenomen und/oder einer deutlichen Knochenbeteiligung durch den Einstrom von Kalzium in die Knochen („Kalziumhunger") zu einer hypokalzämischen Phase kommen. Das Serum-PTH ist dann reaktiv erhöht. Dies darf nicht mit einer Persistenz des pHPT verwechselt werden! Orale Kalziumgaben für eine bis mehrere Wochen reichen aber in der Regel aus, um diese Phase zu überwinden (1–2 g täglich). Nur gelegentlich ist zusätzlich eine vorübergehende Behandlung mit Calcitriol nötig (z. B. 0,25–0,5µg Calcitriol oder Decostriol). Die Kontrollen können schrittweise reduziert werden. Der Kalziumspiegel sollte im unteren Normbereich gehalten werden, um das vorhandene Nebenschilddrüsengewebe zur Funktionssteigerung anzuregen und um ein durch Überdosierung hervorgerufenes Nierensteinrisiko zu vermeiden. Auch bei normalem Kalziumspiegel sollte das Kalzium einmal jährlich bestimmt werden, um die, wenn auch nur in wenigen Prozent auftretenden, Rezidive nicht zu übersehen. Die Prognose nach Operation eines pHPT ist gut. Vorhandene Knochenläsionen heilen aus. Häufig kommt es zu einem rapiden und massiven Zuwachs der Knochendichte. Dagegen scheint das Risiko der Nierensteinbildung bis zu 10 Jahren nach der Operation erhöht zu bleiben.

Vorgehen bei persistierendem bzw. rezidivierendem pHPT

Kommt es innerhalb von sechs Monaten postoperativ nicht zur Normalisierung der Nebenschilddrüsenfunktion oder steigt das Serumkalzium nach kurzfristigem Absinken erneut in den pathologischen Bereich an, liegt ein persistierender pHPT vor. Geschieht dies nach mehr als sechs Monaten, spricht man von einem rezidivierenden pHPT. Ursachen sind meist eine unzureichende Halsexploration oder das Nichterkennen einer Mehrdrüsenerkrankung, seltener liegt eine pathologisch veränderte, ektop gelegene fünfte Nebenschilddrüse vor. In jedem Fall ist eine erneute endokrinologische Diagnostik erforderlich.

Die Indikation zur Reoperation wird üblicherweise strenger gestellt als zur Erstoperation, da die Komplikationen der Zweitoperation deutlich höher sind (permanente Rekurrensparese: 4–8%, permanenter Hypoparathyreoidismus: ca. 4%). Bei fehlender oder nur geringer klinischer Symptomatik und nur leicht erhöhtem Serumkalzium (<2,9–3,0 mmol/l) kann daher eine abwartende Haltung unter Einhaltung der in den beiden Übersichten auf dieser Seite aufgeführten Maßnahmen eingenommen werden.

Um die Morbidität von Reoperationen möglichst gering zu halten, wird im Falle der Notwendigkeit einer Reoperation grundsätzlich eine präoperative Lokalisationsdiagnostik durchgeführt. Es empfiehlt sich, die in der folgenden Übersicht aufgeführte diagnostische Reihenfolge einzuhalten, d. h. mit der Sonographie und der Szintigraphie zu beginnen. Da falsch-positive Befunde bei allen Verfahren nicht selten sind, sollte man eine Bestätigung der Lokalisation durch zwei verschiedene Verfahren anstreben.

Präoperative Diagnostik bei Reoperation
- Stimmbandfunktionsprüfung! Plus
- Sequentielle Bildgebung mit mind. 2 übereinstimmenden Befunden:
  - Sonographie der Halsorgane (Sensitivität 40–60%)
  - Sesta-MIBI-Scan (SPECT) (Sensitivität 60–80%)
  - Evtl. zusätzlich CT Hals (Sensitivität 40–70%)
  - Evtl. zusätzlich MRT Hals (Sensitivität 40–80%)
  - Evtl. zusätzlich selektiver Halsvenenkatheter mit PTH-Messung (Sensitivität 70–80%)
  - Evtl. zusätzlich Arteriographie (Sensitivität 40–60%)

Konservatives Vorgehen beim asymptomatischen pHPT Im Senium findet sich häufig ein milder, asymptomatischer pHPT. Insgesamt ist die Prognose bei diesen asymptomatischen Patienten sehr gut. Hier ist ein konservatives Management möglich.

Voraussetzungen für ein konservatives Vorgehen
- **Gute Compliance:** halbjährliche Kontrollen müssen gewährleistet sein
- **Wunsch des Patienten:** Ausdrücklicher Wunsch nach konservativem Vorgehen
- **Anamnese:** Keine vorausgegangenen Episoden einer lebensgefährlichen Hyperkalzämie/keine Nierensteine/keine Erkrankungen, die den Verlauf eines pHPT komplizieren könnten
- **Alter:** 50–70 Jahre, da es bei jüngeren Patienten Hinweise für eine erhöhte kardiovaskuläre Mortalität gibt. Zudem ist die Compliance hinsichtlich der Überwachung über mehrere Jahrzehnte unsicher
- **Labor:** Hyperkalzämie <2,8–2,9 mmol/l / Kreatinin-Clearance >70% normal / Kalziurie <400 mg/Tag
- **Knochendichte:** T-Score DXA >−2,5 SD an allen Messorten. Anmerkung: Auch dann, wenn eine Osteoporose nicht oder nur teilweise eine Folge des pHPT sein sollte, kann es nach der operativen Sanierung zu einem Anstieg der Knochendichte an Wirbelsäule und Schenkelhals von bis zu 10% kommen.

Therapieempfehlungen bei asymptomatischem pHPT
- Ernährung:
  - 2–3 Liter täglich trinken
  - Kalziumzufuhr etwa 1 g täglich: bei zu geringer Zufuhr droht eine negative Knochenbilanz, bei zu hoher Zufuhr die Zunahme der Hyperkalzämie (Beispiele für Nahrungskalziumzufuhr: s. Anmerkungen zu Abb. 8.8-2)
- Medikamente:
  - Digitalis und Thiazide meiden
- Sonstiges:
  - Vermeidung einer längeren Immobilisation (zusätzliche negative Kalziumbilanz)

Kontrolluntersuchungen bei konservativem Vorgehen
- 1/2-jährlich:
  - Anamnese: Nierensteine? Frakturen? (Wenn ja: Operation)
  - Depressive/neuromuskuläre Symptome? (Wenn ja: Operation)
  - Blutdruck
  - Labor: Kalzium, Kreatinin (PTH), (Zunahme der Hyperkalzämie? wenn ja: Operation)
- Jährlich:
  - Sonographie Niere (Nierensteine, Nephrokalzinose? Wenn ja: Operation)
  - Sonographie Hals
  - Kreatinin-Clearance, Kalziumausscheidung (Hyperkalziurie? Wenn ja: Operation)
- Ein- bis zweijährlich:
  - Knochendichte mittels DXA-Messung (progredienter Abfall? Wenn ja: Operation)

---

pHPT im Rahmen einer multiplen endokrinen Neoplasie (MEN I/II) Meistens sind alle 4 Drüsen betroffen. Die Patienten sind oft jünger als sporadische pHPT-Patienten. Die einzige definitive Therapie ist die Operation. Bei der subtotalen Parathyreoidektomie wird eine 3½-Resektion vorgenommen mit Belassen eines gut vaskularisierten, clip- bzw. fadenmarkierten ca. 50 mg schweren Nebenschilddrüsenrestes. Nachteilig ist die Rezidivrate von ca. 30%. Alternativ wird deshalb die totale Parathyreoidektomie mit heterotoper Autoimplantation in die Beugemuskulatur des nichtdominanten Unterarms durchgeführt. Implantiert werden ca. 20 Nebenschilddrüsengewebepartikel (Kantenlänge je von 1–2 mm, insgesamt ca. 60–80 mg Nebenschilddrüsengewebe). Restliches Gewebe wird kryopräserviert für eine eventuell spätere Implantation bei Insuffizienz des ursprünglichen Implantats. Auch hier kann es zu einem Rezidiv kommen. Grundsätzlich sollte bei jeder Mehrdrüsenerkrankung eine zervikale Thymektomie beidseitig vorgenommen werden, um überzählige oder ektop gelegene Nebenschilddrüsen nicht zu übersehen.

Vorgehen beim Nebenschilddrüsenkarzinom Nebenschilddrüsenkarzinome werden häufig erst postoperativ histologisch nachgewiesen. Wenn intraoperativ ein mit der Umgebung verbackener Nebenschilddrüsentumor vorliegt, besteht dringlicher Verdacht auf das Vorliegen eines Karzinoms. Wegen des hohen Rezidivrisikos sollten sowohl bei Verdacht als auch bei Nachweis eine Hemithyreoidektomie, ipsilaterale Parathyreoidektomie und zentrale Lymphadenektomie als En-bloc-Operation durchgeführt werden. Bei Lymphknotenmetastasen im lateralen Kompartment wird eine laterale, kompartmentorientierte Lymphadenektomie vorgenommen. Eine Kapselruptur mit Streuung des Tumors muss unbedingt vermieden werden. Wird die Diagnose erst nachträglich gestellt, wird eine Nachresektion wie oben beschrieben vorgenommen. Ist die histologische Diagnose nicht sicher und eine kurative Ausräumung des Tumors anzunehmen, ist unter Abwägung ein abwartendes Verhalten gerechtfertigt.

Ein kuratives Vorgehen ist dagegen nach dem Auftreten eines Rezidivs selten möglich. Der Tumor hat aber nur ein geringes malignes Potential und die Fünfjahresüberlebensraten nach Auftreten eines Rezidivs variieren zwischen 40 und 70%. Überlebenszeiten von mehr als 10 Jahren bei vorhandenen Metastasen sind nicht selten. Meist kommt es zu einem lokalen Rezidiv und zur Ausbreitung des Tumors entlang der lokalen Strukturen im Hals und in das Mediastinum. Die Patienten sterben in der Regel an den Folgen der nicht beherrschbaren Hyperkalzämie. Therapie der Wahl ist die chirurgische Tumormassenreduktion. Wiederholte chirurgische Eingriffe bewirken, auch bei multipler Metastasierung, eine prompte Senkung des Serumkalziumspiegels und der klinischen Symptomatik. Die Maßnahmen haben in der Regel aber lediglich eine zeitlich begrenzte Wirkung.

Nur in Einzelfällen sind mit einer Strahlentherapie oder Chemotherapie relevante klinische Besserungen beschrieben worden. Insgesamt ist das Nebenschilddrüsenkarzinom wenig strahlensensitiv, und die Strahlentherapie spielt keine zentrale Rolle. Bei einem Patienten mit einer dokumentierten Tumorinvasion in die Trachea ist nach Bestrahlung allerdings sogar eine Remission von 11 Jahren beschrieben worden, sodass auf Grund solcher positiver Einzelfallbeschreibungen eine Strahlentherapie als zusätzliche Maßnahme nach einem operativen Eingriff durchaus diskutiert werden kann. Die Erfahrungen mit der

Chemotherapie beschränken sich auf wenige Einzelfälle. Nur in wenigen Fällen sind hierbei passagere Teilremissionen gelungen. So kam es beispielsweise bei der Therapie einer 33-jährigen Patientin mit Dacarbacin zu einem Abfall der Kalzium- und der PTH-Werte und einer dadurch bedingten Stabilisierung der Erkrankung für 2 Monate. In einem anderen Fall ist eine partielle, 5 Monate anhaltende biochemische Remission unter einer Kombination von Fluoruracil, Cyclophosphamid und Dacarbacin beschrieben.

Unterstützend zur chirurgischen Therapie kommen alle in Abb. 8.8-2 genannten Maßnahmen zur Senkung der Hyperkalzämie in Frage. Die Erfolge sind auch hier häufig nur kurzfristig. Für die i.v.-Applikation mit Pamidronat (Aredia) liegen Einzelberichte über z. T. länger anhaltende Remissionen einer Hyperkalzämie vor. Beispielsweise ist in einem Fall eine Besserung der Hyperkalzämie durch die tägliche i.v.-Gabe von 30 mg Pamidronat (s. auch S. 662, Abschn. Therapie der Tumor-hyperkalzämie) als Kurzinfusion beschrieben. Die Ausgangskalziumwerte waren jeweils 5–15 Tage nach der letzten Infusion wieder erreicht.

Mehrere alternative, derzeit noch als experimentell zu bezeichnende Verfahren zur Senkung des Serumkalziums beim Nebenschilddrüsenkarzinom sind in Erprobung (Kalzimimetika, Immunisierung mit PTH-Fragmenten oder Nebenschilddrüsengewebe).

Vorgehen bei einer Schwangerschaft Die Operation verhindert sicher das Auftreten eines Hyperkalzämiesyndroms (5 bis 10%). Nach den bisherigen Erfahrungen kommt es durch die Operation zu keiner Störung der Gravidität oder der Entbindung. Üblich ist eine Operation im zweiten Trimenon. Bei früherer Diagnosestellung erfolgt eine Überbrückung mit diuretischen Maßnahmen. Bisphosphonate sind in der Schwangerschaft nicht erprobt. Im Zweifelsfall kann Kalzitonin gegeben werden. Es gibt aber auch Überlegungen, dass bei milden Hyperkalzämien ein konservatives Vorgehen durchaus vertretbar ist. Vergleichende Studien gibt es nicht.

Therapie und Kontrolle der familiären hypokalziurischen Hyperkalzämie (FHH) Der Verlauf der FHH ist fast immer benigne. Die Operation bringt wenig. Seltene Ausnahmen sind ein neonataler schwerer Hyperparathyreoidismus durch homozygote Formen, rezidivierende Pankreatitiden und eine persistierende schwere Hyperkalzämie >3,5 mmol/l. In diesen Fällen muss die totale Parathyreoidektomie in Erwägung gezogen werden. Ein Familien-Screening ist empfehlenswert, um bei Verwandten unnötige spätere Diagnostik und Therapie zu vermeiden. Bei Schwangerschaften kann es bei den nicht betroffenen Kindern durch die Suppression der fetalen Nebenschilddrüsenfunktion nach der Geburt zur symptomatischen Hypokalzämie kommen.

Therapie anderer Hyperkalzämien In den meisten Fällen ist die Hyperkalzämie mild. Die Behandlung der Grunderkrankung steht, wie bei der Hyperthyreose oder der Immobilisation, ganz im Vordergrund. Auch bei den medikamentös induzierten Formen ist in der Regel das Absetzen der Medikation ausreichend. Bei höhergradigen Hyperkalzämien kommen alle in Abb. 8.8-2 genannten Maßnahmen zur Senkung des Serumkalziums zum Einsatz. Glukokortikoide sind bei einer Vitamin-D-Intoxikation wirksam.

Therapie des tertiären HPT Eine Hyperkalzämie auf Grund einer autonomen PTH-Sekretion hyperplastischer Nebenschilddrüsen bei einem langjährigen sekundären HPT wird „tertiärer HPT" genannt. Beim „refraktären sekundären HPT" liegt eine Autonomie bei noch normalem Serumkalzium vor. Momentan ist die Parathyreoidektomie die beste Option zur Normalisierung des Mineralhaushalts.

Indikationen für eine Parathyreoidektomie beim tertiären HPT
- Persistierende Hyperkalzämie mit Serumkalziumwerten über 2,8–2,9 mmol/l
- Pruritus, der nicht auf eine intensive Dialyse oder andere Maßnahmen anspricht
- Progressive extraskelettale Kalzifizierungen
- Persistierende Hyperphosphatämie trotz Phosphatrestriktion und Phosphatbindern
- Schwere Knochenschmerzen oder Frakturen
- Entwicklung einer Kalziphylaxie

Vor der Parathyreoidektomie sollte in jedem Fall eine aluminiuminduzierte Knochenerkrankung ausgeschlossen sein. Der schwere sekundäre HPT sollte durch biochemische, radiologische und wenn nötig histologische Kriterien gut definiert sein. Übliche Verfahren sind die subtotale und die totale Parathyreoidektomie mit Autotransplantation in den Unterarm (s. S. 664, MEN I/II).

Therapie der Hyperkalzämie nach Nierentransplantation Postoperativ sind das Defizit in der Calcitriolbildung und die Hyperphosphatämie behoben. Die Rückbildung der Nebenschilddrüsenhyperplasie benötigt aber Monate bis Jahre, sodass die Hyperkalzämie-begünstigenden Faktoren jetzt überwiegen. Bei einer ausgeprägten Hyperplasie kann es zu Hyperkalzämien >3,5 mmol/l kommen. Häufig liegen die Kalziumwerte aber im Bereich von 2,6–3 mmol/l und die Episoden der Hyperkalzämie sind eher intermittierend oder lediglich von kurzer Dauer. Innerhalb von 12 Monaten bilden sie sich in 90% der Fälle zurück. Serumkalziumwerte bis 3 mmol/l werden in der Regel ohne Einschränkung der transplantierten Niere toleriert. Eine elektive Entfernung der Nebenschilddrüsen sollte jedoch bei einem Jahr nach der Transplantation immer noch persistierenden Serumkalzium >2,9 mmol/l erwogen werden. Eine Hypophosphatämie findet sich oft in der frühen postoperativen Phase. Bei symptomatischen Patienten mit Serumphosphatspiegeln unter 1 mg/dl sollte man orale Phosphatsupplemente geben (siehe Tabelle 8.8-5).

8.8.2 Hypokalzämie (Serumkalzium <2,1 mmol/l; <8,5 mg/dl)

Ursachen

Eine „Pseudohypokalzämie" liegt bei erniedrigtem Serumalbumin vor (nephrotisches Syndrom, chronische Erkrankungen, Malnutrition, Zirrhose, erhöhtes Extrazellulärvolumen). Das ionisierte Kalzium ist jedoch normal (4,0 bis 5,2 ng/dl; 1,0 bis 1,3 mmol/l).

Der Mangel an PTH, das heißt, ein Hypoparathyreoidismus (HPT) als häufigste Ursache der „echten" Hypokalzämie, ist in den meisten Fällen durch eine Schilddrüsenoperation bedingt. Seltenere Ursachen eines HPT sind Autoimmunerkrankungen, Anlagestörungen (DiGeorge-Syndrom), Tumorzelleninfiltration oder Speicherkrankheiten (Hämochromatose, Amyloidose).

Beim Pseudohypoparathyreoidismus (PsHP) liegt eine Endorganresistenz gegenüber PTH vor. Dies kann die Folge einer Reduktion der Aktivität des Gsα-Anteils im Adenylat-Zyklase-Rezeptorkomplex (Typ Ia), eines Rezeptordefekts (Typ Ib), eines möglichen Defekts der katalytischen Einheit von Gsα (Typ Ic) oder einer Störung der cAMP-vermittelten intrazellulären Antwort sein (Typ II).

Ein chronischer Vitamin-D-Mangel kann, v. a. bei Kalziumarmut, eine Hypokalzämie verursachen. Betroffen sind Personen ohne ausreichende Sonnenlichtexposition und Patienten mit Malabsorption.

Bei der Pseudo-Vitamin-D-Mangelrachitis liegt entweder ein defektes 1α-Hydroxylasegen mit insuffizienter Produktion von $1,25(OH)_2D_3$ vor (Typ I) oder ein Vitamin-D-Rezeptordefekt (Typ II).

Die Hyperphosphatämie (s. Abschn. 8.8.3) verursacht reaktiv eine Hypokalzämie. Die Hypomagnesiämie (<1,0 mg/dl) ist eine häufige Ursache einer milden bis moderaten Hypokalzämie bei hospitalisierten Patienten (etwa 10% aller Krankenhauspatienten und bis zu 65% der Patienten auf Intensivstationen).

Eine Pankreatitis kann über die Chelierung von freien Fettsäuren mit Kalzium zu einer Hypokalzämie führen.

Die „Aufsättigung des Knochens" bei einer schweren Kalziumverarmung des Skeletts führt bei starkem Einstrom von Kalzium in den Knochen zu passageren Hypokalzämien.

Hypokalzämien können selten auch medikamentös bedingt sein (z. B. durch Kalzitonin, Bisphosphonate, Antikonvulsiva, durch Transfusionen, Apheresen und Plasmapheresen mit Zitratblut oder durch Chemotherapeutika wie Cisplatin oder 5-Fluoruracil in Kombination mit Leukovorin).

Klinik

Eine niedrige Kalziumkonzentration vermehrt die neuromuskuläre Erregbarkeit. Bei chronischen Hypokalzämien ist die klinische Symptomatik oft nur gering ausgeprägt. Es ist deshalb durchaus möglich, dass ein postoperativer Hypoparathyreoidis-

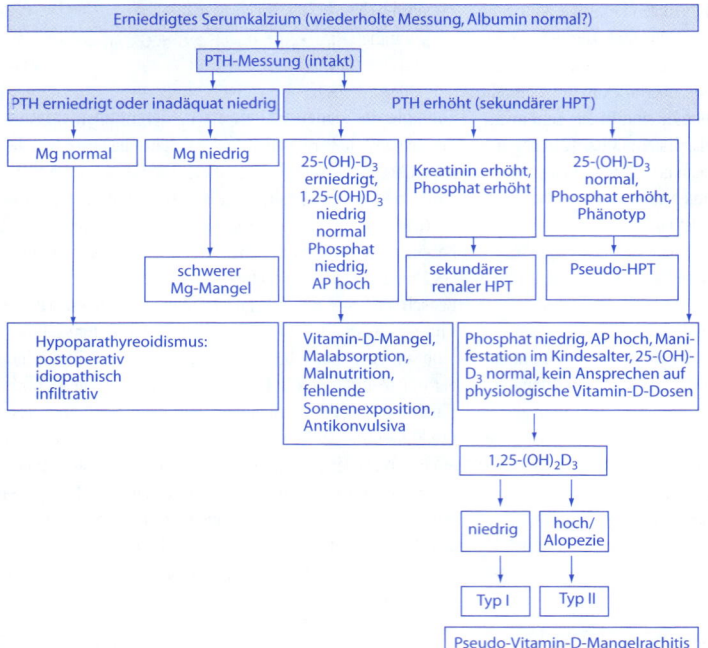

Abb. 8.8-3. Differentialdiagnose der Hypokalzämie

8.8 Störungen des Kalzium- und Phosphatstoffwechsels

Tabelle 8.8-1. Nachsorge nach einer Nebenschilddrüsenoperation

Verlaufsform	Therapie
Mild (1,9–2,1 mmol/l)	Ohne Symptome: 1–2 g Kalzium oral, wenn dadurch keine Normalisierung: ↓
Schwer (<1,9 mmol/l)	1–2 g Kalzium oral, Vitamin-D-Therapie einleiten (s. Tabelle 8.8-2), bei Symptomen: ↓
Tetanie oder Äquivalente	Blut asservieren für Kalziumbestimmung vor Therapie! 1 Ampulle Kalziumglukonat 10% oder 20% à 10 ml langsam i.v. über ca. 5 min bis zur Beschwerdefreiheit; schonender verdünnt in 50 ml 5%iger Glukose infundieren; evtl. nach 10–30 min wiederholen[a] Frühzeitig Dauertherapie mit oralem Kalzium und Vitamin-D$_3$-Präparaten einleiten (s. Tabelle 8.8-2)

[a] Sollte dies nicht ausreichen („Status tetanicus"), empfiehlt sich eine Dauerinfusion mit 10 Ampullen Kalziumglukonat 10% verdünnt in 1 l 5%iger Glukose bei einer anfänglichen Infusionsgeschwindigkeit von 50 ml/h. Als Faustregel wird das Serumkalzium durch die Zufuhr von 15 mg/kg elementaren Kalziums über 4–6 h hinweg um 0,5–0,75 mmol/l angehoben. Die Infusionsrate wird anhand von Kalziummessungen im Blut so titriert, dass das Serumkalzium im unteren Normbereich gehalten wird. Wenn Volumengabe ein Problem ist, kann man die Konzentration der Lösung auch höher wählen. Lösungen mit einer Konzentration von mehr als 200 mg/dl an elementarem Kalzium sollten aber vermieden werden, da die Venenirritation zu groß ist und im Fall der Extravasation diese sehr schmerzhaft ist

mus über Jahre unerkannt und unbehandelt bleibt. Das typische klinische Bild ist die Tetanie mit Verkrampfungen der Mittelhand- und Mittelfußmuskulatur, die an den Händen zu der typischen Pfötchenstellung führen. Bei der neurologischen Untersuchung lassen sich das Chvostek- und das Trousseau-Zeichen auslösen. Die Patienten schildern Parästhesien im Bereich des Mundes, aber auch an Finger- und Zehenspitzen. Krämpfe der Muskulatur werden seltener im Bereich des Rückens geschildert. Bei Beteiligung der glatten Muskulatur kann es zu abdominellen Spasmen, Bauchschmerzen und Obstipation kommen. Auch Bronchospasmen und Krampfanfälle können auftreten. Oft bestehen eine ängstliche Grundhaltung und eine depressive Verstimmung. Hypokalzämien gehen auch mit EKG-Veränderungen einher, die jedoch unspezifisch sind (z. B. Verlängerung des korrigierten QT-Intervalls). Es kann zu einer Herzinsuffizienz kommen. Spätfolgen der Hypokalzämie sind tetanische Katarakte und Basalganglienverkalkungen. Diese können neurologische Symptome in Form einer extrapyramidalen Symptomatik mit Choreoathetosen oder einen Parkinsonismus bedingen. Personen mit Pseudohypoparathyreoidismus (PsHP) vom Typ I fallen durch ihr typisches Aussehen auf („Albright's hereditäre Osteodystrophie", allerdings nur bei PsHP-Typ Ia nachweisbar): mondrundes Gesicht, kurzer, gedrungener Körperbau, Fettsucht, Verkürzung der IV. und V. Mittelfuß- und Mittelhandknochen, heterotope Verkalkung der Subkutis und Exostosen. Einige Patienten sind geistig retardiert. Patienten mit Typ-II-PsHP haben keine typischen klinischen Veränderungen.

Differentialdiagnose
Siehe Abb. 8.8-3.

Akute Therapie
Siehe Tabelle 8.8-1.

Therapie des Hypoparathyreoidismus
Therapeutisches Ziel ist die Anhebung des Serumkalziumspiegels auf ein niedrig-normales Niveau. Dadurch werden Tetanien und unbehandelt über Jahre hinweg auftretende paradoxe Organverkalkungen (vor allem Basalganglien und tetanische Katarakte) verhindert. Eine Korrelation der Verkalkungen mit kognitiven Defiziten ist beschrieben. Die Indikation zur Therapie besteht deshalb auch ohne jegliche klinische Symptomatik. Ob es durch den Ausfall des PTH zu zusätzlichen langfristigen Defiziten kommt, ist derzeit unklar. Hat die verbliebene Nebenschilddrüse ein Jahr nach Operation ihre Tätigkeit nicht wieder aufgenommen, geht man von einem permanenten HPT aus. Dann ist eine Dauertherapie (bzw. wenn Gewebe bei der Operation einer 4-Drüsenerkrankung kryopräserviert wurde, eine Autotransplantation) erforderlich. Eine nur für wenige Patienten verfügbare Alternative zur dauerhaften medikamentösen Substitution ist die Allotransplantation von Nebenschilddrüsengewebe durch Implantation von kultiviertem Gewebe in semipermeable Mikrokapseln in die Brachioradialismuskulatur.

Für den Kalziumbedarf genügt theoretisch die ausreichende Zufuhr von Kalzium mit der Nahrung. Ein Liter Milch enthält 1 g Kalzium. Kalziumsupplemente sind zur Aufrechterhaltung eines gleichmäßigen Kalziumangebots wesentlich praktikabler. Kalziumsalze werden als Glukonat, Zitrat, Laktat, Chlorid oder Carbonatsalz angeboten. Im Prinzip sind sie gleichwertig, zu beachten ist aber, dass der Gehalt an elementarem Kalzium in jedem Präparat unterschiedlich ist.

An Vitamin-D-Präparaten stehen neben dem genuinen Vitamin D verschiedene Vitamin-D-Metaboliten zur Verfügung, die sich bezüglich der Potenz und der Halbwertszeit erheblich voneinander unterscheiden. 1,25-Dihydroxyvitamin-D$_3$ (Calcitriol) ist der eigentliche Wirkstoff des Vitamin D$_3$. Cholekalziferol und Kalzifediol besitzen keine eigenen biologischen Wirkungen und müssen erst zu Calcitriol aktiviert werden. Dihydrotachisterol ist ein seit langem bekannter, chemisch synthetisierter Vitamin-D$_2$-

Tabelle 8.8-2. Therapie des Hypoparathyreoidismus

Kalziumbedarf 500–3000 mg täglich, am besten als Supplement Und/oder eines der untenstehenden Vitamin-D-Präparate:	Relative Potenz	Erhaltungsdosis	Plasmahalbwertszeit
Genuines Vitamin D$_3$ Dekristol 20.000 Kapseln Vigantol-Öl (30 Tropfen =20.000 IE)	1	20.000–60.000 IE täglich (0,5–1,5 mg) oder 100.000–400.000 IE einmal wöchentlich	30 Tage
Dihydrotachysterol A.T.10 Lösung (30 Tropfen =1000 µg) A.T.10 Perlen (1 Kapsel =500 µg) Tachystin Kapseln (1=500 µg) Tachystin liquidum/forte (1 ml =1000 µg/10.000 µg)	2–3	250–1500 µg täglich	8 Tage
Calcitriol (1,25-[OH]$_2$-D$_3$) Decostriol 0,25–0,5 µg Kapseln Rocaltrol 0,25–0,5 µg Kapseln	1000–1500	0,5–1,5 µg täglich	6–12 h
Alfacalcidol (1-α-Cholecalciferol) Bondiol 0,25–1 µg Kapseln Doss 0,25–1 µg Kapseln EinsAlpha 0,25–1 µg Kapseln	1000–1500	0,5–1,5 µg täglich	8–24 h
Calcifediol (25-[OH]-D$_3$) Dedrogyl (10 Tropfen =50 µg)	10–15	50–200 µg täglich	15 Tage
Gegebenenfalls zusätzlich: Wenn Urinkalzium > 400 mg/Tag trotz Serumkalzium < 2 mmol/l: Thiaziddiuretika Wenn Serumphosphat > 6 mg/dl trotz normalem Kalzium: Antazida, phosphatarme Diät (z. B. keine Milchprodukte)			

Metabolit, der hepatisch am Kohlenstoffatom 25 hydroxyliert wird. Alphacalcidol (1α-[OH]D$_3$) wird nach Aufnahme hepatisch durch Hydroxylierung an Kohlenstoffatom 25 zu Calcitriol aktiviert. Wirkweise und Wirkung von Alphacalcidol und Calcitriol sind daher gleich. Zu beachten ist, dass die hepatische Aktivierung von Alphacalcidol durch Lebererkrankungen und Medikamente, die die Cytochrom-P450-Aktivität verändern, beeinflusst werden kann. Es kann nicht von einer vollständigen Umsetzung ausgegangen werden.

Im Kindesalter ist wegen der häufigeren Änderungen des Bedarfs in der Wachstumsphase Calcitriol zu bevorzugen. Auch beim Erwachsenen ist eine Therapie mit aktiven Vitamin-D-Präparaten üblich geworden (Tabelle 8.8-2). Bei einem unkomplizierten HPT kann man hier aber ebenso eine preisgünstige Therapie mit genuinem Vitamin D$_3$ durchführen, zumal auf Grund der langen Halbwertszeit Schwankungen des Kalziumspiegels durch wechselnde intestinale Faktoren vermieden werden. Man beginnt z. B. mit 10 ml **Vigantol Oel** à 200.000 IE **einmal pro Woche** oder einer Kapsel **Dekristol 20.000 täglich** und steigert in 2- bis 4-wöchigen Abständen je nach Bedarf. Verhindern immer wiederkehrende Tetanien das langsame Vorgehen, gibt man vorübergehend überbrückend kleine Dosen Calcitriol zusätzlich. Alle Vitamin-D-Verbindungen sind toxische Substanzen mit geringer therapeutischer Breite. Bei einer Überdosierung kommt es zu einer iatrogenen Hyperkalzämie, die vor allen bei genuinem Vitamin D$_3$ durch die Akkumulation im Gewebe sehr lange anhalten kann. Todesfälle sind beschrieben. Generell sollten Dosisänderungen deshalb nur langsam erfolgen.

Eine Pilotstudie hat gezeigt, dass synthetisches humanes PTH (1–34) bei 2-maliger täglicher Gabe den Serumkalziumspiegel bei einem Hypoparathyreoidismus ähnlich gut regulieren kann wie Calcitriol. PTH ist für diese Indikation aber nicht zugelassen und Langzeiterfahrungen mit einer solchen Substitutionstherapie fehlen.

Bei einem autoimmunen Hypoparathyreoidismus sollte an das Vorliegen einer multiplen endokrinen Autoimmunerkrankung gedacht werden, gekennzeichnet durch Kandidiasis, gefolgt von Hypoparathyreoidismus, perniziöser Anämie, Hashimoto-Thyreoiditis, frühzeitiger Ovarialinsuffizienz und Diabetes mellitus Typ 1. Bei den familiären Formen tritt in der Regel in der Kindheit die Kandidiasis als Erstes auf, ca. 4 Jahre später ist ein Hypoparathyreoidismus nachweisbar und Jahre später eine Addison-Krankheit, wobei die Variabilität aber sehr breit ist.

Vorgehen bei Schwangerschaft Die Erfahrungen sind begrenzt. Es wurden inzwischen einige Schwangerschaften unter Calcitrioltherapie ohne negative Folgen berichtet. Eventuell ist eine Dosissteigerung in der zweiten Hälfte der Schwangerschaft nötig.

Therapiekontrollen beim Hypoparathyreoidismus In der Einstellungsphase bedarf der HPT in schweren Fällen in der Klinik täglicher Kalziumkontrollen, später zwei- bis dreimal pro Woche oder wöchentlich. Bei gut eingestelltem HPT können die Kontrollen auf 3–6 Monate ausgedehnt werden. Daneben sollten das Serumphosphat und das Urinkalzium kontrolliert werden (asymptomatische Hyperkalziurie als Frühzeichen einer Überdosierung!). Das Hauptrisiko der Therapie liegt in der Entwicklung einer Hyperkalziurie mit einer Risikoerhöhung für Nierensteinbildung, da durch den Verlust der kalziumretinie-

8.8 Störungen des Kalzium- und Phosphatstoffwechsels

renden Wirkung des PTH und über die vermehrte Bereitstellung von Kalzium aus dem Darm die Filtrationsrate des Kalziums erhöht ist. Thiaziddiuretika können nützliche Zusatzpräparate sein, wenn die Kalziumkonzentration im Urin hoch ist und das Serumkalzium immer noch <2 mmol/l liegt, da sie das Urinkalzium verringern und das Serumkalzium in den gewünschten Bereich anheben. Änderungen in der Medikation des Patienten können zu einem Mehrbedarf der Vitamin-D-Medikation führen. Dies kann beispielsweise der Fall sein bei Schleifendiuretika, Glukokortikoidgaben (wirken Vitamin-D-antagonistisch), und Antikonvulsiva (beschleunigen den Abbau von Vitamin-D-Metaboliten).

Therapie des Pseudohypoparathyreoidismus (PsHP)

Patienten mit einem PsHP benötigen in der Regel niedrigere Dosen von Vitamin D_3 als Patienten mit einem HPT. Sie sind auch weniger vom Risiko einer behandlungsbedingten Hyperkalziurie betroffen. Einige Patienten benötigen nach Erreichen der Normokalzämie sogar gar keine Dauertherapie. Bei einer ungünstigen Belastung der Kalziumhomöostase (z. B. schwere Durchfallerkrankungen mit gestörter Kalziumabsorption) können sie aber hypokalzämisch werden.

Eine Östrogentherapie und Schwangerschaften haben besonders interessante positive Wirkungen auf den Kalziumhaushalt bei Frauen mit einem PsHP. Prinzipiell können Östrogene die Serumkalziumspiegel bei Frauen mit einem PsHP oder auch einem HPT erniedrigen. Daneben kann es bei manchen Frauen mit einem PsHP aber zum Zeitpunkt der Periode, wenn die Östrogenspiegel niedrig sind, zu symptomatischen Hypokalzämien kommen. Die Ursache ist unklar. Paradoxerweise brauchen manche Frauen während einer Schwangerschaft weniger oder gar kein Vitamin D_3, um den Serumkalziumspiegel aufrechtzuerhalten. Nach der Entbindung fällt das Serumkalzium dann wieder ab. Grund dafür ist vermutlich die plazentare Synthese von Calcitriol, die bei Patientinnen mit PsHP nicht kompromittiert ist. Im Gegensatz dazu brauchen Frauen mit einem HPT oft höhere Dosen an Vitamin D und Kalzium in der zweiten Hälfte der Schwangerschaft.

Patienten mit einem PsHP Typ Ia haben häufig auch Resistenzen gegenüber anderen Hormonen und bedürfen hier einer zusätzlichen Therapie.

Therapie der Hypokalzämie bei einer Hypomagnesiämie

Eine Hypokalzämie auf Grund eines Magnesiummangels spricht nicht auf Kalzium- und Vitamin-D_3-Gaben an! Diese Vitamin-D-Resistenz könnte auf einer verminderten Metabolisierung beruhen, da die $1,25\text{-}(OH)_2D_3$-Spiegel niedrig sind. Die Serumkonzentration spiegelt nicht unbedingt die Gewebskonzentration von Magnesium wider. Bei hypokalzämischen Patienten mit Risiken für eine Magnesiumdepletion, bei denen sich keine klare Ursache der Hypokalzämie finden lässt, sollte man deshalb auch bei normalen Serumspiegeln versuchsweise mit Magnesium therapieren. Man kann das Magnesium parenteral zuführen, z. B. 2 g $Mg_2SO_4 \times 7\,H_2O$ (16,6 mmol) als 50%ige Lösung wiederholt intramuskulär (z. B. 1 Amp. Cormagnesin 400). Dies kann aber schmerzhaft sein. Alternativ kommt eine kontinuierliche intravenöse Infusion von 48 mmol Magnesium über 24 h in Frage. Es kann 3–7 Tage dauern, bis sich das Serumkalzium bei einer solchen Therapie normalisiert. Nach der erfolgten Aufsättigung kann der Magnesiumstatus in der Regel durch eine normale Diät aufrechterhalten werden. Bei Patienten, die nicht essen können, sollte eine Erhaltungsdosis von 8 mmol Mg täglich gegeben werden. Patienten mit einem chronischen Magnesiumverlust über die Niere oder den Darm brauchen oft eine dauerhafte orale Magnesiumsupplementierung von 300 bis 600 mg elementaren Magnesiums in geteilten Dosen (zahlreiche Handelspräparate). Bei Patienten mit Niereninsuffizienz sollte die Magnesiumdosis dem Grad der Nierenschädigung angepasst werden.

Therapie von Hypophosphatämie und Hypokalzämie bei einem intestinal oder malnutritiv bedingten sekundären Hyperparathyreoidismus

Klinisch geht es vor allem um die Beseitigung der assoziierten Osteomalazie und im Hinblick auf Vitamin D auch der neuromuskulären Insuffizienz. Selbst der Ausgleich eines weniger ausgeprägten Kalzium- und Vitamin-D-Mangels, der nicht mit einer Hypokalzämie verbunden ist, führt im Alter zu einer deutlichen Verminderung von Schenkelhalsfrakturen und anderen peripheren Frakturen.

- Nutritiv, wenig Sonne:
  - Initial: 5000–10.000 IE Cholekalziferol oral täglich bis zur AP-Normalisierung (z. B. D-Mulsin-Emulsion 0,8–1,6 ml, D-Tracetten, 1/2–1 Tablette oder Vigantol-Öl 7–15 Tropfen)
  - Erhaltungsdosis: 400–1000 IE Cholekalziferol oral täglich (zahlreiche Handelspräparate) bzw. Intensivierung der Sonnenlichtexposition bzw. Einsatz von Ultraviolettlampen
- Malabsorption:
  - Behandlung der Grundkrankheit
  - Initial, z. B. 10.000 IE Cholekalziferol pro Tag (Präparate s. oben) oder 20–30 µg 25-Hydroxycholekalziferol pro Tag (Dedrogyl-Tropfen; 10 Trpf. 50 µg) oder 0,25–0,5 µg Calcitriol pro Tag (Decostriol-Kapseln 0,25–0,5 µg; Rocaltrol-Kapseln 0,25–0,5 µg)
  - Steigerung der Dosis je nach Kalziumwerten
  - Bei schwerer Malabsorption i.m.-Gabe von Vitamin D_3, von 10.000 IE Cholekalziferol pro Woche bis 50.000 IE alle drei Monate (z. B. Vigantol-50.000-Ampullen oder D_3-Vicotrat-Injektionslösung (1 Amp. 100.000 IE), ggf. zusammen mit anderen fettlöslichen Vitaminen (z. B. Adek-Falk 1 Ampulle i.m. wöchentlich).

Die exakte Anfangs- und Erhaltungsdosis von Vitamin D bei einer Malabsorption hängt sehr vom Ausmaß der Osteomalazie und natürlich auch von der möglichen Besserung des Grundleidens ab (z. B. Diät bei Sprue). Häufigkeit und Zeitdauer der Verlaufskontrollen werden ebenfalls vom Grundleiden bestimmt. Solange die Malabsorption weiter besteht, sollten je nach Dynamik monatliche bis vierteljährliche Kontrollen von Serumkalzium, PTH und der AP erfolgen. Solange Knochenläsionen vorhanden sind, sollten diese jährlich mittels Röntgen kontrolliert werden.

Therapie der Pseudo-Vitamin-D-Mangelrachitis
- Typ I: Calcitriol oral 0,25–3 µg täglich (Präparate siehe Tabelle 8.8-2)
- Typ II: Calcitriol/Alphacalcidol (Präparate s. Tabelle 8.8-2): 6 µg/kg KG bis 60 µg Gesamtdosis täglich, plus 1–3 g Kalzium täglich. Bei Versagen der Vitamin-D-Therapie: Hochdosiert Kalzium oral oder parenteral.

Bei der Pseudo-Vitamin-D-Mangelrachitis Typ II ist immer ein Behandlungsversuch mit Calcitriol oder Alphacalcidol indiziert, denn meistens ist die Resistenz nicht absolut. Oft muss man extrem hohe Dosen bis zu 6 µg/kg KG oder einer Gesamtdosis von 30–60 µg/Tag geben, um hohe Calcitriolspiegel zu gewährleisten.

Engmaschige Kontrollen von Klinik, Röntgen, Serumkalzium, Serumphosphat, AP, Kreatinin, der Urinausscheidung von Kalzium, Phosphat, Kreatinin, PTH und Calcitriol sind vor allem in den ersten 3–5 Monaten nach Therapiebeginn erforderlich. Ein Therapieversagen liegt vor, wenn sich trotz mehr als 100fach über der Norm liegenden Calcitriolspiegeln keiner der genannten Parameter ändert. Selbst hier kann man aber über eine hochdosierte Kalziumgabe Vitamin-D-unabhängig eine klinische Remission anstreben.

8.8.3 Hyperphosphatämie (Serumphosphat >1,45 mmol/l; >4,5 mg/dl)

Ursachen
Ursachen sind die vermehrte orale oder parenterale Zufuhr von Phosphat, eine vermehrte intestinale Absorption bei Vitamin-D-Überdosierung, eine glomeruläre Filtrationsrate <20 ml/min, Defekte der renalen Exkretion von Phosphat (Pseudohypoparathyreoidismus, Tumorkalzinose) oder eine Umverteilung aus den Zellen in den Extrazellulärraum bei gesteigertem Katabolismus, Gewebsdestruktionen (fulminante Hepatitis, schwere Hyperthermie, Verletzungen, Rhabdomyolyse, Tumor-Lyse-Syndrom) oder im Rahmen einer diabetischen Ketoazidose.

Klinik
Bei einem rapiden Anstieg des Serumphosphats auf Werte über 6 mg/dl, beispielsweise bei Gewebsdestruktionen oder Umverteilungsstörungen, kann es über eine Hypokalzämie zu Tetanien kommen. Weichteilverkalkungen und ein sekundärer Hyperparathyreoidismus sind Konsequenzen einer chronischen Hyperphosphatämie.

Therapie der Hyperphosphatämie bei chronischer Niereninsuffizienz
Die adäquate Kontrolle des Serumphosphats dient der Vermeidung von Weichteilverkalkungen und eines sekundären HPT mit Entwicklung einer renalen Osteopathie. Für die Weichteil- und Gefäßverkalkungen ist dabei das Kalzium-Phosphat-Produkt ausschlaggebend. Ein hohes Kalzium-Phosphat-Produkt ist möglicherweise auch für die erhöhte kardiovaskuläre Morbidität und Mortalität bei der terminalen Niereninsuffizienz mitverantwortlich. Die tägliche Phosphatzufuhr beträgt normalerweise 1,0–1,8 g. Bei Patienten mit Niereninsuffizienz muss sie auf 400–800 mg gesenkt werden. Besonders phosphatreiche Nahrungsmittel, wie z. B. Schmelzkäse, Leberwurst und Cola, aber auch Milchprodukte, sind zu meiden. Eine strenge phosphatarme Diät ist jedoch schwer einzuhalten. Sobald die GFR auf 25–30% des Normalwerts abfällt, ist man daher fast immer zusätzlich auf Phosphatbinder angewiesen. Dies gilt auch für die Dialysesituation, da sich das Phosphat nur unzureichend aus dem Blut eliminieren lässt (Tabelle 8.8-3).

Phosphatbinder vermindern die intestinale Phosphatabsorption über die Bildung schlecht löslicher Komplexe. Die toxischen aluminiumhaltigen Präparate sind heute nur noch Reservepräparate. Mittel der Wahl sind Kalziumsalze (zahlreiche Handelspräparate). Die Einnahme mit den Mahlzeiten bindet Phosphat am besten und minimiert die Kalziumabsorption. Man beginnt in der Regel mit 1 g Kalzium zu jeder Mahlzeit und steigert die Dosis langsam je nach Bedarf auf bis zu 8–12 g täglich. Bei manchen Patienten ist dennoch zusätzlich Aluminiumhydroxyd (z. B. Aludrox) nötig, um das Phosphat zu kontrollieren. In diesem Fall sollte kein Kalziumzitrat (Calcitrat) gegeben werden, da es die intestinale Aluminiumresorption steigert. Der Phosphatbinder Sevelamer (Renagel) ist ein Polymer, das das Phosphat an Aminogruppen bindet. Der Stellenwert von Sevelamer gegenüber den Kalziumsalzen in Bezug auf die Kontrolle des erhöhten Kalzium-Phosphat-Produkts und der daraus resultierenden Gefäß- und Weichteilverkalkungen ist derzeit nicht abschließend geklärt. Da Sevelamer eine Hyperkalzämie nicht begünstigt, ist es bei einer manifesten oder

Tabelle 8.8-3. Therapie der Hyperphosphatämie bei chronischer Niereninsuffizienz

Ziel	Therapie
Erhaltung der Nierenfunktion	Behandlung des Grundleidens
Senkung der Phosphatzufuhr	Phosphatarme Diät: 400–800 mg täglich (wenig Fleisch, wenig Milchprodukte)
Senkung der Phosphatabsorption im Darm	Kalziumsalze 1 g bis mehrere g täglich zu jeder Mahlzeit Sevelamer (Renagel) 3× 2 Kps. täglich bis 3× 4 Kps. täglich

Tabelle 8.8-4. Therapie der akuten Hyperphosphatämie bei normaler Nierenfunktion

Ursache	Therapie
Vermehrte Zufuhr	Unterbindung der Zufuhr, phosphatarme Diät, reichlich Flüssigkeit i.v. oder oral
Umverteilung von den Zellen in den Extrazellulärraum	Behandlung des Grundleidens, z. B. Gabe von Insulin und Flüssigkeit bei der diabetischen Ketoazidose
Lyse (Tumor, Rhabdomyolyse)	Unterbindung der Zufuhr, phosphatarme Diät, reichlich Flüssigkeit i.v. oder oral

sich abzeichnenden Hyperkalzämie den Kalziumsalzen überlegen.

Trotz dieser Maßnahmen kommt es häufig zu einem sekundären HPT. Dann sollte eine konsequente Vitamin-D-Therapie durchgeführt werden. Alphacalcidol und 1,25-D$_3$ wirken in etwa gleich, wobei eine abschließende Beurteilung noch nicht möglich ist. Dagegen sollte man wegen der geringen 1α-Hydroxylaseaktivität der Niere, der schlechten Steuerbarkeit und des Risikos prolongierter Hyperkalzämien andere biologisch nicht aktive Vitamin-D-Metaboliten nicht verwenden. Der zeitliche Beginn der D-Hormongabe orientiert sich an der Nierenfunktion oder am Grad des sekundären HPT und liegt bei einer GFR unterhalb etwa 60 ml/min bzw. einem deutlich erhöhten Serumspiegel des intakten PTH. In der Regel beginnt man mit Calcitrioldosen von 0,25–1,5 μg täglich. Eine Hyperkalzämie ist die häufigste Nebenwirkung. Wegen der kurzen Halbwertszeit von Calcitriol verschwinden hyperkalzämische Episoden aber innerhalb weniger Tage nach seinem Auslassen. Die meisten Erwachsenen tolerieren aber tägliche Dosen von 0,25–0,5 μg Calcitriol ohne Anstiege des Serumkalziums. Die Dosis wird periodisch angepasst, um das Serumkalzium bei 2,5–2,6 mmol/l zu halten. Dieser Ansatz ist bei vielen Patienten ausreichend, um das PTH wunschgemäß in den oberen Normbereich zu senken. Eine zu starke Absenkung wird nicht angestrebt, damit keine zu starke Hemmung des Knochenumbaus erfolgt. Hyperkalzämien bei Dialysepatienten können durch ein Niedrigdialysat von 2,5 mEq/l statt 3,5 mEq/l Ca reduziert werden.

Wenn es nach einigen Monaten der Therapie und vormals erhöhten PTH- und AP-Spiegeln zu einer Normalisierung der AP-Werte und zu einem Abfall des PTH kommt und schließlich zu einer Hyperkalzämie, ist es wahrscheinlich, dass der sekundäre HPT ausgeheilt ist. Kommt es dagegen bereits wenige Wochen nach Einleitung einer Therapie mit Calcitriol zu einer Hyperkalzämie, spricht dies eher für eine niedrige Knochenumbaurate oder einen schweren sekundären HPT mit Übergang zu einem tertiären HPT. Im letzteren Fall ist ggf. eine Entfernung der Nebenschilddrüsen nötig (s. Übersicht S. 665). Kalzimimetika und Vitamin-D-Analoga, die die PTH-Sekretion hemmen, ohne eine hyperkalzämiebegünstigende Begleitwirkung, sind zurzeit in klinischer Erprobung.

Eine bei Dialysepatienten gebräuchliche alternative Methode zur Behandlung des sekundären HPT sind 2- bis 3-mal wöchentliche parenterale Bolusgaben von Vitamin-D-Metaboliten am Ende der Dialysebehandlung. Bei dieser Therapie werden höhere Spitzenserumspiegel von Calcitriol als bei der oralen Gabe erreicht, was möglicherweise über eine direkte Wirkung auf die PTH-Synthese zu einer besseren Senkung der PTH-Spiegel führt. Ein weiterer Vorteil ist die sichere Compliance des Patienten. Eine eindeutige Überlegenheit der i.v.- vs. der oralen Form ist aber nicht belegt. Man beginnt mit Dosen von 0,5 μg Calcitriol 3-mal wöchentlich i.v. und steigert diese anhand der Kalzium- und Phosphatmessungen bis auf 3–4 μg 3-mal wöchentlich. Auch 2-mal wöchentliche Gaben sind erprobt. In Deutschland steht Alphacalcidol als intravenös verabreichbares Präparat zur Verfügung (EinsAlpha 0,5 ml/1 ml-Injektionslösung entsprechend 1 μg/2 μg Alphacalcidol). Während der Therapie sollten die PTH-Spiegel routinemäßig überprüft werden. Die Vitamin-D-Dosis sollte gesenkt werden, wenn der Serum-PTH-Spiegel sich zu sehr normalisiert, um das Risiko der Entwicklung eines „adynamen Knochens" zu vermeiden. Dies ist bei dieser Form der Therapie besonders gegeben, da hohe Calcitrioldosen auch PTH-unabhängig einen deutlichen Rückgang der Knochenumbaurate bewirken.

Therapie der akuten Hyperphosphatämie bei normaler Nierenfunktion

Siehe Tabelle 8.8-4

8.8.4 Hypophosphatämie (Serumphosphat <0,8 mmol/l; <2,5 mg/dl)

Ursachen

Eine verminderte Aufnahme von Phosphat findet sich bei einer Malabsorption, z. T. durch den begleitenden Vitamin-D-Mangel, bei Phosphatbindern, bei einem Vitamin-D-Mangel vor allem bei gleichzeitig phosphatarmer Ernährung und bei Alkoholikern. Bei letzteren liegt oft eine Kombination aus niedriger Nahrungszufuhr und tubulären Nierendefekten mit Phosphatverlust vor. Während Episoden einer alkoholischen Ketoazidose kann es zu einer ausgeprägten Phosphaturie kommen. Mit dazu beitragen kann ein Magnesiummangel.

Aber auch eine respiratorische Alkalose bei schwerer Hyperventilation, z. B. im Rahmen eines Alkoholentzugs, kann, vor allem bei vorbestehender Depletion, zu Serumphosphatwerten von weniger als 1,0 mg/dl führen.

Beim primären HPT ist die Reabsorption von Phosphat in der Niere vermindert. Dies wird aber zum Teil durch die Mobilisation von Phosphat aus dem Skelett überdeckt, sodass die Phosphatspiegel sehr wechselnd sein können.

Eine Verminderung der renalen Phosphatreabsorption findet sich auch bei renalen tubulären Funktionsstörungen einzelner oder multipler Ionentransportdefekte.

Bei der X-chromosomalen hypophosphatämischen Rachitis ist auf Grund eines Defekts im PEX-Gen die Reabsorption von Phosphat in der Niere vermindert. Gleichzeitig ist die Absorption von Kalzium und Phosphat im Intestinaltrakt vermindert, und es kommt zu einer unterschiedlichen Ausprägung einer Rachitis bzw. einer Osteomalazie.

Auch bei der Pseudo-Vitamin-D-Mangelrachitis liegt eine Hypophosphatämie vor. Bei der onkogenen Osteomalazie bestehen ein renaler Phosphatverlust und deutlich reduzierte $1,25(OH)_2D_3$-Spiegel. Ursächlich sind verschiedene vom Tumor produzierte Phosphatonine (FGF-23, MEPE, FRP-4), die den renalen Phosphattransport inhibieren.

Im Rahmen einer parenteralen oder auch enteralen Ernährung bei einer Mangelernährung kann es bei Beginn der Therapie zu ausgeprägten Hypophosphatämien kommen („Refeeding-Syndrom").

Bei schweren Verbrennungen kommt es als Folge von transduktiven Verlusten, respiratorischer Alkalose und anderen Faktoren sowie in der Folgephase durch eine massive Diurese mit Phosphaturie zu einer Hypophosphatämie.

Bei einer Ketoazidose werden intrazelluläre organische Komponenten metabolisiert, sodass es zur Freisetzung großer Mengen an Phosphat in das Plasma kommt. In der Folge wird vermehrt Phosphat über die Nieren verloren. Mit der Rekompensation der Grunderkrankung kann es dann zu einer Hypophosphatämie kommen.

Bei fortgeschrittenen Leukämien mit Blastenkrisen kann es vermutlich über eine exzessive Phosphataufnahme in die rapide proliferierenden Zellen zu einer Hypophosphatämie kommen.

Klinik

Ein Phosphatmangel wird häufig übersehen, da er variable und unspezifische Symptome hervorruft und bei kritisch kranken Patienten mit multiplen medizinischen Problemen vorkommt. Die Symptome der schweren Hypophosphatämie sind erklärbar über eine Gewebshypoxie und eine verminderte Bereitstellung von energiereichem Phosphat für Zellfunktionen. Im Bereich des zentralen Nervensystems kann es zu einer metabolischen Enzephalopathie kommen mit Irritabilität, Schwäche, Taubheit, Parästhesien, Dysarthrie, Verwirrung, Krämpfen und Koma. In Stresssituationen wie einer schweren metabolischen Azidose oder bei Infektion kann eine Hämolyse provoziert werden. Myalgien, Schwäche und eine Myopathie mit intrazellulärem Ödem und einem subnormalen Ruhemembranpotential in der Elektromyographie können auftreten. Rhabdomyolysen können vorkommen, wenn sich eine akute Hypophosphatämie auf einen vorbestehenden Phosphatmangel aufpfropft. Das Skelettsystem ist durch Rachitis bzw. Osteomalazie betroffen. Andere Manifestationen können sein: Kardiomyopathie, Abnahme der GFR, Zunahme der Kalziumausscheidung und eine metabolische Azidose.

Therapie der akuten Hypophosphatämie

Siehe auch Tabelle 8.8-5. Die milde Hypophosphatämie ist in der Regel ohne Klinik. Vor allem bei Auftreten im Rahmen einer Umverteilung vom Extrazellulärraum in das Gewebe ist die Behandlung der Grundkrankheit ausreichend, da die Hypophosphatämie nur transient ist und es fast nie zu einem schweren Phosphatverlust kommt. Bei einer mäßigen Hypophosphatämie mit Phosphatdepletion sollte Phosphat supplementiert werden. Milch ist eine ausgezeichnete Phosphatquelle (1 g inorganisches Phosphat pro Liter Milch). Alternativ können Phosphattabletten über den Tag verteilt bis zu einer Tagesdosis von 3–4 g gegeben werden. Nebenwirkungen sind eine osmotische Diarrhö, Hypokalzämien und eine Hyperkaliämie. Der Serumphosphatspiegel steigt 1–2 h nach Einnahme von 1000 mg Phosphat um bis zu 1,5 mg/dl an. Ein Einlauf von 15–30 ml gepuffertem Natriumphosphat 3–4 mal täglich kann ange-

Verlaufsform	Therapie
Mild (1–2,5 mg/dl)	Behandlung der Grundkrankheit; spezifische Therapie in der Regel unnötig
Mäßig (<1,0 mg/dl)	Bei Depletion Phosphatsupplemente (Milch, Phosphattabletten bis 3–4 g täglich); Behandlung der Grundkrankheit
Schwer (<0,5 mg/dl)	10–20 g Phosphat oral in täglichen Dosen bis 3–4 g (z.B. 3-mal 2 Dragees Reducto special à 613 mg Phosphat unzerkaut zu den Mahlzeiten); Phosphat i.v. bei schwerer klinischer Symptomatik (z.B. Glyzerophosphatnatrium konzentrat Pharmacia oder Natriumglyzerophosphat Fresenius, s. Text

Tabelle 8.8-5. Therapie der akuten Hypophosphatämie

Therapie	Therapieziel
50–70 mg/kg Phosphatsupplemente tgl., verteilt auf 5 oder mehr Einzelgaben (Redukto spezial Dragees à 613 mg Phosphat)	Ausgleich des renalen Phosphatverlusts unter Vermeidung von Spitzen
Phosphatreiche Ernährung, z. B. Nüsse, Schmelzkäse	
Calcitriol 10–20 ng/kg 2-mal täglich (Präparate s. Tabelle 8.8-2)	Ausgleich der hypokalzämischen Wirkung der Phosphatsupplemente
Evtl. zusätzlich Thiaziddiuretika	Renale Kalziumkonservierung, Vermeidung einer Hyperkalziurie

Tabelle 8.8-6. Therapie der hypophosphatämischen Rachitis-/Tumorinduzierten Hypophosphatämie

wandt werden, wenn eine orale Therapie nicht möglich ist. Bei einer symptomatischen Hypophosphatämie übersteigt das Phosphatdefizit meist 10 g. In diesen Fällen gibt man insgesamt 20 g Phosphat oral über eine Woche verteilt (1–3 g/Tag). Patienten mit einem Phosphatmangel tolerieren ohne Nebenwirkungen erheblich höhere Dosen von oralem Phosphat als Normalpersonen. Eine intravenöse Phosphattherapie bleibt der schweren klinischen Symptomatik vorbehalten bzw. symptomatischen Patienten mit Serumspiegeln <1 mg/dl, die nicht in der Lage sind, orale Supplemente zu sich zu nehmen. Die Hauptkomplikationen der intravenösen Phosphattherapie – Hypokalzämie mit Tetanie und Hypotension – können in der Regel durch eine langsame Gabe des Phosphats, häufige Messungen von Serumphosphat und -kalzium vermieden werden. Die intravenöse Therapie sollte beendet werden, wenn ein Phosphatspiegel von mehr als 1,5 mg/dl erreicht ist. Die Anfangsdosis sollte 2,5 mg/kg nicht überschreiten. Metabolische Störungen einer Hypophosphatämie sind bei einem Serumspiegel von >1 mg/dl ungewöhnlich, sodass eine komplette parenterale Supplementierung weder notwendig noch wünschenswert ist.

Die effektivste Therapie ist die Prävention von prädisponierenden Faktoren. Die meisten Patienten mit einer schweren Phosphatdepletion haben normale Serumphosphatspiegel und entwickeln eine Hypophosphatämie erst bei Komplikationen. Bei Alkoholikern, fehlernährten Patienten und anderen prädisponierten Patienten, die intravenöse Flüssigkeiten erhalten oder nach dem Beginn einer Ernährungstherapie („Refeeding-Syndrom"), sollte Phosphat gemessen und substituiert werden, wenn eine Hypophosphatämie festgestellt wird.

Therapie der hypophosphatämischen Rachitis/tumorinduzierten Hypophosphatämie

Mit der in Tabelle 8.8-6 genannten Therapie kann man bei einer hypophosphatämischen Rachitis im Kindesalter die Wachstumsrate deutlich verbessern und die Rachitis röntgenologisch zur Ausheilung bringen. Je frühzeitiger der Therapiebeginn, desto weniger scheint das Wachstum eingeschränkt zu sein. Eine Normalisierung des Serumphosphats wird selten erreicht. Histologische Befunde zeigen, dass man die osteomalazische Komponente dadurch kaum ausheilen kann. Dagegen wurden eine Verbesserung und manchmal sogar eine Ausheilung der Osteomalazie mit Calcitriol in Dosen von 30–70 ng/kg/Tag beobachtet. Das Calcitriol wirkt nicht nur dem sekundären Hyperparathyreoidismus entgegen, sondern hilft auch, die insuffiziente Bildung von aktivem Vitamin D_3 auf Grund des Phosphatmangels zu korrigieren und die renale Phosphatresorption zu verbessern. Die Hauptgefahr der Phosphat- und Vitamin-D-Therapie ist die mögliche Verschlechterung der Nierenfunktion durch eine Nephrokalzinose. Die in mehreren Fällen sonographisch beobachtete vermehrte Echodichte der Markpyramiden, die histologisch Kalziumphosphatmineraldepositen entspricht, geht nach den bis jetzt vorliegenden Langzeiterfahrungen nicht mit einer Verschlechterung der Nierenfunktion einher. Dennoch sollte das Urinkalzium häufig kontrolliert und bei einer Hyperkalziurie die Calcitriol- und Phosphatdosis angepasst werden. Auch im Erwachsenenalter ist bei klinischer Symptomatik ein Therapieversuch zu diskutieren. Eine Langzeitstrategie gibt es hier aber noch nicht. Möglicherweise ist die alleinige Gabe von Calcitriol, das ja auch die Phosphatresorption erhöht, ausreichend und erleichtert die Compliance gegenüber den mehrfach täglichen zusätzlichen Phosphatgaben.

Bei der tumorinduzierten Hypophosphatämie sollte, wenn irgend möglich, die komplette Resektion des Tumors erfolgen. Eine Therapie mit Octreotid ist hier teilweise wirksam. Ansonsten gelten die Empfehlungen der Tabelle 8.8.-6.

Literatur

Bleyer AJ (2003) Phosphate binder usage in kidney failure patients. Expert Opin Pharmacother 4(6): 941–947

Bilezikian JP (1992) Management of acute hypercalcemia. N Engl J Med 326: 1196–1203

Evidenz ausgewählter Therapiemaßnahmen			
Therapiemaßnahme	Evidenz	Evidenzgrad	Empfehlungsstärke
i.v.-Bisphosphonate bei Hyperkalzämie	Senkung bzw. Normalisierung des Serumkalziums	I-a	A
i.v.-Bisphosphonate bei der Tumorhyperkalzämie	Verbesserung der Lebensqualität	III	B
Calcitonin s.c. in Komb. mit Bisphosphonaten bei der Hyperkalzämie	additive Wirkung auf das Serumkalzium	II-a	A
Operation eines symptomatischen pHPT	Senkung des Frakturrisikos	III	B
Operation eines symptomatischen pHPT	langfristige Besserung einer Nephrolithiasis	III	B
Konservatives Vorgehen bei einem asymptomatischen pHPT	keine Verschlechterung der Knochendichte bzw. der biochemischen Parameter	III	B

Viele der Therapieempfehlungen in diesem Kapitel sind aus publizierten Fallserien gewonnen und haben nach den SIGN-Kriterien formal den Evidenzgrad III. Oft handelt es sich aber um Beobachtungen von "Alles-oder-Nichts-Wirkungen" auf klinisch relevante Parameter, die nach den Oxford-Kriterien einen höheren Evidenzgrad (1c) haben

Bilezikian JP, Marcus R, Levine MA (eds) (1994) The parathyroids. Raven, New York

Bilezikian JP, Potts Jr JT, El-Hajj Fuleihan G, Kleerekoper M, Neer R, Peacock M, Rastad J, Silverberg SJ, Udelsman R, Wells Jr SA (2002) Summary statement from a workshop on asymptomatic primary hyperparathyroidism: a perspective for the 21st century. J Bone Miner Res 17 (Suppl 21): N2–11

Body JJ, Bouillon R (2003) Emergencies of calcium homeostasis. Rev Endocr Metab Disord 4(2): 167–175

Brame LA, White KE, Econs MJ (2004) Renal phosphate wasting disorders: clinical features and pathogenesis. Semin Nephrol 24(1): 39–47

Dralle H, Niederle B, Wagner PK et al. (1999) Leitlinien zur Therapie des Hyperparathyreoidismus. Mitteilungen der Deutschen Gesellschaft für Chirurgie G86, Heft 4

Favus MJ (ed) (1999) Primer on the metabolic bone diseases and disorders of mineral metabolism, 4th edn. Lippincott, Williams & Wilkins, Philadelphia

Fleisch H (Hrsg) (1998) Bisphosphonate bei Knochenerkrankungen. Hans Huber, Bern

Guise TA, Mundy GR (1995) Evaluation of hypocalcemia in children and adults. J Clin Endocrinol Metab 80: 1473–1478

Funke M, Kim M, Hasse C, Bartsch D, Rothmund M (1997) Ergebnisse eines standardisierten Therapiekonzepts bei primärem Hyperparathyreoidismus. Dtsch Med Wochenschr 122: 1475–1481

Kebebew E (2001) Parathyroid carcinoma. Curr Treat Options Oncol 2(4): 347–354

NIH-Conference (1991) Diagnosis and management of asymptomatic primary hyperparathyroidism: Consensus development-conference statement. Ann Intern Med 114: 593

Pfeilschifter J, Schatz H (2000) Differentialdiagnose der Hyperkalzämie beim Erwachsenen. Med Klin 95: 143–150

Ross JR, Saunders Y, Edmonds PM, Patel S, Wonderling D, Normand C, Broadley K (2004) A systematic review of the role of bisphosphonates in metastatic disease. Health Technol Assess 8(4): 1–176

Torres A, Lorenzo V, Salido E (2002) Calcium metabolism and skeletal problems after transplantation. J Am Soc Nephrol 13(2): 551–558

Udelsman R (2002) Surgery in primary hyperparathyroidism: the patient without previous neck surgery. J Bone Miner Res 17 [Suppl 2]: N126–132

Wells SA Jr, Debenedetti MK, Doherty GM (2002) Recurrent or persistent hyperparathyroidism. J Bone Miner Res 17 [Suppl 2]: N158–162

Ziegler R, Hesch RD, Kruse K, Raue F, Rothmund M (1997) Nebenschilddrüsen und Calciumhomöostase (einschließlich Osteopathien). In: Deutsche Gesellschaft für Endokrinologie (Hrsg) Rationelle Therapie in der Endokrinologie. Thieme, Stuttgart, S 103–148

Erkrankungen des Magen-Darm-Traktes

WOLFF SCHMIEGEL

9.1	Ösophaguserkrankungen	677
9.2	Gastroduodenale Erkrankungen	695
9.3	Dünndarmerkrankungen	732
9.4	Chronisch-entzündliche Darmerkrankungen	761
9.5	Kolorektale Erkrankungen	773
9.6	Ernährung	808

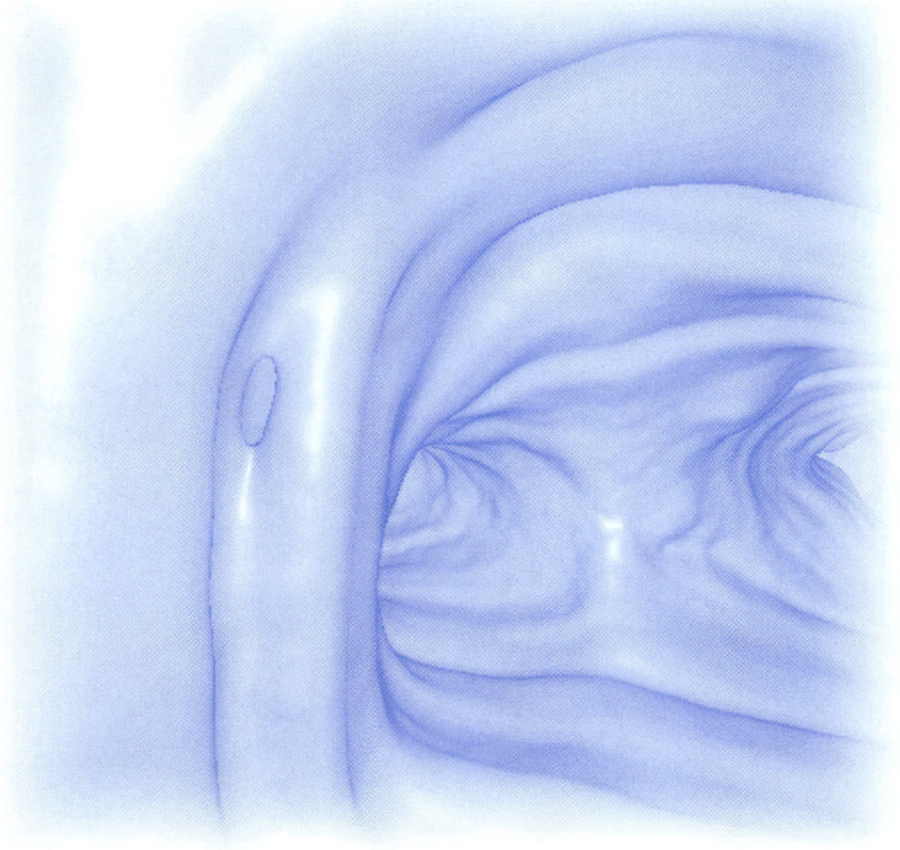

9.1 Ösophaguserkrankungen
Thomas Frieling, Stephan Petrasch und Thomas Rösch

9.1.1 Gastroösophageale Refluxerkrankung
Thomas Frieling

Definition
Eine gastroösophageale Refluxkrankheit (GERD) liegt vor, wenn ein Risiko für organische Komplikationen durch einen gesteigerten gastroösophagealen Reflux (GER) und/oder eine signifikante Störung der Lebensqualität infolge der Refluxbeschwerden besteht (C). Unter GERD werden die verschiedenen Manifestationen NERD („non-erosive reflux disease"), erosive Ösophagitis (ERD), Barrett-Ösophagus und extraösophageale Manifestationen subsumiert (C).

Epidemiologie
Der Übergang vom physiologischen gastroösophagealen Reflux (GER) zur gastroösophagealen Refluxerkrankung (GERD) ist fließend. Obwohl nach epidemiologischen Studien ca. 10–20% der Gesamtbevölkerung an Sodbrennen leiden (B), wird nur selten der Arzt aufgesucht. Neuere Studien zeigen keinen Geschlechtsunterschied (B). Der Übergang zur Erkrankung wird durch die Schwere der Symptomatik, durch die Empfindlichkeit der Patienten und durch die objektivierbaren Komplikationen, wie z. B. schwere Ösophagitis, Strikturen, Metaplasie des Zylinderepithels oder sekundäre bronchopulmonale Erkrankungen bestimmt (Abb. 9.1-1). Die Prävalenz der GERD ist nicht altersspezifisch, ebenso fehlen geschlechtsspezifische Altersunterschiede (B). Die unkomplizierte GERD hat keinen Einfluss auf die Lebenserwartung (B). Der natürliche Langzeitverlauf der GERD ist in der Regel nicht progredient (A). Die Inzidenz hat in den letzten Jahren aber für alle Manifestationen zugenommen (B).

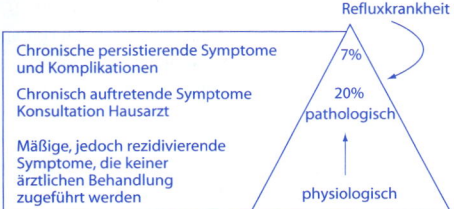

Abb. 9.1-1. Der Eisberg GERD

Ätiologie und Pathogenese
Die Ursache von GERD liegt in einer verlängerten Säure- und Pepsinexposition der unteren Speiseröhre (A). Der endoskopische Schweregrad der GERD korreliert mit der ösophagealen Säurebelastung (A). Wesentliche Antirefluxbarriere ist der untere Ösophagussphinkter (UÖS) (B) (Abb. 9.1-2). Seine Antirefluxeffektivität wird vom Ruhetonus (>6 mmHg), seiner Länge (>2 cm) und Position (intraabdominelle UÖS-Länge >1 cm, spitzer His-Winkel) bestimmt. Ein signifikanter Teil des GER wird über transiente schluckaktunabhängige UÖS-Relaxationen vermittelt (TLESR), die überwiegend postprandial und nachts auftreten (B). Die Kontaktzeit von Refluat und Schleimhaut wird durch die Ösophagusperistaltik bestimmt (B). Hier kann es durch Ösophagusmotilitätsstörungen zur verminderten Clearance-Leistung der Speiseröhre kommen (B). Durch Schlucken von Speichel wird die Clearance-Funktion der Speiseröhre verbessert, wobei das Bicarbonat im Speichel zur Neutra-

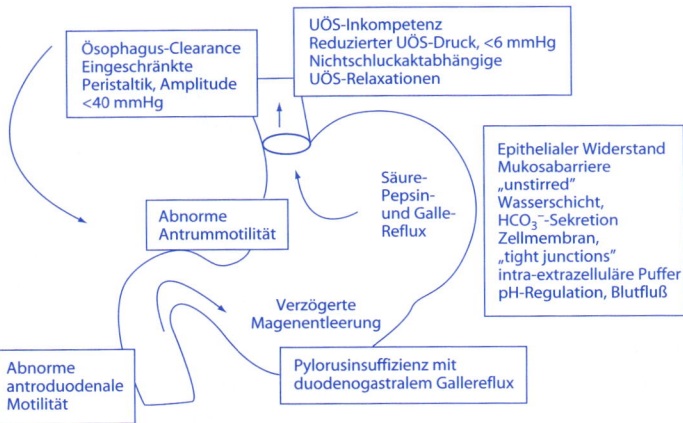

Abb. 9.1-2. Ursachen der GERD

lisation der refluierten Säure beiträgt. Darüber hinaus können zahlreiche weitere extraösophageale Faktoren, beispielsweise eine verzögerte Magenentleerung, intraabdominelle Druckerhöhung (Schwangerschaft) bzw. Schwächung lokaler defensiver Faktoren der Ösophagusmukosa Auftreten und Schwere eines GER beeinflussen. In der Pathophysiologie der GERD spielt die axiale Hiatushernie eine synergistische Rolle (A).

Während der postprandiale Reflux überwiegend tagsüber seine Symptomatik entwickelt und leichte Schleimhautläsionen verursacht, ist der nächtliche Reflux bei höhergradiger ERD ätiologisch bedeutend (B). Auch ein quantitativ nicht erhöhter GER kann bei hypertensivem Ösophagus GERD-Symptome auslösen, v. a. bei bis zu 30% der NERD-Patienten (A).

Symptomatik

Weder Art, Intensität und Häufigkeit von Refluxbeschwerden erlauben einen Rückschluss auf den Schweregrad der GERD (B). Sodbrennen und Regurgitation werden signifikant häufiger bei GERD angegeben. Wenn diese Beschwerden vorliegen, kann klinisch eine GERD vermutet werden (B). Andere Symptome (Odynophagie, Schmerzen Pharynx/Epigastrium/retrosternal, retrosternales Brennen, Übelkeit, Aufstoßen, Völlegefühl, Erbrechen) sind unspezifisch und keine verlässlichen Prädiktoren. Sie erlauben ebenfalls keine Differenzierung zwischen GERD mit oder ohne Ösophagitis (ERD vs. NERD; B). Bei Dysphagie muss eine Tumorstenose endoskopisch ausgeschlossen werden. GER kann zu einer Reihe von extraösophagealen Manifestationen führen (s. folgende Übersicht; B). So wird die Prävalenz von GERD bei Asthmatikern zwischen 34 und 89% angegeben. Mögliche Mechanismen sind die Mikroaspiration von Magensäure bzw. säuregetriggerte Vagusreflexe mit Bronchokonstriktion. Auch HNO-Beschwerden können Folge eines GER sein (s. Übersicht) und 55–79% der Patienten mit therapierefraktärer Heiserkeit und 60% der Patienten mit chronischer Laryngitis weisen erhöhten GER auf. Andere GER-induzierte HNO-Beschwerden bzw. -Läsionen beinhalten chronischen Husten, Globusgefühl und Zahnschmelzerosionen. Klinisch wichtig ist ebenfalls der nichtkardiale Thoraxschmerz, also Angina-pectoris- bzw. Herzinfarkt-ähnliche Beschwerden, die in bis zu 60% durch sauren Reflux induziert werden. Mechanismen sind eine Säureüberempfindlichkeit der Speiseröhre bzw. säureinduzierte Koronarspasmen.

> **Extraösophageale GERD-Manifestationen**
> - Lunge
>   - Asthma
>   - Chronische Bronchitis
>   - Aspirationspneumonie
>   - Schlafapnoe
>   - Atelektasen
>   - Interstitielle Lungenfibrose
> - HNO
>   - Chronischer Husten
>   - Chronische Heiserkeit
>   - Zahnerkrankungen
>   - Globusgefühl
>   - Halitosis
>   - Larynxkarzinom
>   - Nächtliche Luftnot
>   - Pharyngitis/Laryngitis
>   - Stimmbandgranulome-Ulzera
>   - Tortikollis
>   - Subglottisstenose
> - Andere
>   - Nichtkardialer Thoraxschmerz
>   - Chronischer Singultus
>   - Aufstoßen
>   - Übelkeit, Erbrechen

Diagnostik

Das diagnostische Vorgehen bei GERD sollte standardisiert (Abb. 9.1-3) erfolgen. Auch bei eindeutiger Refluxsymptomatik und fehlenden Alarmsymptomen (Dysphagie, Blutung, Anämie) ist eine frühe Endoskopie zu empfehlen, desgleichen wenn eine Refluxerkrankung differentialdiagnostisch in Erwägung gezogen wird (B). Die Endoskopie ermöglicht den direkten morphologischen Nachweis einer Refluxösophagitis und kann differentialdiagnostisch andere Beschwerdeursachen objektivieren. Bei Erosion, Erythem, Schatzki-Ring und ringförmig verdicktem Ösophagus wird keine Biopsie empfohlen, soweit ein Barrett-Ösophagus ausgeschlossen ist (B). Die Refluxösophagitis wird nach der MUSE- bzw. Los-Angeles-Klassifikation oder klinisch praktikabler nach der Einteilung nach Savary und Miller beschrieben (Tabelle 9.1-1; B). Bei negativer Endoskopie (NERD) kann eine Probetherapie bei Symptomen, die verdächtig auf eine GERD sind, durchgeführt werden (A). Bei dieser Exjuvantibus-Diagnose der GERD sollten ausschließlich Protonenpumpenblocker angewandt werden (A). Die Dosierung sollte mit der zwei- bis dreifachen zur Refluxtherapie empfohlenen Standarddosis erfolgen (B) und die Dauer der Probetherapie eine bis zwei Wochen betragen (B).

Röntgenologische Untersuchungen spielen bei der Primärdiagnostik der GERD auf Grund ihrer geringen Sensitivität und Spezifität keine Rolle (B). Kontrastmitteluntersuchungen können aber komplementär zur Endoskopie bei unklarer Dysphagie, Divertikeln bzw. Hernien eingesetzt werden. Bei NERD und negativer Probetherapie bzw. bei Patienten mit ERD und therapierefraktären Refluxbeschwerden sollte eine ambulante 24-h-pH-

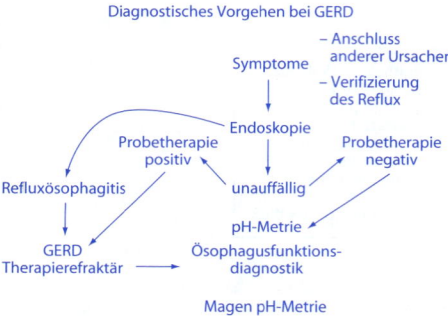

Abb. 9.1-3. Diagnostisches Vorgehen bei GERD

Stadium		Endoskopische Befunde
Savary-Miller/Los-Angeles-Klassifizierung		
I	A (<5 mm)	Eine oder mehrere nichtkonfluierende Mukosaläsionen mit Erythem
	B (>5 mm)	mit oder ohne Exsudat
II	C	Konfluierende exsudative Erosionen, die nicht zirkumferentiell sind
III	D	Zirkulär konfluierende exsudative Erosionen
MUSE-Klassifikation		
Metaplasie		
M0		Fehlend
M1		Finger, Inseln
M2		Zirkumferentiell
Ulkus		
U0		Fehlend
U1		1 Ulkus
U2		>2 Ulzera/konfluierende Ulzera
Striktur		
S0		Fehlend
S1		>9 mm, mit Standarddendoskop passierbar
S2		>9 mm, mit Standarddendoskop nicht passierbar
Erosion		
E0		Fehlend
E1		Nur auf Faltenkämmen
E2		Konfluierend (in Faltentälern)

Tabelle 9.1-1. Einteilung der Refluxösophagitis nach Savary-Miller, MUSE und der Los-Angeles-Klassifizierung. (Die Los-Angeles-Klassifizierung beschränkt sich auf den Ausdruck einer Mukosaläsion)

Tabelle 9.1-2. Statistische Wahrscheinlichkeit Reflux – Beschwerden

Reflux + Symptom +	Reflux + Symptom –
Reflux – Symptom +	Reflux – Symptom –
Symptomenindizes	
„symptom specificity index"	n refluxassoziierte Beschwerden/ n Beschwerden •100
„symptom sensitivity index"	n refluxassoziierte Beschwerden/ n Reflux •100
„symptom association probability"	„Fisher exact test"

Metrie, die als Goldstandard der Refluxdiagnostik gilt, eingesetzt werden (B). Hier gilt die prozentuale Zeitdauer des ösophagealen pH <4, der standardisiert 5 cm oberhalb des UÖS gemessen wird, als das Hauptkriterium für einen GER. Weitere Informationen können über die Differenzierung in liegende und sitzende/ stehende Körperposition, postprandialen Reflux und Anzahl der Refluxphasen >5 min (Clearance-Leistung der Speiseröhre) erhalten werden (s. folgende Übersicht; B). Neben der Registrierung der Refluxquantität ist die Erfassung des zeitlichen Zusammenhangs zwischen Refluxepisode und Beschwerden besonders wichtig. Mit mathematischen Verfahren können hier statistisch wahrscheinliche Zusammenhänge zwischen Reflux und Beschwerden objektiviert (Tabelle 9.1-2) bzw. Subgruppen (z. B. hypersensitiver Ösophagus) differenziert werden (B). Dies ist für eine effektive Medikamententherapie bzw. Operationsplanung wesentlich. Extraösophageale Manifestationen einer GERD im HNO-Bereich können durch eine pH-Metrie im proximalen Ösophagus zur Erfassung eines hohen GER, Patienten mit säureinduzierten nichtkardialen Thoraxschmerzen durch Provokationstests (intraösopgageale Perfusion mit 0,1 n HCl, sog. Bernsteintest) weiter untersucht werden. Die pH-Metrie ist auch zur Klärung einer Therapieresistenz geeignet. Hier kann unter laufender Therapie die Behandlungseffektivität durch eine Magen-pH-Metrie abgeklärt werden, sodass die Medikamentendosis individuell eingestellt oder umgestellt werden kann (s. Abb. 9.1-3; C). Weitere Funktionsuntersuchungen wie die Ösophagusmanometrie und die Refluxszintigraphie haben bei der Primärdiagnostik und bei der Planung einer Refluxoperation der GERD keine Bedeutung (A). Die Ösophagusmanometrie kann dem Chirurgen aber wichtige Informationen über die Peristaltik der tubulären Speiseröhre und die Lokalisation des UÖS präoperativ geben (siehe Empfehlungen des Arbeitskreises „Neurogastroenterologie und Motilität"; http://neuro-gastro.de).

24-h-pH-Metrie: „cut off" physiologischer-pathologischer Reflux	
Totale Messzeit < pH 4	5%
Aufrechte Position < pH 4	8%
Liegende Position < pH 4	3%
Anzahl Refluxepisoden < pH 4	50
Anzahl Refluxepisoden < pH 4/>5 min	3

Therapie

Durch die Einführung der Protonenpumpenhemmer (PPI) kann die GERD in der überwiegenden Anzahl effektiv medikamentös behandelt werden (Abb. 9.1-4). Jedes Therapieversagen muss an eine unzureichende Patienten-Compliance bzw. an eine inkorrekte Diagnose denken lassen (B). Dies sollte vor Einleitung einer Antirefluxoperation ausgeschlossen sein, d. h., die Patienten sollten vor der Operation auf eine säurehemmende Therapie ansprechen.

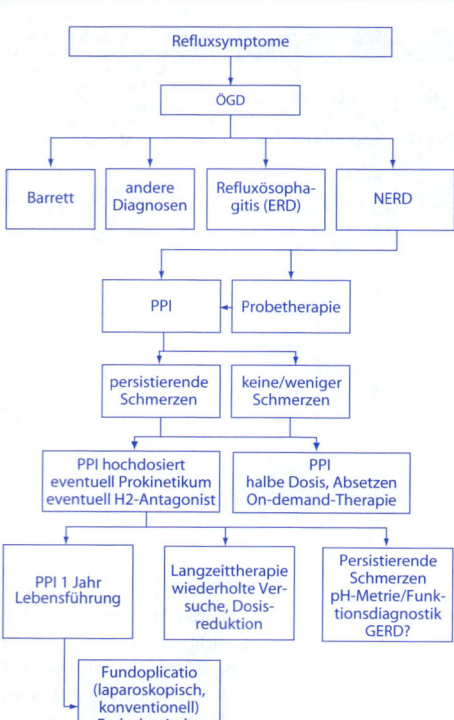

Abb. 9.1-4. Algorithmus der Therapie bei GERD

Die Therapie kann zunächst mit allgemeinen Empfehlungen zur Lebensführung („Lifestylemodifizierung") beginnen (s. Übersicht rechts; B). Diese Empfehlungen können durch die Einnahme von Antazida komplementiert werden. Die Therapieeffektivität mit H_2-Antagonisten kann durch die Kombination mit Prokinetika bis auf 65% gesteigert werden (Tabelle 9.1-3). Der größte Therapieerfolg ist jedoch durch Protonenpumpenhemmer (PPI) zu erzielen, wobei eine Kombination mit Prokinetika im Einzelfall sinnvoll sein kann. Die schrittweise Steigerung der Therapie bis zu den PPI („Step-up-Therapie") ist der initialen PPI-Therapie mit folgender Medikamentenreduktion („Step-down-Therapie") unterlegen. Die „Step-down-Therapie" sollte daher auch aus Kostengründen bevorzugt werden (B).

> **Allgemeine Maßnahmen zur Therapie der GERD**
> - Erhöhung des Kopfes während des Schlafens
> - Schlafen in Linksseitenlage
> - Aufrechte Position 2–3 h nach der Nahrung
> - Keine voluminösen oder fetten Mahlzeiten
> - Nikotinabstinenz
> - Keine Medikamente, die den UÖS-Ruhedruck erniedrigen
> - Gelegentliche Verwendung von Antazida

Während die initiale GERD-Therapie in der Regel unproblematisch ist, wird der weitere klinische Verlauf häufig durch die Rezidive nach Therapieende bestimmt. So zeigen Untersuchungen, dass innerhalb von 6 Monaten bei 90% der Patienten mit initialer Refluxösophagitis (ERD) und bei 75% ohne Ösophagitis (NERD) mit einem symptomatischen Rezidiv zu rechnen ist. Durch eine erneute Induktions- und Erhaltungstherapie kann in etwa 90% eine Remission gehalten werden. Bei der Langzeittherapie mit PPI sind zwei Aspekte zu berücksichtigen. Bei Helicobacter-pylori-(H.-p.-)positiven Patienten scheint die Entwicklung einer atrophischen Gastritis häufiger vorzukommen. Demgegenüber scheint nach H.-p.-Eradikation die Wirkung von PPI geringer zu sein, sodass im Einzelfall eine Dosiserhöhung angebracht ist. Eine generelle Empfehlung zur H.-p.-Eradikation bei GERD kann aber zurzeit nicht gegeben werden, zumal einige H.-p.-Stämme (CagA) sogar eine protektive Rolle spielen könnten. Die Beziehungen zwischen H.-p.-Infektion und GERD sind daher sehr komplex und noch unvollständig geklärt. Die Infektion ist als kausaler Risikofaktor der GERD wenig wahrscheinlich (B). Auch das H.-p.-positive Ulcus duodeni ist kein gesicherter Risikofaktor für GERD (A). Insgesamt hat eine H.-p.-Eradikation keinen negativen Einfluss auf Schweregrad, Rezidivierung oder das Ansprechen auf eine PPI-Therapie (A).

Die Indikation zur Antirefluxoperation ergibt sich bei GERD und Therapieversagen, bei Kontraindikationen einer Medikamenteneinnahme bzw. bei Patienten, die eine Langzeiteinnahme von Medikamenten nicht wünschen. Die Operation sollte in einem spezialisierten Zentrum erfolgen und hat, konventionell oder laparoskopisch durchgeführt, Erfolgsaussichten von 80–90%. Die Wahl des speziellen Operationsverfahrens (z. B. Nissen-Fundoplikatio, Hill-Technik, Belsey-Verfahren) sollte hierbei der Erfahrung des jeweiligen Zentrums vorbehalten bleiben. Der Stellenwert endoskopischer Refluxtherapien (Gastroplicatio, Polymerinjektion, Hochfrequenzkoagulation) muss durch Studien weiter überprüft werden.

Therapieversager

Compliante Patienten mit gesicherter GERD (Endoskopie, 24-h-pH-Metrie), die auf eine konventionelle PPI-Dosierung nicht ansprechen, sollten die doppelte Dosierung erhalten. Zur Wirkungsoptimierung sollte die Medikamenteneinnahme jeweils vor dem Frühstück und dem Abendessen erfolgen. Bei weiter-

Tabelle 9.1-3. Effektivität verschiedener Therapiemaßnahmen

Therapiemaßnahme	Effektivität [%]
Allgemeine Verhaltensänderung	20
Antazida	20
H_2-Antagonisten	50
Prokinetika	50
FPI-Einzeldosis	80
FPI – erhöhte Dosis	bis 100

hin fehlendem Effekt kann die Säurehemmung durch eine Magen-pH-Metrie unter fortlaufender Therapie überprüft werden (s. Abb. 9.1-3). Eine ineffektive Säurehemmung ist bei einem pH-Wert unter 4 in mehr als 50% der Zeit anzunehmen. Hier kann die Dosis des Säurehemmers individuell titriert werden. Liegt der Magen-pH bei Beschwerdepersistenz über 4, muss der saure GER als Ursache der Beschwerden angezweifelt werden. Manchmal lässt sich trotz zweimal täglicher PPI-Einnahme eine nächtliche Magenansäuerung („overnight acid breakthrough") beobachten. Hier scheint die zusätzliche abendliche Einnahme eines H_2-Antagonisten einer weiteren PPI-Dosiserhöhung überlegen zu sein. Die Bedeutung des duodenogastroösophagealen Reflux (DGER) ist unklar. Der Begriff „alkalischer Reflux" sollte vermieden werden, da der Reflux aus dem Duodenum zusammen mit dem Magensaft überwiegend als saures Refluat im Ösophagus erscheint und keine Korrelation zwischen einem pH > 7 und dem Bilirubinreflux in der Speiseröhre besteht. Aus diesem Grunde erscheint der Stellenwert der Bilimetrie in der Routinediagnostik zweifelhaft, zumal der DGER auch unter der konventionellen Säurehemmung rückläufig ist (B).

Schluckauf (Singultus)

Ätiologie und Pathogenese Der Schluckauf (Singultus) wird durch Zwerchfellkontraktionen verursacht, die durch einen Glottisverschluss während eines Einatmungsversuches gefolgt werden. Der Schluckauf ist in der Regel selbstlimitierend, kann aber in Einzelfällen über Tage bzw. Wochen persistieren. In den meisten Fällen kann keine Ursache gefunden werden. Gelegentlich kann der Singultus aber Zeichen einer schwerwiegenden Erkrankung sein. Hierzu zählen zentralnervöse Erkrankungen (Schlaganfall, Enzephalitis, Tumor), die Urämie, Herpes-zoster-Infektionen bzw. pleurale oder abdominelle Erkrankungen, die das Zwerchfell irritieren. Ein prolongierter Schluckauf kann auch psychogene Ursachen haben.

Therapie Der Schluckauf ist in der Regel selbstlimitierend und bedarf keiner weiteren Therapie. Standardisierte Therapiekonzepte liegen nicht vor, sodass sich Erfahrungen auf Einzelberichte stützen. Hilfreich können Lokalanästhetika, Pharynxstimulation, Atemtechniken oder eine Vagusstimulation sein (Eiswasser, Zuckerlösungen, Karotismassage). Pharmaka mit zentralnervöser Wirkung, wie Neuroleptika, Antiepileptika (z. B. Gabapentin) bzw. Muskelrelaxanzien (z. B. Baclofen) können in Einzelfällen ebenfalls zum Erfolg führen.

Evidenz der Therapieempfehlungen		
	Evidenzgrad	Empfehlungsstärke
Probetherapie	I-b	A
"Lifestylemodofizierung"	III	B
Step-down-Therapie	I-a	A
Antirefluxoperation	I-a	A

9.1.2 Motilitätsstörungen/Sensibilitätsstörungen
Thomas Frieling

Ätiologie und Pathogenese von Motilitätsstörungen

Die normale, etwa 6–8 s dauernde schluckinduzierte Ösophagusperistaltik wird durch die gerichteten Kontraktionen der Zirkulärmuskulatur bestimmt und beginnt, wenn die Pharynxkontraktionen den oberen Ösophagussphinkter passiert haben. Die Ösophagusperistaltik wird hierbei wesentlich durch eine aktive, der peristaltischen Kontraktion vorangehende nervale Zirkulärmuskelhemmung („deglutive Hemmung"), die auch zur Relaxation des UÖS führt, bestimmt. Nach neueren Untersuchungen wird das Spektrum primärer Ösophagusmotilitätsstörungen (Achalasie, diffuser Ösophagusspasmus) vermutlich durch eine zunehmende Störung dieser aktiven Hemmung bestimmt. So finden sich Progressionen vom Ösophagusspasmus zur Achalasie bzw. achalasieähnliche Motilitätsstörungen beim diffusen Ösophagusspasmus. Nervales Korrelat hierfür sind Störungen der hemmenden Motorneurone, die die Neurotransmitter VIP und NO enthalten (B).

Symptomatik

Ösophagusmotilitätsstörungen können Dysphagie und/oder Brustschmerzen verursachen. Da diese Symptome unspezifisch sind, müssen organische Ursachen ausgeschlossen werden. Bei der Dysphagie sind dies im Wesentlichen Stenosen im Bereich von Ösophagus und Kardia bzw. bei Thoraxschmerzen kardiale Erkrankungen. Bei der Dysphagie sollte zwischen Schluckstörungen für feste und flüssige Nahrung differenziert werden, da organische Stenosen häufig zu Beginn Schluckbeschwerden nur für feste Nahrung, Ösophagusmotilitätsstörungen aber häufig bereits initial eine Dysphagie für feste und flüssige Nahrung bedingen. Einen Sonderfall stellen Ringe (z. B. Schatzki-Ring) oder „Webs" der Speiseröhre dar, die typischerweise nur zur intermittierenden Dysphagie für schlecht gekaute Nahrung führen („Steakhouse-Syndrom"). Patienten mit dem Leitsymptom Dysphagie zeigen häufig Ösophagusmotilitätsstörungen, unter denen die Achalasie dominiert. Beim Leitsymptom Brustschmerz findet sich hingegen überproportional häufig das Bild eines hyperkontraktilen oder Nussknackerösophagus (B).

Diagnostik

Durch die Ösophagusmanometrie können die Ösophagusmotilitätsstörungen am zuverlässigsten charakterisiert werden (A) (siehe Empfehlungen des Arbeitskreises „Neurogastroenterologie und Motilität"; http://neurogastro.de). Untersuchungen zeigen hierbei, dass in ca. 30% spezifische Motilitätsmuster erfasst werden, während in zwei Drittel der Untersuchungen nur unspezifische Motilitätsstörungen erhoben werden können. Die Erfassung von Motilitätsmustern (z. B. Achalasie, Spasmus,

Tabelle 9.1-4. Manometrie bei Ösophagusmotilitätsstörungen

	Tubulärer Ösophagus	UÖS
Klassische Achalasie	Simultane Kontraktionen <50 mmHg	Fehlende/inkomplette Relaxationen
Vigoröse Achalasie	Simultane Kontraktionen >50 mmHg	Fehlende/inkomplette Relaxationen
Diffuser Spasmus	Simultane Kontraktionen >180 mmHg in >10% der Schluckakte	Komplette Relaxationen
Nussknackerösophagus	Peristatische Kontraktionen >180 mmHg	Komplette Relaxationen
Sklerodermie/Kollagenosen	Verminderte/fehlende Peristaltik des distalen glattmuskulären Anteils	Verminderter Ruhedruck
Diabetes mellitus	Störungen der Peristaltik, verminderte Kontraktionen	Verminderter Ruhedruck/inkomplette Relaxationen

Sklerodermie) erscheint klinisch wichtiger als die quantitative Analyse von Einzelparametern (Tabelle 9.1-4). Dennoch können einige Grundaussagen getroffen werden: peristaltische Kontraktionen unter 40 mmHg bzw. eine gestörte Peristaltik führen zur Störung des Bolustransports, die Anstiegsphase der Ösophaguskontraktion korreliert mit dem Lumenverschluss des tubulären Ösophagus, ein UÖS-Ruhedruck unter 6 mmHg gilt als pathologisch (A). Röntgenkontrastmitteluntersuchungen (Kontrastmittelbrei, Brotbariumschluck, wasserlösliche Kontrastmittel) können komplementär zur Endoskopie und Funktionsdiagnostik eingesetzt werden, da sie häufig zusätzliche Informationen von Impressionen, Verlagerungen, eingeschränkter Wandbewegung, Ringen oder „Webs", geringgradigen Strikturen bzw. Divertikeln geben können. Die Passage des Röntgenbreis korreliert hierbei gut mit den manometrisch gemessenen Ösophaguskontraktionen (B). Typisch für die Achalasie sind eine glatte, sektkelchähnliche Verjüngung zum ösophagokardialen Übergang und eine Dilatation der tubulären Speiseröhre. Der UÖS muss endoskopisch mit nur leichtem Druck zu überwinden sein. Die wichtigste Differentialdiagnose zur Achalasie ist das Kardiakarzinom. Der diffuse Ösophagusspasmus bzw. auch der hyperkontraktile oder Nussknackerösophagus sind durch simultane, segmentale bzw. schraubenförmige Kontraktionen im nichtdilatierten tubulären Ösophagus charakterisiert. Die Ösophagusszintigraphie eignet sich zur quantitativen Messung der Ösophaguspassage, ihre klinische Relevanz ist allerdings eingeschränkt.

Therapie

Die medikamentöse Therapie der Achalasie mit Nitropräparaten oder Kalziumantagonisten, die den UÖS-Ruhedruck senken, hat nur einen begrenzten Effekt. Standardtherapie sind die pneumatische Kardiadilatation und die chirurgische Kardiomyotomie. Die Ballondehnung kann mit unterschiedlichen Dilatatoren durchgeführt werden, die zu vergleichbaren Ergebnissen führen. Hauptkomplikationen sind Ösophagusperforationen (bis 4%) und ein erhöhter GER. Aus bisher ungeklärten Gründen scheint die Kardiadilatation bei jüngeren Patienten (<18 Jahren) weniger effektiv zu sein. Eine Dilatationsbehandlung kann bis zu drei Mal durchgeführt werden. Danach ist bei erneutem Rezidiv die chirurgische Behandlung, die in letzter Zeit zunehmend laparoskopisch durchgeführt wird, angezeigt (B). Der Erfolg der pneumatischen Dilatation (65–75%) korreliert nur mit einem Abfall des UÖS-Ruhedrucks. Die Injektion von Botulinumtoxin in den UÖS führt über eine Hemmung der cholinergen Erregung zu einer vorübergehenden (ca. 3 Monate) Verminderung des UÖS-Ruhedrucks. Obwohl etwa zwei Drittel der Patienten initial eine Verbesserung zeigen, erleidet die überwiegende Anzahl ein Rezidiv. Zusätzlich sprechen einige Patienten auf eine fortlaufende Botulinumtherapie nicht mehr an. Aus diesen Gründen ist diese Behandlung nicht als primäre Therapie anzuwenden, sondern sollte nur bei Patienten mit erhöhtem Risiko für eine Dilatation oder Operation eingesetzt werden (B).

Beim diffusen Ösophagusspasmus wie auch beim hyperkontraktilen oder Nussknackerösophagus können mit begrenztem Erfolg Nitropräparate, Kalziumantagonisten oder Parasympatholytika eingesetzt werden. In Einzelfällen ist von einer erfolgreichen Kardiadilatation, tubulärer Botulinumtoxininjektion bzw. Kardiomyotomie berichtet worden. Hier sollte jedoch vorab geklärt werden, ob die Symptomatik mit den Motilitätsstörungen korreliert. Bei der Sklerodermie ist die konsequente Refluxtherapie angezeigt (B).

Schmerzperzeption

Untersuchungen an Patienten mit nichtkardialen Thoraxschmerzen deuten, ähnlich wie beim Reizdarm und der nichtulzerösen Dyspepsie, auf eine veränderte Schmerzperzeption hin. So wurde bei diesen Patienten eine erniedrigte Schmerzschwelle während der intraösophagealen Ballondehnung beschrieben. Dies hat zum Konzept des „irritablen Ösophagus" geführt, bei dem die Patienten auf verschiedene Stimuli (Säure, Motilitätsstörungen, Dehnung, Edrophoniumprovokation) vermehrt mit Thoraxschmerzen reagieren. Ob diese Überempfindlichkeit eine periphere oder zentrale Ursache hat, ist allerdings ungeklärt. Wichtig ist, dass viele Patienten wie bei Reizmagen und Reizdarm psychische Auffälligkeiten mit vermehrter Ängstlichkeit, Somatisierung und Neurotizismus aufweisen. Dies gilt es bei der Therapieplanung zu berücksichtigen (B).

Diagnostik bei nichtkardialem Thoraxschmerz

Obwohl der überwiegende Anteil (90%) der Vagusfasern afferent ist, das Gehirn also vielmehr Informationen erhält als es zum Ösophagus abgibt, sind zurzeit keine validen Methoden zur objektiven klinischen Beurteilung der Ösophagussensorik vorhanden. Trotzdem sollte die Abklärung von Thoraxschmerzen standardisiert durchgeführt werden (Abb. 9.1-5). Da der GER die häufigste Ursache ist, sollten eine Endoskopie und eine 24-h-pH-Metrie durchgeführt werden. Die klinische Bedeutung von Motilitätsstörungen (Spasmus, Nussknackerösophagus), die überproportional häufig gefunden werden, ist unklar, da diese Funktionsstörungen zeitlich nur bedingt mit den Schmerzereignissen assoziiert sind. Aus diesem Grunde wird vermutet, dass Ösophagusmotilitätsstörungen wahrscheinlich Epiphänomene einer bisher nicht geklärten anderen Störung sind. Hilfreich können Provokationstests (Ballondehnung, Säureperfusions- oder Bernsteintest) sein, mit denen die typischen Beschwerden häufig reproduziert werden können (B).

Therapie beim nichtkardialen Thoraxschmerz

Die Behandlung mit Kalziumantagonisten, Nitropräparaten und Parasympatholytika ist in den meisten Fällen eher unbefriedigend. Am effektivsten erscheint eine konsequente Säurehemmung, die probatorisch vor einer differenzierten Funktionsdiagnostik durchgeführt werden kann. Auch die alleinige Aufklärung der Patienten über die Krankhaftigkeit, aber grundsätzliche Harmlosigkeit ihrer Beschwerden und ihre möglichen Ursachen können hilfreich sein. Erfolgreiche Behandlungsergebnisse werden ebenfalls durch die Gabe von niedrigdosierten Antidepressiva bzw. Entspannungsübungen berichtet (B).

Evidenz der Therapieempfehlungen

	Evidenzgrad	Empfehlungsstärke
Achalasie		
Pneumatische Kardiadilation	I-b	A
Chirurgische Kardiomyotomie	I-b	A
Botulinumtoxininjektion	I-b	A
Ösophagusspasmus/hyperkontraktile Motilitätsstörungen		
Medikamentöse Therapie	III	B
Botulinumtoxininjektion	IV	C
Pneumatische Kardiadilatation	IV	C
Chirurgische Kardiomyotomie	IV	C
Nichtkardialer Thoraxschmerz		
PPI	III	B
Trizyklische Antidepressiva	III	B

9.1.3 Infektiöse Erkrankungen
Thomas Frieling

Infektiöse Erkrankungen des Ösophagus umfassen die Mukosa und Submukosa und treten bei immunkompetenten gesunden Menschen praktisch nicht auf (A). Beim Fehlen jeglicher Risikofaktoren (Antibiotikatherapie, Steroidtherapie, Mangelernährung, Diabetes mellitus) muss an eine gestörte zellvermittelte Immunität (z. B. bei HIV-Infektion, Lymphom etc.) gedacht werden. In seltenen Fällen können Ösophagusveränderungen vorliegen, die zu Infektionen prädisponieren. Hierzu zählen die intramurale Pseudodivertikulose, Divertikel und Motilitätsstörungen (B).

Symptomatik

Leitsymptome der Ösophagitis sind retrosternale Schmerzen, die mit einer Dysphagie einhergehen können. Gelegentlich liegt nur ein persistierender Singultus vor. Häufig werden die Schmerzen durch bestimmte Nahrung wie Fruchtsäfte oder säurehaltigen Getränke bzw. kalte oder warme Speisen ausgelöst. In seltenen Fällen können zusätzlich Fieber, Übelkeit, Blutungen und Ösophagusperforationen auftreten. Eine Halitosis kann ebenfalls wegweisend sein, da häufig der Mund-Rachenraum mitbefallen ist. Bei älteren Patienten kann eine Ösophagitis (z. B. Soorösophagitis) auch ohne Beschwerden als endoskopischer Zufallsbefund nachgewiesen werden (B).

Diagnostik

Bei Verdacht auf eine infektiöse Ösophagitis lohnt die Inspektion des Nasenrachenraums. Beim Nachweis einer Kandida- oder Herpessimplex-Stomatitis kann i. A. auf eine Ösophagoskopie verzichtet werden, da bei entsprechenden Symptomen ein Ösophagusbefall angenommen werden kann. Während die Pilzösophagitis während einer Endoskopie anhand der typischen weißlichen plaqueartigen Beläge, die beim Entfernen zu Schleimhautblutungen führen, bereits makroskopisch erkannt werden kann, sollte bei allen unklaren Entzündungen immer eine Biopsie zur Histologie (PAS- und Silberfärbung zur Kan-

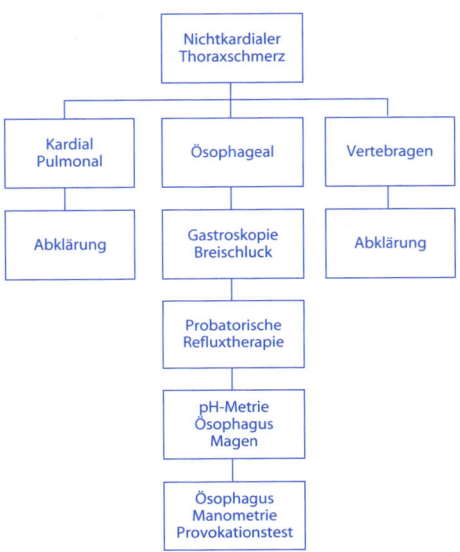

Abb. 9.1-5. Algorithmus: Diagnostik nichtkardialer Thoraxschmerz

didadiagnostik, konventionelle und Immunhistologie zur Virusdiagnostik, In-situ-Hybridisierung, Einschlusskörper bei CMV-Ösophagitis) bzw. ein Bürstenabstrich zur Zytologie (Kandidaösophagitis) entnommen werden. Die Kultur eignet sich zum Nachweis von Virusantigenen. Bei Nachweis von Bakterien im Gewebe (Gram-Färbung) kann mit ausreichender Sicherheit eine bakterielle Genese der Ösophagitis angenommen werden (B).

Erregerspektrum

Die folgende Übersicht zeigt die wichtigsten Erreger. Am häufigsten findet sich Candida albicans. Sie verursacht etwa zwei Drittel aller mikrobiologisch erfassten Formen der Ösophagitis. Insbesondere nach antimykotischer Therapie kommen jedoch auch andere Kandidaspezies in Frage. Der zweithäufigste Erreger einer Ösophagitis ist das Zytomegalievirus (CMV), während andere Viren (EBV, HSV) praktisch nur bei Patienten mit Malignomen bzw. schwerer Immuninkompetenz nachgewiesen werden können. Bei Patienten mit gestörter zellvermittelter Immunität kann das Varicella-Zoster-Virus (VZV) zur schweren nekrotisierenden Ösophagitis führen. Bei HIV-infizierten Patienten ist der Erregernachweis in ca. 30% negativ („idiopathisches Ulkus"). Hier kann das HIV-Virus ursächlich an den Läsionen beteiligt sein. Auch bakterielle Infektionen werden praktisch nur bei gestörter Immunität, „etwa im Rahmen zytotoxischer Chemotherapien, gesehen. Infektionen durch nichttuberkulöse Mykobakterien können bei Patienten im Stadium AIDS zu ösophagealen Ulzera führen oder Schleimhautläsionen besiedeln. Bei der Kolonisierung von vorbestehenden „Läsionen muss mit multiplen Erregern gerechnet werden. Der Nachweis einer Infektion mit Mycobacterium tuberculosis oder Histoplasma capsulatum muss an einen Durchbruch mediastinaler Lymphknoten, eine Larynxtuberkulose oder eine kavernöse Lungentuberkulose denken lassen (B).

Erregerspektrum der infektiösen Ösophagitis
- **Pilze:** Candida albicans, Candida spp.; Cryptococcus neoformans, Histoplasma capsulatum, Mukor, Aspergillus spp.
- **Viren:** Zytomegalie (CMV); Herpes simplex (HSV), Epstein-Barr-Virus (EBV), Varicella-Zoster-Virus (VCV), „human immunodeficiency virus" (HIV), Papovavirus
- **Bakterien:** betahämolytische Streptokokken, Laktobazillus, Nokardia, Aktinomyzeten, atypische Mykobakterien, Mycobacterium tuberculosis
- **Protozoen:** Kryptosporidien, Pneumocystis carinii, Leishmania donovani

---

Therapie

Tabelle 9.1-5 fasst die Therapiemöglichkeiten zusammen. Bei klinischem Verdacht auf eine Soorösophagitis ist eine ungezielte Therapie berechtigt. Mittel der Wahl ist die orale Gabe von Nystatin oder Amphotericin B als Suspension. Bei schweren Formen oder bei hochgradiger Abwehrschwäche (AIDS) soll zusätzlich eine systemische Therapie mit Fluconazol, Itraconazol oder Ketoconazol erfolgen. Die Schwierigkeiten bei der Therapie einer CMV-Infektion beruhen vor allem darauf, dass es mit

Tabelle 9.1-5. Therapie der wichtigsten infektiösen Ösophagitiden

Erreger	Medikament
Candida albicans	Fluconazol Nystatin Ketoconazol Itraconazol Amphotericin B
CMV	Ganciclovir Foscarnet
HSV	Aciclovir
VCV	Aciclovir Foscarnet
Mycobacterium avium intracellulare	Clarithromycin + Ethambutol + Rifabutin + Ciprofloxacin/Amikacin

Ganciclovir und Foscarnet nicht gelingt, alle Viren abzutöten, sodass es zum Rezidiv kommen kann. Ganciclovir und Foscanet sind nur zur Therapie der CMV-Retinitis von AIDS-Patienten zugelassen. Bei immunsupprimierten Patienten wird jede HSV-Erkrankung mit Aciclovir behandelt. Bei chronisch-rezidivierenden Formen ist ggf. auch die orale Applikation möglich. Bei Aciclovir-Resistenz kommt Foscarnet in Frage.

Infektionen mit Mycobacterium avium-intracellulare sind sehr schwer zu beeinflussen. Am ehesten wirken Clarithromycin in Dreierkombination mit Ethambutol, Rifabutin, Ciprofloxacin oder Amikacin. Interaktionen zwischen den Medikamenten und der Grundtherapie müssen berücksichtigt werden.

Literatur

Bardhan KD, Cherian P, Vaishnavi A et al. (1998) Erosive esophagitis: outcome of repeated long term maintenance treatment with low dose omeprazole 10 mg or placebo. Gut 43: 458–464

Becker K, Lübke HJ, Borchard F, Häussinger D (1996) Inflammatory esophageal diseases caused by herpes simplex virus infections – overview and report of 15 personal cases. Z Gastroenterol 34: 286–295

Carlsson R, Dent J, Watts R et al. (International GORD Study Group) (1998) Gastro-oesophageal reflux disease in primary care: an international study of different treatment strategies with omeprazole. Eur J Gastroenterol Hepatol 10: 119–124

Castell DO, Wu WC, Ott DJ (1985) Gastro-esophageal reflux disease. In: Castell DO (ed) Pathogenesis, diagnosis, therapy. Futura Publishing, New York, p 3–9

Darouiche RO (1998) Oropharyngeal and esophageal candidiasis in immunocompromised patients: treatment issues. Clin Infect Dis 26: 259–274

Dent J, Brun J, Frederick H et al. (1999) An evidence-baised appraisal of reflux disease management – the Genval Workshop Report, Gut 44: Suppl 2

DeMeester TR, Peters JH, Bremner CG, Chandrasoma P (1999) Biology of gastro-esophageal reflux disease: pathophysiology relating to medical and surgical treatment. Ann Rev Med 50: 469–506

Empfehlungen des Arbeitskreises Neurogastroenterologie und Motilität: 24-Ösophagus-pH-Metrie/Manometrie von Ösophagus und Anorektum. http://neurogastro.de

Fibbe C, Layer P, Keller J, Strate U, Emmermann A, Zornig C (2001) Esophageal motility in reflux disease before and after Laparoscopic fundoplication. A prospective, randomized clinical and manometric study disease. Gastroenterology 121: 5–14

Janssens JFP, Vantrappen G (1992) Irritable esophagus. Am J Med 92: 27S–32S

Kahrilas PJ, Clouse RE, Hogan WJ (American Gastroenterological Associa-tion) (1994) Technical review on the clinical use of esophageal mano-metry. Gastroenterology 107: 1865–1884

Klauser AG, Schindlbeck NE, Müller-Lissner SA (1990) Symptoms in gastro-oesophageal reflux disease. Lancet 335: 205–208
Konsensus-Konferenz Leitlinien der DGVS „Refluxkrankheit der Speiseröhre"
Lübke HJ, Berges W, Frieling T, Wienbeck M (1988) Achalasie als Maske des Kardiakarzinoms. DMW 113: 1997–2002
McDougall NI, Johnston BT, Collins JS, McFarland RJ, Love AH (1997) Disease progression in gastro-esophageal reflux disease as determined by rep esophageal pH monitoring and endoscopy 3 to 4.5 years after diagnosis. Eur J Gastroenterol Hepatol 9: 1161–1167
Peghini P, Katz PO, Bracy NA, Castell DO (1998) Nocturnal recovery of gastric secretion on twice daily dosing of proton pump inhibitors. Am J Gastroenterol 93: 763–767
Sifrim D, Janssens JFP, Vantrappen G (1994) Failing deglutive inhibition in primary esophageal motility disorders. Gastroenterology 106: 875–882
Simon C, Stille W (2000) Antibiotika-Therapie in Klinik und Praxis. Schattauer, Stuttgart, New York
Sonnenberg A, Massey BT, Jacobsen SJ (1994) Hospital discharges resulting among medicare beneficiaries. Dig Dis Sci 39: 183–188
Sonnenberg A, El-Serag HB (1997) Epidemiology of gastroesophageal reflux disease. Progress in Surgery 23: 20–36

9.1.4 Ösophagustumoren
Stephan Petrasch

Gutartige Ösophagustumoren
Bei den benignen Ösophagustumoren werden epitheliale und mesenchymale Tumoren unterschieden. Es handelt sich dabei nicht um Präkanzerosen. Bei Schluckbeschwerden müssen sie endoskopisch oder chirurgisch entfernt werden. Eine Übersicht gibt Tabelle 9.1-6.

Ösophaguskarzinom
Histologie und Pathogenese Bei den Ösophaguskarzinomen unterscheidet man Plattenepithelkarzinome und Adenokarzinome. Die Plattenepithelkarzinome sind gewöhnlich im oberen und mittleren Drittel der Speiseröhre lokalisiert. Die Adenokarzinome der Speiseröhre und der Kardia werden aus therapeutischen Überlegungen seit einiger Zeit als Adenokarzinome des gastroösophagealen Übergangs zusammengefasst (5 cm proximal bis 5 cm distal der Kardia). Bei der Entstehung der Plattenepithelkarzinome spielen Nikotin, Alkohol und besondere Essgewohnheiten wie sehr heiße Mahlzeiten eine wichtige Rolle. Risikofaktoren für die Adenokarzinome des gastroösophagealen Übergangs sind Übergewicht, gastroösophageale Refluxerkrankung und Medikamente, die den Tonus des unteren Ösophagussphinkters herabsetzen (z. B. Nitrate). Ein Barrett-Ösophagus scheint für die Pathogenese des Ösophaguskarzinoms zahlenmäßig eine weniger große Rolle zu spielen als bisher vermutet.

Klinische Symptomatik und Diagnostik Leitsymptom ist die Dysphagie. Da dysphagische Beschwerden meist erst auftreten, wenn zwei Drittel des Lumens verlegt sind, gelangen die Patienten gewöhnlich erst in fortgeschrittenen Tumorstadien zur Diagnostik. Spätsymptome sind Heiserkeit bei Infiltration des N. recurrens sowie Husten und Aspirationspneumonie bei Ausbildung einer ösophagotrachealen Fistel.

Die Diagnose wird i. A. im Rahmen einer Ösophagogastroskopie gestellt, dabei kann auch die histologische Sicherung erfolgen. Der Bariumbreischluck, bei Tumoren im oberen Drittel (unterer Rand des Krikoidknorpels bis Eintritt des Ösophagus in den Thorax) die Untersuchung mit wasserlöslichem Kontrastmittel, gibt bei stenosierenden Tumoren Informationen über die Längenausdehnung des Karzinoms. Ist der Tumor passierbar, wird mit der Endosonographie das TNM-Stadium festgelegt. Bronchoskopie (Suche nach ösophagotrachealen Fisteln), Computertomographie, ggf. Knochenszintigramm und bei primär resektablen Tumoren die Laparoskopie sowie die Positronenemissionstomographie ergänzen die Diagnostik. Die Stadieneinteilung erfolgt entsprechend der TNM-Klassifikation.

Endoskopische Mukosaresektion (EMR) Die EMR (s. 9.1.5) etabliert sich für T1N0-Karzinome. Anerkannter Standard ist sie bei Patienten mit Kontraindikationen für einen operativen Eingriff.

Neoadjuvante Therapie Bei potentiell resektablen Tumoren (T1/2, Infiltration der Lamina propria, Submukosa oder Muscularis propria) besteht außerhalb klinischer Studien keine gesicherte Indikation zur neoadjuvanten Therapie.

Lokal fortgeschrittene Tumoren (T3/4, Infiltration der Adventitia bzw. von Nachbarorganen) im mittleren Drittel können ggf. einer präoperativen Chemoradiotherapie zugeführt wer-

Tabelle 9.1-6. Gutartige Ösophagustumoren

Tumor	Histologie	Endoskopie
Epitheliale Tumoren		
Plattenepithelpapillome	Bindegewebiges Stroma mit ausdifferenziertem Plattenepithel	Bis 5 mm groß, unregelmäßige Form
Glykogenakanthose	Glykogeneinlagerung	Flach erhaben, weißlicher Tumor, max. 1 cm
Ösophaguszysten	Auskleidung durch Flimmer-, Platten- oder Darmephitel	Verwölbung ins Lumen
Mesenchymale Tumoren		
Leiomyom	Fasern glatter Muskulatur mit breitem Zytoplasma	Intramuraler Knoten
Granularzelltumor	Spindelförmige/epitheloide Zellen mit rötlich granuliertem Zytoplasma, S-100 positiv	Gelblich-weißes Gebilde, vom Epithel überzogen
Fibrovaskuläre Polypen	Fettgewebe mit bindegewebigen Septen, gefäßreich	Häufig sehr große Polypen

Tabelle 9.1-7. Therapieoptionen beim Ösophaguskarzinom

Lokalisation	Stadium	Vorgehen	Evidenzgrad	Evidenzstärke
Jede Lokalisation	T1N0	Ggf. endoskopische Mukosaresektion	II-a	C
Hochsitzende Tumoren (3–5 cm unterhalb des Ösophagusmundes)	T1/2, Nx T3/4, Nx	Definitive Chemoradiotherapie Definitive Chemoradiotherapie	II-a II-a	B B
Adenokarzinome des gastroösophagealen Übergangs	T1/2, Nx T3/4, Nx	Alleinige Resektion Alleinige Resektion oder multimodaler Konzepte	II-a II-a	A B
Plattenepitelkarzinom andere Lokalisationen	T1/2, Nx T3/4, Nx	Alleinige Resektion präoperative Chemoradiotherapie oder definitiv	II-a II-a	A C
Jede Lokalisation	Tx, Nx, M1	Palliativmaßnahmen	II-a	A

den, vorzugsweise im Rahmen klinischer Studien. Die Dosis der neoadjuvanten Strahlentherapie beträgt 20–45 Gy. Bei einem guten Ansprechen kann dann der operative Eingriff erfolgen (Tabelle 9.1-7). Das operative Risiko ist nach einer neoadjuvanten Therapie erhöht. Eine alleinige Strahlentherapie oder eine alleinige Chemotherapie haben in der neoadjuvanten Situation außerhalb klinischer Studien keinen Stellenwert.

Operative Therapie Da in 75% aller Fälle ein N1-Stadium vorliegt, muss die Ösophagusresektion mit einer systemischen Lymphadenektomie kombiniert werden. Als Ösophagusersatz dient der zu einem Schlauch umgeformte Magen oder ein Koloninterponat. Die Fünfjahresüberlebensrate nach R0-Resektion liegt zwischen 20 und 40%. Die beiden wichtigsten Prognoseparameter für ein Langzeitüberleben sind die Penetrationstiefe des Tumors und das Vorhandensein von Lymphknotenmetastasen.

Postoperative Therapie Im Anschluss an eine R0-Resektion ergibt sich weder eine Indikation für eine adjuvante Radiotherapie noch für eine zytostatische Behandlung. Umstritten ist zudem die additive Radiatio nach R1-Resektion. Nach R1-Resektion eines suprabifurkalen Plattenepithelkarzinoms kann eine lokale Tumorprogression durch die Bestrahlung verhindert werden.

Definitive Chemoradiotherapie Eine definitive Chemoradiotherapie sollte in folgenden Situationen durchgeführt werden (s. auch Tabelle 9.1-7):

- Hochsitzende Tumoren (zervikaler Ösophagus). Bei diesen Tumoren wäre eine Laryngektomie notwendig, mit der entsprechenden Einschränkung der Lebensqualität. Nach alleiniger Operation überleben nur 20%. Daher ist die Chemoradiotherapie ohne Resektion einer alleinigen Operation vorzuziehen. Diese sollte vorzugsweise im Rahmen klinischer Studien erfolgen.
- Bei Patienten mit Plattenepithelkarzinom im thorakalen Ösophagus unterscheidet sich das Langzeitüberleben nach Radiochemotherapie, gefolgt von einer Operation, nicht vom Überleben der ausschließlich konservativ behandelten Patienten, weshalb in der täglichen Routine immer häufiger diese Option gewählt wird.

Die definitive Chemoradiotherapie besteht aus 4 Zyklen Cisplatin/5-Fluorouracil kombiniert mit einer Strahlentherapie mit 50 Gy. Mit der definitiven Chemoradiotherapie lag das Fünfjahresüberleben in einer Studie bei 30%. Wegen der ausgeprägten Ösophagitis als wesentlicher Nebenwirkung der Therapie sollte vor Start die Anlage einer PEG erwogen werden. Eine alleinige Strahlentherapie oder eine alleinige Chemotherapie sollten bei Patienten mit lokal fortgeschrittenen Karzinomen, die nicht operiert werden, nur dann verabreicht werden, wenn Kontraindikationen für eine definitive Chemostrahlentherapie bestehen. Eine ösophagotracheale Fistel ist keine Kontraindikation für eine palliative Radiatio oder eine palliative Chemotherapie.

Palliative Situationen Eine palliative Situation liegt beim Ösophaguskarzinom beim Vorhandensein von Fernmetastasen vor, oder beim lokal fortgeschrittenen Rezidiv nach vorangegangener Strahlentherapie.

Palliative Strahlentherapie Durch eine perkutane Radiotherapie kann bei 80% aller Patienten eine Besserung der tumorbedingten Dysphagie erreicht werden. Meist werden 40 Gy verabreicht. Die perkutane Bestrahlung kann durch eine intrakavitäre Aufsättigung in der After-loading-Technik ergänzt werden.

Palliative Chemotherapie Die palliative Chemotherapie wirkt sich beim Ösophaguskarzinom nicht lebensverlängernd aus. Sie kann aber zur Palliation tumorassoziierter Symptome eingesetzt werden. Verschiedene Therapieprotokolle stehen zur Verfügung, wirksame Substanzen sind Cisplatin, 5-Fluorouracil, Mitomycin C, Bleomycin, Vindesin, Etoposid und Paclitaxel. Dabei ist eine Kombination verschiedener Substanzen angezeigt. Eine die Lebensqualität nur wenig beeinträchtigende Therapie ist die 14-tägige Gabe von 90 mg/m^2 Paclitaxel (3 h i.v.) + 50 mg/m^2 Cisplatin (1 h i.v.).

Palliative endoskopische Maßnahmen Für die intraluminale Koagulation des Tumors sind kurze Stenosen und Stenosen mit endoluminalem polypoidem Wachstum geeignet. Hierbei kommt der Argon-Beamer zum Einsatz. Eine ergänzende Bougierungsbehandlung ist dabei häufig sinnvoll. Indikation für die Anlage einer Endoprothese sind ösophagotracheobronchiale Fisteln, Stenosen über 5 cm, rasches Tumorwachstum oder eine ausgedehnte submuköse Tumorinfiltration. Prothesen sind auch indiziert, wenn zu viele, zu häufige und zu schwierige Dilatationsbehandlungen notwendig sind. Der Tubus ist vorzugsweise bei Stenosen im mittleren und unteren Drittel der Speiseröhre einzusetzen. Beim zervikalen Karzinom resultieren oft Schluckbeschwerden nach Einbringen der Endoprothese. Auch vor Implantation des Tubus ist meist eine Bougierungsbehandlung notwendig.

Nachsorge Ein kurativer Therapieansatz bei lokoregionärem Rezidiv ist eine Seltenheit. Eine engmaschige Nachsorge ist deshalb nicht angezeigt.

Literatur

Al-Sarraf M, Martz K, Herskovic A et al. (1997) Progress report of combined chemoradiotherapy versus radiotherapy alone in patients with esophageal cancer: An Intergroup Study. J Clin Oncol 15: 277–284

Bidoli P, Bajetta E, Stani S et al. (2002) Ten-year survival with chemotherapy and radiotherapy in patients with squamous cell carcinoma of the esophagus. Cancer 94: 352–361

Lagergren J, Bergström R, Adami HO, Nyren O (2000) Association between medications that relax the lower esophageal sphincter and risk for esophageal adenocarcinoma: Ann Intern Med 133(3): 165–175

Muto M, Ohtsu A, Miyamoto S et al. (1999) Concurrent chemoradiotherapy for esophageal carcinoma patients with malignant fistulae. Cancer 15(86): 1406–1413

Petrasch S, Welt A, Reinacher A, Graeven U, König M, Schmiegel W (1998) Chemotherapy with cisplatin and paclitaxel in patients with locally advanced, recurrent or metastatic oesophageal cancer. Brit J Cancer 78(4): 511–514

Petrasch S (1999) Interdisziplinäres Gespräch: Neoadjuvante und adjuvante Therapie beim Ösophaguskarzinom. Chir Gastroenterol 15: 292–299

Stahl M, Wilke H, Walz MK et al. (2002) Randomized phase III trial in locally advanced squamous cell carcinoma (SCC) of the oesophagus: chemoradiation with and without surgery. Proc ASCO 22: abstr 1001

9.1.5 Endoskopische Therapie im Ösophagus
T. Rösch

Die Endoskopie – ergänzt bei speziellen Fragestellungen durch radiologische Verfahren – hat sich als Standardmethode in der Diagnostik ösophagealer Erkrankungen etabliert. Dies wird insbesondere durch die Möglichkeit der gleichzeitigen Gewebeentnahme und durch verschiedene endoskopische Behandlungsverfahren begründet. Letztere sollen im Folgenden behandelt werden.

Blutstillung und Varizentherapie

Blutungen aus der Speiseröhre können lebensgefährlich verlaufen (Bluterbrechen, Aspirationskomplikationen hämorrhagischer Schock) und bedürfen, abhängig vom klinischen Zustandsbild, einer sofortigen endoskopischen Klärung und Therapie. Hierbei muss im Allgemeinen zwischen variköser und nichtvarikösen Blutungsursachen unterschieden werden.

Die **Varizenblutung** (s. auch Kap. 10.7) ist eine der bedrohlichsten Notfälle in der Gastroenterologie. Im Rahmen der Notfallgastroskopie nach rascher Stabilisierung des Patienten ist eine Durchführung der Untersuchung auf der Intensivstation und in Einzelfällen auch eine vorherige Intubation zu erwägen. Die Tiefe der Sedierung ist hierbei umstritten; gegenüber stehen sich das Risiko der Aspiration bei tiefer Sedierung und fortgesetztes Würgen mit Reaktivierung einer bereits stehenden Blutung und fehlende Übersicht; Varizenpatienten sind bekanntlich oft Alkoholiker.

Für die Endoskopie bei akuter Gastrointestinalblutung stehen neben Standardgeräten auch Gastroskope mit dickem Arbeitskanal (6 mm) und einem speziellen Absaugsystem zur Verfügung, die gewisse Vorteile im Absaugen größerer Mengen von Blut und Koageln und im Erreichen einer Übersicht bieten. Die Identifikation der blutenden Stelle mit nachfolgender Therapie kann sich schwierig gestalten und erfordert Erfahrung und Übersicht, vor allem bei anhaltender akuter Blutung. In der Mehrzahl der Fälle steht die Blutung jedoch und es muss bei bestehenden Ösophagusvarizen nach der Varize gesucht werden, die mit hoher Wahrscheinlichkeit geblutet hat; hierbei gibt es bestimmte Zeichen (kleines aufsitzendes Koagel, roter Fleck), die auf eine bestimmte Varize hinweisen. Außerdem kommen auch Fundusvarizen als Blutungsquelle und – in bis zu 30% der Varizenpatienten – nichtvariköse Blutungsquellen (Ulzera, Mallory-Weiss-Einrisse) infrage. Besonders hartnäckig können Kardiablutungen bei Varizenpatienten sein, die aufgrund eines Mallory-Weiss-Mechanismus entstanden sind.

Grundsätzlich muss zwischen der akuten Blutstillung bei fortbestehender oder wieder ausgelöster Blutung bei der Gastroskopie und der nachfolgenden elektiven Varizenbehandlung mit dem Ziel der vollständigen Varizeneradikation unterschieden werden. Kann keine einzelne Varize bei Stillstand der Blutung als Quelle identifiziert werden, oder auch bei zum Stehen gebrachter Blutung, kann gleich – sozusagen frühelektiv – mit einer Eradikationsbehandlung begonnen werden, abhängig von der individuellen Situation des Patienten und der Erfahrung des Untersuchers. Hier gibt es keine evidenzbasierten Richtlinien.

Die beiden Hauptverfahren sind die Sklerotherapie – d. h. eine zumeist intra- und paravarizeal durchgeführte Injektion von 5–10% Äthoxysklerol, hochprozentigem Alkohol oder anderen Substanzen – und die Varizenligatur (Abb. 9.1-6 bis Abb. 9.1-8), die heute in der Regel mit sog. Multiligatoren durchgeführt werden; hier wird eine in eine Aufsatzkappe eingesaugte Varize an der Basis mit einem Gummiring eingeschnürt.

Zur Therapie der **akuten** Varizenblutung haben verschiedene kleinere Studien und Subgruppenanalysen keinen wesentlichen Unterschied zwischen beiden Verfahren oder sogar eine leichte Überlegenheit der Ligatur gezeigt, sodass das gängige Vorteil

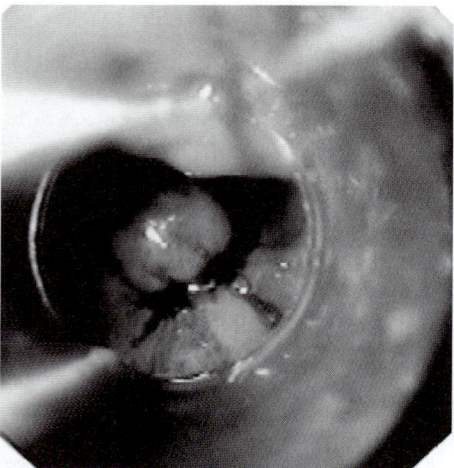

Abb. 9.1-6. Banding-Therapie bei Ösophagusvarizen (**Siehe auch Farbtafel im Anhang**)

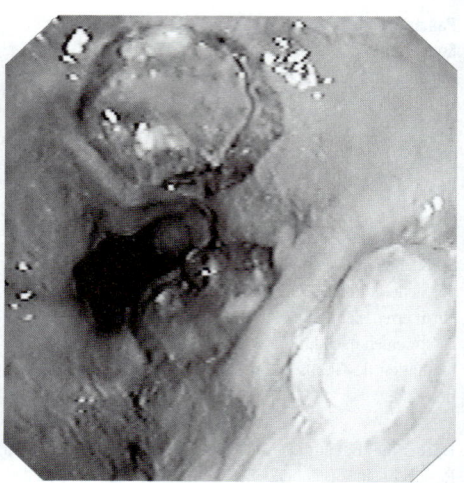

Abb. 9.1-7. Flache Banding-Ulzera nach Therapie von Ösophagusvarizen (**Siehe auch Farbtafel im Anhang**)

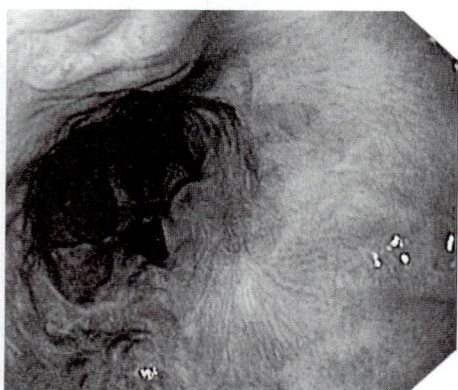

Abb. 9.1-8. Narbenzustand nach Banding-Therapie von Ösophagusvarizen (**Siehe auch Farbtafel im Anhang**)

einer schlechteren Übersicht bei der Akutligatur nicht zu stimmen scheint. Schlägt die initiale Blutstillung fehl, kann eine Kompressionssonde (Senkstaken-Blakemore-Sonde) gelegt werden. Die Gabe von Somatostatin kann die Ergebnisse der endoskopischen Therapie verbessern.

Nach erfolgter Varizenblutung müssen die verbliebenen Varizen in weiteren Sitzungen bis zum möglichst völligen Verschwinden **eradiziert** werden; hier hat sich in den letzten Jahren in mehreren randomisierten Vergleichsstudien die Ligatur als das überlegene Verfahren erwiesen, v. a. aufgrund der niedrigeren Komplikationsrate. Demgegenüber scheint in Langzeituntersuchungen die Varizenrezidivrate (nicht unbedingt die Blutungsrezidivrate) bei der Ligatur etwas höher zu sein. Ein weiterer Vorteil der Ligatur dürfte ihre einfachere und besser standardisierbare Durchführung zu sein. Die **prophylaktische** Varizenligatur bei Patienten, die noch nie geblutet haben, sollte beim Vorliegen von Risikovarizen (Varizen >5 mm, Vorliegen von sog. „red colour signs") durchgeführt werden. Die Alternative einer Betablockerbehandlung verhindert die erste Varizenblutung (Odds ratio 0,54); im direkten Vergleich war sie in einer Studie der Ligatur aber unterlegen; möglicherweise ist eine Kombination beider Verfahren überlegen. Im Gegensatz zur Ligatur haben ältere Studien keinen Vorteil der prophylaktischen Varizensklerosierung gezeigt.

Andere Verfahren – Injektion von Histoacryl oder Fibrinkleber (eher im akuten Fall), Varizenligatur mit Loops oder Clips (eher zur Eradikation) – haben keine breite Akzeptanz gefunden. Im Falle einer konventionell nicht stillbaren akuten

Tabelle 9.1-8. Differentialindikationen der endoskopischen Varizentherapie (s. Text)

Blutungsart	Indikation	Methoden
Akute Varizenblutung	Immer	Sklerosierung oder Ligatur Bei Versagen Ballonkompression oder Histoacrylinjektion
Zustand nach Varizenblutung	Immer	Ligatur heute Verfahren der Wahl
Prophylaktische Behandlung (keine Blutung)	Nur bei Risikovarizen (>5 mm, „red signs")	Nur für Ligatur gesichert, Betablocker s. Text

Varizenblutung sollte als Alternative zur Ballonkompression bei entsprechender Erfahrung und bei lokalisierbarer Blutung am ehesten noch die Histoacrylinjektion erwogen werden. Eine Übersicht über verschiedene Verfahren in verschiedenen Situationen gibt Tabelle 9.1-8.

Unter den **nichtvarikösen Blutungen** aus dem Ösophagus stehen Mallory-Weiss-Einrisse und Tumorblutungen an vorderer Stelle; andere Blutungsquellen sind selten (z.B. Barrett-Ulzera). Mallory-Weiss-Blutungen (Abb. 9.1-9) stehen zumeist spontan und sollten nur bei großem Riss, stärkerer und anhaltender oder bei Rezidivblutung behandelt werden – durch Injektionstherapie (Adrenalingemisch 1:10.000 bis 1:100.000, evtl. Fibrinkleber) oder Clipapplikation. Tumorblutungen sind oft diffus und schwer dauerhaft zu stillen; hier kommen zumeist Injektionsverfahren oder eine Thermokoagulation (z. B. mit dem Argonbeamer) zum Einsatz.

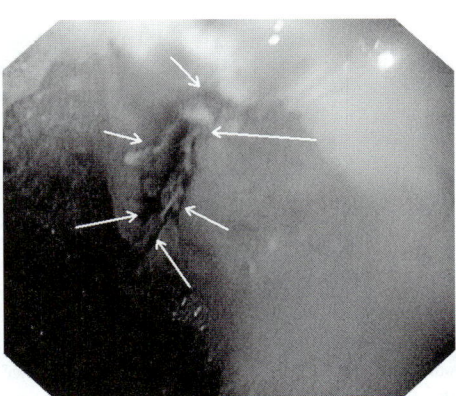

Abb. 9.1-9. Mallory-Weiss-Einriss *(Pfeile)* (**Siehe auch Farbtafel im Anhang**)

Polypektomie, Mukosektomie und Barrett-Ablationsverfahren

Die **Polypektomie** von Fibromen oder anderen Tumoren des Plattenepithels sowie von Adenomen der Kardia kommt im Ösophagus im Vergleich zum Magen und vor allem zum Kolon insgesamt selten vor. Die endoskopische Abtragung von submukösen Tumoren des Ösophagus wurde v.a. in der fernöstlichen Literatur beschrieben, sollte jedoch nur bei kleineren Tumoren und solchen, die der Muscularis mucosae oder Submukosa entspringen (vorherige Endosonographie) in Erwägung gezogen werden; hierüber gibt es in der westlichen Literatur noch zu wenige Erfahrungen.

In den letzten Jahren hat sich zunehmend die **Mukosektomie** von Frühkarzinomen und Vorläufern (hochgradige Dysplasie) auch in westlichen Ländern durchgesetzt, obwohl hierzu nur wenige größere Originalarbeiten vorliegen. Dies gilt gleichermaßen für Befunde im Plattenepithel als auch für solche in einer Barrett-Mukosa. Grundsätzlich kann man zwischen besser geeigneten Niedrigrisikoläsionen und Hochrisikoläsionen unterscheiden, die bestimmte Kriterien nicht erfüllen (Tabelle 9.1-9). Gerade bei letzteren ist die Rezidiv- und teilweise auch die Metastasierungsrate deutlich erhöht. Vor allem steigt bei Vorwachsen der Läsion in die Submukosa die Lymphknotenmetastasierungsrate deutlich an. In westlichen Ländern beschränkt man sich derzeit aufgrund der erst langsam zunehmenden (und vor allem meist nicht publizierten) Erfahrungen noch auf Patienten mit erhöhtem Operationsrisiko; Erfahrungen beim Barrett-Ösophagus sind weit zahlreicher als die mit Mukosektomie von Frühbefunden im Plattenepithel. Die verschiedenen Mukosektomietechniken zeigt Abb. 9.1-10, Beispiele die Abb. 9.1-11 bis 9.1-13. Die notwendige Vordiagnostik vor Mukosektomie wird in Tabelle 9.1-9 diskutiert.

Vor Mukosektomie von Frühbefunden im **Plattenepithel** muss vorher immer eine Färbung mit Lugol-Lösung durchgeführt werden, die oft entweder eine größere flächige Ausdehnung als nach dem makroskopischen Befund vermutet oder gelegentlich auch Zweitbefunde zeigt, die das Vorgehen u. U. ändern.

Beim **Barrett-Ösophagus** ist immer ein aggressives Vorgehen angezeigt bei Vorliegen einer hochgradigen Dysplasie (intraepitheliale Neoplasie) oder eines mukosalen Frühkarzinoms. Hier wird entweder bei endoskopisch lokalisierbarem und/

Tabelle 9.1-9. Indikationen und Vordiagnostik bei der Mukosektomie (EMR: endoskopische Mukosaresektion)

Plattenepithel	Hochgradige Dysplasie[a] oder mukosales Frühkarzinom; vorher Lugol-Färbung zur Ausdehnung
Barrett-Epithel	Hochgradige Dysplasie oder mukosales Frühkarzinom; unklar bei makroskopisch unklarer Läsion und niedriggradiger Dysplasie; Rolle der Färbung (Methylenblau) unklar
Geeignete Frühkarzinome	**Niedrigrisiko**: Läsion: Größe bis 2 cm[b], kein Ulkus, Eindringtiefe nur Mukosa (T1m), gute oder mäßige Differenzierung (G1/G2), keine Lymphgefäß- oder Veneninvasion
	Hochrisiko: Läsion: erfüllt diese Kriterien nicht, v. a. G3- oder Submukosainfiltration (T1sm)
Endosono vor EMR?	**Pro**: Bestimmung der Eindringtiefe, Erkennung von LK-Metastasen
	Kontra: Treffsicherheit zwischen T10m und T1sm maximal 70–75%, Differentialdiagnose gesehener LK schwierig

[a] hoch/niedriggradige Dysplasie wird jetzt als hoch/niedriggradige intraepitheliale Neoplasie bezeichnet
[b] bei strikt mukosalem Befall und guter Differenzierung können auch größere flächige Läsionen wohl ohne zusätzliches Risiko abgetragen werden.

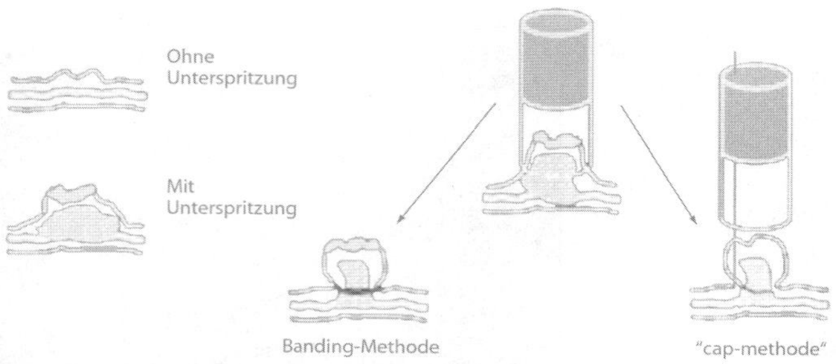

Abb. 9.1-10. Verschiedene Techniken der endoskopischen Mukosaresektion (EMR)

Ohne Unterspritzung

Mit Unterspritzung

Banding-Methode

"cap-methode"

oder singulärem Befund eine Mukosektomie durchgeführt, obwohl auch hier bei jüngeren und operablen Patienten die Operation, z. B. in einer limitierten Form (sog. Merendino-Rekonstruktion), immer noch als primäre Methode diskutiert werden muss – vergleichende Daten aus randomisierten Studien liegen nicht vor. Nachteil der Operation ist ihre Morbidität bei offenbar heutzutage niedriger Mortalität. Nachteil der Mukosektomie ist die vielleicht zu geringe Radikalität und die Notwendigkeit der weiteren Überwachung. Auf der anderen Seite muss bei multiplen Dysplasien (oder Frühkarzinomen) entweder operiert oder eine Mukosaablation mit thermischen Verfahren (photodynamische Therapie, evtl. Argon-Beamer, der aber vermutlich eine geringere Eindringtiefe hat) durchgeführt werden. Bei einem Barrett-Ösophagus ohne Dysplasien ist ein abwartendes Verhalten angezeigt, wohl auch – was jedoch umstritten ist – bei Vorliegen einer niedriggradigen Dysplasie. Eine Langzeitstudie aus Brüssel zeigte im Fünfjahresverlauf bei 40 Patienten, deren Barrett bei fehlender oder nur niedriggradiger Dysplasie mit Argon-Beamer abladiert wurde, zwei Karzinome; somit könnte spekulativ sogar eine Karzinominduktion durch die Therapie diskutiert werden. Auf keinen Fall sollten solche Patienten außerhalb von Studien therapiert werden. Die derzeit möglichen Alternativen in der Therapie des Barrett-Ösophagus zeigt Tabelle 9.1-10. Voraussetzung jeder Therapieentscheidung ist weiterhin ein sorgfältiges endoskopisches Screening („Staging-Endoskopie") mit Biopsie aller suspekten fokalen Läsionen, ergänzt von einer Stufenbiopsie (Vier-Quadranten-Biopsie alle 2 cm). Auch wenn ein solches Vorgehen zeitaufwendig ist, ist es jedoch bei jedem Barrett-Patienten in der Überwachung dringend anzuraten, um frühe Läsionen rechtzeitig zu erkennen. Der Wert zusätzlicher Bildgebung (Färben, Vergrößern, erweiterte Verfahren) ist dagegen noch nicht eindeutig belegt.

Nach erfolgreicher Mukosektomie eines lokalisierten Barrett-Frühbefundes verbleibt jedoch der restliche überwachungsbedürftige Barrett-Ösophagus; dies war vor allem bei jüngeren und operationsfähigen Patienten immer das Argument für eine Operation, die zwar bei kurzem Barrett in einer limitierten distalen Resektion mit Interponat (sog. Merendino-Rekonstruktion), bei längerem Barrett aber in einer Ösophagektomie besteht. Die mögliche Alternative einer totalen Barrett-Ablation mittels photodynamischer Therapie, flächiger Mukosektomie und/oder Argon-Beamer-Ablation, allein oder in Kombination und in der Regel in mehreren Sitzungen, steckt noch in den Anfängen.

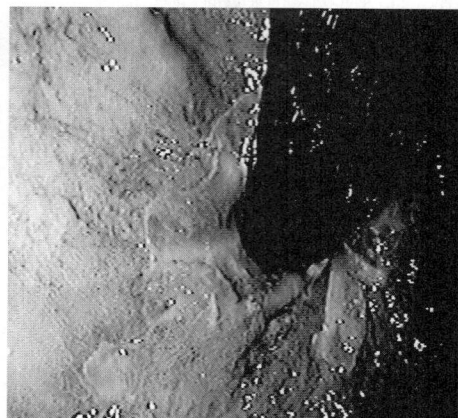

Abb. 9.1-11. Frühkarzinom an der Kardia *(Pfeile)* **(Siehe auch Farbtafel im Anhang)**

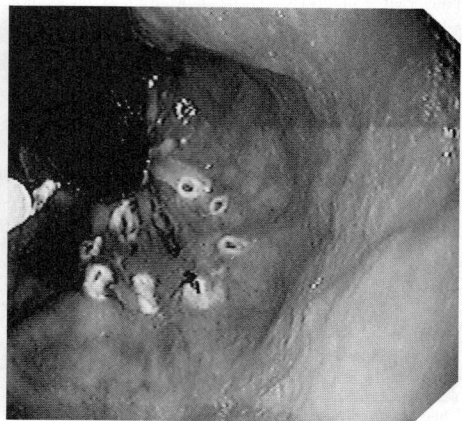

Abb. 9.1-12. Frühkarzinom an der Kardia, Markierung vor EMR **(Siehe auch Farbtafel im Anhang)**

9.1 Ösophaguserkrankungen

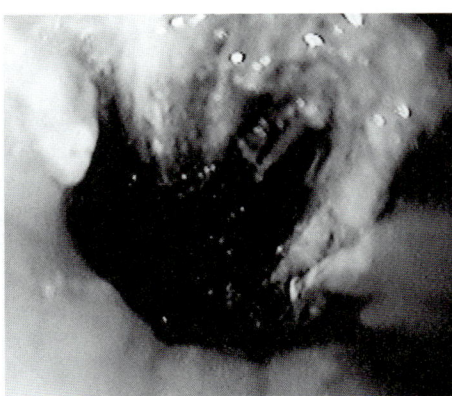

Abb. 9.1-13. Frühkarzinom an der Kardia nach ausgedehnter EMR (**Siehe auch Farbtafel im Anhang**)

Palliative Tumortherapie im Ösophagus

Bei inoperablen Patienten oder irresektablen Tumoren des Ösophagus und der Kardia kommen endoskopisch verschiedene Verfahren infrage: An erster Stelle stehen die Stenteinlage und die Lasertherapie, weitere Methoden (Thermokoagulation, Kryotherapie, Hyperthermie, lokale Injektionsverfahren) haben sich bislang nicht durchgesetzt und sind in der Regel ungenügend evaluiert oder nicht ausreichend erfolgreich. Am ehesten wird in Deutschland noch die Argon-Beamer-Koagulation angewandt.

Die **Stenteinlage** in die Speiseröhre erfolgt heutzutage vorwiegend mit selbstexpandierenden Metallstents, die in der Regel (außer vielleicht bei extrinsischen Kompressionen des Ösophagus) eine Ummantelung tragen (Abb. 9.1-14 und 9.1-15). Hier gibt es verschiedene Stenttypen (mit/ohne nichtummantelte Enden, wechselnde Rigidität und Flexibilität), die in einer kleinen randomisierten Studie gleichwertig waren. Metallstents haben die früher eingelegten Plastiktuben weitgehend verdrängt – mehrere randomisierte Vergleichsstudien haben eine deutlich geringere initiale Komplikationsrate der Metallstents gezeigt. Im weiteren Verlauf kommt es allerdings – ähnlich wie bei den Plastiktuben – ähnlich häufig zu Stentdysfunktionen (Verschluss, Überwachsen, Dislokation, Bolusverschluss; insgesamt i. A. 10–40%), während echte Stentspätkomplikationen (Perforation, Gefäßarrosion) selten sind. Eine gute Palliation der Dysphagie (nicht natürlich der Inappetenz) erreichen die Metallstents in 70–85%. Problematisch sind hochsitzende Strikturen (geringer Abstand vom oberen Sphinkter, Gefahr der Trachealkompression bei ausgedehnten Tumoren; hier ist in Zweifelsfällen eine vorherige Bronchoskopie anzuraten) und maligne Kardiastenosen, insbesondere bei Tumorausdehnung in den proximalen Magen – hier können zu weit in den Magen gelegte Stents dislozieren oder durch die gegenüberliegende Magenwand blockiert werden. Inwieweit der gastroösophageale Reflux bei Überbrückung der Kardia ein Problem darstellt, das nicht durch Säureblockade gelöst werden kann, ist umstritten. Stents mit Antirefluxmechanismus haben sich bislang nicht durchsetzen können.

Ummantelte Stents überbrücken tumorbedingte Fisteln erfolgreich in etwa 70–90% der Fälle. Nach Radiochemotherapie wurde ein erhöhtes Stentrisiko gezeigt, das in anderen Studien aber nicht

Tabelle 9.1-10. Derzeit mögliche Alternativen in der interventionellen Therapie des Barrett-Ösophagus nach einer ausführlichen „Staging-Endoskopie" (s. Text); selbstverständlich müssen auch Allgemeinzustand und Compliance des Patienten mit berücksichtigt werden

Barrett-Ösophagus	Vorgehen
Ohne makroskopisch suspekte Läsion, ohne histologische Dysplasie	Weitere Überwachung, in 1–3 Jahren (individuell), **keine** Ablation
Mit makroskopischer Läsion, Histologie normal (ohne Dysplasie)	Engmaschige Kontrolle in 3–6 Monaten, Rebiopsie nach PPI-Therapie
Mit makroskopischer Läsion, Histologie niedriggradige Dysplasie	Zweite Histologiemeinung einholen. individuell abhängig von der Makroskopie, entweder Mukosektomie, wenn technisch möglich, oder Kontrolle in 3 Monaten Rebiopsie nach PPI-Therapie
Mit makroskopischer Läsion, Histologie hochgradige Dysplasie oder Frühkarzinom	Standard in den meisten Zentren Ösophagektomie, zunehmend etablierte Alternative: Mukosektomie primär diagnostisch, wenn Kriterien erfüllt (s. Tabelle 9.1-9) und R0-Resektion gegeben, evtl. – v.a. älteren und Risikopatienten – als endgültige Maßnahme. Der Graubereich dazwischen muss mangels Datenlage individuell entschieden werden; ggf. 2. Histologiemeinung
Ohne makroskopische Läsion, mit niedriggradiger Dysplasie in Stufenbiopsie	Standardkontrolle in 3–6 Monaten – Färben und Vergrößerungsendoskopie, noch in Evaluierung. Totale Barrett-Ablation – sicher erst nach 2. Histologiemeinung – nur im Rahmen von Studien, PPI-Therapie
Ohne makroskopische Läsion, mit hochgradiger Dysplasie/Frühkarzinom in der Stufenbiopsie	Versuch der erneuten Lokalisation (erweiterte Methoden wie Färben, Vergrößern etc. sind noch ungenügend untersucht), wenn erfolgreich, Mukosektomie zur Bestätigung. Bei hochgradiger Dysplasie: engmaschige Kontrolle oder Operation individuell Bei Frühkarzinom und Erfüllen der Kriterien sowie R0-Resektion (s. Tabelle 9.1-9): individuell entscheiden zwischen Operation (derzeit noch Standard) und Überwachung. Operation ist der klare Standard bei Nichterfüllung der Kriterien; liegt an den seitlichen Rändern des Mukosektomiepräparats keine R0-Situation vor, muss individuell entschieden werden (Operation als Standard oder endoskopische Nachbehandlung)
Mutliple hochgradige Dysplasien/Frühkarzinome mit oder ohne makroskopische Läsion	Operation als Standard, endoskopische Verfahren nur bei Inoperabilität oder (stark) erhöhtem Risiko

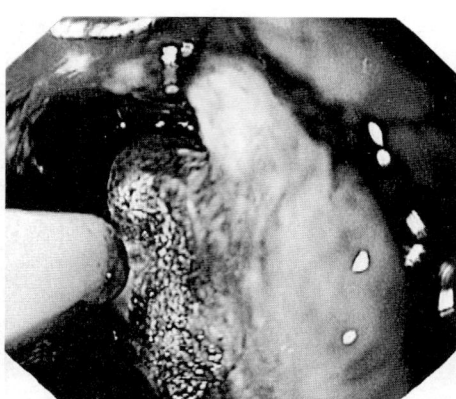

Abb. 9.1-16. Argon-Beamer-Therapie bei Ösophaguskarzinom (Siehe auch Farbtafel im Anhang)

Abb. 9.1-14. Metallstent im Ösophagus bei stenosierendem Ösophaguskarzinom (Siehe auch Farbtafel im Anhang)

nachvollzogen werden konnte. Ebenso wenig ist – außerhalb von Fallberichten – klar, ob eine Radiochemotherapie bei liegenden Stents mehr Komplikationen nach sich zieht. Stentdysfunktionen können meistens endoskopisch behoben werden; bei Tumorüberwachsen werden Stents verlängert, Bolusse können endoskopisch entfernt, disloziert Stents evtl. zurückgezogen oder entfernt und neu gelegt werden. Abhängig von der Liegezeit und dem Einwachsen der äußeren nichtummantelten Enden sind Metallstents aber nicht zuverlässig wieder zu entfernen, sodass man (auch im Aufklärungsgespräch) mit ihrer permanenten Implantation rechnen muss. Stentkomplikationen wie die Blutung sind dagegen schwerer endoskopisch zu lösen, die Perforation erfordert – wenn noch möglich – einen operativen Eingriff.

Die **Lasertherapie** der malignen Dysphagie hatte sich – vor allem bei kürzeren Stenosen (<5 cm) – vor der Einführung der Metallstents als vielversprechende Alternative angeboten und wird abhängig von der Expertise in einigen Zentren auch heute noch primär durchgeführt. In erfahrenen Händen sind Effizienz vergleichbar hoch und Komplikationsrate niedrig, allerdings müssen die Patienten im Mittel alle 30 Tage nachbehandelt werden. Alternativ wird zunehmend die Argon-Beamer-Therapie eingesetzt (Abb. 9.1-16).

Therapie benigner Strikturen

Benigne Ösophagusstrikturen müssen – nach Ausschluss eines Malignoms – häufig wiederholt endoskopisch aufgedehnt werden. Hierbei kommen Bougies ansteigenden Durchmessers und Ballondilatatoren (ebenfalls mit verschiedenen Ballondurchmessern) zum Einsatz; einige randomisierte Studien konnten keine Unterschiede zwischen den beiden Verfahren zeigten. Eine Röntgenkontrolle der endoskopischen Dehnung ist insbesondere bei initial nichtpassierbaren Stenosen dringend anzuraten, bei wiederholten Bougierungen reicht wohl (nach Endoskoppassage zumindest mit einem Pädiaterendoskop) die endoskopische Kontrolle aus. An Komplikationen stehen Blutungen

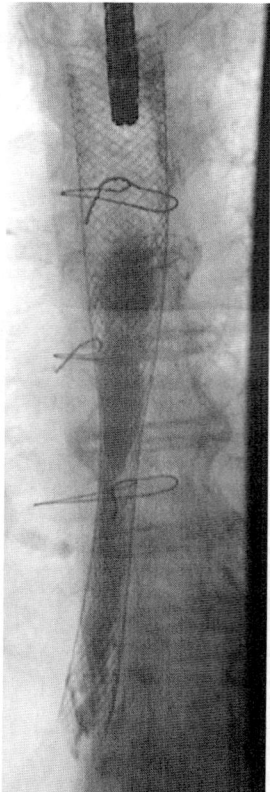

Abb. 9.1-15. Radiologisches Bild eines Metallstents in situ (über das Endoskop wird Kontrastmittel instilliert) (Siehe auch Farbtafel im Anhang)

(meist konservativ beherrschbar) und Perforation (oft Operation nötig, interdisziplinäres Vorgehen) an vorderer Stelle. Unterschiedliche Grunderkrankungen wie z. B. verätzungsbedingte Strikturen haben wohl ein höheres Perforationsrisiko als andere Stenosen, dies ist aber nur ungenügend belegt. Die Aggressivität des Vorgehens ist von der individuellen Situation abgängig; im Allgemeinen werden bei hochgradigen Stenosen aber mehrere Sitzungen empfohlen. Erfolgsparameter sind weniger morphologische Kriterien (Endoskoppassage, Röntgenbefund), sondern vor allem die Klinik des Patienten (Abnahme der Dysphagie). Vielfach müssen Dilatationen zumindest über eine gewisse Zeit in Abhängigkeit von der Klinik regelmäßig wiederholt werden, in manchen Fällen sogar dauerhaft. Hierzu werden in der Literatur Alternativen genannt – Inzisionsbehandlung, Beamer-Therapie, Kortikoidinjektionen, temporäre Stenteinlage – die jeweils lediglich in kleineren Fallserien beschrieben sind, sodass keine endgültigen Schlussfolgerungen gezogen werden können.

Endoskopische Antirefluxtherapie

In den letzten zwei bis drei Jahren haben sich mehrere endoskopischen Verfahren entwickelt, deren klinische Langzeitergebnisse noch nicht vorliegen. Für die Therapie der gastroösophagealen Refluxkrankheit stehen prinzipiell entweder eine dauerhafte Einnahme von säurehemmenden Medikamenten (Protonenpumpenblocker) oder chirurgische Verfahren wie die laparoskopische Fundoplikatio zur Verfügung. Als Alternative zwischen beiden Behandlungsstrategien werden derzeit verschiedene neue endoskopische Techniken evaluiert. Diese minimal-invasiven endoskopischen Verfahren zielen darauf ab, die Refluxkrankheit durch eine Verbesserung der gastroösophagealen Refluxbarriere zu behandeln.

Dies kann auf endoskopischem Wege auf verschiedene Weise erreicht werden:
- durch endoluminal platzierbare Nähte,
- durch Applikation von Radiofrequenzenergie,
- sowie durch Injektion oder Implantation biokompatibler Fremdkörper.

Allen Verfahren ist gemeinsam, dass am Übergang von der Speiseröhre zum Magen eine Barriere durch Raffung oder induzierte Wandverdickung erreicht werden soll, die weniger Säure in die Speiseröhre fließen lassen soll. Von allen Verfahren werden jedoch bislang Patienten mit großem Zwerchfellbruch (Hiatushernie >3 cm) und solche mit den Veränderungen eines Barrett-Ösophagus ausgeschlossen. Längere Erfahrungen zeigen bei allen Verfahren eine etwa 65–80%ige klinische Erfolgsrate; die objektiven Daten sind allerdings schlechter. Im Prinzip sind die endoskopischen Antirefluxverfahren auch ambulant durchzuführen, eine Überwachung zumindest für eine Nacht ist jedoch empfehlenswert. Aus den USA sind vereinzelt pulmonale Spätkomplikationen (Aspirationspneumonie mit Todesfolge) berichtet, die durch eine bessere Nachsorge wohl vermeidbar gewesen wären.

Beim **endoskopischen Nähen** (endoluminale Gastroplicatio, „Endocinch", Abb. 9.1-17) werden ein bis drei Nähte am Übergang von Speiseröhre und Magen platziert; die klinische Erfolgsrate liegt bei etwa 70–80%, Komplikationen sind selten (lediglich zwei Perforationen bei mehreren 100 Patienten wurden beschrieben). Allerdings zeigen neuere Studien, dass die meisten Nähte mittelfristig wieder aufgehen, so dass die langfristige Wirksamkeit infragegestellt werden muss.

Bei der **endoskopischen Radiofrequenztherapie** („Stretta-Verfahren", Abb. 9.1-18) wird mit einem Ballon und winzigen Häkchen in der Gegend des unteren Schließmuskels der Speiseröhre Radiofrequenzenergie in den Schließmuskel appliziert, der sich daraufhin im Verlauf von Wochen verdickt. Die Komplikationsrate ist ebenfalls sehr gering, berichtet wurde von drei Perforationen unter 1000 Anwendungen in den USA; in den publizierten Studien wurden keine Komplikationen berichtet. Eine 2003 erschienene randomisierte Sham-Studie zeigte eine subjektive, aber keine objektive Überlegenheit der Stretta-Therapie.

Bei der **endoskopischen Injektionstherapie** („Enteryx") wird ein inerter Kunststoff in den Bereich des Speiseröhrenübergangs in den Magen injiziert, der zu einer Gewebeverdickung führt. Auch hier konnte eine jüngst erschienene randomisierte Sham-Studie eine subjektive, aber keine objektive Überlegenheit der Enteryx-Therapie gegenüber der Shamgruppe demonstrieren.

Bei der **endoskopischen Implantationstherapie** („Gatekeeper") werden dünne Kunststoffstäbchen in den Bereich des Speiseröhrenübergangs in den Magen eingebracht, die im Ge-

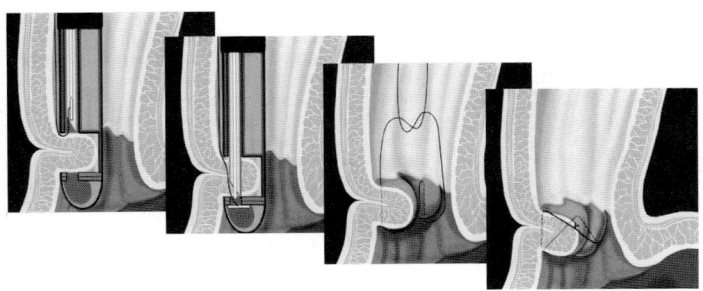

Abb. 9.1-17. Schematische Darstellung der endoskopischen Nahttherapie bei Reflux (**Siehe auch Farbtafel im Anhang**)

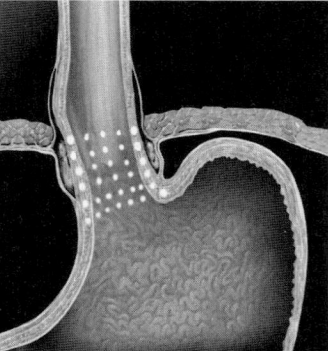

Abb. 9.1-18. Schematische Darstellung der endoskopischen Radiofrequenztherapie bei Reflux (Siehe auch Farbtafel im Anhang)

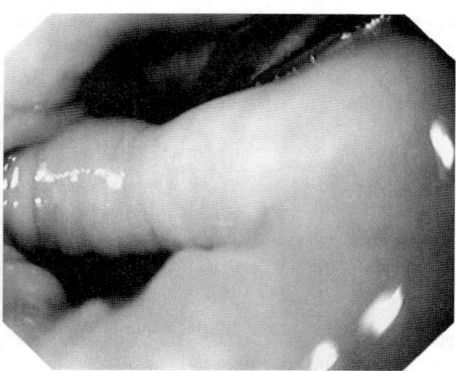

Abb. 9.1-19. Zenker-Divertikel vor endoskopischer Therapie mit liegender Magensonde (Siehe auch Farbtafel im Anhang)

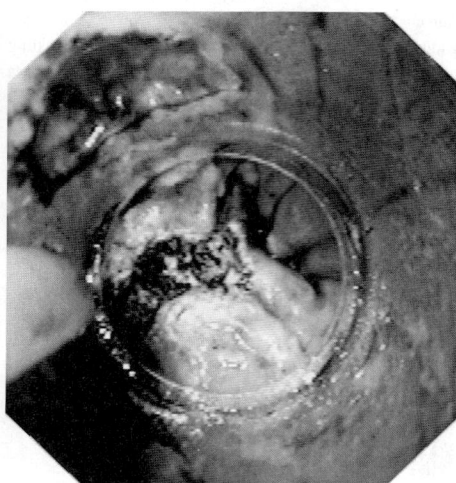

Abb. 9.1-20. Zenker-Divertikel unter endoskopischer Spaltung des Stegs mit Argon-Beamer (Siehe auch Farbtafel im Anhang)

webe aufschwellen. Erste Ergebnisse sind in weiteren randomisierten Studien zu überprüfen.

Endoskopische Therapie des Zenker-Divertikels
Seit einigen Jahren wird der Steg, der das Zenker-Divertikel vom Ösophaguslumen trennt, auch flexibel endoskopisch durchtrennt, zumeist in zwei oder mehreren Sitzungen, und entweder mit Argon-Beamer-Koagulation (Abb. 9.1-19 und 9.1-20) oder mit einem Elektrotom. Hierbei ist vor allem bei verengtem und schwer zu lokalisierbaren Eingang in den Ösophagus die vorherige Lage einer Magensonde empfehlenswert. Bei geringer Perforationsrate scheint die Erfolgsrate dieser Therapie ähnlich hoch wie die der starren Behandlung in der HNO zu sein.

Fremdkörperentfernung
Endoskopische Fremdkörperextraktionen enthalten zahlreiche Methoden und sind immer noch eine Spielwiese für experimentierfreudige Endoskopiker; insgesamt ist bei entsprechender Vordiagnostik (v.a. Anamnese, ggf. Thorax- und Abdomenröntgen, ob ein Breischluck mit Gastrografin generell nötig ist, ist umstritten) ist eine hohe Erfolgsrate bei geringer Komplikationsrate in vielen Serien belegt.

Literatur
Adler DG, Baron TH (2001) Endoscopic palliation of malignant dysphagia. Mayo Clin Proc 76: 731–738

Chung S (2002) Management of bleeding in the cirrhotic patient. J Gastro-enterol Hepatol 17: 355–360

Corley DA, Katz P, Wo JM et al. (2003) Improvement of gastroesophageal reflux symptoms after radiofrequency energy: a randomized, sham-controlled trial. Gastroenterology 125 (3): 668–676

Deviére J, Costamagna G, Neuhaus H et al. Endoscopic implantation of enteryx® for gastroesophageal reflux disease: a randomized sham-controlled multicenter trial. Gastroenterology (in press)

Eisen GM, Baron TH, Dominitz JA et al., American Society for Gastrointestinal Endoscopy (2002) Guideline for the management of ingested foreign bodies. Gastrointest Endosc 55: 802–806

Ell C, May A, Gossner L (2000) Endoscopic mucosal resection of early cancer and high-grade dysplasia in Barrett's esophagus. Gastroenterology 118: 670–677

Fockens P, Bruno MJ, Gabrielli A et al. (2004) Endoscopic augmentation of the lower esophageal sphincter for the treatment of gastro-esophageal reflux disease: multicenter study of the Gatekeeper Reflux Repair System. Endoscopy 36(8): 682–689

Inoue H, Fukami N, Yoshida T, Kudo SE (2002) Endoscopic mucosal resec-tion for esophageal and gastric cancers. J Gastroenterol Hepatol 17: 382–388

Mulder CJ, Costamagna G, Sakai P (2001) Zenker's diverticulum: treatment using a flexible endoscope. Endoscopy 33: 991–997

Pech O, Gossner L, May A, Ell C (2001) Management of Barrett's oesophagus, dysplasia and early adenocarcinoma. Best Pract Res Clin Gastroenterol 15: 267–284

Rösch T, Kyrein A, Zillinger C, Classen M (1999) Metallstents in der Gastroenterologie. Chirurg 70: 868–875

Rothstein RI, Hynes ML, Grove MR et al. (2004) Endoscopic gastric plication (EndoCinch) for GERD:. a randomized, sham-controlled, blinded, single-center study. Gastrointest Endosc 59: AB111 (abstract)

Scolapio JS, Pasha TM, Gostout CJ, Mahoney DW, Zinsmeister AR, Ott BJ, Lindor KD (1999) A randomized prospective study comparing rigid to balloon dilators for benign esophageal strictures and rings. Gastrointest Endosc 50: 13–17

Sharara AI, Rockey DC (2001) Gastroesophageal variceal hemorrhage. N Engl J Med 345: 669–681

Shimi SM (2000) Self-expanding metallic stents in the management of advanced esophageal cancer: a review. Semin Laparosc Surg 7: 9–21

Spechler SJ (1999) AGA technical review on treatment of patients with dysphagia caused by benign disorders of the distal esophagus. Gastroenterology 117: 233–254

Spechler SJ (2002) Clinical practice. Barrett's Esophagus. N Engl J Med 346: 836–842

Stein HJ, Feith M, Mueller J, Werner M, Siewert JR (2000) Limited resection for early adenocarcinoma in Barrett's esophagus. Ann Surg 232: 733–742

Van Laethem JL, Peny MO, Salmon I, Cremer M, Deviere J (2000) Intramucosal adenocarcinoma arising under squamous re-epithelialisation of Barrett's oesophagus. Gut 46: 574–577

Weigert N, Neuhaus H, Rösch T (2002) Endoskopische Behandlung der gastro-ösophagealen Refluxkrankheit. Dtsch Med Wochenschr 127: 1204–1209

9.2 Gastroduodenale Erkrankungen
Peter Malfertheiner, Tammo von Schrenck, Hans-Dieter Allescher, Stephan Petrasch, Wolfgang Fischbach, Stefan Rebensburg und Horst Neuhaus

9.2.1 Gastritis und peptisches Ulkus
Peter Malfertheiner

Einleitung

Kein Kapitel auf dem Gebiet der gastroenterologischen Erkrankungen erfuhr in den vergangenen Jahrzehnten das Privileg, so grundlegend neu geschrieben werden zu dürfen, wie das zur Gastritis und zur peptischen Ulkuskrankheit. Die Entdeckung von Helicobacter pylori, der medizinischen Fachwelt erstmals 1983 zugänglich gemacht, hat innerhalb nur weniger Jahre zu wesentlichen neuen Erkenntnissen geführt, sodass bereits 1990 ein neues System der Gastritisklassifikation (Sydney-System) zur verbindlichen Empfehlung für den klinischen Pathologen und Gastroenterologen vorgestellt wurde. Diese Einteilung stellt die Grundlage für eine ursachenorientierte spezifische Klassifikation und Therapie der Gastritis dar. Allerdings müssen für die Therapieentscheidung bei Gastritis auch die begleitenden klinischen Manifestation miteinbezogen werden.

Die größte Bedeutung der neugewonnenen Erkenntnisse über die Gastritis fand ihren Niederschlag darin, dass die Helicobacter-pylori-induzierte Gastritis als entscheidender Faktor für die Entwicklung des peptischen Ulkus im Magen und Duodenum erkannt wurde. Mit dieser neuartigen pathogenetischen Erkenntnis wurde eine primär säureinduzierte Erkrankung in eine infektiöse, immunpathogenetisch gesteuerte Erkrankung umdefiniert. Daraus resultiert, dass das therapeutische Dogma der Säurehemmung als primäres Therapieprinzip beim Ulkus umgestoßen und in den meisten Fällen von einer antiinfektiösen Therapie abgelöst wurde. Die aktuelle Konsequenz und Relevanz, die sich aus den wissenschaftlichen Erkenntnissen über die H.-pylori-Infektion entwickelt hat, hat dazu geführt, dass in der nosologischen Zuordnung der Gastritisformen als auch der damit verbundenen zielgerichteten Behandlung eine Unterteilung von H.-pylori-induzierten/-assoziierten und -infektionsunabhängigen Formen der Gastritis sowie der peptischen Ulkuskrankheit vorgenommen wird.

Gastritis – Definition und Klassifikation

Die nosologische Entität der Gastritis basiert ausschließlich auf dem histologischen Befund. Bei Oberbauchbeschwerden wird der Begriff Gastritis als Synonym heute noch oft falsch verwendet. Hier gilt klarzustellen, dass Beschwerden im Oberbauch mit unterschiedlicher Komplexität als **Dyspepsie** definiert werden. Die Dyspepsie selbst ist häufigster klinischer Anlass zur Durchführung der Endoskopie mit Biopsien und erlaubt auf diesem Weg auch die Diagnose Gastritis. Der in diesem Zusammenhang geführte Nachweis von Gastritis ohne weiteren organpathologischen Befund mündet in die klinische Definition der **funktionellen Dyspepsie** mit entsprechend assoziierter Gastritisform. Allerdings wird die funktionelle Dyspepsie häufig auch ohne Assoziation mit Gastritis gefunden.

Da akute Oberbauchbeschwerden durch exogene Noxen (z. B. übermäßiger Genuss von hochprozentigem Alkohol, Nahrungsmitteltoxine, Infektionen, Medikamente) ausgelöst werden können und in aller Regel nicht durch Endoskopie mit Histologie abgeklärt werden, wird dafür die Diagnose **akute Gastritis** weitläufig gebraucht, aber wegen der raschen Selbstlimitierung als solche selten histologisch festgemacht. Das endoskopische Bild der akuten Gastritis zeigt eine hochrote ödematöse Schleimhaut (bei Alkohol) und Erosionen oder Hämorrhagien auf Schleimhautniveau (bei Aspirin). Der histologische Befund beschreibt Ödeme mit kapillären Transudationen von Leukozyten.

Im Weiteren wird ausschließlich die chronische Gastritis abgehandelt.

Die verschiedenen Formen der chronischen Gastritis können in die beiden Hauptkategorien
a) H.-pylori-assoziierte Formen der Gastritis und
b) nicht-H.-pylori-assoziierte Formen

unterteilt werden. Dabei muss beachtet werden, dass für eine Reihe der in der Kategorie b) erfassten Gastritisformen H. pylori zum Zeitpunkt der Diagnose zwar nicht mehr nachweisbar ist, aber durchaus als initiierendes Agens in Frage kommt.

Die H.-pylori-assoziierte Gastritis ist weitaus häufiger und macht etwa 90% aller Formen der Gastritis aus.

Die Charakterisierung und die ätiologische Zuordnung der Gastritis erfolgt durch histologische Befundung der endoskopisch entnommenen Biopsien aus dem Magenantrum und dem Magen-Fundus/Korpus-Bereich.

Der Weg zur Diagnose der Gastritis führt über die klinische Indikation zur Gastroduodenoskopie. Unabhängig vom endoskopisch makroskopischen Befund lautet die Empfehlung, zwei Biopsien aus dem präpylorischen Antrum und zwei Biopsien aus dem Fundus und Korpus des Magen zu entnehmen (Abb. 9.2-1a). Nach dem Vorschlag von Pathologen sollte sogar noch eine 5. Biopsie aus der Angulusfalte erfolgen, allerdings ist diese bislang ohne klinische Relevanz. Die vier empfohlenen Biopsieentnahmen zur Gastritisdiagnose erfolgen unabhängig von möglichen zusätzlichen fokalen Magenläsionen, die ihrerseits gezielt biopsiebedürftig sind.

Die heute gültige Sydney-Klassifikation, die sich auf die erweiterte Ausarbeitung von 1996 stützt, berücksichtigt Morphologie, Ätiologie und Topographie anhand von vorgegebenen Variablen (Abb. 9.2-1b). Die histopathologische Beurteilung be-

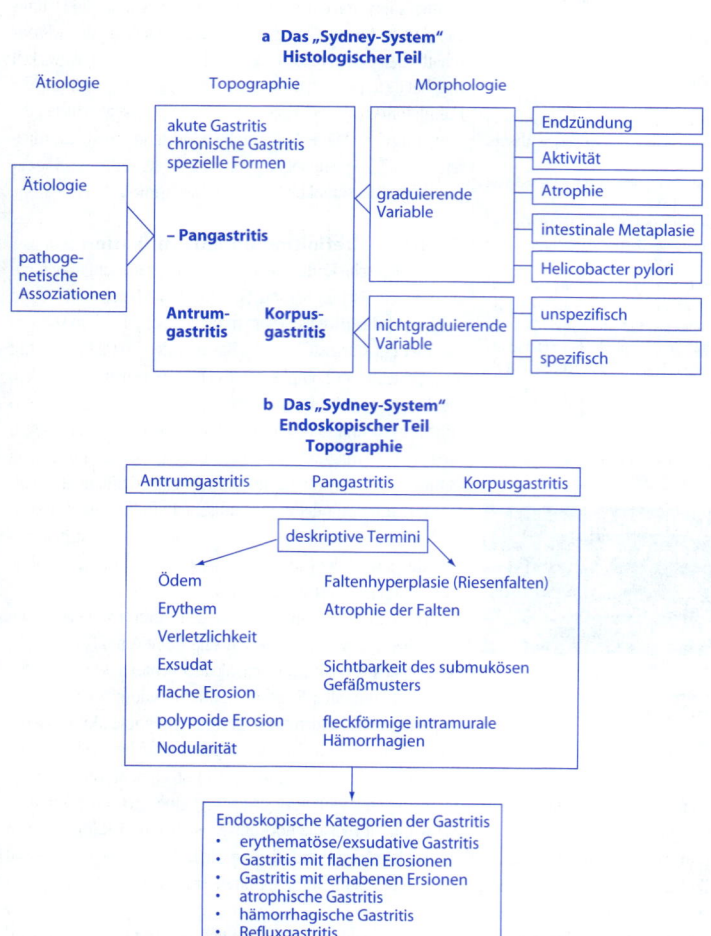

Abb. 9.2-1a,b. Sydney-Klassifikation. **a** Histologischer Teil, **b** endoskopischer Teil, Topographie

rücksichtigt dabei in ihrer Beschreibung den Aktivitätsgrad der Entzündung (akut, chronisch), den Grad der Atrophie, das Vorliegen intestinaler Metaplasie, den Nachweis von H. pylori und weitere ätiologische Besonderheiten. Der Ausbreitungsgrad der Gastritis wird ebenfalls mitberücksichtigt und nach dem prädominanten Entzündungsmuster in antrumbetonte, korpusbetonte Gastritis oder Pangastritis klassifiziert.

H.-pylori-positive Gastritis

Ätiologie und Pathogenese Die H.-pylori-Infektion wird in der Regel bereits in der Kindheit erworben und fäkal-oral oder oral-oral (auch gastral-oral) übertragen. Der Mensch stellt die natürliche Quelle für diese Infektion dar. Die Diagnose Gastritis wird meistens erst im späteren Leben festgestellt, wenn aus klinischen Gründen (z. B. Dyspepsie, Tumorsuche, Abklärung von Anämie) eine Gastroduodenoskopie mit Biopsieentnahme durchgeführt wird. Die H.-pylori-Gastritis imponiert als chronisch aktive Gastritis: Das Oberflächenepithel ist unterschiedlich dicht mit H. pylori kolonisiert und die Tunica propria der Magenschleimhaut wird von neutrophilen Granulozyten, Lymphozyten und Plasmazellen infiltriert. Dabei werden Veränderungen des Oberflächenepithels mit Ersatz durch Regeneratepithel, Schleimdepletion, verschiedene Formen der Metaplasie und fokale Atrophien in variabler Assoziation vorgefunden. Der Schweregrad der Entzündung wird einerseits durch unterschiedliche stammspezifische Virulenzfaktoren von H. pylori (CagA-Protein, vakuolisierendes Zytotoxin, Urease u. a., Tabelle 9.2-1) bestimmt, zum anderen sind wirtbedingte genetische Prädispositionen (HLA-besondere Allelfrequenzen) sowie Umweltfaktoren und Ernährungsbesonderheiten involviert.

Die unterschiedliche Ausprägung der Gastritis prädisponiert in sehr differenzierter Weise für die Entstehung peptischer Ulzera oder von Magenneoplasien (Abb. 9.2-2).

Charakteristisch für die Entstehung eines Duodenalulkus ist die antrumprädominante Gastritis. Für das Magenulkus ist die Charakteristik der Gastritis intermediär und kann je nach Lokalisation entweder mehr antrumbetont oder auch korpusprädominant bzw. gleichförmig ausgeprägt sein. Die Gastritis vom Magenkarzinomphänotyp ist durch korpusbetonte oder Pan-

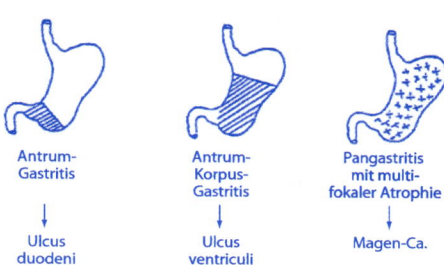

Abb. 9.2-2. Topographie der Gastritis mit den möglichen Folgekrankheiten

gastritis (alle Magenanteile befallen) charakterisiert mit dem Bild der multifokalen atrophischen Veränderungen, die häufig von Arealen intestinaler Metaplasie begleitet sind. An diese verschiedenen Phänotypen der Gastritis ist auch ein differenziertes Säuresekretionsverhalten gekoppelt: Bei der antrumdominanten Gastritis finden sich Hypergastrinämie und eine erhöhte Säuresekretion, bei korpusprädominanter sowie Pangastritis ist die Säuresekretion erniedrigt. Durch die Behandlung der H.-pylori-Infektion wird die antrumprädominante Gastritis in der Regel komplett zurückgebildet und dies führt zur Normalisierung der Säuresekretion. Bei Pangastritis und multifokal atrophischen Veränderungen ist eine partielle, selten komplette Rückbildungsfähigkeit der Schleimhautveränderungen möglich. Bei fortgeschrittenem Stadium der atrophischen Veränderung ist häufig die H.-pylori-Besiedlung bereits spontan verschwunden, aber auch im Falle der noch bestehenden Infektion kann die Therapie in diesem Stadium Veränderungen der Magenschleimhaut nicht mehr zurückbilden.

Klinik und Diagnostik Weltweit sind ca. 50% aller Menschen mit H. pylori infiziert, in Deutschland über 40% der Menschen im Alter über 50 Jahren, aber nur etwa 10–15% unter 20 Jahren. Bei nahezu 80% der H.-pylori-Infizierten verläuft die chronisch aktive Gastritis völlig symptomlos. Bei etwa 20% der Patienten treten entweder Symptome auf oder es stellen sich im Verlauf der chronischen Gastritis mit persistierender Infektion organische Erkrankun-

Pathogenitätsfaktor	Funktion	Lokalisierte Gene
CagA-Antigen[a]	Teil der Cag-Pathogenitätsinsel, induziert erhöhte Entzündungsaktivität	cagA
Zytotoxin[a]	Vakuolisierung der Zellen	vacA
Adhäsine	Anheftung an Magenmukosa	babA2, alpA, alpB
Urease	Säureschutz, Freisetzung von Säurestoffradikalen aus Phagozyten, Beweglichkeit, Chemotaxis	ureA, ureB, ureD-L
Flagellen	„Mobilität", Proteinfaltung, Nickeleinbau, -transport	aA, aB
Hitzeschockproteine	Verstärkt Entzündungsreaktion	hspA, hspB
Proteine der äußeren Membran	unklar	oipA
iceA[a]	Verstärkte Kolonisierung	iceA1, iceA2

Tabelle 9.2-1. Virulenzfaktoren von H. pylori

[a] Höhere Prävalenz in Stämmen von Patienten mit Ulkus

gen des Magens ein (s. Abb. 9.2-2). Es ist nach wie vor ungeklärt, unter welchen Bedingungen die Gastritis allein Beschwerden im Sinne einer „funktionellen Dyspepsie" (FD) auslöst. Gegenwärtig kann im individuellen Fall nur durch eine Behandlung der H.-pylori-Infektion herausgefunden werden, ob das Beschwerdebild mit Projektion auf den Oberbauch (FD) kausal mit der Gastritis in Zusammenhang stand.

Das endoskopische Bild ist sehr variabel: häufig ohne jegliche makroskopische Veränderungen mit fleckig gerötetem oder streifigem Muster im Antrum oder chronischen Erosionen. Floride fibrinbedeckte Erosionen finden sich nur selten bei einer H.-pylori-Gastritis.

Die Diagnose Gastritis wird histologisch gestellt und kann in die erwähnten Subtypen unter Berücksichtigung der Aktivität, Chronizität und des Atrophiegrades differenziert werden. Die Besonderheit der H.-pylori-positiven Gastritis liegt darin, dass sie auch durch eine Vielzahl nichtinvasiver Tests nachgewiesen werden kann. Die heute für die Klinik primär eingesetzten Nachweistests sind der ^{13}C-Harnstoff-Atemtest sowie der Nachweis von H.-pylori-Antigenen im Stuhl (H.-pylori-Stuhltest). Beide Tests ermöglichen den Nachweis einer aktiven Besiedlung mit H. pylori, die immer von einer Entzündungsreaktion der Schleimhaut (Gastritis) begleitet ist. Serologische Nachweisverfahren sind hinsichtlich Sensitivität und Spezifität dem Atem- und Stuhltest deutlich unterlegen, da der Nachweis von Antikörpern nicht zwischen einer noch bestehenden oder einer durchgemachten Infektion unterscheiden kann. Sowohl Speichel- als auch Urinantikörperbestimmungen unterscheiden sich in ihrer Wertigkeit kaum von der serologischer Methoden.

Bei Therapieversagen und der Notwendigkeit zur Bestimmung der Antibiotikaresistenz von H. pylori stehen zwei Methoden zur Verfügung: Die eine basiert auf der endoskopisch durchgeführten Biopsieentnahme aus Antrum und Korpus mit anschließender Anzüchtung und Resistenztestung, der andere, noch wenig verbreitete Test, der sog. Fadentest, besteht in der Einnahme einer Kapsel, die an einen dünnen Faden gebundenen ist und sich im Magen auflöst. Die Spitze des daraufhin aus dem Magen entfernten Fadens wird ebenfalls in Kultur mit Durchführung eines Antibiogramms gebracht. Die nichtinvasiven Tests zum H.-pylori-Nachweis (^{13}C-Harnstoff-Atemtest, H.-pylori-Stuhltest) eignen sich im klinischen Einsatz bei jungen Patienten <45 Jahren, die wegen dyspeptischer Beschwerden ohne begleitende Alarmsymptome zum Arzt kommen. Der nichtinvasive Nachweis von H. pylori erlaubt es, ohne weiterführende Abklärung mittels Endoskopie eine H.-pylori-Therapie durchzuführen. Die hinter dieser Strategie stehende Rationale ist, dass zum einen maligne Erkrankungen bei jungen Patienten mit dieser Symptomatik selten sind und selbst bei Vorliegen eines peptischen Ulkus die H.-pylori-Eradikation die Therapie der Wahl darstellt.

Zur Therapiekontrolle nach einer H.-pylori-Behandlung sind der ^{13}C-Harnstoff-Atemtest und der H.-pylori-Stuhltest die Methoden der Wahl. Nur bei besonderen histologischen Befunden mit Verdacht auf eine Präkanzerose muss eine zusätzlich endoskopisch/histologische Kontrolle erfolgen.

Therapie Indikationen für die Therapie der H.-pylori-positiven Gastritis werden unterteilt in „streng empfohlene" und in „ratsame" Indikationen (Tabelle 9.2-2). Die Therapie der H.-pylori-Infektion bei gleichzeitig bestehenden Oberbauchbeschwerden im Sinne der funktionellen Dyspepsie ohne begleitende makroskopische Läsionen ist eine Option, bei der darauf hingewiesen werden muss, dass nur etwa einer von zwölf Behandelten trotz Heilung der Gastritis auch von seinen Oberbauchbeschwerden befreit wird. Allerdings ist derzeit auch keine bessere Alternativbehandlung verfügbar. Dringend zu empfehlen ist die Therapie der H.-pylori-Gastritis zur Prävention bei fortgeschrittenen Veränderungen, atrophischen Veränderungen der Gastritis sowie als Prävention bei Familienangehörigen ersten Grades von Patienten mit Magenkarzinom.

Die Behandlung der H.-pylori-Gastritis besteht aus einem säuresekretionshemmenden Medikament (Protonenpumpenhemmer in Standarddosierung zweimal täglich) in Kombination mit zwei Antibiotika, ebenfalls jeweils zweimal täglich über 7 bis 10 Tage. Die Details dieser Behandlung werden ausführlich im Abschnitt zur Therapie des peptischen Ulkus besprochen.

Eine Sonderform der bakteriellen Gastritis stellt die **H.-heilmannii-Infektion** dar. Sie ist sehr viel seltener und ihre Inzidenz wird auf drei bei 1000 Fällen mit Gastritis geschätzt. Die H.-heilmannii-Gastritis ist eine klassische Zoonose und kann vom Hund oder anderen Haustieren auf den Menschen übertragen werden. Auch diese Form der Gastritis ist häufig asymptomatisch; allerdings ist eine Assoziation mit peptischem Ulkus und niedrig malignem MALT-Lymphom nachgewiesen.

Die Therapie kann mit einer Wismutmonotherapie (Bismutsubsalizytrat oder Bismutsubzitrat) über 10–14 Tage oder in gleicher Form wie zur H.-pylori-Therapie erfolgen.

Nicht-H.-pylori-assoziierte Formen der Gastritis: histologische Definition, Klinik und Therapie

Die verschiedenen Formen der Gastritis sind in der folgenden Übersicht dargestellt.

Gastritisformen nach ätiologischer Zuordnung
- H.-pylori-Gastritis mit verschiedenen Phänotypen
- Gastritisformen ohne jegliche Assoziation zur H.-pylori-Infektion
  - Chemisch-induzierte/reaktive Gastritis
  - Granulomatöse Gastritis
  - Crohn-Gastritis
  - Eosinophile Gastritis
  - Kollagene Gastritis
- Gastritisformen mit möglicher Assoziation zur H.-pylori-Infektion
  - Autoimmungastritis
  - Riesenfaltengastritis
  - Lymphozytäre Gastritis
- Seltene spezielle Formen der Gastritis

9.2 Gastroduodenale Erkrankungen

Tabelle 9.2-2. Maastricht-Empfehlungen zur Behandlung bei H.-pylori-Infektion

Wann soll die H.-pylori-Infektion behandelt werden?	Wissenschaftliche Evidenz
Streng empfohlen	
Duodenalulkus/Magenulkus (aktiv oder nicht, inkl. der komplizierten Ulzera)	1
MALT-Lymphon (niedrig maligne)	2
Atrophische Gastritis	2
Z.n. partieller Magenresektion (bei Magenkarzinom, peptischem Ulkus)	3
Verwandte 1. Grades von Patienten mit Magenkrebs	3
Patientenwunsch	4
Ratsame Empfehlungen – relevante klinische Aussagen	
Funktionelle Dyspepsie	
H.-pylori-Eradikation ist eine adäquate therapeutische Option	2
Die Behandlung der H.-pylori-Infektion führt zu einer anhaltenden Verbesserung der Beschwerden bei einer begrenzten Gruppe von Patienten (ca. 10% besser im Vergleich zur symptomatischen Therapie)	2
Nichtsteroidale Antirheumatika	
H. pylori und NSAR/Aspirin sind unabhängige Risikofaktoren für die peptische Ulkuskrankheit	2
Die Behandlung der H.-pylori-Infektion	
... führt zu einer Reduktion von Ulzera, wenn die Therapie vor Gebrauch von NSAR erfolgt,	2
... ist allein nicht ausreichend, um rezidivierende Ulkusblutungen bei einer Hochrisikogruppe von NSAR-Verbauchern zu vermeiden,	2
... führt nicht zu einer rascheren Heilung bei Patienten mit Magen- und Duodenalulkus, die NSAR weiterhin einnehmen und mit PPI behandelt werden.	1
Gastroösophageale Refluxkrankheit (GERD)	
H.-pylori-Eradikation	
... führt in den allermeisten Fällen nicht zu einer Neuentwicklung der GERD	3
... führt nicht zu einer Verschlimmerung der GERD	3
Die H.-pylori-Behandlung sollte bei Patienten erfolgen, die eine Langzeitbehandlung mit einem potenten Säuresekretionshemmer bekommen	3

Gastritisformen ohne jegliche Assoziation zur H.-pylori-Infektion Allen Formen der Gastritis liegt ein charakteristisches histologisches Bild zugrunde; klinische Manifestationen sind bis auf Ausnahmen variabel und reichen von Symptomlosigkeit bis zu epigastrischen Schmerzen und dem Symptomkomplex der Dyspepsie.

Chemisch-induzierte/reaktive Gastritis Zu diesen zählen die durch nichtsteroidale Antirheumatika (NSAR) oder Aspirin sowie durch einen pathologisch erhöhten Gallereflux induzierten Formen. Das endoskopische Charakteristikum bei NSAR sind flache fibrinbedeckte Erosionen, die bei Aspirin häufiger auch hämorrhagisch tingiert sind. Das histologische Bild imponiert als geringgradige chronische, nichtaktive Entzündungsinfiltrate mit geringfügigem bis mäßigem apikalen Ödem der Schleimhaut sowie geringer Fibrose und Vermehrung der in der Tunica propria aszendierenden glatten Muskulatur. In Einzelfällen ist es auch für einen erfahrenen Pathologen nicht immer möglich, zwischen einer chemischen Gastritis oder dem Zustand nach erfolgreicher Behandlung der H.-pylori-Infektion (Ex-H.-pylori-Gastritis) zu unterscheiden. Komplikationen der chemischen Gastritis sind erosive oder ulzerative Läsionen. Die Therapie der NSAR-induzierten Gastritis erfolgt bei gleichzeitig bestehenden Symptomen oder zur Prävention NSAR-induzierter Ulzera. Die Behandlung besteht in der Säuresekretionshemmung, die am effektivsten durch Protonenpumpeninhibitoren (PPI einmal täglich in Standarddosierung) erfolgt. Bei bereits assoziiertem peptischen Ulkus s. Behandlung unter dem Abschnitt Ulkus.

Die durch pathologischen Gallereflux induzierte Gastritis, klassisch bei Zustand nach subtotalen Magenresektionen (Billroth I und II), wird ebenfalls durch Säuresekretionshemmung oder mit Antazida (Aluminiumhydroxid) oder Cholestyramin oder durch prokinetisch wirksame Substanzen (Domperidon, Metoclopramid) behandelt. Die gallenrefluxinduzierte Gastritis ist nur in seltenen Fällen symptomatisch und sollte auch nur dann mit einem der genannten Prinzipien therapiert werden.

Granulomatöse Gastritis Diese Form einer Gastritis ist durch Epitheloidzellgranulome in der Magenschleimhaut ausgewiesen und zwingt hinsichtlich der Ätiologie zu folgenden Differentialdiagnosen:
- infektiöse Genese (z. B. Tuberkulose, parasitär),
- nichtinfektiöse Genese infolge Sarkoidose, Morbus Crohn, allergische Granulomatose oder granulomatöse Vaskulitis,
- durch Fremdkörper induziert, nach Eindringen von Fremdkörpern aus der Nahrung, Medikamente, auch Nahtmaterial,
- idiopathisch, d. h. ohne eruierbare Ursache.

— (zu beachten in seltenen Fällen!) als Begleitreaktion im Randgebiet von Karzinomen.

Die Therapie der Gastritis ist bei diesen unterschiedlichen Ursachen auf die Grundkrankheit ausgerichtet. Bei assoziierten dyspeptischen Beschwerden erfolgt als erster Schutz eine säurehemmende Therapie (PPI in Standarddosierung).

Crohn-Gastritis Außer den erwähnten granulomatösen Veränderungen, die sehr selten gefunden werden, existiert ein sehr charakteristisches Bild der Crohn-Gastritis, das auch in Abwesenheit von makroskopischen Läsionen wie Aphten, Ulzera, ödematösen Veränderungen, die Diagnose erlaubt. Ein fokales periglanduläres Lymphozyteninfiltrat mit herdförmig diskontinuierlichem Muster ist das histologische Charakteristikum. Diese Veränderungen erlauben durch die Diagnose der Crohn-Gastritis auch einen wichtigen differentialdiagnostischen Beitrag gegenüber der Colitis ulcerosa, die nicht von einer Gastritis begleitet wird. Die Therapie der Crohn-Gastritis mit makroskopisch sichtbaren Läsionen wird heute mit Protonenpumpenhemmern zusätzlich zur speziellen Crohn-Therapie versorgt. Bei Nachweis einer Crohn-Gastritis ohne makroskopisch endoskopische Veränderungen ist die allein auf den Morbus Crohn ausgerichtete Therapie ausreichend.

Eosinophile Gastritis Das histologische Bild ist durch eine unterschiedlich stark ausgeprägte Durchsetzung mit Eosinophilen, die von der Mukosa ausgehend sich bisweilen auch in tiefere Schichten ablagern, charakterisiert. Das Befallsmuster ist sehr unterschiedlich. Häufig ist die eosinophile Gastritis nur ein Teilaspekt einer diffusen eosinophilen Enterokolitis oder ist mit einer eosinophilen Ösophagitis assoziiert. Klinisch handelt es sich dabei oft um einen Zufallsbefund, der im Rahmen einer Dyspepsieabklärung erhoben wird. Bei manchen Patienten, abhängig vom Ausprägungsgrad der Gastritis, treten auch heftige Schmerzen, Diarrhöen oder sogar Erbrechen auf.

Im Zusammenhang mit einem allergischen Asthma bronchiale muss außerdem an das seltene Churg-Strauss-Syndrom gedacht werden. Bei entsprechender Klinik ist die Therapie der eosinophilen Gastritis durch Kortikosteroidbehandlung zusammen mit der Einnahme eines Protonenpumpenhemmers indiziert.

Kollagene Gastritis Sie ist eine sehr seltene Form der chronischen Magenschleimhautentzündung, die auch in Zusammenhang mit einer kollagenen Kolitis auftreten kann. Charakteristisch ist die bandartige Ablagerung von Kollagenen unter der Basalmembran des Epithels. Die Ätiopathogenese ist unklar und eine Behandlung nur bei gleichzeitig bestehender Symptomatik empfohlen. Auch hier ist vor allem die Therapie mit Kortikosteroiden und PPI indiziert.

Nicht-H.-pylori-positive Gastritis mit möglicher Assoziation zur H.-pylori-Infektion

Autoimmungastritis Die Gastritisform ist durch die Atrophie des Drüsenkörpers in der Korpusschleimhaut charakterisiert, wobei zwei Aktivitätsstadien unterschieden werden müssen:
— die aktive Form, gekennzeichnet durch diffuse Lymphozyteninfiltrationen in der Mukosa mit lokaler Zerstörung der Korpusdrüsen sowie einer Hypertrophie der verbleibenden Parietalzellen und
— die sog. „ausgebrannte" Form mit komplettem Verlust der Drüsenkörper, einschließlich der Parietalzellen, und nur geringfügigen Lymphozyteninfiltraten.

Die Antrumschleimhaut ist bei dieser Form der Gastritis oft normal oder weist einen leicht bis mäßiggradigen Lymphozytenbesatz auf. Serologisch ist die Form der autoimmunen Gastritis durch den Nachweis von Parietalzellantikörpern und, abhängig vom Schweregrad der Atrophie, durch eine massive Erhöhung der Serumgastrinwerte gekennzeichnet. Die Magenfunktion weist eine ausgeprägte Hypo- bis Achlorhydrie, begleitet von fehlender Bildung und Sekretion des Intrinsic Factors auf, der für die Vitamin-B_{12}-Resorption essentiell ist. Ätiologisch wird zumindest bei einem Teil der Patienten mit Autoimmungastritis H. pylori als auslösendes Agens angenommen, da in Seren von Patienten H.-pylori-Antikörper lange vor Auftreten der Atrophie nachgewiesen wurden. In der beginnenden „aktiven Phase" der autoimmunen Gastritis kann H. pylori ebenfalls noch serologisch nachgewiesen werden. Nur bei dieser Form ist eine H.-pylori-Therapie noch sinnvoll. Bei der voll ausgeprägten Autoimmungastritis ist hauptsächlich eine parenterale Substitution mit Vitamin B_{12} notwendig.

Auch diese Form der Gastritis stellt ein erhöhtes Risiko für die Neoplasieentwicklung dar und Kontrollgastroskopien in zweijährigen Abständen werden empfohlen.

Riesenfaltengastritis Die Riesenfaltenbildung in Fundus- und Korpusschleimhaut ist endoskopisch einfach erkennbar. Auch bei starker Luftinsufflation bleiben die groben Falten sichtbar, die nicht verstreichen. Der endoskopische Aspekt der Riesenfalten muss ätiologisch differenziert werden, da auch ein Lymphom, ein Karzinom oder eine granulomatöse Gastritis ausgeschlossen werden müssen. Klinisch kann in seltenen Fällen die exsudative „Gastropathie" zur Hypoalbuminämie mit ihren Folgen führen. Histologisch ist die Riesenfaltengastritis (Morbus Ménétrier) durch die foveoläre Hypertrophie definiert. In vielen Fällen von Riesenfaltengastritis ist H. pylori die Ursache, sodass durch eine Behandlung der Infektion eine komplette Rückbildung der Riesenfalten erzielt werden kann. Beim Fehlschlagen dieser Therapie müssen insbesondere neoplastische Erkrankungen nochmals mit größter Sorgfalt ausgeschlossen werden.

Lymphozytäre Gastritis Die lymphozytäre Gastritis ist eine seltene Sonderform, die durch die Vermehrung von intraepithelialen

9.2 Gastroduodenale Erkrankungen

Tabelle 9.2-3 Gastritisformen nach ätiologischer Zuordnung

	Therapie	Evidenz
H.-pylori-Gastritis mit verschiedenen Phänotypen	H.-pylori-Eradikationstherapie	I-a
Gastritisformen ohne jegliche Assoziation zur H.-pylori-Infektion		
Chemisch-induzierte/reaktive Gastritis	PPI oder Antazida oder Prokinetika oder Cholestyramin	IV
Granulomatöse Gastritis	Therapie der Grundkrankheit oder symptomatisch	IV
Crohn-Gastritis	Therapie der Grunderkrankung	IV
Eosinophile Gastritis	PPI + Kortikosteroide	IV
Kollagene Gastritis	PPI + Kortikosteroide	IV
Gastritisformen mit möglicher Assoziation zur H.-pylori-Infektion		
Autoimmungastritis	B_{12}-Substitution (parenteral)	
Riesenfaltengastritis	Bei H.-pylori-Nachweis Eradikationstherapie	III
Lymphozytäre Gastritis	Therapie der Grundkrankheit/ H.-pylori-Eradikationstherapie	III
Seltene spezielle Formen der Gastritis	Falls spezifisch antiviral, antibakteriell	

Behandlung unter Berücksichtigung klinischer Manifestationen. Bei asymptomatischer chronischer Gastritis Behandlung nur zur Prävention von möglichen Komplikationen.

Lymphozyten in der Magenschleimhaut charakterisiert ist. Diese Form findet sich häufig im Zusammenhang mit einer Zöliakie. Endoskopisch kann das Bild durch multiple noduläre Erhabenheiten mit punktuellen Fibrinbelägen in den zentralen Einsenkungen einhergehen. Mehrere Fälle von lymphozytärer Gastritis ohne direkten H.-pylori-Nachweis, jedoch mit hohen Antikörpertitern gegen H. pylori konnten zur Normalisierung der Schleimhaut nach Eradikation geführt werden. Bei sprue-assoziierter Gastritis ist die glutenfreie Ernährung zur Behandlung der Grunderkrankung ausschlaggebend. Bei serologisch nachgewiesenen H.-pylori-Antikörpern sollte der Versuch einer H.-pylori-Eradikationstherapie unternommen werden.

Seltene und spezielle Formen der Gastritis Hierzu zählt eine Reihe von virus- und parasiteninduzierte Gastritiden, die durch den spezifischen histologischen Nachweis erkannt werden. Bei Immunsupprimierten, insbesondere bei HIV-Patienten, ist am häufigsten die CMV-Infektion der Magenschleimhaut nachzuweisen.

Die Evidenz für die verschiedenen Behandlungsvorschläge bei chronischer Gastritis ist insgesamt, bis auf die H.-pylori-positive Gastritis, nahezu ausschließlich auf empirische Erfahrungen und vereinzelte Mitteilungen von Fallbeobachtungen gegründet (Tabelle 9.2-3).

Peptisches Ulkus

In den letzten 20 Jahren ist die Ulkuslebenszeitprävalenz von ca. 10% auf etwa 2,5% zurückgegangen, was auf die verbesserten Lebensbedingungen, abnehmenden Zigarettenkonsum sowie die Änderung im Ernährungsverhalten zurückzuführen ist.

Ein weiterer wichtiger Faktor für die fallende Inzidenz ist die seit 1974 weit verfügbare und breit eingesetzte Behandlung mit H2-Blockern, die seit 1989 mit Einführung des ersten PPI (Omeprazol) ergänzt und abgelöst wurde.

Der entscheidende Faktor für die Reduktion der Ulkuskrankheit ist allerdings die abnehmende Durchseuchung der Bevölkerung mit H. pylori, die ihrerseits an die verbesserten hygienischen Bedingungen gebunden ist.

Ätiologie Die Ulkusentstehung ist das Resultat einer multifaktoriellen pathogenetischen Kaskade, hat aber zwei Hauptfaktoren, von denen der eine die H.-pylori-Infektion als entscheidende Grundbedingung darstellt. Das klassische Postulat „ohne Säure kein Ulkus" hat alle neueren Entwicklungen überdauert und in sich aufgenommen, ist aber durch ein zweites Postulat, „ohne H. pylori kein Ulkus", komplettiert worden. Es bleibt die Vorstellung gewahrt, dass das Zusammentreffen von Veränderungen der Säuresekretion, Schwächung der gastro-duodenalen Mukosabarriere sowie die begünstigende Wirkung verschiedener Risikofaktoren für die Entstehung eines Ulkus verantwortlich sind.

Die **H.-pylori-Infektion** als entscheidendes Grundleiden für die Entstehung des Magen- und Zwölffingerdarmgeschwürs ist die bahnbrechende Erkenntnis in der Ulkusforschung, die sich in den Jahren 1983–1994 etabliert hat. Schließt man die selteneren und anderweitig definierten Ursachen des Ulkus aus, so entstehen etwa 95% der Duodenalulzera auf dem Boden einer H.-pylori-Infektion. Auf Grund der häufigen NSAR-bedingten Induktion von Magenulzera ist die H.-pylori-Infektion beim Magengeschwür mit ca. 70% seltener als das primäre Grundleiden anzusehen. Weitere Ursachen der Ulkuserkrankung sind die Einnahme von nichtsteroidalen Antirheumatika (NSAR) und Aspirin, das Zollinger-Ellison-Syndrom sowie weitere seltene Ursachen, die zu Magen- und Duodenalulzera führen können.

Ursachen der Ulkuskrankheit
- H.-pylori-Infektion
- Medikation (z. B. NSAR)
- H. pylori + NSAR
- Idiopathisches Ulkus (keine bekannte Ätiologie, H. pylori und NSAR negativ)
- Hypersekretion der Magensäure (z. B. Gastrinom, Zollinger-Ellison-Syndrom)
- Anastomosenulkus (nach Magenoperation)
- Tumoren (z. B. Lymphom, Magenkrebs)
- Systemische Erkrankungen (z. B. M. Crohn)
- Seltene Ursachen (z. B. CMV bei Immunsuppression)

Helicobacter-pylori-Infektions-assoziierte Pathogenese Auf dem Boden der epidemiologischen Betrachtung ist das Risiko, an einem Ulkus zu erkranken, durch Vorliegen einer H.-pylori-Infektion mindestens um das 4fache erhöht. Dieses Risiko steigt um ein Vielfaches (25fach), wenn die Infektion antrumprädominant ist und zudem mit einer ausgeprägten Entzündungsaktivität der Schleimhaut in diesem Magenabschnitt einhergeht. Der Ablauf der einzelnen Schritte, über die es durch eine H.-pylori-Infektion zur Ulkusläsion kommt, ist sehr komplex und differiert zwischen Ulcus duodeni und Ulcus ventriculi bis auf die gemeinsame Endstrecke der Mukosaschädigung.

Ulcus duodeni Das phänotypische Muster der H.-pylori-induzierten Gastritis beim Ulcus duodeni ist die vorwiegend antrale Ausprägung mit hoher Entzündungsaktivität bei weniger starker Entzündungsreaktion der Korpus- und Fundusmukosa. Als Folge dieses Gastritismusters findet sich bei Patienten mit Duodenalulkus häufig das Funktionskorrelat einer gesteigerten basalen und stimulierten Magensäuresekretion.

Auf Grund der H.-pylori-Infektion kommt es zu einer Abnahme der Bildung und zu einer verminderten Freisetzung von Somatostatin in der Antrumschleimhaut. Durch den Wegfall des inhibitorischen Effekts von Somatostatin, das auf parakrinem Weg die G-Zellen des Antrums hemmend reguliert, folgt eine überschießende Freisetzung von Gastrin (Hypergastrinämie, vorwiegend Gastrin 17). Die Vermittler dieses Effekts sind die im Entzündungsprozess freigesetzten Mediatoren Il-1 und TNF-alpha.

Neben der hormonal gesteigerten Magensäuresekretion setzt die antrale H.-pylori-Infektion auch ein nervales „Feedback-System" außer Gefecht. Dies trägt zur verstärkten Säuresekretion und zur beschleunigten Magenentleerung mit daraus resultierender erhöhter Säurebelastung des Duodenums bei. Als Folge einer verstärkten Säurebelastung des Duodenums kommt es zur Ausbildung der **gastralen Metaplasie** und damit zur essentiellen Voraussetzung, dass H. pylori das Duodenum besiedeln und die Entzündungskaskade auch im Duodenum in Gang setzen kann (**Duodenitis**). Eine Th-1-typische Effektorimmunantwort erlaubt schließlich die Verstärkung des zytotoxischen Effekts der Bakterienprodukte und begründet den immunpathogenetischen Beitrag zur Ulkusentstehung. Damit ist die Prädisposition für den weiteren Schädigungsablauf, der zum Ulkus führt, geschafft. Die zentrale Rolle von H. pylori und der beteiligten **Kofaktoren** als Basis für die Mukosaschädigung und die Entstehung des Ulcus duodeni sind in Abb. 9.2-3 zusammengefasst.

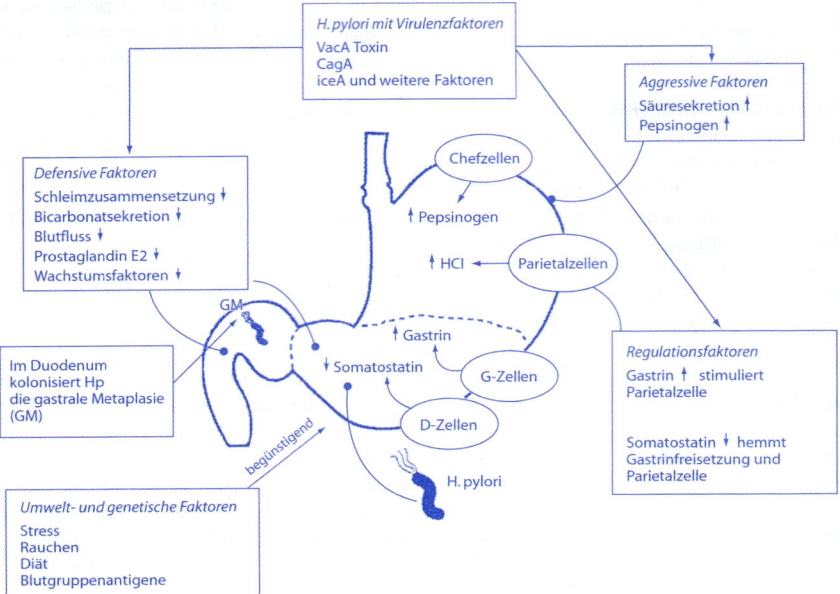

Abb. 9.2-3. Regulationsfaktoren, die zur Pathogenese des Ulcus duodeni beitragen

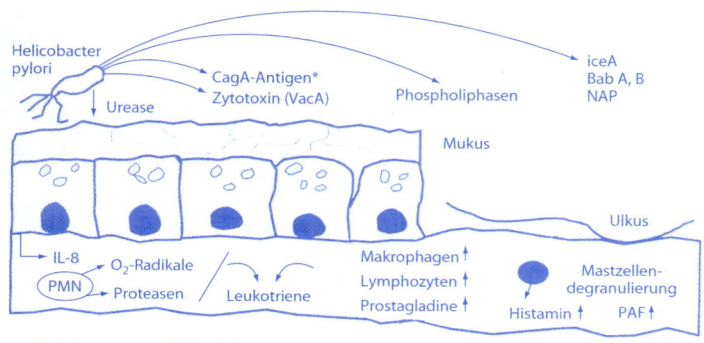

Abb. 9.2-4. Pathogenese des Ulcus ventriculi

PMN = Polymorphunkleäre Zellen

PAF = Platelet activating Factor

Ulcus ventriculi Im Gegensatz zum Duodenalulkus ist beim Magenulkus die topographische Ausprägung der chronisch aktiven Gastritis durch eine eher gleichmäßig starke Miteinbeziehung der Korpusschleimhaut gekennzeichnet. Somit fehlt auch die für das Ulcus duodeni beschriebene Säurehypersekretion, es kommt zu einer Hypochlorhydrie als Folge der Magenatrophie. Die Kombination aus Infektion, resultierender Inflammation und lokaler bakterieller Faktoren führt zur Zerstörung der Mukosabarriere und so zur Entstehung des Ulcus ventriculi (s. gemeinsame Endstrecke).

Gemeinsame Endstrecke: Zerstörung der Mukosabarriere Bakterielle Enzyme, darunter v. a. Phospholipasen und in bestimmten Konzentrationen auch die Urease, schädigen die Schleimhautbarriere durch Bildung toxischer Produkte. Eine direkte Toxizität an der Magenschleimhaut wird in starkem Maße auch durch das vakuolisierende Zytotoxin (VacA) ausgeübt.

Der Grad der Mukosaschädigung ist zu einem erheblichen Teil auf die unterschiedliche Virulenz des H.-pylori-Stämme zurückzuführen. Am besten charakterisiert sind Faktoren, die in einem Komplex von Genen, der sog. Pathogenitätsinsel, verankert sind. Als Marker für das Vorliegen dieser Pathogenitätsinsel mit erhöhter Virulenz wird der Nachweis des zytotoxinassoziierten Antigens (**Cag-A**) geführt. CagA-positive Stämme verstärken die Entzündungsaktivität auf ausgeprägte Weise. Über 30 weitere Pathogenitätsfaktoren sind inzwischen bekannt (u. a. iceA, BabA,B und NAP), die zu einer verstärkten Entzündungsreaktion führen. Letztlich resultiert durch den direkten Angriff toxischer Bakterienprodukte sowie durch immunpathogenetische Reaktionen in der Schleimhaut das Ungleichgewicht, das zur Ausbildung des Ulkus in entscheidendem Maße beiträgt.

Der entscheidende Beweis für die Kausalität von H. pylori in der Ulkusentstehung liegt in der erfolgreichen Behandlung der H.-pylori-Infektion, die zu einer beschleunigten Abheilung des Ulkusleidens führt und weitere Rezidive ebenso wie Komplikationen verhindert. Dies gilt gleichermaßen für das Magen- wie für das Duodenalulkus.

Die essentiellen Mechanismen der Ulkusentstehung sind in Abb. 9.2-4 zusammengefasst.

NSAR können zu einer Mukosaschädigung im gesamten Gastrointestinaltrakt führen. Die Schädigung erfolgt sowohl durch den direkten Kontakt als auch über den systemischen Weg. Lokal ist die Schädigung aufgrund der physikochemischen Eigenschaften der NSAR zu erklären. Saure Antiphlogistika, vor allem Salizylate, akkumulieren in den Magenepithelzellen, beeinträchtigen deren oxidativen Stoffwechsel und führen somit zur direkten Zellschädigung. Indirekt ist die Schädigung auf die Hemmung der endogenen Prostaglandinsynthese (Hemmung der Zyklooxygenase I) zurückzuführen.

Ansatzpunkt der NSAR ist die Inhibition der Zyklooxygenasen. Hierdurch wird die Transformation der Arachidonsäure zu Prostaglandin, Prostazyklin und Thromboxan verhindert. Zwei Isoformen der Zyklooxygenase sind beschrieben worden: COX-1 und COX-2. COX-1 ist für die Zytoprotektion des Magens entscheidend, sodass deren Inhibition zur Mukosaschädigung führt, wohingegen die Inhibition der COX-2 für den gewünschten ent-

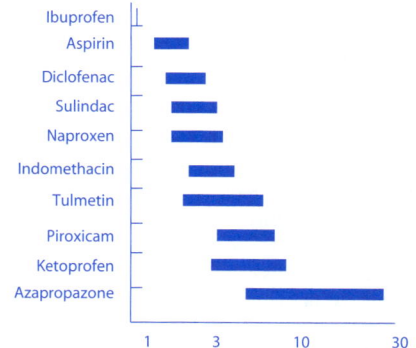

Abb. 9.2-5. Relatives Risiko schwerwiegender gastrointestinaler NSAR-Nebenwirkungen bezogen auf Ibuprofen, mit dem niedrigsten Ausgangsrisiko

zündungshemmenden Effekt verantwortlich ist. Basierend auf der hohen gastrointestinalen Toxizität nicht-selektiver NSAR wurden selektive Cox2-Inhibitoren entwickelt, mit deutlich reduziertem Schädigungspotential der gastroduodenalen Schleimhaut. Allerdings erfolgte im letzten Herbst (2004) ein herber Rückschlag für diese Substanzklasse, nachdem das Rofecoxib (Vioxx) wegen vermehrten Auftretens von kardiovaskulären Komplikationen vom Markt zurückgenommen wurde. Seither ist auch für die verbliebenen Cox2- Inhibitoren eine beschränkte Indikation gegeben, und zur Zeit ist unsicher, inwieweit die ganze Substanzklasse generell trotz der hohen antiphlogistischen Wirkung für den klinischen Einsatz erhalten bleibt.

Die Toxizität der einzelnen nicht-selektiven NSAR ist in Abb. 9.2-5 festgehalten. Bedacht werden muss allerdings, dass bei einer bereits bestehenden Ulzeration die COX-2-Hemmung den Heilungsprozess behindert; gleichzeitige Einnahme von COX-2-Hemmern und Aspirin führt zum gleichen Risiko von Magenläsionen wie bei NSAR-Einnahme.

H. pylori und NSAR: Trotz teils widersprüchlicher Datenlage wird eine Verstärkung der beiden schleimhautpathogenen Faktoren H. pylori und NSAR/Aspirin und somit ein erhöhtes Ulkusrisiko bei gleichzeitiger Präsenz beider Noxen angenommen. Wird vor Beginn einer NSAR-Therapie die H.-pylori-Infektion erfolgreich behandelt, treten Ulzera viel seltener auf. Eine besondere Rolle scheint dabei das Aspirin einzunehmen, da eine H.-pylori-infizierte Magenschleimhaut bei Aspirinexposition vermehrt zu Ulzera und Ulkuskomplikationen führt.

Generell scheint es, dass NSAR-assoziierte Magenläsionen weniger von der H.-pylori-Infektion abhängig sind, während Läsionen im Duodenum bei gleichzeitigem Vorliegen beider Faktoren eher durch H. pylori bedingt sind. Die Stimulation der Prostaglandinsynthese im Rahmen einer H.-pylori-Infektion des Magens (chronische Gastritis) sowie die höhere Effizienz von Säureblockern bei gleichzeitiger H.-pylori-Infektion lässt bei ohnedies notwendiger Dauerbehandlung mit einem Säuresekretionshemmer unter diesen Bedingungen keinen Vorteil für die H.-pylori-Sanierung erkennen.

Klinik Häufigstes Symptom bei Ulcera ventriculi und duodeni sind Oberbauchschmerzen in vielfältiger Ausprägung. Schmerzintensität, Zeitpunkt des Auftretens der Schmerzen in Beziehung zur Nahrungsaufnahme, Ausstrahlung der Schmerzen in den Rücken, Übelkeit und Erbrechen stellen das Spektrum der Symptome ohne Differenzierung zwischen Ulkus, Reizmagen oder sogar Karzinom dar. Letzteres macht häufig erst durch Alarmsymptome auf sich aufmerksam. Für ein Ulcus duodeni sprechen eher Nüchternschmerzen und nächtliche epigastrische Schmerzen mit einer Besserung nach Nahrungsaufnahme. Das NSAR- bzw. aspirininduzierte Ulkus ist vielfach symptomfrei und wird erst im Rahmen lebensbedrohlicher Komplikationen wie Blutung oder selten Perforation diagnostiziert.

Besonders zu beachten ist, dass Ulzera symptomfrei sein können und dies insbesondere bei NSAR-Einnahme. Im Falle eines Blutungsschocks ohne Schmerzen und ohne Hämatemesis sollte eine Gastroduodenoskopie zum Nachweis postpylorischer oder sogar postbulbärer Duodenalulzera durchgeführt werden.

Diagnostik Grundsätzlich müssen vier Wochen oder länger anhaltende Beschwerden hinsichtlich ihrer Ursache abgeklärt werden.

Die Diagnose „Ulcus duodeni" bzw. „Ulcus ventriculi" wird endoskopisch gestellt. Röntgenuntersuchungen zur Primärdiagnostik sind heute obsolet. Bei der Endoskopie werden Größe, Lokalisation und der morphologische Charakter des Ulkus beschrieben. Eine Ulkusblutung wird nach der Forrest-Klassifikation graduiert. Wichtig ist, die Dignität des Ulkus mittels Biopsie zu klären.

„Test and Treat" hat sich als neue diagnostische Strategie bei Patienten mit Oberbauchschmerzen ohne Alarmsymptome (s. Übersicht) oder Teerstuhl bewährt. Bei Patienten <45 Jahren bei negativer H.-pylori-Testung hat sich zunächst eine symptomatische Therapie etabliert. Bei positivem H.-pylori-Befund wird eine primäre Eradikationstherapie durchgeführt. Gründe für eine sofortige Endoskopie bleiben:
- Ausschlussdiagnostik einer funktionellen Dyspepsie bei rezidivierenden bzw. anhaltenden Symptomen,
- Verdacht auf gastroösophageale Refluxkrankheit (GERD).

Alarmsymptome
- Gewichtsabnahme
- Schluckstörungen
- Rezidivierendes Erbrechen
- Appetitlosigkeit
- Anämie
- Zeichen der gastrointestinalen Blutung
- Fieber

Die **Histologie** ist zwingend, um zwischen einem benignen oder malignem Ulkus zu unterscheiden. Hierzu sind ausreichende (6–12) Biopsien aus Ulkusgrund und -rand sowie Antrum und Korpus notwendig. Weiterhin ist die Überprüfung des H.-pylori-Status mittels Histologie, Kultur und/oder Ureaseschnelltest indiziert.

Eine Wiederholung der Gastroskopie ist bei klinisch unkompliziertem Verlauf nach sechs bis acht Wochen (mindestens vier Wochen nach H.-pylori-Eradikation) beim Ulcus ventriculi zwingend, um auch nach der Ulkusausheilung einen sicheren Ausschluss der Malignität zu erhalten. Hierbei sind Biopsien auch beim narbig abgeheilten Ulkus zu entnehmen, denn auch bei narbiger Abheilung muss ein Karzinom ausgeschlossen werden.

Beim komplizierten Ulkus, z. B. Blutung oder fehlendem Ansprechen der Symptome auf die Therapie, sind weitere Kontrollen empfohlen.

Spezielle Diagnostik Bei multiplen Ulzerationen oder auch bei Ulzera in Verbindung mit Diarrhö ist ein **Gastrinom** als Ursache des Ulkusleidens in Betracht zu ziehen. In der Regel sind beim Gastrinom die Serumgastrinspiegel mindestens um das 5fache erhöht. Bei normalen bis leicht erhöhten Gastrinwerten bei Patienten mit H.-pylori-negativem Ulkus sollte zum sicheren Ausschluss eines Gastrinoms ein **Sekretintest** durchgeführt werden. Während im Normalfall der Gastrinspiegel nach Sekretin unverändert bleibt oder nur leicht ansteigt oder abfällt, ist ein 50%iger Anstieg des Gastrinspiegels nach der i.v.-Injektion von 1–2 E Sekretin/kg KG ein sensitives Indiz für das Vorliegen eines Gastrinoms. Die **Oktreotidrezeptorszintigraphie** ist eine sehr sensitive Methode zum Nachweis und zur Lokalisierung eines Gastrinoms.

Therapie Die Therapie des peptischen Ulkus richtet sich heute streng gegen die Ursachen des Ulkusleidens und basiert auf zwei wesentlichen Prinzipien: der Säurereduktion und der H.-pylori-Eradikation.

Säurereduktion durch Protonenpumpenhemmer Die Antagonisierung der Magensäure als Therapieprinzip hat nunmehr eine hundertjährige Laufzeit. Ein historischer Durchbruch war die Einführung der H2-Rezeptorantagonisten mit überlegenem Effekt auf die Ulkusabheilung bis dato. Das aktuelle Zeitalter der Säurehemmung begann 1989. Mit Omeprazol und den nachfolgend eingeführten weiteren Protonenpumpeninhibitoren (PPI) konnte auf Grund einer über die H2-Rezeptorantagonisten hinausgehenden wesentlich effizienteren Säureblockade eine noch raschere Ulkusheilung erzielt werden. Während die 4-Wochen-Heilungsrate von Duodenalulzera unter Standarddosierung der H2-Rezeptorantagonisten bei 70% lag, konnte durch Anwendung der Protonenpumpenhemmer in Standarddosierung die Heilungsrate auf 90% angehoben werden.

Auf der Grundlage von Therapiestudien konnte in einem analytischen Modell das Axiom begründet werden, dass die Geschwindigkeit der Ulkusheilung abhängig vom Grad der Säuresuppression ist. Dabei ist es entscheidend, wie lange über den Zeitraum von 24 h der pH-Wert über 3,5 angehoben wird. Ab einem pH-Wert von 3,5 wird Pepsinogen nicht mehr in das enzymatisch-aktive Pepsin umgewandelt, sodass dadurch ein wesentlicher Aggressionsfaktor für die Magenschleimhaut wegfällt.

Die heute verfügbaren PPI werden als Monotherapie nur bei H.-pylori-negativen bzw. NSAR-induzierten Ulzera angewandt und zwar in folgender Tagesdosierung: Omeprazol 20 mg, Lansoprazol 30 mg, Pantoprazol 40 mg, Rabeprazol 20 mg. Eine weitere Entwicklung der PPI stellt das Esomeprazol dar: der erste isomere PPI als linksdrehendes Enantiomer des Racemats Ome-prazol. Auf Grund der verbesserten Pharmakokinetik ist Esomeprazol im direkten Vergleich mit dem Omeprazol hinsichtlich seines Wirkungseintritts rascher und erlaubt, über längere Zeit den therapeutischen pH-Wert >3,5 zu halten. Standarddosis der Esomeprazol-Monotherapie ist 40 mg.

Trotz der hohen Effizienz für die Abheilung des Ulkus im floriden Stadium ist der säuresupprimierenden Therapie eine wesentliche Grenze dahingehend gesetzt, dass sie die Ulkuskrankheit nicht heilen kann und auch bei kontinuierlicher Anwendung Rezidive der Ulzera (Magen- u. Duodenalulzera) nicht zu verhindern vermag.

Mukosaprotektoren: Weder für die Abheilung des floriden peptischen Ulkus noch zur Langzeitbehandlung wird heute noch auf Wirkprinzipien zurückgegriffen, die ihren primären Effekt über eine Stärkung der Mukosaresistenz bzw. über die Reparatur von Mukosaläsionen ausüben. Zu diesen Wirkprinzipien zählen Prostaglandinanaloga, Sucralfat und Wismutsalze, die noch verfügbar gehalten werden, aber in der Therapie der Ulkuskrankheit in der Regel kaum oder gar keine Berücksichtigung mehr finden. In den USA wird das Prostaglandinanalogon Misoprostol aufgrund überzeugender Studiendaten noch zur Prävention von NSAR-Ulzera und -Komplikationen eingesetzt. Aufgrund der höheren Nebenwirkungsrate ist diese Therapie in Europa nur wenig in Gebrauch.

H.-pylori-Eradikation Die Heilung der H.-pylori-Infektion stellt die primäre Therapie bei Ulkuskrankheit dar.

Durch die effektive H.-pylori-Eradikation ist eine permanente Heilung des Ulkus mit einer Rezidivrate von weniger als 5% möglich geworden und macht die Dauertherapie mit Säuresekretionshemmern heute in der Regel überflüssig. Die derzeit gültige Therapieempfehlung zur H.-pylori-Eradikation ist eine kurzzeitige Triple-Therapie über mindestens 7 Tage (bis max. 10 Tage) mit PPI und als Antibiotika Clarithromycin in Kombination mit Amoxicillin oder Metronidazol (Tabelle 9.2-4).

Beide auf PPI basierende Kombinationstherapien führen zu Heilungsraten von mehr als 80% unter Zugrundelegung einer Intention-to-treat-Analyse. Hierbei hat sich in der Kombination Clarithromycin/Amoxicillin eine Therapieoptimierung durch die höhere Clarithromycindosis von 2-mal 500 mg gezeigt.

Für die Entscheidung zwischen Clarithromycin/Amoxicil-lin vs. Clarithromycin/Metronidazol sind zwei Gesichtspunkte maßgeblich: C/M verursacht seltener (10%) weichen Stuhl oder eine Diarrhö als C/A (20%), ist jedoch ungünstiger als Primärtherapie, da sehr häufig eine Metronidazolresistenz von H. pylori vorliegt.

Tabelle 9.2-4. Standardtherapie der H.-pylori-Infektion (Therapiedauer jeweils [mindestens] 7 Tage)

	PPI	Clarithromycin	Metronidazol	Amoxicillin
Option 1	PPI	2-mal 500 mg	∅	2-mal 1000 mg
Option 2	PPI	2-mal 500 mg	2-mal 400 mg	∅

Jeweils in Kombination mit einer zweimal täglichen Standard-Dosis eines PPI (alternativ: Omeprazol 2-mal 20 mg, Lansoprazol 2-mal 30 mg, Pantoprazol 2-mal 40 mg, Rabeprazol 2-mal 20 mg Esomeprazol 2-mal 20 mg).

Tabelle 9.2-5. Second-Line-Therapie der H.-pylori-Infektion nach Therapieversagen (Therapiedauer 7 Tage)

Bismut	PPI in 2facher Standarddosierung	Tetrazyklin-Hydrochlorid	Metronidazol
Bismutsubzitrat 4-mal 120 mg oder Bismutsubsalicylat 4-mal 600 mg	Omeprazol 2-mal 20 mg, oder: Lansoprazol 2-mal30 mg, oder: Pantoprazol 2-mal 40 mg, oder: Rabeprazol 2-mal 20 mg, oder: Esomeprazol 2-mal 20 mg)	4-mal 500 mg	3-mal 500 mg

Tabelle 9.2-6. Third-Line-Therapie nach Resistogramm

Nitroimidazol	Makrolid	Empfohlene Therapie
Empfindlich	Empfindlich	PPI-C-M oder PPI-C-A
Resistent	Empfindlich	PPI-C-A
Empfindlich	Resistent	PPI-Bismut-M-T
Resistent	Resistent	PPI 2x Standarddosis (bei Omeprazol sogar 3-mal 40 mg) -A 3-mal 1 g über 2 Wochen oder: PPI-Rifabutin 2-mal 150 mg-A 2-mal 1 g über 1 Woche (experimentell), Levofloxacin 2-mal 250 mg (500mg)

PPI Protonenpumpeninhibitor, *C* Clarithromycin, *A* Amoxicillin, *M* Metronidazol, *T* Tetrazyklin.

Für das Therapieversagen sind insbesondere eine schlechte Compliance bei der Medikamenteneinnahme, vorbestehende mikrobielle Resistenz gegen die verwendeten Antibiotika und unzureichende Säuresuppression verantwortlich.

Versagt auch die Second-Line-Therapie, so sollte eine Resistenztestung erfolgen. Prätherapeutisch sind in Deutschland bei Erwachsenen vor der ersten Therapie Resistenzen von 2–4% vs. Clarithromycin sowie 15–30% vs. Metronidazol bekannt. Eine Metronidazolresistenz reduziert den Therapieerfolg der C/M-Kombination auf etwa 60–70%, eine Clarithromycinresistenz vermindert die Erfolgsrate sogar auf 30–50%. Posttherapeutisch betragen die Resistenzraten gegen Metronidazol ca. 80%, gegen Clarithromycin ca. 50%.

Bei erstmaligem Therapieversagen kann ohne Antibiotikaresistenz auch auf ein festes Second-Line-Schema zurückgegriffen werden (Tabelle 9.2-5).

Auch das Reserveschema der Quadruple-Therapie wird durch eine Metronidazolresistenz belastet, allerdings erhält man auch darunter noch Eradikationsraten um 70–80%. In Kenntnis der Resistenztestung sollte man nach den Vorschlägen in Tabelle 9.2-6 vorgehen. Eine fehlgeschlagene Therapie sollte nicht wiederholt werden. Wenn die bislang empfohlene Zweitlinientherapie (Quadruple-Therapie) den gewünschten Eradikationserfolg nicht ermöglicht, so sollte bevorzugt die Isolierung von H. pylori-Keimen aus dem Magen mit Antibiotikaresistenztestung erfolgen. Unter den neueren Therapiemöglichkeiten kann sowohl eine 2-fach-Therapie mit Protonenpumpenhemmer in Standarddosis 2-mal pro Tag, Rifabutin (Alfacid) 150 mg 2-mal pro Tag und Amoxicillin 2-mal 1 g pro Tag oder Protonenpumpenhemmer 2-mal pro Tag in Standardtherapie mit Levofloxacin 2-mal 250 mg (alternativ 500 mg 1-mal pro Tag) und Amoxicillin 2-mal 1 g pro Tag gegeben werden. Diese Therapien sollten nach wiederholtem Therapieversagen bevorzugt über 10 anstelle von 7 Tagen gegeben werden.

Das unkomplizierte Ulcus duodeni bedarf keiner über die 7 Tage hinausgehenden säurereduzierenden Therapie. Beim Ulcus ventriculi, beim komplizierten Ulkus mit stattgehabter Blutung und beim Ulcus duodeni mit einem Durchmesser von mehr als 2 cm ist über die H.-pylori-Therapie hinaus eine Säuresuppression mit PPI bis zur endoskopisch dokumentierten Abheilung der Läsion notwendig (Tabelle 9.2-7). Die Kontrolle des Eradikationserfolgs sollte auch bei einem unkomplizierten Ulkus in jedem Fall 4 Wochen nach Therapieende erfolgen. Ein H.-pylori-negativer ^{13}C-Harnstoffatemtest (oder H.-pylori-Stuhl-Antigentest) nach der Therapie ist ein guter und ausreichender Parameter für die Ulkusheilung, sodass, Beschwerdefreiheit vorausgesetzt, auf die Kontrollendoskopie verzichtet werden kann.

Therapie des NSAR-assoziierten Ulkus NSAR-assoziierte Ulzera sind häufiger im Magen als im Duodenum lokalisiert und neigen eher zu Komplikationen wie Blutung und Perforation als Ulzera anderer Genese. Sie haben eine ca. 4fach erhöhtes Risiko für schwerwiegende Komplikationen. Erste therapeutische Strategie ist der Verzicht auf NSAR. Analgetische Ersatztherapien wie Paracetamol oder Opiatanaloga sind ohne ulzerogenes Poten.tial.

Tabelle 9.2-7. Therapie des H.-pylori-positiven Magen- u. Duodenalulkus

	Evidenz
• H.-pylori-Eradikationstherapie bei floridem Ulkus	I-a
• Therapie der H.-pylori-Infektion bei anamnestischem Hinweis auf vorangegangene Ulzera	I-a
• Therapie bei blutendem H.-pylori-positivem Ulkus	
– in der aktiven Blutungsphase PPI i.v. (z. B. Omeprazol 240 mg i.v./Tag) bis zur Wiederaufnahme der oralen Nahrungszufuhr	I-b
– nach Beginn der oralen Ernährung H.-pylori-Eradikation	I-a
→ PPI bis zur kontrollierten Abheilung des Ulkus	
→ nach Heilung der H.-pylori-Infektion keine weitere PPI-Verabreichung notwendig	

Tabelle 9.2-8. Prävention und Therapie NSAR-assoziierter Ulzera im Magen und Duodenum

	Therapie	Evidenzgrad
Prävention		
vor NSAR-Einnahme und entsprechendem Risikoprofil des Patienten	PPI 1-mal Standarddosis	I-a
	Misoprostol[a] 400–800 μg/Tag	I-a
Langzeiteinnahme bei gleichzeitig bestehender H.-pylori-Infektion	Eradikation	I-b
Alternative zu Langzeit-PPI-Einnahme	COX-2-selektive Inhibitoren anstelle klassischer NSAR	I-b
zur Ulkusheilung	PPI (1-mal Standarddosis), 8 Wochen	I-b
	[Misoprostol[a] 800 μg/Tag	II-a]
Sekundärprävention nach Ulkuskomplikationen	PPI-Langzeittherapie (Standarddosis 1-mal/Tag)	I-b
	bei H.-pylori-Infektion Eradikation zusätzlich empfohlen, aber allein nicht ausreichend!	I-b

[a] hohe Nebenwirkungsrate.

Die Wahl von NSAR mit niedrigerem Schädigungspotential an der Magenschleimhaut stellt eine weitere Option dar.

Bei erforderlicher Fortsetzung der NSAR-Therapie wird die Abheilung durch PPI gefördert und entsprechend mit einem PPI in Standarddosierung behandelt. Für eine höhere Dosierung als wirksamere Behandlung als die einer einfachen Standarddosis von PPI gibt es bislang keine Studiendaten.

Zur Sekundärprophylaxe, d. h. nach Abheilung der NSAR-assoziierten Ulzera und unter Fortsetzung der NSAR-Therapie, ist die Gabe von PPI als Langzeittherapie etabliert und hat sich bei Ulcus ventriculi dem Prostaglandinanalogon Misoprostol ebenbürtig und bei Ulcus duodeni sogar überlegen gezeigt. Für die Primärprophylaxe zur Vermeidung von NSAR-induzierten Ulzera sind ebenfalls PPI am effektivsten und sollten bei Patienten mit erhöhtem Risiko (s. folgende Übersicht) zum Einsatz kommen. Für diese Indikationen ist auch das Misoprostol geeignet, es weist aber erhebliche Nebenwirkungen auf.

Neue COX-2-selektive NSAR haben nach bisheriger begrenzter Erfahrung kein erhöhtes Risiko und stellen eine Therapiealternative zu den konventionellen NSAR dar.

Einschränkend für die neuen „selektiven" COX-2-Inhibitoren ist die Datenlage insofern, als die gesenkte Ulkusinzidenz bislang nur über einen Beobachtungszeitraum von sechs Monaten bestätigt ist. Allerdings behindern COX-2-Inhibitoren die Ulkusheilung und der „magenfreundliche" Effekt ist vollständig aufgehoben, wenn Aspirin, selbst in niedriger Dosierung, zu den COX-2-Inhibitoren eingenommen wird.

Die wesentlichen therapiebestimmenden Fakten sind in Tabelle 9.2-8 zusammengefasst.

Indikation zur Primärprophylaxe gastroduodenaler NSAR-Komplikationen mit PPI
- Anamnese für peptisches Ulkus
- Vorangegangene gastrointestinale Blutung
- Alter >60 Jahre (>70 Jahre)*
- Hohe NSAR-Dosis
- Begleitende Antikoagulanzien oder Kortikosteroidtherapie
- Schwere Komorbidität
- Hoher Alkoholkonsum

* Studienlage unterschiedlich

Therapie bei H.-pylori-Infektion und NSAR-assoziiertem Ulkus Die Interaktionen beider ulzerogener Faktoren sind komplex und die Datenlage ist kontrovers. Es gibt sowohl synergistische als auch antagonistische Effekte hinsichtlich der Schleimhautschädigung beider Faktoren.

Aus dieser Situation kann man zurzeit folgende Empfehlungen ableiten. Für eine Primärprophylaxe bei erstmaliger Exposition auf NSAR ist die H.-pylori-Eradikation ratsam, da die Ulkushäufigkeit dadurch auf seltene Ereignisse reduziert wird. Bei Patienten mit hohem Risiko für Komplikationen der NSAR-Therapie ist die Eradikation allein jedoch keine ausreichende Prophylaxe, sodass eine Dauermedikation mit PPI angeschlossen werden soll.

Betrachtet man die Ulkusheilungsraten unter PPI-Therapie und fortgesetzter NSAR-Gabe, so findet sich ein schwacher Trend zu geringerer Heilungsrate innerhalb von acht Wochen bei H.-pylori-negativen Patienten. Dieser Effekt ist durch eine etwas verstärkte Wirksamkeit der Säuresekretionshemmer bei gleichzeitig bestehender H.-pylori-Infektion zurückzuführen. Diese pharmakologische Besonderheit mit geringfügigem Benefit auf die Akutabheilung sollte aber Patienten mit H.-pylori-positivem NSAR-assoziierten Ulkus nicht die H.-pylori-Therapie vorenthalten. Spätestens nach erfolgter Abheilung ist die Eradikation von H. pylori auch in dieser Situation ratsam.

Therapie seltener Ursachen der Ulkuskrankheit Neben der säuresuppressiven und der H.-pylori-Therapie muss bei Identifizierung einer anderweitigen seltenen Ursache der Ulkuskrankheit diese der jeweiligen spezifischen Therapie zugeführt werden. Dies schließt die Kombination von PPI mit immunsuppressiver Therapie bei Morbus-Crohn-induzierten Magen- und Duodenalulzera sowie die kontinuierliche Säurehemmung mit PPI in hoher Dosierung als Monotherapie bei Gastrinom ein.

Therapierefraktäres Ulkus Nur selten kommt es zur Therapieresistenz. Die Gründe hierfür könnten in einer inadäquaten Säuresuppression unter vorgegebener Dosierung oder einer Incompliance bei der Medikamenteneinnahme liegen. Weitere Kofaktoren sind fortgesetztes Rauchen oder Einnahme von NSAR

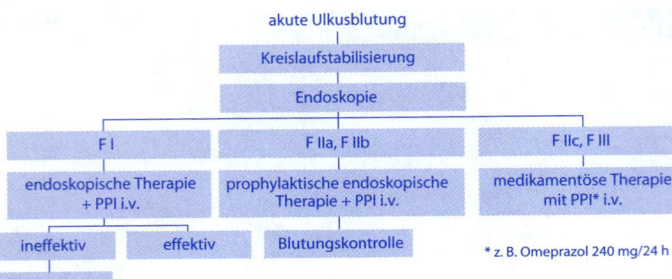

Abb. 9.2-6. Behandlungsschema bei akuter Ulkusblutung

ohne Magenschutztherapie. Seltenere Gründe sind genetische Variationen, die zu einer fehlenden Wirkung der PPI führen können. Gegebenenfalls ist die säuresuppressive Therapie mittels pH-Metrie des Magens zu überprüfen. Bei Therapieresistenz ist eine erneute Überprüfung der Ätiologie des Ulkus notwendig.

Im seltenen Fall sollte nach Ausschöpfung aller konservativen Möglichkeiten die Magenoperation erwogen werden. Insbesondere bei therapierefraktärem Ulcus ventriculi muss konstant an die Möglichkeit einer zugrunde liegenden Neoplasie gedacht werden.

Therapie bei Ulkuskomplikationen Unter den Komplikationen der Ulkuskrankheit nimmt die Ulkusblutung nach wie vor eine zentrale Rolle in der Notfallmedizin ein. Ulkusperforation und Ulkuspenetration ebenso wie die Magenausgangsstenose bei chronischem, nicht ausreichend behandelten Verlauf sind heute rar geworden.

Ulkusblutung: Die Jahresinzidenz der Ulkusblutung ist trotz der insgesamt rückläufigen Inzidenz der Ulkuskrankheit nach wie vor gleichbleibend hoch mit 0,3–0,8/1000. Unter allen akuten gastrointestinalen Blutungen nimmt die peptische Ulkuskrankheit mit 55% dabei den ersten Stellenwert ein. 75% der Ulkusblutungen sistieren spontan, 25% bluten erneut. Die klinischen Manifestationen können sich als Erbrechen von frischem Blut (Hämatemesis), Erbrechen von Kaffeesatz (Ausdruck der stattgehabten Blutung), als perianale Abgänge von altem Blut (Meläna) und bei besonders massiven Blutungen sogar als frische Blutabgänge präsentieren.

Die Behandlung der akuten Ulkusblutung muss nach folgendem Ablauf erfolgen:
- Kreislaufstabilisierung (falls erforderlich),
- endoskopische Untersuchung zur Ursachenfindung,
- endoskopische Blutstillung und Risikoabschätzung für Blutungsrezidive,
- nach Blutstillung kausale Therapie im akuten Stadium durch Infusion von Protonenpumpenhemmer (z. B. Ome-prazol i.v. mit Tagesdosierung von 240 mg: 80 mg als Kurzinfusion gefolgt von 8 mg/h).

Die endoskopische Beurteilung der Ulkusblutung bedient sich der Forrest-Kriterien anhand derer die Entscheidung über die endoskopische Blutstillung, die prognostische Einschätzung für eine Rezidivblutung und die Entscheidung über Art der Überwachung einschließlich der Notwendigkeit und den Zeitpunkt der endoskopischen Kontrollen, getroffen wird. Abhängig von den endoskopischen Stigmata liegt das Risiko für die Rezidivblutung zwischen 4% (keine aktiven Blutungszeichen mehr) bis zu 80% bei Nachweis einer aktuellen Blutung aus einem Gefäß oder bei noch sichtbarem Gefäßstiel.

Die Therapie der Ulkusblutung erfolgt endoskopisch bei noch aktiver Blutung oder endoskopischer Einschätzung einer hohen Gefährdung für die Rezidivblutung. Die Therapie erfolgt entweder mittels einer Unterspritzung mit Suprarenin in Kochsalzlösung (1:10.000) oder mittels Fibrinkleber bzw. über eine mechanische Applikation von Clips. Diffus flächige Blutungen sind auch für die Plasmakoagulation mittels Argon-Beamer zugänglich. Direkt nach den Endoskopiemaßnahmen schließt sich eine hochdosierte Protonenpumpenhemmertherapie an. Die Indikation zur Bluttransfusion ist abhängig vom hämodynamischen Status der Blutungsrate und der Komorbidität. Als Faustregel gilt die Notwendigkeit einer Bluttransfusion bei Abfall des Hb-Wertes unter 8 g/dl, bei Patienten mit Komorbidität, insbesondere Herzerkrankungen, bereits bei einem Abfall des Hb unter 10 g/dl. Gleichzeitig ist die Korrektur von Koagulationsstörungen (Vitamin K, PPSB, FFP, Thrombozytenkonzentrate) notwendig. Der chirurgische Eingriff ist heute nur noch in seltenen Fällen (weniger als 5%) erforderlich, wenn die endoskopische Blutstillung versagt bzw. wenn aufgrund der Schwere und Lokalisation der Ulkusblutung (Bulbushinterwand) die endoskopische Versorgung als nicht ausreichend einzuschätzen ist. Die Behandlung der akuten Ulkusblutung erfordert das harmonische Zusammenspiel von Gastroenterologen (Endoskopie) und Chirurgen (Indikation, Zeitpunkt sowie Durchführung der Operation; Abb. 9.2-6). Chirurgisch sollte nach Möglichkeit auf eine lokale Maßnahme in Form der Umstechung zurückgegriffen werden. Von vordergründiger Bedeutung ist, dass die Ursache der Ulkuskrankheit beseitigt wird. Bei H.-pylori-Positivität muss bei Wiederaufnahme der oralen Ernährung die H.-pylori-Eradikation nach Standarddosierung erfolgen. Bei medikamenten- (NSAR-)induzierter Ulkusblutung ist die kontinuierliche Weiterführung einer Protonenpumpenhemmertherapie notwendig. Bei gleichzeitig bestehender H.-pylori-Infektion und Einnahme von NSAR ist die

Eradikationstherapie plus einer Weiterführung der PPI-Behandlung notwendig. Diesbezüglich nimmt das aspirininduzierte Ulkus eine Sonderstellung ein, da durch alleinige H.-pylori-Eradikation das Risiko einer neuerlichen Ulkusblutung sehr gering ist und sich bei der derzeitigen Studiendatenlage von einer Dauerbehandlung mit PPI nicht unterscheidet.

Die **Ulkusperforation** und die Ulkuspenetration werden heute selten beobachtet und sind eine Domäne der Chirurgie.

Die Therapie des **Narbenbulbus** mit Bildung einer Stenose kann durch endoskopische Ballondilatation therapiert werden, allerdings ist auch hier der chirurgische Eingriff in den meisten Fällen effektiver.

Literatur

Dixon MF, Genta RM, Yardley JH, Correa P (1996) The updated Sydney system. Am J Surg Pathol 20: 1161–1181
Irvine EJ, Hunt RH (2001) Evidence-based Gastroenterology. BC Decker, Inc. Hamilton, London
Malfertheiner P (2000) Helicobacter pylori – Von der Grundlage zur Therapie, 3. Aufl. Thieme, Stuttgart
Malfertheiner P, Leodolter A, Peitz U (2000) Cure of H. pylori-associated ulcer disease through eradication. In: Tytgat GNJ (ed) Bailliere's Best Practice; Research Clinical Gastroenterology. Harcourt Publisher Ltd., 14(1): 119–132
Malfertheiner P, Megraud F, O'Morain C, Hingin APS, Jones R, Axon A, Graham DY, Tytgat G (2002) Current concepts in the management of Helico-bacter pylori infection – The Maastricht 2–2000 Consensus Report. Aliment Pharmacol Ther 16:167–180
Malfertheiner P, Peitz U, Wolle K, Treiber G, (2004) H. pylori-intection-an update for 2004. Dtsch Med Wochenschr 129: 1821–1826
Perri F, Festa V, Clemente R, Quitadamo M, Audriulli A (2000) Ritabutin-based 'rescue therapie' for Helicobacter pylori infected patients after failure of standard regimens. Aliment Pharmacol Ther 14: 311–316
Price AB (1991) The Sydney system: histological division. J Gastroenterol Hepatol 6: 209–222
Stolte M, Meining A (2001) The updated Sydney system: classification and grading of gastritis at the basis of diagnosis and treatment. Can J Gastroenterol 15(9): 591–598
Sung JJY, Russel RI, Yeomans N, Chan FKL et al. (2000) Working party report: Non-steroidal anti-inflammatory drug toxicity in the upper gastrointestinal tract. J Gastroenterol Hepatol 15: 58–68

9.2.2 Zollinger-Ellison-Syndrom
Tammo von Schrenck

Einleitung

Das von Zollinger und Ellison 1955 erstmals beschriebene Syndrom bestand in der Trias von
- massiv gesteigerter Magensäuresekretion,
- rezidivierenden, nur durch eine Gastrektomie beherrschbaren peptischen Ulzerationen und
- einem endokrinen Non-Beta-Inselzelltumor des Pankreas.

Erst durch Aufreinigung und Sequenzierung von Gastrin sowie die Möglichkeit, die Konzentrationen des Peptidhormons mit dem Radioimmunoassay zu quantifizieren, konnte nachgewiesen werden, dass dem Zollinger-Ellison-Syndrom (ZES) Gastrin-produzierende neuroendokrine Tumoren zugrunde liegen; diese werden als Gastrinome bezeichnet. Gastrinome treten zu ca. 75% als sporadische, also nicht familiär gehäufte Tumoren auf. In 25% der Fälle sind sie mit der multiplen endokrinen Neoplasie Typ 1 (MEN-1) assoziiert. Diese Differenzierung impliziert wichtige diagnostische und therapeutische Konsequenzen. Seit der Einführung potenter Säuresekretionshemmer stehen bei Gastrinomen weniger die Folgen der Hyperchlorhydrie als vielmehr die Konsequenzen des Tumorwachstums im Vordergrund.

Klinische Manifestationen

Die Symptome des ZES sind Folge der erhöhten Säuresekretion und bestehen in Sodbrennen, abdominellen Schmerzen, rezidivierenden Magen- und/oder Duodenalulzera und seltener in einer Diarrhö oder Steatorrhö, die durch säurebedingte Inaktivierung pankreatischer Lipasen zu erklären ist. Eine Diagnostik in Hinblick auf ein Gastrinom sollte erfolgen, wenn peptische Läsionen auch unter einer effektiven medikamentösen Therapie nur geringe Heilungstendenz zeigen oder wenn Ulzera im Magen und im Duodenum nach erfolgreicher Helicobacter-pylori-Eradikation rezidivieren. Weitere Gründe sind eine auffällige Familienanamnese mit peptischen Ulzera, ein primärer Hyperparathyreodismus und das Auftreten von endokrinen enteropankreatischen Tumoren (z. B. Insulinom, Gastrinom, Glukagonom) oder Hypophysenadenomen in der Familie. Die sehr genaue Familienanamnese ist integraler Bestandteil der Diagnostik, um Hinweise auf eine MEN-1-Erkrankung zu erfassen. Deswegen ist ausdrücklich nach den Symptomen eines ZES, aber vor allem auch den anderen typischen MEN-1-Erkrankungen wie dem primären Hyperparathyreodismus zu fragen (s. Übersicht). Auch heutzutage vergehen vom Auftreten erster Symptome eines ZES bis zur Diagnosestellung immer noch 3–5 Jahre. Nicht zuletzt wegen dieser erheblichen Latenz liegt in ca. 30% der Fälle bei Diagnosestellung bereits ein metastasiertes Gastri-nom vor.

> **Indikationen für die Bestimmung der Serumkonzentrationen von Gastrin bei Verdacht auf Zollinger-Ellison-Syndrom**
> - Ulkusleiden mit häufigen Rezidiven, auch nach erfolgreicher Helicobacter-pylori-Eradikation, unter Säuresekretionshemmung oder nach Magenoperationen (z. B. nach Perforationen)
> - Schwer therapierbare Ösophagitis
> - Diarrhö und Steatorrhö unklarer Genese
> - Nachweis einer erhöhten Magensäuresekretion (z. B. in der 24-h-pH-Metrie)
> - Hyperkalzämie, Hyperparathyreodismus, MEN-1-Syndrom
> - Auffällige Familienanamnese: Säurebedingte Erkrankungen bzw. deren Komplikationen; Hyperparathyreodismus; endokriner gastrointestinaler Tumor; Hypophysentumor

Pathologische Befunde

Die Lokalisation der Gastrinome ist bei sporadischen und MEN-1-Erkrankungen unterschiedlich. Sporadische Gastrinome sind meist singuläre Tumoren, die in Duodenum und Pankreas, selten in beiden Organen zu finden sind. Liegt ein MEN-1-Syndrom vor, so finden sich die Gastrinome meist als multiple, zum Teil auch

	Sporadisch	MEN-1
Singuläre Tumoren	Typisch	Selten
Assoziiert mit primärem Hyperparathyreodismus	Nein	>90%
Vorliegen anderer endokriner Tumoren beim Patienten (Hypophyse, Nebenniere)	Nein	Ja
Positive Familienanamnese (primärer Hyperparathyreodismus, Insulinom, Gastrinom, Glukagonom etc.)	Nein	Ja

Tabelle 9.2-9. Typische Unterschiede zwischen sporadisch auftretenden und mit einer multiplen endokrinen Neoplasie Typ 1 (MEN-1) assoziierten Gastrinomen. Die Differenzierung zwischen diesen beiden Gruppen hat diagnostische, therapeutische und prognostische Relevanz

sehr kleine Pankreastumoren; dabei lassen sich in etwa 40% der Fälle auch Gastrinome im Duodenum nachweisen (Tabelle 9.2-9). Duodenale Gastrinome sind bei Diagnosestellung in ca. 80% der Fälle <1 cm, während Pankreasgastrinome typischerweise >3 cm sind. Typische Metastasierungswege sind v. a. die regionalen Lymphknoten, die Leber und das Skelettsystem. Sehr selten werden Gastrinome auch im Herzen, in den Gallenwegen, in der Niere, im Ovar oder im Mesenterium gefunden. Der histochemische Nachweis von Gastrin im Tumorgewebe beweist nicht die Diagnose, da die Synthese des Hormons nicht eine suffiziente Sekretion impliziert. Auch lassen die histomorphologischen Charakteristika keinen Rückschluss auf das Wachstumsverhalten zu.

Diagnostik

Funktionstests Die Diagnose eines ZES wird generell durch das Vorliegen einer Hypergastrinämie bei gesteigerter Säuresekretion in Zusammenhang mit den klinischen Symptomen gestellt. Nüchternwerte von >1000 pg/ml sind bereits so gut wie beweisend für ein ZES, wenn keine Atrophie der Magenschleimhaut vorliegt und die Säuresekretion nicht medikamentös gehemmt wird. Die Magensekretionsanalyse weist typischerweise eine basal deutlich erhöhte Sekretion von Säure nach (>15 mmol/l/h). Diese Messung der Säuresekretion steht allerdings nur noch an wenigen Zentren in geeigneter Form zur Verfügung. Zum Nachweis der gesteigerten Säuresekretion ist auch die 24-h-pH-Metrie und der pH-metrische Nachweis eines Magen-pH von <3 geeignet (bestimmt im unter Nüchternbedingungen mittels Sonde oder bei Endoskopie abgenommenen Magensekret). Ein Magen-pH von >3 schließt hingegen bei nicht vorbehandelten Patienten ein ZES mit sehr hoher Wahrscheinlichkeit aus. Eine Hypergastrinämie liegt bei Werten um 100 pg/ml oder bei einer ca. zweifachen Erhöhung der Serumkonzentrationen vor (in Abhängigkeit von den verwendeten Antikörpern sind die Referenzwerte für die Gastrinkonzentrationen in den jeweiligen Laboratorien unterschiedlich). Eine mäßiggradige Hypergastrinämie (um 100 pg/ml) wird meist nicht durch ein ZES, sondern durch eine Helicobacter-pylori-Infektion und eine säurehemmende Therapie (v. a. mit Protonenpumpenhemmern), einen Zustand nach Vagotomie oder eine Dehnung des Magens (Magenausgangsstenose) bedingt. Höhere Gastrinkonzentrationen treten auf nach einer Magenresektion mit zurückbelassenem Antrum, bei einer Hyperkalzämie (z. B. bei primärem Hyperparathyreodismus) und bei fortgeschrittener Niereninsuffizienz (verminderte renale Clearance von Gastrin; Tabelle 9.2-10). Die häufigste Ursache für mäßig- bis hochgradige Erhöhungen der Serumgastrinkonzentrationen ist die atrophische Gastritis, die sich anhand der Histologie der Magenschleimhaut nachweisen lässt (s. Tabelle 9.2-10). Die Hypergastrinämie kann bei einem begründeten Verdacht durch den

Tabelle 9.2-10. Differentialdiagnostik bei Hypergastrinämie. Die häufigsten Ursachen für eine Hypergastrinämie sind die chronisch atrophische Gastritis, die Infektion der Magenschleimhaut mit Helicobacter pylori und die effektive Säuresekretionshemmung. Das Ausmaß der Hypergastrinämie bei den jeweiligen Erkrankungen ist interindividuell sehr unterschiedlich, leichte Erhöhungen der Serumgastrinkonzentrationen (ca. zwischen 40 und 100 pg/ml) sind mit +, mittelgradige (ca. 100–200 pg/ml) mit ++ und deutliche Erhöhungen (>200 pg/ml) mit +++ angegeben. Serumgastrinkonzentrationen von >1000 pg/ml sind fast immer durch ein Gastrinom bedingt, wenn keine Atrophie der Magenschleimhaut vorliegt. Die Referenzbereiche für Serumgastrinwerte können im jeweiligen Labor in Abhängigkeit vom gegen die Gastrinpeptide gerichteten Antikörper unterschiedlich sein. Die oben aufgeführten Werte beziehen sich auf einen Normbereich, dessen obere Grenze bei 40 pg/ml liegt

Diagnose	Serumgastrinkonzentrationen	Differentialdiagnostisch relevante Befunde
Atrophie der Magenschleimhaut	+ bis +++	Histologie der Magenschleimhaut, Säuresekretion vermindert
Helicobacter-pylori-Infektion	Meist nur gering	Nachweis des Erregers, (Ureasetest, Histologie, ^{13}C-Harnstoffatemtest), Sekretintest negativ
Säuresekretionshemmung (z. B. mit PPI)	+ bis ++	Anamnese, Sekretintest negativ
Zollinger-Ellison-Syndrom	+ bis +++	Magensäuresekretion gesteigert, Sekretintest positiv
G-Zell-Hyperplasie	+ bis ++	Histologie der Magenschleimhaut, Sekretintest negativ
Zurückbelassenes Antrum, inkomplette Vagotomie	+ bis +++	Gastroskopie, Magenoperation in der Vorgeschichte, Sekretintest negativ
Niereninsuffizienz	+ bis +++	Klinische Befunde, ggf. Sekretintest negativ
Magenentleerungsstörung bzw. Magendehnung	+ bis +++	Endoskopie, Röntgen, Rückgang der Hypergastrinämie nach Entlastung des Magens
Phäochromozytom	+ bis ++	Klinisches Bild, (Tachykardie, Hypertonus)
Ausgedehnte Dünndarmresektion	+ bis ++	Anamnese

9.2 Gastroduodenale Erkrankungen

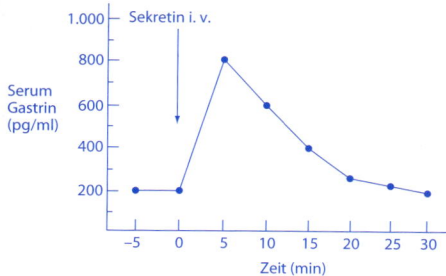

Abb. 9.2-7. Nachweis eines Gastrinoms durch den Sekretintest. Nach intravenöser Applikation von 2 IE/kg Körpergewicht Sekretin steigen die Serumgastrinkonzentrationen deutlich an. Bei dem Patienten wurde das Gastrinom im weiteren Verlauf auch in der Bildgebung nachgewiesen und dann komplett reseziert. Steigen die Serumgastrinkonzentrationen innerhalb von 2–10 min nach Gabe von Sekretin >200 pg/ml an, ist von der Diagnose eines Gastrinoms auszugehen. Bei anderen Erkrankungen, die ebenfalls zur Hypergastrinämie führen (s. Tabelle 9.2-10), ist dieser Anstieg nicht nachzuweisen oder weniger stark ausgeprägt (<200 pg/ml).

Sekretintest differenziert werden. Fast alle Gastrinome exprimieren Sekretinrezeptoren, nach deren Stimulation es zur Freisetzung von Gastrin in die Zirkulation kommt. Für Gastrinome ist der Anstieg der Serumgastrinkonzentrationen um >200 pg/ml nach intravenöser Gabe von Sekretin (2 IE/kg Körpergewicht) typisch (Abb. 9.2-7). Allerdings muss für den Test (ebenso wie für die Magensäuresekretionsanalysen bzw. die Messungen des intragastralen pH) die säuresekretionshemmende Therapie mit Protonenpumpenhemmern unterbrochen werden, da die Hemmung der Säuresekretion eine Hypergastrinämie bewirkt. Patienten mit ZES können jedoch nach Absetzen von Protonenpumpenhemmern sehr kurzfristig Ulzerationen und Perforationen entwickeln. Deswegen sollte die säuresekretionshemmende Therapie in Abhängigkeit von der klinischen Konstellation (z. B. ausgeprägte Neigung zu Ulzera nach Absetzen von Säuresekretionshemmern) auf hochdosierte Histamin-H_2-Rezeptorantagonisten (weniger langanhaltende Wirkung auf die Säure- und Gastrinsekretion) umgestellt und 12 h vor dem Test pausiert werden. Ist ein Gastrinom bewiesen, ist grundsätzlich nach einem primären Hyperparathyreoidismus als Ausdruck eines MEN-1-Syndroms zu fahnden. Hierzu sind Messungen des Serumkalziums, des intakten Parathormons und der renalen Kalzium- und Phosphatausscheidung im 24-h-Urin indiziert. Die Ausdehnung von Gastrinomen und auch das Proliferationsverhalten (z. B. Metastasierungsneigung) lassen sich nicht anhand der Serumgastrinkonzentrationen erfassen. Hingegen eignet sich das Chromogranin A, ein 49-kD-Protein sekretorischer Granula endokriner Zellen, zur Verlaufskontrolle. Endokrine gastroenteropankreatische Tumoren synthetisieren und sezernieren auch andere Hormone als die, die das klinische Bild prägen. Dies gilt auch für Gastrinome: Häufig wird das pankreatische Polypeptid (PP) sezerniert, das allerdings die Symptomatik nicht beeinflusst.

Bedeutung des MEN-1-Syndroms Das MEN-1-Syndrom ist eine autosomal-dominante Erkrankung, die auf Mutationen des MEN-1-Gens auf dem Chromosom 11q13 beruht. Dieses Gen kodiert ein 610 Aminosäuren umfassendes Protein (MENIN). In 25% der Fälle findet sich keine eindeutige Familienanamnese. Das MEN-1-Syndrom ist charakterisiert durch die Entwicklung von Hyperplasien der Nebenschilddrüse mit der Folge eines Hyperparathyreoidismus, pankreatischen endokrinen Tumoren, Tumoren der Hypophyse und der Nebennieren. Einer aktuellen NIH-Studie zufolge entwickeln 40% der Patienten mit MEN-1 ein Zollinger-Ellison-Syndrom, seltener Insulinome oder Glukagonome. Bei Patienten mit MEN-1- und Zollinger-Ellison-Syndrom lassen sich durch eine subtile Diagnostik in etwa 60% Tumoren der Hypophyse identifizieren, Tumoren der Nebenniere in 45% und vor allem Magenkarzinoide, bronchiale oder Thymuskarzinoide in 30% der Fälle. Ein Hyperparathyreoidismus findet sich bei MEN-1-Patienten in 94% der Fälle. In 45% der Fälle geht das Auftreten des Zollinger-Ellison-Syndroms dem Auftreten des Hyperparathyreoidismus voraus. Die molekulargenetische Analyse erlaubt es, bei erkrankten Patienten die Diagnose zu sichern und asymptomische Genträger zu identifizieren. Der Nutzen präventiver Operationen und eines Screenings bei MEN-1-Genträgern kann allerdings nicht als gesichert gelten. Damit hat die Genanalyse bei MEN-1 einen anderen Stellenwert als bei der von MEN-2-Genträgern, bei denen eine prophylaktische Thyreoidektomie im Kindesalter empfohlen wird.

Eine Bedeutung hat der Nachweis eines MEN-1-Syndroms jedoch für die Bewertung der bildgebenden Verfahren, z. B. für die schwierige Detektion multipler kleiner Tumoren bei MEN-1. Auch hinsichtlich der therapeutischen Konsequenzen hat der Nachweis eines MEN-1-Syndroms Gewicht, da im Gegensatz zu den sporadischen Gastrinomen ohne Lebermetastasen der Erfolg radikaler chirurgisch-kurativer Ansätze kontrovers beurteilt wird (Tabelle 9.2-11).

Tabelle 9.2-11. Weber et al. haben bei 139 Patienten mit nachgewiesenem Zollinger-Ellison-Syndrom die Tumorausdehnung und die Tumorlokalisation prospektiv untersucht und die typischen Unterschiede zwischen den sporadischen und den mit der multiplen endokrinen Neoplasie Typ-1 (MEN-1) assoziierten Gastrinomen aufgezeigt

	Sporadische Gastrinome (n=121) [%]	Gastrinome bei MEN-1 (n=18) [%]
Tumorausdehnung		
Nur Primärtumor	26	17
Nur Lymphknoten	17	17
Keine Metastasen	57	33
Bei Metastasierung:		
Lymphknoten	31	56
Leber	25	17
Knochen	11	0
Lokalisation		
Nur Duodenum	31	17
Nur Pankreas	28	44
Duodenum und Pankreas	3	22
Andere	2	0
Unbekannt	36	17

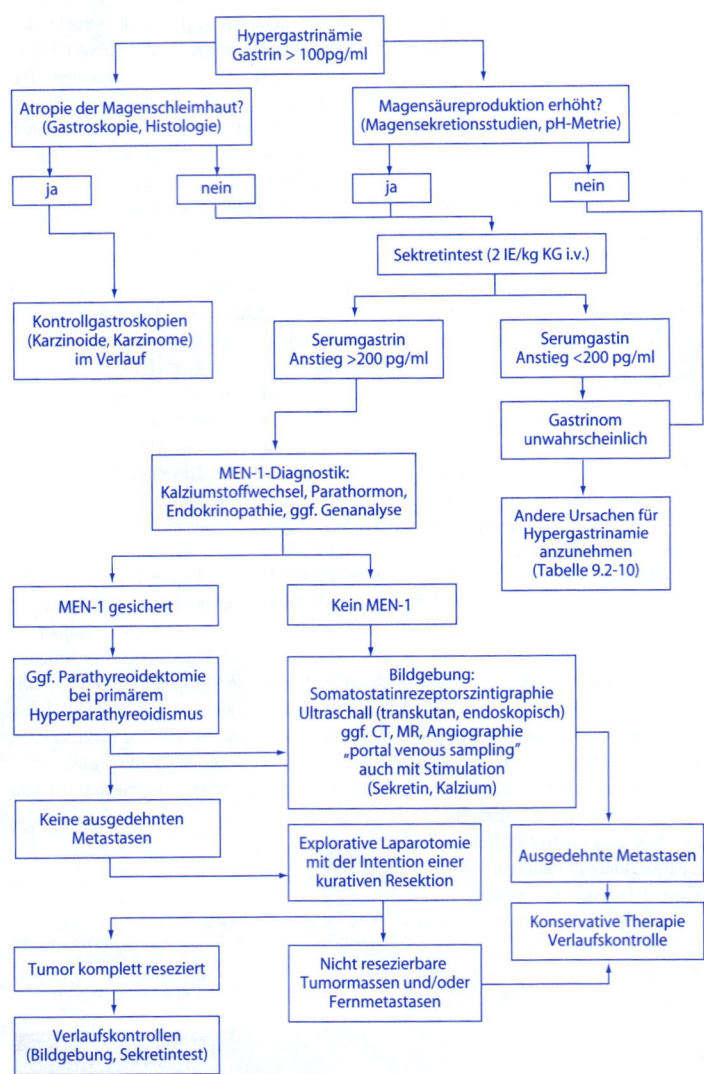

Abb. 9.2-8. Diagnostisches und therapeutisches Vorgehen bei Hypergastrinämie bzw. bei nachgewiesenem Zollinger-Ellison-Syndrom. Bei erhöhten Serumgastrinkonzentrationen hat zunächst der Ausschluss einer atrophischen Gastritis beziehungsweise der Nachweis einer gesteigerten Säuresekretion Vorrang. Ist mit dem Sekretintest (s. Abb. 9.2-7) der Nachweis eines Gastrinoms erbracht (Anstieg um mehr als 200 pg/ml), sind die Somatostatinrezeptorszintigraphie und ggf. auch andere bildgebende Verfahren indiziert. Tumorgröße und Ausdehnung der Erkrankung (z. B. Nachweis von Fernmetastasen oder ausgedehnter Leberfilialisierung) entscheiden auch über das prinzipiell angestrebte chirurgisch-kurative Vorgehen. In jedem Fall ist der Ausschluss bzw. der Nachweis eines MEN-1-Syndroms wichtig, da MEN-1-Gastrinome häufig multipel und auch als Mikroadenome auftreten und deswegen nur selten eine Heilung durch die Operation erfolgen kann. Bei einem MEN-1-Syndrom ist meist ein primärer Hyperparathyreoidismus nachweisbar, dessen chirurgische Versorgung vor der Operation des Gastrinoms Vorrang hat. Bei ausgedehnter Metastasierung, die keiner chirurgischen Therapie zugänglich ist, hat die medikamentöse Therapie, auch in Kombination mit radiologisch-interventionellen Verfahren, die Kontrolle des Tumorwachstums zum Ziel. Seit Einführung hochpotenter und wirksamer Säuresekretionshemmer vom Typ der Protonenpumpenhemmer sind bei Patienten mit einem Zollinger-Ellison-Syndrom die Komplikationen infolge von peptischen Läsionen (Blutungen, Perforationen) vermeidbar und selten. Die Prognose wird vielmehr durch das Wachstumsverhalten der nicht resezierbaren Tumoren (meist Lebermetastasen) bestimmt. *KG* Körpergewicht; *CT* Computertomographie; *MR* Magnetresonanztomographie

Endoskopie und bildgebende Verfahren Die Endoskopie dient einerseits dem Nachweis oder dem Ausschluss von peptischen Läsionen, die auch ohne ausgeprägte Symptome auftreten können. Anderseits können die proliferativen Effekte von Gastrin zur Hyperplasie von ECL-Zellen in der Magenschleimhaut und zur Entwicklung von Karzinoiden führen. In Einzelfällen können auch diese Karzinoide einen malignen Charakter entwickeln, deswegen ist, soweit möglich, eine Resektion mit der Schlingenabtragung anzustreben. Größere duodenale Gastrinome fallen in Einzelfällen bereits in der Endoskopie auf. Mit Hilfe der Endosonographie lassen sich auch intramural gelegene Raumforderungen erkennen.

Zur Lokalisation von Gastrinomen eignen sich zahlreiche verschiedene bildgebende Techniken. Die Ziele der Bildgebung sind
- Lokalisation und Bestimmung der Tumorausdehnung des Primärtumors *und*
- der Nachweis bzw. Ausschluss von Metastasen.

Der präoperative Nachweis eines Primärtumors gelingt auch in spezialisierten Zentren unter Einsatz der verschiedenen Verfahren nur in 50–80% der Fälle. Die meisten Gastrinome (>90%) exprimieren Somatostatinrezeptoren, die sich mit der Somatostatinrezeptorszintigraphie unter Einsatz markierter Liganden ([^{111}In-DTPA-D-Phe^1-]Octreotid) im SPECT-Verfahren sehr gut nachweisen lassen. In der Lokalisation von Primärtumoren haben sich insbesondere die Somatostatinrezeptorszintigraphie und der endoskopische Ultraschall als zuverlässig erwiesen. Der transkutane Ultraschall, die Computertomographie, die Magnetresonanztomographie und die Angiographie lokalisieren vor allem Lebermetastasen und größere Primärtumoren. Die angiographische Entnahme von Blut aus den venösen Abflussgebieten des Pankreas und Duodenums mit anschließender Bestimmung der Gastrinkonzentrationen („portal venous sampling") kann zur präoperativen Lokalisation von solchen Gastrinomen führen, die sich der Bildgebung entziehen. Wegen der einfachen Durchführbarkeit und hohen Zuverlässigkeit sollte die Somatostatinszintigraphie frühzeitig beim funktionellen Nachweis eines Gastrinoms eingesetzt werden (Abb. 9.2-8). Diese Untersuchung hat auch den Vorteil, dass der gesamte Körper abgebildet wird und somit nicht nur Leberfiliae, sondern auch entfernte Metastasen (z. B. im Skelettsystem) erkannt werden können.

Therapie

Kontrolle der Säuresekretion Die Therapie des ZES zielt zunächst auf eine rasche Kontrolle der pathologisch gesteigerten Säuresekretion, die den Patienten durch eine Ulkusblutung oder Ulkusperforation gefährdet. Seit der Einführung hochgradig effektiver und potenter Säuresekretionshemmer ist die Gastrektomie nur noch in sehr seltenen Einzelfällen, zum Beispiel bei schlechter Compliance des Patienten, zu erwägen. Protonenpumpenhemmer (z. B. Omeprazol, Pantoprazol) hemmen irreversibel die H^+/K^+-ATPase und sind allen anderen Medikamenten in der Kontrolle der Säuresekretion beim ZES überlegen. Dosierungen zwischen 40 und 80 mg/Tag reichen bei den meisten Patienten aus, um Symptome und/oder die Säureproduktion zu kontrollieren. Es empfiehlt sich eine Kontrolle des Therapieeffekts mit der pH-Metrie oder Säuresekretionsstudien.

Kurative Therapie Grundsätzlich ist die chirurgische Exstirpation des Gastrinoms der kurative Ansatz der ersten Wahl. Die präoperative Diagnostik sollte eine ausgedehnte Metastasierung, die v. a. in die Lymphknoten, in die Leber und in das Skelettsystem erfolgt, ausgeschlossen haben. Bei sporadischen Gastrinomen ohne Hinweis auf eine ausgedehnte Metastasierung in die Leber oder in den Knochen sollte grundsätzlich eine explorative Laparotomie in einem in der endokrinen Chirurgie erfahrenen Zentrum erfolgen. Intraoperativ kann die Lokalisation von Gastrinomen durch die endoskopische Transillumination und durch den intraoperativen Ultraschall erleichtert werden. Bei der Operation sollten der Primärtumor und befallene Lymphknoten möglichst vollständig reseziert werden. Eine Duodenotomie und Dissektion von Lymphknoten wird empfohlen. Bei Patienten mit MEN-1-Erkrankung ist das explorativ-chirurgische Vorgehen umstritten: Bei MEN-1 sind die Gastrinome meist multipel, und auch eine ausgedehnte Exploration (einschließlich Duodenotomie) kann nur in Einzelfällen zur langfristigen Heilung vom ZES führen. Einige Zentren empfehlen bei Gastrinomen, die größer als 3 cm sind, eine Exploration und Resektion von Tumoren, andere eine prophylaktische Operation mit distaler Pankreatektomie, Enukleation von isolierten endokrinen Tumoren im Pankreaskopfbereich, einer Duodenotomie und Dissektion der regionalen Lymphknoten. Die Behandlung des primären Hyperparathyreodismus sollte bei gleichzeitig bestehendem Gastrinom aus einer allseitigen Parathyreodektomie mit autologer Transplantation von Nebenschilddrüsengewebe bestehen (s. Abb. 9.2-8). Die Normalisierung der Kalziumkonzentrationen im Serum vermindert die Gastrinsekretion und Säureproduktion und verbessert die Kontrolle der säurebedingten Symptome bzw. ihrer Komplikationen.

Konservative Therapie bei metastasierten Gastrinomen Durch die Möglichkeit, die Symptome und Komplikationen der gesteigerten Säuresekretion (Ulzera, Blutungen, Perforation) zu beherrschen, hat das Tumorwachstum eine vorrangige prognostische Bedeutung gewonnen. Eine Chemotherapie mit 5-FU, Streptozotocin und Adriamycin hat bei den metastasierten Gastrinomen im Gegensatz zu anderen gastroenteropankreatischen endokrinen Tumoren enttäuscht. Die Therapie mit Somatostatinanaloga hat bei Gastrinomen nicht wie bei anderen endokrin aktiven Tumoren die Suppression der Hormonproduktion und damit eine Verbesserung der Symptome zum Ziel. Vielmehr sind die antiproliferativen Effekte des Hormons die Rationale für den Einsatz bei Gastrinomen. Die Therapie mit Somatostatinanaloga (z. B. Octreotid) führt nur in Einzelfällen zum Rückgang der Tumorgröße, häufiger bewirkt sie eine mehrere Monate anhaltende Stabilität der Erkrankung. Gleiches gilt für die Therapie mit α-Interferon, das antiproliferative Effekte auch bei anderen endokrinen gastroenteropankreatischen Tumoren entfaltet. Auch bei fortgeschrittener Erkrankung sollte ein chirurgisches Vorgehen im Sinne eines sog. „tumor debulking" diskutiert werden. Auch die Lebertransplantation ist bei metastasierten Gastrinomen in Einzelfällen erfolgreich zur Anwendung gebracht worden. Wie bei anderen endokrinen Tumoren des gastroenteropankreatischen Systems kann auch die selektiv-arterielle Embolisation oder Chemoembolisation von Leberfiliae eine Palliation oder Stabilisierung der Erkrankung bewirken. Grundsätzlich erfordert die Therapie bei Gastrinomen einen interdisziplinären Dialog, um ein individuelles diagnostisch-therapeutisches Konzept zu entwickeln.

Prognose

Bei Gastrinomen werden benigne und maligne Verläufe beobachtet. Die Tumorausdehnung ist ein wichtiger Prognosefaktor. Die Fünfjahresüberlebensraten betragen >90%, wenn bei der Laparotomie kein Tumor gefunden oder der Tumor komplett entfernt werden konnte. Maligne Verläufe werden bei Frauen häufiger beobachtet als bei Männern. Prognostisch günstig sind auch kleine (≥1 cm) Tumoren, die Lokalisation des Primärtumors im Duodenum, ein isolierter Lymphknotenbefall, eine MEN-1-Erkrankung und eine lange Latenz zwischen dem Auftreten erster Symptome und der Diagnosestellung. Prognostisch ungünstig sind vor allem eine Metastasierung in die Leber, ein großer (>3 cm) Tumor, die Lokalisation des Primärtumors im Pankreas und ein kurzer Zeitraum zwischen Auftreten erster Symptome und der Diagnosestellung.

Evidenz der Therapieempfehlungen		
	Evidenzgrad	Empfehlungsstärke
Bestimmung von Serumgastrinkonzentrationen	II-a	B
Sekretintest	II-a	B
Bestimmungen der Säuresekretion (BAO/MAO)	II-a	B
MEN-1-Genanalyse	II-a	B
Einsatz von Somatostatinrezeptorszintigraphie, CT, Endosonographie, MR, zur Lokalisation	II-a	B
Kontrolle der Säuresekretion mit Protonenpumpenhemmern	I-a	A
Chirurgische Exploration und Resektion mit kurativer Intention ohne MEN-1	II-a	B
Chirurgische Exploration und Resektion mit kurativer Intention bei MEN-1	V	C

Literatur

Arnold R, Trautmann ME, Creutzfeldt W et al. (1996) Somatostatin analogue octreotide and inhibition of tumour growth in metastatic endocrine gastroenteropancreatic tumours. Gut 38: 430–438
Chandrasekharappa SC, Guru SC, Manickam P et al. (1997) Positional clon-ing of the gene for multiple endocrine neoplasia-type 1. Science 276: 404–407
Eriksson BK, Larsson EG, Skogseid BM et al. (1998) Liver embolizations of patients with mali2gnant neuroendocrine gastrointestinal tumors. Cancer 83: 2293–2301

Gibril F, Schumann M, Pace A, Jensen RT (2004) Multiple endocrine neoplasia Type 1 and Zollinger-Ellison-Syndrome. Medicine 83: 43–83
Malfertheiner P, Peitz U, Wolle K, Treiber G (2004) H. pylori-infection - an update for 2004. Dtsch Med Wochenschr 129:1821-1826
Marx S, Spiegel AM, Skarulis MC et al. (1998) Multiple endocrine neoplasia type 1: clinical and genetic topics. Ann Intern Med 129: 484–494
Norton JA, Fraker DL, Alexander HR et al. (1999) Surgery to cure the Zol-linger-Ellison syndrome. N Engl J Med 341: 635–644
Öberg K (1994) Biology, diagnosis, and treatment of neuroendocrine tumors of the gastrointestinal tract. Curr Opin Oncol 6: 441–451
Perri F, Festa V, Clemente R, Quitadamo M, Andriulli A (2000) Rifabutin-based 'rescue therapy' for Helicobacter pylori infected patients after failure of standard regimens. Aliment Pharmacol Ther 14:311-316
Schrenck T von, Howard JM, Doppman JL et al. (1988) Prospective study of chemotherapy in patients with metastatic gastrinoma. Gastroenterology 94: 1326–1334
Termanini B, Gibril F, Reynolds JC et al. (1997) Value of somatostatin receptor scintigraphy: a prospective study in gastrinoma and of its effect on clinical management. Gastroenterology 112: 335–347
Thompson NW, Pasieka J, Fukuuchi A et al. (1993) Duodenal gastrinomas, duodenotomy, and duodenal exploration in the surgical management of Zollinger-Ellison syndrome. World J Surg 17: 455–462
Weber HC, Venzon DJ, Lin JT et al. (1995) Determinants of metastatic rate and survival in patients with Zollinger-Ellison syndrome: a prospective long-term study. Gastroenterology 108: 1637–1649

9.2.3 Funktionelle Dyspepsie und Störungen der Magenentleerung
Hans-Dieter Allescher

Funktionelle Dyspepsie

Definition Unter Dyspepsie versteht man einen Symptomenkomplex aus unterschiedlichen gastrointestinalen Beschwerden, die hauptsächlich im Oberbauch lokalisiert sind (frühzeitiges Sättigungsgefühl, postprandiales Völlegefühl, epigastrischer Schmerz, Übelkeit, Aufstoßen, Sodbrennen, Aufgeblähtsein etc.). Dyspeptische Beschwerden können sowohl Ausdruck einer organischen Erkrankung sein (z. B. peptische Ulzera, symptomatischer Cholelithiasis, Refluxerkrankung oder maligne Erkrankungen) als auch ohne mit der Routinediagnostik fassbaren, organischen Auffälligkeiten auftreten (funktionelle Dyspepsie). Andere gleichbedeutende Ausdrücke sind die nichtulzeröse Dyspepsie (NUD), der Reizmagen und funktionelle Magenbeschwerden, die jedoch zur Vereinheitlichung des Sprachgebrauchs nicht mehr benützt werden sollten.

Epidemiologie Die funktionelle Dyspepsie stellt einen der häufigsten Gründe für die Arztkonsultationen in der gastroenterologischen oder internistischen Praxis dar. Bis zu 25% der Bevölkerung leiden gelegentlich oder wiederholt an dyspeptischen Beschwerden, aber nur eine Subgruppe (ca. 20%) dieser Patienten sucht wegen dieser Beschwerden einen Arzt auf. Die Beschwerden können sehr quälend sein und zu einer erheblichen Einschränkung der Lebensqualität führen. Wegen der Häufigkeit der Beschwerden und den damit verbundenen Kosten für Diagnostik und Therapie hat dieses Krankheitsbild eine wichtige ökonomische Bedeutung.

Ätiologie und Pathogenese Die Ätiologie der dyspeptischen Beschwerden ist nicht eindeutig bekannt. Unterschiedliche Faktoren wurden als mögliche auslösende Ursachen für die funktionelle Dyspepsie genannt (s. Übersicht).

Postulierte Störungen und Ursachen für dyspeptische Beschwerden
- Viszerale Hypersensibilität
  - Vermehrte Perzeption von Dehnungsreizen
  - Gestörte Perzeption von Säure
- Störungen der Motilität
  - Postprandiale antrale Hypomotilität
  - Verzögerung der Magenentleerung
  - Veränderung des gastralen elektrischen Rhythmus
  - Gastroösophagealer Reflux
  - Duodenogastrischer Reflux
- Veränderungen der Säuresekretion
  - Hyperazidität
- Helicobacter pylori
- Stress
- Psychologische Auffälligkeiten
- chronischer Entzündungsreiz

Von diesen unterschiedlichen postulierten pathogenetischen Erklärungen kommt der viszeralen Hypersensibilität derzeit sicherlich die größte Bedeutung zu. Ein Großteil der Patienten mit funktioneller Dyspepsie nimmt Reize (z. B. Dehnungen) aus dem Magen-Darm-Trakt stärker wahr als gesunde Vergleichspersonen. Dabei ist noch unklar, ob es sich um ein generelles Phänomen im gesamten Gastrointestinaltrakt handelt oder ob die Hypersensibilität auf eine bestimmte Organregion begrenzt ist. Die Dehnbarkeit des Magens (Compliance) ist dabei nicht verändert. Dies bedeutet, dass Patienten mit funktioneller Dyspepsie eventuell normale physiologische Vorgänge als unangenehm und z. T. schmerzhaft wahrnehmen. Dabei wird nach neueren Untersuchungen eine Störung der gastrointestinalen „High-threshold"-Dehnungsrezeptoren angenommen. Die Ätiologie dieser Hypersensibilität wird wiederum kontrovers diskutiert, jedoch es gibt einige Hinweise darauf, dass bei diesen Patienten eine Sensibilisierung von afferenten Nervenfasern (vermutlich im Bereich des Rückenmarks) vorliegt, die als Folge von Reizzuständen (entzündlich?) entstanden sind und durch eine unbekannte Störung nicht mehr deaktiviert werden.

Störungen der Motilität und psychopathologische Auffälligkeiten können nachgewiesen werden und für die Symptomentstehung bzw. für die veränderte zentrale Verarbeitung eine wichtige Rolle spielen. So kann bei 30–82% der FD-Patienten eine postprandiale antrale Hypomotilität oder verzögerte Magenentleerung nachgewiesen werden. Mit Hilfe des Elektrogastrogramms können auch bei einzelnen Patienten spezifische Veränderungen der gastralen elektrischen Aktivität (z. B. Tachygastrie) nachgewiesen werden, ohne dass eine klar ätiologische Beziehung zu den Beschwerden besteht.

Die Beschwerden werden oft durch stressorische Lebensereignisse oder beruflichen Stress verstärkt bzw. jene sind z. T. für die Arztkonsultation verantwortlich. Patienten mit funktioneller Dyspepsie scheinen jedoch veränderte oder gestörte Stressverarbeitung aufzuweisen. Welche Rolle dem Stress als ursächlicher Faktor zukommt, ist weiterhin unklar.

Auch für den Helicobacter pylori wurde eine mögliche pathogenetische Rolle postuliert, obwohl die Therapiestudien bisher keine eindeutige Assoziation nachweisen konnten. Die häufig zu findende mikroskopische Gastritis oder Duodenitis ist auch bei symptomfreien Personen nachweisbar und nicht eindeutig mit dyspeptischen Symptomen korreliert. Ob die entzündliche Reaktion auf die H.-p.-Infektion für die Sensibilisierung eine Rolle spielt, ist unklar.

Von vielen Patienten wird eine Assoziation der Beschwerden zur Nahrungsaufnahme und gelegentlich auch zu fetten Mahlzeiten angegeben. Trotzdem lassen sich meist keine spezifischen Nahrungsmittel als Auslöser für die Beschwerden feststellen. Ebenso gibt es keinen Hinweis, dass Kaffee, Alkohol oder Rauchen eindeutig mit der Symptomatik assoziiert sind. Die meisten Dyspepsiepatienten leben aber sehr gesundheitsbewusst; so ist die Rate der Raucher bei den Dyspepsiepatienten geringer als bei Ulkuspatienten.

Dyspeptische Beschwerden können auch als typische Nebenwirkung bestimmter Medikamentengruppen auftreten. So klagen Patienten unter hochdosierten NSAR, mit oraler Eisenmedikation, mit Makroloidantibiotika (z. B. Erythromycin) oder mit Prostaglandinanaloga regelmäßig über dyspeptische Beschwerden, die nach Absetzen der Medikation verschwinden.

Klinik Patienten mit funktioneller Dyspepsie sind oft durch langwierige und chronische Beschwerden geprägt (s. Übersicht), ohne dass mit den üblichen klinischen Untersuchungsmethoden (Labor, Ultraschall, ÖGD) eine wesentliche pathologische Auffälligkeit identifiziert werden kann (s. Definition). Es wurde oft versucht, die Patienten durch Zusammenfassung von bestimmten Symptomenkomplexen oder von Leitsymptomen in unterschiedliche Symptomgruppen zu untergliedern (Ulkustyp, Refluxtyp, Dysmotilitätstyp). Da sich daraus aber weder pathogenetische noch wirklich therapeutische Konsequenzen ergeben, ist ein klinischer Nutzen dieser Kategorisierung fraglich. Patienten mit vorrangigen oder ausschließlichen Refluxbeschwerden sollten auf das Vorliegen einer endoskopisch negativen Refluxkrankheit hin untersucht werden. Im Gegensatz zu einer früher üblichen Gliederung werden Patienten mit Leitsymptom Sodbrennen heute nicht mehr der funktioonellen Dyspepsie sondern bei negativem endoskopischen Befund und Ansprechen auf Säureblockade der nicht-reosiven Refluxerkrankung zugerechnet.

Symptomspektrum der Patienten mit funktioneller Dyspepsie
- Frühzeitiges Sättigungsgefühl
- Postprandiales Völlegefühl
- Epigastrische Schmerzen
- Übelkeit
- Aufstoßen
- Aufgeblähtsein
- Retrosternales Brennen

Die entscheidenden Anforderungen an die Diagnostik sind einerseits, organische Ursachen der dyspeptischen Beschwerden auszuschließen, und andererseits, ein stabiles Vertrauensverhältnis von Arzt zu Patient herzustellen. Da häufig bei den Patienten die Angst vor ernsthaften und schwerwiegenden Erkrankungen besteht, ist zunächst eine Basisdiagnostik zur Ausschlussdiagnostik sinnvoll und um eine stabile Argumentationsgrundlage aufbauen zu können. Eine umgehende Abklärung sollte vor allem dann erfolgen, wenn bestimmte Alarmsymptome (s. Übersicht) vorliegen.

Alarmsymptome, die eine weitere Abklärung von dyspeptischen Beschwerden erfordern
- Fieber >38,5 °C
- Nachtschweiß
- Leistungsknick
- Ungewollte Gewichtsabnahme >3 kg
- Rezidivierendes Erbrechen
- Blut im Stuhl
- Hämatemesis
- Dysphagie
- Auffälligkeiten bei der körperlichen Untersuchung

Diagnostik Die Basisdiagnostik umfasst ein kleines Labor (kleines BB, Serumwerte, BKS) und eine Ösophagogastroduodenoskopie (ÖGD). Eine abdominelle Sonographie bringt bei normalen Laborbefunden meistens keinen wesentlichen diagnostischen Zugewinn. Um insbesondere bei jüngeren Patienten unnötige Endoskopien und Sonographien zu vermeiden, kann eine 4- bis 6-wöchige empirische Therapie vorgeschaltet werden.

Wegen der Häufigkeit der Beschwerden und der damit verbundenen Kosten für die Diagnostik werden im angloamerikanischen Raum hauptsächlich aus ökonomischen Gründen bestimmte Managementstrategien empfohlen (z. B. „Test (Hp) and treat" oder „Test (Hp) and scope". Da in Deutschland die Kosten für die endoskopische Diagnostik geringer sind als z. B. für eine probatorische Eradikationstherapie, haben diese Managementstrategien für den deutschen Bereich kaum eine rationale Begründung. Ein negativer H.-p.-Test schließt mit hoher Wahrscheinlichkeit ein peptisches Ulkus aus und kann zur Erhöhung der endoskopischen Trefferrate eingesetzt werden. Andererseits gibt es triftige Gründe, gerade auch bei den H.-p.-negativen Patienten die Beschwerden endoskopisch abzuklären.

Eine weiterführende Diagnostik ist in Einzelfällen dann sinnvoll, wenn eine atypische Beschwerdesymptomatik vorliegt, die eventuell doch auf eine organische Genese hinweisen kann. So können in Einzelfällen eine exokrine Pankreasdiagnostik (z. B. Pankreolauryltest, Pankreaselastase im Stuhl), eine Untersuchung auf bakterielle Fehlbesiedelung (Glukose-H_2-Atemtest), eine Untersuchung auf Laktosemalabsorption (Laktose-H_2-Atemtest), eine Magenentleerungsuntersuchung (^{13}C-Octanoat-Atemtest, Szintigraphie), eine tiefe Dünndarmbiopsie (Ausschluss Sprue oder M. Whipple) oder eine Untersuchung auf Parasiten angezeigt sein. Meistens jedoch sind diese organischen Erkrankungen durch anamnestische Auffälligkeiten (z. B. Alkoholabusus, Unverträglichkeit von Milchprodukten, Pankreatitisschübe, wässrige postprandiale Stühle oder massive Diarrhö) oder andere pathologische Befunde (Speisereste im Magen bei ÖGD, Eosinophilie, Eisenmangelanämie) gekennzeichnet.

Andererseits sollte eine überzogene diagnostische Abklärung vermieden werden, um nicht den Eindruck aufkommen zu lassen, dass nur eine organische Erkrankung Ursache für die vorhandenen Beschwerden sein kann. Dabei muss auch vermieden werden, einem Zufallsbefund (z. B. einem stummen Gallenstein) eine mögliche pathogenetische Bedeutung zuzuschreiben und daraus unnötige therapeutische Konsequenzen zu ziehen. Grundsätzlich muss aber eine Reihe von organischen Erkrankungen als Differentialdiagnose in Betracht gezogen werden (Tabelle 9.2-12).

Therapie Die Therapie der funktionellen Dyspepsie muss mehrere Aspekte berücksichtigen. Warum hat der Patient den Arzt aufgesucht? Gibt es auslösende Faktoren? Besteht beim Patienten ein medikamentöser Behandlungswunsch?

Die Therapie basiert auf einer sicheren klinischen Diagnose der funktionellen Dyspepsie. Dies stellt eine wesentliche Behandlungs- und Argumentationsgrundlage für Arzt und Patient dar. Als Nächstes sollten dem Patienten seine Krankheitsängste genommen und ein einfaches sowie gut nachvollziehbares Krankheitsmodell für die Entstehung der Beschwerden entwickelt werden. Dazu sollten auch, wenn möglich, die Vorstellungen und Erklärungen des Patienten und eventuelle psychologische Faktoren integriert werden. Es ist oft hilfreich, dem Patienten zu verstehen zu geben, dass es einen Mechanismus für die Entstehung der Beschwerden gibt, dass dieser aber nicht mit einer organischen Erkrankung verknüpft ist.

Als Nächstes muss dann geklärt werden, ob der Patient eine medikamentöse Behandlung wünscht, und dass es keine universelle Medikation gibt, die alle Patienten sofort und absolut symptomfrei macht. Man sollte dem Patienten vermitteln, dass man mit den medikamentösen Ansätzen versucht wird, der Beschwerdeentstehung in dem erläuterten Krankheitskonzept entgegenzuwirken. Die Plazeboresponserate bei der funktionellen Dyspepsie beträgt 30–70% und scheint unter anderem von der Überzeugungskraft und der Zuwendung des behandelnden Arztes abzuhängen. Da eine kausale Therapie nicht möglich ist, werden verschiedene Ansätze für eine symptomatische medikamentöse Therapie vorgeschlagen.

Prokinetika Cisaprid: Für das ursprünglich für die Therapie der FD eingeführte Cisaprid wurde auf Grund möglicher kardialer Nebenwirkungen (QT-Zeit-Verlängerungen) und Medikamenteninteraktionen die Zulassung in Deutschland zurückgezogen, sodass es nicht mehr zur Therapie zur Verfügung steht. In anderen europäischen Ländern ist Cisaprid jedoch weiter erhältlich und zugelassen. Empfohlen wird hier, bei Beachtung der entsprechenden Kontraindikationen, eine einschleichende Therapie mit 3-mal 5 mg/Tag bis zu 3-mal 20 mg/Tag.

Tabelle 9.2-12. Differentialdiagnose der funktionellen Dyspepsie

Erkrankung	Symptomatik
Ulcus ventriculi et duodeni	Symptomatische Unterscheidung nicht sicher möglich, meist H.-p.-positiv
Magenkarzinom	Ggf. Alarmsymptome
Gastroösophageale Refluxerkrankung	Leitsymptom Sodbrennen und saures Aufstoßen. Nur ca. 1/3 mit erosiver endoskopisch positiver Ösophagitis
Reizdarm (irritabler Darm)	Stuhlunregelmäßigkeiten, Entleerungsprobleme
Funktionelle Gallenwegsbeschwerden	Z. n. Cholezystektomie, typische rechtsseitige postprandiale Oberbauchbeschwerden ggf. mit pathologischem Labor oder dilatiertem DHC
Chronische Pankreatitits	Radiär in den Rücken ausstrahlende Schmerzen, rez. Attacken ggf. mit Lipase oder Amylase, Risikofaktoren (Alkohol)
Medikamentös bedingte Dyspepsie	NSAR, orale Eisensubstitution, Antibiotika (Erythromycin)
Psychiatrische Erkrankungen	Depression, somatoforme Störungen
Systemerkrankungen	
Diabetes mellitus	HBA1c, Augenhintergrundveränderungen, autonome Neuropathie
KHK	Belastungsabhängige Schmerzen
Intestinalangina	Nahrungsabhängige Schmerzen, Arteriosklerose, Risikofaktoren
Malignome	Gewichtsabnahme
Morbus Crohn	Entzündungszeichen (BKS)
Eosinophile Gastroenteritis	Typischer histologischer Biopsiebefund

Domperidon ist ein peripher wirksamer Dopamin-D_2-Antagonist, für den in mehreren plazebokontrollierten Studien eine gute Wirksamkeit bei funktioneller Dyspepsie nachgewiesen wurde. Domperidon besitzt eine deutliche antiemetische Wirkung, die durch eine Wirkung in der Area prostrema erklärt wird. Obwohl Domperidon die Blut-Hirn-Schranke nicht oder lediglich in geringem Maße überwinden kann, ist die Hauptnebenwirkung in höheren Dosierungen im Auftreten von extrapyramidal-motorischen Störungen zu sehen. Empfohlen wird eine Dosierung von 3-mal 10 mg/Tag.

Metoclopramid: Das Antiemetikum Metoclopramid wirkt durch eine Blockade des Dopamin-(D_2)-Rezeptors sowie vermutlich durch Wirkungen am 5-HT_3-(Antagonist) und 5-HT_4-(Agonist) ebenfalls motilitätssteigernd, vor allem durch eine Förderung der Acetylcholinfreisetzung. Durch den Dopaminantagonismus und die 5-HT_3-Rezeptorblockade erklärt sich auch die antiemetische Hauptwirkung von Metoclopramid. Für die funktionelle Dyspepsie liegen lediglich wenige Studien vor, die nur z. T. eine Überlegenheit gegenüber Plazebo belegen. Die längerfristige Anwendung wird vor allem durch teilweise erhebliche extrapyramidal-motorische Nebenwirkungen (Aufmerksamkeitsstörungen, Somnolenz, Dystonien, Dyskinesien, Akathisie) begrenzt. Als Dosierung werden 3-mal 10–20 mg/Tag empfohlen.

H2-Antagonisten Vor allem in den 80er Jahren waren H_2-Antagonisten das Standardtherapeutikum bei der funktionellen Dyspepsie. Eine bessere Wirksamkeit als Plazebo konnte nur in einigen kontrollierten Studien nachgewiesen werden, während andere keinen Vorteil ergaben.

Insbesondere die unklare Definition der funktionellen Dyspepsie und der mangelnde Ausschluss von endoskopisch nega-tiven Refluxerkrankungen werden heutzutage als wesentliche Einschränkung dieser positiven Therapiestudien angesehen. Daher ist die Wirksamkeit in einer kürzlich durchgeführten Metaanalyse in Frage gestellt. Der Wirksamkeitsnachweis vor allem beim „säureprädominierten Subtypus" könnte durch eine klinisch nachgewiesene Wirksamkeit bei Refluxpatienten begründet sein. Die Substanzen (Ranitidin, Famotidin) sind mit Ausnahme von Cimetidin nebenwirkungsarm sowie gut verträglich. Die empfohlene Standarddosierung für Ranitidin beträgt 300 mg/Tag.

PPI Ähnliche Einschränkungen gelten für den Einsatz von Protonenpumpenhemmern, die in einzelnen Studien bei säureprädominanter Dyspepsie erfolgreich eingesetzt wurden. Auch hier scheint vor allem eine Therapie von refluxassoziierten Beschwerden zugrunde zu liegen.

Antibiotika Antazida werden häufig im Rahmen der Selbstmedikation durch den Patienten eingesetzt. Es gibt allerdings bisher noch keinen Nachweis, dass Antazida einen therapeutischen Effekt aufweisen.

Helicobacter-pylori-Eradiktion Die H.-p.-Infektion und die dadurch verursachte B-Gastritis wurden immer wieder als ein auslösender Pathomechanismus der funktionellen Dyspepsie angeführt, auch wenn es viele symptomlose Menschen mit einer H.-p.-Gastritis gibt. In mehreren großen Therapiestudien wurde der Einfluss der H.-p.-Eradikation auf die Symptomatik bei Patienten mit funktioneller Dyspepsie untersucht. Dabei zeigte sich in einer Metaanalyse, dass der Behandlungserfolg der H.-p.-Eradikation bei der funktionellen Dyspepsie statistisch nicht sicher nachzuweisen ist und dass sehr wahrscheinlich nur ein sehr kleiner Anteil (ca. 7%) der Patienten von einer H.-p.-Eradikation profitiert. Eine H.-p.-Eradikation kann daher nicht allgemein zur Behandlung empfohlen werden.

Antidepressiva Niedrigdosierte trizyklische Antidepressiva können manchmal als Ultima Ratio bei therapierefraktären Dyspepsiepatienten hilfreich sein. Dabei beruht der postulierte Wirkmechanismus nicht auf der psychotropen Wirkung, sondern auf einer peripheren Hemmung der Schmerzafferenzen. Zum Einsatz kommen neben den klassischen trizyklischen Antidepressiva (z. B. Amitriptilin) auch neuere Serotoninreuptakehemmer, auch wenn deren Verwendung bisher nicht durch entsprechende Studien abgesichert ist.

Bismut/Wismut Wismut wurde in der Kombination mit Antibiotika zur H.-p.-Eradikation verwendet. Es gibt auch Daten, die den Einsatz von Wismut und Bismutsubsalicylat bei der Behandlung der Dyspepsie untersucht haben. Dabei zeigen sich auch mit der Monotherapie in kontrollierten Studien positive Effekte. Die Wirkungsweise ist unklar und ist scheinbar nicht auf die wachstumshemmende Funktion auf Hp zurückzuführen. Die Anwendung wird hauptsächlich durch die Nebenwirkungsrate eingeschränkt.

Iberis amara Der alkoholische Extrakt aus 9 verschiedenen Pflanzen, insbesondere Iberis amara, war in kontrollierten Studien einer Plazebotherapie überlegen und einer Standardtherapie mit Cisaprid gleichwertig oder z. T. sogar überlegen. Diese guten Therapiedaten basieren auf einem bisher unbekannten Wirkprinzip. Die Verträglichkeit des Phytotherapeutikums ist gut und die Nebenwirkungsrate gering.

Entschäumer (Simethicon, Dimethicon) Die Polisiloxane werden als Entschäumer vor diagnostischen oder therapeutischen Untersuchungen verwendet. Sie werden nicht resorbiert und bewirken über eine Erhöhung der Oberflächenspannung eine „Auflösung" von kleinen Luftblasen. Auch für diese Substanzgruppe wurde in plazebokontrollierten Studien eine signifikante Wirkung nachgewiesen.

Kümmel- und Pfefferminzöl Für Kümmel- und Pfefferminzöl wird seit langem eine karminative bzw. relaxierende Wirkung auf den Gastrointestinaltrakt postuliert und in der Phytotherapie entsprechend eingesetzt. In einer neueren plazebokontrollierten Studie konnte eine Wirkung dieser Wirkstoffkombination nachgewiesen werden.

κ-Opiodantagonisten (Fedotozin) κ-Opioidrezeptoren sollen die Leitung von Schmerzen aus dem Gastrointestinaltrakt peripher und im Rückenmarkbereich modulieren. Aus diesem Grund erscheint der Einsatz selektiver κ-Opioidagonisten therapeutisch sinnvoll. Für Fedotozin konnte bei funktioneller Dyspepsie ein geringer Wirkungsvorteil gegenüber Plazebo nachgewiesen werden. Diese Substanz ist aber in Deutschland nicht zur Therapie zugelassen.

Gastropathien/Störungen der Magenentleerung – Gastroparese

Die Gastroparese ist funktionell vor allem durch eine Verzögerung der Magenentleerung gekennzeichnet, die zu dyspeptischen Beschwerden, wie frühzeitiges Völlegefühl, postprandiale Schmerzen, Übelkeit und Erbrechen, führen kann. Die häufigste Ursache für eine Gastroparese ist die autonome Neuropathie im Rahmen eines langjährig bestehenden Diabetes mellitus. Allgemein muss aber beachtet werden, dass nur eine sehr schlechte Korrelation zwischen der Schwere der Magenentleerungsstörung und der Ausprägung der klinischen Beschwerden besteht. Andere Ursachen der Gastroparese sind in der tabellarischen Aufstellung wiedergegeben.

Physiologie und Pathophysiologie der Magenentleerung

Das Verständnis der Gastroparese setzt zunächst einige grundlegende Kenntnisse über die physiologische Regulation der Magenentleerung voraus. Die Entleerung von Flüssigkeiten wird vor allem durch den Fundustonus sowie durch den „Ausflusswiderstand" der Antrum-pylorus-Duodenalregion reguliert. Die Entleerung von festen Nahrungsbestandteilen ist hingegen hauptsächlich von der phasischen Aktivität der Antrumregion und dadurch bedingt von der Öffnung des Pylorus und der Koordination mit der duodenalen Aktivität abhängig. Flüssigkeiten bzw. die flüssige Phase werden nach Aufnahme unmittelbar und annähernd exponentiell entleert. Bei nicht kalorienhaltigen Flüssigkeiten beträgt die halbmaximale Entleerungszeit $T_{1/2}$ 8–28 min. Solide Nahrung bzw. die feste Phase wird erst nach einer kurzen Verzögerungsphase („lag phase") und dann als semisolide Masse weitgehend linear aus dem Magen entleert. Nach 2 h sind 40–80% der soliden Nahrung aus dem Magen entleert.

Im Gegensatz dazu werden feste größere (> 1 mm) nichtverdauliche Nahrungsbestandteile erst dann aus dem Magen entleert, wenn die Entleerung der verdaulichen Nahrung abgeschlossen ist und wieder eine interdigestive Aktivitätsfront im Magen (interdigestiver myoelektrischer Motorkomplex) auftritt. Dieses interdigestive Motilitätsmuster tritt je nach Art und Kaloriengehalt der Speisen erst ca. 2–4 h nach der Mahlzeit wieder auf.

Die Geschwindigkeit der Magenentleerung wird durch verschiedene neurale und humorale Mechanismen über den Kaloriengehalt, den pH, die osmotisch wirksamen Konzentrationen und einzelne Nahrungsbestandteile reguliert.

Evidenz der Therapieempfehlungen bei funktioneller Dyspepsie

	Evidenzgrad	Empfehlungsstärke
Prokinetika		
– Cisaprid[a]	I-a	B
– Domperidon	I-a	B
– Metoclopramid[b]	II-b	C
H2-Rezeptorantagonisten[c]	II-b	B
Hp-Eradikation[c]	I-b	C
Antidepressiva	II-b	C
Bismut/Wismut[b]	III	C
Iberis amara	I-b	B
Entschäumer	I-b	B
Kümmelöl und Pfefferminzöl	I-b	B
κ-Opioidagonisten[a,b]	I-b	C

[a]Momentan in Deutschland nicht zugelassen
[b]Nur relative Therapieindikation wegen Nebenwirkungsspektrum
[c]Nur gering ausgeprägter Therapieeffekt gegenüber Plazebo

Ätiologie und Pathogenese Die Ätiologie der Gastroparese ist vielfältig (s. Übersicht) und kann Folge einer autonomen Neuropathie sein, z. B. im Rahmen eines längerfristigen Diabetes mellitus, von medikamentösen Nebenwirkungen, von postoperativen Störungen (z. B. Vagusläsion) oder von idiopathischer Natur. Die häufigste zugrunde liegende Störung ist ein langjährig bestehender Diabetes mellitus. Dabei muss beachtet werden, dass es keine klare Assoziation zwischen dem Vorhandensein einer Gastroparese sowie der Art und der Dauer der Diabeteserkrankung gibt. Da aber meist ein Zeitraum von ca. 10 Jahren als Manifestationszeitraum notwendig ist, sind vor allem Typ-I-Diabetiker betroffen. Als Pathomechanismus für die Gastroparese werden sowohl eine vagale oder sympathische Neuropathie, eine Neuropathie des enterischen Nervensystems und eine Störung der glatten Muskulatur diskutiert. Zusätzlich wirkt sich ein erhöhter Blutzuckerspiegel hemmend auf die Magenmotilität und die Magenentleerung aus.

Interessanterweise weisen auch 40–60% der GERD-Patienten eine verzögerte Magenentleerung auf, was über den erhöhten intragastralen Druck das Auftreten von gastroösophagealem Reflux begünstigen kann. Auch bei einer Subgruppe der Patienten mit funktioneller Dyspepsie lassen sich eine Verzögerung der Magenentleerung und eine gestörte Verteilung von flüssiger und fester Nahrung im Magen nachweisen.

Als Mechanismen der Gastroparese werden eine Beeinträchtigung der Fundusrelaxation, der antralen Kontraktilität, des interdigestiven gastralen MMC sowie ein Pylorusspasmus, eine abnormale elektrische Magenaktivität oder eine antroduodenale Fehlkoordination diskutiert. Unabhängig vom ursächlichen Mechanismus zielt die Therapie darauf ab, die Kraft und Koordination der Magenkontraktionen zu verbessern.

Ätiologie der Gastroparese
- Viszerale autonome Neuropathie
  - Diabetes mellitus
  - Kollagenosen: Sklerodermie, MCTD, Dermatomyositis
  - Amyloidose
  - Intestinale Pseudoobstruktion
  - Dysautonomie: idiopathisch, familiär
  - Postinfektiös: Chagas-Erkrankung, Virusinfektionen (Herpes zoster, Norwalk-Virus)
- Neurologische Störungen bzw. gestörte extrinsische Innervation
  - Dysautonomie
  - Hirnstammläsionen
  - Vagusläsionen postoperativ
  - Hirndruck
  - Migräne
  - M. Meniere
  - Medikamente: Anticholinergika, Opiate
- Iatrogene Ursachen (gastrales Banding, Denervierung, Bestrahlung)
- Muskuläre Störungen
- Dystrophia mytonica
- Metabolische Störungen
  - Hyperglykämie
  - Urämie
  - Hypothyreose
  - Hyperparathyroidismus
- Paraneoplastische Gastroparese
- Schmerzen, Stress, paralytischer Ileus
- Bestrahlungsfolge
- Essstörungen
  - Anorexia nervosa, Bulämie, Rumination
- Idiopathische Gastroparese

Klinik und Diagnostik Die Symptome der Patienten mit Gastroparese reichen von frühem Sättigungsgefühl über Übelkeit, Völlegefühl bis zu abdominellen Schmerzen und chronischem Erbrechen. Bei der initialen Untersuchung muss zunächst abgeschätzt werden, ob bei dem Patienten durch die Gastroparese und das eventuell vorliegende chronische Erbrechen eine akut behandlungsbedürftige Situation vorliegt (hypochlorämische Alkalose, Exsikkose, Anämie, Kachexie, Hämatemesis, schwere Refluxösophagitis), die ggf. sogar eine stationäre Behandlung erfordert. Der nächste Schritt ist dann, eine organische Stenose oder ein Hindernis mit Hilfe der Endoskopie auszuschließen. Gelegentlich lassen sich bei der Endoskopie Hinweise für das Vorliegen der Gastroparese finden: Speisereste im Magen trotz 12- bis 24-stündiger Nüchternperiode, ausgeprägte Refluxösophagitis, Phyto- oder Nahrungsbezoar.

Zeigt die Endoskopie keine wesentlichen Auffälligkeiten, so wird die Röntgenbreischluckuntersuchung meist keine wesentlich neuen Informationen erbringen. Man kann aber mit der KM-Untersuchung die Entleerungsfunktion des Magens qualitativ beurteilen und eine eventuell tief gelegene Obstruktion als Ursache der Passagestörung ausschließen. Bei entsprechendem Verdacht sollte eine Quantifizierung der Magenentleerungsfunktion erfolgen, für die verschiedene Methoden vorgeschlagen wurden (Tabelle 9.2-13).

Die Standarduntersuchung stellt die szintigraphische Untersuchung der Magenentleerung dar. Bei dieser Methode kann durch getrennte Markierung der soliden/festen (z. B. mit ^{111}In-DTPA) und der flüssigen Phase (^{99m}T99c-Schwefelkolloid) eine getrennte Beurteilung dieser beiden Entleerungsverhalten erzielt werden. Dies ist insofern von Bedeutung, als z. B. bei der diabetischen Gastroparese vor allem die Entleerung der festen Phase beeinträchtigt ist, während die flüssige Magenentleerung normal oder sogar leicht beschleunigt sein kann.

Als alternative Methode bietet sich heute für den Routineeinsatz ein nichtradioaktiver ^{13}C-Atemtest an, bei dem ^{13}C-Octanoat für die solide sowie ^{13}C-Acetat für die flüssige Phase eingesetzt werden. Mit einer Testmahlzeit verabreicht, werden die stabilen Isotope nach Entleerung aus dem Magen durch die Verdauungsenzyme aus ihrer Verbindung abgespalten. Dabei entsteht ^{13}CO$_2$, das resorbiert und über die Lungen abgeatmet wird.

Die anderen Verfahren haben bisher keine wesentliche klinische Bedeutung erlangt. Der Test mit 10 kleinen röntgendichten Polyurethanmarkern, die geschluckt werden und deren Entleerung mit einer Röntgenaufnahme nach 6 h überprüft wird, kann nur als grober Suchtest bezüglich des Fehlens einer gastralen Phase III genommen werden. Gleiches gilt für die sonographische Bestimmung der Magenentleerung, die fehleranfällig und sehr von der Erfahrung des Untersuchers abhängig ist.

Ist eine Verzögerung der Magenentleerung nachgewiesen, geht es als Nächstes darum, die pathogenetische Einordnung der Magenentleerungsstörung (Gastroparese) vorzunehmen. Dazu muss differentialdiagnostisch ein Reihe von Erkrankungen ausgeschlossen werden (s. obige Übersicht).

Tabelle 9.2-13. Untersuchungsmethoden zur Erfassung und Quantifizierung der Magenentleerung

	Verfügbarkeit	Quantifizierung	Fest/Flüssig
Radiologische KM-Untersuchung	+++	(+)	+
Magenentleerungsszintigraphie	+	+++	+++
^{13}C-Atemtests	+	+++	+++
$\quad$ ^{13}C-Octanoat-Atemtest			
$\quad$ ^{13}C-Acetat-Atemtest			
Applied Potential Tomography	–	++	–
Ultraschall	++	+	–
Markerverdünnungsmethoden	–	+++	+
Röntgenmarker	+++	++	–
Metallkugeldetektor	–	–	(+)

Neben Medikamentenanamnese, hormonellen und Stoffwechseluntersuchungen kann hierzu im Einzelfall auch eine antroduodenale Manometrie hilfreich sein, da damit das Fehlen der gastralen Phase III nachgewiesen werden kann.

Therapie Für die Behandlung der Gastroparese wird eine Reihe von Medikamenten verwendet, die entweder einen signifikanten Einfluss auf die Symptomatik oder auf die Entleerungsfunktion gezeigt haben. Insgesamt lässt sich in den meisten Studien nur sehr schlecht ein Zusammenhang zwischen der Beeinflussung der Magenentleerung und der Veränderung der klinischen Symptomatik nachweisen.

Grundsätzlich gilt natürlich, dass zunächst die zugrunde liegenden Krankheiten behandelt werden müssen und eine möglichst optimale Einstellung der Stoffwechselsituation erfolgen sollte. Eine Erhöhung des Blutzuckers wirkt sich hemmend auf die gastrale und duodenale Motilität aus und hemmt die Magenentleerung. Umgekehrt ist natürlich die Gastroparese eine mögliche Ursache für eine ungenügende Stoffwechseleinstellung.

Domperidon wirkt beschleunigend auf die Magenentleerung. Es weist eine gute antiemetische Wirkung und eine im Vergleich zu Metoclopramid bessere Verträglichkeit und geringere Nebenwirkungsrate auf. Daher stellt Domperidon das Mittel der Wahl zur Behandlung der Gastroparese dar. Da es sowohl bei Domperidon als auch bei Metoclopramid Hinweise gibt, dass es nach 4–6 Wochen zu einer Tachyphylaxie kommt, sind eventuell eine intermittierende Therapie, eine Behandlungspause oder auch ein kurzfristiger Wechsel des Wirkstoffs anzuraten.

Metoclopramid verursacht eine Steigerung der Frequenz und der Amplitude der antralen Kontraktionen. Weiterhin soll Metoclopramid die antroduodenale Koordination sowie die Phase-III-Aktivität des Magens verbessern. Sowohl bei Gesunden als auch bei Patienten mit GERD wird unter Metoclopramid eine deutliche Beschleunigung der Magenentleerung beschrieben. In einer Vielzahl von Studien, die unterschiedlichste Methoden zur Quantifizierung der Magenentleerung verwenden, wurde für verschiedene Patientenkollektive mit Gastroparese gezeigt, dass Metoclopramid zwar die Magenentleerung leicht beschleunigt, die Symptome jedoch nicht beeinflusst. Wegen der eher schwachen Wirkung von Metoclopramid auf die Magenentleerung, auf Grund des Nebenwirkungsspektrums und der fehlenden Wirkung auf die Symptomatik sollte Metoclopramid bei der Gastroparese eher zurückhaltend eingesetzt werden.

Cisaprid (nicht mehr zugelassen): Das Prokinetikum Cisaprid wirkt über eine Aktivierung des 5-HT$_4$-Rezeptors und beschleunigt die Magenentleerung bei Gesunden, bei Patienten mit Gastroparese und bei Patienten mit GERD. Cisaprid wurde in Europa wegen kardialer Nebenwirkungen (QT-Zeit-Verlängerung) und den Interaktionen mit anderen Medikamenten vom Markt genommen. In anderen Ländern ist der Gebrauch unter strengen Auflagen weiter möglich.

Die prokinetischen Effekte von Cisaprid am Magen umfassen einen Anstieg der antralen Kontraktilität und eine Beeinflussung der die Akkommodation regulierenden Fundusrelaxation. In zahlreichen Studien konnte eine Steigerung der Magenentleerung bei Patienten mit Gastroparesen unterschiedlichster Ursachen gezeigt werden, wohingegen die Beeinflussung der Symptome ähnlich wie bei Metoclopramid oft nicht oder nur kaum beeinflusst werden. Eine randomisierte, doppelblinde Studie an 22 Patienten mit einer Gastroparese zeigte nach 6 Wochen eine signifikante Verbesserung der Symptome, eine weitere Studie ergab signifikant bessere symptomatische Erfolge nach Cisaprid, verglichen mit Metoclopramid oder Plazebo. Es gibt jedoch auch eine Reihe von klinischen Studien, die eine Beschleunigung der Magenentleerung zeigen, aber keine Verbesserung der Symptomatik beobachten konnten.

Motilide – Erythromycin: Das 22-Aminosäuren-Peptid Motilin triggert über den Motilinrezeptor die Phase-III-Aktivität des MMC des Magens. Der Motilinrezeptor, der die cholinerge Aktivität stimuliert, wird im gesamten enterischen Nervensystem mit absteigender Dichte vom Magen bis zum unteren GI-Trakt beschrieben.

Beim Makrolidantibiotikum Erythromycin handelt es sich um einen hoch potenten Motilinrezeptoragonist, der Amplitude und Frequenz der antralen Kontraktionen durch Stimulation der Phase-III-Aktivität verstärkt. Auch andere Makrolide, wie z. B. Roxithromycin, scheinen eine agonistische Wirkung am Motilinrezeptor zu besitzen. Im Gegensatz zur physiologischen Phase III zeigt die durch Erythromycin induzierte Phase III eine längere Dauer im Antrum und eine verkürzte Dauer im Jejunum. Für gesunde Probanden und Patienten mit diabetischer Gastroparese konnte in mehreren Studien eine signifikante Beschleunigung der Magenentleerung nach Erythromycin, verglichen mit Plazebo, gezeigt werden. Dabei scheint die intravenöse Applikation der oralen überlegen und die Wirkung, vor allem in niedrigeren Dosierungen (3-mal 50–100 mg/Tag), nachweisbar zu sein. In höheren Dosierungen werden z. T. inhibitorische Effekte ausgelöst. Erythromycin ist zur Motilitätstherapie bei der Gastroparese bisher nicht zugelassen. Über die Langzeitanwendung von Erythromycin liegen noch keine ausreichenden Untersuchungen vor, die derzeitigen Daten weisen darauf hin, dass die Wirkung von Erythromycin nach 3–4 Wochen eine Tachyphylaxie aufweist, die gegebenenfalls eine Intervalltherapie erfordert.

Zahlreiche **weitere Motilinrezeptoragonisten**, allesamt Makrolidderivate, die keine oder nur geringe antimikrobielle Aktivität besitzen, befinden sich zurzeit im Entwicklungsstadium (EM574, KC-11458, KW5139).

Magenschrittmachertherapie: Für die Entstehung der Gastroparese können verschiedenste Ursachen verantwortlich sein. Da in Einzelfällen eine Unregelmäßigkeit in der elektrischen Aktivität des Magens nachweisbar ist (Slow-wave-Frequenz → Tachygastrie/Bradygastrie) wird versucht, diese elektrische Eigenaktivität des Magens über implantierte Elektroden und einen Impulsgeber zu stimulieren. In einer ersten Multicenterstudie zeigte sich, dass die Elektrostimulation des Magens nur mit einer diskreten Beschleunigung der Magenentleerung, aber mit einer Besserung der Symptome und v. a. einer signifikanten antiemetischen Wirkung einhergeht. Diese Daten bieten zwar interessante Therapieansätze, die Stellung des Magenschrittmachers für die Behandlung der Gastroparese muss aber erst noch in kommenden Studien etabliert werden.

Alternative Behandlungsansätze: Die Problematik der Therapie der Gastroparese ist die, dass es zwar Medikamente gibt, die die Magenentleerung, nicht aber die Symptomatik der Patienten beeinflussen. Eine Reihe neuer Substanzgruppen, 5-HT$_4$-Rezeptoragonisten, CCK$_A$-Antagonisten und Opiatrezep-toragonisten befindet sich im Erprobungsstadium.

Beschleunigung der Magenentleerung

Im Gegensatz zur Gastroparese kann auch eine Beschleunigung der Magenentleerung zu Beschwerden führen („Dumping-Syndrom"). Beim sog. „Früh-Dumping" führt die schnelle Entleerung von hypertonem Speisebrei in das obere Jejunum zu einem Einstrom von Flüssigkeit in das Darmlumen. Dieses bewirkt eine mechanische Dehnung der Darmwand und führt zu klinischen Zeichen der Hypovolämie (Schwäche, Schwindel, Schwitzen etc.) Diese Störung wird fast ausschließlich nach operativer Entfernung des Pylorus (z.B. im Rahmen einer B-I Resektion) beobachtet. Die Therapie besteht im Vermeiden hypertoner Speisen, Essen kleiner Mahlzeiten und Einnahme der Speise im Liegen.

Beim sog. „Spät-Dumping" kommt es 1,5-3 Stunden nach der Nahrungsaufnahme, verbunden mit einer zu schnellen Entleerung und einer dadurch ausgelösten überschießenden Hyperglykämie zu einer inadäquaten Insulinsekretion und dadurch zu einer reaktiven Hypoglykämie. Die Therapie besteht im Vermeiden von schnell resorbierbaren Zuckern und in der Verteilung der Nahrungsaufnahme auf mehrere kleine Mahlzeiten.

Evidenz der Therapieempfehlungen bei Gastroparese

	Evidenzgrad	Empfehlungsstärke
Cisaprid[a]	I-b	B
Domperidon	I-b	B
Metoclopramid[b]	II-b	C
Erythromycin[a]	I-b	B

[a]Momentan in Deutschland nicht zugelassen bzw. keine Zulassung für diese Indikation
[b]Nur relative Therapieindikation wegen Nebenwirkungsspektrum

9.2.4 Magenkarzinom
Stephan Petrasch

Pathogenese und Histologie

Noch in den 50er Jahren war das Magenkarzinom der häufigste Tumor überhaupt, mittlerweile nimmt es den 5. Platz in der Ursachenstatistik tumorbedingter Todesfälle ein. Nitrit verbindet sich im Magen mit Eiweißen, es bilden sich Nitrosamine. Nitrosamine sind kanzerogen. Der geringe Konsum von Pökelsalzen seit Einführung des Kühlschrankes und der zunehmende Konsum von Frischobst (Vitamin C verhindert die Bildung von Nitrosaminen) haben zur rückläufigen Inzidenz des Magenkarzinoms geführt. Hingegen nehmen die Adenokarzinome des gastroösophagealen Übergangs dramatisch zu (hinsichtlich der Pathogenese dieser Tumorentität s. Ösophaguskarzinom). Prinzipiell werden das tubuläre, papilläre und muzinöse Adenokarzinom, wenig differenzierte Karzinome vom diffusen oder Siegelringzelltyp sowie ein szirrhöser Typ unterschieden. Klinisch wichtig ist die Klassifikation nach Laurén. Hier wird ein intestinaler Typ von einem diffusen Typ unterschieden. Beim diffusen Typ sind die Tumorzellen weit verstreut, die Prognose ist deshalb ungünstiger und die Operation muss radikaler erfolgen.

Symptomatik und Diagnostik

Unspezifische epigastrische Beschwerden wie Druck- oder Völlegefühl sowie Brennen hinter dem Brustbein werden bei der gezielten Anamnese von einem Großteil der Patienten angegeben. Tumoren, die am Pylorus entstehen, führen zu schwallartigem Erbrechen. Typisch in den fortgeschrittenen Stadien ist eine ausgeprägte Gewichtsabnahme und Appetitlosigkeit.

Bei der klinischen Untersuchung wird bei einem Teil der Patienten eine vergrößerte Virchow-Drüse gefunden. Die Primärdiagnostik einschließlich histologischer Sicherung erfolgt für gewöhnlich durch die Ösophagogastroskopie. Bei den submukös wachsenden Tumoren kann die eingeschränkte Entfaltung der Magenschleimhaut bei der Luftinsufflation auf ein malignes Geschehen hinweisen. Wichtig ist, jedes neu aufgetretene Ulkus ausgiebig zu biopsieren und so lange endoskopisch zu kontrollieren, bis es vollständig abgeheilt ist! Ergänzt wird die Diagnostik durch eine Sonographie des Abdomens und die Computertomographie. Die Endosonographie eignet sich insbesondere zur Festlegung des T-Stadiums. Sind neoadjuvante Therapiemaßnahmen geplant oder eine sofortige Operation, sollte präoperativ eine Laparoskopie durchgeführt werden.

Neoadjuvante Therapie

Bei primär resektablen Tumoren sollte außerhalb klinischer Studien eine präoperative Chemo- oder Strahlentherapie nicht durchgeführt werden. Allerdings gibt es keine allgemein gültigen Kriterien für nichtresektable Tumorsituationen. Ein palliatives Vorgehen scheint bei N3-Tumoren (>15 Lymphknoten) und bei Tumoren gerechtfertigt, die in Nachbarorgane eingewachsen sind (T4), wenn gleichzeitig eine lymphonoduläre Absiedelung nachgewiesen wird (N1–3). Eine präoperative Therapie ist dann angezeigt, wenn bei jungen Patienten mit lokal fortgeschrittenen, irresektablen Tumoren durch die zytostatische Behandlung eine sekundäre Resektabilität möglich erscheint. Dabei können je nach Erfahrung des behandelnden Arztes EAP (Etoposid, Doxorubicin, Cisplatin), ECF (Abb. 9.2-9) oder 5-FU/Folinsäure/Cisplatin eingesetzt werden. Eine akkurate Ausbreitungsdiagnostik unter Zuhilfenahme der Laparoskopie und des endoskopischen Ultraschalls zum Ausschluss von Fernmetastasen bzw. einer Peritonealkarzinose ist hier unbedingt notwendig.

Operation

Bei T1/2-Karzinomen vom intestinalen Typ nach der Laurén-Klassifikation, die im präpylorischen Antrum lokalisiert sind, genügt eine subtotale Magenresektion mit D1–2-Lymphonodektomie. In allen anderen Fällen muss eine Gastrektomie, ebenfalls mit D1–2-Lymphonodektomie, durchgeführt werden. Vor der Operation sollte eine Staging-Laparoskopie erfolgen. Wurde die Milz mitentfernt, ist 2–3 Wochen postoperativ eine Pneumokokkenimpfung angezeigt. Die Fünfjahresüberlebensraten nach Gastrektomie betragen im UICC-Stadium I 70%, im Stadium II 30% und im Stadium III 10%. Eine Übersicht zu den Therapieoptionen beim Magenkarzinom gibt Tabelle 9.2-14 wieder.

Adjuvante Therapie

Lange Zeit wurden die unterschiedlichsten postoperativen Therapieformen ohne gesicherten Benefit für R0-resezierte Patienten mit Magenkarzinom in Studien geprüft. Auf der ASCO-Jahrestagung 2000 stellten Macdonald und Mitarbeiter die Daten einer Intergroup-Studie zur adjuvanten Therapie des Magenkarzinoms vor. Die Patienten wurden entweder randomisiert einer therapiefreien Nachsorge zugeführt oder einer kombinierten Chemoradiotherapie, entsprechend dem Mayo-Protokoll simultan zu einer Bestrahlung mit 45 Gy (Abb. 9.2-10). Das krankheitsfreie Überleben und das Gesamtüberleben nach drei Jahren war für die behandelten Patienten statistisch signifikant besser. Auf Grund dieser Daten wird in den USA eine adjuvante Therapie mit 5-FU/Folinsäure und Bestrahlung bei R0-resezierten Patienten verabreicht. In Deutschland hat sich die adjuvante Therapie nicht durchgesetzt, weil die Patienten in der Stu-

5-FU: 200 mg/m² über 24 Stunden i.v.:
Tag 1–180

Cisplatin: 60 mg/m² über 2 Stunden i.v.:
Tag 1 Tag 22 Tag 43 Tag 64 Tag 85 Tag 106 Tag 127 Tag 148

Epirubicin: 50 mg/m² i.v. Bolus:
Tag 1 Tag 22 Tag 43 Tag 64 Tag 85 Tag 106 Tag 127 Tag 148

Abb. 9.2-9. ECF

die häufig suboptimal operiert wurden (D0-Resektion). Das Vorgehen muss in jedem Einzelfall mit dem Patienten besprochen werden, auch weil in der Intergroup-Studie bei mehr als der Hälfte aller Patienten WHO-III/IV-Leuko- bzw. -Thrombopenien auftraten. Durch das Lutschen von Eiswürfeln während der Chemotherapie sowie die Gabe von Dexpanthenol-Lösung kann die schmerzhafte Stomatitis verhindert werden.

Palliative Therapie

Die Indikation zur palliativen Therapie des Magenkarzinoms muss bei Inoperabilität, bei einer Peritonealkarzinose und bei Fernmetastasierung gestellt werden. Wichtigstes Ziel ist die Verbesserung der Lebensqualität und sekundär die Lebensverlängerung.

Palliative Chemotherapie

Zahlreiche randomisierte Studien belegen, dass durch eine palliative Chemotherapie beim Magenkarzinom eine Verlängerung des medianen Überlebens um 3–6 Monate möglich ist. Lange Zeit galt in der palliativen Situation das von Macdonald und Mitarbeitern entwickelte FAM-Protokoll als Therapie der Wahl, später wurde FAMTX zum Goldstandard. Die von der Arbeitsgruppe um Cunningham vorgelegten Daten zeigten, dass im Vergleich zu FAMTX mit ECF (s. Abb. 9.2-13) statistisch signifikant bessere Ansprech- und Überlebensraten erzielt werden. Ferner kann eine R0-Resektion im Anschluss an die Chemo-therapie bei ECF-Patienten häufiger als bei FAMTX-Patienten durchgeführt werden. Für ECF spricht auch die im Vergleich zu FAMTX einfachere Handhabung, allerdings wird sich nicht jeder Patient mit einer Dauerinfusion über tragbare Pumpe zurechtfinden. Auch die Gabe von 5-FU/Folinsäure (Ardalan-Protokoll) in Verbindung mit Cisplatin erwies sich als sehr wirksam, die Kombination ist in der palliativen Situation in Deutschland derzeit das bevorzugte Protokoll. Die Kombination Etoposid, 5-FU und Folinsäure (ELF) findet breite Anwendung in der klinischen Routine. Remissionsraten bis zu 40% wurden mitgeteilt. Partyka und Mitarbeiter erreichten mit ELF lediglich bei 14% der behandelten Patienten eine partielle Remission. Wegen dieser nur marginalen Wirksamkeit kommt ELF nur für Patienten in Betracht, denen auf Grund ihres Alters oder ihres Allgemeinzustandes eine aggressivere Therapie nicht zuzumuten ist. Bei Nichtansprechen auf die Verabreichung eines Therapieprotokolls kann bei Patienten mit Magenkarzinom durchaus eine Second-line-Therapie mit nicht kreuzresistenten Zytostatika verabreicht werden. Auch die

9.2 Gastroduodenale Erkrankungen

Folinsäure: 20 mg/m² i.v.:
Tag 1*–5   Tag 29–32   Tag 59–61   Tag 92–96   Tag 127–131

5-FU: 425 mg/m² i.v. Bolus:
Tag 1*–5   Tag 92–96   Tag 127–131

5-FU: 400 mg/m² i.v. Bolus:
Tag 29–32   Tag 59–61

45Gy: 1.8 Gy/Tag:
Tag 29–61

*: Tag 1 = Montag

Abb. 9.2-10. Adjuvante Therapie des Magenkarzinoms

wöchentliche Gabe einer Monotherapie mit Epirubicin (z. B. nach Vorbehandlung mit 5-FU/Folinsäure/Cisplatin) oder die Verabreichung eines Taxans stellen eine Alternative beim Versagen einer First-line-Therapie dar.

Patienten mit Peritonealkarzinose entwickeln häufig einen malignen Aszites mit starkem Spannungsgefühl. Nach einer Parazentese kann zur Rezidivprophylaxe ein Zytostatikum intraperitoneal installiert werden. Randomisierte Studien liegen hierzu allerdings nicht vor. Anzuraten ist ein Therapieversuch mit 5-FU oder Mitoxantron. Die Behandlung kann alle 3–4 Wochen wiederholt werden. Eine freie Flüssigkeitspassage im Peritoneum muss dabei gewährleistet sein.

Sonstige Palliativmaßnahmen

Kardianahe Stenosen können endoskopisch bougiert oder dilatiert werden. Für das Abtragen von Gewebe eignen sich die Laser- und die Argonbeamer-Koagulation. Die Behandlungen müssen regelmäßig wiederholt werden. Bei einer Magenausgangsstenose ist im Allgemeinen eine palliative Gastroenterostomie notwendig, verschiedene Arbeitsgruppen haben jedoch auch in dieser Situation ummantelte Stents implantiert. Schließlich stellt die lokale Bestrahlung mit Iridium 192 in Afterloading-Technik eine Alternative dar.

Nachsorge

Der Wert einer strukturierten Nachsorge ist bisher für das Magenkarzinom nicht belegt. Rezidive nach Gastrektomie sind in der Regel nicht mehr operabel. Entsprechend den Empfehlungen der Deutschen Krebsgesellschaft (DKG) sollte deshalb symptomorientiert vorgegangen werden. Nach Gastrektomie muss wegen des fehlenden Intrinsic-Faktors Vitamin B_{12}, ggf. auch Eisen und Vitamin D substituiert werden.

Literatur

Macdonald JS, Smalley S et al. (2001) Chemoradiotherapy after surgery alone for adenocarcinoma of the stomach or gastrooesophageal junction. N Engl J Med 345: 725–730

Partyka S, Dumas P, Ajani J (1999) Combination chemotherapy with granu-locyte-macrophage-colony stimulating factor in patients with loco-regional and metastatic gastric adenocarcinoma. Cancer 85: 2336–2339

Petrasch S (1998) Neoadjuvante, adjuvante und palliative Chemotherapie des Magenkarzinoms. Verdauungskrankheiten 16(4): 167–174

Schilling D, Martin WR, Benz C, Kress S, Riemann JF (1997) Langzeitergebnisse der endoskopischen Ballondilatation ulkusbedingter Magenausgangsstenosen – Follow-up von 25 Patienten. Z Gastroenterol 35: 105–108

Waters JS, Norman A, Cunningham D et al. (1999) Longterm survival after epirubicin, cisplatin and fluorouracil for gastric cancer: results of a randomized trial. Br J Cancer 80: 269–272

9.2.5 Magenlymphom
Wolfgang Fischbach

Definition und Klassifikation

Die Erarbeitung histomorphologischer Charakteristika und die Etablierung des MALT („mucosa-associated-lymphoid tissue")-Konzepts Ende der 80er Jahre haben dazu geführt, dass die primär gastrointestinalen Lymphome heute als eigenständige Entität betrachtet und entsprechend klassifiziert werden (s. Übersicht unten). Zahlenmäßig im Vordergrund stehen die primären Magenlymphome, die in ihrer überwiegenden Mehrzahl B-Zell-Lymphome darstellen. Ihr morphologisches Charakteristikum sind lymphoepitheliale Läsionen, in der Immunphänotypisierung präsentieren sie sich als CD5–, CD10–, CD19+, CD20+, CD22+,

Tabelle 9.2-14. Therapieoptionen beim Magenkarzinom

Lokalisation	Stadium	Vorgehen	Evidenzgrad	Empfehlungsstärke
Antrum: (intestinaler Typ)	T1–2 N0	Subtotale Magenresektion, D1–2 Lymphonodektomie	II-a	A
Jede	UICC I–III	Gastrektomie, D 1–2 Lymphonodektomie	II-a	A
Jede	T1–3, N3 T4, N 1–3 UICC I–III technisch inoperabel	Polychemotherapie, anschließend Reevaluierung der Resektabilität	II-a	B
Jede	Tx, Nx, M0, R0	ggf. adjuvante Chemoradiotherapie	I-b	C
Tumoren des gastro-ösophagealen Übergangs	T1/2, Nx T3/4, Nx	Alleinige Resektion Alleinige Resektion (in Studien: präoperative Chemoradiotherapie)	II-a II-a	A B
Jede, symptomatischer Patient	Tx, Nx, M1	z. B. Gastroenteroanastomose, palliative Gastrektomie, Tubus, Laser, Stent	II-a	A
Jede, asymptomatischer Patient	Tx, Nx, M1	Palliative Chemotherapie	I-b	A

CD23–, CD38–, sIg+ und IgD–. Entsprechend der WHO-Klassifikation werden sie als **Marginalzonen-B-Zell-Lymphom vom MALT-Typ** (früheres Syn.: „niedrig malignes MALT-Lymphom") bezeichnet. Den Begriff „hoch malignes MALT-Lymphom" sieht die WHO-Klassifikation nicht mehr vor. Sie trägt damit der Tatsache Rechnung, dass eindeutige Hinweise fehlen, die eine sequentielle Entwicklung der hoch malignen Lymphome aus niedrig malignen belegen. Allenfalls für Lymphome, die sowohl niedrig als auch hoch maligne Komponenten aufweisen, wäre diese Einschätzung nachzuvollziehen (frühere Bezeichnung: „sekundäre hoch maligne MALT-Lymphome"). Fehlen niedrig maligne Strukturen, spricht man von **großzelligen B-Zell-Lymphomen**. In diesen Fällen muss auch heute noch das Disseminationsmuster des Lymphoms zur Klassifikation als primäres Magenlymphom herangezogen werden.

Klassifikation primärer gastrointestinaler Non-Hodgkin-Lymphome (WHO-Klassifikation)
- B-Zell-Lymphome
  - Marginalzonen-B-Zell-Lymphom vom MALT-Typ
  - Immunproliferative Dünndarmerkrankung (IPSID; niedrig maligne)
  - Follikuläres Lymphom (Grad I–III)
  - Mantelzelllymphom (lymphomatöse Polypose)
  - Diffuses großzelliges B-Zell-Lymphom mit/ohne MALT-Typ-Komponente
  - Burkitt-Lymphom
  - Immundefizienz-assoziierte Lymphome
- T-Zell-Lymphome
  - Enteropathie-assoziiertes T-Zell-Lymphom (EATZL)
  - Peripheres T-Zell-Lymphom (Nicht-EATZL)

Ätiologie und Pathogenese

Das mukosaassoziierte lymphatische Gewebe (MALT) entsteht im Magen sekundär in der Folge einer Infektion mit **Helicobacter pylori**. Sie induziert eine chronische Gastritis mit konsekutiver Ausbildung intramukosaler Lymphfollikel. Diese morphologischen Veränderungen sind nach einer erfolgreichen Keimeradikation reversibel. Auch kann heute kein Zweifel mehr an der entscheidenden Rolle des Helicobacter pylori für die Entstehung und Progression von MALT-Lymphomen des Magens bestehen. Hierfür sprechen in gleicher Weise überzeugende epidemiologische Daten, morphologische und molekularbiologische Untersuchungen und tierexperimentelle Studien. Patienten mit MALT-Lymphomen des Magens weisen in über 90% eine Helicobacter-pylori-Infektion auf. Aus dem Gesagten lässt sich unschwer nachvollziehen, dass eine Eradikationsbehandlung einen sinnvollen therapeutischen Ansatz darstellt, den Wotherspoon und Mitarbeiter schon 1993 als Erste wagten (s. unten).

Diagnostik und Stadieneinteilung

Histologischer Malignitätsgrad (niedrig maligne vs. hoch maligne) und Stadium des Lymphoms repräsentieren die beiden entscheidenden prognostischen Faktoren und therapeutischen Determinanten. Damit werden hohe Anforderungen an die endoskopisch-bioptische Diagnostik und das klinische Staging gestellt. Dies gilt umso mehr, wenn einer primär konservativen Therapie der Vorzug gegenüber der Operation mit der Möglichkeit, ein pathohistologisches Stadium zu erfassen, gegeben wird.

Die unspezifische Erscheinungsform und die Erfassung einer lokalen hoch malignen Transformation unterstreichen die Bedeutung einer konsequenten und subtilen Biopsietechnik. Sie sollte im Sinne eines „gastric mapping" erfolgen, das neben der Probenentnahme aus makroskopisch auffälligen Arealen auch Biopsien aus normaler Schleimhaut in Antrum und Korpus (jeweils eine Biopsie aus allen vier Quadranten) sowie dem Fundus (zwei Proben) umfasst. Die Notwendigkeit für ein solches Vorgehen wird auch aus einer Gegenüberstellung der Beurteilung endoskopischer Biopsate (ohne Mapping) mit der endgültigen Diagnose am Resektat deutlich. In mehr als 20% ergab sich eine Diskrepanz, die ganz überwiegend auf dem Übersehen niedrig oder hoch maligner Komponenten in den Biopsaten beruhte.

Für die Stadieneinteilung wird üblicherweise nach wie vor die **Ann-Arbor-Klassifikation** in ihrer Modifikation nach Musshoff und unter Berücksichtigung der Differenzierung des Stadiums I nach Radaszkiewicz benutzt. Es wird sich zeigen, ob sich

Tabelle 9.2-15. Stadieneinteilung primärer gastrointestinaler Lymphome entsprechend dem Ann Arbor Staging System, dem Lugano-System und der TNM-Klassifikation

Ann-Arbor-System	Lugano-System	TNM-Klassifikation	Ausbreitung des Lymphoms
E*I 1	I1	T1 N0 M0	Mukosa, Submukosa
E I 2	I2	T2 N0 M0	Muscularis propria, Subserosa
E I 2	I2	T3 N0 M0	Serosapenetration
E I 2	IIE**	T4 N0 M0	kontinuierliche Infiltration benachbarter Organe und Gewebe
E II 1	II1E	T1–4 N1 M0	Infiltration regionaler Lymphknoten (Kompartiment I+II)
E II 2	II2E	T1–4 N2 M0	Infiltration von Lymphknoten jenseits der regionalen Stationen (Kompartiment III), einschließlich retroperitonealer, mesenterialer und paraaortaler LK
III	–	T1–4 N3 M0	Infiltration von Lymphknoten an beiden Seiten des Zwerchfells
IV	IV	T1–4 N0–3 M1	Generalisation des Lymphoms

* E = primär extranodale Lokalisation; ** E = kontinuierlicher, den Magen überschreitender Befall benachbarter Gewebe

zukünftig das auf der TNM-Klassifikation beruhende „**Paris-Staging-System**" durchsetzen wird. Es gibt die Spezifika der gastrointestinalen Lymphome besser wieder, an denen letztlich die **Lugano-Klassifikation** gescheitert ist (Tabelle 9.2-15).

Die prognostisch bedeutsame Differenzierung der Stadien I1, I2 und II1 (s. Tabelle 9.2-15) ist bei einem Verzicht auf das pathohistologische Stadium allein durch den **endoskopischen Ultraschall** (EUS) möglich. Er ist als einziges der bildgebenden Verfahren in der Lage, die verschiedenen Magenwandschichten und die perigastrale Umgebung (Lymphknoten) darzustellen (Abb. 9.2-11). Seine diagnostische Genauigkeit ist gut, jedoch keineswegs optimal. In einer prospektiven Untersuchung fand sich, bezogen auf den Goldstandard des pathohistologischen Stadiums des Magenresektates, eine korrekte Vorhersage der Tiefeninfiltration (Stadium I1 vs. I2) in 78% sowie des Lymphknotenstatus (Stadium I vs. II1) in 75% durch den präoperativen EUS. Als Hauptfehlerquelle erwiesen sich in 21% „positive" Lymphknoten, die in der histologischen Aufarbeitung als entzündlich-reaktiv und nicht lymphominfiltriert beurteilt wurden. Diese Daten müssen allerdings vor dem Hintergrund der zum Zeitpunkt der Studie noch begrenzten Erfahrung mit der Methode gesehen werden. Zunehmende Expertise, der Einsatz der Minisondenechoendoskopie und EUS-gesteuerter Biopsien sollten zukünftig eine verbesserte klinische Stadienerfassung ermöglichen.

Analog zu dem allgemein üblichen Vorgehen bei nodalen Lymphomen umfasst das klinische Staging den Einsatz der zervikalen und abdominellen Sonographie, der Computertomographie von Thorax und Abdomen sowie die Knochenmarkpunktion mit zytologischer und histologischer Beurteilung. Durch eine Ileokoloskopie wird darüber hinaus der Erfahrung Rechnung getragen, dass in bis zu 10% mit einem simultanen Befall des Dünn- und/oder Dickdarmes gerechnet werden muss. Doppelballon-Enteroskopie und/oder Kapselendoskopie könnten zukünftig die radiologische Dünndarmdiagnostik ersetzen.

Therapie

Zur Behandlung der Magenlymphome stehen die Helicobacter-pylori-Eradikation, die chirurgische Resektion, Strahlentherapie und Chemotherapie sowie die Kombination der einzelnen Modalitäten entsprechend Malignitätsgrad des Lymphoms, Stadium und anderer Faktoren (Alter, Komorbiditäten) als etablierte Verfahren zur Verfügung (Tabelle 9.2-16).

Helicobacter-pylori-Eradikation Im Stadium I stellt die Helicobacter-pylori-Eradikation bei niedrig malignen MALT-Lymphomen die Therapie der Wahl dar. Sie führt in bis zu 80% zu einer Lymphomregression und sichert den Patienten auch langfristig eine gute Prognose. In allen anderen Situationen (höheres Stadium, hoch malignes Lymphom) muss diese Therapieoption derzeit als experimentell angesehen und auf streng kontrollierte Studien begrenzt werden. Die Lymphomregression nach Helicobacter-pylori-Eradikation kann durchaus zeitlich verzögert einsetzen. Erst nach 6–18 Monaten, mehrheitlich nach 12 Monaten, wird von einem Therapieversagen ausgegangen, wenn nach dieser Zeit immer noch eine Lymphommanifestation vorliegt. Zeigt sich diese indessen nur im Sinne einer „minimalen Resterkrankung", d. h. histologischen Lymphomresiduen bei normalisiertem endoskopischen Befund und Fehlen weiterer Lymphommanifestationen, ist eine zuwartende Haltung mit endoskopisch-bioptischen Kontrollen in 3- bis 6-monatigen Intervallen gerechtfertigt. Bei Zeichen einer Progression oder hoch malignen Transformation müssen die Patienten weiterhin einer onkologischen Therapie (s. unten) zugeführt werden.

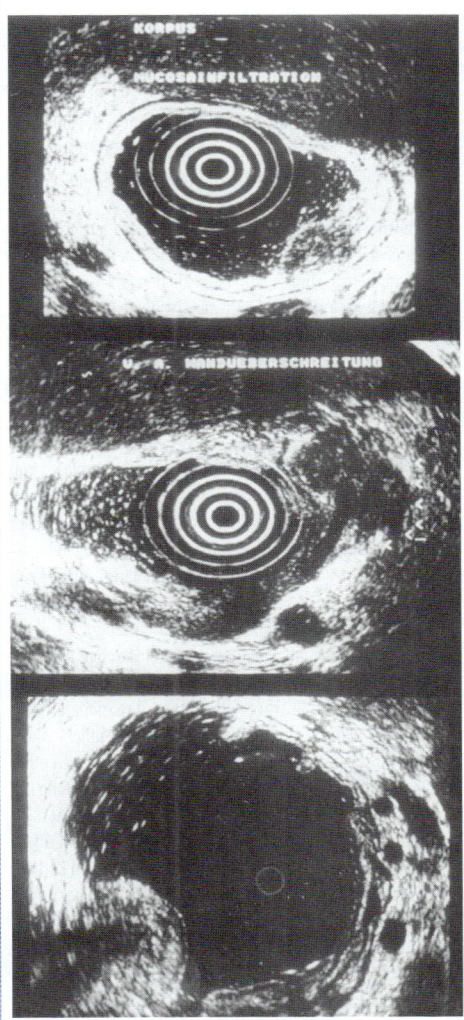

Abb. 9.2-11. Endoskopische Ultraschall(EUS-)Aufnahme der Magenwand

Tabelle 9.2-16. Behandlungsstrategien bei Magenlymphomen

Stadium	Niedrig-maligne	Evidenzgrad	Hoch-maligne	Evidenzgrad
I 1/2	Hp-Eradikation	II-1	CT +/– RT (OP + CT)	II-a
	Wenn Hp-, Progression oder Rezidiv: RT (OP)	II-a		
	MRD: watch and wait	III		
II 1/2	RT (OP)	II-a	CT +/– RT (OP + CT)	II-a
III/IV	CT	II-a	CT +/– RT	II-a

Hp Helicobacter pylori; *OP* Operation; *RT* Strahlentherapie; *CT* Chemotherapie, *MRD* minimal residual disease

Chirurgische Resektion Die Resektion, noch 1997 in der Konsensusempfehlung der Deutschen Krebsgesellschaft als Therapie der ersten Wahl bei den niedrig malignen Lymphomen im Stadium I und II beschrieben und bei den lokalisierten hoch malignen Lymphomen der konservativen Therapie gleichgestellt, bleibt heute lediglich Komplikationen wie Blutung oder Perforation vorbehalten oder bietet sich allenfalls als Alternative zur konservativen Therapie bei entsprechendem Patientenwunsch an.

Strahlentherapie und Chemotherapie In den letzten Jahren wurden überzeugende Berichte für die Radiochemotherapie bei Magenlymphomen vorgelegt. In einer kleinen prospektiven Serie konnte durch alleinige Strahlentherapie bei Patienten mit niedrig malignen MALT-Lymphomen eine Fünfjahresüberlebensrate von 100% erreicht werden. Eine retrospektive Untersuchung wie auch eine prospektive, große Multicenter-Studie aus Deutschland haben die Gleichwertigkeit von operativem und konservativem Vorgehen eindrucksvoll unterstrichen. Die vorläufigen Ergebnisse einer prospektiven, randomisierten Studie zum Vergleich von Operation + Radio-/Chemotherapie und alleiniger Radio-/Chemotherapie deuten in die gleiche Richtung. Bei therapeutischer Gleichwertigkeit hat der konservative Therapieansatz den entscheidenden Vorteil der Organerhaltung und damit der besseren Lebensqualität.

Die **Strahlentherapie** erfolgt bei niedrig malignen Magenlymphomen im Stadium I vorzugsweise im Sinne einer Involved-field-Bestrahlung mit 30 Gy und einer lokalen Aufsättigung der Tumorregion mit 10 Gy. Im Stadium II wird mancherorts ein abdominelles Bad bevorzugt, was allerdings eine deutlich höhere Toxizität aufweist. Andererseits zeichnen sich Tendenzen einer Reduktion von Strahlenfeld und Dosis (regionale Bestrahlung mit 30 Gy) ab. Für die hoch malignen Lymphome wird derzeit nach Chemotherapie eine Involved-field-Bestrahlung mit 36–40 Gy empfohlen. Sie ist sicherlich obligat bei niedrig malignen Komponenten, zumindest dann, wenn diese auf eine Helicobacter-pylori-Eradikation persistieren. Inwieweit die alleinige Chemotherapie bei hoch malignen Lymphomen eine ausreichende Therapie darstellt, muss noch überprüft werden. Als **Standardchemotherapie** der hoch malignen Lymphome kann das CHOP-21-Protokoll oder das CHOP-14-Protokoll mit/ohne Wachstumsfaktoren angesehen werden. Bei den seltenen niedrig malignen Lymphomen in den fortgeschrittenen Stadien III und IV kommen beispielsweise eine Chlorambucil-Monotherapie oder Kombinationsprotokolle wie COP in Frage.

Zukünftige Aspekte Mit dem Ziel einer Reduzierung der therapiebedingten Toxizitäten sowie der Langzeitkomplikationen werden zukünftige Studien eine Verminderung der Zahl der Chemotherapiezyklen und eine in Volumen und Dosis reduzierte Strahlentherapie zum Gegenstand haben. Darüber hinaus gilt es, die Anti-CD20-Antikörpertherapie (Mabthera) in Kombination mit der Chemotherapie zu evaluieren. Die Deutsche Studiengruppe Gastrointestinale Lymphome (DSGL) hat sich dieser Fragestellungen in bereits aktivierten Studienprotokollen angenommen

Literatur

Cogliatti SB, Schmid U, Schumacher U et al. (1991) Primary B-cell gastric lymphoma: a clinicopathological study of 145 patients. Gastroenterology 101: 1159–1170

Eck M, Schmaußer W, Haas R et al. (1997) MALT-type lymphoma of the stomach is associated with Helicobacter pylori strains expressing the Cag A protein. Gastroenterology 112: 1482–1486

Fischbach W (2000) Gastrointestinale Lymphome. Ätiologie, Pathogenese und Therapie. Internist 41: 831–840

Fischbach W, Dragosics B, Kolve ME et al. (2000) Management of primary gastric B-cell lymphoma: Results of a prospective multicenter study. Gastroenterology 25: 509–512

Fischbach W, Goebeler M, Staristik P et al. (2002) Minimal residual low-grade gastric MALT-type lymphoma after eradication of Helicobacter pylori. Lancet 360: 547–548

Fischbach W, Goebeler M, Greiner A (2002) Diagnostic accuracy of EUS in the local staging of primary gastric lymphoma: results of a prospective, multicenter study comparing EUS with histopathologic stage. Gastrointest Endosc 56: 696–700

Fischbach W, Goebeler M. Dragosics B, Greiner A, Stolte M (2004) Long-term outcome of patients with gastric marginal zone B-cell lymphoma of MALT following exclusive Helicobacter pylori eradication therapy. Experience from a large prospective series. GUT 53: 34–37

Koch P, Del Valle F, Berdel W et al. (2001) Primary gastrointestinal Non-Hodg-kin's lymphoma: II. Combined surgical and conservative or conservative management only in localized gastric lymphoma. Results of the pros-pective German multicenter study GIT NHL 01/92. J Clin Oncol 19: 3874–3883

Morgner A, Miehlke S, Fischbach W et al. (2001) Complete remission of pri-mary high-grade B-cell gastric lymphoma after cure of Helicobacter pylori infection. J Clin Oncol 19: 2041–2048

Radaszkiewicz T, Dragosics B, Bauer P (1992) Gastrointestinal malignant lym-phomas of the mucosa-associated lymphoid tissue. Factors relevant to prognosis. Gastroenterology 102: 1628–1638

Schechter NR, Portlock CS, Yahalom J (1998) Treatment of mucosa-asso-ciated lymphoid tissue lymphoma of the stomach with radiation alone. J Clin Oncol 16: 1916–1921

Sonnen R, Calavrezos A, Grimm HA, Kuse R (1994) Kombinierte konservative Behandlung von lokalisierten Magenlymphomen. Dtsch Med Wo-chenschr 119: 863–868

Stolte M (1992) Helicobacter pylori gastritis and gastric MALT-lymphoma. Lancet 339: 745

Strecker P, Eck M, Greiner A et al. (1998) Diagnostische Aussagekraft der Magenbiopsie im Vergleich zum Resektat bei primären gastralen B-Zell-Lymphomen vom MALT-Typ. Pathologe 19: 209–213

Wotherspoon AC, Doglioni C, Diss TC et al. (1993) Regression of primary low-grade B-cell gastric lymphoma of mucosa-associated lymphoid tissue type after eradication of Helicobacter pylori. Lancet 342: 575–577

9.2.6 Endoskopische Therapie in Magen und Duodenum

Stefan Rebensburg und Horst Neuhaus

Endoskopische Verfahren sind für einige Erkrankungen des Magens und Duodenums seit Jahrzehnten als wenig invasive Standardtherapien etabliert. Hierzu gehören:

- Blutungsstillung bei Ulzera, Fundusvarizen, Tumoren, Angiektasien, GAVE-Syndrom, Dieulafoy-Läsion;
- Fremdkörperextraktion;
- Polypektomie.

In den vergangenen Jahren wurde eine Reihe von weiteren Methoden entwickelt wie die

- Implantation flexibler Metallstents bei malignen Magenausgangsstenosen,
- Ballondilatation benigner Magenausgangsstenosen,
- endoskopische Mukosaresektion (EMR) von Magenadenomen oder -frühkarzinomen,
- Resektion von ampullären Adenomen.

Wie bereits die etablierten endoskopischen Methoden müssen sich auch diese neueren Techniken an den therapeutischen Alternativen, insbesondere an den chirurgischen Ergebnissen messen.

Endoskopische Blutstillung

Bei akuten gastrointestinalen Blutungen sind 90% aller Blutungsquellen im oberen Gastrointestinaltrakt (Tabelle 9.2-17) zu finden. Die Letalität liegt je nach Patientenselektion bei etwa 10% (3–8% bei Ulkusblutung, 20–30% bei erstmaliger Blutung aus Ösophagusvarizen). Für die endoskopische Blutstillung stehen verschiedene, unterschiedlich gut evaluierte Verfahren zur Verfügung.

Es konnte in Metaanalysen gezeigt werden, dass durch den primären Einsatz der Endoskopie die Letalität reduziert wird und die Komplikationsraten im Vergleich zur operativen Therapie geringer sind.

Da andererseits 80–90% aller Blutungen spontan sistieren, muss eine Entscheidung über die Dringlichkeit einer Notfall-endoskopie getroffen werden; hierbei helfen klinische Parameter. Die Prognose bzw. die Wahrscheinlichkeit einer Rezidivblutung ist darüber hinaus abhängig von den endoskopisch diagnostizierten Blutungsstigmata. Eine endoskopische Therapie ist nur angezeigt bei einer aktiven Blutung, einem sichtbaren Gefäßstumpf und bei aufsitzendem Koagel.

Ungünstige klinische und endoskopische Prognosekriterien bei akuter oberer GI-Blutung
- Alter >60 Jahre
- Schocksymptome bei Aufnahme
- Hämoglobin <8 g/dl
- Bedarf an Blutkonserven >6/24 h
- Rezidivblutung
- Gravierende Begleiterkrankungen
- Forrest I a: arteriell spritzende Blutung
- Forrest II a: Läsion mit sichtbarem Gefäßstumpf
- Forrest II b: Läsion mit Koagel

Voraussetzung für eine sichere endoskopische Therapie ist ein Team aus einem interventionell erfahrenen Endoskopiker und einer ebenfalls erfahrenen Assistenz. Aus der Vielfalt der zur Blutstillung verwendeten Techniken haben sich diejenigen Verfahren durchgesetzt, die in ihrer Effektivität gut untersucht, relativ schnell zu erlernen, komplikationsarm anzuwenden, wenig ortsgebunden und verhältnismäßig preiswert sind. Die hierzu benötigten Instrumente und Medikamente führt die folgende Übersicht auf.

Ausrüstung für die endoskopische Therapie einer oberen gastrointestinalen Blutung
- Endoskope, Zubehör
  - Endoskop mit mind. 3,7 mm Arbeitskanal
  - 2 Absaugpumpen
  - Wasserpumpe
  - Argonplasmakoagulator
- Instrumente
  - Sklerosierungsnadeln
  - Nadeln für Histoacrylinjektion
  - Clips mit mehreren Applikatoren
  - Multiligatursets
  - Argonsonden
- Medikamente
  - Adrenalin 1:10.000
  - Histoacryl/Lipiodol 0,5/0,8 ml
  - 1%iges Polidocanol

Tabelle 9.2-17. Ursachen der oberen gastrointestinalen Blutung (n=429)

Ursache	[%]
Gastroduodenales Ulkus	51,3
Ösophagus- und Magenvarizen	20,0
Ösophagitis	6,2
Anastomosenulkus	5,1
Malignom	4,7
Mallory-Weiss-Syndrom	3,3
Erosionen	3,3
Angiodysplasien	1,2
Z.n. Papillotomie	0,9
Ulkus Dieulafoy	0,7
Sonstiges	2,1
Blutungsquelle unklar	1,8

Das **Vorgehen bei akuter gastrointestinaler Blutung** beinhaltet vordringlich die Behandlung eines hämorrhagischen Schocks nach den Regeln der Intensivmedizin sowie die Entscheidung über die Notwendigkeit einer Schutzintubation zur Vermeidung einer Aspirationspneumonie. Hiernach kann die Notfallendoskopie des OGIT erfolgen mit dem Ziel einer möglichst kompletten Freispülung des Magens, um die genaue Lokalisation, Ursache und Aktivität der Blutung zu erfassen. Von dieser Information hängt im Folgenden die Art der Intervention ab.

Bei Blutungen aus **Ösophagusvarizen** werden Gummibandligatur, Polidocanol und bei schweren Blutungen Histoacryl eingesetzt (s. Kap. 9.1.5).

Magen- und die seltenen **Duodenalvarizen** bluten seltener, dann aber häufig massiv und mit hoher Letalität einhergehend. Sie werden nur im Blutungsfall, also nicht prophylaktisch, endoskopisch behandelt. Mittel der Wahl ist die Injektion von Cyanoacrylat (Histoacryl); nur für diese Methode konnte eine hohe Hämostaserate nachgewiesen werden. Die Anwendung erfordert ein gut eingeübtes, zügig arbeitendes Endoskopieteam, um irreparable Schäden an den Augen der Beteiligten (Schutzbrillen für Patient und Team obligat!) und dem Endoskop zu vermeiden. Die Substanz besitzt für diese Indikation noch keine Zulassung, auch sind folgenschwere Embolien des Klebermaterials nach pulmonal und zerebral beschrieben; es existieren aber bei den mit hoher Mortalität einhergehenden Fundusvarizenblutungen keine vergleichbar wirksamen therapeutischen Alternativen.

Gewarnt werden muss bei Magenvarizen vor der Anwendung destruierender Verfahren wie Polidocanol oder mechanischer Methoden wie der Gummiring- oder Endoloop-Ligatur, da die hierdurch induzierten Nekrosen mit der Gefahr massiver Rezidivblutungen aus dem oft ausgedehnten gastralen Varizenkonvolut einhergehen.

Bei Varizenblutungen ist stets auch die Möglichkeit einer systemischen Therapie zu bedenken, da eine initiale Hämostase in gleicher Weise wie durch die endoskopischen Interventionen mittels intravenöser Gabe von Somatostatin (250 µg als Bolus gefolgt von 250 µg/h) oder Octreotid (50 µg als Bolus, dann 50 µg/h als kontinuierliche Infusion) erreicht werden kann. Durch eine Kombination beider Verfahren wird die Rate der Blutungskontrolle erhöht.

Die endoskopische Behandlung von **Ulkusblutungen** beschränkt sich heute im Wesentlichen auf die lokale Injektion verdünnter Adrenalinlösungen, eventuell mit anschließender Thermokoagulation eines sichtbaren Gefäßstumpfes. Wahrscheinlich ist die Platzierung von endoskopischen Metallclips vergleichbar effektiv.

Diese Maßnahmen kommen außer bei aktiver Blutung (Forrest Ia/b) auch bei sichtbarem Gefäßstumpf im Ulkusgrund (Forrest IIa) zum Einsatz, da dieser zu einer Rezidivblutung prädisponiert. Dasselbe gilt auch für ein anhaftendes Koagel (Forrest IIb), weshalb dieses besonders bei Risikopatienten nach Umspritzung mit Adrenalin entfernt und ein etwaig darunter sichtbarer Gefäßstumpf therapiert werden sollte. Das Risiko einer Rezidivblutung wird durch eine zusätzliche Säureblockade durch intravenöse Applikation von Omeprazol signifikant gesenkt (z. B. 80 mg als Bolus, gefolgt von 8 mg/h). Nach erfolgreicher Therapie führen routinemäßige Kontrollendoskopien wahrscheinlich zu keiner Prognoseverbesserung, i. d. R. ist eine Kontrolle nur bei Verdacht auf Rezidivblutung erforderlich.

Die Indikation zur primären chirurgischen Ulkustherapie darf nicht übersehen bzw. verzögert werden.

> **Indikation zur primären chirurgischen Behandlung bei Ulkusblutung**
> - Arrosion der A. gastroduodenalis an der Bulbushinterwand
> - Aortoduodenale Fistel
> - Endoskopisch nicht zugängliche Lokalisation
> - Massive Blutungen aus großen und tiefen Ulzera

Bei **ulkusbedingter Rezidivblutung** verdreifacht sich die Letalität, dennoch geht die erneute endoskopische Therapie der Rezidivblutung im Vergleich mit der chirurgischen Therapie mit einer niedrigeren Komplikationsrate einher. Das individuelle Vorgehen ist jedoch auch abhängig von den Risikofaktoren des Patienten sowie von den lokalen Voraussetzungen und sollte daher immer interdisziplinär diskutiert werden.

Tumorblutungen können gelegentlich mit Injektion von Adrenalin oder Clips beherrscht werden, häufig aber, und besonders in palliativen Situationen, treten solche Blutungen diffus auf. Hier hilft oft der Argon-Beamer, eine Anwendung des Hochfrequenzstromes, bei dem der elektrische Strom einem Argongas-Fluss aufmodelliert wird und dadurch kontaktfrei auf die Schleimhaut gelangt. Dort bewirkt er eine Koagulationszone mit geringer Eindringtiefe in das Gewebe. So können sowohl Oberflächen koaguliert als auch im Einzelfall sukzessiv abladiert werden. Der Argon-Beamer stellt eine wertvolle Bereicherung des endoskopischen Arsenals dar; neben einfacher und wirtschaftlicher Anwendung besteht eine deutlich geringere Perforationsgefahr im Vergleich mit den anderen gewebedestruierenden Verfahren.

Der Argon-Beamer erwies sich auch als effektives Verfahren zur Behandlung blutender **vaskulärer Läsionen** (Angiodysplasien, GAVE- Syndrom oder Wassermelonenmagen, Hämangiome) des GI-Traktes mit Ausnahme der **Dieulafoy-Läsion**, bei der der Einsatz von Adrenalininjektionen, Thermokoagulation, Clips oder auch eine Gummiringligatur des frei liegenden Gefäßes günstiger erscheinen.

Fremdkörperextraktion aus Magen und Duodenum

Während in Hypopharynx und Ösophagus lokalisierte Fremdkörper umgehend entfernt werden müssen, ist bei Fremdkörpern in Magen und Duodenum häufig ein beobachtendes Zuwarten indiziert, denn >80% aller verschluckten Fremdkörper gehen spontan ab. Dies gilt dank des Exner-Schutzreflexes im Intestinum auch für spitze, scharfkantige oder größere Gegenstände, wie z. B. Teelöffel.

Die **Indikation zur endoskopischen Extraktion** muss bei hoher Spontanheilungsrate abgewogen werden gegen Aspirationsrisiko (bei vollem Magen ist der Eingriff riskant und meist frustran) und iatrogenes Verletzungsrisiko, besonders bei unerfahrenem Endoskopiker und/oder falschem Instrumentarium. Dennoch wird man unter geeigneten Rahmenbedingungen in der Regel potentiell gefährliche Fremdkörper endoskopisch extrahieren, solange sie sich noch in Reichweite des Gastroskops befinden. Entscheidet man sich zu einer Verlaufsbeobachtung, sollte der Spontanabgang gesichert werden, evtl. begeleitet von radiologischer Dokumentation der Positionsänderung. Bei nach >14 Tagen unveränderter Lage im Magen sollte elektiv endoskopisch extrahiert werden.

Die Indikation zur **notfallmäßigen endoskopischen Extraktion** besteht bei potentiell ätzenden Substanzen wie Batterien sowie bei Abdominalbeschwerden, falls diese auf den Fremdkörper zurückzuführen sind und sich das Objekt noch im OGIT befindet (ggf. Röntgenaufnahmen kurz vor der Endoskopie wiederholen). Bei akutem Abdomen bzw. Peritonismus ist die endoskopische Extraktion allerdings kontraindiziert, es muss dann eine Laparotomie erfolgen.

Die **endoskopischen Techniken** zur Fremdkörperextraktion sind in Abhängigkeit von Art und Lokalisation des Gegenstandes vielfältig; hierzu wird auf die weiterführende Literatur verwiesen.

Polypektomie in Magen und Duodenum

Die **Indikation** zur Polypektomie von gastroduodenalen Polypen ergibt sich gelegentlich aus einer klinischen Symptomatik (Blutung, Obstruktion, Invagination), hauptsächlich besteht sie aber in der Karzinomprophylaxe. Jedoch sind im Gegensatz zum Kolorektum, wo 70–80% aller Polypen neoplastisch sind (und deshalb prinzipiell alle Polypen polypektomiert werden sollten), Magen- und Duodenalpolypen nur in 10–20% der Fälle neoplastischer Natur (Tabelle 9.2-18).

Es ist deshalb in Abhängigkeit vom endoskopischen Aspekt eine differenzierte Indikationsstellung zur Polypektomie erforderlich. **Submuköse mesenchymale Polypen** sind aufgrund ihres normalen Schleimhautüberzuges leicht abzugrenzen. Der Biopsiezange sind diese Tumoren schwer zugänglich und die Schlingenbiopsie ist mit einem erhöhten Blutungs- und Perforationsrisiko verbunden. Deshalb erfolgt die weitere Differenzierung zunächst endosonographisch. Operationskriterien sind inhomogenes Reflexmuster, Aufhebung der Wandschichtung, Größe über 2 cm oder aber Komplikationen wie Blutung.

Mukosale Polypen >1 cm sollten mit der Schlinge entfernt werden. Bei **mukosalen Polypen <1 cm** können zunächst Biopsien mit einer ausreichend großen Zange entnommen werden, die Schlingenektomie muss dann im Falle eines Adenoms erfolgen. Bei multiplen **Polypen oder Polyposis des Magens** (>50 Polypen) reicht eine Biopsie bzw. Polypektomie der vier bis fünf größten Polypen aus, um über das weitere Vorgehen zu entscheiden (s. Übersicht, weitere Hinweise zur makroskopischen Differentialdiagnose s. Spezialliteratur).

Makroskopische Differentialdiagnose bei multiplen Magenpolypen und Polyposen
- Multiple Polypen
  - Korpusdrüsenzysten
  - Karzinoidtumoren
  - Hyperplastische Polypen
  - Entzündlich fibromatöse Polypen
  - Selten: Metastasen
  - Selten: heterotope Brunner-Drüsen
- Polyposen
  - Korpusdrüsenzysten
  - Karzinoidtumoren
  - Hyperplastische Polypen

Die **Durchführung der Schlingenpolypektomie** setzt einen im Umgang mit den Techniken endoskopischer Blutstillung versierten Endoskopiker voraus. Dieser kann auch die im Magen oft breitbasigen mukosalen Polypen bis zu einer Größe von etwa 3 cm endoskopisch angehen. Bei größeren Polypen muss die operative Entfernung oder ein kombiniert endoskopisch-laraskopisches Vorgehen erwogen werden. Der Eingriff wird erleichtert und hinsichtlich einer Perforation weniger riskant, wenn zuvor eine Unterspritzung der Polypenbasis mit 0,9%iger NaCl-Lösung oder einer verdünnten Adrenalinlösung erfolgt. Beim Schneidevorgang sollte bei breitbasigen Polypen höher dosierter Mischstrom bevorzugt werden, da lange Koagulationsdauer mit erhöhtem Risiko einer tiefgreifenden Gewebeschädigung und Perforation einhergeht. Intravenöses Scopolamin verbessert die Übersicht und beugt dem Verlust des Biopsats vor.

Die **Komplikationen** umfassen neben denen der Sedierung vor allem Blutung und Perforation. Letztere ist im Magen wegen der mit 4–7 mm deutlich dickeren Wand seltener als im Kolon oder Duodenum. Die Gesamtkomplikationsrate für Magenpoly-pektomie

Neoplasien	gesamt		19,1
Epithelial	Adenome		10,2
	Adenokarzinome (Typ I und IIa)		7,2
Endokrin (mesenchymal)	Karzinoidtumoren		1,7
Tumorähnliche Polypen	gesamt		80,9
	Korpusdrüsenzysten		47
	Hyperplastische Polypen		28,3
	übrige		5,6

Tabelle 9.2-18. Histologische Häufigkeitsverteilung [%] von mukosalen Magenpolypen, Einteilung nach WHO

wird mit 1–2% angegeben, wobei Blutungen meist konservativ behandelt werden können.

Endoskopische **Kontrollen nach Polypektomie** sind erforderlich, wenn neoplastische Polypen entfernt wurden. Validierte Nachsorgeempfehlungen liegen hierzu nicht vor. Man wird in Abhängigkeit von Lokalbefund und Dysplasiegrad anfangs halbjährliche, später jährliche Kontrollen empfehlen. Bei einer Autoimmungastritis sollten wegen des Risikos der Karzinoidentstehung, bei hyperplastischen Polypen wegen des gehäuften Auftretens metachroner Adenokarzinome ebenfalls endoskopische Verlaufskontrollen angeraten werden, obwohl der Nutzen dieses Vorgehens bisher nicht in formalen Studien gesichert wurde.

Implantation flexibler Metallstents bei malignen Magenausgangsstenosen

Ein neueres **endoskopisches Verfahren** stellt die palliative Behandlung maligner Magenausgangsstenosen mit selbstexpandierenden Metallstents dar. Diese werden von den Herstellern in unterschiedlichen Größen und Formen angeboten und sind in komprimierter Form auf einen Freisetzungskatheter montiert. Dieser kann über einen Führungsdraht unter alleiniger Durchleuchtung oder aber durch das Endoskop hindurch vor Ort gebracht und dann kontrolliert freigesetzt werden. Die zusätzliche Benutzung eines Endoskops verbessert die mechanischen Bedingungen und damit die Kontrolle über eine genaue Platzierung des Stents.

Die **häufigsten Ursachen** einer malignen Magenausgangsstenose sind das fortgeschrittene Pankreaskarzinom, das Magenkarzinom, seltener Metastasierung anderer Malignome. Eine mögliche **Indikation für einen Metallstent** liegt bei Patienten mit hohem Risiko für eine palliative Operation vor (Gastroenterostomie mit oder ohne biliodigestive Anastomose). Zusätzliche tiefer gelegene intestinale Stenosen sollten zuvor ausgeschlossen worden sein. Wenn bereits eine biliäre Obstruktion vorliegt oder einzutreten droht, muss der Gallengang zuvor mit einem Metallstent versorgt werden. Dies gilt insbesondere für den Fall, dass der intestinale Stent die Papille überbrückt, denn nach Anlage eines gastroduodenalen Metallstents ist das Gallenwegssystem in der Regel nur noch perkutan erreichbar.

Bei Beachtung dieser Vorbedingungen sind die **Ergebnisse** gut. In den bisherigen kleinen Untersuchungsreihen besserte sich die Symptomatik bei über 90% der Patienten. In der Regel konnte eine flüssige Nahrungsaufnahme noch am gleichen Tag erfolgen, sodann ein stufenweises Voranschreiten zu festen Speisen (Blattgemüse sollten vermieden werden). Im Einzelfall sind auch maligne Stenosen des proximalen Jejunums mit Metallstents erfolgreich versorgt worden. Einer gelegentlich ausbleibenden Besserung liegt, falls distalere intestinale Stenosen zuvor ausgeschlossen wurden, eine funktionelle Störung durch Peritonealkarzinose zugrunde. **Komplikationen** traten bei ca. 20% der Patienten auf: Malplatzierung des Stents, Stentmigration, Blutung, Perforation, Stentverschluss durch Tumoreinwuchs oder Speiseobstruktion. Die meisten dieser Komplikationen können ihrerseits endoskopisch behandelt werden. Direkte Vergleiche mit den chirurgischen Ergebnissen existieren nicht. Aus der chirurgischen Literatur ist jedoch für die palliativen gastrointestinalen und biliodigestiven Bypässe eine hohe perioperative Morbidität und eine Mortalität von über 20% bekannt, auch eine Besserungsrate von Anorexie und Erbrechen bei nur ca. 50% der Patienten. Der Methodenvergleich fällt somit zumindest bei Patienten mit hohem Operationsrisiko eher zugunsten der Metallstents aus, wobei eine Gastroenterostomie bei unzureichender Stentfunktion auch noch später möglich ist.

Die hohen Kosten für Metallstents relativieren sich, wenn sie den Kosten der alternativen operativen Behandlung gegenübergestellt werden. Der Eingriff kann prinzipiell ambulant erfolgen. Über die Sicherheit von Metallstents unter einer Radiochemotherapie existieren keine Untersuchungen. Die meisten Stents sind MR-kompatibel, es empfiehlt sich, im Einzelfall die Produktbeschreibung heranzuziehen.

Ballondilatation benigner Magenausgangsstenosen

Benigne Magenausgangsstenosen sind in der Hauptsache peptischer Natur, seltener auch durch Morbus Crohn verursacht. Nach diagnostischer Sicherung einer Magenausgangsstenose (Sonographie) erfolgt zunächst zwecks Aspirationsprophylaxe die Ableitung der Retention durch eine Magenablaufsonde, sodann eine Endoskopie zur makroskopischen und histologischen Differentialdiagnose. Wenn es sich um eine benigne Stenose handelt, wird im Falle eines vorwiegend entzündlichen Geschehens zunächst medikamentös mit PPI und Helicobacter-Eradikation bei der peptischen Striktur und mit Kortikoiden bei der Crohn-Stenose therapiert. Wenn hiernach die Stenose fortbesteht oder sie bereits initial vorwiegend narbiger Natur war, kann – ggf. mit wasserlöslichem Kontrastmittel – die Stenoselänge dokumentiert werden und ein Behandlungsversuch mit Ballondilatation erfolgen.

Die **Technik** der Dilatation besteht im Vorbringen eines Ballonkatheters über einen Führungsdraht unter endoskopisch-radiologischer Kontrolle und stufenweiser Aufdilatation bis zu 18 mm Durchmesser. Diese Behandlung kann bei unzureichendem klinischen Effekt im Abstand von 1–2 Tagen wiederholt werden.

Als **Komplikationen** dieser Therapie können in Einzelfällen Perforationen auftreten. In der Literatur wird neben kleineren Serien über eine Langzeituntersuchung bei peptischer Magenausgangsstenose berichtet. Die **Erfolge** bei einer mittleren Nachbeobachtungszeit von mehr als drei Jahren betrugen primär 90%, lediglich ca. 20% der Patienten mussten im Verlauf nachdilatiert werden.

Solche Langzeitbeobachtungen liegen für Crohn- sowie andere benigne Magenausgangsstenosen nicht vor. Dennoch erscheint heute sowohl bei peptischen als auch anderen benignen Stenosen vor operativer Behandlung ein endoskopischer Therapieversuch aufgrund der geringen Invasivität gerechtfertigt.

Endoskopische Mukosaresektion von Magenfrühkarzinomen

Definition: Der Begriff endoskopische Mukosaresektion (EMR) umfasst die Techniken zur nichtdestruierenden endoskopischen Entfernung breitbasiger, flacher und rasenförmiger, auf Mukosa (und Submukosa) beschränkter Läsionen aus dem Gastrointestinaltrakt. Ziel ist die vollständige endoskopische Resektion in möglichst einem oder auch mehreren Stücken („Piecemeal-Verfahren") und die Bergung des Resektats zur histologischen Beurteilung von Art, vertikaler und möglichst auch lateraler Infiltrationsausdehnung des Gewebes.

Die **angewandten Techniken** beruhen alle auf submuköser Infiltration, meist mit 0,9%iger Kochsalzlösung oder 1:20.000 verdünnter Adrenalinlösung, um die Mukosa mit oder ohne Submukosa von der Muskularisschicht kissenartig abzuheben und so eine Perforation der Intestinalwand zu vermeiden. (In Form von submukösen „Sicherheitskissen" vor Schlingenabtragung breitbasiger Kolonadenome wurde die EMR von versierten Endoskopikern auch im Westen schon lange angewendet. Der Begriff EMR bildete sich jedoch erst mit der zunächst im asiatischen Raum zunehmend praktizierten endoskopischen Therapie der Frühkarzinome von Magen und Ösophagus heraus.) Für den eigentlichen Resektionsvorgang wurde eine Reihe verschiedener Techniken entwickelt. Neben der einfachen Schlingenektomie sind dies insbesondere: Schlingenektomie über einer Gummibandligatur, Einsatz eines Zweikanalendoskops, wodurch mit einer Zange die Läsion in die Schlinge gezogen werden kann („Lift-and-cut-Technik") sowie die Kappentechnik nach Inoue. Bei Letzterer wird eine speziell konstruierte transparente Kunststoffkappe auf das distale Ende des Endoskops gesetzt, die Läsion angesaugt und dann mit einer Schlinge abgetrennt.

Die EMR-Techniken sind in der Anwendung deutlich schwieriger als die einfache Schlingenektomie von gestielten und schmalbasigen Polypen oder die Applikation von gewebedestruierenden Verfahren (Argon, Laser, Kryotherapie usw.).

Wesentlich ist die **Vorauswahl der Patienten**, da die Methode mit der chirurgischen offenen oder laparoskopischen Resektion von Frühkarzinomen konkurriert, die mit über 90% Langzeitüberlebenden exzellente Ergebnisse vorweisen kann. Werden die in der folgenden Übersicht angegebenen Kriterien erfüllt, bestehen mit hoher Wahrscheinlichkeit intraepitheliale Karzinome (früher „Carcinoma in situ", TIS) oder invasive Karzinome, die die Basalmembran zwar überschreiten, jedoch nicht die Muscularis mucosae (Tumorstadium T1 m). Das Risiko von Lymphknotenmetastasen beträgt in diesen Fällen weniger als 5%.

Zumindest in Japan wird diese Patientengruppe heute vorwiegend mittels EMR behandelt, wobei die Langzeitergebnisse der konventionellen Operation vergleichbar sind. Aufgrund fehlender größerer Serien sollten Patienten in Europa möglichst nur im Rahmen von Studien an Zentren therapiert werden, um die Differentialindikation zur operativen Behandlung durch Langzeitergebnisse abzusichern. Bei lokal fortgeschritteneren Befunden sollte operativ behandelt werden und eine EMR nur bei erhöhtem Operationsrisiko erfolgen. Ulzerierte oder sich bei submuköser Injektion nicht abhebende Prozesse sind nicht für die endoskopische Therapie geeignet, da sie in der Regel die Submukosa bzw. Muscularis propria infiltrieren.

Die **Endosonographie (EUS)** kann einen Beitrag zur Einschätzung der Invasionstiefe leisten und lokoregionäre Lymphknotenvergrößerungen ausschließen. Die Zuverlässigkeit der EUS hinsichtlich der Diagnose des für eine EMR relevanten Tumorstadiums uT1a liegt beim Einsatz von hochfrequenten Minisonden (20–30 MHz-Geräte) bei 80–90%. Diese Methode sollte daher zumindest bei größeren oder eingesenkten Läsio-nen eingesetzt werden, um unnötige endoskopische Resektionen bei tiefer als die Mukosa infiltrierenden und damit konventionell operationspflichtigen Befunden zu vermeiden.

Die **Komplikationen** entsprechen denen der endoskopischen Polypektomie im Magen. Perforationen sind selten, wenn auf ausreichende submuköse Injektionen (mind. 10–40 ml) geachtet wird. In bis zu 10% treten Blutungen auf, selten transfusionspflichtig, die vom erfahrenen Endoskopiker mit den o. a. Blutstillungstechniken beherrscht werden können.

Derzeit kann die EMR von Magenfrühkarzinomen noch nicht als Routinemethode empfohlen werden. Abgesehen von den noch fehlenden Langzeitergebnissen bedarf die Methode beträchtlicher endoskopischer Erfahrung, um Perforationen zu vermeiden, induzierte Blutungen zu stillen und insbesondere vollständige Resektate einer Läsion zu erhalten.

Ausblick: Bei zunehmendem diagnostischem Bedarf für Endoskopie und gleichzeitig weiterer Entwicklung von hochauflösenden Endoskopen mit Zoomfunktion sowie dem ergänzenden Einsatz von Chromoendoskopie und hochfrequentem Ultraschall werden gastrointestinale Malignome und deren Vorstufen in größerem Umfang in Frühstadien erkannt werden. Damit wird die Frage nach der Möglichkeit und Zuverlässigkeit der minimalinvasiven Resektionstechniken zunehmend an Bedeutung gewinnen.

Endoskopische Resektion ampullärer Adenome

Die endoskopische Resektion von Adenomen der Papilla Vateri stellt einen Sonderfall der EMR dar. Die Indikation zur Resektion besteht darin, dass diese Adenome nicht nur Präkanzerosen sind, sondern in einem hohen Prozentsatz bereits in tieferen, der Biopsiezange nicht zugänglichen Gewebsschichten karzinomatös entartet sind. Die klassische Therapie besteht in einer chirurgischen Duodenopankreatikotomie, ggf. auch in einem limitierten Eingriff wie

---

Indikation zur EMR bei Magenfrühkarzinomen in Japan
- Gut oder mäßig differenziertes Adenokarzinom
- Kein Ulkus
- uT1(a)
- Frühkarzinom Typ I oder II a/b <2 cm
- Frühkarzinom Typ II c ≤1 cm

einer chirurgischen Ampullektomie. Da diese Operationen mit einem beträchtlichen Morbiditäts- und auch Mortalitätsrisiko einhergehen, wurde die Technik der EMR auch hier eingesetzt.

Die **Indikation zur EMR** ergibt sich bei histologisch gesicherten Adenomen <5 cm, bei denen durch ERCP und EUS Gang- und Wandinfiltration ausgeschlossen wurden. Die **Technik** besteht in der submukösen Kochsalzinfiltration, gefolgt von Schlingenabtragung und Bergung zur histologischen Untersuchung. Kleine residuale Adenomreste können mit Argonplasmakoagulation (APC) abladiert werden. Eine biliäre und pankreatische Papillotomie sollte bei insuffizienter Drainage durchgeführt und ggf. mit passagerer Einlage eines Stents kombiniert werden. Eine **endoskopische Kontrolle** mit Biopsien aus der Abtragungsfläche bzw. aus dem Narbenbereich empfiehlt sich nach drei Monaten und dann in jährlichen Intervallen aufgrund eines Rezidivrisikos bis zu 20% auch nach initial vollständig erscheinender Abtragung. An **Komplikationen** treten gelegentlich endoskopisch beherrschbare Blutungen sowie Pankreatitiden auf. Letztere lassen sich durch vorübergehende Stenteinlage in den Ductus pancreaticus weitgehend vermeiden. Prinzipiell muss auch mit Perforationen gerechnet werden. In geübter Hand darf mit dem **Ergebnis „Adenomfreiheit"** in ca. 80% gerechnet werden, Adenomreste oder Rezidive können oft ebenfalls durch EMR oder APC behandelt werden. Die Methode verspricht eine kurative Behandlung bei der Mehrzahl der Patienten mit ampullären Adenomen. Die Indikation sollte jedoch im Einzelfall interdisziplinär zwischen Gastroenterologen, Chirurgen und Pathologen diskutiert werden.

Evidenz der Therapieempfehlungen		
	Evidenzgrad	Empfehlungsstärke
Ulkusblutung		
– endoskopische Intervention bei Forr. I a/b und II	I-a	A
– Entfernen eines anhaftenden Koagels (Forr. II b)	I-b	A
– zusätzlich PPI i.v.	I-b	A
– erneute Endotherapie bei Rezidivblutung	I-b	A
Gastrale Varizenblutung		
– Cyanoacrylat	I-b	A
– Somatostatin/Octreotid i.v.	I-a	A
Fremdkörperextraktionen	III	B
Polypektomie in Magen und Duodenum	II-b	B
EMR Magenfrühkarzinome	II-b	B
Metallstent (palliativ) bei malignen Magenausgangsstenosen	II-b	B
Ballondilatation benigner Magenausgangsstenosen	III	B
EMR papillärer Adenome	II-b	B

Literatur

Baron TH, Harewood GC (2003) Enteral self-expandable stents. Gastrointest Endosc 58: 421–433

Bleau BL, Gostout CJ, Sherman KE et al. (2002) Recurrent bleeding from peptic ulcer associated with adherend clot: a randomised study comparing endoscopic treatment with medical therapy. Gastrointest Endosc 56: 2–6

Classen M, Tytgat GNJ, Lightdale JC (Hrsg) (2004) Gastroenterologische Endoskopie. Thieme, Stuttgart New York

Eisen GM, Baron TH, Dominitz JA et al. (2002) Guideline for the management of ingested foreign bodies. Gastrointest Endosc 55: 802–806.

Greten H, Jäckle S, Thonke F Soehendra N (2001) Endoskopische Therapie bei nichtvariköser und variköser gastrointestinaler Blutung. DÄ 98: A 604–111

Hahn EG, Riemann JF (Hrsg) (1996) Klinische Gastroenterologie. Thieme, Stuttgart New York

Lambert R (2000) Treatment of esophagogastric tumors. Endoscopy 32: 322–330

Lo GH, Lai KH, Cheng JS et al. (2001) A prospektive randomized trial of butyl cyanoarylate injection versus band ligation in the maagement os bleeding gastric varices. Hepatology 33: 1060–1064

Solt J, Bajor J, Szabó, Horváth ÖP (2003) Long-term results of balloon catheter dilation for benign gastric outlet stenosis. Endoscopy 35: 490–495

9.3 Dünndarmerkrankungen

Christoph Beglinger, Detlef Schuppan, Jörg Willert, Stephan Hollerbach, Thomas Südhoff und Wolff-H. Schmiegel

9.3.1 Infektionen und bakterielle Fehlbesiedelung

Christoph Beglinger

Akute infektiöse Diarrhö

Die akute infektiöse Diarrhö ist eine häufig auftretende Krankheit, auch in den westlichen, industrialisierten Ländern. Der Durchfall ist dabei eine wenig spezifische Reaktionsform des Gastrointestinaltrakts. Die Definition des akuten Durchfalls beinhaltet das plötzliche Auftreten von drei und mehr wässrigen oder ungeformten Stuhlleerungen pro Tag; der Durchfall kann von Allgemeinsymptomen wie Fieber, Bauchkrämpfen, Tenesmen und Erbrechen begleitet sein. Wenn die akute Diarrhö mit Blut, Schleim und Eiter einhergeht, wird sie als Dysenterie bezeichnet.

Epidemiologie Akute infektiöse Erkrankungen können durch bakterielle, virale Erreger oder durch Protozoen verursacht werden. Die häufigsten Erreger für die akute infektiöse Diarrhö in Mitteleuropa sind nichttyphöse Salmonellen, Campylobacter jejuni und Viren (s. folgende Übersicht). Dieses Keimspektrum unterscheidet sich deutlich von demjenigen in Entwicklungsländern (Tabelle 9.3-1). Mit den heute zur Verfügung stehenden Techniken kann das auslösende Agens in 50–60% der Fälle eruiert werden.

Bei akuter Diarrhö ist eine genaue Nahrungsmittelanamnese wichtig. Gewisse Nahrungsmittel (Geflügel, Eier, Fleisch) sind Nährböden für bestimmte Keime (in Mitteleuropa sind viele Geflügelzuchten mit Salmonellen und Campylobacter jejuni infiziert). Gleichzeitig erlaubt die Nahrungsmittelanamnese Rückschlüsse auf mögliche Quellen der Infektion.

9.3 Dünndarmerkrankungen

Die häufigsten Erreger bei akuter infektiöser Diarrhö
- Invasive Keime
  - Shigellen
  - Salmonellen
  - Campylobacter jejuni
  - Yersinien
  - Clostridium difficile
  - Rotaviren
  - Protozoen
- Nichtinvasive Keime
  - E. coli
  - Vibrio cholerae
- Bakterielle Toxine (Lebensmittelvergiftung)
  - Staphylococcus aureus
  - Clostridium perfringens
  - Bacillus cereus

Pathogenese und Pathophysiologie
Allgemein gültige Konzepte Pathogene Erreger, die Durchfall erzeugen, müssen geschluckt werden. Ein tiefer pH-Wert im Magen, ein rascher Transit durch den Dünndarm, Antikörper aus Abwehrzellen der Lamina propria des Dünndarmes sowie weitere bakterizide Faktoren (Galle, Pankreassekret) sind in der Regel genügend wirksam, um den oberen Dünndarm und das proximale Ileum möglichst keimarm (nicht steril!) zu halten. Zusätzlich wirkt die Ileozäkalklappe als Barriere, die eine Migration von Bakterien in den Dünndarm behindert.

Gewisse Mikroorganismen sind aber in der Lage, die unwirtliche Umgebung des Magens (Magenazidität) zu überleben, vor allem wenn sie
- säureresistent (z. B. Shigella) sind oder
- in großen Mengen geschluckt werden, sodass einige wenige Erreger überleben können (z. B. Vibrio cholerae oder Escherichia coli) oder
- mit einer Mahlzeit geschluckt werden, womit die Säure partiell neutralisiert wird (das postprandiale pH kann zwischen pH 3 und pH 5 liegen).

Personen, die eine reduzierte Menge Säure produzieren (entweder nach Operation oder medikamentös induziert), haben ein erhöhtes Risiko, an einer akuten infektiösen Diarrhö zu erkranken.

Sobald die pathogenen Erreger im Dünndarm angekommen sind, müssen sie entweder die Mukosa kolonisieren (z. B. V. cholerae, E. coli) und/oder in die Mukosa eindringen (z. B. Rotaviren, Norwalk-Viren); bestimmte Erreger gelangen bis ins terminale Ileum (Salmonellen) oder ins Kolon (Shigellen), wo sie die Mukosa kolonisieren oder in sie eindringen. Die aktive Peristaltik des Darms ist ein wirksamer Abwehrmechanismus des Körpers, um Kolonisierung zu verhindern. Die Erreger besitzen spezifische Hilfsmittel, sog. Kolonisationsfaktoren, um an die Mukosa anzudocken: **Fimbrien** (haarähnliche Projektionen aus der Zellwand) oder **Lektine** (spezifische Proteine, die Verbindungen mit Kohlenhydratstrukturen eingehen).

Die normale Flora des Dickdarms versucht, die Vermehrung der pathogenen Keime zu unterdrücken. Als Beispiel können **Bacteroides** aufgeführt werden: Diese produzieren gewisse Fettsäuren, die die Proliferation von pathogenen Keimen vermindert.

Diarrhö, verursacht durch enterotoxische Pathogene Das klassische Beispiel der durch Enterotoxine verursachten Diarrhö ist die Cholera. Enterotoxinproduzierende Keime sind:
- V. cholera
- Enterotoxinproduzierende E. coli (ETEC)
- Salmonellen
- Clostridium perfringens (Toxin A)
- Bacillus cereus

Toxine sind bakterielle Produkte, die unabhängig vom Keim ihre Wirkung ausüben. Typischerweise müssen große Mengen von Bakterien (10^5–10^8) geschluckt werden, i. d. R. durch stark verseuchtes Wasser oder durch verseuchte Nahrung. Die enterotoxinproduzierenden Bakterien kolonisieren den Darm, wo sie sich vermehren (10^8–10^9 Keime pro Milliliter). Die Enterotoxine induzieren in den Darmepithelien eine aktive Flüssigkeitssekretion in einer Menge, die die Absorptionskapazität des Kolons bei weitem übersteigt. Die Folge ist eine Flüssigkeits- und Elektrolytverschiebung ins Darmlumen, die beträchtlich sein kann. Bei der Cholera kann das Stuhlvolumen bis über 20 l täglich ausmachen!

Diarrhö, verursacht durch invasive Keime Durchfallserkrankungen, die von Keimen verursacht werden, die wiederum mit einer Invasion der Darmmukosa einhergehen, sind oft von Allgemeinsymptomen begleitet (Fieber, Myalgien). Abdominale Krämpfe und Tenesmen können sehr heftig sein, die Stuhlfrequenz ist deutlich erhöht, wobei in der Regel nur kleine Mengen von Stuhl entleert werden. Invasive Keime induzieren eine starke lokale Entzündungsreaktion, sodass Blut und Eiter dem Stuhl beigemischt sein können. Eine relevante Dehydratation ist selten (Stuhlmenge liegt in der Regel unter 750 ml/Tag). Epidemiologische Aspekte sind häufig wichtiger als spezifische klinische Begleitsymptome, um die Ätiologie zu erfassen (Tabelle 9.3-2).

Akute Shigellenerkrankungen sind in der Regel die Folge von kontaminiertem Wasser oder Nahrungsmittel. Sie sind in Westeuropa sehr selten. Viel häufiger sind Durchfallserkrankungen durch nichttyphöse Salmonellen. Geflügel, Schweine und Rinder sind oft befallen. Kontaminiertes Geflügel, Eier und

Tabelle 9.3-1. Epidemiologische Hinweise auf bestimmte Erreger

Schalentiere, Wasser	V. cholerae
Auslandsaufenthalt	Reisediarrhöerreger
Hamburger	E. coli
Geflügel, Eier	Campylobacter jejuni
Büchsennahrung	Clostridium perfringens
Schwimmbad	Giardia lamblia
Antibiotika/Chemotherapie	Clostridium difficile

etwas weniger häufig, Fleisch sind daher bei uns für die meisten Nahrungsmittelintoxikationen verantwortlich. Die durch Salmonellen induzierte Gastroenteritis ist in den meisten Fällen leichter Natur und nur von kurzer Dauer (drei- bis fünftägige Erkrankungen). Patienten mit medikamentöser Säuresuppression, mit Achlorhydrie oder nach Magenteilresektion neigen zu schwereren klinischen Verläufen, wobei sich Bakteriämien und schwere Enterokolitiden entwickeln können. Bei Bakteriämien ist die Gefahr von Organbefall möglich (Meningitiden, Osteomyelitiden, Endokarditis, fokale Abszesse), wobei vor allem Prothesenträger gefährdet sind und eine antibiotische Behandlung benötigen.

Eine Besonderheit von Salmonelleninfektionen ist die Entwicklung zum chronischen Trägerstatus. Chronische Träger sind vor allem bei Kleinkindern und bei älteren Personen zu beobachten sowie bei Patienten mit Chole- oder Nephrolithiasis. Während die normale Salmonellengastroenteritis keiner Therapie bedarf, sollten Personen mit den aufgelisteten Risiken antibiotisch behandelt werden.

Campylobacter jejuni ist für bis zu 10% der akuten Gastroenteritiden verantwortlich. Der Keim befällt den distalen Dünndarm, aber auch das Kolon. Da das Reservoir von Campylobacter sehr groß ist (fast alle domestizierten Tiere), sind epidemiologische Angaben in der Regel wenig hilfreich. Gewisse Campylobacterspezies kommen bei homosexuellen Personen vor, wo sie für eine Proktokolitis verantwortlich sein können.

Rotaviren und Norwalk-Viren sind ebenfalls für invasive akute Diarrhöformen verantwortlich. Beide Erreger schädigen die befallenen Enterozyten, wobei die morphologischen Veränderungen sehr unterschiedlich ausgeprägt sein können, und interferieren mit der normalen Wasser- und Elektrolytresorption, sodass der Durchfall vorwiegend wässrig ist. Betroffene Personen können leichtes Fieber und Allgemeinsymptome aufweisen, wobei aber Bauchkrämpfe im Vordergrund stehen.

Klinik Die genaue Ätiologie der akuten Durchfallserkrankung ist für die Behandlung von untergeordneter Bedeutung; im Vordergrund stehen Flüssigkeits- und Elektrolytersatz. Die akute Diarrhö kann zu einer bedrohlichen Dehydratation führen. Von allen möglichen Ursachen für Dehydratation ist der Flüssigkeitsverlust durch den Magendarmtrakt der klinisch bedeutendste und gleichzeitig bedrohlichste. Die Erstbeurteilung richtet sich daher immer gezielt auf den Hydratationszustand des Patienten.

Die sofortige Korrektur einer Dehydrierung hat deshalb erste Priorität.

In der Klinik hat sich die Unterscheidung in sekretorische (oder nichtinflammatorische) und in invasiv-zytotoxische Diarrhö bewährt. Eine genaue Abklärung ist notwendig, wenn die akute Episode mehr als 4–5 Tage dauert.

Tabelle 9.3-3. Charakteristika von Nahrungsmittelintoxikationen

Keim	Inkubation	Krankheitsdauer
Staphylococcus aureus	1–6 h	<24 h
Bacillus cereus	1–6 h	<24 h

Nahrungsmittelintoxikation Die Nahrungsmittelintoxikation (Tabelle 9.3-3) wird verursacht durch kontaminierte Nahrung. Häufig sind mehrere Personen, die die gleiche Nahrung konsumiert haben, betroffen. Die Symptome treten rasch auf, in der Regel innerhalb von Stunden; sie werden durch Toxine (Staphylococcus aureus, Bacillus cereus) verursacht. Nausea und Erbrechen verbunden mit Bauchkrämpfen stehen im Vordergrund; Durchfälle sind selten und wenig ausgeprägt. Die Krankheit ist in wenigen Stunden vorüber. Eine supportive Therapie ist ausreichend.

Sekretorische Diarrhö Die sekretorische Diarrhö ist charakterisiert durch profuse, wässrige Durchfälle, oft begleitet von Bauchkrämpfen (Tabelle 9.3-4). Flüssigkeits- und Elektrolytersatz stehen im Vordergrund.

Invasiv-zytotoxische Diarrhö Die Klinik ist durch wenig voluminöse, blutige Stuhlentleerungen, verbunden mit Tenesmen charakterisiert. Fieber und toxische Allgemeinsymptome sind Ausdruck der Darmmukosadestruktion. Bakteriämien mit Befall von Organen treten nur bei dieser Form der akuten-infektiösen Diarrhö auf.

Behandlungsprinzipien Die Therapie hat drei Ziele:
- Flüssigkeits- und Elektrolytverlust ersetzen,
- Flüssigkeits- und Elektrolytverlust vermindern,
- spezifische Behandlung, falls notwendig.

Tabelle 9.3-2. Epidemiologische Eigenschaften von invasiven enterophatogenen Keimen

Keim	Charakteristika	Antibiotikagabe
Shigella	Übertragung von Person zu Person, gehäuft in Tages- und Altersheimen	Ja
Salmonellen	Übertragung durch Geflügel, Eier, Fleischprodukten	Nein
Campylobacter jejuni	Übertragung durch Geflügel, Eier	Gelegentlich
Clostridium difficile	Nach Antibiotika- oder Chemotherapie	Ja
Rotaviren	Vor allem bei Kindern, selten bei Erwachsenen	Nein
Giardia lamblia	Endemische Gebiete (St. Petersburg, Weißrussland)	Ja
Entamoeba histolytica	Selten in Westeuropa. Person-zu-Person-Übertragung	Ja

Orale Rehydrierung Der Flüssigkeits- und Elektrolytersatz kann in den meisten Fällen oral erfolgen. Das Konzept der oralen Rehydrierung fußt auf der Beobachtung, dass Glukose die Na-Absorption im Dünn- und Dickdarm fazilitiert. 90% aller akuten Durchfälle können oral rehydriert werden (Evidenzgrad I-a). Bei uns wird oft noch die intravenöse Ersatzbehandlung bevorzugt, obwohl sie keinen Vorteil bietet, aber teuer und mit Komplikationen verbunden ist (Phlebitiden). Die orale Rehydratation erfolgt mit Rehydrierungslösungen (Tabelle 9.3-5). Bei schwerer Dehydratation (Patienten im Schock, komatöse Patienten, Patienten mit Erbrechen, unkooperativen Patienten) ist die orale Dehydrierung kontraindiziert; bei diesen Patienten muss die Ersatztherapie per Infusion erfolgen.

Antibiotische Therapie Die meisten akuten infektiösen Durchfallsepisoden benötigen keine antibiotische Behandlung, da sie in der Regel gutartig und selbstlimitierend sind. Antibiotika sollten deshalb nur vereinzelt eingesetzt werden. Folgende Indikationen sind akzeptiert:
- Cholera,
- schwere Dysenterie,
- Patienten mit Risikofaktoren,
- bei Bakteriämien.

Für Westeuropa sind Ciprofloxacin, Norfloxacin sowie Cotrimoxazol-Sulphamethoxal geeignete Antibiotika mit einem breiten Keimspektrum (eine gezielte, keimorientierte Therapie ist in der Regel nicht möglich, weil das Resultat der Stuhlbakteriologie erst nach einigen Tagen vorliegt). Richtlinien zur Antibiotikatherapie sind in der folgenden Übersicht zusammengefasst.

Antibiotikatherapie bei akut-infektiöser Diarrhö
- Cholera (Evidenzgrad I-b)
  - Tetrazyklin 500 mg, 4-mal/Tag für 3 Tage
  - Ciprofloxacin 1 g (Einmaldosis)
- Inflammatorische Diarrhö (Evidenzgrad I-b)
  - Ciprofloxacin 250–500 mg (Risikopatienten), 2-mal/Tag für 5 Tage

Chronisch-infektiöse Darmkrankheiten

Die chronisch-infektiösen Darmkrankheiten des Gastrointestinaltrakts stellen beim immunkompetenten Patienten aus den industrialisierten Ländern eine seltene Gruppe von Erkrankungen dar; hingegen werden diese Infektionen gehäuft beim immunkompromittierten Patienten und natürlich in Entwicklungsländern gefunden. Neben den bakteriellen Erregern (Morbus Whipple, gastrointestinale Tuberkulose) können auch Viren (Zytomegalieviren beim immunsupprimierten Patienten) und intestinale Parasiten die Symptome verursachen. Insbesondere die parasitären Erkrankungen sind ein bedeutendes Gesundheitsproblem, vor allem in den Tropen, Entwicklungsländern und in Gegenden mit ungenügenden sanitären Einrichtungen. Durch die Reisetätigkeiten der heutigen Bevölkerung treten die Krankheiten auch wieder vermehrt in Industrieländern auf.

Klinik Die häufigsten Symptome bei chronischen Infektionen des Dünndarms sind Durchfall und Gewichtsverluste. Die Ursachen sind in Tabelle 9.3-6 zusammengefasst. Chronische Infektionen des Gastrointestinaltrakts sind häufig mit einem Malabsorptionssyndrom assoziiert. Neben dem Magen-Darm-Trakt können auch andere Organe betroffen sein, wie die Haut, die Gelenke, das kardiovaskuläre System oder das Zentralnervensystem.

Morbus Whipple Der M. Whipple ist eine seltene Multisystemerkrankung. Die wesentlichsten Symptome sind in der folgenden Übersicht zusammengefasst. Der Verlauf der Krankheit wird durch die Symptomatik bestimmt: Im fortgeschrittenen Stadium sind eine schwere Mangelernährung sowie kardiologische und neurologische Störungen häufig. Im Labor findet man Zeichen der Malabsorption (Anämie, Eisen-Folsäure und Vitamin B_{12}), typische Veränderungen aber jedoch. Bildgebende Verfahren sind nicht diagnostisch; im Ultraschall und in der Computertomographie lassen sich vergrößerte, retroperitoneale Lymphknoten nachweisen.

Leitsymptome und Befunde bei Morbus Whipple
- Symptome
  - Gewichtsverlust
  - Diarrhö
  - Arthralgien
  - Abdominalschmerzen
- Befunde
  - Lymphadenopathie
  - Kardiovaskuläre Beteiligung (Hypotonie)
  - Anämie

Die Diagnose wird endoskopisch mittels Dünndarmbiopsie gestellt. Histologisch sind die PAS-positiven Makrophagen typisch für die Erkrankung, doch wird die Diagnose heute mittels Polymerasekettenreaktionen aus den Dünndarmbiopsien zusammen mit den typisch histologischen Veränderungen gestellt.

Therapie: Cotrimoxazol-Sulphamethoxal (Evidenzgrad IV) für mindestens ein Jahr.

Keim	Inkubation	Krankheitsdauer
Norwalk-Virus	24–48 h	24–48 h
ETEC	6–24 h	20–36 h
Clostridium perfringens	6–24 h	24 h
Vibrio cholerae	16–72 h	5–7 Tage
Giardia lamblia	2 Wochen	Tage bis Monate

Tabelle 9.3-4. Charakteristika bei sekretorischer Diarrhö

Tabelle 9.3-5. Orale Hydratation

Zusammensetzung	[g/l]
NaCl	3,0–3,5
NaHCO$_3$	2,5
KCl	1,5
Glukose	20,0

Elektrolytgehalt	[mmol/l]
Na	70–90
Cl	60–80
K	20
HCO$_3$	30
Glukose	110

Darmtuberkulose Die Tuberkulose des Magen-Darm-Trakts tritt häufig in Entwicklungsländern auf; in westlichen Ländern wird sie vermehrt mit HIV-Erkrankungen beobachtet. Die typischen Symptome sind in der folgenden Übersicht zusammengefasst. Die Krankheit tritt primär oder auch sekundär nach einem Lungenbefall auf.

Symptome der Darmtuberkulose
- Fieber
- Nachtschweiß
- Gewichtsverlust
- Abdominalschmerzen
- Durchfall
- Appetitlosigkeit

Differentialdiagnostisch wird die Krankheit mit M. Crohn oder mit einem Tumor verwechselt. Die Diagnosestellung erfolgt durch bildgebende Verfahren und Endoskopie mit typischer Histologie und mit Erregernachweis. Die Therapie besteht aus einer Viererbehandlung (Rifampizin, Isoniazid, Pyrazinamid, Myambutol) und sollte mindestens 9 Monate lang verabreicht werden (Evidenzgrad I-b).

Zytomegalieinfektion des Magen-Darm-Traktes Eine Zytomegalieinfektion tritt überwiegend bei immunsupprimierten Patienten (HIV-Infizierte, Organtransplantierte, Patienten mit malignen Erkrankungen, Patienten unter steroidinduzierter Immunsuppression) auf. Leitsymptome sind blutiger Durchfall,
Abdominalschmerzen, Fieber und Gewichtsverluste. Die Diagnosestellung erfolgt endoskopisch aus Biopsien. Die symptomatische Therapie wird heute primär mit Ganciclovir, intravenös für 1–3 Wochen verabreicht, durchgeführt (Evidenzgrad I-b).

Giardia lamblia Die Giardiose wird durch einen weltweit verbreiteten Parasiten (Giardia lamblia) verursacht, der den Dünndarm des Menschen bewohnt. Die Übertragung erfolgt fäkaloral, wobei kontaminiertes Trinkwasser und Nahrungsmittel die wichtigsten Infektionsquellen darstellen.

Die Klinik der Giardiose ist sehr variabel und reicht vom symptomlosen Träger (häufig in endemischen Gebieten) bis zur schweren Durchfallerkrankung mit Malabsorption. Die Symptome zeigt die folgende Übersicht.

Typische Symptome bei Giardiose
- Durchfall (dünn-wässrig)
- Abdominalschmerzen
- Übelkeit und Erbrechen (im Akutstadium)
- Malabsorptionssymptome

Die Diagnose wird durch den Nachweis von Zysten oder Trophozoiten im Stuhl gestellt, wobei ein spezifischer ELISA-Test zur Verfügung steht, der den Nachweis eines Giardiaantigens im Stuhl erlaubt (Sensitivität des Testes >90%, Spezifität 95%). Damit ist nur noch selten eine histologischer Nachweis aus Dünndarmbiopsien notwendig. Die Therapie erfolgt durch Metronidazolgabe über fünf Tage (Tabelle 9.3-7).

Amöbiasis Die Amöbenerkrankung ist häufig; man schätzt, dass 10% der Weltbevölkerung mit Entamoeben histolytica infiziert sind. Die höchste Inzidenz findet sich in den Tropen, vor allem in Zentral- und Südamerika, in Indien und im tropischen Asien sowie in Afrika.

Die Klinik ist variabel und reicht vom asymptomatischen Zystenausscheider bis zum toxischen Megakolon. Das klinische Bild wird durch die Ausdehnung der Infektion im Gastrointestinaltrakt bestimmt. Bei Patienten, die eine Amöbenkolitis entwickeln, treten typische Symptome auf, wobei eine intermittierende, blutige Diarrhö im Vordergrund steht. Bei schwerem Verlauf kann es zu einer Perforation kommen, ein toxisches Megakolon entwickelt sich bei weniger als 1% der Patienten mit Amöbenkolitis.

Tabelle 9.3-6. Ätiologie von chronisch-infektiösen Darmkrankheiten

Krankheiten	Erreger
Morbus Whipple	Tropheryma Whippeli
Darmtuberkulose	Mycobacterium tuberculosis
Atypische Mykobakteriosen	Mycobacterium avium intrazellulare
Lambliasis	Giardia lamblia
Mikrosporidien	Enterocytozoon bienensi
Isosporose	Isospora belli
Kryptosporidiose	Cryptosporidium parvum
Amoebenerkrankungen	Entamoeba histolytica

Typische Symptome bei Patienten mit Amöbenkolitis
- Abdominalschmerzen
- Intermittierende, blutige Durchfälle
- Allgemeines Krankheitsgefühl (Malaise)
- Anorexie

Die Diagnosestellung erfolgt durch Amöbennachweis im frischen Stuhl. Bei schwerer Kolitis ist eine rasche Diagnose auch durch Endoskopie und Biopsieentnahme möglich.

Differtialdiagnostisch muss an einen M. Crohn oder eine Colitis ulcerosa gedacht werden. Die akute Amöbiasis wird durch Metronidazol behandelt. Asymptomatische Amöbenträger werden mit luminalen Kontaktamöbiziden therapiert (s. Tabelle 9.3-7).

Bakterielle Fehlbesiedelung des Dünndarms Normalerweise ist der Dünndarm im Vergleich zum Dickdarm nur wenig von Bakterien besiedelt. Die Definition der bakteriellen Fehlbesiedelung lautet demnach: eine zu große Anzahl von Keimen im Dünndarm ($>10^5$ Keime pro ml Duodenalsaft) oder aber die Anwesenheit von Bakterienstämmen, die sonst nur im Kolon vorkommen (anaerobe Keime). Die bakterielle Fehlbesiedelung kann durch verschiedene Ursachen zustande kommen (s. folgende Übersicht). Die Prävalenz und die Inzidenz der bakteriellen Fehlbesiedelung ist nicht klar, generell ist sie in westlichen Ländern selten. Kleinkinder und ältere Leute haben ein erhöhtes Risiko.

Ätiologie der bakteriellen Fehlbesiedelung
- Anatomische Ursachen
  - Divertikel
  - Stenosen, Strikturen (z. B. bei M. Crohn)
  - Adhäsionen (postoperativ)
  - Veränderte Integrität des Darmes (chirurgische Eingriffe)
- Gestörte Motilität
  - Autonome Neuropathie (z.B. bei Diabetes)
  - Progressive Sklerodermie
  - Chronische intestinale Pseudoobstruktion
- Übermäßige Bakterienzufuhr
  - Koloenterische Fisteln (z. B. bei M. Crohn)
  - Zustand nach Ileozäkalresektion (z. B. bei M. Crohn)
- Immunschwäche/fehlende Defensivmechanismen
  - Tumorleiden, Chemotherapie
  - Mangelernährung
  - HIV-Infektion
  - Hypogammaglobulinämie/selektiver IgA-Mangel

Symptome Eine bakterielle Fehlbesiedelung soll vermutet werden bei chronischem Durchfall mit Steatorrhö und entsprechender Vorgeschichte (Zustand nach Ileozäkalresektion, Zustand nach Magenresektion, Kurzdarmsyndrom, langdauernde Säuresuppression), häufig verbunden mit Gewichtsverlust, Malabsorptionszeichen (Vitamin-B_{12}-Mangel, da die Bakterien Vitamin B_{12} metabolisieren) oder ungeklärter makrozytärer Anämie.

Diagnostisches Vorgehen Durch Duodenalsaftaspiration (bevorzugt endoskopisch, da gleichzeitig eine Dünndarmbiopsie entnommen werden kann; alternativ durch Duodenalsonde, die fluoroskopisch im Dünndarm platziert wird) kann die korrekte Diagnose gestellt werden. Häufige Erreger sind: Bacteroides, Bifidobakterien, gramnegative Kokken, Clostridienenterobacteria und Streptokokken. Verschiedene Atemtests (z. B. H_2-Atemtest mit Glukose) werden vielerorts zur Diagnosestellung eingesetzt; diese Tests sind zwar oft pathologisch, aber unspezifisch und störanfällig. Der diagnostische Nachweis sollte möglichst durch direkte Bestimmung der Keimzahl geführt werden.

Therapie der symptomatischen bakteriellen Fehlbesiedelung Folgende Therapieschritte sollten durchgeführt werden:
- Ursache beheben (Fisteln, Strikturen, Divertikel operieren),
- nutritive Rehabilitation (erhöhte Kalorienzufuhr; Vitamin- und Spurenelemente ersetzen; Evidenzgrad IV),
- Antibiotika (Tetrazykline, z. B. Vibramycin, 100 mg per os pro Tag für 10 Tage; alternativ Ciprofloxacin 2-mal 250 mg per os pro Tag für 10 Tage oder Metronidazol 2-mal 400 mg per os pro Tag für 10 Tage; Evidenzgrad I-b).

9.3.2 Zöliakie/Einheimische Sprue
Detlef Schuppan

Einleitung
Die glutensensitive Enteropathie wird im Kindesalter als Zöliakie und im Erwachsenenalter als einheimische Sprue (im Folgenden einheitlich als Sprue) bezeichnet. Die Zufuhr von Kleberproteinen, insbesondere des Weizens (Gluten), induziert eine charakteristische Entzündung des Dünndarms, mit variablem Verlust der mikroskopischen Darmzotten. Dieser Zusammenhang wurde von dem niederländischen Pädiater Wilhelm Dicke in den 40er Jahren des letzten Jahrhunderts aufgeklärt. In der Folge können die Patienten unter Diarrhöen, Meteorismus, einem ausgeprägten Mangel an Nährstoffen, Vitaminen und Spurenelementen sowie einer Vielzahl assoziierter Symptome leiden (klassische Sprue). Bis zu 10-mal häufiger ist die atypische Sprue mit später Manifestation und mit geringen oder sogar fehlenden klassischen Symptomen. Wichtig sind der frühe Verdacht und die klare Diagnose, da sich die Darmschädigung und assoziierte Symptome unter streng glutenfreier Ernährung i. d. R. innerhalb weniger Wochen zurückbilden.

Symptome und Epidemiologie
Nur selten zeigt sich die Sprue (Zöliakie) mit den so genannten klassischen Symptomen. Zu den klassischen Symptomen gehören profuse Diarrhöen, Bauchschmerzen, Meteorismus, Minder-

Erreger	Medikamente	Dosierung
Giardia lamblia (Evidenzgrad I-b)	Metronidazol	2-mal 500 mg für 5 Tage
Amöbiasis		
Akute Kolitis (Evidenzgrad I-b)	Metronidazol	3-mal 750 mg für 5–10 Tage plus Kontaktamöbizid
Asymptomatische Träger (Evidenzgrad II-a)	Kontaktamöbizid, Diloxamidfuorat oder Paramomycin	3-mal 500 mg für 10 Tage

Tabelle 9.3-7. Behandlung von intestinalen Protozoeninfektionen

wuchs, Kachexie, verbunden mit psychiatrischen oder neurologischen Störungen und den laborchemischen Zeichen der Malabsorption (v. a. Eisenmangelanämie und Hypalbuminämie).

Sehr viel häufiger wird die Sprue heute beim Erwachsenen und mit lediglich gering ausgeprägten oder atypischen Symptomen diagnostiziert. Beispielhaft ist die SIGEP-Studie, in der 17.200 norditalienische Schulkinder serologisch auf Anti-Gliadin-Antikörper und schließlich auf die sehr aussagekräftigen EMA (s. unten) getestet wurden (Tabelle 9.3-8). Von den meisten EMA-positiven Kindern ließen sich Biopsien aus dem Dünndarm gewinnen, die in nahezu allen Fällen eine Sprue, meist geringer klinischer Ausprägung, bewiesen. Zusammen mit den zwölf bereits bekannten Sprue-Patienten wurde damit eine Prävalenz von 1:200 ermittelt. Ähnliche Zahlen wurden unter Einsatz des EMA-Tests bei Reihenuntersuchungen in Schweden und in den USA berichtet. Auch in Deutschland ist mit einer Prävalenz von 0,5% zu rechnen.

Ätiologie und Pathogenese

Gluten ist das Haupteiweiß des Weizens. Hierunter wiederum stellen die in Alkohol löslichen Gliadine die wichtigste Fraktion dar. Primär lösen die Gliadine die Erkrankung aus, wahrscheinlich gefördert durch zusätzliche (bakterielle oder virale) Infektionen. Die verwandten Eiweiße aus Roggen und Gerste (Secaline und Hordeine) können ebenfalls eine Sprue auslösen, während Mais, Hirse und nach neueren Studien auch der nicht mit Gluten kontaminierte Hafer (Avenine) von Spruepatienten unbedenklich konsumiert werden können. Die Erkrankung wird nur bei einer besonderen genetischen Veranlagung ausgelöst. So besitzen Spruepatienten auf ihren Immunzellen die Histokompatibilitätsantigene HLA-DQ2 (95%) oder HLA-DQ8 (5%), die aber auch in 25–30% der Normalbevölkerung zu finden sind. Nach weiteren prädisponierenden Genen mit geringerer Penetranz wird gesucht. Die Wahrscheinlichkeit, dass Verwandte 1. Grades ebenfalls eine Sprue haben, liegt zwischen 10 und 20%.

Aus der Darmschleimhaut (Lamina propria) von Spruepatienten lassen sich gliadinreaktive T-Lymphozyten isolieren. Diese Lymphozyten synthetisieren Interferon-γ und besitzen, ähnlich wie bei M. Crohn, einen proinflammatorischen, sog. Th1-Phänotyp. Gliadinpeptide werden optimal auf dem für die Sprue prädisponierenden HLA-DQ2 oder -DQ8, z. B. auf B-Lymphozyten, Makrophagen oder dendritischen Zellen des Darmes, präsentiert. Diese Antigenpräsentation und damit die T-Zell-stimulation wird durch das körpereigene Enzym Gewebetransglutaminase (tTG) potenziert, das bei Entzündung aus Zellen freigesetzt wird. tTG vernetzt und deamidiert vor allem die Gliadine, die die Erkrankung auslösen. Die so veränderten Gliadine führen zu einer besonders starken Aktivierung der T-Lymphozyten der Spruepatienten. Da sich diese Aktivierung im Dünndarm abspielt, wird vorwiegend die Dünndarmschleimhaut zerstört, mit den oben geschilderten Folgen. Mukosale Autoantikörper gegen tTG (IgA anti-tTG) sind mit den EMA identisch und damit ein wertvoller Suchtest für die Sprue (s. unten).

Klinik und Diagnose

Die Diagnose der Sprue (Zöliakie) wird durch gastroskopisch gewonnene Biopsien aus dem tiefen Duodenum und letztlich durch die Besserung der Beschwerden und der Laborwerte unter streng glutenfreier Ernährung gesichert. In vielen Fällen kann bereits endoskopisch die Diagnose anhand verstrichener Duodenalfalten und durchscheinender Blutgefäße gestellt werden. Lupenmikroskopisch lässt sich die ausgeprägte Villusatrophie an einer entnommenen Biopsie diagnostizieren. Die histologische Einteilung der intestinalen Sprueläsion erfolgt nach der Klassifikation von Marsh:

- Grad 1: vermehrte intraepitheliale Lymphozyten (>30 pro 100 Epithelien),
- Grad 2: Hyperplasie der Krypten, Entzündung der Lamina propria,
- Grad 3a–c: ausgeprägtes entzündliches Infiltrat und zunehmende Villusatrophie (Grad 3c mit totaler Villusatrophie).

Der histologische Schweregrad korreliert nur ungenügend mit den klinischen Symptomen. Dies ist u. a. durch den häufigen Stichprobenfehler bei wenigen Biopsien bedingt. Ferner erlaubt die histologische Klassifizierung einer „Marsh-1-Läsion" noch nicht die Diagnose einer Sprue, da dieser auch bakterielle oder virale Infektionen zugrunde liegen können.

Bei geringem Verdacht auf eine Sprue gewinnen Serumtests zunehmend an Bedeutung. So lassen sich bei fast allen Spruepatienten Antikörper gegen Gliadin nachweisen. Hier sind die IgA-Antikörper aussagekräftiger als die IgG-Antikörper. Jedoch ist der Test zwar relativ sensitiv (80–90% der Spruepatienten werden erfasst), bei älteren Erwachsenen aber wenig spezifisch, da hier bis zu 90% der Ergebnisse falsch-positiv sind. Bei weitem der beste Test ist der

Tabelle 9.3-8. Italienische Multicenter-Studie zu Prävalenz und Symptomen der Sprue. Einsatz des IgG- und IgA-anti-Gliadin-Tests zur Vorselektion, des IgA-anti-Endomysium-(EMA-)Tests zur Selektion der zu biopsierenden Patienten (Alter 6–15 Jahre, n=17201 [68.6% aller Kinder])

Test	[n]
IgG und/oder IgA anti-Gliadin+	1289 (7,5%)
IgA anti-Gliadin+ und EMA+	111 (0,65%)
Bekannte Sprue (keine Biopsie)	12 (0,07%)
Biopsiert	98 (0,57%)
Villusatrophie	75 (0,44%)
Symptome (neudiagnostizierte Kinder)	**[n]**
Eisenmangelanämie	24
Eisenmangel ohne Anämie	22
Rezidivierende abdominelle Schmerzen	20
Stimmungsschwankungen	14
Aphthöse Stomatitis	9
Appetitlosigkeit	8
Rezidivierende Diarrhöen	7
Wachstumsverzögerung	6
Meteorismus	4
Obstipation	2
Verzögerte Pubertät	2
Vermindertes Serumalbumin	2

Nachweis von IgA-Antikörpern gegen Endomysium (EMA), dem retikulären Bindegewebe glatter Muskelzellen, oder gegen das identische Antigen der Nabelschnur. Die EMA lassen sich nur bei der Sprue nachweisen. Hier wird bei korrekter Durchführung eine nahezu 100%ige Treffsicherheit (Sensitivität und Spezifität) erzielt. Jedoch hängt die Verlässlichkeit der EMA-Bestimmung von der Qualität des jeweiligen Labors ab.

Das Protein, das die EMA erkennen, wurde als das körpereigene Enzym Gewebetransglutaminase (tTG) identifiziert. Die Bestimmung von IgA-Antikörpern gegen tTG ist standardisiert sowie leicht durchführbar und erlaubt erstmalig groß angelegte Reihenuntersuchungen. Sensitivität und Spezifität liegen mit dem Test, der auf humaner tTG basiert, noch über denen des qualifizierten EMA-Tests. Bei der serologischen Diagnostik ist zu bedenken, dass Spruepatienten zu 2%, das heißt 10-mal häufiger als die Normalbevölkerung, einen selektiven IgA-Mangel haben, der ausgeschlossen werden muss. Bei IgA-Mangel müssen dann die (sonst weniger spezifischen) IgG-anti-tTG-Antikörper bestimmt werden.

Der humane tTG-Test ist in großen Labors zunehmend verfügbar und erlaubt eine rasche Klärung der Frage, ob Duodenalbiopsien, die noch immer als Goldstandard der Diagnosesicherung gelten, entnommen werden sollten (Abb. 9.3-1). Jedoch ist dieses Vorgehen bei Patienten, die bei unklarer Diagnose eine mehrmonatige glutenfreie Diät eingehalten haben, nicht sinnvoll, da die Autoantiköper dann meist negativ werden und sich die Histologie gebessert hat. Hier müssen die Patienten gegebenenfalls reexponiert (2–4 Scheiben Brot tgl.) und bei Auftreten von Beschwerden, spätestens nach einigen Wochen erneut diagnostiziert werden. In komplizierten Fällen kann auch eine Testung auf HLA-DQ2 oder -DQ8 hilfreich sein, da deren Fehlen eine Sprue ausschließt.

Therapie

Die Behandlung der Sprue ist die völlige Glutenkarenz (erstrebenswert ist ein Glutengehalt der Nahrungsmittel <20 ppm), eine schwere Bürde für die meisten Patienten, da Spuren von Gluten in nahezu allen normalen Nahrungsmitteln vorkommen und die Patienten durch die strikte Diät in vielen sozialen Aktivitäten eingeschränkt werden. Jedoch sind zunehmend ausgewiesene glutenfreie Nahrungsmittel und Spezialküchen verfügbar, die insbesondere über aktive Selbsthilfegruppen wie die Deutsche Zöliakiegesellschaft bekannt gemacht werden.

Jüngste Studien haben belegt, dass auch die symptomarme Sprue, die wegen ihrer zunächst geringen oder atypischen klinischen Zeichen, wenn überhaupt, häufig erst im Erwachsenenalter festgestellt wird, zu erheblichen Komplikationen führen kann. So nimmt die Prävalenz sprueassoziierter Autoimmunerkrankungen wie Typ-1-Diabetes, Kollagenosen und Schilddrüsenerkrankungen mit der Dauer der unerkannten (und damit unbehandelten) Sprue zu (Tabelle 9.3-9), um nach über 20 Jahren 35% zu erreichen. Viele dieser Patienten leiden zudem an einer vorschnellen Osteoporose, an neurologischen Erkrankungen oder

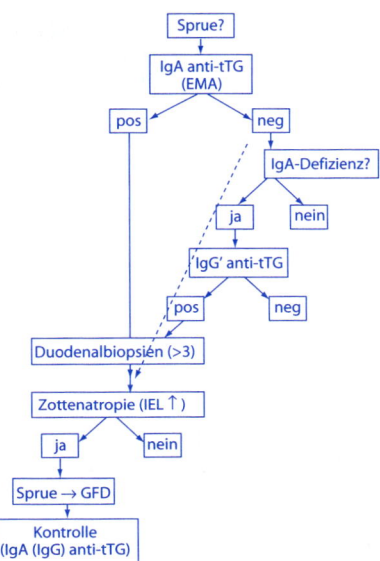

Abb. 9.3-1. Diagnostik der Sprue.
EMA endomysiale Antikörper; GFD glutenfreie Diät; IEL (vermehrte) intraepitheale Lymphozyten (>30/100 Epithelien)

Arthritiden (s. folgende Übersicht). Für Patienten mit einer Sprue, die erst im Rahmen einer Osteoporose diagnostiziert wurde, konnte belegt werden, dass eine glutenfreie Diät die Knochendichte innerhalb eines Jahres signifikant gegenüber den unbehandelten Kontrollen bessert. Es ist naheliegend, dass eine glutenfreie Diät andere assoziierte Erkrankungen ebenfalls bessern oder verhindern kann.

> **Weitere mit der Sprue assoziierte Symptome oder Erkrankungen**
> - Selektiver IgA-Mangel
> - Primär biliäre Zirrhose
> - Unklare Transaminasenerhöhung
> - Arthritiden
> - Zahnschmelzhypoplasie
> - Osteoporose
> - Infertilität, Aborte
> - Neurologische Symptome
> - Migräne
> - Reizdarmsyndrom
> - Kardiomyopathie/Herzinsuffizienz
> - M. Down

In seltenen Fällen tritt eine Sprue unter neu aufgenommener glutenhaltiger Ernährung klinisch manifest nicht mehr auf. Andererseits können Sonderformen auftreten, die nicht länger auf eine glutenfreie Diät ansprechen. Hier müssen bewusste Diätfehler oder eine unbeabsichtigte Glutenaufnahme, die weitaus am häufigsten sind, ausgeschlossen werden. Ferner können (gleichzeitig) andere Darmerkrankungen, z. B. ein M. Crohn, eine chronische Pankreatitis oder eine bakterielle Fehlbesiedlung

Tabelle 9.3-9. Mit der Sprue assoziierte Autoimmunerkrankungen. Querschnittsuntersuchung von Patienten mit früher und später Diagnosestellung; Kontrollen: altersgleiche Kontrollpopulation

	Sprue (n=909)	Kontrollen (n=1268)	M. Crohn (n=163)
Typ-1-Diabetes	36 (3,9%)	0	0
Dermatitis herpetiformis	32 (3,5%)	3	0
Epilepsie	14 (1,5%)	0	0
Multiple ai-Erkrankungen	14 (1,4%)	3	0
ai-Alopezie	12 (1,3%)	7	0
Kollagenosen[a]	12 (1,3%)	7	7
ai-Thyroiditis	11 (1,2%)	9	2
ai-Hepatitis	10 (1,1%)	0	0
Atrophische Gastritis	8 (0,9%)	3	0
Psoriasis	8 (0,9%)	4	2
Zerebrale Ataxie	4 (0,4%)	0	0

ai autoimmun; [a] u.a. Sjögren-Syndrom.

vorliegen. Als Komplikationen einer lange Zeit unbehandelten Sprue gelten die refraktäre Sprue, die ulzerative Jejunitis, evtl. die sehr seltene kollagene Sprue und das intestinale T-Zell-Lymphom, das bei bis zu 2% der älteren, bisher unbehandelten Spruepatienten gefunden wird.

Es ist fraglich, inwieweit Spruepatienten, die lediglich einen positiven Serumtest für EMA oder Antikörper gegen tTG aufweisen, aber keinerlei Beschwerden und ggf. nur geringe Veränderungen im Dünndarm haben, eine lebenslange glutenfreie Diät einhalten müssen. Da diese Patienten im Rahmen des Verwandten-Screenings oder der zurzeit laufenden epidemiologischen Studien „zufällig" entdeckt werden, ist dies eine wichtige Frage. Eine endgültige Antwort hierzu wird nur nach längerer Verlaufsbeobachtung in 5–10 Jahren möglich sein.

Ein Schwerpunkt therapeutischer Bemühungen ist zum einen die Erzeugung gentechnisch veränderten Weizens – ein schwieriges Projekt –, andererseits die Erzeugung einer oralen Toleranz (ähnlich einer Desensibilisierung beim allergischen Asthma), z. B. durch diätetische Zufuhr gegen regulatorischer (eine lymphozytäre sog. Th2-Reaktion begünstigender) Gliadinpeptide mit der Nahrung.

Literatur

Catassi C, Ratsch IM, Fabiani E, Rossini M, Bordicchia F, Candela F, Coppa GV, Giorgi PL (1994) Coeliac disease in the year 2000: exploring the iceberg. Lancet 343: 200–203

Ciclitira P (2001) AGA technical review on celiac sprue. Gastroenterology 120: 1526–1540

Dieterich W, Ehnis T, Bauer M, Donner P, Volta U, Riecken EO, Schuppan D (1997) Identification of tissue transglutaminase as the autoantigen of celiac disease. Nat Med 3: 797–801

Lundin KE, Scott H, Hansen T, Paulsen G, Halstensen TS, Fausa O, Thorsby E, Sollid LM (1993) Gliadin-specific, HLA-DQ (alpha*0501, beta*0201) restricted T cells isolated from the small intestinal mucosa of celiac disease patients. J Exp Med 178: 187–196

Marsh MN (1992) Gluten, major histocompatibility complex, and the small intestine: A molecular and immunobiologic approach to the spectrum of gluten sensitivity („celiac sprue"). Gastroenterology 102: 330–354

Mustalahti K, Collin P, Sievanen H, Mäki M (1999) Osteopenia in patients with clinically silent celiac disease. Lancet 354: 744–745

Schuppan D (2000) Novel concepts of coeliac disease pathogenesis. Gastro-enterology 119: 234–242

Schuppan D, Hahn EG (2002) Gluten and the gut: lessons for immune regulation. Science 297: 22/8

Sollid LM, Markussen G, Ek J, Gjerde H, Vartdal F, Thorsby E (1989) Evidence for a primary association of celiac disease to a particular HLA-DQ alpha/beta heterodimer. J Exp Med 169: 345–350

Ventura A, Magazzu G, Greco L, and the SIGEP study group (1999) Duration of exposure to gluten and risk for autoimmune disorders in patients with celiac disease. Gastroenterology 117: 297–303

9.3.3 Malassimilationssyndrome
Detlef Schuppan

Einleitung

Als Malabsorption wird die verminderte Aufnahme verdauter Nahrungsbestandteile bezeichnet. Da diese durch den Dünndarm erfolgt, während das Kolon eine Rolle bei der Wasser- und Elektrolythomöostase spielt, sind Erkrankungen des Kolons dabei auszuschließen. Die primäre Malabsorption geht ohne, die sekundäre mit morphologisch fassbaren Veränderungen der Darmschleimhaut einher. Ursache der sekundären Malabsorption sind Fehlbildungen, Dünndarmresektionen, Gefäßveränderungen, Infektionen und Entzündungen, die u. a. an anderer Stelle abgehandelt werden. Man unterscheidet die globale, in der Regel sekundäre, von der partiellen, für isolierte Nahrungsbestandteile geltenden Malabsorption (s. folgende Übersicht). Jedoch sind die Übergänge, je nach Ausmaß des Dünndarmbefalls, fließend. Dagegen ist die Maldigestion abzugrenzen, die auf einem Mangel an pankreatischen oder Bürstensaumenzymen bzw. Gallensäuren beruht. Der Begriff Malassimilation umfasst sowohl die Malabsorption als auch die Maldigestion. Sehr selten sind Störungen des Abtransports bereits resorbierter Nahrungsbestandteile, z. B. im Rahmen der Abetalipoproteinämie oder der intestinalen Lymphangiektasie (bioptische Diagnose).

Ursachen der Malassimilation
- Globale Malassimilation
  - Sprue/Zöliakie
  - Kollagene Sprue
  - Intestinales Lymphom/intestinaler M. Hodgkin
  - Eosinophile Enteritis
  - HIV-Enteropathie (Wasting-Syndrom, meist mit Superinfektion)
  - Intestinale Mastozytose
  - Abetalioproteinämie/Hypogammaglobinämie/IgA-Mangel*
  - Strahlenenteritis
  - Kurzdarmsyndrom
  - Bakterielle Fehlbesiedlung (Blindsacksyndrom, Strikturen, Fisteln, Divertikel, Motilitätsstörungen)
  - M. Crohn*
  - Infektionen (tropische Sprue, M. Whipple)
  - Mukoviszidose
  - Amyloidose
  - Intestinale Parasitosen (Wurmerkrankungen, Lamblien)
  - Tuberkulose
  - Intestinale Ischämie
  - Toxische Enteritis (Zytostatika)
  - Hyperthyreose
  - Selten bei: medulläres Schilddrüsenkarzinom, Hypothyreose, Hyperparathyreoisdismus
- Partielle Malassimilation (meist Maldigestion)
  - Kohlenhydratintoleranzen
  - Aminosäureresorptionsstörungen
  - Intestinaler Proteinverlust
  - Gallensäureverlustsyndrom (Ileumresektion, M. Crohn)
  - Vitamin-B_{12}-Malabsorption (atrophische Gastritis, Ileumresektion, M. Crohn, Fischbandwurm)
  - Steatorrhoe bei Pankreasinsuffizienz, Cholestase, Lymphabflussstörung
- Passagestörung (meist ohne Malassimilation)
  - Gastrointestinale Allergie
  - Postgastrektomie/Postvagotomiesyndrom
  - Hyper-/Hypothyreose
  - Neuroendokrine Tumoren (Karzinoid, Gastrinom, Glukagonom, VIPom, Gastrinom)
  - diabetische Enteropathie*
  - Sklerodermie, intestinaler Lupus*

*Prädisponiert auch besonders zu bakterieller Fehlbesiedlung (mit Malassimilation)

Klinik der ausgeprägten Malabsorption
- Fettstühle: voluminöse, übelriechende Stühle mit Öltropfen
- Gewichtsverlust (auch durch reduzierte Nahrungsaufnahme)
- Meteorismus, Flatulenz, laute Darmgeräusche
- Ödeme/Aszites (Proteinresorption ↓, enteraler Proteinverlust)
- Blässe, Müdigkeit (Anämie: Eisen/B_{12}/Folsäure ↓ Makrozytose)
- Hyperkeratose, Nachtblindheit (Vitamin A)
- Glossitis, Cheilosis, periphere Neuropathie (B-Vitamine)
- Frakturen, Tetanie (Chvostek-/Trousseau-Zeichen), Parästhesien (Kalzium/Vitamin D)
- Hämatome, Hämaturie (Vitamin K)
- Dermatitis (Zink)
- Nierensteine (Oxalatsteine)*

*Bedingt durch vermehrte Resorption von Oxalsäure, die normalerweise in Form von Kalziumoxalat im Darm gebunden wird. Freie Fettsäuren (aus den nichtresorbierten Fetten durch bakterielle Spaltung freigesetzt) binden das intestinale Kalzium und ermöglichen eine unphysiologische Resorption von Oxalsäure, die im alkalischen Milieu der Niere als Kalziumoxalat ausfällt.

Symptome und Epidemiologie

Die globale Malabsorption ist immer von chronischen Diarrhöen (täglich ≥3 dünnflüssige oder breiige Stühle mit einem Stuhlgewicht >200 g über mehr als einen Monat) begleitet. Jedoch leiden nur etwa 5% der Patienten mit chronischen Diarrhöen an einer Malabsorption. Die Wahrscheinlichkeit steigt jedoch auf ca. 50%, wenn ein deutlicher Gewichtsverlust ohne Fieber oder intestinalen Blutverlust vorliegt. Nahezu beweisend sind makroskopische Fettstühle (Steatorrhoe). Die Steatorrhoe als Leitsymptom der globalen Malabsorption kann häufig bereits durch eine Stuhlvisite belegt werden, bedarf aber im Zweifelsfall der quantitativen Analyse (s. unten). Die partielle Malabsorption wird neben besonderen klinischen Zeichen u.a. durch die laborchemische Diagnostik erkannt (s. folgende Übersicht). Weitaus die häufigste Malassimilation, verbunden mit Durchfällen, Meteorismus und abdominellen Schmerzen, aber selten den Zeichen der Malabsorption, ist die Maldigestion von Laktose durch den verbreiteten enterozytären Laktasemangel (s. unten).

Klinik, Pathogenese und Diagnostik

Das diagnostische Vorgehen ist in Abb. 9.3-2 skizziert. Besonders wichtig ist die körperliche Untersuchung auf Zeichen einer globalen oder partiellen Malabsorption (s. folgende Übersichten); ferner eine exakte Anamnese, um unter anderem abdominelle Voroperationen (z. B. Magen- oder Darmresektionen) Auslandsaufenthalte (Infektionen), Stoffwechsel- oder Gefäßerkrankungen (z. B. Diabetes, Atherosklerose, Vorhofflimmern), chronischentzündliche Darmerkrankungen, familiäre Belastung (Sprue) oder Diarrhöen nach Genuss bestimmter Nahrungsmittel (z. B. Milchprodukte oder sorbithaltige Süßigkeiten) abzuklären. Die parallel bestimmten Laborparameter erhärten ggf. den Verdacht auf eine Malabsorption. Bei Fieber und subakutem Verlauf ist zunächst an eine (intestinale) Infektion zu denken. Hier müssen Stuhl- und ggf. Blutkulturen abgenommen werden. Ebenfalls muss eine Kolonerkrankung, v. a. eine chronischentzündliche Darmerkrankung, ausgeschlossen werden. Fehlender Gewichtsverlust, normale Resorptionsparameter und Sistieren der Diarrhöen zur Nacht können auf einen irritablen Darm hinweisen. Die Diagnostik auf eine intestinale Allergie sollte nur nach Ausschluss anderer Ursachen erfolgen. Wichtige Basisinformation kann auch die Oberbauchsonographie liefern (flüssigkeitsgefüllte Darmschlingen, Darmwandödem/sog. Kokarden, abdominelle Raumforderungen, Arteriosklerose).

Malassimilation von Fetten und Gallensäuren
Wegweisend für die Malabsorption sind das erhöhe tägliche Stuhlgewicht und v. a. der erhöhte Stuhlfettgehalt (Steatorrhoe), der mit der Steatokrit- oder NIRA-Methode („near infrared reflectance analysis") heute einfach bestimmt werden kann. Die Steatorrhoe (tgl. Stuhlfettausscheidung >7 g über 3 Tage) kann durch eine Maldigestion (pankreatogen durch Mangel insbesondere an Lipase), chologen (durch Mangel an fettemulgierenden Gallensäuren) mit meist isolierter Störung der Resorption von Fetten und fettlöslichen Vitaminen oder durch eine Störung des Dünndarmepithels (mit meist globaler Malabsorption) bedingt sein. Gallensäuren können durch unzureichende Rückresorption im terminalen Ileum oder

durch Präzipitation infolge einer überschießende Magensäuresekretion im Rahmen eines Zollinger-Ellison-Syndroms (Gastrinom) aus dem enterohepatischen Kreislauf depletiert werden. Außerdem werden nicht rückresorbierte Gallensäure im Kolon bakteriell dekonjugiert und wirken dort als Laxans. So sind eine chronische Pankreatitis, ein Pankreaskarzinom, ein Gallenwegsverschluss, eine Resektion oder eine Entzündung des terminalen Ileums auszuschließen. Kommen Pankreas-, Gallenwegs- und Kolonerkrankungen nicht infrage, sollte eine endoskopische Diagnostik des oberen Gastrointestinaltrakts durchgeführt werden (Magen: atrophische Gastritis, M.-Menetrier-Riesenfaltenmagen mit Proteinverlust, Ulzera im Rahmen des seltenen Gastrinoms; proximaler Dünndarm mit Duodenoskopie und Biopsieentnahme, gegebenenfalls mit Entnahme von Duodenalsekret auf Lamblien). Die weitergehende Dünndarmdiagnostik ist in der Übersicht aufgeführt. Ein abdominelles CT kann Hinweise auf eine Systemerkrankung (Lymphom, Tbc) oder Raumforderungen (Tumore, Abszesse) geben. Bei entsprechendem Verdacht (z. B. auf Zöliakie/Sprue) wird gleich eine gezielte Diagnostik (hier Bestimmung von EMA bzw. IgA anti-tTG und multiple Duodenalbiopsien) eingesetzt.

Gezielte Diagnostik des Gastrointestinaltrakts

- Gastroskopie
  - Magen: M. Menetrier (Proteinverlust), Ulzerationen (Gastrinom)
  - Duodenum und prox. Jejunum: Atrophie, Ulzerationen
  - Röntgen Abdomen: Pankreasverkalkungen?
- Jejunoskopie
  - Atrophie
  - Ulzerationen
- Dünndarmdoppelkontrast, ggf. Hydrokolloid-NMR des Abdomens
  - Mukosaödem
  - Fehlende Schleimhautbelegung (z. B. bei Sprue)
  - Stenose, Tumor
- CT, ggf. NMR
  - Tumor
  - Abszess
  - (mediastinale) Lymphome (Infektion, intestinales Lymphom)
- Angiographie, ggf. NMR
  - Arterielle Stenosen im GI-Trakt
  - Experimentell: Kapselendoskopie des gesamten Dünndarms

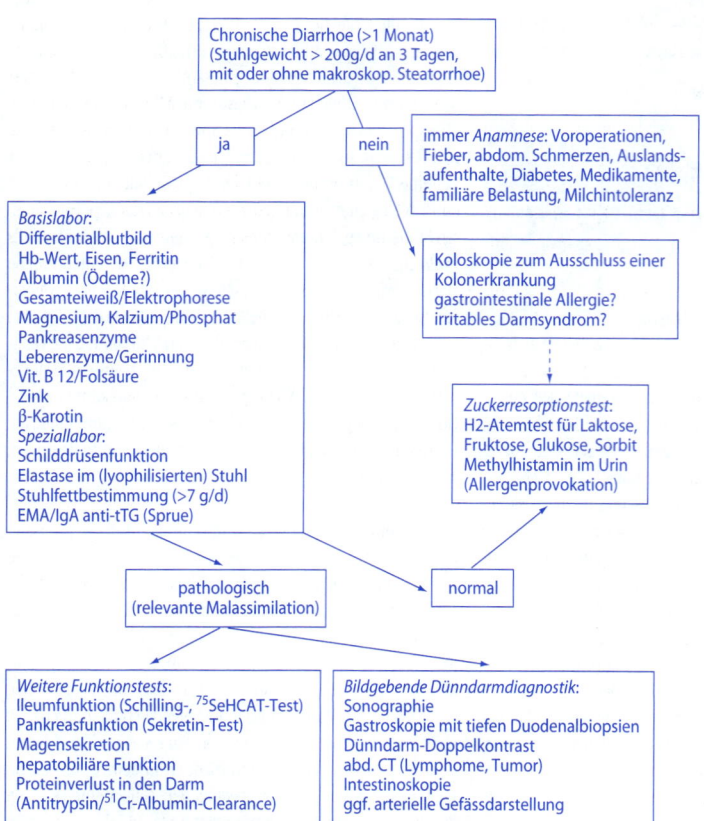

Abb. 9.3-2. Diagnostik des Malassimilationssyndroms

- Funktionstests für das terminale Ileum: Vitamin-B_{12}-Resorption (Schillingtest): nach oraler Gabe von 0,5 μCi ^{58}Co-B_{12} und i.v.-Gabe von 1 mg B_{12} (Absättigung der B_{12}-bindenden Plasmaproteine) Messung der renalen ^{58}Co-B_{12}-Ausscheidung im Urin (normal >7%).[a]
^{75}Se-Homotaurocholat (SeHCAT)-Resorption: nach oraler Gabe von SeHCAT verbleiben nach 4 Tagen >35%, nach 7 Tagen >25% der Aktivität im Körper (Gammakamera). Werte darunter sprechen für Gallensäureverlust bzw. -malabsorption.[b]

[a] Muss bei fraglicher perniziöser Anämie mit und ohne Gabe von Intrinsic Factor durchgeführt werden.
[b] Da SeHCAT nicht bakteriell dekonjugiert wird, erfolgt keine Verfälschung durch eine bakterielle Fehlbesiedlung.

Malassimilation von Kohlenhydraten Liegt keine Steatorrhoe und keine oder nur eine geringgradige Malabsorption vor, muss an eine Kohlenhydratmaldigestion gedacht werden. Die Diagnose erfolgt primär durch den H_2-Exhalationstests nach oraler Zufuhr des jeweiligen Kohlenhydrates (Tabelle 9.3-10). So verbleiben nichtresorbierte Kohlenhydrate (v. a. Disaccharide, Fruktose) im Darm, führen damit zum Einstrom von Wasser in das Darmlumen (osmotische Diarrhö) und werden durch die im distalen Dünndarm und insbesondere im Kolon zunehmenden Bakterien unter Gasbildung (Meteorismus durch H_2, CO_2 und Methan) und Bildung kurzkettiger Fettsäuren (laxierende Wirkung im Kolon) fermentiert. Der Anstieg der H_2-Konzentration in der Atemluft wird massenspektrometrisch halbstündlich über 3 h quantifiziert. Ein Anstieg auf über 20 ppm im Zusammenhang mit den typischen Beschwerden (Diarrhö, Meteorismus, Bauchschmerzen) gilt als beweisend. Sensitivität und Spezifität liegen um 90%. Die Ergebnisse können jedoch z. B. durch eine anderweitig beschleunigte Darmpassage oder durch eine fehlende zwölfstündige Nahrungskarenz verfälscht werden (siehe Tabelle 9.3-10). Ferner liegt häufig eine sekundäre Maldigestion für Kohlenhydrate vor, die sich meist nach Behandlung der primären Ursache (z. B. Sprue, bakterielle Fehlbesiedlung, Kurzdarmsyndrom) bessert.

Afrikaner und Asiaten leiden zu 70–95%, Europäer zu 5–20% an einem mit dem Alter zunehmenden Laktasemangel des enterozytären Epithels. Meist vertragen die Patienten jedoch kleinere Mengen vergorener Milchprodukte (Joghurt, Kefir), da diese Laktase enthalten.

Ebenfalls häufig ist die Fruktosemaldigestion, die nicht auf einem Enzymdefekt beruht, sondern dosisabhängig (tägliche Belastung >30 g) oder sekundär auftritt.

Die Monosaccharide Glukose und Galaktose werden sekundär, v. a. bei bakterieller Fehlbesiedlung, vermindert resorbiert. Ein pathologischer Glukose-H_2-Atemtest legt den Verdacht auf eine bakterielle Fehlbesiedlung nahe.

Bereits 5–10 zuckerfreie Bonbons oder Kaugummis, die ca. 5 g des physiologischen nichtresorbierbaren Zuckeralkohols Sorbit enthalten, können Meteorismus, Diarrhöen und abdominelle Beschwerden verursachen (Anamnese!).

Sehr selten sind der primäre Mangel an Saccharase/Isomaltase, an Trehalase (Pilze), an Amylase oder an den enterozytären Transportern für Glukose oder Galaktose.

Malassimilation von Aminosäuren Diese ist als primäre Störung sehr selten (Pädiatrie) und betrifft in erster Linie Tryptophan und Methionin.

Proteinverlust Ein intestinaler Proteinverlust kann durch eine Barrierestörung bei allen entzündlichen Darmerkrankungen auftreten. Bereits 10–20% des normalen Albuminumsatzes erfolgen über den Darm. Eine primäre Störung mit Eiweißverlust ist die intestinale Lymphangiektasie, die meistens umschrieben auftritt und histologisch (Stufenbiopsien) anhand einer Erweiterung submukosaler Lymphgefäße auffällt.

Ein vergleichbares histologisches Bild bietet der intestinale Eiweißverlust bei Rechtsherzinsuffizienz. Der intestinale Eiweißverlust kann nuklearmedizinisch nach i.v.-Gabe von ^{99}Tc-markiertem Albumin nachgewiesen und lokalisiert werden. Quantitative Aussagen sind mit ^{51}Cr-markiertem Albumin oder der α1-Antitrypsin-Clearance (Bestimmung der Serum- und Stuhlkonzentration) möglich.

Intestinale Allergie Eine kompetente Diagnostik auf eine intestinale Allergie wird nur in wenigen Zentren durchgeführt. Zur Orientierung kann das Mastzellenprodukt 5-Methylhistamin unter Normalkost und unter hypoallergener Kost (Kartoffel-Reis-Diät) im 12-h-Urin bestimmt werden. Die weitergehende Diagnostik erfolgt durch Provokation mit definierten Nahrungsgemischen und durch lokale Applikation mit nachfolgender Lavage und Mediatorbestimmung im Rahmen einer Koloskopie.

Diagnostik und Therapie der intestinalen Allergie
Suchtest
  Methylhistamin im 12-h-Urin
  2 Tage (18.00 bis 6.00) unter Normalkost, 2 Tage (18.00 bis 6.00) unter hypoallergener Kost (Kartoffel-Reis-Diät), mit Dokumentation der klinischen Symptome*
Gezielte Tests
  Haut- und Serum-IgE-Tests (nur in ca. 30% mit intestinaler Allergie konkordant)
  Endoskopie des Gastrointestinaltraktes mit Biopsien (Eosinophilie? Mastzellen?)
  Freisetzung allergener Mediatoren in der Biopsiekultur
  Orale Provokation mit Gemischen definierter Nahrungsallergene
  Koloskopische Lavage des terminalen Ileums und definierter Kolonabschnitte mit Allergenen und konsekutive Biopsie (u. a. Mediatorbestimmung in der Lavage und Biopsie)
Therapie
  Allergenkarenz
  Antihistaminika
  Hemmer der Mastzelldegranulation
  H_2-Rezeptorenblocker
  (Kortison)

*Pathologisch: > 6 μg Methylhistamin/mmol Kreatinin/m². Bei pathologischen Werten und Normalisierung unter hypoallergener Kost liegt die Sensitivität bei 95%. Falsch-pathologische Werte werden z. B. durch Infekte, Endokrinopathien, Medikamente, eine Leber- und Niereninsuffizienz hervorgerufen.

Tabelle 9.3-10. Diagnostik der Kohlenhydratmalassimilation

Störung	Orale Belastung
Reguläre H_2-Bildung	20 g Laktulose[a]
Laktasemangel	50 g Laktose
Bakterielle Fehlbesiedlung	50 g Glukose
Fruktoseunverträglichkeit	50 g Fruktose
Sorbit	10 g Sorbit
Globale Malabsorption	25 g Xylose[b]
Falsch-niedrige H_2-Produktion	**Falsch-hohe H_2-Produktion**
Antibiotikatherapie	Bakterielle Fehlbesiedlung
Darmlavage	Beschleunigte Darmpassage
Hyperventilation/Stress	Fehlende Munddesinfektion
Nahrungskarenz >>12h	Nahrungskarenz <12h
Kohlenhydratarme Diät	Sehr kohlenhydratreiche Diät
Erniedrigter Stuhl-pH	Erhöhter Stuhl-pH (Mg-Sulfat)
Fehlende H_2-bildende Darmflora[c]	

[a] Steigt die H2-Konzentration unter der nicht resorbierbaren Laktulose nicht über 20 ppm, so lassen sich die nachfolgenden Atemtests nicht verwerten (Fehlen einer H2-bildenden Darmflora, bei 3–25% der Patienten).
[b] Die Xyloseresorption gilt als Globaltest für die Funktion des Duodenums und Jejunums. Im 5-h-Sammelurin liegt die Xylosemenge normalerweise bei 16–20% der oralen Belastung, die Serumspiegel liegen nach 1 h oder 2 h >30 mg (verfälscht durch fehlende Nahrungskarenz, Sammelfehler, Leber- oder Niereninsuffizienz, Exsikkose, Hypo- oder Hyperthyreose, Medikamente: Alkohol, Neomycin, nichtsteroidale Antiphlogistika.
[c] Durch den Laktulosetest auszuschließen.

Therapie

Die Therapie richtet sich nach der zugrunde liegenden Erkrankung, v. a. bei sekundärer Malabsorption (s. Übersicht S. 741). Im Zentrum stehen die ausgiebige diätetische Beratung und die Einbindung in Selbsthilfegruppen, z. B. die glutenfreie Diät bei Zöliakie/Sprue, das Meiden unvergorener Milchprodukte bei Laktasemangel. Die spezielle Therapie, z. B. bei Pankreasinsuffizienz (Enzymsubstitution), chronisch-entzündlichen Darmerkrankungen (Kortison, 5-Aminosalizylsäure, Azathioprin), Kurzdarmsyndrom (enteraler Nahrungsaufbau) oder bakterieller Fehlbesiedlung (Antibiotika, ggf. Operation) werden an anderer Stelle abgehandelt. Generell werden Mangelzustände an Vitaminen und Mineralien sofort ausgeglichen. Bei Steatorrhoe ist dies die (ggf. parenterale) Gabe der fettlöslichen Vitamine A, D, E und K. Ferner werden Vitamin B_{12}, Folsäure, Zink, Magnesium und Eisen gezielt substituiert. Besonders auf eine längerfristige Zufuhr von Kalzium und Vitamin D, ggf. Bisphosphonaten (kumulatives Risiko der Osteoporose) ist zu achten. Nur selten ist die parenterale Zufuhr von Makronährstoffen (Fette, Kohlenhydrate und insbesondere Aminosäuren/Albumin) notwendig, da sich deren Resorption bei Behandlung der Grunderkrankung in der Regel rasch normalisiert. Bei einer durch eine diabetische Neuropathie bedingten Diarrhö kann ggf. auch der Einsatz eines α2-Rezeptorenblockers (z. B. Clonidin) sinnvoll sein.

Literatur

Caspary W (1996) Malassimilationssyndrome. In: Hahn EG, Riemann JF (Hrsg) Klinische Gastroenterologie, 3. Aufl. Thieme, Stuttgart, S 1889–1910

Fedorak RN, Field M, Chang EB (1985) Treatment of diabetic diarrhea with clonidine. Ann Intern Med 102: 197–199

Iacono G, Caroccio A, Montalto G, Cavataio F, Balsamo V, Notarbartolo A (1991) Steatocrit test after a standard fatty meal: a new simple and sensitive test to detect malabsorption. J Pediatr Gastroenterol Nutr 13: 161–167

King CE, Toskes PP (1986) Comparison of the 1-gram ^{14}C-xylose, 10-gram lactulose-H_2, and 80-gram glucose-H_2 breath tests in patients with small bowel bacterial overgrowth. Gastroenterology 91: 1447–1451

Raithel M, Hahn EG (1996) Qualitative und quantitative Funktionsdiagnostik von Magen und Darm. In: Hahn EG, Riemann JF (Hrsg) Klinische Gastroenterologie, 3. Aufl. Thieme, Stuttgart, S 101–109

Stein J, Purschian B, Bienek U, Caspary WF, Lembcke B (1994) Near infrared reflectance analysis: a new dimension in the investigation of of malabsorption syndromes. Eur J Gastroenterol Hepatol 6: 889–894

9.3.4 Dünndarmdysmotilität und Pseudoobstruktion

Jörg Willert und Stephan Hollerbach

Einleitung

Der Dünndarm übernimmt im Gastrointestinaltrakt die bedeutenden physiologischen Funktionen der Digestion und Absorption der aufgenommenen Nahrungsbestandteile. Hierbei spielt eine intakte, koordinierte Motilität (Peristaltik) eine bedeutende Rolle, da sie

- der gleichmäßigen Durchmischung des Chymus unter Einschluss der Verdauungsenzyme,
- der Exposition dieser Mischung gegenüber der Dünndarmschleimhaut als intestinaler Absorptionsfläche,
- der Propulsion und Entleerung der nichtabsorbierten Nahrungsbestandteile in das Kolon sowie
- der Verhinderung der Keimaszension aus dem Dickdarm dient.

Normale Dünndarmmotilität

Die **motorischen Grundphänomene** der Motilität sind
- peristaltische Wellen,
- Segmentationen und
- Pendelbewegungen.

Während die ersten beiden Wellentypen auf Kontraktionen der Ringmuskulatur beruhen, entstehen die Pendelbewegungen durch Kontraktionen der Längsmuskulatur. Die nichtpropulsiven Segmentationen und Pendelbewegungen durchmischen den Chymus. Die peristaltische Welle führt zum aboralen Nahrungsbreitransport. Die so genannten „slow waves" und sich diesen aufsetzende Aktionspotentiale („Spikes") stellen die elektrische Grundlage für die motorische Funktion des Dünndarms dar. Während die Spikes zu mechanischen Kontraktionen führen, terminieren die „slow waves" den myogenen Grundrhythmus und dienen im Wesentlichen zur Tonisierung der Darmwand.

Die Steuerung der gastrointestinalen Motilität erfolgt v. a. durch das autonome intrinsische Nervensystem (Plexus Auerbach, Plexus Meissner). Hierbei ist der zwischen den Muskelschichten des Dünndarms liegende Plexus Auerbach für die propulsiven Aktivitäten und der in der Submukosa befindliche Plexus Meissner für die Zottenbewegungen verantwortlich. Dieses System wird beeinflusst durch das extrinsische Nervensystem (Sympathikus, Parasympathikus), das wiederum vom ZNS moduliert werden kann. Sympathische adrenerge Efferenzen vermindern die propulsive Aktivität und erhöhen den Druck der gastrointestinalen Sphinktere, dagegen bewirken parasympathische cholinerge Fasern eine deutliche Steigerung der Motorik und eine Relaxation der Sphinktermuskeln. Zusätzlich existiert eine humorale und parakrine Steuerung durch gastrointestinale Hormone (z. B. VIP, GIP, Somatostatin u. a.).

Es lassen sich in Abhängigkeit von der Nahrungsaufnahme zwei **Motilitätsmuster** im Dünndarm registrieren. Das im Nüchtern-zustand vorliegende, „interdigestive" Muster trägt dazu bei, dass nichtresorbierte Nahrungsbestandteile aboral transportiert werden (interdigestive Peristaltik). Dieses auch als „migrating motility complex" (**MMC**) bezeichnete Motilitätsmuster läuft zyklisch ab (etwa alle 85–110 min) und lässt sich in vier Phasen unterteilen:

- Phase I: Ruhephase (40–60% der Zykluslänge), keine Spikes,
- Phase II: gelegentliche Spikes (20–30% der Zykluslänge),
- Phase III: maximale Kontraktionsfrequenz (11–12/min im Duodenum, 7–8/min im Ileum) und
- Phase IV: Übergangsphase zur Ruhephase.

Der **Phase III** kommt dabei die wichtige propagatorische Funktion zu. Die Eigenmotilität im Nüchternzustand hat offenbar eine wichtige Funktion für die Reinigung des Dünndarms und wird deshalb auch als „intestinal housekeeper" bezeichnet.

Dieses Muster wird durch Nahrungsaufnahme (digestive Peristaltik) unterbrochen. Allerdings lässt sich hierbei kein so eindeutiges Muster reproduzieren („feed pattern"), wie es der MMC während der interdigestiven Peristaltik darstellt, denn die postprandiale ist im Gegensatz zur interdigestiven Motilität durch eine intensive und insbesondere unregelmäßige Aktivität charakterisiert.

Dünndarmdysmotilität

Die Kontrolle der motorischen Funktionen der glatten intestinalen Muskulatur wird primär vom enterischen Nervensystem (ENS) übernommen, wobei das extrinsische autonome Nervensystem (ANS) und gastrointestinale Hormone das System modulieren können. Störungen dieses fein abgestimmten Zusammenspiels von glatter Darmmuskulatur, intrinsischem, extrinsischem und humoralem System führen pathophysiologisch zu Dysmotilität und Pseudoobstruktion. Die Bandbreite von dysmotilen Störungen reicht dabei – je nach Schweregrad und anatomischer Ausdehnung – von asymptomatischen Veränderungen über dyspeptische und meteoristische Symptome bis hin zum Vollbild der chronischen oder rezidivierenden Pseudoobstruktion.

Ursachen für Dünndarmmotilitätsstörungen (modifiziert nach Coulie)

- Primäre Genese
  - Familiäre viszerale Myopathie (Typ I–III)
  - Familiäre viszerale Neuropathie (autosomal-dominant und rezessiv)
  - Familiäre chronische Pseudoobstruktion ohne histologische Auffälligkeiten
  - Sporadische viszerale Myopathie, infantile und adulte Form
  - Sporadische viszerale Myo- oder Neuropathie
  - Reizdarmsyndrom (RDS, IBS)
- Sekundäre Genese
  - Kollagenosen (Sklerodermie, Lupus erythematodes, Dermatomyositis, „mixed connective tissue disease")
  - Muskeldystrophie (M. Duchenne, myotonische Dystrophie)
  - Amyloidose
  - Neurologische Erkrankungen (M. Parkinson, spinales Trauma, viszerale Karzinomatose, Ganglioneuromatose, Chagas-Krankheit)
  - Endokrine Erkrankungen (Diabetes mellitus, Hypothyreose, Hypoparathyreoidismus, M. Addison, Elektrolytstörungen)
  - Medikamente (trizyklische Antidepressiva, Antiparkinsonmittel, Clonidin, Ganglienblocker, Phenotiazide, Morphine u. a.)
  - Verschiedene (Sprue, Strahlenenteritis, diffuse lymphoide Infiltration, postgastrointestinale Virusinfektion, Dünndarmdivertikulose, intestinaler Bypass, Anorexia nervosa, Bulimie)

Alle angeborenen (primären) oder erworbenen (sekundären) Störungen des gastrointestinalen glatten Muskel- oder Nervengewebes können zu Dysmotilität führen (s. Übersicht). Häufiger sind die sekundären pseudoobstruktiven Störungen, bei denen oft ein Ungleichgewicht der Balance des Tonus des sympathischen und des parasympathischen Nervensystems zugunsten des Sympathikuseinflusses besteht.

Motilitätsstörungen des Dünndarms treten sehr selten als primäre familiäre oder sporadische viszerale Myo- oder Neuropathie auf. Insgesamt treten Motilitätsstörungen des Dünndarms im Vergleich zu denen des Ösophagus und Kolons relativ seltener auf, sind jedoch häufig mit diesen vergesellschaftet (v. a. beim Reizdarmsyndrom).

Klinik Das Ausmaß der Beschwerden bei Dünndarmdysmotilität ist sehr variabel und vom Umfang der Schädigung, der Grundkrankheit und der Ausdehnung der funktionellen oder strukturellen Veränderungen abhängig. In der Klinik fallen Patienten mit Dünndarmmotilitätsstörungen zumeist durch Störungen der Transportfunktion ähnlich einem Subileus- oder Ileusbild bei Vorliegen einer Pseudoobstruktion auf. Andere Manifestationen bei primären Störungen sind Malabsorptionssyndrome mit Anorexie oder Kachexie sowie Symptome der Grundkrankheit (neurologische, urologische oder ophtalmologische Störungen). Bei sekundären Motilitätsstörungen kann sich das klinische Spektrum von einem fast beschwerdefreien Patienten über gelegentliche Abdominalschmerzen und post-prandiale Dyspepsie, Schmerzen oder Übelkeit bis zum Maximalbild der Pseudoobstruktion mit (Sub-)Ileus erstrecken. Weitere Symptome treten infolge bakterieller Fehlbesiedlung und pathologischer Transitzeit auf. Typische klinische Symptome sind

- Übelkeit, Erbrechen,
- Abdominalschmerz,
- geblähtes Abdomen (Meteorismus),
- Flatulenz,
- Obstipation,
- Diarrhö oder Steatorrhö sowie
- Mangelernährung.

Diagnostik Die Diagnostik von Dünndarmmotilitätsstörungen erfordert primär eine sehr subtile **Anamneseerhebung** (Familienanamnese, Medikamente) und eine **klinische Untersuchung** (reduzierte Peristaltik, abdomineller Druckschmerz, Tympanie, pathologische Darmgeräusche). In Kombination mit gezielter **röntgenologischer** Diagnostik (Röntgenabdomenleeraufnahme, Magen-Darm-Passage, ggf. Röntgenenteroklysma nach Sellink) und dem sicheren Ausschluss einer mechanischen Obstruktion durch **Endoskopie** lässt sich dann in den meisten Fällen die Diagnose Pseudoobstruktion stellen. Zur Beurteilung der orozökalen Transitzeit sind indirekte, **funktionelle nicht-invasive Tests** wie der H_2-Laktulose-Atemtest oder die intestinale Entleerungsszintigraphie geeignet, die zwar sehr sensitiv sind, aber wegen vielzahl von Störquellen eine eingeschränkte Spezifität aufweisen. Sinnvoll ist bei den meisten Patienten die Durchführung weiterer Atemtests zur Diagnostik einer bakteriellen Fehlbesiedlung (Laktose- und Glukose-H_2-Atemtest). Eine Differenzierung zwischen myopathischer und/oder neuropathi-scher Grundschädigung ist heute weniginvasiv mittels **spezieller Funktionsdiagnostik** in Form der Dünndarmmanometrie möglich. Diese Technik ist aber in der Regel nicht breit verfügbar und bleibt speziellen Zentren vorbehalten.

Bei Erstauftreten im Kindes- oder Adoleszentenalter, Verdacht auf eine familiäre Erkrankung oder in schweren Fällen ist zusätzlich eine operative Diagnostik mittels Darmwandbiopsie („full thickness biopsy") angezeigt, um die Natur der Erkrankung frühzeitig einschätzen und die Therapiebemühungen danach richten zu können. Hierbei ist zu beachten, dass zuvor ein neuropathologisches Zentrum zu informieren und eine genaue Anweisung zur Entnahme- bzw. Präservationstechnik einzuholen ist, da in den meisten Fällen argyrophile Nervenfasern dargestellt werden und das Biopsat nativ auf Eis vorliegen muss. Durch neuropathologische Untersuchungen können vor allem eine viszerale Myopathie von Formen der viszeralen oder generalisierten Neuropathie differenziert (s. Übersicht S. 745) und das Ausmaß der Strukturschäden bestimmt werden. Die Abbildung 9.3-3 gibt einen Überblick zum praktischen klinischen Vorgehen bei Verdacht auf eine Dünndarmmotilitätsstörung.

Intestinale Pseudoobstruktion

Bei der intestinalen Pseudoobstruktion handelt es sich um ein klinisches Syndrom, das durch eine schwerwiegende Störung der Dünndarmmotilität hervorgerufen wird. Durch eine ineffektive Propulsion kommt es zu einer ileusähnlichen Symptomatik ohne Nachweis einer okkludierenden mechanischen Ursache. Die Pseudoobstruktion kann einerseits als primäre Erkrankung entweder kongenital oder jederzeit später auftreten, andererseits als sekundäre Erkrankung entweder transient oder permanent vorliegen (s. Übersicht S. 745).

Diese Störungen können einmalig als akute intestinale Pseudoobstruktion (Ogilvie-Syndrom) oder rezidivierend mit persistierendem oder progredientem Charakter auftreten (chronische intestinale Pseudoobstruktion, CIPO).

Akute intestinale Pseudoobstruktion (Ogilvie-Syndrom) Die akute intestinale Pseudoobstruktion ist zumeist die Komplikation anderer intestinaler und extraintestinaler Erkrankungen. Sie begleitet bei älteren Patienten häufig schwere Allgemeinerkrankungen und ist mit einer Letalität von bis zu 20% behaftet. Jüngere Patienten sind meist im Rahmen von postoperativen, posttraumatischen, paraneoplastischen, postpartalen oder septischen Krankheitsbildern betroffen.

Zur **Diagnostik** der akuten intestinalen Pseudoobstruktion gehören Anamnese (Medikamentenanamnese, Vorerkrankungen, Trauma, Operationen), Laboruntersuchungen (Elektrolytverschiebung, Azidose), Röntgenabdomenleeraufnahme (dilatierte Darmschlingen mit multipler Spiegelbildung) sowie die morphologische Diagnostik (MDP, Endoskopie, Röntgenenteroklysma nach Sellink).

Das Hauptziel der **Therapie** der akuten intestinalen Pseudoobstruktion besteht in der raschen Behebung der verursachenden Grunderkrankung. Evidenzbasierte Konzepte existieren infolge geringer Studienzahlen noch kaum. Die verursachende Noxe (z. B. trizyklisches Antidepressivum) muss sofort abgesetzt werden. Nahrungskarenz und effektive Dekompression mittels nasogastraler Sonden (z. B. Dennis-Sonde) können akut die Obstruktionssymptomatik mildern oder in einigen Fällen durch wiederhergestellte Darmperfusion und Homöostase sogar beheben und stehen daher im Mittelpunkt der interventionellendoskopischen Therapieversuche. Bei extremer Dilatation sollte eine endoskopische Dekompression eingesetzt werden. Zusätzlich sollte ein rascher Flüssigkeits- und Elektrolytausgleich erfolgen. Bei der postoperativen akuten Pseudoobstruktion mit deutlicher Darmdilatation hat sich ein medikamentöser Support v. a. in Form von intravenöser Gabe von Parasymphatikometika (Neostigmin) oder Sympathikolytika bewährt. Hierbei sind natürlich die systemischen Nebenwirkungen insbesondere kardiovaskulärer Art zu beachten. Eine operative Therapie ist selten notwendig und meist wenig erfolgreich, da oft generalisierte Motilitätsstörungen vorliegen. Sollte sie auf Grund des Versagens aller anderen Maßnahmen dennoch durchgeführt werden müssen, sollte dabei unbedingt gleichzeitig eine transmurale Biopsie („full thickness biopsy") entnommen werden, um das eventuelle Vorliegen einer primären Form der Pseudoobstruktion aufzudecken. Die besten operativen Ergebnisse wurden mit Entlastungsenterostomien erzielt.

Chronische intestinale Pseudoobstruktion (CIPO)
Die chronische intestinale Pseudoobstruktion kann als Dünndarmmotilitätsstörung primär oder sekundär bei systemischen Krankheiten wie systemischer Sklerodermie, Amyloidose, progressiver Muskeldystrophie oder Parkinson-Erkrankung auftreten (siehe Übersicht S. 745). Histologisch unterscheidet man Störungen der glatten Muskulatur (**Myopathien**) von neurologischen Störungen (**Neuropathien**). Selten treten Patienten ohne feingewebliche Auffälligkeiten auf. Zur histologischen Beurteilung genügen endoskopisch gewonnene tiefe Dünndarmbiopsien nicht, da sie zu wenig Anteile der Muscularis propria oder des Plexus myentericus enthalten. Allerdings können sie sich nützlich zum Ausschluss anderer sekundärer Ursachen wie einer Amyloidose, Sprue oder Lymphomen erweisen.

Die seltenen primären **viszeralen Myopathien** sind durch degenerative, fibrosierende Veränderungen der glatten Muskulatur der longitudinalen Muskelfasern gekennzeichnet. In der Dünndarmmanometrie zeigen sich niederfrequente und niedrigamplitudige Spikes (meist <20 mmHg). Häufig sind die gastrointestinalen Abnormitäten mit morphologischen und funktionellen Störungen der glatten Muskulatur von Harnblase, Uterus und Iris vergesellschaftet. Die Erkrankungen treten sporadisch und familiär (autosomal-dominant oder rezessiv, Typ I–III) auf (s. Übersicht S. 745).

Viszerale Neuropathien sind durch Degeneration des Plexus myentericus, selten Plexus submucosus charakterisiert. Auch hier existieren sporadische und familiäre Formen (autosomal-dominant und rezessive Formen). Eine häufige Sonderform stellt die sekundäre Form im Rahmen paraneoplastischer Syndrome (insbesondere beim kleinzelligen Bronchialkarzinom) dar.

Die **Diagnostik** bei chronischer intestinaler Pseudoobstruktion unterscheidet sich nicht vom Algorithmus für allgemeine Dünndarmmotilitätsstörungen (s. Abb. 9.3-3). Allerdings sollte bei Verdacht auf eine chronische Pseudoobstruktion speziell auf eine detaillierte Familienanamnese und Hinweise auf Störungen von Harnblase, Uterus und Iris geachtet werden. Bei schweren Formen und dem geringsten Verdacht auf eine familiäre Störung sollte über eine operative Darmwandbiopsie nachgedacht werden.

Eine **kausale bzw. kurative Therapie** der primären chronischen intestinalen Pseudoobstruktion ist bis heute weder bei den hereditären noch den sekundären Formen möglich. Daher ist die Therapie (außer bei schweren Formen) i. d. R. zunächst symptomatisch und erfordert medikamentöse und supportive Maßnahmen wie die Gabe von Prokinetika (Metoclopramid, Erythromycin, Domperidon), Octreotide, Spasmolytika, Beseitigung einer bakteriellen Fehlbesiedlung und totale parenterale Ernährung (TPN). Zusätzlich können die Symptome der Transportstörung bei einigen Patienten durch Gabe von osmotischen Laxanzien (z. B. Magnesiummilch) günstig beeinflusst werden.

Konservative Therapie Zunächst ist ein konservativer Therapieversuch zu bevorzugen. Dabei steht die Behandlung der Schmerzen, der Motilitätsstörung, der evtl. vorliegenden bakteriellen Fehlbesiedlung und der Malnutrition im Vordergrund (s. Übersicht). Insgesamt sind jedoch die medikamentösen Optionen begrenzt. Substanzen wie Metoclopramid oder Neostigmin, die bei Gesunden prokinetisch wirken und teilweise erfolgreich bei der akuten sekundären Pseudoobstruktion eingesetzt werden, helfen bei Patienten mit primären Formen wie der viszeralen Neuropathie oder Myopathie nicht dauerhaft. Cisaprid ist selektiv prokinetisch wirksam, da es zur verstärkten Freisetzung von Acetylcholin aus dem Plexus myentericus führt, bessert die klinischen Symptome der chronischen Pseudoobstruktion jedoch nur selten und ist vom Markt genommen. Empfehlenswert ist ein Therapieversuch mit Erythromycin. Dieses eigentlich als Antibiotikum bekannte Medikament und seine Derivate (Clarithromycin, Roxithromycin) üben prokinetische Effekte aus, weil sie Motilinrezeptoragonisten sind. Motilin ist der stärkste bekannte motilitätsstimulierende Mediator. Ob in Zukunft das elektrische Pacing des Dünndarms durch miniaturisierte Schrittmachergeräte eine Therapieoption darstellt, muss erst noch in prospektiven Studien zeigen. Zur Behandlung von Malnutrition haben sich kommerzielle Sondenkost und passagere parenterale Ernährung mit Substitution von Vitaminen und Spurenelementen bewährt. Eine symptomatische bakterielle Fehlbesiedlung kann einmalig oder bei rezidivierendem Verlauf intermittierend antibiotisch behandelt werden. Bewährte Medikamente sind hierbei Tetrazykline, Cotrimoxazol, Ciprofloxacin oder Metronidazol. Eine Behandlung sollte mindestens 7–10 Tage dauern, Rezidive sind aber häufig.

Bei den **sekundären Formen** steht die Behandlung der Grunderkrankung im Vordergrund. Octreotide, ein Somatostatinanalogon, hat sich in einer Studie mit kleiner Anzahl an Patienten mit Sklerodermie verbessernd auf die klinischen Symptome ausgewirkt. Erythromycin zeigte besonders bei sekundären Pseudoobstruktionen bei Diabetikern gute Ergebnisse.

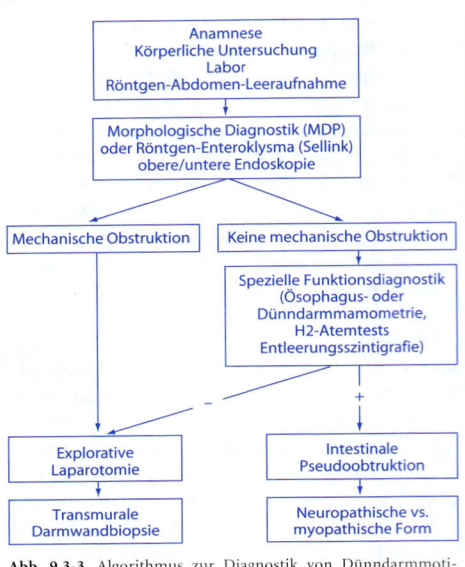

Abb. 9.3-3. Algorithmus zur Diagnostik von Dünndarmmotilitätstörungen

Evidenz der Therapieempfehlungen bei intestinaler Pseudoobstruktion	Evidenzgrad	Empfehlungsstärke
Akute Pseudoobstruktion		
Flüssigkeits-, Elektrolytbilanz	IV	C
Nahrungskarenz	III	B
Dekompression (endoskopisch)	III	B
Totale parenterale Ernährung (TPN)	III	B
Operation (im Notfall)	III	B
Absetzen moltilitätshemmender Medikation	IV	C
Postoperativ: Neostigmin	I-b	A
Sekundär: Behandlung der Grunderkrankung	IV	C
Chronische Pseudoobstruktion		
Ernährungstherapie: enterale Ernährung, Sondenkost, laktose und ballaststoffarme Diät, Vitamine und Spurenelemente	IV	C
Prokinetika: Erythromycin und Derivate	II-b	B
Metoclopramid	I-b	A
Domperidon	I-b	A
Absetzen motilitätshemmender Medikation	IV	C
Bei bakterieller Fehlbesiedlung: Cotrimoxazol, Ciprofloxacin Metronidazol	I-b	A
Operation: Duodenoplastie, Bypass, Enterostomien	II-b	B
Resektionen	III	B
Dünndarmtransplantation	IV	C
Gastrointestinaler Schrittmacher?	III	C
Sekundär: Behandlung der Grunderkrankung, Octreotide/Erythromycib (Kollagenosen)	II-b	B

Operative Therapiemöglichkeiten Versagt die konservative Therapie oder liegt eine schwere Erkrankung mit lokalisierter Dilatation eines oder mehrerer umschriebener Darmabschnitte vor, sind **chirurgische Therapieversuche** zu diskutieren, die aber in jedem Einzelfall sorgfältig abgewogen werden müssen, da sonst nach kurzem Zeitintervall Rezidive zumeist an anderen Abschnitten des Gastrointestinaltrakts auftreten, sofern es sich um eine Erkrankung mit generalisierten Befall des Magen-Darm-Traktes handelt (s. Übersicht S. 745). Außerdem müssen neben den in dieser Patientengruppe gehäuft auftretenden postoperativen Komplikationen künftige differentialdiagnostische Schwierigkeiten bei erneuten obstruktiven Beschwerden bedacht werden. Die Operation stellt somit die Therapie der 2. Wahl dar, sollte sie notwendig werden, ist eine intensive präoperative Funktionsdiagnostik einschließlich Dünndarmmanometrie zur Ausbreitung der Erkrankung für die Operationsplanung unumgänglich. Im Einzelfall kann aber eine gezielte Operation mit Anlage einer Duodenoplastie, einem intestinalen Bypass, einer lokalisierten Segmentresektion oder bei Hauptmanifestation im Kolon eine subtotale Resektion zu vollständiger Beschwerdefreiheit und Gewichtszunahme führen, sodass hier in enger Absprache mit dem Viszeralchirurgen vorzugehen ist.

Zu erwähnen sind auch neue therapeutische Versuche durch Dünndarmtransplantation, die bisher aber nur experimentell eingesetzt werden. Hier müssen Langzeitergebnisse abgewartet werden.

Literatur

Abell TL, Camilleri M, DiMagno EP et al. (1991) Long-term efficacy of oral cisapride in symptomatic upper gut dysmotility. Dig Dis Sci 36: 616–620

Coulie B, Camilleri M (1999) Intestinal pseudo-obstruction. Annu Rev 116: 980–987

Eagon JC, Soper NJ (1993) Gastrointestinal pacing. Surg Clin North 73: 1161–1172

Emmanuel AV, Shand AG, Kamm A (2004) Erythromycin for the treatment of chronic intestinal pseudo-obstruction: description of six cases with a positive response. Aliment Pharmacol Ther 19: 687

Murr MM, Sarr MG, Camilleri M (1995) The surgeon's role in the treatment of chronic intestinal pseudoobstruction. Am J Gastroenterol 90(12): 2147–2151

Parkman HP, Pagano AP, Vozzelli MA et al. (1995) Gastrokinetic effects of ery-thromycin: myogenic and neurogenic mechanisms of action in rabbit stomach. Am J Physiol 269: 418–426

Perlemuter G, Cacoub P, Chaussade S et al (1999) Octreotide treatment of chronic intestinal pseudoobstruction secondary to connective tissue diseases. Arthritis Rheum 42(7):1545–1549

Schuffler MD, Rohrmann CA, Chaffee RG et al. (1981) Chronic intestinal pseudo-obstruction: a report of 27 cases and review of the literature. Medicine 60: 173–196

Shibata C, Naito H, Funayama Y et al. (2003) Surgical treatment of chronic intestinal pseudo-obstruction: report of three cases. Surg Today 33: 58–61

Verne GN, Eaker EY, Hardy E, Sninsky CA (1995) Effect of octreotide and erythromycin on idiopathic and scleroderma-associated intestinal pseudoobstruction. Dig Dis 40 :1892–1901

9.3.5 Kurzdarmsyndrom
Stephan Hollerbach und Jörg Willert

Definition
Das Kurzdarmsyndrom ist ein Zustand der Malabsorption von Nahrungsbestandteilen. Dieser ist zumeist Folge einer massiven Dünndarmresektion, bei der funktionell nicht kompensierbare Darmabschnitte und/oder große Anteile des Dünndarms entfernt werden und die zu einer kritischen Unterschreitung der Resorptionsfläche führt.

Je nach der Lokalisation der Resektion kann unterschieden werden:
- ein proximales bzw. jejunales Kurzdarmsyndrom bei Entfernung von mehr als 50% des Jejunums mit Resorptionsstörungen, Durchfall und Gewichtsverlust. Diese sind Folge des Verlusts der großen absorptiven Oberfläche des Jejunums, das die meisten konzentrierten Verdauungsenzyme und viele Transportproteine enthält;
- ein distales bzw. ileales Kurzdarmsyndrom bei Resektion von mehr als 30 cm des Ileums mit schwer behandelbaren Durchfällen und Steatorrhö. Diese sind primär die Folge des enormen Flüssigkeits- und Elektrolytverlusts, der nach Entfernung des rückresorptiven Ileums auftritt.

Von massiver Dünndarmresektion spricht man, wenn mehr als 75% des Organs reseziert werden.

Epidemiologie
Ausgeprägte Kurzdarmsyndrome sind selten. Präzise Erhebungen zu Inzidenz und Prävalenz fehlen.

Ätiologie
Beim Erwachsenen sind Morbus Crohn, maligne Tumoren, Bestrahlungsfolgen oder die vaskuläre Insuffizienz die häufigsten Ursachen einer ausgedehnten Dünndarmresektion, während im Säuglings- und Kindesalter Ursachen wie die nekrotisierende Enterokolitis, der Mekoniumileus und kongenitale Anomalien (Inkarzeration, Hernien) an erster Stelle stehen. Bei geriatrischen Patienten sind zirkulatorische Störungen in den Mesenterialgefäßen führend. Die beiden folgenden Übersichten zeigen die Gründe, die bei Erwachsenen und Kindern zur Entwicklung eines Kurzdarmsyndroms führen können.

Ursachen für ein Kurzdarmsyndrom beim Erwachsenen
- Vaskuläre Schädigungen:
  - Thrombose oder Embolie der A. mesenterica superior
  - Thrombose der V. mesenterica superior
  - Volvulus des Dünndarms
  - Strangulation
- Postoperative Schädigung:
  - Abdominelles Trauma mit Dünndarmresektion
  - Jejunoilealer Bypass (Adipositaschirurgie)
  - Versehentlicher gastrokolischer/ilealer Bypass
- Verschiedenes:
  - Morbus Crohn, mit oder ohne chirurgische Resektion
  - Bestrahlungsenteropathie
- Primäre oder sekundäre maligne Neubildungen (Tumoren) mit Beteiligung des Gastrointestinaltraktes (Dünndarmkarzinom, Karzinoid, Lymphom)

Ursachen für ein Kurzdarmsyndrom beim Säugling/Kleinkind
- Pränatal:
  - Vaskuläre Schädigung
  - Intestinale Atresie
  - Volvulus
  - Defekte der vorderen Bauchwand
- Postnatal:
  - Nekrotisierende Enterokolitis
  - Trauma
  - Arterielle Thrombosen oder Embolien
  - Venöse Thrombosen
  - Morbus Crohn
  - Volvulus
  - Morbus Hirschsprung
  - Bestrahlungsenteropathie

Pathophysiologie
Bei der Entwicklung eines Kurzdarmsyndroms sind verschiedene Faktoren beteiligt. Dazu gehören das Ausmaß bzw. die Länge des resezierten Darmsegments, die spezielle Lokalisation der Resektion, das Vorhandensein einer intakten Ileozökalklappe und das Ausmaß der körpereigenen intestinalen Anpassung (Adaptation) des verbleibenden Dünndarmrests und Kolons.

Bedeutung der Lokalisation der intestinalen Resektion
Dieser Faktor ist im Zusammenhang mit den metabolischen Konsequenzen von großer Bedeutung.

Bei einer **jejunalen Resektion** führen Symptome wie Resorptionsstörungen, Durchfall und Gewichtsverlust die klinische Symptomatik an, da das Jejunum mit seinen langen Villi, der großen absorptiven Oberfläche, den hochkonzentrierten Verdauungsenzymen und zahlreichen Transportträgerproteinen für die meisten Nährstoffe die erste und wichtigste digestive und absorptive Station im Darm darstellt. Daher kommt es bei Verlust größerer Flächen nach einer Dünndarmresektion zunächst zu einer temporären Reduktion der Absorption der meisten Nährstoffe, die aber meist allmählich durch kompensatorische Mechanismen der „ilealen Adaptation" (s. unten) ausgeglichen werden. Zusätzlich entstehen Rückwirkungen auf Magen, Pankreas und Kolon. Die Funktionen des proximalen Dünndarms können aber im klinischen Verlauf oft weitgehend vom distalen Dünndarm und – soweit es die Kalium-, Natrium- und Wasserresorption anbelangt – vom Kolon übernommen werden.

Dagegen kommt es bei vorwiegend **ilealer Resektion** (50 bis 100 cm) zu einer stark verminderten Rückresorption von Wasser und Elektrolyten, die unter physiologischen Bedingungen v. a. vom Ileum und weniger vom Kolon aufgenommen werden. Die Folge sind massive Flüssigkeits- und Elektrolytverluste. Patienten mit dieser Form des Kurzdarmsyndroms beklagen oft die Intoleranz von größeren Nahrungsbolus oder von Nahrung, die hohe Konzentrate von rasch resorbierbaren Kohlenhydraten enthält. Allerdings kann das Ileum ziemlich massive Adaptationsleistungen nach Eingriffen erbringen (ileale Adaptation), vor allem in Form einer Längenzunahme sowie hinsichtlich seiner Villusfunktionen. Dadurch kommt es bei einer Jejunumresektion und nicht zu großen Ileumverlusten zu einer allmählichen Verbesserung der Absorption von Makronährstoffen. Diese Adaptationsvorgänge in Form von epithelialer Hyperplasie der verbleibenden Dünndarmabschnitte setzen bei Versuchstieren bereits 24–48 h nach Dünndarmresektion ein. Dadurch können die Länge der Mikrovilli und die absorptive intestinale Fläche zunehmen, was wiederum zu einer allmählichen Zunahme der digestiven Funktion von Nährstoffen und der Absorption von Flüssigkeit und Elektrolyten führen kann.

Das Ileum ist der einzige Ort, der **Gallensäuren** aktiv rückresorbieren kann. Bei der Ileumform des Kurzdarmsyndroms kommt es daher häufig zu einem Gallensäurenverlustsyndrom, bei dem die vermehrt im Darm anfallenden sekundären Gallensäuren von Bakterien zu tertiären Gallensäuren dekonjugiert werden, die wiederum im Kolon zu einer verstärkten Sekretion von Wasser und Elektrolyten führen und so wässrige Durchfälle erzeugen. Bei großen Ileumverlusten entsteht durch die Gallensäureverluste schließlich auch ein verminderter Gehalt an körpereigenen Gallensalzen und damit eine Beeinträchtigung der intestinalen Mizellenbildung, die jedoch für die Verdauung von Fett und fettlöslichen Vitaminen (A, D, E, K) absolut notwendig ist. Klinische Folge ist die Steatorrhö, die ebenfalls verstärkt Durchfälle bewirkt, da Fettmetaboliten ähnlich den Gallensäuren die propulsive motorische Aktivität im Kolon anregen und die Sekretion von Wasser und Elektrolyten gefördert wird.

Das Ileum ist auch der wichtigste Resorptionsort für **Vitamin B_{12}**. Bei Ileumverlusten >60 cm kommt es sehr häufig zur Malabsorption von Vitamin B_{12}, was nicht durch Jejunum oder Restileum ausgeglichen werden kann. Die Folge ist die Entwicklung einer makrozytären Vitamin-B_{12}-Mangelanämie bis hin zum Auftreten einer funikulären Myelose, was aber heute durch verbesserte Ernährungsmethoden beim Kurzdarmsyndrom sehr selten geworden ist.

Die motorischen Störungen bei Ileumverlusten sind bisher nur schlecht charakterisiert. Sicher entsteht bei Verlust der „Ileumbremse" eine beschleunigte Transitzeit, was die Malabsorption beim Kurzdarmsyndrom weiter verstärkt.

Vorhandensein der Ileozökalklappe Die Ileozökalklappe ist eine spezielle glattmuskuläre Struktur, die das Ileum vom Zökum abtrennt. Sie kann den Druckgradienten zwischen Ileum und Kolon erhöhen und wirkt dadurch als Druckklappe. Ihre Funktion besteht aus einer abgestuften Erhöhung der intestinalen Transitzeit und erhöht somit die Kontaktzeit für luminale Nährstoffe mit dem Bürstensaumepithel des Dünndarms. Auf diese Weise wird die Absorptionsleistung des Dünndarms für Nährstoffe (v. a. komplexen Substanzen wie Fetten), Elektrolyte und Flüssigkeiten erhöht.

Eine Resektion der Ileozökalklappe geht häufig mit einem erhöhten Risiko der Entwicklung eines Kurzdarmsyndroms einher, da der Verlust dieser Barriere in vielen Fällen eine bakterielle Überwucherung des Dünndarms und ein Gallensäurenverlustsyndrom zur Folge hat. Die Bakterienüberbesiedlung führt zu einer vermehrten Dekonjugation von Gallensalzen mit gestörter Mizellenbildung und dadurch reduzierter Fett- und fettlöslicher Vitaminresorption im Dünndarm. Das vermehrte Abfallen tertiärer Gallensäuren im Kolon verstärkt die Durchfälle zusätzlich durch die direkte Stimulation der Sekretion von Wasser und Elektrolyten im Kolon, sodass das Kurzdarmsyndrom verstärkt wird. Die bakterielle Fehlbesiedlung des Dünndarms erzeugt schließlich auch noch einen verstärkten Verlust von Vitamin B_{12} mit der Ausbildung eines entsprechenden Vitaminmangels.

Ausmaß der Resektion Beim Erwachsenen können bis zu 50% (2–3 m) des Dünndarms entfernt werden, ohne dass signifikante Elektrolyt- oder Nährstoffverluste eintreten. Bei Entfernung von 75% (>4 m) tritt praktisch immer ein Kurzdarmsyndrom auf, das parenterale oder enterale Ersatztherapien erforderlich macht.

Spezielle Mangelzustände und Veränderungen trophischer Hormone/Faktoren

Die spezifischen Leistungen des Ileums, die Vitamin-B_{12}- und die Gallensäurenabsorption, können dagegen nicht von Duodenum und Jejunum erfüllt werden. Die Folgen sind **Diarrhö** und **Steatorrhö** sowie Störungen des Gallensäuren- und Oxalsäurestoffwechsels. Liegt die Resektionslänge des Ileums unter 100 cm, stehen wässrige Durchfälle im Vordergrund. Liegt sie darüber, so tritt eine Steatorrhö hinzu. Pathophysiologisch liegen diesen Symptomen verschiedene Störungen zugrunde:

- eine **kritische Unterschreitung der Gallensäurenkonzentration** infolge Dekompensation des enterohepatischen Kreislaufs der Gallensäuren,
- die bakterielle Dekonjugation konjugierter Gallensäuren mit Bildung toxischer, unkonjugierter Gallensäuren.

Die entstehende übersättigte Galle kann zur **Gallensteinbildung** führen und die im Kolon resultierende **Oxalsäurehyperabsorption** zur Nierensteinbildung.

Häufig besteht beim Kurzdarmsyndrom eine ursächlich unklare Erhöhung des **Gastrinspiegels** im Blut, die infolge Hypersekretion des Magens zur vorübergehenden Ulkusbildung führen kann. Die Dünndarmschleimhaut im Duodenum zeigt vermehrtes Wachstum mit Zunahme des Darmumfangs sowie in begrenztem Maße der Darmlänge, was aber leider nicht in Jejunum und Ileum beobachtet wird. Zahlreiche weitere **trophische Hormone** und Wachstumsfaktoren sind beim Kurzdarmsyndrom vermehrt nachweisbar. Das Pankreas zeigt postoperativ eine Größenzunahme, wahrscheinlich durch vermehrte Stimulation der Gallen- und Pankreassekretion durch Cholezystokinin. Enteroglukagon und Polyamine tragen zur Entwicklung der epithelialen Hyperplasie bei der intestinalen Adaptation bei. Neurotensin verstärkt die Neubildung bzw. Hyperplasie von Mikrovilli, da es das zirkulierende Enteroglukagon stimuliert. Ähnliche Effekte werden den insulinähnlichen Wachstumsfaktoren (z. B. IGF-1) zugeschrieben. Weitere für die Therapie des Kurzdarmsyndroms interessante trophische Substanzen sind die Prostaglandine, Glutamin, Arginin sowie kurzkettige Fettsäuren.

Klinische Symptome

Das klinische Bild des Kurzdarmsyndroms ist variabel, da im Laufe der Zeit eine allmähliche Adaptation des verbliebenen Dünndarms einsetzt und der betroffene Patient verschiedene Phasen durchläuft.

- **Phase 1** dauert üblicherweise 1–2 Wochen und ist durch massive wässrige Diarrhöen mit Flüssigkeits- und Elektrolytverlusten gekennzeichnet. Die Intensität dieser Diarrhöen lässt häufig in den folgenden Wochen allmählich nach. Während Phase 1 ist zumeist eine volle parenterale Führung der Patienten erforderlich.
- **Phase 2** ist die Zeit der intestinalen Adaptationsvorgänge, während der die orale Ernährung wieder langsam begonnen und langsam weiter aufgebaut werden kann. Diese Phase dauert zwischen mehreren Monaten bis zu einem Jahr.
- Während **Phase 3** wird schließlich das volle Ausmaß der intestinalen Adaptation erreicht, in vielen Fällen kann jetzt eine fast normale orale Ernährung und Flüssigkeitsaufnahme erfolgen.

Die folgende Übersicht gibt einen Überblick über die wichtigsten beim Kurzdarmsyndrom zu erwartenden klinischen Symptome bzw. laborchemischen Auffälligkeiten bei betroffenen Patienten.

Klinik des Kurzdarmsyndroms
- Wässrige Diarrhö
- Anämie
- Steatorrhö
- Adynamie und Gewichtsverlust
- Neuromuskuläre Störungen (Tetanie)
- Osteopathie
- Peptisches Ulkus
- Hämorrhagische Diathese
- Gallensteindiathese
- Oxalatsteindiathese

Initial durch Flüssigkeits- und Elektrolytverluste hervorgerufene klinische Manifestationen sind vor allem die Hypovolämie, Hypotonie, Hyponatriämie und Hypokalzämie. Die Hypotonie kann ein **prärenales Nierenversagen** hervorrufen. Bei sehr ausgedehnter Dünndarmresektion treten **Steatorrhö** und **Gewichtsverlust** zu der Symptomatik hinzu.

Die initial häufige Hypergastrinämie ruft in manchen Fällen peptische Läsionen wie Ulzera ventriculi und duodeni hervor.

Ist die parenterale Therapie nicht suffizient durchgeführt, kommt es zu einer deutlichen globalen 2Malabsorption mit massigen Stühlen, wie von der einheimischen Sprue bekannt. Steatorrhö, Kreatorrhö (erhöhte N2-Ausscheidung), Elektrolyt (Kalzium, Kalium, Magnesium)- und Vitaminmalabsorption (Vitamine A, D, E, K) sowie gestörte Aufnahme von Spurenstoffen (Zink, Selen u. a.) führen zu **Adynamie** und **Gewichtsverlust** bis hin zu Auszehrung. Weitere Komplikationen sind Störungen des Kalziumstoffwechsels mit Knochenschmerzen, **neuromuskulären Störungen** wie Tetanie, Anämie, Blutungsneigung und Ödemen. Es kann sich durch die Kalziumverluste ein **sekundärer Hyperparathyreoidismus** entwickeln, v. a. wenn gleichzeitig enterale Vitamin-D-Verluste auftreten.

Langfristig kann es zu **Gallenstein**- und Nierensteinbildung mit Koliken kommen. Die Gallensteininzidenz ist infolge einer „Supersättigung" der Galle mit Cholesterin (fehlender entero-hepatischer Gallensäurenkreislauf, Gallensäureverlust) bis zu 3fach erhöht. Nierensteine bilden sich vermehrt auf dem Boden einer häufig vorhandenen **Hyperoxalurie**, die durch erhöhte Oxalsäureaufnahme im Kolon zustande kommt. Die Nierensteine bestehen vorwiegend aus Kalziumoxalatsteinen.

Diagnostik

Eine invasive Diagnostik des Kurzdarmsyndroms ist meist nicht erforderlich, da in den meisten Fällen eine gründliche Anamnese, die körperliche Untersuchung und der klinische Verlauf die wesentlichen Informationen der Patienten vermitteln.

Weiterhelfende **Laboruntersuchungen** sind die auf Hypogammaglubulinaemie, Hypokomplementämie, Hypomagnesämie, Hypokalzämie (Serum) und Hyperoxaliurie (Urin).

Einige klinische Symptome, vor allem die Diarrhö, sind aber häufig multifaktoriell bedingt (s. oben) und machen daher bei einigen Patienten weiterführende diagnostische Maßnahmen erforderlich (s. Übersicht).

Spezialdiagnostik beim Kurzdarmsyndrom
- Differentialdiagnose:
  – Bakterielle Fehlbesiedlung
  – Gallensäurenverlustsyndrom
  – Infektiöse Gastroenteritis (Superinfektion)
  – Malabsorption/Maldigestion infolge Pankreasinsuffizienz
  – Motilitätsstörungen
- Maßnahmen zum Ausschluss:
  – Glukose-H_2-Atemtest, ^{13}C-D-Xylose-Atemtest, Dünndarmaspirationskultur
  – 75SeHCAT-Test; alternativ Therapieversuch mit Cholestyramin
  – Stuhlbakteriologie, Parasiten, Wurmeier; ggf. Virologie, Endoskopie mit Kolonbiopsien, Serologie
  – Ultraschall, ggf. MRCP oder ERCP, Pankreasfunktionstests (indirekt/direkt)
  – Diabetesausschluss, intestinale Transitzeit (H_2-Atemtest, MDP), Magenentleerung (Szintigraphie, ^{13}C-Octanoat-Atemtest), Kolonszintigraphie

---

Therapeutisches Management

1. In der **Frühphase** nach ausgedehnter Resektion besteht das Therapieziel aus einer suffizienten totalen parenteralen Ernährung (**TPN**) sowie einer Vermeidung von Flüssigkeits- und Elektrolytverlusten. Deswegen ist die bilanzierte Gabe von Glukose, Aminosäuren, Spurenelementen, fett- und wasserlöslichen Vitaminen sowie Elektrolyten notwendig. Dazu ist es wichtig, auch Flüssigkeitsverluste über ein Stoma und das Kolon mitzubilanzieren und im Infusionsplan einzuberechnen. Natriumverluste von 80–120 mmol/l sind dabei nicht ungewöhnlich. In dieser Phase sollte keine orale Nahrungszufuhr erfolgen. Ein in-

travenöser Protonenpumpeninhibitor (z. B. Esomeprazol, Omeprazol oder Pantoprazol) sollte routinemäßig zur Vermeidung der Hypersekretion des Magens verabreicht werden.

> **Phase I: Ziele der totalen parenteralen Ernährung (TPN); „nil per os"**
> - Ersatz der Ernährung
> - Stabilisierung der Flüssigkeits- und Elektrolytbilanz
> - Vitamin- und Mineralsalzersatz
> - Schrittweise Reduktion der parenteralen Ernährung mit Einführung der enteralen Ernährung

2. Sobald sich der Patient **stabilisiert**, sollte so frühzeitig wie möglich mit der enteralen Ernährung überlappend, entweder oral oder über eine dünnlumige Magen- oder Duodenalsonde, mit isoosmolaren, chemisch definierten Elementar- bzw. Oligopeptiddiäten (z. B. Survimed OPD, Salvipeptid) begonnen werden. Höher konzentrierte Lösungen bewirken häufig eine osmotische Diarrhö, vor allem solche mit höher konzentrierten Kohlenhydraten. Insbesondere bei Kindern sollte mit einem höheren Fett- als Kohlenhydratgehalt therapiert werden. Dabei ist aber auch die alleinige Anwendung von frei resorbierbaren mittelkettigen Triglyzeriden (MCT) zu vermeiden, da MCT-Fette selbst eine osmotische Wirkung haben können und viele Patienten durchaus noch in der Lage sind, auch komplexe Fettsäuren zu resorbieren. Meistens liegt ja keine begleitende Pankreas- oder Gallensäureninsuffizienz vor, sodass bei vielen Patienten auch längerkettige Fettsäuren resorbiert werden können. Zu Beginn dieser Therapie ist eine kontinuierliche Pumpenapplikation sehr von Vorteil, da dieses Regime eine langsame Sättigung der Carrier-Transportproteine im Dünndarm bewirkt und damit die gesamte noch zur Verfügung stehende Absorptionsfläche ausnützt.

Der Sinn der frühzeitigen enteralen Ernährung liegt darin, die Adaptation der Dünndarmmukosa verbessern zu helfen bzw. eine Mukosaatrophie zu verhindern. Hier könnte der Einsatz von rekombinantem Wachstumshormon weitere Bedeutung gewinnen (s. unten). Die enterale Ernährung ist sehr langsam zu steigern, entsprechend dem Ausmaß der Stuhlvolumina. Der Genuss von Milch bzw. laktosehaltigen Produkten ist zu empfehlen, obwohl bei manchen Patienten mit ausgedehnter Resektion ein sekundärer Laktasemangel vorliegen kann. In den meisten Fällen aber stellt Milch eine gute Quelle für Fett, Kalorien und Kalzium dar. Daher sind laktosefreie Elementardiäten nur bei Patienten mit nachgewiesener Intoleranz angezeigt.

Die Substitution von Vitaminen (A, D, E, K, B12, Folsäure), Kalzium, Magnesium, Eisen, Zink, Phosphat und essentiellen Fettsäuren sowie auf lange Sicht auch weiterer Spurenelemente darf nicht versäumt werden, vor allem, wenn der Patient ausschließlich mittelkettige Triglyzeride einnimmt.

3. **Durchführung des enteralen Kostaufbaus** Anfangs ist eine kontinuierliche Applikation der enteralen Ernährung über eine Sonde mit Ernährungspumpe zu bevorzugen, vor allem bei Kindern. Alternativ können häufige, kleinvolumige Bolusgaben ein-

gesetzt werden. Eine bewährte Faustregel ist, anfangs mit 5% der benötigten Kalorienmenge als enterale Sondenkost zu beginnen, die dann alle 3–7 Tage je nach individueller Toleranz langsam weiter aufgebaut wird. Während gleichzeitig die parenterale Ernährung überlappend allmählich zurückgefahren wird, sollte die enterale Ernährung sehr langsam weiter gesteigert werden. Wichtig ist es, keine aggressiven Forschritte erzwingen zu wollen, sondern kleine, häufige Zulagen der enteralen Ernährungsmenge anzusetzen, während der Dünndarm an die neuen Resorptionsverhältnisse adaptiert wird. Meist kann in der Phase der Adaptation im Laufe von Wochen eine zunehmend normale orale Kost verabreicht werden. Häufige, kleine Mahlzeiten (etwa alle 2–3 h) haben sich dabei besonders bewährt. Die Nahrung sollte ausgewogen sein und idealerweise aus bis zu 40% Fetten, 30% Kohlenhydraten und 30% Proteinen bzw. Aminosäuren bestehen.

Der Erfolg der enteralen Ernährung kann durch das Messen der enteralen Flüssigkeitsverluste objektiviert werden, da diese den Grad an Kohlenhydratmalabsorption widerspiegeln. Deutliche Zunahmen des Flüssigkeitsvolumens signalisieren praktisch immer eine bedeutsame Malabsorption der Kohlenhydrate, sodass derartige Veränderungen im Verlauf des enteralen Kostaufbaus in der Regel das Maximum der Verdauungskapazität anzeigen.

> **Phasen II und III**
> - Schrittweise Einführung der enteralen Ernährung:
>   – Kontinuierlich isotonische Flüssigkeit
>   – Ernährung über Magen- oder Gastrostomiesonde, dann per os (kleine Mengen alle 2–3 h)
>   – Mittelkettige Triglyzeride (cave: selbst osmotische Wirkung!) bei ausgeprägter Steatorrhö und/oder Pankreasinsuffizienz
>   – Komplexe Kohlenhydrate sind besser als einfacher Zucker, nicht mehr als 30% der täglichen Kalorienmenge
>   – Vermeiden stark zuckerhaltiger und hypertoner Getränke (z. B. Säfte)
>   – Vitamin- und Mineralsalzersatz
>   – Vitamin B_{12} (bei Verlust eines großen Anteils des Ileums) lebenslang (!)
>   – Vitamin D (zur Vorbeugung der Rachitis)
>   – Vitamin K (bei erhöhter INR/erniedrigtem Quick)
> - Weitere Erhöhung der enteralen/oralen Ernährung, wenn:
>   – Stuhl-pH >5,5
>   – Keine voluminösen Stühle mehr

Ist die erforderliche Nährstoffzufuhr trotz dieser Maßnahmen nicht zu erreichen, so kommt die unterstützende **heimparenterale Ernährung** zur Anwendung, bei der über ein implantiertes Kathetersystem während der Nachtruhe Nährlösungen parenteral appliziert werden. Dies ist vor allem bei Patienten, die weniger als 1 m verbliebenen Dünndarm besitzen und/oder eine Kolektomie hatten, langfristig notwendig. Indikationen der heimparenteralen Ernährung sind rascher Gewichtsverlust und exzessive Flüssigkeits- und Elektrolytverluste, die nicht oral kompensiert werden können. Allerdings können einige Patienten durch langsame intestinale Adaptation auch noch nach 2–3 Jahren eine verbesserte Absorptionsleistung aufbauen.

Pharmakologische Therapie

Rekombinante **Wachstumshormone** wurden in einer doppelblinden plazebokontrollierten Studie bei 41 Patienten mit Kurzdarmsyndrom eingesetzt. Hierdurch konnte etwas TPN reduziert werden, wenn 0,1 mg/kg/Tag über 4 Wochen verabreicht wurde. Der Mechanismus dieser moderaten Effekte ist jedoch unklar und Timing sowie Dauer dieser Injektionen sind genauer zu erforschen, sodass derzeit keine Anwendung im klinischen Alltag zu empfehlen ist. Die Kombination aus Wachstumshormonen und der oral verabreichten Aminosäure **Glutamin** in Kombination mit einer kohlenhydratreichen und fettarmen Diät konnte in einer unkontrollierten Studie das Körpergewicht steigern und erlaubte bei 40% der Patienten ein Absetzen der parenteralen Ernährung. Diese Ergebnisse konnten aber in randomisierten doppelblinden klinischen Studien bisher noch nicht bestätigt werden, sodass hierzu weitere kontrollierte Ergebnisse abzuwarten bleiben.

Neue Entwicklungen sind das GI-Hormon GLP-II und sein Analogon Teduglutide, die in kleinen Studien die Absorptionsleistung des Dünndarms und die Höhe der intestinalen Villi steigern konnten. Weitere Studien sind hierzu abzuwarten.

Dünndarmtransplantation

Die Dünndarmtransplantation kommt erst seit wenigen Jahren als Therapieoption in ausgewählten Zentren in Frage. Größere Studien hierzu haben gezeigt, dass ca. 70% der rein dünndarmtransplantierten und unter 40% der kombiniert transplantierten Patienten länger als 3 Jahre damit überleben können. Komplikationen sind vor allem Sepsis, Abstoßungsreaktionen, Zytomegalievirusinfektionen und lymphoproliferative Erkrankungen. Die Diagnose der Abstoßung kann sehr schwierig sein, sie wird aber am ehesten mittels endoskopisch gewonnenen Biopsien gestellt. Das typische histologische Bild der Transplantatabstoßung ist dabei das der Kryptitis. Mit weiteren Fortschritten dieser Therapie ist in den nächsten Jahren zu rechnen. Die Erfolge der reinen Dünndarmtransplantation waren in der Vergangenheit besser als diejenigen der kombinierten Leber-/Dünndarmtransplantation, die bei Patienten mit Langzeit-TPN-induzierter Lebererkrankung beim Kurzdarmsyndrom eingesetzt wurde.

Derzeit kommt diese Therapie in Deutschland nur optional in ausgewiesenen Transplantationszentren für Patienten in Frage, die eine schwere Leberzirrhose unter TPN entwickeln und unerträglich schwere Symptome bei Versagen aller o. g. Therapiemaßnahmen haben, sowie für Patienten, die eine rezidivierende Kathetersepsis bekommen und denen ein venöser Dauerkatheter nicht mehr zumutbar ist.

Supportive Therapie

Die Diarrhö kann in vielen Fällen durch Loperamid (Imodium) reduziert werden. Bei Verdacht auf oder nachgewiesener chologener Diarrhö ist ein Therapieversuch mit Cholestyramin (z. B. Quantalan) aussichtsreich, da damit Gallensalze gebunden und die Diarrhö vermindert werden kann. Kommt es hierbei nicht zu einer Besserung, so ist der Gallensäurenverlust wahrscheinlich nicht der wichtigste Grund für die Diarrhöen.

Eine Diurese von > 2 l/Tag sollte gewährleistet sein. Zur Optimierung der Pankreasfunktion ist bei Pankreasinsuffizienz die Gabe von pankreatinhaltigen Präparaten in Granulatform sowie die Gabe eines H_2-Rezeptorblockers angezeigt.

Eine besondere Aufmerksamkeit erfordert die sekundäre **enterale Hyperoxalurie**, die als Folge der Dünndarmresektion auftritt, wenn das Kolon noch erhalten ist. Die Therapie und die Prophylaxe der zum Auftreten von Nierensteinen führenden Hyperoxalurie bestehen in der Gabe einer oxalsäurearmen Diät (Meiden von Kakao, Schokolade, Colagetränken, Rhabarber, Roter Bete), Gabe von Cholestyramin und Kalzium, das die Oxalsäure im Darm bindet (Kalziumoxalat).

Die unter parenteraler Langzeittherapie vor allem bei Säuglingen und Kleinkindern in bis zu 20% der Fälle auftretende **Cholestase** (s. unten) ist gefährlich, da sie zu einer irreversiblen Fibrose und später zur Zirrhose mit letalen Verläufen führen kann. Zwei Pilotstudien bei Kindern mit TPN-assoziierter cholestatischer Lebererkrankung fanden heraus, dass eine kurzzeitige Therapie mit Ursodesoxycholsäure (UDC; z. B. Ursofalk) eine deutliche Senkung der biochemischen Entzündungsparameter der Lebererkrankung bewirkte und möglicherweise die Progression der Fibrose verzögern kann. Bei einer Arbeit an 7 Kindern führte die Gabe von UDC zur Normalisierung der biochemischen Zeichen der Cholestase, bei 3 Kindern kam es nach Absetzen der UDC zu einem Rückfall der Cholestase, die sich aber nach Wiederansetzen der Therapie erneut verbessern ließ. Nach Wechsel zur enteralen Ernährung konnte bei allen Kindern die UDC ohne weitere Rückfälle abgesetzt werden.

Alternativ zur medikamentösen Erhöhung der Nahrungskontaktzeit ist die Anlage eines **antiperistaltischen Segments** versucht worden. Dies besitzt jedoch zusätzlich zum Risiko eines Stasesyndroms den Nachteil einer weiteren operativen Intervention mit möglichen Komplikationen. Von besonderer Bedeutung ist in diesem Zusammenhang auch, dass Drainage-Operationen des Magens bei peptischen Magen- und Duodenalgeschwüren ebenso wie die Vagotomie das Kurzdarmsyndrom drastisch verschlechtern können und daher, wenn irgend möglich, vermieden werden sollten.

Prognose

Die Prognose von Patienten mit einem Kurzdarmsyndrom wird vor allem von der Länge des Restdarms, vom Ort der Resektion sowie vom Zustand des Restdarms bestimmt, d. h. schließlich auch vom Schweregrad der Cholestase sowie deren Dauer bis zur vollständigen intestinalen Adaptation. Werden mehr als 70% des Dünndarms reseziert, ist die Morbidität hoch und die Lebenserwartung verkürzt. Einige Kinder mit einem Kurzdarmsyndrom sterben wegen eines Leberversagens, das durch die parenterale Langzeiternährung induziert wurde (Cholestase). Bei Bilirubinwerten über 30 mg/dl scheint keine Reversibilität mehr möglich. Aus diesem Grunde gehen auch die Anstrengungen dahin, neben der Beschleunigung der intestinalen Adaptation die häufig auftretende Cholestase durch Medikamente wie Ursodeoxycholsäure (UDC) positiv zu beeinflussen. In einer Studie wurde der Langzeitverlauf des Kurzdarmsyndroms in einer Gruppe von 124 Erwachsenen mit nichtmalignen Erkrankungen und Dünndarmresektion, die eine heimparenterale Ernährung benötigten, verfolgt. Die Überlebensraten nach zwei und fünf Jahren betrugen 86% und 49%. 55% der überlebenden Patienten benötigten weiterhin parenterale Ernährung nach 5 Jahren. In der Multivarianzanalyse wurde das Überleben nachteilig vom Vorhandensein einer endständigen Enterostomie, einem Dünndarmrest von <50 cm und von arteriellem Infarkt als Ursache des Kurzdarmsyndroms identifiziert. Eine postduodenale Länge des verbleibenden Dünndarms von <100 cm ist besonders häufig mit einer Dauerabhängigkeit von TPN assoziiert. Weitere Risikofaktoren dafür sind Verlust der Ileozökalklappe und/oder des Kolons. Fast alle Patienten (94%), bei denen eine TPN für >2 Jahre benötigt wird, können im weiteren Verlauf niemals mehr ausschließlich enteral ernährt werden.

Komplikationen
Chronische Komplikationen des Kurzdarmsyndroms umfassen **hepatobiliäre Erkrankungen**, die mit der totalen parenteralen Ernährung (TPN) assoziiert sind (s. unten), sowie **Nährstoffmängel**, bakterielle **Dünndarmfehlbesiedlung** und damit verbundene Arthritiden und Kolitis, enterische **Hyperoxalurie** und die **Laktazidose**. Von besonderem Gewicht ist auch die **enterogene Osteopathie**, die zu schweren Knochenschmerzen, Wirbelzusammenbrüchen und zu Immobilität des Patienten führen kann. Beim distalen Kurzdarmsyndrom kommt es in bis zu 9% der Fälle zur Nierenoxalatsteinbildung. Gallensteine treten bei ca. 30% der Patienten auf. Weitere Komplikationen sind oft mit Katheteranlagen zur (heim-)parenteralen Ernährung verbunden und bestehen aus rezidivierender Kathetersepsis und Katheterbrüchen. Die vollständige parenterale Ernährung hat aber zahlreiche Komplikationen. Die für diese Ernährungsform notwendigen zentralvenösen Katheter (ZVK) prädisponieren zu septikämischen Komplikationen. Die Sepsisrate unter parenteraler Ernährung bei Patienten mit einem Kurzdarmsyndrom ist deutlich höher als bei Patienten mit anderen Diagnosen. Die unter parenteraler Ernährung erhöhte Sepsisrate scheint bei Patienten mit einem Kurzdarmsyndrom vor allem durch eine bakterielle Translokation bedingt zu sein. Neben der bakteriellen Sepsis fürchtet man besonders die Pilzsepsis, die nach längerer antibiotischer Therapie auftreten kann, oft zu einem Multiorganversagen führt und nur mit einer invasiven Therapie behandelt werden kann. Aus diesen Gründen ist es bei jedem Patienten geboten, die Zeit der initial absolut notwendigen parenteralen Ernährung auf ein Minimum, d. h. auf den kürzesten möglichen Zeitraum zu beschränken.

Die hepatobiliären Erkrankungen beginnen oft unter der parenteralen Langzeittherapie (TPN) als schleichend progrediente **Cholestase**, Cholelithiasis und/oder Hepatitis. Die Veränderungen reichen von einer asymptomatischen Steatosis (vor allem bei exzessiver Kalorienzufuhr) bis hin zu Steatohepatitis (NASH) und Cholestase, die ein bedeutsames Problem werden können.

Bei einigen Patienten führt die cholestatische Leberfunktionsstörung zur Zirrhose mit portaler Hypertension und stellt im Extremfall eine mögliche Indikation zur kombinierten Transplantation von Leber und Dünndarm dar. Diese Erkrankung tritt vor allem bei Patienten mit der Kombination aus Kurzdarmsyndrom und Langzeit-TPN auf, wichtige ursächliche Faktoren sind dabei rezidivierende Septikämie einschließlich Kathetersepsis, bakterielle Translokationen aus dem Darm bei bakterieller Fehlbesiedlung und rezidivierender Cholangitis. Weiterhin führt der Mangel an enteraler Ernährung zur reduzierten Sekretion von Darmhormonen, reduziertem Gallefluss und biliärer Stase.

Die Inzidenz von Lebererkrankungen bei Erwachsenen mit Kurzdarmsyndrom unter Langzeit-TPN ist nicht genau in Zahlen anzugeben. Risikofaktoren für die Entwicklung einer schweren Leberfibrose oder -zirrhose mit weiteren Komplikationen der portalen Hypertension wie Enzephalopathie und Varizenblutung sind besonders eine Dünndarmlänge <50 cm und eine parenterale Lipidzufuhr >1 g/kg KG pro Tag, aber auch nicht ernäh-

Tabelle 9.3-11. Komplikationen und Prophylaxe/Therapie beim Kurzdarmsyndrom

Komplikation	Prophylaxe/Therapie
Cholestatische Lebererkrankung	Sepsis-/Cholangitisprophylaxe/Ursodeoxycholsäure (z. B. Ursofalk)
Cholelithiasis	Ggf. prophylaktische Cholezystektomie bei Langzeit-TPN
Bakterielle Dünndarmfehlbesiedlung	Antibiotikatherapie, ggf. wiederholt oder zyklisch; bei Kolitis Kombination mit Mesalazin
Hyperoxalurie/Nephrolithiasis	Kalziumcarbonat oral (1–4 g/Tag), hohe Flüssigkeitsaufnahme, Cholestyramin, bei Azidose zusätzlich Kaliumzitrat, evtl. fettreduzierte Diät
D-Laktazidose	Natriumbicarbonat i.v., orale Antibiotika (Metronidazol, Neomycin, Vancomycin), kohlenhydratärmere Diät
Enterogene Osteopenie	Vitamin D und Kalzium, körperliche Bewegung
Nährstoffmangelerkrankungen	Korrektur der Vitamin- und Spurenelementmangelzustände, Vermeidung einseitiger Kostformen, kompetente Ernährungsberatung

rungsbezogene Probleme wie Bluttransfusionen, rezidivierende Sepsis und Nebenwirkungen von verabreichten Medikamenten. Optimale Präventionsmechanismen konnten noch nicht er-mittelt werden, aber die Förderung der intestinalen Motilität und die Reduktion bakterieller Translokationen aus dem Darmlumen kann vor allem durch aggressiven Gebrauch der enteralen Ernährung, Kontrolle der bakteriellen Fehlbesiedlung, reduzierter Zufuhr von langkettigen Omega-6-Fettsäuren und Prävention einer Kathetersepsis deutlich reduziert werden.

Tabelle 9.3-11 fasst die wichtigsten Komplikationen beim Kurzdarmsyndrom zusammen und erlaubt einen raschen Überblick über geeignete Therapieverfahren. Die folgende Evidenztabelle gibt einen Überblick über die Evidenzgrade der eingesetzten Therapieverfahren.

Wissenschaftliche Evidenz der Wirksamkeit verschiedener Behandlungsmöglichkeiten bzgl. Überleben und *Besserung der Dünndarmfunktion beim Kurzdarmsyndrom		
	Evidenzgrad	Empfehlungsstärke
Totale parenterale Ernährung (TPN)	I-a	A
Enteraler Kostaufbau	II-b	A
Dünndarmtransplantation	I-b	A
Wachstumshormone*	II-b	B
GLP-II-Hormongabe*	III	B

Literatur

Beau P, Labat-Labourdette J, Ingrand P, Beauchant M (1994) Is ursodeoxycholic acid an effective therapy for total parenteral nutrition-related liver disease? J Hepatol 20(2): 240–244

Byrne TA, Persinger RL, Young LS et al. (1995) A new treatment for patients with short bowel syndrome. Growth hormone, glutamine, and a modified diet. Ann Surg 222: 243–247

Ellegard L, Bosaeus I, Nordgren S, Bengtson BA (1997) Low dose recom-binant human growth hormone increases body weight and lean body mass in patients with short bowel syndrome. Ann Surg 225: 88–93

Feldman EJ, Dowling RH, McNaughton J (1976) Effects of oral versus intra-venous nutrition on intestinal adaptation after small bowel resection in the dog. Gastroenterology 70: 712

Feldman MB, Scharschmidt F, Sleisenger MH (eds) (1998) Gastrointestinal and liver disease, WB Saunders, Philadelphia, p 1548–1556

Fischbein TM, Kaufmann SS, Florman SS et al. (2003) Isolated intestinal tranplantation: proof of clinical efficiency. Transplantation 76: 636–640

Jeppesen PB, Blosch CM et al. (2002) Alx-0600, a dipeptidyl peptidase-IV resistant glukagon-like peptide-2 (GLP-2) analog, improves intestinal function in short-bowel syndrome (SBS) patients with a jejunostomy. Gastroenterology 122: S1249

Kurkchubasche A, Rowe MI, Smith SD (1993) Adaptation in short-bowel syndrome: Reassessing old limits. J Pediatr Surg 28: 1069

Lennard-Jones JE (1994) Review article: Practical management of the short bowel. Aliment Pharmacol Ther 8: 563

Riecken EO, Schulzke JD (1992) Zustand nach Resektion des Dünndarms. In: Goebell H (Hrsg) Innere Medizin der Gegenwart. Gastroenterologie, Teil D. Urban & Schwarzenberg, München Wien Baltimore

Scolapio JS, Camilleri M, Fleming CR et al. (1997) Effect of growth hormone, glutamine, and diet on adaptation in short-bowel syndrome: a randomized, controlled study. Gastroenterology 113: 1074–1079

Spagnuolo MI, Iorio R, Vegnente A, Guarino A (1996) Ursodeoxycholic acid for treatment of cholestasis in children on long-term total parenteral nutrition: A pilot study. Gastroenterology 111: 716

Vanderhoof JA, Langnas AN, Pinch LW et al. (1992) Invited review: Short bowel syndrome. J Pediatr Gastroenterol Nutr 14: 359

9.3.6 Tumoren des Dünndarms und gastroenteropankreatische endokrine Tumoren
Thomas Südhoff und Wolff Schmiegel

Tumoren des Dünndarms

Epidemiologie Obgleich der Dünndarm 60–70% der Länge des Gastrointestinaltrakts ausmacht, sind maligne Tumoren des Dünndarms selten und machen nur 1–3% der malignen Darmtumoren aus. Eine erhöhte Inzidenz von malignen Dünndarmtumoren findet sich bei den folgenden Grunderkrankungen: familiäre adenomatöse Polyposis (FAP) inklusive Gardner-Syndrom, Peutz-Jeghers-Syndrom, hereditäres nichtpolypöses Kolonkarzinom (HNPCC), Neurofibromatose, nichttropische Sprue und Morbus Crohn (Verlauf >20 Jahre). So entwickeln z. B. über 80% der FAP-Patienten Adenome in Dünndarm und das Lebenszeitrisiko für ein Dünndarmkarzinom wird auf 5–10% geschätzt.

Wegen des erhöhten Risikos für eine Dünndarmbeteiligung schließen empfohlene Vorsorgeprogramme bei Patienten mit hereditären Darmtumoren regelmäßige Dünndarmuntersuchungen ein, Adenome sollten wegen der nachgewiesenen Adenom-Karzinom-Sequenz komplett abgetragen werden. Auch eine Cholezystektomie scheint das Risiko für ein Adenokarzinom oder Karzinoid des Dünndarms zu erhöhen.

Das Verhältnis von malignen zu benignen Tumoren beträgt im Dünndarm 2:1. Die benignen Tumoren umfassen in absteigender Häufigkeit Leiomyome, Polypen/Adenome, Lipome, Hämangiome und Fibrome. Einen Überblick über die histopathologische Einteilung (ohne Berücksichtigung der Lymphome) und über die Häufigkeitsverteilung der unterschiedlichen malignen Dünndarmtumoren gibt die folgende Übersicht sowie Tabelle 9.3-12.

Die nachfolgenden Ausführungen beschränken sich auf Adenokarzinome und maligne mesenchymale Tumoren, zu den GI-Lymphomen und Karzinoiden wird auf das Kap. 9.2.5 und den Abschnitt „Gastroenteropankreatische endokrine Tumoren" verwiesen.

Histopathologische Einteilung der malignen Dünndarmtumoren nach WHO (1989)
- Epitheliale Tumoren
  - Adenokarzinom
  - Muzinöses Adenokarzinom
  - Siegelringzellkarzinom
  - Undifferenziertes Karzinom
- Neuroendokine Tumoren
  - Karzinoid
  - Andere
- Mesenchymale Tumoren
  - Leiomyosarkom
  - Liposarkom
  - Kaposi-Sarkom
  - Hämangiosarkom
  - Andere

Klinik 90% der Patienten mit malignen Dünndarmtumoren stellen sich bereits vor Diagnosesicherung mit tumorassoziierten Symptomen vor. Die Symptome sind unspezifisch und umfassen Schmerzen, Gewichtsverlust, Abgeschlagenheit, Anämie meist als Folge chronischer Blutungen, akutes Abdomen bei mechanischem Ileus und bei Perforation oder Zeichen der biliären Obstruktion bei periampullären Tumormanifestationen. Der unspezifische Charakter der Symptome und die erschwerte Diagnostik von Dünndarmtumoren insbesondere bei Lokalisation in Jejunum und Ileum tragen zur Diagnoseverzögerung bei, die meist viele Monate beträgt. Das Durchschnittsalter von Patienten mit Adenokarzinom liegt bei 65 Jahren, bei Sarkomen bei etwa 55 Jahren.

Diagnostik Eine TNM-Klassifikation wurde nur für Dünndarmkarzinome entwickelt. Da die Dünndarmschleimhaut besonders reich an Lymphgefäßen ist und sich damit das Risiko für eine frühe Metastasierung erhöht, werden Tumoren mit Beschränkung auf die Lamina propria im Unterschied zu der Klassifikation bei Dickdarmtumoren bereits als T1-Tumoren eingestuft.
- Labor: Hämoccult, Blutbild, Leberenzyme, CEA.
- Endoskopie: Ösophagogastroduodenoskopie, Koloskopie mit retrograder Ileuskopie, Endosonographie, Push-Enteroskopie, Kapselendoskopie (experimentell).
- Bildgebung: CT-Abdomen (ggf. MRT bei Sarkomen), Sonographie, Röntgenthorax zum Ausschluss pulmonaler Filiae, Dünndarmpassage nach Sellink.

Therapie Die einzige kurative Therapieoption für Patienten mit Adenokarzinomen oder Sarkomen des Dünndarms ist die radikale Operation mit R0-Resektion nach den Kriterien der onkologischen Chirurgie. Der Stellenwert einer adjuvanten Therapie ist nur bei Lymphomen gesichert.

Adenokarzinom Die Prognose von Patienten mit Adenokarzinomen des Dünndarms ist insgesamt schlecht (20% Fünfjahresüberleben). Prognosebestimmend ist das histopathologisch festgelegte Stadium der Tumorausbreitung. Auch im Vergleich der unterschiedlichen Tumorstadien ist die Prognose der Adenokarzinome des Dünndarms schlechter als die der kolorektalen Karzinome (Tabelle 9.3-13). Über den Stellenwert von Chemotherapie und Strahlentherapie beim Adenokarzinom des Dünndarms liegen keine prospektiv erhobenen Daten vor. Daher müssen hier in der Regel Einzelfallentscheidungen getroffen werden. Auch der Stellenwert der adjuvanten Therapie bei lokal fortgeschrittenen Tumorstadien ist nicht gesichert. In der palliativen Situation kann die Bestrahlung von irresektablen symptomatischen Tumoren im Duodenum hilfreich sein, bei symptomatischen Skelettmetastasen ist eine Bestrahlung indiziert. In der palliativen Situation kann eine Chemotherapie empfohlen werden, ein Standardregime ist nicht etabliert. Wenngleich davon ausgegangen werden muss, dass Protokolle, die beim kolorektalen Karzinom etabliert sind, wirksam sind, ist die Überlegenheit von Kombinationsprotokollen beim Adenokarzinom des Dünndarms nicht belegt.

Sarkome Weichteilsarkome erfordern oft eine multiviszerale Resektion; eine ausgedehnte Lymphknotenresektion ist in der Regel nicht notwendig, da regionale Lymphknoten in <20% der Fälle beteiligt sind. Auch wenn eine R0-Resektion nicht erreicht werden kann, verbessern palliative Eingriffe mit Verkleinerung der Tumormasse die Prognose bei Weichteilsarkomen. Die Fünfjahresüberlebensrate beträgt 35–40%. Günstige Prognosefaktoren umfassen ein lokalisiertes Tumorstadium, eine Tumorgröße <5 cm und die histologische Zuordnung als Leiomyosarkom. Bei wenig differenzierten inoperablen symptomatischen Weichteilsarkomen kann der Versuch einer Radiatio unternommen werden. Gastrointestinale Weichteilsarkome sprechen generell schlecht auf eine systemische Chemotherapie an. In Einzelfällen wird allerdings nach anthrazyklin- und/oder ifosfamidhaltigen Chemotherapieprotokollen ein dramatisches Ansprechen beobachtet. Eine Ausnahme stellen die seltenen gastrointestinalen Stromazelltumoren (GIST) dar, die mittels Immunhistochemie mit Nachweis einer Expression von c-KIT (CD 117) gegen Leiomyosarkome abgegrenzt werden müssen. Bei GIST-Tumoren lässt sich generell eine Mutation der KIT-Rezeptortyrosinkinase nachweisen, die mit einer konstitutiven Aktivierung verbunden ist. Diese aggressiven Tumoren lassen sich nach vorläufigen Berichten sehr effektiv mit dem spezifischen Tyrosinkinaseinhibitor STI571 (Glivec) behandeln. Die Standarddosierung beträgt 400 mg täglich p.o.

Metastasen Auch sekundäre Metastasen können sich im Dünndarm finden. Am häufigsten sind Metastasen bei Melanom, hier zeigen 60% der Patienten bei Autopsie gastrointestinale Metastasen. Seltener sind Metastasen bei Bronchial-, Mamma- und Nierenzellkarzinom. Die Prognose bei Melanomen mit GI-Beteiligung ist schlecht (mittleres Überleben 4,5–8,5 Monate). Sollten über die Dünndarmbeteiligung hinaus keine weiteren Metastasierungen nachweisbar sein, kann in Einzelfällen bei Melanom auch eine Resektion erwogen werden.

Gastroenteropankreatische endokrine Tumoren
Epidemiologie Tumoren, die sich aus neuroendokrinen Zellen des gastroenteropankreatischen Systems entwickeln, werden als

Tabelle 9.3-12. Häufigkeit und Lokalisation der unterschiedlichen malignen Dünndarmtumore (modifiziert nach Coit)

Tumor	Duodenum [%]	Jejunum [%]	Ileum [%]	Gesamt [%]	Absolut [n]
Adenokarzinom	45	33	22	44	1389
Karzinoid	6	10	84	29	933
Lymphom	7	37	56	15	493
Sarkom	17	43	40	12	368
Gesamt	25	28	47	100	3183

Tabelle 9.3-13. Vergleich der Fünfjahresüberlebensraten (in %) nach UICC-Stadien bei Adenokarzinomen von Dünn- und Dickdarm

| | UICC-Stadien | | | |
	I	II	III	IV
Dünndarm	65	48	35	4
Kolorektal	70	60	44	7

gastroenteropankreatische (GEP) Neoplasien zusammengefasst. Eine Übersicht über die eingeschlossenen Tumorentitäten gibt die Tabelle 9.3-14. Hinsichtlich ihres biologischen Verhaltens, des klinischen Erscheinungsbildes und der Prognose sind GEP-Tumoren sehr heterogen. Überwiegend produzieren und sezernieren sie Peptidhormone und/oder Amine. Viele Patienten mit metastasierter Erkrankung weisen klinische Symptome der Hormonüberproduktion auf. Von diesen funktionell aktiven müssen funktionell inaktive GEP-Tumoren unterschieden werden, deren Anteil bei ca. 20–40% liegt. GEP-Tumoren machen ca. 2% der Malignome des Verdauungstrakts aus, die Inzidenz für endokrine Pankreastumore beträgt 0,4/100.000 und für das Karzinoid 0,5/100.000. Aufgrund der kleinen Fallzahlen und der Heterogenität der Tumor wurde bisher keine gemeinsame TNM-Klassifikation für GEP-Tumoren entwickelt, eine WHO- Gruppeneinteilung wurde vorgeschlagen, konnte sich aber bisher nicht allgemein durchsetzen. Es folgt eine kurze klinisch orientierte Darstellung der verschiedenen GEP-Tumor-entitäten

Klinik

Karzinoid Karzinoide machen etwa 55% der GEP-Tumoren aus und stammen von den gastrointestinalen enterochromaffinen Zellen ab. Basierend auf der embryonalen Abstammung werden topographisch Karzinoide des Foregut (Lunge, Magen, Pankreas, Gallenblase, Duodenum, Jejunum), des Midgut (Ileum, Appendix, rechtes Kolon) und Hindgut (linkes Kolon, Rektum) voneinander abgegrenzt. Fast die Hälfte aller Karzinoide sind im Appendix lokalisiert. Die Tumoren sind hier meist klein, ohne invasives Wachstum und werden gewöhnlich als Zufallsbefund bei der Appendektomie gefunden. Die Prognose der Appendixkarzinoide ist mit einer Fünfjahresüberlebensrate von 90% sehr gut. Tumoren <2 cm mit intakter Serosa werden mit Appendektomie kurativ behandelt. Dagegen haben Manifestationen im Dünndarm häufig einen ungünstigen Verlauf, bei einer Tumorgröße von <1 cm weist bereits ein Drittel der Patienten Lymphknotenmetastasen auf. Bei Tumoren >2 cm findet sich in 80% eine Lymphknotenbeteiligung, bei der Hälfte dieser Patienten ist bereits eine Lebermetastasierung nachweisbar. Karzinoide mit Sitz in Kolon und Rektum haben bei vergleichbarer Größe in der Regel eine etwas bessere Prognose. Das typische Karz-iniodsyndrom findet sich in weniger als 10% der Fälle und zeigt fast ausnahmslos das Vorliegen einer Lebermetastasierung an. Kardinalsymptome des Kazinoidsyndroms sind Flush und Diarrhöen, seltener Kopfschmerz, Dyspnoe, Zeichen der Herzbeteiligung oder Pellagra. Gefürchtet ist das Auftreten einer Karzinoidkrise, die

Tabelle 9.3-14. Charakteristik der symptomatischen GEP Tumoren

Tumor	Hormon/Peptid	Lokalisation [%]	Malignität [%]	Symptome
Insulinom	Insulin	Pankreas	<10	Hypoglykämie, Whipple-Trias
Glukagonom	Glukagon	Pankreas (>90)	60	Diabetes mellitus, nekrotisierende Dermatitis
VIPom	Vasoaktives intestinales Polypeptid	Pankreas (90)	80–90	Wässrige Diarrhö, Verner-Morison-Syndrom
Gastrinom	Gastrin	Pankreas (60–80), Duodenum (10–25)	60–90	Ulkuskrankheit, Diarrhö, Zollinger-Ellison-Syndrom
Somatostatinom	Somatostatin	Duodenum (60), Pankreas (40)	60	Diabetes mellitus, Gallensteine, Oberbauchschmerzen
Karzinoid	Serotonin, Tachykinin	Dünndarm (70), Pankreas (5), Andere (25)	90	Karzinoidsyndrom

spontan oder nach Provokation bevorzugt bei Lokalisationen in Fore- oder Midgut auftreten können.

Gastrinom Das Gastrinom ist der häufigste GEP-Tumor des Pankreas. An dieser Stelle wird auf Kap. 9.2.2 verwiesen.

Insulinom Das Insulinom ist der zweithäufigste funktionelle GEP-Tumor des Pankreas. In mehr als 70% der Fälle handelt es sich um einen kleinen solitären Tumor mit günstigem Verlauf. Eine maligne Transformation des Insulinoms ist selten (<10%), in diesen Fällen kann bereits bei Diagnosestellung eine disseminierte Metastasierung vorliegen. Die Klinik des Insulinoms ist bestimmt durch die Zeichen der Hypoglykämie als Folge einer Hypersekretion von Insulin. Die Hypoglykämieneigung kann teilweise durch eine Hyperalimentation maskiert werden, die regelhaft zur Übergewichtigkeit der betroffenen Patienten führt.

Glukagonom Glukagonome machen nur 4% der GEP-Tumoren aus und sind nahezu ausschließlich im Pankreas lokalisiert. Bei malignem Verlauf (in ca. 60–80% der Fälle) manifestiert sich die Metastasierung bevorzugt in der Leber (90%), in 30% ist eine Lymphknotenbeteiligung nachweisbar. Das klinische Bild ist bestimmt durch kutane Manifestationen (nekrotisierende Dermatitis in 90%), Diabetes mellitus (90%) und einen nicht selten ausgeprägten Gewichtsverlust als Folge des hyperkatabolen Stoffwechseleffekts von Glukagon.

VIPom VIPome sind sehr selten und zu fast 90% im Pankreas lokalisiert, eine verstärkte Freisetzung von vasoaktivem intestinalen Polypeptid (VIP) kann auch auf dem Vorliegen eines Ganglionneuroblastoms beruhen. Symptomatische Patienten beklagen exzessive wässrige Diarrhöen mit einem Flüssigkeitsverlust von bis zu 10 l täglich. Die Klinik wird nach den Erstbeschreibern auch als Verner-Morrison-Syndrom oder auch als „pankreatische Cholera" bezeichnet. Die Diarrhöen können schwere Dehydratationen mit gefährlicher Verschiebung des Elektrolytgleichgewichtes (Kaliumverlust häufig >300 mmol/l) provozieren. Als Folge kann es zu Bauchkrämpfen, Gewichtsverlust und Herzrhythmusstörungen kommen. Seltener sind ein Diabetes mellitus (50%) oder eine Flushsymptomatik (20 bis 60%).

Somatostatinom Somatostatinome sind seltene GEP-Tumoren, die überwiegend oder ausschließlich somatostatinproduzierende Zellen aufweisen. Das klinische Bild ist charakterisiert durch eine Cholezytolithiasis durch eine verminderte Gallenblasenkontraktion, einen Diabetes mellitus und eine Steatorrhö als Folge einer reduzierten exokrinen Pankreasfunktion. Es handelt sich meist um maligne Tumoren, die entweder im Duodenum (60%) oder im Pankreas (40%) lokalisiert sind. Duodenale Manifestationen sind häufig mit der Neurofibromatose von Recklinghausen assoziiert, selten mit dem MEN-1-Syndrom.

Multiple endokrine Neoplasie (MEN) Typ I Das MEN-1-Syndrom ist eine autosomal-dominante Erkrankung, die durch das zeitgleiche oder sukzessive Auftreten von meist endokrin aktiven Tumoren in mindestens zwei endokrinen Organen charakterisiert ist und über den Nachweis einer Keimbahnmutation im MEN-I-Gen (Chromosom 11) auch molekularbiologisch abgesichert werden kann. In erster Linie sind Nebenschilddrüse, Pankreas und Hypophyse betroffen. Die Kombination aus Insulinom, Gastrinom oder VIPom mit einem Nebenschilddrüsenadenom sind am häufigsten. Bei Hyperparathyreoidismus ist häufig eine Resektion der oft multiplen Nebenschilddrüsenadenome erforderlich.

Bemerkenswert ist schließlich, dass MEN-1-assoziierte endokrine Pankreastumore mit einer durchschnittlichen Überlebenszeit von mehr als 15 Jahren eine erheblich bessere Prognose als die sporadischen neuroendokrinen Tumoren des Pankreas aufweisen.

Die Kenntnis des MEN-1-Status ist zudem für die Nachsorge des Patienten und für die Notwendigkeit von Screening-Untersuchungen bei erstgradigen Verwandten von klinischer Bedeutung (www.men1.de).

Diagnostik

Histologie Typische histopathologische Befunde in Silberfärbung und Immunhistochemie (Nachweis von Chromogranin A, Synaptophysin, NSE oder weiteren GEP-typischen Hormonen). Ki-67 zur Bestimmung des Proliferationsindex.

Labor Der wichtigste Screeningmarker ist das Chromogranin A im (CgA) im Plasma, das in 75–95% bei GEP-Tumoren erhöht ist, zusätzlich die Neuron-spezifische Enolase. **VIPom**: VIP-Plasmaspiegel (hohe präanalytische Empfindlichkeit). **Glukagonom**: Glukagonserumwerte. **Insulinom**: Hungerversuch über 48–72 h, Bestimmung von C-Peptid, Glukagontest (1 mg i.v.). **Karzinoid**: 5-HIES im 24-h-Urin (n <10 mg/24 h). Gegebenenfalls selektive venöse Blutabnahme zur Bestimmung der Tumorlokalisation.

Bildgebung Ultraschall, CT-Scan (MRT), Somatostatin-Rezeptor-Szintigraphie (^{111}In-Octreotid, Sensitivität 70–90% bei GEP-Tumoren, Insulinom niedriger), endoskopische Untersuchungen einschl. endoskopischer Ultraschall (höchste Trefferquote bei Pankreastumoren), Exploration + intraoperative Sonographie (Sensitivität >95%).

Therapie Als Therapieoptionen für GEP-Tumoren sind lokale (Chirurgie, Chemoembolisation) und systemische Behandlungsmaßnahmen (Chemotherapie, hormonelle Therapien mit Somatostatinanaloga und Zytokintherapie mit α-Interferon) etabliert.

Aufgrund der meist keinen Fallzahlen und Heterogenität der behandelten Tumorentitäten, der oft retrospektiven unizentrischen Untersuchungen und der variablen Kriterien in Beurteilung des Antitumoreffekts ist eine vergleichende Bewertung der unterschiedlichen Therapieansätze schwierig.

9.3 Dünndarmerkrankungen

Lokaltherapien Vor Durchführung von lokalen Therapiemaßnahmen bei Patienten mit hormonell aktiven GEP-Tumoren muss in jedem Fall durch eine antihormonelle Therapie eine Symptomenkontrolle erzielt werden.

Chirurgie Die Chirurgie hält eine wichtige Stellung im Behandlungskonzept der GEP-Tumoren. Sie ist die einzige Therapieoption mit kurativer Chance bei lokal begrenzter Erkrankung.
- **Pankreatischer Primärtumor:** Eine subtotale Pankreatektomie oder eine partielle Duodenopankreatektomie nach Whipple kann in der Hälfte der Fälle vermieden werden. Bei kleinen oberflächlich gelegenen Tumoren ohne Anschluss an das Pankreasgangsystem erscheint eine Enukleierung ausreichend (ca. 50% der Insulinome).
- **Karzinoide:** Bei lokalisierten Stadien ist die Resektion die Therapie der Wahl. Die Radikalität richtet sich nach der Größe und Lokalisation des Primärtumors und dem damit verknüpften Risiko für eine Metastasierung (s. unter Klinik).
- **Metastasen:** Bei langsamem Wachstum und begrenzter Lebermetastasierung sollte eine Resektion der Metastasen bei allen GEP-Tumoren erwogen werden. Prospektive Untersuchungen im Vergleich zu konservativen, symptomorientierten Therapiestrategien liegen allerdings nicht vor.

Chemoembolisation Obgleich systematische Untersuchungen fehlen, muss aufgrund von Berichten kleinerer Fallzahlen davon ausgegangen werden, dass bei dominanter Lebermetastasierung gute Remissionschancen durch eine arterielle Chemombolisation bestehen. Überwiegend werden Geloam und/oder Mikrosphären, kombiniert mit Doxorubicin eingesetzt. Bei der Mehrzahl der Patienten werden gute Effekte auf das lokale Tumorwachstum und die Hormonproduktion erzielt, die Remissionsdauern betragen 10–30 Monate. Gleichwohl handelt es sich um eine experimentelle Therapie mit teilweise schwerwiegenden Nebenwirkungen.

Strahlentherapie GEP-Tumoren sind generell wenig strahlenempfindlich. Nach R0-Resektionen steht keine Indikation zur adjuvanten Strahlentherapie, bei R1-Resektion ist der Benefit einer Bestrahlung unklar. Dagegen ist ein Therapieversuch bei Skelettmetastasen in jedem Fall, hier bevorzugt beim Karzinoid, sinnvoll.

Systemtherapien Da bei GEP-Tumoren nicht selten Spontanverläufe mit Wachstumsstillstand über Monate bis Jahre beobachtet werden können und da alle Maßnahmen der systemischen Behandlung eine palliative Intention haben, sollte bei asymptomatischen Patienten ein systemischer Behandlungsversuch erst bei im Verlauf nachgewiesenem Tumorprogress begonnen werden. Als Richtschnur hat sich ein Tumorprogress von >25% innerhalb von zwei Monaten bewährt.

Octreotid Somatostatinanaloga sind sehr wirksame Substanzen bei GEP-Tumoren. Sie vermitteln ihre Wirkung durch Bindung an spezifische Somatostatinrezeptoren (SSTR), von denen bisher fünf Subtypen charakterisiert wurden. Für die Vorhersage der Effektivität einer Therapie mit Somatostatinanaloga bei Karzinoiden und anderen neuroendokrinen Pankreaskarzinomen ist der Expression des SSTR-2-Rezeptors von entscheidender Bedeutung. Einen Überblick über die Ansprechraten von Octreotid in der Symptomenkontrolle bei GEP-Tumoren gibt die Tabelle 9.3-15. Die hierfür eingesetzten Dosierungen liegen zwischen 1-mal 50 bis 3-mal 200 µg/Tag (Standarddosis 200–300 µg/Tag). Signifikante Rückbildungen der Tumorgröße im Sinne von partiellen Remissionen werden auch nach Dosiseskalation bei weniger als 10% der Patienten gefunden, dagegen erreicht fast die Hälfte der Patienten einen Wachstumsstillstand, der in Einzelfällen über Jahre anhalten kann. Bei nichtfunktionellen Tumoren ist ein schlechteres Ansprechen zu erwarten. Die Behandlungsdauer beträgt mindestens sechs Wochen und wird bei Erfolg bis zum Tumorprogress fortgesetzt. Bei Einsatz von Octreotid beim Insulinom ist äußerste Vorsicht geboten, da sich durch Hemmung von Wachstumshormon und Glukagon das Risiko für Hypoglykämien gefährlich verstärken kann. Daher sollte bei fortgeschrittenen Insulinomen auch eine primäre Chemotherapie mit Streptozotocin und Doxorubicin erwogen werden.

Vorteilhaft bezüglich der Lebensqualität ist der Einsatz von Depotpräparaten wie Sandostatin LAR („longlasting release"), 20–30 mg alle vier Wochen. Ein weiteres, bei GEP-Tumoren bewährtes Somatostatinderivat ist Lanreotid, das auch als Depotpräparat (Lanreotid RS, 30 mg alle 14 Tage i.m.) zur Verfügung steht.

α–Interferon Bei Einsatz von α-Interferon in Dosen von 3-mal 5 Mio E s.c. pro Woche gelingt eine Besserung der tumorassoziierten Symptomatik in etwa 50% der Fälle. Objektivierbare Tumorregressionen sind ebenfalls selten, in knapp 30% gelingt ein Wachstumsstillstand. Die Remissionsdauer unter IFN-Monotherapie beträgt 12–20 Monate, behandelt wird bis zum Tumorprogress. Der Wirkverlust der IFN-Therapie erklärt sich zum Teil über die Entwicklung von IFN-spezifischen Antikörpern, die in >40% bei Patienten mit Karzinoid im Verlauf der Behandlung nachgewiesen wurden. Eine Wirkverstärkung durch die Kombinationstherapie aus IFN-α und Octreotid konnte nicht belegt werden.

Chemotherapie Als Therapie der Wahl muss bei malignen differenzierten endokrinen Tumoren des Pankreas die Kombinationstherapie aus Streptozotocin, Doxorubicin oder 5-Fluorouracil und angesehen werden. Die berichteten Remissionsraten liegen bei 40–60% mit einem medianen Überleben von zwei Jahren bei Patienten mit metastasierter Erkrankung. Im prospektiven Vergleich von Streptozotocin/Doxorubicin und Strep-tozotocin/5-Fluorouracil konnten Moertel und Mitarbeiter eine signifikante Überlegenheit von Streptozotocin/Doxorubicin in allen untersuchten Parametern (Tumorregression 69 vs. 45%; Remissionsdauer

Tabelle 9.3-15. Symptomenkontrolle bei GEP-Tumoren unter Octreotid in Standarddosierung

GEP-Tumor	Ansprechen [%]
Glukagonom	80
Karzinoid	70–80
Vipom	60
Insulinom	50[a]

[a] Cave Verstärkung der Hypoglykämieneigung.

20 vs. 6,9 Monate, Überleben 2,2 vs. 1,4 Jahre) bei Patienten mit fortgeschrittenen endokrinen Pankreastumoren nachweisen. Dagegen sind differenzierte Karzinoide des Midgut weitgehend chemotherapieresistent. Hier liegen die Remissionsraten bei <10%, erzielte Remissionen sind darüber hinaus von kurzer Dauer. Monotherapien mit Doxorubicin oder 5-Fluorouracil können versucht werden.

Die Kombination aus Cisplatin und Etoposid ist bei differenzierten GEP-Tumoren mit Ausnahme von Karzinoidtumoren in Lunge oder Thymus ineffektiv (Remissionen <10%). Bei anaplastischen neuroendokrinen Tumoren ist diese Kombination dagegen die Therapie der Wahl, hier wurden Remissionsraten von 67% (Remissionsdauer 8 Monate, Überleben 19 Monate) berichtet. Zu den weiteren wirksamen Einzelsubstanzen bei den GEP-Tumoren gehören DTIC und Chlorozotocin. Eine Darstellung der aufgeführten Kombinationstherapien findet sich in Tabelle 9.3-16. Mögliche Nebenwirkungen der Systemtherapien sind in Tabelle 9.3-17 zusammengestellt.

Nuklearmedizinische Therapie Nach vorläufigen Ergebnissen scheinen auch nuklearmedizinische Behandlungen mit ^{131}I-Meta-Benzylguanidin (^{131}I-MBG) eine Symptomenkontrolle bei vielen Patienten zu erzielen. So kann bei ca. 60% der Patienten mit einer Besserung der Symptome gerechnet werden (Dauer des Ansprechens 4–9 Monate); eine Tumorverkleinerung ist aber in der Regel nicht zu erwarten. Octreotid-gebundene Radionukleotide befinden sich in klinischer Prüfung.

Spezielle supportive Maßnahmen Insulinom: Symptomatische Hypoglykämien müssen mit Glukosezufuhr behandelt werden. Auch subkutane Injektionen von Glukagon (1 mg) sind wirksam, wegen der kurzen Halbwertszeit aber wenig praktikabel. Für Diazoxid (Proglicem) ist belegt, dass es über eine Hemmung der Insulinsekretion aus den β-Zellen bei Insulinompatienten Hypoglykämien zuverlässig vermindert (Ausnahme ist das agranuläre Insulinom). Nebenwirkungsprofil: Übelkeit, Ödeme, Hypertonie, Rhythmusstörungen). Die notwendige Dosierung muss individuell ermittelt werden und liegt zwischen 2-mal 25 mg bis 3-mal 200 mg/Tag.

VIPom: Die symptomatische Therapie besteht aus ausreichendem Flüssigkeitsersatz (5 l oder mehr), in der Regel begleitet durch eine sehr effektive antisekretorische Behandlung mittels

Tabelle 9.3-16. Kombinationschemotherapien bei GEP-Tumoren

	Dosis	Applikation	Tag
Streptozotocin/Doxorubicin			
Streptozotocin	500 mg/m^2	i.v. Bolus	1–5
Doxorubicin[a]	50 mg/m^2	i.v. Bolus	1, 22
Therapieplan: Wiederholung alle 6 Wochen			
Streptozotocin/5-Fluorouracil			
Streptozotocin	500 mg/m^2	i.v. Bolus	1–5
5-FU	400 mg/m^2	Bolus <5 min	1–5
Therapieplan: Wiederholung alle 6 Wochen			
Cisplatin/Etoposid			
Cisplatin	45 mg/m^2	i.v. über 24 h kontinuierlich	2 + 3
Etoposid	130 mg/m^2	i.v. über 24 h kontinuierlich	1–3
Therapieplan: Wiederholung alle 4 Wochen			

[a] Höchst zulässige Kumulativdosis 500 mg/m^2.

Tabelle 9.3-17. Nebenwirkungen der medikamentösen Therapie bei GEP-Tumoren

Therapie	Nebenwirkungen
Chemotherapien	
Streptozotocin/Doxorubicin	Emesis, Nausea, Nephrotoxizität, Myelosuppression, Kardiotoxizität
Streptozotocin/5-Fluorouracil	Emesis, Nausea, Nephrotoxizität, Myelosuppression, Stomatitis, Diarrhö
Cisplatin/Etoposid	Emesis, Nausea, Nephrotoxizität, Myelosuppression, Neuropathie
DTIC (650 mg/m^2) i.v. alle 4 Wochen	Emesis, Nausea, Myelosuppression
Antisekretorische Therapie	
Interferon alpha	Thrombozytopenie, Leukozytopenie, grippeähnliche Beschwerden, Glieder- und Muskelschmerzen, Depression, Haarausfall
Somatostatinanaloga	Cholelithiasis, Diarrhö, Diabetes, bei Insulinom Verstärkung der Hypoglykämie

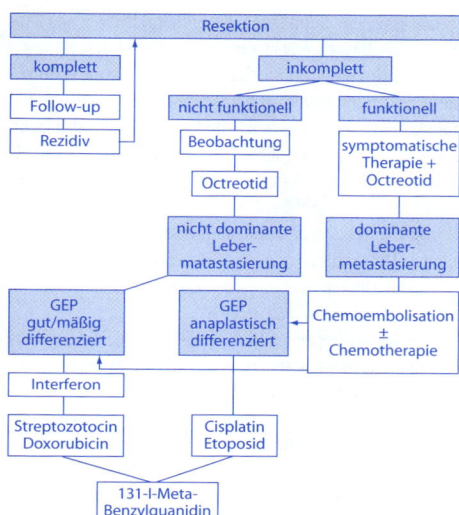

Abb. 9.3-4. Therapiealgorithmus bei GEP-Tumoren

Octreotidderivate. Bei unzureichender Wirkung von Octreotid, ggf. Reduzierung des Stuhlvolumens mittels Indomethacin oder Lithiumkarbonat.

Karzinoid: Flush: H_1- und H_2-Rezeptorblockade (Clemastin, Ranitidin), α-Rezeptorblockade (Methylsergid); Diarrhö: Loperamid (Cave: Diarrhö kann auch Zeichen einer bakteriellen Fehlbesiedlung oder eine Nebenwirkung von Octreotid sein), Bronchospasmus: Salbutamol, Theophyllin.

Um die Behandlung von Patienten mit GEP-Tumoren weiter zu verbessern, sollten möglichst alle Patienten in aktuelle Therapiestudien eingebracht werden (Kontaktadresse der Studienzentrale für neuroendokrine Tumoren der Philipps-Universität Marburg – studsek@med.uni-marburg.de). Als Richtschnur außerhalb von Studien kann der Therapiealgorithmus in Abb. 9.3-4 dienen.

Evidenz der Empfehlungen zur Systemtherapie bei GEP

	Evidenzgrad	Empfehlungsstärke
Anaplatische GEP Cisplatin/Etoposid	II-b	C
Differenzierte GEP Streptozotozin/Doxorubicin	I-b	B
Karzinoidsyndrom Octreotide bzw. Depotpräparate	I-b	B
Interferon	III	C

Literatur

Arnold R, Simon B, Wied M (2000) Treatment of neuroendocrine GEP tumours with somatostatin analogues. Digestion 62 (Suppl 1): 84–91
Coit GC (2001) Cancer of the small intestine. In: De Vita VT, Hellman S, Rosenberg SA (eds) Cancer, principles and practice of oncology. JB Lippincott, Philadelphia, pp 1204–1216
Faiss S, Pape UF, Bohmig M et al. (2003) Prospective, randomized trial on the antiproliferative effect of lanreotide, interferon alfa, and their combination for therapy of metastatic neuroendocrine gastroentero-pancreatic tumors. J Clin Oncol 21: 2689–2696
Guillausseau PJ, Guillausseau-Scholer C (1995) Glucagonomas: Clinical presentation, diagnosis, and advance in management. In: Mignon M, Jensen RT (eds) Endocrine tumors of the pancreas. Front Gastrointest 232:183–193
Howe JR, Karnell LH, Scott-Conner C (2001) Small bowel sarcoma: analysis of survival from the National Cancer Data Base. Ann Surg Onco 8: 496–508
Klöppel G, Heitz PU (1988) Pancreatic endocrine tumors. Pathol Res Pract 183: 155–168
Lagergren J, Ye W, Ekbom A (2001) Intestinal cancer after cholecystectomy: is bile involved in carcinogenesis. Gastroenterology 121: 542–547
Matuschansky C, Rambaud JC (1995) VIPomas and endocrine cholera. Clinical presemtation, diagnosis, and advances in management. In: Mignon M, Jensen RT (eds) Endocrine tumors of the pancreas: Recent advances in research and management. Karger, Basel, pp 166–182
Moertel CG, Kvols LK, O'Connell MJ, Rubin J (1991) Treatment of neuroendocrine carcinomas with combined etoposide and cisplatin. Cancer 68: 227–232
Moertel CG, Lefkopoulo M, Lipsitz S, Hahn RG, Klaassen D (1992) Streptozocin-Doxorubicin, Streptozocin-Fluorouracil, or Chlorozotocin in the treatment of advanced islet-cell carcinoma. New Engl J Med 326: 519–523
Öberg K (2001) Chemotherapy and biotherapy in the treatment of neuroendocrine tumours. Ann Oncol 12 (Suppl 2): 111–114
Van Osterom, AT, Judson I, Verweij J et al. (2001) ST1571, an active drug in metastatic gastrointestinal stromal tumors (GIST), an EORTC phase 1 study. Proc Am Soc Clin Oncol 3: Abstract 37
Venook AP (1999) Embolization and chemoembolization therapy for neuroendocrine tumors. Curr Opin Oncol 11: 38–41

9.4 Chronisch-entzündliche Darmerkrankungen
Wolfgang Kruis, Klaus Herrlinger und Eduard F. Stange

9.4.1 Colitis ulcerosa
Wolfgang Kruis

Einleitung

Die Colitis ulcerosa ist eine chronische Entzündung der Darmschleimhaut, die immer im Rektum beginnt und die sich nach proximal, im ausgeprägtesten Fall bis ins Zäkum ausbreitet. Der Verlauf ist geprägt durch Schübe mit Zeichen einer aktiven Erkrankung sowie Phasen der Remission ohne wesentliche Symptome.

Besonderheiten einer Colitis ulcerosa sind extraintestinale Krankheitserscheinungen, assoziierte Organerkrankungen und das Risiko einer malignen Transformation der Kolonmukosa. Da es keine kausale Behandlung gibt, orientiert sich die Therapie an Symptomen, Krankheitszeichen und Folgen sowie an dem Ziel, die Remission zu erhalten.

Ätiologie und Pathogenese

Die Ätiologie der Colitis ulcerosa ist unbekannt. Zur Pathogenese ist heute die Vorstellung eines multifaktoriellen Geschehens allgemein akzeptiert (Abb. 9.4-1). Die ständige, physiologische Auseinandersetzung zwischen den sich im Darminhalt präsentierenden Immunogenen und toxischen Substanzen sowie dem Immunsystem der Darmwand unterliegt verschiedenen endogenen und exogenen Einflüssen. Dieses Modell geht davon aus, dass übliche, banale Ereignisse wie virale und bakterielle Infektion oder auch Nahrungsfaktoren diese Auseinandersetzung beeinflussen und unter den speziellen Umständen der Erkrankung, die möglicherweise genetisch vorgegeben sind, in Form einer Ereigniskette zur chronischen Entzündung führen können. Während über die intestinale Immunreaktion rasch wachsende Erkenntnisse vorliegen, ist über intestinale Faktoren und insbesondere über die Rolle von Triggerereignissen bisher nur wenig bekannt.

Klinik und Diagnostik

Die wichtigsten Befunde in der Diagnostik der Colitis ulcerosa
- Primärdiagnose:
  - Anamnese: subakuter Beginn (Tage)
  - Klinik: blutige Durchfälle >5/24 h, Stuhldrang
  - Koloileoskopie: diffuse Entzündung im Rektum beginnend, landkartenförmige Ulzera
- Differentialdiagnose:
  - Infektiöse Kolitis: Anamnese (akuter Beginn) und Verlauf (selbstlimitierend), mikrobiologische Untersuchungen
  - Morbus Crohn: Stuhlverhalten, Endoskopie, Histologie
  - Reizdarmsyndrom: Klinik, Endoskopie
  - Mikroskopische Kolitis: Histologie
  - Kolonkarzinom: Endoskopie, Histologie

Typischerweise manifestiert sich die Colitis ulcerosa im 2. und 3. Lebensjahrzehnt. Leitsymptom sind subakut einsetzende, teils hochfrequente, blutige Durchfälle. Der häufig sehr ausgeprägte, imperative Stuhldrang kann mit krampfartigen Schmerzen vor und während der Defäkation einhergehen. Eine klinische Besonderheit sind darmferne, sog. extraintestinale Symptome, meist Arthralgien, die häufig monoartikulär und asymmetrisch die großen Gelenke betreffen (z. B. Knie, Sprunggelenke), sowie Erscheinungen an der Haut (z. B. Erythema nodosum, Pyoderma gangraenosum) und an den Augen (z. B. Iridozyklitis, Uveitis).

Bei der körperlichen Untersuchung findet sich oft ein Druckschmerz in Projektion auf den mittleren und linken Unterbauch. Laboruntersuchungen zeigen, zumindest bei einer über das Sigmoid hinausreichenden Entzündung, erhöhte Entzündungswerte (BSG, CRP) und bei schwereren Erkrankungszuständen eine (mäßige) Leukozytose sowie eine teils ausgeprägte mikrozytäre Eisenmangelanämie. Eine erhöhte alkalische Phosphatase deutet auf eine häufige, mitunter prognosebestimmende assoziierte Erkrankung, die primär sklerosierende Cholangitis, hin. Die weitere Abklärung erfolgt mittels ERCP.

Die wichtigste diagnostische Untersuchung ist die Endoskopie, wobei im Interesse einer präzisen Lokalisationsangabe und aus differentialdiagnostischen Gründen eine Koloileoskopie mit Stufenbiopsien erfolgen sollte. Eine Sonographie kann entzündliche Darmwandveränderungen und damit das Befallsmuster erkennen, ist jedoch nicht spezifisch.

Die Röntgenübersichtsaufnahme des Abdomens zeigt die intestinale Luftverteilung und gibt so Hinweise auf die Schwere der Entzündung bis hin zum schwersten Zustand der Colitis ulcerosa, dem toxischen Megakolon.

Bei akuten Symptomen (Erstmanifestation oder Schub) sollte eine mikrobiologische Untersuchung des Stuhls erfolgen, um (Super-)Infektionen auszuschließen.

Trotz der guten diagnostischen Möglichkeiten sollte bei der Erstdiagnose einer Colitis ulcerosa bedacht werden, dass infektiöse Erkrankungen nicht mit letzter Sicherheit ausgeschlossen werden können. Erst der chronische Verlauf bzw. ein zweiter Schub sichern die Diagnose.

Therapie

Indikationen Anlässe zur Behandlung können intestinale und extraintestinale Krankheitserscheinungen sowie Komplikationen und Folgen einer Colitis ulcerosa sein. Grundsätzlich ist interdisziplinäre Zusammenarbeit erforderlich.

Die Therapie der Colitis ulcerosa richtet sich mit wenigen Ausnahmen nach klinischen Gesichtspunkten, wobei Aktivität, Schwere des Verlaufs und Befallsmuster die wichtigsten Kriterien sind. Aktivität und Schwere werden in erster Linie durch die Anamnese mit den Symptomen sowie durch die endoskopischen und histologischen Befunde beschrieben. Zur Beurteilung der Aktivität gibt es verschiedene Scores (z. B. nach Truelove oder Rachmilewitz), die in vielen Punkten übereinstimmen und die in der klinischen Praxis nicht etabliert sind. Die wichtigsten Kriterien, die in diesen Scores abgefragt werden, sind die Zahl der durchfälligen Stühle sowie der Anteil der blutigen Stühle, Allgemeinreaktionen wie Fieber und Tachykardie, extraintestinale Symptome wie Arthralgien, Hautefflorescenzen oder Augenentzündungen, Blutbildveränderungen (Hämoglobin, Leukozyten) und die Blutsenkungsgeschwindigkeit (ggf. auch CRP).

Die Beurteilung der endoskopisch und histologisch erfassbaren Veränderungen besitzt für die Therapieplanung nur eine untergeordnete Bedeutung. Ausnahmen von dieser Ansage betreffen die Lokalisationsdiagnose und die Diagnose früher maligner Veränderungen in Form von Dysplasien.

Eine wichtige Rolle in der Indikationsstellung kommt der Röntgenabdomenübersichtsaufnahme zu. Hiermit kann die Diagnose des toxischen Kolons oder einer Perforation gestellt werden, beides Befunde, die zu entscheidenden Therapiekonsequenzen führen.

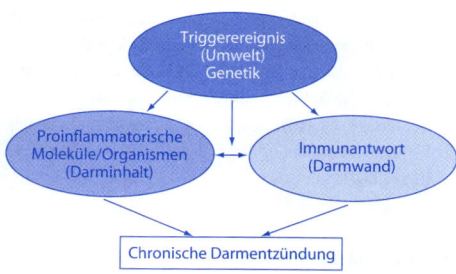

Abb. 9.4-1. Modellvorstellung zur Pathogenese der chronisch-entzündlichen Darmerkrankungen

Mild bis mäßig aktiver Schub der Colitis ulcerosa Charakteristik: Bis zu 10 durchfällige Stühle/Tag, meist blutig, Stuhldrang, keine oder kaum Allgemeinreaktionen.

Die Behandlung ist medikamentös, bei distaler Lokalisation (bis zur linken Flexur) mittels rektaler (topischer) Anwendung, bei (sub-)totalem Befall oral, ggf. auch kombiniert. Medikamente der Wahl sind Aminosalizylate (Sulfasalazin, Mesalazin, Olsalazin, Balsalazid; Abb. 9.4-2).

Bei distaler Colitis ulcerosa erfolgt die bevorzugte Behandlung mit Mesalazin, und zwar bei Proktitis mit Suppositorien (1,0–1,5 g/Tag), bei Proktosigmoiditis mit Rektalschäumen (2 g/Tag) oder bei linksseitiger Kolitis mit Klysmen (2 g/Tag). Höhere Dosen haben keine bessere Wirksamkeit gezeigt. Aminosalizylate haben sich in der topischen Anwendung den Glukokortikoiden überlegen erwiesen. Steroide sind daher die Therapie der 2. Wahl. Zur Anwendung sollten nur Substanzen mit geringer Bioverfügbarkeit gelangen (Budesonid, Hydrocortisonacetat). Limitiert ist die topische Therapie der Colitis ulcerosa durch den Wunsch des Patienten und seine Fähigkeit, das applizierte Medikament genügend lange (ca. 1 h) zu retinieren. Bei Nichtansprechen oder Undurchführbarkeit einer rektalen Therapie sollte alternativ eine Behandlung mit systemisch wirksamen Glukokortikoiden (oral) begonnen werden.

Bei ausgedehntem Befall einer Colitis ulcerosa leichter bis mittlerer Aktivität sind orale Aminosalizylate die bevorzugte Therapie. Im Vergleich zum sulfonamidhaltigen Sulfasalazin sind neuere Präparate ohne Schwefelanteil tendenziell wirkungsvoller und signifikant besser verträglich. Im Vergleich findet sich kein eindeutiger therapeutischer Vorteil zwischen Mesalazin oder den Prodrugs Olsalazin und Balsalazid. Die optimale Dosis scheint bei 3-mal 1,0 g/Tag 5-Aminosalizylsäure zu liegen. Bei Nichtansprechen dieser Therapie kann eine kombinierte Behandlung mit oraler und rektaler Gabe von Aminosalizylaten versucht werden oder es wird alternativ mit Prednison/Prednisolon begonnen.

Schwerer (fulminanter) Schub der Colitis ulcerosa Charakteristik: mehr als 10 blutige Stühle/Tag, sehr starker Stuhldrang bis Inkontinenz; Allgemeinreaktionen wie erhöhte Temperatur, Gewichtsabnahme, reduzierter Allgemeinzustand; Laborveränderungen wie Leukozytose, BSG-/CRP-Erhöhung, Anämie.

Hinweise für toxisches Kolon: peritoneale Reizung, Subileus, röntgenologisch sichtbare Darmüberblähung.

Auf Grund der beschränkten Zahl von kontrollierten Studien beruhen die Angaben zur Behandlung der schweren Colitis ulcerosa und des toxischen Kolons (s. auch Kap. 16.5.2) vor allem auf empirischen Erfahrungen und Empfehlungen aus Schwerpunkteinrichtungen. Allgemein gilt: Je schwerer der Verlauf, je schwieriger die Behandlung und je zögerlicher eine Besserung eintritt, umso eher sollte eine chirurgische Behandlung erwogen werden, d. h., in dieser Situation ist ein interdisziplinäres Planen und Vorgehen angezeigt.

Konsens besteht darüber, dass systemische Glukokortikoide bis zu einer Dosis von 100 mg/Tag oral, gegeben als morgendliche Einmaldosis oder alternativ 2/3 der Tagesdosis morgens und 1/3 abends, die Therapie der Wahl darstellen. Die zusätzliche Gabe von topischen Steroiden per Rektum scheint die therapeutische Wirksamkeit zu erhöhen.

Für einen routinemäßigen Gebrauch von Antibiotika gibt es keine wissenschaftliche Grundlage. Trotzdem werden sie empfohlen, z. B. die Kombination Metronidazol und Ciprofloxacin oder alternativ Mezlocillin.

Auf Grund der Schwere des Krankheitsbildes ist die orale Nahrungs- und Flüssigkeitsaufnahme häufig eingeschränkt. In der Regel muss daher eine intravenöse Flüssigkeits- (2500 bis 3500 ml/Tag) und Elektrolytsubstitution, gegebenenfalls auch eine parenterale Ernährung erfolgen. Beachtet werden sollte dabei das erhöhte Thromboserisiko bei Colitis ulcerosa, insbesondere bei zentralvenösen Zugängen. Dieses Risiko erfordert eine Thromboseprävention mit Heparin. Inwieweit die Gabe von Heparin bei der schweren Colitis ulcerosa zusätzlich therapeutisch wirksam ist, kann derzeit nicht sicher beurteilt werden.

Versagt diese kombinierte intravenöse Behandlung, dann kann nach Überprüfen der Operationsindikation eine additive immunsuppressive Therapie mit Cyclosporin und Azathioprin bzw. 6-Mercaptopurin eingeleitet werden. Um einen möglichst schnellen Therapieeffekt zu erzielen, wird Cyclosporin in einer Dosis von 2–4 mg/kg KG/Tag durch Infusionen verabreicht. Ein Wirkungs-

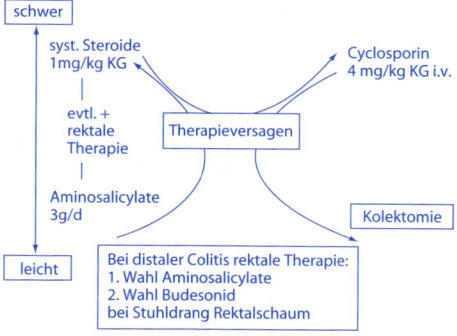

Abb. 9.4-2. Behandlung der aktiven Colitis ulcerosa

eintritt kann innerhalb von 7–10 Tagen erwartet werden. Sobald sich abzeichnet, dass eine dringliche Proktokolektomie vermieden werden kann, wird zusätzlich Azathioprin 2 mg/kg KG/Tag gegeben. Die während der Initialphase intravenös durchgeführte Cyclosporintherapie wird oral bis zu insgesamt 4 Monaten fortgesetzt. Es kann davon ausgegangen werden, dass die parallel zu Cyclosporin begonnene Behandlung mit Azathioprin zu diesem Zeitpunkt ihre volle Wirksamkeit entfaltet hat.

Chronisch aktive Colitis ulcerosa
Charakteristik: Persistierende Symptome oder häufige Schübe trotz ausreichender Therapie mit Aminosalizylaten; dauernde Steroidbedürftigkeit.

Die Behandlung der chronisch aktiven Colitis ulcerosa erfordert ein ständiges Abwägen der chirurgischen und konservativen Optionen. Medikamente der Wahl sind Azathioprin 2,0 mg/kg KG/Tag und 6-Mercaptopurin 1 mg/kg KG/Tag. Über die Dauer dieser Therapie gibt es keine sicheren Angaben. Es sollte jedoch mit wenigstens 4 Jahren gerechnet werden. Während der gesamten Zeit sind Kontrollen des Blutbildes (Leukozyten) erforderlich. Bei niedrigen Zellzahlen (Leukozyten <3500) ist eine Dosisreduktion erforderlich. Die Gabe von Azathioprin/6-Mercaptopurin kann mit Aminosalizylaten kombiniert werden, wobei darauf geachtet werden muss, dass sich im Einzelfall die Suppression der Granulozytopoese verstärken kann. Eine Dauertherapie mit systemisch wirksamen Glukokortikoiden sollte in jedem Fall vermieden werden.

Erhaltung der Remission bei Colitis ulcerosa
Charakteristik: Fehlende intestinale Symptome (<3 Stühle/Tag), keine Blutbeimengungen, kein Stuhldrang; fehlende extraintestinale Beschwerden.

Mit Aminosalizylaten ist bei 60–70% der Patienten in Remission ein weiterer Schub innerhalb eines Jahres zu verhindern. Die Wirksamkeit einer remissionserhaltenden Therapie bedingt die dringliche Empfehlung zu ihrer Durchführung. Die Behandlung kann oral und bei entsprechendem Befallsmuster auch rektal erfolgen. Entscheidend für die Wahl der Applikation sollte die Akzeptanz des Patienten sein. Sulfasalazin hat sich im Vergleich zu den anderen Aminosalizylaten als geringfügig überlegen gezeigt, allerdings steht diesem Vorteil der Nachteil einer schlechteren Verträglichkeit gegenüber. Eine besondere Nebenwirkung von Sulfasalazin kann Infertilität infolge der negativen Beeinflussung von Zahl und Funktion der Spermien sein. Eine eindeutige Überlegenheit eines der neueren Aminosalizylate besteht nicht. Mangels entsprechender Untersuchungen kann zur optimalen Dosis keine verbindliche Aussage getroffen werden. Dosen von 1,5–2,0 g/Tag 5-Aminosalizylsäure werden empfohlen. Ob höhere Dosen wirkungsvoller sind, ist fraglich. Es hat sich aber gezeigt, dass eine Kombination aus oraler und rektaler Gabe von Mesalazin (Klysmen) der alleinigen oralen Therapie signifikant überlegen ist. Die remissionserhaltende Behandlung sollte wenigstens 2 Jahre durchgeführt werden. Eine Fortführung kann dann unter Berücksichtigung der Vorgeschichte in Betracht gezogen werden (Abb. 9.4-3).

Auf Grund neuerer Studien stellt die remissionserhaltende Behandlung mit mikrobiologischen Präparaten, die lebende Bakterien enthalten, eine Alternative dar. Geprüft ist die Wirksamkeit von E.-coli-Stamm Nissle 1917 in einer Dosierung von 200 mg/Tag.

Bei Versagen dieser Therapieansätze kann auch zur Erhaltung der Remission Azathioprin/6-Mercaptopurin in Dosen von 1,4–2,5 mg/kg KG/Tag eingesetzt werden, wobei auf die alternative Möglichkeit einer Proktokolektomie verwiesen wird.

Spezielle Therapieentscheidungen
Chirurgie Da die Betreuung von Patienten mit Colitis ulcerosa eine interdisziplinäre Aufgabe darstellt, müssen auch dem Nichtchirurgen Grundzüge der operativen Möglichkeiten geläufig sein. Notfall- bzw. absolute Indikation zur Operation stellen Perforationen, therapierefraktäre Blutungen und konservativ nicht beherrschbare fulminante Schübe bzw. ein toxisches Kolon dar. Anzustrebendes Standardverfahren ist die restaurative Proktokolektomie mit ileopouch-analer Anastomose. Alternativ dazu kann bei Undurchführbarkeit dieser Operation eine Kolektomie wie ileorektaler Anastomose durchgeführt werden sowie bei älteren Patienten und bei Funktionsstörungen des Sphinkterapparates die Proktokolektomie mit Anlage eines definitiven Ileostomas.

Weitere Indikationen zur Proktokolektomie sind Nachweis eines Karzinoms, Dysplasien (Einzelheiten s. dort) sowie Versagen bzw. Nebenwirkungen der konservativen Therapie und schlechte Lebensqualität. Indikationen zur Kolonteilresektion können endoskopisch nicht abtragbare Adenome und in ihrer Dignität nicht eindeutig abklärbare Stenosen sein.

Pouchitis Nach Anlage einer Ileopouch-analen Anastomose kann es zu Entzündungen im Pouch kommen, entweder als primäre, ätiologisch unklare Pouchitis oder als sekundäre Erscheinung infolge chirurgischer Komplikationen. Die idiopathische Pouchitis tritt in sehr unterschiedlicher Ausprägung bei bis zu 50% der Patienten auf, meistens als akute oder rezidivierende Krankheitserscheinung. Bei 5–10% der Patienten geht die akute Form in eine chronische Entzündung über. Die Diagnose wird auf der Basis klinischer Symptome (Stuhlfrequenz, Blutbeimengungen) und des endoskopisch/histologischen Befundes gestellt. Da auch über maligne Transformationen in der Darmschleimhaut berichtet wurde, werden jährliche Endoskopien mit Entnahme von Biopsien empfohlen.

Mangels entsprechender Studien gibt es keine evidenzbasierte Therapieempfehlung. Es wird daher auf die aktuellen Ergebnisse einer Konsensuskonferenz der Deutschen Gesellschaft für Verdauungs- und Stoffwechselkrankheiten verwiesen. Primärtherapie der akuten Pouchitis sind Antibiotika (Metronidazol, alternativ Ciprofloxacin). Weiterhin stehen topische Aminosalizylate (Mesalazin-Klysmen/-Suppositorien) oder Steroide (Budesonid, Hydrocortison) für die kombinierte oder alleinige Therapie zur Verfügung. Einzelerfahrungen liegen auch für die langfristige Behandlung mit Azathioprin/6-Mercaptopurin vor. Von den verschiedenen experimentellen Therapieansätzen scheint die Behandlung

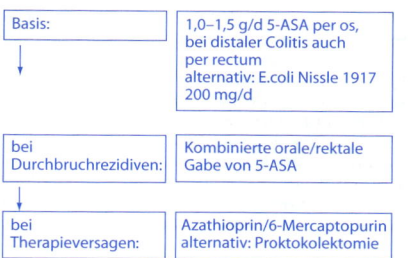

Abb. 9.4-3. Remissionserhaltende Therapie bei Colitis ulcerosa

mit lebenden Bakterien aussichtsreich. Bei Versagen der konservativen Verfahren muss ein Diversionsstoma oder die Pouchexstirpation mit endständigem Ileostoma erwogen werden.

Evidenz der Therapieempfehlungen		
	Evidenzgrad	Empfehlungsstärke
Mild bis mäßig aktiver Schub der Colitis ulcerosa		
Behandlung bei distalem Befall mit topischen Salizylaten	I-a	A
Behandlung bei ausgedehntem Befall mit oralen Salizylaten	I-a	A
Schwerer (fulminanter) Schub		
Systemisch wirksame Glukokortikoide	I-b	A
Bei Versagen dieser Therapie immunsuppressive Behandlung mit Cyclosporin/Azathioprin	I-b	A
Chronisch aktive Colitis ulcerosa		
Azathioprin/6-Mercaptopurin	I-b	B
Erhaltung der Remission		
Aminosalizylate		
– oral (ausgedehnter Befall)		
– topisch (distaler Befall)	I-a	A
Bei Versagen kombiniert oral + topisch Aminosalizylate	I-b	A
Alternativ Escherichia coli Nissle 1917	I-b	A
Azathioprin/6-Mercaptopurin	I-b	B
Pouchitis		
Antibiotika (Metronidazol, Ciprofloxacin)	I-b	B
Aminosalizylate	IV	C
Immunsuppression	IV	C
Probiotika		
– VSL #3	I-b	B
– E. coli Nissle 1917	IV	C

Kolorektales Karzinom/Dysplasien Da die maligne Transformation der Dickdarmschleimhaut bei Colitis ulcerosa ein multifokales Geschehen ist, muss, auch beim histologischen Nachweis an nur einer Stelle, die Proktokolektomie erfolgen. Ob bei Nachweis eines Karzinoms im Rektum eine Pouchanlage erfolgen kann oder eine Radio-/Chemotherapie zu erfolgen hat, muss auf der Grundlage allgemeiner onkologischer Kriterien entschieden werden.

Als Dysplasie wird die früheste histologisch nachweisbare Form einer malignen Veränderung bezeichnet. Die Diagnose gilt nur dann als gesichert, wenn ein auswärtiger Referenzpathologe den Befund eindeutig bestätigt. Einigkeit besteht in der Empfehlung zur umgehenden Proktokolektomie bei hochgradiger Dysplasie oder beim Vorhandensein einer DALM („dysplasia-associated lesion or mass"). Diskutiert wird das Vorgehen bei niedriggradiger Dysplasie. Überwiegend wurde bisher eine kurzfristige (etwa 1/2 Jahr) Kontrolle u. U. auch nach konsequenter antiinflammatorischer Therapie empfohlen. Neuere Überlegungen erwägen die sofortige Proktokolektomie auch beim Vorliegen niedriggradiger Dysplasien.

Extraintestinale Krankheitserscheinungen Verschiedene Manifestationen wie die asymmetrische Arthritis/Arthralgie, die Iridozyklitis und das Erythema nodosum zeigen eine Beziehung zur intestinalen Aktivität der Colitis ulcerosa. Die Therapie besteht deshalb in der primären Behandlung der Grundkrankheit, wobei Medikamente mit systemischer Wirkung bevorzugt werden sollten (Sulfasalazin bzw. Prednison/-äquivalente, Azathioprin/6-Mercaptopurin). Anzumerken bleibt, dass nichtsteroidale Antiphlogistika (NSAR) auch in Form der COX-2-Inhibitoren relativ kontraindiziert sind.

Andere extraintestinale Manifestationen wie M. Bechterew, Pyoderma gangraenosum oder primär sklerosierende Cholangitis zeigen nur geringe oder gar keine Beziehung zur Aktivität der Grunderkrankung. Dies bedeutet, dass eine Proktokolektomie keinen therapeutischen Einfluss besitzt. Neben der üblichen Primärtherapie gibt es einige spezielle Behandlungsindikationen.

Primär sklerosierende Cholangitis: Ursodeoxycholsäure in einer Dosis von 15–25 mg/kg KG ist als Langzeittherapie in nahezu allen Stadien der Erkrankung sinnvoll. Nicht indiziert ist diese Behandlung bei dekompensierter Leberzirrhose. In dieser Situation sollte eine Lebertransplantation erwogen werden. Neuere Studien weisen darauf hin, dass die Kombinationsbehandlung mit Ursodeoxycholsäure und einer konsequenten endoskopischen Therapie von Gallengangsstenosen durch Dilatation und/oder Stentimplantation die Prognose der Erkrankung verbessert.

Pyoderma gangraenosum: Üblicherweise ist die Behandlung mit systemisch wirksamen Glukokortikoiden effektiv. Bei therapieschwierigen Verläufen ist die Indikation zu Cyclosporin (Dosis?) gegeben.

Colitis ulcerosa bei Kindern In den Grundzügen stimmt die Behandlung bei Kindern und Heranwachsenden mit der bei Erwachsenen überein (einschließlich der Indikation zur Proktokolektomie). Entwicklungsstörungen mit Wachstumsverzögerung stellen ein besonderes Problem dar. Ursachen dafür sind chronische Krankheitsaktivität, langfristige Behandlung mit systemisch wirksamen Steroiden und Mangelernährung. Diese Zusammenhänge bedürfen bei der Betreuung jugendlicher Patienten besonderer Aufmerksamkeit und Konsequenzen.

Colitis ulcerosa und Schwangerschaft Ziel der Behandlung in der Schwangerschaft ist es, Schübe der Colitis ulcerosa möglichst schnell zu beenden und die Remission zu erhalten. Deshalb sollten die allgemein gültigen Therapieempfehlungen konsequent zur Anwendung kommen. Aminosalizylate und Steroide können (sollten!) eingesetzt werden. Der Einsatz bestimmter Antibiotika (Metronidazol) und Immunsuppressiva (Azathioprin) bedarf einer eingehenden Abwägung im Einzelfall.

Ernährung Als Folge von Krankheitsschüben und chronischer Aktivität kann es zu Mangelerscheinungen kommen. Spezifische Mängel, die zu beachten und evtl. auszugleichen sind, betreffen den Eisen- und Folsäurestoffwechsel. Unterernährung muss in nach klinischer Situation durch Ernährungsberatung, zusätzliche Trink- oder Sondennahrung sowie im Einzelfall durch parenterale Ernährung behandelt werden.

Eine Colitis-ulcerosa-spezifische Diät gibt es weder für die Erkrankung im Schub noch in der Remission. Bei inaktivem Krankheitszustand sollte die Ernährung durch eine bedarfsgerechte Mischkost erfolgen, wobei alles erlaubt ist, was bekommt. Für einen remissionserhaltenden Effekt von zusätzlich gegebenem Plantago gibt es Hinweise. Bei unvermeidlicher, längerer Steroidbehandlung (>6 Monate) sollte Kalzium 1,0 g/Tag und Vitamin D 1000 IE/Tag verabreicht werden.

Psychotherapie Derzeit wird davon ausgegangen, dass psychosoziale Faktoren keinen Einfluss auf die Entstehung, aber möglicherweise auf den Verlauf einer Colitis ulcerosa haben. Bei der Betreuung dieser Patienten sollten solche Einflüsse berücksichtigt werden. Durch die Erkrankung kann es zu psychischen Störungen kommen, die den Krankheitsverlauf und die Lebensqualität beeinflussen. Mangelnde Krankheitsverarbeitung, partnerschaftliche Konflikte und Belastungssituationen sowie Isolation und psychische Komorbidität wie Depressionen oder Ängste stellen eine Indikation zur individuellen Psychotherapie dar. Neben einer begleitenden Fachtherapie sollten auch einfachere Hilfen wie das Erlernen von Entspannungsübungen und die Mitgliedschaft in einer Selbsthilfegruppe (DCCV, Paracelsusstr. 15, 51315 Leverkusen) angeregt werden.

Literatur

Bennett ML, Jackson JM, Jorizzo JL et al. (2000) Pyoderma gangrenosum. A comparison of typical and atypical forms with an emphasis on time to remission. Case review of 86 patients from 2 institutions. Medicine 79: 37–46

D'Albasio G, Pacini F, Camarri E et al. (1997) Combined therapy with 5-aminosalicylic acid tablets and enemas for maintaining remission in ulcerative colitis: a randomized double-blind study. Am J Gastroenterol 92: 1143–1147

Fernandez-Banares F, Hinojosa J, Sanchez-Lombrana JL et al. (Spanish Group for the Study of Crohn's Disease and Ulcerative Colitis (GETECCU) (1999) Randomized clinical trial of Plantago ovata seeds (dietary fiber) as compared with mesalamine in maintaining remission in ulcerative colitis. Am J Gastroenterol 94: 427–33

Kruis W, Pohl C (1999) Klinische Wirkung von verschiedenen 5-ASA-Präparationen bei Colitis ulcerosa. Med. Klinik Suppl 1: 26–29

Lichtiger S, Present DH, Kornbluth A et al. (1994) Cyclosporine in severe ulcerative colitis refractory to steroid therapy. N Engl J Med 330: 1841–1845

Marshall JK, Irvine EJ (1997) Rectal corticosteroids versus alternative treatments in ulcerative colitis: a meta-analysis. GUT 40: 775–781

Provenzale D, Kowdley KV, Arora S et al. (1995) Prophylactic colectomy or surveillance for chronic ulcerative colitis? A decision analysis. Gastro-enterology 109(III): 1188–1196

Hoffmann JC, Zeitz M, Bischoff SC et al. (2004) Diagnostik und Therapie der Colitis ulcerosa – Ergebnisse einer evidenz-basierten Konsensuskonferenz der Deutschen Gesellschaft für Verdauungs- und Stoffwechselkrankheiten. Z Gastroenterol 42: 979–1045

Stiehl A, Rudolph G, Sauer P, Benz C, Stremmel W, Walker S, Theilmann L (1997) Efficacy of ursodeoxycholic acid treatment and endoscopic dilation of major duct stenoses in primary sclerosing cholangitis. J Hepatol 26: 560–566

Sutherland LR, Roth DE, Beck PL (1997) Alternatives to sulfasalazine: a meta-analysis of 5-ASA in the treatment of ulcerative colitis. Inflamm Bowel Dis 3: 65–78

9.4.2 Morbus Crohn
Klaus Herrlinger und Eduard F. Stange

Einleitung

Der Morbus Crohn ist durch eine chronische Entzündung des Intestinaltrakts gekennzeichnet. Charakteristisch ist der transmurale Befall sämtlicher Darmwandschichten mit dem histologischen Bild einer granulomatösen Entzündung. Die Ausprägung ist typischerweise diskontinuierlich und kann – im Gegensatz zur Colitis ulcerosa – den gesamten Gastrointestinaltrakt befallen. Unterschieden werden drei Untergruppen des Morbus Crohn mit unterschiedlichen Komplikationen, der obstruierende stenosierende, der chronisch-inflammatorische und der zu Penetration und Abszessen neigende fistelnde Verlauf. Überlappungen sind die Regel; so werden Stenosen bei 30–50% der Patienten beschrieben und bis zu 40% der Patienten leiden im Verlauf ihrer Erkrankung an einer Fistelbildung.

Ätiologie und Pathogenese

Die Ätiologie chronisch-entzündlicher Darmerkrankungen (CED) ist trotz der intensiven Forschungsaktivitäten der letzten Jahrzehnte weiterhin ungeklärt. Aus der Häufigkeit einer Manifestation des M. Crohn bei beiden eineiigen Zwillingen von etwa 50% kann abgeleitet werden, dass genetische Prädisposition und Umweltfaktoren eine etwa gleich große Rolle spielen. Auf der Basis von genetischen Kopplungsanalysen wurden mehrere Suszeptibilitätsregionen auf verschiedenen Chromosomen gefunden. Das Gen IBD-1 kodiert bei ca. 20% der M.-Crohn-Patienten ein mutiertes Bindungsprotein für bakterielles Muramyldipeptid (NOD2), andere Suszeptibilitätsgene werden derzeit identifiziert. Andererseits ist Nikotinkonsum ein Risikofaktor für den Morbus Crohn, ebenso wie eine sehr hygienische Kindheit. Die Immunreaktion ist nicht im Sinne einer Autoimmunerkrankung gegen die Mukosa gerichtet, sondern es kommt im Rahmen des Morbus Crohn zu einer Aufhebung der Toleranz gegenüber der luminalen bakteriellen Flora. Die Mukosa von Morbus-Crohn-Patienten befindet sich auch in Remissionsphasen in einem Zustand erhöhter Aktivität, das Gleichgewicht von Entzündungsmediatoren ist sowohl auf der Ebene der spezifischen zellulären Abwehr als auch auf Interleukinebene proinflammatorisch verschoben.

Die eigentliche Ursache dieser Phänomene ist nicht klar, am ehesten handelt es sich um eine Störung der mukosalen antibakteriellen Barriere, andererseits ist auch eine primäre Dysregulation der Immunreaktion möglich.

Klinik und Diagnostik

Leitsymptom des Morbus Crohn sind Durchfälle und krampfartige Bauchschmerzen, eventuell verbunden mit subfebrilen Temperaturen. Typisch ist bei 44% der Patienten ein remittierender Krankheitsverlauf mit längeren Phasen der Remission, die durch rezidivierende Krankheitsschübe unterbrochen werden. Etwa 20% sind gegenüber Kortikosteroiden refraktär und bei 36% liegt ein chronisch aktiver, steroidabhängiger Verlauf vor. Bei der mit 40% häufigsten Manifestation des Morbus Crohn im terminalen Ileum sind die Beschwerden oft im rechten Unterbauch lokalisiert und können eine akute Appendizitis imitieren. Eine typische Komplikation ist die Ausbildung enteroenterischer und enterokutaner Fisteln sowie von Abszessen. Bei Kindern kann vermindertes Größenwachstum einziges Symptom eines Morbus Crohn darstellen. Wie bei der Colitis ulcerosa ist die Erkrankung nicht auf den Intestinaltrakt begrenzt, sondern kann sich an diversen extraintestinalen Organen, insbesondere an Gelenken, Haut und Augen manifestieren.

Diese Manifestationen sind bei der körperlichen Untersuchung zu erkennen, eventuell kann ein Konglomerattumor von Darmschlingen zu tasten sein oder es bestehen enterokutane Fistelöffnungen. Laborchemisch stehen die Entzündungsparameter (C-reaktives Protein, BSG, Leukozyten) oder eine Mangelsituation (Protein, Vitamine) im Vordergrund. Weiterhin liegt häufig eine, unter Umständen ausgeprägte Anämie vor. Einen für den M. Crohn spezifischen Serumtest gibt es nicht, gelegentlich sind Anti-Saccaromyces-Antikörper positiv.

Zur Abschätzung der entzündlichen Aktivität der Erkrankung sind Aktivitätsindizes entwickelt worden, die sich aus verschiedenen klinischen und laborchemischen Befunden zusammensetzen. Allgemein akzeptiert ist der Crohn's Disease Activity Index (CDAI; Tabelle 9.4-1). Wichtig und manchmal schwierig ist die Differentialdiagnose der infektiösen Enteritis, zu ihrer Abgrenzung sollten bei jedem Patienten mit Erstmanifestation und bei jedem vermeintlichen akuten Schub Stuhlkulturen gewonnen werden.

Wichtig für die Behandlungsstrategie ist die Lokalisation der Erkrankung. Daher sollte eine endoskopische Diagnostik erfolgen, obligat ist diese bei Erstmanifestation. Sie wird durch eine Dünndarmkontrastmitteldarstellung zur Diagnostik eines eventuellen Dünndarmbefalls und eine Gastroskopie ergänzt. Typische endoskopische Läsionen sind aphtöse Veränderungen und fissurale Ulzera (Abb. 9.4-4). Häufig kommt es zu entzündlichen Stenosen.

Diagnostisch hilfreich ist weiterhin der diskontinuierliche Befall und vor allem die Beteiligung der Ileozäkalregion. Immer sollte die Entnahme von Stufenbiopsien erfolgen, Epitheloidzell-Granulome werden allerdings nur selten beobachtet. Bei persistierenden Beschwerden trotz adäquater Therapie muss an narbige Stenosen oder Abszesse gedacht werden. Bei Fistelkomplikation und Verdacht auf Abszessbildung ist die Kernspintomographie bildgebendes Verfahren der Wahl. Für die Verlaufskontrolle stellt der nichtinvasive Ultraschall das beste Verfahren zur Darstellung einer Darmwandverdickung oder auch Komplikationen (Abszesse, Stenose mit Pendelperistaltik) dar, eventuell mit dopplersonographischer Messung des Blutflusses in der A. mesenterica superior.

Therapie

Sinnvoll und von therapeutischer Konsequenz ist eine Unterscheidung der Patienten einerseits nach der Schwere des Schubs und der Lokalisation ihrer Erkrankung und andererseits nach dem bisherigen Krankheitsverlauf. Die gering- bis mäßiggradige Krankheitsaktivität wird definiert durch einen CDAI von 150 bis 300, die hohe Aktivität mit einem CDAI >300. Die Remission wird klinisch definiert als CDAI <150. Bei einem Befall der Ileozäkalregion können Präparate mit einer Freisetzungskinetik im distalen Dünndarm zum Einsatz kommen, bei Befall von Rektum und Sigma kann eine Lokalbehandlung mit Klysmen oder Suppositorien hilfreich sein. Die Patienten mit remittierendem Krankheitsverlauf sollten nur eine Schubtherapie erhalten. Die andere Hälfte der Patienten erlebt einen chronisch-aktiven Verlauf der Erkrankung, das heißt, die Remission wird entweder unter Steroidtherapie nicht erreicht oder gelingt nur um den Preis einer Dauergabe von Steroiden. Bei dieser zweiten Gruppe von Patienten besteht die Indikation zu einer immunsuppressiven Therapie. Spezielle Therapieformen benötigen die Fistelkomplikation und einige extraintestinale Manifestationen. Im Folgenden sollen die für die verschiedenen Indikationen etablierten Therapien auf dem Boden der aktuellen Studienlage und nach der Leitlinie der Deutschen Gesellschaft für Verdauungs- und Stoffwechselerkrankungen dargestellt werden. Die Wirkmechanismen und häufigsten Nebenwirkungen der einzelnen Therapeutika (Tabelle 9.4-2) sowie die Dosierungen und die Evidenzgrade (Tabelle 9.4-3) der einzelnen Therapieformen sind in Tabellenform zusammengefasst, die Therapieentscheidungen sind in Algorithmen zur Remissionsinduktion und zur Remissionserhaltung (Abb. 9.4-5 und 9.4-6) abgebildet.

Remissionsinduktion

Akuter Schub mit milder bis mäßiggradiger entzündlicher Aktivität Der akute Schub wird definiert durch die klinische Symptomatik. Zusätzlich können inflammatorische Laborparameter hinzugezogen werden. Es erscheint sinnvoll, den Schweregrad des Schubs zu differenzieren, dabei können Aktivitätsindizes wie der CDAI hilfreich sein. Insbesondere bei Patienten mit Befall der Ileozäkalregion stellt das wegen seines raschen Abbaus in der Leber topisch wirksame Budesonid eine nebenwirkungsarme Alternative zur Anwendung systemischer Steroide dar. In der

Tabelle 9.4-1. Crohn's disease activity index (CDAI)

	Multiplikationsfaktor
• Anzahl flüssiger oder breiiger Stühle (Summe der letzten Woche)	× 2
• Abdominelle Schmerzen (Summe der letzten Woche) keine = 0, leichte = 1, mäßige = 2, schwere = 3	× 5
• Allgemeinbefinden (Summe der letzten Woche) gut = 0, leicht beeinträchtigt = 1, beeinträchtigt = 2, schlecht = 3, unerträglich = 4	× 7
• Extraintestinale Manifestationen Arthritis oder Arthralgien Iritis oder Uveitis Haut oder Schleimhautbeteiligung (z. B. Erythema nodosum, Pyoderma gangraenosum, aphtöse Stomatitis) Analfissur, Fisteln, perirektaler Abszess Fieber >37,5 °C in der vergangenen Woche	je Kategorie 20 Punkte
• Antidiarrhoika (Loperamid, Opiate)	30 Punkte
• Tastbarer Konglomerattumor	× 10
Keiner	0
Fraglich	2
Sicher	5
• Hämatokrit (%) w: 42 – Hämatokrit m: 47 – Hämatokrit	× 6
• Körpergewicht (1 – Körpergewicht/Standardgewicht)	×100
Summe	

optimalen Tagesdosis von 9 mg ist das Budesonid bei Ileozäkalbefall der Therapie mit systemischen Steroiden nur geringfügig unterlegen und insbesondere bei geringer und mittlerer Aktivität gerechtfertigt.

Als weniger effektiv, aber ebenfalls nebenwirkungsarm hat sich die hochdosierte Gabe von 5-Aminosalizylaten im akuten Schub des Morbus Crohn erwiesen. Ähnlich wie beim Budesonid erfolgt die Freisetzung des Wirkstoffs im distalen Dünndarm. Diese Therapie ist jedoch auch in der hohen Tagesdosis von 4 g deutlich schwächer wirksam als das Budesonid. Somit empfiehlt sich die Gabe vor allem bei Patienten mit geringgradiger Aktivität und Kontraindikation gegen eine Steroidgabe. Das klassische Sulfasalazin wird heute wegen der häufigen, durch den Sulfonamidanteil bedingten Nebenwirkungen kaum noch zur Therapie des Morbus Crohn eingesetzt, eine Indikation besteht vor allem bei Vorliegen einer Kolitis Crohn zusammen mit Arthritisbeschwerden.

Bei Versagen dieser Therapieoptionen ist als Standardtherapie des akuten Schubs des Morbus Crohn die Gabe systemisch wirksamer Steroide etabliert. Durchgesetzt hat sich eine Dosis zwischen 40 und 80 mg Prednisolonäquivalent/Tag, die optimal wirksame Dosis liegt bei 1 mg/kg Körpergewicht. Bei 40 mg/Tag erreicht etwa die Hälfte der Patienten innerhalb von 8 Wochen eine Remission, bei der hohen Dosis (1 mg/kg KG) etwa 90%. Problem dieser Therapie ist jedoch das breite Nebenwirkungsprofil, das sich mit zunehmender Therapiedauer entwickelt. In der akuten Behandlung stehen das Cushingoid mit Mondgesicht und Gewichtszunahme, Steroidakne und Schlaflosigkeit im Vordergrund, bei der Langzeittherapie bestimmen Osteoporose, Stammfettsucht und Infektionsanfälligkeit das Bild. Daher muss eine Langzeittherapie mit systemischen Steroiden unbedingt vermieden werden und nach Erreichen der Remission eine zügige Dosisreduktion erfolgen.

Bei distalem Befall in Rektum und Sigmoid können zusätzlich als Lokaltherapie Klysmen, Rektalschaum oder Suppositorien einge-

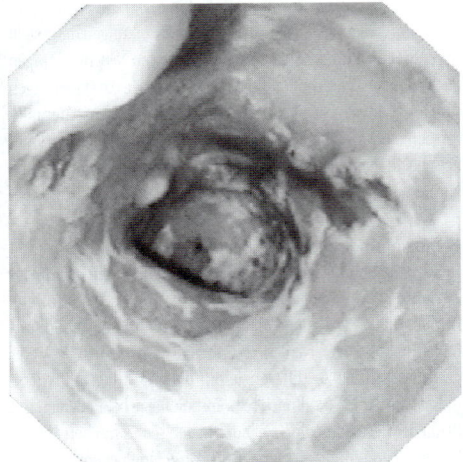

Abb. 9.4-4. Colitis Crohn (Siehe auch Farbtafel im Anhang)

Tabelle 9.4-2. Wirkmechanismen und häufigste Nebenwirkungen verschiedener Therapeutika

	Wirkmechanismen	Nebenwirkungen
Kortikosteroide[a]	Hemmung der Prostaglandin- und Leukotriensynthese Suppression der Lymphozytenzahl und -aktivität Hemmung der Freisetzung von proinflammatorischen Zytokinen Inhibition der Makrophagen- und Mastzellaktivität Hemmung der Migration und Aktivität von Granulozyten	„Cushingoid", Akne, Hypertonie, Osteoporose, Osteonekrose, Katarakt, Glaukom, Myopathie, Diabetes mellitus, Ruhe- und Schlaflosigkeit, Psychosen, Infektionen, Hypogonadismus
5-Aminosalizylsäure	Hemmung der Produktion von Prostaglandinen und Leukotrienen Reduktion der IL-1-Produktion Hemmung der Immunglobulinsynthese Abbindung von freien Sauerstoffradikalen („Scavenger") Hemmung neutrophiler Granulozyten	Exanthem, Diarrhö, Pankreatitis, interstitielle Nephritis, Alveolitis Myokarditis, Blutbildveränderungen, Alopezie, Perikarditis, Pleuritis
Immunsuppressiva Azathioprin/6-Mercaptopurin	Apoptoseinduktion, Hemmung der T-Zell-Bildung Hemmung der B-Zell-Antikörperproduktion	Nausea, Leukopenie, Thrombopenie, Pankreatitis, Hepatitis, Infektionen
Methotrexat	Apoptoseinduktion von Immunzellen Hemmung der T-Zell-Proliferation Hemmung der B-Zell-Antikörperproduktion Hemmung der Aktivierung von Monozyten und Granulozyten	Nausea, Leukopenie, Hepatitis, Leberfibrose, Lungenfibrose, Infektionen
Cyclosporin A	Hemmung der Aktivierung von T-Lymphozyten Blockierung der Il-2-Signalkaskade	Niereninsuffizienz, Hypertonie, Tremor, Gingivahyperplasie, Parästhesien, Grand-mal-Anfälle, Infektionen
TNF-Antikörper	Blockade von TNFα Apoptoseinduktion von Immunzellen	ANA-Bildung, „lupus-like" Syndrom, erhöhte Infektanfälligkeit (Sepsis, Tbc, Todesfälle!), erhöhtes Malignomrisiko?

[a] Bei Therapie mit Budesonid insgesamt ähnlich, aber deutlich seltener Nebenwirkungen

setzt werden. Topisch wirksame Formulierungen beinhalten entweder Steroide oder Aminosalizylate. Bei distalem Kolonbefall empfehlen sich Klysmen, während bei anorektalem Befall Suppositorien vorzuziehen sind.

Eine Therapiealternative vor allem bei Kindern mit drohendem Wachstumsstillstand durch schwere Steroidnebenwirkungen, Untergewicht und bei Ernährungsdefiziten stellen enterale bilanzierte Diäten dar. Initial v. a. bei Unterernährung eingesetzt, hat sich gezeigt, dass ihre Applikation selbst eine remissionsinduzierende Wirkung hat. Sie ist besonders bei Dünndarmbefall wirksam, allerdings der Gabe systemischer Steroide unterlegen. Enteral bilanzierte Diäten werden optimalerweise kontinuierlich über eine nasoduodenale Sonde appliziert und können entweder als chemisch definierte Peptiddiäten oder als nährstoffdefinierte sog. polymere Diäten angewandt werden. Die Dosis sollte bei 2000–3000 kcal/Tag liegen, die Therapiedauer bei 2–6 Wochen. Wesentliche Nebenwirkungen, zumindest initial, sind die osmotische Diarrhö und seltener Sondenprobleme. Ileus und toxisches Krankheitsbild stellen Kontraindikationen dar. Der Wirkmechanismus ist bisher ungeklärt. Ein Nachteil der Therapie mit Sondendiäten im Vergleich zu Steroiden ist nicht nur das langsamere Ansprechen mit einer mittleren Latenz von vier Wochen, sondern auch die offenbar hohe Rezidivrate nach Umsetzen auf die normale Kost.

Akuter Schub mit schwerer entzündlicher Aktivität Die Therapie des schweren Schubes (CDAI >300) unterscheidet sich zunächst nicht prinzipiell von den oben aufgeführten Therapiekriterien des akuten Schubes. In der Regel werden systemische Steroide in einer Dosis von 1 mg/kg Körpergewicht eingesetzt. Da sich in den Vergleichsstudien auch bei schwerem Verlauf das topisch wirksame Budesonid als fast gleichwertig erwiesen hat, kann auch bei schwerem Schub bei Befall der Ileozäkalregion ein initialer Therapieversuch gerechtfertigt sein. Um beispielsweise bei Subileus eine sichere Resorption der systemischen Steroide zu gewährleisten, sollten diese zunächst intravenös appliziert werden, eine parenterale Ernährung kann erforderlich sein. Eine sichere Indikation für die parenterale Ernährung sind allerdings nur der Subileus/Ileus und das toxische Krankheitsbild, die schwere Malabsorption, z. B. bei Kurzdarmsyndrom, sowie symptomatische Stenosen.

Steroidrefraktärer Verlauf Problematisch ist der steroidrefraktäre Verlauf. Als steroidrefraktär gelten Patienten, die unter einer hochdosierten Steroidtherapie (beginnend mit mindestens 1 mg/kg Körpergewicht Prednisolonäquivalent) über einen Zeitraum von mehreren Wochen keine Remission erreichen. Dieser Verlauf betrifft etwa 20% der Patienten mit M. Crohn. Hier besteht die Indikation zu einer immunsuppressiven Therapie. Die besten Daten liegen für das Azathioprin vor, die empfohlene Dosis

Tabelle 9.4-3. Dosierungen und Evidenzgrade

		Evidenzgrad	Evidenzstärke
Remissionsinduktion			
Gering- bis mäßiggradiger Schub			
Standard	Budesonid (oral) 9 mg morgens	I-a	A
Alternativ[a]	Aminosalizylate (oral) 4 g/Tag	I-a	C
(Obligat bei Befall von Ösophagus bis Jejunum)	Kortikosteroide (oral) 40 mg bis zu 1 mg/kg Prednisolonäquivalent	I-a	A
Distaler Dickdarmbefall	Aminosalizylate (lokal z. B. als Klysmen) 1–4 g/Tag	II-b	C
Dünndarmbefall	Enterale bilanzierte Diät	I-a	A
Alternativ vor allem bei Kindern			
Schwerer Schub			
Standard	Kortikosteroide (oral oder i.v.) 1 mg/kg Körpergewicht Prednisolonäquivalent	I-a	A
Steroidrefraktärer Verlauf			
	Azathioprin (oral) 2–2,5 mg/kg Körpergewicht pro Tag	II-b	B
	Methotrexat (i.m.) 25 mg pro Woche	II-b	C
	Infliximab TNF-Antikörper (i.v.) 5 mg/kg Körpergewicht	I-b	B
Steroidabhängiger, chronisch aktiver Verlauf			
Standard	Azathioprin bzw. 6-Mercaptopurin (oral) 2–2,5 bzw. 1 mg/kg Körpergewicht pro Tag	I-a	A
Alternativ	Methotrexat (oral) 15 mg pro Woche	I-b	B
Remissionserhaltung bei remittierendem Verlauf			
Medikamentös induzierte Remission	Keine Therapie	I-a	A
operativ induzierte Remission	5-ASA 3–4g/Tag	I-a	B
Remissionserhaltung bei chronisch aktivem Verlauf			
Standard	Azathioprin (oral) 2–2,5 mg/kg KG pro Tag	I-a	A
Alternativ	Methotrexat (i.m.) 25 mg pro Woche	I-b	B
Fisteln			
Standard	Metronidazol (oral) 2- bis 3-mal 400 mg pro Tag	II-b	B
Falls chronisch	Azathioprin (oral) 2–2,5 mg/kg Körpergewicht pro Tag	I-a	A
Falls therapierefraktär	Infliximab TNF-Antikörper (i.v.) 5 mg/kg KG an den Wochen 0, 2 und 6	I-b	B
	Cyclosporin (i.v.) 4 mg/kg KG/Tag	II-b	C
Alternativ	Tacrolimus (oral) 0,1–0,2 mg/kg KG/Tag	II-b	C

[a] Eingeschränkte Empfehlung bei nicht publizierten negativen Studien.

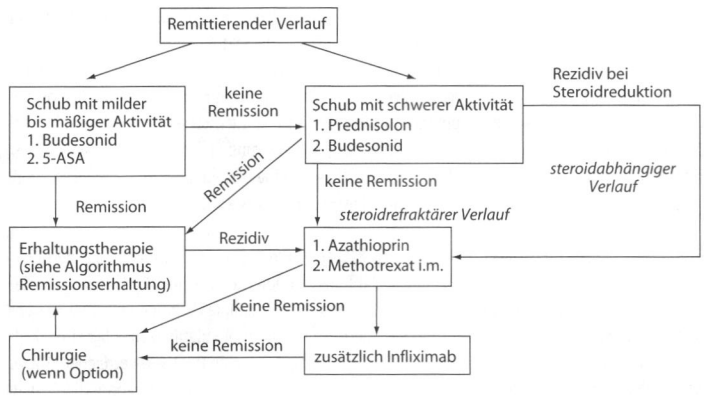

Abb. 9.4-5. Algorithmus für die Remissionsinduktion des Morbus Crohn

9.4 Chronisch-entzündliche Darmerkrankungen

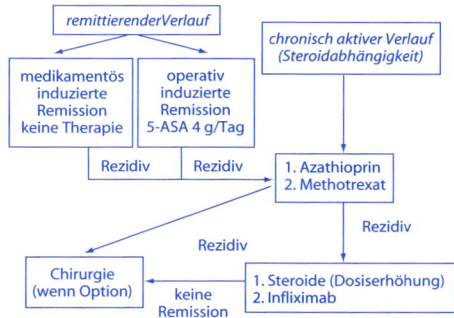

Abb. 9.4-6. Algorithmus für die Remissionserhaltung des Morbus Crohn

beträgt 2,5 mg/kg KG, wobei die lange Latenzzeit von zwei bis sechs Monaten bis zum Wirkeintritt problematisch ist. Bei Therapieversagen oder Unverträglichkeit gegenüber Azathioprin kann Methotrexat in einer Dosierung von 25 mg/Woche als intramuskuläre Injektion gegeben werden. Einzelne unkontrollierte Studien befürworten die intravenöse Gabe von Cyclosporin oder Tacrolimus bzw. Cyclophosphamid. Bei schwerstem Verlauf kann zur Überbrückung in dieser Situation die Gabe des Tumornekrosefaktorantikörpers Infliximab indiziert sein. Als effektiv hat sich eine Dosierung von 5 mg/kg KG erwiesen. Unter dieser Therapie kann bei etwa der Hälfte der Patienten eine Remission erreicht werden. Die Substanz sollte wegen des Nebenwirkungsprofils (schwerwiegende infektiöse Komplikationen wie Tuberkulose und Sepsis, eventuell Malignome, s. auch Tabelle 9.4-2) nur bei ansonsten therapierefraktärem Verlauf eingesetzt werden.

Die Therapierefraktarität trotz adäquater Therapie sollte immer differentialdiagnostisch an Komplikationen wie narbig fixierte Stenosen oder Abszesse denken lassen. In jedem dieser schwerkranken Einzelfälle muss eine enge Zusammenarbeit zwischen Internisten und Chirurgen erfolgen. Bei relativ umschriebenem, regionärem Befall des Morbus Crohn ist in der Regel eine chirurgische Option vorzuziehen.

Steroidabhängiger, chronisch aktiver Verlauf Etwa ein Drittel der Patienten mit Morbus Crohn erlebt einen chronisch-aktiven Verlauf mit Steroidabhängigkeit, d. h., nach anfänglich induzierter Remission durch Steroide erleiden etwa 35% aller Patienten bei Unterschreiten einer individuell unterschiedlichen Steroiddosis ein frühes Rezidiv. Die Steroidabhängigkeit ist definiert durch zwei gescheiterte Reduktionsversuche innerhalb von sechs Monaten und stellt eine Indikation zu einer langfristigen Immunsuppression dar. Das Ziel dieser Behandlung muss die effektive Remissionsinduktion und die zügige und zuverlässige Steroidreduktion sein.

Auch hier stellt das Azathioprin bzw. sein Metabolit, das 6-Mercaptopurin, den Goldstandard der Therapie dar. Etwa drei von vier Patienten erreichen unter dieser Therapie die Remission.

Entscheidend für die Wirksamkeit von Azathioprin oder 6-Mercaptopurin ist die Dauer der Behandlung. Nur 10% der Patienten berichteten über eine klinische Verbesserung nach vier Wochen und immerhin 20% der Patienten brauchten zwischen 4 und 7 Monaten, um auf die Therapie anzusprechen. Nach diesen Daten sollte ein Therapieversuch zur Beurteilung der Effektivität mindestens für sechs Monate durchgeführt werden. Auch das Ziel der Steroidreduktion wird unter der Therapie mit Azathioprin/ 6-Mercaptopurin effektiv erreicht. Zwei Drittel der behandelten Patienten sind in der Lage, unter dieser Therapie die Steroiddosis unter die tägliche Dosis von 10 mg Prednisolon-äquivalent zu senken.

Nebenwirkungen von Azathioprin sind durch große Verlaufsstudien gut dokumentiert und treten bei ca. 10–15% der Patienten auf. Zu unterscheiden sind allergische und dosisabhängige Nebenwirkungen. Zu der ersten Gruppe gehören unspezifische Nebenwirkungen, vor allem Übelkeit, Durchfall, Gelenkschmerzen und eine Erhöhung von Leberenzymen. Wenn diese nicht toleriert werden, kann ein Umsetzen der Therapie auf 6-Mercaptopurin (1,5 mg/kg Körpergewicht) erfolgversprechend sein. Eine ernste Nebenwirkung stellt die azathioprininduzierte Pankreatitis dar. Sie heilt in aller Regel nach Absetzen der Therapie ohne Residuen ab, allerdings muss anschließend auf beide Medikamente komplett verzichtet werden, da das Rezidiv bei erneutem Einsatz praktisch obligat ist. Zu den dosisabhängigen Nebenwirkungen gehören Zytopenien und die Hepatitis. Zunächst kann die Dosis reduziert werden, bei persistierender Nebenwirkung muss die Therapie allerdings komplett abgesetzt werden. Das Risiko einer erhöhten Infektanfälligkeit ist als gering anzusehen, v. a. bei einer Kombinationsimmunsuppression mit hochdosierten Steroiden ist jedoch vermehrte Aufmerksamkeit gefordert.

Das Enzym Thiopurin-Methytransferase (TPMT) spielt eine entscheidende Rolle im Stoffwechsel des Azathioprins. Genetische Unterschiede in der Aktivität dieses Enzyms machen „Langsam-Metabolisierer" zu einer Risikogruppe bezüglich des Nebenwirkungsprofils, insbesondere der Myelotoxizität. Allerdings liegt der zugrunde liegende genetische Defekt homozygot nur bei 1/200 Patienten vor. Lediglich bei 27% der Crohn-Patienten mit Myelosuppression unter Azathioprin konnte ein Defekt der TPMT nachgewiesen werden, was bedeutet, dass eine engmaschige Blutbildkontrolle bezüglich einer Knochenmarkstoxizität in jedem Fall erfolgen muss. Bei defizienter Enzymaktivität sollte die Therapie vermieden werden. Von einigen Autoren wird die Spiegelbestimmung des aktiven Metaboliten des Azathioprins, des 6-Thioguanins, zur Therapie- und Toxizitätskontrolle von Azathioprin und 6-Mercaptopurin empfohlen, der Wert dieser Bestimmung ist allerdings umstritten. Die direkte Gabe von 6-Thioguanin scheint zwar wirksam, wegen der häufigen Komplikation einer nodulären regenerativen Hyperplasie der Leber aber nicht vertretbar.

Eine durch kontrollierte Studien etablierte Alternative in Fällen der Azathioprinunverträglichkeit stellt die Gabe von Methotrexat (MTX) dar. Zur Remissionsinduktion hat sich die intramuskuläre Gabe als effektiv erwiesen. Eine Therapie mit 25 mg MTX i.m. pro

Woche führt bei 39% der Patienten nach 16 Wochen zu einer klinischen Remission. Aufgrund des weiter unten aufgeführten zweifelhaften Langzeiteffekts und der notwendigen intramuskulären Applikation stellt MTX allerdings die Therapie der zweiten Wahl bei chronisch aktivem Morbus Crohn dar. Nicht zu vernachlässigen ist auch das Nebenwirkungsprofil dieser Substanz mit Leukopenie und seltenen Fällen der Leberfibrose.

Mehrere Fallberichte sowie eine kontrollierte Studie wiesen auf eine mögliche Wirksamkeit eines weiteren Immunsuppressivums, des Mycophenolat-Mofetils (MMF), bei Patienten mit einer chronisch aktiven Verlaufsform des Morbus Crohn hin. Allerdings konnten die positiven Ergebnisse in 3 offenen Folgestudien nicht bestätigt werden, sodass der Einsatz von MMF außerhalb von kontrollierten Studien zurzeit nicht empfohlen werden kann.

Eine gesicherte Indikation zur Anwendung des Tumornekroseantikörpers Infliximab besteht bei der Steroidabhängigkeit nicht. Für unter adäquater immunsuppressiver Therapie refraktäre steroidabhängige Fälle gilt wie für die Steroidrefraktarität, dass nach Ausschöpfung der medikamentösen Optionen interdisziplinär eine chirurgische Option kritisch geprüft werden sollte.

Die Therapieentscheidungen für die Remissionsinduktion sind im Algorithmus in Abb. 9.4-5 dargestellt, zu den empfohlenen Dosierungen der Therapeutika s. Tabelle 9.4-3.

Remissionserhaltung 30% der Patienten erleiden nach erfolgreich induzierter Remission innerhalb des ersten Jahres und weitere 40% innerhalb von zwei Jahren ein Rezidiv. Daher ist eine remissionserhaltende Therapie bei einem großen Teil der Patienten notwendig. Generell kann eine solche Therapie jedoch nicht bei jedem Patienten empfohlen werden. Sinnvoll ist, auch hier den bisherigen Krankheitsverlauf des Patienten in Betracht zu ziehen. Als Risikofaktoren für einen nächsten Schub haben sich die Anzahl der vorherigen Schübe und deren Schweregrad wie auch der Abstand zum letzten Schub und v. a. die Fistelkomplikation erwiesen.

Es ist wichtig, zu betonen, dass sich weder systemische Steroide noch das topisch wirksame Kortikoid Budesonid als wirksam in der Remissionserhaltung erwiesen haben. Deshalb ist eine Langzeittherapie mit Steroiden wegen der schwerwiegenden Nebenwirkungen ohne Einleitung einer immunsuppressiven Therapie nicht zu rechtfertigen.

Als ebenfalls nicht wirksam hat sich die remissionserhaltende Therapie mit 5-Aminosalizylaten nach medikamentös induzierter Remission erwiesen. Einer Metaanalyse aus 15 kontrollierten Studien zufolge wird durch eine solche Therapie die Schubfrequenz nicht signifikant gesenkt. Bei bisher unkompliziertem Krankheitsverlauf ist somit in der Regel keine remissionserhaltende Therapie indiziert. Eine signifikante Risikoreduktion erfahren allerdings Patienten nach operativ induzierter Remission, sodass hier eine Therapie mit einer Tagesdosis von 3–4 g begonnen werden kann.

Anders sieht die Situation beim chronisch aktiven Morbus Crohn mit seinen beiden Verlaufsformen Steroidrefraktärität und Steroidabhängigkeit und bei der Fistelkomplikation (s. unten) aus.

Hier ist eine immunsuppressive remissionserhaltende Therapie indiziert. Bei dieser Indikation hat sich das Azathioprin bzw. 6-Mercaptopurin als das wirksamste Medikament erwiesen. Unter einer entsprechenden Therapie mit einer Dosis von wiederum 2,5 mg/kg ist es möglich, zwei Drittel der Patienten dauerhaft in Remission zu halten. Derzeit wird für diese Indikation die Therapie für einen Mindestzeitraum von 3–4 Jahren empfohlen.

Die Alternative stellt wiederum das Methotrexat dar. Eine Erhaltungstherapie wird mit 15 mg oral durchgeführt, auch hier kann bei etwa zwei Dritteln der ansprechenden Patienten während des ersten Jahres die Remission erhalten werden. Allerdings scheint die Rückfallquote im weiteren Verlauf sehr hoch zu sein, so kann die Remission nur bei etwa der Hälfte der Patienten für drei Jahre erhalten werden. Auch in der Therapie der Remissionserhaltung stellt somit, wie in der Remissionsinduktion, Methotrexat das Mittel der zweiten Wahl bei Azathioprinunverträglichkeit oder Azathioprinversagen dar.

Auch die Therapieentscheidungen bei der Remissionserhaltung sind in einem Algorithmus dargestellt (s. Abb. 9.4-6), die empfohlene Dosierung der Therapeutika in der Tabelle 9.4-3.

Fisteln Eine schwierige Komplikation des Morbus Crohn stellt die Ausbildung von Fisteln dar, etwa 40% der Patienten sind im Verlaufe ihrer Erkrankung betroffen. Die Studienlage zur Therapie dieser Komplikation ist begrenzt (s. Tabelle 9.4-3). In der Akutbehandlung hat sich das Antibiotikum Metronidazol als wirksam erwiesen, bei bis zu 40% der Patienten kann ein kompletter Fistelverschluss erreicht werden. Für eine Dauerbehandlung kommt Metronidazol auf Grund der Resistenzentwicklung und der Gefahr der Polyneuropathie nicht in Frage.

Auf Grund der hohen Rezidivrate ist auch bei der Fistelkomplikation eine remissionserhaltende Therapie indiziert. Azathioprin und 6-Mercaptopurin sind sowohl in der akuten Abheilung als auch in der Remissionserhaltung effektiv. Auch hier stellt die Latenz bis zum Wirkeintritt ein Problem dar. Eine Alternative in komplizierten Fällen scheint der Tumornekrosefaktorantikörper Infliximab zu sein. Unter der optimalen Dosis von 5 mg/kg kann etwa die Hälfte der Fisteln zur Abheilung gebracht werden. In therapierefraktären Fällen scheinen die Immunsuppressiva Cyclosporin oder Takrolimus eine, allerdings nicht durch kontrollierte Studien untermauerte Alternative darzustellen. Die Einlage von Fadendrainagen bei perianalen Fisteln kann die Symptomatik verbessern, in therapierefraktären Fällen ist eine operative Fistelrevision zu erwägen. Auch bei der Fistelkomplikation sollte das therapeutische Vorgehen interdisziplinär erfolgen, zur Lokalisation und zum Ausschluss von Abszessen sollte in der Regel eine Bildgebung mittels Kernspintomographie erfolgen.

Extraintestinale Manifestationen Typischerweise sind die chronisch-entzündlichen Darmerkrankungen nicht auf den Gastrointestinaltrakt beschränkt, sondern können sich in diversen extraintestinalen Organen manifestieren. In der National Cooperative Crohn's Disease Study wird die Inzidenz extraintestinaler Manifestationen mit 24% angegeben. Hierbei stehen Gelenke, Augen, Leber und Gallenwege und Osteopenie im Vordergrund, in seltenen Fällen können auch Nieren, Lunge und Pankreas betroffen sein. Insbesondere bei Letzteren sollten Medikamentennebenwirkungen als Ursache bedacht werden. Prinzipiell stellt die Therapie der Grunderkrankung auch die Therapie der extraintestinalen Manifestationen dar, deshalb soll in den folgenden Abschnitten nur auf zusätzliche Aspekte eingegangen werden.

Gelenke Spondarthropathien sind häufig bei Patienten mit chronisch-entzündlichen Darmerkrankungen und werden mit einer Prävalenz von 14% angegeben. Schubassoziiert entspricht ihre Therapie der Behandlung der Grunderkrankung. In der Therapie chronischer Arthritiden ist das Sulfasalazin wirksam. Als effektiv haben sich auch das Azathioprin und Methotrexat erwiesen, in schweren Fällen ist der Tumornekrosefaktorantikörper Infliximab mit Erfolg eingesetzt worden. Nichtsteroidale Antirheumatika sollten vermieden werden.

Primär sklerosierende Cholangitis Die Prävalenz einer primär sklerosierenden Cholangitis bei Morbus Crohn liegt bis bis zu 3%, bei Patienten mit einer Colitis Crohn sogar deutlich höher (9%). Therapie der Wahl ist die Dauertherapie mit Ursodeoxycholsäure; unter dieser Therapie kann das Fortschreiten radiologischer Veränderungen verhindert werden. Hochgradige Stenosen sollten möglichst endoskopisch mittels Stenteinlage während einer ERCP drainiert werden.

Osteopenie/Osteoporose Die Prävalenz einer verringerten Knochendichte (bis zu 90%) oder sogar Osteoporose (bis zu knapp 40%) ist bei Patienten mit Morbus Crohn deutlich erhöht. Dies ist in der Regel Folge einer langjährigen Steroidmedikation, kann in Fällen eines ausgeprägten Dünndarmbefalls oder bei Dünndarmresektionen jedoch auch auf Mangelresorption zurückzuführen sein. In jedem Fall einer längerfristigen Steroidmedikation sollte supportiv mit Vitamin D und Kalziumpräparaten behandelt werden.

Literatur

Camma C, Giunta M, Rosselli M, Cottone M (1997) Mesalamine in the maintenance treatment of Crohn's disease: a meta-analysis adjusted for confounding variables. Gastroenterology 113(5): 1465–1473
Dubinsky MC, Hassard PV, Seidman EG, Kam LY, Abreu MT, Targan SR et al. (2001) An open-label pilot study using thioguanine as a therapeutic alternative in Crohn's disease patients resistant to 6-mercaptopurine therapy. Inflamm Bowel Dis 7(3): 181–189
Feagan BG, Fedorak RN, Irvine EJ, Wild G, Sutherland L, Steinhart AH et al. (2000) A comparison of methotrexate with placebo for the maintenance of remission in Crohn's disease. North American Crohn's Study Group Investigators. N Engl J Med 342(22): 1627–1632
Feagan BG, Rochon J, Fedorak RN, Irvine EJ, Wild G, Sutherland L et al. (1995) Methotrexate for the treatment of Crohn's disease. The North American Crohn's Study Group Investigators. N Engl J Med 332(5): 292–297
Papi C, Luchetti R, Gili L, Montanti S, Koch M, Capurso L (2000) Budesonide in the treatment of Crohn's disease: a meta-analysis. Aliment Pharmacol Ther 14(11): 1419–1428
Pearson DC, May GR, Fick GH, Sutherland LR (1995) Azathioprine and 6-mercaptopurine in Crohn disease. A meta-analysis. Ann Intern Med 123(2): 132–142
Present DH, Rutgeerts P, Targan S, Hanauer SB, Mayer L, van Hogezand RA et al. (1999) Infliximab for the treatment of fistulas in patients with Crohn's disease. N Engl J Med 340(18): 1398–1405
Sandborn W, Sutherland L, Pearson D, May G, Modigliani R, Prantera C (2000) Azathioprine and 6-mercaptopurine for inducing remission of Crohn's disease. Cochrane Database Syst Rev 2: CD000545
Stange EF, Schreiber S, Fölsch UR, von Herbay A, Schölmerich J, Hoffmann J et al. (2003) Diagnostik und Therapie des Morbus Crohn – Ergebnisse einer evidenzbasierten Konsensuskonferenz der Deutschen Gesellschaft für Verdauungs- und Stoffwechselkrankheiten. Z Gastroenterol 41: 19–68
Targan SR, Hanauer SB, van Deventer SJ, Mayer L, Present DH, Braakman T et al. (1997) A short-term study of chimeric monoclonal antibody cA2 to tumor necrosis factor alpha for Crohn's disease. Crohn's Disease cA2 Study Group. N Engl J Med 337(15): 1029–1035
Thomsen OO, Cortot A, Jewell D, Wright JP, Winter T, Veloso FT et al. (1998) A comparison of budesonide and mesalamine for active Crohn's disease. International Budesonide-Mesalamine Study Group. N Engl J Med 339 (6): 370–374
Zachos M, Tondeur M, Griffiths AM (2001) Enteral nutritional therapy for inducing remission of Crohn's disease (cochrane review). Cochrane Database Syst Rev 3:CD000542

9.5 Kolorektale Erkrankungen

Christoph Beglinger, Ullrich Graeven, Stephan Hollerbach, Axel Holstege, Gerd Pommer, Markus Reiser, Wolff Schmiegel, Andreas Tromm und Jörg Willert

9.5.1 Seltene Kolitiden
Andreas Tromm

Einleitung

Die kollagene und lymphozytäre Kolitis werden unter dem Oberbegriff der „mikroskopischen Kolitis" bzw. dem „Syndrom der wässrigen Diarrhöen" zusammengefasst. Beide Erkrankungen werden ausschließlich histologisch diagnostiziert bzw. aufgrund histologischer Kriterien voneinander abgegrenzt (Tabelle 9.5-1). Da die Endoskopie keine richtungsweisenden Befunde liefert, sollten bei Diarrhöen unklarer Genese und endoskopischem Normalbefund stets Gewebeproben entnommen werden.

Insgesamt liegen deutlich mehr Publikationen zur kollagenen als zur lymphozytären Kolitis vor. Die kollagene Kolitis wurde 1976 von Lindström bzw. Freeman et al. beschrieben. In den folgenden Jahren wurde auch über das Auftreten einer kollagenen Gastritis bzw. Gastroduodenitis berichtet. Die Inzidenz der kollagenen Kolitis wird in Schweden, Spanien und Frankreich mit 0,6–4,9/100.000

angegeben. Vergleichbare Zahlen für Deutschland liegen nicht vor. Die lymphozytäre Kolitis wurde 1980 von Read und Mitarbeitern erstmals beschrieben. Ihre Inzidenz wird mit ca. 4/100.000 beziffert.

Ätiologie und Pathogenese

Die genaue Ätiologie und Pathogenese der Erkrankungen ist letztlich nicht geklärt. Patienten mit kollagener Kolitis scheinen in der Anamnese einen erhöhten Gebrauch von nichtsteroidalen Antirheumatika zu haben. Ob hier ein Trigger-Mechanismus vorliegt, ist nicht geklärt. Untersuchungen mittels Zökumsonde sprechen für eine aktive Sekretion von Chloridionen, der ein passiver Übertritt von Natrium und Wasser in das Kolonlumen folgt, und für deutlich erhöhte Prostaglandin E_2-Spiegel in der Darmflüssigkeit im Vergleich zu Gesunden. Kürzlich wurden signifikant erhöhte Konzentrationen des „vascular endothelial growth factors" (VEGF) in der Mukosa von Patienten mit kollagener Kolitis im Vergleich zu Kontrollen gefunden. Für die kollagene Kolitis wird ein Missverhältnis von Kollagenabbau und -synthese diskutiert. Der fehlende Nachweis erhöhter Kollagen-Typ-VI-m-RNA-Spiegel wird im Sinne eines verminderten Kollagenabbaus interpretiert. Weitere Befunde sprechen für eine verminderte Aktivität der Matrix-Metalloproteinase-1. Der signifikant häufigere Nachweis von Yersinien-Antikörpern und die klinische sowie histologische Besserung nach Ileostomie sprechen für die Bedeutung luminaler Agenzien (z. B. Bakterien) in der Pathogenese der kollagenen Kolitis. Weitere Untersuchungen verdeutlichen die gestörte Wiederaufnahme von Gallensäuren im ^{75}SeHCAT-Test sowie den therapeutischen Nutzen von Colestyramin.

Pathologie und Histologie

Die kollagene Kolitis ist histologisch durch den Nachweis eines charakteristischen subepithelialen Kollagenbandes gekennzeichnet. Die Dicke der Kollagenschicht beträgt 10 µm und mehr. Daneben findet sich ein entzündliches Infiltrat der Tunica propria aus Lymphozyten und Plasmazellen sowie eine Epithelabflachung. Die lymphozytäre Kolitis ist histologisch durch vermehrte intraepitheliale T-Lymphozyten im Deckepithel der Kolonschleimhaut charakterisiert. Das Deckepithel ist abgeflacht und verschmälert. Es findet sich im Unterschied zur kollagenen Kolitis kein Kollagenband in der subepithelialen Stromazone.

Die histomorphologischen Kriterien nach Lazenby und Mitarbeitern (1989) zur differentialdiagnostischen Abgrenzung der kollagenen und lymphozytären Kolitis sind in Tabelle 9.5-1 zusammengefasst.

Klinik und Diagnostik

Das klinische Leitsymptom der kollagenen und lymphozytären Kolitis sind wässrige Diarrhöen. Das Allgemeinbefinden der betroffenen Patienten ist meist nicht wesentlich beeinträchtigt. Allerdings wird bei beiden Erkrankungen in ca. 40% über eine Gewichtsabnahme bzw. über das Auftreten von Abdominalschmerzen berichtet. Von der kollagenen Kolitis sind mehrheitlich – ca. 80% – Frauen im mittleren Lebensalter betroffen, bei der lymphozytären Kolitis scheint die Geschlechterproportion ausgeglichen. In einigen Fällen wurde eine Assoziation zu Erkrankungen aus dem rheumatischen Formenkreis (rheumatoide Arthritis), Schilddrüsenerkrankungen bzw. zu anderen Autoimmunerkrankungen berichtet.

Aufgrund von Publikationen, die ein diskontinuierliches Befallsmuster der kollagenen Kolitis belegen, sollte stets eine vollständige Koloskopie mit Entnahme von Stufenbiopsien angestrebt werden. Die Erkrankungen beweisende, pathognomonische Laborbefunde existieren nicht. Während die HLA-Typisierung bei der kollagenen Kolitis unauffällig ist, findet sich bei der lymphozytären Kolitis eine Assoziation zum HLA-A1.

Als wichtige, differentialdiagnostisch abzugrenzende, Erkrankungen bleiben bei Diarrhöen und einem koloskopischen Normalbefund sowie bei fehlender Gewichtsabnahme z. B. ein Colon irritabile, eine Lakoseintoleranz, eine bakterielle Fehlbesiedlung des Dünndarms und ein Laxanzienmissbrauch zu berücksichtigen. Bei Vorliegen von wässrigen Diarrhöen mit Gewichtsabnahme sollten u. a. eine Sprue, ein M. Whipple, eine Hyperthyreose und eine exokrine Pankreasinsuffizienz ausgeschlossen werden.

Therapie

Bislang basierte das therapeutische Vorgehen auf empirisch gewonnenen Erfahrungen, die sich mehrheitlich auf die kollagene Kolitis konzentrieren. Zum einen wurden in der Vergangenheit Antidiarrhoika und Stopfmittel wie z. B. Loperamid (bis 12 mg/Tag) oder Colestyramin eingesetzt. Zum anderen wurden antientzündlich wirkende Substanzen mit unterschiedlichen Angriffspunkten, wie z. B. Steroide, Salicylate, Immunsuppressiva oder Antibiotika, empfohlen (s. Evidenztabelle). Nach einem Vorschlag von Zins und Mitarbeitern sollten eine etwaig vorbestehende Therapie mit Antirheumatika sowie der Koffeinkonsum wegen unspezifischer intestinaler Stimulation beendet werden.

Kontrollierte Therapiestudien, aus denen evidenzbasierte Therapieempfehlungen resultieren, liegen nur zur kollagenen Kolitis vor. Hierbei wurden Prednisolon, Budesonid und Wismut untersucht. In mehreren Publikationen wurde an zunächst kleinen Patientenkollektiven der positive Nutzen des topisch wirksamen Steroids Budesonid (9 mg) gezeigt. Die Rationale dieses Therapieansatzes besteht darin, einerseits die hohe lokale antiinflammatorische Potenz von Budesonid an der Darmmukosa auszunutzen und andererseits die unerwünschten systemischen Effekte der Steroide aufgrund des hohen First-pass-Effektes zu minimieren. Die Ergebnisse von 3 aktuell publizierten plazebo-kontrollierten Therapiestudien und einer konsekutiven Metaanalyse (n = 94) ergaben ein signifikant besseres klinisches sowie histologisches Ansprechen unter Budesonid (Tagesdosis 9 mg) im Vergleich zu Plazebo. Budesonid wurde nach einer kasuistischen Mitteilung auch mit Erfolg bei lymphozytärer Kolitis eingesetzt.

Prednisolon in einer Dosierung von 50 mg/Tag war Plazebo nicht überlegen. Allerdings wurde diese kontrollierte Studie nur an 12 Patienten über 2 Wochen durchgeführt. Für Wismut-subsalicylat

9.5 Kolorektale Erkrankungen

Tabelle 9.5-1. Histomorphologische Kriterien zur differentialdiagnostischen Abgrenzung der kollagenen und lymphozytären Kolitis (modifiziert nach Lazenby et al.)

	Normalbefund	Kollagene Kolitis	Lymphozytäre Kolitis
Epithelabflachung [%]	7,3	**35,4**	**35,2**
Intraepitheliale Lymphozyten [%]	4,6	21,1	**24,6**
Kryptenlymphozyten [%]	1,1	1,6	**2,0**
Kollagene Basalmembranverbreiterung	–	**100**	–
Mononukleäre Zellen [1–3]	1,1	**1,9**	1,6
Neutrophile Granulozyten [0–3]	0,1	0,1	0,2
Kryptendistorsion	0,3	0,5	0,8

Markante Befunde sind fett markiert.

liegt eine kontrollierte Studie an einem gemischten Patientenkollektiv (n = 14) mit kollagener und lymphozytärer Kolitis vor.

Eine aktuell publizierte Pilotstudie beschreibt den Nutzen des Probiotikums *E. coli* Nissle 1917 hinsichtlich der klinischen Symptomatik der kollagenen Kolitis. Bei 78,6% der behandelten Patienten konnte eine Normalisierung der Stuhlfrequenz erreicht werden.

Basierend auf Untersuchungen zur Pathophysiologie sollte bei kollagener Kolitis primär mit Colestyramin behandelt werden. Unter Einbeziehung der Daten aus kontrollierten klinischen Studien ist Budesonid das Mittel der ersten Wahl. Offene Fragen sind die Rate der Spontanremissionen, die Dauer der Akuttherapie und die remissionserhaltende Therapie.

Prognose

Die Prognose beider Erkrankungen quoad vitam ist als gut zu bezeichnen.

Therapieansätze zur Behandlung der kollagenen Kolitis	Evidenzgrad	Empfehlungsstärke
Antientzündliche bzw. immunsuppressive Therapie		
Steroide		
– Prednisolon	(I-b)*	(A)
– Budesonid	I-a	A
Salicylate	IV	C
Antibiotika		
– Metronidazol	IV	C
– Tetrazykline	IV	C
Probiotika		
– E. coli Nissle 1917	II-b	B
Immunsuppressiva		
– Azathioprin	IV	C
– Methotrexat	IV	C
– Cyclosporin A	IV	C
Symptomatische Therapie		
– Loperamid	IV	C
– Colestyramin	II-b	B
– Octreotid	IV	C
– Wismut	(I-b)**	(A)

*fehlender Effekt von 50 mg Prednisolon vs. Plazebo über 2 Wochen (n=12); **(n=14 kollagene + lymphozytäre Kolitis)

Literatur

Aigner T, Neureiter D, Müller S, Kuspert G, Belke J, Kirchner T (1997) Extracellular matrix composition and gene expression in collagenous colitis. Gastroenterology 113: 136–143

Baert F, Schmit A, D'Haens G et al. (2002) Budesonide in collagenous colitis: a double-blind placebo-controlled trial with histologic follow-up. Gastroenterology 122: 20–25

Bonderup OK, Hansen JB, Birket-Smith L, Vestergaard V, Teglbjaerg PS, Fal-lingborg J (2003) Budesonide treatment of collagenous colitis – A randomised, double blind, placebo controlled trial with morphometric analysis. Gut 52: 248–251

Chande N, McDonald JWD, MacDonald JK (2004) Interventions for treating collagenous colitis. Cochrane Database Syst Rew 1: CD003575

Fine KD, Ogunji O, Lee EL, Lafon G, Tanzi M (1999) Randomized, double-blind, placebo-controlled trial of bismuth subsalicylate for microscopic colitis (abstract). Gastroenterology 116: A40

Griga T, Tromm A, Schmiegel W, Pfisterer O, Müller K-M, Brasch F (2004) Collagenous colitis: implications for the role of vascular endothelial growth factor in repair mechanism. Eur J Gastroenterol Hepatol 16: 397–402

Lazenby AJ, Yardley JH, Giardiello FM, Jessurun J, Bayless TM (1989) Lymphocytic („microscopic") colitis: a comparative histopathological study with particular reference to collagenous colitis. Hum Pathol 20: 18–28

Miehlke S, Heymer P, Bethke B et al. (2002) Budesonide treatment for col-lagenous colitis: a randomized, double-blind, placebo-controlled, multicenter trial. Gastroenterology 123: 978–984

Munck LK, Kjeldsen J, Phlipsen E, Fischer Hansen B: Incomplete remission with short-term prednisolone treatment in collagenous colitis. Scand J Gastroenterol 38: 606–610

Riddell RH, Tanaka M, Mazzoleni G (1992) Non-steroidal anti-inflammatory drugs as a possible cause of collagenous colitis: a case-control study. Gut 33: 683–686

Stroehlein JR (2004) Microscopic colitis. Curr Opin Gastroenterol 20: 27–31

Tromm A, Bayerdörffer E, Delarive J, Blum AL, Stolte M (1999) Diagnostik und Therapie der kollagenen Kolitis. Leber Magen Darm 29: 169–176

Tromm A, Griga T, Möllmann HW, May B, Müller KM. Fisseler-Eckhoff A (1999) Budesonide for the treatment of collagenous colitis: First results of a pilot trial. Am J Gastroenterol 94: 1871–1875

Tromm A, Niewerth U, Khoury M, Baestlein E, Wilhelms G, Schulze J, Stolte M (2004) The probiotic *E. coli* strain Nissle 1917 for the treatment of collagenous colitis: first results of an open label trial. Z Gastroenterol 42: 365–369

Zins BJ, Sandborn WJ, Tremaine WJ (1995) Collagenous and lymphocytic colitis: Subject review and therapeutic alternatives. Am J Gastroenterol 90: 1394–1400

9.5.2 Divertikelkrankheit des Kolons
Stephan Hollerbach und Jörg Willert

Einleitung

Unter Divertikel versteht man eine sackartige Erweiterung der Dickdarmwand. Das reine Vorhandensein von Divertikeln ist aber nicht per se pathologisch. Das Spektrum der Divertikelkrankheit umfasst die Divertikulose, die Divertikulitis und die Divertikelblutung. Dabei bedeutet Divertikulose das Vorhandensein von asymptomatischen Divertikeln, während unter Divertikulitis eine symptomatische Entzündung eines oder mehrerer Divertikel verstanden wird.

Epidemiologie, Ätiologie und Pathogenese

Die Prävalenz der Divertikelkrankheit des Kolons steigt mit zunehmendem Lebensalter drastisch an: Bei 40-jährigen Patienten beträgt sie 5%, mit 60 Jahren steigt sie bereits auf 30%, und bei 80-jährigen Patienten reicht sie bis 85%. Die Divertikelkrankheit kommt bei beiden Geschlechtern gleich häufig vor und findet sich in den westlichen Ländern überwiegend als linksseitige Divertikulose. Im Gegensatz dazu liegt die Prävalenz in Afrika und Asien nur bei 0,2–1,5%, aber sie ist in diesen Ländern häufig im rechtsseitigen Kolon zu finden.

Die Ätiologie der Erkrankung ist nicht vollständig aufgeklärt. Der Zusammenhang einer faserarmen Ernährung mit einer gehäuften Inzidenz der Divertikelkrankheit ist jedoch gesichert, zumal die Erkrankung in Ländern mit einem hohen Faseranteil der Ernährung und großen Stuhlvolumina (Afrika) sowie bei Vegetariern deutlich seltener vorkommt. Weitere Nahrungsfaktoren konnten noch nicht gesichert werden.

Pathoanatomisch handelt es sich bei typischen Kolondivertikel um ein falsches oder Propulsionsdivertikel, das im Gegensatz zu einem angeborenen Divertikel nicht alle Wandschichten umfasst, sondern nur die Mukosa/Submukosa herniieren lässt. Divertikel entstehen immer an den Stellen des Kolons, durch die die Vasa recta in die Muskelwand eintreten, und damit in Gebieten mit angeborenen Schwachstellen der Kolonwand. Sie entstehen nicht im Rektum, sondern nur in Gebieten mit Längstaenien und zirkumferentiellen Haustren, wo es infolge von abnormen motorischen Mustern der Darmwand zu ungleicher Druckverteilung bei der Fortbewegung des Stuhls im Kolon kommt. Laut traditioneller Auffassung führt dies zu segmentalen Druckerhöhungen, die zur Ausbildung von Schleimhautvorfällen prädisponieren. Das Sigma hat den kleinsten Lumendurchmesser im Kolon und ist demnach den höchsten Druckspitzen ausgesetzt. Bei Patienten mit Divertikelkrankheit findet sich häufig eine Verkürzung und Verdickung der Taenien mit vermehrter Elastinbildung und eine Verdickung der zirkumferentiellen Muskulatur im Sigma. Es ist aber nicht bekannt, ob diese Veränderungen eine primäre Störung wie eine genetische Veränderung der Muskelstruktur und -funktion anzeigen, oder ob sie sekundär als Folge der faserarmen Ernährung oder des erhöhten intraluminalen Drucks auftreten. Die Rolle einer primären mit Divertikeln assoziierten Entzündung bzw. linksseitigen Kolitis ist nicht geklärt. Es erscheint auf Grund neuer Untersuchungsergebnisse aber möglich, dass erst die Kombination einer linksseitigen Low-grade-Kolitis in Verbindung mit Divertikel zur Divertikulitis prädisponiert. Abbildung 9.5-1 fasst die pathophysiologischen Vorstellungen zur Entstehung von Divertikeln schematisch zusammen.

Zu **Divertikulitis** und **Peridivertikulitis** (als Entzündung des das Kolon umgebenden Gewebes) kommt es am ehesten dann, wenn entweder eine mikro- oder makroskopische Perforation des dünnwandigen Divertikels auftritt, seltener wenn das Ostium durch Fäkolithen obstruiert wird und die Druckerhöhung im Divertikelsack Einrisse der Schleimhaut hervorruft. Häufig werden diese kleinen Perforationen durch perikolisches Fett und Mesenterium gedeckt und führen nur zu lokalisierten Abszessen, die spontan ausheilen können. Seltener kommt es zu Rupturen in die freie Bauchhöhle und damit zur Peritonitis.

Zur **Divertikelblutung** kommt es bei lokaler Traumatisierung der Vasa recta innerhalb der Divertikeltaschen.

Im **natürlichen Verlauf** der Divertikelkrankheit bleiben 70% der Patienten mit Divertikulose asymptomatisch und komplikationsfrei. 15–25% der Patienten entwickeln im Verlauf der Divertikelkrankheit akute Schübe einer Divertikulitis, während 5–15% der Patienten eine Divertikelblutung erleiden.

Klinik und Diagnostik bei Divertikulitis

Klinische Symptomatik Das reine Vorhandensein von Divertikeln im Kolon ist in den meisten Fällen asymptomatisch. Symptome einer subakuten oder akuten **unkomplizierten Divertikulitis** sind milde, abdominelle, meist linksseitige Unterbauchschmerzen mit tastbarer Darmwalze. Die Schmerzen sind bei etwa 70% der Patienten konstant, nicht kolikartig und im linken unteren Quadranten lokalisiert. Etwa 50% der Patienten geben bei genauem Befragen an, ähnliche Symptome schon ein- oder mehrmals zuvor bemerkt zu haben. Weitere assoziierte Symptome sind Übelkeit, Erbrechen und zuvor bestehende Obstipation mit Wechsel zur Diarrhö.

Bei der **klinischen** Untersuchung fällt bei einem Viertel (20–25%) der Patienten eine schmerzhaft tastbare Walze im linken Unterbauch auf. Generalisierte Abwehrspannung signalisiert das Vorhandensein einer Perforation in die freie Bauchhöhle mit Peritonitis. Häufig findet sich eine milde Leukozytose sowie leichtes Fieber, die aber gerade bei alten Patienten fehlen kann. Das Urinsediment zeigt oftmals Zeichen der sterilen Pyurie als Ausdruck einer in der unmittelbaren Umgebung verlaufenden akuten Entzündung. Fäkalurie oder Pneumaturie sowie fäkale Absonderungen aus der Vagina zeigen das Vorhandensein von kolovesikulären oder kolovaginalen Fisteln an.

Das Spektrum der klinischen Symptomatik der **komplizierten Divertikulitis** reicht bis hin zur perforierenden Divertikulitis mit Abszessbildung, hohem Fieber, lokaler Abwehrspannung (fäkaler Peritonismus) sowie bis zu Sepsis und Todesfolge. Weitere Komplikationen sind Kolonobstruktion und Fistelbildung, die andere Erkrankungen (Malignome, IBD) vortäuschen können. Bei ca. 75% der Patienten liegt eine einfache Divertikulitis mit guter Prognose vor, bei 25% kommt es zu Komplikationen, die die Prognose verschlechtern können und praktisch immer ein operatives Eingreifen erforderlich machen. Die folgende Übersicht zeigt die Komplikationen der akuten Divertikulitis und die Indikationen zur operativen Therapie an.

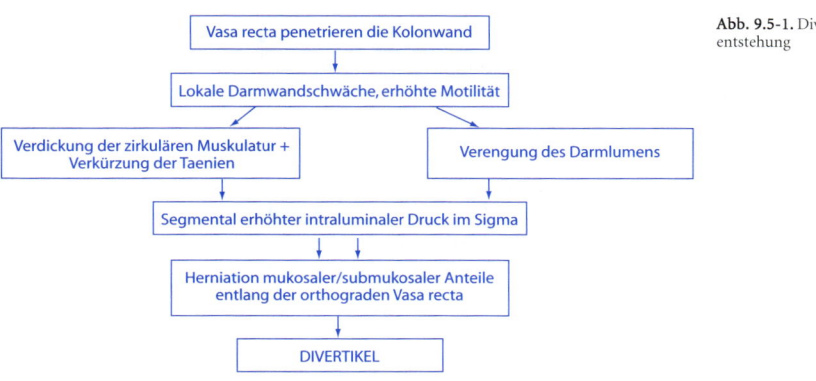

Abb. 9.5-1. Divertikelentstehung

Indikationen zur operativen Therapie der Divertikulitis
- Absolute Operationsindikation
  - Komplikationen der Divertikulitis: Peritonitis, Abszess (+ erfolglose perkutane Drainage), symptomatische Fisteln, Obstruktion
  - Klinische Verschlechterung/Versagen der konservativen Therapie
  - Wiederkehrende Divertikulitisschübe
  - Unerträgliche Symptome
  - Verdacht auf kolorektales Karzinom
- Relative Operationsindikation
  - Symptomatische Striktur
  - Immunsuppression
  - Rechtsseitige Divertikulitis
  - Junge Patienten (erhöhtes Risiko?)

Diagnostik der Divertikulitis Die Divertikulitis ist auch heute noch eine primär **klinische Diagnose**, die auf Grund typischer klinischer Symptome und der körperlichen Untersuchung zu stellen ist. Ein Patient mit unkomplizierter Divertikulitis bedarf dabei keiner weiteren Diagnostik und kann in den meisten Fällen mittels Antibiotika in kurzer Zeit (1–2 Tage) gebessert werden (Abb. 9.5-2). Bei fehlender oder verzögerter Besserung sollte weitere Diagnostik eingesetzt werden.

Bildgebende Verfahren (Ultraschall, Röntgenabdomen, CT) können die Diagnose bestätigen und dabei helfen, mögliche Differentialdiagnosen auszuschließen. Der Nachweis freier Luft in der Abdomenleeraufnahme (oder beim CT) zeigt einen abdominellen Notfall an, der sofort chirurgisch weiterbetreut werden muss. Eine weitere bildgebende Diagnostik ist notwendig, wenn die Diagnose unsicher erscheint oder eine komplizierte Divertikulitis angenommen werden muss.

Die Diagnostik der Wahl zum Nachweis der Divertikulitis, von Abszessen, Fisteln und einer Darmobstruktion ist die abdominelle Computertomographie (CT). Typische Veränderungen der Divertikulitis sind eine perikolische entzündliche Weichteilverdickung (98% der Patienten), luftgefüllte Divertikel (84%), Darmwandverdickung (70%) sowie perikolische Phlegmone oder Abszesse bei ca. 35% der Patienten. Die CT kann auch in der gleichen Sitzung therapeutisch eingesetzt werden, indem sie mit einer perkutanen Drainage einer lokalisierten Flüssigkeitsansammlung bzw. eines Abszesses (nur bei fehlenden Zeichen der Peritonitis!) kombiniert wird. Diese Methode kann in der Akutsituation sehr wertvoll sein, um eine spätere, elektive Operation zu gewährleisten.

Der **abdominelle Ultraschall** mit abgestufter Kompression (US) zeigt dem erfahrenen Untersucher in vielen Fällen (85% der Patienten) bei akuter Divertikulitis richtungsweisende Veränderungen im Bereich des Sigmas wie etwa ein Kolonsegment >5 cm, das druckschmerzhaft ist und eine Verdickung der Darmwand >4 mm aufweist. Außerdem können Abszesse und freie Flüssigkeit zuverlässig bestimmt werden. Somit stellt der US in der klinischen Praxis eine gute First-line-Methode dar, die eine Sensitivität von bis zu 85–90% bei einer Spezifität zwischen 80–98% aufweist.

Die **Endoskopie** ist bei akuter Divertikulitis nicht indiziert, da Luftinsufflation eine zuvor gedeckt perforierte Divertikelöffnung über eine Divertikelruptur in eine offene Situation überführen kann und daher zu vermeiden ist. Dagegen ist ein vorsichtig durchgeführter **Röntgenkontrasteinlauf** (KE) mit einem wasserlöslichen Kontrastmittel (Gastrografin) sicher und kann in der akuten Phase als diagnostisches Hilfsmittel zur Darstellung des Kolonlumens eingesetzt werden. Der KE trägt bei unkomplizierter Divertikulitis allerdings nur wenig therapierelevante Informationen bei, kann aber als preisgünstige Alternative zum CT gelten.

Die folgende Übersicht zeigt die wichtigsten Differentialdiagnosen der Divertikulitis auf einen Blick an, deren wichtigste das kolorektale Karzinom darstellt, das die gleichen Symptome und bildgebenden Charakteristika erzeugen kann.

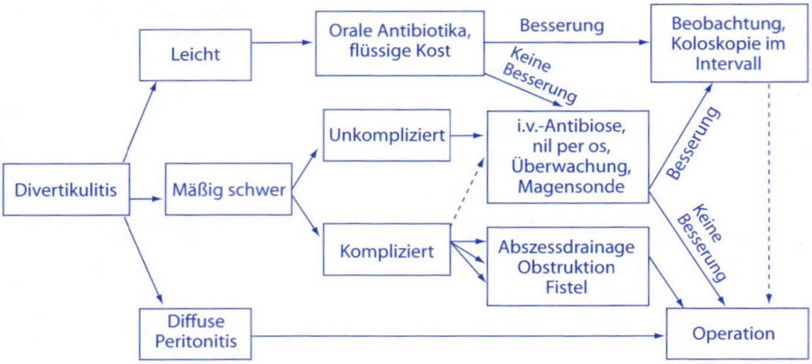

Abb. 9.5-2. Algorithmus zur Therapie der Divertikelkrankheit

[Algorithmus-Flussdiagramm:
Divertikulitis → Leicht → Orale Antibiotika, flüssige Kost → Besserung → Beobachtung, Koloskopie im Intervall; Keine Besserung →
Divertikulitis → Mäßig schwer → Unkompliziert → i.v.-Antibiose, nil per os, Überwachung, Magensonde → Besserung / Keine Besserung
Mäßig schwer → Kompliziert → Abszessdrainage, Obstruktion, Fistel → Besserung / Keine Besserung → Operation
Divertikulitis → Diffuse Peritonitis → Operation]

Differentialdiagnose der Divertikulitis
- Ursachen im Kolon
  - Kolorektales Karzinom
  - Chronisch-entzündliche Darmerkrankungen (CED)
  - Infektiöse Kolitis (Salmonellen, Campylobacter u. a.)
  - Ischämische Kolitis
  - Kolonstenose (z. B. bei Morbus Crohn)
- Extrakolonische Ursachen
  - Zystitis, Pyelonephritis
  - Harnleiterkonkrement
  - Adnexitis
  - Prostatitis
  - Extrauteringravidität
  - Ovarialtumor
  - Retroperitonealer Tumor
  - Peritonitis anderer Genese (perforiertes Magenulkus, Dünndarmobstruktion, Cholezystitis)
- Systemische Erkrankungen
  - Akute intermittierende Porphyrie
  - Diabetische Pseudoperitonitis
  - Akute intestinale Pseuoobstruktion (Ogilvie-Syndrom)

Elektive diagnostische Abklärung: Nach dem Sistieren eines entzündlichen Divertikulitisschubs ist für eine genaue Abklärung eine Darstellung des gesamten Kolons notwendig, um das Ausmaß der Divertikelkrankheit zu erfassen und um Begleiterkrankungen wie Kolonpolypen und das kolorektale Karzinom auszuschließen. Diagnostisches Mittel der Wahl ist dazu die hohe Koloskopie.

Einteilung der Schweregrade bei der akuten Divertikulitis
Eine leichte Divertikulitis liegt bei linksseitigen Unterbauchschmerzen, leichtem Fieber (<38,5 °C rektal) und minimalem körperlichem Untersuchungsbefund (keine peritoneale Abwehr!) vor. Außer einer abdominellen Kompressionsultraschalluntersuchung sind keine weiteren diagnostischen Maßnahmen erforderlich, die konservative Therapie kann sofort eingeleitet werden (s. unten).

Eine mäßig schwere Divertikulitis liegt bei heftigen linksseitigen Unterbauchschmerzen, Fieber, Schüttelfrost, Obstipation und lokal begrenzter peritonealer Abwehr vor. Eine abdominelle CT-Untersuchung ist indiziert zum Ausschluss bzw. zur Früherkennung von Komplikationen, der Patient muss engmaschig überwacht werden.

Eine schwere Divertikulitis liegt bei diffuser Peritonitis und/oder Komplikationen wie Abszessen und Fistelbildung vor. Bei diffuser Peritonitis sind keine weiteren diagnostischen Maßnahmen notwendig, außer wenn die Diagnose zweifelhaft ist. Bei Verdacht auf zusätzliche Abszesse oder Fisteln ist stets eine Notfall-CT-Untersuchung indiziert, die ggf. mit einer Entlastungsdrainage kombiniert werden kann.

Therapie der Divertikelkrankheit
Abbildung 9.5-2 zeigt einen therapeutischen Algorithmus an, der sich in der klinischen Praxis bewährt hat. Die unkomplizierte, leichte Divertikulitis spricht zumeist gut auf eine konservative Therapie an. Diese besteht aus der Gabe von oralen Breitspektrumantibiotika (z. B. Amoxicillin/Clavulansäure, Ciprofloxazin und/oder Metronidazol), die mögliche Anaerobierbakterien miterfassen können. Nur die antibiotische Therapie ist nach strengen Kriterien wirklich wissenschaftlich evidenzbasiert. In Kombination mit der Antibiotikagabe können zum besseren Patientenkomfort diätetische Maßnahmen wie initiale Nulldiät (Schmerzreduktion, Operationsbereitschaft) oder eine anfangs flüssige enterale Kost zusätzlich eingesetzt werden. Weitere Maßnahmen zur Schmerzreduktion sind die lokale Kühlung (Eisbeutel) und die vorsichtige Gabe von Analgetika, wobei Morphine und hochpotente Opiate wegen der glattmuskulären Nebenwirkungen zurückhaltend eingesetzt werden sollten. Eine besondere Beobachtung erfordern immunkomprimittierte Patienten, Diabetiker oder andere Gruppen von Patienten mit erhöhtem Komplikationsrisiko. Innerhalb von 36–48 h müssen die Symptome klinisch deutlich gebessert sein, bis die Rückkehr zur Normalkost begonnen werden kann, die faserreich sein sollte (>30 g Faserkost/Tag). Im Intervall (2–3 Wochen nach einem leichten Schub) sollte eine Koloskopie erfolgen (vgl. oben).

Bei mäßig schwerer Divertikulitis besteht die Therapie der Wahl aus einer Darmstilllegung („nil per os"), intravenöser Flüssigkeits- und Kalorienzufuhr und der intravenösen Gabe von Breitspektrumantibiotika. Letztere müssen gegen gramnegative Stäbchen und Anaerobier wirksam sein. Wirksame Antibiotika sind Cephalosporine der 2. oder 3. Generation, die Gabe von Ciprofloxacin oder die Kombination eines Aminoglykosids mit einem anaerob wirksamen Medikament wie Metronidazol oder Clindamycin.

Ziel der Therapie ist hierbei das rasche Erreichen einer klinisch stabilen Lage, um riskante Notfalloperationen zu vermeiden und eine operative Elektivsituation zu schaffen, die nach einem oder mehreren Schüben dieses Schweregrads indiziert ist. Deshalb sollten Patienten mit diesem Schweregrad immer in enger Abstimmung mit einem Chirurgen betreut werden. Dieses Vorgehen ist bei den meisten Patienten effektiv. Bei einer deutlichen klinischen Besserung (normalerweise innerhalb von 24–48 h) kann bei Sistieren der abdominellen Beschwerden mit dem Kostaufbau begonnen werden. 2–6 Wochen nach Beendigung des akuten Schubes ist die Koloskopie zur weiteren Abklärung indiziert. Eine konsequente faserreiche Kost im Intervall verhindert Frührezidive in bis zu 70% der Fälle.

Bleibt eine klinische Besserung nach 48 h aus oder verschlechtert sich der Zustand des Patienten, so ist entweder die Diagnose nicht richtig oder es bestehen **Komplikationen** der akuten Divertikulitis (Perforation, Fistel, Abszess). Beim umschriebenen Abszess kann in einigen Fällen eine stabile Situation durch die Anlage einer sonographisch oder computertomographisch eingelegten Abszessdrainage (z. B. Pigtail-Katheter) erreicht werden (Abb. 9.5-3). Durch eine gezielte Drainagetherapie in Verbindung mit einer gezielten Antibiotikatherapie können viele Patienten mit noch lokalisiertem Abszess erfolgreich „semikonservativ" therapiert werden und eine sichere Operation kann sich im beschwerdefreien Intervall anschließen. Gelingt dies nicht, liegen weitere Komplikationen vor und es sollte eine operative Exploration durchgeführt werden.

Bei **schwerer Divertikulitis** mit diffuser Peritonitis infolge einer durch Perforation komplizierten klinischen Situation ist eine Therapie mit großlumigen Zugängen zum intravenösen Flüssigkeits- und Ernährungsersatz in Kombination mit intravenösen Breitspektrumantibiotika und einer raschen operativen Intervention indiziert. Nur in Ausnahmefällen ist der Zeitverlust durch weitere diagnostische Maßnahmen von Nutzen (unklare Diagnose, weitere Erkrankungen).

Die Übersicht auf S. 777 zeigt die absoluten und relativen Indikationen zur Operation an.

Prognose

Die Mortalität bei perforierender Divertikulitis reicht von 6% bei purulenter Peritonitis bis zu 35% bei fäkaler diffuser Peritonitis. Die Prognose der unkomplizierten Divertikulitis ist dagegen insgesamt gut, Morbidität und Mortalität steigen aber mit der Zahl der Rezidive deutlich an.

Divertikelblutung

Die Divertikelblutung stellt die häufigste Ursache eines akuten, massiven Blutverlustes aus dem Kolon dar (30–50% der Fälle). Bei lokalen Traumata der Vasa recta kann es akut zu signifikanten Blutverlusten mit Entwicklung eines Kreislaufschocks kommen. Dabei neigen tiefe Divertikel besonders zu Blutungen, da hier größere Gefäßabschnitte nur von einer dünnen Mukosaschicht bedeckt sind, bei deren Ruptur es teilweise zu massiven Blutungen kommen kann. Als Auslöser der Blutung werden vor allem lokale Entzündungsvorgänge und intraluminale Druckerhöhungen diskutiert, die zur exzentrischen Intimaverdickung bei gleichzeitiger Ausdünnung der Media der Vasa recta führen können, was die Blutungsgefahr erhöhen kann. Etwa 15% der Patienten mit einer ausgeprägten Divertikulose werden im Verlauf eine Blutung erleiden, davon 1/3 (5%) einen massiven Blutverlust.

Da es sich vorwiegend um alte und multimorbide Patienten handelt, beträgt die Mortalität der Divertikelblutung 15–20%. Etwa 3/4 der Blutungsereignisse enden spontan, doch besteht eine hohe Rezidivgefahr. Klinisch findet sich in den meisten Fällen ein schmerzloses rektales Absetzen von hellrotem Blut (Hämatochezie). Weniger als 5% der Patienten werden mit einer schweren, kreislaufwirksamen Blutung ins Krankenhaus eingeliefert. Bei der körperlichen Untersuchung gibt es kein charakteristisches Merkmal.

Die **Therapie** ist initial symptomatisch (Intensivüberwachung, Flüssigkeits- und Elektrolytausgleich, Kreuzen von Blutkonserven). Ist die Blutungsquelle unklar (dunkles Blut, Ulkus-

Evidenz der Therapieempfehlungen bei Divertikulitis		
	Evidenzgrad	Empfehlungsstärke
Leichte Divertikulitis		
Antibiotikatherapie	I-a	B
Bettruhe	IV	C*
Laktulose	III	C
Eisblase	IV	C*
Mittelschwere Divertikulitis		
Antibiotikatherapie	I-a	A
Abszessdrainage	II-b	B
Nil-per-os	IV	C*
Schwere Divertikulitis		
Operation	Da vitale Gefährdung besteht, klare Indikation gegeben!	–

*Aus Gründen des Patientenkomforts (bzw. zur Analgesie) Maßnahme aus praktischen Erwägungen heraus durchaus unterstützend zu empfehlen.

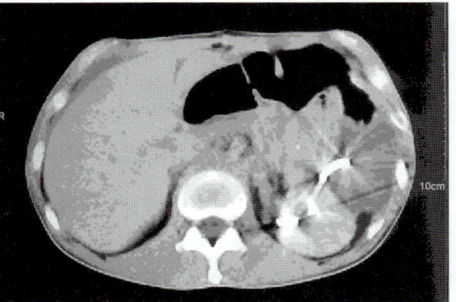

Abb. 9.5-3. Abszessdrainage

anamnese), so sollte zunächst eine obere Endoskopie (ÖGD) erfolgen, da statistisch gesehen 80% aller GI-Blutungen aus dem oberen GI-Trakt stammen. Ist die Blutungsquelle mit hoher Wahrscheinlichkeit im Kolon lokalisiert, so sollte in schweren Fällen eine mesenteriale Angiographie zur raschen Identifikation der Blutungsquelle und -lokalisation eingesetzt werden, um die dabei notwendige chirurgische Therapie zu ermöglichen bzw. zu erleichtern. Dabei kann eine interventionelle Therapie mittels intraarterieller Gabe von Vasopressin zu einer temporären Blutstillung führen.

Bei mittelschwerer Symptomatik und stabilisiertem Kreislauf kann entweder eine Angiographie, alternativ aber auch ein Erythrozyten-Scan zur Lokalisation der Blutungsquelle eingesetzt werden, bei entsprechender Expertise bietet sich zunehmend die Notfallkoloskopie (nach beschleunigtem Abführen!) zur Diagnostik und Primärtherapie an. In diesem Falle sollte jedoch zunächst eine möglichst gründliche Darmreinigung erfolgen, da Koloskopien bei nicht gesäubertem Kolon in der Regel erfolglos und extrem belastend für Patient, Untersucher und Assistenz sind. Eine Notfallreinigung des Darms kann mit transrektalen Einläufen vollzogen werden, wird aber am besten über eine liegende nasogastrische Sonde mittels Elektrolytlösungen oder wasserlöslichem Kontrastmittel durchgeführt. Ist der Darm vorgereinigt, so kann die Blutungsquelle bei bis zu 40% der Patienten lokalisiert werden. Wird ein Divertikel als aktuelle Blutungsquelle ausgemacht, so sollte eine endoskopische Blutstillung mittels lokaler Unterspritzung von Adrenalinlösung (1:10.000) um den Divertikelhals angeschlossen werden. Alternative endoskopische Behandlungsmethoden sind z. B. die Argon-Plasma-Koagulation (APC) oder die Elektro-Hydro-Thermosondenkoagulation. Gelingt damit eine primäre Blutstillung, so ist im Intervall zu entscheiden, ob eine chirurgische Sanierung (z. B. linksseitige Hemikolektomie) angeschlossen wird. Gelingt die Blutstillung nicht, so ist eine rasche chirurgische Therapie unumgänglich. Abbildung 9.5-4 zeigt einen Algorithmus zum klinischen Management der Divertikelblutung. Die Empfehlungen sind in erster Linie empirisch belegt, da bisher nur wenige evidenzbasierte Daten zu dieser Problematik existieren. Vor allem ist der Stellenwert der Angiographie und der Notfallkoloskopie stark von den jeweils vorhandenen Möglichkeiten abhängig, was im Einzelfall zu berücksichtigen ist.

Etwa 25–78% der Patienten mit durchgemachter, signifikanter Divertikelblutung bedürfen im Intervall einer sanierenden Operation (segmentale Kolektomie), um vor der hohen Rezidivgefahr geschützt zu sein. Jedoch reicht wegen des hohen Alters und der zumeist vorhandenen erheblichen Komorbidität die Operationsmortalität bis 10%, was im Einzelfall sorgsam abgewogen werden muss.

Literatur

Aldoori WH, Giovannucci EL, Rimm EB, Trichopoulos DV, Willett WC (1994) A prospective study of diet and the risk of symptomatic diverticular disease in men. Am J Clin Nutr 60: 757–761
Birnbaum BA, Balthazar EJ (1994) CT of appendicitis and diverticulitis. Radiol Clin North Am 32: 885–893
Jensen DM, Machicado GA, Jutabha R, Kovacs TOG (2000) Urgent colonoscopy for the diagnosis and treatment of severe diverticulkar hemorrhage. N Engl J Med 342: 78–82
Larson DM, Masters SS, Spiro HM (1976) Medical and surgical therapy in diverticular disease. Gastroenterology 71: 734–741
McGuire HH (1994) Bleeding colonic diverticula. A reappraisal of natural history and management. Ann Surg 220: 653–658
Nagorney DM, Adson MA (1985) Sigmoid diverticulitis with perforation and generalized peritonitis. Dis Colon Rectum 28: 71–77
Nair P, Mayberry JF (1994) Vegetarianism, dietary fibre and gastrointestinal disease. Dig Dis 12: 177–183
Painter NS, Truelove SC, Ardran GM, Tuckey M (1965) Segmentation and the localization of intraluminal pressures in the human colon, with special reference to the pathogenesis of colonic diverticula. Gastroenterology 49: 169–174
Schwerk WB, Schwarz S, Rothmund M (1992) Sonography in acute colonic diverticulitis: a prospective study. Dis Colon Rectum 35: 1077–1084
Stollman NH, Raskin JB (1999) Diverticular disease of the colon. J Clin Gastroenterol 29: 241–252
Whiteway J, Morson BC (1985) Elastosis in diverticular disease of the sigmoid colon. Gut 26: 258–262

9.5.3 Polypen und Polyposissyndrome
Markus Reiser und Wolff Schmiegel

Einleitung

Kolonpolypen sind Protuberanzen der Mukosa in das Kolonlumen. Histologisch werden neoplastische (adenomatöse) von nichtneoplastischen (hyperplastische und hamartomatöse) Polypen unterschieden. Neoplastische Kolonpolypen – oder Adenome – sind Vorläuferläsionen des kolorektalen Adenokarzinoms und bedürfen daher der endoskopischen Abtragung und Überwachung. Hamartomatöse Polypen bergen ein geringeres, hyperplastische Polypen kein Entartungsrisiko.

Die Polyposissyndrome stellen seltene autosomal vererbte Erkrankungen dar, die durch eine Vielzahl polypöser Läsionen des Verdauungstraktes unterschiedlicher Histologie charakterisiert sind.

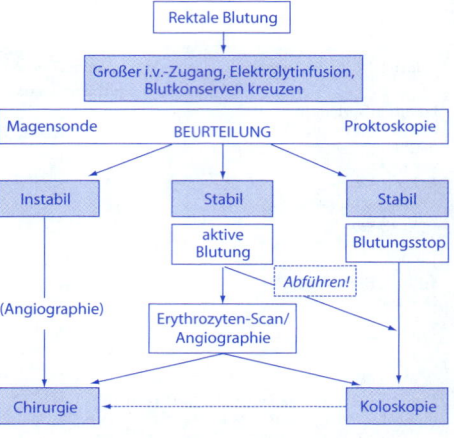

Abb. 9.5-4. Klinisches Management der Divertikelblutung

Hierzu zählen die **Familiäre Adenomatöse Polyposis (FAP)** und deren Varianten **Gardner-Turcot-Syndrom** und **Attenuierte FAP (AAPC)** sowie die hamartomatösen Polypensyndrome **Peutz-Jeghers-Syndrom**, **Juvenile Polyposis** und **Cowden-Syndrom**.

Sporadische Kolonadenome

Ätiologie und Pathogenese Histologisch werden tubuläre, villöse und tubolovillöse Adenome unterschieden. Tubuläre Adenome sind mit 50% die am häufigsten vorkommenden Polypen und ahmen das ursprüngliche Kryptenmuster noch am stärksten nach. Tubuläre Adenome werden in der Regel nicht größer als 2 cm. Villöse Adenome, die ca. 15% der adenomatösen Polypen ausmachen, bestehen aus einem fingerförmig aufgezweigtem Stroma, das von einem schleimbildenden Epithel bedeckt wird. Villöse Adenome werden häufig größer als 2 cm. Die verbleibenden 35% enthalten sowohl tubuläre als auch villöse Strukturen (tubolovillöse Adenome). Adenome >1 cm, villöse Histologie sowie höhergradige Zellatypien (hochgradige intraepitheliale Neoplasie = HIN) weisen auf ein höheres Entartungsrisiko hin. Adenomatöse Polypen können bereits karzinomatöse Anteile enthalten, wobei diese die Submukosa noch nicht überschritten haben dürfen („Adenom mit Karzinom" – pT1).

Die Prävalenz kolorektaler Adenome nimmt mit höherem Lebensalter zu. Bei 23–41% sonst gesunder Personen zwischen 50 und 82 Jahren können Kolonadenome nachgewiesen werden. Eine positive Familienanamnese für kolorektale Karzinome ist mit einer höheren Prävalenz von ca. 60% assoziiert. Eine Familienanamnese für Adenome allein scheint die Prävalenz nicht signifikant zu beeinflussen. Neben der genetischen Prädisposition werden exogene Faktoren wie ballaststoffarme, fettreiche Diät, Konsum roten Muskelfleisches sowie Nikotin- und Alkoholabusus für ein Auftreten kolorektaler Adenome verantwortlich gemacht. Geschlecht und Rasse scheinen dagegen nur eine untergeordnete Rolle zu spielen.

Kolorektale Adenome stellen Vorläuferläsionen des Kolonkarzinoms dar, die über einen Zeitraum von 5–10 Jahren der heute gut charakterisierten Adenom-Karzinom-Sequenz folgen (Abb. 9.5-5). Diese Sequenz ist molekularbiologisch durch eine Folge und Akkumulation von Alterationen in verschiedenen Tumorsuppressor- und Onkogenen gekennzeichnet. Als früheste, nur mikroskopisch erkennbare Läsionen wurden vergrößerte Krypten mit einer verdickten epithelialen Zellschicht, aufgeweiteten perikryptalen Räumen und irregulären, schlitzförmigen Lumina identifiziert und als „aberrant crypt foci" (ACF) bezeichnet. Bereits in diesen frühen Läsionen können molekulargenetische Veränderungen nachgewiesen werden. Hierzu zählen insbesondere Mutationen im Tumorsuppressorgen APC („adenomatous polyposis coli"), das auch als Gatekeeper der kolorektalen Zellhomöostase bezeichnet wird.

Klinik und Diagnostik Kolorektale Adenome verursachen meist keinerlei Beschwerden. Selten führen Bauchschmerzen oder Stuhlunregelmäßigkeiten zur Polypendiagnose. Nur 5% aller Kolonadenome verursachen okkulte Blutbeimengungen im Stuhl, die mit Hilfe eines fäkal okkulten Bluttests (FOBT) nachgewiesen werden können (s. Kap. 9.5.4, Maligne Dickdarmtumoren). Die insgesamt schlechte Sensitivität der FOBTs für Adenome erreicht bei großen Polypen (≥1 cm) knapp 50%. Selten sind villöse Adenome Ursache sekretorischer Diarrhöen.

Die komplette Koloskopie besitzt die höchste Sensitivität für den Nachweis kolorektaler Adenome und ermöglicht darüber hinaus die diagnostisch-therapeutische Biopsie und Abtragung der Polypen. Die rein diagnostisch eingesetzte Röntgendoppelkontrastaufnahme hat heute nur als ergänzende Untersuchung bei inkompletter Koloskopie einen Stellenwert. Neue bildgebende Verfahren wie die CT- oder MRT-Kolonographie sind noch nicht ausreichend standardisiert und evaluiert und sollten daher nur in Studien eingesetzt werden.

Therapie Kolorektale Polypen größer als 5 mm sollten durch Schlingenektomie, Polypen ≤5 mm durch Zangenbiopsie komplett entfernt werden. Dabei sollten die Polypen einzeln unter Angabe der Lokalisation geborgen werden. Die histologische Befundung erfolgt nach WHO-Kriterien und muss neben dem Dysplasiegrad insbesondere die Beurteilung der Resektionsränder beinhalten. Nach kompletter Abtragung kolorektaler Adenome ist, unabhängig vom Dysplasiegrad, eine Kontrollendoskopie nach drei Jahren erforderlich. Werden dabei keine Polypen nachgewiesen, erfolgen die weiteren Kontrollen alle fünf Jahre. Nach Abtragung von Adenomen mit Karzinom (pT1) erfolgt die Nachsorge in Abhängigkeit vom histologischen Befund: Bei niedrigem Risiko (pT1, G1, G2 und fehlender Lymphgefäßinvasion) sollten Kontrollendoskopien nach 6, 24 und 60 Monaten erfolgen. Bei hohem Risiko (pT1, G3, G4 und/oder L1) ist die chirurgische Therapie mit Kontrollendoskopien nach 24 und 60 Monaten indiziert. Bei unvollständig entfernten Adenomen sollte die endoskopische oder ggf. chirurgische Sanierung des Lokalbefundes zeitnah erfolgen. Eine medikamentöse Sekundärprophylaxe (z. B. NSAID) nach Polypektomie kann derzeit nicht empfohlen werden. Auch beim Interventionsstudien mit Antioxidanzien, Kalzium oder Ballaststoffen in der Sekundärprophylaxe keine überzeugenden protektiven Effekte gezeigt.

Prognose Nach kompletter Abtragung kolorektaler Adenome ist das Karzinomrisiko in den folgenden drei Jahren äußerst gering. Die Rezidivrate für Adenome liegt zwischen 40% und 50%.

Familiäre adenomatöse Polyposis

Ätiologie und Pathogenese Patienten mit einer Familiären Adenomatösen Polyposis (FAP) sind Träger einer Keimbahnmutation im APC-Gen auf Chromosom 5. Mit einer Prävalenz von 1:10.000 ist diese autosomal-dominant vererbte Erkrankung selten. Die FAP stellt eine obligate Präkanzerose des kolorektalen Karzinoms auf dem Boden einer diffusen Kolonpolyposis dar. Das **Gardner-** und das **Turcot-Syndrom** stellen keine individuellen Entitäten, sondern phänotypische Varianten der FAP dar. Die **Attenuierte FAP**

(AAPC) ist vom Krankheitsbild der typischen familiären adenomatösen Polyposis abzugrenzen. Klinisch typischerweise durch weniger als 100 kolorektale Adenome definiert, ist die AAPC aus genetischer Sicht eine heterogene Gruppe mit Nachweis von APC-Mutationen (5'- und 3'-Ende des Gens) und MYH-Mutationen.

Klinik und Diagnostik Patienten mit einer Familiären Adenomatösen Polyposis (FAP) entwickeln eine diffuse Polyposis im gesamten Kolon mit bis zu mehreren tausend Adenomen. Unbehandelt mündet die Erkrankung nahezu ausnahmslos in einem kolorektalen Karzinom, das im Median im 36. Lebensjahr auftritt. Bis zu 90% der FAP-Patienten entwickeln darüber hinaus adenomatöse Polypen im Duodenum, die ebenfalls ein Entartungsrisiko bergen. 10–20% der Patienten entwickeln semimaligne Desmoidtumoren. Diese Neubildungen entstehen oft in der Bauchwand, meist im Bereich von Operationsnarben oder in der Mesenterialwurzel. Bei etwa 70% der Fälle können harmlose kongenitale Hypertrophien des retinalen Pigmentepithels (CHRPE) nachgewiesen werden.

Bestimmte Mutationen in spezifischen Regionen des APC-Gens sind mit zusätzlichen Manifestationen assoziiert: Epidermoidzysten, Osteome, Fibrome und Lipome beim Gardner-Syndrom; maligne Hirntumoren beim Turcot-Syndrom. Für Familienangehörige von FAP-Patienten sollte eine humangenetische Beratung angeboten werden. Zunächst muss bei dem FAP-betroffenen Patienten eine APC-Mutation gesichert werden. Ein Mutationsnachweis kann mittels direkter Mutationsanalyse des APC-Gens oder indirekter Kopplungsanalyse erfolgen und gelingt in 90% der Fälle. Erst danach kann nach Aufklärung und Einwilligung eine prädiktive molekulargenetische Untersuchung der Risikopersonen durchgeführt werden. Die jährliche Rektosigmoidoskopie oder Koloskopie (ab dem 10. Lebensjahr) bei Mutationsträgern beweist das Vorliegen einer Polyposis. Risikopersonen, bei denen eine Mutation bestätigt oder nicht ausgeschlossen werden kann, sollten spätestens ab dem 10. Lebensjahr jährlich rekto-sigmoidoskopiert werden; bei Nachweis von Adenomen muss eine komplette Koloskopie erfolgen und bis zur Proktokolektomie (siehe unten) jährlich wiederholt werden. Kann die Mutation ausgeschlossen werden, ist eine spezifische gesonderte Vorsorge dagegen nicht mehr notwendig.

Die AAPC ist mit Mutationen in den proximalen oder distalen Abschnitten des APC- und MYH-Gens assoziiert. Bei einem Großteil der Patienten mit der klinischen Diagnose einer AAPC gelingt derzeit jedoch kein Mutationsnachweis, sodass von Mutationen in weiteren, bisher nicht identifizierten Genen ausgegangen werden muss. Extrakolische Manifestationen (z. B. Desmoide) können auftreten. Auch die AAPC birgt ein hohes Risiko für die Entwicklung kolorektaler Karzinome, wobei sich Polypen und Karzinome bei den Anlageträgern meist später und häufig im proximalen Kolon entwickeln. Die Abgrenzung gegenüber dem HNPCC kann im Einzelfall schwierig sein. Aufgrund der Häufung proximaler Polypen und Karzinome ist bei Risikopersonen aus Familien mit attenuierter FAP die komplette Koloskopie im Alter von 15 Jahren notwendig. Werden dabei keine Polypen nachgewiesen, sollten ab dem 20. Lebensjahr jährlich Koloskopien durchgeführt werden.

Therapie Patienten mit klassischer FAP sollten prophylaktisch, soweit möglich kontinenzerhaltend proktokolektomiert werden, wenn vertretbar erst nach Abschluss der Pubertät. Der Zeitpunkt ist individuell in Abhängigkeit von Schweregrad (Größe, Zahl, Histologie der Adenome) festzulegen. Die nichtsteroidalen Antiphlogistika Sulindac und Celecoxib konnten bei Patienten mit FAP zwar eine Reduktion der Polypenzahl und -masse induzieren, es ist jedoch nicht sicher, ob hierdurch das Risiko der Karzinomentstehung gesenkt wird. Die Therapie der attenuierten FAP richtet sich nach der Anzahl und Lokalisation der Polypen. Gegebenenfalls muss wie bei der klassischen FAP vorgegangen werden.

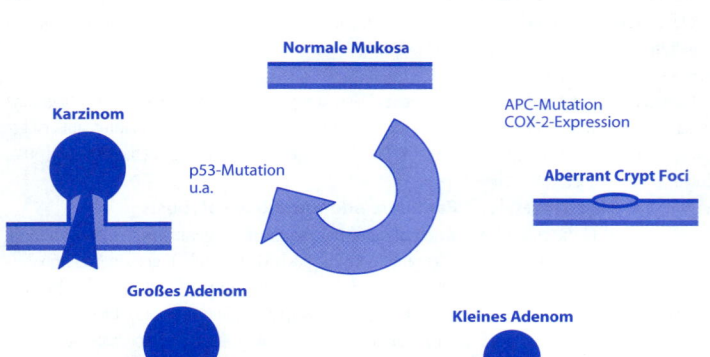

Abb. 9.5-5. Adenom-Karzinom Sequenz des kolorektalen Karzinoms, die durch eine Akkumulation von Alterationen in verschiedenen Tumorsuppressor- und Onkogenen gekennzeichnet ist.
APC Adenomatous-Polyposis-Coli-Tumorsuppressorgen, *COX-2* Cyclooxygenase-Isoenzym 2

Prognose Da FAP-Patienten nach prophylaktischer Kolektomie nicht mehr am kolorektalen Karzinom versterben, werden heute später auftretende Komplikationen beobachtet. So stellt das Duodenalkarzinom heute mit ca. 10% die häufigste Todesursache bei kolektomierten FAP-Patienten dar. Darüber hinaus sind progressiv wachsende Desmoidtumore eine wesentliche Todesursache bei kolektomierten FAP-Patienten.

Hamartomatöse Polyposissyndrome

Ätiologie und Pathogenese Das **Peutz-Jeghers-Syndrom** ist eine seltene durch hamartomatöse Polypen des Gastrointestinaltrakts (vorwiegend Dünndarm) und Pigmentflecken auf Lippensowie Wangenschleimhaut charakterisierte autosomaldominante vererbte Erkrankung mit variabler Penetranz. Peutz-Jeghers-Polypen bestehen aus einer baumartig verästelten Muscularis mucosae, die von einem glandulärem Epithel überdeckt wird. Bei ca. 70% der Peutz-Jeghers-Patienten lassen sich Mutationen in der Serin-Threonin-Kinase STK11 nachweisen. Das Krankheitsbild der **juvenilen Polyposis** ist weniger gut charakterisiert. Nur etwa 20–50% der Fälle treten in familiärer Form auf, was durch eine häufige Spontanmutationsrate und hohe Variabilität des Syndroms erklärt wird. Die juvenilen Polypen sind überwiegend im Kolorektum lokalisiert und meist entzündlich erodiert. Histologisch weisen juvenile Polypen in einem kräftig entwickelten Stroma zystisch dilatierte, schleimgefüllte Drüsen auf. Das Syndrom ist mit einer Inaktivierung des Tumorsuppressors Smad4 (DPC4) assoziiert. Kürzlich konnte ein weiteres krankheitsverursachendes Gen (BMPR1A) identifiziert werden. Patienten mit einem **Cowden-Syndrom** entwickeln vorwiegend im Laufe der zweiten oder dritten Lebensdekade hamartomatöse Läsionen in verschiedenen Lokalisationen vorwiegend in der Haut und den Schleimhäuten sowie im Intestinum. Ursächlich sind Keimbahnmutationen einer regulatorischen Phosphatase auf Chromosom 10 (PTEN).

Obwohl hamartomatöse Polypen zu den nichtneoplastischen Neubildungen gezählt werden, weisen die Patienten ein erhöhtes Karzinomrisiko auf. Die Malignome scheinen dabei von Foki adenomatösen Gewebes innerhalb der Hamartome auszugehen. Neben intestinalen Tumoren wird darüber hinaus in Abhängigkeit vom Syndrom eine Häufung extraintestinaler Malignome beobachtet.

Klinik und Diagnostik Das Peutz-Jeghers-Syndrom kann sich durch rezidivierende Invaginationen mit kolikartigen Schmerzen, Blutauflagerungen auf dem Stuhl oder Meläna manifestieren. Weibliche Patienten weisen oft bilaterale Keimstrangtumoren mit anulären Tubuli in den Ovarien auf.

Bei der **juvenilen Polyposis** sind die hamartomatösen Polypen ganz überwiegend im Kolorektum lokalisiert. Erosive Entzündungen können zu Blutungen mit Anämie und Hypoproteinämie führen. Die Diagnose stützt sich auf die histologischen Befunde und die Familienanamnese.

Patienten mit einem **Cowden-Syndrom** entwickeln erst im Laufe der zweiten und dritten Lebensdekade hamartomatöse Polypen in vielen Geweben einschließlich in Kolon und Magen. Charakteristisch sind verruköse Papeln im Gesicht (Trichilemmome), kopfsteinpflasterartige Papillome an Lippen, Zahnfleisch und Mundschleimhaut sowie keratotische Papeln an Händen und Füßen. Die Hamartome des Gastrointeltinaltrakts sind in der Regel klein und verursachen keine Beschwerden. Histomorphologisch können die Polypen des Cowden-Syndrom und der juvenilen Polyposis kaum unterschieden werden.

Die molekularbiologische Mutationsanalyse ist aufwendig und in der Routinediagnostik der Polyposissyndromen noch nicht etabliert. Sie bleibt derzeit Speziallabors vorbehalten.

Therapie Aufgrund der Seltenheit der hamartomatösen Polyposissyndrome können keine generellen Empfehlungen gegeben werden. Vorsorge und Therapie zielen darauf ab, Komplikationen zu vermeiden. Für die betroffenen Patienten wird ab dem 10. Lebensjahr die Endoskopie des oberen und unteren Gastrointestinaltrakts empfohlen. Gastroskopisch und koloskopisch erreichbare Polypen sollten abgetragen und bezüglich adenomatöser Dysplasien untersucht werden. Die Untersuchung des Dünndarms durch Doppelkontraströntgen nach Sellink stellt eine hohe Strahlenbelastung dar; wenn möglich sollte die Untersuchung in MRT-Technik durchgeführt werden. Mit Hilfe der Push-Enteroskopie kann der Dünndarm bis zum Ende des Jejunums endoskopisch beurteilt werden. Die Doppelballonendoskopie als obere und untere Intestinoskopie ermöglicht die Beurteilung (nahezu) des gesamten Dünndarms und erlaubt darüber hinaus die endoskopische Intervention wie Biopsie und Polypektomie. Die Doppelballonendoskopie ist derzeit jedoch noch nicht allgemein etabliert und die Erfahrungen sind begrenzt.

Prognose Hamartomatöse Polyposissyndrome bergen ein erhöhtes Karzinomrisiko. Allerdings ist das Entartungspotential wesentlich geringer als bei den adenomatösen Polyposen. Neben dem Risiko für intestinale Karzinome besitzen Patienten mit Peutz-Jeghers-Syndrom ein erhöhtes Risiko für das Auftreten bösartiger Neubildungen der Mamma, der Cervix uteri, des Endometriums, der Ovarien und des Pankreas. Bei der juvenilen Polyposis ist neben dem erhöhten Risiko für kolorektale Karzinome insbesondere das Risiko für Duodenal- und Magenkarzinome erhöht. Patienten mit Cowden-Syndrom haben ein deutlich erhöhtes Risiko für Mamma- und Schilddrüsenkarzinome, während das Risiko für intestinale Tumoren nicht erhöht zu sein scheint.

Evidenz der Therapieempfehlungen bei Polypen und Polyposis-Syndrom	Evidenzgrad	Empfehlungsstärke
Sporadische Kolonpolypen		
Koloskopie und Polypektomie Kontrollkoloskopie nach 3 Jahren	II-a	A
Polyp mit Karzinom (pT1)		
Niedriges Risiko: Endoskopische Abtragung, Kontrolle Monat 6; 24; 60 Hohes Risiko: operative Sanierung	III	C
Medikamentöse Sekundärprophylaxe nach Polypektomie		
Derzeit nicht empfohlen	I-b	C
Familiäre Adenomatöse Polyposis (FAP)		
Sigmoidoskopie (ggf. Koloskopie) ab 10. Lebensjahr Kolektomie vor dem 20. Lebensjahr	III	A
Attenuierte FAP		
Koloskopie ab 10. Lebensjahr; weiteres Vorgehen nach Befunden	IV	B
Hamartomatöse Polyposissyndrome		
ÖGD und Koloskopie ab 10. Lebensjahr, Abtragung erreichbarer Polypen > 10 mm	IV	C

Literatur

Friedl W, Kruse R, Jungck M, Back W, Loff S, Propping P, Jenne DE (1999) Hamartomatöse Polyposis-Syndrome. Dt Ärztebl 96: A-2285–2291

Giardiello FM, Hamilton SR, Krush AJ et al. (1993) Treatment of colonic and rectal adenomas with sulindac in familial adenomatous polyposis. N Engl J Med 328: 1313–1316

Jänne PA, Mayer RJ (2000) Chemoprevention of colorectal cancer. N Engl J Med 342: 1960–1968

Lieberman DA, Weiss DG, Bond JH et al. (2000) Use of colonoscopy to screen asymptomatic adults for colorectal cancer. Veterans Affairs Cooperative Study Group 380. N Engl J Med 343: 162–168

Lieberman DA, Weiss DG (2001) One-time screening for colorectal cancer with combined fecal occult-blood testing and examination of the distal colon. N Engl J Med 345: 555–560

Knudsen AL, Bisgaard ML, Bulow S. Attenuated familial adenomatous poly-posis (AFAP). A review of the literature. Fam Cancer 2003; 2: 43-55

Schmiegel W, Pox C, Adler G et al. (2004) S3-Leitlinienkonferenz „Kolorektales Karzinom" 2004. Z Gastroenterol 42:1129-1177

Steinbach G, Lynch PM, Phillips RKS et al. (2000) The effect of celecoxib, a cyclooxygenase-2 inhibitor, in familial adenomatous polyposis. N Engl J Med 342: 1946–1952

Winawer SJ, Zauber AG, O'Brien MJ et al., and the National Polyp Study Work Group (1993) Randomized comparison of surveillance intervals after colonoscopic removal of newly diagnosed adenomatous polyps: the National Polyp Study Work Group. N Engl J Med 328: 901–906

9.5.4 Maligne Dickdarmtumoren

Ullrich Graeven und Wolff Schmiegel

Epidemiologie

Tumoren des Dickdarmes sind eine der häufigsten malignen Erkrankungen der westlichen Welt. In Deutschland liegt die Anzahl der jährlichen Neuerkrankungen bei ungefähr 55.000. Mit einer Inzidenz von ca. 60 pro 100.000 ist das kolorektale Karzinom bei Männern die zweithäufigste und bei Frauen mit einer Inzidenz von 45 pro 100.000 die dritthäufigste Tumorerkrankung in Deutschland. Die Mehrzahl der Erkrankungen tritt nach dem 50. Lebensjahr auf. Kolorektale Karzinome machen ungefähr 90% aller malignen Tumoren des Darmtraktes aus. In 85–90% der Fälle liegt histologisch ein Adenokarzinom vor. Diese entwickeln sich über die Adenom-Karzinom-Sequenz aus Polypen (Abb. 9.5-6). Ein besonders hohes Erkrankungsrisiko (bis zu 90%) liegt bei Patienten mit einer hereditären Veranlagung zur Entstehung kolorektaler Karzinome, insbesondere bei dem familiären adenomatösen Polyposissyndrom (FAP) oder dem hereditären nichtpolypösen kolorektalen Karzinomsyndrom (HNPCC) vor (Tabelle 9.5-2). Insgesamt lässt sich derzeit aber nur bei ungefähr 5% der Patienten mit Dickdarmtumoren eine familiäre Veranlagung nachweisen. Ein erhöhtes Risiko der Karzinomentstehung ist auch für die langjährige Colitis ulcerosa beschrieben. Für das sporadische Kolonkarzinom gelten eine ballaststoffarme Kost sowie ein hoher Fettkonsum, in geringerem Maße auch Nikotin- und Alkoholabusus als exogene Risikofaktoren.

Die Prognose der Dickdarmtumoren korreliert streng mit dem Ausbreitungsstadium bei Diagnosestellung (Tabelle 9.5-3). So liegt die Fünfjahresüberlebensrate in Stadium I bei 85–95%, in Stadium II bei 65–80%, in Stadium III bei 45–55% und in Stadium IV bei 5–10%.

Diagnostik

Die Symptome des kolorektalen Karzinoms sind häufig unspezifisch. Warnzeichen können Stuhlunregelmäßigkeiten, Blutauflagerungen und -beimengungen im Stuhl, eine unklare Anämie sowie eine Verschlechterung des Allgemeinzustandes und eine ungeklärte Gewichtsabnahme sein. Wegen der fehlenden charakteristischen Frühsymptome hat die Screening-Untersuchung der asymptomatischen Bevölkerung einen hohen Stellenwert. Bereits die jährliche Testung auf okkultes fäkales Blut mittels 3 Testbriefchen für 3 konsekutive Stühle führt zu einer Senkung der Mortalität des kolorektalen Karzinoms um 16–23%. Unter Einsatz der Sigmoidoskopie lässt sich die Mortalität der Karzinome im Rektosigmoid um 60–80% senken. Sigmoidoskopie wie auch die Koloskopie bieten den Vorteil, dass präneoplastische Läsionen erkannt und abgetragen werden können. Daher sollte bei Vorliegen eines positiven Nachweises von okkultem fäkalem Blut eine komplette Koloskopie durchgeführt werden.

Neben der Eigen- und Familienanamnese (zur Erfassung einer möglichen familiären Disposition) sowie der klinischen Untersuchung (einschließlich digitaler rektaler Untersuchung, bei der die Mehrzahl der tiefsitzenden Rektumkarzinome bereits entdeckt werden können) umfasst die Diagnostik der Dickdarmtumoren folgende Untersuchungen: komplette Koloskopie mit nach Möglichkeit histologischer Diagnosesicherung (bei stenosierenden, nicht passierbaren Tumoren ist eine vollständige Koloskopie innerhalb von drei Monaten postoperativ nachzuholen, um höher sitzende synchrone Karzinome auszuschließen), Sonographie des Abdomens, Röntgenthorax in zwei Ebenen, bei Sigma- und Rektumkarzinom zusätzlich Urinsediment, radiologische Darstellung des Kolons im Doppelkontrastverfahren bei Kontraindikation oder nicht durchführbarer Koloskopie sowie Laboruntersuchungen inklusive des Tumormarkers CEA. Fakultative Untersuchungen sind CT oder MR des Abdomen (insbesondere bei Verdacht auf Infiltration benachbarter Strukturen bei Vorliegen eines Rektumkarzinoms), Spiral-CT des Thorax, Endosonographie, Zystoskopie und gynäkologische Untersuchung bei Vorliegen eines Rektumkarzinoms.

Therapie

Bei fehlender Fernmetastasierung ist die kurativ intendierte Resektion (R0-Resektion) des Primärtumors die Basis der onkologischen Behandlung. Bei primärer Fernmetastasierung beinhaltet die palliative Therapie in der Regel auch die Resektion des Primärtumors zur Sicherstellung der Darmpassage. In fortgeschrittenen Krankheitsstadien sollte die Möglichkeit der Metastasektomie abgeklärt werden, da insbesondere bei einzelnen Lebermetastasen, aber auch bei pulmonalen Metastasen die komplette Entfernung eine deutliche Prognoseverbesserung ermöglicht. Bei 70–80% aller Patienten mit Dickdarmtumoren kann eine kurativ intendierte Resek-

Tabelle 9.5-3. Stadieneinteilung Kolon- und Rektumkarzinom

Stadium	T	N	M
Stadium 0	Tis	N0	M0
Stadium I	T1	N0	M0
	T2	N0	M0
Stadium II A	T3	N0	M0
II B	T4	N0	M0
Stadium III A	T1, T2	N1	M0
III B	T3, T4	N1	M0
III C	jedes T	N2	M0
Stadium IV	jedes T	jedes N	M1

T1 Submukosa; *T2* Muscularis propria; *T3* Subserosa, nichtperitonealisiertes/perikolisches Gewebe; Gewebe; *T4* andere Organe und Strukturen/viszerales Peritoneum; *N1* ≤ 3 regionär; *N2* >4, regionär

tion des Tumors durchgeführt werden. Dennoch versterben etwa 50% der Patienten im Verlauf an den Folgen einer Metastasierung der Erkrankung. Als Ursache hierfür wird eine schon bei Diagnosestellung vorhandene inapparente systemische Ausbreitung der Erkrankung angenommen. Adjuvante und neoadjuvante Therapieverfahren richten sich gegen diese Mikrometastasierung mit dem Ziel, das Risiko einer Fernmetastasierung oder eines Lokalrezidivs zu verringern (Abb. 9.5-7 und 9.5-8).

Neoadjuvante und adjuvante Therapie Für das Kolonkarzinom (=16 cm von der Anokutanlinie entfernt) besteht keine Indikation zur neoadjuvanten Chemo- oder Radiochemotherapie. Anders stellt sich die Situation beim tiefsitzenden Rektumkarzinom dar. Hier ist bei Tumoren der T4-Kategorie, bei denen die kontinenzerhaltende Operation unwahrscheinlich erscheint, eine

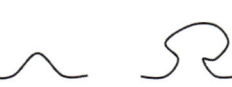 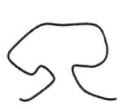 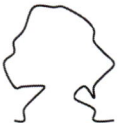

Abb. 9.5-6. Adenom-Karzinom-Sequenz (nach Schulmann)

Tabelle 9.5-2. Autosomal-dominant vererbte Formen kolorektaler Karzinome

	% aller KRK	KRK-Risiko [%]	Mutations-nachweisrate	Gen-defekt	Chro-mosom	Klinische Charakteristika
HNPCC	5–10	80	50–70%[a]	MLH1 MSH2 MSH6 PMS1 PMS2	3p21 2p16 2p16 2q32 7q22	Vorwiegend proximal lokalisierte KRK Häufiger synchrone und metachrone KRK Häufiger muzinöse, niedrig differenzierte KRK Häufig starke peri-/intratumorale lymphozytäre Reaktion Wahrscheinlich schnelle Adenom-Karzinom-Progression Mittleres Diagnosealter: 44. Lebensjahr Klinische Definition: Amsterdam I/II-Kriterien
FAP	1	100	70–90%	APC	5q21	Phänotyp mit Nachweis von >100 Adenomen, Beginn der Polypenbildung durchschnittlich im 12.–15. Lebensjahr
Peutz-Jeghers-Syndrom	0,1	40	>70%	STK11	19p13,3	Phänotyp mit Nachweis von 2 PJ-Polypen oder 1PJ-Polyp mit peroralen Pigmentierungen oder 1 PJ-Polyp und pos. Familienanamnese; meist klinische Symptome im Alter von 10–15 Jahren
Juvenile Polyposis coli	0,1	20–60	30% Selten	SMAD4 BMPR1A	18q21,2 10g	Phänotyp mit Nachweis von mehr als 5 juvenilen Polypen oder 1 juveniler Polyp bei pos. Familienanamnese; meist klinische Symptome vor dem 10. Lebensjahr

[a] Positive Amsterdam-Kriterien

präoperative Radio- oder auch Radiochemotherapie indiziert. Die Radiochemotherapie besteht in der Regel aus der Kombination von 5-FU 1000 mg/m^2 pro Tag als Dauerinfusion über 5 Tage in der ersten und fünften Bestrahlungswoche.

Für das Kolonkarzinom konnte in den letzten Jahren eindrucksvoll belegt werden, dass durch adjuvante Therapiemaßnahmen eine Reduktion des Rezidivrisikos erzielt werden kann. Die Intergroup-Studie der Eastern Corporate Oncology Group (ECOG), der North Center Cancer Treatment Group (NCCTG) und der Southwest Oncology Group (SWOG) konnte 1990 erstmals zweifelsfrei die Wirksamkeit einer adjuvanten Chemotherapie nachweisen. In dieser Studie wurden 990 Patienten mit kolorektalem Karzinom im Stadium C nach Dukes im Anschluss an eine kurative Resektion entweder nur nachbeobachtet, oder sie erhielten eine Monotherapie mit Levamisol bzw. die Kombination aus 5-FU/Leva-misol. Patienten im Stadium Dukes B erhielten eine alleinige Nachbeobachtung oder eine Therapie mit 5-FU/Levamisol. Die Dauer der Chemotherapie betrug 12 Monate. Für das Stadium Dukes C ließ sich durch die Kombinationstherapie eine Reduktion der Rezidivrate um 41% und der Mortalität um 33% erzielen. Im Stadium Dukes B zeigte sich kein positiver Effekt. Die Studien zum Vergleich der Kombination 5-FU/Levamisol mit 5-FU/Folinsäure kommen übereinstimmend zu dem Ergebnis, dass die adjuvante Therapie mit 5-FU/Folinsäure zumindest der Therapie mit 5-FU/Levamisol gleichwertig ist (Tabelle 9.5-4).

Eine Auswertung der gepoolten Daten einer französischen, italienischen und kanadischen Untersuchung (International Multicenter Pooled Analysis of Colon Cancer Trials, IMPACT) erbrachte bei insgesamt 1493 auswertbaren Patienten eine Reduktion der Mortalität durch eine adjuvante 6-monatige 5-FU/Folinsäuretherapie um 22%. Nach drei Jahren ergab sich ein krankheitsfreies Überleben von 62 vs. 71%. Das Gesamtüberleben lag bei 78 vs. 83%. Von der NCCTG zusammen mit dem NCIC wurde ein vierarmiger randomisierter Vergleich zwischen einer 6- bzw. 12-monatigen Therapie mit 5-FU/Levamisol oder 5-FU/Levamisol/Folinsäure durchgeführt. Hierbei ergab sich kein Vorteil für eine 12-monatige Behandlungsdauer gegenüber der 6-monatigen Gabe. Eine weitere Studie zum Vergleich der 6- mit einer 12-monatigen Chemotherapie entweder als Kombination 5-FU/Folinsäure oder 5-FU/Levamisol wurde von der Intergroup in der INT0089-Studie vorgenommen. Insgesamt zeigte sich bei 3759 Patienten mit fünfjähriger Nachbeobachtungszeit kein signifikanter Unterschied zwischen den Therapiearmen. Auf Grund der vorliegenden Studienergebnisse kann davon ausgegangen werden, dass eine 6-monatige Therapie mit 5-FU/Folinsäure im Vergleich zu einer 12-monatigen mit 5-FU/Levamisol (Moertel-Schema) als gleichwertig anzusehen ist.

In der QUASAR-Studie wurden insgesamt 4927 Patienten in einem 2-mal zweifaktoriellen Design randomisiert, um den Nutzen von niedriger Folinsäuregabe (25 mg) gegenüber einer hohen (175 mg) im Rahmen einer 6-monatigen 5-FU/Folinsäuretherapie sowie den Gewinn durch die zusätzliche Gabe von Levamisol oder Plazebo zu überprüfen. Die Auswertung der Stu-

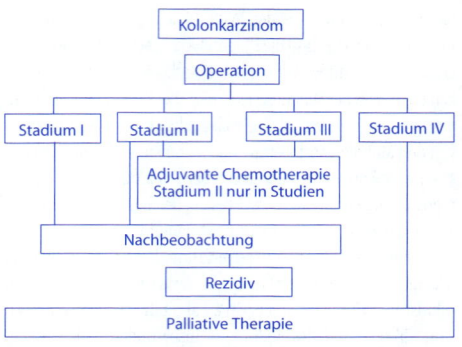

Abb. 9.5-7. Therapiealgorithmus Kolonkarzinom

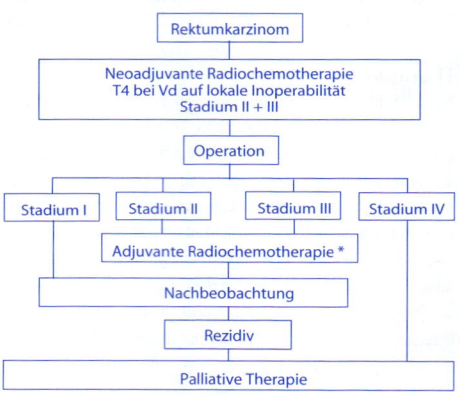

* wenn keine neoadjuvante Therapie durchgeführt wurde

Abb. 9.5-8. Therapiealgorithmus Rektumkarzinom

die erbrachte keinen zusätzlichen Nutzen durch Levamisol und zeigte keinen Unterschied im Ergebnis für die hoch- oder niedrigdosierte Folinsäuregabe. Die kontinuierliche 5-FU-Infusion scheint keine wesentliche Verbesserung der Ergebnisse in der adjuvanten Therapie zu ermöglichen. Auf Grund der gesteigerten Ansprechraten der sog. 3er-Kombinationen aus 5-FU/FS und entweder Irinotecan oder Oxaliplation in der palliativen Therapie des kolorektalen Karzinoms wurden diese Kombinationen auch innerhalb von Phase-III-Studien in der adjuvanten Therapie eingesetzt. In der so genannten MOSAIC-Studie waren insgesamt 2248 Patienten aus 20 Ländern mit Kolonkarzinom im Stadium II oder III nach R0-Resektion entweder mit dem LV5FU2-Schema (deGramont) oder dem FOLFOX-4-Schema für 6 Monate adjuvant behandelt worden. Im FOLFOX-4-Arm traten um 23% weniger Rezidive oder Todesfälle auf. Nach 3 Jahren war die Wahrscheinlichkeit des krankheitsfreien Überlebens um etwa 5% höher (77,8% vs. 72,9 %). Betrachtet man nur die Patienten im Stadium III, so war der Unterschied mit 71,8% vs. 65,5% noch deutlicher. Für Patienten im Stadium II betrug der Unterschied im rezidivfreien Überleben

Tabelle 9.5-4. Studien zur adjuvanten Chemotherapie des Kolonkarzinoms

Studie(n)	Zahl der Patienten	Therapie (Dauer in Monaten)	Krankheitsfrei nach 5 Jahren [%]	Ges. Überleben nach 5 Jahren [%]
IMPACT[a]	1526	Kontrolle	62	78
		5-FU/FS (6)	71	83
NCCG-NCIC	915	5-FU/LEV (12)	63	68
		5-FU/LEV (6)	58	60
		5-FU/LEV/FS (12)	57	63
		5-FU/LEV/FS (6)	63	70
NSABP[b] C 03	1081	MOF	50	57
		5-FU/FS (12)	61	68
NSABP C 04	2151	5-FU/LEV (12)	69	70
		5-FU/FS (12)	65	74
		5-FU/FS/LEV (12)	64	72
IMPACT B2	1016	Kontrolle	73	80
		5-FU/FS (6, 12)	76	82
EORTC	1500	Kontrolle	67	73
		PVI, 5-FU	65	72
QUASAR[a]	4927	5-FU/FS-LD (6)	64	71
		5-FU/FS-HD (6)	64	70
		5-FU/FS/LEV (6)	63	69
		5-FU/FS (6)	65	71
AGO[c]	702	5-FU/FS (12)	67	73
		5-FU/LEV (12)	61	65
MOSAIC[a]	2256	FS/5-FU2 (6)	73	–
		FOLFOX-4 (6)	78	–
X-ACT[a]	1987	5-FU7FS (6)	61	78
		Capecitabin (6)	64	81
NSABP C 06	1608	5-FU/FS	68	79
		UFT/FS	67	79

[a] nach 3 Jahren; [b] nach 8 Jahren, [c] nach 4 Jahren; *FS* Folinsäure; *LEV* Levamisol; *PVI* portalvenöse Infusion

86,6% vs. 83,9% und verfehlte das Signifikansniveau. Die therapiebedingte Mortalität lag in beiden Therapiearmen bei 0,5%. Im Unterschied zur alleinigen 5-FU/FS Therapie traten im FOLFOX-4-Arm sensorische Neuropathien Grad 3 bei 12% der Patienten auf, die allerdings nur bei 0,5% der Patienten auch 18 Monate nach Therapieende noch bestanden. Daten zum Gesamtüberleben wurden noch nicht vorgestellt. Die bisherigen Erahrungen aus historischen Studien zur adjuvanten Therapie des kolorektalen Karzinoms lassen jedoch vermuten, dass der beobachtete Unterschied im krankheitsfreien Überleben auch zu einer Verbesserung des Gesamtüberlebens führen wird. Die Therapie mit FOLFOX-4 könnte sich somit zu einem neuen Standard in der adjuvanten Therapie des Kolonkarzinoms entwickeln. Ob ähnlich gute Ergebnisse auch mit Irinotecanhaltigen Kombinationen erreicht werden können, lässt sich zum jetzigen Zeitpunkt noch nicht sagen, da die entsprechenden Ergebnisse der hierzu durchgeführten Studien noch nicht vorliegen. Unter dem Aspekt der Lebensqualität verdienen auch die oralen 5-FU-Prodrugs besondere Berücksichtigung. UFT in Kombination mit Folinsäure wurde in der NSABP-C-06-Studie gegen Bolus 5-FU/FS bei 1608 Patienten verglichen und erwies sich als äquipotent zu der 5-FU-Bolus-Applikation. Erste Resultate der X-ACT-Studie, die bei mehr als 2000 Patienten im Stadium III Capecitabine mit dem Mayo-Protokoll verglichen hat, zeigen eine bessere Verträglichkeit der adjuvanten Therapie mit Capecitabine und einen Trend zu besserer Wirksamkeit. Das krankheitsfreie Überleben nach 3 Jahren lag bei 65,5% für Capecitabine gegenüber 61,9% für das Mayo-Protokoll; allerdings verfehlte der Unterschied das Signifikanzniveau.

Der Stellenwert einer adjuvanten Chemotherapie im Stadium II ist nach wie vor unklar. Auch zwei große Metaanalysen, die 1999 zu diesem Thema veröffentlicht wurden, haben auf Grund widersprüchlicher Ergebnisse keine Klärung erbringen können. Die IMPACT-B2-Studiengruppe hat 1016 Patienten im Stadium Dukes B2 aus fünf Studien evaluiert. Nach einer medianen Nachbeobachtungszeit von 5,75 Jahren ergab sich weder für das krankheitsfreie Überleben (67 vs. 73%) noch für das Gesamtüberleben (82 vs. 80%) ein signifikanter Vorteil für die adjuvante Chemotherapie. Demgegenüber zeigte eine Metaanalyse der NSABP, die die Studien C-01 bis C-04 für die Subgruppe der Patienten im Stadium Dukes B beinhaltete, eine Reduktion der Mortalität um 30%. Die aktuelle QUASAR-Studie zur adjuvanten Therapie im Stadium II konnte für eine 6-monatige 5-FU/FS-Therapie einen geringen Überlebensvorteil gegenüber der alleinigen Chirurgie zeigen. Dennoch kann zum momentanen Zeitpunkt auf Grund dieser uneinheitlichen Ergebnisse weiterhin keine generelle Therapieempfehlung zur adjuvanten Behandlung von Patienten mit Kolonkarzinom im Stadium II gegeben werden.

Ein weiterer Ansatz zur adjuvanten Therapie, basierend auf dem hohen Prozentsatz der Metastasierung in die Leber, ist die lokoregionäre portalvenöse adjuvante Chemotherapie. Eine Metaanalyse von 10 Studien mit 3499 evaluierbaren Patienten ergab nach zwei Jahren keinen Einfluss auf das Überleben, allerdings konnte nach fünf Jahren ein absoluter Unterschied von 4,7% gezeigt werden, ohne dass dieser Unterschied statistisch signifikant war. Auch eine Studie der EORTC konnte weder einen positiven Effekt auf die Inzidenz der Lebermetastasen (79 vs. 77%) noch auf das Fünfjahresüberleben (72 vs. 73%) erzielen. In beiden vorgenannten Studien wurden auch Patienten im Stadium Dukes A eingeschlossen, sodass ein direkter Vergleich zu den systemischen adjuvanten Therapiestudien erschwert ist. Außerhalb von Studien ist der Einsatz der adjuvanten portalvenösen Chemotherapie derzeit nicht gerechtfertigt.

Für das kurativ resezierte Kolonkarzinom im Stadium III kann auf Grund der oben angeführten Studien die Indikation zur adjuvanten Chemotherapie als gesichert angesehen werden. Die Therapie sollte entsprechend der aktuellen interdisziplinären Leitlinien der Deutschen Krebsgesellschaft mit einem der unten aufgeführten Protokolle erfolgen (Tabelle 9.5-5).

Für die adjuvante kombinierte Radiochemotherapie des Rektumkarzinoms konnte in randomisierten Phase-III-Studien im Vergleich zur alleinigen Nachbeobachtung oder Radiotherapie eine Lebensverlängerung nachgewiesen werden. Im Gegensatz zum Kolonkarzinom belegen die bisherigen Daten auch einen positiven Effekt der adjuvanten Radiochemotherapie für das Stadium II. Aktuelle Studienergebnisse weisen auf Vorteile der neoadjuvanten Radio und Radiochemotherapie gegenüber der adjuvanten Therapie hin. Die deutsche Rektumkarzinomstudie CAO/ARO/AIO-94 konnte zeigen, dass es nach neoadjuvanter Radiochemotherapie seltener zu Lokalrezidiven kommt. Auch konnte durch die neoadjuvante Therapie bei tief sitzenden Rektumkarzinomen der Spinkterherhalt häufiger gewährleistet werden. Die Rate postoperativer Komplikationen war nach präoperativer Radiochemotherapie im Vergleich zur sofortigen Operation nicht erhöht und die akute und chronische Toxizität im präoperativen Radiochemotherapiearm insgesamt signifikant erniedrigt. Die Häufigkeit der Fernmetastasierung und das Gesamtüberleben wurden jedoch nicht positiv beeinflusst.

Palliative Therapie Die Indikation zur palliativen Chemotherapie des kolorektalen Karzinoms im Stadium IV kann inzwischen als gesichert angesehen werden. Mehrere randomisierte Studien konnten nachweisen, dass sowohl eine First-line- als auch eine Second-line-Chemotherapie nicht nur zu einer signifikanten Verlängerung des Überlebens, sondern auch zu einer Verbesserung der Lebensqualität im Vergleich zur reinen supportiven Therapie führt. Inzwischen stehen neben 5-FU Substanzen wie z. B. Irinotecan, Oxaliplatin und Capecitabin sowie monoklonale Antikörper gegen den „vascular endothelial growth factor" (VEGF) oder den „epidermal growth factor receptor" (EGF-R) zur Verfügung.

First-line-Therapie Mit der Bolusapplikation von 5-FU in Kombination mit Folinsäure lassen sich Remissionsraten von 20% und mediane Überlebenszeiten bis zu 12 Monaten erzielen. Durch Veränderung des Applikationsmodus von 5-FU hin zu einer Dauerinfusion kann eine höhere Dosisintensität erreicht werden. Mit Veränderung des Applikationsmodus kommt es zu einer Verschiebung des Toxizitätsprofils der 5-FU-Therapie. Während die Knochenmarkstoxizität unter der Dauerinfusion wesentlich geringer ausgeprägt ist, kommt es häufiger zu Mukositis und Diarrhö sowie zu einer reversiblen schmerzhaften Rötung der Hände und Füße (sog. Hand-Fuß-Syndrom).

Eine Metaanalyse zum Vergleich der 5-FU-Bolusgabe mit der kontinuierlichen 5-FU-Infusion in der First-line-Therapie konnte nach Auswertung von 1103 Patienten einen signifikanten Anstieg der Ansprechrate (14 vs. 22) sowie eine geringe Verlängerung des Gesamtüberlebens (11,3 vs. 12,1 Monate) zugunsten der Infusionsprotokolle zeigen (Tabelle 9.5-6).

Eine weitere Entwicklung in Richtung einer protrahierten 5-FU-Applikation, bei deutlich erleichterter Durchführbarkeit, sind orale 5-FU-Prodrugs. Diese Substanzen zeigen im Gegensatz zu 5-FU eine gute Resorption nach oraler Gabe. Capecitabin, ein Vertreter dieser Substanzgruppe, zeichnet sich durch eine rasche Absorption im Intestinaltrakt sowie durch eine schnelle Konversion zu 5-FU im Tumorgewebe aus.

In zwei randomisierten Phase-III-Studien zur First-line-Therapie des fortgeschrittenen kolorektalen Karzinoms konnte an insgesamt 1207 Patienten gezeigt werden, dass Capecitabin im Vergleich zur 5-FU/Folinsäurebolusgabe eine leicht erhöhte Ansprechrate bei günstigerem Nebenwirkungsprofil zeigt. Ähnlich wie bei der protrahierten 5-FU-Infusion kommt es auch unter Capecitabin vermehrt zum Auftreten des Hand-Fuß-Syndroms (16%) sowie von Diarrhöen (10%).

Ein weiterer Vertreter dieser Substanzklasse ist UFT, eine Kombination aus Uracil und Tegrafur, einer 5-FU-Prodrug. In dieser Kombination hemmt Uracil den enzymatischen Abbau von 5-FU. UFT wurde bislang überwiegend in der Kombination mit oraler Folinsäure eingesetzt. Mit dieser Kombination ergibt sich eine dem Mayo-Protokoll vergleichbare Wirksamkeit. Insbesondere für die palliative Therapie bieten die oralen Applikationsformen wesentliche Vorteile, da Infusionen oder die Anlage eines Portsystems entfallen können (Tabelle 9.5-7). Von besonderem Interesse ist gegenwärtig die Frage, ob orale Fluoropyrimidine in der Lage sein werden, infusionales 5-FU/FS in Kombinationsprotokollen mit Irinotecan und Oxaliplatin zu ersetzen. Erste Ergebnisse aus Phase-II-Studien zeigen, dass mit der Kombination von Capecitabin plus Oxaliplatin oder Irinotecan Remissionsraten von bis zu 50% erzielt werden können.

Irinotecan ist ein wasserlösliches Derivat von Camptothecin und hemmt die Topoisomerase I, die während der DNA-Replikation durch vorübergehende Einzelstrangbrüche die Spannung in der DNA-Helix verringert. Die Ansprechraten für die Irinotecan-Monotherapie in der Primärtherapie des kolorektalen Karzinoms liegen bei bis zu 25%. Die häufigsten Nebenwirkungen von Irinotecan sind eine Neutropenie und eine unter Umständen stark ausgeprägte verzögerte Diarrhö, die eine sofortige hochdosierte Loperamidtherapie (2 mg alle 2 h) erforderlich macht. Inzwischen liegen zwei große Phase-III-Studien zu der 3er-Kombination 5-FU/FS und Irinotecan vor. Zum einen wurde

9.5 Kolorektale Erkrankungen

Tabelle 9.5-5. Therapieprotokolle kolorektales Karzinom – adjuvant

5-FU/Folinsäure				
Folinsäure	20 mg^2	i.v.	Bolus	Tag 1, 2, 3, 4, 5
5-Fluorouracil	425 mg/m^2	i.v.	Bolus (<5 min)	Tag 1, 2, 3, 4, 5
Wiederholung Tag 29, 57, 92, 127, 162 (d. h. alle 4 Wochen für die ersten 3 Zyklen und alle 5 Wochen für die letzten 3 Zyklen)				
5-FU/Folinsäure – „wöchentlich"				
Folinsäure	500 mg/m^2	i.v.	2-h-Infusion	Tag 1, 8, 15, 22, 29, 36
5-FU	500 mg/m^2	i.v.	Bolus^a	Tag 1, 8, 15, 22, 29, 36
Wiederholung nach 2 Wochen Pause; d. h. Tag 50, insgesamt 4 Zyklen à 8 Wochen				
5-Fluorouracil/Folinsäure/Oxaliplatin				
Folinsäure	200 mg/m^2	i.v.	2-h-Infusion	Tag 1, 2
Oxaliplatin	85 mg/m^2	i.v.	2-h-Infusion	Tag 1
5-Fluorouracil	400 mg/m^2	i.v.	Bolus	Tag 1, 2
5-Fluorouracil	600 mg/m^2	i.v.	22-h-Infusion	Tag 1, 2
Wiederholung Tag 15, 12 Zyklen; bei klinisch relevanter Neuropathie: Absetzen von Oxaliplatin bis zur Erholung der Neuropathie				
5-FU-Bolus/Strahlentherapie/Rektumkarzinom				
Vor der Bestrahlung: Woche 1 und 5	Chemotherapie	5-FU 500 mg/m^2	i.v.	Bolus	Tag 1, 2, 3, 4, 5
Während der Bestrahlung ab Woche 9	Strahlentherapie	Strahlentherapie (Tumor und regionale Lymphknoten) – Linearbeschleuniger – Mehrfeldertherapie – Dosis: 45 Gy über 4–5 Wochen, gefolgt von 5,4-Gy-Boost in 3 Fraktionen auf das Tumorbett			
Woche 9 und 13 (d. h. Woche 1 und 5 der Bestrahlung)	Chemotherapie	5-FU 500 mg/m^2	i.v.	Bolus	Tag 1, 2, 3; während der ersten und letzten Woche der Bestrahlung parallel dazu
Nach Ende der Bestrahlung / Woche 4 und 8	Chemotherapie	5-FU 450 mg/m^2	i.v.	Bolus	Tag 1, 2, 3, 4, 5

^{a} 1 h nach Beginn der Folinsäureinfusion.

Tabelle 9.5-6. Metaanalysen randomisierter Phase-III-Studien zur 5-FU-Bolustherapie

	Anzahl der Studien	Patienten	Ansprechen (CR/PR) [%]	p-Wert	Überleben [Monate]	p-Wert
5-FU	9	1381	11	<0,001	11	0,57
5-FU/Folinsäure			23		11,5	
5-FU	8	1178	10	<0,001	9,1	0,024
5-FU/MTX			19		10,7	
5-FU-Bolus	6	1219	14	<0,001	11,3	0,004
5-FU-Infusion			22		12,1	

in einer dreiarmigen Studie die Irinotecan-Monotherapie wöchentlich gegen 5-FU/Folinsäurebolus und gegen die Kombination aus Irinotecan wöchentlich mit 5-FU/Folinsäurebolus untersucht. Bei insgesamt 683 Patienten ergab sich bezogen auf das progressionsfreie Überleben ein signifikanter Vorteil für die Kombinationstherapie. Das Gesamtüberleben lag für die Kombination bei 14,4 Monaten und für die 5-FU/Folinsäuregabe bei 12,6 Monaten. Zu ähnlichen Ergebnissen kommt auch eine europäische Phase-III-Studie, bei der die Kombination aus Irinotecan mit einem 5-FU/Folinsäure-Infusionsprotokoll (AIO oder De Gramont) gegen das alleinige 5-FU/Folinsäure-Infusionsprotokoll geprüft wurde. Auch hier konnten eine Verbesserung der Remissionsrate (41 vs. 23%) und darüber hinaus eine signifikante Verlängerung des Überlebens (16,8 vs. 14 Monate) erzielt werden (Tabelle 9.5-8).

Oxaliplatin ist ein Platinderivat, das sich besonders durch das Toxizitätsprofil von Cisplatin unterscheidet. Während Myelo- und

Nephrotoxizität kaum eine Rolle spielen, ist die limitierende Toxizität eine kumulative periphere Neuropathie, die sich in Parästhesien an den Extremitäten und laryngophagealen Dysästhesien äußern kann. Diese Neurotoxizität ist im Allgemeinen reversibel und erst ab einer kumulativen Gesamtdosis von 900 mg/m^2 ist vermehrt mit einer unvollständigen Rückbildung zu rechnen. Auf Grund des in vitro beschriebenen Synergismus zwischen 5-FU und Oxaliplatin wurde Oxaliplatin in der First-line-Therapie der fortgeschrittenen kolorektalen Karzinome überwiegend in der Kombination mit 5-FU/Folinsäure als protrahierte Infusion untersucht. In der Studie von De Gramont et al. erhielten 420 Patienten entweder das original De-Gramont-Schema oder die Kombination mit 85 mg Oxaliplatin. Obwohl eine deutliche Verbesserung der Ansprechrate (51 vs. 23%) erzielt werden konnte, ergab sich mit 16,2 vs. 14,7 Monaten kein signifikanter Unterschied im Gesamtüberleben. Giacchetti et al. verglichen eine 5-tägige chronomodulierte 5-FU/Folinsäure-Oxaliplationgabe bei 200 Patienten. Auch hier zeigten sich eine deutlich verbesserte Ansprechrate (53 vs. 17%), aber ebenfalls keine Unterschiede im Gesamtüberleben (19,4 vs. 19,9 Monate). Die Intergroup-Studie N9741, die Bolus-5FU/FS + Irinotecan gegen infusionales 5FU/FS + Oxaliplatin (FOLFOX 4) und Irinotecan + Oxaliplatin verglich, zeigte erstmals neben einer Verbesserung der Ansprechrate und des progressionsfreien Intervalls auch eine signifikante Verbesserung des Gesamtüberlebens für die 3er-Kombination mit Oxaliplatin.

Einen weiteren Einsatz findet die Kombination aus Oxaliplatin und 5-FU/Folinsäure bei primär inoperablen Lebermetastasen. Hier konnte in einer retrospektiven Analyse von 151 Patienten mit initial inoperabler Lebermetastasierung gezeigt werden, dass sich ein hoher Grad an sekundärer Operabilität erzielen lässt. Insgesamt konnten aus dieser Studiengruppe 77 Patienten sekundär operiert werden, wobei eine R0-Resektion bei 58 Patienten erzielt werden konnte. Das mediane Überleben aller operierten Patienten lag bei 48 Monaten. Das mediane Überleben von Patienten, deren Lebermetastasen sekundär resektabel wurden unterscheidet sich nicht von dem Überleben der Patienten, bei denen eine primäre Resektion der Lebermetastasen möglich ist.

Substanzen, die an die folatbindende Domäne der Thymidylatsynthase anlagern, stellen die Gruppe der spezifischen Thymidylatsynthaseinhibitoren dar. Raltitrexed, ein Vertreter dieser Substanzklasse, wurde bislang in drei Phase-III-Studien mit insgesamt über 1300 Patienten gegen das Mayo-Klinik-Protokoll oder das Machover-Protokoll verglichen. Hierbei ergab sich für Raltitrexed eine Ansprechrate zwischen 14 und 20%. Das mediane Überleben lag bei 10 Monaten. Raltitrexed zeigt somit im Vergleich zur 5-FU-Bolusapplikation eine ähnliche Wirksamkeit. Derzeit ist Raltitrexed insbesondere eine wichtige Reservesubstanz für Patienten mit kardiologischen Symptomen oder Kontraindikationen gegen 5-FU. Darüber hinaus deuten sich aus ersten Phase-I- und -II-Studien auch synergistische Effekte aus der Kombination von Raltitrexed mit Oxaliplatin oder Irinotecan an.

In den letzten Jahrzehnten konnten durch intensive Grundlagenforschung wesentliche Mechanismen der Regulation des Tumorwachstums aufgedeckt werden. Hieraus hat sich eine Vielzahl von Zielmolekülen ergeben, die der Angriffspunkt neu entwickelter Substanzen sind. Für das kolorektale Karzinom werden insbesondere Inhibitoren des EGF-R und von VEGF eingesetzt. Hurwitz et al. konnten erstmalig die Effektivität des Angiogeneseinhibitors Bevacizumab, einem Antikörper gegen VEGF in einer Phase-III-Studie belegen. In dieser Studie erhielten 815 Patienten mit metastasiertem kolorektalen Karzinom eine Erstlinientherapie entweder mit 5-FU/FS (Bolus) plus Irinotecan (IFL) oder IFL plus Bevacizumab (5mg/kg KG alle 14 Tage). Der Bevacizumab-Arm zeigte sich sowohl bezogen auf das Ansprechen (45% vs. 35%) als auch auf das progressionsfreie Überleben (10,6 Mo. vs. 6,2 Mo.) und das Gesamtüberleben (20,3 Mo. vs. 15,6 Mo.) signifikant überlegen.

Für die Erstlinientherapie sollte zum gegenwärtigen Zeitpunkt ein Kombinationsprotokoll mit Irinotecan bzw. Oxaliplatin + infusionalem 5FU/FS, ggf. ergänzt um Bevacizumab, gewählt werden. Die Entscheidung für einen primären Einsatz von Oxalplatin oder Irinotecan sollte sich an unterschiedlichen Nebenwirkungsprofil, vorbestehenden Organerkrankungen und den spezifischen Wünschen des Patienten orientieren. Dies wird bestätigt durch die Studie von Tournigand et al., in der die Kombination Oxaliplatin/5FU/FS (FOLFOX) gegen Irinotecan/5FU/FS (FOLFIRI) in einem Cross-over-Design in der Erst- und Zweitlinientherapie untersucht wurde. Hierbei ergab sich keine Unterschied für die Remissionsrate, für das progressionsfreie oder das Gesamtüberleben.

Second-line-Therapie Für Patienten in gutem Allgemeinzustand kann nach Progress der Tumorerkrankung unter der First-

Tabelle 9.5-7. Phase-III-Studien zur First-line-Therapie mit oralen 5-FU-Prodrugs

Studie	Schema	Patienten	Ansprechen (CR/PR) [%]	p-Wert	Überleben [Monate]	p-Wert	TTP [Monate]	p-Wert
Carmichael et al.	UFT	308	11	n. s.	11,9	n. s.	3,3	n. s.
	5-FU	308	9		12,2		3,4	
Cox et al.	Capecitabine	302	28	0,001	13,0	n. s.	4,4	n. s.
	5-FU	303	13		14,0		5,1	
Twelves et al.	Capecitabine	301	21	n. s.	13,7	n. s.	5,5	n. s
	5-FU	301	16		13,0		4,9	

n. s. nicht signifikant; *TTP* Zeit bis zur Progression.

9.5 Kolorektale Erkrankungen

Studie		Patienten	Objektive Response-Rate [%]	Medianes progressionsfreies Überleben [Mon.]	Medianes Überleben [Mon.]
De Gramont et al.	5-FU/Folinsäure/ Oxaliplatin	210	50	8,7	16,2
	5-FU/Folinsäure	210	22	6,1	14,7
Giacchetti et al.	5-FU/Folinsäure/ Oxaliplatin	100	53	8,7	19,9
	5-FU/Folinsäure	100	16	6,1	19,4
			$p = <0,001$	$p = 0,048$	$p = n. s.$
Goldberg et al.	5-FU/Folinsäure/ CPT-11 (Bolus)	264	31	6,9	15,0
	FOLFOX-4	100	45	8,7	19,5
			$p = 0,002$	$p = 0,0014$	$p = 0,0001$
Douillard et al.	5-FU/Folinsäure/ CPT-11	198	41	6,7	16,8
	5-FU/Folinsäure	187	23	4,4	14,0
			$p = <0,001$	$p = <0,001$	$p = 0,028$
Saltz et al.	5-FU/Folinsäure/ CPT-11 (Bolus)	225	40,0	6,9	14,4
	5-FU/Folinsäure (Bolus)	219	21,9	4,4	12,6
	CPT-11	223	17,9	4,2	12,0
			$p = 0,001$	$p = 0,008$	$p = 0,173$
Köhne et al.	5-FU/Folinsäure/ CPT-11 (AIO)	214	54,2	8,5	20,1
	5-FU/Folinsäure (AIO)	216	31,5	6,4	16,9
			$p = <0,0001$	$p = <0,0001$	$p = 0,05$
Tournigand et al.	FOLFIRI – FOLFOX 6	109	56	8,5	21,5
	FOLFOX 6 – FOLFIRI	111	54	8,0	20,6
			$p = ns$	$p = <0,26$	$p = 0,99$
Hurwitz et al.	5-FU/Folinsäure/ CPT-11 (Bolus)	411	34,8	6,2	15,6
	5-FU/Folinsäure/ CPT-11 (Bolus) + Bevacizumab	402	44,8	10,6	12,6
			$p = 0,001$	$p = 0,008$	$p = 0,173$

Tabelle 9.5-8. Phase-III-Studien zur First-line-Therapie mit Irinotecan

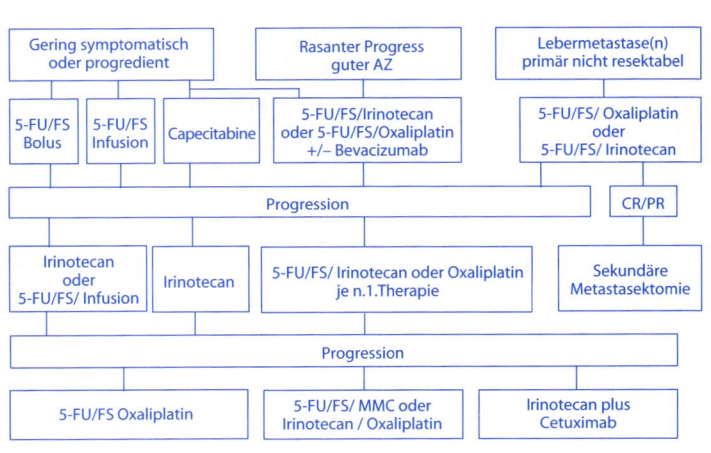

Abb. 9.5-9. Algorithmus der palliativen Therapie des kolorektalen Karzinoms

line-Therapie eine erneute Chemotherapie durchaus sinnvoll und lebensverlängernd sein. Auch konnte gezeigt werden, dass eine Second-line-Therapie verglichen mit rein supportiver Therapie zu einer Stabilisierung und Verbesserung der Lebensqualität führen kann.

Die Auswahl der Zweitlinientherapie sollte sich nach dem in der Erstlinientherapie angewandten Protokoll richten. Wenn in der Erstlinientherapie Irinotecan + 5FU/FS eingesetzt wurde, sollte eine Kombination aus Oxaliplatin + 5FU/FS für die Zweitlinientherapie gewählt werden. Bei Erstlinientherapie mit Oxali-platin + 5FU/FS kann entweder Irinotecan als Monotherapie oder Irinotecan + 5FU/FS angewendet werden. Durch die Zweitlinientherapie mit den hier genannten Protokollen kann eine Remissionsrate von 4–15%, eine Kontrolle des Tumorwachstums in 30–70% und ein Zeitintervall bis zur Tumorprogression von 3–5 Monaten erreicht werden. Als weitere Behandlungsoption zeichnet sich die Kombination von Irinotecan mit Cetuximab, einem Antikörper gegen EGF-R, ab. In der sog. BOND-Studie wurden Patienten mit EGF-R-positiven Tumoren nach Versagen einer Irinotecan-haltigen Vortherapie entweder mit Irinotecan plus Cetuximab oder einer Cetuximab-Monotherapie behandelt. Unter der Irinotecan-Cetuximab-Kombination war die Tumorrückbildungsrate mit 22,9% doppelt so hoch wie bei alleiniger Antikörpertherapie (10,8%). Ebenfalls signifikant war die Differenz in der Zeit bis zur Tumoprogression (4,1 Mo. vs. 1,5 Mo.) Das Gesamtüberleben lag bei 8,6 Monaten bzw. 6,9 Monaten. Diese Studie belegt, dass durch Hinzunahme von Cetuximab eine zuvor nicht mehr wirksame Chemotherapie erneut erfolgreich eingesetzt werden kann.

Durch den Zugewinn an therapeutischen Optionen wird es in Zukunft zunehmend wichtiger, bei Planung der palliativen Therapie mit Beginn der First-line-Therapie ein Gesamtbehandlungskonzept für eine mögliche Second- und ggf. Third-line-Therapie zu entwickeln (Abb. 9.5-9).

Literatur

Andre T, Boni C, Mounedji-Boudiaf L et al. (2004) Oxliplatin, Fluorouracil, and Leucovorin as adjuvant treatment for colon cancer. N Engl J Med 350: 2343–2351

Anonymous (1998) Efficacy of intravenous continous infusion of fluorouracil compared with bolus administration in advanced colorectal cancer. J Clin Oncol 16: 301–308

Ardalan B, Chua L, Tiang EM et al. (1991) A phase II study of weekly 24-hour infusion with high-dose fluorouracil with leucovorin in colorectal carcinoma. J Clin Oncol 9: 635

Buyse M, Zelenuich-Jacquotte A, Chalmers TC (1988) Adjuvant therapy of colorectal cancer: Why we still don't know. JAMA 259: 357–378

Carmichael J, Popliea T, Radstone D et al. (1999) Randomized comparative study of ORZEL (oral uracil/tegafur UTF) plus leukovorin (LV) versus perental 5-Fluorouracil (5-FU) plus LV in patients with metastatic colo-rectal cancer. Proc Am Soc Clin Oncol 18: 254a

Cunningham D, Pyrhönen S, James RD et al. (1998) Randomized trial of irinotecan plus supportive care versus supportive care alone after fluoruracil failure for patients with metastatic colorectal cancer. Lancet 352: 1413–1418

Cunningham D, Zalcberg JR, Rath U et al. (1996) Final results of a randomized trial comparing „Tomudex" (ralitrexed) with 5-fluoruracil plus leucovorin in advanced colorectal cancer. Ann Oncol 7: 961–965

de Gramont A, Bosset JF, Milan C et al. (1997) Randomized trial comparing monthly low-dose leucovorin and fluorouracil bolus with bimonthly high-dose leucovorin and fluorouracil bolus plus continous infusion for advanced colorectal cancer: a French Intergroup Study. J Clin Oncol 15: 808–815

de Gramont A, Figer A, Seymour M et al. (2000) Leucovorin and fluorouracil with or without oxaliplatin as first-line treatment in advanced colorectal cancer. J Clin Oncol 18: 2938–2947

de Gramont A, Vignoud J, Tournigaud C et al. (1997) Oxaliplatin with high-dose leucovorin and 5-FU 48-hour continous infusion in pretreated metastatic colorectal cancer. European J Cancer 33: 214–219

Douillard JY, Cunningham D, Roth AD et al. (2000) Irinotecan combined with fluorouracil compared with fluorouracil alone as first-line treatment for metastatic colorectal cancer: a multicentre randomised trial. Lancet 355: 1041–1047

Fring S (1998) Capecitabine – a novel oral tumor-activated fluoropyrimidine. Onkologie 21: 451–458

Giacchetti S, Itzhaki M, Gruia G et al. (1999) Long-term survival of patients with unresectable colorectal cancer liver metastases following infusional chemotherapy with 5-fluorouracil, leucovorin, oxaliplatin and surgery. Ann Oncol 10: 663–669

Goldberg RM, Sargent DJ, Morton RF et al. (2004) A randomized controlled trial of Fluorouracil plus Leucovorin, Irinotecan and Oxaliplatin combinations in patients with previously untreated metastatic colorectal cancer. J Clin Oncol 22: 23–30

Haller DG, Catalano PJ, Macdonald JS et al. (1998) Fluorpuracil (FU) leucovorin (LV) and levamosole (LEV) adjuvant therapy for colon cancer: Five-year final report of INT-0089. Proc Annu Meet Am Soc Clin Oncol 17: 256a

Hermanek P. im Auftrag der Deutschen Krebsgesellschaft (Hrsg) (2000) Diagnose und Therapie maligner Erkrankungen – kurzgefasste interdisziplinäre Leitlinien 2000. Zuckerschwerdt, München, S 124–138

Evidenz der Therapieempfehlungen	Evidenzgrad	Empfehlungsstärke
Kolorektales Karzinom		
Adjuvante Chemotherapie mit (5-FU/FS oder FOLFOX4) im Stadium III (Kolon)	I-a	A
Keine adjuvante Chemotherapie im Stadium II (Kolon)	I-a	B
Adjuvante oder neoadjuvante Radiochemotherapie im Stadium II und III (Rektum)	I-b	A
Adjuvante Radiochemotherapie im Stadium II und III (Rektum)	I-a	A
Palliative Therapie		
First-line-Chemotherapie besser als supportive Therapie	I-b	A
First-line-Chemotherapie mit 5-FU/FS/CPT-11 plus Bevacizumab	I-b	A
Nach Progress unter CPT-11-haltiger Therapie: CPT-11 plus Cetuximab bei EGF-R-positivem Tumor	I-b	B
Dreierkombinationen aus CPT-11, 5-FU, FS oder Oxaliplatin, 5-FU, FS wirksamer als 5-FU, FS	I-b	A
Orale Fluoropyrimidine äquipotent zu 5-FU, FS Bolusgabe	I-b	A
Second-line-Chemotherapie besser als supportive Therapie	I-b	A
Metastasektomie solitärer hepatischer oder pulmonaler Metastasen	II-b	B

Hurwitz H, Fehrenbacher L, Novotny et al. (2004) Bevacizumab plus Irinote-can, Fluorouracil and Leucovorin for metastatic colorectal cancer. N Engl J Med 350: 2335–2342
International Multicentre Pooled Analysis of B2 Colon Cancer Trials (IMPACT B2) Investigators (1999) Efficacy of adjuvant fluorouracil and folinic acid in B2 colon cancer. J Clin Oncol 17: 1356–1363
International Multicentre Pooled Analysis of Colon Cancer Trials (IMPACT) Investigators (1995) Efficacy of adjuvant fluorouracil and folinic acid in colon cancer. Lancet 345: 939–944
Liver Infusion Meta-analysis Group (1997) Portal vein chemotherapy fot colorectal cancer: a meta-analysis of 4000 patients in 10 studies. J Natl Cancer Inst 89: 497–505
Machover D (1997) A comprehensive review of 5-fluorouracil and leucovorin in patients with metastatic colorectal carcinoma. Cancer 80: 1179–1187
Mamounas E, Wieand S, Wolmark N et al. (1999) Comparative efficacy of adjuvant chemotherapy in patients with Dukes'B versus Dukes'C colon cancer: Results from four National Surcical Adjuvant Breast and Bowl Project Protocol Studies (C-01, C-02, C-03, and C-04). J Clin Oncol 17: 1349–1355
Moertel C, Fleming TR, Macdonald JS et al. (1990) Levamisole and fluoro-uracil for adjuvant therapy of resected colon cancer. N Engl J Med 322: 352–358
O'Connell M, Laurie JA, Kahn MJ et al. (1998) Prospectively randomized trial of postoperative adjuvant chemotherapy in patients with high-risk colon cancer. J Clin Oncol 16: 295–300
O'Connell M, Maillard JA, Kahn MJ et al. (1997) Controlled trial of fluorouracil and low-dose leucovorin given for 6 months as postoperative adjuvant therapy for colon cancer. J Clin Oncol 15: 246–250
QUASAR Collaborative Group (2000) Comparison of fluorouracil with additional levamisole, higher-dose folinic acid, or both, as adjuvant chemotherapy for colorectal cancer: a randomized trial. Lancet 355: 1588–1596
Rougier P, Sahmoud T, Nitti D et al. (1998) Adjuvant portal-vein infusion of fluorouracil and heparin in colorectal cancer. a randomized trial. Lancet 351: 1677–1681
Rougier P, Van Cutsem E, Bajetta E et al. (1998) Randomised trial of irinote-can versus fluorouracil by continous infusion after fluorouracil failure in patients with metastatic colorectal cancer. Lancet 352: 1407–1412
Saltz LB, Cox JV, Blanke C et al. (2000) Irinotecan plus fluorouracil and leucovorin for metastatic colorectal cancer. N Engl J Med 343: 905–914
Scheithauer W, Kornek GV, Raderer M et al. (1999) Combined irinotecan and oxaliplatin plus granulocyte colony-stimulating factor in patients with advanced fluoropyrimidine/leucovorin-pretreated colorectal cancer. J Clin Oncol 17: 902–90
Schmiegel W, Pox C, Adler G et al. (2004) S3-Leitlinien „Kolorektales Karzinom". Zeitschrift für Gastroenterologie 42:1129-1177
Schmoll HJ, Köhne CH, Lorenz M et al. (2000) Weekly 24 h infusion of high-dose (HD) 5-FU7FA (NCCTG/Mayo) in advanced colorectal cancer (CRC): a rando-mized phase III study of the EORTC GITCCG and the AIO. Proc Am Soc Clin Oncol 19: 241a
Spirt MJ (1997) Acute care of the abdomen. Williams & Wilkins, Baltimore
Tournigand C, Andre T, Achille E et al. (2004) FOLFIRI followed by FOLFOX6 or the reverse sequence in advanced colorectal cancer: A randomized GERCOR study. J Clin Oncol 22: 229–237
Wolmark N, Rockette H, Fisher B et al. (1993) The benefit of leucovorin-modulated fluorouracil a postoperative adjuvant therapy for primary colon cancer: Results from National Surcical Adjuvant Breast and Bowl Project Protocol C-03. J Clin Oncol 11: 1879–1887
Wolmark N, Rockette H, Mamounas E et al. (1999) Clinical trial to assess the relative efficacy of fluorouracil and leucovorin, fluorouracil and leva-misole, and fluorouracil, leucovorin, and levamosole in patients with Dukes' B and C carcinoma of the colon: Results from National Surcical Adjuvant Breast and Bowl Project Protocol C-04. J Clin Oncol 17: 3553–3559

9.5.5 Reizdarmsyndrom (RDS)
Stephan Hollerbach und Jörg Willert

Einleitung

Das Reizdarmsyndrom oder besser das Syndrom des irritablen Darms (RDS) stellt eine heterogene Gruppe von funktionellen Darmerkrankungen dar, bei denen chronische abdominelle Schmerzen mit Veränderungen der Stuhlgangsgewohnheiten und Meteorismus einhergehen. Neue Einblicke in die Pathophysiologie des RDS zeigen, dass bei verschiedenen Patientengruppen verschiedene Auslöser des Syndroms vorkommen (z. B. postinfektiös getriggertes RDS, frühe Kindheitstraumata, Komorbidität mit einer Panikstörung). Pathophysiologisch völlig irreführende Synonyme wie „Colon irritabile, spastisches Kolon" oder „Colica mucosa" sollten daher heute vermieden werden. Da ein sicherer biologischer Marker dieses funktionellen Syndroms noch fehlt, kann eine positive Diagnose des RDS erst nach Ausschluss organisch-struktureller Erkrankungen auf Grund von Konsensusdefinitionen des RDS („Rom-Kriterien") festgeschrieben werden. Diese basieren auf der 1978 von Manning et al. definierten Kriterien.

Für die klinische Praxis sind die wesentlichen Elemente zur Diagnosestellung des RDS das Vorhandensein von chronischen abdominellen Schmerzen (über 3 Monate) mit Änderungen der Defäkationsgewohnheiten. Zahlreiche Untersuchungen zeigen, dass bei den meisten Patienten mit RDS eine verminderte Schmerzschwelle im Gastrointestinaltrakt vorliegt (viszerale Hyperalgesie). Auf Grund dieser jüngsten Forschungsergebnisse lässt sich das Reizdarmsyndrom heute als eine heterogene biopsychologische Erkrankung charakterisieren, die mit einer Funktionsstörung der neurogenen Gehirn-Darm-Achse einhergeht.

Prävalenz/Subgruppen

Das RDS ist die häufigste Diagnose in gastroenterologischen Fachpraxen (30–40% der Patienten), wobei von allen betroffenen Patienten nur etwa 10–20% zum Arzt gehen. Die Häufigkeit des RDS beträgt in epidemiologischen Studien in Europa etwa 15–20% der Frauen und 5–15% der Männer, wobei das Verhältnis von Frauen zu Männern bei den zum Arzt gehenden Patienten 4:1 beträgt. Die Häufigkeit des RDS nimmt mit zunehmendem Lebensalter ab. Die jährliche Inzidenz beträgt etwa 1% pro Jahr.

Das RDS kann in die folgenden klinisch und pathophysiologisch relevanten Untergruppen eingeteilt werden:
- obstipationsprädominante Form des RDS,
- diarrhöprädominante Form des RDS,
- schmerz-/meteorismusprädominante Form des RDS.

Pathophysiologie des RDS

Die Ätiologie des RDS ist noch nicht geklärt. Beim RDS handelt es sich aber um ein klinisches Syndrom, das aus verschiedenen Subgruppen von Patienten besteht, die wahrscheinlich einen gemeinsamen Symptomkomplex als „Endstrecke" verschiedener pathophysiologischer Mechanismen aufweisen. Die Heterogenität des RDS zeigt sich daran, dass es z. B. eine kongenitale Form gibt, die wohl schon in frühester Kindheit beginnt. Dagegen gibt es eine andere Gruppe von Erkrankten (10–20%), bei denen dem Symptombeginn ein akutes entzündliches gastroenteritisches Ereignis voranging (z. B. Reisediarrhö, Clostridium-difficile-Kolitis). Die Symptome bei RDS haben somit eine biologisch-physiologische Genese, aber es gibt keinen Einzelfaktor, der für alle Symptome gemeinsam verantwortlich ist. Wichtige in neuerer Zeit identifizierte pathophysiologische Mechanismen, die mit der Genese des RDS assoziiert sind, sind in folgender Übersicht aufgelistet.

In jüngster Zeit konnte bei Patienten mit schmerzprädominanter und diarrhöprädominanter Form des RDS eine erhöhte Empfindlichkeit des Darms gegenüber Dehnungsreizen im Sigma, Anorektum und Ileum gemessen (viszerale Hyperalgesie) und als ein erster, aber noch zu unspezifischer biopsychologischer Marker des RDS aufgedeckt werden. Im Gegensatz dazu ist bei diesen RDS-Patienten die somatische Schmerzempfindung sogar reduziert, was anzeigt, dass die Hyperalgesie für die Viszeralorgane spezifisch ist. Bei einigen Patienten mit RDS (10–20%) tritt diese Störung im Anschluss an einen durchgemachten gastrointestinalen Infekt (z. B. Reisediarrhö, Campylobacter-Enteritis) auf, bei anderen Patienten besteht eventuell ein Zusammenhang mit noch unbekannten Nahrungsallergenen und der Folge einer erhöhten Mastzellreaktivität in der Darmwand. Gemeinsam ist diesen Mechanismen, dass es bei prädisponierten Patienten nach bestimmten Ereignissen in der Darmwand (Infektion, Trauma, Allergie) zu einer vermehrten Ausschüttung von lokalen Mediatorsubstanzen der Allergie und/oder Entzündung (Histamin, Bradykinin, Interleukine, Peptide) zu neuromodulatorischen Effekten auf enterische Nervenbahnen und das autonome Nervensystem kommen kann, die von Serotonin ($5-HT_3$), Motilin, Gastrin, Cholecystokinin und Peptiden wie Nervenwachstumsfaktor (NGF), Substanz P (SP), CGRP und anderen vermittelt werden. Dadurch kann es bei sensibilisierten RDS-Patienten zur bewussten Wahrnehmung von unter physiologischen Bedingungen nicht „fühlbaren" Darmvorgängen wie Dehnung und Verdauungsvorgängen kommen.

Mechanismen sind die so genannte periphere und/oder spinale Sensibilisierung (Rekrutierung von „stummen" Schmerzfasern, spinaler „wind up") oder eine gestörte Schmerzwahrnehmung im ZNS, die vom peripheren Nervensystem her gut bekannt sind. Experimentelle Studien im Tiermodell mit gastrointestinaler Entzündung deuten auf ähnliche Mechanismen hin, die eine lang anhaltende lokale Überempfindlichkeit viszeraler Afferenzen bei Darmdehnungsreizen zur Folge haben können. Ein wesentlicher Peptidmediator der Hypersensibilität scheint dabei die postinfektiös vermehrt in der Darmwand und den sensiblen Dorsalhörnern des Rückenmarks gebildete Substanz P (SP) zu sein. Dagegen weisen Patienten mit der obstipationsprädominanten Form des RDS eher eine verminderte Schmerzempfindung bei Dehnungsreizen im Kolon auf, sodass bei dieser Form andere pathophysiologische Mechanismen relevant sein müssen, insbesondere Störungen der gastrointestinalen Motilität.

Unter den pharmakologisch „angehbaren" Faktoren ist insbesondere das Serotonin mit seinen 15 Rezeptorsubtypen interessant, da 90% des Körperbestands an Serotonin (5-HT) im Darm lokalisiert sind. 5-HT-Modulation könnte deshalb eine Schlüsselfunktion bei der Medikamententherapie des Reizdarmsyndroms haben.

Pathophysiologische Mechanismen und Störungen beim RDS
- Mechanismen
  - Postinfektiöse oder postinflammatorische Neuromodulation[a]
  - Irritierende Substanzen im Dünndarm oder Kolon[a] (Laktose, andere komplexe Zucker, Gallensäuren, kurzkettige Fettsäuren, Nahrungsallergene)
  - Periphere, spinale und/oder zentrale Sensibilisierung von viszeralschmerzleitenden Nervenbahnen[a] (Hyperalgesie, Allodynie)
  - Störungen der körpereigenen Stressabwehr[a] (Hypothalamus-Hypophysen-Nebennieren-Achse)
  - Psychologische Kofaktoren[a] (Hypervigilanz gegenüber viszeralen Wahrnehmungen, Panikerkrankung, Angststörung)
  - Genetische Polymorphismen
- Durch diese Mechanismen ausgelöste Störungen:
  - Abnorm erhöhte viszerale Perzeption[a] (viszerale Hyperalgesie)
  - Abnorm veränderte Darmmotilität[a]
  - Überempfindlichkeit für physiologische Stimuli (luminale Dehnung, Nahrungssubstanzen) = Allodynie

[a] Interaktionen zwischen den einzelnen Faktoren sehr wahrscheinlich!

Motilitätsstörungen wurden in den früheren Jahrzehnten als wichtigstes pathophysiologisches Element angesehen und sie werden bei einer Reihe von Patienten mit RDS angetroffen, wobei messbare Störungen v. a. im Dünndarm gefunden werden. Allerdings findet sich bei unselektionierten RDS-Patienten eine nur mäßige Korrelation mit manometrisch messbaren Motilitätsstörungen (wie „cluster contractions" und abnormale „giant contractions"). Eine bessere Korrelation dieser Abnormitäten findet sich bei Patienten, bei denen kolikartige Schmerzen im Vordergrund stehen und bei denen eine deutlich verlangsamte oder beschleunigte Passage durch den Dünndarm nachgewiesen werden kann. Motilitätsstörungen sind oft mit Faktoren wie psychischem oder physischem Stress assoziiert, der die kolonischen Kontraktionen verstärkt. Häufig ist bei diesen Patienten auch der gastrokolische Reflex stärker ausgeprägt und verursacht post-prandial erhebliche Schmerzen. Allerdings sind die genannten abnormen Motilitätsstörungen keinesfalls spezifisch für das RDS und sie stellen am ehesten die Folge einer Störung in der afferenten Funktion und/oder zentralen Verarbeitung viszeraler Wahrnehmungen entlang der „Gut-brain-Achse" dar.

Psychosoziale Faktoren wie Stress und Emotionen beeinflussen die gastroenterologischen Faktoren beim RDS in einem weit größeren Ausmaß als bei gesunden Kontrollpersonen. Das RDS ist sehr häufig mit psychischen Auffälligkeiten wie Soma-tisierung, Angststörung, Phobie und Paranoia assoziiert. Zum Zeitpunkt der Erstvorstellung beim Arzt weisen 50% der Patienten eine psychische Komorbidität auf. Psychosoziale Faktoren modulieren die Erfahrung von somatischen Symptomen und tragen daher zu dem bei RDS-Patienten häufig zu findenden stärkeren Krankheitsverhalten, zur Anzahl der Konsultationen und der reduzierten Fähigkeit zur Stressverarbeitung bei. Die Rolle von physischer Gewalt und sexuellem Missbrauch in der Kindheit ist äußerst kontrovers und pathophysiologisch unklar. Interessanterweise sind Hypochondrie und besondere ereignisbezogene Stressoren wichtige Determinanten bei denjenigen Patienten, die eine postinfektiöse Diarrhö und nach 3 Monaten das Vollbild des RDS entwickeln.

Abbildung 9.5-10 setzt die bekannten, pathophysiologisch wichtigen Mechanismen beim RDS miteinander schematisch in Beziehung.

Klinische Symptomatik

Für die klinische Praxis sind die wesentlichen Elemente zur Diagnosestellung des RDS das Vorhandensein von chronischen abdominellen Schmerzen (>3 Monate innerhalb des letzten Jahres) und von Änderungen der Defäkationsgewohnheiten. Dazu gehören fakultativ weiterhin postprandiale abdominelle Schmerzen mit Besserung bei der Defäkation oder vermehrtem gastrokolischem Reflex, ein gehäufter Stuhldrang bis hin zur schmerzlosen Diarrhö, das Gefühl der inkompletten rektalen Entleerung und ein vermehrter abdomineller Meteorismus. Im Folgenden werden die in der Konsensus-Konferenz von **Rom 1999** überarbeiteten Diagnosekriterien dargestellt.

> **Diagnostische ROM-II-Kriterien (nach Thompson et al.), symptombasierte positive Diagnose des RDS**
> - Symptome über mindestens 12 nicht unbedingt zusammenhängende Wochen
> - Abdominelle Schmerzen in den vorausgegangenen 12 Monaten oder Schmerzen, die 2 der nachfolgend aufgeführten Charakteristika haben:
>   – Gebessert nach der Defäkation und/oder
>   – Schmerzbeginn mit einem Wechsel der Häufigkeit der Stuhlentleerung assoziiert und/oder
>   – Schmerzbeginn mit einem Wechsel der Form des Stuhls assoziiert

Häufig besteht beim RDS ein Überlappen mit anderen funktionellen Magen-Darm-Erkrankungen (Prävalenz ca. 30–40%), vor allem mit der nichtulzerösen Dyspepsie, bei der postprandiales Völlegefühl und epigastrische Schmerzen im Vordergrund der Symptomatik stehen.

Bei 50% der Patienten mit RDS finden sich Kriterien einer psychiatrischen Diagnose, vor allem bei denen mit Angststörungen (Panikattacken) und einer Depression. Weiterhin finden sich häufig Somatisation und Neurotizismus, eine spezifische Persönlichkeitsstörung existiert jedoch nicht.

Diagnostische Strategie

Die positive Diagnosestellung des RDS besteht aus der Identifizierung konsistenter, aber unspezifischer Symptome (Rom-Kriterien) sowie einem rationalen Ausschluss organischer Erkrankungen mit ähnlicher Symptomatik. Dazu ist eine **genaue Anamneseerhebung** von großer Bedeutung. Dabei können die diagnostischen Kriterien (s. obige Übersichten) gezielt für eine proaktive, positive Diagnosestellung genutzt werden. Wichtige anamnestische Angaben sind das Vorhandensein psychiatrischer Symptome oder manifester Erkrankung, anhaltender Stress und das Vorhandensein körperlichen oder sexuellen Missbrauchs in der Vorgeschichte. Letztere Probleme verdienen besondere Aufmerksamkeit hinsichtlich einer späteren weiterführenden psychiatrischen Abklärung. **Alarmzeichen** für das Vorhandensein einer organischen Erkrankung schließen ein RDS stets aus und sind sichtbare oder versteckte rektale Blutabgänge, laborchemische Entzündungszeichen und eine signifikante Gewichtsabnahme bzw. B-Symptomatik.

Differentialdiagnostisch sind insbesondere chronisch-entzündliche oder infektiöse Darmerkrankungen, Darmtumoren und weitere Ursachen für eine chronische Diarrhö (Laktoseintoleranz, Sprue, M. Whipple) auszuschließen. Vor allem die

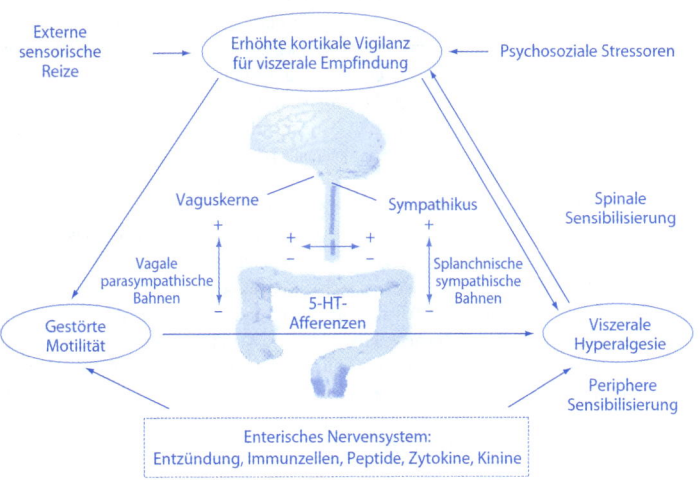

Abb. 9.5-10. Schematisches Konzept pathophysiologisch relevanter Mechanismen, die zur Entwicklung des RDS führen können

Sprue (Zöliakie) kann ein RDS vortäuschen, sodass bei allen Patienten mit RDS-Symptomen und Begleiterscheinungen wie z. B. Anämie, Osteoporose und/oder Gewichtsverlust eine Antikörperdiagnostik (TGA) sowie eine Dünndarmbiopsie durchgeführt werden sollten. Hierbei sollten zunächst immer einfache und relativ kostengünstige diagnostische Verfahren eingesetzt werden und die Diagnostik auf das Notwendige limitiert bleiben.

Basisdiagnostik Durch körperliche Untersuchung und eine **begrenzte** Anzahl von diagnostischen Basisuntersuchungen lassen sich strukturelle, metabolische oder infektiöse Erkrankungen in den meisten Fällen ausschließen. Diese bestehen aus laborchemischen Untersuchungen (BSG, Blutbild, klinisch-chemische Tests wie z. B. Elektrolyte, Transaminasen, Cholestaseparameter, Kreatinin, TSH basal), Stuhluntersuchungen auf verstecktes Blut (z. B. Hämokkult) und mikrobiologischen Untersuchungen auf pathogene Bakterien, Eier und Parasiten sowie einer abdominellen Sonographie und einer hohen Ileokoloskopie. Ein RDS kann nur sicher diagnostiziert werden, wenn diese Untersuchungen keine strukturelle Erkrankung anzeigen.

Spezialdiagnostik Weitere diagnostische Spezialmethoden (Laktose- oder Glukose-H_2-Atemtests, CT Abdomen) sollten für jede klinische Subgruppe des RDS differenziert durchgeführt werden (Abb. 9.5-11). In den meisten Fällen ist an dieser Stelle zunächst ein auch **diagnostisch** wertvoller **Therapieversuch** ratsam. Bei Vorliegen der diarrhöprädominanten Form des RDS ist bei Normalbefunden der oben genannten Basisuntersuchungen zusätzlich ein Laktose-H_2-Atemtest zum Ausschluss einer Laktoseintoleranz indiziert. Bei unerträglichen Beschwerden sollten parasitäre Erkrankungen (z. B. Lambliasis, Wurmeier) des Dünndarms mittels Gewinnung von Duodenalsaft, ein Gallensäureverlustsyndrom (75SeHCAT-Test) sowie eine gestörte Passage des Dünndarms bzw. Kolons mittels Transittests (Atemtests, Nuklearmedizin) untersucht werden.

Bei der obstipationsprädominanten Form des RDS sind in der Regel keine weiteren Untersuchungen indiziert. Lediglich bei Patienten, die auf keinen Therapieversuch (s. unten) ansprechen, können weitere Untersuchungen überlegt werden. Dazu zählen Untersuchungen zum Kolontransit (Hinton-Test), die anorektale Manometrie und die Defäkographie zur Diagnostik von eventuell chirurgisch angehbaren anorektalen Funktionsstörungen. Bei der gasprädominanten Form des RDS schließlich ist initial eine Röntgenabdomenaufnahme zum Ausschluss freier Luft bzw. einer Pseudoobstruktion zusätzlich indiziert. In Einzelfällen können weitere Untersuchungen wie die gastroduodenale Manometrie zur Diagnostik einer neurogenen oder myogenen intestinalen Pseudoobstruktion hilfreich sein (siehe Abb. 9.5-11). Die Kapselendoskopie hat derzeit *keinen* Stellenwert in der RDS-Diagnostik.

Therapie des RDS

Unspezifische initiale Therapiemaßnahmen Da das RDS eine chronische Erkrankung ist und eine hohe psychiatrische Komorbidität aufweist, ist die Basis jeder Therapiemaßnahme eine genaue **Aufklärung** des Patienten zusammen mit einer eingehenden Rückversicherung des Patienten, dass keine lebensbedrohliche Erkrankung vorliegt („reassurance"). Diese auch „kleine Psychotherapie" genannte Erstmaßnahme hilft in der Praxis einigen Patienten zur alleinigen Symptombewältigung und sollte stets zu Anfang der Arzt-Patient-Beziehung durchgeführt werden. Dazu gehören auch Modifikationen der Lebensweise wie eine genaue **diätetische** Anamnese (Diättagebuch!), um einerseits Nahrungsfaktoren zu identifizieren, die möglicherweise die Beschwerden triggern; zum anderen kann eine Diätberatung einigen Patienten mit obstipationsprädominanter Form des RDS dazu verhelfen, eine Normalisierung des Stuhlgangs herbeizuführen. Spezifische „RDS-Diäten" existieren aber bisher nicht. Dabei ist zu berücksichtigen, dass der Plazeboeffekt bei Patienten mit RDS sehr hoch ist, durchschnittlich fast 50% beträgt.

Vielen Patienten hilft symptomatisch die Gabe von Plantago ovata (Flohsamenschalen) als Extrazufuhr von Ballaststoffen. Leider reichen bei manchen Patienten diese Erstmaßnahmen nicht aus, die Beschwerden zu kontrollieren. Daher sollte in diesen Fällen eine **pharmakologische Intervention** in Form einer symptomatischen Therapie eingesetzt werden, die bei jedem Patienten individuell angepasst werden muss (Abb. 9.5-12). Die folgenden Empfehlungen sind empirisch beim RDS wirksam, evidenzbasierte Daten existieren dazu aber kaum. Allerdings ist beim RDS wie bei kaum einer anderen Erkrankung von einem hohen und teilweise anhaltenden Plazeboeffekt auszugehen, der in einigen klinischen Studien bis zu 30–40% erreichte! Bei der **diarrhöprädominanten** Form des RDS ist insbesondere die Gabe von Loperamid aussichtsreich, anderen Patienten hilft die Gabe von Diphenoxylat. Bei Patienten mit **obstipationsprädominantem** RDS ist neben der diätetischen Intervention die Gabe von milden Laxanzien (Magnesiummilch, Polyethylenglykol) aussichtsreich. Bei der RDS-Form mit **abdominellen Schmerzen und Meteorismus** ist neben diätetischen Maßnahmen die Gabe von Spasmolytika und/oder gasbindenden Substanzen (z. B. Lefax) bei einigen Patienten wirksam. Da die Beschwerdesymptomatik bei den meisten Patienten stark wechselt und die Beschwerden häufig „stressabhängig" getriggert werden, sollte niemals ein starres Medikationsschema verordnet, sondern eine bedarfsangepasste Medikamenteneinnahme eingesetzt werden. Die genannten Empfehlungen helfen in der Regel lediglich Patienten mit leichten bis mittelschweren RDS-Symptomen.

Differenzierte Arzt- und Patienteninformationen zum Thema RDS einschließlich bewährte Ernährungsempfehlungen lassen sich im Internet über die Homepage der „International Foundation for Functional Gastrointestinal Disorders" (IFFGD) beziehen (www.iffgd.org). Die Postanschrift der IFFGD lautet: PO Box 17864, Milwaukee, WI 53217 (USA).

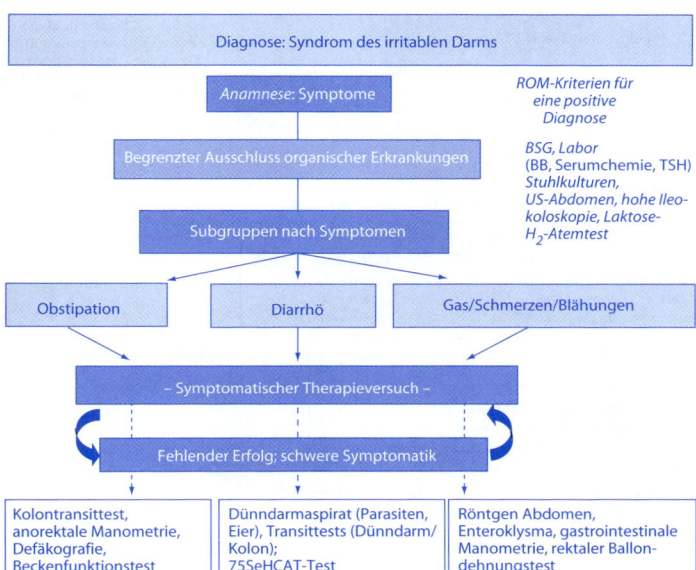

Abb. 9.5-11. Praktische diagnostische Vorgehensweise beim Syndrom des irritablen Darms (RDS)

Differenzierte pharmakologische Therapiemaßnahmen

Erst kürzlich wurden differenzierte pharmakologische Therapiemaßnahmen beim RDS durch die Einführung neuer Medikamente möglich, die Interventionen auf der Ebene von viszeralen Rezeptorsystemen ermöglichen. Diese pharmakologischen Interventionen kommen vor allem für Patienten mit mittelschweren bis schweren klinischen Symptomen in Betracht, wobei bei Patienten mit begleitenden psychosozialen Störungen (Angststörung, Missbrauchsopfer, Depression) stets geprüft werden muss, ob zusätzlich ergänzende **psychologische Interventionen** (z. B. Hypnotherapie, kognitive Verhaltenstherapie s. unten) zur Therapieoptimierung eingesetzt werden sollten. Für die meisten nachfolgend aufgeführten Therapiemaßnahmen existieren auch erstmals evidenzbasierte Daten.

Bei Patienten mit obstipationsprädominantem RDS mit einer nachgewiesenen Transportstörung im Dünndarm und/oder Kolon hilft die Gabe von prokinetisch wirksamen Motilinagonisten (Cisaprid) zur Verbesserung der klinischen Symptome. Da Cisaprid aber vom Markt genommen wurde, ist dieses Medikament gegenwärtig in der Praxis nicht verfügbar. Die Substanz **Tegaserod** ist ein Aminoguanidinindol mit einer selektiven und partiellen agonistischen Wirkung auf 5-Hydroxytryptamin $(5\text{-HT})_4$-Rezeptoren. Diese Substanz wirkt teils direkt, teils aber auch durch die Verbesserung der cholinergen enterischen Neurotransmission stimulierend auf den gastrointestinalen Transport im Dünndarm und Kolon ein und beschleunigt auch bei gesunden Probanden (2-mal 25–100 mg/Tag) die Passage. Bei Patienten mit **obstipationsprädominantem** RDS ließ sich szintigraphisch und mittels röntgendichter Stuhlmarker nachweisen, dass diese Substanz die orozökale Transitzeit vor allem durch eine signifikant bessere Kolonpassage als Plazebo beschleunigt. Erste klinische Erfahrungen deuten auf eine Wirksamkeit dieses in Europa teilweise schon zugelassenen Medikaments bei guter Verträglichkeit hin. Eine weitere Substanz dieser Gruppe ist das Prucaloprid, das prokinetisch am Kolon wirkt. Es ist ebenfalls ein 5-HT_4-Agonist (Benzofuran – Carbocamid), scheint aber potentielle kardiale Nebenwirkungen aufzuweisen.

Zur Therapie von weiblichen Patienten mit **diarrhöprädominantem RDS** steht in den USA ein Medikament (Alosetron) zur Verfügung, das aber zwischenzeitlich wegen gehäufter ischämischer Kolitiden vom Markt genommen wurde. Es handelt sich dabei um einen selektiven Antagonisten peripherer und zentraler Serotoninrezeptoren vom Typ 3 (5-HT_3-Antagonist), der in mehreren plazebokontrollierten klinischen Studien an weiblichen Patienten in der Dosierung von 1 mg/Tag eine bessere Wirksamkeit als Plazebo aufwies. Diese Wirkung ist in erster Linie auf eine verlangsamte Passage im Kolon mit herabgesetzter Motilität zurückzuführen, die Substanz scheint zudem aber auch eine gewisse reduzierende Wirksamkeit auf die viszerale Perzeption zu haben. Die Hauptnebenwirkung ist das Auftreten einer Obstipation, die durch „drug holiday" oder Dosisreduktion aber leicht vermieden werden kann. Es bleibt abzuwarten, ob in absehbarer Zeit ähnliche Substanzen mit geringerem Nebenwirkungsgrad entwickelt werden. Derzeit kann Alosetron in den USA unter strenger Beobachtung bei Frauen im Rahmen eines Überwachungsprogramms begrenzt eingesetzt werden. **Cilansetron**, ein weiterer 5-HT3-Antagonist, steht kurz vor der Zulassung beim Diarrhötyp des RDS, doch muss es seine Rolle noch beweisen.

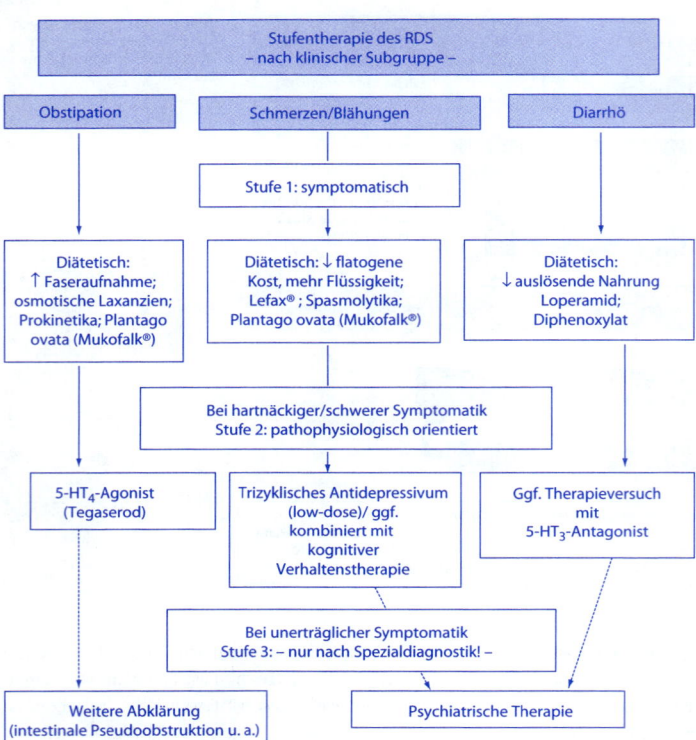

Abb. 9.5-12. Praktische Stufentherapie des Reizdarmsyndroms (RDS) in der klinischen Praxis, angepasst an die klinisch unterschiedlichen Subgruppen

Die schmerz-/blähungsprädominante Form stellt in der klinischen Praxis oft die hartnäckigste Art des klinischen Syndroms RDS dar. Eine gezielte pharmakologische Blockade spezifisch viszeraler Schmerzafferenzen steht bis heute nicht zur Verfügung. Möglicherweise können Neurokininantagonisten hier wirksam sein, was aktuell geprüft wird. Helfen die symptomatischen Maßnahmen nicht hinreichend, so gibt es evidenzbasierte Daten zur Wirksamkeit von trizyklischen Antidepressiva (TCA) beim RDS, die bei dieser Erkrankung über einen begrenzten Zeitraum eingesetzt werden können. Hierzu kommen vor allem die Substanzen Amitryptilin, Imipramin, Doxepin und Trimipramin in Betracht. Grundsätzlich sollte beim Einsatz der genannten Substanzen zunächst die niedrigste wirksame Dosis (25–30 mg/Tag) verabreicht werden, die danach langsam in einen Bereich bis 50 mg eskaliert werden kann. Bei Patienten mit einer relevanten psychiatrischen Komorbidität werden diese Dosierungen nicht ausreichen und eine psychiatrische Mitbehandlung wird hier in allen Fällen empfohlen. Die Wirkung der TCA ist beim RDS nicht spezifisch. Die speziellen Nebenwirkungen dieser Substanzgruppe (v. a. kardiovaskulärer Art) sind zu beachten. Im Erfolgsfalle sollte nach etwa 6 Monaten Behandlungsdauer ein vorsichtiger Auslassversuch erfolgen. Zusätzliche psychologische Interventionen (z. B. Hypnotherapie, kognitive Verhaltenstherapie s. unten) helfen häufig dazu, die pharmakologische Therapie zu limitieren. Wahrscheinlich sind auch selektive Serotoninwiederaufnahmehemmer (SSRI) wie z. B. das Mianserin wirksam, doch existieren hierzu noch wenig evidenzbasierte Daten. Im Einzelfall kann ein Therapieversuch mit einer derartigen Substanz durchaus erfolgreich sein, die höheren Kosten gegenüber TCA sind jedoch zu berücksichtigen.

Derzeit werden weitere für diese Indikation neuen Medikamente präklinisch und klinisch geprüft. Hierzu zählen vor allem der Cholezystokinin A (CCKA)-Antagonist Dexoxyglumid, das Benzamidderivativ Renzapride mit agonistischer Wirkung auf den $5-HT_4$-Rezeptor und antagonistischen $5-HT_3$-Effekt sowie der Dopamin-2-Antagonist Levosulprid, mit denen bereits klinische Studien durchgeführt werden. Weitere interessante Substanzgruppen sind die Neurokinin-1- und -2-Antagonisten sowie neue α2-adrenerge Rezeptorantagonisten, die in tierexperimentellen Studien gegen die Entwicklung einer viszeralen Hyperalgesie wirksam sind und möglicherweise viszerale Schmerzen spezifisch reduzieren können.

Nichtpharmakologische ergänzende Therapiemaßnahmen

Eine dauerhafte Wirksamkeit der klassischen Psychoanalyse oder Psychotherapie ist bei RDS-Patienten nicht sicher belegt. Einige evidenzbasierte Studiendaten existieren zur klinischen Wirksamkeit der Hypnotherapie und der kognitiven Verhaltenstherapie. Dabei ist es wichtig, dass die Therapiemaßnahme auf viszerale Missempfindungen bzw. Schmerzen fokussiert ist, um dauerhaften Erfolg im Sinne einer Symptomreduzierung zu haben. Die Wirkungsmechanismen dieser Therapien sind bisher weitgehend unbekannt, doch wird vermutet, dass sie einerseits die negative Schmerzkonditionierung positiv beeinflussen können, andererseits aber auch eine zentralnervöse Hypervigilanz gegenüber viszeralen Ereignissen reduzieren und möglicherweise inhibitorische antinozizeptive Bahnsysteme aktivieren können.

Die genannten Therapieverfahren sind bisher leider auf wenige erfahrene Therapiezentren begrenzt und derzeit nicht flächendeckend durchzuführen, außerdem sind sie zeit- und ressourcenaufwendig. Besteht die Möglichkeit, RDS-Patienten in Zusammenarbeit mit einem in kognitiver Verhaltenstherapie und/oder darmzentrierter Hypnotherapie erfahrenen Therapiezentrum gemeinsam zu behandeln, so sollte bei prolongierter Symptomatik und bei mittelschwerer bis schwerer Symptomatik davon Gebrauch gemacht werden. Idealerweise sollte es ein interdisziplinäres Behandlungsteam, bestehend aus Gastroenterologen, Psychiatern, Psychotherapeuten, Diätassistenten und gegebenenfalls weiteren Spezialtherapeuten, geben.

Weitere Verfahren wie die Applikation von gastrointestinalen elektrophysiologischen „Schrittmachersystemen" zur Verbesserung motorischer Leistungen des GI-Trakts oder zur Aktivierung von antinozizeptiven inhibitorischen Nervenbahnen sind noch experimentell und gegenwärtig nicht zur Patientenbehandlung verfügbar. Überzeugende Daten zu einer gezielten, evidenzbasierten Akupunkturbehandlung von RDS-Patienten fehlen. Überzeugende bzw. evidenzbasierte Daten für Nahrungsergänzungsstoffe (z. B. komplexe Zucker) liegen zurzeit nicht vor, Probiotikastudien laufen derzeit.

Prognose des RDS

Das RDS führt – wie alle funktionellen gastrointestinalen Erkrankungen – nie per se zum Tode und hat daher insgesamt eine gute Prognose. Allerdings können die Beschwerden über viele Jahre hinweg anhalten und sind für die betroffenen Patienten oft sehr quälend, was volkswirtschaftlich einen enormen Schaden im Sinne einer Überutilisation von Gesundheitsleistungen bedingt (multiple Arztbesuche, oft unnötige Untersuchungen und Laborleistungen, psychologische Beratungen u. a.). Außerdem kommt es zu einer erheblichen Anzahl an Krankheitstagen fern des Arbeitsplatzes.

Das RDS-Syndrom hat eine erhebliche Komorbidität mit psychiatrischen Erkrankungen (s. oben) und mit anderen funktionellen Magen-Darm-Erkrankungen (vor allem nichtulzeröse Dyspepsie), die oft die individuelle Prognose entscheidend beeinflussen.

Evidenz der Therapieempfehlungen beim Reizdarmsyndrom

	Evidenzgrad	Empfehlungsstärke
Allgemeinmaßnahmen		
Spezifische Diät	Nicht bekannt	–
Ballaststoffe[a]	IV	C
Abführmittel[b] (Natrium-Picosulfat, Macrogol)	IV	D
Spezielle Pharmaka		
Glattmuskuläre Relaxanzien (Pinaverium, Mebeverin)	II-a	C
Prokinetika (Cisapride)[b,c]	I-a	B
Motilide (Erythromycin)	III	E
Antidiarrhoika (Loperamid, Diphenoxylat)[d]	II-a	B
Karminativa (Simethicon u.a.)[a,e]	IV	C
Phytotherapeutika (Iberis amata, Kümmel, Fenchel)[a]	I-b	C
Trizyklische Antidepressiva	I-a	B
Serotonin-Agonisten (Tegaserod)[b]	I-a	B
Psychotherapie[f]	II-b	C
Hypnotherapie[f]	II-b	B
Bakteriensuspensionen (Perenterol, Mutaflor)	k.D.	–
Traditionelle chinesische Medizin (TCM)[a]	II-b	D

[a]Subjektiv im Einzelfall im praktischen Umgang probatorisch hilfreich; oft große Heterogenität der verwendeten Substanzen; häufig Mischpräparate.
[b]Nur beim RDS vom Obstipationstyp; hier auch Abführmittel im Einzelfall in der Praxis sinnvoll.
[c]Medikament ist derzeit vom Markt genommen, Alternativen wie Prucalopride (noch) nicht verfügbar.
[d]Nur beim RDS vom Diarrhötyp.
[e]V.a. beim RDS vom Blähungs- und Schmerztyp.
[f]Nur in Verbindung mit gastroenterologischer Betreuung; einheitliche "Standards" fehlen! Das bestwirksame Psychotherapieverfahren ist außerdem bisher nicht belegt.
k.D. = es liegen bisher noch keine relevanten Daten vor.

Literatur

Appel S, Kumle A, Hubert M, Duvauchelle T (1997) First pharmacokinetic-pharmacodynamic study in humans with a selective 5-hydroxytryptamine4 receptor antagonist. J Clin Pharmacol 37: 229–237

Bassotti G, Whitehead WE (1997) Biofeedback, relaxation training, and cog-nitive behaviour modification as treatments for lower functional gastrointestinal disorders. QJM 90: 545–550

Bueno L, Fioramonti J, Delvaux M, Frexinos J (1997) Mediators and pharmacology of visceral sensitivity: from basic to clinical investigations. Gastroenterology 112(5): 1714–1743

Camilleri M, Prather CM (1992) The irritable bowel syndrome: mechanisms and a practical approach to management. Ann Intern Med 121: 520–528

Clouse RE, Lustman PJ, Geisman RA, Alpers DH (1994) Antidepressant therapy in 138 patients with irritable bowel syndrome: a five-year clinical experience. Aliment Pharmacol Ther 8: 409–416

Creed F, Fernandes L, Guthrie E (2003) The cost-effectiveness of psychotherapy and paroxetine for severe irritable bowel syndrome. Gastroenterology 124: 303–317

Cremonini F, Delgado-Aros S, Camilleri M (2003) Efficacy of Alosetron in irritable bowel syndrome: a meta-analysis of randomized controlled trials. Neurogastroenterol Motil 15: 79–86

De Ponti F, Malagelada JR (1998) Functional gut disorders: from motility to sensitivity disorders. A review of current and investigational drugs for their management. Pharmacol Ther 80: 49–88

Drossman DA, Whitehead WE, Camilleri M (1997) Irritable bowel syndrome: a technical review for practice guideline development. Gastroenterology 112: 2120–2137

Gwee KA, Leong YL, Graham C et al. (1999) The role of psychological and biological factors in postinfective gut dysfunction. Gut 44: 400–406

Hotz J, Enck P, Goebell H, Heymann-Mönnikes I, Holtmann G, Layer P (1999) Konsensusbericht: Reizdarmsyndrom – Definition, Diagnosesicherung, Pathophysiologie und Therapiemöglichkeiten. Z Gastroenterol 685–700

Houghton LA, Heyman DJ, Whorwell PJ (1996) Symptomatology, quality of life and economic features of irritable bowel syndrome – the effect of hypnotherapy. Aliment Pharmacol Ther 10: 91–95

Johanson JF, Miner PB, Parkman HP et al. (2000) Prucalopride (PRU) improves bowel movement (BM) frequency and symptoms (SX) in patients (PTS) with chronic constipation (CC): results of two double-blind, placebo-controlled trials. Gastroenterology 118: A175

Kellow J, Lee O, Chang F (2003) An Asia-Pacific, double-blind, placebo-controlled randomized study to evaluate the efficacy, safety, and tolerability of tegaserod in patients with IBS. Gut 52: 671–676

Mayer EA, Gebhart GF (1994) Basic and clinical aspects of visceral hyperalgesia. Gastroenterology 107(1): 271–293

Mertz H, Naliboff B, Munakata J, Niazi N, Mayer EA (1995) Altered rectal perception is a biological marker of patients with irritable bowel syndrome. Gastroenterology 109: 40–52 [published erratum appears in Gastroenterology 1997 113 (3): 1054]

Prather CM, Camilleri M, Zinsmeister AR, McKinzie S, Thomforde GM (2000) Tegaserod accelerates orocecal transit in patients with constipation-predominant irritable bowel syndrome (RDS). Gastroenterology 118: 463–468

Read NW (1999) Harnessing the patient's powers of recovery: the role of the psychotherapies in the irritable bowel syndrome. Baillieres Best Pract Res Clin Gastroenterol 13: 473–487

Thompson WG, Longstreth GF, Drossman DA (1999) Functional bowel dis-orders and functional abdominal pain. Gut 45: 1143–1147

Toner BB, Segal ZV, Emmott S, Myran D, Ali A, DiGasbarro I, Stuckless N (1998) Cognitive-behavioral group therapy for patients with irritable bowel syndrome. Int J Group Psychother 48: 215–243

9.5.6 Anorektale Erkrankungen
Gerd Pommer

Die Funktion des Anorektums besteht in der Kontinenzerhaltung mit willkürlicher Steuerung der Entleerung des Darmes.

Anatomie des Anorektums
- Muskelapparat bestehend aus:
  - M. sphincter ani internus (unwillkürliche Innervation mit Dauerkontraktion, ca. 70–80% der Halteleistung),
  - M. sphincter ani externus mit dem M. puborectalis (willkürliche Kontraktion) in Kombination mit einem flächenhaften Tragesystem (Beckenfaszie, M. levator ani Fascia transversalis pelvis, äußere Beckenfaszie).
- Hochsensibles Anoderm (nichtverhornendes Plattenepithel von einer Länge 2–3 cm). Dieses endet an der Linea dentata gegenüber dem Mastdarm.
  An der Linea dentata finden sich 15 Krypten, die den Eingang zu den Proktodealdrüsen darstellen.
- Klinische Bedeutung: Kryptitis – Analfistel – Analabszess.
- Schwellkörpersystem: Zwischen Rektum und After ist das Corpus cavernosum recti (Hämorrhoiden) lokalisiert, das aus dem arteriellem Schenkel (A. rectalis superior) und dem venösen Schenkel besteht (V. rectalis superior; siehe Abb. 9.5-13).

Defäkation
Die Defäkation wird bei Vorschub der Stuhlsäule in das Rektum mit Dehnung der Rektumwand eingeleitet. Es öffnet sich der Analkanal mit Kontakt des Darminhaltes mit dem sensiblen Anoderm. Diskriminierung mit Entscheidung zur Entleerung. Hierdurch wird eine Druckerniedrigung des M. sphincter ani internus bewirkt mit folgender Entleerung.

Weitere Mechanismen: Bei nicht gewünschter Darmentleerung Willkürkontraktion des M. sphincter ani externus und Zug der Puborektalisschlinge mit Abflachung des anorektalen Winkels. Der Stuhl gelangt durch Retropulsion ins Sigma zurück. Das Sigma hat mit seiner Elongation und S-förmigen Konfiguration eine große Dehnungsfähigkeit. Nach erfolgter Defäkation ist normalerweise die Ampulla recti leer. Das Rektum kann ca. 200–400 ml Gas oder Stuhl halten.

Klinik
Durch entzündliche Prozesse oder Neoplasien bzw. nach Operationen (tiefe Rektumresektion) resultiert ein Verlust der Reservoirfunktion.

Untersuchung des Anorektums
- Inspektion,
- Rektal-digitale Untersuchung mit Funktionsprüfung (Kneifen, Pressen, Husten),
- Proktoskopie, Spreizspekulumuntersuchung, Sonde, Rektoskopie,
- Komplementäre Untersuchungsverfahren bei Spezialfragestellungen: Manometrie, EMG, Endosonographie, Defäkographie, MRT.

Voraussetzung zur klinischen Untersuchung:
- spannungsfreie Lagerung,
- ideale Lichtverhältnisse.

Symptome anorektaler Erkrankungen (nach Häufigkeit)
- Blutungen,
- Missempfindungen,
- Juckreiz,
- Prolaps,
- Schwellung,
- Schmerz,
- Ausfluss.

Krankheitsbilder
Evidenzgrad und Evidenzstärke der Diagnostik und Behandlung sind in der Regel III/C bis IV/C.

Hämorrhoiden Definition: Arteriovenöses Gefäßkonvolut (Corpus cavernosum recti) oberhalb der Linea dentata unter der Rektumschleimhaut gelegen mit Schwellkörperfunktion (Feinkontinenz). Bei Vergrößerung Gradeinteilung: Hä-

morrhoiden I. Grades, II. Grades, III. Grades (IV. Grades, Abb. 9.5-14).
Therapie:
- Konservativ, stadiengerecht:
  - I. Grades: Beratung, Ernährung, evtl. Sklerosierungstherapie (Polidocanol 10%ig).
  - II. Grades: Gummibandligatur (Barron), evtl. Sklerosierung.
  - III. Grades: evtl. Ligatur, bei Versagen Operation.
  Nebenwirkungen: Blutungen nach Ligatur, Schmerzen bei nicht korrekter Lage der Ligatur.
- Operativ: Milligan-Morgan, Parks, Staplerhämorrhoidektomie (nach Longo).

Analthrombose Definition: Knoten am Analrand/Analkanal, ausgehend von subanodermalen Gefäßen mit Thrombosierung. DD: Hämatom, Prolaps.
Therapie: Bei geringen Schmerzen und geringer Größe eventuell konservativ (Salbenanwendungen, Antiphlogistika). Bei starken Schmerzen: Entfernung nach Lokalanästhesie mit feinster Nadel.
Bei Stichinzision: Hohe Rezidivquote. Komplette Entfernung (Exzision) des Knotens in der Regel günstiger. Nachbehandlung mit Salbenvorlagen, evtl. Antiphlogistika.

Analfissur (akut/chronisch) Definition: Längsgerichtete Erosion/Ulkus in typischer posteriorer Lage.
Symptome: Schmerzen, Blutungen bei Defäkation. Digital: Sphinkterhypertonus.
Therapie:
- Akute Fissur: 0,2–0,5%ige Glyceroltrinitratsalbe, 2- bis 3-mal täglich intraanal. Nach Schmerzlinderung evtl. Fortsetzung der Behandlung mit einem Analdehner. Alternativ: 2-mal 10 E Botulinumtoxin intrasphinktär. Nebenwirkung: Vorübergehend leichte Inkontinenzerscheinungen.

- Chronische Fissur: Chirurgische Exzision des Ulkus mit den Narbenrändern unter Mitnahme der typischen Vorpostenfalte und einer hypertrophen Analpapille. Laterale bzw. posteriore Sphinkterotomie ist obsolet (wegen häufiger anschließender Inkontinenz).
Wichtige Differentialdiagnose: atypische Fissur bei Morbus Crohn, in der Regel fast schmerzfrei, **atypische Position**.

Mariske Definition: Vergrößerte Hautfalten, häufig als Z. n. Analthrombose. DD: Verwechslung mit Hämorrhoiden.
Therapie: Nur bei anhaltender Störung der Analhygiene mit Ekzementwicklung.
- Konservativ: Vermeidung aller Hautpflegemittel (Seife, Lotion, Intimspray, Salben), Anwendung einer Paste z. B. Past. zinc. moll. DAB 10. Nur bei starkem Juckreiz kurzfristig topische Kortikoide.
- Operativ: Bei Versagen der konservativen Therapie operative Entfernung, bei Kombination mit ausgedehntem Analprolaps analplastische Maßnahme. DD: Morbus Crohn.

Spitze Kondylome (Feigwarzen) Definition: Virusinduzierte, kleine, isolierte oder auch beetartige helle Papeln (HPV-Virus 6, bzw. 11).
Diagnostik: Typischer Aspekt, evtl. Essigsäureprobe.
Therapie: Podophyllotoxin (Wartec) oder bei Versagen Imiquimod (Aldara) dreimal in der Woche. Bei ausgedehnten Kondylomen bzw. blumenkohlartiger Ausbreitung und intraanalem Befall Entfernung mittels Diathermie, Koagulation, Laser/Beamer. Hohe Rezidivquote, ca. 25–50%.
Fehler: Entfernung der Haut mit Skalpell oder Schere, Diagnosesicherung!

Analprolaps Definition: Vorwölbung des sensiblen Anoderms, z. T. partiell, z. T. zirkulär. DD: prolabierender Hämorrhoidalkomplex mit Inkarzeration.

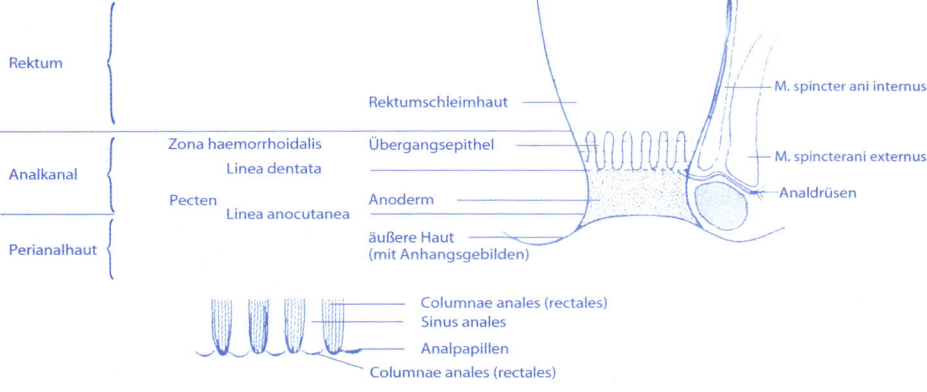

Abb. 9.5-13. Schema der anorektalen Übergangsregion

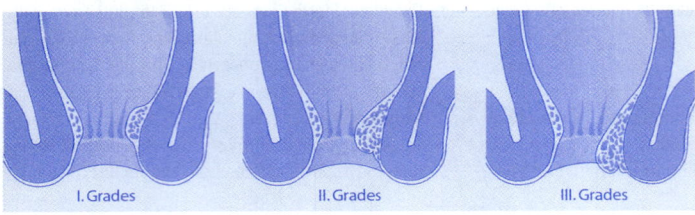

Abb. 9.5-14. Einteilung der Hämorrhoiden

Therapie:
- Konservativ: Versuch der Ligaturbehandlung.
- Operativ: Segmentresektion bzw. Analplastik. Bei gleichzeitig inkarzeriertem Hämorrhoidalknoten zunächst konservative Therapie mit Reposition, Redressverband und Antiphlogistika, spätere chirurgische Sanierung.

Analekzem Definition: Kein eigenständiges Krankheitsbild, in der Regel Folge proktologischer oder dermatologischer bzw. allergologischer Erkrankungen. Begünstigt durch die Anatomie (feuchte Kammer). Klinische Symptome: Jucken, Brennen, Nässen, evtl. hellrote Blutungen.
- Irritativ-toxisch oder kumulativ-toxisches Ekzem (30%),
- atopisches Ekzem (Neurodermitis), endogenes Ekzem (25%),
- allergisches Kontaktekzem (40%).

Therapie: Ausschluss proktologischer Erkrankungen, z. B. Prolaps, Inkontinenz, Hämorrhoiden, Fisteln, Kondylome, Mariskenbei V. a. allergische Veränderungen (typische Anamnese) und entsprechende Therapie. Kurzfristig Kortikoidexterna, später Pasta zinc. moll. (DAB 10).
Bei V. a. atopisches Ekzem: Positiver weißer Dermographismus (ca. 80%). Anwendung eines Kortikoids, später teerhaltige Zubereitungen, evtl. UVA-Licht.

Analfisteln Definition: Unnatürliche Gangverbindung, inkomplett oder komplett. Ausgangspunkt häufig Kryptitis. Einteilung in inter-, trans-, supra-, extrasphinktär und submukös (Abb. 9.5-15).
Therapie: Operative komplette Fistelsanierung. Cave! Besonderheiten beim Morbus Crohn, hier evtl. Fadendrainage.
Komplikation: postoperative Feinkontinenzstörungen durch Narbenbildungen.

Periproktitischer Abszess Symptome: oft hochakute Schmerzen, Fieber, schwere allgemeine Beeinträchtigung.
Diagnose: oft im Beginn schwierig. Eiter im normalen Gewebe, evtl. ausgehend von einer Fistel, z. B. Kryptitis? Fistelbildung? Abszess?
Therapie: chirurgische Eröffnung, Antibiotika nicht in-diziert. Fistelsanierung evtl. sofort, sonst mit aufgeschobener Dringlichkeit.

Analkarzinom (Analkanal- oder Analrandkarzinom) Symptomatik: Blutung, selten Schmerzen, gelegentlich Juckreiz.

Diagnostik: typisches Aussehen, Probeexzision, nur bei kleinen Tumoren vollständige Exzision.
Therapie: kombinierte Radiochemotherapie (5-FU und Mitomycin), bei Tumorgröße unter 2 cm 80%ige Heilung, bei großen Tumoren im Intervall Nachexzisionen zur Feststellung der Abheilung.
Komplikation: Radiog. Hautveränderungen, Inkontinenz.

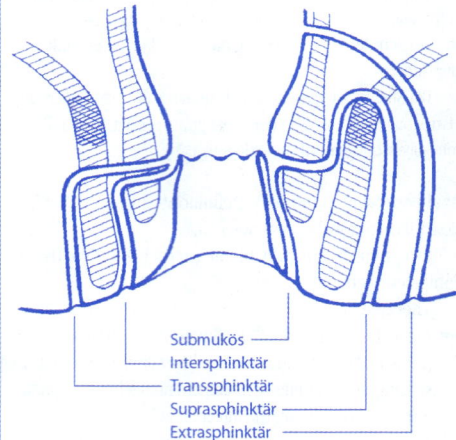

Abb. 9.5-15. Einteilung der Analfisteln

Literatur

Hahn EG, Riemann F (1996) Klinische Gastroenterologie, 3. Aufl. Thieme, Stuttgart New York
Nicholls J, Glass R (1988) Coloproktologie, Diagnose und ambulante Therapie. Springer, Berlin Heidelberg New York Tokyo
Proktologische Leitlinien der Deutschen Gesellschaft für Coloproctologie, Juli 2001
Winkler R, Otto P (1997) Proktologie – Ein Leitfaden für die Praxis. Thieme, Stuttgart New York

9.5.7 Akute mesenteriale Ischämie und ischämische Kolitis
Axel Holstege

Ischämische Darmerkrankungen resultieren aus der Minderdurchblutung eines unterschiedlich großen intestinalen Gefäßbettes, wobei der Schweregrad vom klinisch nicht manifesten Sauerstoffmangel bis hin zum kompletten Darminfarkt reicht. Bei

Dünndarmbefall liegt eine **mesenteriale Ischämie** und bei Schädigung des Kolons eine **ischämische Kolitis** vor. Die Ischämie kann akut oder chronisch, venös oder arteriell, diffus oder segmental ablaufen. Kontrollierte Studien (Typ I oder II) zum therapeutischen Vorgehen bei akuter intestinaler Ischämie liegen nicht vor, sodass retrospektive Beschreibungen und klinische Erfahrungen die Therapie bestimmen.

Akute mesenteriale Ischämie

Einleitung Die akute mesenteriale Ischämie stellt ein lebensbedrohliches, akutes Krankheitsbild dar, das auch heute noch eine Mortalität von durchschnittlich 71% hat. Der Erfolg der therapeutischen Maßnahmen hängt wesentlich vom Zeitpunkt der Diagnosestellung ab. Eine charakteristische Symptom- und Befundkonstellation zusammen mit dem ständigen Einbeziehen dieser Diagnose in die differentialdiagnostischen Überlegungen bei einem älteren Patienten mit abdominellen Beschwerden sollte zur rechtzeitigen Einleitung gezielter diagnostischer und therapeutischer Maßnahmen führen (Abb. 9.5-16).

Ätiologie und Pathogenese Die Risikofaktoren für eine arterielle mesenteriale Embolie sind insbesondere beim älteren Pa-tienten vielfältig (s. Übersicht). Fast 50% der intestinalen Arterienverschlüsse sind auf eine **Embolie der Arteria mesenterica superior** zurückzuführen. Diese stellt sich angiographisch als rundlicher Füllungsdefekt bei fast komplettem Gefäßverschluss dar. Embolien distal des Abgangs der A. ileocolica sind weniger schwerwiegend und können zumeist konservativ behandelt werden.

Die **nonokklusive mesenteriale Ischämie** wird durch einen schweren Blutdruckabfall, eine akute Hypovolämie oder eine Herzinsuffizienz ausgelöst. Häufig sind dabei die Symptome der splanchnischen Vasokonstriktion durch die der jeweiligen Grundkrankheit überlagert. Angiographisch finden sich Engstellungen im Bereich der Gefäßabgänge, Kaliberschwankungen der intestinalen Äste, spastische Verschmälerungen der Arkaden und eine beeinträchtigte Füllung der intramuralen Äste.

Im Bereich von Gefäßabschnitten mit arteriosklerotischen Einengungen können sich Gerinnsel bilden, die zum **akuten thrombotischen Verschluss der A. mesenterica superior** führen. Ein chronischer Verschluss ist an angiographisch nachweisbaren Kollateralen mit verspäteter Füllung der A. mesenterica superior zu erkennen; fehlen diese Zeichen, ist eine sofortige therapeutische Intervention erforderlich.

Bei 5–10% der Patienten mit mesenterialer Ischämie findet sich eine **Mesenterialvenenthrombose**, deren häufigste Ursache eine Leberzirrhose mit portaler Hypertension oder eine prokoagulatorische Gerinnungsstörung ist (s. Übersicht). Im ersten Fall breitet sich die Thrombose von proximalen größeren Gefäßen nach distal aus, während bei gesteigerter Gerinnungsneigung eine Ausbreitung von kleineren Aufzweigungen zu zentralen Ästen erfolgt. Der gestörte venöse Abfluss führt bei fehlenden Kollateralen zur zyanotischen, ödematösen Wandverdickung mit intramuraler Einblutung. Nicht selten weist ein blutig tingierter Aszites auf eine Mesenterialvenenthrombose als Ursache für die intestinale Ischämie hin.

Eine seltene Sonderform stellt die **mesenteriale entzündliche Venenverschlusskrankheit** dar, bei der histologisch eine Vaskulitis der Mesenterialvenen mit ihren intramuralen Ästen vorliegt. Klinisch ähnelt das Krankheitsbild einer chronisch-entzündlichen Darmerkrankung.

Risiken für eine mesenteriale Ischämie und Mesenterialvenenthrombose

Mesenteriale Ischämie
1. Intensivpflichtiger schwer kranker Patient
2. Alter >50 Jahre
3. Herzinsuffizienz
4. Kardiale Arrhythmien
5. Digoxineinnahme
6. Kürzlich durchgemachter Myokardinfarkt
7. Hypovolämie (Dialysepatienten)
8. Sepsis
9. Anamnestische Angabe einer schweren peripheren Gefäßerkrankung

Mesenterialvenenthrombose
1. Prothrombotische Zustände
   – Antithrombin-III-Mangel
   – Protein-S-Mangel
   – Protein-C-Mangel
   – Faktor-V-Leiden
   – G20210A-Mutation im Prothrombingen
   – Phospholipidantikörper
   – Hyperhomozysteinämie
   – Orale Antikontrazeptiva
   – Schwangerschaft
   – Maligne Tumoren
2. Hämatologische Erkrankungen
   – Polycythaemia vera
   – Essentielle Thrombozythämie
   – Paroxysmale nächtliche Hämoglobinurie
3. Entzündliche Erkrankungen
   – Pankreatitis
   – Peritonitis und intraabdominelle Sepsis
   – Entzündliche Darmerkrankungen
   – Divertikulitis
4. Postoperative Zustände
   – Abdominelle Operationen
   – Splenektomie
   – Sklerosierung von Ösophagusvarizen
5. Zirrhose und portale Hypertension
6. Verschiedene Ursachen
   – Abdominelles Trauma
   – Dekompressionstrauma

Klinik und Diagnostik Bei fast allen Patienten mit **akuter mesenterialer Ischämie** liegen Bauchschmerzen vor, die im Gegensatz zu einem relativ blanden Lokalbefund mit initial weichem, nicht druckschmerzhaftem Abdomen stehen. Zusammen mit einer zumeist schlecht eingestellten Herzinsuffizienz, Arrhythmien, einer Hypotension oder einem Zustand nach akutem Myokardinfarkt sollte dies an eine akute mesenteriale Ischämie denken lassen. Erbrechen (75%), Diarrhö (35%) und Übelkeit (16%) sowie makroskopische oder mikroskopische Zeichen einer intestinalen Blutung (50%) sind weitere klinische Symptome.

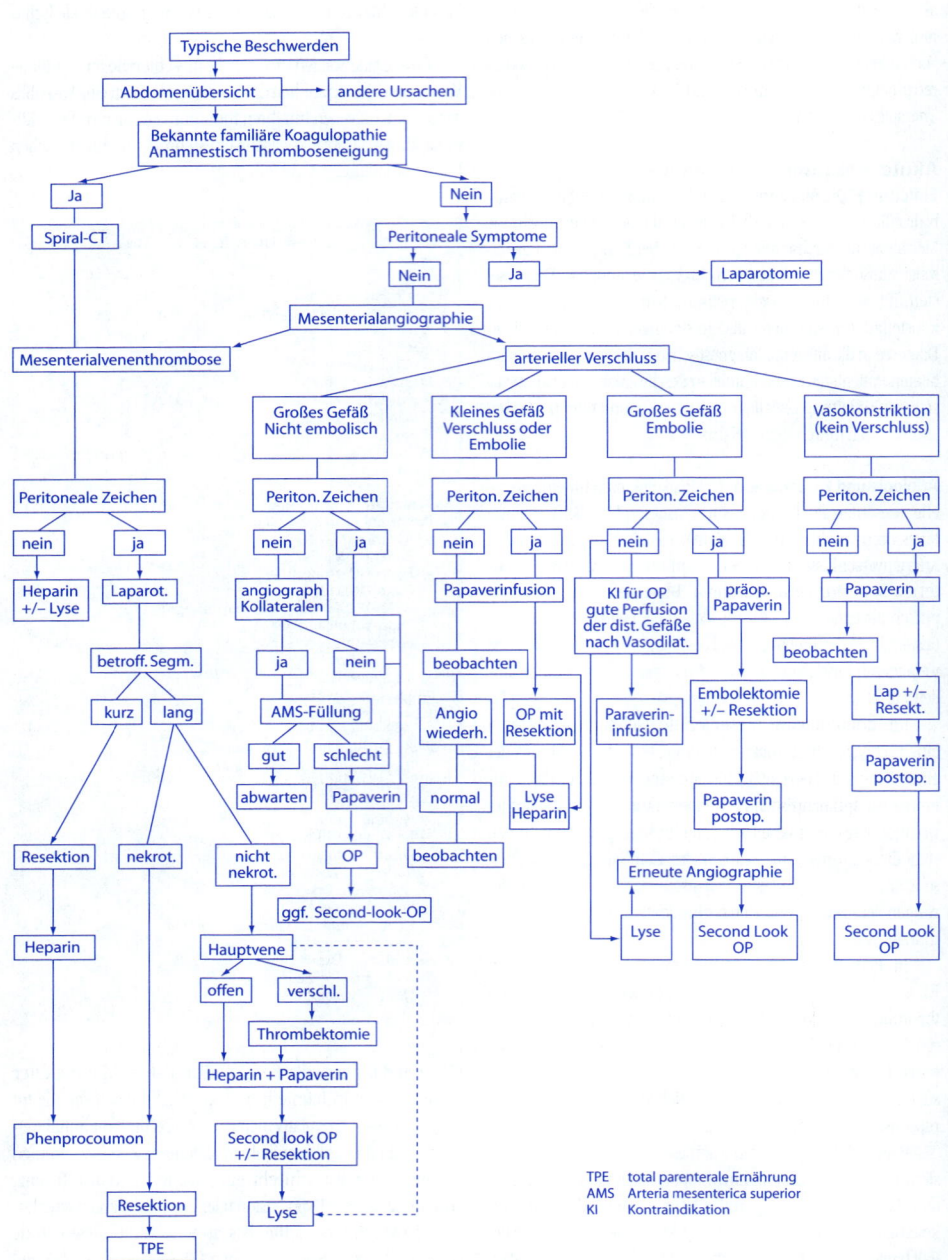

Abb. 9.5-16. Diagnose und Therapie der intestinalen Ischämie. (Mod. nach AGA 2000)

Ein Viertel der Patienten mit **nonokklusiver Mesenterialischämie** ist schmerzfrei und weist lediglich ein geblähtes Abdomen und gastrointestinale Blutungen auf. Postprandiale abdominelle Beschwerden (Angina abdominalis) lange vor dem Auftreten eines plötzlichen schweren Schmerzereignisses sind mit einer akuten **Mesenterialarterienthrombose** vereinbar; die Symptome bei **akuter Mesenterialvenenthrombose** können mit jenen der akuten arteriellen Ischämie verglichen werden. Oft geht ein längerer Zeitraum mit abdominellen Schmerzen über 5–14 Tage dem akuten Ereignis voraus. Über 50% der Patienten leiden an Übelkeit und Erbrechen. Mit zunehmender Dauer der mesenterialen Ischämie treten die lokalen Zeichen des Darminfarkts mit peritonitischer Durchwanderung in den Vordergrund: Loslassschmerz, Druckschmerz, Abwehrspannung.

Laborchemisch findet sich bei 75% der Patienten eine Leukozytose mit Werten über 15.000/µl. Eine Erhöhung des Laktats, von Serumtransaminasen, Amylase, Laktatdehydrogenase oder Phosphat sind eher unspezifische oder späte Zeichen. Diese Blutparameter sind zu wenig sensitiv und spezifisch, um die Diagnose zu sichern oder zu widerlegen.

Eine **Abdomenübersichtsaufnahme** zeigt bei einer mesenterialen Ischämie zumeist keine Besonderheiten. Bei Nachweis eines Ileus steigt die Mortalität auf 78% im Vergleich zu 29% bei unauffälliger Aufnahme. Weitere Zeichen können Luft in der Pfortader oder in der Darmwand sein. Entscheidende Indikation für die Abdomenübersicht in Linksseitenlage ist jedoch eher der Ausschluss anderer Ursachen für ein akutes Abdomen (z. B. eine Perforation).

Die **Duplexsonographie** erlaubt das Erkennen einer Pfortader- oder Mesenterialvenenthrombose, dagegen ist die Diagnostik der arteriellen Gefäße durch einen weiten Normbereich des Blutflusses in der A. mesenterica superior (300–600 ml/min) beeinträchtigt. Darüber hinaus können zwei und mehr splanchnische Gefäßverschlüsse bei asymptomatischen Patienten vorhanden sein, ohne dass eine mesenteriale Ischämie vorzuliegen braucht. Insbesondere kleinere arterielle Verschlüsse können duplexsonographisch nicht erfasst werden.

Mit Hilfe der Computertomographie werden nur in etwa 30% der Fälle spezifische Zeichen für eine mesenteriale Ischämie gefunden. Hierzu gehören die Verdickung der Darmwand, intramurales Gas oder Gas in mesenterialen oder portalvenösen Gefäßen, arterielle oder venöse Thromben, fehlende fokale Kontrastmittelanfärbung der Darmwand oder weitere Infarkte in Milz oder Leber. In der Diagnostik der mesenterialen arteriellen Ischämie erwies sich die Computertomographie in mehreren Studien der Abdomenübersicht nicht überlegen. Bessere Ergebnisse wurden bei Vorliegen einer Mesenterialvenenthrombose erzielt. Bei Verdacht auf diese Erkrankung auf Grund entsprechender Risikofaktoren (s. Übersicht) sollte nach Möglichkeit ein Spiral-CT mit Kontrastmittel durchgeführt werden. Die **Kernspintomographie** trägt zur Diagnostik der mesenterialen Ischämie nicht mehr als ein CT bei.

Goldstandard in der Diagnostik der mesenterialen Ischämie ist die **Angiographie**. Der frühzeitige Einsatz dieser Methode führt zwar zu zahlreichen negativen Befunden, senkt aber mit hoher Wahrscheinlichkeit die Mortalität. Nicht einheitlich bewertet wird die Angiographie bei Patienten mit ausgeprägter Symptomatik eines akuten Abdomens. In dieser Situation ist auch die direkte Laparotomie gerechtfertigt, obwohl die Angiographie hilfreiche Informationen liefern kann: Sicherung der Diagnose, mögliche pharmakologische Therapie und gezielteres operatives Vorgehen.

Die **diagnostische Laparotomie** kann wertvoll sein, wenn eine Angiographie kontraindiziert ist. Allerdings führt dieses Verfahren zu einer intraperitonealen Druckerhöhung mit möglicher weiterer Abnahme der Gewebeperfusion. Weiterhin ist in der Frühphase eine Fehleinschätzung des Ausmaßes der Erkrankung möglich, da die Serosa gut durchblutet erscheint, während die Mukosa bereits deutlich geschädigt ist.

Therapie Die ersten Maßnahmen bei einem Patienten mit mesenterialer Ischämie umfassen die Stabilisierung des Allgemeinzustandes mit Korrektur von Hypovolämie, Hypotension und Arrhythmien. Medikamente wie Digitalispräparate, Vasopressin oder Adrenalin, die die Vasokonstriktion verstärken können, sollten abgesetzt werden. Das weitere spezifische therapeutische Vorgehen richtet sich nach dem Ausmaß der Ischämie, dem Vorliegen eines Darminfarktes oder der zugrunde liegenden Ätiologie.

Zeigt die Angiographie eine **mesenteriale Embolie** und sind klinisch Peritonitiszeichen vorhanden, besteht die Therapie aus einer Embolektomie oder bei Nachweis einer Darminfarzierung aus einer Resektion der betroffenen Darmabschnitte. Ohne peritonitische Zeichen genügt die Embolektomie als Behandlungsmethode. Ein zentral partiell verschließender (distal des Abgangs der A. ileocolica) oder ein peripher gelegener Embolus kann bei rechtzeitiger Diagnose nur thrombolytisch behandelt werden, wenn bei einem größeren Embolus anhaltende peritoneale Symptome fehlen oder diese bei einem kleineren arteriellen thrombotischen oder embolischen Gefäßverschluss vorhanden sind. In mehreren Fallpublikationen oder sehr kleinen Serien wurde über eine erfolgreiche Lyse mit Streptokinase, Urokinase oder rekombinantem Gewebeplasminogenaktivator (rtPA) berichtet. Gesicherte Aussagen zu Blutungskomplikationen können nicht gemacht werden, da hierzu entsprechende Daten fehlen. Der Beginn der Lysetherapie sollte innerhalb von 12 Stunden nach Beginn der Beschwerden erfolgen. Im klinischen Alltag wird primär die chirurgische Therapie zum Einsatz kommen, da die Voraussetzungen für eine Lysetherapie nur selten gegeben sind.

Nicht eindeutig geklärt sind Bedeutung und Therapie der gleichzeitig vorhandenen splanchnischen Vasokonstriktion. Die Persistenz dieser Gefäßengstellung insbesondere nach verzögerter Embolektomie hat zur Empfehlung einer routinemäßigen Anwendung der intraarteriellen Infusion von Papaverin geführt (30–60 mg/h über Perfusor in einer Konzentration von 1 mg/ml). Bei diesem Vorgehen wurden bessere Resultate erzielt als bei

Patienten, bei denen auf Papaverin verzichtet wurde. Eine generelle Empfehlung zu dieser Behandlung kann jedoch derzeit noch nicht gegeben werden.

Für die Therapie der **Thrombose der A. mesenterica superior** sind die Abgrenzung gegenüber einer Embolie und die Einschätzung des Alters der Thrombose sehr wichtig. Finden sich angiographisch keine Kollateralgefäße und keine verspätete Füllung der Arterien, ist die Indikation zur sofortigen operativen Revaskularisation gegeben. Kasuistisch wurde der Einsatz der Thrombolyse oder der perkutanen Ballondilatation beschrieben, ohne dass diese Verfahren generell empfohlen werden können.

Bei der **nichtokklusiven Mesenterialischämie** ist die Indikation zur Beseitigung der Vasokonstriktion durch die intraarterielle lokale Infusion von Papaverin gegeben. Die Mortalität kann hierdurch von 70–100% in historischen Kollektiven auf 0–55% gesenkt werden. Finden sich peritonitische Zeichen, so muss diese Maßnahme durch eine Laparotomie mit eventueller Resektion von nekrotischen Darmabschnitten begleitet werden.

Die Behandlung der **Mesenterialvenenthrombose** richtet sich nach der Symptomatik. Bei einem computertomographischen Zufallsbefund und somit asymptomatischen Patienten empfiehlt sich eine Antikoagulation über sechs Monate. Diese Maßnahme ist allerdings durch entsprechende Studien nicht belegt. Beim symptomatischen Patienten hängt das weitere Vorgehen vom Vorliegen oder Fehlen peritonitischer Zeichen ab. Im letzteren Fall wird zunächst intravenös Heparin in PTT-wirksamer Dosis verabreicht und später eine orale Antikoagulation begonnen. Bei peritonitischen Zeichen erfolgt die sofortige Operation, wobei eine frühzeitige Heparingabe sowohl das Fortschreiten als auch die Bildung von Rezidiven vermeiden kann. Eine „Second-look-Operation" kann angezeigt sein, wenn nicht sicher perfundierte Darmabschnitte bei der Erstoperation im Bauchraum zurückgelassen wurden. Für den Einsatz einer Thrombolyse beim Fehlen peritonealer Symptome gibt es nur Fallbeschreibungen.

Chronisch-mesenteriale Ischämie

Die chronisch mesenteriale Ischämie wird auch als Angina abdominalis bezeichnet und ist durch postprandiale Schmerzen und Gewichtsabnahme gekennzeichnet. Der alleinige angiographische Nachweis eines teilweisen oder vollständigen Verschlusses einer Mesenterialarterie reicht nicht für die Diagnose einer chronisch-mesenterialen Ischämie aus.

Ätiologie und Pathogenese Stenosierungen der Mesenterialgefäße führen insbesondere nach Nahrungsaufnahme zu einer nicht angepassten Durchblutung mit vermindertem Sauerstoffangebot und relativer Ischämie. Über 90% der betroffenen Patienten hatten mindestens zwei stenosierte Mesenterialarterien. Bei 55% waren alle drei großen Gefäße verändert. Lediglich 7% wiesen eine isolierte Stenosierung der A. mesenterica superior auf.

Klinik und Diagnostik Die abdominellen Schmerzen sind eher diffus, treten unmittelbar nach Nahrungsaufnahme auf und halten für 1–3 h an. Die Angst vor den mit der Nahrungsaufnahme verbundenen Schmerzen führt zur Gewichtsabnahme. Die Kombination dieser charakteristischen Symptome mit dem entsprechenden angiographischen Befund sichert die Diagnose. Andere gastrointestinale Erkrankungen müssen immer in die differentialdiagnostischen Überlegungen mit eingeschlossen werden.

Therapie Die operative Therapie umfasst verschiedene Eingriffe zur Revaskularisierung (antegrader oder retrograder Bypass, aortale Reimplantation, transarterielle oder transaortale Endarterektomie) und ist derzeit noch der Goldstandard. Offen ist momentan, ob die perkutane transluminale mesenteriale Angioplastie (PTMA) mit oder ohne Implantation eines Stents den Ergebnissen der Gefäßchirurgie vergleichbar ist, weshalb heute Patienten mit niedrigem Operationsrisiko chirurgisch und solche mit höherem Risiko interventionell behandelt werden sollten. Gelingt es durch Stentimplantationen, das Rezidivrisiko von bis zu 67% nach alleiniger Ballondilatation abzusenken, kann dieses Verfahren zukünftig die Operation ersetzen.

Ischämische Kolitis

Die ischämische Kolitis präsentiert sich unter dem Bild verschiedener Erkrankungen des Dickdarms (s. Übersicht).

> **Differentialdiagnosen der ischämischen Kolitis**
> - Colitis ulcerosa
> - Dünndarmischämie
> - Morbus Crohn
> - Mesenterialvenenthrombose
> - Pseudomembranöse Kolitis
> - Colitis volvulus
> - Divertikulitis
> - Kolonkarzinom
> - Divertikelblutung
> - NSAR-bedingte Kolitis
> - Mikrobielle Kolitis
> - Pankreatitis

Ätiologie und Pathogenese Während beim älteren Patienten ein Zusammenhang mit herzchirurgischen oder aortalen Eingriffen sowie mit Kolonkarzinomen festzustellen ist, leiden jüngere Patienten an einer Kolitis, wenn Kokaingenuss, die Einnahme bestimmter Medikamente (Digoxin, Alosetron, Amphetamine, ergotaminhaltige Präparate) oder angeborene prokoagulatorische Gerinnungsstörungen vorliegen. Kokainkonsum führt sehr selten nach 1–2 Tagen zu diesem Krankheitsbild. Auch die Teilnahme an Marathonläufen, Infektionen mit dem Zytomegalievirus oder E. coli O157:H7 sowie vaskulitische autoimmune systemische Krankheitsbilder lösen eine ischämische Kolitis aus.

Klinik und Diagnostik Abdominelle Schmerzen, Durchfälle, untere gastrointestinale Blutungen und ein geringer abdomineller Druckschmerz sind charakteristisch für diese Diagnose, die durch Koloskopie und Gewebeprobenentnahmen gesichert wird. Charakteristisch sind umschriebene segmentale Entzündungen mit mehr oder weniger ausgeprägten Ulzerationen. Nur in Ausnahmefällen wird ein Kolonkontrasteinlauf oder eine Angiographie erforderlich sein. Die Röntgendarstellung des Kolons zeigt zur Darmwand hin typische rundliche Aussparungen der Kontrastmittelsäule („thumbprinting"), die durch intramurale Einblutungen hervorgerufen werden. Eine Angiographie ist gelegentlich zur Abgrenzung gegenüber einer akuten mesenterialen Ischämie erforderlich.

Therapie Die meisten Patienten mit ischämischer Kolitis heilen ihre Erkrankung spontan aus. Liegt keine reversible oder vorübergehende Kolitis vor, ist die stationäre Betreuung mit parenteraler Ernährung, Schmerztherapie und Behandlung der auslösenden Faktoren angezeigt (Abb. 9.5-17). Der Nutzen einer prophylaktischen Antibiotikatherapie ist in Studien nicht belegt, sie erscheint aber bei protrahierten Beschwerden sinnvoll.

Die Indikation zur Operation ist bei peritonitischen Zeichen und endoskopisch nicht stillbarer Blutung gegeben. Weiterhin sollten Patienten nach Versagen eines dreiwöchigen konservativen Therapieversuchs, mit enteralem Proteinverlust oder rezidivierenden Fieberschüben operiert werden. Stenosen werden nur dann behandelt, wenn sie symptomatisch sind. Alternativ zum chirurgischen Eingriff kann ein endoskopischer Dilatationsversuch gemacht werden. Zum Einsatz von Thrombozytenaggregationshemmern oder Mesalazin liegen keine Erfahrungen vor.

Evidenz der Therapieempfehlungen

	Evidenzgrad	Empfehlungsstärke
Akute mesenteriale Ischämie		
Embolie (A. mes. sup.)		
– mit Peritonitis		
Embolektomie und Darmresektion	IV	A
– ohne Peritonitis		
Lyse	IV	B
Embolektomie	IV	A
Papaverin (adjuvant)	IV	C
Akute Thrombose (A. mes. sup.)		
– Operation	IV	A
nichtokklusive Mesenterialischämie		
– ohne Peritonitis		
Papaverin	III	B
– mit Peritonitis		
Laparatomie	IV	A
Mesenterialvenenthrombose		
– mit Peritonitis		
Operation	IV	A
– ohne Peritonitis		
Antikoagulation	IV	A
chronische Mesenterialischämie		
– operative Revaskularisation	III	A
– Ballondilatation	IV	C
– Stent	IV	C
Ischämische Kolitis		
Operation		
– akut		
mit Peritonitis	IV	A
mit massiver Blutung	IV	A
– subakut		
keine Besserung nach 2–3 Wochen konserv. Therapie	IV	A
– chronisch		
Striktur, symptomatisch	IV	A
symptomatische ischämische Kolitis	IV	A

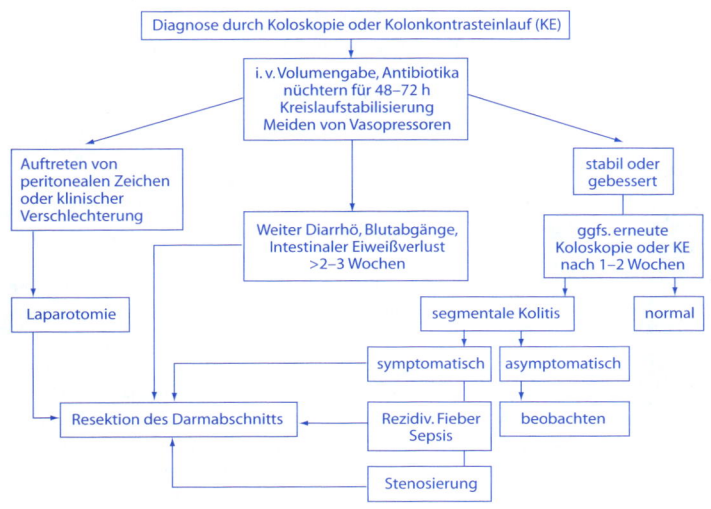

Abb. 9.5-17. Vorgehen bei ischämischer Kolitis. (Nach AGA 2000)

Literatur

American gastroenterological association (AGA) medical position statement (2000) Guidelines on intestinal ischemia. Gastroenterology 118: 951–953
Brandt LJ, Boley S J (2000) AGA technical review on intestinal ischemia. Gastroenterology 118: 954–968
Cappell MS (1998) Intestinal (mesenteric) vasculopathy II – ischemic colitis and chronic mesenteric ischemia. Gastroenterology Clin N America 27: 827–860
Gaubitz M, Domschke W (2000) Intestinale Vaskulitiden – eine diagnostische Herausforderung. Z Gastroenterol 38: 181–192
Houe T, Thorboll JE, Sigild U, Liisberg-Larsen O, Schroeder TV (2000) Can colonoscopy diagnose transmural ischemic colitis after abdominal aortic surgery? An evidence-based approach. Eur J Vasc Endovasc Surg 19: 302–307
Kumar S, Sarr MG, Kamath PS (2001) Mesenteric venous thrombosis. N Engl J Med 345: 1683–1688
Lavu K, Minocha A (2003) Mesenteric inflammatory veno-occlusive disorder: a rare entitiy mimicking inflammatory bowel disorder. Gastroenterology 125: 236–239
Moawad J, Gewertz BL (1997) Chronic mesenteric ischemia: clinical presentation and diagnosis. Surg Clin North Am 77: 357–370
Murray MJ, Gonze MD, Nowak LR, Cobb CF (1994) Serum D-lactate levels as an aid to diagnosing acute intestinal ischemia. Am J Surg 167: 575–578
Rha SE, Ha HK, Lee SH, Kim JH, Kim JK, Kim JH, Kim PN, Lee MG, Auh YH. et al. (2000) C T and MR imaging findings of bowel ischemia from various primary causes. Radiographics 20: 29–42

9.6 Ernährung
Stephan C. Bischoff

9.6.1 Ernährung beim Kurzdarmsyndrom

Definition

Unter dem Kurzdarmsyndrom versteht man ein Malassimilationssyndrom, das auftritt, wenn die Restlänge des Dünndarms weniger als 2 Meter beträgt. Eine Einteilung des Kurzdarmsyndroms ist klinisch nicht etabliert. Das Kurzdarmsyndrom geht auf Grund der geänderten Darm- und Stoffwechselphysiologie mit typischen ernährungsmedizinisch relevanten Problemen einher (s. Übersicht).

Ernährungsmedizinisch relevante Probleme
- Sekretorische Diarrhö mit Dehydratation (osmotisch durch Kohlenhydratmalassimilation, Steatorrhö durch Lipidmalassimilation, Gallensäureverlustsyndrom durch verminderte ileale Resorption)
- Gewichtsverlust
- Vitaminmangel (insbesondere A, D, E, K, B_{12}, Folsäure)
- Elektrolytimbalancen (v. a. Kalium, Kalzium, Magnesium)
- Mangel an Spurenelementen (besonders Eisen, Zink, Selen)
- Laktoseintoleranz (durch Verlust der Laktase)
- Cholelithiasis (durch Gallensäureverlust)
- Nephrolithiasis (durch Hyperoxalurie)
- Dyspepsie, Hypergastrazidität (durch Mangel an vasoaktivem intestinalem Peptid, VIP)
- Flatulenz, Meteorismus, gebähtes Abdomen (durch bakterielle Überwucherung des Restdarmes)
- Neurologische Störungen (durch vermehrte bakterielle D-Laktatbildung aus Kohlenhydraten)

Ernährungsmedizinische Maßnahmen

Die parenterale Ernährung muss initial (postoperativ) i. d. R. als individuelle totalparenterale Ernährung (TPE) erfolgen. Eine ausreichende Volumenzufuhr zur Kompensation des enteralen Flüssigkeitsverlustes (Flüssigkeitsbedarf >40 ml/kg/Tag) ist notwendig. Eine dauerhafte TPE (als „heimparenterale Ernährung") wird sehr wahrscheinlich, wenn die Restdarmlänge unter einem Meter liegt. Häufig kann bei langsam (Wochen bis Monate) ansteigender oraler oder enteraler Nahrungsaufnahme die parenterale Kalorienzufuhr reduziert werden. Dies kann individuell durch eine intermittierende TPE (z. B. an 5 von 7 Tagen in der Woche) oder durch eine Verkürzung der täglichen Applikationszeit (z. B. von 12 auf 8 h) erreicht werden.

Die enterale Ernährung sollte möglichst frühzeitig gestartet werden (z. B. ab dem 3. postoperativen Tag, in Abhängigkeit von der Darmtätigkeit), um einer intestinalen Schleimhautatrophie vorzubeugen. Dazu ist ein geeigneter Zugangsweg zu schaffen (z. B. initial Nasoduodenalsonde, langfristig PEG). Wichtig sind ein behutsamer Kostaufbau und eine kontinuierliche Sondenkostzufuhr mittels geeigneter Ernährungspumpe. Als Sondenkost sollte initial eine nährstoffdefinierte Sondenkost, die gegebenenfalls mit MCT-Fetten kombiniert wird, gewählt werden. Nur bei Unverträglichkeit der nährstoffdefinierten Sondenkost sollte in Einzelfällen eine chemisch definierte Sondenkost versucht werden.

Wenn die orale Nahrungszufuhr im Verlauf erfolgreich gesteigert werden kann, sollte die enterale Ernährung reduziert und ggf. eingestellt werden. Die parenterale Ernährung sollte allerdings nur dann eingestellt werden, wenn das Ernährungstagebuch und der Gewichtsverlauf dokumentieren, dass die orale bzw. enterale Ernährung ausreichend möglich ist. Dies ist über einen Zeitraum von mindestens 3 Monaten zu prüfen, bevor ein Venenverweilkatheter (z. B. Portsystem oder Broviac-Katheter) entfernt wird.

Der oralen Ernährung liegt ein langsamer, mehrstufiger Kostaufbau zugrunde, der zunächst fettfrei beginnen soll. Die Fettzufuhr muss je nach Verträglichkeit (Anamnese) und Grad der Malassimilation (Erfassung z. B. durch Stuhlfettbilanz) langsam (z. B. in 10-g-Schritten alle 3 Tage) gesteigert werden, wobei bevorzugt MCT-Fette eingesetzt werden sollten. Anschließend sollte die Zufuhr von Laktose und von Ballaststoffen versucht und ggf. langsam gesteigert werden. Auf ausreichende Flüssigkeits- und Elektrolytzufuhr ist zu achten (s. oben). Kritische Supplemente sind insbesondere die fettlöslichen Vitamine und Vitamin B_{12}, Kalzium, Eisen und Zink. Diese Mikronährstoffe sollten so weit wie möglich einem Monitoring unterzogen werden. Zumindest sollten die Empfehlungen der DGE berücksichtigt werden. Wenn diese Mikronährstoffe nicht ausreichend oral oder enteral zugeführt werden können, ist eine parenterale Applikation notwendig.

Zu den Komplikationen der langfristigen parenteralen Ernährung zählt die Kathetersepsis, die unter TPE bei Patienten mit Kurzdarm besonders häufig auftritt, wobei die Ursache für die erhöhte Inzidenz noch nicht geklärt ist (V. a. gestörte Darmbarriere, vermehrte bakterielle Translokation). Daher ist bei Patienten mit Kurzdarmsyndrom ein besonders steriles Arbeiten im Umgang mit den Kathetern notwendig. Eine weitere Komplikation stellt die Cholestase dar. Sie wird bei etwa 15% der Patienten beobachtet. Deshalb ist eine engmaschige Überwachung der TPE, insbesondere auch der parenteralen Glukosezufuhr (<5 g/kg/Tag), notwendig. Generell muss eine prophylaktische Cholezystektomie erwogen werden. Weitere Komplikationen hängen mit Malassimilation zusammen, die lange unbemerkt bleiben kann, wenn sie oligosymptomatisch (z. B. isolierte Anämie) verläuft.

Weitere therapeutische Möglichkeiten

Die ernährungsmedizinischen Maßnahmen sollten von einer medikamentöse Therapie begleitet werden, die individuell festgelegt werden muss. Je nach Krankheitsbild sowie Ausmaß und Form der Malassimilation können unterschiedliche Medikamente indiziert sein (s. folgende Übersicht).

Medikamentöse Begleittherapie bei Kurzdarmsyndrom
- Pankreasenzyme (z. B. Kreon, Panzytrat)
- Cholestyramin (z. B. Quantalan) bei Gallensäureverlustsyndrom
- Octreotid (z. B. Sandostatin) gegen die Diarrhö
- Nichtresorbierbare Antibiotika (z. B. Neomycin)
- Glutamin und Wachstumshormon (bislang widersprüchliche Daten)

Die von einigen Zentren durchgeführte Darmdopplung stellt eine chirurgische Option zur Darmverlängerung dar. Prinzipiell wäre das Kurzdarmsyndrom durch eine Dünndarmtransplantation heilbar, die aber wegen besonders ausgeprägter immunologischer Probleme noch immer im Stadium der Erprobung und auch in chirurgischen Zentren kein Standardverfahren ist.

9.6.2 Enterale Zugangswege

Nasogastrale und nasoduodenale Sonden

Nasogastrale Sonden („Magensonden") können prinzipiell für eine kurzfristige enterale Ernährung verwendet werden. Sie werden i. d. R. blind, d. h. ohne Röntgenkontrolle platziert, nachdem auf die Sonde ein anästhesierendes Gel aufgetragen und die Durchgängigkeit der Nase geprüft wurde. Die Lagekontrolle erfolgt durch das Stethoskop nach Luftinsufflation mit einer Blasenspritze und durch Aspiration von Magensaft über die Sonde. Ob bei enteraler Ernährung über Magensonde die Bolusapplikation oder die kontinuierliche Applikation von Sondenkost mittels Pumpe bevorzugt werden sollte, ist umstritten. Eine wichtige Komplikation der nasogastralen Sonden ist der Reflux von Sondenkost, verbunden mit erhöhter Aspirationsgefahr. Zudem bewirkt die Sonde selbst ein permanentes Offenhalten des unteren Ösophagussphinkters (UÖS), was die Refluxgefahr erhöht. Eine verzögerte Magenentleerung und ein damit verbundener gastraler Reflux (>150–200 ml) ist ein häufiges Problem bei Intensivpatienten. Neben der Erkrankung des Patienten ist diese Dissoziation zwischen Magen und Jejunum oft bedingt durch die verwendeten Pharmaka (z. B. Morphin). In diesen Fällen sollte eine enterale Ernährung über eine nasoduodenale (jejunale) Sonde bevorzugt werden. Diese erlaubt, abgesehen von einer geringeren Komplikationsrate, ein schnelleres Erreichen der angestrebten enteralen Kalorienzufuhr. Alternativ kann ein Versuch mit motilitätsfördernden Medikamenten versucht werden (z. B. Erythromycin 250 mg alle 6 h i. v., Metoclopramid 10 mg alle 6 h i. v.). Die nasoduodenale Sonde ist i. d. R. dünner (Ch 6–12), was die Gefahr der ösophagealen Druckulzera durch die Sonde verringert. Sie kann unter radiologischer Kontrolle mittels implementierter Führungsdrähte oder auch endoskopisch platziert werden. Um eine Dislokalisation zu vermeiden, kann u. U. die Sicherung der Sondenspitze mit einem Clip erfolgen. In jedem Fall sollte eine Röntgenkontrolle zur Lage der Sondenspitze erfolgen. Besonders günstig ist die Verwendung einer Doppellumensonde, die über den einen Schenkel den Magen drainiert und über den duodenalen/jejunalen Schenkel der Ernährungszufuhr dient. Andernfalls ist häufig die zusätzliche Platzierung einer Magensonde erforderlich.

Perkutane endoskopische Gastrostomie (PEG)

Der wichtigste Vertreter der „Direktsonden" ist die PEG, die mittels Gastroskopie und „Fadendurchzugstechnik" angelegt wird. Die Indikation zur PEG ist gegeben, wenn eine Indikation zur enteralen Ernährung über mehr als 4 Wochen vorliegt oder wenn

	Nasoduodenale Sonde	PEG (bzw. PSG)
Indikation	Orale Ernährung vorübergehend nicht möglich oder nicht ausreichend trotz ausreichender und fachkompetenter Bemühungen	Bei absehbarer Notwendigkeit für enterale Ernährung über mindestens 1 Monat, z. B. bei neurologischen Erkrankungen
	Notwendigkeit für spezielle Sondenkostformen (hohe Osmolarität, chemisch definierte Diät)	Wenn eine nasale Sonde nicht oder nicht dauerhaft platziert werden kann, z. B. bei Motilitätsstörungen, Schluckstörungen, Ösophagusstenosen etc.
Kontraindikationen	Ösophagotracheale Fistel (Gefahr der Pneumonie)	Primäre Darmverletzung oder -erkrankung (z. B. Bauchtrauma, Ileus etc.)
	Schädelbasistrauma (Gefahr der Penetration der Sonde in den intrakraniellen Raum)	Für PEG: Gerinnungsstörungen, fehlende Diaphanoskopie, Peritonealkarzinose, Aszites, M. Crohn, Anorexia nervosa
	Aspirationsgefahr (UÖS wird durch die Sonde offen gehalten)	

Tabelle 9.6-1. Indikationen und Kontraindikationen von nasoduodenaler Sonde und PEG

eine nasale Sonde beispielsweise wegen Aspirationsgefahr nicht angelegt werden kann (Tabelle 9.6-1). Die Anlage einer PEG erfolgt elektiv, d. h. sie sollte nicht erfolgen bei Gerinnungsstörungen (PTT >50 s, Quick-Wert <50%, Thrombozyten <50.000/µl: „50er-Regel"), bei fehlender Diaphanoskopie, bei Aszites (Ultraschallkontrolle!) und bei Erkrankungen, die eine reguläre Darmpassage ausschließen, wie z. B. Ileus, fortgeschrittene Peritonealkarzinose, schwerer Morbus Crohn. Weitere direkte Zugangswege, die mittels minimal-invasiven Methoden angelegt werden können sind die perkutane endoskopische Jejunostomie (PEJ), die perkutane sonographische Gastrostomie (PSG) bzw. Jejunostomie (PSJ).

Die enterale Ernährung kann über nasale Sonden sofort nach Lagekontrolle, bei direkt über die Bauchdecke in den Gastrointestinaltrakt führenden Sonden (PEG, PEJ, PSG, PSJ) nach 24 h begonnen werden, nachdem eine Komplikation an der Einstichstelle ausgeschlossen wurde. Es empfiehlt sich eine Antiobiotikaprophylaxe (z. B. Ceftriaxon 1-mal 2 g vor Anlage) bei Risikopatienten, während diese bei Patienten von Normalstationen nicht generell notwendig ist.

Chirurgisch angelegte Ernährungssonden Wichtigster Vertreter der chirurgisch angelegten Ernährungssonden ist die Feinnadelkatheterjejunostomie (FKJ, auch „Jejunofix" genannt). Die Technik der FKJ bietet sich an, wenn die orogastrale Passage völlig verlegt ist oder wenn aus anderen Gründen ein intraabdomineller chirurgischer Eingriff erforderlich ist. Die früher vielfach angelegte Witzelfistel (chirurgisch angelegte Gastrostomie) ist heute obsolet und wurde durch die FKJ ersetzt.

Literatur

Booth IW, Lander AD (1998) Short bowel syndrome. Baillieres Clin Gastroenterol 12: 739–773
Byrne TA, Persinger RI, Young IS, Ziegler TR, Wilmore DW (1996) The short bowel syndrome. New vistas. Gastroenterology 110: 1318–1319
Campos AC, Marchesini JB (1999) Recent advances in the placement of tubes for enteral nutrition. Curr Opin Clin Nutr Metab Care 2: 265–269
Dormann AJ, Wigginghaus B, Risius H et al. (1999) A single dose of ceftriaxone administered 30 minutes before percutaneous endoscopic gastrostomy significantly reduces local and systemic infective complications. Am J Gastroenterol 94: 3220–3224
Kiser AC, Inglis G, Nakayama DK (1999) Primary percutaneous endoscopic button gastrostomy: a modification of the „push" technique. J Am Coll Surg 188: 704–706
Kvietys PR (1999) Intestinal physiology relevant to short-bowel syndrome. Eur J Pediatr Surg 9: 196–199
Loser C (2000) Clinical aspects of long-term enteral nutrition via percutaneous endoscopic gastrostomy (PEG). J Nutr Health Aging 4: 47–50
Loser C, Wolters S, Folsch UR (1998) Enteral long-term nutrition via percutaneous endoscopic gastrostomy (PEG) in 210 patients: a four-year prospective study. Dig Dis Sci 43: 2549–2557
Mathus-Vliegen LM, Koning H (1999) Percutaneous endoscopic gastrostomy and gastrojejunostomy: a critical reappraisal of patient selection, tube function and the feasibility of nutritional support during extended follow-up. Gastrointest Endosc 50: 746–754
Messing B, Crenn P, Beau P, Boutron-Ruault MC, Rambaud JC, Matuchansky C (1999) Long-term survival and parenteral nutrition dependence in adult patients with the short bowel syndrome. Gastroenterology 117: 1043–1050
Nicholson FB, Korman MG, Richardson MA (2000) Percutaneous endoscopic gastrostomy: a review of indications, complications and outcome. J Gastroenterol Hepatol 15: 21–25
Nightingale JM (1999) Management of patients with a short bowel. Nutrition 15: 633–637
Safadi BY, Marks JM, Ponsky JL (1998) Percutaneous endoscopic gastrostomy: an update. Endoscopy 30: 781–789
Scolapio JS (1999) Effect of growth hormone, glutamine, and diet on body composition in short bowel syndrome: a randomized, controlled study. JPEN J Parenter Enteral Nutr 23: 309–312
Scolapio JS, Ukleja A (1998) Short-bowel syndrome. Curr Opin Clin Nutr Metab Care 1: 391–394
Simon T, Fink AS (2000) Recent experience with percutaneous endoscopic gastrostomy/jejunostomy (PEG/J) for enteral nutrition [In Process Citation]. Surg Endosc 14: 436–438
Szkudlarek J, Jeppesen PB, Mortensen PB (2000) Effect of high dose growth hormone with glutamine and no change in diet on intestinal absorption in short bowel patients: a randomised, double blind, crossover, placebo controlled study. Gut 47: 199–205
Tan W, Rajnakova A, Kum CK, Alponat A, Goh PM (1998) Evaluation of percutaneous endoscopic gastrostomy in a university hospital. Hepatogastroenterology 45: 2060–2063
Thompson JS (1999) Epidermal growth factor and the short bowel syndrome. JPEN J Parenter Enteral Nutr 23: S113–S116
Vanderhoof JA, Langnas AN (1997) Short bowel syndrome in children and adults. Gastroenterology 113: 1767–1778
Vanderhoof JA, Matya SM (1999) Enteral and parenteral nutrition in patients with short-bowel syndrome. Eur J Pediatr Surg 9: 214–219
Wasa M, Takagi Y, Sando K, Harada T, Okada A (1999) Intestinal adaptation in pediatric patients with short-bowel syndrome. Eur J Pediatr Surg 9: 207–209
Wasa M, Takagi Y, Sando K, Harada T, Okada A (1999) Long-term outcome of short bowel syndrome in adult and pediatric patients. JPEN J Parenter Enteral Nutr 23: S110–S112
Wilmore DW (1999) Growth factors and nutrients in the short bowel syndrome. JPEN J Parenter Enteral Nutr 23: S117–S120

Erkrankungen von Leber, Gallenwegen und Pankreas

JOACHIM MÖSSNER

10.1	Metabolische und genetisch determinierte Lebererkrankungen	813
10.2	Akute und chronische infektiöse Hepatitiden	819
10.3	Akute und chronische nichtvirale Hepatitiden: Autoimmunerkrankungen, Medikamente und Toxine	828
10.4	Alkoholbedingte Lebererkrankungen	832
10.5	Benigne und maligne Neoplasien der Leber	837
10.6	Lebertransplantation und Anschlusstherapie	844
10.7	Portale Hypertension	846
10.8	Hepatische Enzephalopathie	849
10.9	Aszites und hepatorenales Syndrom	854
10.10	Leberversagen	860
10.11	(Benigne) Erkrankungen der Gallenblase und der Gallenwege	871
10.12	Akute und chronische Pankreatitis	878
10.13	Neoplasien des Pankreas und der Gallenwege	884
10.14	Neuroendokrine Tumoren des Pankreas und des Gastrointestinaltrakts	891

10.1 Metabolische und genetisch determinierte Lebererkrankungen

Wolfgang Stremmel

Die wichtigsten therapierelevanten metabolisch und genetisch determinierten Lebererkrankungen sind die Hämochromatose und der Morbus Wilson. Beide Erkrankungen werden autosomal-rezessiv vererbt. Während die Hämochromatose mit einer Häufigkeit von 1:200 bis 1:400 auftritt (Heterozygote 1:15), ist der Morbus Wilson deutlich seltener mit einer Frequenz von 1:30.000 (Heterozygote 1:90).

10.1.1 Hämochromatose

Ätiologie und Pathogenese

In der westlichen Welt ist die Typ 1 Hämochromatose bei weitem die häufigste (90%). Es handelt sich um eine Eisenspeichererkrankung, bedingt durch eine aufs Doppelte erhöhte Eisenresorptionsrate. Das Hauptmanifestationsalter liegt zwischen 40 und 50 Jahren. 90% der Erkrankten sind Männer, Frauen erkranken meist erst nach der Menopause, wenn die physiologischen Eisenverluste sistieren. Pathophysiologisch ist die erhöhte Eisenresorption unklar. Der Typ 1 Hämochromatose liegt eine homozygote Mutation des HFE-Gens an Aminosäureposition 282 (C282Y) zugrunde.

In 4-5% finden sich zusammengesetzt Heterozygote, bei denen neben der C282Y-Mutation eine zweite Mutation an Position 63 (H63D) vorliegt. Diese Patienten haben meist nur eine mäßige Eisenüberladung. Heterozygote C282Y-Merkmalsträger erkranken nicht an Hämochromatose. Die Eisenüberladung betrifft neben der Leber auch weitere Zellen und Gewebe wie die B-Zellen des Pankreas, das Myokard, die gonadotropen Zellen der Hypophyse und die Gelenke. Die dadurch bedingte Zell- und Organschädigung führt zur Funktionseinschränkung.

Die Typ 2 Hämochromatose ist sehr selten und entspricht klinisch der juvenilen Verlaufsform, die sich zwischen dem 18. und 30. Lebensjahr manifestiert. Zugrunde liegen Mutationen in den Genen, die für Hämojuvelin oder Hepcidin kodieren. Die Eisenüberladung ist besonders ausgeprägt und häufig findet sich eine Kardiomyopathie mit zweifelhafter Prognose.

Der Typ 3 der Hämochromatose wird durch Mutationen im Transferrinrezeptor 2 hervorgerufen. Der Grad der Eisenüberladung liegt bei dieser sehr seltenen Form zwischen den beiden ersten Typen. Während der Vererbungsmodus der Typen 1–3 autosomal rezessiv ist, wird der ebenfalls sehr seltene Typ 4 autosomal dominant vererbt. Durch Mutation des Ferroportins entsteht eine leichtgradige Eisenüberladung mit sehr hohen Ferritinspiegeln und noch normaler Transferrinsättigung. Bei diesem Typ kommt es zur Eisenüberladung des gesamten RES und nicht in den Hepatozyten, so dass sich keine Lebererkrankung entwickelt. Deshalb zählen einige Autoren diese Form nicht zur klassischen Hämochromatose.

Klinik und Diagnostik

Bei der klassischen Hämochromatose entwickelt sich über die Leberzellschädigung eine Zirrhose und nach 20–30 Jahren besteht die Gefahr der Entstehung eines Leberzellkarzinoms (30% der Fälle). Auf Grund des in späteren Stadien auftretenden Diabetes mellitus und der Melanodermie wurde die Erkrankung früher auch Bronzediabetes genannt.

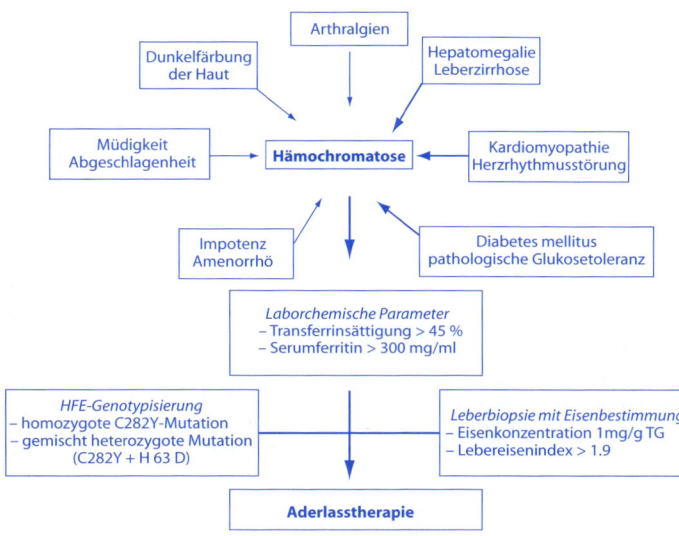

Abb. 10.1-1. Klinische Symptome und Diagnostik bei Hämochromatose

Die Impotenz oder Amenorrhoe auf dem Boden eines primären Hypogonadismus ist eine Komplikation, die sich häufig bei der juvenilen Verlaufsform findet. Dies gilt auch für die Kardiomyopathie mit begleitender Ventrikelfunktionsstörung. Bei der Typ 1 Hämochromatose sind beide klinischen Symptome erst später im Verlauf festzustellen und eher geringgradig ausgeprägt.

Die Arthropathie kann zu jedem Stadium der Erkrankung auftreten, auch während der Therapie. Obwohl prinzipiell alle Gelenke betroffen sein können, ist die Hauptmanifestation an den Metacarpophalangealgelenken 2 und 3.

Diagnostiziert wird die Hämochromatose auf Grund der typischen klinischen Symptomatik der erhöhten Transferrinsättigung mit Eisen (>45%) und des Serumferritins (>300 ng/ml). Siehe Abb. 10.1-1.

Wenn durch den Gentest eine homozygote (C282Y) oder gemischt-heterozygote (C282Y und H63D) Mutation nachgewiesen werden kann, ist die Diagnose gesichert. Ansonsten ist der Goldstandard die Leberbiopsie mit zusätzlicher quantitativer Eisenbestimmung (>1 mg/g Trockengewicht). Hoch sensitiv ist die Bestimmung des Lebereisenindexes (Eisenkonzentration in μmol/g Trockengewicht/Lebensalter in Jahren), der bei Hämochromatose über 1,9 liegt. Die Leberbiopsie ist auch zu empfehlen, wenn eine andere begleitende Lebererkrankung ausgeschlossen werden soll.

Therapie

Ziel der Therapie ist die Entspeicherung der überschüssigen Eisenspeicher. Parameter sind die Absenkung des Serumferritinwertes unter 50 ng/ml und der Transferrinsättigung mit Eisen unter 45%. Bei einem Hb-Wert über 10 g/dl ist die Aderlasstherapie die effektivste und nebenwirkungsärmste Behandlung (höchster international anerkannter Evidenzgrad). Pro Woche werden 500 ml Blut (entsprechend 250 mg Eisen) entzogen, bis der Ferritinwert unter 50 ng/ml liegt.

Dies dauert im Mittel 18 Monate. Danach genügt ein Aderlass im Abstand von 1–3 Monaten. Die Therapie darf niemals abgebrochen werden, da sonst eine erneute Eisenüberladung und deutliche Verschlechterung der Leberfunktion drohen. Die Aderlasstherapie wird gut vertragen, Hb und Serumeiweiß sinken in der Regel nicht signifikant ab. Durch die Aderlasstherapie bessern sich die Leberwerte, die diabetische Stoffwechsellage und die abdominellen Beschwerden (Abb. 10.1-2).

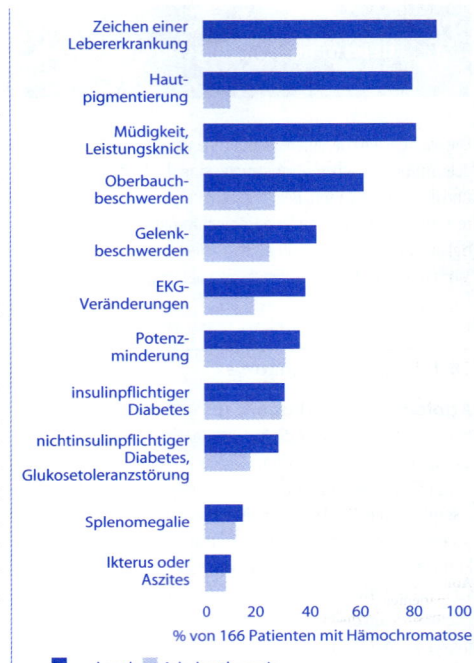

Abb. 10.1-2. Besserung der klinischen Symptomatik nach Aderlasstherapie bei 166 Hämochromatosepatienten (nach Niederau et al.)

Arthropathie und fortgeschrittene Leberzirrhose sind nur wenig beeinflussbar. Dies gilt auch für den hypogonadotropen Hypogonadismus. Niedrige Testosteronspiegel können jedoch durch Substitution mit z. B. 250 mg Testosteronenantat i.m. in 3- bis 4-wöchigem Abstand gut kompensiert werden. Durch die Mitte der 50er Jahre erstmals eingeführte Aderlasstherapie ist die Prognose der Hämochromatosepatienten deutlich verbessert worden. Während die Erkrankung früher eine infauste Prognose hatte, lag in den 70er Jahren die Fünfjahresüberlebensrate bei 70–80%, während sie heute bereits 93% beträgt (Zehnjahresüberlebensrate 77%).

Besonders hervorzuheben ist jedoch, dass die Lebenserwartung der Hämochromatosepatienten ohne Leberzirrhose oder Diabetes mellitus identisch ist wie die der Normalbevölkerung (Abb. 10.1-3). Ausmaß der Eisenüberladung und Zeitpunkt des Beginns einer Aderlasstherapie zeigen einen deutlichen Einfluss auf das Auftreten von Komplikationen und damit auf die Prognose. Dies unterstreicht die Bedeutung der Frühdiagnose und einer sofort einsetzenden und konsequent durchzuführenden Therapie bei dieser Erkrankung.

Wenn eine Anämie mit einem Hb-Wert unter 10 g/dl vorliegt, v. a. eine sideroachrestische Anämie mit sekundärer Eisenüberladung, z. B. sideroblastische Anämie oder Thalassämie, sollte die Therapie mit dem Eisenchelator Deferoxamin erfolgen (höchster

---

Aderlasstherapie

- Mit 500 ml Blut werden etwa 250 mg Eisen entzogen
- Indikation: Eisenüberladung ohne gleichzeitige Anämie (Hämoglobin >10 g/dl)
- Ziel: Entspeicherung der Körpereisendepots innerhalb von 18 Monaten; Stabilisierung eines Körpereisengehaltes von 3–5 g
- Durchführung:
  – Ein Aderlass (500 ml) pro Woche bis zur Normalisierung des Serumferritins
  – Erhaltungstherapie mit 4–12 Aderlässen/Jahr
  – Aderlasstherapie nie vollständig abbrechen

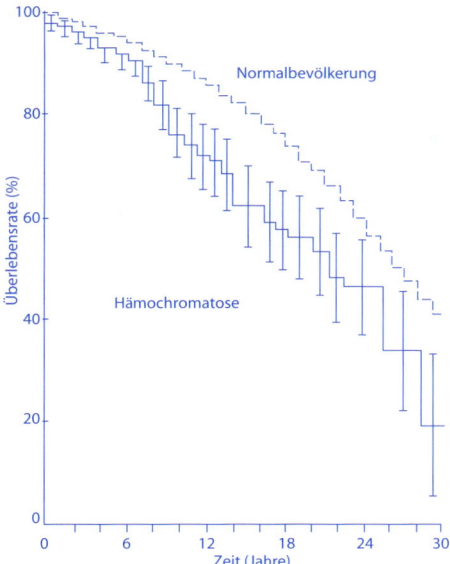

Abb. 10.1-3. Kumulative Überlebensrate von 251 Hämochromatosepatienten im Vergleich zu einer nach Alter und Geschlecht angepassten Normalbevölkerung (nach Niederau et al.)

international anerkannter Evidenzgrad). Dies gilt auch für schwere Formen der Kardiomyopathie mit kardialer Dekompensation, bei denen eine Aderlasstherapie nicht durchgeführt werden kann. Der Chelatbildner bindet Eisen im Serum und Gewebe und wird sowohl hepatisch als auch renal eliminiert. Auf Grund fehlender Wirksamkeit bei oraler Gabe und der kurzen biologischen Halbwertszeit von nur 5–10 min nach intravenöser Applikation bzw. unzureichender Dosierung nach intramuskulärer Injektion sollte Deferoxamin mit Hilfe eines tragbaren Infusionssystems als subkutane Dauerinfusion über 12–24 h pro Tag an 5–7 Tagen pro Woche gegeben werden.

Deferoxaminbehandlung (induziert die Eisenausscheidung in Urin und Stuhl)

- Indikation: Eisenüberladung bei gleichzeitiger Anämie (Hämoglobin <10 g/dl)
- Ziel: Stabilisierung eines Körpereisengehaltes von 3–5 g (Serumferritin <50 ng/ml)
- Dosierung:
  – 25–50 mg Deferoxamin pro kg Körpergewicht als subkutane Dauerinfusion über 12–24 h täglich (5–7 Tage/Woche)
  – Bei Überdosierung (>90 mg/kg) Gefahr von neurotoxischen Nebenwirkungen (Hörschäden, Augenschäden)

Die Tagesdosis liegt zwischen 25 und 50 mg Deferoxamin pro kg Körpergewicht. Durch Gabe von 100 mg Ascorbinsäure zweimal täglich kann die Mobilisierung des Gewebeeisens gesteigert werden. Bei eingeschränkter Nierenfunktion muss die Deferoxamindosis entsprechend der Reduktion der Kreatinin-Clearance

herabgesetzt werden. Besonders hervorzuheben sind neurotoxische Nebenwirkungen, die nach dem Absetzen von Deferoxamin nur zum Teil reversibel sind. Bei sehr hohen Dosierungen können gelegentlich Hörschwäche, Verlust des Farbensehens und Visusverschlechterungen auftreten. Deshalb sind während der Therapie halbjährliche ophthalmologische, audiometrische und neurologische Kontrolluntersuchungen erforderlich. Im Gegensatz zur Aderlassbehandlung ist bei der Therapie mit Deferoxamin eine Entspeicherung der Körpereisendepots erst nach mehreren Jahren zu erwarten.

Abhängig von der Ursache der Eisenüberladung muss danach eine Erhaltungstherapie in niedriger Dosierung fortgeführt werden, um eine ausgeglichene Körpereisenbilanz zu gewährleisten. Insgesamt ist die Behandlung mit Deferoxamin weniger wirksam, nebenwirkungsreicher, aufwendiger und teurer als die Aderlasstherapie.

Die Diät hat bei Eisenüberladung nur einen ergänzenden Effekt und beschränkt sich auf den Verzicht von besonders eisenreichen Nahrungsmitteln, z. B. übermäßiger Verzehr von rotem Fleisch, Innereien und entsprechenden Wurstsorten (allgemeine Praxis ohne entsprechende Evidenz).

10.1.2 Morbus Wilson

Ätiologie und Pathogenese

Es handelt sich um eine autosomal-rezessiv vererbte Kupferspeichererkrankung, die durch eine verminderte hepatische Ausscheidung von Kupfer in die Galle bedingt ist. Das Hauptmanifestationsalter liegt zwischen dem 10. und 25. Lebensjahr mit einer Spannbreite vom 5. bis 40. Lebensjahr. Nur in Ausnahmefällen tritt die Erkrankung jenseits des 40. Lebensjahres auf. Frauen sind ebenso häufig betroffen wie Männer. Ursächlich liegen dem Morbus Wilson Mutationen des ATP7B- Gens zugrunde, das für eine intrazelluläre Kupferpumpe kodiert. Es sind mehr als 100 Mutationen dieses Gens beschrieben mit z. T. unterschiedlichen Mutationen auf beiden Allelen des Chromosoms 13. Bis heute ist unklar, ob die verschiedenen Mutationen mit einem unterschiedlichen klinischen Phänotyp einhergehen. Die in Europa besonders häufige Mutation H1069Q scheint mehr mit einem neurologisch dominierten Verlauf assoziiert zu sein. Der molekulare Pathomechanismus, der zur gestörten Kupferausscheidung in die Galle führt, ist noch unbekannt. Mit dem genetischen Defekt ist auch eine verminderte Sekretion von Coeruloplasmin ins Blut verbunden, was einen niedrigen Serumkupferspiegel bewirkt. Das nicht Coeruloplasmin-gebundene Kupfer im Blut („freies Kupfer") ist dagegen erhöht und bedingt eine vermehrte Kupferausscheidung im Urin.

Überschüssiges Kupfer lagert sich vornehmlich in der Leber ab. Über eine Leberzellschädigung entwickelt sich im Verlauf der Jahre eine Leberzirrhose.

Neben der Leber finden sich Kupferablagerungen in bestimmten anderen Organen, z. B. der Kornea (Kayser-Fleischer-Kornealring) und den Basalganglien des Gehirns.

Klinik und Diagnostik

Der klinische Verlauf wird geprägt von der Manifestation der Erkrankung in Leber und Gehirn. Die Leberzirrhose manifestiert sich oft schleichend und zeigt nur diskrete Leberfunktionsstörungen mit leichter Erhöhung der Transaminasen. Nur bei 5–10% der Erkrankten findet sich als Erstmanifestation eine akute Lebererkrankung, die in eine fulminante Verlaufsform mit rasch progredientem Leberversagen einmünden kann. Diese meist sehr jungen Patienten zeigen oft eine begleitende Coombs-negative, hämolytische Anämie. Eine rasch auftretende Hyperbilirubinämie (ca. 2/3 konjugiert, 1/3 unkonjugiert), abfallende plasmatische Gerinnungsaktivität, nur leichte Transaminasenerhöhung, oft niedrige Aktivität der alkalischen Phosphatase sind andere typische Merkmale des akut verlaufenden Morbus Wilson.

Während bei den meist jungen Patienten mit Leberzirrhose auf dem Boden eines Morbus Wilson nur selten Karzinome in der Leber gefunden werden, findet sich fast regelmäßig eine Splenomegalie, auch ohne sonstige Zeichen einer portalen Hypertension. Eine Thrombozytopenie ist dabei häufig zu beobachten, seltener eine Anämie oder Leukozytopenie. Wenn im weiteren Verlauf der Erkrankung überschüssiges Kupfer von der Leber ausgehend im Organismus verteilt wird, ist regelmäßig das Gehirn betroffen. Kupferablagerungen in den Basalganglien führen zu Störungen der Feinmotorik. Kennzeichen sind Tremor, Dysarthrie, Dysphagie, Hypersalivation, Hypomimie, Schreibstörungen und ein Parkinsonähnlicher Gang. Spätsymptome sind Dystonie, Spastik und Rigidität der Muskulatur. Psychische Veränderungen, Lern- und Konzentrationsstörungen werden ebenfalls beobachtet.

Pathognomonisch ist der Kayser-Fleischer-Kornealring, der aus Kupferablagerungen in der Descemet-Membran im limbischen Bereich der Kornea besteht. Durch die Spaltlampenuntersuchung kann er gut dokumentiert werden. Andere Manifestationen sind die proximal tubuläre Dysfunktion, Störungen des Knochenstoffwechsels, selten eine Kardiomyopathie und endokrinologische Ausfälle.

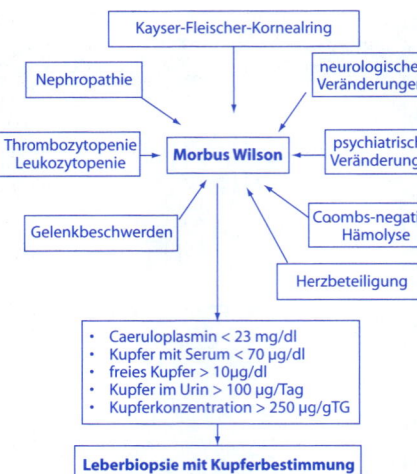

Abb. 10.1-4. Klinische Symptome und Diagnostik bei Morbus Wilson

Wenn auf Grund der klinischen Symptomatik der Verdacht auf einen Morbus Wilson besteht, werden zunächst die Parameter des Kupferstoffwechsels analysiert (Abb. 10.1-4).

Die Erniedrigung des Coeruloplasmins <23 mg/dl, der Serumkupferkonzentration <70 µg/dl und die Erhöhung der Kupferausscheidung im 24-h-Sammelurin (>100 µg/Tag) sind Eckpunkte der Diagnostik. Eine weitere Hilfestellung ist die rechnerische Ermittlung der „freien", nicht Coeruloplasmin-gebundenen Kupferkonzentration im Serum, die bei Morbus Wilson über 10 µg/dl liegt. Unter der Voraussetzung, dass Coeruloplasmin deutlich unterhalb des Normbereiches (!) liegt, gilt: Serumkupfer (µg/dl) − 3-mal Coeruloplasmin (mg/dl) = freies Kupfer (µg/dl).

Gesichert wird die Diagnose durch die Leberbiopsie mit quantitativer Bestimmung der Kupferkonzentration im Trockengewicht. Werte über 250 µg/g Trockengewicht sprechen für eine

Tabelle 10.1-1. Medikamentöse Therapie des M.Wilson

Präparat	Empfohlener Einsatz in der Initialtherapie	Erhaltungstherapie	Dosierung [mg/Tag]	Nebenwirkungen	Therapiekontrolle
D-Penicillamin	Ja	Ja	900–2400	Hypersensitivitätsreaktionen, Autoimmunphänomene	NCP-Kupfer[a], Kupfer im Urin
Trientine	Ja	Ja	1.200–2700	Eisenmangelanämie	NCP-Kupfer[a], Kupfer im Urin
Zinksulfat	Nein[b]	Ja	150 (elementares Zink)	Dyspepsie, Erhöhung der alkalischen Phosphatase, Amylase, Lipase	NCP-Kupfer[a], Kupfer im Urin
Zinkacetat	Nein[b]	Ja	150 (elementares Zink)	Dyspepsie, Erhöhung der alkalischen Phosphatase, Amylase, Lipase	NCP-Kupfer[a], Kupfer im Urin

[a] Nicht-Coeruloplasmin-gebundenes Kupfer.
[b] Bei präsymptomatischen Patienten auch im Rahmen der Initialtherapie anwendbar.

Kupferüberladung der Leber. Die genetische Testung ist auf Grund der Vielzahl der Mutationen noch nicht allgemein einsetzbar. Dennoch gewinnt die genetische Analyse bei Familienuntersuchungen zunehmend an Bedeutung.

Therapie

Ziel der lebenslang durchzuführenden medikamentösen Therapie (Tabelle 10.1-1) ist die Entspeicherung überschüssiger Körperkupferdepots und die Ablagerung von Kupfer in möglichst unschädlicher Form zur Vermeidung weiterer Gewebeschädigung. Hierzu stehen die Kupferchelatbildner D-Penicillamin, Trientine und orale Zinkpräparate zur Verfügung.

Das wirksamste Präparat ist D-Penicillamin (Abb. 10.1-5), das eine vermehrte Kupferausscheidung im Urin bewirkt (höchster international anerkannter Evidenzgrad). Gleichzeitig wird die Synthese von Metallothionein induziert, sodass zelluläres Kupfer in unschädlicher Form gebunden werden kann. D-Penicillamin sollte nach initial einschleichender Dosissteigerung 3-mal täglich jeweils 1 h vor den Mahlzeiten eingenommen werden. Die therapeutische Dosis liegt zwischen 900 und 2400 mg/Tag und wird individuell festgelegt. Bei einem Teil der Patienten kommt es initial zu einer Verschlechterung oder zum Neuauftreten einer neurologischen Symptomatik. Diese paradoxe Reaktion wird durch die hohe Kupfermobilisation zu Therapiebeginn erklärt. Im Regelfall sind diese Symptome innerhalb weniger Monate reversibel. Auch werden initial gelegentlich Hypersensitivitätsreaktionen mit Entwicklung eines Exanthems und Fieber beobachtet. Kurzfristiges Aussetzen der Behandlung und erneutes Wiedereinschleichen behebt die Symptomatik in den meisten Fällen. Nur gelegentlich benötigt man kurzfristig lokal oder systemisch Kortikosteroide vor erneuter Aufnahme der D-Penicillamintherapie.

Während der Therapie kommt es zur Besserung der klinischen Symptomatik. Zunächst gehen die Bauchschmerzen zurück, der Kayser-Fleischer-Kornealring blasst ab und verschwindet bei ca. 60% der Patienten. Ein Rückgang der Hepato- und Splenomegalie ist nur bei 20% zu erwarten. Die Leberzirrhose und ihre Komplikationen bleiben meist bestehen. Die neurologischen Störungen bessern sich, Restveränderungen bleiben aber bei 30–50% der Patienten. Schwere neurologische Ausfälle sind auf Grund von Nervenzelluntergängen irreversibel.

Auch zur Therapiekontrolle werden die Parameter des Kupferstoffwechsels herangezogen. Am aussagekräftigsten ist die Bestimmung der Kupferausscheidung im 24-h-Urin nach einer 2-tägigen Medikamentenpause bei Therapie mit Kupferchelatbildnern. Gewünscht ist ein Wert von unter 100 µg/Tag. Die berechnete freie Kupferkonzentration im Blut soll unter 10 µg/dl betragen.

Unter langdauernder D-Penicillaminbehandlung kommt es bei ca. 20% der Patienten zu Nebenwirkungen. Dazu gehört das Auftreten von Autoimmunphänomenen. Häufig findet sich eine tubuläre Nephropathie mit Proteinurie und Nachweis von antinukleären Antikörpern (ANA). Selten beobachtet man ein nephrotisches Syndrom, einen Lupus erythematodes oder eine Knochenmarkdepression. Erkrankungen des Bindegewebes wie Elastosis perforans oder Pemphigus können ebenfalls auftreten. Diese Nebenwirkungen zwingen zum Umstellen der Therapie.

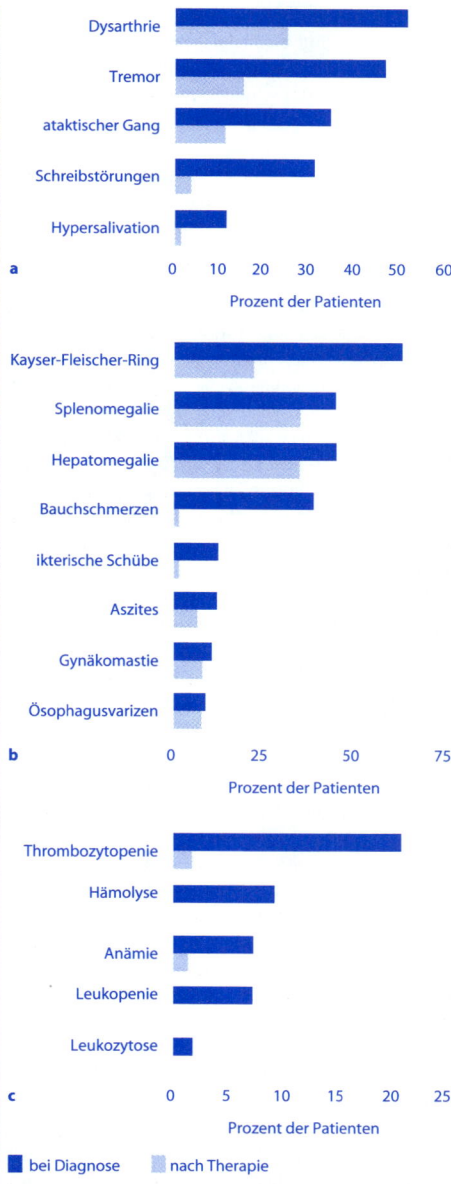

Abb. 10.1-5. Besserung der klinischen Symptomatik nach Behandlung mit D-Penicillamin. **a** Neurologische Symptomatik, **b** abdominelle und sonstige Befunde, **c** hämatologische Veränderungen

Trientine ist ebenfalls ein Kupferchelatbildner, dessen Wirkungsmechanismus dem des D-Penicillamin entspricht (höchster international anerkannter Evidenzgrad). Allerdings ist die Wirkung etwas schwächer, sodass die individuell angepasste Tagesdosis etwas höher liegt (1200–2700 mg; s. Tabelle 10.1-1).

Das Medikament wird 3-mal pro Tag, jeweils 1 h vor den Mahlzeiten gegeben. Als Nebenwirkungen sind bisher Eisenmangelanämien und selten eine initiale Verschlechterung neurologischer Symptome sowie allergische Reaktionen beschrieben.

Als weitere Möglichkeit können orale Zinkpräparate therapeutisch eingesetzt werden (höchster international anerkannter Evidenzgrad). Bevorzugt sollten Zinksalze wie Zinksulfat oder Zinkacetatpräparate zur Anwendung gelangen. Zink-Aminosäure-Verbindungen sind weniger wirksam.

Die Tagesdosis sollte auf 3 Einzelgaben mit je 45–50 mg elementarem Zink verteilt werden. Die Einnahme ist etwa 1 h vor den Mahlzeiten einzuplanen. Eine gleichzeitige Gabe mit Kupferchelatoren ist umstritten, da eine Wirkungsneutralisation befürchtet wird. Zink induziert die Metallothioneinsynthese, vornehmlich im Dünndarm. Dadurch wird Kupfer in der Mukosazelle zurückgehalten und eine negative Kupferbilanz induziert. Zudem wird in den Organen gespeichertes Kupfer in einer unschädlichen Form komplexiert. Zur Therapiekontrolle dient die zurückgehende Kupferausscheidung im Urin (auf <100 µg pro Tag) bei gleichzeitig erhöhter Zinkausscheidung. Die volle Wirksamkeit ist erst nach 3 Monaten erreicht. Da sich die klinische Symptomatik ähnlich bessert wie während der Therapie mit D-Penicillamin und bis auf dyspeptische Beschwerden keine schwerwiegenden Nebenwirkungen auftreten, ist Zink besonders für die Erhaltungstherapie einzusetzen. Die Wirkung ist allerdings schwächer als bei Kupferchelatbildnern und setzt erst später ein, sodass Zink zur raschen Entkupferung weniger geeignet ist. Bei asymptomatischen Patienten ist Zink auch als Initialtherapie zu empfehlen. Wenn geplant ist, einen Patienten von einem Kupferchelatbildner auf Zink umzusetzen, sollten beide Präparate über einen Zeitraum von 3 Monaten getrennt von-einander gegeben werden, z. B. Zink jeweils 1 h vor und D-Penicillamin/Trientine jeweils 1 h nach den Mahlzeiten.

Bei akut/fulminant verlaufendem Morbus Wilson oder bei fortgeschrittener Leberzirrhose mit zunehmender Leberfunk-tionsstörung besteht heute die Möglichkeit der Lebertransplantation (höchster international anerkannter Evidenzgrad). Nach orthotoper Lebertransplantation ist der metabolische Defekt behoben und die Krankheit phänotypisch geheilt. Eine kupferentspeichernde Therapie ist nicht mehr erforderlich. In Einzelfällen wurde auch eine deutliche Besserung der neurologischen Störungen beobachtet. In der Situation des drohenden Leberversagens ist dieser Eingriff lebensrettend und mit kurativem Ansatz.

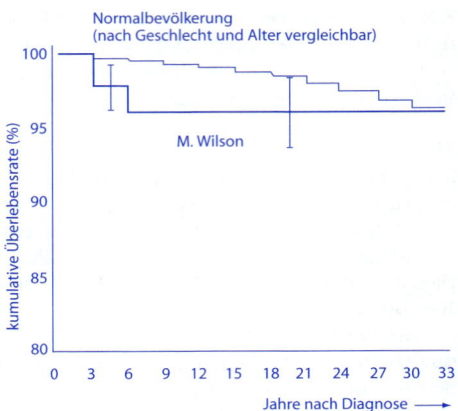

Abb. 10.1-6. Überlebensrate von 51 behandelten M.-Wilson-Patienten im Vergleich zu einer nach Alter und Geschlecht angepassten Normalbevölkerungsgruppe

Wenn die zur Verfügung stehenden therapeutischen Möglichkeiten bei M. Wilson von den Kupferchelatbildnern über Zink bis hin zur Lebertransplantation ausgeschöpft werden, kann den Patienten heute eine normale Lebenserwartung ermöglicht werden (Abb. 10.1-6).

Die Diät hat bei M. Wilson nur einen ergänzenden Effekt und kann die medikamentöse Therapie keinesfalls ersetzen. Die Empfehlungen beschränken sich auf die Vermeidung von besonders kupferreichen Nahrungsmitteln. Dazu gehören Innereien, Schalentiere, Kakao, Schokolade, Nüsse, Rosinen sowie Pilze (allgemeine Praxis ohne entsprechende Evidenz).

Entscheidend in der Therapie des M. Wilson ist die konsequente und lebenslange Einnahme der Medikamente. Wird die Behandlung unterbrochen, muss mit dem Auftreten eines akuten Leberversagens innerhalb von Wochen bis zu zwei Jahren gerechnet werden. Auch sollten zusätzliche Schädigungen der Leber vermieden werden, beispielsweise übermäßiger Alkoholkonsum. Zu empfehlen sind Impfungen gegen Hepatitis A und B, da mit einer zusätzlichen Einschränkung der Leberfunktion gerechnet werden muss (allgemeine Praxis ohne entsprechende Evidenz).

Evidenz der Therapieempfehlungen		
	Evidenzgrad	Empfehlungsstärke
Hämochromatose		
Aderlasstherapie	III, IV	A
Deferoxamintherapie	IV	A
Eisenarme Diät	IV	C
Morbus Wilson		
D-Penicillamin	IV	A
Trientine	IV	A
Zink	IV	A
Kupferarme Diät	IV	C

Literatur

Brewer GJ, Yuzbasiyan-Gurkan V (1992) Wilson disease. Medicine 71: 139–164

Feder JN, Gnirke A, Thomas W et al. (1996) A novel MHC class I-like gene is mutated in patients with hereditary haemochromatosis. Nat Genet 13: 399–408

Gehrke S, Stremmel W (1999) Molekulargenetische Diagnostik bei Hämochromatose. Dtsch Med Wochenschr 124: 431–432

Niederau C, Fischer R, Pürschel A, Stremmel W, Häussinger D, Strohmeyer G (1996) Long-term survival in patients with hereditary hemochromatosis. Gastroenterology 110: 1107–1119

Niederau C, Fischer R, Sonnenberg A, Stremmel W, Trampisch HJ, Strohmeyer G (1985) Survival and causes of death in cirrhotic and noncirrhotic patients with primary hemochromatosis. N Engl J Med 313: 1256–1262

Papanikolaou G, Samuels ME, Ludwig EH et al. (2004) Mutations in HFE2 cause iron overload in chromosome 1q-linked juvenile hemachromatosis. Nat Genet 36: 77–82

Schilsky ML, Scheinberg IH, Sternlieb I (1994) Liver transplantation for Wilson's disease: indications and outcome. Hepatology 19: 583–587

Smolarek C, Stremmel W (1999) Therapie des Morbus Wilson. Z Gastroenterol 4: 293–300

Stremmel W, Kley HK, Krüskemper HL, Strohmeyer G (1985) Differing abnormalities in estrogen/androgen and insulin metabolism in idiopathic hemochromatosis versus alcoholic liver disease. Sem Liver Dis 5: 84–92

Stremmel W, Niederau C, Strohmeyer G (1993) Therapie der Hämochro-matose. Dtsch Med Wochenschr 118: 267–269

Stremmel W, Meyerrose W, Niederau C, Hefter H, Kreuzpaintner G, Strohmeyer G (1991) Wilson disease: clinical presentation, treatment, and survival. Ann Intern Med 115: 720–726

10.2 Akute und chronische infektiöse Hepatitiden
Guido Gerken und Christoph Jochum

Die infektiöse Hepatitis ist eine systemische, hepatotrope Infektion durch Viren, Bakterien oder Protozoen. Gelingt die Überwindung der akuten Infektion nicht vollständig, geht die Hepatitis in eine chronische Erkrankung über, an deren Ende die Leberzirrhose mit ihren Komplikationen oder ein Leberzellkarzinom stehen kann.

10.2.1 Akute Hepatitis

Bei der akuten Hepatitis handelt es sich um eine zeitlich begrenzte systemische Infektion, die überwiegend die Leber betrifft. Sie ist charakterisiert durch einen Untergang von Leberzellen, der an einer Erhöhung der Transaminasen sichtbar wird. Histologisch sieht man neben der Leberzellnekrose und/oder Apoptose ein mehr oder weniger ausgeprägtes Infiltrat mit Entzündungszellen.

Die häufigste Ursache einer akuten Hepatitis ist eine virale Infektion. Dabei kommen Hepatitis A und B am häufigsten vor; Hepatitis C und E sind seltener. Weitere Erreger können Herpesviren, das Epstein-Barr-Virus und Coxsackie-Viren sein. Neben Viren können auch Bakterien eine akute Hepatitis auslösen. Die folgende Übersicht zeigt die möglichen Erreger einer akuten Hepatitis.

Ursachen einer akuten, infektiösen Hepatitis

- Viren:
  - Hepatitisviren (A, B, C, D, E) und TTV
  - Herpes simplex (HSV I und III)
  - Epstein-Barr-Virus (EBV)
  - Zytomegalievirus (CMV)
  - Gelbfieber
  - Varizellavirus
  - Masernvirus
  - Rubellaviren
  - Paramyxoviren
  - Lassa-, Marburg- und Ebola-Virus
  - Rift-Valley-Fieber, Denguevirus
- Bakterien:
  - Listeria monocytogenes
  - Leptospirose
  - Brucella species
  - Treponema pallidum
  - Salmonellen und Campylobacter
  - Coxiella burnetii
- Parasiten:
  - Leishmania donovani (Kala-Azar)
  - Trypanosoma cruzi (Chagas-Krankheit)
  - Malaria
  - Ascaris lumbricoides

Hepatitis A

Epidemiologie und Pathogenese Das Hepatitis-A-Virus (HAV) ist ein weltweit vorkommendes Virus. Es gehört zur Gruppe der Picornaviren und wird auch als Endovirus 72 bezeichnet. Das Virion besitzt eine 8 kb lange Plusstrang-RNA mit einem kovalent gebundenen Protein am 5'-Ende. Es existiert nur ein einziger Serotyp.

Die Infektion erfolgt meist fäkal-oral durch kontaminiertes Wasser oder Nahrungsmittel wie Muscheln oder roher Fisch. In seltenen Fällen ist auch eine parenterale Übertragung möglich. Dementsprechend häufig ist die Infektion in Gegenden mit niedrigen sanitären und hygienischen Standards. In Deutschland haben etwa 50% der Erwachsenen eine Hepatitis-A-Infektion durchgemacht. In der Kriegs- und Nachkriegszeit war die Hepatitis A sehr häufig. In den Entwicklungsländern ist die Durchseuchung hoch. Hier wird die Infektion meist schon in der Kindheit erworben und verläuft in der Mehrheit der Fälle asymptomatisch. In den Vereinigten Staaten erkranken jährlich etwa 32.000 Menschen neu an einer Hepatitis A. Niedriger sozialer Status und Unterbringung in Gemeinschaftsunterkünften sind Risikofaktoren für eine Infektion mit Hepatitis A. Sexuelle Übertragung ist selten und an gewisse Sexualpraktiken (Anal-Oral-Sex) gebunden.

Nach Aufnahme gelangt das Virus nach kurzer Virämie in die Leber. Die Virusvermehrung in den Leberzellen bewirkt keine Zellschädigung, diese wird vor allem durch zytotoxische T-Zellen ausgelöst. Die Virusausscheidung erfolgt via Gallenwege und über den Stuhl.

Klinischer Verlauf Die Hepatitis A ist eine Erkrankung variabler Symptomatik. Der Erkrankung kann völlig symptomlos, anikterisch mit nur leichten Allgemeinsymptomen oder ikterisch, in seltenen Fällen sogar fulminant bis zum Leberversagen verlaufen. Dabei verläuft die Infektion meist schwerer, wenn sie in höherem Lebensalter erworben wird. Nach einer Inkubationszeit von 3–6 Wochen (im Mittel 32 Tage) kommt es üblicherweise zu einer wenige Tage andauernden Prodromalperiode. Diese ist durch allgemeines Krankheitsgefühl (Schwäche, leichte Ermüdbarkeit und Fieber) und Appetitlosigkeit gekennzeichnet. Die Appetitlosigkeit kann von Geschmacks- oder seltener Geruchsstörungen begleitet sein. Eine Aversion gegen gebratene und fette Speisen und gegen Zigaretten ist häufig. Übelkeit und Erbrechen können auftreten. Epigastrische Beschwerden oder Schmerzen im rechten Oberbauch sind häufig. Durchfall oder Verstopfung können auftreten. Kopfschmerzen treten in 20–60%, Gelenkbeschwerden in 10–30% auf. Vorübergehend kann ein makulopapulöses „masernähnliches" Exanthem auftreten. Hepatosplenomegalie tritt in etwa 10% der Fälle auf.

Während der Prodromalphase kommt es zu einem raschen Anstieg der Transaminasen, deren Maximum beim Beginn des Ikterus erreicht wird. Die Werte sind dabei charakteristischerweise sehr hoch, oft >1000 U/l. Nach der Prodromalphase kommt es zur ikterischen Phase. Der Urin färbt sich dunkel, der Stuhl wird hell, „lehmfarben". Nach Auftreten des Ikterus bessern sich die Prodromalsymptome rasch. Wiederkehrender Appetit und Verschwinden der Übelkeit zeigen die Heilung der Erkrankung an. Der Ikterus hält etwa zwei bis drei Wochen an. In den meisten Fällen kommt es nach etwa 4 Wochen zu einer kompletten klinischen und biochemischen Ausheilung.

Bei einigen Patienten können Müdigkeit und Schwäche für Wochen und Monate bestehen bleiben und von einer Depression begleitet sein (sog. Posthepatitissyndrom).

In etwa 5% der Fälle kann es zu einer cholestatischen Hepatitis kommen. Der Ikterus ist hier stärker und länger andauernd, oft verbunden mit einem deutlichen Juckreiz. Die alkalische Phosphatase ist stärker erhöht und die Prothrombinzeit kann verlängert sein.

Selten nimmt eine Hepatitis A einen fulminanten Verlauf mit akutem Leberversagen. Dies ist vor allem dann der Fall, wenn vorher bereits eine chronische Hepatitis oder eine Leberzirrhose bestanden. In einigen Fällen wurde als Komplikation einer akuten Hepatitis A die Induktion einer autoimmunen Hepatitis oder einer autoimmunen hämolytischen Anämie beobachtet.

Diagnostik Die Diagnose ergibt sich aus dem klinischen Verlauf und dem Nachweis von Antikörpern gegen das HAV vom IgM Typ. Abb. 10.2-1 zeigt den Verlauf einer akuten Hepatitis A und ihre Marker.

Therapie und Prophylaxe Eine spezifische Therapie der Hepatitis A existiert nicht und ist meist auch nicht erforderlich. Symptomatische Maßnahmen wie Flüssigkeitszufuhr und fettarme

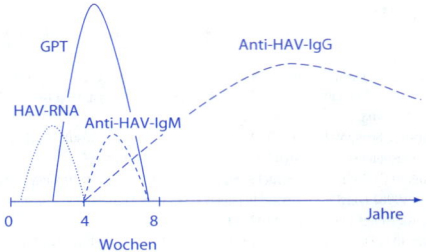

Abb. 10.2-1. Verlauf einer akuten Hepatitis A und ihre Marker

Diät sind ausreichend. Bei cholestatischen Verlauf kann der oft quälende Juckreiz mit Cholestyramin und einem nicht sedierenden H_1-Rezeptorenblocker wie Terfenadin behandelt werden. Lokale Maßnahmen, Bäder und Lotionen können ebenfalls hilfreich sein (Evidenzgrad III–IV).

Seit einigen Jahren steht eine wirksame Impfung gegen Hepatitis A aus inaktivierten Viruspartikeln zur Verfügung. Nach einem Monat entwickeln 95% der Erwachsenen HAV-Antikörper. Eine Booster-Impfung nach 6 Monaten ist erforderlich, der Impfschutz dauert wahrscheinlich mindestens 10 Jahre an. Die Impfung sollte bei Risikopersonen wie Heim- und Gefängnisinsassen, Personen, die häufig in die Tropen reisen (Entwicklungshelfer) und Menschen mit einer chronischen Lebererkrankung durchgeführt werden. Die Erkrankung ist meldepflichtig.

Hepatitis B

Virologie und Pathogenese Das Hepatitis-B-Virus (HBV) ist ein DNA-Virus aus der Gruppe der Hepadnaviren. Es besteht aus einer Doppelstrang-DNA. Das Genom des Virus wird in vier Genomabschnitte unterschieden: S-Gen, Polymerasegen, Core- und X-Gen. In seiner infektiösen Form wird das HBV auch als Dane-Partikel bezeichnet. Es besteht aus einem Nukleokapsid aus Hepatitis-B-Core-Antigen (HbcAg), in dem sich die DNA und die Polymerase mit der Eigenschaft einer reversen Transskriptase befinden. Umhüllt wird das Kapsid von einer lipidhaltigen Hülle, die das Surface-Antigen (HbsAg) enthält. Abbildung 10.2-2 zeigt den schematischen Aufbau des HBV-Virus.

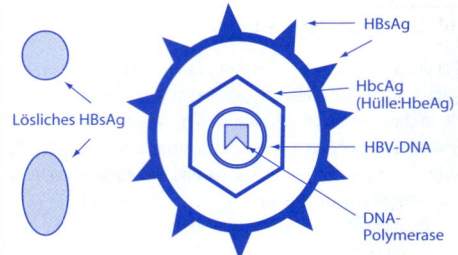

Abb. 10.2-2. Struktur des Hepatitis-B-Virus. Kugeln und Tubuli von HbsAg befinden sich frei im Serum

Das HBsAg ist das immunisierende Antigen. Es wird im Zytoplasma der Leberzellen im Überschuss gebildet, sodass es in freier Form im Plasma in großen Mengen vorkommt. Das HBeAg ist ein Bestandteil des Kernproteins und ein wichtiger Marker für die Replikation des Virus und die Infektiosität des Serums. Durch ein Stoppkodon in der Praecore-Region kann das HBeAg verloren gehen, sodass HBe-Minusmutanten entstehen können, die möglicherweise der Immunantwort des Körpers entgehen.

Das HBV ist wie das HAV nicht direkt zytopathogen. Die zelluläre Immunantwort gegen infizierte Zellen führt zum Untergang der Leberzellen. Die Virus-DNA wird nach Aufnahme über einen noch nicht endgültig geklärten Rezeptormechanismus in den Kern der infizierten Zelle aufgenommen. Dort erfolgt die Replikation des Virus über einen reversen Transkriptasemechanismus oder eine Integration in das Wirtsgenom. Dies ist im Gegensatz zu Retroviren nicht Voraussetzung für die Replikation des Virus.

Epidemiologie Weltweit gesehen ist die Hepatitis-B-Infektion eine häufige Erkrankung. Geschätzt sind weltweit 300.000.000 Menschen an einer akuten oder chronischen Hepatitis B erkrankt. Das Vorkommen ist regional unterschiedlich. Gebiete mit hoher Endemierate wie Südostasien, Teile Afrikas und Südamerikas weisen eine Trägerrate von 7–20% auf, mittlere Endemiegebiete wie Südosteuropa und Mittlerer Osten haben eine Trägerrate von 2–7%, Gebiete mit niedriger Endemierate wie Westeuropa und Nordamerika weniger als 2%.

Das Virus wird weit überwiegend parenteral durch Inokulation infektiösen Materials übertragen. Als infektiös sind alle Körperflüssigkeiten anzusehen. Je höher der Anteil chronischer Virusträger in der Bevölkerung ist, desto größer ist die Bedeutung der vertikalen Transmission von der Mutter auf das ungeborene Kind. Die Übertragungswahrscheinlichkeit beträgt im dritten Trimenon und unmittelbar vor der Geburt bis zu 80%. Besondere Bedeutung gewinnt dieses Problem durch die Tatsache, dass bis zu 90% der Neugeborenen eine chronische Hepatitis B entwickeln. In Gegenden mit niedriger Durchseuchung hat die vertikale Transmission nicht diese Bedeutung. In diesen Gegenden ist die Hepatitis B eine Infektion von bestimmten Risikogruppen.

Tabelle 10.2-1 gibt eine Übersicht über die Prävalenz in den verschiedenen Risikogruppen in der westlichen Hemisphäre.

Tabelle 10.2-1. Prävalenz der Hepatitis B bei Risikogruppen

Risikogruppe	Prävalenz [%]
Drogenabhängige	25–35
Bluttransfusion	> 2
Heterosexueller Kontakt	20–25
Homosexuelle Männer	10–15
Medizinisches Personal	2–3
Hämodialysepatienten	30
Häusliche Kontaktpersonen	5
Kein Risikofaktor bekannt	> 1

Klinischer Verlauf und Diagnostik Die Inkubationszeit nach der Infektion beträgt 6 Wochen bis 6 Monate, im Mittel etwa 10 Wochen. Wie bei der Hepatitis A verläuft die Hepatitis B mit einer Prodromalphase und einer ikterischen Phase. Dabei entwickelt nur etwa jeder vierte Patient einen Ikterus. Der Verlauf ist auch hier umso schwerer, je älter der Patient ist. Die Prodromalsymptome entsprechen denen der Hepatitis A, sind oft jedoch länger andauernd und stärker ausgeprägt. Bei 95% der Patienten wird die Infektion innerhalb eines halben Jahres überwunden, was an einem Nachweis von Anti-HBs-Antikörpern und dem Verschwinden des HBsAg im Blut nachgewiesen werden kann. Abbildung 10.2-3 zeigt den Verlauf der Virusparameter bei einer akuten Hepatitis B. In einigen Fällen können Patienten einen fulminanten Verlauf der Hepatitis B mit einem akuten Leberversagen mit Enzephalopathie, Hirnödem und Koagulopathie erleiden. Risiken hierfür sind eine vorbestehende chronische Lebererkrankung, ein höheres Lebensalter und/oder eine Mutation des Virus.

Therapie Da die akute Hepatitis B in der Regel einen selbstlimitierenden Verlauf nimmt, ist eine spezifische Behandlung gewöhnlich nicht erforderlich. Symptomatische Therapiemaßnahmen reichen im Normalfall aus. Bei einem drohenden akuten Leberversagen kann eine Therapie mit dem Virusstatikum Lamivudine in der Dosis von 100–300 mg täglich eingeleitet wer-

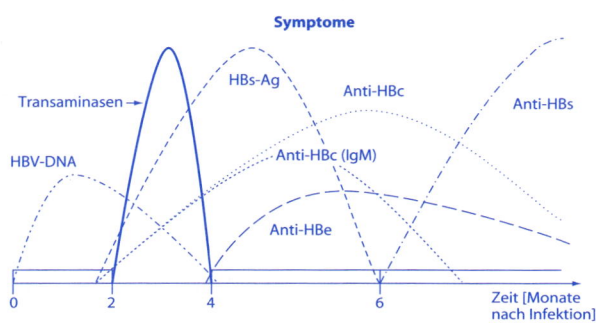

Abb. 10.2-3. Verlauf einer akuten Hepatitis B und ihre Marker

den (Evidenzgrad III). Diese Substanz interagiert mit der viralen DNA-Polymerase und hemmt dadurch die Replikation des Virus. Die Hepatitis B ist meldepflichtig.

Prophylaxe Mit dem gentechnisch hergestellten HBsAg liegt ein wirksamer Impfstoff gegen Hepatitis B vor. Die Impfung sollte nach 4–6 Wochen und 6 Monate nach der ersten Impfung wiederholt werden. Die Effektivität liegt bei 95–99%. Bei einen Anti-HBs-Titer von <10 U/l muss eine Auffrischungsimpfung erfolgen. Zur Postexpositionsprophylaxe nach Exposition mit Hepatitis-B-positivem Material beim Ungeimpften kann eine simultan aktive und passive Impfung eine Infektion verhindern. Von großer Bedeutung sind Impfprogramme von Neugeborenen in den Ländern mit hoher Prävalenz, wie erste Erfolge des nationalen Impfprogramms in Taiwan zeigen. Eine Impfung kann auch kombiniert zur Hepatitis-A- und -B-Prophylaxe erfolgen.

Hepatitis D

Das Hepatitis-Delta-Virus (HDV) ist ein defektes RNA-Virus und benötigt für seine Replikation Hüllproteine des Hepatitis-B-Virus. Somit kann eine Hepatitis D nur auftreten, wenn bereits eine Hepatitis B vorliegt oder beide Viren gleichzeitig übertragen werden. Das HDV wird wie das HBV parenteral übertragen. Die Hepatitis D ist besonders im Vorderen Orient, in Süditalien und in Zentralafrika verbreitet, in Mitteleuropa sind v. a. Drogenabhängige betroffen. Das HDV ist wahrscheinlich direkt zytopathogen. Eine Simultaninfektion führt in der Regel zur akuten Hepatitis mit Ikterus mit spontaner Ausheilung, gelegentlich auch zu schweren oder sogar fulminanten Verläufen mit akutem Leberversagen. Eine Superinfektion eines HBsAg-Trägers mit dem Deltavirus führt zu beschleunigter Zirrhoseentstehung. Die Therapie auch der Deltahepatitis ist symptomatisch, eine spezifische virusstatische Therapie existiert nicht. Bei fulminantem Verlauf kann nur eine Lebertransplantation den Patienten retten.

Hepatitis C

Virologie und Pathogenese Das erst 1989 entdeckte Hepatitis-C-Virus (HCV) ist ein einsträngiges RNA-Virus und gehört in die Gruppe der Flaviviridae. Das Virus besitzt eine hohe genetische Variabilität mit mehr als 10 mittlerweile identifizierten Genotypen, die teilweise noch in Subtypen unterteilt sind. Klinische Bedeutung haben jedoch nur die Genotypen I und III. Das HCV ist wahrscheinlich nicht direkt zytopathisch. In der Pathogenese spielt das Immunsystem eine entscheidende Rolle. Entscheidend ist die zytotoxische T-Zell-Antwort, die humorale Abwehr ist hier eher unbedeutend.

Epidemiologie Das HCV wird parenteral vor allem durch Blutkontakt übertragen. Zwar lässt sich das Virus auch in anderen Körperflüssigkeiten nachweisen, jedoch spielt dies für die Übertragung meist keine Rolle. Insbesondere scheinen große Mengen an Virusmaterial für eine Infektion erforderlich zu sein. So sind heutzutage eine Bluttransfusion in der Anamnese oder der i.v.-Drogenabusus Hauptursachen für die Übertragung. Dennoch sind zwischen 20 und 40% der Übertragungswege ungeklärt. Der sexuelle Kontakt insbesondere bei monogamen Partnerbeziehungen scheint nur ein geringes Übertragungsrisiko zu haben. Bei immunkompetenten Müttern scheint eine vertikale Transmission intrauterin nicht von Bedeutung zu sein. Wenn eine Übertragung erfolgt, dann vor allem perinatal. Muttermilch selbst ist wahrscheinlich nicht infektiös, eher das Saugen bei eventuellen Verletzungen in der Basis der Brustdrüse.

Symptomatik und Verlauf Die Inkubationszeit nach Infektion beträgt etwa 2–16 Wochen. Die akute Hepatitis C zeigt im größten Teil der Fälle einen asymptomatischen oder milden Verlauf. Ein fulminanter Verlauf ist extrem selten, wenn kein Kofaktor wie eine vorbestehende chronische Lebererkrankung vorliegt. Im Prinzip zeigt eine akute Hepatitis C, wenn sie auftritt, die gleichen Symptome wie eine akute Hepatitis A oder B. Die Angaben darüber, zu welchem Prozentsatz eine akute Hepatitis C in eine chronische Hepatitis übergeht, schwanken zwischen 50 und 85%. Einflussfaktoren können Übertragungsweg, Menge des inokulierten Virus und Wirtsfaktoren wie Alter, genetisches Profil und Immunkompetenz sein.

Diagnostik Die akute Hepatitis C wird durch den Nachweis von Virus-RNA im Blut nach Exposition gesichert. Anti-HCV-Antikörper treten kurz danach auf. Bei Patienten mit Verdacht auf eine chronische Hepatitis C sollte ein Anti-HCV-Test im ELISA und ein Bestätigungstest im Immunoblot erfolgen. Sind beide positiv, sichert der Nachweis von Virus-RNA die Diagnose einer aktiven Infektion.

Therapie und Prophylaxe Auf Grund der hohen Rate an Chronifizierung einer akuten Hepatitis C ist hier eine spezifische Therapie indiziert. Dabei zeigen Studien, dass eine Therapie mit α-Interferon in der akuten Infektion ein höheres Ansprechen zeigt als in der chronischen Hepatitis C. Bei Patienten mit akuter Hepatitis C sollte eine Therapie mit α-Interferon mit mindestens 5–6 Mio. IE 3-mal pro Woche für 24 Wochen erfolgen. Neuere Studien zeigen, dass mit einer höheren Dosis (10 Mio. IE täglich über 6 Wochen) ein Ansprechen von über 90% erreicht werden kann (Evidenzgrad II-b).

Ein Impfstoff gegen Hepatitis C liegt noch nicht vor. Bei Patienten mit Blutkontakt mit HCV-infiziertem Blut sollten in wöchentlichen Abständen Transaminasen und Virus-RNA bestimmt werden. Zeigen eine Transaminasenerhöhung und ein positiver RNA-Nachweis eine akute Infektion an, sollte eine antivirale Therapie eingeleitet werden, wenn keine Kontraindikationen einer Interferontherapie bestehen.

Hepatitis E

Das Hepatitis-E-Virus (HEV) ist ein einsträngiges RNA-Virus ohne Hülle. Es wurde als Erreger epidemisch auftretender Hepatitiden in Indien, Afrika, Mexiko und Südamerika, China und Teilen der ehemaligen Sowjetunion identifiziert. Die Übertragung erfolgt enteral durch kontaminiertes Wasser oder Nahrung. Die Inkubationszeit beträgt 2–9, im Mittel 6 Wochen. Die Diagnose wird durch den Nachweis von Anti-HEV-Antikörpern vom IgG und IgM-Typ gesichert. Die Symptomatik und der Verlauf gleichen der Hepatitis A. Chronische Verläufe sind nicht beschrieben worden. Fulminante Verläufe sind selten, die Mortalität beträgt 0,5–3%. Eine Ausnahme stellen Schwangere im dritten Trimenon dar. Hier beträgt die Mortalität ca. 20%. Eine spezifische Therapie existiert nicht und ist in der Regel auch nicht erforderlich. Ein Impfstoff ist nicht verfügbar.

Andere hepatotrope Viren: Hepatitis F, G und TTV
Drei weitere Hepatitisviren sind beschrieben worden. Beim Hepatitis-F-Virus konnte die Existenz bisher nicht gesichert werden; für das Hepatitis-G-Virus, ein dem HCV ähnliches Virus ist der Zusammenhang mit einer akuten oder chronischen Hepatitis bisher ohne klinische Bedeutung. Auch das kürzlich beschriebenen „transfusion transmitted virus" (TTV) spielt keine Rolle als Erreger einer akuten Virushepatitis.

Andere systemische Virusinfektionen als Ursache einer akuten Hepatitis

Gelbfieber Gelbfieber ist eine tropische Virusinfektion durch ein Arbovirus, das durch Biss infizierter Moskitos übertragen wird. Die Inkubationszeit beträgt 3–6 Tage. Der überwiegende Teil der Infektionen verläuft wahrscheinlich mild und ohne Ikterus. Beim schweren Verlauf bricht die Krankheit mit Schüttelfrost und Fieber, Kopf- und Rückenschmerzen, Erbrechen und Schwäche aus. Der Blutdruck fällt bei relativer Bradykardie, Hämorrhagien, Ikterus und Albuminurie treten auf. Abhängig vom Leberzerfall kommt es zu Gerinnungsstörungen. Bei tödlichem Verlauf fallen die Serumcholesterinwerte. Der Tod im Delirium mit Progredienz zum Koma kann innerhalb von 9 Tagen auftreten. Bei fallenden Körpertemperaturen erholt sich der Patient schnell und vollständig, lebenslange Immunität folgt. Chronische Verläufe sind nicht bekannt.

Bei Reisen in tropische Länder mit Gelbfieberrisiko ist eine Impfung vorgeschrieben, die in Deutschland durch autorisierte Impfstellen mit einem Lebendimpfstoff durchgeführt wird. Die Effektivität beträgt 100%. Nach zehn Tagen besteht ein ausreichender Impfschutz, der zehn Jahre anhält.

Epstein-Barr-Virus Das Epstein-Barr-Virus (EBV) gehört in die Gruppe der Herpesviren (Herpesvirus IV). Es ist der Erreger der infektiösen Mononukleose (Pfeiffer-Drüsenfieber). Die Übertragung erfolgt durch engen Körperkontakt, weswegen vorzugsweise Jugendliche und junge Erwachsene betroffen sind („kissing disease"). Das Virus befällt Zellen des retikuloendothelialen Systems. Die akute Infektion kann eine virale Hepatitis imitieren. 50% der Patienten entwickeln einen Ikterus, 80% eine Transaminasenerhöhung bis auf das 20fache der Norm. Die Diagnose wird durch den Nachweis von IgM-Antikörpern gegen das Virus gesichert. Sonographisch fällt eine Hepatosplenomegalie nicht selten mit der sog. „Kissing-Phänomen" (Leber und Milz berühren sich) auf. Eine spezifische Therapie gibt es nicht. Eine stationäre Überwachung kann bei extremer Splenomegalie mit Gefahr der Milzruptur oder schwerem Verlauf indiziert sein. Fulminante Verläufe sind allerdings selten. Eine chronische Hepatitis durch EBV ist unwahrscheinlich.

Herpes simplex (HSV I und III) Eine generalisierte Herpesinfektion bei Kindern kann mit einer Herpeshepatitis vergesellschaftet sein. Sie tritt vor allem bei Kindern auf, bei Erwachsenen ist sie selten und betrifft dann meist Patienten mit einem Immundefekt oder unter Immunsuppression. Bei der Herpeshepatitis können die typischen mukokutanen Läsionen fehlen. Die Erkrankung beginnt mit Fieber, allgemeinem Krankheitsgefühl, starker Erhöhung der Transaminasen und Leukopenie. Ein Ikterus fehlt meist. Ein fulminantes Leberversagen mit schwerer Gerinnungsstörung kann sich entwickeln. Dies kann auch immunkompetente Patienten betreffen und wurde als Komplikation eines Herpes genitalis und bei Schwangeren gesehen. Die Therapie besteht in hochdosierter intravenöser Gabe von Aciclovir (30 mg/kg/Tag in 3 Dosen). Die Letalität des fulminanten Leberversagens beträgt trotzdem 90%.

Zytomegalievirus (CMV) Das Zytomegalievirus gehört zur Familie der Herpesviren und kann ein der EBV-Infektion ähnliches Krankheitsbild hervorrufen. Lymphadenopathie und Pharyngitis fehlen jedoch meist. Klinisch kann die CMV-Infektion das Bild einer Hepatitis A, B oder C imitieren. Es kommt zum Anstieg der Transaminasen und der alkalischen Phosphatase. Fieber und allgemeines Krankheitsgefühl bestimmen das Prodromalstadium, das Fieber geht jedoch mit dem Ikterus nicht zurück. Der Ikterus hält zwischen 2 Wochen und 3 Monaten an. Histologisch findet man dann häufig eine granulomatöse Hepatitis. Die Diagnose wird durch den Nachweis des pp65-Antigens in peripheren Leukozyten bzw. durch eine CMV-DNA PCR im Serum gestellt. In der Leberbiopsie lässt sich das Antigen immunhistochemisch nachweisen. Bei Gesunden verläuft die Erkrankung meist milde. Bei Immunsupprimierten ist die Hepatitis meist eine Manifestation einer generalisierten Erkrankung. Bei HIV-Patienten kann sich eine chronische Infektion mit sklerosierender Cholangitis und Papillenstenose entwickeln.

Die Behandlung besteht aus Ganciclovir i.v. (10 mg/kg/Tag); in Fällen der Resistenzentwicklung kommt Foscarnet (180–200 mg/kg/Tag) in Frage.

Sonstige Sporadisch sind Einzelfälle von fulminanten Hepatitiden durch **Coxsackie-B-Virus** und **Adenoviren** beschrieben worden. **Varizellen** können im Erwachsenenalter eine Hepatitis hervorrufen. Eine Erstinfektion mit **Masern** im Erwachsenenalter geht in 90% der Fälle mit einer Leberbeteiligung einher, 5% verlaufen ikterisch. Fulminante Verläufe kommen hier nicht vor. **Röteln** können das Bild einer akuten Hepatitis C imitieren. **Paramyxoviren** können Erreger von schweren sporadischen Hepatitiden sein.

Rift-Valley-Fieber, **Denguefieber** und andere Erreger des **hämorrhagischen Fiebers** können eine seltene Ursache einer fulminanten Hepatitis sein. An sie sollte bei Patienten, die aus Endemiegebieten eingereist sind, gedacht werden.

Das **Lassa-Fieber** ist ein Arenavirus, es wird durch Nagetiere übertragen und ist im tropischen Westafrika endemisch. Histologisch findet man in der Leber sog. „Bridging-Nekrosen". Die Diagnose stützt sich auf den Nachweis von IgM-Antikörpern ab dem fünften Erkrankungstag. Trotz des Einsatzes von Ribavirin ist die Letalität hoch.

Marburg- und **Ebola-Virus** sind Viren, die in kleinen Epidemien in Süd- und Zentralafrika auftreten. Nach einer Inkubationszeit von 4–7 Tagen treten Allgemeinsymptome, Hautausschlag und Hämorrhagie auf. Neben einem Leberzerfall treten zentralnervöse Symptome auf. Die Letalität ist extrem hoch. Die Körperflüssigkeiten der Betroffenen sind ebenso wie beim Lassa-Fieber als hochinfektiös anzusehen.

Bakterielle Hepatitis

Listeriose Listeria monocytogenes ist ein sporenloses, aerob wachsendes, kokkoides, grampositives Stäbchenbakterium. Es ist relativ widerstandsfähig und in der Natur weit verbreitet. Die Infektion mit diesen Bakterien verläuft meist inapparent. Gefährdet sind insbesondere immunsupprimierte Patienten und Schwangere. Üblicherweise entsteht ein septisches Krankheitsbild mit Fieber, Meningitis und Pneumonie. Die Erkrankung kann sich auch als akute Hepatitis manifestieren. Die Transaminasen können hier bis über 5000 ansteigen. Die Diagnose wird durch Nachweis der Bakterien aus dem Blut oder aus dem Liquor gesichert. Bei rechtzeitiger antibiotischer Therapie, bestehend aus Ampicillin kombiniert mit einem Aminoglykosid, ist die Prognose der Erkrankung gut.

Leptospirose Leptospiren sind Spirochäten, die streng aerob wachsen. Sie verursachen beim Menschen Zooanthroponosen. Die für den Menschen pathogenen Keime werden in der Gattung Leptospira interrogans zusammengefasst. Bekanntester und gefährlichster Vertreter ist Leptospira icterohaemorrhagiae, der Erreger des Morbus Weil. Erregerreservoir der Leptospiren sind warmblütige Tiere, wie Ratten (M. Weil), Hunde (Kanikolafieber), Schweine (Schweinezüchterkrankheit) und Rinder. Die Infektion erfolgt durch kleine Hautdefekte bei Kontakt mit infizierten Tieren oder deren Ausscheidungen. Nach 5–14 Tagen Inkubationszeit beginnt meist mit hohem Fieber und Schüttelfrost aus vollem Wohlbefinden die septische Phase der Erkrankung, die 3–8 Tage andauert. Myalgien, Konjunktivitis, Episkleritis und ein Meningismus sind weitere Symptome. Gelegentlich lassen Exantheme, Hypotonie und Bradykardie an Typhus denken. Nach einem kurzen afebrilen Intervall tritt die Erkrankung dann in die Phase der Organmanifestation mit Nierenschädigung, Leberbeteiligung und seröser Meningitis. Der Morbus Weil verläuft dabei fast immer ikterisch. Die anderen Leptospirosen haben in der Regel einen günstigeren Verlauf. Die Letalität beim Morbus Weil beträgt unbehandelt bis zu 25%. Die Diagnose kann durch kulturellen Erregernachweis in der 1. Phase der Erkrankung aus Blut und Urin oder durch Nachweis spezifischer Antikörper aus dem Patientenserum in der 2. Phase der Erkrankung gestellt werden. Die Therapie besteht aus Penicillin G (5–10 Mio. IE/Tag i.v.) oder alternativ Doxycyclin (200 mg/Tag p.o.). Wichtig ist die möglichst frühe Gabe der Antibiotika, da in der Phase der Organmanifestation die Erreger nur noch schlecht zugänglich sind. Die Erkrankung und der Tod sind in Deutschland meldepflichtig. Wichtigste Prophylaxen sind eine ausreichende Hygiene in Ställen, die Rattenbekämpfung und der hygienische Umgang mit potentiell infektiösen Tieren.

Brucellose Bakterien der Gattung Brucella, ein gramnegatives Stäbchen, können eine Beteiligung der Leber im Sinne einer akuten Hepatitis oder von Leberabszessen hervorrufen. Es handelt sich bei den Brucellosen um Zoonosen, die durch ein charakteristisches tierisches Reservoir gekennzeichnet sind. Schafe und Ziegen sind die Überträger des Maltafiebers (Brucella melitensis), Rinder die des Morbus Bang (Brucella abortus) und Schweine, Hasen und Rentiere die der Brucella suis. Nach einer Inkubationszeit von 1–3 Wochen beginnt die Erkrankung schleichend mit Fieber, das nach wenigen Tagen wieder abklingt. Solche Fieberattacken wiederholen sich häufig und können unbehandelt über Jahre immer wieder auftreten. Leber und Milz sind in der Regel vergrößert. Das Maltafieber neigt zu schwereren Verläufen, während es bei der Brucella suis nicht selten zu Leberabszessen kommt.

Histologisch findet man in der Leber häufig Granulome. Die Diagnose kann durch kulturellen Erregernachweis aus Blut, Abszessflüssigkeit oder Exsudaten oder durch Antikörpernachweis aus dem Serum gestellt werden. Die Therapie besteht aus Doxycyclin kombiniert mit Streptomycin oder Rifampicin. Die Erkrankung ist meldepflichtig.

Andere bakterielle Hepatitiden Die Syphilis geht in bis zu 50% mit einer hepatischen Beteiligung einher. Besonders in der sekundären Syphilis ist die Beteiligung der Leber häufig. Ein Ikterus tritt in bis zu 12% der Fälle auf. Die Therapie besteht aus hochdosiertem Penicillin G.

Bei einer generalisierten Infektion mit Campylobacter jejuni kann eine akute Hepatitis mit bis zu 50facher Erhöhung der Transaminasen auftreten. Die Therapie besteht aus Ciprofloxacin oder einem Makrolidantibiotikum. Eine akute Hepatitis kann ebenfalls eine Komplikation einer Infektion mit Bakterien der Gattung Salmonella sein. Die Inzidenz der Salmonellenhepatitis schwankt zwischen 1 und 26%. Eine hepatische Beteiligung einer Salmonelleninfektion sollte antibiotisch behandelt werden. Ciprofloxacin ist auch hier Mittel der 1. Wahl, alternativ kann Ampicillin eingesetzt werden.

Parasiten

Einige Parasitosen können mit einer hepatischen Beteiligung einhergehen. Leishmania donovani, der Erreger der viszeralen **Leishmaniose** (Kala-Azar), ist ein Protozoon und wird durch Mückenweibchen der Gattung Phlebotomus oder Lutzomyia übertragen. Die Leishmanien breiten sich im retikuloendothelialen System aus und regen dieses zur Proliferation an. Dabei kommt es zu einer deutlichen Splenomegalie. Zur Behandlung werden Antimonverbindungen sowie Pentamine eingesetzt.

Trypanosoma cruzi ist ein Protozoon, das durch südamerikanische Raubwanzen übertragen wird und Erreger der **Chagas-Krankheit** ist, die im akuten Stadium häufig das Bild einer akuten Hepatitis mit Hepatosplenomegalie erwecken kann. Die Diagnose lässt sich in der akuten Phase der Infektion durch mikroskopischen Erregernachweis, in der chronischen Phase durch serologische Tests nachweisen. Die Therapie sollte möglichst früh mit Nifurtimox oder Benznidazol erfolgen.

Die **Malaria** wird durch die Plasmodien der Gattung Falciparum vivax, ovale und quartana übertragen. Die ungeschlechtliche Vermehrung der Sporozoiten findet in den Leberzellen statt, deren Zerfall eine milde Hepatitis auslösen kann. Bei der Tertiana- und der Quartanaform der Malaria verbleiben die Sporozoiten in der Leber, sodass hier eine Nachbehandlung mit Primaquinphosphat erforderlich ist.

10.2.2 Chronische infektiöse Hepatitis

Die Infektionen mit Hepatitis-B-, -D- und Hepatitis-C-Virus können eine chronische Hepatitis mit einem variablen klinischen Erscheinungsbild verursachen. Es reicht vom asymptomatischen Trägerstatus bis zum Vollbild einer Leberzirrhose mit ihren folgenden Komplikationen, einschließlich der Entstehung eines primären Leberzellkarzinoms. Zur Behandlung stehen heute im Wesentlichen Immunmodulatoren wie Interferone und antivirale Chemotherapeutika wie Lamivudine und Ribavirin zur Verfügung. Dennoch bleibt die chronische Hepatitis bei geschätzt weltweit mehr als 500 Mio. Virusträgern bis auf weiteres ein ernstes medizinisches Problem.

Hepatitis B

Etwa 10–15% der akuten Hepatitis-B-Infektionen gehen in eine chronische Hepatitis B über. Das Risiko ist umso größer, je früher die Infektion erworben wird, und es steigt im Alter wieder an. So entwickeln ca. 90% der Patienten mit perinatal erworbener Hepatitis B eine chronische Hepatitis B. Die Infektion mit HBV bei Patienten mit HIV führt ebenfalls in der Regel zu einer chronischen Hepatitis.

Pathogenese Wenn die zelluläre Immunantwort auf eine akute Infektion nicht adäquat vorhanden ist, entsteht eine chronische HBV-Infektion mit einer chronischen Hepatitis. Beim Erwachsenen spielt v. a. das Unvermögen, eine ausreichende zytotoxische TH1-Zellantwort zu induzieren, eine wichtige Rolle. Infolge dessen werden nur unzureichend antigenspezifische zytotoxische T-Zellen rekrutiert. Eine besondere Situation besteht bei Neugeborenen oder Kleinkindern. Das unreife Immunsystem der Säuglinge erkennt das Antigen als eigenes, eine primäre Toleranz entsteht. Bei Kleinkindern oder Immunsupprimierten entsteht eine sekundäre Toleranz durch Erschöpfung des Immunsystems. In allen drei Formen der chronischen Infektion entsteht ein Leberzellschaden durch einen späten zytopathischen Effekt des Virus. Die Leberzellen gehen angefüllt mit HBsAg-Filamenten zugrunde, histologisch imponieren diese Zellen als Milchglashepatozyten. Dieser späte zytopathische Effekt des HBV und die chronische Entzündung in der Leber, ausgelöst durch den steten Versuch des Immunsystems, das Virus zu eliminieren, führen letztlich zur Leberzirrhose. Die Integration des Virus in die Wirtszelle fördert schließlich die Entstehung eines Leberzellkarzinoms.

Symptomatik Die meisten Patienten mit einer chronischen Virushepatitis sind oligo- oder asymptomatisch. Symptome einer chronischen Hepatitis B sind Müdigkeit und mangelnde Leistungsfähigkeit. Schmerzen oder Druckgefühl im rechten Oberbauch werden häufiger beschrieben. Nicht selten wird die Hepatitis erst im Stadium der Zirrhose oder des Leberkrebses entdeckt. Aber auch eine Vaskulitis, arthritische Beschwerden oder andere Autoimmunsymptome können ihre Ursache in einer chronischen Virushepatitis haben. Autoimmunphänomene entstehen durch die ständige Aktivierung des Immunsystems. Daher sollte bei Patienten mit Vaskulitis, einer Arthritis oder einem Lupus immer auch an eine chronische HBV-Infektion gedacht werden.

Diagnostik Patienten mit einer akuten Hepatitis B sollten auch nach Abklingen der Symptome mindestens 6 Monate kontrolliert werden, ob eine Serokonversion eintritt. Ist nach 6 Monaten noch HBsAg nachweisbar und hat sich kein Anti-HBs-Titer aufgebaut, so ist von einer chronischen Hepatitis B auszugehen. Bei den meisten dieser Patienten ist jedoch keine akute Hepatitis vorausgegangen. So sollte bei jedem Patienten mit leicht erhöhten Transaminasen (insbesondere GPT) und den oben beschriebenen Symptomen an eine chronische Hepatitis B gedacht werden. Als Screening-Untersuchung sollten HBsAg und Anti-HBc bestimmt werden. Sind beide positiv, ist von einer chronischen HBV-Infektion auszugehen. Anschließend sollten die übrigen Virusparameter (Anti-HBs, HBeAg, Anti-HBe, Anti-HBc-IgM) und die HBV-DNA qualitativ und quantitativ bestimmt werden. Tabelle 10.2-2 gibt eine Übersicht über die verschiedenen Markerkonstellationen. Anti-HBc-IgM unterscheidet zwischen einer akuten und einer chronischen Hepatitis B. Es kann jedoch auch bei einer chronischen Hepatitis B erhöht sein, wenn es zu einer Reaktivierung der Hepatitis im Rahmen einer chronischen Hepatitis gekommen ist. Liegt nur eine Teilelimination des HBeAg mit persistierenden HBsAg-Trägerstatus und Virämie vor, handelt es sich um die Entstehung einer PraeC-/C-HBV-

Tabelle 10.2-2. Klinisches Stadium der chronischen Hepatitis B und seine Markerkonstellation

Klinisches Stadium	HBsAg	Anti-HBs	Anti-HBc	HBeAg	Anti-HBe	HBV-DNA	GPT
Chronisch replikative H.	Positiv	Negativ	Positiv	Positiv	Negativ	Hoch	Normal/leicht erhöht
Chronisch aktive Hepatitis	Positiv	Negativ	Positiv	Positiv	Negativ	Hoch	Erhöht
Praecore-Variante	Positiv	Negativ	Positiv	Negativ	Negativ/Positiv	Hoch	Erhöht
Asymptomatischer Träger	Positiv	Negativ	Positiv	Negativ	Positiv	Negativ/niedrig	Normal/leicht erhöht
Hepatitis D	Positiv	Negativ	Positiv	Positiv	Negativ/positiv	Negativ	Erhöht

Mutation (sog. HBe-Minus-Mutation), die heute die häufigste Form einer chronischen Hepatitis B besonders in den Mittelmeerländern darstellt. Liegt die eindeutige Konstellation einer chronischen Hepatitis-B-Infektion vor, ist jedoch keine HBV-DNA nachweisbar, so ist an eine Superinfektion mit dem Deltavirus zu denken und Anti-HDV zu bestimmen. Ist dies positiv, so ist die HDV-RNA meist ebenfalls positiv.

Therapie Zurzeit stehen zwei Therapieprinzipien bezüglich der chronischen Hepatitis B zur Verfügung: die immunmodulatorische Therapie mit Interferon und die antivirale Therapie mit Lamivudine, einem der HIV-Therapie entstammenden Hemmer der reversen Transskriptase. Beide Therapieformen haben deutliche Nachteile. α-Interferon wird subkutan gespritzt. Es werden aber nur etwa 40–60% der Patienten mit chronisch aktiver Hepatitis B geheilt, die Therapie ist nebenwirkungsreich und für einige Patienten nicht geeignet. Lamivudine ist ein gut verträgliches Medikament. Es führt zu einer Unterdrückung der Virusreplikation, ohne die körpereigene Abwehr zu stimulieren, sodass eine Langzeittherapie erforderlich ist. Es entstehen jedoch mit zunehmender Dauer der Einnahme resistente Virusmutanten, bis zu 30% pro Jahr.

Daher ist vor einer Therapieentscheidung ein sorgfältiges Staging der Erkrankung erforderlich. Asymptomatische Träger bedürfen in der Regel keiner Therapie. Beide Therapieprinzipien wären zudem auch wirkungslos. Bei allen anderen Patienten sollte vor der Therapieentscheidung eine Punktion der Leber erfolgen, um das Stadium einer Leberfibrose und die entzündliche Aktivität zu bestimmen. Zusätzlich sollten Kontraindikationen gegen eine interferonhaltige Therapie ausgeschlossen werden. Insbesondere Leukopenie, Thrombopenie, Autoimmunerkrankungen, Schilddrüsenerkrankungen und psychiatrische Erkrankungen stellen Kontraindikationen gegen Interferon dar. Patienten mit einer bereits bestehenden Leberzirrhose sollten nicht mit Interferon behandelt werden.

Nach Prüfung der Kontraindikationen kann ein Versuch mit α-Interferon (z. B. mit 3-mal 10 Mio. IE/Woche über 4–6 Monate) unternommen werden. Patienten mit hoher entzündlicher Aktivität in der Histologie sprechen dabei am besten an (Evidenzgrad Ib). Nebenwirkungen sind grippeähnliche Symptome, Schilddrüsenhormonstörungen, Leukopenie, Thrombopenie und Depressionen bis zur Psychose. Problempatienten sind HBeAg-negative Patienten mit Praecore-Mutationen. Die Therapie mit Lamivudine sollte Patienten mit Zirrhose vor einer Lebertransplantation oder Patienten mit einer Kontraindikation gegen Interferon vorbehalten bleiben. Neuere Studiendaten zeigen, dass eine Langzeittherapie über Jahre mit Lamivudine trotz Resistenzentwicklung steigende Ansprechraten zeigt (Evidenzgrad IIa). Kombinationstherapien zeigen in ersten Studien ein verbessertes Ansprechen (Evidenzgrad IIa). Hier besteht Hoffnung, dass sich die Situation der Problempatienten verbessert. In Zukunft sind weitere Erfolge auf dem Gebiet der DNA-Vakzinierung und der antiviralen Chemotherapie zu erwarten.

Hepatitis D

Die chronische Hepatitis D nimmt in der Regel einen aggressiveren Verlauf als die Hepatitis B. Die Symptomatik ist im Wesentlichen dieselbe. Eine sinnvolle Therapie steht zurzeit nicht zur Verfügung, da Interferon in der Regel nicht anspricht und Lamivudine wirkungslos ist (Evidenzgrad Ib). Die Patienten sollten sorgfältig beobachtet werden und rechtzeitig einer Lebertransplantation zugeführt werden. Die Erfolgsaussichten einer Transplantation sind hier besser als bei einer chronischen Hepatitis B, da eine Reinfektion seltener vorkommt.

Hepatitis C

Die Hepatitis C ist die häufigste chronische Virushepatitis in Deutschland. 50–70% der Patienten, die sich mit HCV infizieren, entwickeln eine chronische Infektion. Spielen bei der HBV-Infektion wirtseigene Faktoren eine wesentliche Rolle in der Pathogenese der chronischen Infektion, so sind bei der chronischen Hepatitis C besondere virale Faktoren von Bedeutung, wie HCV-Genotyp (I und III) oder HCV-Virämie ($>10^6$ Kopien/ml, $<10^6$ Kopien/ml). Der Verlauf einer chronischen Hepatitis C ist langwierig und häufig gutartig. Nach 15–25 Jahren entwickeln nur 20–30% eine Leberzirrhose und lediglich 5–10% ein Endstadium der Lebererkrankung. Von Patienten mit Leberzirrhose entwickeln etwa 10% in 5 Jahren ein Leberzellkarzinom. Kofaktoren, insbesondere Alkoholkonsum, auch der „gesellschaftsübliche", spielen eine wichtige Rolle in der Beschleunigung der Zirrhoseentstehung.

Auch im Verlauf einer chronischen Hepatitis C können Immunphänomene auftreten, Kryoglobulinämie ist ein häufiges Phänomen. Ansonsten unterscheidet sich die Symptomatik kaum von der der chronischen HBV-Infektion.

Therapie Zur Therapie der chronischen Hepatitis C stehen zurzeit zwei Substanzen zur Verfügung, die beide immunmodulatorisch zu wirken scheinen, das Interferon und das Ribavirin. Die aktuelle Standardtherapie der Hepatitis C besteht aus pegyliertem Interferon (1-mal/Woche s.c.) und Ribavirin (800 bis 1200 mg/Tag p.o.) Im Ganzen wurden damit etwa 50–60% der Patienten langfristig virusfrei (Evidenzgrad I-a). Dabei hängt der Erfolg von verschiedenen Faktoren ab. Negative Faktoren sind Genotyp (besonders Ib), hohe Viruslast, Alter, Leberzirrhose, Eisenüberladung, Alkohol- und Drogenkonsum sowie Immundefizienz. Angesichts der oben beschriebenen Nebenwirkungen, den geringen Erfolgsaussichten und dem relativ gutartigen Verlauf sollte die Therapieentscheidung sorgfältig getroffen werden. Abbildung 10.2-4 zeigt ein Stufenschema zur Therapie bei der Hepatitis C.

Die Therapieentscheidung ist bei jedem Patienten individuell zu treffen.

Evidenz der Therapieempfehlungen

Krankheitsbild	Therapie	Evidenzgrad	Empfehlungsstärke
Akute Hepatitis B mit drohendem Leberversagen	Lamivudin	III	B
Akute Hepatitis C	Interferon alpha	II-a	B
	Interferon alpha Hochdosis	II-b	B
Chronische Hepatitis B	Interferon alpha	I-b	A
	Lamivudin	I-b	A
	Lamivudin Langzeit	II-b	B
	Interferon alpha Lamivudin kombiniert	II-a	B
Chronische Hepatitis C	Interferon alpha + Ribavirin	I-b	A
	Pegyliertes Interferon + Ribavirin	I-b	A

Literatur

Alberti A, Chemello L, Benvegnu L (1999) Natural history of hepatitis C. J Hepatol 31(Suppl 1): 17–24

Brandis H, Eggers HJ, Köhler W, Pulverer G(Hrsg) (1994) Lehrbuch der Medizinischen Mikrobiologie. Gustav Fischer, Stuttgart Jena New York

Davis GL, Wong JB, McHutchison JG, Manns MP, Harvey J, Albrecht J (2003) Early virologic response to treatment with peginterferon alfa-2b plus ribavirin in patients with chronic hepatitis C. Hepatology 38: 645–652

Farrell GC (1998) Acute viral hepatitis. Med J Aust 168(11): 565–570

Fried MW, Shiffman ML, Reddy KR (2002) Peginterferon alfa-2a plus ribavirin for chronic hepatitis C virus infection. N Engl J Med 347: 975–982

Gerken G, Tauschek D (1996) Akute virale Hepatitis und akutes Leberversagen. In: Hahn EG, Riemann JF (Hrsg) Klinische Gastroenterologie. Thieme, Stuttgart NewYork

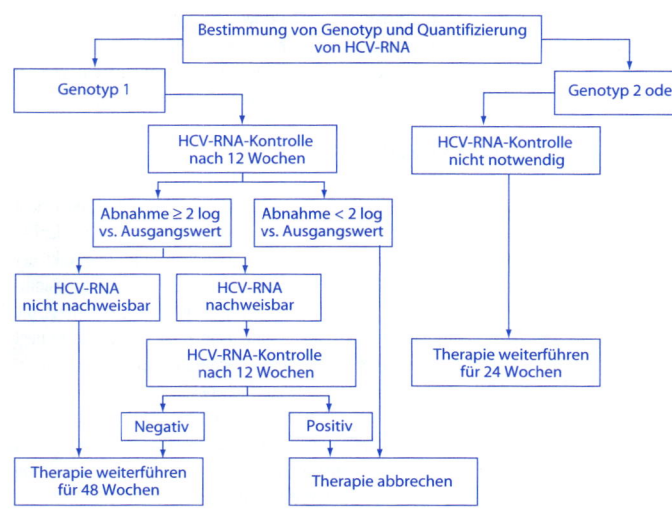

Abb. 10.2-4. Stufenschema zur Therapie bei Hepatitis C (pegyliertes Interferon und Ribaverin)

Grob PJ (1998) Hepatitis B: virus, pathogenesis and treatment. Vaccine 16(Suppl): S11-S16

Hadziyannis SJ, Sette H Jr, Morgan TR et al. (2004) Peginterferon-alpha2a and ribavirin combination therapy in chronic hepatitis C: a randomized study of treatment duration and ribavirin dose. Ann Intern Med 140: 346–355

Main J, McCarron B, Thomas HC (1998) Treatment of chronic viral hepatitis. Antivir Chem Chemther 9: 449–460

Manns MP, McHutchison JG, Gordon SC et al. (2001) Peginterferon alfa-2b plus ribavirin compared with interferon alfa-2b plus ribavirin for initial treatment of chronic hepatitis C: a randomised trial. Lancet 358: 958–965

McIntyre N (1990) Clinical presentation of acute viral hepatitis. Br Med Bull 46: 533–547

Scheig R (1998) Acute and chronic viral hepatitis. Lippincotts Prim Care Pract 2: 390–397

Vogel W (1999) Treatment of acute Hepatitis C virus infection. J Hepatol 31(Suppl 1): 189–192

10.3 Akute und chronische nichtvirale Hepatitiden: Autoimmunerkrankungen, Medikamente und Toxine
Christian P. Strassburg, Arndt Vogel und Michael P. Manns

10.3.1 Einleitung

Die Pathogenese **autoimmuner Lebererkrankungen** ist unklar, wird aber durch einen Toleranzverlust des Immunsystems gegenüber dem eigenen Lebergewebe verursacht. Ätiologisch werden hier virale und bakterielle Auslöser (Mimikry-Hypothese) impliziert, die vor dem Hintergrund einer immungenetischen Prädisposition des Betroffenen (HLA-Antigene) zur Überwindung der immunologischen Toleranz führen. Schlüssige Beweise für diese Effekte liegen für die Autoimmunerkrankungen der Leber nicht vor.

Autoimmune Lebererkrankungen haben zwei potentielle Zielepithelien: die Hepatozyten und die Cholangiozyten. Sie führen zu drei Krankheitsbildern, der primär biliären Zirrhose (PBC), der primär sklerosierenden Cholangitis (PSC) und der Autoimmunhepatitis (AIH). Diese entzündlichen Erkrankungen befallen entweder die proximalen (PBC) oder sämtliche Gallenwege (PSC) oder das hepatozelluläre Epithel (AIH). Zusätzlich finden sich Überschneidungssyndrome (Overlap-Syndrome), bei denen klinische und serologische Befunde sowohl der PBC, PSC und der AIH gemeinsam auftreten können. Die Definition der Überschneidungssyndrome ist kontrovers und uneinheitlich.

10.3.2 Autoimmunhepatitis

Klinik

Als Teil des Syndroms der „chronischen Hepatitis" liegt bei der Autoimmunhepatitis eine 6 Monate andauernde hepatozelluläre Entzündung mit einer Erhöhung der Aspartat- und Alaninaminotransferasen (ALT, AST) um mindestens das 1,5fache der Norm vor. Bei 40% der Patienten kommt es zu einem akuten Krankheitsbild zu Beginn der Erkrankung und seltene fulminante Verläufe sind berichtet worden. Ansonsten ist die klinische Präsentation in den meisten Fällen unspezifisch und durch Leistungsminderung, rechtsseitigen Oberbauchschmerz, Ikterus und bei fortgeschrittener Lebererkrankung durch Palmarerythem und Spider-Nävus gekennzeichnet. In späten Stadien stehen dann die Folgen der portalen Hypertension im Vordergrund: Aszites, Ösophagusvarizenblutungen und Enzephalopathie. In variabler Frequenz treten assoziierte extrahepatische Autoimmunsyndrome, beispielsweise Autoimmunthyreoiditis, Vitiligo, Alopezie, Nageldystrophie, Colitis ulcerosa, rheumatoide Arthritis, aber auch die Glomerulonephritis und der Diabetes mellitus auf.

Diagnose

Die Diagnose der AIH erfolgt durch systematische Ausschlussdiagnostik definierter Ursachen einer chronischen Lebererkrankung (Virushepatitis, genetische, toxische, metabolische Lebererkrankung), den Nachweis hoher Immunglobuline (IgG) und die Detektion spezifischer Autoantikörper: Antinukleäre Antikörper (ANA)/glatte Muskelantikörper (SMA) – AIH Typ 1, Leber-Niere-Autoantikörper (LKM) – AIH Typ 2 und lösliche Leberantigenantikörper (SLA) – AIH Typ 3, die bei der Autoimmunhepatitis in Titern >1:80 vorliegen. Zur international vergleichbaren Diagnoseabsicherung kann ein in mehreren Studien validierter Autoimmunhepatitis-Score dienen, mit dem ein Punktwert errechnet werden kann, der die Wahrscheinlichkeit einer Autoimmunhepatitis beschreibt und den Charakter der Ausschlussdiagnostik reflektiert (Tabelle 10.3-1). Dieser ist ursprünglich aus wissenschaftlichen Erwägungen etabliert worden und ist für die alltägliche Diagnostik und Therapieentscheidung nicht unproblematisch, da Parameter kombiniert werden, die mit Ausnahme der Autoantikörper bei allen chronischen Lebererkrankungen auftreten. Seine Hauptanwendung ist im Bereich klinisch-wissenschaftliche Standardisierung zu sehen.

Therapie

Die Behandlungsindikation ergibt sich bei einer Aminotransferasenerhöhung auf das 2,5fache der Norm und/oder dem histologischen Nachweis einer „Interface-Hepatitis". 25% der Patienten mit Autoimmunhepatitis haben zum Zeitpunkt der Diagnosestellung bereits eine Zirrhose. Eine Behandlungsindikation besteht nicht, wenn eine inaktive Zirrhose vorliegt, die Aminotransferaseaktivität unter dem 2,5fachen der Norm liegt und histologisch keine Fibrose nachweisbar ist sowie bei älteren Patienten mit niedriger entzündlicher Aktivität.

Prednis(ol)on allein oder in Kombination mit Azathioprin repräsentiert die Standardtherapie der AIH. Beide sind gleich effektiv in der Induktion der Remission. Bezüglich Erhaltung der Remission hilft Azathioprin Steroide einzusparen und reduziert so die steroidbedingten Nebenwirkungen einer Lang-

Tabelle 10.3-1. Internationale diagnostische Kriterien der Autoimmunhepatitis (nach Alvarez et al., 1999)

Parameter	Score
Geschlecht	
Weiblich	+ 2
Männlich	0
Klinische Chemie	
Verhältnis von alkalischer Phosphatase und Aminotransferasen im Serum	
> 3,0	– 2
1,5 – 3	0
< 1,5	+ 2
Gesamtglobulin, γ-Globulin oder IgG im Serum	
Mehrfaches des oberen Normwertes	
> 2,0	+ 3
1,5 – 2,0	+ 2
1,0 – 1,5	+ 1
< 1,0	0
Autoantikörper	
(Titer durch Immunfluoreszenz auf Rattengewebeschnitten)	
Erwachsene	
ANA, SMA or LKM-1	
> 1:80	+ 3
1:80	+ 2
1:40	+ 1
< 1:40	0
Antimitochondriale Antikörper (AMA)	
Positiv	– 4
Negativ	0
Virushepatitismarker	
Negativ	+ 3
Positiv	– 3
Andere ätiologische Faktoren	
Anamnese eines Medikamentengebrauchs/Drogenabusus	
Ja	– 4
Nein	+ 1
Alkohol (mittlerer Gebrauch)	
< 25 g/Tag	+ 2
> 60 g/Tag	– 2
Immungenetik: HLA DR3 oder DR4	+ 1
Andere Autoimmunerkrankungen	+ 2
Ansprechen auf die Therapie	
Komplett	+ 2
Rückfall	+ 3
Leberhistologie	
Interface-Hepatitis	+ 3
Vorherrschend lymphoplasmazelluläres Infiltrat	+ 1
Rosettenbildung der Hepatozyten	+ 1
Keines der genannten	– 5
Gallenwegsveränderungen	– 3
Andere Veränderungen	– 3
Seropositivität für andere definierte Autoantikörper	+ 2

Definitive AIH: > 15 Punkte vor Therapie und > 17 Punkte nach Therapiebeginn; wahrscheinliche AIH: 10–15 Punkte vor Therapie und 12–17 Punkte nach Therapiebeginn.

Tabelle 10.3-2. Standardtherapie der Autoimmunhepatitis

Therapie	Dosierung	Dauer
Prednis(ol)on-Monotherapie	50 mg/Tag	1 Woche
	40 mg/Tag	1 Woche
	30 mg/Tag	2 Wochen
	15–20 mg oder niedriger	Erhaltung
Prednis(ol)on-Kombinationstherapie	30 mg/Tag	1 Woche
	20 mg/Tag	1 Woche
	15 mg/Tag	2 Wochen
	10 mg oder niedriger	Erhaltung
Plus Azathioprin[a]	1–1,5 mg/kg KG/Tag	

[a] Eine Remissionserhaltungstherapie kann unter Steroideinsparung auch mit Azathioprin (2 mg/kg KG/Tag) erfolgen. Eine Induktionstherapie mit Azathioprinmonotherapie ist nicht aussichtsreich.

zeittherapie. Die Behandlung wird mit 50 mg Prednis(ol)on pro Tag oder in Kombination mit 1–1,5 mg Azathioprin/kg KG begonnen (Tabelle 10.3-2). Die Steroiddosis wird nach festem Schema wöchentlich um 10 mg bis zur Remissionserhaltungsdosis reduziert (meist zwischen 2,5 und 15 mg Prednis[ol]on tgl.). Die Azathioprindosis wird in der Kombinationstherapie nicht reduziert. Eine Remissionsinduktion allein mit Azathioprin gelingt nicht. Die Therapie erfolgt mindestens über 24 Monate. Bei 65% der Patienten wird eine Remission induziert. Die histologische Remission läuft der biochemischen Remission um 3–6 Monate nach.

Rezidive treten nach Therapieende innerhalb von 6 Monaten in 50%, innerhalb von 3 Jahren in 79% der Fälle auf. Eine Leberbiopsie ist bei jedem Auslassversuch anzuraten, da die biochemische Remission nicht immer mit einer histologischen Remission der Entzündungsaktivität korreliert. Bei histologischen Zeichen einer Entzündung ist ein Rezidiv nach Therapieauslassversuch regelhaft. Auf Grund der hohen Rezidivraten ist von Auslassversuchen und ihren Folgen abzuraten und letztlich eine lebenslange Therapie zu empfehlen. Eine Remissionserhaltung ist mit einer steroidsparenden Azathioprinmonotherapie (2 mg/kg KG) möglich. Dies gelingt ebenso mit dem Steroid Budenosid, das durch einen hohen first pass Metabolismus in der Leber und fehlenden portosystemischen Shunts zur Reduktion der Steroidnebenwirkungen beitragen kann. In 10% der Fälle gelingt eine Remissionsinduktion nicht. In diesen Fällen sollte zunächst die Diagnose AIH überprüft werden (Overlap-Syndrom, Virusinfektion, Medikamenten-/Ethanolabusus). In diesem Fall können in Absprache mit hepatologischen Zentren Therapieversuche mit Cyclosporin, Tacrolimus, Mycophenolat-Moffetil, Rapamycin, Cyclophosphamid versucht werden. Ist nach 4 Jahren Therapie keine Remission erreicht oder hat sich eine Leberzirrhose mit progredienter Leberinsuffizienz gebildet, besteht eine Indikation zur Lebertransplantation. Die Fünfjahresüberlebensraten nach Transplantation liegen bei 74–92%.

10.3.3 Primär biliäre Zirrhose (PBC)

Klinik

Die PBC gehört ebenfalls zum Syndrom der chronischen Leberentzündung. Sie kann über einen interindividuell variablen Verlauf – im Einzelfall über Jahrzehnte – zur Zirrhose führen. Im Vordergrund stehen die klinischen Zeichen einer chronische Cholestase, in späten Stadien die Komplikationen der Leberzirrhose. Die PBC ist durch extrahepatische Assoziationen gekennzeichnet, darunter das Sicca-Syndrom, die Immunthyreoiditis und Arthralgien, deren Symptome oft zuerst auftreten und erst sekundär nach weiterer Diagnostik zur Diagnose PBC führen.

Pathogenese und Histologie

Die PBC ist eine chronische Entzündung der kleinsten interlobulären und septalen Gallengänge. Die Ätiologie ist ebenfalls unklar, obwohl eine bakterielle Induktion diskutiert wird, aber ebenfalls nicht bewiesen ist. Zu 90% sind Frauen betroffen, eine familiäre Häufung sowie eine immungenetische Assoziation mit HLA DR8 wurde beschrieben.

Diagnose

Die Diagnosekonstellation der PBC umfasst ein cholestatisches biochemisches Profil (γ-GT, AP, Bilirubin) bei sonographisch unauffälligen Gallenwegen und den Nachweis spezifischer antimitochondrialer Autoantikörper (AMA). PBC-spezifische Antikörper sind gegen Antigene des mitochondrialen Ketosäuredehydrogenasekomplexes gerichtet, insbesondere gegen die E2-Untereinheit der Pyruvatdehydrogenase (PDH-E2). Die serologische Diagnostik ist beweisend, eine Histologie nur zur Bestimmung des Leberzirrhosegrades nötig.

Therapie

Therapeutisch werden die „spezifische" Therapie mit Ursodeoxycholsäure (UDCA; 13–15 mg/kg KG täglich) und die Therapie der Komplikationen unterschieden (Tabelle 10.3-3). Zu den Komplikationen der PBC zählen Pruritus, portale Hyper-tension, Sicca-Syndrom, Knochenstoffwechselstörungen und Schilddrüsenhormon- und Vitaminstoffwechselstörungen (A, D, E, K). Die UDCA-Therapie führt zur biochemischen und histo-logischen Verbesserung der Erkrankung. Wichtigste klinische Komplikation ist der Pruritus, der in Extremfällen bis zur Trans-plantationsindikation führen kann. Die Pruritustherapie sollte zusätzlich zur UDCA-Gabe eskalierend mit Cholestyramin, Rifampicin und in Einzelfällen auch mit Opioidantagonisten oder Serotoninantagonisten erfolgen. Die UDCA-Therapie ist im ersten Trimenon einer Schwangerschaft kontraindiziert, da eine Fetotoxizität nicht auszuschließen ist. Eine UDCA-Therapie ist ebenfalls bei cholestatischem Leberversagen kontraindiziert. Die immunsuppressive Therapie der PBC ist enttäuschend. Bei Progress der PBC bleibt schließlich die Lebertransplantation als definitive Therapieoption. Die Indikation zur Transplantation bei PBC ist vor dem Hintergrund der interindividuell variablen Progression nicht einfach. Den besten prognostischen Indikator bietet der sog. Mayo-Score, der als Variablen die Bilirubinkonzentration im Serum, das Alter, die Prothrombinzeit, die Albuminkonzentration im Serum und das Vorhandensein von Ödemen berücksichtigt. Vorherrschender prognostischer Parameter ist die Bilirubinkonzentration im Serum, die gut mit der Progression der Erkrankung korreliert. Die Fünfjahresüberlebensraten nach Transplantation liegen bei 78–90%.

10.3.4 Primär sklerosierende Cholangitis

Klinik

Die PSC ist eine chronisch-entzündliche Erkrankung großer intra- und extrahepatischer Gallenwege, die ebenfalls über interindividuell variable Verläufe zur Leberzirrhose führt. Der Verlauf ist durch Krankheitsschübe gekennzeichnet, die oft mit einer infektionsbedingten Cholangitis einhergehen, da es zur mechanischen Stenosierung des Gallenwegsystems kommt. Im Vordergrund steht die chronische Cholestase. Es besteht eine Assoziation mit der Colitis ulcerosa in 75% der Fälle sowie ein ca. 10%iges Risiko für ein cholangiozelluläres Karzinom. Das Kolon- und Pankreaskarzinomrisiko ist ebenfalls erhöht.

Pathogenese und Histologie

Die Ätiologie der PSC ist unklar. Interessant ist die – im Gegensatz zu AIH und PBC – offensichtliche Bevorzugung männlicher Patienten. Trotz der auffälligen Assoziation mit entzündlichen Darmerkrankungen führt die Kolektomie bei PSC-Patienten nicht zur Beeinflussung der PSC. Histologisch findet sich in der Leber in späteren Stadien eine zwiebelschalenartige Fibrose der Gallenwege.

Diagnose

Richtungsweisend ist eine Erhöhung der alkalischen Phosphatase und anderer Cholestaseparameter sowie der Nachweis von antineutrophilen Antikörpern im Serum (c-ANCA). Diagnosesichernd ist die ERCP. Die Erkrankung wird durch rezidivierende Cholangitiden und durch cholangiozelluläre Karzinome in 8–36% sowie kolorektale Karzinome in 5% der Fälle nach 10 Jahren kompliziert. Die Differentialdiagnose der narbigen Gallenwegstenosierung und des Cholangiokarzinoms ist schwierig. Die Bestimmung von Tumormarkern wie CA19–9 haben eine zu geringe Sensitivität und Spezifität für eine Diagnosesicherung des Gallenwegkarzinoms. Trotz des Einsatzes bildgebender Verfahren wie ERC, MRT, CT und Sonographie ist die Diagnosestellung schwierig. Die Rolle der Positronenemissionstomographie (PET) wird evaluiert. Wegen des erhöhten Kolonkarzinomrisikos ist die koloskopische Untersuchung von PSC-Patienten mit Biopsientnahmen indiziert.

Therapie

Zur Therapie der PSC vergleiche Kapitel 10.11.4.

Tabelle 10.3-3. Therapie der primär biliären Zirrhose

Therapieform	Medikament
Spezifische Therapie	Ursodeoxycholsäure 13–15 mg/kg KG/Tag p.o.
Therapie der Komplikationen	
Pruritus	1. Colestyramin, 2. Rifampicin, (3. Opioidantagonisten, Serotoninantagonisten)
Sicca-Syndrom	Künstliche Tränen
Portale Hypertension	1. Propranolol[a], 2. interventionelle Endoskopie (Varizen)
Osteoporose	1. Kalzium- und Vitamin-D-Substitution, 2. Bisphosphonate
Prävention	
	Substitution von Vitamin A, D, E, K TSH-Kontrollen

[a] Nach Ausschluss von Kreislaufkontraindikationen

10.3.5 Überschneidungssyndrome autoimmuner Lebererkrankungen

Die Definition der Überschneidungssyndrome (syn. Overlap-Syndrome) wird noch kontrovers diskutiert. Diese Gruppe beinhaltet Krankheitsbilder mit hepatitischer und cholestatischer Ausprägung. Hierunter fallen AMA-negative und ANA-positive PBC, die ANA-positive Autoimmuncholangiopathie und die Überschneidung von PSC und AIH. Standardisierte Therapieempfehlungen existieren nicht und orientieren sich am jeweils führenden Krankheitsbild (UDCA-Therapie mit und ohne Kortikosteroide). Während in den 90er Jahren eine Prävalenz von um 10% unter Patienten mit AIH oder PBC angegeben wurde wird dies aktuell zurückhaltender beurteilt. Die serologische Koexistenz von Autoantikörpermarkern zweier Autoimmunerkrankungen (z.B. AMA und ANA), allein begründet nicht den Verdacht eines Überscheidungssyndroms. Serologische Autoimmunität existiert auch bei viralen Erkrankungen ohne klinische Korrelate einer genuinen Autoimmunerkrankung (z.B. LKM-1 Autoantikörper bei Hepatitis C).

10.3.6 Medikamentöse Leberschädigungen

Eine Vielzahl von Medikamenten kann akute und chronische hepatitisähnliche Leberschädigungen verursachen. Prinzipiell lassen sich zwei Schädigungsmuster unterscheiden: Zum einen die direkt hepatotoxische Wirkung (dosisabhängig, charakteristische Leberveränderungen, kurze Latenzzeit zwischen Aufnahme der Substanz und Schädigung der Leber) durch Substanzen wie z. B. Paracetamol, Anabolika, orale Kontrazeptiva, Tuberkulostatika, Antimykotika, NSAR, Drogen oder Antibiotika; und zum anderen die idiosynkratische (immunvermittelte) Schädigung (dosisunabhängig, im Tierexperiment nicht reproduzierbar, variable Latenzzeit und unmittelbares Rezidiv nach Reexposition) durch Medikamente wie Dihydralazin, Halothan, Phenprocoumon oder Antikonvulsiva.

Nach einer konsequenten Medikamentenanamnese sollte therapeutisch in beiden Fällen zunächst ein Absetzen der Medikation erfolgen. In Einzelfällen, vor allem bei idiosynkratischer Hepatitis, ist eine vorübergehende Steroidstoßtherapie mit Ausschleichschema indiziert (50 mg Prednis[ol]on/Tag für 3–4 Tage mit schrittweiser Reduktion über 10 Tage).

Die hochdosierte Paracetamolintoxikation stellt ebenso wie Vergiftungen mit Acrylnitril, Methacrylnitril und Methylbromid einen intensivmedizinischen Notfall dar. Als Erstmaßnahme sind innerhalb der ersten Stunde eine Magenspülung mit Aktivkohle und die Gabe von Laxanzien indiziert, die sofort von einer intravenösen Gabe von Acetylcystein begleitet werden sollte. Der Beginn dieser Therapie muss bei begründetem Verdacht zur kritischen Zeitersparnis zunächst auch ohne vorliegende Para-cetamolspiegel erfolgen (Dosisschema z. B. bei 70 kg Körper-gewicht: Fluimucil Antidot 150 mg/kg in 200 ml 5% Glukose über 15 min, dann 50 mg/kg in 500 ml 5% Glukose über 4 h und 100 mg/kg in 1000 ml 5% Glukose in den nächsten 16 h). In schweren Fällen ist der frühzeitige Kontakt zu einem Transplantationszentrum entscheidend.

10.3.7 Toxine

Eine akute oder chronische Hepatitis kann nach inhalativer, peroraler oder parenteraler Aufnahme einer Vielzahl von Toxinen auftreten. Diese umfassen neben industriellen Giften (z. B. halogenierte und aromatische Kohlenwasserstoffe, Nitrosoverbindungen, Amine, Schwermetalle) v. a. auch Peptidtoxine der Pilzspezies Amanita oder Galerina. Die Notfalltherapie umfasst unspezifische Entgiftungsmaßnahmen wie die forcierte Magenspülung, die Gabe von 40–60 g Aktivkohle, hohe Einläufe, Laxanziengabe, forcierte Diurese sowie Hämoperfusion. Die Amanitatoxinvergiftung (Knollenblätterpilzvergiftung) wird durch einen Therapieversuch mit Penicillin G 3-mal 5 Mio. IE i.v. und Sylibinin (z. B. Legalon 20 mg/kg KG in vier Dosen über 2 h i.v.) behandelt. Bei schwerem Amanita-induziertem akutem Leberversagen werden in der Regel intensivmedizinische Therapiemaßnahmen wie Substitution von Gerinnungsfaktoren, antibiotische Therapie, Glukose- und Elektrolythaushaltsstabilisierung, Hirnödemprophylaxe und -therapie sowie eine Hämodialysebehandlung notwendig. Frühzeitige Kontaktaufnahme zu einem Lebertransplantationszentrum ist dringend erforderlich.

Evidenz der Therapieempfehlungen		
	Evidenzgrad	Empfehlungsstärke
Autoimmunhepatitis		
Steroidtherapie und Kombinationstherapie der AIH	I-b	B
Azathioprinerhaltungstherapie der AIH	II-a	B
Autoimmunhepatitis-Score	I-a	A
PBC		
UDCA-Therapie der PBC	I-a	A
Pruritustherapie mit Opioid-antagonisten	III	C
Mayo-Score bei der PBC	I-a	A
Osteoporosetherapie der PBC	III	C
Vitaminsubstitution bei PBC	IV	C
Therapie der Overlap-Syndrome	IV	C
PSC		
Immunsuppression bei PSC	III	E
UDCA	II-b	B
Endoskopische Interventionen	I-b	B
Toxische Lebererkrankungen		
Behandlung der Paracetamol-intoxikation	III	A
Therapie der Knollenblätter-pilzvergiftung	III	B–C

Literatur

Alvarez F, Berg PA, Bianchi FB, Bianchi L, Burroughs AK, Cancado EL, Chapman RW, Cooksley WG, Czaja AJ, Desmet VJ, Donaldson PT, Eddleston AL, Fainboim L, Heathcote J, Homberg JC, Hoofnagle HH, Kajumu S, Krawitt EL, Mackay IR, MacSween RN, Maddrey WC, Manns MP, McFarlane IG, Meyer zum Büschenfelde KH, Zeniya M (1999) International Autoimmune Hepatitis Group Report: review of criteria for diagnosis of autoimmune hepatitis. J Hepatology 31: 929–938

Bergquist A, Ekbom A, Olsson R, Kornfeldt D, Loof L, Danielsson A, Hultcrantz R, Lindgren S, Prytz H, Sandberg-Gertzen H, Almer S,

Granath F, Broome U (2002)Hepatic and extra-hepatic malignancies in primary sclerosing cholangitis. J Hepatol 36: 321–327
Czaja AJ (1998) Frequency and nature of the variant syndromes of autoimmune liver disease. Hepatology 28: 360–365
Desmet VJ, Gerber M, Hoofnaagle JH, Manns M, Scheuer PJ (1994) Classification of chronic hepatitis: diagnosis, grading and staging. Hepatology 19: 1513–1520
Gill RQ, Sterling RK (2001) Acute liver failure. J Clin Gastroenterol 33: 191–198
Kim WR, Dickson ER (2000) Timing of liver transplantation. Semin Liver Dis 20: 451–464
Kim WR, Wiesner RH, Therneau TM, Poterucha JJ, Porayko MK, Evans RW, Klintmalm GB, Crippin JS, Krom RA, Dickson ER (1998) Optimal timing of liver transplantation for primary biliary cirrhosis. Hepatology 28: 33–38
Manns M, Gerken G, Kyriatsoulis A, Staritz M, Meyer zum Büschenfelde KH (1987) Characterization of a new subgroup of autoimmune chronic active hepatitis by autoantibodies against a soluble liver antigen. Lancet. I: 292–294
Manns MP, Johnson EF, Griffin KJ, Tan EM, Sullivan KF (1989) Major antigen of liver kidney microsomal antibodies in idiopathic autoimmune hepatitis is cytochrome P450db1. J. Clin. Invest. 83: 1066–1072
Manns MP, Strassburg CP (2001) Autoimmune hepatitis: clinical challenges. Gastroenterology 120: 1502–1517
Manns MP, Strassburg CP (2000) Autoimmune Hepatitis. In: O'Grady JG, Lake JR, Howdle DP, eds. Comprehensive Clinical Hepatology. London: Mosby 16: 1–14
Poupon R, Chazouilleres O, Balkau B, Poupon RE (1999) Clinical and biochemical expression of the histopathological lesions of primary biliary cirrhosis. UDCA-PBC Group. J Hepatol 30: 408–412
Strassburg CP, Jaeckel E, Manns MP (1999) Anti-mitochondrial antibodies and other immunological tests in primary biliary cirrhosis. Eur J Gastroenterol Hepatol 11: 595–601
Strassburg CP, Manns MP (1999) Antinuclear antibody (ANA) patterns in hepatic and extrahepatic autoimmune disease. J Hepatol. 31: 751
Strassburg CP, Manns MP (2004) Primary biliary liver cirrhosis and overlap syndrome. Diagnosis and therapy. Internist (Berl) 45: 16–26
Strassburg CP, Obermayer-Straub P, Manns MP (2000) Autoimmunity in liver diseases. Clin Rev Allergy Immunol 18: 127–139

Vogel A, Heinrich E, Bahr MJ, Rifai K, Flemming P, Melter M, Klempnauer J, Nashan B, Manns MP, Strassburg CP (2004) Long-term outcome of liver transplantation for autoimmune hepatitis. Clin Transplant 18:62–69
Wellington K, Jarvis B. Silymarin (2001) A review of its clinical properties in the management of hepatic disorders. BioDrugs.

10.4 Alkoholbedingte Lebererkrankungen
Wilfried Grothe und Wolfgang E. Fleig

10.4.1 Einleitung und Epidemiologie

Alkohol ist die häufigste Ursache von Lebererkrankungen und damit eines der wesentlichen und auch ökonomisch bedeutendsten Gesundheitsprobleme der westlichen Industrienationen.

In Deutschland wird die Zahl alkoholkranker Menschen auf 1,6 Millionen geschätzt. Weitere 2,7 Millionen Deutsche trinken Alkohol in einem gesundheitsschädlichen Ausmaß. Der durchschnittliche Pro-Kopf-Konsum lag 1999 bei 10,6 Litern reinen Alkohols pro Jahr – bezogen auf die Bevölkerungsgruppe zwischen 14 und 69 Jahren. Damit liegt Deutschland im europäischen Vergleich in der Spitzengruppe (Tabelle 10.4-1).

In den Vereinigten Staaten von Amerika wird geschätzt, dass bei 20–40% aller in den Allgemeinkrankenhäusern zur Behandlung aufgenommenen Patienten Alkohol die Ursache der Gesundheitsstörung darstellt. In der Gruppe der älteren Patienten entspricht dort die Anzahl der alkoholbedingten Krankenhauseinweisungen derjenigen der Patienten mit Myokardinfarkt. 21% der Intensivpatienten in den USA leiden an einer alkoholbedingten Lebererkrankung.

In britischen Allgemeinkrankenhäusern wird in bis zu 80% der Fälle ein Alkoholabusus als Ursache einer Leberzirrhose angege-

Tabelle 10.4-1. Alkoholkonsum pro Kopf der Bevölkerung in Litern reinen Alkohols: Eine Rangfolge ausgewählter Länder. (Aus: World Drink Trends 1999)

Rang	Land	1995	1996	1997	1998	Veränderungen 1970–1999 [in %]
1	Luxemburg	12,1	11,6	11,4	13,3	33,3
2	Portugal	12,0	11,6	11,3	11,2	13,5
3	Frankreich	11,4	11,2	10,9	10,8	–33,5
4	Irland	9,3	9,9	10,5	10,8	88,7
5	Deutschland	11,1	11,0	10,8	10,6	3,4
6	Tschechien	10,0	10,0	10,1	10,2	21,4
7	Spanien	9,5	9,3	10,2	10,1	–13,0
8	Dänemark	10,0	10,0	9,9	9,5	39,7
9	Rumänien	9,0	8,9	9,2	9,5	52,0
10	Ungarn	10,0	10,3	10,1	9,4	3,2
11	Österreich	9,8	9,7	9,5	9,2	–12,3
12	Schweiz	9,4	9,3	9,2	9,2	–14,1
13	Griechenland	8,8	8,7	8,8	9,1	72,7
14	Belgien	9,1	9,1	9,1	8,9	–0,2
15	Slowakei	8,0	8,3	8,5	8,3	–0,8
16	Niederlande	8,0	8,1	8,2	8,1	41,6
17	Russland	8,8	7,3	7,3	7,9	21,7
18	Italien	8,3	7,9	7,9	7,7	–44,0
19	Australien	7,6	7,5	7,5	7,6	–6,7
20	Neuseeland	7,9	7,8	7,3	7,6	0,1
21	Großbritannien	7,3	7,6	7,7	7,5	40,7
22	Finnland	6,8	6,7	7,0	7,1	65,1
23	Litauen	7,3	6,8	6,9	7,1	–
24	Bulgarien	8,0	7,8	7,0	6,8	1,2
27	USA	6,5	6,6	6,6	6,5	–2,8
28	Japan	6,6	6,7	6,4	6,5	41,9

ben. In Deutschland schätzt man, dass jährlich 16.000 bis 18.000 Menschen an den Folgen einer alkoholbedingten Leberzirrhose versterben.

10.4.2 Klassifikation

Das Spektrum der alkoholbedingten Lebererkrankungen wird anhand histomorphologischer Kriterien in drei Formen eingeteilt: Alkoholbedingte Fettleber, alkoholbedingte Hepatitis und alkoholbedingte Leberzirrhose.

Alkoholbedingte Fettleber

Eine alkoholbedingte Fettleber oder Steatosis (Abb. 10.4-1) entwickelt sich mit hoher Wahrscheinlichkeit, wenn der tägliche Alkoholkonsum 40–80 g überschreitet. Die Lipide, vorwiegend Triglyzeride, werden zunächst herdförmig bevorzugt in den zentrolobulär gelegenen Hepatozyten abgelagert. In schweren Fällen tritt eine diffuse Verfettung des gesamten Leberläppchens auf. Die prognostische Bedeutung der Leberverfettung ist nicht völlig geklärt. Es wird jedoch davon ausgegangen, dass eine einfache Fettleber keine präzirrhotische Läsion darstellt. Die Leberfunktion ist häufig normal und die Verfettung bei Einhaltung einer Alkoholabstinenz reversibel.

Prognostisch ungünstig wird die Situation eingeschätzt, wenn sich in einer Fettleber eine Fibrose der Zentralvenen und des perizentralen Parenchyms nachweisen lässt. Es ist wahrscheinlich, dass diese zentrale Fibrose eine wichtige Rolle in der Entstehung einer Leberzirrhose spielt.

Alkoholbedingte Hepatitis

Die alkoholbedingte Hepatitis (Abb. 10.4-2) zeigt sowohl Zeichen der Entzündung als auch der hepatozellulären Degeneration, vor allem in den zentrolobulär gelegenen Abschnitten. Die Hepatozyten zeigen eine Ballonierung und in ihrem Zytoplasma treten perinukleär eosinophile Einschlusskörperchen, so genannte Mallory-Körperchen, auf. Letztere sind allerdings nicht pathognomonisch für die alkoholbedingte Lebererkrankung, sondern lassen sich beispielsweise auch bei Morbus Wilson, nicht alkoholbedingter Steatohepatitis und primär biliärer Zirrhose nachweisen.

Daneben werden auch zentrolobulär perisinusoidale Bindegewebsfasern abgelagert, die die Hepatozyten umschließen (so genannte „Maschendrahtfibrose").

Für die Entstehung der Entzündungsreaktion mit überwiegend neutrophilen Infiltraten und Gewebsnekrosen wird ursächlich die Bildung von Neoantigenen durch Reaktion von Acetaldehyd mit einer Vielzahl von Proteinen verantwortlich gemacht. Im Übrigen finden sich häufig mitochondriale Aberrationen, wie z. B. Riesenmitochondrien. Zusätzlich können Zeichen der Cholestase auftreten.

Die Mortalität der schweren alkoholbedingten Hepatitis ist hoch. Es werden Mortalitätsraten von bis zu 78% innerhalb eines Jahres angegeben. Die alkoholbedingte Hepatitis kann bei fortgesetztem Alkoholkonsum in eine Leberzirrhose übergehen.

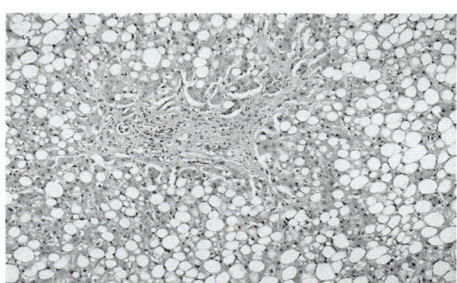

Abb. 10.4-1. Alhoholbedingte Fettleber (Siehe auch Farbtafel im Anhang)

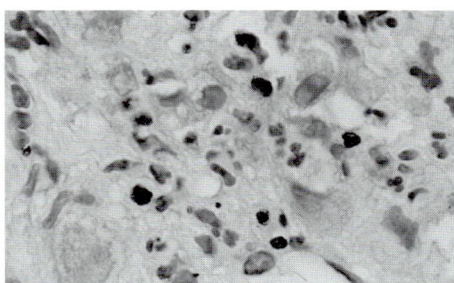

Abb. 10.4-2. „Apoptotic bodies" einer Alkoholhepatitis (Siehe auch Farbtafel im Anhang)

Alkoholbedingte Leberzirrhose

Die alkoholbedingte Leberzirrhose (Abb. 10.4-3) ist bevorzugt vom mikronodulären Typ mit dünnen Septen und uniformen Parenchymknötchen von <3 mm Durchmesser. Für Patienten mit einer alkoholbedingten Leberzirrhose werden Überlebensraten von 60–70% nach einem Jahr und 35–50% nach fünf Jahren angegeben.

Das histologische Bild einer alkoholbedingten Lebererkrankung kann auch durch eine HCV-Infektion hervorgerufen werden.

10.4.3 Risikofaktoren

Obwohl 90–100% aller schweren Trinker Zeichen einer Leberverfettung zeigen, entwickeln nur schätzungsweise 10–35% dieser Patienten eine alkoholbedingte Hepatitis und nur 8–20% eine Zirrhose. Zahlreiche Faktoren beeinflussen die Entstehung und Progredienz einer alkoholbedingten Lebererkrankung.

Zugeführte Alkoholmenge Die Risikoschwelle für die Entwicklung einer alkoholbedingten Lebererkrankung wird mit 30–40 g reinen Alkohols pro Tag für Männer und 20 g pro Tag für Frauen angegeben. Mit steigendem täglichen Alkoholkonsum steigt dieses Risiko.

Trinkgewohnheiten Die Alkoholresorption und damit der Anstieg des Blutalkoholspiegels wird durch eine gleichzeitige Nah-

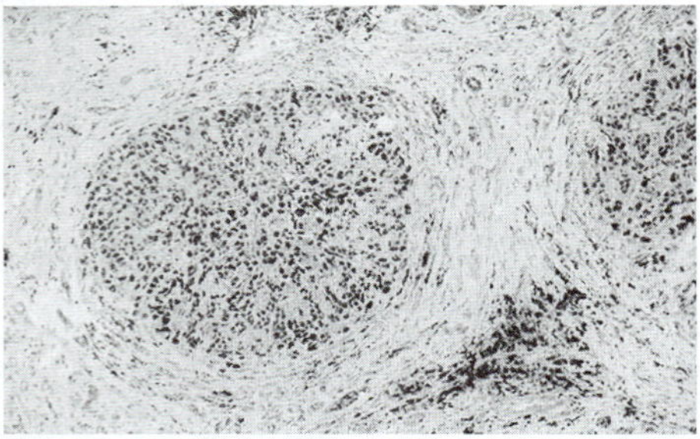

Abb. 10.4-3. Alkoholbedingte Leberzirrhose mit „Säufereisen". (Siehe auch Farbtafel im Anhang)

rungsaufnahme herabgesetzt. Die Resorption von Alkohol ist bei Konsum von niedrigprozentigen Alkoholika wie z. B. Bier sowie zeitlich gestrecktem Konsum geringer. Das Risiko der Entwicklung einer alkoholbedingten Lebererkrankung ist bei chronisch kontinuierlichem Trinkmuster höher als bei akut sporadischem Trinkmuster.

Geschlecht Im Geschlechtervergleich weisen Frauen eine vermehrte Empfindlichkeit gegenüber Alkohol und damit auch ein erhöhtes Risiko für die Entwicklung einer alkoholbedingten Lebererkrankung auf. Ursächlich hierfür ist eine ganze Reihe von Faktoren: So ist das Verteilungsvolumen für Alkohol auf Grund der im Vergleich zu Männern geringeren Körpergröße sowie eines um 12% geringeren Wasseranteils an der gesamten Körpermasse bei Frauen wesentlich geringer. Dies bedeutet, dass bei einer gegebenen Alkoholdosis in Frauen eine höhere Blutalkoholkonzentration als in Männern resultiert. Hinzu treten geschlechtsspezifische Unterschiede im Alkoholstoffwechsel. So besitzen Frauen eine geringere Aktivität der gastralen Alkoholdehydrogenase. Bereits im Magen wird daher bei ihnen weniger Alkohol verstoffwechselt.

Genetische Faktoren Ethnische Unterschiede in der Alkoholtoleranz sind seit langem bekannt. Für diese werden unter anderem eine Abnormalität eines Acetaldehyddehydrogenaseisoenzyms (ALDH2) verantwortlich gemacht. ALDH2-defiziente Personen, z. B. Chinesen und Japaner, zeigen eine langsamere Elimination von Acetaldehyd, einem Abbauprodukt des Äthanols, und damit eine erhöhte Aldehydkonzentration in Blut und Gewebe. Diese Personen reagieren bereits auf kleine Äthanoldosen mit sympathomimetischen Effekten. Neben diesem genetisch determinierten Unterschied im Alkoholstoffwechsel weisen Familien-, Zwillings- und Adoptionsstudien auf weitere Faktoren hin, die eine genetische Disposition zum Alkoholabusus bedingen, jedoch nicht einem einfachen Mendel-Erbgang folgen. Im Gegensatz hierzu scheint eine Heterozygotie für eine der zwei Hämochromatose-Mutationen (C282Y und H63D) das Risiko für die Entwicklung einer Fibrose bei alkoholbedingter Lebererkrankung nicht zu erhöhen.

Hepatitis C Eine gleichzeitig bestehende Hepatitis-C-Infektion potenziert das Risiko der Entwicklung einer Leberzirrhose im Rahmen alkoholbedingter Lebererkrankungen. Für die Hepatitis-B-Infektion ist eine solche Beziehung nicht nachgewiesen.

Ernährung Die Entwicklung einer alkoholbedingten Lebererkrankung kann durch Nährstoffe modifiziert werden. So scheint zum einen eine vermehrte Aufnahme von Fett in Kombination mit Alkohol die Entwicklung einer Fettleber zu beschleunigen. Zum anderen aber ist eine Mangelernährung eine häufige Erscheinung bei Patienten mit alkoholbedingter Lebererkrankung, die mit dem Ausmaß der hepatischen Dysfunktion korreliert. Insbesondere eine proteinarme Diät kann die toxischen Effekte des Alkohols fördern.

Medikamente Im Rahmen des chronischen Alkoholabusus besteht eine vermehrte Hepatotoxizität von Medikamenten, wie z. B. Paracetamol, Isoniazid oder Phenylbutazon. Diese wird zumindest teilweise durch die alkoholbedingte Induktion mikrosomaler Enzyme und die damit erhöhte Kapazität zur Ausbildung toxischer Metabolite aus den genannten Substanzen erklärt. Des Weiteren existieren Berichte, wonach eine alkoholbedingte Hepatitis durch eine Interferontherapie getriggert werden kann.

10.4.4 Diagnostik

Schweregrad und Symptomatik der alkoholbedingten Lebererkrankung zeichnen sich innerhalb der verschiedenen histologischen Stadien und interindividuell durch hohe Variabilität aus.

Relativ asymptomatische Patienten können ein histologisch weit fortgeschrittenes Stadium der Erkrankung zeigen, während eine klinische Dekompensation unabhängig vom histologischen Stadium auftreten kann. Hieraus ergibt sich die Wichtigkeit, aber auch die Schwierigkeit, betroffene Patienten zu identifizieren.

Grundsätzlich sollte daher als Screening bei allen Patienten eine genaue Alkoholanamnese erhoben werden. Hierzu werden zahlreiche Fragebögen angeboten. Klinische Zeichen, wie die Leberhautzeichen, Zeichen des portalen Hypertonus oder eine Feminisierung können weitere Hinweise auf eine fortgeschrittene Lebererkrankung geben.

Laborparameter, wie das Serumalbumin, Bilirubin, Transaminasen, AST/ALT-Quotient, γ-Glutamyltransferase, Quick und Blutbild (insbesondere das mittlere korpuskuläre Volumen [MCV]) können den klinischen Verdacht unterstützen, jedoch genauso gut vollständig fehlen oder unspezifisch sein. Kohlenhydratdefizientes Transferrin (CDT) wird als relativ spezifischer Marker für einen aktuellen Alkoholabusus und damit als Marker für die Überwachung einer Alkoholabstinenz empfohlen. Allerdings kann die CDT-Konzentration auch im Rahmen anderer Lebererkrankungen erhöht sein und wird unter anderem vom Eisengehalt in der Leber sowie vom Alter der Patienten beeinflusst.

Durch Kombination von CDT und γ-Glutamyltransferase kann eine Sensitivität von über 90% für das Vorliegen einer Alkoholerkrankung erreicht werden. Bei einem Alkoholkonsum von weniger als 60 g pro Tag ist ein chronischer Alkoholkonsum schwierig nachzuweisen und die Werte für CDT und γ-Glutamyltransferase können bereits nach einer Abstinenz von nur vier Tagen normalisiert sein.

Der Wert einer Leberbiopsie wird kontrovers diskutiert: Auf der einen Seite lässt sich anhand klinischer und laborchemischer Parameter die Präsenz einer alkoholbedingten Lebererkrankung und einer Zirrhose recht genau voraussagen. Auf der anderen Seite wurde in Studien in bis zu 20% der Fälle der klinische Verdacht auf eine alkoholbedingte Leberzirrhose durch die Biopsie widerlegt. Insgesamt wird eine Leberbiopsie daher zur Bestätigung der Diagnose und zum Ausschluss einer eventuell weiteren, nicht alkoholbedingten Ursache einer Lebererkrankung sowie zur Feststellung der Prognose empfohlen. Sind die klinischen und laborchemischen Parameter eindeutig, so kann auf eine Leberbiopsie unter Umständen verzichtet werden. Unverzichtbar ist eine Leberbiopsie bei Patienten mit vermuteter alkoholbedingter Lebererkrankung und pathologischen Serumeisenmarkern, sofern nicht durch eine molekulargenetische Untersuchung eine Hämochromatose nachgewiesen werden kann. Des Weiteren sollte eine Leberbiopsie bei gleichzeitig vorliegender Hepatitis-C-Infektion erfolgen, um zu bestimmen, welche der beiden Erkrankungen der wesentlichere Faktor für die Lebererkrankung ist. Bei Patienten mit alkoholbedingter Hepatitis sollte zur Abschätzung der Prognose und vor Beginn einer eventuellen Steroidtherapie (s. unten) eine Leberbiopsie durchgeführt werden.

10.4.5 Therapie

Basis der Therapie der alkoholbedingten Lebererkrankungen ist die strikte Alkoholkarenz. Auf eine ausreichende Ernährung sollte geachtet und evtl. eine aggressive enterale Ernährungstherapie durchgeführt werden. Stark unterernährte Patienten oder Patienten mit dekompensierter Zirrhose zeigten während einer solchen Therapie eine Verbesserung des Allgemeinzustandes und ein verlängertes Überleben im Vergleich mit Patienten, die eine Standarddiät erhielten.

Eine Lebertransplantation sollte bei einer Leberzirrhose im Endstadium in Erwägung gezogen werden. Als Voraussetzung für eine Transplantation wird von vielen Zentren eine vorausgehende Alkoholabstinenz von mehr als sechs Monaten gefordert, obwohl hierfür keine rationale, durch Daten gestützte Basis besteht. Nur etwa 10% der Patienten, insbesondere jüngere Transplantatempfänger, kehren nach der Transplantation zu einem exzessiven Alkoholabusus zurück. Derzeit werden in Europa bis zu 30% aller Lebertransplantationen auf Grund einer alkoholbedingten Lebererkrankung durchgeführt. Die Überlebensrate der Patienten liegt 5 Jahre nach der Transplantation bei 71% und nach 10 Jahren bei 59%. Diese Werte sind mit denen von Patienten, die aus anderer Ursache transplantiert wurden, vergleichbar.

Bei schwerer alkoholbedingter Hepatitis wird, nach histologischer Bestätigung der Diagnose, als wesentliche Therapieoption eine Prednisolonbehandlung empfohlen. Als Kriterien für eine schwere Erkrankung werden die Maddrey-Diskriminisfunktion (DF) aus Prothrombinzeit und das Serum-Bilirubin (DF = [(Prothrombinzeit des Patienten (sec) − Kontrolle) ´ 4,6 + Serum-Bilirubin (μmol/l)/17,1] mit einem Wert von über 32 bzw. das Vorliegen einer hepatischen Enzephalopathie verwendet. Durch eine Prednisolontherapie konnte die Überlebensrate nach einem, aber nicht diejenige nach zwei Jahren verbessert werden. Trotz dieser Therapie bleibt die Mortalität der alkoholbedingten Hepatitis hoch. Nicht weniger als sieben Patienten („number needed to treat") mit alkoholbedingter Hepatitis müssen mit Steroiden behandelt werden, um einen Todesfall zu vermeiden! Kürzlich konnte gezeigt werden, dass die Patienten, bei denen unter einer einwöchigen Steroidtherapie das Serumbilirubin nicht unter den Ausgangswert abfällt, von einer Weiterführung der Therapie nicht profitieren. Wegen des unter Steroiden erhöhten Infektionsrisikos sollte deshalb eine Steroidbehandlung nur bei denjenigen Patienten über die erste Woche hinaus fortgesetzt werden, bei denen ein Bilirubinabfall zu verzeichnen ist.

In einer neueren Arbeit konnte gezeigt werden, dass im Vergleich mit einer Kortikoidtherapie eine enterale Ernährung mit 2000 kcal/Tag in der Kurzzeittherapie der schweren alkoholischen Hepatitis nicht schlechter abschneidet als Corticosteroide.

Es wurde die Vermutung geäußert, dass die Patienten eventuell von einer Kombination beider Therapieformen profitieren könnten. Darüber hinaus konnte in einer weiteren, allerdings recht kleinen Studie nachgewiesen werden, dass auch Pentoxiphyllin vermutlich aufgrund seiner TNFα-antagonisierenden Wirkung die Letalität der schweren akuten Alkoholhepatitis senken kann. Ob ein additiver Effekt zur Steroidtherapie besteht, ist unbekannt. In der Praxis scheint ein Therapieversuch bei schwerer Alkoholhepatitis zusätzlich zur Steroidgabe gerechtfertigt. Hingegen ist der Einsatz des Anti-TNFα-Antikörpers Infliximab, der in kleinen Serien zunächst positive Ergebnisse gezeigt hatte, wegen der in einer aktuellen, placebokontrollierten Studie als Zusatztherapie zu Steroiden wegen des dramatisch ansteigenden Infektionsrisikos und daraus resultierender Letalität kontraindiziert.

Für Patienten mit bakterieller oder viraler Infektion, Diabetes mellitus, akuter gastrointestinaler Blutung, begleitender Pankreatitis oder Nierenversagen können keine spezifischen Empfehlungen gegeben werden, da Patienten mit diesen Komplikationen kaum in Studien untersucht worden sind.

Zahlreiche weitere Substanzen wurden auf einen möglichen Einsatz in der Therapie der alkoholbedingten Hepatitis untersucht. So wurde erfolglos versucht, durch Insulin und Glucagon die Regeneration der Hepatozyten zu stimulieren. Mit der gleichen Zielsetzung wurde Oxandrolon eingesetzt. Von dieser Therapie scheinen Patienten mit mäßiger Mangelernährung tendenziell zu profitieren.

Ein weiteres Konzept zur Therapie der alkoholbedingten Hepatitis hatte eine Hepatoprotektion zum Ziel: Eine vielversprechende Substanz schien in diesem Zusammenhang nach Ende der 70er Jahre tierexperimentell und auch klinisch gewonnenen Daten das Thyreostatikum Propylthiouracil zu sein. Leider ließen sich in weiteren Therapiestudien weder ein positiver Effekt auf das Überleben noch der vermutete Effekt auf die Hämodynamik bestätigen. Der Einsatz dieser Substanz ist daher in der Therapie der alkoholbedingten Hepatitis nicht mehr gerechtfertigt. Auch das Antioxidans Vitamin E hat sich als unwirksam erwiesen.

Eine lebensbedrohende akute Alkoholhepatitis stellt derzeit keine Indikation zur Lebertransplantation dar.

Evidenz der Therapieempfehlungen

	Evidenzgrad	Empfehlungsstärke
Sinnvoll bei allen Patienten:		
Alkoholabstinenz	–	–
Sinnvoll bei Subgruppen:		
Prednisolon[a]	I-a	A
Totale enterale Ernährung	I-b	B
Pentoxifyllin	I-b	B
Oxandrolone[b]	I-b	C
Nicht sinnvoll:		
Vitamin E	I-b	E
Insulin und Glucagon	I-b	E
Propylthiouracil	I-b	E
Lebertransplantation[c]	IV	D
Kontraindiziert:		
Infliximab	I-b	E

[a]Indikation: Schwere alkoholbedingte Hepatitis (DF >32) ohne bakterielle oder virale Infektion, entgleisten Diabetes mellitus, akute gastrointestinale Blutung, begleitende Pankreatitis oder Nierenversagen. Entscheidung über eine Fortführung der Therapie nach einer Woche.
[b]Indikation: Mäßig unterernährte Patienten
[c]nur im Rahmen von kontrollierten Studien zu diskutieren

Literatur

Adams WL, Yuan Z, Barboriak JJ, Rimm A (1993) Alcohol related hospita-lizations of elderly people: Prevalence and geographic variation in the United States. JAMA 270: 1222–1225

Agarwal DP, Goedde HW (1990) Alcohol metabolism, alcohol intolerance and alcoholism. Biochemical and pharmacological approaches. Springer, Berlin Heidelberg New York Tokyo

Agarwal-Kozlowski K, Agarwal DP (2000) Genetische Prädisposition zur Alkoholkrankheit. Therapeutische Umschau 57: 179–184

Akriviadis E, Botla R, Briggs W, Han S, Reynolds T, Shakil O (2000) Pentoxifylline improves short-term survival in severe acute alcoholic hepatitis: a double blind, placebo-controlled trial. Gastroenterology 119: 1637–1648

Allemann PI (2000) Marker für übermäßigen Alkoholkonsum (Screening). Therapeutische Umschau 57: 185–190

Barwick KW, Rosai J (1996) Liver: Alcohol induced liver diseases. In: Acker-man's surgical pathology, 8th ed, Vol I, Chap 13. Mosby Yearbook, St Louis, p 870–871

Bellentani S, Saccoccio G, Costa G (1997) Drinking habits as cofactors of risk for alcohol indurced liver damage. Gut 41: 845–850

Cabré E, Gonzales-Huiz F, Abad-LaCruz A (1990) Effect of total enteral nutrition on the short term outcome of severely malnourished cirrhotics. Gastroenterology 98: 715–720

Cabré E, Rodriguez-Iglesias P, Caballeria J et al. (2000) Short- and long-term outcome of severe alcohol-induced hepatitis treated with steroids or enteral nutrition: a multicenter randomized trial. Hepatology 32: 36–42

DeFeo TM, Fargion S, Duca L et al. (1999) Carbohydrate-deficient transferrin, a sensitive marker of chronic alcohol abuse, is highly influenced by body iron. Hepatology 29: 658–663

Deutsche Hauptstelle gegen die Suchtgefahren e.V. (DHS) Hamm (2000) Jahrbuch Sucht 2001, Neuland, Geesthacht

Grove J, Daly AK, Burt AD, Guzail M, James OF, Bassendine MF, Day CP (1998) Heterozygotes for HFE mutations have no increased risk of advanced alcoholic liver disease. Gut 43: 262–266

Levin DL, Baker AL, Riddel RH (1979) Non alcoholic liver disease: Over-looked causes of liver injury in patients with heavy alcohol consumption. Am J Med 66: 429–443

Lieber CS (1998) Hepatic and other medical disorders of alcoholism: from pathogenesis to treatment. J Stud Alcohol 59: 9–25

Lieber CS (2000) Alcoholic liver disease: new insights in pathogenesis lead to new treatments. J Hepatol 32(Suppl. 1): 113–128

Maddrey WC, Boitnott JK, Bedine MS et al. (1978) Corticosteroid therapy of alcoholic hepatitis. Gastroenterology 75: 193–199

Marik P, Mohedin B (1996) Alcohol-related admissions to an inner city hospital intensive care unit. Alcohol Alcohol 31: 393–396

Mathiesen UL, Franzén LE, Frydén A, Foberg U, Bodemar G (1994) The clinical significance of slightly to moderately increased liver trans-aminase values in asymptomatic patients. Scand J Gastroenterol 34: 85–91

Mathurin P, Abdelnour M, Ramond MJ, Carbonell N, Fartoux L, Serfaty L, Valla D et al. (2003) Early change in bilirubin levels is an important prognostic factor in severe alcoholic hepatitis treated with prednisolone. Hepatology 38: 1363–1369

Mathurin P, Duchatelle V, Ramond MJ (1996) Survival and prognostic factors in patients with severe alcoholic hepatitis treated with prednisolone. Gastroenterology 110: 1847–1853

McCullough AJ, O'Connor JFB (1998) Alcoholic liver disease: Proposed recommendations for the American College of Gastroenterology. Am J Gastroenterol 93: 2022–2036

Mezey E, Potter JJ, Rennie-Tankerley L, Caballeria J, Pares A (2004) A randomized placebo controlled trial of vitamin E for alcoholic hepatitis. J Hepatol 40: 40–46

Morgan MY (1996) The treatment of alcoholic hepatitis. Alcohol Alcohol 31: 117–134

Mundle G, Ackermann K, Munkes J, Steinle D, Mann K (1999) Influence of age, alcohol consumption and abstinence on the sensitivity of carbo-hydrate-deficient transferrin, γ-glutamyltransferase and mean corpus-cular volume. Alcohol Alcohol 34: 760–766

Naveau S, Chollet-Martin S, Dharancy S, Mathurin P, Jouet P, Piquet MA, Davion T, et al. (2004) A double-blind randomized controlled trial of infliximab associated with prednisolone in acute alcoholic hepatitis. Hepatology 39: 1390–1397

Neuberger J, Schulz K-H, Day C, Fleig WE et al. (2002) Transplantation for alcoholic liver disease. J-Hepatology 36:130–137

Pageaux GP, Michel J, Coste V et al. (1999) Alcoholic cirrhosis is a good indication for liver transplantation, even for cases of recidivism. Gut 45: 421–426

Productschäp for Gedistilleerde Dranken (1999) World drink trends 1999. NTC-Publications, Henley-on-Thames (UK)

Schenker S, Hoyumpa AM (1999) New concepts of dietary intervention in alcoholic liver disease. J Lab Clin Med 134: 433–434

Sogni P, Hadengue A, Moreau R et al. (1997) Acute effects of propyl-lthiouracil on hemodynamics and oxygen content in patients with alcoholic cirrhosis. J Hepatol 26: 628–633

Sorbi D, Boynton J, Lindor KD (1999) The ratio of aspartate aminotransferase to alanine aminotransferase: Potential value in differentiating nonalco-holic steatohepatitis from alcoholic liver disease. Am J Gastroenterol 94: 1018–1022

Walsh K, Alexander G (2000) Alcoholic liver disease. Postgrad Med J 76: 280–286

Zylberberg H, Fontaine H, Thépot V, Nalpas B, Bréchot C, Pol S (1999) Triggering of acute alcoholic hepatitis by α-interferon therapy. J Hepatol 30: 722–725

10.5 Benigne und maligne Neoplasien der Leber

Ulrich-Frank Pape, Thomas Berg und Bertram Wiedenmann

10.5.1 Einleitung

Sowohl primäre, d. h. vom Organ selbst ausgehende, als auch sekundäre Lebertumoren stellen differentialdiagnostisch und therapeutisch ein häufiges internistisches Problem dar. Sie werden meist im Rahmen der körperlichen Untersuchung (Hepatomegalie), Labordiagnostik (Erhöhung der Cholestaseparameter und Transaminasen) oder zufällig mittels bildgebender Verfahren wie z. B. Sonographie, Computertomographie und Magnetresonanztomographie entdeckt. Gerade die Differenzierung benigner von malignen Lebertumoren (Tabelle 10.5-1) erfordert auf Grund der daraus resultierenden therapeutischen Konsequenzen die Sicherung der Diagnose. Hierzu ist – bis auf wenige Ausnahmen – auch eine Biopsiegewinnung mittels Punktion, Laparoskopie oder sogar offener Gewebeentnahme im Rahmen einer Laparotomie notwendig.

In diesem Kapitel werden die wichtigsten primären Lebertumoren des Erwachsenen behandelt. Neoplasien der Gallenwege (Kap. 10.13.2) wie auch metastatische Lebererkrankungen (Tabelle 10.5-2) und deren Behandlung werden separat abgehandelt.

10.5.2 Benigne Neoplasien der Leber

Leberzelladenom

Epidemiologie Leberzelladenome (benigne Hepatome) waren bis zur Einführung der oralen Kontrazeptiva in den 60er-Jahren eine Rarität. Seitdem sind sie bei Frauen, die orale Kontrazeptiva einnehmen, in einer Häufigkeit von 3–4/100.000 beobachtet worden und in über 90% der Fälle mit der Einnahme von Östrogenen, Gestagenen oder anabolen Steroiden assoziiert. Sehr viel seltener sind sie auch bei Männern v. a. unter Androgen- oder Östrogentherapie sowie bei Kindern mit der Glykogenspeicherkrankheit Typ I sowie mit Tyrosinämie beobachtet worden. Ohne einen der genannten Risikofaktoren ist v.a. bei Vorliegen einer Leberzirrhose ein Leberzelladenom extrem unwahrscheinlich und andere Differenzialdiagnosen sind zu erwägen.

Pathologie Da Steroidhormone eine Intimaproliferation von Lebergefäßen induzieren können, wird als Folge von Mikroperfusionsstörungen die Initiierung eines Proliferationsreizes für Hepatozyten als zugrunde liegender Pathomechanismus postuliert. Makroskopisch sind Leberzelladenome weiche, von einer Pseudokapsel aus komprimiertem umgebendem Leberparenchym begrenzte Tumoren, die gelegentlich multiple hämorrhagische und nekrotische Areale aufweisen. Mikroskopisch bestehen Leberzelladenome aus Verbänden von mehrschichtigen Hepatozytenverbänden. Eine Organisation mit Portalfeldern und Gallenwegen fehlt meist. Allerdings findet man eine ausgeprägte Gefäßversorgung mit dünnwandigen Gefäßen, die die Blutungsneigung erklären.

Klinik Meist werden Leberzelladenome als Zufallsbefunde im Rahmen von bildgebenden Untersuchungen entdeckt. Gelegentlich stellen sich Patienten mit akuten abdominellen Beschwerden vor, die auf Thrombosen der adenomversorgenden Gefäße, auf Nekrosen und intratumorale Hämorrhagien zurückzuführen sind. Rupturen mit Einblutungen in die freie Bauchhöhle sind selten. Unspezifische Symptome wie Oberbauchschmerzen, Übelkeit, Erbrechen, Inappetenz oder Fieber können auftreten.

Tabelle 10.5-2. Primärtumoren mit Lebermetastasierung. (Nach Craig et al.)

Primärtumor	Häufigkeit der Lebermetastasierung [%]
Gallenblase	78
Pankreas	70
Unklarer Primärtumor	57
Kolorektum	56
Mamma	53
Melanom	50
Ovarien	48
Magen	44
Bronchialsystem	42

Tabelle 10.5-1. Benigne und maligne Lebertumoren

Herkunft	Benigne Lebertumoren	Maligne Lebertumoren
Epithelial	Leberzelladenom Fokal noduläre Hyperplasie (FNH) Nodulär regenerative Hyperplasie Leberzysten Biliäres Zystadenom	Hepatozelluläres Karzinom (HCC) Fibrolamelläres Karzinom Cholangiozelluläres Karzinom (CCC) Metastasen epithelialer Tumoren Hepatoblastom[a]
Mesenchymal	Kavernöse Hämangiome Infantiles Hämangioendotheliom[a] – –	Angiosarkom Lymphom Embryonales Rhabdomyosarkom[a] Embryonales undifferenziertes Sarkom[a]
Tumorartige Läsionen	Peliosis hepatis Zonale Verfettung Zonale Minderverfettung Mesenchymale Hamartome[a]	–

[a] Vorkommen bei Kindern

Diagnostik Die Diagnostik besteht neben der Anamnese vor allem in bildgebenden Verfahren wie Sonographie, CT und MRT der Leber. Während Leberzelladenome sonographisch gut durch eine heterogene Echogenität mit klarer Abgrenzung zur Umgebung imponieren, stellen sie sich im nativen CT eher hypodens dar. Nach Kontrastmittelgabe zeigen sie in der CT eine Kontrastmittelanreicherung, die sich in der Angiographie auf Grund des Gefäßreichtums als „blush" darstellt. Die Darstellung einer verstärkten Signalintensität im Vergleich zum umgebenden normalen Leberparenchym im MRT unter Verwendung eisenhaltiger Kontrastmittel gilt als charakteristisch und kann als derzeit sicherstes nichtinvasives Verfahren zur Differenzierung von malignen Lebertumoren herangezogen werden. Beweisend ist die Histologie, die gerade auch die definitive Abgrenzung von hochdifferenzierten hepatozellulären Karzinomen sichert.

Therapie Therapeutisch steht die elektive chirurgische Resektion auf Grund eines Einblutungsrisikos von bis zu 20% wie auch des Risikos eines Übergangs in ein HCC im Vordergrund. Die Einnahme oraler Kontrazeptiva oder anderer anaboler Steroide sollte unabhängig von einer Operation beendet werden. Auch eine Schwangerschaft sollte nach Möglichkeit vermieden werden. Bei einem Teil der Patienten kann eine spontane Rückbildung der Adenome innerhalb von 3–12 Monaten nach Absetzen von Steroidhormonen beobachtet werden.

Verlaufskontrollen Die Transformation von Leberzelladenomen in hepatozelluläre Karzinome (HCC) ist beobachtet worden und muss v. a. beim Auftreten von Leberzelladenomen ohne Steroideinnahme ausgeschlossen werden. Sonographische Verlaufskontrollen sind auf Grund dieses wenn auch nur geringen Risikos in etwa 6- bis 12-monatigen Abständen sinnvoll.

Fokale noduläre Hyperplasie (FNH)

Vorkommen Die fokale noduläre Hyperplasie (FNH) stellt eine wichtige Differentialdiagnose zum Leberzelladenom dar, da sie ebenfalls überwiegend bei Frauen im Alter zwischen 20 und 40 Jahren auftritt. Eine Assoziation mit oralen Kontrazeptiva ist nicht gesichert. Die FNH birgt kein malignes Entartungsrisiko.

Pathologie Die FNH manifestiert sich makroskopisch als knotige Struktur mit zahlreichen venösen Gefäßen und einer zentralen bindegewebigen Narbe in einer sonst normalen Leber. Mikroskopisch findet man Knoten aus normal erscheinenden Hepatozyten ohne Läppchenarchitektur, die von bindegewebigen Septen mit Gallengängen, Blutgefäßen und lymphozytären Infiltraten durchzogen werden. Eine bindegewebige Kapsel findet sich nicht. Häufiger als in anderen Lebertumoren findet sich ein gesteigerter Gehalt an Kupfersternzellen, ohne dass dies ein spezifisches Charakteristikum darstellt. Gelegentlich kann die FNH auch histologisch als Zirrhose fehlgedeutet werden.

Klinik Klinische Beschwerden sind selten. Meist stellt die FNH eine Zufallsdiagnose im Rahmen bildgebender abdomineller Diagnostik dar. Gelegentlich können große Tumoren auf Grund ihres raumfordernden Charakters lokale Beschwerden hervorrufen. Tumoreinblutungen mit entsprechender Beschwerdesymptomatik treten deutlich seltener als bei Leberzelladenomen auf.

Diagnostik Bildgebend stehen auch hier Sonographie, CT und MRT im Vordergrund. Sonographisch zeigen sich oft nur diskrete Echogenitätsverschiebungen mit lokaler Verdrängung der Gefäßarchitektur sowie ein sog. Radspeichenphänomen in der Doppleruntersuchung. In der CT zeigt sich nach Kontrastmittelgabe in der frühen arteriellen Phase eine relativ charakteristische zentrifugale Kontrastmittelanflutung, die eine relativ deutliche Abgrenzung zum Leberzelladenom erlaubt. Das native MRT, verstärkt mit eisenhaltigen Kontrastmitteln, bietet auch hier eine zusätzliche Möglichkeit der Abgrenzung zu malignen Lebertumoren. Die hepatobiliäre Sequenzszintigraphie bietet ebenfalls eine Möglichkeit zur Differenzierung vom Leberzelladenom.

Therapie und Verlauf Die FNH bedarf keiner spezifischen Therapie. Obwohl der Zusammenhang mit Einnahme oraler Kontrazeptiva nicht gesichert ist, wird das Absetzen von Steroidhormonen empfohlen. Eine Schwangerschaft erscheint jedoch unbedenklich. Eine Verlaufskontrolle, bevorzugt sonographisch, in 6-monatigen Abständen wird empfohlen, da in Einzelfällen die Abgrenzung zum fibrolamellären hepatozellulären Karzinom unsicher ist. Eine deutlich an Größe zunehmende FNH sollte deshalb chirurgisch entfernt werden.

Kavernöses Hämangiom

Epidemiologie Das kavernöse Hämangiom ist der häufigste benigne Lebertumor (Inzidenz bis zu 1% aller Autopsien).

Pathologie Kavernöse Hämangiome finden sich häufig subkapsulär an der Leberoberfläche und bestehen aus dünnwandigen, mit Erythrozyten gefüllten Gefäßräumen, meist nicht mehr als 2–3 cm im Durchmesser. Sie sind von flachen Endothelien ausgekleidet, verfügen allenfalls teilweise über eine dünne Muskularis und werden von bindegewebigen Septen durchzogen. Maligne Hämangiome sind eine Rarität. Symptome sind selten und äußern sich im Fall großer Hämangiome allenfalls durch unspezifische Oberbauchbeschwerden oder als palpabler Tumor. Rupturen sind extrem selten. Hämorrhagien treten höchstens iatrogen nach Biopsieentnahme bei unzureichender präinterventioneller Diagnostik auf.

Diagnostik Im Vordergrund der Diagnostik steht die Sonographie. Hier stellen sich Hämangiome als echoreiche, gut abgrenzbare Raumforderungen dar. Differentialdiagnostisch müssen hier aber v. a. primäre und sekundäre Lebermalignome sowie Leberzelladenome und die FNH abgegrenzt werden. In der CT mit Kontrastmittelinjektion zeigt sich eine frühe randständige

Kontrastmittelaufnahme, in den Spätaufnahmen ein verzögerter Kontrastmittelverhalt; dieses Muster hat eine hohe Spezifität von nahezu 100% für Hämangiome. Auch die MRT hat eine hohe Nachweisgenauigkeit für Hämangiome, sie ist aber deutlich kostenintensiver. Eine angiographische Darstellung ist heutzutage in der Regel nicht mehr indiziert. Zur Verlaufskontrolle sollte die Sonographie als leicht verfügbares, kostengünstiges Verfahren bevorzugt werden.

Therapie und Verlauf Therapeutische Maßnahmen sind normalerweise überflüssig, in seltenen Einzelfällen kann eine chirurgische Enukleation entlang der bindegewebigen Kapsel oder eine anatomische Resektion unter Mitnahme des benachbarten Lebergewebes durchgeführt werden. Die Prognose ist ausgezeichnet und rechtfertigt ein konservatives Vorgehen.

Nodulär regenerative Hyperplasie

Die nodulär regenerative Hyperplasie stellt eine weitere Differentialdiagnose benigner Lebertumoren dar. Obwohl die genaue Ursache nicht geklärt ist, scheint eine ischämische Schädigung, z. B. vaskulitischer, kardialer oder thrombotischer Genese, zu mono- oder multiazinärer Proliferation und Hyperplasie der Hepatozyten zu führen, die wiederum zur Bildung kleiner Knötchen ähnlich einer kleinknotigen Zirrhose führt. Mikroskopisch findet sich allerdings in der Regel keine Fibrose. Dennoch kann es zur Behinderung des portalvenösen Flusses mit Ausbildung eines portalen Hypertonus ohne begleitende Zirrhose kommen. Die Patienten fallen vielfach durch einen portalen Hypertonus in Verbindung mit einer systemischen Grunderkrankung wie z. B. rheumatoider Arthritis oder hämatologischen Neoplasien auf.

Während die bildgebenden Verfahren Sonographie, CT und MRT den fokalen Charakter der nodulär regenerativen Hyperplasie bestätigen, kann die mit eisenhaltigem Kontrastmittel verstärkte MRT durch Nachweis von Eisenspeicherung den gutartigen Charakter der Läsion untermauern. Die gezielte Biopsie klärt die Diagnose.

Eine spezifische Therapie über die Behandlung der Grundkrankheit und im Einzelfall des portalen Hypertonus hinaus ergibt sich in der Regel nicht.

Weitere benigne Leberläsionen

Leberzysten werden häufig als Zufallsbefunde im Rahmen der Bildgebung beobachtet. Sie sind eigentlich primäre Erkrankungen der intra- oder extrahepatischen Gallenwege und haben im klinischen Alltag v. a. differentialdiagnostische Bedeutung bei der Abgrenzung von malignen Veränderungen.

Biliäre Zystadenome sind ebenfalls benigne Neoplasien der Gallengänge, die sich jedoch in der Regel im Leberparenchym finden und daher von anderen Lebertumoren abgegrenzt werden müssen.

Als **Peliosis hepatis** werden seltene, gutartige, angiomatoide Leberläsionen bezeichnet, die v. a. im Zusammenhang mit konsumierenden Erkrankungen wie Malignomen, HIV oder Tuberkulose auftreten können. Sie bestehen aus multiplen, blutgefüllten, intrahepatischen Hohlräumen, die das umgebende Lebergewebe in der Regel nicht beeinträchtigen. Im Gegensatz zu den Hämangiomen fehlt ein bindegewebiges Stroma weitgehend und die Sinusoide weisen nur eine spärliche Endothelialisierung auf. Klinisch sind sie meist inapparent und verursachen keine Beschwerden. Sie können thrombosieren und narbig abheilen.

Seit die Sonographie in der primären Diagnostik von Leberveränderungen eine zentrale Stellung eingenommen hat, treten sonographisch darstellbare, fokale Unterschiede im Fettgehalt des Leberparenchyms häufig als bildgebendes Phänomen in Erscheinung. Zonale Verfettungen, die v. a. bei Patienten mit Hyperalimentation oder Diabetes mellitus auftreten, stellen sich als echoreiche Areale mit z. T. „landkartenartiger" Struktur dar. Als prognostisch bedeutsames, nichtneoplastisches Krankheitsbild ist in diesem Fall differentialdiagnostisch die nichtalkoholische Leberverfettung („nonalcoholic fatty liver disease") zu berücksichtigen. Zonale Minderverfettungen stellen sich hingegen im Vergleich zum umgebenden Lebergewebe in der Regel echoarm dar. Beide Läsionen finden sich häufig relativ zentral in Nachbarschaft zur Vena portae oder ihren Ästen. Es handelt sich dabei nicht um Lebertumore.

10.5.3 Maligne Neoplasien der Leber

Hepatozelluläres Karzinom (HCC)

Epidemiologie Mindestens 80% aller HCC treten in einer zirrhotischen Leber auf. Das HCC stellt mit einer Inzidenz von bis zu 4/100.000 in den Industrieländern und bis zu 150/100.000 in einigen Regionen Afrikas und Asiens eine häufige Tumorerkrankung dar. Obwohl die Leberzirrhose an sich der wichtigste Risikofaktor für die Entwicklung des HCC ist, können Patientengruppen mit unterschiedlich hohem Risiko in Abhängigkeit von der Genese der Leberzirrhose sowie weiteren sekundären Risikofaktoren abgegrenzt werden (Tabelle 10.5-3). Gerade die Zunahme der chronischen Hepatitis C, die mit einer Latenz von etwa 10–30 Jahren zur Entwicklung eines HCC führen kann, ist für eine gesteigerte Inzidenz in den Industrieländern verantwortlich gemacht worden.

Pathologie Das HCC tritt nicht selten und für den Verlauf der Erkrankung oft entscheidend multifokal in zirrhotisch vorgeschädigten Lebern auf. Das Vorliegen einer Kapsel v. a. bei Tumoren >1,5 cm ist prognostisch bei Vorliegen von Resektabilität als eher günstig zu bewerten. Einbruch in das Portalvenensystem oder in die Lebervenen sind hingegen ungünstige Zeichen. Histologisch zeigen sich Adenokarzinome mit unterschiedlichen Differenzierungsgraden (gut differenzierte bis anaplastische Tumoren). Leberzellkarzinome können ein trabekuläres, pseudoglanduläres, zirrhöses oder solides Tumorwachstum aufweisen. Größere und geringer differenzierte Tumoren haben oft Nekrosen, die in der Bildgebung in Verbindung mit intratumoralen Septierungen ein heterogenes „Mosaik"-Muster zeigen. HCCs werden im Gegensatz zum normalen Leberparenchym, das zu 80% über die Vena portae perfundiert wird, ausschließlich über Gefäße, die der A. hepatica entstammen, mit Blut versorgt. Auf Grund einer pathologischen Tumorangiogenese kommt es zur Hypervaskularisation, weshalb sich lokal interventionellablative Therapieverfahren wie die transarterielle (Chemo-)Embolisation zur Behandlung von nichtresektablen HCCs sehr gut eignen.

Klinik Die Patienten stellen sich zunächst mit unspezifischen chronischen Oberbauchbeschwerden, gelegentlich auch mit einer Raumforderung im rechten Oberbauch und vereinzelt, bei Einblutung in den Tumor, mit massiven akuten Oberbauchschmerzen vor. Eine Verschlechterung des Allgemeinzustandes, Gewichtsabnahme, Appetitlosigkeit und v. a. eine rapide Verschlechterung einer vorbestehenden Leberzirrhose sind typische Zeichen dieses Tumors. Gelegentlich sind paraneoplastische Syndrome mit Hypoglykämie, Hypercholesterinämie und Polyglobulie zu beobachten. Die begleitenden Symptome der Leberzirrhose erlauben keine sichere klinische Differenzierung von Progress der Zirrhose und Entwicklung eines HCC; bis zum Beweis des Gegenteils sollte also eine klinische Verschlechterung im genannten Sinne immer den Verdacht auf die Entwicklung eines HCC lenken.

Screening, Diagnostik und Staging Bei entsprechender klinischer Risikokonstellation (s. Tabelle 10.5-3), insbesondere bei einer Virushepatitis-assoziierten Leberzirrhose, sollten regelmäßige Screening-Untersuchungen mit einer Bestimmung des α-Fetoproteins (AFP) im Serum und Ultraschalldiagnostik der Leber erfolgen. Eine Verbesserung der Prognose durch das HCC-Screening ist allerdings nicht sicher belegt. Für das AFP gilt, dass es bei ca. 70% der Patienten mit HCC über den Normwert von 10 ng/ml hinaus erhöht ist, dass es aber v. a. bei Patienten mit Leberzirrhose keineswegs tumorspezifisch erhöht ist. Erst deutlich erhöhte Werte über 400 ng/ml können als diagnostisch angesehen werden; allerdings haben auch eine neu aufgetretene Erhöhung bzw. ein erneuter Anstieg des AFP hinsichtlich des Vorliegens eines HCC eine Aussagekraft. Da für eine Subgruppe der Patienten bei frühzeitiger Diagnosestellung (nämlich im UICC-Stadium I und II) potenziell kurative Therapien zur Verfügung stehen, ist ein Screening in 6-monatigen Intervallen bei Risikokonstellation gerechtfertigt; Ziel ist es, therapierbare Patienten rechtzeitig der adäquaten Therapie zuzuführen.

Die Diagnostik bei Verdacht auf ein HCC sollte neben Anamnese und Klinik die Bestimmung des AFP-Status, das aktuelle Stadium der Leberzirrhose nach Child-Pugh-Kriterien, eine Hepatitisserologie sowie bildgebende Verfahren umfassen. Neben der Sonographie der Leber und der übrigen intraabdominellen Organe stehen hier v. a. die 3-Phasen-Spiralcomputertomographie nach i.v.-Kontrastmittelbolusgabe oder die Magnetresonanztomographie mit eisenhaltigen Kontrastmitteln im Vordergrund. Das zuletzt genannte Verfahren, das auf der reduzierten Aufnahme superparamagnetischer Eisenoxidpartikel im HCC im Vergleich zum umgebenden nichttumorösen Lebergewebe beruht, hat eine der CT-Arterioportographie vergleichbare Sensitivität bei fehlender Invasivität. Der Einsatz von Angiographie und digitaler Subtraktionsangiographie erscheint daher in der Regel nicht mehr notwendig, ist jedoch v. a. in Verbindung mit einer regionalen Tumortherapie in gleicher Sitzung zweckmäßig.

Eine histologische Sicherung z. B. mittels sonographisch oder CT-gesteuerter Punktion HCC-verdächtiger Leberläsionen sollte die Regel sein. Auf sie kann nach Expertenmeinung (Leitlinien der DGVS) nur in den folgenden Situationen verzichtet werden:

1. vor einem operativen Eingriff zur Tumortherapie (z. B. Leberteilresektion oder orthotope Lebertransplantation),
2. bei mutmaßlichem HCC ohne tumorspezifische Therapieoption und
3. bei charakteristischer Befundkonstellation in den bildgebenden Verfahren und diagnostischem AFP.

Das Staging kann nach TNM/UICC-Kriterien erfolgen (Tabelle 10.5-4). Eine weitere Möglichkeit des klinischen Stagings mit prognostischem Aussagewert entsprechend Tumorgröße und funktionellen Parametern einschließlich Child-Pugh-Stadium bei Zirrhose wurde in Fortsetzung der Okuda-Kriterien als CLIP-Kriterien erarbeitet (The Cancer of the Liver Italian Program Investigators) (Tabelle 10.5-5).

Therapie Die chirurgische Behandlung in den UICC-Stadien I und II ist in Form einer Leberteilresektion oder einer totalen Hepatektomie mit folgender orthotoper Lebertransplantation (OLT) nach wie vor der einzige kurative Ansatz bei HCC (Tabelle 10.5-6). Wesentliche Einflussfaktoren auf die Operabilität eines HCC stellen Anzahl der Tumoren, Größe der Tumoren und Befallsmuster in der Leber dar. Fernmetastasierung, eine fort-

Tabelle 10.5-3. Risikofaktoren für die Hepatokarzinogenese

	Genese der Leberzirrhose	Unabhängig vom Vorliegen einer Leberzirrhose
Hohes Risiko:	Virushepatitis (B und C) Hämochromatose Tyrosinämie Aflatoxiningestion	Chronische Lebererkrankungen Zigarettenkonsum Männliches Geschlecht Alter >60 Jahre
Mittleres Risiko:	Chronischer Alkoholkonsum α-1-Antitrypsinmangel Autoimmunhepatitis	
Niedriges Risiko:	M. Wilson Primär biliäre Zirrhose (PBC) Primär sklerosierende Cholangitis (PSC)	

10.5 Benigne und maligne Neoplasien der Leber

geschrittene Leberzirrhose (Child-Pugh-Stadium B oder C) sowie schwere Begleiterkrankungen schließen ein chirurgisches Vorgehen in der Regel aus. Bei Resektion von unifokalen HCC <5 cm erreichen die Fünfjahresüberlebensraten in Deutschland bei selektionierten Patienten bis zu 70%, allerdings muss eine hohe Rezidivrate von 70–100% innerhalb von 5 Jahren auf Grund der multizentrischen Genese in zirrhotisch umgebauter Leber berücksichtigt werden. Daher erscheint die OLT als kurativer Ansatz konsequenter, da dabei das zirrhotisch umgebaute Organ und die Funktionseinschränkung beseitigt werden. In frühen HCC-Stadien (T1/T2N0M0) scheinen die Erfolge der OLT mit Fünfjahresüberlebensraten von bis zu 80% besser als die der Teilresektion zu sein, was für fortgeschrittene Tumorstadien aber nicht mehr gilt. Daher wurden als Grenze für die OLT Patienten mit unifokalen HCC <5 cm oder multifokalen HCC <3 cm mit maximal 3 Tumorherden und makroskopischem Ausschluss einer Gefäßinfiltration angegeben. Tumorrezidive finden sich auch nach OLT am häufigsten im Lebertransplantat, was die Bedeutung einer sorgfältigen Indika-

Tabelle 10.5-4. TNM/UICC-Stadieneinteilung von Lebertumoren (gültig für HCC und CCC)

TNM-Klassifikation	
T – Primärtumor	
T_X	Keine Beurteilung möglich
T_0	Kein Anhalt für Primärtumor
T_{is}	Carcinoma in situ
T_1	Solitärer Knoten <2 cm, ohne Gefäßinvasion
T_2	Solitärer Knoten <2 cm, mit Gefäßinvasion
	Multiple Tumoren begrenzt auf einen Leberlappen, alle <2 cm, ohne Gefäßinvasion
	Solitärer Knoten >2 cm, ohne Gefäßinvasion
T_3	Solitärer Knoten >2 cm, mit Gefäßinvasion
	Multiple Tumoren begrenzt auf einen Leberlappen, alle <2 cm, mit Gefäßinvasion
	Multiple Tumoren begrenzt auf einen Leberlappen, einer >2 cm, mit oder ohne Gefäßinvasion
T_4	Multiple Tumoren in mehr als einem Leberlappen
	Tumor(en) mit Befall eines größeren Astes der V. portae oder der Vv. hepaticae
	Tumor(en) mit Invasion von Nachbarorganen (außer Gallenblase)
	Tumor(en) mit Perforation des viszeralen Peritoneums
N – Beteiligung der regionären Lymphknoten	
N_X	Keine Beurteilung möglich
N_0	Keine regionären Lymphknotenmetastasen
N_1	Regionäre Lymphknotenmetastasen
M – Fernmetastasen	
M_X	Keine Beurteilung möglich
M_0	Keine Fernmetastasen
M_1	Fernmetastasen

UICC-Stadieneinteilung			
Stadium I	T_1	N_0	M_0
Stadium II	T_2	N_0	M_0
Stadium III A	T_3	N_0	M_0
Stadium III B	T_1	N_1	M_0
	T_2	N_1	M_0
	T_3	N_1	M_0
Stadium IV A	T_4	Jedes N	M_0
Stadium IV B	Jedes T	Jedes N	M_1

Tabelle 10.5-5. Klinisch-prognostisches Staging des HCC nach CLIP-Kriterien (Cancer of the Liver Italian Program)

	Score-Punkte:		
Variablen	0	1	2
Child-Pugh-Stadium	A	B	C
Tumormorphologie	uninodulär und ≤ 50%	multinodulär und ≤ 50%	massiv oder Ausbreitung > 50%
AFP [ng/ml]	< 400	≥ 400	
Pfortaderthrombose	Nein	Ja	

Summe der Score-Punkte	Medianes Überleben [Monate]
0	35,7
1	22,1
2	8,5
3	6,9
4–6	3,2

tionsstellung unterstreicht. Bei langen Wartezeiten mit dem Risiko eines zwischenzeitlichen Tumorprogresses und Spenderorganmangel bieten sich – betreut bzw. durchgeführt an entsprechenden Zentren – eine Leber-Lebendspende als definitives sowie v. a. die TAE/TACE als überbrückendes Verfahren an.

Weitere Therapieansätze lassen sich in lokoregionär-ablative Therapieverfahren wie perkutane Ethanolinjektion (PEI), transarterielle (Chemo-)Emobilisation (TAE/TACE), Radiofrequenz-Thermoablation (RFTA), laserinduzierte Thermotherapie (LITT), Mikrowellengestützte Verfahren, Kryochirurgie und lokale Afterloadingtherapie (LITT) sowie in systemische Therapieansätze wie Chemotherapie und Hormontherapie unterteilen. Für alle diese Verfahren (mit Ausnahme der TACE) gilt, dass die Wirksamkeit auf die Überlebenszeit trotz teilweise nachgewiesener Reduktion des Tumors nicht belegt ist. Hierbei gilt, dass die lokoregionären Therapieverfahren nur an mit der Methode erfahrenen Zentren möglichst im Studienkontext durchgeführt werden sollten. Die perkutane Ethanolinjektion empfiehlt sich insbesondere bei nichtoperablen Tumoren <3 cm, in die sonographisch gesteuert 95%iges Ethanol injiziert wird. Allerdings erfordert diese Therapie eine hohe Patienten-Compliance, da mehrere Sitzungen notwendig sind. Bei Patienten in frühen Tumorstadien (T1/T2N0M0) scheinen die Überlebenszeiten bei dieser Technik der Resektion in etwa vergleichbar, weshalb die PEI und vermutlich auch die RFTA an erfahrenen Zentren bei entsprechend selektionierten Patienten als kurativ betrachtet werden können. Für die hochselektive TACE ist eine gute Wirksamkeit im Hinblick auf Nekroseinduktion in Tumorknoten sowie als einzigem palliativen Verfahren ein signifikanter Überlebensvorteil belegt. Dies setzt eine stringente Patientenselektion nach folgenden Kriterien voraus:

- keine kurative Therapieoption,
- ausreichende Leberfunktion (Child-Pugh-Stadium A und B), keine Enzephalopathie,
- Tumor <9 cm, hypervaskularisiert,
- keine Pfortader- oder A.-hepatica-Thrombose, keine detektierbare Gefäßinvasion,
- kein hepatofugaler Fluss,
- keine extrahepatischen Manifestationen,
- kein therapierefraktärer Aszites.

Als häufige Nebenwirkungen können v. a. Fieber, Schmerzen, Übelkeit, Erbrechen und Aszites auftreten; in der Regel sind diese jedoch mit entsprechenden periinterventionellen Maßnahmen zu beherrschen. Verschiedene weitere adjuvante oder palliative Strategien sind untersucht worden, aber ohne gesicherte Erfolge

Tabelle 10.5-6. Therapieoptionen bei HCC

Therapieoption	Indikation	Evidenzgrad	Evidenzstärke
Potentiell kurativ			
Leberteilresektion	Leberzirrhose Child-Pugh A UICC-Stadium I–II Keine portale Hypertension Solitärer Tumor <5 cm	III	B
Orthotope Lebertransplantation (OLT)	Leberzirrhose Child-Pugh A–C UICC-Stadium I–II *oder* solitärer Tumor <5 cm *oder* max. 3 Tumoren <3 cm Keine makroskopische Gefäßinfiltration	II-b	B
Lokal ablative Verfahren			
Perkutane Ethanolinstillation (PEI)	Inoperables HCC Leberzirrhose Child-Pugh A/B Tumoren < 3 cm Mehrmalig, auch palliativ	II-a	B
Radiofrequenz-Thermoablation (RFTA)	Inoperables HCC Leberzirrhose Child-Pugh A/B max. 3 Tumoren < 3 cm auch palliativ	II-b	B
Sekundärprävention (nach operativer Therapie)			
Antivirale Therapie	Rezidiv einer Virushepatitis im Transplantat (II-a/I-b, Empfehlung: B/A) HBV/HVC-assoziiertes HCC	II-b	B
Palliativ			
Transarterielle (Chemo-) embolisation (TAE/TACE)	Tumoren bildgebend erfassbar WHO-Performance-Status: ≤2 stringente Patientenselektion	I-a	A
Weitere lokal-ablative Verfahren wie LITT, Kryotherapie	Tumoren bildgebend darstellbar WHO-Performance-Status: ≤2 keine Verbesserung des Gesamtüberlebens nachgewiesen Kryotherapie: operativer Eingriff	II	B/C
Octreotid	Derzeit nur in kontrollierten Studien	II-b	B

zumindest in einer westlichen Population. Die Chemotherapie z. B. mit Doxorubicin oder Gemcitabine ist nicht gesichert und wird daher ebensowenig wie die Hormonrezeptor-vermittelte Therapie mit Tamoxifen empfohlen. Neue Therapieansätze mit dem Somatostatinanalogon Octreotide im Rahmen klinischer Studien bleiben abzuwarten.

Nachsorge Zur Tumornachsorge werden derzeit zur frühzeitigen Detektion von Tumorrezidiven nach operativer Therapie sonographische Kontrollen des Oberbauchstatus sowie die AFP-Verlaufskontrolle empfohlen. Röntgenthoraxkontrollen dienen dem Nachweis von Lungenfiliae als häufigster extrahepatischer Manifestation des HCC, die im Einzelfall einer Resektion zugeführt werden können. Strategien zur sekundären Chemoprävention von Zweittumoren (z. B. Polyprensäure) befinden sich in der Entwicklung. Zumindest nach kurativer Intervention kann insbesondere für Patienten mit HCV-induzierter Zirrhose und HCC bzw. bei Reinfektion eines Lebertransplantates nach OLT eine Sekundärprävention des HCC durch Behandlung eines Hepatitis C-Rezidives sinnvoll sein.

Fibrolamelläres hepatozelluläres Karzinom

Das fibrolamelläre hepatozelluläre Karzinom stellt eine seltene, aber wichtige Differentialdiagnose zum HCC v. a. bei jüngeren Patienten ohne Risikofaktoren (insbesondere ohne Leberzirrhose) dar. Das fibrolamelläre hepatozelluläre Karzinom besteht histologisch aus gleichförmigen, eosinophilen Zellen, die durch feine Bindegewebsstränge septiert werden. Mitosen finden sich vergleichsweise selten. Die Patienten stellen sich oft asymptomatisch, gelegentlich mit einer Leberraumforderung oder rechtsseitigen Oberbauchbeschwerden vor. Die Diagnostik entspricht der des HCC, wobei das fibrolamelläre hepatozelluläre Karzinom keine Erhöhung des AFP zeigt. Die definitive Abgrenzung zum HCC kann nur durch histologische Sicherung erfolgen.

Therapeutisch sollte das fibrolamelläre hepatozelluläre Karzinom einer Operation zugeführt werden. Da es sich häufig besser gegenüber dem normalen Lebergewebe demarkiert und die Patienten in der Regel keine zirrhotisch vorgeschädigte Leber aufweisen, ist die Resektion oder die orthotope Lebertransplantation (OLT) mit Fünfjahresüberlebensraten von 40–70% bzw. Zehnjahresüberlebensraten von 25–50% das adäquate Therapieregime.

Angiosarkom

Das Angiosarkom, ein sehr seltener mesenchymaler Lebertumor mit einer Inzidenz von unter 1/1.000.000, ist kausal mit der Exposition gegenüber dem nicht mehr eingesetzten Röntgenkontrastmittel Thorotrast und PVC in Zusammenhang gebracht worden. Arbeitsmedizinische Anstrengungen, um die PVC-Exposition bei Beschäftigten in der PVC-synthetisierenden Industrie zu reduzieren, haben sich hinsichtlich Reduktion der Inzidenz wirksam gezeigt. Das Angiosarkom der Leber tritt vorwiegend in der 6. oder 7. Lebensdekade und häufiger bei Männern als bei Frauen auf (Geschlechterverhältnis 4:1).

Die Symptome ähneln denen anderer Lebertumoren, wobei ein Teil der Patienten eine Splenomegalie mit wirksamer Thrombozytopenie entwickelt. Die Diagnostik beinhaltet insbesondere auch die Angiographie, in der sich eine Kontrastierung in der frühen arteriellen Phase zeigt. Eine histologische Sicherung mittels Entnahme einer Biopsie ist mit einem hohen Blutungsrisiko behaftet und sollte deshalb unterbleiben. Eine gesicherte erfolgreiche Therapie ist derzeit nicht bekannt.

Literatur

Allen J, Venook A (2004) Hepatocellular carcinoma: epidemic and treatment. Curr Oncol Rep 6: 177–183

Bennett WF, Bova JG (1990) Review of hepatic imaging and a problem oriented approach to liver masses. Hepatology 12: 761–775

Bruix J, Sherman M, Llovet JM et al. (2001) Clinical management of hepatocellular carcinoma. Conclusions of the Barcelona-2000 EASL conference. J Hepatol 35: 421–430

Camma C, Schepis F, Albanese M et al. (2002) Transarterial chemoembolization for unresectable hepatocellular carcinoma: meta-analysis of randomized controlled trials. Radiology 224: 47–54

Caselmann WH, Blum HE, Fleig WE, Huppert PE, Ramadori G, Schirmacher P, Sauerbruch T (1999) Leitlinien der Deutschen Gesellschaft für Verdauungs- und Stoffwechselkrankheiten zur Diagnostik und Therapie des hepatozellulären Karzinoms. Z Gastroenterol 37: 353–365

Craig JR, Peters RL, Edmondson HA (1989) Tumors of the liver and intrahepatic bile ducts. In: Armed Forces Institute of Pathology (ed) Atlas of tumor pathology, 2nd series. Washington DC, pp 1–10

Groupe d'Etude et de Traitement du Carcinome Hepatocellulaire (1995) A comparison of lipiodol chemoembolization and conservative treatment for unresectable hepatocellular carcinoma. N Engl J Med 332: 1256–1261

Herold C, Reck T, Fischler P et al. (2002) Prognosis of a large cohort of patients with hepatocellular carcinoma in a single European centre. Liver 22: 28

Hussain SM, Zondervan PE, Ijzermans JNM et al. (2002) Benign versus malignant hepatic nodules: MR imaging findings with pathologic correlation. Radiographics 22: 1023–1039

International Working Party (1995) Terminology of nodular hepatocellular lesions. Hepatology 22: 983–993

Jenkins RL, Johnson LB, Lewis WD (1994) Surgical approach to benign liver tumors. Semin Liver Dis 14: 178–189

Jonas S, Bechstein WO, Steinmüller T et al. (2001) Vascular invasion and histopathologic grading determine outcome after liver transplantation for hepatocellular carcinoma in cirrhosis. Hepatology 33: 1080–1086

Kouroumalis E, Skordilis P, Thermos K, Vasilaki A, Moschandrea J, Manousos ON (1998) Treatment of hepatocellular carcinoma with octreotide: a randomised controlled study. Gut 42: 442–447

Lam CM, Lo CM, Yuen WK, Liu CL, Fan ST (1998) Prolonged survival in selected patients following surgical resection for pulmonary metastasis from hepatocellular carcinoma. Br J Surg 85: 1198–2000

Livraghi T, Goldberg SN, Lazzaroni S, Meloni F, Solbiati L, Gazelle GS (1999) Small hepatocellular carcinoma: treatment with radio-frequency ablation versus ethanol injection. Radiology 210: 655–661

Llovet JM, Real MI, Montana X et al. (2002) Arterial embolisation or chemoembolisation versus symptomatic treatment in patients with unresectable hepatocellular carcinoma: a randomised controlled trial. Lancet 359: 1734–1739

Lo CM, Ngan H, Tso WK et al. (2002) Randomized controlled trial of transarterial lipiodol chemoembolization for unresectable hepatocellular carcinoma. Hepatology 35: 1164–1171

Marrero JA (2003) Hepatocellular carcinoma. Curr Opin Gastroenterol 19: 243–249

Mazzaferro V, Regalia E, Doci R et al. (1996) Liver transplantation for the treatment of small hepatocellular carcinomas in patients with cirrhosis. N Engl J Med 334: 693–699

Muto Y, Moriwaki H, Ninomiya M et al. (1996) Prevention of second primary tumors by an acyclic retinoid, polyprenoic acid, in patients with hepato-cellular carcinoma. N Engl J Med 334: 1561–1567

Okuda K, Ohtsuki T, Obata H et al. (1985) Natural history of hepatocellular carcinoma and prognosis in relation to treatment. Cancer 56: 918–928

Reimer P, Jähnke N, Fiebich M, Schima W, Marx C, Holzknecht N, Saini S (2000) Hepatic lesion detection and characterization: Value of non-enhanced MR imaging, superparamegnetic iron oxide-enhanced MR imaging, and spiral CT-ROC analysis. Radiology 217: 152–158

Shiratori Y, Shijna S, Teratani T et al. (2003) Interferon therapy after tumor ablation improves prognosis in patients with hepatocellular carcinoma associated with hepatitis C virus. Ann Intern Med 138: 299–306

Sun HC, Tang ZY (2003) Preventive treatment for recurrence after curative resection of hepatocellular carcinoma – a literature review of randomized controlled trials. World J Gastroenterol 9: 635–640

The Cancer of the Liver Italian Program (CLIP) Investigators (2000). Prospective validation of the CLIP score: a new prognostic system for patients with cirrhosis and hepatocellular carcinoma. Hepatology 31: 840–845

Vilana R, Bruix J, Bru C, Ayuso C, Sole M, Rodes J (1992) Tumor size determines the efficacy of percutaneous ethanol injection for the treatment of small hepatocellular carcinoma. Hepatology 16: 353–357

Vogl TJ, Hammerstingl R, Schwarz W et al. (1996) Superparamagnetic iron oxide-enhanced versus gadolinium-enhanced MRI imaging for differential diagnosis of focal liver lesions. Radiology 198: 881–887

10.6 Lebertransplantation und Anschlusstherapie

Matthias J. Bahr, Klaus H.W. Böker und Michael P. Manns

10.6.1 Einleitung

Durch die verbesserte chirurgische Technik, die Definition der Indikationen, vor allem aber durch die Einführung moderner Immunsuppressiva hat sich die Lebertransplantation zu einem Routineverfahren entwickelt. Bis Ende 2003 lag die Zahl der in Europa transplantierten Lebern bei über 57.000. In Deutschland werden etwa 700 Lebern pro Jahr transplantiert.

10.6.2 Indikation und Kontraindikationen

Fünf verschiedene Indikationsgruppen zur Lebertransplantation werden unterschieden (Evidenz III):
1. chronisches Leberversagen,
2. akutes Leberversagen,
3. benigne und maligne Raumforderungen der Leber,
4. metabolische Lebererkrankungen mit extrahepatischer Symptomatik und
5. anatomische Missbildungen.

Die Indikationen und Kontraindikationen zur Lebertransplantation werden von der „Ständigen Kommission Organtransplantation" der Bundesärztekammer definiert.

Unabhängig von der Ätiologie wird bei Patienten mit Leberzirrhose ab dem Child-Pugh-Stadium B (≥7 Score-Punkte) die grundsätzliche Indikation zur Lebertransplantation gesehen (Tabelle 10.6-1). Patienten mit alkoholtoxischer Leberzirrhose müssen mindestens 6 Monate abstinent sein.

Die Indikation zur Transplantation bei akutem Leberversagen richtet sich nach den King's-College-Kriterien: Entweder
- INR >6,7 (Quick <10%) oder drei der folgenden Kriterien:
- ungünstige Ätiologie (kryptogene Hepatitis, Halothanhepatitis, Medikamententoxizität),
- Ikterus mehr als 7 Tage vor Auftreten der Enzephalopathie,
- Alter <10 oder >40 Jahre,
- INR >4 (Quick <17%),
- Bilirubin >300 µmol/l.

Bei der **Paracetamolintoxikation** bestehen gesonderte Kriterien: Arterieller pH <7,3 oder alle folgenden: INR >6,7 (Quick <10%), Kreatinin >300 µmol/l, Enzephalopathie 3–4 Grad. Zusätzlich ist das akute Leberversagen bei folgenden Ätiologien fast immer irreversibel: akuter M. Wilson, akute Autoimmunhepatitis und akutes Budd-Chiari-Syndrom.

Hepatozelluläre Karzinome werden nur in Frühstadien transplantiert. Daneben werden Hepatoblastome, epitheloide Hämangioendotheliome und Metastasen neuroendokriner Tumoren transplantiert. Cholangiozelluläre Karzinome und Metastasen anderer Tumoren sind keine Transplantationsindikation. Ausgewählte benigne Raumforderungen können eine Transplantationsindikation darstellen: z. B. polyzystische Leberdegeneration, hepatische Adenomatose.

Metabolische Lebererkrankungen mit primärer Schädigung extrahepatischer Organe können durch eine Lebertransplantation behandelt werden, z. B. die primäre Amyloidose. Zu den ontogenetischen Lebererkrankungen, die transplantiert werden, gehören die Gallenwegsatresie und das Caroli-Syndrom.

Alle Erkrankungen oder Befunde, die den Erfolg der Transplantation ernsthaft in Frage stellen, gelten als Kontraindikationen (Evidenz IV). Dazu zählen v. a. nicht kurativ behandelte extrahepatische Malignome, klinisch manifeste extrahepatische systemische Infektionskrankheiten und schwerwiegende andere Organerkrankungen.

10.6.3 Organisation der Lebertransplantation

Lebertransplantationen werden ausschließlich in spezialisierten Zentren vorgenommen. Die Meldung zur Lebertransplantation erfolgt an die EUROTRANSPLANT-Zentrale in Leiden, Niederlande.

Es existieren fünf Meldestufen unterschiedlicher Dringlichkeit (T1–T5). T1 (HU: „high urgency") ist die dringlichste Meldestufe für Patienten mit akutem Leberversagen und akutem Transplantatversagen. Ein Organ steht in der Regel innerhalb weniger Stunden

Tabelle 10.6-1. Child-Pugh-Klassifikation der Leberzirrhose*

Klinische und labor-chemische Parameter	Score-Punkte		
	1	2	3
Enzephalopathie	Keine	Grad 1–2	Grad 3–4
Aszites	Nicht	leicht	mittelgradig
Bilirubin [µmol/l]	< 35	35– 51	> 51
– bei PBC, PSC	< 69	69–170	> 170
Albumin [g/l]	> 35	28– 35	< 28
Quick [%]	> 70	40– 70	< 40

*nach Pugh et al. (1973) Brit J Surg 60: 646-649. Die Score-Punkte werden für die Einzelparameter summiert. Child-Stadium A: 5–6 Punkte, Child-Stadium B: 7–9 Punkte, Child-Stadium C: 10–15 Punkte.

bis Tage zur Verfügung. Chronische Lebererkrankungen werden je nach Dringlichkeit mit T2–T4 eingestuft. Auf Grund des Organmangels sind Wartezeiten zwischen 3 Monaten und 2 Jahren üblich. Patienten, die passager nicht transplantiert werden können oder sollen, verbleiben auf der Wartestufe T5 (NT: nicht transplantabel).

10.6.4 Technik der Lebertransplantation

Die übliche Technik der Lebertransplantation besteht in der kompletten Hepatektomie des erkrankten Organs mit orthotoper Implantation der Spenderleber. Dabei wird die Gallenblase entfernt. Bei Patienten mit primär sklerosierender Cholangitis wird als Besonderheit die Gallenweganastomose als Hepatikojejunostomie angelegt (Evidenz IV).

Bei qualitativ guten Organen kann eine Aufteilung in linken und rechten Leberlappen erfolgen (Splitleber), die dann auf zwei Empfänger transplantiert werden (Evidenz IV). Diese Technik wurde zunächst nur für Erwachsener-Kind-Paare angewendet, kann aber auch für zwei erwachsene Empfänger verwandt werden. Mit der zunehmenden Erfahrung in der Splitlebertechnik hat man seit einigen Jahren begonnen, auch Leberlappen von lebenden, verwandten, erwachsenen Spenden zur Transplantation zu verwenden (Verwandtenspende).

Da beim akuten Leberversagen Potential zur Regeneration besteht, wird in speziellen Einzelfällen die Empfängerleber nicht entfernt und die Spenderleber zusätzlich implantiert (auxiliäre Transplantation). Die Technik kann heterotop erfolgen. Bewährt hat sich die Entfernung des linken Leberlappens der Empfängerleber mit orthotoper Implantation der Spenderleber (APOLT).

10.6.5 Verlauf nach Lebertransplantation

Die Prognose nach Lebertransplantation ist mit Einjahresüberlebensraten von über 80% gut. Die meisten Patienten erlangen nach der Lebertransplantation eine volle persönliche und berufliche Rehabilitation. Regelmäßige Laborkontrollen zur Kontrolle des Transplantationserfolges sind obligat.

Zur Prävention von Abstoßungsreaktionen ist eine lebenslange immunsuppressive Therapie nötig. Die Basisimmunsuppression wird mit den Kalzineurininhibitoren Ciclosporin A oder Tacrolimus geführt (Evidenz I-b). Die Dosierung wird anhand der Vollblutspiegel gesteuert, wobei die individuellen Zielspiegel abhängig vom Zeitpunkt nach Transplantation, vom individuellen immunologischen Risiko und von den Nebenwirkungen festgelegt werden. Steroide (Prednisolon) werden in absteigender Dosierung innerhalb des ersten halben Jahres nach Transplantation eingesetzt und danach wenn möglich ausgeschlichen (Evidenz I-b, IV).

Zur Intensivierung der Immunsuppression kann die Behandlung um die Proliferationshemmer Azathioprin (Zieldosis 1–2 mg/kg) oder Mycophenolat Mofetil (Zieldosis 2-mal 1000 mg/Tag) ergänzt werden, was auch einen Verzicht auf Calcineurininhibitoren ermöglicht (Evidenz I-b, IV).

Durch die Immunsuppression besteht vor allem kurz nach der Transplantation eine erhöhte Infektionsgefahr. Quantitativ am bedeutsamsten sind Infektionen durch das Zytomegalievirus. Im Langzeitverlauf zählen Infektionen durch opportunistische Keime zur Ausnahme.

Evidenz der Therapieempfehlungen

	Evidenzgrad	Empfehlungs-stärke
Indikationen zur Lebertransplantation	III	B-C
Calcineurininhibitoren als Basisimmunsuppressiva	I-b	A
Steroide zur initialen Immunsuppression	I-b	A
Azathioprin zur Abstoßungsprophylaxe	II-b	B
Mycophenolat Mofetil zur Abstoßungsprophylaxe	I-b	A
Mycophenolat Mofetil als CI-Ersatz bei Niereninsuffizienz	I-b	A

CI: Calcineurininhibitoren (Ciclosporin, Tacrolimus)

Literatur

Adam R, Cailliez V, Majno P et al. (2000) Normalised intrinsic mortality risk in liver replacement: European Liver Transplant Registry study. Lancet 356: 621–627
Bundesärztekammer: http://www.baek.de/
Carithers RL (2000) AASLD practice guidelines. Liver transplantation. Liver Transpl 6: 122–135
Consensus statement on the live organ donor (2000) J Am Med Assoc 284: 2919–2926
Denton MD, Magee CC, Sayegh MH (1999) Immunosuppressive strategies in transplantation. Lancet 353: 1083-1091
United Network of Organ Sharing (UNOS): http://www.unos.org/
European Liver Transplant Registry: http://www.eltr.org
Eurotransplant: http://www.eurotransplant.nl/
Keeffe EB (2001) Liver transplantation: Current status and novel approaches to liver replacement. Gastroenterology 120: 749–762
Kohlhaw K, Schwarz R, Lübke P, Hartwig T, Berr F, Hauss J (2000) Klinische Studien in der Lebertransplantation. Chirurg 71: 667–675
Neuberger J (2004) Developments in liver transplantation. Gut 53: 759–768

10.7 Portale Hypertension
Norbert Steudel und Wolfgang E. Fleig

10.7.1 Ätiologie und Pathogenese

Die Pfortader entspringt aus dem Zusammenfluss von Vena lienalis, Vena mesenterica superior und Vena mesenterica inferior, wobei Letztere in zwei Dritteln der Fälle in die Vena lienalis mündet. In ihrem prähepatischen Verlauf nimmt sie Vena cystica, Venae pararumbilicales, Vena gastrica dextra et sinistra und die Vena praepylorica auf. Zahlreiche präformierte Anastomosen verbinden das Pfortader- mit dem oberen und unteren Hohlvenensystem. Bei einem mittleren Druck von 6 mmHg und bis zu 85% höherem Sauerstoffgehalt im Vergleich zum übrigen venösen System trägt die Vena portae ungefähr 75% der Lebergesamtdurchblutung, die verbleibenden 25% werden von der Arteria hepatica beigesteuert. Zu einer Druckerhöhung in der Vena portae (**portale Hypertension**), kommt es im Rahmen der Erhöhung des Flusswiderstandes und/oder einer Steigerung des Blutzuflusses, sodass das Produkt aus Strömungswiderstand und transhepatischem Blutfluss den Pfortaderdruck bestimmt. Abhängig von der Lokalisation der Widerstandserhöhung unterscheidet man prä-, intra- und posthepatische Blockierungen.

Die morphologischen Veränderungen im Rahmen chronischer Lebererkrankungen mit zunehmender Zerstörung der Mikrozirkulation im Leberläppchen bestimmen primär die Entwicklung der portalen Hypertension, jedoch tragen kontraktile Elemente auf sinusoidaler und extrasinusoidaler Ebene zu einer weiteren Widerstandserhöhung bei. Hier spielen neben dem verstärkten Einfluss endogener Vasokonstriktiva wie Norepinephrin, Angiotensin II und Vasopressin die verminderte intrahepatische Synthese und die Zirkulation von Stickstoffmonoxid (NO) eine entscheidende Rolle. Die Entwicklung einer systemischen und viszeralen hyperdynamen Zirkulation stellt ein multifaktorielles Phänomen dar und beeinflusst mit fortschreitendem Leberschaden zunehmend die portale Hypertension. Lokale endotheliale Mechanismen i. S. einer verminderten Reagibilität glatter Gefäßmuskulatur auf vasokonstriktorische Reize bei gleichzeitiger Verminderung des sympathischen Gefäßtonus sind dabei ebenso von Bedeutung wie die erhöhte Konzentration von Vasodilatoren bei derem verminderten Abbau, z. B. Glukagon, Gallensäuren oder Prostaglandine. Als Hauptfaktor für die splanchnische Vasodilatation wird nach neueren Ergebnissen die exzessive Steigerung der mesenterial-arteriellen NO-Produktion mit konsekutiver Relaxation der glatten Gefäßmuskulatur angesehen.

10.7.2 Folgen und Komplikationen

Die Folgen der portalen Hypertension bestimmen das klinische Bild, den Verlauf und die Prognose der zugrunde liegenden Erkrankung. Die größte klinische Bedeutung kommt der Ausbildung portosystemischer Kollateralen zu. Ungefähr 50% der Patienten mit portaler Hypertension entwickeln Ösophagusvarizen über die Kollateralisierung der V. coronaria ventriculi, V. gastrica dextra et sinistra oder V. gastricae breves. Dafür ist ein Schwellendruck in der Pfortader von wenigstens 10 mmHg nötig. Endoskopisch lassen sich außerdem gastrale und Fundusvarizen finden, auch ektope Varizen in Dünn- und Dickdarm werden gelegentlich klinisch relevant. Anorektale Varizen entstehen durch Verbindungen der V. mesenterica inferior mit der V. rectalis superior et inferior, die über die V. iliaca in die V. cava inferior drainieren. Anastomosen zur vorderen Bauchwand bilden sich durch Wiedereröffnung der V. paraumbilicalis, die bei periumbilikalem Anschluss an die Vv. epigastricae superiores et inferiores das Caput medusae prägen.

Die portal-hypertensive Gastropathie ist wie die gastrale antrale vaskuläre Ektasie (GAVE-Syndrom, Wassermelonenmagen) eng mit der portalen Hypertension assoziiert und durch spezielle histomorphologische Veränderungen in der Magenschleimhaut charakterisiert.

Auf Organebene kommt es im Rahmen chronischer Lebererkrankungen mit portaler Hypertension zur Ausbildung intrahepatischer Shuntverbindungen zwischen Pfortaderästen und Lebervenen oder Leberarterien sowie zwischen Leberarterie und Lebervenen. Die funktionelle Bedeutung dieser Kurzschlussverbindungen ist jedoch bislang nicht ausreichend geklärt.

10.7.3 Klinik

Varizenblutungen sind bei annähernd der Hälfte der Patienten mit Ösophagus- oder Fundusvarizen zu erwarten. Bereits die erste Blutungsepisode ist mit einer hohen Mortalität assoziiert. Innerhalb des ersten Jahres erleiden 40–80% der Patienten eine Rezidivblutung.

10.7.4 Diagnostik

Die Ösophagogastroduodenoskopie ist in der Diagnostik der portalen Hypertension von entscheidender Bedeutung. Der makroskopische Aspekt der Varizen kann zur Abschätzung des Blutungsrisikos herangezogen werden. Neben der Größe der Ösophagusvarizen ist das Auftreten von so genannten „cherry red spots" und „blauen" Varizen mit einem signifikant höheren Blutungsrisiko vergesellschaftet. Ein höheres Blutungsrisiko haben auch Patienten mit gleichzeitig vorliegenden Ösophagus- und Fundusvarizen.

Schleimhautblutungen bei portal-hypertensiver Gastropathie oder GAVE-Syndrom sind deutlich seltener, aber auf Grund des häufig diffusen Charakters der Blutung schwerer zu beherrschen und zudem sehr rezidivfreudig.

10.7.5 Therapie

In der Primärprophylaxe von Ösophagusvarizenblutungen hat die Gabe von nichtselektiven Betablockern Priorität. Die Therapie mit Propranolol (Maximaldosis 150–160 mg/Tag) oder Nadolol stellt unter Beachtung der Kontraindikationen eine sichere und effektive Maßnahme zur Prävention einer Erstblutung dar. Eine uneinheitliche Datenlage existiert bezüglich des Einflusses auf die Überlebensrate. Alternativ bzw. in Kombination mit den Betablockern können Nitrate (Isosorbit-5-Mononitrat 2-mal 20–40 mg) eingesetzt werden. Die Wertigkeit der Gummibandligatur in der Primärprophylaxe ist derzeit noch Gegenstand klinischer Studien, während die Varizensklerosierung keinen Stellenwert hat. Damit kann bei Kontraindikationen gegen Betablocker, Unverträglichkeit oder unzureichendem Abfall des Lebervenendruckgradienten unter der Therapie als Alternative die Ligatur eingesetzt werden.

Die akute Varizenblutung sistiert bei ungefähr 40% der Patienten spontan. Die hohe Mortalität, die zum großen Teil einer frühen Rezidivblutung anzulasten ist, erfordert jedoch eine umgehende Blutungskontrolle. Schon vor der Notfallendoskopie sollte eine medikamentöse Therapie mit Terlipressin, u. U. auch mit Somatostatin begonnen werden, da bereits hiermit eine effektive Blutungskontrolle erzielt werden kann. Mit der nachfolgenden endoskopischen Gummibandligatur (Abb. 10.7-1), die der bisher favorisierten Sklerosierungsbehandlung bei akuter Ösophagusvarizenblutung wenigstens gleichwertig oder auf Grund der geringeren Nebenwirkungen sogar überlegen scheint, kann die Blutung bei ca. 90% der Patienten kontrolliert werden. Zur Vermeidung einer frühen Nachblutung sollte die medikamentöse Therapie für 5 Tage beibehalten werden. Bei blutenden Fundusvarizen ist die Therapie der Wahl die endoskopische intravasale Injektion von Histoacryl. Für insbesondere auch diffuse Blutungen im Rahmen der portal-hypertensiven Gastropathie und der gastralen antralen vaskulären Ektasie (GAVE) stehen verschiedene thermische Verfahren zur Verfügung. Wegen der geringeren Kosten und der allgemein weiten Verbreitung hat sich unter den thermischen Verfahren die Argonplasmakoagulation durchgesetzt.

Ein wichtiger Bestandteil der Akuttherapie ist neben dem bedarfsadaptierten Ersatz von Blutkonserven und gerinnungsaktiven Produkten eine breite antibiotische Therapie, da alle Patienten mit einer gastrointestinalen Blutung ein erhöhtes Infektionsrisiko aufweisen, das wiederum mit einer frühen Rezidivblutung assoziiert ist. So konnte gezeigt werden, dass der Einsatz von Antibiotika in dieser Situation nicht nur die Infektionsrate vermindert, sondern auch das Überleben verbessert. Mittel der Wahl ist Norfloxacin (2-mal 400 mg/Tag für 7 Tage) oder ein modernes Cephalosporin.

In 10–20% der Fälle gelingt es nicht, die akute Blutung zum Stillstand zu bringen. Hier, wie bei therapierefraktären Öso-

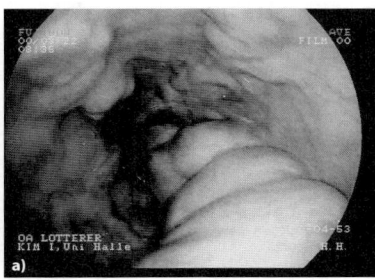 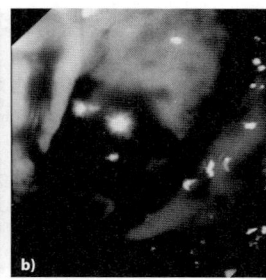 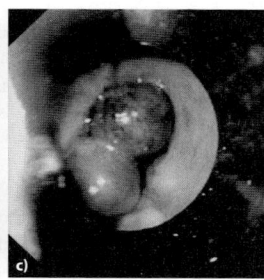

Abb. 10.7-1a–c. Ösophagusvarizen. **a** Ausgedehnte große Ösophagusvarizen ohne aktuelle Blutung; **b** frische Sickerblutung aus Ösophagusvarizen direkt am ösophagokardialen Übergang mit sog. Dünnstellen („red spots"); **c** Varizen unmittelbar nach endoskopischer Gummibandligatur (**Siehe auch Farbtafel im Anhang**)

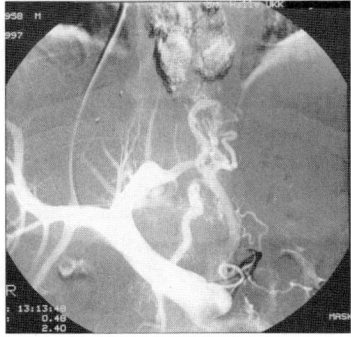 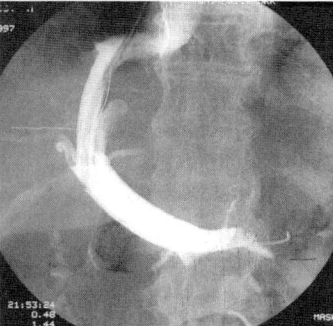

Abb. 10.7-2a,b. Anlage eines transjugulären, intrahepatischen, portovenösen Stentshunts (TIPS). **a** Direktes Splenoportogramm nach transjugulärer Pfortaderpunktion mit Darstellung von Milzvene, portalem Gefäßbett und portosystemischen Kollateralen; **b** Situation direkt nach Anlage des TIPS mit weitgehendem Verlust der portalen Leberperfusion

phagusvarizenblutungen (zwei Blutungsrezidive nach endoskopischer Varizentherapie) auch, kommen als therapeutische Alternativen sowohl die chirurgische (mesenterikokavaler Interpositionsshunt, distaler splenorenaler Shunt) als auch die interventionelle Shuntanlage (TIPS: transjugulärer intrahepatischer portosystemischer Shunt, Abb. 10.7-2) in Frage. Die Datenlage zum Vergleich beider Techniken ist derzeit nicht ausreichend, um die Frage nach der wirksameren Therapieform eindeutig beantworten zu können. Beide Varianten führen in der überwiegenden Zahl der Fälle zur Blutungskontrolle, sind aber mit einer relativ hohen Rate an Spätkomplikationen assoziiert. Im Vordergrund stehen dabei portosystemische Enzephalopathie, Shunt-Insuffizienz oder -Verschluss. Die Einführung kunststoffummantelter Stents hat in den letzten beiden Jahren jedoch zu einer dramatischen Verringerung der Rate an TIPS-Insuffizienzen und Verschlüssen geführt, sodass wesentliche Nachteile gegenüber dem chirurgischen Shunt eliminiert werden konnten. Aufgrund der deutlich geringeren Akutletalität in der Situation der unstillbaren Varizenblutung sollte in der Regel dem TIPS der Vorzug gegenüber einem chirurgischen Verfahren gegeben werden.

Führt die endoskopische Therapie nicht zur Kontrolle der Blutung oder ist die Möglichkeit einer derartigen Intervention nicht gegeben, so kann die Einlage einer Sengstaken-Blakemore- oder einer Linton-Nachlas-Sonde (nur Magenballon, bei vermuteten Fundusvarizenblutungen) die Blutung bei über 90% der Patienten temporär zum Stillstand bringen. Eine anhaltende Blutstillung ist jedoch wesentlich seltener zu erwirken, sodass bei hoher Komplikationsrate (Ösophagusruptur, Ösophaguswandnekrosen) die Ballontamponade nur überbrückenden, Zeit gewinnenden Charakter haben kann.

Die Sekundärprophylaxe von Varizenblutungen ist die Domäne der interventionellen endoskopischen Therapie. Hierbei ist die Ligaturbehandlung einer Sklerosierung hinsichtlich Rezidivblutungsrate, Komplikationsrate sowie Anzahl und Dauer der endoskopischen Therapiesitzungen überlegen. Als Alternative kommt für Patienten mit guter Compliance auch die medikamentöse Therapie mit nichtselektiven Betablockern oder/und Nitraten in Betracht. Sowohl die interventionelle als auch die chirurgische Shuntanlage besitzen nur bei Patienten, die trotz endoskopischer oder medikamentöser Therapie wiederholte Rezidivblutungen erleiden (s. oben), einen Stellenwert in der Sekundärprophylaxe.

Evidenzbasierte Prophylaxe und Therapie der Varizenblutung

	Evidenzgrad	Empfehlungsstärke
Ösophagusvarizen		
Primärprophylaxe		
(Verhinderung der Erstblutung)		
Sinnvoll		
Nichtselektive β-Rezeptorenblocker (Propranolol, Nadolol)	I-a	A
Bei unzureichender Wirkung:		
ggf. Kombination mit 5'Isosorbidmononitrat	I-a	B
Gummibandligatur	I-a	A
Nicht sinnvoll		
Endoskopische Sklerotherapie	I-a	E
Chirurgischer portosystemischer Shunt	I-a	E
TIPS	III	C
Therapie der akuten Blutung		
Sinnvoll		
Vasoaktive Medikamente: Terlipressin (Somatostatin, Octreotide)	I-a	A
Endoskopische Therapie (Ligatur, Sklerosierung)	I-a	A
Prophylaktische Breitspektrumantibiose (Chinolone, Cephalosporine)	I-a	B
Bei Versagen dieser Therapie:		
Ballonsondenblockade (nur passager)	II	B
TIPS	I-a	A
Chirurgischer portokavaler Shunt	I-a	B
Sekundärprophylaxe (Verhinderung der Rezidivblutung)		
Sinnvoll		
Vasoaktive Medikamente: Nichtselektive β-Rezeptorenblocker, ggf. in Kombination mit 5'-Isosorbidmononitrat	I-a	A
Endoskopische Gummibandligatur	I-a	A
Bei wiederholter Rezidivblutung:		
TIPS	I-a	A
Chirurgischer portosystemischer Shunt (distal splenorenal, mesokavaler H-Interpositionsshunt)	I-a	A
Nicht sinnvoll		
Endoskopische Sklerotherapie	I-a	D
Fundusvarizen		
Sinnvoll		
Primärprophylaxe:		
Vasoaktive Medikamente (β-Blocker, Nitrate)	IV	C
Akutblutung:		
Endoskopische Injektionstherapie mit Histoacryl	I-b	B
Terlipressin, Vasopressin (Octreotide)	IV	C
Rezidivprophylaxe:		
Vasoaktive Medikamente (b-Blocker, Nitrate)	IV	C
TIPS	III	C
Nicht sinnvoll:		
Endoskopische Gummibandligatur	I-b	D

Literatur

Avgerinos A, Nevens F, Raptis S, Fevery J (1997) Early administration of somatostatin and efficacy of sclerotherapy in acute esophageal variceal bleeds: the European Acute Bleeding Oesophageal Variceal Episodes (ABOVE) randomised trial. Lancet 350: 1495–1499

Ballet F, Chretien Y, Rey C, Poupon R (1988) Differential response of normal and cirrhotic liver to vasoactive agents. A study in the isolated perfused rat liver. J Pharmacol Exp Ther 244: 233–235

Bathal PS, Grossmann HJ (1985) Reduction of the increased portal vascular resistance of the isolated perfused cirrhotic rat by vasodilators. J Hepatol 1: 325–329

Bauer M, Zhang XJ, Bauer I, Clemens MG (1994) ET-1 induced alterations of hepatic microcirculation: sinusoidal and extrasinusoidal sites of action. Am J Physiol (Gastrointest Liver Physiol) 267: G143–G149

Benoit JN, Zimmermann B, Premen AJ, Go VLW, Granger DN (1986) Role of glucagon in splanchnic hyperemia of chronic portal hypertension. Am J Physiol 251: G674–G677

Beppu K, Inokuchi K, Koyanagi N et al. (1981) Prediction of variceal hemorrhage by esophageal endoscopy. Gastrointest Endosc 27: 213–218

Bernard B, Cadranel JF, Valla D, Escolano S, Jarlier V, Opolon P (1995) Prognostic significance of bacterial infection in bleeding cirrhotic patients: a prospective study. Gastroenterology 108: 1828–1834

Berner JS, Gaing AA, Sharma R, Almenoff PL, Muhlfelder T, Korsten MA (1994) Sequela after esophageal varices ligation and sclerotherapy: a prospective randomised study. Am J Gastroenterol 89: 852–858

Bureau C, Garcia-Pagan JC, Otal P, Pomier-Layrargues G, Chabbert V, Cortez C, Perreault P, et al. (2004) Improved clinical outcome using polytetrafluoroethylene-coated stents for TIPS: Results of a randomized study. Gastroenterology 126: 469–475

DeFranchis R, Primignani M (1999) Endoscopic treatment for portal hypertension. Semin Liver Dis 19: 439–455

Garcia-Tsao G, Groszman RJ, Fisher RL, Conn HO, Atterbury CE, Glickman M (1985) Portal pressure, presence of gastroesophageal varices and variceal bleeding. Hepatology 5: 419–424

Goulis J, Armonis A, Patch D, Sabin C, Greenslade L, Burroughs AK (1998) Bacterial infection is independently associated with failure to control bleeding in cirrhotic patients with gastrointestinal hemorrhage. Hepato-logy 27: 1207–1212

Guarner C, Soriano G, Such J et al. (1992) Systemic prostacyclin in cirrhotic patients: relationship with portal hypertension and changes after intestinal decontamination. Gastroenterology 102: 303–309

Gupta TK, Toruner M, Chung MK, Groszmann RJ (1998) Endothelial dysfunction and decreased production of nitric oxide in the intrahepatic microcirculation of cirrhotic rats. Hepatology 28: 926–931

Hashizume M, Ohta M, Ueno K, Tanoue K, Kitano S, Sugimachi K (1993) Endoscopic ligation of esophageal varices compared with injection sclerotherapy: a prospective randomized trial. Gastrointest Endosc 39: 123–126

Imperiale TF, Teran JC, McCullough AJ (1995) A meta-analysis of somatostatin versus vasopressin in the management of acute variceal hemorrhage. Gastroenterology 109: 1289–1294

John T, Granger DN, Benoit JN (1993) Endogenous vasoconstrictor tone in intestine of normal and portal hypertensive rats. Am J Physiol 264: H171–H177

Kleber G, Sauerbruch T, Ansari H, Paumgartner G (1991) Prediction of vari-ceal hemorrhage in cirrhosis: A prospective follow-up study. Gastro-enterology 100: 1332–1337

Lauler DP (1993) An overview of the pathophysiology and management of portal hypertension and ascites. J Hepatol 17(Suppl2): 38–40

Lebrec D (1993) Pharmacologic prevention of variceal bleeding and re-bleeding. J Hepatol 17(Suppl2): 29–33

Lebrec D, De Fleury P, Rueff B, Nahum H, Benhamou JP (1980) Portal hypertension, size of esophageal varices and risk of gastrointestinal bleeding in alcoholic cirrhosis. Gastroenterology 79: 1139–1144

Lo GH, Lai KH, Cheng JS, Lin CK, Huang JS, Hsu PI, Chiang HT (1997) Emergency banding ligation versus sclerotherapy for the control of active bleeding from esophageal varices. Hepatology 25: 1101–1104

MacMathuna P, Westaby D, Williams R (1992) Portal hypertension: Patho-physiology, diagnosis and treatment. In: Millward-Sadler GH, Wright R, Arthur MJP (eds) Wright's liver and biliary disease, vol 2. Saunders, London, p 1296–1322

Mesh CL, Joh T, Korthuis RJ, Granger DN, Benoit JN (1991) Intestinal vascular sensitivity to vasopressin in portal hypertensive rats. Gastroenterology 100: 916–921

Mitra SK (1966) Hepatic vascular changes in human and experimental cirrhosis. J Pathol Bacteriol 92: 405–412

Pak JM, Lee SS (1993) Vasoactive effects of bile salts in cirrhotic rats: In vivo and in vitro studies. Hepatology 18: 1175–1181

Palmer RMJ, Ferrige AG, Moncada S (1987) Nitric oxide release accounts for the biological activity of endothelium-derived relaxing factor. Nature 327: 524–526

Payen JL, Cales P, Voigt JJ et al. (1995) Severe portal hypertensive gastropathy and antral vascular ectasia are distinct entities in patients with cirrhosis. Gastroenterology 108: 138–144

Popper H, Elias H, Petty DE (1952) Vasculatur pattern of the cirrhotic liver. Am J Clin Pathol 22: 717–729

Ryan J, Sudhir K, Jennings G, Esler M, Dudley F (1993) Impaired reactivity of the peripheral vasculature to pressure agents in alcoholic cirrhosis. Gastroenterology 105: 1167–1172

Schepke M, Kleber G, Nürnberg D, Willert J, Koch L, Veltzke-Schlieker W, Hellerbrand C, Kuth J, Schanz S, Kahl S, Fleig WE, Sauerbruch T (2004) Ligation versus propranolol for the primary prophylaxis of variceal bleeding in cirrhosis. Hepatology 40: 65–72

Shibayama Y, Nakata K (1985) Localization of increased hepatic vascular resistance in liver cirrhosis. Hepatology 5: 643–647

Terblanche J, Stiegmann GV, Krige JEJ, Bornman PC (1994) Long-term management of variceal bleeding: the place of varix injection and ligation. World J Surg 18: 185–192

10.8 Hepatische Enzephalopathie
Matthias Wettstein und Dieter Häussinger

10.8.1 Einleitung

Die hepatische Enzephalopathie (HE) ist eine funktionelle und damit potentiell reversible Störung des Zentralnervensystems als Folge akuter oder chronischer Hepatopathien. Zu unterscheiden ist die HE bei chronischen Lebererkrankungen, bei der unterschiedliche neurologische und psychische Symptome auftreten, von der HE beim selteneren akuten Leberversagen, bei dem eine Hirndrucksymptomatik im Vordergrund steht. Die HE ist eine der wichtigsten Komplikationen von Leberkrankheiten. Unter Zirrhosekranken sind – wenn man die latente Form der HE mit einbezieht – 50–70% davon betroffen.

10.8.2 Pathogenese

Die Pathogenese der HE ist multifaktoriell und noch nicht endgültig geklärt (Abb. 10.8-1). Es handelt sich wahrscheinlich um eine metabolisch induzierte primäre Störung der Gliazellenfunktion, die sekundär die neuronale Funktion beeinträchtigt. Pathomorphologisch kommt es zu einer sog. Alzheimer-Typ-II-Degeneration der Astrozyten. Von zentraler Bedeutung sind toxische Effekte von Ammoniak und anderen Substanzen, die teils direkt, teils durch eine infolge intrazellulärer Glutaminakkumulation und Modulation von Transportmechanismen hervorgerufene Astrozytenschwellung zur Änderung der Astrozytenfunktion und glioneuronalen Kommunikation führen. Bei der HE bei chronischen Leberkrankungen bestehen Hinweise für ein geringgradiges chronisches Gliaödem ohne Hirndrucksymptomatik, während bei rascher auftretenden Veränderungen im Rahmen eines akuten Leberversagens die Hirndrucksymptomatik im Vordergrund steht und die Prognose bestimmt. Die mittels MR-Spektroskopie beim Zirrhosepatienten nachweisbare Depletion des Gehirns an osmoregulatorischen Substanzen (sog. Osmolyten) wie Inositol dürfte Ausdruck einer Gegenregulation sein. Ammoniak führt auch zu einer vermehrten Expression des peripheren Benzodiazepinrezeptors in Astrozyten, sodass eine gesteigerte Synthese von Neurosteroiden resultiert. Deren GABA-erge Wirksamkeit erklärt unter anderem letztlich eine potente Neurodepression.

Hauptbildungsort von Ammoniak ist der Darm. Er entsteht hier teils unter dem Einfluss der intestinalen Flora, teils als physiologisches Stoffwechselprodukt der Darmmukosa. Bei Leberzirrhose mit portaler Hypertension und Umgehungskreisläufen oder nach Shunt-Anlage entgeht ein Teil des aus dem Darm resorbierten Ammoniaks der Entgiftung durch die Leber. Andererseits ist bei Leberzirrhose auch die Ammoniakentgiftung der Leber selbst gestört: In der normalen Leber wird durch die funktionelle Heterogenität der Hepatozyten mit periportaler Harnstoffsynthese (hohe Kapazität zur Ammoniakentgiftung) und perivenöser Glutaminsynthese in den so genannten Scavenger-Zellen (hohe Affinität bei geringer Kapazität) gewährleistet, dass portal anflutender Ammoniak fast komplett vor Erreichen der systemischen Zirkulation eliminiert wird. Bei Leberzirrhose ist die ammoniakentgiftende Leberzellmasse reduziert, was aber durch Stimulation des Harnstoffzyklus trotz der begrenzten Kapazität zunächst noch kompensiert werden kann. Von entscheidender Bedeutung ist jedoch die verminderte Funktion der perivenösen glutaminsynthetisierenden Scavenger-Zellen, sodass Ammoniak die Leber passieren kann.

10.8.3 Klinik und Diagnostik

Diagnosestellung, Stadieneinteilung und Verlaufskontrolle der hepatischen Enzephalopathie erfolgen in erster Linie anhand der klinischen Symptomatik (Tabelle 10.8-1) sowie psychometrischer Testverfahren. Die subklinische oder latente HE ist nur durch psychometrische Tests zu objektivieren. In diesem Stadium kann insbesondere die Feinmotorik bei erhaltener verbaler Intelligenz bereits deutlich beeinträchtigt sein. Mit zunehmender Ausprägung der HE kommt es dann zur Einschränkung der Vigilanz bis hin zum Koma (Stadium IV). Schlafstörungen sind ein frühes Symptom der HE. Neurologische Symptome („flapping tremor", i. e. Asterixis, Rigor, Krämpfe) können je nach Stadium hinzutreten.

Der Verlauf einer HE bei chronischen Leberkrankungen kann akut, akut rezidivierend, chronisch oder chronisch rezidivierend sein. Bei akuten und akut rezidivierenden Verläufen lässt sich meist eine auslösende Ursache fassen. Chronische Verläufe sind bei älteren Patienten mit zusätzlicher Einschränkung der zerebralen Leistungsreserve oder nach Shunt-Verfahren häufiger.

Psychometrische Tests sind in der Lage, sowohl kognitive als auch psychomotorische Funktionen des Gehirns quantitativ zu erfassen. Grob orientierende Hinweise geben Rechentests (z. B. Subtraktion über Zehnergrenzen) oder Schriftprobe. Validierte und sowohl zur Verlaufskontrolle als auch zur Diagnostik der latenten HE geeignete Verfahren sind Zahlenverbindungstest

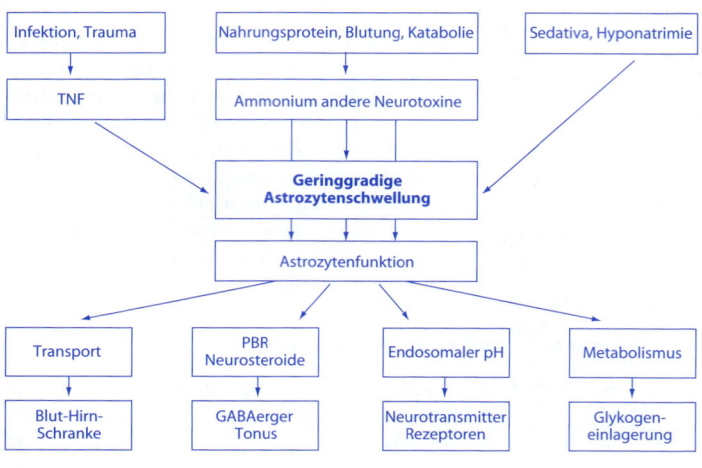

Abb. 10.8-1. Modell der Pathogenese der hepatischen Enzephalopathie. Verschiedene präzipitierende Faktoren führen zu einer Störung der Astrozytenzellhydratation (geringgradiges Hirnödem), einer wesentlichen, aber nicht der einzigen Ursache der Astrozytendysfunktion. *GABA* Gamma-Aminobuttersäure; *PBR* Benzodiazepinrezeptoren vom peripheren Typ; *TNF* Tumornekrosefaktor (modifiziert nach Häussinger et al.)

und Liniennachfahrtest. Größeren apparativen Aufwand erfordern die Messung der Reaktionszeit oder die Computerpsychometrie, bei der mehrere psychomotorische Leistungen erfasst werden. Gemeinsam ist allen psychometrischen Verfahren, dass sie die Mitarbeit des Patienten erfordern und deshalb bei somnolenten und komatösen Patienten (Stadium III-IV) nicht anwendbar sind.

Weitere apparative Untersuchungen wie EEG, Computertomographie, Magnetresonanztomographie und Magnetresonanzspektroskopie haben ihren Stellenwert in erster Linie in der Differentialdiagnostik zu anderen Ursachen einer gestörten Hirnfunktion, bei der Verlaufskontrolle in Einzelfällen und bei wissenschaftlichen Fragestellungen. Das EEG zeigt mit zunehmendem Grad der HE eine Erniedrigung der Frequenz. Die Ableitung visuell evozierter EEG-Potentiale, insbesondere von Spätpotentialen (P300-Welle), korreliert besser mit dem Grad der HE. Die Computertomographie dient dem Ausschluss intrakranieller Prozesse, von Blutungen und Entzündungen sowie der Hirndruckdiagnostik bei akutem Leberversagen. Magnetresonanztomographie oder Magnetresonanzspektroskopie zeigen bei HE ebenfalls Veränderungen, deren Aussagekraft derzeit noch untersucht wird. Eine kürzlich validierte zuverlässige Methode zur Quantifizierung und Verlaufsbeurteilung der HE ist die Bestimmung der Flimmerfrequenz.

Die Höhe der venösen Plasmaammoniakkonzentration korreliert schlecht mit dem Grad der HE. Bessere Ergebnisse werden mit arteriellen Blutproben erzielt, wobei eine sofortige Verarbeitung der Probe erforderlich ist (Schnelltest mittels Teststreifen oder auf Eis gekühlte Probe direkt ins Labor bringen). Eine einmalige Bestimmung des Plasmaammoniaks kann in der Differentialdiagnostik sinnvoll sein, wiederholte Bestimmungen zur Verlaufskontrolle sind jedoch entbehrlich und können die klinische Beurteilung keinesfalls ersetzen.

10.8.4 Therapie

Es liegen nur wenige plazebokontrollierte randomisierte Studien zur Therapie der HE vor. Die Beurteilung von Studien zur Therapie der HE wird erschwert durch den variablen Spontanverlauf, die oft rasche Besserung nach Beseitigung auslösender Ursachen, kleine Fallzahlen und die Patientenselektion in vielen Studien. Obwohl die orale Laktulosetherapie als Goldstandard in der Therapie gilt, als solcher in vergleichenden Therapiestudien verwendet wird und sich in der klinischen Praxis bewährt hat, ist doch die Wirkung von Laktulose in keiner plazebokontrollierten Studie gesichert worden.

Beseitigung auslösender Faktoren

Wichtigste primäre Maßnahme in der Therapie einer HE ist die Identifizierung auslösender Ursachen, denn häufig kann die HE bereits durch deren Elimination wirkungsvoll behandelt werden (s. Übersicht und Abb. 10.8-2). Gastrointestinale Blutungen und Infektionen (z. B. eine spontan bakterielle Peritonitis) müssen therapiert werden. Sedativa und ggf. Diuretika sollten abgesetzt werden. Beim Nachweis eines Kalium- oder Zinkmangels wirkt sich eine entsprechende Substitution bisweilen günstig auf die HE aus. Eine metabolische Alkalose ist wichtig für die kompensatorische Hochregulation des Harnstoffzyklus und sollte daher nach Möglichkeit nicht ausgeglichen werden; bereits geringe metabolische Azidosen sollten mit Bicarbonat behandelt werden.

Auslösende Faktoren einer hepatischen Enzephalopathie:
- Gastrointestinale Blutung
- Eiweißexzess
- Infektionen
- Azotämie
- Diuretika
- Sedativa und Tranquillanzien
- Sonstige Ursachen: Traumata, operative Eingriffe, Obstipation, Elektrolytentgleisungen

---

Nichtresorbierbare Disaccharide

Laktulose und Laktitol sind nicht resorbierbare Disaccharide, die durch ihre laxierende Wirkung und durch Verschiebung des intestinalen pH-Wertes (Ansäuerung) die Bildung von Ammoniak im Darm vermindern. Die Wirkung von Laktuloseeinläufen ist gesi-

Stadium	Bewusstseinslage	Neuropsychiatrische Symptome	Neurologische Auffälligkeiten
Latente HE	Normal	Nur in psychometrischen Tests zu erfassen	Störung der Feinmotorik
Manifeste HE			
I	Leichte mentale Verlangsamung	Leichte Persönlichkeitsveränderungen, Konzentrationsschwäche, Schlafstörungen	Leichte Ataxie oder Tremor, Apraxie
II	Müdigkeit, Lethargie	Enthemmung, inadäquates Benehmen, zeitlich desorientiert	Hyperaktive Reflexe, Asterixis, verwaschene Sprache
III	Somnolenz	Zeitlich und örtlich desorientiert, Wahnvorstellungen, Aggressionen	Hyper- oder Hyporeflexie, Asterixis, Krämpfe, Rigor
IV	Koma	Fehlen	Zeichen des Hirndrucks

Tabelle 10.8-1. Stadieneinteilung der hepatischen Enzephalopathie

chert. Die Wirksamkeit von oral verabreichter Laktulose ist im Vergleich zu oralen Aminoglykosiden, nicht aber zu Plazebo untersucht. Sie hat sich in der klinischen Praxis jedoch sowohl bei akuter HE als auch bei chronischer oder latenter HE als Standardtherapie durchgesetzt. Nach gastrointestinalen Blutungen wird Laktulose 1- bis 2-stündlich oral oder als Einlauf (500–1000 ml 20%ige Laktulose) appliziert. In der Langzeittherapie sollten zwei weiche Stühle am Tag angestrebt werden. Neuerdings verfügbare Applikationsformen als Pulver umgehen das Problem des süßlichen Geschmacks. Laktitol ist gleichermaßen wirksam wie Laktulose, wird von einigen Patienten jedoch besser toleriert.

Antibiotika

Nicht resorbierbare Antibiotika sollen die proteinmetabolisierende Darmflora reduzieren. Neomycin wird in einer Dosierung von 3- bis 4-mal 1 g/Tag eingesetzt, gelegentlich auch in Dosierungen bis 12 g/Tag. Hierbei ist jedoch zu beachten, dass mit einer Resorption von 1–3% der verabreichten Dosis zu rechnen ist und Aminoglykoside oto- und nephrotoxische Nebenwirkungen haben können. Zur Dauertherapie sind Antibiotika daher ungeeignet. Bei Paromomycin (1–3 g/Tag) und Vancomycin scheint die Resorptionsrate geringer zu sein.

Eiweißrestriktion und verzweigtkettige Aminosäuren

Eiweißexzess kann eine HE auslösen oder verschlimmern. Obwohl der Effekt nicht durch Studien gesichert ist, wird eine Eiweißrestriktion auf etwa 1 g/kg KG/Tag bei chronischer HE empfohlen. Bei schweren Verläufen wurde bislang eine Limitierung der Eiweißmenge auf 20–30g/Tag als günstig angesehen, eine neuere Studie konnte jedoch keinen positiven Effekt dieser Maßnahme auf die HE nachweisen. Eiweißrestriktion auf unter 1g/kg KG/Tag führt bei Leberzirrhotikern rasch zu Katabolie und verstärkt die prognostisch ungünstige Malnutrition. Pflanzliches Protein unter Vermeidung von Fisch, Milch und Fleisch wird besser toleriert, eine rein vegetarische Kost wird auf Dauer von den Patienten aber meist nicht durchgehalten.

Das Aminosäuremuster im Serum bei Leberzirrhose ist charakterisiert durch eine Vermehrung der aromatischen Aminosäuren Tyrosin, Tryptophan und Phenylalanin. Die verzweigtkettigen Aminosäuren Leuzin, Isoleuzin und Valin sind dagegen vermindert. Ein Ausgleich dieser Imbalance durch Substitution verzweigtkettiger Aminosäuren führt zu einer Verbesserung der hepatischen und extrahepatischen Ammoniumgiftung. Verzweigtkettige Aminosäuren werden überwiegend nicht in der Leber, sondern in der Muskulatur abgebaut, hemmen den Proteinabbau in der Leber und stimulieren die Proteinsynthese.

Die parenterale Gabe einer adaptierten Aminosäurelösung mit erhöhtem Anteil verzweigtkettiger Aminosäuren für 3 bis 6 Tage bei höhergradiger HE wurde empfohlen, um die Bewusstseinslage zu bessern, doch haben verschiedene Studien widersprüchliche Ergebnisse gebracht, sodass die Wirkung nicht gesichert ist. Dagegen ist belegt, dass durch orale Applikation verzweigtkettiger Aminosäuren bei proteinintoleranten Patienten mit chronischer HE eine positive Stickstoffbilanz und eine Verbesserung der HE-Symptomatik erreicht werden kann. Eine latente HE wird ebenfalls gebessert.

L-Ornithin-L-Aspartat

L-Ornithin-L-Aspartat verbessert u. a. die Ammoniumgiftung durch Bereitstellung von Aspartat, das als Kohlenstoffgerüst für die Glutaminsynthese in den perivenös lokalisierten Scavenger-Zellen der Leber dient. Zusätzlich wird mit Ornithin ein Intermediat des Harnstoffzyklus in den portalen Hepatozyten zur Verfügung gestellt.

Bei intravenöser Infusion über mehrere Stunden konnte in plazebokontrollierten Studien eine Reduktion der Ammoniakspiegel und eine klinische Besserung einer manifesten HE gezeigt werden. Die wirksame intravenöse Dosierung liegt bei 20–40 g täglich, wobei zentralnervöse Nebenwirkungen (Übelkeit und Erbrechen) selten auftreten, wenn eine Infusionsgeschwindigkeit von 10 g/h nicht überschritten wird. Auch bei oraler Applikation führt L-Ornithin-L-Aspartat in einer Dosierung von 3-mal 3–6 g/Tag im Vergleich zu Plazebo zu einer Besserung einer manifesten chronischen HE.

Weitere therapeutische Ansätze

In einer Studie wurde gezeigt, dass bei Zirrhotikern mit HE im Stadium I–II die wiederholte orale Applikation von Enterococcus-faecium-SF68-Präparationen im Vergleich zu Laktulose gleich oder besser wirksam und besser verträglich ist. Die Wirkung beruht offenbar auf einer Verdrängung proteolytischer Flora durch kohlenhydratabbauende Bakterien.

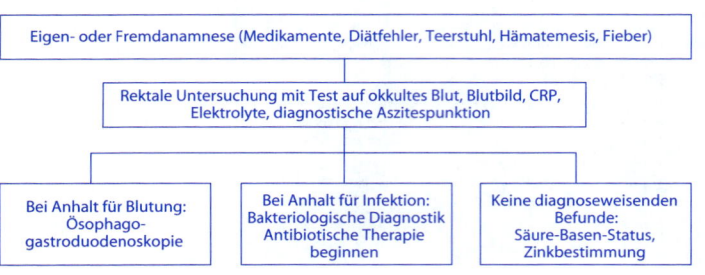

Abb. 10.8-2. Stufendiagnostik zur Suche eines auslösenden Faktors einer hepatischen Enzephalopathie bei Leberzirrhose

Bei Patienten in Stadium III oder IV der HE kann ein Therapieversuch mit dem Benzodiazepinrezeptorantagonisten Flumazenil (0,5–2 mg i.v.) unternommen werden, insbesondere wenn Hinweise auf die Einnahme von Tranquilizern an den Vortagen bestehen. Bessert sich die Bewusstseinslage, kann die Injektion alle 1–2 h wiederholt werden. Als Dauertherapie ist Flumazenil ungeeignet.

Die Hoffnungen, durch Flumazenil bei HE generell günstige Effekte durch Antagonisierung endogener Benzodiazepine zu induzieren, haben sich leider nicht bestätigt. Da Helicobacter pylori im Magen durch Spaltung von Harnstoff auch Ammoniak produziert, wurde bei Helicobacter-positiven Patienten eine Eradikationsbehandlung mit HE empfohlen. Die Eradikationsbehandlung hat eine Einfluss auf den Verlauf des postprandialen Plasmaammoniakanstiegs, jedoch haben mehrere neuere Studien keinen signifikanten Effekt auf die HE zeigen können.

Zirrhosepatienten weisen häufig erniedrigte Plasmazinkspiegel auf und auf Grund theoretischer Überlegungen könnte ein Zinkmangel bei HE bedeutsam sein. Kontrollierte Studien zur Zinksupplementation bei HE erbrachten aber widersprüchliche Ergebnisse. Allerdings vermag eine Zinksubstitution die bei Zirrhosepatienten häufig nachweisbare Dunkeladaptationsstörung günstig zu beeinflussen.

Die HE ist eine häufige Komplikation nach Shunt-Verfahren zur Therapie der portalen Hypertension. Der transjuguläre intrahepatische portosystemische Stent-Shunt bietet gegenüber den chirurgischen Shunt-Verfahren den Vorteil, dass der Shunt-Durchmesser je nach Enzephalopathiegefährdung des Patienten angepasst werden kann und im Einzelfall bei neu aufgetretener, therapierefraktärer HE auch eine spätere Shunt-Reduktion erfolgen kann.

10.8.5 Hepatische Enzephalopathie bei akutem Leberversagen

Die Therapie erfolgt prinzipiell zunächst wie bei der akuten HE bei chronischen Lebererkrankungen, die Wirksamkeit der beschriebenen Maßnahmen ist jedoch meist begrenzt und nur vorübergehend. Entscheidend ist die Restitution der Leberfunktion. Häufig besteht ein Multiorganversagen mit Einschränkung der Nierenfunktion, Gerinnungsstörungen, metabolischen Entgleisungen, Infektionen, respiratorischen und zirkulatorischen Störungen, das eine differenzierte intensivmedizinische Therapie erfordert. Die Patienten sollten rechtzeitig hepatologischen Zentren zugewiesen werden, damit die Transplantationsindikation bereits vor Auftreten irreversibler Hirnschäden geprüft werden kann. Bei der HE im Rahmen eines akuten Leberversagens besteht meistens eine zunehmende Hirndrucksymptomatik. Ursächlich sind eine toxisch induzierte Gliaschwellung, die nicht schnell genug durch gegenregulatorische Mechanismen ausgeglichen werden kann, sowie ein Verlust der Autoregulation des zerebralen Blutflusses. Die Gabe von Mannitol und Barbituraten, sowie eine milde Hypothermie (32–33 °C Körpertemperatur) sind zur Senkung des Hirndrucks vorteilhaft, während Steroide unwirksam sind. Beim komatösen Patienten ist eine invasive Hirndruckmessung mittels epidural platzierter Druckaufnehmer zur Verlaufsbeurteilung und Indikationsstellung zur Lebertransplantation hilfreich. Als Überbrückungsmaßnahmen bis zur Regeneration der Leber oder zur Lebertransplantation befinden sich mehrere extrakorporale Leberersatzverfahren im klinischen Einsatz (Albumindialyseverfahren, Prometheus-Verfahren, bioartifizielle Leber mit Perfusion von Schweinehepatozyten), mit denen eine vorübergehende Besserung der HE erreicht werden kann.

Evidenz der Therapieempfehlungen

	Evidenzgrad	Empfehlungsstärke
Laktuloseeinläufe	I-b	A
Laktulose oral*	III	B
Laktitol**	III	B
Neomycin**	III	B
Enterococcus faecium SF 68**	III	B
Ornithinaspartat i.v.	I-b	A
Ornithinaspartat oral	I-b	A
Verzweigtkettige Aminosäuren i.v.	I-b	A
Verzweigtkettige Aminosäuren oral	I-b	A
Flumazenil	I-b	A
Zinksubstitution	I-b	A
Vegetarische Ernährung	II-a	B
Eiweißrestriktion	III	B

*Kontrollierte Studien zeigen Gleichwertigkeit zu Neomycin; keine Plazebokontrolle.
**Kontrollierte Studien zeigen Gleichwertigkeit zu Laktulose; keine Plazebokontrolle.

Literatur

Butterworth RF (1993) Portal-systemic encephalopathy: a disorder of neuron-astrocytic metabolic trafficking. Dev Neurosci 15: 313–318

Conn HO, Leevy CM, Vlahcevic ZR, Rodgers JB, Maddrey WC, Seef L, Levy LL. (1977) Comparison of lactulose and neomycin in the treatment of chronic portal-systemic encephalopathy: a double-blind controlled trial. Gastroenterology 72: 573–578

Häussinger D (1998) Pathogenesis and treatment of chronic hepatic encephalopathy. Digestion 59(Suppl 2): 25–27

Häussinger D, Kircheis G, Fischer R, Schliess F, vom Dahl S (2000) Hepatic encephalopathy in chronic liver disease: a clinical manifestation of astrocyte swelling and low-grade cerebral edema. J Hepatol 32: 1035–1038

Horst D, Grace ND, Conn HO et al. (1984) Comparison of dietary protein with an oral, branched chain-enriched amino acid supplement in chronic portal-systemic encephalopathy: a randomized controlled trial. Hepato-logy 4: 279–287

Kircheis G, Nilius R, Berndt H et al. (1997) Therapeutic efficacy of L-ornithine-L-aspartate infusion concentrate in patients with liver cirrhosis and hepatic encephalopathy: A placebo-controlled double-le-blind study. Hepatology 25: 1351–1360

Kircheis G, Wettstein M, Timmermann L, Schnitzler A, Häussinger D (2002) Critical flicker frequency for quantification of low-grade hepatic encephalopathy. Hepatology 35: 357–366

Loguercio C, Abbiata R, Rinaldi M, Romano A, Del Vecchio Blanco C, Coltori M (1995) Long-term effects of enterococcus faecium SF68 versus lactulose in the treatment of patients with cirrhosis and grade 1–2 hepatic encephalopathy. J Hepatol 23: 39–46

Morgan MY, Hawley KE (1987) A randomized double-blind trial of lactitol and lactulose in acute hepatic encephalopathy in cirrhotic patients. Hepatology 7: 1278–1284

Naylor CD, O'Rourke K, Detsky AS, Baker JP (1989) Parenteral nutrition with branched-chain amino acids in hepatic encephalopathy. A meta-analysis. Gastroenterology 97: 1033–1042

Plauth M, Egberts EH, Hamster W, Török M, Brand O, Fürst P, Dölle W (1993) Long-term treatment of latent portosystemic encephalopathy with branched-chain amino acids. A double-blind placebo-controlled crossover trial. J Hepatol 17: 308–314

Pomier-Layrargues G, Giguère JF, Lavoie J et al. (1994) Flumazenil in cirrhotic patients in hepatic coma: a randomized double-blind placebo-controlled crossover trial. Hepatology 19: 32–37

Staedt U, Leweling H, Gladisch R, Kortsik C, Hagmüller E, Holm E (1993) Effect of ornithine aspartate on plasma ammonia and plasma amino acids in patients with cirrhosis. A double-blind, randomized study using a four-fold crossover design. J Hepatol 19: 424–430

Stauch S, Kircheis G, Adler G et al. (1998) L-ornithine-L-aspartate granulate in the treatment of latent and mild chronic hepatic encephalopathy (HE): A placebo-controlled double-blind study. J Hepatol 28: 856–864

10.9 Aszites und hepatorenales Syndrom
Jürgen Schölmerich

10.9.1 Einleitung

Aszites, die Ansammlung freier Flüssigkeit in der Bauchhöhle, ist oft Symptom fortgeschrittener Erkrankungen. Die Behandlung bedarf wegen ihres palliativen Charakters einer sorgfältigen Indikationsstellung und der Grundkenntnis der Pathophysiologie. Dies gilt wegen der schlechten Prognose insbesondere für das hepatorenale Syndrom (HRS).

10.9.2 Ätiologie und Pathogenese

Aszites kann als Exsudat und Transsudat in Erscheinung treten. Neben seltenen Formen wie Aszites bei akuter Pankreatitis, Mesenterialvenenthrombose, Morbus Whipple, Schilddrüsenunterfunktion, Tuberkulose und verschiedenen entzündlichen Erkrankungen, die durch die Behandlung der Grunderkrankung therapiert werden, sind die wesentlichen Ursachen Malignome im Abdomen, die verschiedenen Formen des Pfortaderhochdrucks, vor allem bei Leberzirrhose, und der Aszites bei Einflussstauung ins rechte Herz.

Das Exsudat bei malignem Aszites ist als Folge einer Sekretion durch Tumorzellen oder in Folge von diesen sezernierter Mediatoren und seltener einer mechanischen Obstruktion von lymphatischen und venösen Abströmen anzusehen. Die Therapie beschränkt sich daher auf eine Reduktion oder Beseitigung der Tumorzellen und wird im Rahmen der entsprechenden Erkrankungen abgehandelt.

Der Aszites bei Leberzirrhose entsteht beim Zusammentreffen einer lokalen Veränderung der Starling-Kräfte im Abdomen (Erhöhung des hydrostatischen und Verminderung des onkotischen Drucks durch Albuminmangel) mit Veränderungen der systemischen Hämodynamik, die zu einer gesteigerten renalen Reabsorption von Natrium führen (Abb. 10.9-1). Das hepatorenale Syndrom stellt unter pathophysiologischen Aspekten kein eigenständiges Syndrom dar, sondern ist als die funktionelle Konsequenz einer schwerst gestörten Leberfunktion mit extensiver hämodynamischer Veränderung anzusehen (Abb. 10.9-2).

Das Ergebnis dieser Störungen ist zum einen eine Vermehrung des Gesamtnatriumbestandes im Körper, eine Expansion des Wasserbestandes und eine Sequestration der so retinierten Flüssigkeit im Abdomen. Therapeutische Angriffspunkte stellen also der Natriumhaushalt (Zu- und Ausfuhr) und die Druckverhältnisse im Splanchnikusgebiet dar.

Ursache der hämodynamischen Veränderungen sind vermutlich in Folge mangelnder Entgiftungsleistung der Leber vermehrt am peripheren Endothel angreifende Toxine und Makrophagenprodukte, die über eine Stimulation der NO-Freisetzung zu einer peripheren Vasidilatation mit konsekutiver Verminderung des „effektiven Blutvolumens" führen. Maßnahmen zur Elimination dieser Toxine und Mediatoren stellen somit einen weiteren Ansatzpunkt der Therapie dar.

Die trotz der Natriumüberladung des Organismus häufig beobachtete Hyponatriämie ist als Verdünnungseffekt bei zusätzlich gestörter Ausscheidung freien Wassers oder durch übermäßige Gabe von Natriuretika zu erklären. Sie darf daher nicht zur reaktiven Natriumgabe führen.

10.9.3 Klinik und Diagnostik

Sehr große Aszitesmengen sind bereits bei der Inspektion an der vorgewölbten Kontur des Abdomens beim stehenden und den ausladenden Flanken beim liegenden Patienten zu erkennen. Der verstrichene Nabel, Zeichen eines Umgehungskreislaufs und evtl. flüssigkeitsgefüllte Hernien geben weitere Hinweise.

Massiver Aszites führt zur Dyspnoe, die auch durch einen bei bis zu 6–10% der Patienten begleitenden Pleuraerguss mitbedingt sein kann. Diese meist rechts lokalisierten Ergüsse sind oft durch einen direkten Übertritt des Aszites durch Zwerchfelllücken verursacht und bedürfen keiner gesonderten Behandlung. Begleitende Ödeme sind bei ausgeprägtem Aszites und Albuminmangel häufig und werden ebenfalls wie der Aszites therapiert.

Die Differenzierung des Aszites erfolgt neben der Erfassung der seltenen und kardialen Ursachen durch Untersuchung der Aszitesflüssigkeit mit Hilfe von Zytologie, Bakteriologie und Zählung der Neutrophilen im Aszites zum Ausschluss einer primären oder sekundären Infektion, insbesondere der spontan bakteriellen Peritonitis (s. Kap. 2.3.8, Infektionen des Peritoneums). Sonographie und CT können Anhaltspunkte für Ursachen und Komplikationen des Aszites sowie dessen Menge geben.

Die Untersuchung der Elektrolyte, des Säure-Basen-Status und der Retentionswerte im Serum sowie der Ausscheidung

10.9 Aszitis und hepatorenales Syndrom

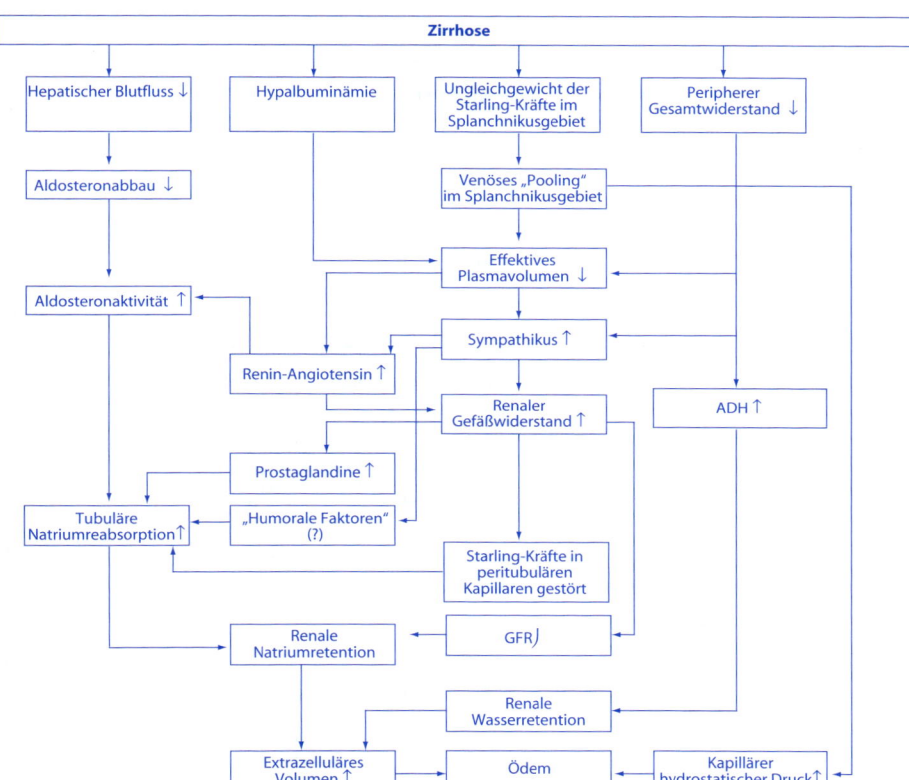

Abb. 10.9-1. Faktoren der Aszitesentstehung bei Leberzirrhose

von Natrium, Kalium und Kreatinin im Urin erlaubt die Berechnungen der Kreatinin-Clearance und der fraktionierten Natriumelimination (FE_{Na}) und schafft die Voraussetzung für eine rationale Therapie. Die Natriumausscheidung im Urin ist mit zunehmender Dekompensation der Zirrhose stärker vermindert, bei HRS meistens <10 meq/Tag. Die FE_{Na} liegt dann unter 0,1%. Eine höhere Natriumausscheidung bei Nierenversagen bei Leberzirrhose muss an andere Ursachen einer Nierenfunktionsstörung denken lassen, insbesondere an organische Störungen der Tubulusfunktion, die oft durch Infektion, aber auch durch nephrotoxische Medikamente bedingt sind (Abb. 10.9-3).

Um die Therapiemöglichkeiten abzuschätzen, sollte der Aszites bezüglich bisheriger Therapieeffekte und -nebenwirkungen klassifiziert werden. Auch die Einteilung eines hepatorenalen Syndroms sollte nach modernen Kriterien erfolgen (s. unten).

10.9.4 Therapiemaßnahmen

Therapie des Aszites

Indikation Die Indikation zur Aszitesausschwemmung ergibt sich angesichts der palliativen Natur bei schlechter Prognose bezüglich der Grunderkrankung aus subjektiver Belästigung des Patienten und der Vermeidung von Asziteskomplikationen (s. Übersicht). Da alle Therapieformen mit Komplikationen verbunden sind, muss die Entscheidung im Einzelfall abgewogen werden.

> **Indikationen zur Aszitesausschwemmung**
>
> - Starker, gespannter Aszites mit:
>   – Zwerchfellhochstand, Dyspnoe
>   – Schmerz
>   – Nabel- oder Inguinalhernien
> - Drohende Aszitekomplikationen:
>   – Herzinsuffizienz
>   – Ösophagusvarizenblutung (rezidiv)
>   – Anorexie und Proteinkatabolismus
> - Voraussetzungen zur weiteren Diagnostik und Therapie:
>   – Leberpunktion
>   – Arteriographie
>   – TIPS-Anlage

Basistherapie Bettruhe führt zur Erleichterung der Aszitesresorption aus der Peritonealhöhle und zu einer verbesserten Nierendurchblutung. Eine Einschränkung der Natriumzufuhr

Zirrhose
kompensiert
dekompensiert
schwerst dekompensiert
periphere arterielle Vasodilatation
mäßig
schwer
extrem
Abnahme des effektiven arteriellen Blutvolumens
mäßig
stark
extrem (Hypotension)
Zunahme von Renin, Aldosteron, Vasopressin und Noradrenalin im Plasma
mäßig
stark
extrem
renale Vasokonstriktion, renale Natrium- und Wasserretention
mäßig
stark
instabile renale Zirkulation
Kompensation (Expansion des Plasmavolumens)
adäquat
ungenügend (Hypalbuminämie)
Hypovolämie (Reninsubstrat ↓)
renale Hämodynamik, Renin, Aldosteron, Vasopressin und Noradrenalin im Plasma
Rückkehr zur Norm
inadäquate Rückkehr zur Norm
keine Rückkehr zur Norm
Aszites
Nierenversagen

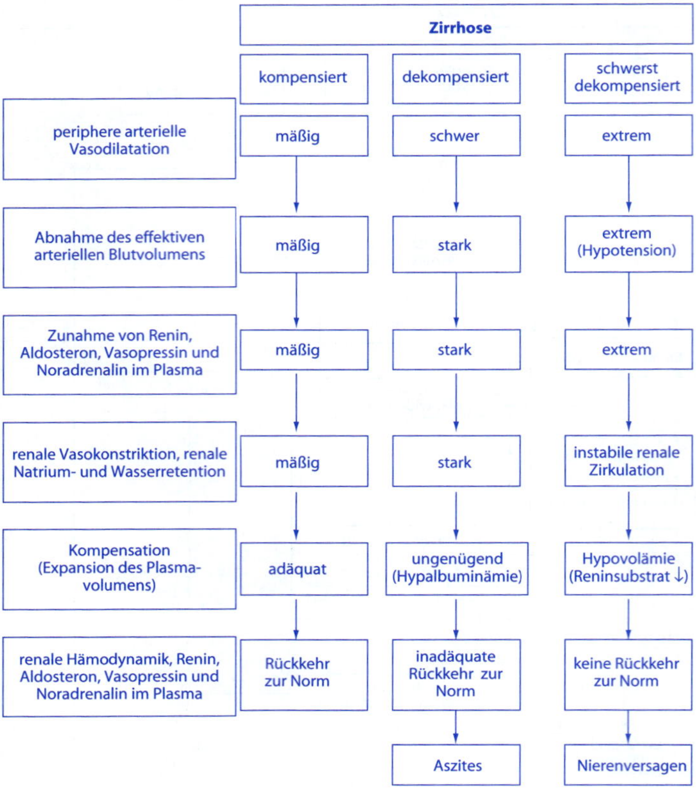

Abb. 10.9-2. Störung der systemischen Volumenregulation als Ursache der Nierenfunktionsstörung bei Leberzirrhose (nach Schrier 1988)

wird traditionell empfohlen, ist aber nicht durch Studien abgesichert, vor allem wenn gleichzeitig diuretisch behandelt wird (Tabelle 10.9-1). Eine drastische Einschränkung der Flüssigkeitszufuhr ist lediglich bei Verdünnungshyponatriämie notwendig.

Diuretika Grundsätzlich sind alle an verschiedenen Wirkorten angreifenden diuretischen Substanzen in die Betrachtung einzubeziehen. Durch Studien belegt ist die Wirksamkeit des Aldosteronantagonisten Spironolacton, der am distalen Tubulus angreift und der Gabe von Furosemid überlegen ist (Tabelle 10.9-2). In der Initialtherapie ist die intravenöse Gabe von K^+-Canrenoat der oralen Gabe von Spironolacton wegen dessen um Tage verzögerten Wirkeintritts vorzuziehen. Von den Schleifendiuretika ist auf Grund pharmakodynamischer und klinischer Studien das länger wirkende Torasemid gegenüber Furosemid, das bei Zirrhose einen ausgeprägten Rebound-Effekt aufweist und die Reduktion des „effektiven Volumens" verstärkt, vorzuziehen (Tabelle 10.9-3). Vergleiche zwischen Torasemid und Spironolacton liegen nicht vor. Amilorid, Triamteren und Thiaziddiuretika sind in der Aszitestherapie aus unterschiedlichen Gründen nicht zweckmäßig. Unter einer Therapie mit Diuretika ist bei Patienten mit Leberzirrhose besonders

Nierenversagen bei Lebererkrankungen
1 % < FE_Na ≤1 %
1 % < FE_H2O ≤1 %
5 < ZVD ≤ 2
↑ /= LAD ↓
↑ /= HZV ↓
Organisches Nierenversagen (GN, ATN)
Volumenrepletion
Nierenfunktion verbessert
Nierenfunktion nicht verbessert
Pseudo-HRS
HRS
HRS hepatorenales Syndrom
ATN Akute tubuläre Nekrose
LAD linker Vorhofdruck
FE_Na fraktionelle Natriumexkretion
GN Glomerulonephritis
HZV Herzzeitvolumen
ZVD zentraler Venendruck

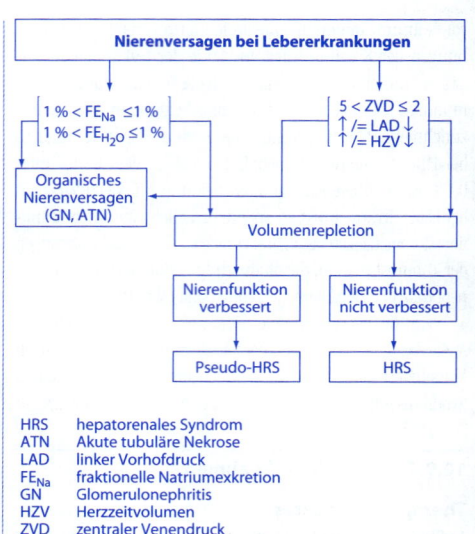

Abb. 10.9-3. Differenzierung des Nierenversagens bei Leberzirrhose

auf Elektrolytentgleisungen und Einschränkungen der Nierenfunk-tion zu achten, die je nach Aggressivität des Vorgehens bei bis zu 50% der Patienten auftreten. Bei Fehlen gleichzeitiger peripherer Ödeme darf ein täglicher Gewichtsverlust von 750 g nicht überschritten werden, da es sonst bei limitierter Aszitesresorption aus dem Bauchraum zur Reduktion des effektiven Plasmavolumens und konsekutiver Verschlechterung der Nierenfunktion kommt. Bei konsequenter und sorgfältiger Durchführung einer solchen Therapie lassen sich bis zu 80% der Patienten erfolgreich behandeln, die übrigen sind entweder diuretikarefraktär (Aszites nicht mobilisiert werden) oder diuretikaintolerant (rezidivierende Nierenfunktionseinschränkung unter Diuretikatherapie).

Parazentese Entgegen früheren Befunden einer sehr hohen Komplikationsrate der therapeutischen Parazentese hat sich die mehrmalige oder auch großvolumige einmalige Parazentese unter gleichzeitiger Zufuhr von Albumin (6–10 g/l Aszites) oder Plasmaexpander (z. B. 8 g Dextran 70/l Aszites) als wirksame und vor allem rasche Initialtherapie des ausgeprägten Aszites erwiesen. Die Komplikationsrate ist unter diesen Bedingungen gering (Tabelle 10.9-4). Die Albumingabe ist bezüglich der Vermeidung einer Hypovolämie (gemessen an der erhöhten Plasmareninaktivität) wohl der von Plasmaexpandern vorzuziehen, wenn auch teurer. Die Gabe von Spironolacton in niedriger Dosis (100–200 mg/Tag) vermag den Therapieerfolg ähnlich wie nach diuretischer Aszitesmobilisation in 80% der Fälle zu erhalten. Eine langzeitig wiederholte Parazentese ist nur selten erforderlich (Abb. 10.9-4).

Andere Verfahren Bei Patienten, die mit den genannten Verfahren nicht erfolgreich behandelt werden können, ist die Anlage eines transjugulär applizierten portosystemischen Stent-Shunts (TIPS) hilfreich und führt bei den meisten Fällen zu Aszitesfreiheit, wobei die Pathomechanismen offenbar durchbrochen werden und das effektive Plasmavolumen erhöht wird (Tabelle 10.9-5; Details des Verfahrens s. Kap. 10.7, Portale Hypertension). Allerdings lässt sich eine Verbesserung des Überlebens nicht in allen Studien zeigen.

Zusammenfassung der Therapie des Aszites Abbildung 10.9-5 gibt das Vorgehen gegliedert nach der Ausgangslage wider. Insbesondere bei gespanntem Aszites und noch erhaltener Nierenfunktion ist eine initiale Parazentese zur Erleichterung zweckmäßig. Bei Patienten mit einem refraktären Aszites oder initial eingeschränkter Nierenfunktion ist ein TIPS zu erwägen. Die Lebertransplantation sollte nicht vergessen werden, da sie die einzige kausale Therapieoption mit Verbesserung der Leberfunktion darstellt. Der peritoneovenöse Shunt (PVS) ist nur noch in seltenen Ausnahmefällen (Kontraindikationen für TIPS und Transplantation) zu erwägen. Nach erfolgreicher Aszitesmobilisation durch Diuretika oder Parazentese ist eine Dauertherapie mit niedrigdosiertem Spironolacton zweckmäßig.

Therapie bei hepatorenalem Syndrom

Zwei Formen des hepatorenalen Syndroms werden unterschieden: Typ I mit rasch fortschreitender Abnahme der Nierenfunktion während einer Woche ($\Delta Cl_{cr} > 50\%$, $Cl_{cr} < 20$ ml/min) und Typ II mit

Tabelle 10.9-1. Effekt einer Natriumrestriktion bei der Aszitestherapie (nach Bernardi et al. 1993)

Therapie	Kumulativer Erfolg [%]	
	40 mmol/Tag Natrium	120 mmol/Tag Natrium
Bettruhe + Diät	9,7	7,5
K^+ Canrenoat (200 mg/Tag)	50,1	49,0
K^+ Canrenoat (bis 600 mg/Tag)	75,9	79,2
K^+ Canrenoat (400 mg/Tag) + Furosemid (bis 100 mg/Tag)	93,6	92,4

Tabelle 10.9-2. Spironolacton versus Furosemid bei Aszites (nach Perez-Ayuso et al. 1983)

	Sprironolacton (n = 19)	Furosemid (n = 21)
Dosis [mg/Tag]	150–300	80–160
Erfolg [%]	95	52
Erfolg nach Crossover [%]	90	0

Tabelle 10.9-3. Vergleiche von Torasemid und Furosemid (nach Gerbes et al. 1993 und Laffi et al. 1991)

	Torasemid (20 mg/Tag)	Furosemid (80 mg/Tag)	K^+ Canrenoat (200 mg/Tag)+ Torasemid (10 mg/Tag)	Furosemid (25 mg/Tag)
U_v (ml/24 h)	2675	2080	–	–
U_{Na} (0–10 h, µ mol/min)	171	158	–	–
U_{Na} (0–24 h, µ mol/min)	28	10	–	–
ΔU_{Na} [%] (0–24 h)	–	–	130	50
ΔU_{Na} [%] (24–48 h)	–	–	104	42
ΔU_{Na} [%] (48–72 h)	–	–	65	26

stabil eingeschränkter Nierenfunktion über 4 Wochen (Cl$_{cr}$ <40 ml/min). Typ II hat eine bessere Prognose. Beide Formen sind grundsätzlich reversibel, wie die Transplantation einer Niere aus einem Spender mit HRS in einen lebergesunden Empfänger und die Verbesserung der Nierenfunktion nach Lebertransplantation zeigen. Die Lebertransplantation stellt daher das einzige und langfristig sichere Therapieverfahren bei HRS dar. Typisch für beide Formen ist das fehlende Ansprechen auf Volumengabe, während sich das diuretikainduzierte (prärenale) Nierenversagen dadurch bessert (siehe Abb. 10.9-3).

Zahlreiche medikamentöse Therapieversuche zeigten keinen wesentlichen Effekt (ACE-Hemmer, Angiotensin-II-Antagonisten, atriales natriuretisches Peptid, Prostaglandine, Diuretika). Nur die Gabe von Vasopressinanaloga (z. B. Glycylpressin, 2–4 mg/24 h oder Ornipressin, 6 U/h) zeigt in kleinen kontrollierten Studien einen positiven Effekt gegenüber Plazebo (Tabelle 10.9-6). Da kontinuierliche Gabe von Vasokonstriktoren mit ischämischen Nebenwirkungen einhergeht, ist Gylcypressin vorzuziehen. Die zusätzliche Gabe von Albumin (0,5–1,5 g/kg KG/Tag) verbessert den Effekt deutlich. Der oral einsetzbare α-Agonist Midodrin (7,5–12,5 mg 3-mal tgl.) in Kombination mit dem Somatostatinanalog Octreotid (100 –200 µg 3-mal tgl.) und Albumin, wurde als erfolgreich beschrieben. Schließlich wurde Noradrenalin (0,5–3 mg/h) in Kombination ebenso wie die Gabe von Antiotensinogenreichem Frischplasma erfolgreich eingesetzt. Eine Pilotstudie hat N-acetylcystein (150 mg/kg KG/2 h, dann 100 mg/kg/Tag kontinuierlich) eingesetzt und eine Verbesserung der Nierenfunktion beschrieben.

Ähnlich wie bei refraktärem Aszites ist in offenen Studien auch ein Effekt des TIPS bei HRS gezeigt worden (Tabelle 10.9-7). Hier waren die Effekte auch länger anhaltend. Die Anlage eines TIPS ist daher bei Patienten, bei denen eine Lebertransplantation nicht in Frage kommt, zu erwägen.

Zusammenfassung der Therapie des Nierenversagens bei Leberzirrhose

Es muss zunächst geklärt werden, ob es sich um ein organisch bedingtes Nierenversagen (z. B. akute tubuläre Nekrose durch Sepsis oder medikamenteninduziert), ein prärenales Nierenversagen (z. B. nach übermäßiger Diuretikagabe) oder um ein HRS handelt. Bei organischer Nierenschädigung ist (in Abhängigkeit von der Prognose der Lebererkrankung) eine Dialysetherapie indiziert. Das diuretikainduzierte Nierenversagen wird durch Absetzen der Medikamente und Volumengabe behandelt. Bei HRS muss

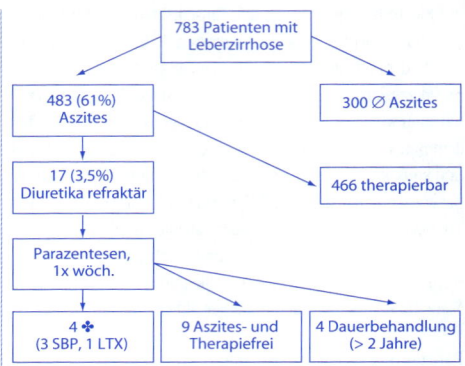

Abb. 10.9-4. Therapieerfolg bei Leberzirrhose mit Aszites (nach Nouel et al. 1995)

Tabelle 10.9-5. TIPS bei refraktärem Aszites (nach Somberg et al. 1995)

Zeitpunkt	Natriurese (meq/24 h)	Plasmaldosteron (µg/dl)	Plasmarenin (µg/l/h)
Vor TIPS	2,1 ± 0,6	126 ± 30	9,0 ± 3,0
Nach TIPS	13,0 ± 4,3	23 ± 7	0,9 ± 0,1

die Indikation zur Lebertransplantation geklärt werden und dann entweder überbrückend bis zur Verfügbarkeit eines Spenderorgans mit Vasopressinanaloga und Frischplasma oder bei Transplantationskontraindikationen durch TIPS behandelt werden.

10.9.5 Prognose

Aszites

Die Prognose quoad vitam von Patienten mit Leberzirrhose und Aszites ist schlecht, wie eine Auswertung mehrerer Studien zeigt (Abb. 10.9-6). Dabei ist wichtig, dass die Überlebenswahrscheinlichkeit größer ist, wenn der Aszites kurzfristig infolge eines Ereignisses (Infekt, Blutung o. Ä.) auftritt (65% Dreijahresüberleben), als wenn er ohne erkennbare zusätzliche Auslöser meist schleichend progredient vorkommt (40% Überleben).

Hepatorenales Syndrom

Die Prognose des HRS ist immer noch sehr schlecht, da es ja Ausdruck einer weit fortgeschrittenen Funktionsein-

Tabelle 10.9-4. Vergleich der Parazentese mit und ohne Albuminersatz mit einer Diuretikagabe (nach Gines et al. 1988)

	Spironoladen (200–400 mg/Tag) + Furosemid (40–240 mg/Tag) (n = 59)	Parazentese (4–6 l/Tag) (n = 52)	Parazentese (5–6 l/Tag) + Albumin i.v. (40 g/Tag) (n = 58)
Aszitesmobilisation [%]	73	91	96
Hospitalisation [Tage]	31 ± 3	12 ± 1	12 ± 2
Δ-Creatinin [mg(dl) i.S.]	+ 0,25	+ 0,20	+ 0,01
Komplikationen [%]	61	27	17
Δ-Plasmareninaktivität [ng/ml/h]	–	+ 5,4	+ 0,3

10.9 Aszitis und hepatorenales Syndrom

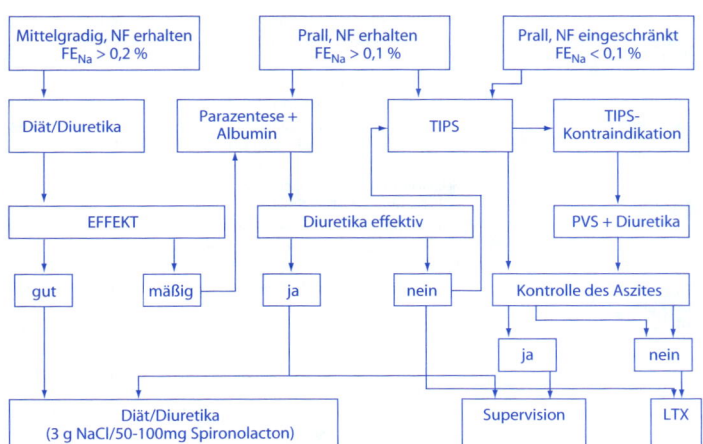

Abb. 10.9-5. Therapie des Aszites, abhängig von der Ausgangssituation

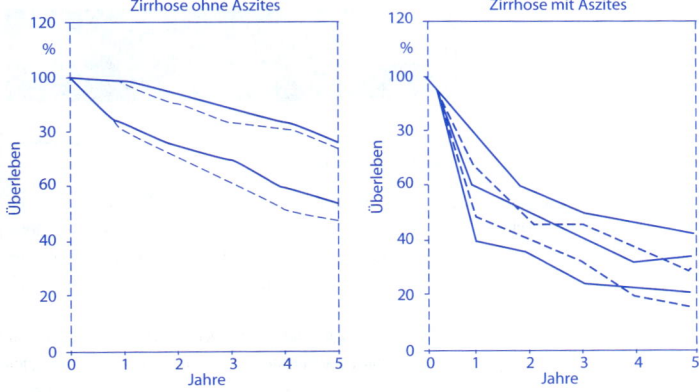

Abb. 10.9-6. Überleben von Patienten mit Leberzirrhose mit und ohne Aszites (nach Bernardi et al. 1996)

Tabelle 10.9-7. TIPS bei hepatorenalem Syndrom (nach Brensing et al. 1997)

	16 Patienten mit HRS (6 schwer, 10 moderat, 3 HD)	
	Vorher	Nach TIPS
S-Creatinin (mg/dl)	3,0 + 2,0	1,7 + 1,0[a]
S-Harnstoff (mg/dl)	99 + 34	50 + 31[a]
U_V (ml/Tag)	388 + 269	1075 + 423
U_{Na} (mmol/Tag)	1,8 + 0,9	75 + 67

[a] signifikant 81% Therapieansprechen, 2 Patienten nicht mehr dialysepflichtig! *HD* Hämodialyse.

Tabelle 10.9-6. Terlipressin bei hepatorenalem Syndrom (nach Hadengue et al. 1998)

Veränderungen	Crossover, 10 Patienten Terlipressin (1 mg/12 h)	Plazebo
Cl_{Cr} (ml/min)	+ 12[a]	– 5
U_V (ml/24 h)	+ 207[a]	– 180
U_{Na} (meq/l)	+ 6	+ 0
ANP (pg/ml)	+ 224	– 115
ADH (pg/ml)	+ 21	– 23
PR (pg/ml)	– 72	+ 9

[a] p < 0,05. *Cl_{Cr}* Creatinin-Clearance, *U_V* Urinvolumen, *U_{Na}* Urinnatrium, *ANP* atriales natriuretisches Peptid, *ADH* antidiuretisches Hormon, *PR* Plasmarenin.

schränkung der Leber ist. Auch nach Lebertransplantation ist die Überlebenswahrscheinlichkeit geringer, wenn präoperativ ein HRS bestand, im Vergleich zu Patienten mit Leberzirrhose ohne diese Komplikation. Patienten mit HRS, bei denen keine Transplantation möglich ist, überleben selten ein Jahr und fast nie zwei Jahre.

Evidenz der Therapieempfehlungen	Evidenzgrad	Empfehlungsstärke
Aszites		
Bettruhe	I-b	B
Na-Restriktion	I-b	B
H2O-Restriktion*	II-c	B
Spironolacton	I-a	A
Torasemid	I-b	B
Parazentese**	I-a	A
TIPS	I-b	B
PVS	I-b	C
Hepatorenales Syndrom		
Vasopressinanaloga	II-a	B
Noradrenalin**	III	C
Midodrin + Octreotid**	IIb	C
N-acetylcystein	III	C
Frischplasma	III	C
TIPS	II-a	B
MARS	II-b	?

*Bei Hyponatriämie, **mit Albumingabe

Literatur

Arroyo V, Ginès P, Gerbes AL et al. (1996) Definition and diagnostic criteria of refractory ascites and hepatorenal syndrome in cirrhosis. Hepatology 23: 164–176

Bernardi M, Laffi G, Salvagnini M et al. (1993) Efficacy and safety of the stepped care medical treatment of ascites in liver cirrhosis: a randomized controlled clinical trial comparing two diets with different sodium content. Liver 13: 156–162

Bernardi M, Caraceni P, Trevisani F, Sica G, Colantoni A, Gasbarrini A (1996) Impact of ascites on survival of patients with liver cirrhosis. In: Poupon RE, Reichen J (eds) Surrogate markers to assess efficacy of treatment in chronic liver diseases. Kluwer Academic Publishers Dordrecht p 88–101

Brensing KA, Textor J, Strunk H, Klehr HU, Schild H, Sauerbruch T (1997) Transjugular intrahepatic portosystemic stent shunt for hepatorenal syndrome. Lancet 349: 697–698

Frick E, Schölmerich J (1999) Etiology, diagnosis and management of noncirrhotic ascites. In: Arroyo V, Ginès P, Rodés J, Schrier RW (eds) Ascites and renal dysfunction in liver disease. Blackwell Scientific, Madden, p 116–125

Gerbes AL, Bertheau-Reitha U, Falkner C, Jungst D, Paumgartner G (1993) Advantages of the new loop diuretic torasemide over furosemide in patients with cirrhosis and ascites. A randomized, double blind cross-over trial. J Hepatol 17: 353–358

Gerbes AL, Gülberg V, Gerok W, Schölmerich J (1998) Aszites – Diagnostik und Therapie. In: Peter HH, Pfreundschuh M, Philipp T, Schölmerich J, Schuster HP, Sybrecht GW (Hrsg) Klinik der Gegenwart, Bd IV. Urban & Schwarzenberg, München. S 1–21

Ginès P, Tito L, Arroyo V, Planas R, Panes J, Viver J, Torres M, Humbert P, Rimola A, Llach J et al. (1988) Randomized comparative study of therapeutic paracentesis with and without intravenous albumin in cirrhosis. Gastroenterology 94: 1493-1502

Ginès P, Guevara M, Arroyo V, Rodés J (2003) Hepatorenal syndrome. Lancet 362: 1819–1827

Ginès P, Cardénas A, Arroyo V, Rodés J (2004) Management of cirrhosis and ascites. New Engl J Med 350: 1646–1654

Hadengue A, Gadano A, Moreau R et al. (1998) Beneficial effects of the 2 day administration of terlipressin in patients with cirrhosis and hepatorenal syndrome. J Hepatol 29: 565–570

Laffi G, Marra F, Buzzelli G, Azzena G, Meacci E, De Feo ML, La Villa G, Gentilini P (1991) Comparison of the effects of torasemide and furosemide in nonazotemic cirrhotic patients with ascites: a randomized, double-blind study. Hepatology 13: 1101–1105

Nouel O, Boutroux D, Le Bris M, Dartois M (1995) Are large paracentesis the best treatment for refractory ascites in patients with cirrhosis of the liver? Endoscopy 27 [Suppl]: S 9

Ochs A, Rössle M, Haag K et al. (1995) The transjugular intrahepatic porto-systemic stent shunt for refractory ascites. N Engl J Med 332: 1192–1197

Perez-Ayuso RM, Arroyo V, Planas R, Gaya J, Bory F, Rimola A, Rivera F, Rodes J (1983) Randomized comparative study of efficacy of furosemide versus spironolactone in nonazotemic cirrhosis with ascites. Relationship between the diuretic response and the activity of the renin-aldosterone system. Gastroenterology 84: 961–968

Schölmerich J (1991) Aszites. Springer, Berlin Heidelberg New York Tokyo

Schölmerich J, Gerok W (1995) Aszites. In: Gerok W, Blum HE (Hrsg) Hepatologie. Urban & Schwarzenberg, München, S 288–302

Schrier RW (1988) Pathogenesis of sodium and water retention in high-output and low-output cardiac failure, nephrotic syndrome, cirrhosis, and pregnancy (2). N Engl J Med 319: 1127–1134

Somberg KA, Lake JR, Tomlanovich SJ, LaBerge JM, Feldstein V, Bass NM (1995) Transjugular intrahepatic portosystemic shunts for refractory ascites: assessment of clinical and hormonal response and renal function. Hepatology 21: 709–716

Wiest R, Lock G (2003) Das hepatorenale Syndrom – Pathophysiologie und Therapie. Intensivmed 40: 13–33

10.10 Leberversagen

Frieder Berr, Ingolf Schiefke und Wolfgang Vogel

10.10.1 Definitionen

Das **Leberversagen** ist eine schwere Leberfunktionseinschränkung mit Auftreten einer hepatischen Enzephalopathie infolge einer akuten oder chronischen Lebererkrankung. Ob es reversibel oder irreversibel-progredient ist, hängt von der Grunderkrankung, dem Lebensalter, einer Vorschädigung der Leber und dem Auftreten von Komplikationen ab.

Das **akute Leberversagen (ALV)** tritt innerhalb von 6 Monaten seit Erstmanifestation einer Lebererkrankung auf. Es ist in angloamerikanischen Ländern als Ikterus plus Enzephalopathie, in Frankreich als Abfall der Synthesefunktion unter 50% (Faktor-V-Aktivität) definiert. Die vordem gesunde Leber regeneriert bei Ausheilung der akuten Erkrankung zur normalen funktionellen Leberzellmasse ohne Umbau der Parenchymarchitektur (Restitutio ad integrum). Klinisch stumme Vorschädigungen der Leber können zum irreversiblen Verlauf eines akuten Leberversagens prädisponieren, z. B. eine milde chronische Hepatitis C bei akuter Hepatitis B oder ein chronischer Alkoholabusus bei Paracetamolintoxikation. Eine weitere Unterteilung des ALV gemäß Tabelle 10.10-1 hat sich trotz der prognostischen Relevanz nicht durchgesetzt. Je länger der Abstand zwischen dem Auftreten des Ikterus und der Enzephalopathie, desto wahrscheinlicher ist das ALV irreversibel.

Das **terminal-chronische Leberversagen (TCLV)** ist das Endstadium chronischer Lebererkrankungen, in deren Verlauf die funktionelle Leistung und die Regenerationsfähigkeit der Leber zunehmend verloren gingen. Ein akuter Leberschaden auf dem

Boden einer chronischen Lebererkrankung, ausgelöst durch eine Zweiterkrankung oder einen Schub der Grunderkrankung, kann ein „akut-auf-chronisches Leberversagen" (ACLV) mit möglicher partieller Reversibilität verursachen (Abb. 10.10-1). Beim ACLV bestand vor dem akuten Ereignis eine weniger als 50%ige Einschränkung der Lebersyntheseleistung Prothrombinzeit). Im Gegensatz dazu tritt beim terminal-chronischen Leberversagen die Funktionsminderung langsamer ein, d. h., bereits in den Monaten vor der aktuellen Verschlechterung war die Syntheseleistung der Leber auf <50% eingeschränkt und ein Child Turcotte Pugh Score von 12 Punkten erreicht. Die Unterscheidung der drei Formen des Leberversagens – „akut", „akut-auf-chronisch" und „terminal-chronisch" – ist für therapeutische Entscheidungen wesentlich.

10.10.2 Ätiologie und Pathogenese

Häufige Ursachen des ALV und ACLV sind in folgender Übersicht gelistet. Die häufigste Ursache des ALV ist in Großbritannien und den USA die Paracetamolintoxikation (70%), im übrigen Europa sind es die Virushepatitiden (35%), vorwiegend Hepatitis B oder D, die idiosynkratischen Arzneimittelreaktionen und die Paracetamolüberdosis (je 17–19%), die Autoimmunhepatitis und die ischämische Hepatitis (je 5–10%), der akute Morbus Wilson und die schwangerschaftsbedingten ALV (akute Fettleber, HELLP-Syndrom; je 2–5%). Bei 15–20% der Fälle liegt ein hepatitisches Bild ohne Virusnachweis („kryptogene Hepatitis") vor, besonders häufig (>50%) findet es sich beim subakuten Leberversagen. Arzneimittelidiosynkrasien beruhen auf unterschiedlichen Mechanismen (toxisch, autoimmun, mikroangiopathisch, mitochondriopathisch) mit den zum Teil typischen histologischen Reaktionsmustern, z. B. vorwiegenden Hepatozytennekrosen (Paracetamol, Halothan), Hepatitis (Disulfiran, Cumarine), Venenverschlusskrankheit (Azathioprin, Cyclophosphamid), oder mikrovesikulärer Steatose (Tetrazykline, Virustatika). Beim subakuten Leberversagen infolge kryptogener oder arzneimittelinduzierter Hepatitis kann sich in 3–6 Monaten histologisch eine Leberzirrhose ausbilden.

Das ALV ist meist Folge von ausgedehnten Leberzellnekrosen oder -apoptosen, z. B. bei fulminanten Virushepatitiden, Intoxikationen (Paracetamol, Knollenblätterpilz), den meisten idiosynkratischen Arzneimittelreaktionen sowie bei ischämischer Genese. Eine ausgeprägte Zytokinfreisetzung mit positiven SIRS-Kriterien (s. unten) begünstigt wahrscheinlich die Massenapoptosen der durch die Noxe sensibilisierten Hepatozyten. Irreversible ALV zeigen häufiger positive SIRS-Kriterien sowie hohe TNF-α-Serumwerte. Ein geringer Anteil der ALV beruht auf einer mitochondrialen Dysfunktion mit mikrovesikulärer Steatose der Leberzellen, z. B. bei akuter Schwangerschaftsfettleber, Reye-Syndrom und anderen Ursachen (s. Übersicht). Klinisch äußert es sich als ALV mit Laktazidose, Hypoglykämie, hohen Ammoniak- und Harnsäureserumwerten und evtl. akuter Pankreatitis.

Das **akut-auf-chronische Leberversagen** (ACLV) tritt wesentlich häufiger auf als das ALV, meist durch einen Schub der Grunderkrankung oder eine zusätzliche Schädigung der Leber bei einer bekannten oder stummen Zirrhose. Typische Ursachen sind die akute Alkoholhepatitis, die toxische Schädigung (Paracetamol, Trimethoprim, Kohlenwasserstoffe) einer glutathionverarmten alkoholischen Leber, systemische bakterielle Infektionen, zytostatische oder immunsuppressive Therapie (z. B. mit Reaktivierung einer Hepatitis B), Operationen, Traumata, Blutungen und ein kardiovaskulärer Schock bei vorbestehender Leberzirrhose. Streng genommen würden auch alle fulminant verlaufenden Superinfektionen mit Hepatitisviren (z. B. HAV- auf chronischer HBV- oder HCV-Infektion) dazu zählen. Wenn es sich um die Erstmanifestation einer Lebererkrankung ohne Zirrhose handelt, werden sie aber als ALV klassifiziert. Das TCLV wird bei den chronischen Lebererkrankungen (Kap. 10.4 und 10.7–10.9) besprochen.

Ursachen des Leberversagens

A. Akutes Leberversagen
- Infektionen:
  - Virushepatitis A, B, B und D, E, [C] kryptogen [NA-E]
  - Sen-V-Virus (in Japan)

Tabelle 10.10-1. Definitionen zum Leberversagen

1. Akutes Leberversagen	
England und USA[a]	Frankreich[b]
Akute Erkrankung einer *vorher gesunden* Leber mit Ikterus und *Enzephalopathie*	Jede akute *Erstmanifestation* einer Lebererkrankung mit Abfall der Synthesefunktion *<50% (Faktor 5)*
Unterteilung (*Intervall zwischen Ikterus und Enzephalopathie Grad 2*):	
a) hyperakut: 1 Woche	a) fulminant: <2 Wochen
b) akut: 2–<4 Wochen	b) subfulminant: 2–12 Wochen
c) subakut: 4–12 Wochen	–
d) „late-onset": 8–24 Wochen[c]	–
2. Akut-auf-chronisches Leberversagen	
Akute Schädigung bei chronischer Lebererkrankung durch Zweiterkrankung oder Schub/Komplikation der Grunderkrankung mit Ikterus und Enzephalopathie, Synthesefunktion <50% (Faktor V). Partiell reversibel oder irreversibel-progredient (Übergang zu 3.)	
3. Terminales chronisches Leberversagen	
Leberfunktionsausfall (Ikterus, Enzephalopathie Grad 2, Koagulopathie) im Spätstadium der Leberzirrhose (CTP-Score >12 Punkte)	

[a] Nach O'Grady et al. (1989), [b] nach Bernuau et al. (1991), [c] nach Gimson et al. (1986)

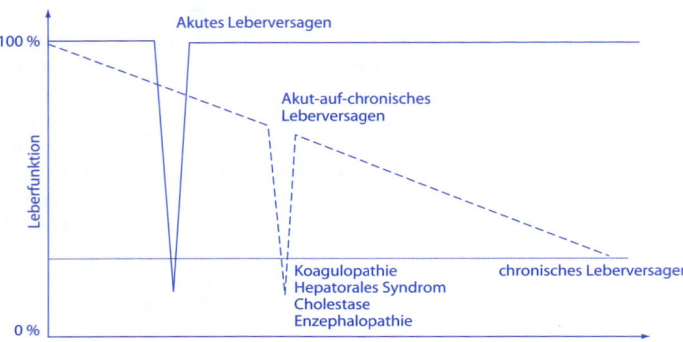

Abb. 10.10-1. Schema zur Klassifizierung des Leberversagens

- Epstein-Barr-Virus, Zytomegalovirus
- Adenoviren, ECHO-Viren, Varizellen
- Gelbfieber
- Ebola-Virus, Lassa-Virus
- Q-Fieber
- Rickettsiosen
- Leptospirosen
- Malaria
- Medikamentös/toxisch:
  - Acetaminophen-/Paracetamolüberdosis
  - Halogenierte Kohlenwasserstoffe: Halothan, Isofluran, Enfluran
  - Idiosynkratische Reaktion auf INH und Rifampicin, Ketoconazol, Ofloxacin, Sulfonamide (und Trimethoprim), Tetrazykline[a], NSAR (Ibuprofen), Gold, Allopurinol, trizyklische Antidepressiva, MAO-Hemmer, Valproinsäure[a], Amiodarone, Methyldopa, Phenytoin, Propylthiouracil, Disulfiram, Reverse-Transkriptase-Hemmer[b] (z. B. Stavudine[a], Didanosine[a], Zidovudine[a], Lamivudine[a,b], Cumarine, Amoxicillin und Clavulansäure, Gemcitabine
  - Knollenblätterpilzvergiftung
  - Tetrachlorkohlenstoff
  - Bacillus-cereus-Lebensmittelvergiftung[a]
  - Ectasy
- Kardiovaskulär:
  - Budd-Chiari-Syndrom
  - Venookklusive Krankheit
  - Ischämische Hepatitis: Schockleber, arterielle Thrombose, Rechtsherzversagen
  - Neoplastische Infiltration (Karzinome, NH-Lymphome)
- Andere:
  - Morbus-Wilson-Krise[c]
  - Akute Schwangerschaftsfettleber[a]
  - Hyperthermie/Hitzschlag
  - Reye-Syndrom[a,c]
  - Carnitinmangel[a,c]

B. Akut-auf-chronisches Leberversagen
- Superinfektion mit Hepatitisviren
  - A auf B oder C
  - Delta auf B
  - B auf C
- Chronischer Alkoholschaden plus
  - Paracetamol (2–3 g/Tag)
  - akute Alkoholhepatitis
  - Inhalation von Kohlenwasserstoffen
  - Sulfonamide (Trimethoprim/Sulfametoxazol)
- Reaktivierung einer HBV-Infektion
  - Immunsuppressive/zytostatische Therapie
- Leberzirrhose plus
  - kardiovaskuläre Ursachen (s. oben A.)
  - zytostatische Therapie
  - Arzneimittelidiosynkrasie (s. oben A.)
  - Schub der Grunderkrankung etc. (Ursachen wie unter A.)

- Komplikationen bei Pfortaderhochdruck
  - Ösophagusvarizenblutung
  - Spontan-bakterielle Peritonitis, Sepsis
  - Hepatorenales Syndrom (HRS)

[a]Zeichen einer schweren mitochondrialen Schädigung. [b]Kombination dieser Medikamente birgt das Risiko einer Mito-chondriopathie mit ALV (Evidenzgrad III-B). [c]Seltene pädiatrische Ursachen sind ferner Galaktosämie, MCAD-Mangel (medium-chain acyl-CoA dehydrogenase)[a].

10.10.3 Klinische Manifestation und Verlauf

Klinisch gibt sich das **ALV** als rasch eintretende Schwäche ohne/ mit Übelkeit, Enzephalopathie (initial Verlangsamung oder Agitiertheit) und Ikterus zu erkennen. Die Leber kann infolge eines Ödems oder einer Steatose groß und gering konsistenzvermehrt oder infolge einer Schrumpfung bereits klein sein, Leberhautzeichen fehlen. Der Verlauf des ALV wird bestimmt durch das Spektrum der Leberfunktionsstörungen (Hypoglykämie, metabolische Azidose, Koagulopathie, Hypalbuminämie und evtl. Aszites, Cholestase, unzureichende Extraktion von Endotoxinen und Bakterien aus dem Portalblut, Enzephalopathie) und der Komplikationen (hyperdyname Kreislaufdysregulation/-schock, Hirnödem, Infektionen, gastrointestinale Blutungen, Nierenversagen, ARDS, Multiorganversagen). Typischerweise entwickeln sich ein hyperzirkulatorischer Kreislaufschock mit verminderter peripherer Sauerstoffutilisation und ein Hirnödem. Die führenden Todesursachen sind Hirntod durch Hirnödem, Pneumonie oder Sepsis durch Bakterien oder Pilze, Blutungen und Multiorganversagen (Nieren, Lungen, Kreislauf). Zur Klinik diverser Ursachen des ALV wird auf Übersichtsarbeiten (Bauer u. Manns; Riordan u. Williams) verwiesen.

Das **ACLV** bietet das partielle oder das gesamte Spektrum dieser Leberfunktionsstörungen meist kombiniert mit Hinweisen auf einen vorbestehenden Pfortaderhochdruck (Ösophagusvarizen, Splenomegalie) und Leberhautzeichen. Ursachen, Verlauf und Ausmaß der möglichen Reversibilität des ACLV sind bisher unzureichend beschrieben. Beim ACLV und ebenso beim subakuten

10.10 Leberversagen

„late onset-ALV" kommt es selten zu einem bedrohlichen Hirnödem (<10%), aber häufig zum Nierenversagen (>60%). Die Komplikationen des ACLV ebenso wie die des TCLV sind das hepatorenale Syndrom, bakterielle Infektionen (Pneumonie, spontan bakterielle Peritonitis, Sepsis), gastrointestinale Blutungen und Multiorganversagen. Wegen der möglichen Teil-/Reversibilität sollte das ACLV prospektiv evaluiert und vom prognostisch äußerst ungünstigen TCLV unterschieden werden.

10.10.4 Prognoseeinschätzung bei Leberversagen

Prognostische Verlaufsbeurteilung

Akutes Leberversagen Allgemeine Zeichen schlechter Prognose sind:
- Klinisch:
  - frühzeitig positive SIRS-Kriterien („systemic inflamma-tory response syndrome") – oft bei schwerem ALV und bei Sepsis (mit pos. Blutkultur oder Prokalzitonin) – wenn mehr als zwei der folgenden Kriterien erfüllt sind: Körpertemperatur >38 oder <36 °C, Herzfrequenz >90/min, Tachypnoe >20/min oder $PaCO_2$ <4,3 kPa (<33 mmHg), Leukozyten >12×10^9 oder <4×10^9/l oder >10% unreife Neutrophile,
  - Abfall der Transaminasen bei Abnahme der Lebergröße und des Quickwertes, ohne Anstieg des Alphafetoproteins im Serum,
  - Nierenversagen, Enzephalopathie Grad 2 (Tabelle 10.10-2), ARDS,
- histologisch: Ausmaß der Leberzellnekrosen >70% und geringe Zeichen der Regeneration.

Allgemeine Kriterien für die **Lebertransplantationsindikation** („high urgency") sind:
- King's-College-Kriterien (nach O'Grady et al.; Evidenz III/B)
  - Quick < 8% (INR >7) *oder*
  - Enzephalopathie Grad 3 *oder*
  - mindestens 3 der Kriterien (a–e):
    a. Alter <10 oder >40 Jahre,
    b. Ikterus >7 Tage vor Enzephalopathie,
    c. Ätiologie: NonA-E-Hepatitis, Halothan-Medikamentidiosynkrasie,
    d. Bilirubin >18 mg/dl (300 µM),
    e. Quickwert <15% (INR >3,5).
- **Clichy-Kriterien** (nach Bernueau et al.; Evidenz III/B)
  - Enzephalopathie Grad 3 oder 4 *und*
  - Faktor V <30% bei Alter >30 Jahren *bzw.*
  - Faktor V <20% bei Alter <30 Jahren.

Die **Sonderkriterien** sind eingeteilt in:
- King's-College-Kriterien für Paracetamol-ALV (nach O'Grady et al.)
  - Arterieller pH <7,3
  - *oder alle* 3 Kriterien (a–c):
    a. Quick <8% (INR >7),
    b. Kreatinin >3 mg/dl (300 µM)
    c. Enzephalopathie Grad 3.
- King's-College-Score für M. Wilson (Tabelle 10.10-3; nach Nazer et al.; Evidenz III/B)

Akut-auf-chronisches Leberversagen (ACLV) Hier dienen folgende Kriterien zur Prognosebeurteilung:
1. **Leberfunktionsreserve vor ACLV** (z. B. CTP-Score[1] <12 oder MELD-Score <15 entsprachen einer 3-Monate-Mortalität <10%)
2. **Zusätzliches Organversagen**[2] führt zu einer Mortalität von 80–90%, z. B. HRS Typ 1 oder 2, primäres ANV, terminalchronische Niereninsuffizienz, ARDS/Pneumonie, kardiogener Schock (Herzerkrankung, Lungenembolie), hirnorganisches Koma (Ödem, Blutung, Infarkt) oder septischer Schock.
3. **Scores zur Prognose-Beurteilung**
   - MELD-Score (*Mayo End-stage Liver Disease*)[3], z. B. entspricht ein Score ≥25 einem 3-Monate-Mortalitätsrisiko von 75%.

---

[1] Der Child Turcotte Pugh Score (CTP, Kap. 10.4) für Leberzirrhose und der Mayo Risk Score für PBC und PSC (Kap. 10.3) beurteilen den chronischen Verlauf, aber nicht die akute Dekompensation!
[2] HRS Typ 1 ist definiert durch die Entwicklung der HRS-Kriterien binnen 14 Tagen (Typ 2 >14 Tage; s. Kap. 11). *ANV* akutes Nierenversagen (Tubulonekrose), *ARDS* „acute respiratory distress syndrome", *DIC* Verbrauchskoagulopathie.
[3] MELD-Score 2,8 × ln (Bilirubin [mg/dl]) + 11,2 × ln (INR) + 9,6 × (Kreatinin [mg/dl]) + 6,4 × (Ätiologie [0 cholestatisch oder alkoholisch, 1 andere Ätiologie]); nach Kamath et al.; Evidenz II-b/B.

Tabelle 10.10-2. ZNS-Symptome bei ALV und ACLV

Grad	der hepatischen Enzephalopathie		Hirndrucksymptome (Ödem)
1	Verlangsamt;	Number-Connection-Test >30 s	a. Systolischer Hochdruck (Spitzen)
2	Vergesslich;	„flapping tremor"	b. Pupillenreaktionsstörungen
3	Desorientiert;	Muskelkloni	c. Rigor, Streckkrämpfe
4	Bewusstlos;	Koma (Glasgow-Score), Rigor	→ *Hirndruckmessung* bei ALV mit Symptomen a, b, c oder EP-Grad 3–4

- ICCO-Score (*I*ntensive *C*are *C*irrhosis *O*utcome)[4], z. B. ein Score ≥1,40 entspricht einem 30-Tage-Mortalitätsrisiko von 75%.

Die laufende Beurteilung der Überlebenswahrscheinlichkeit ist für die Indikationsstellung zur Lebertransplantation bei ALV (Kriterien s. oben) und zur Begründung der intensivmedizinischen Therapie bei ACLV erforderlich. Zur ätiologischen und prognostischen Beurteilung ist immer bei ALV und häufig bei ACLV eine Leberbiopsie (s. unten) indiziert.

Das **ALV** hat eine sehr schlechte Prognose, wenn histologisch die Nekrosen mehr als 70% des Leberparenchyms betreffen, das Lebervolumen im CT kleiner als 700 ml ist, der Prothrombinwert (% Quick) trotz Abfall der Transaminasen weiter abfällt oder wenn frühzeitig SIRS-Kriterien auf Grund einer hohen Zytokinfreisetzung vorhanden sind. Eine Enzephalopathie, die verzögert (>7 Tage) nach Einsetzen des Ikterus auftritt, Sepsis oder Multiorganversagen (Nieren, Lungen) kündigen eine infauste Prognose an. Für die Meldung zur Lebertransplantation auf höchster Dringlichkeit gelten bei Eurotransplant die Clichy- bzw. die King's-College-Kriterien für das ALV aller Ätiologien, ausgenommen die Paracetamolintoxikation und der akute Morbus Wilson, die nach Sonderkriterien beurteilt werden (s. oben). Diese Kriterien entsprechen einer >80%-Mortalität (ohne Lebertransplantation).

Der akute Morbus Wilson bei Jugendlichen oder bei jungen Erwachsenen wird trotz der im Allgemeinen vorhandenen chronischen Lebererkrankung als ALV (und nicht als ACLV) bewertet.

Scores zur Prognoseeinschätzung des **ACLV** und TCLV wurden in letzter Zeit berichtet, sind aber noch nicht prospektiv gegen das TCLV evaluiert. Der CTP-Score ist für den Langzeitverlauf der Leberzirrhose, aber nicht für das ACLV validiert. Dasselbe gilt für die MAYO-Scores für die primäre biliäre Zirrhose bzw. die primäre sklerosierende Cholangitis (Kap. 10.3). Zur Prognoseeinschätzung chronischer Lebererkrankungen, einschließlich des ACLV, wurde der MELD-Score entwickelt (s. oben; www.transplantliving.org/resources) und prospektiv multizentrisch validiert. Er ist ein kontinuierlicher Score mit Gültigkeit auch für die Kurzzeitprognose (1-Wochen- bzw. 3-Monate-Mortalität) im stabilen und im akut dekompensierten Zustand von chronischen Lebererkrankungen unterschiedlicher Ätiologie (Evidenz II-a/B). Der ICCO-Score (s. oben), APACHE-II-Score und Sequential Organ Failure Assessment (**SOFA**)-Score lassen eine Prognosebeurteilung intensivpflichtig dekompensierter Leberzirrhotiker (ACLV und TCLV) zum Aufnahmezeitpunkt zu (Evidenz II/C). Die Stärke des ICCO- Score liegt wahrscheinlich mehr auf der terminalen, „ausgebrannten" Leberzirrhose (TCLV) als auf dem ACLV. Die Evaluierung dieser Scores für das ACLV ist Gegenstand prospektiver Studien.

Tabelle 10.10-3. King's College Score für M. Wilson. (Nach Nazer et al.)

Score	Bilirubin	ASAT	INR
(Normal)	<20 μM	<0,5 SI.U	<1,3
0	<5-fach[a]	<2-fach[a]	<1,3
1	<7,5-fach	<3-fach	<1,6
2	<10-fach	<4-fach	<1,9
3	<15-fach	<6-fach	<2,4
4	>15-fach	>6-fach	>2,4
6–9 Punkte → „high risk"/medikamentös			
>9 Punkte → Lebertransplantation			

[a] Erhöhung über die obere Normgrenze

10.10.5 Spezifische Strategie bei ALV und ACLV

Das ALV sollte ab einem Quickwert unter 30% oder einer Enzephalopathie Grad 2 auf die Intensivstation eines Lebertransplantationszentrums verlegt werden. Die Betreuung des ALV erfordert simultan

- die **ätiologische Klärung** kausal therapierbarer oder prognostisch wichtiger Ursachen,
- die **prognostische Verlaufsbeurteilung** in Hinblick auf die Meldung zur Lebertransplantation und
- die **Prophylaxe und Therapie von Komplikationen** (Algorithmus Abb. 10.10-2).

Die sieben im Algorithmus gelisteten Ursachen sind durch gezielte Fremd-/Anamnese, Laboruntersuchungen (Paracetamolspiegel; Toxikologie-Screening des Urins; Virologie; D-Dimer und Thrombin-Antithrombin-III-Komplex [TAT]; Coeruloplasmin und freies Cu^{++} im Serum, Cu^{++} im 24-h-Urin; SLA, SMA, AMA, LKM Autoantikörper), bildgebende Verfahren (Dopplersonographie, CT, MRT), Leberhistologie und ggf. Minilaparoskopie zu klären. Die differentialdiagnostische Klärung und Vorbereitung auf eine eventuelle Lebertransplantation verlangt in allen Fällen von ALV eine transjugulär oder mini-laparoskopisch vorzunehmende **Leberbiopsie**. Die folgenden sieben Ursachen müssen dabei unverzüglich therapiert werden (s. Abb. 10.10-2).

Die **Paracetamolintoxikation** (letale Dosis 10–12 g) verursacht durch Akkumulation eines toxischen Paracetamolmetaboliten 24–36 h nach Einnahme zentrolobulär betonte Leberzellnekrosen, die verhindert werden können, wenn frühzeitig N-Acetylcystein zur Reduktion des Metaboliten verabreicht wird (Evidenz I-b/A). Bei chronischem Alkoholabusus sind infolge des Glutathionmangels der Leber bereits wiederholte therapeutische Dosen (1–2 g) hochtoxisch (**Alkohol-Paracetamol-Syndrom**). Die Irreversibilität des ALV lässt sich anhand der Dosis oder des Paracetamolserumspiegels zum gegebenen Zeitpunkt nach Einnahme und auf Grund des Azidosegrades voraussagen. Bei Glutathionmangel infolge Alkoholabusus oder Mangelernährung wird das Risiko durch die tabellierten Grenzwerte aber erheblich unterschätzt. Im Zweifelsfall ist daher immer die Therapie mit N-Acetylcystein durchzuführen (Evidenz III/B).

---

[4] ICCO-Score 0,3707 + (0,3707 × Laktat [mmol/l]) + (0,0773 × Bilirubin [mg/dl]) – (0,00849 × Cholesterin [mg/dl]) –(0,0155 × Cl_{Kreat} [ml/min]); nach Zauner et al.; Evidenz IV/B).

10.10 Leberversagen

Die **Knollenblätterpilzvergiftung** (im Spätsommer/Herbst) verursacht 6–12 h nach dem Verzehr der Pilze abdominelle Schmerzen, Übelkeit und Durchfälle. Es folgt ein symptomarmes Intervall von 1–3 Tagen mit zunehmender Verschlechterung der Leberwerte. Dann tritt ein akutes Leberversagen mit raschem Übergang in ein Multiorganversagen auf. Amanitidin zirkuliert enterohepatisch und blockiert die RNS-Synthese der Leberzellen. Die letale Dosis (0,1 mg/kg) des hitzestabilen α-Amanitidins ist in ca. 10–50 g Pilzen enthalten. Auf Grund experimenteller Daten werden Penicillin (1 Mio. IE/kg KG/Tag) zur Hemmung der hepatozellulären Toxinaufnahme und Silymarin (20 mg/kg/Tag) zur Förderung der RNS-Synthese intravenös gegeben (Evidenz IV/C).

Das **ALV im dritten Trimenon der Schwangerschaft** oder unmittelbar postpartal ist entweder verursacht durch die akute Schwangerschaftsfettleber (ASFL), die sich mit Erbrechen, Hypoglykämie, Enzephalopathie, geringem Ikterus, Laktazidose, Hyperammoniämie und -urikämie, mäßig erhöhten Transaminasen (ASAT >ALAT [<1000 IE/l]) und evtl. Verbrauchskoagulopathie manifestiert, oder durch das HELLP-Syndrom, eine Gestose mit mikroangiopathischer Hämolyse und evtl. ALV (s. Abb. 10.10-2, Legende). Die ASFL entspricht einer schweren mitochondrialen Funktionsstörung, das HELLP-Syndrom einer vorwiegenden Mikrozirkulationsstörung der Leber. Bei rascher Beendigung der Schwangerschaft ist das ALV meist reversibel.

Das akute **Budd-Chiari-Syndrom** und die Venenverschlusserkrankung (VOD) präsentieren sich mit Aszites, Hepatomegalie und meist Leberkapselschmerz. Obligat assoziiert sind laborchemische Thromboseparameter (TAT, D-Dimer). Diagnostisch hinweisend sind das Pendelflussmuster der A. hepatica im Dopplersonogramm und die intrahepatische Kontrastmittelstagnation im Spiral-CT, beweisend die Angio-MRT oder Venographie bzw. die minilaparoskopisch gewonnene Leberhistologie. Zugrunde liegt meistens eine hämatologische Systemerkrankung (Polyzythaemia vera, myeloproliferatives Syndrom, paroxysmale nächtliche Hämoglobinurie), eine thrombophile Diathese (z. B. Faktor-V-Leiden, Antiphospholipidantikörpersyndrom, AT-III- oder Protein-C-Mangel), selten ein Morbus Behçet, eine granulomatöse Venulitis oder ein hypereosinophiles Syndrom. Bei der akuten Form ist das ALV meist partiell reversibel, wenn frühzeitig eine portale Dekompression der hämorrhagischen Infarzierung der Leber erreicht wird, was durch Shuntoperationen (portosystemisch oder hepatoatrial) oder durch transjuguläre Einlage eines intrahepatischen Stentshunts (TIPS) plus therapeutische Vollheparinisierung erreicht wurde. Die portale Dekompression verbesserte bei ALV die Überlebensraten von 30 auf 60–80 %. In 50 % der Fälle kam es zur spontanen Okklusion des TIPS. Die Überlebensrate nach Lebertransplantation lag nach 1 Jahr bei 69 und nach 5 Jahren bei 45%.

Die **Reaktivierung einer Anti-HBe- oder Anti-HBs-positiven HBV-Infektion** infolge Chemotherapie, z. B. maligner Lymphome, oder immunsuppressiver Therapie von autoimmun bedingten Vaskulitiden oder Glomerulonephritiden verläuft als hochvirämische Hepatitis und teils als akutes oder subakutes Leberversagen, das auf Therapie mit Lamivudin (100 mg/Tag) sowie Absetzen der immunsuppressiven oder zytostatischen

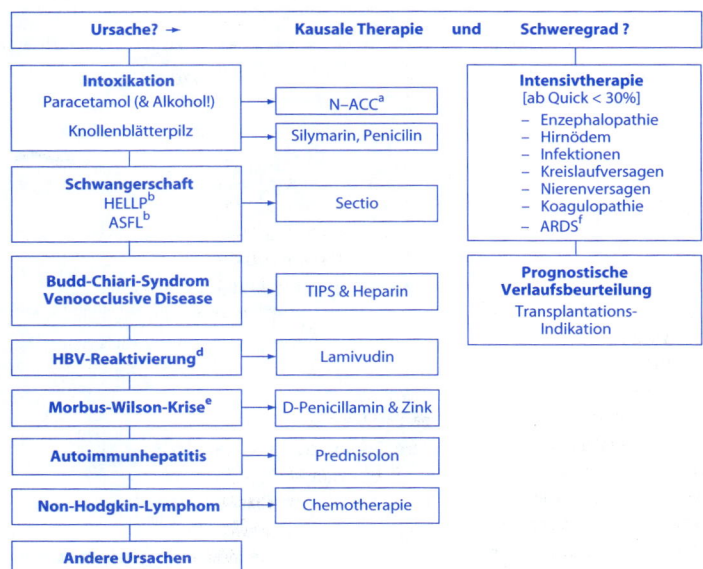

Abb. 10.10-2. Algorithmus der simultanen Abklärung, Therapie und Verlaufsbeurteilung des ALV. Anmerkungen: [a] N-Acetylcystein. [b] Im 3. Trimenon: ASFL akute Schwangerschaftsfettleber, HELLP-Syndrom (hemolysis, elevated liver enzymes, low platelets: mikroangiopathische Hämolyse mit DIC, evtl. ALV). [c] Transvenöser intrahepatischer Stentshunt zur Entlastung der hämorrhagischen Infarzierung. [d] Reaktivierung einer nicht replikativen Hepatitis B unter immunsuppressiver oder zytotoxischer Therapie oder bei Immundefizienz. [e] DPA einschleichend 900 (max. 200) mg pro Tag (morgens und mittags) kombiniert mit 2-mal 100 mg/Tag Zn^{++} (Galzin, Unizink) abends (simultane Gabe interferiert mit Resorption). Striktes Monitoring von King's College Score, Enzephalopathie und Hämolyse zur Festlegung des Transplantationszeitpunktes. [f] Acute respiratory distress syndrome

Therapie anspricht. Dies ist auch die Therapie der Wahl für die Hepatitis-B-Virus-induzierten Autoimmunopathien. Vor einer eventuellen Lebertransplantation sollte die HBV-Viruslast im Serum unter die Nachweisgrenze gesenkt werden.

Der **akut dekompensierte Morbus Wilson** wird bei Erstmanifestation kombiniert mit D-Penicillamin (z. B. 300–300–300–0 mg/Tag) und Zn^{++} (0–0–0–100–100 mg/Tag als Zinkacetat oder Orotat) behandelt. Die Lebertransplantation auf höchster Dringlichkeitsstufe ist aber unverzüglich anzumelden, sobald der King's College Risk Score auf 9 Punkte steigt (s. S. 863), eine Enzephalopathie Grad 2 oder eine Hb-wirksame, kupfertoxisch bedingte Hämolyse eintreten, oder wenn es sich um die akute Dekompensation eines medikamentös geführten M. Wilson (meist infolge Absetzens der medikamentösen Therapie) handelt. Diese akuten Manifestationen des M. Wilson verlaufen rasch letal.

Autoimmunhepatitiden, besonders der SMA-Antikörperpositive Typ II bei jungen Frauen, kann sich als ALV oder subakutes Leberversagen präsentieren. Der AIH-Score sollte positiv (>15 Punkte) und eine autoimmun getriggerte Arzneimittelidiosynkrasie (z. B. durch Cumarine) ausgeschlossen sein. Die Therapie mit Prednison (1 mg/kg KG) versagt bei ca. 20% der akuten Manifestationen. Dann ist die Lebertransplantation indiziert (s. Kap. 10.3).

Diffus infiltrierende **maligne Non-Hodgkin-Lymphome** der Leber, die sich als ALV präsentieren, sprechen in etwa der Hälfte der Fälle auf eine zytostatische Therapie an. Anderenfalls ist, ebenso wie bei diffuser Lebermetastasierung anderer Malignome (Mamma-, Magen-, Bronchialkarzinome, kleinzellige neuroendokrine Karzinome, akute Leukämien), die Prognose infaust.

Beim ACLV sollten in analoger Weise die Ursachen Intoxikation, Budd-Chiari-Syndrom, HBV-Reaktivierung, Autoimmunhepatitis und Non-Hodgkin-Lymphom (s. Abb. 10.10-2) als Trigger ausgeschlossen bzw. therapiert werden, ebenso bakterielle Infektionen im Bereich des Abdomens oder der Lungen, eine akute Alkoholhepatitis, die mit Prednison (1 mg/kg KG/Tag) und Pentoxyfyllin (3-mal 400 mg/Tag) zu therapieren ist, und hepatotoxische Medikamente.

10.10.6 Prinzipien der intensivmedizinischen Therapie des Leberversagens

Die intensivmedizinische Therapie richtet sich gegen die vier häufigsten lebensbedrohlichen Komplikationen des Leberversagens (ALV, ACLV), das sind ZNS-Schädigung, hämodynamische Instabilität, Infektionen und gastrointestinale Blutungen. Sie folgt bei ALV und ACLV denselben Grundsätzen (s. folgende Übersicht mit Anmerkungen, S. 867), allerdings spielt die Hirnödemprophylaxe/-therapie nur beim ALV eine wichtige Rolle. Da ALV und ACLV intensiv erforscht werden, empfiehlt sich eine aktuelle Literatursuche (z. B. unter www.ncbi.nlm.nih.gov). Eine Eskalation der intensivmedizinischen Therapie sollte beim TCLV von der medianen Überlebensprognose vor Entglasung, d. h. dem Prognose-Score, und der Listung für die Lebertransplantation abhängig gemacht werden.

Allgemeine Maßnahmen

Bei ALV oder ACLV mit einen Quickwert <30% oder einer Enzephalopathie Grad 2 ist das Monitoring des neurologischen Status, des zentralen Venendrucks, des arteriellen Drucks, des Harnzeitvolumens, der Blutgaswerte und des Säuren-Basen-Status erforderlich und, im Falle einer arteriellen Hypotonie oder Oligurie, das Monitoring der Pulmonalisdrücke und des Herzindex mittels Swan-Ganz-Katheter. Patienten mit Enzephalopathie Grad 2–3 sollten mit einer enteralen Ernährungssonde versorgt und bei Enzephalopathie Grad 4 oder Hypoxämie intubiert und beatmet werden (Sedierung mit Fentanyl [100 bis 400 µg/h] und evtl. zusätzlich Midazolam [1–3 mg/h], Zielparameter s. Übersicht, Anmerkungen). Beim ALV mit Enzephalopathie Grad 3 werden wegen der Hirnödemgefahr die O_2-Sättigung und die Laktatwerte in der V. jugularis interna (über retrograden V.-jugularis-interna-Katheter) überwacht. Transplantationskandidaten mit ALV und Enzephalopathie Grad 3–4 benötigen ein Monitoring des intrakraniellen Drucks (über eine epidurale Sonde) und des EEG, um latente Krampfpotentiale auszuschließen (Evidenz III/B).

Therapie bei Leberversagen

- Ernährung
  - Enteral 25–30 kcal/kg/Tag (besser als TPN)[a], hyperkalorische Ernährung vermeiden!
  - Kohlenhydrate (4 g/kg/Tag Glukose), Aminosäuren und Fette (je 1 g/kg/Tag)
  - Eventuell Vitamine (Thiamin[b], Multibionta, Folsäure, Konakion)
  - Ausgleich von Säure-Basen- und Elektrolytstörungen (z. B. PO_4, Mg^{2+})
- Hepatische Enzephalopathie[c]
  - Laktulose (3-mal 20–50ml oral [prophylaktisch] bzw. 3-mal Einlauf [300ml+700 ml Wasser])
  - Flumazenil (probatorisch 0,5 mg i.v., keine Dauertherapie. Cave: konvulsionsfördernd)
- Hirnödem (ALV)[d]
  - Kontrollierte maschinelle Beatmung (ohne Hyperventilation, $PaCO_2$ 35–40 mmHg)[e]
  - 20% Mannitol (Bolus 0,5–1,0 g/kg i.v., wenn Serum <320 mosmol/l)
  - Pentobarbital (100 mg Bolus i.v. [ggf. 3-mal], dann 1–2mg/kg/h i.v.) oder Thiopental (50 mg i.v. [ggf. 4-mal], dann 1 mg/kg/h bis zu 6 h i.v.)
  - Kein Ansprechen auf Glukokortikoide!
- Antibiotische bzw. antimykotische Therapie (ALV, evtl. auch ACLV)
  - Prophylaktisch nach Intubation (z. B. Cefuroxim 3-mal 1,5 g/Tag i.v. bzw. gemäß lokaler Richtlinie; Evidenz II-B/A)
  - Parenterale Therapie bei Erregernachweis oder SIRS-Kriterien plus Prokalzitoninerhöhung (Evidenz IV/A)
  - Amphotericin per Magen-/Darmsonde (Amphomoronal 4-mal 500 mg/Tag)
- Ulkusprophylaxe (z. B. Omeprazol 40 mg/Tag i.v.; Evidenz IV/B)
- Hämodynamische Stabilisierung[f]
  - N-Acetylcystein 150 mg/kg/15 min in 250 ml Glukose 5%; 150 mg/kg/24 h in 500 ml Glukose 5% (Evidenz III/B)
  - Katecholamine (Noradrenalin, bei niedrigem Herzindex ggf. Dobutamin und Dopamin)
- Korrektur von Gerinnungsstörungen bei Blutung[g]
  - FFP, PPSB bis Quickwert >50%; AT-III bis Aktivität >50%
  - Thrombozyten, falls <30 × 10^9/l
  - Heparin (100–500 IE/h i.v.) gegen Verbrauchskoagulopathie (falls FSP positiv)

- Niereninsuffizienz: HRS Typ I: Terlipressin 0,5 mg i.v. Bolus 4-stündlich (ggf. Steigerung auf 1 mg und 2 mg i.v. Bolus, jeweils nach 3 Tagen) kombiniert mit i.v. Gabe von Albumin[h], kontinuierliche venovenöse Hämodiafiltration[i], – Oligurie (<30 ml/h) und Kreatininanstieg im Serum (>400 µmol/l)
  - Hypervolämie, speziell mit Mannitolgabe
  - Azotämie und Serumsosmolalität >320 mosm/l
  - Schwere metabolische Azidose (pH 7,2) oder Hyperkaliämie
- Spezifische Therapie
  - ALV: s. 866
  - Bei Alkoholikern mit Paracetamoleinnahme: N-Acetylcystein[j]
  - Autoimmunhepatitis oder Alkoholhepatitis: Prednison
- Leberunterstützungssysteme (in Phase-II-Studien)[k]: Detoxifikationssysteme (Albumindialyse) wie MARS oder PROMETHEUS, Leberersatzverfahren (z. B. Bioreaktoren mit Schweinehepatozyten) wie ELAD oder Bioartificial Liver Device.

[a] Sondenernährung (duodenal, jejunal) mit hochmolekularer Flüssigkost (1 kcal/ml; 285 mosm/kg), einschleichend von 50 ml/h auf 100–150 ml/h. Vorsicht bei Darmatonie (ggf. Metoclopramid, bei Diarrhö und Resorptionsstörung (Stuhlbakteriologie, ggf. Metronidazol oral). Total parenterale Ernährung (TPN) ist möglichst zu vermeiden, da sie komplikationsträchtiger und meist nicht nötig ist (Evidenz IV/B). Selektive Darmdekontamination (SDD, 6-stündlich 100 mg Colistin, 80 mg Tobramycin, 500 mg Amphotericin B) bei ALV ist umstritten (Evidenz III/C). Substitution von Vitamin K nur initial und nach langer antibiotischer Therapie.
[b] Besonders bei Mangelernährten (z.B. Alkoholismus) mit ACLV (Evidenz III/B).
[c] Nach Ausgleich von auslösenden/überlagernden Elektrolyt- und Säure-Basen-Störungen (Hypokaliämie, Hyponaträmie, Phosphatmangel, Hypomagnesiämie, Azidose). Enzephalopathie Grad 4 bei ACLV ist eine Indikation zur Intubation (Aspirationsprophylaxe) und zur maschinellen Beatmung. Flumazenil ist bei ACLV (und bei ca. 30% der Patienten mit ALV) kurzfristig wirksam. Ornithinaspartat (20–40 mg/Tag in 8 h i.v.) ist bei TCLV symptomatisch wirksam (Evidenz IV/C), für ACLV aber nicht gesondert untersucht.
[d] Bei fulminantem ALV ist die Wahrscheinlichkeit des Hirnödems und der Hirndrucksteigerung sehr hoch, daher ab Enzephalopathie Grad 3 spezielles Monitoring der arteriell-jugularvenösen Sauerstoffextraktion, Laktatproduktion und möglichst des zerebralen Perfusionsdrucks (arterieller Mitteldruck minus intrazerebraler Druck [mittels epiduraler Sonde]). Kontrollierte maschinelle Beatmung, Relaxation (Pancuronium), Sedierung (Fentanyl), ggf. Luxusoxygenierung (FiO_2 70%; Evidenz III/B).
[e] Standardzielparameter bei der Beatmung: Atemzugvolumen 5–7 ml/kg (ggf. Anpassung nach $PaCO_2$); Frequenz 14–18/min (d. h. Hyperventilation; normal 10–12/min); arterielle O_2-Sättigung 95%; initiale FiO_2 22–40%; Peak inspiratorischer Druck (PIP) 25–30 cm H_2O (<40 cm H_2O!); positiver endexspiratorischer Druck (PEEP) 5 cm H_2O (bei ARDS 10–15 cm H_2O). Meist volumenkontrollierte Beatmung bei ALV oder ACLV mit Koma (Enzephalopathie Grad 4; Evidenz III/B).
[f] Monitoring von zentralvenösem Druck (ZVD), pulmonalkapillärem Verschlussdruck (PCWP [Pulmonalarterienkatheter]) und arteriellem Mitteldruck (MAP). Zielgrößen: ZVD 8–12 cm H_2O; PCWP 10–18 mmHg, bei niedriger Albumin 10–12 mmHg; MAP >55–60 mmHg, Cardiac-Index >4,5; arterielle O_2-Sättigung >95%; O_2-Angebot >650 ml/min/m² (Evidenz IV/B).
[g] Evidenz IV/B. Cave: PPSB und andere Faktorenkonzentrate können eine Verbrauchskoagulopathie verstärken (Evidenz IV/B).
[h] Dosissteigerung von Terlipressin, wenn kein Abfall des Kreatinins i.S. um 1 mg/dl, Dosierung von Humanalbumin 1 g/kg Körpergewicht am Tag 1, dann 20–40 g täglich i.v. (solange ZVD <18 cmH_2O); Therapiedauer bis zur Reversibilität des HRS bzw. maximal 15 Tage (Evidenz III/C).
[i] Bei ALV oder ACLV mit instabilem Kreislauf CVVH plus Antikoagulation mit Heparin minimal 100–200 IE/h (Evidenz IV/B) oder, falls keine Blutungsprobleme bestehen, mit Heparin 2000IE Bolus, dann 500 IE/h (PTT 60–70 s). Bei ACLV bzw. ANV mit stabilem Kreislauf evtl. kontinuierliche arteriovenöse Hämofiltration (CAVH) oder Hämodialyse (Evidenz III/B).
[j] Bei chronischem Alkoholabusus mit Leberschaden (d. h. Glutathionmangel) können wiederholte therapeutische Dosen (1 g) Paracetamol oder eine moderate Überdosis (2–3 g) zu Nekrosen und ACLV führen, auch wenn der Paracetamol-spiegel nach Einnahme gemäß Nomogramm im nichthepato-toxischen Bereich liegt. Daher frühzeitige Gabe von N-ACC (Evidenz III/A).
[k] Einige Leberunterstützungsverfahren befinden sich in der Phase-II-Erprobung. Möglicherweise verbessern sie bei ALV das erfolgreiche „bridging" bis zur Lebertransplantation (Evidenz IV/B). Bei ACLV wurden Effekte auf Surrogatmarker (Enzephalopathie, Bilirubinspiegel), aber noch nicht auf die Rekompensationsrate, z. B. die Dreimonateüberlebensrate, gezeigt.

Ernährung

Die Ernährung bei ALV und ACLV unterscheidet sich nicht wesentlich von anderen kritischen Erkrankungen. Sie erfolgt bevorzugt enteral mit hochmolekularer bilanzierter Flüssigdiät über Magen- oder Dünndarmsonde. Die kalorischen Empfehlungen (s. nächste Seite) tragen dem Kalorienbedarf bei ALV und Alkoholhepatitis-bedingten ACLV Rechnung. Die Energiezufuhr sollte möglich mittels Kalorimetrie normokalorisch angepasst werden. Eine hyperkalorische Ernährung hemmt den Eiweißkatabolismus nicht, sondern verursacht Hyperglykämie und Hyperlipidämie. Fette werden als Kalorienträger in Form mittelkettiger und langkettiger Triglyzeridgemische angeboten, sofern der Triglyzeridspiegel unter 350 mg/dl bleibt. Das ALV ist durch eine Störung der Glukoneogenese und eine periphere Insulinresistenz gekennzeichnet. Deshalb kommt es häufig zur Hypoglykämie bzw. bei Glukosezufuhr zu Hyperglykämie. Das erfordert ein Monitoring der Blutglukose und ggf. die parenterale Glukose- und/oder Insulinsubstitution (bis zu 6 IE/h über Perfusor i.v.). Der Aminosäurebedarf sollte auch bei hepatischer Enzephalopathie gedeckt werden, die Substitution von verzweigtkettigen Aminosäuren bzw. L-Ornithinaspartat senkt den Anteil der aromatischen Aminosäuren bzw. den Ammoniak im Serum und bessert wahrscheinlich die Enzephalopathie, hat aber keinen gesicherten Einfluss auf das Hirnödem oder die Überlebensrate (Evidenz IV/C). ALV und ACLV können besonders bei Mangelernährung oder Alkoholismus zu schweren substitutionsbedürftigen Elektrolytentgleisungen (Hypokaliämie, Hyponaträmie, Phosphatmangel und Hypomagnesiämie) führen, die eine Enzephalopathie und ein Hirnödem begünstigen.

Hepatische Enzephalopathie

Die hepatische Enzephalopathie wird in vier Schweregrade eingeteilt (s. Abb. 10.10-2, Legende). Die Prognose wird kritisch bei Enzephalopathie Grad 3, d. h., wenn der Patient nicht mehr orientiert oder ansprechbar ist. Dann nehmen das Risiko des Multiorganversagens und das Hirnödemrisiko sehr zu. Die Entstehung des Hirnödems bei ALV korreliert gut mit der Ammoniakkonzentration in Serum und Liquor. Um die Ammoniak bildende Darmflora zu hemmen, werden in den frühen Stadien der Enzephalopathie enteral Laktulose und ggf. zusätzlich schlecht resorbierbare Antibiotika (Rifaximin, intestinale Resorption <0,01%) verabreicht. Cave: Neomycin und Paromomycin werden in nephrotoxischen Mengen resorbiert. Die Wirksamkeit ist für die hepatische Enzephalopathie bei TCLV und bei ALV nicht erwiesen. Flumazenil, ein Benzodiazepinrezeptorantagonist, bessert bei einem Drittel der Fälle kurzfristig die Enzephalopathie, ist aber für eine längere Therapie ungeeignet. Die Wirksamkeit von Ornithinaspartat ist bei ALV und ACLV umstritten (Evidenz IV/C).

Hirnödem

Ein Hirnödem entsteht bei 75% der Patienten mit ALV, wenn eine Enzephalopathie Grad 3 bis 4 eintritt, aber bei subakutem Leberversagen oder ACLV nur in ca. 10% der Fälle. Zur Prophylaxe wird eine exakte Flüssigkeits- und Elektrolytbilanzierung (Na^+, K^+, Mg^{++}, PO_4^-, Ca^{++}), schonende Pflege (cave: Auslösung von Krampfanfällen durch äußere Reize) und geringe Hochlagerung (20°) des Oberkörpers empfohlen. Kortikosteroide sind wirkungslos (Evidenz I-b/A). Die moderate Hyperventilation (Ziel: $PaCO_2$ 25 mmHg) im frühen Stadium ist umstritten und nur bei nachweisbarem günstigem Effekt auf den Sauerstoffverbrauch und die Laktatproduktion des Gehirns einzusetzen (Evidenz III/C). Bei Zeichen der Hirndrucksteigerung hat sich eine wiederholte i.v.-Bolusinjektion von 20% Mannitol, ggf. kombiniert mit chronischer venovenöser Hämodiafiltration, bewährt (Evidenz II-a/B). Die intravenöse Gabe von Pentobarbital oder Thiopental zur Senkung einer intrakraniellen Druckerhöhung >60 mmHg ist wegen Induktion arterieller Hypotonie umstritten (Evidenz III/C) und nur unter strengem Kreislauf-monitoring durchzuführen. Bei zerebralen Krampfanfällen ist eine Therapie mit Diazepam ohne oder mit Phenytoin indiziert. Moderate Hypothermie (32–33 °C) hatte in einer kleinen Fallserie eine hirndrucksenkende und protektive Wirkung gegen Hirnödem (Evidenz III/B).

Hämodynamische Stabilisierung

Patienten mit Leberversagen haben in der Regel eine arterielle Hypotonie, verminderten peripheren Widerstand und hyperzirkulatorische Kreislaufparameter (wie bei Sepsis). Hypertone Blutdruckspitzen sind verdächtig hinsichtlich der Entwicklung eines Hirnödems. Die hyperdyname Zirkulation ist typischerweise kombiniert mit einer verminderten peripheren Sauerstoffutilisation. Hämodynamisches Monitoring (Zielparameter s. Übersicht S. 866/67 Anmerkungen) sowie eine exakte Volumenbilanzierung einschließlich der Substitution von Albumin oder bei Blutungen von Fresh Frozen Plasma sind erforderlich. Eine bessere hämodynamische Stabilisierung und periphere Sauerstoffutilisation wurden bei ALV unterschiedlicher Ätiologie durch Dauerinfusion von N-Acetylcystein (N-ACC) erzielt (Evidenz III/B). Bei ACLV ist die N-ACC-Gabe im Rahmen des Alkohol-Paracetamol-Syndroms indiziert (Evidenz II-b/A). Für andere Formen des ACLV liegen noch keine Daten vor; jedoch ist die Wahrscheinlichkeit nachteiliger Nebenwirkungen, z. B. allergischer Reaktionen mit Bronchospasmus, der auf Kortikosteroide anspricht, sehr gering. Der arterielle Mitteldruck wird ggf. mit Katecholaminen auf mindestens 55 mmHg eingestellt. Wenn das Ansprechen auf Katecholamine unzureichend ist, möglicherweise bedingt durch eine erhöhte endogene NO-Produktion, kann zusätzlich Vasopressin eingesetzt werden (Evidenz IV/C). Bei anderen Formen des vasodilatatorischen Schocks, z. B. bei Sepsis, wurden NO-Synthetasehemmer und Vasopressin erfolgreich eingesetzt (Evidenz III/C). Epiprostenol zur Verbesserung der peripheren Mikrozirkulation und Sauerstoffutilisation ist nicht evidenzbasiert (Evidenz IV/C). Mittels Albumin-Dialyseverfahren konnte wahrscheinlich durch Entfernung kreislaufwirksamer Zytokine und Metaboliten eine Kreislaufstabilisierung bei vermindertem Katecholaminbedarf erzielt werden (Evidenz III/B). In Einzelfällen von ALV ohne Sepsis oder ARDS war die totale Hepatektomie mit portokavalem Shunt zur Stabilisierung des Kreislaufs und der zerebralen Perfusion bis zur Lebertransplantation (Intervall bis zu 60 h) günstig (Evidenz IV/C).

Antibiotische bzw. antimykotische Therapie

Früher traten systemische Infektionen bei fast 80% der Patienten mit ALV und Enzephalopathie Grad 3 oder 4 auf, vorwiegend Pneumonien (50%), Bakteriämien (26%) und Harnwegsinfektionen (22%). Überwiegend handelte es sich um bakterielle Infektionen, insbesondere grampositive Bakterien (70%) wie Staphylococcus aureus, Koagulasenegative Staphylokokken, Enterokokken, Streptokokken und Haemophilus species oder gramnegative wie E. coli, Klebsiella species und Pseudomonas aeruginosa. Ursachen sind die gestörte Phagozytose der Makrophagen (z. B. Kupffer-Zellen), verminderte Properdin- und Komplementspiegel sowie die Gefährdung durch invasive Überwachung bzw. Therapien. Im mittelfristigen Verlauf kommt es oft zu Pilzinfektionen (meist Kandida, selten Aspergillus). Die Diagnose beruht auf dem Erregernachweis, da das Leberversagen sowohl SIRS-Kriterien ohne Infektion imitieren als auch Zeichen systemischer Infektionen (Fieber, Leukozytose) mitigieren kann. Tägliche mikrobiologische Untersuchungen: Trachealsekret, Sputum; Nasen-, Rachen-, Axilla- Vaginal-, Wundabstriche; Urin, Stuhl; ggf. Blutkulturen, Katheterspitzen) sind bei ALV und ACLV indiziert. Der Erregernachweis wird für die gezielte antibiotische Therapie verwertet. Durch **parenterale Antibiotikaprophylaxe** konnte das Infektionsrisiko in prospektiven Studien auf 20–25% gesenkt werden (Evidenz II-b/A). Wenn nicht das lokale Erregerspektrum zu berücksichtigen ist, sollte die Prophylaxe bestehen aus Kombinationen von

– i.v.-Breitspektrumantibiotika (z. B. Cefuroxim oder Cefotaxim + Flucloxacillin oder Piperacillin + Tazobactam [+ Aminoglykosid]),
– Amphotericin-B-Suspension per os/Ernährungssonde, Co-trimoxazol vaginal,
– Staphylokokken-wirksame Nasensalbe (z. B. Turoxim).

Die Therapie muss dem Erregernachweis bzw. die Dosis der Nierenfunktion bzw. dem Aminoglykosidspiegel angepasst werden. Bei klinischer Verschlechterung und wahrscheinlicher Infektion ohne Erregernachweis ist eine möglichst breit wirksame intravenöse Kombination (z. B. Imipenem [oder Meropenem] +

Vancomycin oder Ciprofoxacin + Amoxycillin) mit Amphocterin B einzusetzen. Die zusätzliche intestinale bakterielle Dekontamination mit schwer resorbierbaren Antibiotika hatte bei ALV keinen Vorteil (Evidenz II-b/B). Noch ist offen, ob die angestrebte enterale Ernährung, wie bei anderen intensivpflichtigen Erkrankungen, das Risiko systemischer Infektionen bei ALV und ACLV senken kann.

Ulkusprophylaxe

Zur Ulkusprophylaxe sind Histamin-H_2-Blocker oder Omeprazol (40 mg/Tag i.v.) indiziert (Evidenz IV/B). Die alleinige Prophylaxe mit Sucralfat (3-mal 2 g/Tag per Sonde) ist wegen des hohen spontanen Stressulkusrisikos (30% der Fälle bei ALV) unzureichend.

Gerinnungssubstitution

Bei ALV und ACLV sind die Werte für Fibrinogen, Prothrombin, die Faktoren V, VII, IX und X, Antithrombin III sowie die Thrombozytenaggregation vermindert, es kann eine erhebliche Thrombozytopenie vorliegen (gestörte hepatische Thrombopoietinsekretion, evtl. Verbrauchskoagulopathie). Das Blutungsrisiko korreliert stärker mit der Thrombozytopenie (<50.000/µl) als mit der plasmatischen Gerinnungsstörung. Bei Werten unter 30.000/µl sollten Thrombozytenkonzentrate substituiert werden (Evidenz IV/B). Die Prothrombinzeit und die Faktor-V-Aktivität sind wegen der kurzen Halbwertszeit der Faktoren ein wichtiger prognostischer Indikator (s. Abb. 10.10-2). Deshalb wird die plasmatische Gerinnungsstörung nur bei aktueller Blutung oder sehr hohem Blutungsrisiko (Ulkus, invasive Maßnahmen) mit Fresh Frozen Plasma oder PPSB und AT-III korrigiert. Bei Anzeichen von Verbrauchskoagulopathie (D-Dimer, Fibrinspaltprodukte, TAT positiv) sollte unter AT-III-Substitution (auf 70%) niedrig dosiert Heparin (100–500 IE/h) gegeben werden (Evidenz III/B). Faktorenkonzentrate und PPSB können eine Verbrauchskoagulopathie verstärken. Zum Ausschluss eines Defizits sollten täglich 5 mg Vitamin K substituiert werden.

Nierenversagen

Bis zur Hälfte der intensivmedizinisch therapierten Patienten mit ALV und ACLV entwickeln ein Nierenversagen, entweder als hepatorenales Syndrom (HRS) infolge des Leberversagens oder infolge einer zusätzlichen Nierenschädigung z. B. durch Schock (akutes Nierenversagen mit tubulärer Nekrose) oder Nephrotoxine (Paracetamol, halogenierte Kohlenwasserstoffe etc.). Das Auftreten des Nierenversagens steigert die Letalität des ALV auf über 50% und erhöht auch im Falle einer Lebertransplantation die Komplikationsrate und Mortalität. Zur Diagnostik des HRS (Oligurie, Natrium im Urin <10 mmol/Tag, Protein im Urin <500 mg/Tag usw.) wird auf Kap. 10.9 verwiesen. In der Regel entwickelt sich das Nierenversagen binnen 14 Tagen (Typ I des HRS). Das HRS Typ I bei Leberzirrhose war mit Terlipressin und Albumin bei 7/9 und 10/13 Patienten reversibel (Evidenz I-a/B). Bei ALV sollte die Nierenersatztherapie als chronische venovenöse Hämodiafiltration (CVVH) unter minimaler Heparinisierung oder Prostacyclin unverzüglich eingeleitet werden, wenn eine Überwässerung, metabolische Azidose, Hyperkaliämie oder ein Hirnödem bei Nierenversagen auftreten. Für Patienten mit Nierenversagen bei TCLV oder nach Lebertransplantation ist eine konventionelle Hämodialyse oder eine arteriovenöse Hämodiafiltration (CAVH) effizienter (Evidenz III/B).

Leberersatzverfahren

Zur passageren Überbrückung des ALV befinden sich extrakorporale Geräte vom Typus „künstliche Leber" in klinischer Erprobung. Das Prinzip beruht auf der extrakorporalen Hämoperfusion eines Aktivkohlefilters und eines dahinter geschalteten laminaren Bioreaktors mit Leberzellen (z. B. xenogenen Schweinehepatozyten in einem semipermeablen Matrixgel, das den Austausch von Proteinen, aber nicht von Zellen gestattet). Ein Bioreaktor arbeitet etwa 6 Stunden. In einer unkontrollierten Pilotstudie ließen sich 16 von 18 Patienten mit ALV erfolgreich bis zur Lebertransplantation überbrücken (Evidenz III/C). Ein anderes System beruht auf einer CVVH mit Dialyse gegen Albuminlösung zur Entgiftung vorwiegend albumingebundener, lebergängiger Substanzen. Dies führt zur Clearance von inkomplett definierten toxischen Metaboliten, Toxinen und Zytokinen. Damit konnte in prospektiven Phase-II-Pilotstudien bei chronischem Leberversagen ein günstiger Effekt auf Enzephalopathie, Kreislaufstabilisierung, Cholestaseparameter, endogene Synthese von Gerinnungsfaktoren und die Reversibilität eines HRS Typ I gezeigt werden. In prospektiven Fallserien wurde wahrscheinlich die Überbrückung bis zur Lebertransplantation bei ALV verbessert (Evidenz III/C). Ob diese Methode die Rekompensation und das mittelfristige Überleben bei ACLV verbessert, ist noch offen.

In kleinen Pilotstudien (n<10) wurden kryokonservierte, allogene Hepatozyten (0,5–10 × 10^7, fraktioniert in die Pfortader bzw. Umbilikalvene) zur Besserung des ALV oder TCLV bei Erwachsenen transplantiert, allerdings ohne längerfristiges Überleben, und zur Therapie des ALV oder ACLV bei Kindern. Bei Letzteren war ein orthotopes Engraftment mit Besserung der Leberfunktion und in Einzelfällen mit Überleben beobachtet worden. Einem breiten Einsatz dieser Technik bei ALV und ACLV stehen noch ungelöste Probleme (Zellisolierung, Zellzüchtung, Differenzierung, Abstoßung) im Wege.

Lebertransplantation

Die **allogene, orthotope Lebertransplantation auf höchster Dringlichkeit** ist die Standardtherapie des ALV im prognostisch infausten Stadium, d. h., die nächste verfügbare allogene Spenderleber (im Allgemeinen binnen 24–48 h) mit ABO-Kompatibilität von Spender und Empfänger wird transplantiert. Damit konnte die Mortalität des ALV mit prognostisch infausten Indizes auf 30–40% gesenkt werden (Evidenz III/A). Allerdings wird eine dauerhafte, immunsuppressive Therapie erforderlich. In Europa wurde in einigen Zentren erfolgreich die **auxiliäre partielle orthotope Lebertransplantation (APOLT)** mit Implantation eines Splitleber-Allografts anstelle des resezierten linken Leberlappens durchgeführt. Die

Überlebensrate war mit 63% vergleichbar. Nur ein Drittel der Überlebenden entwickelte eine Fibrose oder Zirrhose, zwei Drittel, speziell die im Alter unter 40 Jahren, hatten eine komplette Heilung der autologen Leber mit Atrophie des transplantierten Lappens. Dies erlaubte, die immunsuppressive Therapie zu beenden (Evidenz III/B). Beim Erwachsenen mit ALV ist dieser Vorteil gegen das höhere Gesamtrisiko durch einen „small for size graft" abzuwägen. Das Zeitintervall zwischen Eintreten der Transplantationskriterien (s. S. 863) und der irrreversibel infausten Gesamtprognose ist kurz.

Deshalb müssen die Kontraindikationen bei Angebot einer Spenderleber aktuell überprüft werden. Überbrückende Therapien, z. B. MARS-Dialyse oder totale Hepatektomie, sind in Erprobung (Evidenz III/C).

Für Kinder mit ALV oder TCLV ist die Verwandtenlebendspende des linken Leberlappens gut geeignet (Evidenzgrad II-b, B). Mit der zunehmenden methodischen Erfahrung wird wahrscheinlich die Verwandtenlebendspende des rechten Leberlappens auch für ALV, ACLV und TCLV bei Erwachsenen in Betracht kommen.

In den nächsten Jahren sind Verbesserungen auf dem Gebiet des Leberorganersatzes (Leberersatzverfahren, verwandte Lebendspende, APOLT, evtl. Hepatozytentransplantation) zu erwarten, allerdings z. T. unter hohem Kostenaufwand. Auch an der Manipulation der Apoptose und der Stimulation der Regeneration der Leberzellen bei ALV und ACLV wird gearbeitet.

Evidenz der Therapieempfehlungen	Evidenzgrad	Empfehlungsstärke
Transplantationsindikation bei ALV		
King's-College-Kriterien für ALV	II-a	B
Clichy-Kriterien für ALV	III	B
King's-College-Kriterien für Paracetamolintoxikation	II-a	B
Nazer-Score für akuten Morbus Wilson mit ALV	III	B
MELD Score für ACLV	II-a	B
SOFA Score für ACLV	III	C
Spezifische Therapie für ALV und ACLV		
NACC bei Paracetamolintoxikation	I-b	A
NACC bei ALV anderer Ursache	III	B
Silymarin und Penicillin bei Amanita-Intoxikation	IV	C
Sektio bei ASFL oder HELLP	IV	B
TIPS bei Budd-Chiari-Syndrom oder VOD	III	B
Lamivudin bei HBV-induziertem ALV	IV	B
D-Penicillamin und Zink bei akutem Morbus Wilson	III	B
Prednisolon bei Autoimmunhepatitis	I-b	A
Prednisolon und Pentoxyphyllin bei Alkoholhepatitis	I-b	A
Chemotherapie bei Stadium-IV-(Leber-)NH-Lymphom	II	B
Intensivmedizinische Therapie des ALV und ACLV		
Enterale Ernährung > Total parenterale Ernährung	IV	C
Selektive Darmdekontamination	II-b	B
Substitution von Vitamin K, bei Alkoholikern Thiamin	III	C
Laktulose bei TCLV-induzierter Enzephalopathie	IV	C
Antibiotika (Rifaximin) enteral bei TCLV-induzierter Enzephalopathie	I-b	A
Ornithinaspartat bei TCLV-induzierter Enzephalopathie	I-b	B
Mannitol bei Enzephalopathie mit Hirnödem	II-a	B
Hypothermie (32–33 °C) bei Enzephalopathie mit Hirnödem	III	C
Intubation bei Enzephalopathie Grad 4	IV	C
Antibiotika-/Antimyotikaprophylaxe bei ALV	II-b	B
Ulkusprophylaxe mit Protonenpumpeninhibitor	III	C
NACC zur hämodynamischen Stabilisierung	III	C
Terlipressin und Albumin bei HRS Typ I	II-b	B
Albuminindialyse (MARS) bei HRS Typ I	II-b	C

Literatur

Akriviadis E, Botla R, Briggs W, Han S, Reynolds T, Shakil O (2000) Pentoxyfylline improves short-term survival in severe acute alcoholic hepatitis: a double-blind placebo-controlled trial. Gastroenterology 119: 1637–1648

Bernuau J, Goudeau A, Poynard T et al. (1986) Multivariate analysis of prognostic factors in fulminant hepatitis B. Hepatology 6: 648–651

Bauer M, Paxian M, Kortgen A (2004) Akutes Leberversagen. Aktuelle Aspekte zur Diagnostik und Therapie. Anaesthesist 53: 511–530

Fischer L, Sterneck M, Rogiers X (1999) Liver transplantation for acute liver failure. Eur J Gastroenterol Hepatol 11: 439–445 u. 985–990

Gimson AES, O'Grady J, Ede RJ, Portmann B, Williams R (1986) Late onset hepatic failure: Clinical, serological and histological features. Hepatology 6: 288–294

Heemann U, Treichel U, Look J et al. (2002) Albumin dialysis in cirrhosis with superimposed acute liver injury: a prospective controlled study. Hepatology 36: 949–958

Kamath, PS, Wiesner RH, Malinchoc M et al. (2001) A model to predict survival in patients with end-stage liver disease. Hepatology 33: 464–470

Langlet P, Escolano S, Valla D et al. (2003) Clinicopathological forms and prognostic index in Budd-Chiari syndrome. J Hepatol 39: 496–501

Nazer H, Ede RJ, Mowat AP, Williams R (1986) Wilson's disease: Clinical presentation and use of prognostic index. Gut 27: 1377–1381

O'Grady JG, Alexander GJ, Hayllar KM, Williams R (1989) Early indicators of prognosis in fulminant hepatic failure. Gastroenterology 97: 439–445

Plauth M, Weimann A, Holm E, Müller MJ (1999) Leitlinien der GASL zur Ernährung bei Leberkrankheiten und Lebertransplantation. Z Gastroenterol 37: 301–312

Riordan MS, Williams R (2003) Mechanisms of hepatocyte injury, multiorgan failure, and prognostic criteria in acute liver failure. Semin Liver Dis 23: 203–215

Rolando N, Wade J, Davalos M, Wendon J, Philipott-Howard J, Williams R (2000) The systemic inflammatory response syndrome in acute liver failure. Hepatology 32: 734–739

Sens S, Williams R (2003) New liver support devices in acute liver failure: a critical evaluation. Semin Liver Dis 23: 283–294

Uriz J, Ginès P, Cárdenas A et al. (2000) Terlipressin plus albumin infusion: an effective and safe therapy of hepatorenal syndrome. J Hepatol 33: 43–48

Wehler M, Kokoska J, Reulbach U, Hahn EG, Strauss R (2001) Short-term prognosis in critically-ill patients with cirrhosis assessed by prognostic scoring systems. Hepatology 34: 255–261

Zauner Ch, Schneeweiss B, Schneider B et al. (2000) Short-term prognosis in critically ill patients with liver cirrhosis: evaluation of a new scoring system. Eur J Gastroenterol Hepatol 12: 517–522

10.11 (Benigne) Erkrankungen der Gallenblase und der Gallenwege
Tilman Sauerbruch und Birgit Terjung

10.11.1 Einleitung

Erkrankungen der Gallenblase und der Gallenwege lassen sich einteilen in funktionelle Erkrankungen, Steinerkrankungen, chronische und akute Entzündungen des biliären Systems sowie angeborene Gallengangsanomalien (s. Übersicht). Sie sind hervorgerufen durch metabolische Störungen, autoimmune Vorgänge, ein fehlerhaftes neuronales und enterohormonales Zusammenspiel oder sekundäre bakterielle Infektionen. Dabei ist das pathogenetische Verständnis zum Teil, wie bei der Cholezystolithiasis, weit vorangeschritten, teilweise aber auch äußerst lückenhaft. Während zunehmend versucht wird, therapeutische Schritte aus der Pathogenese herzuleiten, ist die Behandlung nach wie vor in den meisten Fällen empirisch entstanden und schließlich durch entsprechende Therapiestudien verfeinert bzw. korrigiert worden.

Erkrankungen von Gallenblase und Gallenwegen
- Funktionelle Störungen
  - Sphinkter-Oddi-Dyskinesie
  - Gallenblasendyskinesie
- Steinerkrankungen
  - Cholezystolithiasis
  - Choledocho-/Cholangiolithiasis
- Postcholezystektomiesyndrom
- Akute Entzündungen
  - Cholezystitis
  - Gallenblasengangrän
  - Gallenblasenempyem
  - Cholangitis
- Chronische (autoimmunvermittelte) Entzündungen
  - Primär sklerosierende Cholangitis
- Neoplasien
  - Gallenblasenkarzinom
  - Cholangiokarzinom
- Anomalien von Gallenblase und Gallenwegen
  - Gallengangatresie/-hypoplasie
  - Choledochuszysten
  - Caroli-Syndrom

10.11.2 Funktionelle Erkrankungen

Die funktionellen Erkrankungen des biliären Systems betreffen Organstrukturen, die eine glatte Muskulatur haben, nämlich den Sphinkter Oddi und die Gallenblase. Diese Erkrankungen sind charakterisiert durch viszerale biliäre Schmerzen, die in das Epigastrium oder den rechten Oberbauch lokalisiert werden (s. folgende Übersicht). Teilweise sind diese Beschwerden mit objektiven Zeichen der Obstruktion im Bereich des Sphinkter Oddi kombiniert, d. h. einem Anstieg von Transaminasen und Cholestase anzeigenden Enzymen oder einer Erweiterung des Gallenganges bzw. Anstieg der Pankreasenzyme.

Biliäre Schmerzen als Indikation zur Therapie (mod. nach Festi et al. 1999)
- Charakter: dumpfer, unscharfer viszeraler Schmerz
- Dauer: über längere Zeit (>15 min) anhaltend
- Lokalisation: Epigastrium oder rechter Oberbauch
- Ausstrahlung: in den Rücken oder unter das rechte Schulterblatt
- Zeitpunkt: häufiger postprandial
- Weitere Kriterien: Erleichterung der Schmerzen durch Stuhlgang

---

Sphinkter-Oddi-Dyskinesie

Die Sphinkter Oddi (SO)-Dyskinesie wird unterteilt in drei Typen (Abb. 10.11-1). Der Verdacht auf SO-Funktionsstörungen kann durch so genannte Provokationstests (z. B. Nardi-Test), die allerdings nicht sehr spezifisch sind, erhärtet werden. Als objektives Therapiekriterium wird eine Erhöhung des basalen Sphinkter-Oddi-Tonus über 40 mmHg herangezogen. Da aber bis zu 90% aller Patienten mit Typ-I- und Typ-II-SO-Dyskinesie einen erhöhten basalen Sphinktertonus haben, ist die Messung nicht zwingend. Bei der Typ-III-SO-Dyskinesie kann sie allerdings therapeutisch weiterführend sein.

Die Typ-I-SO-Dyskinesie ist eine eindeutige Indikation zur endoskopischen Sphinkterdurchtrennung. Die meisten Patienten werden hierdurch beschwerdefrei. Gleiches gilt für die SO-Dyskinesie Typ II, wenngleich hier eine probatorische Behandlung mit Kalziumantagonisten (z. B. Nifedipin 3-mal 10 mg p.o.), Nitraten (z. B. Nitroglyzerin sublingual 0,4–0,8 mg oder 1–2 Hübe) oder evtl. auch eine intrasphinktäre Botulinus-injektion, die die Acetylcholin-mediierte Sphinkterkontraktion unterbricht, der Papillotomie vorangestellt werden kann. Der Effekt einer endoskopischen Sphinkterdurchtrennung ist am unsichersten bei der SO-Dyskinesie Typ III. Hier kann der Nachweis eines erhöhten basalen Sphinktertonus oder die Beeinflussbarkeit der Beschwerden durch Kalziumantagonisten bzw. Nitrate oder durch eine Botulinusinjektion für die Indikation zur Sphinkterotomie hilfreich sein. Patienten, die bei der SO-Dyskinesie Typ II und III nach einer endoskopischen Papillotomie des Gallengangsphinkters nicht beschwerdefrei werden, sollten auch auf eine isolierte Dysfunktion des Pankreassphinkters untersucht werden.

Gallenblasendyskinesie

Obwohl – vor allem bei Cholesterinsteinträgern – eine verminderte Kontraktion der Gallenblase nachgewiesen ist, ist fraglich, ob biliäre Schmerzen auf Kontraktionsstörungen der Gallenblase zurückzuführen sind. Liegen bei steinfreier Gallenblase typische Beschwerden vor, so sind diese möglicherweise in einer Obstruktion im Bereich des Ductus cysticus mit einer Druckerhöhung in der Gallenblase begründet. Bei wiederholten starken biliären Schmerzen kann eine Cholezystektomie erwogen werden.

10.11.3 Gallensteine

Gallenblasensteine

Gut 80% aller Patienten mit einer Cholezystolithiasis haben Cholesteringallenblasensteine. Ihre Prävalenz in den Ländern der westlichen Zivilisation ist hoch (10–20%). Sie steigt mit dem Alter und bei Vorliegen bestimmter Erkrankungen (z. B. Leberzirrhose); Frauen sind stärker betroffen als Männer. Außerdem kann eine genetische Prädisposition die Bildung von Gallenblasenkonkrementen fördern. Cholesterinkonkremente entstehen bei einer vermehrten hepatischen Cholesterinsekretion gepaart mit einer Neigung zur Cholesterinkristallnukleation und einer gleichzeitigen Störung der Gallenblasenmotilität. Bei etwa zwei Drittel aller Patienten bleibt die Cholezystolithiasis asymptomatisch. Eine Behandlung des beschwerdefreien Steinträgers ist nicht notwendig, da Gallensteine sehr selten zu Komplikationen und äußerst selten zum Tod führen. Dieses Risiko steigt, nachdem die Patienten erstmals symptomatisch geworden sind (Abb. 10.11-2). Eine Therapienotwendigkeit ergibt sich erst im symptomatischen Stadium (d. h. bei Auftreten von typischen biliären Schmerzen oder Koliken bzw. Komplikationen wie einer akuten Cholezystitis). Die Gallenblasensteinkolik ist definiert als ein gut erinnerbares Schmerzereignis von mehr als 15 Minuten Dauer mit Schmerzlokalisation im Epigastrium bzw. rechten Oberbauch. Eine Schmerzausstrahlung in den Rücken oder die rechte Schulter und die Kombination mit Übelkeit und Erbrechen kommen vor. Die Kolik bedarf neben einer Nahrungskarenz meist einer akuten Behandlung mit Spasmolytika (z. B. N-Butylscopolamid 20–40 mg i.v.) und Analgetika (z. B. Metamizol 1 g i.v., cave: Morphine). Neuere Daten konnten bei der biliären Kolik eine gute analgetische Wirksamkeit von Diclofenac i.m. (75 mg) zeigen.

Die laparoskopische Cholezystektomie ist die Standardtherapie zur Behandlung der symptomatischen Cholezystolithiasis (Abb. 10.11-3). Im Vergleich zur offenen Cholezystektomie hat sie eine geringere Letalität (0,2%), jedoch möglicherweise eine etwas höhere Gallengangverletzungsrate (0,25–0,5%). Darüber hinaus wird im Vergleich zur offenen Cholezystektomie die Hospitalisationszeit halbiert (in Deutschland im Median 7 vs. 14 Tage).

Eine konservative Behandlung von Gallenblasensteinen mittels medikamentöser Litholyse und/oder Stoßwellenlithotripsie sollte nur bei gut ausgesuchten Patienten mit unkomplizierter symptomatischer Cholezystolithiasis erwogen werden, z. B. eine medikamentöse Litholyse mit Ursodeoxycholsäure (10–15 mg/kg KG) bei Patienten mit kleinen (unter 5 mm) röntgennegativen Steinen und einer gut kontrahierenden Gallenblase (über 60% des Nüchternvolumens nach oraler Reizmahlzeit). Die Therapiedauer mit Ursodeoxycholsäure beträgt je nach Steingröße zwischen 6 Monaten und 2 Jahren. Patienten mit solitären röntgennegativen Steinen bis 2 cm Durchmesser und gleichzeitiger funktionstüchtiger Gallenblase kommen für eine extrakorporale Stoßwellenlithotripsie (ESWL) in Frage, gegebenenfalls mit adjuvanter Gabe von Ursodeoxycholsäure über 3 Monate (10–15 mg/kg KG). Bei der Indikationsstellung zur nichtchirurgischen Behandlung der Gallenblasensteine muss der Patient auf das relativ hohe Risiko der Rezidivsteinbildung aufmerksam gemacht werden. So haben 30% der Patienten innerhalb von fünf Jahren nach erfolgreicher ESWL Rezidivsteine, 60% dieser Patienten werden symptomatisch. Hier sollte dann eine Cholezystektomie durchgeführt werden. Vor der Entscheidung zu einer eventuellen konservativen Behandlung

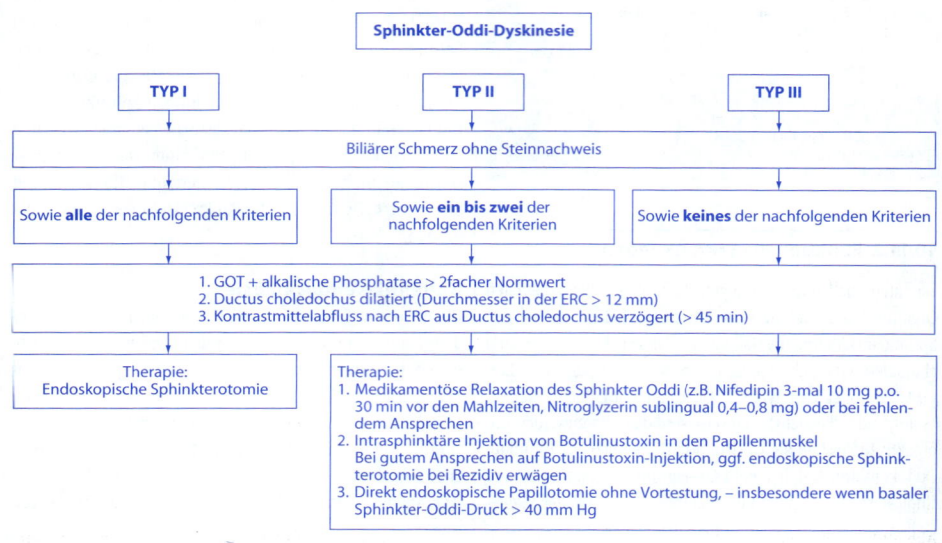

Abb. 10.11-1. Einteilungskriterien und Therapiemöglichkeiten der Sphinkter-Oddi-Dyskinesie

10.11 (Benigne) Erkrankungen der Gallenblase und der Gallenwege

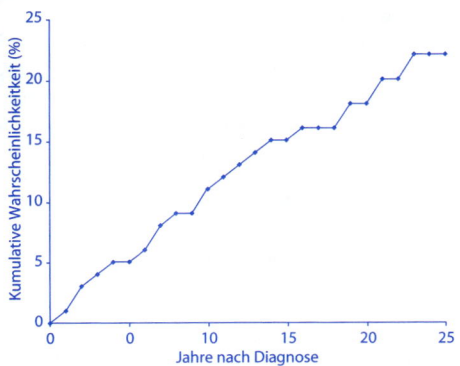

Abb. 10.11-2. Kumulative Wahrscheinlichkeit, nach Erstdiagnose/-dokumentation einer Cholezystolithiasis mit milden Symptomen biliäre Komplikationen zu entwickeln. Zu diesen zählten eine akute Cholezystitis, eine akute Gallenkolik, eine konkrementbedingte Obstruktion der extrahepatischen Gallenwege, ein Gallensteinileus oder eine biliäre Pankreatitis. (Mod. nach Friedman et al. 1989)

muss eine Sonographie zur Kontraktionsprüfung der Gallenblase und zur Bestimmung von Steingröße und Steinzahl vorgenommen werden. Eine Gallenblasenröntgenzielaufnahme ist darüber hinaus zum Ausschluss von Konkrementverkalkungen notwendig. Alternativ kann bei der Erwägung einer nichtchirurgischen Behandlung auch ein orales Cholezystogramm vorgeschaltet werden, das über die Gallenblasenfunktion sowie über die Größe, Verkalkung und das Schwebeverhalten der Konkremente Auskunft gibt. Nach erfolgreicher konservativer Therapie kann eine sekundäre Prophylaxe der Steinbildung mittels intermittierender Ursodeoxycholsäure erwogen werden.

Es gibt nur wenige Ausnahmen von der Regel, eine asymptomatische Cholezystolithiasis nicht zu behandeln: z. B. Patienten mit einer Porzellangallenblase, Gallensteine mit einem Durchmesser über 3 cm oder Gallenblasensteinträger mit Verdacht auf ein gleichzeitiges großes Schleimhautadenom der Gallenblase. Bei diesen Befunden rechtfertigt die erhöhte Karzinomrate die operative Entfernung des Organs.

Gallengangsteine

Im Gegensatz zu den Gallenblasensteinen sind nur etwa ein Drittel der Gallengangsteine typische, aus der Gallenblase abgewanderte Cholesterinsteine (sekundäre Gallengangsteine), während die im Gallengang entstandenen Konkremente (primäre Gallengangsteine) sog. braune Pigmentsteine sind, die aus einem Gemisch von unlöslichen Bilirubinkonjugaten, Cholesterin und anderem organischem Material bestehen. Einige sekundäre Gallengangsteine enthalten einen Cholesterinkern. Bei Gallengangsteinen liegt meist auch eine bakterielle Infektion der Gallengänge vor. In Ländern westlicher Zivilisation sind die Steine meistens extrahepatisch lokalisiert. Strikturen begünstigen die Steinbildung. Bei Asiaten werden nicht selten intrahepatische Pigmentsteine auf Grund einer chronischen Infektion der großen intrahepatischen Gallengänge beobachtet.

Unter Berücksichtigung der spärlichen Daten zum natürlichen Verlauf bei asymptomatischen Gallengangsteinen wird – im Gegensatz zur asymptomatischen Cholezystolithiasis – empfohlen, auch den symptomlosen Gallengangstein zu ent-

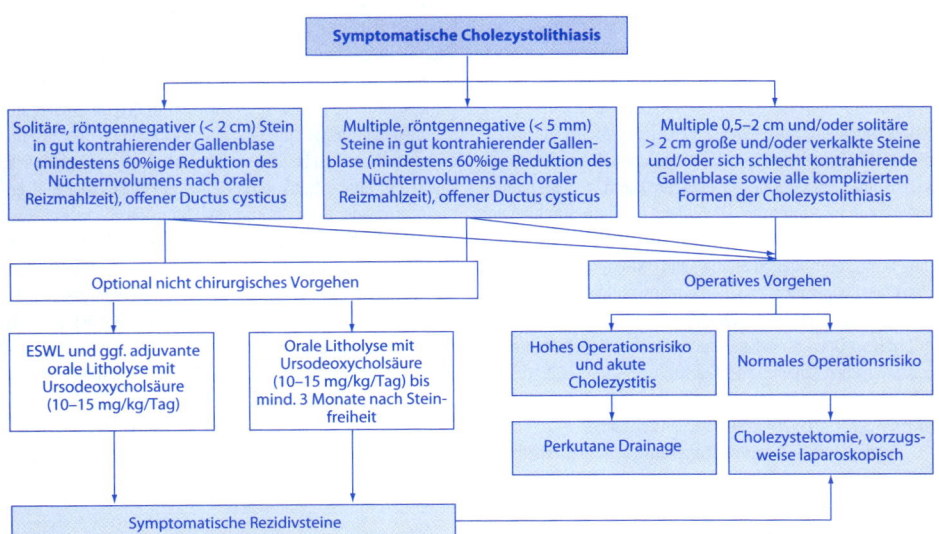

Abb. 10.11-3. Therapeutische Optionen bei symptomatischer Cholezystolithiasis. Die nicht hinterlegten therapeutischen Optionen kommen im klinischen Alltag eher selten zum Einsatz

fernen, da die kumulative Komplikationsrate relativ hoch ist (ca. 25%).

Gallengangsteine, die anlässlich einer Cholezystektomie bei etwa 10–15% der Patienten gefunden werden, können chirurgisch (offene oder laparoskopische Choledochotomie), endoskopisch nach vorheriger Papillotomie oder perkutan transhepatisch entfernt werden. Bei den nichtchirurgischen Methoden muss die Steinentfernung nicht selten mit einer intra- oder extrakorporalen Lithotripsie kombiniert werden. Bei cholezystektomierten Patienten ist immer die endoskopische transpapilläre Therapie einschließlich Papillotomie die Methode der Wahl. Neuere Arbeiten propagieren die Steinentfernung durch die intakte Papille nach vorheriger Ballondilatation. Dies ist aber auf Grund der spärlichen Datenlage nicht Standard. Die Gallengangkonkremente sollten möglichst direkt nach der endoskopischen Papillotomie extrahiert werden. Gelingt dies nicht, muss – insbesondere bei Patienten mit (septischer) Cholangitis oder Hochrisikopatienten – die Gallendrainage über eine nasobiliäre Sonde gewährleistet werden. Alternativ kann auch im sog. „Rendezvous-Verfahren" die Steinextraktion mittels kombiniert perkutan transhepatischem und transpapillär endoskopischem Zugang versucht werden. Die endoskopische Papillotomie weist eine Komplikationsrate von bis zu 10% auf (hauptsächlich Pankreatitis und Blutung). Methodenbedingte letale Komplikationen kommen bei <0,5% der Patienten vor (Duodenalperforation, Blutung, Pankreatitis). Unter Zuhilfenahme verschiedener Lithotripsiemethoden (spezielle Lithotripterkörbchen, intrakorporale elektrohydraulische oder Laserlithotripsie bzw. extrakorporale Stoßwellenlithotripsie) können bei über 95% der Patienten die Gallengänge auf nichtchirurgischem Wege komplett saniert werden.

Nach den vorliegenden kontrollierten Studien können Patienten, bei denen gleichzeitig symptomatische Gallengang- und Gallenblasensteine vorliegen, einzeitig offen operiert werden (Cholezystektomie und Choledochotomie). Möglicherweise gilt dies auch für das laparoskopische Vorgehen, sofern der Operateur wirklich eine ausreichende Erfahrung mit der laparoskopischen Choledochotomie hat. In Deutschland wird jedoch das so genannte therapeutische „Splitting" propagiert, also eine primäre endoskopische Sanierung der Gallengänge mit anschließender laparoskopischer Cholezystektomie, obwohl es hierzu bislang keine kontrollierten Studien gibt. Dies verlangt vor allem eine enge Kooperation zwischen gut ausgebildeten Endoskopikern und dem laparoskopisch tätigen Chirurgen. Bei Patienten mit hohem Operationsrisiko und fehlender Möglichkeit einer endoskopischen Sanierung des Gallenganges kann – ggf. vorübergehend – eine endoskopische Prothesenplatzierung vorgenommen werden, um den Gallefluss wiederherzustellen.

Ungefähr 10–15% der Patienten entwickeln innerhalb von 10 Jahren neuerliche biliäre Symptome, vor allem auf Grund von Rezidivsteinen, die in der Regel endoskopisch extrahierbar sind. Der Nutzen einer prophylaktischen medikamentösen Therapie z. B. mit Ursodeoxycholsäure ist bislang wegen fehlender kontrollierter Studien nicht gesichert.

Postcholezystektomiesyndrom

Unter Postcholezystektomiesyndrom wird ein Symptomenkomplex zusammengefasst, der sowohl uncharakteristische abdominelle Beschwerden wie Blähungen, dumpfe Schmerzen und „Verdauungsstörungen" als auch typische biliäre Schmerzen bzw. Zeichen der Cholestase umfasst. Bei etwa der Hälfte der Patienten ist keine organische Ursache nachweisbar. Am ehesten handelt es sich hierbei um funktionelle abdominelle Beschwerden. Bei den übrigen Patienten finden sich organische gastrointestinale, pankreatikobiliäre oder extragastrointestinale Ursachen oder Probleme im Bereich der Cholezystektomienarbe (Abb. 10.11-4).

Eine retrograde Gallengangdarstellung sollte nur vorgenommen werden, wenn auch die Wahrscheinlichkeit einer Indikation zur endoskopischen Papillotomie besteht, also bei klinischen Zeichen einer Gallengangstenose oder einer Cholangiolithiasis (z. B. Cholestase oder typische biliäre Schmerzen). Bei uncharakteristischem Beschwerdebild sollte die weniger invasive Magnetresonanzcholangiopankreatikographie (MRCP) herangezogen werden. Die Therapie richtet sich nach der exakten Diagnose.

10.11.4 Entzündliche Erkrankungen der Gallengänge

Entzündliche Erkrankungen der Gallengänge lassen sich unterteilen in bakterielle Entzündungen, insbesondere bei Gallenblasen- und -gangsteinen oder anatomischen Anomalien der Gallengänge sowie in autoimmunvermittelte chronische Entzündungen (primär sklerosierende Cholangitis).

Akute Cholezystitis

90% aller Patienten mit einer Gallenblasenentzündung haben auch Gallenblasensteine. Bei 10% der Patienten wird eine so genannte akalkulöse Cholezystitis beobachtet (postoperative Wandischämien, Cholezystitis bei Vaskulitiden oder nach abdominellen Eingriffen mit lang dauernder parenteraler Ernährung). Auslösend ist bei den meisten Patienten wahrscheinlich eine steinbedingte Zystikusobstruktion mit einer gleichzeitigen Veränderung der Gallezusammensetzung, die zu einer chemischen Entzündung der Gallenblasenwand und einer sekundären bakteriellen Besiedlung führt. Patienten mit akuter Cholezystitis haben anhaltende viszerale Schmerzen im rechten Oberbauch, die auch in die Schulter ausstrahlen können. Bei den meisten Patienten werden eine leichte Bilirubinerhöhung und nahezu immer eine Leukozytose gefunden. Die Ultraschalluntersuchung ist häufig diagnostisch (Ödem der Gallenblasenwand mit einer Dicke über 4–5 mm und Schichtungsphänomen). Gelegentlich findet sich auch ein Gallenblasenhydrops. Unbehandelt entsteht bei jedem fünften Patienten eine Gangrän der Schleimhaut; bei 2% der Patienten kommt es zur offenen Perforation.

Die Therapie der akuten Cholezystitis richtet sich gegen die akuten Schmerzen, die bakterielle Besiedlung (häufigste Keime sind E. coli, Enterobacter species, Klebsiellen sowie grampositive Keime, insbesondere Enterokokken) und das verursachende Steinleiden an sich (s. folgende Übersicht). Die Patienten sollten früh elektiv (möglichst innerhalb von 72 h nach Diagnosestellung) operiert werden. Die Operation innerhalb von 1–5 Tagen nach Diagnosestellung hat nach mehreren kontrollierten Studien deutliche Vorteile gegenüber einer Operation zu einem späteren Zeitpunkt (kürzere Krankenhausverweildauer, geringere Kosten, Verringerung von Morbidität und Letalität). Standard ist dabei die laparoskopische Entfernung der Gallenblase. Bei kritisch kranken Patienten mit deutlich erhöhtem Operationsrisiko kann alternativ, wie in unkontrollierten Studien gezeigt, eine passagere perkutane Drainage angelegt werden. In der Schwangerschaft sollte bei dringlicher Indikation vorzugsweise im zweiten Trimenon eine laparoskopische Cholezystektomie durchgeführt werden, grundsätzlich ist aber auch ein entsprechender Eingriff unter strenger Indikationsstellung im ersten und dritten Trimenon möglich.

Cholangitis

Die akute Cholangitis wird in der Regel durch gramnegative Bakterien [E. coli, Klebsiellen, Enterobacter species oder seltener durch grampositive Bakterien (Enterokokken)] hervorgerufen; meistens bei stein- bzw. strikturbedingten Abflussstörungen. Daraus erklärt sich die klassische Symptomatik der Cholangitis (Fieber, Ikterus und biliäre Schmerzen). Es kann sich dabei um ein schweres Krankheitsbild bis hin zum septischen Schock handeln. Als primäre Diagnostik wird immer eine Ultraschallunter-suchung vorgenommen (indirekte Zeichen der Gallengangerweiterung oder direkter Steinnachweis), der allerdings bei dringendem Verdacht auf eine Obstruktion der Gallenwege sofort eine endoskopisch retrograde Gallengangdarstellung folgen sollte (gleichzeitige Möglichkeit der therapeutischen Intervention).

Bei anhaltenden Schmerzen und Zeichen des septischen Schocks ist eine sofortige Gallengangdarstellung mit Drainage angezeigt. Bei schlechter Gerinnungssituation (z. B. Erniedrigung des Quickwertes durch Verminderung Vitamin-K-abhängiger Gerinnungsfaktoren) sollte auf die endoskopische Papillotomie verzichtet und zunächst nur über eine nasobiliäre Sonde die Galle drainiert werden. Bei normalen Gerinnungswerten und entsprechender Erfahrung des Endoskopikers kann gleich eine endoskopische Papillotomie, gegebenenfalls mit Steinextraktion, vorgenommen werden. Vor jedem invasiven Eingriff muss eine antibiotische Therapie eingeleitet werden, die die häufigsten Erreger abdeckt (s. folgende Übersicht).

Therapie der akuten Cholezystitis
- Ausgleich des Flüssigkeits- und Elektrolythaushaltes
- Analgetische Therapie, z. B. Metamizol 1 g i.v.; cave: Morphine
- Antibiotische Therapie bei nicht septischem Patient:
  – Zum Beispiel Mezlocillin 3-mal 4 g i.v., Piperacillin 3- bis 4-mal 2–4 g i.v.,
  – Ceftriaxon 1-mal 2 g i.v., ggf. auch Ciprofloxacin 2-mal 250–500 mg p.o. oder
  – Trovafloxacin 1-mal 100–200 mg p.o.
- Antibiotische Therapie bei septischem Patient:
  – z. B. Piperacillin/Tazobactam 3 Tage 3-mal 4,5 g i.v., dann 2-mal 4,5 g i.v.
    oder Imipinem/Meronem 3 Tage 3-mal 1 g i.v.,
    dann 3-mal 0,5 g i.v., ggf. Kombination mit Gentamicin 3–5 mg/kg KG i.v. als Einmaldosis
- Laparoskopische Cholezystektomie innerhalb von 1–5 Tagen nach Diagnosestellung

---

Therapie der akuten Cholangitis
- Ausgleich des Flüssigkeits- und Elektrolythaushaltes
- Analgetische Therapie: z. B. Metamizol 1 g i.v.; cave: Morphine
- Antibiotische Therapie bei nichtseptischem Patient:
  – Zum Beispiel Mezlocillin 3-mal 4 g i.v., Piperacillin 3- bis 4-mal 2–4 g i.v.,
  – Ceftriaxon 1-mal 2 g i.v. oder ggf. Ciprofloxacin 2-mal 250–500 mg p.o. oder
  – Trovafloxacin 1-mal 100–200 mg p.o.
- Antibiotische Therapie bei septischem Patient:
  – z. B. Piperacillin/Tazobactam 3 Tage 3-mal 4,5 g i.v., dann 2-mal 4,5 g i.v. oder Imipinem/Meronem 3 Tage 3-mal 1 g i.v.,
    dann 3-mal 0,5 g i.v., ggf. Kombination mit Gentamicin 3–5 mg/kg KG i.v. als Einmaldosis
- Rasche Drainage: endoskopische Papillotomie, ggf. mit Konkrementextraktion
- Bei Gerinnungsstörungen zunächst endoskopische Einlage einer nasobiliären Sonde, später endoskopische Papillotomie mit Konkrementextraktion

---

Primär sklerosierende Cholangitis

Die primär sklerosierende Cholangitis (PSC) ist eine wahrscheinlich immunvermittelte chronisch-entzündliche Erkrankung der großen intrahepatischen Gallengänge. Bei knapp 90% der Patienten sind auch die extrahepatischen Gallengänge betroffen. Die entzündlich-fibrotischen Gallengangveränderungen können zu stenosierenden Strikturen und sekundären bakteriellen Infektionen, deutlicher Cholestase und sekundärer Steinbildung führen. Der Endzustand der Erkrankung ist das Vollbild einer biliären

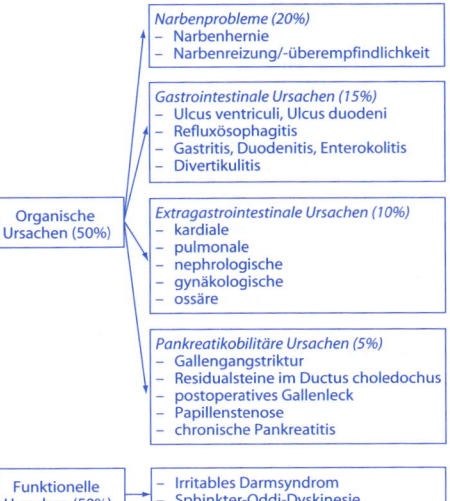

Abb. 10.11-4. Ursachen des Postcholezystektomiesyndroms

Leberzirrhose mit ihren Komplikationen (portale Hypertension, Aszites, Gallengangkarzinom). 50–90% der Patienten haben gleichzeitig eine Colitis ulcerosa. Es werden vier Stadien der PSC unterschieden (Stadium I: lediglich Fibrose des Portaltraktes bis Stadium IV: Vollbild der biliären Zirrhose). Die meisten Patienten sind – insbesondere in den frühen Krankheitsstadien – asymptomatisch (einige leiden unter Müdigkeit und Pruritus). Die Verdachtsdiagnose auf eine primär sklerosierende Cholangitis ergibt sich vor allem bei Patienten mit Colitis ulcerosa und pathologischen Leberwerten. Krankheitsspezifische Serummarker gibt es nicht, es finden sich lediglich bei der Mehrzahl der Patienten atypische p-ANCA (antineutrophile zytoplasmatische Antikörper) im Serum. Die Diagnose der PSC wird durch eine Darstellung der Gallengänge (MRCP oder endoskopisch retrograde Cholangiographie) und gegebenenfalls auch durch eine Leberpunktion gestellt.

Die Therapie der PSC hat folgende Ziele: Verlangsamung des chronisch-entzündlichen Prozesses, Revision anatomischer Veränderungen wie Gallengangstrikturen, Behandlung von Symptomen (z. B. Juckreiz, Vitaminsubstitution, Behandlung einer begleitenden Osteopenie und Osteoporose) bzw. von Komplikationen (z. B. der biliären Leberzirrhose bzw. Cholangitis; siehe folgende Übersicht).

Da es sich bei der PSC sehr wahrscheinlich um einen autoimmunvermittelten Prozess handelt, wurde eine Reihe von immunsuppressiven Therapien einschließlich Kortikosteroiden, D-Penicillamin, Cyclosporin A, Methotrexat und Azathioprin erprobt. Für keines dieser Behandlungsschemata konnte gezeigt werden, dass der Entzündungsprozess aufgehalten wird. Dies gilt auch für die Kolektomie bei begleitender Colitis ulcerosa.

- Endoskopische Revision von Galleabflussbehinderungen
- Biliäre Zirrhose und deren Komplikationen (Aszites, Ösophagusvarizenblutung, Enzephalopathie)
- Intrahepatisches Gallengangkarzinom: z. B. orthotope Lebertransplantation in Abhängigkeit von der Ausdehnung und Lokalisation
- Extrahepatisches Gallengangkarzinom: z. B. endoskopische und/oder perkutan transhepatische Einlage von Endoprothesen zur Galledrainage

Derzeit werden die Patienten mit der Gallensäure Ursodeoxycholsäure in einer Dosierung von 13–15 mg/kg KG p.o. behandelt. Möglicherweise ist eine höhere Dosis (20–30 mg/kg KG) effizienter. Durch die Gabe von Ursodeoxycholsäure wird das individuelle Gallensäuremuster zugunsten einer Abnahme der toxischeren hydrophoben Gallensäuren (z. B. Chenodes-[desoxy]oxycholsäure, Des[desoxy]oxycholsäure, Lithocholsäure) im enterohepatischen Kreislauf verändert. Allerdings kann durch die Gabe von Ursodeoxycholsäure nur eine Verbesserung der biochemischen Cholestaseparameter erreicht werden, jedoch kein Rückgang der histologischen Veränderung oder ein Stillstand des entzündlichen Prozesses.

Entscheidend für die Behandlung der PSC ist die rechtzeitige Indikation zur Lebertransplantation. Diese sollte möglichst vor einer eventuellen Kolektomie durchgeführt werden. Der so genannte Risiko-Score aus der Mayo-Klinik (Berücksichtigung von Parametern wie Patientenalter, Serumbilirubin, GOT, Serumalbumin und abgelaufene Varizenblutung; siehe im Internet unter www.mayoclinic.org/gi-rst/mayomodel3.html) erlaubt es, die Prognose der Erkrankung einzuschätzen. Um die Transplantation zu rechtfertigen, sollte das Risiko der Letalität im Verlauf der kommenden 1–2 Jahre höher als 10–20% sein.

Ziele und Strategien in der Therapie der PSC

- Verlangsamung des chronisch-entzündlichen Prozesses
  - Immunsuppressive Therapie (nicht eindeutig gesichert; z. B. Kortikosteroide, Methotrexat, Azathioprin, Cyclosporin, D-Penicillamin)
- Veränderung des individuellen Gallensäurepools zugunsten erhöhter Konzentrationen von Ursodeoxycholsäure 13–15 mg/kg KG p.o., ggf. 25–30 mg/kg KG
- Revision anatomischer Veränderungen, z. B. Gallengangstrikturen mit oder ohne sekundäre Cholangitis: endoskopische Einlage von Endoprothesen bei relevanten extrahepatischen Strikturen und begleitende antibiotische Therapie der Cholangitis (s. S. 875)
- Behandlung krankheitstypischer Symptome (z. B. Juckreiz) durch
  - H_1-Antagonisten (Letirizin 10 mg p.o.) u. a.
  - Colestyramin (1- bis 4-mal 4 g p.o.), Opiatantagonisten (z. B. Naltrexon 50 mg p.o., Nalmefen 3-mal 2–15 mg p.o.) Rifampicin (10 mg/kg KG p.o.)
- Substitution an fettlöslichen Vitaminen intramuskulär (Vitamin A 300.000 IE alle 3 Monate; Vitamin D: D_3-Vicotrat, Vigantol 50.000 IE alle 3 Monate; Vitamin E: E-Vicotrat, 1 Amp. tgl., Vitamin E Sanum 2 Amp. pro Woche; Vitamin K: Kanavit. Nicht bei allen Patienten prophylaktische Substitution aller 4 fettlöslichen Vitamine notwendig. Kombinationspräparat zur intramuskulären Injektion nicht mehr erhältlich).
- Osteopenie, Osteoporose
  - Bei Vitamin-D_3-Mangel Gabe von z. B. 0,25 μg Calcitriol p.o. sowie 1–1,5 g Kalzium p.o.
- Komplikationen der PSC
  - Cholangitis: z. B. antibiotische Therapie (s. S. 875)

10.11.5 Angeborene Gallenganganomalien

Gallengangatresie/-hypoplasie

Die Gallengangatresie bzw. -hypoplasie ist eine seltene, angeborene Erkrankung (Prävalenz 1:12.000). Man unterscheidet eine extrahepatische Gallengangatresie (Typ I: Atresie des Ductus choledochus, Typ II: Atresie des Ductus hepaticus communis, Typ III: Atresie der Ductus hepatici dexter und sinister), eine intrahepatische Gallengangatresie sowie eine Gallenganghypoplasie. Die Patienten werden meist kurz nach der Geburt mit einem rasch progredienten Ikterus auffällig. Therapeutisch wird der Gallefluss entweder durch Anlage einer biliodigestiven Anastomose (z. B. Portoenterostomie nach Kasai) oder, in den letzten Jahren vorzugsweise praktiziert, durch eine orthotope Lebertransplantation wiederhergestellt.

Choledochuszysten, Caroli-Syndrom

Rezidivierender Ikterus, kolikartige Schmerzen unter dem rechten Rippenbogen, Pruritus und eventuell ein tastbarer Tumor im rechten Oberbauch können differentialdiagnostisch hinweisend für das Vorliegen von Choledochuszysten sein (Prävalenz

1:50.000 bis 1:200.000). Bei 20% der Patienten manifestieren sich diese klinisch erst im Erwachsenenalter.

Es werden fünf Typen von Choledochuszysten unterschieden:
- zystische Dilatation des Ductus choledochus und/oder Ductus hepaticus (Typ I),
- isoliertes Divertikel des Ductus choledochus (Typ II),
- intraduodenales Divertikel mit Choledochuszele (Typ III),
- kombinierte intra- und extrahepatische Gallengangzysten (Typ IV),
- Caroli-Syndrom (Typ V) mit multiplen zystischen Dilatationen der intrahepatischen Gallengänge.

Die angeborenen zystischen Gallengangveränderungen sind mit einem deutlich erhöhten Karzinomrisiko (0,7%) assoziiert. Rezidivierende Cholangitiden und die Bildung von Gallengangsteinen in den zystischen Gallengangveränderungen stellen eine Therapieindikation dar. Die früher empfohlene chirurgische Zystenterostomie ist zugunsten einer kompletten Exzision extrahepatischer Zysten mit biliodigestiver Anastomose des verbleibenden Gallenganges verlassen worden. Bei intrahepatischen Gallengangzysten wird je nach Ausdehnung eine Lebersegment- oder -lappenresektion durchgeführt. Eine orthotope Lebertransplantation wird bei komplexen, über mehrere Segmente verteilten Zysten notwendig.

Evidenz der Therapieempfehlungen	Evidenzgrad	Empfehlungsstärke
Sphinkter-Oddi-Dyskinesie Typ I		
Endoskopische Sphinkterdurchtrennung	I-b	A
Sphinkter-Oddi-Dyskinesie Typ II		
Endoskopische Sphinkterdurchtrennung	I-b	A
Behandlung mit Kalziumantagonisten (Nifedipin)	IV	C
Behandlung mit Nitraten (Nitroglyzerin)	IV	C
Intrasphinktäre Botulinusinjektion	IV	C
Sphinkter-Oddi-Dyskinesie Typ III		
Endoskopische Sphinkterdurchtrennung	IV	C
Gallenblasendyskinesie		
Cholezystektomie	IV	C
Gallenblasensteine		
Laparoskopische Cholezystektomie	II-b	B
Medikamentöse Litholyse mit Ursodeoxycholsäure (bei ausgewählten Patienten)	I-b/I-a	A
Extrakorporale Stoßwellenlithotripsie	II-a	A
– ggf. mit Ursodeoxycholsäuregabe	I-b	B
Gallengangsteine		
Operative Entfernung	IV	A
Endoskopische transpapilläre Therapie inkl. Papillotomie	IV	A
Steinentfernung nach Ballondilatation	IV	B
Verschiedene Lithotripsiemethoden	IV	A
Cholezystektomie + Choledochotomie	I-b	B
Laparoskopische Choledochotomie	I-b	B
Endoskopische Prothesenplatzierung	II-a	B
Akute Cholezystitis		
Laparoskopische Cholezystektomie	II-b	B
Cholangitis		
Gallengangdarstellung mit Drainage	I-b	A
Endoskopische Papillotomie	I-b	A
Antibiotikatherapie	II-B	A
PSC		
Behandlung mit Ursodeoxycholsäure		
– 13–15 mg/kg KG p.o.	II-a	B
– 25–30 mg/kg KG p.o.	I-b	B
Lebertransplantation	III	A
Choledochuszysten, Caroli-Syndrom		
Lebersegment-/-lappenresektion	II-b	B

Literatur

Akriviadis EA, Hatzigavriel M, Kapnias D, Kirimlidis J, Markantas A, Garyfallos A (1997) Treatment of biliary colic with diclofenac: a randomized, double-blind, placebo-controlled study. Gastroenterology 113: 225–231

Beuers U, Spengler U, Kruis W et al. (1992) Ursodeoxycholic acid for treatment of primary sclerosing cholangitis: A placebo controlled trial. Hepatology 16: 707–714

Binmoeller KF, Bruckner M, Thonke F, Soehendra N (1993) Treatment of difficult bile duct stones using mechanical, electrohydraulic and extracorporeal shock wave lithotripsy. Endoscopy 25: 201–206

Broomé, Olsson R, Lööf L et al. (1996) Natural history and prognostic factors in 305 Swedish patients with primary sclerosing cholangitis. Gut 38: 610–615

Festi D, Sottili S, Colecchia A, Attili A, Mazzella G, Roda E, Romano F (1999) Clinical manifestations of gallstone disease: evidence from the multi-center Italian study on cholelithiasis (MICOL). Hepatology 30: 839–846

Friedman GD, Raviola CA, Fireman B (1989) Prognosis of gallstones with mild or no symptoms: 25 years of follow-up in a health maintenance organization. J Clin Epidemiol 42: 127–136

Geenen J, Hogan W, Dodds W, Toouli J, Venu R (1989) The efficacy of endoscopic sphincterotomy in postcholecystectomy patients with sphincter Oddi-dysfunction. N Engl J Med 320: 82–87

Kim WR, Therneau TM, Wiesner RH et al. (2000) A revised natural history model for primary sclerosing cholangitis. Mayo Clin Proc 75: 688–694

Neubrand M, Sackmann M, Caspary WF et al. (2000) Leitlinien der deutschen Gesellschaft für Verdauungs- und Stoffwechselkrankheiten zur Behandlung von Gallensteinen. Z Gastroenterol 38: 449–468

Paumgartner G (1993) Strategies in the treatment of gallstone disease. Working team report. Gastroenterology Int 6: 65–75

Rhodes M, Sussman L, Cohen L, Lewis MP (1998) Randomised trial of laparoscopic exploration of common bile duct versus postoperative endoscopic retrograde cholangiography for common bile duct stones. Lancet 351: 159–161

Ros E, Zambon D (1987) Postcholecystectomy symptoms. A retrospective study of gall stone patients before and two years after surgery. Gut 28: 1500–1504

Steiner CA, Bass EB, Talamini MA, Pitt HA, Steinberg EP (1994) Surgical rates and operative mortality for open and laparoscopic cholecystectomy in Maryland. N Engl J Med 330: 403–408

Todani T, Watanabe Y, Narusue M (1977) Congenital bile duct cysts. Classification, operative procedures, and review of thirty-seven cases including cancer arising from choledochal cyst. Am J Surg 134: 263–269

Mitchell SA, Bansi DS, Hunt N, von Bergmann K, Fleming KA, Chapman RW (2001) A preliminary trial of high-close ursodeoxycholic acid in primary sclerosing cholangitis. Gastroenterology 121: 900–907

10.12 Akute und chronische Pankreatitis
Volker Keim und Joachim Mössner

10.12.1 Definition

Eine akute Pankreatitis ist eine einmalige akut-entzündliche Episode, wohingegen bei einer chronischen Pankreatitis rezidivierende Entzündungsschübe auftreten. Bei der ersten Form können narbige Veränderungen zurückbleiben. Das Ergebnis der chronischen Entzündung ist jedoch ein progredienter Organuntergang.

10.12.2 Pathophysiologie

Auslöser der Pankreatitis sind reichlicher Alkoholkonsum bzw. in der Papilla Vateri inkarzerierte Gallengangsteine. In vielen Fällen passieren die Steine zwar spontan die Papille, die vorübergehende Druckerhöhung scheint aber der Trigger für die Auslösung einer Pankreatitis zu sein. Daneben sind die Hyperlipoproteinämie bzw. Hyperkalzämie zu nennen. Mittlerweile wurden genetische Risikofaktoren der Erkrankung nachgewiesen. Hierbei handelt es sich um Mutationen in den Genen des kationischen Trypsinogens, des sekretorischen Trypsininhibitors SPINK 1 („serine protease inhibitor Typ Kasal 1") und des CFTR („cystic fibrosis transmembrane conductance regulator"). Die Mutationen des kationischen Trypsinogens spielen insbesondere bei der autosomal-dominant vererbten hereditären Pankreatitis eine Rolle, wohingegen SPINK-1- und CFTR-Mutanten auch bei allen anderen Pankreatitisformen gefunden wurden.

Die akute Pankreatitis ist auf Grund der Symptomatik nicht von einem ersten akuten Schub einer chronischen Pankreatitis zu trennen. In beiden Fällen wird initial eine intrapankreatische Aktivierung des Trypsins gefunden, das seinerseits die anderen Pankreasproenzyme (Zymogene) aktiviert. Daneben erfolgt eine Sekretion von Enzymen ins Interstitium, die Fettgewebenekrosen (durch Lipase bzw. Phospholipase A_2) und eine Zerstörung der Azinuszellen (durch lipolytische Produkte und Elastase) zur Folge haben kann. Dies beeinträchtigt die Organperfusion, ein Umstand, der wiederum die Induktion einer systemischen Entzündungsreaktion bewirkt, die ihrerseits mit einer schlechten Prognose der Erkrankung assoziiert ist.

Es existieren zahlreiche Spekulationen, wie und warum rezidivierende akute Schübe der Pankreatitis in eine chronische Entzündung münden, d. h., wie und weshalb die Pankreatitis auch ohne auslösende Noxe (z. B. fortgesetzten Alkoholkonsum) weiter fortschreiten kann. Die postulierten Mechanismen (Obstruktionstheorie, metabolische Theorie etc.) sind nicht durch Daten belegt. Ein Schema des formalen Progressionsablaufs der Erkrankung (Nekrose – Fibrose – Sequenz) wurde vorgeschlagen: Ähnlich wie bei der akuten Pankreatitis steht initial eine lokale Entzündung im Vordergrund, die zu einer Defektheilung (Narbe) führt. Treten weitere Schübe auf, führt dies zur Bindegewebevermehrung, zu Gangveränderungen und schließlich zur Konkrementbildung. Die Reversibilität des Prozesses besteht wahrscheinlich nur bei Frühformen, später verselbständigt sich die Erkrankung, die dann auch ohne auslösende Noxe weiter fortschreitet.

Da die Therapie der akuten Pankreatitis der des akuten Schubs der chronischen Pankreatitis sehr ähnlich ist, sollen sie in einem gemeinsamen Kapitel besprochen werden.

10.12.3 Akute Pankreatitis und akuter Schub einer chronischen Pankreatitis

Klinik und Primärdiagnostik

Die akute Entzündung des Pankreas ist eine Erkrankung, die mit ausgeprägten, zumeist in den Rücken ausstrahlenden Abdominalbeschwerden, Übelkeit und Erbrechen einhergeht. Der Nachweis der Pankreatitis erfolgt durch die Messung von Serumamylase und/oder -lipase. Bei mehr als dreifach erhöhter Lipase ist eine Pankreatitis sehr wahrscheinlich. Liegt der Beschwerdebeginn jedoch bereits einige Tage zurück, ist die Sensitivität der Lipase deutlich geringer. Da differentialdiagnostisch zahlreiche Erkrankungen abgegrenzt werden müssen, sollte die Pankreatitis durch ein bildgebendes Verfahren bestätigt werden. Hierfür kommt in aller Regel die Sonographie in Betracht. Typische Kriterien sind ein druckschmerzhaftes, vergrößertes und echoarmes Organ. Gleichzeitig können am Organrand reflexarme Formationen zu sehen sein, die auf Fettgewebsnekrosen hinweisen. Ist das Pankreas nicht ausreichend darstellbar (z. B. wegen Luftüberlagerung), sollte zur Diagnosesicherung ein Kontrast-CT durchgeführt werden.

Im nächsten Schritt müssen zwei Probleme parallel gelöst werden:
- Abschätzung des Schweregrads der Pankreatitis und
- Ätiologie der Erkrankung.

Die Beurteilung des Schweregrads ist wichtig, da die milden, ödematösen Formen der Pankreatitis (ca. 80–85% der Patienten) in der Regel problemlos ausheilen, wohingegen die schweren, nekrotisierenden Formen mit einer beträchtlichen Mortalität assoziiert sind. Beim Nachweis von Gallengangsteinen ist von einer biliären Pankreatitis auszugehen, folglich ist die Sanierung des Gallengangs erforderlich.

Schweregrad der Pankreatitis

Zur Differenzierung zwischen milder und schwerer Verlaufsform der Erkrankung wird die Messung des C-reaktiven Proteins mit einem Grenzwert von 120 mg/dl vorgeschlagen. Gerade in den ersten Tagen der Erkrankung kann hiermit jedoch nicht zuverlässig zwischen beiden Formen unterschieden werden. Die Höhe der Lipase oder anderer Pankreasenzyme korreliert nicht mit dem Schweregrad der Pankreatitis. Andere Verfahren sind nicht ausreichend validiert (TAP: „trypsinogen activation peptide"; PMN-Elastase: polymorphkernige Elastase; Hämatokrit), nicht routinemäßig verfügbar (Interleukin-6) oder zu aufwendig (APACHE II: „acute physiology and chronic health evaluation"). Mit Hilfe eines Kontrast-CT kann recht sicher eine Pankreasnekrose nachgewiesen werden, dies ist jedoch nicht immer mit einem schweren Verlauf assoziiert. Es hat sich gezeigt, dass ein einfacher klinischer Score, bestehend aus der Beurteilung von Ikterus, Temperatur, Abdominalbeschwerden, Darmgeräuschen und Bauchdeckenspannung, eine ähnliche Aussagekraft hat wie eine umfangreiche Labordiagnostik bzw. bildgebende Verfahren.

Darüber hinaus ist zu bedenken, dass sich aus einer initial milden Form eine schwere, tödlich verlaufende Erkrankung entwickeln kann. Somit ist die Abschätzung des Schweregrades nach wie vor ein erhebliches Problem, das große Erfahrung und Detailkenntnisse erfordert. In Zweifelsfällen muss zur Beurteilung des Patienten eine regelmäßige klinische Untersuchung, u. U. auch mehrfach täglich, erfolgen.

Besteht der Verdacht auf eine schwere Pankreatitis, sollte, falls nicht ohnehin zur Primärdiagnostik geschehen, innerhalb von 48 Stunden nach Klinikaufnahme ein kontrastmittelverstärktes CT durchgeführt werden. Patienten mit schwerer Pankreatitis sollten auf eine Intensivstation gebracht werden. Die übrigen Patienten können bei Vorhandensein adäquater Überwachungsbedingungen auf einer Allgemeinstation geführt werden. Interventionelle Maßnahmen sind erst nach ausreichender Stabilisierung des Patienten sinnvoll.

Ätiologie der Pankreatitis

Parallel zur Bestimmung des Schweregrades der Erkrankung ist es wichtig, nach der Ursache der akuten Pankreatitis zu suchen. Bei etwa 40–50% der Patienten finden sich Gallengangsteine und nur in diesem Fall ist eine endoskopische Intervention erforderlich. Diese sollte bei Cholestase und/oder Fieber umgehend erfolgen, d. h. Therapie der Cholangitis und Sepsis. Bei Vorliegen einer Hyperlipidämie bzw. Hyperkalzämie bei Hyperparathyreoidismus erfolgt die Therapie der Grundkrankheit.

Die wichtige Differenzdiagnostik zwischen einer biliären Pankreatitis und dem akuten Schub einer chronischen Pankreatitis gelingt in der Regel mittels Sonographie. Die biliäre Pankreatitis ist gesichert, falls ein Gallengangkonkrement und erweiterte Gallenwege nachzuweisen sind. Bei grenzwertig weitem Ductus hepatocholedochus ohne gleichzeitige Cholezystolithiasis ist die Entscheidung schwierig. Ein recht zuverlässiges Verfahren zum Nachweis kleiner Konkremente ist die Endosonographie, die jedoch nicht in allen Kliniken etabliert ist. Finden sich nur die typischen Zeichen der mechanischen Cholestase (Erweiterung des Gallenganges und/oder erhöhte Werte für γGT, AP, Bilirubin), kann ausnahmsweise auch ein entzündlicher Kopftumor bei chronischer Pankreatitis vorliegen. Hilfreich für die Indikationsstellung zur ERC können hier die in Tabelle 10.12-1 genannten weiteren klinischen Kriterien sein.

Besteht der dringende Verdacht einer biliären Pankreatitis, so muss sich die ERC mit Papillotomie und Steinextraktion anschließen. Es ist zu entscheiden, ob die Maßnahme sofort (notfallmäßig) durchgeführt wird oder ob ein Eingriff unter günstigeren logistischen Bedingungen ausreichend ist. Bei Vorliegen einer ausgeprägten Cholestase, möglicherweise mit einer biliären Sepsis und bei schwerem Verlauf ist die umgehende ERC erforderlich. In allen anderen Fällen genügt wahrscheinlich ein Elektiveingriff im Verlauf der nächsten 12–24 Stunden. Bei fehlender Cholestase verbessert die sofortige endoskopische retrograde Cholangiographie mit Papillotomie nicht eindeutig den Verlauf der Erkrankung.

Therapie der akuten Pankreatitis

Therapie der milden (ödematösen) akuten Pankreatitis Die Behandlung besteht im Wesentlichen in der Nahrungskarenz, der parenteralen Volumen-, Glukose- und Elektrolytzufuhr sowie in einer adäquaten Schmerzbehandlung (s. unten).

Die weiteren Maßnahmen sind eine Kreislaufüberwachung, die Bilanzierung, die Kontrolle des Blutzuckers und der Nieren- und Lungenfunktion. Bei blandem Verlauf fallen die Lipasewerte recht rasch in den Normbereich ab (nach ca. 3–5 Tagen). Das CRP steigt jedoch zumeist bis zum 3.–4. Krankheitstag an, Normwerte werden erst nach 2–3 Wochen erreicht.

Eine kurzfristige Kontrolle des Lokalbefundes mittels bildgebender Verfahren (z. B. Kontroll-CT) ist nicht erforderlich. Ergeben sich jedoch neue Probleme (erneut auftretende Schmerzen, Verschlechterung der Allgemeinsituation bzw. der Laborwerte), sollte eine Ursachenforschung erfolgen. Initial ist eine abdominelle Sonographie ausreichend, mit deren Hilfe sich bereits Hinweise z. B. auf einen erneuten Schub der Erkrankung bzw. eine Pseudozystenbildung ergeben. Bei nicht ausreichend einsehbarem Pankreas oder bei einer unklaren Situation ist ein Kontrast-CT notwendig.

Wurde eine biliäre Pankreatitis nachgewiesen und/oder finden sich Gallenblasensteine bzw. Gallenblasen-Sludge, ist eine elektive Cholezystektomie indiziert. Bei sehr alten bzw. fraglich operablen Patienten reicht zur Verhinderung des Rezidivs wahrscheinlich eine weite Papillotomie aus, da Restkonkremente über die große Öffnung abgehen können. Wenn der Verdacht auf eine chronische Pankreatitis besteht, sollte nach Abklingen des akuten Schubes die weitere Diagnostik angeschlossen werden (s. später).

Therapie der schweren (nekrotisierenden) akuten Pankreatitis Die Behandlung der schweren Pankreatitis ist ein interdisziplinäres Problem, das in Zusammenarbeit mit Chirurgen und Intensivmedizinern gelöst werden sollte. In der Regel wird der Patient auf einer Intensivstation behandelt werden müssen.

Volumenmangel Die Initialtherapie besteht in einer Substitution des teilweise sehr ausgeprägten Volumenmangels. Dieser ist sowohl durch verminderte Zufuhr seitens des Patienten als auch durch die Sequestration von Flüssigkeit in die Bauchhöhle und insbesondere das Retroperitoneum bedingt. Die erforderliche Menge kann hierbei sehr hoch sein (>10 l/Tag). Die Substitution führt zu einer besseren Gefäßfüllung und damit auch zu einer erhöhten Organperfusion, die möglicherweise das Ausmaß der Nekrosen reduzieren und über diesen Mechanismus einen Einfluss auf die Prognose der Erkrankung haben könnte. Ob die Gabe von Plasmaexpandern oder gar eine therapeutische Hämodilution erforderlich ist, gilt als umstritten.

Spezifische medikamentöse Therapie Seit mehr als 30 Jahren wird nach Medikamenten gesucht, die eine kausale und prognoseverbessernde Wirkung bei der Pankreatitis besitzen. Alle sorgfältigen randomisierten Studien haben jedoch keinen Effekt nachweisen können. Auch die kürzlich diskutierten Pharmaka Somatostatin und PAF („platelet activation factor")-Antagonisten haben in sehr großen therapeutischen Studien mit teilweise über 1500 Patienten enttäuscht – wie bereits in früheren Studien Proteaseninhibitoren wie Aprotinin, Gabexat-Mesilat oder Nafamostat. Somit existiert keine spezifische Pharmakotherapie der Pankreatitis.

Antibiotische Therapie bei Pankreasnekrose Der Nachweis einer Organnekrose im Kontrast-CT ist meist mit einem schweren Verlauf assoziiert. Dies ist u. a. Folge der Stimulation der systemischen Entzündungsreaktion. Wird jedoch die Nekrose bakteriell besiedelt, verschlechtert sich die Prognose weiter. Die Besiedelung erfolgt nicht sofort, sondern im Verlauf von 1 bis 3 Wochen. Auf Grund des nachgewiesenen Erregerspektrums scheinen die Bakterien aus dem Kolon zu stammen, wobei sie entweder direkt aus dem Querkolon in das darüber liegende Pankreas einwandern oder aber über den Lymphweg ins Pankreas gelangen. In einer Metaanalyse konnte gezeigt werden, dass die prophylaktische Antibiotikagabe bei nekrotisierender Pankreatitis wahrscheinlich einen günstigen Einfluss auf den Verlauf der Erkrankung hat. Hierbei sollten vor allem Imipenem 3-mal 500 mg/Tag oder eine Kombination von Ofloxacin (3-mal 200 mg) + Metronidazol (3-mal 500 mg) über 14 Tage gegeben werden. Bei klinischer Verschlechterung und/oder Fieber trotz antibiotischer Therapie erfolgt die CT-gesteuerte Punktion der Nekrosen zum gezielten Keimnachweis.

Bei einem Lungenversagen muss eine mechanische Ventilation erfolgen. Tritt ein Nierenversagen ein, ist eine Nierenersatztherapie indiziert.

Schmerztherapie Generell wird eine individuell angepasste Monotherapie angestrebt (z. B. mit Metamizol, Tramadol oder Buprenorphin). Häufig wird derzeit noch zur Primärbehandlung die Dauerinfusion von Procain empfohlen, jedoch war die intravenöse Applikation von Buprenorphin der Procaintherapie hinsichtlich Schmerzlinderung überlegen. Bei nicht ausreichender Wirkung ist eine Kombinationstherapie notwendig. Es können kombiniert werden: peripher wirksame mit zentral wirksamen Schmerzmitteln (z. B. Metamizol + Tramadol). Die perkutane Applikation des Opioids Fentanyl hat den potentiellen Vorteil, gleich bleibende Wirkspiegel zu erreichen. Die Gabe von Bupivacain über einen Periduralkatheter bietet sich als Alternative bei Therapieversagern an. Pankreasenzympräparate eignen sich im akuten Schub nicht zur Schmerztherapie. Die Empfehlungen zur Schmerztherapie beruhen ausschließlich auf Expertenmeinungen. Keines der Schemata ist in einer kontrollierten Studie geprüft.

Tabelle 10.12-1. Klinische Kriterien zur Unterscheidung zwischen einer akuten biliären und einer chronisch-alkoholischen Pankreatitis

Eher biliäre Pankreatitis	Eher akuter Schub einer chronisch-alkoholischen Pankreatitis
Ältere Frauen	Jüngere Männer
Gallengangsteine	Pankreasverkalkungen
Erweiterte Gallenwege	Pankreasgangerweiterung
AP, γ-GT erhöht	Pseudozysten
Ikterus	Alkoholanamnese
Gallenblasensteine	

Ernährung Hinsichtlich der Ernährung bei Pankreatitis hat in den letzten Jahren ein Paradigmenwechsel stattgefunden. Während in den meisten Lehrbüchern noch die parenterale Ernährung als unverzichtbar angesehen wird, setzt sich mittlerweile die Ansicht durch, dass eine frühe enterale Ernährung über eine Jejunalsonde bei dieser Erkrankung möglicherweise sinnvoll ist. Die hier gegebenen Empfehlungen basieren allerdings nur auf wenigen Untersuchungen.

Es wird ein Stufenkonzept vorgeschlagen (s. Übersicht), das vor allem vom Schweregrad der Erkrankung abhängig ist. Bei allen Patienten sollte initial eine enterale Nahrungskarenz für 2–4 Tage erfolgen. In dieser Zeit erfolgt eine reine parenterale Gabe von Volumen, Elektrolyten und Glukose. Liegt eine milde Verlaufsform vor, kann bereits nach 3–5 Tagen mit einem enteralen Kostaufbau begonnen werden. Als Entscheidungsparameter können klinische Kriterien wie z. B. die Schmerzfreiheit des Patienten verwandt werden. Eine Bewertung des CRP ist schwierig, da dessen Maximum in den 3–4 Tagen erreicht wird. Beim oralen Kostaufbau sollten kohlenhydratreiche Nahrungsmittel bevorzugt und Fett möglichst vermieden werden.

Ernährungstherapie bei akuter Pankreatitis

Milde und mäßig schwere Form:
- 2–5 Tage: keine orale Ernährung, intravenöse Gabe von Flüssigkeit und Elektrolyten
- 3–7 Tage: Kostaufbau, kohlenhydratreich, fett- und proteinarm

Schwere Form
- 1–2 Tage: keine orale Ernährung
- 2 Tage: Platzierung einer enteralen Ernährungssonde
- Ab 3. Tag: kontinuierliche enterale Ernährung mit einer Elementardiät. Ziele:
  - 25–35 kcal/kg KG/Tag
  - 1,2–1,5 g/kg KG/Tag Protein
  - 4,0–6,0 g/kg KG/Tag Kohlenhydrate
  - Bis zu 2 g/kg KG/Tag Fett

Kann dieses Ziel enteral nicht erreicht werden oder liegt ein paralytischer Ileus vor, sollte mit einer parenteralen Ernährung kombiniert werden oder eine alleinige parenterale Ernährung erfolgen.

Bei einer schweren Verlaufsform bzw. einer längeren Krankheitsdauer wird empfohlen, ab dem 3. Krankheitstag mit einer enteralen Ernährungstherapie zu beginnen. Hierzu sollte eine Ernährungssonde distal des Treitz-Bandes im Jejunum platziert und nach Lagekontrolle mit der Gabe einer Elementardiät begonnen werden. Derzeit existieren keine allgemein akzeptierten Empfehlungen zur Zusammensetzung der Diät, aber auch hier ist eine kohlenhydratreiche Kost sinnvoll. Nur wenn die enterale Ernährung nicht (z. B. Ileus, Magenausgangsstenose) oder nur teilweise möglich ist, erscheint eine zusätzliche oder vollständige parenterale Ernährung indiziert.

Chirurgische Therapie In den letzten Jahren entwickelt sich die Tendenz, eine chirurgische Therapie der akuten Pankreatitis deutlich seltener bzw. erheblich später durchzuführen. Eine Intervention bei ödematöser Pankreatitis wird lediglich noch in Ausnahmefällen als notwendig angesehen. Eine Operation bei nekrotisierender Pankreatitis sollte dann erfolgen, wenn eine klinische Stabilisierung des Patienten mit intensivmedizinischen Maßnahmen nicht möglich ist. Zunehmend kann gezeigt werden, dass es bei fast allen Patienten mit steriler Nekrose und bei vielen mit infizierter Nekrose gelingt, eine Operation in der ungünstigen Frühphase der Erkrankung zu vermeiden. Ist die Nekrose demarkiert bzw. bildet sich ein Spätabszess, kann eine Operation unter günstigeren Bedingungen und nach Stabilisierung des Patienten erfolgen.

10.12.4 Chronische Pankreatitis

Klinik

Die chronische Pankreatitis ist durch rezidivierende Schmerzen im mittleren Abdomen, die in den Rücken ausstrahlen können, charakterisiert. Die ersten Schübe der Erkrankung können wie eine akute Pankreatitis verlaufen. Durch die chronische Entzündung kommt es zu einem progredienten Untergang des Organs und zum Ersatz durch Bindegewebe. Hieraus leiten sich die exokrine Insuffizienz und ein pankreopriver Diabetes mellitus ab. Schmerzen, Gangerweiterungen, Verkalkungen und Pseudozysten sowie bei manchen Patienten das Auftreten eines Pankreaskarzinoms sind charakteristisch für den Verlauf der Erkrankung.

Da dem Organuntergang in der Regel zahlreiche Schübe vorangehen, so wird die Diagnose i. d. R. anlässlich eines dieser Schübe gestellt. Der Verlauf ist bei einigen Patienten aber oligosymptomatisch, sodass die Erkrankung erst bei Vorliegen einer Organinsuffizienz diagnostiziert wird. In dieser Situation kann die Primärdiagnostik mit verschiedenen apparativen Techniken (Abdomenröntgen, Sonographie, CT) und Funktionsuntersuchungen (Pankreolauryltest, Stuhllelastase, Stuhlfettausscheidung, Sekretin-Cerulein-Test) erfolgen, die in Abhängigkeit vom Stadium der Erkrankung eine unterschiedliche Aussagekraft besitzen. In der Regel lässt sich das fortgeschrittene Stadium der chronischen Pankreatitis durch alle Verfahren zuverlässig nachweisen. Erhebliche Probleme bestehen jedoch im Initialstadium, da sich in der zu diagnostizierenden Gruppe weitaus mehr Patienten mit funktionellen Abdominalbeschwerden befinden.

Stadieneinteilung

Die symptomatische Therapie ist stadiengerecht und setzt daher eine Kenntnis des klinischen Bildes und der Komplikationsmöglichkeiten voraus. Die chronische Pankreatitis kann in Stadien eingeteilt werden:

- **Stadium I**: Präklinisches Stadium ohne manifeste Symptomatik mit bereits chronisch-entzündlichen Veränderungen des Organs.
- **Stadium II**: Klinische Symptome in Form von rezidivierenden akuten Schüben und sekundären Komplikationen. Mit zunehmendem Untergang von Pankreasgewebe Nachlassen der Intensität der klinischen Symptome. Einige Patienten zeigen auch ein chronisches Schmerzsyndrom und einen Krankheitsverlauf ohne typische Schübe. Häufigste Komplikation ist die Entstehung von Pankreaspseudozysten mit unterschiedlichster Symptomatik.
- **Stadium III**: Progrediente exokrine und endokrine Insuffizienz mit zunehmender Diarrhö und Steatorrhö, weiterem Gewichtsverlust sowie Symptomen des Diabetes mellitus. Etwa 10% aller Patienten werden auf Grund eines primär schmerzlosen Verlaufs erst im Stadium III mit progredientem Gewichtsverlust wegen ausgeprägter Maldigestion klinisch auffällig.

Leitsymptom Das Leitsymptom ist der rezidivierende, häufig gürtelförmige Schmerz im Oberbauch sowie Gewichtsverlust. Die Pathogenese der Schmerzen ist vielschichtig. Im Stadium II ist der Gewichtsverlust durch unzureichende Kalorienzufuhr auf Grund nahrungsabhängiger Schmerzen erklärt, im Stadium III durch zunehmende Maldigestion. Bei eingeschränkter exokriner Pankreasfunktion kommen Fettstuhl und andere Merkmale der schweren Maldigestion, wie Folgeerkrankungen des Mangels an fettlöslichen Vitaminen, hinzu: Mangel an Vitamin E (Hautveränderungen), Vitamin A (Nachtblindheit), Vitamin K (Gerinnungsstörungen) oder Vitamin D (Osteomalazie). Das Spätstadium ist charakterisiert durch eine zunehmende endokrine Insuffizienz mit pankreoprivem Diabetes mellitus.

Die Symptomatik kann erweitert werden durch Folgeerkrankungen bei Alkohol- und Nikotinabusus, wie arterielle Verschlusskrankheit, chronische Bronchitis, Lungenkarzinom, Fettleber und Leberzirrhose mit oder ohne portale Hypertension.

Die typische Trias von Gewichtsverlust mit oder ohne Steatorrhö, Diabetes mellitus und Pankreaskalzifikationen findet sich bei einem Drittel der Patienten, meist erst im Stadium III.

Komplikationen Häufigste Komplikation ist die Entstehung von Pseudozysten, die je nach Größe, Lokalisation und Verlauf ein unterschiedliches Bild bieten können.

Pankreaskarzinom: In bis zu 5% der Fälle ist mit der Entstehung eines Pankreaskarzinoms auf dem Boden der chronischen

Pankreatitis zu rechnen. Insbesondere bei der hereditären chronischen Pankreatitis ist auf Grund der jahrzehntelangen chronischen Pankreasentzündung das Karzinomrisiko erhöht.

Exokrine Insuffizienz Der Zeitpunkt des Auftretens einer klinisch manifesten Maldigestion ist nicht vorhersehbar. Die Lipasesekretion muss wenigstens zu 90% erniedrigt sein, bevor es zu einer manifesten Steatorrhö kommt, die durch voluminöse, gelbliche, übel riechende Stühle mit einem täglichem Gesamtstuhlgewicht von deutlich über 200 g und einer Stuhlfettausscheidung von mehr als 7 g/Tag gekennzeichnet ist.

Endokrine Insuffizienz Die endokrine Insuffizienz geht oft nicht mit der exokrinen Insuffizienz einher. 20% der Patienten haben auch nach 10-jähriger Krankheitsdauer noch keinen Diabetes.

Therapie

Eine Heilung der Erkrankung ist nicht möglich. 10 Jahre nach Diagnosestellung leben nur noch 50% der Patienten. Die Todesursachen sind aber weniger Multiorganversagen oder Sepsis bei akuten Schüben mit nekrotisierender Pankreatitis, operationsbedingte Letalität oder Spätkomplikationen eines Diabetes mellitus, sondern Erkrankungen infolge der „Lebensgewohnheiten": Auf Grund von Nikotinabusus und wahrscheinlich auch wegen der gestörten Immunabwehr bei Alkoholabusus besteht ein erhöhtes Risiko, ein Malignom, u. a. Lungenkarzinom, zu entwickeln. Weitere Todesursachen: Folgekomplikationen der nikotinbedingten Arteriosklerose; alkoholbedingte Unfälle; inadäquate Insulintherapie bei mangelnder Compliance; Pankreaskarzinom auf dem Boden der jahrzehntelangen Entzündung des Pankreas.

Anamnese, Klinik, Laborparameter, Pankreasfunktionsanalysen und unterschiedliche bildgebende Verfahren ermöglichen eine Charakterisierung des jeweiligen Krankheitszustandes. Die Diagnosestellung per se führt nicht zwangsläufig zu einer medikamentösen Therapie, da es keine kausale Therapie gibt. Voraussetzung zur differenzierten Einleitung einer medikamentösen und/oder interventionell endoskopischen und/oder chirurgischen Therapie ist die exakte Erfassung des Krankheitszustandes. Dies beinhaltet u. a. die Erfassung des Schweregrades der exokrinen und endokrinen Insuffizienz, der Komplikationen wie Pseudozystenbildung und die Kenntnis der Gangmorphologie. Bei einem nicht heilbaren chronischen Krankheitsbild ist eine stadiengerechte Therapie erforderlich. Die therapeutischen Empfehlungen beruhen weitgehend auf Expertenmeinungen.

Die symptomatische Therapie gliedert sich in mehrere Arme:
- Behandlung der Alkoholkrankheit zur Vermeidung der Folgeprobleme, Verbesserung der Compliance und der, allerdings fraglichen, Besserung der Entzündungsaktivität und Verzögerung der Progression; soziale Reintegration;
- Schmerztherapie, basierend auf dem jeweiligen Pathomechanismus der Schmerzen;
- Therapie der exokrinen Insuffizienz mit Schweinepankreasextrakten;
- Therapie der endokrinen Insuffizienz mit Insulin;
- Anpassung der Ernährung an die exokrine- und endokrine Restfunktion;
- Therapie der Komplikationen, sei es interventionell-endoskopisch oder chirurgisch.

Schmerzbehandlung Schmerzen treten bei fast allen Patienten mit chronischer Pankreatitis auf. Zunächst ist die Ursache der Schmerzen zu eruieren (z. B. neu gebildete Pseudozyste, mechanische Cholestase oder akuter Schub der Erkrankung) und, falls möglich, zu beseitigen. Die symptomatische Schmerztherapie geht auf eine Empfehlung der Deutschen Schmerzliga zurück, ihre besondere Wirksamkeit bei chronischer Pankreatitis ist bisher nicht validiert.
- Stufe 1: Allgemeinmaßnahmen wie Ausschaltung der Noxe, spezielle Therapie bei Alkoholkranken, Diätempfehlungen (kleine Mahlzeiten);
- Stufe 2a: peripher wirkendes Analgetikum, z. B. Paracetamol bzw. Metamizol;
- Stufe 2b: peripher und schwach zentral wirkendes Analgetikum, z. B. Paracetamol + Codeinphosphat oder Metamizol + Tramadol;
- Stufe 2c: peripher wirkendes Analgetikum + Psychopharmakon, z. B. Metamizol. Zusätzlich Levopromazin oder Clomipramin;
- Stufe 3: stark wirksame Opioide, fakultativ ergänzt durch Stufe 2a, z. B. Buprenorphin oder Pentazocin.

Die regelmäßige Medikamentenapplikation sollte der Einnahme bei Bedarf vorgezogen werden. Bei der Wahl des Schmerzmittels bzw. der Kombination mehrerer Präparate sollte berücksichtigt werden, dass die Therapie aller Voraussicht über mehrere Wochen durchgeführt werden muss.

Cave: Medikamentenabhängigkeit! Potenzierung von Nebenwirkungen der Medikamente bei Alkoholabusus!

Als Ultima Ratio ist eine Zöliakusblockade mit Ethanol, Lokalanästhetika oder Steroiden möglich. Bei fehlendem Erfolg ist u. a. auch wegen der Gefahr einer Opiatabhängigkeit die Operation indiziert.

Stenting von Pankreasgangstenosen Indikation für vorübergehendes Pankreasgangstenting und/oder -dilatation kann eine symptomatische Obstruktion (Schmerz, Gangerweiterung proximal der Stenose Aszites bzw. Pleuraerguss) sein. Pankreasstents sollten bevorzugt bei isolierten, papillennahen Stenosen eingesetzt werden. Es fehlen kontrollierte Daten zur Beurteilung der Indikation der Stentplatzierung und des Einflusses auf den Verlauf der chronischen Pankreatitis. Zu Indikation und Häufigkeit des Pankreasgangprothesenwechsels liegen ebenfalls keine Daten vor. Ein Wechsel nach bestimmten Intervallen ist empfehlenswert (z. B. 3 Monate). Patienten mit lang dauerndem, chronischen

Schmerzverlauf sind eher Kandidaten für chirurgische Maßnahmen (laterale Gangdrainage, Resektion). Ein Therapiewechsel mit chirurgischer Option sollte spätestens nach einem Jahr erfolgloser konservativer/interventioneller Therapie erwogen werden.

Pankreasgangsteine Eine Indikation zur interventionellen Endoskopie bei Pankreasgangsteinen wird gesehen, wenn Pankreassteine für eine Obstruktion verantwortlich scheinen. Die Therapie besteht in einer Steinextraktion, die in der Regel mit einer ESWL (extrakorporale Stoßwellenlithotripsie) kombiniert werden muss. Die ESWL, zusammen mit endoskopischer Drainage, ist eine sichere Technik und insbesondere erfolgreich bei Patienten mit nur einem präpapillären Konkrement. Der langfristige Einfluss auf Schmerzbesserung ist aber eher bescheiden. Zudem verhindert die Maßnahme nicht das Fortschreiten der exokrinen Insuffizienz. Bei schmerzfreien Patienten sollte keine interventionelle Therapie erfolgen. Technische Therapieversager der Endoskopie sind Kandidaten für chirurgische Maßnahmen.

Pankreaspseudozysten Die Symptomatik (z. B. Schmerzen, Kompression, Blutung, Infektion) entscheidet über die Indikation zur Intervention (interventionelle endoskopische Therapie, chirurgische Therapie). Die Zystengröße allein ist nicht ausschlaggebend. Symptomatische Pankreaspseudozysten können perkutan drainiert werden. In der Regel ist eine innere Drainage (operative oder endoskopische Therapie) der perkutanen vorzuziehen. Vor einer endoskopischen Zystendrainage muss ein bildgebendes Verfahren (CT, Endosonographie) zur Klärung der Fragen nach Zystenabstand zum Hohlorgan und Gefäße in der Zystenwand erfolgen.

Diagnostik und Therapie der Pankreasinsuffizienz Die Pankreasinsuffizienz lässt sich am sichersten durch die Bestimmung der Fettausscheidung oder durch einen Sondentest (Sekretin-Cerulein-Test) nachweisen. Die Stuhlfettbestimmung ist allerdings ein sehr unbeliebtes Verfahren für Patient und Laborkraft, da u. a. auch eine bilanzierte Fettzufuhr erforderlich ist. Der Sondentest wird von den Patienten als sehr unangenehm empfunden und ist zudem nur in sehr wenigen Zentren verfügbar. Darüber hinaus ist er nicht standardisiert, sodass die Befunde der unterschiedlichen Untersucher nicht verglichen werden können.

Auf Grund dieser Probleme werden fast ausschließlich Screening-Tests eingesetzt. Hierbei handelt es sich um die Bestimmung der Elastase und des Chymotrypsins in einer Stuhlprobe und um den Pankreolauryltest. Alle Verfahren sind bei fortgeschrittener Erkrankung pathologisch, bei diesen Patienten ist jedoch die Erkrankung ohnehin auf Grund der weiteren klinischen Befunde offensichtlich. Bei mäßiger und milder Pankreasinsuffizienz ist der Vorhersagewert aller Methoden schlecht (Sensitivität/Spezifität <60–70%).

Das exokrine Pankreas hat eine sehr hohe „Reservekapazität". Zu einer Steatorrhö kommt es erst bei einem Funktionsverlust von über 90%. Die Kohlenhydrat- und Proteinverdauung kann zum Teil von Enzymen des Speichels (Amylase), des Magens (Pepsin) und der Dünndarmmukosa (Peptidasen, Sacharidasen) übernommen werden. Die Fettverdauung ist jedoch weitgehend abhängig von der Lipase des Pankreas.

Pankreasenzyme werden bei pankreatogener Steatorrhö (in der Regel >7 g pro Tag) und Gewichtsverlust eingesetzt. Ein Gewichtsverlust ohne den Nachweis einer Steatorrhö stellt keine Indikation zur Enzymtherapie dar. Zum exakten Nachweis einer pankreatogenen Steatorrhö ist die Stuhlfettbestimmung erforderlich. Bei nachgewiesener chronischer Pankreatitis mit anhaltenden abdominellen Schmerzen/Beschwerden kann probatorisch über einen Zeitraum bis zu 8 Wochen eine Pankreasenzymsubstitution versucht werden – bei einem Nichterfolg sollte die Behandlung abgebrochen werden. Ein möglicher positiver Effekt könnte auf der Reduktion eines maldigestionsbedingten Meteorismus und weniger einer fraglichen Hemmung der Pankreassekretion beruhen.

Überwiegend werden Schweinepankreatinpräparate eingesetzt. Hierzu liegen die meisten Studien vor und die Dosis-Wirkungs-Beziehung ist bekannt. Die klinische Wirkung von Pilzlipasepräparaten ist belegt, weitere Studien zu ihrer Wirkung sind jedoch erwünscht. Da die Lipase des Schweinepankreatins durch Proteasen und Säure zerstört wird, ist es notwendig, bei erhaltener Magensäuresekretion das Pankreatin vor dem Einfluss der Magensäure zu schützen. Für die Wirkung eines Enzympräparas sind ferner seine Partikelgröße (ungehinderte Magenentleerung) und die Geschwindigkeit der Enzymfreisetzung im Duodenum von Bedeutung. Als günstigste Partikelgröße gilt ein Durchmesser von ≤2 mm. Die Dosierung eines Pankreasenzympräparates ist individuell. Als Anfangsdosis sind 25.000–50.000 IE Lipase/Hauptmahlzeit sinnvoll. Die Dosierung von Pankreasenzympräparaten bei Zwischenmahlzeiten richtet sich nach deren Umfang.

Nach Magen- und Pankreasresektionen kann zusätzlich zur organischen Pankreasinsuffizienz eine funktionelle hinzutreten, eine so genannte pankreatikozibale Dyssynchronie. Hierunter versteht man den zu schnellen Übertritt des Chymus in den Dünndarm mit nicht zeitgerechter Pankreassekretion. Unzureichende Durchmischung des Chymus mit dem Pankreatin und die wegen der chronischen Entzündung erniedrigte Pankreasresektion erhöhen weiter das Ausmaß der Maldigestion, sodass die Indikation zur Pankreatintherapie unter diesen Kautelen großzügig gestellt werden sollte. Hier sollte jedoch ein nicht säuregeschütztes Granulat gewählt werden.

Pankreasenzympräparate sollten keine Gallensäuren enthalten und nicht mit ihnen kombiniert werden, da Gallensäuren eine pankreatogene Diarrhö verstärken. Eine Ausnahme stellt die Behandlung einer Mukoviszidose mit gestörter Cholerese dar. Die Kombination der Enzympräparate mit Säureblockern ist nur in therapierefraktären Fällen erforderlich, d. h. bei Patienten, bei denen eine Steigerung der Lipasedosis bis auf 100.000 IE Lipase/Hauptmahlzeit erfolglos bleibt. Berichte über das Auftreten von Kolonstenosen während einer hochdosierten Therapie mit säuregeschützten Multiunit-Präparaten betrafen nur Patienten mit zystischer Fibrose, nicht jedoch die mit chronischer Pankreatitis.

Therapie der endokrinen Insuffizienz Nur bei wenigen Patienten besteht bereits bei Manifestation der chronischen Pankreatitis eine diabetische Stoffwechsellage. Mit der Progression der Erkrankung muss im Laufe von 20–25 Jahren damit gerechnet werden, dass bei etwa 80% der Patienten ein Diabetes mellitus auftritt, der wiederum in der Mehrzahl der Fälle mit Insulin behandelt werden muss. Bei Patienten mit chronisch-alkoholischer Pankreatitis mit fortbestehendem Alkoholkonsum ist die diabetische Stoffwechsellage ungünstiger als bei Abstinenz.

Es handelt sich um einen pankreopriven Diabetes mellitus. Das besondere Problem besteht hierbei auch in der fehlenden Gegenregulation durch Glukagon und die alkoholtoxische Neuropathie. Die Patienten sind somit stark durch Hypoglykämie gefährdet. Außerdem ist die Lebenserwartung durch das begleitende Risikoverhalten (neben Alkoholkonsum auch starker Nikotinabusus) eingeschränkt. Eine Analyse der Überlebenszeit und der Todesursachen hat gezeigt, dass die Spätkomplikationen des Diabetes mellitus von diesen Patienten in der Regel nicht erlebt werden. Das Therapieziel besteht darin, Hypoglykämien zu vermeiden. Somit sollten nur solche Patienten intensiviert mit Insulin behandelt werden, bei denen eine sehr gute Compliance und eine Alkoholabstinenz bestehen.

Zusatztherapie Diät: Eine Pankreasdiät gibt es nicht. Eine Fettrestriktion sollte nicht erfolgen, wenn die exokrine Pankreasinsuffizienz durch Enzymgabe weitgehend kompensiert ist. Die Wirkung einer zusätzlichen Gabe einer MCT („medium chain triglycerides")-Kost ist nicht gesichert.

Vitamintherapie Bei nachgewiesener schwerer exokriner Insuffizienz liegt nicht selten ein Mangel an fettlöslichen Vitaminen (A, D, E, K) vor. Eine parenterale Substitution erscheint initial sinnvoll.

Alkoholkarenz Obwohl der Stellenwert der Alkoholkarenz bezüglich der Rezidivprophylaxe nicht belegt ist, wird die Karenz allgemein empfohlen, da sich die Prognose verbessert. Wegen seines Alkoholgehaltes bis zu 0,5% ist sog. „alkoholfreies" Bier bei Alkoholkrankheit nicht erlaubt.

Antioxidative Therapie: Freien Radikalen wird nicht nur eine Rolle in der Pathogenese der Pankreatitis, sondern auch in der Schmerzentstehung zugeschrieben. Medikamentöse Maßnahmen einer Therapie mit Antioxidanzien (z. B. Selen) zur Rezidivprophylaxe beziehungsweise zur Schmerztherapie sind nach der jetzigen Datenlage nicht angezeigt.

Chirurgische Therapie Komplikationen (z. B. Gallengangstenose, Duodenalstenose, Versagen endoskopischer Therapie) können eine Indikation zur Operation darstellen. Karzinomverdacht und gegebene Resektabilität indizieren eine Operation. Methode der Wahl ist eine duodenumerhaltende Pankreaskopfresektion.

Interventionell-endoskopische und chirurgische Therapie können sowohl alternative als auch konkurrierende Therapieverfahren bei Komplikationen der chronischen Pankreatitis sein. Kontrollierte Vergleichsstudien fehlen.

Evidenz der Therapieempfehlungen

	Evidenzgrad	Empfehlungsstärke
akute Pankreatitis		
Nahrungskarenz	IV	C
parentrale Volumengabe	IV	C
Behandlungsschema Schmerz	Ib	A
Antibiotika	Ia	A
Ernährung	Ia	A
Schema Kostaufbau	IV	C
späte chirurg. Therapie	IV	C
chronische Pankreatitis		
Schema Schmerzbehandlung	IV	C
Exokrine Insuffizienz	IIb	A
Stenttherapie	Ib	A
Steine	III	B
Pseudozysten	III	B
Diabetes	III	C

Literatur

Dejong CH, Greve JW, Soeters PB (2001) Nutrition in patients with acute pancreatitis. Curr Opin Crit Care 7: 251–256

Fölsch UR, Nitsche R, Lüdtke R, Hilgers RA, Creutzfeldt W (1997) Early ERCP and papillotomy compared with conservative treatment for acute biliary pancreatitis. The German Study Group on Acute Biliary Pancreatitis. N Engl J Med 336: 237–242

Gloor B, Uhl W, Müller CA, Büchler MW (2000) The role of surgery in the management of acute pancreatitis. Can J Gastroenterol 14 (SupplD): 136D–140D

Kiehne K, Fölsch UR, Nitsche R (2000) High complication rate of bile duct stents in patients with chronic alcoholic pancreatitis due to noncompliance. Endoscopy 32: 377–380

Mössner J, Keim V, Niederau C, Büchler M, Singer MV, Lankisch P, Göke B (1998) Leitlinien zur Therapie der chronischen Pankreatitis. Z Gastro-enterol 36: 359–367

Swaroop VS, Chari ST, Clain JE (2004) Severe acute pancreatitis. JAMA. 291: 2865–2868

10.13 Neoplasien des Pankreas und der Gallenwege
Ullrich Graeven und Wolff Schmiegel

10.13.1 Pankreaskarzinom

Das Adenokarzinom des Pankreas ist bei Männern die vierthäufigste und bei Frauen die fünfthäufigste tumorbedingte Todesursache. Die Inzidenz beträgt in den westlichen Industriestaaten ca. 10/100.000 mit ansteigender Tendenz. Während die Inzidenz bei den 40- bis 44-Jährigen noch bei 19/100.000 pro Jahr liegt, steigt sie bei den 75- bis 79-Jährigen auf 43/100.000 pro Jahr. Die Fünfjahresüberlebensrate des Adenokarzinoms des Pankreas gehört zu den schlechtesten aller Tumorerkrankungen und liegt bei 1–5%. Die extrem schlechte Fünfjahresüberlebensrate wird zum einen dadurch bestimmt, dass mehr als die Hälfte der Patienten bereits zum Zeitpunkt der Diagnose ein fortgeschrittenes Tumorstadium aufweist, zum anderen aber auch dadurch, dass selbst nach erfolgreicher chirurgischer Intervention das Pankreaskarzinom eine hohe Rezidiv- und Fernmetastasierungsrate aufweist. Etwa 95% der Pankreastumoren entfallen auf das duktale Adenokarzinom.

Pathogenese
Da lediglich in ganz frühen Krankheitsstadien die Chance auf eine kurative Resektion besteht, ist es von entscheidender Bedeutung, Risikogruppen zu identifizieren und bei Verdacht auf Vorliegen eines Pankreaskarzinoms eine konsequente Diagnostik durchzuführen. Exogene Risikofaktoren für die Entstehung eines Pankreaskarzinoms sind der Nikotinkonsum sowie eine hochkalorische, fettreiche Ernährung. Ein ebenfalls erhöhtes Risiko liegt bei Vorliegen einer chronischen Pankreatitis vor, dies gilt insbesondere für die seltene, autosomal-dominant vererbte hereditäre Pankreatitis. Der Zusammenhang zwischen Diabetes mellitus und Pankreaskarzinom wird noch kontrovers diskutiert. Eine neu aufgetretene diabetische Stoffwechsellage kann als Warnsymptom gelten. Bei der Entschlüsselung der molekularbiologischen Schritte der Pankreaskarzinomentstehung konnten in den letzten Jahren große Fortschritte erzielt werden. Aktuelle Untersuchungen deuten auf ein Progressionsmodell mit schrittweiser Zunahme der Atypien vom normalen, duktalen Epithel bis hin zum Carcinoma in situ hin. Im Rahmen dieser Progression kommt es zur Akkumulation mehrerer genetischer Veränderungen sowohl bei Onkogenen als auch bei Tumorsuppressorgenen, die wichtigsten sind das K-ras-Onkogen und die Tumorsuppressorgene p16, p53, DPC4, BRCA2 (Abb. 10.13-1).

Klinik und Diagnostik
Bei malignen Pankreastumoren gibt es keine typischen Frühsymptome. Beschwerden treten in der Regel erst spät im Verlauf der Erkrankung auf. Hierbei stehen Schmerzen an erster Stelle, gefolgt von Gewichtsverlust und Ikterus. Karzinome im Bereich des Pankreaskopfes können frühzeitig zu einer Obstruktion der abführenden Gallengänge und damit zu einem Ikterus führen. Da auch kleine, noch kurativ resektable Tumoren bereits zu einem Ikterus führen können, ist der Ikterus kein Zeichen der Inoperabilität. Karzinome im Bereich des Pankreasschwanzes bleiben über lange Zeit asymptomatisch und machen sich bei der Mehrzahl der Patienten durch Schmerzen im Oberbauch, ausstrahlend in den Rücken bemerkbar. Weitere Symptome des Pankreaskarzinoms sind voluminöse Stühle als ein Zeichen der Maldigestion und Aszites bei Peritonealkarzinose bei ungefähr 20% der Patienten.

Etablierte Methoden zur Früherkennung des Pankreaskar-zinoms liegen nicht vor und beim überwiegenden Anteil der Patienten findet sich bei Erstdiagnose bereits ein fortgeschrittenes Krankheitsbild. Die Stadieneinteilung des Pankreaskarzinoms erfolgt nach der TNM-Klassifikation. Lediglich 20% der Patienten befinden sich initial in einem auf das Pankreas beschränkten Stadium. Im Mittelpunkt der Diagnostik stehen bildgebende Verfahren. Bei Verdacht auf Vorliegen einer Pankreasraumforderung wird am Beginn der Diagnostik in der Regel die allgemein verfügbare Sonographie stehen. Neben einer Beurteilung des Pankreas ergeben sich mit dieser Untersuchung auch frühzeitig Hinweise für ein fortgeschrittenes Tumorstadium (Aszites, Lebermetastasierung). Je nach Befund bei der transabdominellen Ultraschalluntersuchung ergibt sich die Stratifizierung der weiteren diagnostischen Maßnahmen, wobei v. a. bei Vorliegen eines lokalisierten Tumors die Abklärung der Operabilität im Vordergrund steht. Aussagen zur Resektabilität bei lediglich lokalisierten Tumoren sind mit der Abdomensonographie nicht eindeutig möglich. Hierzu bieten sich insbesondere moderne CT-Techniken sowie die MRT-Technik an. Insbesondere die Kombination von MRT mit MR-Angiographie und MR-Cholangiopankreatikographie, die sog. One-stop-shop-Technik scheint derzeit die höchste Wertigkeit zu besitzen (Abb. 10.13-2).

Therapie
Die Chirurgie des resektablen Pankreaskarzinoms stellt zurzeit die einzig kurative Behandlungsoption dar. Allerdings weisen nur ungefähr 20% der Patienten bei Diagnose ein in kurativer Intention resektables Krankheitsstadium auf. Auch bei diesen Patienten lässt sich selbst mit optimaler Ausnutzung der chirurgischen Möglichkeit nur ein Langzeitüberleben von <20% erzielen. Ungefähr 80% der operierten Patienten zeigen im weiteren Verlauf Zeichen des Lokalrezidivs. Auch durch eine verbesserte lokale Tumorkontrolle z. B. durch Radio-/Chemotherapie nach erfolgter Chirurgie lässt sich bislang keine wesentliche Verbesserung der Therapieergebnisse erzielen, da bei verbesserter lokaler Therapiekontrolle Fernmetastasen überwiegend in der Leber die Prognose bestimmen. Ungefähr 40% der Patienten zeigen bei Diagnosestellung ein lokal fortgeschrittenes Krankheitsstadium und weitere 40% haben schon bei Diagnosestellung ein metastasiertes Krankheitsstadium. Für diese Patienten bietet die Therapie keine kurative Option mehr. Auf Grund des Rezidivmusters nach erfolgreicher Operation ergibt sich die Notwendigkeit zur Verbesserung der lokal regionalen Tumorkontrolle sowie für eine effektive systemische Therapie, um langanhaltende Therapieerfolge zu erzielen (Abb. 10.13-3).

Neoadjuvante Therapie Die neoadjuvante Therapie des Pankreaskarzinoms verfolgt wie bei anderen Tumoren zum einen das Ziel des Tumor-down-Staging und durch die Strahlentherapie, in der Regel als perkutane Bestrahlung („externe beam radiation", EBRT), eine bessere lokale Tumorkontrolle. Die systemische Chemotherapie soll eine Reduktion der Metastasierungsrate erreichen. Als theoretische Vorteile für die präoperative Radio-/Chemotherapie werden genannt:

1. Die Radiotherapie sei bei guter Oxygenierung der Tumorzellen effektiver als nach chirurgischer Intervention;
2. eine Erhöhung der R0-Resektionsrate insbesondere der retroperitonealen Resektionsränder sei möglich;

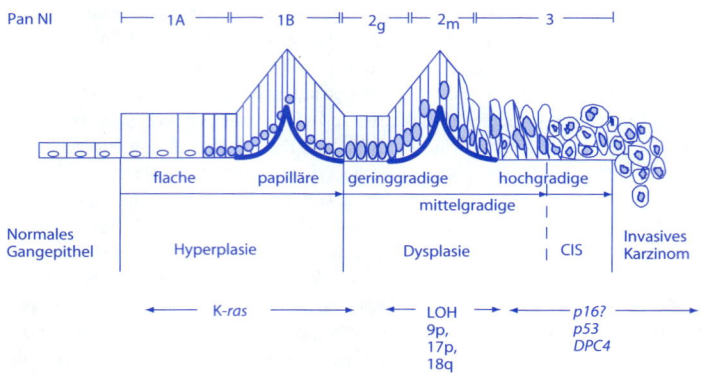

Abb. 10.13-1. Tumorprogression Pankreaskarzinom

3. die neoadjuvante Therapie könne, da sie vor einer Operation durchgeführt wird, in der Regel allen in Frage kommenden Patienten angeboten werden und es entfalle im Gegensatz zur adjuvanten Therapie eine Verzögerung der Behandlung durch die postoperative Erholungsphase.

Erste Befürchtungen, dass eine präoperative Chemo-/Radiotherapie das Mortalitätsrisiko der anschließenden Operation erhöhen könnte, haben sich nicht bestätigt. Es finden sich keine nennenswerten Komplikationen im Bereich der Anastomosen. Die Evaluierung der zur präoperativen Chemo-/Radiotherapie vorliegenden Studienergebnisse ist schwierig, da bislang keine vergleichenden Phase-III-Studien zur reinen Chirurgie vorliegen. Die Ergebnisse der vorliegenden Phase-II-Studien deuten darauf hin, dass die präoperative Chemo-/Radiotherapie die R0-Resektionsrate zu verbessern mag und dass die lokale und regionale Rezidivrate deutlich gesenkt wird. Allerdings ist der Gewinn bezogen auf das Gesamtüberleben bislang nur marginal, bedingt dadurch, dass bis zu 80% der Patienten im Verlauf Fernmetastasen insbesondere in der Leber entwickeln.

Fazit: Die neoadjuvante Radio-/Chemotherapie kann derzeit nicht als Standard angesehen werden und sollte daher nur im Rahmen kontrollierter Studien durchgeführt werden.

Adjuvante Therapie Ebenso wie die neoadjuvante Therapie verfolgt die adjuvante Therapie nach erfolgter R0-Resektion des Primärtumors das Ziel der Reduktion der Lokalrezidiv- sowie der Fernmetastasierungsrate. Zur alleinigen Strahlentherapie als adjuvanter Therapie existieren keine randomisierten Studien. Die Ergebnisse aus nichtrandomisierten Studien sowohl mit der EBRT als auch der intraoperativen Radiotherapie (IORT) berichten einheitlich über eine Reduktion der lokalen Rezidivrate. Eine signifikante Verbesserung der Langzeitprognose konnte nicht erreicht werden, da bei ungefähr 80% der Patienten im weiteren Verlauf der Erkrankung Fernmetastasen auftreten.

Zur alleinigen adjuvanten Chemotherapie liegen zwei randomisierte Studien vor. In der Arbeit von Bakkevold et al. konnte mit dem FAM-Schema (5-FU, Adriamycin, Mitomycin) eine signifikante Verlängerung des Überlebens um 11 Monate erzielt werden. Allerdings war diese Chemotherapie mit einer deutlichen Toxizität verbunden und der signifikante Unterschied im Überleben ließ sich lediglich während der ersten 2 Jahre nachweisen, danach ergab sich kein Unterschied zwischen den beiden Therapiegruppen. Eine Interimsanalyse der ESPAC-1-Studie (ESPAC: European Study Group for Pancreatic Cancer), bei der 600 Patienten nach Pankreasresektion randomisiert wurden, ergibt ebenfalls einen Trend zugunsten der Chemotherapie (Tabelle 10.13-1). Der Stellenwert von Gemcitabin in der adjuvanten Therapie ist Gegenstand aktueller Studien.

Auch zur adjuvanten Radio-/Chemotherapie liegen bislang keine einheitlichen Daten vor. Nachdem in einer Studie der Gastrointestinal Tumor Study Group (GITSG) 1985 ein Vergleich der kombinierten Radio-/Chemotherapie gegenüber der reinen Operation eine deutliche Verbesserung des Gesamtüberlebens erzielte, konnten 2 weitere große randomisierte Studien der European Organization for Research and Treatment of Cancer (EORTC) und der ESPAC diese Ergebnisse nicht bestätigen. Die EORCT-Studie erbrachte keine signifikante Überlebensverlängerung im Therapiearm und die ESPAC-1-Studie zeigte sogar ein schlechteres Abschneiden der Radio-/Chemotherapie verglichen mit der alleinigen Operation (s. Tabelle 10.13-1).

Fazit: Derzeit ist der Stellenwert einer adjuvanten Therapie nach erfolgter R0-Resektion nicht gesichert. Adjuvante Therapiemaßnahmen sollten deshalb nur in kontrollierten Studien durchgeführt werden.

Palliative Therapie Für die palliative Therapie des Pankreaskarzinoms ergeben sich 2 Indikationsgruppen: zum einen das lokal fortgeschrittene irresektable Pankreaskarzinom und zum anderen das bereits metastasierte Pankreaskarzinom. Für lokal fortgeschrittene Stadien liegt eine Reihe randomisierter Studien zum Einsatz der kombinierten Radio-/Chemotherapie, in der Regel verglichen gegen alleinige Radio- oder Chemotherapie, vor. Eine Studie im Vergleich zu rein supportiven Maßnahmen („best supportive care") liegt nicht vor. Die Ergebnisse der Studien sind uneinheitlich. Es finden sich sowohl Hinweise für eine

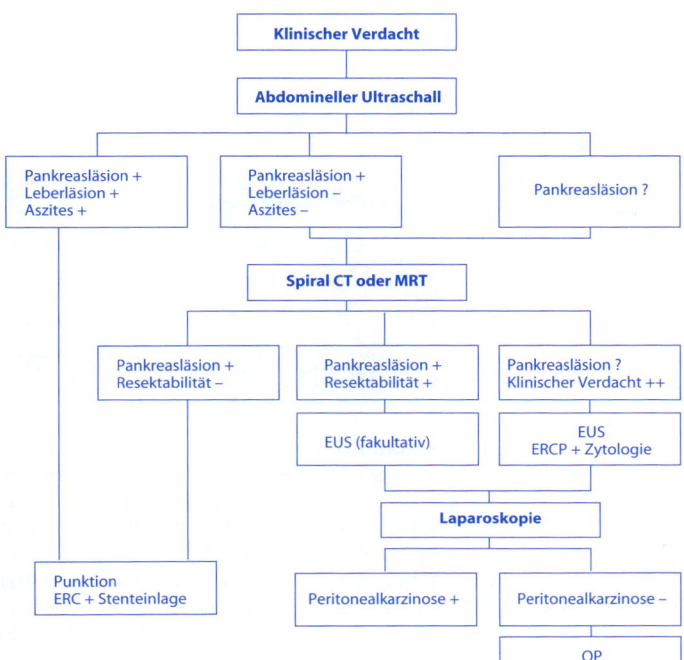

Abb. 10.13-2. Diagnostik des Pankreaskarzinoms

ERC: Endoskopische retrograde Cholangiographie
EUS: Endoskopischer Ultraschall

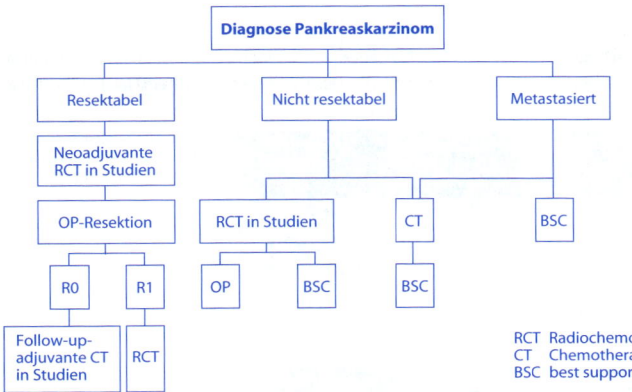

Abb. 10.13-3. Therapie des Pankreaskarzinoms

RCT Radiochemotherapie
CT   Chemotherapie
BSC best supportive care

Verbesserung der Überlebenszeit durch die kombinierte Therapie als auch Studien, die keinen Vorteil zeigen. Auf Grund teilweise unterschiedlicher Bestrahlungsprotokolle ist die Vergleichbarkeit der Studien beeinträchtigt, sodass sich nach der bislang vorliegenden Studienlage bestenfalls ein Trend zu längeren Überlebenszeiten durch eine kombinierte Radio-/Chemotherapie abzeichnet. Bei medianen Überlebenszeiten, die auch mit dieser Therapie in der Regel unter 10 Monaten liegen, muss der geringe potentielle Nutzen individuell gegen die Nebenwirkungen der Therapie abgewogen werden (Tabelle 10.13-2).

Die alleinige Chemotherapie kann beim Pankreaskarzinom nur unter rein palliativen Gesichtspunkten eingesetzt werden, da für die derzeit zur Verfügung stehenden Substanzen objektive Tumorrückbildungsraten von maximal nur 15% dokumentiert sind.

Vor diesem Hintergrund war 5-Fluorouracil in den letzten Jahrzehnten die Basis der systemischen Chemotherapie. Unterschiedliche Dosierungs- oder Applikationsarten (Bolus vs. kontinuierlich) oder auch die Modulation von 5-FU mit Folinsäure oder α-Interferon haben keine eindeutige Verbesserung der Therapieergebnisse erbracht. Zytostatika mit marginaler Wirksamkeit, aber im Vergleich zu 5-FU höherer Toxizität, sind Ifosphamid, Cisplatin, Mitomycin C, Streptozotocin und Anthrazykline. Kombinationschemotherapien haben bisher keine eindeutige Verbesserung im Vergleich zur Monotherapie erbracht, zeigen aber in der Regel eine höhere Nebenwirkungsrate. Neben den klassischen Kriterien zur Tumortherapieevaluation wie Tumorregression und Gesamtüberlebenszeit wurde gerade beim Pankreaskarzinom in den letzten Jahren zunehmend versucht, klinische Parameter, wie die Verbesserung des Allgemeinbefindens, in die Therapiebeurteilung mit einfließen zu lassen. Eine Substanz, für die erstmals eine deutliche Verbesserung dieser klinischen Parameter auch im Vergleich zu 5-FU nachgewiesen werden konnte, ist Gemcitabin. Eine randomisierte Studie mit insgesamt 126 Patienten erbrachte für Gemcitabin im Vergleich zu 5-FU bei objektiven Ansprechraten von 5% und einer lediglich marginalen Verlängerung des Überlebens von 5,7 vs. 4,4 Monaten eine deutliche Verbesserung der sog. „clinical benefit response" (CBR) bei immerhin 24% der mit Gemcitabin behandelten Patienten gegenüber 5% der mit 5-FU behandelten Patienten (s. Tabelle 10.13-2).

Kritisch anzumerken ist, dass die Verbesserung der CBR in erster Linie über eine Verbesserung des Kriteriums Schmerz erzielt wurde. Es bleibt weiteren Studien vorbehalten, zu prüfen, inwieweit durch konsequente Schmerztherapie ähnliche Ergebnisse erzielt werden können.

Fazit: Bezüglich der klassischen Kriterien Tumoransprechen und Überlebensverlängerung zeigen die zur Verfügung stehenden Zytostatika nur eine marginale Wirksamkeit, sodass Patienten mit fortgeschrittenem Pankreaskarzinom nach Möglichkeit im Rahmen von klinischen Studien zur Evaluation neuer Therapiekonzepte oder Substanzen behandelt werden sollten. Außerhalb von Studien erscheint eine Therapie mit 5-FU oder Gemcitabin als Monotherapie gerechtfertigt (s. Übersicht).

> **Palliative Chemotherapie außerhalb von Studien**
> - 5-Fluorouracilmonotherapie:
>   – Dosierung: 500 mg/m2 i.v. Bolus Tag 1, 2, 3, 4, 5; Wiederholung Tag 29
> - Gemcitabinmonotherapie:
>   – Dosierung: 1000 mg/m2 i.v. 30-min-Infusion Tag 1
>   – 1. Zyklus über 7 Wochen (Tag 1, 8, 15, 22, 29, 36, 43), dann 1 Woche Pause
>   – 2. Zyklus über 3 Wochen (Tag 1, 8, 15), Wiederholung Tag 29, ggf. weitere Kurse nach dem Muster des 2. Zyklus

Supportive Therapie

Schmerzen Die Basis der Behandlung fortgeschrittener Pankreaskarzinome ist die bestmögliche symptomorientierte, supportive Behandlung, hierbei steht insbesondere die Behandlung von Schmerzen auf Grund der hohen Inzidenz der Schmerzproblematik beim Pankreaskarzinom an erster Stelle. Eine konsequente Anwendung des Stufenplans der WHO sollte bei Auftreten der ersten Schmerzsymptomatik durchgeführt werden. Darüber hinaus ergibt sich bei Infiltration des retroperitonealen Nervenplexus die Indikation zur Plexus-coeliacus-Blockade durch Alkoholinjektion. Hierzu bietet sich neben der perkutanen und CT-gesteuerten Punktion auch die endosonographisch gesteuerte Punktion an. Die Erfolgsraten der Plexusblockade liegen bei 80%.

Verschlussikterus Der Verschlussikterus durch tumorbedingte Obstruktion des Ductus choledochus stellt eine häufige Komplika-

Tabelle 10.13-1. Randomisierte Studien zur adjuvanten Therapie des Pankreaskarzinoms

Studie	Anzahl Patienten	Therapie	Medianes Überleben [Monate]	Zweijahresüberleben [%]
Bakkevold	61	FAM vs. alleinige Operation	23 vs. 11	70 vs. 35
ESPAC-1	530	5-FU/FS vs. alleinige Operation	19,5 vs. 13,5	–
GITSTG	43	40 Gy +5-FU vs. alleinige Operation	20 vs. 11	43 vs. 18
EORTC	119	40 Gy +5-FU vs. alleinige Operation	17 vs. 12,6	37 vs. 23
ESPAC-1	530	40 GY +5-FU vs. alleinige Operation	14 vs. 15,7	–

Tabelle 10.13-2. Randomisierte Studien zur palliativen Therapie des Pankreaskarzinoms

Studie	Anzahl Pat.	Therapie	Medianes Überleben [Monate]
GITSG	143	EBRT + 5-FU vs. EBRT+A	9,4 vs. 8,3
Moertel et al.	194	EBRT + 5-FU vs. EBRT	10,5 vs. 5,7
Klaassen et al.	91	EBRT + 5-FU vs. 5-FU	8,3 vs. 8,2
GITSG	41	EBRT + SMF vs. SMF	10,5 vs. 8,0
Palmer et al.	43	FAM vs. BSC	8,2 vs. 3,7
Glimelius et al.	53	FFs(E) vs. BSC	6,0 vs. 2,5
Burris et al.	123	Gem vs. 5-FU	5,7 vs. 4,4

EBRT „external beam radiation therapy"; *5-FU* 5-Fluorouracil; *A* Adriamycin; *SMF* Streptozotocin, Mitomycin, 5-FU; *FAM* 5-FU, Adriamycin, Mitomycin; *FFs(E)* 5-FU, Folinsäure ± Etoposid; *BSC* „best supportive care"; *Gem* Gemcitabine.

tion des Pankreaskarzinoms dar und kann zu Juckreiz, Übelkeit, Malnutrition, Cholangitis und Leberversagen führen. Die Behandlung kann entweder durch die operative Anlage einer biliodigestiven Anastomose oder durch nichtoperative Verfahren wie die perkutane transhepatische Endoprotheseneinlage (PTD) oder im Rahmen einer endoskopischen retrograden Cholangiographie (ERC) erfolgen. Auf Grund der geringeren Komplikationsrate ist die endoskopische Stenteinlage der PTD, wenn technisch möglich, vorzuziehen. Der Vergleich der biliodigestiven Anastomose mit der Stenteinlage zeigt für beide Verfahren eine in etwa gleiche Effektivität, wobei sich die Stenteinlage durch geringere Morbidität und Mortalität sowie eine kürzere Krankenhausaufenthaltsdauer auszeichnet. Ein Nachteil der endoskopischen Stenteinlage ist die höhere Rate der Spätkomplikationen insbesondere durch Stentverschluss und Cholangitis.

Gewichtsverlust Gewichtsverlust, in der Regel bedingt durch Tumorkachexie, findet sich gehäuft bei Patienten mit Pankreaskarzinom, sodass die Verbesserung des Ernährungszustandes ein wesentlicher Bestandteil der Therapie sein sollte. Medikamentöse Ansätze zur Überwindung der Tumorkachexie blieben bislang erfolglos. Demgegenüber ist die häufig bei Patienten mit Pankreaskarzinom auftretende exokrine Pankreasinsuffizienz durch entsprechende mikroverkapselte Enzympräparate gut zu behandeln. Diese sollten bei Zeichen der exokrinen Pankreasinsuffizienz konsequent eingesetzt werden.

10.13.2 Gallengangskarzinom

Insgesamt sind die Karzinome des Gallensystems seltene Tumoren. Sie stellen 3% der gastrointestinalen Malignome dar. Die Inzidenz beträgt 2–3/100.000, wobei Männer mit einem Verhältnis von 2:1 häufiger betroffen sind als Frauen. Mehr als 90% der Gallengangskarzinome sind Adenokarzinome. Entsprechend der anatomischen Lage werden die Karzinome des Gallentrakts in intrahepatische, perihiläre und extrahepatische Gallengangskarzinome, in Karzinome der periampulären Region sowie das Gallenblasenkarzinom eingeteilt. Die perihilären Karzinome, auch Klatskin-Tumoren genannt, werden nach der Klassifikation von Bismuth eingeteilt (Tabelle 10.13-3). Darüber hinaus erfolgt die Klassifikation der Gallengangskarzinome auch nach dem TNM-System.

Pathogenese

Insgesamt haben diese Karzinome eine schlechte Prognose. Risikofaktoren für die Entstehung eines Karzinoms des Gallenwegesystems sind chronische Irritationen des Gallenepithels mit verstärkter Zellproliferation. So treten bei Patienten mit Gallensteinen gehäuft Gallenblasenkarzinome auf. Ebenso gehen chronisch-bakterielle Infektionen der Gallenwege mit einem erhöhten Karzinomrisiko einher und bei seltenen parasitären Erkrankungen, z. B. Clonorchis sinensis, treten vermehrt Karzinome auf. Darüber hinaus zeigen Patienten mit einer primär sklerosierenden Cholangitis oder dem Caroli-Syndrom ein deutlich erhöhtes Risiko, ein cholangiozelluläres Karzinom zu entwickeln. Auch wenn bei Entstehen der Gallengangskarzinome eine Sequenz von Hyperplasie zu Dysplasie und Karzinom angenommen wird, sind die molekularen Mechanismen der Pathogenese bisher kaum entschlüsselt. Häufig beschriebene Alterationen betreffen die Gene K-ras, C-myc, C-erbB2, C-met und p53.

Klinik und Diagnostik

Klinische Symptome treten in der Regel erst in fortgeschrittenen Krankheitsstadien auf. Häufig handelt es sich bei Gallenblasenkarzinomen um Zufallsbefunde im Rahmen der Cholezystektomie. Für Patienten mit Gallengangskarzinomen der ableitenden Gallenwege ist der schmerzlose Ikterus das klinische Leitsymptom. Auf Grund der fehlenden Frühsymptomatik werden nur wenige Tumoren frühzeitig diagnostiziert. Neben den Zeichen der Cholestase mit Erhöhung von γ-GT und AP (alkalischer Phosphatase) kann sich eine Erhöhung der Tumormarker CA 19-9 und CEA ergeben. Allerdings eignen sich diese Tumormarker nicht für ein Screening oder die Frühdiagnose. Ähnlich wie beim Pankreaskarzinom kommt der bildgebenden Diagnostik eine zentrale Rolle bei der Abklärung hinsichtlich Vorliegen eines Gallengangskarzinoms zu. Den Grundstein in der Diagnostik bildet die abdominelle Sonographie, die insbesondere bei Vorliegen eines schmerzlosen Ikterus eine zuverlässige Beurteilung der extrahepatischen Gallengänge zulässt. Sowohl die dynamische Spiral-Computertomographie als auch die kontrastmittelverstärkte Magnetresonanztomographie erlauben neben der Beurteilung der extrahepatischen Gallenwege eine zuverlässigere Beurteilung der intrahepatischen Veränderung und sind die Grundlage der Beurteilung der Resektabilität. Die MRT erlaubt zusätzlich als MR-Cholangiopankreatikographie (MRCP) eine hochsensitive Beurteilung der Gallenwegsstenose und tritt zunehmend in Konkurrenz zum bisherigen Goldstandard, der endoskopisch retrograden Cholangiographie (ERC). Die ERC bietet aber darüber hinaus die Möglichkeit der Histologie- und Zytologiegewinnung und als aktuelle Weiterentwicklung auch den Einsatz des intraduktalen Ultraschalls durch Minisonden. Der Stellenwert des Positronenemissionstomographie (PET) wird derzeit untersucht. Erste Studienergebnisse sind vielversprechend.

Tabelle 10.13-3. Klassifikation von Klatskin-Tumoren nach Bismuth

Stadium	Befund
Bismuth I	Befall des Hauptgallenganges
Bismuth II	Tumor in der Hepatikusgabel ohne Beteiligung des linken oder rechten Ductus hepaticus
Bismuth IIIa	Beteiligung des rechten Ductus hepaticus
Bismuth IIIb	Beteiligung des linken Ductus hepaticus
Bismuth IV	Beteiligung des linken und rechten Ductus hepaticus

Therapie

Operation Eine R0-Resektion potentiell resektabler Gallenwegskarzinome ist die einzige potentiell kurative Option (Abb. 10.13-4). Wegen der fehlenden Frühsymptomatik findet sich allerdings nur bei etwa 20% der Patienten bei Primärdiagnose ein potentiell kuratives Krankheitsstadium. Für diese Patienten können dann Fünfjahresüberlebensraten von bis zu 65% erzielt werden.

Neoadjuvante und adjuvante Therapie Zum Einsatz einer neoadjuvanten oder auch adjuvanten Chemo- oder Strahlensowie Strahlen-/Chemotherapie liegen bislang nur Ergebnisse kleinerer, nicht randomisierter Studien vor, sodass der Stellenwert dieser Therapien derzeit nicht abschließend beurteilbar ist. Neoadjuvante und adjuvante Therapie sollten daher außerhalb kontrollierter Studien nicht durchgeführt werden.

Palliative Therapie Irresektable Gallenblasen- oder Gallengangskarzinome haben eine infauste Prognose und das mediane Überleben liegt bei etwa 5 Monaten. Entsprechend liegt der Schwerpunkt der therapeutischen Bemühungen in einer optimalen supportiven Therapie und Palliation. Die objektivierbaren Ansprechraten der systemischen Chemotherapie liegen in der Größenordnung von 10–15%, sodass die Karzinome der Gallenblase und Gallenwege als weitgehend chemoresistent angesehen werden müssen. Dennoch weisen einzelne Studien bei allerdings geringer Fallzahl auf einen möglichen palliativen Nutzen einer systemischen Chemotherapie hin. Ein signifikanter Überlebensvorteil ließ sich bislang noch nicht nachweisen. Eine Standardempfehlung zur systemischen Chemotherapie kann derzeit nicht gegeben werden; dem entsprechend sollte eine Chemotherapie nur im Rahmen von kontrollierten Studien durchgeführt werden.

Supportive Therapie Insbesondere bei obstruierenden Tumoren der ableitenden Gallenwege ist die Stentimplantation entweder durch den perkutanen Zugang (PTCD) oder im Rahmen eines endoskopischen Eingriffes (ERC) eine notwendige supportive Maßnahme, die entscheidend zur Verbesserung der Lebensqualität beitragen kann. Vielversprechend scheint nach ersten, nicht randomisierten Studien die photodynamische Lasertherapie via ERC oder PTC zu sein. Hierbei wird nach vorheriger Gabe einer lichtsensibilisierenden Substanz über endoskopisch platzierte Sonden UV-Licht appliziert, das zu einer intrakavitären Tumordestruktion führt.

In einer noch nicht publizierten Vergleichsstudie Lasertherapie in Kombination mit endoskopisch und/oder perkutan transhepatisch gelegten Gallenwegsdrainagen vs. einer alleinigen Drainagetherapie zeigte sich ein Überlebensvorteil bei zusätzlicher Lasertherapie. Es bleibt deshalb zu klären, ob der Vorteil der Lasertherapie allein in der Verbesserung des Galleabflusses und somit in der Reduktion der biliären Sepsis zu sehen ist oder ob zusätzlich die Reduktion der Tumormasse eine Rolle spielt. Die Eindringtiefe des Laserstrahls liegt bei den derzeit verwendeten Photosensitzern, wie Photofrin, bei etwa 2–3 mm.

Evidenz der Therapieempfehlungen

	Evidenzgrad	Empfehlungsstärke
Pankreaskarzinom		
Neoadjuvante Radiochemotherapie: zurzeit ohne gesicherten Stellenwert	I-b	A
Adjuvante Chemotherapie: zurzeit ohne gesicherten Stellenwert	I-b	A
Palliative Chemotherapie: Verbesserung der Lebensqualität, marginale Lebensverlängerung	I-b	A
Gallenwegskarzinom		
Neoadjuvante oder adjuvante Therapiemaßnahmen: zurzeit ohne gesicherten Stellenwert	II-a	B
Palliative Chemotherapie: Verbesserung der Lebensqualität, marginale Lebensverlängerung	II-a	B

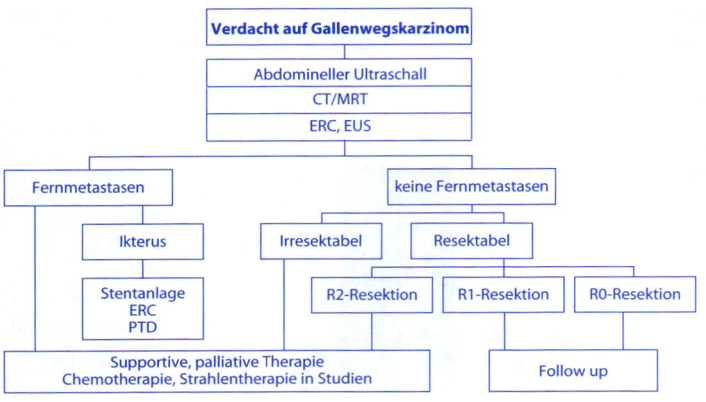

Abb. 10.13-4. Diagnostik und Therapie der Gallengangskarzinome

Literatur

Adamek HE, Albert J, Breer H et al. (2000) Pancreatic cancer detection with magnetic resonance, cholangiopancreatography and endoscopic retrograde cholangiopancreatography: a prospective controlled study: Lancet 356: 190–193

American Gastroenterological Association (AGA) (1999) Technical review on the epidemiology, diagnosis, and treatment of pancreatic ductal adenocarcinoma. Gastroenterology 117 (6): 1464–1479

Bakkevold KE, Arnesjo B, Dahl O, Kambestad B (1993) Adjuvant combination chemotherapy (AMF) following radical resection of carcinoma of the pancreas and papilla of Vater – results of a controlled, prospective, randomised multicentre study. Eur J Cancer 29 A(5): 698–703

Bismuth H, Nakache R, Diamond T (1992) Management strategies in re-section for hilar cholangiocarcinoma. Ann Surg 215: 31–38

Boberg KM, Schrumpf E, Bergquist A et al. (2000) Cholangiocarcinoma in primary sclerosing cholangitis: K-ras mutations and Tp53 dysfunction are implicated in the neoplastic development. J Hepatol 32: 374–380

Burris HA III, Moore MJ, Andersn J, Green MR, Rothenberg ML, Modiano MR et al. (1997) Improvements in survival and clinical benefit with gemcitabine as first-line therapy for patients with advanced pancreas cancer: a randomized trial (see comments). J Clin Oncol 15(6): 2403–2413

Chapman RW (1999) Risk factors for biliary tract carcinogenesis. Ann Oncol 10(Suppl): 308–311

De Groen PC, Gores GJ, Larusso NF et al. (1999) Medical progress: biliary tract cancers. N Engl J Med 341: 1368–1378

Gastrointestinal Tumor Study Group (1985) Radiation therapy combined with adriamycin or 5-fluorouracil for the treatment of locally unresectable cancer. Cancer 56: 2563–2568

Gastrointestinal Tumor Study Group (1988) Treatment of locally unresectable carcinoma of the pancreas: comparison of combined-modality therapy (chemotherapy plus radiotherapy) to chemotherapy alone. J Natl Cancer Inst 80(10): 751–755

Gastrointestinal Tumor Study Group (1988) Treatment of locally unresectable carcinoma of the pancreas: comparison of combined modality treatment (chemotherapy plus radiotherapy) to chemotherapy alone. J Natl Cancer Inst 80: 751–755

Glimelius B, Hoffman K, Sjoden PO, Jacobsson G, Sellstrom H et al. (1996) Chemotherapy improves survival and quality of life in advanced pancreatic and biliary cancer. Ann Oncol 7(6): 593–600

Hoffmann JP, Lipsitz S, Pisansky T et al. (1998) Phase II trial of preoperative radiation therapy and chemotherapy for patients with localized, resectable adenocarcinoma of the pancreas: an Eastern Cooperative Oncology Group Study. J Clin Oncol 16(1): 317–323

Hohenberger W, Kastl S (2000) Neoadjuvante und adjuvante Therapie des duktalen Pankreaskarzinoms: Zentralbl Chir 125: 348–355

Hruban RH, Goggins M, Parsons J et al. (2000) Progression model for pancreatic cancer. Clin Cancer Res 6: 2969–2972

Ihse I, Andersson R, Axelson J, Hansson L (1998) Kombinationstherapie in der Onkologie (multimodale Behandlung) bei Pankreastumoren. Chirurg 69: 366–370

Jessup JM, Steele G Jr, Mayer RJ et al. (1993) Neoadjuvant therapy for unresectable pancreatic adenocarcinoma. Arch Surg 128: 559–564

Klaasesen DJ, MacIntyre JM, Catton GE, Enstrom PF, Moertel CG (1985) Treatment of locally unresectable cancer of the stomach and pancreas: a randomized comparison of 5-fluorouracil alone with radiation plus concurrent and maintenance 5-fluorouracil – an Eastern Cooperative Oncology Group study. J Clin Oncol 3(3): 373–378

Klempnauer J, Ridder GJ, Wasielewski R von, Werner M, Weimann A, Pichlmayr R (1997) Resectional surgery of hilar cholangiocarcinoma: a multivariate analysis of prognostic factors. J Clin Oncol 15: 947–954

Klinkenbijl JHG, Sahmoud T, van Pel R (1997) Radiotherapy and 5-FU after curative resection for cancer of the pancreas and peri-ampullary region: A phase III trial of the EORTC and GITCCG. Eur J Cancer 33: 1239

Moertel CG, Frytak S, Hahn RG, O'Connell et al. (The Gastrointestinal Tumor Study Group) (1981) Therapy of locally unresectable pancreatic carcinoma: a randomized comparison of high dose (6000 rads) radiation alone, moderate dose radiation (4000 rads + 4-fluorouracil), and high dose radiation + 5-fluorouracil. Cancer 48(8): 1705–1710

Neoptolemos JP, Dunn JA, Moffitt DD et al. (2000) ESPAC-1 interim results: A European randomised study to asses the roles of adjuvant chemotherapy (5FU + folinic acid) and adjuvant chemoradiation (40 Gy + 5FU) in resectable pancreatic cancer. Proc Am Soc Clin Oncol 19, 923 (abstract)

Palmer KR, Kerr M, Knowles G et al. (1994) Chemotherapy prolongs survival in inoperable pancreatic carcinoma. Br J Surg 81: 882–885

Spitz FR, Abbruzzese JL, Lee JE et al. (1997) Preoperative and postoperative chemoradiation strategies in patients treated with pancreaticoduodenectomy for adenocarcinoma of the pancreas. J Clin Oncol 15(3): 928–937

Yeo CJ, Abrams RA, Grochow LB et al. (1997) Pancreaticoduodenectomy for pancreatic adenocarcinoma: postoperative adjuvant chemoradiation improves survival. A prospective, single-institution experience. Ann Surg 225(5): 621–633

10.14 Neuroendokrine Tumoren des Pankreas und des Gastrointestinaltrakts

Michael Böhmig und Bertram Wiedenmann

10.14.1 Klassifikation, Epidemiologie

Gemeinsames Merkmal der neuroendokrinen Tumoren (NET) des gastroenteropankreatischen Systems (GEP-Systems) ist die Ausstattung mit einem Apparat zu Synthese und Sekretion von gastrointestinalen Hormonen, Neurotransmittern und Neuropeptiden. Er besteht aus „kleinen synaptischen Vesikelanaloga" und „sekretorischen Granula" und ist die Basis der immunhistologischen Charakterisierung (Chromogranin A, Synaptophysin). Jedoch nur bei etwa der Hälfte der Tumoren werden hormonaktive Substanzen in den Blutstrom sezerniert und führen so zum spezifischen Hypersekretionssyndrom (Tabelle 10.14-1). Die Einteilung in „funktionelle" und „nonfunktionelle" neuroendokrine Tumoren erfolgt ausschließlich nach klinischen Kriterien.

Die Tumorlokalisation nach embryologischer Herkunft hat prognostische Bedeutung und therapeutische Relevanz. Man unterscheidet Tumoren des Vorderdarms (Ösophagus bis Treitz-Band), des Mitteldarms (Treitz-Band bis rechte Kolonflexur) und des Hinterdarms (distal der rechten Flexur).

Histologisch werden NET in Anlehnung an eine zunehmend akzeptierte Klassifikation ausgewiesener internationaler Pathologen eingeteilt. Die Kriterien beinhalten Funktionalität, Lokalisation und Größe des Primärtumors, Differenzierungsgrad,

Wachstumsfraktion (Ki 67), Invasion von Gefäßen und Nerven sowie das Vorhandensein von Metastasen. Mit einer Inzidenz von ca. 1/100.000 Einwohner und Jahr stellen neuroendokrine Tumoren des GEP-Systems eine seltene Erkrankung ohne Geschlechterprävalenz dar. Die Mehrzahl der Tumoren tritt sporadisch auf, ohne dass Umwelt- oder Risikofaktoren bekannt sind. Bei ca. 10% der Patienten sind NET Be-standteil des MEN-1-Syndroms („multiple endocrine neoplasia").

Wegen der Seltenheit der Erkrankung und bislang uneinheitlicher Terminologie existieren abgesehen von der symptomatischen Therapie wenige sichere Erkenntnisse. Die meisten der folgenden Empfehlungen geben eine Expertenmeinung wieder (Evidenzgrad III).

10.14.2 Allgemeine Diagnostik

Labordiagnostik
Chromogranin A stellt den einzigen Serummarker dar, dessen Bestimmung unabhängig von der Funktionalität diagnostische und prognostische Bedeutung hat. Im Übrigen orientiert sich der Einsatz von biochemischen Nachweismethoden am Vorhandensein klinischer Symptome. Hormonbestimmungen sollten gezielt je nach Hypersekretionsyndrom erfolgen. Gegebenfalls kommen Provokationstests zum Einsatz.

Bildgebung
In der Lokalisationsdiagnostik hat der endoskopische Ultraschall (EUS) in erfahrenen Händen einen sehr hohen Stellenwert für die Detektion von neuroendokrinen Pankreastumoren. Die Somatostatin-Rezeptor-Szintigraphie (SRS) weist bei Mitteldarmtumoren eine hohe Sensitivität für die Detektion von Primärtumor, Lymphknotenbeteiligung und Lebermetastasen auf. Für den Nachweis von NET des Pankreas ist die Wertigkeit geringer. Als Ganzkörpermethode kann die SRS auch extraabdominelle Tumormanifestationen detektieren und im Sinne einer „guided diagnosis" den gezielten Einsatz weiterer Maßnahmen ermöglichen. Der Einsatz schnittbildgebender Verfahren und der Endoskopie erfolgt in üblicher Weise in Abhängigkeit von der vermuteten Tumorlokalisation.

10.14.3 Allgemeine Therapieprinzipien

Chirurgie
Die operative Tumorentfernung stellt die einzige kurative Therapieoption dar und ist bei allen lokalisierten Krankheitsstadien anzustreben. Auch eine palliative Resektion des Primärtumors ist bei Vorliegen einer gastrointestinalen Stenosesymptomatik indiziert.

Beim Vorliegen einer hepatischen Filialisierung kann eine chirurgische Tumormassenreduktion sinnvoll sein, insbesondere zur Symptomkontrolle bei Funktionalität. Der Stellenwert einer Lebertransplantation wird unterschiedlich bewertet; in Einzelfällen kann sie indiziert sein.

Ist eine länger dauernde Therapie mit Somatostatinanaloga zu erwarten, sollte bei einer Laparotomie wegen des Risikos einer Gallensteinformation prophylaktisch eine Cholezystektomie durchgeführt werden.

Bei funktionellen NET mit einem Karzinoidsyndrom kann es durch intraoperative Manipulation zur verstärkten Hormonfreisetzung mit dem Risiko einer „Karzinoidkrise" kommen. Bereits prophylaktisch ist daher eine Sekretionshemmung mit Somatostatinanaloga erforderlich (Details s. unten).

Systemische Therapie
Die spezifischen Ziele einer systemischen Therapie bei NET sind palliativ bzw. symptomorientiert. Sie beinhalten eine Stabilisierung des Krankheitsprozesses durch Proliferationshemmung und bei funktionellen Tumoren die Kontrolle des Hypersekretionssyndroms.

Biotherapie
Unter „Biotherapie" wird hier die Anwendung von synthetisch hergestellten Analoga menschlicher Polypeptide verstanden.

Somatostatinanaloga (SST-Analoga) wie Octreotid und Lanreotid sind synthetische Derivate des menschlichen Somatostatin 14 mit verlängerter Halbwertszeit. SST-Analoga inhibieren die Synthese und die Freisetzung von Sekretionsprodukten neuroendokriner Zellen. Sie sind Therapie der Wahl für die Behandlung der meisten Hypersekretionssyndrome, insbesondere des Karzinoidsyndroms. Durchfall und Flush-Symptomatik werden in 50–90% der Fälle kontrolliert; der Therapieerfolg stellt sich nach wenigen Stunden ein. Es stehen Formulierungen zu i.v.- und s.c.-Gabe sowie mittlerweile Depotpräparate mit i.m.-Injektion zur Verfügung. Die initiale Dosierung liegt bei 3-mal 50–1000 µg s.c. Die unerwünschten Wirkungen sind meist geringgradig und umfassen temporäre exokrine Pankreasinsuffizienz, initiale abdominelle Schmerzen und die Bildung von Gallenblasenkonkrementen. Gegebenenfalls ist eine Pankreasenzymsubstitution hilfreich. Zur Prophylaxe und Therapie einer Karzinoidkrise erfolgt die kontinuierliche intravenöse Gabe (z. B. Octreotid 50 µg/h).

Nach In-vitro-Untersuchungen wird zusätzlich ein antipro-liferativer Effekt von SST-Analoga postuliert. Ein objektives Ansprechen nach bildgebenden WHO-Kriterien ist bisher nur in Einzelfällen beobachtet worden. Bei bis zu 30% der Patienten können SST-Analoga jedoch zu einer Stabilisierung des Krankheitsverlaufes führen.

Interferon-α (IFN-α) führt ebenfalls in einem hohen Prozentsatz zur Kontrolle eines Hypersekretionssyndroms; der Wirkungseintritt erfolgt jedoch erst nach einigen Tagen. Die Dosierung beträgt 3-mal 5 Mio. IE/Woche s.c. Auch IFN-α hat möglicherweise antiproliferative Eigenschaften und kann bei ca. 50% der Patienten den Krankheitsprozess stabilisieren. Im Vergleich zu SST-Analoga treten häufiger Nebenwirkungen auf (grippeähnliche Symptome, Exazerbation von Autoimmunerkrankungen, Depression). Ob pegyliertes Interferon neben

Tabelle 10.14-1. Einteilung, Klinik und Labordiagnostik häufiger neuroendokriner Tumoren des GEP-Systems

	Funktionalität	Sekretionsprodukt	Hypersekretionssyndrom	Labordiagnostik
Vorderdarm	Ja	Insulin	Nüchternhypoglykämie	Fastentest
		VIP	Verner-Morrison-Syndrom	VIP i. S.
		Gastrin	Zollinger-Ellison-Syndrom	Gastrin i. S., Sekretintest
		Glukagonom	Nekrolytisches Exanthem	–
	Nein	–	–	–
Mitteldarm	Ja	Serotonin	Karzinoidsyndrom; Endokardbeteiligung	5-HIES im 24-h-Urin
	Nein	–	–	–
Hinterdarm	Nein			

verbesserter Anwendbarkeit eine bessere Wirkung zeigt, ist noch unklar.

Auf Grund des günstigeren Nebenwirkungsprofils empfehlen wir zunächst einen Behandlungsversuch mit SST-Analoga.

Die Kombination von SST-Analoga mit IFN-α führte in einer randomisierten Studie gegenüber den Monotherapien zu keiner Verbesserung der Wirksamkeit, weder in der Symptomenkontrolle noch in antiproliferativer Hinsicht. Häufigkeit und Stärke von Nebenwirkungen waren jedoch deutlich gesteigert. Ein Behandlungsversuch ist daher nur bei Patienten indiziert, die auf beide Monotherapie nicht angesprochen haben.

Chemotherapie

Der Stellenwert einer systemischen Chemotherapie bei NET des GEP-Systems ist rein palliativ. Wegen des günstigeren biologischen Verhaltens von NET im Vergleich zu anderen gastrointestinalen Tumoren ist eine systemische Chemotherapie lediglich bei dokumentiertem Progress indiziert. Für eine individuelle Therapieentscheidung sind die Berücksichtigung von therapiebedingten unerwünschten Wirkungen und Fragen der Lebensqualität von Bedeutung.

Das Ansprechen ist abhängig von der Primärlokalisation: Nur bei NET des Pankreas erreicht eine Kombinationstherapie von Streptozotocin (STZ) mit 5-Fluouracil (5-FU) Ansprechraten von 30–60% mit einer Ansprechdauer im Bereich von knapp einem Jahr. Die zusätzliche Gabe von Doxorubicin erwies sich in einer randomisierten Studie als effektiver, ist aber mit einer höheren Toxizität behaftet. Auf Grund der oft langen Therapiedauer und des günstigeren Nebenwirkungsprofils kommt daher an den meisten Zentren das erste Protokoll zur Anwendung. Oft erfolgt in Analogie zu den Erfahrungen beim kolorektalen Adenokarzinom die zusätzliche Gabe von Folinsäure.

Bei metastasierten anaplastischen NET (Ki 67> 20%) kann eine Kombinationsbehandlung aus Cisplatin und Etoposid (VP16) erwogen werden (Tabelle 10.14-2). Eine einzelne kleine Studie an 18 Patienten beschreibt hierfür eine Ansprechrate von 67%. Die Ansprechdauer ist jedoch kurz und die unerwünschten Wirkungen sind beträchtlich (Übelkeit, Zytopenie, Neuropathie).

Für die häufigen NET des Mitteldarms liegen die Ansprechraten unterschiedlicher zytostatischer Substanzen (sowohl einzeln als auch in Kombination) deutlich unter 20%, sodass keine generalisierte Therapieempfehlung abgegeben werden kann.

Embolisation und Chemoembolisation

Lebermetastasen von NET sind häufig hypervaskularisiert und weisen eine nahezu vollständige arterielle Blutversorgung auf. Die superselektive Okklusion von tumorversorgenden Ästen der A. hepatica durch Mikrosphären kann daher zur Kontrolle eines medikamentös nicht beherrschbaren Hypersekretionssyndroms in Betracht gezogen werden, ferner zur Reduktion der Tumormasse, wenn diese hauptsächlich in der Leber lokalisiert ist. Die Durchführung erfolgt üblicherweise in mehreren Sitzungen im Abstand von einigen Monaten. Die Ansprechraten liegen bei 30–80%. Ob die zusätzliche lokale Gabe eines Chemotherapeutikums (z. B. Mitomycin) die Erfolgsrate verbessert, ist nicht klar belegt.

10.14.4 Neuroendokrine Tumoren des Pankreas

Insulinome

Etwa 90% der Insulinome sind klein (<2 cm), solitär und benigne (nicht metastatisch).

Klinik Die Patienten präsentieren sich mit einer Nüchternhypoglykämie. Der Ausschluss anderer Differentialdiagnosen erfolgt mit dem 48-h-Fastentest (wiederholte Bestimmung von Plasmaglukose und Insulin: eine Glukosekonzentration <2,5 mmol/l bei inadäquat hoher Insulinkonzentration von >72 pM ist beweisend). Die bildgebende Lokalisationsdiagnostik gestaltet sich auf Grund der geringen Größe häufig schwierig. Die beste Sensitivität weist der endoskopische Ultraschall (EUS) auf, während die SRS nur bei den seltenen malignen Formen positiv ausfällt. Häufig gelingen Detektion und Lokalisation erst intraoperativ durch intraoperativen Ultraschall (IOUS) und Palpation.

Therapie Es ist eine operative Tumorentfernung in kurativer Intention anzustreben. In erfahrenen Zentren liegt die Heilungsrate bei etwa 90%. Bei lokaler Irresektabilität und Fernmetastasen erfolgt eine symptomatische Sekretionshemmung mit Diazoxid (täglich 5–10 mg/kg KG) und gegebenenfalls Somatostatinanaloga (cave: evtl. Verstärkung der Hypoglykämie!). Bei dokumentiertem Progress ist eine Polychemotherapie mit Streptozotocin (STZ) und 5-Fluoruracil (5-FU) indiziert.

Gastrinome
Etwa 1/4 der Fälle tritt im Rahmen des MEN-1-Syndroms auf. Knapp die Hälfte der Gastrinome befindet sich extrapankreatisch (in erster Linie in der Duodenalwand). Gastrinome sind meist maligne: Bei ca. 2/3 der Patienten liegt zum Diagnosezeitpunkt eine Metastasierung vor.

Klinik Die Hypersektion von Gastrin führt zum Zollinger-Ellison-Syndrom (exzessive Magensäurebildung mit multiplen peptischen Ulzerationen im oberen Gastrointestinaltrakt, sekretorische Diarrhö).

Diagnostik Zunächst ist die Diagnose biochemisch zu sichern. Dies ist der Fall:
1. bei einer unstimulierten Magensäuresekretion von über 15 mval/h in Verbindung mit Hypergastrinämie (>150 pg/ml);
2. bei einer Hypergastrinämie >1000 pg/ml und Ausschluss von Achlorhydrie (pH-Metrie!).

Zur Abgrenzung gegenüber anderen Ursachen einer Hypergastrinämie erfolgt ein Provokationstest mit Sekretin (2 IE/kg KG i.v.). Ein Anstieg der Gastrinkonzentration im Serum um mehr als 200 pg/ml ist diagnostisch. Die Lokalisationsdiagnostik erfolgt präoperativ mit SRS und EUS sowie intraoperativ mit IOUS, transduodenaler Illumination und Palpation.

Therapie Therapie der Wahl für sporadische Gastrinome ist die Resektion in kurativer Intention (entweder als Enukleation nach sorgfältiger Inspektion oder als partielle Pankreatoduodenektomie). Mit Protonenpumpeninhibitoren (PPI) gelingt eine zuverlässige Kontrolle der Funktionalität; häufig sind sehr hohe Dosierungen erforderlich (bis zum 20fachen der Standarddosis). Bei Inoperabilität und Lebermetastasierung sind eine Chemoembolisation sowie eine systemische Chemotherapie mit STZ und 5-FU zu erwägen, wenn ein dokumentierter Krankheitsprogress vorliegt. Ob bei familiärem Auftreten (MEN-1) ein radikales chirurgisches Vorgehen ebenfalls günstig ist, wird kontrovers beurteilt.

VIPome
Die meisten Tumoren sind größer als 3 cm, häufig im Pankreasschwanz lokalisiert und in etwa der Hälfte der Fälle zum Diagnosezeitpunkt metastasiert.

Klinik Aus der Hypersekretion von vasointestinalem Polypeptid (VIP) resultiert eine Symptomatik aus massiver wässriger Diarrhö, die zu Hypokaliämie und Achlorhydrie führen kann („watery diarrhea, hypokaliemia, achlorhydria": WDHA-Syndrom, „pancreatic cholera", Verner-Morrison-Syndrom). Weitere Symptome sind Volumenmangel, Gewichtsverlust und abdominelle Schmerzen.

Diagnostik Die Diagnose beruht auf dem Nachweis einer sekretorischen Diarrhö mit großen Stuhlvolumina, den erwähnten Elektrolytstörungen und einer erhöhten Konzentration von VIP im Plasma (Speziallaboratorien). Die Bildgebung bereitet wegen des meist fortgeschrittenen Stadiums keine Probleme.

Therapie Die symptomatische Therapie umfasst die Korrektur von Elektrolyt- und Flüssigkeitsverlusten. Eine Sekretionshemmung mit SST-Analoga führt meistens umgehend zu einer Symptomverbesserung. Grundsätzlich ist eine Resektion unter kurativer Zielstellung anzustreben; auch eine zytoreduktive Metastasenchirurgie kann im Einzelfall sinnvoll sein. Alternativ kommt eine Chemoembolisation in Betracht. Ein dokumentierter Progress stellt die Indikation zur systemischen Chemotherapie mit STZ und 5-FU dar.

Glukagonome
Zum Diagnosezeitpunkt sind die Tumoren meist sehr groß (5 cm) und häufig metastasiert.

Klinik Die Hypersekretion von Glukagonom manifestiert sich in Hauterscheinungen (nekrolytisches migrierendes Erythem), Glukoseintoleranz (gesteigerte hepatische Glykogenolyse und Glukoneonese), Gewichtsabnahme, Hypoaminoazidämie und Thromboembolieneigung.

Diagnostik Die Diagnose wird laborchemisch durch einen auf das 2- bis 4fache erhöhten Plasmaglukagonspiegel gestellt.

Therapie Im lokalisierten Stadium ist eine kurative Resektion anzustreben. Bei Vorliegen von Irresektabilität oder Fernmetastasen führen SST-Analoga zu einer Symptomkontrolle. Gegebenenfalls ist eine parenterale Ernährung mit Substituti-

Tabelle 10.14-2. Chemotherapieprotokolle bei neuroendokrinen Tumoren des GEP-Systems

Kombination: Streptozotocin (STZ), 5-Fluoruracil (5-FU), Folinsäure		
Streptozotocin	1000 mg/m² KOF	Tag 1–5
5-Fluoruracil	500 mg/m² KOF	Tag 1–5
Folinsäure	20 mg/m² KOF	Tag 1–5
Wiederholung: Tag 36		
Kombination: Cisplatin, Etoposid (VP 16)		
Etoposid	130 mg/m² KOF	Tag 1–3
Cisplatin	45 mg/m² KOF	Tag 2–3
Wiederholung: Tag 29		

on von Aminosäuren erforderlich. Auf prophylaktische antithrombotische Maßnahmen ist zu achten.

Seltene funktionelle NET des Pankreas
Sehr selten sind Tumoren, die ACTH, GRF und Somatatostatin sezernieren. Hierzu sei auf entsprechende Monographien verwiesen.

Nonfunktionelle NET des Pankreas
Etwa 50% der pankreatischen NET bilden und sezernieren zwar Peptide wie Chromogranin A oder pankreatisches Polypeptid P, rufen aber kein klinisch fassbares Hypersekretionssyndrom hervor.

Klinik Die Patienten präsentieren sich meist mit Symptomen des lokal fortgeschrittenen Tumorwachstums, mit biliärer oder pankreatischer Obstruktion oder mit hepatischer Filialisierung.

Therapie In lokalisierten Stadien ist eine kurative Resektion anzustreben. In Abhängigkeit vom klinischen Zustand kann zunächst eine Therapie mit SST-Analoga durchgeführt werden (Ziel: Krankheitsstabilisierung). Bei dokumentiertem Progress ist eine Polychemotherapie mit STZ und 5-FU indiziert.

10.14.5 Neuroendokrine Tumoren des Gastrointestinaltrakts

Karzinoidsyndrom
Vor allem NET des Ileums sind durch die Synthese und die Freisetzung von niedermolekularen Neurotransmittern (z. B. Serotonin) und Neuropeptiden (z. B. Tachykininen) charakterisiert. Zur klinischen Symptomatik des Karzinoidsyndroms kommt es, wenn die Sekretionsprodukte in den systemischen Kreislauf gelangen. Dies ist praktisch ausschließlich bei hepatischer Metastasierung der Fall. Die klassische Trias besteht aus sekretorischer Diarrhö, Flush und Bronchoobstruktion. In fortgeschrittenen Fällen kann ein „maligner Flush" auftreten (ausgeprägter Flush mit arterieller Hypo- oder auch Hypertonie und Bewusstseinsstörung). Vermutlich ebenfalls durch die Sekretionsprodukte kann es zu einer Endokardfibrose kommen. Sie betrifft meist das rechte Herz und kann zu Klappeninsuffizienzen bzw. -stenosen führen. Diese Manifestationen können die führende klinische Symptomatik darstellen und prognoselimitierend sein. In Abweichung zu anderen neoplastischen Erkrankungen ist bei neuroendokrinen Tumoren ein operativer Ersatz der Trikuspidalklappe individuell gerechtfertigt.

NET der Appendix
Bei unter 1% aller Appendektomien findet sich als Zufallsbefund ein NET. Prognose und Therapie sind abhängig von Größe und Lokalisation des Tumors: Bei einem Durchmesser kleiner 1 cm und Lokalisation an der Appendixspitze ist eine konventionelle Appendektomie in der Regel ausreichend. Bei größeren Tumoren oder Lokalisation an der Appendixbasis muss eine Hemikolektomie unter onkologischen Kautelen erfolgen.

NET in Ileum und Jejunum
Der Dünndarm stellt nach Appendix und Rektum die dritthäufigste Lokalisation von NET im Gastrointestinaltrakt dar. In 30–40% wird ein multizentrisches Auftreten beobachtet. Das Risiko einer Metastasenentwicklung ist mit ca. 80% größer als bei anderen Lokalisationen.

Klinik Bei ungefähr der Hälfte der Patienten besteht eine Funktionalität im Sinne eines Karzinoidsyndroms. Nonfunktionelle Tumoren werden meist durch Subileus/Ileus symptomatisch (entweder durch intraluminales Tumorwachstum oder durch bindegewebige Mesenterialraffung).

Diagnostik Bei hepatisch metastasierten funktionellen NET des Mitteldarms besteht sehr häufig eine gesteigerte Ausscheidung von 5-HIES im 24-h-Urin. Die Bestimmung der Serotoninkonzentration in Serum oder Thrombozyten ist sehr störanfällig (häufig falsch-positive Befunde) und führt zu keinem diagnostischen Zugewinn. Zu Primärtumorsuche und Ausbreitungsdiagnostik kommen neben endoskopischen Methoden und ggf. der Röntgenuntersuchung nach Sellink schnittbildgebende Verfahren und die SRS zum Einsatz.

Therapie Die Resektion des Primärtumors (gegebenenfalls mit Lymphadenektomie und eventuell auch von Lebermetastasen) ist nicht nur bei lokalisierter Erkrankung, sondern auch bei Fernmetastasen anzustreben, um einer intestinalen Stenosesymptomatik vorzubeugen. Das Karzinoidsyndrom lässt sich in der Regel mit SST-Analoga gut beherrschen. Nach subkutaner Dosistitration bietet sich eine Umstellung auf gut verträgliche intramuskuläre Depotpräparate an.

NET des Kolorektums
Neuroendokrine Tumoren des Rektums sind selten größer als 1 cm und liegen meist oberhalb der Linea dentata (digital-rektal nicht zu erfassen).

Klinik Hinterdarmtumoren sind praktisch immer nonfunktionell.

Therapie Es empfiehlt sich ein größenabhängiges chirurgisches Vorgehen: Tumoren kleiner als 1 cm metastasieren praktisch nie und sind mit endoskopischer Abtragung ausreichend behandelt. Tumoren größer als 2 cm sollten in Analogie zu Adenokarzinomen des Rektums chirurgisch behandelt werden. Bei einer Tumorgröße von 1–2 cm ist die Therapieentscheidung individuell unter Berücksichtigung von Patientenalter, Ope-rationsrisiko und Akzeptanz eines Anus praeter zu treffen.

NET des oberen Gastrointestinaltrakts
Neuroendokrine Tumoren des Magens entstehen aus ECL-Zellen und werden nach Solcia und Rindi in drei Gruppen eingeteilt: Am häufigsten finden sich gastrinabhängige Tumoren vor dem

Hintergrund einer chronisch atrophischen Gastritis (Typ I) oder eines Zollinger-Ellison-Syndroms (Typ II). Typ III umfasst sporadische Tumoren. Bei Typ I und II stellt der trophische Effekt der Hypergastrinämie den entscheidenden pathogenetischen Faktor dar. Die Tumoren sind hier meist kleiner als 1 cm, in der Submukosa lokalisiert und zeigen ein benignes Verhalten. Sie sind mit einer endoskopischen Abtragung und regelmäßigen endoskopischen Kontrollen ausreichend therapiert. Der sporadische Typ weist ein aggressives Wachstum auf: Meist liegt ein fortgeschrittenes Krankheitsstadium vor; die einzige kurative Chance liegt in der totalen Gastrektomie.

Literatur

Capella C, Heitz PU, Hofler H, Solcia E, Klöppel G (1995) Revised classification of neuroendocrine tumours of the lung, pancreas and gut. Virchows Arch 425: 547–560

Faiss S, Pape UF, Bohmig M, Dorffel T, Mansmann U, Golder W, Riecken EO, Wiedenmann B (2003) Prospective, randomized, multicenter trial on the antiproliferative effect of lanreotide, interferon alfa, and their combination for therapy of metastatic neuroendocrine gastroenteropancreatic tumors – the International Lanreotide and Interferon Alfa Study Group. J Clin Oncol. 15;21: 2689–2696

Faiss S, Rath U, Mansmann U, Caird D, Clemens N, Riecken EO, Wiedenmann B (1999) Ultra-high-dose lanreotide treatment in patients with meta-static neuroendocrine gastroenteropancreatic tumors. Digestion 60: 469–476

Modlin IM, Sandor A (1997) An analysis of 8305 cases of carcinoid tumors. Cancer 79: 813–829

Moertel CG (1987) Karnofsky memorial lecture. An odyssey in the land of small tumors. J Clin Oncol 5: 1502–1522

Moertel CG, Kvols LK, O'Connell MJ, Rubin J (1991) Treatment of neuro-endocrine carcinomas with combined etoposide and cisplatin. Evidence of major therapeutic activity in the anaplastic variants of these neo-plasms. Cancer 68: 227–232

Moertel CG, Lefkopoulo M, Lipsitz S, Hahn RG, Klaassen D (1992) Streptozocin-doxorubicin, streptozocin-fluorouracil or chlorozotocin in the treatment of advanced islet-cell carcinoma. N Engl J Med 326: 519–523

Norton JA, Fraker DL, Alexander HR et al. (1999) Surgery to cure the Zollinger-Ellison syndrome. N Engl J Med 341: 635–644

Öberg K, Eriksson B, Janson ET (1994) Interferons alone or in combination with chemotherapy or other biologicals in the treatment of neuroendocrine gut and pancreatic tumors. Digestion 55(Suppl3): 64–69

Pape UF, Höcker M, Seuss U, Wiedenmann B (2000) New molecular aspects in the diagnosis and therapy of neuroendocrine tumors of the gastroenteropancreatic system. Recent Results Cancer Res 153: 45–60

Pelley RJ, Bukowski RM (1999) Recent advances in systemic therapy for gastrointestinal neuroendocrine tumors. Curr Opin Oncol 11: 32–37

Solcia E, Rindi G, Larosa S, Capella C (2000) Morphological, molecular, and prognostic aspects of gastric endocrine tumors. Microsc Res Tech 48: 339–348

Wiedenmann B, Jensen RT, Mignon M, Modlin CI, Skogseid B, Doherty G, Oberg K (1998) Preoperative diagnosis and surgical management of neuroendocrine gastroenteropancreatic tumors: general recommendations by a consensus workshop. World J Surg 22: 309–318

Erkrankungen von Niere und Urogenitaltrakt

Walter H. Hörl

11.1	Prävention und Therapie des akuten Nierenversagens	899
11.2	Chronisches Nierenversagen	906
11.3	Glomeruläre Erkrankungen	911
11.4	Nierenbeteiligung bei Systemerkrankungen	919
11.5	Tubulointerstitielle Nierenerkrankungen	924
11.6	Hereditäre Nierenerkrankungen	927
11.7	Renale und postrenale Obstruktion	939
11.8	Nierenarterienstenose	941
11.9	Urolithiasis	944
11.10	Dialyseverfahren	946
11.11	Nierentransplantation und Anschlusstherapie	952
11.12	Harnwegsinfektionen	959
11.13	Nierentumoren	963
11.14	Inkontinenz	966
11.15	Säure-Basen-Haushalt	968
11.16	Prostataerkrankungen	973

11.1 Prävention und Therapie des akuten Nierenversagens
Wilfred Druml

11.1.1 Definition

Das akute Nierenversagen (ANV) ist ein klinisches Syndrom, das durch die abrupte, meist reversible Einschränkung der exkretorischen Nierenfunktion gekennzeichnet ist, die zur Akkumulation von Stoffwechselendprodukten und Störungen des Wasser-, Elektrolyt- und Säuren-Basen-Haushaltes führt. Das ANV geht häufig mit einer Oligurie einher (oligurisches Nierenversagen), kann aber in vielen Fällen mit einer nicht beeinträchtigten Flüssigkeitsausscheidung verlaufen (nichtoligurisches ANV).

Für diese Definition ist es unerheblich, ob eine systemische Erkrankung zur Beeinträchtigung der Funktion einer primär gesunden Niere oder eine primär renoparenchymale Erkrankung zum Nierenversagen geführt hat.

11.1.2 Pathophysiologie und Ätiologie

An der Entstehung des ANV sind sechs Mechanismen beteiligt (s. Übersicht). Für das Auftreten, den Verlauf und die Dauer des Nierenversagens ist meist ein Zusammenspiel mehrerer der angeführten Faktoren verantwortlich zu machen. Am Anfang steht fast immer eine durch verschiedenste Ursachen bedingte Verminderung der Nierendurchblutung.

> **Pathophysiologische Faktoren bei der Entstehung des ANV**
> - Verminderung des renalen Blutflusses
> - Verminderung der Permeabilität der Glomerulusmembran
> - Tubuläre Rückdiffusion des Filtrates
> - Tubuläre Obstruktion
> - Venöse Kongestion (Erhöhung des renalen Parenchymdruckes durch Hypoxie)
> - Interstitielle Inflammation

Die klassische Einteilung in „prärenal", „renal" und „postrenal" ist für die Differentialdiagnose einer Oligoanurie sinnvoll, für die Klassifikation des ANV aber irreführend (s. Übersicht): Ein prärenaler Zustand ist definitionsgemäß (noch) kein Nierenversagen (kann aber in ein ischämisches ANV übergehen); bei postrenalen Zuständen (Abflussstörungen der ableitenden Harnwege) tritt eine Nierenfunktionsstörung nur sekundär auf, wenn die Abflussbehinderung nicht behoben wird. Die Bezeichnung „renal" bezieht sich sowohl auf durch systemische Ursachen bedingte Funktionsstörungen einer primär gesunden Niere als auch auf akute renoparenchymatöse Erkrankungen.

> **Differentialdiagnose der Oligoanurie bzw. des ANV**
> - Prärenal
>   - Hypovolämie (Blutung, Dehydratation)
>   - Abfall des Herzminutenvolumens (kardiovaskuläre Insuffizienz, Beatmungstherapie, Schock)
>   - Leberversagen, hepatorenales Syndrom
>   - Störung der Nierendurchblutung (Thrombose, Embolie)
> - Renal
>   - Hämodynamisch vermitteltes ANV (ischämisches ANV, „ATN")
>   - Nephrotoxisches ANV
>   - Fulminante Infektionen (Sepsis, Endokarditis)
>   - Glomeruläre Erkrankungen und Immunkomplexerkrankungen
>   - Mikroangiopathische Erkrankungen (z. B. hämolytisch-urämisches Syndrom)
>   - Interstitielle Nephritis
>   - Gefäßerkrankungen der Nieren (+ vaskuläre Abstoßungsreaktion)
> - Postrenal
>   - Kompression von außen (Hämatom, Tumor usw.)
>   - Abflussbehinderung von innen (Koagel, Konkremente usw.)

Häufigste Ursache des ANV ist das hämodynamisch vermittelte, „ischämische" ANV (früher auch als akute Tubulusnekrose, ATN, bezeichnet), wobei allerdings die Mechanismen der verminderten Nierendurchblutung vielfältig sind: Volumenmangel jeder Genese, kardiale Insuffizienz, Sepsis, Leberversagen, renovaskuläre Erkrankungen etc. Zusätzlich ist die Autoregulation der Nierendurchblutung gestört, sodass eine Verminderung des Blutdruckes zu einer weiteren Beeinträchtigung der renalen Perfusion führt.

In vielen Fällen verursacht nicht eine einzelne kurzfristig wirkende Noxe, sondern die Summation von mehreren schädigenden Faktoren (z. B. Hypovolämie + Infektionen + nephrotoxische Medikamente + Beatmung mit PEEP) das ANV. Häufig finden sich zudem chronische Begleiterkrankungen (kardiale Insuffizienz, Hypertonie, Diabetes mellitus etc.), die zur Ausbildung eines ANV prädisponieren.

Intensivmedizinisch relevant sind vor allem jene Zustandsbilder, bei denen der systemische Gefäßwiderstand erniedrigt und der renale Gefäßwiderstand kompensatorisch erhöht ist („sodium-retaining states"), wie bei Sepsis, Leberversagen, Pankreatitis oder bei Verbrennungen, die heute die Hauptursachen des ANV darstellen.

Häufig ist das ANV nicht das den Krankheitsverlauf bestimmende Organversagen, sondern bildet einen Teil eines Mehrorganversagens.

Das ANV übt einen grundlegenden Einfluss auf alle biologischen Funktionen und Organsysteme aus und verschlechtert damit unabhängig vom Schweregrad der Grundkrankheit die Prognose. Durch die Beeinträchtigung der Immunkompetenz bilden Infektionen die wirkliche Todesursache.

11.1.3 Diagnose und Differentialdiagnose

Die Anamnese, klinische Untersuchung inklusive Beurteilung des Hydratationszustandes, Ultraschall- und Laboruntersuchungen gestatten meist eine Differentialdiagnose des ANV (Diagnoseschema s. Abb. 11.1-1).

Folgende Zustandsbilder müssen bei der Diagnose ANV ausgeschlossen werden (Tabelle 11.1-1).

— **Ausschluss einer postrenalen Abflussbehinderung:** Hier hat die Ultraschallsonographie andere Untersuchungsmethoden weitgehend verdrängt. Beurteilt werden Restharnmenge, Lage und Größe der Nieren, die Weitstellung des Hohlraumsystems als Zeichen einer postrenalen Obstruktion sowie das Vorliegen von Konkrementen. Mit der Dopplersonographie kann auch die Nierendurchblutung beurteilt werden.
→ Bei jedem ANV muss eine *Ultraschalluntersuchung* durchgeführt werden.

— **Ausschluss von prärenalen Störungen:** Beurteilung des Hydratationszustandes, der Hämodynamik und der Harnindizes: Prärenale Zustände sind durch eine maximale Konzentration des Harns gekennzeichnet, Harnnatrium und fraktionelle Natriumexkretion (FE_{Na}) sind jedoch vermindert (Tabelle 11.1-2).

— **Ausschluss primär renaler Erkrankungen:** Liegt eine behandelbare renoparenchymale Grunderkrankung vor? Harnindizes (Tabelle 11.1-3), Harnsediment (Erythrozyten, Erythrozytenzylinder, Protein quantitativ [bei hämodynamisch bedingtem ANV <1 g/Tag]); immunologische Zusatzuntersuchungen: Antibasalmembran-AK, ANCA, ANA, Komplementfaktoren etc.
→ Bei jedem ANV muss eine *Harnsedimentuntersuchung* vorgenommen werden!

Nierenbiopsie bei ANV: Um potentiell behandelbare renoparenchymale Erkrankungen auszuschließen, muss bei allen mit einem ANV einhergehenden primär renalen Erkrankungen eine Nierenbiopsie durchgeführt werden. Bei einem durch andere diagnostische Maßnahmen nicht erklärbaren ANV sollte ebenfalls eine Nierenbiopsie erfolgen.

— **Ausschluss einer Pyelonephritis/Urosepsis** (insbesondere bei Diabetikern noch immer wichtige Todesursache): Klinik (Nierenlager?), Harnsediment, Harnkultur, Blutkultur.

— **Ausschluss von akuten vaskulären Ereignissen** (Thrombosierungen, Embolien). Bei rechtzeitiger Intervention kann durch eine Angiographie in Lysebereitschaft in Einzelfällen die Nierenfunktion wiederhergestellt werden.

Tabelle 11.1-1. Leitlinien für die Differentialdiagnose eines ANV

Ausschluss von	Diagnostische Hilfsmittel
prärenalen Störungen	Harnindizes, Volumenstatus
postrenalen Störungen	Sonographie
renoparenchymatösen Erkrankungen	Harnsediment, Nierenbiopsie
Pyelonephritis/Urosepsis	Harnkultur
vaskulären Ereignissen (Embolien, Thrombosen)	Angiographie in Lysebereitschaft

Tabelle 11.1-2. Differentialdiagnose der Oligurie: Harnindizes

	Normalbereich	Prärenal	Renal	Postrenal
Osm_U	90–900 mosmol/kg	>500	<350	<450
BUN/Kr_S	~10	>20	>10	~10
Na_U	40–80 mmol/l	<20	>30	>40
FE_{Na}	1–3%	<1	>3	>3

Osm_U Osmolalität im Urin, Na_U Natriumkonzentration im Urin, Kr_S Kreatinin im Serum, FE_{Na} fraktionelle Natriumexkretion.

11.1.4 Prävention des ANV

Für eine effektive Prophylaxe eines ANV sind **drei Vorbedingungen** nötig:

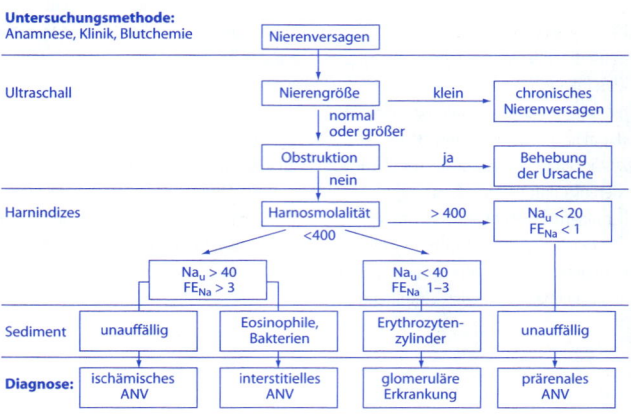

Abb. 11.1-1. Diagnoseschema „Nierenversagen". (Harnosmolalität mmol/kg H_2O, Na_u) Natrium in Harn mmol/l, FE_{Na} fraktionelle Natriumexkretion%, *ANV* akutes Nierenversagen

Erkennung von gefährdeten Patientengruppen

Risikofaktoren für die Ausbildung eines ANV ergeben sich aus der Anamnese („chronische Risikofaktoren", Vorschädigung der Niere) und aus der aktuellen Situation des Patienten („akute Risikofaktoren"). Zu beachten ist insbesondere, dass auch diagnostische (Kontrastmittel) und therapeutische Maßnahmen (Beatmungstherapie, nichtsteroidale Antirheumatika) Risikofaktoren darstellen.

Überwachung der Nierenfunktionen bei gefährdeten Patienten

Eine Früherfassung von Nierenfunktionsstörungen ist nur dann gewährleistet, wenn systematisch ein Überwachungsprogramm für die Nierenfunktion („Organmonitoring") durchgeführt wird. Die Überwachungsparameter sollen in Abhängigkeit vom Gefährdungsgrad des Patienten in sinnvollen, praktisch durchführbaren Zeitabständen erhoben werden.

Die Fähigkeit der Flüssigkeitsausscheidung geht im Verlauf eines ANV als letzte Funktion verloren, sodass – wie auch aus dem hohen Prozentsatz nichtoligurischer Verlaufsformen ersichtlich – die Stundenharnmenge zur Beurteilung der Nierenfunktion nicht geeignet ist. Ebenso ist das Plasmakreatinin kein Parameter der aktuellen Nierenfunktion, da ein Anstieg erst mit einer Latenz von Stunden/Tagen sichtbar wird. Der Serumharnstoff bzw. BUN ist nicht zur Beurteilung der Nierenfunktion geeignet, da dessen Konzentration von anderen Faktoren, wie dem Ausmaß der Proteinzufuhr, des Katabolismus, beeinflusst wird. Die Kreatinin-Clearance dagegen ist prinzipiell ein sehr sensitiver, rasch reagierender Parameter.

Am besten geeignet zur Früherkennung von Nierenfunktionsstörungen sind Parameter der Konzentrationsfähigkeit, das Harnnatrium, die fraktionelle Natriumexkretion, die Harnosmolalität, osmotische Clearance bzw. Freie-Wasser-Clearance (Tabelle 11.1-3). Änderungen der Parameter im Therapieverlauf sind aussagekräftiger als absolute Größen.

Frühzeitiger Einsatz prophylaktischer Maßnahmen

„Erhöhe das Sauerstoffangebot, vermindere den Sauerstoffbedarf, steigere die Ischämietoleranz".

> **Prophylaxe und Therapie des ANV – Mögliche Interventionen**
> - Mit gesicherter Wirkung
>   – Hydrierung
>   – Kreislauftherapie
> - Mit möglicher Wirkung in bestimmten Indikationen
>   – Natriumbicarbonat
>   – periphere Vasokonstriktoren
>   – Dopamin
>   – Mannit
>   – Kalzium-Antagonisten
>   – Theophyllin
>   – N-Acetylcystein
>   – Prostaglandine
> - Kein klinischer Beweis
>   – Diuretika
>   – Atriale natriuretische Peptide und deren Analoga
>   – Endothelin-Antagonisten
>   – Kontrastmitteldialyse

Unspezifische Allgemeinmaßnahmen (s. Tabelle 11.1-4) Dehydratation, Hypotonie bzw. Natriummangel sind die stärksten Sti-

Tabelle 11.1-3. Beurteilung und Überwachung der Nierenfunktion bei ANV

Parameter	Abkürzung	Einheit	Normwert	Eignung[a]
Diurese	V_U	ml/h	60–120	–
Serumkreatinin	Kr_S	mg/dl	0,8–1,5	–
Quotient Kr-Harn/Serum	Kr_U/Kr_S	–	20–60	+
Kreatinin-Clearance	C_{Kr}	ml/min	90–30	+++
Harnosmolalität	Osm_u	mosmol/kg	500–900 ++	
Harnnatrium	Na_u	mmol/l	30–60	+++[b]
Fraktionelle Na-Elimination	FE_{Na}	%	1–3	+++[b]
Osmolale Clearance	C_{Osm}	ml/min	2–4	+
Freie Wasser-Clearance	C_{H_2O}	ml/min	–0,5 bis –1,5	+++

$$FE_{Na} = \frac{Na_U \times Kr_s \times 100}{Na_S \times Kr_U} \qquad C_{H_2O} = V_U - C_{Osm}$$

[a] Eignung zur kurzfristigen Beurteilung und Überwachung der Nierenfunktion.
[b] Zur Differentialdiagnose eines ANV bzw. einer Oligoanurie.

Tabelle 11.1-4. Prävention und Therapie des akuten Nierenversagens: Allgemeinmaßnahmen – Zielgrößen für die Therapie

Parameter	Beurteilungsgröße	Zielgröße	Einheit
Blutdruck	MAP	>70 – <100	mmHg
Hämatokrit	Hk	>30	%
Blutvolumen	ZVD	>5	mmHg
Kardiale Auswurfleistung	„cardiac index"	>4,5	l/min
Linksventrikulärer Füllungsdruck	PCP	>15 – <18	mmHg
Sauerstofftransport	DO_2	>500	ml/min/m²
Oxygenierung	Beatmungstherapie mit adaptiertem PEEP		

muli für die Aktivierung der Konzentrationsarbeit und damit auch für den Sauerstoffverbrauch der Niere. Allgemeine Maßnahmen, die die Perfusion und Oxigenierung der Niere sicherstellen, vermindern den renalen Gefäßwiderstand, senken den renalen Sauerstoffverbrauch und sind damit die wichtigsten Maßnahmen für die Prävention (und Therapie) des ANV.

Zusätzlich ist die Autoregulation der Nierendurchblutung bei vielen Krankheitszuständen, die zum ANV führen, gestört, d. h., jedes Absinken des systemischen Blutdruckes führt zu einer Einschränkung der Nierendurchblutung und Nierenfunktion, was die Bedeutung einer konsequenten Kreislauftherapie unterstreicht.

Flüssigkeitszufuhr Erste, wichtigste und wirkungsvollste prophylaktische Maßnahme ist die Flüssigkeitszufuhr, da an der Entstehung des ANV fast immer ein Flüssigkeitsdefizit bzw. eine Hypotonie beteiligt ist. Eine ausreichende Hydrierung steigert den renalen Blutfluss sowie die Wasser- und Natriumausscheidung und vermindert die Toxizität nierenschädigender Noxen (Medikamente, Kontrastmittel etc.). Eine optimierte Flüssigkeitstherapie bei Empfänger und Spender verbessert die initiale Transplantatfunktion nach Nierentransplantation. Daher sollte bei gefährdeten Patientengruppen eine „milde Hypervolämie" angestrebt werden.

Vasokonstriktoren Bei allen (intensivmedizinischen) Zustandsbildern, die mit einer peripheren Vasodilatation einhergehen und bei denen reflektorisch der renale Gefäßwiderstand erhöht ist (z. B. Sepsis, Verbrennung, Pankreatitis, Leberversagen), führt die kontinuierliche Infusion von Vasokonstriktoren (Noradrenalin, Adrenalin, Vasopressin bzw. Vasopressinanaloga) reflektorisch zu einer Senkung des renalen Gefäßwiderstandes und einer Verbesserung der Nierenfunktion.

Spezifische Interventionen Im Gegensatz zur gesicherten Wirkung von Allgemeinmaßnahmen (z. B. Hydrierung) in der Prävention des ANV gibt es keine pharmakologische Intervention, die routinemäßig bei allen Patienten zur Prophylaxe des ANV eingesetzt werden kann. Einzelne Substanzen können allerdings bei bestimmten Formen des ANV ein gewisses prophylaktisches Potential aufweisen:

Dopamin Steigert (zumindest vorübergehend) über die Aktivierung spezifischer Rezeptoren Nierendurchblutung und Natriurese. **Dosierung:** „Nierendosis" = 1–2 µg/kg KG/min kontinuierlich.

Bei höherer Dosierung überwiegen α- und β1-Wirkung: Tachykardie, Blutdrucksteigerung, renale Vasokonstriktion. Eine prophylaktische Wirkung konnte nur in wenigen Studien belegt werden, eine generelle Anwendung von Dopamin ist heute nicht mehr indiziert. In Einzelfällen kann ein Versuch mit Dopamin gerechtfertigt sein.

Natriumbicarbonat Ein gesicherter protektiver Effekt von Natriumbicarbonat besteht auch bei Hämolyse, Rhabdomyolyse und Paraproteinämie (durch Hemmung der Bildung denaturierter Proteine mit tubulotoxischer Wirkung), in einer Untersuchung bei Kontrastmittelgabe.

Zielgröße: Anhebung des Harn-pH >7,0 durch langsame Infusion von 50–100 mmol über 2 h (evtl. wiederholen, maximal 200–400 mmol/Tag). Cave: Hypervolämie, Hyperosmolalität, Alkalose.

Furosemid und andere Schleifendiuretika Diese steigern die Diurese, ohne die Nierenfunktion zu verbessern. Für Schleifendiuretika wurde ein protektiver Effekt bei frühzeitigem Einsatz durch Vasodilatation, Senkung des renalen Energiebedarfs und Verminderung der tubulären Obstruktion postuliert. In klinischen Studien fand sich eher eine Verschlechterung der Nierenfunktion. Schleifendiuretika sollten daher nur noch zur Erleichterung der Flüssigkeits- und Elektrolytbilanz eingesetzt werden, nicht aber zur Prophylaxe des ANV.

Diuretika dürfen nur bei aufgefülltem Extrazellularvolumen (EZV) verabreicht werden, bei vorbestehender Hypovolämie können diese ein ANV verursachen.

Cave: Die gleichzeitige Gabe von Furosemid kann die Nephrotoxizität verschiedener Medikamente (z. B. Aminoglykoside) steigern.

Dosierung: Furosemid sollte niedrig und wegen der kurzen Halbwertszeit mehrmals am Tag bzw. kontinuierlich verabreicht werden (bis ca. 500 mg/Tag).

Mannit Möglicher protektiver Effekt
- durch Volumenwirkung (Steigerung des renalen Blutflusses und der GFR),
- durch Steigerung von Diurese und Natriumexretion,
- durch osmotische Wirkung (Verminderung von Zellödem),
- als Sauerstoffradikalfänger und
- durch Stimulation der Sekretion von atrialem natriuretischen Peptid (ANP).

Mannit wird heute nur noch von wenigen Arbeitsgruppen in der Therapie der Rhabdomyolyse empfohlen.

Dosierung: Kontinuierliche Infusion (im Gegensatz zur Bolusgabe bei Hirnödemtherapie): 25–50 ml Mannit 20%/h. Tagesdosis 250–350 g (eine Überdosierung kann ANV verursachen!!).

Mannit darf nur gegeben werden, wenn
- ein ausreichendes Extrazellulärvolumen (EZV) vorliegt,
- die Testdosis (10–20 g = 50–100 ml Mannit 20%) die Diurese um >50% steigert und
- keine wesentliche Nierenfunktionsstörung besteht (Folge: Hypervolämie!).

Adenosinantagonisten (Theophyllin) Diese wurden zur Prophylaxe der kontrastmittelinduzierten Nephropathie empfohlen.

Gegenüber einer reinen Hydratationstherapie finden sich keine sicheren Vorteile. Bei Patienten, bei denen eine Volumenzufuhr nicht möglich ist (z. B. mit kardialer Insuffizienz) kann vor einer Angiographie eine Theophyllingabe erwogen werden. Dosierung: 0,4 mg/kg 2 h vor der Kontrastmitteluntersuchung.

Sauerstoffradikalfänger (z. B. N-Acetylcystein) Die Gabe von N-Acetylcystein kann zur Vermeidung der kontrastmittelinduzierten Nephropathie erwogen werden. Der Einsatz ist bei Risikopatienten gerechtfertigt, eine generelle Empfehlung kann wegen der widersprüchlichen Datenlage derzeit nicht abgegeben werden.
Dosierung: 2×600 mg N-Acetylcystein p.o. vor und nach der Kontrastmitteluntersuchung.

Atriale natriuretische Peptide (ANP und seine Analoga, wie Anaritide, Urodilatin) Diese Peptide weisen vasodilatatorische und natriuretische Eigenschaften auf, die in unkontrollierten Untersuchungen eine Besserung der Diurese und Nierenfunktion gezeigt haben. In keiner plazebokontrollierten Studie konnte ein eindeutig positiver Effekt dokumentiert werden.

Kalziumantagonisten Verapamil und Diltiazem haben in einigen Studien eine protektive Wirkung auf die Niere bei Aminoglykosid- bzw. Kontrastmittelexposition gezeigt und können die Ausbildung eines ANV nach Nierentransplantation verhindern. Diese Effekte konnten aber nicht in allen Studien bestätigt werden. Wegen der unerwünschten kardiovaskulären Nebenwirkungen (Vasodilatation!) ist ihr Einsatz klinisch selten praktikabel.

Sonstige Maßnahmen Zahlreiche weitere Substanzen, wie Endothelin-Antagonisten, Prostaglandine, wurden auf ihren protektive Wirkung auf die Nierenfunktion untersucht, haben aber (zumindest bislang) keinen routinemäßigen Eingang in die Klinik gefunden.

Kontrastmitteldialyse Eine Hämodialysetherapie unmittelbar im Anschluss an eine Kontrastmitteluntersuchung zur Prävention der Ausbildung eines ANV ist nicht nur wirkungslos, sondern führt sogar zu einer Verschlechterung der Nierenfunktion und ist daher als kontraindiziert anzusehen.
Ausnahmen: Hypervolämie, Hyperosmolalität.

11.1.5 Therapie des manifesten ANV

Nichtdialytische Therapie

Allgemeinmaßnahmen In Anbetracht des Fehlens einer spezifischen Therapie kommt ebenso wie in der Prophylaxe des ANV auch in der Therapie des manifesten ANV den Allgemeinmaßnahmen eine überragende Bedeutung zu. Die Zielgrößen für diese Therapie sind in Tabelle 11.1-4 zusammengefasst. Dadurch kann in vielen Fällen ein ANV beseitigt bzw. in ein polyurisches Nierenversagen übergeleitet und die Notwendigkeit einer extrakorporalen Therapie vermieden werden.

Flüssigkeits- und Elektrolyttherapie Die Infusionstherapie muss die spezifischen Bedingungen der einzelnen ANV-Stadien berücksichtigen, bestehende Defizite (Volumen, Elektrolyte) ausgleichen und sich dem wechselnden Bedarf (Anurie vs. Polyurie) anpassen.

Im Gegensatz zum chronischen Nierenversagen bestehen bei vielen Patienten mit ANV Elektrolytmangelzustände (insbesondere Phosphat und Kalium), die die Nierenschädigung verstärken können.

Kaliumsubstitution: Das ANV führt zu einer verminderten Kaliumtoleranz. Die Zufuhr sollte daher auf <0,25 mmol/kg KG/h beschränkt werden.

Phosphatsubstitution: Die Zufuhr sollte ebenfalls auf 50% der Rate bei Nierengesunden beschränkt werden. Bei Verwendung von Konzentraten (1 mmol/ml) sollte eine Dosis von 0,1 mmol/kg KG/h nicht überschritten werden.

Im diuretischen Stadium bzw. bei nichtoligurischer Verlaufsform kann die Polyurie zu einem massiven Flüssigkeits- und Elektrolytverlust führen. Im polyurischen Stadium nach Nierentransplantation kommt es zu einem hochgradigen Phosphat- und – insbesondere bei Cyclosporin-behandelten Patienten – Magnesiumverlust (cave Hypovolämie, Hypophosphat- bzw. Hypomagnesiämie).

Diuretika Trotz der weitverbreiteten Praxis hat die Erzwingung einer Restdiurese durch hochdosierte Diuretikagabe keinen günstigen Effekt auf Verlauf und Prognose des ANV. Im nichtoligurischen Stadium ist eine kontrollierte Flüssigkeitstherapie und Korrektur von Elektrolytstörungen zielführender als die unkritische Diuretikagabe.

Furosemid-Test: Zur Unterscheidung einer funktionellen Einschränkung der Nierenfunktion von einem manifesten ANV kann Furosemid (120 mg als Bolus i.v.) nur bei aufgefülltem EZV als Testsubstanz verwendet werden. Bei positivem Test, d. h. Anstieg der Diurese >200 ml/h sollten die angeführten Maßnahmen zur Prophylaxe des ANV eingesetzt werden (Tab. 11.1-4).

Infektionsprophylaxe Durch die immunsuppressive Wirkung des ANV, intravasale Katheter und andere Manipulationen (z. B. Blasenkatheter) kommt es in 50–90% aller Patienten mit ANV zum Auftreten klinisch relevanter Infektionen. Die Sepsis stellt heute die Haupttodesursache von Patienten mit ANV dar. Regelmäßige mikrobiologische Untersuchungen sind daher ebenso unerlässlich wie eine konsequente, am Bakteriogramm orientierte antibiotische Therapie.

Ulkusprophylaxe Früher häufig Todesursache bei Patienten mit ANV, sind heute gastrointestinale Blutungskomplikationen durch die moderne Ulkusprophylaxe (Sucralfat, H_2-Blocker, Protonenpumpenhemmer etc.) seltener geworden, ist aber noch immer eine klinische relevante Komplikation des ANV.

Pharmakologische Therapie des ANV Eine medikamentöse Therapie des manifesten ANV, d. h. eine Abkürzung der Dauer des Nierenversagens durch pharmakologische Interventionen, ist nicht möglich. Diuretika oder Dopamin in „Nierendosis" bzw. die in der Übersicht S. 901 angeführten Medikamente sind bei eingetretenem Nierenversagen wirkungslos. Auch die Therapie mit Wachstumsfaktoren (rHGH, IGF-I) hat zu keiner beschleunigten Reparation nach ANV geführt. Verschiedene experimentelle Therapieansätze haben (noch) nicht Eingang in die Klinik gefunden.

Spezifische Maßnahmen (Therapie der Grundkrankheit) Wenn eine behandelbare primäre renale Grundkrankheit vorliegt, die zum ANV geführt hat, kann durch eine spezifische Therapie dieser renoparenchymatösen Erkrankung in einigen Fällen die Nierenfunktion wiederhergestellt werden. So kann beispielsweise bei einem ANV im Rahmen einer Wegener-Granulomatose, einer Lupusnephritis, in Einzelfällen auch beim Goodpasture-Syndrom eine Kombination einer immunsuppressiven Therapie mit Kortikoiden die Nierenfunktion verbessern.

Ernährungstherapie bei ANV Die Ernährungstherapie bei Patienten mit ANV muss die durch das ANV bedingten Stoffwechselstörungen, aber auch die durch die Grundkrankheit und die extrakorporalen Therapieverfahren verursachten metabolischen Änderungen berücksichtigen.

Stoffwechselstörungen bei ANV Das ANV hat keinen wesentlichen Einfluss auf den Energieumsatz des Organismus, der vor allem durch die Grundkrankheit bestimmt wird. Der Kohlenhydratstoffwechsel im ANV ist charakterisiert durch eine Hyperglykämie trotz erhöhtem Insulinspiegel, d. h., es besteht eine periphere Insulinresistenz. Zusätzlich ist die hepatische Glukoseneubildung, vor allem aus Aminosäuren, gesteigert und trägt zur Hyperglykämie bei. Als Fettstoffwechselstörung findet sich eine Hypertriglyzeridämie. Ursache dieser Fettstoffwechselstörung ist die Hemmung der Lipolyse. Entsprechend ist die Elimination und Hydrolyse intravenös verabreichter Fettemulsionen verzögert. Wesentlichstes Merkmal des Aminosäuren- und Proteinstoffwechsel beim ANV ist die Aktivierung des Proteinkatabolismus. Dieser wird durch zusätzliche Stressfaktoren, wie Infektionen, Malnutrition und vor allem auch die urämische Azidose, potenziert.

Die durch extrakorporale Therapieverfahren verursachten Stoffwechselstörungen betreffen nicht nur die Elimination kleinmolekularer Substanzen (Aminosäuren, wasserlösliche Vitamine), sondern auch eine mögliche Aktivierung des Proteinkatabolismus durch Blut-Membran-Interaktionen. Die heute bei Intensivpatienten meist verwendeten kontinuierlichen Therapieverfahren können zudem durch Zufuhr von Laktat und Induktion von Elektrolytstoffwechselstörungen (Hypophosphatämie!) Komplikationen verursachen.

Substratbedarf bei ANV Sowohl eine hypo- als auch eine hyperkalorische Ernährung kann zu schwerwiegenden Nebenwirkungen führen. Anzustreben ist eine bedarfsdeckende, „normokalorische" Ernährung.

Der Substratbedarf bei Patienten mit ANV wird weitgehend durch die Grundkrankheit, durch im Krankheitsverlauf auftretende Komplikationen und durch die Art und Intensität der extrakorporalen Therapie bestimmt.

Ernährungstherapie Orale Ernährung: Bei unkompliziertem ANV ohne andere Organfunktionsstörungen sollte, wenn möglich, eine orale Nährstoffzufuhr erfolgen. Diese kann nach den für das chronische Nierenversagen geltenden Diätrichtlinien vorgenommen werden.

Enterale Ernährung: Eine enterale Ernährung sollte, wenn immer möglich, zumindest partiell erfolgen, um die Schutzfunktionen des Gastrointestinaltraktes aufrechtzuerhalten, Ulzerationen der Magen-Darm-Mukosa zu vermeiden und die Translokation von Keimen aus dem Darmlumen in die Blutbahn und damit die Ausbildung systemischer Infektionen (bzw. Sepsis) zu vermindern und möglicherweise auch die Nierenfunktion durch Steigerung der Nierendurchblutung zu verbessern.

Spezielle, für die Ernährung des ANV entwickelte Diätpräparate sind nicht verfügbar. Bei ANV können die für Patienten ohne Nierenfunktionsstörungen entwickelte Sondendiäten (cave: Hyperkaliämie!) oder besser, spezielle für chronische Dialysepatienten konzipierte Präparate eingesetzt werden.

Parenterale Ernährung: Trotz der zunehmenden Bedeutung der enteralen Nährstoffzufuhr ist bei vielen Patienten mit ANV, insbesondere bei Vorliegen weiterer Organfunktionsstörungen, aber auch wegen der durch das ANV bedingten intestinalen Motilitätsstörungen eine parenterale Ernährung (zumindest partiell bzw. vorübergehend) notwendig.

Extrakorporale Therapieverfahren (s. auch Kap. 11.10)

Kriterien für den Therapiebeginn sind (nach Häufigkeit):

- Urämische Intoxikation/Azotämie: BUN >60–100 mg/dl (22–36 mmol/l); vor allem dann, wenn der Wert rasch (>20 mg/dl/Tag) ansteigt bzw. eine Oligoanurie besteht. Beim ANV sollte nicht abgewartet werden, bis eine urämische Intoxikation eingetreten ist, sondern die extrakorporale Therapie frühzeitig begonnen werden.

- Hypervolämie: Wenn eine ausreichende renale Flüssigkeitselimination nicht erzielt werden kann, muss, je nach Zustand des Patienten und Höhe der Retentionsparameter, eine reine Ultrafiltration, eine kontinuierliche Hämofiltration bzw. die Hämodialyse eingesetzt werden. Insbesondere bei

Intensivpatienten ist dies eine häufige Indikation zum Therapiebeginn.
- **Hyperkaliämie:** Eine längerfristige und quantitativ relevante Kaliumelimination aus dem Körper lässt sich sehr rasch durch eine Hämodialyse erzielen. Die Hyperkaliämie ist heute allerdings nur in <10% der Fälle mit ANV eine primäre Dialyseindikation.
- **Andere Symptome der Urämie:** Perikarditis, Blutungsneigung, urämische Enzephalopathie, schwere Azidose und pH <7,15 sind Zeichen einer fortgeschrittenen urämischen Intoxikation, die nur ausnahmsweise bei niedrigem BUN beobachtet werden und damit selten eine primäre Therapieindikation darstellen.
- **Nichtrenale Indikationen:** Bei Vorliegen einer Intoxikation mit dialysablen Substanzen sollte bei gleichzeitigem Vorliegen einer Nierenfunktionsstörung frühzeitig ein extrakorporales Therapieverfahren eingesetzt werden, wobei die Hämodialyse anderen Verfahren vorzuziehen ist.

Für kontinuierliche Nierenersatzverfahren wurden verschiedene nichtrenale Indikationen (Durchführung der Therapie auch bei nicht bzw. nicht wesentlich eingeschränkter Nierenfunktion) postuliert (Sepsis, Lungenversagen, Pankreatitis, Multiorganversagen, Elektrolytentgleisungen, Laktatazidose). Bislang sind diese Indikationen in keiner klinischen Studie belegt worden.

Extrakorporale Therapiemodalitäten Die Therapiedosis muss bei Patienten mit ANV wesentlich höher veranschlagt werden als bei stoffwechselstabilen Patienten mit chronischem Nierenversagen.
- **Peritonealdialyse:** Obwohl bislang beim ANV nur wenig eingesetzt, bietet die Peritonealdialyse bei Patienten mit kardialer Insuffizienz, mit Leberversagen und auch bei geriatrischen Patientengruppen Vorteile. Mit modernen Kathetertechniken (Seldinger-Technik) kann heute ein Peritonealkatheter bettseitig rasch platziert werden.
- **(Intermittierende) Hämodialyse:** Die Hämodialyse ist bei ansprechbaren, kreislaufstabilen Patienten mit Monoorganversagen weiterhin das Therapieverfahren der Wahl. Als Minimalstandard ist die Bicarbonatdialyse unter Verwendung von biokompatiblen Membranen anzusehen, wobei zumindest in der Initialphase eine tägliche Dialysebehandlung anzustreben ist.
- **Kontinuierliche Therapieverfahren** („continuous renal replacement therapies", CRRT): Bei Intensivpatienten haben sich insbesondere bei Vorliegen von Mehrorganfunktionsstörungen die CRRT weitgehend durchgesetzt. Vergleichbare Vorteile weisen allerdings „semikontinu-ierliche" Verfahren, wie etwa mittels moderner Online-Hämodiafiltrationsgeräte, beispielsweise 12 h/Tag mit reduziertem Blut- und Dialysatfluss, auf.

Differentialindikation für einzelne Therapieverfahren Alle modernen Verfahren können heute effektiv und sicher, bei Verwendung biokompatibler Membranen auch mit hoher Kreislaufstabilität durchgeführt werden. Spezifische Charakteristika einzelner Verfahren erlauben allerdings eine gewisse Differentialindikation:
- **Hämodynamische Instabilität:** Kontinuierliche Verfahren und die Peritonealdialyse sind dabei der intermittierenden Hämodialyse überlegen.
- **Eliminationscharakteristik:** Bei Intoxikationen oder Hyperkaliämie ist die intermittierende Hämodialyse der Hämofiltration und kontinuierlichen Verfahren überlegen.
- **Hirndruckgefährdung:** Indikation für kontinuierliche Verfahren.
- **Steuerung der Flüssigkeitsbilanz bei Beatmungspatienten:** mit CRRT wesentlich leichter erzielbar.
- **Leberversagen:** Indikation für kontinuierliche Bicarbonathämofiltration.
- **Mobilität des Patienten:** Diskontinuierliche Verfahren sind in der Rehabilitationsphase kontinuierlichen überlegen.

Je schwerer krank (Multiorganversagen) und je kreislaufinstabiler ein Patient ist, desto eher sollte ein kontinuierliches Eliminationsverfahren eingesetzt werden.

Prophylaxe des ANV-Evidenz der Therapieempfehlungen (zumindest für spezielle Indikationen)

Maßnahme	Evidenzgrad	Empfehlungsstärke
Hydrierung	I-b	A
Vasokonstriktoren*	I-b	B
Natrium-Bicarbonat*	a	B
Mannit*	III	C
Theophyllin*	II-b	C
N-Azetyl-Zystein*	I-b	B
Prostaglandine*	II-b	C
Keine Wirkung in kontrollierten Untersuchungen:		
Dopamin	I-a	A
Kalzium-Antagonisten	I-b	A
Diuretika	I-a	A
Prostaglandine*	II-b	B
Atriale natriuret. Peptide	I-a	A
Endothelin-Antagonisten	II-a	B
Kontrastmitteldialyse	I-a	A

* gilt nur für spezielle Indikationen (in anderen Indikationen auch alternative Ergebnisse)

Literatur

Brezis M, Rosen S (1995) Hypoxia of the renal medulla – its implications for disease. N Engl J Med 332:647–655

Druml W, Lax F, Grimm G, Schneeweiß B, Lenz K, Laggner AN (1994) Acute renal failure in the elderly: 1975–1990. Clin Nephrol 41:342–349

Druml W (1998) Metabolic perturbations in patients with acute renal failure. In: Ronco C, Bellomo R (eds) Critical care nephrology, Kluwer Academic Publishers, Dordrecht, pp 831–838

Druml W (1999) Metabolic effects of continuous renal replacement therapies. Kidney Int 56 [Suppl]:S-56–S-61

Druml W (2001) Nutritional support in patients with acute renal failure. In: Molitoris BA, Finn WF (eds) Acute renal failure. WB Saunders, Philadelphia, pp 465–489

Herbert MK, Druml W (2000) Pharmacologic therapy of acute renal failure. A clinical point of view. Curr Opinion Cardiovasc Pulmon Renal Investigat Drugs 2:345–353

Lassnig D, Donner E, Grubhofer G, Presterl E, Druml W, Hiesmayr M (2000) Lack of renoprotective effects of dopamine and furosemide during cardiac surgery. J Am Soc Nephrol 11:97–104

Molitoris BA, Finn WF (eds) (2001) Acute renal failure. WB Saunders, Philadelphia

Tabelle 11.2-1. Glomeruläre Filtrationsrate (GFR) in Abhängigkeit vom Stadium der Nierenerkrankung und Ausmaß der Schädigung

Stadium	Ausmaß der Schädigung	GFR (ml/min/ 1,73 m^2)
1	Nierenschädigung mit normaler oder erhöhter GFR	≥90
2	Nierenschädigung mit geringer Reduktion der GFR	60–89
3	Mäßiggradige Reduktion der GFR	30–59
4	Schwere Reduktion der GFR	15–29
5	Nierenversagen	<15 (oder Dialyse)

11.2 Chronisches Nierenversagen
Walter H. Hörl

Das chronische Nierenversagen ist definiert als irreversible, meist progrediente Einschränkung der Nierenfunktion unterschiedlicher Ätiologie bis hin zum dialysepflichtigen Terminalstadium. Diese Entwicklung wird begleitet von kompensatorischen Prozessen, die ihre eigene klinische Symptomatik haben. Meist ist die zur Niereninsuffizienz führende Grunderkrankung in der Phase der chronischen Niereninsuffizienz bekannt. Es handelt sich entweder um primäre Nierenerkrankungen (z. B. Glomerulonephritis, bakterielle oder nichtbakterielle interstitielle Nephritis, polyzystische Nierendegeneration) oder sekundäre Nierenerkrankungen im Rahmen von Systemerkrankungen (z. B. Lupus erythematodes, M. Wegener, Amyloidose) bzw. Stoffwechselerkrankungen (z. B. Diabetes mellitus). Von Bedeutung ist das Ausmaß der morphologischen Veränderungen in beiden Nieren zum Zeitpunkt der Diagnosestellung im Hinblick auf die Behandelbarkeit und Prognose. Dabei sind für therapeutische Überlegungen die tubulointerstitiellen Veränderungen (z. B. das Ausmaß der interstitiellen Fibrose) mehr als die glomerulären Läsionen von Relevanz.

Um Patienten mit renalen Erkrankungen möglichst effektiv helfen zu können, sind eine frühzeitige Diagnosestellung und frühzeitige therapeutische Interventionen zwingend erforderlich. Die Therapie des chronischen Nierenversagens ist nicht nur von der renalen Grunderkrankung, sondern auch vom Stadium der chronischen Nierenerkrankung abhängig.

Chronische Nierenerkrankungen lassen sich in die in Tabelle 11.2-1 gezeigten Stadien unterteilen.

11.2.1 Anamnese und körperlicher Befund

Anamnese und körperlicher Befund stellen die Grundlage der Diagnostik und Therapie von renalen Erkrankungen dar.

Anamnese

Ausdrücklich sollte man nach Erkrankungen mit familiärer Häufung (z. B. Zystennieren, Diabetes mellitus, Hypertonie) fragen. Diagnoseweisend können Angaben über rezidivierende Harnwegsinfekte (Dysurie, Pollakisurie, Schmerzen im Nierenlager, Fieber) sein oder aber Angaben über vorausgegangene Infekte der oberen Luftwege (2–3 Tage bei IgA-Nephritis; 2–3 Wochen bei Poststreptokokkenglomerulonephritis) oder Hinweise auf eingenommene Medikamente (z. B. akute interstitielle Nephritis als Hypertensitivitätsreaktion bei allergischen Reaktionen, Tubulusschädigung bei potentiell nephrotoxischen Medikamenten wie Aminoglykoside, funktioneller Rückgang der Nierenfunktion durch afferente Vasokonstriktoren wie bei Prostaglandinsynthesehemmer oder efferente Vasodilatatoren wie bei ACE-Hemmer). Wichtig sind Informationen über Infektionskrankheiten (z. B. Hepatitis B und C oder HIV) oder Angaben über Harnmenge, Auftreten von Ödemen und Kopfschmerzen. Bedeutung hat auch die Erhebung der geographischen Anamnese (z. B. sekundäre Amyloidose bei familiärem Mittelmeerfieber; „Balkannephritis" als interstitielle Nephritis in bestimmten Regionen Ex-Jugoslawiens).

Befund

Der Untersuchungsbefund schließt die Beurteilung der Haut (z. B. Blässe, Café-au-lait-Kolorit bei Anämie bzw. Ablagerungen von Urochromen), den Nachweis oder Ausschluss eines urämischen Fötors, von Ödemen, Parästhesien (z. B. Hyperkaliämie, urämische Polyneuropathie), Muskelfibrillieren (z. B. bei Hypokaliämie), die Messung des Blutdruckes, den Nachweis oder Ausschluss periumbilikaler Stenosegeräusche (z. B. bei Nierenarterienstenose) bzw. perikarditisches Reiben (z. B. bei urämischer Perikarditis), die Beurteilung der Herztöne (z. B. Klappenstenose bei Verkalkungen, leise Herztöne bei Erguss) sowie die Auskultation und Perkussion der Lunge (z. B. Stauung, Erguss) ein.

Die normale Niere ist im Allgemeinen nur bei schlanken Individuen zu fühlen. Dagegen lassen sich vergrößerte Nieren (z. B. Zystennieren, Hydronephrose, Nierentumor) häufig palpieren.

11.2.2 Symptomatologie

Die klinische Symptomatik von Patienten mit chronischen Nierenerkrankungen lässt sich in Früh- und Spätsymptome sowie Symptome der terminalen Niereninsuffizienz unterteilen:
- Frühsymptome:

- vermehrte Ausscheidung von wenig gefärbtem, hellen Urin,
- erhöhter Blutdruck,
- Ödeme der unteren Extremitäten,
- Schmerzen im Nierenlager (selten),
- dysurische Beschwerden.
- Spätsymptome:
  - Müdigkeit, verminderte Leistungsfähigkeit,
  - Blässe, Kopfschmerzen, Sehstörungen,
  - schlechter Appetit, Erbrechen,
  - Hautjucken,
  - Parästhesien,
  - Muskelfibrillieren.
- Symptome des Endstadiums:
  - Erbrechen,
  - Atemnot,
  - urämischer Fötor,
  - Rhythmusstörungen, Perikarditis,
  - Rückgang der Urinmenge,
  - Benommenheit, Schläfrigkeit,
  - Krämpfe, Koma.

Charakteristische Laborbefunde lassen sich wie folgt zusammenfassen:
- renalbedingte Störungen des Vitamin-D- und Kalziumphosphatkomplexes (Hyperphosphatämie, Hypo-, Normo- oder Hyperkalziämie, Erhöhung von Parathormon),
- andere Elektrolytentgleisungen (z. B. Hyperkaliämie, Hyponatriämie, Hypermagnesiämie),
- renale Anämie,
- Anstieg der Retentionswerte (Kreatinin, Harnstoff, Harnsäure),
- Albuminurie/Proteinurie,
- Erythrozyturie (dysmorphe Erythrozyten, Erythrozytenzylinder),
- Leukozyturie,
- metabolische Azidose (Bikarbonat <22 mmol/l).

Die **klinische Symptomatik** der Patienten mit chronischer Niereninsuffizienz wird bestimmt von Begleiterkrankungen wie Hypertonie, kardiovaskuläre Komplikationen, Diabetes mellitus, renale Anämie, Störungen des Kalzium- und Phosphatmetabolismus, sekundärer Hyperparathyreoidismus und renale Osteopathie, neurologische Störungen und/oder vom Ausmaß der Malnutrition.

11.2.3 Hypertonie

Ein hoher Blutdruck kann entweder die Ursache oder die Folge einer chronischen Nierenerkrankung sein. Auch bei Fehlen einer primären renalen Erkrankung kann ein hoher Blutdruck, z. B. durch die Entwicklung der Nephrosklerose, zur chronischen Niereninsuffizienz führen. Ein hoher Blutdruck ist bei Patienten mit renalen Erkrankungen ein wesentlicher Faktor für kardiovaskuläre Komplikationen (z. B. linksventrikuläre Hypertrophie, Herzinsuffizienz, koronare Herzerkrankung) und ein wichtiger Progressionsfaktor der renalen Erkrankung. Ein Blutdruck von >140/90 mmHg gilt als Hypertonie. Es besteht eine direkte Beziehung zwischen der Höhe des Blutdruckes (systolischer, diastolischer Blutdruck oder arterieller Mitteldruck) und dem Abfall der GFR. Umgekehrt nimmt mit einer wirksamen Blutdrucksenkung der GFR-Verlust pro Monat ab.

Die Prävalenz der Hypertonie ist bei Patienten mit chronischem Nierenversagen abhängig von der GFR. Bei einer GFR von 60–89 ml/min/1,73 m^2 sind bereits 65–75% der Patienten hypertensiv bzw. werden antihypertensiv behandelt. Bei einer GFR zwischen 15–29 ml/min/1,73 m^2 nimmt vor allem der Anteil der Patienten mit schwerer Hypertonie zu. Nichtmedikamentöse und medikamentöse Therapiemaßnahmen sind erforderlich, um die Zielblutdruckwerte von 120–130/70–80 mmHg, unabhängig vom Alter des Patienten, zu erreichen. Nur so kann die Progression der renalen Erkrankung und die Entwicklung kardiovaskulärer Komplikationen effektiv reduziert werden. Dazu bedarf es fast immer einer Mehrfachkombination antihypertensiv wirksamer Pharmaka.

Die Blutdruckeinstellung erfolgt am besten nach der AB/CD-Regel. Beginnt man mit „A" (ACE-Hemmer oder Angiotensin-II-Rezeptorantagonist), so wird bei inadäquatem Therapieerfolg mit „C" (Kalziumantagonist) oder „D" (Diuretikum) in Abhängigkeit von der Begleiterkrankung kombiniert. Bei einer Kombination von „AC" oder „AD" ergibt sich eine Dreierkombination mit „B" (Betablocker), sodass nun der Hypertoniker mit „ACB" oder „ADB" therapiert wird. Ist eine Vierfachkombination erforderlich, so wird der Patient in diesem Fall mit „ACBD" oder „ADBC" behandelt. Diese Schemata lassen sich natürlich beliebig variieren, je nachdem, mit welcher antihypertensiven Substanz in Abhängigkeit von Alter und Begleiterkrankung(en) begonnen wird. Jedes Antihypertensivum kann in diesem Schema auch durch α-Blocker ersetzt werden, die allerdings keine „first line"-Antihypertensiva darstellen.

11.2.4 Renale Anämie

Patienten mit renalen Erkrankungen sind häufig anämisch. Bei Männern wird die Anämie mit Hämoglobinwerten <13 g/dl definiert, bei Frauen mit Hämoglobinwerten <12 g/dl. Bei einer GFR von etwa 60 ml/min/1,73 m^2 sind mehr als 20% der Patienten anämisch (bei einer GFR von 15 ml/min/1,73 m^2 sind es bereits 85%).

Ursächlich verantwortlich für die Anämie chronisch niereninsuffizienter Patienten sind:
- ein Mangel an Erythropoietin,
- ein funktioneller oder absoluter Eisenmangel,
- Blutverluste,
- Erythropoeseinhibitoren (z. B. Parathormon, Spermin),

- die verkürzte Erythrozytenüberlebenszeit,
- Myelofibrose durch sekundären Hyperparathyreoidismus,
- ein Mangel an Folsäure und B-Vitaminen,
- hämatologische Begleiterkrankungen (z. B. Sichelzellanämie, Thalassämie, Malignome, Myelofibrose),
- chronische entzündliche Prozesse.

Die Mehrzahl der Patienten mit chronischer Niereninsuffizienz hat trotz Anämie inadäquat niedrige Erythropoietinspiegel (vor allem Diabetiker), während die Erythropoietinspiegel bei Patienten mit polyzystischer Nierendegeneration lange normal bleiben. Deshalb sind auch Patienten mit polyzystischer Nierendegeneration weniger anämisch als Patienten mit anderen chronischen Nierenerkrankungen. Besonders Patienten mit diabetischer Nephropathie sind frühzeitig anämisch.

Die renale Anämie ist ein wichtiger kardiovaskulärer Risikofaktor und direkt mit der Entwicklung der linksventrikulären Hypertrophie assoziiert. Bei einer GFR von 50–75 ml/min lässt sich bei etwa 30% der Patienten mit chronischen Nierenerkrankungen eine linksventrikuläre Hypertrophie nachweisen, bei Einleitung der Dialysebehandlung sind davon bereits 70% der Patienten betroffen. Neben der Anämie wird das Ausmaß der linksventrikulären Hypertrophie auch von der Schwere der Hypertonie, dem Alter, dem männlichen Geschlecht und der Niereninsuffizienz bzw. Urämie per se beeinflusst. Eine rechtzeitige Korrektur oder Verhinderung der renalen Anämie kann die linksventrikuläre Hypertrophie oder deren Entwicklung reduzieren.

Vor einer Therapie mit Epoetin alfa, Epoetin beta oder Darbepoetin alfa müssen ein Eisenmangel und andere Anämieursachen ausgeschlossen werden. Wichtigster Faktor für ein vermindertes Ansprechen auf eine Therapie mit Epoetin oder Darbepoetin ist ein funktioneller oder absoluter Eisenmangel (A,Ia). Ein absoluter Eisenmangel besteht bei Patienten mit chronischer Niereninsuffizienz, sobald die Plasmaferritinwerte <100 µg/l liegen. Von funktionellem Eisenmangel spricht man bei normalen oder erhöhten Ferritinwerten, aber einer Transferrinsättigung <20% bzw. hypochromen Erythrozyten >10%. Der Eisenstatus ist bei Patienten mit chronischer Niereninsuffizienz anhand der Ferritinspiegel allein nicht evaluierbar (da diese möglicherweise falsch-hoch sind durch Inflammation). Deshalb sind zusätzliche Parameter wie z. B. die Transferrinsättigung oder der Prozentsatz hypochromer Erythrozyten für die Beurteilung des Eisenbedarfs erforderlich.

Begonnen wird die Therapie der renalen Anämie mit Epoetin (4000–8000 IE/Woche subkutan oder intravenös) oder Darbepoetin (20–40 µg/Woche subkutan oder intravenös), sofern Hämoglobinwerte um 11 g/dl unterschritten sind. Epoetin alfa kann nur intravenös gegeben werden. Bei Eisenmangel wird entweder täglich mit Eisen-II-Sulfat oral oder je nach Ausmaß des Eisenmangels mit Eisenglukonat (62,5 mg) bzw. Eisensukrose (40–100 mg) wöchentlich bzw. monatlich intravenös therapiert.

Risiken der Epoetin-Therapie betreffen die Entwicklung einer Hypertonie bzw. Aggravation einer präexistenten Hypertonie durch Zunahme der Blutviskosität, Aktivierung neurohumoraler Systeme, direkte Vasokonstriktion oder Hemmung der Stickoxid(NO)-Synthese. Mit Einführung von Epoetin bestand zunächst die Befürchtung, dass über eine De-novo-Hypertonie oder Aggravation einer vorbestehenden Hypertonie die Progression renaler Erkrankungen beschleunigt werden könnte. Es ist jedoch gezeigt worden, dass dies nicht der Fall ist. Einzelne Studien sprechen jetzt sogar dafür, dass durch Verhinderung der renalen Anämie durch frühzeitige Epoetin-Therapie die Progression renaler Erkrankungen verzögert werden kann.

Selten, aber beunruhigend ist die Entwicklung neutralisierender Antikörper unter der Therapie mit Epoetin. Bisher sind weltweit etwa 200 Fälle gemeldet. Die Antikörper sind gegen den Proteinanteil gerichtet, was allerdings nicht ausschließt, dass Veränderungen des Kohlenhydratanteils zur Immunisierung beigetragen haben. Die antikörpervermittelte aplastische Anämie erfordert einen Transfusionsbedarf von bis zu zwei Erythrozytenkonzentraten pro Woche. Alle bislang getesteten Antikörper sind kreuzreaktiv. Ein Wechsel des Präparates ist daher zunächst nicht diziert. Seit Einführung Teflon beschichteter Kolben in Epoetin alfa-Spritzen intravenöser Injektion sind neutralisierende Antikörper praktisch nicht mehr aufgetreten.

11.2.5 Knochenerkrankung und Störungen des Kalzium- und Phosphormetabolismus

Die chronische Niereninsuffizienz beeinträchtigt den Knochen-, Kalzium- und Phosphatstoffwechsel. Mit Rückgang der GFR <80 ml/min kommt es zur Retention von Phosphat mit konsekutiver Hyperphosphatämie (durch Abnahme der renalen Phosphatexkretion), zur Hypokalziämie und Stimulation der Parathormon(PTH)-Synthese. Für die Hypokalziämie ist ein Calcitriolmangel verantwortlich, der sich frühzeitig (bereits am Beginn der Niereninsuffizienz) manifestiert. Calcitriol (1,25(OH)$_2$Vitamin D$_3$) ist für die intestinale Resorption von Kalzium (und Phosphor) verantwortlich. Mit GFR-Reduktion nimmt die Calcitriolsynthese ab, da die 1α-Hydroxylierung des Hormons in der Niere durch die Hyperphosphatämie gehemmt wird. Hypokalziämie, reduzierte Calcitriolsynthese und erhöhte Phosphatwerte stimulieren die PTH-Produktion und die Proliferation von Parathyreoideazellen. Erhöhte PTH-Werte stimulieren die Osteoklasten und bewirken einen erhöhten Knochen-Abbau.

Störungen des Kalzium- und Phosphatstoffwechsels können zu Myopathie, Knochenschmerzen, Skelettdeformierungen, Frakturen und/oder metastatischen Verkalkungen der Gefäße und Weichteile führen. Kardiovaskuläre Komplikationen resultieren bei länger dauernder Überschreitung eines kritischen Kalzium-/ Phosphorproduktes (Klappenverkalkungen, Koronarsklerose). Der sekundäre Hyperparathyreoi-

11.2 Chronisches Nierenversagen

dismus resultiert in einer Typ-I-Osteopathie (Osteitis fibrosa). Durch (zu) intensive PTH-Suppression (z. B. mit Vitamin-D-Analoga) wird die adyname Knochenerkrankung („Low-turnover-Osteopathie") induziert. Die Osteomalazie (Typ-II-Osteopathie) ist durch Vitamin-D-Mangel, Akkumulation von Aluminium (z. B. durch Phosphatsenkertherapie) und metabolische Azidose bedingt. Mischformen der Knochenerkrankung (Typ-III-Osteo-pathie) sind bei Patienten mit chronischer Niereninsuffizienz ebenfalls möglich. Für einen normalen Knochen-Turnover sind bei fortgeschrittener Niereninsuffizienz wegen der PTH-Resistenz 2- bis 3fach erhöhte PTH-Werte erforderlich.

Radiologische und histologische Knochenveränderungen lassen sich in Abhängigkeit vom Stadium der Niereninsuffizienz bei 40–100% der Patienten nachweisen. Da renal bedingte Störungen des Vitamin-D- und Kalziumphosphatkomplexes bereits im Frühstadium chronischer Nierenerkrankungen beginnen, sind frühzeitige diätetische und medikamentöse Interventionen von Bedeutung.

Therapieempfehlungen beinhalten
- die diätetische Phosphatrestriktion mit der Nahrung (800–1000 mg/Tag, d. h. reduzierte Zufuhr von z. B. Milchprodukten, Wurst, Eigelb, Nüssen, Haferflocken),
- Therapie mit Phosphatsenkern (gegenwärtig vorzugsweise auf Kalziumbasis, z. B. Kalziumkarbonat 6-mal 500 mg/Tag; Cave: Hyperkalziämie; alternativ Sevelamer),
- Therapie mit Vitamin D und/oder Vitamin-D-Analoga, z. B. Calcitriol oder Alfacalcidol 0,25–1 µg/Tag (Dosierung in Abhängigkeit von PTH-, Kalzium- und Phosphatspiegel). (A,Ia)
- Calcimimetika (Cinacalcet 30–180 mg/Tag)

11.2.6 Neuropathie

Neurologische Störungen sind eine häufige Komplikation bei Patienten mit chronischer Niereninsuffizienz. Die Neuropathie kann sich in Enzephalopathie, periphere Polyneuropathie, autonome Dysfunktion und/oder Schlafstörung manifestieren. Neuropathien können asymptomatisch (lediglich nachweisbar als abnormales EEG oder verlangsamte Nervenleitgeschwindigkeit) oder symptomatisch verlaufen (vor allem bei Abfall der GFR <20 ml/min/1,73 m^2). Renale Komplikationen bei Amyloidose oder Diabetes mellitus können zur Aggravation neurologischer Komplikationen im Rahmen der chronischen Niereninsuffizienz beitragen.

Erstsymptome der urämischen Enzephalopathie betreffen Müdigkeit, Gedächtnisstörungen oder Konzentrationsmangel. Bei fortgeschrittener Niereninsuffizienz lassen sich optische Halluzinationen, Desorientiertheit, zerebrale Krämpfe oder Koma beobachten. Die periphere Polyneuropathie verläuft symmetrisch, betroffen sind sensorisches und motorisches Nervensystem mit distaler Betonung. Die Patienten klagen über Juckreiz, Brennen, muskuläre Irritationen, Muskelkrämpfe und Muskel-schwäche. Die autonome Dysfunktion beeinträchtigt die Herzkreislauffunktion und die Blutdruckregulation.

Die neurologischen Untersuchungsergebnisse (Verlangsamung der Nervenleitgeschwindigkeit, EEG-Abnormalitäten) sind häufig pathologisch, bevor die Patienten über Symptome klagen. Bei symptomatischen Patienten sind die neurologischen Befunde besonders gravierend verändert (pathologische oder fehlende Reflexe, Sensibilitätsstörungen). Neurologische Parameter eignen sich, rechtzeitig die Einleitung der Dialysebehandlung festzulegen. Die symptomatische Therapie beinhaltet die Gabe von z. B. Gabapentin oder Thioctsäure.

11.2.7 Malnutrition

Mit Rückgang der Nierenfunktion nimmt die tägliche Kalorien- und Proteinzufuhr mit der Nahrung spontan ab. Entsprechend hoch ist der Anteil der Patienten mit Mangelernährung bei chronischer Niereninsuffizienz.

Eine verminderte diätetische Proteinzufuhr reduziert einerseits die Akkumulation von Toxinen des Eiweißstoffwechsels, andererseits kann dadurch eine Verschlechterung von Ernährungsparametern wie Serumalbumin, -präalbumin und -transferrin, Körpergewicht, Body Mass Index (BMI) und SGA („subjective global assessment"), somatische Protein- und Fettspeicher (erfassbar durch Anthropometrie und DEXA [„dual energy X-ray absorptiometry"]) resultieren.

Die metabolische Azidose ist bei chronischer Niereninsuffizienz mit einer Zunahme des Proteinkatabolismus assoziiert. Umgekehrt resultiert durch eine Korrektur der metabolischen Azidose (Empfehlung: Bikarbonat >22 mmol/l) eine Abnahme des Proteinabbaus. Deshalb kann die Serumbikarbonatkonzentration ein Hinweis für eine Mangelernährung bei chronischer Nierenerkrankung sein. Es besteht eine Korrelation zwischen Bikarbonat und Albumin. Serumcholesterin gilt als Marker der Energiezufuhr, nicht jedoch als Marker der Proteinzufuhr.

Ursächliche Faktoren für die Protein-Energie-Malnutrition von Patienten mit chronischen Nierenerkrankungen:
- Störungen im Protein- und Energiestoffwechsel (durch Toxine, Azidose, Hormonresistenz),
- hormonelle Entgleisungen (Überwiegen kataboler Hormone, Resistenz anaboler Hormone),
- Anorexie multifaktorieller Genese,
- Übelkeit, Erbrechen, Reduktion des Appetits (durch Toxine, gastrointestinale Störungen, Medikamente),
- interkurrente Infekte (bei zellulärem Immundefekt),
- Komorbidität (z. B. Diabetes, kardiovaskuläre Komplikationen).

Bei Abfall der GFR <25 ml/min wird eine Proteinzufuhr von 0,60 g/kg/Tag empfohlen, für Patienten im Stadium 1–3 chronischer Nierenerkrankungen eine Proteinzufuhr von 0,75 g/kg/Tag.

Die Energiezufuhr sollte für Patienten mit einer GFR <25 ml/min bei 30–35 kcal/kg/Tag liegen, eine höhere Energiezufuhr wird für die Stadien 1–3 empfohlen. Vor allem bei niedrigem Körpergewicht und anderen klinischen Zeichen der Mangelernährung muss auf eine vermehrte Kalorienzufuhr mit der Nahrung geachtet werden.

11.2.8 Interventionen zur Progressionsverzögerung chronischer Nierenerkrankungen

Eine spezifische oder symptomatische Therapie chronischer Nierenerkrankungen hat das Ziel, der Progression der renalen Funktionsverschlechterung möglichst effektiv zu begegnen. Je nach Typ der Glomerulonephritis oder der Nierenbeteiligung bei Systemerkrankungen wird mit Steroiden, Cyclophosphamid, Cyclosporin A, Tacrolimus, Mycophenolat Mofetil oder Azathioprin therapiert (s. entsprechende Kapitel). Die symptomatische Therapie betrifft die Normalisierung von Blutdruck, Kalzium, Phosphor, Lipiden, die Proteinrestriktion mit der Nahrung, die Korrektur der metabolischen Azidose und Anämie und die Vermeidung potentiell nephrotoxischer Pharmaka.

Die Progression renaler Erkrankungen lässt sich durch die Abnahme der Nierenfunktion innerhalb eines bestimmten Zeitraumes (z. B. innerhalb eines Jahres) definieren (gemessen als GFR, Kreatininclearance oder anhand des Serumkreatinins).

Die Progression chronischer Nierenerkrankungen ist zunächst einmal abhängig von der renalen Grunderkrankung. Patienten mit diabetischer Nephropathie, Glomerulonephritis oder polyzystischer Nierendegeneration sind progredienter als Patienten mit hypertensiver Nephrosklerose oder tubulointerstitiellen Nierenerkrankungen. Die Progression renaler Erkrankungen ist auch abhängig von Rasse, Geschlecht oder Alter des Patienten. Bei Patienten mit schwarzer Hautfarbe verlaufen Nierenerkrankungen progredienter als bei der weißen Bevölkerung, ebenso bei Männern im Vergleich zu Frauen. Die meisten Nierenerkrankungen sind im höheren Lebensalter progredienter als bei jüngeren Patienten.

Etwa 80% der Typ-1-Diabetiker mit Mikroalbuminurie entwickeln innerhalb von 10–15 Jahren eine diabetische Nephropathie, etwa 50% dieser Patienten entwickeln ein chronisches Nierenversagen. Durch optimale Blutdruck- und Blutzuckereinstellung kann die Manifestation der diabetischen Nephropathie verzögert werden. Es besteht eine Assoziation zwischen schlechter Blutzuckereinstellung (gemessen als Blutglukose- und/oder HbA_{1c}-Werte) und GFR-Verlust.

11.2.9 Strikte Blutdruckkontrolle zur Retardierung der Progression chronischer Nierenerkrankungen

ACE-Hemmer und Angiotensin-II-Rezeptorantagonisten retardieren die Progression chronischer Nierenerkrankungen. Sie senken nicht nur den systemischen Blutdruck, sondern erniedrigen auch den glomerulären Kapillardruck und die Proteinfiltration sowie die Angiotensin-II-vermittelte Zellproliferation und Fibrose. Bei diabetischer Nierenerkrankung (Nachweis einer Mikroalbuminurie oder Proteinurie) werden ebenfalls ACE-Inhibitoren oder Angiotensin-II-Rezeptorantagonisten empfohlen, gleichgültig, ob eine Hypertonie vorliegt oder nicht und gleichgültig, ob es sich um Typ-1- oder Typ-2-Diabetiker handelt. Risiken einer Angiotensin-II-Blockade bei chronischer Niereninsuffizienz beinhalten die meist passagere Abnahme der GFR, langfristig wird jedoch der GFR-Verlust reduziert. Bei Patienten mit renovaskulären Erkrankungen bzw. Nierenarterienstenose kann ein kontinuierlicher Kreatininanstieg ein Absetzen des ACE-Hemmers/Angiotensin-II-Rezeptorantagonisten erforderlich machen. Bei chronischer Niereninsuffizienz ist gelegentlich eine Exazerbation der Hyperkaliämie unter Gabe von ACE-Hemmer/Angiotensin-II-Rezeptorantagonist/Betablocker möglich, vor allem unter Immunsuppression mit Cyclosporin A oder Tacrolimus. Um die Zielblutdruckwerte von 120–130/70–80 mmHg bei Patienten mit chronischer Niereninsuffizienz zu erreichen, ist bei der Mehrzahl der Patienten – wie schon ausgeführt – eine Kombination mit mehreren Antihypertensiva (vor allem Betablocker und Salidiuretika) erforderlich.

11.2.10 Proteinurie und Progression

Es besteht eine Assoziation zwischen dem Ausmaß der Proteinurie und der Progression renaler Erkrankungen, ebenso zwischen Hypoalbuminämie und Progression. Bei positivem Teststreifenbefund (Detektionslimit für Protein 10–20 mg/dl, für Albumin 3–4 mg/dl) wird die Eiweißausscheidung entweder im 24-Stunden-Urin quantifiziert oder im Spontanharn als Protein-Kreatinin-Quotient oder Albumin-Kreatinin-Quotient (jeweils in mg/g) gemessen. Die 24-Stunden-Urinsammlung kann fehlerhaft sein (z. B. durch Urinverlust oder unvollständige Blasenentleerung). Sie ist darüber hinaus für den Patienten unbequem. Therapieziel ist die möglichst effektive Reduktion der Proteinurie, um die Progression der renalen Grunderkrankung zu verzögern (je größer die Proteinurie desto stärker die interstitielle Inflammation) und extrarenalen Komplikationen (z. B. Thrombosen, Lungenembolie durch Hyperkoagulabilität) vorzubeugen. Therapeutische Interventionen beinhalten

- die immunsuppressive Therapie (je nach renaler Grunderkrankung),
- die konsequente antihypertensive Therapie (vorzugsweise unter Einschluss von ACE-Hemmer und/oder Angiotensin-II-Rezeptorantagonisten),
- die diätetische Proteinrestriktion (Zunahme der Proteinurie durch proteinreiche Ernährung),
- den Verzicht auf Nikotin (Zunahme der Proteinurie durch Rauchen),
- die lipidsenkende Therapie mit Statinen.

Evidenz der Therapieempfehlungen

	Evidenzgrad	Empfehlungsstärke
Korrektur der renalen Anämie mit Epoetin oder Darbepoetin		
Effektivität der Therapie	I	A
Outcome	III	B
Therapie der Kalzium-Phosphat-Stoffwechselstörung		
Prophylaxe/Therapie des sekundären Hyperparathyreoidismus		
- Phosphatrestriktion mit der Nahrung	I	A
- Medikamentöse Phosphatsenkertherapie	I	A
- Vitamin D/Vitamin D-Analoga	I	A
- Cinecalcet	I	A
Progressionsverzögerung glomerulärer Erkrankungen		
Immunsuppression je nach Grunderkrankung	I	A
Effektive Blutdrucksenkung (120–130/70–80 mmHg)	I	A
RAAS-Blockade	I	A
Proteinrestriktion mit der Nahrung	II	B
Nikotinkarenz	III	B
Statintherapie	III	B

Literatur

Casadevall N, Nataf J, Viron B et al. (2002) Pure red-cell aplasia and anti-erythropoietin antibodies in patients treated with recombinant erythropoietin. N Engl J Med 346: 469–475

European Best Practice Guidelines for the Management of Anaemia in Patients with Chronic Renal Failure (1999) Nephrol Dial Transplant 14 (Suppl 5): 1–50

Gershon SK, Luksenburg H, Coté TR, Braun MM (2000) Pure red-cell aplasia and recombinant erythropoietin (letter). N Engl J Med 346: 1584–1585

Guideline 1 (2002) Definition and stages of chronic kidney disease. Am J Kidney Dis 39 (Suppl 1): S46–S75

Guideline 5 (2002) Assessment of proteinuria. Am J Kidney Dis 39 (Suppl 1): S93–S104

Guideline 9 (2002) Association of level of GFR with nutritional status. Am J Kidney Dis 39 (Suppl 1): S128–S142

Guideline 10 (2002) Association of level of GFR with bone disease and disorders of calcium and phosphorus metabolism. Am J Kidney Dis 39 (Suppl 1): S143–S155

Guideline 11 (2002) Association of level of GFR with neuropathy. Am J Kidney Dis 39 (Suppl 1): S156–S160

Guideline 12 (2002) Association of level of GFR with indices of functioning and well-being. Am J Kidney Dis 39 (Suppl 1): S161–S168

Guideline 13 (1995) Factors associated with loss of kidney function in chronic kidney disease. Am J Kidney Dis 39 (Suppl 1): S170–S212

Ikizler TA, Greene JH, Wingard RL, Parker RA, Hakim RM (1995) Spontaneous dietary protein intake during progression of chronic renal failure. J Am Soc Nephrol 6: 1386–1391

Levin A, Thompson CR, Ethier J et al. (1999) Left ventricular mass index increase in early renal disease: impact of decline in hemoglobin. Am J Kidney Dis 34: 125–134

Lewis EJ, Hunsicker LG, Bain RP, Rohde RD (1993) The effect of angiotensin-converting-enzyme inhibition on diabetic nephropathy. The Collaborative Study Group. N Eng J Med 329: 1456–1462

Maschio G, Alberti D, Janin G et al. (1996) Effect of the angiotensin-converting-enzyme inhibitor benazepril on the progression of chronic renal insufficiency. The angiotensin-converting-enzyme inhibition in progressive renal insufficiency study group. N Engl J Med 334: 939–945

Mitch WE, Goldberg AL (1996) Mechanisms of muscle wasting. The role of the ubiquitin-proteasome pathway. N Engl J Med 335: 1897–1905

Lewis EJ, Hunsicker LG, Clarke WR et al. (2001) Renoprotective effect of the angiotensin-receptor antagonist irbesartan in patients with nephropathy due to type 2 diabetes. N Engl J Med 345: 851–860

Sunder-Plassmann G, Hörl WH (1997) Erythropoietin and iron. Clin Nephrol 47: 141–157

The NESP Guidelines Group (2001) Practical guidelines for the use of NESP in treating renal anaemia. Nephrol Dial Transplant 16 (Suppl 3): 22–28

11.3 Glomeruläre Erkrankungen

Alexander R. Rosenkranz und Gert Mayer

Das Nierengewebe kann auf die Vielzahl von Noxen, denen es ausgesetzt sein kann, nur mit wenigen Reaktionsmustern antworten. Aus diesem Grund ist es nicht sinnvoll, histopathologische Veränderungen mit Krankheitsentitäten gleichzusetzen und die Glomerulonephritiden ausschließlich danach zu klassifizieren; erst die zusätzliche Beachtung von anamnestischen, klinischen und laborchemischen Parametern erlaubt eine exakte Diagnosestellung. Prinzipiell werden entzündliche (z. B. membranöse Glomerulonephritis) und hämodynamisch-degenerative (z. B. diabetische Nephropathie) Erkrankungen unterschieden. Die entzündlichen Glomerulopathien wiederum können nach ihrem klinischen Leitsymptom in zwei große Gruppen eingeteilt werden: jene, bei denen die Proteinurie im Vordergrund steht, und jene, bei denen neben dem Eiweißverlust auch eine Hämaturie vorliegt. Der wesentliche Unterschied zwischen diesen beiden Formen liegt im Vorhandensein oder Fehlen des Einstroms von mononukleären Entzündungszellen in das Glomerulum. Pathologische Prozesse, die den Podozyten oder den subepithelialen Raum (zwischen Podozyt und Lamina rara externa der Basalmembran) betreffen, führen selbst im Falle der Aktivierung von Komplement nicht zur Leukozytotaxis, da der enorme Flüssigkeitsstrom im Rahmen der glomerulären Filtration den Aufbau eines chemotaktischen Gradienten verhindert. Allerdings kann eine direkte zytotoxe Wirkung des Komplements über eine Störung der Podozyten die glomeruläre Filterfunktion beeinträchtigen und damit zur Proteinurie führen. Im Gegensatz dazu ist eine Ablagerung von Immunkomplexen im subendothelialen Raum (zwischen Endothelzelle und Lamina rara interna) oder im Mesangium histopathologisch durch eine – über Leukozytotaxis vermittelte – Zellvermehrung gekennzeichnet („proliferative" Glomerulonephritiden). Toxische Substanzen, die aus Makrophagen freigesetzt werden, verursachen glomeruläre Blutungen, im Harn der Patienten findet man neben der Proteinurie daher auch eine Hämaturie (Abb. 11.3-1). Während die glomeruläre Pathologie für die Nomenklatur der Nephritis entscheidend ist, sind interstitielle Strukturveränderungen, wie z. B. eine tubulären Atrophie oder Fibrose, unspezifische, allerdings prognostisch immer ungünstige Zeichen.

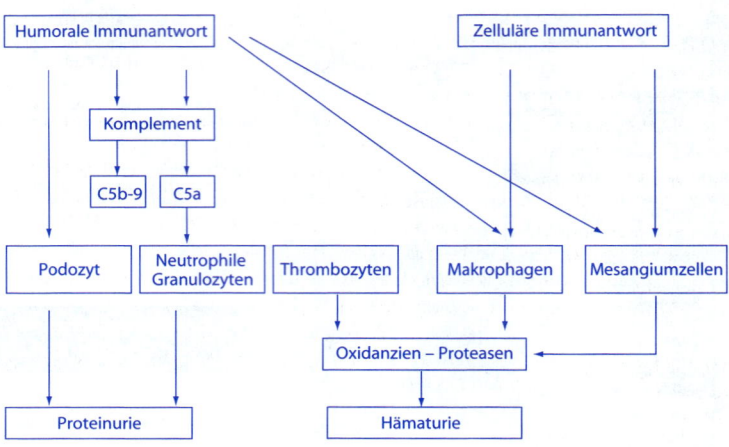

Abb. 11.3-1. Pathophysiologie glomerulärer Nierenkrankheiten (nach Couser)

11.3.1 Glomeruläre Nierenerkrankungen ohne Leukozytotaxis

Bilder bei primärer Schädigung des Podozyten (idiopathisches nephrotisches Syndrom, INS)

Ätiologie und Pathogenese Es existieren zwei Formen:

- **Glomeruläre Minimalläsion** (Lipoidnephrose, Minimal-change-Nephritis, MCN): Lichtmikroskopisch erscheint die glomeruläre Architektur regulär, interstitielle Strukturveränderungen fehlen und die Immunfluoreszenzmikroskopie ist unauffällig (Varianten mit mesangialer Ablagerung von IgM oder C1q sind meist von einer geringen Zellproliferation und damit von einer Hämaturie begleitet). Elektronenmikroskopisch fällt eine diffuse, über 70% der Kapillaroberfläche betreffende, podozytäre Fußfortsatzverschmelzung auf.

- **Fokale** (unter 50% aller Glomerula betreffend), **segmentale** (innerhalb eines Glomerulum nur Abschnitte betreffend) **Glomerulosklerose** (FSGS): Zusätzlich fällt hier die reaktionslose (d. h. keine Aktivierung von Komplement auslösende) Akkumulation von Eiweißmolekülen (z. B. Kollagen Typ I, III, IV) im subendothelialen Raum (zwischen Endothel und Lamina rara interna der Basalmembran) auf. Dieses amorphe, hyaline Material komprimiert die Kapillarschlingen, reduziert damit die Filtrationsoberfläche und verringert die glomeruläre Filtrationsrate. Dementsprechend findet sich auch eine zunehmende tubuläre Atrophie und interstitielle Fibrose. Wenn im Biopsiematerial nur kortikale Abschnitte enthalten sind, ist es möglich, dass die Erkrankung fälschlicherweise als MCN klassifiziert wird, da von der Sklerose initial vor allem die juxtamedullären Glomerula betroffen sind.

Die exakte Pathogenese von MCN und FSGS ist unklar. Zumindest bei den idiopathischen Formen wird T-Lymphozyten eine wesentliche Rolle zugeschrieben. Dies würde sowohl die therapeutische Effizienz von Steroiden, aber auch verschiedene klinische Beobachtungen (wie z. B. die Remission der Erkrankung während einer Maserninfektion, die die T-Zellfunktion massiv beeinflusst) erklären. In dieses Konzept fügt sich auch die häufig beobachtete zeitliche Assoziation der Proteinurie zu viralen Infekten des oberen Respirationstraktes und Atopien gut ein. Die Schädigung der Podozyten führt letztlich zu einer Abnahme der Zahl der Polyanionen im glomerulären Filter und damit zu einer selektiven Proteinurie (Filtration des relativ kleinen, aber stark elektronegativ geladenen Albumins durch Verlust der Ladungsselektivität). Bei der FSGS besteht zusätzlich im Bereich der Skleroseareale ein Defekt der glomerulären Größenselektivität (unselektive Proteinurie mit dem Verlust von Albumin und dem wesentlich größeren Immunglobulin G).

Das lichtmikroskopische Bild einer FSGS findet man jedoch auch bei einer Reihe nichtimmunologischer Nierenerkrankungen (s. Übersicht). In diesen Fällen (s[ekundäre] FSGS) kommt einer veränderten intraglomerulären Hämodynamik eine besondere Rolle zu (Vasodilatation des Vas afferens und Vasokonstriktion des Vas efferens mit konsekutiver Steigerung des intraglomerulären Filtrationsdruckes, wahrscheinlich durch erhöhte intrarenale Angiotensin-II-Spiegel). Bei dieser Form sind meist Areale der Basalmembran im Bereich der Skleroseareale völlig ohne podozytäre Bedeckung, während an anderen Stellen die Fußfortsätze weitgehend erhalten sind (ca. 20% der gesamten Oberfläche ohne Fußfortsatzbedeckung). Die Differentialdiagnose zwischen den beiden histologisch sehr ähnlichen Formen der FSGS ist von großer Bedeutung, da eine immunsuppressive Therapie nur bei der entzündlichen Form zielführend ist. Neben der Anamnese helfen dabei auch klinische Befunde. Ein akut einsetzendes nephrotisches Syndrom spricht eher für eine immunologische Ursache, während bei der sFSGS die Proteinurie oft nur langsam zunimmt und sich interessanterweise oft trotz eines massiven Eiweißverlustes kein nephrotisches Syndrom entwickelt.

Ursachen einer glomerulären Minimalläsion
- Idiopathisch
- Sekundär
  - Medikamentös (nichtsteroidale Antirheumatika, Ampicillin, Rifampicin, Interferon, Lithium, Tiopronin, intravenöse Eisengabe, Heroinabusus)
  - HIV-Infektion
  - Paraneoplastisch (M. Hodgkin, Lymphome)
  - Allergisch (Nahrungsmittel, oft in Assoziation mit HLA B12)
  - Assoziiert mit anderen Nierenerkrankungen (IgA-Nephritis, diabetische Nephropathie)
  - M. Fabry, Sialidose

Ursachen einer primären fokalen segmentalen Glomerulosklerose
- Idiopathisch
- Sekundär
  - Familiär
  - HIV-Infektion
  - Heroinabusus
  - Chronische Lithiumtherapie
  - Paraneoplastisch (Lymphome)
  - M. Fabry, Sialidose, M. Charcot-Marie-Tooth

Klinik und Diagnostik Da zahlreiche (wenn auch nicht alle) Daten darauf hinweisen, dass die Pathogenese der p[rimären] FSGS (pFSGS) und MCN identisch sind, werden beide unter dem Begriff des idiopathischen nephrotischen Syndroms (INS) zusammengefasst. Da im Kindesalter bei über 90% der Patienten mit nephrotischem Syndrom das histologische Bild der glomerulären Minimalläsion gefunden wird, erfolgt eine bioptische Abklärung nur dann, wenn durch eine Steroidtherapie keine Remission der Proteinurie erreicht wird. Bei Erwachsenen ist histologisch die FSGS mit ca. 30–40% etwas häufiger anzutreffen als die glomeruläre Minimalläsion (ca. 20%); zum Zeitpunkt der Biopsie haben ca. 50% der Patienten eine Proteinurie unter 3,5 g/Tag. Manchmal können auch andere Ursachen für eine MCN oder FSGS identifiziert werden (s. entsprechende Übersichten). Die Klinik der Erkrankungen ist uncharakteristisch, beim nephrotischen Syndrom findet man Ödeme und entsprechende laborchemische Veränderungen (Hypoproteinämie, Hyperlipidämie, Veränderung der Blutgerinnung etc.). Eine Mikrohämaturie ist eher untypisch und meist Zeichen einer mesangialen Begleitreaktion. Patienten mit FSGS entwickeln vor allem bei Persistenz der Proteinurie einen progredienten Verlust der exkretorischen Nierenfunktion, wobei spätestens dann auch eine renale Hypertonie auftritt. Dies ist bei einer MCN nicht der Fall, allerdings kann bei Patienten mit massiver Proteinurie und vorbestehender intrarenaler Gefäßsklerose (z. B. im Rahmen einer essentiellen Hypertonie) ein akutes Nierenversagen entstehen, das wahrscheinlich durch ein intrarenales interstitielles Ödem ausgelöst wird. Häufig gelingt es durch eine forcierte Diuretikatherapie die Nierenfunktion wieder herzustellen. Weitere Komplikationen, wie Thrombosen oder Infektionen, sind eine Folge des manchmal exzessiven Eiweißverlustes. Eine besonders aggressive Verlaufsform der pFSGS ist die so genannte „collapsing glomerulopathy", bei der es zu einer globalen Sklerosierung und damit verbunden zu einem Kollaps aller Kapillarschlingen kommt.

Ursachen einer sekundären fokalen segmentalen Glomerulosklerose (nach Rennke)
- Störung der intrarenalen Hämodynamik als Folge einer Reduktion der Nephronenzahl (z. B. Refluxnephropathie, hypertensive Glomerulosklerose, Status post Defektheilung einer primären Glomerulonephritis, kongenitale Anomalien oder massive chirurgische Reduktion der Nierenmasse)
- Störung der intrarenalen Hämodynamik ohne primäre Reduktion der Nephronenzahl (z. B. Diabetes mellitus, Sichelzellanämie, Typ-I-Glykogenspeicherkrankheiten, Adipositas, Schlafapnoesyndrom)

Therapie Kortikosteroide sind die Basis der Therapie des INS. Obwohl bei ca. 50% der jüngeren Patienten innerhalb von zwei Jahren eine Spontanremission auftritt, rechtfertigt die hohe Komplikationsrate des nephrotischen Syndroms auch bei Kindern eine aggressive Therapie (Abb. 11.3-2). Die Therapie bei Erwachsenen wird initial mit 1 mg Prednisolon/kg KG/Tag durchgeführt. Im Gegensatz zu Kindern müssen Erwachsene länger, wenn möglich über 12–16 Wochen, nach Ansicht mancher Autoren sogar über sechs Monate, behandelt werden. Dieses prolongierte Schema erhöht die Zahl der Patienten, die auf die Therapie ansprechen (insgesamt ca. 50–70%) und reduziert die Zahl der Rezidive. Trotzdem kann es immer wieder zu nephrotischen Episoden kommen („frequent relaps": zwei Schübe innerhalb von sechs Monaten oder vier innerhalb eines Jahres; Steroidabhängigkeit: Schub während der Dosisreduktion oder innerhalb von zwei Wochen nach Absetzen der Steroide). Bei diesen Verläufen besteht die Gefahr, dass sehr hohe und daher sehr toxische Steroiddosen verwendet werden müssen. Daher werden auch andere Medikamente (wie z. B. Cyclophosphamid oder Chlorambucil, bei ausgewählten Patienten wie Erwachsenen mit pFSGS auch Cyclosporin A) eingesetzt. Die Effizienz ist bei steroidabhängigen Patienten etwas geringer als bei Patienten mit häufigen Schüben. Patienten ohne Reduktion der Proteinurie unter Steroidtherapie werden als resistent bezeichnet und entwickeln sehr oft eine terminale Niereninsuffizienz.

Prognose Die Prognose des INS hängt weniger vom histologischen Bild als vom Verhalten der Proteinurie unter Steroidtherapie ab. Da bei ca. 90% der Patienten mit MCN eine Teil- (unter 2 g/Tag) oder Vollremission (unter 250 mg/Tag) der Proteinurie unter Therapie erreicht wird, aber nur bei ca. 40–60% der Patienten mit FSGS, ist die Prognose bei glomerulärer Minimalläsion besser. Obwohl fast die Hälfte der Patienten zumindest

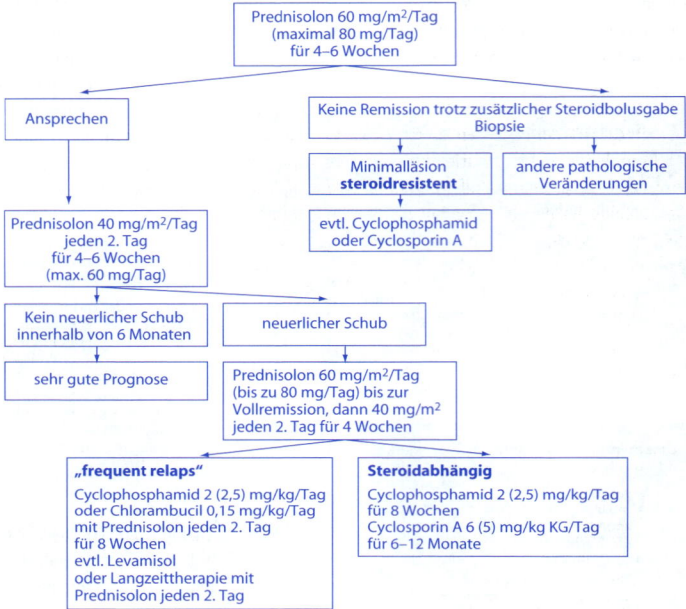

Abb. 11.3-2. Therapieschema und Verlaufsformen bei glomerulärer Minimalläsion im Kindes- bzw. Erwachsenenalter (nach Bargman 1985)

einen neuerlichen Schub erleiden, bleibt auch die Langzeitprognose der MCN günstig, eine terminale Niereninsuffizienz entwickelt sich praktisch nur bei Patienten mit FSGS. Unangenehmerweise tritt diese Erkrankung vor allem bei jüngeren Menschen mit einem raschem Verlauf auch nach einer Nierentransplantation häufig wieder auf.

Bild bei subepithelialen Immunkomplexablagerungen (membranöse Glomerulonephritis, MN)

Ätiologie und Pathogenese Die Immunkomplexe können im Rahmen einer Autoimmunerkrankung durch eine Antikörperreaktion gegen ein intrarenales Antigen (idiopathische MN) oder nach Ablagerung eines exogenen Antigens und entsprechender Antikörperbindung entstehen (sekundäre MN, s. auch folgende Übersicht). Die Aktivierung des Komplementsystems führt zur Bildung des Membrane-attack-Komplexes (C5b-9), der die glomeruläre Epithelzelle schädigt. Die lichtmikroskopischen Veränderungen hängen von der Dauer der Erkrankung ab. Im Stadium I ist die Basalmembran noch normal dick, die subepithelialen Immunkomplexe können nur elektronenmikroskopisch erkannt werden. In der Folge umfließt die Basalmembran langsam die Ablagerungen (Stadium II mit „spikes", später dann vollständige Inkorporation der Immunkomplexe, Stadium III) und wird dadurch verdickt. Letztendlich werden sie resorbiert, die Basalmembran bleibt jedoch diffus verbreitert und löchrig (Stadium IV). Immunfluoreszenzmikroskopisch imponieren granuläre Ablagerungen von Immunglobulin G, C3 und C5b-9 entlang der Basalmembran. Möglicherweise sind Patienten mit einer genetisch bedingten überschießenden Bildung von IgG4 im Rahmen einer Immunantwort besonders anfällig für die Entwicklung einer MN, da IgG4-haltige Immunkomplexe nicht im retikuloendothelialen System abgebaut werden und sich so vermehrt in den Nieren ablagern könnten.

> **Ursachen einer sekundären membranösen Glomerulonephritis**
>
> - **Systemische Autoimmunerkrankungen:** systemischer Lupus erythematodes, rheumatoide Arthritis, Sjögren-Syndrom, Hashimoto-Thyreoiditis, primär-biliäre Zirrhose, „mixed connective tissue disease", Dermatitis herpetiformis, bullöses Pemphigoid, Myasthenia gravis, Spondylitis ankylosans
> - **Infektionen:** Hepatitis B (v. a. Kinder in Endemiegebieten, Envelope-Antigen evtl. kausaler Faktor), Hepatitis C (?), Syphilis, Schistosomiasis, Malaria, Lepra, Filariasis, Enterokokkenendokarditis
> - **Malignome:** v. a. solide Tumore (Lunge, Gastrointestinaltrakt, Brust, Cervix uteri, Melanome, Niere, Magen, Ösophagus)
> - **Medikamente, Toxine:** Gold, Penicillamin, Tiopronin, Quecksilber, nichtsteroidale Antirheumatika (Diclofenac), Probenecid, hochdosiertes Captopril
> - **Andere Nierenerkrankungen:** chronische Nierentransplantatabstoßung, pFSGS, diabetische Nephropathie, IgA-Nephritis und Glomerulonephritis mit Halbmondbildung, akute interstitielle Nephritis
> - **Varia:** Sarkoidose, Sichelzellerkrankung, Guillain-Barré-Syndrom, M. Crohn, M. Weber-Christian, Alpha-1-Antitrypsinmangel, Schilddrüsenerkrankungen, Diabetes mellitus

Klinik und Diagnostik Neben der primären fokalen segmentalen Glomerulosklerose ist die MN die häufigste Ursache des nephrotischen Syndroms bei Erwachsenen. Männer sind etwa doppelt so häufig betroffen wie Frauen, der Altersgipfel der Erkrankung liegt zwischen dem 40. und 60. Lebensjahr. Obwohl ca. 70% der Patienten zumindest einmal im Laufe der Krankheit eine Proteinurie über 3,5 g/Tag aufweisen, wird die Diagnose relativ häufig im Rahmen der Abklärung einer zufällig diagnostizierten geringgradigen Proteinurie gestellt. 80% der Erkrankungen sind idiopathisch, bei 20% der Patienten können andere auslösende Ursachen identifiziert werden (s. Übersicht oben). Bei diesen Fällen finden sich histologisch relativ häufig neben den subepithelialen auch subendotheliale oder mesangiale Immunkomplexablagerungen, die dann zu einer Hämaturie führen. Für die exakte Diagnose einer sekundären MN ist es notwendig, das angeschuldigte Antigen (wie z. B. die Hepatitis-B-Virus-DNA) im Biopsiematerial nachzuweisen. Die Differentialdiagnose zwischen idiopathischer und sekundärer Erkrankung ist extrem wichtig, da z. B. eine immunsuppressive Therapie bei einer parainfektiösen MN kontraindiziert ist. Für die Erkrankung selbst gibt es keine spezifischen Laborbefunde. Bei Patienten mit Lupus- oder Hepatitis-B-assoziierter Erkrankung kann manchmal eine Hypo-komplementämie beobachtet werden. Klinisch berichten auffällig viele Patienten über eine Reduktion der körperlichen Leistungsfähigkeit, 10% weisen eine Infektionsanamnese auf. Die Nierenfunktion ist zum Zeitpunkt der Diagnosestellung meist normal, im Laufe der Erkrankung tritt allerdings häufig eine Hypertonie auf. Bei Patienten mit tumorassoziierter Erkrankung entwickelt sich die Nephritis meist, nachdem der Tumor diagnostiziert wurde; eine Tumorsuche ohne klinische Hinweise (z. B. positiver Hämoccultest etc.) ist nicht indiziert. Interessanterweise neigen Patienten mit MN und nephrotischem Syndrom häufig zu Thrombosen im Bereich der Nierenvenen. Bei entsprechender Klinik (Hämaturie, Flankenschmerz und Anstieg des Serumkreatinins) sollten entsprechende Schritte (Duplexsonographie, Angiographie) eingeleitet werden.

Ursachen einer sekundären membranoproliferativen Glomerulonephritis
- Systemischer Lupus erythematodes
- Hepatitis-B-Infektion
- Hepatitis-C-Infektion (evtl. mit Kyroglobulinämie)
- Endokarditis
- Chronische viszerale Abszesse, ventrikuloatriale Shuntinfektionen
- HIV-Infektion
- Schistosomiasis
- Partielle Lipodystrophie
- Alpha-1-Antitrypsinmangel
- Chronisch lymphatische Leukämie
- Melanom
- Hereditäre Komplementdefizitsyndrome

Untersuchungen bei Patienten mit membranöser Glomerulonephritis
- Serumkreatinin, Kreatinin-Clearance
- Quantifizierung der Proteinurie (24-Stunden-Harn)
- Harnsediment
- Plasmaalbumin- und Immunglobulinspiegel
- Lipidstatus
- Serumkomplementprofil (C3, C4 evtl. CH50)
- Antinukleäre Antikörper
- Anti-DNA-Antikörper
- Hepatitisserologie
- Lungenröntgen

Therapie Bei sekundärer MN ist die Therapie der Grunderkrankung vordringlich. Bei Patienten mit idiopathischer MN steht man vor der oft schwierigen Entscheidung, ob eine immunsuppressive Therapie eingesetzt werden soll, müssen doch die Toxizität der Medikamente und die relativ hohe Spontanremissionsrate der Erkrankung in Betracht gezogen werden. Somit werden vor allem Hochrisikopatienten (s. unter Prognose) für eine progrediente Nierenfunktionsverschlechterung behandelt, wobei vor allem die Reduktion der Proteinurie als Maß für die Therapieeffizienz herangezogen wird. In diesem Zusammenhang muss allerdings darauf hingewiesen werden, dass Beobachtungen bei medikamenteninduzierter sekundärer MN zeigen, dass es selbst nach Absetzen des auslösenden Agens unter Umständen bis zu drei Jahre dauern kann, bis eine Remission der Proteinurie eintritt, da die subepithelial gelegenen Immunkomplexe nur sehr langsam resorbiert werden. Eine derart lange Immunsuppression ist aber nicht möglich. Sehr häufig sind auch die Beobachtungszeiträume in Therapiestudien kürzer, womit eine Evaluierung der publizierten Therapiemaßnahmen schwer möglich ist. Insgesamt scheint eine Steroidmonotherapie nicht effizient, allerdings wird Kortison in Verbindung mit alkylierenden Substanzen (Cyclophosphamid oder Chlorambucil) verwendet. Während Azathioprin keinen Einfluss auf den Krankheitsverlauf haben dürfte, scheint Cyclosporin A zumindest bei Hochrisikopatienten (s. Prognose) effizient zu wirken. Die folgende Übersicht gibt einen Überblick über die Substanzen, die in der Therapie der MN eingesetzt werden.

Medikamente in der Therapie der idiopathischen membranösen Glomerulonephritis
- **Chlorambucil:** 0,2 mg/kg KG/Tag für 28 Tage, monatlich alternierend mit Steroiden (Methylprednisolon 1 g i.v. für 3 Tage gefolgt von Prednisolon 0,4 mg/kg KG/Tag für 27 Tage) für insgesamt 6 Monate.
- **Cyclophosphamid:** 1,5–2,5 mg/kg KG/Tag per os für 6–12 Monate gemeinsam mit Steroiden (Prednisolon 1–2 mg/kg KG/Tag jeden 2. Tag, Ausschleichen nach 2 Monaten bei Ansprechen der Therapie)
- **Cyclosporin A:** 4–6 mg/kg KG/Tag in zwei Dosen für 6–12 Monate, eventuell gemeinsam mit Steroiden (Prednisolon 1–2 mg/kg KG/Tag jeden 2. Tag, Ausschleichen bei Ansprechen der Therapie)

Prognose Bei Patienten mit sekundärer MN bestimmt im Wesentlichen die Grunderkrankung die Prognose. Bei idiopathischer MN tritt bei 5–20% spontan eine Vollremission, bei 25–40% eine Teilremission (unter 2 g/Tag) der Proteinurie ein. Das Risiko der terminalen Niereninsuffizienz liegt nach fünf Jahren bei 14%, nach 15 Jahren bei 40%. Risikofaktoren für einen ungünstigen Verlauf sind eine über sechs Monate anhaltende Proteinurie im nephrotischen Bereich, das männliche Geschlecht, ein Lebensalter über 50 Jahre und ein erhöhtes Serumkreatinin zum Zeitpunkt der Diagnosestellung. Histologisch zeigen vor allem eine tubulointerstitielle Fibrose und eine Atrophie einen progredienten Verlauf an.

11.3.2 Glomeruläre Erkrankungen mit Leukozytotaxis

Bild der subendothelialen Immunkomplexformation (membranoproliferative Glomerulonephritis, MPGN)

Ätiologie und Pathogenese Für diese Form der Glomerulonephritis ist die Ablagerung von elektronendichtem Material im subendothelialen Raum und eine (meist auch serologisch nachweisbare) Aktivierung des Komplementsystems typisch. Beim Typ I der MPGN (ca. 2/3 der Fälle) finden sich Immunkomplexe im subendothelialen und manchmal auch mesangialen Raum. Diese enthalten C3, IgM, IgG und sehr selten auch IgA. Es wird sowohl der klassische als auch der alternative Komplementweg aktiviert (C_3 und C_4 im Serum erniedrigt). Bei der Typ-II-Erkrankung („dense deposit disease"), bei der sehr elektronendichtes Material unklarer Zusammensetzung eher bandförmig abgelagert wird, stabilisiert ein Autoantikörper die C_3-Konvertase (C_3-Nephritisfaktor). Die daraus resultierende andauernde Aktivität des alternativen Komplementweges führt zu einer Erniedrigung der Serumspiegel von C_3, Faktor B und Properdin. Vor allem in der Silberfärbung kann man eine Doppelkontur der Basalmembran erkennen, die Glomerula erscheinen durch die Zellvermehrung verstärkt lobuliert. Der seltene Typ III (1–3%) der Erkrankung ist durch subepitheliale und subendotheliale Ablagerungen gekennzeichnet.

Klinik und Diagnostik Die MPGN ist im Erwachsenenalter eher selten, bei Kindern und Jugendlichen mit nephrotischem Syndrom findet sie sich in 5–10% der Fälle. Die Typ-I-MPGN findet sich häufig bei chronischen Infektionen (wie der Hepatitis B, C oder bakterieller Endokarditis), Autoimmunerkrankungen (SLE oder Kryoglobulinämie) bzw. Tumoren (Leukämien und Lymphome), wobei bei diesen Fällen natürlich die Therapie der Grunderkrankung im Vordergrund steht. Patienten mit primärer MPGN sollten nur bei Vorhandensein von prognostisch ungünstigen Zeichen behandelt werden.

Therapie Während bei Kindern eine langdauernde Steroidtherapie die Nierenfunktion stabilisieren kann, wurde dies bei Erwachsenen bislang nie gezeigt. Ältere Patienten sollten eher mit Thrombozytenaggregationshemmern wie Aspirin und Dipyridamol behandelt werden, da einer intraglomerulären Thrombozyten- und Gerinnungsaktivierung eine gewisse pathogenetische Bedeutung für die Progression der Erkrankung zugeschrieben wird. Zytotoxische Substanzen verbessern die Prognose nicht entscheidend und sollten daher wegen ihrer potentiellen Toxizität nicht verwendet werden.

Prognose Spontanremissionen der Erkrankung sind leider sehr selten, viel häufiger kommt es zu einer langsamen, progredienten Verschlechterung der Nierenfunktion. Dies ist vor allem bei Patienten mit einer nephrotischen Proteinurie und/oder interstitiellen Strukturveränderungen in der Biopsie der Fall. Bei massiver Leukozytotaxis bilden sich so genannte zelluläre (und später fibrosierende) Halbmonde, wobei sich dann die Erkrankung klinisch unter dem Bild einer rasch fortschreitenden Glomerulonephritis manifestiert. Unbehandelt tritt in diesen Fällen innerhalb von sechs Monaten eine terminale Niereninsuffizienz ein. Ungefähr die Hälfte aller Patienten wird innerhalb von zehn Jahren dialysepflichtig, wobei unangenehmerweise vor allem die Typ-II-Erkrankung nach einer erfolgreichen Transplantation im Organ wieder auftritt.

Bild der mesangialen Immunkomplexformation (mesangioproliferative Glomerulonephritis)

Ätiologie und Pathogenese Die Ablagerung von Immunkomplexen im Mesangium führt zu einer unterschiedlich ausgeprägten mesangialen Zellvermehrung und Matrixausweitung. Wenn diese Immunkomplexe Immunglobulin A enthalten, spricht man von einer so genannten IgA-Nephritis (M. Berger), der häufigsten Glomerulonephritisform (10–40% aller Glomerulonephritiden). IgA wird üblicherweise an die Oberfläche von epithelialen Oberflächen als Polymer sezerniert und soll dort das Eindringen von Antigenen in die systemische Zirkulation verhindern. Bei Patienten mit einer IgA-Nephropathie finden sich häufiger IgA-Polymere oder IgA-haltige Immunkomplexe im Serum (entweder durch eine vermehrte Bildung oder reduzierte Klärung durch das retikuloendotheliale System). Diese können dann intrarenal mesangial (IgA-Nephritis) oder systemisch (Purpura Schönlein-Henoch) abgelagert werden.

Klinik und Diagnostik Die IgA-Nephritis ist eine der Hauptursachen für eine renale Makro- bzw. Mikrohämaturie. Obwohl eine isolierte Hämaturie möglich ist (weitere renale Ursachen für eine isolierte Hämaturie sind die prognostisch günstige „thin basement membrane disease" oder benigne familiäre Hämaturie sowie das zumindest bei Männern wesentlich ungünstiger verlaufende Alport-Syndrom), besteht häufig auch eine zumindest geringgradige Proteinurie. Ungünstige Verlaufsformen sind durch eine Hypertonie (20–30% der Fälle) oder ein nephrotisches Syndrom gekennzeichnet.

In seltenen Fällen kann die Erkrankung auch als rasch progrediente Glomerulonephritis verlaufen. Häufig treten die Hämaturieepisoden nach körperlicher Anstrengung oder Infektionen des oberen Respirationstraktes auf. Typischerweise ist die Latenzzeit zwischen dem Infekt und der Nephritis nur 3–5 Tage (dies erleichtert den Ausschluss einer Poststreptokokkenglomerulonephritis). In seltenen Fällen ist die IgA-Nephritis auch mit anderen Erkrankungen assoziiert (chronische Lebererkrankungen, M. Crohn, Dermatitis herpetiformis, Mycosis fungoides, Spondylitis ankylosans etc.).

Therapie Da entgegen der ursprünglichen Ansicht die Prognose der IgA-Nephritis nicht immer günstig ist, sollten Patienten mit milden histopathologischen Veränderungen und erhaltener Nierenfunktion, aber einer Proteinurie über 3 g/24 h mit Steroiden (1 mg/kg KG jeden 2. Tag mit einer Dosisreduktion nach acht Wochen, Therapiedauer 4–6 Monate) behandelt werden. Als Indikatoren für eine suffiziente Therapie gilt eine Reduktion der Proteinurie bzw. eine Stabilisierung der Nierenfunktion. Bei aggressiveren Therapieschemata (evtl. unter Einschluss von Cyclophosphamid) muss mit erheblichen Nebenwirkungen gerechnet werden. Obwohl Cyclosporin A die Proteinurie reduziert, sollte es wegen seiner nephrotoxischen Nebenwirkungen nicht eingesetzt werden. Bei Patienten mit einer progredienten Nierenfunktionsverschlechterung kann darüber hinaus auch eine Therapie mit Fischöl (12 g/Tag) in Betracht gezogen werden. Dabei wird angenommen, dass eine vermehrte Zufuhr von essentiellen Fettsäuren den Krankheitsverlauf mitigiert. Für Patienten mit einem rasch progredienten Verlauf können derzeit noch keine definitiven Behandlungsempfehlungen abgegeben werden. Neben Cyclophosphamid und Steroiden wurde auch die Plasmapherese mit wechselnden Erfolgen eingesetzt. Bei Patienten mit rezidivierender Tonsillitis kann durch Tonsillektomie zumindest die Frequenz der Makrohämaturieepisoden verringert werden. Die Hypertonie sollten bevorzugt mit Angiotensin-Converting-Enzym-Inhibitoren behandelt werden.

Prognose Der natürliche Verlauf der IgA-Nephropathie ist sehr variabel. Bei einem Viertel der Fälle tritt eine komplette Remission der Erkrankung ein, während 25–50% innerhalb von 20 Jahren dialysepflichtig werden. Prognostisch ungünstige Zeichen sind ein männliches Geschlecht, ein höheres Lebensalter, eine ausgeprägte Proteinurie, eine Hypertonie und schwere glomeruläre (z. B. Halbmondbildungen) oder interstitielle (Tubulusatrophie oder interstitielle Fibrose) Strukturveränderungen. Interessanterweise ist eine Makrohämaturie (trotz der Möglichkeit eines akuten, allerdings reversiblen Nierenversagens während der Episode) prognostisch ein eher günstiges Zeichen.

11.3.3 Nichtentzündliche glomeruläre Erkrankungen

Diabetische Nephropathie

Die renale Schädigung bei Diabetes mellitus unterscheidet sich von immunologisch-entzündlichen Erkrankungen wesentlich durch ihren primär hämodynamisch-degenerativen Charakter. Die ersten histologischen Veränderungen sind eine Verdickung der glomerulären Basalmembran und eine Ausweitung der mesangialen Matrix, wobei Letztere schließlich zu einer diffusen Glomerulosklerose führt. Eine für die diabetische Nephropathie typische (aber nicht pathognomonische) Veränderung ist eine noduläre Matrixakkumulation, die so genannte Kimmelstiel-Wilson-Läsion. Als Folge der Obliteration von Kapillarschlingen kommt es postglomerulär zu einer Ischämie und fortschreitenden tubulären Atrophie mit interstitieller Fibrose. Zusätzlich schädigt die vermehrte Proteinrückresorption aus dem Harn die Tubuluszellen.

Ätiologie und Pathogenese Die diabetische Nephropathie ist derzeit die häufigste Ursache einer terminalen Niereninsuffizienz (ca. 30% der neu in ein Dialyseprogramm aufgenommenen Patienten). Obwohl Typ-I-Diabetiker häufiger als Patienten mit Typ II eine Nephropathie entwickeln (ca. 30% vs. ca. 20%), überwiegen in der Dialysepopulation Patienten mit Typ-II-Diabetes, da diese Erkrankung wesentlich häufiger auftritt (ca. 4% vs. 0,5% der gesamten Bevölkerung). In der multifaktoriellen Pathogenese der Erkrankung, die unter anderem auch eine genetische Prädisposition enthalten dürfte, spielen zwei Prozesse eine besonders wichtige Rolle. Einerseits werden im hyperglykämischen Milieu verstärkt so genannte „advanced glycosylated endproducts" (AGE)-Proteine gebildet, die u. a. den normalen Umsatz der Bestandteile der glomerulären Basalmembran und mesangialen Matrix beeinträchtigen, andererseits entstehen bereits wenige Tage bis Wochen nach Krankheitsbeginn eine intraglomeruläre Hypertonie und glomeruläre Hypertrophie, die zu einer anfangs typischen glomerulären Hyperfiltration führen. Für diese Veränderungen dürften verschiedene hormonelle Faktoren, wie z. B. eine vermehrte Bildung von Angiotensin II, verantwortlich sein.

Klinik und Diagnostik Obwohl die diabetische Nephropathie bei Typ-I- und Typ-II-Patienten ähnlich verläuft, muss man bedenken, dass vor allem bei Patienten mit nichtinsulinabhängigem Diabetes mellitus zusätzliche Veränderungen wie eine hypertensive Nephropathie oder Cholesterinembolien den Krankheitsverlauf beeinflussen können. Da die Manifestation des Typ-II-Diabetes meist schleichend erfolgt, beziehen sich die meisten Daten über den natürlichen Verlauf der Erkrankung auf die Nephropathie bei Typ-I-Diabetes. Das erste fassbare Zeichen einer renalen Veränderung bei Typ-I-Diabetes ist eine Hyperfiltration (d. h. eine Zunahme der glomerulären Filtrationsrate). Bei jenen Patienten, die tatsächlich eine Nephropathie entwickeln, tritt dann eine persistierende, geringgradige Albuminurie auf (so genannte Mikroalbuminurie, Exkretion von 30–300 mg Albumin pro Tag). Diese kann mit dem konventionellen Harnteststreifen nicht erkannt werden, es müssen daher spezielle Untersuchungen durchgeführt werden (bei Typ-I-Diabetikern erstmals nach 5 Jahren Erkrankungsdauer und anschließend, wie bei Typ-II-Diabetikern, einmal jährlich). Die zu diesem Zeitpunkt noch voll reversible Nephropathie geht schließlich nach weiteren 5–10 Jahren in das Stadium der manifesten Proteinurie über. Die Patienten entwickeln eine Hypertonie, die zum Fortschreiten der Nephropathie beiträgt. Nach weiteren 5–10 Jahren tritt die terminale Niereninsuffizienz ein. Während bei Patienten mit Typ-I-Diabetes die Mikroalbuminurie ein spezifisches Zeichen für eine inzipiente Nephropathie darstellt, ist dies bei Patienten mit Typ-II-Erkrankung nicht der Fall. In diesen Fällen ist sie unter anderem auch Ausdruck einer endothelialen Dysfunktion mit generell erhöhter Gefäßpermeabilität und damit Ausdruck eines massiv erhöhten kardiovaskulären Risikos. Eine bioptische Abklärung ist oft nicht notwendig, da die Anamnese, das Vorhandensein einer proliferativen diabetischen Retinopathie (sie findet sich z. B. bei über 90% der Patienten mit Nephropathie) und das Fehlen einer Hämaturie meist die Diagnosestellung ermöglichen. Im Ultraschall sind die Nieren meist normal groß, ein Befund, der sich sonst nur bei renaler Amyloidose oder polyzystischer Nierenerkrankung findet.

Therapie Die meisten Daten zur Prävention und Therapie der Erkrankung wurden bei Patienten mit Typ-I-Diabetes mellitus erhoben, wobei eine Optimierung der Stoffwechsellage und eine effiziente Blutdrucksenkung in der Primärprävention eine wesentliche Rolle spielt. So ist es gelungen, die Inzidenz der Erkrankung in den letzten 30 Jahren bei Typ-I-Diabetikern dramatisch zu senken. Durch eine intensivierte Insulintherapie kann auch noch im Stadium der Mikroalbuminurie eine Remission erzielt werden. Dies gelingt, auch bei normotonen Patienten, ebenfalls durch eine ACE-Inhibitortherapie. Im Stadium der manifesten Proteinurie ist vor allem der Blutdruckreduktion besondere Aufmerksamkeit zu schenken. Unter Einschluss von ACE-Inhibitoren sollte der mittlere arterielle Blutdruck auf ca. 90 mmHg gesenkt werden. Ob im Hinblick auf die Nephropathie eine Stoffwechseloptimierung in diesem Stadium noch günstige Effekte aufweist, ist unklar, insbesondere muss auch das steigende Hypoglykämierisiko bei einer intensivierten Insulintherapie beachtet werden. Neuere Therapieoptionen umfassen die Verwendung von Angiotensin-II-Rezeptorblockern, bei denen ein vergleichbarer positiver Effekt auf die Erhaltung der Nierenfunktion beim Typ-II-Diabetiker gefunden wurde. Dieser ist vergleichbar mit der Wirkung von ACE-Hemmern bei Typ-I-Diabetikern wie oben bereits beschrieben.

Prognose Während bei Patienten mit Typ-I-Diabetes mellitus die Prognose quoad vitam vor allem durch die renale Erkrankung bestimmt wird, stehen bei Patienten mit Typ-II-Diabetes kardiovaskuläre Komplikationen im Vordergrund. Nach der Manifestation einer Proteinurie über 500 mg/Tag nimmt üblicherweise die glomeruläre Filtrationsrate unaufhaltsam ab, wobei allerdings der Verlust an glomerulärer Filtrationsrate durch eine intensivierte Therapie von ca. 10 auf 3 ml/min/Jahr gesenkt werden kann. Wie auch bei anderen Erkrankungen aus dem Formenkreis der sekundären fokalen Glomerulosklerose lässt sich die nephroprotektive Effizienz einer Therapie an einer Reduktion der Proteinurie innerhalb von 8–10 Wochen abschätzen.

Literatur

Bargman JM (1999) Management of minimal lesion glomerulonephritis: evidence based recommendations. Kidney Int 55(S70):S3–S16

Brenner BM, Cooper ME, de Zeeuw D, Keane WF, Mitch WE, Parving HH, Remuzzi G, Snapinn SM, Zhang Z, Shahinfar S, the RENAAL Study Investigators (2001) Effects of Losartan on Renal and Cardiovascular Outcomes in Patients with Type 2 Diabetes and Nephropathy. N Engl J Med 345:861–869

Couser W (1993) Mediation of immune glomerular injury. Clin Investig 71:808–811

Donadio JV, Grande JP, Bergstralh EJ, Dart RA, Larson TS, Spencer DC (1999) The long-term outcome of patients with IgA nephropathy treated with fish oil in a controlled trial. The Mayo Nephrology Collaborative Group. J Am Soc Nephrol 10:1772–1777

Evidenz der Therapieempfehlung			
GN	Behandlung	Evidenzgrad	Empfehlungsstärke
MCGN	Kortikosteroide	I-a	A
	Cyclophosphamid	IV	C
	Cyclosporine A	II-a	B
FSGS	Kortikosteroide	III	B
	Cyclophosphamid	III	B
	Cyclosporine A	II-a	B
Idiopathische membranöse GN	Cyclophosphamid	I-b	A
	Chlorambucil	I-a	A
	Cyclosporine A	I-b	
Membranoproliferative GN	Aspirin	I-a	A
	Dipyridamo	I-a	A
Mesangioproliferative GN/IgA-Nephritis	Kortikosteroide	I-a	A
	Cyclophosphamid	I-a	A
	Cyclosporine A	I-b	A

GN = Glomerulonephritis, MCGN = minimal change Glomerulonephritis, FSGS = fokal segmentale Glomerulosklerose

Ibrahim HN, Hostetter TH (1997) Diabetic nephropathy. J Am Soc Nephrol 8:487–493

Lewis EJ, Hunsicker LG, Bain RP, Rohde RD (1993) The effect of angiotensin converting enzyme inhibition on diabetic nephropathy: The Collaborative Study Group. N Engl J Med 329:1456–1462

Muirhead N (1999) Management of idiopathic membranous nephropathy: evidence based recommendations. Kidney Int 55(S70):S47–S55

Nolin L, Courteau M (1999) Management of IgA nephropathy: evidence based recommendations. Kidney Int 55(S70):S56–S62

Ruggenenti P, Remuzzi G (2000) The role of protein traffic in the progression of renal diseases. Annu Rev Med 51:315–327

The EUCLID Study Group (1997) Randomized placebo controlled trial of lisinopril in normotensive patients with insulin dependent diabetes and normoalbuminuria or microalbuminuria. Lancet 349:1787–1792

Cotran RS, Kumar V, Collins T (eds) (1998) Robbins pathologic basis of disease, 6th edn. W.B. Saunders, Philadelphia

11.4 Nierenbeteiligung bei Systemerkrankungen
Bruno Watschinger und Georg Böhmig

11.4.1 Einleitung

Im Rahmen von Systemerkrankungen (systemische Vaskulitiden, systemischer Lupus erythematodes, Sklerodermie, systemische rheumatische Erkrankungen, Amyloidose, hämolytisch-urämisches Syndrom/thrombotischthrombozytopenische Purpura, Diabetes mellitus, Hepatitis B und C) kommt es oft zu renaler Mitbeteiligung. Im Folgenden soll aus nephrologischer Sicht auf Therapieaspekte bei Vaskulitiden unterschiedlicher Genese eingegangen werden. Die renale Beteiligung bei anderen Formen von Systemerkrankungen wird an anderer Stelle in diesem Buch erwähnt.

11.4.2 Klassifikation, Ätiologie und Pathogenese

Vaskulitiden (s. auch Kap. 3.7) beginnen vor dem Auftreten manifester Organbeteiligungen oft mit unspezifischen Begleitsymptomen wie Fieber, Leistungsabfall, Gewichtsverlust, Myalgien und Arthralgien. Neben Manifestationen an Darm (z. B. abdominelle Schmerzen oder positiver Hämoccultest), Haut (Purpura bei leukozytoklastischer Vaskulitis), Respirationstrakt (Entzündungen oder Blutungen) oder Neuritiden bei Befall peripherer Nerven) kann es auch zum renalen Befall, nachweisbar durch aktives Harnsediment (z. B. Nachweis von Zellzylindern, Erythrozyten, Leukozyten, Proteinurie) oder Nierenfunktionseinschränkungen aller Grade, kommen.

Systemische Vaskulitiden können anhand der betroffenen Gefäßbezirke in drei große Gruppen unterteilt werden (s. Übersicht).

Klassifikation der systemischen Vaskulitiden

- Vaskulitis der großen Gefäße (vorwiegend Aorta und abgehende Gefäße)
  - Riesenzellarteriitis
  - Takayasu-Arteriitis
- Vaskulitis der mittelgroßen Gefäße (vorwiegend viszerale Arterien, A. renalis, Aa. arcuatae und interlobares)
  - Polyarteriitis nodosa
  - Morbus Kawasaki
- Vaskulitis der kleinen Gefäße (vorwiegend Kapillaren, Venolen, Arteriolen)
  - Immunkomplexassoziierte Vaskulitis: Kryoglobulinämische Vaskulitis, Purpura-Schönlein-Henoch, infektinduzierte Immunkomplexvaskulitis (viral, z. B. Hepatitis B und C; bakteriell, z. B. Streptokokken), Lupusvaskulitis, rheumatoide Vaskulitis, medikamenteninduzierte Vaskulitis
  - ANCA-assoziierte Vaskulitis: mikroskopische Polyangiitis, Wegener-Granulomatose, Churg-Strauss-Syndrom, medikamenteninduzierte Vaskulitis
  - Anti-GBM(glomeruläre Basalmembran)-Vaskulitis, Goodpasture-Syndrom

---

Vaskulitiden der großen Gefäße

Renale Probleme bei Vaskulitiden der großen Gefäße sind selten. Eine Verengung der Aorta abdominalis oder der Nierenarterien kann allerdings zu renaler Ischämie bzw. renovaskulärer Hypertonie führen.

Vaskulitiden der mittelgroßen Gefäße

Vaskulitiden der mittleren Gefäße können eine Behinderung der renalen Durchblutung bzw. Niereninfarkte und Blutungen bewirken.

Die **Polyarteriitis nodosa** führt zu einer nekrotisierenden Entzündung von mittelgroßen Arterien (z. B. viszerale, oder renale Gefäße) ohne Mitbeteiligung von Kapillaren, Venolen oder Arteriolen und präsentiert sich daher meist ohne Zeichen einer Glomerulonephritis. Histologisch sind fibrinoide Gefäßwandnekrosen, oft auch Thrombosen nachweisbar.

Vaskulitiden der kleinen Gefäße

Bei Vaskulitiden der kleinen Gefäße treten häufig glomeruläre Schäden (Inflammation und Nekrosen) auf, die direkt immunmediiert sind. Klinisch können sie sich nur in einem aktiven Harnsediment oder auch durch eine schwere renale Funktionseinschränkungen äußern.

Die Ursachen für Vaskulitiden kleiner Gefäße sind vielfältig. Wichtig für die Diagnosestellung sind die Zusammenschau von

- klinischen Symptomen (auch von vaskulitisassoziierten Erkrankungen wie Asthma, Lupus erythematodes, rheumatoider Arthritis, Hepatitis, Polymyalgia rheumatica),
- Art und Lokalisationen der Gefäßveränderungen,
- dem Typ der histologischen Läsionen (nekrotisierende oder granulomatöse Entzündungen),
- immunhistochemischem bzw. elektronenmikroskopischem Bild (diffuse, lineare oder keine Ablagerungen) und
- serologischen Befunden.

Abgesehen von der klinischen Begutachtung und der pathohistologischen Aufarbeitung von Biopsiematerial, sind serologische Tests für die Differentialdiagnose hilfreich. Diese sollten bei klinischem Verdacht beinhalten:
- zirkulierende Immunkomplexe, z. B. Kryoglobuline; Antikörper, die in Immunkomplexformationen vorkommen können, wie Antikörper gegen DNA, Hepatitis B und C oder Streptokokken; Komplementfaktoren, die im Rahmen von humoralen Reaktionen verbraucht werden können (immunkomplexmediierte Vaskulitiden),
- c-ANCA, p-ANCA und
- Antibasalmembranantikörper.

Rasch progrediente Glomerulonephritiden mit pulmonalen Blutungen sind in einem Drittel der Fälle durch ein Goodpasture-Syndrom, in etwa zwei Dritteln durch eine systemische Vaskulitis verusacht.

In der Immunfluoreszenz oder Immunhistochemie unterscheidet man
- fehlende Ablagerungen von Immunkomplexen und glomerulären Basalmembranantikörpern (bei Pauci-Immun-Glomerulonephritis)
- lineare Ablagerungen von Immunglobulinen (IgG; Antikörper gegen glomeruläre Basalmembran, wie z. B. bei Goodpasture-Syndrom)
- diffuse Ablagerungen von Immunkomplexen (bei immunkomplexmediierten Erkrankungen).

11.4.3 Pauci-Immun-Glomerulonephritis (ANCA-assoziiert)

Die renalen Leitsymptome von ANCA-assoziierter Vaskulitiden sind wegen der vorwiegend glomerulären Beteiligung eine Hämaturie und Proteinurie. Bei rasch progredienten Verlaufsformen findet sich zum Zeitpunkt der Diagnosestellung nicht selten eine Erhöhung des Serumkreatinins, manchmal sogar ein dialysepflichtiges Nierenversagen. Die Höhe des Serumkreatinins und das Auftreten pulmonaler Blutungen bei Diagnosestellung sind die entscheidenden prognostischen Faktoren für Morbidität und Mortalität.

ANCA-assoziierte Vaskulitiden sind meist Erkrankungen des höheren Lebensalters, können aber auch vor der 5. Lebensdekade auftreten. Eine renale Beteiligung tritt häufiger bei M. Wegener und mikroskopischer Polyangiitis, seltener beim Churg-Strauss-Syndrom auf. Eine pathogenetisch wichtige Rolle spielen ANCAs (antineutrophile zytoplasmatische Autoantikörper). Man unterscheidet c-ANCA (zytoplasmatisches Färbemuster; Antikörper gegen Proteinase 3) oder p-ANCA (perinukleäres Muster; Antikörper gegen Myeloperoxidase).

c-ANCA sind vorwiegend mit M. Wegener, p-ANCA mit einer mikroskopischen Polyangiitis assoziiert. Eine weitere differentialdiagnostische Eingrenzung gelingt bei ANCA-assoziierten Vaskulitiden durch die histologische Läsion (nekrotisierend vs. granulomatös), ein Differentialblutbild und die Lungenfunktion bzw. Asthmaanamnese (Tabelle 11.4-1).

Therapie

Nach exakter Diagnosestellung (eine Nierenbiopsie ist obligat) muss bei ANCA-assoziierten Vaskulitiden rasch eine aggressive, immunsuppressive Therapie eingeleitet werden (Einverständnis des Patienten vorausgesetzt), um die inflammatorische Reaktion zu unterdrücken und chronische Schäden zu minimieren. Bei fortgeschrittener Niereninsuffizienz oder bei lebensbedrohlichen Zuständen kann/soll diese bereits vor der Biopsie begonnen werden. Zwischen den therapeutischen Regimen für M. Wegener und mikroskopische Polyangiitis besteht kein wesentlicher Unterschied. Für das Churg-Strauss-Syndrom liegen keine großen prospektiven Therapiestudien vor, weshalb hier über den Einsatz zytotoxischer Substanzen keine sichere Empfehlung abgegeben werden kann.

Initialtherapie: Bessere Langzeiterfolge sprechen für eine primäre Therapie mit Steroiden und zytotoxischen Substanzen. Bei alleiniger Steroidtherapie ist das Mortalitätsrisiko 5fach, das Relapsrisiko 3fach erhöht. Bei Patienten, die zu Therapiebeginn dialysepflichtig sind, sollte ein Therapieversuch für 8–12 Wochen mit Steroiden (und in angepasster Dosis auch mit Cyclophosphamid) begonnen werden.
- Steroide:
  - Tag 1, 2, 3: Methylprednisolon intravenös (i.v.) 7 mg/kg/Tag,
  - ab Tag 4: Prednisolon per os (p.o.) 1 mg/kg/Tag für 4 Wochen,
  - Reduktion der Steroiddosis evtl. auf Null über weitere 3 Monate.
- Cyclophosphamid (i.v. oder p.o):
  - p.o.: Tag 1–5: 2–4 mg/kg/Tag, ab Tag 6: Reduktion auf 2 mg/kg/Tag,
  - i.v.-Bolusgabe: Tag 1: 0,5–1 g/m², Wiederholung in monatlichen Abständen.

Tabelle 11.4-1. Differentialdiagnose der ANCA-assoziierten Vaskulitiden

	Nekrotisierende Glomerulonephritis	Granulomatöse Entzündung	Asthma	Eosinophilie
Morbus Wegener	Ja	Ja	Nein	Nein
Mikroskopische Polyangiitis	Ja	Nein	Nein	Nein
Churg-Strauss	Selten	Ja	Ja	Ja

(Bei M. Wegener Berichte über bessere Erfolge bei p.o.-Gabe in Bezug auf Relapsrate, bei allerdings höherer Nebenwirkungsrate).
- Plasmaaustausch: nur bei schwerer Verlaufsform mit Lungenblutung, eventuell auch bei Dialysepflichtigkeit zu Therapiebeginn bzw. bei Serumkreatinin >5,6 mg/dl (500 µmol/l), möglicher additiver, positiver Effekt. Vier Liter Austauschvolumen ≥ 4-mal/Woche in den ersten zwei Wochen. Bei limitiertem Befall oder leichten Verlaufsformen nicht indiziert.

Langzeittherapie/Therapiealternativen: Folgende Substanzen kommen in Betracht:
- **Azathioprin:** Cyclophosphamid kann nach 3 Monaten durch Azathioprin 2 mg/kg/Tag p.o. für die Dauer der Behandlung ersetzt werden (ähnliche Ergebnisse wie unter Langzeittherapie mit Cyclophosphamid, Relapsrate 17%).
- **Methotrexat:** kein sicherer Vorteil gegenüber Cyclophosphamid, als Erhaltungstherapie nach Cyclophosphamid geeignet (60–70% Remission), vermindert Relapsrate gegenüber mit Trimethoprim-Sulfamethoxazol behandelten Patienten, sollte nur bei einem Serumkreatinin <2 mg/dl verwendet werden. Cave: Pneumonitis, Hepatotoxizität, Myelosuppression. Um die Toxizität von Methotrexat zu minimieren sollte während der Therapiezeit Folsäure (z. B. 1–2 mg/Tag) gegeben werden.
- **Mycophenolat Mofetil:** bisher bei wenigen Patienten angewandt, erfolgreich bei der Mehrzahl der behandelten Patienten.
- **Cyclosporin A:** Einzelberichte über erfolgreiche Anwendung bei Patienten mit häufigem Relaps.
- **Trimethoprim-Sulfamethoxazol:** zur Verhinderung von renalen Relapsen kein sicherer Effekt nachgewiesen. Bei M. Wegener, der nur auf den Respirationstrakt begrenzt ist, möglicherweise positiver Effekt.
- **Immunglobuline:** nur Einzelberichte, keine kontrollierten Langzeitstudien. Versuch der Gabe von Immunglobulinen 0,4 g/kg/Tag i.v. für 5 Tage bei „Nonrespondern".
- **Antithymozytenglobulin (ATG):** im Einzelfall mit positivem Ergebnis eingesetzt.

Anti-CDW52 plus Anti-CD4-Antikörper, Leflunomid, Deoxyspergualin oder Tumor-Nekrose-Faktor(TNF)-Antagonisten wurden bisher nur bei ausgewählten Patienten eingesetzt.

Therapiedauer: Die Dauer der immunsuppressiven Therapie ist individuell unterschiedlich, die Mehrzahl der Patienten bedarf einer nur 6- bis 12-monatigen Therapie.
- Remission in den ersten 6 Monaten: Therapieende, engmaschige Kontrollen sind angezeigt.
- Keine Remission in den ersten 6 Monaten: Weiterführung der Cyclophosphamidgabe bis zu 1 Jahr oder mehr, evtl. Versuch alternativer Therapieformen (wie oben erwähnt).

Allgemeine Richtlinien bei aggressiver immunsuppressiver Therapie
Prophylaxe gegen
- Oralen Pilzbefall: Mycostatin (orale Suspension)
- Pneumozystis: Trimethoprim-Sulfamethoxazol
- Zytomegalievirusinfektion: Gancyclovir
- Gastrointestinale Komplikationen: H_2-Blocker oder Protonenpumpenhemmer

---

Richtlinien bei der Gabe von Cyclophosphamid
- Initialdosis an die Nierenfunktion anpassen
- Dosisreduktion bei älteren Patienten (2 mg/kg/Tag sollten nicht überschritten werden)
- Anpassung der Dosis an die Leukozytenzahl (>3000 Zellen/mm³; bei i.v.-Gabe sollte dieser Wert 14 Tage nach der Applikation (Leukozytennadir) nicht unterschritten werden)
- Prävention einer hämorrhagischen Zystitis (Hydratation, Mesna)
- Antiemetika

11.4.4 Antibasalmembranantikörper-Glomerulonephritis/Goodpasture-Syndrom

Für die Diagnosestellung einer Antibasalmembranantikörper-mediierten Erkrankung sind die Nierenbiopsie (Halbmonde und direkter Nachweis eines linearen Färbemusters von Antibasalmembranantikörpern (Anti-GBM-Ak) sowie der serologische Nachweis von Anti-GBM-Ak bedeutend. Rasch progrediente Glomerulonephritiden mit pulmonalen Blutungen sind in einem Drittel der Fälle durch ein Goodpasture-Syndrom verursacht. Verlaufsformen mit isoliertem Lungen- oder Nierenbefall sind möglich. Wegen der Möglichkeit einer gleichzeitig bestehenden Vaskulitis muss auch nach dem Vorhandensein von ANCAs gesucht werden. Bei etwa 50% der Patienten kommt es zum Auftreten von Hämoptysen, die einen ungünstigen prognostischen Marker darstellen. Prädisponierende Faktoren für pulmonale Blutungen dürften Rauchen und pulmonale Infekte sein.

Therapie

Die immunsuppressive Therapie sollte so rasch wie möglich begonnen werden und umfasst in den meisten Fällen Steroide und Cyclophosphamid in Kombination mit Plasmaaustausch oder Immunadsorption (Protein A). Bei intialen Serumkreatininwerten von ≥6,8 mg/dl (600 µmol/l) bzw. Dialysepflichtigkeit ist die renale Prognose ungünstig. Eine Nierenbiopsie (vor oder nach Beginn der Behandlung) ist unbedingt erforderlich.

Initialtherapie: Serumkreatinin <6,8 mg/dl (bei Diagnosestellung):
- Steroide:
  - Tag 1, 2, 3: Methylprednisolon i.v. 7 mg/kg/Tag,
  - ab Tag 4: Prednisolon p.o. 1 mg/kg/Tag für 4 Wochen,

- Reduktion der Steroiddosis auf ein Sechstel innerhalb der ersten zwei Monate, auf Null über weitere 2 Monate.
- Cyclophosphamid (i.v. oder p.o.):
  - p.o.: Tag 1–5: 2–4 mg/kg/Tag; ab Tag 6: Reduktion auf 2 mg/kg/Tag,
  - i.v.-Bolusgabe: Tag 1: 0,5–1 g/m^2,
  - Wiederholung in monatlichen Abständen nach Bedarf.
- Plasmaustausch: 7–14 Plasmaaustauschbehandlungen (4 Liter Austauschvolumen) in den ersten zwei Wochen oder bis Anti-GBM-Ak supprimiert sind. Bei Lungenblutung 300–400 ml Frischplasma (FFP) am Ende einer jeden Sitzung. FFP auch bei Nierenbiopsie oder Blutungen.

Therapiedauer: 6 bis 9 Monate, in Abhängigkeit von der Krankheitsaktivität.

Serumkreatinin >6,8 mg/dl oder Dialysepflichtigkeit (bei Diagnosestellung): bei schweren chronisch-renalen Veränderungen Entscheidung über Immunsuppression im Einzelfall. Steroide, Cyclophosphamid und Plasmaaustausch in Abhängigkeit vom histologischen Befund.

Bei Dialysepflichtigkeit über 6–8 Wochen nach Therapiebeginn sollte eine Rebiopsie durchgeführt werden und in Abhängigkeit vom histologischen Erscheinungsbild (Grad der interstitiellen Fibrose und glomerulären Sklerosierung) die immunsuppressive Therapie fortgesetzt oder beendet werden (falls es die pulmonale Situation erlaubt).

11.4.5 Immunkomplexmediierte renale Erkrankungen

Lupusnephritis

Die Behandlung renaler Beteiligungen bei Lupus erythematodes richtet sich nach bestehenden Risikofaktoren (hohes Risiko) und den histopathologischen Veränderungen in der Nierenbiopsie. Auch wenn für schwerere Verlaufsformen anerkannte Therapieschemata vorliegen, kann die Therapie im Einzelfall von diesen abweichen. Über die Dauer der Langzeittherapie kann derzeit keine sichere Aussage gemacht werden, auch diese kann von Patient zu Patient unterschiedlich sein.

Risikofaktoren Schwere extrarenale Lupusmanifestationen, erhöhtes Serumkreatinin (>1,2 mg/dl), Hypertonie, Proteinurie (>1 g/Tag), nephrotisches Syndrom, chronische Veränderungen in der Nierenbiopsie, keine Remission oder verzögertes Ansprechen auf Therapie, männliches Geschlecht und schwarze Hautfarbe sind eine Auswahl von Risikofaktoren, die mit einer schlechten renalen Prognose assoziiert sind.

WHO-Klassifikation der histopathologischen Veränderungen bei Lupusnephropathie
- Keine pathologischen Veränderungen — Typ I
- Mesangiale Veränderungen — Typ II
- Fokal proliferative Veränderungen — Typ III
- Diffuse proliferative Veränderungen — Typ IV
- Membranöse Veränderungen — Typ V
- Sklerosierung — Typ VI

Auch bei inaktiven Verlaufsformen, die nicht mit immunsuppressiven Regimen behandelt werden, (z. B. Serumkreatinin <1,2 mg/dl, Proteinurie <1 g/Tag) sind supportive Maßnahmen (konsequente antihypertensive Therapie, Senkung des intraglomerulären Drucks durch Hemmer des Renin-Angiotensin-Systems) von besonderer Bedeutung.

Diffus oder fokal-proliferative Lupusnephritis

Bei **leichter Verlaufsform** (Patienten mit geringem Risiko):
Initialtherapie: Prednisolon p.o. 1 mg/kg/Tag für 8 Wochen.

Langzeittherapie/Therapiealternativen: Abhängig vom Erreichen einer Remission (z. B. im Urin keine Zylinder oder Proteinurie, im Serum keine Komplementaktivierung, minimale Lupusaktivität):
- Remission: langsame Reduktion der Prednisolondosis auf ein Achtel (0,25 mg/kg/jeden 2. Tag).
- Keine Remission: Therapiebeginn wie bei schwerer Verlaufsform.

Bei Patienten, die initial auch mit Cyclophophamid behandelt wurden, kann eine Therapieumstellung auf Azathioprin (2 mg/kg/Tag p.o.) für 12–18 Monate angeschlossen werden.

Schwere Verlaufsform (Patienten mit hohem Risiko): Initialtherapie:
- Steroide: Prednisolon 1 mg/kg/Tag p.o. mit Dosisreduktion,
- Cyclophosphamid ≤1 g/m^2 i.v. monatlich für 6 Monate
- Alternative Optionen für Initial-Therapie:
  - Methylprednisolon: 1 g/m^2/Tag i.v. (Tag 1,2,3)
  - Cyclophosphamid: 2 mg/kg/Tag p.o. für 2 bis 6 Monate
  - oder Mycophenolat Mofetil: 2000 mg/Tag p.o. für 12 Monate
  - oder Cyclophosphamid 0,5g i.v. (6 Infusionen in 14-tägigen Abständen)

Langzeittherapie/Therapiealternativen:
- Bei Remission:
  - Cyclophosphamid (Stopp nach 6 Monaten),
  - Prednisolon (in Erhaltungsdosis weiterführen).
- Keine Remission: Cyclophosphamid i.v., Stoßtherapie alle 3 Monate (für weitere 24 Monate)
- Alternative Erhaltungstherapie:
  - Azathioprin 1–3 mg/kg/Tag p.o. (1–3 Jahre)
  - Mycophenolat Mofetil 500–3000 mg/Tag p.o. (1–3 Jahre)

Als weitere Therapiemöglichkeiten kommen Cyclosporin A oder Immunglobuline i.v. in Frage

Therapiedauer: Die Dauer der Therapie kann im Einzelfall von allgemeinen Empfehlungen abweichen. Bei Zweifel über Fortführung der Therapie muss eine Rebiopsie überlegt werden. Eine isolierte Proteinurie oder erhöhte Anti-DNA-Werte ohne Krankheitsaktivität können bei Patienten in Remission weiterbestehen.

- Steroide: 3 Jahre nach Remission langsame Reduktion der Steroiddosis auf Null.
- Cyclophosphamid: bis 1 Jahr nach Erreichen einer Remission 3 monatliche i.v.-Gaben.

Membranöse Lupusnephropathie

Wenn eine membranöse Nephropathie gemeinsam mit proliferativen Veränderungen auftritt, sollte das Behandlungsregime für proliferative Veränderungen gewählt werden.

Membranöse Lupus-Nephropathie mit Proteinurie <3 g/Tag: Die Therapie richtet sich nach der extrarenalen Krankheitsaktivität, allerdings sollten Hinweise auf renale Veränderungen monitorisiert werden (Anstieg der Proteinurie in den nephrotischen Bereich, Entwicklung eines nephritischen Sedimentes und Abfall der Kreatinin-Clearance als Hinweise auf zusätzliche, proliferative Veränderungen).

Membranöse Lupus-Nephropathie mit Proteinurie >3 g/Tag: Kombination von Steroiden mit Cyclophosphamid, Cyclosporin A oder Chlorambucil. **Initialtherapie:**

- Steroide:
  - Prednisolon p.o. 1–2 mg/kg/jeden 2. Tag für 8 Wochen,
  - Reduktion der Steroiddosis auf 0,25 mg/kg/jeden 2. Tag innerhalb der nächsten 4 Monate.
- Cyclophosphamid (p.o. oder i.v. [fakultativ]):
  - p.o. 2 mg/kg/Tag,
  - i.v. ≤1 g/m² alle 1 bis 3 Monate

Alternative Therapien sind:
- Cyclosporin A: ≤5 mg/kg/Tag
- Chlorambucil/Methylprednisolon-Stoßtherapie
- (3 Zyklen über 6 Monate):
  - Tag 1, 2, 3: Methylprednisolon i.v. 1 g/Tag,
  - Tag 4–30: Prednisolon p.o. 0,5 mg/kg/Tag,
  - Tag 31–60: Chlorambucil p.o. 3–6 mg/m²/Tag.

11.4.6 Zusammenfassung

Nach erfolgreicher Differentialdiagnose richtet sich die Therapie von Vaskulitiden mit renaler Beteiligung nach dem identifizierten pathogenen Agens. Sie kann entweder nur aus unspezifischen, supportiven Maßnahmen zur Erhaltung der Nierenfunktion (Normalisierung des Blutdrucks, des Lipid- und Kohlenhydratstoffwechsels, Reduktion der Proteinurie) oder zusätzlich aus einer krankheitsspezifischen kausalen Chemotherapie, einer antibiotischen bzw. antiviralen Therapie, bzw. einer immunsuppressiven Therapie bestehen. Bei rasch progredienten Erkrankungsverläufen ist ein unmittelbarer Therapiebeginn unabdingbar und mitentscheidend für die weitere Prognose der Patienten. Neben Steroiden sind besonders bei Vaskulitiden der kleinen Gefäße meist auch zytotoxische Substanzen vorteilhaft, bei sehr schweren Verlaufsformen kann der Einsatz einer Plasmapherese additive therapeutische Vorteile bringen. Ergebnisse von kontrollierten Studien mit alternativen Therapieformen müssen abgewartet werden.

Evidenz der Therapieempfehlungen

	Evidenzgrad	Empfehlungsstärke
ANCA-assoziierte Vaskulitiden		
Inititialtherapie	III	A
Langzeittherapie,		
Therapiealternativen	IV	B
Antibasalmembranantikörper-Glomerulonephritis	IV	A
Lupusnephritis		
Proliferative Nephritis		
Leichte Verlaufsform	IV	A
Schwere Verlaufsform		
Initialtherapie	I-a	A
Langzeittherapie	I-b	A
Membranöse Nephropathie	II-b	A

Literatur

Bacon PA (1994) Therapy of vasculitis [editorial]. J Rheumatol 21:788–790

Calabrese LH, Duna GF (1996) Drug-induced vasculitis. Curr Opin Rheumatol 8:34–40

Calabrese LH, Duna GF, Lie JT (1997) Vasculitis in the central nervous system. Arthritis Rheum 40:1189–1201

Chan TM, Li FK, Tang CS et al. (2000) Efficacy of mycophenolate mofetil in patients with diffuse proliferative lupus nephritis. Hong Kong-Guangzhou Nephrology Study Group. N Engl J Med 343:1156–1162

Contreras G, Pardo V, Leclercq B, Lenz O, Tozman E, O'Nan P, Roth D. (2004) Sequential therapies for proliferative lupus nephritis. N Engl J Med 4;350(10):971–80

Floege J, Feehally J (2000) IgA nephropathy: recent developments. J Am Soc Nephrol 11:2395–2403

Houssiau FA, Vasconcelos C, D'Cruz D, Sebastiani GD, Garrido Ed Ede R, Danieli MG, Abramovicz D, Blockmans D, Mathieu A, Direskeneli H, Galeazzi M, Gul A, Levy Y, Petera P, Popovic R, Petrovic R, Sinico RA, Cattaneo R, Font J, Depresseux G, Cosyns JP, Cervera R. (2002) Immunosup-pressive therapy in lupus nephritis: the Euro-Lupus Nephritis Trial, a randomized trial of low-dose versus high-dose intravenous cyclo-phosphamide. Arthritis Rheum. 46(8):2121–31

Jennette JC, Falk RJ, Andrassy K et al. (1994) Nomenclature of systemic vasculitides. Proposal of an international consensus conference. Arthritis Rheum 37:187–192

Jennette JC, Falk RJ (1994) The pathology of vasculitis involving the kidney. Am J Kidney Dis 24:130–141

Jennette JC, Falk RJ (1998) Pathogenesis of the vascular and glomerular damage in ANCA-positive vasculitis. Nephrol Dial Transplant 13 [Suppl 1]:16–20

Kallenberg CG, Heeringa P (1998) Pathogenesis of vasculitis. Lupus 7:280–284
Lhote F, Guillevin L (1995) Polyarteriitis nodosa, microscopic polyangiitis, and Churg-Strauss syndrome. Clinical aspects and treatment. Rheum Dis Clin North Am 21:911–947
Pusey CD. (2003) Anti-glomerular basement membrane disease. Kidney Int 64(4):1535–50.
Savige J, Davies D, Falk RJ, Jennette JC, Wiik A (2000) Antineutrophil cytoplasmic antibodies and associated diseases: a review of the clinical and laboratory features. Kidney Int 57:846–862

11.5 Tubulointerstitielle Nierenerkrankungen
Marianne Haag-Weber

Tubulointerstitielle Nierenerkrankungen unterteilt man in die akute und die chronische interstitielle Nephritis.

11.5.1 Akute interstitielle Nephritis

Bei akuten interstitiellen Nephritiden unterscheidet man die medikamenteninduzierte Nephritis, Nephritis als Folge von Infektionen (s. Kap. 11.12), Nephritis bei Systemerkrankungen (s. Kap. 11.4) und bei Malignomen sowie die akute idiopathische interstitielle Nephritis.

Akute medikamenteninduzierte Nephritis

10–15% der akuten Nierenversagen werden durch akute medikamenteninduzierte interstitielle Nephritiden verursacht. Man geht heute davon aus, dass es sich dabei pathogenetisch um eine immunologisch induzierte Hypersensitivitätsreaktion auf ein Antigen (Medikament oder infektiöses Agens) handelt. In der folgenden Übersicht sind die wichtigsten Medikamente, die eine akute interstitielle Nephritis auslösen können, zusammengefasst.

> **Wichtigste Medikamente, die eine akute interstitielle Nephritis auslösen können**
> - Antibiotika: Penicillin G, Ampicillin, Methicillin, Oxacillin, Ciprofloxacin, Rifampicin, Sulfonamide, Co-Trimoxazol, Cephalosporine
> - Antirheumatika, Salizylate: Aspirin, Fenoprofen, Ibuprofen, Naproxen, Indometacin, Tolmetin, Phenylbutazon, Celecoxib
> - Antikonvulsiva: Phenytoin
> - Diuretika: Furosemid, Thiazide
> - Andere: Allopurinol, Captopril, Cimetidin

Symptome entstehen im Mittel ca. 3 Wochen (1 Tag bis mehr als 2 Monate) nach Einnahme des auslösenden Medikamentes. Klinische Hinweise sind plötzliche Verschlechterung der Nierenfunktion, fehlende Hypertonie und Ödeme. Das akute Nierenversagen kann oligurisch oder nichtoligurisch verlaufen. In ca. 14% der Fälle findet man extrarenale Manifestationen in Form von Fieber, Exanthem, Arthralgien und Flankenschmerzen.

Laborchemisch ist ein rascher Kreatinin- und Harnstoffanstieg charakteristisch. Eosinophilie und erhöhte IgE-Spiegel werden nur in ca. 30% der Fälle gefunden. Die Urinbefunde sind in folgender Übersicht zusammengefasst.

Die Sonographie zeigt vergrößerte bzw. normal große Nieren mit erhöhter Echogenität.

> **Urinbefunde bei der interstitiellen Nephritis**
> - Urinsediment: Erythrozyten, Erythrozytenzylinder, Leukozyten, Leukozytenzylinder, selten Eosinophilurie (nachweisbar durch Hanselfärbung, pathologisch bei Anteil >1%)
> - Proteinexkretion: tubuläre Proteinurie meist <1 g/Tag, selten >1 g/Tag (bei nichtsteroidalen Antiphlogistika)
> - Tubulusschädigung: Glukosurie, Aminoazidurie, Bicarbonatverlust, Kochsalzverlust, Phosphaturie

Der exakteste Weg zur Diagnose ist die Nierenbiopsie. Hier findet man ein interstitielles Ödem mit unterschiedlich ausgeprägter Tubuluszellschädigung sowie Infiltrationen von Lymphozyten, Plasmazellen und Eosinophilen. Abzugrenzen davon ist die granulomatöse interstitielle Nephritis, die eine deutlich schlechtere Prognose hat und erst Monate nach Medikamentenexposition auftritt.

Zur Therapie der akuten interstitiellen Nephritis gibt es keine großen randomisierten Studien. Die Therapieempfehlung basiert lediglich auf Studien mit kleinen Fallzahlen. In den meisten Fällen handelt es sich um einen leichten Verlauf, bei dem das Absetzen des auslösenden Agens als einzige therapeutische Maßnahme ausreicht. Cortisontherapie in einer Dosis von 1 mg/kg KG über ca. 2 Wochen zeigt bei schweren Verlaufsformen in Einzelfällen einen günstigen Effekt. Bei akuter interstitieller Nephritis, ausgelöst durch Anti„rheumatika, scheint Cortison den Krankheitsverlauf nicht zu beeinflussen. Mit Ausnahme der granulomatösen interstitiellen Nephritis ist die Prognose nach Absetzen des auslösenden Agens gut.

Akute interstitielle Nephritis bei Infektionen

Infektionen als Ursache einer akuten interstitiellen Nephritis sind seit dem breiten Einsatz von Antibiotika rückläufig. Die direkte Infektion wie bei akuter Pyelonephritis wird in Kap. 11.12 abgehandelt. Es gibt jedoch auch immunologisch vermittelte akute interstitielle Nephritiden in Abwesenheit eines direkten Befalls der Niere mit dem infektiösen Agens.

Die histologischen Veränderungen sind vergleichbar mit der medikamenteninduzierten interstitiellen Nephritis, gelegentlich treten auch hier granulomatöse Veränderungen auf. Die folgende Übersicht zeigt, welche Infektionen eine akute interstitielle Nephritis verursachen können. Infektion mit Hanta-Virus stellt eine wichtige Differentialdiagnose dar.

> **Infektionen, die eine akute interstitielle Nephritis auslösen können**
> - Bakterien: Brucella, Campylobacter jejuni, Corynebacterium diphteria, Escherichia coli, Legionella, Leptospiren, Mycobacterium tuberculosis, Salmonellen, Streptokokken, Yersinia pseudotuberculosis
> - Viren: Zytomegalievirus, Epstein-Barr-Virus, Hanta-Virus, Hepatitis-B-Virus, Herpes-simplex-Virus, HIV, Masern
> - Parasiten: Toxoplasmose, Leishmania donovani
> - Andere: Chlamydien, Mykoplasmen, Rickettsien

Klinik und Diagnostik von Hanta-Virusinfektionen Extrarenale Symptome sind Fieber, Kopfschmerzen, Photophobie, kolikartige abdominelle Schmerzen, Übelkeit, Erbrechen und Thrombozytopenie, die für hämorrhagische Komplikationen verantwortlich ist. Die Niereninsuffizienz entwickelt sich 4–10 Tage nach Krankheitsbeginn und ist mit Mikrohämaturie und Proteinurie assoziiert. Ein Drittel der Patienten muss vorübergehend dialysiert werden.

Die Diagnose einer Hanta-Virusinfektion wird mittels serologischer Tests gestellt.

Akute interstitielle Nephritis bei Malignomen

Infiltration der Niere mit malignen Zellen findet man beim Lymphom und bei Leukämien. In der Regel ist diese Infiltration asymptomatisch. Die Nieren sind vergrößert, gelegentlich entsteht ein akutes Nierenversagen. Chemotherapie bzw. Bestrahlung führt rasch zu einer Verbesserung der Nierenfunktion.

Idiopathische akute interstitielle Nephritis

Das so genannte TINU-Syndrom ist eine Kombination von akuter interstitieller Nephritis mit Uveitis und tritt am häufigsten bei Mädchen im Pubertätsalter auf. Initiale Symptome sind auf das Auge konzentriert, mit Schmerzen im Auge sowie Sehverschlechterung, oder es zeigt sich eine pseudovirale Symptomatik mit Fieber und Myalgie. Die akute interstitielle Nephritis präsentiert sich mit Zeichen einer tubulären Dysfunktion. Die Nierenbiopsie zeigt interstitielle Infiltrationen ohne Granulombildung.

Bei Kindern ist die Prognose sehr gut (mit und ohne Steroidtherapie). Bei Erwachsenen ist die Prognose eher ungünstig. Hier können Steroide nützlich sein, um ein chronisches Nierenversagen zu verhindern.

11.5.2 Chronische interstitielle Nephritis

Bei der chronischen interstitiellen Nephritis unterscheidet man prinzipiell eine primäre und eine sekundäre Form. Die sekundäre Form entsteht bei allen chronischen Nierenerkrankungen, egal welcher Genese (z. B. Glomerulonephritis, Diabetes, Hypertonie, polyzystische Nierenerkrankung). Die wichtigsten primären Ursachen sind die Analgetikanephropathie, chronische Uratnephropathie, Lithiumnephropathie, Nephropathie ausgelöst durch Schwermetalle, hypokaliämische und hyperkalzämische Nephropathie, Balkannephritis, chronische Transplantatabstoßung,

Cyclosporin-A-Toxizität (Kap. 11.11), Nephropathie nach Strahlentherapie, Refluxnephropathie (Kap. 11.12), Nierenbeteiligung bei Systemerkrankungen (z. B. Sarkoidose, Sjögren-Syndrom und systemischer Lupus erythematodes; Kap. 11.4).

Analgetikanephropathie (AN)

Es handelt sich dabei um eine Erkrankung, die durch jahrelange Einnahme von analgetischen, vor allem phenacetinhaltigen Mischpräparaten bedingt ist. Einzelsubstanzen sowie phenacetinfreie Mischanalgetika spielen eine nicht so bedeutende Rolle. Das Risiko für die Entwicklung einer Analgetikanephropathie ist dosisabhängig und bei einem Phenacetinverbrauch von mehr als 1 kg um den Faktor 15 bis 20 erhöht.

Charakteristisch für die AN ist eine toxische Markschädigung bis hin zur Papillennekrose, Kapillarsklerose sowie interstitielle Nephritis mit Übergang in interstitiellen Fibrose und Nierenschrumpfung. Die Braunfärbung der Schleimhäute des Harntraktes durch Lipofuscinpigment ist wohl allein durch Phenacetin verursacht.

Frauen sind 5- bis 7-mal häufiger betroffen. Die Nierenerkrankung verläuft schleichend. Charakteristisch ist der Beginn mit tubulären Defekten wie Einschränkung der Harnkonzentrierung, tubuläre Azidose oder Elektrolytverluste. Der Urinbefund zeigt häufig eine sterile Leukozyturie, Mikro- oder Makrohämaturie und eine Proteinurie (bis zu 3 g/24 h) glomerulären und tubulären Ursprungs. Abgang von Papillennekrosen verursachen kolikartige Schmerzen und mitunter Harnstauungen.

Die AN ist assoziiert mit zahlreichen extrarenalen Manifestationen wie arterielle Hypertonie, akzelerierte Arteriosklerose mit erhöhter kardiovaskulärer Mortalität und erhöhtem Risiko einer kardiovaskulären Erkrankung. Es besteht ein deutlich erhöhtes Risiko für eine Nierenarterienstenose, ein Urothelkarzinom sowie Magen- und Duodenalulzera. Ferner findet man eine im Verhältnis der Niereninsuffizienz inadäquat schwere Anämisierung.

Grundlage der Diagnostik ist eine sorgfältige Fremd- und Eigenanamnese hinsichtlich Schmerzmittelkonsums sowie morphologischer Nachweis von unregelmäßig geschrumpften Nieren mit Nachweis von verkalkten Papillennekrosen. Eine Computertomographie ohne Kontrastmittel hat hierbei die höchste Sensitivität und Spezifität.

Mischanalgetika und nichtsteroidale Antiphlogistika sollten – falls möglich – abgesetzt werden. Ansonsten gelten die allgemeinen Therapieprinzipien der chronischen Niereninsuffizienz. Die Prognose ist hinsichtlich des Erhalts der Nierenfunktion gut, falls die Diagnosestellung und das Absetzen der Analgetika bei einer GFR >30 ml/min erfolgen. Die Langzeitprognose ist durch das Risiko der Induktion von Urotheltumoren eher ungünstig.

Chronische Uratnephropathie

Es handelt sich dabei um Harnsäurekristallbildung in den Tubuli mit umgebender Fremdkörperreaktion und häufig arteriolen Veränderungen, die denen der hypertensiven Nephropathie entsprechen. Progredienz zur Niereninsuffizienz tritt nur selten auf, vor allem nur bei solchen Patienten mit ausgeprägter Hyperurikämie, Gichtarthritis und Hypertonie. Häufig sind Hypertonie und andere gichtassoziierten Erkrankungen wie Diabetes mellitus die entscheidenden Ursachen für die Progredienz der Niereninsuffizienz. Insgesamt wurde in der Vergangenheit die Diagnose einer chronischen Uratnephropathie zu häufig gestellt.

Voraussetzung ist das Vorliegen einer chronischen Hyperurikämie mit Gichttophi und -arthritis, wobei zu berücksichtigen ist, dass mit zunehmender Niereninsuffizienz die Harnsäurewerte ebenfalls ansteigen. An renaler Symptomatik zeigt sich eine Proteinurie bis 1,5 g/24 h, eingeschränkte Urinkonzentrationsfähigkeit und in Spätstadien eine eingeschränkte Nierenfunktion. Zu beachten ist, dass eine Bleinephropathie wegen der häufigen Kombination von interstitieller Nephritis und Gichtanfällen nicht mit der Uratnephropathie verwechselt wird.

Neben der üblichen Behandlung der chronischen Niereninsuffizienz und der Therapie mit Allopurinol soll die diätetische Purinrestriktion, Alkoholkarenz, Gewichts- und Lipidreduktion beachtet werden.

Chronische Bleinephropathie

Bleivergiftungen stellen die häufigste gewerbliche Vergiftung dar (Rostschutzfarbe, Arbeiten in Bleihütten, Glasproduktion). Ferner besteht die Gefahr der Bleiintoxikation bei Aufnahme von abblätternden bleihaltigen Farbpartikel im Kindesalter und Konsum von illegal gebranntem Whisky. Die minimale Expositionszeit bis zum Auftreten einer Bleinephropathie beträgt 3 Jahre.

Charakteristisch ist eine starke Schrumpfung der Nieren sowie unspezifische Veränderungen wie diffuse interstitielle Fibrose, Dilatation und Atrophie der Tubuli. Bleieinschlusskörperchen sind bei längeren Verlauf oder Behandlung mit EDTA oft nicht mehr nachweisbar.

Kriterien der klinischen Diagnose sind: ausgeprägte gleichmäßige Schrumpfung der Nieren, langsam fortschreitende Niereninsuffizienz, gesicherter Nachweis einer Bleiexposition, Hyperurikämie durch gestörte Harnsäureausscheidung und Hypertonie.

Als sensitiver Nachweis gilt der $CaNa_2$-EDTA-Bleimobilisationstest (1–2 g i.v.). Eine erhöhte Bleiausscheidung liegt vor, wenn im 24-h-Urin (Sammlung über 3 Tage) mehr als 1000 µg/24 h ausgeschieden wird.

Renal zeigt sich ein Defekt des proximalen Tubulus mit vermehrter Aminosäuren-, Glukose- und Phosphatausscheidung.

Eine Erhöhung der Bleiausscheidung erfolgt mittels Chelatbildner ($CaNa_2$-EDTA, D-Penicillamin, Natriumcitrat) und Vermeidung von Bleiexposition.

Chronische Lithiumnephropathie

Lithium führt zu einer Resistenz auf Vasopressin und somit zu einer Polyurie und Zeichen eines Diabetes insipidus. Eine chronische Lithiumnephropathie ist selten und wird ohne vorheriges Auftreten einer akuten Lithiumintoxikation praktisch nicht gefunden. Es besteht keine Korrelation zwischen Dauer der Lithiumtherapie und der glomerulären Filtrationsrate.

Eine regelmäßige Überwachung der Nierenfunktion ist unerlässlich, da bei bereits fortgeschrittener Niereninsuffizienz ein Absetzen der Lithiumtherapie die Dialysepflichtigkeit nur in 50% der Fälle noch verhindern konnte.

Balkannephropathie

Es handelt sich dabei um eine chronische interstitielle Nephritis mit langsam progredientem Verlauf und bilateraler, gleichmäßiger Schrumpfung der Nieren, im Allgemeinen ohne Papillennekrosen, jedoch mit ähnlichen renalen und extrarenalen Symptomen wie die Analgetikanephropathie.

Die Erkrankung ist streng an eine mindestens 10- bis 15-jährige Lebensphase in einem der Endemiegebiete gebunden (Bulgarien, Rumänien, ehemaliges Jugoslawien). Die Ursache ist bislang unklar. Es werden Toxine (Ochratoxin), virale Infektionen bzw. genetische Faktoren diskutiert. Die Therapie ist symptomatisch.

Evidenz der Therapieempfehlungen	Evidenzgrad	Empfehlungsstärke
Akute medikamenten-induzierte Nephritis		
Absetzen des toxischen Agens	III	B
Kortisontherapie	IV	C
Akute interstitielle Nephritis bei Malignomen		
Behandlung des Malignoms	III	C
Idiopathische akute interstitielle Nephritis		
Kortisontherapie	IV	C
Analgetikanephropathie		
Absetzen der Analgetika	III	C
Uratnephropathie		
Purinrestritktion	III	C
Allopurinoltherapie	III	C
Chron. Bleinephropathie		
Vermeidung von Bleiexposition	III	C
Gabe von Chelatbildnern	IV	D
Chron. Lithiumtherapie		
Absetzen von Lithium	III	C

Literatur

Batuman V, Maesaka JK, Haddad B, Tepper E, Landy E, Wedeen PP (1981) The role of lead in gout nephropathy. New Engl J Med 304: 520–523

Elseviers MM, DeSchepper A, Corthouts R et al. (1995) High diagnostic performance of CT scan for analgesic nephropathy in patients with incipient to severe renal failure. Kidney Int 48:1316–1323

Gault MM, Barrett BJ (1998) Analgesic nephropathy. In depth review. Am J Kidney Dis 32:351–360
Markowitz GS, Radhakrsihnan J, Kambham N, Valeri AM, Hines WH, D'Agati Wrenger E, Bahlmann J, Floege J (1996) Harnsäure und tubulointerstitielle Nierenerkrankung. Internist 37:1137–1140
Zeier M, Ritz E (1996) Hanta-Virus induziertes akutes Nierenversagen. Internist 37:1092–1095

11.6 Hereditäre Nierenerkrankungen
Friedhelm Hildebrandt und Matthias Wolf

11.6.1 Einleitung

Monogene Nierenerkrankungen

Die Entdeckung von Genen, die im mutierten Fall für monogene Nierenerkrankungen[1] ursächlich sind, hat in den letzten Jahren ganz wesentlich zur Aufdeckung neuer pathophysiologischer und physiologischer Mechanismen der Nierenfunktion beigetragen. Diese Erfolge wurden in den meisten Fällen durch so genannte „Positionsklonierung" erzielt.[2]

Die Genidentifizierung bei monogenen Erkrankungen hat neben dem Erkenntnisgewinn über (patho-)physiologische Zusammenhänge einige wesentliche Konsequenzen für die Nephrologie:

- Es zeichnet sich immer deutlicher ab, dass die meisten primären Nierenerkrankungen entweder monogener Natur sind oder in monogener Form beim Menschen (oder im Mausmodell) vorkommen. Beispielsweise sind 1/3 aller Fälle von fokal-segmentaler Glomerulosklerose durch Mutationen im Gen für Podocin bedingt.
- Die Genidentifizierung erlaubt eine nichtinvasive beweisende molekulargenetische Diagnostik und kann in vielen Fällen die invasive Biopsiediagnostik ersetzen.
- Da bei einer monogenen Erkrankung der Gendefekt gleichbedeutend mit der Ätiologie der Erkrankung ist, erlaubt die Genidentifizierung erstmals eine ätiologische Klassifizierung der Erkrankungen.
- Die genetisch-ätiologische Klassifizierung wird Wege für differentialtherapeutische Ansätze eröffnen.
- Obwohl die Genidentifizierung einen wesentlichen Schritt in Richtung einer zukünftigen Kausaltherapie darstellt, wird für viele Jahre zwischen der eventuell beweisenden Diagnostik und fehlenden kausaltherapeutischen Möglichkeiten ein Widerspruch bestehen.
- Dieser Widerspruch erfordert, dass Nutzen und Risiken vor Einleitung der Diagnostik sehr gut abgewogen werden müssen: Während einerseits eine frühe Diagnostik für Prophylaxe und supportive Therapie wesentlich sein kann, wird andererseits möglicherweise ein Patient Jahrzehnte vor Ausbruch der Erkrankung durch Nachweis der Erbanlage verunsichert (beispielsweise bei Vorliegen einer Mutation im PKD1-Gen für polyzystische Nierenerkrankung). Die molekulargenetische Diagnostik sollte deshalb immer auf der Basis einer Beratung durch ein humangenetisches Beratungszentrum an einer Universität erfolgen, da hier die entsprechende Schulung in Bezug auf Beratungs- und juristische Aspekte vorliegt. Andererseits ist für die Beratung die nephrologische Expertise sehr wichtig, da die Bedeutung der Erkrankung für die Lebensqualität des Patienten von Krankheit zu Krankheit völlig unterschiedlich ist und nur von in der Langzeitbetreuung tätigen Nephrologen eingeschätzt werden kann.
- Das sehr begrenzte Angebot (s. unten) der molekulargenetischen Diagnostik muss verbessert werden.

Da die meisten primären Nierenerkrankungen monogener Natur sind und die Genidentifizierung eine ätiologische Einteilung der Erkrankungen erlaubt, ist dieses Kapitel in tabellarischer Form abgefasst (Tabelle 11.6-1–11.6-9). Dabei sind die Krankheitsbilder eingeteilt in:

- zystische Nierenerkrankungen (Tabelle 11.6-1),
- glomeruläre Nierenerkrankungen (Tabelle 11.6-2),
- tubuläre Nierenerkrankungen (Tabelle 11.6-3),
- Nephrolithiasis (Tabelle 11.6-4),
- Tumoren der Niere (Tabelle 11.6-5),
- metabolische Nierenerkrankungen (Tabelle 11.6-6),
- Harnwegsfehlbildungen, Nierendysplasie (Tabelle 11.6-7),
- vaskuläre Nierenerkrankungen (Tabelle 11.6-8),
- weitere syndromale Nierenerkrankungen (Tabelle 11.6-9).

Da bei den meisten Nierenerkrankungen keine kausale Therapie möglich ist, wird in der Tabelle neben der für die Erkrankung spezifischen Behandlung auf die Notwendigkeit zur Nierenersatztherapie in der Phase des terminalen Nierenversagens und zur supportiven Therapie in der Phase des präterminalen Nierenversagens hingewiesen (s. entsprechende Kapitel).

---

[1] Bei einem Patienten mit einer monogenen Erkrankung liegt ein Defekt in einem einzigen Gen vor, der zwingend die Erkrankung hervorruft. Bei rezessiven Erkrankungen sind beide Allele, bei dominanten ein Allel dieses Gens mutiert. Für ähnlich erscheinende Krankheitsbilder können bei verschiedenen Patienten unterschiedliche Gene verantwortlich sein („Genlokusheterogenie"). Dies ist bei spielsweise beim Bartter-Syndrom der Fall (s. Tabelle 11.6-3).

[2] Hierbei wird hier von der Erkrankung betroffenen Familien die Vererbung des Betroffenenstatus mit der Vererbung von über das gesamte Genom verteilten polymorphen DNA-Markern verglichen. Im Falle einer parallelen Vererbung von Betroffenenstatus und Marker kann das verantwortliche Gen in der entsprechende chromosomalen Region kartiert werden. „Crossing-over-Ereignisse" grenzen die in Frage kommende Region ein. Alle dort liegenden Gene werden schließlich auf Mutationen bei Betroffenen untersucht. Das Gen, bei dem Mutationen nachgewiesen werden wird dadurch als für die Erkrankung verantwortlich identifiziert.

Tabelle 11.6-1. Zystische Nierenerkrankungen mit bekanntem verursachendem Gen

Erkrankung [OMIM-Nr.]	Vererbung	Symptomatik	Chromosom	Gen; Protein	spezifische Diagnostik	Therapie
Autosomal-dominante polyzystische Nierenerkrankung Typ 1 (PKD1) [601313]	AD	Zystennieren, Leberzysten, Hirnbasisaneurysmen, CNV	16p13.3-p13.12	PKD1; Polycystin-1	Sonogramm von Nieren, Leber, Pankreas, Herzklappen; Urogramm, intrakranielles Angiogramm bei Hirnblutungen in der Familie, DGD	ggf. Antihypertensiva, Antibiotika bei Harnwegsinfektion; bei CNV: ST, NET
Autosomal-dominante polyzystische Nierenerkrankung Typ 2 (PKD2) [173910]	AD	s. PKD1	4q21-q23	PKD2; Polycystin-2	s. PKD1, DGD	s. PKD1
Autosomal-rezessive polyzystische Nierenerkrankung, ARPKD [606702]	AR	Zystennieren z. T. bereits präpartal, Leberfibrose, CNV	6p21.1-p12	PKHD1; Fibrocystin	Nieren- und Lebersonographie, (evtl. -biopsie), DGD	ggf. Antihypertensiva, bei Harnwegsinfektion Antibiotika; bei CNV: ST, NET
Nephronophthise Typ 1 (NPHP1) [256100]	AR	Polydipsie, -urie, Anämie, CNV (11-17 Jahre); ggfs. Retinitis pigmentosa	2q12.3	NPHP1; Nephrocystin-1	Nieren- u. Lebersonographie, (evtl. Biopsie), DGD, Augenarzt	Flüssigkeits- u. Elektrolytersatz; bei CNV: ST, NET
Nephronophthise Typ 2 (NPHP2) [602088]	AR	Polydipsie, -urie, Anämie, CNV (1-5 Jahre), ggfs. Situs inversus	9q31	INVS; Inversin	s. NPHP1, DGD	s. NPHP1
Nephronophthise Typ 3 (NPHP3) [604387]	AR	Polydipsie, -urie, Anämie, CNV (16-25 Jahre), ggfs. Leberfibrose, Retinitis pigmentosa	3q22	NPHP3; Nephrocystin-3	s. NPHP1, DGD	s. NPHP1
Nephronophthise Typ 4 (NPHP4) [606966]	AR	s. NPHP1	1p36	NPHP4; Nephrocystin-4	s. NPHP1, DGD	s. NPHP1
Nephronophthise Typ 5 (NPHP5)	AR	Polydipsie, -urie, Anämie, CNV; Retinitis pigmentosa	3q21.1	NPHP5; Nephrocystin-5	s. NPHP1, DGD	s. NPHP1
Medullary Cystic Kidney Disease Typ 2 (MCKD2) [603860] / familiäre juvenile Hyperurikämie (FHHN) [162000]	AD	Polydipsie, -urie, Anämie, CNV (40-70 Jahre), ggfs. Hyperurikämie	16p12.3	UMOD; Uromodulin	Nierensonographie, evtl. -biopsie, DGD	Flüssigkeits- u. Elektrolytersatz; bei CNV: ST, NET
Glomerulozystische Nierenerkrankung [137920]	AD	hypoplastische glomerulozystische Nieren, fehlende Papillen, frühes stabiles CNV; MODY-Diabetes	17cen-q12.3	HNF1B; hepatocyte nuclear factor-1β	Nierensonographie, (evtl. NB); Glucosebelastungstest, DGD	bei CNV: ST, NET; Behandlung des MODY-Diabetes

AD autosomal-dominant; *AR* autosomal-rezessiv; *CNV* chronisches Nierenversagen; *DGD* direkte Gendiagnostik (sie ist beweisend und ersetzt in vielen Fällen die invasive Biopsiediagnostik); *FSGS* fokal segmentale Glomerulosklerose; *MCGN* Minimal-changes-Glomerulonephritis; *NB* Nierenbiopsie; *NET* Nierenersatztherapie durch Dialyse und Transplantation; *ST* supportive Therapie bei chronischem Nierenversagen; *XR* X-chromosomal-rezessiv

11.6 Hereditäre Nierenerkrankungen

Tabelle 11.6-2. Glomeruläre Nierenerkrankungen mit bekanntem verursachendem Gen

Erkrankung [OMIM-Nr.]	Vererbung	Symptomatik	Chromosom	Gen; Protein	Spezifische Diagnostik	Therapie
Alport-Syndrom [301050]	XD	Nephritis, art. Hypertonie, Innenohrschwerhörigkeit, anterior Lenticonus	Xq22.3	COL4A5; α5(IV)-Kollagen	NB, Urinstatus >1 Verwandter betroffen von CNV, Audiogramm, Augenarzt, DGD	Bei CNV: ST, NET; ggf. Hörgerätanpassung
Alport-Syndrom mit Leiomyomatose [308940]	XD	s.o. und Leiomyomatose des Ösophagus	Xq22.3	COL4A6; α6(IV)-Kollagen	s.o. [301050], Diagnostik der Leiomyomatose	s.o. [301050], Therapie der Leiomyomatose
Alport-Syndrom, rezessiv [203780]	AR	Nephritis, art. Hypertonie, Innenohrschwerhörigkeit	2q36-q37	COL4A3; α3(IV)-Kollagen	s.o. [301050]	s.o. [301050]
Steroidresistentes nephrotisches Syndrom (SRN1) [600995]	AR	Nephrotisches Syndrom, oft prim. Steroidresistenz, CNV (ca. 8 Jahre), kein Rezidiv im Transplantat?	1q25-q31	NPHS1; Podocin	Eiweißausscheidung; NB: MCGN oder FSGS, DGD	Evtl. experimentelle Therapie des SRNS
Steroidresistentes nephrotisches Syndrom (FSGS1) [603278]	AD	Nephrotisches Syndrom, FSGS, CNV (> 40 Jahre)	19q13	ACTN4; α-Actinin 4	Eiweißausscheidung, NB: FSGS, DGD	Versuch mit Steroiden?, exp. Therapie des SRNS
Kongenitales nephrotisches Syndrom (finnischer Typ) [256300]	AR	Schweres kongenitales nephrotisches Syndrom, CNV	19q13.1	NPHS1; Nephrin	Albumin im Fruchtwasser, Eiweißausscheidung, DGD	Direkt postpartal, Albumin i.v., Nierentransplantation im 1. Lebensjahr
Nail-Patella-Syndrom [161200]	AD	Nagelhypoplasie, hypoplastische Patella, Nephropathie, CNV (30%)	9q34.1	LMX1B; LIM-Homeo-domain-Protein	Typische Klinik, Rö.-Becken: „iliac horns", Eiweißausscheidung, NB, DGD	Bei CNV:ST, NET
Denys-Drash-Syndrom [194080]	AD	Nephropathie mit diffuser mesangialer Sklerose, Hermaphroditismus, ggf. Wilms-Tumor	11p13	WT1; Zinkfinger-Protein	Nierensonogramm, NB, Wilms-Tumor-Diagnostik, Abklärung der genitalen Fehlbildung, DGD	Operation bei Hypospadie, ggf. Behandlung des Wilms-Tumors

AD autosomal-dominant; *AR* autosomal-rezessiv; *CNV* chronisches Nierenversagen; *DGD* direkte Gendiagnostik (sie ist beweisend und ersetzt in vielen Fällen die invasive Biopsiediagnostik); *FSGS* fokal segmentale Glomerulosklerose; *MCGN* Minimal-changes-Glomerulonephritis; *NB* Nierenbiopsie; *NET* Nierenersatztherapie durch Dialyse und Transplantation; *ST* supportive Therapie bei chronischem Nierenversagen; *XR* X-chromosomal-rezessiv.

Tabelle 11.6-3. Tubuläre Nierenerkrankungen mit bekanntem verursachendem Gen

Erkrankung [OMIM-Nr.]	Vererbung	Symptomatik	Chromosom	Gen; Protein	Spezifische Diagnostik	Therapie
Bartter-Syndrom Typ 1 [600839]	AR	Schwerer Verlauf mit: Polyhydramnion, Frühgeburt, schwerer Polyurie, Wachstumsverzögerung	15q15-q21.1	*SLC12A1*; Na-K-2Cl Kotransporter	Polyurie, hypokaliämische Alkalose, Hyperkalziurie, hyperreninämischer Hyperaldosteronismus, erhöhte Prostaglandinausscheidung, DGD	Frühgeborenen-Intensivtherapie, Flüssigkeits- und KCl-Substitution, Indometacin
Bartter-Syndrom Typ 2 [600359]	AR	Schwerer Verlauf wie Typ 1	11q24	*KCNJ1*; renaler Kaliumkanal ROMK	Wie Typ 1, in den ersten Lebenstagen Hyperkaliämie, DGD	Wie Typ 1
Bartter-Syndrom Typ 3 [602023]	AR	Schwerer Verlauf wie Typ 1 und 2 oder milder Verlauf	1p36	*CLCNKB*; Chloridkanal ClC-Kb	Wie Typ1, oder milder Verlauf ohne Hyperkalziurie, ggf. Hypomagnesiämie, DGD	Bei schwerem Verlauf wie Typ 1, bei mildem Verlauf oft nur KCl-Substitution
Bartter-Syndrom mit Taubheit (Typ 4) [602522, 606412]	AR	Schwerer Verlauf wie Typ 1 und 2; zusätzlich Taubheit, CNV	1q31	*BSND*; β-Untereinheit von ClC-Kb	Wie Typ1, Audiometrie, DGD	Wie Typ 1, 2 bei CNV: ST, NEF; Cochlea-Implant
Gitelman-Syndrom [263800]	AR	Muskelschwäche, Karpopedalspasmen,	16q13	*SLC12A3*; thiazidsensitiver NaCl Kotransporter	Hypokalziurie, Hypomagnesiämie, art. Hypotonie, DGD	Substitution von Magnesium, ggf. KCl
Gordon-Syndrom Typ 1 (Pseudohypoaldosteronismus Typ 2B, PHA2B) [601844]	AD	Hyperkaliämische art. Hypertension	17q21-q22	*WNK3*; Serin-Threoninkinase der „tight junction"	Hypertension, hyperkaliämische metabolische Azidose, Hyporeninämie, DGD	Thiaziddiuretika
Gordon-Syndrom Typ 2 (Pseudohypoaldosteronismus Typ 2, PHA2C) [605232]	AD	Wie PHA2B	12p13	*WNK1*; Serin-Threoninkinase der „tight junction"	Wie PHA2B, DGD	Thiaziddiuretika
Pseudohypoaldosteronismus Typ 1 (PHA1), renale Form [177735]	AD	Salzverlust, Hyperkaliämie, Azidose	4q31.1	*NR3C2*; Mineralokortikoidrezeptor	Hyponatriämie, Hyperkaliämie, Azidose, hyperreninämischer Hyperaldosteronismus	NaCl-Substitution
Pseudohypoaldosteronismus Typ 1 (PHA1), multiple Form [264350]	AR	Lebensbedrohlicher Salzverlust beim Neugeborenen, lebensbedrohliche Hyperkaliämie	12p13; 16p13-p12	*SCNN1A, B, G*; α-, β-, γ-Untereinheit von ENaC, Funktionsverlust	Hyponatriämie, Hyperkaliämie, Azidose, hyperreninämischer Hyperaldosteronismus	Hohe NaCl-Substitution 3-8 mmol/kg KG
Liddle-Syndrom [177200]	AD	Hypertension	16p13-p12	*SCNN1B, G*; β-, oder γ-Untereinheit von ENaC, Funktionsgewinn	Hypokaliämische Alkalose, normales Aldosteron	Kaliumsparende Diuretika

Tabelle 11.6-3. Fortsetzung

Erkrankung [OMIM-Nr.]	Vererbung	Symptomatik	Chromosom	Gen; Protein	Spezifische Diagnostik	Therapie
Nephrogener Diabetes insipidus [304800]	XR	Polyurie und Polydipsie	Xq28	*AVPR2*; Vasopressin-Rezeptor V2	Urinosmolalität im DDAVP-Test < 200 mosmol/kg, erhöhter Plasmavasopressinspiegel, DGD	Ausreichende Trinkmenge (bis 15 l/Tag), Kombination von Thiazid mit Amilorid oder Indometacin
Nephrogener Diabetes insipidus [222000]	AR	Polyurie und Polydipsie	12q-q13	*AQP2*; Aquaporin-2-Wasserkanal	Wie bei [304800], DGD	Wie bei [304800]
Familiäre Hypomagnesiämie mit Hyperkalziurie und Nephrokalzinose [248250]	AR	Tetanie, muskuläre Spasmen, CNV (<25 Jahre) durch Nephrokalzinose	3q27	*PCLN1*; Paracellin-1	Hypomagnesiämie, Hyperkalziurie, Nephrokalzinose in Nierensonographie, DGD	Mg^{++}-Gabe, experimentelle K$^+$-Zitratgabe, um Nephrokalzinose zu beeinflussen; bei CNV: ST und NET
Hypomagnesiämie, renale Typ 2 [154020]	AD	Tetanie, muskuläre Spasmen	11q23	*FXYD2*; (Na$^+$/K$^+$)-ATPase γ-Untereinheit	Hypomagnesiämie, renaler Magnesiumverlust, Hyperkalziurie, DGD	Mg^{++}-Gabe

AD autosomal-dominant; *AR* autosomal-rezessiv; *CNV* chronisches Nierenversagen; *DGD* direkte Gendiagnostik (sie ist beweisend und ersetzt in vielen Fällen die invasive Biopsiediagnostik); *FSGS* fokal segmentale Glomeruloskerose; *MCGN* Minimal-changes-Glomerulonephritis; *NB* Nierenbiopsie; *NET* Nierenersatztherapie durch Dialyse und Transplantation; *ST* supportive Therapie bei chronischem Nierenversagen; *XR* X-chromosomal-rezessiv.

Tabelle 11.6-4. Monogene Formen der Nephrolithiasis mit bekanntem verursachendem Gen

Erkrankung [OMIM-Nr.]	Vererbung	Symptomatik	Chromosom	Gen; Protein	Spezifische Diagnostik	Therapie
Zystinurie, Typ 1 [220100]	AR	Schwere Zystinurie, rezidivierende Zystinsteine	2p16.3	CSNU1; SLC3A1-Aminosäuretransporter (schwere Untereinheit rBAT)	Nachweis erhöhter dibasischer Aminosäuren im Urin, DGD	Hohe Trinkmenge, evtl. D-Penicillamin (Nebenwirkungen!)
Zystinurie, Typ 2 und 3 [604144/600918]	AR	Leichte Zystinurie, rezidivierende Zystinsteine	19q13.1	CSNU2; SLC7A9-Aminosäuretransporter (leichte Untereinheit)	s. Typ 1, DGD	s. Typ 1
Distale renal-tubuläre Azidose Typ 1 [179800]	AD	Rachitis, Nephrokalzinose; Nephrolithiasis, ggf. heredit. Sphärozytose	17q21-q22	SLC4A1; Anionenaustauscher AE1	Säure-Basen-Status, Säurebelastungstest, Elektrolyte, DGD	Gabe von Na- und K-Zitrat oder -Bikarbonat
Distale renal-tubuläre Azidose Typ 1 [602722]	AR	Rachitis, Nephrokalzinose; Nephrolithiasis, Wachstumsretardierung	7q33-q34	ATP6N1B; lysosomale H$^+$-ATPase, β-Untereinheit 1	Säure-Basen-Status, Säurebelastungstest, Elektrolyte, DGD	Gabe von Na- und K-Zitrat oder -Bikarbonat
Distale renal-tubuläre Azidose Typ 1 mit Taubheit [192132/267300]	AR	Rachitis, Nephrokalzinose; Nephrolithiasis, Wachstumsretardierung	2cen-q13	ATP6B1; lysosomale H$^+$-ATPase, β-Untereinheit 1B	Säure-Basen-Status, Säurebelastungstest, Elektrolyte, Audiometrie, DGD	Gabe von Na- und K-Zitrat oder -Bikarbonat, Cochlea-Implant
Dent-Erkrankung [300009] (NPHL2) und X-chromosomale Nephrolithiasis (NPHL1) [310468]	XR	Nephrolithiasis, Nephrokalzinose, renales Fanconi-Syndrom, CNV	Xp11.22	CLCN5; Chlorid-Kanal ClC-5	Sammelurin auf Kalzium, Kreatinin, Phosphat, Aminosäuren, Glukose, Nierensonographie; Nephrokalzinose, DGD	Symptomatische Therapie von Elektrolytenentgleisungen; bei CNV: ST und NET
Primäre Hyperoxalurie Typ 1 [259900]	AR	Nephrolithiasis, Nephrokalzinose, evtl. CNV	2q36-q37	AGXT; Alanin-Glyoxylat-Aminotransferase	Nierensonographie, Abdomenleeraufnahme, Steinanalyse (Kalziumoxalat), AGT-Aktivität, DGD	Hohe Trinkmenge, Pyridoxingabe; bei CNV: ST, kombinierte Leber/ Nierentransplantation
Primäre Hyperoxalurie Typ 2 [260000]	AR	Nephrolithiasis, seltener CNV als bei Typ 1	9cen	GRHPR; Glyoxylatreduktase/ Hydroxypyruvatreduktase	s. Typ1, DGD	s. Typ 1
Adenin-Phosphoribosyl-Transferase-Mangel [102600]	AR	Nephrolithiasis	16q24.3	APRT; Adenin-Phosphoribosyltransferase (APRTase)	Steinanalyse: 2,8-Dihydroxyadeninsteine; Rö-transparent, Nierensonogr., APRTase-Aktivität, DGD	Allopurinol
Xanthinurie Typ 1 [278300]	AR	Nephrolithiasis, Xanthinnephropathie	2p23-p22	XDH; Xanthinoxidase (XDH)	Steinanalyse (Xanthinsteine), Nierensonographie, DGD	Hohe Trinkmenge, kein Allopurinol (!)
Osteopetrose mit proximal renal-tubulärer Azidose Typ 1 [259730]	XR	Minderwuchs, Nephrolithiasis, Osteopetrose	8q22	CA2; Carboanhydrase 2	Messung der fraktionellen Bikarbonatexkretion unter i.v.-Bikarbonatgabe, Urin pH >5,8, DGD	Alkalisierung des Urins durch Bikarbonatgabe

AD autosomal-dominant; *AR* autosomal-rezessiv; *CNV* chronisches Nierenversagen; *DGD* direkte Gendiagnostik (sie ist beweisend und ersetzt in vielen Fällen die invasive Biopsiediagnostik); *FSGS* fokal segmentale Glomeruloskerose; *MCGN* Minimal-changes-Glomerulonephritis; *NB* Nierenbiopsie; *NET* Nierenersatztherapie durch Dialyse und Transplantation; *ST* supportive Therapie bei chronischem Nierenversagen; *XR* X-chromosomal-rezessiv.

11.6 Hereditäre Nierenerkrankungen

Tabelle 11.6-5. Monogene Formen von Nierentumoren mit bekanntem verursachendem Gen

Erkrankung [OMIM-Nr.]	Vererbung	Symptomatik	Chromosom	Gen; Protein	Spezifische Diagnostik	Therapie
Hereditäres papilläres Nierenzellkarzinom [164860]	AD	Allgemeinsymptome, Hämaturie, erbliches papilläres Nierenzellkarzinom	7q31	*MET*; Met-Proto-Onkogenprodukt	Sonographie, MRT zum Staging; im Tumorgewebe: DGD	Nephrektomie mit radikaler Lymphadenektomie
Papilläres Nierenzellkarzinom (PRCC1) [179755]	AD	wie [164860]	1q21	Translokation t(X;1) (p11.2; q21.2); PRCC/TFE3-Fusionsgen	wie [164860]	wie [164860]
Von-Hippel-Lindau-Syndrom [193300]	AD	Multilokuläres Hypernephrom, Phäochromozytom, Hämangiome in Leber, Lunge, Nebenniere, retinale Angiomatose	3p26-p25	*VHL* (rez. Tumorsuppressorgen); „elo(n)gin-binding protein"	Ultraschallscreening zur Frühdiagnose eines Hypernephroms oder Phäochromozytoms, DGD	Operation maligner Tumoren, Lasertherapie der Retina
Wilms-Tumor (WT) [194070, 194072]	AD	Multilokulärer oder beidseitiger Wilms-Tumor, palpabler Tumor, ggf. Aniridie, Wachstumsretardierung, (s.a. Frasier-Syndrom und Denys-Drash-Syndrom)	11p13	*WT1* (rez. Tumorsuppressorgen); Zinkfinger-Protein	Abdomen Ultraschall, CT, Staging mit Beurteilung der kontralateralen Niere, DGD	Sofortige Therapie in pädiatrisch-onkologischem Zentrum
Tuberöse Sklerose Typ 1 [191100, 605284]	AD AD	Adenoma sebaceum, depigmentierte Nävi, Krampfleiden, variable mentale Retardierung, Zystennieren, CNV	9q34.3	*TSC1* (rez. Tumorsuppressorgen); Hamartin	Intrakranielles und abdominelles MR oder CT, EEG, Sonographie von Nieren, Herz, dermatologisches Konsil (Wood-Licht), DGD	Antikonvulsiva; bei CNV: ST, NET, akute Intervention bei renaler Blutung, Pneumothorax
Tuberöse Sklerose Typ 2 [191092]	AD AD	Wie Typ 1	16p13.3	*TSC2*; Tuberin	wie Typ 1	wie Typ 1

AD autosomal-dominant; *AR* autosomal-rezessiv; *CNV* chronisches Nierenversagen; *DGD* direkte Gendiagnostik (sie ist beweisend und ersetzt in vielen Fällen die invasive Biopsiediagnostik); *FSGS* fokal segmentale Glomerulosklerose; *MCGN* Minimal-changes-Glomerulonephritis; *NB* Nierenbiopsie; *NET* Nierenersatztherapie durch Dialyse und Transplantation; *ST* supportive Therapie bei chronischem Nierenversagen; *XR* X-chromosomal-rezessiv.

Tabelle 11.6-6. Metabolische Nierenerkrankungen mit bekanntem verursachendem Gen

Erkrankung [OMIM-Nr.]	Vererbung	Symptomatik	Chromosom	Gen; Protein	Spezifische Diagnostik	Therapie
Nephropathische Zystinose [219800]	AR	Hepatomegalie, Rachitis, Photophobie, Nephrolithiasis, Wachstumsretardierung, renales Fanconi-Syndrom, CNV (ca. 6!)	17p13	CTNS; Cystinosin	Zystinkonzentration in Leukozyten, DGD	Cysteamin-Therapie, Behandlung des Fanconi-Syndroms; bei CNV; ggf. kombinierte Leber- und Nierentransplantation
Lowe-Syndrom (okulozerebrorenales Syndrom) [309000]	XR	Katarakt, Vitamin-D-resistente Rachitis, mentale Retardierung, renal-tubuläre Azidose, CNV (4. Dekade)	Xq26.1	OCRL1; Phosphatidylinositol-4,5-bisphosphat-5-phosphatase	Nachweis des renalen Fanconi-Syndroms, NB, Augenarzt, DGD	Symptomatisch: Elektrolyt- und Vitamin-D-Substitution, Frühförderung

AD autosomal-dominant; *AR* autosomal-rezessiv; *CNV* chronisches Nierenversagen; *DGD* direkte Gendiagnostik (sie ist beweisend und ersetzt in vielen Fällen die invasive Biopsiediagnostik); *FSGS* fokal segmentale Glomerulosklerose; *MCGN* Minimal-changes-Glomerulonephritis; *NB* Nierenbiopsie; *NET* Nierenersatztherapie durch Dialyse und Transplantation; *ST* supportive Therapie bei chronischem Nierenversagen; *XR* X-chromosomal-rezessiv

Tabelle 11.6-7. Monogene Formen von Harnwegsfehlbildungen und Nierendysplasie mit bekanntem Gen

Erkrankung [OMIM-Nr.]	Vererbung	Symptomatik	Chromosom	Gen; Protein	Spezifische Diagnostik	Therapie
Branchiootorenales Syndrom Typ1 [113650]	AD	Nierenaplasie, -dysplasie, Zystennieren; laterale Hals stel, Taubheit, CNV	8q13.3	EYA1; eyes absent homolog 1	Bildgebende Verfahren, DGD	Bei CNV: ST und NET; ggf. Cochlea-Implant
Branchiootorenales Syndrom Typ3 [608389]	AD	s. Typ1	14q21.3–q24.3	SIX1; Sine oculis homeobox homolog	s. Typ1	s. Typ1
Orofaziodigitales Syndrom Typ 1 [311200]	AD	Gaumenspalte, Polydaktylie, Zystennieren, CNV	Xp22.3–p22.2	CXORF5; "coiled-coil domain-containing protein"	Bildgebende Verfahren, DGD	Bei CNV: ST und NET

AD autosomal-dominant; *AR* autosomal-rezessiv; *CNV* chronisches Nierenversagen; *DGD* direkte Gendiagnostik (sie ist beweisend und ersetzt in vielen Fällen die invasive Biopsiediagnostik); *FSGS* fokal segmentale Glomerulosklerose; *MCGN* Minimal-changes-Glomerulonephritis; *NB* Nierenbiopsie; *NET* Nierenersatztherapie durch Dialyse und Transplantation; *ST* supportive Therapie bei chronischem Nierenversagen; *XR* X-chromosomal-rezessiv

11.6 Hereditäre Nierenerkrankungen

Tabelle 11.6-8. Vaskuläre Nierenerkrankungen mit bekanntem verursachendem Gen

Erkrankung [OMIM-Nr.]	Vererbung	Symptomatik	Chromosom	Gen; Protein	Spezifische Diagnostik	Therapie
Hämolytisch-urämisches Syndrom mit Faktor-H-Defizienz (FHD) [235400]	AR	Akut: Nierenversagen, Thrombozytopenie, hämolytische Anämie, ggf. CNV	1q32	FH1; Faktor H	Blutbild mit Fragmentozyten, LDH, Kreatinin, DGD	Therapie des akuten Nierenversagens, experimentell-intermittierende Faktor-H-Substitution durch Plasmagabe

AD autosomal-dominant; AR autosomal-rezessiv; CNV chronisches Nierenversagen; DGD direkte Gendiagnostik (sie ist beweisend und ersetzt in vielen Fällen die invasive Biopsiediagnostik); FSGS fokal segmentale Glomerulosklerose; MCGN Minimal-changes-Glomerulonephritis; NB Nierenbiopsie; NET Nierenersatztherapie durch Dialyse und Transplantation; ST supportive Therapie bei chronischem Nierenversagen; XR X-chromosomal rezessiv.

Tabelle 11.6-9. Weitere monogene syndromale Nierenerkrankungen mit bekanntem verursachendem Gen

Erkrankung [OMIM-Nr.]	Vererbung	Symptomatik	Chromosom	Gen; Protein	Spezifische Diagnostik	Therapie
Bardet-Biedl-Syndrom Typ 2 (BBS 2) [606151]	AR	Hypogenitalismus, Polydaktylie, mentale Retardierung, Adipositas, Retinopathie, Diabetes mellitus, Leber br ose, CNV	16q21	BBS2; teilweise 3. Mutation in weiterem BBS-Gen (!)	Konsile: humangenetisch, augenärztlich, (pädiatrisch-) neurologisch, endokrinologisch, Nierensonographie, NB, DGD	Bei CNV: ST und NET
Bardet-Biedl-Syndrom Typ 4 [600374]	AR	Wie Typ 2	15q22.3-q23	BBS4; teilweise 3. Mutation in weiterem BBS-Gen (!)	wie Typ 2	wie Typ 2
Kallman-Syndrom [308700]	XR	Anosmie, hypogonadotroper Hypogonadismus, unilaterale Nierenagenesie	Xp22.3	KAL1; Anosmin	Nachweis der Anosmie, Endokrinologie, Nierensonographie, DGD	Bei CNV: ST und NET
WT mit Denys-Drash-Syndrom [194080]	AD	Wilms-Tumor, männl. Pseudohermaphroditismus, Nephropathie mit nephrotischem Syndrom, CNV (<3!)	11p13	WT1; Zink nger	Diagnostik der Nephropathie, NB, DGD	Operation bei Hypospadie, Therapie des nephrotischen Syndroms; Überwachung auf Wilms-Tumor

AD autosomal-dominant; AR autosomal-rezessiv; CNV chronisches Nierenversagen; DGD direkte Gendiagnostik (sie ist beweisend und ersetzt in vielen Fällen die invasive Biopsiediagnostik); FSGS fokal segmentale Glomerulosklerose; MCGN Minimal-changes-Glomerulonephritis; NB Nierenbiopsie; NET Nierenersatztherapie durch Dialyse und Transplantation; ST supportive Therapie bei chronischem Nierenversagen; XR X-chromosomal rezessiv.

11.6.2 Molekulargenetische Diagnostik

Zugang zur molekulargenetischen Diagnostik

Als Bestandteil der internistischen oder pädiatrischen Anamnese sollte immer ein Stammbaum über drei Generationen skizziert werden. Mit etwas Übung und Zeichnung des Stammbaums vor den Augen des Patienten ist dieses in 3–5 Minuten zu bewerkstelligen. Der Stammbaum sollte alle Verwandten, deren Geschlecht, Erkrankungen und ggf. Todesursachen enthalten. Vor jeder molekulargenetischen Diagnostik muss ein solcher Stammbaum vorliegen, der in der humangenetischen Beratung leicht erweitert und spezifiziert werden kann. Aus dem Stammbaum wird oft „bereits direkt die Frage beantwortet, ob es sich um „eine autosomal-rezessive, autosomal-dominante oder X-chromosomale Form der Erkrankung handelt (s. beispielsweise Alport-Syndrom, Tabelle 11.6-2). Dies ist notwendig, um für die molekulargenetische Diagnostik den richtigen Genort auszuwählen.

Da das Wissen über genetische Erkrankungen sehr rasch zunimmt, empfiehlt es sich, elektronische Publikationen zu Rate zu ziehen. Folgende Datenbanken sind über das Internet erreichbar:

- „Online Mendelian Inheritance in Man" (OMIM) (http://www3.ncbi.nlm.nih.gov/Omim) ist ein laufend aktualisiertes elektronisches Lehrbuch mit Informationen über mehr als 10.000 Erkrankungen mit Mendelscher Vererbung und Querverweisen zu molekulargenetischen Daten. Die dort zitierten mit der Genidentifikation befassten Gruppen bieten oft nach Absprache molekulargenetische Diagnostik an.
- Die Datenbank „GeneTests" (http://www.genetests.org) zeigt an, welche Labors international molekulargenetische Diagnostik anbieten.
- Die Datenbank des „National Center for Biotechnology Information" (NCBI; http://www3.ncbi.nlm.nih.gov) bietet umfassende Verbindungen zu Informationen zur molekularen Genetik von Erkrankungen an.

Vorgehensweise bei molekulargenetischer Diagnostik

Epidemiologie Bei Erkrankungen mit bekanntem verantwortlichem Gen (s. Tabellen 11.6-1–11.6-9) werden nach Einwilligung des Individuums die erkrankungsverursachenden Mutationen gesucht, was durch direkte Sequenzierung der Exone oder vorausgehende Exon-Screening-Verfahren im entsprechenden Gen geschieht. Bei Nachweis solcher ursächlichen Mutationen ist die Diagnose gesichert, allerdings kann bei fehlendem Nachweis einer Mutation umgekehrt nicht davon ausgegangen werden, dass die Erkrankung ausgeschlossen ist (ggf. Mutation in der Promotorregion o. Ä.). Bei Familien mit bereits identifizierter Mutation ist neben dem Nachweis auch der Ausschluss der Diagnose möglich. Bei Familien mit bereits identifizierter Mutation in einem rezessiven Gen sind auch Ausschluss oder Nachweis eines gesunden Anlageträgers möglich („Heterozygotentest"). Die unten beschriebenen rechtlichen und ethischen Aspekte sind bei der direkten Gendiagnostik zu bedenken.

Für die direkte Gendiagnostik sind erforderlich:

- Eine Blutprobe des zu untersuchenden Individuums (10 ml EDTA-Blut); bei rezessiven Erkrankungen auch beider Eltern,
- eine Stammbaumskizze,
- Kopien für die Diagnose relevanter Arztbriefe und Befunde (Biopsie, Bildgebung, etc.),
- eine Einwilligung der Beteiligten in die molekulargenetische Diagnostik.

Prinzipielle Besonderheiten der molekulargenetischen Diagnostik

Zur Abklärung eines Krankheitsbildes bei einer betroffenen Person unterscheidet sich die molekulargenetische Diagnostik im Prinzip nicht von herkömmlichen Untersuchungsmethoden. Da eine derartige Diagnosestellung aber auch vor dem Bestehen einer klinischen Symptomatik erfolgen kann, ergeben sich hier prinzipielle Unterschiede zu klassischen Untersuchungsindikationen.

Die folgenden Empfehlungen entsprechen Stellungnahmen der Gesellschaft für Humangenetik e.V. und des Berufsverbandes Medizinische Genetik e.V.

Prädiktive Diagnostik (präsymptomatische Diagnostik) Prinzipiell darf eine derartige Untersuchung nur nach humangenetischer Beratung erfolgen. Wenn sich aus der Untersuchung keine direkten therapeutischen Konsequenzen ergeben, sollte die präsymptomatische Diagnostik nur nach Zustimmung der zu untersuchenden Person und nach dem 18. Lebensjahr erfolgen.

Pränatale Diagnostik Da ein Schwangerschaftsabbruch die einzige Konsequenz eines positiven Befundes wäre, darf eine pränatale Untersuchung nur nach ausführlicher Beratung erfolgen.

Heterozygotendiagnostik Der Status eines Anlageträgers (Heterozygotie) kann bei autosomal-rezessiven bzw. X-chromosomal-rezessiven Krankheiten mit Hilfe molekulargenetischer Methoden ermittelt werden. Die Heterozygotendiagnostik kann wichtige Entscheidungsoptionen für klinisch nichterkrankte Personen liefern und sollte daher zugänglich sein. Eine umfangreiche Aufklärung ist allerdings notwendig, und ein Screening der Bevölkerung wird abgelehnt.

11.6.3 Therapie

Da bei den meisten Nierenerkrankungen eine kausale Therapie nicht möglich ist, sind in diesem Beitrag die therapeutischen Aspekte überwiegend tabellarisch dargestellt (s. Tabelle 11.6-1–11.6-9). Sie betreffen

- die erkrankungsspezifische Therapie,
- einen Verweis auf die Notwendigkeit zur Nierenersatztherapie (s. entsprechendes Kapitel) mit Dialyse und Nierentransplantation bei Erkrankungen, die zum terminalen Nierenversagen führen,
- einen Verweis auf die supportive Therapie in der Phase des präterminalen Nierenversagens (s. entsprechende Kapitel).

Die supportive Therapie bezieht sich auf die Behandlung folgender Krankheitsbilder:
- arterielle Hypertension,
- Entgleisungen des Elektrolyt- und Säure-Basen-Haushalts,
- renale Anämie mit Erythropoetin
- chronische Niereninsuffizienz (diätetische Behandlung),
- Beeinträchtigungen des Knochenstoffwechsels und des Wachstums.

Außerdem beinhaltet sie Prophylaxe und Therapie von Harnwegsinfektionen und anderen Komplikationen sowie die psychosoziale Betreuung.

Für einige weniger seltene Erkrankungen sind Aspekte der Klinik und Therapie im Folgenden gesondert dargestellt.

Autosomal-dominante polyzystische Nierenerkrankung (PKD 1 und PKD 2)

Definition Autosomal-dominant erbliche Nephropathie mit progredienter Zystenbildung unter Beteiligung anderer Organsysteme wie Leber, Herz und Hirngefäße. Sie ist die häufigste autosomal-dominante Erkrankung beim Menschen. Die Genfrequenz beträgt etwa 1:1000, die Prävalenz bei Dialysepatienten 8–10%.

Symptome Hypertonie in bis zu 80%, Koliken, Makrohämaturie und Harnwegsinfekte. Familiäre Häufung von Hirnarterienaneurysmen mit Blutungen.

Klinik Palpable Nierentumoren, ggf. Hepatomegalie durch Leberzysten, Herzgeräusch (vermehrt Vitia), linksseitige Unterbauchschmerzen (vermehrt Kolondivertikulose).

Diagnostik Familienanamnese mit Stammbaum, sonographischer Nachweis von mindestens drei Zysten je Niere bei positiver Familienanamnese; Leberzysten erhärten die Diagnose (in 30% bei 30–40 Jahren, 70% im 60. Lebensjahr), Karotisangiographie/MRT-Angiographie nur bei familiär gehäuften Hirnblutungen und/oder klinischer Symptomatik (Kopfschmerzen).
  Molekulargenetische Diagnostik: neuerdings verfügbar durch direkte Mutationsanalyse.
  Differentialdiagnose: autosomal-rezessive polyzystische Nierenerkrankung (ARPKD), tuberöse Hirnsklerose, von Hippel-Lindau Syndrom (s. unten), sekundäre Nierenzysten.

Therapie und Verlaufskontrolle Eine kausale Therapie ist nicht möglich. Sorgfältige Hypertoniebehandlung (z. B. ACE-Hemmer oder Kalziumantagonisten) und konsequente Therapie von Harnwegsinfekten (z. B. Chinolone wegen guter Zystenpenetration, alternativ Cephalosporine). Terminales Nierenversagen im Alter von etwa 65 Jahren, gute Überlebensprognose, bei Transplantation gute Ergebnisse.

Autosomal-rezessive polyzystische Nierenerkrankung (ARPKD)

Definition Autosomal-rezessiv erbliche Nephropathie vorwiegend des Kindes- und Jugendalters mit zystischer Erweiterung vor allem der Sammelrohre. Obligate Leberbeteiligung im Sinne der kongenitalen Leberfibrose mit sich entwickelnder portaler Hypertension.

Symptome Bilateral vergrößerte palpable Nieren, Hypertonie, rezidivierende Harnwegsinfekte.

Diagnostik Sonographisch größere Nieren von erhöhter Echogenität („Pfeffer-und-Salz-Muster"); negativer Nierensonographiebefund bei den Eltern, im Späturogramm oder MRT charakteristische, radiär angeordnete Sammelrohre, eine Leberbiopsie mit Nachweis der Leberfibrose sichert die Diagnose.
  Molekulargenetische Diagnostik: neuerdings verfügbar durch Exon-PCR und dHPLC-Untersuchung.
  Differentialdiagnose: frühe Manifestationen der autosomal-dominanten Zystennieren, Meckel-Syndrom, Bardet-Biedl-Syndrom.

Therapie und Verlaufskontrolle Eine kausale Therapie ist nicht möglich, supportive Therapie in der Phase des präterminalen Nierenversagens, später Nierenersatztherapie, ggf. Nierentransplantation, evtl. zusätzlich Lebertransplantation. Konsequente Behandlung von Harnwegsinfektionen, arterieller Hypertension, portaler Hypertension.

Alport-Syndrom

Definition Progressive hereditäre Nephropathie mit Mikrohämaturie, typischen histologischen Veränderungen der glomerulären Basalmembran („basket weave") und begleitender Innenohrschwerhörigkeit.
  In 80–85% X-chromosomal-dominanter Erbgang, autosomal-rezessive oder -dominante Erbgänge in ca. 10%. In den übrigen Fällen: Neumutationen mit leerer Familienanamnese. Genfrequenz etwa 1:5000.

Symptome Progredientes Nierenleiden mit begleitender Innenohrschwerhörigkeit (klinisch relevant nur bei ca. 50%). Bei X-chromosomalem Erbgang sind v.a. Männer betroffen. Terminalphase der Niereninsuffizienz meist im 20.–35. Lebensjahr. Frauen zeigen oft nur eine Mikrohämaturie.

Diagnostik Familienanamnese; Nierenbiopsie mit Elektronenmikroskopie, Audiometrie mit Innenohrschwerhörigkeit vor allem im Hochtonbereich, augenärztliche Untersuchung (Fundoskopie und Spaltlampenuntersuchung), in ca. 15% charakteristischer Lenticonus anterior.
   Molekulargenetische Diagnostik: Direkte Gendiagnostik bei X-chromosomalen und autosomalen Erbgängen. Bei der X-chromosomalen Form Korrelation der Mutation mit dem klinischen Schweregrad.
   Differentialdiagnose: Glomeruläre Erkrankungen mit familiärer Disposition, z. B. IgA-Nephropathie.

Therapie Keine spezifische Therapie möglich; eine sorgfältige Hypertoniebehandlung ist erforderlich. Nach Nierentransplantation Entwicklung einer Anti-GBM-Transplant-Nephritis in ca. 5%. Gegebenenfalls Hörgeräteanpassung.

Von-Hippel-Lindau- (VHL)-Syndrom
Definition Autosomal-dominante hereditäre Tumorerkrankung unter Beteiligung von ZNS, Retina, Nieren und Nebennieren sowie des Pankreas. Prävalenz etwa 1:50.000.

Symptome Plötzlicher Visusverlust bei Angiomatosis retinae, ZNS-Symptome bei Hamartomen (>80% hintere Schädelgrube, ca. 15% spinale Lage), Nierenzysten sowie Nierenzellkarzinome, Hypertonie bei solitären oder multiplen Phäochromozytomen. Aufgrund der großen Variabilität der Läsionen und der Manifestation in unterschiedlichem Lebensalter wird dieses Syndrom oft nicht rechtzeitig diagnostiziert.

Diagnostik Eingehende Familienanamnese. Bei V.a. Angiomatosis retinae (VHL >85%) Ophthalmoskopie in Mydriasis wegen der peripheren Lage der Angiomatose. NMR mit Gadolinum bei V.a. Hämangioblastom des ZNS (ca. 20%) oder des Rückenmarks. Bei V.a. Phäochromozytom (ca. 20%), Jodbenzylguanidin-Szintigraphie, Katecholaminbestimmung in Plasma und Urin, CT Abdomen, Sonographie auch der Testes (selten Zystadenome des Nebenhodens).
   Molekulargenetische Diagnostik: Eine direkte Gendiagnostik ist sehr wertvoll, da durch regelmäßiges Screening Tumoren rechtzeitig erkannt und entfernt werden können.
   Differentialdiagnose: Andere tumoröse Erkrankungen.

Therapie Screening und chirurgische Tumorresektion bei Hämangioblastomen, Nierenkarzinomen und Phäochromozytom, bei retinaler Angiomatose Lasertherapie. Das Risiko zu erkranken besteht lebenslang, jährliche Kontrollen sind daher notwendig.

Nephronophthise und verwandte Erkrankungen
Definition Autosomal-rezessive tubulointerstitielle Nephropathie mit Zystenbildung an der Rindenmarkgrenze der Nieren. Häufigste genetische Ursache für terminales Nierenversagen in den ersten beiden Lebensdekaden.

Symptome Polyurie, Polydipsie, Anämie, Wachstumsretardierung, terminales Nierenversagen im mittleren Alter von 13 Jahren (4–25 Jahre).

Diagnostik In der renalen Sonographie verwaschene Rindenmarkdifferenzierung, medulläre Zysten jenseits des 9. Lebensjahrs; charakteristischer Nierenbiopsiebefund. Eine Biopsie kann bei Nephronophthisetyp 1 durch molekulargenetische Diagnostik bei positivem Befund vermieden werden.
   Differentialdiagnose: PKD (s. oben), chronisch rezidivierende Pyelonephritis, Oligomeganephronie.

Therapie Eine kausale Therapie ist nicht möglich, supportive Therapie in der Phase des präterminalen Nierenversagens, später Nierenersatztherapie, ggf. Nierentransplantation.

Tuberöse Sklerose (syn.: M. Bourneville-Pringle)
Definition Hereditäre, neurokutane Fehlbildung mit multiplen ekto- und mesodermalen Hamartomen. Prävalenz ca. 1:100 000.

Symptome Wegweisend ist die Trias Epilepsie, geistige Retardierung und Adenoma sebaceum. Die klinische Symptomatik ist vielgestaltig. Bilaterale, multilokuläre und meist asymptomatische Angiomyolipome der Nieren in 80%, tuberöse Hirnsklerose mit oder ohne Krampfanfälle in 75%, zentrofaziales Adenoma sebaceum (M. Pringle) in 70%, periunguale Koenen-Tumore in 60%, retinale Angiomatose in 50%, Rhabdomyome des Herzens in 50%, selten zystisch veränderte „Honigwaben-Lunge".

Diagnostik Inspektion der Haut und der Fingernägel (Blickdiagnose!), CT oder Sonographie der Nieren, Echokardiographie, Röntgen des Schädels und des Thorax, Augenhintergrundsbeurteilung.
   Stellenwert der molekulargenetischen Diagnostik: Es liegt eine Genlokusheterogenie vor für einen Genort auf Chromosom 9 (TSC1) und einen zweiten auf Chromosom 16 (TSC2). Die direkte Gendiagnostik ist möglich.
   Differentialdiagnose: Von-Hippel-Lindau-Syndrom, polyzystische Nierenerkrankung, beidseitige Hypernephrome, solitäre Angiomyolipome.

Therapie Eine kausale Therapie ist nicht möglich, bei Angiomatosis retinae Lasertherapie, bei Angiomylipomen der Nieren konservatives Vorgehen, da die Tumoren prinzipiell gutartig sind; das Risiko zu erkranken besteht lebenslang, jährliche Kontrollen sind daher erforderlich, bei perenaler Blutung aus Angiomyolipomen ist ggf. eine Nephrektomie notwendig.
   In den Tabellen 11.6-1–11.6-9 sind Informationen über monogene Nierenerkrankungen aufgeführt, bei denen die direkte Isolierung und Identifizierung eines Erkrankungsgens gelang. Angegeben sind: die Bezeichnung der Erkrankung, der Vererbungsmodus, die typische Symptomatik, das verursachende Gen,

sein Genprodukt (Protein), spezifische Diagnostik, spezifische Therapie bzw. die Notwendigkeit zur Nierenersatztherapie (NET) und supportiven Therapie (ST) in der Phase des präterminalen Nierenversagens. Auf Symptomatik und Therapie einiger häufiger vorkommender Krankheitsbilder wurde oben bereits ausführlicher eingegangen.

Die Erkrankungen sind gruppiert in: zystische, glomeruläre und tubuläre Nierenerkrankungen, Nephrolithiasis, Tumoren der Niere, metabolische Nierenerkrankungen, Harnwegsfehlbildungen/Nierendysplasie, vaskuläre Nierenerkrankungen sowie weitere syndromale Nierenerkrankungen.

Literatur

Berufsverband Medizinische Genetik e.V. (1989) Richtlinien zur Durchführung molekulargenetischer diagnostischer Leistungen. Med Genetik 1: 4
Kommission für Öffentlichkeitsarbeit und ethische Fragen der Gesellschaft für Humangenetik e.V. (1991) Stellungnahme zur postnatalen prädiktiven genetischen Diagnostik. Med Genetik 3:10–12
Kommission für Öffentlichkeitsarbeit und ethische Fragen der Gesellschaft für Humangenetik e.V. (1992) Stellungnahme zur vorgeburtlichen Diagnostik und zum Schwangerschaftsabbruch. Med Genetik 4:12
Ruf RG, Lichtenberger A, Karle SM, Haas JP, Anacleto FE, Schultheiss M, Zalewski I, Imm A, Ruf EM, Mucha B, Bagga A, Neuhaus T, Fuchshuber A, Bakkaloglu A, Hildebrandt F (2004) Arbeitsgemeinschaft für Paediatrische Nephrologie Study Group. Patients with mutations in NPHS2 (podocin) do not respond to standard steroid treatment of nephrotic syndrome. J Am Soc Nephrol 15:722–732

11.7 Renale und postrenale Obstruktion
Georg Schatzl und Walter H. Hörl

Die obstruktive Uropathie hat einen ersten Häufigkeitsgipfel in der frühen Kindheit, bedingt durch kongenitale Missbildungen des Harntraktes. Im Erwachsenenalter liegt die Inzidenz der obstruktiven Uropathie anhand von Autopsiestudien bei 3,5–3,8%. Die Inzidenz der obstruktiven Uropathie steigt vor allem bei Männern nach dem 60. Lebensjahr durch Prostatahyperplasie und Prostatakarzinom. Obstruktive Uropathien lassen sich unterteilen nach
- Ausmaß (komplett/inkomplett)
- Dauer (akut/chronisch) und
- Lokalisation (hochsitzend/tiefsitzend) der Obstruktion.

Kurz dauernde akute obstruktive Uropathien sind z. B. durch Konkremente, Blutkoagel oder Papillennekrose bedingt, während eine länger dauernde (chronische) Obstruktion z. B. durch kongenitale ureteropelvine oder ureterovesikale Missbildungen bzw. durch retroperitoneale Fibrose verursacht sein können. Obstruktionen des oberen Harntraktes sind lokalisiert oberhalb der Einmündung des Ureters in die Blase. Sie treten üblicherweise unilateral auf. Distale Obstruktionen führen zu einem bilateralen Harnaufstau.

Eine Unterteilung der Genese der obstruktiven Uropathie kann auch nach intrinsischen und extrinsischen Ursachen erfolgen.

11.7.1 Intrinsische Ursachen

Intrinsische Ursachen sind entweder intraluminal oder intramural bedingt und können intrarenal oder extrarenal lokalisiert sein. Ein Beispiel für die intraluminale, intrarenale Genese der obstruktiven Uropathie ist die akute Harnsäure-nephropathie durch Harnsäurekristalle im Tubuluslumen im Rahmen von lymphoproliferativen und myeloproliferativen Malignomen als Komplikation nach Chemotherapie oder Bestrahlung. Ein anderes Beispiel ist die intratubuläre Präzipitation von Bence-Jones-Protein bei Patienten mit multiplem Myelom.

Harnsäurekristalle sind die häufigste Ursache der intrarenalen Obstruktion. Die hyperurikämische Krise kann Teil des Tumorlysesyndroms sein (Hyperurikämie, Hyperkaliämie, Hyperphosphatämie, Hypokalziämie, akutes Nierenversagen), als potentiell fatale metabolische Komplikation durch raschen Tumorzellzerfall. Durch intratubuläre Präzipitation von Harnsäure kommt es zur intrabulären Obstruktion. Inzidenz und Schwere der akuten hyperurikämischen Nephropathie sind abhängig von
- Harnsäureausscheidungsrate,
- Urin-pH,
- Konzentration anderer Solute,
- Pharmaka, die den Harnsäuretransport beeinflussen,
- Hydrationszustand.

Eine postrenale Obstruktion im Rahmen der akuten hyperurikämischen Krise ist selten.

Nierensteine sind die häufigste Ursache der ureteralen Obstruktion bei jungen Erwachsenen. Männer sind etwa dreimal häufiger als Frauen betroffen. Gelegentlich erfolgt eine intraluminale Obstruktion durch Papillengewebe bei Papillennekrose im Rahmen von Sichelzellerkrankung, Analgetikaabusus, renaler Amyloidose, akuter Pyelonephritis oder Diabetes.

Intramurale Ursachen sind funktioneller oder anatomischer Natur. Sie betreffen z. B. funktionelle Defekte der ureteropelvinen oder ureterovesikalen Verbindung bzw. die neurogene Blasendysfunktion durch Spina bifida cystica oder multiple Sklerose.

Typisch für die intrinsische Ureterstenose ist die Nierenkolik mit Hydronephrose, je nach Ätiologie mit einer Mikro-/Makrohämaturie vergesellschaftet. In der folgenden Übersicht sind die häufigsten Ursachen einer intrinsischen Ureterstenose aufgezählt.

> **Differentialdiagnosen der intrinsischen Ureterstenose**
> - Ureterstein
> - Koagel
> - Ureterabgangsstenose
> - Uretertumor (benigne/maligne)

Diagnostik

Bei akuter hyperurikämischer Nephropathie dominieren Oligurie und/oder Anurie, die Serumharnsäurewerte sind stark erhöht (z. B.

>20 mg/dl), es finden sich Hämaturie und reichlich Harnsäurekristalle im Sediment.

Bei intrinsischer Ureterstenose wird nach spasmolytischer Therapie und Sonographie der Niere (Hydronephrose vorausgesetzt) die Harnanalyse eine Hämaturie nachweisen oder ausschließen. Als nächster Schritt soll ein Ausscheidungsurogramm (IVP) oder Leer-CT des Abdomes durchgeführt werden, wobei eine deutlich verzögerte Ausscheidung auf der entsprechenden Seite auffallen wird. Falls kein eindeutiger Steinnachweis geführt werden kann, soll eine Harnzytologie und/oder ein CT mit Kontrastmittel der ableitenden Harnwege durchgeführt werden. In manchen Fällen führen auch diese Untersuchungen zu keiner Diagnose. Dann empfiehlt sich eine retrograde Pyelographie, evtl. kombiniert mit einer Ureterorenoskopie. Im Falle einer Ureterabgangsstenose, die ein typisches Bild im IVP zeigt, soll ein Diuresenephrogramm Aufschluss über das Ausmaß der subpelvinen Obstruktion geben. Bei dieser Untersuchung wird die Eliminationsrate von 99 Technetium nach intravenöser Furosemidgabe ermittelt.

Therapie

Die Therapie der akuten hyperurikämischen Nephropathie besteht in einer Hydratation des Patienten durch Flüssigkeitszufuhr und Steigerung der Diurese sowie in einer Alkalisierung des Urins. Urikosurika sind nicht indiziert. Eine Prophylaxe erfolgt durch die intravenöse Gabe von Natriumbikarbonat (20–30 mmol/6 h, Urin-pH um 7), der oralen Therapie mit Allopurinol (300 mg/Tag), wobei Interaktionen mit Purinanaloga (z. B. Mercaptopurin, Azathioprin) beachtet werden müssen. Am effektivsten hat sich eine Therapie mit Rasburicase (0,2 mg/kg/Tag) über 1–5 Tage erwiesen.

Die Therapie der intrinsischen Ureterobstruktion richtet sich nach der Diagnose.

Bezüglich der postrenalen Obstruktion bedingt durch Konkremente wird auf Kap. 11.9 verwiesen.

11.7.2 Extrinsische Ursachen

Bei Frauen kann eine obstruktive Uropathie durch die Schwangerschaft erfolgen, wobei passager in bis zu 70% der Fälle die rechte und in bis zu 50% der Fälle die linke Niere betroffen sein kann. Gynäkologische Karzinome können ebenso lokal zu einer Obstruktion des Harntraktes führen wie Metastasen eines Mammakarzinoms.

Bei Männern ist die häufigste Ursache der extrinsischen Obstruktion die benigne Hypertrophie der Prostata, die etwa 80% der über 60-jährigen Patienten betrifft. Eine andere wichtige Ursache der extrinsischen Obstruktion stellt das Prostatakarzinom dar.

Entzündliche retroperitoneale Prozesse bei Morbus Crohn können ebenso wie die retroperitoneale Tumorinvasion bei Zervix-, Prostata-, Blasen-, Kolon- und Uteruskarzinomen ursächlich für die obstruktive Uropathie verantwortlich sein. Etwa 10% der Patienten mit Aortenaneurysma entwickeln als urologische Komplikation eine obstruktive Uropathie.

Die Klinik der extrinsischen Ureterobstruktion bietet ein breites Spektrum an Symptomen, Ätiologie, Pathogenese und Therapiemöglichkeiten. Die Fragen, die sich häufig stellen, sind die nach der Erhaltungswürdigkeit der Niere zum Zeitpunkt der Diagnosestellung und nach der Prognose im Rahmen der Grunderkrankung. Die häufigsten Ursachen der extrinsischen Ureterkompression zeigt die folgende Übersicht.

Differentialdiagnosen der extrinsischen Ureterkompression

- Retroperitoneale Fibrose
  - Operationsfolge
  - Strahlenfibrose
  - Adnexitis/Parametritis
  - Morbus Ormond
  - Morbus Crohn
  - Divertikulitis
  - Appendizitis
  - Tuberkulose
  - Sarkoidose
- Benigne Raumforderungen
  - Schwangerschaft
  - Uterus myomatosus
  - Ovarialzyste
  - Endometriose
  - Tuboovarialabzess
  - Lymphozele
  - Retroperitonealer Abzess
- Maligne Tumoren (per continuitatem)
  - Uterus
  - Ovar
  - Harnblase
  - Kolon
  - Maligne Lymphome
  - Sarkome
- Tumormetastasen
  - Uterus
  - Ovar
  - Mamma
  - Magen
  - Kolon
  - Pankreas
  - Lunge
  - Niere
  - Nebenniere
  - Melanom

Symptomatik

Die häufigsten Beschwerden sind Kolikschmerzen mit vegetativer Begleitsymptomatik wie Nausea oder Emesis. Die Sonographie zeigt eine Hydronephrose unterschiedlichen Außmaßes, die Kolikschmerzen werden mittels Spasmolytika intravenös behandelt. Im Harn kann sich eine Mikrohämaturie wie bei einem Ureterstein zeigen. Den nächsten diagnostischen Schritt stellt das Ausscheidungsurogramm dar, das eine Hydronephrose sowie eine deutlich verzögerte Ausscheidung auf der entsprechenden Seite zeigt, jedoch ohne sicheren Steinnachweis. Da es sich meistens um massive Hydronephrosen mit stark verzögerter Ausscheidung handelt, kann eine perkutane Nephrostomie angelegt werden. Als nächster diagnostischer Schritt soll eine Computertomographie entgültig Aufschluss über die Ursache der Kompression geben.

Therapie

Die Strategie muss nach Symptomatik, Nierenfunktion und Prognose von Fall zu Fall getroffen werden. Funktionslose, hydronephrotische Sacknieren sollten nach Auftreten von Komplikationen wie Fieber, Sepsis oder therapieresistenter Hypertonie operativ entfernt werden. Bei symptomatischen Ureterobstruktionen (z. B. Koliken) sollte nach krankheitsspezifischer Therapie (z. B. Chemotherapie oder Strahlentherapie) die perkutane Nephrostomie auf eine innere Harnleiterschiene (Doppel-J-Schiene) umgewandelt werden. Ist dies nicht mehr möglich, bietet sich die Nephrostomie als Dauerlösung an. Bei erhaltener Nierenfunktion und benigner Ätiologie der Ureterstenose oder bei günstiger Prognose der Grunderkrankung kommen je nach Lokalisation der Stenose mehrere rekonstruktive Eingriffe zur Anwendung (z. B. Ureterneuimplantation, Transureteroureterostomie, Autotransplantation der Niere nach extrakorporaler chirurgischer Intervention).

Im Falle eines organübergreifenden Karzinoms (z. B. Prostata) ist die Therapie der Wahl die Tumorreduktion (z. B. durch antiandrogene Therapie bei Prostatakarzinom, s. Kap. 4.2.2).

Evidenz der Therapieempfehlungen		
Therapie extrinsischer Ursachen	Evidenzgrad	Empfehlungsstärke
Perkutane Nephrostomie	II-a	C
Innere Harnleiterschiene	I-b	D
Ureterneuimplantation	I-b	D
Transureteroureterostomie	II-a	C
Autotransplantation	II-a	C
Antiandrogene Therapie	I-a	E

Literatur

Brass H, Bergner R, Uppenkamp M, Franz H (2002) Gichtniere – Uratnephropathie. Nieren- und Hochdruckkrankheiten 31: 484–488

Klahr S (2001) Obstructive nephropathy. In: Massry SG, Classock RJ (eds) Textbook of nephrology, 4th edn. Lippincott, Williams and Wilkins, Philadelphia

Thüroff J, Schulte-Wissermann H (2000) Kinderurologie in Klinik und Praxis. Thieme, Stuttgart New York

Walsh P, Retik A, Stamey T, Darracott E (1992) Campbell's Urology, 6th edn. W.B. Saunders, Philadelphia

Zippel RM (2002) Tumorlysesyndrom, tubuläre Obstruktion, Cisplatin. Nieren- und Hochdruckkrankheiten 31: 484–488

11.8 Nierenarterienstenose
Johannes Mann

11.8.1 Einleitung

Nierenarterienstenosen (NAST) können eine Hypertonie und eine Einschränkung der Nierenfunktion hervorrufen; die Erkrankung kann auch ohne Symptome oder sonstige Konsequenzen bleiben. Die Häufigkeit der NAST in der Bevölkerung ist nicht bekannt. Diese Aussage trifft auch zu für den etwa 20%igen Anteil der Bevölkerung mit einer arteriellen Hypertonie und Patienten mit Niereninsuffizienz. Bei Patienten mit milder, unkomplizierter arterieller Hypertonie dürfte eine NAST bei weniger als 1% vorliegen. Bei Patienten mit arteriosklerotischen Gefäßerkrankungen, wie z. B. angiographisch gesicherter koronarer Herzerkrankung oder peripherer arterieller Verschlusskrankheit, wurde eine Prävalenz der NAST bei etwa 10–40% der Patienten beschrieben. Die o. g. Zahlen schließen aber auch geringgradige und damit hämodynamisch nicht wirksame NAST mit ein. Dies gilt auch für auoptische Studien, die eine ebenso hohe Prävalenz der NAST im (sehr selektiven!) Sektionsgut demonstrieren.

Die Niereninsuffizienz ist neben der Hypertonie ein weiteres, oft unterschätztes Symptom einer NAST. Die aktuell vorliegenden und sicher noch unzureichenden Daten lassen vermuten, dass etwa 5–15% der Dialysepatienten wegen einer ischämischen Nephropathie bei NAST terminal niereninsuffizient wurden.

Die o. g. Zahlen gelten für Patienten mit arteriosklerotischer NAST. Im Gegensatz zu dieser Erkrankung kommt die fibromuskuläre Dysplasie vor allem bei jüngeren Patienten vor und ist für etwa 15% der renovaskulären Hypertonien verantwortlich. Auf die verschiedenen histologischen Gangarten der fibromuskulären Dysplasie werden wir hier nicht eingehen, ebenso wenig auf seltenere Ursachen der NAST wie M. Takayasu, Kompression durch Tumoren von außen, Aneurysmen der Nierenarterien etc.

11.8.2 Diagnostik

Die Standardmethode zur Diagnostik einer NAST ist die intraarterielle Angiographie, in der Regel in digitaler Subtraktionstechnik. Oft genügt nicht die Darstellung in einer Ebene, da damit insbesondere ostiale Stenosen übersehen werden können oder das Ausmaß der Stenosierung bei exzentrischer Stenose falsch eingeschätzt wird. Man muss betonen, dass auch die Angiographie Stenosen übersieht bzw. überschätzt. Wegen der Invasivität der Untersuchung, der damit verbundenen potentiellen Komplikationen und der hohen Kosten ist die Angiographie keine Screening-Methode.

Zu den Screening-Verfahren für das Vorliegen einer NAST gelten die Duplexsonographie und die Captopril-Szintigraphie. Beide Verfahren sind ausreichend verfügbar und haben in geübten Händen und bei sorgfältiger Auswahl der Patienten (s. unten) eine klinisch ausreichende Treffsicherheit. Kernspinangiographie oder Spiral-CT-Angiographie sind mit modernen Geräten und in erfahrenen Zentren erfolgreich, wobei die Kosten noch drei- bis fünfmal höher sind als z. B. die der Duplexsonographie. Die o. g. Verfahren haben in vielen Untersuchungen eine Sensitivität um 90% und oft eine noch höhere Spezifität für die Entdeckung einer NAST. Diese prinzipiell guten Ergebnisse sind im klinischen Einsatz aber nur dann mit einer hohen Treffsicherheit (negativer und positiver Vorhersagewert) verknüpft, wenn das Screening bei Patienten eingesetzt wird, die eine hohe Wahrscheinlichkeit für das Vorliegen einer NAST haben. In der folgenden Übersicht sind solche klinischen

Hinweise zusammengefasst. Außerdem wurde ein „Scoring-System" entwickelt, das den verschiedenen klinischen Parametern einen Punktwert zuteilt; die Summe der Punktwerte zeigt dann an, ob ein Screening für NAST angezeigt ist oder nicht.

> **Klinische Hinweise auf arteriosklerotische Nierenstenose**
> - Therapieresistente Hypertonie
> - Schwere Hypertonie verbunden mit einseitig verkleinerter Niere (Seitenunterschied mehr als 1,5 cm in der maximalen Länge).
> - Hypertonie bei arteriosklerotischer Gefäßerkrankung
> - Maligne Hypertonie
> - Anstieg des Serumkreatinins um mehr als 0,2 mg% unter Therapie mit Hemmern des Reninsystems
> - Hypertensives Lungenödem mit Niereninsuffizienz
> - Aktueller oder früherer Nikotinabusus

11.8.3 Therapie

Natürlich ist Ziel der Therapie einer NAST die Verringerung der hypertoniebedingten Morbidität und Mortalität sowie der NAST-assoziierten terminalen Niereninsuffizienz. Mit anderen Worten, bei der Behandlung der NAST steht nicht die Erzielung eines anatomisch befriedigenden Ergebnisses bei der Beseitigung der Stenose im Vordergrund. Gerade Patienten mit arteriosklerotischer NAST haben oft so viele Zusatzerkrankungen, dass ihre Lebenserwartung gering ist. Bei solchen Patienten wird man die Aufmerksamkeit vor allem der Einstellung des Blutdruckes und anderer Gefäßrisikofaktoren widmen und weniger die Progression einer vorhandenen NAST in den nächsten fünf Jahren bedenken müssen. Tatsächlich wurde bei renovaskulärer Hypertonie von verschiedenen Autoren eine enorm hohe Morbidität und Mortalität gefunden. Exzessiv ist diese Mortalität bei Dialysepflicht mit Sterberaten von über 20% pro Jahr. Die oft geringe Lebenserwartung von Patienten mit fortgeschrittener Arteriosklerose und NAST erfordert ein erhebliches klinisches Augenmaß bei therapeutischen Entscheidungen. Lebenserwartung, Einstellung des Blutdruckes, Niereninsuffizienz und ihre Progression sowie die nicht zu unterschätzenden Risiken einer invasiven Therapie müssen bedacht und der Patient darüber aufgeklärt werden.

Bei der realistischen Abschätzung der Möglichkeiten, die o. g. Therapieziele zu erreichen, müssen noch weitere Faktoren berücksichtigt werden. Auch unter den Patienten mit NAST muss es Patienten mit essentieller Hypertonie geben, wahrscheinlich in einem höheren Anteil als in der Allgemeinbevölkerung. Das heißt, eine NAST ist vorhanden, trägt aber nicht oder nur teilweise zu einer Erhöhung des Blutdruckes bei. Außerdem ist bekannt, dass jede langjährige Hypertonie Mechanismen in Gang setzt, sich selbst zu perpetuieren. Ein solcher Mechanismus ist die hypertensive Schädigung der kontralateralen, d. h. nichtstenosierten Niere. Die Schädigung der Gegenniere lässt sich duplexsonographisch mit sehr hoher Treffsicherheit erfassen: Ist der RI („resistive index") über 0,8, dann wird die invasive Therapie einer NAST nicht zu einer Verbesserung der Hyperto-

nie oder der Niereninsuffizienz führen. Weitere Verfahren zur Vorhersage eines Erfolges einer invasiven Therapie der NAST, wie z. B. seitengetrenntes Nierenvenenrenin, sind in der klinischen Aussagekraft schlecht.

Allgemeine Therapie

Patienten mit arteriosklerotischer NAST haben ein sehr hohes kardiovaskuläres Risiko. Daraus ergibt sich, dass neben der Hypertonie sämtliche anderen Gefäßrisiken therapeutisch angegangen werden müssen. Dies ist eine klinische Aussage, die allerdings von keinen Therapiestudien gedeckt wird. Zu den allgemeinen Maßnahmen zählen die Nikotinkarenz, eine Senkung des LDL-Cholesterins unter 100 mg/dl, eine Behandlung mit Plättchenhemmern und die korrekte Einstellung eines erhöhten Blutzuckers. Bei Niereninsuffizienten wird man einen sekundären Hyperparathyreoidismus oder eine renale Anämie adäquat behandeln und bei progredientem Nierenversagen den Patienten frühzeitig über die verschiedenen Möglichkeiten der Nierenersatztherapie fachkundig informieren. Die Behandlung der Patienten mit NAST erfordert also eine enge Zusammenarbeit mit Spezialisten auf dem Gebiet der Nieren- und Hochdruckerkrankungen.

Prinzipien der antihypertensiven Medikation bei Nierenarterienstenose

Wie bei anderen Hypertonieformen ist das Therapieziel, den Blutdruck unter 140 bzw. 90 mmHg zu senken. Von den allgemeinen Grundsätzen der medikamentösen Hochdrucktherapie gibt es ein paar Abweichungen. Bei einseitiger NAST wird in Abhängigkeit von der Höhe des Blutdruckes über die kontralaterale Niere viel Kochsalz verloren (Druckdiurese). Vor diesem theoretischen Hintergrund gelten Diuretika bei unilateraler NAST und zwei vorhandenen Nieren nicht als Antihypertensiva der 1. Wahl. Ist dagegen nur eine Niere vorhanden oder liegt eine bilaterale Nierenarterienstenose vor, wie man es bei über 20% der Patienten mit renovaskulärer Hypertonie findet, dann gilt die eben genannte Einschränkung nicht. Hemmsubstanzen des Reninsystems können bei NAST zu einer Absenkung der GFR (glomeruläre Filtrationsrate) bis hin zum akuten Nierenversagen führen. In Tierversuchen ist mit diesen Antihypertensiva auch eine beschleunigte Atrophie der Niere hinter der Stenose beobachtet worden. Auf der Basis dieser Befunde gelten Hemmsubstanzen des Reninsystems als Antihypertensiva der 2. oder 3. Wahl bei NAST. Kontrollierte klinische Untersuchungen zeigen allerdings, dass ACE-Hemmer bei Patienten mit NAST besonders gut den Blutdruck senken und die GFR bei der überwiegenden Mehrzahl der Patienten kaum stärker vermindern als andere Antihypertensiva. Bedenkt man außerdem, dass auch in kürzlich randomisierten, kontrollierten Therapiestudien bei den meisten Patienten mit renovaskulärer Hypertonie keine Normalisierung des Blutdruckes erreicht wurde, dann wird man in der Praxis auf die Hemmsubstanz des Reninsystems für die antihypertensive Behandlung bei NAST nicht verzichten können. Dies hat die praktische Konsequenz, dass dann die Nierenfunktion über Kontrollen des Serumkreatinins beobachtet werden muss.

Perkutane transluminale Angioplastie (PTA)

Die PTA einer NAST, zumal in Kombination mit einem Stent, führt in geübten Händen in über 80% zu einer anatomischen Beseitigung oder Verminderung der Stenose. Ist die Stenose am aortalen Ostium, dann sollte wegen der hohen Rezidivrate primär ein Stent eingelegt werden. Unter diesen Bedingungen liegen die Restenoseraten nach einem Jahr um 15%. Auch die Restenosen sind einer PTA zugänglich, was die hohen sekundären Offenheitsraten von über 80% und in manchen Zentren über 90%, auch nach 5 Jahren, erklärt. Bei atherosklerotischer NAST sind diese guten anatomischen Ergebnisse mit einer Heilung der Hypertonie bei allenfalls 10–20% der Patienten verknüpft. Der große Rest erfährt eine verbesserte Einstellung seines Blutdruckes verbunden mit der Einnahme von weniger Medikamenten als vor der PTA. Die Ergebnisse bei fibromuskulärer NAST sind deutlich besser (Heilungsrate um 50%), wobei auch hier die Erfolge umso besser sind, je kürzer die Dauer der Hypertonie ist. Die PTA ist behaftet mit schweren Komplikationen bei etwa 5% der Patienten (Cholesterinembolie, akutes Nierenversagen, Blutungen, Thrombosen etc.). Mit tödlichen Komplikationen der PTA ist immerhin bei 0,1–0,5% dieser multimorbiden Patienten mit atherosklerotischer NAST zu rechnen.

Operative Therapie

Die operative Therapie ist wesentlich variabler als eine PTA. Eine Stenose kann ausgeschält und mit einem Patch erweitert werden, Bypässe aus Kunststoff oder Venen können von der Aorta oder auch anderen Gefäßen (z. B. A. lienalis, A. hepatica) aus die Stenose umgehen und auch auf kleine periphere Gefäße gesetzt werden. Im Zeitalter der PTA kommen vor allem komplizierte Patienten und solche mit zusätzlichen Gefäßoperationen (z. B. Aortenaneurysma, Nierenarterienaneurysma, multiple Stenosen etc.) zur chirurgischen Behandlung. Die Resultate dieser Behandlung bezüglich des Blutdruckes sind in der Regel etwas besser als die der PTA, allerdings gibt es keine großen vergleichenden Studien, die valide Aussagen zulassen. In einer kleineren randomisierten Untersuchung von 58 Patienten mit unilateraler NAST wurde jeweils die Hälfte der Patienten mit PTA oder Operation behandelt. Nach 24 Monaten war der Blutdruck in beiden Gruppen nicht unterschiedlich, auch nicht die anatomische Offenheitsrate. Allerdings wurden vier Patienten der PTA-Gruppe einer Operation zugeführt und ein Patient der Operationsgruppe der PTA.

Vergleich der konservativen und invasiven Therapie

Es existieren inzwischen zwei gut vergleichbare Studien, die die konservative Therapie der NAST mit der PTA vergleichen. Beide Studien ragen nicht nur heraus, weil sie prospektiv randomisiert und kontrolliert sind, sondern auch, weil das Zielkriterium „Blutdruck" sorgfältig mit automatischen Vielfachmessungen analysiert wurde. Leider ist in fast allen anderen Untersuchungen, seien sie kontrolliert oder unkontrolliert, das Kriterium „Blutdruck" erschreckend schlecht definiert und dokumentiert.

In der EMMA-Studie wurden 49 Patienten mit unilateraler NAST entweder mit PTA oder Medikamenten behandelt. Nach 6 Monaten lag der mittlere Blutdruck in beiden Gruppen bei etwa 140/82 mmHg. Sieben der konservativ behandelten Patienten erhielten eine PTA wegen unkontrollierter Hypertonie. Außerdem war die Zahl der Antihypertensiva größer in der medikamentös behandelten Gruppe. In der DRASTIC-Studie wurden 106 Patienten, davon ein Viertel mit bilateraler NAST, behandelt wie in der EMMA-Studie. Auch in DRASTIC war nach 12 Monaten der mittlere Blutdruck nicht signifikant unterschiedlich zwischen beiden Gruppen. In der medikamentösen Gruppe wurden allerdings mehr Antihypertensiva gegeben und die Zahl der Patienten mit einem normalisierten Blutdruck war signifikant geringer als in der PTA-Gruppe. Außerdem wurde bei der Hälfte der Patienten der konservativen Gruppe die Stenose doch dilatiert wegen unkontrollierter Hypertonie. Beide Untersuchungen sind mit maximal einem Jahr Beobachtungsdauer relativ kurz, sind aber zum Rest der Literatur um Größenordnungen besser kontrolliert. Es lässt sich daher die Aussage ableiten, dass man keinen Fehler macht, wenn man eine renovaskuläre Hypertonie primär medikamentös behandelt und versucht, damit den Blutdruck in den Normbereich zu bekommen. Ein invasive Therapie, mit all ihren Risiken, kann dann an zweiter Stelle stehen.

11.8.4 Verlauf der Nierenfunktion

Durch eine NAST kann die glomeruläre Filtrationsrate (GFR) eingeschränkt sein und mit Zunahme der Stenose weiter eingeschränkt werden. Ist die kontralaterale Niere gesund, dann hat dies wenig klinische Konsequenzen. Leider ist häufig die kontralaterale Niere ebenfalls von einer NAST befallen, durch die Hypertonie geschädigt (maligne oder nichtmaligne Nephrosklerose) oder nicht vorhanden. In den eben genannten Fällen kann eine NAST dann zu einer terminalen Niereninsuffizienz führen. Für die Progression einer NAST sind verschiedene Risikofaktoren identifiziert worden. Dazu gehören der erhöhte Blutdruck, Diabetes mellitus, ein Stenosegrad über 90% sowie duplexsonographische Kriterien wie hohe systolische Maximalgeschwindigkeit in der Stenose und niedrige diastolische Flussgeschwindigkeit intrarenal. In einer prospektiven Untersuchung wurden fast 300 Arterien mit NAST über 3 Jahre untersucht. In diesem Zeitraum trat ein Verschluss des Gefäßes nur auf, wenn der initiale Stenosegrad deutlich über 60% lag. Insgesamt war die Verschlussrate 1% pro Jahr. Eine Zunahme des Grades der Stenosierung entwickelten immerhin etwa 10% der Patienten pro Jahr. Die o. g. vergleichenden Studien (EMMA und DRASTIC) zeigen keine Unterschiede in der Progression der Niereninsuffizienz zwischen konservativer Behandlung und PTA, wobei der Zeitraum beider Untersuchung für valide Aussagen nicht ausreicht. Andere Daten sprechen dafür, dass Patienten mit einem relativ raschen Verlust an GFR in den letzten Monaten vor einer invasiven Intervention eine bessere GFR nach der Intervention aufweisen. Haben Patienten dagegen eine monatelang stabile Niereninsuffizienz, dann bestehen wenig Chancen, mit der invasiven Therapie die GFR zu verbessern.

Evidenz der Therapieempfehlungen		
	Evidenzgrad	Empfehlungsstärke
Atherosklerotische NAST		
Antihypertensiva vor PTA oder Chirurgie	I-b	A
PTA bei therapieresistenter Hypertonie	I-b	A
PTA bei rasch progredienter Niereninsuffizienz	II-b	B
Fibromuskuläre NAST		
PTA	II-a	B
Atherosklerotisches und fibromatoses NAST		
Chirurgie, wenn PTA nicht erfolgreich	III	C

Literatur

Plaün PF, Textor SC (2003). Controversy: Stable patients with atherosclerotic tenal artery stenosis should be treated first with medical management. Am. J. Kidney Dis 42:851–863

Plouin PF, Guery B, La Batide Alanore A (2000) Atherosclerotic renal artery stenosis: surgery, PTA, or medical therapy? Curr Hypertens Res 2:482–489

Radermacher J, Chavan A, Bleck J et al. (2001) Use of doppler ultrasonography to predict outcome of therapy for renal artery stenosis. New Engl J Med 344:410–417

Ritz E, Mann JFE (2000) Renal angioplasty for lowering blood pressure. New Engl J Med 342:1042–1043

Safian RD, Textor SC (2001) Renal artery stenosis. New Engl J Med 344:431–442

van Jaarsveld BC, Krijnen P, Pieterman H, Derkx FH, Schalekamp MA (2000) The effect of balloon angioplasty on hypertension in atherosclerotic renal artery stenosis. New Engl J Med 342:1007–1014

11.9 Urolithiasis
Johann Hofbauer

11.9.1 Einleitung

Das Harnsteinleiden ist seit Jahrtausenden bekannt. So gibt es z. B. Nachweise von Nierensteinen in ägyptischen Mumien und Berichte aus der babylonischen, griechischen, römischen und mittelalterlichen Medizin. Die Harnsteinprävalenz beträgt 4–6%, wobei regional geographische, klimatische, genetische und ernährungsbedingte Einflüsse eine wesentliche Rolle spielen. Das Geschlechtsverhältnis Männer und Frauen ist ausgeglichen. Der Altersgipfel liegt zwischen dem 30. und 50. Lebensjahr.

11.9.2 Ätiologie und Pathogenese

Die Kausalgenese der Harnsteinbildung ist ein multifaktorielles Geschehen aus prärenalen exogenen und endogenen, renalen und postrenalen Faktoren.

- Prärenale exogenen Faktoren:
  - negative Flüssigkeitsbilanz,
  - Vitamin-D-Überdosierung,
  - Temperatureinflüsse.
- Prärenale endogene Faktoren:
  - primärer Hyperparathyreoidismus,
  - Hyperurikämie,
  - Immobilisation.
- Renale Ursachen:
  - renale tubuläre Azidose,
  - Zystinurie.
- Postrenale Ursachen:
  - Harnabflussstörung,
  - Harnwegsinfektion.

Die formale Harnsteingenese beruht auf physikochemischen und mineralogischen Gesetzen, wobei für die Steinbildung folgende Faktoren zu berücksichtigen sind: Übersättigung mit steinbildenden Substanzen (Kalzium, Oxalat, Harnsäure), Promotoren bzw. Hemmkörper der Kristallisation. Man spricht von einer Kristallisations-, Matrix- und Hemmkörpertheorie.

11.9.3 Symptomatik und Diagnostik

Das Beschwerdebild der Nieren- und Harnleitersteine ist sehr unterschiedlich und reicht von Zufallsbefunden im Rahmen einer Durchuntersuchung bei so genannten stummen Kelchsteinen bis zu kompletten Ausgusssteinen, die erst im Rahmen von sekundären Komplikationen, wie Infekt, Hochdruck und Niereninsuffizienz, diagnostiziert werden. Häufigstes und wichtigstes Symptom ist die typische Nierenkolik mit Ausstrahlung in den Ureterverlauf, begleitet von Übelkeit, Erbrechen und Unruhe.

Die Diagnostik beruht auf der Trias klinische Symptomatik (Nierenkolik), Harnbefund (Mikro- bzw. Makrohämaturie) sowie Röntgenuntersuchung mit Nierenleeraufnahme und i.v.-Urographie. Für die akute Differentialdiagnose ist die Sonographie durch den Nachweis einer Hydronephrose sehr hilfreich.

11.9.4 Therapie

Akutbehandlung der Nierenkolik Die symptomatische Behandlung soll durch i.v.-Applikation von Analgetika z. B. Metamizol 2,5 g erfolgen. Damit kann in der Regel die Nierenkolik kupiert werden. Bei anhaltenden Schmerzzuständen ist eine intravenöse Infusion als Dauerapplikation notwendig. Die alleinige Gabe von Spasmolytika ist als unzureichend anzusehen. Bei bestehender Hydronephrose mit Sepsiszeichen (Fieber, infizierter Harn) ist eine notfallmäßige Harnableitung durch Anlegen einer perkutanen Nephrostomie bzw. einer inneren Harnleiterschienung sofort indiziert. Hingegen ist bei alleiniger Nierenkolik so rasch wie möglich eine exakte Steindiagnose durch i.v.-Urographie anzustreben. Die Harnsteinlokalisation und die Steingröße bestimmen die weitere Therapie.

Konservative Therapie Aus der Literatur ist bekannt, dass 80% aller Steine im Harnleiter spontan abgangsfähig sind. Steine mit einem Durchmesser bis zu 6 mm können grundsätzlich als abgangsfähig eingestuft werden. Die Spontanaustreibung kann durch forcierte Diurese, reichliche Bewegung und Verabreichung von Antiphlogistika zur Reduzierung des lokalen Schleimhautödems beschleunigt werden. Bei nichtschattenden Steinen (Harnsäuresteinen) kann eine orale Chemolitholyse durchgeführt werden. Durch Alkalisieren des Harns auf einen pH-Wert auf 6,2–6,8 kommt es zu einer Auflösung von Harnsäurekristallen. Die Dosierung der Alkalizitrate (Uralyt-U) erfolgt individuell.

Interventionelle Steintherapie Die Etablierung von zwei minimal-invasiven Behandlungsmodalitäten, der extrakorporalen Stoßwellenlithotripsie und der endoskopischen Kontaktlithotripsie, bestimmen die Harnsteintherapie heute. Die offenchirurgische Steintherapie hat mit Ausnahme von gleichzeitig bestehenden und zu sanierenden anatomischen Anomalien keine Bedeutung mehr.

Extrakorporale Stoßwellenlithotripsie (ESWL) Die hochenergetischen Stoßwellen werden elektrohydraulisch, elektromagnetisch oder piezoelektrisch erzeugt und in einem Brennpunkt fokussiert, sodass ausreichende Druckintensität für eine Steinzertrümmerung erzielt wird. Voraussetzung ist, dass der Stein mittels eines Ortungssystems (sonographisch oder radiologisch) in diesem Fokus positioniert werden kann. Die Behandlung erfolgt dann bei modernen Geräten ohne Allgemeinnarkose durch Applikation von mehreren tausend Stoßwellen. Die Behandlungsdauer beträgt ca. 45 min. Im Prinzip wird der vorhandene Stein in kleinste Fragmente zerlegt, die via naturalis ausgespült werden müssen. Die extrakorporale Stoßwellenlithotripsie ist heute infolge hoher Effektivität und minimaler Invasivität als Therapie der ersten Wahl für mehr als 80% der Harnsteine anzusehen. Mit Ausnahme von zwei Kontraindikationen, nämlich Gravidität und nicht zu behandelnden Gerinnungsstörungen, sind als limitierende Faktoren für eine ESWL eine Steingröße über 2,5 cm Durchmesser und das Vorliegen von anatomischen Abflusshindernissen allgemein anerkannt. Kriterien für die Erfolgsbeurteilung sind Steindesintegration und Steinfreiraten nach drei Monaten. Der Grad der Desintegration ist von der chemischen Zusammensetzung des Steins, von der Patientenkonstitution und nicht zuletzt vom Lithotrypsiegerät und dessen Betreiber abhängig. Zystinsteine sind auf Grund ihrer Härte schlecht für eine ESWL geeignet: Hier erhöht sich die Wiederbehandlungsrate deutlich. Bei sehr adipösen Patienten kommt es zu einer vermehrten Energieabsorption, sodass die applizierte Energie am Stein selbst zu gering ist. Die Steinfreiheitsrate, das zweite Beurteilungskriterium für eine erfolgreiche ESWL, ist naturgemäß von der Steinlokalisation und von den anatomischen Gegebenheiten abhängig. In großen Serien wurden Steinfreiraten zwischen 68 und 92% im oberen Harntrakt erreicht.

Der Stein im unteren Kelch stellt ein gewisses Problem dar, da Fragmente in dieser Lokalisation schlecht abgehen. Die verbleibenden Steinfragmente bleiben meist asymptomatisch und erfordern keine weitere Therapie, können jedoch die Ursache einer neuen Steinbildung sein.

Komplikationen nach ESWL Da die Steindesintegrate via naturalis ausgeschwemmt werden müssen, kann dieser Vorgang jederzeit eine Nierenkolik auslösen und sogar eine komplette Obstruktion verursachen. Abgesehen von einer konservativen, medikamentösen Therapie sind daher gelegentlich auxiliäre Maßnahmen notwendig, die einen integrierten Bestandteil der ESWL darstellen. Dazu zählen vor allem als Notmaßnahme die perkutane Nephrostomie und eine innere Harnleiterschienung zur Abflusssicherung.

Die Frage nach den biologischen Effekten der ESWL am Gewebe sind trotz mehrerer Millionen behandelter Patienten noch nicht restlos geklärt. Es kommt bei jeder ESWL zu einem gewissen Gewebstrauma, das sich durch eine Makrohämaturie innerhalb der ersten 24 h zeigt. Subkapsuläre Hämatome werden in 0,05–0,6% angegeben, auf mutagene und teratogene Schäden durch Stoßwellenexposition gibt es keine Hinweise.

Endourologische Steintherapie (perkutane Litholapaxie (PNL) Ureterorenoskopie (URS): Endourologische Eingriffe sind kein Konkurrenzverfahren für die ESWL, sondern eine sinnvolle Ergänzung in einem modernen Steinbehandlungskonzept. Bei zu großen Steinen im oberen Harntrakt ist die perkutane Litholapaxie die Therapie der Wahl (Nierenstein >2,5 cm). Ultraschallgezielt wird das obere Nierenhohlraumsystem punktiert und über eine Seldinger-Technik der Kanal aufbougiert, sodass das Endoskop eingeführt werden kann. Der große Nierenstein wird unter Sicht mit einer Ultraschallsonde lithotripsiert und abgesaugt. Abschließend wird eine perkutane Nephrostomie für zwei Tage eingelegt. Die Komplikationsrate der perkutanen Nierensteinoperation liegt zwischen 4 und 10% bei einer über 90%igen Erfolgsrate.

Ureterorenoskopie mit intrakorporaler Kontaktlithotripsie: Voraussetzung für die direkte Zertrümmerung von Harnleitersteinen unter Sicht war die Entwicklung von miniaturisierten Endoskopen einerseits und geeigneten Lithotripsieverfahren andererseits (pneumatisch-mechanisch, elektrohydraulisch, Laser). Mit den dünnen semirigiden (6,5 Charr) Ureteroskopen kann man retrograd praktisch den gesamten Ureter bis in das Nierenbecken einsehen. Die Konkremente werden unter Sicht auf eine Steingröße <1–2 mm fragmentiert. Wegen der Ödembildung wird abschließend eine passagere Ureterschiene für 3–5 Tagen eingelegt. Nach Entfernung dieser Schiene kommt es zum Abgang der restlichen Fragmente. Die Erfolgsrate ist mit 96% Steinfreiheit innerhalb weniger Tage sehr hoch und die Komplikationsrate beträgt unter 2,5%, was die invasivere Methode und die Notwendigkeit einer Anästhesie rechtfertigt.

11.9.5 Harnsteinprophylaxe

Das Harnsteinleiden ist gekennzeichnet durch eine hohe Rezidivquote, da ca. 50% der Patienten ein Steinrezidiv erwarten müssen. Jedes Rezidiv ist Zeichen einer mangelnden therapeutischen Beherrschbarkeit dieser Systemerkrankung.

Unter **Metaphylaxe** versteht man die Verhinderung des Steinrezidivs. Grundlage dabei sind die Kenntnisse der Steinzusammensetzung und die Aufdeckung von Risikofaktoren bei der Steinbildung. Die Laboruntersuchungen bei Harnsteinpatienten richten sich nach der Steinanalyse und nach den Rezidiven. Abgesehen von einem kompletten Harnbefund, der auch spezifisches Gewicht und Urin-pH beinhaltet, sollte bei dem ersten Steinereignis eine Serumuntersuchung durchgeführt werden, wobei Kalzium, Phosphat, Harnsäure, Natrium und Kalium sowie Kreatinin bestimmt werden. Bei hoher Rezidivsteinrate sollten auch diese Parameter im 24-Stunden-Sammelurin untersucht werden. Eine absolute Indikation für den Einsatz prophylaktischer Maßnahmen stellen kongenitale Stoffwechselstörungen dar. Dazu gehören die homozygote Zystinurie, die primäre Hyperoxalurie und die kongenitalen Purinstoffwechselstörungen, wie die Phosphoribosyltransferasemängel (Lesh-Nyhan-Syndrom, 2,8-Dihydroxiadeninurie) sowie Patienten mit rezidivierenden Harnsteinen und dem Zustandsbild des Gicht. Nur in den folgenden Fällen ergibt sich eine sinnvolle medikamentöse Metaphylaxe: primäre Hyperoxalurie 1 und 2 mit Pyridoxin, Magnesium; homozygote Zystinurie mit Ascorbinsäure, D-Penicillamin oder Mercaptopropionylglycin, Harnalkalisierung; kongenitale Purinstoffwechselstörung mit Allopurinol, Harnalkalisierung; rezidivierende Infektsteine mit antibiotischer Harnsteinprophylaxe und L-Methionin.

Bei der idiopathischen Urolithiasis sollten je nach Steinanalyse allgemein metaphylaktische Maßnahmen eingehalten werden. Dies beinhaltet reichlich Flüssigkeitszufuhr, ausgewogene Mischdiät und regelmäßige urologische Kontrollen. Auf Grund der mangelnden Kenntnisse der Ätiologie sind die früheren diätetischen Einschränkungen eher als obsolet anzusehen.

Evidenz der Therapieempfehlungen

	Evidenzgrad	Empfehlungsstärke
Nierenstein		
< 2 cm- Extrakorporale Stoßwellenlithotripsie	IV	A
> 2 cm- Ureterorenoskopie	IV	A
Ureterstein		
konservativ	III	A
Extrakorporale Stoßwellenlithotripsie	II-b	C
Ureterorenoskopie	IV	A

Literatur

Alken P, Bastian HP, Chaussy C et al. (1986) In: Hautmann R, Lutzeyer W (Hrsg) Harnsteinfibel, 2. erw. Auflage. Deutscher Ärzteverlag, Köln, S 29–30
Altwein JE, Marberger M (1982) In: Hohenfellner R, Zingg EJ (Hrsg) Urologie in Klinik und Praxis, Bd II. Thieme, Stuttgart, S 744–748
Hübner WA, Irby P, Stoller ML (1995) Der kleine Harnstein: natürlicher Verlauf und aktuelle Behandlungskonzepte. Wien Med Wschr 145:276–279
Hofbauer J, Ludvik G, Grbovic M, Marberger M (1995) Stellenwert und künftige Entwicklung in der nicht invasiven Behandlung von Harnsteinen mit der extrakorporalen Stoßwellenlithotripsie (ESWL). Wien Med Wschr 145:254–258
Hofbauer J, Tuerk C, Höbarth K, Hasun R, Marberger M (1993) ESWL in situ or ureteroscopy for ureteric stones? World J Urol 11:54–58
Wong MYC (2001) An update on percutaneous nephrolithotomy in the management of urinary calculi. Curr Opin Urol 11:367–372
Marberger M, Hofbauer J, Türk C, Höbarth K, Albrecht G (1994) Management of ureteroc stones. Eur Urol 25:265–272
Painter DJ, Keeley FX Jr (2001) New concepts in the treatment of ureteral calculi. Curr Opin Urol 11:373–378
Norman RW (2001) Metabolic evaluation of stone disease patients: a practical approach. Curr Opin Urol 11:347–351
Höbarth K, Hofbauer J, Szabo N (1994) Value of repeated analyses of 24-hour urine in recurrent calcium urolithiasis. Urology 44:20–25
Pak CYC (1999) Medical prevention of renal stone disease. Nephron 81:60–65
Dretler SP (1998) The physiologic approach to the medical management of stone disease. Urol Clin North Am 25:613–623
Hofbauer J, Höbarth K, Ludvik G, Marberger M (1994) The 'Stone Clinic Effect': myth of reality? Eur Urol 26:309–313

11.10 Dialyseverfahren
Andreas Vychytil und Joachim Böhler

11.10.1 Einleitung

Eine Vielzahl von Nierenerkrankungen führt zum irreversiblen chronischen Nierenversagen. Nur eine lebenslange Dialysetherapie und eine erfolgreiche Nierentransplantation ermöglichen das langfristige Überleben der Patienten.

Das akute Nierenversagen ruft ebenfalls eine dialysepflichtige Akkumulation harnpflichtiger Substanzen hervor, ist aber, wenn die akute Grundkrankheit überwunden wird, in der Regel reversibel.

Für beide sehr unterschiedlichen Patientengruppen haben sich differenzierte therapeutische Optionen der Nierenersatztherapie entwickelt.

11.10.2 Indikationen zur Dialysebehandlung

Es werden absolute und relative Indikationen zur Dialysebehandlung unterschieden (s. folgende Übersicht). Wünschenswert ist es jedoch, die Dialysetherapie bereits vor Auftreten von klinischen Symptomen der Urämie zu beginnen. Dieser Zeitpunkt kann nur mit Hilfe von Laborparametern festgelegt werden. Die Serumkonzentrationen von Harnstoff und Kreatinin sind unzuverlässige Marker. Die Nierenfunktion wird deshalb präziser durch die Kreatinin-Clearance (Normalwert altersabhängig 60–120 ml/min/1,73 m^2) charakterisiert. Bei stark eingeschränkter Nierenfunktion überschätzt die Kreatinin-Clearance jedoch die glomeruläre Filtrationsrate, da ein höherer Anteil des Kreatinins durch tubuläre Sekretion in den Urin übertritt. Dialyse-pflichtigkeit ist wahrscheinlich, wenn die Kreatinin-Clearance unter 15 ml/min/1,73 m^2 liegt. Dies entspricht einer glomeru-lären Filtrationsrate (GFR) von <10 ml/min. Manche Patienten, insbesondere Diabetiker, zeigen bereits bei höherer GFR ausgeprägte urämische Symptome oder leiden unter diuretikaresistenter Überwässerung bis zum Lungenödem und müssen daher schon früher dialysiert werden. Die Mehrzahl der Patienten hat bei einer GFR von 10 ml/min noch keine ausgeprägten urämischen Symptome und wird daher zu diesem Zeitpunkt noch nicht dialysiert. Bei einer verzögerten Dialyseeinleitung kann durch urämische Inappetenz, Übelkeit oder Eiweißrestriktion eine katabole Stoffwechselsituation auftreten. Kommt der Patient mangelernährt an die Dialyse, hat er eine reduzierte Lebenserwartung. Die frühzeitige nephrologische Mitbetreuung verzögert die Progression des Nierenversagens und vermindert das Risiko frühurämischer Organschäden z. B. durch Hyperparathyreoidismus oder metabolische Azidose.

Absolute und relative Indikationen zur Dialysebehandlung (modifiziert nach Hakim u. Lazarus)

- Absolute Dialyseindikationen
  - Perikarditis
  - Diuretikaresistente Überwässerung mit Lungenödem
  - Urämische Enzephalopathie bis zu Koma und Krämpfen
  - Neuropathie mit Tremor, Myoklonus
  - Urämiebedingte Koagulopathie mit Blutung
  - Anhaltende urämisch-bedingte Übelkeit und Erbrechen
  - Medikamentös therapierefraktäre Hyperkaliämie
  - Plasmakreatinin >12 mg/dl (1060 µmol/l) oder
  - Harnstoff >200 mg/dl (35 mmol/l)
- Relative Behandlungsindikationen
  - Urämisch bedingte Appetitlosigkeit
  - Schwere Erythropoietin-resistente Anämie
  - Quälender Pruritus
  - Verminderte geistige Leistungsfähigkeit
  - Depression
  - Polyneuropathie, Restless-leg-Syndrom

Bei Intensivpatienten mit akutem Nierenversagen wird die Indikation zur Dialyse ebenfalls zunehmend früher gestellt, da neuere Daten zeigen, dass die Überlebenswahrscheinlichkeit durch hohe Clearance-Raten der Dialyseverfahren und frühen Beginn verbessert wird. Als Richtschnur kann gelten, dass ein Dialyseverfahren bei diesen Patienten beginnen sollte, wenn die GFR niedriger liegt als die mit dem Dialyseverfahren erreichte Clearance (z. B. 25 ml/min, s. unten). Unter kontinuierlicher Dialysebehandlung wird regelmäßig ein Steady-state-Serumharnstoff von <120 mg/dl und ein Serumkreatinin <3–4 mg/dl erzielt. Es ist nahe liegend, die Dialyse zu beginnen, wenn absehbar ist, dass diese Werte anhaltend überschritten werden.

Die chronische Nierenersatztherapie wird in Deutschland als intermittierende Hämodialyse (95%) oder als Peritonealdialyse (5%) durchgeführt.

11.10.3 Peritonealdialyseverfahren

Prinzip der Peritonealdialyse

Im Gegensatz zur Hämodialyse wird bei der Peritonealdialyse das Peritoneum als biologische Dialysemembran verwendet. Über einen Peritonealdialysekatheter wird in die Peritonealhöhle Dialysat (Zusammensetzung s. folgende Übersicht) eingebracht, das mit dem Peritoneum in Kontakt tritt. Der Stofftransport erfolgt durch Diffusion und Konvektion wie bei der Hämodialyse. Die zum Stoff- und Flüssigkeitsaustausch notwendigen Poren befinden sich in den peritonealen Kapillaren.

Um eine entsprechende Ultrafiltration zu erreichen, enthält das Dialysat eine osmotisch aktive Substanz. Diese ist in den meisten Fällen Glukose. Konventionelle Dialysatlösungen enthalten zwischen 1,36 und 3,86 g/dl Glukose. Es wird daher ein osmotischer Gradient aufgebaut, der zu einem Flüssigkeitseinstrom aus den Blutgefäßen in die Peritonealhöhle führt. Das Ausmaß der erreichten Ultrafiltration hängt von der Glukosekonzentration des Dialysates ab. Glukose ist allerdings auch ein kleines Molekül, das ebenfalls leicht durch die Poren der Peritonealmembran treten kann. Daher wird die Glukose aus dem in der Peritonealhöhle befindlichen Dialysat abhängig von der Verweilzeit resorbiert. Zusätzlich wird Flüssigkeit aus der Peritonealhöhle über Lymphgefäße abtransportiert. Die peritoneale Ultrafiltration erreicht daher, je nach Glukosekonzentration, ein Maximum nach einer Dialysatverweilzeit von 2–4 h und nimmt dann kontinuierlich ab.

Es sind auch Dialysatlösungen mit Aminosäuren (besonders geeignet bei Malnutrition) oder mit Polyglukose (führen zu einer lang anhaltenden Ultrafiltration >10 h) als alternative osmotische Substanzen erhältlich. Moderne PD-Lösungen haben einen neutralen pH und enthalten Bicarbonat als Puffer. Im Vergleich zu herkömmlichen Laktatbasierten Lösungen (pH 5,5) sind sie verträglicher und enthalten weniger toxische Glukoseabbauprodukte.

> **Zusammensetzung der Standard-Peritonealdialyselösung**
> - Natrium 132–134 mmol/l
> - Kalium 0–2 mmol/l
> - Kalzium 1,0; 1,25; 1,35; 1,75 mmol/l
> - Magnesium 0,25; 0,75 mmol/l
> - Chlorid 95–106 mmol/l
> - Laktat und/oder Bicarbonat (35–40 mmol/l)
> - Glukose 1,36 (1,5); 2,27 (2,3); 3,86 (4,0) g/dl
> - Osmolalität 346 (bei 1,36 g/dl); 396 (bei 2,27 g/dl); 478 (bei 3,86 g/dl) mOsmol/kg

Zugang

Die Peritonealdialyse wird über einen aus Silastic hergestellten Peritonealdialysekatheter (Tenckhoff-Katheter, aber auch Modifikationen wie Toronto-Western-Hospital-Katheter oder Swan-neck-Katheter) durchgeführt, der entweder durch Laparotomie oder aber laparoskopisch implantiert wird. Die Spitze sollte im kleinen Becken liegen. Der Katheter verläuft vor seinem Austritt aus der Haut durch einen subkutanen Tunnel und ist durch eine (Muskularis) oder zwei Muffen (Muskularis und Fettgewebe) in der Bauchwand fixiert.

Arten der Peritonealdialyseverfahren

Kontinuierlich-ambulante Peritonealdialyse (CAPD) Bei diesem Verfahren ist die Peritonealhöhle ständig mit 1,5–2,5 l Dialysat gefüllt. Der Patient wechselt dieses selbstständig zu Hause 3- bis 5-mal pro Tag (also jeweils nach einer Verweilzeit von 4–8 h). Im einfachsten Fall erfolgen diese Dialysatwechsel durch ein „Doppelbeutelsystem" (Abb. 11.10-1), das an den Katheter konnektiert wird. Zunächst erfolgt nach Schwerkraft der Auslauf des „gesättigten" Dialysates aus der Peritonealhöhle in einen leeren Beutel. Danach wird, ebenfalls mittels Schwerkraft, der Dialysateinlauf aus dem gefüllten Beutel in die Peritonealhöhle durchgeführt. Im Anschluss wird das System wieder entfernt und der Katheter verschlossen.

Automatisierte Peritonealdialyse (APD) Die APD erfolgt mit Hilfe eines „Cyclers", also einem Gerät, das neben dem Bett steht und nach Konnektion an den Katheter in einem vorprogrammierten Rhythmus (z. B. stündlich) Dialysatein- und ausläufe mit entsprechender Dialysatverweilzeit durchführt. Es gibt mehrere APD-Verfahren:

- **Nächtlich-intermittierende Peritonealdialyse (NIPD):** Bei diesem Verfahren führt der Patient zu Hause in der Nacht über 8–10 h eine Cycler-Therapie durch, die Peritonealhöhle ist tagsüber leer.
- **Kontinuierlich-zyklische Peritonealdialyse (CCPD):** Der Patient führt wie an der NIPD nachts zu Hause eine Cycler-Therapie durch, die Peritonealhöhle ist jedoch tagsüber mit Dialysat gefüllt. Der Cycler beendet daher die Behandlung in der Frühe mit einer Füllung der Peritonealhöhle und beginnt die Behandlung beim Schlafengehen mit einer Entleerung der Bauchhöhle.
- **Intermittierende Peritonealdialyse (IPD) im Zentrum:** Die IPD wird in der Regel 3-mal pro Woche mittels Cycler im Krankenhaus durchgeführt. Eine Behandlung dauert 9–12 h. Die Peritonealhöhle ist zwischen den Behandlungen leer. Das Verfahren ist bezüglich Giftstoffelimination trotz des großen Aufwandes und Dialysatverbrauches (bis 50 l pro Sitzung) weniger effektiv als alle anderen Verfahren.
- **Tidalperitonealdialyse (TPD):** Bei dieser Form der Cycler-Therapie wird die Peritonealhöhle zunächst wie bei den anderen Verfahren mit Dialysat gefüllt. Bei den nachfolgenden Dialysezyklen wird jedoch nicht das gesamte, sondern nur ein Teil (z. B. 50%) des in der Peritonealhöhle befindlichen Dialysates durch den Cycler gewechselt. Die TPD kann ebenfalls nachts zu Hause (wie NIPD und CCPD), aber auch 3-mal pro Woche im Zentrum durchgeführt werden. Die Hoffnung, dass diese Form der Dialyse effektiver ist, da die Peritonealhöhle ständig wenigstens mit einem Teil des Dialysates in Kontakt ist, hat sich jedoch nicht bestätigt. Die TPD bietet allerdings einen Vorteil bei Patienten mit Schmerzen beim Dialysatauslauf oder bei unvollständigem Dialysatauslauf (z. B. bei abdominellen Adhäsionen), möglicherweise auch bei sehr hohem Dialysatumsatz (der jedoch bei Heimpatienten nur selten angewandt wird).

Komplikationen

Die häufigsten Komplikationen sind Infektionen der Katheteraustrittsstelle (Exit-site-Infektionen), des subkutanen Katheter-

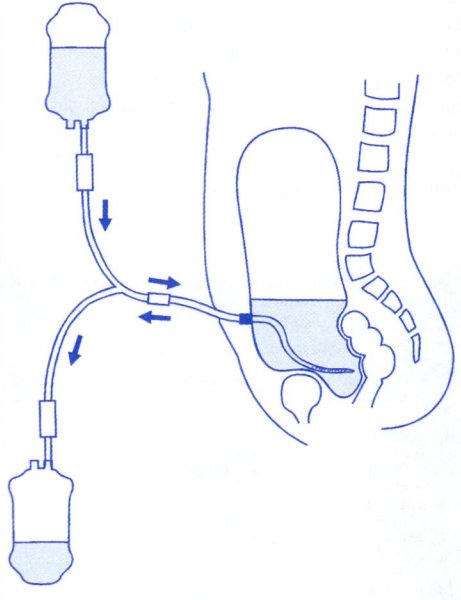

Abb. 11.10-1. Prinzip der kontinuierlich-ambulanten Peritonealdialyse

tunnels (Tunnelinfektionen) oder der Peritonealhöhle durch eindringende Keime (Peritonitis). Durch zunehmende Erfahrung, bessere Patientenauswahl und -schulung sowie modernere Systeme ist jedoch die Häufigkeit der infektiösen Komplikationen wesentlich geringer als in den Anfangsjahren der Peritonealdialyse.

Hernien oder Dialysatlecks (aus der Katheteraustrittsstelle, in die Bauchwand, in die Genitalregion oder durch das Zwerchfell in den Thorax) kommen durch den erhöhten intraabdominellen Druck (Füllung der Peritonealhöhle) bei der CAPD und CCPD in höherer Inzidenz vor. Gelegentlich kann es zu einer Verlagerung des Katheters in der Peritonealhöhle mit Dialysatauslaufproblemen kommen. Zu erwähnen sind noch metabolische Komplikationen, da einerseits Glukose resorbiert wird und zu einer Gewichtszunahme sowie zu Fettstoffwechselstörungen führen kann, andererseits über das Peritoneum auch Proteine in einem Ausmaß von 3–12 g/Tag ausgeschieden werden und somit eine Malnutrition entstehen bzw. verschlechtert werden kann. Nach Jahren kann durch chronische Schäden der Peritonealmembran eine Ultrafiltrations- und Diffusionsstörung auftreten, die gelegentlich auch einen Wechsel zur Hämodialyse notwendig macht.

Indikationen
Die Peritonealdialyse ist im Vergleich zur Hämodialyse ein kardiovaskulär schonenderes Verfahren und daher besonders für Patienten mit Herz-Kreislauf-Erkrankungen geeignet. Da weder die Anlage eines Dialyseshunts, noch eine Antikoagulation notwendig ist, sind Patienten mit schlechter peripherer Gefäßsituation und mit Blutungsneigung ebenfalls geeignete Kandidaten. Darüber hinaus sollte die Peritonealdialyse aber vor allem Patienten, die selbstständig und vom Zentrum unabhängiger sein wollen, angeboten werden. Dazu zählen vor allem Schüler und Berufstätige, die besonders von der APD profitieren (bessere Flexibilität tagsüber durch die Behandlung in der Nacht). APD ist auch indiziert bei Patienten, die einen hohen Dialysatumsatz pro Behandlung benötigen, sowie bei Patienten mit Hernien (der intraabdominelle Druck ist im Liegen oder bei tagsüber leerer Peritonealhöhle geringer). Kontraindikationen für die Durchführung einer Peritonealdialysebehandlung sind chronisch-entzündliche Darmerkrankungen, schwere Psychosen, Oligophrenie ohne Helfer, ausgedehnte abdominelle Adhäsionen, hochdosierte Immunsuppression (z.B. Cyclophosphamid-Bolus-Therapie), mangelnde Körperhygiene und schlechte Patienten-Compliance.

Neue wissenschaftliche Studien unterstreichen, dass die Peritonealdialyse, wann immer möglich, als Initialtherapie bei dialysepflichtiger Niereninsuffizienz durchgeführt werden sollte. Sie erhält besser als die Hämodialyse die Nierenrestfunktion, die einen positiven prognostischen Faktor für das Patientenüberleben darstellt. Bei Verlust der Nierenrestfunktion oder bei Auftreten von Pertionealdialyse-assoziierten Komplikationen sollte aber rechtzeitig zur Hämodialyse gewechselt werden („integrated care").

11.10.4 Hämodialyseverfahren: Hämodialyse (HD) und Hämodiafiltration (HDF)

Gefäßzugang
Die chronischen Hämodialyseverfahren erfordern einen Gefäßzugang, der über Jahre 3-mal pro Woche mit zwei Nadeln punktiert werden kann (Abb. 11.10-2). Der native Dialyseshunt, dessen Anlage ca. drei Monate vor der absehbaren Hämodialyse geplant werden muss, hat die beste Langzeitprognose. Die arteriovenöse Fistel wird typischerweise zwischen A. radialis und einer Unterarmvene ohne Verwendung von Kunststoffgefäßprothesen angelegt. Gefährdet ist der Shunt durch Thrombosen, Stenosen und Infektionen. Bei langjährigen Dialysepatienten oder bei Patienten mit stenosierten Arterien, z. B. Diabetikern, werden mit der Zeit meist wiederholte Shuntanlagen nötig und auch Gefäßinterponate aus Kunststoff eingesetzt, die wie die nativen Shuntvenen bei jeder Behandlung mit zwei Dialysenadeln punktiert werden können.

Die Dialyse über großlumige Katheter ist als Überbrückung für einige Wochen oder Monate bis zum Einheilen des Shunts möglich, wenn der Dialyseshunt nicht rechtzeitig angelegt wurde oder vorübergehende Shuntprobleme vorliegen. Vorhofkatheter (Demers-Katheter, Perm-Cath), die über die V. jugularis interna oder V. subclavia eingeführt werden, haben in der Nähe der Hautaustrittsstelle eine Dacron-Muffe, in die Zellen einwachsen, den Kathetertunnel abdichten und so die Katheterinfektionsrate reduzieren. Während der laufenden Dialyse wird der Patient heparinisiert, um eine Thrombenbildung im extrakorporalen Kreislauf zu verhindern (s. Abb. 11.10-2). Bei blutungsgefährdeten Patienten kann die regionale Citrat-Antikoagulation eingesetzt werden.

Diffusion und Filtration
Urämische Toxine können durch Diffusion (Hämodialyse) oder durch Filtration (Hämofiltration) entfernt werden, die Kombination von beiden wird als Hämodiafiltration bezeichnet. Bei der intermittierenden HD erfolgt die Behandlung dreimal pro Woche für 4–5 h. Das Blut fließt mit 200–400 ml/min im Blutkompartiment über eine semipermeable Membran, die Eiweiße und Zellen zurückhält, aber für mittelgroße Moleküle bis MW 20.000 Dalton wenigstens teilweise durchlässig ist. Eine Elektrolytlösung (Dialysat) fließt im Gegenstromprinzip mit 500–800 ml/min auf der anderen Seite der Membran im Dialysatkompartiment und nimmt die urämischen Toxine auf. Da kleinere Moleküle schneller diffundieren, haben sie eine höhere Clearance als größere Moleküle – Harnstoff z. B. bis 300 ml/min, Vitamin B_{12} z. B. bis 50 ml/min. Am Anfang der Dialysepflichtigkeit haben die Patienten meist ausreichend Eigenharn. Wenn der Zeit auch die Wasserdiurese nachlässt, wird bei jeder Dialyse die Menge Flüssigkeit durch Filtration entzogen, die der Patient von der letzten Behandlung im Körper akkumuliert hat.

Die HDF kombiniert den diffusiven Stofftransport (Dialyse) mit einem größeren Hämofiltrationsvolumen. Es wird mehr Flüssigkeit

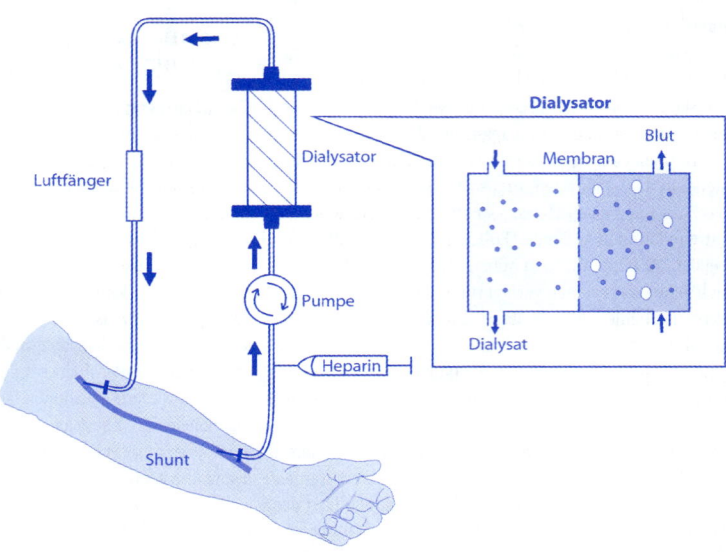

Abb. 11.10.2. Prinzip der Hämodialyse

entfernt als für die Reduktion der Überwässerung nötig ist. Eine in den Blutkreislauf infundierte Substitutionslösung gleicht den Flüssigkeitsverlust aus. Die Filtration wird somit nicht nur für die Reduktion der Überwässerung, sondern auch zur Entfernung von urämischen Toxinen eingesetzt. Die HDF bietet für kleine Moleküle (z. B. Harnstoff) die gleiche Clearance wie die HD. Die Clearance größerer Moleküle, die nur sehr langsam diffundieren, wird durch die Filtration jedoch wesentlich verbessert, da im Ultrafiltrat für alle nichteiweißgebundenen Substanzen bis zur Abscheidungsgrenze der Membran (ca. MW 20.000) eine komplette Sättigung vorliegt. Seit nicht nur das Dialysat, sondern auch sterile Substitutionslösungen von modernen Dialysemaschinen selbständig aus demineralisiertem Wasser und einem Konzentrat online hergestellt werden können, findet die HDF größere Verbreitung.

Während der intermittierenden Dialysebehandlung treten in 25(–50)% der Fälle Nebenwirkungen auf, die bei einer achtstündigen Dialyse fast unbekannt sind und bei der CAPD gar nicht vorkommen. Sie beruhen überwiegend auf der Störung der Homöostase von Wasser, Osmolyten und Elektrolyten. Die besonders gefürchteten und häufigen hypotensiven Episoden sind in drei Ursachengruppen aufzuteilen:

– zu rascher Volumenentzug und dadurch intravasale Hypo-volämie,
– Fehlen der kompensatorischen peripheren Vasokonstriktion (z. B. bei Diabetes mellitus oder durch Wärmeakkumulation während der Dialyse),
– Hypotonien unklarer Ursache, die blutvolumenunabhängig mitunter schon in den ersten 30 min der Behandlung auftreten.

Neuere Methoden zur Überwachung und Steuerung des Blutvolumens und der Temperatur des Patienten vermeiden viele dieser früher üblichen hypotensiven Zwischenfälle. Stenokardien können durch die Hypotonie oder durch eine zu starke Gegenregulation bei Volumenentzug ausgelöst werden. Arrhythmien sind oft durch ein zu rasches Absenken der Kaliumkonzentration bedingt. Weitere Symptome an der Dialyse sind Muskelkrämpfe, Übelkeit, Erbrechen und Kopfschmerzen, die durch das rasche Absenken der extrazellulären Osmolyte präzipitiert werden. Schwere Erscheinungen eines Dysäquilibriumsyndroms wie zerebrale Krampfanfälle oder Koma treten heute praktisch nicht mehr auf, da eine zu abrupte Absenkung hoher Harnstoffwerte bei Einleitung der Dialyse vermieden wird.

Effektivität und Qualität der chronischen Dialysebehandlung

Die Effektivität der intermittierenden Hämodialyse wird als $Kt/V_{Harnstoff}$ beschrieben. Dies ist die Harnstoff-Clearance (Kt) einer Dialysebehandlung, normiert auf das Harnstoffverteilungsvolumen des Patienten (V). Zurzeit gilt, dass das $Kt/V > 1,2$ pro Behandlung ($>3,6$ pro Woche) liegen sollte. Dies bedeutet, dass bei jeder Behandlung eine Harnstoff-Clearance von mindestens 120% des Verteilungsvolumens erreicht werden sollte. Das Verteilungsvolumen für Harnstoff entspricht dem Körperwasser, also ca. 58% des Körpergewichtes. Ein 70 kg schwerer Patient hat ca. 40 l Körperwasser, die Dialysebehandlung sollte eine Harnstoff-Clearance von >52 l erreichen. Die Anforderungen an die Dialyseintensität sind in den letzten Jahren wiederholt angehoben worden. Bei niedrigerer Dialysedosis ist die Lebenserwartung der Patienten reduziert. Auch der jetzige Wert ($Kt/V >1,2$) ist ein Kompromiss zwischen der als noch akzeptabel angesehenen Mortalitätsrate und der praktisch noch durchführbaren Behandlungsdauer und Behandlungsintensität. Da die CAPD eine kontinuierliche Entgiftung sicherstellt und die Nierenrestfunktion unter dieser Therapie länger erhalten bleibt als an der Hämodialyse, wird nur eine niedrigere Harnstoff-Clearance ($Kt/V_{Harnstoff} > 1{,}7-2{,}0$ pro Woche) gefordert.

Der Blick auf die Harnstoff-Clearance zur Qualitätssicherung nach heutigen Kriterien ist sinnvoll, da erste Zeichen der zu geringen Dialysedosis hier aufgedeckt werden können. Zusätzliche Kriterien der adäquaten Dialysetherapie müssen jedoch berücksichtigt werden:

- **Ausreichende Clearance von anderen Urämiemolekülen:** Wenn bei der Hämodialyse die Harnstoff-Clearance pro Minute gesteigert wird, steigt die Clearance größerer Moleküle nicht parallel zur Harnstoff-Clearance an, da die Moleküle sowohl vom Blut ins Dialysat als auch vom Gewebe ins Blut wesentlich langsamer diffundieren als Harnstoff. Die Dialysezeit darf nicht beliebig verkürzt werden, da größere Urämietoxine im Körper verbleiben.
- **Blutdruckeinstellung:** Ein entsprechendes Flüssigkeitsmanagement und das Erreichen normotensiver Blutdruckwerte ist neben den Clearance-Anforderungen ein weiteres Qualitätskriterium der Dialysetherapie. Bei langen Dialysezeiten (3-mal 8 h pro Woche) oder täglicher Hämodialyse (6-mal 2–3 h pro Woche) kann das Trockengewicht so eingestellt werden, dass die meisten Patienten ohne Antihypertensiva normotensiv sind. Da die Dialysepatienten hauptsächlich an kardiovaskulären Erkrankungen versterben, verwundert es nicht, dass die normotensive Dialysepopulation über Jahrzehnte eine 40% höhere Überlebensrate erreichte.
- **Behandlung ohne Nebenwirkung und Belastung des Patienten, Lebensqualität:** Viele Dialysebehandlungen sind für die Patienten mit Nebenwirkungen, z. B. Blutdruckabfall oder Erschöpfung nach der Dialysebehandlung, verbunden. Diese Nebenwirkungen schränken die Lebensqualität ein und tragen eventuell sogar zur Morbidität und Mortalität bei. Daher muss die Behandlung besonders bei multimorbiden Patienten durch angemessene Steuerung und ausreichende Dauer so verträglich wie möglich gestaltet werden. Neuere oder wieder entdeckte Behandlungskonzepte wie nächtliche Acht-Stunden-Dialyse oder tägliche kurze Dialysen erreichen eine höhere Effektivität und schonendere Behandlung.

Kontinuierliche Nierenersatztherapie bei akutem Nierenversagen auf der Intensivstation

Patienten mit akutem Nierenversagen wurden früher wie chronische Hämodialysepatienten mit intermittierender Dialyse behandelt. Dies ist jedoch nur bei hämodynamisch stabilen Patienten angemessen. Eine zunehmende Zahl von Patienten mit akutem Nierenversagen ist jedoch hämodynamisch instabil und benötigt schon vor Behandlungsbeginn Katecholamine zur Kreislaufstützung. Sie reagieren auf eine kurze (z. B. 4–5 h alle 24 oder 48 h) und intensive Dialyse mit Blutdruckabfall und Organminderperfusion. Mit kontinuierlichen Dialyseverfahren können heute Patienten behandelt werden, für die früher keine Therapieoption bestand. Die kontinuierliche venovenöse Hämofiltration (CVVH) wird über einen doppellumigen Dialysekatheter in der V. jugularis, subclavia oder femoralis durchgeführt. Eine Blutpumpe leitet das Blut mit einem niedrigen Blutfluss von ca. 100–150 ml/min zum Dialysator und von dort über das zweite Lumen des Katheters zurück zum Patienten. Der Blutdruck im Inneren der Kapillaren des Dialysators, der bei diesem Verfahren auch Hämofilter genannt wird, presst Ultrafiltrat (Plasmawasser ohne Eiweiß und Zellen) in das Wasserkompartiment des Filters. Das Ultrafiltrat (25–45 ml/min) wird durch eine Substitutionslösung ersetzt, die hinter dem Dialysator das eingedickte Blut wieder verdünnt (Postdilution). Diese kontinuierliche Hämofiltration in Postdilutionsmodus ist die effektivste Methode der kontinuierlichen Nierenersatztherapie. Bei einem Filtratvolumen von 25 ml/min entspricht die Effektivität der CVVH einer täglichen intermittierenden Hämodialyse. Neuere Daten legen nahe, dass eine weitere Dosissteigerung auf 35 oder 45 ml/min das Überleben der Intensivpatienten verbessert. Diese hohe Behandlungsintensität ist selbst durch tägliche intermittierende Dialyse von 5 h nicht mehr zu erreichen.

Wenn, z. B. wegen einer häufigen Thrombosierung des extrakorporalen Kreislaufes, die Hämokonzentration im Filter unerwünscht ist, bieten sich zwei Varianten des Verfahrens an. Bei der Hämofiltration im Prädilutionsmodus wird die Substitutionslösung schon vor dem Filter dem Blut zugegeben, die Filtration im Filter dickt das Blut nur bis zu seinem ursprünglichen Hämatokrit wieder ein. Es wird jedoch verdünntes Plasmawasser filtriert, sodass die Clearance hier niedriger liegt als die Ultrafiltrationsrate. Dieser Clearance-Verlust muss ggf. durch ein höheres Filtrat- und Substituatvolumen ausgeglichen werden.

Auch die kontinuierliche venovenöse Hämodialyse (CVVHD) vermeidet die Hämokonzentration. Bei der CVVHD wird die sterile Substitutionslösung nicht in den Blutkreislauf infundiert, sondern als Dialysat durch das Dialysatkompartiment geleitet (z. B. 25–45 ml/min). In das Dialysat treten die Urämietoxine per Diffusion über. Aufgrund der niedrigen Dialysatflussrate ist die Sättigung für kleine Moleküle wie Harnstoff hoch und ihre Clearance bei der CVVHD fast genauso hoch wie bei der CVVH. Größere Moleküle diffundieren jedoch langsamer, sodass die Postdilutionshämofiltration in dieser Hinsicht überlegen ist.

Die obigen kontinuierlichen Verfahren der Nierenersatztherapie können auch arteriovenös, d. h. ohne Blutpumpe betrieben werden. Dabei wird der zuführende Schlauch des extrakorporalen Kreislaufes an einen Katheter in der Femoralarterie angeschlossen, der Rückfluss erfolgt in eine der großen Venen. Die arteriovenöse Druckdifferenz treibt den extrakorporalen Kreislauf und die Ultrafiltration. Diese Verfahren (CAVH/CAVHD) wurden weitgehend verlassen, da die arterielle Punktion die Nebenwirkungsrate erhöht und der Blutfluss vom oft niedrigen arteriellen Blutdruck des Patienten abhängt.

Evidenz der Therapieempfehlung

	Evidenzgrad	Empfehlungsstärke
Dialyse ist lebenserhaltend bei komplettem Verlust der Nierenfunktion	III	A
Peritonealdialyse und Hämodialyse sind gleichwertig	III	B
Peritonealdialyse initial und später Hämodialyse ist prognostisch günstiger als nur Hämodialyse oder nur Peritonealdialyse	III	B
Indikation zum Beginn der Dialysebehandlung		
urämisches Koma	III	A
urämische Perikarditis	III	A
diuretikaresistente Überwässerung mit Lungenödem	III	A
GFR < 10 ml/min, Kreatinin-Clearance < 15 ml/min	IV	C
Kreatinin-Clearance < 10 ml/min	IV	B
Qualitätskriterien der chronischen Hämodialyse		
Kt/V > 1,2 pro Behandlung	II-b	A
Hypertoniekontrolle	II-b	B
Dialysezeit mindestens 3-mal 4 h pro Woche	III	B
Biokompatible Membranen	IV	C
Durchführung und Intensität der Akutdialyse		
kontinuierliche Dialyse verbessert die Prognose im Vergleich zur intermittierenden Dialyse	IV	D
CVVH-Clearance 35–45 ml/h/kg verbessert Prognose im Vergleich zu 20 ml/h/kg	I-b	B

Die kontinuierliche Nierenersatztherapie erfordert eine ständige Antikoagulation, in der Regel mit Heparin (z. B. Bolus 5000 E initial, Erhaltungsdosis 500–800 E/h). Bei vielen Intensivpatienten ist dies wegen der Blutungsgefährdung problematisch. Mitunter muss aus diesem Grunde auf die effektivere und schonendere kontinuierliche Nierenersatztherapie verzichtet und stattdessen eine kurze intermittierende Hämodialyse durchgeführt werden, die wegen des höheren Blutflusses und der kürzeren Behandlungszeit mit sehr wenig oder sogar ohne Heparin möglich ist.

Literatur

Donauer J, Böhler J (2003) Rationale for the use of blood volume and temperature control devices during hemodialysis Kidney Blood Press Res 26:82–89

Clark WR, Henderson LW (2001) Renal versus continuous versus intermittent therapies for removal of uremic toxins. Kidney Int 59 [Suppl 78]:S298–S303

Daugirdas JT, Blake PG, Ing TS (2001) Handbook of dialysis, 3rd edn. Lippincott Williams & Wilkins, Philadelphia

European best practice guidelines Expert. Group on Haemodialysis, European Renal Association (2002) Nephrol Dial. Transplant 17, Suppl 7: 1–111

Felten H, Kuhlmann MK, Riegel W, Kühn K (1999) Adäquate Dialysebehandlung bei Hämodialyse- und Peritonealdialyse-Patienten. Internist 40:22–36

Gokal R, Khanna R, Krediet RT, Nolph KD (eds) (2000) Textbook of peritoneal dialysis, 2nd edn. Kluwer Academic Publishers, Dordrecht

Hakim RM (2000) Clinical implications of biocompatibility in blood purification membranes. Nephrol Dial Transplant 15 [Suppl 2]:16–20

Hakim RM, Lazarus JM (1995) Initiation of dialysis. J Am Soc Nephrol 6:1319–1328

Henrich WL (ed) (2003) Principles and practice of dialysis, 3rd edn. Lippincott, Williams & Wilkins, Philadelphia

Hörl WH, Wanner C (Hrsg.) (2003) Dialyseverfahren in Klinik und Praxis, Thieme, Stuttgart, New York

Jacobs C (2000) At which stage of renal failure should dialysis be started? Nephrol Dial Transplant 15:305–307

Levy J, Morgan J, Brown E (eds) (2004) Oxford handbook of dialysis. Oxford University Press, Oxford

Paniagua R, Amato D, Vonesh E, Correa-Rotter R, Ramos A, Moran J, Mujais S. Mexican Nephrology Collaborative Study Group (2002) Effects of increased peritoneal clearances on mortality rates in peritoneal dialysis; ADEMEX, a prospective, randomized controlled trial J. Am Soc Nephrol 13:1307–20

Ronco C, Bellomo R, Homel P, Brendolan A, Dan M, Piccinni P, La Greca G (2000) Effects of different doses in continuous veno-venous haemofiltration on outcomes of acute renal failure: a prospective randomised trial. Lancet 356 (9223):26–30

Samtleben W, Blumenstein M (1999) Indikation und Auswahl der Dialyseverfahren bei akuter und chronischer Niereninsuffizienz einschließlich kontinuierlicher Verfahren. Internist 40:3–12

Schwenger V, Hofmann A, Khalifeh N, Meyer T, Zeier M, Hörl WH, Ritz E (2003) Urämische Patienten – späte Überweisung, früher Tod. DMW 128:1216–1220

11.11 Nierentransplantation und Anschlusstherapie

Erich Pohanka und Bruno Watschinger

11.11.1 Einleitung

Die Nierentransplantation ist die optimale Form der Nierenersatztherapie, weil sie einer physiologischen Organfunktion am nächsten kommt, die Lebensqualität verbessert und die Mortalität im Vergleich zur Dialyse reduziert (A). Eine Transplantation sollte immer in Betracht gezogen werden; entscheidend ist der Ausschluss von Erkrankungen, die durch Immunsuppression verschlechtert werden und den Empfänger gefährden (z. B. Tumore, entzündliche Herde, erhöhtes kardiovaskuläres Risiko oder intestinale Ulzerationen). Solche Probleme sollen nicht als absolute Kontraindikation betrachtet werden, sondern können durch adäquate Maßnahmen beseitigt werden (B). Für die präoperative Abklärung möglicher Empfänger wurden klare Richtlinien erstellt.

11.11.2 Organvergabe

Die Nierentransplantation ist durch den Mangel an Spenderorganen limitiert. In Frage kommen Organe von hirntoten Organspendern oder von so genannten „Lebendspendern", meistens Blutsverwandte (Eltern und Geschwister) oder Lebenspartner („emotional donor"), seltener werden – nach sorgfältiger Prüfung der Motive – auch altruistische Spender akzeptiert. Wegen besserer Ergebnisse sollte die präemptive Lebendspende gefördert werden (B); Voraussetzung dafür sind die Freiwilligkeit und die Uneigennützigkeit des Spenders, sowie seine sorgfältige Abklärung hinsichtlich primärer oder sekundärer renaler Erkrankungen.

Zur Vergabe der Organe von hirntoten Organspendern wurden Programme entwickelt, die eine gerechte Verteilung unter Berücksichtigung von Wartezeit, klinischer Dringlichkeit, immunologischer Verträglichkeit und eines geographischen Ausgleichs sicher stellen. Die teilweise sehr unterschiedlichen Wartezeiten für den einzelnen Patienten erklären sich aus seiner individuellen Ausgangssituation, aber auch aus länderspezifischen Unterschieden.

11.11.3 Transplantation

Organtransplantationen sollen nur in speziellen Zentren mit ausreichender Erfahrung und gut geschultem Personal durchgeführt werden. Bei der Operation wird das Organ extraperitoneal in die Fossa iliaca positioniert, die Nierenarterie und die -vene mit Beckengefäßen anastomosiert und der Ureter der Spenderniere in die Blase des Empfängers implantiert. Dies hat den Vorteil einer optimalen Zugänglichkeit beim Eingriff, bei späteren möglichen Komplikationen (Nachblutung, Abszess) oder bei eventueller Organbiopsie.

11.11.4 Immunsuppressive Therapie

Nach Nierentransplantation ist eine immunsuppressive Therapie zur Prophylaxe oder zur Behandlung von akuten und chronischen Abstoßungsprozessen unumgänglich (A). Deshalb wird zwischen einer kontinuierlichen Erhaltungs- und einer gezielten Rejektionstherapie unterschieden. Zwar werden teilweise die gleichen Substanzen eingesetzt, bei Abstoßungen werden aber deutlich höhere Dosierungen verwendet.

Die verfügbaren Medikamente werden bestimmten Substanzklassen zugeordnet. Mögliche Kombinationen ergeben sich ausschließlich zwischen Vertretern verschiedener Klassen. Die Verwendung unterschiedlicher Substanzen der gleichen Kategorie ist wegen der Potenzierung von Nebenwirkungen kontraindiziert.

Steroide

Steroide sind durch ihre immunsuppressive und antiinflammatorische Wirkung effektiv. Sie hemmen die Bildung zahlreicher Interleukine und agieren in der frühen Phase der Immunantwort. Steroide können zur Basisimmunsuppression und als Abstoßungstherapie verwendet werden. Ihre Nebenwirkungen und die Risiken, vor allem bei Dauertherapie, sind hinlänglich bekannt (z. B. Diabetes, Hyperlipidämie, Katarakt, Osteopenie). Daher ist das therapeutische Ziel eine rasche Dosisreduktion bzw. völlige Steroidfreiheit (B); das Absetzen von Steroiden gilt nur bei niedrigem Risikoprofil als sicher (A) und verlangt eine genaue Überwachung. Bei Funktionsverschlechterung wird der neuerliche Einsatz von Steroiden empfohlen (C). Bei Patienten mit kontinuierlicher Steroidtherapie sollte die „Cushing-Schwelle" (≤ 5 mg/Tag) nicht überschritten werden.

Kalzineurininhibitoren (CNI)

CNI vermindern die Produktion verschiedener Wachstumsfaktoren durch Hemmung der Ca^{++}-abhängigen Signaltransduktion in aktivierten T-Lymphozyten. Beide Vertreter dieser Klasse haben trotz unterschiedlicher chemischer Struktur nach intrazellulärer Bindung an die entsprechenden Bindungsproteine den gleichen Angriffspunkt (Kalzineurin). Orientierende Richtlinien für die Dosierung und Unterschiede bei den Nebenwirkungen, die für eine eventuelle Umstellung der Therapie relevant sind, werden in Tabelle 11.11-1 dargestellt. Das Hauptproblem dieser Substanzgruppe ist Nephrotoxizität. Andere typische Nebenwirkungen sind metabolisch (Hyperkaliämie, Hyperurikämie), neurologisch (Kopfschmerzen, Tremor) und gastroenterologisch (Übelkeit, Inappetenz, Durchfall). Nebenwirkungen können durch Dosisreduktion bis hin zum Absetzen und/oder durch Konversion auf alternative Substanzen behandelt werden (A).

Beide CNI können mit verschiedensten Medikamenten interferieren, die über das hepatale Cytochrom P450 abgebaut werden. Diese möglichen Interaktionen, die sowohl zu einem verminderten als auch einem gesteigerten Bedarf führen können, sind im Detail den Arzneimittelinformationen zu entnehmen. Bei renaler Funktionsstörung ist keine Dosisanpassung erforderlich.

Cyclosporin A (CSA) CSA wurde ursprünglich von Fungi imperfecti als antimykotische Substanz isoliert. Sein routinemäßiger Einsatz bei der Erhaltungstherapie hat zu einer entscheidenden Verbesserung der Transplantationsergebnisse beigetragen (Ia). Eine Optimierung der Galenik bewirkte eine Stabilisierung der enteralen Resorption. Die Dosierung erfolgt nach Blutspiegelmessung. Neuerdings wird zumindest für die Frühphase die Dosierung nach C_2 Spiegeln (Blutabnahme 2 h nach Einnahme) empfohlen (C). Dabei gelten folgende Zielspiegel: 1. Monat 1700 ng/ml, 2. Monat 1500 ng/ml, 3. Monat 1300 ng/ml, 6. Monat 1100 ng/ml, danach Reduktion auf 800 ng/ml.

Tacrolimus (FK506) Dieses Makrolid stellt eine potente Alternative zu CSA dar. In verschiedenen Studien wurde eine geringere Inzidenz von frühen, akuten Abstoßungen bei vergleichbaren Langzeitergebnissen gefunden (Ib). Die Substanz ist somit für die Initialbehandlung als gleichwertig einzustufen. Tacrolimus unterscheidet sich von CSA bei verschiedenen Nebenwirkungen (s. Tabelle 11.11-1); eine Konversion kann auch bei rezidivierenden Abstoßungen versucht werden (C). Es wurde auch postuliert, dass unter Tacrolimus eine raschere Reduktion von Cortison möglich ist und dass völlige Steroidfreiheit bei einem höheren Anteil der Empfänger erreicht werden konnte (C).

Purinsyntheseinhibitoren (PSI)

PSI bewirken eine Proliferationshemmung, die sich bei rasch regenerierenden Zellarten wie T- und B-Zellen besonders auswirkt. Deshalb reduzieren sie die Bildung von anti-HLA-Antikörpern, sie haben aber auch einen antiinflammatorischen Effekt. Ihre Hauptkomplikation besteht in der Knochenmarksdepression, die bei Absetzen reversibel ist. Eine Leukopenie kann mit G-CSF (Granulozyten-Kolonien-stimulierendem Faktor) rasch und problemlos behandelt werden (IIb). Häufig treten auch gastrointestinale Nebenwirkungen auf. Proliferationshemmer sind nicht nephrotoxisch und haben keine metabolischen Effekte. Tabelle 11.11-2 zeigt einen Vergleich der beiden Vertreter dieser Gruppe.

Azathioprin AZA ist seit den Anfängen der Transplantation in Verwendung. Es wird intrazellulär in mehrere Metabolite umgewandelt. Für die immunsuppressive Wirkung hauptverantwortlich ist 6-Mercapto-purinribonukleotid (Thioinosinsäure). Etwa die Hälfte der Metaboliten wird renal eliminiert. Unter AZA kann es zur Cholestase und zur Alopezie kommen. Allopurinol verursacht eine Hemmung der Xanthinoxydase, die den Abbau aktiver Metabolite in biologisch inaktive Thioharnsäure und damit eine Verstärkung der Nebenwirkungen von AZA bewirkt.

Mycophenolsäure (MPA) MPA hemmt spezifische die De-novo-Purinsynthese (Blockade der Inosinmonophosphatdehydrogenase) und damit selektiv die Proliferation von T- und B-Zellen. MPA wird hepatal über eine Glucuronosyltransferose in ein inaktives Glucuronid metabolisiert, das renal eliminiert wird. Bei renalen Funktionsstörungen kommt es nur zur Akkumulation des wirkungslosen Metaboliten, sodass bei initial schlechter Transplantatfunktion keine Dosisreduktion nötig ist (C). Bei chronischem Transplantatversagen (GFR<25 ml/min.) und bei älteren Patienten soll die empfohlene Tagesdosis unabhängig vom Körpergewicht dennoch nicht überschritten werden (C). MPA-Spiegelbestimmungen stehen zur Verfügung (Überprüfung der Compliance). Die Dosierung nach Spiegeln wird von manchen Medizinern gefordert, ein Vorteil ist nicht gesichert. Zur Behandlung mit MPA stehen 2 Präparate zur Verfügung.

Mycophenolatmofetil (MMF) ist ein Ester der MPA. Durch MMF ist eine signifikante Reduktion von akuten, frühen Abstoßungen im Vergleich zu Azathioprin und Plazebo gesichert (Ib), auch ein positiver Einfluss auf die Langzeitergebnisse wird postuliert (IIb). Für Risikopatienten oder nach Abstoßungen ist eine Erhöhung der empfohlenen Tagesdosis von 2 auf 3 g zulässig (C). Diese Dosisangaben beziehen sich auf die häufigste Kombination mit CSA, das jedoch die MPA-Bioverfügbarkeit hemmt. Unter Therapie mit Tacrolimus oder Sirolimus und beim Auftreten typischer Nebenwirkungen ist eine spätere Dosisreduktion auf 1–1,5 g/Tag möglich (C). Alternativ steht EC-MPS (enteric-coated mycophenolate sodium), eine magensaftresistente Präparation des Na-Salzes der MPA zur Verfügung, das bei klinischer Anwendung mit MMF vergleichbar war (Ib). 500 mg MMF sind äquivalent zu 360 mg EC-MPS, sodass hier – in Kombination mit CSA – die empfohlenen Tagesdosis 1440 mg beträgt.

TOR-Inhibitoren

Sie binden ebenso wie Tacrolimus an FKBP12 (FK binding protein). Dieser Komplex inhibiert TOR (target of rapamycin), was über die Blockade verschiedener Kinasen zur Hemmung der Zellteilung in einem relativ frühen Stadium des Zellzyklus (G1-Phase) führt. Sie haben eine synergistische Wirkung mit CSA, verstärken aber auch dessen Nephrotoxizität (Ib). Die derzeit empfohlenen Zielspiegel liegen bei 10–12 ng/ml unter Dualtherapie (ohne CNI) und bei 5–8 ng/ml bei Tripeltherapie (mit CNI).

Sirolimus (SRL, auch Rapamycin) Die klinische Wirksamkeit von Sirolimus ist ausgezeichnet (Ib). Ein frühes Absetzen von CSA 3 Monate nach Transplantation unter der Kombination Steroide/Sirolimus führte zur signifikanten Verbesserung der renalen Funktion (Ib). Als Nebenwirkungen sind vor allem Thrombopenien und Hyperlipidämien bekannt, was oft den Einsatz von Lipidsenkern nötig macht (Ib). Vereinzelt wurden postoperative Wundheilungsstörungen, Pneumonitis und nephrotische Proteinurie beschrieben (IV).

Everolimus (RAD) Das 2-Hydroxyäthyl-Rapamycin-Derivat hat im Vergleich mit SRL andere biologische und pharmakologische, aber gleiche immunsuppressiven Eigenschaften. Die klinische Wirksamkeit ist belegt für die Kombination mit CSA (Ib).

Tabelle 11.11-1. Calcineurin-Inhibitoren

	Cyclosporin A	Tacrolimus
Bindungsprotein	Cyclophyllin	FKBP 12
Dosierung nach C_0 Zielspiegel (ng/ml)		
initial	200–300	13–15
nach 3–6 Monaten	130–200	8–12
nach 12 Monaten	90–130	5–10
Vergleich wichtiger Nebenwirkungen		
Nephrotoxizität	•	•
Diabetes	↓	↑
Hypertonie	↑	↓
Hyperlipidämie	↑	↓
Hirsutismus	↑	–
Gingivahyperplasie	↑	–
Tremor	↓	↑

– fehlt, ↓ weniger ausgeprägt
• vergleichbar ↑ stärker ausgeprägt

Tabelle 11.11-2. Purinsynthese-Inhibitoren

	Azathioprin	Mycophenolsäure
Wirkungsweise	unspezifisch	spezifisch
Dosierung	1–3 mg/kg KG	MMF: 2 g/d** (1–3 g/Tag) EC-MPS: 1440 mg/Tag**
Anpassung der Dosis	nach Nebenwirkungen	nach Nebenwirkungen bzw. nach Spiegeln
GFR <25 ml/Min.*	evtl. Dosisreduktion	maximal 2 g/Tag
Vergleich wichtiger Nebenwirkungen		
hämatologisch	↑	↓***
Diarrhöe	↓	↑
Obstipation	↑	↓
Übelkeit	↑	↓
Cholestase	↑	unbekannt
Mögliche Interaktion mit Medikamenten		
Substanzen	Allopurinol Muskelrelaxanzien Warfarin Zytostatika	Acyclovir Antazida Colestyramin Probenecid

↓ weniger ausgeprägt, ↑ stärker ausgeprägt, * bei chronischem Transplantatversagen, ** in Kombination mit CSA, *** bei 2 g MMF/d

Biologische Immunsuppressiva

Es handelt sich um Präparationen von poly- oder monoklonalen Antikörpern, die gegen verschiedene Oberflächenantigene von T-Lymphozyten gerichtet sind und zu deren Elimination oder Inaktivierung führen. Sie sind effektiv als postoperative Prophylaxe oder bei steroidresistenten Abstoßungen (Ib).

Polyklonale (ATG, Anti-T-Lymphzytenglobulin) und monoklonale (OKT3, Muromonab-CD3) anti-T-Zell Antikörper können schwere Nebenwirkungen wie Schüttelfrost mit Fieber sowie Gliederschmerzen und Durchfälle auslösen (Freisetzung von Lymphokinen), weshalb sie meist im stationären Bereich eingesetzt werden. Diese Effekte können durch zusätzliche Gabe von Steroiden und Antipyretika reduziert werden. Das Risiko für schwere Infekte ist deutlich erhöht (Ib).

Bei den Antikörpern gegen den Interleukin-2-Rezeptor (Il-2R, CD25) handelt es sich um humanisierte bzw. chimärische Antikörper, bei denen diese Nebenwirkungen nicht auftreten (Daclizumab, Basiliximab). Sie werden ausschließlich prophylaktisch eingesetzt und reduzieren deutlich die Inzidenz früher Abstoßungsreaktionen (Ib).

11.11.5 Kombinationsmöglichkeiten und immunsuppressive Strategien

Es existiert kein allgemein akzeptiertes Schema für die ideale Immunsupppression. Bei der Auswahl der eingesetzten Substanzen und ihrer Dosierung bestehen zentrumspezifische und regional bedingte Präferenzen, die auf persönlichen Erfahrungen beruhen und oft nicht wissenschaftlich zu begründen sind. Gesichert ist eine signifikante Verbesserung des Trans-plantatüberlebens durch den Einsatz von CSA im Vergleich zur früher üblichen Kombination von Steroiden und Azathioprin (Ia). Des Weiteren ist eine signifikante Reduktion von akuten Abstoßungen in der Frühphase durch mehrere neuere Substanzen (Tacrolimus, MMF, Sirolimus) belegt (Ib). Allerdings war bei diesen Studien das 1-Jahres-transplantatüberleben vergleichbar. Zwar ist ein Zusammenhang zwischen frühen, akuten Abstoßungen und den Langzeitergebnissen bekannt (Ib). Doch die Frage, welche neue Protokolle die Langzeitergebnisse am besten optimieren, wird kontrovers diskutiert.

Nachdem verschiedene Protokolle mit vergleichbar guten Resultaten angeboten werden können, konzentriert sich das Interesse auf das Nebenwirkungsprofil der einzelnen Substanzen. Das große Angebot an Immunsuppressiva erlaubt eine individuelle, maßgeschneiderte Therapie für den einzelnen Patienten, wobei seine Begleiterkrankungen und sein immunologisches Risiko zu berücksichtigen sind. Als gefährdet für Abstoßungen gelten vor allem Patienten mit hohen HLA-Antikörpertitern sowie Empfänger mit frühem Transplantatverlust in der Anamnese. Umgekehrt haben ältere Empfänger ein geringeres Abstoßungsrisiko und können durch Überimmunsuppression leicht gefährdet werden.

Initiale Immunsuppression

Die verschiedenen Möglichkeiten der postoperativen Initialtherapie und ihre Indikationen sind in Tabelle 11.11-3 angeführt. Postoperativ treten die meisten Abstoßungen auf. Deshalb werden in der Frühphase manche Substanzen in höherer Dosierung eingesetzt (s. Tabelle 11.11-1). Steroide werden zumeist intra- und perioperativ hoch dosiert, können aber innerhalb von 1–2 Wochen auf eine niedrige Erhaltungsdosis (z. B. Prednisolon 20 mg/Tag) reduziert werden. Diese Dosis soll nach Möglichkeit weiter gesenkt werden (s. Steroide). Grundsätzlich hängt die Radikalität, mit der Dosisreduktionen erfolgen, vom individuellen Risiko, vom klinischen Verlauf, von der immunsuppressiven Begleitmedikation, aber auch von der „Zentrumspolitik" ab.

Erhaltungstherapie

Die optimale Erhaltungstherapie sollte so niedrig wie möglich, aber so hoch als nötig angesetzt werden. Sie muss für jeden einzelnen Patienten durch schrittweise Dosisreduktion oder Absetzen bestimmter Medikamente eruiert werden. Nach jeder Veränderung der Therapie sind kurzfristige Kontrollen nötig, um eventuelle Abstoßungen rechtzeitig zu erkennen (A). Dementsprechend erfolgt die Einstellung in Form einer Tripel-, Dual- oder Monotherapie. Die häufigsten Kombinationsvarianten sind in Tabelle 11.11-4 dargestellt. Als Konversion bezeichnet man die Umstellung von einer Substanz auf eine alternative Therapie im Rahmen der Erhaltungstherapie. Eine Konversion kann wegen akuter oder chronischer Abstoßungen und wegen Nebenwirkungen nötig sein (A).

Tabelle 11.11-3. Initiale Immunsuppression

Varianten	Mögliche Kombination	Mögliche Indikation
Quadrupeltherapie	Tripeltherapie + ATG Tripeltherapie + OKT3 Tripeltherapie + anti-CD25 AK	Hochsensibilisierte Empfänger Früherer Transplantatverlust wegen akuter Abstoßung
Induktionstherapie	Steroide + PSI + ATG/OKT3/anti-CD25 AK Verzögerter Beginn mit CNI	Initiale Transplantatdysfunktion Spenderalter >60 Jahre
Tripeltherapie	siehe Tabelle 11.11-4	Empfänger mit normalem Risiko
Dualtherapie	siehe Tabelle 11.11-4	Empfänger mit normalem Risiko

Eine Tripeltherapie ist bei Patienten mit rezidivierenden Abstoßungen indiziert, das Risiko besteht in Überimmunsuppression. Eine weitere Zielgruppe sind Patienten, die bereits bei normaler Dosierung medikamentassoziierte Nebenwirkungen entwickeln. Unter Tripeltherapie ist es möglich, auch mit einer niedrigeren Dosis der einzelnen Substanzen eine ausreichende Immunsuppression zu erzielen

Die häufigste Dualtherapie besteht aus Steroiden und CNI. Eine Dualtherapie kann auch – vor allem bei Patienten mit steroidassoziierten Nebenwirkungen – mit dem Ziel zur Steroidfreiheit durchgeführt werden. CNI-freie Protokolle werden zur Vermeidung von Nephrotoxizität bei Patienten mit niedrigem Abstoßungsrisiko eingesetzt. Die Kombinationen von Steroiden mit MMF oder SRL zeigten sehr gute Ergebnisse (Ib), doch wird besonders nach Absetzen von CNI ein sorgfältiges Monitoring dringend empfohlen (A).

Exzellente Ergebnisse sind für die Monotherapie mit CSA publiziert, die inzwischen auch mit Tacrolimus durchgeführt werden kann. Ein direkter Vergleich mit anderen Protokollen ist aber problematisch, da Monotherapien naturgemäß nur bei Patienten mit besonders günstigem Verlauf in Erwägung gezogen werden können. Auch über erfolgreiche Monotherapie mit MMF wurde berichtet.

Behandlung akuter Abstoßungskrisen

Je nach Aggressivität der gewählten Basisimmunsuppression treten bei 10–50% aller Empfänger im ersten Jahr akute Abstoßungen auf, die bei rechtzeitiger Behandlung meist reversibel sind (Ib). Verschiedene Behandlungsmöglichkeiten sind in Tabelle 11.11-5 angeführt.

Ein Steroidbolus mit anschließend kurzfristiger Erhöhung der oralen Steroidmedikation stellt die erste Wahl für die Behandlung dar und ist bei unkomplizierten Abstoßungen meist ausreichend. Bei Steroidresistenz sowie bei redzidivierenden oder schweren Abstoßungen erfolgt nach bioptischer Verifizierung ein Zyklus mit mono- oder polyklonalen Antikörpern für 10–14 Tage. Durch eine Antikörpertherapie können bis zu 95% aller Abstoßungen und etwa 60% der Steroidresistenten Rejektionen beherrscht werden. Dies rechtfertigt die hohen Behandlungskosten und mögliche Nebenwirkungen. Diese bestehen in lebensbedrohlichen Infekten bei älteren Patienten oder solchen mit schlechter immunologischer Abwehr. Besonders die wiederholte Applikation bedarf deshalb im individuellen Fall sorgfältiger Abwägung. Die Konversion der Erhaltungstherapie auf alternative Substanzen (z. B. auf Tacrolimus oder MMF) wird von manchen Zentren bereits einem Zyklus mit biologischen Immunsuppressiva vorgezogen. Der Vorteil liegt in günstigeren Kosten und niedrigen Nebenwirkungen bei guter Effektivität (IIb). Auch die Erhöhung der MMF-Dosis auf 3 g/Tag kann sinnvoll sein.

Tabelle 11.11-4. Kombinationen für die Erhaltungstherapie

Tripeltherapie	Steroid + CNI + PSI Steroid + CNI + TORI Steroid + PSI + TORI
Dualtherapie	Steroid + CNI Steroid + PSI Steroid + TORI CNI + PSI CNI + TORI
Monotherapie	CNI MMF

CNI Calcineurin-Inhibitoren; *PSI* Purinsynthese-Inhibitoren, *TORI* TOR-Inhibitoren, *MMF* Mycophenolatmofetil.

Tabelle 11.11-5. Therapie bei Abstoßungen

Steroidbolus	250–500 mg Methylprednisolon oder 50–100 mg Dexamethason für 3–5 Tage i.v.
Anschließend Steroidreduktion	Von 75 mg Prednisolon auf 20 mg p.o. über 6–9 Tage
Anti-T-Zell-AK-Präparationen	ATG (Hase) i.v. für 10–14 Tage ATG (Pferd) i.v. für 10–14 Tage OKT3: 5 mg i.v. für 10–14 Tage
Änderung der Erhaltungstherapie	Von CSA auf Tacrolimus Von Azathioprin auf MMF Steigerung von MMF auf 3 g/Tag

11.11.6 Komplikationen nach Nierentransplantation

Postoperativ stehen chirurgische bzw. urologische Probleme im Vordergrund, mögliche Infektionen sind meist bakteriell verursacht (Harnwegsinfekte, Wundinfektionen, Abszess). Ab dem 2. Monat überwiegen virale Infekte (meist Zytomegalie, Herpes simplex oder zoster, sowie Epstein-Barr-Virus (EBV), seltener Human-Herpes-Virus VI, VII und VIII sowie Papova- und Parvoviren). Auch opportunistische Infektionen (z. B. Pneumocystis carinii) und Pilze sind beschrieben. Infekte und die Entwicklung maligner Tumore sind Folge der Immunsuppression und korrelieren oft mit der kumulativen Dosis der verabreichten Substanzen. Bei den Malignomen sind Hautkarzinome und Lymphome (z. B. EBV-assoziiert) besonders häufig. Die wichtigsten Ursachen für die Mortalität betreffen neben Sepsis und Malignomen vor allem kardiovaskuläre Ereignisse.

Management der Betreuung

Zur Vermeidung bzw. Früherkennung solcher Komplikationen und Risikofaktoren werden für alle Transplantatempfänger regelmäßige Laborkontrollen und ärztliche Visiten empfoh-

Empfehlungen zur Patientenauswahl vor Nierentransplantation

Empfehlung	Evidenzgrad
Eine Transplantation soll bei allen Patienten mit terminaler Niereninsuffizienz erwogen werden, da sich im Vergleich zur Dialyse die Lebenserwartung und die Lebensqualität verbessert. Ausgenommen sind Patienten mit absoluten Kontraindikationen.	A
Als absolute Kontraindikationen gelten unkontrollierte bzw. unkontrollierbare Malignome oder Infekte. Dies gilt auch für Patienten mit einer Lebenserwartung <2 Jahre.	B
Das Vorliegen einer Grunderkrankung mit hohem Risiko zur Rekurrenz im Transplantat stellt keine Kontraindikationen dar. Bei geplanter Lebendspende soll der Organspender über die Möglichkeit zur Rekurrenz informiert sein.	B
Eine psychologische Begutachtung vor Transplantation ist zur Beurteilung der zukünftigen Compliance sinnvoll.	B
Bei der Auswahl von Spender und Empfänger soll der HLA-Übereinstimmung eine große Priorität zukommen. Besteht die Möglichkeit zu einer Lebendspende, kann die HLA-Übereinstimmung eine geringere Bedeutung zugeordnet werden.	A
Vor Transplantation ist ein Crossmatch Test zum Ausschluss von präformierten, Komplementabhängigen, zytotoxischen anti-Spender-Antikörpern im Serum des Empfängers notwendig.	B

Empfehlungen zur Immunsuppression (IS) und Erhaltungstherapie

Empfehlung	Evidenzgrad
Allgemeines	
Eine immunsuppressive Erhaltungstherapie ist notwendig, um die Inzidenz akuter Abstoßungen zu reduzieren und um die Transplantatüberlebenszeit zu verlängern	A
Die IS sollte in den ersten Wochen und Monaten hoch dosiert sein, um die Akzeptanz des Transplantates zu sichern, kann jedoch mit zunehmender Dauer reduziert werden.	C
Die Erhaltungstherapie kann zur Überimmunsuppression führen, die sich durch gehäufte Infekte und/oder Malignome äußert. Die gewählte IS soll deshalb immer ein Gleichgewicht zwischen Effizienz und Toleranz bilden.	B
Non-Compliance bei der Medikamenteneinnahme stellt eine unterschätzte Ursache für Funktionsverlust dar und sollte mit großer Sorgfalt evaluiert werden.	B
Langzeittherapie	
Mit einem Langzeitmonitoring-Programm sollen die kardiovaskulären, metabolischen, renalen Risiken einer Therapie sowie das Risiko zur Entwicklung maligner Tumore beurteilt werden.	C
Eine Konversion der IS wird zur Vermeidung substanzspezifischer Nebenwirkungen empfohlen und wird im Allgemeinen als sichere Maßnahme eingeschätzt.	A
Langzeittherapie – Steroide	
Zur Vermeidung der Steroid-Nebenwirkungen sollte langfristig ihr Absetzen erwogen werden.	B
Das Absetzen von Steroiden ist nur bei einem Teil der Patienten sicher und wird nur bei niedrigem Risiko empfohlen.	A
Wegen des Risikos zum langsam verzögerten Funktionsverlust ist ein sorgfältiges Monitoring nötig. Bei funktioneller Verschlechterung sollen Steroide wieder eingesetzt werden.	C
Langzeittherapie – Cyclosporin	
Ein sorgfältiges Langzeitmonitoring ist nötig zum Nachweis eventueller Toxizität. Bei Diskrepanz zwischen klinischen Zeichen einer Toxizität und Dosierung empfiehlt sich eine pharmakokinetische Untersuchung.	C
Wegen Nephrotoxizität, Hypertonie, Hyperlipidämie oder Hypertrichose kann ein Absetzen von Cyclosporin erwogen werden.	A

Empfehlungen für Kontrolluntersuchungen nach Nierentransplantation	
Empfehlung	**Evidenzgrad**
Allgemeines	
Nierentransplantatempfänger benötigen regelmäßige Kontrolluntersuchungen zur Früherkennung von Komplikationen oder von Funktionsverschlechterung. Initial sollen sie kurzfristig erfolgen, später können die Intervalle verlängert und dem individuellen Bedarf angepasst werden. Sie sollten langfristig, aber zumindest alle 2–3 Monate durchgeführt werden; mindestens 1-mal jährlich erfolgt eine Kontrolle im Transplant-Zentrum.	C
Ein Patient mit Fieber sollte prompt evaluiert und behandelt werden. Die Diagnostik soll zumindest die Leukozytenzahl, die renalen Funktionsparameter sowie Blut- und Harnkulturen beinhalten. Es ist nach bakteriellen, viralen, parasitären und fungalen Infekten zu suchen.	C
Akute Abstoßung	
Eine akute Abstoßung soll bei raschem Plasmakreatinin-Anstieg >10–25% über dem Ausgangswert mit oder ohne Rückgang der Harnmenge, Verhärtung des Transplantates oder Fieber erwogen werden.	C
Finden sich keine offensichtlichen Ursachen für eine Transplantatdysfunktion, soll der Verdacht auf Abstoßung durch eine Biopsie bestätigt werden	B
Zur Behandlung einer ersten akuten Abstoßung werden hochdosierte Steroide i.v. empfohlen.	C
ATG/ALG oder OKT3 wird bei Steroidresistenz sowie bei wiederholten oder histologisch schweren Abstoßungen empfohlen.	C
Nach wiederholten Abstoßungen empfiehlt sich eine Modifikation der Basisimmunsuppression.	B
Kardiovaskuläres Risiko und metabolische Störungen	
Arterielle Hypertonie ist ein häufiges Problem nach Transplantation. Ihre häufigsten Ursachen sind ein Hochdruck, der bereits vor Transplantation bestand, eine chronische Allograft-Nephropathie und IS-Therapie. Eine sorgfältige Blutdrucküberwachung und Behandlung wird empfohlen.	B
Hypertonie nach Transplantation ist mit erhöhter Inzidenz von kardiovaskulären Erkrankungen assoziiert und ein unabhängiger Risikofaktor für Transplantatversagen. Deshalb werden Zielwerte von <130/85 empfohlen, bzw .bei Proteinurie <125/75.	C
Bei Patienten mit unkontrollierter Hypertonie und/oder funktioneller Verschlechterung soll eine Abklärung der Ursache erfolgen, insbesondere soll eine Nierenarterienstenose im Transplantat ausgeschlossen werden.	C
Posttransplant Diabetes mellitus (PTDM) sollte durch Screening alle 3 Monate (Nüchternblutzucker und/oder HbA1c) identifiziert bzw. ausgeschlossen werden.	B
Besteht ein PTDM, dann ist eine optimale therapeutische Einstellung zu fordern. Auch die IS soll adaptiert werden, um die diabetische Stoffwechsellage wieder zu normalisieren oder zumindest zu verbessern.	B
Malignome	
Wegen des hohen Risikos für Tumore der Haut wird eine gute Patientenaufklärung, die Vermeidung von Sonnenexposition sowie die Verwendung von Schutzkleidung bzw. von Sonnenschutzcreme (Schutzfaktor >15) empfohlen.	A
Empfänger mit prämalignen Hautläsionen sollen frühzeitig dermatologisch behandelt und kurzfristig kontrolliert werden.	B
Bei Nierentransplantatempfänger sollen die Eigennieren wegen der erhöhten Inzidenz des Nierenzellkarzinoms regelmäßig sonographisch untersucht werden.	B
Die für die Allgemeinbevölkerung erstellten Richtlinien zum Screening und zur Prävention von Malignomen sollen wegen des erhöhten Risikos in besonderem Ausmaß bei Transplantierten angewendet werden. Insbesondere wird bei Männern >50 Jahren jährlich ein PSA-Test und eine digitale Untersuchung gefordert, bei Frauen eine Zervixzytologie und eine Mammographie. Bei allen Patienten soll eine Untersuchung auf okkultes Blut im Stuhl erfolgen.	B
Langsame Funktionsstörungen	
Eine Verschlechterung der Transplantatfunktion soll immer diagnostisch abgeklärt und, wenn möglich, behandelt werden.	B
Eine persistierende Proteinurie >0,5 g/24 h soll diagnostisch abgeklärt und behandelt werden.	B

len, nach dem 1. Jahr sollten sie zumindest noch alle 2–3 Monate erfolgen (C). Als besonders wichtig gilt die Abklärung und Behandlung von akuter oder chronischer Transplantatdysfunktion (B), von Proteinurie >0,5 g/24 h (B), von Hypertonie (A), von Diabetes (B) sowie von Hyperlipidämie und Übergewicht (B). Neben der kardiovaskulären Risikoevaluation sollen die regelmäßigen Kontrollen auch eine rechtzeitige Diagnose und Therapie der oben angeführten Infekte und Neoplasmen ermöglichen (A).

11.11.7 Ergebnisse nach Nierentransplantation und Ursachen für Funktionsverlust

In den letzten Jahren konnten die Ergebnisse der Nierentransplantation beeindruckend verbessert werden. Das Transplantatüberleben nach einem Jahr liegt bei über 90%. Allerdings kommt es bei fast allen Patienten früher oder später zu einer langsam progredienten Funktionsverschlechterung, die durch immunologische (chronische Abstoßung) und nichtimmunologische Faktoren (Hypertonie, metabolische Störungen, CNI-Toxizität) bedingt ist. Auch ein Wiederauftreten der Grunderkrankung im Transplantat kann die Funktion verschlechtern. Dennoch kommt es durch Optimierung der Therapie und Verbesserung des Managements zu einer stetigen Verbesserung der Langzeitergebnisse. So kann heute von einer mittleren Transplantathalbwertszeit von über 10 Jahren ausgegangen werden. In Einzelfällen ist auch eine Funktionsdauer von 30 Jahren bekannt. Umgekehrt liegen die Ergebnisse bei Diabetikern deutlich unter dem Durchschnitt, was die Bedeutung der Begleiterkrankungen nachhaltig unterstreicht.

Literatur

Kassiske BL, Ramos EL, Gaston RS, Bia MJ, Danovitch GM, Bowen A, Ludin PA, Murphy KJ (1995) The evaluation of renal transplant candidates: clinical practice guidelines. J Am Soc Nephrol 6:1–34

Pohanka E. (2001) New immunosuppressive drugs: an update. Curr Opin Urol. 11(2):143–151

De Mattos AM, Olyaei AJ, Bennett WM (2000) Nephrotoxicity of immunosuppressive drugs: Long-term consequences and challenges for the future. Am J Kidney Dis 35(2):333–346

Denton MD, Magee CC, Sayegh MH (1999) Immunosuppressive strategies in transplantation. Lancet 353(9158):1083–1091

Cecka JM (2000) The UNOS scientific renal transplant registry. In: Cecka JM, Terasaki PI, Eds. Clinical Transplants 1999. UCLA Tissue Typing Laboratory, Los Angeles 1–21

Tomson CRV (2001) Cardiovascular complications after renal transplantation. In: Morris PJ. Ed. Kidney Transplantation. Principles and Practice, 5th Edition. Philadelphia, W.B. Saunders Company 445–467

Patel R, Paya CV (1997) Infections in solid-organ transplant recipients. Clinical Microbiology Reviews 10(1):86–124

Penn I (1999) Neoplastic complications of organ transplantation. In: Ginns LC, Cosimi AB, Morris PJ. Eds. Transplantation. Blackwell Science 770–786

Briggs JD (2001) Causes of death after renal transplantation. Nephrol Dial Transplant 16:1545–1549

European Best Practice Guidelines for Renal Transplantation (Part 2). Nephrol Dial Transplant 2002; 17:Supplement 4

11.12 Harnwegsinfektionen
Martina Franz und Walter H. Hörl

11.12.1 Einleitung

Harnwegsinfektionen gehören zu den häufigsten Erkrankungen überhaupt. Betroffen ist jedes Lebensalter, wobei im Säuglingsalter durch häufigere urogenitale Missbildungen das männliche Geschlecht, zwischen dem 3. und 60. Lebensjahr eindeutig das weibliche Geschlecht (>10:1) mit besonderer Infektionshäufigkeit nach der Pubertät, in der Schwangerschaft (aszendierende Infektionen durch tonogene Dilatation des Harntraktes) und in Abhängigkeit von der sexuellen Aktivität („Honeymoon-Zystitis") dominiert. Nach dem 60. Lebensjahr sind Harnwegsinfekte beim weiblichen und männlichen Geschlecht (durch Harnretention bei Prostatavergrößerung) etwa gleich häufig. Etwa 40–50% der erwachsenen Frauen haben einen Harnwegsinfekt in ihrer Anamnese. Harnwegsinfektionen stellen wesentliche Komplikationen im Rahmen der Schwangerschaft, beim Diabetiker, bei polyzystischer Nierendegeneration, nach Nierentransplantation sowie bei Vorliegen von Missbildungen des Harntraktes und neurologischen Erkrankungen, die die Blasenentleerung beeinträchtigen, dar. Harnwegsinfektionen sind die Hauptursache für die gramnegative Sepsis bei hospitalisierten Patienten und nach Nierentransplantation.

Harnwegsinfekte lassen sich unterteilen in **untere** (lokalisiert auf die Blase oder Urethra) und **obere** (lokalisiert auf eine oder beide Nieren) **Infektionen des Harntraktes**. Klinisch ist eine Trennung in einen **asymptomatischen** (symptomlose Bakteriurie) und einen **symptomatischen** (Dysurie, Pollakisurie) sowie **komplizierten** (bei funktionellen oder strukturellen Störungen, Diabetes oder Immunsuppression) Harnwegsinfekt ebenso sinnvoll wie die Unterteilung in eine **akute Pyelonephritis** (akute bakterielle interstitielle Nephritis) oder **chronische Pyelonephritis** mit Narbenbildung und Parenchymschwund.

11.12.2 Ätiologie und Pathogenese

Häufige gramnegative Erreger sind Escherichia coli (mit >50% häufigster Erreger von Harnwegsinfektionen), Klebsiella, Proteus, Pseudomonas und Serratia. Häufige grampositive Erreger sind Enterokokken (Streptococcus faecalis) und Staphylococcus saprophyticus. Als atypische Erreger kommen Chlamydien, Mykoplasmen, Pilze (vor allem Kandidaspezies), Viren (Zytomegalievirus bei Immunsupprimierten), Mycobacterium tuberculosis, bei Männern Trichomonas vaginalis, Gardnerella vaginalis sowie Haemophilus influenzae in Frage. Beim weiblichen Geschlecht besiedeln koliforme Erreger der Perianalregion den Introitus vaginae bzw. die Harnröhrenöffnung und gelangen über die kurze Harnröhre (3–4 cm) in die Blase und ggf. in die Nieren. Üblicherweise ist die Periurethralregion bei Frauen nicht von uropathogenen Mikroorganismen besiedelt. Das Reservoir ist der Introitus vaginae, vor allem wenn durch antibiotische Vorbehandlung (Mangel an Laktobazillus) oder lokalen Glykogenmangel (z. B. durch Östrogenmangel im höheren Lebensalter) der Vaginal-pH >5 liegt. Daher reicht das Spektrum der Harnwegsinfektionen von der Urethritis bis zur Pyelonephritis. Beim männlichen Geschlecht werden Harnwegsinfektionen durch Steine, Blasentumoren, Urethrastriktur, Blasenkatheter, Instrumentation (im Rahmen einer urologischen Diagnostik) oder inkomplette Blasenentleerung (Prostatavergrößerung) begünstigt. Störungen lokaler Abwehrmechanismen der Blase sowie Pathogenitätseigenschaften und Virulenzmerkmale uropathogener Mikroorganismen bestimmen ebenfalls Häufigkeit und Schweregrad von Harnwegsinfektionen. Spezifische Virulenzfaktoren ermöglichen den Bakterien nicht nur ein Überleben, sondern auch die Vermehrung im Wirtsorganismus. Virulenzfaktoren von E. coli betreffen die Kapselproduktion, die Synthese von Aerobactin und Enterobaktin

(Eisenbindungsproteine, da Eisen notwendig ist für das Überleben und die Vermehrung uropathogener Keime), die Hämolysinproduktion und die Expression von Fimbrien. Durch diese Strukturen können uropathogene Keime spezifisch an epithelialen Rezeptoren der harnableitenden Wege anhaften und von der Blase bis ins Nierenbecken aszendieren. Anomalien des Harntraktes (z. B. vesikoureteraler Reflux) oder diagnostische Maßnahmen (Zystoskopie, Refluxprüfung, Blasenspülung) begünstigen die Keimaszension. Adhärenzorgane können auch nichtfimbrielle Strukturen sein.

11.12.3 Diagnose und Therapie

Eine rasche Diagnosestellung und eine effektive Therapie sind bei Zystitiden und Pyelonephritiden erforderlich.

Die **akute Pyelonephritis** geht mit schweren Allgemeinsymptomen (Flankenschmerz, Schwitzen, Kopfschmerz, Übelkeit, Erbrechen) und Fieber (>38,5 °C) einher. Laborchemisch ist das C-reaktive Protein (CRP) >20 mg/dl erhöht (Infektionen mit gramnegativen Bakterien triggern die Produktion von Tumor-Nekrose-Faktor, Interleukin-1 und Interleukin-6 mit konsekutiver Stimulation von Akutphaseproteinen in der Leber), es besteht eine Beschleunigung der Blutkörperchensenkungsgeschwindigkeit (BSG) >25 mm/h, ferner eine Leukozytose mit Linksverschiebung im Differentialblutbild sowie eine Erhöhung der α_1- und α_2-Globulinfraktion in der Serumelektrophorese. Im Harn dominieren Pyurie (>20 Leukozyten/1 µl Urin, direkte Mikroskopie des unzentrifugierten Urins in der Fuchs-Rosendahl-Kammer), Bakteriurie ($\geq 10^5$ Keime/µl Urin bei 95% der Patienten; Erregernachweis und Resistenzbestimmung erforderlich) sowie ein Konzentrierungsdefekt (tubuläre Schädigung). Bildgebende Verfahren (Sonographie, Urographie) sowie eine urologische Abklärung (Zystoskopie, Refluxdiagnostik; Miktionszystourethrogramm) ergänzen das diagnostische Spektrum. Blutkulturen (Urosepsis!) sind vor allem bei Risikopatienten (z. B. Immunsuppression) erforderlich.

Die **akute Zystitis** geht mit Dysurie (schmerzhafte Harnentleerung), Pollakisurie (häufiger Harndrang) und subfebrilen Temperaturen (<38 °C) einher, wobei CRP, BSG, Blutbild und Serumelektrophorese im Normbereich bleiben und ein Konzentrierungsdefekt fehlt. Je nach Virulenz der Keime findet man eine Hämaturie (hämorrhagische Zystitis) sowie mehr oder weniger ausgeprägt eine Leukozyturie und Bakteriurie. 30–50% der Frauen mit Infektionen des unteren Harntraktes (Zystitis, Urethritis) haben $<10^5$ (koliforme) Keime/µl Urin (empfohlenes diagnostisches Kriterium daher $>10^2$ Keime/µl Harn). Eine Keimdifferenzierung ist unbedingt erforderlich. Bei rezidivierenden Infektionen des unteren Harntraktes ist eine urologische Abklärung erforderlich. **Asymptomatische Harnwegsinfekte** sind häufig Zufallsbefunde bei Routinekontrollen. Der Nachweis von $\geq 10^5$ Keimen/µl Mittelstrahlurin erlaubt bei symptomlosen Patienten die Differenzierung von asymptomatischem Infekt und Kontamination ($<10^5$ Keime/µl Urin).

Beim **männlichen Geschlecht** können Infektionen des Harntraktes durch die funktionelle Einheit von Genital- und Harntrakt zu einer Mitbeteiligung von Prostata, Nebenhoden, Samenbläschen und Hoden führen (Kombination von Zystitis und Adnexitis), sodass eine entsprechende klinische (Palpation) und laborchemische (Prostataexprimat) Untersuchung ergänzend sinnvoll ist. Die Häufigkeit rezidivierender Infektionen des Harntraktes nimmt beim Mann im 5. Lebensjahrzehnt zu (zunehmende Restharnbildung durch Größenzunahme der Prostata). Deshalb umfasst die Abklärung neben der mikrobiologischen Diagnostik folgende Untersuchungen:

- Drei-Gläser-Probe (Lokalisation der Infektionsquelle),
- Uroflowmetrie mit Bestimmung von Strahlstärke und Restharn,
- Ausschluss oder Nachweis von Verkalkungen der Prostata,
- Infusionsurogramm,
- Zystourethrogramm (Striktur? Reflux in die Samenblase?),
- Miktionszystourethrogramm (Beurteilung von Blasenhals, distaler Harnröhre und Miktionsdynamik).

Eine **asymptomatische Bakteriurie** beim Erwachsenen stellt häufig eine Symbiose zwischen Wirt und Mikroorganismus dar, die keiner Therapie bedarf. Ebenfalls nicht therapiert werden katheterassoziierte asymptomatische Harnwegsinfekte, solange der Blasenkatheter in situ liegt. Sollte bei diesen Patienten im weiteren Verlauf eine klinisch manifestierte Infektion auftreten, wird nach Antibiogramm therapiert.

Empfehlungen, asymptomatische Bakteriurien zu behandeln, betreffen

- die Schwangerschaft: Eine asymptomatische Bakteriurie während der Schwangerschaft stellt die einzige klare Indikation zur Therapie dar (Gefahr der aszendierenden Pyelonephritis und Abort bei tonogener Dilatation der oberen Harnwege, Therapiedauer 7–10 Tage bzw. bis zum negativen Bakterien- und Leukozytenbefund);
- Patienten vor Instrumentierung im Rahmen der urologischen Diagnostik;
- fakultativ: immunsupprimierte Patienten (Gefahr der Urosepsis) bis zum negativen Bakterien- und Leukozytenbefund;
- fakultativ: bei Diabetikern (Entscheidung zur Therapie im Einzelfall).

Patienten mit symptomatischer **Zystitis** (Abb. 11.12-1) werden oral mit Trimethoprim, Quinolonen (Gyrasehemmer), Amoxi-cillin (Mittel der 1. Wahl bei Enterokokken) oder Cephalos-porinen 7–10 Tage therapiert (Therapieerfolg >80%). Eine Kurzzeittherapie (z. B. Einmalgabe der Tagesdosierung oder Ein- bzw. Drei-Tages-Therapie) ist bei symptomatischen oder Risikopatienten wie Patienten mit Diabetes mellitus, Nephrolithiasis, urogenitalen Missbildungen oder Immunsuppression nicht indiziert. Der Therapieerfolg einer Kurzzeitbehandlung ist vor allem bei Männern mit symptomatischem Harnwegsinfekt schlecht

11.12 Harnwegsinfektionen

(10–30%). Daher sollten Männer länger behandelt werden (1–3 Wochen, je nach Symptomatologie und Virulenz des Erregers). Vergleicht man Spontanremission, Einmaldosierung und Sieben-Tages-Therapie bei dysurischen Frauen mit niedriger (10^2–10^4 Keime/ml) und hoher ($\geq 10^5$) Keimzahl, so ist die Einmaltherapie bei Frauen mit niedriger und hoher Keimzahl vergleichbar effektiv (Therapieerfolg eine Woche nach Behandlung 84%, fünf Wochen nach Therapie 63%). Die Sieben-Tages-Therapie ist effektiver (Therapieerfolg eine Woche nach Therapie 98%, fünf Wochen nach Therapie 83%). Die entsprechenden Zahlen liegen für die Spontanremission bei Frauen mit niedriger Keimzahl bzw. hoher Keimzahl mit 5% bzw. 7% entsprechend niedrig. Unkomplizierte Harnwegsinfektionen mit S. saprophyticus sind mit Einmalgabe eines Gyrasehemmers ebenfalls nur inadäquat therapiert. Daher ist eine 7-tägige Therapie einer 3-tägigen Behandlung vorzuziehen. Die Einmaldosierung von Fosfomycin ist eine wirksame Therapie akuter unkomplizierter Harnwegsinfektionen mit E. coli und vergleichbar effektiv wie eine Therapie von drei oder sieben Tagen. Pseudomonas aeruginosa und Acinobacter spp sind gegenüber Fosfomycin resistenter als gegenüber Quinolonen. Mit der Drei-Tages-Therapie unkomplizierter unterer Harnwegsinfektionen gelingt eine optimale Balance zwischen Wirksamkeit und Auftreten von Nebenwirkungen. Die Wahl des bestmöglichen Antibiotikums richtet sich nach dessen Wirkungsspektrum gegen uropathogene Mikroorganismen, Nebenwirkungsspektrum und Kosten. Trimethoprim als Monosubstanz und in Kombination mit Sulfmethoxazol sind weltweit die am häufigsten verwendeten Antibiotika der ersten Wahl, da sie nebenwirkungsarm toleriert werden und kostengünstig sind. Ihre Empfindlichkeit gegenüber den häufigsten uropathogenen Erregern kann jedoch in manchen geographischen Gebieten <85% liegen. Trimethoprim reduziert effektiver als Amoxicillin die fäkale, vaginale und periurethrale Kolonisation mit uropathogenen Keimen. Einer Trimethoprimtherapie sollte der Vorzug vor Trimethoprim-Sulfmethoxazol gegeben werden, da Sulfmethoxazol vor allem für die allergischen Reaktionen unter dieser Kombinationstherapie verantwortlich gemacht wird. Bei Therapieversagen ist die Gabe von Quinolonen indiziert.

Bei rekurrierenden Infekten der unteren Harnwege sind Quinolone (z. B. Ofloxacin, Ciprofloxacin) über 4–6 Wochen erste Wahl. Häufig rekurrierende Harnwegsinfektionen werden definiert als vier oder mehr Episoden pro Jahr. Jeder Patient hat sein individuelles Rekurrenzmuster (sporadische oder multiple Episoden, mit oder ohne Beziehung zum Geschlechtsverkehr). Bei rekurrierenden Harnwegsinfektionen kann man zwischen Relaps und Reinfektion unterscheiden. Eine Unterscheidung ist nur mit sequentiellen Harnkulturen möglich. Ein **Relaps** ist eine rasche Rekurrenz eines Harnwegsinfektes mit dem selben Keim unmittelbar nach Therapie, d. h. die Infektion konnte nicht eradiziert werden. Die Ursache eines Relapses ist meistens eine inadäquate Therapiedauer, daher sollte die Behandlung verlängert werden. Besonders nach Einmalgabe von Antibiotika bleiben vaginale und periurethrale Kolonisationen bestehen und fördern eine rasche Rekurrenz der Infektion. Ein Relaps entsteht aber auch häufig bei Vorliegen urologischer Abnormalitäten oder anderer komplizierenden Faktoren. Die Entscheidung für die weitere radiologische und urologische Abklärung ist dann von den individuellen Umständen sowie vom Typ des Mikroorganismus und der Rekurrenzhäufigkeit abhängig.

Reinfektionen treten häufiger auf als ein Relaps (80% der rekurrierenden Harnwegsinfektionen). Bei der Reinfektion konnte die Bakteriurie zwar durch effektive Therapie eliminiert werden, nach einem variablen Zeitintervall kommt es jedoch zu einer neuerlichen Infektion mit einem anderen Erreger. Bei jungen Frauen sind rekurrierende Harnwegsinfektionen hauptsächlich Reinfektionen. Eine urologische Abklärung ist routinemäßig nicht indiziert, da urologische Abnormalitäten nur selten vorliegen. Faktoren, die eine Reinvasion von Mikroorganismen in den Harntrakt begünstigen, sollten in diesem Fall vermieden werden.

Empfohlen werden reichliche Trinkmengen (Vorteil: Keimverdünnung durch Spüleffekt. Nachteil: Verdünnung der Antibiotikakonzentration), Miktion im 2- bis 3-Stunden-Intervall, Entleeren der Blase nach dem Geschlechtsverkehr und vor dem Schlafengehen, Vermeiden von Diaphragmen, Spermiziden, Schaumbädern oder chemischen Badezusätzen, bei Frauen Körperreinigung von vorn nach hinten (duschen).

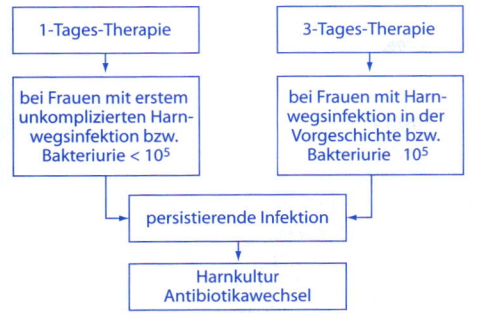
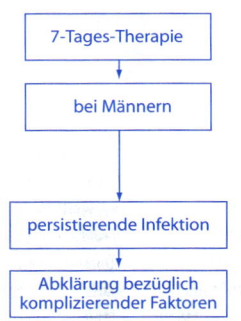

Abb. 11.12-1. Therapie der akuten Zystitis

Für die *Therapie der akuten Pyelonephritis* (Abb. 11.12-2) wird bei der Schwere der Erkrankung zumindest in der Initialphase bis zum Erregernachweis und der Besserung der klinischen Symptomatologie der intravenösen antibiotischen Kombinationstherapie (meist unter stationärer Behandlung) der Vorzug gegeben. Bei Verwendung von Aminoglykosiden hat sich die Einmaldosierung pro Tag bewährt, zum einem wegen der höheren Peak-Spiegel (Wirkspiegel), zum anderen wegen der niedrigeren Talspiegel und einer damit einhergehend einer niedrigeren Oto- und Nephrotoxizität. Die intramuskuläre Gabe von Aminoglykosiden ist obsolet (niedrige Spitzenspiegel, langanhaltend hohe Talspiegel). Neben der Dosierung in mg/kg Körpergewicht ist auch die Dauer der Behandlung und die Zahl der Aminogruppen (6 Aminogruppen bei Gentamycin, 5 Aminogruppen bei Tobramycin, 4 Aminogruppen bei Amikacin, 3 Aminogruppen bei Netilmicin) für die potentielle Nierenschädigung verantwortlich. In Kombination mit Cephalosporinen wird Cephalosporinen der 3. und 4. Generation der Vorzug gegeben, da in einer Reihe von Untersuchungen gezeigt wurde, dass sie im Gegensatz zu Cephalosporinen der 1. oder 2. Generation das potentiell nephrotoxische Risiko der Aminoglykoside nicht erhöhen. Cephalosporine der 3. und 4. Generation sind hocheffektiv gegen Enterobakterien, aber ihre Wirksamkeit gegen Staphylokokken ist insuffizient. Enterokokken sind gegen Cephalosporine resistent und Pseudomonas lediglich gegen Ceftazidim empfindlich.

Alternativen betreffen die Gabe von Quinolonen, Breitbandpenicillin und/oder Imipenem (vor allem bei Urosepsis). Von den Quinolonen wirkt Ciprofloxacin bakteriostatischer als Ofloxacin. Ofloxacin wird langsamer metabolisiert und kumuliert bei Niereninsuffizienz. Besonders bei älteren Patienten können gastrointestinale und zentralnervöse Nebenwirkungen auftreten. Norfloxacin hat den Vorteil der täglichen Einmalgabe, penetriert jedoch nicht ausreichend im Gewebe. Die neuen Quinolone Levofloxacin und Sparfloxacin besitzen bessere Aktivität gegen grampositive Mikroorganismen im Vergleich zu den älteren. Aminopenicilline mit oder ohne Betalaktamaseinhibitor (Ampicillin/Amoxycillin, Amoxycillin-Clavulansäure, Ampicillin-Sulbactam) sind weniger effektiv als z. B. Quinolone bei Harnwegsinfektionen mit Enterobakterien. Außerdem führen sie häufig zur Klebsiellenselektion.

Komplizierte Harnwegsinfektionen umfassen ein breites klinisches Spektrum. Wegen der hohen Resistenzrate uropathogener Mikroorganismen gegen Ampicillin, Amoxycillin, Sulfonamide und Cephalosporine der 1. Generation werden generell Breitspektrumantibiotika eingesetzt, vorzugsweise Quinolone. Uropathogene Keime bei komplizierten Harnwegsinfektionen sind häufig multiresistent, da sie entweder im Krankenhaus erworben werden oder bei Patienten nachweisbar sind, die bereits in der Vergangenheit mit verschiedenen Antibiotika behandelt wurden. Der Verdacht auf einen komplizierten Harnwegsinfekt besteht, wenn Bakteriurie bzw. klinische Symptome nach 48- bis 72-stündiger antibiotischer Therapie persistieren.

Sorgfältiges Patientenmonitoring und wiederholte bakteriologische Untersuchungen (Harnkulturen, Blutkulturen) sind erforderlich, zusätzlich die Durchführung von bildgebenden Verfahren wie Sonographie, Abdomenleeraufnahme, Computertomographie oder intravenöser Pyelographie. Für die Behandlung infizierter Zysten von Patienten mit polyzystischer Nierendegeneration bietet sich eine Therapie mit Trimethoprim (mehrfacher Trimethoprimspiegel im Zysteninhalt, verglichen mit dem Serumspiegel) oder eine Therapie mit Gyrasehemmern (ebenfalls deutlich höhere Zysten- als Serumkonzentration) an.

Abbildung 11.12-3 fasst das diagnostische Vorgehen im Rahmen einer notwendigen urologischen Abklärung zusammen.

11.12.4 Prophylaxe bei rekurrierenden Harnwegsinfektionen

Bei Harnwegsinfektionen, die in Assoziation mit dem Geschlechtsverkehr auftreten, wird eine prä- oder postkoitale niedrigdosierte Therapie mit Trimethoprim, Nitrofurantoin oder Cephalexim empfohlen (Einmaldosis). Bei sehr häufigen Reinfektionen (>4 Episoden pro Jahr, unkomplizierter Harnwegsinfekt) kann eine Dauerprophylaxe über 6–12 Monate die Rekurrenzrate deutlich senken. Dabei wird täglich oder 3-mal/Woche eine Tablette eines entsprechenden Antibiotikums am Abend vor dem Schlafengehen gegeben. Behandlungsziel ist die möglichst lange Persistenz des Antibiotikums im Harntrakt. Bei Reinfektionen, die nur gelegentlich auftreten, kann auch eine intermittierende Selbstapplikation (Einmaldosis bei Auftreten von Symptomen) durchgeführt werden.

Eine wirksame Prophylaxe urogenitaler Infektionen lässt sich auch durch Senkung des vaginalen pH-Wertes (≤5) erzielen. Bei prämenopausalen Frauen kann die wöchentliche intravaginale Instillation von Lactobacillus casei die Harnwegsinfektionen um 80% senken (Therapiedauer bis zu

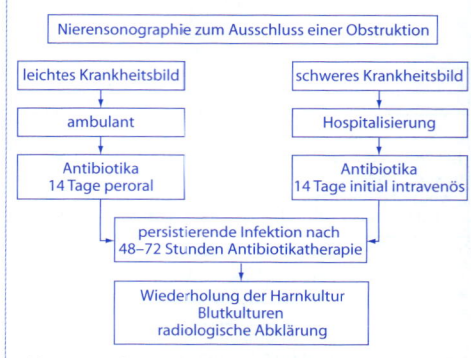

Abb. 11.12-2. Therapie der akuten Pyelonephritis

einem Jahr, keinerlei Nebenwirkungen). Bei postmenopausalen Frauen ist durch den lokalen Glykogen- und damit auch Milchsäuremangel die intravaginale Gabe von Östrogenen sinnvoll. Über eine Modifizierung der Vaginalflora wird das Auftreten rezidivierender Harnwegsinfektionen reduziert.

Evidenz der Therapieempfehlungen		
	Evidenzgrad	Empfehlungsstärke
Harnwegsinfektion		
Antibiotika	I-a	A
Steigerung der Trinkmenge	II-b	B
Lactobacillus casei*	I-b	B
Östrogene*	I-b	B
Phytotherapie Preiselbeeren)*	III	C
Harnkatheterwechsel	I-b	A

* bei rekurrierenden Harnwegsinfektionen

Literatur

Franz M, Hörl WH (1999) Common errors in diagnosis and mangement of urinary tract infections. I: Pathophysiology and diagnostic techniques. Nephrol Dial Transplant 14:2746–2753
Franz M, Hörl WH (1999) Common errors in diagnosis and management of urinary tract infections. II: Clinical management. Nephrol Dial Transplant 14:2754–2762
Kim ED, Schaeffer AJ (1994) Antimicrobial therapy for urinary tract infections. Semin Nephrol 14:551–569
Kunin CM (1994) Urinary tract infections in females. Clin Infect Dis 18:1–12
Meyrier A (1996) Diagnosis and management of renal infections. Curr Opin Nephrol Hypertens 5:151–157
Nicolle LE (1994) Urinary tract infections in adult women. Curr Opin Infect Dis 7: 3–8

11.13 Nierentumoren
Andreas Floth

11.13.1 Einleitung

Neoplastische Läsionen der Niere(n) betreffen mesenchymale Tumoren wie das Leiomyom, das medulläre Fibrom und Angiomyolipom oder epitheliale Tumoren wie das Nierenadenom, Nierenonkozytom, Nierenzellkarzinom und Nephroblastom. Nierenzellkarzinome machen bei Erwachsenen etwa 85% aller bösartigen Nierentumoren und etwa 3% aller Malignome aus.

11.13.2 Nierenzellkarzinom

Chirurgische Therapie

Die seit den 1960er-Jahren gültige Standardtherapie beim lokal begrenzten Nierentumor ist die operative Entfernung der betroffenen Niere, des perirenalen Fettgewebes sowie der ipsilateralen Nebenniere über einen meist transperitonealen oder thorakoabdominalen Zugang (radikale Tumornephrektomie). Die Adrenalektomie ist nach aktuellem Wissensstand nur bei großen Tumoren am oberen Nierenpol (Nebennierenbefall meist per continuitatem bei etwa 4% der Patienten) sowie bei einem pathologischen Nebennierenbefund im präoperativen Computertomogramm angezeigt.

Die kurative Wirkung einer lokalen oder auch ausgedehnteren Lymphadenektomie ist nicht nachgewiesen, allerdings kommt es bei Vorliegen eines Lymphknotenbefalls zu einer dramatischen Verschlechterung der Prognose. Die 5-Jahresüberlebenswahrscheinlichkeit liegt beim organbegrenzten Tumor (T1N0) bei bis zu 98%, bei Befall perihilärer Lymphknoten nur mehr bei 17–34%. Sollten wirksame adjuvante Therapieschemata entwickelt werden, käme der Lymphadenektomie zur Patientenselektion eine wesentliche Bedeutung zu.

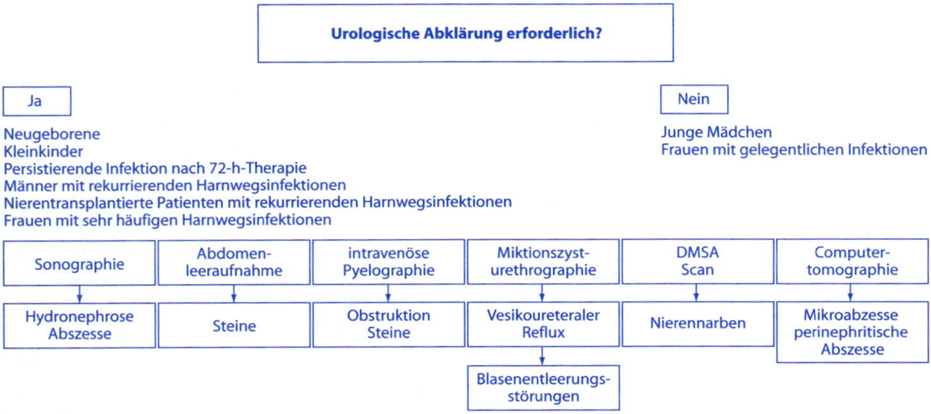

Urologische Abklärung erforderlich?

Ja
Neugeborene
Kleinkinder
Persistierende Infektion nach 72-h-Therapie
Männer mit rekurrierenden Harnwegsinfektionen
Nierentransplantierte Patienten mit rekurrierenden Harnwegsinfektionen
Frauen mit sehr häufigen Harnwegsinfektionen

Nein
Junge Mädchen
Frauen mit gelegentlichen Infektionen

Sonographie	Abdomenleeraufnahme	intravenöse Pyelographie	Miktionszysturethrographie	DMSA Scan	Computertomographie
Hydronephrose Abszesse	Steine	Obstruktion Steine	Vesikoureteraler Reflux	Nierennarben	Mikroabszesse perinephritische Abszesse
			Blasenentleerungsstörungen		

Abb. 11.12-3. Diagnostisches Vorgehen im Rahmen einer urologischen Abklärung

Die organerhaltende alleinige Resektion des Nierentumors war bis vor einigen Jahren auf Patienten mit beidseitigen Nierentumoren, (funktionellen) Einzelnieren bzw. Patienten mit drohender Niereninsuffizienz beschränkt. Die guten Ergebnisse der Nierenteilresektion bei diesen absoluten Indikationen haben dazu geführt, dass auch elektive Nierenteilresektionen vorgenommen werden (also bei Vorliegen einer gesunden kontralateralen Niere). Darüber hinaus werden heute bis zu 60% inzidentielle und damit auch relativ kleine Tumoren diagnostiziert, im Jahre 1973 waren dies nur 13%, 1998 61%. Bei einer Tumorgröße unter 4 cm werden nach der Nierenteilresektion 5 Jahresüberlebensraten bis zu 98% berichtet. Die Nierenteilresektion entwickelt sich damit immer mehr zum Standardverfahren bei diesen Tumoren.

Bei 5–10% der Tumoren lässt sich eine Tumorinvasion der Nierenvene, bzw. ein Tumorthrombus in der Vena cava nachweisen. Eine operative Entfernung dieser Thromben ist möglich und sinnvoll, die 5-Jahresüberlebensraten liegen bei diesen Patienten bei 30–60%. Reicht ein Tumorthrombus allerdings bis kranial der Lebervenen oder auch bis in den rechten Vorhof, werden sehr aufwendige operative Eingriffe (eventuell mit extrakorporalem Kreislauf) notwendig. Bei gleichzeitigem Vorliegen lokaler Lymphknotenmetastasen oder Fernmetastasen verschlechtert sich die Prognose deutlich.

Seit etwa 1990 werden Tumornephrektomien und Nierenteilresektionen auch laparoskopisch durchgeführt. Die Methode konnte sich bisher nicht als Standard etablieren. Die Operationsergebnisse spezialisierter Abteilungen sind jedoch aus onkologischer Sicht den offenchirurgischen Methoden ebenbürtig. Dem Vorteil der geringeren Invasivität und der kürzeren Rekonvaleszenz der Patienten stehen allerdings ein hoher technischer Aufwand und hohe Kosten gegenüber.

Bei etwa einem Drittel der Patienten mit Nierenzellkarzinom liegt bereits zum Zeitpunkt der Diagnosestellung eine Metastasierung vor. Handelt es sich um singuläre Metastasen (z. B. einzelne Lungenmetastasen) und ist eine vollständige chirurgische Sanierung möglich, besteht vor allem bei Patienten in gutem Allgemeinzustand die Indikation zu dieser Vorgehensweise. Eine Überlebensrate nach 3 bzw. 5 Jahren von 59 bzw. 31% kann erzielt werden.

Eine Interferontherapie in Kombination mit einer Tumornephrektomie ermöglicht auch bei ausgedehnter Metastasierung längere Überlebenszeiten als die Interferontherapie allein. Bei gutem Allgemeinzustand ist daher auch bei solchen Patienten die Nephrektomie sinnvoll. Im Falle solitärer Knochenmetastasen, lokaler Schmerzen oder des Risikos einer pathologischen Fraktur ist die operative Sanierung angezeigt. Bezüglich der lokalen Schmerzkontrolle, aber auch funktionell sind solche Eingriffe in bis zu 90% erfolgreich. Etwa die Hälfte der Patienten überlebt diese Eingriffe mehr als 2 Jahre. Einzelne zerebrale Metastasen sind nach rezenten Ergebnissen mit stereotaktischer Radiotherapie etwa gleich effizient zu behandeln wie mit chirurgischen Methoden. Bei den sehr selten auftretenden Lokalrezidiven zeigt die chirurgische Sanierung in Kombination mit einer adjuvanten Therapie deutlich bessere Resultate als adjuvante Therapiemaßnahmen allein (5 Jahresüberlebensrate 51% vs. 18%).

Bei etwa 20–30% der Patienten kommt es nach Nephrektomie eines lokal begrenzten Tumors zum Auftreten von Fernmetastasen. Die größte Inzidenz besteht in der Lunge mit 50–60%. Im Mittel treten Metastasen 15–23 Monate nach Tumornephrektomie auf, etwa 85% innerhalb von weniger als drei Jahren nach der Operation.

Das Metastasierungsrisiko ist vom Tumorstadium abhängig. Die Urologische Klinik am M.D. Anderson Cancer Center schlägt das folgende stadienabhängige Nachsorgeschema nach radikaler Nephrektomie vor. Laborchemisch werden Leberfunktionsproben, Laktatdehydrogenase (LDH) und alkalische Phosphatase bestimmt.

	Monate								
	3	6	12	18	24	30	36	48	60
Stadium pT1 N0/Nx									
Anamnese			×		×		×	×	×
Physikalische Untersuchung			×		×		×	×	×
Abdominales CT									
Thoraxaufnahme			×		×		×	×	×
Laboranalysen			×		×		×	×	×
Stadium pT2 N0/Nx									
Anamnese	×	×	×	×	×	×	×	×	×
Physikalische Untersuchung	×	×	×	×	×	×	×	×	×
Abdominales CT					×				×
Thoraxaufnahme	×	×	×	×	×	×	×	×	×
Laboranalysen	×	×	×	×	×	×	×	×	×
Stadium pT3 N0/Nx									
Anamnese	×	×	×	×	×	×	×	×	×
Physikalische Untersuchung	×	×	×	×	×	×	×	×	×
Abdominales CT			×						×
Thoraxaufnahme	×	×	×	×	×	×	×	×	×
Laboranalysen	×	×	×	×	×	×	×	×	×

Nachsorgeuntersuchungen des Schädels und Skeletts sollten nur nach Vorliegen entsprechender Symptome, bei erhöhter alkalischer Phosphatase oder bei Auftreten von Metastasen an anderen Lokalisationen vorgenommen werden. Ein ähnliches Nachsorgeschema wird auch nach Nierenteilresektion(en) vorgeschlagen.

Systemische Therapie

Bisher konnte keine Standardtherapie etabliert werden. Bleibt ein metastasiertes Nierenzellkarzinom unbehandelt, beträgt die 5 Jahresüberlebensrate weniger als 5%.

Auf Grund der hohen Expression des Multi-Drug-Resistance-(MDR1-)Gens erweisen sich sämtliche bisher zur Chemotherapie verwendeten Substanzen als praktisch unwirksam. Das MDR-Gen kodiert ein 170-kD-Transmembranglykoprotein (P-Glykoprotein, P170), das als Effluxpumpe funktioniert und eine intrazelluläre Akkumulation diverser Chemotherapiesubstanzen nicht zulässt. Daraus resultieren Ansprechraten im Bereich von ca. 5%.

Verschiedene Eigenheiten des natürlichen Verlaufes (Spätrezidive nach Nephrektomie, sehr lange progressionsfreie Intervalle ohne Therapie, seltene spontane Regressionen) haben bereits früh die Aufmerksamkeit auf immunologische Vorgänge gelenkt.

Die Immuntherapie gehört heute zu den Säulen der systemischen Behandlung, wobei auf Grund der herrschenden Datenlage immunmodulierende Therapien möglichst nur im Rahmen prospektiv randomisierter Studien stattfinden sollten.

Die zwei wichtigsten Substanzen in der Immuntherapie sind derzeit Interferon alpha und Interleukin-2. Mit beiden Substanzen können bei alleiniger Anwendung nur jeweils Ansprechraten von 12–15% erzielt werden.

Für Interferon alpha wurde in einer randomisierten Studie ein kleiner Überlebensvorteil gegenüber anderen Therapiemodalitäten nachgewiesen, Interleukin-2 wurde auf Grund der Resultate einer Studie mit hochdosierter intravenöser Verabreichung in den USA zur Verwendung beim Nierenzellkarzinom zugelassen. Die Hochdosistherapie mit Interleukin-2 führt jedoch vor allem wegen der Erhöhung der Gefäßpermeabilität zu massiven Nebenwirkungen. Es wurden bis zu 4% behandlungsinduzierte Todesfälle beschrieben. Zur Reduktion der Toxizität wurde auf niedrig dosierte und subkutan applizierbare Kombinationstherapien mit Interleukin-2 und Interferon alpha gewechselt. Die Ansprechrate konnte durch diese Kombination auf etwa 25% erhöht werden, die Nebenwirkungen beschränkten sich zumeist auf WHO Grad 1–2 (z. B. Gliederschmerzen, Fieber, Abgeschlagenheit).

Ein weiterer synergistischer Effekt tritt durch die Kombination von Interleukin-2, Interferon alpha und 5-Fluorouracil ein (Immun-Chemotherapie). Bei 120 Patienten konnte eine objektive Ansprechrate von 39% erzielt werden. 5-Fluorouracil kann durch oral zu verabreichendes Capecitabine ersetzt werden, die Ansprechraten beider Schemata sind vergleichbar.

Im adjuvanten Setting, also z. B. nach operativ-radikaler Entfernung eines lokal fortgeschrittenen Tumors (z. B. pT3 N0M0), konnte bisher für Interferon alpha keine Verlängerung des rezidivfreien Intervalls bzw. der Überlebenszeit nachgewiesen werden, für Interleukin-2 liegen keine Daten vor. Eine adjuvante Therapie mit einer der beiden Substanzen ist daher derzeit nicht indiziert.

Evidenz der Therapieempfehlungen

	Evidenzgrad	Empfehlungsstärke
Lokal begrenzter Tumor		
Radikale Nephrektomie	IV	E
Teilresektion	IV	A
Laparoskopische Nephrektomie	IV	A
Metastasierter Tumor		
Nephrektomie vor Immuntherapie	I-b	B
Interferon alpha (IFNα)	I-b	B
Interleukin 2 (IL-2)	I-b	B
Immunchemotherapie	II-a	B
Metastasenbehandlung		
Lokaltherapie Knochenmetastasen	IV	A
Zerebrale Metastasen Strahlentherapie	II-b	B

Literatur

Atzpodien J, Buer J, Sel S, Janssen J, Oevermann K (1999) Chemoimmun-therapie des fortgeschrittenen Nierenzellkarzinoms. Urologe A 38: 474–478

Atzpodien J, Lopez Hanninen E, Kirchner H et al. (1995) Multi-institutional home-therapy trial of recombinant human interleukin-2 and interferon alfa-2 in progressive metastatic renal cell carcinoma. J Clin Oncol 13:497–501

Becker G, Duffner F, Kortmann R, Weinmann M, Grote EH, Bamberg M (1999) Radiosurgery for the treatment of brain metastases in renal cell carcinoma. Anticancer Res 19:1611–1617

Dunn MD, Portis AJ, Naughton C, Shalhav A, McDougall EM, Clayman RV (2000) Laparoscopic versus open radical nephrectomy: a 9-year experience. J Urol 164:1153–1159

Fergany AF, Hafez KS, Novick AC (2000) Long-term results of nephron sparing surgery for localized renal cell carcinoma: 10-year follow-up. J Urol 163: 442–445

Filipas D, Fichtner J, Spix C, Black P, Carus W, Hohenfellner R, Thuroff JW (2000) Nephron-sparing surgery of renal cell carcinoma with a normal opposite kidney: long-term outcome in 180 patients. Urology 56: 387–392

Flanigan RC, Blumenstein BA, Salmon S (2000) Cytoreduction nephrectomy in metastatic renal cancer: the results of Southwest Oncology Group trial 8949. J Urol 163 (Suppl 4):154

Hafez KS, Novick AC, Campbell SC (1997) Patterns of tumor recurrence and guidelines for follow-up after nephron sparing surgery for sporadic renal cell carcinoma. J Urol 157:2067–2070

Janetschek G, Marberger M (2000) Laparoscopic surgery in urology. Curr Opin Urol 10:351–357

Jeon SH, Chang SG, Kim JI (1999) The role of adjuvant immunotherapy after radical nephrectomy and prognostic factors in pT3N0M0 renal cell carcinoma. Anticancer Res 19:5593–5597

Kollender Y, Bickels J, Price WM et al. (2000) Metastatic renal cell carcinoma of bone: indications and technique of surgical intervention. J Urol 164:1505–1508

Levy DA, Slaton JW, Swanson DA, Dinney CPN (1998) Stage specific guidelines for surveillance after radical nephrectomy for local renal cell carcinoma. J Urol 159:1163–1167

Lopez Hanninen E, Kirchner H, Atzpodien J (1996) Interleukin-2 based home therapy of metastatic renal cell carcinoma: risks and benefits in 215 consecutive single institution patients. J Urol 155:19–25

Medical Research Council Renal Cancer Collaborators (1999) Interferon-alpha and survival in metastatic renal cancer: early results of a randomised controlled trial. Lancet 353:14–17

Motzer RJ, Russo P (2000) Systemic therapy for renal cell carcinoma. J Urol 163:408–417

Motzer RJ, Bander NH, Nanus DM (1996) Renal-cell carcinoma. N Engl J Med 335:865–875

Oevermann K, Buer J, Hoffmann R et al. (2000) Capecitabine in the treatment of metastatic renal cell carcinoma. Br J Cancer 83:583–587

Pantuck AJ, Zisman A, Rauch MK, Bellegrun A (2000) Incidental renal tumors. Urology 56:190–196

Staehler G, Brkovic D (1999) Die chirurgische Therapie des Nierenzellkarzinoms. Urologe A 38:452–459

Yonover PM, Flanigan RC (2000) Should radical nephrectomy be performed in the face of surgically incurable disease? Curr Opin Urol 10:429–434

11.14 Inkontinenz
H. Christoph Klingler

11.14.1 Einleitung

Die Harninkontinenz ist per definitionem für die International Continence Society (ICS) eine Krankheit, bei der ein objektivierbarer und unwillkürlicher Harnverlust mit einem sozialen oder hygienischen Problem verbunden ist. In einer Studie an einer zentraleuropäischen Population gaben 26,3% aller Frauen und 5,0% aller Männer an, unter einer Harninkontinenz zu leiden; davon fühlten sich 65,7% der Frauen und 58,3% der Männer in ihrer Lebensqualität wesentlich beeinträchtigt. Somit ist die Harninkontinenz die häufigste behandlungsbedürftige Funktionsstörung des Menschen, verbunden mit einer entsprechenden sozioökonomischen Bedeutung für das Gesundheits- und Sozialwesen.

11.14.2 Ätiologie

Das Symptom Harninkontinenz wird meist multifaktoriell hervorgerufen durch Erkrankungen der Harnblase, der Harnröhre und/oder des dazugehörigen Verschlussapparates. Die Harninkontinenz ist zwar keine Alterserscheinung, jedoch sind begünstigende Faktoren für die Entstehung der Inkontinenz (Immobilität, verminderter Gewebsturgor, lokaler Hormonmangel, Diabetes) im Alter häufiger.

Störungen der Harnspeicherung

Eine gesunde Blase muss ca. 300–500 ml Harn drucklos und unbemerkt speichern, bis ein normaler Harndrang einsetzt. Die Blase ist für diese passive Tätigkeit entsprechend dem Laplac-Gesetz geformt und wird dabei durch übergeordnete suprapontine und pontine Zentren gesteuert. Jede Störung dieses Gleichgewichts aus hemmenden und bahnenden Impulsen führt daher entweder zu einer vorzeitigen Meldung einer Blasenfüllung (früher = sensorische Urge) oder zu einer vorzeitigen motorischen Detrusoraktivität (früher = motorische Urge). Ursache sind lokal irritative Faktoren (Harnwegsinfekte, Hormonmangel, Steine, Tumore, Bestrahlung), funktionelle Störungen (mechanische/funktionelle Obstruktion, neurogen Störungen) oder systemische Erkrankungen (Diabetes mellitus, multiple Sklerose). Bei der idiopathischen Gruppe kann keine definitive Ursache gefunden werden.

Störungen des Verschlussapparates

Der Verschlussapparat der Blase besteht aus einem extrinsischen und einem intrinsischen Element. Das intrinsische Element ist ein urethraler Versiegelungseffekt, der einen primär passiven Verschluss garantiert. Die Urethra muss dafür weich und komprimierbar sein, dies wird durch eine stark gefältelte Urethrawand mit reichlich submukös eingelagerten kollagenen und elastischen Fasern und einem Venenpolster erreicht. Bei insuffizientem Versiegelungseffekt (intrinsische Sphinkterinsuffizienz) muss vermehrt eine aktive Kraft aufgewendet werden, um diese Insuffizienz auszugleichen. Das extrinsische Element entspricht der Verankerung von Urethra und Blasenhals im kleinen Becken im Sinne eines Widerlagers und beeinflusst daher den suffizienten Blasenverschluss. Im Alter nehmen der passive Versiegelungseffekt und die Fähigkeit zur aktiven Kompression ab, die urethrale Hypermobilität hingegen zu, wodurch das Entstehen einer (Belastungs-)Inkontinenz begünstigt wird.

11.14.3 Formen der Harninkontinenz

Entsprechend der oben genannten Ätiologie lassen sich verschiedene Harninkontinenzformen zusammenfassen (Tabelle 11.14-1). Prinzipiell müssen erworbene von kongenitalen Formen abgegrenzt werden. Bei erworbenen Formen kommt es nach dem Erlangen der primären Kontinenz zum Wiederauftreten von unwillkürlichem Harnverlust. Anfänglich besteht meist nur eine psychosoziale Beeinträchtigung der Lebensqualität und dieser subjektive Leidensdruck bestimmt die Behandlungsstrategie. Angeborene Formen hingegen sind komplexe neurogene (Spina bifida) oder anatomische (Epispadie, Ureterektopien) Störungen. Sie sind spätestens mit dem Ausbleiben der primären Kontinenz klinisch manifest. Diese Formen sind häufig verbunden mit schweren Komplikationen (Urämie, Urosepsis), weshalb eine sofortige spezifische Abklärung und eine aggressive Therapie notwendig sind.

11.14.4 Diagnostik

Die Abklärung der Harninkontinenz ist international standardisiert und wird in erforderliche, empfohlene und im Einzelfall nützliche Untersuchungen eingeteilt (s. folgende Übersicht). Die erforderlichen Untersuchungen entsprechen der Basisdiagnostik. Bei unauffälligem Befund und geringen Beschwerden kann ein konservativer Therapieversuch unternommen werden. Bei Therapieversagen, bei komplizierenden Faktoren (Restharn, Hydronephrose u. a.) oder vor geplanten invasiven Therapien muss jedoch eine erweiterte Diagnostik erfolgen.

Diagnostik bei der Abklärung der Harninkontinenz

- Erforderlich
  - Anamnese + urologischer Status
  - Harnanalyse (+ Harnkultur)
  - Restharnbestimmung
  - Sonographie beider Nieren
  - Objektivierbarer Stresstest
  - Nierenfunktion bei Risikopatienten
  - Miktionsprotokoll
- Empfohlen und im Einzelfall nützlich
  - Neurologischer Status (Dermatome S2–S5)
  - Validierter Fragebogen (z. B. Lebensqualität)
  - Uroflow + Restharnbestimmung
  - PAD-(Vorlagen-)Test
  - Urodynamische Evaluation
  - Miktionszystourethrogramm + Stressbilder
  - Validierte Prolapsklassifizierung
  - Zystoskopie
  - i.v.-Pyelogramm (Urogramm)
  - Neurophysiologische Tests
  - Istotopennephrogramm, MRT, CT

11.14.5 Therapie

Konservative Therapieformen

- Allgemeinmaßnahmen (Motivation, Mobilisation, HWI-Behandlung u. a.)
- Verhaltenstherapie (Miktions- und Toilettentraining, Beckenbodentraining, Biofeedback)
- Medikamentöse Therapie
  - Anticholinergika (Oxybutinin, Trospium, Tolterodin u. a.)
  - Trizyklische Antidepressiva (Imipramin)
  - Alphablocker (Tamsolusin, Doxazosin, Terazosin)
  - Spasmolytika (Butylscopolamin, Baclofen u. a.)
  - Phytopharmaka (keine nachgewiesene Wirkung)
  - Serotinin und Noradrenalin Reuptake Hemmer (Duloxetin)
  - Niederdosierte Langzeitinfektprophylaxe bei rezidivierenden Harnwegsinfektionen
  - Experimentelle Substanzen (Capsaicin, Resiniferatoxin, Botulinum-A-Toxin)
- Funktionelle Elektrostimulation (Neuromodulation)
  - TENS-P: transkutane Elektrostimulation des N. pudendus
  - SANS: transkutane Elektrostimulation des N. tibialis posterior
  - Sakralnervenstimulation (SNS) mittels S3-Neuromudulator (nach Schmid u. Tanagho)
- Intermittierender (Selbst-)Katheterismus (ISK) bei Blasenentleerungsstörungen

Operative Therapie

- Vergrößerung des Blasenreservoirs (Blasenentleerung meist mittels ISK)
  - Blasenaugmentation mittels (Ileum-)Darmsegment
  - Partielle Detrusormyektomie (Autoaugmenta„tion)
  - Darmersatzblase mit kontinenter Harnableitung (Mainz-Pouch I)
  - Inkontinente Harnableitung mit Urostoma (Ileum-, Kolonconduit)
- Erhöhung des Blasenauslasswiderstandes
  - Submuköse Urethraunterfütterung (Kollagen, Silikone, ACT-Ballone, Bioglass u. a.)
  - Blasenhalssuspension (Burch, Marschall-Marchetti-Krantz u. a.)
  - Schlingenoperation (autologe Schlinge, artifizielles Material)
  - Artifizieller Sphinkter (AMS-Sphinkter nach Scott)

11.14.6 Zusammenfassung

Die Harninkontinenz ist meist heilbar oder es kann eine für den Betroffenen wesentliche Verbesserung seiner Situation erreicht werden. Nach einer Basisdiagnostik steht ein breites Spektrum von Therapien zur Verfügung. Meist werden initial weniger invasive konservative Methoden bevorzugt, während operative Methoden schweren oder therapierefraktären Inkontinenzformen vorbehalten bleiben. Häufig sind auch kombinierte Anwendungen zur Wiederherstellung und Erhaltung der Kontinenz sinnvoll. Leider wird jedoch vielen Patienten infolge der Tabuisierung der Harninkontinenz eine wirksame Therapie vorenthalten. Ziel ist es daher primär, die oft vorhandene Resignation der Betroffenen durch ein

Tabelle 11.14-1. Formen der Harninkontinenz

Formen	Definition	Äthiologie
Belastungsinkontinenz	Unwillkürlicher, drucksynchroner Harnverlust ohne erkennbare Detrusorkontraktion	Harnröhrenhypermobilität Intrinsische Sphinkterinkompetenz
Dranginkontinenz (auch Urgeinkontinenz)-ideopathisch	Unwillkürlicher Harnverlust im Zusammenhang mit einem starken (imperativen) Harndrang; auch ohne körperliche Belastung	Fehlen zentral hemmender ImpulseVerstärkte AfferentierungVerminderte kognitiven Fähigkeiten
Dranginkontinenz-neurogen	Detrusorhyperaktivität bei neurogener Ursache; mit nachfolgendem unwillkürlichen Harnverlust	Neurogene Ursachen Querschnitt, Multiple Sklerose, Mb. Parkinson, u. a.
Mischformen	Meist Kombinationen von Belastungs- und Dranginkontinenz	–
Chronische Harnretention mit Inkontinenz (früher Überlaufinkontinenz)	Harninkontinenz durch passive Blasenwandüberdehnung	Low Compliance Blase Obstruktion (Prostatahyperplasie)
Kontinuierliche Inkontinenz (früher extraurethrale Inkontinenz)	Harninkontinenz unter Umgehung des Schließapparates	Anatomische Ursache Blasenfistel, ektoper Harnleiter, u. a.
Sonderformen (z. B. Giggle/Kicher Inkontinenz	Unwillkürlicher Harnverluß nur beim Lachen (Geschlechtsverkehr)	Unklare Äthiologie

aktives Vorgehen zu durchbrechen, um eine entsprechende Diagnostik und Therapie zu ermöglichen.

Evidenz der Therapieempfehlungen	Evidenzgrad	Empfehlungsstärke
Konservative Therapie		
Allgemeinmaßnahmen	IV	C
Verhaltenstherapie	II-a	B
Medikamentöse Therapie		
Anticholinergika	I-a	A
Trizyklische Antidepressiva	II-a	B
Alphablocker	I-a	A
Spasmolytika	I-b	B
Phytopharmaka	III	D
Experimentelle Substanzen	I-b	C
Funktionelle Elektrostimulation	II-b	B
Intermittierender (Selbst-)Katheterismus	II-b	A
Operative Therapie		
Vergrößerung des Blasenreservoirs		
Blasenaugmentation	II-b	A
Partielle Detrusormyektomie	II-b	B
Kontinente Harnableitung	II-b	B
Inkontinente Harnableitung	II-b	A
Erhöhung des Blasenauslasswiderstandes		
Submuköse Urethraunterfütterung	II-b	B
Blasenhalssuspension	II-b	A
Schlingenoperationen	II-b	B
Artifizieller Sphinkter	II-b	A

Literatur

Abrams P, Blaivas JG, Stanton SL, Anderson JT (1989) The standardisation of terminology of lower urinary tract function; produced by the International Continence Society Comitee on Standardisation of Terminology. World J Urol 6:233–245

Temml C, Haidinger G, Schmidbauer J, Schatzl G, Madersbacher S (2000) Urinary incontinence in both sexes: Prevalence rates and impact on quality of life and sexual life. Neurourol Urodynam 19:259–271

Abrams P, Khoury S, Wein A (eds) (1999) Incontinence. Health Publication, Plymouth, UK

Weis RM (1998) Urine transport and voiding function and dysfunction. In: Walsh PC, Retik AB, Vaughan ED, Wein AJ (eds) Campell's Urology. WB Saunders, Philadelphia, pp 837–1154

Primus G, Heidler H, Klingler HC, et al. (2003) Leitlinien für Blasenfunktionsstörungen: Definitionen, Diagnostik und Therapie. J Urol. Urogynäkol. (suppl.): 19-44

11.15 Säure-Basen-Haushalt
Rainer Oberbauer

11.15.1 Physiologie des Säure-Basen-Haushaltes

Die Konzentration der freien Wasserstoffionen ist einer der exaktest regulierten Parameter im menschlichen Organismus. Die freie Wasserstoffionenkonzentration kann aus dem pH-Wert (pH = $-\log[H^+]$) errechnet werden. Die mit dem Leben zu vereinbarende Konzentration freier Wasserstoffionen ist 16–160 neq/l entsprechend einem pH-Wert von 6,8–7,8 (Tabelle 11.15-1).

Die Einheit der Ionenkonzentration ist Milliequivalent/l (meq/l), das ist der Quotient aus Molarität und Anzahl der elektrischen Ladung(en). Bei einwertigen Ionen, wie z. B. Chlorid (Cl^-) ist Molarität gleich Equivalent, für Kalzium (Ca^{2+}) ist 1 meq/l = 2 mmol/l. BE („base excess" oder Basenüberschuss) ist ein errechneter Wert und ist definiert als jene Menge an Säure oder Base, die man einem Liter Blut zusetzen muss, um bei Standardbedingungen einen pH von 7,4 zu erzielen. In der Praxis ist es meist die Differenz vom aktuellen (errechneten) HCO_3^- und dem Standardbikarbonat, das 24 meq/l beträgt. Ist diese Differenz negativ, liegt ein Basendefizit vor, bei positiver Differenz, handelt es sich um einen Basenüberschuss. Der Begriff „anion gap" (AG) bedeutet Anionenlücke und wird bei den metabolischen Azidosen erklärt.

Man sollte sich in Erinnerung rufen, dass die Konzentration von $[H^+]$ nur etwa ein Millionstel der von anderen Kationen im Serum (zum Beispiel K^+) beträgt. Diese feine Regulation ist von außerordentlicher Wichtigkeit, da die freien Wasserstoffionen, die meist in hydrierter Form als Hydroniumionen (H_3O^+) vorliegen, sehr reaktiv sind. H^+-Ionen sind stärker als alle anderen Kationen an negativ geladene Proteine gebunden. Wenn es daher zu Änderungen der freien H^+-Konzentration kommt, führt das zu einer Änderung der H^+-Bindung an den negativ geladenen Proteinen und zu einer Änderung der Ladungsverteilung dieser Proteine. Das hat zur Folge, dass sich auch die Proteinkonfiguration ändert, was meist mit einem Funktionsverlust einhergeht, wenn die oben angegebenen Grenzen der freien H^+-Konzentration über- oder unterschritten werden. Außerdem liegen bei einem neutralen intrazellulären pH-Wert (6,8 bei 37 °C) viele niedermolekulare und wasserlösliche Stoffwechselintermediärprodukte (z. B. Phosphate, Ammonium, etc.) ionisiert vor und werden so vor der Diffusion nach extrazellulär bewahrt (Davis Hypothese 1958).

Trotz kontinuierlichem Säureanfall im Organismus wird die H^+-Konzentration in den engen Grenzen konstant gehalten. Drei wichtige Voraussetzungen sind dafür notwendig:

1. die Neutralisierung freier H^+-Ionen durch extra- und intrazelluläre Puffer,
2. die Kontrolle des CO_2-Partialdruckes im Blut durch Sensoren im Hypothalamus und die nachfolgende ventilatorische Regulation,
3. die renale Kontrolle der Plasmabicarbonatkonzentration und Protonenexkretion.

Welche enorme Leistung dieses System besitzt, ist erst ersichtlich, wenn man bedenkt, dass jeden Tag etwa 300 meq/kg Körpergewicht (KG) CO_2 durch den Kohlenhydrat- und Fettstoffwechsel anfallen, die über die Lungen abgeatmet werden müssen. Neben der endogenen H^+-Produktion aus Karbonsäuren fallen etwa 1 meq/kg KG und Tag an H^+ aus dem Aminosäurenstoffwechsel an, die dann renal als Ammoniumionen und titrierbare Säuren eliminiert werden. Täglich werden etwa 60 meq/kg KG HCO_3^- glomerulär filtriert, 90% davon werden im proximalen Tubulus unter Sekretion von ebenso viel H^+ reabsorbiert. Die restlichen 10% des filtrierten Bicarbonats werden im distalen Tubulus unter H^+-Sekretion resorbiert.

Puffersysteme

Das Bicarbonatpuffersystem ist eigentlich nicht optimal, da der pKa (Dissoziationskonstante) von CO_2/HCO_3^- mit 6,1 um 1,3 Einheiten niedriger ist als der systemische pH und der Puffer am besten innerhalb ±1,0 des pKa arbeitet. Des Weiteren können mit diesem System keine Karbonsäuren gepuffert werden. Diese Aufgabe übernehmen intrazelluläre Puffersysteme wie Proteine, Phosphat, Hämoglobin und der Knochen im Austausch von Na^+, K^+, Ca^{2+} gegen H^+. Beim Bicarbonatpuffer handelt es sich nicht um einen Fehler in der Evolution, sondern das System funktioniert natürlich ausgezeichnet, da die Möglichkeit der respiratorischen Elimination des anfallenden CO_2 gegeben ist. Das ist in folgendem Beispiel illustriert. Werden zu einem Liter Plasma 17 meq H^+ zugesetzt, ändert sich die Konzentration der freien H^+ nur von 40 auf 80 neq/l (entsprechend dem pH von 7,4 auf 7,1), wenn der pCO_2 von 40 auf 25 mmHg durch vermehrte Atemtätigkeit gesenkt wird. Dies gilt natürlich nur für metabolische Azidosen. Das bei der respiratorischen Azidose anfallende H_2CO_3 kann nicht extrazellulär durch Bicarbonat gepuffert werden, sondern muss in der Zelle durch andere Puffer neutralisiert werden.

11.15.2 Klinische Störungen des Säure-Basen-Haushaltes

Generell gilt, dass ein abnormer pH nicht durch eine endogene Kompensation überkorrigiert wird. Bei der metabolischen Kompensation respiratorischer Störungen ist wichtig, ob diese Störungen akut aufgetreten sind oder schon länger bestehen, da die Effizienz der Kompensation mit der Zeit steigt.

Als Erklärung zu Tabelle 11.15-2 dienen folgende Beispiele der metabolischen Azidose: Für jedes meq/l verbrauchtes HCO_3^- muss durch vermehrte Atemtätigkeit der pCO_2 um 1,25-mal so viel gesenkt werden. Liegt ein Basendefizit von 2 meq/l vor, muss der pCO_2 auf 2 × 1,25 (=2,5), d. h. 40 – 2,5 (=37,5) mm Hg sinken, um eine adäquate respiratorische Kompensation zu gewährleisten. Bei einer metabolischen Azidose (pH = 7,3, BE = –8 meq/l) ist eine kompensatorische respiratorische Senkung des pCO_2 von 40 mm Hg auf 40 – (1,25 × 8) = 30 mm Hg adäquat. Sinkt der pCO_2 nicht so stark, liegt keine vollständige Kompensation vor, ist der pCO_2 deutlich unter 30 mmHg, liegt neben der metabolischen Azidose noch eine respiratorische Alkalose, d. h. eine kombinierte Säure-Basen-Störung vor (s. Diagnosealgorithmus). Es ist im ersten Augenblick oft nicht verständlich, warum die Säure-Basen-Störung des oberen Beispiels (pH = 7,3, BE = –8 meq/l, pCO_2 = 30 mm Hg) als respiratorisch vollständig kompensierte metabolische Azidose klassifiziert wird. Wie der Terminus schon impliziert, liegt immer noch eine Azidose vor, obwohl respiratorisch kompensiert wird. Die Azidose wird erst dann korrigiert, wenn das zugrunde liegende metabolische Problem behoben ist. Ein normaler pH bei abnormalem pCO_2 und HCO_3^- ist immer Ausdruck einer kombinierten respiratorisch-metabolischen Störung. Reine respiratorische Störungen können nicht gemischt vorkommen, da nicht gleichzeitig eine respiratorische Azidose und Alkalose vorliegen kann. Wesentlich komplizierter ist die Situation bei metabolischen Störungen, da neben der renalen Regulation noch andere Organsysteme in die Homöostase eingreifen. Ein Beispiel für eine gemischte metabolische Azidose ist die Ketoazidose des Typ-1-Diabetikers, der schon eine diabetische Nephropathie und eine renale Azidose hat. Wenn dieser Patient durch seine Polyurie kreislaufinsuffizient wird, kommt eventuell noch eine Laktatazidose hinzu. Erbricht dieser Patient, dann verliert er H^+ und entwickelt eine komplexe Säure-Basen-Störung im Sinne einer metabolischen Azidose und einer metabolischen Alkalose. In derart komplizierten Fällen bestimmt die wesentliche Störung den pH-Wert. Trotzdem muss die kombinierte Störung erkannt werden, da es sonst bei der Korrektur der metabolischen Azidose zu einer bedrohlichen Alkalose kommen kann.

Metabolische Azidose

Diese wird nach der Anionenlücke in zwei Gruppen eingeteilt: in solche mit hoher und solche mit normaler Anionenlücke. Die Anionenlücke (AG) ist ein Maß für die nicht gemessenen Anionen (üblicherweise negativ geladene Proteine) und errechnet sich aus der Differenz der gemessenen Kationen und Anionen. Beispiel:

$$AG = Na^+ - (Cl^- + HCO_3^-) = 140 - (105 + 24) = 11$$
(Normalwert 9 – 14 meq/l)

Metabolische Azidosen mit hoher Anionenlücke Die hier anfallende endogene oder exogene Säure dissoziiert in H^+ und Säureanionen, die im Blut akkumulieren, aber üblicherweise nicht gemessen werden. Im Wesentlichen sind es sechs Azidosen, die eine erhöhte Anionenlücke erzeugen können und nach ihren

Tabelle 11.15-1. Normalwerte für wichtige Parameter des Säure-Basen-Haushaltes

Parameter	Normalwerte (95% CI)
Arterielles Blut	
pH	7,36–7,44
[H^+]	44–36 neq/l
pCO_2	36–44 mmHg
[HCO_3^-]	22–26 meq/l
BE (Base Excess)	–2 bis 2 meq/l
AG (Anion Gap) im Plasma	9–14 meq/l
Urin	
pH	5,5–7,0
Titrierbare Säure	10–40 meq/T ag
Ammonium	20–80 meq/T ag
Bicarbonat	Nur bei Alkalose in relevanter Konzentration
AG im Urin	–20 bis –50 meq/l

Anfangsbuchstaben unter KUSMEL subsumiert werden. Es handelt sich um die Ketoazidose, die Urämie, die Salizylat-, Methanol-, Ethylenglykolvergiftung und die Laktatazidose. Akkumuliert ein Säureanion, nimmt die Anionenlücke zu. Man würde erwarten, dass pro 1 mEq H^+-Anfall das HCO_3^- um 1 mEq sinken muss, da es als Puffer verbraucht wird (H^+ + HCO_3^- – H_2CO_3 – H_2O und CO_2). Das ist aber nicht der Fall, da auch andere Puffersysteme und intrazelluläres Bicarbonat die H^+-Ionen abpuffern. Die Zunahme der Anionenlücke (ΔAG) bei einer isolierten metabolischen Azidose mit hoher Anionenlücke steht zur Abnahme des HCO_3^- (ΔHCO_3^-) im Verhältnis von etwa 1,6 zu 1 (Bereich 1:1 bis 2:1).

Metabolische Azidosen mit normaler Anionenlücke (hyperchlorämisch-metabolische Azidosen) Diese Azidosen entstehen, wenn das akkumulierte Anion Cl^- ist. Selten ist die Ursache der Zufuhr von HCl oder Ammoniumchlorid, sondern typischerweise die Diarrhö mit Verlust von HCO_3^- aus dem Pankreas oder der renale Bicarbonatverlust bei renal tubulärer Azidose (RTA) Typ 2 (proximale RTA), die zum selben Resultat führen. Die Nieren versuchen bei Volumenmangel NaCl zu reabsorbieren, was zu einem Austausch von HCO_3^- durch Cl^- führt. Die Bestimmung der Urinanionenlücke kann hier zur Unterscheidung einer distalen RTA von anderen Ursachen der metabolischen Azidose mit normaler Plasmaanionenlücke hilfreich sein.

$$AG_{Urin} = Urin\ (Na^+ + K^+ - Cl^-)$$

Da die Niere bei metabolischer Azidose versucht, überschüssiges H^+ als NH_4^+ (eigentlich NH_4Cl) über den Harn auszuscheiden, aber NH_4^+ im Harn nicht gemessen wird, sondern nur das Cl^-, muss die Urinanionenlücke negativ sein (normal im Bereich von –20 bis –50 meq/l). Bei den distalen RTA ist die renale Säureexkretion gestört und somit die Urinanionenlücke positiv. Zwei wesentliche Voraussetzungen müssen allerdings erfüllt sein, dass die Bestimmung der Urinanionenlücke sinnvoll ist:
1. Es darf keine Volumendepletion vorliegen, d. h. die Urinnatriumausscheidung muss größer als 25 meq/l sein. Bei Volumenmangel wird vermehrt Na^+ und Cl^- tubulär reabsorbiert, was die Exkretion von Ammonium als NH_4Cl vermindert. Eigentlich ist hier der gleiche Mechanismus wie bei der RTA Typ 1 (distale RTA) vorhanden, obwohl der gastrointestinale Bicarbonatverlust die Ursache der Störung darstellt.
2. Es dürfen keine ungemessenen Anionen wie z. B. bei der Ketoazidose im Harn ausgeschieden werden, da sonst aus elektroneutralen Gründen Na^+ und K^+ mit den ungemessenen Säureanionen ausgeschieden werden und dadurch die Urinanionenlücke positiv wird, obwohl die Ammoniumausscheidung deutlich erhöht ist.

Gemischte metabolische Säure-Basen-Störungen Kommt es zu einer Kombination von einer metabolischen Azidose mit hoher und normaler Anionenlücke, sinkt die HCO_3^--Konzentration im Verhältnis zum Anstieg der Anionenlücke stärker ab als bei einer rein metabolischen Azidose mit hoher Anionenlücke. ΔAG : ΔHCO_3^- wird einen Quotienten <1:1 bilden. Umgekehrt kann bei Vorliegen einer metabolischen Azidose mit hoher Anionenlücke und einer metabolischen Alkalose der Quotient aus ΔAG : ΔHCO_3^- 2:1 übersteigen.

Beispiel: Eine Patientin kommt mit akutem Myokardinfarkt und Erbrechen zur Aufnahme, Serumkreatinin und Blutzucker sind normal. Weitere Laborwerte:
- $Na^+ = 134$ meq/l
- $K^+ = 3,5$ meq/l
- $Cl^- = 79$ meq/l
- pH = 7,27
- $HCO_3^- = 11$ meq/l
- BE = –13 meq/l
- $pCO_2 = 24$ mmHg

Diagnose: Metabolische Azidose mit adäquater respiratorischer Kompensation (Gegenregulation BE $13 \times 1,25 = 16,25$, pCO_2 40–16,25 = 24 mmHg).

$$AG = 134 - (79 + 11) = 44\ meq/l$$
$$\Delta AG = 44 - 11 = 33\ meq/l$$

Diagnose: Metabolische Azidose mit hoher Anionenlücke – Laktatazidose (Laktat im Serum 8 mmol/l, normal 0,5–2,2 meq/l).

$$\Delta AG : DHCO_3^- = 33 : 13 = 2,5\ meq/l$$

Diagnose: Metabolische Azidose mit hoher Anionenlücke und metabolische Alkalose durch Erbrechen und Volumenkontraktion.

Therapie: Volumenzufuhr, Stabilisierung der Zirkulation.

Tabelle 11.15-2. Erwartete physiologische Kompensation einer einfachen Säure-Basen-Störung

Störung	Basis (HCO_3^- oder pCO_2)	Korrektur (HCO_3^- oder pCO_2)
Metabolische Azidose	↓1 meq/l	↓1,25 mmHg
Metabolische Alkalose	↑1 meq/l	↑0,75 mmHg
Respiratorische Alkalose		
Akut	↓10 mmHg	↓2 meq/l
Chronisch	↓10 mmHg	↓4 meq/l
Respiratorische Azidose		
Akut	↑10 mmHg	↑1 meq/l
Chronisch	↑10 mmHg	↑4 meq/l

Therapie der metabolischen Azidose Vor einer Therapieentscheidung muss die Genese der metabolischen Azidose bestimmt werden. Handelt es sich um eine Azidose mit hoher Anionenlücke und verstoffwechselbarem Säureanion (wie z. B. Ketone oder Laktat), muss die zugrunde liegende Störung behandelt werden. Bei der Ketoazidose des Typ-1-Diabetikers erfolgt dies durch Insulinzufuhr, bei der Laktatazidose ist die Optimierung der Hämodynamik wesentlich. Eine Bicarbonatsubstitution ist nicht indiziert. Bei nichtmetabolisierbarem Säureanion der hohen Anionenlückenazidosen (Toxineinnahme oder Akkumulierung von H^+ bei chronischer Niereninsuffizienz) und bei metabolischen Azidosen mit normaler Anionenlücke (hyperchlorämische Azidosen, primärer Bicarbonatverlust) macht die langsame Zufuhr von Natriumbicarbonat Sinn. Die Substitutionsmenge ergibt sich aus dem Bicarbonatdefizit. Bei chronischen Azidosen errechnet sich das Bicarbonatdefizit aus $0,7 \times kg$ (absolut BE) in meq. Mehr als 250 meq Bicarbonatsubstitution pro Tag sind meist nicht nötig. Zu bedenken ist auch die große Menge an zugeführtem Natrium und damit die Gefahr der Volumenexpansion.

Metabolische Alkalose

Diese entsteht meist durch den Verlust endogener Säure, wie das beim Erbrechen der Fall ist. Die nächst häufigere Möglichkeit ist die Volumendepletion, bei der die renale Ausscheidung des überschüssigen Bicarbonats nicht möglich ist. Die chronische Diuretikaeinnahme oder exogene Alkalizufuhr sind weitere häufige Ursachen. Eine korrekte Beurteilung dieser Störung ist nur möglich, wenn der Status des Extrazellulärvolumens, die Serumkaliumkonzentration und der arterielle Blutdruck (als Maß für die Aktivität des Renin-Angiotensin-Aldosteronsystems) bekannt ist. Meist liegen eine Hypochlorämie und eine Hypokaliämie vor.

Therapie Die Behandlung dieser Störung ist durch die Therapie der zugrunde liegenden Ursache für den H^+-Verlust und die Bicarbonatsynthese gegeben. Beim Erbrechen ist der gastrointestinale H^+-Verlust durch Antazidatherapie (Histamin-2-Rezeptorantagonist oder Protonenpumpenhemmer) zu beheben, beim renalen H^+-Verlust durch Beendigung der Diuretikatherapie. Um die renale HCO_3^--Ausscheidung zu ermöglichen, muss ein bestehender Volumenmangel oder die Hypokaliämie behoben werden.

Respiratorische Azidose

Bei den respiratorischen Störungen muss man zwischen den akut auftretenden und den chronisch vorliegenden Störungen unterscheiden. Die akute respiratorische Azidose ist meist auf Intensivstationen bei mechanisch ventilierten Patienten oder bei akutem Bronchospasmus (toxisch oder allergisch) und bei Einnahme sedierender Medikamente oder Drogen zu finden. Einen akuten Anstieg der CO_2-Produktion findet man bei hohem Fieber, Sepsis oder Hyperalimentation. Häufiger ist die chronische respiratorische Azidose bei Patienten mit Lungenerkrankungen, wobei mehr als 90% des funktionellen Lungengewebes zu Grunde gegangen sein müssen, damit es bei normalem endogenen Säureanfall zur Hyperkapnie kommt. Die häufigsten Lungenerkrankungen mit Hyperkapnie sind Emphysem, chronische Obstruktion und Lungenfibrosen.

Therapie Bei der akuten Störung ist eine rasche adäquate Ventilation oberstes Gebot. Bei chronischen Lungengerüsterkrankungen sind die Therapiemöglichkeiten begrenzt, wobei manchmal neben einer bronchodilatativen, antiobstruktiven medikamentösen Therapie eine nächtliche CPAP-Maske (Continuous-positive-airway-pressure-Maske, die das Kollabieren der Bronchiolen verhindern soll) die Exspiration deutlich erleichtert.

Respiratorische Alkalose

Dies ist die häufigste Säure-Basen-Störung beim kritisch kranken Menschen. Die renale Kompensation der respiratorischen Alkalose durch Hyperventilation bei Sepsis, Fieber, Alkoholentzug, Hypoxämie, Schädel-Hirn-Trauma etc. dauert etwa drei Tage und setzt einen normalen Volumenstatus voraus.

Therapie Auch hier ist die zugrunde liegende Erkrankung zu behandeln. Sedierende Medikamente sind manchmal hilfreich, ebenso wie das Atmen in die Papiertüte. Bei mechanischer Hyperventilation sind die Respiratoreinstellungen zu optimieren und die Totraumventilation, z. B. durch Kürzen des Endotrachealtubus, zu minimieren.

Ob eine vollständige Kompensation oder eine kombinierte Störung vorliegt, ist auch aus Tabelle 11.15-2 zu errechnen.

Die angeführten Beispiele der jeweiligen Störung in Abb. 11.15-1 sind willkürlich gewählt und sollen zur besseren Verständlichkeit des Algorithmus dienen:

1 a Metabolische Azidose und respiratorische Alkalose (Beispiel: Patient mit Niereninsuffizienz und Fieberhyperventilation)
1 b Metabolische Azidose, respiratorisch vollständig kompensiert (Beispiel: gesunder Mensch bei Sportausübung und anaerober Glykolyse)
1 c Metabolische Azidose, respiratorisch nicht vollständig kompensiert (Beispiel: Patient mit Salizylatintoxikation und Benzodiazepineinnahme mit Atemdepression)
2   Metabolische Azidose ohne respiratorische Kompensation (Beispiel: Patient im Schock und insuffizienter Respiratortherapie)
3   Metabolische und respiratorische Azidose (Beispiel: schockierter, ateminsuffizienter Patient)
4 a Akute respiratorische Azidose und metabolische Alkalose (Beispiel: Patient mit Pneumonie und chronischer Diuretikatherapie)
4 b Akute respiratorische Azidose, metabolisch vollständig kompensiert (Beispiel: Patient mit Glottisödem nach Insektenstich)

4c Akute respiratorische Azidose, metabolisch nicht vollständig kompensiert (Beispiel: Glottisödem nach Insektenstich bei niereninsuffizientem Patienten)

5a, b, c Chronische respiratorische Azidose in Analogie zu 4a, b, c

6 Respiratorische Azidose ohne metabolische Kompensation (Beispiel: opiatintoxikierter, exsikkierter Patient)

7 Respiratorische und metabolische Azidose (Beispiel: Opiatintoxikation eines schockierten Patienten)

8a Metabolische Alkalose und respiratorische Azidose (Beispiel: exsikkierter Patient mit chronisch-obstruktiver Lungenerkrankung)

8b Metabolische Alkalose, respiratorisch vollständig kompensiert (Beispiel: gesunder Mensch nach exogener Alkalizufuhr [Speisesoda, Antazida etc.])

8c Metabolische Alkalose, respiratorisch nicht vollständig kompensiert (Beispiel: Patient mit Diuretikatherapie, zerebralem Insult und Pneumonie)

9 Metabolische Alkalose ohne respiratorische Kompensation (wie 8c)

10 Metabolische und respiratorische Alkalose (Beispiel: Patient mit Erbrechen und Sepsishyperventilation)

11a Akute respiratorische Alkalose und metabolische Azidose (Beispiel: Patient im Alkoholentzug und septischem Schock)

11b Akute respiratorische Alkalose, metabolisch vollständig kompensiert (Beispiel: aufgeregte(r) Student(in) vor der Prüfung)

11c Akute respiratorische Alkalose, metabolisch nicht vollständig kompensiert (Beispiel: fiebernder, exsikkierter Patient)

12a, b, c Chronische respiratorische Alkalose bei chronischen Lungenerkrankungen

13 Respiratorische Alkalose ohne metabolische Kompensation (wie 11c)

14 Respiratorische und metabolische Alkalose (Beispiel: mechanisch hyperventilierter Intensivpatient mit chronischer Diuretikatherapie)

Literatur

Adrogue HJ, Madias NE (1998) Management of life-threatening acid-base disorders. Second of two parts. N Engl J Med 338:107–111

Adrogue HJ, Madias NE (1998) Management of life-threatening acid-base disorders. First of two parts. N Engl J Med 338:26–34

Fall PJ (2000) A stepwise approach to acid-base disorders. Practical patient evaluation for metabolic acidosis and other conditions. Postgrad Med 107:249–250, 253–254, 257–258 passim

Gluck SL (1998) Acid-base. Lancet 352:474–479

Kraut JA, Madias NE (2001) Approach to patients with acid-base disorders. Respir Care 46:392–403

Rose BD, Post TW (2001) Clinical physiology of acid-base and electrolyte disorders, 5th edn. McGraw-Hill, New York

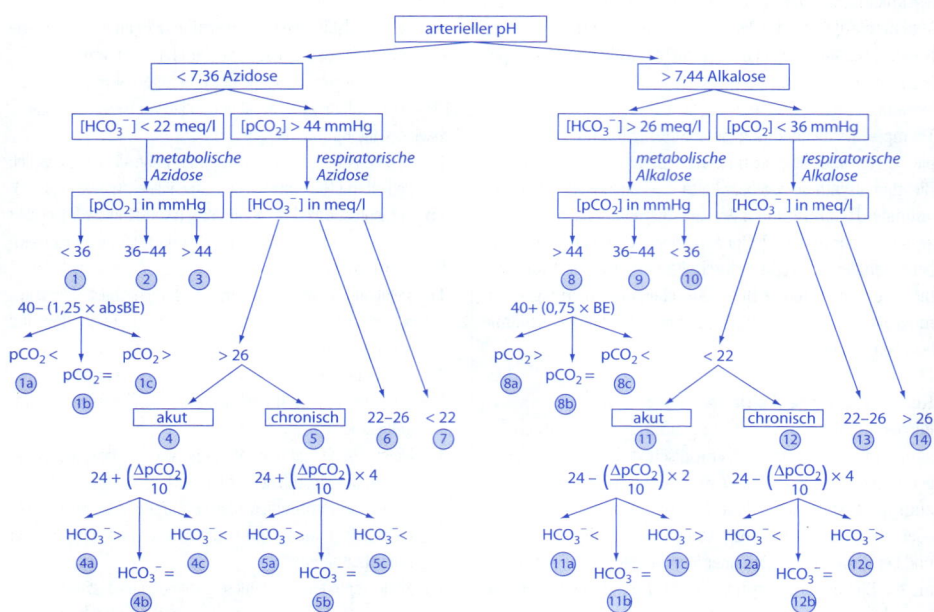

Abb. 11.15-1. Algorithmus zur Abklärung einer Säure-Basen-Störung. Erläuterungen s. Text

11.16 Prostataerkrankungen
Stephan Madersbacher

Während in den ersten Lebensjahrzehnten die Prostata klinisch unauffällig bleibt, ist die benigne Prostatahyperplasie (BPH) der häufigste gutartige Tumor und das Prostatakarzinom das häufigste Malignom des Mannes in der zweiten Lebenshälfte.

11.16.1 Benigne Prostatahyperplasie

Ätiologie und Pathogenese

Veränderungen im Sinne einer BPH sind erstmals in der 3. Lebensdekade und bei den über 80ig-jährigen nahezu immer histologisch nachweisbar. Etwa die Hälfte der Männer mit BPH entwickeln eine vergrößerte Prostata (BPE für **b**enign **p**rostatic **e**nlargement). Die Ätiologie ist nicht vollständig geklärt, die Bedeutung des Endokriniums, vor allem von Testosteron und Dihydrotestosteron, unbestritten. Darüberhinaus werden Östrogenen, Wachstumsfaktoren, Epithel-Stroma-Interaktionen, genetischen und diätetischen Einflüssen eine kausale Rolle zugeschrieben.

Klinik und Diagnostik

Die klinische Relevanz von BPH/BPE liegt in der infravesikalen Behinderung der Miktion. Miktionsbeschwerden des Mannes, welche heute spezifischer als untere Harntraktsymptomatik bezeichnet werden, treten bei 30–50% im Laufe des Lebens auf und haben eine obstruktive (abgeschwächter Harnstrahl, Restharnbildung) und irritative (Nykturie, häufiger Harndrang) Komponente. Komplikationen sind Harnsperre, Blasensteine, Stauung des oberen Harntraktes bis hin zur Niereninsuffizienz.

Die Diagnostik umfasst:
- Erfassung der Symptome (validierte Fragebögen),
- digitorektale Untersuchung,
- Uroflowmetrie mit Restharnmessung,
- PSA-Bestimmung,
- Harnstatus und
- Evaluation des oberen Harntraktes.

Therapie

Die Therapieoptionen reichen von Wait-and-See über eine medikamentöse und minimal invasive Therapie (Laser, Mikrowellenbehandlung, Stents) bis zur Prostatektomie. Eine Wait-and-See-Strategie ist vor allem bei Patienten mit milder Symptomatik angezeigt. Drei Gruppen von Medikamenten werden eingesetzt: Phytopharmaka, α_1-Blocker und 5α-Reduktase Inhibitoren. Die Rolle der Phytopharmaka wird kontroversiell diskutiert. α_1-Blocker induzieren langfristig eine symptomatische Besserung, haben aber keinen Einfluss auf den natürlichen Verlauf der Erkrankung. 5α-Reduktase Inhibitoren verkleinern das Prostatavolumen um ca. 30% und senken das Risiko für eine Operation bzw. Harnverhaltung um ca. 50%. 5α-Reduktase Inhibitoren sollten nur bei einem Prostatavolumen >40ml eingesetzt werden. Die Kombinationstherapie (α_1-Blocker plus 5α-Reduktase-Inhibitor) sollte symptomatischen Patienten mit hohem Progressionsrisiko vorenthalten werden. Der „goldene Standard" zur Therapie ist seit über 50 Jahren die transurethrale (90% der Fälle) oder offene Prostatektomie (10%), deren klinische Effizienz alle anderen Therapieformen übertrifft. Bei Patienten mit rezidivierenden Harnverhaltungen, Blasensteinen oder Dilatation des oberen Harntraktes ist die Prostatektomie Therapie der Wahl.

Prognose

Die Prognose dieser gutartigen Erkrankung ist bei suffizienter Diagnostik und Therapie hervorragend.

Evidenz der Therapieempfehlungen Prostatahyperplasie und Prostatakarzinom		
	Evidenzgrad	Empfehlungsstärke
Prostatahyperplasie		
Wait and see	I-b	B
Phytopräparate (nur für zwei Präparate)	I-b	B
α1-Blocker	I-a	A
Finasterid	I-a	A
TUR/P	I-a	A

Erkrankungen der Atmungsorgane

Werner Seeger

12.1	Erkrankungen der oberen Atemwege	977
12.2	Asthma bronchiale – Diagnostik und Therapie	982
12.3	Bronchitis, Bronchiolitis und Lungenemphysem	988
12.4	Bronchiektasen	995
12.5	Interstitielle Lungenerkrankungen	1000
12.6	Mukoviszidose	1014
12.7	Sarkoidose	1024
12.8	Pneumonien und Lungenabszess	1028
12.9	Lungenembolie und Lungeninfarkt	1041
12.10	Pulmonale Hypertonie	1047
12.11	Fehlbildungen der Lungengefäße	1053
12.12	Akutes respiratorisches Distress-Syndrom (ARDS)	1056
12.13	Neoplasien der Lunge	1061
12.14	Mediastinalerkrankungen	1066
12.15	Pleurakrankheiten	1069
12.16	Schlafbezogene Atmungsstörungen	1073
12.17	Arbeits- und umweltbedingte Lungen- und Atemwegserkrankungen	1077

12.1 Erkrankungen der oberen Atemwege
Joachim Lorenz

12.1.1 Infektionen der Nase und der Nasennebenhöhlen

Ätiologie und Pathogenese
Eine akute Rhinitis ist meist Folge einer Tröpfcheninfektion durch respiratorische Viren (s. folgende Übersicht). Durch akute viral bedingte zytopathische Schleimhautveränderungen wird der Boden für Abflussbehinderungen der Nasennebenhöhlen und für eine bakterielle Infektion bereitet. Bei einer bakteriellen Superinfektion spielen Streptococcus pneumoniae (Pneumokokken) und andere typische Pathogene der Atemwege die Hauptrolle. Eine Sinusitis, die aufgrund der anatomischen Verhältnisse bei Kindern in bis zu 5% bei akuter Rhinitis auftritt, folgt auf die entzündliche Blockade des Sinusostiums. Auch sie ist überwiegend primär viral bedingt. Bakterielle Superinfektionen folgen gelegentlich. Anatomische Varianten (Septumdeviation, Nasenmuschelhyperplasie, Conchae bullosae, Adenoide) wirken dabei begünstigend. Bei Sinusitis maxillaris muss eine dentogene Genese bedacht werden, die Infektion ist in diesem Fall bakterieller Natur.

Ursachen und Differentialdiagnose der akuten Rhinosinusitis

Infektionen
- Viren
  - Rhinovirus
  - Respiratory-Syncytial-(RS-)Virus
  - Parainfluenzavirus
  - Adenovirus
  - Influenzavirus
- Bakterien
  - Streptococcus pneumoniae
  - Streptokokken der Gruppe A
  - Staphylococcus aureus
  - Moraxella catarrhalis
  - Haemophilus influenzae
  - Anaerobe Bakterien
- Seltene Erreger
  - Masernvirus
  - Corynebacterium diphteriae
  - Treponema pallidum (Syphilis)
  - Aktinomykose
  - Mycobacterium tuberculosis
  - Aspergillus fumigatus, Aspergillus niger
  - Mucor species (Mukormykose)

Nichtinfektiöse Ursachen
- Fremdkörper
- Gesichtstrauma
- Vasomotorische Rhinopathie
- Schwangerschaft, Menstruation
- Typ-I-Allergie
- Kokain
- Vasomotorikaabusus
- Liquorfistel
- Morbus Wegener
- Tumoren
  - Midline-Granulom
  - Malignes Lymphom
  - Adenokarzinom
  - Nasopharynxkarzinom

Klinik und Diagnostik
Die Lokalsymptome der akuten Rhinitis sind: behinderte Nasenatmung, Nasensekretion, Niesen sowie Hypo- bis Anosmie. Das nasale Sekret bei viraler Rhinitis hat eine seröse Beschaffenheit, bei bakterieller Infektion wird es eher viskös und verfärbt sich gelblich-grünlich. Eine blutige Nasensekretion tritt meist in der Spätphase der akuten Infektion auf und ist ansonsten ein wichtiges Warnsymptom anderer Ursachen der akuten nasalen Obstruktion und Sekretion (seltene bakterielle Infektionen, Pilzinfektionen, Fremdkörper, Vaskulitis, Tumoren). Die wichtigste Differenzialdiagnose des akuten Schnupfens ist die IgE-vermittelte Allergie vom Typ I. Andere Differenzialdiagnosen finden sich in obiger Übersicht. Eine Sinusitis ist gekennzeichnet durch maxilläre, orbitale oder frontale Kopfschmerzen, Druckempfindlichkeit im Bereich der Trigeminusaustrittspunkte, verbunden mit Fieber. Folgende Komplikationen kommen bei der akuten Sinusitis vor: Orbitaödem, Orbitaphlegmone, orbitale Periostitis, subperiostaler Abszess. Seltene Komplikationen sind: Weichteilphlegmone, rhinogene Meningitis, Hirnabszess, Sinus-cavernosus-Thrombose und Osteomyelitis. Kriterien der schweren Sinusitis sind: Komplikationen, Grunderkrankungen mit Beeinträchtigung der Immunabwehr (z. B. entgleister Diabetes mellitus), schwere Allgemeinbeeinträchtigung und Sepsissymptome. Die Anamnese und der klinische Untersuchungsbefund (Rhinoskopie, Spiegeluntersuchungen von Mundhöhle, Pharynx und Larynx) sind für die Diagnose entscheidend. Bei Verdacht auf das Vorliegen einer Sinusitis sollte zusätzlich eine Rhinoscopia posterior, ggf. ergänzt durch eine fiberskopische Untersuchung erfolgen. Die Ultraschalluntersuchung der Kiefer- und Stirnhöhle kann in Einzelfällen die Röntgenuntersuchung der Nebenhöhlen ersetzen und wird zur Verlaufskontrolle eingesetzt. Eine Röntgenuntersuchung erfolgt bei atypischem klinischen Befund und bei Verdacht auf Vorliegen einer chronischen Sinusitis. Eine Kultur zum Erregernachweis ist nur bei komplizierter akuter oder bei chronischer Sinusitis sinnvoll und sollte durch Sinuspunktion, ersatzweise durch Abstrich aus dem mittleren Nasengang unter optischer Kontrolle erfolgen. Die Diagnose der Komplikationen erfolgt mittels Computertomographie oder Magnetresonanztomographie. Eine mikrobiologische Untersuchung ist in diesem Fall obligat.

Therapie
Die Therapie der akuten Rhinitis ist symptomatisch. Eine kausale Therapie ist bei viraler Ursache weder möglich noch erforderlich. Auch die akute bakterielle Rhinitis ist selbstlimitierend. Eine gewertete Übersicht der Maßnahmen findet sich in Tabelle 12.1-1. Die akute Rhinosinusitis wird polypragmatisch behandelt. Im Vordergrund stehen, wie bei der Rhinitis, abschwellende und symptomatische Maßnahmen (vasokonstriktorische Nasentropfen, Nasenspülungen mit salzhaltigen Lösungen, nichtsteroidale Antiphlogistika). Eine Antibiotikabehandlung ist bei akuter eitriger Sinusitis erforderlich. Sie erfolgt in der Regel empirisch über eine Dauer von 7–10 Tagen. Das Wirkspektrum der Antibiotika orientiert sich an der Erkrankungsschwere. Bei leichten Formen werden

Tabelle 12.1-1. Therapie der akuten Rhinosinusitis

Therapiemaßnahme	Bewertung
Nichtsteroidale Antiphlogistika Acetylsalicylsäure bis zu 3-mal 500 mg tgl. Paracetamol bis zu 4-mal 500 mg tgl.	Indikation: Allgemeinsymptome bei R + RS
Nasale Salzspülungen „Emser Sole" z. B. 3 g/100 ml Wasser	Indikation: Nasale Kongestion, bei R + RS, Prophylaxe der RS
Lokale Vasokonstriktoren Xylometazolin 0,05%, 2- bis 3-mal tgl. 1 Sprühstoß in jede Nasenöffnung	Indikation: Rhinorrhoe, mangelnde Nasenbelüftung, Prophylaxe der RS, der Otitis media
Basisantibiotika Amoxicillin 3-mal 500 mg tgl., 7–10 Tage Roxithromycin 1-mal 300 mg tgl., Clarithromycin 2-mal 250 mg tgl., 7–10 Tage, Azithromycin 1-mal 500 mg tgl. für 3 Tage Cefaclor 3-mal 500 mg tgl. für 7–10 Tage	Indikation: Unkomplizierte bakterielle Sinusitis
Breitspektrumantibiotika Sultamicillin 2-mal 750 mg tgl. für 7–10 Tage Levofloxacin, 1-mal 500 mg tgl., Moxifloxacin 1-mal 400 mg tgl. für 7–10 Tage	Indikation: schwere bakterielle Sinusitis (Chinolone: auch bei zystischer Fibrose)

R Rhinitis; *RS* Rhinosinusitis

Basisantibiotika (Amoxicillin, Makrolidantibiotika, Cephalosporine), bei schwerer Erkrankung (und möglicher Beteiligung von Anaerobiern) ein Aminopenicillin mit Betalaktamaseinhibitor eingesetzt. Bei Mukoviszidose sollte Staphylococcus aureus und Pseudomonas aeruginosa im Anti-biotikaspektrum enthalten sein, weshalb Fluorchinolone der Gruppe III und IV (Levo-, Moxifloxacin) eingesetzt werden. Eine Kiefernhöhlenpunktion und -spülung erfolgt bei Erwachsenen mit Empyem.

12.1.2 Akute Tonsillopharyngitis

Ätiologie und Pathogenese

Infektionen des Rachenraumes treten meist im Zusammenhang mit unkomplizierten viralen Infekten der oberen Atemwege auf (s. Rhinitis). Im Kindergarten- und Schulkindesalter kommen gehäuft (in bis zu 40%) bakterielle Infektionen durch betahämolysierende Streptokokken der Gruppe A (S. pyogenes) vor, die die Tonsillen befallen (Angina tonsillaris). Im Erwachsenenalter ist etwa ein Viertel der Pharyngitiden bakteriell. Seltene bakterielle Erreger sind Haemophilus influenzae, Corynebacterium haemolyticum, Pneumokokken und Staphylokokken. Die bakterielle Infektion breitet sich von Mikroabszessen der Tonsillarkrypten über die gesamte Tonsille aus. Sonderformen sind:

- **Scharlach:** Infektion durch A-Streptokokken, die erythrogenes Exotoxin bilden;
- **Angina Plaut-Vincenti:** bakterielle Mischinfektion durch Spirochäten und Fusobakterien, meist bei Erwachsenen;
- **Diphterie:** bakterielle Infektion durch Corynebacterium diphteriae, in Osteuropa vereinzelt verbreitet.

Klinik und Diagnostik

Klinische Symptome der Pharyngitis sind Hals- und Schluckschmerzen mit Wundgefühl, bei Angina tonsillaris kommen hohes Fieber, Krankheitsgefühl, in die Ohren ausstrahlende starke Schmerzen, Hypersalivation und regionale Lymphadenitis hinzu. Bei kompliziertem Peritonsillarabszess treten Kieferklemme und Uvulaödem auf. Die Diagnose wird durch Erhebung des Lokalbefundes gestellt: bei Pharyngitis diffuse Rachenrötung, bei Angina tonsillaris hochrote Rachenmandeln mit eitrigen Stippchen, Foetor ex ore und Beteiligung der Gaumenbögen. Die Laborbefunde zeigen bei bakterieller Infektion eine signifikante Blutleukozytose (>15/nl) und einen starken Anstieg der Akute-Phase-Proteine (C-reaktives Protein über 15 mg/dl). Durch Rachenabstrich lassen sich die Erreger kultivieren. Die klinische Differentialdiagnose ist in typischen Fällen jedoch ausreichend; wenn Sonderformen vorliegen, ist ein Kulturbefund obligat.

- **Scharlach:** scarlatiformes Exanthem mit perioraler Aussparung, Enanthem des Rachens und Himbeerzunge. Komplikationen: Endomyokarditis, Glomerulonephritis, Chorea minor (heute selten);
- **Angina Plaut-Vincenti:** meist einseitige ulzeröse Tonsillitis mit grauem Belag (DD: Tumor), geringe Allgemeinsymptome;
- **Diphterie:** hohes Fieber, starke Malaise, süßlicher Foetor ex ore, festhaftende, bei Manipulation blutende, pseudomembranöse Beläge, massive Lymphadenopathie. Komplikationen: Krupp, Sepsis mit Verbrauchskoagulopathie, Myokarditis, Gaumensegelparese, Polyneuritis, toxische Nephropathie, Nebenniereninsuffizienz. Die Erkrankten müssen isoliert werden.

Therapie

Die virale Tonsillopharyngitis wird symptomatisch behandelt. Mundspülungen mit Salbeitee oder Hexetidinlösung lindern die Lokalbeschwerden. Starke Rachenschmerzen können durch Lokalanästhetika gedämpft werden. Bei stärkeren Allgemeinsymptomen werden Antiphlogistika (ASS, Paracetamol) eingesetzt. Die bakteriellen Formen bedürfen einer differenzierten

Tabelle 12.1-2. Therapie der Tonsillopharyngitis

Therapiemaßnahmen
Symptomatische Therapie aller Formen
Nichtsteroidale Antiphlogistika
Acetylsalicylsäure bis zu 3-mal 500 mg tgl.
Paracetamol bis zu 4-mal 500 mg tgl.
Rachenspülung mit Hexetidin 100 mg/100 ml, mehrmals tgl.
oder Lidocain 100 mg/100 ml, mehrmals tgl.
Antibiotikatherapie der Angina tonsillaris und des Scharlachs
Penicillin V 3- bis 4-mal 1 Mega tgl. über 7–10 Tage
(bei Allergie)
Erythromycin/Roxithromycin 3-mal 500 mg/1-mal 300 mg über 7–10 Tage
Reservemedikamente (bei unbefriedigendem Ansprechen):
Cefuroximaxetil 2-mal 500 mg tgl.,
Clindamycin 3- bis 4-mal 300 mg tgl. für 7–10 Tage
Therapie der Diphtherie
Diphtherieantitoxin vom Pferd 1-mal 250–2000 IE/kg i.m.
Antibiotikatherapie mit Penicillin oder Erythromycin
(wie bei Streptokokken-Angina)
Therapie der Angina Plaut-Vincenti
Ulkusätzung mit 10% Silbernitrat oder 5% Chromsäure
Antibiotikatherapie mit Penicillin oder Erythromycin
(wie bei Streptokokkenangina) bei protrahiertem Verlauf

antimikrobiellen Therapie (Tabelle 12.1-2). Durch die Antibiotikatherapie der A-Streptokokkenerkrankungen werden lokale Komplikationen und Sekundärerkrankungen verhütet, der Krankheitsverlauf verkürzt und die Infektiosität herabgesetzt. Im Hinblick auf Antibiotikaempfehlungen muss beachtet werden, dass eine zunehmende Streptokokkenresistenz gegenüber Makroliden zu beobachten ist. Eine Alternative sind Ketolide (Telithromycin). Der Peritonsillarabszess wird chirurgisch angegangen (Abszessspaltung), außerdem mit einem Betalaktamaseinhibitor-geschützten Amionopenicillin (z.B. Ampicillin/Sulbactam oder Amoxicillin/Clavulansäure) oder mit Clindamycin behandelt. Die Dosierung des Diphterieantitoxins ist von der Erkrankungsschwere abhängig. Allergische Reaktionen auf das Antiserum vom Pferd kommen in allen Schweregraden vor. Es ist bei Pferdeallergie kontraindiziert. Eine intrakutane Testung mit 0,1 ml des 1:10 verdünnten Serums ist ratsam.

12.1.3 Akute Tracheobronchitis und Influenza

Ätiologie und Pathogenese

Das Syndrom der akuten Tracheobronchitis kann durch Tröpfcheninfektionen oder unbelebte inhalative Noxen hervorgerufen werden (s. folgende Übersicht). Influenzaviren gehören zur Familie der Orthomyxoviridiae und neigen zur genetischen Instabilität, die in jährlichen Abständen zu neuen Viruseigenschaften und inkompletter Immunität führt („antigene drift"). Pandemien in größeren Zeitabständen sind die Folge von „Antigenshifts", bei denen neues Genmaterial aus anderen Wirtsspezies (z. B. Hühnern) integriert und rearrangiert wird. Das Influenza-A-Virus hat größere Bedeutung als das B-Virus. Das C-Virus führt zum Bild der banalen Tracheobronchitis. Bakterielle Infektionen treten (außer bei „atypischen Pathogenen") im Gefolge der Virusinfektion auf und verlaufen nur bei der Influenza schwer.

Ursachen der akuten unspezifischen Tracheobronchitis
- Infekte
  - RS-(Respiratory Syncytial-)Virus
  - Parainfluenzavirus
  - Coronavirus
  - Rhinovirus
  - Adenovirus
  - Herpes-simplex-Virus
  - Mycoplasma pneumoniae
  - Chlamydophila pneumoniae
  - Streptococcus pneumoniae
  - Haemophilus influenzae
  - Moraxella catarrhalis
  - Hämolysierende Streptokokken
- Umweltnoxen
  - Ozon
  - Ammoniak
  - Chlorin
  - Schwefeldioxid
  - Stickoxide (NO_2)
  - Baumwollstaub

Klinik und Diagnostik

Das Leitsymptom der akuten Tracheobronchitis ist der Husten, der häufig mit Auswurf verbunden ist. Allgemeinsymptome sind mäßig ausgeprägt und ihr Vorhandensein schließt eine nichtinfektiöse Ursache meist aus. Die Influenza verläuft schwerer als unspezifische Infekte und hat andere Charakteristika (Tabelle 12.1-3). Bei allen Formen, vor allem bei Chlamydophila pneu-

Tabelle 12.1-3. Symptome des grippalen Infekts und der Influenza

Symptom	Grippaler Infekt	Influenza (jüngerer Patient)	Influenza (älterer Patient)
Fieber	Selten	Häufig, plötzlicher Beginn, Dauer 3–4 Tage	Häufig, mäßig
Kopfschmerz	Leicht	Stark	In etwa 30%
Myalgie	Leicht	Häufig, stark	
Malaise	Leicht	Sehr stark, oft 3 Wochen andauernd	Häufig
Rhinitis	Häufig	Selten	Häufig
Pharyngitis	Häufig	Selten	Häufig
Brustschmerz	Leicht bis mäßig	Häufig, z. T. schwer	Häufig, 2–3 Wochen
Husten	Leicht bis mäßig	Häufig, z. T. schwer	Häufig, 2–3 Wochen
Saison	Winter > Herbst, Frühjahr > Sommer	Im Winter über 3 bis 10 Wochen	

Tabelle 12.1-4. Vergleich von Neuraminidasehemmern

	Zanamivir	Oseltamivir
Zulassung	Deutschland: 1.10.1999	Schweiz: 1.10.1999, Deutschland: 2000
Hersteller	GlaxoWellcome	Roche
Orale Verfügbarkeit	2%	Prodrug: gut
Lokale Verfügbarkeit	Inhalativ (Diskhaler): Oropharynx etwa 80%, Lungen bis 22%	Ø
Plasmahalbwertszeit	2,5–5 h	6–8 h (aktiver Metabolit)
Elimination	?	Renal
Dosis	Therapie: 2-mal 10 mg intranasal über 5 Tage, Prophylaxe: 1-mal 10 mg intranasal	2-mal 75 mg p.o. über 5 Tage, Prophylaxe: gleiche Dosis
Therapeutische Wirksamkeit	Symptomerleichterung, Erkrankungsdauer um 1–2 Tage verkürzt (v.a. bei Fieber)	Symptomerleichterung, Erkrankungsdauer um 30–40% verkürzt (je nach Therapiebeginn)
Prophylaktische Wirksamkeit	Grippe wird in etwa 80% verhindert	Grippe wird in etwa 90% verhindert
Wirkung auf Komplikationen	Komplikationen um 25–70% gesenkt, Senkung des Antibiotikaverbrauchs	Komplikationen um etwa 50% gesenkt
Verträglichkeit	Wie Plazebo Asthmaanfall (selten)	Übelkeit, Erbrechen (in etwa 5%)

moniae und Influenzavirus, kann es im Anschluss zu einer lang anhaltenden bronchialen Hyperreagibilität mit persistierendem Husten kommen. Ansonsten treten Komplikationen nur bei Influenza auf, sind dort aber nicht selten (s. Übersicht). Die Diagnose ergibt sich aus dem klinischen Bild. Eine Erregerdiagnostik (Serologie in gepaarten Seren im Abstand von 10–20 Tagen, Kultur in Pharyngealabstrichen) dient allenfalls epidemiologischen Zwecken. Der Nachweis von Influenza-Antigen im Abstrich ist wegen therapeutischer Konsequenzen sinnvoll.

Komplikationen der Influenza
- Pulmonal
  - Primäre Grippepneumonie
  - Sekundäre bakterielle Pneumonie (S. pneumoniae, S. aureus, H. influenzae)
  - Krupp und Pseudokrupp
  - Akute Exazerbation einer chronischen Bronchitis/zystischen Fibrose, eines Asthmas
  - Unspezifische bronchiale Hyperreagibilität
- Extrapulmonal
  - Myositis, Myoglobinurie
  - Myokarditis, Perikarditis
  - Toxic-shock-Syndrom
  - Guillain-Barré-Syndrom
  - Reye-Syndrom (vor allem unter ASS-Therapie)

Therapie und Prophylaxe

Die symptomatische Therapie erfolgt wie bei akuter Rhinitis (s. oben). Bei eitriger Tracheobronchitis ist eine Antibiotikatherapie nur indiziert bei chronischen, behandlungsbedürftigen Grunderkrankungen, bei über 70-Jährigen und bei fehlender Rückbildung des eitrigen Auswurfs nach zwei Wochen. Diese Empfehlung ist empirisch und nicht evidenzbasiert. Geeignete Antibiotika sind Amoxicillin, 3-mal 250–500 mg tgl. über 5 Tage, oder neue Makrolide (Roxithromycin 1-mal 300 mg tgl. oder Clarithromycin 2-mal 250 mg tgl. für 5 Tage, Azithromycin 1-mal 500 mg tgl. für 3 Tage) oder Doxycyclin 1mal 100 mg tgl. für 5 Tage. Die Therapie der Influenza wurde durch die Einführung von Neuraminidaseinhibitoren bereichert. Tabelle 12.1-4 gibt einen Überblick über die Eigenschaften und den Gebrauch dieser neuen Substanzen. Die antiviralen Behandlungsmöglichkeiten bei Influenza zeigt die folgende Übersicht. Eine wirksame Prophylaxe der Influenza (70–90% Wirksamkeit, sichere Verhütung von Komplikationen) ist durch eine Impfung möglich, die jährlich wiederholt werden muss. Einzige Kontraindikation ist die Allergie gegen Hühnereiweiß. Bei versäumter Impfung können während der Influenzaepidemie neben der Expositionsprophylaxe auch Neuraminidaseinhibitoren eingesetzt werden (s. Tabelle 12.1-4). Auch die Chemoprophylaxe mit Amantadin (2-mal 100 mg für 5 Tage) ist wirksam, aber wegen höherer Nebenwirkungsraten nicht gebräuchlich. Die Influenza ist als Indikation für Amantadin in vielen Ländern nicht zugelassen.

Antivirale Therapie der Influenza (EB evidenzbasiert)
- Zanamivir 2-mal 10 mg intranasal über 5 Tage (EB)
- Oseltamivir 2-mal 75 mg p.o. über 5 Tage (EB) oder
- Amantadin 200 mg initial, danach 2-mal 100 mg tgl. für 5 Tage, bei älteren Menschen: Dosishalbierung (EB)

12.1.4 Obstruktion der oberen Atemwege

Ätiologie und Pathogenese

Eine Einengung der Atemwege im Bereich des Einröhrensystems zwischen Pharynx und dem distalen Tracheaende kann durch sehr unterschiedliche strukturelle oder funktionelle Erkrankungen

12.1 Erkrankungen der oberen Atemwege

hervorgerufen werden und sowohl akut wie chronisch auftreten (s. folgende Übersicht). Da sich der Strömungswiderstand mit der vierten Potenz des Atemwegsradius umgekehrt proportional verändert, führt eine Lumeneinengung zum exponentiellen Anstieg der Atemarbeit. Durch die engen anatomischen Verhältnisse droht rasch ein Atemstillstand.

Ursachen der zentralen Atemwegsobstruktion
- Akut
  - Epiglottitis
  - Kruppsyndrom
  - Anaphylaktische Reaktion
  - Angioneurotisches Ödem
  - Allgemeinanästhesie
  - Intoxikation mit Sedativa, Muskelrelaxanzien
  - Verbrennung, Verbrühung
  - Fremdkörperaspiration (Bolusaspiration)
  - Infektion der Halsweichteile (Peritonsillarabszess, Retropharyngealabszess)
  - Gummöse Lues, Tabes dorsalis
  - Trauma, Intubationsschaden
- Chronisch
  - Stimmbandparese, -polyp, -tumor
  - Tracheomalazie, narbige Stenose, Tumor
  - Larynxtumor
  - Schilddrüsentumor
  - Tuberkulose: Kehlkopf, Trachea
  - Kokzidiomykose, Kryptokokkose
  - Tonsillarhypertrophie, Adenoide
  - Ösophagusfremdkörper
  - Entzündung: „relapsing" Polychondritis, rheumatoide Arthritis, Lupus erythematodes, Sarkoidose, Langerhans-Zellgranulomatose
  - Neuromuskuläre progrediente Paralyse

Klinik und Diagnostik

Leitsymptome sind Heiserkeit, Stridor und Dyspnoe. Bei kritischer Stenose herrschen Ruhedyspnoe, Orthopnoe, inspiratorische Einziehungen und Zyanose vor, in der Blutgasanalyse zeigt sich eine zunehmende Hyperkapnie.

Die Notfalldiagnostik begrenzt sich auf die Anamnese, den klinischen Befund und die Laryngoskopie. Außerhalb von Notfällen ist eine Stufendiagnostik sinnvoll:
1. Lungenfunktionsprüfung (Schweregradbeurteilung, Unterscheidung von extra-/intrathorakaler Stenose und fixierter/ variabler Stenose);
2. Röntgendiagnostik (zur Lokalisation): Röntgenbefund von Thorax und Hals (seitlich) oder besser Computertomographie (Hals und Thorax);
3. Fiberendoskopie zur Artdiagnostik und histologischen Diagnosesicherung.

Therapie

Die Etablierung eines sicheren Atemweges hat immer Vorrang. Bei klinisch kritischer Stenose ist deshalb die Indikation zur Tracheotomie gegeben. Alle Therapiemaßnahmen hängen von der Möglichkeit einer definitiven Diagnose vor Sicherung des Atemweges ab. Bei elektivem Vorgehen wird eine kausale Therapie angestrebt. Die folgende Übersicht gibt einen Überblick über die Maßnahmen bei häufigen Krankheitsbildern.

Therapie obstruktiver Erkrankungen der oberen Atemwege

Notfalltherapie
- Hochgradige fixierte Stenose des Pharynx/Larynx: Notfalltracheotomie
- Larynxödem
  - Feuchte, kühle Raumbedingungen schaffen
  - Inhalation von Adrenalin (5 ml, 1:10000)
  - Dexamethason 1-mal 20–50 mg i.v.
- Epiglottitis
  - Endotracheale Intubation
  - Antibiotika: Cefuroxim 3-mal 1,5 g tgl. i.v.
- Sedativaintoxikation
  - Opiate: 0,4 mg Naloxon alle 2–3 min, Gesamtdosis maximal 10 mg
  - Benzodiazepine: Flumazenil 0,1–0,2 mg alle 60 s, Gesamtdosis 0,3–0,6 mg
  - Endotracheale Intubation

Elektive Therapie
- Stimmbandparese: operative Lateralfixation
- Stimmband-/Schilddrüsentumor: Resektion
- Tracheomalazie: Implantation eines endotrachealen Stents
- Narbige/tumoröse Tracheastenose: Trachearesektion (bis zu zwei Segmente)
- Infektion
  - Antituberkulöse Therapie
  - Antimykotische Therapie
- Inflammatorische Erkrankungen
  - Prednison (Dosierung 0,5–1,5 mg/kg tgl. je nach Indikation
  - Immunsuppressiva (Azathioprin, Cyclophosphamid) je nach Indikation

Evidenz der Therapieempfehlungen

	Evidenzgrad	Empfehlungsstärke
Allgemeinmaßnahmen		
Nichtsteroidale Antiphlogistika	III	C
Infektionen der Nase und der Nasennebenhöhlen		
Salzspülungen	III	C
Lokale Vasokonstriktoren	II-b	B
Basisantibiotika bei akuter Sinusitis	I-a	A
Breitspektrumantibiotika bei komplizierter Sinusitis	I-b	C
Akute Tonsillophayngitis		
Antibiotika bei Angina tonsillaris	I-a	B
Antibiotika bei Scharlach	I-a	A
Antibiotika bei Diphtherie	II-b	B
Antibiotika bei Angina Plaut-Vincenti	II-c	C
Lokaltherapie bei Angina Plaut-Vincenti	III	C
Antitoxin gegen Diphtherie	II-c	B
Akute Tracheobronchitis und Influenza		
Antibiotika bei akuter Tracheobronchitis	II-b	D
Antibiotika bei akuter Tracheobronchitis bei Risikopatienten	III	C
Neuraminidaseinhibitoren bei Influenza	I-b	A
Amantadin bei Influenza	II-c	B
Obstruktion der oberen Atemwege		
Interventionelle Notfalltherapie	III	C
Antibiotika bei Epiglottitis	II-b	B
Antidota bei Sedativaintoxikation	II-b	B
Chirurgische/Interventionelle Elektivtherapie	II-b	B
Antiinfektiva bei Infektionen	II-c	B
Antiinflammatorische Therapie	II-c	B

Literatur

Balfour HH (1999) Antiviral Drugs. New Engl J Med 340:1255–1268
Betts RF (1995) Influenza virus. In: Mandell GL, Bennett JE, Dolin R (eds) Principle and practice of infectious diseases. Churchill Livingstone, New York, pp 1546–1567
Boldy DA, Skidmore SJ, Ayres JG (1990) Acute bronchitis in the community: clinical features, infective factors, changes in pulmonary function and bronchial reactivity to histamine. Respir Med 84: 377–385
Giezen WP (1982) Serious morbidity and mortality associated with influenza epidemics. Epidemiologic Reviews 4: 25–44
Hayden FG, Osterhaus ADME, Treanor JJ, Fleming DM, GG 167 Influenza Study Group (1997) Efficacy and safety of the neuraminidase inhibitor zanamivir in the treatment of influenza virus infections. N Engl J Med 337: 874–880
Huchon G, Woodhead M (1998) Management of adult community-acquired lower respiratory tract infections. Eur Respir Rev 8:391–426
Lorenz J (2003) Checkliste XXL Pneumologie. Thieme, Stuttgart
Lorenz J (2000) Tracheobronchitis und Influenza. In: Lorenz J (Hrsg) Atemwegsinfektionen in Klinik und Praxis. Unimed Verlag, Bremen, S 21–33
Luckhaupt H, Borkowki G (2000) Obere Atemwegsinfektionen. In: Lorenz J (Hrsg) Atemwegsinfektionen in Klinik und Praxis. Unimed Verlag, Bremen, S 11–20
Vogel F, Worth H, Adam D et al. (1999) Rationale Therapie bakterieller Atemwegsinfektionen. Empfehlungen einer Expertengruppe der Paul-Ehrlich Gesellschaft für Chemotherapie und der Deutschen Atemwegsliga. Chemotherapie J 9:3–23

12.2 Asthma bronchiale – Diagnostik und Therapie
J. Christian Virchow

12.2.1 Einleitung

Asthma bronchiale ist eine häufige Erkrankung, die beim Betroffenen erhebliche Morbidität verursacht und tödlich verlaufen kann. Gezielte Diagnostik und Therapie können der Mehrzahl der Erkrankten ein normales, weitgehend beschwerdefreies Leben ermöglichen. Bis zu 17% aller Kinder und bis zu 10% aller Erwachsenen leiden an Asthma bronchiale, wobei Inzidenz und Prävalenz der Erkrankung kontinuierlich zunehmen.

12.2.2 Ätiologie und Pathogenese

Asthma bronchiale ist eine chronisch-entzündliche Erkrankung der Atemwege, bei der viele Zellen, einschließlich Eosinophile, Mastzellen, Lymphozyten und Makrophagen, eine Rolle spielen. Bei entsprechend veranlagten Menschen kommt es als Folge dieser endobronchialen Entzündung zu Symptomen. Diese umfassen in erster Linie eine charakteristische Überempfindlichkeit der Atemwege auf unspezifische Atemwegsreize wie Nebel, Kaltluft, körperliche Anstrengung etc. sowie eine oft spontan oder auf medikamentöse Therapie reversible Atemwegsobstruktion.

Asthma bronchiale geht mit einer chronischen Infiltration der Bronchialschleimhaut mit Eosinophilen einher, die durch aktivierte Lymphozyten und Mastzellen gesteuert wird. Letztere setzen Zytokine wie Interleukin-5, GM-CSF und andere frei, die die charakteristische Eosinophilie des Blutes, der Bronchialschleimhaut und/oder des Sputums verursachen. Eosinophile schädigen durch Freisetzung zytotoxischer Proteine das Atemwegsepithel, das sich ablöst und die darunter liegende Basalmembran freilegt. Außerdem bilden sie Mediatoren wie die bronchokonstriktorischen Leukotriene C4, D4 und E4. Mastzellen, Basophile und Lymphozyten bilden außerdem Interleukin-4 und Interleukin-13, die einerseits Eosinophile aktivieren, andererseits die Bildung des Immunglobulins E (IgE) aus Lymphozyten induzieren und unterhalten. Neben den erwähnten Cysteinyl-Leukotrienen (LTC4, LTD4, LTE4) sind noch andere Mediatoren wie z. B. Neurokinine (Tachykinine, Substanz P), Thromboxane und andere Substanzen an der Bronchokonstriktion des Patienten mit Asthma beteiligt.

Allergisches Asthma

Viele Patienten mit Asthma sind gegen exogene Allergene sensibilisiert und leiden zusätzlich an einer allergischen Rhinitis. Inhalation von Allergenen verursacht bei dem Betroffenen eine akute, rasch einsetzende Bronchialobstruktion (asthmatische Früh- oder Sofortreaktion), die sich nach ca. 60 min wieder bessert. Nach ca. 6–10 h verschlechtert sich die Lungenfunktion meistens erneut (asthmatische Spätreaktion). Die asthmatische Frühreaktion wird durch Mediatoren verursacht, die vornehmlich aus Mastzellen freigesetzt werden, während die Spätreaktion durch infiltrierende Eosinophile und Lymphozyten vermittelt wird. Nahrungsmittel oder andere inkorporierte Substanzen sind nur selten Auslöser eines allergischen Asthmas.

Intrinsisches Asthma

Während das allergische Asthma vor allem junge Menschen betrifft, leidet eine kleinere Zahl meist älterer Patienten an Asthma, für das sich keine exogenen Auslöser finden lassen und das nicht mit erhöhtem IgE einhergeht. Diese Form wird als intrinsisches Asthma bezeichnet. Sie geht häufig mit ausgeprägten Zeichen einer endobronchialen Entzündung mit Eosinophilen und einer chronischen, oft polypösen Sinusitis einher und hat einen chronisch progredienten Verlauf. Der Übergang zu einem Churg-Strauss-Syndrom kann fließend sein.

Die kausale Störung, die der Entstehung eines Asthma bronchiale zugrunde liegt, ist bis heute unklar. Während beim allergischen Asthma eine genetische Veranlagung von Bedeutung sein könnte, werden chronische Infektionen mit intrazellulären Erregern wie Chlamydia pneumoniae beim intrinsischen Asthma diskutiert.

12.2.3 Klinik

Allergisches Asthma

Allergisches Asthma ist eine Erkrankung, die typischerweise in den ersten Lebensjahrzehnten auftritt. In höherem Alter ist die Erstmanifestation eines allergischen Asthmas ungewöhnlich. Eine positive Familienanamnese hinsichtlich anderer atopischer

12.2 Asthma bronchiale

Tabelle 12.2-1. Berufsbedingte Sensibilisierungen

Auslösende Faktoren	Berufssparte
Mehle, Backhilfsstoffe	Bäcker
Tierallergene	Tierärzte, Tierpfleger
Isocyanate	Schaumstoffindustrie
Wolle, Kaffeebohnen, Weizen, Hopfen, Tabak	Landwirte, Bierbrauer, Lebensmittelindustrie etc.
Metallsalze	Galvanisierende Industrie
Farbstoffe, Kosmetika, Friseursubstanzen	Friseure, Kürschner, kosmetische Industrie
Holzstäube (Hart-/„Edelhölzer")	Schreiner, Tischler
Medikamente, Enzyme (Antibiotika, andere)	Pharmazeutische Industrie, Lebensmittelindustrie, Waschmittelherstellung

Erkrankungen ist häufig und die Patienten haben oft andere atopische Leiden, wie eine allergische Rhinokonjunktivitis, die dem Asthma vorausgehen können. Hausstaubmilbenallergen, Bäume-, Gräser-, Kräuterpollen und Tierallergene, seltener Schimmelpilzsporen oder berufsbedingte Allergene sind die häufigsten Auslöser. Anamnestisch berichten die Patienten über Beschwerden wie Husten, Atemprobleme mit „pfeifender" Atmung, thorakales Engegefühl und Leistungslimitierung, die plötzlich bzw. nach Exposition mit Allergenen oder anderen Atemwegsreizen einsetzen und oft spontan wieder sistieren. Zirkadian treten die genannten Beschwerden vor allem nachts und in den frühen Morgenstunden auf. Bei leichtem Asthma können die Patienten während des Tages völlig beschwerdefrei sein oder nur nach Provokation oder starkem Allergenkontakt symptomatisch werden. Patienten mit einer Pollenallergie berichten oft über heftige saisonale Beschwerden. Betroffene, die ganzjährigem Allergenkontakt ausgesetzt sind, können oft keinen Bezug mehr zwischen den Symptomen und den verantwortlichen Allergenen herstellen.

Intrinsisches Asthma

Intrinsisches Asthma ist eine chronisch progrediente Erkrankung der unteren (und oft auch der oberen) Atemwege mit häufig ausgeprägter Eosinophilie des peripheren Blutes und der Bronchialschleimhaut, die sich auch im Sputum zeigt. Die Schleimhäute der oberen Atemwege sind ebenfalls betroffen, was sich als chronisch-hyperplastische Sinusitis mit Nasen- und Nasennebenhöhlenpolyposis äußert. Nicht selten weisen diese Patienten auch eine Überempfindlichkeit gegen nichtsteroidale Antiphlogistika auf, die die Cyclooxygenase hemmen (Acetylsalicylsäure, Diclofenac, Indomethacin, Ibuprofen, Metamizol u. v. a.).

Berufsbedingtes Asthma

Arbeitsmedizinisch von großer Bedeutung sind berufsbedingt erworbene Sensibilisierungen, die Asthma verursachen (Ziffer 4301 der BeKV, s. Kap. 12.17). Oft entwickeln die Betroffenen zunächst eine allergische Rhinokonjunktivitis gegen das berufliche Allergen; erst später verwandelt sich diese Sensibilisierung in ein Asthma bronchiale (so genannter „Etagenwechsel"). Um dem vorzubeugen, ist bereits die allergische Rhinokonjunktivitis anzeige- und gegebenenfalls entschädigungspflichtig geworden. Der Verdacht, dass eine berufsbedingte Atemwegssensibilisierung vorliegen könnte, muss der Berufsgenossenschaft gemeldet werden (Tabelle 12.2-1).

12.2.4 Diagnostik

Anamnese

Die anamnestischen Angaben bei Asthma bronchiale variieren individuell stark. Leichte, intermittierende Hustensymptomatik kann über regelmäßige nächtliche Atemnotattacken, Atemnot bei körperlicher Anstrengung bis zu schweren, invalidisierenden Daueratemnotbeschwerden führen. Patienten berichten häufig über Druck- und Engegefühl thorakal, eine Leistungslimitierung und wenig, schwer abhustbaren Auswurf. Neben spezifischen Allergenen werden unspezifische Reize wie körperliche Anstrengung (Anstrengungsasthma), Kaltluft, Nebel, Dämpfe, Zigarettenrauch, Abgase, Staub, scharfe Gerüche, Küchendämpfe, Parfüm, Lachen, psychische Belastungen und andere als Auslöser von Asthmaanfällen angegeben. Die individuelle Leidensbereitschaft ist unterschiedlich. Einzelne Patienten sind nicht in der Lage, selbst schwerste Einschränkungen des Atemflusses wahrzunehmen (s. auch allergisches Asthma).

Auskultation

Charakteristische Auskultationsphänomene sind die exspiratorischen Atemgeräusche Giemen, Pfeifen und Brummen. Ein verlängertes Exspirium ist ebenfalls Ausdruck einer Obstruktion. Diese Phänomene sind für Asthma allerdings keinesfalls spezifisch und die Auskultation kann das Ausmaß einer Atemwegsobstruktion nicht quantifizieren. So sind abnehmende Atemgeräusche bei einem Asthmaanfall keinesfalls sichere Zeichen einer Besserung.

Lungenfunktionsprüfung

Die Lungenfunktionsprüfung ist die einzige Methode, mit der sich eine Atemwegsobstruktion beim Asthma quantifizieren lässt. Sie ist für die Therapiesteuerung ebenso unerlässlich wie die Blutdruckmessung bei der arteriellen Hypertonie. Zur Anwendung kommen in der Praxis die einfache Spirometrie mit Registrierung der Vitalkapazität, der FEV_1 sowie der Fluss-Volumen-Kurve, beim Facharzt oder in der Klinik die Ganzkörperplethysmographie und zu Hause zur Verlaufskontrolle die Messung des exspiratorischen Spitzenflusses (Peak-Flow-Meter).

Reversibilitätstest Lässt sich in der Lungenfunktionsprüfung eine Obstruktion zeigen, d. h., ist die FEV_1 im Vergleich zur Vitalkapazität überproportional vermindert (Tiffeneau-Index), wird anschließend ein $β_2$-Sympathikomimetikum (z. B. Salbutamol) inhaliert und die Lungenfunktion nach ca. 10 min erneut gemessen. Normalisiert sich die FEV_1 oder bessert sich um >15%, spricht dies für eine reversible Atemwegsobstruktion wie bei Asthma bronchiale.

Unspezifische bronchiale Provokation

Pharmakologisch Viele Patienten mit leichtem Asthma sind intermittierend beschwerdefrei und zeigen in der Lungenfunktionsprüfung keine Auffälligkeiten. Pathophysiologisch zeichnet sich Asthma aber durch eine charakteristische Hyperreagibilität der Atemwege auf unspezifische Reize aus, die man sich diagnostisch zu Nutze macht, indem man die Patienten bronchoaktive Substanzen wie z. B. Methacholin, Histamin oder Carbachol inhalieren lässt. Hierbei kommt es bei asthmatischen Patienten, im Gegensatz zum Atemwegsgesunden, schon bei niedrigen Konzentrationen zu einer Bronchialobstruktion.

Physikalisch Es werden zwei Formen unterschieden:
- **Anstrengungsasthma:** Körperliche Anstrengung, gepaart mit Hyperventilation kalter und trockener Luft ändert die Osmolarität der Atemwegsschleimhaut, worauf hyperreagible Atemwege mit Bronchialobstruktion reagieren. Im Labor kann dies mit einer submaximalen Laufbandbelastung über ca. 6 min nachgestellt werden. Anstrengungsasthma ist keine eigenständige Asthmaform, sondern die Manifestation der bronchialen Hyperreagibilität. Im Gegensatz zur Belastungsatemnot des Herzkranken oder eines Patienten mit restriktiver Lungenfunktionsstörung tritt Anstrengungsasthma typischerweise erst nach Beendigung der Anstrengung auf und kann durch mehrmalige sub-maximale Belastungen durchbrochen werden.
- **Kaltluftprovokation:** Eine bronchiale Hyperreagibilität manifestiert sich in vielen Fällen durch asthmatische Beschwerden bei Kontakt mit kalter, trockener Luft. Dies machen sich Geräte zu Nutzen, durch die Kaltluft über ein Mundstück hyperventiliert und das anfallende CO_2 entfernt wird.

Spezifische inhalative (Allergen-) Provokation
Die spezifische Allergenprovokation dient dem Nachweis einer Sensibilisierung der unteren Atemwege. Hierbei werden steigende Konzentrationen einer Allergenlösung inhaliert und die Lungenfunktion gemessen. Heute wird nur noch selten mit Allergenen provoziert, da eine positive Reaktion mit einer Spätreaktion auch die bronchiale Hyperreagibilität steigert und andere Verfahren (Anamnese, Hauttests, IgE-Bestimmung, Lungenfunk-tion und der Nachweis der bronchialen Hyperreagibilität) oft ausreichen, um eine Allergie als Ursache asthmatischer Beschwerden zu diagnostizieren.

Peak-Flow-Meter-Verlaufskontrollen Peak-Flow-Meter erlauben dem Patienten, seine Atemwegsobstruktion zu Hause zu objektivieren, was vor allem bei schwererem Asthma wichtig ist. Neben dem spontanen Verlauf eines Asthmas kann mit Hilfe des Peak-Flow-Meters nicht nur der Erfolg einer antiasthmatischen Behandlung objektiviert, sondern die Behandlung durch den geschulten Patienten in einem vorzugebenden Rahmen selbst gesteuert werden. Besteht der Verdacht auf eine allergische oder anderweitige Empfindlichkeit der Atemwege, z. B. auf berufliche Auslöser, die sich in der standardisierten Allergiediagnostik nicht nachvollziehen lassen, kann die engmaschige Peak-Flow-Messung den Verdacht auf eine expositionsabhängige Sensibilisierung erhärten.

Allergietestung

Haut-Prick-Testung, Intrakutantestung IgE-vermittelte Sensibilisierungen vom Soforttyp lassen sich vergleichsweise gefahrlos und einfach auf der Haut nachweisen. Bei der Haut-Prick-Testung wird auf die Haut eine Allergenlösung aufgebracht und durch leichtes Anritzen sichergestellt, dass sie die oberste Hornschicht der Haut durchdringen kann. Die Auswertung erfolgt im Vergleich mit einer Reaktion auf Histamin. Alternativ kommt der Intrakutantest in Frage, bei dem die Allergenlösung intra-kutan appliziert wird. Dieses Vorgehen ist schmerzhafter, potentiell bei falscher Applikation gefährlich und mit einem, wenn auch geringen Infektionsrisiko verbunden. Im Vergleich mit dem Prick-Test ist der Intrakutantest sensitiver, aber weniger spezifisch, d. h., falsch-positive Reaktionen sind hier häufiger. Andere kutane Testverfahren zum Nachweis einer für die unteren Atemwege relevanten Sensibilisierung umfassen den Reibtest und den Prick-to-Prick-Test.

Labordiagnostik

Differentialblutbild Im Differentialblutbild findet sich bei vielen Patienten, insbesondere wenn sie nicht mit Glukokortikosteroiden behandelt werden, eine zum Teil ausgeprägte Eosinophilie. Diese Veränderung ist vor allem beim intrinsischen Asthma oft sehr ausgeprägt. Eosinophile Granulozyten sind ein guter Anhaltspunkt dafür, dass sich das Asthma dieser Patienten mit Glukokortikosteroiden bessern lässt.

ECP-Serumspiegel Das kationische Protein der Eosinophilen (ECP) ist beim Asthma im Serum und im Sputum in erhöhter Konzentration vorhanden und kann als Verlaufparameter einer erfolgreichen antientzündlichen Therapie dienen.

In-vitro-Allergiediagnostik

Gesamt-IgE Ein erhöhtes Gesamt-IgE ist bei entsprechender asthmatischer Symptomatik Zeichen einer atopischen Diathese und weist auf ein allergisches Asthma hin. Ein niedriges oder normales Gesamt-IgE ist dagegen für das intrinsische Asthma charakteristisch.

Spezifisches IgE, RAST Durch Anamnese und Hautests lässt sich nicht bei allen Patienten eine Sensibilisierung nachweisen, sodass gelegentlich der Nachweis von IgE-Antikörpern geführt werden muss, die für einzelne Allergene, die differentialdiagnostisch in Frage kommen, spezifisch sind. Durch den Nachweis erhöhter Titer allergenspezifischer Antikörper lässt sich eine klinisch relevante Sensibilisierung wahrscheinlich machen. Einige wenige Patienten besitzen allerdings enorm hohe Konzentrationen an Gesamt-IgE, ohne dass eine exogene Sensibilisierung nachweisbar wäre.

Sputumzytologie Bei der zytologischen Untersuchung des Sputums beim Asthma lassen sich neben einer ausgeprägten Eosinophilie oft Charcot-Leyden-Kristalle und Curschmann-Spiralen nachweisen, die für die Erkrankung sehr charakteristisch sind.

Blutgasanalyse In der Blutgasanalyse lässt sich beim Asthma immer eine Normo- bis Hypokapnie nachweisen. Hyperkapnische $PaCO_2$-Werte beim Patienten mit einem Asthmaanfall weisen auf eine erschöpfte Atempumpe mit drohendem Atemversagen hin.

12.2.5 Differentialdiagnose

Die Differentialdiagnose eines Asthma bronchiale umfasst in erster Linie die **chronische Bronchitis** und die **chronisch-obstruktive (Emphysem)-Bronchitis** (s. Kap. 12.3). Beide Erkrankungen sind gelegentlich schwer von einem chronischen Asthma zu unterscheiden, allerdings ist bei der chronischen oder chronisch-obstruktiven Bronchitis fast immer ein langjähriges Inhalationsrauchen in der Vorgeschichte zu eruieren. Selten ist bei der chronisch-obstruktiven Bronchitis eine Reversibilität der Obstruktion oder gar eine Normalisierung nachweisbar, eine bronchiale Hyperreagibilität ist selten und die Patienten sind meist älter. Nächtliche Atembeschwerden sind ungewöhnlich, das Sputum ist oft purulent. Die Erkrankungen sprechen auf antiasthmatische Therapie schlecht an.

Der **chronische gastroösophageale Reflux** kann asthmaähnliche Beschwerden verursachen.

Der **Pneumothorax** und seine bedrohliche Variante, der **Spannungspneumothorax**, verursachen akute Atemnot, die sich aber klinisch und auskultatorisch von einem Asthmaanfall unterscheiden lässt. Seitendifferente Perkussionsverhältnisse sollten bei einem vermeintlichen Asthmaanfall auch eine Röntgenaufnahme des Thorax nach sich ziehen.

Das **Vocal-cord-dysfunction-Syndrom** ist ein seltenes Leiden meist jüngerer Frauen und kann mit Asthma verwechselt werden. Die Erkrankung, bei der es zu einer Fehlfunktion der Stimmbänder bei der In- und/oder Exspiration kommt, spricht auf antiasthmatische Therapie nicht an und wird oft mit einem steroidresistenten Asthma verwechselt. Kinder, sehr alte Menschen oder Behinderte haben ein erhöhtes Risiko, **Fremdkörper** zu aspirieren, was mit einem Asthmaanfall verwechselt werden kann. Ähnliche Beschwerden kann eine zentrale Atemwegsstenose durch einen **Tumor** verursachen. Rezidivierende Episoden akuter Atemnot können auch durch **rezidivierende Lungenembolien** verursacht werden, die differentialdiagnostisch in Erwägung gezogen werden müssen, insbesondere wenn sich kein lungenfunktionsanalytisches Äquivalent der Atemnotanfälle zeigen lässt. Der seltene **Karzinoidtumor**, der nicht immer alle klassischen klinischen Zeichen aufweist, gehört ebenso in die Differentialdiagnose eines Asthmas wie die klinisch vergleichsweise leicht abgrenzbare **pulmonale Stauung** bei **Linksherzinsuffizienz** und **Lungenödem**.

12.2.6 Therapie

Ziele einer antiasthmatischen Therapie sind Beschwerdefreiheit bei normaler oder weitgehend normaler Lungenfunktion, soziale Integration, Vermeidung von Exazerbationen und Hospitalisationen, Besserung der bronchialen Hyperreagibilität, normale körperliche Leistungsfähigkeit und Selbstständigkeit.

Allergenkarenz

Patienten mit einer allergischen Sensibilisierung müssen ihre Allergene meiden. Dies ist einerseits schwierig, wenn die Allergene ubiquitär vorkommen, andererseits lässt sich nur bei wenigen Patienten durch eine konsequente Unterbindung des Allergenkontakts Asthma heilen. Oft persistiert die Erkrankung auch bei effektiver Allergenkarenz, sodass der Verdacht besteht, dass durch die Allergie lediglich Mechanismen in Gang gesetzt werden, die dann unter bislang unbekannten Voraussetzungen auch in Abwesenheit des Allergens weiter fortbestehen.

Symptomatische Therapie

Inhalative, kurzwirksame β_2-Sympathikomimetika wirken bronchodilatierend und können, vor einer entsprechenden Belastung inhaliert, eine Bronchokonstriktion verhindern, d. h., sie wirken zudem bronchoprotektiv. Über viele Jahre waren sie Bestandteil jeder Asthmatherapie. Ihr Einsatzgebiet umfasst heute die bedarfsweise Therapie des sehr leichten Asthmas, das nur gelegentliche Beschwerden verursacht (s. Tabellen 12.2-3 und 12.2-4). Werden sie vor körperlicher Anstrengung inhaliert, verhindern sie, dass ein Anstrengungsasthma auftritt. Ob kurzwirksame β_2-Sympathikomimetika, wenn sie regelmäßig inhaliert werden, Asthma sogar verschlechtern können, ist ungewiss. Wenn aber Inhalationen von kurzwirksamen β_2-Sympathikomimetika in engmaschigen Abständen erforderlich sind, weist dies auf eine unzureichende Kontrolle des Asthmas hin. Werden β_2-Sympathikomimetika oral oder parenteral verabreicht, steigt das Risiko systemischer Nebenwirkungen (Tremor, Arrhythmien, Hypokaliämie) ohne nachweisbare Wirkungsverbesserung im Vergleich zu inhalativer Applikation (Präparate: Salbulair N, Sultanol N, Aerodur).

Symptomatisch vorbeugende Behandlung

Langwirksame beta-2-Sympathikomimetika Die Einführung der langwirksamen β_2-Sympathikomimetika Formoterol und Salmeterol hat die Asthmatherapie wesentlich vereinfacht. Im Gegensatz zu den kurzwirksamen β_2-Sympathikomimetika beträgt die Wirkdauer der genannten Substanzen ca. 12 h, was eine zweimalige Dosierung pro Tag erlaubt. Langwirksame β_2-Sympathikomimetika unterliegen hinsichtlich ihrer bronchodilatierenden Wirkung keiner Tachyphylaxie, doch gibt es Hinweise für eine Tachyphylaxie der bronchoprotektiven Wirkung. Die Nebenwirkungen umfassen eine Steigerung der Herzfrequenz mit der Gefahr schwerer Rhythmusstörungen, Tremor, Unruhe und Hypokaliämie (Präparate: Serevent, Foradil P, Oxis).

Theophyllin Theophyllin wirkt beim Asthma bronchodilatierend. Es besitzt eine vergleichsweise enge therapeutische Breite, d. h., therapeutische und potentiell toxische Konzentrationen liegen eng nebeneinander. Die Dauertherapie mit Theophyllin erfolgt mit Retardpräparaten, die zweimal täglich verabreicht werden müssen. Da die Wirkung von Theophyllin mit dessen Serumkonzentration korreliert, sind Blutspiegelkontrollen erforderlich, die auch eine Überdosierung anzeigen. Zu den klinisch relevanten Nebenwirkungen von Theophyllin gehören gastrointestinale Irritationen, Schlafstörungen, Tremor, Tachykardie, Arrhythmien und zerebrale Krampfanfälle. Theophyllin gilt heute als Antiasthmatikum der zweiten Wahl. Ob die parenterale Gabe von Theophyllin zur Therapie des akuten Asthmaanfalls beiträgt, ist umstritten; zumindest müssen Patienten, die mit Theophyllin behandelt wurden, weniger häufig in stationäre Betreuung (Präparate: z. B. Euphylong, Uniphyllin, Unilair).

Antientzündliche Therapie

Cromoglicinsäure, Nedocromil Cromoglicinsäure und Nedocromil sind schwach wirksame, antientzündliche Substanzen, deren Wirkmechanismus unbekannt ist. Sie müssen mehrmals täglich (bis zu 4-mal 2 Hübe) angewandt werden. Während ihr Nachteil darin liegt, dass die Wirkung im Vergleich zu inhalativen Glukokortikoiden vergleichsweise sehr schwach ist, besteht ihr Vorteil im Fehlen klinisch relevanter Nebenwirkungen (Präparate: Intal, Tilade; in Kombination mit Reproterol: Allergospasmin, Aarane).

Leukotrienrezeptorantagonisten Leukotrienrezeptorantagonisten werden oral verabreicht. Sie wirken bronchodilatierend, vor allem aber bronchoprotektiv. So verhindert die prophylaktische Therapie mit diesen Präparaten das Anstrengungsasthma wirksamer als z. B. Salmeterol. In der Kombinationstherapie lassen sich inhalative Glukokortikosteroide einsparen und die Anzahl der Exazerbationen vermindern, möglicherweise weil die Zahl der Eosinophilen durch diese Substanzen abnimmt. Im direkten Vergleich mit niedrig dosierten inhalativen Glukokortikosteroiden ist die Wirkung der Leukotrienrezeptorantagonisten auf die Atemwegsobstruktion zwar geringer, ihr Wirkungseintritt aber deutlich schneller und beide reduzieren die Anzahl der Exazerbationen in vergleichbarem Ausmaß. Leukotrienrezeptorantagonisten sind derzeit zur Therapie des Anstrengungsasthmas und in der Kombination mit inhalativen Glukokortikosteroiden zugelassen. Entgegen geltender Zulassungskriterien gibt es hinlänglich Daten, die einen Einsatz bei Asthma aller Schweregrade, insbesondere auch als Monotherapie bei leichtem Asthma, rechtfertigen (Präparat: Singulair).

Inhalative Glukokortikosteroide Inhalative Glukokortikosteroide gelten als „Goldstandard" der antientzündlichen Asthmatherapie. Sie haben keinen akut bronchodilatierenden Effekt, bedürfen der dauerhaften Anwendung und erreichen erst nach ca. 7- bis 10-tägiger Therapie ihre maximale Wirkung. Inhalative Glukokortikosteroide senken nicht nur die Exazerbationsrate, sondern optimieren die Wirkung der β_2-Sympathikomimetika und reduzieren damit deren Verbrauch. Langfristige Anwendung bessert außerdem die bronchiale Hyperreagibilität leicht und verhindert die Entwicklung einer irreversiblen Komponente der Atemwegsobstruktion. Neben diesen Vorteilen, die die inhalativen Glukokortikosteroide zum unverzichtbaren Standard in der vorbeugenden antientzündlichen Therapie des Asthmas werden ließen, sind eine mögliche Wachstumsretardierung, Heiserkeit, oraler Soor, das verfrühte Auftreten von Katarakten und Neigung der Haut zu Suggelationen als Nachteile beschrieben. Der klinische Nutzen der inhalativen Glukokortikosteroide überwiegt bei weitem das mögliche und keinesfalls gesicherte Risiko dieser Nebenwirkungen, sodass diese Substanzen (mit Ausnahme sehr leichter Formen) heute zur Standardtherapie des Asthmas zählen (Präparate s. Tabelle 12.2-2).

Das Ziel einer Therapie mit inhalativen Glukokortikosteroiden besteht darin, die minimal erforderliche Dosis zu etablieren, mit der der Patient mittel- und langfristig beschwerdefrei bleiben kann. Gelegentliche Änderungen der Dosis, vor allem im Rahmen von Exazerbationen, sind hierbei erforderlich, jedoch sollte immer wieder versucht werden, die niedrigste Dosis, die zur Kontrolle der Beschwerden ausreicht, anzustreben.

Tabelle 12.2-2. Inhalative Glukokortikoide

Substanz	Handelsname (Beispiele)	Dosierung (Erwachsene)
Fluticason	Flutide, Atemur	250 µg
Budesonid	Pulmicort, Novopulmon	200 µg
Beclometason	Ventolair, Sanasthmax	250 µg, 100 µg
Mometason	Asmanex	200 µg

12.2 Asthma bronchiale

Systemische Glukokortikosteroide Systemische Glukokortikosteroide sind in der Therapie des Asthmas wirksam. Sie sind indiziert zur Behandlung des schweren Asthmaanfalls, einer schweren Obstruktion und in der Dauertherapie der Patienten, die sich mit den übrigen Antiasthmatika nicht befriedigend therapieren lassen. Ihr längerfristiger Einsatz wird durch das Nebenwirkungsrisiko beschränkt, während sie in der Ersteinstellung eines schweren Asthmas oder bei einer akuten Exazerbation kurzfristig (über einige Tage) zu den Medikamenten der Wahl zählen. Nur wenige der verschiedenen systemischen Glukokortikosteroide sind in der Dauertherapie des schweren Asthmas prospektiv untersucht. In der Therapie des akuten Anfalls ist die Wirksamkeit von Methyprednisolon (z. B. Urbason), das in mittelhoher Dosierung (z. B. 20–40 mg alle 2 h bis zur Besserung, dann absteigende Dosierung nach Klinik) zum Einsatz kommt, gesichert.

Darreichungsformen

Einzelne Medikamente wie Theophylline und Leukotrienrezeptorantagonisten können nur enteral oder parenteral verabreicht werden. Um systemische Nebenwirkungen zu vermeiden und lokal eine möglichst hohe Dosis applizieren zu können, werden β_2-Sympathikomimetika, Natrium-Cromoglycat, Nedocromil und Glukokortikosteroide vorzugsweise inhaliert. Dazu sind Vernebler heute nur noch selten erforderlich, fast alle Patienten können mit so genannten Dosieraerosolen behandelt werden. Diese technisch oft sehr unterschiedlichen Geräte sind verhältnismäßig einfach zu bedienen, robust und kostengünstiger als ein Vernebler. Die Patienten müssen in die jeweilige Inhalationstechnik eingewiesen werden, die regelmäßig zu überprüfen ist. Falls verschiedene Medikamente eingesetzt werden, sollte man darauf achteten, möglichst nur einen Gerätetyp zu verwenden. Heute sollten keine FCKW-haltigen Dosieraerosole, sondern entweder solche mit einem FCKW-freien Treibgas (z. B. Ventolair, Epaq, Allergospasmin N, andere) oder Pulverdosieraersole (z. B. Diskus atmadisc, Viani, Flutide, Serevent; Novolizer: Novopulmon, Ventilastin, Formatris; Turbohaler: Aerodur, Pulmicort, Oxis; Aerolizer: Foradil, Miflonide; Twisthaler: Asmanex) eingesetzt werden.

Antihistaminika

Antihistaminika wie Azelastin, Desloratadin, Levocetericzin, Fexofenadin sind als Monotherapie beim Asthma bronchiale weitgehend wirkungslos. Einzelne Studien berichten aber über additive Effekte in der Kombinationstherapie, v. a. wenn allergenabhängige Akutbeschwerden im Vordergrund der Symptomatik stehen (Präparate: Allergodil, Aerius, Xusal, Telfast).

Kombinationstherapie

Mit Ausnahme seiner sehr leichten Form handelt es sich bei der Behandlung des Asthmas um eine Kombinationstherapie, bei der die zur Verfügung stehenden Antiasthmatika gemeinsam eingesetzt werden. Während in der Vergangenheit dieses Vorgehen gewählt wurde, um die Nebenwirkungen der einzelnen verwendeten Substanzen zu minimieren, ist heute die Verbesserung der Wirkung durch Kombinationstherapie gut belegt. So erzielt die Kombination aus niedrig dosierten inhalativen Glukokortikosteroiden mit langwirksamen β_2-Sympathikomimetika, aber auch mit Theophyllin oder Leukotrienrezeptorantagonisten eine bessere bronchodilatierende Wirkung als die Verdoppelung oder darüber hinausgehende Steigerung der inhalativen Glukokortikosteroiddosis. Ferner kann diese kombinierte Therapie in niedrigerer Dosierung die Exazerbationsrate senken. Darüber hinaus ist offenbar die Inhalation eines inhalativen Glukokortikosteroids (Fluticason) mit einem langwirksamen β_2-Sympathomimetikum (Salmeterol) aus einem Inhalationsgerät (Viani Diskus) wirksamer als die Inhalation der gleichen Medikamente aus zwei einzelnen Dosieraerosolen, was dafür spricht, dass Compliance-Probleme bei der Wirksamkeitsbeurteilung herangezogen werden müssen.

Hyposensibilisierung

Die subkutane Injektion weitgehend standardisierter Allergenlösungen gilt als mögliche kausale Therapie allergischer Erkrankungen. Es ist davon auszugehen, dass die subkutane Hyposensibilisierung bei leichtem Asthma mit vorzugsweise monovalenter Sensibilisierung jungen Patienten bei eindeutiger Abhängigkeit der Beschwerden vom Allergen hilfreich sein kann. Jedoch lässt sich der individuelle Therapieerfolg nicht vorhersagen. Seltene, potentiell letal bedrohliche Komplikationen, insbesondere in den ersten 30 min nach Allergeninjektion, sind zu bedenken. Patienten mit langjährigem allergischen Asthma oder solche mit intrinsischem Asthma sind keine geeigneten Kandidaten für eine Hyposensibilisierungtherapie.

Stufenschema

Verschiedene internationale und nationale Therapierichtlinien empfehlen, Asthma anhand eines Stufenschemas zu behandeln, in dem zwischen symptomatischer Therapie und antientzündlicher Behandlung unterschieden wird. Asthma wird dabei in 4 Stufen eingeteilt, dessen Therapiebedürftigkeit sich an den Symptomen sowie an der Lungenfunktionseinschränkung (Peak-Flow-Meter-Messungen) orientiert (Tabellen 12.2-3 und 12.2-4).

Notfalltherapie des akuten Asthmaanfalls

- Sitzende Lagerung einnehmen lassen,
- Sauerstoff über Nasensonde oder Nichtrückatemmaske,
- hochdosierte inhalative β_2-Sympathikomimetikagabe, nötigenfalls mit Vernebler und/oder Gesichtsmaske zur Verbesserung der Kooperation, z. B. Salbutamol 2–8 Hübe unter Herzfrequenzkontrolle, Wiederholung in einem Abstand von 10 min, falls erforderlich,
- systemische Glukokortikosteroide, z. B. Methylprednisolon (Urbason) 0,5–1 mg/kg KG, weitere 0,5 mg/kg KG alle 2–4 h bis klinische Besserung einsetzt,
- Theophyllin 200 mg i.v.
- keine Sedativa.

Tabelle 12.2-3. Schweregradeinteilung (nach den Empfehlungen der Deutschen Atemwegsliga)

Bezeichnung	Symptome				FEV1 bzw PEF (% vom Sollwert)
	Einteilung		Tag	Nacht	
4	Persistierend	Schwer	Ständig	Häufig	<60
3		Mittelgradig	Täglich	>1/Woche	>60, <80
2		Leicht	<1/Tag	>2/Monat	>80
1	Sporadisch		<2/Woche	<2/Monat	>80

Tabelle 12.2-4. Therapieschema (nach internationalen Empfehlungen)

Schweregrad	Controller/Dauermedikation	Therapiealternativen
1	– Nicht erforderlich	
2	– Inhalative Steroide (niedrige Dosis)	– Retard-Theophyllin oder – DNCG oder – Leukotrienantagonist
3	– Inhalative Steroide (mittlere Dosis) + – lang wirksame β_2-Adrenergika	– Inhalative Steroide (mittlere Dosis) + Retard-Theophyllin *oder* – Inhalative Steroide (mittlere Dosis) + lang wirksame β_2-Adrenergika *oder* – Inhalative Steroide höher dosiert *oder* – Inhalative Steroide (mittlere Dosis) + Leukotrienantagonist
4	– Inhalative Steroide (hohe Dosis) + lang wirksame β_2-Adrenergika + eines oder mehrere der folgenden: – Retard-Theophyllin – Leukotrienantagonist – lang wirksame orale β_2-Agonisten – orale Glukokortikoide	

(Kurz wirksame β_2-Adrenergika)

Guidelines der Global Initiative for Asthma (GINA): www.ginasthma.com

Evidenz der Therapieempfehlungen	Evidenzgrad	Empfehlungsstärke
Allergenkarenz	I-b	B
Hyposensibilisierung	I-a	B
β_2-Sympathikomimetika (kurz und langwirksame)	I-a	A
Theophyllin	I-a	B
Cromoglicinsäure, Nedocromil	I-b	C
Leukotrienrezeptorantagonisten	I-a	B
Inhalative Glukokortikoide	I-a	A
Systemische Glukokortikoide	I-b	A
Antihistaminika	I-b	C

12.3 Bronchitis, Bronchiolitis und Lungenemphysem
Adrian Gillissen und Stefan Zielen

12.3.1 Bronchitis

Die Bronchitis wird in die akute und die chronische Erkrankungsform eingeteilt. Bei der chronischen Form müssen zusätzlich das Vorhandensein einer zusätzlichen Atemwegsobstruktion und Sekundärveränderungen, insbesondere das Lungenemphysem, berücksichtigt werden.

Akute Bronchitis

Die akute Bronchitis ist pathophysiologisch durch eine tracheobronchiale Entzündung charakterisiert, die meistens mit einer Infektion der oberen und/oder unteren Atemwege einher geht. Sie tritt gehäuft in den Wintermonaten auf und wird durch Viren einschließlich Influenza-, Adeno-, RS- („respiratory syncytial"), Rhino- und Coronaviren, aber auch durch Bakterien, wie **Mykoplasmen**, **Chlamydien** und **Bordetella pertussis** hervorgerufen. Sekundärinfektionen mit **Haemophilus influenzae** und **Streptokokken** kommen vor.

Klinisch imponiert ein oft als sehr unangenehm empfundener Husten, der zu Beginn unproduktiv ist, später aber durchaus putride werden kann. Weitere von den Patienten beschriebene Symptome sind retrosternales Brennen und Thoraxschmerzen als Zeichen einer bestehenden Tracheitis. Bei der Diagnostik der akuten Bronchitis imponieren lediglich in der Auskultation grobblasige Rasselgeräusche. Unauffällig sind die Lungenfunktionsprüfung, die Blutgasanalyse sowie das Röntgenthoraxbild.

Die meisten Fälle müssen daher nicht oder allenfalls vorübergehend mit Antitussiva behandelt werden. In Deutschland sind die in Tabelle 12.3-1 genannten Antitussiva verfügbar. Codein, Dextromethorphan, Noscapin, Eprazinon, Levodropropizin und Clobutinol sind in der Lage, die Hustenintensität und -frequenz zu senken und werden daher zumindest partiell von der

12.3 Bronchitis, Bronchiolitis und Lungenemphysem

Tabelle 12.3-1. Übersicht über die auf dem deutschen Markt befindlichen Präparate mit primär hustenblockierender Wirkung (Stand 2000)

Substanzgruppen	Einzelsubstanzen
Pflanzliche Antitussiva	Spitzwegerichkraut (-extrakte) Droserafluidextrakt Thymian (-extrakte) auch in Kombination (z. B. Schlüsselblumenextrakte, Eibischsirup/Anisöl/Fenchelöl) Extr. Rad. Primulae/Herba Thymi spiss/Droserae fluid
Morphinderivate	Codein (Codeinphosphat, Dihydrocodeinhydrogentartrat, Dihydrocodein)
Andere chemisch definierte Antitussiva	Dextromethorphan Eprazinon Clobutinol Pentoxyverin (-dihydogencitrat) Menadioldiphosphat Benproperin
Antitussivakombinationen	Codeinpräparate mit Thymianöl Chlorphenamin, Phenyltoloxamin oder anderen Dextromethorphan mit Phenylpropanolamin, Carbinoxamin, Chlorhenamin und anderen

Tabelle 12.3-2. Übersicht über die auf dem deutschen Markt befindlichen Präparate mit einer protussiven Wirkung (Stand 2000)

Substanzgruppen	Einzelsubstanzen
Pflanzliche Expektoranzien	Andornkraut (-extrakte) Thymian (-extrakte und -kombinationen) Eukalyptusöl, Fenchelöl, Minzöl, Anisöl, Pfefferminzöl (-kombinationen) Efeublätter (-extrakte), Fichtenspitzen (wässriger Auszug), Kampfer, Menthol, Cineol, Anethol Andere pflanzliche Kombinationen u. a. zusammen mit Guajakolderivaten, Ephedrin und anderen Stoffen
Chemisch definierte Expektoranzien	N-Acetylcystein; Carbocistein Bromhexin und Ambroxol Guaifenesin Dornase-α (Deoxyribonuclease)
Expektoranzienkombinationen (teils mit Antibiotika)	Ambroxol mit Doxycyclin Bromhexin mit Oxytetracyclin, Erythromycin oder Cefaclor Bromhexin mit Fenchelöl, Anisöl, Thymol Cineol/Limonenextrakt mit Oxytetracyclin
Sonstige Teezubereitungen	Aus Thymianextrakt/-öl, Primelwurzel, Fenchelfrüchte, Schlüsselblumen etc. zubereitete Tees
Inhalationsmittel	Eukalyptusöl, Fichtennadelöl, Terpentinöl Kombinationen diverser pflanzlicher Expektoranzien als Inhalationslösung Natürliches Emser Salz und andere Solen
Externe Antitussiva/Expektoranzien (zum Einreiben, Bäder)	Lösungen zum Einreiben, bestehend aus diversen pflanzlichen Expektoranzien (insbes. Eukalyptusöl, Menthol, Kampfer, Cineol u.a.)
Homöopathika	Atropa belladonna, Bryonia und andere mehr

American College of Chest Physicians zur unspezifischen antitussiven Therapie empfohlen. Im Gegensatz dazu gibt es kaum oder gar keine kontrollierten Untersuchungen, die den Einsatz von Pentoxyverin, Menadioldiphosphat, Pipacetat, Benproperin sowie von pflanzlichen oder homöopathischen Präparaten rechtfertigen könnten, obwohl diese als auch Salben, Riechlösungen etc. zur externen Anwendung zur Verfügung stehen und von den Patienten oft als angenehm empfunden werden (Tabelle 12.3-2). Substanzen wie Antihistaminika (z. B. Diphenhydramin), inhalativ zu applizierende β_2-Adrenergika, Parasympatholytika oder lokal wirksame Lokalanästhetika (z. B. während der Bronchoskopie) werden ebenfalls antitussive Effekte zugesprochen.

Einfache chronische Bronchitis

Auch die chronische Bronchitis wird klinisch definiert. Die gebräuchlichste Definition der chronischen Bronchitis wurde von der WHO 1961 formuliert: „Die chronische Bronchitis ist eine Erkrankung, die gekennzeichnet ist durch übermäßige Schleimproduktion im Bronchialbaum und die sich manifestiert mit andauerndem oder immer wieder auftretendem Husten, mit oder ohne Auswurf an den meisten Tagen von mindestens drei aufeinander folgenden Monaten während mindestens zwei aufeinander folgender Jahre". Die chronische Bronchitis wird nahezu immer durch inhalative Agenzien ausgelöst. Pathophysiologisch ist an erster Stelle der langjährige chronische Zigarettenabusus zu nennen. Weitere häufige Auslöser sind

Organismen (z. B. Viren, Bakterien) oder Stäube (z. B. Kohlemischstäube bei Bergleuten). Ca. 10% aller Raucher reagieren mit einer zunehmenden Lungenfunktionsverschlechterung (FEV_1 = Einsekundenkapazität).

Kausaler und damit effektivster therapeutischer Ansatz in der Therapie der chronischen Bronchitis ist die Elimination des auslösenden Agens. Patienten mit einer Bronchitis von der Notwendigkeit der Zigarettenabstinenz zu überzeugen, ist schwierig, denn selbst in der Lung-Health-Studie gaben trotz eines intensiven Trainings nur ca. 20% das Zigarettenrauchen auf. Neuere Untersuchungen zeigen einen gegenüber Plazebo und Nikotinpflaster signifikant besseren Therapieerfolg mit Bupropion (1-mal 150 mg an Tag 1–3, danach 1-mal 150 mg über 12 Monate; Abstinenzraten: Plazebo 15,6%, Nikotinpflaster 16,4%, Bupropion 30,3%; p<0,001). Allerdings sind die Nebenwirkungen von Bupropion zu beachten (z. B. zerebrale Krampfanfälle). Nationale und internationale Therapieempfehlungen zur Behandlung der chronischen obstruktiven Bronchitis äußern sich sehr zurückhaltend zum Einsatz von Mukoregulanzien, da es widersprüchliche Studienergebnisse zur Effektivität dieser Substanzgruppe gibt. Die Tabelle 12.3-2 gibt eine Übersicht über die auf dem Markt befindlichen Präparate. Am meisten sind N-Acetylcystein, Carbocystein, Ambroxol und Bromhexin untersucht, während es von Präparaten, die auf pflanzlicher Basis beruhen, keine gesicherten Studien gibt (Ausnahme: Cineole). Eine prophylaktische Gabe z. B. von N-Acetylcystein über die Wintermonate wird mangels gesicherter Daten nicht empfohlen. Eine kurzfristige Applikation (Wochen) wird oft von den Patienten, die über einen schlecht abhustbaren und zähen Bronchialschleim klagen, als angenehm empfunden, z. B. Ambroxol bis zu 3-mal 30 mg/Tag; Bromhexin 3-mal 16 mg/Tag, N-Acetylcystein 3-mal 200 mg/Tag, Carbocystein 2-mal 1000 mg/Tag, Cineol 3-mal 200 mg/Tag. Als Antioxidans wird lediglich N-Acetylcystein zur Therapie der Paracetamol-/Paraquatintoxikation eingesetzt (s. dort).

Chronisch-obstruktive Bronchitis (COPD)

In der von den National Institutes of Health (NIH) und der WHO ins Leben gerufenen GOLD-Initiative (Global Initiative for Chronic Obstructive Lung Disease) definiert sich die COPD als Erkrankung, die durch eine nicht voll reversible Atemflusslimitierung charakterisiert ist. Diese Atemflusslimitation nimmt meist über Jahre/Jahrzehnte zu, und basiert auf einen durch inhalative Noxen (Partikel und Gase) verursachten Entzündungsprozess in den Atemwegen.

Die Atemwegsobstruktion wird in vier Schweregrade eingeteilt (Tabelle 12.3-3.), ist i. d. R. progressiv, im Gegensatz zum Asthma bronchiale wenig variabel und nach inhalativer Gabe eines kurzwirksamen $β_2$-Agonisten (FEV_1-Veränderung <15%$_{soll}$ und <200ml) wenig reversibel. Außerdem gehören folgende Symptome zu diesem Krankheitsbild: chronischer Husten, Auswurf sowie verschiedene Ausprägungsgrade einer chronischen Luftnotsymptomatik, deren Basis eine über Jahre zunehmende Reduktion des exspiratorischen Atemflusses ist. Weitere Charakteristika dieser Erkrankung sind die Überblähung der Lunge, eine Reduktion der Diffusionskapazität oder eine bronchiale Überempfindlichkeit, die einzeln oder zusammen vorliegen können.

In der Behandlung der COPD muss zwischen der Pharmakotherapie der stabilen Erkrankung und der Notfallsituation unterschieden werden. Zudem sollten die medikamentöse, nichtmedikamentöse konventionelle und die operative Therapie voneinander differenziert werden.

Medikamentöse Therapie der stabilen COPD Für die medikamentöse Therapie der COPD stehen kurz- und langwirksame $β_2$-Rezeptoragonisten, Theophyllin, Anticholinergika und Kortikosteroide zur Verfügung, die entsprechend der Erkrankungsschwere kombiniert eingesetzt werden (Abb. 12.3-1). Tabelle 12.3-4 gibt eine Übersicht der gebräuchlichsten Substanzen und deren Dosierungen. Kokortikosteroide müssen aufgrund kürzlich publizierter Langzeitstudien wegen der hohen Nonresponderrate von 80–90% als grundsätzlich ungeeignet zur Therapie der stabilen COPD angesehen werden. Um in der Praxis Responder von Nonrespondern und COPD-Patienten mit einer Asthmakomponente, bei denen ein klinischer Nutzen zu erwarten ist, besser voneinander differenzieren und den Therapieerfolg dokumentieren zu können, wurde der in Abb. 12.3-2 abgebildete Vorschlag zur Therapieevaluation formuliert. Demnach erscheinen der Therapieversuch bei mittleren und schweren Erkrankungsformen (Definition s. Tabelle 12.3-3) sowie vierteljährliche Kontrollen sinnvoll. Leichte Erkrankungsformen haben keinen Benefit von einer Steroidtherapie (s. Abb. 12.3-1). Bei schweren Formen können inhalative Steroide in der Langzeittherapie die COPD-Exazerbationsrate senken. Feste Kombinationspräparate zur inhalativen Therapie (Salmeterol/Fluticason, Formoterol/Budenosid) scheinen den jeweiligen Monopräparaten überlegen zu sein.

Medikamentöse Therapie der COPD-Exazerbation Eine akute Exazerbation muss bei folgenden Symptomen („Winnipeg-Kriterien") angenommen werden:
- Zunahme der Dyspnoe,
- Zunahme des Auswurfvolumens,
- Zunahme der Purulenz des Auswurfs.

Die Lungenfunktions- und Blutgasanalyse (Quantifizierung der Atemwegsobstruktion und der Überblähung der Lunge, Diagnostik der respiratorischen Insuffizienz) helfen neben der Klinik, die Schwere der Exazerbation einzuschätzen. Labor-, bakteriologische und radiologische Untersuchungen unterstützen die Identifizierung einer akuten Entzündung sowie die Detektion von „Problemkeimen" und grenzen wichtige Differentialdiagnosen von der COPD ab.

Neben der Intensivierung der schon bei der stabilen Erkrankungsform genannten Medikation (s. Tabelle 12.3-4) können im Notfall $β_2$-Rezeptoragonisten, Theophyllin und Kortikosteroide

12.3 Bronchitis, Bronchiolitis und Lungenemphysem

Tabelle 12.3-3. Schweregradeinteilung der COPD (nach Gold, Global initiative for chronic obstructive lung disease; www.goldcopd.com; letztes Update 2004

	Stufe 0 (Risikopatienten)	Stufe I (mild)	Stufe II (mittelschwer)	Stufe III (schwer)	Stufe IV (sehr schwer)
Besonderheiten	Chronische Symptome Risikofaktoren (Exposition) Normale Lungenfunktion				
Symptome	Mit oder ohne Husten/Auswurf	Mit oder ohne Husten/Auswurf	Mit oder ohne Husten/Auswurf	Mit oder ohne Husten/Auswurf	Zeichen der respiratorischen Insuffizienz und/oder Rechtsherzbelastung/-versagen
FEV_1/FCV [%]	≥ 70	<70	<70	<70	<70
FEV_1 [% Sollwert]	≥ 80	≥ 80	<80–>50	<50–>30	<30

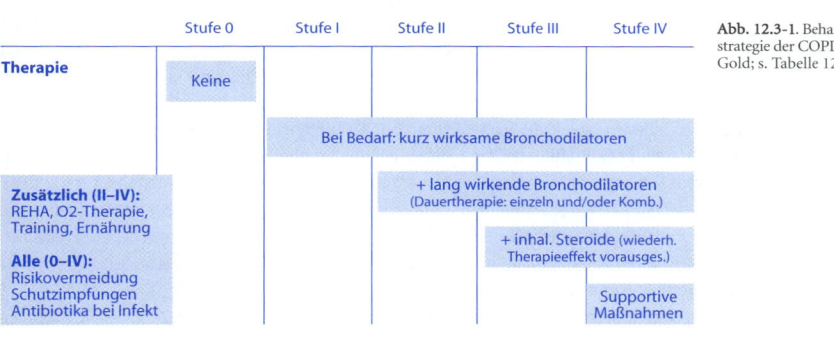

Abb. 12.3-1. Behandlungsstrategie der COPD. (Nach Gold; s. Tabelle 12.3-3)

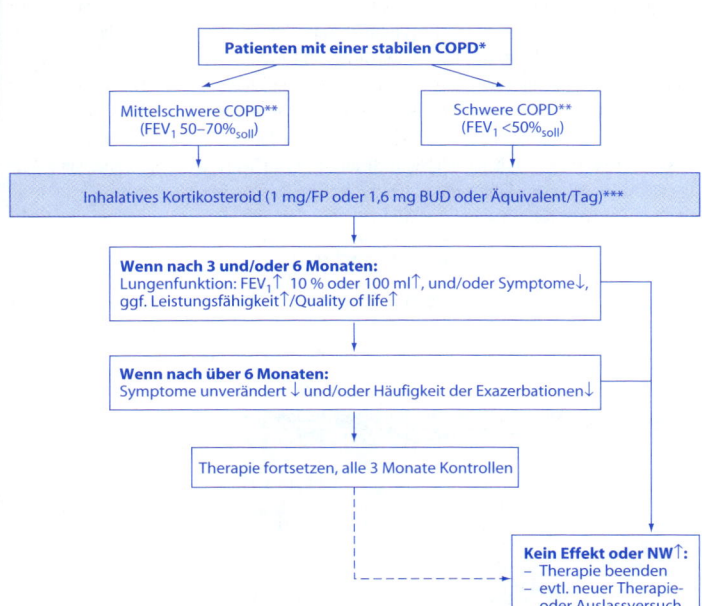

Abb. 12.3-2. Vorschlag (Evidenzgrad III, Empfehlungsstärke D) zur Therapieevaluation einer inhalativen Glukokortikosteroidtherapie bei Patienten mit einer stabilen COPD (* Ausschluss eines Asthma bronchiale; ** Schweregradeinteilung nach den zugrunde gelegten Langzeitstudien, *** FP Fluticason, BUD Budesonid, Äquivalent andere inhalative Glukokortikosteroide wie Flunisolid und Beclosmetason)

Tabelle 12.3-4. Substanzen und deren Dosierung zur Therapie der COPD

Substanz	Dosierung[a]
Kurzwirksame β_2-Rezeptoragonisten	
Fenoterol	max. 4-mal 200 µg/Tag
Salbutamol	max. 4mal 100 µg/Tag
Langwirksame β_2-Rezeptoragonisten	
Formoterol	max. 2-mal 12 µg/Tag
Salmeterol	max. 2-mal 25 µg/Tag
Anticholinergika	
Oxitropiumbromid	max. 3-mal 200 µg/Tag
Ipatropiumbromid	max. 4-mal 40 µg/Tag als Dosieraerosol
	max. 5-mal 0,25 mg/Tag als Inhalationslösung
Theophyllin (retardierte Form)	2-mal 500 mg/Tag
Inhalative Steroide	
Beclomethason	max. 2000 µg/Tag
Budesonid	max. 1600 µg/Tag
Fluticason	max. 2000 µg/Tag

[a] teilweise sind die Substanzen oder die genannten Dosierungen für diese Indikation nicht zugelassen.

auch intravenös appliziert werden. Tabelle 12.3-5 gibt eine Übersicht über die Substanzen, deren Dosierung und die Applikationsformen. Im Gegensatz zur stabilen COPD führt bei der Exazerbation eine initial hochdosierte Kortikosteroidtherapie zu einer beschleunigten Verbesserung des FEV_1 und zu einer Verkürzung der Krankenhausaufenthaltsdauer. Eine mehrwöchig hochdosierte Glukokortikosteroidtherapie (>100 mg/Tag und Ausschleichen nach >2 Monaten) erbrachte jedoch im Vergleich zu Plazebo und zu niedrigeren Steroiddosen kein besseres klinisches Ergebnis. Deswegen sollte auch bei der Exazerbation bis auf Ausnahmen die Therapiedauer von 14 Tagen nicht überschritten werden, da nach gegenwärtiger Studienlage der Nutzen in keiner Relation zu den typischen Steroidnebenwirkungen steht.

Nur bei 50% aller COPD-Patienten kann eine bakterielle Infektion nachgewiesen werden. Daher sollte eine kalkulierte antimikrobielle Differentialtherapie nur bei Patienten, die den o. g. „Winnipeg-Kriterien" entsprechen oder sich in einem schweren Erkrankungsstadium befinden (FEV_1 <35%$_{soll}$), bei schwerer Komorbidität, häufigen (≥4) Exazerbationen pro Jahr und/oder beim Vorliegen einer Penicillinresistenz erfolgen. Die Wahl des Antibiotikums richtet sich nach der Erkrankungsschwere der akuten Exazerbation (Abb. 12.3-3).

Nichtmedikamentöse konventionelle Therapie Zur nichtmedikamentösen konventionellen Therapie der COPD werden die Sauerstofflangzeittherapie und die nichtinvasiven sowie in-vasiven Beatmungsverfahren gezählt.

Durch eine kontinuierliche Sauerstoffgabe konnte eine Verbesserung der Überlebensrate der COPD-Patienten erzielt werden, weshalb diese bei chronisch hypoxischen Patienten empfohlen wird. Indikationen für eine Sauerstofflangzeittherapie sind:

- Ruhe-PaO_2 ≤55 mmHg (SaO_2 ≤88%),
- Ruhe PaO_2 56–59 mmHg (SaO_2 ≥89%) plus Cor pulmonale oder globale Herzinsuffizienz oder ein Hämatokrit >55%,
- Belastungs PaO_2 ≤55 mmHg oder PaO_2 ≤55 mmHg während des Schlafs.

Persistierende Hypoxämien trotz Sauerstoffgaben, progrediente Tachypnoe und Zeichen der Atemmuskelerschöpfung mit Hyperkapnie und/oder respiratorischer Azidose, Verwirrtheit und hämodynamische Instabilität sind klinische Parameter für die Indikation einer Beatmungstherapie. Die nichtinvasive Beatmung (NIMV) erfolgt in der Regel über Nasenmasken. Es stehen assistiert-kontrollierte Verfahren mit Druck- oder Volumenvorgabe und druckunterstützte Verfahren sowie CPAP („continuous positive airway pressure") zur Verfügung. Die NIMV ist bei schweren Erkrankungsformen der COPD etabliert. Bezüglich der operativen Verfahren s. Abschnitt 12.3.3.

Ergänzende Maßnahmen Zu den ergänzenden Maßnahmen in Prophylaxe und Therapie der COPD gehören außerdem die Rehabilitation und physikalische Maßnahmen. Eine Grippeschutzimpfung und die Pneumokokkenimpfung werden von der ständigen Impfkommission (STIKO) bei COPD-Patienten empfohlen. Der Impfstoff für die Grippeschutzimpfung muss die aktuelle von der WHO empfohlene Antigenkomponente enthalten. Beide Impfungen können simultan, sollten aber nicht an der gleichen Impfstelle erfolgen. Die Grippeschutzimpfung erfolgt jährlich, am besten im Herbst, die Pneumokokkenimpfung alle fünf bis sechs Jahre.

12.3.2 Bronchiolitis

Unter einer Bronchiolitis wird eine Entzündungsreaktion im Bereich des Bronchialepithels der kleinen knorpelfreien Atemwege verstanden. In Abhängigkeit vom Erkrankungsstadium kann der

Tabelle 12.3-5. Substanzen und deren Dosierung zur Notfalltherapie der COPD. Eine mehrmonatige hochdosierte Kortikosteroidtherapie hat kein besseres klinisches Ergebnis als eine Behandlung über wenige Wochen (z. B. zwei Wochen)

Medikament	Dosierung
β_2-Rezeptoragonisten	
Terbutalin	4-mal 0,25–0,5 mg/Tag/s.c.
Reproterol	12 Amp. á 0,09 mg/50 ml NaCl, 1–3 µg/min = 3–6 ml/h über Perfusor
Theophyllin	Initial: 6 mg/kg über 30 min i.v., Fortsetzung 0,6–0,9 mg/kg/h (Perfusor/Infusion) = (bei 70 kg) 1000–1500 mg/Tag
Glukokortikosteroide	
Prednisolon	1-mal 30–50 mg/Tag oral, 2-mal 50 mg/Tag i.v., nach 3 Tagen reduzieren und, je nach Befund, nach 14 Tagen absetzen

12.3 Bronchitis, Bronchiolitis und Lungenemphysem

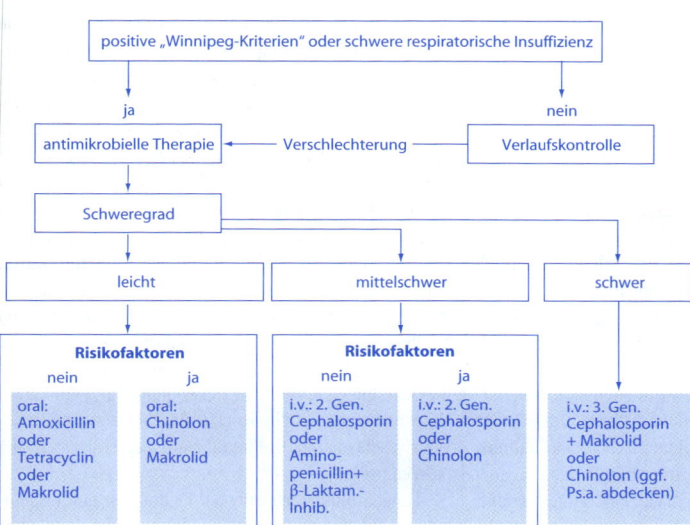

Abb. 12.3-3. Kalkulierte antimikrobielle Differentialtherapie der exazerbierten COPD. *Psa* Pseudomonas aeruginosa

parallel zur Inflammation einsetzende Reparaturmechanismus zu einer Verengung (konstriktive Bronchiolitis) und im Rahmen einer proliferativen Entzündungsreaktion zu einem Umbau der kleinen Atemwege führen (Bronchiolitis obliterans). Meist tritt dabei die Entzündungsreaktion auch auf den alveolären Bereich und das Lungenparenchym über. Die Bronchiolitis obliterans ist eine seltene Erkrankung. Etwa 1% der schweren Bronchiolitisfälle zeigen einen chronischen Verlauf. Die typischen Befunde mit einem CF- (zystische Fibrose, Mukoviszidose) ähnlichen Verlauf zeigt die Abb. 12.3-4.

Es gibt zahlreiche Verursacher einer solchen Entzündungsreaktion. Entsprechend vielfältig sind die zu beobachtenden histologischen Veränderungen, die klinischen Verläufe und die Nomenklatur. Bronchiolitiden werden entweder nach den histologischen Besonderheiten in die proliferative oder konstriktive Bronchiolitis oder, basierend auf der Ätiologie, nach klinischen Gesichtspunkten eingeteilt. Folgende Ursachen der Bronchiolitis sind beschrieben (Beispiele):

- Inhalationsschaden, z. B. toxische Gase (Stickoxide), organische und anorganische Stäube,
- postinfektiöse Ursachen (meist bei Kindern),
- akute Bronchiolitis, z. B. RSV, Parainfluenza, Adenoviren, Mycoplasma pneumoniae,
- Bronchiolitis obliterans, z. B. Adenoviren, Mykoplasmen, Herpes-simplex-Virus, HIV, Legionellen u. a. Bakterien,
- Folgeerkrankung: Swyer-James- (Macleod-)Syndrom als lebenslange Folge,
- medikamenteninduziert, z. B. Penicillamin, Gold, Cephalosporine, Amiodaron,
- Bronchiolitis obliterans mit organisierender Pneumonie (BOOP), diffuse Panbronchiolitis, kryptogene Bronchiolitis,
- bei anderen Erkrankungen: nach Organtransplantationen (Herz, Lunge, Knochenmark), Systemerkrankungen (rheumatoide Arthritis, Lupus erythematosus, Polymyositis dermatomyositis, Colitis ulcerosa, eosinophile Pneumonie),

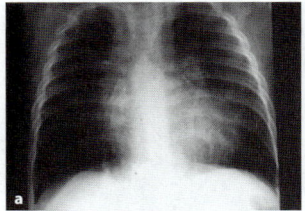
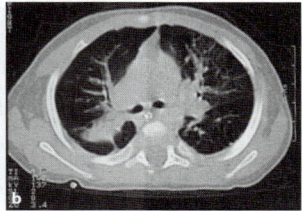
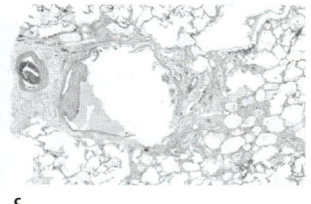

Abb. 12.3-4. a Peribronchiale Infiltrationen und Überblähung nach schwerer Adenovirusbronchiolitis bei einem zwei Jahre alten Kleinkind. **b** Im HR-CT finden sich milchglasartige Eintrübungen mit überblähten Bezirken sowie infiltrative Veränderungen re>li. **c** Die histologische Untersuchung zeigt neben der Bronchiolitis obliterans einen bronchiektatischen Umbau der Lunge. In der Langzeitfolge sind Gedeihstörungen und Thoraxdeformierungen nicht selten

- bei selteneren Ursachen: Strahlenpneumonitis, Aspiration, ARDS („adult respiratory distress syndrome"), Wegener-Granulomatose.

Die Diagnosestellung erfolgt mittels Anamnese, dem klinischen Erscheinungsbild mit Verlaufsbeurteilung, je nach Ursache durch eine sero-/toxiko-/mikrobio-/virologische Diagnostik, Lungenfunktion und Blutgasanalyse sowie bildgebende Verfahren. Nicht zuletzt basiert sie auf dem histologischen Resultat der transbronchial oder offen (z. B. mittels Thorakoskopie) gewonnenen Lungenbiopsie.

Bronchiolitiden auf dem Boden toxischer Irritationen werden durch den Entzug der Noxe, hochdosierte Prednisolongaben (z. B. 0,7–1 mg/kg KG/Tag über mindestens 2–3 Monate mit anschließendem schrittweisen Ausschleichen) zur Reduzierung des in der akuten Phase auftretenden Lungenödems und mit symptomatischen Maßnahmen (Sauerstoffzufuhr, adäquate Hydrierung, Behandlung der Begleitsymptome/-erkrankungen, ggf. Beatmungstherapie, behandelt.

Die Behandlung der durch Infektionen ausgelösten Bronchiolitiden richtet sich nach dem auslösenden Organismus. Viren als häufige Auslöser akuter Bronchiolitiden im Kleinkindalter bzw. Influenza A und B bei älteren Kindern und Erwachsenen werden antiviral behandelt, z. B. Ribavirin (KG ≤75 kg 1000 mg/Tag p.o.; KG >75 kg 1200 mg/Tag p.o.). Die amerikanische Akademie für Kinderheilkunde empfiehlt bei Säuglingen und Kleinkindern die inhalative Ribavirinapplikation (Voraussetzung: RSV-Bronchiolitis, PO_2 <65 mmHg und/oder Hyperkapnie und bei Säuglingen/Kindern mit schweren Begleiterkrankungen). Bakteriell ausgelöste Bronchiolitiden werden antimikrobiell therapiert, z. B. mit Erythromycin oder Roxithromycin. Eine begleitende Atemwegsobstruktion wird entsprechend bronchodilatativ und antiinflammatorisch behandelt.

Ein schlüssiges und allgemein akzeptiertes Behandlungskonzept bei der organtransplantationsassoziierten Bronchiolitis existiert nicht, obwohl oft Glukokortikosteroide und andere Immunsuppressiva eingesetzt werden. Bei Bronchiolitiden, die bei Patienten mit Systemerkrankungen auftreten, wird primär die Grundkrankheit behandelt. Ansonsten beschränkt sich die insgesamt wenig etablierte Therapie dieser und der idiopathischen Bronchiolitisformen meist auf die Gabe hochdosierter Glukokortikosteroide (s. oben) und die Behandlung der Begleitsymptome.

12.3.3 Lungenemphysem

Das Lungenemphysem ist pathologisch-anatomisch definiert. Es ist charakterisiert durch eine dauerhafte und irreversible Überblähung der Atemwege distal der Bronchioli terminales, begleitet von einer Destruktion der Alveolarwände ohne wesentliche Fibrose. Die Diagnostik ist intra vitam, insbesondere bei leichten Erkrankungsformen, schwierig. Sie umfasst die klinische Untersuchung (charakteristischerweise hypersonorer Klopfschall, leises Atemgeräusch und leise Herztöne), die Lungenfunktion mit Zeichen der irreversiblen Überblähung und die bildgebenden Verfahren (z. B. Röntgenthorax, Computertomographie des Thorax).

Da es sich beim Lungenemphysem um ein irreversibles Krankheitsbild handelt, stehen lediglich operative Verfahren für deren Beseitigung zur Verfügung. Die Bedeutung präventiver Maßnahmen (Elimination der Inhalationsnoxe, Substitution von $α_1$-Antitrypsin beim $α_1$-Antitrypsin- Mangelpatienten) ist daher besonders hervorzuheben. Indikationen zur Bullektomie, bei der einzelne Empyhsemblasen operativ entfernt werden, sind Atemnot, rezidivierende Pneumothoraces, Infektion der Bulla (Spiegelbildung), Perforation, Hämoptysen und nicht zuletzt die Abklärung maligner Verdachtsdiagnosen. Der Eingriff kann thorakoskopisch oder offen erfolgen.

Lungenvolumenreduktion (LVR) und Lungentransplantation (LTx) sind weitere invasive Verfahren, die eine strenge Patientenselektion erfordern. Probleme bei der LVR sind postoperativ auftretende Leckagen und trotz Operation eine sich nach Monaten und wenigen (z. B. drei) Jahren sich wieder verschlechternde Lungenfunktion. Bisherige Erfahrungen bei der LTx zeigen, dass bei COPD-Patienten primär zwar die Lebensqualität, nicht jedoch die statistische Lebenserwartung zu verbessern ist.

Evidenz der Therapieempfehlungen

	Evidenzgrad	Empfehlungsstärke
Antitussiva		
Codein	II-b	C
Dextromethorphan, Noscapin, Eprazinon, Levodropropizin, Clobutinol	II-b bis III	C
Sekretolytika/Mukoregulanzien		
N-Acetylcystein, Ambroxol	II-a	B
Carbocystein, Cineol	II-b	C
Antioxidanzien		
N-Acetylcystein bei Paracetamol-Intoxikation	I-a	A
COPD-Pharmakotherapie (stabile Erkrankungsform)		
$β_2$-Agonisten	I-a	A
Anticholinergika	I-a	A
inhalative Steroide	II-a	C
Theophyllin	II-b	C
O2-Langzeittherapie	I-a	A
Nikotinabstinenz	I-a	A
COPD-Pharmakotherapie (Exazerbation)		
Systemische Steroide (Therapiedauer: 14 Tage)	I-a	A
Antibiotika bei purtridem Sputum	II-a	B
Bronchiolitis		
Ribavirin bei viraler Genese	I-b	A
Antibiotika bei bakterieller Genese	I-b	A

Literatur

American Thoracic Society (1995) Standards for the diagnosis and care of patients with chronic obstructive pulmonary disease. Am J Respir Crit Care Med 152:S77–S120

Anthonisen NR, Connett JE, Kiley JP et al. (1994) Effects of smoking intervention and the use of an inhaled anticholinergic bronchodilator on the rate of decline of FEV1. The Lung Heath Study. JAMA 272:1539–1541

Anthonisen NR, Manfreda J, Warren CPW (1987) Antibiotic therapy in exacerbations of chronic obstructive pulmonary disease. Ann Intern Med 106:196–204

Barnes P, Godfrey S (1997) Chronic obstructive pulmonary disease. Martin Dunitz, London

Barnes PJ (2000) Inhaled corticosteroids are not beneficial in chronic obstructive pulmonary disease. Am J Respir Crit Care Med 161:342–344

British Thoracic Society (1997) Guidelines for the management of chronic obstructive pulmonary disease. Thorax 52:S1–S28

Calverley PMA (2000) Inhaled corticosteroids are beneficial in chronic obstructive pulmonary disease. Am J Respir Crit Care Med 161:341–344

Canadian Thoracic Society Workshop Group (1992) Guidelines for the assessment and management of chronic obstructive pulmonary disease. Can Med Assoc J 147:420–428

Davies L, Angus RM, Calverley PMA (1999) Oral corticosteroids in patients admitted to hospital with exacerbations of chronic obstructive pulmonary disease: a prospective randomised controlled trial. Lancet 354:456–460

Demeester J, Smits JMA, Persijn GG, Haverich A (1999) Lung transplant waiting list: differential outcome of type of end-stage lung disease, one year after registration. J Heart Lung Transplant 18:563–571

Deutsche Gesellschaft für Pneumologie (1993) Empfehlungen zur Sauerstoff-Langzeit-Therapie bei schwerer chronischer Hyoxämie. Pneumologie 47:2–4

Fabbri LM, Caramori G, Beghe B et al. (1998) Chronic obstructive pulmonary disease international guidelines. Curr Opin Pulm Med 4:76–84

Fletcher C, Peto R (1977) The natural history of chronic airway obstruction. Br Med J 1:1645–1648

Gehring S, Rabenau H, Schneider W, Zielen S (1996) Adenovirusinfektionen als Ursache schwerer pulmonaler Erkrankungen im Kindesalter. Pädiatr Grenzgeb 34:325–330

Gillissen A, Buhl R, Kardos P et al. (2000) Inhalierbare Kortikosteroide in der Langzeittherapie der COPD. Stellungnahme eines Expertengremiums. Pneumologie 54: 256–262

Gillissen A, Tasci S, Ewig S, Schäfer H, Zielen S (2001) Sinn und Unsinn von Antitussiva. Internist 42:134–142

Irwing RS, Boulet L-P, Cloutier MM et al. (1998) Managing cough as a defense mechanism and as a symptom. A consensus panel report of the American Chest Physicians. Chest 114:133s–181s

Jorenby DE, Leischow SJ, Niedes MA et al. (1999) A controlled trial of sustained-release bupropion, a nicotine patch, or both for smoking cessation. N Engl J Med 340: 685–691

Kardos P, Gebhardt T, Decot E (1995) Chronisch persistierender Husten (CPH): Therapie. Pneumologie 49:47–54

Keenan SP, Brake D (1998) An evidence-based approach to noninvasive ventilation in acute respiratory failure. Crit Care Clin 14:359–372

Medical Research Council Working Party (1981) Long term domiciliary oxygen therapy in chronic hypoxic cor pulmonale complicating chronic bronchitis and emphysema. Lancet 1:681–686

Niewoehner DE, Erbland ML, Deupree RH et al. (1999) Effect of systemic glucocorticoids on exacerbations of chronic obstructive pulmonary disease. N Engl J Med 340:1941–1947

Nocturnal Oxygen Therapy Trial Group (1980) Continuous or nocturnal oxygen therapy in hypoxemic chronic obstructive lung disease. Ann Intern Med 93:391–398

Pauwels RA, Lofdahl C-G, Laitinen LA et al. (1999) Long-term treatment with inhaled budesonide in persons with mild chronic obstructive pulmonary disease who continue smoking. N Engl J Med 340:1948–1953

Peter G, Lepow M, McCracken GHE (1991) Ribavirin therapy of respiratory syncytial virus. Report of the committee of infectious diseases. Am Acad Pediatr 22:581–587

Petro W, Wettengel R, Worth H (1995) Empfehlungen zum strukturierten Patiententraining bei obstruktiven Atemwegserkrankungen. Pneumologie 49:455–460

Petty TL, Weinmann GG (1997) Building a national strategy for the prevention and management of and research in chronic obstructive pulmonary disease. JAMA 277:246–253

Schulz C, Riedel M, Gillissen A, Emslander HP (1998) Präoperative Identifizierung des pulmonalen Risikopatienten vor Lungenresektion. Atemw Lungenkrkh 24:205–214

Tarpy SP, Celli BR (1995) Long-term oxygen therapy. N Engl J Med 333: 710–714

Vestbo J, Sørensen T, Langer P, Brix A, Torre P, Viskum K (1999) Long-term effect of inhaled budesonide in mild and moderate chronic obstructive pulmonary disease: a randomised controlled trial. Lancet 355: 1819–1823

Wettengel R, Berdel D, Cegla U et al. (1994) Empfehlungen der Deutschen Atemwegsliga zum Asthma Management bei Erwachsenen und bei Kindern. Med Klinik 89: 57–67

Wettengel R, Böhning W, Cegla U et al. (1995) Empfehlungen der Deutschen Atemwegsliga zur Behandlung von Patienten mit chronisch obstruktiver Bronchitis und Lungenemphysem. Med Klinik 90: 3–7

Witt C, Schmidt W (2000) Risikofaktoren der COPD. In: Gillissen A (Hrsg) Die chronisch obstruktive Lungenerkrankung. Uni-Med Verlag, Bremen, S 32–43

World Health Organization (1961) WHO report of an expert committee: Definition and diagnosis of pulmonary disease with special reference to chronic bronchitis and emphysema. WHO Techn Rep Ser 213:14–19

Worth H, Adam D, Handrick W et al. (1997) Prophylaxe und Therapie von bronchiale Infektionen. Med Klinik 12: 699–704

12.4 Bronchiektasen
Tobias Welte

12.4.1 Definition und Epidemiologie

Unter Bronchiektasen versteht man eine abnormale, irreversible Erweiterung eines oder mehrerer Bronchien. Der Terminus ist unabhängig vom Grund der Bronchiektasenentstehung und den pathophysiologischen sowie klinischen Veränderungen. Reversible Formen, wie sie beispielsweise im Rahmen von Pneumonien auftreten, fallen definitionsgemäß nicht unter diesen Begriff.

Die Erkrankung war Anfang des Jahrhunderts häufig. Sie trat vor allem nach Pneumonien und zusammen mit Keuchhusten-, Masern- und Influenzaepidemien auf. Die Entwicklung von antibiotischer Therapie einerseits und von Impfstoffen andererseits hat zu einer steten Abnahme der Erkrankungszahlen geführt. Zuverlässige epidemiologische Daten gibt es gegenwärtig nicht. Es wird jedoch davon ausgegangen, dass inzwischen mehr Bronchiektasieerkrankungen auf Grund kongenitaler Störungen als postinfektiöser Natur zu beobachten sind.

12.4.2 Pathogenese und Pathophysiologie

Unter morphologischen Gesichtspunkten werden drei Haupttypen von Bronchiektasien unterschieden: zylindrisch, varikös und sakkulär (zystisch). Jedoch korreliert diese Einteilung weder mit ätiologischen noch mit klinischen Aspekten der Erkrankung. Da unilaterale, auf Segmente oder Lappen begrenzte Bronchiektasen auf andere Erkrankungen zurückzuführen und anders zu behandeln sind als die generalisierte Form der Erkrankung, hat sich eine präzise Beschreibung der Ausdehnung als relevantes klinisches Kriterium durchgesetzt.

Üblicherweise finden sich Bronchiektasen häufiger in den posterobasalen Unterlappen, den Mittellappen und der Lingula. Verschiedene Zellpopulationen (Granulozyten, T-Lymphozyten), Zytokine (Interleukin-8, Tumornekrosefaktor α) und Mediatoren unterhalten eine chronische peribronchiale und bronchioläre Entzündung. Diese führt zur Obliteration und Destruktion der kleinen Atemwege mit emphysematösen und fibrotischen Veränderungen des Lungengewebes. Eine reduzierte Schleimclearance unterstützt die Persistenz der Inflammation und später der chronischen bakteriellen Kolonisation. Unzureichende lokale Abwehrmechanismen verhindern die Eradikation von Mikroorganismen. Es kommt zu einer Verdickung der Bronchialschleimhaut, die histologisch deutliche Plattenepithelmetaplasien aufweist, ohne dass eine vermehrte Inzidenz von Malignomen beobachtet werden kann.

12.4.3 Ätiologie

Die wichtigsten mit Bronchiektasen einhergehenden Erkrankungen zeigt Tabelle 12.4-1. Drei Hauptgruppen können dabei unterschieden werden: angeborene Erkrankungen, postinfektiöse/postinflammatorische Komplikationen und Bronchiektasen im Rahmen anderer Lungen- sowie Bronchialerkrankungen und bei verschiedenen Systemerkrankungen.

Die CF und der Alpha-1-Proteinasenmangel sind heute die häufigsten Gründe für die Entstehung von Bronchiektasen. Daneben kommt jeder Form angeborener und erworbener Immundefekte (meist mit gleichzeitig bestehenden Infektionen im Oropharynx und im Gastrointestinalbereich) und der primären ziliären Dyskinesie Bedeutung zu. Letztere ist eine vermutlich autosomal-rezessiv vererbte Erkrankung mit einer Häufigkeit von 1:20.000. Die Hälfte der Fälle tritt als so genannte Kartagener-Trias auf: Die Bronchiektasien sind mit einer chronischen Sinusitis und einer Dextrokardie bzw. einem Situs inversus assoziiert.

Bei den postinfektiös entstandenen Erkrankungen ist neben den oben beschriebenen postviralen Komplikationen eine Assoziation zur atypischen Mykobakteriose gefunden worden. Allerdings bleibt unklar, ob es sich lediglich um eine Kolonisation mit diesen Erregern auf einem vorgeschädigten Bronchialepithel oder um eine eigenständige Mykobakterienerkrankung handelt. Allerdings lässt das vermehrte Auftreten von Bronchiektasen bei Aids-Patienten auf eine ätiologische Rolle dieser Erreger schließen.

Die Bedeutung der ABPA, die im Spätstadium ebenfalls zu schnell progredienten Bronchiektasen führt, wird an anderer Stelle diskutiert.

Eine Verlegung der Bronchien durch Tumoren, Fremdkörper (vor allem bei Kindern) oder Stenosen anderer Art (Mittellappensyndrom bei Tuberkulose oder Sarkoidose) führen über die Schleimretention zu einer chronischen Inflammation und damit zu Bronchiektasien. Der gleiche Mechanismus liegt im Rahmen fibrosierender Lungenerkrankungen zugrunde (Traktionsbronchiektasien).

Eine Reihe seltener Erkrankungen wie das Yellow-nail-Syndrom (Lymphödem, Pleuraerguss, Nageldystrophie) oder das Marfan-Syndrom und in Einzelfällen rheumatoide Erkrankungen, Kollagenosen und sogar entzündliche Darmerkrankungen können mit einer Bronchiektasie assoziiert sein, ohne dass die Pathogenese aufgeklärt ist.

Obwohl eine Vielzahl ätiologischer Faktoren der Bronchiektasieentstehung bekannt ist, bleibt fast die Hälfte aller Fälle letztlich unklar. Aufgrund der Bedeutung, die beispielsweise der Immunglobulinsubstitution bei den Immundefekten inzwischen zukommt, ist jedoch der Versuch einer aufwendigen Diagnostik zur Ätiologieklärung auf jeden Fall indiziert.

Tabelle 12.4-1. Bronchiektasen: Ätiologie

Kongenitale Syndrome	Postinfektiös/postinflammatorisch	Vorbestehende bronchopulmonale Erkrankungen
Mukoviszidose	Mykobakterien sp.	Fremdkörper
Alpha-1-Antitrypsinmangel	Bakterielle Infektionen (Staphylokokken, Bordetella pertussis)	Bronchialtumoren
Primäres Ziliendysfunktionssyndrom	Virale Infektionen (Masern, Influenza, Röteln, Adenovirus)	Kompression des Bronchialbaums von außen
A-/Hypogammaglobulinämie	Pilzinfektionen (Histoplasmen, Kokzidiomykose)	Anatomische Missbildungen (Sequester, Tracheomegalie)
Young's Syndrom (Azospermie und sinubronchiales Syndrom)	Allergische bronchopulmonale Aspergillose (ABPA)	Interstitielle Lungenerkrankung
Yellow-nail-Syndrom (Lymphödem, Pleuraerguss, hypertrophe Nägel)	Inhalationstrauma	Sytemerkrankungen (Kollagenosen, entzündliche Darmerkrankungen)
	Rezidivierende Aspirationen	Mittellappensyndrom

12.4.4 Klinisches Bild

Klassischerweise findet sich ein chronischer Husten mit eitrigem Auswurf und intermittierenden Hämoptysen. Der Husten verstärkt sich im Liegen. Die Sputummenge ist variabel. Es muss nicht immer das vielbeschriebene „Maul voll Sputum" zu finden sein. Luftnot geben 75%, Thoraxschmerzen 50% der Patienten an. Hämoptysen finden sich bei 50% der Bronchiektasepatienten. Bedrohlich sind allerdings nur größere Blutungen (100–200 ml/Tag), die durch Ruptur hyperplastischer Bronchialarterien entstehen. Treten diese auf, ist dies als prognostisch ungünstiges Zeichen für den weiteren Krankheitsverlauf anzusehen.

Bei der klinischen Untersuchung dominieren grobblasige Rasselgeräusche. Giemen und Pfeifen tritt nur bei der Hälfte der Patienten auf. Trommelschlägelfinger und Uhrglasnägel als Zeichen der chronischen Hypoxie bzw. eines Cor pulmonale sind erst in der Spätphase der Erkrankung zu sehen.

Typische Komplikationen chronischer Infektionen, wie reaktive Arthritiden, Lungen- oder Hirnabszesse oder eine sekundäre Amyloidose, werden aufgrund der verbesserten Antibiotikatherapie so gut wie nicht mehr gefunden.

12.4.5 Diagnostik

Die radiologische Diagnostik stellt nach wie vor die Basisdiagnostik der Erkrankung dar. Das Thoraxröntgenbild zeigt typische Veränderungen mit verdickten Bronchialwänden und unscharfer Begrenzung der Pulmonalgefäße. Insgesamt ist es jedoch unspezifisch und unsensitiv. Die Methode der Wahl ist daher heute das hochauflösende Computertomogramm (ohne Kontrastmittel, 1–1,5 mm Fenster alle 10 mm, Akquisitionszeit 1 Sekunde), das die komplikationsträchtige Bronchographie weitgehend abgelöst hat. Die CT-Technik hat sich in den letzten Jahren zunehmend verbessert, sodass heute viel häufiger als früher bronchiektatische Veränderungen gefunden werden. Ob radiologische Veränderungen jedoch in allen Fällen eine klinische Bedeutung haben, ist fraglich. Das Ausmaß der Veränderungen im CT korreliert allerdings gut mit der Beeinträchtigung der Lungenfunktion. Nach einer akuten Pneumonie sollte ein CT zur Bronchiektasendiagnostik frühestens nach drei Monaten angefertigt werden, weil häufig reversible Erweiterungen der Bronchien vorliegen. Bronchographien werden nur noch in Ausnahmefällen zur Operationsplanung durchgeführt. Da die für die Bronchographie benutzten Kontrastmittel nicht mehr hergestellt werden, wird die Untersuchung in absehbarer Zeit nicht mehr durchführbar sein.

Bei chronisch purulentem Auswurf ist in jedem Fall eine Sputumdiagnostik, besser die mikrobiologische Aufarbeitung eines bronchoskopisch gewonnenen Atemwegsmaterials anzustreben.

Die Lungenfunktion dient der funktionellen Verlaufskontrolle, typischerweise findet sich eine peripher betonte Atemwegsobstruktion mit wechselnder Ansprache auf β_2-Sympathikomimetika. Kombinierte restriktive und obstruktive Muster bestimmen die Spätphase der Erkrankung. Die Blutgasanalyse ist für die frühzeitige Detektion einer respiratorischen Insuffizienz von Bedeutung.

Wenn die Diagnose radiologisch gesichert ist, ist auf jeden Fall der Versuch einer Klärung der Ätiologie der Bronchiektasie anzustreben. Abbildung 12.4-1 fasst den empfohlenen Diagnoseweg zusammen, wobei eine spezielle Mukoviszidosediagnostik und eine suffiziente Zilienanalyse nur in spezialisierten Zentren möglich sind.

Die wichtigste Differentialdiagnose zur Bronchiektasenerkrankung ist die chronisch obstruktive Lungenerkrankung (COPD). Tabelle 12.4-2 zeigt die wichtigsten Unterschiede beider Erkrankungen.

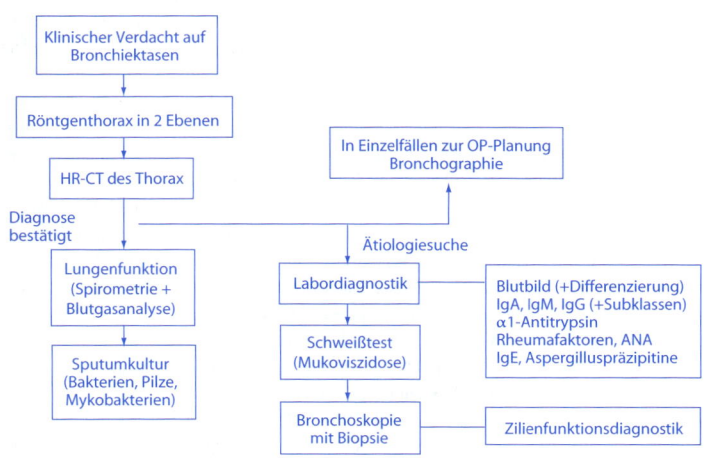

Abb. 12.4-1. Bronchiektasen – Diagnostikschema

Tabelle 12.4-2. Differentialdiagnose COPD – Bronchiektasie

	COPD	Bronchiektasen
Ursache	Nikotinabusus	Genetisch/postinfektiös
Bedeutung der Infektion	sekundär	Primär
Wichtigste Erreger	Pneumokokken, Hämophilus	Hämophilus, Pseudomonas
Atemwegsobstruktion	Vorhanden	Vorhanden
Röntgenbefunde	Überblähung Bronchialdilatation	Bronchialdilatation- und verdickung, Mukusplaques
Sputumqualität	Mukoid, klar	Purulent, dreischichtig

12.4.6 Therapie und Verlauf

Wenn möglich, sollte zunächst die Grunderkrankung behandelt werden. Dies gilt in erster Linie für die Immunmangelsyndrome. Hier hat sich in großen Studien gezeigt, dass die Substitution mit Immunglobulinen (0,4 g pro kg Körpergewicht alle 4–6 Wochen) zu einer deutlichen Reduktion der Exazerbationsrate und zu einer besseren Prognose der Bronchiektasien führt. Die hohen Kosten der Substitution werden dabei durch die Reduktion der Krankenhausaufenthaltstage mehr als ausgeglichen. Auch bei Alpha-1-Antitrypsinmangel wird für einige Patienten eine Substitution empfohlen.

Die Behandlung von Bronchiektasepatienten orientiert sich weitgehend an Erfahrungen aus der Therapie der Mukoviszidose oder der chronisch obstruktiven Lungenerkrankung (COPD). Für Bronchiektasen selbst existieren nur wenige kontrollierte Studien, sodass für diese Erkrankung praktisch keine auf Evidenz basierenden Empfehlungen abgegeben werden können. Die wenigen vorhandenen Daten lassen jedoch darauf schließen, dass die Erfolgsaussichten medikamentöser Therapie eher schlechter sind als dies bei den oben genannten Erkrankungen der Fall ist.

Die Basis der Bronchiektasentherapie stellen atem- und physiotherapeutische Maßnahmen (Erlernen von Husten- und Atemtechniken, autogene Drainage, Erschütterungen des Thorax, therapeutische Körperstellungen, Einsatz exspiratorischer Atemgeräte) zur Verbesserung der Sekretdrainage und Bewältigung von Atemnotsituationen dar. Ein Vorteil bestimmter physiotherapeutischer Verfahren gegenüber anderen konnte nicht gezeigt werden, allerdings ist die Zahl randomisierter Untersuchungen so klein, dass dies auch nicht zu erwarten ist.

Ausreichende systemische Flüssigkeitszufuhr ist eine Grundvoraussetzung für die Verflüssigung von Bronchialsekret. Dies kann durch Inhalation von Kochsalzlösung unterstützt werden. So genannte Sekretolytika (Azetylzystein, Ambroxol, Bromhexin) haben demgegenüber in Studien keinen überzeugenden Gewinn zeigen können. Rekombinante DNase, eine Substanz, die bei Mukoviszidose zu einer deutlichen Lungenfunktionsverbesserung über die Zeit geführt hat, war dagegen bei Bronchiektasepatienten ohne nachweisbaren Effekt.

Die Bedeutung der antibiotischen Therapie bei Exazerbationen der Bronchiektasenerkrankung ist unumstritten. Die folgende Übersicht zeigt typische Symptome; vier sollten erfüllt sein, damit die Definition einer Exazerbation erfüllt ist. Da Pseudomonaden eine wesentliche Rolle bei akuten Verschlechterungen spielen, sollten diese in der Primärtherapie abgedeckt werden, empfohlene Antibiotika sind Fluorchinolone wie Levofloxacin oder Ciprofloxacin, alternativ stehen Carbapeneme, pseudomonaswirksame Cephalosporine wie Ceftazidim oder Ureidopenicilline mit β-Laktamasehemmer zur Verfügung. Die Therapiedauer beträgt in der Regel 7–10 Tage. Bei fehlendem Ansprechen auf die Therapie sollte in jedem Fall eine mikrobiologische Untersuchung des Sputums durchgeführt werden, um Resistenzen zu erkennen.

Symptome einer akuten Exazerbation
Eine akute Exazerbation ist anzunehmen, wenn mehr als 4 der folgenden Befunde vorliegen:
- Auswurf ↓
- Luftnot ↓
- Husten ↓
- Veränderter Auskultationsbefund
- Fieber (> 38,0 °C rektal)
- Abgeschlagenheit, Appetitlosigkeit, verminderte Belastbarkeit
- Bronchialobstruktion
- Verschlechterung der Lungenfunktion
- Neue Infiltrate im Röntgenthorax

Außerhalb einer Exazerbation ist eine antibiotische Therapie umstritten. Die am häufigsten nachgewiesenen Keime sind Pneumokokken, Branhamella catharrhalis, Haemophilus influenza und Pseudomonas aeruginosa, wobei gerade die beiden Letzteren zu vermehrter Sputumproduktion und progredienter Krankheitsentwicklung beitragen. Zahlreiche Versuche mit einer oralen antibiotischen Dauertherapie (Fluorchinolone bei Pseudomonas, Aminopenicilline oder Cephalosporine bei den anderen Keimen) die Keimmenge zu reduzieren und damit die Prognose der Patienten zu verbessern, waren jedoch nicht von Erfolg gekrönt, wobei vor allem schnelle Resistenzentwicklungen eine Rolle spielen dürften. Analog zur Mukoviszidose laufen erste Studien mit einer Dauertherapie mit Makrolidantibiotika, denen neben dem antibiotischen auch ein antiinflammatorischer Effekt nachgesagt wird. Außerhalb dieser Studien sollte diese Therapieoption gerade in Anbetracht der weltweiten Resistenzprobleme bei den Makroliden nicht zur Anwendung kommen.

Eine inhalative Antibiotikatherapie wurde nur in Kurzzeitstudien untersucht, die Keimmenge konnte reduziert werden,

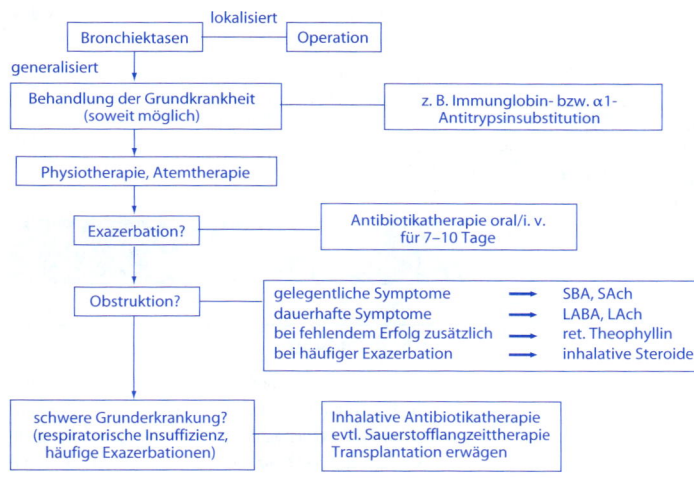

Abb. 12.4-2. Bronchiektasen – Therapieschema. *SBA* short acting β agonists (kurz wirksame β-Mimetika); *SAch* short acting anticholinergs (kurz wirksame Anticholinergika); *LABA* long acting β agonists (lang wirksame β-Mimetika); *LAch* long acting anticholinergs (lang wirksame Anticholinergika)

ohne dass ein positiver Effekt auf die Lungenfunktion festzustellen war. Hierzu können Colistin (2- bis 3-mal 1 Mio E/Tag oder Tobramycin (2-mal 80 mg/Tag) benutzt werden. Eine neuere Tobramycinzubereitung lässt höhere Dosen (300 mg) in kleineren Flüssigkeitsmengen zu, die Dosis kann dann auf 2-mal 300 mg gesteigert werden. Steigende Resistenzen gegen Aminoglykosidantibiotika konnten nicht beobachtet werden. Im Gegenteil wurden die Substanzen auch bei aminoglykosidresistenten Pseudomonasstämmen eingesetzt und zeigten deutlich positive Effekte hinsichtlich der Keimreduktion in den Atemwegen. Verantwortlich hierfür dürften die hohen Sputumkonzentrationen der Substanz sein, ohne dass signifikante Serumspiegel nachgewiesen werden konnten. Darüber hinaus sind andere Nebenwirkungen der inhalativen Therapie bekannt, die von harmlosen Störungen wie Geruchs- und Geschmacksalteration bis zu schwer wiegenden Komplikationen wie der Begünstigung einer allergischen bronchopulmonalen Aspergillose (ABPA) reichen. Die Gabe inhalativer Antibiotika sollte von daher auf das schwere Erkrankungsstadium beschränkt bleiben.

Liegt eine manifeste Atemwegsobstruktion vor, sollte eine antiobstruktive Therapie ähnlich wie bei der COPD erwogen werden (Abb. 12.4-2). Parasympathikolytika und β-Sympathikomimetika sind dabei die Therapie der ersten Wahl. Lang wirksame Substanzen (Tiotropiumbromid bzw. Salmeterol/ Formoterol) scheinen den kurzwirksamen Präparaten überlegen. Bei schwerkranken Patienten wird in der Regel eine Inhalationstherapie mit Kompressionsverneblern durchgeführt, die Depositionsrate der Pharmaka steigt. Gleichzeitig kommt es dadurch jedoch zu einer vermehrten Rate systemischer Nebenwirkungen, vor allem Tachykardie und Auslösung von Herzrhythmusstörungen spielen hier eine Rolle. Retardierte Theophyllinpräparate wirken eher über einen dyspnoemindernden als über ihren bronchodilataiven Effekt. Ob ein zusätzlicher antiinflammatorischer Effekt besteht, ist umstritten. Theophylline besitzen allerdings ein geringe therapeutische Breite, Nebenwirkungen wie Erbrechen, Herzrhythmusstörungen und Krampfanfälle sind häufig. Der Einsatz inhalativer Steroide wurde in zwei kleinen Studien überprüft, die im Hinblick auf Veränderungen der Lungenfunktion zu entgegengesetzten Ergebnissen kamen. Eine generelle Empfehlung für diese Therapie gibt es von daher nicht. Aus Erfahrungen bei der COPD zeichnet sich jedoch ab, dass vor allem ältere Menschen mit häufigen Exazerbationen profitieren könnten.

Chirurgische Maßnahmen sind die Therapie der Wahl beim Vorliegen lokal begrenzter Bronchiektasien. Bei generalisierten Veränderungen verbessern sie die Prognose nicht. Bei Erkrankungen wie CF oder ziliärer Dyskinesie ist grundsätzlich keine chirurgische Interventionsindikation gegeben.

Große Hämoptysen werden in spezialisierten Zentren in der Regel durch Embolisation der betroffenen Bronchialarterien angegangen. Es besteht allerdings das Risiko, dass es zu einer ausgedehnten Bronchialschleimhautnekrose kommt, was dann doch eine Lungenteilresektion notwendig macht.

Die Indikationen zu Sauerstofflangzeittherapie und Lungentransplantation werden entsprechend dem Vorgehen bei anderen Lungenerkrankungen gestellt. Bei Patienten mit respiratorischer Globalinsuffizienz wurde die nichtinvasive intermittierende Selbstbeatmung eingesetzt, ohne dass die Prognose der Erkrankung wesentlich verbessert werden konnte.

Die Langzeitprognose der Bronchiektasenerkrankung ist je nach Ätiologie und klinischer Ausprägung der Erkrankung unterschiedlich (Zehnjahresüberleben im Schnitt etwa 70%). Für die schwere Verlaufsform entspricht sie in etwa der von CF und COPD.

Evidenz der Therapieempfehlungen		
	Evidenzgrad	Empfehlungsstärke
Physiotherapie	II-a	C
Mukolytika	I-b	C
Bronchodilatatoren	III	C
Kortikosteroide	IV	D
Inhalative Antibiotika	IV	C
Orale Antibiotika[a]	II-a	B
Chirurgische Therapie[b]	III	C
Immunglobulinsubstitution[c]	I-b	B
α_1-Antitrypsinsubstitution[d]	II-a	C

[a] nur bei Exazerbation
[b] nur bei lokalisierten Bronchiektasen
[c] nur bei nachgewiesenem Immunmangelsyndrom
[d] nur bei homozygotem α_1-Antitrypsinmangel

Literatur

Angrill J, Agusti C, De Celis R et al. (2001) Bronchial inflammation and colonization in patients with clinically stable bronchiectasis. Am J Respir Crit Care Med 164: 1628–1632
Barker AF, Couch L, Fiel SB et al. (2000) Tobramycin solution for inhalation reduces sputum Pseudomonas aeruginosa density in bronchiectasis. Am J Respir Crit Care Med 162: 481–485
Barker AF (2002) Bronchiectasis. N Engl J Med 346: 1383–1393
D'Urzo AD, De Salvo MC, Ramirez-Rivera A, Almeida J, Sichletidis L, Rapatz G, Kottakis J (2001) In patients with COPD, treatment with a combination of formoterol and ipratropium is more effective than a combination of salbutamol and ipratropium: a 3-week, randomized, double-blind, within-patient, multicenter study. Chest 119: 1347–1356
Grenier PA, Beigelman-Aubry C, Fetita C, Preteux F, Brauner MW, Lenoir S (2002) New frontiers in CT imaging of airway disease. Eur Radiol. 12: 1022–1044
Jones A, Rowe BH (2000) Bronchopulmonary hygiene physical therapy in bronchiectasis and chronic obstructive pulmonary disease: a systematic review. Heart Lung 29: 125–135
Keistinen T, Saynajakangas O, Tuuponen T, Kivela SL (1997) Bronchiectasis: an orphan disease with a poorly-understood prognosis. Eur Respir J 10: 2784–2787
Kutlay H, Cangir AK, Enon S et al. (2002) Surgical treatment in bronchiectasis: analysis of 166 patients. Eur J Cardiothorac Surg 21: 634–637
Mal H, Rullon I, Mellot F, Brugiere O, Sleiman C, Menu Y, Fournier M (1999) Immediate and long-term results of bronchial artery embolization for life-threatening hemoptysis. Chest 115: 996–1001
Mysliwiec V, Pina JS (1999) Bronchiectasis: the „other" obstructive lung disease. Postgrad Med 106:123–126, 128–131
O'Donell AE, Barker AF, Ilowite JS, Fick RB (1998) Treatment of idiopathic bronchiectasis with aerolised recombinant human rhDNase I. Chest 113: 1329–1334
Pauwels RA, Buist AS, Calverley PM, Jenkins CR, Hurd SS (2001) Global strategy for the diagnosis, management, and prevention of chronic obstructive pulmonary disease. NHLBI/WHO Global Initiative for Chronic Obstructive Lung Disease (GOLD) Workshop summary. Am J Respir Crit Care Med 163: 1256–1276
Pryor JA (1999) Physiotherapy for airway clearance in adults. Eur Respir J 14: 1418–1424
Rayner CFJ, Tillotson G, Cole PJ, Wilson R (1994) Efficiency and safety of long-term ciprofloxacin in the management of severe bronchiectasis. J Antimicrob Chemother 34: 149–156
Reid LM (1950) Reduction in bronchial subdivision in bronchiectasis. Thorax 5: 233–247
Simonds AK, Elliott MW (1995) Outcome of domiciliary nasal intermittent positive pressure ventilation in restrictive and obstructive disorders. Thorax 50: 604–609
Sin DD, Tu JV (2001) Inhaled corticosteroids and the risk of mortality and readmission in elderly patients with chronic obstructive pulmonary disease. Am J Respir Crit Care Med 164: 580–584
Tsang KW, Ho PI, Chan KN et al. (1999) A pilot study of low-dose erythromycin in bronchiectasis. Eur Respir J 13: 361–364
Tsang KWT, Chan WM, Ho PL, Chan K, Lam WK, Ip MSM (1999) A comparative study on the efficiency of levofloxacin and ceftazidime in acute exacerbation of bronchiectasis. Eur Respir J 14: 1206–1209
Vincken W, van Noord JA, Greefhorst AP, Bantje TA, Kesten S, Korducki L, Cornelissen PJ (2002) Improved health outcomes in patients with COPD during 1 yr's treatment with tiotropium. Eur Respir J 19: 209–216

12.5 Interstitielle Lungenerkrankungen
Claus Vogelmeier

12.5.1 Einleitung

Unter interstitiellen Lungenerkrankungen versteht man Erkrankungen, die primär das Interstitium der Lunge, das Alveolarepithel und das Endothel der Lungengefäße betreffen. Die Begriffe „interstitielle Lungenerkrankung", „fibrosierende Alveolitis", und „(interstitielle) Lungenfibrose" werden im klinischen Gebrauch häufig synonym verwendet. Eine Alveolitis ist histologisch definiert als eine entzündliche Infiltration der Alveolarwand. Unbehandelt führt sie in vielen Fällen zu einer Zerstörung alveolokapillärer Funktionseinheiten und zum Ersatz des Interstitiums durch funktionsuntüchtiges Narbengewebe.

Die Gruppe der interstitiellen Lungenerkrankungen umfasst eine große Zahl von Differentialdiagnosen mit sehr unterschiedlichen Pathomechanismen, klinischen Präsentationen und Verläufen. Auch das Ansprechen auf therapeutische Maßnahmen hängt im Wesentlichen von der Diagnose ab. Auf Grund dieses Sachverhalts setzt eine zielgerichtete Therapie einer interstitiellen Lungenerkrankung eine sorgfältige Diagnostik voraus, die bei unklaren Konstellationen in der Gewinnung einer Lungenhistologie gipfeln sollte. Die neue histopathologische Klassifikation der idiopathischen interstitiellen Pneumonien ist aus Tabelle 12.5-4 zu ersehen.

12.5.2 Klassifikation

Es gibt bislang keine verbindliche Klassifikation der interstitiellen Lungenerkrankungen. Die folgende Einteilung, die auf Empfehlungen der British Thoracic Society beruht, stützt sich auf die klinische Präsentation (akut, episodisch, chronisch), auf anamnestisch fassbare Einwirkungen (Beruf/Umwelt, medikamentös/toxisch) und auf das Vorhandensein oder Fehlen einer Affektion weiterer Organe (Systemerkrankung, keine Systemerkrankung). Diese Klassifizierung scheint für die Praxis gut anwendbar (Tabelle 12.5-1).

12.5.3 Allgemeines diagnostisches Vorgehen

Anamnese Auf Grund der möglichen Induktion von interstitiellen Lungenerkrankungen durch äußere Einflüsse kommt der Anamneseerhebung eine besondere Bedeutung zu.

12.5 Interstitielle Lungenerkrankungen

Tabelle 12.5-1. Klassifikation interstitieller Lungenerkrankungen

Ursache	Beispiel (Erkrankung)
Akut	
Infektion	Bakteriell (inkl. Tuberkulose), Viral (z. B. Windpocken, Masern), Mykotisch (z. B. Aspergillose, Histoplasmose, Pneumocystis-carinii-Pneumonie
Allergie	Medikamente (z. B. Penicillin), Pilze (z. B. Aspergillose), Würmer (z. B. Toxocara)
Toxine	Medikamente (z. B. zytotoxische Substanzen, Amiodaron), Gase/Rauch (z. B. Chlorgas)
Haemodynamik	Linksventrikuläres Versagen, Flüssigkeitsüberladung, Nierenversagen
Vaskulitis/Hämorrhagie	Goodpasture-Syndrom, Wegener-Granulomatose, systemischer Lupus erythematodes, Churg-Strauss-Syndrom
ARDS	Trauma, Sepsis
Unbekannt	Idiopathische organisierende Pneumonie, idiopathische pulmonale Eosinophilie, „acute interstitial pneumonia"
Episodisch	
Eosinophile Pneumonie, Vaskulitis/ pulmonale Hämorrhagie, Churg-Strauss-Syndrom, Exogenallergische Alveolitis, Idiopathische organisierende Pneumonie	
Chronisch als Folge einer Exposition	
mit Agenzien aus Beruf/Umwelt	
Anorganische Stäube	
Fibrogen	Asbestose, Silikose, Bergarbeiterpneumokoniose, Hartmetall (Kobalt), Aluminiumlunge
Nicht brogen	Siderose etc.
Granulomatös/ br ogen	Berylliose
Organische Stäube (exogen-allergische Alveolitis)	
Bakterien	z. B. Farmerlunge
Pilze	z. B. Käsearbeiterlunge
Tierische Proteine	z. B. Vogelhalterlunge
Chemikalien	Isocyanatalveolitis
Chronisch, durch Medikamente/Toxine	
Antibiotika	z. B. Nitrofurantoin
Antiin ammator ische Substanzen	z. B. Gold, Penicillamin
Antiarrhythmika	Amiodaron
Chemotherapeutika	Bleomycin, Methotrexat
Medikamenteninduzierter systemischer Lupus erythematodes	Hydralazin
Drogen	Heroin, Methadon
Verschiedenes	Sauerstoff, Bestrahlung
Chronisch, mit Systemerkrankung	
Bindegewebserkrankungen	Progressive systemische Sklerodermie, Systemischer Lupus erythematodes, Sjögren-Syndrom, M. Bechterew, Chronische Polyarthritis, Polymyositis, "Mixed connective tissue disease", M. Behçet
Neoplasien	Lymphom, Lymphangiosis carcinomatosa,
Vaskulitis	Wegener-Granulomatose, Goodpasture-Syndrom, Mikroskopische Polyangiitis
Sarkoidose	
Vererbte Erkrankungen	Tuberöse Sklerose, Neuro br omatose
Verschiedene	Histiozytosis X, Amyloidose
Chronisch, kein Hinweis auf Systemerkrankung/externes Agens	
Idiopathische Lungen br ose, Alveolarproteinose, Lymphangioleiomyomatose, Bronchoalveoläres Karzinom, Histiozytosis X	

> **Anamnese**
> - Beruf(e)
> - Hobbies
> - Rauchen: Histiozytosis X, Goodpasture-Syndrom, idiopathische Lungenfibrose
> - Beginn in Schwangerschaft: Lymphangioleiomyomatose
> - Immunsuppression
> - Systemerkrankungen

Dabei ist neben der das ganze Berufsleben umfassenden Berufsvorgeschichte die Medikamentenanamnese von großer Relevanz. In folgender Übersicht sind die Medikamente aufgeführt, die interstitielle Lungenerkrankungen verursachen können.

> **Medikamenteninduzierte Lungenparenchymschädigungen**
> - Zytotoxische Medikamente
>   - Chemotherapeutika (Bleomycin, Mitomycin)
>   - Alkylanzien (Busulfan, Cyclophosphamid, Chlorambucil, Melphalan)
>   - Nitroharnstoffe (BCNU, Methyl-CCNU, CCNU, Chlorozotocin)
>   - Antimetaboliten (Methotrexat, Azathioprin, Mercaptopu-rin, Zytosinarabinosid)
>   - Verschiedenes (Procarbazin, Vindesin, Vinblastin, VM-26)
> - Nichtzytotoxische Medikamente
>   - Antibiotika (Nitrofurantoin, Amphotericin B, Sulfasalazin)
>   - Analgetika (Acetylsalicylsäure)
>   - Opiate (Heroin, Propoxyphen, Methadon)
>   - Sedativa (Chlordiazepoxide)
>   - Antikonvulsiva (Diphenylhydantoin, Carbamazepin)
>   - Diuretika (Hydrochlorothiazid)
>   - Tranquilizer (Haloperidol, Fluphenazin)
>   - Antiarrhythmika (Amiodaron, Lidocain, Tocainide)
>   - Antirheumatika (Goldsalz, D-Penicillamin, Colchicin, Azulfidine, Methotrexat auch in nichttoxischen Dosen)

Symptome Die durch interstitielle Lungenerkrankungen induzierten Symptome sind im Allgemeinen wenig spezifisch. Entwickelt der Patient im Zusammenhang mit einer interstitiellen Lungenerkrankung einen Pleuraerguss, so ist primär an einen systemischen Lupus erythematodes und eine chronische Polyarthritis zu denken. Stellt sich ein Pneumothorax ein, kommen in erster Linie eine Histiozytosis X, eine Lymphangioleiomyomatose und eine Neurofibromatose in Betracht. Liegen Hämoptysen vor, sind die führenden Differentialdiagnosen Vaskulitis, Hämorrhagie und Stauung.

> **Symptome**
> Unspezifisch
> - Husten
> - Gewichtsverlust
>
> Hinweisend
> - Pleuraerguss: systemischer Lupus erythematodes, chronische Polyarthritis
> - Pneumothorax: Histiozytosis X, Lymphangioleiomyomatose, Neurofibromatose
> - Hämoptysen: Hämorrhagie, Vaskulitis, Stauung

Labor Die Labordiagnostik ist v. a. darauf ausgerichtet, Anhaltspunkte für das Vorhandensein einer Systemerkrankung zu gewinnen. Folgende Parameter sind dabei von Bedeutung:

- Differentialblutbild,
- Nieren-/Leberwerte,
- Urinstix,
- Autoantikörper: antinukleäre Antikörper, Rheumafaktoren,
- bei V. a. Vaskulitis: antineutrophile zytoplasmastische Antikörper (ANCA), Antibasalmembranantikörper (ABMA),
- Serumkalzium (Angiotensin-Converting-Enzyme),
- bei V. a. exogen-allergische Alveolitis: antigenspezifische Antikörper.

Lungenfunktion Die Lungenfunktionsprüfung (s. Übersicht) ergibt im Allgemeinen eine restriktive Ventilationsstörung (Verminderung von Vitalkapazität [VK] und Totalkapazität [TLK]), eine Verminderung der Diffusionskapazität (D_{LCO}) und eine respiratorische Partialinsuffizienz zunächst nur unter Belastung, in fortgeschrittenen Fällen auch in Ruhe. Liegt eine obstruktive Ventilationsstörung vor – kenntlich z. B. durch einen verminderten Tiffeneau-Index (forciertes exspiratorisches Volumen in der 1. Sekunde/forcierte Vitalkapazität) –, so kommen in erster Linie eine Sarkoidose, eine Histiozytosis X und eine Lymphangioleiomyomatose in Betracht.

> **Lungenfunktion**
> Unspezifisch
> - Volumina (Vitalkapazität↓, totale Lungenkapazität↓)
> - Tiffeneau-Index (FEV_1/forcierte Vitalkapazität) normal
> - Diffusionskapazität (D_{LCO})↓
> - Sauerstoffpartialdruck nach Belastung↓
>
> Hinweisend: Obstruktion häufig bei
> - Sarkoidose
> - Histiozytosis X
> - Lymphangioleiomyomatose

Bildgebende Diagnostik Die Verdachtsdiagnose auf eine interstitielle Lungenerkrankung fußt im Allgemeinen auf den dem Interstitium zugeordneten Verdichtungen in der Röntgenthoraxaufnahme. Relativ spezifische Veränderungen finden sich bei der Sarkoidose, bei der Silikose und der Asbestose (siehe Kap. 12.17). Der konventionellen Röntgendiagnostik weit überlegen ist das hochauflösende Computertomogramm (HRCT). Seine offensichtlichsten Vorteile sind die Möglichkeiten, das genaue Ausmaß der Erkrankung abzuschätzen und die Biopsiegewinnung zu planen. Weiter lässt der HRCT-Befund bei Vorliegen einer idiopathischen Lungenfibrose das Ansprechen auf therapeutische Maßnahmen abschätzen: Liegen milchglasartige Verdichtungen („ground glass pattern") vor, sind die Erfolgschancen der Therapie und die Prognose des Patienten wesentlich besser als bei rein „fibrotischen" Veränderungen. Schließlich kann das HRCT – bei sachgerechter Interpretation – eine wichtige Stütze zur Stellung einer spezifischen Diagnose darstellen (Tabelle 12.5-2).

Bronchoalveoläre Lavage (BAL) Die Technik der BAL erlaubt die Gewinnung von Zellen aus der Lungenperipherie. Technisch geht man so vor, dass zunächst das Fiberbronchoskop in eine Positi-

12.5 Interstitielle Lungenerkrankungen

Tabelle 12.5-2. „Typische" hochauflösende Computertomographiebefunde

Erkrankung	HRCT-Befund
Idiopathische Lungenfibrose	Peripher betont, retikuläre Zeichnung, kleinzystischer Umbau, Milchglastrübung
Asbestose	Pleuraplaques, subpleural lineare Verdichtungen
Sarkoidose	Mikronoduli um das broncho-vaskuläre Bündel, mediastinale und hiläre Lymphknoten vergrößert
Lymphangiosis carcinomatosa	Irreguläre Verdickung der Interlobärsepten
Exogen-allergische Alveolitis	Milchglastrübung, zentrilobuläre Mikronoduli
Histiozytosis X	Zysten und Noduli
Lymphangioleiomyomatose	Zysten und normale Lunge

on gebracht wird, dass es das Bronchusostium verschließt. Über den Arbeitskanal wird physiologische Kochsalzlösung eingebracht und nach wenigen Sekunden wieder abgesaugt. Das gewonnene Material wird filtriert und zentrifugiert. Die auf diese Weise erhaltenen Zellen werden gezählt und differenziert. Nachdem initiale Untersuchungen gezeigt hatten, dass bei Vorliegen einer Alveolitis die histopathologisch erkennbaren Zellpopulationen in ähnlicher Weise auch in BAL-Proben auffindbar waren, fand die wenig invasive Methode schnell weite Verbreitung. Im Laufe der Jahre musste man erkennen, dass die BAL aber nur bei relativ wenigen interstitiellen Lungenerkrankungen wertvolle Beiträge zur Diagnose leistet (Tabelle 12.5-3). Dies hat zur Konsequenz, dass die Sinnhaftigkeit der routinemäßigen Anwendung der BAL im Rahmen der Diagnostik von interstitiellen Lungenerkrankungen in den aktuellen Empfehlungen der British Thoracic Society in Zweifel gezogen wird.

Histologie Den Goldstandard für die Diagnostik von interstitiellen Lungenerkrankungen stellt die histologische Analyse von Lungengewebe dar. Lungengewebe kann grundsätzlich fiberbronchoskopisch in Form von transbronchialen Biopsien oder mittels chirurgischer Verfahren gewonnen werden. Wie oben angedeutet, kann das HRCT einen wertvollen Beitrag für die Planung des Entnahmeverfahrens leisten. Liegen die Verdichtungen hauptsächlich um das bronchovaskuläre Bündel (wie z. B. bei der Sarkoidose), ist eine transbronchiale Biopsie erfolgversprechend, sind sie peripher lokalisiert, sollte primär ein chirurgisches Biopsieverfahren in Erwägung gezogen werden. Üblicherweise wird von Chirurgen heutzutage wegen der damit verbundenen verringerten Morbidität die Technik der videoassistierten Thorakoskopie verwendet.

Im Folgenden soll auf die Besonderheiten der Diagnostik und insbesondere der Therapie von einzelnen interstitiellen Lungenerkrankungen eingegangen werden. Um den Rahmen nicht zu sprengen, muss dabei eine Auswahl getroffen werden.

12.5.4 Interstitielle Lungenerkrankungen bekannter Ätiologie

Bekannte Ursachen fibrosierender Alveolitiden sind v. a. lungengängige Stäube, Medikamente, Toxine und energiereiche Strahlen. Die berufs- und umweltbedingten interstitiellen Lungenerkrankungen – in erster Linie die exogen-allergische Alveolitis, die Silikose und die Asbestose – werden in Kap. 12.17 behandelt.

Medikamenteninduzierte Reaktionen

Ätiologie und Pathogenese An dieser Stelle soll nur auf die möglichen Pathomechanismen von Bleomycin und Amiodaron eingegangen werden. Diese Medikamente werden deshalb herausgegriffen, da sie von der Gruppe der Chemotherapeutika

Tabelle 12.5-3. Diagnostisch relevante Befunde der bronchoalveolären Lavage

Befund	(Verdachts)Diagnose
Diagnostisch hilfreiche Befunde	
CD4/CD8 ↑	Sarkoidose
CD4/CD8 < 1,3	Exogen-allergische Alveolitis
Lymphozyten > 50%	Exogen-allergische Alveolitis
Neutrophile ↑, bei Kontrolle einige Wochen später Lymphozyten↑	Exogen-allergische Alveolitis
Eosinopile > 25%	Eosinophile Lungenerkrankung
Diagnoseweisende Befunde	
Erythrozyteneinschlüsse in Makrophagen, hämosiderinbeladene Makrophagen	Alveoläres Hämorrhagiesyndrom
Milchig-trübe Flüssigkeit, PAS-positive azelluläre Korpuskel	Alveolarproteinose
Tumorzellen, Lymphomzellen, Leukämiezellen	Lymphangiosis carcinomatosa, Alveolarzellkarzinom, malignes Lymphom, Leukämie
Pneumocystis-carinii-Zysten, zytomegal transformierte Zellen bzw. positive Immunhistochemie für Zytomegalievirus, Bakterien, Pilze	Infektion
CD1 (OKT6) > 3%	Histiozytosis X
Lymphozytentransformationstest mit Berylliumsalz positiv	Berylliose

(Bleomycin) bzw. der Nichtchemotherapeutika (Amiodaron) am häufigsten pulmonale Komplikationen induzieren.

Am besten untersucht ist die Bleomycintoxizität. **Bleomycin** dient als Modell für die Mechanismen, mit denen Chemotherapeutika die Lunge schädigen, und induziert die Generierung von reaktiven Sauerstoffmetaboliten. Diese können einen DNS-Schaden, eine Lipidperoxidation, Alterationen des Prostaglandinmetabolismus und eine Zunahme der Kollagensynthese bedingen. Die aus pathophysiologischer Sicht wichtigsten Zellen sind wohl die alveoläre Typ-I-Zelle und die pulmonale Endothelzelle. Typ-I-Zellen werden destruiert, danach kommt es zu einer Hyperplasie von Typ-II-Zellen, gefolgt von einer Infiltration mit Entzündungszellen.

Amiodaron ist ein jodhaltiges Molekül mit hoher Lipophilie. Daher reichert es sich in Zellmembranen inkl. der Lunge an. Zusätzlich zu seinen antiarrhythmischen Effekten ist Amiodaron ein potenter Phospholipaseinhibitor. Diese Inhibition bewirkt, dass Surfactantphospholipide nicht abgebaut werden und in Alveolarmakrophagen und anderen Zellen akkumulieren. Der Mechanismus der Amiodarontoxizität ist unbekannt. Es werden zytotoxische Effekte der Phospholipide, zellvermittelte immunologische Reaktionen und Folgen von reaktiven Sauerstoffmetaboliten diskutiert. Da immer nur wenige exponierte Patienten erkranken, müssen zusätzliche, individuell prädisponierende Faktoren (genetisch determiniert?) postuliert werden.

Klinik und Diagnostik Medikamentennebenwirkungen manifestieren sich an der Lunge im Wesentlichen in zwei Formen:
- flüchtige, fleckige bis flächenhafte Infiltrate, die in der Regel spontan und ohne Narben ausheilen. Derartige Veränderungen werden selten z. B. nach Gabe von Azathioprin oder Ibuprofen beobachtet;
- interstitielle Fibrosen, die häufig erst Monate bis Jahre nach Initiierung der Therapie auftreten. Es können sowohl zytotoxische (z. B. Chemotherapeutika) als auch primär nichttoxische Substanzen (z. B. Amiodaron, antiinflammatorisch wirksame Substanzen) ursächlich sein.

Amiodaron soll bei 5% der behandelten Patienten eine fibrosierende Alveolitis bedingen. Schwere Krankheitserscheinungen sind schon nach 2–5 Monaten Therapiedauer aufgetreten. Von den mit Bleomycin behandelten Patienten entwickeln 3–35% in Abhängigkeit von der applizierten Dosis eine fibrosierende Alveolitis, wobei hier immer wieder chronische irreversible Veränderungen beobachtet werden. Dasselbe trifft für 2–11% der Patienten zu, die über Jahre mit **Busulfan** therapiert wurden. Mit einer Prävalenz von 3–8% entstehen interstitielle Reaktionen nach Behandlung mit **Methotrexat**. Bei **Goldtherapie** kommt es bisweilen bei einer applizierten Gesamtdosis von 150–800 mg zu einem interstitiell-alveolären Infiltrat mit Fibrosierungstendenz. Seltener werden fibrosierende Alveolitiden nach Einsatz von Cyclophosphamid, Mitomycin, Chlorambucil und Melphalan beobachtet.

Therapie Die Therapie besteht neben der Expositionskarenz gegenüber dem auslösenden Medikament in der Gabe von Kortikosteroiden mit einer Startdosis von 0,5–2,0 mg/kg Prednisonäquivalent.

Physikalische und chemische Einwirkungen – Strahlenpneumonitis

Wenn Röntgenstrahlen Gewebe durchdringen, kommt es zu einer komplexen Abfolge von physikalischen und chemischen Reaktionen. Insbesondere werden reaktive Sauerstoffmetaboliten freigesetzt.

Ätiologie und Pathogenese Die Pathogenese der Strahlenpneumonitis ist nur partiell verstanden. Vermutlich handelt es sich um eine multifaktoriell bedingte Reaktion inklusive zytolytischer Effekte auf epitheliale und endotheliale Strukturen, inflammatorischer Prozesse, fehlgeleiteter Zytokinreaktionen und letztendlich einer Fibroseinduktion. Die größte Bedeutung kommt dabei vermutlich zytotoxischen Effekten insbesondere auf Typ-II- und Endothelzellen zu.

Klinik und Diagnostik Am häufigsten wird die Strahlenpneumonitis nach Bestrahlungsdosen von etwa 60 Gy beobachtet, wobei die Erkrankung im Allgemeinen 5–8 Wochen nach Ende der Radiatio klinisch manifest wird. Die Patienten entwickeln Husten und Dyspnoe, auch Fieber ist möglich. Eine auf dem Röntgenbild und im CT-Thorax sichtbare schleierartige Trübung mit scharfen Rändern analog dem Bestrahlungsfeld legt die Diagnose einer Strahlenpneumonitis nahe. Am häufigsten entwickelt sich eine Strahlenpneumonitis nach Radiatio von Ösophagus- und Bronchialkarzinomen (bis zu 62%), seltener nach Bestrahlung von Mammakarzinomen (bis 24%).

Therapie Die Standardtherapie besteht in der Gabe von Kortikosteroiden mit einer Anfangsdosis von 0,5–1,0 mg/kg Prednisonäquivalent. Nach mehreren Wochen Therapie erfolgt die langsame Dosisreduktion und das Ausschleichen der Medikation.

12.5.5 Interstitielle Lungenerkrankungen unbekannter Ätiologie

Der Sarkoidose ist ein eigenes Kapitel (s. 12.7) gewidmet. Deshalb wird sie hier nicht weiter diskutiert.

12.5.6 Pulmonale Manifestationen von Bindegewebserkrankungen

Pulmonale Manifestationen von Bindegewebserkrankungen können sich ganz verschiedenartig äußern. Das Spektrum umfasst Fibrosebildung, Pleurabeteiligung, BOOP-Syndrom und pulmonale Hypertonie. Die pulmonalen Manifestationen von Bindegewebserkrankungen werden oft vor der Systemerkrankung erfasst. Die Symptome sind häufig schwer von durch die Systemerkrankung bedingten Beeinträchtigungen zu differenzieren. Auch ist zu bedenken, dass zur Behandlung von Systemerkrankungen eingesetzte Medikamente wie Methotrexat und Gold selbst interstitielle Lungenerkrankungen verursachen können. Häufigstes Symptom ist die Belastungsdyspnoe.

Bei Vorliegen einer fibrosierenden Alveolitis findet sich in den meisten Fällen das histologische Bild einer UIP. Auch eine NSIP ist möglich. Patienten mit höhergradiger Einschränkung der Lungenfunktion und ausgedehnten Veränderungen im HRCT weisen eine erhöhte Mortalität auf. Eine pulmonale Hypertonie vaskulärer Genese hat eine sehr schlechte Prognose.

Alle hier aufgeführten Erkrankungen werden als Autoimmunopathien aufgefasst. Auf einen unklaren Insult kommt es zur Freisetzung von proinflammatorischen Zytokinen (z. B. Tumornekrosefaktor-α [TNF-α]) mit der Folge der Rekrutierung und Aktivierung von Entzündungszellen. Weiter konnte eine Reihe von Wachstumsfaktoren wie TGF-β nachgewiesen werden.

Im Folgenden werden die pulmonalen Manifestationen verschiedener Bindegewebserkrankungen vorgestellt. Dabei wird im Wesentlichen nur auf die lungenspezifischen Charakteristika der Krankheitsbilder eingegangen.

Chronische Polyarthritis

Bei der chronischen Polyarthritis sind verschiedenartige pulmonale Manifestationen denkbar. Das sind im Einzelnen eine fibrosierende Alveolitis, eine lymphozytäre interstitielle Pneumonie, eine Pleurabeteiligung (pleuritische Schmerzen, Ergussbildung), eine idiopathische Bronchiolitis obliterans mit organisierender Pneumonie (BOOP-Syndrom) und Rheumaknoten.

Ätiologie und Pathogenese Die Entwicklung der Lungenfibrose bei chronischer Polyarthritis könnte mit der Expression von HLA-B40 assoziiert sein. Auch die Synthese von proinflammatorischen Mediatoren, insbesondere von TNF-α, soll eine Rolle spielen. Daneben werden auch Faktoren angeschuldigt, die nicht in kausalem Zusammenhang mit der Arthritis stehen wie Zigarettenrauchen und das Vorhandensein von bestimmten α1-Antitrypsinphänotypen.

Die Pathogenese der Rheumaknoten ist unbekannt. Eine der möglichen Ursachen ist eine durch die Deposition von Immunkomplexen bedingte Vaskulitis.

Klinik und Diagnostik Im Röntgenbild werden bei weniger als 1% der Patienten Rheumaknoten entdeckt, im CT und histologisch gelingt der Nachweis viel häufiger (mehr als 20%). Rheumaknoten finden sich üblicherweise bei hohen Titern von Rheumafaktoren und können einzeln oder multipel auftreten, auch ein extrapulmonales Vorkommen ist möglich.

Eine signifikante interstitielle Lungenerkrankung ist selten, obwohl sich bei einer Studie mit offenen Lungenbiopsien bei 60% der Patienten interstitielle Veränderungen fanden. Der klinische Verlauf der fibrosierenden Alveolitis bei chronischer Polyarthritis ist ähnlich wie bei der idiopathischen Lungenfibrose (s. dort). Die Fibrosebildung zeigt eine Assoziation mit Zigarettenrauchen. Bronchopneumonien verursachen 15–20% der Todesfälle.

Progressive systemische Sklerodermie

Die Lungenbeteiligung stellt die häufigste Todesursache dar. Neben einer fibrosierenden Alveolitis kommt eine pulmonale Hypertonie (CREST-Syndrom) als Folge einer isolierten Manifestation an den Lungengefäßen vor. Bei bis zu 75% der obduzierten Patienten kann eine Lungenfibrose nachgewiesen werden, die Lungenfunktion ist bei bis zu 90% der Betroffenen eingeschränkt. Pathologische Veränderungen in der Röntgenthoraxaufnahme weisen 25–65% der Patienten auf.

Ätiologie und Pathogenese Die Ätiopathogenese ist nicht gut verstanden. Letztendlich kommt es zu einer exzessiven Produktion von extrazellulärer Matrix, die zur interstitiellen Fibrose führt. Darüber hinaus ist ein Endothelschaden mit Intimaproliferation möglich mit der Folge einer Obliteration des Gefäßlumens.

Bei einer Manifestation im Lungenparenchym und den Lungengefäßen sind häufig erhöhte Titer an Antitopoisomerase (Scl 70)- und Antizentromer (ACA)- Antikörpern nachweisbar. Scl 70 weist eine strenge Assoziation zur fibrosierenden Alveolitis, ACA zur pulmonalen Gefäßerkrankung auf.

Klinik und Diagnostik Klinisch und histologisch ist die fibrosierende Alveolitis bei progressiver systemischer Sklerodermie nicht von der idiopathischen Lungenfibrose zu unterscheiden. Die vorliegenden Daten sprechen aber für eine bessere Prognose der Lungenbeteiligung bei Sklerodermie.

Polymyositis/Dermatomyositis

Pulmonale Probleme sind die häufigste Todesursache. Bei bis zu 30% der Patienten entwickelt sich eine offensichtliche diffuse Lungenerkrankung. Die möglichen pulmonalen Manifestationen sind eine Lungenfibrose, ein BOOP-Syndrom sowie eine Schwäche der Atemmuskulatur. Häufig zeigt sich eine Aspirationspneumonie als Folge einer Myositis im Bereich des Hypopharynx und des oberen Ösophagus.

Ätiologie und Pathogenese Bei 50–100% der Patienten mit diffuser Lungenerkrankung werden Autoantikörper gegen Histidyl tRNA-Synthetase (Jo-1) beobachtet. Inwieweit der Nachweis dieses Antikörpers pathogenetische Bedeutung hat, ist nicht hinreichend klar.

Klinik und Diagnostik Die klinische Präsentation hängt von der Art der Lungenbeteiligung ab. Patienten mit einer Aspirationspneumonie klagen oft über eine Dysphagie. Eine Beteiligung der Atemmuskulatur verursacht üblicherweise Dyspnoe und Tachypnoe. Auch eine Sekretverlegung mit der Folge einer Atelektase oder einer Pneumonie als Folge eines abgeschwächten Hustenstoßes ist möglich. Die interstitielle Lungenerkrankung äußert sich unspezifisch mit Dyspnoe und Husten. Es gibt keine Korrelation zwischen dem Ausmaß der Muskel- oder Hautbeteiligung und der interstitiellen Lungenerkrankung. Das BOOP-Syndrom zeigt einen akuten oder subakten Verlauf (s. dort).

Die Diagnose fußt auf der Synopsis von klinischen Manifestationen und dem Nachweis von Autoantikörpern.

Systemischer Lupus erythematodes (SLE)

Bei etwa 30% der Patienten mit SLE findet sich im CT eine interstitielle Lungenerkrankung. Daneben können eine Pleurabeteiligung, eine Schwäche der Atemmuskulatur und eine pulmonale Hypertonie vorkommen. Diese kann Folge der pulmonal parenchymatösen Manifestation der Grunderkrankung, aber auch durch eine pulmonale Vaskulitis bedingt sein.

Auch alveoläre Hämorrhagien und Lungenembolien als Folge eines Antiphospholipidsyndroms werden beobachtet. Schließlich begünstigt der durch den SLE bedingte Immundefekt Pneumonien, die die häufigste pulmonale Komplikation des SLE sind. Infektionen sind allgemein die verbreitetste Todesursache bei SLE.

Ätiologie und Pathogenese Der SLE ist charakterisiert durch die Produktion von Autoantikörpern gegen verschiedene zelluläre Antigene (Kern-, Zytoplasma- und Membranbestandteile). Der Gewebsschaden scheint mit der Produktion von Immunkomplexen sowie einer Erniedrigung von Serumkomplement und der Produktion von Antikörpern gegen native DNS assoziiert zu sein. Die pulmonalen Komplikationen sollen auf durch Immunkomplexe bedingte Schäden zurückgehen.

Klinik und Diagnostik Die o. g. möglichen pulmonalen Manifestationen des SLE determinieren die klinischen Symptome. Die Symptome reichen von einer akut fieberhaften Erkrankung mit Husten (Pneumonie, evtl. alveoläre Hämorrhagie), akut einsetzenden Thoraxschmerzen mit akuter Dyspnoe und/oder Hämoptysen (Pleurabeteiligung, Lungenembolie, alveoläre Hämorrhagie) bis zu einer sich schleichend entwickelnden Belastungsdyspnoe (interstitielle Lungenerkrankung).

Die Diagnose stützt sich im Allgemeinen auf die Zusammenschau von klinischen Symptomen und Laborbefunden: erhöhte Blutkörperchensenkungsgeschwindigkeit, Leukozytose, erniedrigte Komplementfaktoren, Nachweis von hohen Titern antinukleärer Antikörper und Antikörper gegen Doppelstrang-DNS.

Therapie Für alle Formen an pulmonalen Manifestationen von Systemerkrankungen gilt das Dilemma, dass es an plazebokontrollierten Therapiestudien fehlt. Grundsätzlich wird, der Autoimmunpathogenese folgend, eine immunsuppressive Therapie durchgeführt.

Der gegenwärtige Konsens favorisiert Prednison (20 mg jeden 2. Tag) plus Cyclophosphamid (2 mg/kg bis 150 mg). Die Rolle einer i.v.-applizierten Cyclophosphamidpulsbehandlung (10–15 mg/kg i.v. alle 4 Wochen) ist fraglich. Azathioprin ist vermutlich ähnlich effektiv wie Cyclophosphamid, allerdings fehlt ein direkter Vergleich. Penicillamin wurde bei der Sklerodermie eingesetzt, ist aber durch eine hohe Toxizität belastet. Auch waren die Ergebnisse nicht konklusiv.

Viele Patienten verschlechtern sich nur langsam oder bleiben über längere Zeiträume stabil, was die Entscheidung über den Zeitpunkt der Therapieeinleitung erschwert. Vor diesem Hintergrund empfiehlt sich häufig erst eine Verlaufsbeobachtung – tritt eine Verschlechterung ein, sollte die Behandlung initiiert werden. Bei schwerwiegender Manifestation ist naturgemäß ein unverzüglicher Therapiebeginn notwendig.

Das BOOP-Syndrom spricht im Allgemeinen gut auf Steroide an (s. 12.5.8). Bei pleuraler Manifestation ist ein empirischer Versuch mit Steroiden angezeigt. Das Ansprechen bei SLE ist im Allgemeinen gut, bei chronischer Polyarthritis wechselnd. Bei Vorliegen eines Morbus Bechterew ist eine immunsuppressive Therapie nicht erfolgversprechend.

Die Behandlung der pulmonalen Hypertonie erfolgt nach den gleichen Richtlinien wie bei anderen Formen. Eine Lungentransplantation stellt bei Patienten mit Multisystemerkrankungen ein schwieriges Unterfangen dar und kann daher nur dann in Erwägung gezogen werden, wenn die Lungenbeteiligung dominiert.

12.5.7 Pulmonale Vaskulitis

Unter einer Vaskulitis versteht man einen entzündlichen Prozess, der Blutgefäße miteinbezieht, mit der möglichen Folge einer ischämischen Schädigung im Versorgungsgebiet der von den betroffenen Gefäßen versorgten Organe. Eine pulmonale Vaskulitis kann isoliert oder als Teil einer Systemerkrankung auftreten. Die drei wichtigsten Vaskulitiden der Lungengefäße sind die Wegener-Granulomatose, die mikroskopische Polyangiitis und das Churg-Strauss-Syndrom, für die heute hauptsächlich die Chapel-Hill-Klassifikation verwendet wird (s. Kap. 3.7).

- **Wegener-Granulomatose**: granulomatöse Entzündung, die den Respirationstrakt einbezieht, und nekrotisierende Vaskulitis, die kleine und mittlere Gefäße betrifft. Nekrotisierende Glomerulonephritis ist häufig.
- **Churg-Strauss-Syndrom**: granulomatöse Entzündung, reich an Eosinophilen, die den Respirationstrakt einbezieht, und nekrotisierende Vaskulitis, die kleine und mittlere Gefäße betrifft, assoziiert mit Asthma und Eosinophilie.
- **Mikroskopische Polyangiitis (MPA)**: nekrotisierende Vaskulitis, kleine Gefäße betreffend (d. h. Kapillaren, Venolen und Arteriolen). Eine nekrotisierende Arteriitis unter Einbeziehung von kleinen und mittelgroßen Arterien kann vorhanden sein, die nekrotisierende Glomerulonephritis ist sehr häufig, auch die pulmonale Kapillaritis kommt oft vor.

Grundsätzlich ist der Goldstandard für die Diagnostik der pulmonalen Vaskulitiden die Gewinnung einer Histologie. Wegen des geringeren Risikos werden die Biopsien häufig extrapulmonal (Niere, obere Atemwege, Haut, Nerven) gewonnen. Transbronchiale Biopsien sind im Allgemeinen nicht diagnostisch.

Ätiologie und Pathogenese Alle drei genannten Vaskulitiden sind assoziiert mit dem Nachweis von antineutrophilen zytoplasmatischen Antikörpern (ANCA). Die indirekte Immunfluoreszenz lässt zwei Muster erkennen: zytoplasmatisch (cANCA) und perinukleär (pANCA). 90% der cANCA binden an Proteinase 3 (PR3), 90% der pANCA an Myeloperoxidase (MPO). Etwa 90% der Patienten mit Wegener-Granulomatose sind cANCA- (PR3-ANCA-)positiv, ungefähr 70% der Patienten mit Churg-Strauss-Syndrom und mikroskopischer Polyangiitis sind pANCA- (MPO-ANCA-)positiv. Es wurde die Hypothese formuliert, dass alle pulmonalen Vaskulitiden durch die ANCA in dem Sinne induziert sein könnten, dass sie Interaktionen zwischen neutrophilen Granulozyten und Endothelzellen bedingen.

Wegener-Granulomatose

Die Wegener-Granulomatose manifestiert sich im Wesentlichen im Bereich der Lunge, der oberen Atemwege und der Niere.

Klinik und Diagnostik Den systemischen Manifestationen kann eine limitierte Form im Bereich der oberen Atemwege über Monate bis Jahre vorangehen. Typisch dafür sind eine Rhinitis mit blutigem oder purulentem Nasensekret. Längerfristig ist eine Destruktion des Nasenknorpels möglich mit daraus folgender Sattelnasendeformität. Oft besteht eine schwere Sinusitis maxillaris. Die pulmonale Symptomatik ist unspezifisch: Husten ohne Auswurf, leichte Dyspnoe und Hämoptysen sind die häufigsten Symptome. Die Nierenbeteiligung äußert sich üblicherweise durch Hämaturie/Proteinurie. Allerdings kann auch ein akutes Nierenversagen das Erstsymptom der Erkrankung darstellen.

In der Bildgebung der Lunge finden sich multiple, bilaterale scharf demarkierte Noduli. Die Größe reicht von wenigen Millimetern bis zu 10 cm, in ungefähr der Hälfte der Fälle mit Kavernen. Diffuse milchglasartige Trübungen wechselnder Dichte können als Folge einer alveolären Hämorrhagie entstehen.

Die Diagnose erfolgt in erster Linie histologisch. Als Material eignen sich besonders Biopsien aus Nasenschleimhaut, Sinus maxillaris und Niere, aber auch Lunge. Die histologischen Kriterien für die Diagnose sind das gleichzeitige Vorhandensein von Vaskulitis, Nekrose und granulomatöser Entzündung. Sollte eine Histologiegewinnung nicht möglich sein, kann die Diagnose auch aus dem Vorhandensein einer typischen Symptomkonstellation und dem Nachweis von cANCA (PR3-ANCA) gestellt werden.

Therapie Durch die Kombination von Kortikosteroiden (1 mg/kg Prednisonäquivalent als Startdosis) mit Cyclophosphamid (2 mg/kg) können 75% der Patienten in eine Vollremission überführt werden. Sobald die Erkrankung unter Kontrolle ist, wird die Steroiddosis langsam reduziert. Die Therapie wird üblicherweise für ein Jahr fortgeführt.

Trimethoprim/Sulfamethoxazol (160 mg Trimethoprim/800 mg Sulfamethoxazol 2-mal tgl.) kann eine Alternative sein für Patienten mit einer limitierten Form, die auf die oberen Atemwege beschränkt ist. Derartig behandelte Patienten müssen aber sehr gut beobachtet werden, um ein Fortschreiten der Erkrankung früh zu erfassen. In einigen Studien wurde Cyclophosphamid intravenös (alle 4 Wochen mit 10–15 mg/kg i.v.) eingesetzt. Dieses Prozedere kann hinsichtlich der Remissionsrate ebenbürtige Resultate bringen, allerdings ist die Rezidivquote höher als bei der oralen Standardtherapie.

Mikroskopische Polyangiitis

Hauptmanifestationsort ist die Niere in Form einer rapid progressiven Glomerulonephritis. Eine Lungenbeteiligung ist bei 1/4 bis 1/3 der Patienten nachweisbar. In den meisten Fällen liegt eine alveoläre Hämorrhagie vor.

Klinik und Diagnostik Es werden Allgemeinsymptome (Fieber, Gewichtsverlust), Hautefloreszenzen, eine Mononeuritis multiplex sowie Beteiligungen der oberen Atemwege und der Lunge beobachtet. Die Lungenhistologie der mikroskopischen Polyangiitis unterscheidet sich von einer Wegener-Granulomatose durch das Vorhandensein von Granulomen bei Morbus Wegener. Typischerweise sind pANCA (MPO-ANCA) positiv.

Therapie Bei 3/4 der behandelten Patienten führen Kortikosteroide plus Cyclophosphamid zu einer Remission. Das Fünfjahresüberleben beträgt ca. 75%. Die Therapie mit Kortikosteroiden alleine ist der Kombinationstherapie unter Einsatz von Cyclophosphamid unterlegen.

Churg-Strauss-Syndrom

Das Churg-Strauss-Syndrom ist definiert als die Kombination von Asthma bronchiale, Eosinophilie (>1500/mm^3) und Vaskulitis mit Einbeziehung von zwei oder mehr extrapulmonalen Manifestationen.

Klinik und Diagnostik Üblicherweise geht das Asthma der Vaskulitis einige Jahre voraus, beide können aber auch gleichzeitig vorkommen. Das Asthma beginnt spät und verläuft schwer. Häufig sind orale Steroide notwendig, um es zu kontrollieren. Rhinitis und Sinusitis werden oft beobachtet. Die Entwicklung der Vaskulitis kündigt sich üblicherweise mit Fieber, Gewichtsverlust und einer Zunahme der Asthmasymptome an. Bei 1/3 bis 2/3 der Patienten finden sich alveoläre Verdichtungen (meist durch Eosinophile verursacht!). Die weiteren Manifestationen sind vielfältig – hinsichtlich Morbidität und Mortalität am bedeutendsten ist sicher die Herzbeteiligung (eosinophile Myokarditis und koronare Vaskulitis). Daneben sind Beteiligungen des ZNS, des Gastrointestinaltrakts und der Haut relevant.

Therapie Auch für das Churg-Strauss-Syndrom sind bislang keine prospektiven Studien durchgeführt worden. Die Behandlung besteht primär in der Gabe von Kortikosteroiden. Der Einsatz von Steroiden kann für viele Jahre notwendig sein, möglicherweise sogar lebenslang. Bei fulminantem Verlauf wird die Behandlung intravenös begonnen, gefolgt von einer oralen Erhaltungsdosis von 60–80 mg Prednisonäquivalent. Später sollte versucht werden, die Dosis zu reduzieren und auf eine Gabe jeden 2. Tag zu wechseln. Die Eosinophilenzahl im peripheren Blut und die Blutkörperchensenkungsgeschwindigkeit stellen wertvolle Verlaufsparameter dar, auch der pANCA-Titer spiegelt den klinischen Verlauf wider. Wenn nötig, ist auch eine Kombination mit zytotoxischen Substanzen (insbesondere Cyclophosphamid) erfolgversprechend.

Goodpasture-Syndrom

Das Goodpasture-Syndrom imponiert klinisch als diffuse Lungenblutung mit Glomerulonephritis.

Klinik und Diagnostik Sind die alveolären Hämorrhagien noch nicht sehr ausgedehnt, kann das Röntgenbild durchaus als fibrosierende Alveolitis interpretiert werden. Die Diagnose klärt sich meist mit der manifesten Lungenblutung. Die Bestimmung der Antibasalmembranantikörper und die histopathologischen Veränderungen von Lunge und Niere sichern die Diagnose, wobei der serologische dem immunfluoreszenzoptischen Nachweis der Antikörper in bioptisch gewonnenem (Nieren-) Gewebe unterlegen ist. Sowohl nahezu ausschließlich die Nieren als auch isoliert die Lunge betreffende Verläufe kommen vor. Ist die Blutung noch nicht generalisiert und damit endobronchial sichtbar, kann die diffuse alveoläre Hämorrhagie durch eine BAL gesichert werden. Die sequentiell zurückgewonnenen Lavageproben sind anfangs klar und werden erst mit der zunehmenden Gewinnung alveolären Materials blutiger.

Pulmonale Manifestationen werden fast ausschließlich bei Rauchern beobachtet. Differentialdiagnostisch müssen stets andere Erkrankungen mit diffuser Lungenblutung ausgeschlossen werden, die Lunge und Niere gleichzeitig befallen können. Die Erkrankungen, die sich mit einer Lungenblutung und einer Nephritis manifestieren, werden auch unter dem Begriff „pulmorenale Syndrome" zusammengefasst. Dazu zählen neben dem Goodpasture-Syndrom die Wegener-Granulomatose und die mikroskopische Polyangiitis.

Therapie Bevor die jetzige Therapie und die Dialyse zur Verfügung standen, lag die Mortalität bei mehr als 90%. Nur eine rasche Diagnosestellung und die immunsuppressive Therapie können die Nierenfunktion erhalten. Dazu werden Cyclophosphamid (2–3 mg/kg/Tag) für mindestens 2 Monate und Prednisolon (ca. 1 mg/kg/Tag) für mindestens 1 Monat kombiniert. Die meisten Behandler bevorzugen Cyclophosphamid gegenüber Azathioprin, obwohl ein direkter Vergleich fehlt. Die Therapie kann nach drei bis sechs Monaten unter der Voraussetzung abgesetzt werden, dass eine stabile Remission erzielt worden ist und keine Antibasalmembranantikörper mehr nachweisbar sind.

Bei noch erhaltener Nierenfunktion ist der zusätzliche Einsatz der Plasmapherese sinnvoll. In einer randomisierten Studie wurde die immunsuppressive Therapie mit der immunsuppressiven Therapie plus Plasmapherese verglichen. In dieser Untersuchung war in der Gruppe der mit Plasmapherese behandelten Patienten seltener eine chronische Dialyse erforderlich als in der Vergleichsgruppe. Inzwischen hat sich aber die Vorstellung etabliert, dass die Plasmapherese nur die Erholung der Nierenfunktion beschleunigt, nicht aber die grundsätzliche Prognose verbessert.

Die Therapie der lebensbedrohlichen alveolären Hämorrhagie unterscheidet sich beim Goodpasture-Syndrom nicht wesentlich von der anderer interstitieller Lungenerkrankungen. Eine Pulstherapie mit Methylprednisolon (1 g/Tag i.v. für 3 Tage) wird eingesetzt, gefolgt von einer langsamen Dosisreduktion.

12.5.8 BOOP-Syndrom

Das BOOP-(Bronchiolitis-obliterans-organisierendes Pneumonie-)Syndrom ist eine häufige Reaktion der Lunge im Rahmen reparativer Vorgänge. Histopathologisch ist die BOOP charakterisiert durch eine exzessive Proliferation von Granulationsgewebe im Bereich der kleinen Atemwege und Alveolargänge mit einer begleitenden chronischen Entzündung in den umgebenden Alveolen.

Ätiologie und Pathogenese Diese Veränderungen können bei einer Reihe von Erkrankungen wie organisierenden Infektionen (viral [z. B. HIV], bakteriell, durch Pilze und Mykoplasmen, auch Aspirationspneumonie), organisierendem diffusem Alveolarschaden, exogen-allergischer Alveolitis, Medikamentenreaktionen (z. B. Amiodaron, Bleomycin), Kollagenosen, Wegener-Granulomatose, Histiozytosis X, eosinophiler Pneumonie, myelodysplastischem Syndrom, nach Inhalation toxischer Gase und nach Strahlentherapie sowie als Komplikation von Lungen- und Knochenmarkstransplantation auftreten. Das am besten bekannte Syndrom mit diesen Veränderungen ist das idiopathische BOOP-Syndrom. Obwohl eine Ausschlussdiagnose, handelt es sich um ein spezifisches Syndrom, das charakterisiert ist durch eine pneumonieähnliche Erkrankung und die o. g. histologischen Befunde zeigt.

Klinik und Diagnostik Die Erkrankung beginnt im Allgemeinen akut und verläuft oft dramatisch – wie eine schwere Grippe mit Husten, Fieber, Krankheitsgefühl, Abgeschlagenheit und Gewichtsverlust. Bei Auskultation imponieren oft feinblasige Rasselgeräusche. In der Lungenfunktionsprüfung zeigen sich im Allgemeinen eine restriktive Ventilationsstörung, eine Diffusionsstörung und eine Ruhehypoxie. Auch eine obstruktive Ventilationsstörung ist möglich. Röntgenologisch finden sich in der Mehrzahl der Fälle bilateral auftretende, diffuse, inhomogene, alveoläre Verdichtungen. Die Veränderungen der BAL-Zytologie sind unspezifisch – häufig ist eine Lymphozytose feststellbar.

Therapie Das idiopathische BOOP-Syndrom spricht bei mehr als 2/3 der betroffenen Patienten auf Steroide an. In seltenen Fällen kann ein BOOP-Syndrom aber auch tödlich enden. Initial sollte mit einer Dosis von 1–1,5 mg/kg Prednisonäquivalent begonnen und nach 4–8 Wochen die Dosis bei stabilem Verlauf/ Besserung schrittweise in den folgenden 4–6 Wochen auf 0,5–1,0 mg/kg Prednisonäquivalent reduziert werden. Nach 3–6 Monaten Therapie wird die Steroidgabe langsam ausgeschlichen. Auf Grund der relativ hohen Rezidivquote sollte der Patient im 1. Jahr der Erkrankung alle 6–8 Wochen kontrolliert werden. Verläuft die Erkrankung trotz adäquater Steroidtherapie progredient, wird gewöhnlich Cyclophosphamid in einer Dosis von 2 mg/kg p. o. gegeben.

Bei rasch progredienten, schwerwiegenden Formen des idiopathischen BOOP-Syndroms wird eine parenterale Hochdosistherapie mit 250 mg Methylprednisolon i. v. alle 6 h empfohlen. Diese Therapie sollte für 3–5 Tage fortgesetzt werden. Das weitere Prozedere richtet sich nach dem klinischen Erfolg, signalisiert durch Verminderung der Symptome, Klärung der Infiltrate und Verbesserung des Gasaustauschs. Bei Rezidiven können wiederholte Zyklen von Kortikosteroiden erforderlich sein.

12.5.9 Alveolarproteinose

Bei der Alveolarproteinose handelt es sich um die Akkumulation von Phospholipiden und Proteinen in den Alveoli und den distalen Atemwegen.

Ätiologie und Pathogenese Die Erkrankung entsteht entweder primär (idiopathisch) oder selten sekundär als Folge von Infektionen (Mykobakteriosen, Nokardiose, Kryptokokkose, Histoplasmose, Pneumocystis-carinii-Pneumonie), nach Inhalation von Quarz, verschiedenen Metallstäuben und Chemikalien sowie bei Malignomen (insbesondere Lymphomen und Leukämien). Bei allen geschilderten Situationen ist die lokale Abwehr gestört.

Histologisch sind die Alveolen mit PAS-positivem Material gefüllt. Weiter zeigt sich eine Hyperplasie der Alveolarzellen Typ II. Der Phospholipidgehalt der BAL ist erhöht, außerdem finden sich vermehrt Surfactant-Proteine. Die Pathogenese ist unbekannt, es wird eine Störung der Sekretion, des Metabolismus bzw. der Wiederverwendung von Surfactant vermutet. Neuere Befunde lassen vermuten, dass dem „granulocyte macrophage colony stimulating factor (GM-CSF) eine Rolle für die Pathogenese zukommt. GM-CSF ist wahrscheinlich essentiell für Surfactant-Clearance, indem es Alveolarmakrophagen aktiviert und deren Clearance-Rate für Surfactant beschleunigt. Mäuse, die kein GM-CSF oder keinen GM-CSF βc-Rezeptor haben, entwickeln einen Zustand, der der Alveolarproteinose ähnelt.

Klinik und Diagnostik Hauptsymptome sind eine langsam zunehmende Belastungsdyspnoe und Husten. Röntgenologisch finden sich bilaterale diffuse symmetrisch konfigurierte Infiltrate, die von zentral nach peripher abnehmen und deshalb gern schmetterlingsförmig imponieren.

Im HRCT finden sich scharf abgegrenzte milchglasartige Verdichtungen, die ein Landkartenmuster mit Verdickung der Intra- und Interlobulärsepten ergeben. Die Septen sind oft polygonal geformt. Weiter zeigen sich große Verdichtungsbezirke.

Die Diagnose wird üblicherweise durch eine BAL gestellt. Dabei entleert sich eine milchig trübe Flüssigkeit, die azelluläre PAS-positive Globuli enthält.

Therapie Bei einem Drittel der Patienten kommt es zu einer Spontanremission. Deshalb sollte man nur dann therapeutische Maßnahmen in Erwägung ziehen, wenn die Symptome zunehmen und/oder sich die Lungenfunktion verschlechtert. Therapie der Wahl ist die Ganzlungenlavage. Dabei wird zunächst die stärker betroffene Lunge lavagiert. Die zweite Lunge wird 3–7 Tage später behandelt. Die Lavage wird unter Vollnarkose mit einem doppelläufigen Tubus (Carlens-Tubus) in einem rotierenden Bett durchgeführt, wobei der Patient auf dem Rücken liegt. An das zur lavagierenden Lunge führende Tubuslumen wird ein Y-Stück befestigt. Das andere Tubuslumen dient der Beatmung der kontralateralen Lunge. Ein Schenkel des Y-Stücks wird mit einem Kochsalzreservoir (0,9%ige Lösung, 37 °C), der andere mit einem Sammelsystem verbunden. Die zu lavagierende Lunge wird zunächst entgast (Leitungen für 5 min abklemmen). Das Kochsalzreservoir wird einen Meter über dem Kopf des Patienten positioniert. Es erfolgt ein wiederholter Flüssigkeitsaustausch mit jeweils 1 l Spülvolumen, begleitet durch eine intensive Perkussion des Thorax. Wenn die Flüssigkeitsretention 1,5–2 l überschreitet, sollte die Sitzung beendet werden. Sonst werden die Spülvorgänge wiederholt, bis das Effluat klar aussieht (benötigtes Volumen üblicherweise 10–40 l). Typischerweise kommt es in den ersten 24 h nach der Lavage zu einer deutlichen Besserung. 25–50% der Patienten erreichen eine anhaltende Remisssion, für den Rest sind alle 6–24 Monate Lavagen notwendig.

Nur sehr selten kommt es in Folge der Erkrankung zu Todesfällen.

Eine medikamentöse Behandlung mit GM-CSF ist noch experimentell; Berichte zeigen Erfolge damit in einigen – aber nicht in allen – Fällen auf.

12.5.10 Histiozytosis X

Die Histiozytosis X der Lunge wird im Allgemeinen zu den interstitiellen Lungenerkrankungen gezählt, obwohl es sich auf Grund der peribronchiolären Lokalisation der Läsionen eigentlich um eine Bronchiolitis handelt. Charakteristisch für die Erkrankung sind zelluläre Infiltrate mit Langerhans-Zellen.

Ätiologie und Pathogenese Die Pathogenese der Erkrankung ist unklar. Die strenge Assoziation mit dem Zigarettenrauchen legt eine kausale Beziehung nahe. Die Bombesinhypothese besagt, dass ein bombesinähnliches Peptid eine zentrale Rolle spielt. Bombesin ist ein Neuropeptid, das in den Lungen von Rauchern erhöht ist. Diese Peptide sind chemotaktisch für Monozyten, mitogen für Epithelzellen und Fibroblasten und stimulieren die Zytokinsekretion. Im Gegensatz zu Langerhans-Zellen in normalem Lungengewebe sind die Langerhans-Zellen in den Granulomen bei Histiozytosis X aktivierte Zellen, die einen Oberflächenphänotyp exprimieren, der charakteristisch ist für Zellen mit ausgeprägter stimulatorischer Aktivität für Lymphozyten. Dies unterstützt die Hypothese, dass die Histiozytosis X durch eine von Langerhans-Zellen induzierte abnorme Immunantwort bedingt ist.

Klinik und Diagnostik Wie bereits erwähnt, ist die Histiozytosis X streng mit dem Rauchen assoziiert – die meisten Patienten rauchen mehr als eine Schachtel Zigaretten pro Tag. Die klinische Präsentation und der Verlauf sind sehr variabel. Etwa 1/4 der Patienten sind asymptomatisch und werden typischerweise zufällig mittels einer Röntgenthoraxaufnahme entdeckt. Die meisten Betroffenen leiden an Allgemeinsymptomen (Fieber, Gewichtsverlust, Schwäche), ca. 10% entwickeln Pneumothoraces, oft beidseitig und rezidivierend.

Die Röntgenthoraxaufnahme zeigt im Normalfall retikulonoduläre interstitielle Verdichtungen mit oder ohne Zystenbildung. Die Veränderungen sind üblicherweise bilateral und symmetrisch mit den Hauptmanifestationen in den Mittel- und Oberfeldern. Der kostophrenische Winkel ist i. d. R. nicht betroffen. Die Lunge erscheint im Gegensatz zur Lungenfibrose nicht geschrumpft. Oft ist der Röntgenbefund viel ausgeprägter, als die klinischen Beschwerden vermuten lassen. Im HRCT findet sich ein charakteristisches Nebeneinander von Noduli, Noduli mit Hohlräumen und Zysten mit dicken oder dünnen Wänden.

In der Lungenfunktion dominiert normalerweise eine Einschränkung der D_{LCO}. Daneben sind restriktive, obstruktive oder auch gemischte Ventilationsstörungen möglich.

In der BAL findet sich üblicherweise eine erhöhte Gesamtzellzahl, wobei fast alle Zellen Alveolarmakrophagen sind. Der Nachweis von Langerhans-Zellen in der BAL (OKT6-positiv >3–5% der Zellen) wird als spezifisch angesehen, ist aber durch eine geringe Sensitivität in seiner diagnostischen Wertigkeit eingeschränkt. Die Diagnosestellung erfolgt im Allgemeinen über eine Lungenhistologie mit den o. g. Veränderungen, allerdings ist bei einem typischen HRCT-Befund eine Histologie häufig nicht erforderlich.

Therapie Die Basis der Therapie stellt die Beendigung des Zigarettenkonsums dar, was zu einer Stabilisierung, ja sogar zu einer Rückbildung der Erkrankung führen kann. Zur medikamentösen Therapie liegen keine randomisierten Studien vor. Bei Patienten mit ausgeprägten Symptomen und/oder sich verschlechternden Befunden (Lungenfunktion und/oder Röntgenthorax) sollte ein Steroidversuch unternommen werden. Die empfohlene Startdosis beträgt 0,5–1 mg/kg Prednisonäquivalent mit nachfolgender Reduktion und Ausschleichen über 6–12 Monate. Bei Patienten mit progredienter Erkrankung wurde mit dieser Therapie bei 85% eine radiologische Verbesserung gesehen. Sind Steroide nicht effektiv, können zytotoxische Substanzen erwogen werden. Dies erfolgt in Extrapolation von Daten, die mit zytotoxischen Substanzen (Etoposid oder Vinblastin) bei disseminierten Formen der Histiozytosis X erhoben wurden. Alternativ ist auch der Einsatz von Cyclosporin A denkbar. Die Prognose bei isolierter pulmonaler Histiozytosis X ist variabel. Bei nur ca. 25% der Patienten tritt eine Verschlechterung ein, weitere 25% entwickeln eine spontane Remission und 50% stabilisieren sich.

12.5.11 Lymphangioleiomyomatose (LAM)

Die LAM ist charakterisiert durch einen zystischen Umbau und den Nachweis von abnormen glatten Muskelzellen im Bereich der Bronchien sowie der Lymph- und Blutgefäße.

Ätiologie und Pathogenese Die Erkrankung ist auf das weibliche Geschlecht beschränkt und wird fast immer vor der Menopause manifest. Dies legt den Verdacht auf eine Hormonabhängigkeit der Erkrankung nahe. Die LAM-typischen abnormen Muskelzellen exprimieren in vielen Fällen Östrogen- und Progesteronrezeptoren. HMB-45 ist ein monoklonaler Antikörper, der zur Diagnose des malignen Melanoms verwendet wird. Neuerdings wurde festgestellt, dass er auch LAM-Zellen anfärbt. Die Signifikanz dieses Befundes hinsichtlich der Pathogenese ist noch unklar, hat sich aber für die histopathologische Einordnung als hilfreich erwiesen.

Die LAM ist die Folge einer Proliferation von Zellen, die glatten Muskelzellen ähneln. Diese proliferieren im Interstitium der Lunge und in bzw. um die Lymphgefäße des Organismus. Es ist sehr wahrscheinlich, dass dem Östrogen eine zentrale Rolle zukommt. Der Mechanismus, über den die Ansammlung der beschriebenen Zellen eine zystische Lungenerkrankung induziert, ist unklar. Wahrscheinlich kommt es zu einer Kompression der Atemwege, was aber kontrovers diskutiert wird.

Klinik und Diagnostik Wesentliche Symptome sind eine progrediente Dyspnoe und Hämoptysen. Häufig kommt es zur Ausbildung eines Pneumo- oder Chylothorax. Charakteristisch ist auch eine zunehmende Atemwegsobstruktion. Eine Schwangerschaft kann eine bestehende LAM verschlechtern oder die ersten Symptome induzieren. Die LAM kann mit einer Lymphadenopathie assoziiert sein, daneben können auch gutartige Tumore, so genannte Angiomyolipome vorkommen, die sich in erster Linie in der Niere manifestieren, weitere Lokalisationen sind möglich. Die LAM kann isoliert die Lunge betreffen, aber auch Teil einer Mehrsystemerkrankung (tuberöse Sklerose) sein. Die tuberöse Sklerose zeigt einen autosomalen Erbgang, die LAM ist nicht vererbt.

Die Röntgenthoraxaufnahme ist initial oft unauffällig, später zeigen sich zystische Veränderungen und eine retikuläre Zeichnungsvermehrung. Im HRCT finden sich charakteristischerweise Zysten von 2–20 mm Durchmesser oder sogar mehr, die gleichmäßig über die Lunge verteilt sind. Die dazwischenliegenden Wände sind von kaum sichtbar bis etwa 2 mm dick, in fortgeschrittenen Fällen können die Zysten bizarr geformt sein. Das zwischen den Zysten liegende Gewebe erscheint unauffällig. Die Diagnosestellung erfolgt im Allgemeinen histologisch, bei typischer HRCT-Konstellation kann die Diagnose auch darüber gestellt werden.

Therapie Die medikamentöse Therapie besteht bislang in der Manipulation des Hormonsystems. Dieser Ansatz beruht auf den o. g. klinischen und pathophysiologischen Befunden sowie auf Fallberichten und retrospektiven Analysen. Angewendet werden die Ovarektomie und die Ovarbestrahlung sowie die Gabe von Progesteron, Tamoxifen und luteinisierenden Hormon-Releasing-Hormon-Analoga.

Progesteron ist nach den Daten wahrscheinlich den anderen genannten Verfahren überlegen, obwohl auch hier nur ein Teil der Patientinnen anspricht. Es wurde vorgeschlagen, alle (auch asymptomatische!) Patientinnen wenigstens für ein Jahr mit 400–800 mg Medroxyprogesteronacetat i.m. pro Monat zu behandeln. Auch eine orale Verabreichung mit einer Tagesdosis von 10–20 mg ist möglich. Bei oraler Gabe sind aber erhebliche Schwankungen der Plasmaspiegel zu befürchten, wogegen bei i.m.-Gabe dieses Problem nicht besteht. Weiter sind die erreichten Plasmaspiegel bei i.m.-Applikation viel höher. Die Ovarektomie wird immer wieder in Kombination mit einer Hormontherapie eingesetzt. Tamoxifen ist ein partieller Antagonist des Östrogenrezeptors. Die Wirksamkeit bei LAM scheint gering zu sein. Für neuere Östrogenrezeptorantagonisten oder Syntheseinhibitoren gibt es keine Daten zur LAM. Der Verlauf der LAM ist variabel, die wesentliche Todesursache ist die respiratorische Insuffizienz.

Die Behandlung des Pneumothorax, des Chylothorax, der Bronchialobstruktion und der Partialinsuffizienz bei LAM erfolgen in üblicher Weise.

12.5.12 Idiopathische Lungenfibrose

Die idiopathische Lungenfibrose ist definiert als eine spezifische Form einer chronischen fibrosierenden Lungenerkrankung, die dieser Gruppe der idiopathischen interstitiellen Pneumonie zugerechnet wird und die mit dem histologischen Bild einer „usual interstitial pneumonia" (UIP, s. unten) einhergeht.

Ätiologie und Pathogenese Die Ursache der idiopathischen Lungenfibrose ist bislang unbekannt. Viren, Pilze, Umweltfaktoren und toxische Substanzen sind verdächtigt worden. Es wurde die Hypothese formuliert, dass der noch unbekannte chronische Stimulus eine Entzündungsreaktion in der Lungenperipherie (Alveolitis) induziert, was dann über Reparaturvorgänge zur Ausbildung von Narbengewebe (Fibrose) führt. Diese klassische Vorstellung des Nacheinander und der kausalen Verknüpfung von Inflammation und Fibrose wurde in den letzten Jahren, insbesondere auf der Basis histologischer Befunde, in Frage gestellt. Die Untersuchungen zeigen, dass die früheste fassbare Veränderung bei der idiopathischen Lungenfibrose ein Fibroblastenfokus ist und die Alveolitis möglicherweise nur ein sekundäres Phänomen darstellt.

Klinik und Diagnostik Der Beginn der Erkrankung ist oft schleichend mit langsamer Zunahme eines nichtproduktiven Hustens und einer Belastungsdyspnoe. Diese Symptome sind üblicherweise über die Zeit progredient. Zigarettenrauchen stellt einen Risikofaktor dar.

Die Diagnosestellung erfolgt im Allgemeinen histologisch auf dem Boden einer chirurgisch gewonnenen Lungenbiopsie. 1998 wurde von Katzenstein und Myers eine neue histopatho-logische Klassifikation für idiopathischen interstitiellen Pneumonien erstellt (Tabelle 12.5-4). Diese Einteilung hat deutliche Fortschritte für das Management von Patienten mit Lungenfibrosen

Tabelle 12.5-4. Befunde bei den verschiedenen Formen der idiopathischen interstitiellen Pneumonien

	UIP („usual interstitial pneumonia")	DIP („desquamative interstitial pneumonia)	RBILD („respiratory bronchiolitis interstitial lung disease")	AIP („acute interstitial pneumonia")	NSIP („nonspecific interstitial pneumonia")
Mittleres Alter (Jahre)	57	42	36	49	49
Entwicklung	Langsam	Langsam	Langsam	Akut	Subakut bis langsam
Mortalität (mittleres Überleben)	68% (5–6 Jahre)	27% (12 Jahre)	0%	62% (1–2 Monate)	11% (17 Monate)
Wirksamkeit von Immunsuppressiva	Schlecht	Gut	Gut	Schlecht	Gut
Restitutio ad integrum möglich	Nein	Nein	Ja	Ja	Ja

gebracht, was darauf zurückzuführen ist, dass die Klassifikation klinische Aspekte berücksichtigt. Die histopathologischen Entitäten unterscheiden sich u. a. hinsichtlich des Ansprechens auf therapeutische Maßnahmen: die NSIP spricht auf Immunsuppressiva wesentlich besser an und ist mit einer deutlich günstigeren Prognose behaftet als die UIP.

Idiopathische Lungenfibrose – Diagnosekriterien ohne Vorliegen einer chirurgischen Lungenbiopsie
- Majorkriterien
    - Ausschluss bekannter Ursachen für interstitielle Lungenerkrankung wie Medikamente, berufliche Noxen, Kollagenosen
    - Pathologische Lungenfunktion mit Restriktion ($\downarrow$TLK $\pm$ $\downarrow$VK) und Gasaustauschstörung ($\uparrow$p(A-a)O$_2$ $\pm$ $\downarrow$D$_{LCO}$)
    - Charakteristische chronische (>6 Monate), bilaterale, basale HRCT-Veränderungen
    - Transbronchiale Biopsien und BAL ohne Hinweise auf andere Diagnose
- Minorkriterien
    - Alter >50 Jahre
    - Schleichende Entwicklung von Belastungsdyspnoe
    - Dauer der Erkrankung $\geq$3 Monate
    - Bilateral basales Knisterrasseln

Sollte eine chirurgische Lungenbiopsie nicht in Frage kommen, kann die Diagnose einer idiopathischen Lungenfibrose auch unter Würdigung der übrigen Befunde mit relativ großer Sicherheit gestellt werden (s. Übersicht).

Nach Einschätzung einer internationalen Expertenkommission kann dann eine idiopathische Lungenfibrose angenommen werden, wenn alle Major- und drei von vier Minorkriterien erfüllt sind.

Therapie Die UIP zeichnet sich durch eine Prognose wie viele maligne Erkrankungen aus (Fünfjahresüberleben 30–50%). Spontanheilungen kommen nicht vor. Die gegenwärtig präferierte Behandlung besteht in der Gabe von Kortikosteroiden und zytotoxischen Substanzen, ohne dass diese eine zufrieden stellende Effektivität zeigen würden.

Kortikosteroide Es gibt keine kontrollierten klinischen Studien, die eine Verbesserung des Überlebens durch Steroide erwarten lassen. Fallberichte, Fallserien und retrospektive Analysen ergeben widersprüchliche Befunde. Alle diese Studien leiden unter der vermuteten Fehlklassifikation eines Großteils der eingeschlossenen Patienten (s. oben). Berücksichtigt man die Limitationen der existierenden Studien, so sprechen 10–30% der Patienten auf Steroide an – wobei die Effekte häufig transient sind. Heilung wird nur bei sehr wenigen Patienten erreicht. Einige Experten sind zu der Ansicht gelangt, dass die Diagnose UIP in Frage gestellt werden sollte, wenn Patienten früh auf eine Steroidmonotherapie ansprechen.

Kombinationen von Kortikosteroiden und zytotoxischen Substanzen Einige randomisierte prospektive klinische Studien haben Kombinationen von Kortikosteroiden und zytotoxischen Substanzen evaluiert, sind aber limitiert durch geringe Patientenzahlen. Weiter besteht auch hier sicher das Problem der Fehlklassifikation. Johnson et al. haben Prednison mit Cyclophosphamid plus Prednison verglichen. Dabei ergab sich zwischen den Gruppen kein signifikanter Überlebensunterschied – allerdings fand sich ein Trend zu einem besseren Überleben in der Kombinationsgruppe. Raghu et al. haben eine kontrollierte Studie mit Vergleich von Prednison plus Azathioprin vs. Prednison plus Plazebo durchgeführt. Auch hierbei zeigte sich ein Trend für ein verbessertes Überleben in der Azathiopringruppe. Es liegen keine vergleichenden Untersuchungen hinsichtlich der Dosis der Medikamente und des Therapiezeitraums vor.

Obwohl somit keine definitiven Studien existieren, die ein bestimmtes Behandlungsprotokoll unterstützen würden, werden meistens Kortikosteroide und zytotoxische Substanzen eingesetzt. Angesichts der schlechten Prognose sollten alle Patienten behandelt werden, die keine Kontraindikationen aufweisen. Die Therapie sollte so früh wie möglich begonnen werden. Von einem internationalen Expertengremium wird folgendes Schema vorgeschlagen:
- Prednisonäquivalent 0,5 mg/kg pro Tag oral für 4 Wochen, 0,25 mg/kg für 8 Wochen, reduzieren auf 0,125 mg/kg pro Tag bzw. 0,25 mg/kg jeden 2. Tag
- plus Azathioprin 2–3 mg/kg bis max. 150 mg pro Tag
- oder Cyclophosphamid 2 mg/kg bis max. 150 mg. Mit 25–50 mg anfangen und in 25 mg Schritten steigern.

Dabei sind folgende Faktoren zu beachten:
- objektivierbare Reaktion meist erst nach mind. 3 Monaten Therapie,
- objektive Parameter (Lungenfunktion, Belastungstests, Röntgenthorax, HRCT) wichtiger als subjektive Angaben – psychotrope Effekte der Steroide!
- Azathioprin weniger toxisch als Cyclophosphamid (hämorrhagische Zystitis, Tumorentstehung),
- wenn Leukozyten auf $\leq$4000/mm^3 und Thrombozyten auf $\leq$100.000/mm^3 fallen, die Dosis um 50% reduzieren; wenn keine Erholung temporär, Medikation absetzen,
- bei Einsatz von Azathioprin monatlich Leberwerte bestimmen; bei dreifach erhöhten Werten Dosis reduzieren bzw. Medikament absetzen,
- bei Einsatz von Cyclophospahmid einmal pro Monat Urinstix zur Evaluation hinsichtlich hämorrhagischer Zystitis,
- wenn keine Komplikationen oder Nebenwirkungen eintreten, Kombination mind. 6 Monate geben, dann Reevaluation,
- wenn Patient sich verschlechtert, Therapie ändern (z. B. Steroid weiter, zytotoxische Substanz ändern) oder beenden.
- wenn Situation verbessert, unverändert weiterbehandeln,
- weitere Evaluationen nach 12 und 18 Monaten; weiteres Vorgehen vom Einzelfall abhängig machen,
- wenn im HRCT primär eine Milchglastrübung dominiert, kann orales Prednisolon alleine eingesetzt werden,

- bei sehr kranken Patienten sollte intravenöses Methylprednisolon erwogen werden.

Medikamente mit möglicher Auswirkung auf Kollagensynthese und/oder Fibrosebildung Hierbei handelt es sich um die folgenden Substanzen:
- **Colchizin:** unterdrückt die Freisetzung von Fibronektin und interferiert mit Wachstumsfaktoren sowie Zytokinen. Weiter inhibiert es die Zellreplikation. Bislang sind keine substantiellen Daten vorhanden, die Effektivität erscheint der von Steroiden vergleichbar. Schwere Nebenwirkungen sind selten. Bei Patienten, die nicht auf Steroide ansprechen, ist die orale 1- bis 2-mal tägliche Gabe von 0,6 mg möglich.
- **D-Penicillamin:** Für D-Penicillamin sind anekdotische Berichte bei idiopathischer oder mit Kollagenerkrankungen assoziierter Lungenfibrose vorhanden. Die Anwendung ist erheblich limitiert durch das Auftreten von signifikanten Nebenwirkungen bei bis zu 50% der Patienten (Geschmacksverlust, Übelkeit, Erbrechen, Nephrotoxizität).
- **Interferon-γ:** reguliert die Proteinsynthese und Proliferation von Makrophagen und Fibroblasten. Aufbauend auf eine vielversprechende Untersuchung mit einer kleinen Fallzahl wurde eine plazebokontrollierte Studie mit 330 Patienten durchgeführt. Dabei konnten in der Interferon-behandelten Gesamtgruppe keine signifikanten Effekte auf progressionsfreies Überleben, Lungenfunktion und Lebensqualität beobachtet werden. Die Inzidenz schwerer respiratorischer Infekte war in beiden Gruppen gleich. Eine Subanalyse der Patienten mit einer Vitalkapazität von mindestens 55 % des Solls am Beginn der Studie zeigte einen hochsignifikanten Überlebensvorteil für die mit Interferon behandelten Patienten. Dieser Befund könnte darauf hindeuten, dass Interferon-γ nur bei relativ frühen Stadien der Fibrose wirksam ist. Diese Frage soll in einer weiteren Phase-III-Studie geklärt werden, bei der nur Patienten mit relativ guter Lungenfunktion eingeschlossen werden sollen.
- **N-Acetylcystein:** Ein wichtiges Effektorsystem im Rahmen von inflammatorischen Reaktionen ist die Bildung von reaktiven Sauerstoffmetaboliten. N-Acetylcystein ist eine Vorläufersubstanz zu Glutathion. Dieses Tripeptid stellt eines der wichtigsten Antioxidanzien der menschlichen Lunge dar. Damit ist N-Acetylcystein ein interessantes Konzept zur Behandlung der Lungenfibrose. Aufbauend auf positive Vorbefunde wurde eine multizentrische plazebokontrollierte Studie durchgeführt, in der alle Patienten (n=155) über ein Jahr mit Prednison und Azathioprin und zusätzlich entweder mit einer hohen Dosis N-acetylcystein (3-mal 600 mg p.o.) oder Plazebo behandelt wurden. Die Studie ist inzwischen abgeschlossen, die in Abstractform vorliegenden Befunde sind vielversprechend. Eine abschließende Publikation steht noch aus.
- **Pirfenidon:** hemmt die Fibroblastproliferation, die Ausbildung von Bindewebsmatrix und die Kollagensynthese sowie die Expression des Wachstumsfaktors „transforming growth factor β" (TGF-β). In einer nichtkontrollierten Studie bei Patienten mit weit fortgeschrittener idiopathischer Lungenfibrose wurde die Verschlechterung der Lungenfunktion verlangsamt. Bei Vergleich mit historischen Kollektiven zeigte sich aber kein signifikanter Überlebensvorteil.

Lungentransplantation Eine Lungentransplantation sollte erwogen werden bei Patienten, die sich trotz optimaler medikamentöser Therapie verschlechtern. Allgemein gilt die Regel, dass Patienten mit idiopathischer Lungenfibrose auf Grund der schlechten Prognose der Erkrankung früh gelistet werden sollten. Ein internationales Expertengremium schlägt folgende Kriterien vor, um den Listungszeitpunkt bei einem Patienten mit idiopathischer Lungenfibrose festzulegen:
- symptomatische Erkrankung, die trotz Immunsuppression progredient ist,
- VK <60–70% des Solls und/oder D_{LCO} <50–60% des Solls.

Im Übrigen gelten die üblichen allgemeinen Voraussetzungen von Seiten des Empfängers:
- normale linksventrikuläre Funktion,
- keine relevante koronare Herzerkrankung,
- keine wesentlichen Funktionsstörungen anderer Organe,
- HRCT-Scan ohne Hinweise auf Malignom,
- seronegativ für Hepatitis B und C sowie HIV,
- kein kürzlich stattgehabtes Malignom,
- keine aktive Systemerkrankung,
- Potential zur Rehabilitation gegeben,
- gute Compliance.

12.5.13 Infektionen, Neoplasien und andere sekundäre interstitielle Lungenerkrankungen

Diese werden nicht zu den interstitiellen Lungenerkrankungen im engeren Sinn gerechnet, können aber ebenfalls das klinische Bild einer akuten fibrosierenden Alveolitis bieten. Ist die Diagnose gestellt, richten sich die therapeutischen Maßnahmen nach der Grundkrankheit.

Von den malignen Erkrankungen, die eine interstitielle Lungenerkrankung imitieren können, ist die Lymphangiosis carcinomatosa die häufigste. Sie lässt sich im Allgemeinen aus einer transbronchial gewonnenen Lungenbiopsie diagnostizieren, die BAL bietet meistens das Bild einer lymphozytären Alveolitis. Die malignen Systemerkrankungen M. Hodgkin und die Non-Hodgkin-Lymphome imponieren zumeist nicht als interstitielle Lungenerkrankung (sondern als mediastinale oder intrapulmonale Raumforderung). Gleichwohl begünstigt die assoziierte Störung der Infektabwehr pulmonale Infektionen, die radiologisch durchaus einen interstitiellen Charakter haben können.

Evidenz der Therapieempfehlungen	Evidenzgrad	Empfehlungs-stärke
Interstitielle Lungenerkran-kungen bekannter Ätiologie		
Medikamenteninduzierte Reaktionen		
Prednison	III	C
Strahlenpneumonitis		
Prednison	III	C
Interstitielle Lungenerkrankun-gen unbekannter Ätiologie		
Pulmonale Manifestationen von Bindegewebserkrankungen		
Prednison + Cyclophosphamid	III	C
Pulmonale Vaskulitis		
Wegener-Granulomatose		
– Prednison + Cyclophosphamid	III	C
Mikroskopische Polyangiitis		
– Prednison + Cyclophosphamid	III	C
Churg-Strauss-Syndrom		
– Prednison	III	C
Goodpasture-Syndrom		
– Prednison + Cyclophosphamid	III	C
– Plasmapherese	I-b	B
BOOP-Syndrom		
Prednison	III	C
Alveolarproteinose		
Lavage	III	C
Histiozytosis X		
Prednison	III	C
Lymphangioleiomyomatose		
Progesteron	III	C
Idiopathische Lungenfibrose		
Prednison + Cyclophosphamid	I-b	B
Prednison + Azathioprin	I-b	B

12.5.14 Allgemeine Aspekte zur Behandlung interstitieller Lungenerkrankungen

Unabhängig von der genauen Diagnose sollten in Bezug auf die Therapie interstitieller Lungenerkrankungen folgende Aspekte berücksichtigt werden:
- **Osteoporose**: Bei längerdauernder Steroidtherapie sollten Kalzium (1000 mg/Tag) und Vitamin D (1000 Einheiten/Tag) substituiert werden. Biphosphonate können den Schweregrad einer steroidinduzierten Osteoporose limitieren. Deshalb sollte bei allen Patienten, bei denen eine langfristige höherdosierte Steroidtherapie zu erwarten ist, initial eine Knochendichtemessung erfolgen. Wenn die Knochendichte signifikant vermindert ist, kann eine primäre Biphosphonattherapie erwogen werden.
- **Cor pulmonale/pulmonale Hypertonie**: Die Therapie folgt den bekannten Richtlinien (s. Kap. Pulmonale Hypertonie).
- **O_2-Langzeittherapie**: Bei chronischer respiratorischer Partialinsuffizienz ist die Indikation zur O_2-Langzeittherapie gegeben.
- **Physikalische Therapie**: Die Erhaltung der Muskelkraft ist von erheblicher Bedeutung. Demzufolge ist ein entsprechendes Trainingsprogramm anzuraten, um den Teufelskreis aus Dyspnoe und Inaktivität mit Muskelatrophie zu unterbrechen.
- **Impfungen** gegen Influenza (jährlich) und Pneumokokken (alle 5 Jahre) sollten durchgeführt werden.
- **Thromboseprophylaxe** bei Immobilität.

Literatur

American Society for Transplant Physicians (ASTP), American Thoracic Society (ATS), European Respiratory Society (ERS), International Society for Heart and Lung Transplantation. (ISHLT) (1998) International guidelines for the selection of lung transplant candidates. Am J Respir Crit Care Med 58: 335–339

American Thoracic Society (2000) Idiopathic pulmonary fibrosis: diagnosis and treatment. International consensus statement. Am J Respir Crit Care Med 161: 646–664

Anaya J-M, Diethelm L, Ortiz LA, Gutierrez M, Citera G, Welsh RA, Espinoza LR (1995) Pulmonary involvement in rheumatoid arthritis. Semin Arthritis Rheum 24: 242–254

British Thoracic Society (1999) The diagnosis, assessment and treatment of diffuse parenchymal lung disease in adults. Thorax 54: 1–30

Cordier JF (2000) Pulmonary vasculitis. Eur Respir Mon 5: 226–243

Costabel U, Guzman J (2000) Alveolar proteinosis. Eur Respir Mon 5: 194–205

Deutsche Gesellschaft für Pneumologie (1994) Empfehlungen zum diagnostischen Vorgehen bei diffusen Lungenkrankheiten. Pneumologie 48: 281–286

Deutsche Gesellschaft für Pneumologie (1994) Empfehlungen zur diagnostischen bronchoalveolären Lavage. Pneumologie 48:311–323

Jennette JC, Falk RJ, Andrassy K et al. (1994) Nomenclature of systemic vasculitides. Proposal of an international consensus conference. Arthritis Rheum 37: 187–192

Katzenstein A-LA, Myers JL (1998) Idiopathic pulmonary fibrosis. Clinical relevance of pathological classification. Am J Respir Crit Care Med 157: 1301–1315

Sullivan EJ (1998) Lymphangioleiomyomatosis. A review. Chest 114: 1689–1703

Tazi A, Soler P, Hance AJ (2000) Pulmonary Langerhans' cell histiocytosis. Eur Respir Mon 5: 181–193

Wells AU (2000) Lung disease in association with connective tissue diseases. Eur Respir Mon 5: 137–164

12.6 Mukoviszidose
Thomas O. F. Wagner

12.6.1 Einleitung

Die Mukoviszidose (syn. zystische Fibrose, engl.: cystic fibrosis: [CF]) ist die häufigste tödlich verlaufende genetisch bedingte Erkrankung in der kaukasischen Bevölkerung. Sie wird autosomal-rezessiv vererbt, wobei etwa jeder 25. Erwachsene ein klinisch asymptomatischer Träger des defekten Gens ist, und auf 2000–2500 Neugeborene je ein Kind mit zystischer Fibrose kommt. Bis in die 90er-Jahre war die Mukoviszidose ein Krankheitsbild, mit dem sich wegen der hohen Sterblichkeit im Kindesalter vornehmlich Pädiater beschäftigten. In den letzten zwanzig Jahren hat sich aber der Anteil erwachsener Patienten an der Gesamtzahl der CF-Patienten auf nahezu 50% erhöht und mit einem weiteren Ansteigen dieses Anteils ist zu rechnen, weshalb die Mukoviszidose des Erwachsenen zu den typischen Aufgaben einer internistischen Versorgung gehört. Trotz aller Verbesserungen und Bemühungen sind Morbidität und Mortalität der erwachsenen Patienten hoch, sodass unbedingt die Betreuung der erwachsenen Patienten in spezialisierten Zentren erfolgen sollte. Es konnte gezeigt werden, dass eine solche Zentrumsversorgung zur Prognoseverbesserung ganz wesentlich beiträgt. Solche Zentren sind fast ausnahmslos in Universitätskliniken mit pneumologischen Schwerpunkten angesiedelt, da Probleme der Lunge und der Atmung im Vordergrund stehen und alle Therapieoptionen bis hin zur Intensivtherapie (invasive und nichtinvasive Beatmung) sowie die Lungentransplantation zur Verfügung stehen müssen.

Im folgenden Kapitel werden deshalb ausschließlich die Grundzüge der Diagnostik, die nur ausnahmsweise im Erwachsenenalter erfolgt, und die wesentlichen Elemente der etablierten Therapie skizziert.

12.6.2 Pathophysiologie

Die Entschlüsselung des CF-Gens und die Klonierung des Genprodukts im Jahr 1989 haben zu einem wesentlich detaillierteren Verständnis der pathophysiologischen Grundlagen der Erkrankung geführt. Auch wenn nicht ganz klar ist, ob alle genetisch bedingten Störungen mit diesem Defekt ausreichend erklärt werden können, richtet sich das wissenschaftliche Interesse auf das wesentliche Genprodukt, das „Cystic Fibrosis Transmembrane Conductance Regulator" (CFTR) genannt wird. Bei diesem Protein handelt es sich um einen cAMP-abhängigen Chloridkanal. Inzwischen sind mehr als 1000 verschiedene Mutationen, die verschiedenen Klassen zuzuordnen sind, im CFTR-Gen beschrieben.

12.6.3 Das CFTR-Gen

Die autosomal-rezessiv vererbte Mukoviszidose wird durch Mutationen im CFTR-Gen ausgelöst. Das auf dem langen Arm von Chromosom 7q31.2 gelegene, 230 Kilobasenpaare große CFTR-Gen enthält 27 Exons, die in eine 6500 Basen lange mRNA umgeschrieben werden. Das membranständige CFTR-Protein setzt sich aus einer Kette von 1480 Aminosäuren zusammen (Molekulargewicht 170.000). CFTR besteht aus fünf Domänen: zwei membranüberspannenden Segmenten (TM1, TM2), zwei zytosolischen Nukleotidbindungsfalten (NBF1, NBF2) und einer re-gulatorischen (R) Domäne. CFTR ist ein Chloridkanal, zusätzlich hat es auch Funktionen in der Regulation des epithelialen Ionentransports und in Prozessen wie dem Energiestoffwechsel sowie dem programmierten Zelltod. Das Protein ist überwiegend in der apikalen (lumenseitigen) Membran sekretorischer Epithelzellen lokalisiert. Es sind über 1000 krankheitsauslösende Mutationen im CFTR-Gen bekannt. Das Mutationsspektrum setzt sich aus Aminosäureaustauschen, Stoppmutationen, Verschiebungen im Leseraster, Spleißmutationen, Promotormutation sowie aus kleinen und großen Deletionen zusammen. Die häufigste Mutation deltaF508 wurde auf 71,5% aller deutschen CF-Chromosomen identifiziert, gefolgt von R553X (1,8%), N1303 K (1,3%), G542X (1,1%), G551D (0,8%) und R347P (0,8%). Alle weiteren Mutationen sind sehr selten und wurden in der Mehrzahl der Fälle bisher nur in einem Fall (sog. Indexfall) gefunden. Da sich durch genetisches Screening auf die zehn häufigsten CF-Mutationen in der deutschen CF-Population nur eine Aufklärungsquote von ca. 80% erzielen lässt, ist eine solche genetische Analyse zwar spezifisch, aber nicht ausreichend sensitiv.

CF-Basisdefekt

Die beiden Transmembrandomänen bilden einen Chloridkanal, die zytosolischen Domänen (NBD1, NBD2) und die R-Domäne regulieren die Öffnung bzw. den Verschluss dieses Kanals. NBD1 und NBD2 binden und hydrolisieren ATP, wobei der Prozess durch eine Phosphorylierung der R-Domäne eingeleitet wird. Die Hydrolyse ATP an der NBD1-Domäne führt zur Öffnung, die Hydrolyse an der NBD2-Domäne zum funktionellen Verschluss des Kanals.

Aktiviert werden CFTR-Chloridkanäle durch die Erhöhung von intrazellulärem cAMP und eine nachfolgende Phosphorylierung durch Proteinkinasen. Ist der Chloridauswärtstransport in der Zelle gestört (CF), wird im Atemwegsepithel kompensatorisch der Natriumeinstrom in die Zelle begünstigt, wodurch weiter der Wassergehalt der extrazellulären Flüssigkeit reduziert wird. Bei den Schweißdrüsen führt der gestörte Chloridtransport (Störung der Chloridreabsorption) zur gesteigerten Salzkonzentration im Schweiß. Die Störung des Chloridkanals führt zur funktionellen Beeinträchtigung des Bikarbonat-Chlorid-Austausches in der Bauchspeicheldrüse mit konsekutiver Eindickung des Drüsensekrets.

Neben seiner Funktion als Chloridkanal besitzt CFTR noch die Fähigkeit, andere Transporter zu regulieren. Ein Defekt im CFTR-Gen dürfte demnach noch weitere, bisher unbekannte sekundäre Effekte verursachen.

CFTR und die Lungenerkrankung bei CF

Der regulatorische Rolle von CFTR für die Chloridpermeabilität begründet seine Bedeutung für den Ionen- und Wasserhaushalt der Atemwegsepithelien und damit auch für die Ionen- und Wasserzusammensetzung der Atemwegsflüssigkeit. Hierbei bildet die Atemwegsflüssigkeit der Lunge die Grenzfläche zwischen Organismus und Umwelt. Neben ihrer essentiellen Bedeutung für die mukoziliäre Reinigungsfunktion der Atemwege beinhaltet die Atemwegsflüssigkeit verschiedene Komponenten der nichtadaptiven Abwehr (u.a. Surfactant-Proteine, Defensine, Lysozym, Phospholipase A), deren Funktion nur bei normaler Zusammensetzung der Atemwegsflüssigkeit aufrecht erhalten werden kann. Diese Faktoren sind auch von Bedeutung für die Funktion der adaptiven Abwehr. Treten Störungen auf, ist mit einer Einschränkung der Abwehrfunktion der Lunge zu rechnen.

Inwieweit osmotischer Stress als Folge der gestörten Funktion des CFTR-Chloridkanals zur Entzündungsreaktion in den Atemwegen bei CF-Patienten beiträgt, ist Gegenstand aktueller wissenschaftlicher Disputation. Bekannt ist, dass eine Entzündung in den Atemwegen von Kindern mit CF-Gendefekt schon nachgewiesen werden kann, bevor eine chronische Besiedelung mit Bakterien eingetreten ist. Als wesentlicher pathophysiologischer Faktor für diesen proinflammatorischen Mechanismus wird der osmotische Stress diskutiert, wobei eine „Hoch-Salz-" und eine „Niedrig-Volumen-Hypothese" diskutiert werden. Unbestritten ist aber die Vermutung, dass die Inflammation den Wegbereiter der chronischen Infektion und schließlich den Boden für die Besiedelung mit Pseudomonas aeruginosa, dem typischen Problemkeim des erwachsenen CF-Patienten, darstellt.

CFTR –Effekte auf Haut, Bauchspeicheldrüse und Intestinaltrakt

Die Störung der Chloridsekretion ist nicht auf die Atemwegsepithelien beschränkt, sondern betrifft alle sekretorischen Drüsen. Besondere Bedeutung besitzt hier die Störung der Schweißsekretion (Chloridgehalt von Schweiß ermöglicht die Diagnose) und der exokrinen Pankreasfunktion.

Die hohe Salzkonzentration der Schweißabsonderung wurde schon früh als prognostisch schlechtes Zeichen bei Neugeborenen erkannt. Die gestörte Chloridreabsorption führt bei noch normaler Sekretion zu erheblichem Salzverlust über die Haut. Die Messung der Salzkonzentration ist Basis des Schweißtests, der trotz der Möglichkeiten der DNA-Analyse die Basis der CF-Diagnostik darstellt.

Die zystische Zerstörung der Bauchspeicheldrüse war namengebend für das Krankheitsbild. Dieser Zerstörungs- und Fibrosierungsprozess ist Folge der Stase von Pankreasenzymen im Organ selbst, die wiederum durch die Eindickung bei gestörtem Chlorid-Bikarbonat-Austausch bedingt ist. Die daraus resultierende exokrine Pankreasinsuffizienz ist Ursache für eine Vielzahl von klinischen Problemen, v. a. der Malnutrition der Betroffenen. Die Sekretionsstörung der Darmschleimhaut führt zu einer Eindickung des Darminhalts mit Resorptionsstörungen bis hin zum Ileus (Mekoniumileus des Neugeborenen oder Mekoniumileusäquivalent). Die Eindickung der Galle führt zu Cholezystolithiasis, Cholezystitis und biliärer Zirrhose.

12.6.4 Diagnostik

Der Schweißtest bildet den Standard der CF-Diagnose. Er wird nach Pilocarpiniontophorese durchgeführt und sollte von einem geübten Untersucher (Kinderklinik) mehrfach wiederholt werden. Typischerweise wird nach einer 5- bis 10-min-Reizung über 30–60 min der Schweiß gesammelt. Danach folgt die Messung von Natrium (Flammenphotometrie) und Chlorid (Titrationsmethode). Die Leitfähigkeitsmessung ist nicht ausreichend. Pathologische Werte für Chlorid und Natrium: >60 mmol/l bei einer Mindestschweißmenge von 75 µl; bei älteren Erwachsenen sind Werte >70 mmol/l pathologisch und Werte >40 mmol/l sind kontrollbedürftig. In Grenzfällen hat sich neben der genetischen Diagnostik die nasale Potentialdifferenzmessung (PD-Messung) in spezialisierten CF-Zentren etabliert. Weitere Entwicklungen (z. B. „intestinal current measurement", ICM, in Rektumbiopsaten) sind vorerst nur in wenigen spezialisierten Zentren verfügbar.

Diagnosestellung

Der Verdacht auf das Vorliegen einer CF gründet sich i. d. R. auf klinische Symptome oder typische anamnestische Angaben. Die Vorgeschichte eines Mekoniumileus, rezidivierende Bronchitiden, Bronchiektasen, Untergewicht bei Pankreasinsuffizienz, rezidivierende Nasenpolypen, unklare Hepatopathie, männliche Infertilität und natürlich alle Kombinationen sind die wichtigsten Hinweise, die an eine CF denken lassen und eine entsprechende Diagnostik nach sich ziehen sollten (Abb. 12.6-1).

12.6.5 Beschwerden und besondere Probleme des Erwachsenen mit CF

Stehen im Neugeborenen- und Säuglingsalter die gastrointestinalen Probleme ganz im Vordergrund der Erkrankung (Mekoniumileus, Gedeihstörung, Maldigestion), sind spätestens im Erwachsenenalter die pulmonalen Komplikationen führend und auch meist prognosebestimmend. Durch die Zunahme der medianen Lebenserwartung sind insbesondere Spätkomplikationen der genetischen Störung (Diabetes mellitus, Osteoporose, Amyloidose, Leberzirrhose) weitaus häufiger als im Kindesalter (Tabelle 12.6-1).

Verlauf der Lungenerkrankung

Die zunehmende Zerstörung der Lunge durch Infektion und Inflammation führt zu einer teilweise grotesken Ausbildung von Bronchiektasen und Reduktion der Gasaustauschfläche mit Hypoxie und schließlich Hyperkapnie. Das respiratorische Versagen erfordert eine Sauerstofflangzeittherapie, ggf. eine nichtinvasive Beatmung, und im terminalen Stadium bleibt oft keine Alternative zur Lungentransplantation. Es findet sich regelhaft eine bronchiale Hyperreagibilität mit meist nur teilreversibler Obstruktion. Die allergische bronchopulmonale Aspergillose (ABPA) spricht in aller Regel auf eine systemische Steroidtherapie an, auf die auch bei gleichzeitigem Nachweis einer Pseudomonasbesiedelung nicht verzichtet werden kann. Als Komplikation der chronischen eitrigen Bronchitis mit Bronchiektasenbildung kommt es zu Hämoptysen. Wenn eine alleinige Antibiotikatherapie zur Kontrolle der Blutung nicht ausreicht oder wenn die Blutung bedrohlich ist, kann mit einer invasiven radiologischen Technik, der Bronchialarterienobliteration über einen Okklusionskatheter, die Blutung meist zum Stillstand gebracht werden. Der spontane Pneumothorax tritt insbesondere bei fortgeschrittener Lungenerkrankung auf und bedarf praktisch immer einer offensiven Therapie (Drainage).

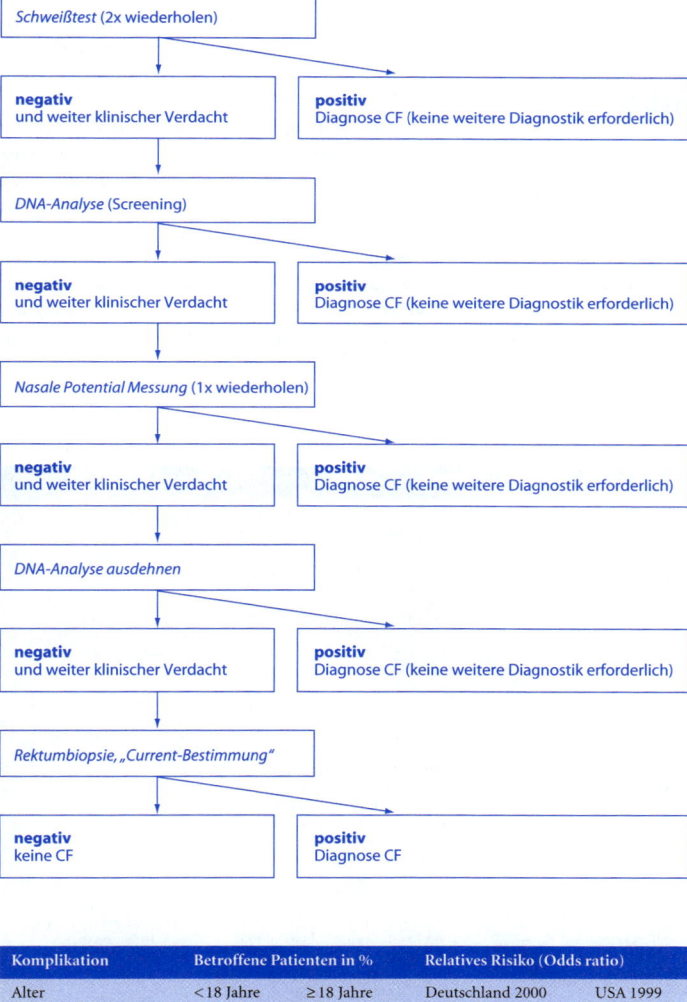

Abb. 12.6-1. Flow-Chart-Diagnosesicherung bei Verdacht auf CF

Komplikation	Betroffene Patienten in %		Relatives Risiko (Odds ratio)	
Alter	<18 Jahre	≥18 Jahre	Deutschland 2000	USA 1999
Beatmung	–	0,4	∞	–
Hämoptoe	0,3	3,3	13,4	10,7
Insulintherapie	1,6	12,1	9,2	8,1
Diabetes mellitus	2,7	17,5	7,9	–
Sauerstofftherapie	2,5	13,1	6,4	–
Antidiabetika oral	1,0	4,8	5,8	–
>1 Komplikation	2,0	7,1	4,3	–
Pneumothorax	0,4	1,2	3,7	4,7
Burkh. cepacia	1,6	3,1	2,4	–
ABPA	5,3	8,5	2,0	–
DIOS	2,8	4,7	2,0	–
Hepatobiliäre K.	15,2	16,5	1,3	–

Tabelle 12.6-1. Relative Häufigkeit von Komplikationen im Erwachsenen- und Kindesalter bei Patienten mit Mukoviszidose (Qualitätssicherung Mukoviszidose Deutschland 2000 bzw. CFF USA 1999)

Bei der Mukoviszidose sind die Ergebnisse nach Lungentransplantation (typischerweise bilaterale Einzellungentransplantation) besonders günstig und Fünfjahresüberlebenszahlen von mehr als 60% werden für diese Patientengruppe von großen Zentren angegeben.

Begleiterkrankungen und andere Probleme
- Beteiligung des gastrointestinalen Traktes
  - Exokrine Pankreasinsuffizienz
  - Untergewicht
  - Hepatobiliäre Komplikationen
  - Diabetes mellitus
  - Distales intestinales Obstruktionssyndrom (DIOS)
  - Rektumprolaps
- Andere Probleme
  - Salzverlustsyndrom
  - Eisenmangel
  - HNO-Probleme: chronische Sinusitis und Polyposis nasi
  - Arthritis, Hypertrophe pulmonale Osteoarthropathie (HPO)
  - Amyloidose
  - Gynäkologische und geburtshilfliche Aspekte bei Patientinnen mit zystischer Fibrose

12.6.6 Krankheitsstadien und Scoresysteme

Eine reproduzierbare Einstufung der CF in Krankheitsstadien wurde durch verschiedene pädiatrische Autoren versucht. Alle diese Systeme sind durch die pädiatrische Sicht für den erwachsenen Patienten wenig brauchbar, da viele bedeutende Elemente des täglichen Lebens eines Erwachsenen nicht berücksichtigt werden können.

Bei der zystischen Fibrose, die eine Multiorganerkrankung ist, kann zum einen der Gesamtzustand (z. B. Bewältigung von Aufgaben des täglichen Lebens) im Vordergrund der Beurteilung stehen, zum anderen der Funktionszustand eines bestimmten Organs (z. B. Lungenfunktionswerte, Leberfunktion oder Körpergewicht). Da gezeigt werden konnte, dass die Prognose von Patienten mit dem Körpergewicht und der Lungenfunktion korreliert, ist in der klinischen Routine die Erhebung dieser Parameter wichtiger als die Bestimmung der in der Pädiatrie etablierten Scores.

Tabelle 12.6-2. Shwachman-Score: Schema einer klinischen Befundauswertung

Allgemeine Aktivität	Klinischer Befund	Ernährungszustand	Röntgenbefund	
Völlig normale Aktivität, spielt Ball, besucht die Schule regelmäßig usw.	Normal, kein Husten, Atmung regelrecht; Lungen frei; gute Körperhaltung	Gewicht/Länge oberhalb der 25er-Perzentile; Stühle geformt, fast normal; gut entwickelte Muskulatur/Tonus	Lungenfelder klar	
25 Punkte	25 Punkte	25 Punkte	25 Punkte	
Geringe Ausdauer, wird abends müde, Schulbesuch gut	Puls/Atmung in Ruhe normal; seltenes Husten/Räuspern; keine Trommelschlägelfinger; Lungen frei; minimales Emphysem	Gewicht/Länge zwischen 15er- und 20er-Perzentile; Stühle leicht verändert; ausreichende Muskulatur und Tonus	Minimale Betonung der Bronchial- und Gefäßzeichnung; beginnendes Emphysem	
20 Punkte	20 Punkte	20 Punkte	20 Punkte	
Ruht sich tagsüber gern aus; ermüdet leicht nach Anstrengung; Schulbesuch noch ausreichend	Gelegentlicher Husten, z. B. morgens beim Aufstehen; Atmung leicht beschleunigt; leichtes Emphysem; raues Atemgeräusch	Gewicht/Länge oberhalb der 3er-Perzentile; Stühle im Allg. schlecht, massig, kaum geformt; sehr geringe Auftreibung des Abdomens, soweit überhaupt nachweisbar; schlaffer Muskeltonus; reduz. Muskulatur	Leichtes Emphysem mit fleckförmigen Atelektasen; vermehrte Bronchial- und Gefäßzeichnung	
15 Punkte	15 Punkte	15 Punkte	15 Punkte	
Nur häuslicher Unterricht möglich; nach kurzem Gehen dyspnoisch; ruht sich gern aus	Viel Husten, gewöhnlich mi Auswurf; Einziehung des Thorax; mäßiges Emphysem; Thorax kann deformiert sein; meist Rasselgeräusche; Trommelschlägelfinger mäßig bis stark ausgeprägt	Gewicht/Länge unterhalb der 3er-Perzentile; schlecht geformte, massige, fettige, übel riechende Stühle; schlaffe und in der Masse reduzierte Muskulatur; leichte bis mäßige Auftreibung des Abdomens	Mäßig schweres Emphysem; ausgedehnte Bezirke von Atelektasen sowie verstreute Infektionsherde; minimale Bronchiektasen	
10 Punkte	10 Punkte	10 Punkte	10 Punkte	
Orthopnoe, bettlägerig oder sitzend	Schwere Hustenanfälle; Tachypnoe mit Tachykardie und erheblichem Lungenbefund; u. U. Rechtsherzversagen; Trommelschlägelfinger stark bis sehr stark ausgeprägt	Erhebliche Unterernährung; großes aufgetriebenes Abdomen; Rektumprolaps; voluminöse, faulige, fettige, zahlreiche Stuhlentleerungen	Ausgeprägte Veränderungen mit Zeichen der Verlegung der Luftwege und Infektion; lobäre Atelektase und Bronchiektasen	
5 Punkte	5 Punkte	5 Punkte	5 Punkt	
Punktzahl	>85–100	>70–85	>55–70	>40–55	≤40
Schweregrad	I	II	III	IV	V
Einstufung	Sehr guter Gesundheitszustand	Guter Gesundheitszustand	Leicht krank	Mittelschwer krank	Schwer krank

Bestimmung: Aus jedem der vier Kriterien „Allgemeine Aktivität", „Klinischer Befund", „Ernährungszustand" und „Röntgenbefund" wird dem Patienten jeweils nur eine Punktzahl zugeordnet. Die Summe ergibt die Endpunktzahl, die dem Schweregrad entspricht. Es ist nicht ungewöhnlich, den Shwachman-Score unter Ausschluss der Röntgenpunkte zu verwenden; die Einstufung verändert sich entsprechend.

Tabelle 12.6-3. Chrispin-Norman-Score. Thoraxröntgenscore nach den Kriterien von Chrispin und Norman

	Nicht vorhanden	Vorhanden, aber nicht ausgeprägt	Ausgeprägt
Sternalvorwölbung	0	1	2
Brustkyphose	0	1	2
Zwerchfellabflachung	0	1	2
Bronchiale streifige Strukturvermehrung:			
Rechtes Oberfeld	0	1	2
Linkes Oberfeld	0	1	2
Rechtes Unterfeld	0	1	2
Linkes Unterfeld	0	1	2
Fleckschatten:			
Rechtes Oberfeld	0	1	2
Linkes Oberfeld	0	1	2
Rechtes Unterfeld	0	1	2
Linkes Unterfeld	0	1	2
Ringstrukturen:			
Rechtes Oberfeld	0	1	2
Linkes Oberfeld	0	1	2
Rechtes Unterfeld	0	1	2
Linkes Unterfeld	0	1	2
Großflächige Transparenzminderung:			
Rechtes Oberfeld	0	1	2
Linkes Oberfeld	0	1	2
Rechtes Unterfeld	0	1	2
Linkes Unterfeld	0	1	2
Gesamtpunktzahl:			

Es werden jedoch einige Scores in der Dokumentation, der Kommunikation und den Publikationen sowie in der Erfassung der Qualitätssicherung verwendet, sodass es notwendig ist, diese zu kennen:
- Shwachman-Score (klinischer Score, Tabelle 12.6-2),
- Chrispin-und-Norman-Score (radiologischer Score, Tabelle 12.6-3).

Wie wenig die etablierten Scoresysteme geeignet sind, den tatsächlichen Gesundheits- oder Krankheitszustand der CF-Erwachsenen abzubilden, zeigt Abb. 12.6-2, in der die Zuordnung nach Shwachman-Score (ohne Röntgenpunkte, vgl. oben) und der Lungenfunktion bei einer Ambulanzkohorte von erwachsenen CF-Patienten gegenübergestellt ist. Nach dem Shwachman-Score gehörten hier mehr als zwei Drittel der Patienten zu denen mit gutem oder sehr gutem Gesundheitszustand, während nach der Sekundenkapazität nur ein Drittel der Patienten gute oder sehr gute Ergebnisse aufwiesen.

12.6.7 Prognose

Die Prognose von CF-Patienten hat sich im Verlauf der letzten zwanzig Jahre dramatisch verbessert. Betrug der Anteil der erwachsenen Patienten in Deutschland im Jahre 1980 noch 1,3%, so waren dies im Jahr 2002 48,6%. Das mittlere Alter der erfassten Patienten betrug im Jahre 1980 8,3 Jahre, im Jahr 2002 war dies angestiegen auf 17,2 Jahre. Im Jahr 1999 hatten schon mehr als 88% der verstorbenen CF-Patienten in Deutschland das Erwachsenenalter erreicht (Tabelle 12.6-4).

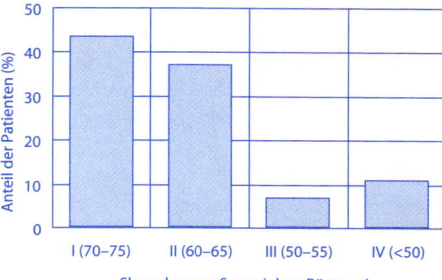

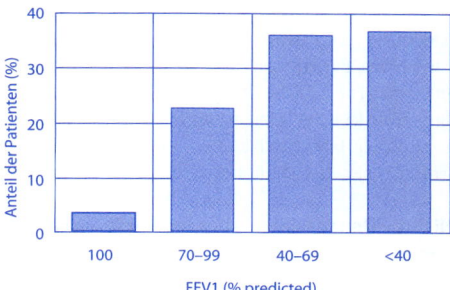

Abb. 12.6-2. Vergleich Shwachman-Score mit FEV_1. Der Shwachman-Score (ohne Röntgenpunkte, *oberer Teil der Abbildung*) wurde zur Gruppierung der Gesamtzahl der Patienten einer Erwachsenenambulanz (n=104) nach dem Schweregrad der Einschränkung in vier Gruppen heran gezogen; bei den gleichen Patienten wurde der FEV_1-Wert bestimmt und die Patienten wurden nach diesem Wert in vier Gruppen nach dem Schweregrad der Einschränkung eingeteilt (*unterer Teil der Abbildung*).

Parameter	Deutschland	USA	Frankreich
Erfasste Patienten (Gesamtzahl)	5997	22.732	3388
Mittleres Alter (Jahre)	17,2	16,7	14,9
Anteil der Patienten > 18 Jahre	48,6%	39,5%	34,5%
Pseudomonas positiv	50,4%	58,8%	47,2%
Burkholderia cepacia positiv	2,4%	3,2%	3,2%
FEV_1-Mittelwert	73,1%	73,8%	69,0%

Tabelle 12.6-4. Vergleichszahlen für einige Kenngrößen

12.6.8 Therapie

Mit der zunehmenden Zahl volljähriger Patienten haben sich Spezialambulanzen für Erwachsene etablieren können, die in aller Regel unter pneumologischer Leitung stehen. Hier wird in Kooperation mit den hausärztlichen Betreuern die langfristige Behandlungsstrategie festgelegt und durch regelmäßige Kontrollen wird diese Strategie den Veränderungen des chronischen oder aktuellen Gesundheitszustands angepasst. In der CF-Ambulanz erfolgt die wesentliche Weichenstellung der Therapie in allen Bereichen, die etwas mit der Mukoviszidose zu tun haben. Wegen der großen Zahl an Medikamenten und der Besonderheiten der Antibiotikatherapie werden meist auch nicht CF-typische akute Probleme nach Rücksprache mit der CF-Ambulanz behandelt. In diesem Abschnitt werden deshalb vorrangig die Elemente der Therapie ausführlicher dargestellt, die im Rahmen einer akut erforderlich werdenden Intervention vom Internisten in Klinik oder Praxis besondere Kenntnisse der Behandlung erfordern und die nicht warten können, bis die regelhaft betreuende CF-Erwachsenenambulanz befragt werden kann.

Evidenzbasierte Therapie

Die Zahl der Therapieelemente, die nach Kriterien der evidenzbasierten Medizin als gesichert angesehen werden kann, ist ausgesprochen gering, wie dies typisch für eine seltene Erkrankung ist (Definition der WHO), zu denen auch die Mukoviszidose gehört. Für einige Therapieelemente gibt es Evidenz aus kontrollierten Studien, fast ausnahmslos allerdings zu kurzfristigen Effekten. Beispielhaft seien hier genannt: Physiotherapie, inhalative DNAse, Biphosphonate bei Osteoporose und inhalative Antibiotika. Für alle diese Elemente der Therapie gibt es allerdings keinerlei Daten zum langfristigen Einfluss auf die Prognose oder die Lebensqualität. Deshalb werden diese Therapieverfahren unter den übrigen abgehandelt.

Nichtevidenzbasierte, aber regelhaft durchgeführte Therapie

Typische Elemente der Dauertherapie Die wesentlichen Elemente der Therapie eines erwachsenen CF-Patienten sind in Tabelle 12.6-5 zusammengefasst. Es handelt sich um die Elemente Ernährung, Physiotherapie und spezielle Antibiotikatherapie.

Zur Therapie der exokrinen Pankreasinsuffizienz sind die Patienten auf eine hochdosierte Pankreasenzymsubstitution angewiesen. Aufgeschreckt durch Berichte von der plötzlichen Zunahme notwendig gewordener Darmresektionen bei Patienten mit CF, die mit der Einnahme hoher Dosen hochkonzentrierter Pankreasenzympräparate in Verbindung gebracht wurden, ist die Verordnungspraxis von Enzympräparaten nochmals kritisch geprüft worden. Es sind daraus neue Empfehlungen zur Dosierung von Pankreasenzymen abgeleitet worden. Sie unterstreichen die Notwendigkeit, den individuellen Bedarf an Pankreasenzymsubstitution zu prüfen. Pankreasenzymsubstitutionen von mehr als 10.000–15.000 Einheiten Lipase pro kg KG/Tag bedürfen in jedem Fall der individuellen Überprüfung (s. Tabelle 12.6-5).

Antibiotikatherapie Die Lunge eines Mukoviszidoseneugeborenen ist zunächst morphologisch nicht geschädigt und nicht infiziert. Noch vor Nachweis einer chronischen Keimbesiedelung finden sich Zeichen einer chronischen Inflammation, sodass vermutet wird, diese könnte der Wegbereiter der dann später chronisch werdenden Infektion sein. Dann wäre es notwendig, die Patienten frühzeitig antiinflammatorisch (vgl. dort) zu behandeln, wodurch die Bedeutung der Antibiotikatherapie in ihrem Stellenwert zurückgehen könnte. Da die initialen Studien zu einer frühzeitigen oder prophylaktischen Therapie nicht eindeutig positiv sind, stellt die Antibiotikatherapie der Infektion der Atemwege unverändert eine der wichtigsten Säulen der komplexen Therapie der Mukoviszidose dar. Im Verlauf der Erkrankung treten rezidivierend virale (RS-Viren) und bakterielle Infekte der Atemwege auf. Zunächst sind es vor allem Staphylococcus aureus und Haemophilus influenzae, die eine herausragende Rolle spielen. Es wird vermutet, dass diese Infekte den Weg für eine spätere Pseudomonas-aeruginosa-Erstinfektion und chronische Besiedelung bahnen. Bei der Mukoviszidose ist es bemerkenswert, dass die bakterielle Besiedelung der Lunge fast ausschließlich auf den Atemwegstrakt lokalisiert bleibt und es nur in besonderen Situationen (z. B. Beatmungstherapie) zur ausgedehnten, konfluierenden Pneumonie oder Sepsis kommt. Zur Pseudomonas-aeruginosa-Besiedelung kommt es durchschnittlich um das 10.–12. Lebensjahr, sodass bei ca. 80% aller erwachsenen CF-Patienten dieser Keim im Sputum nachweisbar ist. Nach dem Erstnachweis von Pseudomonas kann in der Regel noch einmal eine Eradikation für begrenzte Zeit erreicht werden, wenn rasch und konsequent intravenös geeignete Antibiotika verabreicht werden. Die letztlich chronische Besiedelung mit diesem Keim lässt sich hinausschieben, wenn nach Erstnachweis mit einer inhalativen Antibiotikatherapie begonnen wird. Eine

Tabelle 12.6-5. Hauptelemente einer CF-Therapie

	Evidenzniveau	Anmerkungen
Ernährung		
Hochkalorisch und fettreich (bei exokriner Pankreasinsuffizienz zusätzlich Pankreasenzymgabe und fettlösliche Vitamine)	IV	Gutes Gewicht = gute Prognose
Evtl. Sondenkost als Zusatztrinksondennahrung (bei exokriner Pankreasinsuffizienz zusätzlich Pankreasenzymgabe)	IV	Gutes Gewicht = gute Prognose
PEG (perkutane endoskopisch kontrollierte Gastrostomie)	IV	
Nasogastrale Sonde	IV	–
Physiotherapie und Sport		
Atemtherapie, autogene Drainage, Atemmuskeltraining	II-a	Eine kontrollierte Studie zeigt kurzfristigen Nutzen
Thoraxmobilisation	IV	–
Muskel- und Konditionstraining	IV	
Medikamentöse Therapie		
Inhalative Therapie (bevorzugt über einen Kompressionsvernebler oder Spacer)		
Beta-2-Mimetikum	IV	
PSA-wirksames Antibiotikum	I-b	Nur kurzfristige Effekte nachgewiesen
Mukolytika: DNAse	I-b	Nur kurzfristige Effekte nachgewiesen
Mukolytika: Hypertone NaCl (6%)	I-b	Inhomogene Ergebnisse
Steroide	–	Unzureichende Ergebnisse
Orale Therapie:		
Staphylokokkuswirksames Antibiotikum (intermittierend/Dauertherapie)	IV	–
Sekretolytische Therapie	IV	–
Antiobstruktive Therapie	I-b	Inhomogene Ergebnisse
Pankreasenzyme	IV	Substitution
Vitamine (im Vordergrund fettlösliche Vitamine)	IV	Substitution
Bisphosphonate bei Osteoporose	II-a	Eine kontrollierte Studie zeigt kurzfristigen Nutzen
Hepatoprotektive Therapie	II-b	Inhomogene Ergebnisse
Andere (z. B. Steroide, Antidiabetika, kardiale Medikation usw.)	IV	–
Makrolide	–	Unzureichende Ergebnisse
Antimykotika bei ABPA	–	Unzureichende Ergebnisse
Intravenöse Therapie:		
PSA-wirksame Antibiotika	I-b	Inhomogene Ergebnisse
Häusliche i.v.-Therapie	–	Unzureichende Ergebnisse

Eradikation von Pseudomonas aeruginosa bei einer länger bestehenden Besiedlung ist nicht mehr wahrscheinlich. Bei Mukoviszidosepatienten liegen die Pseudomonaskeime bei chronischer Besiedelung meist in besonderer schleimbildender Variante vor. Das unter den speziellen Bedingungen der gestörten Ionenkonzentration im Mukus der CF-Patienten gebildete Alginat umhüllt Gruppen von Pseudomonaserregern zu sog. Mikrokolonien, die von Antibiotika schlecht penetriert werden.

Neben der Besiedelung mit Pseudomonas aeruginosa kann es zu einer Besiedelung bzw. auch Infektion mit Burkholderia cepacia (früher Pseudomonas cepacia) kommen. Es handelt sich dabei um einen Keim, dessen Nachweis insbesondere als Genomvar III mit schweren pulmonalen Exazerbationen und hoher Letalität vergesellschaftet zu sein scheint. Oft tritt Burkholderia cepacia als multiresistenter Keim auf.

Über die Frage, wann und wie lange Antibiotika bei CF zum Einsatz kommen sollten, herrschen erhebliche Diskrepanzen. Evidenz für die Überlegenheit der einen oder anderen Strategie gibt es im strengen Sinn nicht. So haben sich weltweit zwei grundsätzlich unterschiedliche Vorgehensweisen durchgesetzt, die nach der Stockholmer Arbeitsgruppe als die „skandinavische" bzw. nach der Arbeitsgruppe in Toronto als das „kanadische" Modell apostrophiert werden. Hierbei unterscheiden sich Häufigkeit und Regelmäßigkeit der Antibiotikagaben. In Stockholm werden regelhaft alle 3–4 Monate intravenös Antibiotika verabreicht. Dies führt zu exzellenten Ergebnissen hinsichtlich Überleben und Lungenfunktion – allerdings in Verbindung mit ungewöhnlich hohen Resistenzraten. Das kanadische Modell verabreicht Antibiotika nur nach Bedarf und in Abhängigkeit vom allgemeinen Gesundheitszustand des Patienten.

Es sind jedoch einige Grundprinzipien einer Antibiotikatherapie bei Mukoviszidose allgemein akzeptiert, die sicherlich zu der dramatischen Verbesserung der medianen Lebenserwartung der Patienten beigetragen haben.

Orale Antibiotikatherapie Eine orale Antibiotikatherapie kommt nur gegen Staphylococcus aureus und Haemophilus influenzae zum Einsatz. Orale Pseudomonas-aeruginosa-wirksame Antibiotika (Chinolone) werden bei Mukoviszidose wegen der Neigung zur raschen Resistenzbildung (auch Kreuzresistenzen) streng als Reserveantibiotika betrachtet. Chinolone sollten nur im Ausnahmefall eingesetzt werden!

Tabelle 12.6-6. Antibiotikatherapie bei Mukoviszidose

Antibiotika	Tagesdosierung (verteilt auf)
Dosierungen oraler Antibiotika bei CF	
Flucloxacillin (z. B. Staphlex)	100 mg/kg (3 Einzeldosen)
Cefadroxil (z. B. Bidocef)	50–70 mg/kg (3 Einzeldosen)
Cotrimoxazol (z. B. Eusaprim)	6–10 mg/kg (3 Einzeldosen)
Amoxycillin + Clavulansäure (z. B. Augmentan)	50–70 mg/kg (3–4 Einzeldosen)
Erythromycin	50 mg/kg (3–4 Einzeldosen)
Ciprofloxacin (z. B. Ciprobay)	25–50 mg/kg (2–3 Einzeldosen)
Dosierungen parenteraler Antibiotika bei CF	
Azlocillin (z. B. Securopen)	400 mg/kg (3 Einzeldosen)
Ceftazidim (z. B. Fortum)	150–300 mg/kg (2–3 Einzeldosen)
Aztreonam (z. B. Azactam)	150–200 mg/kg (3 Einzeldosen)
Piperacillin (z. B. Pipril)	300–450 mg/kg (3 Einzeldosen)
Imipenem (z. B. Zienam)	80–100 mg/kg (3 Einzeldosen)
Meropenem (z. B. Meronem)	50–100 mg/kg (3 Einzeldosen)
Ciprofloxacin (z. B. Ciprobay) in Kombination mit Tobramycin (z. B. Gernebcin)	15–30 mg/kg (2 Einzeldosen) 12 mg/kg (1 Einzeldosis)
Dosierung inhalativer Antibiotika bei CF	
Tobramycin (z. B. Gernebcin)	160–320 mg (2 Einzeldosen)
Tobramycin (nur. TOBI)	600 mg (2 Einzeldosen)
Colistin (z. B. Colistin parent.)	2 Mio E (2 Einzeldosen) bis 4 Mio E

Die staphylokokkuswirksame orale Antibiotikatherapie kann intermittierend (bei Bedarf) oder als Dauertherapie eingesetzt werden. Bei einer oralen Therapie ist der frühzeitige Einsatz wichtig. Eine Behandlung wird empfohlen bei jeder pulmonalen Verschlechterung, bei jedem Staphylococcus-aureus- bzw. Haemophilus-influenzae-Nachweis im Sputum sowie bei mehr als 3 Tage anhaltendem Fieber. Es ist die hohe Antibiotikadosierung (Tabelle 12.6-6) zu beachten, die für alle Anwendungen von Antibiotika bei Mukoviszidose gilt. Unbedingt sollten eine Sputumbakteriologie mit Resistenzbestimmung vor dem Antibiotikumeinsatz und eine ausreichend lange Behandlungsdauer (3–4 Wochen) beachtet werden. Eine staphylokokkuswirksame antibiotische **Dauertherapie** ist dann zu überlegen, wenn ein oraler Antibiotikumeinsatz häufiger als dreimal im Jahr notwendig gewesen ist. Zusätzliche mögliche Indikationen sind bei einem über einen Zeitraum von einem Jahr erhöhten IgG-Wert zu erwägen, bei allen CF-Patienten ab dem klinischen Schweregrad III (klinischer Score ohne Röntgen, s. oben) und bei deutlich verändertem Thoraxröntgenbefund (Chrispin-Norman-Score >10). Bei antibiotischer Dauertherapie empfiehlt sich ein Antibiotikumwechsel bei klinischer Verschlechterung und bei fehlender Eradizierung des Staphylococcus-aureus- bzw. Haemophilus-influenzae-Keims im Sputum.

Intravenöse Antibiotikatherapie Sind Pseudomonaskeime nachgewiesen, ist eine intravenöse Antibiotikatherapie erforderlich. Die intravenöse antibiotische Therapie ist grundsätzlich gegen Pseudomonas-aeruginosa-Keime gerichtet. Auch wenn durch diese Behandlung der Pseudomonaskeim bei längerfristigem Nachweis aus der Lunge nicht mehr eliminiert werden kann, wird eine Reduktion der Keimzahl und damit eine Rückbildung der vorhandenen Entzündung erreicht.

Hoiby et al. (skandinavisches Modell) empfehlen, bei Pseudomonas-aeruginosa-besiedelten CF-Patienten, unabhängig vom Schweregrad der Erkrankung, eine Intervalltherapie (auch Routinetherapie genannt) alle drei Monate durchzuführen. Nach kanadischem Modell werden routinemäßige i.v.-Therapien bei Patienten ab dem Schweregrad III durchgeführt. Jeder erste Pseudomonas-aeruginosa-Nachweis, unabhängig vom klinischen Zustand, sowie jede pulmonale Infektexazerbation, unabhängig vom Schweregrad der Erkrankung, die mit dem Pseudomonaskeim in Zusammenhang gebracht werden kann, wird intravenös pseudomonaswirksam behandelt.

Eine intravenöse pseudomonaswirksame Behandlung sollte nach einem Antibiogramm aus dem Sputum mindestens 14 Tage lang durchgeführt werden. Vor jedem Antibiotikumeinsatz ist eine erneute bakteriologische Sputumkontrolle mit Resistenzbestimmung durchzuführen. Bei Mukoviszidosepatienten wird grundsätzlich eine **Kombinationstherapie** aus mindestens zwei pseudomonaswirksamen Antibiotika durchgeführt, um die Resistenzentwicklung zu verlangsamen. Es empfiehlt sich eine Kombination aus einem Aminoglykosid und einem anderen pseudomonaswirksamen Antibiotikum. Wegen pharmakokinetischer Besonderheiten (u. a. wegen der gesteigerten Antibiotikumelimination) müssen bei CF-Patienten ungewöhnlich hohe Antibiotikadosierungen eingesetzt werden (siehe Tabelle 12.6-6), um therapeutische Wirkspiegel zu erreichen. Nach Abschluss jeder intravenösen Behandlung sollte erneut der bakteriologische Status mit Resistenzbestimmung erhoben werden.

Antibiotische Inhalationstherapie Gegen die chronische Pseudomonas-aeruginosa-Infektion wird nach neuen Behandlungsmöglichkeiten gesucht. Die pseudomonaswirksame intravenöse Therapie kann trotz einer Dauerbesiedelung mit Pseudomonas aeruginosa nicht zu einer Dauertherapie werden. Eine Ergänzung der pseudomonaswirksamen intravenösen Behandlung ist die antibiotische pseudomonaswirksame Inhalationstherapie. Es handelt sich bei der Pseudomonas-aeruginosa-Infektion bei CF-Patienten nicht um eine systemische, sondern um eine lokalisierte Atemwegsinfektion. Durch eine inhalative Antibiotikumanwendung können höhere Sputumspiegel und damit auch höhere Konzentrationen der Wirksubstanz in der Atemwegsflüssigkeit („airways lining fluid") als bei einer intravenösen Gabe erreicht werden. Vorteilhaft ist die Deposition des inhalierten Antibiotikums direkt am Ort der Infektion.

Obwohl auch mit anderen Antibiotika inhalative Behandlungen versucht worden sind, stehen Aminoglykoside und Colistin für diese Therapie zur Verfügung. Die Inhalation wird ein- bis zweimal täglich (Dosierungen vgl. Tabelle 12.6-3) im Anschluss an die Physiotherapie und nach der Basisinhalation mit Beta-2-Mimetikum durchgeführt.

Experimentelle Therapieansätze

Die Diskussion um den optimalen Einsatz von Antibiotika in der Behandlung der CF ist nicht abgeschlossen. Eine prophylaktische orale **staphylokokkenwirksame Dauerantibiotikatherapie** von Diagnose an hat sich gegenüber einer am klinischen Bedarf orientierten Therapie in einer großen prospektiven kontrollierten Studie aus den USA nicht bewährt. Eine **Pseudomonasvakzinierung** ist erst im experimentellen Stadium.

Amilorid hat in kontrollierten klinischen Studien keinen zusätzlichen Effekt zur bestehenden Therapie auf die Lungenfunktion gehabt. Ob Derivate mit geänderter Pharmakokinetik bessere Ergebnisse erzielen, bleibt offen.

Inhalationen von **Udenosintriphosphat** (UTP) und **Adenosin**, die direkt an membranständigen Chloridkanälen angreifen sollen, sind in Erprobung. Zithromax, ein Makrolidantibiotikum, wird auf seine Langzeitwirkung überprüft, da in einer Kurzzeittherapiestudie positive antientzündliche neben antibakteriellen Effekten nachweisbar waren.

Gentherapie

So nahe liegend der Gedanke einer Gentherapie bei CF ist, scheint bei nüchterner Betrachtung der bisherigen Ergebnisse ein Zeitpunkt für die klinische Einführung nicht absehbar. Allerdings hat das verbesserte molekulare Verständnis zu interessanten Neuentwicklungen geführt. So konnte einen Normalisierung der Membranpotenzialmessung bei CF-Patienten mit einer seltenen Stoppmutation durch Gentamycin erreicht werden. Bei CF-Mäusen mit einem homozygoten Defekt (deltaF508) konnte durch eine als Transporthelfer wirksame Substanz (Curcumin) der Einbau des defekten CFTR in der apikalen Zellmembran und damit eine weitgehende Normalisierung beobachtet werden.

Antiinflammatorische Therapie

Da die Inflammation noch vor der Infektion in der CF-Lunge nachweisbar ist, liegt es nahe, durch eine antientzündliche Therapie den Zerstörungsprozess in der Lunge zu vermeiden oder zumindest hinauszuzögern.

Die Nutzen-Risiko-Analyse kann bisher aber nicht zu einer allgemeinen Empfehlung herangezogen werden, sodass selbst Substanzen wie Ibuprofen und Glukokortikoide, für die erste positive Berichte vorliegen, nicht routinemäßig eingesetzt werden. Andere, lediglich an wenigen Patienten geprüfte Substanzen (z. B. Antiproteasen), sind ebenfalls theoretisch viel versprechend, aber derzeit nur innerhalb klinischer Prüfungen verfügbar. Die als Sekretolytikum zugelassene und in kontrollierten Studien als wirksam erwiesene DNAse könnte zusätzlich durch antiinflammatorische Effekte in der Frühtherapie hilfreich sein.

Mukolytische Therapie Hier sind zwei Substanzen zu nennen, die beide eine Verbesserung der Lungenfunktion, zumindest bei einem Teil der Patienten, bewirken. Zum einen handelt es sich um rhDNAse, ein gentechnisch hergestelltes Enzym, das die im Sputum vorhandene DNA spaltet, zum anderen um hypertone (6%) Kochsalzlösung. Beide Substanzen werden inhaliert. DNAse verbessert im Mittel die FEV_1 um 5–10% des Ausgangswertes. Der Erfolg tritt bereits nach 1–2 Wochen ein. Ein Absetzen führt zum Verlust dieser Verbesserung in den folgenden 1–2 Wochen. Da die Therapie sehr teuer ist und Nebenwirkungen (Husten, Heiserkeit, Hämoptysen) nicht selten sind, kann die Therapie nicht bei allen Patienten eingesetzt werden. Hypertone Kochsalzlösung hat zwar auch eine Sekretverflüssigung in ähnlicher Größenordnung zur Folge, einen ähnlich positiven Effekt wie bei DNAse in einer kontrollierten Studie gibt es aber bisher nicht.

Literatur

Crispin AR, Norman AP (1984) The systematic evaluation of the chest radio-graph in cystic fibrosis. Pediatr Radiol 2: 101–106

Cystic fibrosis Conference Reports (1978) CF patient evaluations and scoring systems. Tucson, AZ 2 (2)

Egan ME, Pearson M, Weiner SA et al. (2004) Curcumin, a major constituent of turmeric, corrects cystic fibrosis defects. Science 304: 600–602

Gibson LE, Cooke RE (1959) A test for concentration of electrolytes in sweat in cystic fibrosis of the pancreas utilizing pilocarpine by iontophoresis. Pediatrics 23:545–549

Hoiby N (1993) Antibiotic therapy for chronic infection of Pseudomonas in the lung. Annu Rev Med 44:1–10

Kraemer R, Rüdeberg A, Kläy M, Rossi F. (1979) Relationship between clinical conditions, radiographic findings and pulmonary functions in patients with cystic fibrosis. Helv Paediat Acta 34: 417–428

Riordan JR, Rommens JM, Kerem B et al. (1989) Identification of the cystic fibrosis gene: cloning and characterization of complementary DNA. Science 245: 1066–1073

Shwachman H, Kulczycki LL (1958) A report of one hundred and one patients with cystic fibrosis of the pancreas studied over a five to fourteen year period. Am J Dis Child 96: 6–15

Steinkamp G (1991) Antibiotikainhalation bei zystischer Fibrose. Monatschr Kinderheilkd 139: 73–80

Stern RC (1997) The diagnosis of cystic fibrosis. New Engl J Med 336(7): 487–491

Stern M, Wiedemann B (2003) Qualitätssicherung Mukoviszidose – Überblick über den Gesundheitszustand der Patienten 2002. Wissenschaftlicher Beirat Qualitätssicherung Mukoviszidose, Hannover

Szaff M, Hoiby N, Flensborg EW (1983) Frequent antibiotic therapy improves survival of cystic fibrosis patients with chronic pseudomonas aeruginosa infection. Acta Paediatr Scand 72: 651

Wood RE, Boat TF, Doershuk CF (1976) State of the art: cystic fibrosis. Am Rev Respir Dis 113: 833

Wilschanski M, Yahav Y, Yaacov Y, Blau H, Bentur L, Rivlin J et al. (2003) Gentamicin-induced correction of CFTR function in patients with cystic fibrosis and CFTR stop mutations. N Engl J Med 349: 1433–1441

Yankaskas JR, Marshall BC, Sufian B, Simon RH, Rodman D (2004) Cystic fibrosis adult care: Consensus Conference Report. Chest 125: 1S–39

12.7 Sarkoidose
Joachim Müller-Quernheim

12.7.1 Klinisches Erscheinungsbild

In Europa ist die Sarkoidose die häufigste interstitielle Lungenerkrankung unbekannter Ätiologie. Für Deutschland beträgt die Prävalenz etwa 44 pro 100.000 und die Inzidenz etwa 12 pro 100.000 Einwohner. Im zweiten und dritten Lebensjahrzehnt liegt die Inzidenz deutlich höher, nämlich bei 18/100.000. Die Sarkoidose bietet ein weites Spektrum an klinischen Manifestationen und fast alle Organe können von ihr betroffen sein, wobei Lunge und Lymphknoten am häufigsten befallen sind. Die klinischen Manifestationen sind meist wenig richtungsweisend. Patienten mit pulmonaler Sarkoidose suchen den Arzt wegen uncharakteristischer Beschwerden wie Fieber, Gewichtsverlust, Abgeschlagenheit und Müdigkeit auf oder sie klagen über Symptome, die direkt mit der Lunge und den Atemwegen in Verbindung gebracht werden können, wie Husten, Dyspnoe, v. a. Dyspnoe bei Belastung, uncharakteristische Thoraxschmerzen und gelegentlich Hämoptysen. Die klinisch erfassbaren Organbeteiligungen bei 82 konsekutiven Patienten einer deutschen Universitätsklinik finden sich in Abb. 12.7-1.

Akute, subakute und primär chronische Verläufe werden beobachtet, wobei sich chronische Verläufe auch aus akuten Sarkoidosen entwickeln können. Meist manifestiert sich die Sarkoidose schleichend. Bei Beteiligung des Auges, des Herzens, des zentralen Nervensystems oder bei Hyperkalzämie können sich medizinische Notfälle entwickeln, die einer unmittelbaren therapeutischen Intervention bedürfen.

Typischerweise finden sich nichtverkäsende Granulome in den alveolären, bronchialen und vaskulären Wänden. Diese Granulome sind diffus im Lungenparenchym verteilt und stellen im Gegensatz zu jenen bei exogen-allergischer Alveolitis dichte, klar erkennbare, kompakte Aggregate dar. Üblicherweise sieht man ein Nebeneinander von jungen Granulomen mit vielen mononukleären Zellen und alten, zellarmen Granulomen mit Fibrose und Hyalinisierung.

Die Sarkoidose ist histomorphologisch als eine Erkrankung definiert, die in allen betroffenen Organen und Geweben nichtverkäsende epitheloidzellige Granulome aufweist, die sich entweder spontan oder unter Therapie auflösen oder aber zu einer hyalinen Fibrose voranschreiten. Die klinische Diagnose einer Sarkoidose kann jedoch durch diese histologischen Befunde nur gestützt werden, pathognomonische Befunde existieren nicht. Im Allgemeinen fordert man daher, dass für die epikritische Diagnose „Sarkoidose" eine Reihe von klinischen, histologischen, radiologischen und eventuell auch immunologischen Kriterien erfüllt sein muss. Es kommt immer wieder vor, dass all diese Kriterien die Diagnose einer Sarkoidose in Fällen nahe legen, die später als anderweitige Erkrankungen diagnostiziert werden. Daher müssen bei Diagnosestellungen andere granulomatöse Erkrankungen bekannter und unbekannter Ätiologie ausgeschlossen werden. Die wichtigsten Differentialdiagnosen sind in der folgenden Übersicht zusammengefasst. Die Untersuchung der bronchoalveolären Lavage und der transbronchialen Biopsie auf Mykobakterien und ggf. Pilze ist hier in Anbetracht einer eventuell notwendigen Kortikosteroidtherapie sehr hilfreich.

Differentialdiagnosen der Sarkoidose
- Tuberkulose
- Aspergillose
- Exogen-allergische Alveolitis
- Interstitielle Lungenerkrankungen unbekannter Ätiologie
- Lymphatische Systemerkrankungen
- Bronchialkarzinom
- Arzneimitteltoxische Alveolitiden
- Pneumokoniosen
- Berylliose

12.7.2 Diagnose und Differentialdiagnose

Die akute Sarkoidose ist ein symptomreiches und mitunter schweres Krankheitsbild. Sie tritt häufig mit einem Erythema nodosum, hohem Fieber und allgemeinen Entzündungszeichen auf. Schmerzen und Schwellungen der großen Gelenke können hinzutreten. Allgemein wird der Begriff „Löfgren-Syndrom" für die akute Sarkoidose verwendet, obwohl das Kriterium Negativierung im Tuberkulintest heute nicht mehr verwendet werden kann. Bei der akuten Sarkoidose kommt es weiterhin häufig zu einer Uveitis und geschwollenen peripheren Lymphknoten. Die akuten Verlaufsformen haben eine hohe Neigung zur Spontanremission.

Die chronische Sarkoidose zeigt ebenfalls eine Neigung zur Spontanremission, chronisch progrediente Fälle kommen jedoch häufig vor. Diese Verlaufsform beginnt in der Mehrzahl der Fälle primär chronisch und die Patienten kommen meist mit einem radiologischen Zufallsbefund oder mit unspezifischen Allgemeinbeschwerden zum Arzt. Bei beiden Formen zeigt die **Thoraxröntgenaufnahme** im Allgemeinen eine bihiläre Lymphadenopathie und/oder eine feine retikulonoduläre

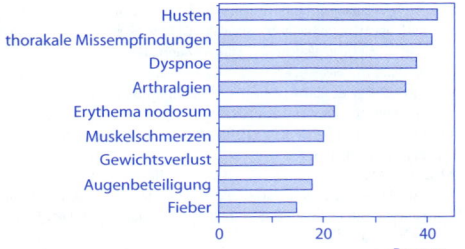

Abb. 12.7-1. Klinische Manifestationen der Sarkoidose bei 82 konsekutiven Patienten einer Universitätsklinik

Zeichnungsvermehrung des Lungenparenchyms (ca. 90%). Oft fällt bei den chronischen Formen eine Diskrepanz zwischen einem deutlich veränderten Röntgenbild und dem überhaupt nicht oder nur gering beeinträchtigten Allgemeinbefinden auf. Uncharakteristische Befunde kommen immer wieder vor und verkomplizieren den Ablauf der Diagnostik, da u. a. Neoplasien, Tuberkulose und Morbus Wegener sicher ausgeschlossen werden müssen. Singuläre oder multiple Rundherde, Rundherde mit Einschmelzungen, alveoläre Verschattungsmuster, Lymphknoten mit Kalkeinlagerungen, Pleuraschwartungen und Pleuraergüsse können in Einzelfällen bei einer Sarkoidose beobachtet werden.

Eine **Computertomographie** ist für die Diagnostik der Sarkoidose in frühen Krankheitsstadien nicht unbedingt erforderlich. Sie kann jedoch bereits einen Lungenparenchymbefall zeigen, der im konventionellen Thoraxröntgenbild noch nicht erkennbar ist. Biopsiert man gezielt diese im CT identifizierten Areale, so erhöht sich die diagnostische Ausbeute der transbronchialen Biopsie. Es kommt jedoch auch vor, dass ein im CT unauffälliges Lungenparenchym granulomatöse Veränderungen enthält. Daher kann eine CT den Lungenparenchymbefall nicht ausschließen. Die charakteristischen Veränderungen in der CT sind perlschnurartige Reihungen von Noduli entlang der bronchovaskulären Bündel, interlobulären Septen, Lappenspalten und subpleural, die einer lymphatischen Ausbreitungsform entsprechen. Konfluierende Noduli können zu homogenen Verdichtungen mit flauen Rändern führen, die auch ein Bronchopneumogramm oder gar Einschmelzungen oder Zysten aufweisen können. Milchglasartige Dichteanhebungen und Noduli zeigen diffuse, entzündliche Veränderungen im Interstitium an, die im Allgemeinen auf eine Therapie gut ansprechen.

Tritt eine Fibrose ein, so dominieren die homogenen Verdichtungen zunächst entlang der bronchovaskulären Bündel, bilden ein retikuläres Muster und können bis zu einer Fibrose mit wabigem Umbau voranschreiten.

Die transbronchialen oder offenen **Lungenbiopsien** zeigen fast immer, häufig auch bei radiologisch unauffälligem Lungenparenchym, den klassischen Befund der nichtverkäsenden epitheloidzelligen Granulome, die diffus über die Wände der Alveolen, Bronchien und Kapillaren verteilt sind. Zur Diagnose einer Sarkoidose müssen ein mit dieser Diagnose zu vereinbarendes klinisches Erscheinungsbild und eine entsprechende Histologie, vorzugsweise mittels fiberbronchoskopischer transbronchialer Biopsien aus der Lunge, neben dem Ausschluss konkurrierender Differentialdiagnosen gefordert werden.

Auch beim Nachweis von Granulomen im Lungenparenchym oder Lymphknoten ist differentialdiagnostisch ein Malignom nicht ausgeschlossen, denn in deren Abflussgebiet oder Nachbarschaft können Granulome gefunden werden („sarcoidlike lesions"). Dies ist bei atypischen radiologischen Manifestationen in Form von Rundherden, die evtl. sogar einschmelzen, zu bedenken.

In typischen Fällen findet sich bei der Sarkoidose in der bronchoalveolären Lavage eine Vermehrung der Lymphozyten mit einer Verschiebung des CD4/CD8-Verhältnisses zugunsten der CD4-Zellen. Bei einer Reihe von relevanten Differentialdiagnosen werden ebenfalls erhöhte CD4/CD8-Verhältnisse vorgefunden, sodass dies diagnostisch nur sehr begrenzt verwertbar ist. Insbesondere bei der akuten Sarkoidose, die diagnostisch nur selten Schwierigkeiten macht, finden sich deutliche Erhöhungen, während bei der chronischen Sarkoidose sich dieser Wert im Normbereich oder nur diskret erhöht findet. Darüber hinaus wird bei ca. 5% der Sarkoidosepatienten ein erniedrigtes CD4/CD8-Verhältnis in der bronchoalveolären Lavage beobachtet, was die Differentialdiagnose einer exogen-allergischen Alveolitis erschwert. Eine Erhöhung der Neutrophilen in der bronchoalveolären Lavage ist häufig mit einem progredienten Verlauf assoziiert und sollte, wenn keine Therapieindikation besteht, zu einer intensiveren Verlaufsbeobachtung Anlass geben, da in Zukunft mit einem progredienten Organschaden, der eine Indikation darstellen wird, zu rechnen ist.

Lungenfunktion

Typischerweise zeigt die Lungenfunktionsuntersuchung mit Zunahme des Lungenparenchymbefalls die Zeichen einer restriktiven Ventilationsstörung mit reduzierter Vitalkapazität und Totalkapazität der Lunge, die sich in Verlaufsserien des Thoraxröntgenbildes ebenfalls beobachten lässt. Die CO-Diffusion oder die Oxyergometrie können auch schon in Fällen mit nur diskreten radiologischen Befunden eine Diffusionsstörung anzeigen, die jedoch nur selten zu einem bereits in Ruhe reduzierten Sauerstoffpartialdruck führt. Die Diffusionsstörung ist ein sensitiver Parameter zur Beobachtung des Spontanverlaufs und des Therapieerfolgs. Meistens ist die relative Einsekundenkapazität normwertig, eine moderate obstruktive Ventilationsstörung lässt sich dennoch oft nachweisen.

12.7.3 Verlaufsbeobachtung und Therapieindikation

Die konventionellen Methoden, wie das Thoraxröntgenbild und atemphysiologische Parameter, sind für die alveolären Entzündungsvorgänge weder spezifisch noch ausreichend sensitiv. Diese Methoden behalten zwar ihre Berechtigung in der Überwachung der Sarkoidose, sie ermöglichen aber in erster Linie eine Aussage über das Ausmaß des bereits eingetretenen Organschadens und weniger über die entzündliche Aktivität.

Ein Progress der Lungenfunktionsstörung oder der Röntgenbildveränderungen zeigt sicher eine hohe entzündliche Aktivität der Sarkoidose an, aber pathologische Einzelbefunde oder die Persistenz solcher Befunde sind keine Aktivitätszeichen. Insbesondere die radiologische Typeneinteilung spiegelt die Entzündungsvorgänge, die zu einem Organschaden führen und deshalb eine Therapieindikation darstellen, nicht wider.

Als absolute Indikation zur Therapie mit Kortikosteroiden gelten schwere Allgemeinsymptome, Myokard-, Nieren-, ZNS-Beteiligung,

Lupus pernio, Hyperkalzurie, Hyperkalzämie, Ikterus und ein rascher Progress der Entzündungszeichen. In allen anderen Fällen sollte eine Verlaufsbeobachtung erfolgen, um einen progredienten pulmonalen Funktionsverlust zu dokumentieren, der dann eine Therapieindikation darstellt. Auch bei fortgeschrittenen radiologischen Veränderungen können noch Spontanremissionen beobachtet werden und durch eine Verlaufsbeobachtung wird vermieden, dass diese Patienten überflüssigerweise bei Eintritt einer Spontanremission behandelt werden.

Problematisch ist die Indikationsstellung bei einer diskreten Symptomatik mit Husten oder Dyspnoe, bei schwer fassbaren Befindlichkeitsstörungen wie chronischer Müdigkeit und Muskelschmerzen oder bei einem progredientem radiologischen Befund ohne oder mit nur diskreter Symptomatik. Auch in Fällen mit einer retikulonodulären Zeichnungsvermehrung im Thoraxröntgenbild ohne Lymphadenopathie (Typ III), die oft chronifizieren, kommt es in ca. 35% noch zu einer Spontanremission mit normalem Thoraxröntgenbild. Bei den radiologischen Typen I (bihiläre Lymphadenopathie) und II (bihiläre Lymphadenopathie mit retikulonodulärer Zeichnungsvermehrung) sind Spontanremissionen mit Normalisierung des Thoraxröntgenbildes in 80 bzw. 50% innerhalb von 3 Jahren zu erwarten. Daher ist eine Beobachtungsphase von 6 Monaten bei diesen Patienten anzuraten, um abzuwarten, ob eine Spontanremission eintritt.

Ist dies nicht der Fall, so kann man meist einen sich entwickelnden Organschaden oder eine eindeutig bestehende Symptomatik dokumentieren, deren Rückbildung bzw. Sistieren das Therapieziel darstellt. Eine aussagekräftige dänische Studie konnte zeigen, dass eine dokumentierte, aber symptomfreie Sarkoidose eine gute Prognose hat und somit in der Regel keine Therapieindikation besteht.

Aktivitätsparameter

Bei der akuten Sarkoidose kann die klinische Symptomatik als Aktivitätsparameter dienen und eine Remission oder eine Persistenz der entzündlichen Aktivität sehr sensitiv anzeigen. Bei der chronischen Sarkoidose ist es häufig schwierig, die Symptomatik einem bereits eingetretenen irreversiblen Organschaden oder der behandelbaren entzündlichen Aktivität zuzuordnen. Diskrete, spontane oder durch eine Therapie induzierte Veränderungen der Lungenfunktion oder des Thoraxröntgenbildes sind gerade bei der chronischen Sarkoidose oft nicht zuverlässig genug, um hierauf klinische Konsequenzen zu basieren. Nur eine längere Verlaufsserie gibt hier ausreichende Sicherheit.

Serologische Parameter sind hier besser geeignet, die spontanen oder therapieinduzierten Veränderungen der entzündlichen Aktivität zu beurteilen. Der lösliche (soluble) Interleukin-2-Rezeptor (sIL-2R) wird von aktivierten T-Lymphozyten abgeschilfert und kann erhöhte Serumspiegel bilden. Besteht eine Behandlungsindikation, so zeigt ein Absinken des sIL-2R-Serumspiegels die therapeutische Suppression der inflammatorischen Aktivität der T-Lymphozyten an. Aktivierte Makrophagen und Monozyten sezernieren einen Metaboliten des GTP-Stoffwechsels, das Neopterin, der ebenfalls erhöhte Serumspiegel bilden kann. Dieser Parameter reflektiert die entzündliche Aktivität dieser Zellpopulationen und kann auch zur Verlaufsbeobachtung genutzt werden. Das Angiotensin-konvertierende Enzym (ACE) wird von den Epitheloidzellen der Granulome gebildet und sein erhöhter Serumspiegel kann als Maß der Granulomlast des Organismus gewertet werden. Eine erhöhte Granulomlast stellt per se keinen Befund dar, der einer klinischen Konsequenz bedarf. Der Verlauf kann hier Hinweise auf die entzündliche Aktivität und drohende Organschäden geben. Die drei genannten Parameter zeigen die Aktivität verschiedener Pathomechanismen an und haben keine diagnostische Bedeutung. Ihren Wert haben sie bei der Verlaufsbeobachtung der chronischen Sarkoidose und bei der Beurteilung der Wirkung einer Medikation in unklaren klinischen Situationen.

12.7.4 Therapie

In den meisten Fällen von akuter Sarkoidose ist eine symptomatische Therapie mit Analgetika ausreichend. Zeigt die Verlaufsbeobachtung einen Progress oder liegt eine obligate Therapieindikation vor, so ist die Therapie der ersten Wahl eine **Kortikosteroidmonotherapie**. In der Regel ist eine Startdosis von 0,6–0,8 mg Prednisonäquivalent/kg KG/Tag ausreichend, um die akuten Krankheitssymptome zu beherrschen. Je nach Schweregrad und Ansprechverhalten wird diese Dosis 4–8 Wochen beibehalten und anschließend schrittweise (etwa 15 mg pro 4 Wochen) reduziert, sodass innerhalb einer Gesamtdauer von etwa 6–9 Monaten die Therapie beendet werden kann. Es hat sich als vorteilhaft erwiesen, die letzten Dosisschritte kleiner zu wählen (z.B. 5 mg). In diesem Zeitraum führt die Therapie meistens zur Beschwerdefreiheit, einer Normalisierung der Aktivitätsparameter und einer Stabilisierung oder gar zur Besserung des pulmonalen Funktionsverlustes. Die Veränderungen solcher Aktivitätsparameter, die bei Therapiebeginn positiv waren, können als Orientierungsmarke für die Dosisreduktion dienen. Auch bei rascher Auflösung der Symptomatik und Normalisierung der Entzündungsparameter sollte die Gesamttherapiedauer durch die schrittweise Dosisreduktion ca. 6 Monate betragen (schematische Darstellung in Abb. 12.7-2a). Bei erneuter entzündlicher Aktivität während der Phase der Dosisreduktion ist es, je nach Ausmaß, oft ausreichend, die Dosis lediglich um eine oder zwei Stufen heraufzusetzen. Ein genereller Neubeginn mit der Ausgangsdosis oder gar einer höheren Dosierung ist in der Regel nicht erforderlich. Kann die Therapie innerhalb von 12–18 Monaten nicht beendet werden oder erscheint eine Erhaltungstherapie über die Cushing-Schwelle notwendig, so sollte auf ein kortisonsparendes Kombinationsregime ausgewichen werden. Im angelsächsischen Raum wird häufig eine niedrigdosierte Erhaltungstherapie von ca. 12 Monaten angeschlossen, die auch in einige Empfehlungen Eingang gefunden hat. Die Überlegenheit dieser Vorgehensweise ist nicht dokumentiert. Sie birgt das Pro-

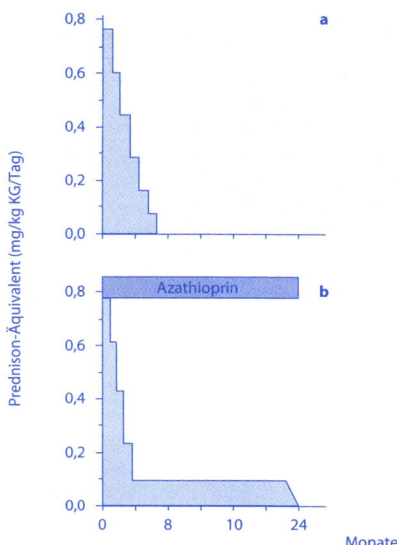

Abb. 12.7-2a,b. Schematische Darstellung der Dosierung der Kortisonmonotherapie (**a**) und der immunsuppressiven Kombinationstherapie der Sarkoidose (**b**). Azathioprin-Dosierung (2 mg/kg KG/Tag)

binationstherapien besteht die Möglichkeit eines Therapieversuchs mit Infliximab 3–5 mg/kg Körpergewicht über 2 h i.v. in 2- bis 4-wöchigen Abständen über 6 Monate. Tumornekrosefaktor-α (TNF-α), ein bei chronischer Sarkoidose überexprimiertes proinflammatorisches Zytokin, wird von Infliximab, einem humanisierten, murinen, monoklonalen Antikörper gegen TNF-α, gebunden und inaktiviert. Es existieren ermutigende Fallberichte und eine randomisierte, plazebokontrollierte, multizentrische Studie läuft derzeit. Mit Ergebnissen ist im Jahr 2006 zu rechnen. Interessanterweise existieren für Etanercept, einem weiteren Antikörper gegen TNF-α, der jedoch nicht Komplent aktiviert, negative Berichte.

Evidenz der Therapieempfehlungen

	Evidenzgrad	Empfehlungsstärke
Kortikosteroidindikation		
Prednisolon	II-a	B
Prednisolon plus Azathioprin oder Methotrexat	II-b	B
Infliximab	IV	C
Allgemeinsymptome ohne Kortikosteroidindikation		
Nichtsteroidale Antiphlogistika	IV	C
Asymptomatische Befundträger		
Keine Therapie	III	C

blem, dass beim Absetzen eine Kortisonentzugssymptomatik mit einem Rezidiv verwechselt werden kann.

Für kortikosteroidresistente Fälle, die immerhin zwischen 10 und 20% der Patienten mit Behandlungsindikation ausmachen, stehen keine monotherapeutischen Alternativen zur Verfügung. Versuche, die Sarkoidose mit Cyclosporin A, Azathioprin, Methotrexat oder Cyclophosphamid zu therapieren, haben zwar in Einzelfällen dokumentierte Erfolge gezeigt, aber Parameter, die einen Behandlungserfolg voraussagen, konnten bisher nicht herausgearbeitet werden, sodass Subkollektive, die von derartigen Therapiealternativen vorhersehbar profitieren, nicht identifiziert werden können.

Immunsuppressive Therapien, die es ermöglichen, die Kortikosteroiddosis zu reduzieren, stehen jedoch zur Verfügung und ihre Erfolge sind ermutigend, sodass kortikosteroidsparende Kombinationsregime mit Azathioprin, Methotrexat oder auch Cyclophosphamid empfohlen werden können. Welcher Partner bei geringster Nebenwirkungsrate und maximalem Effekt eine Kortisoneinsparung ermöglicht, ist noch offen. Eine Reihe von Kandidaten wie Azathioprin, Leflunomid, Methotrexat, Mycophenolat Mofetil, Pentoxifyllin und Thalidomid bieten sich aus immunpharmakologischen Überlegungen heraus an und sind teilweise bereits in Erprobung oder es existieren positive Fallberichte.

Bei absoluten Prednisolonkontraindikationen oder Resistenz des Krankheitsbildes gegenüber den oben genannten Kom-

12.7.5 Prognose

Die ärztliche Erfahrung und große klinische Studien zeigen, dass eine akute Sarkoidose mit einem hoch fieberhaftem Krankheitsbild, einer bihilären Lymphadenopathie und evtl. einem Erythema nodosum eine gute Prognose aufweist. Patienten mit einem chronischen Verlauf, multiplen Organmanifestationen und bereits eingetretenen Funktionsausfällen haben eine weniger günstige Prognose. Etwa ein Drittel letzterer Patienten kommt zu einer Restitutio ad integrum, ein weiteres Drittel zeigt eine gute Befundbesserung, sodass etwa zwei Drittel eine günstige Verlaufsform aufweisen. Das verbleibende Drittel zeigt zum größten Teil einen stationären Verlauf mit stabilen Funktionsausfällen. Etwa 8% erleiden einen chronisch progredienten Verlauf und ein kleiner Teil verstirbt an der Sarkoidose oder ihren Folgeerkrankungen wie z.B. dem Cor pulmonale.

Es gibt keine Parameter mit hoher prognostischer Zuverlässigkeit, die es erlauben würden, die einzelnen Verlaufsformen vorherzusagen. Daher ist bei allen Sarkoidosepatienten, auch bei problemlosen Verläufen, eine zwei- bis fünfjährige Verlaufsbeobachtung angezeigt. Findet sich bei der Diagnosestellung bereits eine restriktive Ventilationsstörung oder eine Diffusionslimitierung, so ist ein voranschreitender Organschaden wahrscheinlich, der im Verlauf eine Therapieindikation ergibt. Patienten mit kutanen Manifestationen haben oft chronische, progrediente Verläufe mit multiplem Organbefall.

Literatur

Baughman RP, Winget DB, Lower EE (2000) Methotrexate is steroid sparing in acute sarcoidosis: results of a double blind, randomized trial. Sarcoidosis Vasc Diffuse Lung Dis 17(1): 60–66
Baughman RP, Lower EE (2001) Infliximab for refractory sarcoidosis. Sarcoidosis Vasc Diffuse Lung Dis 18(1): 70–74
Hunninghake GW, Gilbert S, Pueringer R et al. (1994) Outcome of the treatment of sarcoidosis. Am J Respir Crit Care Med 149:893–898
Kouba DJ, Mimouni D, Rencic A, Nousari HC (2003) Mycophenolate mofetil may serve as a steroid-sparing agent for sarcoidosis. Br J Dermatol 148(1): 147–148
Majithia V, Sanders S, Harisdangkul V, Wilson JG (2003) Successful treatment of sarcoidosis with leflunomide. Rheumatology (Oxford) 42(5): 700–702
Müller-Quernheim J (2003) Therapie. In: Müller-Quernheim J (Hrsg) Interstitielle Lungenerkrankungen. Standards in Klinik, Diagnostik und Therapie. Thieme, Stuttgart, S 48–54
Müller-Quernheim J (2003) Sarkoidose. In: Müller-Quernheim J (Hrsg) Interstitielle Lungenerkrankungen. Standards in Klinik, Diagnostik und Therapie. Thieme, Stuttgart, S 57–67
Müller-Quernheim J, Kienast K, Held M, Pfeifer S, Costabel U (1999) Treatment of chronic sarcoidosis with an azathioprine/prednisolone regimen. Eur Respir J 14: 1117–1122
Syed J, Myers R (2004) Sarcoid heart disease. Can J Cardiol 20(1): 89–93
Ulbricht KU, Stoll M, Bierwirth J, Witte T, Schmidt RE (2003) Successful tumor necrosis factor alpha blockade treatment in therapy-resistant sarcoidosis. Arthritis Rheum 48(12): 3542–3543
Viskum K, Vestbo J (1993) Vital prognosis in intrathoracic sarcoidosis with special reference to pulmonary function and radiological stage. Eur Respir J 6:349–353
Ziegenhagen M, Müller-Quernheim J (2003) The cytokine network in sarcoidosis and its clinical relevance. J Internal Med 253: 18–30

12.8 Pneumonien und Lungenabszess
Bettina Temmesfeld-Wollbrück und Norbert Suttorp

12.8.1 Ambulant erworbene Pneumonie

Die ambulant, das heißt, außerhalb des Krankenhauses erworbene Pneumonie ist eine Erkrankung von volkswirtschaftlicher Bedeutung mit erheblicher Morbidität und Mortalität. Bei 60–80% der Patienten liegt Komorbidität vor, nur 20–40% der Fälle treten aus völliger Gesundheit heraus auf. Prädisponierende Faktoren sind neben höherem Lebensalter und Nikotinabusus eine Reihe chronischer Erkrankungen (s. folgende Übersicht).

Patienten mit signifikanter Komorbidität, Zeichen der respiratorischen Insuffizienz, hämodynamischer Instabilität, Anstieg der renalen Retentionswerte, neu aufgetretener zerebraler Dysfunktion, Befall mehrerer Lungenabschnitte, parapneumonischen Pleuraergüssen und Einschmelzungen müssen stationär behandelt werden. Bei leichteren Erkrankungsfällen – insbesondere bei jüngeren Patienten ohne wesentliche Komorbidität – kann die Behandlung auch ambulant durchgeführt werden.

Prädisponierende Faktoren für eine ambulant erworbene Pneumonie
- Höheres Lebensalter (>65 Jahre)
- Nikotinabusus
- Chronische Bronchitis
- Chronisch-obstruktive Emphysembronchitis
- Herzinsuffizienz
- Chronische Nierenerkrankungen, Dialysebehandlung
- Chronische Lebererkrankungen
- Diabetes mellitus
- Immunsuppression
- Fehl- und Mangelernährung
- Alkoholismus

Mikrobiologie

Nur bei rund 50% der Patienten kann ein Erregernachweis geführt werden. Die am häufigsten nachgewiesenen Erreger finden sich in der folgenden Übersicht.

Die Häufigkeit einzelner Erreger kann nur näherungsweise angegeben werden, da sie einer Reihe von Einflussfaktoren unterliegt (regionale und jahreszeitliche Schwankungen, Alter, spezifische Komorbidität).

Hinsichtlich der Resistenzsituation muss insbesondere die mögliche Penicillinresistenz (und damit Resistenz gegenüber zahlreichen Betalaktam-Antibiotika) von *Streptococcus pneumoniae* Beachtung finden, sofern eine solche Pneumonie im Ausland (v. a. Spanien, Frankreich, Irland, Griechenland, Osteuropa, Nordamerika, Südafrika, Japan, Korea) erworben wurde.

Erreger bei ambulant erworbenen Atemwegsinfektionen
- Bakterielle Erreger
  - *Streptococcus pneumoniae* (ca. 30%)
  - *Chlamydia spp.* (bis 15%)
  - *Mycoplasma pneumoniae* (ca. 10%)
  - *Haemophilus influenzae* (bis 15%)
  - *Moraxella catarrhalis* (ca. 2%)
  - *Staphylococcus aureus* (bis 10%)
  - *Legionella spp.* (bis 5%)
  - Selten: *Enterobacteriaceae, Pseudomonas aeruginosa, Coxiella burnetii*
- Virale Erreger
  - Adenoviren
  - Influenzavirus A und B
  - Parainfluenzavirus
  - Enteroviren
  - Respiratory Syncytial Virus
  - ECHO-Viren
  - Coxsackievirus

Diagnostik

Umfang und die Invasivität der Diagnostik orientieren sich am Schweregrad der Erkrankung und den individuellen Patientencharakteristika. Leichtere ambulant erworbene Pneumonien bei ansonsten gesunden Personen können ohne weitere kostenintensive Diagnostik mit einer empirischen Antibiotikatherapie ambulant behandelt werden. Allerdings sollte bei allen Patienten mit dem Verdacht auf eine ambulant erworbene Pneumonie ein Röntgenthorax in zwei Ebenen durchgeführt werden. Mit zunehmender Schwere des klinischen Erkrankungsbildes und wenn Risikofaktoren hinzutreten, gewinnt die Erregerdiagnostik (Gramfärbung, kulturelle Analytik von Bronchialsekret und Blutkulturen) an Bedeutung. An Blutuntersuchungen sollten ein (Differential-) Blutbild, Elektrolyte, Nieren- und Leberwerte, Blutzucker, C-reaktives Protein (CRP) und ggf. auch eine Blutgasanalyse durchgeführt werden. Bei schwer verlaufenden Fällen wird ggf. ein Thorax-CT durchgeführt. Die Frage nach der Entwicklung eines parapneumonischen Ergusses kann sonographisch geklärt werden. Bei beatmungspflichtigen Patienten mit ambulant erworbener Pneumonie sollte bereits primär eine Bronchoskopie mit bronchoalveolärer Lavage (BAL) durchgeführt werden, um die Wahrscheinlichkeit der Erregerisolierung zu erhöhen. Auch bei weniger schwer Erkrankten mit progredientem Verlauf unter Antibiose ist die Indikation zur Bronchoskopie mit BAL oder Abstrichen mit der geschützten Bürste gegeben. Bei gegebenem Verdacht können Maßnahmen zum Nachweis von Legionellaantigen im Urin und in Einzelfällen serologische Untersuchungen auf Chlamydien, Mykoplasmen und Legionellen durchgeführt werden. Differentialdiagnostisch muss ggf. auch eine Lungenembolie erwogen werden. In Verdachtsfällen sollte neben EKG und Echokardiographie auch eine thorakale Computertomographie in Spiraltechnik in Betracht gezogen werden. Zusätzlich kann die Bestimmung des D-Dimer im Serum diagnostisch hilfreich sein.

Therapie

Die Patienten werden nach Risikostratifizierung in drei Gruppen eingeteilt:
- leichte ambulant erworbene Pneumonie ohne Störungen von Vitalfunktionen bei jüngeren Patienten ohne Komorbidität,
- ambulant erworbene Pneumonie bei Patienten mit Risikofaktoren (s. Übersicht S. 1028, rechts),
- schwerer Verlauf einer ambulant erworbenen Pneumonie mit Störung von Vitalfunktionen.

Leichte ambulant erworbene Pneumonien bei jüngeren Patienten ohne Komorbidität werden mit einer empirischen Antibiotikatherapie ambulant behandelt (Tabelle 12.8-1). Hierbei sind als Leitkeime in erster Linie *Streptococcus pneumoniae, Chlamydia pneumoniae, Mycoplasma pneumoniae* und *Haemophilus influenzae* sowie bei den viralen Erregern Influenzaviren zu berücksichtigen. Anhand der Anamnese ist zu klären, ob es sich um penicillinresistente Pneumokokken handeln könnte.

Die geringste Wahrscheinlichkeit eines Therapieversagens ergibt sich unter Berücksichtigung der Erregerhäufigkeit und der Resistenzsituation bei der Verordnung von Makroliden. Aus pharmakologischen Gründen sollte in dieser Gruppe auf Erythromycin verzichtet und nur neuere Makrolide verordnet werden. Dabei ist zu berücksichtigen, dass Roxithromycin im Vergleich zu Azithromycin und Clarithromycin eine schwächere Wirkung gegenüber *Haemophilus influenzae* aufweist. Wegen möglicher Resistenzen sollte bei wahrscheinlicher oder gesicherter Pneumokokkenpneumonie primär Penicillin oder Amoxicillin zum Einsatz kommen, sofern keine reiseassoziierte Pneumokokkenpneumonie besteht. In solchen Fällen sind Ceftriaxon oder neuere Gyrasehemmer die Antibiotika erster Wahl. In Abhängigkeit vom Erreger beträgt die Therapiedauer 7–10 (–14) Tage. Eine Ausnahme bildet wegen der langen Halbwertszeit die Therapie mit Azithromycin (3–5 Tage).

Ambulant erworbene Pneumonien bei Patienten mit Risikofaktoren müssen ggf. stationär behandelt werden. Neben den bei der leichten ambulant erworbenen Pneumonie genannten Keimen müssen hier zusätzlich *Staphylococcus aureus, Moraxella catarrhalis* und *Legionella spp.* berücksichtigt werden. Bei entsprechenden prädisponierenden Faktoren ist auch an eine Aspirationspneumonie zu denken (Therapie bei Aspirationspneumonie: s. dort). Therapie der ersten Wahl sind Betalaktam-Antibiotika, kombiniert mit einem Betalaktamaseinhibitor. Da auch bei diesen Patienten intrazelluläre Erreger nicht vernachlässigt werden können, muss die Kombinationstherapie mit

Medikament	Dosierung
Kalkulierte Initialtherapie	
Makrolide:	
Clarithromycin	2 × 250(–500) mg/Tag p.o.
Azithromycin	1 × 250(–500) mg/Tag p.o. (über 3 Tage)
Roxithromycin	2 × 150 mg/Tag p.o.
Bei Unverträglichkeit oder Kontraindikationen von Makroliden:	
Doxycyclin	1–2 × 100 mg/Tag p.o.
Lobärpneumonie	
Penicillin G	4 × 0,5–1 ME/Tag i.v.
Amoxicillin	3 × 500 mg/Tag p.o.
Bei Reiserückkehrern (insbes. Spanien, Frankreich, Irland, Griechenland, Osteuropa, Nordamerika, Südafrika, Japan, Korea)	
Ceftriaxon	1 × 2 g/Tag i.v.
Moxifloxacin	1 × 400 mg/Tag p.o.

Tabelle 12.8-1. Therapie leichter ambulant erworbener Pneumonien (Alter >65 Jahren, keine Komorbidität; Dosierungen bei normaler Nierenfunktion)

Wahrscheinlichste Erreger: *Streptococcus pneumoniae, Chlamydia pneumoniae, Mycoplasma pneumoniae, Haemophilus influenzae*

Tabelle 12.8-2. Therapie von ambulant erworbenen Pneumonien mit erhöhtem Risiko (Alter >65 Jahren, relevante Komorbidität; Dosierungen bei normaler Nierenfunktion)

Medikament	Dosierung
Kalkulierte Initialtherapie	
Aminopenicillin/Betalaktamaseinhibitor	
Amoxicillin/Clavulansäure	3 × (1,2)–2,2 g/Tag i.v.,
	3 × 500 (–875) mg/Tag p.o.
Ampicillin/Sulbactam	3 × 1,5–3 g/Tag i.v, 3 × 750 mg/Tag p.o.
oder	
Cephalosporin der 2. Generation	
Cefuroxim	3 × 1,5 g/Tag i.v.
Cefotiam	3 × 2 g/Tag i.v.
Bei Betalaktamallergie:	
Moxifloxacin	1 × 400 mg/Tag p.o.
ggf. in Kombination mit Makroliden	
Clarithromycin	2 × 250(–500) mg/Tag p.o.
Azithromycin	1 × 250(–500) mg/Tag p.o. (über 3 Tage)
Roxithromycin	2 × 150 mg/Tag p.o.

Wahrscheinlichste Erreger: *Streptococcus pneumoniae*, *Haemophilus influenzae*, *Staphylococcus aureus*, *Moraxella catarrhalis*, *Legionella spp.*, Influenzavirus

einem Makrolid von Beginn an in Erwägung gezogen werden. Bei Patienten mit chronischen Atemwegserkrankungen, insbesondere bei Vorliegen einer fortgeschrittenen Destruction des Bronchialsystems und/oder von Bronchiektasen, gewinnt *Pseudomonas aeruginosa* als Pneumonieerreger an Bedeutung. In diesen Fällen sollte in Abweichung von den in Tabelle 12.8-2 genannten Antibiotika bereits primär eine gegenüber *Pseudomonas aeruginosa* wirksame Antibiose erwogen werden. Die Therapiedauer beträgt 7–10 Tage. Sofern sie parenteral begonnen wurde, kann bei Therapieansprache nach einigen Tagen im Sinne einer Sequenztherapie auf die orale Form, sofern verfügbar, umgestellt werden. Die Antibiotikatherapie wird flankiert durch supportive Therapiemaßnahmen (s. Übersicht).

Schwere Verlaufsformen einer ambulant erworbenen Pneumonie machen eine Krankenhausbehandlung, ggf. auf einer Intensivstation, erforderlich. Das Spektrum der möglichen Erreger verschiebt sich in den gramnegativen Bereich hinein. Wichtigste Erreger sind neben Pneumokokken, *Staphylococcus aureus* und Klebsiellen auch gramnegative Enterobacteriaceae, Legionellen und *Pseudomonas aeruginosa*. Das bedeutet, dass die Initialtherapie ein breites Spektrum grampositiver und gramnegativer Erreger berücksichtigen muss. Auch hier können intrazelluläre Erreger nicht unberücksichtigt bleiben.

Als kalkulierte Initialtherapie wird ein Betalaktam-Antibiotikum in Kombination mit einem intravenös zu verabreichenden Makrolid empfohlen (Tabelle 12.8-3). Alternativ ist an Stelle des Makrolids auch die Kombination mit einem Gyrasehemmer möglich. Besteht der Verdacht auf eine *Pseudomonas-aeruginosa*-Pneumonie, so muss ein pseudomonaswirksames Betalaktam-Antibiotikum mit einem Aminoglykosid oder mit Ciprofloxacin kombiniert gegeben werden. Bei deutlichen Hinweisen auf eine *Staphylococcus-aureus*-Pneumonie sollte primär ein Cephalosporin der 2. Generation (z. B. Cefotiam oder Cephazolin) gewählt und mit Clindamycin kombiniert werden. Zusätzlich zur Therapie mit Antibiotika kommen Elemente der supportiven Therapie zum Einsatz (s. Übersicht).

Bei bekanntem Erreger muss die Antibiotikatherapie auf diesen zugeschnitten werden, sofern er durch die kalkulierte Initialtherapie nicht ausreichend abgedeckt ist (ggf. auch Deeskalation!) (Tabelle 12.8-4 und 12.8-5).

Supportive Therapie bei ambulant erworbener Pneumonie
- Thrombose-/Embolieprophylaxe
  – Fraktioniertes Heparin
- Behandlung der Grunderkrankung
  – COPD (antiobstruktive Therapie)
  – Herzinsuffizienz (Nachlastsenkung, Diuretikatherapie, positiv-inotrope Therapie)
  – Diabetes mellitus (Diät, Insulintherapie)
  – Chronische Niereninsuffizienz (Bilanzierung)
- Exsikkose, Elektrolytstörungen
  – Rehydratation
  – Elektrolytsubstitution
- Respiratorische Insuffizienz
  – O_2-Insufflation
  – Nichtinvasive Beatmung
  – Invasive Beatmung
- Sekretolyse
  – ACC (600 mg/Tag; Stellenwert umstritten)
  – Mechanische Bronchialtoilette
- Physiotherapie
  – Atemtherapie
  – Frühmobilisation

Kommt es innerhalb der ersten 48–72 h nach Therapiebeginn nicht zur klinischen und laborchemischen Besserung (z. B. CRP-Abfall), ist von einem Therapieversagen auszugehen. Ursächlich ist es möglich, dass eine primäre Erregerresistenz gegenüber der kalkulierten Initialtherapie besteht oder sekundäre Resistenzen vorliegen. Bei Therapieversagen und stark verzögertem Ansprechen auf die Therapie muss auch an Komplikationen der Pneumonie (Pleuraempyem, abszedierende Pneumonie) oder Bronchusobstruktionen mit poststenotischer Pneumonie (Fremdkörper, Bronchialkarzinom) gedacht werden. In einigen Fällen ist ein pulmonales Infiltrat nicht das Korrelat einer erregerassoziierten Pneumonie, sondern entsteht erregerunabhängig (Bronchiolitis obliterans [BOOP], exogen-allergische Alveolitis [EAA], eosinophile Pneumonie, Wegener-Granulomatose, Churg-Strauss-Syndrom und andere Formen der

12.8 Pneumonien und Lungenabszess

Medikament	Dosierung
Kalkulierte Initialtherapie	
Acylureidopenicillin/Betalaktamaseinhibitor	
Piperacillin/Sulbactam	3 × 4 g/Tag i.v./3 ×0,5–1 g/Tag i.v.
Piperacillin/Tazobactam	3 × 4,5 g/Tag i.v.
oder	
3. Generation Cephalosporin	
Ceftriaxon	1–2 × 2 g/Tag i.v.
Cefotaxim	3 × 2 g/Tag i.v.
Ceftazidim	3 × 2 g/Tag i.v.
in Kombination mit Makrolidantibiotikum	
Erythromycin	3–4 × 1 g/Tag i.v.
Clarithromycin	2 × 500 mg/Tag i.v./p.o.
ggf. in Kombination mit	
Aminoglykosid (Spiegelkontrollen erforderlich!)	
Gentamycin	1 × 3–4 mg/kg KG/Tag i.v.
Tobramycin	1 × 3–4 mg/kg KG/Tag i.v.
ggf. in Kombination mit	
Staphylokokkenwirksamem Antibiotikum	
Clindamycin	3 × 900 mg/Tag i.v.
Reserveantibiotika bei Allergie/Unverträglichkeit/Therapieversagen:	
Carbapeneme (in Kombination mit Makrolid)	
Imipenem/Cilastatin	3 × (0,5)–1) g/Tag i.v.
Meropenem	3 × 1 g/Tag i.v.
oder	
Gyrasehemmer	
Ciprofloxacin	2 × 400 mg/Tag i.v., 2 × 500 mg/Tag p.o.
Moxifloxacin	1 × 400 mg /Tag i.v./p.o.
Levofloxacin	2 × 500 mg /Tag i.v./p.o.

Tabelle 12.8-3. Therapie von ambulant erworbenen Pneumonien mit schwerem Verlauf (Intensivüberwachung, Intensivpflege, respiratorische Insuffizienz, akutes Lungenversagen, andere Organversagen, pneumogene Sepsis; Dosierungen bei normaler Nierenfunktion)

Wahrscheinlichste Erreger: *Streptococcus pneumoniae, Staphylococcus aureus, Klebsiella pneumoniae, Legionella spp.*, gramnegative Enterobacteriaceae, *Pseudomonas aeruginosa*

Tabelle 12.8-4. Therapie ambulant erworbener Pneumonien bei bekanntem Erreger (Dosierungen bei normaler Nierenfunktion)

Erreger	1. Wahl	Dosierung	Alternativen
Pneumokokken	Amoxicillin/ Clavulansäure Penicillin G	3 × 1,2–2,2 g/Tag i.v., 3 × 500(–875) mg/Tag p.o. 4 × 0,5–1 ME/Tag i.v.	Ceftriaxon 1 × 2 g/Tag i.v. Moxifloxacin 1 × 400 mg/Tag i.v./p.o.
Chlamydia pneumoniae	Clarithromycin	2 × 250(–500) mg/Tag i.v./p.o.	Azithromycin 1 × 250(–500) mg/Tag über 3 Tage p.o. Roxithromycin 2 × 150 mg/Tag p.o. Doxycyclin 1–2 × 100 mg/Tag p.o.
Mykoplasmen	Doxycyclin	1–2 × 100 mg/Tag p.o.	Clarithromycin 2 × 250(–500) mg/Tag p.o. Azithromycin 1 × 250(–500) mg/Tag über 3 Tage p.o. Roxithromycin 2 × 150 mg/Tag p.o.
Haemophilus influenzae	Amoxicillin/ Clavulansäure Ampicillin/ Sulbactam	3 × 1,2–2,2 g/Tag i.v., 3 × 500(–875) mg/Tag p.o. 3 × 1,5–3 g/Tag i.v., 3 × 750 mg/Tag i.v.	Ceftriaxon 1 × 2 g/Tag i.v. Ciprofloxacin 2 × 400 mg i.v./2 × 500 mg p.o.
Staphylococcus aureus	Cefazolin Cefotiam	3 × 2 g/Tag i.v. 3 × 2 g/Tag i.v	Cefazolin/Clindamycin (3 × 900 mg/Tag i.v.) Cefazolin/Rifampicin (2 × 300 mg/Tag i.v.)
MRSA	Linezolid	2 × 600 mg/Tag i.v./p.o.	Vancomycin 4 × 500 mg/Tag i.v. Quinupristin/Dalfopristin 3 × 5 mg/kg KG/Tag i.v.
Legionella spp.	Erythromycin	4 × 1 g/Tag i.v., 4 × 500 mg/Tag p.o.	Erythromycin/Rifampicin (2 × 300 mg/Tag i.v./p.o.) Clarithromycin 2 × 250(–500) mg/Tag p.o. Azithromycin 1 × 250(–500) mg/Tag über 3 Tage p.o. Ciprofloxacin 2 × 400 mg i.v./2 × 500 mg p.o. Moxifloxacin 1 × 400 mg/Tag i.v./p.o.
Pseudomonas aeruginosa	Ceftazidim/ Tobramycin	3 × 2 g/Tag i.v./ 1 × 3–4 mg/kg KG/Tag i.v.	Piperacillin/Tazobactam + Tobramycin 3 × 4,5 g/Tag i.v. + 1 × 3–4 mg/kg KG/Tag i.v. Ciprofloxacin 2 × 400 mg i.v./2 × 500 mg p.o.
Klebsiella spp.	Ceftriaxon/Gentamycin	1 × 2 g/Tag i.v./ 1 × 3–4 mg/kg KG/Tag i.v.	Imipenem 3 × 0,5(–1) g/Tag i.v. Ciprofloxacin 2 × 400 mg i.v., 2 × 500 mg p.o.

Tabelle 12.8-5. Gezielte Therapie ambulant erworbener Pneumonien mit seltenen Erregern (Dosierungen bei normaler Nierenfunktion)

Erreger	1. Wahl	Dosierung	Alternativen
Coxiella burnetii	Doxycyclin	2 × 100 mg/Tag p.o.	–
Chlamydia psittaci	Doxycyclin	2 × 100 mg/Tag i.v./p.o.	Ciprofloxacin 2 × 500 mg/Tag p.o.
Nocardia spp.	Imipenem/Amikacin	3 × 0,5(–1) g/Tag i.v., 3 × 5 mg/kg KG/Tag i.v.	
Brucella spp.	Doxycyclin/Rifampicin	2 × 100 mg/Tag p.o. 2–3 × 300 mg/Tag p.o.	–
Burkholderia spp.	Imipenem	3 × (0,5–)1 g/Tag i.v.	Ceftazidim 3 × 2 g/Tag i.v. + Cotrimoxazol 2 × 960 mg/Tag i.v./p.o. Eradikationstherapie (bei *B. pseudomallei*): Doxycyclin 2 × 100 mg/Tag p.o. + Cotrimoxazol 2 × 960 mg/Tag p.o.
Bacillus anthracis	Ciprofloxacin	2 × 400 mg/Tag i.v. 2 × 500 mg/Tag p.o.	Penicillin G 6 × 4 ME/Tag i.v. Doxycyclin 2 × 100 mg/Tag i.v.
Yersinia pestis	Streptomycin	2 × 5 mg/kg KG/Tag i.v.	Doxycyclin 2 × 100 mg/Tag i.v.
Pasteurella multocida	Penicillin G	4 × 5 ME/Tag i.v.	Ciprofloxacin 2 × 500 mg/Tag p.o. Doxycyclin 2 × 100 mg/Tag p.o.
Francisella tularensis	Streptomycin	3 × 30 mg/kg KG/Tag i.v.	Doxycyclin 2 × 100 mg/Tag p.o.
Actinomyces spp.	Penicillin G	2 × 10 ME/Tag i.v.	Doxycyclin 2 × 100 mg/Tag i.v. Ceftriaxon 1 × 2 g/Tag i.v.
Varizella-Zoster-Virus	Acyclovir	3 × 10 mg/kg KG i.v.	–
RS-Virus	Ribavirin inhalativ	–	
Influenzavirus	Amantadin	200 mg/Tag p.o.	–

Vaskulitis, bronchioloalveoläres Karzinom, Lymphangiosis carcinomatosa). Eine wichtige Differentialdiagnose stellen auch die Lungenembolie mit konsekutiver Infarktpneumonie sowie die Lungentuberkulose dar.

Therapie bei Pleuraerguss und Pleuraempyem als Komplikation der Pneumonie Kleine parapneumonische Ergüsse benötigen keine besondere Therapie. Bei größeren Ergüssen kann eine Pleuradrainage eingelegt werden. Ein Pleuraempyem bedarf in jedem Fall der Drainagetherapie. Die dafür gewählten Drainagen sollten ein ausreichendes Kaliber aufweisen, die eine Saug-Spül-Behandlung erlauben. Die Spülung kann mit physiologischer Kochsalzlösung erfolgen (~1000 ml/Tag). Bei fibrinreichen Ergüssen und Ergusskammerung können zusätzlich Fibrinolytika (250.000 E Streptokinase oder 100.000 E Urokinase in 50–100 ml 0,9%iger Kochsalzlösung einmal täglich bis zu 2 Wochen, 2–4 h Abklemmzeit nach Instillation) eingesetzt werden.

Schutzimpfungen Es stehen Impfstoff gegen Influenza, Pneumokokken (23-valenter Impfstoff) und *Haemophilus influenzae* zur Verfügung. Die Pneumokokkenimpfung ist, bei unverändertem Pneumonierisiko, in der Lage, die Gefahr einer Pneumokokkenbakteriämie zu reduzieren, sodass sich für Patienten mit einem erhöhten Risiko für eine Pneumokokkenerkrankung (Alter über 60 Lebensjahre, chronische Erkrankung, Immunsuppression) eine Rationale zur Impfung ergibt. Bei der Influenzaschutzimpfung wird eine breite Durchführung für alle chronisch Kranken sowie für gesunde Personen, v. a. in Einrichtungen mit umfangreichem Publikumsverkehr, empfohlen. Die *Haemophilus-influenzae*-Impfung wird derzeit nur in Ausnahmefällen (Patienten mit anatomischer oder funktioneller Asplenie) von der STIKO empfohlen.

12.8.2 Nosokomiale Pneumonie

Eine im Krankenhaus erworbene Pneumonie wird als nosokomiale Form von der ambulant erworbenen abgegrenzt. Bei einer sehr früh nach stationärer Aufnahme auftretenden Pneumonie (<48 h) wird noch vom typischen Erregerspektrum der ambulant erworbenen Pneumonie ausgegangen und eine entsprechende Therapie eingeleitet. Weiter unterscheidet man zwischen früh auftretenden bzw. spät auftretenden nosokomialen Pneumonien (2–5 Tage bzw. >5 Tage). Als die beiden wichtigsten pathophysiologischen Faktoren sind die Kolonisation des oberen Respirations- und Gastrointestinaltrakts mit typischer Krankenhausflora sowie die (Mini-)Aspiration von erregerhaltigen Sekreten in die unteren Abschnitte des Respirationstraktes zu sehen.

Mikrobiologie

In Abhängigkeit von der aktuellen Liegedauer eines Patienten ändert sich das Erregerspektrum (Tabelle 12.8-6): Bei der früh während des stationären Aufenthalts entstehenden nosokomialen Pneumonie handelt es sich noch überwiegend um Erreger der ambulanten Flora und um gramnegative Keime mit guter Behandlungsmöglichkeit. Mit zunehmender Länge der stationären Therapie tritt ein stark selektioniertes Keimspektrum in den

12.8 Pneumonien und Lungenabszess

Tabelle 12.8-6. Erregerspektrum nosokomialer Pneumonien

Erreger	[%]
Staphylococcus aureus	10–25
Streptococcus pneumoniae	5–10
Haemophilus influenzae	5–20
Pseudomonas aeruginosa	20–30
Eschericia coli	2–5
Klebsiella spp.	2–7
Enterobacter spp.	2–4
Serratia spp.	2–8
Proteus spp.	3–8
Acinetobacter spp.	5–10
Stenotrophomonas maltophilia	1–5

Selten: MRSA[a], VRE[b], Legionellen
Früh nach stationärer Aufnahme:
Pneumokokken, *Staphylococcus aureus*, *Haemophilus influenzae*, *Escherichia coli*
Später im Verlauf der stationären Therapie:
MRSA, *Pseudomonas spp., Enterobacter spp., Acinetobacter spp.*
Stentotrophomonas spp., Enterokokken, VRE

[a] MRSA Methicillin-resistenter S. aureus.
[b] VRE Vancomycinresistente Enterokokken.

- nosokomiale Pneumonie (>5 Krankenhaustage) bei beatmeten Patienten ohne Risikofaktoren,
- nosokomiale Pneumonie bei Patienten mit Risikofaktoren (s. folgende Übersicht).

Risikofaktoren für die Entstehung einer nosokomialen Pneumonie
- Höheres Alter (>65 Jahre)
- Vorerkrankungen/signifikante Komorbidität (v. a. vorbestehende Lungenerkrankungen)
- Bewusstseinstrübung/Koma
- Intubation/Tracheotomie
- Invasive Beatmung
- Flachlagerung
- Langdauernde Antibiotikatherapie
- Magenatonie/beeinträchtigte Magen-Darm-Passage
- Muskelrelaxation
- Abdominal-/thoraxchirurgische Eingriffe
- Immunsuppression
- Aspiration

Vordergrund, das kompliziert zu behandeln ist und u. U. multiresistente Erreger umfasst. Dieses Keimspektrum zeigt Variationen zwischen verschiedenen Krankenhäusern, die neben der Schwere der behandelten Krankheitsbilder auch die Antibiotikastrategie der jeweiligen Einrichtung widerspiegeln.

Diagnostik
Anhand der klinischen Diagnostik (körperliche Untersuchung, Röntgenthorax in zwei Ebenen, [Differential-] Blutbild, Serumwerte, Gerinnung, Blutgasanalyse) wird der Schweregrad der Pneumonie festgestellt. Materialien für die mikrobiologische Diagnostik umfassen Sputum, Blutkulturen, Urin (Legionella-Ag) und ggf. Pleuraergusspunktat. Beim beatmeten Patienten sollte bronchoskopisch Material zur mikrobiologischen Untersuchung gewonnen werden (BAL oder geschützte Bürste).

Therapie
Eine nosokomiale Pneumonie stellt eine potentiell lebensbedrohliche Komplikation dar und muss, nach Gewinnung von Materialien zur mikrobiologischen Diagnostik, unmittelbar antibiotisch behandelt werden. Das bedeutet, dass die Auswahl der Antibiotikatherapie zunächst empirisch erfolgt und Aspekte der jeweiligen Krankenhausflora inklusive deren Resistenzsituation sowie Patientencharakteristika, die als Risikofaktoren für bestimmte Erreger anzusehen sind, berücksichtigt. Im Falle eines Erregernachweises wird die kalkulierte Initialtherapie auf eine gezielte Antibiose umgestellt. Es lassen sich verschiedene Konstellationen herausarbeiten:

- frühe nosokomiale Pneumonie (2–5 Krankenhaustage) beim beatmeten Patienten ohne Risikofaktoren oder nosokomiale Pneumonie (früh oder spät) bei Patienten ohne Risikofaktoren,

Nosokomiale Pneumonie bei Patienten ohne Risikofaktoren oder **frühe nosokomiale Pneumonie** (<5 Krankenhaustage) beim **beatmeten Patienten ohne Risikofaktoren** (Tabelle 12.8-7): Die Therapie bei diesen Patienten muss neben grampositiven Erregern auch gramnegative Erreger berücksichtigen, wobei multiresistente Keime und *Pseudomonas aeruginosa* eher weniger erwartet werden.

Bei leichteren Verläufen ist eine Monotherapie ausreichend, die in erster Linie aus einem Aminopenicillin in Kombination mit einem Betalaktamaseinhibitor oder aus einem Cephalosporin der 2. Generation besteht. Bei schwererem Pneumonieverlauf kann auch der primäre Einsatz eines Cephalosporins der 3. Generation, eines Acylureidopenicillins (in Kombination mit Betalaktamaseinhibitor) oder eines Gyrasehemmers erwogen werden.

Bei der **spät einsetzenden nosokomialen Pneumonie beatmeter Patienten ohne Risikofaktoren** muss man vermehrt mit einem selektionierten und zunehmend auch resistenten Keimspektrum rechnen. *Pseudomonas aeruginosa* muss bei der Antibiotikaauswahl Berücksichtigung finden. Eine Monotherapie mit Penicillinen oder Cephalosporinen ist nicht angebracht. Diese müssen mit einem Aminoglykosid oder einem Gyrasehemmer kombiniert werden (Tabelle 12.8-8). Die Kombinationstherapie dient nicht nur der Erweiterung des Therapiespektrums, sondern auch der Verhinderung von Resistenzentwicklungen, die bei einer Monotherapie insbesondere bei *Pseudomonas aeruginosa, Stentotrophomonas spp.* und *Acinetobacter spp.* zu befürchten ist. Die Therapiedauer sollte nicht kürzer als 10 Tage sein.

Die Behandlung der **nosokomialen Pneumonie bei Patienten mit Risikofaktoren** macht eine subtile Analyse der Vorgeschichte einschließlich der bisherigen Antibiotikatherapie des jeweiligen Patienten erforderlich. Die Therapie sollte individualisiert, wenn möglich nach Antibiogramm, durchgeführt und die Anwendung fester Schemata vermieden werden. Zusätzlich zu ei-

Tabelle 12.8-7. Therapie einer nosokomialen Pneumonie bei Patienten ohne Risikofaktoren bzw. frühe nosokomiale Pneumonie beim beatmeten Patienten (Dosierungen bei normaler Nierenfunktion)

Medikament	Dosierung
Kalkulierte Initialtherapie	
Aminopenicillin/Betalaktamaseinhibitor	
Amoxicillin/Clavulansäure	3 × (1,2–)2,2 g/Tag i.v., 3 × 500(–875) mg/Tag p.o.
Ampicillin/Sulbactam	3 × 1,5–3 g/Tag i.v., 3 × 750 mg/Tag p.o.
oder	
Cephalosporin der 2. Generation	
Cefuroxim	3 × 1,5 g/Tag i.v.
Cefotiam	3 × 2 g/Tag i.v.
Bei Betalaktamallergie:	
Ciprofloxacin	2 × 400 mg/Tag i.v., 2 × 500 mg/Tag p.o.
Bei schwerem Verlauf oder längerem Krankenhausaufenthalt	
Cephalosporin der 3. Generation	
Cefotaxim	3 × 2 g/Tag i.v.
Ceftriaxon	1–2 × 2 g/Tag i.v.
Ceftazidim	3 × 2 g/Tag i.v.
oder	
Acylureidopenicillin/Betalaktamaseinhibitor	
Piperacillin/Sulbactam	3 × 4 g/Tag i.v./3 × 0,5–1 g/Tag i.v.
Piperacillin/Tazobactam	3 × 4,5 g/Tag i.v.
oder	
Gyrasehemmer	
Ciprofloxacin	2 × 400 mg/Tag i.v., 2 × 500 mg/Tag p.o.
Moxifloxacin	1 × 400 mg/Tag i.v./p.o.
Levofloxacin	2 × 500 mg/Tag i.v./p.o.

Tabelle 12.8-8. Therapie der spät einsetzenden nosokomialen Pneumonie beim beatmeten Patienten ohne weitere Risikofaktoren (Dosierungen bei normaler Nierenfunktion)

Medikament	Dosierung
Kalkulierte Initialtherapie	
Acylureidopenicillin/Betalaktamaseinhibitor	
Piperacillin/Sulbactam	3 × 4 g/Tag i.v./3 × 0,5–1 g/Tag i.v.
Piperacillin/Tazobactam	3 × 4,5 g/Tag i.v.
oder	
Cephalosporin der 3. Generation (mit Pseudomonaswirksamkeit)	
Ceftazidim	3 × 2 g/Tag i.v.
Cefepim	2 × 2 g/Tag i.v.
in Kombination mit	
Aminoglykosid (Spiegelkontrollen erforderlich)	
Gentamycin	5–7 mg/kg KG/Tag
Tobramycin	5–7 mg/kg KG/Tag
Amikacin	15 mg/kg KG/Tag
oder in Kombination mit:	
Gyrasehemmer 2. Generation	
Ciprofloxacin	2 × 400 mg/Tag i.v., 2 × 500 mg/Tag p.o.
Therapiealternativen:	
Carbapeneme	
Imipenem/Cilastatin	3 × (0,5–)1 g/Tag i.v.
Meropenem	3 × 1 g/Tag i.v.
Bei Betalaktamallergie:	
Gyrasehemmer	
Ciprofloxacin	2 × 400 mg/Tag i.v./2 × 500 mg/Tag p.o.
Moxifloxacin	1 × 400 mg/Tag i.v./p.o.
Monobactam	
Aztreonam	3 × 2 g/Tag i.v.
(Cave: deckt ausschließlich gramnegative Erreger ab, ggf. mit Vancomycin oder Linezolid kombinieren)	

Tabelle 12.8-9. Therapie nosokomialer Pneumonien bei bekanntem Erreger (Dosierungen bei normaler Nierenfunktion)

Erreger	1. Wahl	Dosierung	Alternativen
Aspergillus spp.	Voriconazol	1. Tag: 2 × 6 mg/kg KG/Tag i.v. weiter mit 2 × 4 mg/kg KG/Tag i.v. 1. Tag: 2 × 400 mg/Tag p.o. weiter mit 2 × 200 mg/Tag p.o.	Amphotericin B 1 mg/kg KG/Tag i.v. liposomales Amphotericin B 3–5 mg/kg KG/Tag i.v. Caspofungin 1 mg/kg KG/Tag i.v. Itraconazol 2×200 mg/Tag i.v./p.o.
Candida albicans	Fluconazol	1–2 × 400 mg/Tag i.v.	Amphotericin B 1 mg/kg KG/Tag i.v. ggf. + Flucytosin 100 mg/kg KG/Tag i.v. Liposomales Amphotericin B 3–5 mg/kg KG/Tag i.v. Voriconazol 1. Tag: 2 × 6 mg/kg KG/Tag i.v. weiter mit 2 × 4 mg/kg KG/Tag i.v. 1. Tag: 2 × 400 mg/Tag p.o. weiter mit 2 × 200 mg/Tag p.o. Caspofungin 1 mg/kg KG/Tag i.v.
Candida lusitania	Fluconazol	1–2 × 400 mg/Tag i.v.	Caspofungin 1 mg/kg KG/Tag i.v. Voriconazol 1. Tag: 2 × 6 mg/kg KG/Tag i.v. weiter mit 2 × 4 mg/kg KG/Tag i.v. 1. Tag: 2 × 400 mg/Tag p.o. weiter mit 2 × 200 mg/Tag p.o.
Candida krusei, C. glabrata	Amphotericin B ggf. + Flucytosin	1 mg/kg KG/Tag i.v. 100 mg/kg KG/Tag i.v.	Liposomales Amphotericin B 3–5 mg/kg KG/Tag i.v. Caspofungin 1 mg/kg KG/Tag i.v. Voriconazol 1. Tag: 2 × 6 mg/kg KG/Tag i.v. weiter mit 2 × 4 mg/kg KG/Tag i.v. 1. Tag: 2 × 400 mg/Tag p.o. weiter mit 2 × 200 mg/Tag p.o.
Legionella spp.	Erythromycin	4 × 1 g/Tag i.v., 4 × 500 mg/Tag p.o.	Erythromycin/Rifampicin (2 × 300 mg/Tag i.v./p.o.) Clarithromycin 2 × 250(–500) mg/Tag p.o. Azithromycin 1 × 250(–500) mg/Tag über 3 Tage p.o. Ciprofloxacin 2 × 400 mg i.v./2 × 500 mg p.o. Moxifloxacin 1 × 400 mg/Tag i.v./p.o.
Staphylococcus aureus	Cefazolin Cefotiam	3 × 2 g/Tag i.v. 3 × 2 g/Tag i.v.	Cefazolin/Clindamycin (3 × 900 mg/Tag i.v.) Cefazolin/Rifampicin (2 × 300 mg/Tag i.v.)
MRSA[a]	Linezolid	2 × 600 mg/Tag i.v./p.o.	Vancomycin 4 × 500 mg/Tag i.v. Quinupristin/Dalfopristin 3 × 5 mg/kg KG/Tag i.v.
Enterococcus spp.	Ampicillin ggf. + Gentamycin	3 × 5 g/Tag i.v. (1 × 3–4 x mg/kg KG/Tag i.v.)	Ggf. + Gentamycin (1 × 3–4 mg/kg KG/Tag i.v.)
Enterococcus faecium (VRE)[a]	Quinupristin/ Dalfopristin	3 × 5 mg/kg KG/Tag i.v.	Linezolid 2 × 600 mg/Tag i.v./p.o.
Enterobacter spp.	Imipenem Meropenem	3 × (0,5–)1 g/Tag i.v. 3 × 1 g/Tag i.v.	Ciprofloxacin 2 × 400 mg i.v., 2 × 500 mg p.o. Piperacillin/Tazobactam 3 × 4,5 g/Tag i.v.
Pseudomonas aeruginosa	Ceftazidim/ Tobramycin	3 × 2 g/Tag i.v. 1 × 3–4 mg/kg KG/Tag i.v.	Piperacillin/Tazobactam + Tobramycin 3 × 4,5 g/Tag i.v. + 1 × 3–4 mg/kg KG/Tag i.v. Ciprofloxacin 2 × 400 mg i.v./2 × 500 mg p.o.
Klebsiella spp.	Ceftriaxon/ Gentamycin	1–2 × 2 g/Tag i.v./ 1 × 3–4 mg/kg KG/Tag i.v.	Imipenem 3 × (0,5–)1 g/Tag i.v. Ciprofloxacin 2 × 400 mg i.v., 2 × 500 mg p.o.
Acinetobacter spp.	Imipenem Meropenem	3 × (0,5–)1 g/Tag i.v. 3 × 1 g/Tag i.v.	Ceftazidim + Ciprofloxacin 3 × 2 g/Tag+ 2 × 400 mg/Tag i.v. Ciprofloxacin + Amikacin 2 × 400 mg/Tag + 3 × 5 mg/kg KG/Tag i.v.
Stenotrophomonas maltophilia	Cotrimoxazol	2 × 960 mg/Tag i.v./p.o.	Ciprofloxacin 2 × 400 mg/Tag i.v., 2 × 500 mg/Tag p.o.
Pneumocystis carinii	Cotrimoxazol	4 × 40 mg/kg KG/Tag i.v.	Pentamidin 4 mg/kg KG/Tag i.v. Clindamycin + Primaquin 3 × 900 mg/Tag i.v. + 15 mg/Tag Atovaquon 2 × 750 mg/Tag p.o.
Zytomegalievirus	Ganciclovir	3 × 2,5 mg/kg KG/Tag i.v.	–

[a] s. Tabelle 12.8-6.

nem hochselektionierten, insbesondere gramnegativen Keimspektrum inkl. *Pseudomonas aeruginosa* sind bei dieser Patientengruppe auch *Legionella spp.* und Pilze (*Candida spp., Aspergillus spp.*) zu berücksichtigen (s. Übersicht sowie Tabelle 12.8-9).

Erreger einer nosokomialen Pneumonie bei Patienten mit Risikofaktoren
- Langdauernde Antibiotikavorbehandlung
  - MRSA[a]
  - VRE[a]
  - *Pseudomonas aeruginosa*
  - *Acinetobacter spp.*
  - *Stentotrophomonas spp.*
- Neurologischer/neurochirurgischer Patient
  - *Staphylococcus aureus*
  - MRSA
  - Pneumokokken
- Iatrogene Immunsuppression (Organtransplantation, Chemotherapie)
  - *Pneumocystis carinii*
  - *Legionella spp.*
  - CMV[b]
  - *Candida spp.*
  - *Aspergillus spp.*
- Erworbener Immundefekt (HIV, AIDS)
  - *Pneumocystis carinii*

[a] s. Tabelle 12.8-6, [b] CMV Zytomegalievirus.

Die Therapie mit Antiinfektiva wird flankiert durch nichtmedikamentöse supportive Maßnahmen (s. folgende Übersicht). Bei nosokomialen Pneumonien kommt es nur in ca. 1/5 der Fälle innerhalb der ersten Tage nach Therapiebeginn zur klinischen Besserung. Bei persistierend erhöhten oder weiter steigenden Infektparametern über den 3. bis 5. Therapietag hinaus ist von einem Therapieversagen auszugehen. In solchen Fällen muss eine komplette klinische und mikrobiologische Reevaluation erfolgen, ggf. einschließlich computertomographischer Untersuchungsmethoden und wiederholter bronchoskopischer Analytik.

Weitere (gesicherte +) Maßnahmen bei nosokomialer Pneumonie
- Hygienemaßnahmen: Händedesinfektion, geschlossenes Absaugsystem, Beatmungssystemwechsel 1-mal wöchentlich (+)
- Lagerung mit erhöhtem Oberkörper: 30–45° (+)
- Nichtinvasive Beatmung, Vermeidung von Intubation und invasiver Beatmung (+)
- Cuff-Druck-Monitoring, kontinuierliche subglottische Absaugung
- Frühes Weaning
- Ulkusprophylaxe mit Sucralfat
- Bevorzugung der enteralen Ernährung
- Meiden einer Darmatonie (sparsames Dosieren von Opiaten, Meiden von Muskelrelaxanzien)

12.8.3 Aspirationspneumonie

Eine Aspirationspneumonie ist das Ergebnis eines Eintritts von exogenen oder endogenen Flüssigkeiten in die unteren Atemwege bei entsprechender Prädisposition (s. folgende Übersicht).

Prädisponierende Faktoren für das Auftreten einer Aspirationspneumonie
- Bewusstseinsstörung mit verminderten oder aufgehobenen Schutzreflexen
  - Krampfanfälle
  - Alkoholismus
  - Drogenabusus
  - Allgemeinnarkose
  - Reanimation
  - Schädel-Hirn-Trauma
- Dysphagie
  - Neurologische Erkrankungen
  - Muskuläre Erkrankungen
  - Tumorerkrankungen des Larynx oder Pharynx
  - Erkrankungen des oberen Gastrointestinaltrakts
- Störung des Glottisschlusses oder des oberen Ösophagussphinkters
  - Tracheostoma
  - Endotracheale Intubation
  - Magensonde
  - Endoskopie des oberen Gastrointestinums
  - Bronchoskopie
- Rezidivierendes Erbrechen
- Zahnmanipulationen: v. a. bei schlechtem Zahnstatus/Peridontitis

---

In Abhängigkeit von den chemischen und physikalischen Eigenschaften des Aspirats können drei verschiedene Syndrome klassifiziert werden, wenn auch nicht bei allen Patienten eine eindeutige Zuordnung gelingt:
— chemische Pneumonitis (Mendelson-Syndrom),
— Aspiration mit bakterieller Infektion und
— Aspiration mit Atemwegsobstruktion.

Mikrobiologie

Bei der Aspirationspneumonie mit bakterieller Infektion spielen überwiegend Besiedlungskeime der Mundhöhle oder des Nasopharynx eine Rolle. Viele Patienten weisen über eine besondere Disposition hinaus (s. Übersicht oben) einen ruinösen Zahnstatus auf. Im Gegensatz zur klassischen Pneumonie sind bei der Aspirationspneumonie auch anaerobe Keime der normalen Flora mit geringerer Virulenz von Bedeutung. Hierzu zählen *Peptostreptococcus, Fusobacterium nucleatum, Prevotella* und *Bacteroides spp.* Andere Autoren fanden bei der ambulanten Aspirationspneumonie *Streptococcus pneumoniae, Staphylococcus aureus, Haemophilus influenzae* und *Enterobacteriaceae*, während, bedingt durch Floraveränderungen, bei der nosokomialen Aspirationspneumonie gramnegative Erreger einschließlich *Pseudomonas aeruginosa* dominieren.

Bei der Aspirationspneumonie mit Obstruktion spielt die Größe des Aspirats eine Rolle. Dabei handelt es sich in den meisten Fällen um Nahrungsbestandteile, Zähne oder anorganisches Material. Gelegentlich ist den Betroffenen das Aspirationsereignis nicht erinnerlich. Wenn die baldige Entfernung des obstruierenden Aspirats unterbleibt, kommt es zu einer bakteriellen Superinfektion. Als Erreger kommen hier Anaerobier der physiologischen Keimflora des oberen Respirationstrakts in Frage.

Therapie

Patienten, bei denen ein Aspirationsereignis beobachtet wird, sollten nach Möglichkeit unverzüglich endotracheal abgesaugt werden, um Sekrete und feste Bestandteile zu entfernen. Bei einer Aspiration von Nahrungsbestandteilen oder anderen festen Partikeln müssen diese ereignisnah endoskopisch mit dem flexiblen ggf. auch mit dem starren Bronchoskop entfernt werden. Patienten mit Bewusstseinsstörungen und fehlenden Schutzreflexen müssen endotracheal intubiert werden. Der Einsatz von Glukokortikoiden zur Unterdrückung der im Gefolge einer Aspirationspneumonie auftretenden Inflammationsreaktion hat keinen Einfluss auf das Auftreten von Komplikationen oder das Outcome und wird nicht empfohlen.

Da es bei der Aspiration von Material mit lungentoxischer Potenz keinen Hinweis dafür gibt, dass bakterielle Erreger in der Akutphase eine wesentliche Rolle spielen, kann zunächst auf die routinemäßige Gabe von Antibiotika verzichtet werden. Erst bei fehlender Rückbildung laborchemischer und/oder radiologischer Zeichen der Aspirationspneumonitis innerhalb von 48 h sollte wegen des Risikos der bakteriellen Superinfektion auch in solchen Fällen eine Antibiotikatherapie durchgeführt werden.

Im Gegensatz zur Aspirationspneumonitis sind bei der Aspirationspneumonie Antibiotika die wichtigste Behandlungsstrategie. Dabei müssen in erster Linie Antibiotika Berücksichtigung finden, die
- das wahrscheinliche Erregerspektrum treffen,
- eine gute pulmonale Gewebekonzentration aufweisen und
- ggf. eine intravenöse/orale Sequenztherapie ermöglichen.

Die Therapie erfolgt zunächst empirisch (Tabelle 12.8-10). In vielen Fällen bleiben die mikrobiologischen Befunde negativ, sodass auch die weitere Therapie empirisch erfolgen muss. Dabei muss der Umstand, dass eine Aspirationspneumonie ggf. im Krankenhaus erworben wurde, bei der Antibiotikaauswahl Berücksichtigung finden.

12.8.4 Lungenabszess

Bei einem Lungenabszess handelt es sich um eine Nekrose und Einschmelzung von Lungenparenchym durch eine bakterielle Infektion. Die meisten Lungenabszesse entstehen in Folge einer Aspiration von keimhaltigen Sekreten aus dem oberen Respirationstrakt mit konsekutiver Aspirationspneumonie. Insofern decken sich die prädisponierenden Faktoren des Lungenabszesses mit denen der Aspirationspneumonie (s. Übersicht).

Andere Ursachen sind nichtaspirationsassoziierte Pneumonie mit oder ohne Bronchusstenose (maligne oder benigne), Fremdkörperaspiration sowie die hämatogene pulmonale Einschwemmung von Erregern mit konsekutiver meist multipler Abszedierung. Letzteres wird gehäuft bei katheterassoziierter Thrombophlebitis großer herznaher Venen oder bei intravenösem Drogenabusus gefunden und macht die Durchführung einer Echokardiographie zum Ausschluss einer Trikuspidalklappenendokarditis erforderlich.

Fieber, Krankheitsgefühl mit Leistungsknick, reduzierter Allgemeinzustand und produktiver Husten mit Expektoration eitrigen ggf. auch blutigen Sekrets mit teilweise durchdringendem fötidem Geruch sind typische Symptome eines Lungenabszesses. Sofern noch kein Bronchusanschluss besteht, kann die Expektoration von eitrigem Bronchialsekret fehlen. Hinzu kommen in vielen Fällen Gewichtsverlust, Nachtschweiß, Anämie und Leukozytose. Ein eher schleichender Erkrankungsbeginn ist typisch.

Mikrobiologie

Lungenabszesse werden beim Immunkompetenten meist durch bakterielle Erreger und hier insbesondere durch Anaerobier oder eine anaerobe/aerobe Mischflora (78%) verursacht. Fälle mit ausschließlich aeroben Erregern finden sich deutlich seltener (16%). Bei immunkompromittierten Patienten, insbesondere solchen mit einer Störung der zellulären Immunität, sind

Tabelle 12.8-10. Antibiotikatherapie bei Aspirationspneumonie (Dosierungen bei normaler Nierenfunktion)

Medikament	Dosierung
Ambulant erworbene Aspirationspneumonie	
Clindamycin	3 × 600 (–900) mg/Tag i.v., orale Sequenztherapie: 3 × 300 mg/Tag
Amoxicillin/ Betalaktamaseinhibitor	3 × 2,2 g/Tag i.v., orale Sequenztherapie: 3 × 500(–875) mg/Tag
Krankenhauserworbene Aspirationspneumonie	
Piperacillin/Tazobactam	3 × 4,5 g/Tag i.v.
Piperacillin/Sulbactam	3 × 4 g/Tag i.v./3 × 0,5–1 g/Tag i.v.
Moxifloxacin	1 × 400 mg/Tag i.v./p.o.
Zienam	3 × (0,5–)1 g/Tag i.v.
Kombinationen:	
Ciprofloxacin oder	2 × 400 mg/Tag i.v. / 2 × 500 mg/Tag p.o.
Ceftriaxon plus	1–2 × 2 g/Tag
Clindamycin oder plus	3 × 600 (–900) mg/Tag
Metronidazol	3 × 500 mg/Tag

Tabelle 12.8-11. Typische Erreger bei Lungenabszess

Erregergruppe	Erreger	[%]
Bei immunkompetenten Patienten		
Anaerobier	Peptostreptococcus spp.	28–42
	Fusobacterium spp.	19–42
	Prevotella spp.	bis 50
	Bacteroides spp.	15–40
	Veillonella spp.	6–10
	Eubacterium spp.	2–19
Aerobier	Staphylococcus aureus	8–13
	Streptococcus pneumonia	2–15
	Streptococcus spp.	2–6
	Enterococcus faecalis	2–7
	Eschericia coli	4–13
	Klebsiella pneumoniae	4–8
	Pseudomonas aeruginosa	4–12
	Haemophilus influenzae	2–17
Zusätzlich bei immunkomprimittierten Patienten		
Aerobier/Anaerobier	Nocardien	
	Legionella spp.	
	Rhodococcus equi	
	Corynebacterium spp.	
Mykobakterien	MTb-Komplex	
	Mycobacterium kansasii	
Pilze	Aspergillus spp.	
	Crytococcus	
	Pneumocystis carinii	

dif-ferentialdiagnostisch neben seltenen Erregern auch säurefeste Stäbchen und Pilze zu berücksichtigen (Tabelle 12.8-11).

Diagnostik

Die Untersuchung, die meist die klinische Verdachtsdiagnose sichert, ist die Thoraxübersichtsaufnahme, die in zwei Ebenen und nach Möglichkeit im Stehen oder Sitzen erfolgen sollte. Bei im Röntgenthorax unsicherer Einschmelzung und/oder unklarer anatomischer Zuordnung sowie bei Tumorverdacht kann ein Thorax-CT sinnvoll sein. Es muss in allen Fällen von fehlender Therapieansprache durchgeführt werden. Laborchemisch finden sich die typischen, in einigen Fällen bereits chronischen Entzündungszeichen. Die mikrobiologische Untersuchung von Expektorat zur Keimidentifizierung ist durch die Kontamina-tion mit Florakeimen des oberen Respirationstrakts problematisch. Da die Therapie bei ambulant erworbenen Lungenabszessen meist empirisch erfolgt, ist bei solchen Fällen die Durchführung invasiver Diagnostik zur Gewinnung mikrobiologischer Proben nicht zwingend. Anders stellt sich die Situation bei nosokomial erworbenen Lungenabszessen und immundefizienten Patienten dar. Hier muss zur Erregeridentifizierung die Diagnostik forciert werden. Durch Bronchoskopie mit bronchoalveolärer Lavage oder geschützter Bürste wird repräsentatives Material zur mikrobiologischen Diagnostik gewonnen. Eine Bronchoskopie muss außerdem in allen Fällen durchgeführt werden, in denen als Abszessursache eine Bronchusstenose, ein Bronchialkarzinom oder ein Fremdkörper in Frage kommt. Material zur mikrobiologischen Untersuchung stellen auch Punktate des Abszesses oder Pleuraergusses sowie Blutkulturen dar.

Therapie

Antibiotika sind die Therapie der ersten Wahl. Differentialtherapeutisch müssen die Begleitumstände der Entstehung Berücksichtigung finden (Tabelle 12.8-12).

Wegen der Probleme bei Nachweis und Resistenztestung von Anaerobiern erfolgt die Therapie von Lungenabszessen nach ambulant erworbener Pneumonie und nach Aspiration vorwiegend empirisch (Tabelle 12.8-13). Dabei kommen v. a. Antibiotika mit guter pulmonaler Gewebepenetration und guter Wirksamkeit gegen Anaerobier und grampositive aerobe Kokken zum Einsatz, die möglichst eine Sequenztherapie erlauben sollten.

Bei Patienten mit nosokomial erworbenem Lungenabszess und immunkompromittierten Patienten müssen auch gramnegative Aerobier inkl. *Pseudomonas aeruginosa* abgedeckt werden. Bei anderen, selteneren Erregern folgt die Wahl der Therapie dem Antibiogramm bzw. dem für diesen Erreger gültigen Therapiestandard.

Die Therapiedauer ist bisher nicht standardisiert, sie sollte jedoch nicht weniger als drei Wochen betragen. Nach Möglichkeit wird die Therapie bis zur radiologischen Abszessrückbildung bzw. bis zum Erreichen eines radiologischen Residualzustands durchgeführt. Das kann in Abhängigkeit von der Abszessgröße mehrere Monate in Anspruch nehmen. In den meisten Fällen bietet sich eine i.v.- bzw. orale Sequenztherapie an, die eine ambulante Weiterbehandlung erlaubt.

Wichtig für die Verlaufsbeurteilung ist der Umstand, dass in den ersten Wochen der Therapie nach radiologischen Kriterien noch eine Verschlechterung eintreten kann. Bis zur Entfiebe-rung vergehen im Mittel 4–7 Tage; in Einzelfällen können bis zur Entfieberung aber auch 2–3 Wochen vergehen. Kommt es über

12.8 Pneumonien und Lungenabszess

Tabelle 12.8-12. Wahrscheinliches Erregerspektrum bei Lungenabszess in Abhängigkeit von der Entstehungsursache

Erkrankung	Erregerspektrum	Erreger
Ambulant erworbene Pneumonie	grampos. Aerobier/Anaerobier	Anaerobier, Pneumokokken, Staphylococcus aureus
Nosokomiale Pneumonie	gramneg. Aerobier/Anaerobier	Anaerobier Klebsiella pneumoniae Pseudomonas aeruginosa Eschericia coli
Aspirationspneumonie	Anaerobier	Peptostreptococcus spp. Bacteroides spp. Prevotella spp. Fusobacterium spp.
Immunsuppression	Anaerobier/Aerobier, Säurefeste, Pilze	Pseudomonas aeruginosa Streptococcus pneumoniae Staphylococcus aureus Klebsiella pneumoniae Legionella spp. Aspergillus spp.

Tabelle 12.8-13. Therapie beim Lungenabszess (Dosisangaben bei normaler Nierenfunktion)

Medikament	Dosierung
Ambulant erworbener Lungenabszess, Abszess nach Aspiration	
Clindamycin ggf. in Kombination mit Cephalosporin (2. Generation)	3 × 900 mg/Tag i.v., Sequenztherapie 3 × 300 mg/Tag p.o.
Alternativen:	
Ampicillin/Amoxicillin + Betalaktamaseinhibitor	3 × 1,2–2.2 g/Tag i.v./3 × 1,5–3 g/Tag i.v.
Penicillin + Metronidazol	4 × 1–5 ME/Tag i.v./3 × 500 mg/Tag i.v.
Moxifloxacin	1 × 400 mg/Tag p.o.
Nosokomial erworbener Lungenabszess, immunkompromittierter Patient	
Piperacillin/Betalaktamaseinhibitor	3 × 4,5 g/Tag i.v.
Moxifloxacin	1 × 400 mg/Tag p.o.
Imipenem	3 × (0,5–)1 g/Tag i.v.
Meropenem	3 × 1 g/Tag i.v.
Lungenabszess mit MRSA[a]-Nachweis	
Linezolid	2 × 600 mg/Tag i.v./p.o.

[a] s. Tabelle 12.8-6.

die genannten Zeiträume hinaus nicht zu einer klinischen und/oder radiologischen Verbesserung, ist von verzögerter oder fehlender Therapieansprache auszugehen und eine diagnostische Reevaluation erforderlich (s. folgende Übersicht).

Die medikamentöse Therapie muss durch eine intensive atemtherapeutische Behandlung mit Lagerungsdrainage und Vibrationsbehandlung flankiert werden. Bei unkomplizierten Lungenabszessen sind chirurgische Maßnahmen im Gegensatz zur Vorantibiotikaära mehrheitlich nicht mehr erforderlich. Sie kommen bei fehlender Rückbildung unter suffizienter Therapie, benignen oder malignen Bronchusstenosen, Blutungen und großen Resthöhlen unter konservativer Therapie in Frage. Bei hohem Operationsrisiko kann in seltenen ausgesuchten Fällen auch eine perkutane Katheterdrainage pleuranaher Abszesse durchgeführt werden – eine Maßnahme, die kontrovers diskutiert wird. Unter anderem ist sie durch Keimverschleppung mit dem Risiko der Kontamination des Pleuraraums mit nachfolgendem iatrogenem Pleuraempyem behaftet. In einigen Fällen wurde die Abszesshöhle über den Katheter gespült. Im Falle des Bronchusanschlusses besteht hier allerdings die Gefahr der Aspiration von bakteriell kontaminierter Spülflüssigkeit. Wegen des hohen Blutungsrisikos muss bei erwiesener oder vermuteter tuberkulöser Kaverne oder bei Aspergillenabszess von einer Drainage abgesehen werden.

Ursachen einer verzögerten oder fehlenden Ansprache auf Therapie bei Lungenabszess

- Unerkannte Bronchusobstruktion
  - Benigne oder maligne Bronchusstenose
  - Fremdkörperaspiration
- Anderer Erreger
  - Mykobakterien, Pilze
  - Seltene und unerwartete Erreger: *Actinomyces spp.*, *Burkholderia pseudomallei*, *Legionella spp.*, *Entamoeba histolytica*, *Echinococcus*, *Paragonimus westermani*, *Rhodococcus equi*, *Crytococcus neoformans*, *Histoplasma capsulatum*, *Blastomyces dermatitidis*, *Coccidoides immitis*
- Notwendigkeit der Drainage
  - Abszessgröße >6 cm
  - Verwechslung mit Pyopneumothorax
- Pulmonale Einschmelzung mit nichtinfektiöser Ursache
  - Tumoreinschmelzung bei Bronchialkarzinom
  - Vaskulitis, z. B. Wegener-Granulomatose
  - Subklinisch verlaufende Lungenembolie mit einschmelzendem Infarkt
  - Einschmelzende pulmonale Rheumaknoten
  - Sarkoidose

Evidenz der Therapieempfehlungen

	Evidenzgrad	Empfehlungsstärke
Ambulant erworbene Pneumonie		
Diagnostik (* bei hospitalisierten Patienten)		
Röntgenthorax vor Therapie	II-a	A
Blutkulturen vor Antibiose*	I-b	A
Sputumkultur vor Antibiose*	II-b	B
Gramfärbung des Sputums*	II-b	B
Kalkulierte Initialtherapie		
rascher Therapiebeginn bei schwerem Verlauf	II-b	A
Leichte Pneumonie, keine Risikofaktoren: Makrolid oder Doxycyclin od. Gyrasehemmer	II-a	B
Pneumonie bei Risikofaktoren: Aminopenicillin/BLI oder Cephalosporin 2. Gen. + Makrolid oder Gyrasehemmer	II-a	B
Schwere Pneumonie: β-Lactam-Antibiotikum + Makrolid oder Gyrasehemmer	II-a	B
Pneumokokkenpneumonie: Amoxicillin, Penicillin G	IV	B
Schutzimpfung		
Grippeschutzimpfung bei gefährdeten Personen	I-b	A
Pneumokokkenschutzimpfung bei gefährdeten Personen	II-b	B
Nosokomiale Pneumonie		
Diagnostik		
Gewinnung von Kulturmaterial vor Antibiose	I-b	A
Bronchoskopie/BAL bei beatmeten Patienten o. geschützte Bürste	II-b	B
Kalkulierte Initialtherapie		
leichte Pneumonie, keine Beatmung, keine Risikofaktoren: Aminopenicillin/BLI oder Cephalosporin 2. Gen. oder Gyrasehemmer	IV	B
schwere Pneumonie, keine Risikofaktoren: Acylureidopenicillin/BLI od. Cephalosporin Gen. 3a + Aminoglykosid	IV	B
frühe Pneumonie, Beatmung, keine Risikofaktoren: Aminopenicillin/BLI o. Cephalosporin 2. Gen. o. Gyrasehemmer	IV	B
späte Pneumonie, Beatmung, keine Risikofaktoren: Acylureidopenicillin/BLI o. Cephalosporin Gen. 3b + Aminoglykosid od. + Gyrasehemmer o. Carbapenem	IV	B
Pneumonie bei Risikofaktoren: Berücksichtigung von u. a. *Pseudomonas aeruginosa*, Pilzen, Legionella, *S. aureus* bei der Therapieentscheidung	IV	B
Prophylaxe		
geschlossenes Absaugsystem	I-b	B
Lagerung mit erhöhtem Oberkörper	I-b	A
Aspirationspneumonie		
Clindamycin, β-Laktam-antibiotikum/BLI o. Carbapenem	I-b	A
Lungenabszess		
Clindamycin	II-a	B

Risikofaktoren: (pulmonale) Komorbidität, ZNS-Trauma, Koma, lange Antibiotikavortherapie, Immunsuppression, Aspiration frühe Pneumonie <5 Tage im Krankenhaus, späte Pneumonie >5 Tage im Krankenhaus, BLI = β-Lactamase-Inhibitor, BAL = Bronchoalveoläre Lavage

Literatur

Dalhoff K, Ewig S, Höffken G et al. (2002) Empfehlungen zur Diagnostik, Therapie und Prävention von Pneumonien bei erworbenem Immundefizit. Pneumologie 56: 807–831

Davis B, Systrom DM (1998) Lung abscess: Pathogenesis, diagnosis and treatment. Curr Clin Top Infect Dis 18: 252–273

Ewig S, Schäfer H (2001) Lungenabszesse neu betrachtet. Pneumologie 55: 195–201

Ewig S, Schäfer H (2001) Therapie der ambulant erworbenen aspirationsassoziierten Lungenabszesse. Pneumologie 55: 431–437

Kemper P, Köhler D (1999) Stellenwert der intrapleuralen Fibrinolyse bei der Therapie exsudativer fibrinöser gekammerter Pleuraergüsse, beim Pleuraempyem und Hämatothorax. Pneumologie 53: 373–384

Kolditz M, Halank M, Höffken G (2004) Parapneumonischer Erguss und Pleuraempyem – aktuelle Aspekte zu Einteilung, Diagnose und Therapie. Pneumologie 58: 83–91

Marik PE (2001) Aspiration pneumonitis and aspiration pneumonia. N Eng J Med 344: 665–671

Schaberg T, Ewig S (2001) Pneumonien. Thieme, Stuttgart New York

Schülin T, Schaberg T, Lode H (1996) Diagnostik von Lungenabszessen. Dtsch Med Wschr 121:135–136

Schülin T, Schaberg T, Lode H (1996) Therapie von Lungenabszessen. Dtsch Med Wschr 121:137–138

Guidelines: Nosokomiale Pneumonie

Ewig S, Dalhoff K, Lorenz J, Mauch H, Schaberg T, Ukena D, Welte T, Wilkens H, Witt Ch (1999) Deutsche Gesellschaft für Pneumologie – Empfehlungen zur Diagnostik der nosokomialen Pneumonie. Pneumologie 53: 499–510

Ewig S, Dalhoff K, Lorenz J, Schaberg T, Welte T, Wilkens H (2000) Nosokomiale Pneumonie: Empfehlungen zur Therapie und Prophylaxe. Pneumologie 54: 525–538

Hospital-acquired pneumonia in adults (1995) Diagnosis, assessment of severity, initial antimicrobial therapy, and preventative strategies. A consensus statement. Am J Respir Crit Care Med 153:1711–1725

Lorenz J, Bodmann K-F, Bauer TT, Ewig S, Trautmann M, Vogel F (2003) Nosokomiale Pneumonie: Prävention, Diagnostik und Therapie. Pneumologie 57: 532–545

Guidelines: Ambulant erworbene Pneumonie

Bartlett JG, Dowell SF, Mandell LA, File TM, Musher DM, Fine MJ (2000) Practical guidelines for the management of community-acquired pneumonia in adults. Clinical Infectious Diseases 31: 347–382

British Thoracic Society (2001) Guidelines for the management of community acquired pneumonia in adults. Thorax 56 Suppl 4

Canadian Guidelines for the initial management of community-acquired pneumonia (2000) An evidence-based update by the Canadian Infectious Diseases Society and the Canadian Thoracic Society. Clin Infect Dis 31: 383–421

Guidelines for the management of adults with community-acquired pneumonia (2001) Diagnosis, assessment of severity, antimicrobial therapy, and prevention. Am J Respir Crit Care Med 163: 1730–1754

Schaberg T, Dalhoff K, Ewig S, Lorenz J, Wilkens H (1998) Deutsche Gesellschaft für Pneumologie – Empfehlungen zur Therapie der ambulant erworbenen Pneumonie. Pneumologie 52: 450–462

12.9 Lungenembolie und Lungeninfarkt

Hans-Dieter Walmrath, Friedrich Grimminger und Werner Seeger

12.9.1 Einleitung

Häufigste Ursache einer Lungenembolie (Thromboembolie) ist die Verschleppung von thrombotischem Material aus den tiefen Beinvenen in die pulmonale Strombahn. Sowohl die Lungenembolie als auch die tiefe Beinvenenthrombose stellen aber klinisch meist unerwartete Ereignisse dar, die zu einer Verzögerung der diagnostischen und therapeutischen Maßnahmen führen können und somit entscheidend zu Morbidität und Letalität beitragen. Epidemiologische Daten zur Inzidenz der Lungenembolie in Deutschland liegen nicht vor. Überträgt man jedoch die nordamerikanischen Daten, so kann man von einer Inzidenz von 100.000 bis 150.000 Fällen pro Jahr ausgegangen werden.

12.9.2 Ätiologie, Pathogenese und Pathophysiologie

In 95% der Fälle aller Lungenembolien entstammt das thrombotische Material den tiefen Beinvenen, selten sind Thromben aus dem Bereich der oberen Extremität oder dem rechten Herzen Ursache einer Embolie.

Virchows prädisponierende Trias für die Thrombogenese besitzt auch heute noch ihre Gültigkeit:
- **Stase**: Immobilisation, Verbände, langes Sitzen (Bus, Flugzeug), kardiale Insuffizienz, Schwangerschaft, Varikosis;
- **Veränderungen der Venenwand**: Entzündung, Operation, Trauma;
- **Störungen der Koagulabilität**: AT-III-Mangel (nephrotisches Syndrom), Protein-C- und -S-Mangel, Resistenz gegen aktiviertes Protein C (Faktor-V-Leiden-Mutation), Lupusantikoagulanz, Freisetzung thromboplastisch aktiver Substanzen (Entzündung und Malignome), Thrombozytose.

Weitere Risikofaktoren für die Entwicklung einer Thrombose oder Lungenembolie sind Adipositas, höheres Lebensalter, weibliches Geschlecht, arterielle Hypertonie, die Einnahme von Ovulationshemmern vor allem in Verbindung mit Nikotinkonsum und Malignome des Genital- und Gastrointestinaltrakts.

Die mechanische Verlegung des pulmonalen Gefäßquerschnitts führt zu Störungen der Hämodynamik und des Gasaustauschs. Je nach Ausmaß des vaskulären Kapazitätsverlusts resultiert eine unterschiedlich ausgeprägte pulmonalvaskuläre Widerstandserhöhung, die sich als pulmonale Hypertonie und akute Rechtsherzbelastung (akutes Cor pulmonale) äußert. Neben der mechanischen Komponente wird auch eine Freisetzung vasokonstriktorisch wirkender humoraler Faktoren (z. B. Serotonin, Thromboxan A_2, Endothelin-1) für die pulmonale Widerstandserhöhung verantwortlich gemacht. Auf diese pulmonale Vasokonstriktion kann das an niedrige Drücke adaptierte rechte Herz nur begrenzt mit einer Kontraktilitätssteigerung reagieren. Die Folge sind eine Dilatation des rechten Ventrikels mit den Zeichen der akuten Rechtsherzinsuffizienz (hoher zentralvenöser Druck, Trikuspidalinsuffizienz). Darüber hinaus sinkt mit dem Ausmaß der Rechtsherzbelastung das linksventrikulär angebotene Blutvolumen, was mit einer Abnahme des Herzminutenvolumens und des systemischen arteriellen Druckes verbunden ist und im Vollbild des hypozirkulatorischen oder kardiogenen Schocks (sekundäre Koronarinsuffizienz) enden kann.

Auf Seiten des Gasaustauschs entsteht intrapulmonal durch die embolische Verlegung eine Zone, die ventiliert, aber nicht perfundiert wird, d. h. eine Zone intrapulmonalen Totraumes. Trotz der Erhöhung der Totraumventilation steigt der CO_2-Partialdruck in der Regel aber nicht an, sondern ist im Gegenteil durch die gleichzeitig bestehende Hyperventilation meistens erniedrigt. Die arterielle Hypoxämie in der Akutphase des embolischen Geschehens wird durch Ventilations-Perfusions-Verteilungsstörungen ausgelöst. Die Umverteilung der Perfusion zu nichtbetroffenen Lungenarealen, die damit im Verhältnis zur Ventilation überperfundiert werden, lässt Bezirke entstehen, die letztlich ungenügend ventiliert sind. Verstärkt wird die Hypoxämie bei Abnahme des Herzzeitvolumens durch den Abfall der zentralvenösen Sättigung bei zunehmender peripherer Sauerstoffausschöpfung.

12.9.3 Klinik und Symptomatik

Symptomatik und Klinik in Abhängigkeit vom Schweregrad (Grosser)

- Kleine Lungenembolie (Schweregrad I nach Grosser)
  – Kurzfristige Tachypnoe
  – Vorübergehende Tachykardie
  – Klinisch häufig unbemerkt
  – Verschluss peripherer pulmonaler Gefäßäste
  – Gute Prognose; keine Einschränkung
- Submassive Lungenembolie (Schweregrad II nach Grosser)
  – Tachypnoe, Tachykardie, Angst
  – Pulmonalarterieller Druck leicht erhöht
  – Blutdruck noch nicht beeinträchtigt
  – Arterielle Sauerstoffpartial- und Kohlendioxidpartialdruck erniedrigt
  – Verschluss auf Segmentebene
  – Verlauf nicht tödlich
- Massive Lungenembolie (Schweregrad III nach Grosser)
  – Schwere Tachypnoe, Dyspnoe bis zu Orthopnoe
  – Tachykardie, Angst, Kaltschweißigkeit
  – Pulmonalarterieller Mitteldruck >25 mmHg
  – Herzminutenvolumen und Blutdruck fallen ab
  – Zeichen des beginnenden kardiogenen Schocks (Oligurie, Marmorierung)
  – Ausgeprägte arterielle Hypoxämie
  – Verlegung eines Hauptastes oder von mindestens zwei Lappenarterien
  – In Stunden rechtskardiales Versagen
- Fulminante Lungenembolie (Schweregrad IV nach Grosser)
  – Synkope, Atemstillstand, Herzstillstand
  – Akutes Rechtsherzversagen
  – Verlegung des Hauptstammes oder beider Hauptäste der Arteria pulmonalis
  – In wenigen Minuten letal verlaufend

Die Symptomatik der Lungenembolie wird in erster Linie durch das Ausmaß (den Schweregrad) des embolischen Geschehens und durch vorhandene Vorerkrankungen bestimmt (s. folgende Übersicht).

Das klinische Spektrum der Lungenembolie reicht von völliger Beschwerdefreiheit über sehr häufig geäußerte Symptome wie Dyspnoe, Pleuraschmerz, Husten, Beinschwellung, Beinschmerzen, Palpitationen, Hämoptysen, Angina pectoris bis hin zur Synkope und akutem Rechtsherzversagen. Keines dieser Symptome besitzt jedoch pathognomonischen Stellenwert, sondern allenfalls richtungsweisenden Charakter für die Diagnose einer Lungenembolie. Ähnlich verhält es sich bei der klinischen Befunderhebung, bei der am häufigsten Tachypnoe, Rasselgeräusche, Tachykardie, ein betonter oder gespaltener 2. Herzton sowie ein 4. Herzton, Thrombosezeichen, Fieber und Giemen imponieren.

12.9.4 Diagnostik

Die klinische Symptomatik und die körperliche Befunderhebung können, wie bereits erwähnt, die Verdachtsdiagnose einer Lungenembolie verstärken oder entkräften, sie sind jedoch nicht beweisend für die Sicherung oder den Ausschluss der Diagnose.

Anamnese

Die Risikofaktoren Immobilisierung und chirurgische Interventionen finden sich statistisch gehäuft bei Patienten mit nachgewiesener Lungenembolie und sollten bei der Anamneseerhebung ebenso berücksichtigt werden wie die Frage nach Gerinnungsstörungen (Protein-C- und -S-Mangel, Faktor-V-Leiden) oder einem Tumorleiden.

Laborparameter

Die **Blutgasanalyse** mit arterieller Hypoxämie und Hypokapnie ist eine typische Befundkonstellation der Lungenembolie, die jedoch auch bei anderen pulmonalen Erkrankungen (z. B. Pneumonie) vorliegen kann. Darüber hinaus schließt eine normale Blutgasanalyse eine Lungenembolie niemals aus. Das Ausmaß der Hypoxämie ist jedoch mitentscheidend für das therapeutische Vorgehen.

Tabelle 12.9-1. Radiologische Veränderungen in der Thoraxübersicht bei Patienten mit Lungenembolie

Veränderungen bei 2322 Patienten mit Lungenembolie	%
Herzvergrößerung	27
Pleuraerguss	23
Zwerchfellhochstand	20
Prominente Pulmonalarterie	19
Atelektase	18
Infiltrate	17
Pulmonale Stauung	14
Minderperfusion	8
Lungeninfarkt	5
Überblähung	5
Normaler Befund	24

Stark diskutiert wird zum gegenwärtigen Zeitpunkt der Stellenwert der **D-Dimerkonzentration** im Plasma. So ist ein erhöhter Wert nicht spezifisch für eine Thrombose oder eine Lungenembolie (Operation, Malignom, Entzündung), doch die Spezifität eines niedrigen Wertes (Cut-off unter 500 ng/ml) im ELISA-Schnelltest zum Ausschluss einer Lungenembolie oder Thrombose wurde jüngst eindeutig belegt. Problematisch ist jedoch, dass eine Vielzahl von Tests mit unterschiedlicher Sensitivität und Spezifität zur Anwendung kommen und neben der ELISA-Technik vor allem Latexagglutinationstests eingesetzt werden, deren Zuverlässigkeit noch unklar ist. Zum gegenwärtigen Zeitpunkt sollte deshalb ein negativer D-Dimerspiegel noch zurückhaltend gewertet werden, bis endgültige Empfehlungen vorliegen.

EKG

Elektrokardiographisch finden sich bei 70% der Patienten mit Lungenembolie pathologische Veränderungen. Keine dieser vielfältigen Veränderungen (Sinustachykardie, ST- und T-Streckenveränderungen, Vorhofflimmern, supraventrikuläre und ventrikuläre Extrasystolen), die im Verlaufe einer Embolie beobachtet werden, sind krankheitsspezifisch. Auch das typische **McGinn-White-Syndrom (SIQIII-Typ)** oder ein kompletter oder inkompletter **Rechtsschenkelblock** lässt sich nur bei sehr wenigen Patienten nachweisen.

Röntgenthorax

Vieldeutige Veränderungen finden sich auch in der Röntgenthoraxaufnahme bei der Lungenembolie (Tabelle 12.9-1). In der ICOPER-Studie (International Cooperative Pulmonary Embolism Registry) zeigten sich bei 2322 Patienten mit gesicherter Lungenembolie als häufigste Pathologika Herzvergrößerung, Pleuraerguss, Zwerchfellhochstand, prominente Pulmonalarterie, Atelektasen und pulmonale Infiltrate und nur sehr selten das **Westermark-Zeichen** mit peripherer Gefäßrarifizierung der betroffenen und Hyperperfusion der kontralateralen Seite.

Die genannten Veränderungen erscheinen nicht spezifisch und daher erlangt die Thoraxübersichtsaufnahme vor allem Bedeutung für die Differentialdiagnose (Pneumothorax, Pneumonie).

Echokardiographie

Sie erweist sich als äußerst wertvoll zur Diagnose einer hämodynamisch signifikanten Embolie und kann eine Dilatation des rechten Ventrikels, des Vorhofs sowie seltener auch des Pulmonalisstamms nachweisen. Echokardiographisch kann auch eine akute von einer chronischen Rechtsherzbelastung mit hypertrophierten Wänden differenziert werden. Die Dopplertechnik ermöglicht zudem bei vorliegender Trikuspidalinsuffizienz eine Abschätzung des systolischen pulmonalarteriellen Drucks. Die Echokardiographie gehört bei hämodynamisch und respiratorisch instabilen Patienten zu den ersten Untersuchungen und gewinnt bei typischer klinischer und echokardiographi-scher

Befundkonstellation zunehmend an Bedeutung für die Einleitung der spezifischen Therapie. Andererseits entziehen sich auch mehrere kleinere Embolien, die ohne Beeinflussung der Hämodynamik ablaufen, einer echokardiographischen Diagnostik.

Venendiagnostik

Durch Nachweis einer Thrombose im tiefen Bein-Becken-Venensystem über **Kompressionssonographie** oder **Duplexsonographie** sowie **Phlebographie** kann in Zusammenhang mit Klinik und Anamnese die Diagnose einer Lungenembolie unterstützt werden. Der fehlende Nachweis dagegen schließt eine Lungenembolie nicht aus, da sich das gesamte Thrombenmaterial gelöst haben kann.

Rechtsherzkatheter

Eine direkte Messung des pulmonalarteriellen Drucks über eine Rechtsherzkatheterisierung mittels **Pulmonaliseinschwemmkatheter** ist immer dann hilfreich, wenn eine echokardiographische Abklärung nicht möglich ist. Auf diese Weise kann eine submassive oder schwere Form der Lungenembolie nachgewiesen werden. Eine kleine Embolie, die Bedeutung als Signalembolie haben könnte, entzieht sich jedoch dem Nachweis über den Pulmonaliskatheter, da sie nicht mit einem Anstieg des pulmonalartriellen Drucks einhergeht. Weiterhin ist eine ätiologische Differenzierung zwischen akuter und chronischer pulmonalvaskulärer Widerstandserhöhung über den Rechtsherzkatheter nicht möglich. Bei einer fibrinolytischen Therapie dagegen erlaubt er ein direktes Monitoring des therapeutischen Effekts, der sich „direkt" als pulmonalarterieller Druckabfall widerspiegelt.

Perfusions-Ventilations-Szintigraphie

Die PIOPED-Studie (Prospective Investigation of Pulmonary Embolism Diagnosis) von 1990 ist bis heute die einzige Untersuchung, die eine Aussage zum Stellenwert der Szintigraphie in der Diagnostik der Lungenembolie ermöglicht. In dieser Untersuchung konnte gezeigt werden, dass bei 251 Patienten mit angiographisch nachgewiesener Lungenembolie nur 41% auch einen hoch wahrscheinlichen Befund in der Szintigraphie hatten. Darüber hinaus wurde bei 15% der Patienten mit normalem oder unwahrscheinlichem szintigraphischen Befund angiographisch eine Lungenembolie gesichert.

Trotz dieser Einschränkungen gehört die Szintigraphie vor allem in Verbindung mit der klinischen Risikostratifizierung sowie weiteren nichtinvasiven Untersuchungen (Kompressionssonographie, Echokardiographie) zu den zentralen Untersuchungstechniken bei der Lungenembolie.

Spiralcomputertomographie (CT) und Magnetresonanztomographie (MRT)

Die moderne Spiral-CT-Technik erlaubt dem erfahrenen Radiologen eine schnelle und sichere Diagnose bis auf Segmentebene. Kleine periphere Embolien können sich jedoch dem Nachweis entziehen, sodass diese bei unauffälliger CT nicht ausgeschlossen sind. Die Verfasser favorisieren aus diesem Grund, in der CT-Routinediagnostik der Lungenembolie das tiefe Beinvenensystem bis zu den Kniekehlen auch bei fehlendem Embolienachweis gleichzeitig mit darzustellen. Der Wert der Magnetresonanztomographie für die Diagnose einer Lungenembolie scheint in ähnlichen Bereichen wie der der CT-Technik zu liegen, bislang ist die Datenlage jedoch noch nicht so umfangreich wie zur CT. Der Wert beider Untersuchungsverfahren wird aber zurzeit in großen multizentrischen Studien überprüft.

Pulmonalisangiographie

Hohe Sensitivität und Spezifität für die Diagnose vereint die Pulmonalisangiographie, die nach wie vor den goldenen Standard darstellt. Mit ihr können auch subsegmentale Embolien, die sich dem Nachweis in der CT entziehen, diagnostiziert werden. Durch die Einführung der Technik der digitalen Subtraktionsangiographie (DSA) ist darüber hinaus eine deutliche Einsparung von Kontrastmittel bzw. die Darstellung über eine periphere Vene ermöglicht worden.

Das diagnostische Vorgehen bei der Lungenembolie hängt in erster Linie vom klinischen Zustand des Patienten und den apparativen Möglichkeiten vor Ort ab (Abb. 12.9-1). Kombiniert man nichtinvasive Verfahren und klinische Befunde, so kann bei fast 95% der Patienten auf eine Pulmonalisangiographie verzichtet werden.

Differentialdiagnose

Die wichtigsten Differentialdiagnosen zur akuten Lungenembolie sind der akute Myokardinfarkt, das dissezierende Aortenaneurysma, die Myokarditis, der Spontanpneumothorax, die Pneumonie, die Pleuritis und die Pankreatitis.

12.9.5 Komplikationen

Einige intrapulmonale Folgen einer Lungenembolie treten erst im späteren Verlauf nach mehr als 12 h auf. Zu diesen Komplikationen zählen: **Lungeninfarkt**, **Atelektasenbildung**, **Pleuritis**, **Pleuraerguss**, **Pneumonie** und **Lungenabszess**. Bei Patienten, die sich mit den genannten Krankheitszeichen vorstellen, sollte wegen der zeitlichen Latenz von 12 oder mehr Stunden auch immer an eine Lungenembolie gedacht werden.

Auf die Ursachen einer Infarktausbildung soll an dieser Stelle nur kurz eingegangen werden. Bei weniger als 10% der Fälle entwickelt sich im Rahmen einer Lungenembolie ein hämorrhagischer Infarkt. Die Ausbildung des Infarkts hängt in erster Linie von der Emboluslokalisation ab. Bei einem Verschluss distal der Segmentarterien können Infarkte auftreten, während bei mehr proximalem Verschluss ausreichende, distal gelegene Anastomosen zwischen Pulmonalarterienästen und Bronchialarterien zur Verhinderung einer Nekrosebildung verfügbar bleiben.

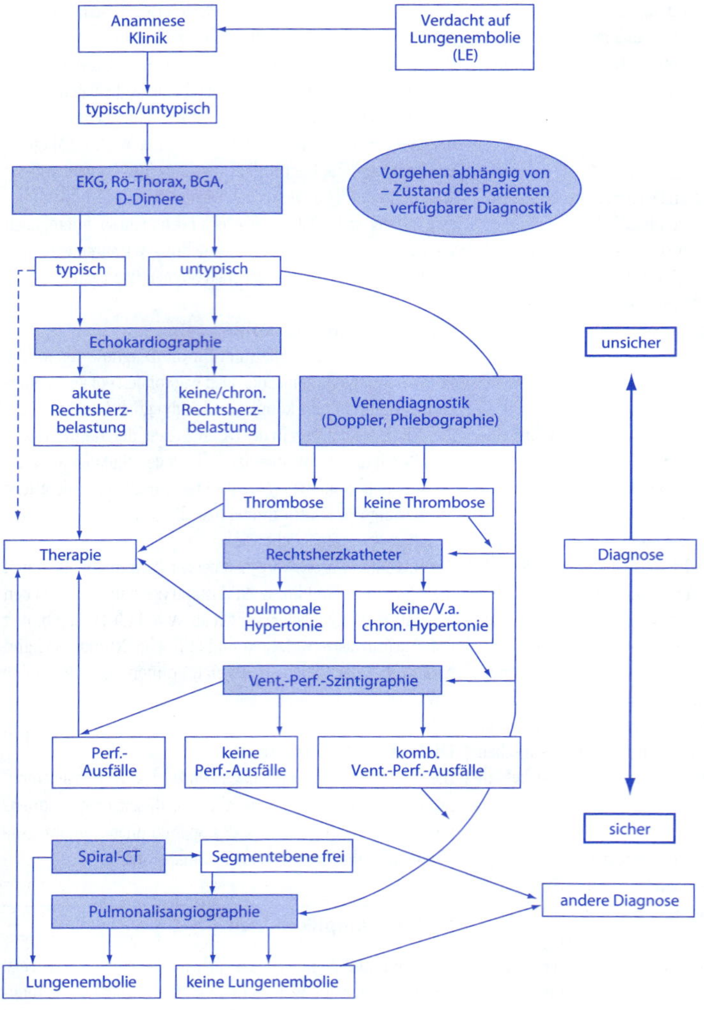

Abb. 12.9-1. Flussschema zum diagnostischen Vorgehen beim Verdacht auf eine akute Lungenembolie (Details s. Text)

12.9.6 Therapie

Allgemeine Maßnahmen

Stets erfordert die Verdachtsdiagnose der Lungenembolie die Überwachung des Patienten auf einer Intensivstation. Zur Überprüfung der arteriellen Oxygenierung und der invasiven Messung des Blutdrucks bei im Schock befindlichen Patienten empfiehlt sich die Dauerkanülierung der A. radialis, die bei Blutungskomplikationen im Verlauf einer fibrinolytischen Therapie wesentlich effektiver komprimiert werden kann als die A. femoralis. Gleiches gilt für die Anlage eines zentralvenösen Zugangs, der bevorzugt peripher venös eingebracht werden sollte, um eine arterielle Fehlpunktion zu vermeiden. Im klinischen Alltag hat sich die Versorgung mit einer großlumigen Braunüle bewährt, die eine Applikation großer Volumenmengen in kurzer Zeit erlaubt, um über eine Erhöhung der rechtskardialen Vorlast eine hämodynamische Stabilisierung bei drohendem Rechtsherzversagen anzustreben. Neben großzügiger Volumenzufuhr können aber auch eine Therapie mit Katecholaminen (Suprarenin, Dobutamin) oder Reanimationsmaßnahmen einschließlich maschineller Beatmung bei massiver oder fulminanter Lungenembolie erforderlich werden.

Zu den allgemeinen Maßnahmen bei Lungenembolie gehören weiterhin die Sauerstoffinsufflation über Sonde oder Maske, strenge Bettruhe, Oberkörperhochlage und die Verabreichung von Laxanzien.

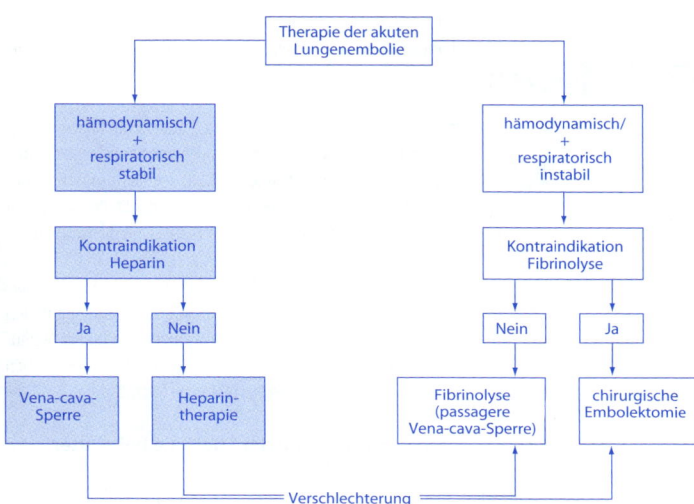

Abb. 12.9-2. Flussschema zur Behandlung der akuten Lungenembolie in Abhängigkeit von vorliegenden Kontraindikationen für eine Antikoagulation und Fibrinolyse

Spezielle Maßnahmen
Der Schweregrad und vorhandene Kontraindikationen für eine therapeutische Antikoagulation mit Heparin oder eine Fibrinolyse bestimmen die speziellen Therapiemaßnahmen. Abbildung 12.9-2 gibt ein Flussschema zur Behandlung wieder. Prinzipiell stehen folgende Vorgehensweisen zur Verfügung:
- Antikoagulation mit unfraktioniertem Heparin; Stellenwert der fraktionierten oder niedermolekularen Heparine,
- Fibrinolyse mit Streptokinase, Urokinase oder Gewebeplasminogenaktivator (r-tPA),
- Sperrmaßnahmen der Vena cava inferior passager oder dauerhaft,
- chirurgische Embolektomie,
- Alternativtechniken.

Antikoagulation mit unfraktioniertem Heparin Bei einer hämodynamisch und respiratorisch stabilen Lungenembolie, also beim Schwergrad klein und submassiv (I und II nach Grosser), sollte lediglich eine Heparintherapie zum Einsatz kommen, die bei effektiver Anwendung zu einer Senkung der Frühletalität auf 2,5% führt. Initial werden 5000 bis 10.000 IE unfraktionierten Heparins als Bolus intravenös injiziert und als Dauerinfusion von 30.000 bis 60.000 IE über 24 h fortgeführt. Die partielle Thromboplastinzeit (PTT) sollte 1-5–2,5fach über den Normwert verlängert sein und zweimal täglich kontrolliert werden, um eine Dosisanpassung vorzunehmen. Tägliche Kontrolle des Blutbildes ist zu empfehlen, um eine heparininduzierte Thrombozytopenie (HIT Typ II) mit ihren fatalen Folgen (venöse und arterielle Thrombosen, Thromboembolien) und einen HB-Abfall nicht zu übersehen. Bei Verschlechterung des klinischen Bilds unter der Antikoagulation ist eine fibrinolytische Therapie in Erwägung zu ziehen.

Absolute Kontraindikationen zur Heparinisierung sind die manifeste Blutung und die intrazerebrale Blutung, die kürzer als zwei Wochen zurückliegt, relative Kontraindikationen sind unter anderem unmittelbar zurückliegende Operation, Hypertonus (200/120 mmHg) und die Endokarditis.

Stellenwert der fraktionierten oder niedermolekularen Heparine Der Wert der subkutan verabreichten fraktionierten Heparine für die Therapie der tiefen Beinvenenthrombose ist eindeutig belegt. Für die akute Lungenembolie konnte bislang in zwei Studien die Vergleichbarkeit von unfraktioniertem und fraktionierter Heparine (Tinzaparin und Reviparin) bezogen auf die Endpunkte Sterblichkeit, Rezidivembolie sowie Nebenwirkungen gezeigt werden. Die aktuelle Studienlage ist nicht ausreichend, um eine generelle Therapieempfehlung für die fraktionierten Heparine bei der Lungenembolie auszusprechen. Häufig praktiziert wird aber der Einsatz von fraktioniertem Heparin bei der Lungenembolie Stadium I und II (klein und submassiv) bei begleitender tiefer Beinvenenthrombose in der zugelassenen gewichtsadaptierten subkutanen Dosis. (Anmerkung: Von der FDA zugelassen ist Enoxaparin für die tiefe Beinvenenthrombose mit und ohne begleitende Lungenembolie.)

Fibrinolyse Bei Vorliegen einer massiven oder fulminanten Lungenembolie (Schweregrad III und IV) und nach Ausschluss von Kontraindikationen gegen eine fibrinolytische Therapie, die jedoch bei fehlender chirurgischer Alternative im Notfall nicht mehr berücksichtigt werden können, kann eine schnelle Stabilisierung der hämodynamischen und respiratorischen Situation nur durch eine Fibrinolyse erzielt werden.

Die bislang vorliegenden Studien zeigen zwar in der Tendenz eine Senkung der Frühletalität durch die Fibrinolyse gegenüber

Tabelle 12.9-2. Dosierungsschemata für die unterschiedlichen Fibrinolytika

Fibrinolytikum	Dosierungsschema
Streptokinase	250.000 IE über 30 min, gefolgt von 100.000 IE/h über 24 h
Urokinase	4400 IE/kg über 10 min, gefolgt von 4400 IE/kg/h über 12–24 h
r-tPA	100 mg als Dauerinfusion über 2 h

Anmerkung: Diese Schemata sind von der FDA zugelassen und können ohne Gerinnungskontrolle angewandt werden. Aufgrund der hohen Antigenität sollte bei der Streptokinaselyse vor Beginn 250 mg Kortison i.v. gegeben werden. Für alle Schemata ist keine begleitende Heparinisierung vorgesehen im Gegensatz zu den fibrinolytischen Protokollen beim Koronarsyndrom.

unfraktioniertem Heparin, dies konnte aber statistisch wegen zu geringer Fallzahl nicht gesichert werden. Statistisch nachgewiesen werden konnte jedoch einerseits eine schnellere Rekanalisation der Lungenstrombahn unter fibrinolytischer Behandlung gegenüber Heparin und eine deutlich geringere Embolierezidivquote nach Fibrinolyse. Da die Rezidivembolie mit einer erhöhten Letalität verbunden ist, könnte die fibrinolytische Therapie die Spätletalität senken, doch auch für diese Aussage waren die Fallzahlen der vorliegenden Studien zu niedrig. Die nachfolgende Tabelle 12.9-2 zeigt die zurzeit zugelassenen Dosierungsschemata für die fibrinolytische Therapie bei der Lungenembolie.

Die für die Lungenembolie von der FDA zugelassenen Dosierungen der Fibrinolytika Streptokinase, Urokinase und r-tPA unterscheiden sich in der Kinetik ihres Thrombolyseerfolgs. So erzielt r-tPA eine schnellere Rekanalisation verglichen zur Urokinase, was jedoch wahrscheinlich auf die höhere Dosis, bezogen auf die Applikationsdauer (2 h) beim r-tPA-Schema im Vergleich zum Langzeitprotokoll für Urokinase- und Streptokinase (12–24 h), zurückzuführen ist. Dies konnte durch einen direkten Effizienzvergleich des r-tPA-Protokolls mit einem kürzeren, höher dosierten Urokinaseprotokoll, 1.000.000 IE als Bolus und 3.000.000 IE über 2 h, belegt werden.

Vena-cava-Filter Liegen Kontraindikationen gegen eine antikoagulatorische oder fibrinolytische Therapie vor und findet sich darüber hinaus nichtwandadhärentes Thrombusmaterial in den tiefen Beinvenen, den Beckenvenen oder der Vena cava inferior, sollte zusätzlich die transvenöse passagere Implantation (bis 10 Tage) eines Vena-cava-Schirms unterhalb der Nierenvenen vorgenommen werden. Eine permanente Filteranlage kann die Gefahr einer Embolie zwar reduzieren, ist aber gleichzeitig mit einer signifikant erhöhten Rethromboserate behaftet.

Chirurgische Embolektomie Die fulminante Lungenembolie, die zum akuten Herzstillstand mit Reanimationsfolge führt, die erfolglose thrombolytische Therapie sowie die klinische Verschlechterung eines Patienten mit Kontraindikationen gegen eine Fibrinolyse stellen die Hauptindikationen für eine chirurgische Embolektomie dar. Es sollte auch unter Reanimationsbedingungen mit eingeleiteter Fibrinolyse versucht werden, den Patienten der Operation zuzuführen, da unter Einsatz der Herz-Lungen-Maschine die Letalität dieses Eingriffes deutlich gesenkt werden konnte.

Alternative Techniken Vereinzelte Fallberichte liegen vor, bei denen durch Katheterabsaugung oder mechanische Zerkleinerung, Absaugung und lokale Fibrinolyse eine fulminante Lungenembolie erfolgreich therapiert wurde; der Stellenwert dieser Techniken lässt sich zurzeit jedoch nicht sicher bestimmen.

Langzeitantikoagulation Nach der Akutphase und Abschluss der diagnostischen Maßnahmen ist eine orale Antikoagulation überlappend mit der Heparintherapie einzuleiten und in Abhängigkeit der Genese der Lungenembolie und den individuellen Gegebenheiten für mindestens 6 Monate fortzuführen.

Zusammenfassung der Therapie bei akuter Lungenembolie

In Abhängigkeit vom Schweregrad der Lungenembolie und dem Vorliegen von Kontraindikationen ist bei der Lungenembolie Grad I und II zunächst eine therapeutische Antikoagulation mit unfraktioniertem Heparin intravenös als Dauerinfusion zu empfehlen. Bei gleichzeitigem Vorliegen einer tiefen Beinvenenthrombose kann auch eine subkutane Behandlung mit fraktioniertem Heparin eingeleitet werden. Der Vorteil der subkutanen Therapie liegt in der fehlenden Notwendigkeit einer regelmäßigen Gerinnungskontrolle, die unter Dauerinfusion von unfraktioniertem Heparin unverzichtbar ist. Stets sollte man schon in der Frühphase bei Verdacht auf eine Lungenembolie versuchen, sich einen Überblick über das Rezidivrisiko zu verschaffen, und diagnostisch nach emboliefähigem Material suchen. Bei großen flottierenden Thrombusanteilen, vor allem in den Beckenvenen und der Cava inferior, sollte zusätzlich zur Antikoagulation die Versorgung mit einem passageren Kavaschirm erwogen werden. Bei der massiven oder fulminanten Lungenembolie lässt die respiratorische und hämodynamische Beeinträchtigung des Patienten meist keine aufwendigen diagnostischen Schritte (Transportgefährdung) mehr zu, es müssen dann unter Umständen (lokale Gegebenheiten) die klinische Wahrscheinlichkeit und die Echokardiographie genügen, um eine Fibrinolyse mit r-tPA zu beginnen.

Evidenz der Therapieempfehlungen		
	Evidenzgrad	Empfehlungsstärke
Lungenembolie		
Allgemeine Maßnahmen	IV	A
Antikoagulation unfraktioniertes Heparin	I-b	A
Antikoagulation fraktioniertes Heparin	I-b	A
Fibrinolyse	I-b	B
Vena-cava-Filter	IV	B
Chirurgische Embolektomie	IV	B
Langzeitantikoagulation	IV	A

12.9.7 Prognose

Zieht man die Daten aus der ICOPER-Studie heran, die bei 2110 Patienten mit gesicherter Lungenembolie den weiteren Verlauf über 3 Monate dokumentierte, so liegt die 14-Tage-Sterblichkeit bei 11,4% und die 90-Tage-Sterblichkeit bei 15,3%, wobei 45% der Todesfälle als direkte Folge der Lungenembolie eingestuft wurden. Bei Differenzierung nach dem Schweregrad des embolischen Geschehens liegt die Sterblichkeitsrate bei Patienten mit instabiler Hämodynamik bei 58% gegenüber 15% bei Patienten mit stabiler Hämodynamik. Zusammenfassend unterstreichen diese Zahlen die klinische Bedeutung der Lungenembolie und gleichzeitig die Notwendigkeit der Prophylaxe eines thromboembolischen Geschehens.

Literatur

Aguilar D, Goldhaber SZ (1999) Clinical uses of low-molecular-weight heparins. Chest 115: 1418–1423

Decousus H, Leizorovicz A, Parent F et al. (1998) A clinical trial of vena cava filters in the prevention of pulmonary embolism in patients with proximal deep-vein thrombosis. N Engl J Med 338: 409–415

Elliott CG, Goldhaber SZ, Visani L, DeRosa M (2000) Chest radiographs in acute pulmonary embolism. Results from the International Cooperative Pulmonary Embolism Registry. Chest 118: 33–38

Goldhaber SZ (1995) Contemporary pulmonary embolism thrombolysis. Chest 107: 45S–51S

Goldhaber SZ, Visani L, DeRosa M (1999) Acute pulmonary embolism: clinical outcomes in the International Cooperative Pulmonary Embolism Registry (ICOPER). Lancet 353: 1386–1389

Grosser KD (1988) Akute Lungenembolie. Behandlung nach Schweregraden. Dtsch Ärzteblatt 85: B587–594

Kasper W, Konstantinides S, Geibel A et al. (1997) Management strategies and determinants of outcome in acute major pulmonary embolism: results of a multicenter registry. J Am Coll Cardiol 30: 1165–1171

Perrier A, Desmarais S, Miron MJ et al. (1999) Non-invasive diagnosis of venous thromboembolism in outpatients. Lancet 353: 190–195

Stein PD, Coleman RE, Gottschalk A, Saltzman HA, Terrin ML, Weg JG (1991) Clinical, laboratory, roentgenographic and electrographic findings in patients with acute pulmonary embolism and no pre-existing cardiac or pulmonary disease. Chest 100: 598–603

The PIOPED investigators (1990) Value of the ventilation/perfusion scan in acute pulmonary embolism. JAMA 263: 2753–2759

12.10 Pulmonale Hypertonie
Friedrich Grimminger, H. Ardeschir Ghofrani und Frank Rose

12.10.1 Einleitung

In der Lunge existieren besondere Mechanismen der Widerstandsreduktion, die dafür sorgen, dass auch unter maximaler Steigerung des Herzzeitvolumens der Druck in der Lungenstrombahn und damit die rechtsventrikuläre Nachlast nur mäßig ansteigen. Dieses Phänomen beruht zum einen auf der druckpassiven Dehnung der Lungengefäße (Distention), zum anderen auf der zusätzlichen druckpassiven Perfusion von in Ruhe kollabierten Gefäßarealen, insbesondere in den apikalen Lungenabschnitten (Recruitment). Weiterhin wird der bereits in Ruhe niedrige muskuläre Gefäßtonus des pulmonal-vaskulären Systems bei Belastung weiter vermindert durch die aktive Sekretion von vasodilatativen Mediatoren (Abb. 12.10-1).

Eine akute oder chronische pulmonale Hypertonie liegt dann vor, wenn einer oder mehrere dieser Mechanismen der Widerstandsreduktion eingeschränkt sind und es somit unter Anstrengung oder bei schwereren Formen bereits in Ruhe zu einer Zunahme des pulmonal-arteriellen Druckes mit entsprechender Belastung des rechten Ventrikels kommt. Die Störung

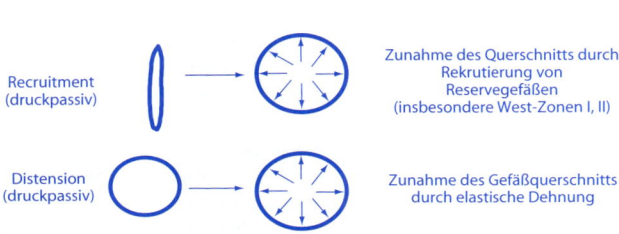
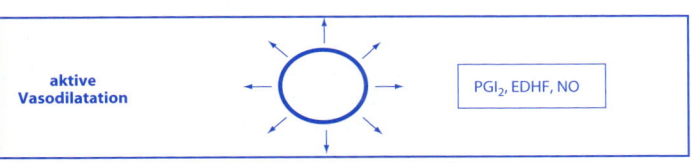

Abb. 12.10-1. Mechanismen der vaskulären Widerstandsreduktion unter Belastung. *PGI2* Prostacyclin, *EDHF* Endothelium Derived Hyperpolarizing Factor, *NO* Stickstoffmonoxid

der Gefäßreagibilität kann Folge einer pulmonalen, kardialen oder systemisch-vaskulären Erkrankung sein.

12.10.2 Ätiologie und Pathogenese

Einer pulmonalen Hypertonie können eine glattmuskuläre Kontraktion (Vasokonstriktion), eine Abnahme der Gefäßelastizität durch strukturellen Wandumbau (Remodelling), eine Verlegung des Gefäßquerschnitts (Obliteration) sowie ein Gefäßverlust (Rarefikation) zugrunde liegen (Abb. 12.10-2). Grundsätzliche Mechanismen können sein:
- Daueraktivierung des Mechanismus der hypoxischen Vasokonstriktion (Euler-Liljestrand-Reflex) durch chronische alveoläre Hypoxie (neurologische Atemregulationsstörung, Thorax- und Skelettdeformitäten, alveoläre Hypoventilation bei obstruktiven oder restriktiven Atemwegs- und Lungenerkrankungen),
- inflammatorische Lungenerkrankungen mit Gefäßbeteiligung (Kollagenosen, Vaskulitiden, ARDS, Sarkoidose),
- chronisch-rezidivierende oder chronisch-persistierende Lungenembolien,
- kardiogene Ursachen mit chronisch venöser Druck- und Volumenbelastung (z. B. Mitralstenose, chronische Linksherzinsuffizienz) sowie vermehrter Scherkraftbelastung (Rezirkulationsvitien) der Lungenstrombahn.

Darüber hinaus gibt es primäre Formen pulmonaler Hypertonie, die unabhängig von Begleiterkrankungen entweder sporadisch oder bedingt durch einen Gendefekt familiär gehäuft auftreten.

Bei allen Formen entwickeln sich neben funktionellen Veränderungen (reversible Vasokonstriktion) auch strukturelle Umbauprozesse (vaskuläres Remodelling), oft in Verbindung mit In-situ-Thrombosierungen. Die Nachlasterhöhung des rechten Ventrikels hat eine rechtsventrikuläre Hypertrophie und/oder Dilatation zur Folge, die als Cor pulmonale bezeichnet wird.

12.10.3 Einteilung und Schweregrade der pulmonalen Hypertonie

Klassischerweise wurden die chronischen pulmonalen Hypertonien früher eingeteilt in die
- primäre pulmonale Hypertonie und
- sekundäre pulmonale Hypertonie.

Hierbei impliziert die Bezeichnung **primär**, dass kein Auslöser der Gefäßumbauprozesse bekannt ist; der Terminus **sekundär** setzt hingegen einen bekannten Auslöser voraus. Diese Einteilung wird, entsprechend des World Symposium on Primary Pulmonary Hypertension 1998 in Evian (modifiziert nach der Weltkonferenz zur pulmonalen Hypertonie, Venedig 2003), von den Autoren verlassen, da sich diese strikte Trennung nicht aufrechterhalten lässt. Die chronische pulmonale Hypertonie wird hier deshalb nach pathogenetischen, klinischen und therapeutischen Kriterien in fünf Gruppen unterteilt (s. folgende Übersicht). Es lassen sich drei Schweregrade der pulmonalen Hypertonie unterscheiden (Abb. 12.10-3). Bei der latenten pulmonalen Hypertonie liegt der pulmonal-arterielle Mitteldruck (PAP) in Ruhe im Normbereich unter 21 mmHg, erreicht aber unter Belastung Werte über 28 mmHg. Klinisch fällt in der Regel eine Dyspnoe bei stärkerer Belastung und eine mäßige Einschränkung der aeroben Kapazität im Belastungstest auf. Bei der manifesten pulmonalen Hypertonie beträgt der PAP bereits in Ruhe mehr als 21 mmHg. Klinisch weisen diese Patienten Dyspnoe bei leichter Belastung und eine erniedrigte aerobe Leistung auf. Die schwere pulmonale Hypertonie ist weniger durch die Höhe des pulmonal-arteriellen Druckes als vielmehr dadurch charakterisiert, dass schon in Ruhe das Herzminutenvolumen aufgrund der Nachlasterhöhung des rechten Herzens deutlich reduziert ist und unter Belastung kaum ansteigt. Die Patienten sind minimal belastbar. Bereits in Ruhe findet sich eine venöse Sauerstoffsättigung unter 60%.

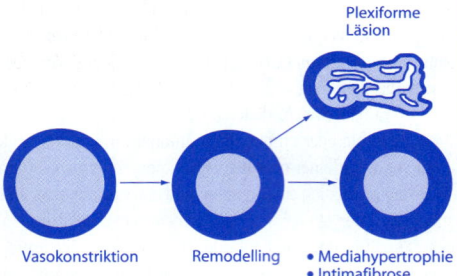

Abb. 12.10-2. Formen chronischer pulmonal-vaskulärer Umbauprozesse („vascular remodeling") bei pulmonaler Hypertonie

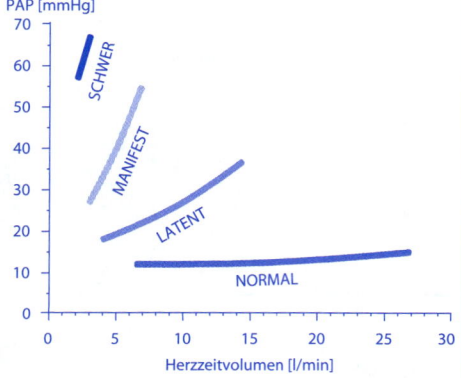

Abb. 12.10-3. Verlauf des pulmonal-arteriellen Drucks unter körperlicher Belastung in Abhängigkeit vom Schweregrad der pulmonalen Hypertonie

12.10 Pulmonale Hypertonie

Einteilung der pulmonalen Hypertonie nach der Evian-Konferenz
1 Pulmonalarterielle Hypertonie
  1.1 Primäre pulmonale Hypertonie
    a) Sporadisch
    b) Familiär
  1.2 In Verbindung mit:
    a) Bindegewebskrankheiten
    b) Rechts-Links-Shuntvitien
    c) Portaler Hypertonie
    d) HIV-Infektion
    e) Medikamenten/Drogen (Appetitzügler, andere)
    f) Persistierender pulmonaler Hypertonie der Neugeborenen
2 Pulmonalvenöse Hypertonie
  2.1 Linksatriale oder linksventrikuläre Erkrankungen
  2.2 Linksseitige Klappenerkrankungen
  2.3 Kompression der zentralen Lungenvenen
  2.4 Mediastinalfibrose
  2.5 Adenopathie/Tumoren
  2.6 Pulmonale venookklusive Krankheit
  2.7 Andere
3 Pulmonale Hypertonie, assoziiert mit Erkrankungen der Atemwege und/oder Hypoxämie
  3.1 Chronisch-obstruktive Lungenkrankheit
  3.2 Interstitielle Lungenkrankheit
  3.3 Schlafapnoe
  3.4 Erkrankungen mit alveolärer Hypoventilation
  3.5 Höhenbewohner
  3.6 Lungenkrankheiten der Neugeborenen
  3.7 Bronchopulmonale Dysplasie
  3.8 Andere
4 Pulmonale Hypertonie aufgrund chronischer thrombotischer und/oder embolischer Erkrankungen
  4.1 Thromboembolie der proximalen Lungenarterien
  4.2 Obstruktion der distalen Lungenarterien
    a) Lungenembolie (Thrombus, Tumor, Parasiten, Fremdkörper)
    b) In-situ-Thrombose
    c) Sichelzellanämie
5 Pulmonale Hypertonie aufgrund von Erkrankungen, die unmittelbar die Lungengefäße betreffen
  5.1 Inflammatorisch
    a) Schistosomiasis
    b) Sarkoidose
    c) Andere
  5.2 Pulmonalkapilläre Hämangiomatose

12.10.4 Klinik

Klinisch manifestiert sich die pulmonale Hypertonie meist mit den typischen Symptomen des **Cor pulmonale**. Initial zeigen sich Symptome wie rasche Ermüdbarkeit, Belastungsdyspnoe, Tachykardie, Spaltung des zweiten Herztones mit Akzentuierung des Pulmonalklappentons und Auftreten eines rechtsventrikulären dritten Herztons. Dieses Symptome können als Zeichen einer Rechtsherzbelastung gewertet werden, sind aber insgesamt unsichere Kriterien. Erst im dekompensierten Stadium zeigen sich dann die klassischen Symptome der Rechtsherzüberlastung:

- Einflussstauung/gestaute Halsvenen,
- Ruhedyspnoe,
- Ödeme in den abhängigen Körperpartien.

Zusätzlich können belastungsinduzierte Synkopen auftreten. In seltenen Fällen kann eine extrem erweiterte Pulmonalarterie über die Kompression des linken Nervus recurrens eine Stimmbandparese mit Heiserkeit auslösen.

12.10.5 Diagnostik

Der Anlass für gezielte diagnostische Maßnahmen hinsichtlich einer pulmonalen Hypertonie ergibt sich entweder

- aus dem typischen Beschwerdebild,
- einem zufälligen Befund (z. B. EKG oder Röntgen im Rahmen einer Operationsvorbereitung) oder
- einem besondere Risikoprofil.

Die Diagnostik umfasst eine gezielte Anamnese, körperliche Untersuchung, EKG, Lungenaufnahme in zwei Ebenen und Echokardiographie. Findet sich in diesen Untersuchungen kein Anhalt für eine pulmonale Hypertonie, ist die Diagnose unwahrscheinlich. Bei Bestätigung des Verdachts werden weitere diagnostische Verfahren angeschlossen.

Lungenfunktion

Hier ergeben sich nur in Ausnahmefällen Hinweise auf das Vorliegen einer chronischen pulmonalen Hypertonie. Bei einigen Patienten findet sich eine meist mittelschwere Einschränkung der CO-Diffusionskapazität, erklärbar über eine Rarifizierung der Gefäßoberfläche. Ansonsten muss bei konstant erhöhtem Atemwegswiderstand von über 0,6 kPas/L/s und bei einem konstant erhöhten arteriellen pCO_2 in Verbindung mit arterieller Hypoxämie bei Patienten mit chronisch-obstruktiven Atemwegsveränderungen mit einer pulmonalen Hypertonie gerechnet werden.

EKG

Im EKG finden sich oftmals Hinweise für eine Rechtsherzhypertrophie bzw. Zeichen der Rechtsherzschädigung. Die klassischen EKG-Kriterien, die jedoch keineswegs obligat sind, umfassen:

- eine Rechtsdrehung der Herzachse (Steil- bis Rechtstyp) ggf. überdrehter Rechtstyp,
- ein R-S-Ratio in V6 von über 1,
- ein S1-Q3-Typ,
- buckelförmig lang deszendierende ST-Streckensenkung in II, III, aVF und V2–V4.

Thoraxröntgenbild

Hier finden sich:

- Dilatation der zentralen Pulmonalarterien und Prominenz des Pulmonalissegments,
- Aufweitung des Truncus intermedius der rechten Pulmonalarterie über einen Durchmesser von 20 mm,
- Vergrößerung der sternalen Kontaktfläche des Herzens in der seitlichen Aufnahme,
- globale Herzvergrößerung durch rechts- und linksrandbildenden rechten Ventrikel.

Echokardiographie

Diese Untersuchung ermöglicht die nichtinvasive Diagnose der pulmonalen Hypertonie mit einer sehr hohen Spezifität. Zusätzlich ermöglicht sie die Erkennung oder den Ausschluss von angeborenen und erworbenen Herzvitien, linksventrikulären Erkrankungen und Perikarderkrankungen. Die wichtigsten Messparameter sind:

- Hypertrophie und Dilatation des rechten Ventrikels,
- Dilatation des rechten Vorhofs,
- paradoxe Septumbeweglichkeit und linksventrikuläre Exzentrizität,
- abnorme systolische Zeitintervalle,
- abnormes Pulmonalklappenbewegungsmuster sowie Pulmonalisinsuffizienz,
- Trikuspidalinsuffizienz (der Trikuspidalklappenjet dient zur noninvasiven Abschätzung des systolischen pulmonal-arteriellen Drucks),
- verändertes Strömungsprofil im Ausflusstrakt des rechten Ventrikels.

Hoch auflösendes CT der Lungen (HR-CT) und Angio-CT

Das HR-CT dient dem Ausschluss interstitieller Lungenerkrankungen. Zusätzlich liefert es wertvolle Hinweise auf Lungenembolien, die meist landkartenartige Dichteunterschiede zwischen über- und unterperfundierten Lungenarealen zeigen. Mittels kontrastmittelverstärktem CT in Spiraltechnik werden Lungenembolien nachgewiesen. Perfusionsszintigraphie und pulmonale Angiographie stellen hierzu alternative Verfahren dar.

Laborchemische Diagnostik

Es existieren keine spezifischen Laborparameter der pulmonalen Hypertonie. Antinukleäre Antikörper und extrahierbare Kernantigene weisen auf zugrunde liegende Kollagenosen hin.

Einschwemmkatheter

Goldstandard in der Diagnostik des chronischen pulmonalen Hypertonus ist der Rechtsherzkatheter. Mithilfe des sog. Swan-Ganz-Ballonkatheters können die wesentlichen Parameter der systemischen und pulmonalen Hämodynamik erfasst werden. Betont werden muss jedoch, dass die reine pulmonal-arterielle Druckmessung zur Erfassung von Frühformen (latente pulmonale Hypertonie) in der Erkrankung nicht ausreicht. Als Kernparameter gilt hier der Lungengefäßwiderstand, der bereits bei normalen pulmonal-arteriellen Drücken erheblich von der Norm abweichen kann. Zur Errechnung des Lungengefäßwiderstandes ist die Quantifizierung des Herzminutenvolumens erforderlich. Hierzu dient bei einem liegenden Rechtsherzkatheter die Thermodilutionsmethode. Zur Erfassung einer latenten pulmonal-arteriellen Hypertonie ist es notwendig, die Rechtsherzkatheteruntersuchung unter ergometrischer Belastung durchzuführen. Als Alternative kann für diese Fragestellung eine Stressechokardiographie in Betracht kommen, die jedoch auf Grund der technischen Probleme eine besondere Expertise verlangt. Indirekte Hinweise auf eine latente pulmonale Hypertonie ergeben sich auch aus dem Befund einer reduzierten maximalen O_2-Aufnahme in der Spiroergometrie, wenn andere Ursachen einer kardiopulmonalen Leistungslimitierung ausgeschlossen sind.

Testung der Gefäßreagibilität

Liegt eine manifeste pulmonale Hypertonie mit Abweichung der Ruhewerte vor, sollte eine Reversibilitätsprüfung der Gefäßobstruktion mit Sauerstoffinsufflation sowie den klinisch einsetzbaren Vasodilatoren bei liegendem Rechtsherzkatheter erfolgen. Bevorzugte Testvasodilatoren sind intravenöses Prostacyclin oder Iloprost und insbesondere inhalatives Iloprost und Stickstoffmonoxyd. Alternativ findet Adenosin Anwendung; darüber hinaus kommen Substanzgruppen in Betracht, die gegenwärtig zur Erweiterung des therapeutischen Arsenals bei schwerer pulmonal-arterieller Hypertonie klinisch geprüft werden (s. unten). Diese Testungen sollten bevorzugt in Zentren mit besonderer Expertise auf dem Gebiet der pulmonal-arteriellen Hypertonie vorgenommen werden. Sie stellen ein wichtige Komponente bei der Entscheidungsfindung der Therapie dar (Abb. 12.10-4).

12.10.6 Therapie

Basismaßnahmen

Zu den Basismaßnahmen in der Behandlung der pulmonalen Hypertonie gehören die körperliche Schonung, die optimierte Behandlung der Grunderkrankung sowie eine rigorose Infekttherapie. Unbestritten ist weiterhin, dass ein dekompensiertes Cor pulmonale zur Volumenreduktion diuretisch behandelt werden muss. Eine Volumenretention im Endstadium der Erkrankung mit Ödembildung und Aszites ist nicht nur auf die Rechtsherzinsuffizienz, sondern z. T. auch auf eine Stimulation des Renin-Angiotensin-Systems mit erhöhtem Aldosteronspiegel zurückzuführen. Somit kann eine Kombination der üblichen Diuretika mit Aldosteronantagonisten (z. B. Aldactone 50 bis 200 mg/Tag) angezeigt sein. Diese Therapie muss jedoch berücksichtigen, dass eine erhöhte Vorlast des rechten Herzens bei schwerer pulmonaler Hypertonie aufrechterhalten werden muss, um eine kritische Reduktion des Herzzeitvolumens zu vermeiden.

Nach Ausschluss der üblichen Kontraindikationen gilt die Antikoagulation mit Marcumar bzw. Heparin als gesichertes Therapieprinzip bei der schweren pulmonalen Hypertonie, um In-situ-Thrombosierungen bei veränderter Lungenstrombahn oder auch zusätzliche Embolisationen zu verhindern. Eine Digitalisierung gehört nicht zum Therapiekonzept bei pulmonaler Hypertonie, falls sich nicht im Einzelfall eine Indikation hierfür aufgrund von Rhythmusstörungen (z. B. Vorhofflimmern mit schneller Überleitung) ergibt.

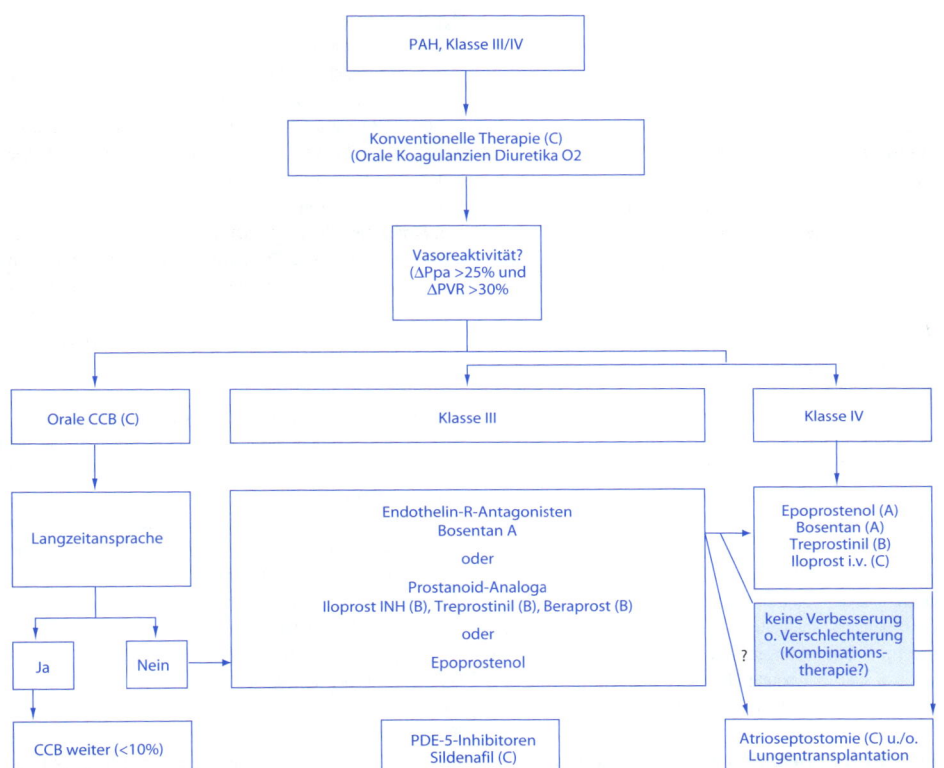

Abb. 12.10-4. Algorithmus der Behandlung der primären pulmonalen Hypertonie in Abhängigkeit vom Schweregrad und der Vasoreagibilität (gemäß Europäischer Konsensus-Konferenz, Leuven, März 2002). Zur Charakterisierung der „Responder" (Testagens: inhalatives NO) wird ein wesentlicher Abfall des pulmonal-arteriellen Drucks (Ppa) und des pulmonal-vaskulären Widerstands (PVR) verlangt; in diesem Fall erfolgt zunächst ein Therapieversuch mit hochdosierten Kalziumkanalblockern (CCB). Anderenfalls stehen für den Schweregrad WHO II orales (po) Beraprost und für WHO III orales Bosentan oder inhaltives Iloprost oder subkutan zu applizierendes Trepostinil zur Verfügung. Kombinationen dieser Substanzen werden gegenwärtig getestet. Für den Schweregrad IV ist die therapeutische Wirksamkeit für inhalatives Iloprost, intravenöses Iloprost oder intravenöses Prostacyclin gesichert. Die atriale Septostomie und die Lungentransplantation sind unter Beachtung der Indikationen chirurgische Alternativen für dieses Stadium der Erkrankung

Vasoaktive Therapie

Angriffspunkte der vasoaktiven Therapie sind die potentiell reversiblen Komponenten der Gefäßobstruktion. Prinzipiell bestehen zwei Möglichkeiten, durch pharmakologische Intervention den Gefäßquerschnitt zu erweitern.

- Aufhebung eines dauerhaft erhöhten Vasotonus durch Relaxation der glatten Gefäßmuskulatur (unmittelbarer Effekt von Vasodilatoren),
- Beeinflussung des strukturellen Gefäßumbaus (vaskuläres Remodelling) durch Nutzung von antiinflammatorischen und antiproliferativen Wirkungskomponenten.

Eine Vielzahl vasodilativer Agenzien ist in der Behandlung der sekundären und der primären pulmonalen Hypertonie klinisch getestet worden. Tabelle 12.10-1 stellt die Pharmakologie dieser Substanzen im Überblick dar.

Kalziumantagonisten

Bei der pulmonalen Hypertonie besteht keine generelle Indikation für Kalziumantagonisten. Bei einer Untergruppe von Patienten mit PPH allerdings, die bei der akuten Testung mit einer ausgeprägten Senkung des pulmonalen Drucks und Widerstands reagierten, führten hochdosierte Kalziumantagonisten zu einer eindrucksvollen klinischen, hämodynamischen und prognostischen Besserung. Die beiden Kalziumantagonisten, die bislang am häufigsten Verwendung finden, sind **Nifedipin** und **Diltiazem**. Die angestrebte Tagesdosis beträgt 240 bzw. 720 mg pro Tag.

Zur Umgehung der zeitaufwendigen und risikoreichen Testung der pulmonalen Vasoreaktivität mit Kalziumantagonisten hat sich klinisch die Testung mit inhalativem NO etabliert. In vielen Zentren wird gegenwärtig auf Basis dieses Tests (Abfall des pulmonal-arteriellen Widerstandes unter NO um mehr als 30% auf ein Minimum unterhalb 800 dyn/s/cm^{-5}) die Indikation für einen Behandlungsversuch mit einem hochdosierten Kalziumantagonisten gestellt (s. Algorithmus in Abb. 12.10-4).

Prostacyclin intravenös
In zwei kontrollierten Studien und einer Vielzahl von Anwendungsbeobachtungen wurde übereinstimmend gezeigt, dass intravenöses Prostacyclin die Hämodynamik, Belastbarkeit und Mortalität von Patienten mit PPH verbessert. Eine analoge Wirksamkeit konnte jüngst auch für Patienten mit isolierten pulmonaler Hypertonie bei Kollagenose, zumeist CREST-Syndrom, dokumentiert werden. Das Gleiche gilt offenbar auch für das chemisch stabile Analogon Iloprost, das aufgrund seiner Stabilität und seiner längeren Halbwertszeit nach intravenöser Zufuhr Vorteile gegenüber dem Prostacyclin besitzt, allerdings ist die Datenbasis hierfür schmäler.

Prostacyclin ist in den USA und einigen europäischen Ländern zur Therapie der primären pulmonalen Hypertonie im NYHA-Stadium 3–4 zugelassen, entsprechendes gilt für Iloprost in Neuseeland. Die Prostanoide werden mittels einer tragbaren Infusionspumpe entweder über einen implantierten Port oder einen Hickman-Katheter infundiert. Wesentliche Nachteile sind der risikoreiche Applikationsmodus (Katheterinfektion), systemische Nebenwirkungen, Tachyphylaxie, pulmonal-hypertensive Krisen als Rebound-Phänomen nach Unterbrechung der Zufuhr sowie extrem hohe Therapiekosten.

Inhalative Applikation von Prostanoiden
Ziel dieses Ansatzes ist es, die Notwendigkeit einer kontinuierlichen Infusion zu vermeiden und eine **selektive pulmonale Vasodilatation** zu erreichen. Mit der Aerosolapplikation von Prostacyclin wie auch Iloprost wird bei Patienten mit schwerer pulmonaler Hypertonie unterschiedlicher Genese, einschließlich thromboembolischer (CTEPH, chronisch-thomboembolische pulmonale Hypertonie) Verursachung, eine der intravenösen Applikationen von Prostacyclin vergleichbare pulmonale Vasodilatation erreicht. Langzeitbeobachtungen mit täglicher Aero-solapplikation von Iloprost (6–9 Inhalationen über den Tag verteilt; tägliche *inhalierte* Iloprost-Gesamtdosis zwischen 15 und 45 µg) liegen von über 200 Patienten vor, mit der längsten Beobachtungszeit von über 6 Jahren. Kürzlich wurde eine europaweite Phase-III-Studie mit positivem Ergebnis (Verbesserung der Belastbarkeit, sowie der NYHA-Klasse) abgeschlossen; Entsprechendes gilt auch für Langzeitstudien über 2 Jahre. Geeignete Aerosoltechniken erlauben die inhalative Applikation einer Dosis innerhalb von ca. 4 min. In Europa liegt eine Zulassung für die Therapie der PPH im Stadium III vor. In Australien wurde inhalatives Iloprost für Patienten mit PAH-Stadien III–IV sowie mit CTEPH zugelassen.

Endothelinantagonist Bosentan
Eine ebenfalls jüngst abgeschlossene Phase-III-Studie bei Pa-tienten mit PPH und isolierter pulmonaler Hypertonie bei Kollagenose dokumentierte für den oral applizierbaren Endothelinantagonisten Bosentan ebenfalls eine Verbesserung der Belastbarkeit (zur vorgeschlagenen Dosierung siehe Tabelle 12.10-1). Als wesentliche Nebenwirkung fand sich bei einem Teil der Patienten eine kritische Leberwerterhöhung. Aufgrund dieser Datenlage wurde Bosentan zur Therapie der PPH und der isolierten kollagenoseassoziierten pulmonal-arteriellen Hypertonie zum Zeitpunkt der Verfassung dieses Artikels in den USA und in Kanada zugelassen, allerdings mit strengen Auflagen hinsichtlich der Kontrolle der Leberwerte. In Europa liegt eine Zulassung zur Therapie von Patienten mit pulmonal-arterieller Hypertonie (PAH-)Stadium III vor.

Sauerstofflangzeittherapie
Die Sauerstofflangzeittherapie der chronischen pulmonalen Hypertonie ist bei arterieller Hypoxämie mit einem arteriellen Sauerstoffpartialdruck von weniger als 60 mmHg in Ruhe angezeigt bzw. bei nächtlicher Hypoxämie. Zu den Effekten des

Tabelle 12.10-1. Dosierung, Applikationsmodus und Halbwertszeit der häufig eingesetzten Vasodilatatoren

Substanz	Modus	Dosisbereich	HWZ (Plasmaspiegel)	Evidenzgrad	Evidenzstärke
Prostacyclin	Intravenös	5–10 ng/kg/min[a], langfristig bis über 100 ng/kg/min	2–3 min	Ib	A
Ilomedin	Intravenös	0,5–2 ng/kg/min[a], langfristig bis über 10 ng/kg/min	15–20 min	III	B
	Inhalativ	*Inhalierte* Dosis 15–45 µg/Tag, verteilt auf 6–9 Inhalationsmanöver	Wirkdauer 30–90 min nach Inhalation	Ib	A
NO	Inhalativ (Reversibilitätstestung)	5–40 ppm für 10–15 min	Wirkdauer 2–3 min nach Inhalation	Entfällt, da nur für akute Vasareagibilitätstestung	
Adenosin	Intravenös (Reversibilitätstestung)	50–200 µg/kg/min	5–10 s		
Nifedipin	Oral	30–240 mg/Tag[a]	2–5 h	III	C
Diltiazem	Oral	120–720 mg/Tag[a]	2–4,5 h	III	C
Bosentan	Oral	initial 2 × 62,5 mg/Tag, dann 2 × 125 mg/Tag	4–8 h	I-b	A

[a] In einschleichender Dosis.

Sauerstoffs gehört die Senkung des pulmonal-vaskulären Widerstands bei den Formen der sekundären pulmonalen Hypertonie, der für die alveoläre Hypoxie einen wesentlichen Trigger der pulmonal-vaskulären Widerstandserhöhung darstellt. Die größte Untergruppe bilden hierbei Patienten mit chronisch-obstruktiven Atemwegserkrankungen (COPD). Durch eine O_2-Langzeittherapie dieser Patienten lässt sich eine signifikante Besserung des Hämatokrits und der rechtsventrikulären Pumpfunktion erreichen. Lebensqualität und psychomotorische Funktionen verbessern sich, während Krankenhaustage und Arztbesuche abnehmen. Um effektiv zu sein, muss die Sauerstofflangzeittherapie jedoch für mindestens 16 h/Tag durchgeführt werden.

Phosphodiesterase-5- (PDE5-)Inhibitoren
Neuere Daten weisen auf eine starke, pulmonal vasodilative Potenz des selektiven Phosphodiesterase-5 (PDE-5) Inhibitors Sildenafil hin. Klinische Studien mit kleinen Fallzahlen sowie zahlreiche Einzelfallberichte unterstreichen die gute Wirksamkeit und Verträglichkeit dieser oral applizierbaren Substanz bei verschiedenen Formen der pulmonalen Hypertonie. Diese Ergebnisse wurden bereits zum Zeitpunkt der Verfassung dieses Artikels in einer randomisierten, plazebokontrollierten Studie bestätigt. Eine kürzlich abgeschlossene und in Auswertung befindliche multizentrische, randomisierte, doppelblinde, plazebokontrollierte Phase-III-Studie zielt auf die Zulassung von Sildenafil zur Behandlung der pulmonalarteriellen Hypertonie ab.

Chirurgische Therapie
Im Terminalstadium der Erkrankung kann eine Druckentlastung des rechten Ventrikels durch eine **atriale Septostomie** erfolgen, die auch als Überbrückungsmaßnahme bis zur **Lungentransplantation** möglich ist. Letztere gilt als Ultima Ratio in der Therapie der schweren pulmonalen Hypertonie mit immer noch hoher Frühsterblichkeit. Als weitere Behandlungsmöglichkeit besteht bei Patienten mit chronisch-rezidivierender bzw. chronisch-persistierender Lungenembolie die inzwischen etablierte Therapie der **Pulmonalisthrombendarteriektomie**. Bei dominant zentralen Verschlüssen oder Verschlüssen auf der Ebene der Segmentarterien, die chirurgisch gut erreichbar sind, ist dieses Verfahren zwischenzeitlich zur Therapie der ersten Wahl geworden, es sollte jedoch auf Zentren mit ausgewiesener Expertise auf diesem Gebiet beschränkt bleiben.

Weitere Therapieoptionen
Durch die Etablierung neuer Therapieverfahren (Iloprost-Aerosol, Bosentan) ist die Behandlung der pulmonalen Hypertonie in den letzten Jahren sehr bereichert worden. Abb. 12.10-4 gibt einen international abgestimmten Algorithmus zur Therapiestrategie unter Nutzung der neuen Ansätze in Abhängigkeit von dem Schweregrad der Erkrankung wieder. Offenkundig ist, dass man weitere therapeutische Verbesserungen von Kombinationen dieser Ansätze erwarten kann, die gegenwärtig überprüft werden. Hinzu kommen zusätzliche Optionen, für die jetzt erste

ermutigende klinische Daten vorliegen, wie z. B. für Phosphodiesteraseinhibitoren. Hieraus ergibt sich, dass sich die Therapie der pulmonalen Hypertonie in den kommenden Jahren einem weiteren Wandel unterziehen wird, mit dem Ziel, die Prognose und die körperliche Belastbarkeit der betroffenen Patienten grundlegend zu verbessern.

12.11 Fehlbildungen der Lungengefäße
Friedrich Grimminger und Dietmar Schranz

12.11.1 Erworbene und angeborene Fehlbildungen der Lungengefäße

Abnormalitäten der Lungengefäße können bei einer Vielzahl von kongenitalen Fehlbildungen beobachtet werden, treten aber auch als erworbene Krankheitsbilder klinisch in Erscheinung. Die folgende Einteilung orientiert sich an der anatomischen Lokalisation der Gefäßveränderungen und umfasst drei Gruppen:

- Anomalien der Lungenarterien:
  Fehlen des Pulmonalarterienhauptstammes,
  Pulmonalarterienstenose;
- Anomalien der Lungenvenen:
  Fehleinmündung der Lungenvenen ins rechte Herz;
- Kombinierte Anomalien von Venen und Arterien der Lunge:
  hypogenetische Lunge (Scimitar Syndrom),
  pulmonal-arteriovenöse Fisteln,
  bronchopulmonale Sequestration.

12.11.2 Anomalien der Lungenarterien

Fehlen des Pulmonalarterienhauptstammes
Diese Fehlbildungen treten anatomisch in verschiedenen Unterformen auf. In einigen Fällen ist die Hauptarterie atretisch, entweder in ihrem proximalen Anteil oder aber über ihre gesamte Länge. Im letzteren Falle zeigt ein bindegewebiger Strang ihre normale Position an. Die rechte und die linke Pulmonalarterie liegen in ihrer normalen Position und sind mit der Aorta durch einen Ductus arteriosus verbunden (Pulmonalatresie mit Ventrikelseptumdefekt). In anderen Fällen fehlen die kompletten zentralen Pulmonalgefäße, die Lungenperfusion erfolgt über direkte (ausgehend von der deszendierenden Aorta) und indirekte (ausgehend von den Kopfhalsgefäßen) aortopulmonale Kollateralgefäße.

Beim persistierenden Truncus arteriosus communis (TAC) entspringt eine einzige große Arterie mit einer singulären Semilunarklappe, ein Ventrikelseptumdefekt ist obligat. Man unterscheidet vier Typen. Beim häufigsten Typ (TAC AI) erfolgt der pulmonale Blutzufluss durch eine unter systemischem Blutdruck stehende Abzweigung unmittelbar oberhalb des einzelnen aus dem Herzen entspringenden arteriellen Gefäßes. Die Prognose dieser Fehlbildungen ist abhängig von der Funktionstüchtigkeit der gemeinsamen Semilunarklappe und der Entwicklung der Pulmonalgefäße. Eine Frühsterblichkeit in der Kindheit aufgrund einer pulmonalen Hypertonie sollte durch eine Frühkorrektur innerhalb der ersten drei Lebensmonate vermieden werden. Die operative Strategie hängt von den anatomischen Gegebenheiten bei den jeweiligen Subtypen dieser kardiovaskulären Fehlbildung ab, sie erfolgt in spezialisierten Kinderherzzentren.

Pulmonalarterienstenose

Diese Anomalie ist charakterisiert durch das Vorliegen einzelner oder mehrerer Verengungen sowohl der größeren als auch der kleineren Pulmonalarterien. Typischerweise kommt es zu einer poststenotischen Dilatation in den betroffenen Gefäßen. Die Stenosen können sowohl kurz- als auch langstreckig sein, nur eine oder auch gleichzeitig beide Seiten der Lunge betreffen.

Unerlässlich in der Diagnostik ist die präzise Lokalisation der Gefäßstenosen mit Hilfe der selektiven Pulmonalisangiographie. Insbesondere müssen vor einem interventionellen Eingriff (Angioplastie, Stentimplantation) periphere, nichterreichbare Gefäßstenosen ausgeschlossen werden.

12.11.3 Anomalien der Lungenvenen

Kongenitale Pulmonalvenenobstruktion

Eine kongenitale Obstruktion der Pulmonalvenen kann durch eine Kompression der Gefäße auf Grund intrathorakaler Gewebe- oder Tumormassen bzw. einer intrinsischen Fehlbildung verursacht sein. Die intrinsische Anomalie der Lungenvenen ist eine seltene Erkrankung, die auf einer Stenose oder einer Atresie von einer oder mehreren Pulmonalvenen beruht. Die Erkrankung wird meist innerhalb der ersten drei Lebensjahre diagnostiziert, wobei oft eine assoziierte kardiovaskuläre Fehlbildung vorliegt.

Bei Patienten mit einer isolierten kongenitalen Pulmonalvenenobstruktion zeigen sich radiologisch die Zeichen einer pulmonal-venösen Hypertonie evtl. mit interstitieller oder alveolärer Flüssigkeitsansammlung. Diese Veränderungen sind je nach Ausmaß der Erkrankung und der Beteiligung der verschiedenen Lungenvenen asymmetrisch verteilt. Ebenfalls in Abhängigkeit von der Zahl der betroffenen Lungenvenen und dem Ausmaß der Obstruktion können darüber hinaus die Zeichen der pulmonal-arteriellen Hypertonie und des Cor pulmonale auftreten.

Das klinische Bild ist charakterisiert durch Hämoptysen, Dyspnoe, Müdigkeit und gehäufte respiratorische Infektionen. Wenn nur ein oder zwei Pulmonalvenen betroffen sind, wird die Diagnose meist erst im Kindesalter gestellt. Schwerste Formen sind mit dem Leben nicht vereinbar, postnatal sterben die Kinder an Hypoxämie und Rechtsherzversagen (Differentialdiagnose der postnatal „weißen" Lunge).

Therapiemöglichkeiten bestehen in Form einer operativen Revaskularisation, die sowohl für Stenosen als auch für komplette Atresien mit Erfolg durchgeführt wurde, in den Fällen mit konnataler Pulmonalvenenstenose oder -atresie jedoch erfolglos bleibt.

Fehleinmündung der Lungenvenen in das rechte Herz oder das systemische Venensystem

Die Fehleinmündung der Lungenvenen kann sowohl partiell sein, also nur einen Teil der Lungenvenen betreffen, oder aber in ihrer totalen Variante alle Lungenvenen beinhalten. Dadurch kommt es zu einem mehr oder weniger ausgeprägten extrakardialen Links-/Rechtsshunt. Ein obligatorischer Septumdefekt sorgt gleichzeitig für einen Rechts-/Linksshunt. Die Anatomie der Shuntkombinationen ist sehr variabel, es wurden etwa 30 Subtypen differenziert.

Patienten können ohne Symptome eine kardiopulmonale Fehlbildung bis ins hohe Erwachsenenalter überleben. Eine besondere Situation ergibt sich, wenn das gesamte Venensystem eines Lungenflügels in das systemische Venensystem drainiert wird, ohne dass ein atrialer Septumdefekt vorliegt. In diesem Fall kommt es zu hämodynamischen Unterschieden zwischen den beiden Lungenflügeln mit unterschiedlicher Ausprägung einer pulmonal-venösen Hypertonie.

12.11.4 Kombinierte Anomalien von Venen und Arterien der Lunge

Hypogenetische Lunge (Scimitar-Syndrom)

Beim Scimitar-Syndrom handelt es sich um eine seltene kongenitale Fehlbildung, die über eine Kombination der folgenden Anomalien definiert wird:

- Hypoplasie der rechten Lunge,
- Hypoplasie der rechten Pulmonalarterie,
- Anomalien des rechten Bronchialbaumes,
- Fehleinmündung der rechten Lungenvene in die Vena cava inferior.

Die hypogenetische rechte Lunge wird teilweise oder komplett über systemische Arterien versorgt, sodass die Kriterien eines Links-/Rechtsshunts erfüllt sind. Häufig finden sich in Assoziation andere kardiovaskuläre Fehlbildungen.

Bei mehr als der Hälfte der Patienten mit einem hypogenetischen Lungensyndrom zeigen sich kardiorespiratorische Symptome, die in den meisten Fällen auf dem großen Links-/Rechtsshunt mit sekundärer pulmonal-arterieller Hypertonie durch „high flow injury" beruhen. Rezidivierende broncho-pulmonale Infekte und Hämoptysen können ebenfalls vorliegen. Das Spektrum der therapeutischen Möglichkeiten hängt ab von den begleitenden Fehlbildungen und reicht von der konservativen Behandlung der sekundären pulmonalen Hypertonie bei Inoperabilität bis hin zu einer rechtsseitigen Pneumektomie.

Pulmonal-arteriovenöse Fisteln

Die direkte Kommunikation zwischen Fisteln der Pulmonalarterie und der Pulmonalvenen wird als häufigste Anomalie der pulmonalen Zirkulation angesehen. Der Gefäßkurzschluss kommt durch das Fehlen des Kapillarnetzwerks zwischen Arterien und Venen zustande und verursacht einen Rechts-/Linksshunt, bei dem sauerstoffarmes Blut aus den Lungenarterien direkt über die Lungenvenen in den linken Vorhof eintritt. Pathogenetisch werden zwei Unterformen arteriovenöser Fisteln unterschieden:

Kongenitale arteriovenöse Fisteln In 30–50% dieser Fälle sind neben der Lunge die Haut, Schleimhäute und andere innere Organe betroffen. Dieses Krankheitsbild entspricht der hereditären hämorrhagischen Telangiektasie (Rendu-Ossler-Weber-Erkrankung).

Erworbene pulmonal-arteriovenöse Fisteln Die Gefäßanomalie ist hier entweder Folge eines Traumas, einer länger bestehenden Leberzirrhose, eines Schilddrüsenkarzinoms oder einer Schistosomiasis. In seltenen Fällen kann der Erkrankung auch eine Aktinomykose oder das Fanconi-Syndrom zugrunde liegen. Die pulmonal-arteriovenösen Fisteln sind lokale Läsionen, die das umgebende Lungengewebe nicht beeinträchtigen. Es werden weder Atelektasen, Bronchiektasen noch Pneumonien in typischer Assoziation mit der Erkrankung beobachtet.

In Abhängigkeit von der Shuntgröße resultieren die klinischen Zeichen der Gasaustauschstörung (Hypoxämie) und der Hyperzirkulation. Typische Symptome sind Belastungs- sowie eine Ruhedyspnoe, die beim Aufrichten verstärkt zu Tage tritt. Komplikationen sind Hämoptysen, Embolien im großen Kreislauf bei Thrombosen in kavernösen Gefäßen sowie das Auftreten von Hirnabszessen.

Eine pulmonal-arteriovenöse Fehlbildung sollte differentialdiagnostisch ausgeschlossen werden bei Personen, die eine Zyanose, Polyzytämie sowie Uhrglasnägel aufweisen. Auskultatorisch findet sich ein extrakardiales Strömungsgeräusch. Diese Konstellation ist insbesondere in der Kombination mit telangiektatischen Hautläsionen wegweisend (Morbus Rendu-Ossler-Weber). Die konventionelle Röntgenthoraxaufnahme kann normal sein, bietet aber häufig glatt begrenzte Rundherde, bevorzugt in den Unterlappen und in der Lingula. Ein weiteres Indiz ist die Größenabnahme beim Valsalva-Pressversuch. Gesichert wird die Diagnose durch die Angiographie oder aber durch das Computertomogramm. Lungenfunktionell findet sich eine Einschränkung der Diffusionskapazität für Kohlenmonoxid, die mit dem Ausmaß des Rechts-/Linksshunts korreliert.

Eine Indikation zur therapeutischen Intervention wird bislang bei asymptomatischen Patienten nicht gesehen. Erst wenn neurologische Symptome, Blutungskomplikationen (Hämoptysen) und gravierende hämodynamische Auswirkungen evident werden, muss eine chirurgische Entfernung oder die Okkludierung der Fistel erwogen werden. Dines forderte die Behandlung symptomatischer Patienten mit einem signifikanten Rechts-/Linksshunt, sich radiologisch vergrößernden Läsionen, bilateralen Fehlbildungen, wenn diese gut lokalisierbar sind, und bei Fehlbildungen mit systemischem Blutzufluss. Gomes empfiehlt, alle symptomatischen Patienten mit einer hereditären hämorrhagischen Teleangiektasie (Morbus Rendu-Ossler-Weber) auf Grund ihres erhöhten Risikos einer fistelassoziierten Komplikation zu behandeln. Als Risiken eines operativen Vorgehens sind die postoperative pulmonale Hypertonie sowie der mit dem Eingriff verbundene parenchymatöse Funktionsverlust anzusehen. Wegen der Wahrscheinlichkeit einer Thrombosierung im venösen Schenkel hat sich die einfache Ligatur der Läsion als operative Maßnahme nicht bewährt. Empfohlen werden eine lokale Exzession sowie die segmentale Lungenresektion.

Als minimal-invasive Alternative zur thoraxchirurgischen Intervention kommt die perkutane Katheterembolisation der Gefäßfistel in Frage.

Bronchopulmonale Sequestration

Die bronchopulmonale Sequestration ist definiert als Abschnitt des Lungenparenchyms mit einer inkompletten oder fehlenden Verbindung zu den zentralen Luftwegen sowie mit einer Gefäßversorgung durch ein aberrierendes arterielles Gefäß. Letzteres entspringt entweder direkt der Aorta oder aber einem ihrer Gefäßabzweige.

Es wird unterschieden zwischen der **intralobären Sequestration**, bei der eine gemeinsame viszerale Pleura mit dem benachbarten gesunden Lungengewebe geteilt wird, und der **extralobären Sequestration**, bei der der Lungensequester durch eine eigene viszerale Pleura von der gesunden Lunge getrennt ist.

Extralobäre Sequestrationen sind meist asymptomatisch und werden zufällig bei Röntgenaufnahmen entdeckt. Größere Sequestrationen können jedoch eine respiratorische Insuffizienz bereits bei Neugeborenen verursachen. Die Hauptsymptome der intralobären Sequestration sind dagegen Fieber, Husten, interkurrente Pneumonien und Hämoptysen, die oft erst im Erwachsenenalter auftreten. Das klinische Bild ähnelt dem der Bronchiektasien und kann insbesondere dann mit dieser Erkrankung verwechselt werden, wenn auf der Röntgenübersichtsaufnahme zystische Veränderungen in dem durch Infektion umgebauten Lungensequester nachgewiesen werden können.

Die Diagnose der bronchopulmonalen Sequestration erfolgt zunächst auf Grund der typischen basalen Lokalisation der Verdichtungen in der Thoraxröntgenaufnahme. Die Veränderungen in den Bronchien können meist durch die Bronchoskopie nicht dargestellt werden. Bestätigt wird die Diagnose durch eine Computertomographie und die Darstellung des aberranten arteriellen Gefäßes durch die Angiographie.

Therapie der Wahl ist die operative Resektion des Lungensequesters, wobei die exakte Lokalisation des zuführenden arteriellen Gefäßes zur Vermeidung von Blutungskomplikationen essentiell ist. Extralobäre Lungensequester können meist ohne Beeinträchtigung des umliegenden gesunden Lungengewebes reseziert werden, bei der intralobären Sequestration ist dagegen die Lobektomie das etablierte Vorgehen. Die postoperative Prognose ist gut.

Literatur

Burke CM, Safai C, Nelson DP, Raffin TA (1986) Pulmonary arteriovenous malformations: a critical update. Am Rev Respir Dis 134(2): 334–339
Dines DE, Arms RA, Bernatz PE, Gomes MR (1974) Pulmonary arteriovenous fistulas. Mayo Clin Proc 49(7): 460–465
Gomes MR, Bernatz PE, Dines DE (1969) Pulmonary arteriovenous fistulas. Ann Thorac Surg 7(6): 582–593
Kiely B, Filler J, Stone S et al. (1967) Syndrome of anomalous venous drainage of the right lung to the inferior vena cava. A review of 67 reported cases and three new cases in children. Am J Cardiol 20: 102
Kissner DG, Sorkin RP (1986) Anomalous pulmonary venous connection. Medical therapy. Chest 89(5):752–754
Mortensson W, Lundström NR (1974) Congenital obstruction of the pulmonary veins at their atrial junctions. Review of the literature and a case report. Am Heart J 87: 359

12.12 Akutes respiratorisches Distress-Syndrom (ARDS)
Hans-Dieter Walmrath, Friedrich Grimminger und Werner Seeger

12.12.1 Einleitung

Die schwere und akut einsetzende Gasaustauschstörung der Lunge charakterisiert das akute respiratorische Distress-Syndrom (ARDS). Diese akute Funktionsstörung der Lunge kann nach unterschiedlichen Auslösern bei jedem Lungengesunden auftreten. Begleitet wird sie von einer pulmonalen Flüssigkeitseinlagerung, Störung der pulmonalen Vasomotion und Abnahme der Compliance. Darüber hinaus ist sie unabhängig von Störungen des zentralen Atemantriebs, des Gasflusses in den großen und kleinen Atemwegen, des Blutflusses in den großen pulmonalen Gefäßen und der linksventrikulären Funktion.

Eine klinisch orientierte Definition hat die Amerikanisch-Europäische Konsensus-Konferenz zum ARDS 1994 gewählt. Diese Definition schließt, unabhängig von der Ätiologie, als Kriterien lediglich den Schweregrad der Gasaustauschstörung, den Tatbestand der beidseitigen Betroffenheit der Lunge durch Infiltrate, den akuten Krankheitsverlauf und den Ausschluss einer kardial verursachten Ödemeinlagerung ein (Tabelle 12.12-1). Sind diese Kriterien im Verlauf einer schwerwiegenden Pneumonie erfüllt, so gilt die Definition eines ARDS ebenso wie z. B. im Verlauf einer Sepsis oder eines Polytraumas. Ist die Gasaustauschstörung nicht so gravierend bei sonst gleicher Definition, wird der Begriff ALI („acute lung injury") vorgeschlagen (s. Tabelle 12.12-1).

12.12.2 Ätiologie und Pathogenese

Wir unterscheiden im Krankheitsverlauf eine **exsudative Frühphase** und eine **proliferativ-fibrosierende Spätphase** des ARDS. Die exsudative Phase kennzeichnen prä- und postkapilläre Vasokonstriktion und Mikroembolisationen, die zum Anstieg des pulmonal-vaskulären Widerstands führen. Darüber hinaus findet sich eine Störung der kapillar-endothelialen und alveoloepithelialen Schrankenfunktion aus der eine erhöhte Permeabilität für Wasser und Plasmaproteine resultiert. Folge dieser Permeabilitätsstörung bei gleichzeitig erhöhtem kapillären Filtrationsdruck ist die Ausbildung eines proteinreichen Ödems, das sich im Verlauf von perivaskulär-interstitiell nach alveolär ausdehnt. Die Einbeziehung des alveolären Kompartiments führt zu schweren Störungen der Surfactant-Funktion, die eine Abnahme der Compliance und Atelektasenbildung zur Folge hat. Klinisch imponieren neben der Symptomatik des auslösenden Ereignisses (z.B. Sepsis, Pneumonie) vor allem Dyspnoe und Tachypnoe und bei beginnender respiratorischer Erschöpfung die Ausbildung einer Zyanose. Die Blutgasanalyse zeigt meist eine schwere arterielle Hypoxämie in Kombination mit einer Hypokapnie auf Grund der begleitenden Hyperventilation. Die Ursache dieser Gasaustauschstörung liegt in ausgeprägten Perfusions-Ventilations-Verteilungsstörungen mit prädominantem intrapulmonalen Shuntfluss. Die subakut auftretende **proliferativ-fibrosierende Spätphase** ist durch zunehmende Mesenchymproliferation mit Ablagerung extrazellulärer Matrix, Verlust von Alveolarräumen, Honey-coombing und schließlich Hyperkapnie, begleitend zur Hypoxämie, gekennzeichnet.

Häufige **Komplikationen** im Verlauf eines ARDS sind die sekundäre (nosokomiale) Pneumonie, „Makrobarotrauma" unter der Beatmung (Pneumothorax, Pneumomediastinum) sowie „Mikrobarotrauma" unter Respiratortherapie (Lungengewebeschädigung durch die Beatmung

	Verlauf	Oxygenation	Röntgenthorax	Pulmonalkapillärer Druck P_C
ALI-Kriterien	Akuter Beginn	$PaO_2/FiO_2 < 300$ mmHg (PEEP nicht berücksichtigt)	Bilaterale Infiltrate	< 18 mmHg, wenn gemessen oder kein klinischer Hinweis auf linkskardiale Funktionseinschränkung
ARDS-Kriterien	Akuter Beginn	$PaO_2/FiO_2 < 200$ mmHg (PEEP nicht berücksichtigt)	Bilaterale Infiltrate	< 18 mmHg, wenn gemessen oder kein klinischer Hinweis auf linkskardiale Funktionseinschränkung

Tabelle 12.12-1. Kriterien des Acute Lung Injury (ALI) und des Acute Respiratory Distress Syndrome (ARDS) laut Konsensus-Konferenz

selbst, auch als „ventilator-induced lung injury" [VILI] bezeichnet). Der Stellenwert der O_2-Toxizität für die Folgeveränderung der Lunge unter künstlicher Beatmung ist gegenwärtig unklar.

Die nachfolgende Übersicht gibt einen Überblick über die wichtigsten direkten und indirekten Auslöser eines ARDS.

Auslöser eines ARDS
- Direkte Lungenparenchymaffektionen
  - Diffus ausgebreitete pulmonale Infektion (Auslöser Bakterien, Viren, Pilze, Protozoen): parapneumonisches ARDS
  - Aspiration von Mageninhalt
  - Exposition gegenüber hohen O_2-Partialdrücken
  - Aspiration von Süßwasser/Salzwasser (Ertrinken)
  - Inhalation toxischer Gase (NO_2, Ozon, Rauchgase)
  - Lungenkontusion
  - Rascher Aufstieg in große Höhen (Höhenödem oder hypoxisches Lungenödem)
  - Interstitieller Unterdruck: Reexpansion; schwere obere Atemwegsobstruktion
  - Chemische Agenzien mit bevorzugter Verteilung in die Lunge (z. B. Paraquat, Bleomycin, Amiodarone)
- Indirekte Lungenparenchymaffektionen
  - Sepsis; Endo-, Exotoxinnämie
  - SIRS („systemic inflammatory response syndrome")
  - Polytrauma
  - Disseminierte intravasale Gerinnung/Verbrauchskoagulopathie
  - Blutungsschock mit Massentransfusion
  - Operationen mit langen kardiopulmonalen Bypass-Zeiten
  - TRALI („transfusion related acute lung injury")
  - Verbrennungen
  - Pankreatitis
  - Sichelzellkrise; schwere Verlaufsform der Malaria
  - Narkotikaintoxikation (z. B. Heroin, Barbiturate)
  - Embolie (Fruchtwasser, Fett)
  - Schädel-Hirn-Trauma; intrakranielle Drucksteigerung

12.12.3 Klinik und Diagnostik

Im Vordergrund steht zunächst die Symptomatik des systemischen oder pulmonalen Auslösers eines ARDS, und erst mit Einsetzen des Lungenversagens imponieren ausgeprägte **Dyspnoe** und **Tachypnoe**. Bei der klinischen Befunderhebung können uncharakteristische feuchte Rasselgeräusche beidseits pulmonal auskultieren sein und es kann eine Zyanose bestehen.

Diagnostisch kommt neben der Anamnese und der allgemeinen klinischen Untersuchung vor allem der Identifizierung des auslösenden Ereignisses besondere Bedeutung zu.

Labor
Neben der klinischen Einschätzung dient die Blutgasanalyse zur Dokumentation der arteriellen Hypoxämie. Ansonsten existieren keine ARDS-spezifischen Laborparameter. Die häufig erhöhte LDH ist unspezifischer Ausdruck einer Lungengewebeschädigung.

Röntgenübersicht des Thorax
Die Röntgenaufnahme des Thorax ist erforderlich zum Nachweis der bilateralen Infiltrate. Die Computertomographie des Thorax kann bei besonderen Fragestellungen (z. B. komplexe Formen des Barotraumas, Abszessbildung) nützlich sein.

Echokardiographie
Zur diagnostischen Differenzierung der pulmonalen Ödem- bzw. Infiltratbildung sollte echokardiographisch die linksventrikuläre Pumpfunktion analysiert werden. Es können auch akute Rechtsherzbelastungszeichen vor allem in der Initialphase des ARDS nachweisbar sein.

Rechtsherzkatheter (Swan-Ganz-Katheter)
Kann echokardiographisch, elektrokardiographisch und klinisch eine linkskardiale Verursachung der Ödembildung nicht ausgeschlossen werden, sollte die Anlage eines Rechtsherzkatheters erfolgen, um den „kapillären Verschlussdruck direkt zu messen (P_c <18 mmHg; s. Tabelle 12.12-1). Darüber hinaus kann eine Katheteranlage bei komplexen hämodynamischen Situationen erforderlich sein, um eine optimale therapeutische Steuerung zu gewähren (z. B. ARDS mit pulmonaler Hypertonie oder/und bei Sepsis oder septischem Schock).

Bronchoskopie und bronchoalveoläre Lavage (BAL)
Bronchoskopie und BAL sind fakultative Untersuchungen, die aber zur Erregerasservation (Verdacht auf primäre und sekundäre Pneumonie) und bei Problemen der mechanischen Obstruktion und/oder Blutung im Bronchialbaum indiziert sind. In der Lavage sind die neutrophilen Granulozyten prozentual beim ARDS erhöht (>15–90%; im Gegensatz zu <5% in der normalen Lavage): dies diskriminiert gegenüber einem kardialen Lungenödem (fehlender oder sehr mäßiger Neutrophileneinstrom), nicht aber gegenüber einer Pneumonie, die zumeist ebenfalls einen Neutrophileninflux aufweist.

Darüber hinaus können die seltenen schweren Verlaufsformen der eosinophilen Pneumonie über die Lavage identifiziert werden

Bestimmung des extravaskulären Lungenwassers
Der Stellenwert dieses alternativen Verfahrens zur Bestimmung des Herzzeitvolumens und der interstitiellen und alveolären Ödembildung zur Therapiesteuerung im Vergleich zum konventionellen Rechtsherzkatheter ist noch nicht endgültig geklärt.

Differentialdiagnosen (s. auch Kap. 17.2)
Abgegrenzt werden müssen alle Zustände akuter respiratorischer Insuffizienz, die auf anderen Pathomechanismen beruhen. Dieses sind neben dem **kardiogenen Lungenödem** vorwiegend die **akute Lungenembolie**, der **Pneumothorax**, die **ausgedehnte Pleuraergussbildung**, der **Hämatothorax**, der **Status asthma-ticus** und die **Exazerbation einer COPD** sowie die **pulmonal-hypertensive Krise** bei vorbestehender pulmonaler Hypertonie. In aller Regel erfüllen diese Krankheitsbilder jedoch nicht die in Tabelle 12.12-1 aufgeführten diagnostischen Kriterien für ein ARDS.

Darüber hinaus gibt es Krankheitsbilder, bei denen die Parameter in Tabelle 12.12-1 gegeben sind, die somit die formalen Kriterien eines ARDS erfüllen, jedoch aufgrund spezieller pathogenetischer Mechanismen als eigene Entität behandelt werden sollten, zumal sie vom ARDS verschiedene therapeutische Vorgehensweisen verlangen. Hierher gehören u. a. die massive beidseitige pulmonale Hämorrhagie (z. B. bei M. Wegener oder Goodpasture-Syndrom), die eosinophile Pneumonie, eine nach akuter Exposition auftretende exogen-allergische Alveolitis sowie die rasche (Hammon-Rich) Verlaufsform der idiopathischen Lungenfibrose. Die diagnostischen Spezifika dieser Erkrankungen sind in den entsprechenden pneumologischen Kapiteln dargestellt.

12.12.4 Prävention und Therapie der Auslöser eines ARDS

Die Prävention besteht in der Vermeidung der ARDS-auslösenden Konstellationen, z. B. Vermeidung von Aspirationsereignissen, adäquate antibiotische Behandlung einer Pneumonie, therapeutische Beherrschung der Sepsis, frühzeitige Schock-behandlung usw. Ebenso gilt, dass auch bei bereits manifestem ARDS diese auslösenden Ereignisse zur Vermeidung der Perpetuation des Geschehens konsequent therapiert werden müssen.

Antiinflammatorische Therapieansätze

Bei systemischer Auslösung des ARDS (z. B. Sepsis, Polytrauma) wird der Aktivierung **plasmatischer Kaskadensysteme** und **inflammatorischer Zellen** eine besondere Bedeutung zugeschrieben. Vor diesem Hintergrund ist es nahe liegend, durch Inhibition dieser inflammatorischen Systeme die Inzidenz und Perpetuierung des Krankheitsgeschehens beeinflussen zu wollen. Klinisch etabliert ist die Applikation von **Heparin** und/oder gegebenenfalls **Antithrombin III**, um bei disseminierter intravasaler Gerinnung (DIC, Verbrauchskoagulopathie) eine weitere Aktivierung der Gerinnungskaskade zu supprimieren. Doch auch bei nichtmanifester DIC findet Heparin generell weite Verwendung im intensivmedizinischen Bereich einschließlich dem ARDS, um intravasalen Gerinnungsprozessen vorzubeugen, ohne dass hierzu kontrollierte Studien vorlägen.

Weitere denkbare antiinflammatorische Therapieansätze wie die Inhibition von Lipidmediatoren, die Antagonisierung von Sauerstoffradikalen, die Hemmung des Zytokins Tumor-Nekrose-Faktor, die Proteaseninhibition sowie die Hemmung der Thromboxansynthetase sind in ihrem klinischen Stellenwert gegenwärtig nicht gesichert.

Kontrollierte Studien der letzten Jahre zur frühzeitigen Anwendung **hochdosierter Kortikosteroide** als breite antiinflammatorische Therapiestrategie bei Patienten mit Sepsis (Hochrisikogruppe zur Entwicklung eines ARDS) sowie bei Patienten mit manifestem ARDS haben keinen therapeutischen Vorteil nachweisen können.

Ausnahme von dieser Therapieregel ist die **Rauchgasinhalation**, die mit **inhalativen Kortikosteroiden** zur Verhinderung eines toxischen Lungenödems behandelt wird. Darüber hinaus wird bei Patienten mit ausgeprägter **Pneumocystis-carinii-Pneumonie** und drohendem ARDS ein frühzeitiger systemischer Einsatz von Kortikosteroiden befürwortet. Für die Spätphase des ARDS mit Fibrosierung lassen Phase-II-Studiendaten einen antiproliferativen Effekt von Kortikosteroiden vermuten, müssen aber noch in Phase-III-Studien überprüft werden.

Symptomatische Therapie

Alle symptomatischen Behandlungskonzepte in der Frühphase des ARDS zielen einerseits auf eine akute Verbesserung der pulmonalen Funktionsstörung und andererseits auf eine Verhinderung der proliferativ-fibrosierenden Spätphase und weiteren Komplikationen wie nosokomiale Pneumonie und Sepsis. Eine Vielzahl von symptomatischen Therapieansätzen ist in den letzten Jahren entwickelt und erprobt worden:

- Flüssigkeitsbilanz und Sauerstofftransport,
- Beatmungstherapie (noninvasiv, invasiv, permissive Hyperkapnie),
- Beatmung in Bauchlage,
- pharmakologische Beeinflussung der Vasomotion,
- extrakorporale Oxygenierungsverfahren bzw. CO_2-Eliminierungsverfahren,
- Liquidventilation,
- exogene Surfactant-Applikation.

Flüssigkeitsbilanz und Sauerstofftransport Beim ARDS besteht durch die endo- und epitheliale Schrankenstörung bei gleichzeitiger postkapillärer Vasokonstriktion eine wesentlich steiler verlaufende pulmonale Filtrationskurve in Abhängigkeit vom linksatrialen Druck als unter Normalbedingungen. Dies hat zur Konsequenz, dass ein ödemfreier Zustand allein durch Absenken des Filtrationsdruckes nicht erreicht werden kann, eine Reduktion des hydrostatischen Druckes aber in der pulmonalen Strombahn die Flüssigkeitseinlagerung in die Lunge durchaus zu reduzieren vermag. Eine solche Absenkung des hydrostatischen Druckniveaus ist durch eine negative Flüssigkeitsbilanzierung des Patienten mit konsekutivem Abfall des zentralvenösen sowie des linksatrialen Drucks möglich (Diuretikatherapie, kontinuierliche arteriovenöse und kontinuierliche venovenöse Filtration, Hämofiltration, Hämodialyse). Klinische, retrospektive Untersuchungen zeigten, dass sich bei denjenigen Patienten mit ARDS, bei denen ein Volumenentzug sowie ein Absenken des kapillären hydrostatischen Drucks in der pulmonalen Strombahn möglich war, eine geringere Letalität fand als bei ARDS-Patienten, bei denen dies nicht gelang. Prospektive Studien zu diesem Behandlungskonzept werden zurzeit in den USA durchgeführt.

Einer generellen Therapieempfehlung stehen zwei wesentliche Faktoren entgegen. Häufig finden sich ARDS-begleitend akute renale Funktionsstörungen, bei denen ein drastischer

Volumenentzug die Entwicklung eines akuten Nierenversagens als weiteres Organversagen begünstigen würde. Bei Patienten mit Sepsis und Sauerstoffschuld (Laktatbildung) wird eher das Konzept der Volumenzufuhr favorisiert (s. dort), um via Steigerung des Sauerstofftransports eine Zunahme der Sauerstoffaufnahme zu erreichen. Da gegenwärtig keine klinischen Studien vorliegen, die die Überlegenheit des volumenrestriktiven oder des volumenexpansiven Vorgehens in der exsudativen Frühphase des ARDS untersucht hätten, wird häufig folgende pragmatische Vorgehensweise, die nicht validiert ist, empfohlen. Beim solitären pulmonalen Organversagen (Mono-ARDS) wird ein Flüssigkeitsentzug zur Verbesserung der pulmonalen Symptomatik auch um den Preis einer Reduktion des Sauerstofftransports und möglicherweise einer Verschlechterung der renalen Funktion versucht. Beim ARDS im Rahmen eines septischen Geschehens mit Laktatbildung und begleitender Fehlfunktion verschiedener Organe wird dem Konzept der Volumenzufuhr zur Optimierung des Sauerstofftransports der Vorzug gegeben.

Beatmungstherapie In den letzten Jahren wurde eine deutliche Senkung der Letalität beim ARDS beobachtet, die vermutlich durch beatmungstechnische Modifikationen und die Einführung neuer Beatmungsstrategien erzielt wurde, obgleich kontrollierte Studien zu dieser Aussage fehlen.

Noninvasive Beatmung (NIB) Bei der NIB über Nasen- oder Gesichtsmasken kann das Ausmaß der Atemhilfe von einer passiven Unterstützung durch einen kontinuierlichen positiven Atemwegsdruck (CPAP) bis zur weitgehenden Übernahme der Atemarbeit durch den Respirator variiert werden („pressure support ventilation"; PSV). Als gesichert zur NIB kann gelten, dass Patienten mit akuter Exazerbation einer COPD und mit kardialem Lungenödem profitieren. Die Intubationsnotwendigkeit wird reduziert, die Inzidenz nosokomialer Pneumonien gesenkt und damit die Beatmungsdauer und der Krankenhausaufenthalt verkürzt. Multizentrische Vergleichsstudien zur Verwendung von NIB im Vergleich zur konventionellen Beatmung beim ARDS liegen bislang jedoch noch nicht vor. Doch mittlerweile wird vielerorts auch beim ARDS zunächst eine Verbesserung der Gasaustauschfunktion mittels NIB angestrebt, um Intubation und kontrollierte Beatmung möglichst zu vermeiden.

Invasive Beatmung Bei der konventionellen Beatmung über einen Endotrachealtubus oder eine Trachealkanüle sind folgende Variablen der Beatmungseinstellung beim ARDS unabhängig von der angewandten Technologie von Bedeutung:
Die Anwendung eines positiven **endexspiratorischen Drucks (PEEP)** verhindert in der Ausatemphase den Alveolarkollaps, kann atelektatische Bezirke rekrutieren und auf diese Weise zu einer Reduktion von intrapulmonalem Shunt und Oxygenierungsstörung beitragen. Gleichzeitig ist bekannt, dass wieder eröffnete oder noch offene Alveolarbezirke bei steigendem PEEP zunehmend gedehnt werden, woraus schließlich eine Kapillarkompression mit steigender Totraumventilation resultiert. Kontrovers diskutiert wird gegenwärtig, welche PEEP-Einstellung mit dem Ziel einer Optimierung des Gasaustauschs und einer Minimierung von Lungenschäden unter der Beatmung am günstigsten ist. Aus pathophysiologischen Gesichtspunkten sollte der PEEP-Wert oberhalb des unteren Flexionspunktes ($P_{flex/low}$) der Druck-Volumen-Schleife liegen, um möglichst viele Alveolarbezirke zu rekrutieren und vor erneutem exspiratorischem Kollaps zu schützen. Durch Aufnahme einer Druck-Volumen-Schleife kann ein solcher Druckwert meistens definiert und darüber hinaus auch ein oberer Flexionspunkt charakterisiert werden, ($P_{flex/high}$), bei dem offensichtlich eine Überdehnung von Lungenparenchymstrukturen in größerem Umfang beginnt. Für die klinische Routine sind solche Bestimmungen der Druck-Volumen-Beziehung technisch sehr aufwendig und daher meist nicht etabliert. Alternativ dazu kann bei fest eingestelltem Atemzugvolumen der PEEP schrittweise erhöht und der Effekt auf den endinspiratorischen Plateaudruck abgelesen werden: Steigt der Plateaudruck nur unterproportional an, bewegt man sich offensichtlich im günstigen Bereich der Druck-Volumen-Beziehung (optimale Compliance), steigt der Plateaudruck in gleichem Ausmaß oder gar überproportional zum PEEP-Sprung an, hat man diesen Bereich offenbar nach oben verlassen. Bei einer dritten Technik wird der Best-PEEP nach dem Ziel eingestellt, den arteriellen PO_2 zu optimieren (Minimierung des Shunts) und gleichzeitig den arterioendexspiratorischen CO_2-Gradienten zu minimieren (Vermeidung von Alveolarüberdehnung). Keine dieser Vorgehensweisen ist jedoch bislang durch kontrollierte Studien abgesichert.

Eine jüngst publizierte Untersuchung beschreibt zwar eine verminderte Letalität von ARDS-Patienten durch Beatmung mit PEEP-Werten oberhalb des $P_{flex/low}$, jedoch wurden in dieser Studie zugleich das Atemzugvolumen reduziert und zusätzlich Rekrutierungsmanöver durchgeführt, sodass keine sichere Aussage hinsichtlich des PEEP-Effekts möglich ist. Weiterhin werden Algorithmen angewandt, die eine fixe Koppelung von inspiratorischer Sauerstoffkonzentration (FiO_2) und PEEP benutzen z. B.:

- FiO_2 >0,8: PEEP >12 cmH_2O
- FiO_2 0,5–0,8: PEEP = 12 cmH_2O
- FiO_2 <0,5: PEEP <12 cmH_2O

Auch diese Algorithmen bedürfen noch der Überprüfung durch klinische Studien.

Höhe des Atemzugvolumens, Höhe der Beatmungsdrücke, permissive Hyperkapnie
Die optimale Höhe des Atemzugvolumens (AZV) ist eng mit der Problematik der PEEP-Höhe verknüpft. Nachdem experimentelle Daten und retrospektive klinische Analysen das Low-tidal-volume-Konzept (5–6 ml/kg KG AZV gegenüber 10–12 ml/kg KG AZV) beim ARDS favorisierten, konnte dies erstmals auch in einer prospektiven Studie nachgewiesen werden. In der amerikanischen ARDS-Network-Studie wurde in der Behandlungsgruppe mit 6 ml/kg KG AZV die Letalität hoch

signifikant um 22% gegenüber der Behandlungsgruppe mit 12 ml/kg KG AZV gesenkt. Der über die Abnahme der alveolären Ventilation resultierende PCO_2-Anstieg, auch als permissive Hyperkapnie bezeichnet, wurde in dieser Studie durch eine fast verdoppelte Atemfrequenz teilweise ausgeglichen. Darüber hinaus wurden im protektiven Arm dieser Studie signifikant die Beatmungsdauer und das Auftreten nichtpulmonaler Organstörungen reduziert. Diese Ergebnisse, an einem sehr großen Patientenkollektiv erhoben, scheinen das Low-tidal-volume-Konzept beim ARDS zu stärken. Mit diesem Konzept direkt verknüpft ist auch die Höhe des Beatmungsspitzendrucks, der ebenfalls Bedeutung für eine Schädigung der Lunge unter Beatmung haben könnte.

Eine europäisch-amerikanische Konsensuskonferenz zu diesem Thema schlug als maximal tolerablen Inspirationsdruck 35 cm H_2O vor. Bei Lungen mit gravierendem Compliance-Verlust kann dieses Ziel nur durch eine optimale Rekrutierung (PEEP) und niedrige Atemzugvolumina erreicht werden. Der Benefit eines begrenzten Spitzendrucks ist bislang durch kontrollierte Studien, die auf diese Variable ausgerichtet sind, noch nicht überprüft worden, jedoch lagen in der oben erwähnten ARDS-Network-Studie Plateau- und Spitzendruck in der Low-tidal-volume-Behandlungsgruppe signifikant niedriger als in der konventionellen Behandlungsgruppe.

Spontanatmung Die maschinelle Unterstützung der Spontanatmung, die eigentlich zur Entwöhnung der Patienten vom Respirator entwickelt wurde, findet auch zunehmend Anwendung in der Akutphase der Beatmung. Klinische Verwendung finden dabei die druckunterstützende Beatmung („pressure support ventilation") und der BIPAP-Modus („bilevel positive airway pressure"). Die Kombination aus maschineller Beatmung und Spontanatmung sichert die alveoläre Ventilation, aber der Patient kann dennoch nach seinen Bedürfnissen völlig flexibel selbständig atmen. Hierdurch erhöht sich die alveoläre Ventilation, besonders in den durch Atelektasen bedrohten basalen (zwerchfellnahen) Abschnitten der Lunge, da durch die Diaphragmabewegung der regionale Ventilation gefördert wird. Kleinere Studien belegen die Anwendbarkeit dieses Beatmungskonzeptes bei ARDS, jedoch fehlen gegenwärtig noch kontrollierte Studien an großen Patientenkollektiven.

Bauchlagerung Durch intermittierende Bauchlagerung des Patienten mit ARDS wird angestrebt, dass die prädominant basal lokalisierten ödematös/atelektatischen Bezirke nach oben gelangen, wodurch wahrscheinlich durch Veränderungen der transalveolären Drücke atelektatische Lungenbezirke rekrutiert werden. Klinisch konnte durch die Bauchlagerung eine Reduktion des Shuntflusses mit Verbesserung der arteriellen Oxygenierung gezeigt werden, doch in einer kontrollierten, multi-zentrischen Studie wurde kein Überlebensvorteil beobachtet.

Pharmakologische Beeinflussung der Vasomotion Die dominierenden vasomotorischen Veränderungen beim ARDS sind die pulmonale Hypertension und die Perfusionsfehlverteilung mit prädominantem Shuntfluss, die beide therapeutisch beeinflusst werden können. Durch **Almitrine** wird eine Verstärkung der hypoxischen Vasokonstriktion erzielt, mit akuter Verbesserung der arteriellen Oxygenierung, allerdings um den Preis einer Zunahme des pulmonal-arteriellen Drucks; ausreichend kontrollierte Studien zu diesem Ansatz liegen bislang nicht vor.

Keinen Benefit für Morbidität und Letalität beim ARDS erbrachten die Studien zur intravenösen Applikation von **Prosta-glandin E1** (PGE_1). Die akute Wirksamkeit einer **inhalativen** Applikation von Vasodilatanzien wie **Stickstoffmonoxid (NO)** oder **aerosoliertem PGI_2** zur **selektiven** pulmonalen (Vermeidung eines peripheren Druckabfalls) und **intrapulmonal-selektiven** Vasodilatation (Gefäßweitstellung nur in gut ventilierten, d. h. inhalativ zugänglichen Arealen, mit konsekutiver Umverteilung des Blutflusses und Verbesserung der Oxygenierung) ist für das ARDS belegt. Bezüglich des inhalativen NO konnten bislang vorliegende kontrollierte Studien an großen Patientenkollektiven keine Verbesserung von Morbidität und Letalität dokumentieren; für aerosoliertes Prostacyclin stehen solche Studien noch aus. Gleiches gilt für die jüngsten Untersuchungen zur Kombinationstherapie von inhaliertem NO und infundiertem Almitrine.

Jetventilation, Liquidventilation, extrakorporale Gasaustauschverfahren Jetventilation, Liquidventilation und extrakorporale Verfahren stellen weitere Alternativen bei der Beherrschung des schweren ARDS dar. Hinsichtlich der **Jetventilation** sind gegenwärtig keine Studien verfügbar, die einen klaren Vorteil gegenüber konventionellen Beatmungstechniken belegen würden. Die **Partial-Liquid-Ventilation** beruht darauf, Perfluorocarbone unter Fortsetzung der konventionellen Beatmung in die Lunge einzuleiten, um durch diese Flüssigkeit mit hoher Sauerstoffbindungskapazität und geringer Grenzflächenspannung atelektatische Regionen der Lunge zu eröffnen und über die Löslichkeit des Sauerstoffs in diesem Medium den O_2-Transport in die alveolären Kapillaren zu bewerkstelligen. Doch auch zu diesem interessanten Therapieansatz liegen bislang noch keine gesicherten Daten für ARDS-Patienten aus großen kontrollierten Studien vor. Weiterentwicklungen des Konzepts der **extrakorporalen Membranoxygenierung** konzentrierten sich auf die CO_2-Elimination (ECCO$_2$-R) oder CO_2-Elimination in Kombination mit partieller extrakorporaler Oxygenierung (ECLA). Diese Techniken sind in wenigen spezialisierten Zentren verfügbar und in den letzten Jahren optimiert worden, sodass beeindruckend hohe Überlebensraten von Patienten mit schwersten Gasaustauschstörungen vorgelegt werden konnten. Kontrollierte Studien zur Effizienz dieser extrakorporalen Verfahren stehen noch aus, doch sollte unter entsprechenden Umständen ein Kontakt zu einem spezialisierten Zentrum mit Angebot dieser Therapiestrategie in Erwägung gezogen werden.

Surfactant-Applikation Die schweren Störungen des alveolären Surfactant-Systems beim ARDS sind experimentell und klinisch belegt. In jüngsten Phase-II-Studien konnte durch bronchiale und tracheale Applikation von natürlichem sowie rekombinantem Surfactant-Material eine deutliche Verbesserung der Oxygenierung für Patienten in der Frühphase eines schweren ARDS dokumentiert werden. Der Einfluss dieses neuen Therapieansatzes auf Morbidität und Letalität des ARDS wird zurzeit in Phase-III-Studien multizentrisch überprüft.

Evidenz der Therapieempfehlungen	Evidenzgrad	Empfehlungsstärke
Antiinflammatorische Therapieansätze		
Heparin/ATIII	IV	A
Kortikosteroide bei PCP	II-a	A
Inhalative Steroide bei Rauchgas	II-c	B
Symptomatische Therapie		
Flüssigkeitsbilanz und Sauerstofftransport	IV	B
Noninvasive Beatmung	II-b	C
PEEP	II-b	B
Low tidal volume	I-b	A
Spontanatmung	III	C
Extrakorporale Gasaustauschverfahren	IV	B

12.12.5 Prognose

Die Prognose des ARDS hat sich in den letzten Jahren verbessert, ist aber immer noch mit einer hohen Letalität von 30–50% behaftet. Zunehmend versterben die Patienten nicht mehr direkt an der Gasaustauschstörung (Hypoxämie), sondern im protrahiert verlaufenden ARDS an Multiorganversagen oder der therapierefraktären Sepsis. Wird die Akutphase des ARDS beherrscht, so kann es zu einer völligen Erholung der pulmonalen Funktion kommen. Restriktive Veränderungen als Folge fibrosierender Umbauprozesse zeigen im zeitlichen Verlauf ebenfalls eine überraschend gute Rückbildungstendenz nach Überwindung des ARDS. **Rehabilitationsmaßnahmen** dienen in erster Linie dem Training der atemmuskulären Funktionen mit Verbesserung der Oxygenierung. Pulmonale Infekte sollten in der Nachsorge frühzeitig und konsequent behandelt werden.

Literatur

Amato MBP, Barbas CSV, Medeiros DM et al. (1998) Effect of a protective ventilation strategy on mortality in the acute respiratory distress syndrome. N Engl J Med 338: 347–354

Bernard GR, Artigas A, Brigham KL et al. and the Consensus Committee (1994) The American-European Consensus conference on ARDS. Am J Respir Crit Care Med 149: 818–824

Gattinoni L, Tognoni G, Pesenti A et al. (2001) Supine study group effect of prone positioning on the survival of patients with acute respiratory failure. N Engl J Med 345: 568–573

The Acute Respiratory Distress Syndrome Network (2000) Ventilation with lower tidal volumes as compared with traditional tidal volumes for acute lung injury and the acute respiratory distress syndrome. N Engl J Med 342: 1301–1308

12.13 Neoplasien der Lunge
Michael Thomas und Rudolf M. Huber

Mit einer Inzidenz von ca. 50/100.000 in Deutschland gehört das Lungenkarzinom zu den häufigsten Krebserkrankungen. Bundesweit sterben jährlich mehr Menschen an diesem Tumor als am Mammakarzinom, Kolonkarzinom und Prostatakarzinom zusammen. Die Inzidenz- und Mortalitätsmuster reflektieren mit einer Latenz von 20 Jahren den inhalativen Nikotinkonsum in der Bevölkerung. Weitere ätiologisch relevante Karzinogene sind Asbest, Arsen, Nickel, polyzyklische Kohlenwasserstoffe, Chromate und ionisierende Strahlung.

12.13.1 Symptome und klinische Befunde

Es gibt keine für das Lungenkarzinom spezifische Symptomatik, die eine frühzeitige Diagnose ermöglicht. Etwa 90% der Patienten haben zum Diagnosezeitpunkt Beschwerden, wobei die wegweisende Symptomatik von dem lokalen Ausbreitungs- bzw. Metastasierungsmuster abhängt.

So sind in Abhängigkeit von der Art der endobronchialen Ausbreitung ein **persistierender Reizhusten**, insbesondere eine Änderung des Hustencharakters bei chronischer Bronchitis oder neu aufgetretene **Hämoptysen** wesentliche Leitsymptome. Durch tumorbedingte Okklusion eines Lappen- oder Hauptbronchus kann sich eine **Dyspnoe** entwickeln und eine **Retentionspneumonie** resultieren.

Dyspnoezustände können auch Folge der intrathorakalen Tumorausbreitung sein (z. B. maligner Pleuraerguss) oder einer **Perikardtamponade** bzw. einer **Kompression der Vena cava superior**. Infiltratives Tumorwachstum führt zu **Thoraxwandschmerzen**, einer **Dysphagie** oder einer **Rekurrensparese**, einer **Affektion des Plexus brachialis** bzw. zu einem **Horner-Syndrom**.

Die extrathorakale Ausbreitung kann supraklavikuläre und zervikale **Lymphknoten** (bis zu 30% bei Diagnosestellung) betreffen oder als Folge von Skelettmetastasen (bis zu 20% bei Diagnosestellung) mit **Knochenschmerzen** manifest werden. ZNS-Metastasen (bis zu 10% bei Diagnosestellung) können zu **Schwindel**, **Kopfschmerzen** oder einer **anderweitigen neurologischen Symptomatik** führen, während Nebennierenmetastasen (bis zu 5% bei Diagnosestellung) selten symptomatisch sind. Eine **Hepatomegalie** ist Spätsymptom einer Lebermetastasierung, die initial selten Beschwerden macht.

12.13.2 Diagnostik und Staging

Für die tumorspezifische Therapie des Lungenkarzinoms ist die histologische Sicherung grundlegend. Sollte diese nicht möglich oder zweifelhaft sein, ist eine eindeutige Zytologie ebenso aussagekräftig. Die wichtigsten Subtypen sind das Plattenepithelkarzinom (35–45%), das Adenokarzinom (25–35%) und das großzellige Karzinom (<10%), die unter dem Begriff der nichtkleinzelligen Lungenkarzinome zusammengefasst werden, sowie das kleinzellige Lungenkarzinom (15–20%).

Zur Stadieneinteilung des nichtkleinzelligen Lungenkarzinoms ist das Internationale Staging System (ISS) anerkannt, das auch zum anatomisch exakten Staging des kleinzelligen Lungenkarzinoms zu empfehlen ist. Grundlage sind die auf anatomischen Kriterien basierende, möglichst genaue Festlegung der lokalen Tumorausdehnung (T-Deskriptor) und die umfassende Beschreibung des mediastinalen bzw. peribronchialen Lymphknotenstatus (N-Deskriptor) sowie die Bewertung im Hinblick auf Fernmetastasen (M-Status; Tabelle 12.13-1). Die in der Primärdiagnostik eingesetzten Untersuchungsverfahren zum Staging des Lungenkarzinoms sind Grundlage zur Festlegung des individuell optimalen Therapiekonzepts für den jeweiligen Patienten. Der Umfang dieser Untersuchungen orientiert sich an den für einen Patienten in Frage kommenden Therapieoptionen und dem dafür jeweils erforderlichen Maß zur exakten Stadienzuordnung. Sobald eine Fernmetastasierung nachgewiesen ist, sollte für jede weitere diagnostische Maßnahme eine denkbare therapeutische Konsequenz gegeben sein.

Lokoregionäres Staging

Die **Spiralcomputertomographie (CT) des Thorax** (von der Supraklavikularregion bis hin zum mittleren Nierendrittel) ist die Basisuntersuchung zum Staging des Lungenkarzinoms. Eine valide Beurteilung ist an bestimmte technische Standards gebunden (Kollimation 5 mm/Tischvorschub 7,5 mm/rekonstruierter Schichtabstand 5 mm; 70 ml Kontrastmittel, 2 ml/s; Erfassen von Supraklavikularregion bis hin zum mittleren Nierendrittel sowie der gesamten Brustwand). Die Aussagekraft der CT zur Beurteilung der Invasion eines Tumors in Brustwand (T3-Status) bzw. Mediastinum (T4-Status) ist im Vergleich zur chirurgischen Exploration begrenzt und erreicht eine Sensitivität von nur 60–80%, die auch durch den Einsatz der Magnetresonanztomographie (MRT), abgesehen von Tumoren der oberen Thoraxapertur, nicht wesentlich gesteigert werden kann. Im Hinblick auf die Beurteilung der technischen Resektabilität des Primärtumors bieten weder CT noch MRT in jedem Fall letzte Sicherheit, sodass in Zweifelsfällen die Indikation zur Thorakotomie gestellt werden sollte.

Zur Einschätzung des metastatischen Befalls von mediastinalen Lymphknoten wird im CT am häufigsten ein Schwellenwert von 1 cm für den kleinsten Durchmesser eines Lymphkno-

Tabelle 12.13-1. TNM-Deskriptoren

Grad	Beschreibung
T-Status	
T_X	Zytologischer Malignomnachweis in Sputum oder bronchialer Spülflüssigkeit (Bronchialsekret; bronchoalveoläre Lavage) ohne Tumornachweis in der Bronchoskopie oder Schnittbilddiagnostik
T_0	Kein Primärtumornachweis
T_{is}	Carcinoma in situ
T_1	Tumor ≤3 cm, umgeben von Lunge oder viszeraler Pleura. Bronchoskopisch kein Hinweis für eine Infiltration proximal eines Lappenbronchus
T_2	Tumor mit a) einer Größe >3 cm b) Befall des Hauptbronchus, jedoch ≥2 cm distal der Hauptkarina c) Infiltration der viszeralen Pleura d) assoziierter Atelektase, aber nicht der ganzen Lunge
T_3	Tumor a) jeder Größe mit direkter Infiltration von Brustwand, Zwerchfell parietalem Perikard oder mediastinaler Pleura b) Hauptbronchusbefall <2 cm distal der Hauptkarina jedoch nicht der Hauptkarina selbst c) mit Atelektase der ganzen Lunge
T_4	Tumor jeder Größe mit Infiltration von Mediastinum, Herz, großen Gefäßen, Trachea, Ösophagus, Wirbelkörper, Hauptkarina oder Tumor mit malignem Pleuraerguss oder Tumor mit Satellitenherden im ipsilateralen tumortragenden Lungenlappen
N-Status	
N_X	Regionale Lymphknoten nicht hinreichend untersucht
N_0	Kein Nachweis regionärer Lymphknotenmetastasen
N_1	Ipsilateral peribronchial/hilär Lymphknotenmetastasen
N_2	Ipsilateral mediastinal und/oder subkarinal Lymphknotenmetastasen
N_3	Kontralateral mediastinal/hilär Lymphknotenmetastasen, und/oder in ipsi-/kontralateralen Skalenus- oder supraklavikularen Lymphknoten
M-Status	
M_X	Untersuchungen zum Ausschluss von Fernmetastasen nicht hinreichend durchgeführt
M_0	Keine Fernmetastasen
M_1	Fernmetastasen

tens (Querdurchmesser) gewählt; damit werden eine Sensitivität von 60–90% und eine Spezifität von etwa 60–75% erreicht. Der komplementäre Einsatz der **Positronenemissionstomographie (PET)** steigert die Sensitivität zum Nachweis eines mediastinalen Lymphknotenbefalls auf >90% bei einer Spezifität von 85–90%. Angesichts einer Rate falsch-positiver Befunde von 10–15% werden PET-positive Patienten, falls die Verifikation mediastinaler Lymphknotenmetastasen für die Therapiestrategie bedeutsam ist, mediastinoskopiert. Die Mediastinoskopie erreicht die Lymphknoten des oberen Mediastinums und hat bei absoluter Spezifität (100%) eine Sensitivität von nahezu 90%. Die **transösophageale Sonographie** ermöglicht neben der Punktion suspekter paraösophagealer Lymphknoten, die retro- oder paratracheal liegen, auch die Punktion tiefer im Mediastinum gelegener paraösophagealer Lymphknoten, die mediastinoskopisch nicht erreicht werden. Des Weiteren ist diese Methode bei der exakten Bewertung einer T4-Situation (Tumorinvasion in Herzvorhöfe, große Gefäße oder Ösophagus) aussagekräftig.

Bei bis zu 15% aller Patienten mit einem Lungenkarzinom wird bei Diagnosestellung ein Pleuraerguss gefunden. Erster diagnostischer Schritt ist die Thorakozentese. Im Falle eines malignen Ergusses ist die so gewonnene Zytologie jedoch nur in etwa zwei Drittel der Fälle positiv und die blinde Pleurastanzbiopsie in weniger als der Hälfte der Fälle. Bei negativer oder unsicherer Ergusszytologie sowie bei unklaren Befunden im Bereich der Brustwand sollte – bei therapeutischer Konsequenz – eine **Thorakoskopie** erfolgen.

Diagnostik von Fernmetastasen

Das weitere Staging zielt auf den Ausschluss oder Nachweis von Fernmetastasen.

Nebennierenmetastasen Bei Patienten mit Bronchialkarzinom liegt die Prävalenz von metastatisch bedingten Nebennierenvergrößerungen bei 7% und von adenomatös bedingten bei 2%. Adenome sind typischerweise homogen, gut abgegrenzt und kleiner als 3 cm. Sie können im CT in einem Teil der Fälle durch ihre geringe Dichte infolge ihres Fettgehaltes abgegrenzt werden (unter –10 Hounsfield-Einheiten). Im Zweifelsfall kann die MRT die Abgrenzung von Adenomen gegenüber Metastasen verbessern. Sollte dann weiterhin diagnostische Unklarheit bestehen, ist bei therapeutischer Relevanz eine computertomographisch oder sonographisch gestützte Nebennierenpunktion oder videolaparoskopische Exstirpation zu empfehlen.

Skelettmetastasen Bezüglich des Nachweises von Knochenmetastasen weist die Skelettszintigraphie eine hohe Sensitivität von mindestens 90%, aber eine geringe Spezifität von ca. 50% auf. Der negative prädiktive Wert der Knochenszintigraphie beträgt mehr als 90%. Die Befundung erfolgt im Kontext mit Anamnese, Klinik, Labor- und Röntgenbefunden. Zeigt die Skelettszintigraphie mehrere metastasenverdächtige Herde, ist in der Regel keine weiterführende Evaluation notwendig. Sollte diese jedoch indiziert sein, beinhalten weiterführende diagnostische Maßnahmen Röntgenaufnahmen, CT, MRT und ggf. Biopsie. Letztere kann insbesondere bei unilokulärer Metastasierung indiziert sein, wenn davon das therapeutische Vorgehen abhängt. Bei frakturgefährdeten Läsionen sollte zur Beurteilung der Stabilität immer eine Röntgenaufnahme erfolgen

Lebermetastasen Die meisten fokalen Leberveränderungen sind benigne und entsprechen Zysten oder Hämangiomen. Im CT wird zur Unterscheidung zwischen benignen Läsionen und Metastasen eine Kontrastmittelgabe notwendig. Die Sonographie, im Einzelfall auch die MRT, kann zur weiteren Differenzierung beitragen und ist als komplementär zur CT-Untersuchung anzusehen. Bei unklaren Läsionen und therapeutischer Konsequenz ist eine bioptische Klärung angezeigt.

Hirnmetastasen Hirnmetastasen treten bei Patienten mit kleinzelligem Karzinom häufig auf und erreichen selbst bei initialem M0-Stadium im weiteren Verlauf (unter alleiniger zytostatischer Therapie und fehlender prophylaktischer Schädelbestrahlung) eine Prävalenz von 20–30%. Demgegenüber liegt bei asymptomatischen Patienten mit nichtkleinzelligem Karzinom im Stadium I/II (ISS) die Prävalenz zerebraler Metastasen bei 2–4%. In jedem Fall sollte bei Vorliegen von zerebralen Symptomen oder unspezifischen Befunden, die auf eine ausgedehnte Tumorausbreitung hinweisen (Gewichtsverlust, Anämie) eine CT des Schädels erfolgen. Ebenso sollte bei kurativ behandeltem kleinzelligem Karzinom vor Einleitung der Lokaltherapie zum Ausschluss von Fernmetastasen ein Schädel-CT erfolgt sein. Ist bei symptomatischen Patienten die CT negativ, empfiehlt sich die Durchführung einer MRT.

Funktionsdiagnostik

Die präoperative Funktionsdiagnostik soll einen Anhalt dafür geben, welches Ausmaß einer Lungenresektion für die Erhaltung einer hinreichenden Lebensqualität nicht überschritten werden darf. Die prognostisch bedeutsamste Größe ist das Einsekundenvolumen bei forcierter Exspiration (FEV_1). Außerdem ist die Diffusionskapazität für Kohlenmonoxid (DLco) im Kontext der Beurteilungskriterien für die funktionelle Resektabilität wichtig. Liegen FEV_1 und DLco präoperativ über 80% des Sollwerts, ist auch eine Pneumonektomie ohne besondere Gefährdung des Patienten möglich, sofern kein Hinweis auf eine zusätzliche kardiale Erkrankung besteht. Weitere Funktionsuntersuchungen sind dann nicht mehr nötig. Wird aber auch nur einer der beiden Grenzwerte nicht erreicht, sollte eine Spiroergometrie mit Bestimmung der max. Sauerstoffaufnahme (VO_{2max}) erfolgen. Bei Werten über 75% des Sollwerts oder über 20 ml kg^{-1} min^{-1} ist eine Pneumonektomie möglich, unter 40% des Sollwertes oder unter 10 ml kg^{-1} min^{-1} besteht Inoperabilität. Im Zwischenbereich müssen die postoperativen Werte für FEV_1 und DLco vorausgeschätzt werden. Dafür ist die ergänzende Durchführung einer Lungenperfusionsszintigraphie notwendig.

12.13.3 Therapie

Therapie des kleinzelligen Lungenkarzinoms

Stadium I–III (TX NX M0) Das therapeutische Vorgehen umfasst:
- die Durchführung einer zytostatischen Polychemotherapie über 4–6 Zyklen (Tabelle 12.13-2);
- die Durchführung einer lokoregionären Radiotherapie unter Einschluss von Primärtumor und mediastinalem sowie ggf. supraklavikulärem Lymphabflussgebiet. In der Regel erfolgt diese bisher nach Abschluss der Chemotherapie. In jüngerer Zeit zeichnet sich im Vergleich zu dem sequentiellen Vorgehen für den frühzeitigen Einsatz einer Radiotherapie simultan zur Chemotherapie eine weitere Verbesserung der 3-Jahresüberlebensrate von 8–10% ab. Daher kann auch die frühzeitige Radiotherapie simultan zur Chemotherapie empfohlen werden;
- nach Erreichen einer Vollremission die Durchführung einer adjuvanten Ganzschädelbestrahlung. Diese führt nach drei Jahren zu einer Senkung der kumulativen Inzidenz von Hirnmetastasen (59% vs. 33%) sowie zu einem signifikanten Überlebensvorteil (20% vs. 15%);
- die anatomische Resektion mit nachfolgender Chemotherapie, wenn sich bei operativer Abklärung eines Rundherds unklarer Ätiologie im Schnellschnitt Anteile eines kleinzelligen Karzinoms zeigen und eine ausgedehnte Lymphknotenmetastasierung nicht vorliegt.

Im Falle einer chirurgischen Resektion zur lokoregionären Tumorkontrolle werden im Stadium I bzw. II gemäß ISS in Sammelstatistiken 5-Jahresüberlebensraten von 50 bzw. 35% angegeben. Ein operatives Vorgehen in diesen Stadien – jedoch in Verbindung mit einer neoadjuvanten oder adjuvanten Chemotherapie und ggf. Radiotherapie – erscheint somit sinnvoll. Dann sollte jedoch prätherapeutisch eine eindeutige Festlegung des Stadiums unter Einschluss von Mediastinoskopie und Knochenmarkbiopsie (neben Schädel-, Thorax-, Abdomen-CT und Skelettszintigramm) erfolgen.

Stadium IV (TX NX M1) Bereits bei Diagnosestellung zeigen 2 von 3 Patienten mit einem kleinzelligen Lungenkarzinom Fernmetastasen (Stadium IV gemäß ISS). Ohne Behandlung liegt die mediane Lebenserwartung für diese Patienten bei 6 Wochen, mit einer Polychemotherapie (Cis- bzw. Carboplatin/Etoposid; Adriamycin bzw. Epirubicin/Cyclophosphamid/Vincristin; Ifosfamid/Etoposid) hingegen bei 6–9 Monaten. Diese ist das zentrale Therapieelement und orientiert sich am Ansprechen der klinischen Symptomatik (Abnahme von Dyspnoe/Husten, Besserung des Allgemeinbefindens). Der palliative Charakter der Behandlung im Stadium IV wird allerdings in der geringen 2-Jahresüberlebensrate <5% deutlich.

Ebenfalls unter palliativen Gesichtspunkten wird die Strahlentherapie bei frakturgefährdeten oder schmerzhaften Skelettmetastasen, Hirnmetastasen, tumorbedingter Rückenmarkkompression oder einer behandlungsbedürftigen Symptomatik als Folge der pulmonalen Tumorausbreitung eingesetzt.

Im Falle eines Rezidivs kann bei Patienten in gutem Allgemeinzustand durch eine weitere Chemotherapie eine erneute Remission – die in der Regel für 3–4 Monate anhält – induziert werden. Die Rezidivchemotherapie sollte nur solange fortgesetzt werden, wie ein Ansprechen zu dokumentieren ist. Während Patienten mit „chemosensitiven" Tumoren (Remissionsdauer nach Abschluss der Primärtherapie >3 Monate) auf eine zur Primärbehandlung nichtkreuzresistente Chemotherapie in einer Größenordnung von 20–30% ansprechen, sind die Remissionsraten bei Patienten mit „chemorefraktären" Tumoren (Remissionsdauer nach Abschluss der Primärtherapie <3 Monate) deutlich ungünstiger. Patienten mit einem Tumorprogress nach länger anhaltender Remission (>6 Monate) können auch mit der erneuten Primärtherapie wieder eine Remission erreichen.

Tabelle 12.13-2. Schemata zur Chemotherapie des kleinzelligen Bronchialkarzinoms

Substanz	Dosierung	Tag	Wiederholung
Cisplatin	90 mg/m^2	1	Tag 22
Etoposid	120 mg/m^2	1–3	Tag 22
Carboplatin	AUC 5	1	Tag 22
Etoposid	120 mg/m^2	1–3	Tag 22
Adriamycin	60 mg/m^2	1	Tag 22
Cyclophosphamid	1000 mg/m^2	1	Tag 22
Vincristin	1,5 mg/m^2	1, 8	Tag 22
Epirubicin	70 mg/m^2	1	Tag 22
Cyclophosphamid	1000 mg/m^2	1	Tag 22
Vincristin	1,5 mg/m^2	1, 8	Tag 22
Adriamycin	45 mg/m^2	1	Tag 22
Cyclophosphamid	1000 mg/m^2	1	Tag 22
Etoposid	80 mg/m^2	1–3	Tag 22
Ifosfamid	1500 mg/m^2	1–5	Tag 22
Etoposid	120 mg/m^2	1–3	Tag 22

Bei der Applikation von Cyclophosphamid/Ifosfamid wird zur Vermeidung einer Zystitis zu den Zeitpunkten 0, 4, 8 h Mesna in einer Dosis von jeweils 20% der Cyclophosphamid- bzw. Ifosfamiddosis appliziert.

Therapie des nichtkleinzelligen Lungenkarzinoms

Stadium I (T1–2 N0 M0)/Stadium II (T1–2 N1 M0; T3 N0 M0) Bei ca. 30% der Patienten mit einem nichtkleinzelligen Lungenkarzinom liegt zum Diagnosezeitpunkt noch ein lokal begrenztes Tumorstadium I oder II vor. Basis für eine kurative Behandlung ist hier die Resektion des Primärtumors mit umfassender mediastinaler Lymphadenektomie. Für das Stadium I werden so 5-Jahresüberlebensraten von 60–70% und für das Stadium II von 40–60% erreicht. Im Falle der Inoperabilität ist die kurativ intendierte Strahlentherapie etablierter Behandlungsstandard.

Bei Tumoren mit Infiltration der oberen Thoraxapertur („Pancoast-Tumor") ist die präoperative Strahlentherapie oder die „Sandwichbestrahlung" zur Verbesserung der Resektabilität üblich. Nach R0-Resektion (ca. 60%) kann eine 5-Jahresüberlebensrate von 45% erreicht werden.

Stadium IIIA (T1–3 N2 M0; T3 N1 M0)/Stadium IIIB (TX N3 M0; T4 NX M0) 30% der Patienten mit einem nichtkleinzelligen Lungenkarzinom haben zum Diagnosezeitpunkt einen lokal weit fortgeschrittenen Tumor. Trotz technisch resektabler Tumorausdehnungen führt hier die Operation allein oder auch in Kombination mit einer postoperativen Bestrahlung nicht immer zu befriedigenden Langzeitergebnissen. So liegen im Stadium IIIA mit präoperativ histologisch gesichertem Befall mediastinaler Lymphknoten die 5-Jahresüberlebensraten nach Operation und Radiotherapie unter 10%. Der wesentliche die Prognose limitierende Faktor nach einer kompletten Tumorresektion ist das Auftreten von Fernmetastasen in 70–80% der Rezidivfälle. Daher wird für solche Patienten in randomisierten Studien der Stellenwert multimodaler Therapieansätze (bestehend aus Chemotherapie, Operation und Radiotherapie) überprüft.

Für inoperable Patienten mit gutem Allgemeinzustand im Stadium III erbringt die Sequenz aus Chemotherapie und Radiotherapie bessere Überlebensraten als die alleinige Radiotherapie. Daher wird für solche Patienten diese Therapiesequenz empfohlen. In jüngerer Zeit wurde zudem deutlich, dass im Vergleich zum sequentiellen Therapieansatz mit einer Chemotherapie (normal dosiert im Abstand von 3–4 Wochen) simultan zur Radiotherapie eine weitere Verbesserung der 5-Jahresüberlebensrate von 8–10% auf 14–16% erreicht werden kann. Allerdings ist hier mit einem deutlich höheren Maß an Hämatotoxizität wie auch an nichthämatologischen Toxizitäten zu rechnen.

Stadium IV (TX NX M1) 40% der Patienten weisen zum Diagnosezeitpunkt bereits Fernmetastasen auf. Im Vergleich zur bestmöglichen supportiven Behandlung führen cisplatinhaltige zytostatische Kombinationen (Tabelle 12.13-3) in diesem Tumorstadium zu einer Verlängerung der medianen Überlebenszeit von 6 auf 8 Monate (in Metaanalysen signifikant). Solche Patienten, die auf eine Chemotherapie mit einer partiellen Remission ansprechen (20–30%), profitieren mit medianen Überlebenszeiten von 12–14 Monaten. Insgesamt geben 60% der Behandelten eine Besserung subjektiver Beschwerden wie Schmerzen, Reizhusten oder Hämoptysen an. Faktoren, die für einen zytostatischen Behandlungsversuch mit einer Polychemotherapie sprechen, sind das Vorliegen tumorassoziierter Beschwerden oder ein Erkrankungsprogress in einem eng definierten Zeitraum (3 Monate) und ein guter Allgemeinzustand (Karnofsky ≥70%).

Für Patienten mit Fernmetastasen und hinreichendem Allgemeinzustand (Karnofsky-Index ≥70) sowie fehlender, eine solche Behandlung ausschließender Komorbidität, werden zwei Zyklen einer platinhaltigen Polychemotherapie empfohlen (Cisplatin/Etoposid; Cisplatin/Vincaalkaloid; Mitomycin/Ifos-famid/Cisplatin

Tabelle 12.13-3. Schemata zur Chemotherapie des nichtkleinzelligen Lungenkarzinoms

Substanz	Dosierung	Tag	Wiederholung
Cisplatin	100 mg/m^2	1	Tag 22
Etoposid	120 mg/m^2	1–3	Tag 22
Mitomycin C	6 mg/m^2	1	Tag 29
Ifosfamid	3000 mg/m^2	1 (24 h)	Tag 29
Cisplatin	50 mg/m^2	1	Tag 29
Mitomycin C	10 mg/m^2	1	Tag 29
Vindesin	3 mg/m^2	1, 8	Tag 29
Carboplatin	AUC 5	1	Tag 22
Paclitaxel	175 mg/m^2	1	Tag 22
Cisplatin	100 mg/m^2	1	Tag 29
Gemcitabin	1000 mg/m^2	1, 8, 15	Tag 29
Cisplatin	100 mg/m^2	1	Tag 29
Vinorelbin	30 mg/m^2	1, 8, 15	Tag 29
Vinorelbin	30 mg/m^2	1, 8, 15 bei Ansprechen wöchentlich bis Progression	
Gemcitabin	1250 mg/m^2	1, 8, 15	Tag 29
Docetaxel	75 mg/m^2	1	Tag 22

Bei der Applikation von Cyclophosphamid/Ifosfamid wird zur Vermeidung einer Zystitis zu den Zeitpunkten 0, 4, 8 h Mesna in einer Dosis von jeweils 20% der Cyclophosphamid- bzw. Ifosfamiddosis appliziert.

bzw. Mitomycin/Vincaalkaloid/Cisplatin; Cisplatin/Paclitaxel; Cisplatin/Gemcitabin). Werden die vorgenannten Protokolle bei relevant eingeschränkter Organfunktion (z. B. Niereninsuffizienz) in Erwägung gezogen, sollte Cisplatin gegen Carboplatin ausgetauscht werden. Im Falle eines Ansprechens (Symptomenreduktion, Tumorverkleinerung über 50%) sollte die Chemotherapie auf vier bis sechs Behandlungszyklen ausgedehnt werden. Die Evidenz zur Behandlung von Patienten mit einem Karnofsky-Index ≤60 mit einer platinhaltigen Polychemotherapie ist eingeschränkt, da in den entsprechenden Studien allenfalls 10–20% der eingeschlossenen Patienten diesen Allgemeinzustand (ECOG 2) hatten.

Bei Patienten in eingeschränktem Allgemeinzustand (Karnofsky-Index ≤60, jedoch so hinreichend, dass zusätzlich zum Nachtschlaf kein weiterer Ruhebedarf von mehr als 6 Stunden pro Tag besteht) oder mit einer eine platinhaltige Chemotherapie ausschließenden Komorbidität kann eine zytostatische Monotherapie (z. B. Vinroelbin, Gemcitabin) erwogen werden. Diese Behandlung sollte nur fortgeführt werden, solange sie gut verträglich ist und ein Ansprechen der Erkrankung (Symptomenreduktion) dokumentiert werden kann.

Im Falle einer erneuten Progression der Erkrankung nach platinhaltiger Vorbehandlung kann bei Patienten in gutem Allgemeinzustand (Karnofsky-Index ≥70) eine Zweitlinientherapie (z. B. Docetaxel) erwogen werden.

Bei bronchial okkludierendem Tumorwachstum haben sowohl die kleinvolumige, palliativ intendierte externe Strahlentherapie, die intraluminale Brachytherapie wie auch die endobronchiale Laser- und Stentbehandlung ihren Stellenwert. Die perkutane palliative Strahlentherapie ist zudem bei schmerzhaften und/oder frakturgefährdeten Skelettmetastasen, Hirnmetastasen, tumorbedingter Rückenmarkkompression oder einer behandlungsbedürftigen Symptomatik im Bereich des Primärtumors indiziert.

Evidenz der Therapieempfehlungen	Evidenzgrad	Empfehlungsstärke
Beim kleinzelligen Lungenkarzinom sollte		
– möglichst immer mit einer Polychemotherapie über 4–6 Zyklen behandelt werden	I-a	A
– die Polychemotherapie bei fehlendem Ansprechen umgehend auf eine nichtkreuzresistente Alternativkombination gewechselt werden	I-b	B
– bei Patienten mit einer Vollremission eine adjuvante Ganzschädelbestrahlung durchgeführt werden	I-a	A
– nach einer primären operativen Resektion im Stadium I-IIIA in jedem Fall eine Polychemotherapie über 4–6 Zyklen erfolgen	III	A
Im Stadium I–III des kleinzelligen Lungenkarzinom sollte über die alleinige Chemotherapie hinaus		
– eine zusätzliche thorakale Radiotherapie durchgeführt werden	I-b	A
– die thorakale Radiotherapie frühzeitig simultan zur Chemotherapie erfolgen	I-b	B
Beim nichtkleinzelligen Lungenkarzinom		
– wird im Stadium I/II die komplette Resektion des Primärtumors mit systematischer mediastinaler Lymphadenektomie empfohlen	III	A
– wird im inoperablen Stadium III eine Therapiesequenz aus platinhaltiger Kombinationschemotherapie und nachfolgender Radiotherapie empfohlen	I-b	A
– wird im Stadium IV eine Polychemotherapie auf Cisplatin-Basis empfohlen, wenn keine ausschließenden Komorbiditäten vorliegen	I-a	A

Nachsorge des Lungenkarzinoms

Die Nachsorge eines an einem Lungenkarzinom erkrankten Patienten dient zum einen der möglichst frühzeitigen Erfassung und Behandlung von therapiebedingten Nebenwirkungen und zum anderen der Kontrolle der Tumorkrankheit. Nach Abschluss eines kurativen Therapiekonzeptes zielt die Nachsorge auf die möglichst frühzeitige Diagnose eines Lokalrezidivs oder von Zweittumoren sowie auf das möglichst frühzeitige Erfassen von Nebenwirkungen und Komplikationen der Therapie. Daher werden hier in den ersten beiden Jahren nach Abschluss der Behandlung Nachsorgeuntersuchungen im Abstand von 3 Monaten und dann alle 6 Monate bis zum 5. Jahr nach Abschluss der Behandlung empfohlen. Als kurativ angesehen werden können Behandlungskonzepte, die in den Stadien I–III des nichtkleinzelligen wie kleinzelligen Lungenkarzinoms mit einer kompletten Tumorresektion abgeschlossen wurden bzw. bei denen nach Chemo- und Strahlentherapie eine Vollremission erreicht wurde. Darüber hinaus besteht auch mit Erreichen einer par-tiellen Remission bzw. einer fehlenden Tumorprogression nach Chemo- und Strahlentherapie sowie nach einer R1-/R2-Resektion – wenn eine adäquate Strahlentherapie zur lokalen Tumorkontrolle erfolgt ist – noch eine kurative Chance.

Demgegenüber ist das Therapiekonzept bei Patienten mit Fernmetastasen oder einer nicht zu kontrollierenden lokalen Progression palliativ. Hier zielt die Nachsorge auf eine möglichst gute Symptomenkontrolle und gute Lebensqualität sowie auf das Erfassen von Nebenwirkungen oder Komplikationen der Therapie. Die Nachsorgeintervalle sollten sich an der klinischen Symptomatik orientieren und können zunächst 3 Monate betragen.

Von zentraler Bedeutung bei jedem Nachsorgetermin sind die **Anamneseerhebung** (Allgemeinbefinden, Gewichtsverlauf, Schluckbeschwerden, Hustencharakteristik und -intensität, Auswurf, Hämoptysen, Atemnot, Schmerzen) und die **klinische Untersuchung** (Herz und Lunge, das Erfassen einer oberen Einflussstauung bzw. von Lymphknotenvergrößerungen, Leber und Skelett als mögliche Orte einer Metastasierung). Darüber hinaus wird jeweils eine Röntgenaufnahme der Thoraxorgane in zwei Ebenen empfohlen. Der weitere Untersuchungsumfang erfolgt symptomenorientiert bzw. auf Grund anamnestischer Hinweise.

Literatur

American Thoracic Society/European Respiratory Society (1997) Pretreatment evaluation of non-small-cell lung cancer. Am J Respir Crit Care Med 156: 320–332

Bolliger C, Perruchoud A (1998) Functional evaluation of the lung resection candidate. Eur Respir J 11: 198–212

Clinical Practice guidelines for the treatment of unresectable non-small-cell lung cancer (1997) J Clin Oncol 150: 2996–3018

Deutsche Gesellschaft für Pneumologie (1998) Empfehlungen zur broncho-skopischen Behandlung tracheobronchialer Verschlüsse, Stenosen und muraler maligner Tumoren. Pneumologie 52: 243–248

Deutsche Gesellschaft für Pneumologie (2000) Empfehlungen zur Diagnostik des Bronchialkarzinoms. Pneumologie 54: 361–371

Deutsche Gesellschaft für Pneumologie (2002) Empfehlungen zur Therapie des Bronchialkarzinoms. Pneumologie 56: 113–131

Pass H, Mitchell J, Johnson D, Turrisi A (eds) (2000) Lung Cancer Principles and Practice. Lippincott-Raven, Philadelphia

12.14 Mediastinalerkrankungen
Hubert Wirtz

Die häufigsten pathologischen Prozesse im Mediastinum sind Metastasen von extramediastinalen Tumoren, v. a. dem Bronchialkarzinom oder Lymphomen. Hier sollen die Erkrankungen dargestellt werden, die von mediastinalen Strukturen ausgehen.

Tabelle 12.14-1. Räumliche Zuordnung von Mediastinaltumoren

Lokalisation	Häufigste Tumoren
Vorderes, oberes Mediastinum	Struma, Schilddrüsentumore, Thymome, Lymphome
Vorderes, unteres Mediastinum	Teratome, Thymome, Perikard- und Pleurazysten, Dermoidzysten
Mittleres Mediastinum	Vaskuläre Raumforderungen (Aneurysma), Metastasen, Lymphome bronchogene Zysten
Gesamtes hinteres Mediastinum	Neurogene Tumoren (cave Sanduhrtumoren mit intraspinaler Ausbreitung), Meningozelen, kaudal zusätzlich Zysten und Hernien, die sich vom Gastrointestinaltrakt ableiten, paravertebrale Abszesse, kranial auch Schilddrüsentumoren

12.14.1 Tumoren des Mediastinums

Die Abklärung einer mediastinalen Raumforderung beginnt mit der räumlichen Zuordnung (Tabelle 12.14-1).

Neben der konventionellen Röntgendiagnostik einschließlich Ösophagusbreischluck werden vor allem CT, MRT und zukünftig auch die Szintigraphie (FDG-PET) eingesetzt. Mittels Durchleuchtung kann die Beweglichkeit des Zwerchfells geprüft werden. Zur Gewebsentnahme stehen CT-gesteuerte Punktion, Mediastinoskopie und offene Biopsie zur Verfügung. Transösophageale und transtracheale Punktionen von vergrößerten Lymphknoten, z. B. nach endoluminaler Sonographie, stellen weniger invasive Alternativen dar. Räumliche Zuordnung und Morphologie können wichtige diagnostische Hinweise geben.

Die Klinik ist oft unergiebig. Erst Verdrängung und Infiltration führen zu Husten, Dyspnoe, Schmerzen in Thoraxwand und Schulter, Dysphagie, gastrointestinalen Beschwerden (N. vagus), Heiserkeit, Horner-Syndrom, Speichelfluss, Singultus sowie neurologischen Ausfällen bei Infiltration des Spinalkanals.

Gutartige Tumoren werden je nach ihrer Lage durch eine Sternotomie oder einen antero- bzw. posterolateralen Zugangsweg, nur selten auch transpleural operiert. Strumen werden durch einen kollaren Zugang erreicht, auch wenn sie bis weit intrathorakal reichen. Bronchogene Zysten müssen in toto entfernt werden, da sonst die Gefahr eines Rezidivs besteht. Bei Verbindung zum Bronchialsystem kann es zur Infektion kommen, die ebenso wie die Größenzunahme die Operationsindikation darstellen. Auch gastroenterogene Zysten im hinteren Mediastinum können entarten und daher eine Operation erforderlich machen, perikardiale und pleurale Zysten haben dagegen nur bei Verdrängungserscheinungen Krankheitswert.

Neurogene Tumoren, die bis zu 40% aller mediastinalen Raumforderungen ausmachen, sind in ca. 10% maligne und treten häufiger im Kleinkindesalter auf. Die Symptomatik hilft nicht, zwischen malignen und benignen Tumoren zu unterscheiden. Histologisch handelt es sich um Schwannome, Neurofibrome, maligne Nervenscheidentumoren, Neurofibromatose, Ganglioneurome, Neuroblastome und den Granularzelltumor. Im MRT ist oft eine umgekehrte „D-Form" erkennbar, weil die der Thoraxwand anliegende Tumorseite abgeflacht ist. Neuroblastome, die vor allem im Kindesalter vorkommen, haben eine sehr unterschiedliche Prognose und können spontan in Regression übergehen. Die Patienten werden je nach Alter, Tumorstadium, Resektabilität und N-myc-Amplifizierung in drei Gruppen unterteilt: Beobachtungs-, Standardrisiko- (Chemotherapie nach der deutschen Neuroblastomstudie NB 97) und Hochrisikopatienten (Operation, Chemotherapie, Strahlentherapie). Untersucht wird als Screeningverfahren mittels Nachweis erhöhter Katecholaminmetabolite im Urin. Diagnostisch ist die mIBG-Szintigraphie hilfreich.

Thymustumore sind die zweithäufigsten Tumore im vorderen, oberen Mediastinum. Sie stammen von den Epithelzellen des Thymus (Thymome, Thymuskarzinome), von neuroendokrinen Zellen (Thymuskarzinoide) und Lymphozyten (verschiedene Lymphome) ab. Verbreitet ist die Klassifikation von Levine und Rosai. Etwa 30% der Thymustumoren gehen mit einer Myasthenia gravis einher. Auch Muskeldystrophien, Myositiden, Lambert-Eaton-Syndrom, Polyglobulie, Panzytopenie, Leukämien, multiple Myelome, Immundefektsyndrom, Myokarditis, nahezu alle Kollagenosen, Alopecia areata, Pemphigus vulgaris, Hyperparathyreoidismus, endokrinologische Erkrankungen, Nierenerkrankungen und die hypertrophe Osteoarthropathie können mit Thymomen assoziiert sein. Die Dignität dieser Tumore kann nicht zytologisch, sondern nur mit Hilfe des Invasionsgrades bestimmt werden. Eine WHO-Stadieneinteilung gibt es bisher nicht, gebräuchlich ist die in Tabelle 12.14-2 dargestellte Klassifikation. Unter dem Kürzel GETT (Groupe d'Etudes des Tumeurs Thymique) existiert eine alternative Klassifikation mit prognostischer Relevanz, bei der das therapeutische Vorgehen berücksichtigt wird.

90% der Thymustumore sind Thymome, 10% Thymuskarzinome (invasiv wachsend mit zusätzlich zytologischen

Tabelle 12.14-2. Stadieneinteilung des Thymoms (nach Masaoka)

Stadium	Beschreibung
I	Komplett kapselbegrenzter Tumor ohne Kapselinfiltration
II	Makroskopisch Tumorinvasion in das Fettgewebe oder die Pleura
	Mikroskopisch Kapselinfiltration
III	Infiltration angrenzender Organe
IV a	Pleuraler oder perikardialer Befall
IV b	Lymphogene oder hämatogene Streuung

Tabelle 12.14-3. Fünfjahresüberlebenszeit nach alleiniger Resektion bzw. Bestrahlung von Patienten mit Thymom

Stadium (nach Masaoka)	Resektion [%]	Radiatio [%]
I	100	–
II	96	90
III	65	67
IV	59	30

Malignitätskriterien), Lymphome und Thymuskarzinoide. Die 5-Jahresprognose nach unimodaler Therapie ist in Tabelle 12.14-3 dargestellt.

Im Stadium II und in den in den komplett resezierbaren Fällen des Stadiums III ist eine adjuvante Radiatio empfohlen. In den nicht R0-resezierten und den nichtresektablen Fällen des Stadiums III wird alternativ eine Chemotherapie, mit nachfolgender Strahlentherapie empfohlen. Im Stadium IV, also bei nichtresektablen Fällen, ist die Chemotherapie, an die sich die Strahlentherapie anschließt, primär indiziert, evtl. gefolgt von einer neoadjuvanten Operation. Metastasen indizieren die Chemotherapie, die bei lokalen Schmerzen von einer Radiotherapie unterstützt werden kann. Die empfohlenen kurativen Schemata sind platinbasiert (z. B. PAC-Schema: Cisplatin 50 mg/m^2 Tag 1, Adriamycin 50 mg/m^2 Bolus Tag 1, Cyclophosphamid 500 mg/m^2 Bolus Tag 1). Palliativ kann bei Ansprechen Prednisolon 40 mg/m^2 gegeben werden, alternativ kommt z. B. das COPP-Schema (Cyclophosphamid/Vincristin/Procarbazin/Prednisolon) in Betracht. Rezidive nach Thymomoperation werden mit Chemotherapie therapiert. Thymuskarzinoide können selbst bei großem Tumorgewicht in der Regel noch operiert werden. In solchen Fällen sollte eine Nachbestrahlung erwogen werden.

Keimzelltumoren werden unterteilt in reife, unreife und maligne Keimzelltumoren. Von den eigentlich seltenen extragonadalen Keimzelltumoren sind die meisten im Mediastinum angesiedelt. Die reifen Formen überwiegen mit 80%. Histologisch handelt es sich zumeist um Teratome. Diese Tumoren sind oft zystisch. Sie stellen eine Operationsindikation dar, weil sie groß werden, sich infizieren und entarten können. Zu den malignen Teratomen gehören als Sonderfall die Seminome, die sehr strahlensensibel sind, aber auch auf Chemotherapie gut ansprechen. Bei einem extragonadalen Befall ist eine bilaterale Hodenbiopsie angezeigt.

Die Nachsorge soll bei benignen Tumoren in jährlichen Abständen, bei Thymomen häufiger, bei malignen, komplett resezierten Thymomen vierteljährlich stattfinden.

12.14.2 Entzündliche Mediastinalerkrankungen

Fehlende Barrieren, lymphatische Versorgung, räumliche Nähe und intrathorakale Druckschwankungen führen zu einer schnelle Ausbreitung akut entzündlicher Prozesse im Mediastinum. Eine akute Mediastinitis kann

- fortgeleitet sein,
- hämatogen oder lymphogen verschleppt werden
- posttraumatisch vorkommen oder
- nach endoskopischen Eingriffen auftreten.

Luftansammlungen und Einschmelzungen stellen sich in Form von Doppelkonturen und Spiegelbildungen dar. Untersuchungen mit wasserlöslichem Kontrastmittel können bei Ösophagusperforation oder Wandläsionen der Trachea weiterhelfen, eine CT wird unverzichtbar sein. Klinisch stehen Stridor und Einflussstauung, Singultus und Dysphagie, plötzliche Heiserkeit, Gewebeemphysem, Hautrötung und -schwellung im Vordergrund.

Die Therapie zielt auf die Entfernung der Ursache der Entzündung. Neben einer gezielten Antibiose müssen Abszesse saniert werden. Die postoperative Sternumosteomyelitis erfordert eine Spül- und Drainagetherapie.

Die frühzeitig diagnostizierte Mediastinitis hat eine relativ gute Prognose, wobei zervikale Perforationen günstiger sind als intrathorakale. Spät erkannte, ausgedehnte Prozesse haben ebenso wie fistelnde Malignome eine schlechte Prognose. Ausgedehnte Säure- oder Laugenverätzungen des Ösophagus führen zu einer kaum beherrschbaren Mediastinitis. Eine chronische Mediastinitis kann bei der Lungentuberkulose vorkommen. In diesem Fall ist die wichtigste Therapie die Durchführung einer antituberkulösen Chemotherapie. Selten sind lokale Maßnahmen wie Abszessdrainage oder die bronchoskopische Entfernung einbrechender Lymphome notwendig.

Eine Strahlenmediastinitis ist mit Steroiden gut behandelbar. Eine idiopathische Mediastinalfibrose, ähnlich der Retroperitonealfibrose (M. Ormond), ist selten. In diesen Fällen ist ein Therapieversuch mit Steroiden oder Immunsuppressiva gerechtfertigt. Stenosen großer Gefäße im Mediastinum können dabei Anlass zur Einlage von Stents in die Pulmonalarterie oder die V. cava superior bzw. Grund einer oberen Gastrointestinalblutung sein.

12.14.3 Mediastinalemphysem

Ursache ist immer eine Perforation der Atemwege oder der Lunge. Röntgenologisch finden sich parakardial Doppelkonturen und sehr häufig besteht ein ausgeprägtes Hautemphysem, das selten den Larynx einengen und zur Intubation führen kann.

Bronchoskopisch müssen Verletzungen erkannt und die Offenheit der Atemwege beurteilt werden. Häufig besteht gleichzeitig ein Pneumothorax, der dann drainiert wird. Das Emphysem selbst muss nicht behandelt werden, solange keine extreme Ausprägung vorliegt. Schnellere Resorptionen sind nach Sauerstoffatmung mit einer Gesichtsmaske beschrieben worden.

Evidenz der Therapieempfehlungen		
	Evidenzgrad	Empfehlungsstärke
Neuroblastom: Chemotherapie	II-b	B
Thymom: Stadiengerechte Therapie	III	B
Thymom: Chemotherapie Empfehlungen	I-b	B
Steroide bei Strahlenmediastinitis	IV	C
Steroide bei idiopathischer Mediastinalfibrose	IV	C

Literatur

Castleberry RP, Berthold F (1997) Neuroblastoma. Eur J Cancer 33: 1430–1438

Koga K, Matsuno Y, Noguchi M, Mukai K, Asamura H, Goya T, Shimosato YA (1994) Review of 79 thymomas: modification of staging system and reappraisal of conventional division into invasive and non-invasive thymoma. Pathol Int 44: 359–367

Lara PN Jr (2000) Malignant thymoma: current status and future directions. Cancer Treatm Rev 26: 127–131

Latz D, Schraube P, Oppitz U, Kugler C, Manegold C, Flentje M, Wannenmacher MF (1997) Invasive thymoma: treatment with postoperative radiation therapy. Radiology 204: 859–864

Levine GD, Rosai J (1978) Thymic hyperplasia and neoplasia: a review of current concepts. Hum Pathol 9: 495–515

Masaoka A, Monden Y, Nakahara K, Tanioka T (1981) Follow-up study of thymomas with special reference to their clinical stages. Cancer 48: 2485–2492

Mornex F, Resbeut M, Richaud P et al. (1995) Radiotherapy and chemotherapy for invasive thymomas: A multicentric retrospective reviwe of 90 cases. Int Rad Oncol Biol Phys 32: 651–659

Schmoll H-J, Schneider P, Wildfang I, Wolf H-H (1999) Thymom. In: Schmoll H-J, Höffken K, Possinger K (Hrsg) Kompendium internistische Onkologie, vol 2. Springer, Berlin Heidelberg New York Tokyo, S 834–863

12.15 Pleurakrankheiten
Michael Schmidt

12.15.1 Diagnostik

Symptome

Alle Pleuraerkrankungen, die zur Verdrängung des Lungenparenchyms führen, gehen mit entsprechender Atemnot einher, je nach Größe des Ergusses oder des Pneumothorax. Bei Verlagerung des Mediastinums wird ein thorakales Druckgefühl berichtet. Massive Verdrängungen führen zu einer oberen Einflussstauung bis hin zum Kreislaufversagen. Affektionen der Pleura parietalis können mehr oder weniger atemabhängige Schmerzen verursachen. Bei zwerchfellnahen Prozessen wird der Schmerz in die ipsilaterale Supraklavikulargrube projiziert. Über die Pleura visceralis kann via Vagusreflex ein trockener Husten ausgelöst werden.

Befunde

Die **Perkussion** zeigt bei Ergüssen eine Dämpfung, die **Auskultation** ein stark abgeschwächtes bis fehlendes Atemgeräusch. Bei Luftansammlungen findet man ein hypersonores Klopfgeräusch. Pleurareiben oder -knarren ist bei trockenen Pleuritiden auszukultieren.

Als wichtigste bildgebende Methode hat sich die **Thoraxsonographie** (5 MHz) herauskristallisiert, mit deren Hilfe man z. B. kleine Ergüsse erkennen, Pleuraplaques und Pleuratumoren sehen, Verwachsungen nachweisen und auch Lungeninfiltrate differenzieren kann. Die **Röntgenthoraxübersicht** in zwei Ebenen ergänzt diese Diagnostik. Sie liefert durch die Darstellung des Lungenparenchyms, der zentralen Bronchien, der Gefäßstrukturen, des Herzens, des Mediastinums und des knöchernen Thorax zusätzliche diagnostische Informationen. Ein Pneumothorax ist besonders gut mittels Aufnahmen in maximaler Exspiration zu erkennen. Im **thorakalen CT** sind auch kleine Ergüsse oder Pneumothoraces sichtbar zu machen, außerdem ist diese Methode unübertroffen in der Diagnostik der Pleuraplaques und des Pleuramesothelioms. Die übrigen dargestellten Strukturen des Thorax erlauben oft schon eine Differentialdiagnose. Ob die Magnetresonanztomographie an der Pleura Vorteile bietet, ist noch nicht entschieden.

Pleuraergüsse müssen immer dann **diagnostisch punktiert** werden, wenn es keine plausible Erklärung für sie gibt. Die folgende Untersuchungen aus dem Punktat sind differentialdiagnostisch essentiell:

- Inspektion der Flüssigkeit (klar, trübe, milchig; hellgelb, blutig, braun),
- Geruch (fötide),
- biochemische Analyse,
- mikrobiologische und
- zytologische Untersuchung (Entzündungszellen, Tumorzellen).

Falls damit keine sichere Diagnose möglich ist (etwa 40–50% aller Fälle), bleibt als letzter und sehr effektiver Schritt die diagnostische Thorakoskopie, entweder in Lokalanästhesie mit einem Zugang oder als videoassistierte Thorakoskopie in Narkose (VATS). Über die so gezielt entnommene Pleurabiopsie ist in >96% der Fälle die endgültige Diagnose zu stellen.

Wichtige Laboruntersuchungen aus Pleurapunktat
- Biochemie
  - Totalprotein (TP): Exsudat: Light-Kriterium[a] >0,5 Transsudat: Light-Kriterium <0,5
  - Glukose: Bei bakteriellen Infektionen und rheumatischem Erguss erniedrigt (<40 mg/dl)
  - LDH (Laktatdehydrogenase): deutlich erhöht bei Tumoren und beim Empyem
  - pH <7,2 beim komplizierten parapneumonischen Erguss <7,0 beim Empyem und bei Ösophagusruptur
  - Amylase: erhöht bei Pankreatitis, Ösophagusruptur
  - ADA (Adenosindeaminase): Erhöht bei Tuberkulose (und Pleuraempyem)
- Mikrobiologie: Bakterien, Mykobakterien, Pilze
- Zytologie: Tumor- und Entzündungszellen (Immunzytochemie)

[a]Light-Kriterium: Pleura-TP: Serum-TP = 0,5

12.15.2 Pneumothorax

Luftansammlungen im Pleuraraum (Pneumothorax) haben sehr unterschiedliche Ursachen (s. folgende Übersicht) und werden entsprechend unterschiedlich behandelt.

Traumatischer Pneumothorax

Perforierende oder stumpfe Verletzungen mit Pneumothorax und deren Komplikationen (Bronchusruptur, Ösophagusruptur, Spannungspneumothorax) müssen prinzipiell operativ versorgt werden. Ausnahmen sind kleine Mantelpneumothoraces, die bei Beobachtung spontan regressiv sind.

Spontanpneumothorax

Auch bei offensichtlich fehlender Grunderkrankung sind oft subpleurale Emphysembullae die eigentliche Ursache eines Spontanpneumothorax. Raucher sind besonders davon betroffen. Die Rezidivquote ist hoch (nach dem ersten Pneumothorax um 50%, mit jedem Ereignis weiter ansteigend). Beim ersten Spontanpneumothorax wird an den meisten Zentren zunächst eine Thoraxdrainage gelegt (Ausnahme: kleiner Mantelpneumothorax), wobei kleinlumige Drainagen (Typ Pleurocath) ausreichend sind. Hauptkomplikation kann eine persistierende bronchopleurale Fistel werden. Der rezidivierende Spontanpneumothorax soll thorakoskopisch versorgt werden: Abtragen der Bullae, Verschluss einer Fistel, verschiedene Pleurodeseverfahren (Abrasio, chemische Pleurodese, (partielle) Pleurektomie).

> **Häufige Ursachen eines Pneumothorax**
> - Traumatischer Pneumothorax
>   - Unfallbedingt: perforierende Verletzung → offener Pneumothorax
>   - Stumpfes Trauma → innerer Pneumothorax oft mit Bronchusruptur
>   - Iatrogen: nach Punktionen, nach Operationen
> - Spontanpneumothorax
>   - Idiopathisch: ohne erkennbare Grunderkrankung (meist unbekannte subpleurale Emphysemblasen) bei Rauchern gehäuft
>   - Sekundär: bei bekannter Lungenkrankheit, z. B. bei Mukoviszidose, Lungenfibrosen, Lungenemphysem

Spannungspneumothorax

Bei allen Pneumothoraxformen kann es zu einem Ventilmechanismus zwischen dem Leck in der Pleura visceralis und dem Pleuraraum kommen. Das Ventil öffnet bei der Exspiration (positiver Alveolardruck) und entlässt Luft in den so immer größer werdenden Pleuraspalt. Der Überdruck verschiebt das Mediastinum zur gesunden Seite. Das führt zur Kompression der großen Venen mit der Folge einer Einflussstauung bis hin zum Kreislaufversagen. Entscheidend ist die frühe Diagnose bei den Symptomen **Unruhe**, **Angst**, **Ruhedyspnoe** sowie bei den Befunden **Tachypnoe**, **Tachykardie**, **Hypotonie**, **Halsvenenstauung** und evtl. **Hautemphysem**. Notfallmäßig kann man im 2. ICR ventral sofort eine großkalibrige Nadel einführen, ggf. mit einem geschlitzten Fingerling als Exspirationsventil. Besser ist die rasche Anlage einer Thoraxdrainage. Falls das pulmonale Leck nicht spontan verklebt, muss die Fistel thorakoskopisch verschlossen werden.

12.15.3 Pleuritis

Pleuratranssudate

Pleurale Transsudate sind durch niedrigen Eiweißgehalt gekennzeichnet (Light-Kriterium <0,5; s. oben). Die Ursachen liegen fast immer extrapleural und extrapulmonal. Oft wirken Diuretika, in den seltensten Fällen ist ein intrapleuraler Eingriff zur Therapie erforderlich.

> **Ursachen für pleurale Transsudate**
> - Häufige Ursachen
>   - Linksherzinsuffizienz
>   - Leberzirrhose mit Aszites
>   - Niereninsuffizienz mit nephrotischem Syndrom
>   - Atelektase
> - Seltenere Ursachen
>   - Rechtsherzinsuffizienz
>   - Peritonealdialyse
>   - Hypalbuminämien
>   - Myxödem
>   - Amyloidose
>   - Ovarialtumoren (Meigs-Syndrom)
>   - Infusionsthorax

Exsudative Ergüsse

Pleurale Exsudate haben hohe Eiweißkonzentrationen (Light-Kriterium >0,5; s. oben), die Ursachen sind vielfältig (s. folgende Übersicht). Wichtig ist deshalb eine exakte Diagnose, die sowohl die möglichen zugrunde liegenden Krankheiten, als auch die Pleuraflüssigkeit selbst umfasst. Ist dies nicht möglich, so muss eine diagnostische Thorakoskopie mit einer Pleura- und/oder Lungenbiopsie durchgeführt werden. Bei infektiösen Pleuraergüssen kann die mikrobiologische Diagnose oft aus dem Punktat gestellt werden. Beim **parapneumonischen Erguss** und dem **Pleuraempyem** stellt sich die Frage, ob man drainieren muss, um die akute Infektion zu beherrschen und einer späteren Verschwartung vorzubeugen (Abb. 12.15-1). Der unkomplizierte parapneumonische Erguss ist gekennzeichnet durch einen Pleura-pH-Wert >7,2. Unter gelegentlicher Punktion und Antibiose ist mit einer kompletten Remission zu rechnen. Der komplizierte parapneumonische Erguss (und bei Bakteriennachweis das Empyem) geht mit einem Pleura-pH-Wert <7,2 einher. Bei einem pH-Wert <7,0 ist auch ohne Bakteriennachweis mit einem Empyem zu rechnen. Solche Ergüsse sind meist dickflüssig und in multiple Kammern gegliedert; durch wiederholte Punktionen wird man selten dauerhafte Therapieerfolge erreichen. Es gibt dann zwei Therapieoptionen:

- Falls kein septisches Krankheitsbild vorliegt, kann eine intrapleurale Fibrinolysetherapie durchgeführt werden. Über die Thorakozentesenadel wird weitest möglich abpunktiert und anschließend werden 250.000 E Streptokinase (oder

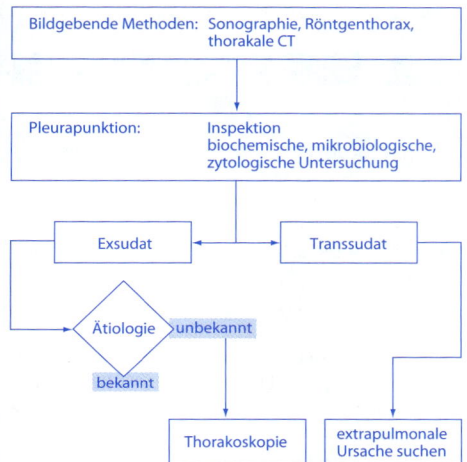

Abb. 12.15-1. Diagnostik bei Pleuraerguss

100.000 E Urokinase) intrapleural instilliert. Man kann den Vorgang täglich wiederholen (bis zu zwei Wochen). Der Erguss wird flüssig und leicht punktabel, Verwachsungen lösen sich. Wenn der Erguss sistiert oder klar wird, wenn keine Bakterien mehr nachweisbar sind und sich CRP sowie Leukozytose normalisieren, beendet man die Fibrinolyse. Meist wird man gleichzeitig eine Antibiotikatherapie durchführen.
- Die andere Möglichkeit ist die Anlage einer großlumigen Thoraxdrainage (>26 F), die alle Empyemkammern ableitet, evtl. als Spüldrainage (0,9% NaCl oder 5%ige Betaisodonnalösung). Auch hier wird man gleichzeitig Antibiotika geben. Wenn der Erguss klar wird, wenn keine Bakterien nachweisbar sind und wenn sich CRP und Leukozytose normalisiert haben, wird die Prozedur beendet.

Größere und funktionell wirksame Pleuraverschwielungen sollten einer Dekortikation zugeführt werden. Die **tuberkulöse Pleuritis** kann im Rahmen der Erstinfektion mit Mycobacterium tuberculosis oder als Reaktivierung auftreten. Es sollte eine positive Hauttuberkulinreaktion gefunden werden. Die Ergussflüssigkeit ist ein Exsudat mit oft erniedrigter Glukosekonzentration und deutlicher Lymphozytose. In maximal 50–60% der Fälle gelingt der Mykobakteriennachweis (oder die DNA-Amplifikation) aus Punktat, die Diagnose kann in nahezu 100% über die thorakoskopische Pleurabiopsie gestellt werden. In bis zur Hälfte der Fälle ist M. tuberculosis auch im Sputum (!) nachweisbar. Die Therapie besteht im üblichen 6-Monatsregime: wenigstens 2 Monate Isoniazid + Rifampicin (+ Ethambutol) + Pyrazinamid, wenigstens weitere 4 Monate Isoniazid + Rifampicin. Die Wirkung von Kortikosteroiden auf die Pleuraverschwielung ist umstritten, effektiv ist sicher eine Atem-

therapie. Dekortikationen sind dagegen heute nur noch selten erforderlich.

Ursachen für pleurale Exsudate
Häufige Ursachen
- Infektionen
  - Parapneumonischer Erguss
  - Pleuraempyem
  - Pleuratuberkulose
  - (selten: Aktinomykose, Nokardiose)
- Lungenembolie
  - Mit und ohne Infarktpneumonie
- Malignome (s. Tabelle 12.15-1)
- Kollagenose
- Vaskulitis
  - Rheumatoide Arthritis
  - M. Bechterew
  - Systemischer Lupus erythematodes
  - Progressive systemische Sklerose
  - Dermatomyositis/Polymyositis
  - Mischkollagenose
  - Sjögren-Syndrom
  - Wegener-Granulomatose u. a.

Seltenere Ursachen
- Gastrointestinale Krankheiten
  - Ösophagusperforation
  - Pankreatitis
  - Peritonitis
  - Subphrenischer Abszess
- Andere Krankheiten
  - Dressler-Syndrom
  - Pleuraasbestose
  - Sarkoidose
  - Yellow-Nail-Syndrom u. a.
- Medikamentös induziert
  - Nitrofurantoin
  - Methysergid
  - Amiodarone
  - Procarbacin u. a.

Chylothorax/Pseudochylothorax
Ein **Chylothorax** kann beidseits auftreten und entsteht durch Lecks im Ductus thoracicus. Hauptursache sind mit 50% Tumoren (meist maligne Lymphome) oder Traumata (in etwa 20%). Typisch ist die Erhöhung der Triglyzeride (>110 mg/dl) oder der Nachweis von Chylomikronen im Ergusspunktat. Akut kann man punktieren oder drainieren, langfristig wird die Ernährungssituation darunter leiden. Folgende Therapiemöglichkeiten stehen zur Verfügung:

- Intravenöse Ernährung des Patienten während der Thoraxdrainage oder orale Gabe von mittelkettigen Fettsäuren, die nicht im Chylus erscheinen. Darunter verklebt das Leck bei Reduktion des Chylus-Flusses oft spontan.

- Ein Chylothorax bei Malignom kann sich durch Therapie der Grunderkrankung bessern.
- Eine Talkumpleurodese kann durchgeführt werden.
- Chirurgische Therapie: In chronischen Fällen ist ein pleuro-peritonealer Shunt nützlich. Auch ein chirurgischer Verschluss des Ductus thoracicus ist möglich.

Ein **Pseudochylothorax** entsteht durch Zelluntergang in chronischen Ergüssen, z. B. bei rheumatoider Arthritis oder Pleuratuberkulose. Dabei liegen Triglyzeride im Punktat unter 50 mg/dl und Cholesterin ist deutlich erhöht. Ein Chylothorax bei Malignom kann sich durch Therapie der Grunderkrankung bessern.

Tabelle 12.15-1. Häufige Grunderkrankungen bei malignem Pleuraerguss

Tumor	Pleuraergusshäufigkeit [%]
Mammakarzinom	bis 40
Bronchialkarzinom	bis 35
Maligne Lymphome	bis 15
Ovarialkarzinom	etwa 6

- die Prognose des Patienten wenigstens 2 Monate beträgt und
- eine andere Therapieform (z. B. Chemotherapie) nicht zum Verschwinden des Ergusses führen kann.

Hämatothorax

Wenn der Hämatokrit im offensichtlich blutigen Pleurapunktat 50% des intravasalen Hämatokrits überschreitet, liegt ein Hämatothorax vor. Die Hauptursachen sind: Thoraxtraumen, maligne Ergüsse oder Antikoagulanzientherapie bei Infarktpneumonie. Therapeutisch ist auf eine frühe und komplette Drainage zu achten, die oft durch Pleurakontakt die Blutungsquelle verschließt. Falls mehr als 200 ml Blut/h drainiert werden, muss die Blutung thoraxchirurgisch gestoppt werden (etwa ein Viertel aller Fälle). Bei Hämatothorax treten gehäuft Pleuraempyeme auf.

Asbestpleuritis

Asbestfasern, die bis zum Alveolarbereich vordringen konnten, werden über einen unbekannten Mechanismus auch in der Pleura abgelagert. Vor allem Blauasbest (Krokydolith) führt dort zu narbigen Veränderungen, den Pleuraplaques, die kollagenreich (hyaline Plaques) oder verkalkt sein können. Die sicherste bildgebende Methode ist die High-Resolution-CT. Die Extremform ist die diffuse **Pleurafibrose**, die zu erheblichen Funktionseinschränkungen der Lunge führten kann. Oft treten dabei chronisch rezidivierende Pleuraergüsse auf („Asbestpleuritis"). Die Differentialdiagnose zum Pleuramesotheliom (s. unten) ist nicht immer einfach, deshalb sollte in Zweifelsfällen thorakoskopiert werden. Eine kausale Therapie ist nicht bekannt, in Einzelfällen kann die Dekortikation die Symptome lindern.

12.15.4 Maligne Ergüsse

Bei allen Malignomen kann ein maligner Pleuraerguss auftreten, häufiger jedoch nur beim Mammakarzinom, Bronchialkarzinom und malignen Lymphom (Tabelle 12.15-1). Prinzipiell kann man maligne Pleuraergüsse bei Bedarf immer wieder therapeutisch punktieren, ein Dauererfolg wird so jedoch nicht erreicht. Effektiver ist die Verödung des Pleuraspalts, die **Pleurodese**. Man soll eine Pleurodese nur durchführen, wenn
- Symptome bestehen (die Therapie asymptomatischer maligner Pleuraergüsse verbessert die Prognose nicht),
- die Lunge nach Drainage sich komplett entfalten kann und die Pleurablätter dann dicht aneinander liegen,

Für die Pleurodese gibt es verschiedene Techniken und Substanzen; in absteigender Effektivität sind dies: Pleurektomie (100% erfolgreich), Pleuraabrasio oder thorakoskopische Talkpoudrage (90–100%), via Thoraxdrainage Installation von Talkumsuspension (5 g in 50 ml NaCl 0,9%; 85–95%), von Bleomycin (60 mg in 50 ml NaCl 0,9% einmalig; 70–83%), von Mitoxantron (30 mg in NaCl 0,9% mehrfach; 63–81%) oder von Tetrazyklin (0,5–1,0 g in 100 ml NaCl 0,9% mehrfach; 40–70%). Nach der Instillation sollte man die Substanzen für einige Stunden belassen und danach einen Sog über 1–2 Tage anlegen. Übliche Nebenwirkungen sind Fieber und Schmerzen. Einfache Instillationen über die Thorakozentesenadel sind weniger effektiv.

12.15.5 Pleuratumoren

Benigne **Pleurafibrome** sind selten. Symptome sind Schmerzen, Fieber, Husten, Atemnot, die nach Operation vollständig rever-sibel sind. Der primäre maligne Pleuratumor ist das **Pleura-mesotheliom**, andere maligne Tumoren sind Raritäten. Das Pleuramesotheliom tritt vorwiegend nach Asbestexposition auf, wobei die Latenzzeit um 35 Jahre betragen kann. Symptome sind Husten, Atemnot, Thoraxschmerzen und Gewichtsverlust. Die Verdachtsdiagnose wird durch die thorakale CT erhärtet, die Histologie gewinnt man durch PE unter thorakoskopischer Sicht. Nur so ist die Differentialdiagnose zu Pleuraplaques sicher möglich und können frühe Tumorstadien gefunden werden. Man kann histologisch drei Mesotheliomtypen unterscheiden: den mesenchymalen, den epithelialen und den biphasischen Typ. Nur frühe, auf die Pleurablätter begrenzte Tumorstadien sind kurativ operabel. Eine standardisierte Chemotherapie gibt es noch nicht, erfolgversprechend sind z. B. Kombinationen aus Gemcitabin oder Pemetrexed und Platinsalzen. Palliativ hemmt eine Talkpleurodese den Tumorprogress. Die Prognose hängt neben dem Stadium und den Therapiemöglichkeiten auch vom Zelltyp ab; sie ist ungünstig beim epithelialen Typ, wo die mittlere Überlebenszeit etwa ein Jahr beträgt. Asbestkrankheiten der Lunge sind Berufserkrankungen und als solche zu melden.

Evidenz der Therapieempfehlungen

	Evidenzgrad	Empfehlungs-stärke
Operative Methoden		
Pleurektomie	I-b	A
Pleuraabrasio	I-b	B
thorakoskopische Talk-Poudrage	I-b	A
Instillation über Thoraxdrainage		
Talkum-Suspension	I-b	B
Bleomycin	I-b	B
Mitoxantron	III	C
Tetrazyklin/Doxycyclin (mehrfach)	I-b	B

Literatur

Antony VB, Loddenkemper R, Astoul P, Boutin C, Goldstraw P, Hott J, Rodriguez-Panadero F, Sahn SA (2001) Management of malignant pleural effusions. Eur Respir J 18: 402–419

Astoul P (1999) Pleural mesothelioma. Curr Opin Med 5: 259–268

Boutard C, Gamondes JP, Mornex JF, Brune J (1998) La place du shunt pleuro-peritoneal de Denver dans le traitement des pleuresies chroniques. Ann Chir 52: 192–196

Kirschner PA (1998) Porous diaphragm syndromes. Chest Surg Clin N Am 8: 449–472

Kroegel C, Antony VB (1997) Immunobiology of pleural inflammation: potential implications for pathogenesis, diagnosis and therapy. Eur Respir J 10: 2411–2418

Light RW (1997) Diagnostic principles in pleural disease. Eur Respir J 10: 476–482

Loddenkemper R, Schönfeld N (1998) Medical thoracoscopy. Curr Opin Pulm Med 4: 235–238

Massard G, Thomas P, Wihlm JM (1998) Minimally invasive management for first and recurrent pneumothorax. Ann Thorac Surg 66: 592–599

Morelock SY, Sahn SA (1999) Drugs and pleura. Chest 116: 212–221

Rodriguez-Panadero F, Antony VB (1997) Pleurodesis: state of the art. Eur Respir J 10:1648–1654

Rühle KH (1997) Pleura-Erkrankungen. Kohlhammer, Stuttgart Berlin Köln

Schmidt M, Schaarschmidt G, Chemaissani A (1997) Pleurodese bei malignem Pleuraerguss: Bleomycin vs. Mitoxantron. Pneumologie 51: 367–372

Selçuk T, Ewig S, Lüderitz B (2004) Diagnose und Therapie von parapneumonischen Pleuraergüssen und Empyemen. Dtsch Ärztebl 101: A638–A642

Sunder-Plasman L (1998) Das Pleuraempyem. Chirurg 69: 821–827

12.16 Schlafbezogene Atmungsstörungen
Jörg Hermann Peter und Heinrich F. Becker

12.16.1 Beschwerdebild und Definitionen

Auf dem Gebiet der schlafbezogenen Atmungsstörungen hat es im Verlauf der letzten 30 Jahre einen rapiden Zuwachs an wissenschaftlichen Erkenntnissen gegeben, die für Diagnostik und Therapie so unterschiedlicher Beschwerdebilder und Erkrankungen wie respiratorische Insuffizienz, Herzinsuffizienz, Tagesschläfrigkeit und Insomnie von praktischer Bedeutung sind. Die Voraussetzungen für diesen Fortschritt wurden auf der Basis der modernen Verfahren der Mikroelektronik und der Informationstechnologie gelegt. So wurde es möglich, Schlaf, Atmung und Kreislauffunktionen nichtinvasiv und zuverlässig zu untersuchen und zu überwachen. Zugleich wurden objektive Verfahren für die Erfassung der Tagesschläfrigkeit geschaffen. Nasale Ventilationstherapien wurden entwickelt, die es ermöglichen, prinzipiell jede Form der schlafbezogenen Atmungsstörungen erfolgreich zu behandeln.

Schlafbezogene Atmungsstörungen sind Erkrankungen, die unmittelbar durch schlafinduzierte Veränderungen der Atmung entstehen (wie bei obstruktiver Schlafapnoe) oder die durch eine schlafinduzierte Modulation der Atmung bei bestehenden Vorerkrankungen des Zentralnervensystems, des Herz-Kreislauf-Systems, des Muskuloskelettalsystems oder des Atmungsorgans zustande kommen (wie beim zentralen Schlafapnoesyndrom oder alveolären Hypoventilationssyndrom). Von den schlafbezogenen Atmungsstörungen zu unterscheiden sind die symptomatischen Schlafstörungen, die im Rahmen vorbestehender pulmonaler Erkrankung wie Asthma bronchiale und chronisch-obstruktive Lungenerkrankung (COPD) auftreten.

Führende Beschwerden bei schlafbezogenen Atmungsstörungen können sowohl vermehrte Tagesschläfrigkeit (Hypersomnie) als auch Ein- und Durchschlafstörungen (Insomnie) sein. Beim obstruktiven Schlafapnoesyndrom steht in der Regel die Hypersomnie im Vordergrund des Beschwerdebildes, während Insomniebeschwerden selten auftreten, dann aber vorzugsweise bei Frauen. Beim zentralen Schlafapnoesyndrom kommen gehäuft Insomniebeschwerden in Form von Ein- und Durchschlafstörungen vor, beim zentralen alveolären Hypoventilationssyndrom gehäuft Durchschlafstörungen.

Die ICD-10 berücksichtigt noch nicht in angemessener Weise den Stand der gesicherten Erkenntnisse bezüglich der Erkrankungen, die den Schlaf und die Atmung betreffen. Es empfiehlt sich daher zur ICD-10-Klassifikation zusätzlich die Internationale Klassifikation der Schlafstörungen ICSD als Erweiterung heranzuziehen. Die ICSD gliedert die Schlafstörungen in drei Kategorien. Die erste umfasst die Dyssomnien, die mit der Hauptbeschwerde des nicht erholsamen Schlafes in Form von Insomnie oder Hypersomnie einhergehen. In der zweiten Kategorie finden sich die Parasomnien, die durch motorische und/oder autonome Entäußerungen aus dem Schlaf heraus gekennzeichnet sind, welche nicht notwendig störend auf den Schlaf rückwirken und nicht regelhaft die Beschwerde des nicht erholsamen Schlafes hervorrufen. Die dritte Kategorie umfasst die symptomatischen Schlafstörungen bei vorbestehenden psychiatrischen, neurologischen oder internistischen Erkrankungen. Auch hier steht, wie bei den Dyssomnien, die Beschwerde der Insomnie und/oder Hypersomnie im Vordergrund.

Angeordnet gemäß den Kategorien der ICSD, zeigt die folgende Übersicht Schlafstörungen und schlafmedizinische Erkrankungen, die in Bezug zur Atmung stehen.

Schlafmedizinische Störungen und Krankheiten, die durch pathologische Interaktion von Schlaf und Atmung bedingt sind.
Gliederung gemäß den Kategorien der ICSD, Kodierung in runden Klammern, Zuordnung nach ICD-10-Code in eckigen Klammern
- Schlafbezogene Atmungsstörungen in der ICSD-Kategorie I, Dyssomnien, IA Intrinsische Dyssomnien
  - Obstruktives Schlafapnoesyndrom (780.53–0) [G47.3; E66.2]
  - Zentrales Schlafapnoesyndrom (780.51–0) [G47.3; R06.3]
  - Zentrales alveoläres Hypoventilationssyndrom (780.51–1) [G47.3]
- Die Atmung betreffende Parasomnien in der ICSD-Katego-rie II, Parasomnien
  - Primäres Schnarchen (780.53–1) [R06.5]
  - Kindliche Schlafapnoe (770.80) [P28.3]
  - Angeborenes zentrales Hypoventilationssyndrom (770.81) [G47.3]
- Die Atmung betreffende symptomatische Schlafstörungen in der ICSD-Kategorie III, Schlafstörungen bei körperlichen/psychiatrischen Erkrankungen
  - Chronisch-obstruktive Lungenerkrankung (490–494) [G47.0+J40; G47.0+J42; G47.0+J43; G47.0+J44]
  - Schlafbezogenes Asthma (493) [G47.0+J44; G47.0+J45; G47.0+J67]

Tabelle 12.16-1 gibt einen Überblick über das vorherrschende Beschwerdebild bei den intrinsischen Dyssomnien. In der Gegenüberstellung der Klassifikationen nach ICSD und ICD-10 wird deutlich, dass eine angemessene Differenzierung der unterschiedlichen Formen der schlafbezogenen Atmungsstörungen allein mittels ICD-10 nicht möglich ist.

Abbildung 12.16-1a stellt den funktionellen Zusammenhang zwischen Ermüdung durch den Wachzustand und Entmüdung durch den Schlaf dar. Bei Parasomnien (Abb. 12.16-1b) entstehen motorische und/oder autonome Entäußerungen aus dem Schlaf heraus, die – wie beim Schlafwandeln oder primären Schnarchen – spektakulär sein können, den Schlaf und die Schlafqualität jedoch nicht signifikant beeinträchtigen. Demgegenüber steht bei den intrinsischen Dyssomnien (Abb. 12.16-1c) entweder ganz die Insomniebeschwerde (I) oder ganz die Hypersomniebeschwerde (H) im Vordergrund oder es können – wie bei den schlafbezogenen Atmungsstörungen – die pathologischen Rückkopplungen schlafstörend und/oder wachstörend (HI) wirken.

Obstruktives Schlafapnoesyndrom (OSAS)

Das obstruktive Schlafapnoesyndrom ist gekennzeichnet durch wiederholte Obstruktionen der oberen Atemwege während des Schlafs, die gewöhnlich mit einem Absinken des Sauerstoffgehalts im Blut einhergehen. Schon fünf oder mehr obstruktive Apnoen pro Stunde Schlaf von mehr als 10 s Dauer können konstituierend für ein obstruktives Schlafapnoesyndrom sein, wenn weitere diagnostische Kriterien erfüllt sind wie Hypersomnie oder Insomnie, sowie lautes, unregelmäßiges Schnarchen, beobachtete Atemstillstände und eine dadurch gestörte Schlafstruktur in der Polysomnographie. Epidemiologisch belegt ist die Assoziation der obstruktiven Schlafapnoe mit Übergewicht und arterieller Hypertonie. Ferner kommen beim OSAS gehäuft überwiegend nächtliche Herzrhythmusstörungen, pulmonal-arterielle Hypertonie, Rechtsherzinsuffizienz und Polyglobulie vor. Eine Häufung von koronarer Herzkrankheit und Schlaganfällen wird für Patienten mit OSAS ebenso berichtet wie eine erhöhte Mortalität. Vom obstruktiven Schlafapnoesyndrom sind mehr als 1% der

Tabelle 12.16-1. Intrinsische Dyssomnien mit Insomniesymptomatik und/oder Hypersomniesymptomatik gemäß der Internationalen Klassifikation der Schlafstörungen (ICSD), rechts daneben die anwendbaren Codes der ICD-10

Symptomatik[a]	ICSD		ICD-10	
I	307.42–0	Psychophysiologische Insomnie	F51-0	Nichtorganische Insomnie
I	307.49–1	Fehlbeurteilung des Schlafzustandes	F51.8	Sonstige nichtorganische Schlafstörungen
I	780.52–7	Idiopathische Insomnie	G47.0	Ein- und Durchschlafstörungen
H	347	Narkolepsie	G47.4	Narkolepsie und Kataplexie
H	780.54–2	Rezidivierende Hypersomnie	G47.8	Sonstige Schlafstörungen (Kleine-Levin-Syndrom)
H	780.54–7	Idiopathische Hypersomnie	G47.1	Krankhaft gesteigertes Schlafbedürfnis
H	780.54–8	Posttraumatische Hypersomnie	G47.1	Krankhaft gesteigertes Schlafbedürfnis
HI	780.53–0	Obstruktives Schlafapnoesyndrom	G47.3	Schlafapnoe
			E66.2	Übermäßige Adipositas mit alvolärer Hyperventilation (Pickwick-Syndrom)
HI	780.51–0	Zentrales Schlafapnoesyndrom	G47.3	Schlafapnoe
			R06.3	Periodische Atmung
HI	780.51–1	Zentrales alveoläres Hypoventilationssyndrom	G47.3	Schlafapnoe
HI	780.52–4	Periodische Bewegungen der Gliedmaßen	G25.8	Sonstige näher bezeichnete extrapyramidale Krankheiten und Bewegungsstörungen
HI	780.52–5	Restless-Legs-Syndrom	G25.8	Sonstige näher bezeichnete extrapyramidale Krankheiten und Bewegungsstörungen

[a] *I* Insomnie, *H* Hypersomnie, *HI* Hypersomnie- und Insomniesymptomatik können beide vorhanden sein, eine von beiden überwiegt.

12.16 Schlafbezogene Atmungsstörungen

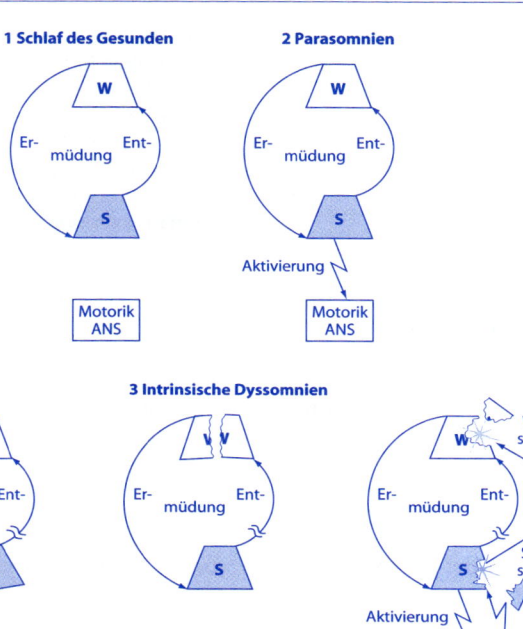

Abb. 12.16-1 a–c. Der Schlaf des Gesunden (*1*) geht ohne „pathologische Aktivierungen" des autonomen Nervensystems (ANS) oder motorischen Systems einher. Bei den Parasomnien (*2*) bleiben die Aktivierungen von ANS und Motorik ohne pathologische Rückkopplung zum Schlafen und Wachen, im Gegensatz zu der Störung dieser Funktionen bei den intrinsischen Dyssomnien (*3*). *W* Wach, *S* Schlaf, *ANS* autonomes Nervensystem

Gesamtbevölkerung betroffen, überwiegend die Altersgruppe der 40- bis 65-jährigen Männer.

Zentrales Schlafapnoesyndrom

Das zentrale Schlafapnoesyndrom ist laut ICSD gekennzeichnet durch Stillstand oder Nachlassen der ventilatorischen Anstrengungen im Schlaf, gewöhnlich verbunden mit Sauerstoffsättigung. Ein Grenzwert für eine kritische Zahl von zentralen Apnoen von mehr als 10 s Dauer ist für das zentrale Schlafapnoesyndrom nicht bekannt. Die Symptome und Beschwerden sind – bis auf das fehlende Schnarchen – verwandt mit denjenigen beim obstruktiven Schlafapnoesyndrom. Die Pathogenese für die zentralen Apnoen kann unterschiedlich sein. Periodische Atmung kann bei Patienten mit Linksherzinsuffizienz oder mit Erkrankungen des Nervensystems vorkommen, ohne dass die Symptomatik eines Zentralen Schlafapnoesyndroms auftreten muss.

Zentrales alveoläres Hypoventilationssyndrom

Das zentrale alveoläre Hypoventilationssyndrom ist gekennzeichnet durch lang anhaltende arterielle Sauerstoffentsätti-gung, ohne dass Apnoen hierfür verantwortlich gemacht werden können; vielmehr ist eine zu geringe Atmungsamplitude für die insuffiziente Atmung verantwortlich. An schlafmedizinisch relevanten Beschwerden werden beim Hypoventilationssyndrom neben Hypersomnie auch Insomnie – insbesondere in Form von Durchschlafstörungen – geklagt. Zudem klagen die Patienten über nächtliche Dyspnoe, morgendliche Kopfschmerzen und zeigen Zeichen der Rechtsherzinsuffizienz. Das zentrale alveoläre Hypoventilationssyndrom kann im Rahmen von zahlreichen schwerwiegenden, das Atmungsorgan (mit)betreffenden Grunderkrankungen auftreten, wie restriktiven und obstruktiven Ventilationsstörungen sowie neuromuskulären und muskuloskelettalen Erkrankungen. Repräsentative epidemiologische Daten existieren für das alveoläre Hypoventilationssyndrom ebenso wenig wie für das zentrale Schlafapnoesyndrom. Mit Hilfe der nichtinvasiven Beatmung kann entweder nasal oder über ein Tracheostoma eine effektive Therapie des alveolären Hypoventilationssyndroms erfolgen.

12.16.2 Diagnostik

Die ganznächtliche kardiorespiratorische Polysomnographie ist die zuverlässige Methode zur Diagnostik von schlafbezogenen Atmungsstörungen, wenn differentialdiagnostisch bei intrinsischen Dyssomnien nach einer atmungsbezogenen Ursache für

Hypersomnie oder Insomnie gesucht wird. Bei Patienten mit Tagesschläfrigkeit infolge obstruktiver Schlafapnoe korreliert der Schweregrad der Tagesschläfrigkeit gut mit der Zahl der durch pathologische respiratorische Ereignisse im Schlaf ausgelösten zentralnervösen Aktivierungsreaktionen (Mikroarousals) und mit der partiellen Deprivation an Tiefschlaf. Auch besteht eine gute Korrelation mit dem Entsättigungsgrad des arteriellen Sauerstoffs, allerdings ist die Spezifität der Oxymetrie allein nur geringfügig besser als der Gebrauch von Fragebögen. Vereinfachte Messverfahren mittels tragbarer Vierkanalsysteme können bei fehlender Tagessymptomatik, aber vorhandenem Risikoprofil erfolgreich zur Früherkennung von SBAS eingesetzt werden, z. B. beim metabolischen Syndrom, bei überwiegend nächtlichen Herzrhythmusstörungen oder beim Ausbleiben der physiologischen Blutdruckabsenkung im Nachtschlaf.

12.16.3 Therapie

Therapeutisches Ziel muss die komplette Beseitigung der durch den Schlaf induzierten pathologischen Atmungsstörungen sein. Mittels nasaler oder ggf. oronasaler Ventilation kann prinzipiell jede Form der schlafbezogenen Atmungsstörungen so konsequent beseitigt werden, wie es früher nur mittels Tracheotomie möglich war. Falls die Behandlung rechtzeitig und erfolgreich durchgeführt wird, gelingt es, sämtliche Folgeerscheinungen einschließlich der Tagesschläfrigkeit zu beseitigen. Mit der Beseitigung der schlafbezogenen Atmungsstörungen geht eine Normalisierung des Nachtschlafs einher, die erholsame Funktion des Schlafs wird wiederhergestellt, Wohlbefinden und Leistungsfähigkeit in der Wachphase werden wiedererlangt. Neben der Steigerung der Lebensqualität wird auch die Teilnahme am Straßenverkehr und das Ausführen von Steuer- und Überwachungstätigkeiten ohne schläfrigkeitsbedingte Eigen- und Fremdgefährdung wieder möglich.

An präventiven Maßnahmen steht bei Übergewichtigen die konsequente Gewichtsreduktion im Vordergrund. Des Weiteren sollen sedierende und zentral dämpfende Medikamente, abendlicher Alkoholkonsum sowie Schlafmangel vermieden werden. Kardiale, pulmonale oder neurologische Begleit- oder Folgeerkrankungen sind möglichst konsequent zu therapieren. Beim obstruktiven Schlafapnoesyndrom in Folge von Hypothyreose oder von hypertrophierten Adenoiden und/oder Tonsillen kann die medikamentöse bzw. chirurgische Therapie der Grunderkrankung kurativ auf die Atmungsstörung wirken.

Eine mit Hilfe kontrolliert randomisierter Studien und auf der Basis von Metaanalysen gesicherte medikamentöse Therapie existiert für keine Form der schlafbezogenen Atmungsstörungen. Zentrale Apnoen können durch Acetazolamid eliminiert werden. Die alleinige Therapie durch nächtliche O_2-Gabe kann bei hypokapnischen Patienten mit zentralem Schlafapnoesyndrom mit Erfolg angewandt werden. Beim obstruktiven Schlafapnoesyndrom und bei den Hypoventilationssyndromen ist die O_2-Therapie hingegen wegen ihrer potentiell apnoeverlängernden Wirkung und wegen der Gefahr der Verstärkung von Hypoventilation und Azidose kontraindiziert. Bei schwerer Hypoxämie in Folge vorbestehender Lungenerkrankungen kann zusätzlich zur nasalen Ventilationstherapie eine Sauerstofftherapie erforderlich werden. Das ist v. a. bei Patienten mit sekundärem Hypoventilationssyndrom in Folge chronisch-obstruktiver Lungenerkrankung (COPD) der Fall.

Beim obstruktiven Schlafapnoesyndrom wurden in der Vergangenheit verschiedene Formen des Positionstrainings wie Sitzen im Schlaf oder Schlafen auf der Seite erprobt. Keines der Verfahren hat sich als therapeutisch zuverlässig erwiesen. Das Gleiche gilt für die Uvulopalatopharyngoplastik (UPPP) und verwandte Eingriffe. Sie können nicht in erster Linie zur Therapie empfohlen werden, da der Operationserfolg im Einzelfalle nicht hinreichend sicher vorhergesagt werden kann. Auch Protrusionsschienen und intraorale Prothesen, die gemäß den Ergebnissen kontrolliert randomisierter Studien zwar eher akzeptiert werden als die nasale Ventilationstherapie, sind nicht hinreichend erfolgssicher. Ebenso wie die oben genannten HNO-ärztlichen Eingriffe können sie jedoch bei Nichtakzeptanz der nasalen Ventilationstherapie alternativ versucht werden. Bei Patienten mit hypoplastischem Oberkiefer und/oder Unterkiefer kann die in der Mund-, Kiefer- und Gesichtschirurgie verbreitete Methode der maxillomandibulären Osteotomie (MMO) mit Vorverlagerung von Ober- und Unterkiefer angewendet werden, um die pharyngeale Enge zu beseitigen. Bei strenger Indikationsstellung werden in Fallkontrollstudien gute Ergebnisse berichtet.

Bis vor 20 Jahren war die Tracheotomie die einzige sichere Therapie des obstruktiven Schlafapnoesyndroms. 1981 konnte Sullivan zeigen, dass bei kontinuierlicher Überdruckbeatmung via Nasenmaske ein ebenso sicherer therapeutischer Effekt zu erzielen ist. Heute ist durch kontrolliert randomisierte Studien und durch kritische Reviews auf höchstem Evidenzniveau belegt, dass die kontinuierliche nasale Überdruckbeatmung (nasal Continuous Positive Airway Pressure, nCPAP) die obstruktiven Apnoen eliminiert, die Hypersomnie beseitigt und zur Senkung eines evtl. vorhandenen arteriellen Blutdrucks beiträgt.

Die unmittelbare Wirkung der nasalen CPAP-Therapie beruht auf der mechanischen Offenhaltung der extrathorakalen Atemwege, wobei durch das Velum reflektorisch verhindert wird, dass die durch die Nase eingeleitete Luft über den Mund entweicht. Vor allem bei übergewichtigen Patienten hat die nCPAP-Therapie darüber hinaus positive Effekte auf die FRC. Nach Adaptation an die Maske im Wachzustand wird in der Nacht die Behandlung mit 3–5 mbar kontinuierlichem Druck begonnen und schrittweise bis zum effektiven therapeutischen Druck erhöht. Zu früh angesetzte hohe Behandlungsdrücke können den Patienten aufwecken und senken die Akzeptanz der nCPAP-Therapie. Schnarchen unter nCPAP ist ein Zeichen für unzureichende therapeutische Einstellung. Zu niedrige Behandlungsdrücke können insbesondere im REM-Schlaf zu gefährlichen Hypoventilationsphasen führen. Die Neueinstellung geschieht unter polysomnographischer Kontrolle und ist in der Regel innerhalb von zwei Nächten abgeschlossen. Im ersten Halbjahr nach Therapieeinleitung soll eine Untersuchung mit polysomnographischer Kontrolle zur Dokumentation des Therapieerfolgs stattfinden. Weitere Kontrolluntersuchungen können in der Regel mittels ambulanter Vierkanalrekordersysteme in mindestens einjährigen Abständen durchgeführt werden.

Patienten mit komplizierten Begleiterkrankungen wie respiratorische Insuffizienz, Herzinsuffizienz, Herzrhythmusstörungen oder zerebrale Insuffizienz, müssen bei der nCPAP-Einstellung besonders sorgfältig überwacht werden, desgleichen alle Patienten mit einem schweren unbehandelten obstruktiven Schlafapnoesyndrom, da sie meist an Tief- und REM-Schlaf depriviert sind. Etwa ein Drittel der Patienten benötigt einen Befeuchter, in seltenen Fällen zusätzlich mit Warmluft.

Geräte zur Zweiniveauüberdruckbeatmung (Bilevel Positive Airway Pressure, BiPAP) ermöglichen die Anwendung hoher inspiratorischer Drücke bei abgesenktem Druckniveau in der Ausatmungsphase. In den letzten Jahren wurden mit Erfolg Verfahren zur kontinuierlichen automatisierten Anpassung des nasalen Beatmungsdrucks erarbeitet. Die hiermit gewonnenen Titrationskurven ermitteln objektiv den minimal notwendigen kontinuierlichen Behandlungsdruck und erlauben damit auch die effektive Behandlung von Patienten, die in bestimmten Schlafstadien und/oder Körperpositionen viel höhere Behandlungsdrücke benötigen als während der restlichen Schlafenszeit.

In den letzten Jahren ist es möglich geworden, kontrollierte Beatmungen mittels Nasenmaske auch bei chronisch respiratorisch insuffizienten Patienten durchzuführen, die früher nur via Tracheostoma im Rahmen der so genannten nächtlichen Heimbeatmung kontrolliert beatmet werden konnten. Wenn bei diesen multimorbiden Patienten Mundleckagen auftreten, kann die Verwendung einer Vollgesichtsmaske notwendig werden. Die Zweiniveaudruckbeatmung kann in einem festfrequenten Modus (BiPAP T) erfolgen, sie kann auch ausschließlich druckunterstützt mittels spontan getriggerter Zweiniveaudruckbeatmung erfolgen (BiPAP S). Auch die Kombination von spontan getriggerter, druckunterstützter nasaler Beatmung mit Option zur bedarfsgerechten, festfrequenten Druckunterstützung ist möglich (BiPAP ST).

Evidenz der Therapieempfehlungen		
	Evidenzgrad	Empfehlungsstärke
Obstruktives Schlafapnoesyndrom		
nCPAP	I-a	A
UPPP (unwirksam)	I-a	C
Prothetische Verfahren	I-a	C
Zentrales Schlafapnoesyndrom		
nasale Ventilation	II-a	B
O₂-Therapie	II-a	B
Zentrales alveoläres Hypoventilationssyndrom		
Nasale oder über Tracheostoma applizierte kontrollierte Beatmung	II-a	A

Literatur

American Sleep Disorders Association (ASDA) (1997) ICSD – The International Classification of Sleep Disorders, revised. Diagnostic and coding manual. American Sleep Disorders Association
Ballester E et al. (1999) Evidence of the effectiveness of continuous positive airway pressure in the treatment of sleepapnea/hypopnea syndrome, Am J Respir Crit Care Med 159: 495–501
Becker HF, Jerrentrup A, Ploch T, Grote L, Penzel T, Sullivan CE, Peter JH (2003) Effect of nasal continous positive airway pressure (nCPAP) treatment on blood pressure in patients with obstructive sleep apnea (OSA). Circulation 107: 68–73
Chesson AL Jr, Ferber RA, Fry JM et al. (1997) The indications for polysomnography and related procedures, part 1 of 7: Sleep-related breathing disorders (Sleep apnea and uppers airway resistance syndrome), part 2 of 7: other respiratory disorders. Sleep 20: 424–450
Deutsche Gesellschaft für Schlafforschung und Schlafmedizin (DGSM) (2001) Leitlinie Nicht Erholsamer Schlaf. Somnologie 5 (Suppl 1)
Engelmann HM et al. (1999) Randomized placebo controlled crossover trial of continuous positive airway pressure for mildsleepapnea/hypopnea syndrome, Am J Respir Crit Care Med 159: 461–467
Grote et al. (1999) Sleep related breathing disorder is an independent riskfactor for systemic hypertension, Am J Respir Crit Care Med 160: 1875–1882
Jenkinson C et al. (1999) Comparison of therapeutic and subtherapeutic nasal continuous positive airway pressure for obstuctive sleepapnea: A randomized prospective parallel trial. Lancet 353: 2100–2105
Peppard PE et al. (2000) Prospective study of the association between sleep-disordered breathing and hypertension. N Engl J Med 342: 1378–1384
Téran-Santos J et al. (1999) The association between sleep-apnea and the risk of traffic accidents. N Engl J Med 340: 847–851
Young T (1993) The occurrence of sleep disordered breathing among middle-aged adults. N Engl J Med 328: 1230–1235

12.17 Arbeits- und umweltbedingte Lungen- und Atemwegserkrankungen
Dennis Nowak

12.17.1 Einführung

Im vorliegenden Kapitel wird ausschließlich auf arbeits- und umweltbedingte Besonderheiten von Lungen- und Atemwegserkrankungen eingegangen. Bezüglich der allgemeinen internistisch-pneumologischen Grundlagen sei auf die jeweiligen diagnostischen und therapeutischen Abschnitte dieses Buchs verwiesen. Das Ziel dieses Beitrags besteht darin, konkrete arbeits- und umweltbedingte Gefährdungspotentiale für Lungen- und Atemwegserkrankungen zu schildern und Entscheidungshilfen zu geben, wenn eine arbeits- oder umweltbedingte Krankheitsursache diskutiert wird. Zwischen arbeits- und umweltbedingten Erkrankungen (durch hohe Exposition am Wohnort, im privaten Bereich, durch Hobbies etc.) besteht außer in der Expositionsintensität kein prinzipieller Unterschied, sodass im Folgenden auf eine weitere Untergliederung verzichtet wird. Die Wortlaute der jeweiligen Berufskrankheiten und die Anzeigekriterien (Merkblätter) sind im Internet (www.dgaum.de) abrufbar.

12.17.2 Arbeitsbedingte Erkrankungen – Berufskrankheiten – Präventionsmaßnahmen

Wegen der besonderen Bedeutung der beruflichen Einflüsse bei Lungen- und Atemwegserkrankungen (sie betreffen etwa 40% des Berufskrankheitengeschehens) seien diese Begriffe in folgender Übersicht definiert.

Insbesondere im Bereich der internistischen Pneumologie ist es wichtig, zum richtigen Zeitpunkt **Präventionsmaßnahmen** bei drohenden Berufskrankheiten zu empfehlen. Für solche individuellen Präventionsmaßnahmen ist nach § 3 der Berufskrankheitenverordnung die gesetzliche Unfallversicherung zuständig. Insofern sollte der Arzt bei drohender Berufskrankheit eine § 3-Anzeige an den zuständigen Unfallversicherungsträger erstatten, wofür das Einverständnis des Erkrankten erforderlich ist. Der Leistungsanspruch ist sehr weitgehend und beinhaltet nicht nur – wie in der gesetzlichen Krankenversicherung – das „medizinisch Notwendige, Zweckmäßige, Ausreichende und Wirtschaftliche", sondern „alle geeigneten Mittel" (z. B. Absaugmaßnahmen, Umstellung von Heufütterung auf Silagefütterung, Umschulung etc.).

Juristisch wichtige Begriffsdefinitionen
- **Arbeitsbedingte Erkrankungen:** Gesundheitsstörungen, die durch Arbeitseinflüsse (mit-)verursacht bzw. im Verlauf ungünstig beeinflusst werden. Sie sind nicht scharf definiert. Die gesetzliche Unfallversicherung ist auch für deren Prävention, nicht jedoch für deren Entschädigung zuständig.
- **Berufskrankheiten:** Teilmenge der arbeitsbedingten Erkrankungen. Hierbei handelt es sich um Krankheiten, die die Bundesregierung als Berufskrankheiten bezeichnet („Listenprinzip") und die Versicherte infolge einer den Versicherungsschutz begründenden Tätigkeit erleiden. Sie sind nach den Erkenntnissen der medizinischen Wissenschaft durch besondere Einwirkungen verursacht, denen bestimmte Personengruppen durch ihre versicherte Tätigkeit in erheblich höherem Grade als die übrige Bevölkerung ausgesetzt sind (§ 9 (1) SGB VII).
- **Öffnungsklausel:** Klausel der Berufskrankheitenverordnung, der zufolge unter strengen Vorgaben nach Vorliegen neuer medizinisch-wissenschaftlicher Erkenntnisse auch Krankheiten, die noch keine Aufnahme in die Berufskrankheitenliste gefunden haben, anerkannt werden (§ 9 (2) SGB VII).
- **Anzeigepflicht:** Gesetzliche Verpflichtung von Ärzten (und Zahnärzten), bei begründetem Verdacht auf eine Berufskrankheit beim Unfallversicherungsträger oder beim Staatlichen Gewerbearzt/Landesgewerbearzt eine ärztliche Anzeige über eine Berufskrankheit zu erstatten (Formulare im Internet unter www.hvbg.de). Ein Einverständnis des Erkrankten mit einer solchen Meldung ist formal nicht erforderlich. Er ist jedoch über den Inhalt und den Adressaten der Anzeige zu unterrichten.

12.17.3 Berufsbedingte Bronchitis

An einer Reihe von Arbeitsplätzen kam und kommt es unter ungünstigen lüftungstechnischen Verhältnissen bei Überschreitung gültiger Grenzwerte gehäuft zu Bronchitiden. Eine allgemein akzeptierte Kategorisierung der berufsbedingten Bronchitiden gibt es nicht. Wir unterscheiden:

- kurzfristige Reizerscheinungen durch ungewohnte, aber dauerhaft unbedenkliche Konzentrationen von Atemtraktirritanzien (z. B. Ammoniak, Schwefeldioxid, künstliche Mineralfasern),
- chronische Reizerscheinungen mit erhöhtem Risiko der Entwicklung eines Asthma bronchiale (z. B. durch Isocyanate, Lötrauche) und
- chronische Reizerscheinungen mit erhöhtem Risiko der Entwicklung einer chronisch-obstruktiven Bronchitis (z. B. durch organische Stäube in der Landwirtschaft, Schweißrauche, Pyrolyseprodukte bei Feuerlöscharbeiten, in der Papierherstellung und -verarbeitung)

Die berufsbedingte, nichtobstruktive Bronchitis ist formal keine Berufskrankheit, sie sollte jedoch stets gedeutet werden als Hinweis auf

- mangelhafte arbeitshygienische Verhältnisse (Grenzwertüberschreitung? → Hinweis an Betriebsarzt/Sicherheitsfachkraft, ggf. an Gewerbeaufsicht oder Unfallversicherungsträger; cave Schweigepflicht) und
- die Gefahr der Entwicklung einer obstruktiven Atemwegserkrankung (→ Bestimmung der unspezifischen Atemwegsempfindlichkeit, longitudinale Lungenfunktionsanalysen, § 3-Anzeige erwägen).

12.17.4 Berufsbedingtes Asthma bronchiale

Etwa 10% der asthmatischen Erkrankungen sind beruflichen Einflüssen zuzuschreiben. Es ist daher stets erforderlich, bei jeder Asthmaerkrankung an berufliche Auslöser zu denken. Diese können bei primärer Beschwerdefreiheit ein Asthma bronchiale verursachen oder ein vorbestehendes (berufsunabhängiges) Asthma verschlimmern. Man teilt die Auslöser des Berufsasthmas in immunologische und nichtimmunologische Auslöser ein:

- Klinisch sind **immunologische Ursachen** dann wahrscheinlich, wenn zwischen Expositionsbeginn und Manifestation der Erkrankung eine Latenzperiode liegt und wenn die Reexposition gegenüber niedrigen Konzentrationen zum Wiederauftreten der Symptomatik führt. Die immunologisch vermittelten Ursachen werden wiederum in IgE-mediierte (hochmolekulare wie z. B. Tierepithelien, Mehle oder niedermolekulare wie Säureanhydride, Metalle) und nicht IgE-abhängige (z. B. durch Kolophonium) eingeteilt. Bei Letzteren ist der Mechanismus nicht bekannt.
- Das **nichtimmunologisch vermittelte Berufsasthma** kann in Form des „reactive airways dysfunction syndrome" auftreten, bei dem nach einmaliger intensiver – oftmals unfallartiger – Exposition gegenüber hohen Konzentrationen irritativ wirkender Rauche, Gase oder Dämpfe (z. B. Ammoniak, Chlorgas) erstmals oft lange persistierende asthmatische Beschwerden auftreten. Voraussetzung für die Entstehung eines durch chemisch-toxische oder irritative Stoffe

ausgelösten Asthma bronchiale sind in der Regel relevante Überschreitungen von Grenzwerten.

Beispiele gefährdender Tätigkeiten sind in folgender Übersicht aufgeführt.

Tätigkeiten mit besonderer Gefährdung für die Entstehung eines Berufsasthma (typische Beispiele)
- Gefährdung vorrangig durch immunologisch wirkende Arbeitsstoffe
  - Bäckerei, Konditorei, Mühle, Landwirtschaft, Gärtnerei, Plantagen-, Dock- und Lagerarbeit, Küchenbetriebe (Fleischmürber), Obstverwertung, pharmazeutische Industrie, industrielle und Forschungslaboratorien, Veterinärwesen, Geflügelfarmen, Futter- und Nahrungsmittelindustrie, Imkerei, Polyurethanweichschaum- sowie -hartschaumherstellung, Herstellung von Polyisocyanaten, Sägerei, Möbelindustrie, Friseurbetriebe
- Gefährdungen vorrangig durch chemisch-irritativ oder toxisch wirkende Arbeitsstoffe
  - Polyurethanweichschaum- und -hartschaumherstellung, Herstellung von Polyisocyanaten, Sägerei, Möbelindustrie, Kunststoffherstellung und -verarbeitung, Herstellung und Schweißen von PVC-Folien, -Platten und -Röhren, Lötarbeiten, Elektronikindustrie, chemische und pharmazeutische Industrie, Desinfektionsmittel, Galvanisierbetriebe, Metallveredelung, Zementherstellung und -verarbeitung, Schweißen, Färberei, Textil- und chemische Industrie, Friseurbetriebe

Die anamnestische Aufarbeitung des Berufsasthma erfolgt entsprechend der nachstehenden Übersicht.

Anamnestische Schritte der Abklärung des Berufsasthma
- Arbeitsanamnese
  - Jetzige Tätigkeitsbeschreibung
  - Frühere Tätigkeitsbeschreibungen lückenlos seit Schulabgang einschließlich Wehrdienst, nichtversicherten Zeiten/ Schwarzarbeit, Auslandseinsätzen etc.
  - Für alle Zeiträume: Auflistung der Arbeitsvorgänge und -stoffe, Schemazeichnung/Fotos oft hilfreich. Nachbarschaftsexposition?
  - Unfallartige Expositionen in der Vorgeschichte? Beispielsweise bei Betriebstörungen/Revisionen? (Dämpfe, Verschütten größerer Chemikalienmengen)
- Symptome
  - Art:
    Husten, Kurzluftigkeit, Pfeifen, Giemen
    Rhinorrhoe, Konjunktivitis
    Systemische Symptome (Fieber, Arthralgien, Myalgien – aus differentialdiagnostischen Überlegungen
  - Zeitlicher Verlauf:
    Wie lange nach Beginn einer bestimmten Tätigkeit? Nach Verfahrenswechsel? Nach Wechsel eines Arbeitsstoffs?
    Beschwerdebeginn unmittelbar bei Exposition nach Arbeitsende?
    Verzögerter Beschwerdebeginn 4–12 h nach Tätigkeitsaufnahme, teilweise erst nach Arbeitsende?
    Duale Reaktion?
    Beschwerdefreiheit an arbeitsfreien Tagen, im Urlaub?
- Weitere Risikofaktoren
  - Raucheranamnese
  - Allergische Rhinitis/Asthma in der Vorgeschichte
  - Allergische Erkrankungen in der Familienanamnese

Ein Ablaufdiagramm für eine sinnvolle **diagnostische Abklärung** bei Verdacht auf Berufsasthma gibt Abb. 12.17-1. Diese Schritte sind spezialisierten Einrichtungen vorbehalten. Den „goldenen

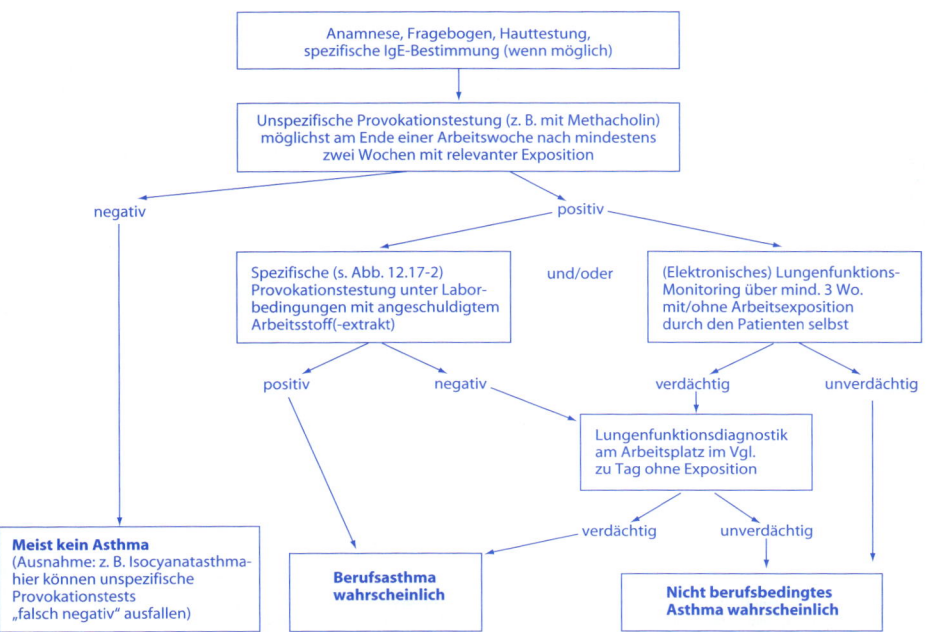

Abb. 12.17-1. Diagnostischer Ablauf bei Verdacht auf Berufsasthma

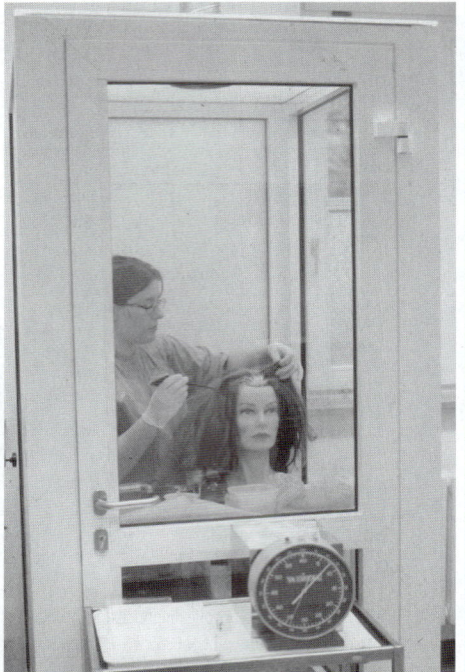

Abb. 12.17-2. Arbeitsplatzsimulierende Provokationstestung bei der Abklärung des Friseurasthmas in einer Expositionskabine

Standard" stellt die arbeitsplatzsimulierende Provokationstestung mit angeschuldigten Arbeitsstoffen dar (Abb. 12.17-2) oder die Lungenfunktionsdiagnostik am Arbeitsplatz vor/nach Exposition gegenüber den angeschuldigten Arbeitsstoffen im Vergleich zu Messungen an einem anderen Tag zu analogen Uhrzeiten, jedoch ohne entsprechende Exposition.

Prognose und Therapie

Die Prognose des Berufsasthmas ist oftmals ungünstig, bei der Mehrzahl der Patienten persistiert die Symptomatik trotz Expositionskarenz und vielfach bleibt eine unspezifische Atemwegsüberempfindlichkeit bestehen. Die Therapie erfolgt entsprechend dem üblichen Stufenschema zur Behandlung des Asthma bronchiale (s. Kapitel 12.2). Es ist wichtig, bei Verdacht auf ungünstige berufliche Einflüsse am Arbeitsplatz keine überstürzte Tätigkeitsaufgabe vorzunehmen, bevor nicht die Abklärung sorgfältig und vollständig vorgenommen wurde. Formale Voraussetzung für eine Anerkennung als Berufskrankheit ist die Aufgabe der schädigenden Tätigkeit (nicht des Berufs!). Oftmals gelingt es durch geeignete Präventivmaßnahmen, bereits Erkrankte an ihrem Arbeitsplatz zu halten, ohne dass die Krankheit sich weiter verschlechtert. Dies setzt engmaschige Lungenfunktionskontrollen voraus, deren longitudinaler Verlauf sehr aussagekräftig ist. Wir verwenden das in Abb. 12.17-3 dargestellte Schema. Aus diesem kann ein ggf. überproportionaler Abfall ventilatorischer Kapazitäten leicht abgelesen werden, sodass Präventionsmaßnahmen und Intensivierungen der Therapie gut steuerbar sind.

Parameter	Dimension	Datum 1	Datum 2	Datum 3	É
Vitalkapazität$_{max}$	l				
Einsekundenkapazität FEV$_1$	l				
Atemwegswiderstand	kpa/l/s				
Spez. Atemwegswiderstand	kPa/s				
Intrathorak. Gasvolumen	l				
Unspez. Atemwegsempfindlichkeit (PD$_{100}$SRaw, PD$_{20}$FEV$_1$*)	mg Methacholin				
(Ruhe-pO$_2$)	mmHg				
(Diffusionskapazität)	ml/min/mm Hg				
...					
...					
Exposition (was? wie viel? wobei?)					
Therapie (Name, Dosis, Uhrzeit)					

Abb. 12.17-3. Beispiel eines Tabellenblatts zur Darstellung des longitudinalen Lungenfunktionsverlaufs für die Dokumentation bei berufsbedingten obstruktiven Atemwegserkrankungen

*) *PD* Diejenige Provokationsdosis eines unspezifischen Bronchokonstriktors (z. B. Methacholin), die zu einem 100%igen Anstieg des spezifischen Atemwegswiderstands SRaw oder zu einem 20%igen Abfall der Einsekundenkapazität führt. Ein niedriger PD-Wert entspricht somit einer hohen Empfindlichkeit.

12.17.5 Berufsbedingte chronisch-obstruktive Bronchitis/Lungenemphysem

Die chronisch-obstruktive Bronchitis kann unter folgenden Konstellationen als Berufskrankheit vorkommen:
- als Komplikation der Silikose (und Silikotuberkulose),
- als mitunter vom berufsbedingten Asthma bronchiale schwer abgrenzbares Zustandsbild mit geringer Reversibilität der Obstruktion, insbesondere nach langjähriger Exposition gegenüber chemisch-irritativen Arbeitsstoffen und langjährigem Krankheitsverlauf, vielfach in Kombination mit langjährigem Zigarettenrauchen,
- als typische Berufskrankheit bei untertägigen Steinkohlenbergleuten nach Einwirkung einer kumulativen Feinstaubdosis von in der Regel 100 mg/m^3 × Jahren (entsprechend z. B. einer Exposition von 5 mg/m^3 Feinstaub über 20 Arbeitsjahre je 220 Schichten zu 8 h).

Das berufsbedingte Lungenemphysem kann als Komplikation einer chronisch-obstruktiven Bronchitis bei den vorstehend genannten Konstellationen oder – hiervon unabhängig – nach relevanter Cadmiumexposition (z. B. in der Herstellung von Cadmiumlegierungen oder Nickel-Cadmium-Akkumulatoren, als Goldschmied etc.) auftreten.

Prognose und Therapie unterscheiden sich nicht prinzipiell von den entsprechenden Erkrankungen ohne berufliche Auslösung.

12.17.6 Anorganische Pneumokoniosen

Die quantitativ wichtigsten anorganischen Pneumokoniosen sind die Asbestose und die Silikose. Tabelle 12.17-1 gibt einen Überblick über die Charakteristika auch der selteneren anorganischen Pneumokoniosen. Die diagnostisch auch hier entscheidende Maßnahme ist die sorgfältige Erhebung der Arbeitsanamnese. Es handelt sich – von Hobbyexpositionen abgesehen – nahezu durchweg um typische Berufskrankheiten (Anzeigepflicht). Lediglich die Siderofibrose ist gegenwärtig noch keine Listenberufskrankheit.

Die **Asbestose** ist eine generalisierte, basal betonte Lungenfibrose nach meist langjähriger (selten unter 10 Jahre liegender), zumeist massiver Asbestexposition. Risikotätigkeiten waren vorrangig im Bereich des Asbestvertriebs, der -isolierung, Textilherstellung, der Asbestzementindustrie, Konstruktions- und Abbruchbranche, auf Schiffswerften und in vielen anderen Branchen angesiedelt. Die Latenzzeit liegt zwischen 10 und 40, im Mittel bei 17 Jahren. Amphibole sind stärker fibrogen als Chrysotil. Ein Risikofaktor ist das Zigarettenrauchen, wohl durch Störung der mukoziliären Clearance bedingt. Belastungsluftnot und Knisterrasseln (vorrangig dorsobasal) sind klinisch führend. Radiologisch dominieren unregelmäßige streifige Strukturen. Die Asbestose ist keiner medikamentösen Therapie zugänglich. Systematische physikalisch-therapeutische Maßnahmen können jedoch die 6-Minuten-Gehstrecke und andere Parameter der Belastbarkeit signifikant verbessern. Die der Asbestose zugrunde liegende hohe Exposition gegenüber atembaren Asbeststäuben prädisponiert zum Bronchialkarzinom und zum Pleuramesotheliom.

Die **Silikose** ist eine durch Quarz oder andere kristalline Modifikationen der Kieselsäure hervorgerufene Lungenfibrose. Auf Staubgemische mit unterschiedlichen Quarzanteilen zurückzuführende Silikoseerkrankungen werden als **Mischstaubsilikosen** bezeichnet. Die **Anthrakosilikose** (Bergarbeiterpneumokoniose) entsteht vorrangig im Steinkohlenbergbau. Weitere Branchen mit Silikosegefährdung sind der Tunnel- und Stollenbau, die Steingewinnung und -verarbeitung, die keramische und Feuerfestindustrie, Gießereien, Glasindustrie, chemische Industrie inkl. Gummiindustrie und Zahntechnik. Leichtere Silikoseformen gehen oftmals nicht mit Beschwerden und/oder lungenfunktionsanalytisch fassbaren Einschränkungen einher.

Chronische Bronchitis, chronisch obstruktive Bronchitis und Lungenemphysem sind typische unspezifische Staubinhalationsfolgen. Die Behandlung der silikosebedingten COPD erfolgt entsprechend den einschlägigen (z. B. GOLD-) Empfehlungen. Die **Silikotuberkulose** ist eine typische Komplikation der Silikose. Kristallines Siliziumdioxid ist ein gesichertes Humankanzerogen. Lungenkrebs bei Patienten mit einer Silikose kann eine anzeigepflichtige Berufskrankheit sein.

12.17.7 Organische Pneumokoniosen

Die **exogen-allergische Alveolitis** ist mit etwa 60–80 neuen berufsbedingten Erkrankungsfällen pro Jahr eine wichtige pneumologische Berufskrankheit. Risikoberufe sind insbesondere: Landwirte, Vogelzüchter, Vogelhändler, Müller, Tierpfleger, Gärtner, Kompostwerker, Winzer, Pilzzüchter, Maschinenarbeiter (wegen mikrobiell kontaminierter Kühlschmiermittel), Laboranten, Chemiearbeiter und Spritzlackierer. Eine Prävention ist im Bereich der Exposition gegenüber organischen Stäuben schwierig, eine Minimierung der Schimmelpilzexposition im landwirtschaftlichen Bereich und eine vermehrte Verwendung von Silage anstelle von (schimmelpilzanfälligem) Heu scheitert derzeit noch in Gebieten, in denen die Kuhmilch weitgehend zu Emmentaler Käse verarbeitet wird (z. B. Allgäu).

Für das **Organic Dust Toxic Syndrome** (ODTS) gibt es als deutsches Synonym nur den Begriff des „Drescherfiebers" als organische Form der toxischen Alveolitis, woraus jedoch nicht erkennbar wird, dass das ODTS auch nach anderweitigen inhalativen Expositionen gegenüber endotoxinhaltigen Aerosolen auftritt. Das ODTS wird oft als exogen-allergische Alveolitis fehlgedeutet. Ebenfalls nach einer Latenzzeit von 4–12 h treten Husten, Frösteln, Fieber, Myalgien und Kopfschmerzen auf. Typischerweise sind mehrere gleichartig Exponierte betroffen (selten bei der exogen-allergischen Alveolitis). Im Blutbild findet man eine Leukozytose, die Aus-

Tabelle 12.17-1. Anorganische Pneumokoniosen

Erkrankung	Häufigkeit in BRD	Exposition	Klinik, allg. Diagnostik	Lungenfunktionsmuster	Röntgenmorphologie	Therapie	Prognose, Komplikationen
Silikose, Bergarbeiterpneumokoniose	ca. 1500 neue Fälle p.a.	Freie kristalline Kieselsäure (Quarz = SiO$_2$) in Kohlebergbau, Steinbruch-, Keramik-, Glasindustrie, Stahl- und Eisenindustrie, Gießereien, Stollenarbeiter, Mineure	Oftmals gering trotz ausgedehnter Röntgenbefunde, Bronchitis, Belastungsluftnot. Zeichen der Bronchitis und Emphysems. Selten: akute Silikose	Initial normal, später Restriktion und Obstruktion	Reiner Quarzstaub: rundliche Knötchen bis 2 mm (Schrotkornlunge). Mischstäube mit geringerem Quarzanteil: größere, unscharfere Knoten (Schneegestöberlunge), Ober- und Mittelfelder betont, Schwielenbildung durch Konfluenz, Eierschalenhili	Antiobstruktiv, Therapie der Komplikationen	Komplikationen durch Tuberkulose, Rechtsherzbelastung, Caplan-Syndrom, Karzinome. Einschmelzung von Schwielen → Phthisis atra
Asbestose	ca. 2000 neue Fälle p.a.	Serpentinasbest (Chrysotil) und Amphibolasbest (Krokydolith, Amosit und Anthophyllit): Fasern = Länge:Dicke ≥3:1. Mahlen, Vertrieb, Isolierung, Herstellung/Verwendung von Asbesttextilien, -zement, -papier, Werftindustrie etc.	Belastungsluftnot, Husten, Knisterrasseln, Uhrglasnägel	Restriktion, Minderung der Lungendehnbarkeit	Unregelmäßige kleine Schatten, vorrangig in den Unterlappen, Kaudalverlagerung des horizontalen Interlobiums. Oftmals Koinzidenz mit Pleuraplaques (verkalkt und unverkalkt)	Therapie der Komplikationen	Oft nur langsame Progredienz. Typische Komplikationen: benigne Asbestpleuritis, oftmals mit Einrollatelektase. Bronchialkarzinom und Pleuramesotheliom nach Latenzzeiten von im Mittel 25 und 35 Jahren
Siderose	Bei Elektroschweißern gelegentlich	Eisen beim Elektroschweißen	Allenfalls Bronchitis	Normalbefund	Ähnlich unkomplizierter Silikose: rundliche kleine Fleckschatten	Keine	Prognose sehr gut (reversibel nach Expositionskarenz), selten: Siderofibrose
Siderofibrose	Selten	Eisen beim Elektroschweißen	Belastungsluftnot, Husten	Restriktion	Retikulonoduläres Muster	Therapie der Komplikationen	Heterogen bis hin zur Transplantation
Talkose	Sehr selten	Talkstaub	Belastungsluftnot	Restriktion, Obstruktion	Noduläre Zeichnung, Mittelfelder, teilweise retikulät	Ggf. antiobstruktiv	Eher günstig, Komplikationen ggf. durch Kontamination des Talks mit Asbest
Berylliose	0–1 Fall p.a.	Herstellung von Glühkörpern, Reaktortechnik, Raumfahrt, Mahlen von Be	Wie Sarkoidose. Vorangegangen mitunter toxische Be-Pneumonie, B-Lymphozytentransformationstest oft positiv	Restriktion, teilweise Obstruktion	Wie Sarkoidose	Steroide? (nicht belegt)	Progression langsam
Aluminose	Selten kleine Cluster	Al-Pulverexposition (Pyro-Feinschliff), evtl. Schmelzen	Husten, Belastungsluftnot	Restriktion	Retikulonoduläres Muster	Therapie der Komplikationen	Komplikationen: Pneumothoraces
Hartmetallfibrose	1–5 Fälle p.a.	Nur (!) gesinterte Karbide von Wolfram, Tantal, Titan, Niob, Molybdän, Chrom und Vanadium; Kobalt und Nickel als Bindemittel	Husten, Belastungsluftnot. Bei Exposition oft Schleimhautreizung, ggf. Bronchiolitis obliterans	Restriktion	Retikulonoduläres Muster	Therapie der Komplikationen	Heterogen
Thomasphosphatlunge	0–2 Fälle p.a.	Thomasschlacke (Stahlerzeugung), gemahlen als Thomasmehl: Düngemittel	Akute Bronchitis	Ggf. Obstruktion	Ggf. Pneumonie	Therapie der Komplikationen	Ausheilung der Bronchitis

Tabelle 12.17-2. Berufliche Noxen mit epidemiologisch nachgewiesenem humankarzinogenen Potential für das Zielorgan „Lunge" sowie typische Expositionsmöglichkeiten und weitere Zielorgane der karzinogenen Wirkung

Humankarzinogene Noxe	Typische Expositionsmöglichkeiten (teilweise historisch)	Weitere (extrapulmonale) Zielorgane der karzinogenen Wirkung
Asbest	Sehr umfangreich, s. Tabelle 12.17-1	Larynx, Pleura, Perikard, Peritoneum, (Tunica vaginalis testis)
Ionisierende Strahlung	Uran und Folgeprodukte (jetzt vor allem durch Folgelasten des Uranerzbergbaus SDAG Wismut), Radium und Folgeprodukte, übrige ionisierende Strahlen, medizinische Bereiche	Knochenmark (Leukämie), Haut, Pleura
Quarz	s. Tabelle 12.17-1	–
Polyzyklische aromatische Kohlenwasserstoffe	Kokereirohgase (Gaswerke), Teerraffinerien Elektrographitindustrie, Aluminiumherstellung, Eisen- und Stahlerzeugung, Gießereien, Straßenbau (mit Steinkohlenteerpech), Dachdecker, Schornsteinfeger je nach Brikettbinder	Larynx? obere Atemwege?
Chrom (Cr-VI-Salze)	Galvanotechnik, Anstricharbeiten, Brennschneiden/ Schleifen/Schweißen von Blechen mit Cr VI-haltigen Anstrichen, Holzimprägnierung, Lithographie, Gerberei, Beizen	Obere Atemwege
Nickel und Ni-Verbindungen	Erzaufbereitung, -verarbeitung, -raffination, Ni-Elektrolyse, Ni-Akkumulatorenherstellung, Lichtbogenschweißen mit Ni-haltigen Zusatzwerkstoffen, Schleifen von Ni, Elektrogalvanisation, Plattieren, katalytische Prozesse in der organischen Chemie	Larynx, obere Atemwege?
Arsen	Erzverhüttung, Schwefelsäurefabrikation, Schiffsbodenanstriche, Pharma-, Chemie- und Glasindustrie, Zoohandlungen	Obere Atemwege, Haut
Dichlordimethylether (halogenierte Aryloxide)	Herstellung von Epoxidharzen, Pflanzenschutzmitteln, Holzkonservierungsmitteln, Desinfektionsmitteln	Ableitende Harnwege, Magen-Darm-Trakt, Larynx, Haut, obere Atemwege, ggf. andere
Dichlordiethylsulfid (Schwefellost)	Bergung und Beseitigung von Munition	Larynx, Magen, Harnblase?
Passivrauch	Gaststättengewerbe, Bürobereiche, Verkehrsbetriebe	
Beryllium	Herstellung feuerfester Geräte, von Glühkörpern/ Leuchtstoffen, Kernreaktor- und Raketentechnik	
Cadmium	Ni-Cd-Batteriearbeiter	–

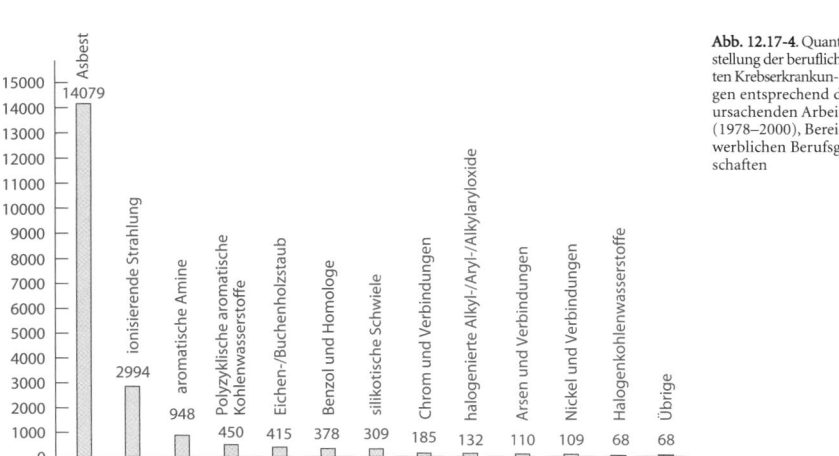

Abb. 12.17-4. Quantitative Darstellung der beruflich verursachten Krebserkrankungen entsprechend dem verursachenden Arbeitsstoff (1978–2000), Bereich der gewerblichen Berufsgenossenschaften

kultation ist im Gegensatz zur exogen-allergischen Alveolitis meist regelrecht, dies gilt auch für Thoraxübersichtsaufnahme, Blutgasanalyse und Lungenfunktionsuntersuchung. Das ODTS hat im Gegensatz zur exogen allergischen Alveolitis eine gute Prognose, allerdings prädisonieren häufige ODTS-Episoden langfristig zu obstruktiven Bronchitiden.

Die **Byssinose** ist mit weniger als fünf Neuerkrankungen pro Jahr eine seltene Krankheit, für die eine „Montagssymptomatik" (pathophysiologisch: Endotoxintoleranz nach mehrmaliger Exposition) in Form von Kurzluftigkeit und Allgemeinbeschwerden beim Reinigen und Verarbeiten der Rohfasern von Baumwolle, Rohflachs oder Rohhanf charakteristisch ist. Langfristig entwickeln sich gehäuft eine Atemwegsüberempfindlichkeit und eine obstruktive Bronchitis.

12.17.8 Berufsbedingte Krebserkrankungen der unteren Atemwege

Es handelt sich im Wesentlichen um ein arbeitsmedizinisch-pneumologisches Altlastenproblem: Die heute diagnostizierten Berufskrebserkrankungen der Lunge sind vor allem auf Arbeitsplatzverhältnisse zurückzuführen, die überwiegend vor 20 bis hin zu 40 Jahren bestanden. Eine Aufstellung der erwiesenen humankanzerogenen Noxen mit dem Zielorgan Atemwege/Lunge findet sich in Tabelle 12.17-2. Das Berufskrebsgeschehen in Deutschland wird sicherlich noch bis zum Jahr 2030 durch die Folgelasten des ehemals sorglosen Umgangs mit Asbest wie auch mit Radon-Folgeprodukten dominiert werden. Einen Überblick der quantitativen Bedeutung der einzelnen Auslöser beruflich verursachter Krebserkrankungen gibt Abb. 12.17-4.

12.17.9 Berufsbedingte Infektionskrankheiten der Lunge

Die Tuberkulose kann vorrangig im Gesundheitsdienst, in der Wohlfahrtspflege und im Laborbereich als Berufskrankheit akquiriert werden. Tuberkulose und nichttuberkulöse Mykobakteriosen können Komplikationen einer Silikose darstellen. Die Nutztierhaltung (Rinder, Schafe, Ziegen) kann eine Ursache von Q-Fieber und Anthrax sein.

Erkrankungen von Herz und Gefäßen

Helmut Drexler

13.1	Herzrhythmusstörungen	1087
13.2	Herzinsuffizienz	1096
13.3	Herzklappenfehler und Endokarditis	1109
13.4	Kardiomyopathien	1120
13.5	Perikarderkrankungen	1129
13.6	Akuter Myokardinfarkt	1132
13.7	Koronare Herzerkrankung	1138
13.8	Arterielle Hypertonie	1146
13.9	Erkrankungen der Aorta	1160
13.10	Periphere arterielle Verschlusskrankheit (PAVK)	1165
13.11	Venenerkrankungen	1170
13.12	Angeborene Herzfehler im Erwachsenenalter	1177
13.13	Herztumoren und Herztraumen	1179
13.14	Chronisches Cor pulmonale	1182
13.15	Infektionen des Herzens	1185

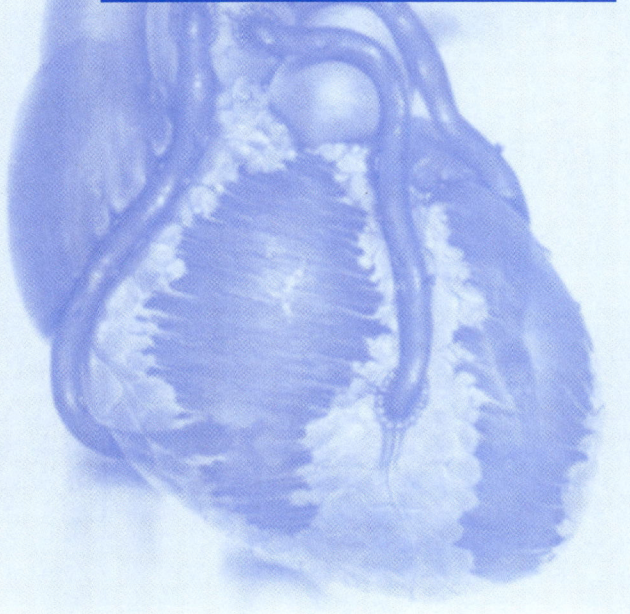

13.1 Herzrhythmusstörungen
Karl-Heinz Kuck und Sabine Ernst

13.1.1 Bradykarde Rhythmusstörungen

Einleitung Bradykarde Rhythmusstörungen entstehen infolge einer Verzögerung oder eines Ausfalls der Erregungsentstehung und der Erregungsleitung. Therapeutische Konsequenzen ergeben sich nur, wenn in Folge der Rhythmusstörung Symptome auftreten.

Ätiologie und Pathogenese Bradykarde Rhythmusstörungen treten überwiegend bei älteren Patienten auf (cave: frequenzverlangsamende Vormedikation wie Digitalis, Ca-Antagonisten, Betablocker). Sie sind häufig erworben in Folge einer kardialen Grunderkrankung, selten angeboren im Rahmen kongenitaler Vitien, noch seltener angeboren oder erworben ohne kardiale Grunderkrankung

Klinik und Diagnostik Klassische Symptome der zu langsamen Herzfrequenz sind Schwindel, Präsynkope, Synkope und Belastungsdyspnoe. Voraussetzung für die Therapie ist die Dokumentation der Rhythmusstörung zum Zeitpunkt der Symptomatik mittels einer der folgenden Methoden: Ruhe-EKG (ggf. mit Karotisdruckversuch), Langzeit-EKG, Belastungs-EKG, Kipptisch. Bei einem Patienten mit typischen Symptomen kann die alleinige EKG-Diagnose (z. B. trifaszikulärer Block), d. h. die Dokumentation zu einem asymptomatischen Zeitpunkt, therapeutische Konsequenz haben. Invasive elektrophysiologische Untersuchungen sind für die Therapieentscheidung nicht notwendig. Die folgende Übersicht stellt die verschiedenen Mechanismen der Bradykardien zusammen:
1. Störungen der Sinusknotenfunktion
   - Sinusbradykardie
   - Sinuspause oder Sinusarrest
   - Sinoatrialer Block (SA-Block)
   - Hypersensitives Karotissinussyndrom
   - Sick-sinus-Syndrom
2. Störungen der AV-Überleitung
   - AV-Block 1. Grades
   - AV-Block 2. Grades: Typ I (Wenckebach), Typ II (Mobitz)
   - AV-Block 3. Grades
3. Bradyarrhythmie bei Vorhofflimmern
4. Intraventrikuläre Blockierungen

Therapie Alleinige Option ist die Implantation eines Herzschrittmachers, wenn eine eindeutige Korrelation zwischen den Beschwerden und der dokumentierten Bradykardie hergestellt werden kann und keine Interaktionen z. B. von Medikamenten nachzuweisen sind. Dabei gilt es, das optimale Schrittmachersystem (AAI, VVI, DDD mit oder ohne Frequenzadaptation) für die zugrunde liegende Rhythmusstörung auszuwählen (Tabelle 13.1-1).

Prognose Patienten mit symptomatischen bradykarden Rhythmusstörungen, die zu einer Schrittmacherimplantation führen, haben eine Lebenserwartung wie die Normalbevölkerung gleichen Alters.

13.1.2 Supraventrikuläre Rhythmusstörungen

Atriale Extrasystolie (AES)

Ätiologie und Pathogenese AES kommen bei herzgesunden Patienten vor, treten jedoch häufiger bei zugrunde liegender Herzerkrankung und im höheren Lebensalter auf.

Klinik und Diagnostik Die meisten Patienten mit AES sind asymptomatisch. Beschwerden äußern sich, wenn überhaupt, durch intermittierende Palpitationen, die jedoch als sehr störend empfunden werden können. Die EKG-Dokumentation (12-Kanal-EKG, Langzeit-EKG) ist für die Diagnose unerlässlich. Bei aberranter Überleitung muss differentialdiagnostisch eine ventrikuläre Extrasystolie ausgeschlossen werden.

Tabelle 13.1-1. Differentialtherapie Schrittmachersysteme

Schrittmachertyp	Stimulationsort	Detektionsort	Betriebsart	Indikation
AAI	Vorhof	Vorhof	Inhibition	Intermittierende Sinusbradykardie, Sinusstillstand oder SA-Block
AAI-R	Vorhof	Vorhof	Inhibition plus „rate response"	Permanente Sinusbradykardie, Sinusstillstand oder SA-Block
VVI*	Ventrikel	Ventrikel	Inhibition	Sehr selten auftretender, intermittierender AV-Block (Back-up) zur Verhinderung der Asystolie
VVI-R*	Ventrikel	Ventrikel	Inhibition plus „rate response"	Bradyarrhythmia
DDD*	Vorhof plus Ventrikel	Vorhof plus Ventrikel	Dual (Inhibition und Triggerung)	Siehe AAI- + AV-Block 2. oder 3. Grades
DDD-R*	Vorhof plus Ventrikel	Vorhof plus Ventrikel	Dual (Inhibition und Triggerung) plus „rate response"	Siehe AAI-R- + AV-Block 2. oder 3. Grades

*: ggf. + linksventrikuläre Stimulation bei fortgeschrittener Herzinsuffizienz und Linksschenkelblock

Therapie Der asymptomatische Patient bedarf keiner Therapie. Der symptomatische Patient muss zunächst über die Gutartigkeit der AES aufgeklärt werden. Wenn dennoch eine medikamentöse Therapie aus symptomatischen Erwägungen notwendig wird, sind Betablocker (z. B. Metoprolol 50–200 mg/Tag) zu empfehlen, ggf. Sotalol (und/oder Klasse IC beim Herzgesunden).

Prognose Nur wenn die AES andere Rhythmusstörungen (z. B. Vorhofflimmern) induziert, hat sie prognostische Bedeutung. Ansonsten richtet sich die Prognose nach der zugrunde liegenden Herzerkrankung.

13.1.3 Vorhoftachykardien

Ätiologie und Pathogenese Die atriale Tachykardie ist selten angeboren (dann aber häufig unaufhörlich), meistens ist sie erworben und tritt bei Patienten mit zugrunde liegender Herzerkrankung (z. B. koronare Herzerkrankung mit oder ohne Herzinfarkt) oder bei fortgeschrittener pulmonaler Erkrankung (Cor pulmonale) auf. Selten ist die Ursache eine Digitalisintoxikation. Die Ursache ist meistens eine verstärkte Automatie, selten eine kreisende Erregung (Reentry).

Klinik und Diagnose Das führende Symptom ist das plötzlich einsetzende Herzrasen, das in Abhängigkeit von der zugrunde liegenden Herzfunktion mit einer vegetativen Symptomatik (z. B. Schweißausbruch, Blässe) einhergehen kann. Bei Patienten mit unaufhörlichen Formen der atrialen Tachykardie kann es zur Entwicklung einer schweren Herzinsuffizienz im Sinne einer Tachymyopathie kommen. Für die Diagnose ist die EKG-Dokumentation zwingend, vorzugsweise im 12-Kanal-EKG.

Therapie (Zur Therapie von tachykarden Herzrhythmusstörungen s. Tabelle 13.1-2.)

Paroxysmale atriale Tachykardie **Akute Therapie:** Für die akute Terminierung der Tachykardie sollte primär eine Überstimulation mittels Vorhofsonde versucht werden, da eine intravenöse medikamentöse Therapie nur bei ca. 30% der Patienten erfolgreich ist. Mögliche Medikamente sind Klasse-Ic-Antiarrhythmika (z. B. Flecainid 1 mg/kg KG i.v.) oder Amiodaron (5 mg/kg KG i.v.).
Langzeittherapie beim herzgesunden Patienten: Mittel der 1. Wahl ist die Katheterablation. Nur wenn der Patient der Katheterablation nicht zustimmt, die Tachykardie extrem selten auftritt oder während der elektrophysiologischen Untersuchung nicht induzierbar ist, muss entschieden werden, ob eine chronische medikamentöse Therapie begonnen wird oder ob sich die Behandlung auf eine akute Intervention bei Auftreten der Tachykardie beschränken sollte. Eine chronische Therapie sollte nur bei häufigem Auftreten und/oder ausgeprägter klinischer Symptomatik begonnen werden: z. B. Betablocker (etwa Metoprolol 50–200 mg/Tag), Betablocker mit Klasse-III-antiarrhythmischer Wirksamkeit (Sotalol 80–360 mg/Tag) und/oder Klasse-Ic-Antiarrhythmika (z. B.Flecainid 50–200 mg/Tag). Das Klasse-III-Antiarrhythmikum Amiodaron sollte nur im Einzelfall eingesetzt werden.
Langzeittherapie beim herzkranken Patienten: Bei herzkranken Patienten sollten Klasse-Ic-Antiarrhythmika nur nach sehr strenger Indikationsstellung gegeben werden.

Unaufhörliche atriale Tachykardie Mittel der 1. Wahl ist die Katheterablation. Gelingt diese nicht, so muss der Fokus chirurgisch entfernt werden. Die medikamentöse Therapie spielt keine Rolle.

Atriale Tachykardie bei Digitalisintoxikation Absetzen der Digitalismedikation und ggf. Gabe von Kalium oral oder intravenös (nach Ausschluss einer Hyperkaliämie).

Chaotische atriale Tachykardie Die Therapie der pulmonalen Grunderkrankung steht im Vordergrund. Antiarrhythmika sind meistens ineffektiv. Im Einzelfall kann Verapamil (5–10 mg i.v.) oder Amiodaron (5 mg/kg KG i.v.) und/oder die Gabe von Kalium bzw. Magnesium erfolgreich sein.

Prognose Bei herzgesunden Patienten ist die Prognose gut, mit Ausnahme der permanenten atrialen Tachykardie, bei der es häufig zu einer Kardiomyopathie, der sog. Tachymyopathie, kommt. Bei herzkranken Patienten, insbesondere bei denen der chaotischen atrialen Tachykardie, wird die Prognose von der Grundkrankheit bestimmt.

Vorhofflattern
Ätiologie und Pathogenese Vorhofflattern kommt sowohl beim herzgesunden wie auch beim herzkranken Patienten vor. Es entsteht durch einen Makroreentry im rechten Vorhof (Typ I), der in den meisten Fällen im Gegenuhrzeigersinn verläuft (negative P-Wellen), das Vorhofseptum von unten nach oben und die freie Wand von oben nach unten durchläuft. Kritischer Bestandteil ist der sog. inferiore Isthmus zwischen der Öffnung der unteren Hohlvene und dem Trikuspidalklappenring. Die Impulsausbreitung kann aber, wenn auch selten, im Uhrzeigersinn erfolgen (positive P-Wellen). Dem Vorhofflattern vom Typ II liegt ein Makroreentry im linken Vorhof zugrunde, meist auf dem Boden von Vorhofnarbengebieten (z. B. nach Mitralklappenersatz).

Klinik und Diagnostik Das charakteristische Symptom des Vorhofflatterns ist das Herzrasen. Bei herzinsuffizienten Patienten steht gelegentlich die Dyspnoe im Vordergrund. Nur selten, z. B. bei 1:1-AV-Überleitung, kann es zu lebensbedrohlichen Situationen im Sinne eines kardiogenen Schocks kommen. Bei höhergradiger AV-Überleitung (3:1 bis 5:1) kann Vorhofflattern auch völlig asymptomatisch verlaufen.

Tabelle 13.1-2. Therapie von tachykarden Herzrhythmusstörungen

Herzrhythmusstörung	Akute Therapie	Langzeittherapie
Vorhoftachykardien		
Atriale Extrasystolie	Meist keine Therapie notwendig, sonst: Klasse IC (Flecainid* 1 mg/kg KG i.v./Propafenon* 1,5 mg/kg KG) oder Amiodaron (5 mg/kg KG i.v.)	Meist keine Therapie notwendig, sonst Betablocker (z.b. Metoprolol 50–200 mg/Tag oder Sotalol 80–360 mg/Tag und/oder Flecainid* 50–200 mg/Tag
Atriale Tachykardien	Überstimulation oder Klasse I*C (Flecainid* 1 mg/kg KG i.v.) oder Amiodaron (5 mg/kg KG i.v.)	Katheterablation als Mittel der 1. Wahl (kurativ!) Betablocker (z. B. Metoprolol 50-200 mg/Tag p.o.), Sotalol 80–360 mg/Tag, Flecainid* (50–200 mg/Tag)
Vorhofflattern	Überstimulation, ggf. Kardioversion (50 J) bei instabilem Patienten! Medikamentös: Frequenzkontrolle mit Digitalis oder Verapamil (5–10 mg i.v.) Rerhythmisierung mit Flecainid* (nur bei herzgesunden Patienten) 1 mg/kg KG oder Amiodaron (5 mg/kg KG i.v.)	Katheterablation als Mittel der 1. Wahl (kurativ!) Medikamentöse Rezidivprophylaxe mit Verapamil oder Digitalispräparat Rezidivprophylaxe mit: Sotalol 80–320 mg p.o., Flecainid* 50–200 mg p.o., Propafenon* 150–900 mg p.o. Amiodaron 200–400 mg p.o. nach Aufsättigungsphase Cave: Antikoagulation
Vorhofflimmern	Kardioversion (200–360 J) bei instabilem Patienten! (ggf. nach Amiodaronbolus i.v.) Medikamentös: Frequenzkontrolle mit Digitalis oder Verapamil (5–10 mg i.v.) Rerhythmisierung mit Flecainid* 1 mg/kg KG, Propafenon* (1,5 mg/kg KG) oder Amiodaron (5 mg/kg KG i.v.)	Medikamentös: Frequenzkontrolle mit Verapamil oder Digitalispräparat Ggf. AV-Knotenmodulation oder -ablation mit nachfolgender SM-Implantation Rezidivprophylaxe mit Sotalol 80–320 mg p.o., Flecainid* 50–200 mg p.o., Propafenon* 150–900 mg p.o. Amiodaron 200–400 mg/Tag p.o. nach Aufsättigungsphase Katheterablation z. Zt. nur als experimentelles Verfahren Cave: Antikoagulation!
Vorhofassoziierte Tachykardien		
AV-Reentrytachykardie (AVRT)	Bei orthodromer AVRT (schmaler QRS-Komplex): 12–18 mg Adenosin i.v.-Bolus Bei antidromer AVRT (breiter QRS-Komplex): Ajmalin 1 mg/kg KG i.v. Vorhofflimmern mit Präexzitation: Bei instabilem Patienten: Kardioversion Medikamentös: Ajmalin 1 mg/kg KG, Flecainid* 1–1,5 mg/kg KG, Propafenon* 1,5 mg/kg KG. Cave: keine AV-Knotenblockierenden Medikamente!	Katheterablation als Mittel der 1. Wahl (kurativ!) Prophylaktische Therapie mit Klasse-I*-Antiarrhythmika oder Sotalol
AV-Knotenreentrytachykardie (AVNRT)	Adenosin 12–18 mg i.v. im Bolus	Katheterablation als Mittel der 1. Wahl (kurativ!)
Ventrikuläre Tachykardien (VT)		
Ventrikuläre Extrasystolie (VES) und nichtanhaltende VT	Bei Herzgesunden keine Behandlung notwendig, ggf. Betablockertherapie, Klasse IC oder III	Katheterablation bei häu ger und monomorpher VES, sonst Klasse I*C oder III, Patienten mit schlechter EF (<35%) ± induzierbare VT in EPU: ICD-Implantation
Anhaltende VT (>30 s)		
Idiopathische VT aus dem Ausflusstrakt	Klasse-Ic-Antiarrhythmika i.v. (Flecainid* 1 mg/kg KG i.v. oder Propafenon* 1,5 mg/kg KG i.v.	Katheterablation
Idiopathische linksventrikuläre Tachykardie (ILVT)	Verapamil 5–15 mg i.v.	Katheterablation
Ischämische VT/VT bei DCM	Bei hämodynamischer Beeinträchtigung: Kardioversion (200–360 J) Bei stabilem Patienten: Ajmalin (1 mg/kg KG), Sotalol (1,5 mg/kg KG) oder Amiodaron (5 mg/kg KG) Bei kurzfristigem Rezidiv: Nach Bolusinjektion Amiodaron, Infusion mit 1 g Amiodaron pro 24 h	Bei hämodynamisch instabiler VT: ICD-Implantation Medikamentös: Amiodaron 200–400 mg/Tag p.o. nach Aufsättigungsphase oder Sotalol 80–320 mg/Tag p.o.
Plötzlicher Herztod bei VT/VF	Reanimation: Defibrillation, ggf. + i.v. Amiodaron	ICD ggf. Amiodaron 200–400 mg p.o.

*CAVE: Klasse-I-Antiarrhythmika: nur bei Herzgesunden

Akute Therapie Für die akute Terminierung des Vorhofflatterns sollte primär eine Überstimulation mittels Vorhofsonde versucht werden. Bei fehlender Erfahrung mit dieser Technik bzw. bei Patienten im kardiogenen Schock sollte eine elektrische Kardioversion mit niedriger Energie (z. B. 30 Joule) in Kurznarkose primär durchgeführt werden.

Die medikamentöse Akuttherapie richtet sich zunächst auf eine Verlangsamung der AV-Überleitung (z. B. Digitalis, 0,6 mg Digoxin i.v. oder Verapamil (5–10 mg i.v.). Eine medikamentöse Rerhythmisierung gelingt bei herzgesunden Patienten mit Klasse-Ic-Antiarrhythmika (z. B. Flecainid 1 mg/kg KG i.v.) oder Amiodaron (5 mg/kg KG i.v.) bei 30–70% der Patienten.

Langzeittherapie Bei Typ I des Vorhofflatterns ist die Katheterablation das Mittel der 1. Wahl, da die Erfolgsrate bei >90% liegt. Ähnliche Erfolgsraten können in Zentren mit großer Erfahrung mit der Katheterablation linksatrialer Rhythmusstörungen erzielt werden.

Die medikamentöse Therapie verhindert nur selten das Auftreten von Vorhofflattern. Im Vordergrund steht die Gabe von leitungsverzögernden Medikamenten (z. B. Digitalis und/oder Ca-Antagonisten). Klasse-Ic-Antiarrhythmika (cave: herzkranke Patienten), Sotalol oder Amiodaron können im Einzelfall das Auftreten von Vorhofflattern verhindern.

Antikoagulation Eine Antikoagulation (z. B. Coumadin) ist bei häufigem Auftreten oder beim gleichzeitigem Auftreten von Vorhofflimmern indiziert (INR 2–3).

Vorhofflimmern

Einleitung Vorhofflimmern ist die häufigste Rhythmusstörung des Menschen und tritt bei 1–3% der Gesamtbevölkerung auf. Es ist gekennzeichnet durch eine desorganisierte Vorhofaktivierung ohne resultierende Vorhofkontraktion. Die Kammererregung ist unregelmäßig, die resultierende Herzfrequenz ist in Abhängigkeit von der AV-Überleitung brady-, normo- oder tachykard.

Ätiologie und Pathogenese Die Mehrzahl der Patienten mit Vorhofflimmern hat eine zugrunde liegende Herzerkrankung, nur etwa 6% der Patienten sind herzgesund. Die Häufigkeit nimmt mit steigendem Lebensalter zu. Für die Entstehung und Aufrechterhaltung von Vorhofflimmern sind zwei Mechanismen verantwortlich:
1. eine fokale elektrische Aktivität, die überwiegend in den Pulmonalvenen lokalisiert ist und durch rasche elektrische Entladung Vorhofflimmern auslösen kann. Grundsätzlich können auch alle anderen supraventrikulären Rhythmusstörungen in Vorhofflimmern degenerieren.
2. ein anatomisches Substrat, das beim Menschen groß genug ist, um mehrere elektrische Wellenfronten gleichzeitig aufrechterhalten zu können. Dabei ist der linke Vorhof ausreichend groß, um Vorhofflimmern zu erhalten.

Klinik und Diagnostik Vorhofflimmern kann paroxysmal oder permanent auftreten. Die Symptome variieren von völliger Beschwerdefreiheit bis zu Palpitationen, Schwindel und Luftnot in Abhängigkeit von der Kammerfrequenz und dem Ausmaß der zugrunde liegenden Herzerkrankung. Darüber hinaus ist die Inzidenz von thrombembolischen Ereignissen deutlich erhöht, z. B. ist die Inzidenz bei nichtrheumatischem Vorhofflimmern 7fach erhöht, bei rheumatischem Vorhofflimmern 17fach.

Im Oberflächen-EKG finden sich irreguläre Grundlinienschwankungen als Ausdruck der kontinuierlichen atrialen Aktivität und völlig unregelmäßige QRS-Intervalle („absolute Arrhythmie"). Im Langzeit-EKG finden sich gelegentlich während des Sinusrhythmus in Folge der fokalen elektrischen Aktivität Vorhoferregungen, die zum Zeitpunkt der T-Welle auftreten („P-auf-T-Phänomen"), mit oder ohne Kammerantwort, und/oder kurz anhaltende atriale Tachykardien, die gelegentlich in Vorhofflimmern übergehen.

Therapie Bei neu aufgetretenem Vorhofflimmern sind zunächst primäre Ursachen auszuschließen, z. B. Hyperthyreose, Klappenvitien, pulmonale Embolie oder Perikarditis. Grundsätzlich ist bei jeder akuten Terminierung von Vorhofflimmern darauf zu achten, dass der Patient über mindestens 14 Tage ausreichend antikoaguliert war, falls die Rhythmusstörung länger als 48 Stunden angehalten hat. Ansonsten ist durch eine transösophageale Echokardiographie das Vorliegen eines intrakardialen Thrombus auszuschließen.

Akute Therapie bei instabilen Patienten Bei klinischer Instabilität **in Folge hoher Kammerfrequenz** bei erhaltener linksventrikulärer Funktion gilt: Bei Patienten mit neu aufgetretenen Vorhofflimmern (Extremfall WPW-Patient mit Kammerfrequenz von 300/min) ist die sofortige elektrische Kardioversion als Therapie der Wahl durchzuführen (mit Energien von 200 bis 360 Joule).

Wenn klinische Instabilität **in Folge akuter Linksherzinsuffizienz** bei schlechter linksventrikulärer Funktion und Vorhofflimmern vorliegt, steht die Behandlung der Linksherzinsuffizienz im Vordergrund der Sofortmaßnahmen. Bei hohen Kammerfrequenzen sollte Digitalis intravenös (Digoxin bis 0,6 mg) und/oder Amiodaron i.v. (5 mg/kg KG) verabreicht werden. Falls die medikamentöse Frequenzkontrolle nicht gelingt, ist häufig die elektrische Kardioversion mit anhaltendem Sinusrhythmus erst nach der Gabe einer höheren Dosis Amiodaron (0,5–1 g Amiodaron über 12–24 h) möglich. Zur weiteren Rezidivprophylaxe sollte die i.v.-Therapie mit Amiodaron mit 1 g/24 h über Tage bis zur vollständigen Rekompensation des Patienten fortgesetzt werden.

Chronische Therapie Grundsätzlich müssen zwei Therapieoptionen in Erwägung gezogen werden:
1. die alleinige Kontrolle der Kammerfrequenz unter Beibehaltung des Vorhofflimmerns oder
2. die Wiederherstellung des Sinusrhythmus mit oder ohne Rezidivprophylaxe.

Die **Kontrolle der Kammerfrequenz** erfolgt **medikamentös**: Medikamente der Wahl sind Digitalis, Betablocker und Ca-Antagonisten. Die angestrebte Herzfrequenz sollte mittels Langzeit-EKG und Ergometrie kontrolliert werden.

Kann dieses Ziel nicht erreicht werden, so sollte zur Vermeidung der Verschlechterung der linksventrikulären Funktion und/oder bei Fortbestehen von Symptomen die **AV-Knotenmodulation/-ablation** durchgeführt werden: Eine erfolgreiche Modulation des AV-Knotens mittels Hochfrequenzstrom, d. h. eine Reduktion der AV-Knotenüberleitung bei Vorhofflimmern ohne Beeinträchtigung der AV-Überleitung bei Sinusrhythmus, kann nur bei 20–50% der Patienten erreicht werden. Die AV-Knotenablation mit anschließender Schrittmacherimplantation stellt die Ultima-Ratio-Behandlung dar. Dies normalisiert zwar die Herzfrequenz, die Patienten verspüren dennoch häufig den Wechsel von Sinusrhythmus zu Vorhofflimmern (sog. „mode switch"), was nicht selten eine Umprogrammierung auf VVI-R-Stimulation erfordert. Daher sollte diese Therapie nur noch im Einzelfall Anwendung finden.

Grundsätzlich müssen alle Patienten mit alleiniger Frequenzkontrolle und entsprechendem Risikoprofil (Herzinsuffizienz, arterieller Hypertonus, Z. n. TIA/Insult, Alter >75 Jahre, Mitralvitium, LV-Dysfunktion) mit Coumadin (INR-Wert 2–3) behandelt werden.

Konversionstherapie mit oder ohne Rezidivprophylaxe Medikamente der Wahl sind bei herzgesunden Patienten Klasse-Ic-Antiarrhythmika (z. B. Flecainid 1 mg/kg KG i.v.) bzw. Klasse-III-Antiarrhythmika (z. B. Sotalol oder Amiodaron). Bei herzkranken Patienten sollten Klasse-Ic-Antiarrhythmika nicht eingesetzt werden. Die medikamentöse Konversionsrate beträgt selbst unter Amiodaron nur zwischen 25–40%, d. h., bei den meisten Patienten muss auch die elektive Konversion mit Hilfe der elektrischen Kardioversion nach den oben aufgeführten Kriterien erfolgen. Diese führt jedoch bei über 90% der Patienten zur Wiederherstellung des Sinusrhythmus. Ein Aufrechterhalten des Sinusrhythmus über ein Jahr gelingt aber ohne antiarrhythmische Therapie nur bei 30% der Patienten, sodass fast immer eine Rezidivprophylaxe notwendig ist. Diese sollte mit denselben Medikamenten wie bei der Konversionstherapie durchgeführt werden. Kann trotz medikamentöser Therapie der Sinusrhythmus nicht erhalten werden, ist bei hoch symptomischen Patienten die primäre Katheterablation zu erwägen. Dabei ist das Ziel entweder die Elimination des triggernden Fokus meist im Bereich der Pulmonalvenen oder die Änderung des Substrates durch kathetergeführte oder chirurgische Kompartimentierung (sog. „Maze-Operation") des Vorhofmyokards.

Der Stellenwert von Vorhofdefibrillatoren und biatrialen Schrittmachern erscheint sehr begrenzt. Sie spielen in der klinischen Routine keine Rolle.

Prognose Die Lebenserwartung von Patienten mit Vorhofflimmern ist im Vergleich zur Normalbevölkerung gleichen Alters durch das erhöhte Risiko einer thrombembolischen Komplikation oder bei gleichzeitiger Herzinsuffzienz vermindert.

13.1.4 Vorhofassoziierte Tachykardien

Atrioventrikuläre Reentrytachykardien auf dem Boden einer akzessorischen Leitungsbahn

Einleitung Tachykardien auf dem Boden einer akzessorischen Leitungsbahn stellen die häufigste Ursache von tachykarden Herzrhythmusstörungen bei Kindern und Jugendlichen dar.

Ätiologie und Pathogenese Akzessorische Leitungsbahnen sind angeboren. Unterscheiden muss man Patienten mit Wolff-Parkinson-White-Syndrom (sog. WPW-Syndrom), das durch Präexzitation im Oberflächen-EKG gekennzeichnet, von Patienten mit verborgener Leitungsbahn, bei denen das Oberflächen-EKG unauffällig ist. Grundsätzlich können drei verschiedene Formen von Tachykardien auftreten:
1. orthodrome AV-Reentrytachykardie, d. h. antegrade Leitung über das physiologische Reizleitungssystem und retrograde Leitung über die akzessorische Leitungsbahn,
2. antidrome AV-Reentrytachykardie, d. h. antegrade Leitung über die akzessorische Leitungsbahn und retrograde Leitung über das physiologische Reizleitungssystem und
3. Vorhofflimmern mit oder ohne Präexzitation.

Sonderformen bilden das Lown-Genong-Levine-Syndrom (LGL-Syndrom), das durch ein kurzes PQ-Intervall und schmalen QRS-Komplex und Tachykardien gekennzeichnet ist, das Präexzitationssyndrom auf dem Boden einer Mahaimfaser und die sog. permanente junktionale Reentrytachykardie (PJRT).

Klinik und Diagnostik Tachykardien treten bei ca. 70% der Patienten mit akzessorischen Leitungsbahnen auf. Da die Patienten meistens herzgesund sind und die Tachykardiefrequenz im Mittel ca. 200/min erreicht, wird die AV-Reentrytachykardie meist klinisch gut toleriert. Typische Symptome sind Palpitationen, Herzrasen und gelegentlicher Schwindel. Nur bei Vorhofflimmern mit schneller Überleitung (Herzfrequenzen von bis zu 350/min) kann es zu Synkopen, und durch Übergang in Kammerflimmern zum plötzlichen Herztod kommen.

Grundlage der Diagnostik ist bei Patienten mit Präexzitation das 12-Kanal-EKG, das in der Regel eine kurze PQ-Zeit, die sog. Delta-Welle und Repolarisationsstörungen zeigt. Bei Patienten mit ausschließlich retrograd leitender akzessorischer Leitungsbahn ist das Oberflächen-EKG unauffällig, weshalb der EKG-Dokumentation (evtl. Event-Rekorder) der Tachykardien besondere Bedeutung zukommt. Bei typischen Symptomen (On-off-Phänomen, Valsalva positiv etc.) ohne eine EKG-Dokumentation einer Präexzitation oder der Tachykardie, ist die frühzeitige Durchführung einer elektrophysiologischen Untersuchung zu empfehlen.

Akute Therapie

AV-Reentrytachykardie Für die akute Therapie der AV-Reentrytachykardie **mit schmalem QRS-Komplex** (orthodrome AV-Reentrytachykardie) gilt: Die initiale Therapie sollte immer in der Durchführung von Valsalva-Manövern durch den Patienten selbst oder den Arzt bestehen. Jede akute pharmakologische Intervention setzt die simultane EKG-Dokumentation voraus, da sowohl Vorhofflimmern als auch Asystolien induziert werden können. Mittel der Wahl sind Adenosin (12–18 mg i.v. als Bolus) und/oder Verapamil (5–10 mg i.v.) mit dem Ziel, die Tachykardie durch Leitungsblockierung im AV-Knoten zu beenden.

Akute Therapie der AV-Reentrytachykardie **mit breitem QRS-Komplex** (antidrome AV-Reentrytachykardie):
- Bei **Schenkelblockmorphologie** (orthodrome AV-Reentrytachykardie mit Aberration) kommen dieselben Therapien wie oben zur Durchführung.
- Da bei **maximaler Präexzitation** (antidrome AV-Reentrytachykardie) in einer Akutsituation die Abgrenzung zur Kammertachykardie nicht immer sicher gelingt, sollten Medikamente mit direkter Wirkung auf die akzessorische Leitungsbahn, beispielsweise Klasse-I-Antiarrhythmika mit kurzer Halbwertszeit (z. B. Ajmalin 1 mg/kg KG i.v.), verabreicht werden, Medikamente mit Leitungsverzögerung im AV-Knoten sind kontraindiziert.

Akute Therapie bei Vorhofflimmern mit Präexzitation Bei Patienten mit stabiler Hämodynamik sollten Medikamente, die zu einer Verlängerung der Refraktärzeit der akzessorischen Leitungsbahn führen, eingesetzt werden (z. B. Ajmalin 1 mg/kg KG i.v., Flecainid 1–1,5 mg/kg KG oder Propafenon 1,5 mg/kg KG). Absolut kontraindiziert sind Medikamente mit Verlängerung der AV-Knotenüberleitungszeit.

Bei Patienten im präkardiogenen Schock sollte nach elektrokardiographischer Dokumentation der Tachykardie eine sofortige elektrische Kardioversion ohne vorherige Gabe von Antiarrhythmika durchgeführt werden. Bei raschem Wiederauftreten von Vorhofflimmern sollte die intravenöse Gabe von Amiodaron (5 mg/kg KG als Bolus über 10 min, mit anschließender Infusion von insgesamt 1 g/24 h) zeitgleich mit der Verlegung des Patienten in eine elektrophysiologische Spezialabteilung erfolgen.

Chronische Therapie Mittel der Wahl beim symptomatischen Patienten ist die Katheterablation. Bei asymptomatischen Patienten mit Präexzitation sollte eine sorgfältige Aufklärung des Patienten über die potentiellen Risiken bei Auftreten von Vorhofflimmern erfolgen und der Patient auf die Möglichkeit einer kurativen Therapie hingewiesen werden. Insbesondere sind besondere berufliche Aspekte zu berücksichtigen (z. B. Dachdecker, Busfahrer etc.).

Prognose Die Prognose ist gut, lediglich bei Auftreten von Vorhofflimmern kann es zum plötzlichen Herztod kommen (0,01–0,5% der Fälle). Bei Patienten mit PJRT ist die Entwicklung einer Kardiomyopathie häufig.

Atrioventrikuläre Knotenreentrytachykardien (AV-Knotenreentrytachykardien)

Einleitung AV-Knotenreentrytachykardien stellen die häufigste Ursache von tachykarden regelmäßigen Herzrhythmusstörungen bei Erwachsenen dar.

Ätiologie und Pathogenese Das Verständnis des zugrunde liegenden Mechanismus beruht auf dem elektrophysiologischen Nachweis einer schnell leitenden („fast") und einer langsam leitenden („slow") Leitungsregion des AV-Knotens. Bei der häufigsten AV-Knotenreentrytachykardie (AVNRT) tritt der Impuls über die langsame Leitungsregion in den AV-Knoten ein und über die schnelle Leitungsregion aus (Slow-fast-AVNRT).

Klinik und Diagnostik Da die meisten Patienten jung sind und eine normale linksventrikuläre Funktion haben, wird die Tachykardie trotz Herzfrequenzen um 200/min in der Regel gut toleriert. Führende Symptome sind Palpitationen, Herzrasen und gelegentlich Schwindel. Anzustreben ist die Dokumentation der Tachykardie im 12-Kanal-EKG.

Bei der gewöhnlichen AVNRT lässt sich bei 50% der Patienten keine P-Welle nachweisen (P im QRS-Komplex), bei weiteren 30% folgt sie unmittelbar dem QRS-Komplex (s in II und III und r' in V1). Dies führt zu einem RP<PR-Intervall. Bei der ungewöhnlichen Form liegt die P-Welle meistens vor dem QRS-Komplex (RP>PR). Gelingt bei typischen Beschwerden (s. oben) die EKG-Dokumentation nicht, so ist auch hier die elektrophysiologische Untersuchung indiziert.

Akute Therapie Zunächst sollte eine Terminierung durch Valsalva-Manöver versucht werden. Gelingt dies nicht, so ist die rasche i.v.-Bolusgabe von Adenosin (12–18 mg i.v.) oder Verapamil (5–10 mg i. v.) Mittel der Wahl.

Chronische Therapie Mittel der Wahl ist die Katheterablation in Form der Hochfrequenzstromabgabe im Bereich der Region der langsamen AV-Knotenleitung („Slow-pathway-Modulation/Ablation").

Prognose Solange der Patient herzgesund ist, ist die Prognose gut. Nur wenn die Tachykardie permanent vorliegt, kann es zur Entwicklung einer Tachymyopathie kommen.

13.1.5 Ventrikuläre Rhythmusstörungen

Ventrikuläre Extrasystolie und nichtanhaltende Kammertachykardien

Einleitung Eine ventrikuläre Extrasystole (VES) ist charakterisiert durch ein vorzeitiges Auftreten eines QRS-Komplexes, der breiter als 120 ms ist.

Unter „Bigeminus" versteht man den Wechsel zwischen einem normalen QRS-Komplex und einer VES, unter einem „Trigeminus" den Wechsel zwischen zwei normalen QRS-Komplexen und einer VES. Ein „Paar" oder „Couplet" nennt man zwei aufeinander folgende VES, ein „Triplet" drei aufeinander folgende VES etc. Drei oder mehr aufeinander folgende VES nennt man eine nichtanhaltende ventrikuläre Tachykardie (VT), wenn sie innerhalb von 30 s spontan terminiert.

Ätiologie und Pathogenese VES sind per se nicht Ausdruck einer Herzerkrankung. Sie finden sich bei den meisten Herzgesunden, treten jedoch nur in geringer Anzahl auf. Sie können in Folge von Medikamenten, Elektrolytentgleisung und nach ausgeprägtem Tabak-, Alkohol- oder Coffeingenuss auftreten. Die Zunahme der Häufigkeit der VES unter Belastung kann Ausdruck einer zugrunde liegenden Herzerkrankung, insbesondere einer koronaren, sein.

Nahezu 20% der Patienten nach akutem Myokardinfarkt und Lysetherapie haben mehr als 10 VES pro Stunde.

Klinik und Diagnostik Das typische Symptom sind Palpitationen im Sinne von „Herzstolpern" und „Herzaussetzern". Bei Auftreten eines Bigeminus oder nichtanhaltenden VT kann es auch zum Auftreten von Schwindel oder gar zum Kollaps kommen. Die Dokumentation gelingt mit Hilfe von 12-Kanal-EKG oder Langzeit-EKG, bei seltenem Auftreten mit Hilfe eines Event-Rekorders. Bei Patienten mit nichtanhaltender VT und einer schlechten Ejektionsfraktion (LVEF <35%) im chronischen Infarktstadium sollte eine rechtsventrikuläre Stimulation zur Prognoseabschätzung durchgeführt werden.

Therapie VES oder nichtanhaltende VT sind bei Herzgesunden als harmlos einzustufen und sollten nicht therapiert werden. Nur bei starker symptomatischer Beeinträchtigung sollte eine Medikation mit Betablockern (z. B. Metoprolol 50–200 mg/Tag), Klasse-Ic- oder Klasse III-Antiarrhythmika durchgeführt werden. Bei Therapierefraktärität ist im Einzelfall auch die Katheterablation indiziert. Asymptomatische herzkranke Patienten sollten aus prognostischen Gründen nicht mit Antiarrhythmika behandelt werden. Auch bei symptomatischer Indikation sollten keine Klasse-I-Antiarrhythmika verabreicht werden, sondern allenfalls Amiodaron.

Patienten mit nichtanhaltenden VT und schlechter EF (LVEF <35%) im chronischen Infarktstadium, die auslösbare anhaltende VT haben, sollten aus prognostischen Gründen mit einem implantierbaren Defibrillator (ICD) versorgt werden.

Prognose VES und nichtanhaltende VT haben bei Herzgesunden keine prognostische Bedeutung. Im Postinfarktstadium gehen sie jedoch mit einer erhöhten Sterblichkeit einher.

13.1.6 Kammertachykardien

Anhaltende Tachykardien

Kammertachykardien nennt man „anhaltend" bei einer Dauer von mehr als 30 s oder wenn die VT hämodynamisch nicht toleriert wird bzw. falls vorher in Folge hämodynamischer Intoleranz eine Terminierung durch den Arzt erfolgt. Anhaltende VTs treten selten bei Herzgesunden (idiopathische ventrikuläre Tachykardien) auf, sondern stehen meist im Zusammenhang mit einer organischen Herzerkrankung.

Die häufigsten Formen der idiopathischen VT sind Tachykardien aus dem rechts- und linksventrikulären Ausflusstrakt (RVOT, LVOT), aus dem Aortensinus (AST) und die idiopathisch-linksventrikuläre Tachykardie (ILVT). Grundsätzlich kann eine VT aus jedem Bereich der Herzkammern entstehen.

Ausflusstrakttachykardien (RVOT-VT, LVOT-VT und AST)

Einleitung Die Ausflusstrakttachykardien sind im 12-Kanal-EKG durch einen Linksschenkelblock und eine inferiore QRS-Achse charakterisiert. Die RVOT-VT haben zwei klinische Erscheinungsformen, zum einem die repetitiven monomorphen VT und zum anderen die belastungsinduzierten anhaltenden monomorphen VT. Die Tachykardie aus dem LV-OT ist charakterisiert durch eine inferiore Achse und Rechtsschenkelblock.

Ätiologie und Pathogenese Der Mechanismus der RVOT-VT ist eine durch cAMP-vermittelte getriggerte Aktivität.

Klinik und Diagnostik Zunächst ist eine arrhythmogene rechtsventrikuläre Kardiomyopathie (ARVC; mit oder ohne LV-Beteiligung) auszuschließen (TTE, RV-Angiographie, MRT, ggf. Biopsie), da diese Grunderkrankung mit einer deutlich schlechteren Prognose einhergeht.

Therapie Die Akuttherapie erfolgt mit Klasse-Ic-Antiarrhythmika (Flecainid 1 mg/kg KG i.v. oder Propafenon 1,5 mg/kg KG i.v.). Die Therapie der Wahl zur Rezidivprophylaxe ist die Katheterablation, meistens endokardial im rechtsventrikulären Ausflusstrakt (RVOT) oder selten im Aortensinus oberhalb der Semilunarklappen (AST) bzw. endokardial im linksventrikulären Ausflusstrakt. Mittel der 2. Wahl sind die Klasse-Ic-Antiarrhythmika.

Bei Patienten mit nachgewiesener ARVC, weiterhin auslösbarer Tachykardie trotz Katheterablation und/oder medikamentöser Therapie sollte ein ICD implantiert werden.

Prognose Die Prognose bei idiopathischen VT ist in der Regel gut, jedoch sind vereinzelt Fälle von plötzlichem Herztod beschrieben.

Idiopathisch-linksventrikuläre Tachykardien

Einleitung Die ILVT ist im 12-Kanal-EKG charakterisiert durch einen Rechtsschenkelblock mit überdrehtem Linkstyp. Typischerweise spricht die ILVT gut auf Verapamil an (verapamilsensitive VT).

Ätiologie und Pathogenese Diese VT tritt vorwiegend bei adoleszenten Männern auf. Sie entsteht im Bereich des linksposterioren Faszikels, weswegen der QRS-Komplex normalerweise nicht breiter als 140 ms ist.

Klinik und Diagnostik Symptome während der Tachykardie sind Palpitationen, Schwindel, Präsynkope und selten Synkope. Die ILVT kann unaufhörlich sein und damit zu einer Tachymyopathie führen, der plötzliche Herztod ist extrem selten.

Therapie Die Akuttherapie erfolgt mit Verapamil i.v. (5–15 mg pro kg KG i.v.). Therapie der Wahl zur Rezidivprophylaxe ist die Katheterablation.

Prognose Die Prognose dieser Patienten ist in der Regel gut.

Ventrikuläre Tachykardien auf dem Boden einer strukturellen Herzkrankerkrankung – ischämisch/DCM

Einleitung Bei Patienten mit zugrunde liegender Herzkrankung ist der überwiegende Mechanismus eine kreisende Erregung um Narbenareale. Das Substrat besteht aus einer Zone langsamer Leitungen („channel" oder „kritischer Isthmus"), die von Narben oder anderen anatomischen Barrieren (z. B. AV-Klappenanulus) begrenzt werden.

Ätiologie und Pathogenese Die Hälfte der Patienten mit ventrikulären Tachykardien hat eine ischämische Herzkrankung. Der nächstgrößere Anteil hat entweder eine dilatative oder eine hypertrophe Kardiomyopathie. Bei den meisten Patienten findet sich eine reduzierte linksventrikuläre Funktion, überwiegend in Folge eines Myokardinfarktes.

Klinik und Diagnostik Die klinischen Symptome sind abhängig vom Ausmaß der linksventrikulären Funktionsstörung, von Frequenz und Dauer der Tachykardie und vom peripheren Gefäßsystem. Die Beschwerdesymptomatik kann daher variieren von asymptomatisch über wenig bis hin zum kardiogenen Schock oder Herzstillstand.

Die Diagnostik besteht aus nichtinvasiver und invasiver Abklärung der zugrunde liegenden Herzkrankung und meist in der Durchführung einer elektrophysiologischen Untersuchung. Diese elektrophysiologische Untersuchung dient einerseits zur Klärung der Diagnose (Differentialdiagnose: VT vs. SVT mit Abberation, antidrome AV-RT), andererseits zur Therapieentschädigung und zur Abschätzung der Prognose.

Akuttherapie Bei Patienten mit hämodynamischer Beeinträchtigung und/oder kardiogenem Schock besteht die Akuttherapie in der Regel aus einer Elektrokardioversion. Bei stabilen Patienten kann eine Überstimulation oder eine intravenöse Applikation eines Antiarrhythmikums erfolgen. Mittel der Wahl sind Ajmalin (1 mg/kg KG), oder Amiodaron (5 mg/kg KG). Bei Patienten mit kurzfristig rezidivierenden Tachykardien sollte nach der Bolusinjektion von Amiodaron eine Infusion mit 1 g Amiodaron/24 h erfolgen. Begleitend sollten kausale Faktoren wie Ischämie, Hypokaliämie usw. ausgeglichen werden.

Langzeittherapie Bei hämodynamisch instabiler Kammertachykardie besteht die Therapie aus der Implantation eines automatischen Defibrillators (ICD) mit oder ohne begleitende antiarrhythmische Therapie. Im Einzelfall kann bei diesen Patienten sowie bei solchen mit stabiler ventrikulärer Tachykardie eine medikamentöse Langzeittherapie durchgeführt werden (Mittel der Wahl ist Amiodaron). Bei Kontraindikation oder Auftreten von Nebenwirkungen kann eine Therapie mit Sotalol erfolgen, im begründeten Einzelfall mit Klasse-I-Antiarrhythmika.

Prognose Die Gesamtsterblichkeit liegt selbst bei optimaler Therapie nach 2 Jahren bei ca. 20%. Die Prognose ist bei Patienten mit in der EPU nicht auslösbaren Tachykardien günstiger als bei Patienten mit in der EPU auslösbaren Tachykardien.

13.1.7 Plötzlicher Herztod

Einleitung Der plötzliche Herztod ist definiert als ein natürlicher Tod aus kardialer Ursache, der mit einem Bewusstseinsverlust innerhalb einer Stunde nach Einsetzen einer Akutsymptomatik einhergeht. Eine zugrunde liegende Herzkrankung kann zuvor bekannt sein, aber sowohl Zeit und Art des Todes sind unerwartet.

Ätiologie und Pathogenese In Deutschland versterben ca. 100.000 Menschen jährlich plötzlich. Dies entspricht mehr als 50% aller kardiovaskulären Todesursachen. Art und Häufigkeit einer zugrunde liegenden Herzkrankung entsprechen der bei Patienten mit anhaltenden Kammertachykardien. Der Anteil von Patienten ohne zugrunde liegende Herzkrankung und ohne bisher identifizierten Gendefekt liegt bei ca. 3–10%.

Klinik und Diagnostik Die Diagnostik besteht aus der nichtinvasiven und invasiven Abklärung der zugrunde liegenden Herzkrankung sowie aus dem Ausschluss eines arrhythmogenen Gendefekts.

Akuttherapie Zunächst Einleitung der kardiopulmonalen Reanimation mit frühzeitiger Defibrillation. Bleibt die Defibrillaton mit biphasischen Schocks bei maximaler Energie erfolglos, sollten ein Bolus Amiodaron intravenös verabreicht und die Defibrillation wiederholt werden. Nach Erreichen der Klinik sollte eine korrigierbare Ursache (z. B. Ischämie) durch interventionelle Maßnahmen behoben werden.

Langzeittherapie Die Rezidivprophylaxe besteht grundsätzlich durch die Implantation eines ICD, in Ausnahmefällen kann die Amiodarontherapie oral fortgesetzt werden.

Prognose Die Gesamtsterblichkeit liegt, wie bei Patienten mit instabiler Kammertachykardie, bei etwa 20% innerhalb von 2 Jahren.

13.1.8 Genetisch verursachte Arrhythmien

Einleitung
Der Nachweis eines Gendefekts bei Arrhythmien ist bisher selten geführt.

Long-QT-Syndrom

Ätiologie und Pathogenese Zum jetzigen Zeitpunkt sind fünf verschiedene Gendefekte des Long-QT-Syndroms bekannt, die meistens den Kaliumkanal betreffen und nur in einem Fall den Natriumkanal (Typ 3). Sie können autosomal-dominant (Romano-Ward-Syndrom) oder autosomal-rezessiv (Jerwell-Lange-Nielsen-Syndrom) vererbt werden. Die letztere Form geht mit Taubheit einher. Die erworbenen Formen werden meistens verursacht durch die Kombination von Hypokaliämie mit frequenzverlangsamenden und repolarisationsverlängernden Medikamenten, z. B. wie Chinidin, Sotalol und anderen.

Klinik und Diagnostik Charakteristisches Merkmal im Oberflächen-EKG ist die frequenzkorrigierte Verlängerung der QT-Zeit auf >450 ms und/oder typische Veränderungen der ST-Strecke mit oder ohne abnorme U-Welle. Die typische Rhythmusstörung ist die so genannte Torsades-des-pointes-Tachykardie, d. h. eine Kammertachykardie mit stetig wechselnder QRS-Achse. Rezidivierend auftretende Synkopen und Präsynkopen (die gerade im Kindesalter häufig als Epilepsieanfälle verkannt werden) treten als Folge der häufig selbstlimitierenden Torsaden auf. Selten können sie jedoch auch anhaltend sein, zu Kammerflimmern und damit zum plötzlichen Herztod führen.

Therapie Mittel der Wahl ist bei Nachweis eines Kaliumkanaldefektes die Gabe eines Betablockers; bei Nachweis eines Natriumkanaldefektes Verabreichung eines Natriumkanalantagonisten (Mexiletin 600–720 mg/Tag; Flecainid 100–200 mg/Tag). Im Zweifelsfall sollte zudem ein ICD implantiert werden. Bei erworbenem Long-QT-Syndrom sollte die Hypokaliämie ausgeglichen und die QT-Zeit-verlängernde Medikation sofort abgesetzt werden. Zusätzlich kann zur Stabilisierung Magnesium hochdosiert intravenös verabreicht und/oder Katecholamine bzw. eine temporäre Vorhof- bzw. Kammerstimulation durchgeführt werden.

Prognose Beim angeborenen Long-QT-Syndrom und bei Torsades-des-points-Tachykardien ist die Prognose bei der alleinigen Betablockertherapie schlechter als häufig bisher berichtet wurde, sodass in Zukunft grundsätzlich eine zusätzliche ICD-Implantation nicht auszuschließen ist.

Evidenz der Therapieempfehlungen

Herzrhythmusstörungen	Akute Therapie	Langzeittherapie
AES	Keine: II-b/B i.v. Klasse IC: II-b/B i.v. Amiodaron: II-b/B	Keine: II-b/B β-Blocker: II-b/B Sotalol: II-b/B Klasse IC: II-b/B
AT	Überstimulation: II-a/B Klasse IC: II-a/B Amiodaron: II-a/B	Katheterablation: II-a/A β-Blocker: II-b/B Sotalol: II-b/B Klasse IC: II-b/B
Vorhofflattern	Überstimulation/Kardioversion: II-a/B Digitalis/Verapamil: I-b/A Klasse IC: II-a/B Amiodaron: II-a/B	Katheterablation: II-a/A Digitalis/Verapamil: I-b/A Sotalol: II-b/B Klasse IC: II-b/B Amiodaron: II-b/B Antikoagulation: I-b/A
Vorhofflimmern	Kardioversion: II-a/A Digitalis/Verapamil: II-b/B Klasse IC: I-b/A Amiodaron: II-a/B	Digitalis/Verapamil: I-b/A AV-Knoten/Ablation/Modulation I-b/A Sotalol: II-b/B Klasse IC: I-b/A Amiodaron: II-b/B Primäre Katheterablation: II-a/B
AVRT	Orthodrom: Adenosin i.v.: I-b/B Verapamil iv: I-b/A Antidrom: Ajmalin iv: II-b/B Vorhofflimmern: Kardioversion: II-b/B Ajmalin i.v.: II-b/B Klasse IC: II-b/B	Katheterablation: II-a/A Sotalol: II-b/B
AVNRT	Adenosin iv: I-b/A Verapamil: I-b/A	
VES/ nichtanhaltende VT	Keine: II-a/B β-Blocker: II-b/B Klasse IC: II-a/A Klasse III: II-a/A	Katheterablation: II-a/B Klasse IC: II-a/A Klasse III: II-a/A ICD(bei / Auslösbarer VT+EF<35%): I-b/A
Idiopathische VT aus dem Ausflusstrakt	Klasse IC: II-a/A	Katheterablation: II-a/A
ILVT	Verapamil: II-a/A	Katheterablation: II-a/A
Ischämische VT	Kardioversion: II-a/A Ajmalin: I-b/A	ICD (wenn VT instabil): I-a/A Klasse III: II-b/B

Brugada-Syndrom

Ätiologie und Pathogenese Es handelt sich um eine sehr seltene Erkrankung. Ursache ist ein Defekt des Natriumkanals, der sich in enger Nachbarschaft zum Gendefekt bei Long-QT-III befindet.

Klinik und Diagnostik Im Oberflächen-EKG finden sich ein inkompletter Rechtsschenkelblock und eine ST-Elevation in den Ableitungen V1 bis V3. Bei Verdacht auf Brugada-Syndrom ohne die typischen EKG-Manifestationen können diese durch die fraktionierte Gabe eines Natriumantagonisten (Ajmalin) provoziert werden. Dieser Ajmalintest sollte jedoch immer nur unter intensivmedizinischen Bedingungen durchgeführt werden. Die Erstmanifestation des Syndroms ist häufig der überlebte Herzstillstand. Auf Grund der familiären Häufung sollte dieser jeweils Anlass zu einem Screening der Familie des Patienten sein, um bisher asymptomatische, aber möglicherweise gefährdete Patienten frühzeitig zu erkennen. Die Gefährdung des asymptomatischen Patienten hinsichtlich eines Herzstillstandes wird durch die Auslösung anhaltender Kammertachykardien nachgewiesen.

Therapie Sowohl beim symptomatischen als auch bei asymptomatischen Patienten mit auslösbarer Kammertachykardie sollte ein ICD implantiert werden. Die anderen Patienten sollten regelmäßig nachbeobachtet werden.

13.2 Herzinsuffizienz
Hans-Peter Hermann und Gerd Hasenfuss

13.2.1 Einleitung

Herzinsuffizienz bezeichnet ein komplexes klinisches Syndrom, das durch Störungen der linksventrikulären Funktion und der neuroendokrinen Regulation gekennzeichnet ist und von Symptomen wie verminderte Belastbarkeit, Flüssigkeitsretention und eingeschränkter Lebenserwartung begleitet wird. Pathophysiologisch kann Herzinsuffizienz als Zustand gestörter Herzfunktion aufgefasst werden, der dazu führt, dass das Herz nicht in der Lage ist, ein für den Bedarf des Organismus ausreichendes Herzminutenvolumen zu fördern und/oder dies nur unter abnormal erhöhten Füllungsdrücken leisten kann.

Klinisch sind diverse Einteilungen der Herzinsuffizienz üblich: Nach der Dynamik der Symptomentwicklung wird zwischen akuter und chronischer Herzinsuffizienz unterschieden, nach den vorwiegend erkrankten Herzabschnitten zwischen Linksherz- und Rechtsherzinsuffizienz und entsprechend der primär zugrunde liegenden Funktionsstörung wird eine systolische von einer diastolischen Herzinsuffizienz unterschieden. In Abhängigkeit von der klinisch führenden Symptomatik der Herzinsuffizienz unterscheidet man ein Rückwärtsversagen mit im Vordergrund stehender Stauungssymptomatik (pulmonal oder peripher), erhaltenem Blutdruck und erhaltener Organperfusion von einem Vorwärtsversagen mit führender Hypotonie und Organminderperfusion bis zur Schocksymptomatik, hier kann die Stauungssymptomatik im Hintergrund stehen.

Die Prävalenz der Herzinsuffizienz beträgt in westlichen Industrienationen zwischen 0,4 und 2%, sie steigt altersabhängig auf 3–13% bei Patienten über 65 Jahren. Nach Diagnosestellung der Herzinsuffizienz beträgt die Einjahresmortalität im Stadium NYHA II und III unter ACE-Hemmer-Medikation zwischen 9 und 12% (SOLVD und V-HeFT-II-Studie). Im Stadium der schweren Herzinsuffizienz (NYHA-Klasse IV) hingegen liegt die Einjahresmortalität auf der Transplantationswarteliste bei 26%, sie beträgt bei optimaler Therapie eines selektierten Krankenguts unter kontrollierten Studienbedingungen 11% (COPERNICUS-Studie).

13.2.2 Ätiologie

Wird die Herzinsuffizienz durch eine primäre myokardiale Kontraktionsstörung ausgelöst, so ist der Begriff der Myokardinsuffizienz zutreffend. Die häufigste Ursache der akuten Herzinsuffizienz ist die Myokardischämie bei Koronarinsuffizienz oder der akute Myokardinfarkt mit Ausfall von kontraktilem Gewebe, weiterhin ist hier die akute Dekompensation bei dilatativer Kardiomyopathie (DCM) zu nennen. Herzinsuffizienz kann aber auch bei primär normaler myokardialer Kontraktilität entstehen, wenn eine akute außergewöhnliche hämodynamische Belastung eintritt, z. B. bei einer akuten Herzklappeninsuffizienz nach Endokarditis/Infarkt oder bei einer hypertensiven Krise mit peripherer Widerstandserhöhung. Häufige Ursachen einer chronischen Herzinsuffizienz beinhalten wiederum die koronare Herzkrankheit, insbesondere in Form der sog. ischämischen Kardiomyopathie als Folgezustand nach Myokardinfarkten, und die dilatative Kardiomyopathie. Weiterhin können chronische Herzklappenfehler und mechanische Hindernisse der diastolischen Füllung das klinische Bild der Herzinsuffizienz auslösen. Eine Zusammenstellung der häufigen Ursachen der Herzinsuffizienz liefert Tabelle 13.2-1.

Bei neu aufgetretener oder verschlechterter Herzinsuffizienzsymptomatik kommt neben der Klärung der zugrunde liegenden Herzerkrankung, d. h. der ätiologischen Klärung, dem Erkennen von begünstigenden Begleitumständen und auslösenden Komorbiditäten entscheidende Bedeutung zu. Diese beinhalten insbesondere neu aufgetretene Herzrhythmusstörungen wie beispielsweise Vorhofflimmern mit absoluter Arrhythmie, systemische Infektionen, Anämie, akute Blutdruckentgleisungen, Hyperthyreose, Lungenembolien sowie außergewöhnliche physische Belastungen, mangelnde Compliance der Patienten und Nahrungsexzesse mit erhöhter Natrium- und Flüssigkeitszufuhr oder Alkoholgenuss. Eine chronisch stabile, kompensierte Herzinsuffizienz kann durch die oben genannten Faktoren

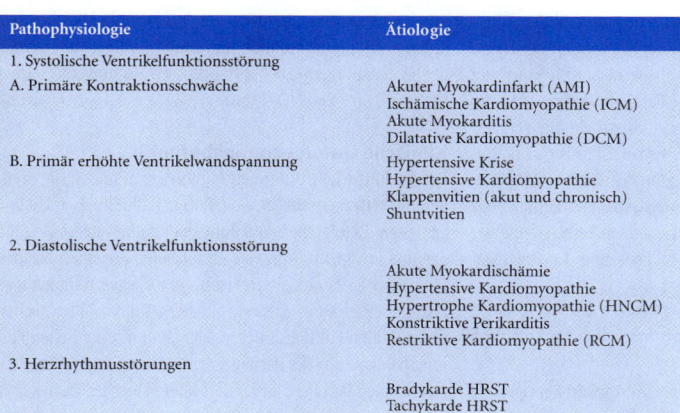

Tabelle 13.2-1. Ursachen der Herzinsuffizienz

Pathophysiologie	Ätiologie
1. Systolische Ventrikelfunktionsstörung	
A. Primäre Kontraktionsschwäche	Akuter Myokardinfarkt (AMI)
	Ischämische Kardiomyopathie (ICM)
	Akute Myokarditis
	Dilatative Kardiomyopathie (DCM)
B. Primär erhöhte Ventrikelwandspannung	Hypertensive Krise
	Hypertensive Kardiomyopathie
	Klappenvitien (akut und chronisch)
	Shuntvitien
2. Diastolische Ventrikelfunktionsstörung	
	Akute Myokardischämie
	Hypertensive Kardiomyopathie
	Hypertrophe Kardiomyopathie (HNCM)
	Konstriktive Perikarditis
	Restriktive Kardiomyopathie (RCM)
3. Herzrhythmusstörungen	
	Bradykarde HRST
	Tachykarde HRST

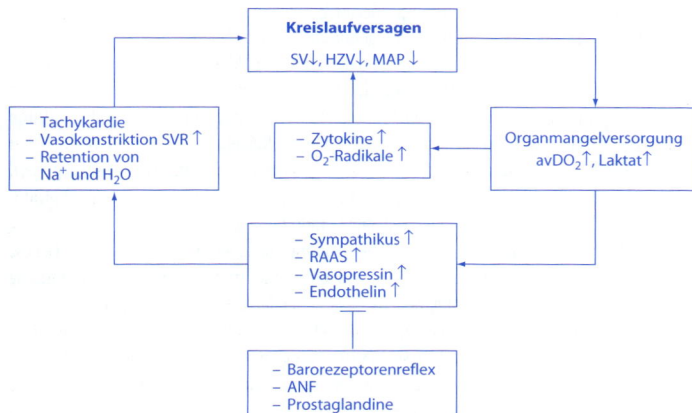

Abb. 13.2-1. Pathophysiologie der Herzinsuffizienz

ohne intrinsische Verschlechterung der myokardialen Kontraktilität in eine akute Dekompensation mit dem klinischen Bild der akuten Herzinsuffizienz münden.

13.2.3 Pathophysiologie

Um das benötigte Schlagvolumen nach einer initialen myokardialen Schädigung (z. B. Myokardinfarkt) aufrechtzuerhalten, kommt es kompensatorisch **akut** zur Sympathikusaktivierung und Herzfrequenzsteigerung (positive Kraft-Frequenz-Beziehung mit Zunahme der Kontraktionskraft bei Steigerung der Herzfrequenz, in der Summe Zunahme des Herzminutenvolumens), **mittelfristig** zur ventrikulären Dilatation (Frank-Starling-Mechanismus) und **langfristig** zu myokardialen Umbauprozessen („remodeling") mit Myozytenhypertrophie. Zur Kompensation der reduzierten Pumpleistung und als Folge der peripheren Minderperfusion entsteht systemisch, weitgehend unabhängig von der Ätiologie der Herzinsuffizienz, eine sog. neuroendokrine und Zytokinaktivierung mit konsekutiv im Vordergrund stehender peripherer Vasokonstriktion, Natrium- und Flüssigkeitsretention (Abb. 13.2-1). Teleologisch dient die neuroendokrine Aktivierung (Sympathikus, Renin-Angiotensin-Aldosteron-System, Vasopressin, Endothelin und andere vasoaktive Peptide) der Aufrechterhaltung eines adäquaten Perfusionsdrucks vitaler Organe und ist insbesondere bei akutem Blut- oder Volumenverlust für die Kreislaufregulation physiologisch sinnvoll. Bei der Herzinsuffizienz ist die neuroendokrine und Zytokinaktivierung aber sowohl mit dem Manifestationszeitpunkt als auch mit dem klinischen Erscheinungsbild und letztlich der Prognose eng verknüpft. So weisen neuere Untersuchungen darauf hin, dass die Bildung von Zytokinen und freien Sauerstoffradikalen insbesondere für die akute Dekompensation einer chronischen Herzinsuffizienz bedeutungsvoll ist. Die Relevanz von akutem Zelluntergang durch Apoptose, d. h. durch programmierten Zelltod, ist unklar. Entsprechend der pathophysiologischen Erkenntnisse besteht der Schwerpunkt der Therapie der chronischen Herzinsuffizienz heute nicht mehr einzig auf der symptomatischen Steigerung der Herzleistung und der Förderung von Salz- und Flüssigkeitsausscheidung, sondern zusätzlich auf der Hemmung der Kernmechanismen neuroendokriner und Zytokinaktivierung mit dem Ziel der Prognoseverbesserung. Unbestritten liegt bei der akuten Herzinsuffizienz der therapeutische Impetus auf der akuten Verbesserung der Hämodynamik mit dem Ziel einer Sicherung der Organperfusion und des nutritiven Blutflusses.

13.2.4 Klinik

Während bei akuter Herzinsuffizienz mit Vorwärtsversagen die plötzliche Abnahme des Herzminutenvolumens in der Regel zu Blutdruckabfall ohne Ödeme führt, ist der Blutdruck bei chronischer Herzinsuffizienz stabil, aber es sind häufig Ödeme vorhanden. Bei akutem Rückwärtsversagen kann der Blutdruck sogar erhöht sein. Leitsymptome der akuten oder akut exazerbierten Herzinsuffizienz sind Dyspnoe sowie Tachypnoe, in fortgeschrittenen Stadien Orthopnoe, Hypotonie und Tachykardie, der Patient ist häufig kaltschweißig, agitiert und verwirrt. Die **akute** Herzinsuffizienz kann klinisch in drei Kategorien eingeteilt werden: akutes kardiogenes Lungenödem, kardiogener Schock und akute Dekompensation einer chronischen Herzinsuffizienz. Bei der **chronischen** Herzinsuffizienz steht die Belastungs- oder Ruhedyspnoe im Vordergrund, die nach der New York Heart Association in Stadien der Herzinsuffizienz klassifiziert wird (Tabelle 13.2-2). Daneben finden sich hier häufig Ödeme der abhängigen Körperpartien sowie Halsvenen- und Leberstauung. Dyspnoe wird insbesondere bei Patienten mit erhöhten pulmonal-venösen und -kapillären Druckwerten beobachtet, die zu einem interstitiellen Lungenödem geführt haben. Es resultiert eine reduzierte Compliance der Lunge mit erhöhter Atemarbeit, die sich in Form von oberflächlichen Atemzügen mit Tachypnoe manifestiert. Paroxysmale nächtliche Dyspnoe wird durch Rückverteilung peripherer Ödeme und Erhöhung der pulmonalvenösen Drücke verursacht sowie durch Abfall des arteriellen Sauerstoffpartialdrucks bei einem vorbestehenden interstitiellen Lungenödem und reduzierter pulmonaler Compliance auf Grund der Depression des Atemzentrums während des Schlafs. Unspezifische Symptome wie Müdigkeit und Schwäche werden durch die reduzierte Perfusion der Skelettmuskulatur bedingt, Anorexie und Abdominalschmerzen sowie Völlegefühl werden der Leberstauung und der portal-venösen Stauung zugeschrieben.

Klinische Untersuchungsbefunde

Bei der klinischen Untersuchung werden zunächst die Vitalparameter Bewusstsein, Atmung, Puls und Blutdruck erfasst und gemessen. Es folgt die Beurteilung des Jugularvenenpulses und der Jugularvenenfüllung, sie erlaubt eine Aussage über den Füllungsdruck des venösen Systems. Im Fall einer Volumenüberlastung, einer Kontraktionsinsuffizienz mit erhöhten rechtsventrikulären Füllungsdrücken oder einer mechanischen Füllungsbehinderung des Herzens ist eine Halsvenenstauung leicht zu erkennen. Am Herz auskultiert man neben der Tachykardie oft einen protodiastolischen Galopp, d. h. einen linksventrikulären oder rechtsventrikulären dritten Herzton als Ausdruck der gestörten frühdiastolischen Kammerfüllung bei erhöhten Füllungsdrücken. Zusätzlich sind häufig begleitende pathologische Herzgeräusche bei ursächlichen Vitien oder bei sekundärer Mitral- oder Trikuspidalklappeninsuffizienz vorhanden. Bei der Auskultation der Lunge finden sich über den basalen Lungenabschnitten häufig zunächst Bronchospastik (Asthma cardiale), später feuchte Rasselgeräusche. Bei Patienten mit Lungenödem sind Rasselgeräusche ausgedehnt über großen Lungenarealen hörbar, sie sind häufig grobblasig, exspiratorische pfeifende Geräusche sind oft assoziiert.

Die Unterscheidung von einer primär pulmonalen Genese der Dyspnoe ist nicht immer trivial, hier sind anamnestische Angaben zu vorbestehenden kardialen oder pulmonalen Erkrankungen hilfreich. Ergänzend gewinnt hier die Bestimmung der Plasmakonzentrationen von natriuretischen Peptiden mittels Schnelltests differentialdiagnostische Bedeutung: Normale Konzentrationen von BNP („brain natriuretic peptide") machen eine Herzinsuffizienz als Ursache einer Dyspnoe unwahrscheinlich und verweisen auf andere, z. B. pulmonale Ursachen. Bei Herzinsuffizienz wird eine Ergussbildung im Pleuraraum häufig auf der rechten Seite durch Perkussion und Auskultation festgestellt, diese wird durch einen erhöhten pleural-kapillären Druck und Flüssigkeitstranssudation ausgelöst. Aszites kann ebenfalls durch Transsudation bei erhöhtem zentral-venösen Druck entstehen. Ödeme sind üblicherweise in den physikalisch abhängigen Körperpartien lokalisiert, beim bettlägerigen Patienten also in der Sakralregion. Die Urinproduktion ist bei manifester Herzinsuffizienz meist eingeschränkt, das spezifische Uringewicht ist erhöht, es ist oft eine Proteinurie nachweisbar und der Natriumgehalt im Urin ist erniedrigt.

13.2.5 Diagnostik

Für die kalkulierte Ersttherapie einer akuten Herzinsuffizienz zur Verbesserung der Hämodynamik und zur Stabilisierung des Patienten genügt die klinische Diagnose. Das Basisprogramm der appara-

Tabelle 13.2-2. Klinische Schweregrade der Herzinsuffizienz nach der New York Heart Association (NYHA)

Stadium	Klinik
I	Beschwerdefreiheit, normale körperliche Belastbarkeit
II	Beschwerden bei stärkerer körperlicher Belastung
III	Beschwerden bei leichter körperlicher Belastung
IV	Beschwerden in Ruhe

Tabelle 13.2-3. Diagnostik bei Herzinsuffizienz

Diagnostisches Verfahren	Fragestellung
Serumelektrolyte	Serum-Na^+ <125 mmol/l: Verdünnungshyponatriämie? (Ödeme, Hkt ⇓) Verlusthyponatriämie? (Keine Ödeme, Hkt ⇑)
Arterielle Blutgasanalyse (ABGA)	Azidose (metabolisch/respiratorisch?)
Arteriovenöse O_2-Differenz (avDO_2)	Low-output-/High-output-Failure?
Serumlaktat	Organhypoperfusion?
Kreatinin, Harnstoff	Prärenales Nierenversagen?
Urinnatrium/fraktionelle Na-Exkretion	Prärenales oder akutes renales Nierenversagen?
Lipidstatus	Hyperlipidämie?
TSH basal	Hyperthyreose?
Ruhe-EKG (12-Kanal)	Infarktnarben? Hypertrophie/Schädigungszeichen? Rhythmusstörungen?
Belastungs-EKG	Behandlungsbedürftige Ischämie?
Langzeit-EKG	Komplexe Rhythmusstörungen?
Echokardiographie (ggf. inkl. TEE)	Linksherzdilatation? LV-Hypertrophie? Segmentale Kontraktionsstörungen? Globale Kontraktionsstörung? Klappenvitium, Shuntvitium? Linksventrikuläre Auswurffraktion (LVEF)? Pulmonale Hypertonie? (akut/chronisch?) Diastolische Funktionsstörung? Konstriktion/Restriktion? Perikarderguss?
Röntgenthorax	Kardiomegalie? Stauungszeichen? (akut/chronisch?) Pleuraerguss? Pneumonie?
Kardio-MRT	Ischämie/Vitalitätsnachweis
Myokardszintigraphie	Ischämie-/Narbennachweis?
Positronenemissionstomographie	Vitalitätsnachweis?
Linksherzkatheter/Koronarangiographie	KHK oder KMP? Klappenvitium/Shuntvitium/Konstriktion? Revaskularisationsmöglichkeit?
Rechtsherzkatheter	Differentialdiagnose der akuten Kreislaufinsuffizienz Fixierte pulmonale Hypertonie?
Elektrophysiologische Untersuchung	Komplexe Arrhythmien auslösbar? Risikostratifizierung
Endomyokardbiopsie	akute Myokarditis? Riesenzellmyokarditis?

tiven Diagnostik umfasst Laboruntersuchungen, 12-Kanal-EKG und Echokardiographie sowie Röntgenthorax. Die erweiterte Diagnostik beinhaltet bei der akuten Herzinsuffizienz Rechtsherzeinschwemmkatheter, ggf. TEE und Linksherzkatheter mit Koronarangiographie, bei chronischer Herzinsuffizienz Belastungs-EKG, Langzeit-EKG, ggf. Thalliumszintigraphie und PET oder Kardio-MRT sowie ebenfalls Linksherzkatheteruntersuchung inkl. einer Koronarangiographie. In Einzelfällen ist die elektrophysiologische Untersuchung indiziert (Tabelle 13.2-3).

13.2.6 Therapie

Akute Herzinsuffizienz

Einleitung Bei der Behandlung der akuten Herzinsuffizienz hat die Identifizierung von potentiell reversiblen Ursachen absolute Priorität. Nur durch eine unverzügliche kausale Therapie kann die Prognose entscheidend verbessert werden: bei akutem Myokardinfarkt durch Reperfusionsstrategien, bei der Perikardtamponade durch unverzügliche Punktion, bei einer akuten Herzklappeninsuffizienz (z. B. Papillarmuskelabriss) durch Herzklappenchirurgie.

Eine konservative rationale Behandlung beruht auf charakteristischen Veränderungen des Arbeitsdiagramms des Herzens bei akuter Herzinsuffizienz, die in Abb. 13.2-2 dargestellt sind. Aus pragmatischen Gründen wird die Therapie in Anlehnung an die klinische Einteilung dargestellt sowie die Empfehlungen der Arbeitsgruppen der Europäischen Gesellschaft für Kardiologie sowie der American Heart Association berücksichtigt.

Akutes kardiogenes Lungenödem Siehe Abb. 13.2-3 und folgende Übersicht.

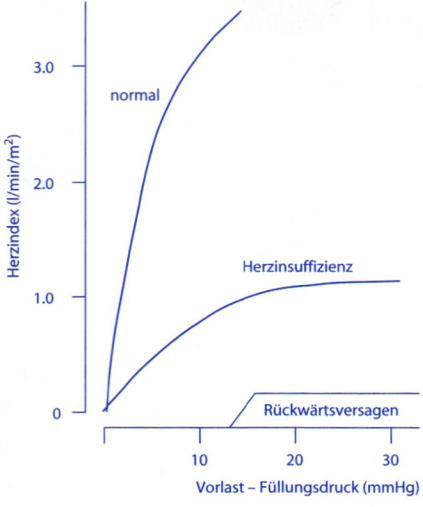
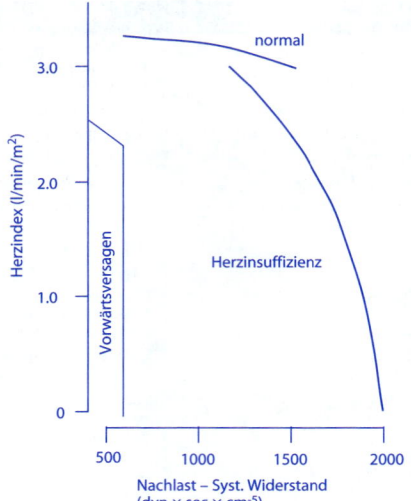

Abb. 13.2-2. Ventrikelfunktionskurven bei Herzinsuffizienz

Akuttherapie des kardiogenen Lungenödems
- Sauerstoffinsufflation (2–10 l O_2 über Nasensonde oder Nichtrückatmungsmaske)
- Nitroglyzerin 0,4–0,8 mg sublingual, ggf. alle 10 min je nach RR wiederholen, bei RR >100 mmHg systolisch auch Nitroglyzerin i.v. 0,5–3 mg/h
- Furosemid 0,5–1 mg/kg i.v. als Bolus, ggf. nach 30 min wiederholen
- Morphin 1–3 mg i.v. (Titrieren nach Wirkung)
- Bei respiratorischer Globalinsuffizienz und/oder Erschöpfung des Patienten sowie respiratorischer Azidose: Intubation und maschinelle Überdruckbeatmung (PEEP)
- Bei schwerer Mitral- oder Aortenklappeninsuffizienz, ausgeprägter arterieller Hypertonie oder erhöhtem peripherem Widerstand (>1200 dyn × s × cm^{-5}, Pulmonaliskatheter) Natrium-Nitroprussid (initial 0,1 µg/kg/min i.v., arterielles Blutdruck-Monitoring obligat, Steigerung nach Klinik und RR_{sys}, max. 10 µg/kg/min)
- Bei Hypotonie mit RR_{sys} zwischen 70 und 100 mmHg Dobutamin (2–20 µg/kg/min i.v.). Bei RR_{sys} zwischen 70 und 100 mmHg und beginnender Schocksymptomatik Dopamin (5–20 µg/kg/min i.v.)
- Bei schwerer Hypotonie mit RR_{sys} ≤70 mmHg und progressiven Schocksymptomen zusätzlich Noradrenalin (0,05–0,3 µg/kg/min i.v.)
- Bei Myokardinfarkt (AMI) oder akutem Koronarsyndrom (ACS) notfallmäßige Koronarangiographie, ggf. inkl. PTCA oder ACVB-Operation
- Alternativ Fibrinolyseindikation prüfen
- Bei therapierefraktärem Lungenödem intraaortale Ballongegenpulsation (IABP)
- Bei begleitender bzw. präexistenter Niereninsuffizienz forcierter Flüssigkeitsentzug mittels Hämofiltration

Evidenzbasierte Therapiemaßnahmen An erster Stelle der symptomatischen Therapie steht die supportive Sauerstoffinsufflation (2–10 l/min über Nasensonde/Nicht-Rückatem-Maske), um eine respiratorische Partialinsuffizienz mit Hypoxie zu kompensieren, die Oxygenierung sicherzustellen und um einer hypoxisch-pulmonalen Vasokonstriktion (Euler-Liljestrand-Reflex) mit Nachlasterhöhung des rechten Herzens entgegenzuwirken. Als nächste Maßnahme muss eine rasche Vorlastsenkung erfolgen. Dazu sind orale oder sublinguale Nitrate hervorragend geeignet (Nitroglyzerin 0,4–0,8 mg alle 10 min), diese dürfen aber nur bei einem systolischen Blutdruck >90 mmHg eingesetzt werden. In zweiter Linie sollte bei stabilem Blutdruck (RR >100 mmHg) und fehlenden Schockzeichen eine intravenöse Nitrattherapie eingeleitet werden (0,5–3 mg/h, Dosistitration nach Blutdruck). Anschließend werden rasch wirksame Schleifendiuretika verabreicht (Furosemid 0,5–1 mg/kg i.v., höhere Dosen bei erheblicher Stauung oder bei eingeschränkter Nierenfunktion), diese bewirken neben einem Flüssigkeitsentzug durch Diurese eine akute Vorlastsenkung durch venöses „pooling". Bei der Dosierung der Diuretika muss klinisch auf eine kritische Verminderung des intravasalen Flüssigkeitsstatus geachtet werden (relative Hypovolämie, Bestimmung des zentralen Venendrucks; falls möglich Rechtsherzkatheter zur Bestimmung des pulmonalkapillären Verschlussdrucks (PCWP) als Surrogat des linksventrikulären Füllungsdrucks).

Bei unzureichendem Ansprechen auf Diuretika sowie bei präexistenter Niereninsuffizienz ist neben der hämodynamisch aktiven Therapie ein forcierter Flüssigkeitsentzug mittels Hämofiltration notwendig und indiziert.

Weiterhin sollte eine Analgosedation des agitierten Patienten erfolgen, hier ist vorzugsweise eine intravenöse Morphingabe (1–3 mg) sinnvoll. Patienten, die auf die Nitrattherapie nicht unmittelbar rasch ansprechen und deren Lungenödem überwiegend auf eine schwere Mitral- oder Aortenklappeninsuffizienz

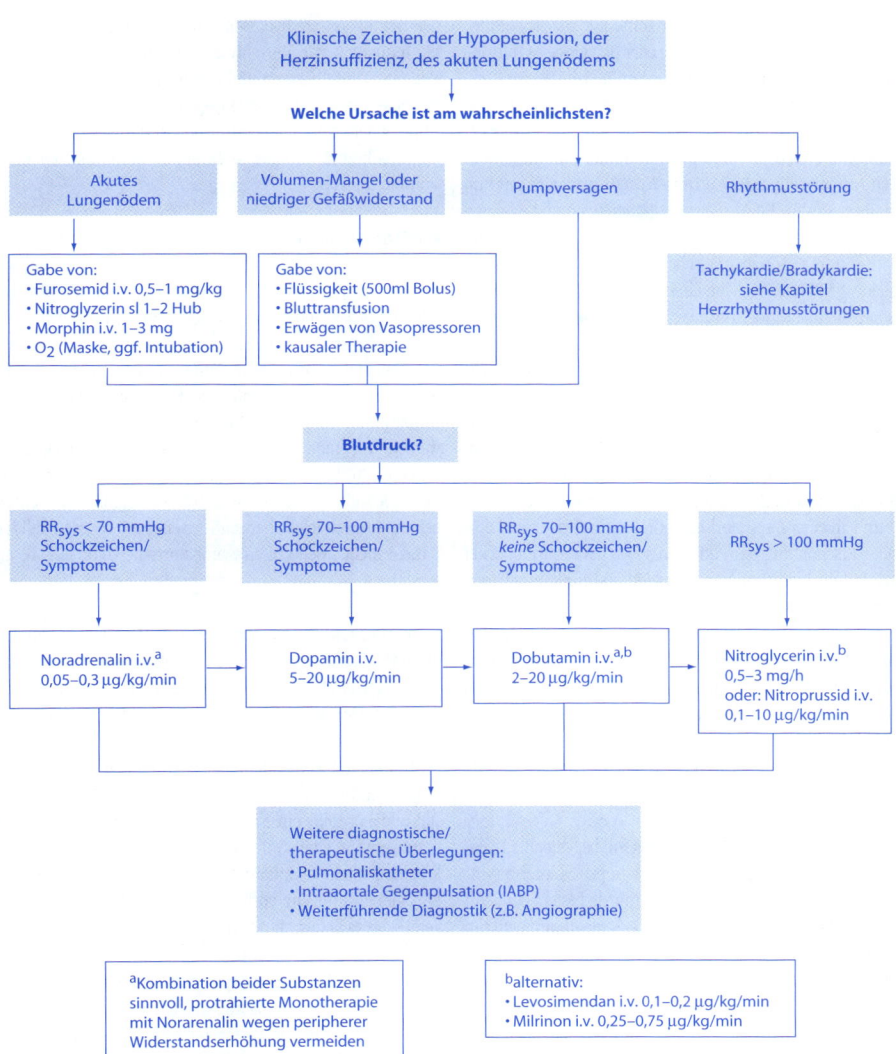

Abb. 13.2-3. Therapiealgorithmus bei akutem Lungenödem, Hypotonie oder kardiogenem Schock

oder eine ausgeprägte arterielle Hypertonie mit peripherer Widerstandserhöhung zurückzuführen ist, sollten mit Natrium-Nitroprussid behandelt werden. Hierzu ist eine kontinuierliche arterielle Blutdruckmessung obligat und die Bestimmung des peripheren Gefäßwiderstandes (SVR) mittels Rechtsherzeinschwemmkatheteruntersuchung wünschenswert. Ist der periphere Gefäßwiderstand erhöht (>1200 dyn $\times$ s $\times$ cm^{-5}) und der systolische Blutdruck >90 mmHg, wird mit Nitroprussid in einer Dosis von 0,1 µg/kg/min i.v. begonnen, bei Bedarf wird die Dosis schrittweise nach klinischer und hämodynamischer Reaktion erhöht (üblicherweise zwischen 0,2 und 10 µg/kg/min Dauerinfusionsdosis). Als untere Grenze für eine Dosissteigerung gilt gewöhnlich ein systolischer Blutdruck von 85–90 mmHg, es sollten PCWP-Werte zwischen 15 und 18 mmHg angestrebt werden. Die optimale Dosierung richtet sich nach dem Anstieg des Herzminutenvolumens und dem Verhalten der Füllungsdrücke, häufig ist nach akuter Vor- und Nachlastsenkung eine Volumensubstitution notwendig, um optimale Füllungsdrücke (ZVD um 12 mmHg, PCWP zwischen 15 und 18 mmHg) zu erhalten.

Die maximale Infusionsdauer sollte auf 24–48 Stunden beschränkt werden, da eine längere oder hochdosierte Infusion die Gefahr einer Zyanid- oder Thiocyanat-Toxizität birgt (Metabolismus). Um diese zuverlässig zu vermeiden, wird deshalb parallel eine Infusion von Natriumthiosulfat als „Scavenger" verabreicht. Neben der akuten Senkung der Füllungsdrücke durch Nitroglycerin oder Natrium-Nitroprussid wird seit kurzem über günstige Effekte der vasodilatierenden und natriuretischen Substanz Nesiritide berichtet. Nesiritide ist ein rekombinantes humanes natriuretisches Peptid („brain natriuretic peptide", BNP), das ähnliche Effekte wie eine Kombination von Nitroprussid und Nitroglycerin bezüglich arterieller und venöser Vasodilatation zeigt, jedoch einen rascheren Wirkungseintritt aufweist und eine ausgeprägtere Senkung der Füllungsdrücke bewirkt. Daneben werden Diurese und Natriurese gefördert; eine Tachyphylaxie wurde bisher nicht beobachtet. Vergleichende Studien mit Nitroglycerin und Dobutamin liegen vor. Die Substanz ist gegenwärtig auf dem europäischen Markt noch nicht verfügbar, mit einer Zulassung ist aber in Kürze zu rechnen.

Im Fall einer respiratorischen Globalinsuffizienz und drohender Erschöpfung des Patienten sowie bei respiratorischer Azidose ist die Indikation zur Intubation und zur kontrollierten Beatmung mit positiv-endexspiratorischem Druck (PEEP) gegeben. Beim kooperativen Patienten mit ausreichendem Atemantrieb und bei engmaschiger Überwachung kann auch eine nichtinvasive Beatmung mittels Atemmaske und positivem Atemwegdruck („continuous positive airway pressure" [CPAP] oder „biphasic positive airway pressure" [BIPAP]) erfolgreich sein und eine Intubation vermeiden. Beide Verfahren sind jedoch für den Patienten belastend und bei akutem Myokardinfarkt nicht indiziert.

Liegt ein kardiogenes Lungenödem mit begleitender Hypotonie vor, so ist die Gabe von positiv-inotropen Substanzen indiziert: bei RR_{sys} zwischen 100 und 70 mmHg besteht zunächst eine Indikation für das überwiegende β_1-Sympathomimetikum Dobutamin (2–20 µg/kg/min i.v.). Bei RR_{sys} zwischen 100 und 70 mmHg und beginnender Schocksymptomatik wird in erster Linie Dopamin (5–20 µg/kg/min i.v.) eingesetzt, das neben vorwiegend positiv-inotropen β-sympathomimetischen auch blutdruckstabilisierende α-mimetische und dopaminerge Wirkungen aufweist. Liegt der gemessene Blutdruck unter 70 mmHg und liegen progressive Schocksymptome vor, so sollte zusätzlich zu Dopamin oder Dobutamin das stark vasopressorisch wirksame Katecholamin Noradrenalin verabreicht werden (0,05 bis 0,3 µg/kg/min i.v.).

Ergibt die Basisdiagnostik Hinweise für einen akuten Myokardinfarkt (AMI) oder ein akutes Koronarsyndrom (ACS) als auslösende Ursache des Lungenödems, so ist nach initialer Kreislaufstabilisierung eine rasche kausale Therapie anzustreben, bei verfügbarem Katheterlabor mit interventioneller Ausrichtung sollte unverzüglich eine Koronarangiographie durchgeführt werden mit der Option einer Revaskularisation durch perkutane transluminale Koronarangioplastie (PTCA) oder aortokoronare Bypassoperation (ACVB). Alternativ muss die Indikation zur Fibrinolyse unverzüglich geprüft werden. Patienten mit therapierefraktärem Lungenödem profitieren von einer intraaortalen Ballongegenpulsation (IABP). Diese ist insbesondere bei Patienten mit notfallmäßiger Herzkatheterdiagnostik und erfolgter oder geplanter Revaskularisation sinnvoll.

Kardiogener Schock Bei kardiogenem Schock (s. Abb. 13.2-3), der nicht durch eine korrigierbare Ursache ausgelöst wird oder nicht adäquat und effektiv behandelt wird, beträgt die Mortalität ≥85%. Dies begründet ein besonders aggressives Vorgehen, um möglichst rasch behandelbare Ursachen zu identifizieren und entsprechend zu korrigieren. Patienten mit peripherer Minderperfusion, aber noch erhaltenem Blutdruck sollten als Prä-Schockpatienten betrachtet und in analoger Weise behandelt werden, um eine Progression zum manifesten Schock zu verhindern. Zu diagnostischen Zwecken und zur Steuerung der Therapie sollte bereits zu einem frühen Zeitpunkt der Schockbehandlung ein Rechtsherzkatheter eingesetzt werden, falls der Patient nicht rasch auf eine probatorische Volumengabe anspricht.

Evidenzbasierte Therapiemaßnahmen Bei Patienten mit kardiogenem Schock muss zunächst eine relative oder absolute Verminderung des linksventrikulären Füllungsdrucks als Ursache der Hypotonie ausgeschlossen werden: vorbestehende diuretische Therapie, akute Volumenverschiebungen, rechtsventrikulärer Myokardinfarkt, Perikardtamponade u. a. Die Halsvenenfüllung ist kein verlässlicher Indikator des linksventrikulären Füllungsstatus, daher sollte ein erhöhter Jugularvenendruck nicht notwendigerweise einen Volumenversuch verhindern (z. B. Perikardtamponade, RV-Infarkt). Falls klinisch keine Zeichen einer Linksherzinsuffizienz vorliegen (S3-Galopp, feuchte Rasselgeräusche, radiologische Stauungszeichen), sollte bei Hypotonie <70 mmHg und Zeichen des Schocks zunächst eine probatorische rasche Volumengabe als Bolus erfolgen (500 ml einer physiologischen NaCl-Lösung, nachfolgend 500 ml/h). Falls keine rasche klinische Besserung eintritt, müssen Katecholamine eingesetzt werden. Ein Perikarderguss sollte echokardiographisch rasch ausgeschlossen werden. Hierbei können auch die linksventrikuläre Pumpfunktion beurteilt werden sowie eine Rechtsherzbelastung oder ein rechtsventrikulärer Infarkt erkannt werden.

Bei schwerer Hypotonie (RR_{sys} <70 mmHg) oder Schock oder beidem in Gegenwart einer Volumenüberladung oder trotz adäquater Volumengabe wird in erster Linie Dopamin (5–20 µg/kg/min i.v.) eingesetzt, das neben vorwiegend positiv-inotropen β-sympathomimetischen auch blutdruckstabilisierende α-mimetische Wirkungen aufweist. Persistieren Hypotonie und/oder Schock trotz adäquater Therapie, muss die Implantation einer intraaortalen Gegenpulsation (IABP) erwogen werden, wenn eine potentiell korrigierbare Ursache zugrunde liegt oder der Patient einen potentiellen Kandidaten für eine Herztransplantation (HTx) darstellt. Nach Blutdruckstabilisierung kann alternativ Dopamin durch das β_1-selektive Dobutamin in niedriger bis mittlerer Dosierung (2–10 µg/kg/min) ersetzt werden, meist in Kombination mit niedrig dosiertem Noradrenalin. Bei ungenügendem klinischen Ansprechen auf die Katecholamintherapie mit unzureichender Steigerung des Herzminutenvolumens und weiter bestehenden erhöhten Füllungsdrücken ist eine Kombination der Katecholamine mit einem Phosphodiesteraseinhibitor (PDE-Inhibitor) sinnvoll und indiziert. PDE-Inhibitoren hemmen den Abbau von zyklischem AMP, dem intrazellulären „second messenger" der Katecholamine, und weisen damit synergistische Effekte auf, die unabhängig vom zellulären Betaadrenorezeptorstatus sind. Die Therapie kann z. B. mit Milrinon (0,25–0,75 µg/kg/min) eingeleitet werden, eine intravasale Hypovolämie mit Hypotonie darf bei der Therapieeinleitung mit PDE-Inhibitoren nicht vorliegen. PDE-Hemmer sollten wegen der möglichen Induktion tachykarder Herzrhythmusstörungen bei akutem Myokardinfarkt nur im Ausnahmefall eingesetzt werden.

Als Alternative zu selektiven PDE-Inhibitoren in Kombination mit Katecholaminen wird der Einsatz von sog. Kalziumsensitivierenden Substanzen betrachtet. Diese Substanzgruppe ist erst seit kurzem verfügbar und wissenschaftliches Datenmaterial zum Vergleich dieser Substanzen mit Katecholaminen liegt bislang lediglich für die Substanz Levosimendan vor. Levosimendan bewirkt im therapeutischen Dosisbereich eine Sensitivierung der kontraktilen Proteine für die aktivierenden Kalziumionen mit Steigerung von Herzminutenvolumen und Senkung der Füllungsdrücke, ohne den Energieverbrauch des Herzens signifikant zu steigern. Außerdem wurden keine proarrhythmischen Effekte beobachtet. In hohen Dosierungen kommen Effekte der PDE-Hemmung hinzu. Im Vergleich zu Dobutamin bewirkt Levosimendan eine ausgeprägte Senkung der Füllungsdrücke und eine Steigerung des Herzminutenvolumens, ein Wirkungsverlust der Dauerinfusion durch Tachyphylaxie wurde nicht beobachtet. Eine Kombination von Levosimendan und niedrigdosiertem Noradrenalin stellt daher eine mögliche Therapieoption beim refraktären kardiogenen Schock dar.

Ergibt die Basisdiagnostik Hinweise für einen akuten Myokardinfarkt (AMI) oder ein akutes Koronarsyndrom (ACS) als auslösende Ursache des Lungenödems, so ist nach initialer Kreislaufstabilisierung eine rasche kausale Therapie anzustreben, bei verfügbarem Katheterlabor mit interventioneller Ausrichtung sollte unverzüglich eine Koronarangiographie durchgeführt werden mit Option der Revaskularisation durch PTCA oder ACVB-Operation.

Allgemeine Praxis mit eingeschränkter Evidenz Als alternative pharmakologische positiv-inotrope Stimulation wird bei Versagen der Standardkatecholamine Dopamin, Dobutamin und Noradrenalin häufig Adrenalin i.v. (0,05–0,5 µg/kg/min) eingesetzt. Adrenalin stimuliert sowohl Beta- als auch Alpharezeptoren und weist daher positiv-inotrope wie auch vasokonstriktive Wirkungen auf. Als erhebliche Nebenwirkung zeigt Adrenalin eine ausgeprägte Arrhythmieinduktion, v. a. ventrikulärer Arrhythmien sowie häufig bei hochdosierter Therapie schwere Organischämien durch Mikrozirkulationsstörungen.

Bei akutem Myokardinfarkt und fehlender Möglichkeit zur invasiven/interventionellen Therapie und Revaskularisation kann eine thrombolytische Behandlung erwogen werden. Die Thrombolyse ist bei Patienten mit begleitender Schocksymptomatik deutlich weniger wirksam als bei Myokardinfarkt ohne Schock, daher ist bei dieser Hochrisikogruppe unbedingt eine frühzeitige invasive Reperfusionsstrategie durch PTCA/ACVB-Operation anzustreben, ggf. muss der Patient hierzu in ein geeignetes Zentrum verlegt werden. Entstehende Transportzeiten/-verzögerungen werden durch den Vorteil der zuverlässigen Reperfusionsmaßnahme kompensiert; die PCI ist bei Transportzeiten bis zu 2 h beim akuten Myokardinfarkt der Thrombolysetherapie prognostisch überlegen.

Patienten, die auf oben genannte Maßnahmen nicht adäquat ansprechen und die potentielle Kandidaten für eine HTx darstellen oder bei denen potentiell korrigierbare Ursachen zugrunde liegen, sollten für den Einsatz von künstlichen Herzersatzsystemen („assist device") evaluiert werden. Gegebenenfalls sollte Kontakt mit einem erfahrenen kardiochirurgischen Zentrum aufgenommen werden.

Akute Dekompensation einer chronischen Herzinsuffizienz

Therapieprinzipien sind klinische und hämodynamische Stabilisierung, Aufdeckung begünstigender Ursachen und Komorbiditäten sowie Optimierung der Langzeittherapie. Das klinische Bild wird von den Folgen der Volumenüberladung, der erhöhten Füllungsdrücke sowie des reduzierten Herzminutenvolumens bestimmt.

Evidenzbasierte Therapiemaßnahmen Prinzipiell gelten analog die beim akuten kardiogenen Lungenödem beschriebenen Maßnahmen. Mildere Formen der Dekompensation können häufig durch zusätzliche intensivierte oder intravenöse diuretische Therapie sowie durch Optimierung oder Wiederaufnahme der Dauertherapie behandelt werden, dies kann auch auf einer ambulanten Basis erfolgen. Bei schweren Formen wird häufig eine positiv-inotrope Stimulation mit Katecholaminen unter stationären Bedingungen notwendig. Patienten mit rezidivierender Dekompensation durch eine fortgeschrittene kardiale Grunderkrankung, die potentielle Kandidaten für eine kurative Therapie sind (ACVB-Operation, Klappenchirurgie oder HTx), zeigen häufig nach längerer Therapiedauer eine Katecholaminrefraktärität, die auf einer veränderten Signaltransduktion u. a. durch β-Rezeptor-Downregulation, auf verminderten Rezeptorendichte und veränderten Kopplungsproteinen beruht. In diesem Fall profitieren sie oft von einer Kombinationstherapie mit PDE-Inhibitoren im Sinne einer Überbrückung („bridging") bis zu einer definitiven Therapie. Die Dauer der PDE-Inhibitor-Therapie sollte in der Regel wegen zu-

Tabelle 13.2-4. Mögliche kausale Therapieansätze bei chronischer Herzinsuffizienz

Ätiologie	Kausale Therapie
KHK mit chronischer Myokardischämie und Pumpfunktionsstörung („hibernating myocardium")	Revaskularisation: Bypassoperation vs. PTCA
Herzklappenfehler	Operation, Valvuloplastie
Konstriktive Perikarditis	Perikardektomie
Tachykarde HRST	Katheterablation, Antiarrhythmika, ICD
Bradykarde HRST	Schrittmacherimplantation

nehmender Gefahr von bedrohlichen ventrikulären Rhythmusstörungen auf 4–5 Tage begrenzt werden.

Als Alternative zu selektiven PDE-Inhibitoren in Kombination mit Katecholaminen wird der Einsatz von Calcium-sensitivierenden Substanzen betrachtet (Levosimendan, siehe Abschn. kardiogener Schock). Bei Patienten, die auf die Therapie nicht adäquat ansprechen, muss der Einsatz von künstlichen Herzersatzsystemen („assisted device") diskutiert und ggf. Kontakt mit einem erfahrenen kardiochirurgischen Zentrum aufgenommen werden (siehe Abschn. kardiogener Schock).

Chronische Herzinsuffizienz

Während bei der akuten Herzinsuffizienz der therapeutische Schwerpunkt auf der akuten klinischen und hämodynamischen Stabilisierung und der Beseitigung von auslösenden Ursachen liegt, stehen im Vordergrund der Behandlung der chronischetablierten Herzinsuffizienz insbesondere die Ziele Symptomlinderung, Prävention von Manifestation und Progression und damit eine Verbesserung der Prognose der Erkrankung. Eine Behandlungsindikation besteht nach Ergebnissen von großen Mortalitätsstudien für jede symptomatische Herzinsuffizienz (NYHA-Stadien II–IV), aber auch für die asymptomatische linksventrikuläre Dysfunktion mit einer LVEF <45% (NYHA-Stadium I). Neben nichtmedikamentösen Therapieprinzipien (s. unten) liegt ein Schwerpunkt auf der entlastenden Pharmakotherapie der Herzinsuffizienz, die der pathologischen neuroendokrinen Aktivierung durch spezifische Inhibitoren entgegenwirkt und damit den Circulus vitiosus der Herzinsuffizienz durchbrechen kann (s. Abb. 13.2-1). Bei jedem Patienten mit Herzinsuffizienz sollte zunächst die Frage geprüft werden, ob kausale/kurative Therapieansätze (operativ, interventionell, medikamentös) zur Verfügung stehen; diese sollten dann entsprechend ausgeschöpft werden (Tabelle 13.2-4). Dies gilt vor allem für Patienten mit fortgeschrittener koronarer Herzkrankheit und deutlich eingeschränkter systolischer Pumpfunktion sowie bei Nachweis ischämischen, vitalen Myokards und bypassfähigen Koronararterien. Hier ist im Vergleich zur medikamentösen Therapie eine deutliche Prognoseverbesserung durch eine aortokoronare Bypassoperation nachgewiesen.

Evidenzbasierte Therapiemaßnahmen

Übersicht Die medikamentöse Behandlung der Herzinsuffizienz wird stadienadaptiert anhand eines Stufentherapieschemas durchgeführt (Abb. 13.2-4): Die Basistherapie jeder linksventrikulären Funktionsstörung (NYHA I–IV) besteht aus der Gabe eines Angiotensin-converting-enzyme-Hemmers. Ab dem Stadium NYHA II ist die Gabe eines Betarezeptorenblockers zusätzlich zum ACE-Hemmer indiziert. Neuere Daten für Patienten mit schwerer Herzinsuffizienz (NYHA IV) bestätigen auch hier die günstigen Effekte auf die Mortalitätssenkung, die für die Stadien NYHA II und III beschrieben ist. Bei symptomatischer Herzinsuffizienz mit Stauungszeichen (ab Stadium NYHA II) ist die zusätzliche Gabe eines Diuretikums indiziert, das synergistische Effekte mit dem ACE-Hemmer aufweist. Ein Diuretikum kann aber auch bereits im Stadium I bei der Behandlung der arteriellen Hypertonie als Form der Kombinationstherapie indiziert sein. Ab dem Stadium NYHA III ist die zusätzliche Gabe eines Digitalispräparates sinnvoll, im Stadium NYHA II nur bei persistierenden Symptomen trotz ACE-Hemmer und Diuretikum, im Stadium NYHA I jedoch nur zur Frequenzkontrolle bei Vorliegen einer Tachyarrhythmia absoluta. Falls Kontraindikationen oder Unverträglichkeiten gegen ACE-Hemmer bestehen (Husten, angioneurotisches Ödem u. a.), können alternativ Angiotensin-II-AT$_1$-Rezeptorantagonisten oder die Kombina-tion Hydralazin/Isosorbiddinitrat eingesetzt werden. Im Stadium NYHA III und IV ist außerdem die Gabe von Spironolacton in niedriger Dosierung indiziert, das eine additive Wirkung bezüglich der Mortalitätssenkung besitzt.

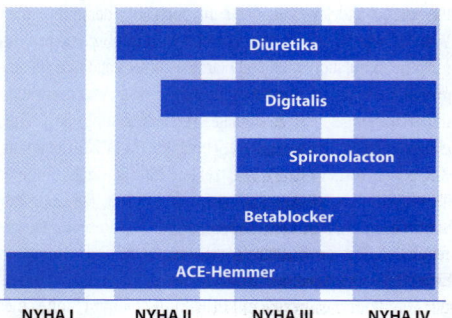

Abb. 13.2-4. Medikamentöse Stufentherapie bei chronischer Herzinsuffizienz

13.2 Herzinsuffizienz

Tabelle 13.2-5. Empfohlene ACE-Hemmer-Dosierung anhand der Mortalitätsstudien

Substanz	Erstdosis [mg/Tag]	Ziel-/Maximaldosis [mg/Tag]	Studie
Captopril	3-mal 6,25	3-mal 50	SAVE
Enalapril	2-mal 2,5	2-mal 10	SOLVD, CONSENSUS
Ramipril	2-mal 1,25	2-mal 5	AIREX
Trandolapril	1-mal 1	1-mal 4	TRACE
Lisinopril	1-mal 2,5	5–35	ATLAS

ACE-Hemmer Die Aktivität des Renin-Angiotensin-Aldosteron-Systems ist eng mit der Progression und der Symptomatik herzinsuffizienter Patienten verknüpft. Viele große Interventionsstudien konnten bei der symptomatischen Herzinsuffizienz in allen Stadien eine Verbesserung der Belastbarkeit, eine Linderung der Symptomatik und Senkung der Hospitalisierungshäufigkeit sowie der Letalität zeigen. Für Patienten mit asymptomatischer linksventrikulärer Funktionsstörung (LVEF <35%) konnte daneben eine Verzögerung der Progression zur symptomatischen Herzinsuffizienz und eine Senkung der Hospitalisationshäufigkeit gezeigt werden. Diese günstigen Wirkungen konnten für unterschiedliche Ätiologien der Herzinsuffizienz (dilatative Kardiomyopathie, Hemmung von „remodeling" nach Myokardinfarkt u. a.) nachgewiesen werden. Die für eine Prognoseverbesserung benötigten Dosierungen leiten sich aus den Mortalitätsstudien ab. Im Vergleich mit einer niedrigdosierten ACE-Hemmer-Therapie fanden sich bei Patienten mit hochdosierter Behandlung eine niedrigere kardiovaskuläre Letalität sowie eine geringere Hospitalisierungsfrequenz (Tabelle 13.2-5).

Die ACE-Hemmer-Erstdosis sollte wegen möglicher symptomatischer Hypotonie (v. a. bei Diuretika-vorbehandelten Patienten) niedrig gewählt werden und der Patient anschließend für 2–4 h überwacht werden. Die Titration zur maximal verträglichen Dosis erfolgt üblicherweise über einen Zeitraum von 4–6 Wochen. Ein Anstieg des Serumkreatinins während der Therapie um bis zu 30% ist tolerabel und darf nicht zum Therapieabbruch führen, engmaschige Kontrollen der Retentionswerte sind in diesem Fall indiziert. Bei einem progredienten Kreatininanstieg auf 3 mg/dl muss der ACE-Hemmer jedoch abgesetzt werden. In diesen Fällen kann alternativ die Kombination Hydralazin/ISDN als Vasodilatatoren eingesetzt werden.

Betarezeptorenblocker Eine neuere Entwicklung in der Therapie der chronischen Herzinsuffizienz beinhaltet die Einführung der Betablocker in die Kombinationstherapie symptomatischer Patienten. Betablocker wirken den deletären Folgen der neuro-endokrinen Sympathikusaktivierung entgegen und bewirken nach Ergebnissen großer Interventionsstudien in erster Linie eine signifikante Prognoseverbesserung bezüglich Letalität und Progression der Herzinsuffizienz sowie in zweiter Linie eine Verbesserung der linksventrikulären Funktion und Symptomatik. Weiterhin wird die Häufigkeit von notwendigen Hospitalisationen wegen Herzinsuffizienz und die Frequenz von plötzlichem Herztod deutlich gesenkt. Die Erfolge der Betablockerbehandlung sind keine kurzfristigen hämodynamischen Effekte, sondern resultieren aus einer langfristigen Beeinflussung und Protektion gegen die Sympathikusaktivierung. Betablocker sind im Stadium II–III(–IV) der Herzinsuffizienz additiv zu ACE-Hemmern indiziert, sie sind Bestandteil der Basistherapie der Herzinsuffizienz geworden. Gegenwärtig wird in Studien geprüft, ob die günstige Wirkung der Betablocker unabhängig von begleitenden α-blockierenden, vasodilatierenden Wirkungen oder unabhängig von $β_1$-Selektivität vorhanden ist. Im Stadium NYHA IV bestätigen neuere Daten die günstige Effekte einer Betablockade bezüglich der Mortalitätssenkung. Bei Patienten im Stadium NYHA I sind Betablocker derzeit nur als Hypertoniebehandlung oder als Sekundärprävention nach Myokardinfarkt indiziert.

Die Behandlung wird bei Patienten mit klinisch stabiler Herzinsuffizienz eingeleitet, die nicht einer intravenösen inotropen Behandlung bedürfen und keine gravierende Flüssigkeitsretention aufweisen. Die Initialdosis beträgt ca. 10% der späteren Zieldosis, wie sie aus den Letalitätsstudien abgeleitet wird (Tabelle 13.2-6). Die Dosis wird nach Symptomatik und engmaschiger klinischer Überwachung langsam alle 14 Tage gesteigert (üblicherweise verdoppelt), eine Verschlechterung des Befindens wird gelegentlich in den ersten Behandlungswochen bemerkt. In diesem Fall muss zunächst die Dosissteigerung ausgesetzt und die Ursache eruiert werden, nicht jedoch der Betablocker unreflektiert wieder abgesetzt werden. Besteht tatsächlich eine Verschlechterung der Herzinsuffizienzsymptomatik mit begleitender Lungenstauung, so muss zunächst die Diuretikadosis gesteigert werden. Liegt primär eine Hypotonie vor, so sollte zuerst der Volumenstatus überprüft werden und ggf. die Diuretikadosis reduziert werden. Bei Bradykardie muss die begleitende Digitalisdosis überprüft werden. Insgesamt sollte die Neueinstellung herzinsuffizienter Patienten auf Betarezeptorenblocker unter engmaschiger Kontrolle eines kardiologisch erfahrenen Arztes erfolgen. Kontraindikationen einer Betablockertherapie sind AV-Blockierungen ≥ Grad II sowie ein manifestes allergisches Asthma bronchiale.

Tabelle 13.2-6. Empfohlene Betablockerdosierung anhand der Mortalitätsstudien

Substanz	Testdosis [mg]	Startdosis [mg/Tag]	Zieldosis [mg/Tag]
Metoprolol CR	12,5	1-mal 25	1-mal 200
Bisoprolol	1,25	1-mal 1,25	1-mal 10
Carvedilol	3,125	1-mal 6,25	2-mal 25

Spironolacton Die Kombination von Schleifendiuretikum und niedrigdosiertem Spironolacton (12,5–50 mg/Tag) als kaliumsparendem Aldosteronantagonisten ist bei rezidivierender Hypokaliämie sinnvoll, aber auch bei Patienten mit schwerer therapierefraktärer Herzinsuffizienz und Normokaliämie bezüglich Mortalitätssenkung durch prospektive Studiendaten belegt. Für diesen Fall sind initial wöchentliche Kontrollen des Serumkaliums und der Retentionswerte notwendig. Durch die Spironolactongabe kann häufig die Dosis des Schleifendiuretikums reduziert werden. Die Mechanismen, die der Spironolactonwirkung bei schwerer Herzinsuffizienz zugrunde liegen, beruhen nicht in erster Linie auf diureseförderden Effekten, sondern vermutlich auf einer Inhibition der Aldosteron-vermittelten Stimulation vaskulärer und myokardialer Fibroseprozesse und anderen inhibierenden Effekten bezüglich der neuroendokrinen Aktivierung. Die bekannten Nebenwirkungen einer Spironolacton-Therapie, wie Gynäkomastie u. a., können in Zukunft durch Einsatz des neuen selektiven Aldosteronantagonisten Eplerenon umgangen werden.

Digitalis Zu den positiv-inotrop wirkenden Substanzen zählen die Herzglykoside, die über eine Hemmung der Na^+/K^+-ATPase die intrazelluläre Na^+-Konzentration erhöhen. Dies führt zu einer Aktivierung des Na^+/Ca^{2+}-Austauschers mit vermehrtem Ca^{2+}-Einstrom und durch eine erhöhte intrazelluläre Kalziumspeicherung des sarkoplasmatischen Retikulums (SR) resultiert eine verbesserte elektromechanische Kopplung. Digitalis ist indiziert zur Frequenzkontrolle bei Vorhofflimmern und Tachyarrhythmie, v. a. bei herzinsuffizienten Patienten. Bei symptomatisch herzinsuffizienten Patienten (NYHA II–IV) mit Sinusrhythmus und linksventrikulärer Dysfunktion (LVEF ≤35%) bewirkt Digitalis zusätzlich zu einer Behandlung mit ACE-Hemmer und Diuretikum eine Verbesserung der Symptomatik und der körperlichen Belastbarkeit sowie eine Senkung der Hospitalisierungsfrequenz. Eine Letalitätssenkung konnte für Digitalis nicht nachgewiesen werden; nach vorliegenden Daten sollten bei männlichen Patienten niedrige therapeutische Plasmaspiegel (0,5–0,8 ng/ml) angestrebt werden. Im Stadium NYHA I mit Sinusrhythmus ist Digitalis nach der vorliegenden Datenlage nicht indiziert, hier überwiegen potentiell proarrhythmische Effekte den möglichen Therapienutzen. Bei älteren Patienten mit eingeschränkter Nierenfunktion ist aus pharmakokinetischen Gründen der Einsatz von Digitoxin wegen geringerer Kumulationsgefahr zu bevorzugen. Kontraindikationen für den Einsatz von Digitalis bestehen bei pathologischer Bradykardie, AV-Block ≥ II°, Hyperkalzämie, WPW-Syndrom und HOCM.

Diuretika Bei symptomatischer Herzinsuffizienz mit Flüssigkeitsretention ist die Gabe von Diuretika indiziert. Auf Grund der saluretischen Wirkung und der Senkung des renalen Perfusionsdrucks kommt es unter Diuretikagabe zur Aktivierung des RAAS. Daher sollten Diuretika stets mit einem ACE-Hemmer kombiniert werden. Bei einer moderaten Herzinsuffizienz ist die Gabe eines Thiaziddiuretikums ausreichend (z. B. Hydrochlorothiazid 12,5–25 mg/Tag), bei fortgeschrittener Herzinsuffizienz oder eingeschränkter Nierenfunktion (GFR ≤30 ml/min) sind Schleifendiuretika indiziert (z. B. Furosemid 40–120 mg/Tag oder besser Torasemid 5–20 mg/Tag wegen vorteilhafter Pharmakokinetik). Bei therapierefraktären Ödemen ist die Kombination eines Schleifendiuretikums mit einem Thiazidpräparat auf Grund sequentieller Angriffspunkte am Nephron sinnvoll.

AT1-Rezeptorblocker (ARB) Durch kompetitive Hemmung des Angiotensin-II-Rezeptors werden Wirkungen von Angiotensin II blockiert. Theoretisch ist durch die Effektorblockade eine vollständigere Hemmung der über den AT_1-Rezeptor vermittelten Angiotensin-II-Wirkungen zu erwarten. Trotzdem konnte in klinischen Studien kein Vorteil für AT_1-Blocker im Vergleich zu ACE-Hemmern bei Herzinsuffizienz beobachtet werden. Neuere Daten bestätigen jedoch die Gleichwertigkeit der AT1-Blocker (ARB) bezüglich Mortalitätssenkung, falls ein ACE-Hemmer wegen Nebenwirkungen (Husten, angioneurotisches Ödem) nicht vertragen wird. Erste Daten zeigen, dass bei stark symptomatischen Patienten unter optimierter Kombinationstheorie mit ACE-Hemmer, Betablocker und Diuretikum die zusätzliche Gabe eines ARB vorteilhaft sein kann. Die Einstellung auf eine solche Kombinationstherapie sollte jedoch unter engmaschiger kardiologischer Kontrolle erfolgen. Bezüglich der Verschlechterung der Nierenfunktion unter ACE-Hemmern bieten die AT_1-Blocker keinen Vorteil.

Hydralazin/Isosorbiddinitrat Die Kombination Hydralazin und Isosorbiddinitrat (ISDN) war die erste Vasodilatorenbehandlung mit nachgewiesener Senkung der Letalität und Verbesserung der Symptomatik herzinsuffizienter Patienten zusätzlich zu einer Therapie mit Diuretika und Digitalis. Hydralazin/ISDN ist weiterhin indiziert bei Patienten, die weder ACE-Hemmer noch AT_1-Blocker vertragen oder spezifische Nebenwirkungen aufweisen (Niereninsuffizienz). Da in Deutschland Hydralazin als Monotherapeutikum nicht im Handel ist, wird alternativ Dihydralazin eingesetzt.

Kalziumantagonisten Kalziumantagonisten werden auf Grund eigener negativ-inotroper Effekte generell nicht für die Therapie der isolierten systolischen Funktionsstörung empfohlen. Auch neuere Kalziumantagonisten wie Felodipin und Amlodipin haben zusätzlich zu einer Basismedikation inkl. ACE-Hemmer und Diuretika keinen günstigen Einfluss auf die Mortalität bei Patienten mit Herzinsuffizienz. Kalziumantagonisten sind jedoch bei begleitender arterieller Hypertonie als Bestandteil einer Kombinationstherapie sinnvoll, hier sollten vorzugsweise Ca^{2+}-Antagonisten vom Dihydropyridintyp der zweiten Generation bzw. Amlodipin eingesetzt werden.

Antikoagulation Der Wert einer prophylaktischen Antikoagulation bei Patienten im Sinusrhythmus mit eingeschränkter linksventrikulärer Ejektionsfraktion ist gegenwärtig nicht gesichert. Für Patienten mit Vorhofflimmern ist die prophylaktische Bedeutung einer Antikoagulation mit INR-Werten zwischen 2,0 und 3,0 nachgewiesen. Patienten mit echokardiographischem Nachweis mobiler intrakardialer Thromben sowie Patienten mit intrakardialen Thromben und stattgehabten embolischen Ereignissen weisen ein erhöhtes Risiko für thromboembolische Ereignisse auf und werden häufig therapeutisch antikoaguliert, es liegt jedoch keine sichere Evidenz für eine Risikoreduktion durch die Antikoagulation vor.

Antiarrhythmika Vorhofflimmern mit absoluter Arrhythmie kann bei vorgeschädigtem Herzen mit eingeschränkter systolischer Pumpfunktion und/oder diastolischer Funktionsstörung oft zur akuten Dekompensation einer chronisch-kompensierten Herzinsuffizienz führen. Der Wegfall der Vorhofkontraktion und die resultierend geringere Kammerfüllung können zu einem Abfall des Herzminutenvolumens um bis zu 30% führen. Neu aufgetretenes Vorhofflimmern sollte daher sowohl aus hämodynamischen Gründen als auch zur Prophylaxe von kardioembolischen Ereignissen regularisiert werden. Zur Frequenzkontrolle wird zunächst Digitalis oder alternativ ein Betarezeptorenblocker eingesetzt, bei fehlendem Ansprechen und zur medikamentösen Kardioversion ist bei eingeschränkter linksventrikulärer Funktion (LVEF ≤35%) die Gabe von Amiodaron notwendig, das keine negativ-inotropen Eigenschaften aufweist. Klasse-I-Antiarrhythmika und Verapamil sind bei reduzierter Pump- funktion wegen intrinsischer negativ-inotroper Effekte relativ kontraindiziert.

Ventrikuläre Rhythmusstörungen sind bei Patienten mit Herzinsuffizienz häufig und korrelieren mit der eingeschränkten Prognose. Der Wert einer prophylaktischen antiarrhythmischen Behandlung asymptomatischer, nicht anhaltender komplexer ventrikulärer Rhythmusstörungen ist nicht gesichert. Bei überlebtem Herz-Kreislauf-Stillstand oder dokumentierten hämodynamisch relevanten anhaltenden ventrikulären Tachykardien ist die Implantation eines ICD einer antiarrhythmischen Behandlung mit Amiodaron vorzuziehen.

Implantierbarer Kardioverter-Defibrillator (ICD) Der implantierte Kardioverter-Defibrillator kann bei Patienten mit reduzierter linksventrikulärer Funktion und überlebtem Herz-Kreislauf-Stillstand oder hämodynamisch relevanten, anhaltenden ventrikulären Tachykardien (VT) sowohl Letalität als auch Frequenz des plötzlichen Herztodes im Vergleich zu einer medikamentösen antiarrhythmischen Therapie mit Amiodaron senken. Die prognostische Indikation der ICD-Implantation gilt auch für Patienten nach Myokardinfarkt mit Herzinsuffizienz und nicht anhaltenden VT, bei denen während einer elektrophysiologischen Untersuchung anhaltende Kammertachykardien auslösbar sind, die nicht durch antiarrhythmische Medikation supprimierbar sind. Neuere Daten demonstrieren den Wert einer ICD-Implantation in der Primärprophylaxe bei Patienten mit eingeschränkter Ventrikelfunktion (LVFF <35%) ischämischer sowie nichtischämischer Genese ohne Nachweis komplexer ventrikulärer Rhythmusstörungen. Diese Resultate sind bisher jedoch nicht einheitlich auf die klinische Routine übertragen worden.

Schrittmacher Liegen der Herzinsuffizienz bradykarde Herzrhythmusstörungen zugrunde, so ist neben der ätiologischen Abklärung (KHK etc.) die Implantation eines Schrittmachers indiziert. Bei erhaltener Vorhofaktion sollte aus hämodynamischen stets eine AV-sequentielle Stimulation angestrebt werden. Bei chronischem Vorhofflimmern und Bradyarrhythmie müssen zunächst die Möglichkeit und die Erfolgsaussichten einer Kardioversion geprüft werden, falls diese wenig aussichtsreich ist, wird lediglich eine ventrikuläre Stimulation eingesetzt.

Kardiale Resynchronisationstherapie (biventrikuläre Stimulation) Neuere Untersuchungen weisen darauf hin, dass bei ausgewählten Patienten mit medikamentös therapierefraktärer Herzinsuffizienz und begleitenden Erregungsleitungsstörungen (insbesondere Linksschenkelblock >120 ms QRS-Dauer, Sinusrhythmus mit AV-Block I oder Vorhofflimmern, begleitende hämodynamisch relevante Mitralinsuffizienz) eine linksventrikuläre oder biventrikuläre AV-sequentielle Stimulation zu einer deutlichen Verbesserung der Hämodynamik führt. Die zugrunde liegenden Mechanismen beinhalten eine Optimierung der AV-Überleitungszeit, eine Resynchronisation der Ventrikelkontraktion sowie einen damit verbundenen Rückgang einer begleitenden sekundären Mitralinsuffizienz. Technisch wird bei dem Verfahren eine zusätzliche Stimulationssonde transvenös über den Koronarsinus in eine laterale Koronarvene eingebracht, um eine simultane LV- und RV-Stimulation zu gewährleisten. Aufgrund der Studienlage können eine Verbesserung der linksventrikulären Funktion, ein Rückgang der Mitralklappeninsuffizienz sowie eine Verbesserung der körperlichen Belastbarkeit und Lebensqualität gezeigt werden. Daneben wurden auch eine Senkung erneuter Hospitalisierungen sowie ein Mortalitätsvorteil bei Kombination mit einer ICD-Funktion nachgewiesen.

Statine Patienten mit Hypercholesterinämie und koronarer Herzkrankheit sollten durch geeignete Diät und ggf. durch den Einsatz von Cholesterolsyntheseenzymhemmern (Statinen) normale bzw. erniedrigte LDL-Cholesterinwerte erreichen, der LDL-Zielwert bei manifester koronarer Herzkrankheit beträgt 100 mg/dl.

Physische Aktivität Regelmäßige moderate körperliche Belastung in Form von aeroben Übungen (Gehen, Radfahren, Gymnastik) fördert die maximale Belastungstoleranz und verbessert das subjektive Befinden von Patienten mit stabiler Herzinsuffizienz. Objektiv konnte eine Zunahme der maximalen Sauerstoffaufnahmefähigkeit und der oxidativen Kapazität der Skelettmuskulatur nachgewiesen werden. Daher ist ein regelmäßiges körperliches Training (z. B. Radfahren 30–45 min 3-mal pro Woche) mit ca. 50–80% der maximalen Herzfrequenz (Orientierung: 200 − Alter) empfehlenswert, ein Trainingsbeginn unter ärztlicher Aufsicht ist stets indiziert (Herzsportgruppe). Von Seiten des Trainings sollten isometrische Übungen vermieden werden, da sie meist mit einer Blutdrucksteigerung (Nachlasterhöhung) einhergehen. Strenge körperliche Schonung ist nur bei akuter oder dekompensierter chronischer Herzinsuffizienz indiziert.

Herztransplantation (HTx) Patienten mit konservativ nicht beherrschbarer schwerer Herzinsuffizienz (NYHA III–IV) und häufig wiederkehrenden Hospitalisierungen wegen Dekompensationen sind Kandidaten für eine Herztransplantation. Wesentliche Kontraindikationen sind: fixierte pulmonale Hypertonie, akute oder chronische systemische Infektionen, Tumorleiden <5 Jahre in Remission, psychiatrische Vorerkrankungen und Abhängigkeiten, Diabetes mellitus mit Spätsyndrom, (biologisches Alter >60 Jahre). Bei schwerer fixierter pulmonaler Hypertonie muss eine kombinierte Herz-Lungen-Transplantation in Betracht gezogen werden. Als Entscheidungshilfe zur Dringlichkeit einer HTx dient die objektive Bestimmung der maximalen Sauerstoffaufnahmefähigkeit mittels Spiroergometrie (<15 ml/kg/min für Aufnahme in die Warteliste gefordert). Die Fünfjahresüberlebensrate beträgt derzeit nach HTx ca. 70–80%; das Verfahren ist bekannterweise wegen mangelnder Verfügbarkeit von Spenderorganen erheblich limitiert.

Kunstherz („assist devices") Mechanische Unterstützungssysteme werden überwiegend als Überbrückungsmaßnahme bei schwerster therapierefraktärer Herzinsuffizienz bis zu einer möglichen Herztransplantation eingesetzt. Es sind extrakorporale rechts- oder linksventrikuläre Ersatzsysteme oder auch weitgehend vollständig implantierbare „assist devices" in spezialisierten Zentren verfügbar. Die Erfahrungen an begrenzten Patientenzahlen sind günstig, es wurden Patienten länger als 1 Jahr mit subjektiv guter Lebensqualität behandelt. In Einzelfällen eines kardialen Pumpversagens durch Myokarditis oder idiopathischdilatative Kardiomyopathie konnte eine spontane Erholung des eigenen Herzens durch die Entlastung auf Grund des Kunstherzens beobachtet werden, sodass gelegentlich eine Explantation des Systems ohne Notwendigkeit einer HTX möglich war. Der permanente dauerhafte artifizielle Herzersatz befindet sich wegen ungelöster thromboembolischer Komplikationen und der Infektionsgefahr weiterhin nur im experimentellen Stadium.

Gewichtskontrolle und Flüssigkeitszufuhr Ziel ist die Normalisierung des Körpergewichts, insbesondere bei übergewichtigen Patienten, durch diätetische Maßnahmen und Schulung. Die Salzzufuhr sollte bei allen Patienten begrenzt werden (<3 g/Tag), um eine Flüssigkeitsretention zu vermeiden. Die Trinkmenge wird bei Patienten mit schwerer Herzinsuffizienz (NYHA III–IV) auf maximal 1–1,5 l/Tag begrenzt. Eine morgendliche, tägliche Gewichtskontrolle ist notwendig, eine Gewichtszunahme >1 kg/24 h oder >2 kg/Woche ist meistens auf eine Flüssigkeitsretention zurückzuführen und erfordert die ärztliche Kontrolle mit Neuanpassung der Diuretikadosierung.

Alkoholkonsum Auf Grund der Alkoholtoxizität auf das Myokard und der Begünstigung von Herzrhythmusstörungen sollte Alkohol gänzlich vermieden werden oder auf max. 30 g/Tag begrenzt werden.

Diastolische Herzinsuffizienz

Etwa 20–40% der Patienten mit typischer Herzinsuffizienz-Symptomatik weisen eine normale systolische linksventrikuläre Funktion auf und man geht davon aus (nach Ausschluss von Herzklappenerkrankungen), dass eine gestörte diastolische Funktion primäre Ursache für die Symptomatik ist. Im Gegensatz zur Behandlung der systolischen Funktionsstörung sind nur wenige Daten zur Behandlung der diastolischen Funktions-störung verfügbar. Zwar wurden kontrollierte Studien mit Digitalis, ACE-Hemmern, ARB, Kalziumantagonisten und Betablockern bei Patienten mit normaler linksventrikulärer Auswurffraktion durchgeführt, doch waren diese Studien entweder sehr klein oder sie ergaben widersprüchliche Resultate. In Ermangelung von evidenzbegründeten Richtlinien basiert die Behandlung der diastolischen Funktionsstörung auf der Kontrolle der physiologischen Variablen Blutdruck, Herzfrequenz, zirkulierendem Blutvolumen und ggf. präexistenter Myokardischämie: Betalocker werden zur Frequenzsenkung und damit zu einer verbundenen Verlängerung der Diastolendauer eingesetzt, neuere Ergebnisse befürworten insbesondere den Einsatz von Carvedilol, das neben β-blockierenden Effekten auch α-blockierende, vasodilatierende Wirkungen aufweist. Alternativ können Kalziumantagonisten vom Verapamil-Typ mit gleichem Ziel eingesetzt werden; Verapamil führt bei Patienten mit hypertropher Kardiomyopathie darüber hinaus zu einer funktionellen und symptomatischen Verbesserung. ACE-Hemmer senken den Blutdruck, können die myokardiale Relaxation und diastolische Dehnbarkeit direkt verbessern und führen langfristig zu einem Rückgang der Hypertrophie.

Neuere Daten der LIFE-Studie zeigen eine stärkere Hypertrophie-Regression unter Behandlung mit dem ARB Losartan im Vergleich mit dem β-Blocker Atenolol bei vergleichbarer Blutdrucksenkung, welche mit einer Verbesserung echokardiographischer Parameter der diastolischen Funktion assoziiert war. Der Einfluss von ARB auf Morbidität und Mortalität bei herzinsuffizienten Patienten mit erhaltener oder nur geringfügig reduzierter systolischer Ventrikelfunktion wurde erstmalig in einer großen randomisierten Studie untersucht. Insgesamt 3025 Patienten mit Herzinsuffizienz NYHA Stadium II-IV und LVEF>40% wurden randomisiert mit dem ARB Candesartan in einer Zieldosis von 32mg im Vergleich zur Standardtherapie+Placebo über 3 Jahre behandelt. Im Vergleich zur

Standardtherapie+Placebo fand sich unter Candesartan zwar keine signifikante Senkung der kardiovaskuläre Mortalität und Krankenhausaufnahme wegen Herzinsuffizienz, es war allerdings ein Trend zu einer ca. 14%igen Risikoreduktion durch Candesartan feststellbar und weniger Patienten mußten wegen Herzinsuffizienz stationär behandelt werden. Da eine diastolische Dysfunktion häufig mit Hypertonie assoziert ist (oder gar Folge der Hypertension ist), können ARBs für Patienten mit Hypertonie und diastolischer Dysfunktion sinnvoll sein.

Diuretika sind bei peripherer oder pulmonaler Flüssigkeitsüberladung notwendig, sollten allerdings mit Zurückhaltung eingesetzt werden, um die Vorlast bzw. die Füllungsdrücke nicht exzessiv zu senken und damit zu einer weiteren Verminderung des myokardialen Schlagvolumens und des Herzminutenvolumens beizutragen.

Evidenz der Therapieempfehlungen

	Evidenzgrad	Empfehlungsstärke
Akute Herzinsuffizienz		
Sauerstoffinsufflation	III	C
Nitroglycerin	II-b	B
Furosemid	II-a	B
Morphin	III	C
maschinelle Beatmung	III	C
Nitroprussid	II-b	B
Katecholamine	II-a	B
Levosimendan	I-b	A
Milrinon	II-a	B
PTCA	I-a	A
Notfall-ACVB-Operation	II-a	B
Fibrinolyse	I-a	A
IABP	II-a	B
Hämofiltration	III	C
Chronische Herzinsuffizienz		
ACE-Hemmer	I-a	A
Diuretika	I-b	A
Spironolacton	I-b	A
Betarezeptorenblocker	I-a	A
Digitalis	I-b	A
AT_1-Rezeptorblocker	I-b	A
Hydralazin/Isosorbiddinitrat	I-b	B
Kalziumantagonisten	I-b	D
Antikoagulation bei Sinusrhythmus	II-a	D
Antiarrhythmika	I-b	E
ICD	I-a	A
Schrittmacher	III	B
Biventrikuläre Stimulation	I-b	A
CSE-Hemmer	I-a	A
Physische Aktivität/Training	I-a	A
Herztransplantation	III	C
Gewichtskontrolle	III	C
Alkoholkonsum	III	C
Assist devices	I-b	A

Literatur

American College of Cardiology/American Heart Association task force on practice guidelines (2001) ACC/AHA Guidelines for the evaluation and management of chronic heart failure in the adult: Executive summary. JACC 38: 2101–2113

CONSENSUS Trial Study Group (1987) Effects of enalapril on mortality in severe congestive heart failure: Results of the Cooperative North Scandinavian Enalapril Survival Study. N Engl J Med 316: 1429–1435

Digitalis Investigative Group (1997) The effects of digoxin on mortality and morbidity in patients with heart failure. N Engl J Med 336: 525–33

Kass DA, Chen CH, Curry C, Talbot M, Berger R, Fetics B, Nevo E (1999) Improved left ventricular mechanics from acute VDD pacing in patients with dilated cardiomyopathy and ventricular conduction delay. Circulation 99: 1567–1573

Leitlinien zur Therapie der Herzinsuffizienz der Deutschen Gesellschaft für Kardiologie (1998) Z Kardiol 87: 645–661

MERIT-HF Study Group (1999) Effect of metoprolol CR/XL in chronic heart failure: Metoprolol CR/XL randomised intervention trial in congestive heart failure (MERIT-HF). Lancet 353: 2001–2007

Packer M, Bristow MR, Cohn JN, Colucci WS et al. (1996) The effect of carvedilol on morbidity and mortality in patients with chronic heart failure. N Engl J Med 334: 1349–1355

Packer M, Coats AJ, Fowler MB et al. (Carvedilol Prospective Randomized Cumulative Survival Study Group) (2001) Effect of carvedilol on survival in severe chronic heart failure. N Engl J Med 344: 1651–1658

Pitt B, Zannad F, Remme WJ et al. (1999) The effect of spirono-lactone on morbidity and mortality in patients with severe heart failure. N Engl J Med 341: 709–717

Remme WJ, Swedberg K (Task force for the diagnosis and treatment of chronic heart failure, European Society of Cardiology) (2001) Guidelines for the diagnosis and treatment of chronic heart failure. Eur Heart J 22: 1527–1560

SOLVD Investigators (1992) Effect of enalapril on mortality and the development of heart failure in asymptomatic patients with reduced left ventricular ejection fraction. N Engl J Med 327: 685–691

Yusuf S, Pfeffer MA, Swedberg K et al. (2003) Effects of candesartan in patients with chronic heart failure and preserved left-ventricular ejection fraction: the CHARM-Preserved trial. Lancet 362: 777–781

13.3 Herzklappenfehler und Endokarditis
Dieter Horstkotte und Cornelia Piper

13.3.1 Chronische Herzklappenfehler

Allgemeine Behandlungskonzepte

Der allgemeine Behandlungsplan bei Patienten mit chronischen Herzklappenfehlern umfasst

- die Prävention typischer Komplikationen,
- bei Fehlern mit chronischer Volumenbelastung die medikamentöse Behandlung mit dem Ziel, die Progression zu verlangsamen,
- die Beratung über angemessene Belastungen in Beruf und Freizeit und
- die Verlaufsbeobachtung, um den optimalen Interventionszeitpunkt festlegen zu können. Dabei ist zu berücksichtigen, dass die klinische Symptomatik häufig nicht mit der hämodynamischen Schwere des Klappenfehlers oder der myokardialen Adaptation an die veränderten Lastbedingungen korreliert.

Beratung über zumutbare Belastungen Die Belastbarkeit orientiert sich an der hämodynamischen Schwere des Klappenfehlers und der myokardialen bzw. pulmonalvaskulären Adaptation, nicht am Leistungsvermögen des Patienten (Leistungsfähigkeit).

Solange bei der chronischen **Aorteninsuffizienz** keine konkomitierende Mitralinsuffizienz vorliegt, das effektive Schlagvolumen und die Ejektionsfraktion auch unter Belastung normal sind und sowohl die Kontraktilitätsreserve als auch die aerobe Kapazität nicht eingeschränkt sind (Weber-Klasse A), muss nur auf höhergradige Belastungen (Sport) verzichtet werden. Schon bei leichter Einschränkung der kardialen Reserve bzw. Erniedrigung der aeroben Kapazität sind Anstrengungen über 1,5 W/kg Körpergewicht (KG) auch von asymptomatischen Patienten zu meiden. Spätestens das Auftreten von Symptomen zeigt eine Erschöpfung der myokardialen Adaptation oder die Entstehung einer „relativen" Mitralinsuffizienz an, sodass die Operationsindikation zu überprüfen und die körperliche Belastung auf Anstrengungen des täglichen Lebens (<1,0 W/kg) zu reduzieren sind.

Patienten mit **Mitralinsuffizienz** sollten ungewöhnliche Belastungen meiden. Ein begleitender Hochdruck bedarf einer besonders sorgfältigen medikamentösen Einstellung, da plötzliche linksventrikuläre Impedanzänderungen auch bei minderschwerer Mitralinsuffizienz ein Lungenödem zur Folge haben können.

Da die Dyspnoe ein Leitsymptom der Mitralstenose ist und mit dem Ausmaß der pulmonalen Drucksteigerung korreliert, genügt es meist, bei Auftreten von Luftnot oder eines Hustenreizes die Belastung abzubrechen. Aufgrund serieller ergospirometrischer Untersuchungen sind kritische pulmonale Drucksteigerungen bei Klappenöffnungsflächen >2,5 cm^2 bis zu einer Belastungsstufe von 2,0 W/kg KG, bei Öffnungsflächen von 2,0–2,5 cm^2 bis 1,4 W/kg KG und bei Klappenöffnungsflächen zwischen 1,5 und 2,0 cm^2 bis 0,8 W/kg KG unwahrscheinlich.

Die statistisch belegte Gefahr belastungsinduzierter Synkopen und plötzlicher Todesfälle bei Patienten mit Aortenstenose zwingt zur Empfehlung, körperliche Belastungen einzuschränken. Synkopen können als Folge der unter Anstrengung abfallenden systemarteriellen Widerstände ohne adäquate Steigung des linksventrikulären Auswurfvolumens auftreten. Auf den konsekutiven Abfall der Koronarperfusion reagieren die latent ischämischen subendokardialen Myokardanteile besonders empfindlich, sodass gelegentlich sekundäre ventrikuläre Arrhythmien, eventuell auch Asystolien auftreten können.

Prophylaxe und Therapie von Arrhythmien Die häufigste mit Herzklappenfehlern vergesellschaftete Arrhythmie ist das Vorhofflimmern. Nach seiner erstmaligen Manifestation ist deshalb zu prüfen, ob die Wiederherstellung des Sinusrhythmus sinnvoll ist. Dies ist in der Regel der Fall, wenn zuvor eine aktive Vorhofkontraktion bestand (Echokardiographie), mit dem Auftreten des Vorhofflimmerns eine subjektive bzw. im Belastungstest objektivierbare Leistungsminderung oder eine Zunahme der Symptome verbunden ist und die Aussicht besteht, den Sinusrhythmus längerfristig zu erhalten. Die hämodynamische Schwere und die Progressionsgeschwindigkeit des Klappenfehlers sind hierfür wesentliche Parameter. Bei Patienten mit Mitralstenose und geeigneter Klappenmorphologie kann außerhalb der etablierten Interventionskriterien eine Ballonvalvotomie sinnvoll sein, wenn zu erwarten ist, dass der Sinusrhythmus hierdurch längerfristig erhalten bzw. wiederhergestellt werden kann. Zur Langzeitprophylaxe von Vorhofflimmerrezidiven und zur Konversion von Vorhofflimmern vgl. Kap. 13.1.

Prophylaxe thromboembolischer Komplikationen Aufgrund der primären Endokardschädigungen sowie der unphysiologischen Blutströmung bei nahezu allen erworbenen Herzklappenfehlern besteht ein erhöhtes Risiko für Kardioembolien. Vor allem Patienten mit Mitralstenose und durchgemachter Embolie oder Vorhofflimmern stellen eine Indikation zur Antikoagulation dar (Marcumar, Falidrom, Warfarin). Das Risiko sowohl von Blutungen als auch von thromboembolischen Komplikationen unter oraler Antikoagulation ist weitgehend von der Stabilität der Gerinnungshemmung (Varianz der INR-Werte) und entgegen früherer Auffassung weniger von der Intensität der Antikoagulation abhängig, solange ein therapeutisches Fenster von INR 2,0–3,5 eingehalten wird! Es sollte deshalb den Patienten ein konkreter INR-Zielwert genannt und eine möglichst geringe Fluktuation um diesen INR-Zielwert angestrebt werden. Dies ist nach entsprechender Schulung in der Regel nur durch Bestimmung der Gerinnungsaktivität (INR-Wert) durch die Patienten selbst möglich (CoaguChek-Monitor).

Endokarditisprophylaxe Patienten mit Herzklappenfehlern sind für mikrobiell verursachte Endokarditiden besonders prädisponiert. Die Empfehlungen zur Endokarditisprophylaxe (s. Tabelle 13.3-1) sind deshalb sorgfältig umzusetzen.

Konservative Therapie und Interventionsindikationen bei chronischen Herzklappenfehlern

Mitralstenose Die hämodynamischen Auswirkungen einer Mitralstenose sind von der Klappenöffnungsfläche, vom transmitralen Flussvolumen (HZV) und der Durchströmungszeit (Diastolendauer) abhängig. Die Prävention kritischer Anstiege des HZV erfordert eine Beratung über zumutbare Belastungen. Bei symptomatischen Patienten kann durch Kochsalzrestriktion und Behandlung mit Diuretika das Zirkulationsvolumen vermindert werden. Bei Patienten mit Sinusrhythmus sollten durch Langzeitbehandlung mit **Betablockern** die Herzfrequenz begrenzt, bei intermittierendem Vorhofflimmern durch Digitalisierung schnellen Überleitungen vorgebeugt werden. Zum Erhalt einer größtmöglichen Leistungsfähigkeit kommt bei chronischem Vorhofflimmern der dauerhaften Frequenzregulierung besondere Bedeutung zu. Für die Langzeitprognose von Patienten mit Mitralstenose sind Dauer und Ausmaß der rechtsventrikulären Druckbelastung entscheidend, die Höhe der pulmonalvaskulären Widerstände ist von untergeordneter Bedeutung. Spätestens nach Manifestation von Zeichen der Rechtsherzinsuffizienz ist eine Intervention dringlich. Auf Grund der raschen Progredienz der Obstruktion ab einer Mitralklappenöffnungsfläche <0,8 cm²/m² Körperoberfläche ist unabhängig von sonstigen Parametern eine Intervention aus hämodynamischer Sicht indiziert. Eine Intervention, vorzugsweise eine Ballonvalvotomie, sollte auch bei rezidivierenden Thromboembolien trotz effektiver Antikoagulation, bei Frauen mit höhergradiger Mitralstenose (MÖF unter 2,0 cm²) und geplanter Schwangerschaft sowie bei drohendem Verlust des Sinusrhythmus erwogen werden.

Keine Operationsindikationen stellen das Auftreten eines Lungenödems im Gefolge eines intermittierenden Vorhofflimmerns oder eines erhöhten Herzminutenvolumens, eine Einschränkung der körperlichen Leistungsfähigkeit entsprechend NYHA I und II sowie das erstmalige Auftreten von Thromboembolien oder Vorhofflimmern dar.

Mit großzügigerer Indikation (z. B. rezidivierendes Vorhofflimmern) als zur Operation kann heute die perkutane Ballonvalvotomie unter Verwendung des Inoue-Ballons mit guten Langzeitergebnissen eingesetzt werden, wenn sich die Klappenmorphologie bei einer transösophagealen echokardiographischen Untersuchung hierfür als geeignet erweist. Klappenverkalkungen allein stellen keine Kontraindikation für das katheterinterventionelle Verfahren dar. Ein Score-System erleichtert die Vorhersage des Behandlungserfolgs.

Mitralinsuffizienz Der frühzeitige Beginn einer Langzeittherapie mit peripheren Vasodilatationen ist ein akzeptiertes medikamentöses Behandlungskonzept, obwohl Langzeitergebnisse größerer kontrollierter Studien spärlich sind. Die meisten Erfahrungen liegen mit Dihydralazin vor, die Behandlung mit ACE-Inhibitoren ist verbreiteter. Wegen der erwünschten Konstanz der Widerstandssenkungen sind ACE-Inhibitoren mit längerer Halbwertzeit theoretisch vorteilhaft (Ramipril, Lisinopril, Fosinopril) Da der linke Ventrikel bei inkompetenter Mitralklappe einen großen Teil seines erhöhten enddiastolischen Volumens gegen geringen Widerstand in den Vorhof auszuwerfen vermag, kann die linksventrikuläre Ejektionsfraktion auch bei fortgeschrittener Mitralinsuffizienz häufig irreführende Befunde ergeben! Verlässlichster Indikator einer beginnenden Erschöpfung der myokardialen Adaptation an die chronische Volumenbelastung ist der ausbleibende Anstieg der linksventrikulären Ejektionsfraktion unter ergometrischer Leistung (Radionuklidventrikulographie [RNV], Magnetresonanztomographie [MRT]). Die Stressechokardiographie wird auch zur Beurteilung dieses Indikationsrahmens an Bedeutung gewinnen, sobald noch bestehende methodische Probleme gelöst sind. Daneben werden ein linksventrikuläres enddiastolisches Volumen >160 ml, ein linksventrikulärer enddiastolischer Diameter >65 mm und eine linksventrikuläre Ejektionsfraktion in Ruhe <60% als Prädiktoren für eine postoperativ persistierende linksventrikuläre Pumpfunktionsstörung angesehen. Eine linksventrikuläre Ejektionsfraktion <45% und rechtsventrikuläre Dysfunktionen (insbesondere eine rechtsventrikuläre Ejektionsfraktion <30%) sind prognostisch besonders ungünstig. Eine großzügige Indikationsstellung ist zu vertreten, wenn die Mitralklappe aufgrund ihrer Morphologie wahrscheinlich rekonstruiert werden kann. Ein einmaliges, rasch rekompensierbares Lungenödem, z. B. im Gefolge einer plötzlichen linksventrikulären Impedanzänderung bei Blutdruckanstieg, begründet keine eigenständige Operationsindikation.

Aorteninsuffizienz Die konservative Therapie bei symptomatischen Patienten mit Aorteninsuffizienz und vergrößerten linksventrikulären Diametern ist auf eine Behandlung mit Digitalisglykosiden und eine Nachlastsenkung, vorzugsweise mit ACE-Inhibitoren, beschränkt. Eine chronische Nachlastsenkung bei normalen mittleren Perfusionsdrücken ist wahrscheinlich ungeeignet, die Regurgitationsfraktion dauerhaft zu vermindern, kann aber die linksventrikulären Pumpfunktionsparameter bessern und so zu einer Verkleinerung des linken Ventrikels führen. Bradykardien mit konsekutiver Verlängerung der Diastolendauer resultieren in einer erheblichen Zunahme der Regurgitationsfraktion. Bradykardisierende Medikamente sind deshalb kontraindiziert. Bei Ausbleiben einer reflektorischen Frequenzsteigerung parallel zur Schwere der Aorteninsuffizienz ist frühzeitig die Indikation zur Implantation eines DDD-Schrittmachers zu stellen, falls der Klappenfehler zu diesem Zeitpunkt noch nicht operationspflichtig ist.

Da der Erschöpfung der myokardialen Pumpreserve unter Belastungsbedingungen meist rasch eine manifeste myokardiale Insuffizienz folgt, ist die Operationsindikation bei dieser Patientengruppe wie bei allen kausal symptomatischen Patienten gegeben. Bei Anstieg der linksventrikulären Ejektionsfraktion unter Belastung um weniger als 5% des Ausgangswertes ist die Operation auch bei weitgehend asymptomatischen indiziert. Die Angaben zur Symptomatik sind gerade bei Patienten mit Aortenklappenfehler häufig unscharf und missleitend. Bei bedeutsamen Fehlern (Doppel-Echokardiographie) sollte deshalb eine Überprüfung vorzugsweise mittels der Spiroergometrie erfolgen.

Aortenstenose Der transaortale Druckgradient (DG) ist bei der Aortenklappenstenose streng mit dem transaortalen Durchströmungsvolumen korreliert. Aus diesem Grunde sind der kathetertechnisch gemessene DG oder der mittels Dopplerechokardiographie bestimmte instantane Druckgradient nur bedingt geeignet, die Schwere einer Aortenstenose zu quantifizieren. Unter klinischen Bedingungen sind der transaortale Druckverlust, d. h. der Quotient aus mittleren systolischen Druckgradienten (DG) und antegradem Schlagvolumen, sowie die Klappenöffnungsfläche zur Quantifizierung ausreichend zuverlässig.

Kein therapeutischer Handlungsbedarf besteht bei Aortenstenosen, solange die systolische Wandspannung durch Zunahme der Muskelmasse und Abnahme des Ventrikelradius konstant bleibt (adäquate Adaptation) und keine Myokardischämien nachzuweisen sind (ST-Veränderungen im EKG, stumme Myokardischämien im Holter-EKG). Eine Vorlastsenkung mittels Nitraten oder Diuretika kann die Progression des Klappenfehlers nicht verlangsamen und ist – falls überhaupt indiziert – behutsam einzusetzen. Patienten mit normalen linksventrikulären Füllungsdrücken (LVEDP <15 mmHg) und normaler linksventrikulärer Ejektionsfraktion reagieren auf eine Vorlastsenkung häufig mit einer Verschlechterung der Auswurfparameter. Die Therapie mit Digitalisglykosiden ist bei linksventrikulärer Dilatation und Abfall der Ejektionsfraktion angezeigt. In diesen Fällen besteht aber prinzipiell eine Operationsindikation.

Wichtig für die Indikationsstellung zur Operation ist der enge Zusammenhang zwischen der Manifestation vitientypischer Symptome (u.a. Angina pectoris nach Ausschluss einer koronaren Herzerkrankung, Schwindel, Synkopen, ventrikuläre Arrhythmien) und schlechter Prognose bei weiterem Zuwarten. Eine symptomatische Aortenstenose erfordert demnach stets die rasche chirurgische Intervention, solange keine übergeordneten Gesichtspunkte (Komorbidität) dem entgegenstehen. Darüber hinaus ist aber auch bei asymptomatischen Patienten mit normalen spiroergometrischen Leistungsparametern (Weber Klasse A), aber inadäquater myokardialer Adaptation die Operation indiziert. Wirklich asymptomatische Patienten mit hämodynamisch hochgradiger Aortenstenose tragen zwar ein niedriges Risiko eines plötzlichen Herztodes, die Wahrscheinlichkeit, innerhalb von zwei Jahren bedeutsame kardiale Komplikationen zu erleiden oder zu versterben beträgt aber 25%, d.h., die Progredienz der Erkrankung ist fast immer rasch und das symptomfreie Intervall kurz. Zusätzlich besteht bei der Mehrzahl asymptomatischer Patienten mit hämodynamisch fortgeschrittener Aortenstenose ein Unvermögen zur Steigerung des enddiastolischen Volumens, sodass meistens eine eingeschränkte Belastungstoleranz zu erfragen ist. Mit Belastungsuntersuchungen (RNV, MRT, zukünftig Stressechokardiographie) kann eine beginnende Erschöpfung der myokardialen Adaptation bereits frühzeitig erfasst werden. Derartige Untersuchungen sind ohne Komplikationen durchführbar, solange alle Kriterien einer unstrittigen Interventionsindikation fehlen. Ein Anstieg der Ejektionsfraktion <5% zeigt erfahrungsgemäß eine Maladaptation an die chronische Druckbelastung an.

Die im Gegensatz zu den meisten anderen Herzfehlern gute Prognose betagter Patienten nach Klappenersatz wegen Aortenstenose ist ein Argument für die **Durchführung einer Operation auch bei Patienten jenseits des 80igsten Lebensjahrs.**

Rechtsseitige Herzklappenfehler Die klinische Bedeutung einer **Trikuspidalinsuffizienz** wird weniger durch die Insuffizienzfläche als durch den rechtsventrikulären Druck bestimmt. Das Ergebnis einer medikamentös-konservative Therapie ist meist unbefriedigend, die symptomatische diuretische Behandlung wegen des Abfalls der rechtsventrikulären Füllungsdrücke einerseits und der konsekutiv verminderten Pumpleistung andererseits schwierig. Da die Trikuspidalinsuffizienz selten isoliert auftritt und meist linksseitige Herzklappenfehler begleitet, ist bei der chirurgischen Intervention von Mitral- und/oder Aortenklappenfehlern auf eine begleitende Trikuspidalinsuffizienz zu achten und diese operativ zu beseitigen (Anulusraffung, ggf. Ringimplantation).

Bei **Trikuspidalstenosen** ist jegliche medikamentöse Therapie ungeeignet, die venöse Stauungssymptomatik nachhaltig günstig zu beeinflussen. Die Valvotomie ist bei geeigneter Klappenmorphologie mit ähnlichen Langzeitergebnissen wie bei der Mitralklappen durchführbar. Das periinterventive Risiko ist hier geringer, doch auch in Referenzzentren bestehen nur begrenzte Erfahrungen mit der Katheterintervention.

Bei **Pulmonalstenosen** ist die Ballonvalvotomie heute Therapie der Wahl. Angestrebt wird eine initiale Senkung des transvalvulären Gradienten um ca. zwei Drittel des Ausgangswertes. Im kurzfristigen weiteren Verlauf tritt durch Abnahme des muskulären Ausflussbahngradienten regelhaft eine weitere hämodynamische Verbesserung ein. Medikamentöse Therapieoptionen bei Pulmonalinsuffizienz sind nicht etabliert.

13.3.2 Dekompensierte chronische Herzklappenfehler

Mitralstenose

Die Dekompensation einer Mitralstenose (akutes Lungenödem) hat entweder eine Steigerung des Herzminutenvolumens (Anämie, Fieber, Schwangerschaft, Therapie mit vasoaktiven Substanzen) oder eine Verkürzung der Diastolendauer (Vorhofflimmern mit schneller Überleitung, Sinustachykardie) und damit eine passager kritische Erhöhung des transmitralen Flussvolumens und der linksatrialen Drücke zur Ursache. Eine medikamentöse Rekompensation gelingt meist rasch, wenn die für die Dekompensation ursächlichen Faktoren beseitigt sind. Therapie der Wahl bei kausalem Vorhofflimmern ist die akute Senkung der Herzfrequenz mittels parenteral eingesetzter Betasympathikolytika vorzugsweise mit kurzer Halbwertzeit auf 40–50/min (z. B. Esmolol, Brevibloc).

Mitralinsuffizienz

Bei akut dekompensierter Mitralinsuffizienz ist zunächst zu prüfen, ob eine myokardiale Erschöpfung ursächlich ist und somit prinzipiell eine Operationsindikation besteht oder eine akute Veränderung der linksventrikulären Impedanz zum Anstieg des transmitralen Regurgitationsvolumens und der pulmonalen Drücke geführt hat. In letzterem Fall besteht die Behandlung in der Senkung des **erhöhten** systemarteriellen Widerstandes. Dies gelingt unter hämodynamischem Monitoring am schnellsten mit Nitroprussid-Natrium (Nipruss). Eine Kombination mit Dobutamin (Dobutrex) sollte den Fällen vorbehalten bleiben, bei denen trotz Therapie mit Nitroprussid-Natrium der Herzindex nicht über 1,8 l/min/m^2 ansteigt. Die Rückbildung des Lungenödems kann zudem durch eine maschinelle, **möglichst nichtinvasive** Beatmung mit positivem endexspiratorischem Druck, dem Einsatz der chronisch-venoösen Hämofiltration (CVVH) und der intraortalen Gegenpulsation beschleunigt werden.

Aortenstenose

Wegen der limitierten konservativen Behandlungsmöglichkeiten stellt die myokardial dekompensierte Aortenstenose eine dringliche Operationsindikation dar. Unverzüglich ist eine Optimierung der Oxygenierung erforderlich. Eine frühzeitige Intubation unter Vermeidung vasoaktiv wirksamer Substanzen zur Prämedikation und eine maschinelle Beatmung sind zweckmäßig. Falls der Einsatz von Nitraten und Diuretika überhaupt erwogen wird, muss die Behandlung besonders behutsam, möglichst unter Kontrolle der zentralen Hämodynamik erfolgen. Zur Therapie des Lungenödems ist die CVVH risikoärmer und effizienter. Eine medikamentöse Nachlastsenkung vorzugsweise mit Nitroprussid-Natrium ist nur in Fällen erfolgversprechend, in denen der antegrade Auswurfwiderstand des linken Ventrikels wesentlich durch den peripheren arteriellen Widerstand mitbestimmt wird. Die Therapie ist zudem risikobehaftet. Insgesamt ist die Prognose bei dringlichem Klappenersatz am günstigsten. Überbrückungsmaßnahmen wie die palliative Valvotomie sind keine gleichwertige Alternative.

Gelegentlich besteht bei einer terminalen myokardialen Insuffizienz primär unklarer Ätiologie ein mäßiggradiger transaortaler Druckgradient. In diesen Fällen ist zu klären, ob es sich um eine myokardial dekompensierte Aortenstenose oder um eine Herzinsuffizienz anderer Genese mit begleitender Aortenstenose handelt. Bei Berücksichtigung des transaortalen Druckverlustes gelingt die Differenzierung leicht: Alle Patienten mit chronisch dekompensierter Aortenstenose weisen einen Druckverlust >1,0 mmHg/ml SV und 95% der Patienten einen Druckverlust >1,3 mmHg/ml SV auf.

Aorteninsuffizienz

Die dekompensierte chronische Aorteninsuffizienz ist therapeutisch lediglich durch Verkürzung der Diastolendauer in ihrer hämodynamischen Auswirkung zu mindern. Die optimale Herzfrequenz beträgt 120–125/min. Besteht keine entsprechende Reflextachykardie, ist der Einsatz passagerer Schrittmacher nützlich. Neben relativen Bradykardien sind häufig erhöhte systemische Widerstände ursächlich für eine Dekompensation. Im letzteren Fall ist eine behutsame Vasodilatatorentherapie z. B. mit Nitroprussid-Natrium angezeigt.

13.3.3 Akute Herzklappenfehler

Akute Aorteninsuffizienz

Die Akuttherapie besteht in der Behandlung der Lungenstauung durch Anwendung des Herzbettes, O_2-Zufuhr über Nasensonde bzw. frühzeitige Intubation und kontrollierte maschinelle Beatmung mit positivem endexspiratorischem Druck. Beim Lungenödem ist eine PEEP-Beatmung obligat. Die medikamentöse Therapie erfolgt mit β_1-Sympathikomimetika, z. B. Dobutamin (Dobutrex), sowie Diuretika (Furosemid, Etacrynsäure) bzw. durch Einsatz der CVVH, insbesondere bei hämodynamisch instabilen Patienten. Zur Verkürzung der Diastolendauer und Senkung der Regurgitationsfraktion ist eine Frequenz von 120–125/min optimal; ggf. ist die passagere Schrittmacherstimulation indiziert.

Die akute Operationsindikation besteht unabhängig von etwaigen infektionsseitigen Komplikationen (vgl. Abschnitte „Endokarditis") bei einem Herzindex unter konservativer Therapie <1,8 l/min/m^2 bzw. einer Regurgitationsfraktion >30% des antegraden Auswurfvolumens. Bei Aortendissektionen unter Einbeziehung des Klappenapparates ist die Operation immer dringlich, da die Letalität mit etwa 2% pro Stunde hoch ist und nur die unverzügliche Operation eine nachhaltige Prognoseverbesserung herbeiführt. Gleiches gilt für Dysfunktion mechanischer oder biologischer Herzklappenprothesen.

Akute Mitralinsuffizienz

Therapie der Wahl ist die Optimierung der Oxygenation unter Einsatz der kontrollierten maschinellen Ventilation zum frühestmöglichen Zeitpunkt. Bei Entwicklung eines progredienten Lungenödems ist eine kontinuierliche positive Druckbeatmung (CPPV-Modus) sinnvoll. Die hämodynamische Modulation der linksventrikulären Impedanz erfolgt mit Vasodilatatoren, z. B. Nitroprussid-Natrium (Nipruss) und ggf. Dopexamin (Dopacard), mit dem Ziel, den systemischen peripheren Widerstand auf 400–600 dyn × sec × cm^{-5} zu senken. Die Behandlung mit Nitroprussid-Natrium wird mit 0,5 µg/kg KG/min eingeleitet und kontinuierlich gesteigert, bis der systolische Blutdruck auf 90–95 mmHg gesenkt ist. Die dafür üblicherweise benötigte Dosis beträgt 3,5–10 µg/kg KG/min. Wird hierbei keine den erniedrigten Widerständen adäquate Volumenförderung erzielt (Cardiac Index <1,8 l/min/m^2), müssen zusätzlich β_1-Sympathikomimetika eingesetzt werden.

Ist unter medikamentösen Maßnahmen allein die hämodynamische Situation nicht zu stabilisieren und eine dringliche Operation nicht möglich, können die linksventrikuläre Impedanz und die Koronarperfusion durch Einsatz der intraaortalen Gegenpulsation (IABP) günstig beeinflusst werden, wobei neben hohen Füllungsvolumina die unmittelbare präsystolische Deflation des Ballons eine maximale zusätzliche Nachlastsenkung bewirkt. Beim komplettem Papillarmuskelabriss (Echokardiographie!) und bei Prothesendysfunktionen ist eine dringliche Operation stets indiziert. Die Indikation zur Operation besteht auch bei ischämisch bedingten Mitralinsuffizienzen der angiographischen Schweregrade III und IV und einer Latenz von weniger als 5 Tagen sowie bei einer längeren Latenz, wenn der Cardiac Index über 1,8 l/min/m^2 und die Ejektionsfraktion über 35% liegen.

13.3.4 Endokarditis

Das parietale Endokard stellt die funktionelle und metabolische Barriere zwischen dem intrakardialen Blut und den thrombogenen, subendokardialen Schichten der Herzwand dar, das valvuläre Endokard bildet wesentliche Teile der Herzklappen und ihrer Halteapparate. Die Komplexität dieser Funktionen erklärt die Anfälligkeit für mechanische, ischämisch-metabolische, infektiöse, immunologische und toxische Schädigungen, die sämtlich eine Endokarditis verursachen können.

Infektiöse Endokarditis

Diagnostische (vor allem transösophageale Echokardiographie) und therapeutische Fortschritte (vor allem frühzeitige chirurgische Interventionen) während der letzten drei Jahrzehnte haben zur nachhaltigen Prognoseverbesserung von Patienten mit infektiöser Endokarditis (IE) beigetragen. Eine verzögerte Diagnostik oder Therapiefehler werden jedoch nach wie vor mit einer hohen Mortalität bestraft. In diesem Zusammenhang ist von ausschlaggebender Bedeutung, dass

- trotz niedriger Prävalenz die IE bei Patienten mit Fieber oder Septikämie und konsekutivem Herzgeräusch frühzeitig differentialdiagnostisch erwogen wird,
- bei vermuteter IE frühzeitig eine Echokardiographie durch einen erfahrenen Untersucher durchgeführt wird und
- bei Endokarditisverdacht oder bestätigter IE Kardiologen, Mikrobiologen sowie Herzchirurgen eng zusammenarbeiten und für alle Teildisziplinen ein 24-stündiger kompletter Service bereitsteht.

Sind diese Rahmenbedingungen nicht erfüllt, sollten Patienten mit IE unverzüglich in ein Referenzzentrum verlegt werden.

Allgemeiner Behandlungsplan

Diagnose Die Diagnose der Endokarditis basiert auf der Erkennung von Vegetationen in der Echokardiographie (transthorakal oder transösophageal) zusätzlich zu typischen mikrobiologisch-kulturellen Befunden sowie gegebenenfalls auf der Erkennung sekundärer immunvaskulärer Phänomene. Damit stellt die Echokardiographie ein Hauptkriterium in der Diagnostik dar. Ist bei einem Patienten mit V. a. Endokarditis das transthorakale Echokardiogramm nicht ausreichend aussagekräftig (z. B. eingeschränktes Schallfenster) oder behindert implantiertes Kunstmaterial (z. B. Klappenprothesen) die Beurteilung, so ist ein transösophageales Echokardiogramm durchzuführen. Bei normalem Echokardiogramm unter klinisch persistierendem Verdacht muss eine Verlaufskontrolle durchgeführt werden.

Die antibiotische Therapie der Endokarditis sollte gezielt nach Antibiogramm (Bestimmung der minimalen Hemmkonzentrationen [MHK] im Reihenverdünnungstest) erfolgen. Daher ist die Gewinnung von Blutkulturen vor Beginn der Therapie entscheidend. Bei Patienten mit V. a. Endokarditis oder Patienten mit gesicherter Diagnose, bei denen der Allgemeinzustand nicht den unmittelbaren Beginn einer Therapie erfordert, sollten vor Beginn einer antibiotischen Therapie 4–6 Blutkulturen/24 h (unabhängig von Fieberspitzen) gewonnen werden. Bei Patienten mit schwerem Krankheitsbild und Indikation zur sofortigen antibiotischen Therapie sollten vor Therapiebeginn drei Blutkulturpaare im Abstand von jeweils einer Stunde gewonnen werden. Jede Blutkultur besteht aus einer anaeroben und einer aeroben Flasche.

Allgemeinmaßnahmen Sie bestehen aus Fiebersenkung und Ausgleich der Flüssigkeits- und Elektrolytbilanz unter Berücksichtigung fieberbedingter Flüssigkeitsverluste einerseits sowie des Ausmaßes einer eventuellen kardialen Insuffizienz andererseits. Auf Verweilkatheter sollte möglichst verzichtet werden. Die periphere Verwendung flexibler Verweilkanülen ist ratsam.

Sanierung von Infektionsquellen Die gezielte Sanierung einer kausalen Infektionsquelle (Erregerübereinstimmung) sollte während der Antibiotikatherapie angestrebt werden. Eine ungezielte Elimination möglicher Infektionsquellen ist nicht sinnvoll. Die früher gefürchteten endogenen Rezidivinfektionen, d. h. neuerliche Infektionen aus einer primären Quelle, sind bedeutungslos.

Gerinnungsmanagement Orale Antikoagulanzien sind ebenso wie Kortikosteroide bei Patienten mit IE relativ kontraindiziert. Antikoagulanzien und Thrombozytenfunktionshemmer haben klinisch und tierexperimentell einen hemmenden Einfluss auf das Größenwachstum der Vegetation, nicht aber auf die Inzidenz thromboembolischer Komplikationen. Eine erhöhte Rate an Blutungskomplikationen ist unter antikoagulatorischer Therapie belegt. Eine niedrig dosierte Behandlung mit Heparinen ist insbesondere bei bettlägerigen Patienten und bei anderen Indikationen zu empfehlen. Eine vorbestehende orale Antikoagulation sollte zugunsten der besser steuerbaren Heparinbehandlung unverzüglich beendet werden.

Verlaufskontrolle und Diagnostik Die Verlaufsbeobachtung umfasst neben regelmäßigen Messungen von Blutdruck, Puls und Gewicht die Überprüfung der kardialen und pulmonalen Auskultationsbefunde und die Kontrolle von BSG, Blutbild, CRP, des Gerinnungs- und Urinstatus sowie der harnpflichtigen Substanzen. Auch bei klinisch unkompliziert erscheinenden Verläufen sollte zweimal wöchentlich ein EKG angefertigt werden, um Störungen der Erregungsüberleitung und -ausbreitung sowie der Repolarisation frühzeitig zu erfassen. Echokardiographische Verlaufskontrollen dienen der Beurteilung der Vegetationsgröße und der lokalen Ausbreitung der Infektion (deutliche Überlegenheit der omniplanen transösophagealen Echokardiographie!), der Durchmesser der Herzhöhlen, der durch eine progrediente myokardiale Volumenbelastung oder Sepsismediatoren möglicherweise kompromittierten myokardialen Pumpfunktion sowie dem Ausschluss von Perikardergüssen.

Spezielle antimikrobielle Therapie Zur Überwindung des Expositionsschutzes innerhalb der Vegetation muss ein hoher Diffusionsgradient erzielt werden, der bis auf Sonderfälle lediglich durch parenterale Applikation gewährleistet ist. Da Unterschiede zwischen der minimalen Hemmkonzentration (MHK) und der minimalen bakteriziden Konzentration (MBK) um mehr als eine Titerstufe klinisch nicht relevant sind, kann auf die routinemäßige Bestimmung der MBK verzichtet werden. Die gezielte Antibiotikatherapie des Erregers entsprechend der MHK stellt die optimale Behandlung dar. Sie kann durch Gabe zusätzlicher Antibiotika aus ungerechtfertigtem Sicherheitsbedürfnis nicht verbessert werden. Eine unzureichende Therapiedauer bedingt wegen des Expositionsschutzes die Gefahr der Rezidivinfektion, sodass auch bei unkomplizierten Krankheitsverläufen eine im Regelfall vierwöchige Therapie empfehlenswert ist. Für Antibiotikakombinationen und antimikrobiell schwer zu sanierende Infektionen gelten besondere Empfehlungen (vgl. Tabelle 13.3-1).

Penicillinsensible Streptokokken (MHK$_{PEN}$ ≤0,1 mg/l) Die Standardtherapie besteht in der Kombination von **Penicillin G** und einem **Aminoglykosid**, da eine synergistische Wirkung beider Substanzen meist selbst dann erzielt wird, wenn der Erreger gegen Aminoglykoside allein wenig empfindlich ist.

Unter Berücksichtigung therapeutisch wünschenswerter, hoher Diffusionsgradienten einerseits und der Gefahr einer dosisabhängigen zytotoxischen Reaktion andererseits haben sich in 4–6 Einzeldosen pro 24 Stunden von 12–20 Mio E Penicillin (max. 5 Mio E/Dosis) bewährt. Das Aminoglykosid muss nach dem Penicillin verabreicht werden.

Bei unkomplizierten Krankheitsverläufen und klinisch raschem Ansprechen auf die antibiotische Therapie kann die Behandlung nach der ersten stationären Behandlungswoche ambulant fortgeführt werden. Die in Tabelle 13.3-1 angegebenen Gentamicindosierungen sind durch Serumtalspiegelbestimmungen (<2 mg/l) zu kontrollieren und einer eventuellen Niereninsuffizienz anzupassen. Statt Reduktion der Einzeldosis ist im Falle des Gentamicins eine Verlängerung des Therapieintervalls zweckmäßig.

Bei unkompliziertem Endokarditisverlauf und hoch empfindlichen Erregern (MHK$_{PEN}$ <0,1 µg/ml) ist eine Penicillinmonotherapie mit 12–20 Mio E/24 h auf 4–6 Einzeldosen verteilt vertretbar, wenn ein hohes Risiko für Aminoglykosidnebenwirkungen besteht, z. B. bei vorbestehenden Nierenfunktionsstörungen oder Vorschädigung von N. I und N. VIII. Die Behandlungsdauer beträgt für das Penicillin G üblicherweise 4 Wochen, für das Aminoglykosid 2 Wochen.

Bei Penicillinunverträglichkeit, sind Ceftriaxon, Vancomycin und Teicoplanin erprobte Alternativen (Tabelle 13.3-1).

Enterokokken und penicillinresistente Streptokokken (MHKPEN ≥0,5 mg/l) Enterokokken (insbesondere E. faecalis) haben in den letzten Jahren eine Toleranz gegen zahlreiche zellwandaktive Antibiotika (Betalaktam-Antibiotika und Vancomycin) erworben. Hohe Penicillindosen verschlechtern oft die Bakterizidie (Eagle-Effekt). Die synergistisch wirksame Kombination mit einem **Aminoglykosid** ist wegen der resultierenden bakteriziden Wirkung deshalb unverzichtbar. Für die Auswahl des Aminoglykosids ist wesentlich, dass eine „high-level resistance" (HLR) gegenüber Gentamicin in Mitteleuropa bislang nur selten beobachtet wurde. Bei E.-faecium-Stämmen ist die Therapie mit Gentamicin dagegen nicht sinnvoll, da deren Aminoglykosidazetylase auch Gentamicin inaktiviert.

In jedem Fall muss die synergistische Wirksamkeit verschiedener Aminoglykoside mikrobiologisch geprüft werden. In Kombination mit dem Aminoglykosid können prinzipiell Penicillin, Vancomycin oder Ampicillinderivate eingesetzt werden. Die vierwöchige Kombination von Penicillin G und Gentamicin gilt auch dann als Therapie der Wahl, wenn die MAK für Ampicillinderivate um 1–2 Titerstufen günstiger ist, da mit Penicillin G deutlich höhere Diffusionsdrücke erzielbar sind (vgl. Tabelle 13.3-1).

Bei komplizierten Verläufen ist eine sechswöchige Therapie zu empfehlen. Für Patienten mit Penicillinunverträglichkeit sind Vancomycin und in beschränktem Umfang auch Imipenem erprobt. Bei VanA-/VanB-Resistenzen wurde in Einzelfällen Quinupristin/Dalfopristin (Synercid) mit Erfolg eingesetzt.

Staphylokokken Mehr als 80% der Staphylokokken produzieren Penicillin-Betalaktamase (Penicillinresistenz). Staphylococcus-aureus-Stämme sind jedoch sensibel (MHK$_{Oxa}$ <1 µg/ml) auf Isoxazolylpenicilline (Oxacillin, Cloxacillin, Dicloxacillin) und Vancomycin. Die Kombination mit einem Aminoglykosid resultiert tierexperimentell in einer rascheren Sterilisierung der Vegetation. Angesichts der hohen Rate von S.-aureus-Endokarditiden (etwa 90% der Staphylokokkeninfektionen), die bei verzögerter Keimelimination noch im floriden Infektionsstadium operiert werden müssen, ist die Kombinationsbehandlung zu bevorzugen (s. Tabelle 13.3-1).

Bei der Antibiotikawahl sind auch zunehmende Raten von oxacillinresistenten S.-aureus-Stämmen (MHK$_{Oxa}$ >1 µg/ml) und die trotz guter In-vitro-Wirksamkeit klinisch hohe Versagerquote von Cephalosporinen zu berücksichtigen. Bis auf die sehr seltenen Fälle penicillinempfindlicher Staphylokokken (MHK$_{Pen}$ unter 0,1 µg/ml), die wie penicillinempfindliche Streptokokken therapiert werden, ist daher eine Kombination von Isoxazolylpenicillin und Gentamicin für 3–5 Tage bei mindestens sechswöchiger Penicillintherapie zu empfehlen (s. Tabelle 13.3-1).

Obwohl Rifampicin in Kombination mit Isoxazolylpenicillin prinzipiell antagonistisch wirkt, ist die Behandlung beim Nachweis von Abszessen, intrakardialen Fisteln oder Prothesenendokarditiden dennoch ratsam, da Rifampicin auch auf phagozytierte Staphylokokken wirkt und in vitro die Sterilisierung von Abszessen beschleunigt.

Für methicillin- bzw. oxacillinresistente S.-epidermidis-Stämme ist Vancomycin (MHK$_{Vanco}$ <1,6 µg/l) das Antibiotikum der Wahl. Auch bei einer Penicillinallergie vom IgE-Typ sollte auf Vancomycin gewechselt werden. Die Kombination von Vancomycin mit Gentamicin und Rifampicin (oder Fosfomycin) ist der Vancomycinmonotherapie häufig überlegen.

Tabelle 13.3-1. Therapieempfehlungen bei infektiösen Endokarditiden mit Erregernachweis

Erreger	Sonstige Bedingungen	Antibiotikum	Dosierung	Therapiedauer
Penicillinempfindliche Streptokokken (MHK$_{Pen}$ <0,1 µg/ml)	Penicillinverträglichkeit	Penicillin G$^{a, b}$ plus	12–20 Mio E/24 h in 4–6 Einzeldosen	Mindestens 4 Wochen^c
		Gentamicin$^{d, e}$	3-mal 1 mg/kg/24 h	2 Wochen
	Penicillinunverträglichkeit	Vancomycin$^{f, g}$ plus	2-mal 15 mg/kg/24 h	4 Wochen
		Gentamicin$^{d, e}$	3-mal 1 mg/kg/24 h	2 Wochen
Penicillinempfindliche Streptokokken (MHK$_{Pen}$ 0,1–0,5 µg/ml)	Penicillinverträglichkeit	Penicillin G oder	20–24 Mio E/24 h in 4–6 Einzeldosen	4 Wochen
		Ceftriaxone plus	2 g/24 h in einer Einzeldosis	4 Wochen
		Genatmicin$^{d, e}$	3-mal 1 mg/kg/24 h	2 Wochen
	Penicillinunverträglichkeit	Vancomycin$^{f, g}$	2-mal 15 mg/kg/24 h	4 Wochen Monotherapie
Enterokokken und penicillinresistente Streptokokken (MHK$_{Pen}$ 0,1–8 µg/ml MHK$_{Genta}$ <500 µg/ml)	Penicillinverträglichkeit	Penicillin G plus	16–20 Mio E/24 h in 4–6 Einzeldosen	4–6 Wochen^i
		Gentamicin$^{d, j}$	3-mal 1 mg/kg/24 h	4–6 Wochen^i
	Penicillinunverträglichkeit oder MHK$_{Pen}$ >8 µg/ml	Vancomycin$^{f, j}$ plus	2-mal 15 mg/kg/24 h	4–6 Wochen$^{i, k}$
		Gentamicin^d	3-mal 1 mg/kg/24 h	4–6 Wochen$^{i, k}$
Oxacillinempfindliche Staphylokokken (MSSA)^l (MHK$_{Oxa}$ <1 µg/ml)	Penicillinverträglichkeit	Di- oder Flucloxacillin^a	8–12 g/24 h in 3–4 Einzeldosen	4–6 Wochen
		Gentamicin$^{d, n, m}$	3-mal 1 mg/kg/24 h	3–5 Tage^r
	Penicillinunverträglichkeit	Vancomycin^f	2-mal 15 mg/kg/24 h	4–6 Wochen^k
		Gentamicin$^{d, m}$	3-mal 1 mg/kg/24 h	3–5 Tage^r
Oxacillinresistente Staphylokokken (MRSA) Pseudomonas aeruginosa	(MHK$_{Oxa}$ >1 µg/ml) Empfindlichkeitsprüfung in vitro	Vancomycin$^{f, n, m}$	2-mal 15 mg/kg/24 h	6 Wochen
		Azlocillin$^{a, n}$ plus	4-mal 5 g/24 h	Mindestens 6 Wochen
		Tobramycin^d	3-mg/kg/24 h in 2–3 Einzeldosen	Mindestens 6 Wochen
E. coli, Klebsiellen, Proteus, Serratia, Enterobacter		Cefotaxim^a plus	4-mal 2 g/24 h	4–6 Wochen^k
		Gentamicin^d	3 mg/kg/24 h in 2–3 Einzeldosen	4–6 Wochen^k
Hämophilus, Actinobacillus, Cardiobacterium hominis, Eikenella, Kingella (HACEK)^o	penicillinempfindlich	Ceftriaxone	2 g/24 h in einer Einzeldosis	3–4 Wochen
		Ampicillin plus	12 g/24 h in 3–4 Einzeldosen	4–6 Wochen
		Gentamicin^d	3 mg/kg/24 h in 2–3 Einzeldosen	4–6 Wochen
Kandida und andere Pilze		Amphotericin B^p plus	1 mg/kg/24 h	Mindestens 6 Wochen
		Flucytosin^p	3- bis 4-mal 50 mg/kg/24 h	Mindestens 6 Wochen

^{a} Kurzinfusion über 30 min.
^{b} Bei unkompliziertem Erkrankungsverlauf und hochsensiblen Erregern ist eine Penicillinmonotherapie (12–20 Mio E/24 h) über mindestens 4 Wochen vorzuziehen, ebenso wenn ein erhöhtes Risiko einer Aminoglykosidtoxizität anzunehmen ist (vorbekannte Nierenfunktionsstörungen, Schädigungen des N. VIII, Alter >65 Jahre).
^{c} Bei unkompliziertem Erkrankungsverlauf und kurzer Erkrankungsdauer (<3 Monate) kann bei jungen Patienten (<35 Jahre) die Therapiedauer insgesamt auf 2 Wochen reduziert werden.
^{d} Kurzinfusion über 30 min nach Applikation des Betalaktam-Antibiotikums; Serumspiegelkontrollen zwingend erforderlich; Gentamicintalspiegel <2 mg/l maximale Tagesgesamtdosis für Gentamicin 240 mg.
^{e} Bei empfindlichen Erregern alternativ Streptomycin (2-mal 0,5 g/24 h)
^{f} Kurzinfusion über 30 min talspiegel sollte Vancomycinserumspiegel unter 25 µl/ml, kann die Einzeldosis erhöht werden; maximale Tagesgesamtdosis 2 g, Vancomycintalspiegel <10 mg/l.
^{g} Alternativ Cefazolin (3-mal 1–2 g/24 h) in Kombination mit Gentamicin über 4 Wochen.
^{i} Identische Therapiedauer für die Einzelkomponenten einer kombinierten Antibiotikatherapie, da nur die Kombination mit dem Aminoglykosid bakterizid wirksam ist; bei kompliziertem Verläufen, echokardiographischen Nachweis großer Vegetationen (>5 mm) und einer mehr als 2-monatigen Erkrankungsdauer ist eine sechswöchige Therapie vorzuziehen.
^{j} Alternativ Imipenem (3- bis 4-mal 1 g/24 h); Tageshöchstdosis 40 mg/kg oder ca. 4 g; tierexperimentell und erste klinische Ergebnisse belegen eine gute Wirksamkeit auch von Teicoplanin; bei Vancomycinresistenz ist Quinupristin/Dalfopristin (Synercid) derzeit die einzige verfügbare Alternative.
^{k} Lediglich bei unkomplizierten Erkrankungsverläufen ist eine nur vierwöchige Therapiedauer vertretbar.
^{l} Mehr als die Hälfte der koagulasenegativen Staphylokokken sind oxacillinresistent.
^{m} Bei koagulasenegativen Staphylokokken und gezielter Indikation (Abszesse, intrakardiale Fisteln, Implantation prothetischen Materials) zusätzlich 3-mal 300 mg Rifampicin.
^{n} Alternativ Piperacillin (4-mal 5 g/24 h) oder Ceftazidin (4-mal 2 g).
^{o} Überwiegend ampicillinresistent.
^{p} Besondere Therapierichtlinien (s. Text).
^{r} Besondere Richtlinien bei Infektionen prothetischen Materials: Gentamicin für 2 Wochen statt 3–5 Tage, Rifampicin^m obligatorisch für 6 Wochen

Bei gentamicinresistenten Staphylokokken ist aufgrund von Invitro-Empfindlichkeitsprüfungen ein alternatives Aminoglykosid (z. B.Tobramycin) zu wählen.

Bei Verwendung von **Teicoplanin** bei Endokarditiden sind gegenüber der Therapie sonstiger Infektionen folgende Besonderheiten zu beachten: Stets ist für wenigstens drei Tage eine „loading-dose" erforderlich. Bei i.v.-Drogenabhängigen kann die Eliminationsgeschwindigkeit von Teicoplanin so hoch sein, dass unter Serumtalspiegelkontrollen die Dosierung auf 12 mg/kg KG/24 h erhöht werden muss. Die gleiche Dosierung gilt für die Teicoplaninmonotherapie von Staphylokokkenendokarditiden.

Gramnegative Erreger Die Therapie wird durch die Empfindlichkeitsprüfung in vitro bestimmt. Aufgrund tierexperimenteller und begrenzter klinischer Erfahrungen können folgende Orientierungshilfen gegeben werden:
- **Pseudomonas species**: IE durch diese Erreger können durch Kombination von Azlocillin oder Piperacillin (5-mal 4 g/24 h), mit Gentamicin, Tobramycin oder Netilmicin behandelt werden. Die Therapiedauer beträgt mindestens sechs Wochen. Bei Aorten- und oder Mitralklappenendokarditiden durch **Pseudomonas aeruginosa** ist meist der frühzeitige Klappenersatz und anschließend eine sechswöchige, hochdosierte Antibiotikatherapie erforderlich. Über die von wesentlich geringeren toxischen Nebenwirkungen begleitete Monotherapie mit Ciprofloxacin liegen erste günstige Erfahrung vor.
- **Enterobakterien** (E. coli, Klebsiellen, Serratia, Proteus, Enterobacter): Da eine starke Variabilität im Empfindlichkeitsspektrum besteht, ist eine Therapie entsprechend der MHK-Bestimmungen durchzuführen. Mit der Kombination eines Betalaktam-Antibiotikums, z.B. Cefotaxim (4-mal 2 g/24 h), plus Gentamicin sind Therapieerfahrungen verfügbar. In der Regel ist eine mindestens sechswöchige Therapie erforderlich.
- **HACEK-Gruppe**: Für die Erreger dieser Gruppe besteht auch in Mitteleuropa in einem hohen Prozentsatz Ampicillinresistenz, sodass nur mit einem Cephalosporin der 3. Generation, z.B. Ceftriaxon 2 g/24 h, behandelt werden sollte. Aufgrund der guten Pharmakokinetik des Ceftriaxone ist eine tägliche Einmaldosierung in der Regel ausreichend. Falls eine Ampicillinempfindlichkeit ausgetestet wurde, ist die alternative Kombinationsbehandlung mit Ampicillin plus einem Aminoglykosid möglich.

Pilze In den letzten Jahren ist parallel der Zahl von Patienten mit Immunkompromittierung, i.v.-Drogenabusus, stattgehabten Herzoperationen, parenteraler Ernährung und Einsatz von Breitbandantibiotika die Zahl der Pilzendokarditiden angestiegen. Pilzendokarditiden können ohne chirurgische Intervention nur ausnahmsweise saniert werden. Die antimykotische Therapie der Wahl besteht bei Kandidaarten in der synergistisch wirksamen Kombination von **Amphotericin B** und **Flucytosin**. Amphotericin B wird unter hoher Volumen- und NaCl-Zufuhr zur Verminderung der Nephrotoxizität nach einschleichendem Beginn bis 1,0 mg/kg KG/24 h dosiert. Die kumulative Dosis sollte 3 g nicht überschreiten. Unter der Therapie sind Hämatopoese und Leberfunktion zu überwachen. Insbesondere zu Therapiebeginn können eine deutliche Erhöhung der Körpertemperatur und hypotone Kreislaufreaktionen auftreten, die bei niedriger Dosierung oder evtl. kontinuierlicher Applikation, geringer sind. Die Nebenwirkungsrate von liposomalem Amphotericin B (Ambisome) liegt deutlich niedriger. Bei nicht durch Kandida verursachten Pilzendokarditiden kann nach entsprechendem Empfindlichkeitstest evtl. auf die Kombination mit Flucytosin verzichtet werden.

Kulturnegative Endokarditiden Die Therapie erfolgt unter Berücksichtigung der klinischen Symptomatik. Bei subakutem Beginn richtet sich die Behandlung primär gegen penicillinempfindliche Streptokokken. Bei akuten klinischen Verläufen ist die auch gegen oxacillin- und methicillinresistente Staphylokokken wirksame und bei Penicillinallergien einsetzbare Kombinationsbehandlung mit Vancomycin und Gentamicin zu empfehlen.

Drug Monitoring Bei der IE sind die renalen und hepatischen Exkretionsmechanismen von Pharmaka regelhaft gestört, sodass ein Drug Monitoring erforderlich wird. Die routinemäßige Therapieüberwachung der Aminoglykoside und von Vancomycin erfolgt durch die Bestimmung der Serumtalspiegelwerte (Serumkonzentration vor Gabe der Folgemedikation). Die Talspiegelwerte für Gentamicin, Netilmicin und Tobramycin sollten 1–2 mg/l nicht über-, für Vancomycin 10 mg/l in der Regel nicht unterschreiten.

Chirurgische Therapie Treten im Krankheitsverlauf einer akuten IE Komplikationen auf, ist stets zu prüfen, ob eine operative Intervention erforderlich ist.

Vegetationen und Thromboembolien Zur Abwägung des operativen Risikos und des präventiven Nutzens einer chirurgischen Intervention ist die TEE besonders nützlich:
- Generell liegt das Risiko einer thromboembolischen Komplikation bei IE in Mitralposition deutlich höher als in Aortenposition.
- Bereits organisierte Vegetationen embolisieren seltener als frische, flottierende Vegetation.
- Mobile, große Vegetationen >10 mm, insbesondere im Bereich des Mitralklappenapparates (>50% Emboleinzidenz innerhalb von 28 Tagen) repräsentieren eine besonders hohe Embolisationsgefahr.
- Nach einer Embolie besteht ein anhaltend hohes Thromboembolierisiko, wenn weiterhin Vegetationen nachweisbar sind. In etwa der Hälfte der Fälle tritt innerhalb von 30 Tagen ein Rezidiv auf. Bei zerebralen Embolien sollte die

Operation nach computertomographischem Ausschluss einer zerebralen Blutung innerhalb von 48–72 h durchgeführt werden. Die progrediente Manifestation der Blut-Hirn-Schranken-Störungen nach Ablauf dieser Frist verschlechtert die Prognose.
- Der Nachweis von Abklatschvegetationen am anterioren Mitralsegel bei primärer Aortenklappenendokarditis führt bei verzögerter Operation zu einer Zerstörung der Mitralklappe. Die Operation sollte deshalb frühzeitig erfolgen, da die Mitralklappe dann meist rekonstruiert werden kann.

Persistierende Sepsis trotz Antibiotikabehandlung Eine trotz gezielter Antibiotikatherapie über mehr als 48 h persistierende Sepsis beeinflusst die Prognose nachhaltig negativ. Die chirurgische Entfernung der Sepsisquelle führt zu einer nachhaltigen Prognoseverbesserung.

Akutes Nierenversagen Neben embolischen Ereignissen und einer diffusen Glomerulonephritis kann ein akutes Nierenversagen (ANV) im Verlauf einer IE auch prärenal oder toxisch (Kofaktor: antibiotische Therapie) bedingt sein. Eine kontinuierliche Hämofiltration (CVVH) ist in diesem Fall angezeigt. Hämodialysebehandlungen stellen auch wegen der kardialen Situation keine adäquate Alternative dar. Unabhängig von der Genese zeigt das ANV eine so drastische Prognoseverschlechterung an, dass eine frühzeitige chirurgische Intervention erforderlich ist.

Akute Klappenschlussunfähigkeit und myokardiale Insuffizienz Die Behandlungsrichtlinien entsprechen denen der akuten Klappeninsuffizienz anderer Genese.

Endokarditis nach Implantation prothetischen Materials

Endokarditiden unter Beteiligung von prothetischem Material (Kunstklappen, Stimulationssonden, Defibrillatorsonellen Kreislaufunterstützungssysteme etc.) bedürfen einer raschen chirurgischen Reintervention (Entfernung allen infizierten Fremdmaterials). Ausnahmen sind nur in Einzelfällen sinnvoll. Die Behandlung sollte prinzipiell in einem Referenzzentrum erfolgen. Nach chirurgischer Reintervention ist ein kompletter antimikrobieller Therapiezyklus (vgl. Tab. 13.3-1) erforderlich.

Endokarditisprophylaxe

Abakterielle thrombotische Vegetationen (ATV) sind Voraussetzung für die Entstehung einer mikrobiellen Endokarditis. Bei der Mehrzahl angeborener, operativ korrigierte/nicht korrigierter Herzfehler, bei allen erworbenen Herzklappenfehlern und nach Herzklappenoperationen ist das Vorliegen einer ATV wahrscheinlich und eine Endokarditisprophylaxe deshalb erforderlich (s. folgende Übersicht).

Zur infektiösen Endokarditis prädisponierende Herzfehler und postoperative Befunde
- Prophylaxe erforderlich
    - Zustand nach biologischem oder mechanischem Herzklappenersatz[a]
    - Zustand nach Conduit-Implantation[a]
    - Zustand nach infektiöser Endokarditis[a]
    - Zyanotische Herzfehler[a]
    - Zustand nach palliativer Operation angeborener Herzfehler (insbesondere arteriopulmonale Shuntanlage)
    - Angeborene nichtoperierte Herzfehler
    - Inkomplett korrigierte angeborene Herzfehler
    - Erworbene Herzklappenfehler (z. B. rheumatisch, verkalkt)
    - Ventrikelseptumdefekt und operativer Verschluss eines Ventrikelseptumdefekts unter Verwendung von Patch-Material
    - Aortenisthmusstenose
    - Vorhofseptumdefekt (Primumtyp und Sekundumtyp mit Mitralklappenprolaps)
    - Mitralklappenprolaps mit systolischem Geräusch
    - Hypertrophe obstruktive Kardiomyopathie
    - Bikuspide Aortenklappe ohne Stenose
    - Periphere Pulmonalstenose
    - Weniger als 6 Monate zurückliegender kardiochirurgischer Eingriff
- Prophylaxe nicht erforderlich
    - Herzgeräusche ohne echokardiographische Korrelate
    - Vorhofseptumdefekt (Sekundumtyp)
    - Mitralklappenprolaps ohne systolisches Geräusch
    - Morbus Ebstein ohne Störung der Trikuspidalklappenfunktion
    - Aortensklerose
    - Koronare Herzkrankheit
    - Zustand nach Schrittmacherimplantation
    - Zustand nach Verschluss eines Ventrikelseptumdefekts
    - Zustand nach operativem oder katheterinterventionellem Verschluss eines Vorhofseptumdefektes (nach 12 Monaten)
    - Zustand nach Ligatur eines Ductus Botalli apertus
    - Zustand nach Aortenisthmusstenoseoperation
    - Zustand nach koronarer Bypassoperation

[a]Besonders hohes Endokarditisrisiko.

Die Prophylaxe erfolgt bei Eingriffen im Bereich des Oropharynx, Respirations-, Gastrointestinal- und Urogenitaltraktes durch die Gabe von Amoxicillin, im Bereich der Haut oder der Hautanhangsgebilde mit Clindamycin. Clindamycin wird auch alternativ bei Penicillinallergie eingesetzt. Bei Patienten mit besonders hohem Endokarditisrisiko sind parenterale Prophylaxeregime überlegen (siehe Horstkotte D, Task Force on Infective Endocarditis).

Sonstige Endokarditisformen

Die Therapie des rheumatischen Fiebers ist in Kap. 7.9 abgehandelt.

Endokardfibroelastose Eine kausale Therapie ist nicht möglich. In der symptomatischen Behandlung steht die medikamentöse Herzinsuffizienztherapie, insbesondere mit Digitalisglykosiden und ACE-Inhibitoren, im Vordergrund. Bei einer valvulären Beteiligung sollte ein chirurgischer Klappenersatz oder eine Valvuloplastie erwogen werden. Als Ultima Ratio sind eine orthotope Herztransplantation oder die Implantation eines Kreislaufunterstützungssystems zu erwägen.

Endomyokardfibrose Die Endomyokardfibrose resultiert funktionell in einer restriktiven Kardiomyopathie, die individuell symptomatisch behandelt wird.

Löffler-Endokarditis Im akuten Nekrosestadium steht therapeutisch die Reduktion der eosinophilen Granulozytenzahl und die Elimination der kardiotoxisch wirkenden, kationischen Proteine der Eosinophilen im Vordergrund. Günstige Resultate über die Behandlung mit Glukokortikoiden, ggf. in Kombination mit Hydroxykarbamid oder Vinca-Alkaloiden sind in Einzelfällen dokumentiert. Bei Therapieversagern kann eine Kombinationsbehandlung mit Cytarabin und 6-Thioguanin erfolgen. Ein vielversprechender Therapieansatz ist die Behandlung mit α-Interferon. Weitere Therapiemöglichkeiten bestehen in einer Plasma- und Leukapheresetherapie. Eine Antikoagulation zur Prävention thromboembolischer Komplikationen ist zwingend, die Therapie mit Thrombozytenfunktionshemmern zur Vermeidung zusätzlich beobachteter thrombotischer Gefäßverschlüsse fakultativ. Im Stadium der Fibrose kann eine symptomatische Therapie mit ACE-Inhibitoren und Diuretika erfolgen. Eine Digitalisierung ist nur bei Vorhofflimmern indiziert. In konservativ nicht beherrschbaren Fällen ist die mit 20- bis 30%iger perioperativer Letalität behaftete Thrombenausräumung und Endokardresektion indiziert, wobei oft die Halteapparate der Atrioventikularklappen geopfert werden müssen, sodass ein Mitral- und/oder Trikuspidalklappenersatz nötig wird.

Libman-Sacks-Endokarditis Therapeutisch haben eine Antikoagulation oder die Therapie mit Kortikosteroiden auch in Kombination mit Azathioprin und/oder Zyklophosphamid bei SLE nur geringen Einfluss auf die Entstehung einer Libman-Sacks-Endokarditis bzw. auf die Inzidenz oder Schwere eines konsekutiven Herzklappenfehlers.

Endokarditis beim Karzinoidsyndrom Neben der Therapie der Grunderkrankung und symptomatischer Behandlung mit β-Sympathikomimetika und 4-Hydroxytryptaminantagonisten (Methysergid) ist bei Patienten mit Zeichen der konsekutiven Herzinsuffizienz eine Digitalisierung und eine saluretische Therapie erforderlich. Methysergid besitzt eine gewisse intrinsische Aktivität und kann die Endokardfibrose verstärken. Ein Klappenersatz oder eine Pulmonalkommissurotomie wird bei konservativ nicht beherrschbarer Rechtsherzinsuffizienz in seltenen Fällen erforderlich.

Evidenz der Therapieempfehlungen

	Evidenzgrad	Empfehlungsstärke
Belastbarkeit	II-b	B
Thromembolieprophylaxe	I-a	A
Interventionszeitpunkte		
– Mitralstenose	I-b	B
– Mitralinsuffizienz	I-b	B
– Aortenstenose	I-a	A
– Aorteninsuffizienz	I-b	B
Antibiotikatherapie bei IE		
– Streptokokken	II-a	B
– Enterokokken	II-b	B
– Staphylokokken	II-a	B
– Gramnegative Erreger	III	B
– Pilze	III	B
Chirurgische Intervention während akuter IE		
– Vegetationsgröße	II-b	B
– Thromboembolien	II-b	B
– Sepsispersistenz	III	B
– akute Klappeninsuffizienz	II-a	A
Endokarditisprophylaxe	II-b	B

Literatur

Braunwald E, Zipes DP, Libby P. (1997) Heart Disease, a Textbook of Cardiovascular Medicine, 6th edition, 2001; W.B. Saunders Company, Carabello BA, Crawford FA. Valvular Heart Disease. New Engl J Med. 337: 32–41

Carabello BA, Crawford FA (1997) Valvular Heart Disease. New Engl J Med. 337: 32–41

Executive Summary Report of the American College of Cardiology/ American Heart Association Task Force on Practice Guidelines (1998) Guidelines for the Management of Patients With Valvular Heart Disease, *Circulation*. 98: 1949-1984

Gutschik E (1999) New developments in the treatment of infective endocarditis infective cardiovasculitis. Int J Antimicrob Agents 13: 79–92.

Hering D, Piper C, Horstkotte D (2004) Influence of atypical symptoms and electrocardiographic signs of left ventricular hypertrophy or ST-segment/ T-wave abnormalities on the natural history of otherwise asymptomatic adults with moderate to severe aortic stenosis: preliminary communication. J Heart Valve Dis 13: 182–187

Horstkotte D (1995) Mikrobiell verursachte Endokarditis, Steinkopff, Darmstadt.

Horstkotte D on behalf of the Task Force on Infective Endocarditis of the European Society of Cardiology. Guidelines on Prevention, Diagnosis and Treatment of Infective Endocarditis: Executive Summary. Eur Heart J 2004;25: 267–276

Horstkotte D, Bergemann R (eds) (2001) Antithrombotic management after heart valve replacement: results and consequences of the GELIA study. Proceedings of an International Symposium held on March 30-31, 2001, Bad Oeynhausen, Germany. Eur Heart J 3, Suppl Q

Khot UN, Novaro GM, Popovic ZB et al. (2003) Nitroprusside in critically ill patients with left ventricular dysfunction and aortic stenosis. N Engl J Med 348: 1756–1763

Meyer T, Reiter H, Mirzaie M, Hasenfuß G, Unterberg C (2000) Symptomatik der primären Endokardfibroelastose im Erwachsenenalter. Dtsch med Wochenschr 125: 168–171

Moder KG, Miller TD, Tazelaar HD (1999) Cardiac Involvement in Systemic Lupus Erythematosus. Mayo Clin Proc 74: 275–284

Murphy PT, Fenelly DF, Stuart M, O'Donnell JR (1990) Alpha-interferon in a case of hypereosinophilic syndrome. Br J Haematol 75:619–620

Mylonakis E, Calderwood SB (2001) Infective endocarditis in adults. N Engl J Med 345: 1318–1330

Neumayer U, Schmidt HK, Fassbender D, Mannebach H, Bogunovic N, Horstkotte D (2002) Early (three-month) results of percutaneous mitral valvotomy with the Inoue balloon in 1,123 consecutive patients comparing various age groups. Am J Cardiol 90: 190–193

Piper C, Hetzer R, Körfer R, Bergemann R, Horstkotte D (2002) The importance of secondary mitral valve involvement in primary aortic valve endocarditis: the kissing vegetation. Eur Heart J 23: 7986

Piper C, Wiemer M, Schulte HD, Horstkotte D (2001) Stroke is not a contraindication for urgent valve replacement in acute infective endocarditis. J Heart Valve Dis 10: 703-711

Piper C, Horstkotte D (2004) State of the Art in Anticoagulation ManagementJ Heart Valve Dis 13 (Suppl 1): S76-S80

Rosenhek R, Binder T, Porenta G, Lang I, Christ G, Schemper M, Maurer, G Baumgartner H. Predictors of Outcome in Severe, Asymtomatic Aortic Stenosis; New Engl J Med; 2000; 343: 611-617

Salem DN, Stein PD, Al-Ahmad A, Bussey H, Horstkotte D, Miller N, Pauker SG (2004) Antithrombotic therapy in valvular heart disease – native and prosthetic. The seventh ACCP conference on antithrombotic and thrombolytic therapy. Chest 126 (Suppl): 457S-482S

13.4 Kardiomyopathien
Bodo-Eckhard Strauer, Heinz-Peter Schultheiß, Uwe Kühl und Michael Brehm

13.4.1 Einleitung

Die „WHO/ISCF Task Force" definiert Kardiomyopathien als heterogene Gruppe von Erkrankungen, die mit einer objektivierbaren kardialen Funktionsstörung einhergehen und bei der primär der Herzmuskel (die Herzmuskelzellen) erkrankt ist. Man unterscheidet
a) dilatative,
b) restriktive,
c) hypertrophe,
d) arrhythmogen rechtsventrikuläre und
e) nicht klassifizierbare Kardiomyopathien.

13.4.2 Dilatative Kardiomyopathien

Die Inzidenz beträgt 6:100.000/Jahr mit einer Geschlechterverteilung von 2:1 (m:w). Die Überlebensrate beträgt im Mittel 10 Jahre mit einer Mortalitätsrate von ca. 7–9% pro Jahr. In etwa 20–25% der Fälle besteht eine familiäre bzw. genetische Ursache. Beobachtet wird das Krankheitsbild als Folge einer Virusinfektion und/oder pathologischer Immunmechanismen (entzündliche Kardiomyopathie). Bleibt die Ursache der myokardialen Schädigung der Diagnostik unklar, spricht man von einer „idiopathischen Kardiomyopathie".

Diagnostik

Die Klinik der dilatativen Kardiomyopathie (DCM) ist gekennzeichnet von Müdigkeit, Luftnot bei Belastung, Ödeme, Angina pectoris und Palpitationen. Bei der körperlichen Untersuchung zeigen sich allgemeine Zeichen der Herzinsuffizienz, wie Tachykardie, pulmonale Rasselgeräusche, Jugularvenenstauung, ein positiver hepatojugulärer Reflux, periphere Ödeme, ein 3. Herzton und eine relative Mitralinsuffizienz.

Neben der Anamnese, die Aufschluss über bestehende Risikofaktoren (Familienanamnese, Alkohol) und Vorerkrankungen (Infarkte, Hypertonie oder entzündliche Erkrankungen des Herzens) ergibt, kommt der **Echokardiographie** ein zentraler Stellenwert in der Diagnostik und Verlaufsbeurteilung zu. Wichtige differentialdiagnostische Hinweise folgen aus der Beurteilung der Kontraktilität, der Wanddicken und der Klappenfunktion und Klappenmorphologie. Somit können primäre Klappenvitien weitgehend ausgeschlossen werden. Die **Röntgenthoraxuntersuchung** kann Hinweise für eine pulmonale Stauung liefern und gibt Anhalt für die Herzgröße. Von den Belastungsuntersuchungen ist besonders die **Spirogometrie** geeignet, die kardiale Leistungseinschränkung zu beurteilen. Zur Erfassung von Reizleitungsstörungen und Rhythmusstörungen komplettieren **EKG** und **LZ-EKG** die Diagnostik. Sie können Hinweise zur Prognose (Blockbilder, bradykarde oder tachykarde Rhythmusstörungen) ergeben, sind für das Krankheitsbild der DCM aber nicht spezifisch. Eine Risikostratifizierung hinsichtlich des plötzlichen Herztodes ist jedoch durch eine elektrophysiologische Untersuchung oder eine andere Rhythmusdiagnostik bei DCM-Patienten nicht möglich. **Laborparameter** tragen zur Diagnose der DCM nicht bei. Die Koronarangiographie, Rechtsherzkatheteruntersuchung und ggf. Myokardbiopsie tragen zur Abgrenzung von anderen Herzerkrankungen wie der ischämischen Kardiomyopathie bei und sind unbedingt durchzuführen.

Therapie der dilatativen Kardiomyoapthie

Allgemeine Therapiemaßnahmen Die Behandlung der dilatativen Kardiomyopathie erfolgt entsprechend den allgemein gültigen Behandlungsrichtlinien der Herzinsuffizienz. Unabhängig von der Ursache der DCM gilt, dass begünstigende Faktoren – wie beispielsweise körperliche Überlastung, übermäßiger Alkoholkonsum, ein unzureichend eingestellter Hypertonus, chronische Infektionen, Genuss oder Einnahme kardiotoxischer Medikamente (trizyklische Antidepressiva, Babiturate, Lithium) – vermieden werden sollten. Bei schwer eingeschränkter LV-Dysfunktion (EF <25%) sollte die Salzzufuhr (<3 g/Tag) und die tägliche Flüssigkeitsaufnahme (1–1,5 l/Tag) eingeschränkt werden. Strenge körperliche Schonung und Bettruhe sind nur bei akuter bzw. dekompensierter chronischer Herzinsuffizienz angezeigt. Eine Immobilisierung von Patienten mit stabiler, schwerer Herzinsuffizienz sollte nicht erfolgen. Vielmehr kann unter ärztlicher Anleitung ein körperliches Ausdauertraining (5-mal/Woche 20 min oder 3-mal/Woche 30–45 min) unterhalb von 70% der maximalen Herzfrequenz bzw. Sauerstoffaufnahme durchgeführt werden.

Antikoagulanzien Ungefähr 20% der Patienten mit dilatativer Kardiomyopathie (EF <40%) erleiden thromboembolische Komplikationen auch bei Sinusrhythmus. Eine Antikoagulation sollte trotzdem mit dem Risiko einer dauerhaften Hemmung der Blutgerinnung abgewogen werden. Empfohlen wird, Patienten mit einer linksventrikulären Funktion <25% mit Marcumar (Quick ~35%, INR 2,3) einzustellen.

Rhythmusstörungen

Vorhofflimmern Da es bei Patienten mit dilatativer Kardiomyopathie bei progredienter Dilatation der Vorhöfe zum Auftreten von (intermittierendem) Vorhofflimmern kommt, sollte eine Regularisierung des Rhythmus frühzeitig erfolgen. Neben der elektrischen Kardioversion in den Sinusrhythmus ist Amiodaron bei nicht konvertierbarem Vorhofflimmern wegen seiner geringen negativen Inotropie das Medikament der Wahl. Müssen auf Grund von Nebenwirkungen andere, negativ-inotrope Medikamente eingesetzt werden, ist eine engmaschige Überwachung der Patienten erforderlich.

Ventrikuläre Rhythmusstörungen Häufig kommt es im Verlauf zum Auftreten maligner ventrikulärer Rhythmusstörungen, die in Kammerflimmern degenerieren können und die Prognose von Patienten mit DCM durch das Auftreten des plötzlichen Herztodes belasten. Klasse-I-Antiarrhythmika sind bei diesen Patienten kontraindiziert. Amiodaron scheint dagegen die Prognose zu verbessern und kann auch bei Patienten mit stark reduzierter Pumpfunktion eingesetzt werden. Bei langsamer, ambulanter Aufsättigung sind 600 mg/Tag über 14 Tage mit anschließender Reduktion auf 200–400 mg Erhaltungsdosis pro Tag zu empfehlen. Im stationären Bereich kann eine schnellere Aufsättigung durch Gabe von 1,2 g Amiodaron/Tag i.v. erfolgen. Eine engmaschige Kontrolle der QT-Zeit (2-tägig bei ambulanter Aufsättigung) ist obligat. Serumspiegelkontrollen von Amio-daron sind nicht aussagekräftig und repräsentieren nicht den Gewebespiegel von Amiodaron, bei Serumkontrollen ist deshalb eine Bestimmung des Desmethylamiodaron zu empfehlen. Zur sekundären Prävention des plötzlichen Herztodes bei Patienten mit bereits bekannten anhaltenden ventrikulären Tachyarrhythmien ist die AICD-Implantation Therapie der Wahl. Die Bedeutung des implantierbaren Defibrillators (AICD) zur primären Prävention des plötzlichen Herztodes ist derzeit unklar. Gegenwärtig laufende große Studien werden hier Klarheit verschaffen.

Alkoholkardiomyopathie

Chronischer Alkoholkonsum führt zu einer Schädigung des Herzmuskels, die klinisch nicht von einer dilatativen Kardiomyopathie zu unterscheiden ist. Zwischen der konsumierten Alkoholmenge und der linksventrikulären Funktionseinschränkung besteht eine direkte Korrelation, was einen Verdacht auf einen dosisabhängigen toxischen Alkoholeffekt nahe gelegt. Man nimmt an, dass ein chronischer Alkoholkonsum von mehr als 80 g/Tag bei Männern bzw. 40 g/Tag bei Frauen über mehr als 5–10 Jahre oder ein kumulativer Alkoholverbrauch von mehr als 250 kg für die Entwicklung einer Alkoholkardiomyopathie notwendig ist. Diese Zahlenwerte stellen allerdings nur grobe Richtwerte dar.

Therapie Die medikamentöse Behandlung folgt den allgemein gültigen Regeln der Herzinsuffizienztherapie (s. Kap. 13.2, Herzinsuffizienz). Wichtigste Behandlungsmaxime ist die absolute Alkoholabstinenz. Je früher dies im Verlauf der Erkrankung geschieht, desto eher kann sich der Myokardschaden zurückbilden. Der wesentliche Anteil der Kontraktilitätsverbesserung findet in den ersten sechs Monaten der Abstinenz statt, eine Besserung kann aber in bis zu zwei Jahren erfolgen.

Schwangerschaftskardiomyopathie

Die Schwangerschaftskardiomyopathie ist eine Herzmuskelerkrankung unbekannter Ätiologie, die bei 1:1400 Geburten im letzten Trimenon oder direkt post partum auftritt. Es besteht kein sicherer Zusammenhang mit anderen kardialen Erkrankungen oder schwangerschaftsspezifischen kardiovaskulären Ereignissen wie der Präeklampsie. Das Risiko ist bei höherem Lebensalter der Mutter, Mehrlingsgeburten, Schwangerschaftstoxikosen und Erstgebärenden gering erhöht. Das Risiko einer weiteren Funktionsverschlechterung bei einer erneuten Schwangerschaft ist deutlich erhöht.

In der normalen Schwangerschaft kommt es zu hämodynamischen Anpassungsvorgängen an die besonderen Erfordernisse von Fetus und Mutter. So wird die kardiale Auswurfleistung durch Frequenzzunahme und Steigerung des Schlagvolumens innerhalb der ersten 6 Monate der Schwangerschaft um rund 45% erhöht, zum Geburtszeitpunkt um weitere 35%. Eine weitgehende Normalisierung findet zwischen dem 2. und 10. Tag post partum statt. Parallel kommt es zu einer 40%igen Zunahme des Plasmavolumens und einer 30%igen Zunahme des Erythrozytenvolumens. Die Volumenbelastung und neurohumorale Stimulation führen zu einer geringen Zunahme der LV-Größe (d. h. Myokardmasse). Über Östrogene werden das Renin-Angiotensin-System und somit der Salz- und Flüssigkeitshaushalt erhöht. Parallel sind der systemische Widerstand und der diastolische Blutdruck durch das Auftreten arteriovenöser Shunts in Uterus und Plazenta erniedrigt. Diese physiologischen Anpassungsmechanismen führen zu einem erhöhtem Venendruck mit Halsvenenstauung und möglichen peripheren Ödemen und sind nicht als Insuffizienzzeichen zu missdeuten.

Diagnostik Klinisch werden die Patienten mit zunehmender Belastungsdyspnoe und Zeichen der Herzinsuffizienz auffällig. Eine neu aufgetretene Kontraktilitätsstörung und die variable Größenzunahme des linken Ventrikels lassen sich am sichersten durch die Echokardiographie nachweisen. Die Verlaufskontrolle der Patientinnen erfolgt echokardiographisch. Bis zur Normalisierung der LV-Funktion, die sich über mehrere Monate erstrecken kann, sollten sich die Patientinnen körperlich schonen. Zeigt sich bei Patientinnen mit klinischem Verdacht einer Schwangerschaftskardiomyopathie innerhalb weniger Wochen keine deutliche Verbesserung, ist eine invasive Abklärung zu empfehlen. Gegebenenfalls sollte zum Ausschluss einer schwelenden Myokarditis als Ursache der Kardiomyopathie eine Myokardbiopsie durchgeführt werden. Vor einer erneuten Schwangerschaft sollte das Risiko einer Verschlechterung der LV-Dysfunktion mit dem Kinderwunsch kritisch abgewogen werden.

Bei persistierender Einschränkung der LV-Funktion sollte von einer neuerlichen Schwangerschaft abgeraten werden.

Therapie Die Behandlung entspricht der allgemeinen Herzinsuffizienztherapie. ACE-Hemmer sind während der gesamten Schwangerschaft kontraindiziert. (s. Kap. 13.2). Obwohl kontrollierte Studien fehlen, können Patientinnen bei nicht spontanem Heilungsverlauf von einer immunsuppressiven Therapie profitieren, wenn eine myokardiale Entzündungsreaktion vorliegt (Therapieschema s. entzündliche Kardiomyopathie).

Neuromuskuläre Erkrankungen

Progressive Muskeldystrophie vom Typ Duchenne Diese Muskeldystrophie ist auch unter kardiologischen Gesichtspunkten durch einen prognostisch ungünstigen Verlauf gekennzeichnet. Die Mehrzahl der betroffenen Patienten erreicht das 25. Lebensjahr nicht. Kardiale Symptome bestehen in Herzinsuffizienz und/oder Störungen der Reizbildung und Erregungsleitung. Eine charakteristische elektrokardiographische Abweichung besteht in einer R-Überhöhung in V1 und tiefem Q in V5 und V6. Eine kausale Therapie der autosomal-rezessiven Erkrankung ist nicht bekannt. Die Behandlung geschieht symptombezogen entsprechend der Herzinsuffizienztherapie. Es besteht eine besondere Empfindlichkeit gegenüber Muskelrelaxanzien. Betablocker vermögen ebenso wie Verapamil eine gestörte AV-Überleitung zu verstärken.

Dystrophia myotonica (Curschmann-Steinert-Syndrom) Bei der Dystrophia myotonica handelt es sich um eine autosomaldominante Muskelerkrankung mit überwiegenden Leitungsstörungen, z. T. mit Adams-Stokes-Symptomatik. Die Häufigkeit einer kardialen Beteiligung wird auf 30–85% geschätzt. Eine symptomatische Therapie bei Leitungsstörungen bradykarden Typs und beim Syndrom des kranken Sinusknotens ist durch Schrittmacherapplikation möglich.

Myasthenia gravis pseudoparalytica Histologisch werden bei Myastheniekranken relativ oft entzündliche Infiltrate im Myokard beobachtet, die auf den immunpathologischen Entstehungsprozess zurückgeführt werden. Die Behandlung der Myasthenie mit Prostigmin hat in einigen Fällen auch Tachykardie und Störungen der Erregungsrückbildung im EKG günstig beeinflusst. Betablocker dagegen vermögen ebenso wie Lidocain und andere Antiarrhythmika die myasthenischen Symptome zu verstärken.

Friedreich-Ataxie Die höchste Inzidenz unter den genetisch determinierten neuromuskulären Erkrankungen hat die Friedreich-Ataxie. Herzinsuffizienz oder Rhythmusstörungen mit plötzlichem Herztod sind in 50–75% aller Fälle die häufigsten Todesursachen. Die Lebensdauer übersteigt selten das 40. Lebensjahr. In der Mehrzahl liegt eine hypertrophe Kardiomyopathie vor. Entsprechend der vorherrschenden Symptomatik sind Betablocker einzusetzen. Diese Therapie hat auf den neurologischen Prozess keinen negativen Einfluss.

Medikamententoxische Kardiomyopathien

Die Zahl myokardschädigender Substanzen ist außerordentlich groß (s. folgende Übersicht). Eine Myokardschädigung lässt sich sowohl für Pharmaka mit primärem kardialen Angriffspunkt wie auch bei solchen mit extrakardialen Angriffspunkten nachweisen. Die Schädigungsmuster beziehen sich z. T. auf allergische Erscheinungen, z. T. sind sie Ausdruck einer „Überempfindlichkeit" bzw. entsprechender Disposition oder einer kardialen Vorerkrankung. Schließlich spielen Überdosierungen eine erhebliche Rolle. Der Missbrauch zahlreicher Drogen und Medikamente kann zu unterschiedlichen Schäden des Herz-Kreislauf-Systems führen. Hierbei können Koronarsystem, Reizleitungssystem, Myokard und Gefäßsystem betroffen sein.

Toxische Wirkungen werden darüber hinaus von zahlreichen Gruppen von Genuss- und Umweltgiften, Schwermetallen, Aerosolen, Lösungsvermittlern und weiteren in der chemischen Industrie verwendeten Substanzen mit kardiotoxischer Potenz ausgelöst.

> **Ursachen der medikamentös-toxischen Kardiomyopathien**
> - Alkohol
> - Antibiotika
>   – Chloroquine
>   – Sulfonamide
> - Antidepressiva
>   – Lithium
>   – Trizyklische Antidepressiva
> - Kohlenmonoxid
> - Katecholamine
> - Chemotherapeutika
>   – Doxorubicin
>   – Bleomycin
>   – Busulfan
>   – Cisplatin
>   – Cytosinarabinosid
>   – Etoposid
>   – 5-Fluorouracil
>   – Methotrexat
>   – Mitomycin
>   – Mitoxantron
>   – Vincristin
> - Kobalt
> - Kokain
> - Strahlung
> - Blei
> - Quecksilber

Zytostatika Adriamycin, Doxorubicin und Epidoxorubicin gehören zur Klasse der Anthrazykline und werden als potente Zytostatika in der Therapie von Leukämien und soliden Tumoren eingesetzt. Der klinische Einsatz wird durch eine erhebliche Kardiotoxizität in Form einer verzögert eintretenden, rasch progredienten Herzinsuffizienz eingeschränkt. Unabhängig von der Einzel- oder Gesamtdosis tritt bei bis zu 30% der Patienten während oder kurz nach der Gabe eine akute toxische Wirkung auf. Sie äußert sich im Auftreten von Sinustachykardie, ST-Streckensenkung, T-Abflachung oder einer supraventrikulären oder ventrikulären Extrasystolie und klingt innerhalb weniger Stunden vollständig ab. Auch unterhalb der Gesamtdosis und des empfohlenen Grenzwertes von 550 mg/m² Körperoberfläche kann sich eine progrediente Kardiomyopathie entwickeln, über dem Grenzwert steigt das Kardiomyopathierisiko exponentiell an. Prädisponierende Faktoren sind eine vorbestehende Herzerkrankung und Hypertonie, Bestrahlungen des Mediastinums und gleichzeitige Cyclophosphamid- oder Ifosmidgaben.

Neben einer Herzinsuffizienz treten bei mehrfacher Adriamycingabe vor allem tachykarde Rhythmusstörungen sowie plötzliche, arryhthmiebedingte Todesfälle auf. Bereits nach einmaliger Gabe des Zytostatikums kann eine Perimyokarditis auftreten. Schwere Kontraktionsstörungen treten nach Einmalgabe insbesondere dann auf, wenn kardiale Vorerkrankungen bestehen. Neben den Anthrazyklinen können sich Kardiomyopathien auch nach Gabe anderer Medikamente entwickeln (s. obige Übersicht).

Diagnostik Vor Beginn einer zytostatischen Therapie mit potentiell kardiotoxischen Substanzen sollte ein echokardiographischer Ausgangsbefund erhoben werden. Engmaschige Kontrollen erfolgen bei Patienten mit vorbestehenden Kontraktionsstörungen. Ansonsten wird man nach Erreichen der halben Dosis (ca. 300 mg/m²) und nach Therapieabschluss bzw. bei Erreichen der kritischen Schwellendosis die Myokardfunktion echokardiographisch kontrollieren. Frühzeitig finden sich reduzierte Geschwindigkeitsindizes der myokardialen Wandbewegung wie die V_{max} im linksventrikulären Ausflusstrakt oder eine verringerte Durchmesserverkürzungsfraktion. Auch die Radionukleotidventrikulographie eignet sich zur Verlaufskontrolle.

Therapie Die Behandlung der medikamenteninduzierten Kardiomyopathie ist symptomatisch und entspricht den allgemeinen Richtlinien der Herzinsuffizienztherapie (s. Kap. 13.2).

13.4.3 Restriktive Kardiomyopathien

Bei den primären Erkrankungen ist die Ätiologie unbekannt. Das Erkrankungsbild tritt aber auch sekundär, z. B. im Gefolge einer Amyloidose, Hämosiderose, Glykogenspeichererkrankung, Kollagenosen oder infiltrativen Prozessen (Tumoren, Entzündungen) und rezidivierenden Perikardergüssen auf. Schädigungen mesenchymaler Strukturen mit Fibrosierung und Verdickung des Endo- bzw. Perikards können aber auch Folge einer Strahlentherapie im Thoraxbereich sein, z. B. bei Hodgkin-Krankheit und Ösophagus-, Lungen- oder Mammakarzinomen. Bei den infiltrativen Krankheitsformen der spezifischen Herzmuskelerkrankungen sind interstitielle Prozesse mit Infiltraten zwischen den Myozyten wie bei der Amyloidose oder Sarkoidose von den Speicherkrankungen mit intrazellulären Ablagerungen (z. B. Hämochromatose, Glykogenspeichererkrankung) zu unterscheiden. Insbesondere bei den Speichererkrankungen ist das Myokard oftmals auffällig verdickt. Auf Grund einer gestörten Dehnbarkeit des Myokards (diastolische Relaxationsstörung) besteht ein restriktives Füllungsverhalten des linken oder beider Ventrikel. Die Ventrikelgröße ist normal oder sogar vermindert.

Diagnostik

Echokardiographie Die Konstellation von vergrößerten Vorhöfen und nicht vergrößerten Ventrikeln bei nahezu normaler systolischer Kontraktilität grenzt restriktive Kardiomyopathieformen von anderen Herzerkrankungen ab. Eine geringe Hypertrophie kann vorliegen. Das Endokard lässt sich bei der Endomyokardfibrose oft gut abgrenzen. Die Myokardbinnenstruktur ist stark reflexgebend. Verdickte Wände bei Speichererkrankungen und der Amyloidose („sparkling septum") können in Einzelfällen als Hypertonieherzen fehlgedeutet werden. Die dopplerechokardiographische Untersuchung zeigt bei der Flussmessung über der Mitralklappe eine stark erhöhte V-Welle und eine kleine A-Welle als Differenzierung zur Relaxationsstörung bei Hypertrophie. Mitral- und Trikuspidalklappeninsuffizienzen können vorliegen.

Invasive Diagnostik Die invasive Druckmessung gibt Aufschluss über die Schwere der myokardialen Funktionseinschränkung. Nach zunächst rascher frühdiastolischer Füllung ist der spätdiastolische Anteil der Ventrikelfüllung durch die restriktiven Veränderungen erschwert. Folglich findet sich in der Druckregistrierung ein rascher, deutlicher Druckabfall in der Frühdiastole, gefolgt von einem schnellen Anstieg auf ein erhöhtes Druckplateau (Dip-Plateau-Phänomen). Auf Grund der erhöhten Steifigkeit des Myokards und/oder des Endokards führt schon eine geringe Zunahme des Ventrikelvolumens zu einer deutlichen Druckzunahme in den Ventrikeln. Diesen Umstand kann man sich in frühen Stadien der Erkrankung durch eine Volumenbelastung diagnostisch zunutze machen. Die verschobene Druck-Volumen-Kurve und das „Dip-Plateau-Phänomen" der Druckkurve in der Volumenbelastung sind die wesentlichen Charakteristika der hämodynamischen Untersuchung bei restriktiven Erkrankungen. Die Indikation zur Endomyokardbiopsie sollte großzügig gestellt werden, um sekundäre Erkrankungen auszuschließen. Neben dem Grad der Hypertrophie und dem Ausmaß der Fibrose können so auch spezifische Merkmale sekundärer Erkrankungen wie z. B. Granulome bei der kardialen Sarkoidose nachgewiesen werden. Mittels Spezialfärbungen lassen sich darüber hinaus Amyloid- oder Eisenablagerungen darstellen.

Therapie

Die Therapie ist symptomatisch mit der Gabe von Diuretika. Frequenzverlangsamende Medikamente wie Betablocker führen zu einer verbesserten diastolischen Füllung, positiv-inotrope Substanzen sind selten indiziert, da die systolische Pumpfunktion primär nicht betroffen ist. Peripher vasodilatierende Medikamente und eine ausgeprägte Vorlastsenkung sollten vermieden werden. Liegen keine malignen Erkrankungen vor, sollte die Indikation zur Herztransplantation frühzeitig gestellt werden.

Eosinophile Endomyokarderkrankungen

Die Löffler-Endokarditis ist eine rasch progrediente Erkrankung mit deutlicher Eosinophilie des Blutes (50% der Fälle), Arteriitis und Neigung zur Thrombenbildung. Ihre Ätiologie ist unbekannt. Ein Zusammenhang mit leukämischen Erkrankungen (ca. 25%), parasitären Infektionen oder allergischen und autoimmunologischen Reaktionen sowie einer Medikamentenunverträglichkeit wird diskutiert. Eine kardiale Beteiligung liegt bei ca. 70–80% der Patienten vor. Betroffen sind v. a. Männer (9:1) zwischen 20 und 50 Jahren. Beide Ventrikel sind beteiligt, insbesondere die Herzspitze und der subvalvuläre Ausflusstrakt. Die Erkrankung verläuft in mehreren Stadien. Entzündliche eosinophile Infiltrate führen durch die Ausschüttung der eosinophilen Peroxidase und des basischen Hauptproteins („major basic protein") der eosinophilen Granula zu toxischen Gewebeschädigungen in Myokard und Endokard (eosinophile Perikarditis bzw. Myokarditis). Das basische Protein ist zudem ein potenter Stimulator der Plättchenaggregation. Zusammen mit den kationischen Proteinen, die in erster Linie die plasmatische Gerinnung beeinflussen, ist es für die thrombotischen und thromboembolischen Komplikationen der Erkrankung verantwortlich. Im Bereich des entzündlich veränderten Endokards und der intramuralen Zellnekrosen bilden sich teilweise ausgeprägte thrombotische Ablagerungen. Histopathologisch findet man zusätzlich eine obliterative Endarteriitis und Periarteriitis der intramuralen Koronararterien. Letztlich führen die chronische Entzündung und reparative fibrotische Prozesse zu einer teilweise ausgeprägten Verdickung des Endokards mit diastolischer Funktionsstörung im Sinne einer restriktiven (obliterativen) Kardiomyopathie.

Therapie Die Therapie ist symptomatisch und zielt auf eine Senkung der Eosinophilenzahl. Medikament der Wahl ist Prednisolon (1 mg/kg/Tag). Alternativ stehen Cytarabin und 6-Thioguanin zur Verfügung. Wegen der Gefahr embolischer Komplikationen empfiehlt sich eine orale Antikoagulation. In sehr schweren Fällen müssen eine endokardiale Dekortikation bzw. eine Laserablation des Endokards in Erwägung gezogen werden. Bei schweren Klappeninsuffizienzen ist ein Mitral- bzw. Trikuspidalklappenersatz beschrieben worden.

Amyloidose

Die Amyloidose ist eine Systemerkrankung, bei der in zahlreichen Organen interstitielle Ablagerungen von Amyloidfibrillen gefunden werden. Die Amyloidablagerungen finden sich vorzugsweise im Ventrikelmyokard, den Papillarmuskeln, dem Sinus- und AV-Knoten sowie im Endokard. Die Herzklappen sind häufig fokal verdickt. Auch die Koronargefäße können lumeneinengende interstitielle Amyloideinlagerungen im Bereich der Media und Adventitia aufweisen. Da überwiegend die kleineren Gefäße betroffen sind, zeigt die Koronarangiographie häufig trotz pektanginöser Beschwerdesymptomatik einen unauffälligen Befund. Während nur etwa 4% der Patienten mit seniler Amyloidose einen Gefäßbefall zeigen, liegt dieser Prozentsatz bei der primären Amyloidose bei ca. 90%.

Therapie Die mittlere Lebenserwartung ist vom Amyloidosetyp abhängig. Eine spezifische Behandlung gibt es nicht. Die ungünstigste Prognose weist die primäre Amyloidose mit einer mittleren Überlebenszeit nach Diagnosestellung von 5,5 Monaten auf. Therapeutisch werden alkylierende Substanzen wie Melphalan in Kombination mit Kortikosteroiden eingesetzt. Während eine Interferonmonotherapie oder Colchicin keine Vorteile bringt, scheint die o. g. Kombination bzw. eine hochdosierte Melphalantherapie wirksam zu sein. Durch die zugrunde liegende systemische Erkrankung mit zahlreichen Organmanifestationen bleiben die Ergebnisse einer Herztransplantation beim AL-Typ der Amyloidose (primäre Amyloidose) unbefriedigend und sie ist deshalb kontraindiziert. Familiäre, auf einer Trasthyretinfehlbildung beruhende Formen (AF-Typ) profitieren in Einzelfällen von einer Lebertransplantation. Negativ-inotrope, vasodilatorische und vorlastsenkende Substanzen sollten, ebenso wie Diuretika, sehr behutsam eingesetzt werden, um Hypotensionen zu vermeiden. Digitalisglykoside sind wegen ihrer potentiell proarrhythmischen Wirkung durch die Bindung an Amyloidfibrillen kontraindiziert, wie auch Kalziumantagonisten vom Verapamil- und Nifedipintyp.

Sarkoidose

Die Sarkoidose (Morbus Boeck) ist eine Systemerkrankung unklarer Ätiologie. Eine kardiale Mitbeteiligung findet sich klinisch bei 5% und autoptisch bei 25% der Patienten.

Therapie Die Therapie richtet sich nach der Herzinsuffizienzsymptomatik. Die Indikation zur hochdosierten Kortikoidtherapie ist bei kardialer Manifestation der Sarkoidose indiziert. Prednisolon wird zunächst für 6 Wochen in einer Dosierung von 1 mg/kg KG/Tag gegeben. Hieran schließt sich eine Dauerbehandlung mit 0,25 mg/kg KG/Tag für ein Jahr an. Bei Verschlechterung der Symptomatik nach Kortisonreduktion kann eine erneute Erhöhung auf 1 mg/kg KG/Tag Prednisolon mit anschließendem Ausschleichen der Dosierung erfolgen. Bei steroidrefraktärer Symptomatik kann ergänzend eine niedrig dosierte Gabe von Methotrexat, Cyclophosphamid oder Azathioprin erwogen werden. Hierbei handelt es sich allerdings um experimentelle Therapieansätze ohne gesicherte Effektivität. Histo-pathologisch führen Steroide bei einem Teil der Patienten zu einem Abheilen der Granulome, jedoch kommt es unter Umständen zur Ausbildung narbiger Aneurysmata, insbesondere im Bereich der Herzspitze.

Hämochromatose

Die erhöhte Eisenresorption und Eisenablagerung führen zu einem zirrhotischen Umbau der betroffenen Organe. Im Myokard findet sich eine Eisenspeicherung vorzugsweise im sarkoplasmatischen Retikulum der Myozyten und im Erregungsleitungssystem. Eine kardiale Beteiligung ist bei rund einem Drittel der Erkrankten vorhanden. Es kann eine dilatative oder restriktive Kardiomyopathie entstehen. Die Prognose ist bei Bestehen einer ausgeprägten diastolischen Funktionsstörung schlechter als bei den überwiegend systolischen. 30% der Patienten versterben an den Folgen der Herzbeteiligung.

Diagnostik Herzinsuffizienz, supraventrikuläre und ventrikuläre Arrhythmien und AV-Blöcke sind die häufigsten kardialen Symptome. Echokardiographie, CT oder MRT geben oftmals entscheidende diagnostische Hinweise bei milden Verlaufsformen. Eine Wandhypertrophie liegt in ca. 40% der Fälle vor. Gesichert wird die Organmanifestation durch die Myokardbiopsie.

Therapie Die symptomatische Therapie der Herzinsuffizienz und der Rhythmusstörungen richtet sich nach dem führenden Beschwerdebild. Aderlässe sind die Therapie der Wahl bei der primären Krankheitsform. Pro 500 ml Blut werden etwa 250 mg Eisen entfernt. Die Therapie muss zunächst konsequent bis zum Absinken des Serumeisens oder zum Auftreten einer Anämie fortgeführt werden, danach als Dauertherapie mit Aderlässen in größeren Abständen. Durch diese Behandlung gelingt auch eine ausreichende Mobilisierung des abgelagerten Eisens für die Neubildung des Hämoglobins. Die Gabe von Chelatkomplexbildnern wie Deferoxamin kann die kardiale Funktionsstörung bei Patienten mit sekundärer Hämochromatose verbessern. In therapierefraktären Fällen besteht die Indikation zur Herztransplantation.

13.4.4 Hypertrophe Kardiomyopathie

Die hypertrophe Kardiomyopathie ist durch eine asymmetrische, septumbetonte links- und/oder rechtsventrikuläre Hypertrophie charakterisiert. In ca. 25% der Fälle wird eine Obstruktion des Ausflusstraktes mit einem systolischen Druckgradienten beobachtet. Die hypertrophe Kardiomyopathie tritt gehäuft familiär auf. In über 50% der Fälle liegt ein autosomal-dominanter Erbgang vor, ein Teil der Erkrankungsverläufe beruht auf Spontanmutation. Die bisher identifizierten, mit der Erkrankung assoziierten Kardiomyopathiegene kodieren für kontraktiles Herzmuskelprotein. Deshalb wird diese Kardiomyopathieform auch als „Erkrankung des kardialen Sarkomers" definiert. Pathophysiologisch sind die hypertrophen Kardiomyopathien insbesondere durch eine verminderte diastolische Dehnbarkeit der Ventrikelmuskulatur, klinisch durch eine Belastungsdyspnoe, Angina pectoris, Herzrhythmusstörungen und Synkopen charakterisiert. Das endsystolische und enddiastolische Kammervolumen ist normal oder verkleinert, die Ejektionsfraktion bzw. das Schlagvolumen sind in Ruhe normal oder hochnormal. Unter Belastung kann es jedoch zu einer erheblichen Abnahme des Schlagvolumens kommen. Im Endstadium der Erkrankung kommt es bei einem geringen Prozentsatz der Patienten parallel zu einer Zunahme der klinischen Symptomatik zu einer Dilatation des linken Ventrikels mit jetzt normal dicken oder sogar verdünnten Ventrikelwänden bei deutlich vergrößertem linkem Ventrikel und nun auch gestörter systolischer Funktion. Zu diesem Zeitpunkt lässt sich dann eine Obstruktion im Bereich des linken Ventrikels bzw. Ausflusstraktes oftmals nicht mehr nachweisen. Die differentialdiagnostische Abgrenzung von der DCM ist in diesem Stadium nur noch sehr schwer möglich. Neben den oben genannten Symptomen ist das Auftreten von Rhythmusstörungen und hierbei insbesondere von supraventrikulären und ventrikulären Tachykardien typisch für die hypertrophen Kardiomyopathien.

Diagnostik

Die Diagnose einer HOCM wird nichtinvasiv mittels Echokardiographie gestellt. Durch den sich während der Systole auf Grund der intraventrikulären Obstruktion ausbildenden Druckgradienten entsteht das für die Erkrankung typische, vom ersten Herzton abgesetzte, spindelförmige, hochfrequente Systolikum. Der Druckgradient ist in aufrechter Körperposition erhöht. Die Zunahme des systolischen, zumeist nicht in die Karotiden fortgeleiteten Austreibungsgeräusches unter körperlicher und pharmakologischer (Nitrate) Belastung oder Valsalva-Manöver ist diagnostisch verwertbar und differenziert die funktionelle Subaortenstenose der HOCM von der valvulären Aortenstenose. Die Geräuschintensität ist bei mitventrikulären oder spitzennahen Obstruktionen deutlich geringer ausgeprägt. Die verlängerte Austreibungszeit sowie der verspätete Aortenklappenschluss können eine paradoxe Spaltung des 2. Herztons bedingen. Ein 4. Herzton ist Ausdruck einer verstärkten Vorhofkontraktion. Eine funktionelle Mitralinsuffizienz besteht in etwa 30% der Fälle. Das EKG ist praktisch immer verändert. Zumeist besteht ein Sinusrhythmus. Ein Linkstyp und der positive Sokolow-Index sind Ausdruck der Linkshypertrohie. 25% der Patienten weisen einen Linksschenkelblock oder einen linksanterioren Hemiblock auf. Über einen AV-Block I hinausgehende höhergradige Blockierungen sind selten. Repolarisationsstörungen mit ST-Senkungen und T-Negativierungen sowie pathologische Q-Zacken insbesondere über der Vorderwand bereiten mitunter differentialdiagnostische Schwierigkeiten. Besteht ein klinischer Verdacht, sollte unbedingt ein Langzeit-elektrokardiographisches Screening auf Rhythmusstörungen erfolgen, da auch mäßig schnelle ventrikuläre Tachykardien oder Tachyarrhythmien für Patienten mit hypertroper Kardiomyopathie eine ernsthafte Bedrohung darstellen. Obwohl bestimmte genetische Defekte (z. B. der Aminosäureaustausch in den Positionen 403 und 719) im Myosin mit einer erhöhten Inzidenz für frühen Erkrankungsbeginn und plötzlichen Herztod einhergehen, sind diese Befunde für eine Risikostratifizierung und alleinige Indikation für eine antiarrhythmische Behandlung nicht ausreichend.

Ventrikulographisch weisen die asymmetrische Wandhypertrophie, eine ausgeprägte Trabekularisierung und prominente Papillarmuskeln, kleine Ventrikelvolumina mit hoch normaler Kontraktilität des Myokards, eine Achsenabknickung und eine oftmals begleitende Mitralinsuffizienz auf das Vorliegen einer

HOCM hin. Die Druckmessung ergibt durch Nachweis eines Druckgradienten, der durch eine simultane Druckmessung unterhalb der Aortenklappe und im Einflusstrakt des linken Ventrikels (transseptale Punktion) bestimmt wird, Hinweise auf die Schwere der obstruktiven Ausflussbahnbehinderung. Nach Provokation oder postextrasystolisch (Brockenbrough-Phänomen) können sich die Druckgradienten auf über 200 mmHg nahezu verdoppeln. Auf Grund der nur geringen Spezifität der histologischen Veränderungen trägt die Myokardbiopsie wenig zur Diagnostik der Erkrankung bei. Wichtig bleibt jedoch nach wie vor der Ausschluss von Speicherkrankheiten und anderen sekundären Kardiomyopathien.

Therapie

Ziel der Therapie ist es, die klinischen Symptome Dyspnoe, pektanginöse Beschwerden, die Häufigkeit der synkopalen Anfälle bzw. der Schwindelerscheinungen und die Rhythmusstörungen positiv zu beeinflussen. Medikamentös kommen hierzu v. a. Betablocker und Kalziumantagonisten in Betracht, wobei nur für Verapamil größere Studien vorliegen. Obwohl Verapamil bei einem Teil der Patienten, die auf eine Betablockertherapie nicht angesprochen haben, zu einer Verbesserung der Beschwerdesymptomatik führt und möglicherweise auch die Mortalität günstig beeinflusst, gibt es keine Daten, die einen sicheren Vorteil einer der beiden Substanzgruppen für die Initialbehandlung belegen. Die frühzeitige medikamentöse Therapie bei asymptomatischen Patienten wird z. T. noch kontrovers diskutiert. Die Therapie mit Betablockern oder Verapamil sollte aber auch bei asymptomatischen jungen Patienten begonnen werden, wenn in der Familienanamnese ein plötzlicher Herztod beschrieben wird, eine ausgeprägte linksventrikuläre Hypertrophie vorliegt oder aber eine deutliche Obstruktion nachweisbar ist, um so möglicherweise den plötzlichen Herztod zu verhindern und eine Verlangsamung der Progression der Erkrankung zu erreichen. Im Gegensatz dazu scheint die prophylaktische Gabe bei älteren (>50 Jahre), asymptomatischen Patienten mit nur geringer linksventrikulärer Hypertrophie und nur geringer Obstruktion nicht indiziert. Da auch kürzere Episoden von Vorhofflimmern bei Patienten mit hypertropher Kardiomyopathie mit einem erhöhten Risiko für arterielle Embolien einhergehen, sollte eine Antikoagulation mit Marcumar frühzeitig eingeleitet werden. Bei Patienten mit ausgeprägtem klinischem Beschwerdebild und gleichzeitig deutlich erhöhtem Druckgradienten im linksventrikulären Ausflusstrakt ergibt sich bei fehlendem medikamentösem Therapieerfolg die Differentialindikation
- zur Schrittmachertherapie,
- zur perkutanen transluminalen septalen Myokardablation oder
- zur operativen Myektomie.

Betablocker: Die Dosierung richtet sich außer nach der klinischen Symptomatik nach der Herzfrequenz, wobei ein Abfall derselben auf 60 Schläge/Minute als optimale Grenze angesehen werden sollte. Nach einschleichendem Therapiebeginn (z. B. 3-mal 20 mg Propanolol/Tag) liegt die endgültige Dosierungshöhe im Mittel bei 120–240 mg/Tag. Die Beurteilung des Therapieerfolges orientiert sich demnach auch in erster Linie an der Änderung der vom Patienten subjektiv empfundenen Beschwerden. Eine signifikante Reduktion der Mortalität besteht während der Betablockertherapie nicht.

Kalziumantagonisten: Bei der Gabe von Verapamil kommt es zu einer deutlichen Reduktion der Ausflusstraktobstruktion, zu einer Verbesserung der diastolischen Relaxation und der diastolischen Füllungsphase bei gleichzeitiger Beeinflussung der systolischen Funktion. Darüber hinaus liegen Untersuchungen vor, die eine Reduktion der Ventrikelwandhypertrophie während der Therapie mit Verapamil beschreiben. Parallel zu den verbesserten hämodynamischen Befunden kommt es bei den behandelten Patienten nur zu einer deutlich verbesserten Belastbarkeit. Bei Patienten mit einem deutlichen Druckgradienten im Ausflusstrakt oder deutlich erhöhten Pulmonaldrücken muss der vasodilatierende Kalziumantagonist einschleichend dosiert werden, um eine pulmonale Stauung oder Hypotension zu vermeiden. Angestrebt wird eine hohe Dosierung bis maximal 3-mal 240 mg Verapamil. Eine Kontraindikation zur Behandlung mit Verapamil besteht bei Patienten mit Sinusknotendysfunktion oder AV-Blockierungen, es sei denn, es erfolgt eine Schrittmacherimplantation.

Für andere Kalziumantagonisten (Nifidipin, Diltiazem) liegen keine größeren Studien vor. Auf Grund der stark negativ-inotropen Wirkung reduziert Disopyramid den intrakavitären Druckgradienten. Dies könnte die beschriebene Verbesserung der kardialen Symptome bei gleichzeitiger verbesserter Belastbarkeit der betroffenen Patienten erklären. Diese positiven Effekte schwächen sich allerdings bei längerer Behandlungsdauer ab. Da Disopyramid außerdem sehr effektiv hinsichtlich der Therapie supraventrikulärer und ventrikulärer Arrhythmien ist, sollte der Einsatz dieser Substanz bei gleichzeitigem Vorliegen von Rhythmusstörungen in Erwägung gezogen werden. Auf Grund der durch die verkürzte AV-Überleitungszeit erhöhten Kammerfrequenz bei Auftreten von paroxysomalem Vorhofflimmern sollte Disopyramid mit einem niedrigdosierten Betablocker kombiniert werden.

Bei Vorhofflimmern besteht für Patienten mit einer hypertrophen Kardiomyopathie ein erhöhtes Risiko für das Auftreten von Embolien, Herzinsuffizienz und Tod. Die verringerte diastolische Füllung und Auswurfleistung können vor allem bei tachykarden paroxysomalen Flimmerepisoden zu rascher Dekompensation führen. Wenn durch Betablocker oder Kalziumantagonisten eine ungenügende Frequenzkontrolle erreicht wird, stellt Amiodaron das effektivste Antiarrhythmikum zur Vermeidung des Vorhofflimmerns dar. Zur Dosierung siehe den entsprechenden Abschnitt in Kap. 13.1. Bei Amiodarontherapie wurde auch eine Verbesserung der klinischen Symptomatik und der Belastbarkeit der Patienten beobachtet, die vorher nicht von einer Therapie mit Betablockern bzw. Kalziumantagonisten profitierten. In therapierefraktären Fällen kann eine AV-Knotenablation mit nachfolgender Schrittmacherimplantation erforderlich sein. Bei Patienten mit einer positiven Familienanamnese für den plötzlichen Herztod oder nach Reanimation besteht die Indikation für eine Defibrillatorimplantation.

Besteht während der Therapie mit einem Betablocker oder einem Kalziumantagonisten eine pulmonale Stauung, sind Diuretika vorsichtig indiziert, da viele Patienten auf Grund ihrer diastolischen Funktionsstörung auf eine ausreichende Vorlast für die Ventrikelfüllung angewiesen sind.

Da bei den Patienten meist eine normale bis hyperdyname linksventrikuläre systolische Funktion vorliegt und die klinische Symptomatik im Wesentlichen durch eine gestörte diastolische Funktion erklärbar ist, sollte der Einsatz von positiv-inotropen Substanzen einschließlich Digitalis, die den Druckgradienten im Ausflusstrakt erhöhen können, bei diesen Patienten vermieden werden. Im Spätstadium der Erkrankung kann es bei einigen Patienten zu einem klinischen Erscheinungsbild wie bei einer DCM kommen. Da zu diesem Zeitpunkt auch eine Störung der systolischen Funktion des linken Ventrikels vorliegt, ergeben sich dann die gleichen therapeutischen Prinzipien wie bei der DCM.

Eine **Schrittmachertherapie** als Behandlungsoption bei HOCM kommt heute bei symptomatischen Patienten in Betracht, bei denen eine pharmakologische Therapie ineffektiv ist oder keine ausreichende Besserung erbracht hat. Die Aktivierung des interventrikulären Septums von apikal nach basal durch eine DDD-Stimulation setzt eine komplette Präexzitation des Septums voraus, die nur durch eine ausreichend kurz programmierte AV-Zeit zu erzielen ist. Hierdurch kann verhindert werden, dass das interventrikuläre Septum antegrad über den AV-Knoten und das HIS-Purkinje-System aktiviert wird. Die AV-Zeit darf andererseits nicht zu kurz programmiert werden. Bei zu kurzer AV-Überleitung besteht die Gefahr, dass die Ventrikel zu früh aktiviert werden und so die diastolische Füllung durch frühzeitigen Schluss der AV-Klappen noch während der Vorhofkontraktion behindert wird. Eine zu kurze AV-Überleitung kann daher zu einem Anstieg des linksatrialen Druckes und infolge der verschlechterten linksventrikulären Füllung zu einem Abfall des Herzzeitvolumens führen. Viele Patienten tolerieren eine kurze AV-Zeit auf Grund einer verschlechterten linksventriku-lären Füllung nicht. Es ist daher häufig erforderlich, die physiologische Überleitung durch den AV-Knoten pharmakologisch mit Betablockern und/oder Verapamil zu verlängern, um so einerseits eine vollständige Präexzitation der Ventrikel zu erreichen und andererseits die AV-Zeit nicht zu kurz programmieren zu müssen. Bei einem Teil der Patienten ist darüber hinaus eine Katheterablation des AV-Knotens erforderlich.

> **Therapie der hypertrophen Kardiomyopathie**
> - Keine/milde Symptomatik
>   - Keine Therapie
>   - Medikamentöse Therapie
> - Nichtobstruktive Herzinsuffizienz
>   - Medikamentöse Therapie, ggf. Transplantation
> - Obstruktive Herzinsuffizienz
>   - Medikamentöse Therapie, ggf. Septalastokklusion (PTSMA)
>   - Chirurgische Therapie
>   - Schrittmachertherapie
> - Hohes Risiko für plötzlichen Herztod (klinisch/genetisch):
>   - Amiodaron
>   - Defibrillatortherapie

Perkutane transluminale septale Myokardablation (PTSMA)

Das Ziel der PTSMA ist es, durch alkoholinduzierte Septalastokklusion eine gezielte Reduktion des hypertrophierten Interventrikularseptums und konsekutiv des linksventrikulären Ausflussbahngradienten zu erreichen. Vergleichbar mit den chirurgischen Verfahren umfassen die bisherigen Einschlusskriterien Patienten vom Schweregrad NYHA >III, die trotz ausreichender medikamentöser Therapie symptomatisch sind. Es sollte ein linksventrikulärer Ausflusstraktgradient >50 mmHg in Ruhe und/oder >100 mmHg unter Belastung (z. B. Valsalva-Pressversuch) dokumentiert sein. Die bisherigen Ergebnisse zeigen in 90–95% eine signifikante Gradientenreduktion. Die häufigste Komplikation ist die Notwendigkeit einer DDD-Schrittmacherimplantation. Zur endgültigen Beurteilung dieses neuen Therapieverfahrens müssen randomisierte Studien abgewartet werden.

Chirurgische Therapie

Ziel des operativen Vorgehens der transortalen Myektomie im subaortalen Septumbereich und evtl. des Mitralklappenersatzes ist es, durch die Reduktion einer dynamischen Obstruktion im linksventrikulären Ausflusstrakt neben der Verbesserung des linksventrikulären enddiastolischen Druckes eine Verbesserung der Symptome und der Lebensqualität des Patienten zu erreichen. Die Indikation zur Operation richtet sich im Wesentlichen nach klinischen Kriterien. Sie besteht dann, wenn bei einem klinischen Schweregrad III trotz ausreichender medikamentöser Therapie mit Verapamil und/oder Propranolol keine eindeutige Verbesserung zu erreichen ist. Darüber hinaus sollte auch noch bei Schweregrad IV (kardiale Dekompensation) eine operative Behandlung angestrebt werden. Die Indikationsstellung zur Operation ist weitgehend unabhängig vom Ausmaß der intrakavitären Druckdifferenz, da diese keine enge Korrelation mit dem klinischen Schweregrad zeigt. Erfahrungsgemäß kommt jedoch eine Operation nur bei Patienten mit einem Druckgradienten von mehr als 50 mmHg in Frage. Asymptomatische Patienten werden, auch wenn der Druckgradient deutlich erhöht ist, primär nicht operiert. Die Indikation für einen Mitralklappenersatz sollte nur bei deutlicher Regurgitation gestellt werden.

13.4.5 Arrhythmogene rechtsventrikuläre Kardiomyopathie

Die arrhythmogene rechtsventrikuläre Dysplasie (ARVD) ist eine genetisch heterogene Erkrankung mit autosomal-dominantem Erbgang mit inkompletter Penetranz und beschriebenen Mutationen in den 3 Chromosomenbereichen 14q23-q24, 14q12–22 und 1q42-q43, die sich bei Männern überwiegend im jugendlichen Alter manifestiert und klinisch durch anhaltende ventrikuläre Tachykardien oder – selten – den plötzlichen Herztod manifest wird. Das Myokardgewebe wird in zunehmendem Maß durch Fett- und Bindegewebe ersetzt. Charakteristika sind eine Rechtsherzvergrößerung, Abnahme der rechtsventrikulären Funktion sowie das Vorliegen anhaltender ventrikulärer Tachykardien. Die Gewebeveränderungen beginnen zunächst segmental und weisen häufig fokalen Charakter auf. Sie werden überwiegend im Myokard des rechten Ventrikels gefunden, können aber auch auf das linksventrikuläre Myokard übergreifen. Ist das Myokard noch weitgehend erhalten, sind die Wanddicken normal oder sogar verstärkt. Mit zunehmendem Fortschreiten der Erkrankung sind die Ventrikelwände, oft unter Bildung von Aneurysmata, ausgedünnt. Das arrhythmogene Substrat entsteht durch inselförmig im Fett- und Bindegewebe überlebende, kompensatorisch hypertrophierte Herzmuskelzellen, die zu Reentryarrhythmien prädisponieren.

Diagnostik

Das Ruhe-EKG gibt erste Hinweise für das Vorliegen einer ARVD mit T-Inversionen und Knotungen des QRS-Komplexes sowie dem Nachweis einer „ε-Welle" in den rechts-präkordialen Ableitungen V1–V3. Diagnostisch hinweisend ist auch die unterschiedliche QRS-Breite in V1–V3 (>110 ms) im Vergleich zu V6 bei vorliegendem Rechtsschenkelblock. Treten ventrikuläre Tachykardien mit linksschenkelblockartiger Konfiguration ohne eine ansonsten erkennbare organische Ursache auf, ist immer an eine rechtsventrikuläre Dysplasie zu denken. Bei Patienten mit typischen, anhaltenden Kammertachykardien in 40–70% der Fälle liegen pathologische EKG-Veränderungen vor. Wichtig ist die Abgrenzung von Tachykardien aus dem rechtsventrikulären Ausflusstrakt, da sich diese beiden Krankheitsentitäten hinsichtlich ihrer Prognose und Therapie grundlegend unterscheiden.

Echokardiographisch ist in vielen Fällen eine Vergrößerung und/oder Kontraktilitätsstörung des rechten Ventrikels nachweisbar. Die Sensitivität der Methode ist hoch (>85%), wenn das Verhältnis des rechten zum linken Ventrikeldurchmesser 0,5 überschreitet. Der negative Vorhersagewert wird mit >90% angegeben. Charakteristisch sind auch fokale Aneurysmen und Aussackungen des rechtsventrikulären Myokards sowie eine Erweiterung des Ausflusstraktes.

Mit Hilfe der rechtsventrikulären Angiographie können Ventrikelgröße und Volumen sowie die Kontraktilität des rechten Herzens erfasst werden. Charakteristische Befunde sind regionale Kontraktionsstörungen des rechten Ventrikels mit akinetischen oder dyskinetischen Zonen, Aneurysmen und Aussackungen („bulgings"). Häufig sind auch hypertrophierte Trabekel, die sich als tiefe Fissuren darstellen, nachweisbar. Das LV-Angiogramm ist häufig, der Koronarbefund regelhaft unauffällig. Auf Grund des segmentalen Auftretens und der oftmals fokalen Natur der Veränderungen und der Tatsache, dass Fetteinlagerungen und fibrotische Veränderungen auch bei anderen Kardiomyopathieformen auftreten, ist die Spezifität der Myokardbiopsie für die Diagnostik der rechtsventrikulären Dysplasie als eher gering einzustufen. Differentialdiagnostische Schwierigkeiten bereitet vor allem die Abgrenzung von einer Myokarditis, insbesondere wenn hierbei bei dieser das rechte Herz bevorzugt betroffen ist.

Therapie

Wichtigstes Therapieziel ist die Kontrolle der Rhythmusstörungen. Klasse-I-Antiarrhythmika sind in der Regel ineffektiv. Gute Behandlungserfolge sind für Substanzen der Klasse III belegt. Gelingt es, die ventrikulären Tachykardien durch Amiodaron oder Sotalol zu unterdrücken, und liegt keine ausgeprägte Kontraktilitätsstörung vor, so ist die Lebenserwartung der Patienten kaum eingeschränkt. In seltenen Fällen können medikamentös nicht behandelbare, schnelle Reentrytachykardien durch eine Hochfrequenzablation so modifiziert werden, dass eine nachfolgende medikamentöse Behandlung erfolgreich durchgeführt werden kann. Bei Patienten mit therapierefraktären Kammertachykardien und/oder Zustand nach Reanimation wird die Prognose durch die Implantation eines ICD wahrscheinlich verbessert. Reizleitungsstörungen erfordern mitunter eine Schrittmacherimplantation. Sind die Rhythmusstörungen konservativ nicht beherrschbar oder liegt eine therapieresistente Herzinsuffizienz vor, besteht die Indikation zur Herztransplantation.

Evidenz der Therapieempfehlungen		
	Evidenzgrad	Empfehlungsstärke
DCM		
Na-Restriktion	I-b	B
H$_2$O-Restriktion	III	B
Körperliches Training	II-a	C
Antikoagulation	II-b	B
Amiodaron	I-a	B
Alkoholkardiomyopathie		
Alkoholabstinenz	I-b	B

Evidenz der Therapieempfehlungen	Evidenzgrad	Empfehlungsstärke
Schwangerschaftskardiomyopathie		
ACE-Hemmer kontraindiziert	III	B
Immunsuppression	IV	C
Restriktive Kardiomyopathie		
Diuretika	III	C
Herztransplantation	III	C
Eosinophile Endomyokarderkrankung (Löffler-Endokarditis)		
Prednisolon	IV	C
Sarkoidose		
Prednisolon	II-a	B
HOCM		
Verapamil	I-b	B
Betablocker	I-b	B
Schrittmachertherapie	II-b	C
TASH	III	C
Operative Myektomie	III	C

Literatur

Richardson P, McKenna W, Bristow M et al. (1996) Report of the 1995 World Health Organization/International Society and Federation of Cardiology Task Force on the Definition and Classification of cardiomyopathies [news]. Circulation 93: 841–842

Elliot P (2000) Diagnosis and management of dilated cardiomyopathy. Europ Heart J 84: 106–112

Schultheiss HP, Pauschinger M, Dörner A, Kühl U, Bilger J, Schwimmbeck PL (1998) Entzündliche Herzmuskelerkrankungen. In: Ganten D, Ruckpaul K (Hrsg) Handbuch der molekularen Medizin, Band: Herz-Kreislauf-Erkrankungen. Springer, Berlin Heidelberg New York Tokyo, S 111–146

Hoppe UC, Erdmann E (1998) Leitlinien zur Therapie der chronischen Herzinsuffizienz. Z Kardiol 87: 645–661

Massie BM, Fisher SG, Radford M et al. (1996) Effect of amiodarone on clinical status and left ventricular function in patients with congestive heart failure. CHF-STAT Investigators. Circulation 93: 2128–2134

Doval HC, Nul DR, Grancelli HO, Perrone SV, Bortman GR, Curiel R (1994) Randomised trial of low-dose amiodarone in severe congestive heart failure. Grupo de Estudio de la Sobrevida en la Insuficiencia Cardiaca en Argentina (GESICA). Lancet 344: 493–498

Deswal A, Bozkurt B, Seta Y et al. (1999) Safety and efficacy of a soluble P75 tumor necrosis factor receptor (Enbrel, etanercept) in patients with advanced heart failure. Circulation 99: 3224–3226 (see comments)

Spirito P, Seidman CE, McKenna WJ, Maron BJ (1997) The management of hypertrophic cardiomyopathy. New Engl J Med 336: 775–785

Pollick C (1982) Muscular subaortic stenosis: hemodynamic and clinical improvement after disopyramid. N Engl J Med 307: 997–999

Schulte HD, Bircks W, Losse B (1987) Techniques and complications of transaortic subvalvular myectomy in patients with hypertrophic obstructive cardiomyopathy (HOCM). Z Kardiol 76: 145–151

Strauer BE, Kandolf R, Mall G et al. (2001) Update 2001: Hyokarditis – Kardiomyopathic. Med. Klinik. 96: 608–62

13.5 Perikarderkrankungen
Dirk Hausmann

Obwohl selbst nach Entfernung des Perikards keine wesentlichen Beeinträchtigungen auftreten, hat das Perikard zahlreiche anatomische und hämodynamische Funktionen (Fixierung des Herzens im Brustkorb, Verhinderung von akuter Herzdilatation, Unterstützung des Frank-Starling-Mechanismus, Interaktion der Ventrikel etc.). Perikarderkrankungen äußern sich in den klinischen Syndromen akute und chronische Perikarditis, Perikarderguss und Pericarditis constrictiva.

13.5.1 Akute Perikarditis

Die akute Perikarditis kann durch zahlreiche infektiöse oder nichtinfektiöse Ursachen bedingt sein, häufig bleibt die Ursache aber unklar („idiopathische Perikarditis"; Tabelle 13.5-1).

Tabelle 13.5-1. Ätiologische Klassifikation der Perikarditis

Infektiös	Viren	Coxsackie A und B, andere Enteroviren, Echovirus, Adenovirus, EBV, Hepatitis, HIV, Varizellen, Herpes etc.
	Bakterien	Staphylokokken, Streptokokken, Pneumokokken, Meningokokken, Salmonellen, Legionellen, Hämophilus, Mykobakterium
	Andere Erreger	Pilze, Parasiten, Rickettsien, Chlamydien, Spirochäten
Nicht infektiös	Neoplastisch	Primäre Tumoren (Mesotheliome, Fibrome, Lipome, Sarkome), metastatisch, infiltrativ
	Metabolisch	Nierenversagen, Dialyseperikarditis, Hypothyreoidismus, Cholesterinperikarditis
	Kardiovaskulär	Myokardinfarkt, Aortendissektion
	Pulmonal	Pneumonie, Lungenembolie, Pleuritis
	Traumatisch	
	Immunologisch	Rheumatoide Arthritis, systemischer Lupus erythematodes, Sklerodermie, Sjögren-Syndrom, Polymyositis, medikamenteninduziert, rheumatisches Fieber, Postkardiotomie, Vaskulitis, Dressler-Syndrom
	Sonstige	Chyloperikard, Bestrahlung, familiäres Mittelmeerfieber; Ösophagus- und Mediastinalerkrankungen
Idiopathisch	Unklar	

Klinik

Leitsymptom ist der linksthorakale/substernale Schmerz (oft akut auftretend), ggf. mit Ausstrahlung (inbesondere Trapeziusrand). Die Beschwerden sind oft atemabhängig, intermittierend, mit Besserung im Sitzen. Schonatmung, trockener Husten können auftreten. Fieber ist häufig (meist <39 °C). Ein Ansprechen auf Antiphlogistika kann diagnostisch hilfreich sein. Bei der Auskultation kann ein Perikardreiben auffallen (bis zu 3 Komponenten), das evtl. nur vorübergehend ist.

Diagnostik

EKG-Veränderungen (durch oberflächliche Myokardbeteiligung) im Stadium I: Senkung des PR-Segments, ST-Strecken-Hebung, T-Welle aufrecht. Stadium II: isoelektrische ST-Strecke, Normalisierung des PR-Segments, Abflachung der T-Welle. Stadium III: T-Wellen-Inversion. Stadium IV: Normalisierung. Betroffen sind meist Ableitungen I, II, aVL, aVF und V3-V6. Im Labor finden sich Leukozytose, CRP-Erhöhung, ggf. myokardiale Enzyme bei Myokardbeteiligung. Die Echokardiographie zeigt evtl. einen Erguss (Abb. 13.5-1); wichtig ist die Verlaufsbeobachtung (Ergusszunahme, myokardiale Beteiligung und Beurteilung der LV Funktion im Verlauf).

Therapie

Bei fassbarer Ursache für akute Perikarditis sollte diese beseitigt werden (z. B. Urämie). Ansonsten steht die symptomatische Therapie im Vordergrund (keine systematischen Studien vorliegend).

Mit **nichtsteroidalen Antiphlogistika** (Diclofenac, Acetylsalicylsäure, Ibuprofen etc.) können die Beschwerden meist gelindert werden. Dosis und Dauer der Behandlung sind rein symptomorientiert; meist erfolgt die Therapie über einige Tage. Zunehmend wird auch Colchicin schon bei der Erstmanifestation einer Perikarditis eingesetzt (s. Abschn. chronische Perikarditis).

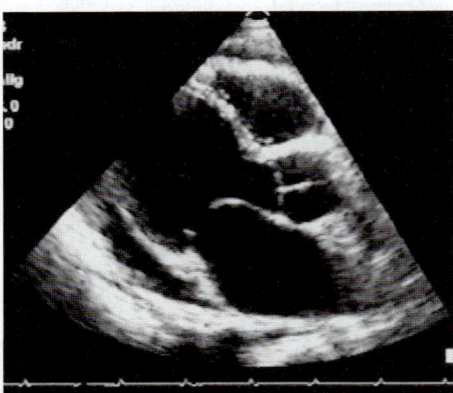

Abb. 13.5-1. Echokardiogramm (parasterale Längsachse) bei einem Patienten mit Perikarderguss. Erkennbar ist der anteriore und dorale echoarme Raum (Stern), bedingt durch die Flüssigkeitsansammlung zwischen viszeralem und parietalem Perikard.

Steroide sollten vermieden werden! Einsatz nur mit wenigen Ausnahmen (z. B. Kollagenosen) bzw. bei Versagen aller anderen Maßnahmen, da oft chronische Verläufe induziert werden; hier sollten die niedrigste Dosis und Kombination mit anderen Antiphlogistika gewählt werden. Bei Notwendigkeit einer Marcumarisierung (z. B. Klappenprothesen) sollte wegen Antagonisierbarkeit auf Heparin umgesetzt werden. Bei Auftreten eines großen Perikardergusses ist ggf. Punktion notwendig (s. unten).

13.5.2 Chronische Perikarditis

Bei 15–30% der Patienten kommt es nach akuter Perikarditis (unabhängig von primärer Ursache, häufiger aber nach initial „idiopathischer" Form) zu Rezidiven, ohne dass die primär auslösende Ursache fortbesteht. Mögliche Faktoren hierfür sind
- inadäquate initiale Therapie,
- zu frühe Steroidbehandlung und
- immunologische Ursachen.

Klinik

Im Vordergrund steht der Schmerz, objektive Zeichen (Fieber, Perikarderguss, EKG-Veränderungen, Reiben) werden mit zunehmender Rezidivzahl seltener. Der Verlauf ist intermittierend (zwischenzeitig steroidfrei) oder chronisch. Tamponade oder Pericarditis constrictiva sind im Verlauf selten.

Therapie

Kausale Therapie Nur bei Persistieren einer primären, bekannten Ursache der Perikarditis.

Nichtsteroidale Antiphlogistika Siehe akute Perikarditis. Beginn mit niedriger Dosis, nach Symptomatik steigern bis zu minimal notwendiger Dosis.

Steroide Als initiale Therapie oft nicht vermeidbar, rasche Besserung der Symptomatik. Meist werden als Erhaltungsdosis 10–20 mg/Tag Prednisolon benötigt (prompte Rezidive bei Unterschreiten der individuellen Steroidschwelle). Längerfristige Steroidtherapie vermeiden, da oft chronische Verläufe ausgelöst werden! Therapieziel ist der Ersatz von Steroiden durch nichtsteroidale Antiphlogistika bzw. Colchicin.

Colchicin Senkt Rezidivrate (60% der Patienten werden rezidivfrei) bzw. verlängert rezidivfreies Intervall und erleichtert die Symptomatik bei Rezidiven (eine Beobachtungsstudie mit 50 Patienten). Wenn keine Steroidfreiheit erreicht wird, dann doch Einsparen der Steroiddosis. Vorgehen: Ausschleichen der Steroide und Beginn mit Colchicin (1 mg/Tag; evtl. initial 2–3 mg/Tag), Therapiedauer (nicht in Studien geprüft) ca. 6–12 Monate. Es wird sogar vorgeschlagen, Colchicin schon vor Steroiden einzusetzen, um Rezidive primär zu vermeiden (insbesondere bei großem Erguss, idiopathischer Perikarditis als Erstepisode, bei Perikarditis nach Herzoperationen).

Sonstiges Die Perikardektomie verhindert Rezidive meistens nur für einige Wochen, bei vorheriger Steroidbehandlung fast immer erfolglos. Die Vermeidung von körperlicher Anstrengung soll die Häufigkeit von Perikarditisrezidiven vermindern (Empirie).

13.5.3 Perikarderguss und -tamponade

Bei fast allen perikardialen Erkrankungen kann ein Perikarderguss auftreten. Das Kontinuum reicht von kleinen Ergussbildungen (wegen Reserveräumen klinisch und diagnostisch nicht erkennbar) bis hin zu großen Ergüssen und der lebensbedrohlichen Perikardtamponade.

Klinik

Die **Symptomatik** beim Perikarderguss ist abhängig von
- Ergussmenge,
- Geschwindigkeit der Ergussbildung und
- Perikarddehnbarkeit (eingeschränkt bei narbigen Veränderungen).

Bei großem bzw. schnell auftretendem Perikarderguss steht Luftnot im Vordergrund, evtl. Schmerzen, Husten. Die Tamponade führt schließlich zu Zeichen des kardiogenen Schocks. Die **klinische Untersuchung** bei kleinem Erguss ist normal. Mit zunehmendem Erguss werden Herztöne und Spitzenstoß abgeschwächt; Perikardreiben kann verschwinden. Bei Tamponade treten Tachykardie, Hypotonie, Halsvenenstau und Pulsus paradoxus (inspiratorischer Abfall des systolischen Blutdrucks um mehr als 10 mmHg) hinzu.

Diagnostik

Das **EKG** ist bei kleinem Erguss häufig normal oder verändert wie bei akuter Perikarditis (s. oben), bei Tamponade evtl. elektrischer Alternans (Vektordrehungen) und Niedervoltage. Der **Röntgenthorax** kann bei großem Erguss Veränderungen der Herzsilhouette zeigen. Die **Echokardiographie** ermöglicht die Beurteilung von Ergussmenge, möglichen Ursachen, hämodynamischer Relevanz und Durchführbarkeit einer Punktion. Befunde bei relevantem Erguss: Kompression vom rechtem Ventrikel/Vorhof sowie linkem Vorhof, Erweiterung der Hohlvenen mit reduzierter Atembeweglichkeit. Bei Inspiration können eine Expansion des rechten Ventrikels, Linksverlagerung des Septums, linksventrikuläre Kompression sowie Abnahme der linkskardialen Flüsse (Doppler) beobachtet werden.

Andere bildgebende Verfahren (CT, MRI) sind meist nicht notwendig.

Die **Punktatanalyse** sollte umfassen: Kleines Blutbild, Mikrobiologie, Glukose, Protein, Zytologie; bei spezieller Indikation zusätzlich LDH, Rheumafaktoren, antinukleäre Antikörper, Komplement, Cholesterin, pH-Wert, Amylase, CEA. Bei hämorrhagischem Erguss kann auch eine virale Genese vorliegen, daher sollte in diesen Fällen eine Virusdiagnostik erfolgen.

Therapie

Bei kleinem bzw. nicht punktionswürdigem Erguss erfolgt lediglich eine echokardiographische Kontrolle.

Perikardpunktion Ohne Tamponade ergibt sich eine Indikation zur Punktion nur bei
- progredientem Erguss,
- großem Erguss mit Luftnot und
- diagnostischer Indikation.

Vorgehen: Patient nüchtern, Reanimationsbereitschaft und Monitoring bei/nach Punktion gewährleistet, i.v.-Zugang, Echokardiographie (Ergusslokalisation, Hautergussabstand). Nach Lokalanästhesie erfolgt der subxyphoidale Zugang (links) in 30-Grad-Oberkörperhochlagerung, Ausrichtung der Nadel auf rechte Schulter, dann hinter Sternum mit kranial schrittweises Vorbringen der Nadel, fühlbarer Widerstand durch parietales Perikard. Bestätigung der intraperikardialen Lage durch
- Echokardiographie (ggf. NaCl-Injektion zur Kontrastierung),
- Hämoglobinbestimmung,
- Gerinnungsverhalten des Punktats (Hofbildung) und
- hämodynamische Besserung (bei Tamponade).

Bei rezidivierendem/großem Erguss ist Kathetereinlage (6–8 F) für 2–3 Tage sinnvoll. Potentielle Komplikationen: Blutung durch Lazeration der dünnwandigen Koronarvenen bzw. rechtem Vorhof. LV-Punktion bedingt nur selten schwere Blutungen.

Chirurgisch Indikation bei Erguss ohne Punktionsmöglichkeit (lokalisierter Erguss, Aspiration wegen Koagel unmöglich), diagnostisch zur Perikardbiopsie (Diagnose nicht anders zu klären) und bei Tamponade durch Aortendissektion, perforiertes Aneurysma („chirurgische Tamponade").

13.5.4 Pericarditis constrictiva

Nach akuter Perikarditis (selten nach chronischer Perikarditis) kann eine Pericarditis constrictiva auftreten. Pathophysiologisch steht die Füllungsbehinderung der Ventrikel im Vordergrund. Häufigste Ursachen sind eine vorangegangene Herzoperation oder Bestrahlung (Industrienationen) bzw. Tuberkulose (Entwicklungsländer).

Klinik

Zeichen der Herzinsuffizienz, Luftnot, Schwäche, Gewichtsabnahme, Hepatosplenomegalie, und Aszites beherrschen das klinische Bild (kein Lungenödem). Perikarderkrankungen fehlen oft in der Anamnese. Die Untersuchung zeigt einen Perikardton (keine Geräusche) und Halsvenenstau (Kussmaul-Zeichen).

Diagnostik

EKG: Niedervoltage, T-Wellen-Veränderungen, eventuell Vorhofflimmern. **Röntgenthorax**: Perikardverkalkungen bei 50% der

Patienten, meist bei langem Verlauf (nicht spezifisch für Constrictiva!). **CT**, **MRT**: Verlässliche Darstellung der Perikardveränderungen (beweisend). Herzkatheteruntersuchung (bei eindeutigen Echobefunden nur zum KHK-Ausschluss notwendig): Frühdiastolische Druckabsenkung in Ventrikeln („Wurzelzeichen"). Angleichen von enddiastolischen Drücken in Ventrikeln, mittleren Drücken in Vorhöfen, zuführenden Venen. Atemabhängige Druckdifferenzen zwischen pulmonalkapillärem und linksventrikulärem Druck. **Echokardiographie**: Diastolischer Fluss (E- und A-Welle) über Mitralklappe bzw. Pulmonalvenen bei Inspiration reduziert. Vorhofvergrößerung, erhaltene systolische Kammerfunktion. Perikardverkalkungen schwer sichtbar. Abflachung der diastolischen Ventrikelwandbewegungen, abnormale Bewegung des interventrikulären Septums.

Therapie

Konservativ Salz- und Wasserrestriktion, Diuretika (konservative Therapie nur als Überbrückung bis Operation bzw. bei inoperablen Fällen).

Operativ Die definitive Behandlung ist die chirurgische Resektion des Perikards. Perioperative Mortalität ca. 5–15%, Fünfjahresüberleben jedoch 50%. Bei rechtzeitiger Operation werden Patienten zumeist beschwerdefrei bzw. deutlich gebessert (Besserung evtl. erst nach einigen Monaten). Das Operationsergebnis ist abhängig von Alter, dem funktionellem Status vor der Operation (NYHA; deshalb Operation rechtzeitig durchführen); die bestrahlungsbedingte Constrictiva hat die schlechteste Postoperationsprognose. Wenn der fibrotische Umbau des Perikards bis ins Myokard reicht, bringt eine Operation wenig Besserung. Bei Tuberkulose als Ursache der Constrictiva muss eine tuberkulostatische Therapie prä- und postoperativ erfolgen.

Evidenz der Therapieempfehlungen		
	Evidenzgrad	Empfehlungsstärke
Akute Perikarditis		
Antiphlogistika	II-b	B
Chronische Perikarditis		
Antiphlogistika	II-b	B
Steroide	III	B
Colchizin	II-b	B
Perikarderguss und -tamponade		
Perikardpunktion	III	B
Pericarditis constrictiva		
Operation	II-b	B

Literatur

Adler Y, Finkelstein Y, Guindo J et al. (1998) Colchicine treatment for recur-rent pericarditis. A decade of experience. Circulation 97: 2183–2185

Ling LH, Oh JK, Schaff HV et al. (1999) Constrictive pericarditis in the modern era. Evolving clinical spectrum and impact on outcome after pericardiec-tomy. Circulation 100: 1380–1386

Spodick DH (1997) The Pericardium. A comprehensive textbook. Marcel Dekker, New York Basel Hongkong

13.6 Akuter Myokardinfarkt

Franz-Josef Neumann und Albert Schömig

13.6.1 Einleitung

Der akute Myokardinfarkt führt bei der Hälfte aller Patienten im ersten Monat zum Tod; im Krankenhaus liegt die Letalität bei 25%. Im Gegensatz zum weltweiten Trend hat in Deutschland die Infarktletalität im Krankenhaus aber auch prähospital von den 80er auf die 90er Jahre zugenommen (gepoolte Daten der drei deutschen Zentren des WHO-MONICA-Projekts). Der Grund für die weiterhin hohe Infarktletalität ist darin zu finden, dass effiziente Behandlungsstrategien, die in den letzten Jahrzehnten entwickelt wurden, nur unzureichend in die klinische Praxis umgesetzt werden. Das MIR/MITRA-Projekt zeigt eindrucksvoll, dass regionale Infarktprogramme die Anwendung moderner Behandlungskonzepte verbessern und so die Infarktletalität in einer ganzen Region nachhaltig senken können. Tatsächlich kann durch konsequente Ausschöpfung moderner Behandlungsmöglichkeiten die Infarktletalität im Krankenhaus auf deutlich unter 10% gesenkt werden.

Die Prinzipien einer effektiven Therapie des akuten Myokardinfarkts sind effektive Reperfusion, Entlastung des Myokards durch Betablockade und Nachlastreduktion, frühe Behandlung von Komplikationen und konsequente Sekundärprävention. Sie sollen im Folgenden praxisrelevant besprochen werden.

13.6.2 Reperfusion

Die zeitgerechte, vollständige und anhaltende Reperfusion senkt die Infarktletalität bedeutsam, um bis zu über 50%. Die zugrunde liegenden Mechanismen umfassen Verminderung der linksventrikulären Dysfunktion durch Reduktion infarktbedingter Myokardzellnekrosen, Verringerung des Arrhythmierisikos, Verbesserung der Narbenbildung mit Verringerung des Rupturrisikos, Stabilisierung der Ventrikelgeometrie und – möglicherweise – erhaltenes Potential des Infarktgefäßes, zu Kollateralkreisläufen. Die Qualität der Reperfusion ist von entscheidender Bedeutung: Eine Verminderung von Letalität und infarktbedingter linksventrikulärer Dysfunktion wird nur erreicht, wenn sich der Blutfluss im wieder eröffneten Gefäß normalisiert (sog. TIMI-3-Fluss). Bei offenem Gefäß mit verzögertem Fluss (TIMI 2) ist die Prognose nahezu so schlecht wie ohne Wiedereröffnung (TIMI 0/1).

Reperfusion im akuten Myokardinfarkt kann durch Fibrinolyse, Katheterintervention und Bypassoperation erreicht werden, wobei die chirurgische Therapie wegen der logistischen Anforderungen und des hohen Operationsrisikos im Infarkt nur eine Nischenindikation darstellt. Fibrinolyse und Katheterintervention unterscheiden sich in Durchführbarkeit und Effektivität. Die Katheterintervention ist in spezialisierten Zentren bei fast allen Patienten möglich, während die allgemein verfügbare

13.6 Akuter Myokardinfarkt

Fibrinolyse nur für einen Teil der Patienten geeignet ist. Mit der Katheterintervention kann unabhängig von der Dauer des Infarktgeschehens bei >90% eine vollständige Wiederöffnung des Infarktgefäßes (TIMI 3) erzielt werden. Die Erfolgsrate (TIMI 3) der Fibrinolyse liegt in fast allen Studien unter 70% und ist deutlich zeitabhängig: Durch Stabilisierung des Thrombus sinkt die Chance einer effektiven Wiedereröffnung mit zunehmender Zeit nach Schmerzbeginn.

Krankenhäuser mit Kathetermöglichkeit
Effektivität und Durchführbarkeit der Katheterbehandlung Wenn die institutionellen Voraussetzungen gegeben sind, ist die Rekanalisation des Infarktgefäßes im Katheterlabor Therapie der Wahl beim akuten Myokardinfarkt. Die Katheterintervention bewahrt im Mittel mehr als doppelt so viel Myokard vor dem drohenden Zelltod als das derzeit beste etablierte Fibrinolyseverfahren (57 vs. 24%; p <0,001). Die Metaanalyse von 13 publizierten Studien ergibt eine hochsignifikante Senkung der Infarktletalität durch die Katheterintervention im Vergleich zur Fibrinolyse, die relative Risikoreduktion beträgt im Mittel 34% während der Hospitalphase (Abb. 13.6-1). Auch die Rate von Tod und Reinfarkt wird signifikant um 41% gesenkt. Die klinische Vorteil der Katheterintervention im Vergleich zur Fibrinolyse nimmt nach Entlassung aus dem Krankenhaus weiter zu und bleibt noch 5 Jahre nach Behandlung statistisch nachweisbar.

Die Katheterintervention im akuten Myokardinfarkt ist bei Infarkten mit und ohne ST-Hebung gleichermaßen wirksam. Auch jenseits des Zeitfensters von 12 Stunden verliert die Katheterintervention nicht ihre Wirksamkeit. In eigenen Untersuchungen konnten im Mittel mehr als 50% des gefährdeten Myokards gerettet werden, selbst wenn der Infarktbeginn deutlich mehr als 12 Stunden zurücklag. Im Gegensatz zur Fibrinolyse findet sich bei Katheterintervention nicht die strenge Abhängigkeit der Hospitalletalität von der Zeit bis Therapiebeginn.

Technische Aspekte und Begleittherapie Die Probleme der Ballonangioplastie im akuten Myokardinfarkt sind eine frühe Reokklusion des Infarktgefäßes bei 10–15% der Patienten sowie die späte Restenose bei 34–50% der Patienten. Durch Einführung der Stentimplantation und der periinterventionellen antithrombozytären Therapie mit Acetylsalicylsäure und Clopidogrel für 4 Wochen nach der Koronarintervention konnten Reokklusions- und Restenoserisiko verringert werden.

Glykoprotein-IIb/IIIa-Rezeptorblockade (Abciximab) kann den Erfolg der Katheterintervention hinsichtlich TIMI-Fluss, Funktion des linken Ventrikels (LV) und klinischen Endpunkten im akuten Myokardinfarkt weiter verbessern. Nach den bisher vorliegenden Daten kann somit die Stentimplantation kombiniert mit antithrombozytärer Dreifachtherapie (Glykoprotein-IIb/IIIa-Rezeptorblocker, Clopidogrel und Acetylsalicylsäure) als die beste Intervention im akuten Myokardinfarkt angesehen werden. Anders als bei der behandlerunabhängigen Fibrinolysetherapie wird der Erfolg der Katheterintervention im akuten Myokardinfarkt bestimmt von der persönlichen und institutionellen Erfahrung sowie von Effizienz der Funktionsabläufe im Krankenhaus.

Krankenhäuser ohne Kathetermöglichkeit
Patienten mit Möglichkeit zur Fibrinolyse Bei geeigneten Patienten ist die Fibrinolyse eine effektive Reperfusionsstrategie, die in den ersten 6 Stunden nach Schmerzbeginn 30 Todesfälle pro 1000 behandelte Patienten verhindert, im Zeitfenster zwischen 7 und 12 Stunden noch 20 Todesfälle. Das absolute Risiko eines Schlaganfalls erhöht sich dabei um annähernd 4 pro 1000 behandelte Patienten. Ein konsequenterer Einsatz der Fibrinolyse könnte die Infarktmortalität und -morbidität deutlich senken. Zurzeit findet die Fibrinolyse allerdings nur bei <70% der idealen Kandidaten für diese Therapie Anwendung.

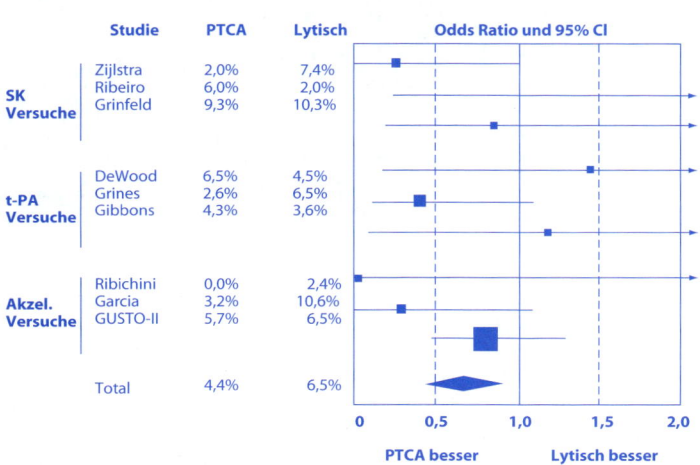

Abb. 13.6-1. Metaanalyse von 9 Studien zur Hospitalletalität im akuten Myokardinfarkt nach Fibrinolyse vs. Ballonangioplastie. Dargestellt sind Odds-Ratios (*Vierecke*) mit 95%-Konfidenzintervallen (*Linie*). Die Größe der Vierecke entspricht der Größe der Studie. Insgesamt ergibt sich eine signifikante Reduktion der Letalität im akuten Myokardinfarkt durch die Ballonangioplastie um 32%

Auswahl der Patienten Die Fibrinolyse im akuten Myokardinfarkt ist nur bei Patienten mit ST-Hebung oder Linksschenkelblock wirksam (s. Übersicht). Auch jenseits von 12 Stunden nach Infarktbeginn lässt sich keine klinische Wirksamkeit mehr nachweisen.

Die unten stehende Übersicht zeigt die wichtigsten Kontraindikationen der Fibrinolyse. Im klinischen Alltag werden die Kontraindikationen der Fibrinolyse häufig zu weit gefasst. Insbesondere stellt die kardiopulmonale Reanimation per se keine Kontraindikation gegen die Fibrinolyse dar, sofern keine Hinweise auf knöcherne Frakturen vorliegen. Auch ein bei der Aufnahme erhöhter Blutdruck spricht nicht gegen eine Fibrinolyse. In der ISIS-2-Studie wurde die Prognose von Patienten, die mit einem systolischen Blutdruck über 175 mmHg aufgenommen worden waren, durch die Thrombolyse signifikant verbessert. Eine relative Kontraindikation besteht nur bei schwerer therapierefraktärer arterieller Hypertonie. Ob Patienten höheren Alters im akuten Myokardinfarkt mit Fibrinolyse behandelt werden sollten, ist zurzeit strittig. Bei Patienten über 75 Jahren sollten deshalb besondere Anstrengungen unternommen werden, um eine Reperfusion durch Katheterintervention zu ermöglichen. Ist diese nicht durchführbar, wird die Entscheidung für oder gegen eine Fibrinolyse im Einzelfall vom biologischen Alter des Patienten und der Größe des zu erwartenden Infarktes geleitet werden.

Indikationen und Kontraindikationen zur Fibrinolyse
- Indikationen:
  - ST-Streckenhebungen (0,1 mV in 2 Extremitätenableitungen oder 0,2 mV in 2 benachbarten Brustwandableitungen) oder vermutlich neu aufgetretener Linksschenkelblock
  - Bei weniger als 12 h zurückliegendem Symptombeginn
- Absolute Kontraindikationen:
  - Schlaganfall innerhalb der letzten 6 Monate
  - Zentralnervöse Schädigung oder Tumoren
  - Schädelhirntrauma oder Neurochirurgie innerhalb der letzten 3 Wochen
  - Gastrointestinale Blutung innerhalb des letzten Monats
  - Hämorrhagische Diathese
  - Aortendissektion
- Relative Kontraindikationen:
  - Transiente ischämische Attacke innerhalb der letzten 6 Monate
  - Orale Antikoagulanzientherapie
  - Schwangerschaft und Kindbett innerhalb der ersten Woche nach Geburt
  - Nicht komprimierbare Punktionsstelle
  - Traumatische Reanimation
  - Refraktäre Hypertonie (systolischer Blutdruck >180 mmHg)
  - Fortgeschrittene Lebererkrankung
  - Infektiöse Endokarditis
  - Aktives peptisches Ulkus
  - Kürzliche retinale Laserbehandlung

Wahl des Fibrinolytikums Die 1986 publizierte GISSI-Studie konnte erstmals überzeugend zeigen, dass im akuten Myokardinfarkt eine Fibrinolyse mit Streptokinase die Letalität im Vergleich zur konservativen Behandlung reduziert. In großen Studien wurde Streptokinase mit fibrinspezifischen Gewebeplasminogenaktivator (t-PA), Alteplase, verglichen. Lediglich für die akzelerierte Gabe von t-PA konnte ein Vorteil gegenüber der Streptokinase gezeigt werden. So ergab die GUSTO-Studie, dass die akzelerierte Gabe von t-PA, die TIMI-3-Rate von 32% mit Streptokinase auf 54% anheben konnte. Dies ging mit einer Reduktion der 30-Tage-Letalität von 7,3 auf 6,3% einher, was zehn geretteten Leben pro 1000 behandelten Patienten entspricht. Allerdings muss bei Verwendung von akzelerierter t-PA pro 1000 behandelten Patienten mit drei zusätzlichen Schlaganfällen gerechnet werden. Bei systematischer Verwendung von t-PA statt Streptokinase zur Fibrinolyse im akuten Myokardinfarkt betragen die Kosten pro zusätzlich gerettetem Leben ungefähr 30.000 Euro. Die Subgruppenanalyse der GUSTO-Studie ergibt einen besonderen Vorteil von t-PA gegenüber Streptokinase bei Patienten unter 75 Jahren bei Vorderwandinfarkten und bei Patienten, die innerhalb der ersten 6 Stunden nach Schmerzbeginn behandelt werden. Obwohl die gentechnisch hergestellten Abkömmlinge der t-PA, die r-PA (Reteplase) und die TNK-tPA (Tenecteplase), verbesserte pharmakokinetische und fibrinolytische Eigenschaften aufweisen als die Muttersubstanz, konnte in großen Studien keine Verbesserung der klinischen Wirksamkeit gegenüber t-PA nachgewiesen werden. Die Abkömmlinge der t-PA bieten allerdings den praktischen Vorteil, dass sie als Doppel- (r-PA)- oder als Einzelbolus (TNK-tPA) gegeben werden können. Die Kombination von Fibrinolyse und GP-IIb/IIIa-Rezeptorinhibitortherapie war in der GUSTO-V- sowie in der ASSENT3-Studie der herkömmlichen Fibrinolysebehandlung bezüglich der Mortalität nicht überlegen.

Begleittherapie In der ISIS-2-Studie war Acetylsalicylsäure bezüglich der Reduktion der Infarktletalität gleich wirksam wie Streptokinase; zusammen gegeben hatten beide Substanzen einen additiven Effekt. Auf Grund dieser Daten stellt Acetylsalicylsäure die obligate Begleittherapie zur Reperfusionstherapie dar und sollte daher bereits im Notarztwagen gegeben werden.

Empfehlungen der Europäischen Gesellschaft für Kardiologie zur akzelerierten Fibrinolyse mit Alteplase (t-PA)
- Intravenöse Alteplase:
  - Bolus: 15 mg
  - Infusion: 0,75 mg/kg über 30 min, dann 0,5 mg/kg über 60 min
  - Die Gesamtdosis sollte 100 mg nicht überschreiten
- Intravenöses Heparin:
  - Bolus: 60 IE/kg, max. 4000 IE
  - Infusion: 15 IE/kg/h, max. 1000 IE/h, für 24–48 h. Ziel-aPTT: 50–70 s
  - Die aPTT sollte 3, 6, 12, 24 h nach Therapiebeginn kontrolliert werden

---

Als Zusatztherapie zur Streptokinase bringt Heparin keinen Vorteil. Bei Fibrinolyse mit t-PA und seinen Abkömmlingen sollte dagegen Heparin für 24–48 h intravenös verabreicht werden, um eine Reokklusion des Gefäßes zu verhindern. Eine aktivierte, partielle Thromboplastinzeit (aPTT) über 70 s ist mit einem erhöhten Risiko von Tod, Blutung und Reinfarkt verbunden. Deshalb ist ein häufiges Monitoring der aPTT ratsam, mit einem anzustrebenden Zielbereich von 50–70 s. Die europäische

Gesellschaft für Kardiologie empfiehlt die in der obigen Übersicht angegebene Heparindosierung in Verbindung mit t-PA und seinen Varianten.

Für niedermolekulare Heparine liegen erste Hinweise vor, dass sie in Kombination mit Tenecteplase die Infarktletalität senken können.

Erfolglose Fibrinolyse und Reinfarkt Bei Patienten mit plötzlichem Nachlassen der Angina pectoris, vollständiger Rückbildung der EKG-Veränderungen und vorübergehendem akzeleriertem idioventrikulären Rhythmus kann mit hoher Wahrscheinlichkeit vom Erfolg der fibrinolytischen Therapie ausgegangen werden. Umgekehrt gibt es keine verlässlichen nichtinvasiven Kriterien, die einen persistierenden Verschluss des Infarktgefäßes trotz Fibrinolyse erkennen lassen. Stärkster Hinweis auf ein Fibrinolyseversagen ist die fehlende Rückbildung von ST-Streckenhebungen. Da die mechanische Rekanalisation auch spät noch Schmerzbeginn noch Myokard retten und die Infarktletalität senken kann, sollten Patienten, bei denen klinisch der Verdacht auf Misserfolg der Fibrinolyse besteht, zur Katheterintervention in ein Interventionszentrum verlegt werden. Dieses Konzept wird durch die Ergebnisse zweier kleinerer randomisierter Studien gestützt. Der Transport von Patienten mit akutem Myokardinfarkt zu einem Interventionszentrum stellt hierbei kein wesentliches zusätzliches Risiko dar.

Auch bei Reinfarkt ist die Verlegung in ein Interventionszentrum zur Katheterintervention die Behandlungsstrategie der Wahl. Nur wenn diese Behandlungsoption in kardiologisch schlecht versorgten Gebieten nicht zur Verfügung steht, sollte die wenig erfolgversprechende erneute Behandlung mit einem Fibrinolytikum erwogen werden. Generell ist die Readministration von Streptokinase wegen der Antikörperbildung nicht indiziert. Diese Antikörper inhibieren die Wirkung der Streptokinase und persistieren für mindestens zehn Jahre. Spontan oder bei geringer Belastung wieder auftretende Angina pectoris ist Vorbote eines drohenden Reinfarktes und sollte bereits im Vorfeld eine rasche Katheterintervention veranlassen.

Diagnostik vor Entlassung Vor Entlassung aus dem Krankenhaus sollte bei jedem Patienten eine Risikostratifizierung mittels Echokardiographie, Langzeit-EKG und Belastungs-EKG durchgeführt werden. Postinfarktangina, positives Belastungs-EKG, schlechte Belastbarkeit, Linksherzdekompensation in der Postinfarktphase, eingeschränkte LV-Funktion, höhergradige Rhythmusstörungen und/oder Zweitinfarkt zeigen ein erhöhtes Risiko nach Fibrinolyse im akuten Myokardinfarkt an. Bei diesen Patienten sollte gegen Ende der Krankenhausphase eine Koronar-angiographie veranlasst werden. Sie bildet die Grundlage für eine langfristige Therapieplanung mit dem Ziel, die Prognose durch eine Revaskularisation zu verbessern.

Patienten ohne Möglichkeit zur Fibrinolyse Die Mehrheit der Patienten mit akutem Myokard ist für eine Thrombolysebehandlung nicht geeignet, da sie außerhalb des Lysezeitfensters im Krankenhaus eintreffen, die EKG-Kriterien nicht erfüllen oder Kontraindikationen aufweisen. Das Risiko dieser Patienten ist mehr als doppelt so hoch als das der Patienten, bei denen eine Fibrinolyse möglich ist. In jedem Fall besteht jedoch die Möglichkeit, durch Katheterbehandlung noch Myokard zu retten, selbst wenn dies eine weitere zeitliche Verzögerung bedeutet. Aus diesem Grund sollte bei Patienten mit akutem Myokardinfarkt ohne Möglichkeit zur Thrombolyse die sofortige Verlegung in ein Interventionszentrum angestrebt werden.

Thrombolyse und/oder Transport zur Katheterintervention Studien der 80er Jahre ergaben, dass die systematisch nach Fibrinolyse durchgeführte Katheterdiagnostik und eventuelle -intervention von Nachteil ist. Mit heutigen Kathetertechniken kann diese Einschätzung nicht mehr aufrechterhalten werden. So zeigte die PACT-Studie, dass eine vorausgegangene Fibrinolyse mit halber Dosis das Risiko der Katheterintervention nicht erkennbar erhöht. Entsprechend wurde das Konzept der „facilitated PCI" entwickelt. Dieses Konzept geht davon aus, dass die Fibrinolyse durch partielle Rekanalisation des Infarktgefäßes die nachfolgende Katheterintervention erleichtert und den Zeitverlust bis zum Beginn der Intervention überbrückt. Anderseits zeigen jedoch neuere Befunde, dass bei Katheterintervention die Reduktion von Infarktgröße und Letalität nur wenig zeitabhängig ist. Dies bedeutet, dass die Katheterintervention selbst dann noch der Fibrinolyse überlegen ist, wenn sie mit einem Zeitverlust verbunden ist. Die sich hieraus ergebende Behandlungsstrategie wäre die konsequente Verlegung aller Patienten mit akuten Myokardinfarkt in Interventionszentren, ohne vorausgehenden Versuch der Fibrinolyse.

> Tatsächlich hat die im März 2002 präsentierte DANAMI-2 Studie gezeigt, dass der Transport zur Katheterintervention auch ohne begleitende Fibrinolyse bis zu einem Zeitverlust von 3 Stunden der Fibrinolyse vor Ort deutlich überlegen ist.

Weitere Untersuchungen zur Klärung der optimalen Behandlungsstrategie (reduzierte Fibrinolysedosis/GP-Hemmer-Gabe) für die Verlegung von Patienten mit Myokardinfarkt von Krankenhäusern ohne Katheterlabor in ein interventionelles Zentrum sind erforderlich.

13.6.3 Entlastung des Myokards

Betablockade

In der Akutphase des akuten Myokardinfarktes können Betablocker die Infarktgröße begrenzen und das Risiko maligner Arrhythmien vermindern. Darüber hinaus sind Betablocker symptomatisch antianginös wirksam. Die ISIS-1-Studie untersuchte 16.000 Patienten mit akuten Myokardinfarkt; Ausschlusskriterien waren Pulsfrequenz <50/min, systolischer Blutdruck unter 100 mmHg, AV-Block II oder III sowie schwere Lungenstauung. Unter Beachtung dieser Kriterien wurde die frühe Betablockade gut vertragen und führte zu einer relativen Reduktion der Infarktletalität um 15%. Diese Befunde werden durch eine Metaanalyse von 28 Studien gestützt. Soweit keine Kontraindikationen bestehen, sollte die Betablockade lebenslang fortgeführt werden. Mehrere Studien und Metaanalysen haben gezeigt, dass Betablocker ohne intrinsische betamimetische Aktivität das Risiko von Tod und Reinfarkt um 20–25% senken. Wird der Betablocker abgesetzt, so kehrt das Risiko auf das Niveau der unbehandelten Patienten zurück. Die Betablockade ist auch dann von Vorteil, wenn zusätzlich noch ACE-Hemmer gegeben werden.

ACE-Hemmer

Die Medikation mit einem ACE-Hemmer, die am ersten Tag des akuten Myokardinfarktes oder am Folgetag begonnen wird, senkt die Infarktletalität signifikant. Eine Analyse von nahezu 100.000 Patienten aus randomisierten Studien ergab, dass bei akutem Myokardinfarkt etwa fünf Todesfälle verhindert werden können, wenn tausend Patienten mit ACE-Hemmern behandelt werden. Patienten mit Linksherzversagen und Reinfarkt haben hierbei den größten therapeutischen Gewinn. Auf Grund der Daten der großen Infarktstudien, wie auch denen des kürzlich erschienenen HOPE-Trials, kann davon ausgegangen werden, dass eine Langzeitmedikation mit ACE-Hemmern nach Infarkt auch ohne linksventrikuläre Dysfunktion vorteilhaft ist.

13.6.4 Medikamentöse und adjuvante Therapie

Allgemeines

Ein intravenöser Zugang sowie ein kontinuierliches EKG-Monitoring ist bei allen Patienten mit V. a. Myokardinfarkt indiziert. Es gibt keine Routineindikation zur Anlage eines zentralen Venenkatheters (ZVK). Falls ausgeprägte Hypokaliämie vorliegt, ist die Anlage eines ZVK über eine Armvene anzustreben. Allgemein gilt, dass jegliche intramuskuläre Injektion, auch bei bloßem Verdacht auf Infarkt, kontraindiziert ist. Ein 12-Kanal-EKG sollte innerhalb von 10 min nach Ankunft in der Notaufnahme abgeleitet und befundet worden sein. Verzögerungen während des Transportes ins Krankenhaus oder innerhalb des Krankenhauses sind unbedingt zu vermeiden.

Spezielle Therapie

Acetylsalicylsäure ist prognoseverbessernd, Gabe bereits bei Infarktverdacht durch den Notarzt.

Heparin ist prognoseverbessernd bei Durchführung einer rt-PA-Lysetherapie (Ziel-aPTT 50–70 s). Während Streptokinasetherapie keine Besserung der Prognose. Niedermolekulares Heparin bei Patienten mit Tenecteplaselysetherapie bzw. wenn keine Lysetherapie durchgeführt wird. Bei geplanter Katheterintervention zur besseren Steuerung eher unfraktioniertes Heparin i.v.

Akute Herzkatheterbehandlung, wenn immer möglich, anstreben. In Häusern ohne Kathetermöglichkeit oder unzureichende Erfahrung mit Kathetertherapie im Infarkt Transport des Patienten in ein Katheterzentrum erwägen, wenn erwarteter Zeitverlust unter 3 h. Nur wenn keine Möglichkeit zur Kathetertherapie besteht, Fibrinolyse bei Vorliegen von ST-Hebungen (>0,1 mV) in mindestens zwei benachbarten Ableitungen und Therapiebeginn 12 h oder weniger nach Beginn des Infarktes. Gleiches Vorgehen bei Linksschenkelblock und laut Anamnese wahrscheinlichem Infarkt. Bei Alter >75 Jahre: Abwägen nach Größe des Infarktes und biologischem Alter des Patienten. Weitere Kontraindikationen beachten (s. Übersicht S. 1134). Keine Fibrinolyseindikation bei ST-Senkungen.

Gabe von **Sauerstoff** per Nasensonde oder Atemmaske sowie von Morphin zur Schmerzbekämpfung (5–10 mg Morphinsulfat i.v.).

Bei agitierten Patienten ggf. zusätzliche **Sedation** mit Diazepam mit initial nicht mehr als 5 mg Diazepam i.v.

Betablocker sind prognoseverbessernd: indiziert bei allen Patienten ohne Kontraindikationen; Beginn der Therapie binnen 12 h nach Einsetzen des Infarktes; vorzugsweise initiale intravenöse Therapie, z. B. Metoprolol 2–5 mg i.v. und Beginn einer oralen Therapie mit einem kurzwirksamen Betablocker (z. B. initial 2-mal 25–50 mg Metoprolol). Prinzipiell auch bei Patienten mit eingeschränkter LV-Funktion.

ACE-Hemmer sind prognoseverbessernd: indiziert bei allen Patienten ohne Kontraindikationen und Blutdruck >90 mmHg systolisch innerhalb von 24 h nach Beginn des Infarktes. Auch bei nicht wesentlich eingeschränkter LV-Funktion.

Nitrate sind antianginös wirksam, haben jedoch keinen Effekt auf die Prognose. Auf Grund der Vorlastsenkung sind sie bei pulmonaler Stauung oder Lungenödem außerdem indiziert für 24–48 h (Glyzeroltrinitrat 50 mg/50 ml, 2–8ml/h). Aussetzen der Nitrattherapie bei systolischen Blutdruckwerten unter 100 mmHg. Eine prognoseverbessernde Betablocker- oder ACE-Hemmer-Therapie sollte bei Patienten mit niedrigem Blutdruck nicht zugunsten einer Nitrattherapie aufgeschoben werden.

Lidocain: Die prophylaktische Gabe von Lidocain ist nicht indiziert.

Die günstigen Effekte von Magnesium, die eine erste kleinere Studie vermuten ließ, konnten in der ISIS-4-Studie nicht bestätigt werden.

Atropin kann indiziert sein bei Sinusbradykardie und Pumpversagen sowie Hinterwandinfarkt mit symptomatischen AV-Blockierungen; hier ist frühzeitig die Indikation zur transvenösen Schrittmacherstimulation zu stellen.

Kalziumantagonisten haben keinen Platz in der Behandlung des akuten Myokardinfarktes. Als Nischenindikation kommen Verapamil oder Diltiazem bei schnell übergeleitetem Vorhofflimmern und Kontraindikation zur Betablockertherapie zum Einsatz. In diesem Falle alternativ ggf. Einsatz von Amiodaron (bei hämodynamischer Instabilität auf Grund neu eingetretenen Vorhofflimmerns: externe Kardioversion).

Digitalispräparate: kein Stellenwert in der Infarkttherapie; ggf. Gabe bei schnell übergeleitetem Vorhofflimmern.

Katecholamine: Dopamin und Dobutamin können indiziert sein bei kardiogenem Schock. Gegebenenfalls Implantation einer intraaortalen Ballonpumpe.

Dopamin: Die nicht gewünschten α-adrenergen vasokonstriktorischen Eigenschaften von Dopamin kommen erst bei höheren Dosierungen zur Geltung. Bei Patienten mit akutem Infarkt und Pumpversagen Gabe von Dopamin in einer Dosis ab 3 µg/kg/min unter Monitoring von HZV, PC-Druck und Blutdruck. Ziel PC-Druck: <20 mmHg, Ziel-HZV: >2 l/min/m². Beachtung, dass >5 µg/kg/min zunehmend α-adrenerge Wirkung eintritt.

Dobutamin: weist vergleichbare positive Inotropie wie Dopamin auf, bei geringer positiver Chronotropie. Bei Patienten mit akutem Infarkt verbessert es die linksventrikuläre Funktion, ohne die Infarktausdehnung zu vergrößern. Startdosis 2,5 µg/kg/min, stufenweise Erhöhung bis max. 30 µg/kg/min.

13.6.5 Behandlung von Komplikationen

Hämodynamische Komplikationen

Hämodynamische Komplikationen wie Lungenstauung bis hin zum Lungenödem und/oder systemische Hypotension sind häufig Folge fortbestehender oder wiederkehrender myokardialer Ischämie. Bei unklarem Koronarstatus sollten sie zur Katheterdiagnostik Anlass geben, mit dem Ziel einer möglichst vollständigen Revaskularisation. Wichtig ist auch die frühzeitige Erkennung mechanischer Komplikationen wie Papillarmuskelabriss, Ventrikelseptumsruptur oder gedeckte Ruptur der freien Wand, die der chirurgischen Korrektur bedürfen. Bei allen hämodynamischen Komplikationen, die nicht prompt auf einfache Behandlungsmaßnahmen ansprechen, sollte die Therapie von Einschwemmkathetermessungen geleitet werden.

Bei schwerer Lungenstauung oder Lungenödem sind Sauerstoff, Schleifendiuretika und intravenöse Nitrate angezeigt. Systemische Hypotension erfordert zunächst die Korrektur evtl. sekundärer Ursachen wie Medikamenteneffekt, Hypovolämie oder Rhythmusstörungen. Erst dann kommen positiv-inotrope Substanzen wie Dobutamin in Betracht. Im kardiogenen Schock hat nur die prompte Katheterintervention Aussicht auf Erfolg. Unterstützend wirkt in diesem Fall eine intraaortale Ballonpumpe für 24–48 h. Generell sollte die intraaortale Ballonpumpe nur eingesetzt werden als Brücke zur definitiven Therapie, zum Beispiel Katheterintervention im kardiogenen Schock oder chirurgischer Korrektur von Papillar- oder Septumruptur, oder nach definitiver Therapie zur Überbrückung der postischämischen kontraktilen Dysfunktion (so genanntes „myocardial stunning").

Bei rechtsventrikulären Infarkten muss durch ausreichende Volumengabe die Vorlastreserve des rechten Ventrikels ausgeschöpft werden. Auf Grund der ventrikulären Interdependenz führt allerdings übermäßige Flüssigkeitszufuhr mit Überdehnung des rechten Ventrikels zur Füllungsbehinderung des linken Ventrikels, was sogar zu einem Abfall des Herzzeitvolumens führen kann. Auch beim rechtsventrikulären Infarkt sollte der pulmonalkapilläre Verschlussdruck unter 15 mmHg gehalten werden. Häufig ist der Einsatz von positiv-inotropen Substanzen erforderlich, auch die intraaortale Ballonpumpe kann vorübergehend sinnvoll sein.

Rhythmusstörungen

Sinusbradykardie, AV-Block Grad I und Grad II, Typ Wenckebach, sind selten hämodynamisch wirksam. Insbesondere bei Hinterwandinfarkten sprechen sie in der Regel gut auf die Gabe von Atropin an. AV-Block Grad II, Typ Mobitz, und AV-Block Grad III sind Indikationen zur temporären Schrittmacherimplantation. Nach Hinterwandinfarkt sind auch höhergradige AV-Blockierungen in der Regel nach wenigen Tagen reversibel.

Die prophylaktische Gabe von Lidocain in der akuten Phase des Myokardinfarktes zur Prävention maligner ventrikulärer Arrhythmien ist nicht indiziert. Zur Prophylaxe maligner ventrikulärer Arrhythmien sind Betablocker Mittel der Wahl, soweit sie hämodynamisch toleriert werden. Bei wiederholten ventrikulären Tachykardien oder Kammerflimmern trotz Betablockade sollte die Gabe von Amiodaron, insbesondere bei Vorliegen einer schwer eingeschränkten linksventrikulären Funktion, erwogen werden. Häufig liegt der elektrischen Instabilität eine fortbestehende oder wiederkehrende myokardiale Ischämie zugrunde, die durch prompte Revaskularisation beseitigt werden sollte.

Bei Patienten mit nichtanhaltenden ventrikulären Tachykardien im Langzeit-EKG und eingeschränkter linksventrikulärer Fraktion (Ejektionsfraktion unter 40% in Ruhe) sollte eine elektrophysiologische Austestung erfolgen. Ergibt diese Untersuchung auslösbare ventrikuläre Tachykardien, so reduziert entsprechend dem Ergebnis der MADIT-Studie die prophylaktische Implantation eines internen Defibrillators das Risiko, in den nächsten 4 Jahren zu versterben, auf weniger als die Hälfte. Auch bei Patienten mit spontanen und anhaltenden ventrikulären Tachykardien oder Kammerflimmern jenseits der ersten 24 h nach Infarktbeginn sollte die Implantation eines internen Defibrillators in Betracht gezogen werden, wenn die maligne Arrhythmie nicht durch eine fortbestehende oder wiederkehrende Myokardischämie erklärt ist.

13.6.6 Sekundärprävention

Acetylsalicylsäure ist in der Sekundärprävention des akuten Myokardinfarktes hoch wirksam. Sie reduziert das Risiko von Tod und Reinfarkt um etwa ein Viertel und sollte deshalb lebenslänglich verordnet werden. Auch die Medikation mit Betablockern und ACE-Hemmern sollte weitergeführt werden.

Statine sind integraler Bestandteil der Sekundärprävention nach akutem Myokardinfarkt. Die CARE-Studie an 4159 Infarktpatienten mit nicht erhöhtem Cholesterin zeigt eindrucksvoll, dass Statine das Risiko von kardiovaskulärem Tod und Reinfarkt um etwa ein Viertel senken können. Zu ähnlichen Ergebnissen kamen die 4S-Studie und die LIPID-Studie, in denen 79% beziehungsweise 64% der eingeschlossenen Patienten einen vorausgegangenen Myokardinfarkt hatten. Ziel der Statintherapie ist es, das LDL-Cholesterin unter 100 mg/dl zu senken. Entsprechend den Ergebnissen der MIRACL-Studie sollte die Statintherapie früh nach Infarkt begonnen werden.

Besondere Sorgfalt sollte auf die Einstellung eines eventuell bestehenden Diabetes gelegt werden. Der arterielle Blutdruck sollte auf Optimalwerte (systolisch =120, diastolisch = 80) eingestellt werden. Die Lebensstilberatung betrifft Diät, körperliche Aktivität und Rauchgewohnheiten. In der Lyon Diet Heart Study reduzierte die sog. mediterrane Diät, die reich an mehrfach ungesättigten Fettsäuren, Fisch, Früchten und Gemüse ist, das Risiko von Tod und Reinfarkt im Verlauf von 2 Jahren um mehr als die Hälfte im Vergleich zur üblichen Diät. Regelmäßiges körperliches Training kann die Progression der koronaren Herzkrankheit verlangsamen und senkt die Sterblichkeit um 8–14%. Raucher, die nach einem akuten Myokardinfarkt das Rauchen aufgeben, reduzieren ihr kardiovaskuläres Risiko in den nachfolgenden Jahren um etwa die Hälfte.

Literatur

ACE Inhibitor Myocardial Infarction Collaborative Group (1998) Indications for ACE inhibitors in the early treatment of acute myocardial infarction: systematic overview of individual data from 100,000 patients in randomized trials. Circulation 97: 2202–2212

AIRE investigators (1993) Effect of ramipril on mortality and morbidity of survivors of acute myocardial infarction with clinical evidence of heart failure. Lancet 342: 821–828

Arntz HR, Tebbe U, Schuster HP, Sauer G, Meyer J (2000) Leitlinien zur Diagnostik und Therapie des akuten Herzinfarktes in der Prähospitalphase. Z Kardiol 89: 364–372

Braunwald E, Zipes DP, Libby P (2001) Acute myocardial infarction. In: Heart disease: A textbook of cardiovascular medicine, 6th ed. WB Saunders, Philadelphia, p 1114–1219

Brener SJ, Barr LA, Burchenal JE et al. (1998) Randomized, placebo-controlled trial of platelet glycoprotein IIb/IIIa blockade with primary angioplasty for acute myocardial infarction. Circulation 98: 734–741

Grines CL, Cox DA, Stone GW et al. (1999) Coronary angioplasty with or without stent implantation for acute myocardial infarction. N Engl J Med 341: 1949–1956

GUSTO investigators (1993) An international randomized trial comparing four thrombolytic strategies for acute myocardial infarction. N Engl J Med 329: 673–682

Montalescot G, Barragan P, Wittenberg O, Ecolan P et al. (2001) Platelet glycoprotein IIb/IIIa inhibition with coronary stenting for acute myocardial infarction. New Engl J Med 344: 1895–1903

Neumann FJ, Kastrati A, Schmitt C et al. (2000) Effect of glycoprotein IIb/IIIa receptor blockade with abciximab on clinical and angiographic re-stenosis rate after the placement of coronary stents following acute myocardial infarction. J Am Coll Cardiol 35: 915–921

Pfeffer MA, Braunwald E, Moye LA et al. (SAVE Investigators) (1992) Effect of captopril on mortality and morbidity in patients with left ventricular dysfunction after myocardial infarction. Results of the survival and ventricular enlargement trial. N Engl J Med 327: 669–677

Ryan TJ, Antman EM, Brooks NH et al. (1999) ACC/AHA guidelines for the management of patients with acute myocardial infarction: Executive summary and recommendations. Circulation 100: 1016–1030

Sacks FM, Pfeffer MA, Moye LA et al. (1996) The effect of pravastatin on coronary events after myocardial infarction in patients with average cholesterol levels. N Engl J Med 335: 1001–1009

Schömig A, Kastrati A, Dirschinger J et al. (2000) Coronary stenting plus platelet glycoprotein IIb/IIIa blockade compared with tissue plasminogen activator in acute myocardial infarction. N Engl J Med 343: 385–391

Tunstall-Pedoe H, Kuulasmaa K, Mahonen M, Tolonen H, Ruokokoski E, Amouyel P (1999) Contribution of trends in survival and coronary-event rates to changes in coronary heart disease mortality: 10-year results from 37 WHO MONICA project populations. Monitoring trends and determinants in cardiovascular disease. Lancet 353: 1547–1557

Zijlstra F, Hoorntje JC, de Boer MJ et al. (1999) Long-term benefit of primary angioplasty as compared with thrombolytic therapy for acute myocardial infarction. N Engl J Med 341: 1413–1419

13.7 Koronare Herzerkrankung
Christian Hamm

13.7.1 Pathophysiologische Grundlagen

Der koronaren Herzerkrankung (KHK) liegt pathogenetisch die Arteriosklerose der Herzkranzgefäße zugrunde. Solange diese zu keiner Durchblutungsstörung (Ischämie) führt, bleibt die Erkrankung asymptomatisch. Klinisch manifestiert sich die KHK durch die Angina pectoris, wenn das Lumen einer großen epikardialen Koronararterie hämodynamisch relevant (>75% Flächenreduktion) eingeengt ist. Unterschieden wird die stabile Angina mit einer typisch belastungsabhängigen Schmerzschwelle und niedrigem Risiko vom akuten Koronarsyndrom, das durch Ruhebeschwerden gekennzeichnet ist und lebensbedrohlich sein kann.

Das **akute Koronarsyndrom** umfasst alle akut lebensbedrohlichen klinischen Erscheinungsformen von der instabilen Angina über den akuten Myokardinfarkt bis zum plötzlichen Herztod. Pathogenetisches Substrat dieser Formen ist zumeist die Ruptur oder oberflächliche Erosion einer arteriosklerotischen Plaque mit nachfolgender Thrombozytenaktivierung und lokaler Thrombusbildung. Beim akuten Myokardinfarkt verschließt sich in der Regel das Gefäß vollständig durch einen „roten" Thrombus, der durch Fibrinolytika oder mechanisch (Ballondilatation, PTCA) beseitigt werden kann. Im EKG ist meist eine monophasische ST-Streckenhebung zu sehen. Bleibt ein Restfluss im Gefäß erhalten, bildet sich ein thrombozytenreicher „weißer" Abscheidungsthrombus. Teile dieses weißen Thrombus können im strömenden Blut nach distal embolisieren und dort im Kapillarbereich Mikrozellinfarzierungen hervorrufen, die durch Messung von Troponin T oder Troponin I erkannt werden können. Ein **positiver Troponintest** bei akutem Koronarsyndrom führt entsprechend der Definition der europäischen und amerikanischen Fachgesellschaften (ESC/ACC) bereits zur Diagnose Myokardinfarkt. Der Übergang von der instabilen Angina zum Myokardinfarkt ist daher fließend in Bezug auf das Ausmaß der Myokardzellschädigung und das Risiko (Abb. 13.7-1). Die Unterscheidung in das akute Koronarsyndrom mit ST-Streckenhebung (STEMI, klassischer Myokardinfarkt) und ohne ST-Streckenhebung (instabile Angina, laborchemischer Infarkt, NSTEMI) begründet sich durch die unterschiedlichen Therapiestrategien.

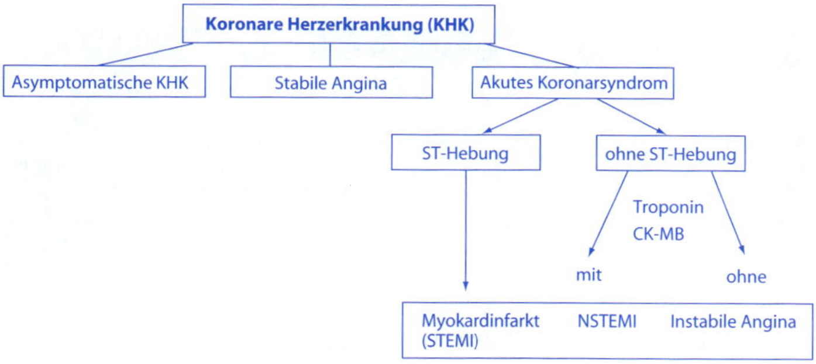

13.7 Koronare Herzerkrankungen

Abb. 13.7-1. Klinische Formen der koronaren Herzerkrankung

```
Koronare Herzerkrankung (KHK)
├── Asymptomatische KHK
├── Stabile Angina
└── Akutes Koronarsyndrom
    ├── ST-Hebung
    │   └── Myokardinfarkt (STEMI)
    └── ohne ST-Hebung
        └── Troponin CK-MB
            ├── mit → NSTEMI
            └── ohne → Instabile Angina
```

Zusätzlich zu den bisher erwähnten **morphologischen** Veränderungen können auch **funktionelle** Störungen als Ursache für Angina-pectoris-Beschwerden in Frage kommen. In seltenen Fällen werden Angina-pectoris-Beschwerden durch reinen Vaso-spasmus (Prinzmetal-Angina) verursacht oder sie sind durch sekundäre Ursachen bedingt, die ein Missverhältnis von Sauer-stoffangebot zu Sauerstoffbedarf entstehen lassen (z. B. schwere Anämie, hypertone Krise, Myokardhypertrophie). Angina-pectoris-Beschwerden, die durch Arteriosklerose der Arteriolen („small vessel disease") hervorgerufen werden, sind selten, schwer zu objektivieren und schwierig zu therapieren. Auch eine gestörte endothelabhängige Vasomotion im Bereich der epikardialen Leitungsgefäße und/oder im Bereich der koronaren Mikrozirkulation stellt eine funktionelle Störung dar, die trotz Ausschluss relevanter Koronarstenosen zu Angina-pectoris-Beschwerden führen kann. Hier kann mitunter die Therapie mit Statinen bei Patienten mit Hypercholesterinämie oder mit ACE-Hemmern bei Patienten mit einem normalen Cholesterinspiegel zu einer Verbesserung der eingeschränkten Myokardperfusion führen.

Bei nicht wenigen Patienten (bis 30% mit nachgewiesener KHK) fehlt der typische präkordiale Angina-pectoris-Schmerz als Leitsymptom. Die Ischämie zeigt sich dann entweder durch atypische Beschwerden (z. B. Zahnschmerzen, Oberbauchbeschwerden) oder fehlt vollständig (stumme Ischämie). Die Therapie bei diesen Patienten folgt nach den gleichen Grundsätzen wie bei den symptomatischen Patienten.

13.7.2 Stabile Angina

Die Therapie der chronischen Form der KHK verfolgt folgende Ziele:
1. Kupierung und Prophylaxe pektanginöser Beschwerden (**symptomorientierte Therapie**);
2. Verhinderung akuter Komplikationen wie Herzinfarkt und plötzlicher Herztod (**prognoseorientierte Therapie**).
3. Verhütung der Progression der Koronarsklerose (Plaquestabilisation).

Dazu stehen medikamentöse, katheterinterventionelle und operative Maßnahmen zur Verfügung.

Medikamentöse Therapie

Nitrate und Molsidomin Nitrate sind die ältesten antianginösen Substanzen mit guter Wirksamkeit zur Anfallskupierung und -prophylaxe. Die Therapie mit Nitraten führt allerdings im Gegensatz zu anderen Substanzen (z. B. Betablocker) nicht zu einer Verbesserung der Prognose.

Wirkmechanismus Die vasodilatierende Wirkung durch Freisetzung von Stickstoffmonoxid (NO) bedingt eine rasche Dilatation der epikardialen Koronargefäße und eine Verbesserung des Kollateralflusses sowie die Senkung der Vorlast durch venöses „Pooling". Zusätzlich bei höherer Dosierung wird auch der systemarterielle Blutdruck gesenkt. Molsidomin hat ähnliche Effekte.

Wirkstoffe (Tabelle 13.7-1) Zur Anfallskupierung sind perlinguales Nitroglyzerin (Glyceroltrinitat) als Spray (1–3 Hübe) oder Kapseln (1–3 Kapseln) geeignet. Der Wirkungseintritt erfolgt nach 1–3 min. Die Substanzen können auch direkt vor einem erwarteten Anginaanfall (z. B. körperlicher oder emotionaler Stress) appliziert werden. Gelegentliche Nutzung zur Differentialdiagnose Anginaanfall oder Infarktschmerz ist hilfreich, aber steht unter kritischem Vorbehalt. Zur kontinuierlichen Anfallsprophylaxe eignen sich Isosorbiddinitrate und Isosorbitmononitrate. Letztere zeichnen sich durch höhere Bioverfügbarkeit und dadurch bessere Steuerbarkeit aus. Bei der Dosierung ist zu beachten, dass ein 8-stündiges nitratfreies Intervall eingehalten wird, um eine Toleranzentwicklung zu verhindern (z. B. nur morgens und mittags oder einmalig morgens ein retardiertes Präparat). Zur Überbrückung einer zu langen Nitratpause sollte eventuell eine Kombination mit oder der Ersatz durch Molsidomin zur Anwendung kommen. Nitratpflaster ist selten bei Patienten aus psychologischen Gründen vorteilhaft, die Resorption ist aber schlecht kontrollierbar. Experimentelle und erste klinische Beobachtungen sprechen dafür, dass die Nitrattoleranz durch gleichzeitige Gabe von ACE-Hemmern verhindert werden kann.

Tabelle 13.7-1. Nitrate und Molsidomin

Wirkstoffe	Indikation	Dosierung	Wirkungseintritt	Wirkungsdauer
Nitroglyzerin	Akuter Anfall	1–3 Kps. oder 1–3 Hübe perlingual	1–3 min	30 min
Isosorbiddinitrat (ISDN)	Chron. Therapie	2-mal 10–60 mg, 1-mal 120 mg retardiert	10–30 min	8–16 h
Isosorbidmononitrat (ISM)	Chron. Therapie	2-mal 10–40 mg	60 min	8–10 h
Molsidomin	Chron. Therapie, bei Nitratnebenwirkungen	3-mal 4–8 mg	10–15 min	3–4 h

Nebenwirkungen Kopfschmerzen (gelegentlich nur passager, bei Molsidomin seltener), Blutdruckabfall, reflektorische Tachykardie, Flush.

Kontraindikationen Hypotension, hypertrophe obstruktive Kardiomyopathie.

Betarezeptorenblocker Betarezeptorenblocker sind ein wichtiger Bestandteil der antianginösen Therapie, da sie die Prognose günstig beeinflussen.

Wirkmechanismus Ziel ist die Hemmung der sympathoadrenergen Stimulation des Herzens, die über β_1-Rezeptoren vermittelt wird (Inotropie, Chronotropie), in unterschiedlichem Ausmaß auch die unerwünschte Hemmung der β_2-Rezeptoren (Vasodilatation der epikardialen Gefäße). Deswegen werden bevorzugt „selektive" β_1-Rezeptorenblockern angewandt, die den Sauerstoffverbrauch senken, indem sie den Anstieg von Herzfrequenz und Kontraktilität bei adrenerger Stimulation vermindern. Sie sind daher besonders geeignet bei belastungsinduzierter Angina und bei hoher Herzfrequenz. Ebenso werden sie bevorzugt gegeben, wenn gleichzeitig symptomatische Herzrhythmusstörungen vorliegen. Zur effektiven Betablockade wird eine Ruheherzfrequenz von 60/min angestrebt. Betarezeptorenblocker sollten nicht abrupt abgesetzt, sondern ausgeschlichen werden, um eine überschießende adrenerge Stimulation zu vermeiden.

Wirkstoffe Zahlreiche Betarezeptorenblocker sind im Handel, die sich hinsichtlich der Pharmakokinetik unterscheiden (Leit-substanzen s. Tabelle 13.7-2). β_1-selektive Substanzen („kardio-selektiv") sollten heutzutage bevorzugt werden, da hierüber die antianginöse Wirkung eintritt. Einige der Substanzen haben zusätzlich peripher vasodilatierende Eigenschaften, die über Alphablockade oder NO-Freisetzung vermittelt werden. Einige Nebenwirkungen sollen bei diesen Substanzen seltener auftreten (Impotenz, Claudicatio, Bronchospastik).

Nebenwirkungen Die wichtigsten, unerwünschten Nebenwirkungen hängen mit der Blockade peripherer β_1- und β_2-Rezeptoren zusammen: Verstärkung einer Claudicatio, kalte Akren, Abgeschlagenheit, Schlafstörungen, Impotenz, Depressionen. Typische metabolische Nebenwirkungen sind Verstärkung und Verschleierung einer Hypoglykämie bei Diabetes sowie ungünstiger Einfluss auf Lipide. Trotzdem sind sie nicht kontraindiziert bei Diabetes oder Fettstoffwechselstörung. Selten wird eine Psoriasis aktiviert. Kardiale Nebenwirkungen sind: symptomatische Sinusbradykardie, AV-Block, Hypotonie.

Kontraindikationen Schwere Obstruktive Lungenerkrankung, schwere periphere Durchblutungsstörung, höhergradige AV-Blockierung (cave: Kombination mit Kalziumantagonisten vom Verapamiltyp und Digitalis).

Kalziumantagonisten Kalziumantagonisten sind antianginös wirksam, besonders wenn eine vasospastische Komponente vorhanden ist. Eine Verbesserung der Prognose ist nicht erwiesen, bei Substanzen der Dihydropyridingruppe (z. B. Nifedipin) ohne gleichzeitige Betablockade wird sogar ein nachteiliger Effekt diskutiert.

Wirkmechanismus Kalziumantagonisten bewirken eine direkte arterielle Vasodilatation der peripheren und koronaren Gefäße durch Hemmung des zellulären Kalziumeinstroms. Substanzen vom Nichtdihydropyridintyp (Verapamil, Diltiazem) haben ähnlich wie die Betarezeptorenblocker negative inotrope und chronotrope Wirkung (Verlängerung der AV-Überleitung).

Tabelle 13.7-2. Betarezeptorenblocker

Wirkstoffe	Rezeptorblockade	Dosierung
Propranolol	β_1, β_2	2- bis 4-mal 10–40 mg
Metoprolol	β_1	1- bis 2-mal 50–100 mg
Atenolol	β_1	1-mal 50–100 mg
Bisoprolol	β_1	1- bis 2-mal 2,5–5 mg
Carvediol	β_1, α	2-mal 25 mg
Nebivolol	β_1, NO	1-mal 5 mg

Wirkstoffe Zu unterscheiden sind Substanzen vom Dihydropyridintyp (z. B. Nifedipin, Amlodipin) von Nichtdihydropyridinsubstanzen (Verapamil, Diltiazem, Gallopamil). Die erste Gruppe ist mit Betarezeptorenblockern zu kombinieren, Letztere können eingesetzt werden, wenn Kontraindikationen gegen Betablocker vorliegen. Kalziumantagonisten gelten als stoffwechselneutral. Bei erwiesener vasospastischer Angina ist die hochdosierte Gabe von Kalziumantagonisten indiziert (Tabelle 13.7-3).

Nebenwirkungen Flush, Obstipation, Reflextachykardie (Nifedipin), Ödembildung (Knöchel), symptomatische Bradykardie (Verapamil, Diltiazem).

Kontraindikationen Cave: Kombination von Nichtdihydropyridinen mit Betablockern und Digitalis. Symptomatische Hypotonie. Bei akutem Koronarsyndrom sollte auf Kalziumantagonisten vom Nifedipintyp verzichtet bzw. diese nur unter Betarezeptorenblockade gegeben werden.

Antianginöse Kombinationstherapie Zur Erreichung einer ausreichenden antianginösen Wirksamkeit ist meistens eine Kombinationstherapie geboten. Die Auswahl richtet sich nach Begleiterkrankungen, die sich bei vielen koronarkranken Patienten finden (Tabelle 13.7-4). Zu beachten ist insbesondere eine Summation negativ-inotroper und chronotroper Wirkungen bei Betarezeptorenblockern und Kalziumantagonisten vom Verapamil- oder Diltiazemtyp. Es besteht die Gefahr von Linksdekompensation, Bradykardie oder AV-Block.

Begleittherapie Das Ziel der Begleittherapie ist, die Progres-sion der Koronarsklerose aufzuhalten und die Gefahr durch Komplikationen zu vermeiden. Deshalb zielt die Begleittherapie auf die Behandlung der Risikofaktoren (Fettstoffwechselstörung, Hypertonus) ab und versucht, Gerinnungsmechanismen und inflammatorische Prozesse zu beeinflussen. Zum Einsatz kommen:

- Aspirin,
- Statine (Cholesterinsynthesehemmer),
- Betablocker,
- ACE-Hemmer,
- Angiotensin-Rezeptorantagonisten.

Thrombozytenaggregationshemmung Acetylsalicylsäure (Aspirin) gehört zur Standardbehandlung jedes koronarkranken Patienten, solange keine wesentlichen Kontraindikationen vorliegen (Allergie, Ulkusleiden). Eine Dosierung von 100 mg/Tag wird als ausreichend angesehen. Erwiesen ist eine Prognoseverbesserung, die neben der thrombozytenhemmenden Wirkung möglicherweise auch auf die antiinflammatorische Wirkung zurückzuführen ist. Bei Kontraindikationen kann auf Clopidogrel zur Thrombozytenhemmung ausgewichen werden. Eine nitratähnliche antianginöse Wirkung gepaart mit einer Thrombozytenaggregationshemmung wird der Substanz Trapidil zugeschrieben.

Eine Antikoagulation mit Cumarinderivaten ist generell nicht indiziert. Ausnahmen bilden Patienten mit Vorhofflimmern, linksventrikulärem Thrombus und bekannten embolischen Ereignissen. In diesen Fällen kann auf eine zusätzliche Thrombozytenaggregationshemmung verzichtet werden.

Lipidsenkende Therapie Die lipidsenkende Therapie mit Chole-sterinsynthesehemmern (Statine) führt nachweislich zur Senkung der Häufigkeit von Infarkten und Todesfällen sowohl in der Primärprophylaxe als auch in der Sekundärprophylaxe (nach Herzinfarkt). Die Therapie mit Statinen (z. B. Simvasta-tin, Pravastatin, Atorvastatin) ist hoch wirksam und geht über die eigentliche Cholesterinsenkung hinaus. Angestrebt wird ein LDL-Cholesterinwert bei bekannter KHK von unter 100 mg/dl. Neueste Studien sprechen sogar dafür, das LDL-Cholesterin auf 60–70 mg/dl zu senken. In der Folge der Cholesterinsenkung ist durch die Plaquestabilisierung bzw. -regression auch ein anti-ischämischer Effekt möglich.

ACE-Hemmer Das Renin-Angiotensin-System nimmt eine Schlüsselfunktion in der Pathogenese der KHK ein. Nicht unerwartet ist deshalb ein Effekt der ACE-Hemmung auf die Prognose von Risikopatienten. ACE-Hemmer (z. B. Ramipril 10 mg tgl.) sind deshalb heute großzügig allen Patienten mit erhöhtem koronaren Risiko (Diabetes, AVK, Hochdruck) zu verordnen, unabhängig von der linksventrikulären Funktion.

Tabelle 13.7-3. Kalziumantagonisten

Wirkstoff	Vasodilitation	Herzfrequenz	Negative Inotropie
Verapamil	+	↓	++
Diltiazem	+	↓	+
Nifedipin, Amlodipin etc.	++	↑	∅

Tabelle 13.7-4. Begleiterkrankungen und antianginöse Therapie

	Diabetes	AVK	COPD	Arterielle Hypertonie	Eingeschränkte linksventrikuläre Funktion
Nitrate	+	+	+	0	+
Betablocker	(+)	–	–	+	+ (einschleichend)
Kalziumantagonisten	+	+	+	+	(+) (Dihydroperidine)

+ geeignet; – ungeeignet

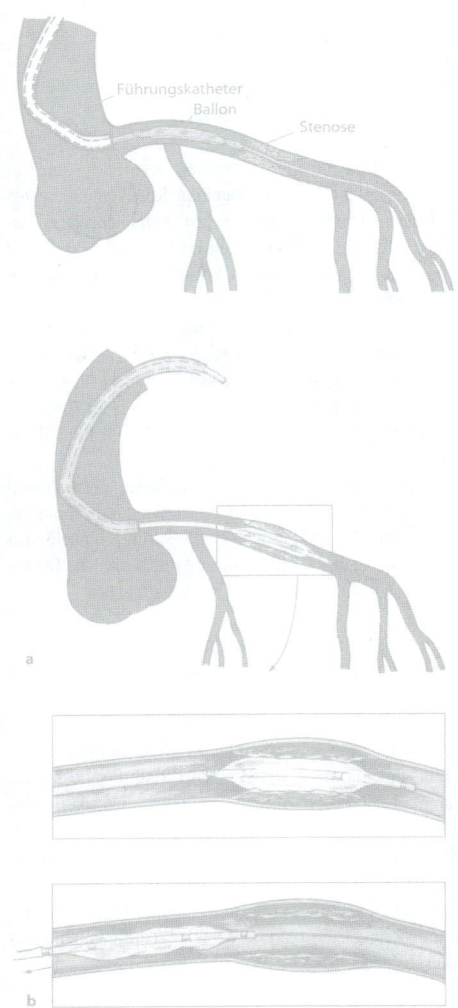

Abb. 13.7-2a, b. Technik der Koronarangioplastie (PTCA). Über einen von der A. femoralis eingebrachten Katheter wird ein Führungsdraht im stenosierten Gefäß plaziert (**a**). Über diesen Draht Einbringen eines Ballons, der mit 6–10 Atm. Druck entfaltet wird. Lumenerweiterung durch plastische Verformung des stenosierten Gefäßabschnitts (**b**). Im Anschluss ggf. Implatation eines Stents zur Gefäßwandabstützung.

Angiotensin-Rezeptorantagonisten Ein prognostischer Vorteil ist auch belegt für den Angiotensin-Rezeptorantagonisten (z. B. Lorsatan). Besonders ausgeprägt ist der Effekt bei Diabetikern.

Weitere Therapieansätze Andere Therapieansätze, die das Ziel haben, die Endothelfunktion zu verbessern oder eine infektiöse Komponente zu beseitigen, sind bisher als nicht als gesichert anzusehen. Die Gabe von Antioxidanzien (z. B. Vitamin C und E) oder Antibiotika gegen Chlamydieninfektionen (z. B. Roxithromycin) erwies sich ohne Vorteil.

Katheterintervention

Umschriebene Stenosen der großen epikardialen Koronargefäße lassen sich durch kathetergestützte Eingriffe beseitigen. Dies geschieht mittels eines Ballonkatheters, der über einen Führungsdraht in das Koronargefäß eingebracht wird: die sog. perkutane, transluminale Koronarangioplastie (PTCA oder PCI; Abb. 13.7-2). Zumeist wird heute zusätzlich zur Abstützung der Gefäßwand ein Stent eingebracht (Abb. 13.7-3). Bessere Langzeitergebnisse nach Stentimplantation sind gesichert bei proximalen Stenosen des Ramus interventricularis anterior, für Rekanalisation von Gefäßverschlüssen und in Venenbrücken (Bypass). Andere Verfahren, die einen Teil der Plaque abtragen (direktionale Atherektomie) oder mit einem mit Diamanten besetzten Bohrkopf (Rotablationsatherektomie) abfräsen, sind der PTCA nicht überlegen und bleiben speziellen Indikationen vorbehalten. Die Anwendung von Laserenergie im Koronarbereich hat sich nicht bewährt.

Indikationen Indikationen sind hämodynamisch signifikante Stenosen (üblicherweise >75% Flächenstenose) in einem großen epikardialen Gefäß. Bei entsprechender Morphologie ist die Katheterinvention auch bei mehreren Stenosen in verschiedenen Versorgungsgebieten möglich. Voraussetzung sind die entsprechende Klinik und/oder der Ischämienachweis durch Belastungs-EKG, Thallium-Myokard-Szintigraphie, Stressechokardiographie oder Stress-MRT. **Vorteile:** sofortige Besserung der Beschwerden. Im Vergleich zur Bypass-Operation: keine Narkose, kurzer Krankenhausaufenthalt (2–3 Tage), häufige Wiederholbarkeit. **Nachteile:** Strahlenbelastung durch Röntgendurchleuchtung, Rezidivrisiko 10–40%, Prognoseverbesserung bei stabiler Angina nicht erwiesen.

Erfolgsrate Die Erfolgsrate beträgt mehr als 95% für Stenosen und 60% bei kompletten Verschlüssen. In der Abheilungsphase kommt es in den nachfolgenden 6 Monaten in 10–40% der Fälle zu Rezidivstenosen. Diese Rezidivstenosen werden durch erneute PTCA, medikamentös beschichtete Stents, und ggf. radioaktive Strahlung (Brachytherapie) oder Bypassoperation behandelt. Systemische medikamentöse Ansätze zur Verhinderung von Rezidivstenosen erwiesen sich als unwirksam, Medikamentös beschichtete Stents zeigten dagegen gut Effekte, sind allerdings sehr teuer. In Studien mit Rapamycin- und Paclitaxel-beschichteten Stents konnte die Restenose nach Stentimplantation auf unter 10% gesenkt werden.

Komplikationen Gefährlichste Komplikation ist der akute Gefäßverschluss, der zumeist mechanisch durch einen Intimaeinriss bedingt ist (ca. 2%). In den meisten Fällen ist dies be-

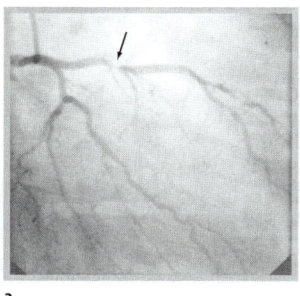  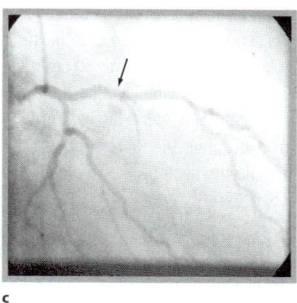

a b c

Abb. 13.7-3. Koronarangioplastie einer proximalen Stenose (Pfeil) des Ramus interventricularis anterior (a). Ballonaufdehnung mit gleichzeitiger Stentimplantation (b). Vollständige Aufweitung der Stenose (c).

herrschbar durch eine Stentimplantation. Die Perforationen des Gefäßes sind eine Rarität. Andere medikamentös zu handha-bende Komplikationsmöglichkeiten sind: Spasmus (intrakoronare Nitratgabe), thrombotischer Verschluss, besonders nach Stentimplantation (akut: Glykoprotein-IIb/IIIa-Antagonisten, prophylaktisch Clopidogrel für 4 Wochen nach Stentimplantation). Komplikationen sind häufiger bei komplexen Stenosen, verkalkten Stenosen, diabetischen Patienten und Frauen. In ca. 1% kommt es zu einem bedeutsamen Anstieg der Serumenzyme (prognostisch ungünstig) und etwa 0,5% der Patienten müssen notfallmäßig operiert werden. Risikoprozeduren sollten daher nur in Zentren mit angeschlossener Herzchirurgie durchgeführt werden.

Koronarchirurgie
Überbrückung einer oder mehrerer Koronararterienstenosen durch aortokoronare Venenbrücken (meist V. saphena) oder arterielle Anastomosen (A. thoracica interna: A. mammaria). Arterielle Bypassgefäße haben längere Lebensdauer, da sie keine Arteriosklerose entwickeln. Bei Patienten mit Hauptstammstenose, eingeschränkter linksventrikulärer Funktion und Diabetes ist eine Lebensverlängerung durch Bypassoperation erwiesen.

Indikation Stenose des linken Hauptstammes, schwere Dreigefäßerkrankung mit eingeschränkter Ventrikelfunktion sowie eine symptomatische Koronarerkrankung, die technisch einer PTCA nicht zugänglich oder mit erhöhtem Risiko verbunden ist, stellen Indikationen der Koronarchirurgie dar.

Risiken Das Risiko ist abhängig von Lebensalter und Begleiterkrankungen. Die Letalität beträgt ca. 1–2%, perioperative Myokardinfarkte treten bei etwa 5% der Patienten auf. Im ersten Jahr verschließen sich 5–10% und nach 10 Jahren ca. 50% der venösen Bypassgefäße. Der A.-mammaria-Bypass (LIMA) ist <5% im ersten Jahr und um 10% nach 10 Jahren verschlossen.

13.7.3 Akutes Koronarsyndrom (ohne ST-Streckenhebung)

Leitsymptom ist die akute, typischerweise in Ruhe oder bei leichtester Belastung auftretende Angina pectoris. Das akute Koronarsyndrom ohne ST-Streckenhebung kann mit oder ohne Zellschädigung ablaufen. Diese Zellschädigung kann durch Messung des Enzyms Kreatinkinase-MB und sensitiver, durch Troponin-T- bzw. Troponin-I-Bestimmung erfasst werden. Beide Laborparameter indizieren eine irreversible Zellschädigung, die allerdings im Gegensatz zum klassischen Myokardinfarkt geringer ausgeprägt ist und zu keiner Funktionseinschränkung des Myokards führen muss. Nach neuerer Infarktdefinition (CONSENSUS-Report 2000) ist diese minimale Zellschädigung bereits als Myokardinfarkt zu bezeichnen.

Der Übergang vom Infarkt mit ST-Streckenhebung zum Infarkt nur mit Anstieg der Kreatinkinase-MB bis zur instabilen Angina nur mit Troponin-Anstieg ist fließend. Eine systematische Erfassung der instabilen Angina wurde in der Braunwald-Klassifikation festgelegt. Diese unterscheidet nach drei pathophysiologischen Ursachen: sekundäre Angina (z. B. bei extremer Anämie, Hyperthyreose), Postinfarktangina und der Angina auf dem Boden einer stenosierenden Koronarerkrankung. Weiterhin unterschieden wird nach der Dauer der Angina und der Intensität der Beschwerden. Besonders kritisch sind Patienten mit Ruheangina innerhalb der letzten 48 h (Klasse Braunwald IIIb). Extrem hoch ist das Risiko, wenn Troponin T oder Troponin I erhöht sind. Definitionsgemäß liegt dann ein sog. Nicht-ST-Streckenhebungs-Infarkt (NSTEMI) vor.

Therapieziele Ziel der Therapie ist die Kupierung der schweren Angina-pectoris-Symptomatik und die Senkung des hohen Risikos für Myokardinfarkt und Tod. Besonders gefährdet sind Patienten mit ST-Streckensenkung im Ruhe-EKG und CK-MB- bzw. Troponin-Erhöhung. Die Troponine sind sensitiver und spezifischer für eine Myokardzellschädigung und bei etwa einem Drittel der Patienten mit instabiler Angina erhöht, ohne dass es meist zu einem Anstieg der CK-MB kommt. Diese Patienten gelten als besonders risikogefährdet. Das Risiko für Tod oder transmuralen Myokardinfarkt im Verlauf von 30 Tagen kann bis zu 20% betragen. Die Therapie zielt darauf ab, die Thrombozytenaktivierung auszuschalten und eine Stabilisation der arthero-sklerotischen Plaque herbeizuführen. Die Risikostratifizierung und entsprechende Therapieentscheidung ist Aufgabe von Notfallambulanzen (Abb. 13.7-4).

Allgemeine Therapiemaßnahmen

Patienten mit akutem Koronarsyndrom sind als Risikopatienten zu betrachten und müssen stationär oder in einer Notfallambulanz abgeklärt werden. Bettruhe und ggf. eine leichte Sedierung sind obligat bis zum Ausschluss einer akuten Gefährdung. Wichtigste Differentialdiagnosen sind ein dissezierendes Aortenaneurysma, eine Lungenembolie und pulmonale Erkrankungen (z. B. Pleuritis, Pneumothorax). Die Patienten sollten nach Möglichkeit mit Monitor überwacht und mit einer intravenösen Verweilkanüle versorgt werden.

Medikamentöse Therapie

Die medikamentöse Therapie hat zuerst zum Ziel, die Anginapectoris-Beschwerden zu lindern.

Akuttherapie Die Akutbehandlung des Patienten vor Krankenhausaufnahme bzw. in der Notfalleinrichtung beginnt mit der perlingualen Gabe von Nitraten (z. B. 2 Hübe Nitroglyzerin-Spray). Dies kann ggf. wiederholt werden, wenn innerhalb von 5–10 min keine wesentliche Besserung eintritt und der Blutdruck es erlaubt (>100 mmHg systol.). Fehlendes Ansprechen auf Nitrate könnte als Hinweis auf das Vorliegen eines Myokardinfarkts oder eines nichtkardialen Schmerzes gedeutet werden. Bei fehlenden Kontraindikationen oder Zeichen der Linksherzinsuffizienz kann zusätzlich ein Betablocker intravenös gegeben werden (z. B. 5–10 mg Metoprolol), was besonders bei hohen Blutdruckwerten und Tachykardie wirksam ist.

Stärkere Analgetika (z. B. Morphin) sollten solange zurückhaltend gegeben werden, bis die Diagnose nicht hinreichend gesichert ist.

Bei begründetem Verdacht auf ein akutes Koronarsyndrom ist die Einleitung einer gerinnungswirksamen Therapie angezeigt. Zur Thrombozytenaggregationshemmung ist Acetylsalicylsäure (250–500 mg) intravenös zu geben. Zusätzlich kann Heparin (5000 IE i.v. als Bolus) zur Hemmung der plasmatischen Gerinnung verabreicht werden. Alternativ ist auch eine subkutane Gabe von niedermolekularem Heparin möglich.

Stationäre medikamentöse Therapie Unter stationären Bedingungen wird die gerinnungswirksame Therapie fortgesetzt, bis die Diagnostik (EKG, Labor, Herzkatheter) ein akutes Koronarsyndrom bestätigt bzw. ausschließt (Abb. 13.7-5). Dazu werden Nitrate als intravenöse Dauerinfusion (z. B. Nitroglyzerin 1–10 mg/h i.v.), angepasst an den Blutdruck (Mitteldruck

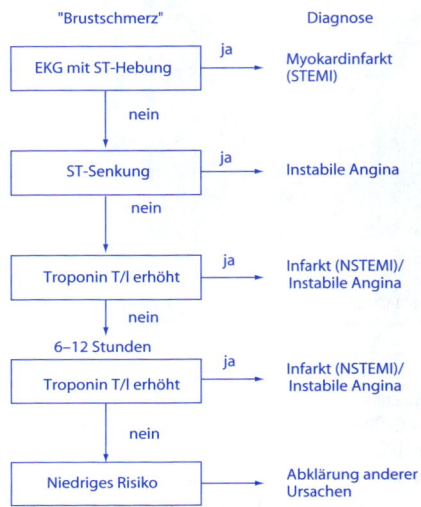

Abb. 13.7-4 Diagnostischer Stufenplan bei akutem Koronarsyndrom

>70 mmHg), gegeben. Die Behandlung mit Betarezeptorenblockern ist fortzusetzen bzw. einzuleiten, wenn keine Kontraindikationen vorliegen. Nur bei einem fehlenden Ansprechen des Schmerzes auf Betarezeptorenblocker kann zusätzlich ein Kalziumantagonist hinzugefügt werden, insbesondere wenn der Blutdruck noch erhöht ist und Verdacht auf eine koronarspastische Komponente besteht.

Die Therapie mit Acetylsalicylsäure ist fortzusetzen. Bei seltener Unverträglichkeit (Allergie) kann auf Clopidogrel (Sättigung 300 mg, Wirkungseintritt nach 6 h, Dauertherapie 75 mg/Tag) ausgewichen werden. Neuere Studien zeigen, dass Clo-pidogrel zusätzlich zu Aspirin das Risiko senkt. Für Patienten, die weiter konservativ geführt werden sollen, ist deshalb die zusätzliche Gabe von Clopidogrel über weitere 9–12 Monate zu empfehlen. Die Heparingabe ist fortzusetzen (PTT >70 s). Mehrere Studien zeigen, dass niedermolekulare Heparine, besonders Enoxaparin, nicht überlegen sind im Vergleich zu unfraktioniertem Heparin, wenn früh eine invasive Therapie erfolgt.

Bei Patienten mit hohem Risiko (s. folgende Übersicht) sind Fibrinogenrezeptorantagonisten (Glykoprotein-IIb/IIIa-Antagonisten) wirksam, um das Risiko zu senken. Zur Verfügung stehen Antikörper und synthetische Rezeptorantagonisten, die als Bolusgabe mit anschließender Infusion verabreicht werden (Tabelle 13.7-5). Der Antikörper (Abciximab) ist nur einzusetzen, wenn eine Koronarintervention kurzfristig geplant ist. Als Kontraindikation ist nur ein erheblich erhöhtes Blutungsrisiko (z. B. frische Operationen, blutendes Ulkus) anzusehen. Die Therapie sollte fortgeführt

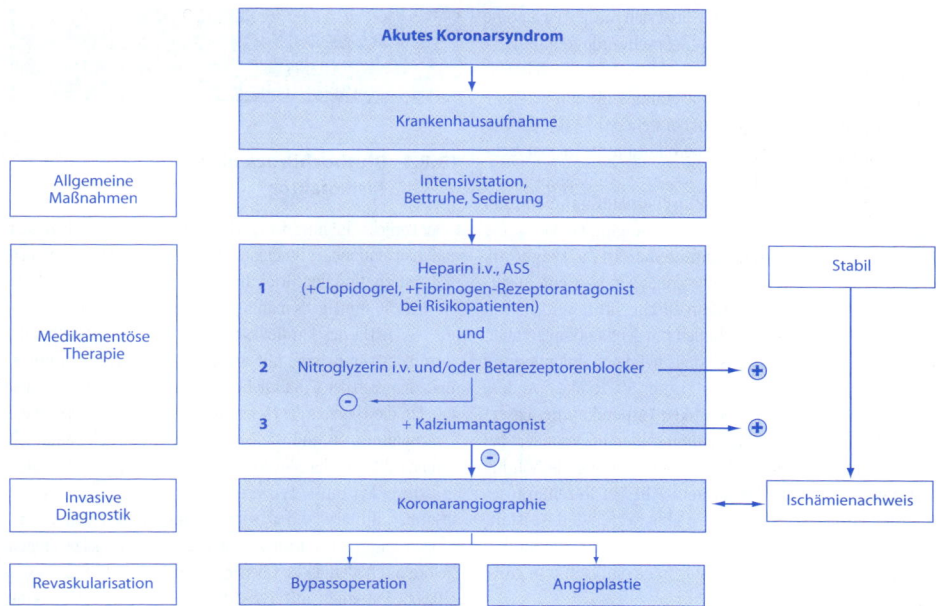

Abb. 13.7-5. Therapeutischer Stufenplan bei akutem Koronarsyndrom

Tabelle 13.7-5. Glykoprotein-IIb/IIIa-Antagonisten

	Abciximab	Tirofiban	Eptifibatide
Chemie	Antikörper	Peptidmimetikum	Peptid
Rezeptorbindung	Irreversibel	Reversibel	Reversibel
Molekulargewicht	ca. 45.000	495	800
Plasmahalbwertszeit	10 min	2 h	2 h
Wirkung reversibel	6–12 h	<4 h	<4 h
Antagonisierung	Thrombozyten	Dialyse	Dialyse

werden (max. 96 h), bis der Patient beschwerdefrei ist oder eine invasive Abklärung erfolgen kann. Das Blutungsrisiko unter dieser Therapie ist nicht höher als unter hoch dosierter Heparintherapie. Die Heparingabe ist jedoch entsprechend zurückzunehmen (PTT 50–70 s), eine Kombination mit niedermolekularen Heparinen ist möglich. Intrazerebrale Blutungen sind selten. Fibrinolytika sind beim akuten Koronarsyndrom ohne ST-Streckenhebung (außer neuer Linksschenkelblock) nicht indiziert.

Risikopatienten mit akutem Koronarsyndrom – ohne ST-Streckenhebung
- Troponinerhöhung
- Dynamische ST-Streckensenkung
- Rezidivierende Schmerzepisoden in Ruhe unter Therapie
- Hämodynamische Instabilität (Blutdruckabfall)
- Rhythmusstörungen (ventrikuläre Tachykardie, Kammerflimmern)
- Postinfarktangina
- Diabetes

Herzkatheter und Katheterintervention

Die Voraussetzung für katheterinterventionelle oder operative Maßnahmen ist die invasive Diagnostik, d. h. die Koronarangiographie. Diese sollte frühzeitig (innerhalb von 48 h) erfolgen, muss aber nicht notfallmäßig organisiert werden. Zuerst kann eine Stabilisation des Patienten mit antianginösen und gerinnungswirksamen Medikamenten (einschl. Glykoprotein-IIb/IIIa-Antagonisten bei Risikopatienten) vorgeschaltet werden. Etwa 80% der Patienten sind unter diesen Therapiemaßnahmen zu stabilisieren.

Generell besteht die Indikation zur Koronarangiographie bei allen Patienten, die anhand von EKG-Veränderungen (ST-Streckensenkung, vorübergehende ST-Streckenhebung) oder Troponin- oder CK-MB-Freisetzung auffallen, da durch die invasive Therapie die Prognose zu verbessern ist (Senkung der Einjahresletalität ca. 5%). Die Indikation ist durch einen Ischämienachweis zu erhärten, wenn der Patient rasch beschwerdefrei wird und keine EKG-Veränderungen oder Troponinerhöhung bietet bzw. vermutlich auch extrakardiale Ursachen vorliegen.

In der Koronarangiographie lässt sich meist eine Stenose identifizieren, die für die aktuelle Beschwerdesymptomatik verantwortlich ist. Bei ca. 5% der Patienten finden sich höhergradige Stenose des linken Hauptstammes, die eine sofortige Operationsindikation darstellen. Bei weiteren 5–10% der Patienten ist aber auch mit normalem Koronarbefund zu rechnen.

Die Indikation zu therapeutischen Maßnahmen folgt den selben Regeln wie bei der stabilen Angina (s. oben). Die Katheterintervention kann unmittelbar an die Diagnostik angeschlossen werden und sollte daher vorzugsweise in entsprechend ausgerüsteten Zentren durchgeführt werden.

Die Ballondilatation kombiniert mit der Stentimplantation trägt ein gering höheres Risiko als bei der stabilen Angina pectoris (Tod, Myokardinfarkt: unter 5% Risiko). Andere katheterinterventionelle Techniken (Atherektomie, Laser) sind nicht indiziert. Die Prozeduren sollten insbesondere bei Patienten mit sichtbarem Thrombus oder Troponinerhöhung unter der Gabe von Glykoprotein-IIb/IIIa-Rezeptorantagonisten erfolgen. Das Risiko für eine Rezidivstenose ist innerhalb der nächsten 6 Monate erhöht, weshalb die Indikation zu einer Kontrollangiographie in diesem Zeitraum großzügiger gestellt werden kann.

Koronarchirurgie

Die aortokoronare Bypassoperation ist, wie bei der stabilen Angina pectoris, indiziert bei höhergradiger Stenose des linken Hauptstammes sowie allen Mehrgefäßerkrankungen, die einer interventionellen Therapie nicht zugänglich sind (mehrere komplexe Läsionen, chronische Gefäßverschlüsse). Das Risiko ist individuell abzuwägen. Das Risiko der aortokoronaren Bypassoperation bei Patienten mit instabiler Angina ist nur gering höher als bei elektiven Eingriffen.

Evidenz der Therapieempfehlungen		
	Evidenzgrad	Empfehlungsstärke
Stabile Angina/Primärprävention		
Betablocker	IV	C
ASS	I-a	A
Statine	I-a	A
ACE-Hemmer	I-b	A
Angiotensin-Rezeptorantagonisten	I-b	A
Instabile Angina		
ASS	I-a	A
Clopidogrel	I-b	A
Glykoprotein-IIb/IIIa-Antagonisten	I-a	A
Heparin	I-a	A
Betablocker	I-b	A
Revaskularisation (CABG, PTCA)	I-a	A

Literatur
Siehe Leitlinien der Deutschen Gesellschaft für Kardiologie: www.dgk.org

13.8 Arterielle Hypertonie
Danilo Fliser, Jan Menne und Hermann Haller

13.8.1 Bluthochdruck als kardiovaskulärer Risikofaktor

Unter Berücksichtigung der Ergebnisse großer epidemiologischer und interventioneller Studien wird in den aktuellen nationalen und internationalen Richtlinien ein Blutdruck oberhalb von 140/90 mmHg als manifeste Hypertonie definiert (Tabelle 13.8-1). Da das kardiovaskuläre Risiko jedoch selbst im normotensiven Bereich mit steigendem Blutdruck zunimmt, muss man sich der Willkürlichkeit dieser Grenzziehung bewusst sein. Für die Therapie des Hypertonikers gilt deshalb, dass für die Entscheidung, ob und wie der erhöhte Blutdruck behandelt werden sollte, das kardiovaskuläre Gesamtrisiko des Patienten erfasst werden muss. Letzteres leitet sich nicht nur von der absoluten Blutdruckhöhe, sondern auch von Begleiterkrankungen, zusätzlichen Risikofaktoren sowie hochdruckbedingten Zielorganschäden ab (s. Übersicht und Tabelle 13.8-2). So ist z. B. bei Patienten mit Typ-2-Diabetes mellitus selbst eine mäßige Blutdruckerhöhung mit einer ungünstigeren Prognose vergesellschaftet als bei Patienten ohne wesentliche Begleiterkrankung. Nichtsdestotrotz hilft die Einteilung der Blutdruckwerte, den Risikofaktor Bluthochdruck zu quantifizieren und entsprechend der Blutdruckhöhe und den Begleitumständen eine optimale Therapie einzuleiten.

Bluthochdruck – Risiken und Folgen

- Kardiovaskuläre Risikofaktoren (anzuwenden bei der Risikostratifizierung, s. Tabelle 13.8-2):
  – Schweregrad der Hypertonie
  – Alter: Männer > 55 Jahre, Frauen > 65 Jahre
  – Nikotinkonsum
  – Dyslipidämie
     Gesamtcholesterin > 6,5 mmol/l
     LDL-Cholesterin > 4,0 mmol/l
     HDL-Cholesterin < 1,2 mmol/l
  – Diabetes mellitus
  – Familienanamnese mit frühzeitiger kardiovaskulärer Erkrankung
  – Übergewicht
- Endorganschäden
  – Linksventrikuläre Hypertrophie (im EKG oder ECHO)
  – Mikroalbuminurie (30–300 mg/Tag)
  – Serumkreatininerhöhung (M: 1,3–1,5 mg/dl; F: 1,2–1,4 mg/dl)
  – Sonographischer oder radiologischer Nachweis arteriosklerotischer Plaques an den großen Gefäßen
  – Hypertensive Retinopathie I–II°
- Folgeerkrankungen
  – Zerebrovaskuläre Erkrankungen
     Schlaganfall oder TIA
     Hirnblutung
  – Herzerkrankungen
     Koronare Herzkrankung
     Herzinsuffizienz
  – Niereninsuffizienz (Kreatinin >2,0 mg/dl)
     (Kreatinin M: > 1,5 mg/dl; F. >1,4)
     Proteinurie > 300 mg/Tag

13.8 Arterielle Hypertonie

- Gefäßerkrankungen
  Dissezierendes Aortenaneurysma
  periphere Verschlusskrankheit
  Hypertensive Retinopathie III–IV° (Hämorrhagien, Exsudate oder Papillenödem)

Nach der in Tabelle 13.8-1 aufgeführten Klassifikation sind in westlichen Industrieländern bis zu 25% der erwachsenen Bevölkerung Hypertoniker. Die Prävalenz der Hypertonie nimmt mit steigendem Lebensalter zu und ist jenseits des 65. Lebensjahres besonders hoch. Als Besonderheit findet sich bei älteren Menschen häufig eine sog. **isolierte systolische Hypertonie**, d. h. ein erhöhter systolischer Blutdruck bei gleichzeitig normalem diastolischen Blutdruck. Dies wird auf die Zunahme der Steifigkeit der Aorta im höheren Lebensalter zurückgeführt. Epidemiologische Langzeitstudien wie z. B. die Framingham-Studie und die „Multiple Risk Factor Intervention Trial" (MRFIT) haben allerdings belegt, dass es mit **jedem** Anstieg sowohl des diastolischen als auch des systolischen Blutdrucks unabhängig von Alter oder Geschlecht zu einer Zunahme von kardiovaskulären Ereignissen kommt. So haben z. B. Patienten mit einem systolischen Blutdruck über 160 mmHg, d. h. auch Patienten mit isolierter systolischer Hypertonie, im Vergleich zu Patienten mit einem systolischem Blutdruck unter 140 mmHg ein zwei- bis dreifach erhöhtes Risiko, Angina pectoris, Myokardinfarkt, Vorhofflimmern, periphere Verschlusskrankheit oder plötzlichen Herztod durch Herzrhythmusstörungen zu bekommen. Das Risiko für Hypertoniker, an einer Herzinsuffizienz, einem Schlaganfall oder an einer Niereninsuffizienz zu erkranken, ist sogar 3- bis 4fach höher als für Personen mit normalem Blutdruck.

13.8.2 Diagnostische Abklärung von Patienten mit Bluthochdruck

Diagnosesicherung eines Bluthochdrucks

Da die arterielle Hypertonie lange Zeit asymptomatisch verlaufen kann, wird sie oft nur zufällig durch eine Blutdruckmessung festgestellt. Hochdruck-assoziierte Symptome treten in der Regel nur bei Patienten mit einem schweren Hypertonus auf und sollten Anlass zur sofortigen diagnostischen Abklärung sein, um ernsthafte Endorganschäden zu vermeiden (maligne Hypertonie!). Typisch sind Kopfschmerzen beim Aufwachen, die meist okzipital lokalisiert sind, Schwindel, Ohrensausen, Nervosität, Palpitationen, Nasenbluten, Sehstörungen und leichte Erschöpfbarkeit. Im weiteren Verlauf kann eine Vielzahl von Folgeerkrankungen (s. obige Übersicht) mit der entsprechenden klinischen Symptomatik auftreten. Sie können bei Patienten mit unerkannter Blutdruckerhöhung der erste Hinweis auf das Vorliegen einer arteriellen Hypertonie sein.

Der Blutdruck wird durch viele Faktoren beeinflusst, wie z. B. körperliche Aktivität oder Stress (Blutdrucksteigerung bei ärztlicher Untersuchung – sog. „Weißkittelhypertonie"). Die Deutsche Liga zur Bekämpfung des hohen Blutdruckes empfiehlt daher zur Diagnosesicherung mindestens drei Blutdruckmessungen an zwei verschiedenen Tagen. Dabei soll der Blutdruck nach 5 min im Sitzen oder Liegen unter Ruhebedingungen gemessen werden. Bei therapeutischen Entscheidungen im Grenzbereich sollten zusätzliche Informationen anhand von Blutdruckselbstmessung und ambulanter 24-h-Blutdruckmessung herangezogen werden. Ist eine Blutdruckerhöhung gesichert, sind Untersuchungen zur Erkennung sekundärer Hochdruckursachen, zusätzlicher kardiovaskulärer Risikofaktoren und Zielorganschäden notwendig.

Tabelle 13.8-1. Klassifikation von Blutdruckbereichen. Wenn der systolische und diastolische Blutdruck bei einem Patienten in unterschiedliche Klassen fallen, sollte die höhere Klasse Anwendung finden

Klassifikation	Systolisch [mmHg]	Diastolisch [mmHg]
optimal	<120	<80
normal	<130	<85
Grenzwerthypertonie	130–139	85–89
milde Hypertonie (Schweregrad 1)	140–159	90–99
mittelschwere Hypertonie (Schweregrad 2)	160–179	100–109
schwere Hypertonie (Schweregrad 3)	≥180	≥110
isolierte systolische Hypertonie	≥140	<90

Tabelle 13.8-2. Risikostratifizierung zur Prognosebeurteilung und Therapieeinleitung

Andere Risikofaktoren und Erkrankungen	Blutdruck (mmHg)		
	Schweregrad 1 (milde Hypertonie) SBD 140–159 oder DBD 90–99	Schweregrad 2 (mittelschwere Hypertonie) SBD 160–179 oder DBD 100–109	Schweregrad 3 (schwere Hypertonie) SBD ≥180 oder DBD ≥110
Keine	Niedriges Risiko	Mittleres Risiko	Hohes Risiko
1 bis 2 Risikofaktoren	Mittleres Risiko	Mittleres Risiko	Sehr hohes Risiko
3 oder mehr Risikofaktoren oder Diabetes oder Endorganschäden	Hohes Risiko	Hohes Risiko	Sehr hohes Risiko
Folgeerkrankungen	Sehr hohes Risiko	Sehr hohes Risiko	Sehr hohes Risiko

SBD = systolischer Blutdruck; *DBD* = diastolischer Blutdruck

Ausschluss von sekundären Hochdruckursachen

Aus praktischen Gründen wird die primäre arterielle Hypertonie (auch essentielle Hypertonie genannt) von sog. sekundären Ursachen eines Bluthochdrucks unterschieden. Sie wird als Bluthochdruck ohne erkennbare bzw. fassbare Ursachen definiert, wohingegen bei Vorliegen einer sekundären Hypertonie die Blutdruckerhöhung durch eine bekannte Störung verursacht wird (Tabelle 13.8-3). Die primäre arterielle Hypertonie ist im Gesamtkollektiv aller Hypertoniker bei bis zu 95% der Patienten vorzufinden, die sekundären Ursachen sind weitaus seltener. Das Erkennen von sekundären Hochdruckursachen ist allerdings wichtig, da der Patient wegen der zugrunde liegenden Erkrankung evtl. gefährdet ist (Phäochromozytom!) und/oder einer kurativen Behandlung zugeführt werden kann (z. B. Korrektur einer Nierenarterienstenose). Die Diagnose einer primären Hypertonie ist somit eine Ausschlussdiagnose, wenn das Vorliegen einer sekundären Hochdruckursache unwahrscheinlich gemacht worden ist Insbesondere das Auftreten einer arteriellen Hypertonie vor dem 30. und nach dem 50. Lebensjahr, negative Familienanamnese, rasche Entwicklung, höhergradige Hypertonie (diastolischer Blutdruck >105 mmHg), Therapierefraktärität trotz Dreifachtherapie und eine unklare Nierenfunktionseinschränkung sprechen für das Vorliegen einer sekundären Hypertonieform. An eine **renovaskuläre Hypertonie** sollte speziell bei Vorliegen einer sonographisch einseitig kleinen Niere, systolisch/diastolischem Strömungsgeräusch paraumbilikal oder in der Flanke (häufig falschpositiv bei extrarenalen Gefäßstenosen im Abdominalbereich), bei Atherosklerose in anderen Gefäßregionen (AVK, KHK) und bei Nierenfunktionseinschränkung nach Gabe von ACE-Hemmern bzw. von AT_1-Rezeptorenblockern gedacht werden.

Erfassen von weiteren Risikofaktoren und von Zielorganschäden

Zum Abschätzen des kardiovaskulären Gesamtrisikos des Hypertonikers (s. Übersicht S. 1146 und Tabelle 13.8-2) sollten zusätzliche Risikofaktoren und Zielorganschäden erfasst werden, wie z. B. Diabetes mellitus, Dyslipidämie (inkl. der Erhöhung von Lp[a]) und Übergewicht (Tabelle 13.8-4). Bei Vorliegen von Übergewicht spielt die Verteilung des Körperfetts für das Risiko eine entscheidende Rolle. Stammbetonte, so genannte androide Fettsucht mit Bauchansatz hat eine engere Beziehung zum kardiovaskulären Risiko als hüftbetonte gynoide Fettsucht. Sie ist anhand des Taille-Hüft-Quotienten („hip-waist ratio") quantifizierbar; der Quotient sollte unter 0,8 liegen. Eine **positive Familienanamnese** bezüglich kardiovaskulärer Zwischenfälle bei Verwandten ersten Grades sagt das Risiko besser vorher als die Summe der bekannten Risikofaktoren. Bei jedem Hypertoniker sollte daher eine Familienanamnese erhoben und deren Ergebnis in die Therapieentscheidung einbezogen werden.

Die Fahndung nach Zielorganschäden umfasst die Anamnese zur Erfassung vaskulärer Komplikationen (Apoplex, TIA, KHK, Angina pectoris und Myokardinfarkt, pAVK) und die gezielte Untersuchung nach den in der Übersicht S. 1146 aufgeführten Hochdruckfolgen an Herz, Niere, Gefäßen und Auge. Die Kombination von Anamnese, physikalischer Untersuchung, Ruhe- sowie Belastungs-EKG und Echokardiogramm erfasst mit hoher Sensitivität hochdruckbedingte kardiale Schäden, sodass auf die Thorax-Röntgen-Untersuchungen wegen geringer Sensitivität verzichtet werden kann. Bei Hypertonikern kann es auch ohne Vorliegen einer Koronarstenose zu einer Angina pectoris kommen. Dies ist auf die verminderte Koronarreserve zurückzuführen (Syndrom X). Durch Nephrosklerose kommt es bei Patienten mit (langjähriger) Hypertonie zur Albuminurie (Normwert: unter 20 mg/l, bzw. unter 30 mg/24 h). Diese ist ein hochsensitiver Prädiktor des kardiovaskulären Risikos, weshalb ihre Erfassung als Verlaufskontrolle

Tabelle 13.8-3. Untersuchungen zum Ausschluss einer sekundären Hypertonieursache

Untersuchung	Begründung
Obligat	
Urinstatus	Proteinurie oder Hämaturie bei parenchymatöser Nierenerkrankung
Serumkreatinin bzw. Kreatinin-Clearance	Kreatininerhöhung bzw. Verminderung der Kreatinin-Clearance (genauer!) bei parenchymatöser Nierenerkrankung
Serumkalium	Hypokaliämie bei M. Conn
Bei gegebenen Verdacht	
Urinsediment	Dysmorphe Erythrozyten und evtl. Erythrozytenzylinder bei Glomerulonephritis
Abdomensonographie	Nebennierentumor, parenchymatöse Nierenerkrankung
Dopplersonographie	Nierenarterienstenose
24-h-Urinkatecholamine (Essigsäure!)	Erhöht bei Phäochromozytom
24-h-Urinkaliumausscheidung	Erhöht bei M. Conn
Serumaldosteron und Reninaktivität	Erhöht bzw. erniedrigt bei M. Conn
Serumkortisoltagesprofil	Pathologisch bei Cushing-Syndrom
Blutgasanalyse	Metabolische Alkalose bei M. Conn
MRT-Kopf	Neurovaskuläre Kompression
Schlaflabor	Schlafapnoesyndrom

Tabelle 13.8-4. Untersuchungen zum Erfassen von zusätzlichen kardiovaskulären Risikofaktoren und Folgeerkrankungen

Untersuchung	Begründung
Obligat	
Body-Mass-Index [BMI: Körpergewicht (kg)/Körpergröße^2 (m^2)]	Übergewicht (BMI >26 kg/m^2), Adipositas (BMI >30 kg/m^2)
Mikroalbuminurie	Nierenschädigung, kardiovaskulärer Prognosemarker
Serumkreatinin	Niereninsuffizienz
Serumglukose	Diabetes
Triglyzeride und Gesamtcholesterin (ggf. HDL- und LDL-Cholesterin)	Dyslipidämie
EKG	Ischämiezeichen (KHK), linksventrikuläre Hypertrophie
Fakultativ	
Oraler Glukosebelastungstest	Glukoseintoleranz
24-h-Urin	Proteinurie, Kreatinin-Clearance
Abdomensonographie	Bauchaortenaneurysma, verminderte Nierengröße bei Nephrosklerose
Echokardiographie	Linksventrikuläre Hypertrophie, LV-Funktion
Belastungs-EKG	Ischämiezeichen (KHK)
B-Bild und Dopplersonographie der A. carotis	Intima-Media-Dicke, Stenosen
Funduskopie	Fundus hypertonicus (Prognosemarker!)

bei der Therapie wertvolle Information gibt. Vor Therapiebeginn ist es v. a. bei älteren Patienten nützlich, die A. carotis mit B-Bild und dopplersonographisch zu untersuchen, da bei höhergradigen Verschlüssen eine übermäßige Blutdrucksenkung zu neurologischen Katastrophen führen kann. Außerdem sollte bei älteren Patienten die Aorta abdominalis zur Erkennung von Aneurysmata sonographisch untersucht werden. Der sog. „benigne" Fundus erfasst unspezifische Veränderungen der Gefäße. Von größter Wichtigkeit ist jedoch die Erkennung des „malignen" Fundus, d. h. von Streifenblutungen, baumwollflockigen Exsudaten und Papillenschwellung, die eine maligne Gangart der Hypertonie anzeigen.

13.8.3 Antihypertensive Behandlung

Das primäre Ziel der Hochdruckbehandlung besteht nicht allein darin, den Blutdruck zu senken, sondern die Lebenserwartung des Patienten unter Wahrung der Lebensqualität zu steigern. Dies bedeutet, dass die antihypertensive Therapie in erster Linie die Zahl kardiovaskulärer Zwischenfälle vermindern muss und die Rückbildung von Zielorganschäden fördern sollte. Die Therapie des Hypertonikers umfasst deshalb neben der eigentlichen Blutdrucksenkung die Behandlung aller korrigierbaren kardiovaskulären Risikofaktoren.

Zu behandelnder Patientenkreis

Berücksichtigt man den Hypertonieschweregrad und die in der Übersicht S. 1146 zusammengefassten Risikofaktoren, Endorganschäden und Folgeerkrankungen, dann lässt sich auf Grund von Daten aus großen epidemiologischen Studien das kardiovaskuläre Gesamtrisiko des einzelnen Patienten einer von vier Risikoklassen zuordnen (s. Tabelle 13.8-2). Die Wahrscheinlichkeit, einen kardiovaskulär bedingten Todesfall, einen nichttödlichen Schlaganfall und/oder Myokardinfarkt in den folgenden 10 Jahren zu haben, beträgt bei
- niedrigem Risiko <15%,
- mittlerem Risiko etwa 15–20%,
- hohem Risiko etwa 20–30%,
- sehr hohem Risiko 30% und mehr.

Die aktuellen WHO/ISH-Therapieempfehlungen, die praktisch unverändert von der Deutschen Liga zur Bekämpfung des hohen Blutdrucks übernommen wurden, sind in Abb. 13.8-1 dargestellt. Demnach sollten alle Patienten mit einem Blutdruck von mehr als 140/90 mmHg behandelt werden. Je nach Risikoklasse wird jedoch ein unterschiedliches Vorgehen empfohlen. Bei Patienten mit niedrigem und mittlerem Gesamtrisiko sollten zunächst nichtmedikamentöse Maßnahmen (Tabelle 13.8-5) für einen Zeitraum von 3–12 Monaten zum Tragen kommen, da mindestens 25% dieser Patienten im Verlauf von einem Jahr ihren erhöhten Gelegenheitsblutdruck verlieren. Wenn sich der Blutdruck nach der vorgegebenen Zeit nicht normalisiert hat, sollte eine medikamentöse Therapie eingeleitet werden. Bei Patienten mit hohem bzw. sehr hohem Risiko wird neben nichtmedikamentösen Maßnahmen ein sofortiger Beginn der medikamentösen antihypertensiven Therapie empfohlen.

Nichtmedikamentöse Maßnahmen zur Blutdrucksenkung

Es ist heute gesichert, dass übermäßige diätetische Kochsalzzufuhr bei genetisch Prädisponierten den Blutdruck geringfügig steigert. Besonders kochsalzempfindlich sind übergewichtige Patienten mit metabolischem Syndrom und Patienten mit Typ-1- und Typ- 2-Diabetes-mellitus. Von Wichtigkeit ist ferner die Tatsache, dass durch diätetische Kochsalzbeschränkung die Wirksamkeit von allen Antihypertensiva potenziert wird. Empfohlen wird

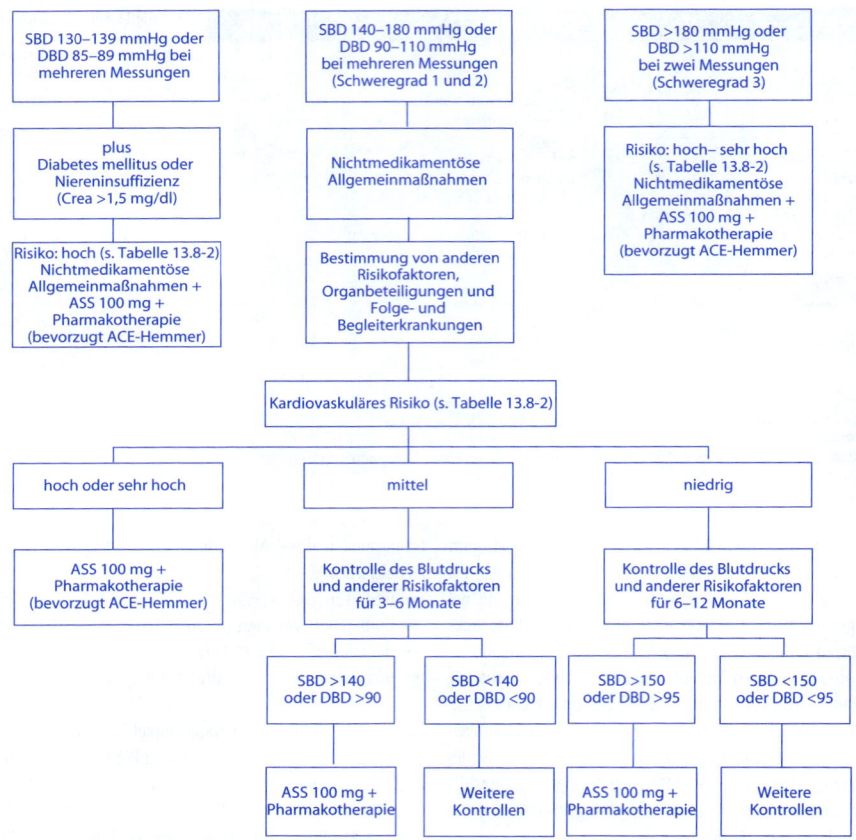

SBD: Systolischer Blutdruck; DBD: Diastolischer Blutdruck

Abb. 13.8.1. Indikationsstellung zur Therapie in Abhängigkeit von Blutdruck und Risikokonstellation (modifiziert nach Empfehlungen der WHO/ISH und der Deutschen Liga zur Bekämpfung des hohen Blutdrucks).

eine Kochsalzbeschränkung auf 6 g/Tag (etwa 100 mmol/Tag). Dies kann ohne gravierende Einschnitte in die Lebensqualität der Patienten erreicht werden, allein durch Vermeidung von Nahrungsmitteln, denen beim Zubereitungsprozess reichlich Kochsalz zugesetzt wird (gesalzene Fleischwaren, z. B. Salami, konserviertes Gemüse, Fertiggerichte, Tiefkühlkost etc.) und Vermeidung des Zusalzens während der Speisenzubereitung und bei Tisch. Die Mitarbeit des Patienten kann durch Überprüfung der Natriumausscheidung im 24-h-Harn monitorisiert werden. Ergebnisse aus neueren prospektiven Studien haben klar belegt, dass nicht nur Kochsalzrestriktion, sondern auch eine Kalzium- und Kaliumhaltige Ernährung (fettarme Milchprodukte, Obst und Gemüse) bei hypertensiven Patienten den Blutdruck senkt (sog. DASH Diät). Die Erhöhung der Kaliumzufuhr hatte in einigen Studien sogar eine Verminderung des Schlaganfallrisikos zur Folge.

Die **Gewichtsreduktion** ist ein wichtiges Element der antihypertensiven Behandlung. Für die Motivierung des Patienten ist es wichtig, dass der Großteil der antihypertensiven Wirkung bereits nach den ersten Kilogramm Gewichtabnahme erzielt wird. Durch Gewichtsreduktion wird auch die Kochsalzsensitivität des Blutdrucks bei übergewichtigen Hypertonikern deutlich vermindert. Eine **fettarme Reduktionskost** empfiehlt sich bei allen übergewichtigen, dyslipidämischen und diabetischen Hochdruckpatienten. Dies bedeutet die Zufuhr von initial 20–25 kcal/kg/Tag und Reduktion des Fettanteils auf 30% der Energie, wobei besonders auf die Zufuhr von einfach und mehrfach ungesättigten Fettsäuren zu achten ist. Eine fettbeschränkte Kost beinhaltet in erster Linie eine Verminderung der Zufuhr von Fleisch, Eiern und Zusatzfetten wie Butter, Palmitin etc.

13.8 Arterielle Hypertonie

Tabelle 13.8-5. Relativer Effekt von Allgemeinmaßnahmen auf den Blutdruck und das kardiovaskuläre Risiko

	Blutdrucksenkung	Senkung des kardiovaskulären Risikos
Gewichtsabnahme	+++	?
Alkoholbeschränkung[a]	++	+ – ++
Kochsalzbeschränkung	++	?
Erhöhte Kalium-Zufuhr	++	+
DASH[2]-Diät	++	?
Steigerung der körperlichen Aktivität	++	++
Vegetarische Ernährung	+	+
Reichlicher Fischverzehr	+	++
Erhöhte Faserstoffaufnahme	+	++
Einstellung des Rauchens	–	+++
Fettbeschränkung und Fettmodifikation[3]	–	+
Stressreduktion	+	?

+: positiver Einfluß; -: fehlender Einfluß
[1] Maximal 20–30 g Alkohol/Tag bei Männern bzw. 10–15 g bei Frauen;
[2] DASH - Dietary Approaches to Stop Hypertension;
[3] bei Gesamtcholesterinwerten über 6,5 mmol/l (250 mg/dl). + Positiver Einfluss; – fehlender Einfluss

Der regelmäßige **Ausgleichssport** ist ein wichtiges Element in der Behandlung des Hypertonikers. Sport haftet nicht wie anderen Allgemeinmaßnahmen der Makel des Verzichts auf (vermeintliche) Lebensgenüsse an; vielmehr wird der Sport treibende Patient belohnt durch positiv motivierende Erlebnisse. Körperliche Belastung führt kurzfristig zu Blutdruckanstieg; dieser ist wegen der beeinträchtigten Vasodilatation beim Hypertoniker noch ausgeprägter. Nach längerer Ausdauerbelastung (über 15 min) kommt es auch beim untrainierten Hypertoniker zu einem länger anhaltenden Blutdruckabfall. Regelmäßiges Ausdauertraining kann eine bleibende Senkung des peripheren Widerstands (Vasodilation) bewirken. Zur Erreichung eines optimalen Trainingseffektes sollte 2- bis 3-mal pro Woche mindestens 15, optimal 45 min geübt werden. Als Faustregel sollte dabei eine Trainingspulsfrequenz von 180 minus Lebensalter erreicht werden. Geeignete Sportarten sind Laufen, Radfahren und Schwimmen, abzuraten ist von Kraftsportarten und Sportarten, die isometrische Anteile umfassen.

Vor Beginn eines körperlichen Trainings sollten durch ärztliche Untersuchung und Belastungsergometrie kardiale Risiken ausgeschlossen werden, wie z. B. das Risiko eines übermäßigen Blutdruckanstiegs.

Alkoholkonsum jenseits einer Schwelle von etwa 30 g/Tag führt dosisabhängig zum Blutdruckanstieg. Die **Verminderung eines überhöhten Alkoholkonsums** sollte deshalb allen regelmäßig Alkohol trinkenden Hypertonikern empfohlen werden, da in den letzten Jahren mehrere Studien zeigten, dass ein moderater Alkoholkonsum die kardiovaskuläre Mortalität reduziert. Der hypertensive Patient muss deshalb zum vernünftigen Umgang mit dem Alkohol angeleitet werden. **Stressreduktion** ist in geringem Umfang blutdrucksenkend. Dennoch sind der Stressverminderung in der modernen Berufswelt meist enge Grenzen gezogen.

Grundsätze der medikamentösen antihypertensiven Therapie

Die medikamentöse Blutdruckersteinstellung erfolgt in der großen Mehrzahl der Fälle durch den Hausarzt oder den niedergelassenen Internisten. Nur im Falle der malignen Hypertonie oder der Hochdruckkrise mit Organkomplikationen ist eine stationäre Einstellung notwendig. Prinzipiell sollten Antihypertensiva einschleichend dosiert und die Dosis bis zum Erreichen des Zielblutdrucks titriert werden, um Hypotonie-Episoden zu vermeiden. Allerdings zeigten die Ergebnisse der ValueStudie, dass eine rasche Blutdruckkontrolle bereits kurzfristig zur Verminderung der kardiovaskulären Morbidität und Mortalität führt. Generell sollten heute bevorzugt Antihypertensiva mit langer Wirkungsdauer (24-h-Wirkung bei einmal täglicher Dosierung) eingesetzt werden, um die Tablettenzahl zu reduzieren und die Einnahmetreue (Compliance) zu erhöhen. Die antihypertensive Wirkung am Ende des Dosierungsintervalls, bezogen auf die Maximalwirkung (sog. "trough-to-peak ratio"), sollte deutlich über 50% liegen. Da die arterielle Hypertonie im Allgemeinen asymptomatisch ist und meistens eine lebenslange Therapie erforderlich macht, ist es wichtig, dass die eingesetzten Medikamente nicht die Lebensqualität beeinträchtigen, z. B. durch Verminderung der Organperfusion mit Abnahme der körperlichen Leistungsfähigkeit und/oder erektiler Impotenz. Die Beachtung der Lebensqualität während der Therapie verbessert eindeutig die Therapietreue.

In den bisherigen Therapieempfehlungen der Deutschen Hochdruckliga war das Konzept einer **individualisierten sequentiellen Monotherapie**, d.h. das „Ausprobieren" einzelner Substanzen, in der Erstbehandlung von Patienten mit unkompliziertem primärem Bluthochdruck verankert. Der wesentliche Grund für dieses Vorgehen bestand darin, dass individuelles Ansprechen und Nebenwirkungen der jeweiligen Monotherapeutika im Einzelfall nicht sicher vorhergesagt werden können. In den kürzlich überarbeiteten Empfehlungen wurde dieses Konzept liberalisiert, so dass bereits auf der ersten Behandlungsstufe eine niedrigdosierte antihypertensive **Kombinationstherapie** möglich ist (Abb. 13.8-2). Diese Entscheidung beruht auf der Erfahrung, dass nur bei 50–60% der Patienten mit milder Hypertonie eine Blutdrucknormalisierung mit einer Monotherapie gelingt, wohingegen bei den übrigen Patienten eine Kombinationstherapie, vorzugsweise zunächst mit einem Diuretikum, notwendig ist. Die von der

Deutschen Hochdruckliga empfohlenen Kombinationen zeigt Abb. 13.8-3. Je schwerer der Hypertonus, desto seltener ist eine Monotherapie möglich, dies ist z. B. oft bei Patienten mit Diabetes mellitus der Fall. Das Prinzip der **Kombinationstherapie** besteht darin, Nebenwirkungen zu minimieren und Kompensationsmechanismen, mit deren Hilfe der Organismus der Blutdrucksenkung entgegenwirkt, pharmakologisch zu blockieren (z.B. ACE-Hemmer plus Diuretikum; letzteres steigert durch negative Natriumbilanz die Aktivität und damit die Hemmbarkeit des Renin-Angiotensin-Systems). Eine Kombination von Präparaten, die einen vergleichbaren Wirkangriffspunkt haben oder ein stark unterschiedliches pharmakokinetisches Profil zeigen (z.B. kurze und lange Halbwertzeit) ist sinnlos. Pharmakokinetisch und pharmakodynamisch sinnvoll begründete fixe Kombinationspräparate gestatten, es die Zahl der täglich einzunehmenden Tabletten zu vermindern und die Kosten zu senken.

Prinzipien der Medikamentenauswahl

Die Medikamentenauswahl muss sich v. a. nach Begleiterkrankungen, Risikoprofil und Nebenwirkungen richten. Tabelle 13.8-6 fasst einige wichtige, beim Hypertoniker häufig vorkommende Begleiterkrankungen und die sich daraus ergebenden spezifischen Indikationen und Kontraindikationen einzelner Antihypertensiva zusammen. Ein weiterer Aspekt sind mögliche negative Auswirkungen der Antihypertensiva auf Stoffwechselparameter. Bezüglich der Nebenwirkungen ist darauf hinzuweisen, dass viele Therapiekomplikationen ausgeprägt dosisabhängig sind. Tabelle 13.8-7 listet die therapeutischen Dosen und Nebenwirkungen der gängigen Antihypertensivaklassen auf.

Diuretika Distal-tubulär wirkende Diuretika (z. B. Thiazide) sind bei Patienten mit normaler Nierenfunktion antihypertensiv stärker wirksam als Schleifendiuretika. Mit zunehmender Niereninsuffizienz sind Thiazide in Mono-

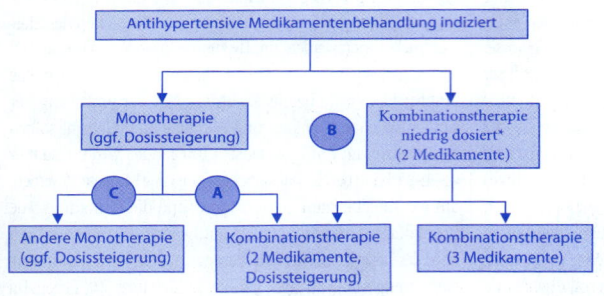

Abb. 13.8-2. Richtlinien zur medikamentösen Therapie (Deutsche Hochdruckliga 2003)

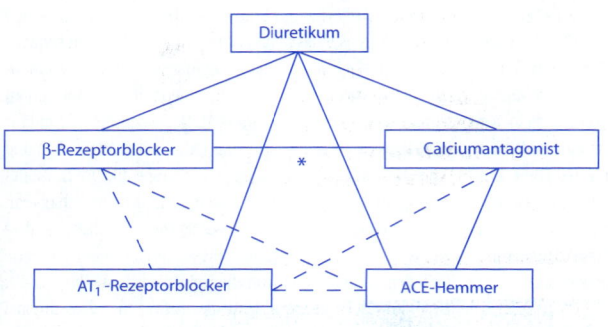

Abb. 13.8-3. Sinnvolle und mögliche „first-line" Antihypertensiva-Kombinationen

therapie allerdings schlechter wirksam und sollten durch Schleifendiuretika ergänzt oder ersetzt werden. Ihre antihypertensive Wirkung beruht in der Frühphase auf einer vermehrten Ausscheidung von Kochsalz und Flüssigkeit mit Abnahme des Herzminutenvolumens. Bei Dauertherapie wird dieser initiale Effekt durch gegenregulatorische Mechanismen (Aktivierung des Sympathikus und des Renin-Angiotensin-Systems) weitgehend ausgeglichen. Dann überwiegt die Senkung des peripheren Widerstandes durch ein vermindertes Ansprechen der glatten Gefäßmuskulatur auf vasokonstriktorische Reize.

Die Therapie mit niedrigdosierten Thiaziddiuretika führte in Interventionsstudien eindeutig zur Abnahme der kardio- und

Tabelle 13.8-6. Differentialtherapie der Hypertonie unter Berücksichtigung von Begleiterkrankungen

	Thiaziddiuretika	β-Rezeptorblocker[1]	ACE-Hemmer AT$_1$-Rezeptorblocker	Calciumantagonisten	
				Diltiazem Verapamil	langwirkende Dihydropyridine
Junge Patienten (<50 Jahre)	+-++	++	++	+	+
Hohes Alter (>65 Jahre)	++	+	+	+	+-++
Isolierte systolische Hypertonie	++	+	+	+	+-++
Herzerkrankungen					
Angina pectoris	+	++	+	++	+[2]
Myokardinfarkt	+	++	++	+	−
Z. n. Bypassoperation oder PTCA	+	+	++	+	+
Herzinsuffizienz	++[3]	++[4]	++	−	+/−
Linksventrikuläre Hypertrophie	++	+	++	+	+
Hypertrophe Cardiomyopathie	+/−	++	+/−	++	+
Bradykardie					
AV-Block, SA-Block	+	−	+	−	+
Sinusknotensyndrom	+	+/−	+	+	+
Tachykardien					
Supraventrikulär	+	++	+	++	+
Ventrikulär	+	++	+	+	+
Lungenkrankheiten					
Obstruktive Lungenerkrankung	+	−	+	+	+
Nierenkrankheiten					
Bilaterale Nierenarterienstenose	+	+	−	+	+
Niereninsuffizienz[5]	++[6]	+/−	++[7]	+	+
Diabetische Nephropathie	+	+	++	+	+
Stoffwechselkrankheiten					
Diabetes mellitus	+	(+/−) − +[8]	++	+	+
Verminderte Glukosetoleranz	+	+/−	++	+	+
Gicht	+/−	+	+	+	+
Dyslipidämie	+/−	+/−	+	+	+
Osteoporose	++	+	+	+	+
Gefäßerkrankungen					
Cerebrale Durchblutungsstörungen	++	+	++	+	+-++
Periphere Verschlusskrankheit	+	−	++	+	+
Aortenaneurysma	+	++	+	+	+
Schwangerschaft	−	+	−	+	+
Sonstige Erkrankungen					
Migräne	+	++	+	++	+
Hyperthyreose	+	++	+	+	+
Seniler Tremor	+	++	+	+	+

++: Mittel der Wahl; +: geeignet; +/− nicht geeignet; −: kontraindiziert
[1] Bevorzugter Einsatz von β$_1$-selektiven beta-Blockern, außer beim essentiellen Tremor
[2] bei instabiler Angina pectoris kontraindiziert
[3] Zusätzlich Gabe von Schleifendiuretika wenn Wirkung nicht ausreichend (sequentielle Nephronblockade)
[4] Gefahr der negativen inotropen Wirkung, deshalb einschleichende Dosierung
[5] Ein initialer Kreatininanstieg nach Blutdrucksenkung ist in der Regel funktionell und sollte nicht zwingend zum Therapie-Abruch führen. Die Kumulationsgefahr und Zunahme der Nebenwirkungen renal ausgeschiedener Medikamente muß beachtet werden
[6] Wenn Kreatinin-Clearance <40 ml/min durch Schleifendiuretika ersetzen oder ergänzen
[7] Therapiebeginn bis zu einem Serumkreatinin von etwa 5,0 mg/dl unter Vorsichtsmaßnahmen möglich (regelmäßige Serumkreatinin und -kalium Kontrollen!)
[8] evtl. verminderte Hypoglykämiewahrnehmung

Tabelle 13.8-7. Auswahl der gängigsten Medikamente zur Therapie der Hypertonie

Wirksubstanz	Handelsname (Beispiele)	Tagesdosis [mg]	Nebenwirkungen
Diuretika			
Thiazide			
Hydrochlorothiazid[a]	Esidrix	12,5–25	Hypokaliämie, Hyponaträmie, Hyperglykämie, Hyperurikämie und Gicht, Hypercholesterinämie, Hypertriglyzeridämie, Potenzstörungen, Dehydratation, Hyperkalzämie (bei Thiaziden); Hypokalzämie (bei Schleifendiuretika), Ototoxizität bei Furosemid
Chlorthalidon	Hygroton	12,5–25	
Schleifendiuretika			
Furosemid[a]	Lasix	1–2 × 20–80	
Torasemid	Unat	1–2 × 5	
Beta-Rezeptorenblocker			
β₁-selektiv			
Atenolol[a]	Tenormin	50–100	Bradykardie, Herzinsuffizienz, Bronchospasmus, Raynaud-Phänomen, Müdigkeit, Schlafstörungen, Halluzinationen, Schwindel, Depression, Hypertriglyzeridämie, Hypercholesterinämie, Psoriasis, gestörte Hypoglykämiewahrnehmung bei Diabetikern (vor allem bei nicht selektiven Betablockern)
Bisoprolol[a]	Concor	2,5–10	
Metoprolol[a]	Beloc	1–2 × 50–100	
Nicht β₁-selektiv			
Propranolol[a]	Dociton	2 × 40–80	
β- und α-Blocker			
Carvedilol	Dilatrend	12,5–2 × 25	
Calciumantagonisten			
Dihydropyridine			
Nifedipin[a]	Adalat retard	2–3 × 20	Tachykardie, Flush, gastrointestinale Störungen, Ödeme bei 5–10%, Kopfschmerzen
Nitrendipin[a]	Bayotensin	1–2 × 10–20	
Amlodipin[a]	Norvasc	5–10	
Felodipin[a]	Modip	2,5–10	
Lercanidipin	Carmen	10–20	
Benzothiazepine			
Diltiazem[a]	Dilzem retard	2 × 120	Diltiazem und Verapamil: Bradykardie, AV-Block, Obstipation, periphere Ödeme, Zahnfleischhypertrophie (Diltiazem)
Phenylalkylamine			
Verapamil[a]	Isoptin retard	1–2 × 120–240	
ACE-Hemmer			
Enalapril[a]	Xanef	2,5–20	Leukopenie (insbesondere bei Captopril), Panzytopenie, Hypotonie, Husten, Angioödem, urtikarielles Exanthem, Fieber, Geschmacksstörungen, akutes Nierenversagen bei beidseitiger Nierenarterienstenose, Hyperkaliämie
Captopril[a]	Lopirin	2 × 12,5–3 × 50	
Fosinopril	Fosinorm	2,5–20	
Lisinopril[a]	Acerbon	10–20	
Ramipril	Delix	1,25–10	
Quinapril	Accupro	2,5–40	
Trandolapril	Gopten	0,5–4	
AT₁-Rezeptorenblocker			
Candesartan	Blopress	4–16	Hypotonie, akutes Nierenversagen bei bds. Nierenarterienstenose, Hyperkaliämie
Eprosartan	Teveten	600–800	
Irbesartan	Aprovel	150–300	
Losartan	Lorzaar	50–100	
Telmisartan	Micardis	40–80	
Valsartan	Diovan	80–160	
Olmesartan	Olmetec	10–40	
α₁-Rezeptorenblocker			
Doxazosin[a]	Diblocin	1–16	Orthostase, Tachykardie, Palpitationen, Schwindel, Flush, Kopfschmerz
Prazosin[a]	Minipress	1 × 1–2 × 6	
Urapidil	Ebrantil	2 × 30–3 × 60	
Antisympathotonika			
α-Methyldopa[a]	Presinol	3 × 125–750	Bradykardie, Sedierung, Mundtrockenheit, Müdigkeit, orthostatische Hypotonie, Schlafsigkeit, Potenzstörungen
Clonidin[a]	Catapressan	2 × 0,075–0,3	
Moxonidin[a]	Cynt	0,2–0,6	
Direkte Vasodilatatoren			
Dihydralazin[a]	Nepresol	3 × 12,5–50	Kopfschmerz, Tachykardie, Anorexie, Angina pectoris, Flüssigkeitsretention, Medikamentenlupus durch Dihydralazin, Haarwuchs im Gesicht und am Körper unter Minoxidil
Minoxidil	Lonolox	2 × 5–3 × 10	

Die Dosisempfehlungen entsprechen nicht in allen Fällen den Angaben in den Packungsbeilagen.
Die Auswahl der Handelsnamen ist willkürlich. [a] Medikamente, von denen Generika existieren.

zerebrovaskulären Morbidität und Mortalität (Abb. 13.8-4). Unter hohen Thiaziddosen (z. B. 50–100 mg Hydrochlorothiazid) kam es allerdings zu keiner weiteren Reduktion der kardiovaskulären Morbidität, obwohl der diastolische Blutdruck durchschnittlich um 8–10 mmHg gesenkt wurde. Dafür wird der ungünstige Einfluss auf andere kardiovaskuläre Risikofaktoren verantwortlich gemacht (z. B. Verschlechterung einer Hyperlipidämie und Glukoseintoleranz). Diese Nebenwirkungen werden mit den heute verwendeten niedrigen Tagesdosen (z. B. 12,5–25 mg Hydrochlorothiazid) praktisch nicht mehr gesehen, obwohl mit ihnen bereits bis zu 80% des maximalen antihypertensiven Effektes erzielt werden. Beim Einsatz eines niedrigdosierten Thiaziddiuretikums ist die fixe Kombination mit einem kaliumsparenden Diuretikum (Triamteren oder Amilorid) sinnvoll, da dadurch eine ausgeprägte Hypokaliämie vermieden und das Risiko eines plötzlichen Herztodes reduziert werden können. Bei Vorliegen einer eingeschränkten Nierenfunktion und/oder gleichzeitiger Therapie mit ACE-Hemmern, AT$_1$-Rezeptorenblockern oder Spironolacton muss die Hyperkaliämiegefahr beachtet werden.

β-Rezeptorenblocker β-Rezeptorenblocker senken die Herzfrequenz (neg. Chronotropie) und vermindern die Kontraktilität (neg. Inotropie), die renale Reninfreisetzung und die Empfindlichkeit des Barorezeptors. Während initial der periphere Widerstand meist ansteigt, kommt es langfristig zu einer Abnahme des Widerstandes. Auch für β-Rezeptorenblocker ist eine Senkung der zerebrovaskulären Morbidität nachgewiesen. Jedoch scheinen β-Rezeptorenblocker im Vergleich zu Diuretika und AT$_1$-Rezeptorblockern nicht so effektiv zu sein bei der Verhinderung der kardiovaskulären Morbidität und Mortalität (s. Abb. 13.8-4). Als Erklärungsmöglichkeit hierfür können negative metabolische Effekte, wie z. B. Abnahme der Insulinsensitivität und des HDL-Cholesterins, herangezogen werden. In großen kontrollierten Studien kam es unter Therapie mit Betarezeptorenblockern zu signifikant häufigerem Auftreten eines Diabetes im Vergleich zu anderen Antihypertensiva. Trotzdem ist ihr Einsatz bei kardialen Hochrisikopatienten unverzichtbar (z. B. Sekundärprophylaxe nach Myokardinfarkt). Nach dem abrupten Absetzen von Betarezeptorenblockern kann es zur reaktiven Tachykardie, Palpitationen und Blutdruckanstieg kommen. Deshalb sollte die Therapie langsam ausgeschlichen werden. Des Weiteren ist zu berücksichtigen, dass wasserlösliche β-Rezeptorenblocker (z. B. Sotalol, Atenolol, Bisoprolol) bei eingeschränkter Nierenfunktion kumulieren und somit auch ihre Kardioselektivität verlieren (Dosisanpassung!).

ACE-Hemmer und AT1-Rezeptorenblocker ACE-Hemmer senken den Blutdruck durch Hemmung des Angiotensinkonversionsenzyms (ACE), das Angiotensin I in Angiotensin II umwandelt. Gleichzeitig wird die Bradykininwirkung potenziert (verminderter Abbau durch Hemmung des ACE) mit vermehrter Bildung von vasodilatierenden Prostaglandinen. Die Wirkung von ACE-Hemmern wird durch eine negative Natriumbilanz verstärkt. In randomisierten kontrollierten Studien waren ACE-Hemmer einer antihypertensiven Behandlung mit β-Blockern und/oder Diuretika bezüglich der Senkung kardiovaskulärer Ereignisse ebenbürtig; in einer Subgruppenanalyse des „Captopril Prevention Projects" war der ACE-Hemmer Captopril bei Patienten mit Diabetes mellitus den Diuretika bezüglich der kardiovaskulären Endpunkte sogar überlegen. In der HOPE-Studie führte die Therapie mit dem ACE-Hemmer Ramipril bei Patienten mit hohem kardiovaskulären Risiko unabhängig vom Einfluss auf den Blutdruck zur Senkung der kardio- und zerebrovaskulären Morbidität und Mortalität. Als Konsequenz sollten bei Patienten mit einem hohem bis sehr hohem Risikoprofil (s. Übersicht S. 1146 und Tabelle 13.8-2) bevorzugt ACE-Hemmer, bei Zweifachkombination Diuretika und ACE-Hemmer als Antihypertensiva eingesetzt werden.

AT$_1$-Rezeptorenblocker hemmen die Wirkung von Angiotensin II am AT$_1$-Rezeptor, der Vasokonstriktion, Zellwachstum, Aldosteronfreisetzung und Sympathikusaktivierung steuert. AT$_1$-Rezeptorenblocker haben ähnliche Effekte wie ACE-Hemmer, das Nebenwirkungsprofil ist jedoch mit dem einer Plazebotherapie vergleichbar. AT$_1$-Rezeptorenblocker sollten eingesetzt werden, wenn ACE-Hemmer wegen spezifischer Nebenwirkungen durch Potenzierung der Bradykininwirkung (z. B. Reizhusten, Angioödem) abgesetzt werden müssen. Erste große kontrollierte Studien zeigten allerdings einen sehr günstigen Effekt von AT$_1$-Rezeptorenblockern auf die kardiovaskuläre Mortalität bei Patienten mit Typ-II-Diabetes und auf den Verlauf einer diabetischen Nephropathie, und zwar unabhängig von der erzielten Blutdrucksenkung („reno-protektiver Effekt"). Sie werden deshalb von der Hochdruckliga auch als „first-line" Antihypertensiva empfohlen.

Kalziumantagonisten Kalziumantagonisten sind eine pharmakologisch heterogene Substanzklasse mit unterschiedlicher Wirkdauer. Es gibt drei Klassen von Kalziumantagonisten: Benzothiazepine (z. B. Diltiazem), Phenylalkylaminderivate (z. B. Verapamil) und Dihydropyridine (z. B. Nifedipin). Alle drei Substanzklassen modifizieren den Kalziumeinstrom in die Zelle durch Interaktion mit unterschiedlichen Bindungsstellen der $α_1$-Untereinheit des L-Typ-spannungsabhängigen Kalziumkanals. Dadurch kommt es zur Vasorelaxation und zur Verminderung des peripheren Gefäßwiderstandes. Kurzwirksame Kalziumantagonisten vom Dihydropyridintyp (z. B. Nifedipin) können durch Erzeugung einer Reflextachykardie bei koronarkranken Patienten Angina-pectoris-Anfälle auslösen, weshalb ihr Einsatz bei diesen Patienten unterbleiben sollte. Inzwischen konnten aber randomisierte kontrollierte Studien nachweisen, dass die Therapie mit langwirksamen Kalziumantagonisten zu einer Diuretika und β-Rezeptorenblockern vergleichbaren Senkung der kardio- und zerebrovaskulären Morbidität führt.

α1-Rezeptorenblocker $α_1$-Rezeptorenblocker hemmen den postsynaptischen $α_1$-Rezeptor und wurden zunehmend in der Blutdrucktherapie eingesetzt, da sie wenige Nebenwirkungen bzw. Kontraindikationen haben und den Lipidstoffwechsel günstig beeinflussen. Außerdem werden sie auch bei älteren Männern mit benigner Prostatahyperplasie angewendet. In der großen ALLHAT-Studie, in der eine Standardtherapie mit dem Thiaziddiuretikum Chlorthalidon vs. den $α_1$-Rezeptorenblocker Doxazosin, den ACE-Hemmer Lisinopril oder den Kalziumantagonisten Amlodipin an insgesamt 40.000 Patienten verglichen wurde, ist es bei mit Doxazosin behandelten Patienten zu einer signifikant häufigeren Inzidenz einer Herzinsuffizienz gekommen. Als Konsequenz hat das amerikanische Gesundheitsamt den Doxazosinarm der Studie beendet und von einer antihypertensiven Monotherapie mit einem $α_1$-Rezeptorenblocker

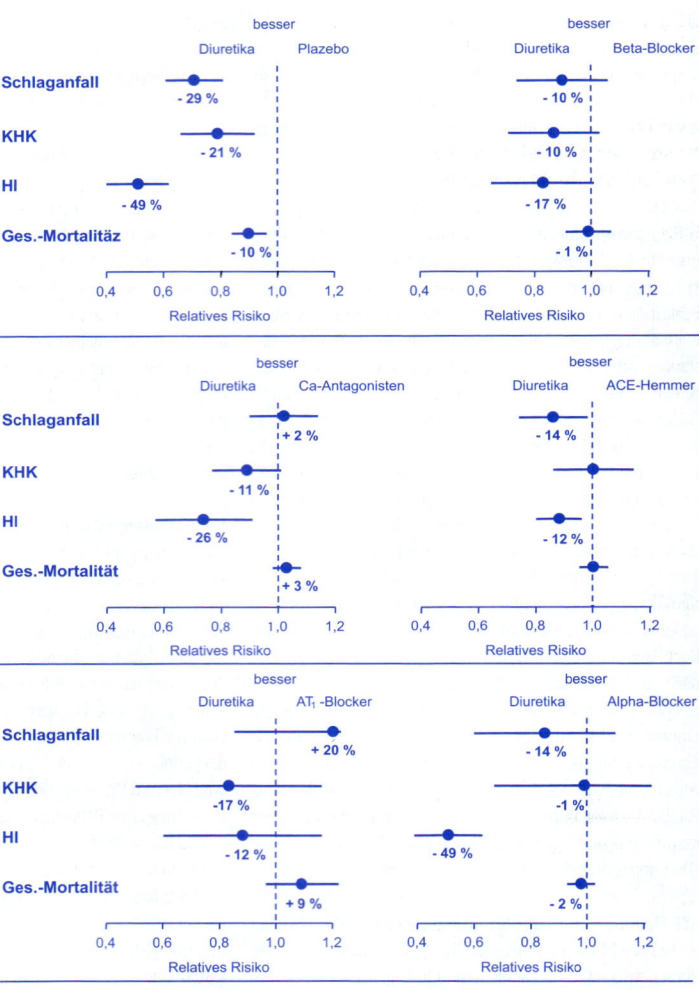

Abb. 13.8-4 Metaanalyse von 42 randomisierten kontrollierten Studien (192.478 Patienten) über die Wirkung von Antihypertensiva (Psaty et al., JAMA, 2003)

abgeraten. Dieser Empfehlung folgte auch die Deutsche Liga zur Bekämpfung des hohen Blutdrucks.

Antisympathotonika Durch eine Stimulation zentraler α_2- bzw. Imidazolinrezeptoren vermindern Antisympathotonika die periphere Sympathikusaktivität. Die Blutdrucksenkung ohne Reflextachykardie und Stoffwechselneutralität ist positiv zu werten. Wegen ihrer sedierenden Wirkung und Mundtrockenheit werden sie nicht als Primärtherapie verwendet. Auch kann es nach abruptem Absetzen vor allem von Clonidin (besonders bei hoher Dosis oder gleichzeitiger Betablockertherapie) zu einer hypertensiven Krise kommen.

Direkte Vasodilatatoren Direkte Vasodilatatoren führen durch eine Relaxation der glatten Muskulatur der Widerstandsgefäße zur Verminderung des peripheren Gefäßwiderstandes. Wegen der kompensatorischen Zunahme der Sympathikusaktivität kommt es zu einer Reflextachykardie und bei Patienten mit koronarer Herzerkrankung kann ein Angina-pectoris-Anfall ausgelöst werden. Zusätzlich tritt eine Flüssigkeitsretention auf, weshalb eine Begleittherapie mit einem Diuretikum und einem Medikament zur Senkung der Herzfrequenz (z. B. Betarezeptorenblocker) empfohlen wird. Wegen der ausgeprägten Nebenwirkungen sollten Vasodilatatoren nur bei Patienten mit schwerer Hypertonie zum Einsatz kommen.

13.8.4 Betreuung des Hypertonikers

Hypertoniker sind **chronisch Kranke** mit meist geringem Leidensdruck. Eine optimale Behandlung der Hypertonie zwingt zu eingreifender Änderung des Lebensstils. Die Einsicht in diese Maßnahmen ist daher gebunden an gute Information und an die hohe Motivation des Patienten. Ein wichtiges Element zur Erhöhung der Therapietreue sind regelmäßige Blutdruckselbstmessungen des Patienten. Daneben sind regelmäßige ärztliche Kontrollen unerlässlich. Diese dienen zur Kontrolle des Therapieerfolges, Motivierung des Patienten, Erfassung von Nebenwirkungen, Durchführung von Laborkontrollen sowie zur Verlaufskontrolle hochdruckbedingter Organschäden. In der folgenden Übersicht sind Empfehlungen zur Verlaufskontrolle bei der Betreuung unkomplizierter Hochdruckkranker mit primärer Hypertonie zusammengefasst. Auffällige Befindlichkeitsminderung sollte daran denken lassen, dass der in der Praxis gemessene Gelegenheitsblutdruck evtl. überhöht ist, sodass unter häuslichen Bedingungen die Blutdruckwerte zu niedrig liegen. Dies kann ggf. durch 24-h-Blutdruck-Monitoring belegt werden. Es ist auch wichtig, den Blutdruck im Sitzen und im Stehen zu messen, um bei älteren Patienten oder Diabetikern orthostatische Blutdruckabfälle unter Therapie und Sturzgefährdung zu vermeiden.

> **Empfehlungen zur Verlaufskontrolle bei der Betreuung unkomplizierter Hochdruckkranker**
> - Initial in 1- bis 2-wöchigen Abständen ärztliche Messung des Blutdrucks im Sitzen und Stehen (Orthostase!); bei guter Blutdruckeinstellung Kontrolle in 3- bis 4-monatigem Abstand
> - Regelmäßige gezielte Befragung nach Nebenwirkungen
> - Laborkontrollen:
>   - Diuretika: anfänglich 2-wöchentlich, später alle 6 Monate Serumkalium, gelegentlich Serumharnsäure, -magnesium, -natrium, -kreatinin, -glukose und -lipide
>   - Betarezeptorenblocker: in mehrmonatigen Abständen Lipidstatus und Glukose
>   - ACE-Hemmer und AT$_1$-Rezeptorblocker: zu Therapiebeginn mehrfach S-Kreatinin und -Kalium
> - Verlaufskontrolle bzw. Erfassung hochdruckbedingter Organschäden
> - Alle 1–3 Jahre S-Kreatinin oder Kreatinin-Clearance, EKG, Urinstatus, ggf. Echokardiogramm, Belastungs-EKG, angiologischer Status

Häufig stellt sich die Frage, ob die antihypertensive Medikation versuchsweise abgesetzt werden kann. Es ist selten, dass ein atient, der nach dem obigen sorgfältigen Vorgehen als medikamentpflichtig erkannt worden war, nach Absetzen der Medikamente langfristig medikamentenfrei normotensiv bleibt. Dies kommt zwar nach einer erheblichen Gewichtsreduktion oder nach kardiovaskulären Ereignissen wie Myokardinfarkt etc. vor. Bei Fehlen derartiger Umstände sollte man sehr zurückhaltend mit dem Aussetzen der antihypertensiven Therapie sein. Es muss auch bedacht werden, dass sich während der antihypertensiven Therapie die hochdruckbedingte Hypertrophie kardialer und vaskulärer Strukturen zurückbildet, d. h., dass wichtige Verstärkermechanismen, die zur Aufrechterhaltung eines erhöhten Blutdrucks beitragen, reduziert werden. Ein Wiederanstieg des Blutdrucks zeigt sich daher oft erst nach Monaten und führt Patienten erst nach ein bis zwei Jahren mit einem schweren Hochdruckrezidiv wieder in ärztliche Behandlung.

13.8.5 Der Patient mit refraktärer Hypertonie

Wenn ein hypertensiver Patient unter einer Dreifachkombination (inkl. Diuretikum) in adäquater Dosierung nicht normotensiv ist, so ist eine Reihe von Überlegungen angezeigt (siehe Übersicht). Findet sich keine Erklärung, bietet sich die Gabe eines hochpotenten Vasodilators an, z. B. Minoxidil. Bei derart schwierigen Fällen ist die Überweisung in eine Spezialambulanz ratsam. Erfahrungsgemäß ist der Ausschluss fehlender Einnahmetreue besonders wichtig. Das Fehlen der typischen Bradykardie unter Betarezeptorenblockern oder mangelnde Hemmung des zirkulierenden ACE unter ACE-Hemmern deuten auf mangelnde Therapietreue hin. Falls Zweifel bestehen, empfiehlt es sich, die Patienten unter Aufsicht Antihypertensiva einnehmen zu lassen. Nicht zuletzt sollte bei entsprechenden anamnestischen Hinweisen (z. B. nächtliche Atempausen bei starkem Schnarchen, fragmentierter nächtlicher Schlaf mit pathologischer Einschlafneigung am Tage) das Vorliegen einer schlafbezogenen Atemstörung mit Obstruktion (Schlafapnoesyndrom) ausgeschlossen werden. Gegebenenfalls muss auch der Lebenspartner nach typischen Symptomen befragt werden.

> **Der Patient mit therapierefraktärem Bluthochdruck (Checkliste)**
> - Stimmt die Blutdruckmessung?
>   - Gerätefehler, Pseudohypertonie (Gefäßsklerose)
> - Ist das Blutdrucktagesprofil abnorm oder liegt eine „Weißkittelhypertonie" vor?
>   - Messung durch nichtärztliches Personal, Selbstmessung, ambulante 24-h-Blutdruckmessung
> - Ist die Dosis der Medikamente zu niedrig oder die Kombina-tion nicht sinnvoll?
> - Ist die Einnahmetreue mangelhaft?
>   - Vergesslichkeit bei älteren Patienten, ungenügende Aufklärung; Nebenwirkungen, z. B. Potenzstörungen, kompliziertes Einnahmeschema
> - Wird blutdrucksteigernde Begleitmedikation eingenommen?
>   - Kontrazeptiva, nichtsteroidale Entzündungshemmer, Steroide, Cyclosporin, Sympathikomimetika, Lakritze, Erythropoietin (beim niereninsuffizienten Patienten)
> - Ist die Kochsalzzufuhr überhöht?
>   - Bestimmung von Natrium im 24-h-Harn
> - Liegt ein Anstieg des Körpergewichts vor?
>   - Regelmäßige Gewichtskontrolle
> - Besteht übermäßiger Alkoholkonsum?
> - Handelt es sich um eine (schwere) sekundäre Hypertonie?
>   - Nierenarterienstenose, Phäochromozytom, Niereninsuffi-zienz, Morbus Conn
> - Liegt ein Schlafapnoesyndrom (obstruktive schlafbezogene Atemstörung) oder eine neurovaskuläre Kompression des Hirnstamms vor?

13.8.6 Spezielle Probleme der Bluthochdrucktherapie

Hochdruck im Alter

Durch randomisierte plazebokontrollierte Studien ist klar belegt, dass die antihypertensive Behandlung des älteren Menschen (einschließlich der isolierten systolischen Hypertonie) die Häufigkeit kardio- und zerebrovaskulärer Zwischenfälle deutlich vermindert. Beim älteren Menschen verdienen einige Punkte besondere Aufmerksamkeit. Durch atherosklerotische Gefäßveränderungen kann der plethysmographisch gemessene Blutdruckwert überhöht sein (Pseudohypertonie). Der alte Mensch ist häufig nicht in der Lage, komplexen Behandlungsvorschriften zu folgen. Besonders bei Verwirrung des Patienten ist auch auf Fehleinnahme der Medikamente zu achten. Es empfehlen sich einfache Therapieschemata mit wenigen Medikamenteneinnahmen. Der alte Patient ist besonders Orthostase-gefährdet, speziell bei Hypovolämie (z. B. Erbrechen, Durchfall, forcierte Diuretikabehandlung), bei autonomer Polyneuropathie (z. B. Diabetes) oder bei gleichzeitiger Behandlung mit Psychopharmaka. Deshalb empfiehlt es sich, regelmäßig den Blutdruck auch im Stehen zu messen. Da nicht selten klinisch latente Stenosen der Koronar- und Gehirngefäße bestehen, sollte die Blutdrucksenkung langsam, evtl. über Wochen erfolgen.

Hypertonie bei Diabetes mellitus

Diabetes mellitus und Hypertonie treten häufig zusammen auf; beim Typ-I-Diabetiker im Regelfall durch die Entwicklung einer diabetischen Nephropathie, beim Typ-II-Diabetiker bereits oft vorher auf Grund des vorangehenden metabolischen Syndroms. Da Patienten mit Diabetes mellitus und Hypertonus ein besonders hohes kardiovaskuläres Risiko haben, wird von der WHO und der Deutschen Liga zur Bekämpfung des hohen Blutdrucks bereits bei einem Blutdruck von über 130/85 mmHg eine medikamentöse Therapie empfohlen. Auf Grund von Daten aus neueren prospektiven kontrollierten Studien wird bei dieser Patientengruppe der Einsatz von ACE-Hemmern und neuerdings auch AT_1-Rezeptorblockern bevorzugt, da sie die Insulinresistenz verbessern und die Inzidenz eines neu aufgetretenen Typ-2-Diabetes-mellitus bei Patienten mit primärer Hypertonie vermindern. Ferner konnte in der HOPE-Studie gezeigt werden, dass durch die Gabe des ACE-Hemmers Ramipril bei Diabetikern mit einem weiteren kardiovaskulären Risikofaktor die Mortalität unabhängig vom Effekt auf den Blutdruck gesenkt wird. Ein ähnliches Ergebnis zeigte auch die LIFE-Studie für den AT_1-Rezeptorblocker Losartan. Außerdem konnten kürzlich publizierte prospektive plazebokontrollierte Studien belegen, dass die Hemmung des Renin-Angiotensin-Systems mit ACE-Hemmern (bei Patienten mit Typ-1-Diabetes) bzw. mit AT_1-Rezeptorenblockern (bei Patienten mit Typ-2-Diabetes) „renoprotektiv" ist, d. h., das Voranschreiten einer bestehenden diabetischen Nephropathie wird unabhängig von der Blutdrucksenkung durch diese Medikamentengruppe stärker verlangsamt als mit konventionellen Antihypertensiva. Da bei nephropathischen Diabetikern eine strenge Blutdrucksenkung in den gewünschten Zielbereich von unter 130/80 mmHg in der Regel sowieso nicht ohne antihypertensive Kombinationstherapie erreicht wird, sollte eine sinnvolle Kombination immer einen ACE-Hemmer oder AT_1-Rezeptorenblocker einschließen.

Hochdruck bei Nierenkrankheiten und Niereninsuffizienz

Eine Nierenkrankheit kann sowohl Ursache (renale Hypertonie) als auch Folge eines Bluthochdrucks sein (hypertensive Nephropathie). Die Häufigkeit, mit der bei einer bestehenden Nierenkrankheit ein Hochdruck auftritt, hängt vom Grad der Nierenfunktionseinschränkung, der Höhe der Kochsalzzufuhr, dem Geschlecht (häufiger bei Männern), dem Lebensalter (häufiger im fortgeschrittenem Lebensalter) und der Art der Nierenerkrankung ab. Das Auftreten einer Hypertonie bei nierenkranken Patienten ist ein wichtiger prognostischer Faktor, da mit steigendem Blutdruck die Proteinurie sowie die Geschwindigkeit des renalen Funktionsverlustes zunehmen und das Risiko atherosklerotischer Komplikationen (die bei Niereninsuffizienten 20-mal häufiger auftreten als bei Nierengesunden) weiter gesteigert wird. Beim Hypertoniker mit Nierenerkrankung sollte deshalb eine Blutdruckerhöhung bereits im normotensiven Bereich (>130/85 mmHg) behandelt und der Blutdruck, wenn dies toleriert wird, auf 125/80 mmHg oder darunter gesenkt werden. In prospektiven kontrollierten Studien verzögerten ACE-Hemmer im Vergleich zu anderen Antihypertensiva den Nierenfunktionsverlust signifikant stärker (renoprotektive Wirkung), weshalb sie bei Nierenpatienten unter Beachtung der bekannten Vorsichtsmaßnahmen bevorzugt eingesetzt werden sollten. Bei Patienten mit fortgeschrittener Niereninsuffizienz (S-Kreatinin über 5 mg/dl) sollte jedoch auf die Erstgabe eines ACE-Hemmers (und auch eines AT_1-Rezeptorblockers!) verzichtet werden, da der häufige initiale Serumkreatininanstieg eine sofortige Dialysepflichtigkeit zur Folge haben kann.

Neuere Untersuchungen deuten auf eine gesteigerte Aktivität des sympathischen Nervensystems bei Vorliegen einer Nierenerkrankung bzw. Niereninsuffizienz hin. Dies begründet die gute antihypertensive Wirksamkeit von Antisympathotonika (z. B. Clonidin) bei nierenkranken Patienten. Die Blutdrucksenkung bei hypertensiven Patienten mit Niereninsuffizienz wird oft von einem initialen Kreatininanstieg begleitet. Diese Veränderungen sind in der Regel funktionell und sollten nicht zwingend zum Abbruch der Therapie führen. Viele Antihypertensiva müssen wegen Kumulationsgefahr in ihrer Dosis der Nierenfunktion angepasst werden.

Hochdruck bei koronarer Herzerkrankung

Bei koronarer Herzerkrankung kann eine abrupte Blutdrucksenkung zu Minderperfusion subendokardialer Myokardbezirke und myokardialer Ischämie (Angina pectoris, bis hin zum Myokardinfarkt) führen. Bei der Blutdrucksenkung sind neben den klassischen Antihypertensiva Nitrate besonders günstig, da sie neben der Nachlast auch die Vorlast senken (Relaxation der Kapazitätsgefäße).

Hochdruckbehandlung bei Schwangeren

Die Behandlung einer Schwangeren mit Hypertonus (schwangerschaftsinduzierte Hypertonie, Präeklampsie und Eklampsie) stellt eine besondere Herausforderung dar. Bei Patientinnen mit milder Hypertonie ist eine antihypertensive Therapie mit α-Methyldopa und Hydralazin die Standardtherapie; gute Erfahrungen liegen auch für $β_1$-selektive Rezeptorenblocker (Metoprolol und Atenolol) vor. Strikt kontraindiziert sind ACE-Hemmer und AT_1-Rezeptorenblocker, da sie Fetopathien hervorrufen und Kalziumantagonisten (Nifedipin) im ersten Trimenon. Diuretika können bei Schwangeren mit leichtem Hypertonus eingesetzt werden, sind aber bei Patienten mit Präeklampsie wegen der bereits bestehenden intravaskulären Volumenkontraktion unbedingt zu meiden. Patientinnen mit schwerer Hypertonie oder sogar mit Präeklampsie (Hochdruck, Proteinurie, Ödeme) sollten hospitalisiert und ein Nephrologe hinzugezogen werden.

13.8.7 Die hypertensive Krise und der hypertensive Notfall

Die **hypertensive Krise** (s. auch Kap. 16.9 für eine detailliertere Darstellung) ist als exzessive Blutdruckerhöhung mit diastolischen Blutdruckwerten über 120 mmHg definiert, ohne dass erkennbare Organschäden vorliegen. In solchen Fällen ist eine behutsame Blutdrucknormalisierung durch körperliche Ruhe und orale Gabe von Antihypertensiva ausreichend. Dagegen liegt ein **hypertensiver Notfall** vor, wenn infolge eines krankhaft erhöhten Blutdrucks eine lebensbedrohliche Situation entstanden ist und die klinische Situation eine sofortige Drucksenkung verlangt, um weitere hochdruckinduzierte Organschäden zu verhindern. Dies ist der Fall, wenn neben stark erhöhten Blutdruckwerten auch kardiovaskuläre oder zerebrale Endorganschäden vorliegen (hypertensive Enzephalopathie, intrakraniale Blutung mit neurologischen Ausfällen, dissezierendes Aortenaneurysma, akuter oder drohender Myokardinfarkt, akutes Linksherzversagen mit drohendem Lungenödem, Eklampsie, maligne Hypertonie). Die **sofortige, jedoch nicht abrupte Blutdrucksenkung**, die beim hypertensiven Notfall angezeigt ist, macht evtl. eine intravenöse Therapie unter intensivmedizinischer Überwachung notwendig. Beim Hypertoniker ist die Autoregulation der zerebralen Durchblutung nur im Bereich höherer Blutdruckwerte intakt. Eine zu starke Absenkung des Blutdrucks führt deshalb bereits bei Blutdruckwerten im oberen Normbereich zu zerebraler Hypoperfusion und kann neurologische Katastrophen verursachen (akute Erblindung, Hemiplegie oder Paraparese). Besondere Vorsicht ist beim älteren Patienten geboten, bei dem häufig zusätzlich arteriosklerotische Stenosen der großen hirnversorgenden Gefäße vorliegen. Daher sollte der Blutdruck nicht mehr als um 25% innerhalb der ersten Stunde gesenkt werden, auf jeden Fall nicht unter 150/100 mmHg! Die gängigen Medikamente zur ambulanten und stationären Behandlung einer hypertensiven Krise bzw. eines hypertensiven Notfalls sind in Tabelle 13.8-8 zusammengefasst.

13.8.8 Kosten der medikamentösen antihypertensiven Therapie

Da bei etwa 15–20 Millionen Deutschen eine im Prinzip therapiebedürftige arterielle Hypertonie vorliegt, sind die Kosten einer medikamentösen Behandlung volkswirtschaftlich von großer Bedeutung. Deshalb müssen bei der Therapieentscheidung neben der Wirksamkeit eines Medikamentes und deren Einfluss auf die Lebensqualität auch die Kosten einer Therapie berücksichtigt werden. Dies ist sinnvoll, wenn bedacht wird, dass bei über 60-jährigen Patienten 72 Personen für 5 Jahre (insgesamt 360 Behandlungsjahre), bei jüngeren Patienten sogar 167 Personen (835 Behandlungsjahre) behandelt werden müssen,

Tabelle 13.8-8. Therapie der hypertensiven Krise und des hypertensiven Notfalls

Medikament	Anwendung	Anfangsdosis	Zeitverlauf der Wirkung	
			Beginn	Dauer
Sofortmaßnahmen				
Nifedipin[a]	Kapsel zerbeißen	5 mg, nach 20 Minuten 2. Gabe	5–15 min	2–4 h
Nitrendipin[a]	Phiole oral	5 mg, nach 20 Minuten 2. Gabe	5–10 min	2–4 h
Nitroglycerin	Oral	3 Hübe oder 1,2 mg als Kapsel	2–10 min	10–30 min
Urapidil	i.v.	25 mg, nach 20 Minuten 2. Gabe	2–10 min	3–6 h
Captopril	Oral	12,5–25 mg	10–20 min	2–4 h
Clonidin	s.c.	0,075–0,15 mg	10–20 min	3–6 h
Lasix	i.v.	40–80 mg bei (Prä-)Lungenödem	5–10 min	1–3 h
Stationäre Maßnahmen				
Nitroglyzerin	Kontinuierlich i.v.	5–10 µg/min	1–5 min	3–10 min
Dihydralazin	i.v.	Bolus 6,25–12,5 mg, nach 30 min 2.Gabe 0,1–0,2 mg	5–10 min	1 h
Urapidil	Kontinuierlich i.v.	15 mg/h	10 min	3–6 h
Nitroprussid Natrium	Kontinuierlich i.v.	0,25 µg/kg/min	Sofort	2–5 min
Diazoxid	i.v.	Bolus 150 mg	1–5 min	4–12 h

[a] Kurzwirksame Kalziumantagonisten können durch Erzeugung einer Reflextachykardie bei koronarkranken Patienten Angina-pectoris-Anfälle auslösen, weshalb ihr Einsatz bei diesen Patienten unterbleiben sollte.

Tabelle 13.8-9. Medikamentenkosten einer antihypertensiven Monotherapie pro Jahr

Substanzklasse	Originalprodukte [€]	Generika [€]
Thiazide	75–100	50–75
Plus kaliumsparendes Diuretikum	50–65	40–75
Betarezeptorenblocker	100–175	50–100
Kalziumantagonisten	100–250	50–150
ACE-Hemmer	125–250	75–150
AT_1-Rezeptorenblocker	250–350	bisher keine

Berechnet nach Preisen in der Roten Liste 2004; die Angaben beziehen sich auf eine Dosis, die den diastolischen Butdruck um durchschnittlich 5–6 mmHg senkt (inklusive notwendiger Laborkontrollen).

um einen Todesfall zu verhindern. Tabelle 13.8-9 zeigt die durchschnittlichen jährlichen Kosten einer antihypertensiven Monotherapie. Berücksichtigt man die gute Wirksamkeit von Diuretika und die Beobachtung, dass die Lebensqualität in der TOMHS-Studie bei niedrigdosierter Diuretikabehandlung mindestens genauso gut war wie mit moderneren Medikamenten, sollten aus volkswirtschaftlicher Sicht Diuretika bevorzugt eingesetzt werden.

Literatur

The ALLHAT Collaborative Research Group (2000) Major cardiovascular events in hypertensive patients randomized to doxazosin vs. chlorthalidone: the antihypertensive and lipid-lowering treatment to prevent heart attack trial (ALLHAT). JAMA 283: 1967–1975

The ALLHAT Collaborative Research Group (2002) Major outcomes in high-risk hypertensive patients randomized to angiotensin-converting enzyme inhibitor or calcium channel blocker vs diuretic: The Antihypertensive and Lipid-Lowering Treatment to Prevent Heart Attack Trial (ALLHAT). Jama 288: 2981–2997

Appel, LJ et al. (1997) A clinical trial of the effects of dietary patterns on blood pressure. DASH Collaborative Research Group. N Engl J Med, 1997. 336: 1117–1124

Dahlof, B et al. (2002) Cardiovascular morbidity and mortality in the Losartan Intervention For Endpoint reduction in hypertension study (LIFE): a randomised trial against atenolol. Lancet 359: 995–1003

Hansson et al. (1998) Effects of intensive blood-pressure lowering and low-dose aspirin in patients with hypertension: Principal results of the Hypertension Optimal Treatment (HOT) randomised trial. Hot Study Group Lancet 351: 1755–1762

Hansson, L et al. (1999) Effect of angiotensin-converting-enzyme inhibition compared with conventional therapy on cardiovascular morbidity and mortality in hypertension: the Captopril Prevention Project (CAPPP) randomised trial. Lancet : 611–616.

Julius, S et al. (2004) Outcomes in hypertensive patients at high cardiovascular risk treated with regimens based on valsartan or amlodipine: the VALUE randomised trial. Lancet 363: 2022–2031

Lindholm, LH et al. (2002) Cardiovascular morbidity and mortality in patients with diabetes in the Losartan Intervention For Endpoint reduction in hypertension study (LIFE): a randomised trial against atenolol. Lancet 359: 1004–1010

MacMahon, S et al. (1990) Blood pressure, stroke, and coronary heart disease. Part 1, Prolonged differences in blood pressure: prospective observational studies corrected for the regression dilution bias. Lancet 335: 765–774

Psaty, BM et al. (1997) Health outcomes associated with antihypertensive therapies used as first-line agents. A systematic review and meta-analysis. Jama 277: 739–745

Psaty, BM et al. (2003) Health outcomes associated with various antihypertensive therapies used as first-line agents: a network meta-analysis. Jama 289: 2534–2544

Sacks, FM et al. (2001) Effects on blood pressure of reduced dietary sodium and the Dietary Approaches to Stop Hypertension (DASH) diet. DASH-Sodium Collaborative Research Group. N Engl J Med 344: 3–10

Yusuf, S et al. (2000) Effects of an angiotensin-converting-enzyme inhibitor, ramipril, on cardiovascular events in high-risk patients. The Heart Outcomes Prevention Evaluation Study Investigators. N Engl J Med 342: 145–153

13.9 Erkrankungen der Aorta
Christoph A. Nienaber

13.9.1 Dissektion der Aorta

Die akute Aortendissektion stellt einen Notfall dar, der bei einer Mortalität von 2%/h in den ersten beiden Tagen sofortige Diagnosestellung und Behandlung erfordert. Dissektionen lassen sich nach anatomischen Kriterien einteilen,

- in Typ I nach DeBakey unter Beteiligung der gesamten Aorta mit Beginn im aszendierenden Segment,
- Typ II ist allein auf die Aorta ascendens beschränkt, und
- bei Typ III beginnt die Dissektion distal der linken Arteria subclavia.

Die Stanford-Klassifikation ist prognostisch ausgerichtet und unterscheidet zwischen Typ A unter Beteiligung der aszendierenden Aorta und Typ B mit Beteiligung der deszendierenden Aorta ohne Dissektion von Aorta ascendens und Bogen. Die Typ-A-Dissektionen des Bogens erfordern in aller Regel eine rasche chirurgische Versorgung, während die übrigen Formen zunächst konservativ durch Senkung des Blutdrucks und im Einzelfall interventionell durch Platzierung von endovaskulären Prothesen behandelt werden können. Trotz verbesserter diagnostischer Logistik und Therapie ist auch heute noch die Mortalität der unterschiedlichen Dissektionsformen im Bereich der thorakalen Aorta hoch (Abb. 13.9-1).

Zur Diagnostik der bedrohlichen Erkrankung eignen sich in erster Linie die transösophageale Echokardiographie, die kontrastmittelverstärkte CT-Untersuchung oder die Kernspintomographie (Abb. 13.9-2). Das Röntgenbild und die transthorakale Ultraschalluntersuchung haben allein keine ausreichende diagnostische Wertigkeit. Bei einer hohen Treffsicherheit nichtinvasiver

13.9 Erkrankungen der Aorta

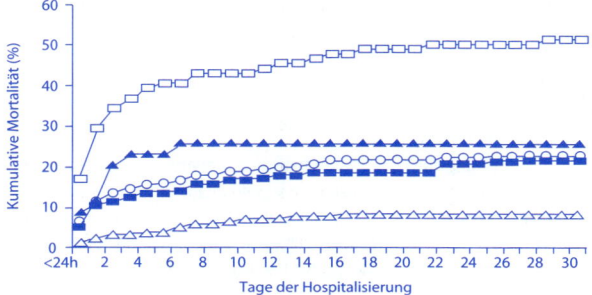

Abb. 13.9-1. Frühmortalität bei Aortendissektion in Abhängigkeit von Behandlung und Lokalisierung im Internationalen Register für Aortendissektion (IRAD)

- □ A/konservativ
- ■ A/chirurgisch
- ▲ B/chirurgisch
- △ B/konservativ
- ○ O/Alle

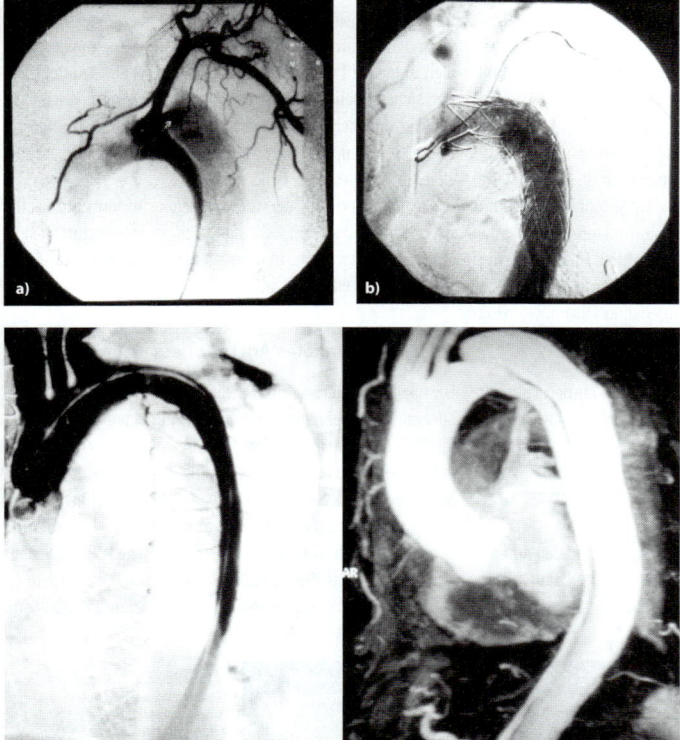

Abb. 13.9-2. a Angiogramm einer Typ-B-Dissektion vor Stentversorgung. **b** Angiographische Darstellung desselben Patienten nach Stentversorgung. **c** Konventionelles Angiogramm (*links*) sowie ein MR-Angiogramm (*rechts*) desselben Patienten mit einer Typ-B-Dissektion

tomographischer Verfahren von mehr als 95% spielt die invasive Katheterdiagnostik heutzutage keine Rolle mehr (Tabelle 13.9-1). Der Verdacht auf eine Aortendissektion muss geäußert werden, wenn plötzlich starke Schmerzen auftreten (84,8%), die einen wandernden und in Thorax und Rücken ausstrahlenden Charakter haben (64,5%). Bei Beteiligung der Aorta ascendens ist häufig eine Aortenklappeninsuffizienz vorhanden. Bei distalen Formen der Dissektion kann ein Pulsunterschied an den Beinen oder eine Organischämie vorliegen. Nicht selten ist die Erstmanifestation auch eine Synkope (12,7%).

Risikogruppen für eine Aortendissektion sind Patienten mit Marfan-Syndrom, eine autosomal-dominante Bindegewebs-erkrankung mit fehlerhafter Fibrillinformation, sowie Patienten mit langjährigem Hypertonus nach einer Aortenklappenoperation in der Vorgeschichte oder mit bikuspider Aortenklappe. Das Manifestationsalter liegt zwischen 45 und 70 Jahren, wobei Männer jünger betroffen sind als Frauen. Im Rahmen der bildgebenden Diagnostik stellt der Nachweis einer Dissektionslamelle die Diagnose sicher. In etwa 3% der Fälle können auch Frühformen der Dissektion vorliegen, die diagnostisch schwieriger zu erkennen sind, insbesondere intramurale Hämatome ohne typische Lamelle, aber mit einer lokalen Wandauftreibung durch Einblutung zwischen die Wandschichten. Häufig sind in diesen Fällen auch chronische Aortenulzera nachweisbar. Die intramurale Einblutung stellt eine Frühform der Dissektion dar und unterscheidet sich vom Vollbild der Dissektion weder im klinischen Bild noch in Prognose und Behandlung.

Bei der Diagnose der akuten Aortendissektion ist elementar, ob das aszendierende Segment mitbetroffen ist, da damit eine chirurgische Behandlung erforderlich ist. Wenn das aszendierende Segment ausgespart ist, sind Detailinformationen über die Ausdehnung der Dissektion, die Lokalisation von Entrys und Reentrys, die Beteiligung von Seitenästen der Aorta und evtl. eine beginnende Thrombosierung im falschen Lumen wichtig für die weitere Differentialtherapie. In stabilen Fällen kann eine langfristige konsequente Blutdrucksenkung durch die hochdosierte Gabe von Betablockern (z. B. bis zu 300 mg Metoprolol in Kombination mit weiteren Antihypertensiva) sinnvoll sein oder aber die interventionelle Rekonstruktion der Aorta durch Platzierung von endovaskulären Aortenprothesen im Bereich des proximalen Entrys. Durch diese Maßnahme können eine Thrombosierung des falschen Lumens induziert und das Aortenrohr stabilisiert werden. Die Langzeitprognose bei Typ-B-Dissektion und Aneurysma ist deutlich günstiger, wenn das falsche Lumen vollends thrombosiert ist, entweder spontan oder durch endovaskuläre Rekonstruktion (Abb. 13.9-3).

13.9.2 Ulzera der Aorta

Ulzera der Aorta stellen eine Komplikation der aortalen Atheromatose dar und können gelegentlich mit einer subakuten Dissektion verwechselt werden. Im Angiogramm werden sie durch eine fokale Kontrastverstärkung außerhalb der üblichen Aortenkontur nachgewiesen. Ulzera stellen bei Größenzunahme und bei Entwicklung von intramuralen Hämatomen in ihrer Nachbarschaft eine Indikation zur operativen Sanierung dar. Mit der operativen Sanierung können das Risiko einer Ruptur des Ulkus und die Gefahr von Embolien vermindert werden.

13.9.3 Aortentrauma

Ein traumatischer Aortenriss ist das Resultat eines Dezelerationstraumas (Autounfall) und sollte nicht mit Dissektionen, Aneurysmen oder fokalen Wandpenetrationen verwechselt werden. In 90% aller Fälle endet ein traumatischer Aortenriss tödlich. Bei Überlebenden ist die Adventitia in der Regel intakt geblieben, sodass ein Verbluten verhindert wird. Ohne Behandlung sterben 90% der zunächst überlebenden Patienten, womit ein schnelles Handeln erforderlich wird. Die möglicherweise traumatisierten Patienten sollten in aller Regel so schnell wie möglich durch CT oder einfache MR-Untersuchungen komplett untersucht werden, sodass die Diagnose eines Aortentraumas sichergestellt oder ausgeschlossen werden kann. Angesichts der Traumatisierung und der Gefahren der Untersuchung sind die Angiographie und die transösophageale Echokardiographie eher von zweitrangiger Bedeutung.

Die Behandlung der traumatischen Aortenruptur sollte zügig im stabilisierten Zustand durch geeignete chirurgische Maßnahmen erfolgen, in der Regel ist die Interposition eines Dacron-Grafts erforderlich.

13.9.4 Thorakales Aortenaneurysma

Die lokale Erweiterung eines Gefäßes kann entweder ein wahres oder ein falsches Aneurysma bilden. Wahre Aneurysmen zeigen alle Schichten der normalen Aortenwand und resultieren aus der Degeneration elastischer Fasern in der Tunica media. Falsche Aneurysmen stellen eine gedeckte Perforation von Tunica intima oder Tunica intima und media dar. Die Tunica adventitia und perivaskuläres Bindegewebe formen die äußere Hülle eines falschen Aneurysmas, das sich häufig durch einen Hals von der Aorta separiert. 70% aller Aneurysmen sind in der thorakalen Aorta

Dissektion		Sensitivität [%]	Spezifität [%]	Genauigkeit [%]
Aorta ascendens	TTE	94,7	81,5	86,9
	TEE	100	82,1	89,4
	CT	78,9	100[a]	91,5
	MRI	100	100[a]	100
Aortenbogen	TTE	26,1	93,5	79,5
	TEE	92,3	93,9	93,5
	CT	92,8	93,9	93,6
	MRI	92,8	100	97,9
Aorta descendens	TTE	41,7[b]	100	66,7
	TEE	100	95,4	97,9
	CT	88,0	86,4	87,2
	MRI	100	100	100

Tabelle 13.9-1. Sensitivität und Spezifität bei akuter Aortendissektion

[a] p > 0,05 vs. TTE und TEE; [b] p > 0,01 vs. TEE, CT und MR

13.9 Erkrankungen der Aorta

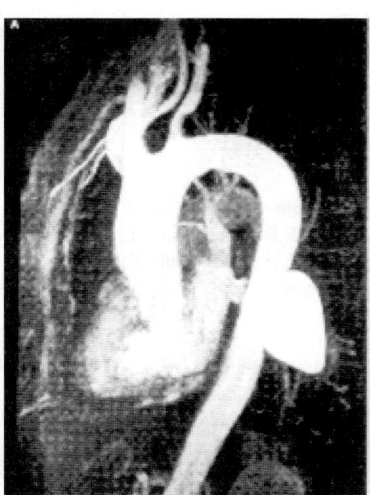
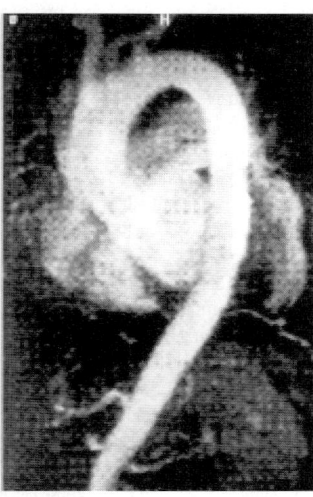

Abb. 13.9-3. *Links*: MRA-Darstellung eines posttraumatischen Aneurysma verum mit einem maximalen Durchmesser von 8 cm. *Rechts*: Dieselbe Patientin nach Versorgung mit einem individuell angepassten thorakalen Aortenstentgraft. Die Abbildung zeigt eine rekonstruierte Aorta thoracalis descendens bei einem komplett ausgeschalteten und thrombosierten Aneurysma

lokalisiert und assoziiert mit schwerer Atherosklerose. Wahre Aneurysmen sind das Ergebnis fortgeschrittener Atherosklerose der Media, während falsche Aneurysmen durch fokale Penetration der Intima und Media bzw. durch Infektionen entstehen.

Die Diagnostik eines thorakalen Aortenaneurysmas erfolgt bei klinischem Verdacht (Heiserkeit, Atembeschwerden, rezidivierendes Schmerzsyndrom, auffälliges Röntgenbild) am besten durch tomographische Verfahren wie Computertomographie, Kernspintomographie oder transösophageale Echokardiographie. Mit diesen tomographischen Verfahren können Dissektionen im Bereich des Aneurysmas ausgeschlossen oder nachgewiesen, die Abscheidung von Thromben nachgewiesen sowie in seriellen Untersuchungen eine Größenzunahme oder Fistelbildung festgestellt werden. Bei Zeichen der Größenzunahme, mit Erreichen eines Durchmessers von 5,5 cm oder bei Fistelbildung ist eine Indikation zur chirurgischen Sanierung gegeben. Im Bereich der Aorta ascendens wird üblicherweise ein Interponat mit oder ohne integrierte Herzklappe oder eine Aortenrekonstruktion (nach Yacoub oder David) durchgeführt. Im Bereich der deszendierenden Aorta kann durch Platzierung eines individuell angepassten Stent-Grafts eine interventionelle nichtchirurgische Ausschaltung des Aneurysmas vorgenommen werden (s. Abb. 13.9-3).

13.9.5 Thorakoabdominelle und abdominelle Aneurysmen der Aorta

Die Aneurysmen der abdominellen Aorta bzw. mit thorako-abdomineller Ausdehnung kommen häufig vor. Die Schätzungen liegen bei 1–4% bei Patienten über 50 Jahren. Ihre Gefahr liegt in der plötzlichen Ruptur mit hoher Mortalität, wobei selbst große Aneurysmen häufig klinisch inapparent und asymptomatisch sind. Die Diagnostik und der Nachweis einer Größenprogression sind daher von wesentlicher prognostischer Bedeutung. Aneurysmen unterhalb eines Durchmessers von 4,5 cm können in der Regel nicht palpiert werden. Mit den üblichen bildgebenden Verfahren lassen sich Aneurysmen jedoch nachweisen, obgleich dies häufig ein Zufallsbefund ist. Bei einem Durchmesser von 5,5 cm oder bei deutlicher Größenzunahme innerhalb eines Jahres um mehr als 1 cm besteht eine Indikation zur Ausschaltung des Aneurysmas. Dies geschieht klassischerweise durch Interposition von Y- bzw. tubulären Prothesen in operativer Technik. In neuester Zeit können unter bestimmten anatomischen Bedingungen auch infrarenal endovaskuläre Y-Prothesen perkutan implantiert werden. Ein wesentlicher Vorteil der nichtoperativen interventionellen Methode gegenüber dem klassischen chirurgischen Vorgehen ist bisher aber nicht erkennbar. Alle Patienten mit Aortenaneurysen, sowohl im thorakalen als auch im abdominellen Segment, bedürfen einer lebenslangen Überwachung, einer Einstellung auf antihypertensive Therapie (durch Betablockade) und regelmäßigen Kontrolluntersuchungen im Abstand von einem Jahr.

13.9.6 Kongenitale und vererbte Erkrankungen der Aorta

Bei jungen Patienten mit kongenitaler Erkrankung des kardiovaskulären Systems liegen auch oft Missbildungen der Aorta vor. Diese resultieren oft aus einer Fehlentwicklung des Konotrunkus mit dem Ergebnis eines persistierenden Truncus arteriosus, einer Transposition der großen Arterien oder der Fallot-Tetralogie. Diese Fehlentwicklungen sind häufig assoziiert mit intrakardialen Defekten, für deren Nachweis in aller Regel die transösophageale Echokardiographie oder Kernspinangiographie erforderlich ist. Mit diesen Methoden lassen sich vor allem Details der Aortenerkrankungen wie eine prä- oder postduktale Aortenisthmusstenose, ein rechtsseitiger Aortenboden, eine kongenitale, trikuspidal angelegte Aortenklappe, supravalvuläre und subvalvuläre Aortenstenosen, ein offener Ductus arteriosus botalli, aortopulmonale Verbindungen und Transpositionen nachweisen. Unter den genannten Malformationen stellt die **Aortenisthmusstenose** die häufigste kongenitale Anomalie dar. Ihre Diagnose ist von entscheidender prognostischer Bedeutung, da hochgradige Isthmusstenosen über den Hypertonus der oberen Körperhälfte zu zerebralen Komplikationen führen können und mit kritischer Minderperfusion der unteren Extremitäten eventuell Wachstumsstörungen verursachen (Abb. 13.9-4).

Unter den vererbten Erkrankungen mit Beteiligung der Aorta stellt das **Marfan-Syndrom** mit Genmutationen im Fibril-lingen die wichtigste klinische Entität dar. Als Bindegewebs-erkrankung mit kardiovaskulärer Beteiligung führt es in Folge von Komplikationen an der Aorta mit Aneurysmabildung, häufigen Aortendissektionen mit Rupturen und Insuffizienzen sowohl der Aorten- als auch der Mitralklappe zu einer deutlich herabgesetzten Lebenserwartung. Patienten mit Marfan-Syndrom müssen engmaschig klinisch und mit bildgebenden Verfahren kontrolliert werden, um eine Progression der Erkrankung rechtzeitig aufzuspüren und durch operative Maßnahmen zu behandeln. Ein Aneurysma der Aorta ascendens sollte bei Patienten mit Marfan- Syndrom bereits mit einem Durchmesser von 4,5 cm operiert werden.

Das **Ehlers-Danlos-Syndrom** umfasst im Wesentlichen 10 verschiedene Ausprägungen mit Genmutationen im Bereich des Typ-III-Prokollagens. Auch bei diesem Krankheitsbild treten häufig arterielle und aortale Rupturen auf, die durch nichtinvasive diagnostische Verfahren nachgewiesen und prognostiziert werden können.

13.9.7 Aortitis

Neben einer Reihe von seltenen Ursachen für eine Entzündung der Aorta stellt die Takayasu-Arteriitis die häufigste Ursache für eine entzündliche Veränderung der Aorta dar. Sie kann in diffus stenosierten Anteilen der thorakalen Aorta bestehen, aber auch ausschließlich die kopf- und armversorgenden Seitenäste der Aorta befallen. Bei kernspintomographischen Untersuchungen können eine Verdickung der Aortenwand sowohl im thorakalen als auch im abdominellen Abschnitt nachgewiesen werden, neben Stenosen und Verschlüssen von Seitenästen. Histologisch findet sich häufig eine verdickte Aortenwand mit diffuser Fibrosierung. Die Prognose der Patienten hängt ab vom Ausmaß der Erkrankung und von der Beteiligung der Seitenäste im Sinne von Verschlüssen und Stenosen.

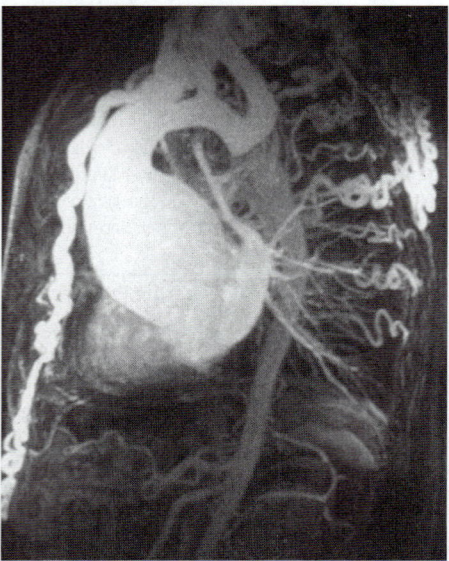

Abb. 13.9-4. Darstellung einer hochgradigen Aortenisthmusstenose vom adulten Typ. Die starke regionale Kollateralisierung reicht für eine Minimalversorgung der unteren Körperhälfte aus, kann aber gelegentlich Wachstumsstörungen der unteren Extremitäten nicht verhindern.

Evidenz der Therapieempfehlungen		
	Evidenzgrad	Empfehlungsstärke
Aortendissektion		
Typ A		
– Operation	II-a	A
Typ B		
– konservativ, Betablocker	II-b	B
– interventionell, Stent-Graft	II-b	A
– Operation	IV	D
Ulzera der Aorta		
Aorta ascendens		
– Operation	II-a	A
Aorta descendens		
– konservativ	IV	C
– interventionell, Stentgraft	II-b	A
– Operation	IV	C
Aortentrauma		
Notfall, Blutung der Aorta ascendens		
– Operation	II-a	A
Blutung in Aorta descendens		
– konservativ, Betablocker	II-b	D
– Intervention, Stent-Graft	II-b	A
– operativ	III	B
Thorakales Aortenaneurysma (>5,5 cm)		
Aorta ascendens		
– Operation	II-a	A
Aorta descendens		
– konservativ, Betablocker	IV	C
– Intervention, Stent-Graft	II-a	B
– Operation	II-a	C
Abdominelles Aortenaneurysma (>5,5 cm)		
Thorakoabdominell		
– Operation	II-b	C
– konservativ	I-b	B
Abdominell		
– Intervention, Stent-Graft	II-b	B
– Operation	II-b	A

13.9.8 Zusammenfassung

Mit der veränderten Altersstruktur der Gesellschaft, zunehmendem Lebensalter und der besseren Prognose von koronarer Herzerkrankung und Hypertonie durch eine effiziente Behandlung gewinnen Erkrankungen der Aorta, sowohl akuter als auch chronischer Natur, zunehmend an Bedeutung. Ähnlich wie das akute Koronarsyndrom stellt das akute Aortensyndrom mit lebensbedrohlicher Dissektion, intramuraler Einblutung, penetrierendem Ulkus oder symptomatischem Aneurysma stellt nicht nur eine wichtige differentialdiagnostische Herausforderung dar, sondern fordert vor allem ein rasches differentialtherapeutisches Vorgehen angesichts der auch heute noch hohen Mortalität. Der Vielzahl der chronischen Aortenerkrankungen wird man am besten in einem multidisziplinären Ansatz gerecht.

Literatur

Cigarroa JE, Isselbacher EM, DeSanctis RW, Eagle KA (1993) Diagnostic imaging in the evaluation of suspected aortic dissection: old standards and new directions. N Engl J Med 328: 35–43
Hagan PG, Nienaber CA, Isselbacher EM et al. (2000) The international registry of acute aortic dissection (IRAD). New insights into an old disease. JAMA 283: 897–903
Hirst A, Johns VJ, Cline SJ (1958) Dissecting aneurysm of tha aorta: a review of 505 cases. Medicine 37: 217–279
Januzzi JL, Isselbacher EM, Fattori R et al. (2004) Characterizing th eyoung patient with aortic dissection: results from the International Registry of Aortic Dissection (IRAD). J Am Coll Cardiol 43: 665–669
von Kodolitsch Y, Krause N, Spielmann R, Nienaber CA (1999) Diagnostic potential of combined transthoracic echocardiography and X-ray computed tomography in suspected aortic dissection. Clin Cardiol 22: 345–452
von Kodolitsch Y, Simic O, Schwartz A et al. (1999) Predictors of proximal aortic dissection at the time of aortic valve replacement. Circulation 100 [Suppl II]: 287–294
Kouchoukos NT, Dougenis D (1997) Surgery of the thoracic aorta. N Engl J Med 336: 1876–1888
Nienaber CA, Fattori R, Lund G et al. (1999) Nonsurgical reconstruction of thoracic aortic dissection by stent-graft placement. N Engl J Med 340: 1539–1545
Nienaber CA, Spielmann RP, von Kodolitsch Y et al. (1992) Diagnosis of thoracic aortic dissection: magnetic resonance imaging versus transesophageal echocardiography. Circulation 85: 434–447
Nienaber CA, von Kodolitsch Y, Nicolas V et al. (1993) The diagnosis of thoracic aortic dissection by noninvasive imaging procedures. N Engl J Med 328: 1–9
Nienaber CA, von Kodolitsch Y, Petersen B et al. (1995) Intramural hemorrhage of the thoracic aorta: diagnostic and therapeutic implications. Circulation 92: 1465–1472
Nienaber CA, von Kodolitsch Y (1999) Therapeutic management of patients with Marfan Syndrome. Cardiol Rev 7: 332–341
Nienaber CA, von Kodolitsch Y (1998) Diseases of the aorta. In: Reichek N (ed) Cardiology clinics, Vol 16, 2. WB Saunders , Philadelphia, p 295–314
Nienaber CA, Eagle KA (2003) Aortic dissection: New frontiers in diagnosis and management, part I: Natural history and diagnostic strategies. Circulation 108: 628–635
Nienaber CA, Eagle KA (2003) Aortic dissection: New frontiers in diagnosis and management, part II: Therapeutic management and follow-up. Circulation 108: 772–778

13.10 Periphere arterielle Verschlusskrankheit (PAVK)
Curt Diehm

13.10.1 Definition

Chronische, meist arteriosklerotische (>95%), selten entzündliche Gefäßverschlüsse im Bereich der Becken-Bein-Arterien (syn.: Arteriosclerosis obliterans).

13.10.2 Epidemiologie

Einige Stichpunkte zur Epidemiologie der peripheren arteriellen Verschlusskrankheit:
- ca. 35.000 Amputationen in Deutschland pro Jahr;
- etwa 2,2% aller Männer und 1,8% aller Frauen sind betroffen;
- Diabetiker haben ein 15-mal höheres Amputationsrisiko;
- Patienten haben gleichzeitig häufig eine koronare Herzkrankheit und zerebrale Durchblutungsstörungen;
- deshalb ist (unbehandelt) die Lebenserwartung 10 Jahre geringer als die der Normalbevölkerung;
- 70% der Patienten sterben an einer koronaren Herzkrankheit;
- die PAVK wird nicht nur unterdiagnostiziert, sondern in ihrer Markerfunktion für eine hohe Mortalität unterschätzt;
- zu den Risikofaktoren der PAVK s. Abb. 13.10-1.

13.10.3 Koinzidenz arterieller Durchblutungsstörungen

Patienten im Stadium der Claudicatio intermittens haben zu 50% eine koronare Herzkrankheit. Im Stadium der kritischen Extremitätenischämie (Stadium III und IV nach Fontaine) liegt in 90% der Fälle eine koronare Herzkrankheit vor. Auf Grund der generalisierten Atherosklerose müssen auch die zum Gehirn führenden Arterien und die Nierenarterien mittels Doppler-/Duplexsonographie untersucht werden.

13.10.4 Symptomatik

Typisch sind Schmerzen in Muskelgruppen distal des Gefäßverschlusses, vorwiegend unter Belastung. Bei schwerer PAVK meist (nächtliche) Ruheschmerzen im Fuß.

Zu den Verschlusstypen s. Tabelle 13.10-1, zu den Stadien der PAVK nach Fontaine s. Tabelle 13.10-2.

Im angloamerikanischen Sprachraum sind die Fontaine-Stadien unbekannt. Dort erfolgt lediglich eine Einteilung in „claudication" und „critical leg ischemia" (entspricht den Stadien III und IV).

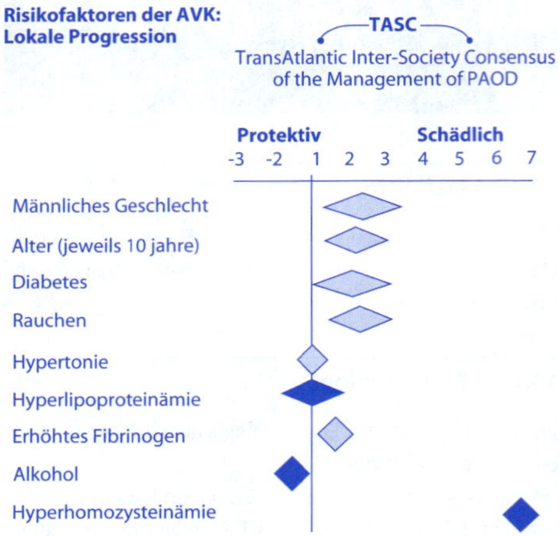

Risikofaktoren der AVK: Lokale Progression

TASC — TransAtlantic Inter-Society Consensus of the Management of PAOD

	Protektiv			Schädlich			
	-3	-2	1	2	3	4	5	6	7

- Männliches Geschlecht
- Alter (jeweils 10 Jahre)
- Diabetes
- Rauchen
- Hypertonie
- Hyperlipoproteinämie
- Erhöhtes Fibrinogen
- Alkohol
- Hyperhomozysteinämie

Abb. 13.10-1. Risikofaktoren der PAVK

13.10.5 Diagnostik

Zur Feststellung einer PAVK kommen folgende Maßnahmen in Frage:
- Gefäßauskultation/Strömungsgeräusche,
- Inspektion sowie der Pulstastbefund und
- die Ratschow-Lagerungsprobe.

An apparativen Untersuchungen stehen zur Verfügung:
- Dopplersonographie (Knöchelarmindex)
- Duplexsonographie
- Quantitative Durchblutungsmessung
- Messung des transkutanen Sauerstoffpartialdrucks ($tcPO_2$)
- Gehtest, Laufbandtest
- Angiographie.

13.10.6 Therapie

Die Therapieentscheidung ist abhängig vom Beschwerdebild, der individuellen Situation des Patienten (Beruf, Hobbys) sowie von der Lokalisation und der Morphologie der Stenosen bzw. Verschlüsse.

Es stehen konservative, interventionelle radiologische und gefäßchirurgische Therapiemaßnahmen zur Verfügung. Zu den Therapiezielen bei PAVK s. Abb. 13.10-2.

Risikofaktorenmanagement bei PAVK

- Einstellen des Nikotinabusus
  - Raucher entwickeln 2- bis 3-mal häufiger eine PAVK als Nichtraucher
  - PAVK-Patienten, die den Nikotinabusus fortsetzen, haben eine ausgeprägte Progression der Atherothrombose
  - Die Gehstrecke bei Claudicatiopatienten und die prospektiven Amputationsraten korrelieren direkt mit der Fortsetzung des Nikotinabusus
- Optimale Einstellung des Diabetes mellitus
  - Nüchternblutzucker: 80–120 mg/dl
  - Postprandial: <180 mg/dl
  - Hämoglobin A1c: <7,0
- Hyperlipoproteinämie
  - PAVK-Patienten haben hohes LDL-Cholesterin, hohe Triglyzeride und niedriges HDL-Cholesterin
  - Wie bei KHK-Patienten sollte das LDL-Cholesterin unter 100 mg/dl sein
- Behandlung der arteriellen Hypertonie
  - Auch bei PAVK muss der Bluthochdruck konsequent eingestellt werden (Zielblutdruck 130/80 mmHg)
  - Ideale Antihypertensiva: ACE-Hemmer, Kalziumantagonisten, Alphablocker, AT-Antagonisten
  - Betablocker verschlechtern bei Claudicatio die Gehleistung nicht
- Ausschaltung der Risikofaktoren
- Geh- und Bewegungstraining (programmiertes Intervalltraining und/oder allgemeines Lauftraining (PAVK-Gruppe)
- Sekundärprävention mit Thrombozytenfunktionshemmer (Acetylsalicylsäure, Clopidogrel)
- Parenterale oder orale Verabreichung von vasoaktiven Medikamenten (Pentoxifyllin, Naftidrofuryl, Buflomedil) und Einsatz von intravenösen Prostaglandin-E_1-Infusionen besonders bei Claudicatio intermittens mit kurzen schmerzfreien Gehstrecken sowie im Stadium III und IV

Lumeneröffnende Maßnahmen

Als lumeneröffnende Maßnahmen stehen zur Verfügung:
- Systemische Fibrinolysetherapie oder lokale Katheterlyse
- perkutane transluminale Angioplastie (PTA): Ballondilatation;
- Atherektomie nach Simpson, Rotationsangioplastie;
- Laserangioplastie, Implantation von Gefäßstützen (Stents);
- Aspirationsembolektomie.

Gefäßchirurgie: Thrombendarteriektomie (TEA), Bypassverfahren mit autologem Venenmaterial oder mit Kunststoffprothesen (allerdings nur, wenn das Therapieziel weder durch Training, medikamentöse Therapie noch durch Pharmakotherapie erreicht wird; Abb. 13.10-3).

Indikationen zu lumeneröffnenden Maßnahmen Das Risiko der Therapie muss gegen die Schwere und die Prognose der Erkrankung kritisch abgewogen werden.

Tabelle 13.10-1. Verschlusstypen

Typ (Häufigkeit)	Lokalisation	Fehlende Pulse	Ischämieschmerz
Beckentyp (35%)	Aortoiliakal	Ab Leiste	Oberschenkel, Hüfte
Oberschenkeltyp (50%)	Femoropopliteal	Ab A. poplitea	Wade
Peripherer Typ (15%)	Unterschenkel-/Fußarterien	Fußpulse	Fußsohle
Mehretagentyp (ca. 20%)			

13.10 Periphere arterielle Verschlusskrankheit (PAVK)

Tabelle 13.10-2. Stadien der peripheren arteriellen Verschlusskrankheit nach Fontaine

Stadium	Definition
I	Gefäßveränderungen vorhanden, jedoch keine Beschwerden
II	Claudicatio intermittens
II a	Schmerzfreie Gehstrecke >200 m
II b	Schmerzfreie Gehstrecke <200 m
III	(Nächtliche) Ruheschmerzen
IV	Ruheschmerzen + Nekrose

Bei **Claudicatio** kann in der Regel konservativ (Gehtraining, vasoaktive Medikamente einschließlich Prostaglandine [Prostavasin]) behandelt werden. Nur bei fortgeschrittener Claudicatio intermittens (Wegstrecke <50 m) können Bypassoperation oder Katheterintervention in Erwägung gezogen werden – immer auch unter Berücksichtigung von Beruf, Hobby, Alter und Leidensdruck.

In den Stadien III und IV sollte zunächst immer und unverzüglich eine lumeneröffnende Therapie angestrebt werden. Kommen weder operative noch interventionelle Maßnahmen in Frage, ist eine konservativ-medikamentöse Behandlung mit Prostanoiden (Alprostadil oder Iloprost) indiziert. Prostaglandin E_1 ist für die Behandlung der Stadien III und IV, das Prostazyklinanalogon Iloprost nur für die Behandlung der Thrombangiitis obliterans zugelassen.

Weitere Behandlungsmöglichkeiten in den Stadien III und IV sind:
- Relative Bettruhe,
- adäquate Extremitätenlagerung (Fußende tiefer stellen),
- Schmerzbehandlung (Analgetika, Periduralanästhesie),
- lokale Wundbehandlung, Débridement, Eröffnen von Retentionshöhlen, Verband.
- Nur bei Polyglobulie bzw. Polyzythämie ist eine Hämodilution sinnvoll.
- Außenseitermethoden wie z. B. die Ozontherapie, hämatogene Oxidationstherapie/Ultraviolettbestrahlung des Blutes, Sauerstoffmehrschritttherapie und die Chelattherapie haben sich bislang in keiner einzigen guten klinischen Studie als wirksam erwiesen.

13.10.7 Akuter Arterienverschluss

Definition
Der akute arterielle Gefäßverschluss entsteht am häufigsten durch eine arterielle Thromboembolie (in >80%). Emboliequellen sind in 90% der Fälle das Herz (Infarkt, schwere Herzinsuffizienz, Vorhofflimmern, Mitralklappenfehler, Endokarditis, Herzklappenersatz mit Kunststoffprothesen, Aneurysmen nach Infarkt). Weiter kommen große Gefäße als Emboliequellen in Frage, und in ca. 20% führt eine lokale, auf eine vorbestehende Läsion aufgepfropfte Thrombose zum Gefäßverschluss (Abb. 13.10-4). Je nach Lokalisation entsteht bei arterieller Embolie ein komplettes oder inkomplettes Ischämiesyndrom.

Die typischen (6-P-)Symptome sind Pain (Schmerz), Paleness (Hautblässe), Pulselessness (Pulsverlust), Paresthesia (Missempfindungen), Paralysis (Lähmung) und Prostration (Schock).

Differentialdiagnose Embolie/Thrombose
Die Embolie ist gekennzeichnet durch plötzliche Symptomatik und eine meist kardiale Vorerkrankung, die Thrombose durch eine langsamer einsetzende Symptomatik und eine meistens vorbestehende arterielle Verschlusskrankheit.

Therapie der akuten arteriellen Embolie
Die akute arterielle Embolie ist ein Notfall und bedarf sofortigen Handelns mit unverzüglicher Einweisung in ein Gefäßzentrum.

Ambulante Maßnahmen Anamnese und körperliche Untersuchung; adäquate Schmerzbehandlung: 10.000 IE Heparin i.v. Außerdem: Tieflagerung der betroffenen Extremität, Wattever-band, i.v.-Zugang mit Infusion von NaCl.

Stationäre Behandlungsmaßnahmen Zur Therapieplanung schnelle Angiographie, evtl. nach vorausgegangener Duplex-

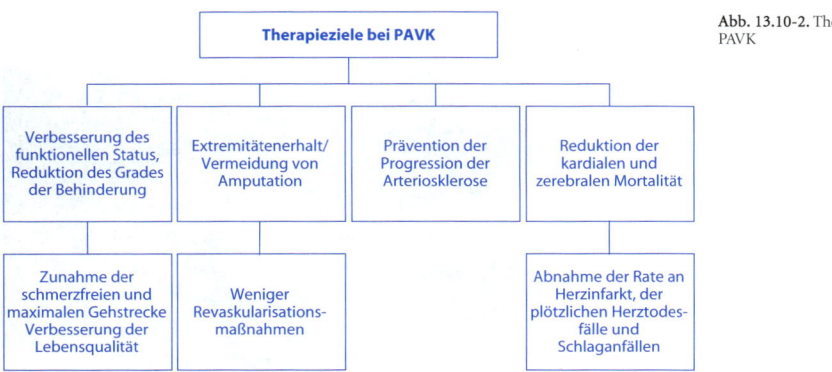

Abb. 13.10-2. Therapieziele bei PAVK

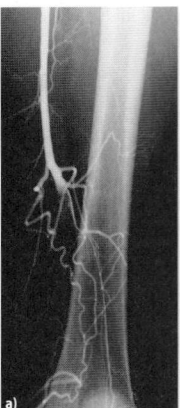 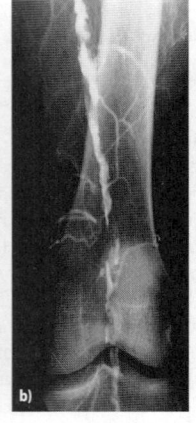 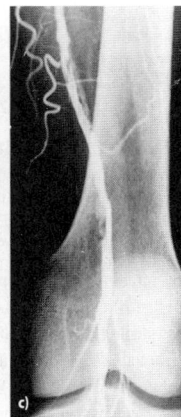

Abb. 13.10.3a–c. Kompletter Verschluss der A. femoralis superficialis im Übergang zur A. poplitea Pars I (Adduktorenrinne). Kathetertechnische Behandlung durch Pulssspraylyse im Thrombus mit anschließender PTA der demaskierten Stenose. Durch die PTA wurde eine Dissektion des Adduktorenkanals gesetzt

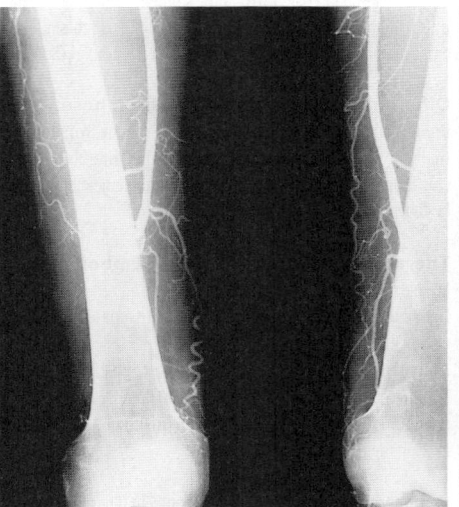

Abb. 13.10-4. Angiographischer Befund einer beidseitigen Popliteaembolie. Auffällig ist das gesunde vorgeschaltete Gefäßsystem ohne Anzeichen arteriosklerotischer Plaques mit glattem Abbruch der Gefäße in Höhe des Adduktorenkanals durch beidseitiges embolisches Material bei kardialer Streuquelle

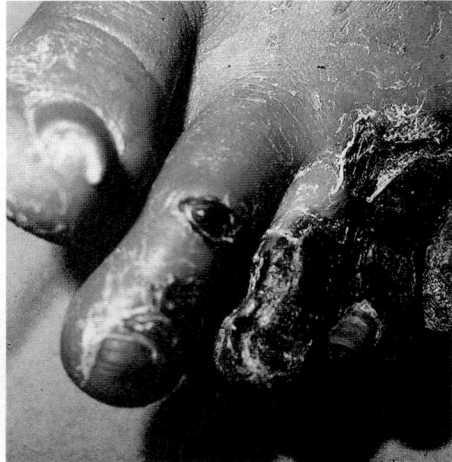

Abb. 13.10-5. Vorfußnekrose bei einem 23-jährigen Studenten mit Verschlüssen aller drei Unterschenkelarterien beidseits bei TAO. **(Siehe auch Farbtafel im Anhang)**

Abb. 13.10-6. Zustand nach erfolgreicher kombinierter konservativer und chirurgischer Therapie (Grenzzonenamputation) mit guter Abheilung trotz ausschließlicher Versorgung beider Unterschenkel und Vorfüße über Korkenzieherkollateralen. **(Siehe auch Farbtafel im Anhang)**

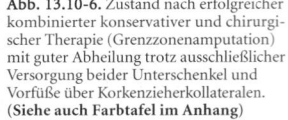 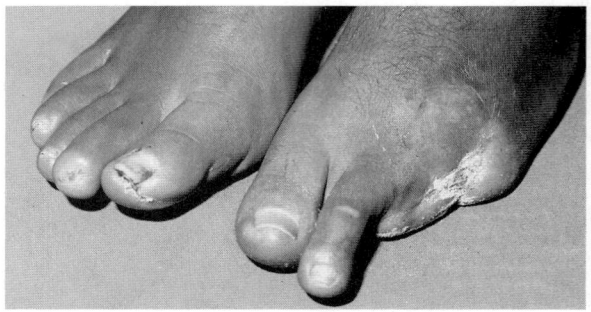

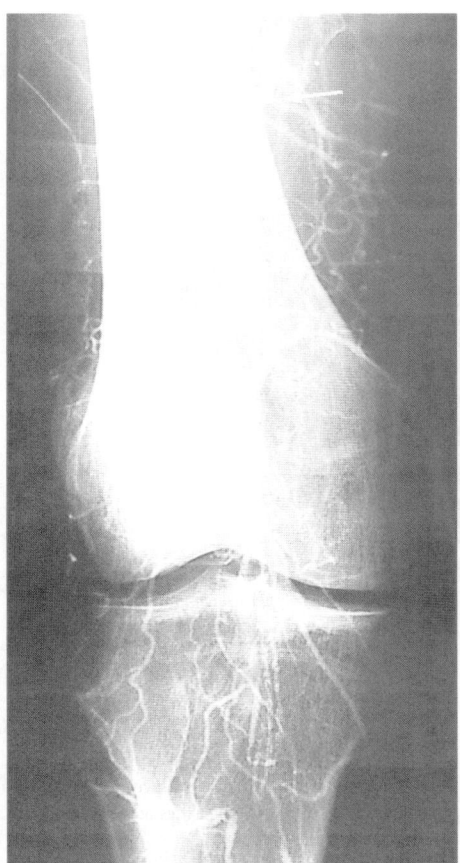
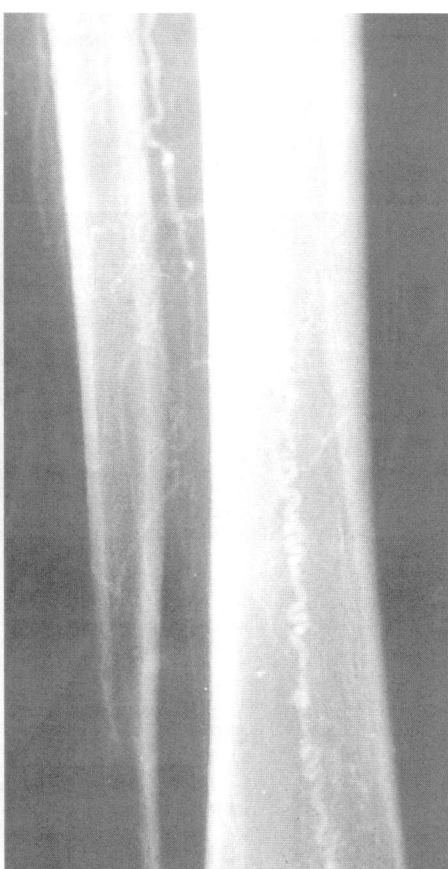

Abb. 13.10-7. Typisches angiographisches Bild eines Oberschenkelarterienverschlusses (Pfeil) bei TAO. Zugespitzer „Cut-off-Verschluss" mit weinrankenartigen Kollateralen.

Abb. 13.10-8. „Korkenzieherkollateralen" (Martorell-Zeichen). Alle drei Unterschenkelarterien sind verschlossen. Unterschenkel und Vorfuß werden über kleinste Kollateralen versorgt. Wahrscheinlich entstehen die Korkenzieherkollateralen aus dem ehemaligen Vasa vasorum der eigentlichen Unterschenkelarterien.

untersuchung. Therapie der Wahl ist die chirurgische Embolek-tomie mit Fogarty-Katheter. Falls ein operativer Eingriff nicht möglich ist, können andere rekanalisierende Maßnahmen zum Einsatz kommen: Systemische oder lokale Lyse, PTA-Versuch oder Aspirationsembolektomie.

13.10.8 Thrombangiitis obliterans (TAO)

Definition
Multilokuläre, segmentäre, schubweise verlaufende Entzündung der kleinen und mittelgroßen Arterien und Venen, die zu einer Thrombosierung des Gefäßlumens führt. Die Ätiologie ist ungeklärt. Synonyme: Endangiitis obliterans, Buerger-Syndrom, M. Winiwarter-Buerger.

Epidemiologie und Prognose
In Westeuropa gehen ca. 2% der arteriellen Verschlusskrankheiten auf eine TAO zurück, in Osteuropa und Israel sind es 6%, in Südostasien sogar 16%. Männer, vor allem junge Raucher, sind heute 4-mal häufiger betroffen als Frauen (früher 9:19). Auch bei der TAO sind in 75% die unteren Extremitäten betroffen (Abb. 13.10-5 und 13.10-6).

Symptomatik
Erstes Symptom meist Ruheschmerzen wie bei der PAVK, daneben Kältegefühl der Extremitäten.

Klinisch diagnostische Kriterien
- Alter <50 Jahren

	TAO	PAVK	Arterielle Embolie
Häufigkeit	+	+++	++
Geschlecht	90% männlich	80% männlich	Gleich
Alter bei Beginn	<40	>50	Unabhängig
Ursache	?	Atherosklerose	z. B. Herzkrankheiten
Claudicatio intermittens	(+)	+++	–
Klinik	Nekrosen	Schleichend	Perakut

Tabelle 13.10-3. Differentialdiagnose von TAO, PAVK und arterieller Embolie

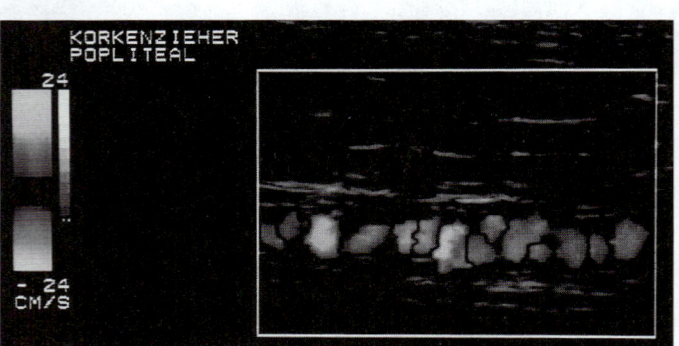

Abb. 13.10-9. „Korkenzieherkollateralen" in farbkodierter Duplexdarstellung. (**Siehe auch Farbtafel im Anhang**)

- Raucher
- Kältegefühl im Sinne eines Raynaud-Syndroms, Parästhesien, schmerzhafte periphere Durchblutungsstörungen der Hände und der Füße
- Meist infrapopliteal lokalisierte (segmentale) Arterienverschlüsse (auch Unterarmarterien) → Wadenclaudicatio und Fußsohlenclaudicatio (engl. „instep-claudication")
- Schubweiser Verlauf
- Außer Rauchen meist keine Risikofaktoren für Verschlusskrankheit
- Phlebitis saltans in ca. 30% der Fälle
- Typische angiographische Zeichen

Die Diagnose der Thrombangiitis obliterans ist rein klinisch zu stellen (Abb. 13.10-7 bis 13.10-9; zur Differentialdiagnose von TAO, PAVK und arterieller Embolie s. Tabelle 13.10-3).

Therapie

Therapieziel ist der Rückgang der Ruheschmerzen, Abheilung der Nekrosen und Vermeidung und Begrenzung von Amputationen.

Die wichtigste Maßnahme ist das sofortige Einstellen des Nikotinabusus. Dadurch oft Stillstand der Krankheit. Die Compliance der Patienten beträgt aber für Raucherentwöhnung weniger als 5%.

Pharmakotherapie Die Infusionstherapie mit Prostanoiden (Prostaglandin E_1: Alprostadil und Prostaglandin I_2) ist die medikamentöse Therapie der Wahl.

Die klinische Wirksamkeit von Thrombozytenfunktionshemmern, Antikoagulanzien, Steroiden und Immunsuppressiva ist nicht bewiesen.

Der Einsatz der systemischen und lokalen Fibrinolysetherapie (Katheterlyse) kann allenfalls im Frühstadium erwogen werden.

Prognose

Bypassverfahren und Sympathektomien sowie Katheterverfahren haben eine extrem schlechte Prognose.

Die Lebenserwartung quoad vitam ist gegenüber Normalpersonen nicht vermindert. Allerdings betragen die Fünfjahresamputationsraten bis zu 30%.

13.11 Venenerkrankungen
Thomas Weiss

13.11.1 Einleitung

Die Erkrankungen des venösen Systems werden trotz ihrer sozialmedizinischen Bedeutung meist unterschätzt. So geht man in Deutschland von bis zu 1 Million Patienten mit einem floriden oder abgeheilten Ulcus cruris aus, die im Durchschnitt 2 Monate pro Jahr deswegen krank sind und 7,5 Jahre früher berentet werden. Die Prävalenz der schweren Stadien der Venenerkrankungen dürfte jedoch eher rückläufig sein, zum einen auf Grund einer konsequenten Thromboseprophylaxe zum anderen durch eine frühzeitige Sanierung varikös degenerierter Venen.

13.11.2 Chronisch-venöse Insuffizienz

Unter dem Begriff „chronisch-venöse Insuffizienz" werden alle Folgeerscheinungen einer dauerhaft bestehenden venösen Abflussstörung an der Haut und subkutanem Gewebe subsumiert.

Ursache der chronisch-venösen Insuffizienz sind schlussunfähige Klappen im oberflächlichen Venensystem und/oder in den tiefen Venen im Sinne einer primären oder sekundären Varikosis sowie die Folgen einer tiefen Beinvenenthrombose.

Nach Widmer werden drei Stadien der chronisch venösen Insuffizienz unterschieden.

- Stadium I: geringes Ödem, Kölbchenvenen um den Innenknöchel, Corona phlebectatica paraplantaris.
- Stadium II: deutliches Ödem, Hyperpigmentation, Stauungsdermatitis und Induration.
- Stadium III: zusätzlich abgeheilte oder floride Ulcera cruris.

Die Therapie richtet sich nach der zugrunde liegenden Ursache. Eine kausale Therapie ist bei der Varikosis durch die Sanierung insuffizienter epifaszialer Venen möglich. Sonst bleiben die konsequente Kompressionstherapie sowie physikalische Maßnahmen. Gelegentlich sind niedrig dosierte Thiaziddiuretika zur Ausschwemmung venöser Stauungsödeme notwendig. Die sog. venentonisierenden oder ödemprotektiven Substanzen (Flavonoide, Aescin u. a.) sind in ihrer Bedeutung umstritten. Die Behandlung des Ulcus cruris besteht kurz zusammengefasst aus: Kompressionsverband, Ulkussäuberung, Behandlung eines Begleitekzems, Antibiose bei klinisch manifester Infektion (Keimbesiedlung des Ulkus keine Indikation für eine lokale oder systemische Antibiose), Ausschaltung insuffizienter Perforanzvenen oder insuffizienter oberflächlicher Venen.

13.11.3 Varikosis

Zu den häufigsten Erkrankungen der Venen gehören die degenerativen Veränderungen der epifaszialen Venen mit sackartiger Erweiterung, Schlängelung und Schlussunfähigkeit der Venenklappen. Die Prävalenz der Varikosis liegt bei bis zu 20% der erwachsenen Bevölkerung. Unterschieden wird zwischen primärer und sekundärer Varikosis. Als sekundär wird die Degeneration epifaszialer Venen bezeichnet, wenn sie auf dem Boden eines Verschlusses der tiefen Venen entstanden ist. Die Therapie der primären Varikosis ist medizinisch indiziert, sobald Beschwerden durch den gestörten venösen Abstrom auftreten. Die symptomatische Behandlung umfasst physikalische Maßnahmen sowie einer entsprechenden Kompression. Kausale Behandlung ist die operative Sanierung insuffizienter Venen.

13.11.4 Thrombophlebitis

Ätiologie und Klinik

Die Entzündung und Thrombosierung einer subkutanen epifaszialen Vene wird als Thrombophlebitis bezeichnet. Sie ist gekennzeichnet durch einen druckdolenten, geröteten, überwärmten und indurierten Venenstrang. Eine Intimaschädigung infolge eines Traumas, Verweilkanülen oder venenreizenden Medikamenten führen zu einer Inflammation der Gefäßwand mit nachfolgender Thrombosierung. Gelegentlich verursacht das Übergreifen einer Weichteilinfektion eine Phlebitis der oberflächlichen Venen. Die Sonderform der Thrombophlebitis migrans kann mit malignen Tumoren oder einer Thrombangiitis obliterans assoziiert sein. Die Mehrheit der Entzündungen tritt in varikös veränderten Venen auf und wird als Varikophlebitis bezeichnet. Die septische Thrombophlebitis ist meist Folge eines länger liegenden intravenösen Zugangs.

Bei einer Thrombophlebitis kann in 5–10% der Fälle eine Ausdehnung der Thrombosierung in das tiefe Venensystem stattfinden, daher ist vor allem bei Venenentzündungen am Oberschenkel eine sonographische Untersuchung der subfaszialen Venen angezeigt. Betrifft die Phlebitis die Mündungsklappenregion der V. saphena magna oder parva, so ist auf jeden Fall zu prüfen, ob ein Thrombuszapfen in die V. femoralis reicht.

Bei rezidivierenden Thrombophlebitiden nicht degenerativ veränderter Venen ist auf Grund der Assoziation mit Malignomen oder einer thrombophilen Diathese ein entsprechendes Screening zu empfehlen.

Therapie

Die Basisbehandlung besteht aus einem Kompressionsverband, Mobilisierung und bei starken Schmerzem aus nichtsteroidalen Antiphlogistika. Bei nur umschriebener Thrombophlebitis können auch Lokalmaßnahmen wie antiphlogistische Salben oder Alkoholumschläge ausreichen zur Linderung. Eine Immobilisierung ist nicht indiziert. Die Beschwerden sollten innerhalb 2–6 Wochen abklingen, der Venenstrang kann allerdings noch einige Monate tastbar sein. Bei einer ausgedehnten Venenentzündung empfiehlt sich die Gabe eines niedermolekularen Heparins zur Thromboseprophylaxe, bei einem sehr ausprägtem mündungsklappennahem Prozess auch in therapeutischer Dosierung bis zum Abklingen der Entzündungszeichen. In Einzelfällen kann auch eine Ligatur der V. saphena magna notwendig werden.

Bei größeren entzündeten Varixknoten lässt sich durch eine Stichinzision in Lokalanästhesie und Exprimieren der Gerinnsel eine schnelle Schmerzlinderung erreichen (Abb. 13.11-1).

13.11.5 Thrombose

Einleitung

Venöse Thrombosen sind relativ häufige Erkrankungen, so liegt die kumulative Wahrscheinlichkeit bis zum Alter von 80 Jahren eine Thrombose erlitten zu haben bei über 10%. Die Inzidenz einer Beinvenenthrombose wird für Deutschland mit 1–3 auf 1000 Erwachsene pro Jahr angegeben. Hochgerechnet bedeutet dies eine Anzahl von bis zu 240.000 Patienten mit einer Thrombosen pro Jahr. 10.000–20.000 Patienten versterben pro Jahr an einer Lungenembolie, bei dem Großteil dieser Patienten war zu diesem Zeitpunkt des finalen Ereignisses keine Thrombose bekannt. Ohne Prophylaxe weisen internistische Hochrisikopatienten eine Thromboseinzidenz von bis zu 50% auf. Da sich bei Patienten mit einer Thrombose zum Zeitpunkt der Diagnosestellung in über der Hälfte der Fälle bereits Lungenembolien nachweisen lassen, werden sich auch unter dem Begriff thromboembolische Erkrankung zusammengefasst.

Therapieziele und Behandlungsprinzipien bei Patienten mit venösen Thrombosen haben in den letzten Jahren durch die Einführung der niedermolekularen Heparine und der frühen Mobilisation einen Wandel erfahren. Auch hat die Lysetherapie venöser Thrombosen heute nur noch einen geringen Stellenwert.

Ätiologie und Pathogenese

Der Begriff Thrombose als eine teilweise oder vollständige Gefäßokklusion durch eine intravasale Gerinnselbildung wurde 1858 durch Rudolf Virchow geprägt. Im Mittelpunkt der Pathogenese steht auch heute noch die nach ihm benannte Virchow-Trias mit
- venöser Stase
- erhöhter Gerinnbarkeit des Blutes
- Verletzung der Gefäßwand.

Eine Vielzahl von Faktoren wurde identifiziert, die die Entstehung von Thrombosen begünstigen können (s. Übersicht). Zusätzlich werden immer mehr Gerinnungsdefekte entdeckt, die mit einer erhöhten Thrombosegefahr einhergehen (Tabelle 13.11-1). Ungefähr 30–40% der Thrombosen sind durch eine thrombophile Diathese zumindest mitbedingt. Ein entsprechendes Screening wird bei Patienten unter 45 Jahren empfohlen. Die Assoziation von Thrombosen mit Malignomen ist seit langem bekannt. Bei Patienten mit idiopathischen Thrombosen lässt sich etwa bei jedem zehnten eine Tumorerkrankung diagnostizieren. Der Nutzen einer umfangreichen Tumorsuche über eine Basisdiagnostik hinaus wird kontrovers diskutiert.

Faktoren, die die Entstehung einer Thrombose begünstigen können.
- Immobilisation
- Operation
- Trauma/Verbrennungen
- Schwangerschaft
- Neoplasie
- Frühere Thrombose
- Thrombophilie
- Exsikkose
  - Diuretikatherapie
  - Fieber
  - Enteritis
- Nephrotisches Syndrom
- Chronische entzündliche Darmerkrankungen
- Hyperviskositätssyndrome
  - Polyzythämie
  - Leukosen
  - Polyglobulie
- Antiphospholipidantikörpersyndrom
- Schwere internistische Erkrankungen
  - Myokardinfarkt
  - Herzinsuffizienz
  - Apoplex
- Medikamente
  - Hormonersatztherapie
  - Orale Antikonzeptiva
  - Steroide
- Übergewicht
- Rauchen

Diagnostik

Auch wenn das klinische Bild einer Mehretagenvenenthrombose durch die Trias Schwellung, Überwärmung und livide Verfärbung typisch ist, kann durch die klinische Untersuchung allein eine Beinvenenthrombose weder diagnostiziert noch ausgeschlossen werden. Die Treffsicherheit auch erfahrener Kliniker liegt nur bei 50%. Bei entsprechendem Verdacht muss eine Sicherung der Diagnose mittels Duplexsonographie oder Phlebographie erfolgen. Die Sensitivität der Kompressionssonographie liegt bei 90–100%, die Spezifität bei 95–100% verglichen mit der aszendierenden Phlebographie. Der Ausschluss einer Unterschenkelvenenthrombose kann bei ungünstigen Untersuchungsbedingungen aber Schwierigkeiten bereiten; hier liegt die Berechtigung für die Durchführung einer Phlebographie.

Anhand eines Scoresystems (Tabelle 13.11-2) kann die Wahrscheinlichkeit für das Vorliegen einer Thrombose abgeschätzt werden. Die Daten der EDITED Studie legen nahe, dass bei ambulanten Patienten mit niedriger Vortestwahrscheinlichkeit und einem negativem D-Dimer-Test auf eine weitere Diagnostik verzichtet werden kann, da der negative prädiktive Wert dann bei 99% liegt. In der Nachbeobachtungsphase von 3 Monaten entwickelte 1% dieser Patienten eine Thrombose, was als akzeptabel gilt und auch in Sonographiestudien so beobachtet wurde. Die Verwendung eines D-Dimer-Tests setzt aber genaue Kenntnis über Sensitivität und Spezifität des benutzten Tests voraus, der Stellenwert eines Schnelltests wurde bisher nicht untersucht. Im Zweifel sollte daher auf jeden Fall eine Bildgebung, am besten in Form einer Duplexsonographie, angestrebt werden.

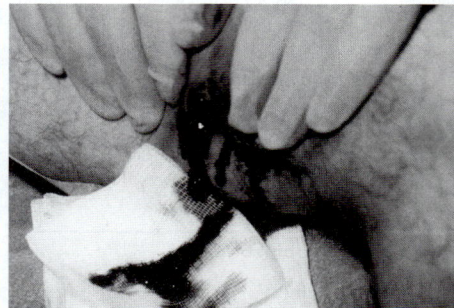

Abb. 13.11-1. Exprimieren von Koageln bei Thrombophlebitis

Tabelle 13.11-1. Prävalenz der wichtigsten hereditären Gerinnungsdefekte

Hereditär	Asymptomatische Bevölkerung [%]	Thrombosepatienten [%]
APC-Resistenz		
– heterozygot	3–7	20
– homozygot	0,02	3
Prothrombinmutation	1,2–2,3	4,6–7,1
Antithrombinmangel	0,02	1
Protein-C-Mangel	0,2	3
Protein-S-Mangel	–	1–2

Therapie

Die Ziele der therapeutischen Maßnahmen bei Patienten mit einer akuten Beinvenenthrombose sind seit Jahren klar definiert und allgemein akzeptiert. Sie umfassen:

1. die Verhinderung einer Lungenembolie als gefährlichste Komplikation,
2. die Hemmung des Thrombuswachstums, um eine weitere Verlegung des venösen Systems bis hin zur Ausbildung einer Phlegmasia coerulea dolens zu vermeiden,
3. Vermeidung eines postthrombotischen Syndroms,
4. die Linderung der akuten Beschwerden.

Die Therapie basiert auf Immobilisation, Kompression, Antikoagulation, Thrombolyse und Thrombektomie.

Immobilisation Abgesehen von Patienten mit einer isolierten Wadenvenenthrombose war die 7- bis 10-tägige Bettruhe des Patienten mit neu diagnostizierter Phlebothrombose seit vielen Jahrzehnten Therapiestandard in den deutschsprachigen Ländern und wurde bis vor wenigen Jahren nie hinterfragt. Rationale Basis für dieses Vorgehen war der Zeitpunkt der bindegewebigen Fixation des Thrombus an der Venenwand durch Kollagenfasern zwischen dem 8. und 10. Tag. Danach schien das Risiko einer Lungenembolie gering und eine Mobilisierung gefahrlos möglich zu sein. Zwar war bekannt, dass in den angloamerikanischen Ländern Patienten mit Thrombose nur kurz ans Bett gefesselt wurden, eine Änderung des therapeutischen Vorgehens wurde jedoch daraus nicht abgeleitet. Bereits Ende der achtziger Jahre wurde das Dogma der Immobilisation in Frage gestellt, da mit einem Therapieprinzip behandelt wurde, das als einer der typischen Ursachen einer Gerinnselentstehung gilt. Erste Untersuchungen mit einer mobilen Behandlung von Thrombosepatienten im Krankenhaus zeigten keine Zunahme der Anzahl von tödlichen Lungenembolien.

Da Patienten in der Regel Heparin intravenös verabreicht bekamen und dadurch sowieso im Krankenhaus bleiben mussten, hatte die oben genannte Studie keinen wesentlichen Einfluss auf das therapeutische Vorgehen. Erst durch die Möglichkeit einer sicheren und effektiven Antikoagulation mit subkutan injizierten niedermolekularen Heparinen (NMH) und dem größer werdenden Kostendruck ist die kurzstationäre oder vollständig ambulante Behandlung wieder in den Blickpunkt gerückt. Mittlerweile liegen einige Studien zur Frage der ambulanten Behandlung von Patienten mit tiefer Beinvenenthrombose vor. Allen Untersuchungen ist gemeinsam, dass nur bei einem Teil aller Thrombosepatienten (35–80%) eine Heimtherapie durchführbar war, wobei z. T. auch Patienten mit kleineren Lungenembolien ambulant geführt wurden. Stationär betreut wurden Patienten mit massiver Lungenembolie, hohem Blutungsrisiko oder Begleiterkrankungen, die eine Krankenhausbehandlung weiter notwendig machten, sowie Patienten, die Angst vor möglichen Komplikationen einer Heimtherapie bzw. keine Hilfe zu Hause hatten. Duplexsonographische Kriterien wie Wandadhärenz des Gerinnsels, flottierender Anteil oder Lokalisation der Thrombose scheinen keine Rolle zu spielen und wurden zur Therapieentscheidung nicht herangezogen. Die Komplikationsrate (Lungenembolie, Blutung, Tod) lag bei ausgewählten Patienten nicht höher als bei einer stationären Behandlung. In Tabelle 13.11-3 sind die Ergebnisse der zwei randomisierten Studien aufgelistet. Die deutsche Gesellschaft für Angiologie stellt in ihren Leitlinien von 2002 fest, dass auf dem Boden von zwei randomisierten Studien die mobile Behandlung des Patienten mit Thrombose möglich ist. Allgemein akzeptierte Kriterien zur Auswahl geeigneter Patienten müssen noch definiert werden (s. Übersicht). Somit erscheint es heute möglich, nach sorgfältiger individueller Prüfung einen mobilen Thrombosepatienten nach entsprechender Aufklärung kurzstationär oder ambulant mit NMH zu behandeln. Voraussetzung hierfür ist, dass folgenden Punkte gewährleistet sind: eine notwendige weitere Diagnostik (Thrombophilie, Tumorscreening, Laborkontrollen), Durchführbarkeit subkutaner Injektionen und adäquater Kompressionsbehandlung zuhause, sichere ambulante Einstellung auf eine orale Antikoagulation, Handlungsanweisung bei Komplikationen und schnelle Erreichbarkeit eines Krankenhauses.

Tabelle 13.11-2. Scoresystem zur Abschätzung der Wahrscheinlichkeit einer Thrombose (nach Wells)

Parameter	Punkte
Aktives Malignom (Behandlung innerhalb der letzten 6 Monate oder aktuell palliative Therapie	1
Lähmung, Immobilisation durch Gips etc.	1
Bettruhe >3 Tage/größere Operation <12 Wochen	1
Druckschmerz entlang der tiefen Venen	1
Schwellung des ganzen Beines	1
Umfangsdifferenz >3 cm des betroffenen Unterschenkels	1
Eindrückbares Ödem	1
Sichtbare Kollateralvenen	1
Dokumentierte frühere Thrombose	1
Alternative Diagnose wahrscheinlicher als TVT	– 2
Auswertung:	
Niedrige Wahrscheinlichkeit	0
Mäßige Wahrscheinlichkeit	1–2
Hohe Wahrscheinlichkeit	≥ 3

Mögliche Kriterien für eine stationäre Behandlung (nach Bates und Ginsberg 2004)
- Ausgedehnte iliofemorale Thrombose mit deutlicher Stauung
- Erhöhtes Blutungsrisiko
- Eingeschränkte kardiorespiratorische Reserve
- Eingeschränkte Compliance
- Eingeschränkte Möglichkeiten der Versorgung zu Hause (Injektion/Kompression/Überwachung)
- Kontraindikation gegen niedermolekulares Heparin

Tabelle 13.11-3. Vergleich der kurzstationären/ambulanten Behandlung mit niedermolekularem Heparin vs. Standardbehandlung mit unfraktioniertem Heparin

Ereignis [%]	Levine Enoxaparin (n=247)	UFH (n=253)	Koopman Nadroparin (n=202)	UFH (n=198)
Stationäre Tage	1,1	6,5	2,7	8,1
Rezidiv (TVT, LE)	5,3	6,7	6,9	8,6
Schwere Blutung	2,0	1,2	0,5	2,0
Tod	4,4	6,7	6,9	8,1

Kompression Der Stellenwert einer adäquaten Kompressionsbehandlung mit Kurzzugbinden ist allgemein akzeptiert, auch wenn es keine vergleichenden Studien zu diesem Punkt bei der Akutbehandlung der Beinvenenthrombose gibt. Postulierte Wirkprinzipien sind: Beschleunigung des venösen und lymphatischen Abflusses, durch die Strömungsbeschleunigung Vermeidung eines weiteren Thrombuswachstums sowie Förderung der Thrombusadhärenz und Organisation. Besonders wichtig ist der Kompressionsverband bei der ambulanten Behandlung zur Reduktion der Beschwerden und der Schwellung beim mobilen Patienten. Kontraindiziert ist die Kompressionsbehandlung nur bei fortgeschrittener AVK mit Knöchelarteriendrucken unter 70–80 mm Hg und bei Phlegmasia coerulea dolens. Die Antithrombosestrümpfe sind zur Kompressionsbehandlung nicht ausreichend. Nach der Akutbehandlung erfolgt die Versorgung mit einem Kompressionsstrumpf der Klasse II. Die Dauer der Anwendung hängt vom Ausmaß der Stauungsbeschwerden ab, bei geringen Symptomen kann auch bei Mehretagenthrombosen ein Unterschenkelkompressionsstrumpf ausreichend sein. Das Auftreten eines postthrombotischen Syndroms kann durch eine konsequente Kompressionsbehandlung signifikant verringert werden.

Medikamentöse Behandlung

Akutbehandlung mit unfraktioniertem Heparin Jede Thrombose sollte antikoaguliert werden. Auch wenn die Datenlage für Unterschenkelvenenthrombosen nur sehr spärlich ist, wird von den meisten Autoren auch in diesen Fällen eine Antikoagulation empfohlen, da mindestens 20% der Fälle ein Thrombuswachstum zu erwarten ist.

Entscheidend für die Hemmung des Thrombuswachstums und die Reduktion des Lungenembolierisikos ist die schnelle und effektive Antikoagulation mit Heparinen. Eine primäre orale Antikoagulation ohne überlappende Heparinisierung ist nicht ausreichend und mit einer signifikant höheren Rate an Rezidiven und thromboembolischen Komplikationen behaftet (20% vs. 7%).

Die Notwendigkeit einer effektiven Gerinnungshemmung innerhalb der ersten 24 h ist durch mehrere Studien belegt. Die gerinnungshemmende Wirkung von unfraktioniertem Heparin ist auf Grund der Eiweißbindung individuell unterschiedlich und macht entsprechende Laborkontrollen und Dosisanpassungen notwendig. Das langsame Herantasten an die entsprechende Heparindosis ist mit Nachteilen belastet. Wird der therapeutische Bereich nicht innerhalb von 24 h erreicht, so kommt es in 23,3% zu Thrombuswachstum und Embolien im Vergleich zu 4–6% der Patienten, die innerhalb des ersten Tages effektiv antikoaguliert waren. Begonnen wird die Heparinisierung mit einer intravenösen Bolusgabe von 5000 IE Heparin, daran schließt sich eine kontinuierliche Infusionsbehandlung oder subkutane Injektionstherapie an. Angestrebt wird eine Verlängerung der partiellen Thromboplastinzeit (PTT) auf das 1,5- bis 2,5fache des Ausgangswertes. Ein Schema zur Steuerung der Heparindosis wurde von Hirsh vorgeschlagen (Tabelle 13.11-4). Lange Zeit wurde der Dauer der Heparinisierung aufgrund des vermuteten fibrinolytischen Potentials des Heparins große Bedeutung zugemessen. In zwei Studien konnte gezeigt werden, dass eine 5-tägige Heparinisierung gleich effektiv wie eine 10-tägige Heparingabe ist. Hierzu ist es allerdings erforderlich innerhalb der ersten 48 h mit der oralen Antikoagulation anzufangen. Schwere Blutungen können im Rahmen der initialen Heparinisierung in 2–3% der Fälle auftreten.

Akutbehandlung mit niedermolekularem Heparin Niedermolekulare Heparine weisen gegenüber unfraktioniertem Heparin zahlreiche Vorteile auf. Die hohe Bioverfügbarkeit nach subkutaner Gabe, die längere Halbwertszeit und die dosisunabhängige Clearance erlauben eine einfache und sichere Handhabung der niedermolekularen Heparine. Für die therapeutische Antikoagulation werden sie körpergewichtsadaptiert dosiert. In einer großen Zahl von klinischen Studien wurde die Initialbehandlung mit subkutan injiziertem niedermolekularem Heparin mit der intravenösen Infusion mit unfraktioniertem Heparin verglichen. Mehrere Metaanalysen liegen vor, die auf eine Risikoreduktion bezüglich der Endpunkte: Thrombuswachstum, Embolierate, größere Blutung und Tod hinweisen (Abb. 13.11-2). Die Häufigkeit heparininduzierter Thrombopenien unterschied sich nicht signifikant. Die initiale Behandlung der tiefen Beinvenenthrombose mit niedermolekularen Heparinen hat sich auf Grund der einfachen und sicheren Handhabung weitgehend als Standardtherapie etabliert. Niedermolekulare Heparine akkumulieren bei Niereninsuffizienz, sodass eine reduzierte Kreatininclearance von 20–30 ml/min (je nach Präparat) eine Kontraindikation darstellt. Vorsicht ist auch geboten bei Patienten unter 50 kg und über 100 kg. Die in Deutschland zur Therapie der tiefen Beinvenenthrombose zugelassenen Präparate und Dosisangaben sind in Tabelle 13.11-5 aufgelistet. Tinzaparin hat zusätzlich die Zulassung für die Therapie der nichtmassiven Lungenembolie erhalten. Bei körpergewichtsadaptierter Dosierung sind keine Kontrollen der Anti-Xa-Aktivität notwendig, Bestimmungen der Thrombozyten zur Erfassung einer heparininduzierten Thrombopenie sind obligat. Bei längerer Anwendung niedermolekularer Heparine in höheren Dosierungen sind kumulative Effekte jedoch nicht auszuschließen, sodass hier eine Messung der anti-Xa-Aktivität und entsprechende Dosisanpassungen vorzunehmen sind (therapeutischer Bereich 0,4 bis 0,8 IE/ml, Blutabnahme 4 h nach Injektion bei zweimaliger Gabe). Die Anwendung niedermolekularer Heparine an Stelle von Marcumar über mehrere Monate ist möglich. Eine Metaanalyse legt die Halbierung der körpergewichtsadaptierten Dosierung nach 10 Tagen nahe.

Eine Weiterentwicklung der Heparine stellt Fondaparinux dar, das nur noch aus der spezifischen sulfatierten Pentasaccharidsequenz zur Hemmung des Faktors Xa besteht. In ersten Studien zur initialen Therapie der Thrombose erwies es sich als ebenso effektiv wie niedermolekulares Heparin. Die Nebenwirkungsrate war dabei vergleichbar.

Orale Antikoagulation
Überlappend zur initialen Heparinbehandlung über 5 Tage wird die Gerinnungshemmung mit oralen Antikoagulanzien eingeleitet. Sobald der INR-Wert an zwei aufeinander folgenden Tagen im therapeutischen Bereich liegt, kann die Heparinisierung gestoppt werden. Weitgehende Übereinstimmung besteht darin, dass eine mittlere Intensität der Antikoagulation mit einem INR-Wert von 2,5 für die meisten Patienten mit venösen Thrombosen ausreichend ist, eine höhere Intensität bringt keine weitere Reduktion der Rezidivrate, aber eine signifikante Zunahme der Blutungskomplikationen. Eine Antikoagulation mit einem INR von 3–4,5 kann allerdings erforderlich sein bei Patienten mit rezidivierenden thromboembolischen Ereignissen unter INR von 2–3 oder Patienten mit Antiphospholipid-Antikörper-Syndrom.

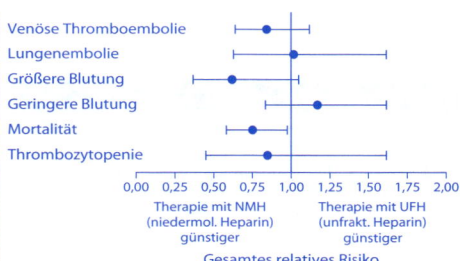

Abb. 13.11-2. Vergleich der niedermolekularen Heparine vs. unfraktioniertem Heparin bei der initialen Antikoagulation der Thrombose

Die optimale Dauer der Antikoagulation ist immer noch Gegenstand der Diskussion. Bei Patienten mit einem passageren Risikofaktor (Immobilisation, OP) scheint eine Antikoagulation für 3 Monate ausreichend zu sein. In diesen Fällen wird das Risiko schwerer Blutungen bei fortgesetzter oraler Antikoagulation (3% pro Jahr) als höher eingeschätzt als die Gefahr, die von Thromboserezidiven ausgeht. Bei den primären oder so genannten idiopathischen Thrombosen weisen verschiedene Studien jedoch daraufhin, dass eine nur wenige Wochen durchgeführte Gerinnungshemmung mit einem höherem Rezidivrisiko einhergeht. Die sechsmonatige Antikoagulation führte im Vergleich zur sechswöchigen Gerinnungshemmung bei primärer oder sekundärer Thrombose bei permanentem Risikofaktor zu einer 50%igen Abnahme der Rezidivrate. Bei einem zweiten thromboembolischem Ereignis erwies sich die dauerhafte Antikoagulation nach 4-jähriger Beobachtungszeit als überlegen. In der Gruppe der kontinuierlich antikoagulierten Patienten (INR 2–3) lag die Rezidivrate bei 2,6% gegenüber 20,7% in der nur 6 Monate behandelten Gruppe. Allerdings zeigte sich auch eine Zunahme der Anzahl größerer Hämorrhagien (2,7% vs. 8,6%). Die Mortalität war in beiden Gruppen gleich. In Tabelle 13.11-6 sind die Empfehlungen zur Dauer der Antikoagulation zusammengestellt.

Einige Versuche sind unternommen worden, um Risikokollektive zu identifizieren. So konnte ein erhöhtes Rezidivrisko in Abhängigkeit vom Grad der Rekanalisation der Thrombose festgestellt werden. Der Nutzen einer dann entsprechend längeren Gerinnungshemmung wurde jedoch bisher nicht prospektiv untersucht. In zwei Studien konnte gezeigt werden, dass bei Patienten mit idiopathischer Thrombose eine Erhöhung des D-Dimer-Werts 4 Wochen nach Absetzen der oralen Gerinnungshemmung mit einer signifikant erhöhten Rezidivrate einhergeht. Allerdings wurden zwei verschiedene Grenzwerte der D-Dimer-Bestimmung herangezogen (250 ng/ml und 500 ng/ml). Palareti konnte bei einem D-Dimer-Wert <500ng/ml (ELISA Böhringer) sowohl bei Patienten mit idiopathischer Thrombose und bei Patienten mit Thrombose bei thrombophiler Diathese eine erniedrigte Ereignisrate finden (Abb. 13.11-3). Die Ergebnisse weiterer prospektiver Studien stehen noch aus. Die

Tabelle 13.11-4. Anpassung der Dosis von unfraktioniertem Heparin zur Erreichung einer therapeutischen Gerinnungshemmung (nach Hirsh)

PTT(s)	Bolus [IE]	Stopp [min]	Anpassung der Tagesdosis [IE]	Nächste Kontrolle
<50	5000	0	+3000	6 h
50–59	0	0	+3000	6 h
60–85	0	0	0	Nächster Morgen
86–95	0	0	–2000	Nächster Morgen
96–120	0	30	–2000	6 h
>120	0	60	–4000	6 h

Bolus 5000 IE Heparin, gefolgt von 30.000 IE/4 h, 1. Kontrolle nach 6 h, weiteres Vorgehen, nach der PTT(s)

Tabelle 13.11-5. Liste der in Deutschland zur Therapie der Thrombose zugelassenen niedermolekularen Heparine und ihre Dosierung (Stand 08/2004)

Substanz	Handelsname	Dosierung
Certoparin	Monoembolex	2-mal 8000 IE/Tag
Enoxaparin	Clexane	2-mal 100 IE/kg/Tag
Nadroparin	Fraxiparin	2-mal 92 IE/kg/Tag
	Fraxodi	1-mal 190 IE/kg/Tag
Tinzaparin	Innohep	1-mal 175 IE/kg/Tag

Bestimmung der D-Dimere könnte in Zukunft zur Identifizierung von Risikopatienten beitragen.

Neue Substanzen zur oralen Antikoagulation Eine Vereinfachung der oralen Gerinnungshemmung ist mit dem direkten Thrombininhibitor Ximelagatran möglich, was zu einer Neubewertung der Risiko-Nutzen-Relation führen könnte. In ersten Studien konnte Ximelagatran (2-mal 36 mg/Tag) das Rezidivrisiko ebenso effektiv senken wie die Antikoagulation mit Warfarin (INR 2–3). Weiterhin konnte die Wirksamkeit des Thrombininhibitors in reduzierter Dosierung von 2-mal 24 mg im Vergleich zu Plazebo bei der Sekundärprophylaxe nach der initialen Antikoagulation über ein halbes Jahr gezeigt werden, ohne dass ein Anstieg von Blutungskomplikationen zu verzeichnen war. Durch die konstante Bioverfügbarkeit ist ein Monitoring der Gerinnungshemmung nicht notwendig. Ein Anstieg der Leberenzyme findet sich in bis zu 10% der Patienten, der sich im Verlauf normalisiert. Die Bedeutung der Leberwertveränderung ist unklar und lässt die Sicherheit einer Therapie über viele Jahre noch offen erscheinen.

Tabelle 13.11-6. Empfehlungen zur Dauer der oralen Antikoagulation bei Thrombose (adaptiert nach Bates u. Ginsberg 2004)

Thromboseform	Antikoagulations-dauer [Monate]
Thrombose bei reversiblem Risikofaktor	3–6
Unterschenkelthrombose ohne Risikofaktor	3(–6)
Mehretagenthrombose ohne Risikofaktor	6
1. Thrombose bei permanentem Risikofaktor(z. B. NPL)	Langfristig
Rezidiv bei reversiblem Risikofaktor	6–12
Thrombose bei Thrombophilie mit niedrigem Risiko und reversiblem Risikofaktor	6
Thrombose bei Thrombophilie mit niedrigem Risiko ohne Risikofaktor	6
Thrombose bei Thrombophilie mit hohem Risiko	Langfristig
Mehr als 1 Thrombose ohne Risikofaktor	Langfristig

Thrombophilie mit niedrigem Risiko: heterozygote Faktor-V-Leiden-Mutation, heterozygote Prothrombinmutation
Thrombophilie mit hohem Risiko: Antithrombinmangel, Protein-C-Mangel, Protein-S-Mangel, homozygote Faktor-V-Mutation, homozygote Prothrombinmutation, heterozygote Mutation von beiden Faktoren, Antiphospholipid-Antikörper

Thrombolyse Der Stellenwert der Thrombolyse wurde in den letzten Jahren zunehmend kontrovers diskutiert. Die Wiederherstellung der venösen Ausstrombahn mittels Lyse schien in den 70er-Jahren die einzige Maßnahme, um dem Patienten ein postthrombotisches Syndrom oder das lebenslange Tragen eines Kompressionsstrumpfes zu ersparen. Abhängig vom Thrombusalter, der Ausdehnung und dem verwendeten Lyseschema kann eine komplette Lyse in 30–60% der Fälle erfolgen. Dies ist allerdings nicht gleichbedeutend mit der Vermeidung eines postthrombotischen Syndroms, da bis zu 50% der erfolgreich lysierten Patienten postthrombotische Veränderungen entwickeln. Als Grund wird eine frühe Beeinträchtigung der zarten Venenklappen vermutet. Das Risiko der Lyse wird mit 1–2,5% tödlicher Komplikationen angegeben. Insgesamt besteht die unklare Situation, dass die akuten Erfolge und Risiken einer Lysetherapie relativ gut untersucht sind, dagegen nur sehr wenige Daten aus kleineren unkontrollierten Studien vorliegen, die einen langfristigen Vorteil der Lyse für den Patienten belegen würden. Diese Ergebnisse lassen das zusätzliche lysebedingte Risiko von 1–2% tödlicher Komplikationen im Hinblick auf die relativ günstige Prognose der konservativ behandelten Patienten nicht gerechtfertigt erscheinen. Erwogen werden kann nach Ausschluss der Kontraindikationen eine Lyse bei einem Patienten unter 60 Jahren mit einer frischen Mehretagenthrombose (< 5 Tage). Meist wird Urokinase oder rtPA verwendet. Die eindeutige Überlegenheit einer Substanz oder einer Anwendungsform – systemisch, lokoregional über eine Fußrückenvene oder über Katheter direkt in den Thrombus – ist bisher nicht geklärt.

Thrombektomie Eine ähnliche Situation wie bei der Lysetherapie besteht auch bei operativer Entfernung des Thrombusmaterials. Trotz guter Frühergebnisse (60% komplette Thrombusentfernung) sind die Langzeitresultate wenig ermutigend. Oft tritt durch die operative Endothelverletzung eine Rethrombose auf bzw. die Venenklappen sind durch die Thrombektomie zerstört, sodass funktionell keine Verbesserung resultiert. Übereinstimmend wird die Indikation nur bei der Phlegmasia coerulea dolens gesehen.

Cava-Filter Die Implantation eines permanenten Cava-Filters ist indiziert bei rezidivierenden Lungenembolien unter suffizienter Antikoagulation bzw. Kontraindikationen zur Antikoagulation bei tiefer Beinvenenthrombose. Der Wert einer prophylaktischen Implantation z. B. vor einer geplanten Lysetherapie ist nicht belegt. Die Möglichkeit, Cava-Filter temporär platzieren zu können, sollte nicht zur unkritischen Anwendung verleiten.

13.11.6 Venöse Thrombosen der oberen Extremität

Die häufigste Ursache von Armvenenthrombosen ist die Platzierung von zentralvenösen Kathetern, Portsystemen oder Schrittmachern, seltener ist sie die Folge von Kompressionen durch Tumore oder infolge eines Thoracic-inlet-Syndroms. Die medika-

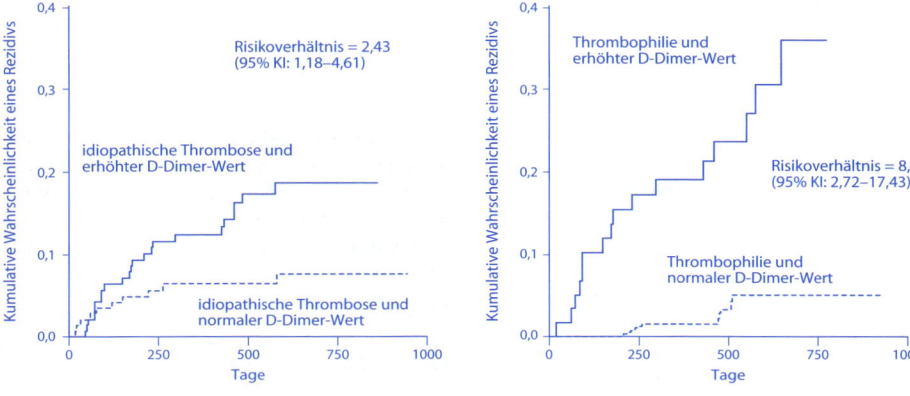

Abb. 13.11-3. Rezdivrisiko in Abhängigkeit vom D-Dimer-Wert nach Beendigung der oralen Antikoagulation (nach Palareti 2003)

mentöse Therapie entspricht der Behandlung der Beinvenenthrombose mit Kompressionsverband, ggf. Hochlagerung und Antikoagulation für 3 Monate. Die Prognose ist sehr gut, der Kollateralkreislauf entwickelt sich meist so gut, dass bei über 90% der Patienten keine nennenswerten Stauungsbeschwerden auftreten. Bei jungen Patienten mit Thoracic-inlet-Syndrom, die den betroffenen Arm stark beanspruchen, kann in Einzelfällen eine lokoregionale Lyse oder Thrombektomie diskutiert werden, zur Vermeidung von Rezidiven sollte im Anschluss eine operative Korrektur der zugrunde liegenden anatomischen Enge erfolgen.

Evidenz der Therapieempfehlungen		
	Evidenzgrad	Empfehlungsstärke
Ambulante/kurzstationäre Behandlung der Thrombose	Ib	A
Kompression zur Vermeidung eines postthrombotischen Syndroms	Ib	A
Anwendung niedermolekularer Heparine	Ia	A
Effektivität der Lyse zur Vermeidung eines postthrombotischen Syndroms	IV	C

Literatur

Anderson Dr, Kovacs MJ, Kovacs G et al. (2002) Combined use of clinical assessment and D-dimer to improve the management of patients presenting to the emergency department with suspected deep vein thrombosis (The EDITED Study): J Thromb Haemost 1: 645–651
Bates SM, Ginsberg JS (2004) Treatment of deep-vein thrombosis. N Engl J Med 351: 268–277
Deutsche Gesellschaft für Angiologie Leitlinie zur Diagnostik und Therapie der Venenthrombose und Lungenembolie (2002) VASA 31 [Suppl 60]
Hirsh J (1991) Drug therapy: Heparin. N Engl J Med 324: 1555–1564
Iorio A, Guercini F, Pini M (2003) Low-molecular weight heparin for the long term treatment of symptomatic venous thromboembolism: meta-analysis of the randomized comparisons with oral anticoagulants. J Thromb Haemost 1: 1906–1913
Koopman MMW, Prandoni P, Piovella F et al. (1996) Treatment of venous thrombosis with intravenous unfractionated heparin administered in the hospital as compared with subcutaneous low-molecular-weight heparin administered at home. N Engl J Med 334: 682–687
Levine M, Gent M Hirsh J et al. (1996) A comparison of low-molecular-weight heparin administered primarely at home with unfractionated heparin administered in the hospital for proximal deep-vein thrombosis. N Engl J Med 334: 677–681
Palareti G, Legnani C, Cosmi B et al. (2003) Predictive value of D-dimer test for recurrent venous thromboembolism after anticoagulation withdrawal insubjects with a previous idiopathic event and in carriers of congenital thrombophilia. Circulation 108: 313–318
Partsch H (2003) Evidence based compression therapy. VASA 32 [Suppl 63]: 1–37
Schulman S, Wählander K, Lundström T et al. (2003) Secondary prevention of venous thromboembolism with the oral direct thrombin inhibitor Ximelagatran: N Engl J Med 349: 1713–1721
Wells PS, Anderson DR, Rodger M et al. (2003) Evaluation of D-dimer in the diagnosis of suspected deep-vein thrombosis. N Engl J Med 349: 1227 – 1235

13.12 Angeborene Herzfehler im Erwachsenenalter
Gerd Peter Meyer und Gerd Hausdorf

13.12.1 Aortenisthmusstenose (Koarktation)

Es handelt sich um eine umschriebene, sanduhrförmige Stenose am Übergang vom Aortenbogen zur Aorta descendens. Leitsymptome sind ein arterieller Hypertonus der oberen Extremitäten und verminderte Blutdrücke an den unteren Extremitäten. Eine Therapieindikation besteht bei symptomatischem Hypertonus, einem systolischen Gradienten >30 mm Hg und klinischen Symptomen (Kopfschmerzen, Nasenbluten, Claudicatio intermittens, zerebralem Insult durch Blutdruckkrise oder durch Ruptur zerebraler Aneurysmata).

Interventionelle Therapie

Heute ist die Stentimplantation im Erwachsenenalter die Standardtherapie, der Stentdurchmesser wird nicht größer als der Durchmesser des Aortenbogens vor der Stenose und der Aorta thoracalis auf Zwerchfellhöhe gewählt. Seltene Komplikationen sind ein Aortenaneurysma, ein arterieller Gefäßverschluss (nach retrograder Katheterisierung) und selten eine „paradoxe" Hypertension mit krisenhaften Blutdrucksteigerungen. Eine Paraplegie muss im Gegensatz zum operativen Vorgehen nicht befürchtet werden.

Chirurgische Therapie

Nach lateraler Thorakotomie wird eine End-zu-End-Anastomose vorgenommen oder ein Kunststoffinterponat implantiert. Typische Komplikationen sind ein Chylothorax, eine Phrenikusparese, ein Horner-Syndrom, eine postoperative „paradoxe" Hypertension und eine Paraplegie (Inzidenz 0,5%).

13.12.2 Persistierender Ductus arteriosus Botalli (PDA)

Der Ductus arteriosus Botalli verschließt sich nach der Geburt; bleibt dieser Verschluss aus, spricht man von einem „persistierenden Ductus arteriosus Botalli" (PDA). Durch die Kurzschlussverbindung zwischen Aorta und Pulmonalarterie kommt es zum Links-Rechts-Shunt.

Eine Therapieindikation besteht beim hämodynamisch bedeutsamen Duktus (linksventrikuläre Volumenbelastung). Auch ein sog. „silent duct" (ohne typisches Geräusch) wird heute meist interventionell verschlossen, da ein Spontanverschluss nicht mehr erfolgt und ein Endokarditisrisiko besteht. Bei Vorliegen einer pulmonalen Hypertension ist ein Duktusverschluss nicht indiziert, da der Duktus als Überlaufventil fungiert.

Interventionelle Therapie

Bei kleinem Ductus Botalli erfolgt der interventionelle Verschluss mittels ablösbarer „coils". Komplikationen sind selten, bei Restshunt kann es zur Hämolyse kommen, die durch Implantation eines weiteren „coils" behandelt wird. Bei größerem Duktus erfolgt der Verschluss meist mit einem Schirmchensystem.

Operative Therapie

Heute nur sehr selten notwendig und im Erwachsenenalter wegen der Fragilität des Duktusgewebes nicht ohne Risiko, sodass der Eingriff an der Herz-Lungen-Maschine erfolgt.

Nach dem Duktusverschluss wird eine Endokarditisprophylaxe für ein Jahr empfohlen. Die meisten Zentren führen für 2–3 Monate eine Antikoagulation mit Aspirin/Clopidogrel oder einem Vitamin-K-Antagonisten durch.

13.12.3 Valvuläre Pulmonalstenose (PS)

Eine Therapieindikation besteht bei einem systolischen Gradienten >60 zwischen rechtem Ventrikel und Pulmonalarterie.

Interventionelle Therapie

Die Therapie der Wahl ist die Ballondilatation; der Ballondurchmesser wird 20–30% größer als der Klappenring gewählt.

Operative Therapie

Die Operation an der Herz-Lungen-Maschine (offene Kommissurotomie, Homograftimplantation, biologischer/kunstprothetischer Klappenersatz) ist in Einzelfällen indiziert, wenn die Ballondilatation versagt (dysplastische Pulmonalklappen) oder wenn zusätzlich eine ausgeprägte Pulmonalinsuffizienz vorliegt.

13.12.4 Pulmonalinsuffizienz

Eine Pulmonalinsuffizienz führt bei Erwachsenen mit im Kindesalter korrigiertem angeborenem Herzfehler (z. B. nach Pul-monalklappenkommissurotomie, nach Korrektur einer Fallot-Tetralogie) zur Volumenbelastung des rechten Ventrikels.

Konservative Therapie

Bei akuter Dekompensation kann die Senkung des pulmonalen Widerstandes zur Rekompensation führen (Prostazyklininfusion, NO-Beatmung). Der theoretisch sinnvolle Einsatz von ACE- Hemmern ist nicht durch Studien belegt.

Interventionelle Therapie

Da eine Pulmonalinsuffizienz durch periphere Pulmonalstenosen zunimmt, sollten diese ggf. behandelt werden (Ballondilatation bzw. Stentimplantation). Erste Ergebnisse mit der interventionellen Klappenimplantation in Pulmonalisposition sind vielversprechend (Stent mit Kälber- oder Schweinevenenklappe).

Operative Therapie

Die operative Therapie besteht in der Implantation eines Homografts oder einer biologischen Klappe in Pulmonalisposition. Die Indikation zur Implantation von Kunstprothesen wird auf Grund von thrombotischen Komplikationen nur zurückhaltend gestellt.

13.12.5 Vorhofseptumdefekt

Symptome treten oft erst im jungen Erwachsenenalter auf: Zeichen der Herzinsuffizienz, supraventrikuläre Rhythmusstörungen, paradoxe Embolien mit neurologischem Defizit.

Eine Therapieindikation besteht, wenn das Verhältnis zwischen Lungenblutfluss und Blutfluss durch den Körper größer als 1,5:1 ist ($Q_P : Q_S$ >1,5:1) bzw. echokardiographisch eine Volumenbelastung des rechten Ventrikels und pulmonale Hypertonie vorliegen. Kontraindiziert ist der Verschluss bei schwerer fixierter pulmonaler Hypertonie.

Interventionelle Therapie

Bei den meisten Patienten ist ein interventioneller Defektverschluss mit einem Doppelschirmchensystem möglich (Diameter weniger als 25 mm). Nach interventionellem Verschluss erfolgt eine Antikoagulation mit einem Vitamin-K-Antagonisten, alternativ Aspirin/Clopdidogrel für 3–6 Monate und eine Endokarditisprophylaxe für 1 Jahr.

Operative Therapie

Der operative Verschluss des Vorhofseptumdefektes erfolgt an der Herz-Lungen-Maschine nach medianer/lateraler Thorakotomie bzw. minimal-invasiv bei kleinen Defekten, das Operationsrisiko hinsichtlich Mortalität ist gering.

13.12.6 Ventrikelseptumdefekt (VSD)

Die wichtigsten Defekte sind paramembranös, muskulär oder unmittelbar subarteriell. Kleinere Defekte sind durch ein lautes systolisches Geräusch charakterisiert, größere Defekte durch ein leises Geräusch auf Grund des erhöhten Blutdrucks im rechten Ventrikel. Kleinere Defekte müssen nicht verschlossen werden, größere Defekte, die zu einer Rechts- bzw. Linksherzbelastung führen, sollten je nach Anatomie operativ oder interventionell verschlossen werden, wobei der interventionelle Verschluss technisch schwieriger als beim ASD ist. Bei subaortal gelegenem VSD, der bereits eine Aortenklappeninsuffizienz (AI) verursacht hat, wird ggf. ein Verschluss auch bei kleinem Defekt vorgenommen, um einen Progress der AI zu verhindern. Bei Eintreten eines überwiegenden Rechts- Links- Shunts mit fixierter schwerer pulmonaler Hypertonie verbietet sich der Verschluss des VSD.

13.12.7 Funktionell univentrikuläre Zirkulation

Eine funktionell univentrikuläre Zirkulation ist dadurch gekennzeichnet, dass nur **ein funktionsfähiger Ventrikel** angelegt ist. Die **Therapie** besteht darin, das venöse Gefäßsystem (obere und untere Hohlvene) mit der Pulmonalarterie zu verbinden, sodass das venöse Blut **passiv** durch die Lungenstrombahn fließt (sog. „Fontan-Hämodynamik"). Neben supraventrikulären Rhythmusstörungen ist im Erwachsenenalter die spontane Entwicklung von venovenösen Kollateralgefäßen sowie die Bildung von intrapulmonalen Fisteln von Bedeutung. Als Therapie kommt der Verschluss dieser Gefäße mittels „coils" in Frage. Auf Grund des passiven Blutstromes durch die Lunge stellt bei Patienten mit Fontan-Hämodynamik jede Steigerung des pulmonalen Gefäßwiderstandes (maschinelle Beatmung, Intubationsnarkose) ein erhöhtes Risiko dar.

13.13 Herztumoren und Herztraumen
Dirk Hausmann

13.13.1 Herztumoren

Herztumoren sind selten. In Autopsieserien werden Tumoren in 0,001–0,5% der Fälle gefunden, nach der Häufigkeit von operationsbedürftigen Befunden ist die Inzidenz ca. 3 pro 1 Mio. Menschen (nur 0,3% aller Herzeingriffe erfolgen wegen Tumoren).

Primäre Herztumoren

Primäre Herztumoren sind in drei Viertel der Fälle histologisch benigne. Alle Formen von kardialen Beschwerden können auftreten; die Symptome sind unspezifisch und eher abhängig von Lokalisation und Größe des Tumors.

Myxome

Myxome sind die häufigsten primären Herztumoren (ca. 50% aller postmortal festgestellten Tumoren bzw. 80% aller operierten Herztumoren). Es sind benigne, aber lebensbedrohliche Tumoren. Meist treten Myxome sporadisch auf, in ca. 5% der Fälle findet sich eine familiäre Häufung (insbesondere bei jüngeren Patienten ist eine Familienuntersuchung indiziert). Die Lokalisation ist meist der linke Vorhof, seltener der rechte Vorhof; selten finden sich Ventrikelmyxome (s. Abb. 13.13-1 und Abb. 13.13-2: beide Bilder beziehen sich auf den gleichen Fall) oder multiple Myxome (familiäre Form). Die Anheftung (meistens interatriales Septum) erfolgt gestielt, die Größe kann einige Zentimeter erreichen. Die Symptomatik ähnelt der von Mitralklappenerkrankungen, evtl. lageabhängige Symptome oder Synkopen bei akuter Klappenobstruktion. Pulmonale bzw. systemische Embolien von Tumorgewebe oder Thrombus können auftreten (30–60% der Fälle, erfordert Antikoagulation), sys-temische Zeichen (Fieber, Gewichtsabnahme) sind erstaunlich häufig. Die Diagnose erfolgt mittels Echokardiographie, selten sind CT oder MRI notwendig. Die Therapie ist die baldige chirurgische Resektion (perioperative Mortalität <5%); intraoperativ sollten unnötige Manipulationen vermieden werden (Gefahr der Embolisation). Postoperative Rezidive treten bei 1–2% (sporadische Fälle) bzw. 10–20% (familiäre Form) auf; daher ist eine echokardiographische Verlaufskontrolle indiziert.

Sarkome

Sarkome finden sich häufiger rechts- als linkskardial; bei Diagnosestellung ist dieser Tumor weit fortgeschritten und verläuft dann meist rasch letal. Sarkome sind geprägt durch rasches infiltratives bzw. verdrängendes Wachstum in Myokard und/oder Perikard. Bisher gibt es keine Berichte einer Heilung.

Andere benigne Tumoren

Lipome werden meist erst postmortal gesehen und können eine erhebliche Größe erreichen. Fibroelastome können sich auf den

Klappen absiedeln und werden gelegentlich mit endokarditischen Vegetationen verwechselt.

Sekundäre Herztumoren

Sekundäre Herztumoren sind häufiger als primäre; zudem nimmt die Zahl der Patienten mit sekundären Herztumoren wegen längerer Überlebenszeit zu. Die Tumorzellen können das Herz über die Blutbahn, das Lymphsystem oder durch infiltratives Wachstum erreichen. Die größte Tendenz zur kardialen Beteiligung zeigen Melanome, Lymphome, Leukämien; absolut gesehen findet sich am häufigsten ein primärer Mamma- oder Lungentumor. Nur selten ist die kardiale Beteiligung die Erstmanifestation der Erkrankung. Die Symptomatik kann durch alle Arten von kardialen Beschwerden geprägt sein und ist abhängig von Lokalisation und Größe des Tumors. Kommt es zur kardialen Beteiligung, so ist am häufigsten das Perikard betroffen, was meist zu einem Perikarderguss führt (häufig erhebliche Größe, hämorrhagisch). Therapeutisch steht die Behandlung der Grundkrankheit im Vordergrund. Treten kardiale Beschwerden auf, erfolgt eine symptomatische Therapie, bei großen Ergüssen inkl. Perikardpunktion. Meist ist die kardiale Beteiligung nicht der Grund des Todes.

Perikardtumoren

Primäre Perikardtumoren: Benigne oder maligne Mesotheliome bzw. Sarkome (v. a. Angiosarkome) sind die häufigsten Tumoren (keine Metastasierung, aber Myokardinfiltration). Lipome und Fibrome können gigantische Größe erreichen; daneben gibt es zahlreiche seltene Tumorarten. Infiltrativ/metastatisch bedingte Tumoren sind häufiger als primäre Tumoren. Melanome und Lymphome zeigen größte Häufigkeit von Perikardbeteiligung; absolut gesehen stehen aber Primärtumoren der Mamma und Lunge im Vordergrund. Schlechte Prognose (Überleben wenige Monate).

Symptome treten bei Perikardtumoren eher auf als bei rein myokardialen Tumoren, zumeist dominieren aber die Zeichen des primären Tumors an anderer Stelle. Beschwerden äußern sich als akute Perikarditis mit/ohne Perikarderguss (häufig hämorrhagisch); der Erguss verursacht nicht selten eine Tamponade. Die Diagnostik umfasst bildgebende Verfahren (Echokardiographie, CT, MRI), bei Perikarderguss die Analyse des Punktats sowie bei unklarer Diagnose evtl. die chirurgische Biopsie.

Therapie: Bei primären Tumoren sollte eine chirurgische Resektion angestrebt werden; dies wird schwierig bei myokardialer Infiltration. Bei großen Ergüssen (häufig rezidivierend) ist die Punktion erforderlich, ggf. mit Kathetereinlage. Zahlreiche palliative Verfahren (Perikardfensterung, Bestrahlung, Installation von Tetrazyklinen, Talkum, Steroiden sowie lokale oder systemische Chemotherapie) wurden vorgeschlagen, sind jedoch ohne nachgewiesene Wirkung.

13.13.2 Herztraumen

Herztraumen sind geprägt durch die Art, Schwere und Lokalisation der Verletzung. Alle kardialen Strukturen können betroffen sein, sehr häufig findet sich ein Perikarderguss. Verletzungen zum Zeitpunkt der Diastole sind meist besonders ausgedehnt. Abhängig vom Patientengut haben ca. 3% der thorakoabdominellen Verletzten eine kardiale Beteiligung. Die Mortalität ist selbst dann hoch, wenn das Krankenhaus noch erreicht wird.

Bei den **penetrierenden** Herztraumen führen Verletzungen mit niedriger Geschwindigkeit (z. B. Messerstich) zu Veränderungen nur direkt am betroffenen Objekt. Bei Verletzungen mit hoher Geschwindigkeit (z. B. Schussverletzung) wird dagegen ein breiterer Zylinder von Energie appliziert, die Verletzungszone ist dabei deutlich größer. **Nicht penetrierende** Herzverletzungen treten auf durch

- Dezeleration/Akzeleration (z. B. Autounfall, Sturz aus größerer Höhe) mit Kontusionen des Herzens an Sternum bzw. Wirbelsäule oder mit Lazerationen der großen thorakalen Blutgefäße,

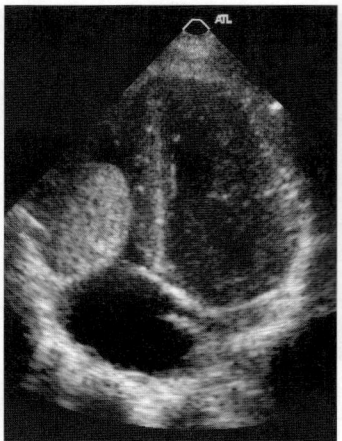
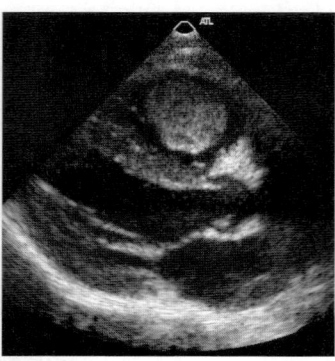

Abb. 13.13-1. Echokardiogramm bei einem Patienten mit einem großen rechtsventrikulären Myxom. *Links*: apikaler Vierkammerblick; *rechts*: parasternale Längsachse

- thorakale Kompression (z. B. Lenkradverletzung),
- massive abdominelle Kompression,
- Elektrounfälle oder
- kardiale Fremdkörper (Katheter, Schrittmacher, venös embolisierte Metallteile).

Perikardverletzungen

Verletzungen des Perikards führen fast immer zu Perikarderguss oder -tamponade (selten zur isolierten Pleuraeinblutung) und sind zumeist durch eine Lazeration von rechtem Vorhof oder rechter Kammer bedingt. Der Erguss kann sich in seltenen Fällen selbst stillen (bei schneller Einblutung kann die perikardiale Blutgerinnungshemmung unterbleiben); Verletzungen des linken Ventrikels werden meist nicht überlebt. Klinische Hinweise sind die Zeichen des Perikardgusses, wobei allerdings durch den Blutverlust der Halsvenenstau maskiert sein kann. Gelegentlich kann eine akute Perikarditis erst einige Tage oder Wochen nach einem Unfall auftreten (ähnlich dem Postkardiotomiesyndrom); die Konstriktiva als Spätfolge einer Perikardverletzung ist selten.

Bei pulslosen Patienten sollte die Thorakotomie an Ort und Stelle erfolgen. Bei großem Perikarderguss ohne Reanimationspflichtigkeit kann die Perikardpunktion versucht werden; in etwa 25% der Fälle ist die Aspiration wegen Koagel jedoch unmöglich. Bei größeren Verletzungen läuft der Erguss häufig nach. Die definitive Therapie ist daher die Thorakotomie und zumeist die Übernähung des Defektes. Bei kleinem, nicht progredientem Perikarderguss ist die konservative Therapie vertretbar.

Myokardverletzungen

Myokardverletzungen können durch penetrierende oder nichtpenetrierende Traumen bedingt sein. Am häufigsten betroffen sind der rechte Ventrikel, gefolgt von den großen Gefäßen, dem linken Ventrikel und dem rechten Vorhof (linker Vorhof meist nicht betroffen).

Die Herzkontusion (häufigstes Herztrauma in Europa) ist charakterisiert durch Myokardnekrose mit oder ohne Einblutung (Commotio cordis bei fehlender Nekrose). Ursachen sind Autounfälle (Lenkradverletzungen, auch Auffahrunfälle bei niedrigen Geschwindigkeiten), Ballanprall auf Brust, Einklemmungsunfälle. Bei vielen thorakoabdominellen Unfällen können Kontusionen auftreten, die wirkliche Häufigkeit ist unklar. Die Klinik ist oftmals durch andere Verletzungen überlagert. Die Diagnostik kann normal sein bzw. bis zu den elektrokardiographischen und laborchemischen Zeichen eines Myokardinfarkts reichen. Bei größerem Myokardverlust können Zeichen der Links- oder Rechtsherzinsuffizienz auftreten. Die Behandlung umfasst das Monitoring wie nach Infarkt, eine spezifische Therapie ist nicht vorhanden. Am wichtigsten ist die diagnostische Abgrenzung zu den (potentiell behandelbaren) Koronararterienverletzungen.

Verletzungen der **Koronararterien** treten in Form von Lazerationen oder Dissektionen auf. Klinisch stehen Myokardischämie bzw. -infarkt sowie meist der Perikarderguss im Vordergrund. Bei größeren Perikardergüssen ist sowieso die

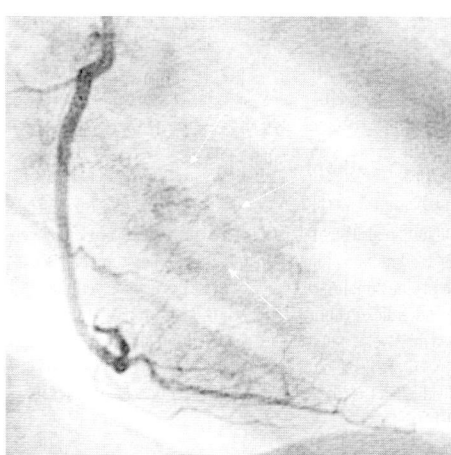

Abb. 13.13-2. Angiogramm der rechten Koronararterie in RAO-Projektion: Gefäßversorgung des rechtsventrikulären Tumors (*Pfeile*)

chirurgische Intervention nötig (Übernähung, ggf. mit Bypassoperation bei größeren Gefäßen), da oft keine Blutstillung durch Punktion möglich ist. Die Abgrenzung zwischen Contusio cordis und Koronarverletzungen (mit der Möglichkeit einer spezifischen Behandlung) ist schwierig, aber therapeutisch relevant. Lediglich die Koronarangiographie kann die exakte Diagnose und die Möglichkeit einer interventionellen Therapie aufdecken (Abb. 13.13-2). Eine interventionelle Behandlung durch Stents mit Überzug („covered stent") ist denkbar.

Intrakardiale Verletzungen

Septumdefekte können Folge direkter Verletzung sein oder verzögert nach Myokardnekrose (infolge Kontusion oder Koronarverletzung) auftreten. Wegen des akuten Auftretens und des hohen Druckgradienten sind die hämodynamischen Konsequenzen auch kleiner Defekte erheblich und werden oftmals nicht überlebt. Nur die sofortige Operation kann lebensrettend sein.

Klappeninsuffizienzen können durch direkte Einwirkung oder Verletzungen des Halteapparates (Mitral- und Trikuspidalklappe) bedingt sein; im Vordergrund steht das Bild der akuten Klappeninsuffizienz, sodass auch in diesen Fällen die sofortige Operation indiziert ist.

Literatur

Feliciano DV, Bitondo PA, Mattox KL et al. (1984) Civilian trauma in the 1980's. A 1-year experience with 456 vascular and cardiac injuries. Ann Surg 199: 717

Reynen K (1995) Cardiac myxomas. N Engl J Med 333: 1610–1617

Spodick DH (1997) The Pericardium. A comprehensive textbook. Marcel Dekker, New York Basel Hong Kong

13.14 Chronisches Cor pulmonale
Bodo Eckhard Strauer und Andreas Schwalen

13.14.1 Pathophysiologie

Das Cor pulmonale ist eine rechtsventrikuläre Hypertrophie oder Dilatation als Folge einer Lungen-, Lungengerüst- oder Lungengefäßerkrankung mit pulmonaler Hypertonie. Morphologisch besteht eine Zunahme der Muskelmasse des rechten Ventrikels mit Wandverdickung und Vergrößerung des Kavums, häufig verbunden mit Myolysen und feinfleckiger Endokardfibrose (Abb. 13.14-1).

Für die Behandlung des Cor pulmonale ist die Kenntnis der individuellen Ursache dieser Erkrankung entscheidend (siehe Übersicht).

Ursachen des chronischen Cor pulmonale
- Atemwegserkrankungen: Chronisch-obstruktive Bronchitis, schweres Asthma bronchiale, Lungenemphysem, Bronchiektasie, Mukoviszidose
- Lungenparenchymerkrankungen: Idiopathische und sekundäre Lungenfibrose, Pneumokoniosen, Alveolitiden, Sarkoidose
- Lungengefäßerkrankungen: Rezidivierende Lungenembolien, Schistosomiasis, Sichelzellanämie, pulmonale Vaskulitiden, primäre pulmonale Hypertonie (PPH), pulmonale venookklusive Erkrankung
- Erkrankungen mit alveolärer Hypoventilation: COPD, obstruktives Schlafapnoesyndrom, zentrale Atemregulationsstörungen, Kyphoskoliose, Pleuraschwarten, ausgeprägte Adipositas, neuromuskuläre Erkrankungen, chronische Höhenkrankheit

---

13.14.2 Diagnostik

Hauptsymptom des chronischen Cor pulmonale ist zunächst die verminderte körperliche Leistungsfähigkeit mit initialer Belastungs- und später Ruhedyspnoe. Im fortgeschrittenen Stadium können pektanginöse Beschwerden und Palpitationen, seltener auch Synkopen auftreten. In vielen Fällen stehen aber die Beschwerden der Grunderkrankung im Vordergrund.

Klinisch finden sich bei der Inspektion im Fall einer Rechtsherzinsuffizienz obere und untere Einflussstauung sowie bei Dekompensation periphere Ödeme, Aszites und Anasarka. Zusätzlich kann eine periphere oder eine gemischtförmige Zyanose bestehen. Auskultatorisch imponieren ein betonter zweiter Herzton, evtl. auch ein inspiratorisch verstärktes Systolikum bei Trikuspidalinsuffizienz und ein Diastolikum bei Pulmonalisinsuffizienz.

Die Lungenfunktionsprüfung dient vor allem dem Nachweis und der Quantifizierung der Grundkrankheit; sie zeigt jedoch keine richtungsweisenden Befunde für das Vorliegen eines Cor pulmonale. Die Blutgasanalyse ermöglicht die Bestimmung des Ausmaßes der respiratorischen Insuffizienz.

Das EKG ist häufig bei mäßig- bis mittelgradiger pulmonaler Druckerhöhung normal. Typische Zeichen der Rechtsherzbelastung sind S_I-Q_{III}- oder Rechtslagetyp, P-pulmonale, T-Negativierung in V_1-V_4, Rechtsschenkelblock und positiver Sokolow-Lyon-Index.

Die Röntgenthoraxaufnahme kann eine Vergrößerung der rechten Herzhöhlen, eine Erweiterung der zentralen Pulmonalgefäße und eine Amputation der peripheren Pulmonalgefäße zeigen. Zusätzlich ergeben sich häufig Hinweise auf die Grunderkrankung.

Bei unauffälligen Lungenfunktions- und Röntgenbefunden ist die differentialdiagnostische Abklärung zwischen primärer pulmonaler Hypertonie und chronisch thromboembolischer pulmonaler Hypertonie bzw. Vaskulitiden mittels laborchemischer Untersuchungen, Ventilations-/Perfusionsszintigraphie, Computertomographie und ggf. Pulmonalisangiographie von entscheidender Bedeutung (Abb. 13.14-2).

Die Echokardiographie ermöglicht die nichtinvasive Bestimmung des pulmonalarteriellen Druckes sowie die Quantifizierung der rechtsventrikulären Druckes. Des Weiteren finden sich indirekte Zeichen der pulmonalen Druckerhöhung und Rechtsherzbelastung, wie die Erweiterung der V. cava und der Lebervenen, die paradoxe Septumbewegung sowie der vergrößerte Pulmonalarteriendurchmesser. Problematisch ist die oft schlechte Schallbarkeit der Patienten mit Lungenemphysem, die eine zuverlässige echokardiographische Diagnostik unmöglich machen kann.

Goldstandard der Diagnostik der pulmonalen Hypertonie ist der Rechtsherzkatheter, der nicht nur die pulmonal-arterielle Druckmessung in Ruhe und unter Belastung ermöglicht, sondern auch die Analyse der Ruhe- und Belastungshämodynamik sowie die Abgrenzung gegenüber einer linkskardialen Erkrankung zulässt.

13.14.3 Therapie

Die Therapie des chronischen Cor pulmonale setzt sich aus allgemeinen Maßnahmen und speziellen Behandlungsformen in Abhängigkeit von der Ätiologie der pulmonalen Hypertonie zusammen (Tabelle 13.14-1).

Zu den allgemeinen Therapiemaßnahmen gehört die Gabe von Sauerstoff, die in vielen Fällen eine symptomatische Linderung bewirkt und bei Patienten mit Hypoxämie im Rahmen einer COPD die Prognose verbessert. In der Regel wird man bei Nachweis einer pulmonalen Hypertonie eine Sauerstofftherapie einleiten, wenn der arterielle Sauerstoffpartialdruck mehrfach unter 60 mmHg gemessen wurde.

Zu den symptomatischen Behandlungsmaßnahmen gehört auch die diuretische Therapie bei Stauungszeichen im großen Kreislauf infolge einer Rechtsherzinsuffizienz. Ob die Gabe von Digitalis bei chronischer pulmonaler Hypertonie vorteilhaft ist, bleibt weiterhin umstritten. Bei Nachweis einer Polyglobulie kann in Einzelfällen eine isovolämische Hämodilution eine symptomatische Besserung bewirken.

Zusätzliche sinnvolle Allgemeinmaßnahmen sind die körperliche Schonung, eine adäquate Gewichtskontrolle, ggf. Gewichtsreduktion sowie physiotherapeutische Maßnahmen.

Patienten mit rezidivierenden Lungenembolien müssen obligat und streng antikoaguliert werden. Auch Patienten mit primärer pulmonaler Hypertonie profitieren von einer Anti-

13.14 Chronisches Cor pulmonale

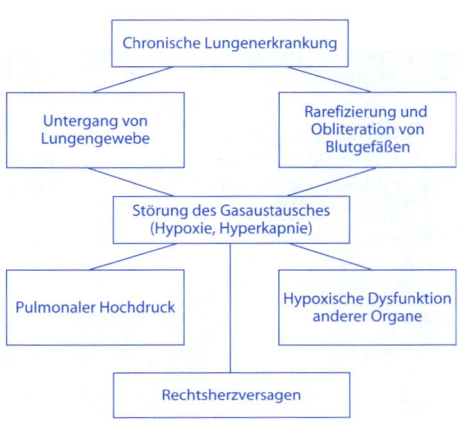

Abb. 13.14-1. Pathophysiologie des Cor pulmonale

koagulation. Bei schwerer pulmonaler Hypertonie können sich offenbar unabhängig von der Ursache autochtone Thromben in der Lungenstrombahn bilden, die an der Progression der Erkrankung beteiligt sind. Entsprechend sollte bei Patienten mit schwerer pulmonaler Hypertonie unabhängig von der Ätiologie eine Antikoagulation erwogen werden.

Spezifische Therapiemaßnahmen hängen von der jeweiligen Grunderkrankung ab. Die konsequente Behandlung einer COPD und ggf. die Sauerstofftherapie sind hier ebenso selbstverständlich wie die Einleitung einer Heimbeatmung bei Patienten mit Hypoventilationssyndromen. Eine medikamentöse Senkung des Pulmonalisdruckes bei Patienten mit COPD mit Vasodilatanzien führt in aller Regel zu einer Verschlechterung des Gasaustauschs infolge unselektiver pulmonaler Vasodilatation und ist somit in der Regel nicht indiziert. Gleiches gilt für Patienten mit interstitiellen Lungenerkrankungen, bei denen vornehmlich die Sauerstofftherapie indiziert ist. Kommt es im Rahmen dieser Erkrankungen zum Auftreten einer schweren pulmonalen Hypertonie, so sollten die Patienten zur weiteren Behandlung an ein spezialisiertes Zentrum überwiesen werden.

Für Patienten mit chronischer thromboembolischer pulmonaler Hypertonie ist, abgesehen von der Antikoagulation, die operative pulmonale Thrombendatherektomie (PTE) die Therapie der Wahl. Ob ein Patient für eine solche Operation in Frage kommt, hängt neben der allgemeinen Operabilität von der Lokalisation der thromboembolischen Verschlüsse bzw. Stenosen ab. Da die Frage der Operabilität in aller Regel nur von Chirurgen geklärt werden kann, die über umfangreiche Erfahrungen mit diesem Eingriff verfügen, sollten Patienten, die möglicherweise für eine PTE in Frage kommen, grundsätzlich an einem spezialisierten Zentrum vorgestellt werden.

Auch Patienten mit primärer pulmonaler Hypertonie (PPH) sollten in erfahrenen Kliniken mitbetreut werden. Bei diesen Patienten hängt die Therapie vom Krankheitsstadium und von der Vasoreagibilität der Lungenstrombahn ab. Letztere wird im Rahmen einer Rechtsherzkatheteruntersuchung durch Gabe von inhalativem Stickstoffmonoxid oder Iloprost geprüft. Die Akuttestung mit Nitraten oder Kalziumantagonisten ist nicht zuletzt wegen gravierender Zwischenfälle obsolet. Nur Patienten, die im Rahmen der Akuttestung mit NO oder Iloprost eine weitgehende Normalisierung der Pulmonalisdrücke zeigen, profitieren von einer Therapie mit Kalziumantagonisten, wobei die erforderliche Dosis in Einzelfällen sehr hoch sein kann. Etwa 10% aller PPH-Patienten können langfristig erfolgreich mit Kalziumantagonisten behandelt werden. Für die Mehrzahl der Patienten ist eine Therapie mit Prostaglandinen oder Endothelinantagonisten erforderlich. Umfangreiche Erfahrungen liegen mit der kontinuierlichen intravenösen Infusion von Prostacyclin oder Iloprost vor. Da für diese Therapie ein permanenter zentralvenöser Zugang erforderlich ist, sind Komplikationen nicht selten. Alternativ stehen in jüngerer Zeit das oral verfügbare Beraprost sowie das inhalativ verabreichte Iloprost zur Verfügung. Die Zulassung dieser Substanzen in Deutschland ist noch nicht abschließend geklärt. Neben den Prostaglandinen kann inzwischen auch der duale Endothelinrezeptorantagonist Bosentan erfolgreich in der Therapie der pulmonalen arteriellen Hypertonie eingesetzt werden, insbesondere bei primärer pulmonaler Hypertonie und bei sklerodermieassoziierter pulmonaler Hypertonie. Bei dieser Substanz ist allerdings eine Kontrolle der Leberwerte in 4-wöchigen Abständen erforderlich, da Transaminasenerhöhungen bei bis zu 14% der Exponierten beschrieben wurden.

Almitrin hat in der Therapie des Cor pulmonale keinen Stellenwert mehr, da die häufig nur passagere Verbesserung der Oxygenierung mit einer Verschlechterung der pulmonalen Hypertonie und ungünstiger Prognose erkauft wird. Ebenso ist der Einsatz von Nitraten nicht zu empfehlen, da sie über eine Abnahme

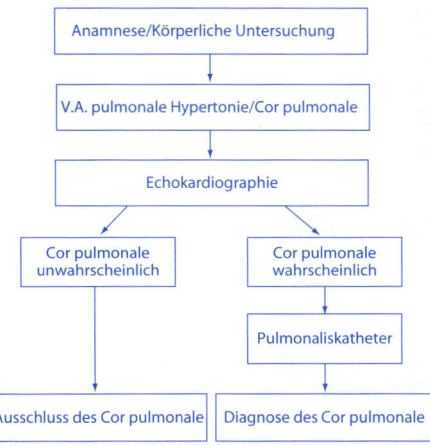

Abb. 13.14-2. Schema zur Diagnostik des Cor pulmonale

Tabelle 13.14-1. Therapieformen bei chronischem Cor pulmonale

Therapieform	Vertreter/Dosierung	Bemerkungen
Ca^{++}-Antagonisten	Nifedipin, Diltiazem, Amlodipin, Felodipin. Dosis titriert nach Ausmaß der unerwünschten Wirkung	Langzeittherapie bei PPH-Respondern (nur 10%). NW: systemische Wirkung, kardiale Nebenwirkungen, Ödeme, Verschlechterung des Perfusions-Ventilations-Missverhältnisses
Stickstoffmonoxid (NO)	Inhalative Applikation bis max. 40 ppm	Wirkung nur im ventilierten Bereich, sofortige Inaktivierung bei Erreichen der Blutbahn durch Bindung an Hb. Einsatz in Deutschland derzeit praktisch nur bei beatmeten Patienten. Nachteil: Tachyphylaxie, Wirkung nur während Applikation, Reboundphänomen. Keine Zulassung
Prostacyclin i.v.	Prostacyclin (Flolan), Initialdosis 2–5 ng/kg/min, Steigerung bis ca. 20–40 (–100) ng/kg/min	Wirkdauer im Plasma ca. 2–3 min, langfristiger Therapieeffekt bei PPH und anderen Formen der pulmonal-arteriellen Hypertonie bei kontinuierlicher i.v.-Applikation. Nachteil: Tachyphylaxie, Verschlechterung des Ventilations-Perfusions-Verhältnisses. Systemische Effekte (Blutdruckabfall, Kopf- und Kieferschmerzen, Diarrhöen). Reboundphänomen beim Absetzen. Nur in spezialisierten Zentren!
Prostanoide per inhalationem	Iloprost (Ilomedin), Tagesdosis 100–150 μg verteilt über 6–9 Einzeldosen	Deutlich günstiger als die i.v.-Applikation: lange Halbwertszeit, kaum Tachyphylaxie, kein Reboundphänomen. Nur in spezialisierten Zentren! Weiterhin zu dieser Indikation in Europa noch keine Zulassung.
Orale Prostanoide	Beraprost; Dosis 4-mal 20 μg bis 4-mal 120 μg	Für leichtere Formen der PPH sowie andere Formen der pulmonal-arteriellen Hypertonie. Allenfalls Stellenwert bei leichteren Formen der PPH und bei sklerodermieassoziierter pulmonaler Hypertonie. Häufig Kopfschmerzen, Flush, Übelkeit.
Endothelinantagonisten	Bosentan (Tracleer), initial 2-mal 62,5 mg, dann 2-mal 125 mg	Wirksamkeit bei PPH und sklerodermie-assoziierter pulmonal-arterieller Hypertonie; ohne begleitende interstitielle Lungenerkrankung nachgewiesen; zugelassen. Leberwertkontrolle in 4-wöchigen Abständen erforderlich
Sauerstoff	O_2-Langzeittherapie über O_2-Konzentrator oder Flüssigsauerstoffsystem, 1–3(–6) l/min	Besserung der hypoxischen Vasokonstriktion, Entlastung der Atempumpe, Besserung der rechtsventrikulären Pumpfunktion, Abnahme des Hämatokrits. Dauer mind. 16 h/Tag, indiziert ab einen PaO_2 <60 mmHg. Überlebensvorteil nur bei Patienten mit COPD und Hypoxämie gesichert
Beatmung	Kontrollierte Beatmung (Intensivstation), intermittierende Selbstbeatmung (ISB), nächtliche Überdrucktherapie (nCPAP, nBIPAP)	Überbrückungsmaßnahme bei akuter Verschlechterung. Problematisch: Abnahme des venösen Rückstroms → Abnahme des intrathorakalen Blutvolumens → verminderte RV-Füllung → HZV↓. Kapillarkompression bei hohem Beatmungsdruck → Perfusion↓, PVR↑. ISB gesichert indiziert bei restriktiven Thoraxwanderkrankungen (v. a. Torsionsskoliose) und neuromuskulären Erkrankungen, nicht gesichert bei der COPD nCPAP, nBIPAP: indiziert beim Schlafapnoesyndrom
Operation	Lungentransplantation (LTX), pulmonale Thrombendarteriektomie (PTE)	*LTX*: Indikation in Abhängigkeit von Grunderkrankung, Begleiterkrankungen, Alter, Beschwerdebild. *PTE*: NYHA III–IV, PVR >400 dyn sec cm^{-5}, Nachweis zentraler (chirurgisch erreichbarer) obstruierender pulmonaler Gefäßveränderungen. Indikation bei (rez.) Lungenembolie
Rehabilitation	Physiotherapie, Inhalationstherapie, Sport-/Bewegungstherapie, Patientenschulung	Besserung der respiratorischen Insuffizienz, z.T. Besserung der ventilatorischen Funktion (v.a. bei Mukoviszidose), Steigerung der Belastungstoleranz der Atemmuskulatur, Besserung der mukoziliaren Clearance

Evidenz der Therapieempfehlungen

	Evidenzgrad	Empfehlungsstärke
Sauerstofflangzeittherapie	II-a	A
Behandlung der COPD	II-a	A
NO-inhalativ (Akuttherapie)	I-a	A
Prostaglandine intravenös (PPH)	I-b	A
Prostaglandine inhalativ	II-a	B
Digitalis (nur bei VHF)	II-a	A
Digitalis allgemein	IV	C
Diuretika	III	B
Antikoagulation	III	B
Vasodilatoren (PPH, Responder)	I-b	B
Vasodilatoren (COPD)	I-b	E

des Herzzeitvolumen und der Sauerstoffsättigung zu einer verschlechterten Gewebeoxygenierung führen.

Bei Versagen der medikamentösen Therapieoptionen muss im Einzelfall überprüft werden, ob eine Lungentransplantation eine sinnvolle Behandlungsform darstellen könnte.

Literatur

Barst RJ, Rubin LJ, Long WA et al. (1996) A comparison of continuous intravenous epoprostenol (prostacyclin) with conventional therapy for primary pulmonary hypertension. The Primary Pulmonary Hypertension Study Group. N Engl J Med 334: 296–302

Channick RN, Simonneau G, Sitbon O (2001) Effects of the dual endothelin-receptor antagonist bosentan in patients with pulmonary hypertension: a randomised placebo-controlled study. Lancet 358: 1119–1123

Gorecka D, Gorzelak K, Sliwinski P, Tobiasz M, Zielinski J (1997) Effect of long term oxygen therapy on survival in patients with chronic obstructive pulmonary disease with moderate hypoxaemia. Thorax 52: 674–679

Haverich A, Wiebe K (1999) Chronische pulmonale Hypertension: Chirurgische Therapie. Internist 40: 764–771

Hoeper MM, Schwarze M, Ehlerding S et al. (2000) Long-term treatment of primary pulmonary hypertension with aerosolized iloprost, a prosta-cyclin analogue. N Engl J Med 342: 1866–1870

Köhler D, Criee CP, Raschke F (1997) Leitlinien zur häuslichen Sauerstoff- und Heimbeatmungstherapie. Med Klinik 92: 2–6

Köhler D, Schönhofer B (1999) Sauerstofflangzeittherapie und Heimbeatmung bei chronischem Cor pulmonale. Internist 40: 756–763

McLaughlin VV, Genthner DE, Panella MM, Rich S (1998) Reduction in pulmonary vascular resistance with long-term epoprostenol (prostacyclin) therapy in primary pulmonary hypertension. N Engl J Med 338: 273–277

Orth M, Rasche K, Schultze-Werninghaus G (1999) Chronisches Cor pulmonale: Epidemiologie, Pathophysiologie und Klinik. Internist 40: 722–728

Rich S, Kaufmann E, Levi PS (1992) The effect of high doses of calcium-channel blockers on survival in primary pulmonary hypertension. N Engl J Med 327: 76–81

Steiner S, Perings C (1999) Pulmonalarterielle Hypertonie und Cor pulmo-nale bei obstruktiver Schlafapnoe. Internist 40: 739–746

Strauer BE (1991) Cor pulmonale. In: Riecker G, Erdmann E (Hrsg) Klinische Kardiologie. Springer, Berlin Heidelberg New York Tokyo

13.15 Infektionen des Herzens
Heinz-Peter Schultheiß und Uwe Kühl

13.15.1 Entzündliche Kardiomyopathie und virale Herzmuskelerkrankung

Die histologische, immunhistochemische und molekularbiologische Aufarbeitung von Myokardbiopsien zeigt, dass bei einem Teil der klinisch von einer idiopatischen oder familiären Kardiomyopathien nicht unterscheidbaren Erkrankung eine virale Infektion oder eine Entzündung des Myokards vorliegt. Anhaltspunkte für die Häufigkeit dieser Veränderungen in der Herzmuskulatur sind angesichts der unterschiedlichen Intensität der Symptomausprägung schwer zu gewinnen. Die Gesamthäufigkeit im Obduktionsmaterial wird in Deutschland mit 2–3%, für die USA mit 4–8% angegeben. Rechnet man die große Zahl der Fälle mit klinisch bestehender Verdachtsdiagnose einer Myokarditis hinzu (neu aufgetretene Rhythmusstörungen, Kontraktionsstörungen, Herzvergrößerungen, charakteristische EKG-Veränderungen), dürfte die Inzidenz noch deutlich höher liegen. Nach eigenen Untersuchungen werden entero- oder adenovirale Infektionen des Myokards in ca. 60–70% und eine myokardiale Entzündung in 35% der unter der klinischen Diagnose einer Myokardits oder DCM biopsierten Patienten nachgewiesen.

13.15.2 Pathogenese der viral induzierten Myokarditis

Bedeutung für die Klinik besitzen Infektionen mit kardiotropen Viren, insbesondere Entero-, Adeno-, ParvoB19- und Herpesviren, die unter besonderen Voraussetzungen zu einer akuten oder chronisch-persistierenden Schädigung des Herzmuskels führen können. In der Frühphase der Erkrankung kommt es im Rahmen der allgemeinen Virusinfektion mit diesen Erregern zu einem Virusbefall zahlreicher Organe inkl. des Myokards mit aktiver Virusreplikation. Bei einigen Individuen findet, vermutlich in Abhängigkeit der genetischen Prädisposition und/oder vom Genotyp des Virus, eine nur unzureichende Aktivierung der zellulären Abwehrmechanismen und damit eine unzureichende Viruselimination statt. Ursächlich hierfür scheint eine gegenüber den intrazellulären Pathogenen inadäquate Immunantwort, die möglicherweise durch die ungenügende Produktion antiviral wirksamer Zytokine eine Viruspersistenz begünstigt. Entwickelt sich eine Viruspersistenz, kann das Virus durch eine direkte Zytotoxität oder die Schädigung wichtiger Zell- und Matrixkomponenten zunächst einzelne Kardiomyozyten schädigen. Langfristig wird jedoch das gesamte Myokard in Mitleidenschaft gezogen und es entwickelt sich eine progrediente virale Herzmuskelerkrankung mit dem klinischen Bild einer dilatativen Kardiomyopathie.

Bei einer Vielzahl von Patienten wird das Virus durch die sich im Rahmen der spezifischen (zytotoxische T-Lymphozyten) und unspezifischen (NK-Zellen, Makrophagen) Abwehrmechanismen ausbildenden myokardialen Entzündungsreaktion rasch eliminiert und die Entzündungsreaktion klingt innerhalb weniger Wochen spontan ab. Mehr oder weniger ausgeprägte, unspezifische fibrotische Veränderungen bilden dann oftmals das einzig fassbare histomorphologische Korrelat der abgelaufenen Entzündungsreaktion. Persistiert eine eingeschränkte myokardiale Pumpfunktion, besteht – klinisch und histologisch/morphologisch – das Bild einer dilatativen Kardiomyopathie.

Heilt der initial kardioprotektive Entzündungsprozess trotz Viruselimination nicht spontan ab, entwickelt sich ein das Myokard kontinuierlich schädigender, persistierender myokardialer Entzündungsprozess mit oftmals progressiver Herzinsuffizienz. In dieser Phase der chronischen Entzündungsreaktion sind aktivierte T-Lymphozyten und Makrophagen, die fokal oder diffus weiterhin große Bereiche des Myokardgewebes durchsetzen, vorherrschend. Myokardzellnekrosen (Myozytolysen) lassen sich zu diesem Zeitpunkt nicht mehr nachweisen. Die Areale der im Rahmen der Viruselimination zerstörten Myozyten wurden durch eine reparative Fibrose ersetzt. In diesem Stadium der Erkrankung hat somit ein Übergang der „normalen", infektgetriggerten in eine chronisch autoimmunologische Immunantwort und damit eine Chronifizierung der Erkrankung stattgefunden. Klinisch besteht bei vergrößertem oder geschädigtem Ventrikel das Bild einer entzündlichen Kardiomyopathie.

13.15.3 Diagnostik

Klinisch nichtinvasive Diagnostik

Selten ist das Beschwerdebild in einer Weise ausgeprägt, dass die Patienten so frühzeitig einen Arzt aufsuchen und sich charakteristische Befunde einer klinisch akuten Myokarditis mit ausgeprägten Rhythmusstörungen (supra-/ventrikuläre Extrasystolie, brady-/tachykarde Rhythmusstörungen) oder fluktuierende ST-/T-Streckenveränderungen bis zum Pseudoinfarktbild dokumentieren lassen. In diesen Fällen weisen um das 2- bis 5fache erhöhte CK-/CK-MB-Werte und ein positiver Troponin-T- bzw. -I-Test auf den myokardialen Zelluntergang hin. Weder elektrokardiographisch noch laborchemisch ist eine Abgrenzung von einem akuten Myokardinfarkt möglich. Echokardiographisch liegt oftmals noch eine normale linksventrikuläre Kontraktilität vor, wenngleich sowohl regionale wie auch seltener globale Kontraktionsstörungen schon frühzeitig (50–60% der Fälle) auftreten können. Nach ca. 1–2 Wochen haben sich die akuten laborchemischen und elektrokardiographischen Veränderungen der frühen Krankheitsphase zurückgebildet. Es existieren in dieser Phase der Erkrankung keine myokarditisspezifischen nichtinvasiven Untersuchungsbefunde. Im subakuten Erkrankungsstadium werden häufig unspezifische ST-Streckenveränderungen oder T-Negativierungen, eine persistierende Sinustachykardie oder langsame Pulsnormalisierung nach Belastung, supraventrikuläre oder ventrikuläre Extrasystolen sowie Reizleitungs- bzw. Reizbildungsstörungen beobachtet. Echokardiographisch können nun vor allem regionale linksventrikuläre Kontraktionsstörungen wechselnden Ausmaßes erfasst werden.

Invasive Diagnostik und Myokardbiopsie

Auf Grund der insbesondere im chronischen Stadium der Erkrankung fehlenden Spezifität der nichtinvasiven Untersuchungsverfahren ist in der Regel eine weiterführende invasive Diagnostik erforderlich. Nach Ausschluss anderer Ursachen für eine Myokardschädigung (KHK, Klappenvitien, Hypertonie) ist der Nachweis einer myokardialen Entzündungsreaktion oder einer Virusinfektion des Myokards nur durch die Entnahme von Myokardbiopsien möglich.

Entzündungsnachweis Histologisch ist eine „akute Myokarditis" durch lymphozytäre Infiltrate mit Myozytolysen, eine „Borderline-Myokarditis" dagegen durch Zellinfiltrate ohne Myokardzellnekrosen gekennzeichnet („Dallas-Kriterien"). Auf Grund der geringen Sensitivität ist eine alleinige histologische Aufarbeitung von Myokardbiopsien für den Nachweis eines chronisch myokardialen Entzündungsprozesses aber nicht ausreichend. Mit Hilfe der immunhistochemischen Diagnostik sind dagegen eine exakte Differenzierung, Charakterisierung und Quantifizierung der Entzündungszellen (z. B. Leukozyten, zytotoxische Lymphozyten, Makrophagen, NK-Zellen, Fibroblasten, Endothelzellen) und somit eine genaue Beurteilung des myokardialen Entzündungsprozesses möglich.

Virusdiagnostik Da auch positive serologische Tests einen Virusbefall des Myokards nicht beweisen können, ist der Nachweis eines Virusbefalls des Myokards nur myokardbioptisch und mit Hilfe molekularbiologischer Methoden wie der In-situ-Hybridisierung oder der Polymerasekettenreaktion (PCR) möglich. Diese detektieren bereits sehr geringe Mengen an genomischer viraler RNA bzw. DNA in infizierten myokardialen Gewebsstücken. Neben Enteroviren konnten in myokardialen Biopsien mittels molekularbiologischer Techniken Adenoviren sowie CMV-, Parvo-B19, Herpes-Typ-6- und Hepatitis-C-Viren in unterschiedlicher Häufigkeit im Myokard nachgewiesen werden. Die Modifikation der Nachweismethode gestattet es darüber hinaus, ein aktiv replizierendes Virus von einem nicht replizierenden Virus zu unterscheiden.

13.15.4 Therapie

Indikationsstellung und Behandlungsziele

Unabhängig von der Ätiologie erfolgt die symptomatische Behandlung der Kontraktions- und der Rhythmusstörungen auch bei den viralen und entzündlichen Herzmuskelerkrankungen mit dem Ziel der generellen Prognoseverbesserung. Die diagnostischen Untersuchungsverfahren können aber nicht zwischen einem irreversiblen (Myokardverlust) und einem noch reversiblen Anteil der Myokardschädigung unterscheiden. Weder der zeitliche Verlauf noch das Ausmaß der sich entwickelnden Myokardschädigung lässt sich auf Grund eines einmaligen Nachweises einer Entzündungsreaktion oder Virusinfektion des Myokards vorhersagen. Da die Erkrankung zu einem hohen Prozentsatz zur Spontanremission neigt, eine spezifische Behandlung aber lediglich bei chronisch-persistierenden Prozessen indiziert ist, kann eine Entscheidung zur entzündungshemmenden oder antiviralen Therapie erst bei einer erneut positiven Kontrollbiopsie, die im Abstand von 4–6 Monaten erfolgen sollte, getroffen werden (Abb. 13.15-1).

Über den optimalen Zeitpunkt einer spezifischen Behandlung kann gegenwärtig nur spekuliert werden. Zur Vermeidung einer voranschreitenden virus- und entzündungsbedingten Schädigung des Myokards wird der frühzeitige Einsatz einer spezifischen antientzündlichen und antiviralen Therapie diskutiert, wenngleich diesbezüglich Daten aus plazebokontrollierten, randomisierten Studien bisher fehlen. Wesentlich für eine erfolgversprechende Therapie scheint eine differenzierte 2hämodynamische, histologische, immunhistologische und molekularbiologische Diagnostik, die einerseits das Erkrankungsstadium und die bereits vorliegende Einschränkung der Pumpfunktion berücksichtigt, aber auch zwischen einer viralen bzw. entzündungsbedingten Genese der Myokardschädigung unterscheidet. Die im Folgenden diskutierten Therapieoptionen beruhen auf den Erfahrungen weniger Zentren und den Daten der bisher vorliegenden, überwiegend nicht randomisierten Studien. Die Behandlungskonzepte werden gegenwärtig in mehreren randomisierten Studien intensiv untersucht. Bis zum Vorliegen dieser Ergebnisse sollte die immunsuppressive bzw. antivirale Behandlung nur in Zentren mit umfassenden diagnostischen Möglichkeiten bzw. im Rahmen kontrollierter Studien durchgeführt werden.

Behandlungsindikation in Abhängigkeit vom Erkrankungsstadium

Akute Myokarditis
Klinisch unkompliziert verlaufende Myokarditis Die meist viral induzierte, klinisch akute Myokarditis bedarf bei unkompliziertem Verlauf keiner spezifischen Behandlung. Liegen keine ausgeprägten Kontraktions- und Rhythmusstörungen bzw. Zeichen der Myokardschädigung vor, ist zunächst eine abwartende Haltung gerechtfertigt, da die Erkrankung in vielen Fällen spontan abheilt. Während der akuten Phase der Erkrankung, v. a. aber solange Zeichen fluktuierender ST/T-Streckenveränderungen und erhöhte CK-/CK-MB-Werte mit Wandbewegungsstörungen bestehen, sollte eine stationäre Überwachung erfolgen, damit maligne Rhythmusstörungen oder akute Dekompensationen rechtzeitig erfasst und behandelt werden können.

Im häufiger anzutreffenden subakuten Stadium ist bei Fehlen akuter myokardialer Schädigungszeichen eine stationäre Überwachung nicht zwingend erforderlich. Eine körperliche Schonung sollte eingehalten werden, sportliche Aktivitäten in den ersten 8–12 Wochen nicht durchgeführt werden. Eine normale körperliche Belastung und sportliche Aktivitäten sollten erst wieder aufgenommen werden, wenn ein ausgeprägter myokardiale Entzündungsprozess sicher abgeklungen ist und die Wandbewegungsstörungen nicht mehr vorliegen. Dies kann, in Abhängigkeit vom auslösenden Erreger, zwischen 6 und 12 Wochen, in Einzelfällen bis zu 6 Monaten in Anspruch nehmen. Letztlich kann der Entzündungs- und Virusnachweis bzw. -ausschluss aber nur mittels Myokardbiopsie erfolgen, da trotz einer klinisch zu beobachtenden Besserung des Beschwerdebildes eine Virusinfektion oder Entzündung auch bei asymptomatischen Patienten persistieren kann. Auf eine bioptische Kontrolle des Erkrankungsverlaufes sollte somit nur in Ausnahmefällen verzichtet werden. Regelmäßige echokardiographische Verlaufskontrollen vermeiden in Fällen mit asymptomatisch persistierender Myokarditis, bei denen keine weiterführende Diagnostik durchgeführt wurde, dass eine sich erst Monate oder Jahre später entwickelnde Myokardschädigung übersehen wird.

Fulminant verlaufende Myokarditis Kommt es im Rahmen einer akuten Virusmyokarditis zu Zeichen einer akuten Herzinsuffizienz oder entwickelt sich eine progrediente Myokardschädigung, so gelten zunächst prinzipiell die in Kapitel 15.3 aufgeführten Therapierichtlinien der Herzinsuffizienz. Entwickelt sich trotz strikter Bettruhe und Einsatzes von Diuretika, Vasodilatanzien, Digitalis und evtl. positiv-inotropen Substanzen eine weitere hämodynamische Verschlechterung, so sollte der Einsatz einer intraortalen Ballonpulsation bzw. eines mechanischen Kreislaufunterstützungssystems („assist device") in Erwägung gezogen werden. Darüber hinaus muss diskutiert werden, inwieweit bei irreversiblem Myokardversagen eine Herztransplantation vorgenommen werden sollte.

Spezifische Therapie Eine Indikation zur immunsuppressiven Therapie in der frühen Akutphase der Virusmyokarditis mit Nachweis von Zellnekrosen, eines akut entzündlichen Prozesses sowie einer möglicherweise noch bestehenden, akuten Virusinfektion der Zellen besteht nicht. Hier scheint zumindest auf Grund von experimentellen Untersuchungen die Gefahr einer akuten Verschlechterung des Krankheitsbildes zu bestehen. Auch der Einsatz alternativer Therapieverfahren (Interferon, OKT3-monoklonale Antikörper, Immunabsorptionstechniken, Hyperimmunseren und antivirale Substanzen) kann derzeit bei der akuten Virusmyokarditis nicht als gesicherte therapeutische Möglichkeit gelten. Auch die Verwendung nichtsteroidaler antiinflammatorischer Substanzen erscheint in der Akutphase der Myokarditis nicht empfehlenswert. Experimentelle Untersuchungen haben gezeigt, dass es während der Gabe von Indometazin oder Salicylsäure zu einer verstärkten viralen Replikation, einer verminderten Interferonproduktion und zu vermehrten myokardialen Nekrosen kam. In der Spätphase der Myokarditis könnten jedoch nichtsteroidale antiinflammatorische Substanzen insbesondere bei symptomatischen Perikarditiden sinnvoll sein.

Entzündliche Kardiomyopathie
Medikamentöse Basistherapie Bestehen Rhythmusstörungen, eine myokardiale Kontraktionsstörung oder entwickelt sich eine progrediente Herzinsuffizienz, entspricht die medikamentöse Behandlung den im Kapitel 15.3 aufgeführten Therapierichtlinien.

Darüber hinaus wird der frühzeitige Einsatz von ACE-Hemmern oder Spironolacton bereits bei Patienten mit beginnenden regionalen Kontraktionsstörungen empfohlen, da hierdurch möglicherweise die entzündungsgetriggerten Umbauvorgänge im Myokard vermieden werden können.

Spezifische Therapie Antivirale Therapie mit Interferonen: Voraussetzung für eine antivirale Therapie – z. B. mit Interferon β – ist der molekularbiologische Virusnachweis im Myokard des Patienten (s. Abb. 13.15-1). Bisher wurden nur wenige Patienten mit bioptisch gesicherter Virusmyokarditis mit Interferon-β behandelt. Erste Ergebnisse aus einer Interferon-β-Therapiestudie an Patienten mit linksventrikulärer Funktionsstörung und positivem Nachweis eines entero- bzw. adenoviralen Genoms in der Myokardbiopsie zeigen, dass durch eine 6 monatige subkutane Gabe von Interferon-β (8 Mio IE/jeden 2. Tag) in allen Fällen eine effektive Viruselimination erreicht werden kann. Parallel hierzu verbessert sich das klinische Beschwerdebild (entsprechend NYHA) und die myokardiale Pumpfunktion bei 67% der Patienten. Die Gabe von IFN-β wird in dieser relativ niedrigen Dosierung von allen Patienten gut vertragen. Therapieabbrüche aufgrund kardialer oder IFN-β-spezifischer Nebenwirkungen erfolgten nicht. Wei-

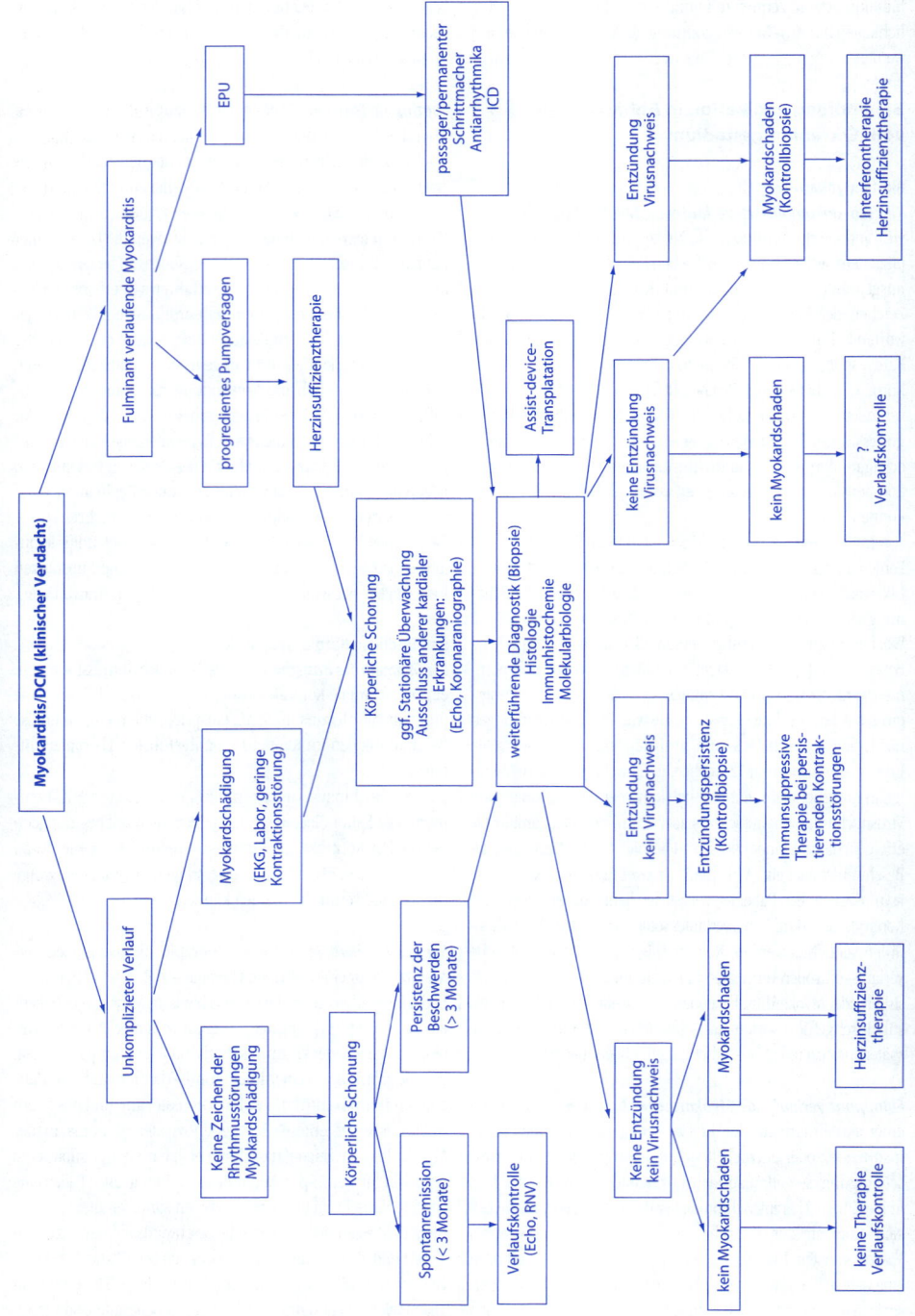

Abb. 13.15-1. Diagnostik und Indikation zur spezifischen Therapie der Infektion des Herzens

tergehende Untersuchungen ergeben, dass diese positiven Therapieeffekte auch bei anderen Monoinfektionen des Myokards (z. B. PVB19) erreicht werden können. Ergebnisse laufender Studien müssen abgewartet werden, bevor verbindliche Aussagen über die Effektivität dieser Behandlungsform bei der viralen Herzerkrankung möglich sind.

Immunsuppressive Therapie: Randomisierte Studien, die auf dem Boden einer differenzierten Diagnostik die Effektivität einer immunsuppressiven Behandlung von Patienten mit einer persistierenden myokardialen Entzündungsreaktion belegen könnten, existieren nicht. Die bisher vorliegenden Ergebnisse mehrerer Untersuchungen deuten aber darauf hin, dass bei entsprechender molekularbiologischer und immunhistochemischer Charakterisierung eines entsprechenden Patientenkollektives mit chronischer Myokarditis in 65–70% eine signifikante klinische und hämodynamische Verbesserung erreicht werden kann (Abb. 13.15-1).

Die Behandlung erfolgt in der Regel mit Cortison über 6 Monate. Initial wird meist 1 mg/kg KG Methylprednison (bei Kindern 1–2 mg/kg KG) für 4 Wochen verabreicht. Danach erfolgt eine stufenweise Reduzierung des Cortisons in 2-wöchigen Abständen bis auf eine Erhaltungsdosis von 8–12 mg. Die Kontrollbiopsie sollte erst nach einem Intervall von 4–6 Wochen nach Therapieende erfolgen, um ein Wiederaufflammen einer während der Therapie zunächst supprimierten Entzündung zu erfassen. Persistiert der Entzündungsprozess (35–40% der Patienten), spricht die Entzündung häufig auf eine niedrigdosierte Cortisontherapie (12 mg) in Kombination mit Imurek an.

Hyperimmunseren und Immunabsorption: Unter der Vorstellung der Bedeutung zellulärer und humoraler Komponenten des Immunsystems für die Pathogenese der akuten und chronischen Herzinsuffizienz im Rahmen einer myokardialen Entzündungsreaktion sind verschiedentlich Versuche unternommen worden, durch passive Immunisierung mit Hyperimmunseren die Virusreplikation zu inhibieren, vielversprechender sind Therapieverfahren, die Autoantikörper oder -antigene mittels Immunabsorption aus dem Serum dieser Patienten zu eliminieren. Nach mehrwöchiger Immunadsorption konnte parallel zur Elimination zirkulierender Autoantikörper gegen den β_1-Rezeptor eine Verbesserung der linksventrikulären Kontraktilität und ein Rückgang der Myokardentzündung beobachtet werden. Ob dieser positive Effekt ausschließlich der Entfernung dieses speziellen Autoantikörpers zuzuschreiben ist, bleibt fraglich, da neben anderen Autoantikörpern sicherlich auch weitere immunologisch aktive, immunglobulinähnliche Komponenten wie Rezeptorantagonisten, lösliche Adhäsionsmoleküle, Zytokine oder das Immunsystem stimulierende Autoantigene mit entfernt oder zumindest inaktiviert werden.

13.15.5 Seltene Formen der Myokarditis

Diphtherie

Diphtherische Myokarditiden werden seit dem impfbedingten Rückgang der Erkrankung selten beobachtet und spielen praktisch nur noch in Entwicklungsländern – vor allem bei Kindern – eine Rolle. Das Toxin des Corynebacterium diphtheriae schädigt insbesondere Nerven und Myokard und führt zu schweren Polyneuropathien und schweren Formen der Herzinsuffizienz. Eine kardiale Beteiligung bildet sich typischerweise 5–7 Tage nach Erkrankungsbeginn aus. Bei 20–30% der erkrankten Patienten treten EKG-Veränderungen auf. Schwere Kontraktilitätsstörungen sind selten, doch besteht in diesen Fällen eine hohe Mortalität von über 60%. Die kardial bedingte Gesamtmortalität bei dieser Erkrankung beträgt ca. 30%. Die Langzeitprognose nach überstandener Akutphase ist gut, allerdings können eine deutliche Linksherzschädigung und/oder Erregungsleitungsstörungen in Einzelfällen persistieren.

Borrelien

Häufiger tritt in unseren Breiten die Lyme-Borreliose durch Borrelia burgdorferi auf. Diese systemische Erkrankung ist durch ein Erythema chronicum migrans, Fieber, Arthralgien und Myalgien charakterisiert. Erfolgte keine frühzeitige Behandlung, so bildet sich im späteren Stadium nicht selten (4–8%) eine kardiale Manifestation aus. Überwiegend beobachtet man Blockbilder, die sich schnell ausbilden und zu schrittmacherpflichtigen Bradykardien führen können. Akute Myokarditiden mit linksventrikulärer Dekompensation sind selten. Die Diagnostik beruht auf der Anamnese (Zeckenbiss, Aufenthalt in Endemiegebieten) und serologischen Tests, die in den ersten 4–6 Wochen noch negativ sein können. Eine unauffällige Serologie in diesem Zeitraum schließt somit die Erkrankung nicht aus. Im Regelfall erfolgt eine vollständige kardiale Ausheilung. Die Ausbildung einer Kardiomyopathie ist selten. Bei Auftreten einer neurologischen oder kardialen Symptomatik erfolgt eine zweiwöchige intravenöse Behandlung z. B. mit Rocephin, in weniger ausgeprägten Fällen ist auch eine vierwöchige orale Behandlung z. B. mit 200 mg/Tag Doxycyclin möglich.

Evidenz der Therapieempfehlungen		
	Evidenzgrad	Empfehlungsstärke
Immunsuppressive Therapie	II-b	C
Antivirale Therapie	II-b	C
Immunadsorption	II-b	C

Literatur

Aretz HT (1987) Myocarditis: the Dallas criteria. Hum Pathol 18: 619–624

Badorff C, Berkely N, Mehrotra S, Talhouk JW, Rhoads RE, Knowlton KU (2000) Enteroviral protease 2A directly cleaves dystrophin and is inhibited by a dystrophin-based substrate analogue. J Biol Chem 275: 11191–11197

Bardorff C, Kühl U, Noutsias M, Schultheiß HP (1997) Cell-mediated cytotoxicity in idiopathic dilated cardiomyopathy. Correlation with interstitial fibrosis and foci of activated T lymphocytes. J Am Coll Cardiol 29: 429–434

Bowles NE, Richardson PJ, Olsen EG, Archard LC (1986) Detection of Cox-sackie-B-virus-specific RNA sequences in myocardial biopsy samples from patients with myocarditis and dilated cardiomyopathy. Lancet 1: 1120–1123

Doerner A, Pauschinger M, Schwimmbeck PL, Kuhl U, Schultheiss HP (2000) The shift in the myocardial adenine nucleotide translocator isoform expression pattern is associated with an enteroviral infection in the absence of an active T-cell dependent immune response in human inflammatory heart disease. J Am Coll Cardiol 35: 1778–1784

Drucker NA, Colan SD, Lewis AB et al. (1998) Gamma-globulin treatment of acute myocarditis in the pediatric population. Circulation 89: 252–257

Kandolf R (1998) Enteroviral myocarditis and dilated cardiomyopathy. Med Klin 93: 215–222

Kühl, U, Pauschinger M et al. (2003) „Parvovirus B19 infektion mimicking acute myocardial infarction." Circulation 108: 945–950

Kühl, U, Pauschinger M et al. (2005) „High Prevalence of Viral Genomes and Multiple Viral Infections in the Myocardium of Adults With „Idiopathic" Left Ventricular Dysfunction." Circulation. in press

Kühl U, Pauschinger M, Schultheiß HP (1997) Ätiopathogenetische Differenzierung der entzündlichen Kardiomyopathie. Internist 38: 590–601

Kühl U, Pauschinger M, Schultheiß HP (1997) Neue Konzepte zur Diagnostik der entzündlichen Herzmuskelerkrankung. Dtsch Med Wschr 122: 690–698

Kühl U, Pauschinger M, Schwimmbeck PL, Lober C, Schultheiß HP (2000) Interferon-beta-Therapie bei Patienten mit enteroviraler Herzmuskelerkrankung. Z Kardiol 89: 180

Kühl U, Strauer BE, Schultheiss HP (1994) Methylprednisolone in chronic myocarditis. Postgrad Med J 70: S35–S42

Maisch B, Schonian U, Hengstenberg C et al. (1994) Immunosuppressive treatment in autoreactive myocarditis – results from a controlled trial. Postgrad Med J 70(Suppl 1): S29–S34

Matsumori A, Matoba Y, Sasayama S (1995) Dilated cardiomyopathy associated with hepatitis C virus infection. Circulation 92: 2519–2525

Neurologische Erkrankungen

JOHANNES C. WÖHRLE

14.1	Schlaganfall	1193
14.2	Morbus Parkinson und weitere extrapyramidale Bewegungsstörungen	1210
14.3	Multiple Sklerose und andere neuroimmunologische Erkrankungen	1222
14.4	Infektionen des ZNS	1229
14.5	Zerebrale Anfälle und Epilepsien	1239
14.6	Tumoren des zentralen Nervensystems	1246
14.7	Primäre Kopfschmerzsyndrome	1253
14.8	Schwindel	1272
14.9	Erkrankungen des peripheren Nervensystems	1279
14.10	Neuromuskuläre Erkrankungen	1286
14.11	Funktionelle Neurochirurgie bei Bewegungsstörungen	1293
14.12	Neurorehabilitation	1299

14.1 Schlaganfall
Michael Daffertshofer

Zerebrovaskuläre Erkrankungen sind neben kardiovaskulären und Tumorerkrankungen die häufigste Todesursache in der westlichen Welt. Der Schlaganfall ist zudem eine der häufigsten Ursachen für dauerhafte Pflegebedürftigkeit bei erwachsenen Patienten in den Industrienationen. In allgemeinen Krankenhäusern finden sich bei mehr als der Hälfte aller Patienten mit neurologischen Erkrankungen Zeichen einer zerebrovaskulären Erkrankung. Der Begriff Schlaganfall bezeichnet dabei sowohl zerebrale Ischämien als auch Blutungen, was daher rührt, dass in der Zeit der Begriffsbildung noch keine Bilddiagnostik existent war und die klinische Untersuchung keine letztendliche Differenzierung zwischen Ischämie und Blutung zulässt.

14.1.1 Zerebrale Ischämien

Ätiologie und Pathogenese

Zerebrale Infarkte treten aufgrund einer akuten fokalen umschriebenen Ischämie im zentralen Nervensystem auf. Die zugrunde liegenden Ätiologien sind vielfältig, was zum einen klinische, diagnostische, vor allem aber eine therapeutische Bedeutung hat. Der klassische ischämische Schlaganfall wird durch eine Okklusion im Bereich der großen hirnversorgenden intrakraniellen Arterien mit Verschluss eines Endstromgefäßes jenseits des Circulus arteriosus willisii verursacht. Die Okklusion eines solchen Gefäßes kann entweder durch eine arterioarterielle Embolie (z. B. bei Karotisstenose) als häufigste Ursache, durch eine kardiale Embolie, z. B. bei einer absoluten Arrhythmie, oder aber durch eine lokale Atherothrombose, möglicherweise auf dem Boden einer arteriosklerotischen intrakraniellen Stenosierung, stattfinden. Je nach betroffener intrazerebraler Arterie variiert das Läsionsmuster, abhängig von der betroffenen Arterie bzw. dem betroffenen arteriellen Segment, sodass man durch die Analyse einer solchen Läsion bereits auf den zugrunde liegenden Verschluss rückschließen kann. Erheblich seltener sind hämodynamische Schlaganfälle durch hochgradige proximale arterielle Obstruktionen. Zunehmend häufiger zu beobachten sind ischämische Ereignisse, bei Obstruktionen im Bereich der kleinen Gefäßäste bzw. Arteriolen mit sog. lakunären (<1 cm Durchmesser) Infarkten. Solche kleinen Ischämien, die teilweise abgrenzbar sind aber teilweise nur zu Veränderungen der weißen Substanz subkortikal im Sinne von sog. „white matter lesions (WML)" führen, werden zunehmend durch die immer feinere und höher auflösende Bilddiagnostik entdeckt. Die zugrunde liegende Ätiologie ist meist eine Mikroangiopathie, die vor allem bei langjähriger Hypertonie, aber z. B. auch bei Diabetes auftreten kann. Die chronische Wirkung von Risikofaktoren auf die Endothelwände führt letztendlich zu einer Hyperhyalinose mit dann auftretender Okklusion. Insofern ist dieser Mechanismus in besonderem Maß altersabhängig.

Pathophysiologie

Sind auch die Lokalisationen der Gefäßverschlüsse und deren Ätiologie unterschiedlich, kommt es doch nach Verschluss eines Gefäßes im abhängigen Hirngewebe zu einer relativ gleichförmigen Pathophysiologie. Im abhängigen Versorgungsgebiet fällt die Perfusion ab und es kommt zur Ischämie mit vermehrter anaerober Glykolyse und Azidose. Abhängig vom Grad der Hypoperfusion kommt es zu charakteristischen Funktions- und Strukturveränderungen im Hirngewebe. Bei komplettem Verlust der Perfusion beträgt die Ischämietoleranz des Hirngewebes nur wenige Minuten. Dieser Zustand ist nur für den unmittelbaren Versorgungsbereich des okkludierten Gefäßes gegeben. Durch leptomeningeale Kollateralen und extrazelluläre Diffusion kommt es in angrenzenden Gebieten zu einer Zufuhr von Sauerstoff und Glukose. In Gebieten, in denen die Gewebeperfusion auf Werte <10–15 ml/100 g/min abfällt, kommt es zu einer nekrotischen Strukturschädigung innerhalb von Minuten. In Perfusionsbereich zwischen 10–15 ml/100 g/min bis etwa 20 ml/100 g/min kann das Hirngewebe den Strukturstoffwechsel zunächst erhalten, es kommt aber zu einem Funktionsverlust. Der so perfundierte Bereich (in dem der Strukturmetabolismus erhalten ist, aber keine Funktion mehr generiert werden kann) wird als Penumbra im engeren Sinn bezeichnet. Die Penumbra ist therapeutisch interessant, da durch eine Reperfusion bzw. eine Neuroprotektion dieser Bereich erhalten werden und sich erholen kann. Moderne pathophysiologische Untersuchungen zeigen, dass diese Dreiteilung der Perfusion in absolute Ischämie mit Zelltod, Penumbra mit Funktionsversagen, aber noch erhaltenem Strukturstoffwechsel, und normaler Perfusion zu simpel ist und auch bei oberhalb des Penumbrabereichs liegenden hypoperfundierten Arealen bereits multiple komplexe genetische Programme und vor allem auch apoptotische Kaskaden gestartet werden. Die pathophysiologischen Abläufe sind dynamisch und zeitabhängig. Bereiche der Penumbra wandeln sich in Abhängigkeit von Blutdruckschwankungen und orthostatischen Veränderungen oder auch der Herzauswurfleistung in Infarktareale um. Nach experimentellen Untersuchungen wird vermutet, dass ein stabiler Zustand nach 1 bis max. 2 Tagen erreicht ist und das kritische Gewebe der Penumbra komplett in einen Infarkt übergegangen ist. Dies begründet die Forderung, beim Schlaganfall so schnell wie möglich eine Wiedereröffnung und Reperfusion der Gefäße zu erreichen.

Neben dem eigentlichen Perfusionsschaden ist auch die Reperfusion nicht nur benefitär, sondern führt als solche selbst zu Reperfusionsschäden. Durch die Reoxygenierung kommt es zu einer Aktivierung von Apoptoseprogrammen, die noch im mittelfristigen Rahmen von Tagen bis Wochen zu weiteren zellulären Untergängen führt. Abhängig von der Zeit kommt es neben neuronalen und glialen Zellschäden auch zur Schädigung der Gefäßwand. Insofern steigt bei Reperfusion und Wiederherstellen der normalen Druckverhältnisse im infarzierten Areal das Risiko für sekundäre Blutungen. Leichte sekundäre hämorrhagische Transformationen finden sich in pathologischen Serien in annähernd 90% der Schlaganfallpatienten, und in der modernen Bilddiagnostik mit MRT oder hochauflösenden CT-Bildern können Blutaustritte in mehr als 50% der Fälle nachgewiesen werden. Die Schädigung der Gefäßwände führt zudem zu einer Aufhebung der Vasoreagibilität, einem Verlust der Autoregulation und zur Öffnung der Blut-Hirn-Schranke. Dies ist insofern auch für den weiteren Ablauf der Ischämien relevant, da bei Aufhebung der Autoregulation im ischämischen Gewebe Blutdruckschwankungen nicht mehr kompensiert werden, sondern die Hirnperfusion direkt bei Verminderung des zerebralen Perfusionsdrucks sinkt.

Klinik und Diagnose

Eine zerebrale Ischämie ist bei akut (schlagartig) aufgetretenem fokal neurologischen Defizit anzunehmen.

Verschluss der großen hirnversorgenden Arterien Aufgrund der prognostischen, aber auch therapeutischen Relevanz, ist es sinnvoll zu unterscheiden, ob ein Schlaganfall das vordere (Karotis) oder das hintere (vertebrobasiläre) Stromgebiet betrifft (s. folgende Übersicht).

> **Typische Schlaganfallsymptome der wichtigsten vaskulären Versorgungsterritorien**
> A. cerebri media
>   Sensomotorische Halbseitensymptomatik
>   Hemianopsie, oft mit Blickdeviation
>   Aphasie bei Läsion der dominanten Hemisphäre
>   Apraxie bei Läsion der dominanten Hemisphäre
> A. cerebri anterior
>   Beinbetonte Hemiparese
>   Inkontinenz
>   Frontalhirnsyndrom bei beidseitigem Verschluss
> A. cerebri posterior
>   Hemianopsie
>   Bei Läsion der dominanten Hemisphäre evtl. Aphasie
> A. basilaris
>   Ataxie
>   Hemiparese und Hirnnervenparesen (oft gekreuzt)
>   Tetraparese
>   Schwindel
>   Horner-Syndrom
>   Dysarthrie
>   Pupillen- und Okkulomotorikstörungen
>   Sensibilitätsstörungen

Ungefähr 80% der ischämischen Schlaganfälle betreffen die vordere Zirkulation und 20% die hintere vertebrobasiläre Zirkulation. Klinische Zeichen, die auf eine Ischämie im Karotisstromgebiet hinweisen, sind eine kontralaterale Hemiparese, eine Hemihypästhesie, ein Schwerpunkt mit Feinmotorikstörung besonders der Hand, aber auch des Arms, Gesichts oder Beins, eine Aphasie, Dysarthrie oder eine Kombination dieser Symptome. Besonders spezifisch sind Amaurosis-fugax-Attacken in der Vorgeschichte, eine Aphasie oder andere neuropsycho-gische Defizite. Vertebrobasiläre Ischämien sind insbesondere dann anzunehmen, wenn es zu Schwindel, Ataxie, gekreuzten Paresen mit oder ohne Sensibilitätsstörung, Dysarthrie, Dysphagie, Diplopie oder einer Kombination dieser Symptome kommt. Eine homonyme Hemianopsie weist auf eine Ischämie im Versorgungsgebiet der A. cerebri posterior hin, wobei die A. cerebri posterior normalerweise aus der A. basilaris (vertebrobasiläres Stromgebiet) entspringt, aber bei anatomischer Varianz auch aus dem Karotisstromgebiet hervorgehen kann. Bei alleiniger unilateraler motorischer oder sensibler Symptomatik ist es oft schwierig zu unterscheiden, ob dies durch das Karotis- oder vetrebrobasiläre Stromgebiet zustande kommt, sodass eine entsprechende klinische Differenzierung nicht in jedem Fall möglich ist. Hinsichtlich der ätiologischen Differenzierung zwischen embolischer Ursache, atherothrombotischer Genese der großen Arterien oder einer Ischämie auf dem Boden einer Mikroangiopathie, können klinisch allenfalls Vermutungen angestellt werden, da die Symptomatik oft weit überlappt.

Bei thrombotischen Infarkten, vor allem im Bereich der A. basilaris, kommt es oft zu einem stotternden progressiven Ablauf. Obwohl es sehr schwer ist, einen kardiogenen Schlaganfall von anderen Ursachen abzugrenzen, ist es jedoch so, dass ein Schlaganfall durch eine kardiale Embolie meist mit sofort komplett ausgeprägter Symptomatik einhergeht.

Spezifische Klinik der häufigsten Typen ischämischer Schlaganfälle

A. cerebri media Die häufigste Pathogenese ist ein embolischer oder thrombotischer Verschluss des Mediahauptstammes oder auch weiter distal gelegener Mediaäste. Die Symptomatologie der A. cerebri media ist die häufigste Manifestation eines ischämischen Schlaganfalls. Klinisch präsentiert sich eine Okklusion in diesem Stromgebiet als die typische brachiofazial-betonte sensomotorische Hemiparese mit Dysarthrie oder Aphasie. Die Mediaischämien können darüber hinaus differenziert werden in territoriale, subkortikale oder auch hämodynamische Infarkte. Die fokalneurologischen Symptome treten auf der kontralateralen Seite auf, häufig ist zusätzlich eine Blickparese vorhanden mit Blick zur Herdseite.

Sehr häufig treten zusätzlich neuropsychologische Symptome wie Aphasie, Apraxie, Dysarthrie, Dyslexie oder Dysgraphie auf, besonders bei Ischämien der dominanten Hemisphäre (beim Rechtshänder meist links). Ein Neglekt tritt meist dann auf, wenn die nichtdominante Hemisphäre betroffen ist. Hämodynamische Infarkte sind gekennzeichnet durch fluktuierende kontralaterale Paresen, die oft bei Lagewechsel und Blutdruckvariationen auftreten. Eine Variante im Bereich der A. cerebri media stellen subkortikale Ischämien ohne Beteiligung des Kortex dar. Meist sind dies sog. striatolentikuläre Infarkte, die sich auszeichnen durch eine deutliche und führende Hemiparese, mit einer frühen Zunahme des Tonus, bereits in den ersten Tagen. Eine Hemihypästhesie ist nicht ungewöhnlich, und wenn die benachbarten Strukturen des Sehsystems betroffen sind, kann auch eine Hemianopsie entstehen.

Bei rein subkortikalen Infarkten können, zu Beginn, neuropsychologische Defizite auftreten. Auch eine globale und motorische Aphasie bei striatolentikulären Infarkten der dominanten Hemisphäre ist beschrieben. Dabei wird eine funktionelle Hemmung kortikaler Areale durch den Ausfall der Basalganglien diskutiert.

A. basilaris Obstruktionen und Verschlüsse der A. basilaris führen zu vielfältigsten Symptomen, abhängig von der betroffenen Höhe des Hirnstamms (s. obige Übersicht). Die Symptome im vertebrobasilären Stromgebiet sind vor allem gekennzeichnet durch bilaterale und gekreuzte klinische Zeichen. Ein Hirnnervenausfall auf der einen Seite und eine fokale neurologische Funktionseinschränkung der langen Bahnen auf der anderen Seite sind ein typisches Zeichen der Hirnstammbeteiligung (z. B. Weber-Syndrom: ipsilaterale Okulomotoriusparese und kontralaterale Parese von Arm und Bein). Insbesondere die okulomotorischen Funktionen können erheblich beeinträchtigt sein bei Patienten mit Hirnstamminfarkt. Horizontale Blickparesen, multiple Paresen der Augenmuskelnerven, Doppelbilder usw. können auftreten. Die vertikale Blickmotorik ist weniger betroffen. Hemiparese, Tetraparese, passende oder dissoziierte Hypästhesien, einseitige oder auch beidseitige Hirnnervenausfälle sind Symptome, die allein oder in Kombination auftreten können und alle im Rahmen eines Hirnstamminfarktes möglich sind.

Transitorisch-ischämische Attacken Nach klassischer Definition ist eine transitorisch-ischämische Attacke (TIA) ein fokal aufgetretenes neurologisches Defizit, das sich innerhalb von 24 h zurückbildet. Die Symptomatik kann in Analogie zu den vollendeten Schlaganfallsyndromen auftreten, je nachdem, welches Stromgebiet betroffen ist, und je nachdem, ob es sich um eine TIA auf dem Boden einer Makroangiopathie oder Mikroangiopathie handelt. Etwas häufiger sind TIAs bei arteriosklerotischen arteriellen Embolien als bei kardialen Embolien, aber im Prinzip können TIAs bei beiden Konditionen auftreten.

Zurzeit wird die Definition der TIA neu gefasst. Die Grenze von 24 h wurde zu einer Zeit definiert, als es noch keine Schnittbildgebung des Hirns gab. Mittlerweile weiß man, dass bei einer Dauer der Symptome von mehr als 2–3 h, auch bei dann nachfolgender Reversibilität, oft ein strukturelles Defizit nachweisbar ist, sodass dann klinisch das Bild einer TIA vorliegt, strukturmorphologisch jedoch von einem kompletten Infarkt ausgegangen werden muss. Insofern gehen moderne Definitionen der TIA von sehr viel kürzeren Zeitfenstern aus (2–3 h) und beziehen Befunde der Schnittbildgebung (CT/MRT) mit ein.

Generelle Schlaganfallsymptome
Depression Affektstörungen, insbesondere im Sinne von Depression, sind ein häufiges klinisches Symptom bei Schlaganfallpatienten. Die wichtigsten Einzelsymptome dabei sind vor allem Depression, Konzentrationsstörungen, Denkhemmung, Appetitlosigkeit, Gewichtsverlust, Interessenverlust, Schlaflosigkeit und Todesgedanken.

Schlafstörungen Schlafstörungen sind eine andere sehr häufige Symptomatik bei Patienten mit Schlaganfall, die entweder direkt durch den Schlaganfall (z. B. bilaterale paramediane Thalamusinfarkte) oder indirekt im Rahmen einer Depression, zentralen Schlafapnoe oder bei systemischen Komplikationen hervorgerufen werden. Eine Störung der Schlafarchitektur ist auch bei hemisphärischen Infarkten zu beobachten und verschlechtert die Prognose. Dabei ist es im Einzelfall schwierig zu differenzieren, ob Schlaf-

störungen auf eine obstruktive Schlafapnoe zurückzuführen sind, die selbst auch ein Risikofaktor für einen ischämischen Schlaganfall oder auch einen hämorrhagischen Schlaganfall darstellt oder aber, ob die Schlafstörung bzw. auch eine Schlafapnoe durch das ischämische Ereignis zu erklären ist.

Seltenere Schlaganfallursachen
Dissektion Bei etwa 2,5% aller Patienten mit einem ersten Schlaganfall liegt eine Dissektion besonders der A. carotis, aber auch gelegentlich der A. vertebralis vor. Besonders bei jungen Patienten finden sich Dissektionen häufiger als Ätiologie eines Schlaganfalls, sodass diese Differentialdiagnose bei Schlaganfallpatienten unter 30 Jahren immer abgeklärt werden muss. Bei der Dissektion kommt es meist zu einer subintimalen Einblutung, seltener ist eine Einblutung in die Media oder die Adventitia. Kommt es dann zu einem Ventilmechanismus oder einer Thrombose an der Stelle der Gefäßverletzung, kann eine Gefäßobstruktion resultieren, die embolisch oder auch hämodynamisch zu einem Schlaganfall Anlass geben kann. Lokale Symptome (Horner-Syndrom, pulssynchroner Tinnitus, Hirnnervenparesen) können aber auch ohne Obstruktion bestehen.

Die Abgrenzung zwischen traumatischer und spontaner Dissektion ist in einem weiten Überlappungsbereich willkürlich, wobei sich banale Traumen oft bei Dissektionen finden (besonders häufig erwähnt werden HWS-Schleudertraumen, Autogurttraumen, Reitunfälle und bei Vertebralisdissektionen chiropraktische Manöver an der HWS). Die verschiedenen spezifischen Therapiestrategien sind bisher nicht durch belastbare Studienergebnisse gestützt; eine spezifische Therapie ist insofern nicht gesichert. Vielfach wird auch aufgrund von Beobachtungsstudien und pathophysiologischen Überlegungen eine mittelfristige (6–12 Monate) Antikoagulation durchgeführt, unter der Vorstellung, die hohe Spontanrekanalisationsrate zu unterstützen (Abb. 14.1-1). Bei hochgradigen Obstruktionen werden auch interventionelle Behandlungsoptionen diskutiert, für die es jedoch keinerlei statistisch gesicherte positive Evidenz gibt.

Schlaganfall bei Drogen Drogenabhängige haben ein deutlich höheres Risiko für Schlaganfall (95% Konfidenzintervall 3,1–13,6, kontrolliert für andere Schlaganfallrisikofaktoren), das im Vergleich zu nicht Drogenabhängigen 6,5fach erhöht ist. Die klinischen Zeichen und Symptome eines Schlaganfalls bei Drogenabhängigen unterscheiden sich nicht von denen eines Schlaganfalls aus anderer Ursache. Die Ursache eines Schlaganfalls bei Drogenabhängigen kann einerseits durch eine akquirierte kardiale Emboliequelle, z. B. durch eine infektiöse Endokaditis bei entsprechender Verwendung nichtsteriler Nadeln, andererseits aber auch z. B. durch eine nekrotisierende Vaskulitis, insbesondere bei Verwendung von Amphetaminen auftreten.

Diagnostisches Management
Ein akuter Schlaganfall (Ischämien und Blutungen) ist eine Erkrankung, die unbedingt einer sofortigen Krankenhauseinweisung

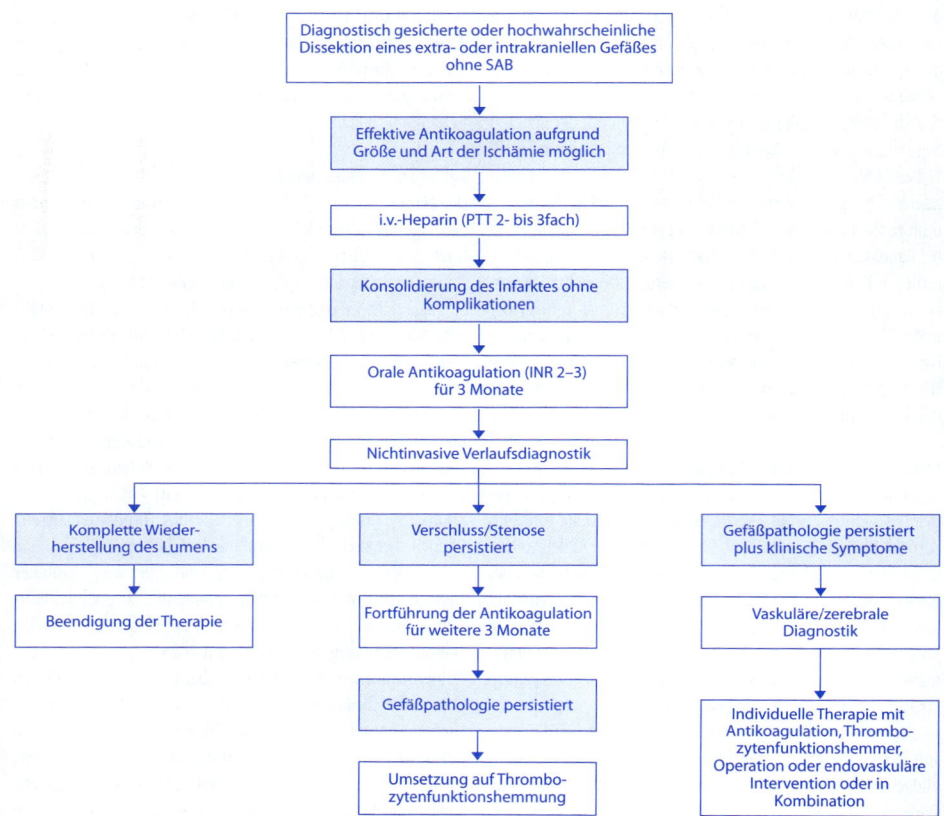

Abb. 14.1-1. Weitverbreitetes Schema zur Therapie bei Karotisdissektion

bedarf, da bei beiden Erkrankungen intensivmedizinische Behandlungsoptionen bestehen, die nachgewiesenerweise zu einer Verbesserung der Prognose führen, aber sehr schnell durchgeführt werden müssen. Ein akuter Schlaganfall sollte mit einer hohen Prioritätsstufe eingewiesen werden und im Krankenhaus sofort eine entsprechende diagnostische Aufarbeitung mit neurologischer Untersuchung und anschließender Bilddiagnostik des Gehirns (CT oder MRT) erhalten, um danach die Akuttherapie ansetzen zu können. Darüber hinaus umfasst die diagnostische Aufarbeitung eines Schlaganfallpatienten weitere Schritte, die aber später durchgeführt werden können.

Computertomographie (CT) Da eine klinische Differenzierung zwischen einer Blutung und einer Ischämie nicht möglich ist, ist die zerebrale Bildgebung die Schlüsseldiagnostik zur Akuttherapie, die vor allem zum Ausschluss einer Hirnblutung oder einer anderen zerebralen Ätiologie jenseits eines Schlaganfalls durchgeführt wird. In der akuten Situation zeigt das CT die ischämische Läsion meist nicht und dient dem Blutungsausschluss (Abb. 14.1-2). Gelegentlich ist auch ein hyperdenses Signal in Projektion auf das okkludierte Gefäß-

segment (besonders typisch im Bereich der A. cerebri media) zu beobachten. Im Verlauf von wenigen Stunden, abhängig von individuellen Variablen, entwickeln sich oft Infarktfrühzeichen mit Schwellung im Bereich der Basalganglien, Nachweisverlust der Capsula interna, kortikaler Rindenschwellung und ersten hypodensen Arealen. Abhängig vom Ausmaß, sind diese Infarktfrühzeichen ein Ausschlusskriterium zu invasiven Therapien. Im weiteren Verlauf demarkiert sich der Infarkt zunehmend. Im Abstand von Tagen bis zu 1–2 Wochen kommt es bei Verwendung von Kontrastmitteln zu einer Anfärbung des Infarkts, als Ausdruck der Blut-Hirn-Schranken-Störung. Mit entsprechenden CT-Technologien ist heutzutage zudem die Möglichkeit gegeben, durch Verwendung von Kontrastmitteln zum einen eine CT-Angiographie (CTA) als auch eine CT-Perfusion darzustellen, mit der dann jenseits des Blutungsausschlusses in der Akutphase bereits der Gefäßverschluss nachgewiesen werden kann. Vor allem durch den Nachweis eines Perfusionsdefizits kann nicht nur per Ausschluss, sondern positiv der Infarkt nachgewiesen werden.

Magnetresonanztomographie (MRT) Die Magnetresonanztomographie bietet mittels verschiedener struktureller, aber auch

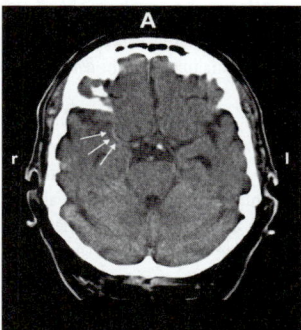 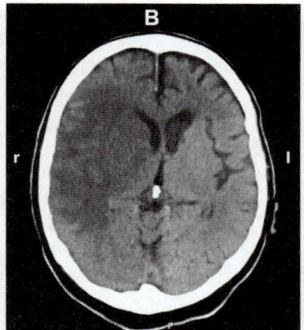 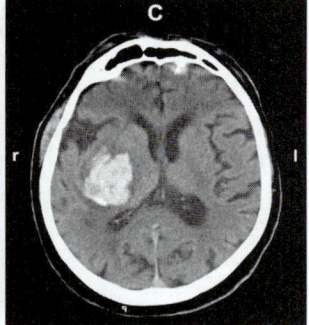

Abb. 14.1-2a–c. Beispiele von computertomographischen Bildern bei Patienten mit Schlaganfall. **(A)** Akute Ischämmie (2 Stunden) mit hyperdensem Mediazeichen rechts, **(B)** früher (8 Stundenalter) bereits demarkierter Infarkt der A. cerebri media rechts, **(C)** rechtshemisphärische intrazebrale Blutung (ICB). *R* rechts; *l* links

funktioneller Messungen, eine Möglichkeit, den Schlaganfall direkt positiv nachzuweisen (Abb. 14.1-3). Ein MRT ist aber in nicht vielen schlaganfallbehandelnden Institutionen vorhanden und in einer wirklichen 24-Stunden-Verfügbarkeit nur in wenigen Zentren etabliert. Gegenüber dem CT hat die MRT den Nachteil längerer Untersuchungszeiten, was therapeutisch kontraproduktiv ist. Neben der Strukturdarstellung in den T1-gewichteten Aufnahmen, dem Nachweis von früher Ödembildung oder der Infarktdemarkation in den T2-orientierten Sequenzen sowie dem Blutungsausschluss in T2*-gewichteten Verfahren ist der Nachweis akuter ischämischer Läsionen mit der DWI-Wichtung ein großer Vorteil. Bei zusätzlicher Perfusionsmessung kann zudem das hypoperfundierte Areal dargestellt werden und in der MR-Angiographie (MRA) lassen sich sowohl die extra- als auch die intrakraniellen großen hirnversorgenden Gefäße und deren Pathologie zuverlässig abbilden.

Ultraschallsonographie In der Ultraschallsonographie kann zuverlässig und schnell die vaskuläre Situation sowohl der extrakraniellen versorgenden Gefäße als auch der intrakraniellen Gefäße bei einem Großteil der Patienten dargestellt werden. Der Vorteil ist, dass hier keine Zeitverzögerung bezüglich der Therapie auftritt, auch bewegungsunruhige oder beatmete Patienten können problemlos bei bereits laufender Therapie untersucht werden. Andererseits ist bei älteren Patienten und dort vor allem bei Frauen in bis zu 20% der Fälle keine Beschallung durch den Schädelknochen möglich, sodass die Darstellung der intrakraniellen Gefäße nicht gelingt.

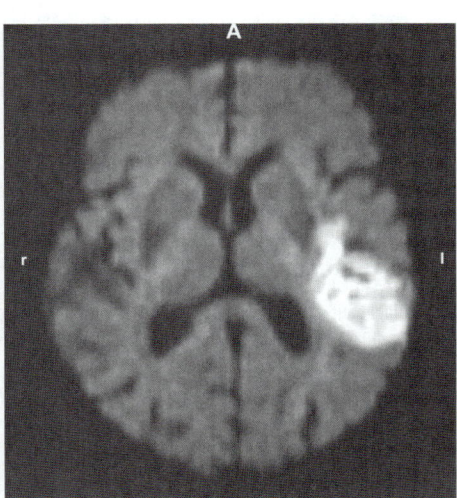 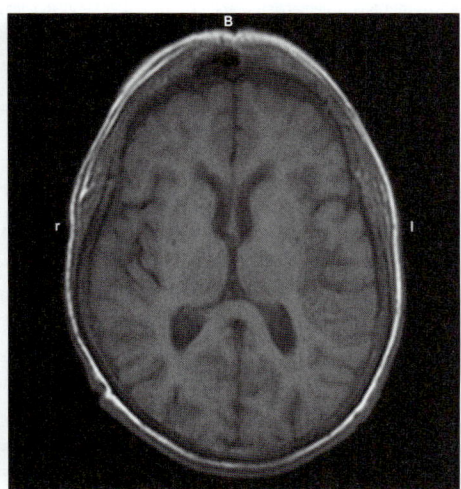

Abb. 14.1-3. Magnetresonanztomographie bei ischämischem Schlaganfall (2:30 Stunden nach Symptombeginn) der A. cerebri media: (A) DWI Bildgebung auf der die akute Ischämie deutlich zu erkennen ist. (B) T1 gewichtete Bildgebung – hier ist noch keine Infarktdemarkation nachweisbar.

Weitere Diagnostik, die der ätiologischen Zuordnung bzw. der Abgrenzung anderer differentialdiagnostischer Ursachen, ätiologischer Grundlagen und häufig begleitender Erkrankungen dient, ist in der folgenden Übersicht gelistet.

> **Schlaganfalldiagnostik**
> - Basisdiagnostik
>   - CT
>   - EKG und Röntgen-Thorax
>   - Duplex- und transkranieller Ultraschall (falls keine MRA oder CTA durchgeführt wird)
> - Laborchemie:
>   - Blutbild mit Thrombozyten, Gerinnung mit INR, PTT
>   - Serumelektrolyte
>   - Blutzucker
>   - CRP, BKS
>   - Blutgasanalyse bei V. a. Hypoxie
>   - Leber- und Nierenwerte
>   - Pulsoxymetrie
> - Spezielle Diagnostik
>   - MRT inkl. DWI, PWI und MRA bzw. CTP und CTA in ausgewählten Fällen
>   - EEG bei V. a. Anfälle
>   - Echokardiographie transthorakal (transösophageal nach spezifischer Indikation)
>   - Lumbalpunktion (bei negativem CT und nur bei V. a. SAB)

Primärprävention Der bedeutendste Risikofaktor für zerebrovaskuläre Erkrankungen ist die arterielle **Hypertonie** (Tabelle 14.1–1). Das Schlaganfallsrisiko verdoppelt sich mit Zunahme des Blutdruckes um 7,5 mmHg (MacMahon et al. 1990). Eine Reduktion des mittleren Blutdrucks um etwa 6 mmHg vermindert das Schlaganfallrisiko bisher nicht an Schlaganfällen Erkrankter (s. Tabelle 14.1-1) um 42% (Metaanalyse von 14 Studien mit insgesamt 37.000 Patienten). Ein optimaler Blutdruck als Zielblutdruck ist unklar oder es gibt keinen. Mit welchem Antihypertensivum eine Druckreduktion erreicht wird, ist relativ egal, da die Effekte mit Diuretika, Betablockern, ACE-Hemmern oder Kalziumantagonisten erzielt werden konnten. Der Vergleich der sog. konventionellen Blutdrucksenker (Atenolol, Metoprolol, Pindolol, Hydrochlorothiazid plus Amilorid) mit neueren Medikamenten (Enalapril, Lisonopril, Felodipin, Iradipine) ergab keine signifikanten Unterschiede der Schlaganfallrate.

Diätetische Maßnahmen (kochsalzarme Kost und eine Diät mit vielen Früchten, Gemüse, fettarmer Milch, Geflügel, Fisch und Getreide) können effizient den Blutdruck senken. Primärpräventive Auswirkung auf kardiovaskuläre und zerebrovaskuläre Ereignisse sind bei allerdings kleinen, bisher untersuchten Patientenzahlen, nicht nachweisbar.

Rauchen erhöht das Schlaganfallrisiko um den Faktor 1,8 (Goldstein et al. 2001), wie Beobachtungsstudien zeigen. Nach 5 Jahren wird das Schlaganfallrisiko von Nichtrauchern erreicht (Wannamethee et al. 1995) und sinkt um 50% im ersten Jahr nach Beendigung des Rauchens.

Für Patienten mit koronarer Herzkrankheit oder abgelaufenem Herzinfarkt zeigen Statine eine Reduktion des Schlaganfallrisikos. Der Effekt ist überraschenderweise unabhängig von der Höhe der **Blutfette**. Zumindest bei Patienten mit KHK oder abgelaufenem Herzinfarkt sollte eine Senkung des Cholesterinspiegels mit Statinen durchgeführt werden. Das Schlaganfallrisiko wird für diese Patientengruppe dadurch um etwa 12–48% gesenkt, ohne eine Zunahme der Zahl der Hirnblutungen (Amarenco 2001).

Eine strikte Behandlung mit gleichzeitig enger Kontrolle der Blutglukose bei Patienten mit **Diabetes mellitus** bewirkt eine Reduktion mikrovaskulärer Schäden, bei Retino-, Nephro- und Polyneuropathie, hat allerdings kaum einen Effekt auf das Schlaganfallrisiko. Insofern wird bei Diabetikern eine besonders strikte Therapie zusätzlicher Risikofaktoren wie arterieller Hypertonie und Hypercholesterinämie gefordert.

Patienten, die an **Vorhofflimmern** ohne begleitenden Klappenfehler leiden, haben ein deutlich erhöhtes jährliches Schlaganfallrisiko (s. Tabelle 14.1–1). Dieses bereits hohe Risiko wird durch zusätzliche Risikofaktoren weiter erhöht. Weitere Risikofaktoren sind Hypertonie, schlechte linksventrikuläre Funktion und Alter über 65 Jahre. Acetylsalicylsäure (ASS) wurde in vier der sechs Studien bei Patienten mit Kontraindikationen für eine Antikoagulation untersucht und war in einer Dosis von 300 mg mit einer durchschnittlichen relativen Risikoreduktion von 20% der Antikoagulation deutlich unterlegen. Aus Angst vor der höheren Blutungsrate wird bei älteren Patienten häufig keine Antikoagulation durchgeführt. Hart u. Halperin (2001) empfehlen bei Patienten bis 75 Jahre eine Antikoagulation mit einer Ziel-INR von 2–3 und ab dem 75. Lebensjahr nur noch mit 2,0. Hinsichtlich der Vermeidung von Schlaganfällen ist der Therapieansatz einer Rhythmisierung dem einer reinen Frequenzkontrolle nicht überlegen. Entscheidend ist eine effektive Antikoagulation. Mehrere große randomisierte Untersuchungen haben den primärprophylaktischen Effekt der oralen Antikoagulation in dieser Patientengruppe untersucht. Eine Metaanalyse dieser Studien (Hart et al. 2000; Hart u. Halperin 2001) ergab, dass eine Antikoagulation mit einer INR von 2–3 mit einer 60–70%igen relativen Risikoreduktion eine sehr effektive Primärprophylaxe für Schlaganfälle darstellt – die höchste bislang in einer Studie erzielte Primärpräventionsrate überhaupt.

Mit regelmäßiger **körperlicher Aktivität** kann das Schlaganfallrisiko reduziert werden (Lee et al. 1999). Übergewicht und körperliche Minderaktivität erhöhen das Schlaganfallrisiko ca. 1,5fach (Goldstein et al. 2001). Weibliche **Geschlechtshormone**, sei es zur Kontrazeption oder zur postmenopausalen Hormonersatztherapie (HRT), erhöhen das Risiko vaskulärer Ereignisse (Grady et al. 2002). **Migräne** ist ein Risikofaktor für den Schlaganfall (Tzourio u. Bousser 1997). Allerdings ist das Risiko nur für Frauen erhöht, die unter einer Migräne mit Aura und Hypertonie leiden sowie rauchen und die Pille nehmen. Prospektive Prophylaxestudien gibt es nicht. Risikopatientinnen sollten aber ihre Risikofaktoren behandeln. Chronischer Alkoholismus führt zu einer Zunahme des Schlaganfallrisikos, während kleinere Alkoholmengen eher protektiv wirken (sog. J-Kurve der Beziehung zwischen Alkoholkonsum und Schlaganfallrisiko): Abstinenz bedeutet hierbei gegenüber geringem **Alkoholkonsum** ein leicht erhöhtes Risiko, hoher Alkohol-

Tabelle 14.1-1. Risikofaktoren bei Schlaganfall

Risikofaktor	Effekt auf Schlaganfallrate	Häufigkeit
Alter	Verdopplung pro Dekade nach dem 55. Lebensjahr	Alle
Geschlecht	24–30% höher bei Männern	Alle Männer
Ethnische Zugehörigkeit	2,4fach höher bei Afro-Amerikanern, 2fach höher bei Hispaniern Blutungsrate höher bei Chinesen und Japanern	
Genetische Prädisposition	1,9fach höher bei Verwandten ersten Grades	
Hypertonie	3–5 (Odds Ratio)	25–40% der Bevölkerung
Vorhofflimmern	5–18 (Odds Ratio)	1– 2%
Diabetes mellitus	1,5–3,0 (Odds Ratio)	4–20%
Dyslipidämie	1–2 (Odds Ratio)	6–40%
Rauchen	1,5–2,5 (Odds Ratio)	20–40%
Alkoholmissbrauch	1–3 (Odds Ratio)	5–30%
Mangelnde Bewegung	2,7 (Odds Ratio)	20–40%

konsum ist mit deutlich erhöhtem Risiko verbunden) (Berger et al. 1999). **Hyperhomozysteinämie** ist ein unabhängiger Risikofaktor für den Schlaganfall (Perry et al. 1995). Bisher ist ungeklärt, ob die Senkung des Homozysteins durch die Gabe von Vitaminen der B-Gruppe und Folsäure das Schlaganfallrisiko senkt. Bisherige Untersuchungen waren negativ. Chronische **Infektionen** stellen ein Risiko für die Entwicklung artherosklerotischer Läsionen dar. Damit kann auch die Markerrolle eines erhöhten C-reaktiven Proteins für Schlaganfälle sowie andere vaskuläre Erkrankungen erklärt werden. Akute Infektionen sind zudem ein Risikofaktor für das Auftreten von Schlaganfällen (Grau et al. 1998). Inwieweit die Behandlung chronischer Infektionen primärprophylaktisch wirksam sein kann, ist derzeit unbekannt. Weitere kardiale Erkrankungen haben ein erhöhtes Schlaganfallrisiko und werden in Sektion 13 beschrieben. Die Relevanz des PFO (**persistierendes offenes Foramen ovale**) als primärem Risikofaktor ist noch unklar. Bisherige Untersuchungen belegen kein erhöhtes Schlaganfallrisiko bei isoliertem PFO, jedoch eine Risikokondition bei zusätzlichem septalen Aneurysma. Eine routinemäßige Antikoagulation ist in der Primärprävention des Schlaganfalls, wie auch jegliche operative oder interventionelle (Schirmverschluss) Therapie z. Zt. nicht empfohlen.

Eine große Metaanalyse mit über 250.000 Personen aus fünf Studien konnte mit 75–650 mg ASS/Tag keinen Vorteil einer Primärprophylaxe mit ASS finden, da das jährliche Schlaganfallrisiko in diesen Studien sehr gering (0,3%) war und eine 8%ige relative Risikoerhöhung für intrazerebrale Blutungen auftrat. Neben ASS wurden bisher keine weiteren **Thrombozytenfunktionshemmer** in der Primärprävention untersucht. Eine Primärprävention von kardiovaskulären Ereignissen mit niedrig dosiertem ASS (100 mg/Tag) kann durchgeführt werden, wenn man sich klar ist, dass der Vorteil einer ca. 44%igen relativen Risikoreduktion (v. a. für ältere Patienten und solche mit vaskulären Risikofaktoren) für kardiovaskuläre Todesfälle und Herzinfarkte mit vermehrten Blutungen (auch intrakraniell) erkauft wird [Collaborative Group of the Primary Prevention Project (PPP) 2001].

Weiterhin bleibt der Einsatz der Karotisthrombendarterektomie (Karotis-TEA) bei asymptomatischen Patienten ein unzureichend geklärtes Problem, obwohl eine neuere Studie einen positiven Effekt findet. Die jährliche Rate von Schlaganfällen bei asymptomatischen Patienten ist mit ca. 0,5% sehr niedrig, weshalb der Wirksamkeitsnachweis aller therapeutischen Maßnahmen problematisch ist. Bei ausgewiesen niedriger Komplikationsrate (3%) und hohem Stenosegrad >80% und vor allem bei rascher Stenoseprogression und weiteren Gefäßstenosen (Multigefäßprozess), scheint eine primärpräventive Operation mehr Nutzen als Risiko zu bringen. Die vielgeübte Praxis der Stentbehandlung asymptomatischer Karotisstenosen ist zurzeit durch keine Studien gestützt.

Therapieempfehlungen zur Primärprävention sind in den folgenden Übersichten dargestellt.

Therapieempfehlungen zur Primärprävention. (Mod. nach Leitlinien der AWMF 2004)

- Grundsätzlich kann ein „gesunder Lebensstil" mit 30 min Sport 3- bis 4-mal/Woche und obst- und gemüsereiche Kost ohne Rauchen empfohlen werden (B). Kardiovaskuläre Risikofaktoren sollten regelmäßig kontrolliert und ggf. behandelt werden
- Patienten mit hohem Blutdruck (RR systol. >140 mmHg, diastol. >90 mmHg) sollten mit Diät und/oder Antihypertensiva behandelt werden (A). Bei zusätzlicher KHK oder MI werden β-Blocker, bei Diabetes mellitus, Herzinsuffizienz oder einer beginnenden Nephropathie ACE-Hemmer eingesetzt. Bei rein isolierter Hypertension kommen Diuretika oder länger wirksame Kalziumantagonisten zum Einsatz. Untere Blutdruckgrenzen sind nicht festgesetzt. Die orthostatische Hypotension und sonstige Nebenwirkungen bestimmen die Intensität der Behandlung
- Rauchen einstellen
- Bei KHK oder MI und Cholesterin >220 mg/dl sollte auch zur Schlaganfallprophylaxe eine Statin behandelt werden (A). Beste Daten liegen dabei für Pravastatin und Simvastatin vor. Die LDL-Werte sollten unter 160 mg/dl (RR systol. >140 mmHg, bei einem zusätzlichen vaskulären Risikofaktor und unter 130 mg/dl bei mehreren Risikofaktoren liegen. HDL-Werte sollten über 35 mg/dl und Triglizeride unter 200 mg/dl liegen.
- Bei Diabetikern sollten normoglykämische Werte angestrebt werden (B).
- Patienten mit Vorhofflimmern und begleitenden vaskulären Risikofaktoren (Hypertonie, KHK, Alter >75 Jahre) sollten mit einer oralen Antikoagulation mit einer INR zwischen 2,0 und 3,0 behandelt werden (A). Ältere Patienten (>75 Jahre) sollten mit einer INR um 2 behandelt werden. Patienten, die nur an Vorhofflimmern leiden und unter 65 Jahren sind, sollten nicht antikoaguliert werden, können aber ASS 300 mg erhalten. Patienten ohne Risiko

faktoren über 65 Jahren sollten ASS erhalten, ebenso alle Patienten, die eine Kontraindikation für orale Antikoagulation (schwere zerebrale Mikroangiopathie, beginnende Demenz etc.) haben. Kontraindikationen für eine Antikoagulation sind erhöhte Blutungsneigung, gastrointes-tinale Blutungen in der Vorgeschichte, Leberinsuffizienz, subkortikale arteriosklerotische Enzephalopathie, schlechte eingestellte Hypertonie, mangelnde Compliance und Gefahr von Stürzen.
- Patienten über 60 Jahren mit mindestens einem, insbesondere aber mit mehreren vaskulären Risikofaktoren profitieren durch die tägliche Gabe von 100 mg ASS (B). Die Patienten sind aufzuklären, dass eine höhere Rate von Blutungen zu erwarten ist.
- Asymptomatische Karotisstenosen sollten nur bei progredien-ter Stenose, hochgradiger Stenose (<90%) oder schweren weiteren Stenosen (Subklavia, Vertebralis) bei Operateuren mit nachgewiesenermaßen niedriger OP-Komplikationsrate von unter 5% operiert werden (B). Frauen profitieren nicht von der Operation.

A, B beziehen sich auf die Empfehlungsstärke entsprechend den Einstufungen von Leitlinienempfehlungen in Empfehlungsklassen

Therapieempfehlungen zur Primärprävention (nicht empfohlene Behandlung). (Mod. nach Leitlinien der AWMF 2004)
- Alkohol kann zur Zeit nicht als Primärprophylaxe empfohlen werden
- Vitamine, insbesondere Vitamin E, A und C sind primärprophylaktisch nicht wirksam (A)
- Die Wirksamkeit von Knoblauchpräparaten und Nootropika ist unklar (−/+)
- Polypragmatische Therapien mit Einsatz von Vitaminen, ASS, Statinen, Folsäure, Spurenelementen etc. sind grundsätzlich nicht hilfreich, es gibt aber umgekehrt Berichte, dass sog. Antioxidanzien (Vitamin E und C) die Wirkung von z. B. Statinen negativ beeinflussen.
- Zur Blutdrucksenkung sollten keine Alphablocker eingesetzt werden (A).
- Karotisoperation bei Operateuren mit einer OP-Komplikationsrate von >5% sowie routinemäßige Operation bei jeder über 60%igen Karotisstenose sind nicht zu empfehlen (B).
- Es gibt derzeit keine Hinweise, dass Patienten mit asymptomatischen Karotisstenosen von der PTCA oder Stenteinlage profitieren (−/+).
- Die Antikoagulation bei Patienten mit Mitralklappenprolapssyndrom ist nicht indiziert (A).
- Die Behandlung eines offenen Foramen ovale bei asymptomatischen Patienten ist aus primärprophylaktischen Gründen nicht indiziert (A).
- Orale Antikoagulation über mehr als 3 Monate nach dem Ersatz einer Herzklappe mit einer Bioprothese ist nicht notwendig.

A, B beziehen sich auf die Empfehlungsstärke entsprechend den Einstufungen von Leitlinienempfehlungen in Empfehlungsklassen

Akutmanagement Im präklinischen Management wird versucht, die noch bestehende Perfusion und Oxygenierung zu optimieren und den Metabolismus zu reduzieren.

Therapieempfehlungen zur Akuttherapie sind in der folgenden Übersicht und in Tabelle 14.1-2 dargestellt.

Akuttherapie: Sofortmaßnahmen. (Mod. nach Empfehlungen der EUSI; Kulkens et al. 2004)
- Sicherung der Atemwege, Sauerstoffgabe bei Patienten mit schwerem akuten Schlaganfall (Grad III)
- Keine Blutdrucksenkung bei Patienten mit ischämischem Schlaganfall außer bei kritisch erhöhtem Druck (z. B. Linksherzinsuffizienz)
- Aggressive Behandlung von Fieber und Hyperglykämie

Tabelle 14.1-2. Akuttherapie bei Hypertonie und Schlaganfall (Mod. nach Empfehlungen der EUSI; Kulkens et al. 2004)

Intervention	Dosierung
Systolischer Blutdruck	180–220 mmHg und/oder
Diastolischer Blutdruck	105–140 mmHg
– Keine Therapie	
Systolischer Blutdruck	>220 mmHg (wiederholt gemessen)
Diastolischer Blutdruck	und/oder 120–140 mmHg
– Labetalol	5 mg i.v.
– Urapidil	10–50 mg i.v., danach 4–8 mg/h i.v.
– Clonidin	0,15–0,3 mg i.v. oder s.c.
– Dihydralazin	5 mg i.v.
– Nifedipin	5–10 mg oral
– Diastolischer Blutdruck	>140 mmHg
– Nitroglyzerin	5 mg i.v., danach 1–4 mh/h i.v.
– Natrium-Nitroprussid	1–2 mg (nur selten notwendig)

Labetalol sollte vermieden werden bei Patienten mit Asthma, Herzinsuffizienz, Reizleitungsstörungen und Bradykardien.
Bei Patienten mit rasch wechselnden Blutdruckwerten kann ein alternierendes Urapidil/Arterenol-Schema verwendet werden.
Nifedipin kann eine überschießende Blutdrucksenkung verursachen sowie den intrakraniellen Druck erhöhen.

Das klinische Akutmanagement eines ischämischen Schlaganfalls zielt darauf ab, zu einer schnellen Reperfusion zu führen, also eine Rekanalisation des verschlossenen Gefäßes zu erreichen und zum zweiten durch eine Neuroprotektion das Hirngewebe gegenüber der Hypoperfusion widerstandsfähiger zu machen. Eine nachgewiesene Besserung kann durch eine systemische Thrombolyse erreicht werden, wenn dies bei selektionierten Patienten innerhalb eines sehr kurzen Zeitfensters (3 Stunden) durchgeführt wird. Inwieweit jenseits dieses Zeitintervalls ein Benefit durch eine Thrombolyse erreichen werden kann, ist unklar. Alternativ zur systemischen Thrombolyse kann auch eine interventionelle kathetergestützte Rekanalisation erfolgen. Hier zeigen Studien einen positiven Effekt auch in längeren Zeitfenstern (z. B. 6 Stunden bei interventioneller Lyse akuter Verschlüsse der A. cerebri medici). Diese Verfahren sind allerdings nur in wenigen Zentren etabliert und insofern für die klinische Realität zurzeit wenig relevant. Die Verfahren zur Rekanalisation bei kathetergestützter Intervention sind dabei mittlerweile vielfältig und lehnen sich im Wesentlichen an die verschiedenen Verfahren der Kardiologie an, sodass neben der lokalen pharmakologischen Thrombolyse auch mechanische rekanalisierende Verfahren durchgeführt und als erfolgreich berichtet werden.

Kriterien für eine intravenöse Thrombolyse nach ischämischem Schlaganfall (gemäß der National Institute of Neurological Disorders and Stroke rtPA Study 1995)
- Einschlusskriterien (müssen vorhanden sein)
  - Ischämischer Schlaganfall mit klar definiertem Symptombeginn bis maximal drei Stunden zuvor
  - Objektivierbares neurologisches Defizit
  - CT des Neurokraniums ohne Hinweis auf intrakranielle Blutung
- Ausschlusskriterien (dürfen nicht vorhanden sein)
  - Geringe Symptome oder schnelle spontane Besserung
  - Epileptischer Krampfanfall bei Symptombeginn

- Klinischer Verdacht auf subarachnoidale Blutung
- Blutdruck systolisch über 185 mmHg oder diastolisch über 110 mmHg (ohne aggressive Blutdrucksenkung)
- Frühere intrakranielle Blutung
- Schlaganfall oder schweres Schädel-Hirn-Trauma in den letzten 3 Monaten
- Gastrointestinale/urologische Blutung in den letzten 21 Tagen
- Größerer chirurgischer Eingriff in den letzten 14 Tagen
- Nichtkomprimierbare arterielle Punktion in den letzten 7 Tagen
- Orale Antikoagulation/Heparinisierung (bei erhöhtem PTT)
- Prothrombinzeit über 15 s (INR über 1,7)
- Thrombopenie unter $100 \times 10^9/l$ (100.000 µl)
- Blutzucker unter 50 mg/dl oder über 400 mg/dl

Eine andere Strategie ist die Neuroprotektion, mit der versucht wird, das neuronale Gewebe gegenüber der Ischämie widerstandsfähiger zu machen. Zur Neuroprotektion wurden die verschiedensten Verfahren untersucht, von denen viele in tierexperimentellen Untersuchungen große Effekte zeigten. Bisher hat sich auf der klinischen Ebene keines der untersuchten Therapeutika als hilfreich erwiesen. Einzig die Hypothermie zeigt einen Effekt mit einer Verbesserung des funktionellen Endergebnisses, wobei die Hypothermie im Sinne einer Hirnkühlung ein extrem aufwendiges Verfahren mit intensivmedizinischer Behandlung erfordert, sodass auch diese nur wenigen Zentren vorbehalten bleibt.

Sekundärprävention Bei der Sekundärprävention ist eine frühe Sekundärprävention in der Akutphase von der späten Sekundärprävention, die dann dauerhaft das Schlaganfallrisiko senken soll, abzugrenzen.

Frühe Sekundärprävention Viele Prinzipien der Sekundärprävention im frühen Stadium entsprechen denjenigen der langfristigen Sekundärprophylaxe. Die therapeutischen Ansatzpunkte bestehen entsprechend in der allgemeinen und medikamentösen Behandlung der Risikofaktoren, Verhinderung von Komplikationen, die als Kofaktoren eine sekundäre erneute zerebrale Ischämie evozieren können, und vor allem in den verschiedenen Methoden der gerinnungshemmenden bzw. modifizierenden Maßnahmen.

Im Detail bestehen aber signifikante Unterschiede zwischen der frühen und späteren Sekundärprävention. Dafür gibt es mehrere Gründe. Die Akuttherapie und frühe Sekundärprävention können sich beeinflussen. So ist z. B. die Blutdrucksenkung in der hyperakuten Phase der ersten Minuten und Stunden eher kontraproduktiv (s. Tabelle 14.1-2). Begleiterkrankungen, die zu Rezidiven zumindest begleitend führen, können sich anders bzw. deutlicher ausprägen. So ist die Behandlung von Infektionen als Risikofaktor für einen erneuten sekundären Insult in der frühen Phase nach Schlaganfall anders zu bewerten als nach Infarktabheilung.

Diese Besonderheiten der frühen Sekundärprävention in Bezug auf die Risikofaktoren- und Komplikationsbehandlung überlappen sich dabei mit der eigentlichen Therapie des stattgehabten Insultes.

Besonders die frühe Sekundärprophylaxe im engeren Sinn – durch die Modifikation des Gerinnungssystems – ist im frühen Stadium anders zu bewerten als in langfristigen späteren Stadien. So ist einerseits, wie bereits oben erwähnt, in der Frühphase das Rezidivrisiko besonders hoch, doch auch das zerebrale Blutungsrisiko ist erhöht. Insofern ist das zerebrale Blutungsrisiko der meisten gerinnungsmodifizierenden Behandlungen im Akutstadium nach Schlaganfall meist höher als in späteren Stadien, wenn der Schlaganfall abgeheilt ist. Dabei überwiegt bei der Thrombozytenfunktionshemmung der präventive und akut therapeutische Wert das erhöhte Risiko. Anders ist dies bei der Antikoagulation vor allem mit Heparin, einer Strategie zur frühen Sekundärprophylaxe, die noch bis vor kurzem fast regelhaft bei allen ischämischen Schlaganfallpatienten i. S. einer vollen PTT-gesteuerten Antikoagulation durchgeführt wurde.

Bei mittlerweile großen Patientenzahlen zeigt sich auch bei Subgruppenanalysen, wie z. B. Patienten mit absoluter Arrhythmie, kein günstiger Effekt der Antikoagulation mit Heparin. Moderne Therapieregime sollten die individuelle Infrastruktur, die Patientensituation und die Managementmöglichkeiten berücksichtigen – ein Konzept, das in der Langzeitsekundärprophylaxe bereits fest etabliert und in den führenden Therapieempfehlungen fest verankert ist. Bei Patienten mit akutem Schlaganfall und Ausschluss einer Blutung kann die Behandlung mit Thrombozytenfunktionshemmern sofort begonnen und bei Schluckstörungen ASS als Injektion (500 mg) gegeben werden. Es sollte beachtet werden, dass Clopidogrel 3 Tage eingenommen werden muss, bis es seine volle Wirkung entfaltet. Für diesen Zeitraum sollte es bei Patienten mit hohem Risiko eines frühen Rezidivs (Makroangiopathie, viele vaskuläre Risikofaktoren) mit ASS kombiniert werden. Bei Patienten mit kardialer Emboliequelle (Vorhofflimmern) erfolgt in der Frühphase die Gabe von ASS und dann je nach Größe des Infarktes und unter Abschätzung des Einblutungsrisikos nach 3–10 Tagen die Umstellung auf orale Antikoagulanzien.

Langzeitsekundärprävention Die absolute Risikoreduktion, einen erneuten Schlaganfall oder eine TIA zu erleiden, beträgt 4%, wenn man den **Blutdruck** behandelt, was sich in einer signifikanten relativen Risikoreduktion von 28% ausdrückt (p <0,001). Die Kombination aus einem ACE-Hemmer (Perindopril) und einem Diuretikum reduziert den Blutdruck um 12/5 mmHg und die Schlaganfallrate um 43% (Progress Collaborative Group 2001), Perindopril allein war allerdings nicht wirksam. Patienten nach zerebrovaskulärem Ereignis profitieren von der Kombination aus Perindopril und Indapamid unabhängig vom Ausgangsblutdruck. Es ist allerdings unklar, ob es nur auf die Blutdrucksenkung ankommt oder auf die spezifische Therapie mit einem ACE-Hemmer und einem Diuretikum.

Hochrisikopatienten haben unter Senkung des **Cholesterins** mit 40 mg Simvastatin eine 25%ige Risikoreduktion für Schlaganfälle. Der präventive Effekt ist unabhängig vom initialen Cholesterinwert und vom Ausmaß der Senkung des Cholesterinspiegels. Eine Sekundärprophylaxe mit Statinen bei Patienten mit zerebrovaskulären Erkrankungen und vaskulären Risikofaktoren kann auch bei normalem Serumcholesterin empfohlen werden. Eine euphorische Haltung zum Einsatz von Fettsenkern in der Schlaganfallprävention sollte derzeit trotz viel versprechender Ansätze aber nicht eingenommen werden, zumal eine sekundärpräventive Studie mit dem Fibrat Gemfibrozil zwar eine Reduktion der Herzinfarktrate, aber nicht der Schlaganfallhäufigkeit zeigte (Rubins et al. 1999).

Es liegen keine geeigneten Daten klinischer Studien zur Behandlung des **Diabetes mellitus** im Rahmen der Sekundärprävention zerebraler Ischämien vor. Allgemein wird empfohlen, normoglykämische Blutzuckerwerte zu erreichen.

Verschiedene andere Therapien zur Sekundärprophylaxe wurden untersucht und noch mehr werden als hilfreich diskutiert. Derzeit sind einige prospektive Untersuchungen zum Einsatz von Vitaminen (E, B_6 und Folsäure) noch nicht abgeschlossen. Die Vorstellung, dass eine postmenopausale Hormonersatztherapie (HRT) kardiovaskulär protektiv wirkt, kann in der Sekundärprophylaxe zerebrovaskulärer Erkrankungen verlassen werden. Patientinnen mit HRT haben eine Zunahme von tödlichen Schlaganfällen und eine schlechtere Prognose bzgl. der Behinderung ihres nichttödlichen Schlaganfalls.

Der bisherige Schwerpunkt der Sekundärprävention beim Schlaganfall sind die **Thrombozytenfunktionshemmer**. Durch mehrere Metaanalysen konnte gezeigt werden, dass Thrombozytenfunktionshemmer einen wesentlichen Beitrag zur Schlaganfallvermeidung darstellen (Tabelle 14.1-3). Unklar ist, welche Medikamente in welcher Dosierung zum Einsatz kommen sollen. Metaanalysen zeigen, dass bei Patienten nach einer TIA oder einem Schlaganfall durch Thrombozytenfunktionshemmer das Risiko eines nichttödlichen Schlaganfalls um 23% reduziert wird.

Die Gabe von Acetylsalicylsäure (ASS) in der Akutphase des Schlaganfalls wurde im „International Stroke Trial" (1997) und im „Chinese Acute Stroke Trial" (1997) untersucht. Beide Megatrials (40.000 Patienten) zeigten, dass durch die akute Behandlung von Schlaganfallpatienten mit 160 oder 300 mg ASS 7 Schlaganfälle/1000 behandelter Patienten und 5/1000 Todesfälle vermieden werden können, bei zusätzlichen 2/1000 intrazerebralen Blutungen.

Lange Zeit war die optimale Dosis einer ASS-Therapie umstritten. Während in Nordamerika Dosen über 900 mg favorisiert wurden, war in Europa in der Regel eine Dosis um 300 mg als ausreichend angesehen worden.

Wichtig ist hierbei zu wissen, dass die subjektiven gastrointestinalen Nebenwirkungen (wie Übelkeit, Dyspepsie etc.) dosisabhängig sind, während die schweren Nebenwirkungen, wie Blutungen und Ulzera, über alle Dosisbereiche von ASS relativ ähnlich sind. Derzeit hat sich in Deutschland, wie den meisten europäischen Ländern, eine Therapie mit 100 mg ASS pro Tag durchgesetzt.

Clopidogrel hemmt den ADP-Metabolismus und somit in-direkt die Aktivierung des GPIIb/IIIa-Rezeptors. Clopidogrel senkte einen kombinierten Endpunkt von Schlaganfall, Herzinfarkt und vaskulärem Tod um 8,7% relativ (p <0,043) gegenüber Aspirin.

Dipyridamol ist die vierte klinisch relevante thrombozytenfunktionshemmende Substanz. Es hemmt die Phosphodiesterasen der Plättchen, die das zyklische Guanosinmonophosphat (cGMP) und das zyklische Adenosinmonophosphat (cAMP) abbauen, sowie die Adenosinaufnahme in die Plättchen und die Endothelzelle. Die Kombinationsbehandlung aus ASS (2-mal 25 mg/Tag) und retardiertem Dipyridamol (2-mal 200 mg/Tag) ergab eine 37%ige relative Risikoreduktion verglichen mit Plazebo. Wesentliche Nebenwirkungen dieser Behandlung beinhalteten leichte gastrointestinale Probleme und Kopfschmerzen; Blutungskomplikationen jeglicher Art traten in 8–9% auf.

Die Kombination aus ASS und Clopidogrel führt zu einer erhöhten Blutungsrate und kann nicht empfohlen werden.

Orale **Antikoagulation** nach Schlaganfall bei absoluter Arrhythmie reduziert das Risiko für einen erneuten Schlaganfall um 70% gegenüber 15% unter ASS.

Die **Operation symptomatischer Karotisstenosen** ist gut untersucht (Rothwell u. Warlow 1999). Die Operation erreicht eine 60–80%ige relative Risikoreduktion verglichen mit alleiniger medizinischer Therapie für Patienten mit über 70%igen symptomatischen Karotisstenosen. Patienten mit unter 50%igen Karotisstenosen profitieren nicht von einer Operation (Tabellen 14.1-4 bis 14.1-6). Bei 50–69%igen Stenosen ist der Vorteil der Operation klein und betrifft nur Männer. Die perioperativen Komplikationen sollten unter 5,8–7% liegen (30-Tage-Komplikationsrate). Nach Intervention sollte eine niedrig dosierte Thrombozytenfunktionshemmung durchgeführt werden.

Die Daten zum **Stenten** mit oder ohne Ballondilatation der Karotisstenose sind derzeit noch nicht abgesichert. Erste Ergebnisse weisen darauf hin, dass ähnliche Ergebnisse wie durch die Operation erreichbar sind.

Vor allem bei jüngeren Schlaganfallpatienten stellt sich häufig die Frage der Behandlung eines **offenen Foramen ovale** (PFO). Belastbare evidenzbasierte Daten liegen nicht vor. Eine große französische Studie ergab in der Sekundärprävention unter ASS ein sehr

Tabelle 14.1-3. Wirkung von ASS in der Sekundärprophylaxe nach Schlaganfall

Erkrankung die zur ASS Gabe Aufschlusss gab	Zahl der Studien in der Metaanalyse	Plättchenfunktionshemmer Zahl der Schlaganfälle/Alle Patienten	Kontrollen	Relative Risikoreduktion (Standardabweichung) Zahl der Schlaganfälle/Alle Patienten
Vorheriger Myokardinfarkt	12	57/5.476 (1,04%)	82/5.507 (1,49%)	31% (14)
Akuter Herzinfarkt	15	37/8.821 (0,43%)	65/8.830 (0,75%)	42% (15)
Früherer Schlaganfall/TIA	21	768/9.553 (8,04%)	1012/9.610 (10,53%)	25% (5)
Andere vaskuläre Erkrankungen	140	155/4.498 (−3,45%)	235/4.529 (−5,19%)	37% (9)

geringes Rezidivrisiko, was einen operativen Eingriff oder die Platzierung eines Schirmchens nicht rechtfertigt (Mas et al. 2001). Nur Patienten mit einem zusätzlichen intraseptalen Aneurysma hatten ein erhöhtes Schlaganfallrisiko. Die europäische Multicenterstudie zur natürlichen Rezidivrate unter ASS (325 mg/Tag) ergab mit 0,6% pro Jahr eine extrem niedrige Rezidivrate bei reinem PFO. Eine große Euphorie herrscht in vielen kardiologischen Zentren für die Implantation von sog. PFO-Schirmen. Diese technisch elegante Art des me-chanischen PFO-Verschlusses muss nicht nur in Anbetracht der niedrigen natürlichen Rezidivrate unter ASS kritisch gesehen werden, sondern auch, weil nach ersten Veröffentlichungen mit etwa 3,4% Rezidiven pro Jahr eine erstaunlich hohe Wiederholungsrate besteht.

Eine Kosten-Nutzen-Übersicht der verschiedenen sekundärpräventiven Maßnahmen sowie Therapieempfehlungen zur Sekundärprävention sind in Tabelle 14.1-7 und der folgenden Übersicht dargestellt.

Therapieempfehlungen zur Sekundärprävention. (Mod. nach Leitlinien der AWMF 2004)
- Der Blutdruck sollte unabhängig vom Ausgangswert gesenkt werden. Die zurzeit belastungsfähigsten Daten liegen für die Kombination aus einem ACE-Hemmer (Perindopril) und einem Diuretikum (Indapamid) Coversum Combi 1-mal 1/Tag. Andere therapeutische Strategien sind nicht ausreichend untersucht (A)
- Vor allem bei Patienten mit begleitender KHK oder MI sollte unabhängig vom Ausgangswert der Blutfette ein Statin ver-ordnet werden. Die besten Daten liegen für Pravastatin und Simvastatin vor (A).
- Bei Diabetikern sollten normoglykämische Werte angestrebt werden.
- Vaskuläre Prophylaxe bei Patienten mit TIA oder ischämischem Insult ohne kardiale Emboliequelle oder hochgradiger Karotisstenose
  - Acetylsalicylsäure (ASS), die Kombination aus ASS und retardiertem Dipyridamol oder Clopidogrel kann primär eingesetzt werden.
  - Behandlung mit Acetylsalicylsäure (ASS 50–325 mg) oder die Kombination von ASS (2-mal 25 mg) plus retardiertem Dipyridamol (2-mal 200 mg) (A).
  - Clopidogrel (75 mg) wird bei Patienten eingesetzt, die ASS nicht vertragen oder wenn Kontraindikationen gegen den Einsatz von ASS bestehen (–/+)
  - Insbesondere bei Patienten mit zerebrovaskulären Erkrankungen und begleitenden sonstigen (Gefäßerkrankungen (KHK, Herzinfarkt, pAVK, Diabetes) kann Clopidogrel primär eingesetzt werden (A).
  - Kommt es unter ASS zu einer TIA oder einem Insult, können die folgenden Optionen gewählt werden:
    ASS plus Dipyridamol (2-mal täglich)
    Clopidogrel (1-mal 75 mg/Tag)
    Antikoagulation mit einer INR von 2,0–3,0.
- Vaskuläre Prophylaxe bei Patienten mit potentieller kardialer Emboliequelle
  - Bei Patienten mit kardialer Emboliequelle, insbesondere mit Vorhofflimmern, wird eine orale Antikoagulation (INR 2,5–3,5) empfohlen (A)
  - Bei Patienten mit künstlicher Herzklappe erfolgt bei mechanischen Klappen die Antikoagulation mit einer INR von 3–4,5, bei Patienten mit biologischen Klappen mit einer INR von 3,0.
  - Bei Kontraindikationen gegen eine Antikoagulation erfolgt die Therapie mit 300 mg ASS (A)
  - Patienten mit offenem Foramen ovale ohne Nachweis eines intrakardialen Thrombus oder eines intraseptalen Aneurysmas werden mit 300 mg ASS behandelt (C).

Tabelle 14.1-4. Risikostratefizierung zur Karotisoperation. (Nach Rothwell u. Warlow 1999)

Risiko	Prädiktiver Risiko-Score
Bei nur medikamentöser Behandlung	
Zerebrale versus okkuläre TIA oder Insult	1
Insult innerhalb der letzten 2 Monate	1
Stenosegrad 80–89%	1
Stenosegrad 90–99%	2
Plaque-Unregelmäßigkeiten	1
Bei Operation	
Weibliches Geschlecht	0,5
Periphere Verschlusskrankheit	0,5
Systolischer Blutdruck >180 mmHg	0,5
Summe	x

Tabelle 14.1-5. Nutzen der Karotisoperation nach Risikogruppen. (Nach Rothwell u. Warlow 1999)

Risiko-Score	Operative Risikoreduktion, Odds Ratio (95% CI)	Zahl der verhüteten Endpunktereignisse pro 1000 Operierte	Absolute Risikoreduktion [%]	Zahl der zu Operierenden, um ein Endpunktereignis zu vermeiden
0–3,5	1,00 (0,65–1,54)	0	1	100
4–5	0,12 (0,05–0,29)	324	33	3
0–5	0,64 (0,44–0,93)	51	7	14

Tabelle 14.1-6. Indikationsstellung zur Karotisendarteriektomie bei symptomatischen Patienten

Entscheidungskriterien	Gesicherte Indikation	Unsichere Indikation	Fehlende Indikation
Stenosegrad	≥70% lokaler Stenosegrad ≥85% distaler Stenosegrad	50–69% lokaler Stenosegrad 75–84% distaler Stenosegrad	<50% lokaler Stenosegrad <75% distaler Stenosegrad
Insultätiologie	Stenose eindeutig insultverursachend	Konkurrierende Ursachen, Lakunarinsult	Nichtkarotisinsult, Kardiale Hochrisiko-Emboliequelle
Begleiterkrankungen	Keine	Bei Hypertonie, Diabetes mellitus, Herzinfarkt etc. erst nach Stabilisierung	Deutliche Verminderung der Lebenserwartung
Risikoeinschätzung (Rothwell u. Warlow 1999)	Risiko-Score 4–5	Risiko-Score <4	
Institutionelle Voraussetzungen	Team mit nachgewiesen niedriger Komplikationsrate	Team mit unbekannter Komplikationsrate	Unerfahrenes Team

- Patienten mit PFO und Aneurysma werden antikoaguliert oder mit einem Schirmchen behandelt (C)
- Vaskuläre Prophylaxe bei Patienten mit hochgradigen Stenosen hirnversorgender Arterien
  - Die Karotis-TEA ist indiziert bei Patienten mit >70%iger symptomatischer Stenose der A. carotis interna und Symptomen, die nicht länger als 6 Monate zurückliegen in Zentren, die eine perioperative Komplikationsrate von 6% und niedriger haben (A).
  - Patienten mit geringeren Stenosen von 50–69% Lumeneinengung und zahlreichen vaskulären Risikofaktoren können von einer K-TEA profitieren (B).
  - Angioplastie und Stent können eine Alternative zur K-TEA sein; die Ergebnisse laufender Studien müssen abgewartet werden. Indiziert ist die Stentimplantation bei rezidivierenden TIAs bei leichten Insulten bei Stenosen, die einem chirurgischen Zugang nicht oder nur mit hoher Komplikationsrate zugänglich sind (C).
- Unwirksame Therapie
  - Extraintrakranieller Bypass (A) (außer in seltenen Spezialindikationen, wie bds. Karotisverschluss bei insuffizienter Kollateralisierung oder bei Moya-Moya-Syndrom) (A)
  - Kombination von Antikoagulation und Thrombozytenfunktionshemmung (B)
  - orale GP-IIb/IIIa-Antagonisten (A)
  - Karotischirurgie oder Stent bei unter 50% Stenosen
  - Karotis-TEA bei Patienten mit schweren, zur Behinderung führenden Schlaganfällen, unkontrollierter Hypertonie oder kurzer Lebenserwartung
  - Karotis-TEA in Zentren mit einer Komplikationsrate über 6% bei perioperativen schweren Komplikationen

A–C beziehen sich auf die Empfehlungsstärke entsprechend den Einstufungen von Leitlinienempfehlungen in Empfehlungsklassen.

Mikroangiopathie

Lakunäre Infarkte sind häufig die Ursache für Schlaganfälle, die Inzidenz von Lakunen beträgt etwa 30 von 100.000/Jahr. Bei Männern wie auch bei Frauen steigt die Inzidenz mit dem Alter dramatisch an. Lakunäre Infarkte treten vor allem aufgrund einer Mikroangiopathie (s. Übersicht) mit Hyperhyalinose bei langjährigem Hypertonus auf. Durch die bessere sekundärprophylaktische Behandlung des Hypertonus werden aber häufig andere Ätiologien, wie z. B. Amyloidangiopathien in pathologischen Serien, beobachtet. Lakunäre Infarkte zeigen typischerweise einen schlagartigen Beginn der fokalneurologischen Symptomatik (70–92% der Fälle), seltener entwickeln sich Symptome im Zeitverlauf bis zu 3 Tagen oder treppenförmig bis zu 6 Tagen (Tabelle 14.1-8). Lakunäre Schlaganfälle können aber selbst asymptomatisch verlaufen (68% aller Patienten).

Typische Symptome der zerebralen Mikroangiopathie
- Beginn der Erkrankung ab dem 50. Lebensjahr
- Akute oder über Tage progrediente Insulte mit lakunären Syndromen
- Parkinsonismusartige Gangstörung und andere extrapyramidal-motorische Auffälligkeiten
- Dysarthrie kombiniert mit Spastik und Pyramidenbahnzeichen, gelegentlich auch Ataxie (Pseudobulbärparalyse)
- Langsam progrediente, gelegentlich auch stufenförmige Verschlimmerung mentaler und affektiver Fähigkeiten über viele Jahre (plateauförmiger Krankheitsstillstand ist vorübergehend möglich), im Wesentlichen Interesseneinengung, unspezifische, nicht besonders hervorstechende Merkfähigkeits- und Gedächtnisstörung, Aktivitätsreduzierung, Initiativelosigkeit, Affektabflachung, Kommunikationseinschränkung, allgemeines Desinteresse, Denkverlangsamung, verminderte Einsichtsfähigkeit und Störung der Urteilsfähigkeit, gelegentlich gereiztmissraucisches Verhalten, vereinzelt passagerer Verwirrtheitszustand bis zum Delir.
- Einzelne frische und in der Regel mehrere alte lakunäre Infarkte oder eine ausgeprägte ischämische Leukenzephalopathie oder beides als morphologisches Korrelat im CT oder MRT

CADASIL ist eine seltene autosomal-dominante Erkrankung mit einem Gendefekt des Notch-III-Gens. Es findet sich häufig im Verlauf der Erkrankung subkortikaler Infarkte bei transitorisch ischämischen Attacken, gelegentlich kommen auch migräneartige Kopfschmerzen und vor allem psychiatrische Symptome vor mit Depressionen oder auch manischen Attacken. Die Erkrankung beginnt in der 5. oder 6. Lebensdekade, die Schlaganfallereignisse treten meist ohne die typischen zerebrovaskulären Risikofaktoren auf. Im MRT findet man subkortikale beidseitige WML, die typischerweise – und anders als bei der SVE – häufig einen Schwerpunkt in den temporalen Regionen haben. Die Diagnose wird gestellt über
- die Familienanamnese,
- die Klinik,
- die Bilddiagnostik,
- eine Hautbiopsie und
- eine genetische Analyse.

Tabelle 14.1-7. Kosten-Nutzen-Übersicht verschiedener therapeutischer Maßnahmen in der Sekundärprophylaxe. (Mod. nach Hankey 1999)

Intervention	Relative Risikoreduktion [%] (95%-CI)	Absolute Risikoreduktion [%]	Zahl der verhinderten Schlaganfälle pro 1000/Jahr	NNT, um einen Schlaganfall pro Jahr zu verhindern	Kosten pro verhinderten Schlaganfall [€]
ASS	13 (4–21)	1,0	10	100	~500
Clopidogrel (im Vergl. zu ASS)	8,7 (0,3–16)	1,5	15	66	~40.000
ASS plus DP (im Vergl. zu ASS)	15 (5–26)	1,9	19	53	~9200
Antikoagulation bei kardialer Emboliequelle	67 (43–80)	8,0	80	12	~600
Operation sympt. Karotisstenose	44 (21–60)	3,8	38	26	~91.000
Operation asympt. Karotisstenose	53	1,2	12	83	~290.000

Tabelle 14.1-8. Die wichtigsten lakunären Syndrome

Bezeichnung	Symptomatik
Rein motorische Hemiparese ("pure motor stroke")	Gleichverteilte, rein motorische Hemiparese, Gesicht fakultativ ausgespart
Dysarthrie mit Ungeschicklichkeit der Hand ("dysarthria clumsy hand syndrome")	Dysarthrie, distalbetonte brachiofaziale Parese, fakultatives Babinski-Zeichen
Ataxie mit Hemiparese ("ataxic hemiparesis")	Beinbetonte Hemiparese mit ipsilateraler Zeigeataxie
Rein sensible Hemiparese ("pure sensory stroke")	Durchgehende sensible Hemiparese, Gesicht fakultativ ausgespart

14.1.2 Thrombose der venösen zerebralen Blutleiter

Frauen im gebärfähigen Alter, besonders postpartum, tragen das höchste Risiko einer zerebralen Venenthrombose. Die Inzidenz peripartal reicht von <1 (westliche Industrienationen) bis zu 12,5 Fällen/3000 Geburten (Indien). Eine andere Risikogruppe sind Neugeborene und Kleinkinder besonders bei Dehydratation. Die allgemeine Inzidenz von zerebralen Venen und Sinusvenenthrombosen ist unklar. Es werden 3–5 Fälle/Jahr in größeren allgemeinen Krankenhäusern angegeben.

Die klinischen Symptome zerebraler Venenthrombosen sind hochgradig variabel. Kopfschmerzen sind häufig (in ca. 80% der Patienten), oft findet sich auch ein Papillenödem meist erst im Verlauf von Tagen (47–50%). In absteigender Häufigkeit kommt es zu motorischen oder sensorischen Defiziten (35–78%), epileptischen Anfällen (29–61%), kognitiven Einschränkungen, einem Psychosyndrom, Müdigkeit und Somnolenz bis zum Koma (27–55%). Seltenere Symptome sind Aphasie/Dysarthrie (6%), (multiple) Hirnnervenausfälle (4%), zerebelläre Störungen (3%), Nystagmus (3%); Hörverlust (3%) und beidseitige oder gekreuzte fokal neurologische Symptome (4%). Das klinische Bild korreliert dabei zu den betroffenen venösen Blutleitern und zum Ausmaß der Thrombose, wobei Kombinationen von Thrombosen mehrerer venöser Segmente nicht selten auftreten.

Die Ursachen zerebraler Venenthrombosen sind vielfältig, die wichtigsten sind Gerinnungsstörungen, Entzündungen oder lokale Läsionen der zerebralen Sinus. Die häufigste Ätiologie zerebraler Venenthrombosen ist die postpartale Hyperkoagulabilität (ca. 50%) > Schwangerschaft > orale Kontrazeption (ca. 9%). Multiple andere hämatologische Erkrankungen sind als ätiologische Konditionen beschrieben (Antithrombin-III-Mangel, Protein-S-Mangel, Protein-C-Mangel, paraneoplastische Hyperkoagulabilität, Antiphospholipidsyndrom, Thrombzythämie, Polycythaemia vera, nephrotisches Syndrom, Sichelzellanämie sowie paroxysmale nächtliche Hämoglobinurie; s. auch folgende Übersicht und Tabelle 14.1-9). Die Frequenz entzündlicher zerebraler Venenthrombosen bei lokalen Infektionen oder Sepsis (etwa 11% der Venenthrombosen) hat mit der weiten Verwendung von Antibiotika abgenommen. Da aber entzündliche Genesen von Venenthrombosen erhebliche therapeutische Konsequenzen haben, gehört eine akribische Suche nach Entzündungen zur Abklärung einer zerebralen Venenthrombose dazu. (Besonders Oropharynx, Nasenbereich, Ohr und Gesichts-/Schädelhaut sollten genau untersucht werden.) Neben infektiösen entzündlichen Erkrankungen können auch Vaskulitiden und Kollagenosen wie z. B. der Lupus erythematodes, der Morbus Behçet, die Sarkoidose und die Wegener-Granulomatose eine Venenthrombose im Hirn bedingen. Weitere Ursachen sind intrakranielle Operationen, Schädelhirntraumata und seltener auch AV-Malformationen, Tumoren, Meningitis carcinomatosa, arachnoidale Zysten und Elektrotraumen. Bei Fehlen spezifischer Ätiologien können zudem eine schwere Dehydratation, schwere Herzinsuffizienz oder eine Asphyxie (bei Neugeborenen) ursächlich sein. Die Ätiologie bleibt aber bei 20–35% der Fälle unklar.

> **Screening-Untersuchungen auf Hyperkoagulabilitätssyndrome (nach zerebraler Venenthrombose).** (Mod. nach Schwarz et al. 2003)
> - Faktor-V-Leiden
> - APC-Resistenz
> - Prothrombinmutation
> - Protein C
> - Protein S
> - Antithrombin III
> - Lupusantikoagulanz
> - Cardiolipin-Antikörper
> - (Homozystein)
> - (Faktor VIII)

Die Mortalität wird je nach Studie zwischen 6% und 30% angegeben. Zur Abschätzung der Prognose sind einige Faktoren hilfreich. Mitbeteiligung der tiefen Hirnvenen, Koma, große intrazerebrale Stauungsblutungen, venöse Infarkte und Alter (Kinder und sehr alte Erwachsene) sind mit einer schlechteren Prognose assoziiert. Jenseits der Mortalität in der Akutphase ist die Langzeitprognose oft gut. Vor einigen Jahren wurde für alle Sinusvenenthrombosen eine Antikoagulation für Monate empfohlen. Diese Daten beziehen sich auf Serien von Patienten, die auf Intensivstationen behandelt wurden und schwere Venenthrombosen haben. Inzwischen ändert sich jedoch diese Einschätzung und es wird von einer generellen Antikoagulation bei allen Sinusvenenthrombosen abgegangen, da das Spektrum der Venenthrombosen weit ist und von Patienten mit schweren Zeichen des Hirndrucks und ausgeprägtem fokal neurologischen Defizit mit Intensivpflichtigkeit bis hin zu asymptomatischen Patienten oder Patienten mit geringgradigen Symptomen (z. B. Kkopfschmerzen) variiert. Bei nichtintensivpflichtigen Patienten wird heute in den meisten Fällen aufgrund der Sinusvenenthrombose keine Antikoagulation mehr durchgeführt und eine symptomatische Therapie empfohlen. Anders sieht dies bei schweren Sinusvenenthrombosen mit Intensivpflichtigkeit aus, wo eine vorübergehende Antikoagulation für Monate (6–12 Monate) weiter empfohlen wird (Abb. 14.1-4). Darüber hinaus umfasst die Therapie natürlich die Behandlung der ätiologisch grundlegenden

Tabelle 14.1-9. Aktuelle Empfehlungen zur Sekundärprophylaxe der häufigsten Hyperkoagulabilitätssyndrome nach einem erstmaligen thrombotischen Ereignis

Syndrom	Ungefähre Häufigkeit/ Normalbevölkerung	Maßnahme	Dauer
APC-Resistenz bei Faktor-V-Leiden (heterozygot)	4,8% bei Kaukasiern 0,05% bei Afrikanern und Asiaten	Antikoagulation, INR 2–3	6–12 Monate, ggf. länger bei kombinierten Defekten und bei Rezidiv
APC-Resistenz bei Faktor-V-Leiden (homozygot)	Unklar	Antikoagulation, INR 2–3	Lebenslang
Pathologische APC-Resistenz ohne Nachweis einer Mutation	Unklar	Antikoagulation, INR 2–3	Unklar
Antiphospholipid-AK-Syndrom		Niedermolekulares Heparin oder Antikoagulation, INR 3–4	Bis die AK >6 Monate lange nicht nachgewiesen wurden
Protein-C-Mangel	0,2–0,4%	Antikoagulation, INR 2–3	6–12 Monate, evtl. länger
Protein-S-Mangel	Unklar	Antikoagulation, INR 2–3	6–12 Monate, evtl. länger
Hyperhomozysteinämie	Unklar	400 µg/Tag Folsäure und 100µg/Tag Vitamin B_{12} (NB: Effektivität unsicher)	Unklar
AT-III-Mangel	0,02%	Antikoagulation, INR 2–3	Lebenslang
Prothrombin-G2021A-Mutation	2,7% bei Kaukasiern 0,06% bei Afrikanern und Asiaten	Antikoagulation, INR 2–3	6–12 Monate, ggf. länger bei kombinierten Defekten und bei Rezidiv

Erkrankung wie z. B. Therapie einer zugrunde liegenden Infektion oder aber zugrunde liegender Hyperkoagulabilitätssyndrome (s. Tabelle 14.1-9).

14.1.3 Hirnblutungen

Intrazerebrale Blutungen

Intrazerebrale Blutungen (ICB) lassen sich klinisch nicht sicher von ischämischen Schlaganfällen abgrenzen. Es treten bei ICBs die gleichen fokalneurologischen Defizite schlagartig auf wie bei zerebralen Ischämien. Besonders typisch sind ein relativ schneller Auftritt einer Bewusstseinstrübung bis zum Koma und ein massiv erhöhter Blutdruck. Gleiches gilt aber, zumal bei raumfordernden Infarkten, für zerebrale Ischämien, und auch bei ICBs müssen nicht in jedem Fall ein erhöhter Blutdruck und eine Bewusstlosigkeit vorliegen, sodass auch dieses Differenzierungskriterium in der klinischen Routine keine klare Abgrenzung ermöglicht.

Insbesondere die fokale Symptomatik hängt wie bei den Ischämien von der Lokalisation ab. Hämorrhagien der Basalganglien umfassen Blutungen in Putamen, Globus pallidus sowie Nucleus caudatus. Blutungen in das **Putamen** sind die häufigste Form hypertensiver ICBs. Es kommt zu einer kontralateralen sensomotorischen Hemiparese. Eine meist motorische Aphasie und kognitive Einschränkungen kommen häufig vor, wenn der hintere Schenkel der Capsula interna betroffen ist. Eine transiente oder fluktuierende Blickdeviation tritt auf, wenn der Globus pallidus oder das mediale Putamen involviert sind. Ein Ventrikeleinbruch ist häufig. Eine Verschlechterung des Bewusstseinsgrades weist aber eher auf eine Ausdehnung der Blutung denn auf einen Ventrikeleinbruch hin. Eine Blutung in den **N. caudatus** ist typischerweise mit einem Ventrikeleinbruch und sekundärem

Hydrozephalus assoziiert. Es treten oft schwere Kopfschmerzen, Abulie und seltener eine kontralaterale Hemiparese auf. Blutungen in den **Thalamus** stellen etwa 15% der hypertensiven Hämor-

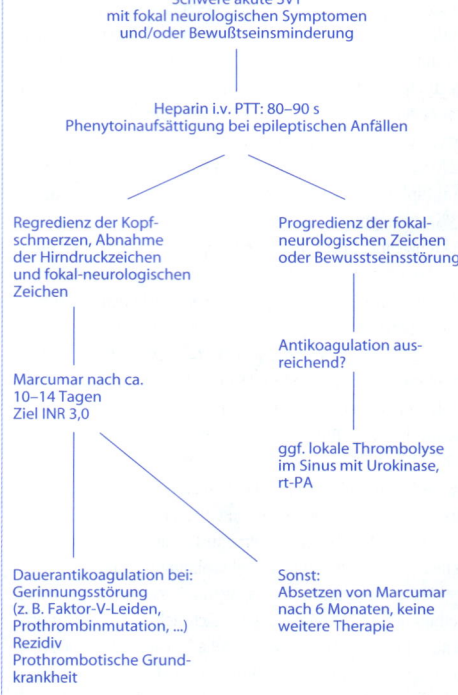

Abb. 14.1-4. Algorithmus zur Akut- und Langzeitbehandlung der schweren Hirnvenen- und Sinusthrombose

rhagien. Die Konstellation aus Hemihypästhesie > Hemiparese ist besonders hinweisend. Ein Ventrikeleinbruch ist häufig. Kognitive Symptome umfassen Aphasie, Neglekt und Anosognosie. Störungen der Blickbewegung und Pupillenstörungen können vorkommen.

Blutungen im Hirnstamm, vor allem in den Pons haben wie thalamische Blutungen durch die vielen betroffenen Strukturen ein weites Symptomspektrum, zeigen jedoch insbesondere Augenbewegungsstörungen und aufgrund der engen räumlichen Gegebenheiten eine schnelle Bewusstseinsminderung.

Eine **zerebelläre Blutung** ist meistens im Bereich des Nucleus dentatus lokalisiert. Typisch sind massive Übelkeit, Erbrechen und Ataxie. Es können schwere Kopfschmerzen auftreten, die manchmal als Migräne verkannt werden. Aufgrund der infratentoriellen Lokalisation kann auch bei zerebellären Infarkten ein schnelles Koma resultieren, von allem bei Herniation. Kognitive Störungen können aufgrund eines oft zu beobachtenden Hydrozephalus im Verlauf auftreten. Bei infratentoriellen Blutungen ist aufgrund der hohen Gefahr einer Einklemmung ein besonders engmaschiges neurologisches Monitoring notwendig. Symptome einer lobären ICB hängen von der Größe und Lokalisation ab.

Dieser Blutungstyp kann jedoch auch oligo- oder sogar asymptomatisch auftreten.

Die häufigste Ursache einer ICB ist die hypertensive Massenblutung. Daneben gibt es aber weitere relevante Ätiologien (vaskuläre Malformationen, Amyloidangiopathie, Tumorblutung, Vaskulitis, Marcumarblutung, sekundäre Hämorrhagie nach ischämischem Insult), die aus prognostischen und teilweise therapeutischen Gründen abgeklärt werden müssen.

meter und ein Drogen-Screening. Eine Angiographie ist keine Routineuntersuchung, sollte aber bei untypischer Lokalisation z. B. zum Ausschluss einer aneurysmatischen Blutung oder einer AVM erfolgen.

Ungünstige prognostische Faktoren sind hohes Alter, niedriger initialer Glasgow Coma Score, infratentorielle Lokalisation, großes Blutungsvolumen und Ventrikeleinbruch.

Patienten mit supratentorieller Blutung und einem initialen Blutungsvolumen von ≥60 cm^3 und einem GCS von ≤8 haben eine 30-Tages-Mortalität von 91%. Demgegenüber ist die Prognose bei kleiner supratentorieller ICB nicht schlecht. Besonders Patienten mit Blutungen in den N. caudatus können sich oft vollständig erholen. Pontine Blutungen haben generell eine schlechte Prognose mit 55% Mortalität und 24% dauerhafter Abhängigkeit.

Die Behandlung ist oft eine intensivmedizinische. Blutungsspezifisch zeigen die letzten Studien keine Verbesserung des funktionellen Endergebnisses bei einer operativen Therapie. Studien zur konservativen Therapie mit aktiviertem Faktor VII zeigen positive Ergebnisse, und es konnte die häufig zu beobachtende Blutungsprogression vermindert werden, auch das funktionelle Ergebnis war signifikant besser, wobei weitere Studien zur Konfirmation ausstehen.

Therapieempfehlungen zur Therapie intrazerebraler Blutungen sind in der folgenden Übersicht dargestellt.

Ursachen spontaner, nichttraumatischer intrazerebraler Hämorrhagien
- Hypertonie
- Hämatologische Erkrankungen
  - Thrombopenie, Thrombozytopathien
  - Koagulopathien
- Gefäßerkrankungen
  - Arteriovenöse Malformationen (AVM)
  - Aneurysma
  - Moya-Moya-Erkrankung
  - Amyloidangiopathie
- Tumoren
  - Primäre Hirntumoren < Metastasen
  - Metastasierende Tumoren, dabei vor allem: Melanome, Choriokarzinome, Schilddrüsenkarzinome, Nierenzellkarzinome, Bronchialkarzinome, Mammakarzinome
- Drogen und Medikamente
  - Kokain, Amphetamine
  - Marcumar, Aspirin, Gewebe Plasminogenaktivator (TPA), Heparin, Phenylpropanolamin

---

Die CT ermöglicht eine schnelle und akkurate Diagnose und ist der Goldstandard zum Nachweis einer ICB (s. Abb. 14.1-1). Das MRT hat aber mittlerweile eine ähnliche Treffsicherheit. Der Nachweis von subarachnoidalem Blut ist schwieriger als im CT. Mikroblutungen sind jedoch in blutungssensitiven T2*-gewichteten Sequenzen sehr viel sensitiver zu erfassen. Zur Notfalldiagnostik gehört eine Untersuchung der Gerinnungspara-

---

Aktuelle Empfehlungen zur intensivmedizinischen Behandlung intrazerebraler Blutungen. (Mod. nach den Leitlinien der AWMF 2004)
- Entscheidend sind der Schutz der Atemwege und die Aufrechterhaltung einer adäquaten Ventilation und Oxygenierung (B). Bei Patienten mit rasch progredienter Bewusstseinstrübung ist eine frühzeitige Intubation indiziert (B). Generell besteht die Indikation zur Intubation bei PCO$_2$-Werten über 50–55 mmHg (A)
- Die Behandlung mit Steroiden nach intrakranieller Blutung hat keinen positiven Effekt und sollte nicht durchgeführt werden (B)
- Bei der Blutdruckeinstellung gilt es, zu hohe Blutdruckwerte (Gefahr einer Nachblutung) zu niedrige Blutdruckwerte (Aufrechterhaltung des zerebralen Blutflusses), vor allem bei Patienten mit Stenosen der großen kopfversorgenden Gefäße, zu vermeiden (B). Systolische RR-Werte sollten 180 mmHg nicht überschreiten, der zerebrale Perfusionsdruck sollte möglichst über 70 mmHg liegen. Als Antihypertensiva haben sich Uradipil und Clonidin bewährt
- Bei Gerinnungsstörungen ist die schnellstmögliche Korrektur mit Gabe von Frischplasmakonzentraten oder PPSB sinnvoll (B): Vitamin K (Konakion) 5–10 mg p.o., i.m. oder langsam i.v. (cave anaphylaktischer Schock) und/oder Fresh-frozen-Plasma (15–20 ml/kg KG) bei Marcumarblutungen (nach INR). Protaminsulfat (1 mg für 100 IE Heparin) antagonisiert eine in den letzten vier Stunden verabreichte Heparinmenge. Tranexamsäure bei Fibrinolyseblutungen (10 mg/kg KG)
- Die Therapie des erhöhten intrakraniellen Drucks folgt den Richtlinien zur Behandlung des intrakraniellen Drucks bei anderen Erkrankungen. Hierzu kommen die Osmotherapie (4- bis 5mal 500 ml Osmofundin oder bis zu 6-mal 125 ml Mannitol bei Hirndruckkrisen) sowie andere, intrakraniellen Druck senkende Substanzen in Frage (Barbiturate, Trispuffer und ähnliche Substanzen; B)
- Die Flüssigkeitszufuhr sollte als Ziel die Aufrechterhaltung einer Euvolämie haben, regelmäßig müssen Elektrolyte und die Blutgase kontrolliert werden (B)
- Es ist unklar, ob Patienten mit ICB bei relevanten Paresen subkutan Heparin oder Heparinoide zur Thromboseprophylaxe erhalten sollten (C)

- Eine generelle Anfallsprophylaxe mit Antiepileptika wird nicht empfohlen (C)
- Die Körpertemperatur sollte in Normothermie gehalten werden; hierzu ist entweder die Gabe von Paracetamol, eine externe Kühlung oder ein sog. Kühlkatheter möglich (C)
- Neue Studien zeigen einen Effekt von aktiviertem Faktor VII auf die Blutungsprogression und das funktionelle Langzeitergebnis
- Eine operative oder interventionelle Therapie ist indiziert zur Beseitigung der Blutungsquelle (z. B. Aneurysma, Angiom) (A). Bei zunehmendem Hirndruck (besonders bei intraventrikulärer Blutungsbeteiligung und Liquorabflussbehinderung) wird oft eine Ventrikeldrainage gelegt, wobei die Datenlage unsicher ist (C)
- Es gibt keine klaren Richtlinien, wann ein Patient mit intra-kraniellen Blutung eine Hämatomevakuation erhalten soll. Allerdings zeigt sich nach einer letzten prospektiven großen randomisierten multizentrischen Studie kein positiver Effekt einer Hämatomevakuation bei supratentoriellen Blutungen. Demgegenüber sollten Patienten mit Kleinhirnblutung, die zu einer Hirnstammkompression führt, operiert werden

A–C beziehen sich auf die Empfehlungsstärke entsprechend den Einstufungen von Leitlinienempfehlungen in Empfehlungsklassen

Subarachnoidalblutung

Die Subarachnoidalblutung (SAB) ist durch Kopfschmerzen gekennzeichnet, die im klassischen Fall Vernichtungskopfschmerzen, jedoch auch eine geringere Intensität aufweisen können, sodass, zumal bei jedem Patienten, der erstmals Cephalgien aufweist und bei dem sich keine Zeichen für eine Meningitis oder Enzephalitis ergeben, bis zum Beweis des Gegenteils eine SAB vorliegen kann. Aber auch bei Patienten mit Migräneepisoden kann im Prinzip eine SAB auftreten und dann schnell übersehen werden. Insofern sollte auch bei Patienten mit bekannter Migräneanamnese bei einer Änderung der Kopfschmerzcharakteristik an eine SAB gedacht werden. Zusätzliches Leitsymptom ist eine auftretende Nackensteifigkeit im Sinne eines Meningismus. Die Klinik wird in Scores objektiviert, die zum einen eine prognostische Aussage zulassen und zum anderen eine wesentliche Rolle bei der Indikation zur Intervention spielen. Insofern sollte jeder Notarzt und Arzt einer Notaufnahme dieses Scoresystem kennen (Tabelle 14.1-10).

Die häufigste Ursache einer spontanen (nichttraumatischen) SAB ist ein rupturiertes Aneurysma (etwa 75–80% aller Fälle). Die Differentialdiagnose umfasst Migräne und andere Kopfschmerzarten, besonders den benignen postkoitalen Kopfschmerz. Andere Differentialdiagnosen sind Meningitis/Enzephalitis, aber auch Anfälle oder ggf. eine Sinusitis. Bei Nachweis einer SAB ist eine angiographische Abklärung und beim Aneurysmanachweis eine möglichst anschließende interventionelle Aneurysmaausschaltung oder Operation anzustreben. Dabei wird in den meisten Zentren eine umgehende, aber nicht unbedingt sofortige Intervention unter Abwägung von Benefit und Risiko propagiert (so ist z. B. bei Diagnose eines rupturierten Aneurysmas das Risiko, um 23:00 Uhr von einem zusammengewürfelten OP-Team operiert zu werden, dem Risiko, bis zum nächsten Morgen zu warten, gegenüberzustellen).

Empfehlungen zur Therapie der SAB bei Aneurysmablutung sind in folgender Übersicht dargestellt.

Empfehlungen bei Subarachnoidalblutung bei rupturiertem Aneurysma. (Mod. nach Leitlinien der AWMF 2004 und Leit-linien des Royal College of Physicians of London 2004)

- Diagnostik
  - Eine Subarachnoidalblutung (SAB) sollte bei jedem Patienten differentialdiagnostisch abgeklärt werden, bei dem ein plötzlicher, schwerer und ungewöhnlicher Kopfschmerz mit oder ohne Bewusstseinsveränderung auftritt (B)
  - Wenn eine SAB klinisch anzunehmen ist, sollte bei Auftreten (oder Bestehen) einer Bewusstseinsminderung sofort ein CT notfallmäßig durchgeführt werden, in jedem Fall aber innerhalb von 12 h (C)
  - Wenn das CT negativ ist, sollte eine Lumbalpunktion durchgeführt werden (Blutungsnachweis oder Xanthochromie; B)
  - Die diagnostische Sicherheit einer MRT ist noch nicht ausreichend etabliert
- Management
  - Bis zur Operation haben die Patienten Bettruhe. Pressen beim Stuhlgang wird durch milde Laxanzien vermieden (Vermeidung von Hypovolämie und Hyponatriämie (Vasospasmusrisiko). Diuretika vermeiden und Gabe von 3 l/Tag isotoner Flüssigkeit (positive Flüssigkeitsbilanz von 750 ml/Tag; B).
  Wegen Gefahr einer pontinen Myelinolyse darf bei Hyponatriämie die NaCl-Aufsättigung nicht schneller als 0,7 mMol/l/h bzw. als 12 mmol/24 h geschehen
  - Einer Beinvenenthrombose wird mit Antiemboliestrümpfen oder Pumphosen bei jedem Patienten vorgebeugt. Eine subkutane Low-dose-Heparinisierung (3-mal 5000 IE Heparin s.c.) sollte möglichst auf postoperativ länger bettlägerigen Patienten begrenzt werden (C)
  - Endovaskulär versorgte Patienten sollten 24 h nach dem endovaskulären Eingriff heparinisiert werden (Verdopplung der PTT-Zeit). Danach erhalten die Patienten für ca. 6 Monate einen Thrombozytenaggregationshemmer (100 mg ASS). Durch dieses Regime wird die Zahl der ischämischen Komplikationen um 50% reduziert (B)
  - Der angestrebte systolische Blutdruck bei Normotonikern beträgt 140 mmHg, bei Hypertonikern um 160 mmHg (B). Bei Blutdruckabfall kann der Blutdruck durch Volumengabe (500–1000 ml/Tag Hydroxyethylstärke) gestützt werden. Hypertensive Blutdruckwerte über 170 mmHg systolisch können zunächst durch eine stufenweise Dosissteigerung von Nimodipin auf 3–4 mg/h i.v. (bei Applikation über Perfusor) auf Werte um 130–150 mmHg gesenkt werden. Bei oraler Nimodipintherapie und systolischen Blutdruckwerten über 170 mmHg kann der Blutdruck mit Urapidil (Ebrantil, zunächst 25 mg langsam i.v., dann maximal 2 mg/min über den Perfusor, Erhaltungsdosis 9 mg/h) vorsichtig in den Zielbereich titriert werden
  - Eine Analgesie wird durch Paracetamol (Benuron 500 bis 1000 mg supp.), ggf. Metamizol-Natrium (Novalgin 2-mal 20 Tropfen) und Opioide (Morphinsulfat, z. B. MST 3-mal 10 mg, zusätzlich Antiemetikum) erreicht
  - Eine Langzeitsedierung mit Fentanyl/Dormicum oder Propofol kann bei Spätoperationen und unruhigen, beatmeten Patienten zum Schutz vor Nachblutungen sinnvoll sein
  - Dexamethason wird in manchen Zentren prä- und postoperativ gegen die Hirnschwellung und die meningeale Reizung eingesetzt. Die Wirksamkeit ist durch Studien gesichert (C). Allgemein anerkannt ist der Einsatz lediglich bei Verschluss von Riesenaneurysmen, bei denen bereits eine geringe Volumenzunahme zu drastischer Befundverschlechterung führen kann
  - Grundsätzlich sollten alle Patienten, unabhängig von Alter und klinischem Zustand, umgehend einem Neurochi-rurgen besprochen werden, zur Frage der möglichst frühzeitigen Operation oder interventionellen katheterbasierten Aneurysmaausschaltung

A–C beziehen sich auf die Empfehlungsstärke entsprechend den Einstufungen von Leitlinienempfehlungen in Empfehlungsklassen

14.1.4 Zerebrale vaskuläre Malformationen

Vaskuläre Malformationen beinhalten arteriovenöse Malformationen (AVM), venöse Malformationen, kavernöse Hämangiome und kapilläre Teleangiektasien. Venöse Angiome sind die am häu-

Tabelle 14.1-10. Klinische Klassifikation der SAB nach der World Federation of Neurological Surgeons und nach Hunt und Hess

WFNS Grad	Glasgow Coma Scale	Hemiparese Aphasie	Hunt und Hess Grad	Kriterien
I	15	Nein	I	Asymptomatisch, leichte Kopfschmerzen, leichter Meningismus
II	14–13	Nein	II	Starke Kopfschmerzen, Meningismus, keine Fokalneurologie ausser Hirnnervenstörungen
III	14–13	Ja	III	Somnolenz, Verwirrtheit, leichte Fokalneurologie
IV	12– 7	Ja/nein	IV	Sopor, mäßige bis schwere Hemiparese, vegetative Störungen
V	6– 3	Ja/nein	V	Koma, Einklemmungszeichen

Tabelle 14.1-11. Risikofaktoren zum Blutungsrisiko bei arteriovenösen Malformationen. Die Prozentangaben in Klammern zeigen die jährliche Blutungsrate bei Annahme einer 15%-Mortalität für jede AVM-Blutung

Gruppe	Risikofaktoren	Jährliche Blutungsrate
Niedriges Risiko	Bisher keine Blutung, >1 drainierende Vene, kompakter Nidus	0,99% (1,14%)
Mittleres bis niedriges Risiko	Bisher keine Blutung, 1 drainierende Vene oder diffuser Nidus	2,22% (2,55%)
Mittleres bis hohes Risiko	Vorbestehende Blutung, >1 drainierende Vene, kompakter Nidus	3,72% (4,28%)
Hohes Risiko	Vorbestehende Blutung, 1 drainierende Vene oder diffuser Nidus	8,94% (10,25%)

figsten auftretende Form von Malformationen (67%), gefolgt von AVMs (15%), während kavernöse Hämangiome und kapilläre Teleangiektasien seltener auftreten. Epileptische Anfälle sind das häufigste Symptom venöser Angiome, während Blutungen mit fokalen Defiziten weniger häufig vorkommen (1–16%). AVMs präsentieren sich in absteigender Häufigkeit mit Blutungen > epileptischen Anfällen > fokalen Ischämien. Eine ICB ist häufiger als eine SAB (Ruptur oberflächlicher Gefäße mit SAB). Neben großen Blutungen werden mit den mittlerweile sehr sensitiven MR-Sequenzen in hoher Zahl kleine, oft asymptomatische Mikroblutungen nachgewiesen. Blutungen treten interessanterweise bei AVMs unter 3 cm Durchmesser häufiger auf als bei größeren Malformationen (>3 cm Durchmesser), bei denen andererseits epileptische Anfälle häufiger sind. Epileptische Anfälle sind das zweithäufigste Zeichen der AVMs. Fokale neurologische Defizite findet man in 7–10% der Patienten mit einer AVM. Ausgedehnte AVMs können Zeichen des erhöhten Hirndrucks und Hydrozephalus zeigen und mit einem vermehrten kardialen Auswurf oder einem vergrößerten Hirnschädel (bei Kindern) einhergehen. Gelegentlich (aber keineswegs immer) ist ein pulssynchrones Geräusch über der Schädelkalotte auskultierbar.

Die jährliche Blutungsrate unbehandelter AVMs liegt zwischen 2% und 4%, mit einer Mortalität bei erster Blutung von allerdings 18%. Die jährliche Blutungsrate ist deutlich höher, wenn bereits eine Blutung stattgefunden hat (6–18%). Durchschnittlich 3,6 Jahre nach einer Blutung kommt es zu einer erneuten Blutung. Folgeblutungen haben ein Mortalitätsrisiko von ca. 10%. Eine einzelne Blutung führt selten (in ca. 3%) zu bleibenden relevanten funktionellen Defiziten. Grundsätzlich hängen aber sowohl die Akut- als auch die Langzeitprognose von der Größe, Konfiguration und Lokalisation der Hämorrhagie ab (Tabelle 14.1-11).

Evidenz der Therapieempfehlungen

	Evidenzgrad	Empfehlungsstärke
Ischämischer Schlaganfall		
Akuttherapie		
Systematische Thrombolyse	I-a	A
Lokale Thrombolyse	I-b	A
Sekundärprophylaxe		
Thrombozytenfunktionshemmer	I-a	A
Antihypertensiva	I-b	A
Statine	I-b	A
Marcumar bei Absoluter Arrhythmie	I-a	A
Karotisoperation bei Stenose	I-a	A
Karotisstent bei Stenose	II-a	B
Intrazerebral Blutung		
Korrektur von Gerinnungsstörungen	III	C
Blutdrucksenkung	III	C
Operative Entfernung der Blutung	IV	C
Aktivierter Faktor VII	II-b	B
Subarachnoidalblutung		
Bettruhe	IV	C
Laxantien	IV	C
Blutdrucksenkung (wenn Blutungsquelle nicht ausgeschaltet ist)	II-b	B
Ausschalten der Blutungsquelle (operativ oder endovaskulär)	I-a	A
Mikroangiopathie		
Memantine	II-a	B
Anticholinergika	II-b	B
Thrombozytenfunktionshemmer	IV	B
Antihypertensiva	IV	C
Statine	IV	C
Sinusvenenthrombose		
Antikoagulation	III	B

Die Therapie vaskulärer Malformationen muss besonders zwischen Nutzen und Risiko abwägen. Sie umfasst die neurochirurgische Resektion, neurointerventionelle Embolisation sowie andere Formen der vaskulären Okklusion und die (stereotaktische) Radiochirurgie. Das Ziel ist die komplette Okklusion der AVM zur Prophylaxe von Blutungen. Daneben können aber auch Anfälle ein Argument zur invasiven Therapie sein. Dabei ist zu beachten, dass spontane Regressionen einer AVM bei immerhin 2–3% der Patienten in 6–21 Monaten nach initialer Diagnose auftreten.

Literatur

Amarenco P (2001) Hypercholesterolemia, lipid-lowering agents, and the risk for brain infarction. Neurology 57: S35–44

Arbeitsgemeinschaft der wissenschaftlichen Medizinischen Fachgesellschaften (AWMF) (2004) Leitlinien für Diagnostik und Therapie. http://www.uni-duesseldorf.de/WWW/AWMF/awmfleit.htm

Berger K, Ajani UA, Kase CS, Gaziano JM, Buring JE, Glynn RJ, Hennekens CH (1999) Light-to-moderate alcohol consumption and risk of stroke among U.S. male physicians. N Engl J Med 341: 1557–1564

CAST (Chinese Acute Stroke Trial) Collaborative Group (1997) CAST: rando-mised placebo-controlled trial of early aspirin use in 20,000 patients with acute ischaemic stroke. Lancet 349: 1641–1649

Goldstein LB, Adams R, Becker K et al. (2001) Primary prevention of ischemic stroke: A statement for healthcare professionals from the Stroke Council of the American Heart Association. Circulation 103: 163–182

Grady D, Herrington D, Bittner Vet al. (2002) Cardiovascular disease outcomes during 6.8 years of hormone therapy: Heart and Estrogen/progestin Replacement Study follow-up (HERS II). Jama 288: 49–57

Grau AJ, Buggle F, Becher H et al. (1998) Recent bacterial and viral infection is a risk factor for cerebrovascular ischemia: clinical and biochemical studies. Neurology 50: 196–203

Halliday A, Mansfield A, et al. (2004). Prevention of disabling and fatal strokes by successful carotid endarterectomay in patients without recent neurological symptoms: randomised controlled trial. Lancet 363(9420): 1491–1502

Hankey GJ (1999) Stroke: how large a public health problem, and how can the neurologist help? Arch Neurol 56: 748–754

Hart RG, Halperin JL (2001) Atrial fibrillation and stroke: concepts and controversies. Stroke 32: 803–808

Hart RG, Halperin JL, McBride R, Benavente O, Man-Son-Hing M, Kronmal RA (2000) Aspirin for the primary prevention of stroke and other major vascular events: meta-analysis and hypotheses. Arch Neurol 57: 326–332

Intercollegiate Stroke Working Party (2004) National clinical guidelines for stroke, 2nd edn. The Lavenham Press

International Stroke Trial Collaborative Group (1997) The International Stroke Trial (IST): a randomised trial of aspirin, subcutaneous heparin, both, or neither among 19435 patients with acute ischaemic stroke. Lancet 349: 1569–1581

Kulkens S, Ringleb PA, Hacke W (2004) Empfehlungen der European Stroke Initiative (EUSI) zur Behandlung des ischämischen Schlaganfalls – Aktualisierung 2003 Teil 1: Organisation und Akutbehandlung. Nervenarzt 75: 368–379

Lee IM, Hennekens CH, Berger K, Buring JE, Manson JE (1999) Exercise and risk of stroke in male physicians. Stroke 30: 1–6

Mas JL, Arquizan C, Lamy C, Zuber M, Cabanes L, Derumeaux G, Coste J (2001) Recurrent cerebrovascular events associated with patent foramen ovale, atrial septal aneurysm, or both. N Engl J Med 345: 1740–1746

Perry IJ, Refsum H, Morris RW, Ebrahim SB, Ueland PM, Shaper AG (1995) Prospective study of serum total homocysteine concentration and risk of stroke in middle-aged British men. Lancet 346: 1395–1398

Progress Collaboration Group (2001). Randomised trial of a perindopril-based blood-pressure-lowering regimen among 6, 105 individuals with previous stroke or transient ischaemic attack. Lancet 358: 1033–1044

Rothwell PM, Warlow CP (1999) Prediction of benefit from carotid endarterectomy in individual patients: a risk-modelling study. European Carotid Surgery Trialists' Collaborative Group. Lancet 353: 2105–2110

Schwarz S, Daffertshofer M, Schwarz T, Georgiadis D, Baumgartner RW, Hen-nerici M, Groden C (2003) Aktuelle Probleme der Diagnose und The-rapie zerebraler Venen- und duraler Sinusthrombosen. Nervenarzt 74: 639–653

The National Institute of Neurological Disorders and Stroke rt-PA Stroke Study Group (1995) Tissue plasminogen activator for acute ischemic stroke. N Engl J Med 333: 1581–1588

Tzourio C, Bousser MG (1997) Migraine: a risk factor for ischemic stroke in young women. Stroke 28: 2569–2570

Wannamethee SG, Shaper AG, Whincup PH, Walker M (1995) Smoking ces-sation and the risk of stroke in middle-aged men. Jama 274: 155–160

14.2 Morbus Parkinson und weitere extrapyramidale Bewegungsstörungen

Hansjörg Bäzner und Johannes C. Wöhrle

14.2.1 Einleitung

In der großen Gruppe extrapyramidaler Bewegungsstörungen werden sehr unterschiedliche klinische Krankheitsbilder zusammengefasst. Sie lassen sich grob anhand der Kardinalsymptome Hypokinesie (Bewegungsarmut) und Hyperkinesie (unwillkürliche zusätzliche Bewegungen) unterscheiden (Tabelle 14.2-1). Diese Unterscheidung ist für die einzelnen Krankheitsbilder nicht immer konsequent durchzuhalten, da z. B. therapierte Patienten mit einem primär hypokinetischen Morbus Parkinson unter dopaminerger Stimulation eine hyperkinetische, choreatische Bewegungsstörung aufweisen können. Die Gruppen der Ataxien und Myoklonussyndrome finden hier aus Platzgründen keine weitere Erwähnung; es wird auf die neurologische Fachliteratur verwiesen.

Das klinisch sehr bedeutsame Restless-Legs-Syndrom (RLS), das in der Initialphase deutlich schlafassoziiert auftritt, wird in Kap. 15.11 behandelt.

14.2.2 Morbus Parkinson

Definition, Pathophysiologie und Pathogenese

Von den altersabhängigen neurodegenerativen Erkrankungen ist der M. Parkinson (synonym: Parkinson-Krankheit, primäres oder idiopathisches Parkinson-Syndrom, Parkinson's disease, PD) mit einer Prävalenz in Europa von 0,6% in der Gruppe der 65- bis 69-Jährigen und von 3% in der Gruppe der 80- bis 84-Jährigen eine sehr häufige Erkrankung. Das klinische Bild wird durch die Kombination von Rigor, Akinese, Ruhetremor und gestörter Kontrolle der aufrechten Körperhaltung („Posturalkontrolle") charakterisiert, nicht immer sind aber alle Zeichen gleichzeitig vorhanden. PD entsteht durch einen progredienten Verlust pigmentierter, dopaminerger Neurone in der Substantia nigra pars compacta des Mittelhirns. Hieraus resultiert ein Mangel an Dopamin im Striatum (Putamen + Nucleus caudatus), der zu einem funktionellen Ungleichgewicht zwischen den Neurotransmittersystemen Dopamin/Acetylcholin und Dopamin/Glutamat führt. Experimentelle Daten haben in den vergangenen Jahren zu einem Basalganglienmodell der funktionellen motorischen Schleifen geführt, mit dem sowohl die pharmakologische Therapie als auch die funktionelle stereotaktische neurochirurgische Therapie der PD erklärt werden können. Der Verlust der DA-Zellen führt zu einer über 90%-igen Reduktion des im Striatum verfügbaren Dopamins und damit einer relativen Überaktivität im indirekten Pfad sowie zu einer reduzierten Hemmung im direkten Pfad vom Putamen zum internen Glied des Globus pallidus (GPi) und der Substantia nigra pars reticularis (SNr) als dem „Output-Komplex" der Basalganglien. Als Folge resultiert eine vermehrte Inhibition des Thalamus und eine reduzierte Exzitation des motorischen Kortex. Über dieses Modell lassen sich die klinischen Zeichen Rigidität und Bradykinese gut erklären (Abb. 14.2-1).

In der Entstehung der Neurodegeneration der dopaminergen Zellen spielen vermutlich genetische und umweltbedingte Faktoren eine Rolle, deren genaues Zusammenspiel aber bislang nicht bekannt ist. Von der Analyse der seltenen familiären Formen (z. B. autosomal-dominantes Parkinson-Syndrom bei Punktmutation im Gen für α-Synuklein (PARK1), autosomal-rezessives Parkinson-Syndrom bei Mutation des Parkin-Genes (PARK2) etc.) und verschiedener Tiermodelle, in denen durch chemische Noxen, wie z. B. MPTP (1-Methyl-4-phenyl-1,2,3,6-tetrahydropyridin) die Degeneration dopaminerger Neurone herbeigeführt wird, erhofft man eine Ableitung allgemein gültiger Prinzipien für die Pathogenese der sporadischen Form von PD. Das Ziel ist, zukünftig erkrankungsmodulierend eingreifen zu können. Nicht nur in den wenigen Fällen des autosomal-dominant vererbten Parkinson-Syndroms der italienischen Contursi-Familie wurden Proteinaggregate aus α-Synuklein als eosinophile Lewy-Körperchen in den Neuronen der Substantia nigra nachgewiesen, sondern auch bei Patienten mit sporadischer PD. Die Entsorgung pathologischer Proteine aus den Zellen ist ein energieabhängiger Prozess, der u. a. durch das Ubiquitin-Proteasomen-System bewerkstelligt wird. Hinweise auf Störungen dieses Systems und des mitochondrialen Energie-

Tabelle 14.2-1. Einteilung extrapyramidaler Bewegungsstörungen

Erkrankungen	Beispiele
Hypokinetisch-rigide Erkrankungen	
Idiopathisches Parkinson-Syndrom	M. Parkinson
Neurodegenerative Erkrankungen mit Parkinson-Syndrom	progressive supranukleäre Paralyse (PSP, Steele-Richardson-Olszewski-Syndrom) kortikobasale Degeneration diffuse Lewy-Körper-Erkrankung Multisystematrophie Typ P und Typ C M. Alzheimer mit Parkinson-Syndrom
Parkinson-Syndrom bei heredo-degenerativen Erkrankungen	meist erst in klinisch fortgeschrittenen Stadien von: Chorea Huntington Pantothenatkinase-assoziierte Neurodegeneration (M. Hallervorden-Spatz) hepatolentikuläre Degeneration (M. Wilson)
Sekundäre Parkinson-Syndrome	Normaldruckhydrozephalus subkortikale vaskuläre Enzephalopathie medikamenteninduziertes Parkinson-Syndrom (z.B. Reserpin, Flunarizin, Neuroleptika) toxisches Parkinson-Syndrom (z. B. Mangan, Kohlenmonoxid) parainfektiöses/infektiöses Parkinson-Syndrom (v.-Economo-Enzephalitis)
Hyperkinetische Erkrankungen	
Chorea	Chorea major (Chorea Huntington) etc. (siehe Abschnitt Chorea)
Dystonie	generalisierte Dystonie fokale Dystonie segmentale Dystonie Hemidystonie
Tremor	essentieller Tremor orthostatischer Tremor zerebellärer Tremor
Myoklonus	generalisiert, fokal, segmental kortikal, retikulär, propriospinal
Restless-legs-Syndrom	idiopathisch, familiär, symptomatisch
Ataxie	spinozerebelläre Ataxien nutritiv-toxisch, infektiös/parainfektiös, stoffwechselbedingt, paraneoplastisch, etc.

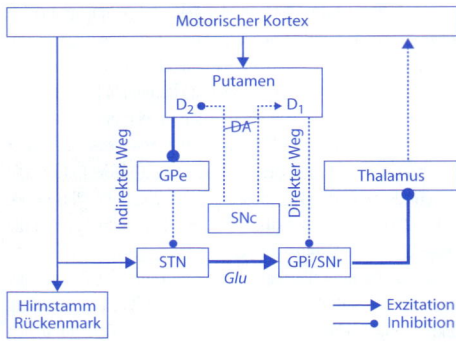

Abb. 14.2-1. Motor-Loops beim Parkinson-Kranken. Durch Wegfall der dopaminergen Innervation entsteht eine Überaktivität im Basalganglien-Output-Komplex GPi/SNr mit einer exzessiven Hemmung des Thalamus und nachfolgend reduzierter Stimulation der motorischen Kortexareale. *SNc* Substantia nigra pars compacta, *SNr* Substantia nigra pars reticularis, *GPe* Globus pallidus externus, *GPi* Globus pallidus internus, *STN* Nucleus subthalamicus, *D1/D2* = Dopamin-D1/D2-Rezeptor, *DA* Dopamin, *Glu* Glutamat

stoffwechsels lassen sich zusammen mit Produkten vermehrten oxidativen Stresses in den Neuronen von Patienten mit PD zeigen.

Klinik und Differentialdiagnose

Die Diagnose der PD muss klinisch anhand der Kardinalsymptome Ruhetremor, Rigor, Bradykinese und Posturalkontrollstörung gestellt werden. Die Patienten beklagen früh den vorhandenen Tremor oder Zeichen der Bradykinese. So fallen ein verkleinertes Schriftbild (Mikrographie), Schwierigkeiten beim Zuknöpfen der Kleidung, ein vermindertes Mitschwingen der Arme beim Gehen, eine reduzierte Beweglichkeit im Schlaf und beim Versuch, sich nachts im Bett zu drehen, oder Schmerzen in der Schulter-Arm-Region auf. Die charakteristische Störung des Gangbildes mit Kleinschrittigkeit, Starthemmung, Freezing (das Einfrieren der Bewegung beim Gehen) und Festination (zunehmende Beschleunigung beim Gehen) kommt häufig zu-sammen mit der gebeugten Körperhaltung erst später hinzu. Typisch für PD sind ein Ruhetremor von 4–6 Hz, ein asymmetrischer Beginn von Tremor, Rigor und Bradykinese, eine typische Handhaltung mit Fingerflexion in den Metakarpophalangealgelenken und Extension in den proximalen und distalen Interphalangealgelenken, reduziertes Armmitschwingen, Hypomimie, gutes Ansprechen auf L-Dopa, spätere L-Dopa assoziierte Dyskinesien, keine frühe Entwicklung von Demenz, wenig oder keine autonomen Störungen und kein frühes Auftreten einer schweren Gangstörung mit Stürzen. Atypische Symptome, wie positives Babinski-Zeichen, frühe Demenz, frühe autonome Störungen, vertikale Blickparese, Apraxie der oberen Extremitäten und bulbäre Störungen können auf andere neurodegenerative Erkrankungen mit rigid-hypokinetischem Syndrom, wie Multisystematrophie (MSA), progressive supranukleäre Para-

lyse (PSP, Steele-Richardson-Olszewski-Syndrom), kortikobasale Degeneration (CBD), diffuse Lewy-Körperchen-Erkrankung (DLB) oder aber auch sekundäre Parkinson-Syndrome (z. B. medikamenteninduziert bei Neuroleptikatherapie) hinweisen (Tabelle 14.2-2). Zusätzlich müssen von einem Parkinson-Syndrom der essentielle Tremor (s. dort) und depressive Störungen abgegrenzt werden.

Die Differentialdiagnose erfordert eine genaue Anamneseerhebung und neurologische Untersuchung. Zusatzuntersuchungen, insbesondere zerebrale Bildgebung mit MRT, wie auch nuklearmedizinische Verfahren wie Positronenemissionstomographie (PET) und Single Photon Emission Computed Tomography (SPECT) mit speziellen Tracern für Perfusions-, Rezeptor- und Dopamintransporterstudien sind gelegentlich hilfreich in der Abgrenzung atypischer Parkinson-Syndrome (s. Tabelle 14.2-2). Ergänzend gelangen in der Differentialdiagnose Laboruntersuchungen des Blutes und genetische Tests zur Anwendung, elektrophysiologische Untersuchungen werden eher für wissenschaftliche Zwecke eingesetzt.

Therapie

Therapieziel bei M. Parkinson ist es, möglichst lange eine aktive Bewegungsfähigkeit und damit funktionelle Unabhängigkeit der Betroffenen zu erhalten. Die Therapie ist bislang symptomatisch. Ansätze für eine Neuroprotektion ergeben sich aus tierexperimentellen Studien, die aber nicht ohne weiteres auf die Erkrankung des Menschen übertragbar sind.

Zur Anwendung gelangen hauptsächlich Medikamente, aber auch nichtmedikamentöse Verfahren, wie Physiotherapie, Logopädie und Ergotherapie, sind wichtige Säulen der Parkinson-Therapie.

L-Dopa (L-Dihydroxyphenylalanin) ist der Goldstandard der pharmakologischen Parkinson-Therapie. Keine andere Monosubstanz übertrifft seine Effektivität für eine Besserung von Bradykinese, Rigor und Tremor. L-Dopa wird sowohl im zentralen Nervensystem als auch in der Peripherie zu Dopamin (DA), dem Neurotransmitter, dessen Mangel die PD bedingt, verstoffwechselt. Dopamin ist der ideale Agonist für alle seine Rezeptoren. Da L-Dopa sowohl in der Darmschleimhaut, der Leber, im Blut und im Gehirn rasch durch die L-Aminosäuren-Decarboxylase (L-AAD) zu Dopamin umgewandelt wird, kommen nur etwa 5% einer oralen Dosis über einen spezifischen Transportmechanismus über die Blut-Hirn-Schranke hinweg ins Gehirn. Die orale Bioverfügbarkeit wird um das Vierfache durch einen peripheren Decarboxylasehemmer wie Benserazid (in Madopar) oder Carbidopa (in Nacom) gesteigert, wobei das Verhältnis L-Dopa zu Decarboxylasehemmer 4:1 beträgt. Nach einer einzelnen oralen Gabe von L-Dopa wird die maximale Konzentration im Plasma nach 15–45 min erreicht, die Plasmahalbwertzeit beträgt 1–2 h. Durchschnittliche Tagesdosierungen liegen zwischen 150–600 mg/Tag und überschreiten in Ausnahmefällen 1000 mg/Tag.

Der Effekt von L-Dopa bei Parkinson-Kranken wurde nach seiner Entdeckung in den 1960er-Jahren nie in einer plazebo-kon-

Tabelle 14.2-2. Differentialdiagnosen des M. Parkinson

Diagnosen	Klinik	Zusatzdiagnostik
Essentieller Tremor	Halte- und Aktionstremor, lange Anamnese, Alkoholsensitivität, positive Familienanamnese	DAT-Scan normal (präsynaptischer Dopamintransporter-Scan)
MSA Multisystematrophie (Typ P, Typ C)	zerebelläre Zeichen, autonome Dysfunktion, Dysphagie, Dysarthrie, zervikale Dystonie, schlechtes Ansprechen auf L-Dopa, periphere Neuropathie	cMRT mit Atrophie des Zerebellums, Hirnstamm, "hot cross bun sign", hypointenses Putamen mit lateral hyperintensem Randsaum. F-Dopa-PET, Racloprid-PET und IBZM-SPECT mit verringerter Anreicherung der Basalganglien, pathologisches Sphinkter-EMG (?)
PSP Progressive supranukleäre Blickparese, Steele-Richardson-Olszewski-Syndrom	supranukleäre Blickparese (besonders vertikal), früh häufige Stürze, dementielle Entwicklung, Dysphagie, Dysarthrie, schlechtes Ansprechen auf L-Dopa	cMRT-Mittelhirnatrophie, F-Dopa-PET, IBZM-Spect mit verringerter Anreicherung der Basalganglien, FDG-PET mit kortikaler Aktivitätsminderung
CBD kortikobasale Degeneration	Extremitätenapraxie ("alien limb"), Sensibilitätsstörungen, schlechtes Ansprechen auf L-Dopa	cMRT mit stark asymmetrischer, frontoparietaler Atrophie, asymmetrischer kortikaler Aktivitätsminderung im FDG-PET, F-Dopa-PET, Racloprid-PET und IBZM-SPECT mit verringerter Anreicherung der Basalganglien
Vaskuläres Parkinson-Syndrom (subkortikale vaskuläre Enzephalopathie)	breitbeiniger Gang, positive Pyramidenbahnzeichen, Demenz, Gefäßrisikofaktoren, schlechtes Ansprechen auf L-Dopa	cMRT mit zerebralen Infarkten in den Basalganglien/SN, Marklagerveränderungen (Leukoaraiosis)
Normaldruckhydrozephalus	Dementielle Entwicklung, Inkontinenz, schlechtes Ansprechen auf L-Dopa	cMRT mit weiten inneren vs. engen äußeren Liquorräumen, subependymales Ödem, klinische Besserung nach Liquorpunktion
DLB Diffuse Lewy-Körperchen-Erkrankung	Parkinson-Syndrom mit früh auftretender Demenz, fixierte Halluzinationen, Fluktuationen, REM-Schlaf-Verhaltensstörung, mäßiges Ansprechen auf L-Dopa	cMRT mit kortikaler Atrophie, okzipitale Minderperfusion im FDG-PET
Alzheimer Erkrankung mit Parkinson-Syndrom	frühe Demenz, mehr Agitiertheit, Enthemmung, Euphorie oder Apathie, Parkinson-Syndrom im Hintergrund	APOEε4-Allel
Hereditäre Formen des Parkinson-Syndroms und neurodegenerativer Erkrankungen	Positive Familienanamnese, zusätzliche klinische Symptome wie Dystonie, Chorea, Kayser-Fleischer-Kornealring usw.	Je nach Krankheitsbild spezifische Zusatzdiagnostik, genetische Testung, z. B. cMRT mit "Eye-of-the-tiger-Zeichen" bei PKAN, Cu-Stoffwechsel
Weitere sekundäre Parkinson-Syndrome	Medikamenteninduziert, toxische Substanzen, Infektionserkrankungen, postinfektiöse Erkrankungen, metabolische Störungen	Anamnese mit Einnahme von Neuroleptika, Reserpin, Lithium, Phenytoin, Valproat etc. Anamnese für toxische Exposition mit Mangan, Kohlenmonoxid, Klebstoffe (MPTP) etc. Klinik einer Enzephalitis, zerebrale Hypoxie, Hypothyreose

trollierten Studie überprüft, so eindrücklich war die Wirksamkeit. In mehreren Studien mit Dopaminagonisten diente L-Dopa als die Standardvergleichssubstanz, sodass dessen Effekt in Relation zu diesen Substanzen verhältnismäßig gut abgeschätzt werden kann. Demnach ist L-Dopa als Monosubstanz deutlich wirksamer als Ropinirol, Pramipexol oder Cabergolin, mit einer geringeren oder vergleichbar hohen Rate von unmittelbaren dopaminergen Nebenwirkungen (Übelkeit, Erbrechen, arterielle Hypotension, Halluzinationen, Psychose, Dyskinesien). Jedoch war die Rate L-Dopa assoziierter Dyskinesien bei Patienten, die initial mit L-Dopa behandelt wurden, höher als bei Therapie mit Dopaminagonisten. Die Häufigkeit des Auftretens L-Dopaassoziierter motorischer Störungen (L-Dopa-Langzeitsyndrom, s. folgende Übersicht) beträgt zwischen 20 bis über 50% der mit L-Dopa behandelten Patienten nach 3–5 Jahren.

L-Dopa-Langzeitsyndrom
- Fluktuationen der Wirksamkeit
  - Wearing-off (Ende der „Honeymoon-Periode"): Nachlassen der Wirksamkeit des L-Dopa
  - End-of-dose-Akinesie: fehlendes Anhalten der Wirkung von L-Dopa bis zur nächsten Medikamenteneinnahme, z. B. nächtliche Akinese
  - Unvorhersehbare On-Off-Fluktuationen
- Dyskinesien
  - On-Hyperkinesien, Peak-dose-Dyskinesien: Choreoathetose unter Einnahme von L-Dopa (aber auch bei DA-Agonisten)
  - Off-Dystonie: schmerzhafte Dystonie bei Nachlassen der Medikation
  - Biphasische Dyskinesie: Dystonie und Dyskinesie sowohl beim Anfluten als auch Abklingen von L-Dopa
- Psychiatrische Komplikationen
  - Verwirrtheitszustände, Halluzinationen

Eine mäßige Verstärkung der dopaminergen Neurotransmission lässt sich durch das Prinzip der Monoaminoxidase-B-(MAO-B)-Inhibition erzielen, die zu einer Verzögerung des Abbaus von L-Dopa führt. Das verwendete **Selegilin** (L-Deprenyl, Movergan), ein irreversibler **MAO-B-Inhibitor**, zeigte zusätzlich im MPTP-Tiermodell einen neuroprotektiven Effekt, der in einer großen multizentrischen Studie von Deprenyl und Tocopherol (Vitamin E) als Antioxidanzien in der Therapie von PD bei Patienten mit noch milder, nicht L-Dopa-pflichtiger Erkrankung nicht nachgewiesen werden konnte (DATATOP). Selegilin wird im Allgemeinen in einer Dosis zwischen 5 und 10 mg/Tag gut vertragen und kann in der Therapie der frühen PD zur Reduktion der L-Dopa-Dosis und zur Glättung der Wirkung von L-Dopa eingesetzt werden. Aufgrund seines Abbaus über wirksame Amphetaminmetaboliten sind Schlafstörungen eine mögliche Nebenwirkung, die durch Gabe in der ersten Tageshälfte oder bei Verordnung einer neuen sublingualen Darreichungsform mit niedrigerer Dosierung (1,25 mg Xilopar) vermieden werden können.

Bei Darreichung von L-Dopa zusammen mit einem Decarboxylaseinhibitor wird der größte Anteil des L-Dopas in der Peripherie (Darm, Leber) durch die Catechol-O-Methyltransferase (COMT) zu 3-O-Methyl-Dopa verstoffwechselt. **Tolcapon** (Tasmar) und **Entacapon** (Comtess) sind **COMT-Inhibitoren**, die dieses Enzym blockieren und die Bioverfügbarkeit von L-Dopa erhöhen. Tolcapon ist in Deutschland wegen einer erhöhten Rate von toxischen Hepatitiden mit Todesfällen aus dem Handel genommen worden, sodass derzeit nur Entacapon als ausschließlich peripher wirksamer COMT-Hemmer verfügbar ist. Die Applikation von 200 mg Entacapon zusammen mit einer L-Dopa-Dosis führt zu einer ca. 30%-igen Steigerung der Bioverfügbarkeit von L-Dopa. Es kann bis zu einer Gesamtdosis von 1600 mg/Tag eingenommen werden. Derzeit ist die Wirksamkeit beim Auftreten von Wirkungsfluktuationen von L-Dopa belegt, es führt zu einer längeren On-Zeit und einer Reduktion der täglichen Levodopadosis. An unerwünschten Nebenwirkungen werden neben Symptomen des stärkeren dopaminergen Effektes Durchfälle und eine harmlose, orange-rötliche Verfärbung des Urins beobachtet. Ein neues sinnvolles Kombinationspräparat aus L-Dopa, dem Decarboxylasehemmer Carbidopa und dem COMT-Inhibitor Entacapon (Stalevo) steht zur Verfügung.

Dopaminagonisten (DA-Agonisten) stimulieren direkt die Dopaminrezeptoren der D2-Gruppe und verbessern die Symptome bei milder und moderater PD in Monotherapie. Sie werden zudem zur Ergänzung der L-Dopa Therapie bei schwerer PD eingesetzt. Im Gegensatz zu L-Dopa wirken sie direkt am Rezeptor ohne eine enzymatische Umwandlung in einen aktiven Metaboliten. Es werden zwei Klassen von Substanzen, Ergotderivate und Nichtergotderivate oder ergoline und nichtergoline Substanzen, unterschieden (Tabelle 14.2-3). **Bromocriptin** (Pravidel, Kirim), **Lisurid** (Dopergin), **Pergolid** (Parkotil), α-**Dihydroergocriptin** (Almirid, Cripar) und **Cabergolin** (Cabaseril) zählen zur Gruppe der ergolinen Substanzen; **Apomorphin** (APO-go), **Ropinirol** (Requip) und **Pramipexol** (Sifrol) sind nichtergoline Substanzen. Mit Ausnahme von Apomorphin,

Tabelle 14.2-3. Dopaminagonisten in der Parkinsontherapie

Substanz	Dosierung Startdosis → mittlere Erhaltungsdosis	Halbwertszeit/ Elimination	Unerwünschte Arzneimittelwirkungen (UAW)/ Kommentar
Ergot-Derivate			
Bromocriptin	1-mal 1,25 mg/Tag → 3-mal 5 mg/Tag	6 h/hepatisch	Übelkeit, Erbrechen, Schwindel, orthostatische Hypotension mit Synkopen, Verwirrtheit, Halluzinationen Kopfschmerzen, Angina pectoris, perikardiale, pleurale und retroperitoneale Fibrosen, Erythromelalgie exzessive Tagesschläfrigkeit mit imperativem Einschlafen
Lisurid	1-mal 0,1 mg/Tag → 3-mal 0,4 mg/Tag	2–3 h/hepatisch/renal	UAW wie oben, kürzeste Halbwertszeit der oralen DA-Agonisten
Pergolid	1-mal 0,05mg/Tag → 3-mal 1 mg/Tag	7–16 h/hepatisch/renal	UAW wie oben, auch Herzklappenfibrosen, daher regelmäßige kardiologische Kontrollen erforderlich
α-Dihydroergocriptin	2-mal 5mg/Tag → 3-mal 30 mg/Tag	15 h/hepatisch	UAW wie oben, weniger häufig Unterschenkelödeme
Cabergolin	1-mal 0,5 mg/Tag → 1-mal 3 mg/Tag	65 h/hepatisch	UAW wie oben, sehr lange Halbwertszeit (65 h, hepatische Elimination)
Nicht-Ergot-Derivate			
Ropinirol	3-mal 0,25 mg/Tag → 3-mal 3 mg/Tag	6 h/renal	UAW wie oben, etwas weniger Ödembildung, kaum orthostatische Hypotension, keine Fibrosen, keine Erythromelalgie
Pramipexol	3-mal 0,088 mg/Tag → 3-mal 0,7 mg/Tag	8–12 h/renal	Wie Ropinirol
Apomorphin (s.c.)	2–5 mg pro Inj. s.c. s.c. Dauerinfusion mit initial 1–2 mg/h, zu erhöhen bis 10 mg/h	0,5 h/renal	UAW wie Ropinirol, auch als Notfallmedikation bei akinetischer Krise oder Off-Dystonien

14.2 Morbus Parkinson und weitere Extrapyramidale Bewegungsstörungen

das sowohl D1- als auch D2-Rezeptoren stimuliert, haben alle DA-Agonisten eine überwiegende Affinität zu D2- (und D3-) Rezeptoren. DA-Agonisten besitzen ganz unterschiedliche pharmakokinetische Eigenschaften hinsichtlich ihrer Plasmaeiweißbindung, Halbwertszeit und Plasmaelimination, insbesondere die Halbwertszeit ist durchwegs wesentlich länger als bei L-Dopa, sodass Dosierungsintervalle von 6- bis 8-stündig (z. B. Ropinirol) bis 24-stündig (Cabergolin) möglich sind.

Mit DA-Agonisten lässt sich eine kontinuierliche Rezeptorstimulation erreichen, was sich im MPTP-Primaten-Tiermodell als günstig für die Vermeidung der Entstehung L-Dopa assoziierter Dyskinesien erwies. Beim Menschen wird die Notwendigkeit einer Therapie mit L-Dopa und das Auftreten des L-Dopa Langzeitsyndroms mit Wirkungsfluktuationen durch eine frühe Therapie mit DA-Agonisten wesentlich verzögert, so wurden unter Monotherapie mit Ropinirol bei 5% der Patienten, hingegen bei L-Dopa-Therapie bei 46% der Patienten Dyskinesien nach 5 Jahren Therapie beobachtet. Interessanterweise war aber auch in der Gruppe der Patienten, die initial Ropinirol erhielten und erst im Verlauf L-Dopa zusätzlich benötigten, die Dyskinesierate mit 20% signifikant niedriger. Neue funktionelle Daten mittels β-CIT-SPECT und F-Dopa-PET zeigen unter einer Therapie mit den DA-Agonisten Ropinirol bzw. Pramipexol im Vergleich mit L-Dopa eine signifikant geringere Abnahme der Speicherung des Tracers im Striatum im Verlauf über 24–46 Monate, was als verminderte Degeneration dopaminerger Endigungen und somit als möglicher Hinweis auf Neuroprotektion beim Menschen gewertet wurde.

An unerwünschten Nebenwirkungen der DA-Agonisten sind die Probleme einer zu starken dopaminergen Stimulation zu erwarten, wie Übelkeit, Erbrechen, Schwindel, orthostatische Hypotension mit Synkopen, Verwirrtheit, Halluzinationen. Übelkeit und Erbrechen kann meist mit dem an der Area postrema angreifenden peripheren Dopaminantagonisten **Domperidon** (Motilium, 10–20 mg ca. 30 min vor DA-Agonisten-Einnahme) wirksam begegnet werden. Bei allen Substanzen ist ein einschleichendes Eindosieren erforderlich. Die Ergot-Abkömmlinge können zusätzlich zu Kopfschmerzen, Vasospasmen einschließlich Angina pectoris, endo- und perikardialen, pleuralen und retroperitonealen Fibrosen sowie einer Erythromelalgie führen. Zur Sicherheit sind regelmäßige kardiologische Kontrollen insbesondere bei Pergolid erforderlich. Für alle DA-Agonisten, L-Dopa und die PD selbst besteht die Gefahr eines möglichen Auftretens einer exzessiven Tagesschläfrigkeit mit imperativem Einschlafen, woraufhin die Patienten bei jeder Eindosierung und Dosisänderung mit der möglichen Konsequenz der KFZ-Fahruntauglichkeit hingewiesen werden müssen. Neue Ansätze der Applikation von DA-Agonisten umfassen die subkutane Pen-Injektion von Apomorphin (APO-go Pen) und die transdermale Applikation von Rotigotin, was sich in einer großen Phase-III-Studie bei Patienten mit früher PD als wirksam erwiesen hat.

Ein weiteres Therapieprinzip neben der Verbesserung der dopaminergen Neurotransmission ist die Wiederherstellung des Gleichgewichtes zwischen glutamaterger und dopaminerger Neurotransmission durch eine Antagonisierung von Glutamat. **Amantadin** (PK-Merz) (100–300 mg/Tag) ist der wichtigste Vertreter der NMDA- (N-Methyl-D-Aspartat)-Antagonisten in der PD-Therapie. Es „bremst" die enthemmte glutamaterge Transmission des Nucleus subthalamicus auf den Basalganglien-Output-Komplex GPi/SNr (Abb. 14.2-1) und führt zu einer mäßigen Besserung von Bradykinese, Tremor und Rigor. Amantadin hat außerdem eine glättende Wirkung auf den L-Dopa-Effekt beim Auftreten von Wirkungsfluktuationen. Darüber hinaus besitzt es eine Bedeutung in der Therapie der akinetischen Krise, da es als intravenöse Applikationsform zur Verfügung steht. Unerwünschte Nebenwirkungen sind anticholinerge Effekte wie Harnverhalt, Akkommodationsstörungen, Tachykardie sowie Unterschenkelödeme und Niereninsuffizienz (cave Dosisreduktion). **Budipin** (Parkinsan, 15–60 mg/Tag) ist ebenfalls ein NMDA-Antagonist, der eine gute Wirkung auf Tremor zeigte, dessen Einsatz aber aufgrund einer Verlängerung der QTc-Zeit im EKG mit der Gefahr tödlicher Herzrhythmusstörungen (Torsade de pointes) nur in Ausnahmefällen gerechtfertigt ist.

Das relative Ungleichgewicht zwischen cholinerger und dopaminerger Transmission bei PD lässt sich durch **Anticholinergika** wie **Biperiden** (Akineton), **Trihexyphenidyl** (Artane) oder **Procyclidin** (Osnervan) korrigieren. Sie wirken relativ gut auf den Tremor und können bei Nichtansprechen einer dopaminergen Therapie eine sinnvolle Alternative sein. Die Anwendung von Anticholinergika ist allerdings durch Nebenwirkungen wie Mundtrockenheit, Obstipation, Harnverhalt, Akkommodationsstörungen und Verwirrtheitszuständen insbesondere bei älteren Menschen eingeschränkt und daher nicht mehr Therapie der ersten Wahl.

Die Therapie der PD ist weiter im Wandel, **neue Substanzen** werden derzeit entwickelt. Rasagilin ist ein neuer MAO-B-Inhibitor, der keine amphetaminartigen Metaboliten besitzt und der in einer Phase-III-Studie eine ähnliche symptomatische Wirksamkeit wie Selegilin besaß. Adenosin-A2A-Rezeptorantagonisten, Agonisten am Cannabinoidrezeptor (Nabilone) oder α2-Adrenozeptorantagonisten (Idazoxan) werden vielleicht als antidyskinetische Substanzen einmal eine Rolle spielen.

Praktisches Vorgehen in der Pharmakotherapie des Morbus Parkinson

Aufgrund pathophysiologischer Überlegungen zur Neuroprotektion und vorliegenden Studiendaten zum verzögerten Auftreten motorischer Spätkomplikationen ist ein Therapiebeginn mit einem DA-Agonisten bei leichter bis moderater motorischer Beeinträchtigung bei jüngeren Menschen sinnvoll. Die Altersgrenze für eine solche Therapieempfehlung wird derzeit bei etwa 70 Jahren angegeben. Andererseits ist abzuwägen, dass die Wirksamkeit und Steuerbarkeit von L-Dopa am günstigsten sind und das Nebenwirkungsprofil gegenüber den DA-Agonisten gerade bei älteren Menschen weniger problematisch erscheint.

Bei jüngeren Parkinson-Kranken kann alternativ eine Monotherapie mit Amantadin oder Selegilin begonnen werden, in den meisten Fällen wird jedoch nach einigen Monaten auf eine dopaminerge Therapie umgestellt oder es wird erforderlich, diese ergänzend anzuwenden. Bei allen Medikamenten ist eine einschleichende Dosierung notwendig, insbesondere gilt dies für DA-Agonisten (s. Tabelle 14.2-3).

Bei **motorischen Fluktuationen** unter einer langjährigen L-Dopa-Therapie kann die Applikation von L-Dopa-Retardformulierungen eine Glättung des Beweglichkeitsprofils bewirken. Es gibt jedoch keine Evidenz, dass der frühzeitige Beginn mit einem Retardpräparat den Erkrankungsverlauf günstig beeinflusst. Eine Verbesserung lässt sich mit der Gabe eines DA-Agonisten und konsekutiver Reduktion der L-Dopa-Dosis oder auch durch Zugabe von Amantadin oder Selegilin erzielen. Der COMT-Hemmer Entacapon bewirkt ebenfalls eine Besserung der Wirkungsfluktuation; zu beachten ist, dass er immer zusammen mit L-Dopa gegeben werden muss. Diese Maßnahmen sind hingegen bei nichtdosisabhängigen On-Off-Phänomenen weitaus weniger wirksam. Unter dem No-On-Phänomen versteht man das Ausbleiben der positiven Wirkung von L-Dopa nach üblicher Einnahme. Es wird als relative Unterdosierung verstanden, eine Verbesserung kann eine Dosiserhöhung, gleichzeitige Gabe eines COMT-Hemmers und ein größerer Abstand zu den Mahlzeiten bringen. Zu beachten ist nämlich, dass L-Dopa mit anderen aus dem Darm ins Blut und vom Blut ins Gehirn aufzunehmenden Aminosäuren in Kompetition um denselben Transportmechanismus steht.

Neben Bradykinese und Akinese unter der dopaminergen Therapie der PD gibt es aber auch hyperkinetische Dyskinesien, die dosisabhängig bei hohen Dosen oder in der Anflutungsphase auftreten und dann als choreoathetotische Bewegungen imponieren. Funktionell stärker behindernd als diese sind Peak-dose-Dystonien, d. h. häufig schmerzhafte tonische Verkrampfungen antagonistischer Muskeln oft im Fußbereich. Dystonien können zudem bei einer relativen Unterdosierung von L-Dopa auftreten, meist in der Nacht oder frühmorgens. Hierbei kann ein abends eingenommenes retardiertes L-Dopa-Präparat oder ein länger wirksamer DA-Agonist hilfreich sein. Freezing bezeichnet die Unfähigkeit, den Gang flüssig fortzusetzen und tritt besonders bei Richtungsänderungen, zu Beginn des Gehens („gait ignition failure") oder bei zu überwindenden Hindernissen auf. Freezing kommt im Rahmen des L-Dopa-Langzeitsyndroms vor, ist aber auch klinisches Zeichen der Akinese bei fortgeschrittener PD. Schlecht verstanden wird dabei, dass Freezing im medikamentösen Off häufig schlecht auf L-Dopa reagiert, noch schwieriger zu interpretieren ist das sog. On-Freezing.

Als Ursachen der Wirkungsfluktuationen werden Veränderungen der peripheren Pharmakokinetik von L-Dopa bei veränderter Magenentleerung und Kompetition mit Aminosäuren aus der Nahrung, Veränderungen der zentralen Pharmakokinetik durch die Neurodegeneration, eine veränderte Sensitivität von DA-Rezeptoren, aber auch anderer Neurotransmittersysteme diskutiert.

Im Laufe der PD-Therapie kommt es außerdem häufig zu **nichtmotorischen Störungen**, insbesondere zu psychiatrischen Auffälligkeiten wie auch zu autonomen Funktionsbeeinträchtigungen. Dosisabhängig können prinzipiell alle Parkinson-Mittel zu psychotischen Störungen oder Halluzinationen führen. Am häufigsten tritt dies bei den Dopaminagonisten und Amantadin und insbesondere in höherem Lebensalter auf, daher ergeht die Empfehlung einer primären L-Dopa-Therapie mit seiner besseren Steuerbarkeit für den älteren Menschen. Sollte auf eine Dosis der dopaminergen Medikation, unter der es zu psychiatrischen Beschwerden kommt, nicht verzichtet werden können, kann eine Kombination mit Clozapin (Leponex) unter strengen klinischen und Laborkontrollen bei der Gefahr schwerwiegender Blutbildveränderungen erwogen werden. Das Auftreten einer Depression und Demenz muss berücksichtigt und entsprechend therapiert werden, da sie jeweils wesentlich das Allgemeinbefinden der Patienten beeinflussen. Blasenentleerungsstörungen und hypotone Kreislaufregulationsstörungen tragen ebenfalls entscheidend zum Befinden der Patienten bei, oftmals hilft es bereits, auf Medikamenteninteraktionen oder -wirkungsverstärkungen (z. B. Antihypertensiva) zu achten und diese zu eliminieren.

Die **nichtmedikamentöse Therapie** der PD besteht v. a. aus Physiotherapie, Ergotherapie und Logopädie. Ziel der Physiotherapie ist es, Bewegungsstrategien zur Umgehung spezifischer Behinderungen zu entwickeln und dem Patienten damit eine funktionelle Unabhängigkeit zu bewahren. Ein Gleichgewichtstraining zur Verbesserung der Posturalkontrolle, Dehnübungen zur Vermeidung von Kontrakturen sowie das Erlernen der Anwendung von visuellen und internen Stimuli („cues") zur Überwindung von Freezing-Episoden sind wesentliche Elemente der Therapie. Logopädische Therapie bemüht sich um eine Verbesserung der Lautbildung und Artikulation, ggf. können auftretende Schluckstörungen mitbehandelt werden.

Zur **operativen Therapie** bei PD wird auf das Kap. 14.11 verwiesen.

14.2.3 Dystonien

Definition, Pathophysiologie und Klinik

Als Dystonie wird eine Bewegungsstörung bezeichnet, die durch anhaltende, unwillkürliche Kontraktionen antagonistischer Muskelgruppen zu einer abnormen, oft verdrehten Haltung oder zu phasischen Bewegungen der betroffenen Körperteile führt. Charakteristisch ist ein wiederholt ablaufendes und dabei identisches Bewegungsmuster im Unterschied zu den wechselnden, meist flüchtigen, einschießenden Bewegungen der Chorea. Die Unterscheidung zum Tic ist dadurch gegeben, dass dieser in aller Regel viel leichter unterdrückt werden kann, die Patienten vorweg den Drang empfinden, die Bewegung ausführen zu müssen, und die Bewegung viel schneller abläuft. Häufig führt bei der fokalen Dystonie ein sensorischer Trick zur Besserung, beispielsweise kann bei einer zervikalen Dystonie schon ein auf das Kinn gelegter Finger helfen, die Fehlstellung zu korrigieren („geste antagonistique"). Der Begriff Dystonie wird jedoch nicht nur für das Symptom der gestörten Bewegung, sondern auch für ganze Krankheitsentitäten eingesetzt. Dystonie kann mit Tremor assoziiert sein, dabei unterscheidet man den dystonen Tremor als Tremor in der dystonen Körperregion von einem in aller Regel posturalen Tremor fern des von der Dystonie betroffenen Körperteils.

Klinisch werden generalisierte, halbseitige, segmentale oder fokale Dystonien entsprechend der Verteilung betroffener Körperabschnitte sowie idiopathische und symptomatische Formen unterschieden. Dystonien treten spontan kontinuierlich, in Abhängigkeit von bestimmten Tätigkeiten (z. B. Lippenkrampf des Hornisten), im Tagesverlauf fluktuierend (Dopa-responsive Dystonie Segawa) oder paroxysmal auf (s. auch folgende Übersichten).

Der exakte Pathomechanismus bei der Entstehung einer Dystonie ist ungeklärt, es gibt jedoch interessante pathophysiologische Hinweise. Dystonie geht mit einer fehlerhaften sensomotorischen Integration einher. So fand man bei Patienten mit fokaler Dystonie eine reduzierte Inhibition kortikal evozierter motorischer Potentiale in dystonen Handmuskeln nach einem Nervus medianus-Reiz, während in nichtdystonen Muskeln derselben Person eine normale Inhibition bestand. Ebenso löste eine Doppelreizstimulation mittels transkranieller Magnetstimulation über dem motorischen Kortex bei Ableitung von dystonen Muskeln eine geringere Inhibition als bei Kontrollpersonen aus, nicht jedoch bei der Ableitung von nichtdystonen Muskeln. Sensorische Tricks ändern den Bewegungsablauf und die Intensität der Dystonie. Eine Erkrankung der Basalganglien scheint bei der Entstehung einer Dystonie eine Rolle zu spielen, wenn man berücksichtigt, dass zerebrale Infarkte im Globus pallidus oder im Mittelhirn eine Dystonie zur Folge haben können. Die Aufzeichnung der lokalen Feldpotentiale aus dem Globus pallidus über Elektroden zur tiefen Hirnstimulation kann Unterschiede im Frequenzspektrum zwischen Patienten mit M. Parkinson und Dystonie zeigen. Eine pathologische Ausbreitung rezeptiver kortikaler Felder im Tierexperiment bei Primaten bzw. somatomotorischer kortikaler Aktivität bei Patienten mit Dystonie konnte mittels funktioneller Bildgebung gezeigt werden. Die Rolle der sensomotorischen Integration bei Entstehung einer Dystonie wird auch durch das Auftreten einer Dystonie nach einem peripheren Trauma (z. B. Nervenwurzelläsion bei Bandscheibenprolaps) ersichtlich.

Klinische und ätiologische Einteilung der Dystonie
- Primäre Dystonie
- Sporadische Dystonie
- Hereditäre Dystonie (autosomal-dominant), z. B. generalisierte Torsionsdystonie (DYT1)
  - Zervikale und andere fokale Dystonien mit Beginn im Erwachsenenalter (DYT7) etc.
- „Dystonie-plus"
  - M. Parkinson, PSP, CBD, MSA
  - Dopa-responsive Dystonie Segawa DYT5, Dystonie-Ataxie-Syndrome (z. B. SCA3)
- Symptomatische Dystonie mit bekannter Ursache
  - Perinatale hypoxische Schädigung
  - Hirn- oder Rückenmarktrauma, peripheres Trauma
  - Zerebrale Ischämie, v. a. Thalamus- und Basalganglieninfarkte
  - Enzephalitis, wie virale Enzephalitis, SSPE, HIV-Infektion, Creutzfeld-Jakob-Erkrankung
  - Zerebrale Raumforderung
  - Demyelinisierende Erkrankung (z. B. Multiple Sklerose)
  - Medikamenteninduzierte Dystonie (z. B. Neuroleptika)
- Heredodegenerative Dystonie
  - M. Wilson
  - Spinozerebelläre Degeneration
  - M. Huntington
  - Neuroakanthozytose
  - Pantothenatkinase-assoziierte Neurodegeneration (PKAN, M. Hallervorden-Spatz)
  - Mohr-Tranebjaerg-Syndrom (Taubheit, Dystonie, retinale Blindheit)

Einteilung der Dystonie nach Verteilung der betroffenen Körperabschnitte
- Fokale Dystonie (eine Körperregion)
  - Blepharospasmus (Lidkrampf)
  - Zervikale Dystonie (Torticollis spasmodicus)
  - Spasmodische Dysphonie
  - Oromandibuläre Dystonie
  - Schreibkrampf, distale Extremitätendystonie
- Segmentale Dystonie (zwei benachbarte Körperregionen)
  - Meige-Syndrom
  - Dystonie einer ganzen Extremität
- Generalisierte Dystonie (1 Bein, plus Kopf/Arm)
- Hemidystonie (eine Körperhälfte)

Therapie

Die Therapie der Dystonie berücksichtigt die klinische Erscheinungsform und beruht im Wesentlichen auf Erfahrungsdaten. Zum Einsatz gelangen orale Medikamente, lokale Injektionen mit Botulinumtoxin zur Chemodenervation, operative Verfahren mit peripherem und zentralem Ansatzpunkt und Physiotherapie. Oberstes Therapieprinzip bei den sekundären Formen ist, die auslösende Ursache zu behandeln und auszuschalten.

Orale Anticholinergika werden seit den 70er-Jahren in der Therapie der generalisierten, fokalen, segmentalen, und tardiven Dystonie eingesetzt. Die Wirksamkeit von hochdosiertem Trihexyphenidyl (Artane, bis 30 mg/Tag) ist in einer prospektiven plazebokontrollierten Studie belegt worden, allerdings zeigt die klinische Erfahrung, dass meist weit höhere Dosen (>40 mg/Tag, bei Kindern bis 120 mg/Tag) erforderlich sind. Eine hohe Rate von Nebenwirkungen, darunter Mundtrockenheit, Sedierung, Verwirrtheit, Halluzinationen und Gedächtnisstörungen, schränkt ein Erreichen von wirksamen Dosen ein.

Das zentrale Muskelrelaxans **Baclofen** (Lioresal) stellt eine Alternative der oralen Therapie dar. Eine Wirksamkeit ist in retrospektiven Studien allerdings nur bei ca. 13% der Patienten gegeben. Gerade die Kombination mit Trihexyphenidyl ist dabei besonders günstig. Eine einschleichende Dosierung (Zieldosis 25–120 mg/Tag) ist unbedingt erforderlich. Eine Alternative mit stärker sedierender Nebenwirkung und höherem Abhängigkeitspotential ist das Benzodiazepin **Clonazepam** (Rivotril).

Tetrabenazin (Nitoman, Xenazine) ist ein Monoamin-entspeicherndes und antidopaminerges Präparat, das in Deutschland nicht zugelassen ist und nur über internationale Apotheken aus England oder der Schweiz bezogen werden kann. Es ist in einer größeren Studie in Dosierungen von 25–75 mg/Tag als mild wirksam bei idiopathischer und tardiver Dystonie eingeschätzt worden. Zu den wesentlichen Nebenwirkungen zählen Sedierung, Depression, medikamentöses Parkinson-Syndrom, orthostatische Hypotension, Schlaflosigkeit und Akathisie. Mit mäßigem Erfolg und ähnlichem Nebenwirkungsprofil ist in Einzelfällen das atypische Neuroleptikum **Risperidon** (Risperdal) eingesetzt worden, auch **Clozapin** (Leponex) ist manchmal hilfreich, allerdings wird es nur als nachgeordnetes Mittel aufgrund der potentiellen Gefahr einer Agranulozytose und der deshalb erforderlichen wöchentlichen Blutbildkontrollen gegeben. Es ist sinnvoll bei Kindern und jungen Erwachsenen, mindestens einmal **L-Dopa** einzusetzen, da unter ihnen eine geringe Anzahl an der Dopa-responsiven Dystonie Segawa (Dystonie, Parkinson-Syndrom mit Fluktuationen im Tagesverlauf) leidet, die durch einen Defekt des Tyrosinhydroxylase-Gens (autosomal-rezessiv) bzw. des GTP-Cyclohydrolase-I-Gens (autosomal-dominant) und damit einer Störung der L-Dopa- und Dopaminsynthese verursacht wird (Tabelle 14.2-4).

Mit Einführung der Therapie von lokalen **Botulinumtoxininjektionen** in die betroffene Muskulatur bei fokalen Dystonien zu Beginn der 90er-Jahre wurde eine sehr effektive und nebenwirkungsarme Therapie gefunden. Seit einer positiven plazebokontrollierten randomisierten Doppelblindstudie von Botulinumtoxin A im Vergleich zu Trihexyphenidyl kann Botulinumtoxin als Therapie der ersten Wahl bei der zervikalen Dystonie angesehen werden. Ein sekundäres Therapieversagen tritt in 5–10% der Fälle auf. Die Nebenwirkungen sind eine zu starke Parese der injizierten Muskeln, eine Ptosis bei periorbitalen Injektionen, Augenmuskellähmungen und verminderte Tränensekretion, Schluckstörungen bei Injektionen im vorderen Halsbereich, injektionsassoziierte Schmerzen und Hämatome sowie selten grippeähnliche Symptome. Es stehen für die klinische Routine zwei verschiedene Botulinumtoxine, Typ A (Dysport, Botox) und Typ B (NeuroBloc), zur Verfügung. Botulinumtoxin bindet an die präsynaptische Endigung cholinerger Neurone, wird internalisiert und verhindert die Verschmelzung der Acetylcholin-(ACh-)haltigen Vesikel mit der präsynaptischen Zellmembran. So kommt es zu einer verminderten Freisetzung von ACh und damit zur Parese des zugehörigen Muskels. Die Wirkung hält durchschnittlich 3 Monate an, dann wird eine erneute Injektion erforderlich. Kürzere Injektionsabstände sollten vermieden werden, da dann eine Bildung neutralisierender Antikörper und sekundäres Therapieversagen begünstigt werden. Sollte dies der Fall sein, so kann von einem Toxintyp auf den anderen gewechselt werden.

Ergänzt werden die pharmakologischen Methoden durch **Physiotherapie**, die helfen kann, die vorhandenen Ressourcen der Bewegungsfähigkeit des Patienten zu nutzen. Mit spezieller Schienung kann u. U. bei fokalen Dystonieformen eine Besserung erreicht werden. Psychotherapie in Form von Gesprächstherapie kann zur Krankheitsbewältigung sinnvoll sein; sie stellt aber im Gegensatz zu früheren Meinungen keine ursächliche Therapie dar.

Bei schweren Deformitäten der Extremitäten oder der Wirbelsäule können korrigierende **operative Verfahren** erforderlich werden. Hier ist eine enge Kooperation mit allen behandelnden Disziplinen erforderlich, denn solange die Dystonie als Ursache der Fehlstellung nicht günstig beeinflusst wird, sind keine guten Operationsergebnisse zu erwarten. Eine Kombination mit peripheren und zentralen neurochirurgischen Operationsverfahren zur Therapie der Dystonie, die im Kapitel 14.11 ausführlich besprochen werden, erscheint in dieser Situation vielversprechend.

14.2.4 Essentieller Tremor

Einleitung

Tremor ist die Bezeichnung für ein Krankheitssymptom, das durch unwillkürliche rhythmische Oszillationen eines oder mehrerer Körperabschnitte gekennzeichnet ist. Die Klassifikation unterschiedlicher Tremorformen orientiert sich an folgenden Kriterien:

- Aktivierungsbedingung,
- Frequenz (niederfrequent: 2–4 Hz, mittelfrequent: 4–7 Hz, hochfrequent: >7 Hz),
- Dauer der Erkrankung,
- Erblichkeit,
- sonstige Symptome, die zur Aufklärung der Ätiologie der Grunderkrankung nützlich sind (extrapyramidale Symptome wie z. B. Rigor oder Akinese oder auch Polyneuropathien etc.).

Tabelle 14.2-4. Orale Medikation zur Behandlung der Dystonie

Medikament	Dosisbereich [mg/Tag] (Startdosis → typische therapeutische Dosis)		
Trihexyphenidyl (Artane)	1–2	→	30–120
Baclofen (Lioresal)	5	→	60–120
Clonazepam (Rivotril)	0,5	→	5
Levodopa + Decarboxylasehemmer (Madopar, Nacom)	100	→	1000
Tetrabenazin (Xenazine)	25	→	75 (–200)
Risperidon (Risperdal)	0,5	→	5

Tabelle 14.2-5. Differenzierung von essentiellem Tremor vs. Parkinson-Tremor

Parameter	Essentieller Tremor	Morbus Parkinson
Positive Familienanamnese	Ja	Nein
Alkoholsensitivität	Ja	Nein
Bradykinese	Nein	Ja
Rigor	Nein	Ja
Ruhetremor	Selten	Ja
Kopfbeteiligung	Ja	Nein
Stimmbeteiligung	Ja	Nein
Seitenasymmetrie	Sehr selten	Häufig
Beinbeteiligung	Eher selten	Häufig

Hinsichtlich der Aktivierungsbedingungen lassen sich im Wesentlichen die Formen Ruhetremor, Haltetremor (Synonym: posturaler Tremor), und Aktionstremor (auch z. B. Intentionstremor) unterscheiden. Ein Ruhetremor ist nachweisbar bei vollkommen entspannter Extremität, die keine Arbeit gegen Schwerkraft verrichten muss (z. B. bei auf der Stuhllehne aufgelegter Hand). Ein Ruhetremor lässt sich in der Untersuchungssituation unter Ablenkung (z. B. durch gleichzeitiges Rückwärtszählen) provozieren. Ein Haltetremor tritt in Positionen auf, die der Schwerkraft entgegen wirken (z. B. bei Armhalteversuch mit gestreckten Handgelenken und gespreizten Fingern). Hier lässt sich in der klinischen Untersuchung oft eine Verstärkung erzielen beim Versuch, ein gefülltes Glas Wasser zum Mund zu führen. Ein Aktionstremor kann bei willkürlicher (Ziel-)Bewegung beobachtet werden, z. B. beim Schreiben. Auch der für Kleinhirnerkrankungen charakteristische Intentionstremor lässt sich hierunter gruppieren. Dabei lässt sich ein Tremor beobachten, der bei Initiierung der Bewegung bereits nachweisbar sein kann und kurz vor Erreichen des Zielpunktes sein Maximum erreicht. Zusätzlich zu klinischen Charakteristika dienen anamnestische Angaben und zusätzliche Symptome zur Differenzierung. Die häufigsten Tremorformen sind der Tremor bei M. Parkinson (s. dort) und der essentielle Tremor. Eine Unterscheidung der beiden Formen gelingt meistens auf der Basis klinischer Beobachtung (Tabelle 14.2-5).

Ätiologie und Pathogenese
Der essentielle Tremor (ET) ist eine häufige Erkrankung (Prävalenz zwischen 0,4–5,6% der über 40-Jährigen je nach geographischer Region) mit einem mittleren Erkrankungsalter von etwa 40 Jahren. Als Ursache wird ein zentraler Tremorgenerator im Bereich der unteren Olive angenommen.

Klinik und Diagnostik
Meist ist die Erkrankung langsam, gelegentlich rasch progredient und führt häufig zu relevanten Behinderungen in Beruf und Alltag. Vorwiegendes klinisches Merkmal ist das Auftreten des Tremors unter Haltebedingungen und häufiger noch unter Aktionsbedingungen. ET wird unter Stress deutlich verstärkt. Etwa ein Viertel aller Patienten leidet an einem behindernden Intentionstremor, bei einigen lässt sich sogar eine leichte ataktische Gangstörung nachweisen. Tremor in Ruhe ist sehr untypisch für ET. Betroffen sind in absteigender Häufigkeit die Hände (ca. 90%), der Kopf (ca. 30–50%), die Stimme (ca. 10–30%) und die Beine (ca. 10–15%), seltener Gesicht und Rumpf. Gelegentlich findet sich ein isolierter Kopf- oder Stimmtremor. Patienten stellen sich meistens mit einer Behinderung des Schreibens oder des Essens und Trinkens vor, wobei die Behinderung oft in Gesellschaft oder unter Beobachtung exazerbiert. Bei knapp zwei Drittel der Patienten lassen sich Hinweise für eine autosomal-dominante Vererbung eruieren, wobei spezifische verursachende Gene noch nicht identifiziert sind. Typisch ist eine Besserung des Tremors durch Alkoholeinnahme bereits in geringer Menge, was möglicherweise durch eine pathologisch erhöhte Aktivität neuronaler Strukturen im Kleinhirn bei ET erklärt werden kann.

Folgende klinische Kriterien sind für den klassischen ET definiert:
- Bilateraler meist symmetrischer Tremor unter Halte- und Aktionsbedingungen; kein Ruhetremor.
- Zusätzlich (gelegentlich isoliert) kann ein Kopftremor vorkommen, dabei spricht eine unphysiologische Kopfhaltung gegen ET.
- Regelrechter sonstiger neurologischer Befund (selten leichte Gangataxie).

Für die Diagnosestellung muss ausgeschlossen sein, dass die Patienten an anderen neurologischen Erkrankungen mit Tremor leiden (M. Wilson, Dystonie), dass tremorfördernde Medikamente eingenommen werden oder ein Entzugssyndrom vorliegt. Somit gehören zur Diagnosestellung die ausführliche Anamnese mit Familien- und Medikamentenanamnese, die neurologische Untersuchung, sowie Labordiagnostik inklusive der Nierenretentions- und Leberwerte, Schilddrüsenhormone und Elektrolyte. Eine quantitative Tremoranalyse mit elektrophysiologischen Methoden kann zur Abgrenzung von anderen Tremorformen und zur Therapiekontrolle hilfreich sein. Lediglich bei stark asymmetrischem Tremor ist bei ansonsten typischer Konstellation eine zerebrale Bildgebung sinnvoll. In Zweifelsfragen kann zur Abgrenzung der gelegentlich fraglichen Differentialdiagnose M. Parkinson eine Darstellung des Dopaminstoffwechsels mit nuklearmedizinischen Methoden (DAT-Scan) sinnvoll sein.

Therapie

Wichtig ist die eindeutige Abgrenzung des ET vom Tremor bei M. Parkinson. Zahlreiche Patienten mit ET machen sich Sorgen, an einem M. Parkinson zu leiden, etliche Patienten werden langjährig mit dopaminerger Medikation erfolglos behandelt. Therapie der ersten Wahl beim behandlungsbedürftigen ET ist nach Ausschluss von Kontraindikationen die Gabe des lipophilen nichtselektiven β1/β2-Blockers **Propranolol** (Dociton) in einschleichender Dosierung in einer Zieltagesdosis von 40–320 mg (z. B. 2- bis 4-mal 80 mg). **Metoprolol** (Beloc) in einer Dosierung von 2-mal 50 mg/Tag ist ein mögliches Alternativpräparat. Gleichwertig ist als Medikament der ersten Wahl das Antiepileptikum **Primidon** (Liskantin) anzusehen (allerdings fehlt die spezifische Zulassung für diese Indikation). Hier sollte eine sehr langsame Aufdosierung bis zur Tagesdosis von 30–500 mg zur Vermeidung von unerwünschten Nebenwirkungen wie Sedierung, Übelkeit, Erbrechen oder Schwindel gewählt werden, wobei in der Eindosierungsphase die Darreichungsform als Primidon-Saft empfehlenswert ist (z. B. Beginn mit 1 ml Liskantin Saft, entsprechend 25 mg). Bei Verträglichkeit kann die Dosis wöchentlich verdoppelt werden. Die Kombination beider Präparate ist bei ausbleibender Wirkung der jeweiligen Monotherapie die dritte Wahl und vor der Gabe eines Ausweichpräparats anzuraten. Alternative Pharmakotherapeutika sind **Gabapentin** (Neurontin, Tagesdosis 1800–3600 mg), **Clozapin** (Leponex, 12,5–50 mg, wöchentliche Blutbildkontrollen zu Beginn der Therapie erforderlich), **Clonazepam** (Rivotril, 0,75–6 mg, Gefahr der Abhängigkeit). Einzelfallberichte über die positive Wirkung von Botulinumtoxin-Injektionen in die Hals- und Schlundmuskulatur bei therapierefraktärem Stimmtremor existieren. Bei pharmakoresistenten Fällen mit relevanter Alltagsbehinderung steht als Alternative die Tiefenhirnstimulation im Thalamus zur Verfügung (s. Kapitel 14.11).

14.2.5 Chorea Huntington

Einleitung und Klinik

Unter Chorea versteht man unwillkürliche, plötzliche, rasche, unregelmäßige und nicht vorhersehbare Bewegungen der Extremitäten, des Gesichtes, des Halses und des Rumpfes. Dabei entsteht der Eindruck eines kontinuierlichen zufälligen Stroms von Muskelaktivität von einem Muskel zum nächsten. Das Gangbild von Patienten mit Chorea zeigt Unterbrechungen des Gangrhythmus durch Ausfallschritte, Taumeln, Stoppen und erneutes Starten. Bei schwerer Chorea kann schon das Sitzen schwer gestört sein, wenn Rumpfmuskeln mitbetroffen sind. Bei der früh beginnenden sog. Westphal-Variante der Erkrankung kommt es zu einem akinetisch-rigiden Syndrom, ähnlich dem M. Parkinson.

Choreatische Bewegungen treten sowohl in Ruhe als auch während willkürlicher Bewegungen auf, nehmen meistens unter Stress zu und sistieren im Schlaf. Von Chorea klinisch abzugrenzen ist die Athetose mit wurmartigen, schraubenden, langsameren Bewegungen der Extremitäten, der Ballismus mit weit ausfahrenden, schleudernden, großamplitudigen Bewegungen der Extremitäten und der Myoklonus, der eine einzelne rasche meistens einzelne Muskeln oder Muskelgruppen betreffende Bewegung bezeichnet. Chorea ist als Symptom zu betrachten mit verschiedenen Erkrankungen als Ursache (s. Übersicht).

> **Ursachen für Chorea**
> - Störung der frühkindlichen Entwicklung
>   - Zerebralparalyse
> - Hereditär
>   - Chorea Huntington
>   - Benigne hereditäre Chorea
>   - Neuroakanthozytose
>   - M. Wilson
> - Strukturell/Läsionell (üblicherweise Hemichorea)
>   - Vaskuläre Läsionen
>   - Tumoren
> - Infektiös
>   - Chorea Sydenham (Chorea minor)
>   - Enzephalitis lethargica
> - Autoimmun
>   - Systemischer Lupus erythematodes
> - Metabolisch
>   - Hyperthyreose
>   - Schwangerschaft
> - Medikamenteninduziert
>   - Neuroleptika
>   - Antiemetika
>   - Antiparkinson-Medikation
>   - Orale Kontrazeptiva

Chorea Huntington ist eine autosomal-dominant vererbbare degenerative Störung, die durch fortschreitende Chorea und Demenz gekennzeichnet ist. Patienten zeigen choreatische Bewegungen und weichen häufig beim Gehen deutlich von der Geraden ab, was zu einer Art Zick-Zack-Gangbild führt.

Ätiologie und Pathogenese

Bei Chorea Huntington können pathologische Veränderungen im gesamten Gehirn gefunden werden, allerdings treten Veränderungen bevorzugt im Striatum auf. Dabei kommt es zur Atrophie des Nucleus caudatus, weniger ausgeprägt auch des Putamens. Auch im Globus pallidus, im frontalen und parietalen Kortex, Thalamus und Nucleus subthalamicus kommt es zu Neuronenverlust. Positronenemissionstomographische (PET-) Untersuchungen zum regionalen Metabolismus bestätigen diese pathologischen Veränderungen. Die Ursache der Erkrankung liegt in einem Gendefekt (CAG-Triplet-Wiederholung) im Huntington-Gen (lokalisiert auf dem kurzen Arm von Chromosom 4).

Diagnostik

Neben der ausführlichen Anamnese, die eine exakte Familienanamnese beinhalten sowie gezielt nach psychiatrischen Symptomen in der Vergangenheit fragen muss, gehören auch gezielte Fragen nach der Einnahme potentiell choreaauslösender Medikamente (Neuroleptika, Antiemetika, L-Dopa, Dopamin-

Agonisten, Antidepressiva, orale Kontrazeptiva, Antiepileptika, Antimalariamittel) zur Untersuchung. In der neurologischen Untersuchung muss der Analyse des Verteilungsmusters der unwillkürlichen Bewegungen besondere Beachtung geschenkt werden. Die neuropsychologische Untersuchung fokussiert sich auf eine mögliche psychomotorische Verlangsamung, sog. frontal-exekutive Störungen, Gedächtnisstörungen, die Abnahme des Sprachflusses und räumlich-konstruktive Störungen. Eine ausführliche psychiatrische Anamnese schließt die Frage nach Persönlichkeitsveränderungen in der Anamnese sowie Aspekte wie Antrieb, Stimmung, und Wahninhalte ein. Zur Abgrenzung eines M. Wilson sollte ein Coeruloplasminspiegel im Serum bestimmt und eine Spaltlampenuntersuchung (Kayser-Fleischer-Kornearing) durchgeführt werden. Schilddrüsenhormone (zum Ausschluss einer Hyperthyreose) und Labordiagnostik zum Ausschluss eines Lupus erythematodes sowie die Suche nach Akanthozyten im Blutausstrich (DD: Neuroakanthozytose) ergänzen die Labordiagnostik. Die zerebrale Bildgebung mittels kranialer Computertomographie oder Magnetresonanztomographie kann die Atrophie des Nucleus caudatus nachweisen.

Applikation. **Zotepin** (Nipolept) war in einem Einzelfall wirksam. **Riluzol** (Rilutek) bewirkte in einer kleinen Fallserie einen kurzfristigen Benefit für motorische Symptome der Chorea Huntington, der jedoch nach 12-monatiger Einnahme nicht mehr nachweisbar war.

Aufgrund der kontinuierlich katabolen Stoffwechselsituation von Patienten mit Chorea Huntington ist eine hochkalorische Diät mit häufigen Mahlzeiten notwendig.

Zur Therapie der bei Chorea Huntington häufigen depressiven Episoden sei auf das Kapitel 15.6 verwiesen. Von der Gabe von trizyklischen Antidepressiva wird wegen des anticholinergen Wirkprofils (verschlechtert die Hyperkinesen) eher abgeraten.

Psychotische Symptome werden symptomatisch mit hochpotenten Neuroleptika behandelt (z. B. Haloperidol 10–30 mg/Tag). Durch die Verschlechterung motorischer Symptome sollte der Einsatz streng indiziert sein.

Clozapin (50–150 mg/Tag) führt wesentlich seltener zu extrapyramidalen Symptomen.

Therapie

Eine neuroprotektive oder kurative Therapie der Chorea Huntington ist zurzeit nicht verfügbar. Damit ergeben sich lediglich Optionen für eine symptomatische Therapie. Kontrollierte Studien im Sinne der evidenzbasierten Medizin existieren zu dieser Fragestellung bislang nicht, sodass auf Expertenmeinung und Einzelfalldarstellungen zurückgegriffen werden muss.

Zur Therapie von Hyperkinesen kommen überwiegend Neuroleptika mit D2-Rezeptor-Antagonismus zum Einsatz. Bevorzugt wird **Tiaprid** in einer Dosierung von 3-mal 100 mg bis 4-mal 300 mg/Tag gegeben. Limitiert wird der Einsatz von Neuroleptika durch extrapyramidal-motorische Nebenwirkungen, die zu einer Verstärkung der oft schon im Rahmen der Grunderkrankung vorbestehenden Hypo- und Bradykinese führen und zusätzlich depressive Verstimmungen verstärken können. Die Monoamin-entspeichernde und Dopaminrezeptorblockierende Substanz **Tetrabenazin** (Xenazine) kann in Dosierungen von 3-mal 25 mg bis 3-mal 75 mg/Tag ähnlich wie bei schwerer Dystonie zur Reduktion von Hyperkinesen führen. Das Medikament ist allerdings in Deutschland nicht zugelassen und muss in Einzelfällen über internationale Apotheken bezogen werden. Relevante Nebenwirkungen sind Sedierung, Depression, medikamentöses Parkinson-Syndrom, orthostatische Hypotension, Schlaflosigkeit, Speichelfluss und Akathisie. Weitere Alternativen finden sich in der Gruppe der atypischen Neuroleptika mit Einzelfallberichten über die Wirksamkeit von **Clozapin** (Leponex, Dosierungen von 150 mg/Tag) oder **Olanzapin** (Zyprexa, teilweise in Dosierungen bis zu 30 mg/Tag). In mehreren kleinen Fallserien wurde **Amantadinhemisulfat** (PK-Merz) in Dosierungen von 3- bis 4-mal 100 mg/Tag als wirksam gegen Dyskinesien bei Chorea Huntington beschrieben, eine weitere kleine Therapiestudie zeigte einen Effekt der Substanz bei intravenöser

Evidenzgrade der verschiedenen Therapieempfehlungen bei Bewegungsstörungen		
	Evidenzgrad	Empfehlungsstärke
M. Parkinson		
L-Dopa+Decarboxylasehemmer	III	B
Dopaminagonisten	I-b	A
MAO-B-Inhibitor	I-b	A
COMT-Inhibitor	I-b	A
NMDA-Antagonisten	I-b	A
Anticholinergika	III	B
Physiotherapie, Ergotherapie, Logopädie	IV	C
Dystonie		
Anticholinergika, v.a. Trihexyphenidyl	I-b	A
Baclofen	III	B
Clonazepam	III	B
Tetrabenazin	II-a	B
Clozapin	III	B
Risperdal	III	B
Botulinumtoxin Typ A, B	I-b	A
Chirurgische Therapie (s. Kap. 14.11)	II-III	B
Immobilisation/Schienung	II-a	B
Physiotherapie	IV	C
Tremor		
Propranolol	I-b	A
Primidon	I-b	A
Propranolol + Primidon	I-b	A
Gabapentin	I-b	A
Clonazepam	III	B
Botulinumtoxin A[a]	I-b	A
Clozapin	I-b	A
Chorea (hier: Therapie der Bewegungsstörung)		
Tiaprid	I-b	A
Tetrabenazine	III	B
Clozapin[b]	I-b	A
Olanzapin	III	B
Amantadinsulfat	III	B
Riluzol[b]	I-b	A

[a] Plazebokontrollierte randomisierte Studie zur Therapie des essentiellen Handtremors mit BTX-Injektionen in Arm- und Handmuskeln ergab nicht selten als unerwünschte Wirkung eine funktionell behindernde Parese.
[b] Nur sehr geringer Effekt.

Selbsthilfegruppen

- Deutsche Parkinson Vereinigung – Bundesverband – e.V., Moselstr. 31, 41464 Neuss, Tel. 0 21 31/4 10 16 und 4 10 17, Fax 0 21 31/4 54 45, http://www.parkinson-vereinigung.de
- Sekretariat der Parkinson Selbsthilfe Österreich – Dachverband, Staudgasse 75/2/1 45, A-1180 Wien, Tel. und Fax: +43 (1) 402 94 27, http://www.parkinson-sh.at
- Schweizerische Parkinsonvereinigung SPaV, Gewerbestr. 12a, Postfach 123, 8132 Egg, Tel. +41 (01) 9 84 01 69, Fax: +41 (01) 9 84 03 93, http://www.parkinson.ch
- Deutsche Dystonie Gesellschaft e.V., Rissener Landstr. 85, 22587 Hamburg, Tel.: 0 40/87 56 02, Fax: 0 40/87 08 28 04, http://www.dystonie.de
- Deutsche Huntington-Hilfe e.V., Geschäfts- und Beratungsstelle, Börsenstr. 10, 47051 Duisburg, Tel. 02 03/2 29 15, Fax: 02 03/22 925, http://www.dhh-ev.de/

Literatur

Berardelli A, Noth J, Thompson PD, Bollen EL, Curra A, Deuschl G, van Dijk JG, Topper R, Schwarz M, Roos RA (1999) Pathophysiology of chorea and bradykinesia in Huntington's disease. Mov Disord 14: 398–403

Binder J, Hofmann S, Kreisel S, Wöhrle JC, Bäzner H, Krauss JK, Hennerici MG, Bauer MF (2003) Clinical and molecular findings in a patient with a novel mutation in the deafness-dystonia peptide (DDP1) gene. Brain 126: 1814–1820

Birkmayer W, Hornykiewicz O (1961) Der L-3,4-Dioxyphenylalanin (= DOPA) Effekt bei der Parkinson-Akinese. Wien Klin Wochenschr 73: 787–788

Brans JWM, Lindeboom R, Snoek JW et al. (1996) Botulinumtoxin versus trihexyphenidyl in cervical dystonia: a prospective, randomized, double-blind controlled trial. Neurology 46: 1066–1072

Burke RE, Fahn S, Marsden CD (1986) Torsion dystonia: a double-blind prospective trial of high-dosage trihexyphenidyl. Neurology 36: 160–164

Capelle HH, Wöhrle JC, Weigel R, Bäzner H, Grips E, Krauss JK (2004) Movement disorders after intervertebral disc surgery: coincidence or causal relationship? Mov Disord DOI 10.1002/mds.20152

Cotzias GC, Papavasiliou PS, Gellene R (1969) Modification of parkinsonism – chronic treatment with L-dopa. New Engl J Med 280: 337–345

Deuschl G, Bain P, Brin M (1998) Consensus statement of the Movement Disorder Society on Tremor. Ad Hoc Scientific Committee. Mov Disord 13 [Suppl 3] :2–23

Golbe LI, Di Iorio G, Sanges G, Lazzarini AM, La Sala S, Bonavita V, Duvoisin RC (1998) Clinical genetic analysis of Parkinson's disease in the Contursi kindred. Ann Neurol 40: 767–775

Grassi E, Latorraca S, Piacentini S et al. (2000) Risperidone in idiopathic and symptomatic dystonia: preliminary experience. Neurol Sci 21: 121–123

Greene P, Shale H, Fahn S (1988) Analysis of open-label trials in torsion dystonia using high dosages of anticholinergics and other drugs. Mov Disord 3: 46–50

Hughes AJ, Ben-Shlomo Y, Daniel SE, Lees AJ (1992) What features improve the accuracy of clinical diagnosis of Parkinson's disease: A clinico-pathologic study. Neurology 42: 1142–1146

Jankovic J, Beach J (1997) Long-term effects of tetrabenazine in hyperkinetic movement disorders. Neurology 48: 358–362

Kashmere J, Camicioli R, Martin W (2002) Parkinsonian syndromes and differential diagnosis. Curr Opin Neurol 15: 461–466

Leitlinien der Deutschen Gesellschaft für Neurologie (2003) Parkinson-Syndrome. In: Diener HC (Hrsg) Leitlinien für Diagnostik und Therapie in der Neurologie; 2. Aufl. Thieme, Stuttgart

Louis ED (2001) Clinical practice. Essential tremor. N Engl J Med 345: 887–891.

Marek K, Seibyl J, Shoulson I et al. (2002) Dopamine transporter brain imaging to assess the effects of pramipexole vs. levodopa on Parkinson disease progression. JAMA 287: 1653–1661

Miyasaki JM, Martin W, Suchowersky O et al. (2002) Practice parameter: initiation of treatment for Parkinson's disease: an evidence-based review: Report of the Quality Standards Subcommittee of the American Academy of Neurology. Neurology 58: 11–17

Oertel WH, Gerstner A, Hoffken H, Dodel RC, Eggert KM, Moller JC (2003) Role of dopamine transporter SPECT for the practitioner and the general neurologist. Mov Disord 18 [Suppl 7]: S9–15

Ondo WG, Dat Vuong K, Khan H et al. (2001) Daytime sleepiness and other sleep disorders in Parkinson's disease. Neurology 57: 1392–1396

Parkinson Study Group (1993) Effects of tocopherol and deprenyl on the progression of disability in early Parkinson's disease. N Engl J Med 328: 176–183

Parkinson Study Group (2000) Pramipexol vs. Levodopa as initial treatment for Parkinson's disease. JAMA 284: 1931–1938

Parkinson Study Group (2002) A controlled trial of rasagiline in early Parkinson disease. Arch Neurol 59: 1937–1943

Poewe W (2004) The role of COMT inhibition in the treatment of Parkinson's disease. Neurology 13 [Suppl 1]: S31–S38

Polymeropoulos MH, Lavedan C, Leroy E et al. (1997) Mutation in the α-synuclein gene identified in families with Parkinson's disease. Science 276: 2045–2047.

Przuntek H, Welzel D, Gerlach M et al. (1996) Early institution of bromo-criptine in Parkinson's disease inhibits the emergence of levodopa-associated motor side effects. Long-term results of the PRADO study. J Neural Transm Gen Sect 103: 699–715

Quinn N, Schrag A (1998) Huntington's disease and other choreas. J Neurol 245: 709–716.

Rascol O, Brooks DJ, Korczyn AD, De Deyn PP, Clarke CE, Lang AE (2000) A five-year study of the incidence of dyskinesia in patients with early Parkinson's disease who were treated with ropinirole or levodopa. 056 Study Group. N Engl J Med 342: 1484–1491

Riley DE, Lang AE (1993) The spectrum of levodopa-related fluctuations in Parkinson's disease. Neurology 43: 1459–1464

Sethi KD (2003) Tremor. Curr Opin Neurol 16: 481–485.

Silberstein P, Kuhn AA, Kupsch A et al. (2003) Patterning of globus pallidus local field potentials differs between Parkinson's disease and dystonia. Brain 126: 2597–2608

Waters CH (1997) Managing the late complications of Parkinson's disease. Neurology 49 [Suppl 1]: S49–57

Whone A, Remy P, Davis M et al. (2002) The REAL-PET study: slower pro-gression in early Parkinson's disease treated with ropinirole compared to L-Dopa. Neurology 58: A82–A83

Wöhrle JC, Weigel R, Grips E, Blahak C, Capelle HH, Krauss JK (2003) Risperidone-responsive segmental dystonia and pallidal deep brain stimulation. Neurology 61: 546–548

14.3 Multiple Sklerose und andere neuroimmunologische Erkrankungen des ZNS
A. Gass und L. Kappos

14.3.1 Multiple Sklerose – Einleitung

Die Multiple Sklerose (MS) ist in unseren Breiten die häufigste chronisch-entzündliche Erkrankung des zentralen Nervensystems. Neben entzündlichen Infiltraten finden sich histopathologisch Zeichen einer immunvermittelten Demyelinisierung sowie in unterschiedlichem Ausmaß axonale Schädigungszeichen. Nach aktuellem Kenntnisstand wird davon ausgegangen, dass Autoimmunreaktionen gegen Bestandteile des ZNS eine entscheidende Bedeutung in der Patho-

Tabelle 14.3-1. Neue diagnostische Kriterien der MS nach McDonald et al. (2001)

Klinische Präsentation (Schübe)	Klinisch objektivierbare Läsion	Weitere erforderliche Kriterien
2 oder mehr	2 oder mehr	Keine; klinische Evidenz ausreichend (zusätzliche Evidenz wünschenswert und muss dann mit MS vereinbar sein)
2 oder mehr	1	*Räumliche* Dissemination im MRT[a] **oder** positiver Liquorbefund[b] oder 2 oder mehr MS typ. Läsionen im MRT **oder** weiterer klinischer Schub
1	2 oder mehr	*Zeitliche* Dissemination im MRT[c] **oder** zweiter klinischer Schub
1 (monosymptomatische Präsentation)	1	*Räumliche* Dissemination im MRT[a] **oder** 2 oder mehr MS typ. Läsionen im MRT mit positivem Liquorbefund[b] und *zeitliche* Dissemination im MRT[a] oder zweiter klinischer Schub
0 (primär progredienter Verlauf)	1	Positiver Liquorbefund[b] und *räumliche* Dissemination im MRT ≥9 T2-Läsionen im Gehirn **oder** ≥2 Läsionen im RM **oder** 4–8 Gehirn + 1 RM Läsionen **oder** positive VEPs[d] + 4–8 MRT-Läsionen **oder** positive VEPs[d] + ≥4 MRT-Läsionen + 1 RM-Läsion und *zeitliche* Dissemination im MRTc **oder** kontinuierliche Progression für 1 Jahr

[a]Demonstration einer räumlichen Dissemination muss die entsprechenden Kriterien nach Barkhof und Tintoré erfüllen. [b]Ein positiver Liquorbefund liegt beim Nachweis oligoklonaler Banden bzw. eines erhöhten Liquor-IgG-Index vor. [c] MRT-Kriterien für eine zeitliche Dissemination: kontrastmittelaufnehmende Läsion ≥ 3 Monate nach klinischem Schub an anderer Lokalisation als vorangegangener Schub oder neue kontrastmittelaufnehmende oder T2w-hyperintense Läsion in einem zweiten MRT im Abstand von 3 Monaten. [d]Pathologische visuell evozierte Potentiale, die typisch für die MS sind (Latenzverzögerung bei gut erhaltener Konfiguration). RM = Rückenmark; MRT = Magnetresonanztomographie

genese der Erkrankung haben und auf dem Boden einer vermutlich multifaktoriellen genetischen Disposition und exogener Triggerfaktoren verursacht werden. In den letzten 15 Jahren konnten erhebliche Fortschritte in den Behandlungsmöglichkeiten der MS gemacht werden, die sich auf dem Boden einer besseren Kenntnis der MS-Pathogenese, kombiniert mit dem Einsatz der MRT, Fortschritten in der Methodik therapeutischer Studien und der Einführung neuer Therapeutika entwickelt haben. Die aktuellen Therapieprinzipien zur Behandlung der MS konzentrieren sich auf:
- die Behandlung des akuten Schubes im Rahmen einer kurzfristigen Exazerbation der Erkrankung,
- eine prophylaktische kontinuierliche Therapie zur Modulation der Erkrankungsaktivität mit einer Vorbeugung vor Schüben und einem Aufhalten der Progression von persistierenden Beeinträchtigungen,
- symptomatische Therapiemaßnahmen zur Linderung von MS-assoziierten Symptomen (Blasenstörungen, Depression, Spastizität usw.).

Neben diesen immunprophylaktischen Therapieansätzen gewinnen in der experimentellen Therapieforschung zunehmend auch restaurative Ansätze, wie z. B. die Förderung der Remyelinisierung oder eine Verminderung des axonalen Schadens im ZNS an Bedeutung.

Neue MS-Diagnosekriterien – Verlaufsformen der MS

Im Jahr 2001 wurden die neuen Diagnosekriterien veröffentlicht und vor allem klare Richtlinien für eine Diagnosestellung in der Frühphase der Erkrankung geliefert. Gemäß den neuen Kriterien lässt sich eine MS diagnostizieren, wenn nach dem ersten Krankheitsschub mit klinisch nachweisbaren Auffälligkeiten in mindestens einem Funktionssystem in einer weiteren MRT-Untersuchung (3 Monate nach Schubereignis) mehrere entzündliche Herde in definierter Lage vorhanden sind, wovon mindestens eine Läsion Kontrastmittel anreichert (Tabelle 14.3-1). Praktisch bedeutet dies, dass die Diagnose MS frühestens 3 Monate nach dem Auftreten eines ersten Schubes gestellt werden kann. Als unterstützender Hinweis sollten zum Zeitpunkt der Erstsymptomatik im Liquor MS-typische Veränderungen (intrathekale IgG-Synthese) vorhanden sein. Differentialdiagnostisch ähnliche Krankheitsbilder müssen ausgeschlossen sein. Anhand der neuen Diagnosekriterien wird jetzt zwischen „MS", „möglicher MS" und „keine MS" unterschieden. In diesem Zusammenhang ist auch die Definition eines akuten Schubes wichtig. Danach müssen neue oder bereits zuvor aufgetretene Symptome und klinische diagnostizierte Ausfälle
- mindestens 24 h anhalten,
- mit einem Zeitintervall von 30 Tagen zum Beginn des vorausgegangenen Schubes auftreten und
- nicht durch Änderungen der Körpertemperatur (Uhthoff-Phänomen) oder im Rahmen von Infektionen erklärbar sein.

Im Spontanverlauf findet sich ein Spektrum an verschiedenen Verlaufsausprägungen bei der MS. Hierbei werden als für die Therapie bedeutsame Verlaufsformen unterschieden:

Schubförmig-remittierender Verlauf Treten bei einem Patienten wiederholt Schübe auf, die sich weitgehend zurückbilden, so spricht man von einem schubförmig-remittierenden Krankheitsverlauf. Zwischen den Schüben sind Patienten häufig beschwerdefrei.

Sekundär progredienter Verlauf Ein sekundär progredienter (fortschreitender) Verlauf liegt vor, wenn zwischen den Schüben die Beeinträchtigungen persistieren und zunehmen. Dabei können weitere Schübe auftreten oder aber ganz fehlen. Etwa 80% der Patienten mit anfänglich schubförmig-remittierender MS gehen in den sekundär progredienten Verlauf über.

Pathophysiologische Konzepte der Symptomprogredienz
Aus zahlreichen MRT-Studien zum Spontanverlauf der MS ist klar geworden, dass initial trotz erheblicher Indizien für eine Gewebeschädigung häufig eine funktionelle Kompensation bestehen kann. Die allmähliche Akkumulation von Parenchymschädigung in Form von Demyelinisierung, inkompletter Remyelinisierung, Axonverlust und Hirnatrophie scheint jedoch die Risikokonstellation für eine persistierende funktionelle Beeinträchtigung und von wenig belastbaren Funktionssystemen zu sein. Besonders in den Frühphasen der Erkrankung kann eine relative Symptomfreiheit daher trügerisch sein, und die Kenntnis der morphologischen Befunde ist neben der klinischen Beurteilung von Bedeutung. Eine hohe entzündliche Erkrankungsaktivität gemessen an neu auftretenden Läsionen im T2-gewichteten MRT-Bild oder kontrastmittelaufnehmenden Läsionen sind in dieser Hinsicht prognostisch bedeutsame Befunde.

Primär chronisch-progredienter Verlauf Seltener ist der primär chronisch-progrediente Verlauf der MS. Bei dieser MS-Form entwickeln sich Beschwerden und Krankheitssymptome von Beginn an stetig, ohne dass es zwischenzeitlich zu einer Rückbildung der Beschwerden kommt.

Grundlagen zur Therapiebeurteilung bei MS
Grundlagen für diese Therapiebewertung sind publizierte Studien, gut dokumentierte Erfahrungsberichte sowie empirische Hinweise. Die vorhandenen Publikationen sind in den vergangenen Jahren von der MSTKG (MS-Therapie-Konsensus-Gruppe), einer Expertengruppe aus dem deutschsprachigen Raum, zusammengefasst und beurteilt worden. Dabei wird nach Evidenzgraden in drei Klassen eingeteilt:
- Klasse I: Evidenz durch eine oder mehrere randomisierte kontrollierte klinische Studien,
- Klasse II: Evidenz durch eine oder mehrere gut dokumentierte klinische Studien wie Fallkontrollstudien oder Kohortenstudien,
- Klasse III: Evidenz durch nichtrandomisierte historische Kontrollen, Fallberichte oder Expertenmeinung.

Zur weiteren Gewichtung innerhalb der Klasse-I-Evidenzstudien werden heutzutage folgende Qualitätsanforderungen bei der Bewertung einer Therapie mit herangezogen:
- Ergebnisse von magnetresonanztomographischen Untersuchungen,
- Einhaltung der Blindung des Arztes und des Patienten,
- Trennung des EDSS-Untersuchers vom behandelnden Arzt,
- Vorhandensein von mehreren Studien mit gleichsinnigem Therapieeffekt,
- gleichsinnige Beeinflussung der Zielparameter (Konsistenz der Studienergebnisse).

14.3.2 Behandlung des akuten Schubes
Seit ihrem ersten Gebrauch in den späten 40er-Jahren sind Glukokortikoide die wesentliche Stütze der Schubbehandlung bei MS. Sowohl ihr antiinflammatorischer als auch ihr antiödematöser und immunsuppressiver Effekt scheinen bedeutsam zu sein. Mehrere kontrollierte Studien konnten zeigen, dass eine Behandlung mit Glukokortikoiden die Besserung von MS-Schüben beschleunigt. Als Standardtherapie des akuten MS-Schubes gilt die i.v.-Applikation von hoch dosiertem Methylprednisolon. Vorzugsweise sollten je 1 g an drei aufeinander folgenden Tagen verabreicht werden. Zum oralen Ausschleichen liegen keine evidenzbasierten Daten vor, sodass individuell nach Verträglichkeit und Effektivität der i.v.-Therapie entschieden werden sollte. Die orale Hochdosistherapie mit 500 mg Methylprednisolon ist eine mögliche Option in Situationen, in denen eine i.v.-Therapie nicht möglich ist.

Bei einem fehlendem Ansprechen auf hoch dosierte Steroide wurde in einer kleinen kontrollierten Studie bei Patienten mit schweren Schüben eine Besserung nach einer Serie von Plasmaaustausch beschrieben, sodass in den Leitlinien der MSTKG bei funktionell stark beeinträchtigenden Schüben, nach Nichtansprechen auf die i.v.-Methylprednisolon-Therapie nach 2-maliger quantitativer funktioneller Einschätzung eines MS-Zentrums auch eine Plasmapheresetherapie empfohlen wird.

14.3.3 Behandlungen zur Verringerung der Schubrate und Verzögerung der Erkrankungsprogression
Behandlungen, die darauf zielen, die Schubrate zu reduzieren, und solche mit dem Ziel, die Progression aufzuhalten, werden hier gemeinsam vorgestellt. Auch wenn es signifikante Überlappungen gibt, kann nicht unmittelbar davon ausgegangen werden, dass eine Wirkung auf die Schubrate auch automatisch eine Wirkung auf die Progression impliziert. IFN-β-Präparate und Glatirameracetat sind heute Therapeutika der ersten Wahl, und nur bei fehlender Wirksamkeit wird auf Immunsuppressiva im Sinne einer Therapieeskalation übergegangen.

Immunmodulatorische Therapiestrategien
Interferon β (IFNβ) Die am besten als Therapeutika bei MS untersuchten Zytokine sind die Interferone. Aktuell bestehen für die prophylaktische MS-Behandlung Zulassungen für drei IFN-β-Präparate (Betaferon/Schering; Avonex/Biogen und Rebif/Serono), die jeweils auf der Grundlage ihrer nachgewiesenen Wirksamkeit auf klinische und MRT-Parameter in Klasse-I-Evidenzstudien erfolgten.

Mitte 1993, 14 Jahre nach der ersten Pilotstudie von Jacobs mit intrathekal appliziertem humanem Fibroblasten-IFNβ, war rekombinantes IFN-β1b das erste offiziell von der FDA in den USA für die Behandlung der schubförmig-remittierenden MS zugelassene Medikament. Diese Entscheidung basierte auf den Ergebnissen einer 2-Jahres-Studie mit 372 untersuchten Patienten, die randomisiert mit Plazebo oder 2 unterschiedlichen Dosierungen von rIFNβ1b behandelt worden waren (Betaseron 1,6 Mio IE oder 8 Mio IE s.c. jeden 2. Tag; Paty et al 1993; The IFNβ Multiple Sclerosis Study Group 1993). In der hoch dosierten Gruppe war die jährliche Schubrate über 2 und 3 Jahre signifikant niedriger als mit Plazebo (0,84 vs. 1,27). Auch weitere Parameter (Schweregrad der Schübe, Zeit bis zum ersten und bis zum zweiten Schub, Anzahl und Dauer von stationären Behandlungen, Zunahme der Läsionsflächen in der MRT) wiesen auf einen Behandlungseffekt hin. Auch eine 4- bis 5-Jahres-Nachbeobachtung dieser Patienten bestätigte die Ergebnisse der ersten 2–3 Jahre. Nebenwirkungen der Behandlung waren lokale Reaktionen an den Injektionsstellen, grippeähnliche Symptome, milde Lymphopenie und Leberenzymerhöhungen. Grippeähnliche Symptome nach Injektion und die lokalen Injektionsreaktionen verringerten sich im Verlauf der Behandlung.

Bei Patienten mit schubförmiger MS konnte im Anschluss auch für rINFβ1a die Wirksamkeit in jeweils ähnlichen Studiendesigns (klinische Endpunkte: Schubhäufigkeit, Schwere der Schübe, Progression; MRT: Erkrankungsaktivität) demonstriert werden. INFβ1a (Avonex, Rebif) zeigt einen in gleicher Weise günstigen Effekt auf den Erkrankungsverlauf, wobei jedoch Avonex im Gegensatz zu den anderen Präparaten nur einmal wöchentlich und i.m. (gegenüber s.c.-Injektion) verabreicht wird.

In der PRISMS-Studie wurden zwei unterschieliche Dosierungen von IFNβ1a (Rebif; 22 vs. 44 μg 3-mal wöchentlich s.c.) mit Plazebo über einen Zeitraum von 2 Jahren verglichen und es zeigten sich beide Dosierungen als wirksam im Vergleich zu Plazebo. Die höhere Dosierung zeigte dabei etwas stärkere Effekte in der Gruppenanalyse. Mehrere Studien liefern gleichsinnige Informationen im Hinblick auf eine mögliche Dosis-Wirkungs-Beziehung. In der EVIDENCE-Studie wurde Rebif (3-mal 44 μg) gegen Avonex (1-mal 30 μg) hinsichtlich eines Wirksamkeitsunterschiedes an schubfreien Patienten getestet. Die Studie wurde in Nordamerika und Europa mit dem Ziel einer vorzeitigen Marktzulassung von Rebif in den USA durchgeführt. Die Ergebnisse, einschließlich der geblindet ausgewerteten MRT-Variablen, zeigen, dass die höhere Applikationsfrequenz und Dosis in dieser Studie hinsichtlich der untersuchten Endpunkte effektiver war. Diese Daten wurden von der amerikanischen Food and Drug Administration (FDA) als ausreichend bewertet, den Orphan-Drug-Status von Avonex in den USA zu durchbrechen. Die Analyse der europäischen Dosisvergleichsstudie mit Avonex spricht dafür, dass eine Verdoppelung der einmal wöchentlichen i.m.-Dosierung (Avonex) aber keinen Nutzen bringt. Ein wichtiger Aspekt und zugleich methodische Schwierigkeit ist die Übertragbarkeit von Daten aus den Gruppenanalysen auf die Vorhersagemöglichkeit eines Therapieeffekts im Einzelfall, sodass zumindest auf individuellem Niveau eine optimale Dosierung nicht vorhersagbar ist und ggf. eine individuelle Dosisfindung sinnvoll sein kann.

Sekundär progrediente MS Um zu klären, ob der günstige Effekt, der bei schubförmig-remittierenden Krankheitsverläufen beobachtet wurde, sich auch auf die sekundär progrediente MS übertragen lässt, wurden vier groß angelegte Studien mit IFNβ durchgeführt. Die Ergebnisse sind divergent: Die europäische SPMS-Studie mit IFNβ1b 8 MIE jeden 2. Tag s.c. zeigte einen statistisch hoch signifikanten, wenn auch nur mäßig ausgeprägten verzögernden Effekt auf die Erkrankungsprogression. Zudem fanden sich signifikante Vorteile pro Verum bezüglich Schubrate, Anzahl von Patienten mit Schüben und MRT-Parametern zur entzündlichen Erkrankungsaktivität. Demgegenüber zeigte die SPECTRIMS-Studie (rIFNβ1a; Rebif) über einen Zeitraum von 3 Jahren eine Tendenz, ohne statistisch signifikanten Vorteil gegenüber Plazebo, hinsichtlich der Krankheitsprogression, gleichzeitig aber signifikante Vorteile bezüglich der Schubhäufigkeit und der MRT-Parameter. Ebenso negativ verlief eine zweite in den USA und Kanada durchgeführte Studie (IFNβ1b), bei der die IFNβ-behandelten Patienten lediglich hinsichtlich Schubfrequenz und MRT-Parameter einen signifikant günstigen Effekt zeigten.

Zusammenfassend sprechen die Ergebnisse der Therapiestudien bei SPMS dafür, dass die Wirkung von IFNβ in dieser späteren und hinsichtlich Behinderung weiter fortgeschrittenen Krankheitsphase geringer ausgeprägt ist sowie offenbar bei einem Teil der Patienten mit sekundär progredientem Verlauf nicht mehr nachweisbar ist und vor allem, dass das entzündliche Element der MS beeinflusst wird, demgegenüber mögliche degenerative Elemente der Erkrankung aber möglicherweise nicht beeinflusst werden. Diese Ergebnisse werden als Hinweis auf pathophysiologische Vorgänge der Erkrankung interpretiert: Während in der frühen und schubförmigen Phase autoimmune entzündliche Vorgänge dominieren, stehen in der sekundär progredienten Phase zunehmend neurodegenerative Vorgänge im Vordergrund.

Studien zur Frühbehandlung der MS Im Gegensatz zu den eher enttäuschenden Ergebnissen bei sekundär progredientem Verlauf hat sich gezeigt, dass der frühe Beginn einer immunmodulatorischen Behandlung wichtig sein kann. Zwei Studien verglichen rIFNβ1a (Rebif, 22 μg s.c. bzw. Avonex 30 μg i.m., einmal pro Woche) mit Plazebo bei Patienten mit einer ersten auf MS hoch verdächtigen Episode mit zusätzlichen Läsionen in der MRT. Beide Studien zeigten einen signifikanten verzögernden Effekt auf das Auftreten eines 2. Schubes und damit der MS-Diagnosebestätigung. Obwohl neuropathologische und MRT-Befunde auch in der Frühphase für eine früh einsetzende präventive Therapie sprechen, zögern viele Neurologen und

Patienten, angesichts des Anteils von Patienten mit relativ mildem Erkrankungsverlauf die prophylaktische IFNβ-Behandlung zu forcieren. In dieser Hinsicht sind bessere Unterscheidungskriterien für die Hochrisikopatienten dringend erforderlich.

Neutralisierende Antikörper Aufgrund retrospektiver Analysen ist es sehr wahrscheinlich, dass neutralisierende Antikörper eine klinische Bedeutung haben und möglicherweise die günstigen Wirkungen einer IFN-β-Behandlung beeinträchtigen können. Im Falle eines Nichtansprechens oder Wirkungsverlustes (Schübe, Progredienz, Aktivität in der MRT) kann die Bestimmung des Status der neutralisierenden Antikörper zusätzliche Hinweise liefern, die eine Therapieumstellung unterstützen.

Glatirameracetat Glatirameracetat (GA), auch unter dem Namen Copolymer 1 (Copaxone) bekannt, ist ein synthetisches Polypeptid, das aus den Aminosäuren L-Alanin, L-Glutamin, L-Lysin und L-Tyrosin hergestellt wird. Es wurde zunächst hergestellt, um die antigenen Eigenschaften von basischem Myelinprotein (MBP) zu imitieren, man fand jedoch schnell heraus, dass es die experimentelle Autoimmunenzephalomyelitis unterdrückte und in der Lage war, MBP-spezifische murine, aber auch humane T-Zell-Linien zu unterdrücken („verstärkte Suppressoraktivität"). Es wird davon ausgegangen, dass GA von potentiell autoreaktiven T-Zellen erkannt wird und diese dann vom proinflammatorischen (Th1-)Typ zum bei MS antiinflammatorischen Th2-Zytokinsekretionstyp wechseln lässt. Somit wäre eine gezielte Immunmodulation am Ort des Geschehens im ZNS ohne Beeinträchtigung der übrigen Immunitätslage möglich. Neuere Daten legen zudem auch neuroprotektive Wirkungen nahe. Seit September 2001 ist Glatirameracetat auch in Deutschland zugelassen. Die Studien haben verschiedene Aspekte zur Wirksamkeit gezeigt:
– eine signifikante Verminderung der jährlichen Schubrate über 2 Jahre,
– eine signifikante Differenz in der Anzahl der Patienten mit Verschlechterung um 1 EDSS-Punkt (zwischen Zeitpunkt 0 und Monat 24),
– signifikante Differenzen aktiver Läsionen zwischen GA-behandelten Patienten gegenüber Plazebo ab dem 6. Behandlungsmonat,
– eine Reduktion des Überganges von Gadolinium-anreichernden Läsionen in anhaltend T1-hypointense Läsionen im MRT,
– ein verzögernder Effekt bezüglich der Atrophieentwicklung.

Die Kenntnis der Wirklatenz bis zur vollen Entfaltung der Wirksamkeit von GA ist für die klinische Anwendungspraxis wichtig, da z. B. Schubereignisse innerhalb der ersten Monate einer begonnenen Therapie mit GA nicht als Hinweis für ein Therapieversagen gedeutet werden dürfen. Etwa 15% der mit GA Behandelten hatten eine vorübergehende, meist nur einmalige „systemische Reaktion" (SPIRS), mit thorakalem Schmerz oder Engegefühl mit oder ohne Angst, Flash, vermehrter Schweißsekretion, Palpitationen oder Atembehinderung. Für Patienten mit sekundär progredienten Verläufen liegen bislang keine Studiendaten zum Wirksamkeitsnachweis von GA vor.

Behandlungsrichtlinien Auf der Basis der verfügbaren Evidenz aus den kontrollierten, zulassungsrelevanten Studien wurde in den ersten Jahren nach Einführung die Behandlung mit rIFNβ nur für noch gehfähige Patienten mit schubförmig remittierendem Verlauf und mindestens einem Schub pro Jahr empfohlen. Im Lichte der bereits oben zitierten neuropathologischen und MRT-Daten zur Bedeutung früher und irreversibler Schäden bei MS und auch der positiven Ergebnisse der zwei Frühbehandlungsstudien wurde die Indikation für eine immunmodulierende Therapie mit IFNβ, aber auch mit Glatirameracetat zunehmend erweitert.

Intravenöse Immunglobuline (IVIG) In Österreich zeigte sich in einer multizentrischen Studie mit 148 Patienten (monatlich mit 0,15–0,2 g/kg KG Immunglobuline vs. Plazebo i.v.) eine Reduktion der jährlichen Schubrate, wobei diskutiert wurde, ob die Plazebogruppe ausreichend „geblindet" war. Eine kontrollierte Studie zur Behandlung der sekundär progredienten MS verlief demgegenüber in allen klinischen und MRT-Endpunkten negativ (Klasse-I-Evidenz, ESIMS-Studie). Insgesamt besteht daher große Unsicherheit im Hinblick auf den Nutzen einer Immunglobulintherapie. Ein möglicher therapeutischer Nutzen bei der Verhinderung von Schüben und Krankheitsprogression in der Schwangerschaft und vor allem in den ersten Monaten post partum, wird zurzeit in einer prospektiven Dosisvergleichsstudie untersucht (GAMPP-Studie).

Immunsuppressiva

Immunsuppressiva wirken hauptsächlich durch ihre antiproliferativen zytostatischen Effekte und reduzieren die Anzahl möglicherweise autoaggressiver immunkompetenter Zellen, jedoch – zumindest zum Teil – auch die Anzahl „normaler" oder gegenregulierender immunkompetenter Zellen. Eine gewisse Selektivität wird dadurch erreicht, dass schnell proliferierende Zellen für die Effekte dieser Medikamente vulnerabler sind und auch durch bisher noch wenig verstandene differentielle Effekte auf einzelne Immunzellsubpopulationen.

Mitoxantron Mitoxantron ist den Anthrazyklinen Doxorubicin und Daunorubicin verwandt. Es bewirkt über eine Inter-aktion mit der Topoisomerase-2 und Interkalation in die DNS Einzel- und Doppelstrangbrüche. Die Substanz ist als Zytostatikum in der Behandlung neoplastischer Erkrankungen (Mammakarzinom, akute Leukämien im Erwachsenenalter sowie der CLL und Non-Hodgkin-Lymphomen) etabliert. Es scheinen die CD4-positiven T-Zellen gehemmt zu werden, während die „Suppressoraktivität" nicht beeinflusst oder gar gesteigert wird. Mitoxantron ist für die Behandlung der „aktiven" schubförmig oder sekundär progredient verlaufenden MS in den USA und in Europa zugelassen und wird meist als Eskalationsschritt nach den INFβ-Präparaten und GA eingesetzt. Eine europäische kontrollierte Multizenterstudie mit 191 Patienten verglich Plazebo mit 2 Dosierungen von Mitoxantron, die über einen Zeitraum von 2 Jahren im Abstand von 3 Monaten verabreicht wurden (5 bzw. 12 mg/m² Körperoberfläche) und zeigte einen günstigen Effekt auf die Krankheitsaktivität und die Progression der Erkrankung. Eine Subgruppe von 110 Patienten zeigte konfirmierend in jährlichen MRTs eine Reduktion Gd-aufnehmender Läsionen in der Verumgruppe. Nebenwirkungen waren: Übelkeit, milde Alopezie, Harnwegsinfekte, Menstruationsunregelmäßigkeiten mit Amenorrhoe.

Kumulative Dosierungen von mehr als 130–160 mg/m² sind mit einem erhöhten Risiko von Kardiotoxizität assoziiert, sodass engmaschig hinsichtlich potentieller Kardiotoxizität untersucht (Abnahme der Ejektionsfraktion im transthorakalen Echokardiogramm sollte nicht mehr als 20% des Initialwertes sein) und die kumulative Dosis möglichst nicht überschritten werden sollten. Mitoxantron spielt vor allem eine Rolle bei noch gehfähigen Patienten mit überdurchschnittlich aktivem, schubförmig mit Residuen oder sekundär progredient verlaufendem Krankheitsbild, das nicht auf die Therapie mit einem der zugelassenen Immunmodulatoren ansprechen oder bei denen die Krankheit sehr rasch progredient verläuft. In Anlehnung an die größere zulassungsrelevante Studie wird eine Behandlung mit 12 mg/m² KO als Kurzinfusion alle 3 Monate empfohlen. Daten dazu, was im Anschluss an die zeitlich begrenzte Therapie (kumulative Kardiotoxizität) getan werden sollte, fehlen bislang, sodass eine Umstellung auf INFβ oder GA möglich ist.

Azathioprin Azathioprin ist ein seit ca. 20 Jahren im deutschsprachigen Raum bei MS eingesetztes Immunsuppressivum, das in Deutschland speziell für die Indikation MS zugelassen ist. Leider ist die Qualität der Studien zu Azathioprin nicht mit den Studien zu den IFNβ-Präparaten vergleichbar, sodass u. a. keine aussagekräftigen Studien zu Veränderungen in seriellen MRTs unter Azathioprin-Behandlung vorliegen. Es liegen mehrere Studien der Klasse-II-Evidenz mit Wirkungsnachweis bei sehr heterogenen MS-Patientenkollektiven, aber nur eine Studie (Klasse-I-Evidenz) bei 59 Patienten mit definiertem schubförmigem Verlauf vor, die einen günstigen Effekt auf die Schubfrequenz zeigen konnte. Unter diesen Bedingungen kann daher der Stellenwert von Azathioprin in der Behandlung der schubförmigen MS nicht abschließend beurteilt werden. Für die Anwendung von Azathioprin (empfohlene Dosierung 2,5 mg/kg KG/Tag oral) wird als Zielparameter eine Reduktion der Gesamtlymphozytenzahl im Blut auf 700–900 pro µl oder eine Anhebung des MCV um >7 fl empfohlen. Etwa 10–20% der Patienten haben therapielimitierende gastrointestinale Nebenwirkungen. Regelmäßige (wöchentliche, danach monatliche) Blutuntersuchungen sind wegen möglicher Leukopenie erforderlich. Wie bei allen effektiven Immunsuppressiva kann eine vermehrte Anfälligkeit für Infektionen auftreten. Mit Ausnahme eines Berichtes von Lhermitte hat eine Reihe von Langzeitbeobachtungen die theoretisch erwartete erhöhte Inzidenz von Malignomen bei mit Azathioprin behandelten MS-Patienten nicht bestätigt. Ausnahme könnten maligne Lymphome sein.

Andere Zum jetzigen Zeitpunkt kann keine allgemeine Empfehlung für den Einsatz von Methotrexat bei der MS gegeben werden, insbesondere auch angesichts der marginalen Therapieeffekte bei Dosierungen, wie sie in der Rheumatherapie therapeutisch eingesetzt werden. Bei rasch progredientem Erkrankungsverlauf sollte zunächst Mitoxantron gewählt werden. Für den Einsatz anderer Substanzen in der immunprophylaktischen Behandlung der MS (Cladribin, Cyclosporin A, Linomid, 15-Desoxyspergualin) gibt es anhand der vorliegenden Studienergebnisse keine hinreichenden positiven Ergebnisse oder Behandlungserfahrungen, die derzeit einen Einsatz außerhalb klinischer Studien rechtfertigen.

Primär-progrediente Verlaufsformen

Für Patienten mit primär progredientem Verlauf gibt es leider keine überzeugenden Belege, dass irgendeine Behandlung in der Lage ist, den Verlauf aufzuhalten. Allerdings zeigte eine Studie von Montalban mit IFNβ1b jeden 2. Tag s.c. einen Effekt auf den MS Functional Composite (MSFC) Score.

14.3.4 Verbesserung der gestörten axonalen Überleitung

Mit 4-Aminopyridin, einem mit Kaliumkanälen interagierenden Medikament, kann die Reizweiterleitung in geschädigten Axonen verbessert werden. In plazebokontrollierten Untersuchungen ist die krankheitsbedingte Beeinträchtigung bei etwa 30% der Patienten verringert worden. Die meist eingesetzte Dosis lag bei bis zu 0,5 mg/kg KG. Wenn die Serumspiegel dieser Substanz unterhalb von 100 ng/ml bleiben, scheint die Behandlung in der Regel gut toleriert zu werden. Insbesondere bei MS-Patienten mit Temperaturempfindlichkeit, dem Uhthoff-Phänomen (Symptomverschlechterung bei Erhöhung der Körperkerntemperatur), kann die Therapie mit 4-Aminopyridin zu einer Symptombesserung führen.

14.3.5 Andere neuroimmunologische Erkrankungen

Für die im Folgenden berichteten selteneren neurologischen Manifestationen von immunologischen Erkrankungen liegen keine mit den evidenzbasierten Kriterien der MS-Therapie vergleichbaren Studien vor. Zumeist haben sich empirisch erarbeitete Richtlinien und Expertenmeinungen durchgesetzt, die sich z. T. wie z. B. bei der Neurosarkoidose aus den Erfahrungen mit den anderen Organmanifestationen der Erkrankung mitentwickelt haben.

Neurosarkoidose

Die neurologischen Komplikationen einer Sarkoidose treten in ca. 5% der Fälle auf. Überwiegend finden sich ZNS-Manifestationen (Hirnnerven, Meningen, Hypothalamus, Hypophyase, Myelon, raumfordernde Granulome), weniger häufig ist das PNS (Mononeuritis multiplex, Polyneuropathie) betroffen. Die Therapieempfehlungen basieren auf Fallserien sowie Expertenmeinungen und das Hauptvorgehen besteht in der oralen Gabe von Prednison 1,0 mg/kg KG/Tag mit langsamer Dosisreduktion über 2–3 Monate. Auch eine i.v.-Kortikoidpulstherapie mit Methylprednisolon 20 mg/kg/Tag über 3 Tage vor oraler Weiterbehandlung wird empfohlen. Bei fehlendem Ansprechen auf die Steroidbehandlung kann eine (evtl. zusätzliche) immunsuppressive Behandlung (Azathioprin, Methotrexat, Cyclophosphamid) notwendig werden. Infliximab ist ein Immunmodulator, ein monoklonaler Antikörper gegen Tumor-Nekrose-Faktor alpha, von dem eine günstige Response bei Neurosarkoidose berichtet wurde. Regelmäßige klinische Kontrollen sind sinnvoll und bei rezidivierenden, chronischen Verläufen wird eine Prednison-Erhaltungsdosis von mindestens 10 mg/d empfohlen.

M. Behcet

Das Behcet-Syndrom ist eine chronische schubförmig verlaufende vaskulär-entzündliche Erkrankung, die zahlreiche Organe betrifft. In 5–10% der Fälle finden sich zentralnervöse Manifestationen, die zum einen aufgrund von fokalen oder multifokalen entzündlichen Veränderungen, vor allem von Venolen, parenchymatöse Läsionen verursachen, zum anderen können Thrombosen der venösen Sinus auftreten. Es ist ungewöhnlich, dass beide Formen beim selben Patienten auftreten. Häufigstes Symptom sind Kopfschmerzen mit subakut entwickelnde Hirnstammsyndrome. Aber auch extrapyramidale Symptome, epileptische Anfälle oder schlaganfallähnliche Syndrome sind beschrieben. Es steht keine kausale Therapie zur Verfügung, sodass in erster Linie eine antiinflammatorisch/immunsuppressive Therapie durchgeführt wird. Therapieempfehlungen basieren lediglich auf Expertenmeinungen und Erfahrungswerten. Bei akuten Symptomen wird eine i.v.-Steroidpulstherapie empfohlen (Methylprednisolon 1 g/Tag für 3–7 Tage), die von einem langsamen Ausschleichen mit oralem Prednison über 2–3 Monaten gefolgt wird. Bei progredienten Fällen wird die Hinzugabe von Immunsuppressiva (Azathioprin, Methotrexat, Cyclophosphamid) empfohlen. Auch beim Behcet-Syndrom sind ein erfolgreicher Einsatz von monoklonalen Antikörpern gegen TNF-alpha (Infliximab, Etanercept) berichtet.

Zerebrale Vaskulitiden

Bei zerebralen Vaskulitiden kommt es zu Entzündungen der Gefäßwand, die zur Verlegung des Lumens oder thromboembolischen Ereignissen führt. Die gebräuchlichste Klassifikation bezieht als erstes Kriterium die betroffenen Gefäße, in zweiter Linie histologische und serologische Charakteristika ein. Es wird von einer Vielzahl von immunpathogenetischen Mechanismen ausgegangen (immunkomplex-, autoantikörpermediierte, zell-vermittelte Autoimmunmechanismen). Die klinische Symptomatik richtet sich nach den betroffenen Gefäßen und kann somit das gesamte Spektrum zerebralischämischer Symptomatik zeigen. Am peripheren Nervensystem kann es zu einer oft schmerzhaften Mononeuropathia multiplex kommen.

Therapeutisch wird in der Regel eine Kombination von Prednison und einem Immunsuppressivum verabreicht, bei subakuten und chronischen Verläufen Azathioprin oder Methotrexat, bei akuten Verläufen Cyclophosphamid und Prednison. In Tabelle 14.3-2 sind Erkrankungen mit zentraler vaskulitischer Beteiligung aufgeführt und die Therapien bei den einzelnen Vaskulitiden genannt. Die Behandlung ist meist längerfristig für mindestens 2 Jahre; wegen der häufigen Rezidive sind regelmäßige Kontrollen erforderlich.

Lupus erythematodes

Zerebral-ischämische Ereignisse und Gefäßveränderungen sind die häufigsten Ursachen neurologischer Manifestationen des Lupus erythematodes, die bei etwa 25% der Patienten vorkommen. Pathophysiologisch spielen neben vaskulären Veränderungen wahrscheinlich auch antineuronale Antikörper eine Rolle. Zu zerebrovaskulären Komplikationen kann es auch aufgrund von Thrombosen bei Antiphospholipidantikörpern oder bei vorzeitiger Arteriosklerose aufgrund von Embolien im Rahmen einer Endokarditis kommen. Im Rahmen eines Hyperviskositätssyndroms kann sich ein enzephalopathisches Bild entwickeln.

Tabelle 14.3-2. Therapie der Vaskulitiden

	Therapie	2. Stufe
Große Arterien		
Arteriitis temporalis	Prednison	Prednison + MTX oder Aza
Takayasu-Arteriitis	Prednison	Prednison + Cyclophosphamid oder MTX
Mittlere Arterien		
Panarteriitis nodosa	Prednison	Prednison + Cyclophosphamid
Isolierte ZNS-Angiitis	Prednison + Cyclophosphamid	Prednison + MTX oder Aza
Kleine Gefäße		
Wegener-Granulomatose	Prednison + Cyclophosphamid	Prednison + MTX oder Aza
Churg-Strauss-Syndrom	Prednison	Prednison + Cyclophosphamid

MTX = Methotrexat; Aza = Azathioprin

Durch die Vielzahl von möglichen Schädigungsmechanismen werden die heterogenen morphologischen MRT-Befunde und das Spektrum neurologisch-psychiatrischer Symptome (Cephalgie, Anfälle, fokale Defizite, enzephalopathische Symptome, psychiatrische Symptome) verständlich und es besteht die Notwendigkeit, im Einzelfall die Diagnose möglichst akkurat pathogenetisch zu formulieren. Medikamentöse Maßnahmen können im Falle einer Vaskulitis eine Kortikosteroid- oder immunsuppressive Therapie (Steroid + Cyclophoasphamid) sein, im Falle thromboembolischer Ereignisse besteht die Indikation zur Antikoagulation.

Sjögren-Syndrom

Beim Sjögren-Syndrom kommt es häufiger zur sensomotori-schen Polyneuropathie als zu ZNS-Beteiligung, bei der sowohl fokale als auch enzephalopathische Symptome berichtet werden. Autoptisch sind Fälle mit vaskulitischen Manifestationen und zahlreichen kortikalen Infarkten berichtet. In der Regel wird eine Kombination von Prednison und einem Immunsuppressivum verabreicht, bei subakuten und chronischen Verläufen Azathioprin oder Methotrexat, bei akuten Verläufen Cyclophosphamid und Prednison.

Literatur

Berlit P (1999) Neurologische Manifestationen von Vaskulitiden. In: Zettl UK, Mix E (Hrsg) Klinische Neuroimmunologie, Klinische Aspekte. Walter de Gruyter, Berlin New York
Comi G, Filippi M, Barkhof F et al., Early Treatment of Multiple Sclerosis Study Group (2001) Effect of early interferon treatment on conversion to definite multiple sclerosis: a randomised study. Lancet 357: 1576–1782, comment 357: 1547
Jacobs LD, Beck RW, Simon JH, Kinkel RP, Brownscheidle CM, Murray TJ, Simonian NA, Slasor PJ, Sandrock AW (2000) Intramuscular interferon beta-1a therapy initiated during a first demyelinating event in multiple sclerosis. CHAMPS Study Group. N Engl J Med 343: 898–904
Hartung HP, Gonsette R, Konig N, Kwiecinski H, Guseo A, Morrissey SP, Krapf H, Zwingers T, Mitoxantrone in Multiple Sclerosis Study Group (MIMS) (2002) Mitoxantrone in progressive multiple sclerosis: a placebo-controlled, double-blind, randomised, multicentre trial. Lancet 360: 2018–2025
Jennekens FGI, Kater L (2002) The central nervous system in systemic lupus erythematosus. Part 1. Rheumatology 41: 605–618, Part 2 619–630
McDonald WI, Compston A, Edan G et al. (2001) Recommended diagnostic criteria for multiple sclerosis: guidelines from the International panel on the diagnosis of multiple sclerosis. Ann Neurol 50: 121–127
Paty DW, Li DKB, UBC MS/MRI Study Group, IFNB multiple sclerosis study group (1993) Interferon beta-1 bis effective in relapsing-remitting multiple sclerosis. MRI analysis results of a multicenter, randomized double-blind, placebo-controlled trial. Neurology 43: 662–667
PRISMS (Prevention of Relapses and Disability by Interferon beta-1a Subcutaneously in Multiple Sclerosis) Study Group (1998) Randomised double-blind placebo-controlled study of interferon beta-1a in relapsing/remitting multiple sclerosis. Lancet 352: 1498–1504
Rieckmann P, Toyka KV, Multiple Sklerose Therapie Konsensus Gruppe (2002) Immunmodulatorisch abgestufte Therapie der Multiplen Sklerose – Neue Aspekte und praktische Anwendungen. Nervenarzt 73: 556–563

Simon JH, Lull J, Jacobs LD et al. (2000) A longitudinal study of T1 hypointense lesions in relapsing MS: MSCRG trial of interferon beta-1a. Multiple Sclerosis Collaborative Research Group. Neurology 55: 185–192
Siva A, Altintas A, Saip S (2004) Behcet's syndrome and the nervous system. Curr Opinion Neurol 17: 347–357
Solari A, Uitdehaag B, Giuliani G, Pucci E, Taus C (2003) Aminopyridines for symptomatic treatment in multiple sclerosis. Cochrane Database Syst Rev 2: CD001330. Review.
Stern BJ (2004) Neurological complications of sarcoidosis. Curr Opinion Neurol 17: 311–316
Younger DS (2004) Vasculitis of the nervous system. Curr Opinion Neurol 17: 317–336

14.4 Infektionen des ZNS
Stefan Schwarz

14.4.1 Einleitung

ZNS-Infektionen werden in Meningitis (Hirnhautentzündung), Meningoenzephalitis (Beteiligung des Gehirns) und primäre Enzephalitis (primäre Entzündung des Gehirns) unterteilt.

Obwohl ZNS-Infektionen nicht selten sind, existieren nur wenige kontrollierte Therapiestudien. Sofern nicht gesondert angemerkt, beruhen alle Empfehlungen in diesem Kapitel auf Evidenzgrad IV.

14.4.2 Bakterielle Infektionen

Symptome

Die bakterielle Meningoenzephalitis ist eine lebensgefährliche Erkrankung. Sie kann fulminant verlaufen und innerhalb weniger Stunden zum Tod führen. Ein effizientes und schnelles Vorgehen ist lebensrettend.

Klinische Leitsymptome sind Kopfschmerzen und hohes Fieber. In unterschiedlichem Ausmaß kommen ein hirnorganisches Psychosyndrom mit Agitation und Verwirrtheit, Vigilanzstörungen, Übelkeit, Erbrechen, epileptische Anfälle und Hirnnervenausfälle, insbesondere Hörstörungen, vor.

Bei Meningokokkenmeningitis liegt bei Aufnahme meist ein hämorrhagisches Exanthem vor, das von einzelnen petechialen bis zu großflächig konfluierenden Blutungen reichen kann. Meningismus ist ein charakteristisches Zeichen; allerdings sind sowohl Spezifität als auch Sensitivität dieses Zeichens gering. Ein negativer Meningismus schließt eine Meningitis keinesfalls aus. Gerade bei fulminanten Verläufen kann der Meningismus fehlen.

Die bakterielle Meningitis ist fast immer mit einem septischen Syndrom verbunden. Bei schwerem Verlauf liegt ein septischer Schock mit sämtlichen Komplikationen bis hin zum Kreislauf- und Multiorganversagen vor, der eine sofortige intensivmedizinische Therapie erforderlich macht.

Das Vorgehen bei Verdacht auf bakterielle Meningitis ist in Abb. 14.4-1 zusammengefasst. Wichtig ist vor allem, keine Zeit mit

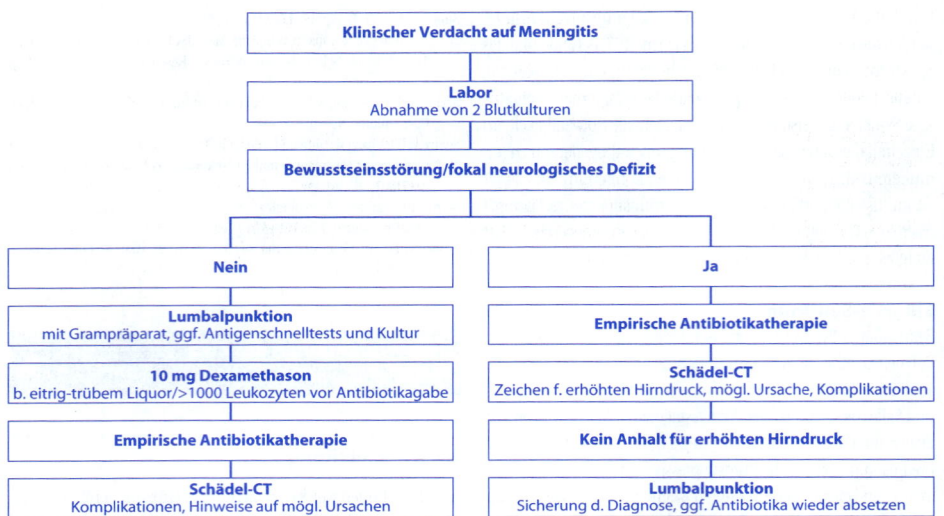

Abb. 14.4-1. Pragmatisches Vorgehen bei Verdacht auf bakterielle Meningitis. Bei Verdacht auf Meningokokkenmeningitis (klinisches Bild der Meningitis plus petechiales Exanthem) wird vor allen anderen Maßnahmen schon ambulant die Erstdosis eines Antibiotikums (Penicillin G, Cefotaxim/Ceftriaxon, alternativ ein anderes Betalaktamantibiotikum) verabreicht

überflüssigen oder nicht sofort verfügbaren diagnostischen Verfahren zu verlieren, sondern im Zweifelsfall rasch mit der Behandlung zu beginnen.

Labor

Das Routinelabor zeigt die Konstellation einer systemischen Entzündung mit Leukozytose und CRP-Anstieg. Procalcitonin im Serum ist obligat erhöht. Die Diagnose einer Meningitis wird mit der Liquoruntersuchung gesichert. Charakteristische Befunde je nach Erreger sind in Tabelle 14.4-1 dargestellt. Der Liquor ist eitrig-trübe. Die Zellzahl liegt meist über 1000/µl, es finden sich fast nur Granulozyten. Im Frühstadium kann die Zellzahl niedriger sein. Bei Bewusstseinstrübung oder fokalneurologischen Defiziten wird vor der Lumbalpunktion ein CT durchgeführt, um Hirnödem oder andere Komplikationen zu erkennen, die eine Liquorpunktion gefährlich machen können (s. Abb. 14.4-1). In diesem Fall wird auf eine Liquorpunktion verzichtet und umgehend mit einer empirischen Antibiotikatherapie begonnen. Das Gleiche gilt, wenn eine Lumbalpunktion nicht sofort gelingt. Es darf keine Zeit durch langwierige Punktionsversuche verloren gehen. Falls sich die Verdachtsdiagnose einer Meningitis als falsch erweisen sollte, hat eine Antibiotikatherapie kaum Schaden angerichtet. Eine verzögerte Antibiotikatherapie kann jedoch tödlich sein.

Mikrobiologische Diagnostik

Ein Erregernachweis gelingt bei ca. 70% der Erkrankungsfälle. Vor Beginn der Antibiotikatherapie werden mindestens zwei Blut-

Tabelle 14.4-1. Liquorbefunde bei ZNS-Infektionen. Dargestellt sind typische Veränderungen. Besonders in der Frühphase der Erkrankung oder nach Therapiebeginn sind abweichende oder überlappende Befunde nicht selten

	Laktat	Glukose	Zellzahl/µl	Zellbild	Gesamteiweiß
Normalbefund	<2,1 mmol/l	> 50% der Blutglukose	0–5	70% Lymphozyten 30% Monozyten	< 0,55 g/l
Bakteriell	erhöht	deutlich erniedrigt	300–10.000	Granulozyten	stark erhöht
Viral	normal oder leicht erhöht	normal	0–1000	Lymphozyten	normal - erhöht
Tuberkulose	erhöht	erniedrigt	50–1000	gemischt	stark erhöht
Listeriose	erhöht	erniedrigt	50–1000	gemischt	erhöht
Borreliose (Stadium II)	meist normal	meist erniedrigt	50–1000	Lymphozyten	erhöht
Chronische HIV-Enzephalitis	normal oder leicht erhöht	normal	bis 50	Lymphozyten	leicht erhöht

14.4 Infektionen des ZNS

Tabelle 14.4-2. Empirische Antibiotikatherapie der bakteriellen Meningitis ohne Erregernachweis

Altersgruppe	Häufige Erreger	Antibiotika
Neugeborene	Streptokokken, Staphylokokken, E. coli, Listeria monocytogenes	Cefotaxim/Ceftriaxon plus Ampicillin
Kleinkinder und Kinder Erwachsene	N. meningitidis, H. influenzae, S. pneumoniae	Cefotaxim/Ceftriaxon
Gesund, ambulant erworben	S. pneumoniae, N. meningitidis, Listeria monocytogenes (ungewöhnlich)	Cefotaxim/Ceftriaxon plus Ampicillin
Nosokomial nach Schädel-Hirn-Trauma oder Neurochirurgie	Staph. epidermidis, Staph. aureus, Streptokokken, gramnegative Enterobakterien	Vancomycin plus Meropenem; alternativ: Cefotaxim/Ceftriaxon plus Flucloxacillin plus Aminoglykosid
Abwehrgeschwächte, alte Patienten	S. pneumoniae, N. meningitidis, Listeria monocytogenes, Enterobakterien	Cefotaxim/Ceftriaxon plus Ampicillin
Shunt-Infektion	Staph. epidermidis, Staph. aureus, Streptokokken, gramnegative Enterobakterien	Vancomycin plus Meropenem; alternativ: Vancomycin plus Cefotaxim/Ceftriaxon

kulturen abgenommen. Die Ausbeute an positiven Befunden ist aus der Blutkultur höher als aus dem Liquor. Im Liquor können die Erreger noch einige Stunden nach Beginn der Antibiotikatherapie nachgewiesen werden. Aus dem Liquor wird eine Kultur angelegt, ein Grampräparat hergestellt sowie Material für serologische Untersuchungen asserviert. Gramnegative Diplokokken im mikroskopischen Präparat beweisen eine Meningokokkeninfektion. Grampositive Stäbchen sind fast immer Listerien, grampositive Diplokokken S. pneumoniae. Wenn diese Befunde eindeutig sind, wird sofort eine erregerspezifische Therapie begonnen. Daneben sind Latexagglutinationstests für bakterielle Antigene im Liquor (N. meningitidis, Streptokokken, H. influenzae) verfügbar, die die vorläufige Diagnose unterstützen können.

Prädisponierende Faktoren der bakteriellen Meningitis
- Infektion im Gesichts- oder Schädelbereich (oft S. pneumo-niae)
  - „Durchwanderungsmeningitis", z. B. bei Otitis media, Sinu-sitis, Mastoiditis
- Hämatogen durch Bakteriämie
  - nach Schleimhautpenetration, z. B. durch Meningokokken
  - septischer Streuherd, z. B. Endokarditis, Zahninfekte
- Iatrogen (oft Staphylo- oder Streptokokken)
  - Myelographie, peridurale Anästhesie
  - Shunt
  - Neurochirurgische oder HNO-ärztliche Eingriffe
- Posttraumatisch
  - Schädelbasisfraktur (auch vor längerer Zeit) mit Liquorfistel
- Immunschwäche
  - Hohes Alter
  - Alkoholismus (oft Listeria monocytogenes)
  - Diabetes mellitus
  - Schwere Begleiterkrankungen
  - Immunsuppression, z. B. Chemotherapie (häufig gramnegative Hospitalismuskeime)
- Vor allem für Pneumokokkenmeningitis:
  - Z. n. Splenektomie
  - Plasmozytom
  - Sichelzellanämie, Thalassämie
- Reiseanamnese in Endemiegebiete
  - z. B. Japan-B-Enzephalitis, tropische Arboviren, Hanta-Viren

Ursachen

Wichtige prädisponierende Faktoren sind in der folgenden Übersicht zusammengefasst. Eine häufige Ursache sind fortgeleitete Infektionen aus dem HNO-Bereich. Der Verdacht ergibt sich insbesondere bei Infektionen mit S. pneumoniae oder wenn anamnestische Hinweise auf eine Mastoiditis oder Sinusitis vorliegen. Bei jedem Patienten mit bakterieller Meningitis unbekannter Ätiologie wird sofort nach Sicherung der Diagnose und der Notfallversorgung eine HNO-ärztliche Untersuchung durchgeführt. Falls ein Fokus gefunden wird, wird er sofort operativ saniert. Je nach individueller Konstellation müssen weitere mögliche Foci abgeklärt werden (Röntgenthorax, Abdomensonographie, Echokardiographie).

Erreger

Prinzipiell können alle humanpathogenen Erreger eine Meningitis verursachen (Tabelle 14.4-2). Die Erreger bei der unkomplizierten, ambulant erworbenen Meningitis Gesunder sind gewöhnlich unkompliziert. Bei alten oder immunsupprimierten Patienten sowie bei nosokomialen Infektionen muss mit unkonventionellen oder multiresistenten Erregern gerechnet werden.

Antibiotika

Bis zum Erregernachweis erfolgt eine empirische Antibiotikatherapie (Tabellen 14.4-3 und 14.4-4). Später wird die Antibiotikatherapie nach den spezifischen mikrobiologischen Befunden modifiziert.

Es gibt nur wenige klinische Studien zur Antibiotikatherapie bei Meningitis. Die aktuellen Empfehlungen beruhen auf Empirie oder pathophysiologischen Überlegungen und variieren beträchtlich (Evidenzgrad IV). Daneben müssen geographische Besonderheiten berücksichtigt werden. So ist in Südeuropa und Afrika ein großer Teil der Streptokokkenisolate resistent gegen Penicillin G, das in Mitteleuropa Mittel der ersten Wahl ist.

Große polare Moleküle wie Glykopeptide (z. B. Vancomycin) oder Aminoglykoside sind schlecht liquorgängig. Allerdings ist die

Tabelle 14.4-3. Häufige Meningitiserreger und Antibiotikaauswahls

Erreger	1. Wahl	Alternativen und Add-on-Medikamente
Streptococcus sp.[a]	Penicillin G	Ceftriaxon/Cefotaxim, Makrolide, Meropenem
N. meningitidis	Penicillin G	Ceftriaxon/Cefotaxim, Ampicillin, Rifampicin
H. influenzae	Ceftriaxon/Cefotaxim	Amoxicillin + Clavulansäure
Listeria monocytogenes	Ampicillin (plus Aminoglykosid)	Penicillin G, Cotrimoxazol (plus Aminoglykosid)
Staphylococcus sp. (Methicillin-sensibel)	Flucloxacillin	2. Generations-Cephalosporine, Fosfomycin, Rifampicin, Vancomycin, Linezolid
Staphylococcus sp. (Methicillin resistent)	Vancomycin/Teicoplanin	Linezolid, Fosfomycin, Rifampicin, Cotrimoxazol
Borrelia sp. (II–III)	Ceftriaxon/Cefotaxim	Penicillin G, Makrolide
Pseudomonas sp.	Ceftazidim plus Aminoglykosid	Chinolone, Meropenem, Piperacillin plus Tazobactam
Mycoplasma pneumoniae	Erythromycin oder Tetrazykline	Chinolone
Enterococcus sp.	Ampicillin	Vancomycin, Chinolone
E. coli, Klebsiella sp.	Ceftriaxon/Cefotaxim	Meropenem, Chinolone
Legionella sp.	Erythromycin (plus Rifampicin)	Chinolone (plus Rifampicin)
Nocardia sp.	Cotrimoxazol	Aminoglykoside
Treponema pallidum	Penicillin G	Ceftriaxon/Cefotaxim, Doxycyclin, Erythromycin

[a]Außerhalb Mitteleuropas (z. B. Spanien, Afrika) z. T. hohe Prävalenz Penicillin-resistenter Isolate.

Tabelle 14.4-4. Dosierung häufig verwendeter Antibiotika bei ZNS-Infektionen Erwachsener. Im Vergleich mit anderen Infektionen werden bei ZNS-Infektionen hohe Dosen gewählt, um ausreichende Spiegel im ZNS zu erreichen. Eine intrathekale Gabe, womit lokal hohe Konzentrationen erreicht werden, ist bei liegender externer Liquordrainage zusätzlich zur systemischen Therapie sinnvoll

Antibiotikum	Handelsname (Beispiel)	Tagesdosierung
Penicillin G	Penicillin G	4-mal 10-20 Mio. U
Ampicillin	Binotal	6-mal 2 g
Flucloxacillin	Staphylex	6-mal 2 g
Cefotaxim	Claforan	3-mal 2-4 g
Ceftriaxon	Rocephin	initial 1-mal 4 g, dann 1-mal 2-4 g
Cefotiam	Spizef	3-mal 2 g
Ceftazidim	Fortum	3-mal 2 g
Erythromycin	Erythrocin	3-mal 500 mg
Meropenem	Meronem	3-mal 1-2 g
Ciprofloxacin	Ciprobay	2-3-mal 400 mg
Fosfomycin	Fosfocin	3-mal 5 g
Gentamicin	Refobacin	1-mal 5 mg/kg, Spiegelbestimmung erforderlich
Rifampicin	Rifa	1-mal 600 mg
Metronidazol	Clont	3-mal 0,5 g
Vancomycin	Vancomycin	initial 1-mal 2 g, dann nach Serumkonzentration
Intrathekal:		
Vancomycin	Vancomycin	1-mal 10 mg
Gentamicin	Refobacin L	1-2-mal 5 mg

Blut-Liquor-Schranke bei der Meningitis gestört, sodass auch diese Medikamente eingesetzt werden, wenn resistente Erreger in Frage kommen. Antibiotika, die häufig neurologische Komplikationen verursachen (Chinolone – Psychosyndrom, Aminoglykoside – Hörstörungen, Imipenem-Cilastatin – Anfälle), werden nicht primär eingesetzt.

Über die Dauer der Therapie existieren uneinheitliche Angaben. Bei der unkomplizierten Meningitis reichen vermutlich wenige Tage aus. Empfohlen wird aber allgemein eine Behandlung über 10–14 Tage, abhängig von den klinischen und Laborbefunden. Bei einigen Erregern (Listerien, Treponemen, Borrelien, Tuberkulose) ist eine längere Antibiotikatherapie notwendig.

Dexamethason

Klinische Studien zeigten bei Erwachsenen und Kindern günstige Effekte von Dexamethason. Bei Neugeborenen wird die Therapie nicht empfohlen. Bei Verdacht auf bakterielle Meningitis *und* eitrig-trübem Liquor bzw. bei einer Zellzahl über 1000/μl werden vor der ersten Antibiotikadosis 10 mg Dexamethason i.v. infundiert. Danach wird die Therapie mit 10 mg alle 6 h über vier Tage fortgeführt (Evidenzgrad Ib). Beachtet werden sollte, dass Dexamethason die Liquorgängigkeit von Vancomycin reduzieren kann.

Verlauf und Komplikationen

Rasche Entfieberung nach Beginn der Antibiotikatherapie ist ein zuverlässiges klinisches Zeichen für die Effektivität der Therapie. Oft erholen sich die Patienten schnell, und weitere Maßnahmen sind nicht erforderlich. Häufige Komplikationen der bakteriellen Meningitis sind in Tabelle 14.4-5 aufgeführt.

Eine verzögerte Erholung, persistierendes Fieber oder Infektzeichen im Labor müssen zu einer Reevaluierung der antibio-

Tabelle 14.4-5. Komplikationen der bakteriellen Meningitis

	Häufigkeit	Diagnostik	Management
Hirnödem	ca. 10%	CT/MRT	Osmotherapie (z. B. 3-mal 0,25 g/kg Mannitol/Tag), Oberkörperhochlagerung, frühzeitig Intubation und Beatmung
Vaskulitis	ca. 15%	Doppler, DSA, MRT mit MR-Angiographie	Bei Stenosen mit Hypoperfusion Blutdruck hochhalten. Evtl. Cortison (z. B. 100 mg/Tag Methylprednisolon)
Hirnabszess	Selten	CT/MRT	Neurochirurgische Ausräumung und Drainage. Antibiotika s. Text
Hydrozephalus	ca. 10%	CT/MRT	Externe Ventrikeldrainage/Shunt
Hirnphlegmone	Selten	CT/MRT	
Septische Sinusthrombose	Selten	DSA, CT- oder MR-Angiographie	ggf. Antikoagulation
Hirnnervenparesen	ca. 10%		
Hörstörungen	ca. 20%		Vermeidung ototoxischer Medikamente
Epileptischer Anfall	ca. 15%		Antiepileptische Therapie bereits nach erstem Anfall
Intrakranielle Blutungen	Selten	CT/MRT	ggf. operative Ausräumung
Subdurales Empyem	Selten	CT/MRT	Drainage

tischen Therapie und einer erneuten Fokussuche führen. Bei progredienter neurologischer Symptomatik erfolgt unverzüglich eine weitergehende Abklärung. Einige der möglichen Komplikationen erfordern unmittelbare therapeutische Konsequenzen (Tabelle 14.4-5).

Vor Einführung der Antibiotika war die bakterielle Meningitis eine tödliche Erkrankung. Die Mortalität liegt heute immer noch bei 10–20%, und ein beträchtlicher Teil der Überlebenden leidet unter residualen Defiziten.

Besonderheiten einzelner Erreger

Meningokokken Die Meningokokkenmeningitis entsteht hämatogen von Stämmen aus dem Nasenrachenraum. Bei etwa 5% der gesunden Bevölkerung ist der Nasenrachenraum mit Meningokokken kolonisiert, in Epidemiezeiten (Frühjahr) weit häufiger. Die Keime werden durch Tröpfcheninfektion verbreitet. Bei Kindern ist die Inzidenz invasiver Meningokokkeninfektionen am höchsten. Virulente Stämme verursachen immer wieder kleine Epidemien. Bei den meisten Patienten liegt ein petechiales Exanthem vor, das sofort den Verdacht auf eine Meningokokkeninfektion lenkt. Der Verlauf ist oft fulminant. Das Waterhouse-Friedrichsen-Syndrom mit großflächig konfluierenden Hautblutungen und septischem Multiorganversagen stellt die Maximalvariante der Meningokokkensepsis dar.

Pneumokokken (S. pneumoniae) Pneumokokken sind bei Erwachsenen die häufigsten Meningitiserreger. Es handelt sich meist um eine endogene Autoinfektion. Pneumokokken sind Teil der residenten normalen Flora im Nasenrachenraum. Die Infektion entsteht häufig per continuitatem bei Infekten im HNO-Bereich oder posttraumatisch. Eine typische Spätfolge der Pneumokokkenmeningitis sind persistierende Hörstörungen.

Mykoplasmen Mycoplasma pneumoniae ist ein intrazelluläres Bakterium, das insbesondere bei jungen, bisher gesunden Patienten eine Meningoenzephalitis hervorruft. Typisch ist ein vorausgegangener grippaler oder pulmonaler Infekt. Eine Mykoplasmenpneumonie ist oft vergesellschaftet. Die Liquorpleozytose ist nicht ausgeprägt (<1000/µl); es überwiegen Lymphozyten. Die Diagnose wird auch bei typischer klinischer Konstellation oft erst verzögert gestellt. Beweisend ist ein Titeranstieg der spezifischen Immunglobuline im Verlauf oder hohe IgM-Titer. Kälteagglutinine sind charakteristisch, aber nicht bei allen Patienten nachweisbar. Es können schwere enzephalitische Verläufe mit massivem Hirnödem vorkommen.

Tuberkulöse Meningitis Die tuberkulöse Meningitis entsteht durch hämatogene Streuung einer Organ- oder Miliartuberkulose im Sekundärstadium der Tuberkulose oder durch Spätgeneralisation alter reaktivierter Herde. Letzteres ist in Mitteleuropa bei weitem häufiger. Prädisponierende Faktoren sind v. a. Immunschwäche im hohen Alter oder durch Alkoholismus, Tumorerkrankungen, Diabetes mellitus, HIV-Erkrankung oder chronische Immunsuppression.

Im Unterschied zu anderen bakteriellen Meningitiden verläuft die tuberkulöse Meningitis häufig subakut. Die Symptomatik ist nicht spezifisch. Neben allgemeinen Krankheitssymptomen stehen Kopfschmerzen und Bewusstseinstrübung im Vordergrund. Häufig tritt ein hirnorganisches Psychosyndrom auf. Typisch sind Hirnnervenparesen (vor allem III und VI). Die Erkrankung spielt sich insbesondere an der Hirnbasis ab. Verklebungen der Liquorabflusswege mit der Folge eines Hydrozephalus sind deshalb nicht selten. Bei Hydrozephalus muss eine externe Liquordrainage angelegt werden.

Im Liquor (s. Tabelle 14.4-1) findet sich eine Pleozytose mit charakteristischem „bunten Zellbild" mit Lymphozyten, Granulozyten und Monozyten. Häufig ist der Proteingehalt im Liquor stark erhöht. Der Erregernachweis ist schwierig. Der direkte mikroskopische Nachweis in der Ziehl-Neelsen-Färbung ist beweisend, gelingt aber nur bei wenigen Patienten. Die PCR ist innerhalb von 1–3 Tagen verfügbar, hat aber eine eingeschränkte Sensitivität und Spezifität. Die Kultur aus dem Liquor dauert mehrere Wochen. Da es sich meist um eine Spätreaktivierung handelt, verläuft die übrige Organuntersuchung ebenfalls oft negativ. Kutane Tuberkulintests haben in diesem Zusammenhang eine geringe Aussagekraft. Bei entsprechender Konstellation wird deswegen eine tuberkulostatische Therapie oft ohne Erregernachweis begonnen und muss dann nach dem Behandlungserfolg beurteilt werden. Die tuberkulostatische Therapie wird wie bei der Lungentuberkulose durchgeführt (s. Kap. 2.3). Der Nutzen einer Kortikoidbehandlung ist nicht erwiesen. Einige Autoren empfehlen bei schweren Verläufen Prednisolon (z. B. 1 mg/kg p.o. über 4–6 Wochen).

Der Verlauf ist protrahiert über Wochen und Monate. Die Prognose ist, auch wegen der häufig begleitenden Multimorbidität, ungünstig. Trotz adäquater Therapie verstirbt die Mehrzahl der Patienten oder überlebt mit schweren neurologischen Defiziten.

Neuroborreliose Eine Beteiligung des ZNS kommt in den Stadien II und III der Borrelieninfektion vor. Die neurologische Symptomatik ist sehr variabel. Deshalb ist die Borreliose eine häufige Differentialdiagnose neurologischer Symptome.

Im Stadium II (1–6 Monate nach Infektion) kommt es neben anderen Organmanifestationen (Karditis, Arthritis) zu einer akut-subakuten Meningitis. Charakteristische Symptome sind Hirnnervenparesen (typisch: bilaterale Fazialisparese), radikuläre Schmerzen und Ausfälle, Kopfschmerzen und Symptome einer Plexus- und Neuropathie.

Das Stadium III (>1 Jahr nach Infektion) ist durch eine progrediente Enzephalomyelitis gekennzeichnet, die sich mit spastischen Paresen, Hirnnervenausfällen, spinalen Symptomen, kognitiven Defiziten und einem hirnorganischen Psychosyndrom variabler Ausprägung äußert. Im MRT kommen oft periventrikuläre Läsionen zur Darstellung.

Der Liquor zeigt eine lymphozytäre Pleozytose und Eiweißerhöhung (s. Tabelle 14.4-1). Der Nachweis der ZNS-Borreliose ist oft problematisch. Der direkte Erregernachweis mit Mikroskopie, Kultur oder PCR ist in der Routine nicht etabliert und von zweifelhafter Zuverlässigkeit. Die serologischen Befunde sind häufig nicht eindeutig. Die Diagnose einer Neuroborreliose darf nicht ausschließlich auf Laborbefunde gestützt sein, sondern muss immer durch ein klinisches Korrelat unterstützt werden. IgG-Titer unterschiedlicher Höhe finden sich in Endemiegebieten bei vielen Gesunden und sind deswegen allein kaum richtungsweisend. Am zuverlässigsten ist der Nachweis einer spezifischen Immunglobulinsynthese im ZNS (Berechnung der Quotienten der spezifischen IgM- und IgG-Titer in Serum und Liquor). Zu Beginn des Stadiums II sind viele Patienten aber noch seronegativ, sodass nur Untersuchungen des Titerverlaufes (vor allem Anstieg des IgM-Titers) die Diagnose stützen können. Da eine Vielzahl unterschiedlicher serologischer Testverfahren unterschiedlicher Aussagekraft verfügbar sind, empfiehlt sich immer eine Diskussion des Einzelfalles mit dem Laborarzt.

Die Therapie erfolgt mit Ceftriaxon/Cefotaxim über 14–21 Tage. Alternativen sind Penicillin G, Doxycyclin, Amoxicillin und Makrolide. Falls eine derartige Antibiotikatherapie einmal durchgeführt wurde, ist bei Persistenz der oft unspezifischen Symptome (Gedächtnisstörungen, Müdigkeit) eine erneute Antibiotikatherapie unwirksam (Evidenzgrad Ib).

Neurolues Die Neurolues war vor Einführung wirksamer Antibiotika eine der häufigsten neurologischen Erkrankungen überhaupt. Nachdem sie in Mitteleuropa selten geworden war, steigt ihre Inzidenz in den letzten Jahren wieder an. Die neurologischen Symptome sind außerordentlich variabel.

Im Sekundärstadium (bis 3 Monate nach Infektion) entwickeln ca. 2% der Patienten eine Meningoenzephalitis. Neben den allgemeinen Symptomen einer Meningitis sind Hirnnervenparesen, Paresen und epileptische Anfälle häufige Symptome.

Im Tertiärstadium (Jahre nach Infektion) können verschiedene Formen der ZNS-Beteiligung vorkommen. Bei der chronischen Meningoenzephalitis entwickeln sich progredient Hirnnervenparesen, Pupillenstörungen, epileptische Anfälle, Zeichen erhöhten Hirndrucks, neuropsychologische Defizite und psychische Auffälligkeiten. Manche Patienten entwickeln überwiegend Zeichen einer zerebralen Arteriitis mit ischämischen Infarkten. Die Neurolues ist daher Teil der Differentialdiagnose ischämischer Schlaganfälle ungeklärter Ursache. Bei spinaler Meningomyeloradikulitis stehen radikuläre und spinale Symptome mit Querschnittsyndromen und Blasenstörungen im Vordergrund.

Im Quartärstadium (> 5 Jahre nach Infektion) entstehen progressive Entmarkungsherde in Gehirn (progressive Paralyse) und Rückenmark (Tabes dorsalis). Die Erkrankung führt zu schweren neurologischen Defiziten, Demenz und schließlich zum Tod.

Unbehandelt ist die Neurolues oft letal. Die Erkrankung kann aber in jedem Stadium zum Stillstand kommen. Unter Therapie ist die Prognose gut, vorausgesetzt, die Behandlung beginnt, bevor irreversible Schäden eingetreten sind.

Wenn die Neurolues in der Differentialdiagnose berücksichtigt wird, ist die Diagnose meist einfach. Der Liquor ergibt eine lymphozytäre Pleozytose (100–500 Zellen/µl), die Diagnose wird durch serologische Untersuchungen mit Berechnung des spezifischen Serum/Liquor-Index gesichert. Der TPHA-Test ist die Suchreaktion, der FTHA-ABS-Test bestätigt die Diagnose. Der IgM-Antikörpernachweis (IgM-FTA-ABS) zeigt die Aktivität der Erkrankung und die Behandlungsbedürftigkeit an. Zur Verlaufsbeur- teilung werden Kardiolipin-AK bestimmt (z. B. VDRL). Eine Vaskulitis kann mit transkraniellem Ultraschall und angiographischen Verfahren (DSA, MR-, CT-Angiographie) nachgewiesen werden.

Die Indikation zur antibiotischen Behandlung besteht immer bei Nachweis spezifischer IgM-AK im Serum oder Liquor, bei positiver IgG-Serologie und anderweitig nicht erklärter Pleozytose im Liquor sowie bei Anstieg des intrathekalen IgG-Anteils im Liquor in Verlaufsuntersuchungen.

Die Neurolues wird mit 6-mal 4 Mio. Penicillin G über 14 Tage behandelt. Alternativ werden Doxycyclin (2-mal 100 mg) oder Erythromycin (4-mal 500 mg) über 3–4 Wochen eingesetzt. Zu Beginn der Behandlung ist durch den Zerfall der Erreger mit nachfolgender Entzündungsreaktion eine transiente Verschlechterung (Jarisch-Herxheimer-Reaktion) mit Fieber, Myalgien, Kopfschmerzen und Kreislaufproblemen möglich. Die Behandlung wird deshalb immer stationär begonnen. Aufgrund des langsamen Vermehrungszyklus der Treponemen muss auf die Compliance und die Einhaltung der Dosierungsintervalle geachtet werden.

Listeria monocytogenes Bei immunkompetenten Patienten ist die Listerienmeningitis selten. Prädisponiert sind alte, abwehrgeschwächte Patienten, Alkoholiker, Diabetiker oder chronisch immunsupprimierte Patienten. Bei diesen Patienten sind Listerien eine häufige Meningitisursache. Eine Besonderheit ist die intrauterine Listeriose, die häufig mit dem Fruchttod oder schweren Defektheilungen endet. Die Erkrankung wird durch nichtpasteurisierte Milchprodukte (Rohmilchkäse) übertragen. Der Verlauf der ZNS-Listeriose ist sehr variabel. Sie verläuft als Meningitis, diffuse Meningoenzephalitis oder abszedierende Enzephalitis. Es kann zu einem bevorzugt infratentoriellen Befall kommen. Der Liquor zeigt eine mäßige Pleozytose mit einem gemischten Zellbild (Tabelle 14.4-1). Grampositive Stäbchen im Liquor sind nahezu beweisend. Die Kultur ist dagegen schwierig. Serologische Untersuchungen sind unzuverlässig und meist erst durch Verlauf zu beurteilen. Aufgrund der Häufigkeit der Listeriose (insgesamt ca. 5%) ist Ampicillin Bestandteil der empirischen Meningitistherapie. Cephalosporine sind nicht ausreichend wirksam. Die Prognose ist schlechter als bei anderen Erregern, wahrscheinlich auch wegen der häufig anzutreffenden Multimorbidität.

Hirnabszess

Die Infektion erfolgt in der Regel hämatogen. Hirnabszesse sind eine typische Komplikation der bakteriellen Endokarditis. Die Diagnose kann mit CCT oder MRT schnell gestellt werden. Differentialdiagnostisch kommt manchmal ein Glioblastom in Frage. Obwohl die Patienten meistens Zeichen einer Sepsis zeigen, kommen auch protrahierte Verläufe ohne wesentliche Zeichen einer systemischen Infektion vor. Therapie der Wahl ist neben Antibiotika die operative Ausräumung und Drainage. Nur bei sehr kleinen Abszessen ist ein rein konservatives Vorgehen gerechtfertigt. Häufigste Erreger sind Streptokokken, Staphylokokken und anaerobe Keime. Mischinfektionen sind nicht selten. Zur Auswahl der Antibiotika bei unbekanntem Erreger gibt es unterschiedliche Empfehlungen. Eine sinnvolle Kombination bei unbekanntem Erreger ist Ceftriaxon/Cefotaxim plus Metronidazol plus Fosfomycin. Wichtig ist, gut liquor- und gewebegängige Medikamente zu verwenden, die die Abszesshülle penetrieren können. Bei Nachweis von Staphylokokken kann die Kombination Rifampicin plus Flucloxacillin plus ein Zweitgenerationscephalosporin (z. B. Cefotiam) oder Clindamycin eingesetzt werden. Die Antibiose muss über mehrere Wochen fortgesetzt werden. Trotz adäquater Therapie ist die Mortalität des Hirnabszesses hoch.

Spinaler (epiduraler) Abszess

Die Symptomatik besteht aus Rückenschmerzen in Verbindung mit systemischen Infektzeichen. Die Infektion geht in der Regel von einer Spondylodiszitis aus. Wenn es zu einer Durchwanderung der Keime in den Liquorraum oder zu einer Kompression des Spinalsacks durch den Abszess kommt, kommen je nach Lokalisation variable neurologische Defizite bis zu einer Querschnittssymptomatik mit Paraplegie, Blasen- und Mastdarmstörungen dazu. Da die Patienten oft eine Anamnese mit chronischer Lumbago haben, wird die Diagnose meist verzögert gestellt. Die Infektion erfolgt entweder durch hämatogene Aussaat oder lokal durch eine lumbale Spritzenbehandlung. Diabetiker sowie immunsupprimierte Patienten sind prädisponiert. Die Diagnose erfolgt mit spinalem MRT und/oder CT mit Kontrastmittel. Ein Nativröntgen der Wirbelsäule alleine ist nicht adäquat. Da eine hämatogene Spondylodiszitis oft multilokulär auftritt, sollte die gesamte Wirbelsäule mittels MRT dargestellt werden. Häufig dehnt sich ein paraspinaler Abszess in die para-vertebrale Muskulatur und entlang der Muskelfaszien bis ins Becken (Senkungsabszess) aus. Dies ist ein typischer Befund bei der tuberkulösen Spondylodiszitis. Bei Verdacht wird eine CT- oder MRT des Beckens durchgeführt. Der Liquor kann normal sein, zeigt aber meist eine entzündliche Begleitreaktion (gering-mäßige Pleozytose). Ist die Diagnose eines lumbalen epidurales Abszesses bereits gesichert, wird keine Liquorentnahme durchgeführt, da durch die Punktion Keime in den Liquorraum verschleppt werden können.

Die antibiotische Therapie erfolgt wie beim Hirnabszess (s. oben). Liegen akute neurologische Ausfälle vor (Paraparese, Blasen- und Mastdarmstörungen sind Alarmzeichen), ist eine sofortige operative Entlastung indiziert. Unbehandelt droht eine irreversible Querschnittssymptomatik. Auch ohne neurologische Defizite ist in den meisten Fällen eine operative Ausräumung und Drainage erforderlich, da die Infektion konservativ nicht zu beherrschen ist. Oft werden umfangreiche chirurgische Maßnahmen notwendig.

14.4.3 Virale Meningoenzephalitis

Symptome

Neben Fieber und Kopfschmerzen klagen Patienten mit viraler Meningitis über ein allgemeines Krankheitsgefühl mit Muskel- und Gelenkschmerzen. Der Beginn ist in der Regel subakut über Tage. Wegen der unspezifischen Symptomatik wird die virale Meningitis vermutlich oft übersehen. Bei einer Enzephalitis kommen variable neurologische Symptome dazu. Nicht selten ist auch ein Diabetes insipidus infolge einer inadäquaten ADH-Sekretion. Ein agitiertes Psychosyndrom mit Verwirrtheit und Orientierungsverlust und eine Bewusstseinstrübung von leichter

Somnolenz bis zum Koma sind typische Befunde. Epileptische Anfälle sind häufig. Bei der Herpesenzephalitis liegt ein charakteristisches klinisches Syndrom vor (s. unten).

Diagnostik

Die Diagnose wird durch die klinische Konstellation in Verbindung mit typischen Liquorbefunden gestellt (s. Tabelle 14.4-1). Die Erregerdiagnostik gelingt wegen der großen Zahl der Viren, die eine Meningoenzephalitis hervorrufen können, oft nicht. Herpesviridae, Enteroviren (Coxsackie, ECHO, Poliomyelitis), Paramyxoviren (Mumps, Masern, Influenza, Röteln), Arboviren (FSME, Gelbfieber, West Nile) und HIV sind häufige Erreger. Bei der Auswahl der meist aufwendigen serologischen Tests in Liquor und Serum beschränkt man sich in der Regel auf Herpesviridae (EBV, HSV 1+2, CMV, VZV) und HIV, bei denen eine Therapie zur Verfügung steht. Der Nachweis z. B. einer FSME oder einer Enterovirusinfektion mag von Interesse sein, hat jedoch keine therapeutische Konsequenz. Die Diagnose kann oft nur durch den Anstieg der Antikörperiter im Verlauf gesichert werden. Für einige Erreger (HSV, CMV, HIV, JCV) steht eine PCR-Diagnostik zur Verfügung. Bei der Mehrzahl der Patienten mit der klinischen Diagnose einer viralen ZNS-Infektion bleibt der Erreger unbekannt.

Die MRT dient vor allem zum Ausschluss von Differentialdiagnosen. Manchmal bereitet die Abgrenzung von einer autoimmun bedingten akuten Enzephalitis oder zerebralen Vaskulitis, die die klinischen und Liquorbefunde imitieren können, Schwierigkeiten. Bei fokaler Enzephalitis können entzündliche Veränderungen in der MRT nachgewiesen werden (s. unten). Bei schweren Verläufen kann es zu einer diffusen Hirnschwellung mit Anstieg des Hirndrucks kommen.

Das EEG im Akutstadium ergibt typische, jedoch wenig spezifische Allgemeinveränderungen und kann bei fokaler Enzephalitis Herdbefunde nachweisen.

Verlauf und Prognose

Im Unterschied zur bakteriellen Meningoenzephalitis ist die Prognose der viralen ZNS-Infektionen im Allgemeinen günstig. Ausnahmen sind die Herpesenzephalitis (s. unten), Rabies, Poliomyelitis sowie JCV- (progressive multifokale Leukenzephalopathie) und HIV-Infektionen. Die meisten Patienten erholen sich unter ausschließlich symptomatischen Maßnahmen (Fiebersenkung, Schmerztherapie) vollständig. Nicht selten verbleiben subtile neuropsychologische Störungen und leichte unspezifische Symptome wie Schwindel und Kopfschmerzen.

Besonderheiten einzelner Erreger

Herpes simplex Die Herpes-simplex-Enzephalitis (Typ 1 und 2) ist eine Erkrankung mit einer unbehandelt hohen Letalität (ca. 75%). Sie tritt in jedem Lebensalter meist aus völliger Gesundheit heraus auf. Immunsuppression ist kein Risikofaktor. Die Enzephalitis kann bei der Primärinfektion auftreten. Mehrheitlich liegt aber eine endogene Reinfektion zugrunde. Die Erreger gelangen wahrscheinlich aus der Nasenschleimhaut über die Riechfäden in das Gehirn, was den charakteristischen Befall der Temporallappen und des limbischen Systems erklärt. Klinische Leitsymptome bei Diagnosestellung sind Fieber (90%), relativ akuter Beginn, heftige Kopfschmerzen (ca. 80%), Bewusstseinstrübung (ca. 85%), Anfälle (ca. 70%), Verhaltensauffälligkeiten (ca. 85%) und insbesondere, wegen der Prädilektion im Temporallappen, Aphasie (ca. 75%) und Hemiparese (ca. 35%). Im Blut finden sich im Unterschied zu vielen anderen viralen Meningoenzephalitiden deutliche Infektzeichen. Der Liquor zeigt die Konstellation einer viralen Enzephalitis (s. Tabelle 14.4-1), kann im Anfangsstadium aber noch normal sein. Mit der HSV-PCR im Liquor kann die Diagnose rasch gestellt werden; allerdings variiert die Zuverlässigkeit der Methode beträchtlich. Serologisch wird die Diagnose erst durch den Anstieg der spezifischen AK-Titer ca. 10 Tage nach Erkrankungsbeginn gesichert. Das MRT zeigt frühzeitig (ab Tag 2) charakteristische, kontrastaufnehmende hypointense Läsionen in den Temporallappen, meist unilateral beginnend. Im weiteren Verlauf entstehen unbehandelt großflächige Läsionen mit Einblutungen und raumfordernder Wirkung. Das CT liefert in den ersten Tagen oft Normalbefunde und ist deshalb für die Akutdiagnostik weniger geeignet. Der Nachweis eines temporalen Herdbefundes im EEG unterstützt die Diagnose.

Für die Prognose ist eine frühzeitige Therapie mit Aciclovir (3-mal 10 mg/kg i.v. über 10–14 Tage) entscheidend (Evidenzgrad II-a). Seit Einführung der Aciclovir-Therapie ist die Mortalität dramatisch zurückgegangen, liegt aber immer noch bei ca. 20%. Die Überlebenden haben häufig kognitive und mnestische Defizite. Die Indikation zur Aciclovir-Therapie wird bei Verdacht auf eine HSV-Enzephalitis großzügig gestellt. Keinesfalls darf bei einer typischen klinischen Konstellation gewartet werden, bis die Diagnose durch typische MRT-, PCR- oder gar serologische Befunde gesichert ist. Als Faustregel sollte jeder Patient mit der klinischen Befundkonstellation einer viralen Enzephalitis und fokalen Symptomen (Anfall, Aphasie, Hemiparese) bis zum Ausschluss einer HSV-Infektion mit Aciclovir behandelt werden. Um Nierenschäden zu vermeiden, ist eine ausreichende Flüssigkeitszufuhr wichtig. Aciclovir wird auch bei anderen ZNS-Infekten durch Herpesviridae (VZV, CMV, EBV) eingesetzt. Alternativen sind u. a. Foscarnet, Valaciclovir, Famciclovir und Cytosin-Arabinosid.

HIV Bei 2–5% der Patienten kommt es bei der Infektion mit HIV zu einer unspezifischen akuten Meningoenzephalitis, die sich ohne Therapie spontan zurückbildet. In Ländern mit einer hohen HIV-Inzidenz (z. B. Afrika) ist HIV eine häufige Ursache der viralen Meningoenzephalitis. Da HIV-Antikörper noch nicht nachweisbar sind, wird die Diagnose oft erst retrospektiv gestellt.

Die Diagnose ist durch wiederholte Titerbestimmungen oder Erregernachweis mittels PCR im Liquor möglich.

Die chronische HIV-Enzephalitis (HIV-Enzephalopathie) tritt in den Spätstadien der HIV-Infektion auf, am häufigsten unter einer unzureichenden antiretroviralen Behandlung. Die Erkrankung entsteht durch direkte Infektion des Gehirns. Am Anfang liegen unspezifische Gedächtnis- und andere kognitive Störungen vor. Fokalneurologische Zeichen können dazukommen. Unbehandelt entwickelt sich eine Demenz. Die HIV-Enzephalitis ist eine Ausschlussdiagnose. Die Abgrenzung von anderen Enzephalitiden (z. B. CMV, JCV), deren serologische Diagnostik durch die eingeschränkte Immunreaktion erschwert ist, ist oft problematisch. Im Liquor findet sich eine Eiweißerhöhung und fakultativ eine leichte-mäßige lymphozytäre Pleozytose. Die Viruslast im Liquor ist oft sehr hoch. Die MRT kann unspezifische Läsionen vor allem im Marklager der Hemisphären nachweisen. Unter einer antiretroviralen Kombinationstherapie kann sich das klinische Bild dramatisch bessern.

Frühsommermeningoenzephalitis (FSME) Die FSME wird durch ein von Zecken übertragenes Arbovirus hervorgerufen. Die FSME tritt von März bis Oktober auf, Erkrankungsgipfel sind April bis Juli und September. Die Erkrankung ist in Mitteleuropa endemisch. Gebiete mit hoher Inzidenz sind Süddeutschland, die baltischen Staaten, Tschechien, Ungarn, Slowakei und Österreich. In Endemiegebieten wird eine aktive Impfung empfohlen. Die Inzidenz der Erkrankung kann dadurch deutlich reduziert werden.

Die Infektion verläuft bei den meisten Patienten asymptomatisch. Wenn es zu einer Erkrankung kommt, können oft zwei Phasen abgegrenzt werden: Innerhalb der ersten drei Wochen nach der Infektion treten Symptome eines unspezifischen fieberhaften Allgemeininfekts auf. Wenige Tage später bilden sich die Symptome einer Meningitis, Meningoenzephalitis oder -radikulitis aus. In den meisten Fällen verläuft die Erkrankung günstig und heilt vollständig ab. Es gibt aber auch Verläufe mit schweren, variablen neurologischen Symptomen und beträchtlichen residualen Defiziten. In Einzelfällen kommt es zu einer Beteiligung der Vorderhornzellen mit schweren Paresen, die das klinische Bild einer Poliomyelitis hervorrufen und eine Beatmung notwendig machen können. Die Letalität der FSME liegt bei ca. 2%. Die Diagnose wird serologisch gestellt (Titeranstieg bzw. IgM-Nachweis). Eine passive Immunisierung bis zu 96 h nach dem Zeckenbiss mit FSME-Immunglobulin ist möglich (nicht bei Kindern <14 Jahren). Die Effizienz dieses Vorgehens ist jedoch umstritten. Nach Ausbruch der Erkrankung sind Immunglobuline wirkungslos. Eine spezifische Therapie ist darüber hinaus nicht bekannt.

14.4.4 ZNS-Mykosen

Eine Vielzahl von Pilzen kann eine ZNS-Infektion verursachen. Bei den in Mitteleuropa vorkommenden ZNS-Mykosen liegt fast immer eine schwere Abwehrschwäche zugrunde. Die Patienten zeigen die klinischen Symptome einer Meningoenzephalitis. Zum Teil entstehen intrazerebrale Abszesse und Granulome, die eine neurochirurgische Behandlung erforderlich machen können. Der Liquor ergibt eine gemischtzellige Pleozytose von wenigen bis mehreren Tausend Zellen/μl. Der Erregernachweis ist oft schwierig und am zuverlässigsten mikroskopisch zu stellen. Das Labor muss über den Verdacht informiert werden, da Spezialfärbungen notwendig sind. Kulturell ist ein Ergebnis oft erst nach Wochen zu erwarten. Die serologische Diagnostik ist bei den meist immuninkompetenten Patienten eingeschränkt. Die Diagnose gelingt oft über den Antigennachweis im Blut.

Bei HIV-Patienten ist die Kryptokokkenmeningitis verhältnismäßig häufig. Im Vergleich mit den USA ist sie in Europa selten. Klinisch stehen starke Kopfschmerzen und Fieber im Vordergrund. Der Erreger kann im Tuschepräparat visualisiert werden. Die Prognose der Kryptokokkenmeningitis ist bei rechtzeitigem Therapiebeginn (Kombinationstherapie inkl. Amphotericin B über 6 Wochen) günstig.

Allgemein ist die Prognose von ZNS-Mykosen bei den meist schwer erkrankten, immunsupprimierten Patienten ungünstig.

14.4.5 ZNS-Toxoplasmose

Die zerebrale Toxoplasmose ist fast immer Folge der Reaktivierung einer latenten Infektion mit dem intrazellulären Parasiten Toxoplasma gondii bei fortgeschrittener Immunschwäche, meist im Spätstadium einer HIV-Infektion. Bei über 100/μl CD4-Zellen ist eine Toxoplasmose selten.

Die neurologischen Symptome hängen von der Lokalisation der Herde ab. Sie entwickeln sich akut oder im Verlauf weniger Tage. Kopfschmerzen und Fieber sind typisch, Meningismus eher ungewöhnlich. Herdsymptome wie Anfälle, neuropsychologische Störungen, Paresen und Aphasie können hinzukommen. Jeder Patient in einem fortgeschrittenen Stadium der HIV-Erkrankung mit neu aufgetretenen Kopfschmerzen und Fieber muss umgehend auf eine Toxoplasmose untersucht werden, insbesondere, wenn noch zusätzlich fokale Symptome bestehen. Die Untersuchung schließt eine Spiegelung des Augenhintergrunds ein, da eine begleitende Chorioretinitis nicht selten und diagnostisch wegweisend ist.

Die wichtigste Untersuchung ist ein CT mit Kontrastmittel oder besser ein MRT. Der typische Befund sind multiple Herde mit begleitendem Ödem, die ringförmig Kontrastmittel anreichern. Solitäre Läsionen sind auch möglich. Differentialdiagnostisch kommen vor allem das zerebrale Lymphom oder Hirnabszesse in Frage. Die Liquorbefunde sind uneinheitlich, eine Pleozytose kann, muss aber nicht vorliegen. Gelegentlich gelingt ein Erregernachweis direkt mikroskopisch aus dem Liquor; allerdings ist hierfür eine sofortige Untersuchung in einem spezialisierten Labor erforderlich. Die PCR hat keine große Zuverlässigkeit. Serologische Untersuchungen führen oft nicht weiter, da IgG-Titer in Mitteleuropa mit einer Durchseuchungsrate von über 90% wenig aussagen und IgM-Titer meist negativ sind.

Zur Sicherung der Diagnose wird bei mehrdeutigen radiologischen Befunden eine Hirnbiopsie durchgeführt. Bei unklarer Diagnose ist aber auch ein probatorischer Therapieversuch vertretbar. Ein Ansprechen der Therapie sichert die Diagnose. Allerdings bilden sich die Herde radiologisch oft erst nach einer Woche und länger zurück.

Therapie der ersten Wahl ist Sulfadiazin (Sulfadiazin-Heyl, 4-mal 1 g) plus Pyrimethamin (Daraprim, 2-mal 50 mg) oral. Bei Sulfonamidallergie oder wenn eine orale Einnahme nicht möglich ist, kann Sulfadiazin durch Clindamycin (4-mal 600 mg) ausgetauscht werden. Alternative ist eine Kombination aus Atovaquone und Pyrimethamin oder Cotrimoxazol (auch i.v. möglich). Die Therapie muss mindestens über 4–6 Wochen durchgeführt werden. Wegen der Myelotoxizität der Therapie wird 3-mal 15 mg/Woche Folinsäure (Leukovorin, Folsäure ist wirkungslos) substituiert. Bei ausgedehntem Hirnödem können vorübergehend Kortikoide eingesetzt werden (Dexamethason, z. B. initial 40 mg, dann 3-mal 8 mg/Tag).

Unbehandelt führt die Toxoplasmose rasch zu schweren neurologischen Defiziten und zum Tod. Die Prognose hängt primär davon ab, wie schnell die Therapie begonnen wird, bevor irreversible Schäden entstanden sind. Unter Therapie erholen sich selbst schwer betroffene Patienten oft exzellent. Häufig verbleibt eine symptomatische Epilepsie. Mit der Akuttherapie können die Erreger nicht eradiziert werden, sodass eine lebenslange prophylaktische Therapie erforderlich ist, die üblicherweise mit der halbierten Dosis der Akuttherapie durchgeführt wird. Unbehandelt droht nahezu immer ein Rezidiv. Die prophylaktische Therapie kann nur abgesetzt werden, wenn eine Besserung der Immunlage erreicht wird (>200 CD4-Zellen über >6 Monate).

14.4.6 Hygienische Maßnahmen bei bakterieller und viraler Meningoenzephalitis

Im Allgemeinen genügen die üblichen Hygienemaßnahmen im Krankenhaus. Enge Kontaktpersonen von Patienten mit Meningokokken- und H.-influenzae-Typ-B-Meningitis haben ein erhöhtes Risiko einer Erkrankung. Bei Meningokokkenmeningitis wird eine antibiotische Prophylaxe bei folgenden Gruppen durchgeführt:
- Mitglieder desselben Haushalts,
- Personen, die in der Woche vor Krankheitsausbruch einen engen Kontakt hatten, z. B. Sexualpartner, Kindergarten, evtl. Mitschüler,
- Krankenhauspersonal, das potentiell einen Kontakt mit Sekreten des Respirationstraktes des Patienten vor oder in den ersten Stunden nach Therapiebeginn hatte.

Für die Umgebungsuntersuchung und die Chemoprophylaxe ist das Gesundheitsamt verantwortlich.

Mittel der Wahl bei Erwachsenen (bei Kindern wegen Störungen des Knochenwachstums kontraindiziert) ist heute Ciprofloxacin. Alternativ kommen Rifampicin (über Rotfärbung des Urins aufklären) oder Ceftriaxon i.m. in Frage. Letzteres kann auch Schwangeren gegeben werden (Tabelle 14.4-6).

Bei H.-influenzae-Typ-B-Meningitis wird eine antibiotische Prophylaxe (Rifampicin) für Kinder unter 4 Jahren (2-mal 10 mg/kg p.o. für 2 Tage) empfohlen. Ältere Kinder und Erwachsene haben ein sehr geringes Infektionsrisiko.

Bei tuberkulöser Meningitis ist eine Infektionsgefahr für die Umgebung nur dann gegeben, wenn gleichzeitig eine „offene" Lungentuberkulose vorliegt.

Bei den in Mitteleuropa endemischen viralen Enzephalitiden sind keine über die üblichen Hygienemaßnahmen hinausgehenden Vorschriften zu befolgen. Eine Isolierung ist nicht erforderlich. Immunsupprimierte Patienten sollten aus Vorsicht jedoch nicht in demselben Krankenzimmer mit einem Patienten mit einer Virusenzephalitis liegen.

Im Krankenhaus ist eine Isolierung des Patienten nur bei begründetem Verdacht auf Meningokokkenmeningitis innerhalb der ersten 24 h nach Beginn der Antibiotikatherapie vorgeschrieben.

Krankheitsverdacht, Erkrankung und Tod an Meningokokkenmeningitis sind in Deutschland durch den feststellenden Arzt unverzüglich dem Gesundheitsamt zu melden. Daneben ist der Leiter des mikrobiologischen Labors verpflichtet, bestimmte Erreger zu melden. Bei Tuberkulose, HIV, Lues und tropischen Erkrankungen gelten besondere Vorschriften (www.rki.de).

Tabelle 14.4-6. Chemoprophylaxe der Meningokokkenmeningitis

Antibiotikum nach Altersgruppe	Dosierung
Rifampicin	(nicht bei Schwangeren)
Erwachsene	600 mg p.o. alle 12 h für 2 Tage
Kinder >1 Monat	10 mg/kg p.o. alle 12 h für 2 Tage
Kinder <1 Monat	5 mg/kg p.o. alle 12 h für 2 Tage
Ciprofloxacin	(nicht bei Schwangeren und Kindern <18 Jahre)
Erwachsene	500 mg p.o. Einmaldosis
Ceftriaxon	(auch bei Schwangerschaft möglich)
Erwachsene und Kinder >15 Jahre	250 mg i.m./i.v. Einmaldosis
Kinder < 15 Jahre	125 mg i.m./i.v. Einmaldosis

Literatur

De Gans J, van de Beek D for the European Dexamethasone in adulthood bacterial meningitis study investigators (2002) Dexamethasone in adults with bacterial meningitis. NEJM 347: 1549–1556

Diener HC (Hrsg) (2003) Leitlinien für Diagnostik und Therapie in der Neurologie. Thieme, Stuttgart (abrufbar von: http://www.uni-duesseldorf.de/WWW/AWMF/ll/ll_neuro.htm)

Heyderman FS, Klein NJ (2000) Emergency management of bacterial meningitis. J R Soc Med 93: 225–229

Hussein AS, Shafran SD (2000) Acute bacterial meningitis in adults. A 12-years review. Medicine 79: 360–368

Pfister HW (2002) Meningitis. Kohlhammer, Stuttgart

Pfister HW, Kaiser R (2003) Rationale Differentialdiagnostik und Vorgehensweise bei Verdacht auf Meningitis/Enzephalitis. Akt Neurologie 30: 27–34

Saez-Llorens X, McCracken GH Jr (2003) Bacterial meningitis in children. Lancet 361: 2139–2148

Schmutzhard E (2000) Entzündliche Erkrankungen des Nervensystems. Thieme, Stuttgart

Thwaites G, Chau TT, Mai NT, Drobniewski F, McAdam K, Farrar J (2000) Tuberculous meningitis. J Neurol Neurosurg Psychiatry 68: 289–299

Whitley RJ, Gnann JW (2000) Viral encephalitis: familiar infections and emerging pathogens. Lancet 359: 507–513

Internetadressen

http://www.hiv.net (aktuelle Therapieempfehlungen zu HIV und HIV-assoziierten Infekten)

http://www.rki.de (Homepage des Robert-Koch-Instituts mit Therapieempfehlungen, Vorschriften für Hygienemaßnahmen, Epidemiologie)

14.5 Zerebrale Anfälle und Epilepsien
Barbara Tettenborn

14.5.1 Einleitung

Ein epileptischer Anfall ist durch eine episodische Funktionsstörung von Nervenzellen charakterisiert, die durch pathologische exzessive neuronale Entladungen infolge gesteigerter Erregbarkeit oder gestörter inhibitorischer Faktoren zustande kommt. Die klinischen Symptome bzw. Ausfälle hängen davon ab, welche Funktion die beteiligten Nervenzellen normalerweise haben. Ein epileptischer Anfall ist ein Symptom. Er kann Symptom einer Epilepsie sein, oder aber auch unspezifisches Haupt- oder Begleitsymptom unterschiedlichster struktureller oder metabolischer Störungen des Gehirns. Der epileptische Anfall in der akuten Phase einer Enzephalitis ist z. B. Symptom der akuten entzündlichen Erkrankung und somit erst einmal ein symptomatischer Anfall. Treten aber nach Ausheilung einer akuten zerebralen Erkrankung nach zeitlicher Latenz weitere epileptische Anfälle auf, so stellt dies den Beginn einer Epilepsie nach abgelaufener Enzephalitis dar. Eine Epilepsie liegt definitionsgemäß erst dann vor, wenn mindestens zwei nicht durch besondere Umstände erklärbare bzw. unprovozierte Anfälle im Abstand von mindestens 24 Stunden aufgetreten sind.

14.5.2 Epidemiologie

Die Prävalenz der Epilepsien liegt weltweit bei etwa 0,5–1% der Bevölkerung, womit sie zu den häufigsten neurologischen Erkrankungen zählt. Die jährliche Inzidenz beträgt in den industrialisierten Ländern 25–60 Neuerkrankungen pro 100.000 Einwohner und ist sehr stark vom Alter abhängig mit einem zweigipfligen Verlauf mit einem ersten Maximum in der frühen Kindheit und einem zweiten im höheren Lebensalter. Die Inzidenz ist im Alter über 70 Jahren höher als in den ersten 10 Lebensjahren. Demgegenüber erleiden insgesamt ca. 2–5% aller Menschen in ihrem Leben mindestens einen epileptischen Anfall. Im Erwachsenenalter überwiegen die Epilepsien mit primär fokalen Anfällen mit und ohne sekundäre Generalisierung im Verhältnis 2:1, wobei davon wiederum etwa zwei Drittel komplex-fokaler Natur sind, gegenüber den Epilepsien mit primär generalisierten Anfällen. Die Mortalität von Epilepsiepatienten ist im Vergleich zur Allgemeinbevölkerung um das Zwei- bis Dreifache erhöht.

14.5.3 Klassifikation

Voraussetzung für eine erfolgreiche Behandlung von epileptischen Anfällen und Epilepsien ist eine exakte diagnostische Einordnung. Dies schließt die Abgrenzung gegenüber nichtepileptischen Anfällen und andersartigen anfallsweise auftretenden Störungen ein. Grundsätzlich ist zwischen der Klassifikation epileptischer Anfälle und der Klassifikation der Epilepsien und epileptischen Syndrome zu unterscheiden (s. folgende Übersichten). Die epileptischen Anfälle werden entsprechend ihren klinischen und elektroenzephalographischen Kriterien in fokal beginnende und primär generalisierte Anfälle eingeteilt. Fokale Anfälle zeigen klinisch und/oder im EEG einen Beginn in umschriebenen Hirnregionen, bei generalisierten Anfällen sind von Beginn an beide Hirnhälften betroffen.

Stark vereinfachte Darstellung der Klassifikation der epileptischen Anfälle in Anlehnung an die Empfehlung der internationalen Liga gegen Epilepsie von 1981
- Fokale Anfälle
  – Einfache fokale Anfälle
  – Komplexe fokale Anfälle
  – Sekundär generalisierte tonisch-klonische Anfälle
- Generalisierte Anfälle
  – Absencen
  – Myoklonische Anfälle
  – Klonische Anfälle
  – Tonisch-klonische Anfälle
  – Atonische und tonische Anfälle
  – Unklassifizierbare Anfälle

Stark vereinfachte Darstellung der Klassifikation der Epilepsien und epileptischen Syndrome in Anlehnung an die Empfehlung der internationalen Liga gegen Epilepsie von 1989
1 Fokale Epilepsien und Syndrome
  1.1 Idiopathisch (mit altersgebundenem Beginn)
    Benigne Epilepsie des Kindesalters
    Leseepilepsie
  1.2 Symptomatisch
    Temporallappenepilepsie
    Frontallappenepilepsie
    Parietallappenepilepsie
    Okzipitallappenepilepsie
2 Generalisierte Epilepsien und Syndrome
  2.1 Idiopathisch (mit altersgebundenem Beginn)
    Benigne Neugeborenenkrämpfe
    Absence-Epilepsie
    Juvenile myoklonische Epilepsie
    Aufwach-Grand-mal-Epilepsie

2.2 Symptomatisch (mit altersgebundenem Beginn)
   West-Syndrom
   Lennox-Gastaut-Syndrom
   Epilepsie mit myoklonisch-astatischen Anfällen
   Andere symptomatische generalisierte Epilepsien
3 Unklassifizierbare Epilepsien
4 Spezielle Syndrome
   4.1 Situationsbezogene Anfälle (Gelegenheitsanfälle)
       Fieberkrämpfe
       Singuläre Anfälle oder singulärer Status epilepticus
       Anfälle mit bestimmten Auslösern (z. B. Intoxikationen, metabolische Störungen)

14.5.4 Diagnostik

Die Diagnostik der Epilepsien stützt sich trotz der technologischen Fortschritte der letzten Jahre nach wie vor in erster Linie auf eine möglichst genaue Anamneseerhebung mit präziser Beschreibung der Anfallssemiologie. Besondere wichtig sind fremdanamnestische Beobachtungen, da bei einer Vielzahl von epileptischen Anfällen eine Amnesie für das Ereignis seitens des Patienten besteht. Bei einem ersten epileptischen Anfall im Erwachsenenalter bzw. einer neu manifestierten Epilepsie sind die Ableitung einer Elektroenzephalographie (EEG) sowie eine kraniale Bildgebung – am besten in Form einer zerebralen Kernspintomographie (MRT) – zur differentialdiagnostischen Abgrenzung sowie zur Zuordnung zu spezifischen Anfallssyndromen notwendig. Ein interiktales EEG, abgeleitet im anfallsfreien Intervall, kann Funktionsstörungen kortikaler Neurone nachweisen und damit die Diagnosestellung erleichtern. Dabei ist aber zu betonen, dass ein normales oder nur unspezifisch verändertes EEG eine Epilepsie keineswegs ausschließt, andererseits das Auftreten epilepsietypischer Potentiale im EEG noch kein Beweis für eine Epilepsie ist, entscheidend ist immer die klinische Diagnosestellung. Eine Dokumentation der Anfälle durch gleichzeitige iktale EEG-Ableitung einschließlich Videoaufzeichnung gelingt nur in seltenen Fällen und ist meist auch nicht erforderlich. Besteht der Verdacht auf eine symptomatische Genese des Anfalls sind zusätzlich zum EEG und MRT eine Analyse des Liquor cerebrospinalis, laborchemische Untersuchungen (Blutbild, harnpflichtige Substanzen, Lebertransaminasen, Elektrolyte, Glukose, spezifische Untersuchungen bei Verdacht auf metabolische Syndrome), Drogen- und Medikamenten-Screening erforderlich.

Differentialdiagnostisch sind v. a. kardiovaskuläre Synkopen, insbesondere konvulsive Synkopen, psychogene (dissoziative) Anfälle, Verhaltensstörungen im Schlaf, Panikattacken, transitorische ischämische Attacken sowie seltener Migräne, „drop attacks", Hypoglykämien oder andere metabolische Entgleisungen, eine Narkolepsie, extrapyramidale Erkrankungen oder nichtepileptische Myoklonien abzugrenzen.

14.5.5 Therapiemaßnahmen

Optimale Anfallskontrolle mit möglichst wenigen Nebenwirkungen sowie eine bestmögliche berufliche und soziale Integration als Grundlage für eine möglichst gute Lebensqualität sind die wesentlichen Therapieziele der modernen Epilepsiebehandlung. Dabei heißt optimale Anfallskontrolle zunächst einmal Anfallsfreiheit (s. Übersicht). Neben der medikamentösen Therapie sind aber auch einige allgemeine Maßnahmen zu berücksichtigen, sofern sie bei dem individuellen Patienten einen anfallsauslösenden Faktor darstellen wie z. B. Schlafentzug, Alkoholgenuss, Flickerlicht, Extrembelastungen oder andere bestimmte direkte Anfallsauslöser. Andererseits ist das Ziel einer modernen Epilepsietherapie, dass die Patienten ein möglichst normales Leben ohne allzu viele Einschränkungen und ohne wesentliche Stigmatisierung führen sollen, sodass strikte ärztliche Vorgaben in der Lebensführung vermieden werden sollten.

Behandlungsziele
- Anfallskontrolle
- Vermeidung von Nebenwirkungen der Therapie (medikamentös, chirurgisch)
- Prävention und Behandlung von im Rahmen der Epilepsieerkrankung auftretenden neurologischen und neuropsychologischen Störungen
- Vermeidung von negativen sozialen Folgen der Epilepsieerkrankung
- Prävention der erhöhten Mortalität von Epilepsiepatienten

Medikamentöse Therapie

Antikonvulsiva stellen nach wie vor die Grundlage in der Behandlung der Epilepsien dar. Die derzeit verfügbaren Medikamente sind zwar geeignet, Anfälle zu unterdrücken, sie sind aber nicht im engeren Sinn des Wortes antiepileptogen, d. h. sie therapieren nicht ursächlich den der Epilepsie zugrunde liegenden Mechanismus. Der Beginn einer medikamentösen Therapie sollte nur nach Abwägen aller relevanten Faktoren erfolgen, wobei die Entscheidung für eine Therapie im Wesentlichen vom Wiederholungsrisiko für weitere Anfälle, dem voraussichtlichen Behandlungserfolg sowie den möglichen unerwünschten Wirkungen beeinflusst wird. Im Allgemeinen ist bei einer beginnenden Epilepsie nach dem zweiten nichtprovozierten Anfall eine Behandlungsindikation gegeben. Bei der Auswahl der Antikonvulsiva wird die Wirksamkeit des jeweiligen Medikamentes auf die auftretenden Anfälle und – wenn möglich – auf das individuelle Epilepsiesyndrom in Bezug gesetzt zum Nebenwirkungsrisiko.

Behandlungsbeginn nach einem singulären unprovozierten Anfall Das Risiko, nach einem ersten unprovozierten Anfall einen zweiten zu erleiden und somit eine Epilepsie zu entwickeln, liegt für Erwachsene bei etwa 30% (Hauser et al. 1998), für Kinder zwischen 40% und 55%. Dabei sind Faktoren mit einer prognostischen Relevanz das Vorhandensein epilepsietypischer Veränderungen im EEG und das Vorliegen einer symptomatischen Ursache in Form einer strukturellen Läsion. Das Rezidivrisiko für weitere Anfälle kann durch eine antikonvulsive Medikation nach einem ersten Anfall zwar signifikant gesenkt werden, die Langzeitprognose ist jedoch unabhängig davon, ob die antikonvulsive Medikation bereits nach dem ersten oder erst nach dem zweiten oder dritten Anfall erfolgt. Der Beginn einer antikonvulsiven Therapie nach einem ersten epileptischen Anfall wird sehr kontrovers diskutiert. Dafür sprechen wegen der höheren Rezidivwahrscheinlichkeit morphologische intrazerebrale Läsionen in der Bildgebung, das Vorhandensein epilepsietypischer Potentiale im EEG, eine positive Familienanamnese, das subjektive Sicherheitsbedürfnis des Patienten und negative sozialmedizinische Konsequenzen eines weiteren Anfalls.

Entscheidungskriterien für den Beginn einer antikonvulsiven Therapie nach einem ersten Anfall
- EEG mit epilepsietypischen Veränderungen
- Vorhandensein einer strukturellen Läsion
- Hinweise auf eine beginnende idiopathische generalisierte Epilepsie (juvenile Myoklonusepilepsie, Absence-Epilepsie)
- Positive Familienanamnese
- Initialer Status epilepticus ohne Hinweis auf eine akut symptomatische Genese

Behandlungsbeginn nach zwei oder mehr unprovozierten Anfällen Nach dem Auftreten von mindestens zwei nicht provozierten Anfällen innerhalb eines Jahres und damit dem Vorliegen einer Epilepsie ist in aller Regel die definitive Indikation zum Beginn einer Pharmakotherapie gegeben. Das Risiko, nach zwei unprovozierten Anfällen einen weiteren Anfall zu erleiden, liegt bei 73%, wobei sich die meisten Anfallsrezidive bereits innerhalb eines Jahres ereignen (Hauser et al. 1998).

Es sollte immer als Erstes eine Monotherapie mit dem für das jeweilige Epilepsiesyndrom und den individuellen Patienten am besten geeigneten Medikament begonnen werden. Dabei erfolgt im Allgemeinen eine langsame Aufdosierung auf eine geplante Zieldosis, die erfahrungsgemäß zur Anfallskontrolle ohne wesentliche Nebenwirkungen führt. Besteht daraufhin Anfallsfreiheit, wird diese Medikation in unveränderter Dosierung weiter geführt. Kommt es weiterhin zu Anfällen, wird in kleinen Schritten die Dosis so lange gesteigert, bis entweder Anfallsfreiheit besteht oder Nebenwirkungen auftreten. Treten Nebenwirkungen auf, ohne dass Anfallsfreiheit erzielt werden konnte, liegt ein Therapieversagen bei diesem Medikament vor und es muss auf eine andere Therapie umgestellt werden. Die Erfolgschance einer Monotherapie hängt stark von dem jeweiligen Epilepsiesyndrom ab. Während etwa 80–90% der Patienten mit idiopathischen primär generalisierten Epilepsien erfolgreich mit einer Monotherapie behandelt werden können, liegt der Prozentsatz bei fokalen Anfällen mit oder ohne sekundäre Generalisierung deutlich darunter. Insgesamt beträgt der Prozentsatz der Patienten, die unmittelbar, d. h. mit der ersten Monotherapie mit einem Medikament der ersten Wahl, anfallsfrei werden und bleiben, ca. 50% (Kwan u. Brodie 2000). Wird ein Patient mit fokalen Anfällen durch die erste Monotherapie nicht anfallsfrei, kann mit einer alternativen Monotherapie bei ca. 15% der Patienten Anfallsfreiheit und bei 20–45% eine mehr als 50%-ige Anfallsreduktion erreicht werden.

Vor Beginn einer Kombinationstherapie sollten zwei Monotherapien mit Mitteln erster Wahl bis zur Verträglichkeitsgrenze ausdosiert werden. Dabei sind Serumkonzentrationen am Oberrand des üblichen therapeutischen Bereichs nur als Orientierung und nicht als individuell verbindliche Grenze zu bewerten. Andererseits gibt es aber durchaus Patienten, die von einer gleichzeitigen Gabe mehrerer Antikonvulsiva profitieren. Nicht zuletzt kam es auch durch die Einführung zahlreicher neuer Antikonvulsiva, die ausnahmslos zunächst nur zur Add-on-Gabe zugelassen wurden, in den letzten Jahren zu einer erneuten Zunahme von Kombinationstherapien. Im Vergleich zu neu diagnostizierten Epilepsien ist bei schweren fokalen oder symptomatischen generalisierten Epilepsien der Nutzen der Kombinationstherapie höher.

Das Versagen von zwei bis zur Verträglichkeitsgrenze ausdosierten Antikonvulsiva, unabhängig von Mono- oder Add-on-Therapie, stellt intraindividuell einen starken Hinweis auf eine Pharmakoresistenz dar und kann gegebenenfalls noch durch die Gabe eines dritten Antikonvulsivums bestätigt werden. Spätestens in dieser Phase ist die Syndromdiagnose mittels erneuter vertiefter Anamneseerhebung, klinischer Untersuchung, wiederholter EEG-Ableitung und hoch auflösendem MRT zu überprüfen bzw. zu identifizieren, da eine korrekte Syndromdiagnose einen guten prognostischen Prädiktor darstellt. Ist die Diagnose Pharmakoresistenz etabliert, sollte das Ausmaß der Medikation so weit reduziert werden, dass die individuelle Anfallssituation und/oder die Befindlichkeit des Patienten gerade stabil bleibt bzw. auf jeden Fall nicht schlechter wird. Als nächster Schritt ist dringend zu klären, ob es sich bei dem diagnostizierten Epilepsiesyndrom um ein epilepsiechirurgisch behandelbares Krankheitsbild handelt.

Auswahl des „richtigen" Antikonvulsivums Zur medikamentösen Therapie der Epilepsien steht eine Vielzahl von Antikonvulsiva zur Verfügung (jeweils in alphabetischer Reihenfolge):

- **Medikamente der älteren Generation:** Carbamazepin (CBZ), Phenobarbital (PB), Phenytoin (PHT), Primidon (PRM), Valproinsäure (VPA).
- **Medikamente der neueren Generation:** Gabapentin (GBP), Lamotrigin (LTG), Levetiracetam (LEV), Oxcarbazepin (OXC), Tiagabin (TGB), Topiramat (TPM).

Weiterhin werden Benzodiazepine in der Therapie der Epilepsie eingesetzt, für die gilt, dass sie in der Regel keine Langzeiteffekte haben. Hier dominieren in der Epilepsiebehandlung das Clobazam (CLB) und das Clonazepam (CLN). Für die nur noch selten einzusetzenden Antikonvulsiva der ferneren Wahl wie Vigabatrin, Felbamat, Brom, Mesuximid, Acetazolamid und Sultiam bestehen enge Indikationsgrenzen, und es werden zum Teil auf-

Tabelle 14.5-1. Dosierung der wichtigsten Antikonvulsiva

Substanz (Abkürzung)	Eindosierungstempo (orientierend)	Zieldosis [mg] (orientierend)	Anzahl der Tagesdosen
Carbamazepin (CBZ)	100–200 mg alle 3 Tage	400–2000	2 (retard)
Gabapentin (GBP)	300 mg alle 1–3 Tage	1800–3600	3 (nicht retard)
Lamotrigin (LTG)	Monotherapie: 25 mg tgl. für 2 Wochen, dann 50 mg für 2 Wochen, dann 50 mg Steigerung pro Woche	Mono: 100–300 Add-on E.I.: 200–700 Mit VPA: 100–300	2
Levetiracetam (LEV)	250–500 mg alle 1–3 Tage	1000–3000	2
Oxcarbazepin (OXC)	300 mg alle 3–5 Tage	600–2400	2–3
Phenobarbital (PB)	25–50 mg alle 3–5 Tage	50–200	1–2
Phenytoin (PHT)	50–100 mg alle 3–5 Tage, gegen Ende in 25 mg-Schritten	200–400	2–3
Primidon (PRM)	62,5–250 mg alle 7 Tage	500–1000	3
Tiagabin (TGB)	5 mg alle 5–7 Tage	30–50	3
Topiramat (TPM)	25 mg pro Woche ab 150 mg: 50 mg proWoche	Mono: 50–200 Add-on E.I.: 50–600	2
Valproinsäure (VPA)	Rasch i.v. auftitrierbar, sonst 150–300 mg alle 3–5 Tage	900–2400	1–2 (retard) 2–3 (nicht retard)

E.I. Enzyminduktor

Tabelle 14.5-2. Erstbehandlung epileptischer Anfälle in Monotherapie: Zusammenfassung der evidenzbasierten Therapieempfehlungen Level A und B der American Academy of Neurology. (Mod. nach French et al. 2004)

Substanz	Anfälle	
	neu diagnostizierte fokale	neu diagnostizierte primär generalisierte
Carbamazepin (CBZ)	Ja	Nein
Gabapentin (GBP)	Ja	Nein
Lamotrigin (LTG)	Ja	Ja
Levetiracetam (LEV)	Nein	Nein
Oxcarbazepin (OXC)	Ja	Nein
Phenytoin (PHT)	Ja	Nein
Tiagabin (TGB)	Nein	Nein
Topiramat (TPM)	Ja	Ja
Valproinsäure (VPA)	Ja	Ja

Tabelle 14.5-3. Behandlung therapieresistenter epileptischer Anfälle: Zusammenfassung der evidenzbasierten Therapieempfehlungen Level A und B der American Academy of Neurology. (Mod. nach French et al. 2004)

Substanz	Anfälle	
	Add-on fokale	Add-on primär generalisierte
Carbamazepin (CBZ)	Ja	Nein
Gabapentin (GBP)	Ja	Nein
Lamotrigin (LTG)	Ja	Ja
Levetiracetam (LEV)	Ja	Nein
Oxcarbazepin (OXC)	Ja	Nein
Phenytoin (PHT)	Ja	Nein
Tiagabin (TGB)	Ja	Nein
Topiramat (TPM)	Ja	Ja
Valproinsäure (VPA)	Ja	Ja

wendige Verlaufskontrollen bezüglich spezifischen Nebenwirkungen gefordert.

Ersttherapie Bei der Entscheidung, welches Medikament in der Ersttherapie eingesetzt wird, spielen verschiedene Gesichtspunkte eine Rolle. Die Medikamente der älteren Generation sind alle zur Monotherapie zugelassen, von den Medikamenten der neueren Generation sind es aktuell Gabapentin, Lamotrigin, Oxcarbazepin und Topiramat, während Levetiracetam, Tiaga-bin und Vigabatrin nur zur Add-on-Behandlung und nicht zur Monotherapie zugelassen sind. Prinzipiell sind alle Antikonvulsiva, die zur Monotherapie zugelassen sind, auch in der Ersttherapie einsetzbar. Die unterschiedliche Pharmakokinetik und Pharmakodynamik der Antikonvulsiva sollte jedoch neben den Kosten in die Entscheidung einbezogen werden. Bezüglich der Wahl des Antikonvulsivums reicht es in der Praxis aus, zwischen Epilepsien fokalen Ursprungs und primär generalisierten Epilepsien zu unterscheiden. Primär generalisierte Epilepsien sollten in erster Linie mit den Antikonvulsiva Valproinsäure oder Lamotrigin behandelt werden, auch Topiramat gehört zu den Mitteln der ersten Wahl, während Carbamazepin und Phenytoin bei diesen Epilepsiesyndromen zu einer Anfallsverschlimmerung führen können und daher bei diesen Patienten zu vermeiden oder sogar kontraindiziert sind. Carbamazepin gehört nur bei den fokalen Epilepsien zu den Mitteln der ersten Wahl.

Bei fokalen Epilepsien lassen alle bisherigen Studien erkennen, dass keine deutlichen Unterschiede in der generell guten Wirksamkeit vorhanden sind, dass sich die Medikamente aber durchaus bezüglich ihrer Nebenwirkungen unterscheiden. Die Entscheidung, welches Mittel in der Ersttherapie tatsächlich eingesetzt wird, richtet sich nach dem Syndrom und nach den individuellen Bedürfnissen des Patienten. Zunehmend kommen auch Kostenfaktoren zum Tragen, sodass Carbamazepin für fokale Epilepsien und Valproinsäure für primär generalisierte Epilepsien weiterhin die bevorzugten Medikamente bleiben. Prinzipiell sollte jedes Antikonvulsivum bis zur Verträglichkeitsgrenze ausdosiert werden; diese kann bei Kombinationstherapie allerdings deutlich niedriger liegen als bei Monotherapie. Die Dosisanpassung sollte primär anhand der individuellen Wirksamkeit und klinischen Verträglichkeit, nicht anhand von Serumspiegeln erfolgen. Laborchemisch überhöht erscheinende Serumspiegel begründen bei guter Verträglichkeit und Anfallskontrolle keine Dosisreduktion (s. folgende Übersichten und Tabellen 14.5-1 bis 14.5-3). An detaillierten evidenzbasierten Therapieempfehlungen wird derzeit international gearbeitet.

Therapie fokaler Epilepsien bei Kindern und Erwachsenen
- Stufe 1: Initiale Monotherapie: Carbamazepin, Gabapentin, Lamotrigin, Oxcarbazepin, Topiramat
- Stufe 2: Alternative Monotherapie: Valproat (nur in Ausnahmefällen: Phenobarbital, Phenytoin, Primidon)
- Stufe 3: Kombinationstherapie
  – Kombination zwischen zwei Medikamenten, die in Monotherapie zugelassen sind: Carbamazepin, Gabapentin, Lamotrigin, Oxcarbazepin, Topiramat, Valproat
  – Kombination mit einem oder mehreren Medikamenten, die in Monotherapie nicht zugelassen sind: Levetiracetam, Tiagabin
  – In besonderen Situationen bzw. nur in Ausnahmefällen: Brom, Benzodiazepin, Felbamat, Methosuximid, Sultiam (Rolando-Epilepsie), Vigabatrin

Therapie generalisierter Epilepsien bei Kindern und Erwachsenen
- Stufe 1: Initiale Monotherapie: Lamotrigin, Topiramat, Valproat
- Stufe 2: Nur in Ausnahmefällen alternative Monotherapie mit Ethosuximid, Phenobarbital, Primidon
- Stufe 3: Kombinationstherapie
  – Bei Absencen: Lamotrigin/Valproat
    v. a. bei Kindern: Lamotrigin/Ethosuximid, Ethosuximid/Valproat
  – Bei juveniler myoklonischer Epilepsie: Topiramat/Valproat
  – Bei generalisierten tonisch-klonischen Anfällen:
    Ohne Absencen: Topiramat/Valproat
    Mit Absencen: Lamotrigin/Valproat
  – Nur in besonderen Situationen bzw. in Ausnahmefällen: Brom, Felbamat, Benzodiazepine

Gründe für unbefriedigende Anfallskontrolle
- Schwer behandelbare Epilepsie
- Fehldiagnose: Patient hat keine Epilepsie oder leidet neben epileptischen auch an nichtepileptischen, psychogenen Anfällen
- Falsche Klassifikation des Anfallsleidens
- Unzureichende Dosierung der Antikonvulsiva
- Fehler bei der Kombination von mehreren Antikonvulsiva
- Mangelnde Compliance des Patienten

Zweittherapie Der ersten Monotherapie sollte in der Regel eine zweite Monotherapie folgen, dann kommen Kombinationstherapien zum Einsatz. Eine zweite Monotherapie ist vor allem dann erfolgreich, wenn die erste Monotherapie nebenwirkungsbedingt nicht hochdosiert erfolgen konnte. Die Umsetzung von der ersten auf die zweite Monotherapie kann infolge der Interaktionen zwischen den Medikamenten kompliziert sein, dies gilt insbesondere für eine Umstellung von Valproinsäure auf Lamotrigin. Oft wird die primär angestrebte alternative Monotherapie nicht voll umgesetzt, wenn der Patient während der Umstellungsphase anfallsfrei wird und keine Nebenwirkungen bestehen. Dann können die initialen Bestrebungen sowohl vonseiten des Arztes als auch des Patienten hinfällig werden und es resultiert eine so genannte Eineinhalbtherapie.

Vorgehen bei Versagen der Zweittherapie (Pharmakoresistenz)
Ist der Patient auch mit dem zweiten Antikonvulsivum oder der ersten Kombination nicht anfallsfrei geworden, ist eine Diagnoseüberprüfung einschließlich des Ausschlusses zusätzlicher dissoziativer (psychogener) Anfälle und eine intensive Prüfung der therapeutischen Alternativen dringend angezeigt. Spätestens zu diesem Zeitpunkt sollte die Zuweisung zu einer spezialisierten Anfallsambulanz oder einem Epilepsiezentrum erfolgen, wo mit den Methoden der modernen Diagnostik (Video-EEG Doppelbildaufzeichnung u. a.) die Frage der Operabilität der Epilepsie geprüft und andere Differentialdiagnosen ausgeschlossen werden.

Therapierefraktärität wird bei etwa 20% der Patienten mit primär generalisierten Anfällen und etwa 35% der Patienten mit fokalen Anfällen beobachtet. Auch die Einführung neuer Antikonvulsiva in der letzten Dekade hat nichts Wesentliches an dem Prozentsatz pharmakoresistenter Epilepsien geändert. Im weitesten Sinne bezeichnet Pharmakoresistenz das Fehlen von Anfallsfreiheit trotz maximaler medikamentöser Therapieversuche.

Unerwünschte Wirkungen der antikonvulsiven Therapie Bei allen Antikonvulsiva können unerwünschte Wirkungen auftreten. Dosisabhängige Nebenwirkungen bestehen überwiegend in zentralnervösen Effekten mit Müdigkeit, Konzentrationsstörungen sowie Schwindel und können durch langsame Eindosierung verringert oder gar vermieden werden. Nicht-dosisabhängig sind vielfältige organbezogene Nebenwirkungen, die wahrscheinlich auf idiosynkratische Effekte zurückzuführen sind; bevorzugte Wirkorte sind dabei die Haut, Leber und blutbildende Organe. Überempfindlichkeitsreaktionen mit Exanthem und Fieber treten bei ca. 5–8% aller mit Antikonvulsiva behandelten Patienten auf und sind bei rascher Aufsättigung häufiger. Wegen der Gefahr irreversibler Gesichtsfelddefekte sollte Vigabatrin nur noch beim West-Syndrom des Kindesalters angewendet werden. Viele Antikonvulsiva sind potentiell teratogen, dieses Risiko steigt mit der Anzahl der eingenommenen Medikamente.

Nichtmedikamentöse Behandlungsverfahren

Als nichtmedikamentöse Behandlungsverfahren stehen neben dem Vermeiden auslösender Faktoren bestimmte verhaltenstherapeutische Maßnahmen – insbesondere das EEG-Biofeedback-Verfahren – zur Verfügung sowie die ketogene Diät zur Behandlung schwerer medikamentös therapierefraktärer Epilepsien des Kindes- und frühen Jugendalters.

Chirurgische Behandlungsmöglichkeiten

Eine Indikation zur Diagnostik bezüglich epilepsiechirurgischer Behandlungsmöglichkeiten besteht prinzipiell bei jedem Patienten mit pharmakoresistenter fokaler Epilepsie. Dabei ist „Therapieresistenz" definiert als das Nichterreichen von Anfallsfreiheit ohne intolerable Nebenwirkungen trotz konsequenter Medikation. Aus dieser Gruppe (ca. 20–30% aller Epilepsiepatienten) sind etwa 10–20% geeignete epilepsiechirurgische Kandidaten. So ist zum Beispiel ein Patient mit einer mesialen Temporallappenepilepsie mit MR-tomographischen Zeichen einer Hippokampussklerose ein exzellenter epilepsiechirurgischer Kandidat, ein Patient mit einer kortikalen Dysplasie ist hingegen ein schwieriger Kandidat.

Die Epilepsiechirurgie ist definiert als die Entfernung von anfallsverursachenden Hirnstruktur mit oder ohne morphologische Läsion, der sog. epileptogenen Zone, mit dem Ziel der Anfallsfreiheit ohne zusätzliche iatrogene Schädigung des Patienten. Nur ausnahmsweise werden palliative Eingriffe durchgeführt. Präoperativ sollte bei kurativen Eingriffen möglichst eine Einstellung auf eine antikonvulsive Monotherapie erfolgen. Die medikamentöse Behandlung wird auch bei postoperativer Anfallsfreiheit weitergeführt, frühestens nach zwei anfallsfreien Jahren, nur in Ausnahmefällen nach einem Jahr, kann über ein allmähliches Ausschleichen der Antikonvulsiva diskutiert werden.

Vagusnervstimulation

Die Vagusnervstimulation ist eine palliative Therapie zur Behandlung pharmakoresistenter Epilepsien, mit der bei etwa 30–40% der Patienten eine über 50%-ige Anfallsreduktion erzielt werden kann. Ihr Einsatz kommt in Betracht, wenn eine Pharmakoresistenz nachgewiesen und ein resektiver epilepsiechirurgischer Eingriff nicht oder nur mit relativ hohem Risiko möglich ist.

14.5.6 Besondere Behandlungssituationen

Status epilepticus

Epileptische Anfälle können entweder im Rahmen einer Epilepsie oder auch im Rahmen einer akuten Erkrankung statusartig gehäuft auftreten. Ein Status epilepticus ist ein Zustand, der durch einen epileptischen Anfall von so langer Dauer oder durch wiederholte epileptische Anfälle in so kurzen Intervallen gekennzeichnet ist, dass dadurch ein anhaltender epileptischer Zustand entsteht, ohne dass diese Definition eine Zeitangabe enthält. Das Zeitfenster, in dem ein einzelner generalisierter tonisch-klonischer Anfall in einen Status übergeht, wird heute mit 5 Minuten angegeben. Nahezu jedes Epilepsiesyndrom kann in einen Status epilepticus einmünden, sodass es ebenso viele Status- wie Epilepsiesyndrome gibt. Aus praktischen Gründen werden die Status nach zwei Gesichtspunkten unterteilt: semiologisch in konvulsive und nichtkonvulsive Status, nach der Anfallsausdehnung in fokale versus generalisierte Status. Die wichtigste, weil lebensbedrohliche Statusform ist der Status generalisiert tonisch-klonischer Anfälle (Grand-mal-Status). Während der singuläre Anfall keiner Therapie bedarf, da er sich spontan selbst limitiert, muss der Status therapiert werden, da diese Hemmungsmechanismen nicht mehr funktionieren. Je früher und je konsequenter eine Statustherapie erfolgt, desto größer sind die Erfolgsaussichten. Der Grand-mal-Status ist die bedrohlichste Notfallsituation in der Epileptologie, der bis zu seiner vollständigen Kontrolle auf einer Intensivstation konsequent behandelt werden muss. Die Mortalität liegt immer noch bei ca. 20%, wobei die Akutprognose wesentlich durch die Dauer des Status bestimmt wird. Das akute Management des Grand-mal-Status hat im Wesentlichen drei Ziele: Aufrechterhaltung der Vitalfunktionen, Unterbrechung der Anfallsaktivität mittels antikonvulsiver Therapie sowie die diagnostische Zuordnung. Als Initialtherapie stehen die Benzodiazepine aufgrund ihres schnellen Wirkungseintritts an erster Stelle. Unmittelbar im Anschluss an die Benzodiazepingabe sollte – über einen getrennten intravenösen Zugang – Phenytoin verabreicht werden. Die intravenöse Darreichungsform von Valproinsäure stellt eine erst seit kurzem verfügbare Option in der Statusbehandlung dar.

Kontrazeption

Enzyminduzierende Antikonvulsiva wie Carbamazepin, Oxcarbazepin, Phenytoin, Phenobarbital, Primidon und Felbamat können zu einem Wirkungsverlust oraler Ovulationshemmer führen, während dies bei Gabapentin, Levetiracetam, Valproat, Vigabatrin und Topiramat in Tagesdosen bis 200 mg nicht der Fall ist. Bei Lamotrigin gibt es neuerdings Hinweise auf eine relevante Interaktion mit oralen Kontrazeptiva. Die Sicherheit hormonaler Kontrazeptiva kann durch die durchgehende Einnahme einer monophasischen gestagenbetonten Pille mit einer Gestagendosis möglichst weit oberhalb der Ovulationshemmdosis und ohne die sonst noch oft übliche Einnahmepause erhöht werden.

Kinderwunsch, Schwangerschaft und Epilepsie

Generell sollte die Behandlung einer Epilepsie bei Frauen im gebärfähigen Alter nach den üblichen Richtlinien erfolgen. Bei ca. 85% der Patientinnen ist die Epilepsie durch eine Schwangerschaft unbeeinträchtigt. Lediglich bei ca. 10% der Patientinnen kommt es zu einer deutlichen Verschlimmerung der Anfallssituation, möglicherweise auch bedingt durch eine Medikamentenreduktion aus Angst vor Schädigungen des Kindes. Viele Antikonvulsiva sind potentiell teratogen, besonders hervorzuheben ist das Risiko einer Spina bifida von etwa 1% unter Carbamazepin und von ca. 2% unter Valproat. Für Empfehlungen bezüglich des Einsatzes neuer Antikonvulsiva in der Schwangerschaft liegen bislang noch keine ausreichenden Daten vor. Bei dem sehr sorgfältig geführten Lamotrigin-Schwangerschaftsregister wurde bislang keine erhöhte Fehlbildungsrate unter Lamotrigin-Monotherapie in der Schwangerschaft gefunden.

Generell steigt das teratogene Risiko mit der Anzahl der eingenommenen Medikamente, sodass prinzipiell eine Monotherapie mit der niedrigsten individuell wirksamen Dosis erstrebenswert ist. Im Allgemeinen empfiehlt es sich, die Einnahme der Medikamente auf mehrere Einzelgaben pro Tag zu verteilen und Retardpräparate einzunehmen, dadurch können Serumkonzentrationsspitzen vermieden werden. Durch die prophylaktische Gabe von Folsäure – optimalerweise vor Eintreten der Schwangerschaft – kann das Risiko von Fehlbildungen, insbesondere eines Neuralrohrdefektes, wahrscheinlich reduziert werden, wobei sich eine tägliche Dosis von 2,5–5 mg bis zum Ende des ersten Trimenons empfiehlt. Das bedeutet, dass am besten jede antikonvulsiv behandelte Frau im gebärfähigen Alter täglich Folsäure einnehmen sollte. In der zweiten Hälfte der Schwangerschaft sollten etwa 4- bis 6-wöchentlich die Serumspiegel der Antikonvulsiva kontrolliert werden. Aufgrund des erhöhten Metabolismus im letzten Drittel der Schwangerschaft kann es zu einer verstärkten Verstoffwechslung der Antikonvulsiva kommen und hierdurch zu einem Wirksamkeitsverlust. Sollte es zu vermehrten Anfällen kommen, wäre eine Dosisanpassung erforderlich, ansonsten ist eine Dosisanpassung nur bei Absinken des Spiegels um mehr als die Hälfte im Vergleich zu den Vorbefunden indiziert.

Höheres Lebensalter

Im höheren Lebensalter kommt es zu zahlreichen Veränderungen der Pharmakokinetik, die medikamentöse Behandlung komplizieren, wobei vor allem eine allgemeine Reduktion der Organdurchblutung und Involution der Organfunktionen, die verminderte Resorption aus dem Verdauungstrakt, die reduzierte Eiweißbindungskapazität sowie Veränderungen der Leber- und Nierenfunktion eine Rolle spielen. Der Nettoeffekt dieser Veränderungen im Hinblick auf erwünschte und unerwünschte Wirkungen der Antikonvulsiva kann dabei ganz unterschiedlich sein, sodass sich keine einheitlichen Richtlinien ergeben, generell muss aber im höheren Lebensalter mit einer höheren Empfindlichkeit gegenüber unerwünschten Wirkungen gerechnet werden. Komedikationen durch Komorbidität sind im Alter häufiger als bei jungen Menschen, sodass das Beachten möglicher Interaktionen verschiedener Medikamente eine besonders große Rolle spielt. Valproat wird häufig als Mittel der ersten Wahl bei älteren Menschen empfohlen, da es breit wirksam ist, wenige Interaktionen eingeht, keine Überempfindlichkeitsreaktionen verursacht, bei kardialer Vorerkrankung nicht bradykard wirkt und bis zu mittleren Dosierungen nicht stark sedierend ist, auf Tremor als Nebenwirkung ist bei älteren Menschen besonders zu achten. Für die Erstbehandlung fokaler Anfälle im höheren Lebensalter hat sich in neueren Studien Lamotrigin als ebenso wirksam und besser verträglich als Carbamazepin gezeigt. Gabapentin verursacht keine Interaktionen, bei Kreatininerhöhung ist die Dosis zu halbieren. Nicht zu empfehlen ist die Gabe enzyminduzierender Antikonvulsiva, da sie die Osteoporose verstärken, allerdings führt wahrscheinlich auch Valproat zu einem erhöhten Knochenumbau.

Beendigung der medikamentösen Therapie

Das Rezidivrisiko nach Absetzen der Antikonvulsiva ist mit Ausnahme weniger Epilepsiesyndrome relativ hoch. Entschließt man sich nach individuellem Abwägen des bisherigen Krankheitsverlaufs und der daraus resultierenden Risiken zum Absetzen der Medikamente, ist die Chance auf bleibende Anfallsfreiheit bei den Patienten am höchsten, die mindestens 2 Jahre anfallsfrei waren, nur eine Anfallsart hatten, zum Absetzzeitpunkt unter Monotherapie standen und einen normalen neurologischen Untersuchungsbefund und ein normales EEG zum Zeitpunkt des Absetzens aufweisen. Obwohl es keine verlässlichen Daten über die Absetzgeschwindigkeiten der Antikonvulsiva gibt und eine Minderung des Rezidivrisikos durch langsamere Abdosierung nicht belegt ist, erfolgt das Absetzen im Allgemeinen langsam mit allmählicher Dosisreduktion über viele Wochen bis Monate.

Literatur

Baumgartner C, Stefan H (2003) Epilepsien. In: Stefan H, Mamoli B (Hrsg) Aktuelle Therapie in der Neurologie. Ecomed, Landsberg, III 1–48
Besser R (2004) Therapie mit Antiepileptika. In: Fox JM, Jörg J (Hrsg) Neurologische Pharmakotherapie. Thieme, Stuttgart New York, S 102–161
Commission on classification and terminology of the International League against Epilepsy (1981) Proposal for revised clinical and electroencephalographic classification of epileptic seizures. Epilepsia 22: 489–501
Commission on classification and terminology of the International League against Epilepsy (1989) Proposal for revised clinical and electroencephalographic classification of epilepsies and epileptic syndromes. Epilepsia 30: 389–399
Elger CE, Bauer J, Janzen RWC, Kurthen M, Lerche H, Schmidt D, Stefan H (2002) Epilepsie im Erwachsenenalter (ICD 10: G40.x). In: Diener HC, Hacke W (Hrsg) Leitlinien für Diagnostik und Therapie in der Neurologie. Thieme, Stuttgart, S 76–83
French JA, Kanner AM, Bautista J et al. (2004) Efficacy and tolerability of the new antiepileptic drugs, I: Treatment of new-onset epilepsy: Report of the TTA and QSS subcommittees of the American Academy of Neurology and the American Epilepsy Society. Epilepsia 45: 401–409
French JA, Kanner AM, Bautista J et al. (2004) Efficacy and tolerability of the new antiepileptic drugs, II: Treatment of refractory epilepsy: Report of the TTA and QSS subcommittees of the American Academy of Neurology and the American Epilepsy Society. Epilepsia 45: 410–423
Hauser WA, Rich SS, Lee JR, Annegers JF, Anderson VE (1998) Risk of recurrent seizures after two unprovoked seizures. New Engl J Med 338: 429–434
Hufnagel A, Noachtar S (2003) Epilepsie und ihre medikamentöse Behandlung. In: Brandt T, Dichgans J, Diener HC (Hrsg) Therapie und Verlauf neurologischer Erkrankungen, 4. Auflage. Kohlhammer, Stuttgart, S 212–235
Kwan P, Brodie MJ (2000) Early identification of refractory epilepsy. N Eng J Med 342: 314–319
Tettenborn B, Bredel-Geissler AE, Krämer G (1999) Die Epilepsien. In: Berlit P (Hrsg) Klinische Neurologie. Springer, Berlin Heidelberg New York, S 749–808

14.6 Tumoren des zentralen Nervensystems
Peter Vajkoczy und Frederik Wenz

14.6.1 Einleitung

Der Begriff „Tumoren des Zentralen Nervensystems" umfasst eine Sammlung von Neoplasien, die durch eine heterogene Biologie, Prognose und Therapie charakterisiert sind. Exakterweise sollten diese Tumoren unter dem Begriff „intrakranielle Tumoren" zusammengefasst werden, da nicht alle von ihnen von einem Gehirnparenchym ausgehen (z. B. Meningeome, Lymphome) (s. Übersicht; Kleihues u. Cavanee 2000). Tumoren des zentralen Nervensystems unterscheiden sich hinsichtlich ihrer Malignität, aber auch sog. benigne oder niedriggradige Tumoren sind aufgrund ihres invasiven Wachstums und ihrer Tendenz zur malignen Transformation unter Umständen letal. Dennoch ähneln sich die meisten Tumoren des zentralen Nervensystems hinsichtlich klinischer Präsentation, diagnostischem Vorgehen und therapeutischem Konzept.

In diesem Kapitel soll auf die wichtigsten und häufigsten Tumoren des zentralen Nervensystems des Erwachsenenalters eingegangen werden.

Klassifikation der Tumoren des zentralen Nervensystems (modifiziert nach der WHO Klassifikation; Kleihues 2000)
- Neuroepitheliale Tumoren
  - Astrozytäre Tumoren
    Astrozytom
    Anaplastisches Astrozytom
    Glioblastom
    Pilozytisches Astrozytom
    Pleomorphes Xanthoastrozytom
    Subependymales Riesenzellastrozytom
  - Oligodendrogliale Tumoren
    Oligodendrogliom
    Anaplastisches Oligodendrogliom
  - Gemischte Gliome
    Oligoastrozytom
    Anaplastisches Oligoastrozytom
  - Ependymale Tumoren
    Ependymom
    Anaplastisches Ependymom
    Myxopapilläres Ependymom
    Subependymom
  - Choroid-plexus-Tumoren
    Choroid-plexus Papillom
    Choroid-plexus-Karzinom
  - Neuronale und gemischt neuronal-gliale Tumoren
    Gangliozytom
    Dysembryoplastischer neuroepithelialer Tumor (DNT)
    Gangliogliom
    Anaplastisches Gangliogliom
    Zentrales Neurozytom
  - Pinealis-Tumoren
    Pineozytom
    Pineoblastom
  - Embryonale Tumoren
    Medulloblastom
    Primitiver neuroektodermaler Tumor (PNET)
- Meningeale Tumoren
  - Meningeom
  - Hämangioperizytom
  - Melanozytärer Tumor
  - Hämangioblastom
- Primäres ZNS-Lymphom
- Keimzelltumoren
  - Germinom
  - Embryonales Karzinom
  - Dottersacktumor
  - Choriokarzinom
  - Teratom
  - Gemischter Keimzelltumor
- Tumoren der Sellaregion
  - Hypophysenadenom
  - Hypophysenkarzinom
  - Kraniopharyngiom
- ZNS-Metastasen

Die Inzidenz von Tumoren des zentralen Nervensystems beträgt ungefähr 20/100.000, eine Zahl, die sich in etwa gleicher Weise auf primäre (10,2/100.000) und sekundäre (Metastasen, 9,8/100.000) Tumoren verteilt. Die Zunahme dieser Zahlen in den vergangenen Jahren kann in erster Linie auf verbesserte diagnostische Möglichkeiten und eine effizientere Kontrolle des Primärtumors zurückgeführt werden. Als einziger Risikofaktor für die Entstehung von Tumoren des zentralen Nervensystems sind bislang ionisierende Strahlen identifiziert worden. So erhöht eine Bestrahlung des Kraniums die Inzidenz eines Meningeoms um den Faktor 10 und die Inzidenz eines astroglialen Tumors um den Faktor 3–7, mit einer Latenz von 10–20 Jahren nach Exposition. Für andere Umwelteinflüsse (z. B. Mobiltelefone, Haarfärbemittel, Schädel-Hirn-Trauma oder enterale Aufnahme von N-Nitrosoharnstoffderivaten) ist die Datenlage derzeit uneinheitlich.

14.6.2 Ätiologie und Pathogenese

Gliome

Inwieweit Gliome ihren Ursprung von differenzierten glialen oder neuroektodermalen Stammzellen nehmen, ist momentan Gegenstand der Diskussion. Nach wie vor orientiert sich die pathologische Diagnostik an Ähnlichkeiten der Tumorzellen mit nichtneoplastischen, differenzierten glialen Zellen. Entsprechend der WHO-Klassifikation (s. Übersicht; Kleihues u. Cavanee 2000) erfolgt die Einteilung der Gliome in drei Haupttypen – Astrozytome, Oligodendrogliome und gemischte Oligoastrozytome –, die anhand histologischer Kriterien unterschieden werden können. Die Analyse der Tumorregion mit der höchsten Malignität erlaubt eine weitere Einteilung der Tumoren in Gliome des WHO-Grads II („niedriggradige") und Gliome des WHO-Grads III und IV („höhergradige", maligne), basierend auf den Kriterien Kernatypie, Mitoserate, mikrovaskuläre Proliferationsrate und Nachweis von Nekrosen.

Astrozyome werden mit zunehmender Aplasie in diffuse Astrozytome (WHO-Grad II), anaplastische Astrozytome (WHO-Grad III) und Glioblastome (WHO-Grad IV) eingeteilt. Das pilozytische Astrozytom (WHO-Grad I) soll hier nicht berücksichtigt werden, da es überwiegend bei Kindern vorkommt und sich

14.6 Tumoren des zentralen Nervensystems

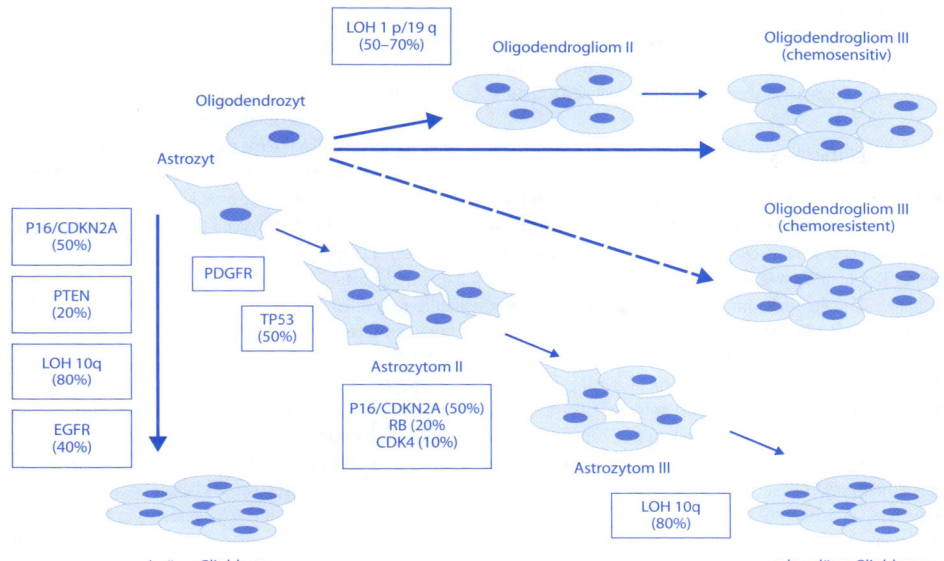

Abb. 14.6-1. Molekulargenetische Veränderung während der Gliomprogression, siehe Text. (Mod. nach Behin et al. 2003)

außerdem von den Gliomen des Erwachsenenalters histopathologisch, molekulargenetisch und auch klinisch unterscheidet. Die WHO-Klassifikation für Oligodendrogliome und gemischte Oligoastrozytome umfasst lediglich zwei Grade – niedriggradig (WHO-Grad II) und anaplastisch (WHO-Grad III), wobei zunehmend klarer wird, dass diese Einteilung um eine dritte Gruppe, „Glioblastom mit oligodendroglialer Komponente", ergänzt werden sollte. Ein weiteres Kriterium glialer Tumoren ist ihre Fähigkeit, bereits zum Zeitpunkt der Erstdiagnose weit in das gesunde Gehirnparenchym zu infiltrieren, weshalb sie auch als „Systemerkrankung des Gehirns" bezeichnet werden könnten. Schließlich ist für gliale Tumoren typisch, dass die Mehrzahl der niedriggradigen Tumoren über einen Zeitraum von Jahren eine maligne Transformation durchläuft.

Die Inzidenz dieser drei Gliomsubtypen wird derzeit kontrovers diskutiert. So wurde jüngst für das Oligodendrogliom eine Zunahme der Inzidenzrate von 5% bis auf 25–30% aller glialer Tumoren und für das Astrozytom eine deutliche Abnahme berichtet; eine Beobachtung, die nahe legt, dass einige Tumoren zuvor als Astrozytome, heute aber als Oligodendrogliome oder gemischte Oligoastrozytome eingestuft werden. Leider existieren aber auch weitere Gründe, weshalb die morphologische Klassifikation der Tumoren, insbesondere im Falle der WHO-Grad-II- und -III-Tumoren, häufig unbefriedigend bleibt. Erstens sind die für die Untersuchung zur Verfügung stehenden Tumorareale aufgrund der regionalen Heterogenität der malignen Gliome nicht immer repräsentativ, was eine Fehlklassifikation (v. a. nach stereotaktischer Biopsie) zur Folge haben kann. Zweitens ist die interindividuelle Variation zwischen den Untersuchern nicht unerheblich, was zu einer Einschränkung der diagnostischen Reproduzierbarkeit führt. Drittens wird zunehmend deutlich, dass Tumoren, die hinsichtlich ihrer morphologischen Kriterien übereinstimmen, signifikante molekulargenetische Unterschiede und damit unterschiedliche Prognosen aufweisen können, sodass einer molekulargenetischen Gliomdiagnostik eine vermehrte Bedeutung zukommen wird.

Diffuse Astrozytome betreffen v. a. junge Erwachsene mit einem Altersgipfel zwischen 35 und 45 Jahren und sind überwiegend in frontalen, temporalen und insulären Gehirnarealen lokalisiert. Aufgrund des ausgeprägten infiltrativen Wachstums und der Neigung zur malignen Transformation ist eine Heilung in der Regel nicht möglich. Es gilt heute jedoch als gesichert, dass weder die operative Resektion noch die frühe Radiotherapie eine maligne Transformation begünstigen. Bei Oligodendrogliomen oder gemischten Oligoastrozytomen beträgt das mittlere Alter bei Diagnosestellung 40 Jahre. Die Tumoren sind meist in frontalen Arealen lokalisiert. Maligne Astrozytome repräsentieren die häufigsten glialen Tumoren mit einer Inzidenz von 3–4/100.000, wobei >80% der malignen Astrozytome Glioblastome sind. Die Altersgipfel für anaplastische Astrozytome und Glioblastome betragen 40 und 53 Jahre, Männer sind häufiger betroffen als Frauen (Verhältnis männlich:weiblich = 3:2). Obgleich diese Tumoren äußerst maligne sind, wird eine systemische Metastasierung nicht beobachtet. Todesursachen sind in der Regel ein lokales, raumforderndes

Wachstum und seltener eine leptomeningeale Aussaat (<20%) oder diffuse Gliomatose. In vereinzelten Fällen (<5%) treten Glioblastome zum Zeitpunkt der Diagnose bereits multifokal auf, wobei auch in diesem Fall die einzelnen Herde klonalen Ursprungs sind.

Die Genese und Progression glialer Tumoren basiert auf einem schrittweisen Verlust der Zellzykluskontrolle und einer Zunahme tyrosinkinasevermittelter Signalaktivierung (Abb. 14.6-1; Holland 2001; Behin et al. 2003). So stellen die Überexpression des „platelet-derived growth factors" (PDGF) und seiner Rezeptoren sowie die Inaktivierung des p53-Gens die initialen Veränderungen im niedriggradigen Astrozytom dar. Im Rahmen der Transformation zum malignen Astrozytom akkumulieren weitere molekulargenetische Veränderungen, wie Deletionen des P16/CDKN2A-Gens, Amplifizierung des CDK4-Gens und Mutation des RB-Gens. Bei primären Glioblastomen, die v. a. bei älteren Patienten de novo entstehen, finden sich charakteristischerweise eine Amplifikation/Überexpression des Epidermal-growth-factor-(EGF)Rezeptors oder die Expression eines mutierten EGF-Rezeptors (EGFRvIII) mit vermehrter Signalaktivität. Schließlich findet sich in 80–90% aller Glioblastome ein Verlust der Heterozygotie auf Chromosom 10q. In Oligodendrogliomen ist hingegen ein Verlust der Chromosomen 1p und 19q die charakteristischste genetische Veränderung, die von zentraler prognostischer und therapeutischer Bedeutung ist, da sie über die Chemosensitivität dieser Tumoren entscheidet.

Meningeome

Streng genommen sind Meningeome keine Tumoren des zentralen Nervensystems, da sie ihren Ursprung von meningothelialen Zellen der Hirnhäute nehmen. Sie stellen etwa 20% aller intrakraniellen Tumoren dar und weisen eine Inzidenz von 7,8/100.000 auf, wobei das Gros dieser Tumore asymptomatisch bleibt (Inzidenz symptomatischer Meningeome 2/100.000). Meningeome kommen gehäuft bei Frauen vor (weiblich:männlich = 3:2 bis 2:1). Multiple Meningeome finden sich gehäuft bei Neurofibromatose-2-Patienten oder treten spontan als Folge einer Dissemination eines klonalen Tumors (<10% aller Meningeome) auf. Entsprechend der WHO-Klassifikation werden Meningeome in drei Grade eingeteilt (Kleihues u. Cavanee 2000). Die Mehrzahl der Meningeome ist histologisch benigne (WHO-Grad I), lediglich etwa 5% repräsentieren Meningeome des WHO-Grads II (Subtypen: atypisch, choroidal, klarzellig) und 2% Meningeome des WHO-Grads III (Subtypen: anaplastisch, rhabdoidal, papillär), die durch eine erhöhte Aggressivität und Rezidivwahrscheinlichkeit charakterisiert sind. Meningeome sind durch einen Verlust des Chromosoms 22q charakterisiert, ein Charakteristikum, das sie mit der Neurofibromatose 2 teilen.

Primäre Lymphome des zentralen Nervensystems

Die Inzidenz primärer Lymphome des zentralen Nervensystems beträgt 4–5/1000 Einwohner mit AIDS und 0,3/100.000 immunkompetenter Einwohner. Während primäre Lymphome des zentralen Nervensystems lange als seltene Tumorentität galten, hat sich ihre Inzidenz in den vergangenen 20 Jahren um den Faktor 7–10 vermehrt (von 0,8–1,5% auf 6,6% der primären Tumoren des zentralen Nervensystems), sowohl in der immunkompetenten als auch in der immuninkompetenten Population. Die Gründe hierfür sind bislang nicht bekannt. Risikofaktoren oder begünstigende Umwelteinflüsse wurden bislang nicht identifiziert. Primäre Lymphome des zentralen Nervensystems betreffen alle Altersgruppen mit einem Altersgipfel in der immunkompetenten Population zwischen der 6. und 7. Lebensdekade. Männer sind geringfügig häufiger betroffen als Frauen (männlich:weiblich = 3:2). Bei immuninkompetenten Patienten ist das Manifestationsalter am niedrigsten in der Gruppe mit einer angeborenen Immuninkompetenz (10 Jahre), gefolgt von Transplantatempfängern (37 Jahre) und AIDS-Patienten (39 Jahre, 90% männlich). Primäre Lymphome des zentralen Nervensystems sind extranodale Lymphome, die bei Diagnosestellung auf das Gehirnparenchym, die Meningen und/oder das Rückenmark beschränkt sind. Sie manifestieren sich in über 40% multifokal und sind in der Regel subkortikal/periventrikulär lokalisiert. Eine sekundäre meningeale Aussaat kann in 30–40% beobachtet werden. Bislang existiert keine universell akzeptierte Klassifikation für primäre Lymphome des zentralen Nervensystems. Weitestgehend akzeptiert ist die grundlegende Einteilung in Non-Hodgkin-Lymphome vom B-Zell-Typ (98%), Non-Hodgkin-Lymphome vom T-Zell-Typ und andere.

ZNS-Metastasen

Die Inzidenz von ZNS-Metastasen beträgt 9,8/100.000 und nimmt mit dem Alter zu. Frauen sind von zerebralen Metastasen diskret häufiger betroffen (weiblich:männlich = 1,36:1), während spinale Metastasen bei Männern gehäuft auftreten (weiblich:männlich = 1:1,16). 80% der ZNS-Metastasen finden sich in den vaskulären Grenzzonenarealen der zerebralen Hemisphären, 3% in den Basalganglien und 15% im Kleinhirn. Typischerweise manifestieren sich ZNS-Metastasen subkortikal.

Tabelle 14.6-1. Ursprung zerebraler Metastasen (Kleihues 2000)

Primärtumor	Zerebrale Metastasen [%]
Lunge	50
Brust	15
Haut/Melanom	11
Unbekannt	11

Tabelle 14.6-2. Ursprung spinaler Metastasen (Kleihues 2000)

Primärtumor	Spinale Metastasen [%]
Brust	22
Lunge	15
Prostata	10
Malignes Lymphom	10

14.6 Tumoren des zentralen Nervensystems

Spinale Metastasen treten v. a. epidural, selten auch leptomeningeal oder intramedullär auf. Die häufigsten Primärtumoren von ZNS Metastasen sind in den Tabellen 14.6-1 und 14.6-2 aufgeführt. Zusätzliche Quellen von ZNS-Metastasen sind Primärtumoren, die per se seltener auftreten, aber durch eine bevorzugte ZNS-Metastasierung charakterisiert sind, so z. B. das Choriokarzinom oder das Nierenzellkarzinom, wohingegen beispielsweise eine zerebrale Metastasierung von Sarkomen oder dem Prostatakarzinom eine Rarität darstellt. Die histologischen, ultrastrukturellen und immunhistochemischen Charakteristika von ZNS-Metastasen stimmen nicht immer mit denen des Primärtumors überein. So können sie durch eine vermehrte Vaskularisierung und Nekrotisierung charakterisiert sein. Als allgemein gültiges Kriterium unterscheiden sich ZNS-Metastasen von primären Tumoren des zentralen Nervensystems durch ihr nichtinfiltratives, verdrängendes Wachstum.

14.6.3 Klinik und Diagnostik

Ungeachtet der Tumorentität führt in der Regel eines von vier klassischen Leitsymptomen (oder in Kombination) zur Diagnose eines Tumors des zentralen Nervensystems. Zum einen können Patienten durch neu aufgetretene fokale oder generalisierte Krampfanfälle symptomatisch werden. Dies trifft vor allem für Tumoren zu, die Kontakt zu kortikalen Arealen aufweisen oder im mesialen Temporallappen lokalisiert sind und langsam wachsen (z. B. 80% in niedriggradigen versus 30% in höhergradigen Gliomen). Zum Zweiten können sich Tumoren des zentralen Nervensystems aufgrund ihrer Raumforderung und Ausbildung eines vasogenen Ödems durch die klinischen Zeichen eines erhöhten intrakraniellen Drucks (Kopfschmerzen, Übelkeit, Erbrechen, Benommenheit, visuelle Störungen) manifestieren. Eine weitere Manifestationsmöglichkeit sind kognitive Störungen und Persönlichkeitsveränderungen, die überwiegend bei frontal lokalisierten Tumoren oder einer Gliomatose auftreten.

Schließlich kann es zur Manifestation progredienter, fokalneurologischer Defizite kommen. Dies trifft in erster Linie für Tumoren zu, die sich im Bereich eloquenter Areale entwickeln. So können supratentorielle Tumoren motorische oder sensible Defizite, aphasische Störungen oder Hemianopsien induzieren. Infratentorielle Tumoren führen zu Hirnnervenstörungen, Koordinationsstörungen oder klinischen Zeichen langer Bahnen. Spinale Tumoren manifestieren sich durch eine, mitunter rasch, progrediente sensomotorische Querschnittssymptomatik, spinale Ataxie oder Blasen-Mastdarm-Störungen.

Bei klinischer Verdachtsdiagnose eines Hirntumors, ist die Magnetresonanztomographie (MRT; T1-gewichtete Sequenzen ohne und mit Gadolinium-EDTA sowie T2-gewichtete Sequenzen) die Methode der Wahl, die Charakteristika der Raumforderung detailliert darzustellen. Besteht die Möglichkeit zu einer MRT nicht oder wird der Patient in einer Notfallsituation untersucht, ist die Computertomographie, wenngleich weniger sensitiv als die MRT, eine adäquate Methode zur initialen Darstellung des Tumors. Nur in wenigen Fällen ist die Durchführung einer Positronenemissionstomographie in der klinischen Routine indiziert. Diese dient dann in der Regel der Identifizierung metabolisch aktiver Tumorareale (z. B. zur Planung einer stereotaktischen Biopsie oder Radiatio) oder der Abgrenzung eines Tumorrezidivs von einer Strahlennekrose. Erweiterte MRT-Sequenzen (z. B. diffusionsgewichtete Bildgebung) oder auch die MR-Spektroskopie können ebenso in der Abgrenzung von nichtneoplastischen Prozessen oder Strahlennekrosen hilfreich sein, bedürfen aber in der Regel weiterhin einer Bestätigung durch die histopathologische Analyse einer repräsentativen Gewebeprobe. Letztere kann jedoch unter Umständen zu verwirrenden Ergebnissen führen, sodass hier stets darauf geachtet werden sollte, ob klinische, radiologische und pathologische Befunde übereinstimmen. Der Lumbalpunktion kommt in Einzelfällen bei der diagnostischen Aufarbeitung von primären Lymphomen des zentralen Nervensystems eine Bedeutung zu, bei der es in 25% der Fälle

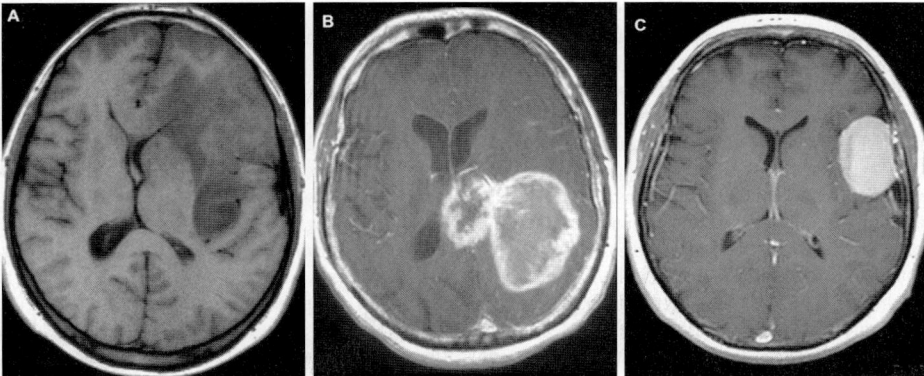

Abb. 14.6-2a–c. Repräsentative MR-tomographische Darstellung eines niedriggradigen Astrozytoms (**A**), eines Glioblastoms (**B**) und eines Meningeoms (**C**)

gelingt, die pathologischen Lymphomzellen im Liquor nachzuweisen.

Die charakteristische Darstellung eines niedriggradigen Glioms in der MRT ist die einer nicht kontrastmittelaufnehmenden Raumforderung, die sich in der T1-gewichteten Sequenz regulär, leicht hypointens und in der T2-gewichteten Sequenz stark hyperintens darstellt. Typischerweise zeigen sich Zeichen einer lokalen Raumforderung mit Hinweisen auf eine kortikale Infiltration. Trotz des ausgeprägten infiltrativen Wachstums dieser Tumoren kann sich der Tumorrand in der MRT in der Regel gut abgrenzbar darstellen (Abb. 14.6-2). Oligodendrogliome können sich mit Verkalkungen oder Einblutungen präsentieren, die im CT mitunter besser detektiert werden können. Maligne Gliome stellen sich irregulär und hypointens in der T1-gewichteten Sequenz mit heterogener Kontrastmittelaufnahme und einem variablen perifokalem Ödem dar. Grundsätzlich ist der Nachweis einer Kontrastmittelaufnahme oder einer Nekrose ein verlässlicher Hinweis auf die Malignisierung eines Glioms (Ausnahme: pilozytisches Astrozytom). Eine ring- oder girlandenförmige Kontrastmittelaufnahme um unregelmäßig konfigurierte Areale potentieller Nekrose ist stark auf ein Glioblastom verdächtig (s. Abb. 14.6-2). Dennoch ist es auch möglich, dass sich maligne Gliome vereinzelt ohne Kontrastmittelaufnahme präsentieren, v. a. in älteren Patienten. Die T2-gewichtete Sequenz zeigt einen hyperintensen, diffus ausgebreiteten Tumor mit einem sich in der weißen Substanz fingerförmig ausbreitenden Ödem. Anaplastische Oligodendrogliome erscheinen in der MRT als Kontrastmittel aufnehmende heterogene Raumforderung, häufig mit Zysten, Verkalkungen oder Einblutungen.

Die MR-tomographische Darstellung primärer Lymphome des zentralen Nervensystems kann hingegen äußerst mannigfaltig ausfallen. Nur in etwa einem Drittel der Fälle finden sich die typischen solitären oder multiplen, periventrikulären, homogen kontrastmittelaufnehmenden Läsionen. Eine ringförmige Kontrastmittelaufnahme zeigt sich bei immuninkompetenten Patienten nur selten. Meningeome stellen sich in der MRT als reguläre, hypointense, homogen kontrastmittelaufnehmende Raumforderung in der T1-gewichteten Sequenz dar (s. Abb. 14.6-2). Nahezu pathognomonisch ist die im Vergleich zum Hirngewebe isointense Darstellung in der T2-gewichteten Sequenz. Abgesehen von Falxmeningeomen, sind sie in der Regel in Kontakt zur Kalotte oder Schädelbasis und zeigen eine dural auslaufende Kontrastmittelaufnahme („dural tail"). Typischerweise verdrängen Meningeome das Hirnparenchym. Das Ausmaß des perifokalen Ödems stellt einen indirekten Hinweis auf das Ausmaß der pialen Blutversorgung und die chirurgische Präparierbarkeit im Bereich der Hirn-Tumor-Grenze dar. ZNS-Metastasen erscheinen in der T1-gewichteten Sequenz als hypointense Raumforderungen mit kräftiger, ringförmiger Kontrastmittelaufnahme und in der T2- gewichteten Sequenz als hyperintense Raumforderung mit perifokalem Ödem. Die wichtigste radiologische Differentialdiagnose zur ZNS-Metastase ist der zerebrale Abszess.

14.6.4 Therapiemaßnahmen

Unspezifische Maßnahmen

Die akute neurologische Symptomatik ist meist Folge des perifokalen vasogenen Ödems und spricht innerhalb kurzer Zeit auf die hoch dosierte Gabe von Kortikosteroiden (Dexamethsaon, initial 40 mg i.v., dann Fortführung mit 3-mal 4–8 mg/Tag oral oder i.v.) gut an. Im Falle eines ausgeprägten Hirnödems kann die Behandlung mit Kortikosteroiden durch die zusätzliche Gabe von osmotisch wirksamen Substanzen (Mannitol, Glycerol) unterstützt werden. Aufgrund der zahlreichen Nebenwirkungen bei chronischer Behandlung sollte eine Langzeitgabe hoch dosierter Kortikosteroide jedoch unbedingt vermieden und im weiteren Verlauf immer wieder kritisch geprüft werden. Bei Beseitigung der Raumforderung ist daher ein Ausschleichen der Kortikosteroide innerhalb der ersten Wochen anzustreben. Zu Beginn einer Strahlentherapie wird die Kortikosteroidtherapie jedoch in der Regel in niedrigerer Dosierung temporär wieder aufgenommen. Besteht der bildgebende Verdacht auf ein primäres Lymphom des zentralen Nervensystems, sollte auf die Gabe von Kortikosteroiden vor Diagnosesicherung verzichtet werden, da die lympholytische Aktivität der Kortikosteroide bereits nach einmaliger Gabe die histopathologische Begutachtung erschweren kann.

Symptomatische Krampfanfälle erfordern die Behandlung mit Antikonvulsiva (Carbamazepin, Phenytoin oder Valproinsäure; nicht während Chemotherapie!). Für den positiven Effekt einer prophylaktischen Therapie mit Antiepileptika gibt es hingegen keine Evidenz. Neben der symptomatischen Therapie kommt auch der Rehabilitation und psychologischen Betreuung der Patienten eine wichtige Bedeutung in der begleitenden Therapie zu.

Spezifische multimodale Therapiemaßnahmen umfassen die chirurgische Resektion oder Biopsie, die Radio- sowie die Chemotherapie. Im Einzelfall sollte als vierte Möglichkeit auch die Beobachtung und regelmäßige MR-tomographische Kontrolle des Tumors erwogen werden. Dies trifft insbesondere für kleine und asymptomatische Gliome sowie Meningeome zu. Parameter, die in die therapeutischen Entscheidungen stets miteinbezogen werden müssen, sind die histologische Diagnose, die Tumorlokalisation, das Patientenalter und der klinische Zustand des Patienten.

Operation

Die Bedeutung der Resektion von Gliomen wird nach wie vor kontrovers diskutiert, da hierzu keine prospektiven, randomisiert erhobenen Daten vorliegen (Metcalfe u. Grant 2001). Bei Gliomen ist in der Regel durch die Operation aufgrund des infiltrativen Wachstums der Tumoren keine Heilung zu erwarten. Primäres Ziel der Operation ist daher die Sicherung der Diagnose, Reduzierung der intrakraniellen Raumforderung und Verbesserung neurologischer Defizite, stets unter Wahrung der bestmöglichen Lebensqualität für den Patienten. Weiterhin sprechen Ergebnisse retrospektiver Untersuchungen dafür, dass das Resektionsausmaß einen unabhängigen prognostischen Parameter für die Prognose eines Glioms darstellt (Hess 1999). Basierend auf diesen Überlegungen sollten Gliome, die hinsichtlich ihrer Lokalisation einer operativen Therapie zugänglich sind und wenn der Patient sich in einem adäquaten medizinischen bzw. neurologischen Zustand präsentiert, zunächst so weit wie möglich reseziert werden. Eine sorgfältige präoperative Planung und ein intraoperatives Monitoring helfen hierbei, das funktionelle Risiko zu minimieren. Das Resektionsausmaß sollte postoperativ durch eine frühzeitige MRT-Kontrolluntersuchung (innerhalb von 72 h nach Operation) dokumentiert werden. Wird eine Tumorresektion nicht erwogen, sollte zumindest eine stereotaktische Biopsie des Tumors zur Sicherung der Diagnose durchgeführt werden. Die erneute Operation eines rezidivierenden malignen Glioms kann im Einzelfall bei Patienten erwogen werden, deren Tumor chirurgisch gut zugänglich ist, die durch ein langes rezidivfreies Intervall charakterisiert sind und die sich in einem guten medizinischen und neurologischen Zustand präsentieren. Für Meningeome, bei denen eine Therapie indiziert ist, ist hingegen die möglichst radikale Tumorresektion die Therapie der Wahl, da hier ein primär kurativer Ansatz möglich ist. Bei Meningeomen im Bereich der Schädelbasis ist jedoch eine radikale Tumorentfernung aufgrund der Nähe zu vitalen Strukturen nicht immer möglich, sodass alternative Therapiemaßnahmen (z. B. Radiotherapie/Radiochirurgie) miterwogen werden sollten. Dagegen ist eine Tumorresektion bei primären Lymphomen des zentralen Nervensystems aufgrund ihres diffusen Charakters und des guten Ansprechens auf Radiotherapie und Chemotherapie nicht indiziert. Hier sollte der operative Eingriff lediglich auf eine stereotaktische Biopsie zur Diagnosesicherung beschränkt bleiben. Bei ZNS-Metastasen hat die chirurgische Resektion einen sicheren Stellenwert in der Therapie. Zwei von drei randomisierten Studien konnten zeigen, dass die Resektion solitärer Metastasen, gefolgt von einer Ganzhirnbestrahlung, der alleinigen Ganzhirnbestrahlung bezüglich der Überlebenszeit überlegen ist (Patchell et al. 1990; Vecht et al. 1993). Im Falle spinaler Metastasen ist die Überlegenheit einer chirurgischen Tumorresektion und Dekompression des Spinalkanals, gefolgt von einer Radiotherapie, der alleinigen Radiotherapie überlegen. Gerade bei spinalen Metastasen, die mit einer rasch progredienten oder akuten Querschnittssymptomatik manifest werden, kann der Notfallcharakter der Operation nicht überbetont werden. So korreliert die Prognose für eine postoperative Verbesserung der neurologischen Defizite eindeutig mit dem Zeitpunkt der Rückenmarksdekompression. Im Falle einer akuten Querschnittssymptomatik mit sensomotorischem Defizit oder Blasen- Mastdarm-Störungen sollte daher die Operation innerhalb der ersten 8 h nach Erstmanifestation erfolgen; nach 12–24 h ist häufig mit keiner Besserung mehr zu rechnen (v. a. bei akuter Paraplegie).

Radiotherapie

Die Bedeutung der Radiotherapie muss für niedriggradige Astrozytome und maligne Astrozytome separat diskutiert werden. Bei niedriggradigen Astrozytomen verlängert die frühe Radiotherapie zwar das progressionsfreie Intervall, beeinflusst aber nicht das Gesamtüberleben im Vergleich zu einer verzögerten Bestrahlung nach Tumorprogress (Karim et al. 2002). Weiterhin ist eine hohe Bestrahlungsdosis (59–65 Gy) einer niedrigeren Dosis (45–50 Gy) keineswegs überlegen, sondern vielmehr mit einer vermehrten Nebenwirkungsrate assoziiert. Basierend auf diesen Daten wird die Radiotherapie bei niedriggradigen Astrozytomen nur für symptomatische Patienten (insbesondere mit therapierefraktärer Epilepsie) und im Falle eines Tumorprogresses erwogen. Bei malignen Astrozytomen verbessert die fraktionierte Radiotherapie (54–60 Gy in 1,8–2,0 Gy-Fraktionen) hingegen zweifelsfrei das Überleben der Patienten und wird daher an die Tumorresektion/Biopsie angeschlossen. Die Festlegung des Zielvolumens erfolgt anhand der prä- und postoperativen Schnittbilddiagnostik und umfasst das Tumorbett sowie die in der T2-gewichteten Sequenz zur Darstellung kommende Infiltrationszone und einen entsprechenden Sicherheitssaum.

Zur Verkürzung der Gesamtbehandlungszeit kann eine akzelerierte (z. B. 45 Gy in 3 Gy-Fraktionen) oder eine hyperfraktioniert-akzelerierte (54 Gy in 2-mal 1,8 Gy-Fraktionen) Strahlentherapie erfolgen. Diese palliative Strategie kann bei älteren Patienten und Patienten mit schlechten prognostischen Faktoren sinnvoll sein. Für alternative Bestrahlungskonzepte bei malignen Astrozytomen konnte bislang keine Überlegenheit nachgewiesen werden. Die Ganzhirnbestrahlung führt ebenso zu keiner Verbesserung der Ergebnisse gegenüber einer lokalen Strahlentherapie und ist daher obsolet, da die Verkleinerung des Bestrahlungsvolumens die Toleranz erhöht. Ähnlich wie bei der operativen Behandlung von malignen Gliomen werden diese zunehmend auch in der Rezidivsituation bestrahlt, wobei sowohl Bestrahlungsdosis als auch -volumen dementsprechend angepasst werden müssen. Einzige Ausnahme von der regelhaften Radiotherapie stellen anaplastische Oligodendrogliome dar, die aufgrund ihrer Chemosensitivität postoperativ zunehmend bereits primär chemotherapiert werden. Die Optimierung der Primärtherapie anaplastischer oligodendroglialer Tumoren ist derzeit Gegenstand der NOA-04-Studie, die Radiotherapie und Chemotherapie in der Primärtherapie vergleicht. Für primäre Lymphome des zentralen Nervensystems war die fraktionierte Ganzhirnbestrahlung mit einer Gesamtdosis von 40–50 Gy lange Zeit die Standardtherapie (Nelson 1999). Trotz eines in der Regel sehr guten Ansprechens, war das rezidivfreie Intervall relativ kurz, sodass heute für primäre Lymphome des zentralen Nervensystems die alleinige Radiotherapie nicht mehr als Therapie der ersten Wahl angesehen werden kann (Schlegel et al. 2000).

In der Behandlung von Meningeomen hat die Bedeutung der Radiotherapie in den vergangenen Jahren deutlich zugenommen. So werden Meningeome des WHO-Grads III immer, größere postoperative Tumorreste von Meningeomen des WHO-Grads II oder von Meningeomen mit Infiltration des Sinus cavernosus häufig sekundär bestrahlt. Eine primäre Radiotherapie erfolgt bei inoperablen, progredienten Meningeomen der Schädelbasis (klassisch mit Infiltration des S. cavernosus oder petroklivaler Meningeome). In diesen Fällen kann eine lokale Tumorkontrolle in 85–90% und ein Bestrahlungsrisiko von

5–15% erwartet werden. Technisch stehen hierfür die Verfahren der Radiochirurgie (Einzeitbestrahlung mit Gamma-Knife oder LINAC) sowie der fraktionierten stereotaktischen Radiotherapie (FSRT mit LINAC) zur Verfügung. Der nebenwirkungsärmeren FSRT wird hierbei in der Regel der Vorzug gegeben, wenn Anteile der Hirnnerven oder des Chiasma opticum im Bestrahlungsvolumen liegen.

In der Behandlung von ZNS-Metastasen gehört die Radiotherapie neben der chirurgischen Resektion heute zur Standardtherapie. Sie wird als Primärtherapie vor allem bei Patienten mit multiplen Hirnmetastasen sowie adjuvant nach der Resektion einzelner Metastasen eingesetzt. Die Radiotherapie erfolgt als Ganzhirnbestrahlung in Form eines „Helmfeldes". Das zu bestrahlende Volumen umfasst das Gehirn unter Einschluss der Lamina cribrosa, der Schädelbasis mit den basalen Zisternen sowie das Foramen magnum oder die Halswirbelkörper 1 und 2. Bezüglich der Dosierung und Fraktionierung werden unterschiedliche Strategien verfolgt. Höhere Einzeldosen werden vor allem in der palliativen Behandlungssituation verabreicht. Die fraktionierte Bestrahlung mit 30 Gy (à 3 Gy) ist ein verbreitetes Verfahren. Bei Patienten mit günstiger Prognose wird dagegen eine Gesamtdosis von 40 Gy (à 2 Gy) bevorzugt. Bemerkenswert ist allerdings, dass die Überlegenheit der postoperativen Radiotherapie gegenüber der chirurgischen Monotherapie mit verzögerter Radiotherapie beim Rezidiv bezüglich der Gesamtüberlebenszeit nicht eindeutig belegt ist. Tatsächlich wird aber durch die erste Strategie lediglich das Rezidiv verhindert und die Lebensqualität verbessert. Solitäre Metastasen, die nicht reseziert werden können/müssen, bei denen der Primärtumor bekannt ist und die eine Größe <3 cm bzw. <15 ml aufweisen, können erfolgreich radiochirurgisch („Einzeitbestrahlung") behandelt werden. Die Radiotherapie ist damit eine Alternative zur konventionellen chirurgischen Resektion, sowohl für radiosensitive als auch für radioresistente Tumore, mit dem Nachteil, dass die Raumforderung zunächst nicht entfernt wird und eine histologische Diagnosesicherung bei Bedarf separat durch eine Biopsie erfolgen muss.

Chemotherapie

Die Chemotherapie spielt lediglich in der Therapie maligner Astrozytome und primärer Lymphome des zentralen Nervensystems eine erwiesene Rolle. Die interessantesten Substanzen für maligne Astrozytome sind Nitrosoharnstoffe und die alkylierende Substanz „Temozolomide". Letztere ist durch eine gute Verträglichkeit, orale Applikation und niedrige Toxizität charakterisiert. Eine Wirksamkeit konnte für rezidivierende anaplastische Astrozytome sowie in der Primärtherapie von Glioblastomen (kombinierte Radio-/Chemotherapie plus adjuvante Chemotherapie) belegt werden. Aufgrund der ausgeprägten Chemoresistenz dieser Tumoren ist der Erfolg der Chemotherapie mit einer Verlängerung der Überlebenszeit um etwa 3 Monate (relative Verlängerung = 25%) jedoch nach wie vor als allenfalls moderat anzusehen. Im Gegensatz zu malignen Astrozytomen sind anaplastische Oligodendrogliome durch eine ausgeprägte Chemosensibilität charakterisiert. Bemerkenswerterweise ist diese molekulargenetisch determiniert und mit einem LOH von 1p und 19q assoziiert (Cairncross et al. 1998). Bei Tumoren mit diesen Mutationen beträgt das Ansprechen auf eine Chemotherapie mit Procarbazine, Lomustin und Vincristine (PCV) nahe 100%, sodass die Chemotherapie (mit PCV oder Temozolomide) die Radiotherapie beim anaplastischen Oligodendrogliom (evtl. nach genetischer Patientenselektionierung) in Zukunft in ihrer Wertigkeit ablösen könnte.

Auch beim primären Lymphom des zentralen Nervensystems trägt die Chemotherapie zu einer deutlichen Verbesserung der Prognose bei. So kann die Ganzhinbestrahlung heute, basierend auf Phase-II-Untersuchungen, mit einer Chemotherapie mit hochdosiertem Methotrexat (>1,5 g/m^2) erfolgreich kombiniert werden. Nachteil dieser aggressiven Therapie ist jedoch die hohe Neurotoxizität, v. a. bei älteren Patienten. So entwickeln 60–80% der über 60-Jährigen eine progressive Leukenzephalopathie und kognitive Störungen innerhalb der ersten 12 Monate nach einer Therapie. Als potentieller Ausweg werden derzeit alternative Chemotherapiestrategien evaluiert. In der Behandlung von Hirnmetastasen spielt die Chemotherapie lediglich eine untergeordnete Rolle, u. a. weil zahlreiche zerebral metastasierende Tumoren primär chemotherapieresistent sind und der transvaskuläre Transport der Substanzen aufgrund der Blut-Tumor-Schranke im ZNS häufig eingeschränkt ist (Nierenzellkarzinome, gastrointestinale Tumoren, maligne Melanome, nichtkleinzellige Bronchialkarzinome).

Zusammenfassung der Therapie von Tumoren des zentralen Nervensystems

Die Therapie von Tumoren des zentralen Nervensystems erfolgt heute mittels multimodaler Therapiekonzepte, unter Einbeziehung von chirurgischer Resektion, Radiotherapie, Chemotherapie und Rehabilitation. Die immer stärker differenzierte neuropathologische Tumordiagnostik unter Berücksichtigung molekulargenetischer Analysen wird es in Zukunft erlauben, die Patienten individueller und gezielter zu selektionieren und zu behandeln. Dennoch sind die Erfolge klassischer multimodaler Therapiekonzepte bislang unbefriedigend, sodass die Entwicklung neuartiger, an der Biologie der Tumoren orientierter Therapiestrategien erforderlich ist.

14.6.5 Prognose

In Abhängigkeit vom Alter des Patienten, der Größe und Ausdehnung des Tumors sowie dem neurologischem Zustand beträgt die mittlere Überlebenszeit für Patienten mit niedriggradigen Gliomen 12–128 Monate. Oligodendrogliome und gemischte Oligoastrozytome weisen mit einer mittleren Überlebenszeit von bis zu 16 Jahren eine bessere Prognose als Astrozytome auf. Die mediane Überlebenszeit für Patienten mit einem malignen Gliom beträgt heute etwa 12 Monate mit einer Fünfjahresüberlebensrate von 10–35% für das anaplastische Astrozytom und nahezu 0% für das Glioblastom. Hingegen ist die Prognose für Meningeompatienten sehr günstig und korreliert eindeutig mit dem Ausmaß der Tumorresektion. Im Falle einer kompletten Resektion beträgt die Rezidivwahrscheinlichkeit nach 10 Jahren nur 20%, im Fall einer inkompletten Resektion hingegen 80%. Bei primären Lymphomen des zentralen Nervensystems beträgt die mittlere Überlebenszeit heute unter Ausschöpfung sämtlicher therapeutischer Maßnahmen mindestens 40 Monate, mit einer Fünfjahresüberlebensrate von nahezu 25%. AIDS-Patienten weisen hingegen mit einer mittleren Überlebenszeit von weniger als 14 Monaten eine sehr viel schlechtere Prognose auf. Die Prognose für Patienten mit ZNS-Metastasen wird in der Regel durch die Grundkrankheit bestimmt, dies gilt v. a. für resektable Solitärmetastasen. Hier liegt das mediane Überleben nach Resektion und nachfolgender Ganzhirnbestrahlung bei 21 Monaten. Hingegen beträgt die Prognose bei multiplen Metastasen und einer nicht zu kontrollierenden extrazerebralen Tumorerkrankung trotz entsprechender Therapie lediglich 3–6 Monate.

Evidenz der Therapieempfehlungen		
	Evidenzgrad	Empfehlungsstärke
Kortikosteroide	IV	C
Antikonvulsiva	IV	C
Gliome		
Chirurgische Resektion	IV	C
Radiotherapie	I-b	A
Chemotherapie	I-b	A
Primäre Lymphome des ZNS		
Chirurgische Resektion	IV	C
Radiotherapie	I-b	A
Chemotherapie	IV	C
Meningeome		
Chirurgische Resektion	IV	C
Radiotherapie	IV	C
Chemotherapie	IV	C
ZNS-Metastasen		
Chirurgische Resektion	I-b	A
Radiotherapie	IV	C
Chemotherapie	IV	C

Literatur

Behin A, Hoang-Xuan K, Carpentier AF, Delattre JY (2003) Primary brain tumours in adults. Lancet 361: 323–331

Cairncross JG, Ueki K, Zlatescu MC et al. (1998) Specific genetic predictors of chemotherapeutic response and survival in patients with anaplastic oligodendrogliomas. J Natl Cancer Inst 90: 1473–1479

Hess KR (1999) Extent of resection as a prognostic variable in the treatment of gliomas. J Neurooncol 42: 227–231

Holland EC (2001) Gliomagenesis: genetic alterations and mouse models. Nat Rev Genet 2: 120–129

Karim AB, Afra D, Cornu P et al. (2002) Randomized trial on the efficacy of radiotherapy for cerebral low-grade glioma in the adult: European Organization for Research and Treatment of Cancer Study 22845 with the Medical Research Council study BRO4: an interim analysis. Int J Radiat Oncol Biol Phys 52: 316–324

Kleihues P, Cavanee WK (2000) Tumours of the nervous system. In: WHO (ed) World Health Organization Classification of Tumours. IARC Press, Lyon

Metcalfe SE, Grant R (2001) Biopsy versus resection for malignant glioma. Cochrane Database Syst Rev: CD002034.

Nelson DF (1999) Radiotherapy in the treatment of primary central nervous system lymphoma (PCNSL). J Neurooncol 43: 241–247

Patchell RA, Tibbs PA, Walsh JW et al. (1990) A randomized trial of surgery in the treatment of single metastases to the brain. N Engl J Med 322: 494–500

Schlegel U, Schmidt-Wolf IG, Deckert M (2000) Primary CNS lymphoma: clinical presentation, pathological classification, molecular pathogenesis and treatment. J Neurol Sci 181: 1–12

Vecht CJ, Haaxma-Reiche H, Noordijk EM et al. (1993)) Treatment of single brain metastasis: radiotherapy alone or combined with neurosurgery? Ann Neurol 33: 583–590

14.7 Primäre Kopfschmerzsyndrome
H. Göbel

14.7.1 Epidemiologie

Kopfschmerzen treten in einer großen Variabilität auf. Sie reichen von gelegentlichem, episodischen Kopfschmerz (Spannungstyp) bis hin zum Kopfschmerz bei Hirntumor. Häufig auftretende Kopfschmerzanfälle oder gar dauerhaft bestehende Kopfschmerzen können bei den betroffenen Patienten das familiäre, soziale und berufliche Leben schwer beeinträchtigen oder gar völlig zunichte machen. Während es für gelegentlich auftretende leichte Kopfschmerzen zahlreiche Möglichkeiten zur effektiven Vorbeugung oder Behandlung gibt, können schwere, lang anhaltende Kopfschmerzattacken oder gar dauerhafte Kopfschmerzen zu nachhaltigen therapeutischen Problemen führen.

Zur Häufigkeit von Kopfschmerzen liegen inzwischen umfangreiche internationale wie auch nationale Daten vor. Für Deutschland wurde die Lebenszeitprävalenz von Kopfschmerzen in einer umfangreichen repräsentativen Studie untersucht (Einzelheiten s. Göbel 2004). Dabei zeigte sich, dass 71,4% der deutschen Bevölkerung angeben, zumindest zeitweise an Kopfschmerzen zu leiden. Nur 28,5% verneinten, dass Kopfschmerzen ein Gesundheitsproblem in ihrem Leben darstellen oder in der Vergangenheit darstellten. 27,5% erleiden im Laufe ihres Lebens Kopfschmerzenattacken, die die Kriterien der Migräne erfüllen. 38,3% weisen Kopfschmerzen auf, die dem Phänotyp des Kopfschmerzes vom Spannungstyp entsprechen. 5,6% der Bevölkerung gibt Kopfschmerzen an, die nicht diesen beiden vorgenannten primären Kopfschmerzformen entsprechen. Die Häufigkeitsverteilung der analysierten Kopfschmerzdiagnosen zeigt, dass unter den Menschen, die angeben, an Kopfschmerzen zu leiden, bei 53,6% der Kopfschmerz vom Spannungstyp, bei 38,4% der Kopfschmerz vom Migränetyp und bei 7,9% andere Kopfschmerzen bestehen. Somit sind die zwei primären Kopfschmerzen **Migräne** und **Kopfschmerz vom Spannungstyp** für über 92% aller Kopfschmerzleiden verantwortlich. Nur die Minderheit von rund 8% aller Kopfschmerzformen wird dagegen von einer Vielzahl seltener Kopfschmerzen bedingt. Die internationale Kopfschmerzklassifikation (2004) umfasst 251 verschiedene Kopfschmerzhauptdiagnosen.

Die Analyse der relativen Häufigkeit der Kopfschmerztage pro Monat in der Gruppe der Patienten, die an einer Migräne erkrankt sind, zeigt, dass 66% der Betroffenen Kopfschmerzen mit einer Dauer von ein bis zwei Tagen aufweisen. Die mittlere Attackenfrequenz beträgt zwei Tage pro Monat bzw. 34 Tage pro Jahr. Allerdings zeigt sich auch, dass 2% der Betroffenen Attacken an 15 und mehr Tagen pro Monat aufweisen und somit die Kriterien der chronischen Migräne erfüllen. Diese kleine Untergruppe von Patienten ist besonders schwer durch Migräne beeinträchtigt und muss häufiger als an jedem zweiten Tag im Monat die Schmerzen und Begleitsymptome erdulden. Gerade diese Gruppe benötigt eine besonders aufmerksame Therapie.

Für den Kopfschmerz vom Spannungstyp zeigt die Analyse, dass 67% eine Häufigkeit von ein bis zwei Tagen pro Monat angeben, das arithmetische Mittel der Kopfschmerzfrequenz beträgt 2,8 Tage pro Monat. Insgesamt tritt der Kopfschmerz vom Spannungstyp im Mittel somit an 35 Tagen pro Jahr auf.

3% der Betroffenen leiden zwischen 15 und 30 Tagen pro Monat an Kopfschmerzen vom Spannungstyp und erfüllen somit die phänomenologischen Kriterien des chronischen Kopfschmerzes vom Spannungstyp. Die Befragten geben an, dass Migräneattacken im Mittel seit 12,9 Jahren auftreten, Kopfschmerz vom Spannungstyp tritt im Mittel seit 10,3 Jahren auf. Frauen sind zwei- bis viermal häufiger von Migräneattacken betroffen. Kopfschmerzen vom Spannungstyp treten dagegen bei Männern und Frauen in nahezu gleicher Häufigkeit auf.

Rechnet man die Untersuchungsbefunde auf die gesamte deutsche Bevölkerung hoch, so kommt man in Deutschland auf ca. 54 Millionen Menschen, die an anfallsweise auftretenden oder chronischen Kopfschmerzen leiden. Schätzungsweise 21 Millionen Menschen, die in ihrem Leben an Kopfschmerzen vom Typ der Migräne leiden, erdulden diese im Mittel an ca. 34 Tagen pro Jahr. Etwa 29 Millionen Menschen sind vom Kopfschmerz vom Spannungstyp betroffen. Im Mittel bestehen diese Kopfschmerzen an 35 Tagen pro Jahr. Hochgerechnet ca. 2,3 Millionen Menschen müssen diese Kopfschmerzform an mehr als 180 Tagen pro Jahr erdulden. Bei ungefähr 4,3 Millionen Menschen bestehen andere Kopfschmerzformen. Die Zahlen belegen, dass die neurologischen Erkrankungen Migräne und Kopfschmerz vom Spannungstyp bedeutsame Gesundheitsprobleme unserer Zeit sind, die nicht ignoriert werden dürfen.

Die Inzidenz von Kopfschmerzen ist in den europäischen Ländern weitgehend konsistent. Kulturelle und soziale Faktoren haben nur einen geringen Einfluss. Das Statistical Office of the European Communities (EUROSTAT 2003) gibt eine Inzidenz der Migräne mit 19% bei Frauen und 5% bei Männern an.

Kopfschmerzen führen zu ausgeprägten Behinderungen. Die Weltgesundheitsorganisation stuft die Migräne auf Platz 19 der am meisten behindernden Erkrankungen der Welt ein. Ausschließlich auf Frauen bezogen, nimmt die Migräne sogar Platz 12 der am meisten behindernden Erkrankungen ein. Kopfschmerzen als eigenständige primäre Erkrankungen treten in hoher Prävalenz auf, und sie können als Symptom auch auf schwere bedrohliche Erkrankungen hinweisen. Aktuelle Kenntnisse zur Entstehung, Diagnostik und Behandlung sind daher von einzigartiger Bedeutung.

14.7.2 Migräne

Definition

Migräne ist eine chronische Kopfschmerzerkrankung, die sich durch Kopfschmerzattacken mit einer Dauer von 4–72 h manifestiert. Kopfschmerzmerkmale sind
- einseitige Lokalisation,
- pulsierende Qualität,
- mittlere bis schwere Intensität und
- Verstärkung durch körperliche Aktivität.

Begleitsymptome sind Übelkeit, Erbrechen, Lärm- und Lichtüberempfindlichkeit. Die Migräneaura ist ein Komplex verschiedener neurologischer fokaler Symptome, die vor oder zu Beginn der Kopfschmerzen eintreten können. Etwa 90% der Attacken treten ohne diese Aura auf. Ankündigungssymptome können Stunden bis Tage vor der Aura und den Kopfschmerzen auftreten. Sie schließen Müdigkeit, Konzentrationsschwäche, Nackensteifigkeit, sensorische Überempfindlichkeit, Blässe und Gähnen ein.

Klinisches Bild

Der typische Migränekopfschmerz kennzeichnet sich durch den pulsierenden, pochenden Charakter und das einseitige, die Seiten wechselnde Auftreten aus.

Der Schmerz erreicht starke Intensitäten und kann durch körperliche Routinetätigkeiten, wie Bücken und Treppensteigen, noch verstärkt werden. Hinzu kommen die charakteristischen Begleitsymptome Übelkeit und Erbrechen sowie Licht- und Lärmempfindlichkeit.

Bei ca. 10% der Menschen, die an Migräne leiden, beginnt der eigentliche Migräneanfall mit fokalen zerebralen Störungen, einer **Aura**. Im typischen Fall haben Aurasymptome eine Ausbreitungstendenz über mehrere Minuten hinweg. Die einzelnen Aurasymptome sind innerhalb einer Stunde voll reversibel, und spätestens eine Stunde nach Verschwinden des letzten Aurasymptoms beginnt die Kopfschmerzphase. Etwa 90% aller Migräneauren betreffen das visuelle System.

Die Störungen können ganz unterschiedliche Ausprägungen aufweisen, von grellen Lichtblitzen, über Fortifikationsspektren und Flimmerskotomen bis zur homonymen Hemianopsie. Eine besonders typische sensorische Aura ist die Ausbreitung von Kribbelparästhesien und/oder einer Hypästhesie von Fingerspitzen hoch zum Unterarm, weiter über den Oberarm und den Unterkiefer bis zur Zunge.

Motorische Auren reichen von einer leichten Ungeschicklichkeit bis zur kompletten Plegie von Extremitäten. Sprachstörungen können sich in dysarthrischen oder aphasischen Störungen äußern.

Bei annähernd 50% der Betroffenen können der Aura- bzw. Kopfschmerzphase Hinweissymptome vorangehen. Erregende Hinweissymptome sind u. a. eine allgemeine Hyperaktivität, Heißhunger auf hochkalorische Nahrungsmittel und eine generelle Überempfindlichkeit aller Sinnesorgane einschließlich erhöhter Anspannung und Empfindlichkeit der perikranialen Muskulatur. Inhibitorische Hinweissymptome sind Müdigkeit, Abgeschlagenheit, Depressivität und Obstipation. Nach der „International Headache Society" werden insgesamt 18 Untertypen der Migräne differenziert:

Klassifikation der Migräne
1 Migräne
  1.1 Migräne ohne Aura
  1.2 Migräne mit Aura
    1.2.1 Typische Aura mit Migränekopfschmerz
    1.2.2 Typische Aura mit nicht migränetypischem Kopfschmerz
    1.2.3 Typische Aura ohne Kopfschmerz
    1.2.4 Familiäre hemiplegische Migräne
    1.2.5 Sporadische hemiplegische Migräne
    1.2.6 Basilarismigräne
  1.3 Periodische Syndrome in der Kindheit
    1.3.1 Zyklisches Erbrechen
    1.3.2 Abdominale Migräne
    1.3.3 Gutartiger anfallsweiser Schwindel in der Kindheit
  1.4 Retinale Migräne
  1.5 Migränekomplikationen
    1.5.1 Chronische Migräne
    1.5.2 Status migraenosus
    1.5.3 Anhaltende Aura ohne Hirninfarkt
    1.5.4 Migränöser Infarkt
    1.5.5 Durch Migräne ausgelöste epileptische Anfälle
  1.6 Wahrscheinliche Migräne
    1.6.1 Wahrscheinliche Migräne ohne Aura
    1.6.2 Wahrscheinliche Migräne mit Aura

Verhaltensmedizinische Therapie

Auslöser vermeiden Die Migränetherapie basiert auf vier verschiedenen Säulen:
- Vermeidung von Triggerfaktoren,
- Stabilisierung der Reizverarbeitung im Gehirn,
- Hemmung von übermäßiger Neurotransmitteraktivität im ZNS,
- Blockierung der neurogenen Entzündung.

Migräneattacken werden durch eine Überempfindlichkeit gegenüber inneren und äußeren Reizen ausgelöst. Zu solchen inneren Reizen gehören u. a. hormonelle Schwankungen, Stoffwechselveränderungen, Hunger oder auch ein veränderter zirkadianer Rhythmus. Als äußere Reize sind vor allem psychosoziale Stress-faktoren, Lärm, Licht und Wetterveränderungen zu nennen. Da sich das Gehirn des Migränepatienten nicht an permanente Veränderungen oder an eine plötzliche Überflutung mit derartigen Reizen gewöhnt, muss der Patient selbst lernen, mit diesen hauszuhalten. Er muss Verhaltensstrategien erlernen, um sich auf sein chronisches Leiden adäquat einstellen zu können. Die Krankheitsbewältigung ist von Lernprozessen beeinflusst, die zur Entstehung und Aufrechterhaltung der Erkrankung beitragen. Die Wahrnehmung, Bewertung und Bewältigung von Auslösersituationen und des Schmerzes sind zwar nicht ursächlich für die Entstehung einer Migräneerkrankung verantwortlich, bestimmen jedoch den Verlauf und das Maß der subjektiven Beeinträchtigung des Patienten. Diese Tatsache stellt einen verhaltensmedizinischen Ansatz, gleichberechtigt neben medikamentösen Verfahren, in den Vordergrund.

Analyse der Bewältigungsstrategien Eine ausführliche Diagnostik beinhaltet neben der Anamnese zunächst eine sog. Ver-haltensanalyse. Hier werden Schmerzauslöser, evtl. familiäre Häufungen sowie die Reaktionen des Patienten auf der körperlichen, verhaltensmäßigen, emotionalen und gedanklichen Ebene erfragt. Außerdem werden kurzfristige und langfristige Konsequenzen des Schmerzgeschehens erfasst, um Lerneffekte identifizieren zu können. Wichtig ist die Erfassung ungünstiger Gedanken und Bewertungsmuster, da sozial- und entwicklungspsychologische Befunde auf ungünstige Sozialisationsbedingungen bei Migränepatienten hinweisen, die zu krankheitsfördernden Einstellungen und Verhaltensmustern führen können. Bedeutsam sind in diesem Zusammenhang ebenfalls die Identifizierung mangelnder Schmerz- und Stressbewältigungsstrategien sowie die Einschätzung der Bereitschaft zur Kooperation des Patienten.

Geregelter Tagesablauf Die Psychoedukation beinhaltet die Vermittlung eines geregelten Tagesablaufes. Dazu gehören u. a. ein gleichmäßiger Tag-Nacht-Rhythmus, regelmäßige Mahlzeiten sowie ein regelmäßiger Arbeitsphasen-Arbeitspausen-Rhythmus.

Entspannungstraining Das in der Schmerztherapie bewährteste Entspannungsverfahren ist die progressive Muskelrelaxation (PMR) nach Jacobson. Systematisch werden alle Bereiche der Skelettmuskulatur angespannt und wieder entspannt. Auf diese Weise wird eine Sensibilität für Anspannung und Stress erreicht. Diese ist die Voraussetzung für Entspannung als Therapie. Für den Kopfschmerzpatienten kann das Biofeedback eine sinnvolle Ergänzung zur PMR sein.

Migränepass und Kopfschmerzkalender Schmerztagebücher können Verlauf und Erfolg der Behandlung dokumentieren und gegebenenfalls sogar eine frühzeitige Umstellung des Therapieplans ermöglichen (Einzelheiten und Materialien zum Down-load unter: www.schmerzklinik.de).

Medikamentöse Therapie des Migräneanfalles

Attackenkupierung vs. Attackenprophylaxe Die medikamentöse Migränetherapie besteht aus zwei grundsätzlich unterschiedlichen Schritten, aus einer Akuttherapie der aktuellen Attacke sowie aus der prophylaktischen Therapie zur Vorbeugung von weiteren Attacken.

Verschiedene Therapiesituationen In der Akuttherapie der Migräneattacke können verschiedene Situationen hinsichtlich der Interventionsphase und der Attackencharakteristik unterschieden werden:
- allgemeine Maßnahmen,
- Behandlung bei Ankündigungssymptomen einer Migräne,
- Behandlung der leichten Migräneattacke,
- Behandlung der schweren Migräneattacke,
- Notfallbehandlung der Migräne durch den Arzt,
- Maßnahmen, wenn die Migräneattacke länger als drei Tage dauert.

Warnsymptome Besondere Aufmerksamkeit zu Beginn der Behandlung einer jeden Kopfschmerzattacke erfordert die Differentialdiagnose zur Abgrenzung gegen strukturelle Läsionen.

Besondere Vorsicht ist geboten bei:
- einer ersten Kopfschmerzattacke,
- einer Kopfschmerzattacke mit ungewöhnlichen, neuen Begleitsymptomen oder
- einer außergewöhnlich schweren Kopfschmerzattacke!

In diesen Fällen ist unbedingt nach Warnsymptomen symptomatischer Kopfschmerzerkrankungen zu suchen.

Fieber und Schüttelfrost deuten auf eine infektiöse Grundlage. Nackensteifigkeit, Nacken- oder Rückenschmerz sind Indikatoren für Blut oder Eiter im Subarachnoidalraum. Chronische Myalgien, Gelenkschmerzen und Müdigkeit lassen an eine Arteriitis temporalis denken, insbesondere bei Patienten, die das 50. Lebensjahr überschritten haben.

Warnsymptome für einen erhöhten intrakraniellen Druck sind zunehmende Müdigkeit, Gedächtnis- und Konzentrationsverlust, allgemeine Erschöpfbarkeit, Schwindel und Ataxie.

Immer dann, wenn solche Störungen vorliegen, sollten eine besonders eingehende allgemeine und neurologische Untersuchung und ggf. anschließend eine apparative Diagnostik eingeleitet werden. Auch muss der Patient darüber informiert werden, dass bei einer Änderung der Attackenphänomenologie der Arzt aufgesucht werden muss, um die mögliche Entwicklung eines gefährlichen sekundären Kopfschmerzes durch eine neue Untersuchung zu erfassen.

Allgemeine Maßnahmen: Reizabschirmung Nach modernen pathophysiologischen Vorstellungen besteht in der Migräneattacke ein paroxysmales Versagen antinozizeptiver Systeme im zentralen Nervensystem mit Störung der Reizverarbeitung. Entsprechend können sensorische Stimuli jeglicher Art vom endogenen antinozizeptiven System nicht ausreichend hinsichtlich aversiver Komponenten „gefiltert" werden. Sensorische, visuelle und akustische Reize können als unangenehm oder auch schmerzhaft erlebt werden.

Es gehört deshalb zu einer der ersten Maßnahmen in der Behandlung des Migräneanfalls, eine Reizabschirmung und eine Entspannungsinduktion einzuleiten.

Medikamentöse Maßnahmen bei Ankündigungssymptomen

Viele Migränepatienten kennen Ankündigungssymptome einer Migräneattacke. Dazu zählen Stimmungsschwankungen im Sinne von Gereiztheit, Hyperaktivität, erhöhter Appetit insbesondere auf Süßigkeiten, ausgeprägtes Gähnen etc. Ankündigungssymptome zeigen sich bei über einem Drittel der Migränepatienten bis zu 24 h vor dem Beginn der Migräneattacke. Eine hypothalamische Irritation wird als Auslöser angesehen.

Zur Verhinderung des folgenden Attackenbeginns ist die Einnahme von
- 500 mg Acetylsalicylsäure als Brauselösung oder
- 20 mg Metoclopramid per os oder
- 30 mg Domperidon per os oder
- 2,5 mg Naratriptan oder
- 12,5 mg Frovatriptan per os

im Sinne einer Kurzzeitprophylaxe möglich.

Diese Maßnahme kann insbesondere Patienten empfohlen werden, die aufgrund bestimmter Ankündigungssymptome mit großer Wahrscheinlichkeit das Entstehen einer folgenden Migräneattacke voraussagen können. Bei bis zu 30% der Patienten kann dies der Fall sein.

Medikamentöse Behandlung der leichten Migräneattacke

Leichte Migräneattacken lassen sich initial durch einen langsamen Anstieg der Kopfschmerzintensität, ein niedriges Kopfschmerzintensitätsplateau, fehlende oder nur gering ausgeprägte Aurasymptome sowie mäßige Übelkeit und fehlendes Erbrechen von schweren Migräneattacken abgrenzen. Zur Kupierung dieser leichten Migräneattacken hat sich die Kombination eines Antiemetikums mit einem Analgetikum bewährt. Die Tabellen 14.7-.1 und 14.7-.2 geben eine Übersicht über die verschiedenen Optionen.

Bei ersten Anzeichen einer entstehenden Migräneattacke können 20 mg Metoclopramid oral als Tropfen oder rektal als Suppositorium verabreicht werden. Alternativ können 20 mg Domperidon per os oder 50 mg Dimenhydrinat per os eingenommen werden. Domperidon ist aufgrund geringerer Nebenwirkungen bei Kindern vorzuziehen.

Die Gabe von Antiemetika hat sich in der Behandlung der Migräneattacke als sinnvoll erwiesen, da sie einerseits direkt gezielt die Symptome Übelkeit und Erbrechen reduziert, andererseits die Magenmotilität normalisieren kann. Durch Normalisierung der Magenstase während der Migräneattacke wird eine Verbesserung der Absorption anderer therapeutisch wirksamer Substanzen, wie z. B. Analgetika, ermöglicht. Die Resorptionsgeschwindigkeit und das Resorptionsmaximum dieser Medikamente können entsprechend verbessert werden.

Tabelle 14.7-1. Antiemetika in der Migräneakuttherapie

Substanzen	Dosis [mg]		Nebenwirkungen	Kontraindikationen
Metoclopramid (z. B. Paspertin)	10– 20 20 10	oral rektal i.m., i.v.	Unruhezustände, Müdigkeit, extrapyramidal-dyskinetisches Syndrom	Kinder unter 14 Jahren, Hyperkinesen, Epilepsie, Schwangerschaft, Prolaktinom
Domperidon (Motilium)	20– 30	oral	Weniger häufig als bei Metoclopramid	Kinder unter 10 Jahren, sonst s. Metoclopramid
Dimenhydrinat (Vomex)	50–150 100 62,5	oral i.m. i.v.	Sedierung, Mundtrockenheit, Exantheme	Epilepsie, Eklampsie, Frühgeborene, Neugeborene, Behandlung mit Aminoglykosid, Antibiotika, Porphyrie

Tabelle 14.7-2. Analgetika in der Therapie der Migräneattacke

Wirkstoff (Beispiel)	Dosierung [mg]	Nebenwirkungen	Kontraindikationen
Azetylsalizylsäure (z. B. Aspirin)	1000	Magenschmerzen, Gerinnungsstörungen	Ulkus, Asthma, Blutungsneigung, Schwangerschaft Monat 1–3
Paracetamol (z. B. Benuron)	1000	Leberschäden	Leberschäden, Niereninsuffizienz
Ibuprofen (z. B. Dolormin)	400– 600	wie ASS	wie ASS
Naproxen (z. B. Proxen)	500–1000	wie ASS	wie ASS
Diclofenac-Kalium (z. B. Voltaren-K-Migräne)	50	wie ASS	wie ASS
Phenazon (z. B. Migräne-Kranit)	500–1000	Exanthem	Genetisch bedingter Glukose-6-Phosphatdehydrogenase-Mangel, akute intermittierende Porphyrie

In neueren Studien zeigte sich zudem, dass Metoclopramid eine direkte, signifikante Effektivität in der Migränekupierung entwickelt. Wahrscheinlich ist der Angriff an den Dopamin- und Serotoninrezeptoren für diese unmittelbare Wirksamkeit verantwortlich.

Zur optimalen Nutzung dieses Effektes können nach einer Latenz von 15 min
- 1000 mg Acetylsalicylsäure als Brauselösung oder
- 1000 mg Paracetamol als Brauselösung bzw. rektal oder
- 400 mg Ibuprofen als Brauselösung oder
- 50 mg Diclofenac-Kalium als Brauselösung oder
- 1000 mg Phenazon per os

verabreicht werden.

Behandlung der schweren Migräneattacke

Eine schwere Migräneattacke ist immer dann anzunehmen, wenn das zunächst eingesetzte Behandlungsschema für leichte Migräneattacken sich als nicht ausreichend wirksam erweist. Schwere Migräneattacken liegen aber auch dann vor, wenn sehr stark ausgeprägte, einzelne neurologische Begleitstörungen der Migräne, im Sinne von Aurasymptomen oder eine Kombination von mehreren Aurasymptomen, auftreten. Unter dieser Voraussetzung werden spezifische Migränemittel eingesetzt.

Dazu zählten die früher verwendeten Ergotalkaloide, die jedoch heute als veraltet angesehen werden können. Als Ersatz für diese Ergotalkaloide stehen heute eine Reihe verschiedener so genannter Triptane zur Verfügung. Spezifische Migränemittel bedürfen der ärztlichen Verordnung. Der Einsatz dieser Medikamente muss aus verschiedenen Gründen besonders überlegt und bewusst erfolgen. Einen Überblick über die verschiedenen Optionen der Migränetherapie gibt Tabelle 14.7-3.

Triptane Nach der heute gültigen Vorstellung blockieren Triptane durch einen selektiven präsynaptischen 5-HT1D-rezeptoragonistischen Wirkungsangriff, die Freisetzung von vasoaktiven Neuropeptiden im Bereich der perivaskulären trigeminalen Axone der Dura mater. Die Entzündungsmediatoren CGRP, Substanz P, Neurokinin A und VIP werden freigesetzt, wenn die trigeminovaskuläre Aktivität während der Initialphase der Migräneattacke pathologisch erhöht ist. Die Folge der Freisetzung dieser Neuropeptide ist die Induktion einer neurogenen Entzündung, die sich durch eine Gefäßwandquellung, durch eine Störung der Bluthirnschranke im Bereich des entzündeten Gefäßes und Plasmaextravasation charakterisiert. Sowohl bei tierexperimenteller Auslösung einer neurogenen Entzündung als auch während des klinischen Migräneattackenverlaufes ist eine erhöhte Konzentration von CGRP im kranialen Gefäßsystem zu beobachten. Zudem geht die erfolgreiche Behandlung von Migräneattacken mit einer signifikanten Reduktion des CGRP-Spiegels einher. Da zusätzlich auch die für Übelkeit und Erbrechen verantwortlichen Projektionen zum Nucleus tractus solitarius gehemmt werden, ist die zusätzliche Gabe von Antiemetika in der Regel nicht erforderlich.

Die hohe Effektivität der Triptane in der Praxis erklärt sich durch ihre Fähigkeit, für die Pathophysiologie der Migräne relevante Mechanismen spezifisch zu beeinflussen. Gleichzeitig wird

Tabelle 14.7-3. Medikamentöse Therapie der Migräneattacke in Abhängigkeit von verschiedenen Merkmalen des Attackenverlaufs

Auswahl bei	Wirkstoff	Darreichungsform	Name
Erbrechen, soll sehr schnell wirken	Sumatriptan 6 mg s.c.	Fertigspritze	Imigran
Erbrechen, soll schnell wirken	Sumatriptan nasal 20 mg	Nasenspray	
Erbrechen, Verträglichkeit erwünscht	Sumatriptan nasal 10 mg	Nasenspray	
Erbrechen, Verträglichkeit erwünscht	Sumatriptan Supp 25 mg	Zäpfchen	
Sehr schwere Anfälle	Sumatriptan 100 mg	Tablette	
Schwere Anfälle	Sumatriptan 50 mg	Tablette	
Schwere Anfälle	Zolmitriptan 2,5 mg	Tablette	Ascotop
Schwere Anfälle	Zolmitriptan 2,5 mg	Schmelztablette	
Sehr schwere Anfälle, soll schnell wirken	Zolmitriptan 5 mg	Schmelztablette	
Sehr schwere Anfälle, soll schnell wirken	Zolmitriptan 5 mg	Nasenspray	
Lange Anfälle, Verträglichkeit erwünscht	Naramig 2,5 mg	Tablette	Naramig
Soll schnell wirken, sehr schwere Anfälle	Rizatriptan 10 mg	Tablette	Maxalt
Soll schnell wirken, sehr schwere Anfälle	Rizatriptan 10 mg	Schmelztablette	
Soll schnell wirken, lange Anfälle	Almotriptan 12,5 mg	Tablette	Almogran
Soll schnell wirken, sehr schwere Anfälle	Eletriptan 40 mg	Tablette	Relpax
Soll schnell wirken, lange Anfälle	Eletriptan 20 mg	Tablette	
Lange Anfälle, Verträglichkeit erwünscht	Frovatriptan 2,5 mg	Tablette	Allegro

jedoch auch verständlich, warum sie bei anderen Schmerzzuständen – mit Ausnahme des Clusterkopfschmerzes – nicht wirksam sind.

Die entscheidende pharmakodynamische Eigenschaft von Triptanen im Vergleich zu den Ergotalkaloiden besteht darin, dass Sumatriptan hochselektiv an den 5-HT1B-Rezeptor und 5-HT1D-Rezeptor bindet. Zwar haben in Radioligandenbindungsstudien sowohl Triptane als auch die Ergotalkaloide eine hohe Affinität für den 5-HT1D-Rezeptor. Während die Ergotalkaloide jedoch auch Affinität zu vielen anderen Rezeptoren aufweisen, binden Triptane hochselektiv im Wesentlichen nur an den 5-HT-1D-Rezeptor. Durch diese spezifische 5-HT1D-Rezeptoragonistische Wirksamkeit sind Triptane in der Lage, selektiv verschiedene neuronale und vaskuläre Effekte zu bewirken, ohne andere Körperfunktionen zu beeinträchtigen. Besonders prägnante neuronale Wirkungen der Triptane sind:
- die Blockierung der Freisetzung von vasoaktiven Entzündungsmediatoren,
- damit die Blockierung der neurogenen Entzündung an zerebralen Gefäßen sowie
- die Hemmung der trigeminovaskulären Aktivität.

Bedeutsame vaskuläre Effekte lassen sich als Vasokonstriktion von großen zerebralen Widerstandsgefäßen und Konstriktion von arteriovenösen Anastomosen beobachten.

Kontraindikationen Die durch den 5-HT-Rezeptor vermittelte vasoaktive Potenz der Triptane betrifft vornehmlich das intrakranielle extrazerebrale Gefäßbett. In geringem Maße zeigt sich jedoch auch eine Vasokonstriktion in peripheren und koronaren Gefäßen. Das Vorliegen von koronaren, zerebralen oder peripheren Gefäßerkrankungen gilt daher, ebenso wie eine unzureichend behandelte Hypertonie, als Kontraindikation. Darüber hinaus sollte die Anwendung nicht in der Schwangerschaft und Stillzeit erfolgen. Aufgrund potentiell gefährlicher Wechselwirkungen sollte keine gleichzeitige Einnahme von Triptanen mit Ergotalkaloiden (einschließlich Methysergid) erfolgen. Anwendungsbeschränkungen sind bei Patienten unter 18 bzw. über 65 Jahre zu sehen sowie beim Vorliegen einer Basilarismigräne oder familiären hemiplegischen Migräne.

Nebenwirkungen Die Mehrzahl der Patienten berichtet über keinerlei Nebenwirkungen nach der Einnahme von Triptanen. Treten doch Nebenwirkungen auf, so handelt es sich häufig um Kribbelmissempfindungen im Kopfbereich oder in den Extremitäten, ein Wärmegefühl, ein Druck- oder Engegefühl besonders im Hals- und Brustbereich oder um ein Gefühl von Schwäche oder Schwere in den Extremitäten. In der überwiegenden Zahl der Fälle sind die Nebenwirkungen mild ausgeprägt und nur von kurzer Dauer. Sind die Patienten über die möglichen Nebenwirkungen informiert, kann eine unnötige Beunruhigung und die daraus resultierende Angst vermieden werden. Im Vergleich zu Sumatriptan s.c. treten die beschriebenen Nebenwirkungen bei den neueren Triptanen in deutlich geringerer Häufigkeit auf. Allerdings besitzt Sumatriptan s.c auch die größte Wirksamkeit und den schnellsten Wirkungseintritt. In Vordergrund stehende Nebenwirkungen bei den neueren Triptanen sind häufiger – wahrscheinlich aufgrund der besseren Passage der Blut-Hirn-Schranke – eher Müdigkeit, Abgeschlagenheit und Schwindel. Tachykardie oder ein passagerer Blutdruckanstieg sind hingegen sehr selten.

Wiederkehrkopfschmerzen Etwa 30% der Patienten berichten, dass innerhalb von 24 h nach zunächst erfolgreicher Einnahme eines Triptans ein erneutes Auftreten bzw. eine Zunahme der zunächst gelinderten Kopfschmerzen beobachtet werden. Man spricht hier von einem Wiederkehrkopfschmerz. Betroffen sind vornehmlich Patienten mit spontan langen Attacken oder Patienten, bei denen die erste Triptaneinnahme nicht zu einer vollständigen Beschwerdefreiheit geführt hatte. Verantwortlich sind vermutlich die relativ kurze Wirkdauer der Triptane am Rezeptor und ein Wiederaufflammen der neurogenen Entzündung. Eine erneute Einnahme des Triptans ist bei Wiederkehrkopfschmerzen mit großer Wahrscheinlichkeit erneut effektiv, häufig ist jedoch bei rechtzeitiger Einnahme auch der Einsatz von Antiemetika und Analgetika ausreichend. Wiederkehrkopfschmerzen werden nicht nur bei Einsatz von Triptanen beobachtet, sondern können bei jedem Migräneakuttherapeutikum auftreten.

Triptanhöchstdosen Jede Darreichungsform eines Triptans darf innerhalb von 24 h zweimal eingenommen werden, zur primären Behandlung der Migräneattacke und bei eventuellem Auftreten von Wiederkehrkopfschmerzen. Die Einnahme sollte an maximal drei konsekutiven Tagen erfolgen. Bei Einnahme an mehr als drei Tagen liegt definitionsgemäß ein Status migraenosus vor und damit eine häufige, medikamenteninduzierte Komplikation, die es zu vermeiden gilt. In diesem Fall muss eine spezielle Behandlung erfolgen.

Triptane sollten nicht häufiger als an 10 Tagen im Monat zum Einsatz kommen, um der Entstehung medikamenteninduzierter Dauerkopfschmerzen entgegenzutreten. Die Einnahmefrequenz von mehr als 10 Tagen pro Monat ist dabei entscheidend, nicht jedoch die an diesen Tagen erforderliche Dosis. Es ist vorteilhafter, an wenigen Tagen eine maximale Dosis zu geben als die gleiche Dosis auf mehrere Tage zu verteilen.

Nichtansprechen auf ein Triptan und Triptanrotation Das Nichtansprechen auf ein Triptan bedeutet nicht notwendigerweise, dass bei einem Patienten Triptane grundsätzlich ineffektiv sind.

Zunächst sollte die erneute Einnahme des gleichen Triptans in zwei weiteren Attacken erfolgen, da die Raten für die Konsistenz der Wirkung von Triptanen – definiert als Effektivität in 2 von 3 Attacken – bei nur etwa 60–85% liegen. Grund hierfür könnte die zum Teil niedrige Bioverfügbarkeit und die hohe Variation der gastrointestinalen Resorption während einer Migräneattacke sein. In diesem Fall kann die Kombination mit einem Antiemetikum sinnvoll sein.

Sind für ein Triptan verschiedene Dosierungen verfügbar, z. B. Sumatriptan 50 und 100 mg, Rizatriptan 5 und 10 mg, Eletriptan 20 und 40 mg oder Zolmitriptan 2,5 und 5 mg, kann bei fehlender Wirksamkeit, aber guter Verträglichkeit der niedrigen Dosierung, die höhere Dosierung versucht werden.

Als nächster Schritt käme der Wechsel auf ein anderes Triptan in Frage (Triptanrotation). Verschiedene Cross-over-Studien haben gezeigt, dass ein Triptan auch noch wirksam sein kann, wenn im Vorfeld ein anderes Triptan keine ausreichende Wirkung erzielte.

Schließlich sollte auch der Wechsel der Darreichungsform in die Überlegungen mit einbezogen werden. Sumatriptan 6 mg s.c weist die höchste Effektivität aller Triptane überhaupt auf und ist anderen Darreichungsformen des Sumatriptans (oral, nasal, rektal) und anderen Triptanen an Wirkung eindeutig überlegen, es weist jedoch auch die meisten Nebenwirkungen auf.

Einnahmezeitpunkt Im Gegensatz zu Analgetika und Ergotaminen können Triptane auch bei einer schon fortgeschrittenen Migräneattacke effektiv sein. Neue Untersuchungen haben jedoch bestätigt, was für Patienten schon lange selbstverständlich war: Die frühe Einnahme eines Triptans erhöht die Effektivität, beschleunigt den Wirkeintritt und senkt die Wiederkehrkopfschmerzrate. Aus diesem Grund sollte die Einnahme eines Triptans möglichst zu Beginn einer Migräne erfolgen. Behilflich ist dabei die Nutzung der sog. Triptanschwelle.

Kombination von Triptanen mit anderen Substanzen Die Kombination von Triptanen mit anderen Substanzen kann im Einzelfall sinnvoll sein. Dies betrifft die Kombination mit Antiemetika und Prokinetika, z. B. Metoclopramid oder Domperi-don, zur Verbesserung der Resorption oder die Kombination mit langwirksamen nichtsteroidalen Antiphlogistika, z. B. Naproxen, bei regelmäßigen Wiederkehrkopfschmerzen (s. oben). Zur Kombination schnellwirksamer Triptane mit langwirksamen Triptanen liegen noch keine Sicherheitsdaten vor, sodass eine solche Kombination derzeit nicht empfohlen werden kann. Strengstens kontraindiziert ist hingegen die gleichzeitige Einnahme von Triptanen mit Ergotalkaloiden.

Allgemeine Regeln zum Einsatz von Triptanen Patienten sollten nachstehende Regeln für den Einsatz von Triptanen kennen und beachten:
- Frühzeitige Einnahme der Attackenmedikation bei Erreichen von fünf Punkten auf der Triptanschwelle.
- Gesamte Attackenmedikation auf einmal einnehmen – nicht auf mehrere Portionen verteilen.
- Bei unzureichender Wirkung oder bei Wiederauftreten der Kopfschmerzen erneute Einnahme der gesamten Medikation, frühestens 4 h nach Ersteinnahme und maximal zweimal innerhalb von 24 h.
- An 20 Tagen pro Monat sollen keine Medikamente zur Attackenbehandlung eingenommen werden, d. h. maximal an 10 Tagen pro Monat können Migräne- oder Schmerzmittel verwendet werden. Andernfalls besteht die Gefahr, dass die Attackenhäufigkeit zunimmt oder gar Dauerkopfschmerzen entstehen.
- Innerhalb einer einzelnen Migräneattacke sollte nur ein Triptanpräparat eingenommen werden. Sollte dieses nicht wirken, ein Nicht-Triptanpräparat verwenden (ASS, Paracetamol, Ibuprofen etc.).
- Triptane nie mit Ergotaminpräparaten zusammen einnehmen. Auf die Einnahme von ergotaminhaltigen Präparaten generell verzichten.

Maßnahmen bei Notfallkonsultation oder Klinikaufnahme

Hat die Migräneattacke bereits seit einiger Zeit ihr Plateau erreicht oder handelt es sich um eine besonders schwere Migräneattacke, führt die Selbsthilfe des Patienten gewöhnlich nicht zum Erfolg.

Bei Konsultation eines Arztes oder bei Aufnahme in einer Klinik empfiehlt es sich, dass in dieser Situation:
- 10 mg Metoclopramid intravenös und zusätzlich
- 1000 mg Lysinacetylsalicylat langsam (ca. 3 min) intravenös

injiziert werden.

Durch diese Maßnahme können Migräneattacken in aller Regel erfolgreich kupiert werden. Bei Unverträglichkeit von Lysinacetylsalicylat kann ersatzweise auch 1 mg Dihydroergotamin intramuskulär appliziert werden. Es muss dabei jedoch ausgeschlossen werden, dass innerhalb von 24 h zuvor Sumatriptan verabreicht wurde. Die Gabe von 1 mg Dihydroergotamin i.m. ist auch zusätzlich zur intravenösen Gabe von 1000 mg Lysinacetylsalicylat möglich.

Weitere Optionen für die intravenöse Anwendung sind:
- der COX-2-Inhibitor Parecoxib (Dynastat i.v.) in einer Dosierung von 40 mg oder
- Metamizol (Novalgin) in einer Dosierung von 1000 mg.

Unter Beachtung der Kontraindikationen kann auch 6 mg Sumatriptan subkutan appliziert werden, dieses kann jedoch prinzipiell auch durch den Patienten mit einem Autoinjektor eigenständig durchgeführt werden. Sollte Sumatriptan schon durch den Patienten ohne Erfolg eingesetzt worden sein, empfiehlt sich eine zweite Applikation bei dieser Attacke nicht mehr, da eine Wirksamkeitserhöhung durch die Wiederholung nicht zu erwarten ist.

Keinesfalls sollten Serotoninagonisten „ex juvantibus" bei unklarer Diagnose zur Kopfschmerztherapie eingesetzt werden.

Da viele Patienten vor der Arztkonsultation auch schon Ergotalkaloide eingenommen haben und dies eine Kontraindikation für Sumatriptan ist, muss dies vor der Applikation von Sumatriptan sorgfältig ausgeschlossen werden. Auch verbietet sich die Sumatriptaneinnahme, wenn eine sichere Prüfung der Kontraindikationen in der akuten Attackensituation durch die attackenbedingte Behinderung des Patienten nicht möglich ist.

Aus all diesen Gründen empfiehlt sich als Therapie der ersten Wahl bei Konsultation eines Arztes oder bei Aufnahme in einer Klinik die Gabe von 10 mg Metoclopramid und 1000 mg Lysinacetylsalicylat, da kardiovaskuläre Risiken und Wechselwirkungen mit anderen Migräneakutmedikamenten nicht zu erwarten sind.

Man kann die beiden Substanzen in einer Spritze gemeinsam aufziehen. Die i.v.-Injektion erfolgt langsam innerhalb von 3 min. Nicht eingesetzt werden darf Lysinacetylsalicylat bei einer möglichen hämorrhagischen Diathese sowie Magen- und Darmulzera.

Behandlung des Status migraenosus

Dauert die Kopfschmerzphase im Rahmen einer Migräneattacke trotz Behandlung länger als 72 h, wird diese als Status migraenosus bezeichnet. Bevor der Arzt konsultiert wird, sind mindestens 3 Tage mit ausgeprägter Übelkeit, Erbrechen und sehr starker Kopfschmerzintensität durchlebt worden. Die medikamentöse Selbsthilfe, meist mit einer bunten Mischung verschiedenster Substanzen und Kombinationspräparate, erbrachte keinen Erfolg.

Bei einem Status migraenosus sollte zunächst initial eine intravenöse Applikation von:
- 1000 mg Lysinacetylsalicylat in Kombination mit
- 10 mg Metoclopramid

erfolgen. Anschließend wird eine pharmakologisch gestützte Sedierung eingeleitet. Hierzu kann
- Levomepromazin 3-mal 25 mg per os oder
- Diazepam 3-mal 10 mg per os

über 2 Tage mit allmählicher Dosisreduzierung nach Remission des Status verabreicht werden.

Als weiterer Schritt kann die zusätzliche Gabe von antiödematösen und diuresefördernden Pharmaka die Besserung des Status migraenosus beschleunigen. Dazu kann die Applikation von Dexamethason i.v., initial 24 mg mit nachfolgenden Einzeldosen von 6 mg in sechsstündigem Abstand für 3–4 Tage oder aber alternativ die wiederholte intramuskuläre Applikation von jeweils 10 mg Furosemid erfolgen.

Nach der Remission des Status migraenosus ist eine besonders grundlegende Analyse der Migräneanamnese und der bisherigen Behandlung erforderlich. Gewöhnlich zeigen sich dabei eine nicht optimale Migräneprophylaxe und ein inadäquater Gebrauch von Medikamenten zur Kupierung von Migräneattacken. Die Einleitung eines stationären Medikamentenpause und zeitversetzt, einer medikamentösen Prophylaxe der Kopfschmerzerkrankungen, ist zumeist notwendig. Eine eingehende Beratung und auch die Ausschöpfung nichtmedikamentöser Therapieverfahren besitzen darüber hinaus zentralen Stellenwert.

Prophylaxe der Migräne

Indikationen Trotz der Fortschritte in der Migräneakutthera-pie besteht weiterhin die Notwendigkeit zur medikamentösen Prophylaxe. Zum einen gibt es auch weiterhin Patienten, die vom Fortschritt der Triptane nicht profitieren können, weil bei ihnen entweder Kontraindikationen für die Einnahme vorliegen (z. B. eine koronare Herzkrankheit oder eine Basilarismigräne) oder sie zu der Minderheit von Patienten gehören, bei denen Triptane nicht wirksam oder nicht verträglich sind. Zum anderen – und dies ist ein entscheidendes Argument für die Migräneprophylaxe – besteht auch bei Einsatz von Triptanen das Risiko der Entstehung von medikamenteninduzierten Kopfschmerzen.

Als wichtigste Grundregel in der Migräneakuttherapie gilt, dass die Einnahme von Kopfschmerzakutmedikation (Triptane wie Analgetika) maximal an zehn Tagen pro Monat erfolgen sollte, in anderen Worten: an 20 Tagen pro Monat sollte keine Migräneakutmedikation verwendet werden. Bestehen Migräne-

14.7 Primäre Kopfschmerzsyndrome

Tabelle 14.7-4. Indikationen und Ziele der medikamentösen Migräneprophylaxe

Indikation		Ziel
Primär	Mehr als 7 Migränetage pro Monat	Reduktion der Migränetage pro Monat um 50%
Sekundär	Regelmäßiges Auftreten eines Status migraenosus	Verkürzung der einzelnen Attacken auf unter 72 h
	Unzureichende Behandlungsmöglichkeiten für die akute Migräneattacke	Abschwächung der einzelnen Attacke, damit sie einer Akuttherapie zugänglich wird
	Regelmäßiges Auftreten von sehr belastenden Auren (Basilarismigräne, prolongierte Auren, familiäre hemiplegische Migräne)	Reduktion der Migräneattackenzahl und damit auch der Auren
	Einmaliger migränöser Hirninfarkt	Sekundärprophylaxe eines migränösen Hirninfarktes

beschwerden an einem 11., 12. oder 13. Tag im Monat, muss der Patient diese Beschwerden ohne Akutmedikation durchstehen, will er nicht das Risiko der Entstehung von medikamenteninduzierten Kopfschmerzen eingehen.

Tabelle 14.7-.4 listet die Indikationen und Ziele der medikamentösen Migräneprophylaxe auf.

Auswahl der Migräneprophylaktika Bisher steht keine Substanz zur Verfügung, die zuverlässig das Auftreten von Migräneattacken verhindern kann. Die Wirksamkeitsparameter tragen dieser Tatsache Rechnung.

Der gebräuchlichste Parameter ist daher nicht – wie nahe liegend – das Erreichen von Attackenfreiheit, sondern lediglich eine Attackenreduktion um 50%. Auch dieser Zielwert wird bei den effektivsten Substanzen im optimalen Fall bei nur ca. 60% der Studienteilnehmer erreicht. Kontrollierte Studien in der Migräneprophylaxe sind notwendigerweise komplex. Es sind zum einen zwangsläufig Langzeitstudien, die sowohl für den Patienten, der kontinuierlich Tagebuch führen muss, als auch für den Untersuchenden aufwendig sind. Aufgrund der relativ geringen – meist eher schlechten – Wirksamkeit sind Studienabbrüche häufig und ausreichende Fallzahlen schwer erreichbar.

Ein Ranking der verschiedenen Migräneprophylaktika ist damit gezwungenermaßen in einem beträchtlichen Maße subjektiv, womit die Unterschiede auch in nationalen und inter-nationalen Therapieempfehlungen zu erklären sind.

Die Auswahl der Prophylaktika orientiert sich im Einzelfall heute nicht mehr an einem hierarchischem Stufenschema, sondern vielmehr an der Lebenssituation der Patienten, einer eventuell vorhandenen Komorbidität und am individuellen Migränephänotyp (Tabellen 14.7-.5 und 14.7-.6).

14.7.2 Kopfschmerz vom Spannungstyp

Definition

Sporadischer episodischer Kopfschmerz vom Spannungstyp Wiederkehrende Kopfschmerzepisoden mit einer Dauer von Minuten bis Tagen. Der Schmerz ist typischerweise von drückender, beengender Qualität. Er erreicht eine leichte bis mäßige Intensität, ist beidseits lokalisiert und verstärkt sich nicht

Tabelle 14.7-5. Bevorzugte Medikamentenauswahl in der Migräneprophylaxe in Abhängigkeit von der individuellen Patientensituation

Begleitmerkmale	Bevorzugte Auswahl
Migräne + Bluthochdruck	Betarezeptoren-Blocker, Lisinopril
Migräne + Herzinsuffizienz	Lisinopril
Migräne + Stress	Betarezeptoren-Blocker, Trizyklische Antidepressiva
Migräne + Depression	Trizyklische Antidepressiva
Migräne + Schlaflosigkeit	Trizyklische Antidepressiva
Migräne + Kopfschmerz vom Spannungstyp	Trizyklische Antidepressiva
Migräne + Untergewicht	Trizyklische Antidepressiva, Pizotifen, Flunarizin
Migräne + Übergewicht	Lisinopril, Topiramat
Migräne + Epilepsie	Valproinsäure, Topiramat
Migräne + Überempfindlichkeit für Nebenwirkungen	Extr. Rad. Petasitis spissum (Pestwurz), Cyclandelat, Magnesium
Migräne + Schlaganfall	Azetylsalizylsäure
Migräne + Wadenkrämpfe	Magnesium
Migräne + Obstipation	Magnesium
Migräne + kraniozervikale Dystonie	Botulinumtoxin A

Tabelle 14.7-6. Zu vermeidende Medikamentenauswahl in der Migräneprophylaxe in Abhängigkeit von der individuellen Patientensituation

Begleitmerkmale	Vermeiden
Migräne + Epilepsie	Trizyklische Antidepressiva
Migräne + Depression	Betarezeptorenblocker, Flunarizin
Migräne + hohes Alter/Herzerkrankungen	Trizyklische Antidepressiva
Migräne + Übergewicht	Trizyklische Antidepressiva, Pizotifen, Flunarizin
Migräne + Asthma	Betarezeptorenblocker, Topiramat
Migräne + Leistungssport	Betarezeptorenblocker
Migräne + Psoriasis	Betarezeptorenblocker
Migräne + hohe Konzentration und Denkleistung	Trizyklische Antidepressiva, Betarezeptorenblocker
Migräne + Lebererkrankung	Valproinsäure

durch körperliche Routineaktivitäten. Es besteht keine begleitende Übelkeit. Photophobie oder Phonophobie, nicht jedoch beides, können vorhanden sein. Die Kopfschmerzhäufigkeit beträgt <12 Tage/Jahr.

Gehäuft episodischer Kopfschmerz vom Spannungstyp
Kriterien wie oben, Zahl der Kopfschmerztage =12 und <180/Jahr für wenigstens 3 Monate.

Chronischer Kopfschmerz vom Spannungstyp
Kriterien wie oben, Zahl der Kopfschmerztage =15 Tage/Monat oder mehr, für wenigstens 3 Monate.

Klassifikation des Kopfschmerzes vom Spannungstyp
2 Kopfschmerz vom Spannungstyp
  2.1 Sporadischer, episodischer Kopfschmerz vom Spannungstyp
    2.1.1 Assoziiert mit perikranialer Schmerzempfindlichkeit
    2.1.2 Nicht assoziiert mit perikranialer Schmerzempfindlichkeit
  2.2 Gehäufter, episodischer Kopfschmerz vom Spannungstyp
    2.2.1 Assoziiert mit perikranialer Schmerzempfindlichkeit
    2.2.2 Nicht assoziiert mit perikranialer Schmerzempfindlichkeit
  2.3 Chronischer Kopfschmerz vom Spannungstyp
    2.3.1 Assoziiert mit perikranialer Schmerzempfindlichkeit
    2.3.2 Nicht assoziiert mit perikranialer Schmerzempfindlichkeit
  2.4 Wahrscheinlicher Kopfschmerz vom Spannungstyp

Therapie

Entscheidungswege Es muss unterschieden werden zwischen der Behandlung des chronischen und des episodischen Kopfschmerzes vom Spannungstyp. Für beide Verlaufsformen gilt, dass auf Akutschmerzmittel möglichst verzichtet wird und zunächst immer nichtmedikamentöse Maßnahmen eingeleitet werden sollten.

Dazu gehört ein genaues Verständnis über die Mechanismen des Kopfschmerzes. Im Hinblick auf die mannigfaltigen Einflussfaktoren auf den Kopfschmerz vom Spannungstyp, muss ein sehr individuelles Beratungsgespräch mit dem Arzt erfolgen, um solche Faktoren herauszuarbeiten. Die Diskussionen müssen die Themenkreise
- der bisherigen Medikation,
- der bisherigen nichtmedikamentösen Behandlungsverfahren,
- möglicher psychischer Einflussfaktoren und
- möglicher Begleitfaktoren, wie z. B. Schlafschwierigkeiten oder emotionale Störungen,

betreffen. Prinzipiell mögliche Behandlungsverfahren bei Kopfschmerz vom Spannungstyp sind in der folgenden Übersicht aufgelistet.

Therapie des Kopfschmerzes vom Spannungstyp
Episodischer Kopfschmerz vom Spannungstyp
- Ausschaltung ursächlicher Faktoren, z. B.
  - Psychische Störungen
  - Muskulärer Stress
  - Fehlfunktion des Kauapparates etc.
- Nichtmedikamentöse Therapie
  - Entspannungsübungen
  - Ausgleichsgymnastik
  - Sport
  - Biofeedback
  - Wärmeanwendungen
  - Massagen
- Medikamentöse Verfahren
  - Pfefferminzöl in äthanol. Lösung
  - Acetysalicylsäure 500–1000 mg
  - Paracetamol 500–1000 mg
  - Ibuprofen 200–400 mg

Chronischer Kopfschmerz vom Spannungstyp
- Ausschaltung ursächlicher Faktoren, z. B.
  - Psychische Störungen
  - Muskulärer Stress
  - Fehlfunktion des Kauapparates etc.
- Nichtmedikamentöse Therapie
  - Entspannungsübungen
  - Ausgleichsgymnastik
  - Biofeedback
  - Wärmeanwendungen
  - Massagen
- Medikamentöse Verfahren (keine regelmäßige Einnahme von Schmerzmitteln!). Zur Linderung:
  - Pfefferminzöl in äthanol. Lösung
  Zur kontinuierlichen Therapie geeignet:
  - Amitryptilin 50–100 mg
  - Doxepin 50–100 mg
  - Imipramin 50–100 mg
  - Botulinumtoxin bei kraniozervikaler Dystonie und oromandibulärer Dysfunktion
- Unwirksam oder gefährlich
  - Ergotamin, Kodeine, Benzodiazepine
  - Schmerzmittel
  - Koffein
  - Betablocker, Neuroleptika

Medikamenteninduzierte Kopfschmerzen Im Falle eines medikamenteninduzierten Dauerkopfschmerzes kann **keine** Therapie erfolgreich sein, wenn eine Medikamentenpause nicht konsequent durchgeführt wird. Eine effektive Therapie des episodischen Kopfschmerzes vom Spannungstyp kann bereits durch nichtmedikamentöse Maßnahmen gewährleistet werden. Bei schwierigen Kopfschmerzproblemen, die einer erfolgreichen Selbstbehandlung nicht unterzogen werden konnten, muss eine ausführliche Beratung über die möglichen Therapiemaßnahmen erfolgen.

Als generelle Regel gilt, dass bei einem chronischen Kopfschmerz vom Spannungstyp eine Dauermedikation mit herkömmlichen Schmerzmitteln unter allen Umständen vermieden werden muss. Aus diesem Grunde haben nichtmedikamentöse Therapieverfahren herausragenden Stellenwert.

Beim episodischen Kopfschmerz vom Spannungstyp hingegen, ist eine Schmerzmitteleinnahme vertretbar, solange diese nicht an mehr als 10 Tagen pro Monat durchgeführt wird.

Viele der Betroffenen betreiben einen Medikamentenfehlgebrauch, weshalb es erforderlich ist, dass vor Aufnahme aufwendiger und insbesondere teurer Therapiemaßnahmen der Medikamentenkonsum kontrolliert wird.

Aus diesem Grunde muss eine konsequente Analgetikapause mit ärztlicher Unterstützung durchgeführt und anschließend eine Einnahme von Akutmedikation an maximal 10 Tagen pro Monat realisiert werden. Alternativ zur Akutmedikation bei hartnäckigen Dauerkopfschmerzen können eingesetzt werden:
- Entspannungsübungen,
- 10%iges Pfefferminzöl in äthanolischer Lösung,
- lokale Anwendung der transkutanen elektrischen Nervenstimulation (sog. TENS),
- Wärme- oder Kälteanwendungen,
- mimische Gesichtsübungen sowie
- Selbstmassagen.

Verhaltensmedizinische Maßnahmen Zu den gängigen Verhaltensmedizinischen Maßnahmen zählen progressive Muskelrelaxation nach Jacobson, Biofeedback, Stressbewältigungstrainings, Angst- und Depressionsbehandlung (Einzelheiten s. Kap. Verhaltensmedizin).

Medikamentöse Therapie des chronischen Kopfschmerzes vom Spannungstyp

Indikationsstellung Bei sehr häufig oder gar täglich auftretendem Kopfschmerz vom Spannungstyp sollte unter allen Umständen die kontinuierliche Einnahme von Schmerzmitteln vermieden werden, da es dadurch mit größter Wahrscheinlichkeit zu einer Verschlechterung des Kopfschmerzleidens mit häufigeren Attacken und stärkeren Kopfschmerzintensitäten kommt.

Deshalb sind gerade beim chronischen Kopfschmerz vom Spannungstyp nichtmedikamentöse Maßnahmen primär einzusetzen. Neben den nichtmedikamentösen Maßnahmen kann auch eine medikamentöse Therapie bei chronischem Kopfschmerz vom Spannungstyp wirkungsvoll sein. Eine solche Behandlung ist immer dann zu überlegen, wenn der Kopfschmerz vom Spannungstyp an mindestens 15 Tagen pro Monat besteht, also ein chronischer Kopfschmerz vom Spannungstyp vorliegt. Auch bei Überschreiten der maximalen Einnahmehäufigkeit von Akutmedikation mit einer größeren Einnahmefrequenz als 10 Tagen pro Monat ist die Indikation für eine kontinuierliche medikamentöse Therapie gegeben.

Die wissenschaftliche Datenlage zur medikamentösen Therapie beim chronischen Kopfschmerz vom Spannungstyp ist weit weniger umfangreich als die wissenschaftlichen Untersuchungen zur medikamentösen Prophylaxe der Migräne. Eine Reihe von verschiedenen Substanzgruppen wurden beim chronischen Kopfschmerz vom Spannungstyp untersucht, insbesondere:
- trizyklische Antidepressiva,
- nichtsteroidale Antirheumatika,
- Muskelrelaxanzien und
- Neuroleptika.

Nichtselektive 5-HT-Reuptake-Hemmer Als prophylaktische Medikation der **ersten Wahl** bei chronischem Kopfschmerz vom Spannungstyp werden die trizyklischen Antidepressiva, aufgrund des 5-HT-Reuptake-hemmenden Mechanismus, angesehen. Bei der Auswahl der Medikamente geht man in der Reihenfolge:
- Amitriptylin,
- Doxepin,
- Imipramin,
- Nortriptylin und
- Desipramin

vor. Die Reihenfolge ergibt sich aufgrund der verfügbaren Studien. Amitriptylin ist das weltweit am häufigsten eingesetzte und zudem am besten untersuchte Medikament in der Prophylaxe des chronischen Kopfschmerzes vom Spannungstyp. Therapieempfehlungen raten allgemein von der täglichen Einnahme von Analgetika bei chronischem Kopfschmerz vom Spannungstyp zur Kopfschmerzkupierung wegen der Nebenwirkungen ab, insbesondere wegen der Gefahr der weiteren Chronifizierung und Potenzierung des Kopfschmerzleidens.

Zusammenfassend zeigen die Ergebnisse, dass Amitriptylin die klinische Ausprägung von chronischem Kopfschmerz vom Spannungstyp signifikant reduzieren kann, auch wenn das Kopfschmerzleiden schon seit langem besteht und viele vergebliche Therapieversuche durchgeführt worden sind. Die klinische Wirkung wird wahrscheinlich durch **sensorische** und nicht durch muskuläre Mechanismen bedingt.

Selektive 5-HT-Reuptake-Hemmer Anfang der 90er-Jahre wurden modernere, selektiv wirkende, nichttrizyklische Antidepressiva eingeführt. Diese haben eine besondere Wirkung auf Serotonin-Subrezeptoren. Verfügbar sind Fluoxetin, Fluvoxamin, Trazodon und Ketanserin. Fluoxetin und Fluvoxamin haben eine hohe selektive Wirkung für das serotoninerge System, insbesondere aber für den 5-HT_2-Rezeptor. Trazodon wirkt dagegen α-adrenolytisch und zeigt agonistische Wirkungen an Serotonin- und Histaminrezeptoren. Ketanserin ist ein selektiver 5-HT_2-Antagonist. Allerdings zeigen klinische Untersuchungen, in denen diese selektiven Serotonin-Wiederaufnahmehemmer eingesetzt wurden, keine überzeugende Wirkung in der Prophylaxe des Kopfschmerzes vom Spannungstyp. Trotz Einführung dieser modernen Antidepressiva gilt nach wie vor **Amitriptylin** als Medikament der ersten Wahl. Studien, die eine Überlegenheit der selektiven Antidepressiva gegenüber den trizyklischen Antidepressiva belegen, sind derzeit nicht bekannt.

Botulinumtoxin Bei oromandibulärer Dysfunktion und muskulärem Stress, z. B. bei kraniozervikaler Dystonie, Massetterspasmus, Bruxis etc., kann Botulinumtoxin-A eingesetzt werden.

14.7.3 Clusterkopfschmerz

Definition
Der Clusterkopfschmerz ist durch schwere, einseitige orbitale, supraorbitale und/oder temporale Schmerzattacken von etwa 30–180 min Dauer gekennzeichnet. Die Attacken treten mit einer Häufigkeit von einer Attacke jeden zweiten Tag bis zu fünf Attacken

pro Tag auf. Die Schmerzen werden ipsilateral durch mindestens eines der folgenden Symptome begleitet:
- konjunktivale Injektion,
- Lakrimation,
- Kongestion der Nase,
- Rhinorrhö,
- vermehrtes Schwitzen im Bereich von Stirn und Gesicht,
- Miosis,
- Ptosis oder
- Lidödem.

Die Attacken treten periodisch gehäuft auf; man spricht von einem Cluster. Zwischengeschaltet sind Remissionszeiten unterschiedlicher Dauer.

Der **episodische Clusterkopfschmerz** tritt in Perioden von 7 Tagen bis zu einem Jahr Länge auf. Remissionsphasen von mindestens 1 Monat Dauer sind zwischengeschaltet. Bei einem chronischen Clusterkopfschmerz treten die Attacken über einen Zeitraum von mehr als einem Jahr ohne Remission bzw. mit Remissionsphasen von weniger als 1 Monat Dauer auf. Bei etwa 10–15% der Patienten ist der Verlauf chronisch. In einer großen Serie von Nachuntersuchungen konnte gezeigt werden, dass 13% der Patienten lediglich eine einzige Periode durchlaufen.

Klinik

Periodizität Namensgebendes Charakteristikum des Clusterkopfschmerzes ist das periodisch dicht gehäufte Auftreten der Kopfschmerzattacken („cluster", engl. Haufen). Diese Perioden mit Kopfschmerzattacken werden von Phasen mit kompletter Kopfschmerzfreiheit unterbrochen.

Beim episodischen Clusterkopfschmerz erstrecken sich die Clusterperioden über eine Woche bis zu höchstens einem Jahr, im Mittel halten sie zwischen ein und zwei Monaten an. In der Regel treten pro 24 Monate ein bis zwei Clusterphasen auf. Verschiedene Beobachtungen deuten darauf hin, dass auch eine jahreszeitliche Bindung der Clusterphasen besteht, wobei eine jahreszeitliche Häufung mit besonderem Auftreten von Clusterperioden im Februar und im Juni angenommen wird. Eigene Beobachtungen lassen vermuten, dass diese jahreszeitliche Häufung weniger zeitlich gebunden ist, sondern Clusterperioden immer dann mit hoher Wahrscheinlichkeit ausbrechen, wenn Infekte der Atemwege in den Übergangszeiten allgemein besonders häufig sind. Entzündliche Prozesse im Bereich der Nase und der Nasennebenhöhlen scheinen als aggravierende Faktoren für Clusterattacken zu wirken und können möglicherweise eine Entzündung im Sinus cavernosus begünstigen.

Die schmerzfreien Remissionsphasen betragen definitionsgemäß mindestens 14 Tage. Die mittlere Dauer der Remissionsphasen liegt zwischen sechs Monaten und zwei Jahren. Bei einigen Patienten lassen sich konstante Muster dieser Remissionsphasen beobachten. Jedoch gibt es bei anderen Patienten ganz unterschiedliche Phasenlängen. In Ausnahmefällen lassen sich Remissionsphasen beobachten, die länger als 20 Jahre dauern.

Halten Clusterperioden über einen Zeitraum von mehr als einem Jahr an, ohne dass es zu einer kopfschmerzfreien Remissionsphase von mindestens 14 Tagen Länge gekommen ist, spricht man von einem **chronischen Clusterkopfschmerz**.

Es ist möglich, dass ein chronischer Clusterkopfschmerz bereits von Beginn an diesen nicht durch freie Intervalle getrennten Verlauf zeigt. Früher sprach man in solchen Fällen vom so genannten chronischen Clusterkopfschmerz von Beginn an, ohne Remission. Bestand zunächst ein episodischer Clusterkopfschmerz mit kopfschmerzfreien Intervallen, der dann im späteren Zeitverlauf in einen chronischen Clusterkopfschmerz übergeht, sprach man von einem chronischen Clusterkopfschmerz nach primär episodischem Verlauf. Bis die Periodizität der Clusterattacken nach 12 Monaten prägnant wird, wird nach der neuen internationalen Kopfschmerzklassifikation im ersten Jahr nur die Diagnose „3.1. Clusterkopfschmerz" gestellt, die Differenzierung in „episodisch" oder „chronisch" kann dann erst nach einem Jahr erfolgen. Siehe nachfolgende Übersicht der „International Headache Society":

Klassifikation der Clusterkopfschmerzen und anderer trigeminoautonomer Kopfschmerzerkrankungen
3.1 Clusterkopfschmerz
    3.1.1 Episodischer Clusterkopfschmerz
    3.1.2 Chronischer Clusterkopfschmerz
3.2 Paroxysmale Hemikranie
    3.2.1 Episodische paroxysmale Hemikranie
    3.2.2 Chronische paroxysmale Hemikranie
3.3 „Short-lasting unilateral neuralgiform headache with con-junctival injection and tearing (SUNCT)"
3.4 Hemicrania continua
3.5 Wahrscheinliche trigeminoautonome Kopfschmerzerkrankung

Dauer – Zeitliches Verhalten der Attacken Clusterattacken haben eine spontane Dauer von 30–180 min. Im Mittel findet sich eine Attackendauer von 30–45 min. Die Attackendauer ist zu Beginn einer Clusterepisode und zum Ende der Clusterepisode kürzer als in der Mitte der Clusterepisode. Der schnelle Aufbau der Schmerzattacke zeigt sich in der Tatsache, dass bei fast allen Patienten der Gipfel der Schmerzintensität bereits nach 10 min erreicht ist. Dieses Plateau wird für ca. 30 min eingehalten, anschließend klingt die Attacke ab.

Die Attackenfrequenz variiert zwischen einer Attacke jeden zweiten Tag und bis zu 5 Attacken pro Tag. Die mittlere Attackenfrequenz während der Clusterphase beträgt zwei Attacken pro Tag. Mehr als 3–4 Attacken pro Tag sind selten.

Bei den meisten Patienten zeigt sich eine typische tageszeitliche Bindung des Auftretens der Clusterattacken. Am häufigsten sind die Attacken nachts zwischen 1 und 2 Uhr zu beobachten, ein zweiter Gipfel tritt nachmittags zwischen 13 und 15 Uhr auf und ein dritter um 21 Uhr am Abend. Eindeutig überwiegt aber das nächtliche Auftreten zwischen 1 Uhr und 3 Uhr. Bei über 50% der Patienten wachen die Patienten mit Attacken aus dem Schlaf heraus auf.

Schmerzcharakteristika Bei fast allen Patienten besteht ein streng seitenkonstantes Auftreten der Clusterattacken. Clusterkopfschmerzen tretten praktisch immer auf derselben Seite auf und *nie* simultan beidseitig.

Nur in extrem seltenen Ausnahmen zeigt sich ein Wechsel des Auftretens von der einen zur anderen Seite zwischen den verschiedenen Clusterperioden.

Bei über 90% der Patienten beginnt der Schmerz in der Augenregion, entweder hinter dem Auge, über dem Auge oder im frontotemporalen Augenbereich. Der Schmerz kann auch zur Stirn, zum Kiefer, zum Rachen, zum Ohr, zum Hinterhaupt oder in seltenen Fällen auch zum Nacken und zur Schulter ausstrahlen. Der Anstieg der Schmerzintensität ist sehr schnell. Aus dem Wohlbefinden heraus kommt es innerhalb von 10 min zu einem extrem schweren, oft als vernichtend erlebten Schmerz. Die Patienten beschreiben den Schmerz als ein glühendes Messer, das in das Auge gestochen wird, als einen brennenden Dorn, der in die Schläfe gerammt wird.

Begleitstörungen Die Begleitstörungen treten ausschließlich auf der vom Schmerz betroffenen Seite auf. Am häufigsten findet sich mit einer Frequenz von etwa 80% ein Tränenfluss am betroffenen Auge. Konjunktivale Injektion zeigt sich als zweithäufigstes Begleitsymptom mit einer Häufigkeit zwischen 50 und 80%. Ein inkomplettes Horner-Syndrom mit einer leichten ipsilateralen Miosis oder Ptosis kann während der Attacke bei nahezu bis zu 70% der Patienten beobachtet werden, bei län-geren Verläufen kann auch während der Remissionsphase bei einigen Patienten ein inkomplettes Horner-Syndrom weiter bestehen. Bei ca. 60–80% zeigt sich eine nasale Kongestion oder eine Rhinorrhö auf der betroffenen Seite. Gesichtsschwitzen und Gesichtsröten lässt sich ebenfalls auf der betroffenen Seite finden, jedoch tritt diese Störung mit deutlich geringerer Häufigkeit als die vorgenannten Beschwerden auf. Bei einigen wenigen Patienten sind die autonomen Begleitstörungen so gering ausgeprägt, dass die Patienten ihr Auftreten nicht wahrnehmen. Solche geringgradigen autonomen Störungen sind bei weniger als 3–5% der Patienten zu erwarten.

Körperliche Unruhe Der Bewegungsdrang der Patienten während der Attacke ist ein differentialdiagnostisch wichtiges Merkmal des Clusterkopfschmerzes in der Abgrenzung zur Migräne. Im typischen Fall schildern die Patienten, dass sie während der Schmerzattacken ruhelos umher laufen; sie schlagen schmerzgeplagt mit der Faust auf den Tisch oder mit dem Kopf gegen die Wand. Bettruhe wird selten eingehalten.

Auslösefaktoren Eine Reihe von Auslösefaktoren kann während der Clusterperiode die Clusterattacken triggern, während sich die Patienten in der Remissionsphase ohne Konsequenzen den gleichen Bedingungen aussetzen können.

Der bekannteste Auslösefaktor für den Clusterkopfschmerz ist Alkohol. Wichtig ist, dass nicht der Alkohol per se die einzelnen Clusterattacken auslöst, sondern dass es auf die Menge des eingenommenen Alkohols ankommt.

Kleine Mengen von Alkohol können sehr potent und zu-verlässig während der Clusterperiode die Clusterattacken generieren, während größere Mengen von Alkohol teilweise sogar Clusterattacken verhindern können. Eine Reihe weiterer Substanzen können Clusterattacken auslösen. Dazu gehören ins-besondere das Histamin und das Nitroglyzerin. Wenn bei Patienten der Verdacht auf einen Clusterkopfschmerz besteht und die Attackenphänomenologie von den Patienten unklar beschrieben wird, kann aus diagnostischen Gründen eine Einzelattacke mit einer sublingualen Nitroglyzeringabe ausgelöst und dann prospektiv im Beisein des Arztes erfasst werden.

Diagnose

Klinische Analyse In aller Regel können Patienten mit Clusterkopfschmerz sehr detailliert das Auftreten ihrer Attacken beschreiben, weil die Clusterattacken so einschneidende Erlebnisse sind, dass man sie schwer vergisst. Problematisch ist manchmal die Erfassung der Dauer der Clusterkopfschmerzattacke. Wenn zwei, drei oder vier Clusterkopfschmerzattacken auftreten, sind die Patienten unsicher, ob es sich um eine einzelne Attacke handelt, die mit Unterbrechungen 8 h andauert, oder ob es mehrere Attacken sind. In solchen Fällen kann das Führen eines Kopfschmerzkalenders nähere Auskunft geben. Solange die Patienten sich nicht in ärztlicher Behandlung befunden haben, werden sie in aller Regel verschiedenste Analgetika eingenommen haben. Da die Clusterkopfschmerzattacke zumeist nach einer Stunde abklingt, besteht bei den Patienten der Eindruck, dass die Remission durch die Medikamente bedingt wird. Erst durch die lange Zeitdauer von Clusterperioden und aufgrund der neurologischen Begleitstörungen suchen die Patienten dann Hilfe. Zur Diagnosestellung müssen die Charakteristika der Kopfschmerzattacke genau erfragt werden. Dazu zählen in erster Linie die Zeitdauer, die Unilateralität, die Schwere der Attacke, die typischen Begleitsymptome, die Lokalisation im Augenbereich und auch das Verhalten des Patienten während der Attacke.

Objektive diagnostische Tests Da die Patienten häufig neurologische Begleitstörungen wie insbesondere das inkomplette Horner-Syndrom nicht selbst wahrnehmen, empfiehlt es sich, den Patienten zu bitten, während der Attacke in den Spiegel zu schauen, sich fotografieren oder, noch besser, sich mit einer Videokamera filmen zu lassen und das Video beim nächsten Arztbesuch mitzubringen.

Provokationstests Bestehen dennoch Zweifel, ob es sich um einen Clusterkopfschmerz handelt, kann während einer Clusterperiode in der Sprechstunde eine Clusterattacke durch Gabe von sublingualem Nitroglyzerin ausgelöst werden. Für eine erfolgreiche Provokation einer solchen iatrogen ausgelösten Attacke ist es erforderlich, dass innerhalb der letzten 8 h keine Attacke spontan generiert wurde, dass innerhalb der letzten 24 h keine vasokonstriktorischen Substanzen eingenommen wurden und dass keine medikamentöse Prophylaxe betrieben wird.

Nach Gabe von 1 mg Nitroglyzerin sublingual lässt sich in der Regel innerhalb von 30–60 min die Attacke auslösen. Der Test wird als positiv angesehen, wenn die experimentell induzierte Clusterattacke den klinisch spontanen Clusterattacken entspricht. Der Nitroglyzerintest lässt sich nicht sinnvoll einsetzen, wenn sich der Patient gerade in einer Remissionsphase befindet.

Klinische Untersuchungen

Zur Diagnosestellung ist ein regelrechter neurologischer und allgemeiner Untersuchungsbefund erforderlich.

Übliche apparative Zusatzbefunde, wie CCT, MRT, EEG etc., können derzeit keinen spezifischen Beitrag zur Diagnose bringen. Es gibt jedoch Situationen, in denen Zweifel bestehen, ob es sich um ein primäres Kopfschmerzleiden handelt. Solche Zweifel ergeben sich insbesondere dann, wenn folgende Bedingungen vorliegen:

- Erstmaliges Auftreten des Clusterkopfschmerzes bei einem sehr jungen Patienten oder bei einem Patienten über dem 60. Lebensjahr.
- Eine besondere Notwendigkeit einer eingehenden neurologischen Untersuchung mit zusätzlichen bildgebenden Verfahren ist dann gegeben, wenn der Kopfschmerz einen allmählich zunehmenden Verlauf einnimmt oder zusätzliche uncharakteristische Begleitstörungen auftreten, insbesondere Konzentrationsstörungen, Gedächtnisstörungen, Übelkeit, Erbrechen, Bewusstseinsstörungen, Anfälle etc.

In erster Linie wird bei o. g. Voraussetzungen als bildgebendes Verfahren ein Magnetresonanztomogramm des Hirns veranlasst. Besonders sollte auf einen möglichen Hypophysentumor oder eine Raumforderung im Bereich der Schädelbasis geachtet werden. Nasen- und Nasennebenhöhlenprozesse müssen ebenfalls erfasst werden.

Differentialdiagnose

Differentialdiagnostisch wichtig ist die Abgrenzung zur Migräne sowie zu weiteren selteneren primären und sekundären Kopfschmerzsyndromen. Sie werden in Tabelle 14.7-7 zusammengefasst.

Verlauf

Ein charakteristischer Verlauf der Clusterkopfschmerzen kann im Einzelfall nicht angegeben werden. Epidemiologische Langzeitstudien liegen heute nicht vor. Als eine der wenigen sicheren Aussagen kann gelten, dass eine aktive Clusterkopfschmerzproduktion nach dem 75. Lebensjahr so gut wie nie zu beobachten ist. Es lassen sich sowohl Übergänge von einem episodischen in einen chronischen Clusterkopfschmerz beobachten als auch umgekehrt. Der Einfluss einer prophylaktischen Medikation auf den Spontanverlauf ist bis heute nicht exakt bekannt.

80% der Patienten mit einem primär episodischen Clusterkopfschmerz leiden auch nach 10 Jahren noch an einem episodischen Clusterkopfschmerz, während sich bei 12% ein chronischer Clusterkopfschmerz nach primär episodischem Verlauf entwickelt.

Bei über der Hälfte der Patienten, die von einem primär chronischen Clusterkopfschmerz betroffen sind, bleibt diese chro-

Tabelle 14.7-7. Differentialdiagnosen des Clusterkopfschmerzes

Diagnose	Attackendauer	Begleitsymptome	Besonderheiten
Migräne	4–72 h	Übelkeit, Erbrechen, Phono-, Photophobie	Keine feste Seitenlokalisation, Ausbreitungstendenz des Schmerzes
Chronische paroxysmale Hemikranie	15–30 min; mittlere Attackenfrequenz 14 pro Tag	Gleiche neurologische autonome Begleitstörungen wie bei Clusterkopfschmerz	Sicheres Ansprechen auf Indometacin
Trigeminusneuralgie	Sekundenbruchteile bis max. 2 min	Neurologischen Begleitstörungen wie bei Clusterkopfschmerz sind nicht zu beobachten.	Auslösung durch externe Reize, wie z. B. Kauen, Sprechen etc. Ansprechen auf Carbamazepin
SUNCT-Syndrom ("shortlasting unilateral neuralgiform headache attacks with conjunctival injection, tearing, sweating and rhinorrhoea")	Schmerzepisoden von 15–60 s; großen Attackenfrequenz von 5–30 Attacken pro Stunde	Periorbitales Auftreten, Begleitsymptome wie bei Clusterkopfschmerz	Triggerung durch Kaumanöver, kein Ansprechen auf Indometacin oder Carbamazepin
Nasennebenhöhlenprozesse	In aller Regel Dauerschmerz	Neurologische Begleitstörungen, wie bei Clusterkopfschmerz, sind nicht zu beobachten.	Attackenweises Auftreten und Provokation durch Nitroglyzerin oder Alkohol fehlen
Glaukom	Kein zeitliches Auftretensmuster des Clusterkopfschmerzes	Konjunktivale Injektion vorhanden, typische Begleitstörungen wie bei Clusterkopfschmerz fehlen jedoch	Reduzierte Sehfähigkeit (bei Clusterkopfschmerz normal); keine Ptosis, keine Miosis
posttraumatische oder postoperative Kornealäsionen	Kein zeitliches Auftretensmuster des Clusterkopfschmerzes	Konjunktivale Injektion vorhanden, typische Begleitstörungen wie bei Clusterkopfschmerz fehlen jedoch	Anamnese und augenärztlicher Befund; reduzierte Sehfähigkeit (bei Clusterkopfschmerz normal)

nische Verlaufsform auch nach 10 Jahren ohne länger dauernde Remissionsphasen bestehen. Nur bei etwa 10% ist eine länger anhaltende Remissionsphase von mehr als drei Jahren zu erwarten.

Verhaltensmedizinische Maßnahmen

Im Gegensatz zu anderen primären Kopfschmerzerkrankungen wird der Clusterkopfschmerz nur minimal durch psychische Mechanismen beeinflusst. Entspannungsverfahren, Stressbewältigungstechniken und ähnliche Maßnahmen, die eine wichtige Rolle in der Therapie der Migräne und des Kopfschmerzes vom Spannungstyp spielen, können den Clusterkopfschmerzverlauf nicht bedeutsam verändern. Auch der Einsatz alternativer nichtmedikamentöser Therapiemaßnahmen, wie Akupunktur, Biofeedback, Massagen, Manualtherapie, transkutane elektrische Nervenstimulation (TENS) etc., ist beim Clusterkopfschmerz sinnlos und verzögert lediglich die Aufnahme einer effektiven Therapie.

Von entscheidender Wichtigkeit ist die Information des Patienten durch den Arzt. Bis die Diagnose eines Clusterkopfschmerzes gestellt wird, vergeht in aller Regel eine erschreckend lange Zeit. Therapieversuche vor der Diagnose sind meist zum Scheitern verurteilt, da sich die beim Clusterkopfschmerz wirksamen Substanzen und Verhaltensmaßregeln von denen anderer Kopfschmerzerkrankungen unterscheiden. Während dieser langen „Trial-and-error-Phase" ist der Patient seinen verheerenden Schmerzattacken hilflos ausgeliefert. Ein verständlicher Vertrauensverlust gegenüber Ärzten kann die Folge sein und den Patienten in die Resignation treiben.

Im Hinblick auf die mögliche Provokation von Attacken durch Alkohol, vasodilatorische Substanzen wie Nitrate oder Histamin, sollte der Patient angehalten werden, solche Stoffe zu vermeiden. Dazu ist auch eine genaue Medikamentenanamnese erforderlich.

Bei einigen Patienten können Clusterkopfschmerzattacken auch durch Nikotin provoziert werden. Aus diesem Grunde sollten rauchende Patienten veranlasst werden, das Rauchen aufzugeben. Ernährungsfaktoren haben keinen großen Einfluss auf den Clusterkopfschmerzverlauf, weshalb diätetische Maßnahmen bei Clusterkopfschmerzen nicht erfolgversprechend sind.

Anschließend sollte der Patient über die medikamentösen Therapiemöglichkeiten aufgeklärt werden. Ein Therapieschema sowohl zur Attackentherapie als auch zur Prophylaxe sollte individuell erarbeitet und dem Patienten in Form eines Behandlungsplans an die Hand gegeben werden. Der Patient sollte Informationen darüber erhalten, wie lange eine prophylaktische Behandlung durchgeführt wird, zu welchem Zeitpunkt er ein bestimmtes Medikament einnehmen muss und welche Nebenwirkungen zu erwarten sind.

Die Therapie- und Verlaufskontrolle erfolgt mit Hilfe eines Kopfschmerzkalenders, mit dem der Patient die Clusterkopfschmerzattacken dokumentieren sollte.

Auswahl der medikamentösen Therapie

Aufgrund der hohen Attackenhäufigkeit während einer aktiven Clusterperiode ist eine prophylaktische Therapie generell an-gezeigt ist. Die Wahl des Prophylaktikums richtet sich danach, ob ein rascher und zuverlässiger Wirkeintritt gewünscht ist.

Die dafür in Frage kommenden Substanzen können jedoch nur zeitlich begrenzt eingesetzt werden und eignen sich nicht für eine längerfristige Therapie. Hierzu zählen Kortikosteroide und langwirkende Triptane bzw. Ergotamine (s. Übersicht). Sind bei einem Patienten mit einem episodischen Clusterkopfschmerz die aktiven Clusterperioden in der Vergangenheit nur relativ kurz gewesen, d. h. sie haben maximal 4 Wochen angehalten, wäre eine alleinige Prophylaxe mit einer dieser Substanzen kurzfristig jedoch gerechtfertigt.

Schnell wirksame Substanzen für zeitlich befristete Einnahme (ggf. in Kombination mit einer Substanz für langfristige Einnahme)
I. Wahl:
– Prednisolon (Startdosis 100 mg oral, Reduktion um 20 mg in Schritten von 3 Tagen, alternativ zunächst 3 Tage 500–1000 mg i.v.)
II. Wahl:
– Naratriptan (2,5 mg abends bei nächtlichen Attacken, sonst 2-mal 2,5 mg)
– Ergotamintartrat (2 mg abends bei nächtlichen Attacken, sonst 2-mal 1–2 mg)
Cave: keine Kombination mit Triptanen.

Bestehen ein chronischer Clusterkopfschmerz oder Clusterperioden von in der Regel mehr als 4 Wochen Dauer, sollten *zusätzlich* Substanzen eingesetzt werden, die für eine längerfristige oder auch Dauertherapie geeignet sind. Zu dieser Gruppe zählen Verapamil, Lithium, Valproinsäure und früher auch das Methysergid (s. unten). Möglicherweise ebenfalls wirksam sind laut offener Fallserien auch Gabapentin und Topiramat. Der bei diesen Substanzen typische verzögerte Wirkeintritt von etwa 2 Wochen während der Aufdosierungsphase, kann durch die gleichzeitige Gabe eines Kurzzeitprophylaktikums überbrückt werden.

Substanzen für langfristige Einnahme bei chronischem Clusterkopfschmerz (zu Beginn in Kombination mit einer Substanz für zeitlich befristete Einnahme)
I. Wahl
– Verapamil (2-mal 120–240 mg, in Einzelfällen bis 2-mal 480 mg)
II. Wahl
– Lithium (Plasmaspiegel 0,6–1,0 mmol/l)
– Valproinsäure (20 mg/kg Körpergewicht)
III. Wahl
– Topiramat (2-mal 50–100 mg)
Gabapentin (ab 3-mal 300 mg)

Sind bei einem bekannten episodischen Clusterkopfschmerz unter einer Langzeitprophylaxe über einen Zeitraum von 4 Wochen keine Attacken mehr aufgetreten, kann ein schrittweiser Auslassversuch erfolgen.

Medikamente zur Prophylaxe

Ergotamintartrat Als eine prophylaktische Behandlung der ersten Wahl bei episodischem Clusterkopfschmerz kann nach wie vor das Ergotamintartrat angesehen werden.

Mit Ergotamintartrat können Erfolgsraten im Sinne eines Sistierens der aktiven Clusterperiode von über 70% erwartet werden. Wenn die Kontraindikationen dieser vasoaktiven Substanz beachtet werden, sind die Nebenwirkungen häufig bemerkenswert gering.

Ein Teil der Patienten kann initial mit Übelkeit oder Erbrechen reagieren. Wenn dies der Fall ist, kann in den ersten drei Tagen Metoclopramid 3-mal 20 Tropfen zusätzlich verabreicht werden. Die Dosierung des Ergotamintartrats erfolgt oral oder als Suppositorium in einer Menge von 3–4 mg pro Tag, auf 2 Dosen verteilt.

Treten die Clusterattacken ausschließlich nachts auf, kann die Gabe eines Suppositoriums mit 2 mg Ergotamin zur Nacht ausreichend sein. Bei nächtlichen Attacken kann unter stationären Bedingungen die intramuskuläre Injektion von 0,25–0,5 mg Ergotamin beim Schlafengehen das Ausbrechen der nächtlichen Clusterattacke verhindern.

Der Behandlungszeitraum sollte auf maximal vier Wochen festgesetzt werden. Ein Rebound-Effekt ist hier nicht zu erwarten. Tritt nach Abbruch der Ergotamin-Gabe erneut eine aktive Clusterperiode auf, kann die Behandlung weitergeführt werden.

Da bei episodischem Clusterkopfschmerz die Therapie zeitlich begrenzt ist, müssen Langzeitwirkungen der Ergotamin-Einnahme, insbesondere ein Ergotismus, nicht befürchtet werden. Allerdings ist es erforderlich, dass die Einnahmedauer und Dosierung streng limitiert und der Verlauf überwacht wird.

Wird Ergotamintartrat zur Prophylaxe des Clusterkopfschmerzes eingesetzt, darf Sumatriptan nicht zur Attackentherapie angewandt werden.

Eine mögliche Alternative zu Ergotalkaloiden ist der Einsatz von Naratriptan 2-mal 2,5 mg pro Tag. In einer kleinen Serie konnten dabei Verbesserungen bei 7 von 9 Patienten beobachtet werden. Diese Option ist auch als „Add-on-Therapie" zu erwägen, wenn hoch dosierte Gaben von Verapamil den Cluster nicht ausreichend zum Stillstand bringen.

Verapamil Verapamil gehört zur Gruppe der Kalziumantagonisten und eignet sich aufgrund der guten Verträglichkeit vor allem zur Dauertherapie bei chronischem Clusterkopfschmerz. Oft stellt sich aber unter Verapamil kein komplettes Sistieren der aktiven Clusterkopfschmerzphase ein. In einer offenen Studie konnte bei 69% der Patienten eine Verbesserung von über 75% der Clusterkopfschmerzparameter beobachtet werden.

Zur Aufrechterhaltung konstanter Serumspiegel sollten nur retardierte Präparate mit einer Wirkzeit von 12 h eingesetzt werden. Diese Erlauben auch gerade in der Nacht die Aufrechterhaltung ausreichender Serumkonzentration. Die Dosierung beginnt mit 2-mal 120 mg pro Tag (z. B. Isoptin KHK 2-mal 1), eine mittlere Dosis ist 2-mal 240 mg (z. B. Isoptin RR 2-mal 1).

In Abhängigkeit vom Therapieerfolg kann unter stationären Bedingungen in speziellen Zentren bis auf Dosierungen von 1200 mg pro Tag erhöht werden. Aufgrund der guten Verträglichkeit und problemlosen Kombinierbarkeit mit einer Akuttherapie mit Sauerstoff oder mit Sumatriptan, wird Verapamil vielfach als Substanz der 1. Wahl angesehen. Bei höherer Dosierung können Nebenwirkungen in Form von Unterschenkelödemen und allgemeine Schwäche auftreten.

Da Verapamil in der Regel erst nach einer Woche wirksam wird, kann initial für drei Tage eine hochdosierte Kortisonstoßtherapie (z. B. Methylprednisolon 1000 mg i.v.) erfolgen, um ein schnelles Sistieren der Attacken zu erreichen.

Lithium Die klinische Wirkung wurde in einer Reihe offener, unkontrollierter Studien gezeigt. Es können Verbesserungsraten bei bis zu 70% der behandelten Patienten erwartet werden. Es wird angenommen, dass bei chronischem Clusterkopfschmerz eine bessere Wirksamkeit als bei episodischem Clusterkopfschmerz erzielt werden kann. Dabei ist von Interesse, dass nach einer Lithium-Behandlung eine chronische Verlaufsform wieder in eine episodische Verlaufsform mit freien Intervallen zurückgeführt werden kann. Die Wirkungsweise von Lithium in der Therapie des Clusterkopfschmerzes ist noch nicht geklärt. In Vergleichsstudien zwischen Lithium und Verapamil zeigt sich, dass beide Substanzen weitgehend ähnliche Wirksamkeitsraten aufweisen.

Verapamil ist jedoch hinsichtlich der Nebenwirkungen dem Lithium überlegen. Darüber hinaus zeigt sich auch ein schnellerer Wirkungsantritt nach Verapamil-Gabe. Lithium ist als Therapeutikum der 2. Wahl anzusehen. Eine Kombination mit Verapamil ist möglich.

Lithium ist insbesondere aus der Prophylaxe von manisch-depressiven Erkrankungen bekannt. Aufgrund des engen therapeutischen Fensters von Lithium sollte bei der Entscheidung für eine Lithiumtherapie die Einleitung durch einen mit dieser Therapieform erfahrenen Neurologen durchgeführt werden. Während der Therapie sollten auch Serumspiegelkontrollen vorgenommen werden. Der Serumspiegel wird am Morgen nüchtern bestimmt, noch bevor die morgendliche Dosis eingenommen wurde. Ein 12-stündiges Intervall zur letzten Dosis sollte eingehalten werden. Der therapeutische Bereich liegt bei einem Serumspiegel zwischen 0,7 mmol/l und 1 mmol/l. Normalerweise wird eine Dosis von 2-mal 400 mg Lithium benötigt, das entspricht einer Menge von 2-mal 10,8 mmol Lithium. Die Therapieeinleitung erfolgt vom 1.–3. Tag mit täglich einer Tablette zu 400 mg am Morgen. Ab dem 4. Tag erhöht man dann auf täglich zwei Tabletten zu 400 mg.

Methysergid Der Serotonin-Antagonist Methysergid gehört zu den wirksamen prophylaktischen Medikamenten in der Therapie des episodischen Clusterkopfschmerzes. Während Methysergid bei der Migräne häufig sehr zurückhaltend eingesetzt wird, da die Langzeitanwendung mit der Gefahr einer mög-

retroperitonealen Fibrose verbunden sein kann, ist diese Problematik beim episodischen Clusterkopfschmerz wegen des zeitlich begrenzten Einsatzes weniger von Bedeutung. Ein Erfolg kann bei ungefähr 70% der Patienten erwartet werden. Ebenso wie die prophylaktische Therapie mit Ergotamin kann auch der Einsatz von Methysergid bei wiederholten aktiven Clusterperioden an Wirksamkeit verlieren.

Die Dosierung kann langsam aufgebaut werden, bis ein ausreichender klinischer Erfolg sich einstellt. Man beginnt zunächst mit 3-mal 1 mg Methysergid pro Tag und steigert bis maximal 3-mal 2 mg pro Tag.

An Nebenwirkungen können Übelkeit, Muskelschmerzen, Missempfindungen, Kopfdruck und Fußödeme in einzelnen Fällen auftreten. Bei unkontrollierter Langzeitanwendung können fibrotische Komplikationen in verschiedenen Körperregionen auftreten.

Aus diesem Grund ist die prophylaktische Therapie mit Methysergid in jedem Fall auf maximal drei Monate zu limitieren.

Erst nach einer einmonatigen Mindestpause kann dann eine erneute Therapie mit Methysergid, falls erforderlich, eingeleitet werden. Die zeitliche Ausgestaltung der Methysergid-Therapie während der aktiven Clusterphase kann ähnlich erfolgen wie die zeitliche Planung mit Ergotamin. Die Wirkungsweise des Methysergid bei Clusterkopfschmerz ist nicht geklärt. Aufgrund des Nebenwirkungsspektrums ist Methysergid ein Medikament der 2. Wahl.

Kortikosteroide Der Einsatz von Kortikosteroiden zur Prophylaxe von Clusterkopfschmerzattacken wird oft und mit zuverlässigem Erfolg bei ca. 70–90% der Patienten vorgenommen, obwohl kontrollierte Studien zu dieser Therapieform fehlen.

Im Hinblick auf die pathophysiologische Modellvorstellung mit einer entzündlichen Veränderung im Bereich des Sinus cavernosus ist eine begründete Rationale für den Einsatz von Kortikosteroiden gegeben.

Hinsichtlich der Dosierung und der zeitlichen Ausgestaltung bei der Gabe von Kortikosteroiden in der Prophylaxe von Clusterkopfschmerzattacken kann in der Regel nur auf Erfahrungswerte, nicht jedoch auf kontrollierte Studien zurückgegriffen werden. Zuverlässige Vergleichsstudien mit anderen prophylaktischen Medikamenten liegen nicht vor.

Eine in verschiedenen Kopfschmerzzentren übliche Vorgehensweise besteht in der initialen Gabe von 100 mg Prednison oder Prednisolon in 2 über den Tag verteilten Dosen. Diese Dosierung wird für 3 Tage aufrechterhalten. Am 4. Tag erfolgt eine Dosisreduktion zunächst unter Einschränkung der am Abend eingenommenen Dosis um 10 mg. Oft ist bereits initial nach dem 1.–5. Tag eine deutliche Reduktion oder sogar eine komplette Remission der Attacken zu beobachten. Jeden weiteren 4. Tag wird dann um zusätzliche 10 mg reduziert. Diese Reduktion wird so lange vorgenommen, bis man bei 0 mg angekommen ist oder aber bis erneut Schmerzattacken auftreten.

Die Schwelle, bei der erneut Clusterkopfschmerzattacken auftreten können, liegt beim chronischen Clusterkopfschmerz häufig zwischen 10–20 mg Prednison. In solchen Fällen kann eine Erhaltungsdosis, die möglichst nicht über 7,5 mg Prednison pro Tag liegen soll, verabreicht werden. Diese Erhaltungsdosis sollte zur Realisierung einer zirkadianen Therapie nur morgendlich gegeben werden. Eventuell kann auch eine alternierende Erhaltungsdosis erwogen werden. Dabei verabreicht man die für zwei Tage benötigte Erhaltungsdosis alle 48 h jeweils morgens.

Bei Absetzen einer Kortikoidlangzeittherapie, die über mehrere Monate durchgeführt wurde, soll eine streng zirkadiane orale Therapie mit Reduktion der zuletzt eingenommenen Dosis um je 1 mg pro Monat veranlasst werden.

Prinzipiell sollte die Prednison-Gabe nach den Mahlzeiten, vornehmlich nach dem Frühstück, erfolgen. Generell sollte bei Erzielung eines befriedigenden Behandlungsergebnisses die Therapie mit der kleinstmöglichen Erhaltungsdosis fortgeführt werden. Aufgrund von Langzeitnebenwirkungen müssen Kortikosteroide bei chronischen Clusterkopfschmerzen mit entsprechender Restriktion eingesetzt werden. Kortikosteroide sind Substanzen der 2. Wahl.

Topische Kortikosteroide Eine weitere Option ist die Anwendung von topischen Kortikosteroiden in Form von Nasensprays. Studien liegen dafür noch nicht vor.

Nach eigenen Erfahrungen kann jedoch bei einer Anwendung von Beclometasondipropionat (Beconase), 4-mal 1 Sprühstoß je Nasenloch, bei ca. 60% der Patienten ein Sistieren der Attacken beobachtet werden.

Pizotifen Die Wirksamkeit Pizotifens bei Clusterkopfschmerz ist durch mehrere offene Studien belegt. Es ergeben sich dabei Wirksamkeitsraten von etwa 50%. Pizotifen kann als Medikament der 3. Wahl eingesetzt werden, wenn Kontraindikationen gegenüber wirksameren Substanzen bestehen, oder wenn Unwirksamkeit dieser Substanzen vorliegt. Die Dosierung beträgt 3-mal 0,5 mg bis 3-mal 1 mg pro Tag. Auch hier wird eine langsame Dosissteigerung über einen Zeitraum von ungefähr einer Woche vorgenommen und die Dosis bei Effektivität konstant gehalten. Als Nebenwirkungen können Müdigkeit, Schwindel und aufgrund des gesteigerten Appetits eine Gewichtszunahme beobachtet werden.

Valproinsäure In Studien ergeben sich Hinweise darauf, dass auch Valproinsäure zur Prophylaxe des Clusterkopfschmerzes eingesetzt werden kann. Hinweise für eine besondere Vorteilhaftigkeit oder Überlegenheit dieser Therapieform gegenüber den oben genannten Substanzgruppen ergeben sich dabei jedoch nicht. Bei Wirkungslosigkeit anderer Therapiemethoden kann der Einsatz von Valproinsäure erwogen werden. Dabei empfiehlt sich eine einschleichende Dosierung mit stufenweisem Aufbau der optimal wirksamen Dosis. Die Initialdosis beträgt dabei in der Regel 5–10 mg/kg Körpergewicht, die alle 4–7 Tage um etwa 5 mg/kg erhöht werden sollte. Die mittlere Tagesdosis beträgt für Erwachsene im Allgemeinen 20 mg/kg Körpergewicht.

Eine Effektivität kann teilweise erst nach 2–4 Wochen beobachtet werden. Aus diesem Grunde sollte eine langsame Dosisanpassung erfolgen und der Therapieerfolg im Einzelfall abgewartet werden. Bei Erwachsenen werden in der Regel Tagesdosen von 1000–2000 mg, verteilt auf drei Einzelgaben, verabreicht. Valproinsäure kann als Therapeutikum der 3. Wahl eingesetzt werden. In einer aktuellen plazebokontrollierten Studie mit 96 Patienten konnte keine signifikante Wirksamkeit von Valproinsäure in der Prophylaxe des Clusterkopfschmerzes festgestellt werden, in der Plazebogruppe fand sich eine Responsrate von 62%, in der Verumgruppe von 50%.

Topiramat In einer offenen Studie wurde von einer Wirkung von Topiramat bei 9 von 12 Patienten berichtet. Maximale Dosen von 200 mg pro Tag wurden eingesetzt.

Gabapentin In einer weiteren offenen Studie wurde von einer Wirkung von Gabapentin in einer Tagesdosis von 900 mg berichtet. 12 von 12 Patienten erlebten dabei eine schnelle und effektive Besserung. In anderen Serien konnten diese Effekte jedoch nur teilweise repliziert werden.

Capsaicin Capsaicin ist ein pflanzliches Analgetikum, das aus Chillipfeffer gewonnen wird. Capsaicin setzt Substanz P frei, ein Neuropeptid, das im Zusammenhang mit der neurogenen Entzündung und der Sensibilisierung von nozizeptiven Fasern eine besondere Rolle spielt. Durch die Freisetzung wird Substanz P erschöpft. Auf die erste Phase der Überreagibilität, die sich in Form von Brennen äußert, folgt eine Phase der Unempfindlichkeit. Es lässt sich dann eine Abnahme der Mikrovesikeln in den sensorischen Nervenendigungen feststellen. Die Anwendung von Capsaicin bei Clusterkopfschmerzpatienten konnte in einer offenen Studie bei 67% der Patienten eine deutliche Verbesserung des Krankheitsverlaufes erbringen. Die Capsaicin-Lösung wird dabei als Suspension in beide Nasenöffnungen gegeben. Dabei entstehen initial eine deutlich brennende Sensation der Nasenschleimhaut und eine Rhinorrhö. Die Applikation wird über einen Zeitraum von 10 Tagen vorgenommen. Vergleichsstudien zu anderen prophylaktischen Therapiestrategien liegen nicht vor. In einer aktuellen plazebokontrollierten Studie mit intranasal angewendeten Civamide (Zucapsaicin) fand sich eine Wirksamkeit bei 55,5% in der Verumgruppe und bei 25,9% in der Plazebogruppe.

Behandlung der akuten Clusterkopfschmerzattacke

Sauerstoff Als Therapiemethode der ersten Wahl zur Kupierung einer akuten Clusterattacke gilt die Inhalation von 100%-igem Sauerstoff (Tabelle 14.7-8). Die einzige Limitierung dieser Therapieform besteht darin, dass die Verfügbarkeit einer Sauerstoffflasche nicht immer gewährleistet ist.

Tabelle 14.7-8. Therapie der akuten Clusterkopfschmerzattacke

Auswahl	Dosierung
Sauerstoff	10 l/min für 10 min sitzend oder stehend über Mundmaske einatmen
Sumatriptan s.c.	Imigran 6 mg s.c. im Glaxopen
Sumatriptan nasal	Imigran nasal 20 mg
Zolmitriptan nasal	Ascotop 5 mg nasal
Lidocain intranasal	Xylocain Pumpspray Lösung

Allerdings stellen Sanitätsfachhandlungen tragbare Sauerstoffgeräte zur Verfügung, die der Patient ggf. mit sich führen kann. Die Therapie gründet auf der Beobachtung, dass Clusterkopfschmerzpatienten bei tiefem Einatmen am offenen Fenster eine Verbesserung ihrer Kopfschmerzsymptomatik erleben. Durch Inhalation von reinem Sauerstoff aus einer Sauerstoffflasche kann diese Therapiestrategie perfektioniert werden.

Bei Applikation von 100%igem Sauerstoff mit einem Sauerstoffgerät wird eine Dosierung von 10 l/min für 10 min gewählt. Zur bequemen Applikation des Sauerstoffs wird in der Regel eine Mundmaske benutzt. Der Patient atmet mit normaler Geschwindigkeit.

In vergleichenden Untersuchungen zeigte sich, dass das Einatmen von reinem Sauerstoff die gleiche Wirksamkeit wie die sublinguale Applikation von Ergotamintartrat besitzt. Die Sauerstofftherapie zeichnet sich durch eine besonders gute Verträglichkeit und durch einen besonders schnellen Wirkeintritt aus. Bei über zwei Drittel der Attacken kann innerhalb von sieben Minuten eine Kopfschmerzbesserung erzielt werden. Bei den übrigen Attacken kann der Wirkeintritt innerhalb der nächsten 15 min erwartet werden. Von besonderer Bedeutung ist, dass die Sauerstofftherapie bei Kontraindikationen gegen Ergotamin und Sumatriptan eingesetzt werden kann. Insbesondere bestehen keine Kontraindikationen seitens des kardiovaskulären Systems.

Interessanterweise zeigt sich in Abhängigkeit vom zeitlichen Verlauf der Attacke ein unterschiedliches Ansprechverhalten der Sauerstofftherapie. Eine optimale Ansprechbarkeit findet sich im unmittelbaren Attackenbeginn und im Attackenmaximum. Dagegen lässt sich die Zunahme der Schmerzattacke in der Crescendophase bis zum Erreichen des Attackenmaximums nicht verhindern. Es wird angenommen, dass der Wirkmechanismus der Sauerstofftherapie durch einen akuten aktiven vasokonstriktorischen Effekt erzielt wird.

Sumatriptan subkutan Die effektivste pharmakologische Maßnahme zur Kupierung einer akuten Clusterkopfschmerzattacke ist die subkutane Applikation von Sumatriptan. Durch Gabe von 6 mg Sumatriptan s.c. werden innerhalb von 15 min über 74% der behandelten Attacken beendet.

Die Patienten können die Substanz jederzeit eigenständig mit einem Autoinjektor applizieren und sind damit unabhängig von einem unhandlichen Sauerstoffgerät. Höhere Dosierungen als 6 mg zeigen keine bessere Effektivität. In Langzeitstudien ergeben sich keine Hinweise dafür, dass die große Effektivität von Sumatriptan zur Kupierung der akuten Clusterattacke im Laufe der Zeit nachlässt oder dass das Nebenwirkungsprofil sich verändert.

Die Frage, wie häufig Sumatriptan in der Kupierung der Clusterattacke eingesetzt werden kann, ist bislang noch nicht abschließend geklärt. Es kann sein, dass während der Einstellungsphase einer prophylaktischen Therapie noch eine große Attackenfrequenz (bis zu 8 Attacken täglich) besteht. In dieser Situation ist zu bedenken, dass der Clusterkopfschmerz eine außerordentlich große Behinderung der Patienten bedeutet und in aller Regel mit schwersten Schmerzen einhergeht. In Langzeituntersuchungen wurde von einzelnen Patienten die normalerweise empfohlene Maximalapplikation von 2-mal 6 mg pro Tag Sumatriptan um ein Vielfaches überschritten. Komplikationen sind dabei nicht aufgetreten. Im Ausnahmefall muss also erwogen werden, ob im Hinblick auf mangelnde Therapiealternativen bis zum Eintreten der Wirksamkeit einer prophylaktischen Therapie eine Überschreitung der maximalen Tagesapplikation verantwortet werden muss. Dies kann jedoch immer nur im Einzelfall entschieden werden.

Grundsätzlich ist zu beachten, dass Sumatriptan keinesfalls parallel zu einer prophylaktischen Therapie mit Ergotamintartrat oder Methysergid eingesetzt werden darf.

Unproblematisch ist die Gabe von Sumatriptan in Verbindung mit Kortikosteroiden, Lithium und Kalziumantagonisten. In jedem Fall ist primär eine optimale prophylaktische Therapie anzustreben. Mit den heutigen Möglichkeiten sollte es in aller Regel möglich sein, in kürzester Zeit eine deutliche Reduktion der Attackenfrequenz oder gar ein Sistieren herbeizuführen.

Nasale Applikation eines Triptans Eine Alternative zu Sumatriptan s.c. ist die nasale Anwendungsform von Sumatriptan 20 mg oder Zolmitriptan 5 mg. Allerdings ist die Zuverlässigkeit der Effektivität bei nasaler Applikation aufgrund nicht vorliegender Studien nicht vorhersehbar. Eigene Erfahrungen zeigen, dass im Einzelfall eine gute Wirkung zu beobachten ist, viele Patienten jedoch nicht darauf ansprechen.

Intranasales Cocain oder Lidocain Als eine weitere Option zur Kupierung von Clusterkopfschmerzattacken kann intranasales Lidocain eingesetzt werden. In einer plazebokontrollierten Studie fand sich bei nitroglyzerininduzierten Clusterattacken eine prompte Remission der Schmerzen nach 31 min bei intranasaler Anwendung von Cocain (10%ige Lösung, Cocainhydrochlorid 1 ml, entsprechend 40–50 mg je Anwendung) und nach 37 min bei Anwendung von Lidocain (10%ige Lösung, 1 ml). In der Plazebogruppe zeigte sich eine Besserung erst nach ca. 59 min.

Evidenz der Therapieempfehlungen

	Evidenzgrad	Empfehlungsstärke
Migräne		
Akuttherapie		
Metoclopramid	I-b	A
Domperidon	I-b	A
Dimenhydrinat	I-b	A
Azetylsalicylsäure	I-a	A
Paracetamol	I-a	A
Ibuprofen	I-a	A
Naproxen	I-a	A
Diclofenac-Kalium	I-a	A
Phenazon	I-a	A
Sumatriptan	I-a	A
Zolmitriptan	I-a	A
Naratriptan	I-a	A
Rizatriptan	I-a	A
Almotriptan	I-a	A
Eletriptan	I-a	A
Frovatriptan	I-a	A
Prophylaxe		
Metoprolol	I-a	A
Propanolol	I-a	A
Flunarizin	I-a	A
Valproinat	I-a	A
Naproxen	I-a	A
Pizotifen	I-b	A
Cyclandelat	I-a	A
Botulinumtoxin	I-b	A
Pestwurz-Extrakt	I-a	A
Trizyklische Antidepressive	I-a	A
Topiramat	I-a	A
Lisinopril	I-b	A
Kopfschmerz vom Spannungstyp		
Akuttherapie		
Pfefferminzöl in äthanol. Lösung	I-b	A
Azetylsalicylsäure	I-b	A
Paracetamol	I-b	A
Ibuprofen	I-b	A
Prophylaxe		
Amitriptylin	I-a	A
Doxepin	I-b	B
Imipramin	I-b	B
Botulinum-Toxin	I-b	B
Clusterkopfschmerz		
Akuttherapie		
Sumatriptan s.c.	I-a	A
Sauerstoff	I-b	A
Prophylaxe		
Prednisolon	I-b	A
Naratriptan	I-b	A
Ergotamintartrat	I-b	A
Verapamil	I-b	A
Lithium	I-b	A
Valproinsäure	III	B
Topiramat	IV	C
Gabapentin	IV	C

Literatur

Göbel H (2004) Die Kopfschmerzen, 2. Aufl. Springer, Berlin Heidelberg New York
Göbel H (2003) Therapie primärer Kopfschmerzen. Unimed, Bremen
Göbel H (2003) Kursbuch Migräne. Süd-West, München
Göbel H (2004) Erfolgreich gegen Kopfschmerzen und Migräne, 4. Aufl. Springer, Berlin Heidelberg New York
Olesen J et al. (2005) The headaches, 3rd edn. Raven Press, New York

14.8 Schwindel
F. Thömke und M. Dieterich

14.8.1 Einleitung

Schwindel ist kein einheitliches Krankheitsbild. Vielmehr handelt es sich um das unspezifische Symptom einer ganzen Reihe ätiologisch unterschiedlichster Erkrankungen und zählt neben Kopfschmerzen zu den häufigsten Leitsymptomen. Der Begriff „Schwindel" meint ganz allgemein einen Verlust oder eine Unsicherheit der räumlichen Orientierung bzw. eine als unangenehm empfundene scheinbare Bewegung des Betroffenen und/ oder seiner Umgebung. Als Ursache wird eine Inkongruenz, ein „Mismatch", zwischen den erwarteten und den tatsächlich eingehenden vestibulären, visuellen und somatosensiblen Informationen angesehen. Jede Eigenbewegung führt zu einer Reizung der vestibulären, visuellen und somatosensiblen Sinnesorgane, deren Signale dem Zentralnervensystem zugeleitet werden. Dieses bewegungsspezifische multisensorische Informationsmuster wird mit einem multisensorischen Erwartungsmuster verglichen, das auf der Grundlage früherer Bewegungserfahrungen eingeeicht worden ist. Schwindel wird immer dann erlebt, wenn die tatsächlich eingehenden Informationen vom Erwartungsmuster abweichen, kann also bei einer Störung in jedem der an der Haltungs- und Blickkontrolle beteiligten sensorischen Systeme auftreten (Brandt 1999; Brandt et al. 2004). Zwischen den einzelnen sensorischen Systemen bestehen jedoch erhebliche Unterschiede in ihrer Bedeutung für die Entstehung von Schwindel und der Möglichkeit, die gestörten Funktionen eines Systems durch Informationen der anderen Systeme zu kompensieren. So können Störungen des vestibulären Systems, dem bei der Haltungskontrolle und der Stabilität der visuellen Wahrnehmung unserer Umwelt eine zentrale Bedeutung zukommt, nur bedingt durch Informationen des visuellen und somatosensorischen Systems kompensiert werden. Hierdurch erklärt sich, dass vestibuläre Störungen die mit Abstand häufigste Ursache von Schwindel in neurologischen Spezialambulanzen sind (Tabelle 14.8-1).

Dagegen sind fehlende Informationen von den Gelenkrezeptoren der Halswirbelsäule bei einem intakten vestibulären und visuellen System nahezu vollständig kompensierbar, sodass den zervikogenen Schwindelursachen lediglich eine untergeordnete Bedeutung zukommt, die allgemein jedoch deutlich überschätzt werden.

Klinisch hat sich eine auf den Angaben der Patienten basierende Einteilung in vier Hauptgruppen bewährt:
- (Dreh)Schwindelattacken
- anhaltender (Dreh)Schwindel
- Kopflage- und Lagerungsschwindel sowie
- Schwank- und Benommenheitsschwindel.

In der Regel erlaubt eine sorgfältige Anamnese und klinische Untersuchung die Zuordnung des jeweiligen Patienten zu einer dieser

Tabelle 14.8-1. Die häufigsten Ursachen von Schwindel in einer neurologischen Spezialambulanz (n=4214 Patienten). (Nach Brandt et al. 2004)

Ursache	[%]
Benigner peripherer paroxysmaler Lagerungsschwindel	18,8
Somatoformer phobischer Schwankschwindel	16,0
Zentral-vestibulärer Schwindel	13,2
Vestibuläre Migräne	9,1
Neuritis vestibularis	7,9
M. Menière	7,4
Bilaterale Vestibulopathie	3,6
Psychogen (*ohne* phobischen Schwankschwindel)	3,5
Vestibularisparoxysmie	2,7
Perilymphfistel	0,5
Ungeklärte Ursache	4,2
Andere	13,1

Gruppen und ist Grundlage der weiteren, möglichst gleichermaßen effektiven wie kostengünstigen Diagnostik. (So kann z. B. bei einem benignen peripheren paroxysmalen Lagerungsschwindel allein durch Anamnese und klinische Untersuchung die Diagnose exakt gestellt und die Durchführung einer teuren und überflüssigen Kernspintomographie vermieden werden.) Nachfolgend werden die klinisch wichtigsten Schwindelsyndrome und ihre Behandlung kurz dargestellt.

14.8.2 (Dreh)Schwindelattacken M. Menière

Ätiologie und Pathogenese Ursache des M. Menière ist eine Störung der Endolymphresorption, die zu periodischen Rupturen der Reissner-Membran zwischen dem Endolymph- und Perilymphraum führt (sog. Endolymphhydrops). Dies führt zu einer Vermischung von kaliumreicher Endo- und natriumreicher Perilymphe, sodass die Kalium-Ionen-Konzentration an den Axonen afferenter vestibulärer und kochleärer Neurone erhöht ist. Hierdurch kommt es zunächst zur Depolarisation dieser Axone, was zu einer erhöhten spontanen Entladungsrate der afferenten vestibulären und kochleären Neurone führt und einer Reizung des N. vestibulocochlearis der betroffenen Seite entspricht. Bei persistierend hohen bzw. weiter ansteigenden Kalium-Ionen-Konzentrationen kommt es schließlich zu einem Depolarisationsblock, der zu erheblich verminderten bzw. sistierenden Entladungen afferenter vestibulärer und kochleärer Neuronen führt und einem Ausfall des betroffenen N. vestibulo-cochlearis entspricht.

Die Störung der Endolymphresorption kann ohne erkennbare Ursache auftreten (idiopathisch), erworben sein (z. B. nach Labyrinthis oder Felsenbeinfraktur) und ist selten auch Folge einer Entwicklungsstörung (embryopathisch).

Klinik und Diagnostik Die Kenntnis der klassischen Trias des M. Menière – episodischer Schwindel, fluktuierende Hörminderung und Tinnitus auf einem Ohr – gehört zum allgemeinmedizinischen Grundwissen. Allerdings wird die Diagnose mit Sicherheit zu häufig gestellt. Bei einer typischen Attacke kommt es zunächst zu einem Druck- oder Völlegefühl des betroffenen Ohres mit einer Hörminderung und einem neu auftretenden Tinnitus (oder der Verstärkung eines vorbestehenden Tinnitus) auf der betroffenen Seite. Anschließend tritt ein Drehschwindel, ein horizontal-rotatorischer Nystagmus und meist auch eine Fallneigung auf. Ganz zu Anfang der Attacke ist die klinische Symptomatik auf den Reizzustand des N. vestibulocochlearis zurückzuführen, d. h. der Nystagmus schlägt zum betroffenen Ohr und die Fallneigung besteht in Richtung des gesunden Ohres. Mit Ausbildung eines Depolarisationsblockes kehren sich – innerhalb von Sekunden bis Minuten – die Richtungen von Nystagmus und Fallneigung um, d. h. der Nystagmus schlägt dann zum gesunden Ohr, und die Fallneigung geht in Richtung des betroffenen Ohres. Nahezu alle Patienten kommen erst in diesem Stadium zur Untersuchung. Darüber hinaus besteht noch eine Übelkeit mit und ohne Erbrechen.

Nach den Kriterien der „American Academy of Otolaryngology – Head and Neck Surgery" gilt ein M. Menière als sicher, wenn mindestens 2 Schwindelepisoden von mindestens 20 min Dauer aufgetreten sind, mindestens einmal im Verlauf audiometrisch eine Hörminderung nachgewiesen wurde, ein Tinnitus oder Völlegefühl auf dem betroffenen Ohr besteht und andere Ursachen ausgeschlossen sind (Committee on Hearing and Equilibrium 1995). Der Erkrankungsbeginn liegt meist zwischen dem 4. und 6. Lebensjahrzehnt. Dabei ist anfangs nur eine Seite mit zunächst zu- und nach einigen Jahren wieder abnehmender Attackenfrequenz betroffen. Mit zunehmender Dauer erkrankt zunehmend häufiger auch die andere Seite. So entwickelt sich ein bilateraler Befall innerhalb der ersten 2 Jahre bei etwa 15%, innerhalb der ersten 20 Jahre dagegen bei 30–60% der Patienten.

Eine Besonderheit im Verlauf ist die sog. Tumarkin-Otolithenkrise („vestibuläre drop attacks"). Hierbei handelt es sich um plötzliche Stürze ohne Bewusstseinsstörung. Die Betroffenen (ca. 6% aller Patienten mit M. Menière) haben offenbar nur selten mehr als 6 Attacken, die innerhalb von 12 (oder weniger) Monaten auftreten und dann spontan sistieren sollen (Baloh et al. 1990). Diese Stürze werden auf eine plötzliche Störung der vestibulospinalen Haltungskontrolle infolge einer einseitigen Otolithenreizung durch Druckschwankungen der Endolymphe zurückgeführt.

Therapie Die einzelne Attacke wird symptomatisch behandelt (z. B. Dimenhydrinat, Perphenazin, Promethazin, Scopolamin), bei schwerem Schwindel ist zusätzliche Bettruhe sinnvoll. Zur Attackenprophylaxe ist die Wirksamkeit von Betahistin noch am besten belegt. Diuretika (z. B. Azetazolamid, Thiazidddiuretika) sind wohl auch wirksam. Bei anhaltenden vestibulären Beschwerden und/oder einer zunehmenden Hörminderung trotz medikamentöser Therapie ist eine selektive Schädigung des sekretorischen Epithels durch die intratympanale Gabe ototoxischer Antibiotika gerechtfertigt. Operative Interventionen wie die Anlage eines Saccus-endolymphaticus-Shunt oder gar die Durchtrennung des N. vestibularis sollten heute nicht mehr zum Einsatz kommen.

Prognose Die Prognose ist insgesamt recht gut. Bei den Attacken, nicht aber bei der chronischen Hörminderung, liegt die spontane Remissionsrate bei 70–80% innerhalb von 5–10 Jahren, wobei die ausgeprägtesten Störungen der kochleären und vestibulären Funktionen in den ersten Jahren auftreten (Friberg et al. 1984; Silverstein et al. 1989).

Vestibuläre Migräne

Ätiologie und Pathogenese Die pathophysiologischen Vorgänge, die bei der vestibulären Migräne zu Schwindel führen, sind im Einzelnen nicht bekannt. Ein kurzzeitiger, Sekunden bis Minuten andauernder Schwindel könnte Folge einer vorübergehenden Minderperfusion des Labyrinths sein, deren Ursache die zu Beginn einer Migräneattacke auftretende Vasokonstriktion wäre. Länger, Stunden bis einige Tage andauernder Schwindel könnte über eine Reihe von Neurotransmittern (z. B. Noradrenalin, Dopamin) oder Neuropeptide (z. B. „calcitonine-gene-related petide") vermittelt werden, die bekanntermaßen die Funktion des vestibulären Systems beeinflussen können. In Analogie zur seltenen familiären hemiplegischen Migräne, die zur Gruppe der Kanalerkrankungen gehört, wäre auch eine Fehlfunktion von Ionenkanälen denkbar. Hierbei könnte bei bevorzugtem Befall von Innenohr oder bestimmten Hirnregionen z. B. eine lokale Erhöhung von extrazellulären Kaliumionen entstehen, die über eine Depolarisation zu vermehrten spontanen Entladungen vestibulärer Neurone führt. Darüber hinaus kann eine lokal erhöhte Kaliumionenkonzentration der Großhirnrinde Ausgang einer sog. „spreading depression" sein. Diese fortschreitende vorübergehende Unerregbarkeit der Großhirnrinde gilt allgemein als die wahrscheinlichste Ursache der bei einer Migräne auftretenden neurologischen Symptome. Hierbei wäre Schwindel bei einer Beteiligung des sog. vestibulären Kortex denkbar, wobei allerdings die Bedeutung dieser Hirnregion bei der Ausbildung von Schwindel im Vergleich zu Hirnstamm und Kleinhirn äußerst gering ist (und Infarkte in dieser Region nur selten zu Schwindel führen). Ob einer „spreading depression" analoge Vorgänge auch bei Hirnstammneuronen möglich sind, ist bislang nicht geklärt.

Klinik und Diagnostik Die meisten Patienten mit vestibulärer Migräne berichten einen Dreh-, seltener einen Schwankschwindel von sehr variabler Dauer, meist einige Minuten bis einige Stunden, in einzelnen Fällen aber auch nur einige Sekunden oder einige Tage. Gelegentlich werden zusätzlich auch ein Tinnitus und/oder eine Hörminderung und/oder ein Druckgefühl im Ohr geklagt, sodass die Symptome denen einer Attacke eines M. Menière (s. oben) entsprechen können. Selten ist auch eine Manifestation als Lagerungs- (oder Lage-)Schwindel mit atypischer Schlagrichtung der hierbei auftretenden Nystagmen möglich (z. B. downbeating Nystagmus, rein torsioneller Nystagmus). Begleitende, mäßig stark ausgeprägte Kopfschmerzen, die meist bilateral im Nacken bzw. Hinterkopf, seltener holozephal drückend sind, treten bei 2/3 der Patienten, also nicht regelhaft, auf. Die Mehrzahl der Patienten hat monosymptomatische Episoden mit audiovestibulären Symptomen, gelegentlich können aber auch zusätzliche Symptome einer Hirnstammfunktionsstörung wie z. B. Doppelbilder, Dysarthrophonie, Paraparese der Beine, sensible Störungen auftreten. Etwa die Hälfte der Patienten leidet noch an weiteren Formen der Migräne.

Eine vestibuläre Migräne kann prinzipiell in jedem Lebensalter beginnen, meist aber zwischen dem 40. und 50. Lebensjahr. Frauen sind etwas häufiger als Männer betroffen (etwa 1,5:1). Die Diagnose wird klinisch gestellt. Sie ist einfach, wenn weitere Formen einer Migräne berichtet werden und regelhaft Kopfschmerzen auftreten und – zumindest zu Beginn – immer dann schwierig, wenn dies nicht der Fall ist und ein Therapieversuch (s. unten) zur Einordnung nötig ist.

Therapie Zur Behandlung der einzelnen Attacke haben sich Antiemetika (z. B. Metoclopramid, Domperidon) und Analgetika (ASS, Paracetamol, Indometacin) bewährt. Berichte zur Wirksamkeit von Triptanen sind bislang nur anekdotisch. Zur Attackenprophylaxe werden die in der Migränetherapie üblichen Substanzen wie Propanolol, Metoprolol, Valproinsäure und Lamotrigin empfohlen.

Vestibularisparoxysmie

Ätiologie und Pathogenese Als Ursache der Vestibularisparoxysmie wird – in Analogie zur Trigeminusneuralgie – eine neurovaskuläre Kompression des N. vestibulocochlearis in der Nerveneintrittszone angenommen. Hierbei besteht ein ständiger pulsativer Druck auf den Nerv, der zur Demyelinisierung („segmentale Druckentmarkung") afferenter vestibulärer und kochleärer Axone führt. An diesen Stellen kann es dann zu anfallsartig auftretenden pathologischen Reizübertragungen zwischen benachbarten entmarkten Axonen kommen (sog. ephaptische Erregungsübertragung). Dies führt zu vermehrten spontanen Entladungen afferenter vestibulärer und kochleärer Neurone, was einer Reizung des N. vestibulocochlearis der betroffenen Seite entspricht.

Klinik und Diagnostik Leitsymptom sind hier rezidivierende, kurz (Sekunden bis einige Minuten) andauernde Dreh- oder Schwankschwindelattacken mit Stand- und Gangunsicherheit, Übelkeit und gelegentlichem Erbrechen. Einige Patienten haben während dieser Attacken zusätzlich noch einen einseitigen Tinnitus und/oder eine Hörminderung, die seltener auch permanent vorhanden sein können. Die Schwindelattacken können, müssen aber nicht, durch bestimmte Kopfpositionen ausgelöst oder in ihrer Dauer verändert werden. Der Untersuchungsbefund zwischen den einzelnen Attacken ist oft regelrecht, kann auf der betroffenen Seite aber auch eine Untererregbarkeit des horizontalen Bogenganges oder eine Hörminderung erbringen.

Bei entsprechender Klinik ist der kernspintomographische Nachweis eines Gefäß-Nerven-Kontakts mit sog. CISS- („constructive interference in steady state")-Sequenzen richtungsweisend, wobei entsprechende Gefäß-Nerven-Kontakte nicht selten aber auch bei Gesunden oder Patienten ohne rezidivierende Schwindelattacken nachweisbar und deshalb nicht beweisend sind.

Therapie Antikonvulsiva, beispielsweise Carbamazepin (2-mal 300–600 mg in retardierter Form) oder auch Gabapentin 3-mal 300–600 (800) mg werden von Experten als gut wirksam beschrieben und allgemein empfohlen.

Schwindel bei vertebrobasilären Durchblutungsstörungen

Ätiologie und Pathogenese Durchblutungsstörungen des Innenohres – die A. labyrinthi ist ein Endast der A. cerebelli inferior anterior – oder vestibulärer Hirnstamm- und/oder Kleinhirnregionen können zu peripher- und/oder zentralvestibulären Störungen und so zu Schwindel führen. Dabei sind transiente Durchblutungsstörungen Ursache von passagerem Schwindel, während ein länger andauerndes Perfusionsdefizit zu Infarkten und persistierendem Schwindel führt. Meist handelt es sich um arterioarterielle oder kardiale Embolien, seltener um stenosierende Prozesse im vertebrobasilären Stromgebiet.

Klinik und Diagnostik Schwindel ist ein häufiges Symptom vertebrobasilärer Durchblutungsstörungen und durch einen plötzlichen Beginn gekennzeichnet. Es werden alle Arten von Schwindel, also Schwank-, Dreh-, Kipp- oder Lageschwindel berichtet, die einige Sekunden bis Minuten, seltener sogar einige Stunden andauern können. Übelkeit und/oder Erbrechen sind möglich, aber meist deutlich geringer ausgeprägt als z. B. bei der Neuritis vestibularis (s. unten). Üblicherweise sind weitere Zeichen einer Hirnstamm- und/oder Kleinhirnfunktionsstörung vorhanden (z. B. Doppelbilder, Dysarthrophonie, Dysphagie, Hemi- oder Tetraparese, Augenbewegungsstörungen, Pupillenstörungen, sensible Reiz- und Ausfallssymptome). Untersuchungen zur Häufigkeit von Schwindel als einzigem Symptom vertebrobasilärer Durchblutungsstörungen sind selten und zudem widersprüchlich. So hatten in einer Studie weniger als 2% (3 von 193) der Patienten mit vertebrobasilären Ischämien ausschließlich Schwindel (Estol u. Caplan 1996), während in einer anderen Untersuchung über 60% (26 von 42) der Patienten mit rezidivierenden transitorisch ischämischen Attacken mindestens einmal Schwindel als einziges Symptom aufwiesen (Grad u. Baloh 1989). Isolierter Schwindel bei vertebrobasilären Durchblutungsstörungen ist letztlich eine Ausschlussdiagnose.

Therapie In Analogie zu den transienten Durchblutungsstörungen im Karotisstromgebiet wird zur Prophylaxe eine Hemmung der Thrombozytenaggregation (z. B. 100 mg ASS/Tag) empfohlen.

14.8.3 Anhaltender (Dreh)Schwindel

Neuritis vestibularis

Ätiologie und Pathogenese Die wahrscheinlichste Ursache ist eine Entzündung des N. vestibularis durch Herpes-simplex-Viren, deren DNS mit der Polymerasekettenreaktion in 60% der Vestibularganglien nachgewiesen werden konnte (Arbusow et al. 1999). Daneben sind bei älteren Patienten auch ischämische Schädigungen von Labyrinth oder des N. vestibularis denkbar, da die A. labyrinthi ein Endast der A. cerebelli inferior anterior ist. Allerdings ist isolierter Schwindel nur bei einem Verschluss der A. vestibularis anterior, einem der distalen Endäste der A. labyrinthi, zu erwarten, während ein Verschluss der A. labyrinthi zusätzlich zu einer Hörminderung führen wird, da dieses Gefäß auch noch die Kochlea versorgt.

Die klinischen Symptome sind Ausdruck einer Tonusdifferenz der Afferenzen homologer Bogengangsrezeptoren. Die afferenten vestibulären Neurone haben eine hohe tonische Ruheaktivität, sodass bei einer einseitigen Schädigung ein Überwiegen der Afferenzen der gesunden Seite resultiert, d. h. es tritt ein Entladungsmuster auf, das funktionell einer Erregung der gesunden Seite entspricht.

Klinik und Diagnostik Das führende klinische Symptom ist ein akuter Drehschwindel, meist mit ausgeprägter Übelkeit und Erbrechen. Die Beschwerden setzen plötzlich ein, können von Beginn an maximal ausgeprägt sein oder innerhalb einiger Stunden ihr Maximum erreichen. Klinisch imponiert ein richtungsbestimmter horizontal-rotatorischer Spontannystagmus, dessen rasche Komponente zur gesunden Seite schlägt und der beim Blick zur gesunden Seite an Intensität zunimmt. Dieser Nystagmus wird durch Fixation unterdrückt, d. h. er ist bei der Untersuchung mit der Frenzel-Brille am stärksten ausgeprägt (oder nur unter diesen Bedingungen erkennbar). Weitere Symptome sind eine Fallneigung und ein Vorbeizeigen zur betroffenen Seite. Stand und Gang können aber in der akuten Phase oft nur eingeschränkt oder gar nicht untersucht werden, da die in ihrem Allgemeinbefinden erheblich eingeschränkten Patienten ruhig im Bett liegen und jede Kopf- oder Körperbewegung vermeiden, da sonst eine Zunahme von Schwindel, Übelkeit und Erbrechen auftritt.

Wichtigster apparativer Untersuchungsbefund ist die Warm- und Kaltwasserspülung der äußeren Gehörgänge, bei der möglichst elektronystagmographisch eine einseitig ausgefallene oder abnorm verminderte Erregbarkeit des betroffenen horizontalen Bogenganges nachzuweisen ist.

Therapie Eine unlängst abgeschlossene randomisierte Doppelblindstudie belegt, dass Steroide, deren Gabe bei Annahme einer entzündlichen Genese ja sinnvoll erscheint, tatsächlich zu einer signifikanten Besserung der Erregbarkeit des horizontalen Bogenganges der betroffenen Seite führt und der Gabe von Aciclovir überlegen ist (Beginn mit 100 mg Prednisolon und nachfolgender Reduktion in 20-mg-Schrittten alle 3 Tage; Strupp et al. 2004). Eine symptomatische Behandlung mit Antivertiginosa (z. B. Dimenhydrinat, Perphenazin, Promethazin, Scopolamin) ist nur in der akuten Phase, d. h. den ersten Tagen, sinnvoll, da die längere Gabe dieser Substanzen zu einer verzögerten zentralen Kompensation führt. Eine signifikant raschere Rückbildung der Stand- und Gangunsicherheit ist durch eine in den ersten 2 Wochen durchgeführte, speziell auf die vestibulo-spinale Haltungskontrolle ausgerichtete physiotherapeutische Übungsbehandlung mit Gleichgewichtstraining zu erreichen (Strupp et al. 1998).

Prognose Die Prognose der Neuritis vestibularis ist gut. Eine deutliche Besserung tritt schon in den ersten Tagen ein und die Mehrzahl der Patienten wird innerhalb einiger Wochen (bis Monate) beschwerdefrei. Dabei haben etwa 40% eine vollständige und 20–30% eine partielle Rückbildung der peripher vestibulären Funktionsstörung. Bei den übrigen Patienten persistiert die peripher-vestibuläre Störung, wobei diese Patienten unter Ruhebedingungen infolge einer zentralen Kompensation ebenfalls beschwerdefrei sind. Während rascher und hochfrequenter Kopfbewegungen kann es bei diesen Patienten allerdings für Sekunden zu Scheinbewegungen der visuellen Umwelt kommen, die als Schwindel erlebt werden. Dieses Phänomen ist Ausdruck einer Störung des vestibulookulären Reflexes (VOR), dessen Aufgabe die stabile Abbildung von Sehobjekten auf der Fovea der Netzhaut bei Kopfbewegungen im dreidimensionalen Raum ist. Hierzu werden reflektorisch langsame Augenbewegungen generiert, die in Amplitude und Geschwindigkeit der jeweiligen Kopfbewegung angepasst sind und diese ausgleichen, sodass die Sehobjekte stabil auf der Fovea abgebildet bleiben und ein verwacklungsfreies Sehen trotz Kopfbewegungen möglich ist. Bei einem peripher vestibulären Defizit hingegen ist der VOR beeinträchtigt, sodass es bei Kopfbewegungen zu Verschiebungen der auf der Retina abgebildeten Sehobjekte kommt, die ab einem bestimmten Ausmaß als Scheinbewegungen der Umwelt wahrgenommen werden.

14.8.4 Lage- und Lagerungsschwindel Benigner peripherer paroxymaler Lagerungsschwindel (BPPL)

Ätiologie und Pathogenese Eine sog. Kanalolithiasis wird mittlerweile als wahrscheinlichste Ursache des BPPL angesehen. Hierbei handelt es sich um einen aus kleinen Teilchen otolithischen Ursprungs zusammengesetzten Pfropf, der das Lumen des hinteren Bogenganges nahezu ausfüllt. Bei einer Lagerung auf die betroffene Seite sinkt dieses „schwere Konglomerat" der Schwerkraft folgend ab und verursacht einen Sog, der zu einer ampullofugalen Auslenkung der Kupula führt. Dies ist der adäquate Reiz der Rezeptoren des hinteren Bogenganges, sodass eine Erregung des hinteren vertikalen Bogenganges in vestibulären Neurone resultiert. Wenn der Pfropf schließlich ruhig am tiefsten Punkt des Bogenganges zu liegen kommt, wird kein Sog mehr ausgeübt, die Kupula bewegt sich in ihre Ausgangs-(ruhe)stellung zurück und die Symptome der Bogengangsreizung sistieren.

Bei etwa 50% der Patienten ist keine äußere Ursache des BPPL fassbar (idiopathischer BPPL). Eine traumatische Genese ist bei etwa 15% der Patienten aufgrund eines vorangegangenen Schädel-Hirn-Traumas wahrscheinlich.

Klinik und Diagnostik Der BPPL des hinteren Bogenganges ist die häufigste Schwindelform im höheren Lebensalter (6. und 7. Lebensjahrzehnt). Charakteristisch sind heftige, weniger als 1 min andauernde Drehschwindelattacken, die nur bei Änderungen der Körperlage oder Kopfposition auftreten. Typische Situationen sind z. B. das (erste) Hinlegen auf die Seite beim Zubettgehen, das Drehen auf die Seite, das Aufsetzen aus dem Liegen (besonders morgens nach dem Nachtschlaf), das Reklinieren des Kopfes, oder das Beugen des Kopfes in vornüber gebeugter Haltung. Eine begleitende Übelkeit wird häufig, Erbrechen selten berichtet.

Bei unauffälligem klinischen Untersuchungsbefund in Ruhe treten nach einer raschen Lagerung des Patienten auf die betroffene Seite Schwindel und Nystagmus auf. Hierbei ist die richtige Durchführung der Lagerung entscheidend: Bei Lagerung auf die Seite muss zur maximalen Stimulation des hinteren Bogenganges der Kopf um 45° zur Gegenseite gedreht werden (bei Lagerung auf die linke Seite also entsprechend 45°-Kopfdrehung nach rechts zur Stimulation des linken hinteren Bogenganges und umgekehrt). Bei der Lagerung auf den Rücken nach Dix und Hallpike muss der nach hinten überstreckte Kopf um 45° auf die zu stimulierende Seite gedreht werden (nach rechts zur Stimulation des rechten und nach links zur Stimulation des linken hinteren Bogenganges). Bei beiden Manövern tritt mit einer Latenz von einigen Sekunden ein Nystagmus auf, der zunächst an Intensität zu- und dann wieder abnimmt („Crescendo-Decrescendo-Nystagmus") und insgesamt weniger als eine Minute andauert. Beim Blick zum unten liegenden, betroffenen Ohr findet sich ein vorwiegend rotatorischer – um die Sehachse drehender – Nystagmus, dessen rasche Komponente zum unten liegenden Ohr schlägt. Blickt der Patient zum oben liegenden, nicht betroffenen, Ohr, dann zeigt sich ein vorwiegend nach oben schlagender vertikaler Nystagmus. Dieser Nystagmus wird durch Fixation unterdrückt, ist also wesentlich besser (oder nur) bei der Untersuchung mit der Frenzel-Brille erkennbar. Bei wiederholter Lagerung nimmt die Ausprägung von Schwindel und Nystagmus immer mehr ab. Sie können schließlich auch sistieren, sind oft aber nach einigen Stunden wieder auslösbar.

Therapie Therapie der Wahl des BPPL ist das sog. „Befreiungsmanöver", von dem es mehrere Varianten gibt. Bei dem Lagerungsmanöver nach Brandt und Steddin wird der Patient zunächst rasch auf die betroffene Seite gelagert, wobei aber der Kopf um 45° zur nichtbetroffenen Seite gedreht ist. Nach etwa 2–3 min in dieser Position erfolgt dann bei unverändert beibehaltener Kopfdrehung zur nichtbetroffenen Seite die ebenfalls rasche Lagerung um 180° auf die nichtbetroffene Seite, wobei der Kopf nach unten zeigt. Nachdem auch diese Position für etwa 2–3 min beibehalten worden ist, wird der Patient langsam wieder aufgesetzt und bleibt noch weitere 2–3 min sitzen. Dieses Manöver führt dazu, dass die Teilchen aus dem hinteren Bogengang herausgeschwemmt werden und in den Utrikulus gelangen.

Prognose Etwa 90% der Patienten werden beschwerdefrei, gut die Hälfte schon nach einem und etwa ein Drittel nach mehreren Befreiungsmanövern.

14.8.5 Schwank- und Benommenheitsschwindel

Somatoformer phobischer Schwankschwindel

Ätiologie und Pathogenese Die klinische Eigenständigkeit des phobischen Schwankschwindels wird kontrovers diskutiert. Die häufige Assoziation mit Angst- bzw. Panikattacken hat zu der Annahme geführt, dass es sich um eine Form der Panikerkrankung mit Schwindel als dem führendem Syndrom handelt. Hiermit vereinbar ist auch eine hohe Rate an Komorbidität mit psychosomatisch/psychiatrischen Störungen, insbesondere Angst- oder Panikstörungen mit und ohne Agoraphobie, seltener depressive oder dysthyme Störungen, und die Zuordnung von Patienten zu verschiedenen, nach DSM III-R (Diagnostisches und Statistisches Manual Psychischer Störungen)-bzw. DSM-IV diagnostizierten psychiatrischen Störungen. Allerdings sind bei annähernd der Hälfte der Patienten keine begleitenden psychischen Störungen, insbesondere auch keine Angst- oder Panikstörungen zu belegen, sodass hier die monosymptomatische subjektive Haltungsimbalance ohne Stürze und nicht das Vorhandensein von Angst, diagnostisch richtungsweisend ist. Dies unterstreicht die Notwendigkeit der Abgrenzung des phobischen Schwankschwindels als eigenständige psychosomatische Störung von Panik- oder Angsterkrankungen.

Klinik und Diagnostik Der phobische Schwankschwindel ist die wohl häufigste Schwindelform des mittleren Lebensalters (Brandt et al. 2004). Die Patienten erleben beim Stehen und Gehen vom Beobachter nicht nachvollziehbare unwillkürliche Körperschwankungen und beschreiben eine Benommenheit mit subjektiver Stand- und Gangunsicherheit. Auch attackenartig auftretende Fallangst (ohne Stürze) und einzelne unwillkürliche Körperschwankung werden geschildert. Während der Schwindelattacken tritt häufig, aber keineswegs immer, Angst auf, was gezielt nachgefragt werden sollte. Die Beschwerden treten bevorzugt in Situationen auf, die als Auslöser anderer phobischer Störungen bekannt sind (z. B. auf Brücken, in Treppenhäusern, in leeren Räumen, auf der Straße, in Menschenansammlungen, im Kaufhaus, im Restaurant etc.), sind aber auch spontan möglich. Oft tritt im Verlauf eine Generalisierung der auslösenden Reize mit einem zunehmenden Vermeidungsverhalten der Patienten auf. Am Anfang der Erkrankung steht nicht selten eine besondere psychosoziale Belastungssituation oder eine organische Schwindelursache, wie z. B. eine Neuritis vestibularis oder ein benigner peripherer paroxysmaler Lagerungsschwindel. Die betroffenen Patienten haben häufig zwanghafte und perfektionistische Persönlichkeitszüge sowie nicht selten auch reaktiv- depressive Verstimmungen.

Der klinisch-neurologische Untersuchungsbefund ist einschließlich der vestibulären Funktionstests unauffällig. Bei der Posturographie ist beim einfachen Stehen eine erhöhte Schwankaktivität nachweisbar, der eine Kokontraktion der Fußbeuger und -strecker zugrunde liegt. Bei Gesunden wird ein derartiges Aktivierungsmuster nur bei einer wirklichen Sturzgefahr gefunden, sodass bei Patienten mit phobischem Schwankschwindel die Annahme einer ängstlichen Standstrategie nahe liegt. Beim ungleich schwierigerem Tandemstand mit geschlossenen Augen ist kein Unterschied zwischen Patienten und gesunden Probanden nachweisbar, die Leistungen von Patienten mit phobischem Schwankschwindel sind also um so „gesünder", je schwieriger die Anforderungen an ihre Balance sind (Querner et al. 2000).

Therapie Zur Behandlung wird nach Abschluss einer eingehenden neurologischen Diagnostik zunächst ein aufklärendes Gespräch über die Art der Erkrankung empfohlen („psychoedukative Aufklärung"; Brandt 1999). Patienten, bei denen das Auftreten des Schwindels klar an bestimmte Situationen gebunden ist, wird zu einer „Eigendesensibilisierung" im Rahmen einer Verhaltenstherapie geraten. Darüber hinaus soll regelmäßiger leichter Sport zu einer Besserung der Beschwerden beitragen. Die zusätzliche Gabe eines selektiven Serotonin-Wiederaufnahmehemmers oder trizyklischer Antidepressiva sollte bei fehlender oder nur unzureichender Besserung erwogen werden, insbesondere bei Komorbidität, mit Angst- oder Panikstörungen oder depressiven (und dysthymen) Störungen.

Prognose Bislang gibt es nur wenige Untersuchungen zur Prognose des phobischen Schwankschwindels. Etwa ein Viertel (von 78 im Verlauf untersuchten Patienten) wurde unter der o.g. Behandlung beschwerdefrei und eine weitere Hälfte deutlich gebessert. Knapp ein Fünftel dieser Patienten bleibt jedoch vollständig und ein weiteres Fünftel teilweise arbeitsunfähig (Brandt et al. 1994). Eine weitere Untersuchung von 42 Patienten konnte den hohen Anteil (79%) von Besserungen bestätigen, fand aber im Verlauf bei einer durchschnittlichen Beobachtungsdauer von 2,5 Jahren bei 74% signifikante psychologische Probleme, die einer psychiatrischen und oder psychotherapeutischen Intervention bedurften (Kapfhammer et al. 1997).

Zentral vestibulärer Schwindel

Ätiologie und Pathogenese Hierbei handelt es sich nicht um eine einheitliche Störung, sondern um eine heterogene Gruppe von Schwindelzuständen, von denen hier nur die klinisch wichtigsten erwähnt werden sollen. Zentralvestibuläre Schwindelsyndrome sind meist auf eine Störung des vestibulookulären Reflexes (VOR) oder der Auge-Kopf-Koordination zurückzuführen. Aufgabe des VOR ist die stabile Abbildung von Sehobjekten auf der Fovea der Netzhaut bei Kopfbewegungen im dreidimensionalen Raum. Hierzu werden reflektorisch langsame Augenbewegungen generiert, die in Amplitude und Geschwindigkeit der jeweiligen Kopfbewegung angepasst sind und diese ausgleichen, sodass die Sehobjekte stabil auf der Fovea centralis abgebildet bleiben und ein verwacklungsfreies Sehen trotz Kopfbewegungen möglich ist. Dabei sind 3 Arbeitsebenen des VOR um 3 Achsen zu unterscheiden:

- vertikaler VOR bei Kopfbewegungen um eine durch beide Ohren zu denkende Achse („Pitch-Ebene"),
- horizontaler VOR bei Kopfbewegungen um eine längs durch den Kopf zu denkende Achse („Yaw-Ebene"),
- rotatorischer (torsioneller) VOR bei Kopfbewegungen um die Sehachse („Roll-Ebene").

Hirnstamm- und/oder Kleinhirnläsionen können zentrale vestibuläre Projektionen schädigen und so zu Imbalancen, d. h. Ungleichgewichten im VOR führen. Dabei wird die klinische Symptomatik von der jeweils betroffenen Arbeitsebene des VOR bestimmt:

- Imbalancen im vertikalen VOR („Pitch-Ebene"): Downbeat- und Upbeat-Nystagmus-Syndrom,
- Imbalancen im horizontalen VOR („Yaw-Ebene"): Horizontalnystagmus,
- Imbalancen im torsionellen VOR („Roll-Ebene"): rotatorischer Nystagmus, „skew deviation", „ocular tilt reaction".

Die häufigsten Ursachen zentral vestibulärer Schwindelsyndrome sind vertebrobasiläre Durchblutungsstörungen, degenerative oder anlagebedingte Kleinhirnerkrankungen, insbesondere eine Arnold-Chiari-Malformation, die Multiple Sklerose und Tumoren der hinteren Schädelgrube.

Klinik und Diagnostik

Downbeat- und Upbeat-Nystagmus Syndrom Leitsymptome sind ein nach oben bzw. unten schlagender Rucknystagmus mit zum Teil sehr störenden Oszillopsien (Scheinbewegungen der Umwelt) sowie eine Stand- und Gangunsicherheit. Die Ausprägung des Nystagmus nimmt beim Blick in Richtung der raschen Nystagmusphasen zu, beim Downbeat-Nystagmus auch beim Blick zur Seite. Es bestehen Körperschwankungen in anterior-posteriorer Richtung, wobei Patienten mit Downbeat-Nystagmus-Syndrom eine Fallneigung nach hinten und solche mit einem Upbeat Nystagmus-Syndrom eine nach vorn, seltener aber auch nach hinten haben. Während es sich beim Down-beat-Nystagmus-Syndrom meist um eine persistierende Störung handelt, ist ein Upbeat-Nystagmus-Syndrom oft passager.

Horizontalnystagmus Bei dieser relativ seltenen Störung findet sich neben einem rein horizontalen Rucknystagmus zur gesunden Seite eine Fallneigung des Patienten zur kranken Seite.

Rotatorischer Nystagmus Es besteht ein oft schwer zu sehender rotatorischer Rucknystagmus, bei dem die Augen um die Sehachse rotieren. Gut ein Viertel der Patienten hat noch eine „skew deviation", also eine Vertikaldivergenz der Augen, wobei der Nystagmus fast immer in Richtung des höher stehenden Auges schlägt.

Die Diagnostik zentral vestibulärer Schwindelsyndrome erfordert eine Magnetresonanztomographie, da die ursächlichen Hirnstamm- und/oder Kleinhirnerkrankungen computertomographisch nicht oder nur sehr eingeschränkt fassbar sind. Darüber hinaus kann ggf. eine Elektrookulographie zur Charakterisierung der Augenbewegungsstörung beitragen und deren Analyse erleichtern.

Therapie Neben physiotherapeutischen Maßnahmen zur Verbesserung der posturalen Stabilität kann vor allem beim Downbeat-Nystagmus eine medikamentöse Therapie versucht werden, um die zum Teil äußerst störenden Oszillopsien zu lindern. Dabei konnte kürzlich in einer plazebokontrollierten Studie die Wirksamkeit 3,4-Diaminopyridin beim Downbeat-Nystagmus belegt werden (individuelle Dosierung nach Wirksamkeit; Einzeldosis 5–10 mg; 4–5 Tagesdosen; Strupp et al. 2003). Darüber hinaus wurden in einzelnen Fällen zentralvestibulärer Nystagmen positive Effekte von Substanzen wie Baclofen, Clonazepan, Memantin, Gabapentin oder Carbamazepin berichtet.

Prognose Studien zum natürlichen Verlauf zentral-vestibulärer Schwindelsyndrome gibt es unseres Wissens nicht. In Anbetracht der häufig zugrunde liegenden Erkrankungen, insbesondere degenerativer oder anlagebedingter Kleinhirnerkrankungen und einer Multiple Sklerose, handelt es sich oft um mehr oder weniger rasch progredient verlaufende Störungen, zumal ursächliche Behandlungen nicht und symptomatische nur bedingt verfügbar sind.

Bilaterale Vestibulopathie

Ätiologie und Pathogenese Eine bilaterale Vestibulopathie kann bei einer Vielzahl verschiedener Störungen auftreten (z. B. als Endzustand eines beidseitigen M. Menière, als Nebenwirkung von Aminogykosidantibiotika, als Ausdruck eines autoimmun vermittelten Geschehens beim M. Cogan, in Zusammenhang mit systemdegenerativen Kleinhirnerkrankungen). Idiopathische Formen, also ein Auftreten ohne erkennbare Ursache, sind ebenfalls möglich. Die Symptome sind Ausdruck einer beidseitigen Schädigung von Labyrinth und/oder N. vestibularis, wobei die Störung des VOR und die hierdurch bedingten Oszillopsien im Vordergrund stehen.

Klinik und Diagnostik Leitsymptom sind eine v. a. im Dunkeln oder auf unebenem Grund auftretende Gangunsicherheit und Oszillopsien (Scheinbewegungen der Umwelt) bei rascheren Kopfbewegungen. (Bei maximaler Ausprägung sind Oszillopsien sogar bei den beim normalen Gehen auftretenden Kopfbewegungen möglich.) Ein episodischer, bis zu einigen Tagen andauernder Schwindel ist in der Anfangsphase möglich, aber im chronischen Stadium nicht mehr vorhanden. Die Diagnose wird durch den Nachweis einer beidseits ausgefallenen oder abnorm verminderten Erregbarkeit der horizontalen Bogengänge belegt. Beim seltenen Cogan-Syndrom sind Antikörper gegen Innenohrantigene nachweisbar und in akuten Stadien kann MR-tomographisch eine Kontrastmittelaufnahme im Innenohr nachgewiesen werden.

Therapie In den meisten Fällen kann nur versucht werden, die Stand- und Gangunsicherheit durch eine physiotherapeutische Übungsbehandlung, die auf die vestibulospinale Haltungs-

Evidenz der Therapieempfehlungen

	Evidenzgrad	Empfehlungsstärke
1. (Dreh)Schwindelattacken		
M. Menière		
Attackenbehandlung:		
Antivertiginosa	IV	C
Antiemetika (z.B. Metoclopramid, Domperidon)	IV	C
Attackenprophylaxe:		
Betahistin	III	B
Diuretika	III	B
Vestibuläre Migräne		
Attackenbehandlung:		
Analgetika (ASS, Paracetamol, Indometacin)	IV	C
Antiemetika (z.B. Metoclopramid, Domperidon)	IV	C
Attackenprophylaxe:		
Propanolol, Metoprolol, Valproinsäure, Lamotrigin	IV	C
Vestibularisparoxysmie		
Antikonvulsiva	IV	C
Vertebrobasiläre Durchblutungsstörungen		
Thrombozytenaggregationshemmung (ASS)	IV	C
2. Anhaltender (Dreh)Schwindel		
Neuritis vestibularis		
Steroide	I-b	A
Physiotherapie	I-b	A
Antivertiginosa	IV	C
3. Lage- und Lagerungsschwindel		
Benigner paroxysmaler Lagerungsschwindel		
Befreiungsmanöver	II-a	B
4. Schwank- und Benommenheitsschwindel		
Somatoformer phobischer Schwankschwindel		
"psychoedukative Aufklärung"	IV	C
Verhaltenstherapie	III	B
Zentral-vestibulärer Schwindel		
Downbeat-Nystagmus:		
3,4-Diaminopyridin	II-a	B
Sonstige:		
Antikonvulsiva, Baclofen, Memantin etc.	IV	C
Bilaterale Vestibulopathie		
Physiotherapie	IV	C

kontrolle ausgerichtet ist, zu verbessern. Beim autoimmun vermittelten Cogan-Syndrom ist ein Behandlungsversuch mit Steroiden sinnvoll (z. B. Beginn mit 1 mg Prednisolon/kg Körpergewicht und Reduktion in 20-mg-Schritten alle 3 Tage).

Literatur

Arbusow V, Schulz P, Strupp M, Dieterich M, Brandt T (1999) Distibution of herpes simplex virus type I in human geniculate and vesibular ganglia: implications for vestibular neurits. Ann Neurol 46: 416–419
Baloh RW, Jacobson K, Winder T (1990) Drop attacks in Menière's syndrome. Ann Neurol 28: 384–387
Brandt T, Huppert D, Dieterich M (1994) Phobic postural vertigo: a first follow-up. J Neurol 241: 191–195
Brandt T (1999) Vertigo – Its multisensory syndromes, 2nd edn. Springer, London
Brandt T, Dieterich M, Strupp M (2004) Vertigo – Leitsymptom Schwindel. Steinkopff, Darmstadt
Committee on Hearing and Equilibrium (1995) Meniere's disease: criteria for diagnosis and evaluation of therapy for reporting. Otolaryngol Head Neck Surg 113: 181–185
Dieterich M (1999) Neurovaskuläre Kompression des 8. Hirnnerven: Vestibularis-Paroxysmie. Akt Neurol 26: 55–59
Dieterich M, Brandt T (1999) Episodic vertigo related to migraine (90 cases): vestibular migraine? J Neurol 246: 883–892
Estol C, Caplan LR (1996) Isolated vertigo: An uncommon manifestation of vertebrobasilar ischemia. C2erebrovasc Dis 6 [Suppl 2]: 161
Friberg U, Stahle J, Svedberg A (1984) The natural course of Menière's disease. Acta Otolaryngol (Stockh) Suppl 406: 72–77
Grad A, Baloh RW (1989) Vertigo of vascular origin: clinical and ENG features in 84 cases. Arch Neurol 46: 281–284
Kapfhammer HP, Mayer C, Hock U, Huppert D, Dieterich M, Brandt T (1997) Course of illness in phobic postural vertigo. Acta Neurol Scand 95: 23–28
Neuhauser H, Lempert T (2004) Vertigo and dizziness related to migraine: a diagnostic challenge. Cephalalgia 24: 83–91
Querner V, Krafczyk S, Dieterich M, Brandt T (2000) Patients with somatoform phobic postural vertigo: the more difficult the balance task, the better the balance performance. Neurosci Lett 285: 21–24
Silverstein H, Smouha E, Jones R (1989) Natural history vs. Surgery for Menière's disease. Otolaryngol Head Neck Surg 100: 6–16
Strupp M, Arbusow V, Maag KP, Gall C Brandt T (1998) Vestibular exercise improve central vestibulospinal compensation after vestibular neuritis. Neurology 51: 838–844
Strupp M, Schuler O, Krafczyk S, Jahn K, Schautzer F, Büttner U, Brandt T (2003) Treatment of downbeat nystagmus with 3,4-diaminopyridine: a placebo-controlled study. Neurology 61: 165–170
Strupp M, Zingler V, Arbusow V, Niklas D, Maag KP, Dieterich M, Bense S, Theil D, Jahn K, Brandt T (2004). Methylprednisolone, valacyclovir, or the combination for vestibular neuritis. N Engl J Med 351: 354–361

14.9 Erkrankungen des peripheren Nervensystems

K. Reiners

14.9.1 Einleitung

Nichttraumatische Erkrankungen der peripheren Nerven (Neuropathien) werden nach dem Schädigungsort und der regionalen Verteilung benannt, in der sie am Körper auftreten. So werden Schädigungen der Rückenmarkswurzeln als **Radikulopathien**, der Nervengeflechte als **Plexopathien** und der distal davon gelegenen Nervenabschnitte als **Neuropathien** i. e. S. bezeichnet. Bei der körperlichen Untersuchung weisen folgende Merkmale darauf hin, dass eine Schädigung im peripheren Nervensystem lokalisiert ist:

- **Motorik:** Lähmung mit Hypotrophie und Hypotonie der betroffenen Muskeln; motorische Reizzeichen wie Muskelkrämpfe und Faszikulieren.
- **Sensibilität:** Defizite (subjektiv „Taubheit" = objektiv Hypästhesie, Analgesie, Thermhypästhesie) und Reizsymptome [Kribbelmissempfindungen, Temperaturfehlwahrnehmung (Kälteparästhesien, Brennen)] in Ausdehnung der betroffenen Hautinnervationsbezirke; neuropathische Schmerzen.
- **Autonom:**
  - Lokal: Schweißsekretionsstörungen, Vasomotorenlähmungen in den betroffenen Hautbezirken (aber: lokale autonome Störungen fehlen bei Radikulopathien).
  - Systemisch: autonome Regulationsstörungen innerer Organe bzw. Organsysteme (kardiovaskulär, gastrointestinal, urogenital).

Tabelle 14.9-1. Schädigungsformen peripherer Nerven

Läsionsform	Typische Ursache	Elektrodiagnostischer Befund	Prognose
Axonale Neuropathie	Vaskulitis, Ischämie, Toxine (Medikamente, gewerbliche Gifte), Urämie, Vitamin-B_1-, -B_{12}-Mangel, paraneoplastisch, erbliche Neuropathie	NLG: normal oder leicht verlangsamt; EMG: Untergang von motorischen Einheiten; Denervierung	Oft ungünstig
Demyelinisierende Neuropathie	Immunneuropathien (GBS, CIDP, paraproteinämische Neuropathie), Engpass, selten: paraneoplastisch, erbliche Neuropathie, Diphtherie	NLG: deutlich verlangsamt, Leitungsblock; EMG: keine Denervierung, vorübergehender Funktionsausfall motorischer Einheiten	Meist günstig
Mischform axonal-demyelinisierend	Diabetes mellitus; Neuropathie bei Alkoholabusus; erregerbedingte Neuropathien (Borreliose, HIV)	NLG: meist mäßig verlangsamt, EMG: Denervierung in fortgeschrittenen Fällen	Abhängig von Manifestationsform u. Stadium

CIDP chronische inflammatorische demyelinisierende Neuropathie (chronische Polyneuritis); *EMG* Elektromyogramm; *GBS* Guillain-Barré-Syndrom; *NLG* Nervenleitgeschwindigkeit

Am häufigsten ist die nervenlängenabhängige gleichzeitige Affektion mehrerer peripherer Nerven (**Polyneuropathie**, s. folgende Übersicht); klinisch resultiert daraus ein sockenförmiges Verteilungsmuster an den Beinen und handschuhförmig an den Armen; hinzu kommen autonome Funktionsstörungen.

Typische Ursachen von längenabhängigen (distal-symmetrischen) Polyneuropathien (in absteigender Häufigkeit)
- Diabetische Polyneuropathie (distal-symmetrischer Neuropathietyp)
- „Alkoholische" Polyneuropathie
- Immunneuropathien
  - Akut: akute inflammatorische demyelinisierende Polyneuropathie, AIDP (Guillain-Barré-Syndrom)
  - Chronisch: chronische inflammatorische demyelinisierende Polyneuropathie, CIDP (chronische Polyneuritis); Unterform: paraproteinämische Polyneuropathie
- Infektiös bedingte Polyneuropathien
  - Borreliose (Radikuloplexoneuropathie)
  - Akute Polyneuropathie bei HIV-Infektion
  - Diphtherische Polyneuropathie
- Toxische Polyneuropathien
  - Neurotoxische Medikamente (Zytostatika, Amiodaron, INH)
  - Schwermetalle (außer Blei)
  - Herbizide, Pestizide, gewerbliche Gifte
- Erbliche Polyneuropathien (hereditäre sensible und motorische Polyneuropathie, HMSN; Charcot-Marie-Tooth-Erkrankung, CMT)

Von dieser distal-symmetrischen Verteilung klinisch leicht zu unterscheiden sind die fokalen und regionalen Formen (Mononeuropathie: Erkrankung eines einzelnen Nerven; Mononeuropathia multiplex: Erkrankung mehrerer einzelner Nerven ohne Nachbarschaftsbeziehung; Schwerpunktneuropathie: Erkrankung aller Nerven einer Region, z. B. eines Unterschenkels, eines Armes usw.). Diese Unterscheidung hat große diagnostische Relevanz, da die häufigsten Ursachen der Mono- und Schwerpunktneuropathien andere sind als die bei längenabhängigen Neuropathien (s. 14.9.2).

14.9.2 Strukturelle Schädigungsformen, Diagnostik und Prognose von Neuropathien (Tabelle 14.9-1)

Bei den einzelnen Nervenfasern eines Nerven erkranken primär das Axon (**axonale Neuropathie**) oder die Markscheide (**demyelinisierende Neuropathie**). Im Verlauf einer axonalen Neuropathie werden die körperfernsten Axonabschnitte nicht mehr aufrechterhalten und sterben ab (Waller-Degeneration). Muskeln ohne axonalen Nervenanschluss atrophieren rasch und bauen sich nach ca. 1 bis 2 Jahren bindegewebig um. Das Tempo der Nervenregeneration ist durch die Geschwindigkeit des axoplasmatischen Flusses auf ca. 1 mm/Tag begrenzt. Daher ist eine axonale Neuropathie prognostisch eher ungünstig.

Bei demyelinisierenden Neuropathien bedarf es lediglich der kurzstreckigen Wiederbemarkung an den Läsionsstellen, um die volle Funktion wiederherzustellen. Der erhalten gebliebene trophische Kontakt zwischen Axon und Muskel verhindert wesentliche Atrophien und sichert somit eine meist gute Prognose, sofern die Ursache der Markscheidenschädigung therapeutisch ausgeschaltet wird.

Die **neurophysiologische Elektrodiagnostik** (Elektroneuro- und Elektromyographie) und die Nervenbiopsie erfassen den Beitrag beider Schädigungsformen verlässlich und helfen in der Differentialdiagnose; sie erlauben ferner die Objektivierung des Erfolges der durchgeführten Therapie. Der Wert einer Biopsie (meist des rein sensiblen N. suralis) liegt in der Erkennung entzündlicher bzw. vaskulitischer Infiltrate im Nerven und damit der Indikationsstellung entsprechender Behandlungsmöglichkeiten. Die **Liquorpunktion** ist hilfreich in der Früherkennung von erregerbedingten Neuropathien (z. B. Pleozytose bei Neuroborreliose), der Sicherung einer immunentzündlichen Ursache (Liquoreiweißerhöhung, Nachweis oligoklonaler Banden) und der Abgrenzung neuropathieähnlicher Krankheitsbilder (z. B. Meningeose bei malignen Erkrankungen). Spezielle Sequenzen der Kernspintomographie können de- und regenerierende Nervenabschnitte und damit das Schädigungsausmaß und den Fortgang einer Reinnervation darstellen (Bendszus et al. 2004).

Ätiologisch unspezifisch ist der längenabhängige distal-symmetrische Polyneuropathietyp, meist zunächst mit leichten sensiblen Defiziten, dann Reizsymptomen und schließlich distalen Paresen (insbesondere Fußheberschwäche) sowie begleitend autonomen Symptomen in wechselnder Ausprägung. Daher sind z. B. auch bei einem Diabetiker immer differentialdiagnostische Erwägungen und Zusatzuntersuchungen (Paraproteinämie? Neuroborreliose? medikamententoxisch?) notwendig. Fokale und multifokale diabetischen Neuropathien beruhen, anders als die primär metabolisch verursachte distal-symmetrische Form, auf einer primären Vaskulitis der Vasa nervorum. Hierzu zählen insbesondere die diabetische Ophthalmoplegie (des III., VI. oder IV. Hirnnerven) und die „diabetische Amyotrophie" der proximalen Oberschenkelmuskeln. Alle fokalen diabetischen Neuropathien entwickeln Schmerzen als Erstsymptom, dann erst atrophische Paresen, die – ganz im Gegensatz zur distalen Neuropathieform – asymmetrisch auftreten. Vaskulitische Nervenveränderungen anderer Genese führen in den meisten Fällen zu polytop verteilten Nerveninfarkten. Andere Mono- oder Schwerpunktneuropathien sind erregerbedingt (Borreliose, Zoster, HIV, Lepra) oder Folge von anatomischen Engpässen bzw. anderweitigen mechanischen Deformierungen (s. unten).

Generelles Kennzeichen einer Mitbeteiligung autonomer Nervenfasern ist das Regulationsversagen der vegetativen Regelkreise. Bezüglich der apparativen Diagnostik sei auf spezielle Darstellungen verwiesen (Reiners et al. 2000).

14.9.3 Therapie der Neuropathien

Allgemeine Behandlungsmaßnahmen

Unabhängig von der Neuropathieursache sind bei nahezu jedem Patienten mit schwereren Neuropathiesyndromen physiotherapeutische Behandlungen erforderlich, die einerseits die Mobilität

Tabelle 14.9-2. Therapie autonom-neuropathischer Störungen

Symptom	Maßnahme bzw. Medikament (Dosis in mg/Tag)	Nebenwirkungen und andere Hinweise
Orthostatische Dysregulation	langsames Aufstehen Stützstrümpfe Midodrin 5–30 Dihydroergotamin 3–5 Fludrocortison 0,1	– – Tachykardie arterielle akrale Perfusionsstörung Herzinsuffizienz durch intravasale Volumenvermehrung
Gastroparese	häufigere kleinere Mahlzeiten Erythromycin 200–2000 Domperidon 40–80 Metoclopramid 15–30	– – Übelkeit, Durchfall extrapyramidal-motorische Bewegungen Schlundkrämpfe
Diabetische Diarrhoe	Loperamid 8–16 Clonidin 0,1–0,2	Blutdrucksenkung
Blasenstörungen (Restharnbildung)	Bethanechol 50–200	cholinerge Stimulation
Erektile Impotenz	Phosphodiesterase-5-Hemmer (z. B. Sildenafil 25–100)	Vasokonstriktion in anderen Gefäßprovinzen: Koronarien, Retina; gastrale Hyperazidität, Priapismus
	Schwellkörperautoinjektionstherapie	invasive Behandlung
Gustatorisches Schwitzen	Botulinumtoxin	Schluckstörungen, Mundtrockenheit

Tabelle 14.9-3. Medikamentöse Therapie neuropathischer Schmerzen

Stoffgruppe	Dosierung (mg pro Tag)	Nebenwirkungen und andere Hinweise	EBM-Validierung
Trizyklische Antidepressiva: Amitriptylin u. a.	25–150	Anticholinerge Wirkung; cave: Glaukom, Prostatahypertrophie; Herzinsuffizienz; Herzrhythmusstörungen	Bestuntersuchte Stoffgruppe; NNT um 3,0
Antiepileptika:		Für alle: 1. Dosis ca. 25% der Erhaltungsdosis; Dosis langsam steigern	NNT um 3,5
Carbamazepin	300–1000	Cave: Agranulozytose	
Oxcarbazepin	400–1200	Vigilanzminderung, Hyponatriämie	
Pregabalin	100–600	Vigilanzminderung, Stimmungsstabilisierung	
Gabapentin	800–2400	Ödemneigung	
Lamotrigin	50–200	Hautsymptome	
Topiramat	100–200	Vigilanzminderung	
Mexiletin	100–400	Herzrhythmusstörungen	NNT 10
Opioide: Tramadol u. a.	50–400	Verstärkung von autonomen Symptomen	NNT um 3,5
Capsaicin (regionale externe Anwendung)	3 Einreibungen	Nur auf intakter Haut anwenden	NNT 6

NNT number needed to treat = Zahl der Patienten, die behandelt werden muss, um einen sicher auf das Verummedikament zurückzuführenden Erfolg zu erzielen; berücksichtigt die Tatsache, dass auch Plazebos in einem bestimmten Teil der behandelten Patienten effektiv sind.

(Gangschulung!) und Motilität in den betroffenen Extremitätenabschnitten erhalten, sekundären Gelenk- und Muskelveränderungen (Einsteifung, Sehnenverkürzung, „Sudeck-Syndrom") vorbeugen, den Auswirkungen autonomer Kreislaufstörungen (Thromboseneigung, orthostatische Dysregulation) entgegenwirken und gezielte krankengymnastische Aufbauhilfe für gelähmte und atrophierte Muskeln geben. Muskelkrämpfe können gelegentlich so intensiv schmerzhaft auftreten, dass eine medikamentöse Behandlung mit Magnesium (entsprechend etwa 10–20 mmol Mg^{2+} tgl.), in schweren Fällen auch mit Carbamazepin (400–800 mg tgl.) geboten ist. Weitere medikamentöse Maßnahmen beziehen sich auf die Therapie autonomer Funktionsstörungen (Tabelle 14.9-2.) und vor allem die zielgerichtete Therapie neuropathischer Schmerzen (s. Tabelle 14.9-3.).

Neuropathische Schmerzen; komplexes regionales Schmerzsyndrom

Im Rahmen vieler chronischer Neuropathien, wie z. B. der diabetischen Neuropathie, treten neuropathische Schmerzen auf. Während bei Mononeuropathien die häufig auf mechanischen Reiz hin blitzartig einschießenden Schmerzen (typische **Neuralgie**, z. B. des N. trigeminus) im Vordergrund stehen, sind es bei den Polyneuropathien dumpfe und vor allem brennende Missempfindungen. Ein weiteres Merkmal der neuropathischen Schmerzen ist die Intensivierung in Ruhe, also z. B. nachts im Bett. Dies unterscheidet diesen Schmerztyp eindeutig z. B. von bewegungsabhängigen rheumatisch oder belastungsabhängigen vaskulär-ischämisch bedingten Schmerzen. Neuropathische Schmerzen sind zwar primär peripher getriggert, doch sind maladaptive zentralnervöse Mechanismen („Sensitisierung") für die Intensivierung und Aufrechterhaltung der Schmerzen verantwortlich. Aus diesem Grund werden vorwiegend zentralnervös dämpfende Substanzen wie Antiepileptika und Thymoleptika eingesetzt. Die externe Anwendung von Capsaicin entleert über Wochen die Substanz-P-Speicher der freien Nervenendigungen schmerzleitender Fasern und verhindert somit die Entstehung schmerzhafter Signale (Tabelle 14.9-3.).

Nach Verletzung mit Schädigung eines größeren peripheren Nerven kann es zu einem **komplexen regionalen Schmerzsyndrom** [„complex regional pain syndrome" (CRPS) Typ II] kommen. Dieses Syndrom ist gekennzeichnet durch starke, entweder spontane oder reizinduzierte Schmerzattacken an der geschädigten Extremität, ausgeprägte Vermeidungs- und Protektionshaltung, ferner vasomotorische Störungen mit Schwellung der betroffenen Gliedmaße, sensible und motorische Störungen, autonome Dysfunktion mit vermehrtem oder vermindertem Schwitzen und dystrophischen Veränderungen der Haut, den Haaren, Nägeln und Knochen. Das CRPS Typ I (früher **Kausalgie**) kennzeichnet ein scheinbar spontanes Auftreten dieser Symptome ohne vorangehende Nervenschädigung, etwa nach einer Ruhigstellung von Extremitäten nach Frakturen oder bei rheumatischen Erkrankungen. Alte Bezeichnungen für das CRPS bezeichnen einen Teilaspekt (Knochenentkalkung, „Sudeck-Syndrom") oder einen pathogenetischen Mechanismus (vermuteter Einfluss des sympathischen Nervensystems, „sympathische Reflexdystrophie"), der aber nicht regelhaft zutrifft (Stanton-Hicks 2000).

Spezielle Behandlungsmaßnahmen

Diabetische Neuropathien Eckpfeiler der **kausalen Therapie** ist für alle Formen des Diabetes eine optimierte Stoffwechselführung des Patienten, auch wenn die Ergebnisse der Interventionsstudien weniger eindrucksvoll sind als die der Präventionsstudien (vgl. Kap. 6.3.7). Von den zahlreichen pathogenetisch orientierten, d. h. bestimmte Komponenten der Neuropathieentstehung beeinflussenden Behandlungsansätzen (myo-Inosit-Zufuhr; Aldose-Reduktase-Hemmung; γ-Linolensäure; Aminoguanidin) sind aktuell nur noch die parenterale Therapie mit dem Anti-Oxidans α-Liponsäure (Ziegler et al. 2004) und die orale Gabe von Benfotiamin (gut bioverfügbare fettlösliche Vorstufe von Thiamin = Vitamin B_1) ernsthaft diskussionswürdig (Hammes et al. 2003).

„Alkoholische" Neuropathie An der Pathogenese der Neuropathie bei chronischem Alkoholabusus sind sowohl direkte neurotoxische Wirkungen des Äthylalkohols und seiner Metabolite als auch nutritive Defizite dieser Art von Kohlenhydratdiät, insbesondere ein Vitamin-B_1-Mangel, beteiligt (Koike et al. 2003). Der intrazelluläre Vitaminmangel kann aus dem Serumspiegel nicht verlässlich abgeschätzt werden; hierzu ist vielmehr ein aufwendiger erythrozytärer Transketolaseaktivierungstest erforderlich. Eine Besserung ist nur bei Abstinenz zu erwarten; in der Regel ist auch die Vitamin-B_1-Substitution angezeigt (vorzugsweise mit oral gut resorbierbarem Benfotiamin, 150 mg tgl.). Eine ausgeprägte Muskelatrophie mit z. T. erheblicher CK-Erhöhung i. S. (cave Nierenschädigung!) muss an eine gleichzeitig bestehende alkoholische Myopathie denken lassen.

Neuropathien bei Borreliose Sehr selten manifestiert sich die Borrelieninfektion im Stadium I (als akute fokale Radikulitis im Segment des Erythems); häufiger ist die Manifestation im Stadium II (Meningoradikuloneuritis, Bannwarth-Syndrom, Fazialisparese). Fast immer ist dabei eine Liquorpleozytose bis zu 50 Zellen/ml nachweisbar. Wegen der Gefahr der Entwicklung einer schwer wiegenden Enzephalomyelitis als Stadium III der Neuroborreliose wird aus neurologischer Sicht die Indikation zur **parenteralen** antibiotischen Therapie (z. B. mit 2 g i. v. Ceftriaxon/Tag über 3 Wochen) im Stadium II großzügig gestellt (vgl. Kap. 2.3.2 und 16.5.1). Eine Neuroborreliose liegt vor, sobald neben dem überwiegend positiven Nachweis von spezifischen IgM-Antikörpern im Serum auch eine parallele intrathekale Antikörpersynthese festgestellt werden kann. Die persistierende Liquorpleozytose gilt als sicherster Hinweis für fehlendes Ansprechen auf die Therapie, sodass eine Wiederholung, ggf. mit einem alternativen Antibiotikum erforderlich ist. Persistierende isolierte IgG-Titer-Erhöhungen sind ohne Aussagewert („Serumnarbe").

Immunneuropathien Polyneuropathien, die autoimmunologisch bedingt sind, treten als akute (Guillain-Barré-Syndrom, GBS, Miller-Fisher-Syndrom, MFS) oder chronische Formen auf (chronische Polyneuritis: chronische inflammatorische demyelinisierende Polyneuropathie, CIDP). Patienten mit GBS erreichen innerhalb von meist zwei Wochen das Maximum der meist motorisch dominierten Ausfälle und werden dabei wegen Gehunfähigkeit mit Beeinträchtigung der Atemfunktion und schwer wiegenden autonomen Regulationsstörungen mit vagaler Übererregbarkeit (evtl. temporäre Schrittmacherimplantation erforderlich!) oft intensivmedizinisch behandlungspflichtig. Das seltene MFS weist sich durch ein GBS-artiges Erkrankungsbild mit deutlicher Hirnnervenbeteiligung (Doppelbilder, Ptose, Fazialislähmung) und Kleinhirnfunktionsstörung (Ataxie) aus. Bei GBS-Patienten ist oft eine gastrointestinale Infektion mit **Campylobacter jejuni** vorausgegangen, die über eine Antigenverwandtschaft Anlass zu dem pathogenetisch bedeutsamen „molekularen Mimikry" gibt. Bei CIDP besteht keine Anbindung an vorausgehende Infekte, der unbehandelte Krankheitsverlauf ist chronisch-progredient mit deutlicheren sensiblen Symptomen. Paraproteinämisch bedingte Polyneuropathien (meist als benigne Gammapathie mit IgM-κ-Paraprotein) werden als Sonderform der CIDP aufgefasst und lassen sich am sichersten durch eine Serum-Immunglobulin-Bestimmung mit Immunfixation identifizieren. Klinisch und neurophysiologisch ist eine Unterscheidung von der viel häufigeren diabetischen Polyneuropathie nicht möglich; wegen der sehr unterschiedlichen therapeutischen Konsequenzen (Tabelle 14.9-4.) muss deshalb eine Jammopathie besonders bei Patienten jenseits des 50. Lebensjahres konsequent bedacht werden.

14.9 Erkrankungen des peripheren Nervensystems

Tabelle 14.9-4. Therapie von Immunneuropathien

Stoffgruppe/ Therapieverfahren	Dosierung (pro Tag)	Nebenwirkungen und andere Hinweise	Indiziert bei
Akuttherapie			
Intravenöse Immunglobuline	initial 400 mg/kg KG über 5 Tage	Hyperviskosität, ggf. renale Störungen, Kopfschmerz, selten Allergien; hohe Kosten	GBS, CIDP, MMN
Plasmapherese	3–5 Zyklen mit jeweils 50 ml/kg KG	cave bei Sepsis, Patienten >70 Jahre, schlechte venöse Zugänge	GBS, CIDP, paraproteinämische Neuropathie
Kortikosteroide	Pulstherapie mit 500 mg i. v. an 3–5 Tagen	Kurz und hoch dosiert gut toleriert; Methylprednisolon bevorzugt für Pulstherapie	Schwere CIDP, vaskulitische Neuropathie; nicht bei GBS
Langzeittherapie			
Kortikosteroide	initial oral 1 mg/kg KG	Stufenweise Dosisreduktion über 4–6 Wochen, Erhaltungsdosis unter 15 mg /Tag Prednison anstreben	CIDP, paraproteinämische Neuropathie, vaskulitische Neuropathie
Azathioprin	initial 2,5 mg/kg KG	Anstieg Leberenzyme, Übelkeit, Allergie; regelmäßig BB-Kontrolle!	CIDP, paraproteinämische Neuropathie, vaskulitische Neuropathie
Cyclophosphamid	Pulstherapie: initial jeweils 350 mg/m^2 KOF i. v. an 3 Tagen	6- bis 8-wöchentlich einmalig Erhaltungsgabe von 600 mg/m^2 KOF	Schwere CIDP, MMN, Gammopathie, nekrotisierende vaskulitische Neuropathie
Ciclosporin	5 mg/kg KG in 2 Tagesdosen	Anstieg Kreatinin, arterielle Hypertonie, Tremor	Schwere CIDP, in Kombination bei vaskulitischer Neuropathie
Immunglobuline	Titration der minimalen Wirkdosis, ausgehend von o. g. Akutdosierung	Bei Ansprechen auf Initialgabe in 6-Wochen-Intervall Wiederholung mit um 30–50% reduzierter Dosis	CIDP, MMN
Mycophenolatmofetil	20 mg/kg KG	Leberwert- und Differentialblutbild-Kontrollen; Diarrhoe	CIDP, paraproteinämische Neuropathie
Anti-CD20-Antikörper (Rituximab)	Induktionsschema über 4 Wochen	Wirksam auch bei anderweitig therapierefraktären Patienten, sehr teuer	Noch experimentelle Therapie bei einigen paraproteinämischen Neuropathien

CIDP chronische imflammatorische demyelinisierende Polyneuropathie, chronische Polyneuritis; *GBS* Guillain-Barré-Syndrom; *KOF* Körperoberfläche, *KG* Körpergewicht, *MMN* multifokale motorische Neuropathie mit persistierenden Leitungsblocks und Antikörpern gegen das Gangliosid M1

Tabelle 14.9-5. Häufige Mononeuropathien

Nerv	Läsionsort bzw. Bezeichnung	Klinische Befunde
N. medianus	Handgelenk (Karpaltunnel-Syndrom)	Nächtliche Brachialgien (früh), Sensibilitätsstörungen am 1.–3. Finger; Atrophie des Thenars (spät)
N. ulnaris	Ulnarisneuropathie am Ellenbogen (Kubitaltunnel-, Sulcus-ulnaris-Syndrom)	Gefühlsstörungen am 4. (ulnare Seite) und 5. Finger, Handrücken, Krallenstellung der Finger 4 + 5; Hoffmann-Tinel-Zeichen am Ellenbogen
	Loge de Guyon (Radfahrerlähmung)	Keine Gefühlsstörungen am Handrücken, Schwäche und Atrophie der Kleinfingerballenmuskulatur
N. radialis	Oberarm	Fallhand, Gefühlsstörungen am radialen Handrücken
	Supinatorlogensyndrom (N. interosseus-posterior-Syndrom)	Rein motorisch, Parese der Fingerstrecker, Schmerzen am radialen Unterarm
	Cheralgia paraesthetica (Handschellen!)	Rein sensibel, Missempfindungen am Handrücken
N. suprascapularis	Incisura scapulae	Atrophie und Parese der Mm. supra- und infrascapularis
N. cutaneus femoris lateralis	Leistenband (Meralgia paraesthetica)	Rein sensibel, Parästhesien und Schmerzen am lateralen prox. Oberschenkel
N. tibialis	Innenknöchel (Tarsaltunnel-Syndrom)	Gefühlsstörungen und Missempfindungen der Fußsohle
N. peroneus	Fibulaköpfchen	Fußheberparese, Gefühlsstörungen am anterolateraler Unterschenkel und Fußrücken
	Unterschenkel: arterielles Kompartmentsyndrom	Akuter Schmerz, Muskelnekrose; sekundäre Nervenschädigung (Ischämie und Druck in Faszienloge)
N. ischiadicus	Foramen ischiadicum	Schmerzen in Gesäßregion im Sitzen

Mit hoher Wahrscheinlichkeit ist auch das Krankheitsbild der bislang als „idiopathisch" angesehenen fast immer einseitigen **Armplexusneuritis** der meist jüngeren Patienten autoimmuner Genese. Hierfür sprechen das gehäufte Auftreten nach Infekten und Impfungen und die rasche Besserung auf Steroide. Die frühere Bezeichnung **neuralgische Schulteramyotrophie** kennzeichnet das charakteristische klinische Bild aus starkem Schulter-Arm-Schmerz besonders in Ruhe in Verbindung mit

Tabelle 14.9-6. Internistische Ursachen für Engpasssyndrome (insbesondere Karpaltunnel-Syndrom)

Mechanismus der Nervenschädigung	Ursächliche Allgemeinerkrankung
Idiopathisch	–
Durch Knochenveränderungen verminderter Raum im anatomischen Kanal (z. B. Karpalkanal, Ulnaris-Spätlähmung am Ellenbogen)	Degenerative oder rheumatische Knochenveränderungen, alte Frakturen mit Kallusbildung, Ganglion
Raumverknappung durch Ödembildung der Gleitgewebe und/oder Ablagerung von Fremdsubstanzen	Rheumatoide Arthritis (Weichteilschwellung, Tendosynovitis); Gicht, Amyloidose/multiples Myelom; Ödem: Hypothyreoidismus, Schwangerschaft, Akromegalie, Diabetes mellitus
Gesteigerte Disposition für Druckschäden	Diabetes mellitus, Urämie, Dialyse, chronischer Alkoholismus, Vitamin-B-Mangel
Raumverknappung durch Nervenverdickung	Chronische Polyneuritis; tomakulöse Neuropathie (erbliche Neigung zu Drucklähmungen: "hereditary neuropathy with liability to pressure palsies", HNPP)

atrophen Paresen der Schulterblattmuskulatur, sehr oft mit einer Scapula alata. Die Erkrankung verläuft monophasisch; eine Langzeittherapie ist nicht erforderlich.

Die **vaskulitischen Neuropathien** stellen eine eigene Untergruppe der Immunneuropathien dar. Klinisch drängt sich meist ein Verteilungsmuster nach Art der Mononeuropathia multiplex auf.

Die **Behandlung** der Immunneuropathien zielt auf die Eindämmung der entzündlichen Aktivität ab (s. Tabelle 14.9-4). Initial kann dies mit Glukokortikosteroiden erreicht werden (Dyck u. Windebank 2002), später werden zur Erhaltungstherapie Immunsuppressiva, zunächst meist Azathioprin, eingesetzt. Auch die Behandlung mit hochdosiertem i.v.-IgG (IVIG) stellt eine Option dar (Stangel u. Gold 2004), vor allem wenn Kortikosteroide kontraindiziert sind. In der Langzeittherapie vaskulitischer Neuropathien ist Azathioprin oft nicht ausreichend wirksam, deshalb wird Cyclophosphamid bevorzugt.

14.9.4 Schwerpunkt- und Mononeuropathien

Traumatische Nervenschädigung, Engpasssyndrome

Abgesehen von Verletzungen peripherer Nerven sind Engpasssyndrome die häufigste Ursache für Mononeuropathien. Durch Dehnung (z. B. bei ungünstiger Lagerung einer Extremität) oder Druck auf den Nerven entstehen Leitungsstörungen im Nerven, deren Schwere mit der Stärke des Druckes und der Dauer der Druckeinwirkung korreliert sind. Die mechanische Übererregbarkeit des Nerven an der Läsionsstelle (elektrisierende Missempfindung mit Ausstrahlung in das sensible Innervationsgebiet der geschädigten Nervenstrukturen: Hoffmann-Tinel-Zeichen) gibt einen wertvollen diagnostischen Hinweis bei der klinischen Untersuchung. Im weiteren Regenerationsverlauf kann dieses Zeichen auch an der Front der aussprossenden Axone ausgelöst werden. Patienten mit generalisierter Polyneuropathie sind besonders disponiert für das Auftreten von Kompressions- und Engpasssyndromen.

Diagnostisch wegweisend ist neben der klinischen Untersuchung die neurographische Untersuchung durch den Nachweis von fokaler Leitungsverzögerung oder Leitungsblöcken. Tabelle 14.9-5 fasst die häufigsten Kompressionssyndrome der oberen und unteren Extremität zusammen. Neben diesen Mononeuropathien kommen auch Kompressionssyndrome an den Nervenplexus der Extremitäten vor. Praktisch besonders bedeutsam sind hier die Kompressionssyndrome der oberen Thoraxapertur („thoracic outlet syndrome", TOS), die entweder durch eine Halsrippe oder ein fibröses Band entstehen, manchmal als neurovaskuläre Kompression mit Puls- und Blutdruckabschwächung am Arm der betroffenen Seite. Nur vorübergehend sind Paresen und Sensibilitätsstörungen bei unteren Armplexuslagerungsschäden im Rahmen von Operationen, während Plexusläsionen durch Tumorinfiltration oder Lymphknotenvergrößerung bei Mamma-, Lungen- und Magenkarzinomen (Pancoast-Tumor) einen progredienten Verlauf mit Schmerzen im Vordergrund zeigen. Hingegen haben Strahlenspätschädigungen der Plexus vor allem Sensibilitätsstörungen zur Folge. Bezüglich der Diskussion der meist bandscheibenbedingten radikulären Kompressionen sei auf die orthopädischen, neurologischen und neurochirurgischen Lehrbücher verwiesen.

Das **Karpaltunnel-Syndrom** (KTS) tritt bei systemischen Neuropathien oft beidseitig auf, wobei die dominante Hand häufig früher und ausgeprägter symptomatisch wird. Frauen sind bevorzugt betroffen, besonders in der Postmenopause und der Schwangerschaft (Tabelle 14.9-6.).

Charakteristisches Frühsymptom des KTS sind nächtliche Parästhesien. Die schmerzhaften Sensationen strahlen oft bis in Oberarm und die Schulter aus. Diese **Brachialgia paraesthetica nocturna** kann über Jahre das einzige Symptom einer Kompression des N. medianus innerhalb des Karpaltunnels sein. Später treten sensible Defizite im Versorgungsgebiet des N. medianus auf; Schwäche und Atrophie der Thenarmuskulatur mit manifestem Sensibilitätsausfall, aber ohne Schmerzen, kennzeichnen das Endstadium, in dem eine operative Neurolyse nicht mehr indiziert ist. Im Frühstadium führt die operative Spaltung des Retinaculum flexorum zu einer raschen Symptombesserung. Bei milder Symptomatik oder unklarer Diagnose sollte zunächst eine konservative Behandlung mit Handgelenkschiene, bei Gelenkerkrankungen mit Gabe nichtsteroidaler Antiphlogistika versucht werden. In der Schwangerschaft versagen Schienenbehandlung mit Kochsalzrestriktion selten, Steroidinjektionen in den Canalis carpi sind umstritten. Bezüglich der selteneren Engpass- und Kompressionssyndrome wird auf die neurologische Fachliteratur verwiesen (Mumenthaler et al. 2003).

Evidenz der Therapieempfehlungen

	Evidenzgrad	Empfehlungsstärke
Immunneuropathien		
Akuttherapie:		
Hochdosierte i.v.-Immunglobuline (IVIG)	I-b	A
Plasmapherese	I-b	A
Kortikosteroide	keine Indik.	A
Langzeittherapie:		
Kortikosteroide	I-a	A
Azathioprin	III-IV	B-C
Cyclophosphamid	IV	C
Ciclosporin	IV	C
Hochdosierte i.v.-Immunglobuline (IVIG)	II-a	B
Mycophenolatmofetil	IV	C
Sonderfall multifokale motorische Neuropathie mit Leitungsblocks (MMN)		
Kortikosteroide	keine Indik.	C
Neuroborreliose		
i.v.-antibiotische Therapie mit geeigneten Antibiotika	III	B
Zoster-Neuropathie/idiopathische Fazialisparese (Akuttherapie)		
Valancivlovir; bei Fazialisparese + Kortikosteroide	II-b	B
Amyloidneuropathie		
Lebertransplantation	III	B
Diabetische Neuropathien		
Optimale Stoffwechseleinstellung	I-a	A
α-Liponsäure	II-b	B
Neurotrope B-Vitamine (B_1, v. a. Benfotiamin, B_{12})	II-b	B
"Alkoholische" Neuropathie		
Neurotrope B-Vitamine (B_1, v. a. Benfotiamin, B_{12})	IV	C
Neuropathische Schmerzen		
Trizyklische Antidepressiva	I-a	A
Carbamazepin (gilt wahrscheinlich auch für Oxcarbazepin)	II-b	A
Gabapentin	I-b	A
Pregabalin	I-b	A
Lamotrigin	III	B
Topiramat	III	B
Mexiletin	IV	C
Opioide	II-b	B
Capsaicin (topisch)	III	C
Motorische Reizphänomene (Muskelkrämpfe; Faszikulieren)		
Magnesium	III	B
Carbamazepin	III	B
Phenytoin	IV	C
Autonome Störungen bei Neuropathien		
Orthostatische Dysregulation: Midodrin; Fludrocortison	III-IV	B-C
Gastrointestinale Störungen: Prokinetika	IV	C
Blasenstörungen: Selbstkatheterismus	IV	C
Erektile Impotenz: Phosphodiesterase-5-Hemmer	I-b	A
Gustatorisches Schwitzen: Botulinumtoxin	II-b	B

Mononeuropathien im Rahmen von Infektionskrankheiten

Herpes zoster wird durch eine endogene Reaktivierung von Varizella-zoster-Viren (VZV) hervorgerufen, die nach einer initialen VZV-Infektion lebenslang die Spinalganglien kolonisieren. Vor allem ältere und immundefiziente Menschen sind bevorzugt betroffen. Die akute Erkrankung ist durch eine schmerzhafte Eruption von Bläschen mit segmentaler Verteilung gekennzeichnet; besonders häufig sind thorakale Wurzeln betroffen (**Gürtelrose**). Den Hauterscheinungen geht mehrtägiger Schmerz im betroffenen Segment voraus, oft mit Fieber und allgemeinem Krankheitsgefühl. Bei einem Fünftel der Patienten persistieren die Schmerzen über die Abheilung der Effloreszenzen hinaus (postherpetische Neuralgie, PHN). Neben einer lokalen Therapie und symptomatischen Schmerztherapie sollte eine antivirale Behandlung durchgeführt werden, die zur raschen Rückbildung der Läsionen und der akuten Schmerzen führt und wahrscheinlich auch der Entwicklung einer PHN vorbeugt (Dworkin et al. 2000).

Erkrankungen des peripheren Nervensystems sind auch eine häufige Komplikation bei Infektion mit dem HI-Virus (Wulf et al. 2000). Mononeuropathien, einschließlich Hirnnervenbeteiligung, können in allen Phasen der Erkrankung auftreten, auch schon in frühen Phasen der Serokonversion. Besonders in den späten Krankheitsstadien tritt die schmerzhafte distalsymmetrische sensible Polyneuropathie als häufigste HIV-assoziierte Neuropathie auf. Multifokale Mononeuropathien bei immundefizienten Patienten (CD4 <200/µl) müssen differentialdiagnostisch auch an eine Neuropathie im Rahmen einer opportunistischen Infektion (z. B. VZV-, Zytomegalieinfektion) denken lassen.

Literatur

Arendt G, von Giesen HJ, Husstedt IW (2003) HIV-1-assoziierte Erkrankungen. In: Diener HC (Hrsg) Leitlinien für Diagnostik und Therapie in der Neurologie, 2. Aufl. Thieme, Stuttgart, S 247–252

Bendszus M, Wessig C, Solymosi L, Reiners K, Koltzenburg M (2004) MRI of peripheral nerve degeneration and regeneration: correlation with electrophysiology and histology. Exp Neurol 188: 171–177

Dworkin RH, Perkins FM, Nagasako EM (2000) Prospects for the prevention of postherpetic neuralgia in herpes zoster patients. Clin J Pain 16: S90–S100

Dyck PJB, Windebank AJ (2002) Diabetic and nondiabetic lumbosacral radiculoplexus neuropathies: New insights into pathophysiology and treatment. Muscle Nerve 25: 477–491

Gold R, Grehl H, Haensch C-A, Koeppen S, Stoll G (2003) Neuritis: Chronische immunvermittelte Polyneuritis, infektiöse Neuritis. In: Diener HC (Hrsg) Leitlinien für Diagnostik und Therapie in der Neurologie, 2. Aufl. Thieme, Stuttgart, S 258–262

Gries FA, Cameron NE, Low PA, Ziegler D (eds) (2003) Textbook of diabetic neuropathy. Thieme, Stuttgart

Hammes HP, Du X, Edelstein D et al. (2003) Benfotiamine blocks three major pathways of hyperglycemic damage and prevents experimental diabetic retinopathy. Nat Med 9: 294–299

Heuss D, Schlotter-Weigel B, Engelhardt A, Reinhold-Keller E, Sommer C (2003) Diagnostik und Therapie der vaskulitischen Neuropathien und Neuropathien bei Kollagenosen. In: Diener HC (Hrsg) Leitlinien für Diagnostik und Therapie in der Neurologie, 2. Aufl. Thieme, Stuttgart, S 263–273

Kaiser R, Kölmel HW, Pfister HW, Rauer S (2003) Neuroborreliose. In: Diener HC (Hrsg) Leitlinien für Diagnostik und Therapie in der Neurologie, 2. Aufl. Thieme, Stuttgart, S 239–246

Koike H, Iijima M, Sugiura M, Mori K, Hattori N, Ito H, Hirayama M, Sobue G (2003) Alcoholic neuropathy is clinicopathologically distinct from thiamine-deficiency neuropathy. Ann Neurol 54: 19–29

Mumenthaler M, Stöhr M, Müller-Vahl H (Hrsg) (2003) Läsionen peripherer Nerven und radikuläre Syndrome, 8. Aufl. Thieme, Stuttgart

Reiners K, Meinhold J (2000) Diabetische Neuropathien. In: Berger M (Hrsg) Diabetes mellitus, 2. Aufl. Urban & Fischer, München, S 593–614

Sommer C (Hrsg) (2003) Therapie neuropathischer Schmerzsyndrome. Uni-Med, Bremen

Stangel M, Gold R (2004) Einsatz intravenöser Immunglobuline in der Neurologie – ein Evidenz-basierter Konsens. Nervenarzt 75: 801–816

Stanton-Hicks M (2000) Complex regional pain syndrome (type I, RSD; type II, causalgia): controversies. Clin J Pain 16 [Suppl 2]: S33–40

Wulff EA, Wang AK, Simpson DM (2000) HIV-associated peripheral neuro-pathy: epidemiology, pathophysiology and treatment. Drugs 59: 1251–60

Ziegler D, Nowak H, Kemplert P, Vargha P, Low PA (2004) Treatment for symptomatic diabetic polyneuropathy with the antioxidant α-lipoic acid: a meta-analysis. Diab Med 21: 114–121

14.10 Neuromuskuläre Erkrankungen
J.C. Wöhrle

14.10.1 Einleitung

Neuromuskuläre Erkrankungen werden in angeborene und erworbene Erkrankungen unterteilt (Tabelle 14.10-1). Allen Erkrankungen liegt eine Störung der funktionellen motorischen Einheit, bestehend aus einem Alpha-Motoneuron des Rückenmarks oder Hirnstamms, seinem Axon im peripheren Nerven, den dendritischen Aufzweigungen im Bereich der neuromuskulären Endplatte und den hierdurch innervierten Muskelfasern, zugrunde. Die klinische Ausdrucksform bei Schädigung einer dieser Komponenten ist nur wenig variabel: Schwäche, abnorme Ermüdbarkeit mit Erholung in Ruhe („Myasthenie"), Muskelatrophie, Myalgie, Exzitationserscheinungen, wie Faszikulationen und Krampi, oder Kontrakturen. Eine erste Unterscheidung des Schädigungsortes in dieser Funktionseinheit ermöglicht die elektrophysiologische Diagnostik mittels Elektroneuro- und Elektromyographie. Zur weiteren Differenzierung kann eine Muskel- und Nervenbiopsie erforderlich werden, die insbesondere bei Anwendungen spezieller Enzympräparationen sowie immunhistochemischer Färbungen spezifische Befunde erbrin-

Tabelle 14.10-1. Einteilung neuromuskulärer Erkrankungen und ausgewählte Beispiele

Erkrankungen	Beispiele
Angeborene Erkrankungen	
Progressive Muskeldystrophien	X-chromosomale Muskeldystrophie Typ Duchenne oder Becker Emery-Dreifuss-Muskeldystrophie Fazioskapulohumerale Muskeldystrophie Antosomal dominante und recessive Gliedergürtelmuskeldystrophien
Myotonien	Curschmann-Steinert myotone Dystrophie (DM I) Proximale myotone Myopathie (DM II) Myotonia congenita Thomsen oder Becker Paramyotonia congenita Eulenburg Hyperkaliämische periodische Paralyse
Myopathien mit bekannten Stoffwechseldefekten	Glykogenose Typ II Pompe Glykogenose Typ V McArdle Carnitin-Palmitoyl-Transferase-Mangel
Mitochondriale Myopathien	Kearns-Sayre-Syndrom Mitochondriale Enzephalopathie mit "ragged red fibres" (MERRF) Mitochondriale Enzephalopathie mit Laktatazidose und schlaganfallähnlichen Ereignissen (MELAS)
Kongenitale Myopathien und kongenitale myasthene Syndrome	Central core disease, Nemalin-Myopathie etc. Slow-channel-Syndrom, Fast-channel-Syndrom, Acetylcholinesterasedefizienz etc.
Erworbene Erkrankungen	
Myositiden	Polymyositis und Dermatomyositis Einschlusskörperchenmyositis Infektiöse Myositiden wie Trichinose, bakterielle oder virale Myositis
Toxische Myopathien	Medikamenteninduziert, z. B. Fibrate, Statine, Glukokortikoide etc. alkoholtoxische Myopathie
Myopathien bei endokrinologischen Erkrankungen	Hypothyreose Hypercortisolismus/Cushing-Syndrom Hyperparathyreoidismus
Neuromuskuläre Übertragungsstörungen	Myasthenia gravis pseudoparalytica Lambert-Eaton myasthenes Syndrom Botulismus
Motoneuronerkrankungen	Amyotrophe Lateralsklerose mit peripherer und bulbärer Verlaufsform Spastische Spinalparalyse Spinale Muskelatrophie (z. T. auch familiäre Formen)

gen kann. Bildgebende Verfahren (MRT) sind manchmal zur Auswahl eines geeigneten Muskels zur Biopsie sinnvoll. Laboruntersuchungen ergänzen die Beurteilung neuromuskulärer Erkrankungen, so können beispielsweise erhöhte Werte der Kreatinkinase (CK), Aldolase, Alaninaminotransferase (ALAT) oder des Myoglobins im Serum einen stattfindenden Untergang von Muskelzellen demonstrieren. Bei Myopathien mit speziellen Stoffwechseldefekten werden Metabolite des Intermediärstoffwechsels, wie z. B. Laktat, Pyruvat und Ammoniak, unter Ruhebedingungen und bei Belastung unter aeroben und anaeroben Bedingungen gemessen. Direkte Enzymuntersuchungen im Muskelgewebe können dann einen spezifischen Enzymdefekt, z. B. bei den Glykogenspeichererkrankungen oder mitochondrialen Myopathien, bestätigen.

Im vorliegenden Kapitel können nur solche neuromuskulären Erkrankungen besprochen werden, die im klinischen Alltag häufiger auftreten, ansonsten wird auf die neurologische und neuropädiatrische Literatur verwiesen. Die autoimmunvermittelten Myositiden als größte Untergruppe der in Europa vorkommenden entzündlichen Erkrankungen des Muskels sind in Kap. 3.5 dargestellt.

14.10.2 Progressive Muskeldystrophie und Myotonie

Progressive Muskeldystrophien

Für die vielfältige Gruppe der progressiven Muskeldystrophien (s. Tabelle 14.10-1.) ist eine ursächliche Therapie zurzeit nicht möglich. Die Erkrankungen manifestieren sich je nach Typ als X-chromosomale (Duchenne, Becker), autosomal-dominante oder rezessive Erbleiden (Emery-Dreifuss-Muskeldystrophie, fazioskapulohumerale Muskeldystrophie, verschiedene Formen der Glieder-Gürtel-Muskeldystrophie) und sind bezüglich der Verteilung der Paresen und Muskelatrophie sowie des Erkrankungsalters zu unterscheiden. Nach der Entdeckung des Gendefekts der Duchenne-Muskeldystrophie und seines Genprodukts Dystrophin sind noch zahlreiche weitere Membranproteine bzw. Proteine des Zytoskeletts der Muskelzellen und die zugehörigen Phänotypen bei pathologischen Genmutationen charakterisiert worden. Die symptomatische unterstützende Therapie erfordert ein interdisziplinäres Team von Neurologen, Neuropädiatern, Kardiologen, Pneumologen, Orthopäden, Physiotherapeuten, Ergotherapeuten und Sozialarbeitern. Die Therapie orientiert sich an den Symptomen der muskulären Behinderung und den Begleiterkrankungen. Vorrangige Therapieziele sind der Erhalt von Bewegungsfähigkeit und Unabhängigkeit bei täglichen Verrichtungen, bei fortgeschrittener Erkrankung auch Unterstützung von Ernährung und Atmung.

In den letzten Jahren sind bedeutende experimentelle Fortschritte in Richtung einer genetischen Therapie der Duchenne-Muskeldystrophie erfolgt, eine erfolgreiche klinische Anwendung steht aber aus. Randomisierte kontrollierte Studien mit **Prednisolon** in einer Dosierung von z. B. 0,75 mg/kg KG pro Tag für 10 Tage, gefolgt von einer 10-tägigen Pause, zeigten eine verbesserte Muskelkraft und -funktion für eine Dauer von 6–24 Monaten, dies allerdings bei einer erheblichen Nebenwirkungsrate, sodass der Stellenwert dieser Therapie nicht endgültig geklärt ist.

Eine begrenzte Verbesserung der Muskelkraft mit **Kreatinmonohydrat** konnte ebenfalls in einer Gruppe von Patienten mit verschiedenen Formen von Muskeldystrophie für eine Beobachtungsperiode von 8 bzw. 12 Wochen nachgewiesen werden. Die Therapie erfolgte in der Studie von Walter et al. bei Erwachsenen mit einer Startdosis von 10 g/Tag verteilt auf drei Einzeldosen für 10 Tage, danach wurden 6 g/Tag als Erhaltungsdosis gegeben. Bei Dauertherapie wird eine mehrwöchige Medikamentenpause nach 3 Monaten empfohlen, da eine Down-Regulation der Kreatintransporter an Zellen der Skelettmuskeln, des Herzens und des ZNS befürchtet wird. Eindeutige Empfehlungen zu dieser Therapieform können noch nicht gegeben werden, die Nebenwirkungsrate ist bei ausreichender Flüssigkeitszufuhr äußerst gering. Als Nahrungsergänzungsmittel ist Kreatin bei Hochleistungssportlern zur Verbesserung der Muskelkraft weit verbreitet.

Myotonien

Myotonien sind durch die verzögerte Relaxation des Muskel nach Anspannung gekennzeichnet. Nichtdystrophische Myotonien (Myotonia congenita Thomsen und Becker, Paramyotonia congenita Eulenburg, hyperkaliämische periodische Paralyse, Schwartz-Jampel-Syndrom) werden durch pathologische Eigenschaften mutierter Natrium- oder Chloridkanäle verursacht. Betroffene Patienten sind zumeist durch die Dekontraktionsstörung behindert, die bei manchen Erkrankungsformen stark temperatur- und belastungsabhängig sein kann. Hierfür können Medikamente der Klasse der Antiarrhythmika, die den inaktivierten Natriumkanal der Muskelmembran blockieren, wie z. B. **Mexiletin** (bis 600 mg/Tag), eine Symptomlinderung bewirken (unerwünschte Nebenwirkungen: kardiale Reizleitungsblockierung, Parästhesien, Sehstörungen, epileptische Anfälle, Atemstörungen). Tocainid sollte wegen einer Agranulozytosegefahr nicht mehr angewandt werden. Das Beschwerdebild der dystropischen Myotonie (myotone Dystrophie Curschmann-Steinert, DM I, und proximale myotone Myopathie, PROMM oder DM II) ist in der klassischen Form der DM I häufig mehr durch die initial distal verteilten Paresen geprägt, wofür es jedoch keine wirkungsvolle medikamentöse Therapie gibt.

14.10.3 Myasthenia gravis pseudoparalytica

Definition und Pathophysiologie

Unter dem klinischen Zeichen Myasthenie versteht man eine abnorm rasche und starke Ermüdbarkeit der Muskulatur bei Belastung mit nachfolgender Erholung in Ruhe. Besonders betroffen sind dabei Muskeln, die eine dauernde Anspannung und Haltetätigkeit aufbringen, wie Augenmuskeln, proximale Extremitätenmuskulatur etc. Eine Myasthenie ist Ausdruck der gestörten synaptischen Transmission von Nerv auf Muskel an der neuromuskulären Endplatte. Der Ort der Störung kann präsynaptisch (Lambert-Eaton myasthenes Syndrom, Botulismus) oder postsynaptisch (Myasthenia gravis pseudoparalytica, MG) gelegen sein. Für die seltenen kongenitalen myasthenen Syndrome oder die medikamenteninduzierte Myasthenie wird auf die neurologische Literatur verwiesen.

Antikörper gegen die nikotinischen Acetylcholinrezeptoren (Anti-AChR-Ak) der quergestreiften Skelettmuskulatur werden in 80% der Fälle der generalisierten Formen und 50% der Fälle der okulären Formen der autoimmunvermittelten Myasthenia gravis gefunden. In der seronegativen Myasthenia gravis weisen die Patienten zu ca. 40–60% Anti-MuSK-Antikörper (muskelspezifische Rezeptortyrosinkinase, MuSK) auf. Als Ausdruck der Autoimmunreaktion werden weitere Autoantikörper gegen quergestreifte Skelettmuskulatur, Titin (besonders bei Thymom), und Schilddrüsengewebe gefunden. Die Anti-AChR-Ak besetzen die postsynaptischen Rezeptoren, vernetzen diese, führen zu einer Komplementaktivierung und schließlich zu einer verringerten Fältelung der postsynaptischen Membran. Durch diese Prozesse werden die postsynaptischen Acetylcholinbindungsstellen reduziert, die Effizienz der neuromuskulären Übertragung geht verloren. Da die präsynaptische Freisetzung von ACh bei kontinuierlicher Stimulation eine physiologische Verminderung („presynaptic rundown") erfährt, wird mit zunehmender Belastung der Synapse die Transmission immer schlechter. Der Patient bemerkt dies als Muskelschwäche. Anti-AChR-Ak gehören der IgG-Immunglobulinklasse an und ihre Bildung ist T-Zellabhängig. Dies erklärt zum Teil die Assoziation der Erkrankung zur Präsenz persistierenden Thymusgewebes in Form einer Thymushyperplasie (65% der MG) oder eines Thymoms (10–15% der MG).

Klinik

Die MG tritt mit einer Inzidenz von 0,5–2,0/100.000 pro Jahr auf. Die Altersverteilung ist zweigipfelig mit einer Häufung in der 2.–3. Dekade, dann eher Frauen betreffend, und im Lebensalter von über 50 Jahren. Die klinischen Beschwerden können sein: Doppelbilder, näselnde undeutliche Sprache, Kau- und Schluckstörungen, Schwäche der proximalen Extremitätenmuskulatur – oft verbunden mit Schmerzen – und dies alles meist mit einer ausgeprägten Abhängigkeit von der Tageszeit und einer deutlichen Besserung nach Ruhephasen. In der Diagnostik wird die zunehmend fehlerhafte Neurotransmission durch ein pathologisches Dekrement (≥10%) der evozierten Muskelantwortpotentiale bei repetitiver elektrischer Reizung des zugehörigen Nerven (z. B. 3-Hz-Stimulation des N. accessorius für den M. trapezius) nachgewiesen. Eine pharmakologische Testung mit fraktionierter i.v.-Gabe von 10 mg Edrophoniumchlorid („Tensilon-Test", Tensilon, Camsilon, Enlon) kann bei gleichzeitiger Besserung der klinischen Symptomatik das Dekrement aufheben (Cave: Atropin muss als Antidot für den Fall muskarinerger Nebenwirkungen, vor allem höhergradiger AV-Blockierungen, bereitgehalten werden!). Anti-AChR-Ak im Blut sind pathognomonisch für die MG, daneben können die erwähnten Autoantikörper nachgewiesen werden. Röntgenthorax und Thorax-CT oder MRT zur Beurteilung des vorderen Mediastinums ergänzen die Diagnostik. Zahlreiche Medikamente (Tabelle 14.10-2) können die neuromuskuläre Übertragung zusätzlich beeinträchtigen, manche Medikamente sogar eine MG auslösen (z. B. Penicillamin).

Therapie

Die Therapie der Myasthenia gravis beruht auf zwei Prinzipien:
- Verbesserung der neuromuskulären Übertragung durch Verlängerung der Wirkung von ACh im synaptischen Spalt bei Gabe von Acetylcholinesteraseinhibitoren und
- Immunmodulation/Immunsuppression zur Reduktion der Anti-AChR-Ak.

Edrophoniumchlorid weist von den **Acetylcholinesteraseinhibitoren** die kürzeste Halbwertszeit auf (s. oben), als weitere Substanzen sind Neostigmin (i.v.), Pyridostigminbromid (oral und i.v.) und Ambenoniumchlorid (oral) verfügbar. Am häufigsten wird Pyridostigminbromid (Mestinon, Kalymin) in Dosen von 30–600 mg eingesetzt, wobei Dosen oberhalb 300 mg oft mit Nebenwirkungen verbunden sind. Bei intravenöser Applikation ist die korrekte Umsetzung der Dosierungen sehr wichtig; so ist z. B. bei Pyridostigmin eine Dosisäquivalenz von 30 mg oral zu 1 mg intrave-

Tabelle 14.10-2. Medikamente, die zur Verschlechterung bei Myasthenie führen können (in Anlehnung an Leitlinien der DGN)

Substanzgruppe	Medikamente
Analgetika	Flupirtin, Morphine
Antiarrhythmika	Chinidin, Ajmalin, Mexiletin etc.
Antibiotika	Aminoglykoside, Makrolide, Penicilline (in hohen Dosen), Gyrasehemmer, Sulfonamide, Tetrazykline
Antidepressiva	Trizyklische Antidepressiva, z. B. Amitriptylin
Antiepileptika	Benzodiazepine, Carbamazepin, Phenytoin etc.
Antimalariamittel	Chinin
Antirheumatika	D-Penicillamin, Chloroquin
Betablocker	Propanolol, Oxprenolol, Timolol
Kalziumantagonisten	Verapamil, Nifedipin, Diltiazem
Diuretika	Azetazolamid, Benzothiadiazine, Schleifendiuretika (Cave K+-Verlust)
Glukokortikosteroide	Gefahr bei Behandlungsbeginn in hohen Dosen
Interferon	Interferon-alpha
Lithium	
Lokalanästhetika	vom Estertyp (Procaintyp)
Magnesium	Hohe Dosen als Laxans
Muskelrelaxanzien	Curarederivate: wegen hoher Empfindlichkeit nur 10–50% der üblichen Dosis anwenden, Succinylcholin nicht anwenden
Neuroleptika, Tranquilizer	Chlorpromazin, Promazin etc.; Benzodiazepine und Verwandte wie Zolpidem

Liste nicht vollständig! Bei jedem Medikament muss vor seinem Einsatz bei einem Patienten mit Myasthenie an eine mögliche Wechselwirkung gedacht werden!

nös zu berücksichtigen. Unerwünschte Nebenwirkungen sind im Wesentlichen durch die pharmakologische Stimulation von nikotinergen und muskarinergen ACh-Rezeptoren zu erklären (s. folgende Übersicht), wobei die zentralnervösen Symptome erst bei deutlicher Überdosierung erscheinen, da die Substanzen nicht primär ZNS-gängig sind.

Acetylcholinesteraseinhibitoren – Unerwünschte Nebenwirkungen
- Muskarinerge Nebenwirkungen
  - Vermehrtes Schwitzen
  - Speichelfluss
  - Tränenfluss
  - Bronchiale Hypersekretion
  - Durchfälle, Bauchschmerzen
  - Vermehrter Harndrang
  - Miosis, Akkommodationsstörungen
  - Atrioventrikulärer Block
- Nikotinerge Nebenwirkungen
  - Faszikulationen
  - Muskelkrämpfe, Muskelschwäche (Dauerdepolarisation der Muskelmembran)
- Zentralnervöse Nebenwirkungen
  - Irritabilität
  - Agitiertheit
  - Somnolenz
  - Koma
  - Epileptische Anfälle (erst bei sehr hohen Dosen/Intoxikation)

Zur kurzfristigen Immunmodulation lässt sich eine rasche und effektive Reduktion der Anti-AChR-Ak im Blut mittels Plasmapherese erreichen, wenngleich diese Therapie nie randomisiert und kontrolliert geprüft wurde. Es werden je nach Bedrohlichkeit des Krankheitsbildes („myasthene Krise" mit Tetraparese, Ateminsuffizienz, Bulbärparalyse mit Aspirationsgefahr) 3–5 Sitzungen pro Woche mit Austausch von 2–2,5 l Plasma gegen Elektrolytlösung mit 3,5–4% Humanalbumin durchgeführt. Da durch diese Therapie nicht nur Immunglobuline, sondern auch Gerinnungsfaktoren aus dem Blut entfernt werden, können vermehrte Infekte und Blutungskomplikationen auftreten. Die Immunadsorption, bei der das Plasma über spezielle Austauschsäulen zur Extraktion der Immunglobulinfraktion geführt wird, wird als gleichwertige Methode mit einer geringeren Rate an Blutungskomplikationen angesehen. Die hohe Volumenbelastung des Kreislaufsystems bei den Austauschverfahren führt bei älteren Menschen nicht selten zu einer therapiepflichtigen Herzinsuffizienz. Intravenöse Immunglobuline IgG (IVIg) werden als Mittel der 2. Wahl oder bei Kontraindikationen für Plasmaaustauschbehandlung bei myasthener Krise angesehen. Die Dosierung beträgt empirisch 0,4 g/kg Körpergewicht (KG) an 5 Tagen, wobei in einer Studie auch 3 Tage im Vergleich zu Plasmaseparation wirksam waren.

Eine langfristige Immunsuppression und anhaltende Besserung der Symptomatik wird mit Glukokortikosteroiden, Azathioprin (AZA) und anderen Immunsuppressiva erreicht. Die Kombination von Immunsuppressivum und Glukokortikosteroid ist am effektivsten. In der Eindosierungsphase von **Prednison/Prednisolon** (Decortin/Decortin H) erleben bis zu 50% der Patienten eine passagere Verschlechterung, sodass ein stationärer Aufenthalt bei generalisierten Formen mit bulbärer Beteiligung und eine einschleichende Dosierung sinnvoll sind. Die initiale Zieldosis beträgt 1 mg Prednisolonäquivalent/kg KG pro Tag. Mit dem Eintritt der Wirkung ist jedoch erst 1–2 Wochen nach Therapiestart zu rechnen. Die unerwünschten Nebenwirkungen dieser Therapie sind vielfältig, wie an vorausgehenden Stellen diskutiert, daher erfolgt längerfristig eine Umstellung auf eine Therapie mit Azathioprin oder anderen Immunsuppressiva mit dem Ziel der Dosisreduktion oder des Absetzens des Glukokortikoids. Eine standardisierte Osteoporoseprophylaxe wird empfohlen (s. Kap. 7.1.1 und z. B. Empfehlungen des Dachverbandes Osteologie zur Osteoporose, DVO); bei Ulkusanamnese kann beispielsweise ein Protonenpumpenhemmer eingesetzt werden.

Azathioprin (AZA) ist ein Purinantimetabolit, es wird üblicherweise in einer Dosis von initial 2–3 mg/kg KG und im Verlauf 1,5–2 mg/kg KG pro Tag gegeben. Ein Wirkungseintritt ist in der Regel nicht vor 3 Monaten Therapie zu erwarten. An unerwünschten Nebenwirkungen kann eine idiosynkratische Reaktion mit Hautveränderungen, Fieber, Übelkeit, Erbrechen, Leberfunktionsstörung und Myelosuppression auftreten, die dann zur sofortigen Beendigung der Therapie zwingt. Es ist ratsam, aus diesem Grunde die Therapie mit einer kleineren Dosis (50%) als der Erhaltungsdosis zu beginnen. Leberenzymerhöhungen bis zum Dreifachen der Norm sind unbedenklich, darüber hinaus muss das Medikament pausiert oder schließlich abgesetzt werden. Bei ca. 80% der Patienten steigt unter AZA das mittlere korpuskuläre Erythrozytenvolumen (MCV) an, das bei erfolgreich therapierten Patienten im Mittel höhere Werte erzielt. Die durch AZA induzierte Lymphopenie ist der gewünschte Therapieeffekt. Im Therapiemonitoring, das anfänglich wöchentliche Differentialblutbilder und Leberwerte umfasst, ist eine absolute Lymphozytenzahl von 800–1000/µl wünschenswert. Sollte die Leukozytenzahl unter 3000/µl absinken, ist eine Therapiepause erforderlich. Selten treten eine schwere Myelosuppression oder auch schwere Infektionen als Komplikation auf. Unter der Langzeittherapie wird eine erhöhte Inzidenz von Tumoren beschrieben (Lymphome, Hauttumore), jedoch konnte dies in einer Fallkontrollstudie bei Multiple-Sklerose-Patienten in einem Zehnjahreszeitraum nicht beobachtet werden. Wichtig ist es, die Patienten auf die Teratogenität und Mutagenität von AZA hinzuweisen, ein Absetzen mindestens 6 Monate vor geplanter Schwangerschaft wird vom Hersteller empfohlen. Die Dauertherapie kann zur irreversiblen Infertilität führen, sodass bei Männern die Möglichkeit einer vorherigen Samenspende erörtert werden muss. Zu erwähnen ist noch die Interaktion mit Allopurinol, das den Abbau von AZA über die Xanthinoxidase hemmt und seine Wirkung verstärkt, sodass in der Kombination eine Dosisreduktion auf 25% erforderlich wird.

Die immunsuppressive Therapie ist eine Dauertherapie, die über einen Zeitraum von Jahren erforderlich ist und erst bei anhaltender Remission langsam reduziert werden kann. Ein abruptes Absetzen birgt die Gefahr einer akuten Exazerbation bis zur myasthenen Krise. Die erforderlichen klinischen Kontrollen werden durch Anwendung von standardisierten Myasthenie-

Scores für die neurologische Untersuchung erleichtert. In manchen Fällen können signifikante Titeranstiege der Anti-AChR-Ak einer klinischen Verschlechterung vorausgehen.

Als **weitere Immunsuppressiva** gelangen Ciclosporin A (Sandimmun, Immunosporin), Mycophenolat Mofetil (CellCept), Cyclophosphamid (Endoxan) zur Anwendung. Für diese Substanzen existieren randomisierte Studien mit kleinen Fallzahlen, die deren Wirksamkeit belegen, allerdings gelten diese Mittel als Reservemedikation. Außerdem existieren einzelne Erfahrungen unsystematischer Art mit Methotrexat in Dosierungen ähnlich der Anwendung bei rheumatoider Arthritis.

Thymektomie Bereits seit den 30er-Jahren ist bekannt, dass eine Thymektomie bei Patienten mit MG zu einer Remission der Erkrankung führen kann. Randomisierte kontrollierte Studien zur Wirksamkeit der Thymektomie bei Patienten ohne Thymom existieren aber nicht. Bei Vorhandensein eines Thymoms oder Thymuskarzinoms ist die Entfernung der Thymusdrüse in jedem Falle gerechtfertigt, da bereits das Thymom potentiell in-vasiv wachsen kann. Thymome sind bei 15% aller Patienten mit MG nachweisbar. Die angewandten chirurgischen Techniken sind von den lokalen Gegebenheiten jeweils abhängig; üblicherweise wird eine transsternale Resektion mit einer Mortalitätsrate von <1% vorgenommen. Die Thymektomie bei Patienten ohne Thymom wird als Therapieoption zur Verdoppelung der Wahrscheinlichkeit, eine Remission oder Verbesserung der Erkrankung zu erreichen, empfohlen. Diese Empfehlung gilt insbesondere für postpubertäre Kinder und junge Erwachsene, bei Personen jenseits des 60.–65. Lebensjahres ist die Indikation fragwürdig. Zum Zeitpunkt der Operation nach Diagnosestellung existieren keine ausreichenden Daten, es ist jedoch allgemein akzeptiert, die Operation elektiv möglichst innerhalb des ersten Jahres nach Diagnosestellung durchzuführen.

14.10.4 Lambert-Eaton myasthenes Syndrom

Pathophysiologie und Klinik

Das Lambert-Eaton myasthene Syndrom (LEMS) ist eine neuromuskuläre Übertragungsstörung, die durch präsynaptische Freisetzungshemmung von ACh an cholinergen Neuronen bedingt wird. Im Serum nachweisbare Antikörper gegen den spannungsabhängigen Kalziumkanal vom P/Q-Typ („anti-voltage-gated calcium channel antibodies", Anti-VGCA) behindern den Mechanismus der Verschmelzung von Vesikeln an der präsynaptischen Membran als Antwort auf die ankommenden Nervenaktionspotentiale. Die Patienten zeigen eine proximale, typischerweise belastungsabhängige Schwäche, die wie bei MG im Tagesverlauf zunimmt, zusätzliche Symptome sind häufig eine Mundtrockenheit und andere Zeichen der verringerten cholinergen Transmission. In der elektroneurographischen Diagnostik findet sich bei repetitiver 3-Hz-Reizung ein Dekrement >10% bei schon initial kleinen evozierten Muskelantwortpotentialen. Bei hochfrequenter Stimulation (10 Hz und mehr) oder nach maximaler Willküranspannung zeigt sich dann ein Inkrement von mindestens 100% (bis mehrere 100%). Das LEMS ist 10-mal seltener als die MG, und das LEMS ist zu 60% mit einem Malignom, typischerweise einem kleinzelligen Bronchialkarzinom oder Mammakarzinom, vergesellschaftet und kann diesem in der klinischen Manifestation um bis zu 5 Jahre vorausgehen.

Therapie

Für das LEMS als paraneoplastisches Syndrom ist die vorrangige Therapie die **Sanierung des zugrunde liegenden Tumorleidens**. Eine symptomatische Besserung wird selten mit Acetylcholinesteraseinhibitoren, wie Pyridostigmin, aber viel häufiger mit 3,4-Diaminopyridin erreicht, das die präsynaptische Freisetzung von ACh begünstigt. Hierzu sind Dosierungen zwischen 30 und 100 mg erforderlich. Unerwünschte Nebenwirkungen sind Parästhesien, Übelkeit und fraglich auch zerebrale Krampfanfälle. 3,4-Diaminopyridin ist nicht in Deutschland im Handel, kann aber über internationale Apotheken in Tablettenform beziehungsweise als Feinchemikalie bezogen werden. Der Einsatz ist nur im individuellen Heilversuch möglich. Ebenso hat eine Therapie mit IVIg, in der Gesamtdosis 2 g/kg KG über zwei Tage verteilt, in einer kontrollierten Studie sich als effektiv erwiesen. Sollte kein Primärtumor gefunden werden, kann eine **immunsuppressive Therapie** mit Glukokortikosteroiden, Azathioprin und Plasmapherese ähnlich der Therapie der MG durchgeführt werden. Regelmäßige Kontrollen der Therapie müssen unbedingt auch eine Wiederholung der Tumorsuche miteinschließen, da die muskulären Symptome der Tumormanifestation um Jahre vorauseilen können.

14.10.5 Amyotrophe Lateralsklerose

Definition und Pathophysiologie

Die amyotrophe Lateralsklerose (ALS) ist mit einer Prävalenz von 6–8/100.000 Einwohner die häufigste Erkrankung aus der Gruppe der degenerativen Motoneuronerkrankungen. Die Motoneuronerkrankungen werden je nach Lokalisation der degenerierenden Motoneurone eingeteilt in verschiedene Formen der spinalen Muskelatrophie (unteres Motoneuron), die primäre Lateralsklerose (oberes Motoneuron) und die amyotrophe Lateralsklerose (oberes und unteres Motoneuron, kombinierte Motoneuronerkrankung, ALS). Die ALS weist eine primär periphere Verlaufsform sowie eine primär bulbäre Verlaufsform (progressive Bulbärparalyse) auf. Pathologisch-anatomisch findet sich ein Verlust von Alpha-Motoneuronen im Vorderhorn des Rückenmarkes und den motorischen Hirnnervenkernen mit Ausnahme der Augenmuskelkerne, eine Atrophie des motorischen Kortex wie auch eine Degeneration des Tractus corticospinalis bzw. Tractus corticonuclearis mit Sklerose im Vorderseitenstrang des Rückenmarkes. Die Pathophysiologie konnte bislang nicht geklärt werden, erste Hinweise kommen jedoch von seltenen familiären Formen (bis zu 10% der Patienten weisen eine positive Familienanamnese auf), und so ist beispielsweise eine Mutation im Gen der Kupfer/Zink-Superoxiddismutase 1 (SOD1) auf dem Chromosom 21 für eine menschliche Form von familiärer ALS verantwortlich, die in transgenen Tieren einen sehr ähnlichen Phänotyp produziert und das Studium pathophysiologischer Mechanismen erlaubt. Heute ist bekannt, dass eine glutamatvermittelte Exzitotoxizität bei der ALS im SOD1-Tiermodell aber auch beim Menschen eine Rolle in der Entstehung des apoptotischen Zelltods der Motoneurone spielt. Glutamat ist ein natürlicher Neurotransmitter an vielen Nervenzellen, und Störungen von Glutamattransportmechanismen im Motorkortex und Rückenmark, die als Weg der Entgiftung von Glutamat angesehen werden können, werden bei sporadischen und familiären Fällen von ALS demonstriert.

Klinik

Die Klinik der ALS ist bestimmt von der Kombination von Zeichen der Schädigung der oberen und unteren Motoneurone. Die Patienten beklagen eine Muskelschwäche und -atrophie, verbunden mit Faszikulationen, meist mit asymmetrischem Beginn in den kleinen Handmuskeln oder Unterarmmuskeln. Bei der primär bulbären Verlaufsform beginnt die Erkrankung mit Schluckstörungen und Dysarthrie, häufig assoziiert mit pathologischem Lachen und Weinen. In der klinischen Untersuchung fallen neben den Atrophien Faszikulationen auch in nichtgeschwächten Muskelpartien auf, die Reflexe sind dabei als Ausdruck der Schädigung des oberen Motoneurons erhalten oder sogar lebhaft, pathologische Fremdreflexe, beispielsweise das Babinski-Zeichen, sind auslösbar. Mit der Ausdehnung der klinischen Schädigungszeichen des unteren Motoneurons auf Muskeln in unterschiedlichen Versorgungsregionen entlang der Neuraxis (Hirnnervenkerne, zervikales, thorakales, lumbales Myelon) nimmt die Diagnosesicherheit zu (El-Escorial-Kriterien).

Sensibilitätsstörungen gehören nicht zum Erkrankungsbild, auch sind Augenmuskelstörungen und Sphinkterinkontinenz nicht zu erwarten, da typischerweise diese motorischen Kerngebiete nicht betroffen sind. Es gibt keine biologischen Marker, die die Diagnose einer sporadischen ALS zuverlässig bestätigen, daher sind Verlaufsuntersuchungen zur Diagnosesicherung erforderlich. Elektrophysiologische Untersuchungen zeigen das Ausmaß der Denervierung der Muskeln bzw. die Verbreitung von Faszikulationen und chronisch neurogenem Umbau der Potentiale motorischer Einheiten in der Elektromyographie, elektroneurographische Untersuchungen schließen Leitungsblockierungen aus, da eine multifokale motorische Neuropathie mit persistierenden Leitungsblöcken ein sehr ähnliches Bild mit Muskelatrophien aber viel günstigerer Prognose und Therapie verursachen kann.

Bildgebungsuntersuchungen (MRT) dienen z. B. dem Ausschluss relevanter degenerativer Wirbelsäulenerkrankungen (z. B. zervikale Myelopathie mit radikulärer Schädigung). Die mittlere Überlebensdauer beträgt bei der ALS mit überwiegend peripherer Beteiligung 3–5 Jahre, bei der progressiven Bulbärparalyse 1,5–2 Jahre.

Therapie

Therapieziele bei amyotropher Lateralsklerose sind einerseits die Reduktion der Krankheitsprogression, d. h. eine **neuroprotektive Therapie**, anderseits die symptomatische Behandlung der Erkrankung und Komplikationen im Verlauf. Eine Möglichkeit der Heilung existiert für die ALS bis heute nicht, der Verlauf lässt sich allerdings durch die Gabe von **Riluzol** (Rilutek) günstig beeinflussen. Riluzol ist eine antiglutamaterge Substanz, die die Freisetzung von Glutamat aus den präsynaptischen Nervenendigungen hemmt. In zwei doppelblinden plazebokontrollierten Studien mit insgesamt über 1100 Patienten konnte eine signifikant höhere Überlebenschance unter Riluzol nach 12 und 18 Monaten gezeigt werden, so war das relative Risiko für Tod, Respiratorabhängigkeit oder Tracheostoma nach 18 Monaten unter 100 mg Riluzol pro Tag, verteilt auf zwei Einzeldosen, um 35% reduziert. Eine Post-hoc-Analyse bestätigte ein längeres Verbleiben in einem günstigeren körperlichen Zustand unter Riluzol versus Plazebo von im Median 75 Tagen.

Als unerwünschte Nebenwirkungen von Riluzol sind Übelkeit, Asthenie, periorale Parästhesien und eine Erhöhung der Lebertransaminasen (ALAT >3fache obere Norm) zu beachten, daher sollten für 3 Monate monatliche und danach 3-monatliche Laborkontrollen erfolgen.

In tierexperimentellen Studien zeigten zahlreiche weitere Substanzen (u. a. Gabapentin, Wachstumsfaktoren, wie Insulinlike Growth Factor I, „brain-derived neurotrophic factor", Kreatin, Interferon β1a, Dextrometorphan, Lamotrigin, verzweigtkettige Aminosäuren), einen neuroprotektiven Effekt, jedoch konnte keine dieser Substanzen bisher in klinischen Studien einen positiven Effekt demonstrieren.

Die **symptomatische Therapie** umfasst pharmakologische und nichtpharmakologische Maßnahmen, die als Ziel den Erhalt der Autonomie des Patienten haben. Es ist eine frühzeitige Aufklärung des Patienten zusammen mit Angehörigen über die Prognose der Erkrankung erforderlich, sodass genügend Zeit besteht, eigene Entscheidungen bezüglich eventuell zukünftig notwendiger Therapien, wie Sondenernährung, Beatmung und Tracheostomaanlage zu treffen und gegebenenfalls eine Patientenverfügung und Vorsorgevollmacht zu erstellen. Eine wirksame medikamentöse Therapie der Paresen gibt es bislang nicht, selbst die Gabe von Kreatin hatte keinen signifikant positiven Effekt. Physiotherapie ist sinnvoll, um die noch erhaltene Bewegungsfähigkeit möglichst lange zu bewahren; Atemtherapie und Klopfmassagen werden zur Pneumonieprophylaxe angewandt. Häufig leiden die Patienten unter exzessivem Speichelfluss, der effektiv durch Anticholinergika wie Scopolamin-Pflaster (Scopoderm TTS), Trihexyphenidyl (Artane) etc. oder Amitriptylin (Saroten) sowie die lokale Gabe von Botulinumtoxin unterdrückt werden kann.

Bei symptomatischer Dysphagie, exzessivem Zeitbedarf bei den Mahlzeiten, Gewichtsverlust und Dehydration kann die Anlage einer perkutanen endoskopischen Gastrostomie (PEG) deutliche Entlastung bringen. Die Komplikationsrate dieser Maßnahme ist bei noch guter Lungenfunktion (FVC >50%) deutlich geringer. Zu beachten ist, dass eine PEG-Anlage jedoch nicht vor Aspirationen schützt.

Bei Symptomen der alveolären Hypoventilation, wie exzessiver Tagesschläfrigkeit, Schlafstörungen, Kopfschmerzen und psychopathologischen Auffälligkeiten, verschafft eine nichtinvasive Heimbeatmung häufig Linderung, eine wesentliche Lebensverlängerung ist jedoch in der Regel nicht zu erwarten. Die Anlage eines Tracheostomas sollte nur nach einer ausführlichen Beratung von Patient und Angehörigen erfolgen. Eine symptomatische Therapie bei Dyspnoe umfasst die Gabe von Morphin, beginnend mit 2–2,5 (–5) mg alle 4 Stunden p.o., oder 1–2 mg s.c bzw. i.v. und bei Hyperventilation Lorazepam (Tavor) 1 mg s.l.

Evidenz der Therapieempfehlungen	Evidenzgrad	Empfehlungsstärke
Progressive Muskeldystrophien		
Glukokortikoide bei Duchenne Muskeldystrophie	III	B
Kreatin	III	C
Physiotherapie	IV	C
Nichtdystrophische Myotonie		
Antiarrhythmika mit Blockierung des inaktivierten Na-Kanals, z. B. Mexiletin	IV	C
Myasthenia gravis pseudoparalytica		
Acetylcholinesteraseinhibitoren	III	B
Plasmapherese	III	B
Immunadsorption	II-b	B
Glukokortikoide	III	B
IVIg, nicht besser als Glukokortikoide b. milder MG	I-b	A
Azathioprin	II-a	B
Ciclosporin A, Mycophenolat Mofetil, Cyclophosphamid-Pulstherapie	II-b	B
Thymektomie	II-a	B
Lambert-Eaton myasthenes Syndrom		
3,4-Diaminopyridin	I-b	A
IVIg	I-b	A
Glukokortikosteroide, Plasmapherese, Azathioprin	III	B
Amyotrophe Lateralsklerose		
Riluzol	I-b	A
Physiotherapie	IV	C
Anticholinergika oder Amitriptylin gegen Speichelfluss	II-b	B
Botulinumtoxin gegen Speichelfluss	II-b	B
PEG	III	B
Nichtinvasive nächtliche Beatmung	III	B

Selbsthilfegruppen:

- Deutsche Gesellschaft für Muskelkranke e.V., Im Moos 4, D-79112 Freiburg, Tel. 0180/5 94 44 70, http://www.dgm.org
- Schweizerische Gesellschaft für Muskelkrankheiten (SGMK), Kanzleistr. 80, CH-8004 Zürich, Telefon: 01/2 45 80 30, http://www.sgmk.org
- Österreichische Gesellschaft für Muskelkranke – ÖGM/AGM, Währinger Gürtel 18–20, A-1097 Wien, Tel. 01/4 04 00/31 12

Literatur

Annane D, Chevrolet JC, Chevret S, Raphael JC (2000) Nocturnal mechanical ventilation for chronic hypoventilation in patients with neuromuscular and chest wall disorders. Cochrane Database Syst Rev (2): CD001941

Bain PG, Motomura M, Newsom-Davis J, Misbah SA, Chapel HM, Lee ML et al. (1996) Effects of intravenous immunoglobulin on muscle weakness and calcium-channel autoantibodies in the Lambert-Eaton myasthenic syndrome. Neurology 47: 678–683

Bensimon G, Lacomblez L, Meininger V (1994) ALS/Riluzole Study Group: A controlled trial of riluzole in amyotrophic lateral sclerosis. N Engl J Med 330: 585–591

Confavreux C, Saddier P, Grimaud J, Moreau Th, Adeleine P, Aimard G (1996) Risk of cancer from azathioprine therapy in multiple sclerosis: A case control study. Neurology 46: 1607–1612

Dalakas MC (2004) Intravenous immunoglobulin in autoimmune neuromuscular diseases. JAMA 291:2367–2375

Gajdos P, Chevret S, Clair B, Tranchant C, Chastang C (1997) Clinical trial of plasma exchange and high-dose intravenous immunoglobulin in myasthenia gravis. Ann Neurol 41: 789–796

Gajdos P, Chevret S, Toyka K (2002) Plasma exchange for myasthenia gravis (Cochrane Review) In: The Cochrane Library, Issue 4. Oxford: Update Software

Groeneveld GJ, Veldink JH, van der Tweel I et al. (2003) A randomized sequential trial of creatine in amyotrophic lateral sclerosis. Ann Neurol 53: 437–445

Gronseth GS, Barohn RJ (2000) Practice parameter: thymectomy for autoimmune myasthenia gravis (an evidence-based review): report of the Quality Standards Subcommittee of the American Academy of Neurology. Neurology 55: 7–15

Hohlfeld R, Toyka KV, Besinger UA, Gerhold B, Heininger K (1985) Myasthenia gravis: Reactivation of clinical disease and of autoimmune factors after discontinuation of longterm azathioprine. Ann Neurol 17: 238–242

Lacomblez L, Bensimon G, Leigh PN, Guillet P, Meininger V. ALS/Riluzole Study Group II (1996) Dose-ranging study of riluzole in amyotrophic lateral sclerosis. Lancet 347: 1425–1431

Leitlinien der Deutschen Gesellschaft für Neurologie (2003) Amyotrophe Lateralsklerose. In: Diener HC (Hrsg) Leitlinien für Diagnostik und Therapie in der Neurologie, 2. Aufl. Thieme, Stuttgart

Leitlinien der Deutschen Gesellschaft für Neurologie (2003) Myasthenia gravis. In: Diener HC (Hrsg) Leitlinien für Diagnostik und Therapie in der Neurologie, 2. Aufl. Thieme, Stuttgart

Louis M, Lebacq J, Poortmans JR et al. (2003) Beneficial effects of creatine supplementation in dystrophic patients. Muscle Nerve 27: 604–610

Manzur AY, Kuntzer T, Pike M, Swan A (2004) Glucocorticoid corticosteroids for Duchenne muscular dystrophy. The Cochrane Collaboration, Co-chrane Library, vol 2

Miller RG, Rosenberg JA, Gelinas DF et al. (1999) Practice parameter: the care of the patient with amyotrophic lateral sclerosis (an evidence-based review): report of the Quality Standards Subcommittee of the American Academy of Neurology: ALS Practice Parameters Task Force. Neurology 52: 1311–1323

Riviere M, Meininger V, Zeisser P, Munsat T (1998) An analysis of extended survival in patients with amyotrophic lateral sclerosis treated with riluzole. Arch Neurol 55: 526–528

Sanders DB, Massey JM, Sanders LL, Edwards LJ (2000) A randomised trial of 3,4-diaminopyridine in Lambert-Eaton myasthenic syndrome. Neurology 54: 603–607

Walter MC, Lochmuller H, Reilich P et al. (2000) Creatine monohydrate in muscular dystrophies: A double-blind, placebo-controlled clinical study. Neurology 54: 1848–1850

14.11 Funktionelle Neurochirurgie bei Bewegungsstörungen

J.K. Krauss

14.11.1 Einleitung

Die funktionelle Neurochirurgie bei der Behandlung von Bewegungsstörungen hat in den letzten Jahren zunehmend an Bedeutung gewonnen. Dabei ist die chirurgische Behandlung von Bewegungsstörungen keine neue Errungenschaft. Bereits in den 1950er- und 1960er-Jahren hatte sich die funktionelle Neurochirurgie bei Patienten mit therapierefraktärer Parkinsonerkrankung und Dystonien etabliert. Mit der Entdeckung des therapeutischen Potentials von Levodopa bei Parkinsonpatienten und der Einführung von Botulinumtoxininjektionen bei Dystonien rückte die funktionelle Neurochirurgie jedoch dann vorübergehend in den Hintergrund. Die Renaissance der funktionellen Neurochirurgie bei Bewegungsstörungen in den letzten Jahren hat verschiedene Ursachen. Insbesondere auf Grund neuerer technischer Entwicklungen, besserer Methoden in der Bildgebung und einem tieferen Verständnis der Pathophysiologie der Bewegungsstörungen hat die funktionelle Neurochirurgie in den letzten Jahren eine immer weitere Verbreitung gefunden. Sie stellt eine Schnittstelle zwischen der klinischen Neurologie und der Neurochirurgie dar. Die tiefe Hirnstimulation hat sich in den letzten Jahren zunehmend als ein Verfahren mit einem relativ geringen Risiko etabliert. Neben der therapierefraktären Parkinsonerkrankung wird diese innovative Technik auch bei anderen Bewegungsstörungen vermehrt eingesetzt; hier ist die Dystonie in den letzten Jahren mehr in den Mittelpunkt des Interesses gerückt. Dem funktionellen Neurochirurgen steht heute eine breitere Palette von Verfahren zur Verfügung als jemals zuvor.

14.11.2 Grundlagen der funktionellen Neurochirurgie

Die funktionelle Neurochirurgie bedient sich verschiedener chirurgischer Methoden, wobei die funktionelle stereotaktische Neurochirurgie, die die gestörte Aktivität in den Basalganglien moduliert, im Mittelpunkt steht. Weitere chirurgische Optionen sind die Neurotransplantation und neuere neurorestorative Verfahren bei der Parkinsonerkrankung und der Huntington-Erkrankung, zentrale und periphere Denervationen und Myotomien bei verschiedenen Formen der Dystonie, insbesondere der zervikalen Dystonie, wie auch die intrathekale Applikation von Medikamenten oder Wachstumsfaktoren mittels implantierbaren Pumpen.

Die stereotaktische Technik erlaubt es mit einem hohen Maße an Präzision, mit einer Auflösung von weniger als 1 mm, Zielstrukturen in den Basalganglien oder im Thalamus zu definieren. Das Grundprinzip der Stereotaxie beruht darin, dass jeder Punkt in einem dreidimensionalen Raum durch drei Koordinaten bestimmt werden kann, die in ihrem Bezug zum Schnittpunkt dreier orthogonaler Ebenen definiert werden. Bei der stereotaktischen Neurochirurgie dient hierzu ein Stereotaxierahmen, der fest am Schädel des Patienten fixiert wird. Zur weiteren Definition des Zielpunktes wird ein stereotaktisches Computertomogramm oder eine stereotaktische Kernspintomographie in Dünnschichttechnik durchgeführt. Die Zielpunktkoordinaten werden meist indirekt über anatomische Landmarken im dritten Ventrikel berechnet, wobei heute allgemein die Interkommissurallinie verwendet wird. Mit Hilfe von stereotaktischen Atlanten werden die vorläufigen Koordinaten des Zielpunktes, unter Berücksichtigung von Verkippungen des Kopfes des Patienten im stereotaktischen Ring, berechnet. Bei Verwendung von Workstations mit entsprechender Software kann dann die Lage des vorberechneten Zielpunktes in der bildgebenden Diagnostik geprüft und ggf. korrigiert werden. Die meisten funktionellen stereotaktischen Eingriffe bei Patienten mit Bewegungsstörungen werden unter örtlicher Betäubung durchgeführt. Hierdurch ist es möglich, die Modulation der neurologischen Zielsymptomatik während des Eingriffs zu beurteilen und unerwünschte Nebeneffekte durch die Beeinträchtigung von benachbarten Strukturen zu verhindern. Der Zugang erfolgt im Operationssaal in der Regel über einen frontales Bohrloch. Zur definitiven intraoperativen Definition des Zielpunktes stehen verschiedene neurophysiologische Untersuchungstechniken zur Verfügung. Die Mikroelektrodenableitung ist eine effiziente und elegante Technik, die es erlaubt, einzelne Zellen in den Basalganglien darzustellen. Neben einem Mapping der dargestellten Strukturen ist zudem durch diese Technik die Definition der sensomotorischen Areale möglich. Hierzu werden Hochimpedanzelektroden verwendet, wobei sequentielle Trajektorien oder parallele Mehrkanalableitungen vorgenommen werden können. Eine Ergänzung bzw. alternative hierzu ist die sog. Makrostimulation, die über Stabelektroden zur Hochfrequenzkoagulation oder über die Elektroden zur tiefen Hirnstimulation vorgenommen wird. Mit der Makrostimulation können Schwellenwerte bestimmt werden, sowohl für intrinsische (d. h. Effekte der Stimulation der Zielstruktur selbst) als auch für extrinsische Effekte (Reizantworten durch die Stimulation der benachbarten Kerne und Bahnen). Die endgültige Sondenplatzierung für eine Hochfrequenzkoagulation oder für die tiefe Hirnstimulation erfolgt dann an dem Ort, der das beste Nutzen-Risiko-Profil in der Makrostimulation aufweist. Dabei sind diese Reizantworten unterschiedlich, abhängig vom jeweiligen Zielpunkt. Die genaue Kenntnis der „Elektroanatomie" der drei Kerngebiete Nucleus subthalamicus (STN), Globus pallidus internus (GPi) und Nucleus ventralis intermedius (VIM) erlaubt es aufgrund der beobachteten Stimulationseffekte, eine Aussage über die anatomische Lage der Elektrode innerhalb der Zielstrukturen zu treffen. Bei der Parkinsonerkrankung wird heute in erster Linie der STN als Zielpunkt gewählt, wobei auch eine Modulation des GPi effektiv ist. Bei Dystonien hingegen wird meist der GPi angesteuert und bei nichtparkinsonoiden Tremores der thalamische VIM.

Die tiefe Hirnstimulation wurde Ende der 1980er-Jahre in die klinische Praxis eingeführt. Seitdem hat sie sich immer mehr verbreitet und die läsionellen Verfahren heutzutage weitgehend verdrängt. Der größte Vorteil der tiefen Hirnstimulation liegt darin, dass das Risiko für Nebenwirkungen bei bilateralen Eingriffen im Vergleich zu den Läsionstechniken deutlich reduziert ist. Ein – nicht nur hypothetischer – Vorteil der Methode ist auch der, dass diese Technik prinzipiell reversibel ist. Ferner kann im postoperativen Verlauf die Stimulationsintensität an-gepasst werden. Die heute verwendeten Neurostimulationssys-teme bestehen aus implantierbaren Komponenten, wie Elektroden, Extensionskabel und Impulsgenerator, sowie aus externen Komponenten wie dem Programmiergerät für den Arzt und dem Therapiesteuergerät für den Patienten. Die heute verwendeten Elektroden haben einen Durchmesser von etwas mehr als 1 mm, wobei sich an der Spitze 4 Elektrodenkontakte im Abstand von 0,5 bzw. 1,5 mm befinden. Durch diese Konfiguration ist es möglich, sowohl bipolar als auch monopolar zu stimulieren. Während die Elektroden mittels der oben beschriebenen stereotaktischen Technik in Lokalanästhesie platziert werden, werden die Schrittmacher in Vollnarkose implantiert. Dies geschieht entweder unmittelbar nach der stereotaktischen Platzierung der Elektroden oder nach einer mehrtägigen Testphase, während der die Elektroden externalisiert sind. Die Schrittmacher werden entweder subkutan subklavikulär oder abdominell platziert und mittels Extensionskabel mit den Elektroden verbunden. Dabei ist es möglich, mit einem Schrittmacher bilateral über zwei Elektroden zu stimulieren; alternativ kann auch jeweils ein Einelektrodensystem für jede Seite eingesetzt werden. Nach der Implantation des Stimulationssystems kann über externe Programmiergeräte die Konfiguration der Elektrodenkombination verändert werden, ferner ist es möglich Amplitude, Frequenz und Impulsbreite zu variieren. In aller Regel wird eine mittlere Frequenz von 130 Hz gewählt, die Impulsbreite ist abhängig von der gewählten Zielstruktur, die Amplituden sind prinzipiell bei Patienten mit Dystonien höher als bei Parkinsonpatienten. In Funktion der Stimulationsintensität erschöpfen sich die Schrittmacher innerhalb von 2–5 Jahren. Der Schrittmacherwechsel kann unter Lokalanästhesie als ambulanter Eingriff erfolgen.

Auch bei den Transplantationsverfahren und der Platzierung von Minikathetern zur Applikation von Wachstumsfaktoren kommt die stereotaktische Technik zum Einsatz. Auf die peripheren Methoden zur Denervierung bei der zervikalen Dystonie wird später eingegangen.

14.11.3 Parkinsonerkrankung

Tiefe Hirnstimulation

Die Hauptindikationen für eine tiefe Hirnstimulation bei der Parkinsonerkrankung sind zum einen das „Levodopa-Langzeitsyndrom", zum anderen der schwere therapierefraktäre Tremor. Trotz der hervorragenden symptomatischen Wirksamkeit der medikamentösen Therapie mit Levodopa entwickeln bis zu 50% der Patienten schon nach wenigen Jahren motorische Komplikationen in Form von medikamentös-induzierten Dyskinesien und Wirkungsfluktuationen, wobei mit fortschreitender Therapiedauer diese Probleme kontinuierlich zunehmen. Neben den Dyskinesien schränken auch psychiatrische Nebenwirkungen der dopaminergen Therapie den Dosierungsspielraum weiter ein. Die tiefe Hirnstimulation wird heutzutage in erster Linie bei den Patienten eingesetzt, bei denen die konservativen Behandlungsmöglichkeiten weitgehend ausgeschöpft sind und eine deutliche Behinderung vorliegt. Zunehmend gehen die Überlegungen jedoch auch dahin, Patienten bereits früher einem operativen Eingriff zuzuführen, insbesondere im Hinblick auf den diskutierten neuroprotektiven Effekt der STN-Stimulation. Da die tiefe Hirnstimulation mit einem hohen personellen und apparativen Aufwand verbunden und somit kostenintensiv ist, bestehen hohe Anforderungen an eine adäquate Patientenselektion. Für die STN-Stimulation konnte wiederholt gezeigt werden, dass die stimulationsinduzierte Symptomlinderung eng verbunden ist mit dem präoperativen Ansprechen auf Levodopa bzw. dopaminerge Agonisten. Dies gilt insbesondere für Rigor, Bradykinese, Gangstörung und die posturalen Reflexe. Grundsätzlich gilt, dass die mittels tiefer Hirnstimulation optimal erreichbare Symptomkontrolle kaum besser ist, als der beste medikamentöse On-Zustand des Patienten. Patienten mit parkinsonoider Symptomatik, die nicht an einem idiopathischen Parkinsonsyndrom leiden (Multisystematrophie, progressive supranukleäre Blickparese usw.) sind in der Regel keine geeigneten Kandidaten für eine tiefe Hirnstimulation. Das Risiko operativer Nebenwirkungen wird wesentlich von Begleiterkrankungen und der neuropsychiatrischen Komorbidität mitbestimmt. Diese Risiken nehmen in höherem Lebensalter deutlich zu. Ausschlusskriterien sind eine schwere Demenz, psychotische Erkrankungen, schwere Depressionen und Persönlichkeitsstörungen. Die tiefe Hirnstimulation des STN oder des GPi zielt in erster Linie auf die motorischen Symptome der Parkinsonerkrankung ab. Sowohl der STN als auch der GPi wurden zur Behandlung motorischer Fluktuationen und Dyskinesien bei der fortgeschrittenen Parkinsonerkrankung gewählt. Prinzipiell ist bei der STN-Stimulation eine Reduktion der Parkinsonmedikation möglich und notwendig, bei der GPi-Stimulation hingegen nicht. Die STN-Stimulation hat heute weitgehend die GPi-Stimulation verdrängt.

Die STN-Stimulation wird im Allgemeinen bilateral vorgenommen. Durch chronische Stimulation können alle motorischen Kardinalsymptome der Parkinsonerkrankung wie Bradykinese, Rigor, Tremor und posturale Instabilität gebessert werden. Der motorische Score der Standardskala UPDRS (Unified Parkinson's Disease Rating Scale) im Off wird durchschnittlich um etwa 60% gebessert, wobei bei jüngeren Patienten auch prozentual höhere Verbesserungen erzielt werden. Die motorischen Scores im On-Zustand werden nur geringfügig gebessert. Die hypokinetischen Fluktuationen sistieren jedoch in der Regel während der chronischen STN-Stimulation. Die Besserung von

14.11 Funktionelle Neurochirurgie bei Bewegungsstörungen

Bradykinese und Rigor liegt im Allgemeinen bei 60–80% im Off-Zustand. Auch die Gangstörung wird durch die Stimulation deutlich gebessert, wohingegen orofaziale Symptome wie Schluckstörungen, die hypokinetische Dysarthrie oder auch der vermehrte Speichelfluss geringer beeinflusst werden. Die im Off-Zustand bestehenden Dystonien sprechen gut auf die STN-Stimulation an, während On-Dystonien durch die deutliche Reduktion der dopaminergen Medikation indirekt gemindert werden. Unter der chronischen Stimulation werden auch die Levodopa-induzierten Dyskinesien reduziert. Dies beruht teilweise auf einem direkten Stimulationseffekt, teilweise ist dies aber auch Folge der Reduktion der Medikation. Parallel zur Besserung der motorischen Symptomatik kommt es zu einer günstigen Beeinflussung der Behinderung im Alltagsleben, die in den meisten Studien zwischen 50% und 70% für den Off-Zustand liegt. Auch die subjektive Lebensqualität der Patienten ist deutlich gebessert. Über die bisherigen Beobachtungszeiträume erwies sich die Stimulationswirkung als stabil, wobei Untersuchungen über einen Zeitraum von mehr als 5 Jahren vorliegen. Die Medikation kann oft um mehr als 50% reduziert werden, ferner kann die Dosierung vereinfacht werden. Während operative Komplikationen wie intrakranielle Blutungen relativ selten sind (insgesamt etwa 1%), kann es im Langzeitverlauf zu Hardware-assoziierten Komplikationen oder auch zu stimulationsbedingten Nebenwirkungen kommen. Die Hardware-assoziierten Komplikationen beinhalten Kabelbrüche und Infektionen und wurden in verschiedenen Studien bei 10–20% der Patienten berichtet. Stimulationsinduzierte Komplikationen können in aller Regel durch Veränderungen der Stimulationsparameter günstig beeinflusst werden. Durch die Nähe des STN zur benachbarten Capsula interna und anderen Kerngebieten können unterschiedliche stimulationsbedingte Nebenwirkungen beobachtet werden. Falls durch Anpassung der Stimulationsparameter keine anhaltende nebenwirkungsfreie Stimulation zu erreichen ist, kann in seltenen Fälle eine Korrektur der Elektrodenlage notwendig werden. Nebenwirkungen, die unter optimierten Stimulationsbedingungen eintreten, sind in erster Linie neuropsychiatrischer Natur bei älteren Patienten. Eingehende neuropsychologische Untersuchungen zeigten im Allgemeinen keine Veränderungen unter chronischer STN-Stimulation bei jüngeren Patienten. Bei älteren Patienten kann es jedoch zu einer Beeinträchtigung globaler kognitiver Funktionen kommen. Der gelegentlich beobachtete Antriebsmangel und die Anhedonie treten insbesondere dann auf, wenn die dopaminerge Medikation zu rasch reduziert wird. Die Auswirkungen der STN-Stimulation auf die Lebensqualität und die psychosoziale Situation der Patienten ist komplex. Die Schwierigkeiten, nach einer chronischen Krankheit die durch eine Intervention wiedergewonnene Freiheit nutzen zu können, sind gut bekannt und mit dem Schlagwort „burden of normality" beschrieben worden.

Bei der GPi-Stimulation zeigt sich eine rasch einsetzende deutliche Reduktion der Dyskinesien von etwa 80% bei bilateraler Stimulation. Das Ansprechen der Off-Symptome ist geringer als bei der STN-Stimulation und liegt in den meisten Untersuchungen bei 30–50%. Auch hier werden alle Kardinalsymptome der Parkinsonerkrankung günstig beeinflusst. Zudem konnte gezeigt werden, dass die GPi-Stimulation auch nichtmotorische Off-Phänomene wie Schmerzen und Dysästhesien verbessert. Die Medikation kann bei GPi-Stimulation in aller Regel nicht reduziert werden. Nur wenige Daten liegen zu Langzeituntersuchungen vor. Einzelne Studien weisen jedoch darauf hin, dass der Langzeiteffekt der GPi-Stimulation weniger stabil ist als bei der STN-Stimulation, sodass bei manchen Patienten die nachlassende Wirkung der GPi-Stimulation durch eine STN-Stimulation ersetzt wurde. Das Profil der operationsbedingten und Hardware-assoziierten Komplikationen ist ähnlich wie bei der STN-Stimulation; stimulationsinduzierte Nebenwirkungen scheinen jedoch seltener aufzutreten. Neuropsychiatrische und kognitive Beeinträchtigungen wurden bei GPi-Stimulation nur äußerst selten beschrieben. Bei älteren Patienten kann die GPi-Stimulation auch heute noch eine sichere und effiziente Alternative darstellen.

Die thalamische VIM-Stimulation war das erste Stimulationsverfahren, das bei Parkinsonerkrankung mit dem Zielsymptom Tremor eingesetzt wurde. Die anderen Kardinalsymptome der Parkinsonerkrankung lassen sich durch die thalamische Stimulation kaum oder nicht beeinflussen, ebenso kann keine Reduktion der dopaminergen Medikation erreicht werden. Da inzwischen gezeigt werden konnte, dass die Stimulation des STN eine hervorragende Wirkung auf den Parkinsontremor hat, gleichzeitig aber auch die anderen Kardinalsymptome deutlich verbessert, wird heute meist bei isoliertem Parkinsontremor der STN als Zielpunkt gewählt. Die thalamische Stimulation kommt jedoch noch bei älteren Patienten mit längerer Anamnese in Betracht, bei denen die Tremorsymptomatik eindeutig das klinische Bild dominiert, insbesondere dann, wenn ein unilateraler Tremor vorliegt. Die thalamische Stimulation ist sehr effektiv, was den Tremor betrifft, und führt zu einem Sistieren oder zu einer Reduktion des Tremors bei mehr als 90% der Patienten.

Hochfrequenzkoagulation

Die Technik der temperaturkontrollierten Hochfrequenzkoagulation kommt heute im mitteleuropäischen Raum nur relativ selten zum Einsatz. Über viele Jahrzehnte hinweg war die Thalamotomie das klassische Verfahren zur Behandlung des Parkinsontremors. Auch hier lässt sich eine Besserung des Tremors bei mehr als 90% der Patienten erreichen. Ebenso wie bei der thalamischen Stimulation können aber die anderen Kardinalsymptome der Parkinsonerkrankung kaum oder nicht beeinflusst werden. Während das Nebenwirkungsprofil der einseitigen Thalamotomie ähnlich ist wie bei der einseitigen Stimulation, liegt das Risiko bei bilateralen Eingriffen jedoch deutlich höher. So kommt es bei etwa 30% der Patienten zu einer Zunahme oder zum Neuauftreten einer hypokinetischen Dysarthrie. Die unilaterale Pallidotomie, die ein häufiges Verfahren in den 1960er-Jahren war, erlebte vor allem im englischsprachigen Raum eine Renaissance in den 1990er-Jahren. Durch eine Pallidotomie können die kontralateralen Parkinsonsymptome deutlich gebessert werden. Auch hier zeigte sich jedoch ein deutlich erhöhtes Nebenwirkungsprofil bei bilateralen Eingriffen. In den letzten Jahren wurden auch Studien zur Hochfrequenzläsion im STN vorgestellt. Aufgrund der erhöhten Gefahr von Nebenwirkungen, wobei in Einzelfällen auch ein Hemiballismus beobachtet wurde, hat sich diese Methode im mitteleuropäischen Raum nicht verbreitet. Es liegen nur wenige prospektive kontrollierte randomisierte Studien vor, die die Läsionsverfahren mit den Stimulationsverfahren vergleichen. Hier bestätigte sich im Allgemeinen das günstigere Nebenwirkungsprofil der Stimulationsverfahren.

Neurotransplantation

Die Neurotransplantation wurde als ein viel versprechendes Verfahren bei der Behandlung der Parkinsonerkrankung gesehen. Nachdem die Versuche mit der Transplantation von autologem Nebennierenmark sich als nicht erfolgreich erwiesen hatten, wurde als Quelle für dopaminproduzierende Neurone in den letzten Jahren fetales mesenzephales Gewebe verwendet. Mit Hilfe der Neurotransplantation ist es prinzipiell möglich, das primäre Defizit bei der Parkinsonerkrankung, den Verlust der dopaminergen Neurone, anzugehen. Die Neurotransplantation beim Menschen wurde vor dem Hintergrund einer Vielzahl von experimentellen Studien entwickelt. Bei der Neurotransplantation wird fetales Gewebe von Aborten, etwa 6–8 Wochen nach der Konzeption, verwendet. Die Arbeitsgruppe vom Karolinska Institut in Schweden und andere berichteten über deutliche und lang anhaltende Besserungen bei einzelnen sorgfältig ausgewählten Patienten. Zwei neuere prospektive kontrollierte geblindete Studien konnten die hochgesteckten Erwartungen bei einer größeren Anzahl von Patienten jedoch nicht erfüllen. Bei der Studie von Freed und Kollegen aus Denver und New York konnte zwar gezeigt werden, dass bei einer Subgruppe von jüngeren Parkinsonpatienten signifikante Verbesserungen erzielt wurden, es jedoch zur therapierefraktären Dyskinesien auch im Off-Zustand kam. Eine weitere Studie von Olanow und Kollegen aus New York bestätigte im Wesentlichen diese Ergebnisse. Bei dieser Untersuchung entwickelte mehr als die Hälfte der transplantierten Patienten persistierende Dyskinesien. Obschon PET-Untersuchungen zeigten, dass die Fluorodopa-Aufnahme im Striatum signifikant erhöht war und auch ein robustes Überleben der dopaminergen Neurone bei Autopsien gezeigt werden konnte, kann im Hinblick auf die klinischen Ergebnisse die fetale mesenzephale Transplantation derzeit nicht als Standardtherapieverfahren zur Behandlung der Parkinsonerkrankung empfohlen werden. Die unterschiedlichen Ergebnisse von verschiedenen Transplantationszentren, mit den durchaus positiven Ergebnissen aus Schweden, beruhen wahrscheinlich auf mehreren Faktoren, u. a. der Anzahl der verwendeten Donoren, der Implantationstechnik und der Immunsuppression.

Die mit der Neurotransplantation von fetalem Gewebe verbundenen ethischen Bedenken stellen ein kaum lösbares Problem dar. Aufgrund der juristischen Gegebenheiten war bisher die Transplantation von fetalem mesenzephalem Gewebe bei der Parkinsonerkrankung in Deutschland nicht möglich. Die Möglichkeit der Verwendung von Xenotransplantaten, beispielsweise vom Schwein, wurde bislang kaum genutzt, u. a. wegen Bedenken des möglichen Risikos der Übertragung von viralen Erkrankungen. Derzeit wird eine multizentrische Untersuchung zur Neurotransplantation von retinalen Zellen vorgenommen, wobei die Ergebnisse noch nicht vorliegen. Die Neurotransplantation bleibt ein hochinteressantes Verfahren, ganz besonders im Hinblick auf den Einsatz von Stammzellen.

Neurorestorative Verfahren

Tierexperimentell konnte gezeigt werden, dass der neurotrophe Faktor „glial cell-line derived neurotrophic factor" (GDNF) das Überleben dopaminerger Neurone fördert. Ferner kam es zu einer Besserung der motorischen Defizite im Tiermodell der Parkinsonerkrankung. Im Rahmen einer prospektiven randomisierten kontrollierten geblindeten Studie wurde in der Folge bei Patienten mit einer fortgeschrittenen Parkinsonerkrankung GDNF über einen implantierten Katheter in das Ventrikelsystem appliziert. Hier zeigte sich jedoch kein günstiger Effekt auf die motorischen Defizite bei doch häufigen Nebenwirkungen wie Übelkeit, Gewichtsabnahme, Erbrechen und Parästhesien. Es wurde gefolgert, dass das GDNF über diese Applikation die Zielstrukturen Substantia nigra und Putamen nicht erreichte. In einer von Gill und Kollegen veröffentlichten Pilotstudie wurde bei 5 Patienten GDNF über einen Mikrokatheter direkt ins Putamen von Parkinsonpatienten appliziert. Zur kontinuierlichen Applikation wurde eine Mikropumpe implantiert. Bei dieser Verabreichungsform kam es nun zu einer Verbesserung der motorischen Parkinsonsymptome um 39% nach der UPDRS und zu einer Reduzierung der Dyskinesien um 54%. PET-Untersuchungen 18 Monate nach der Katheterapplikation zeigten eine Steigerung der Dopaminspeicherung im Putamen um 28%. Nach den positiven Ergebnissen dieser Pilotstudie wurde mittlerweile eine multizentrische Studie eingeleitet, wobei die Ergebnisse bislang nicht vorliegen. Eine Vision für die Zukunft wäre auch der Einsatz gentherapeutischer Methoden, mit Hilfe derer Zellen derart modifiziert werden können, dass sie GDNF oder andere Wachstumsfaktoren vermehrt exprimieren, und dann zur Transplantation zur Verfügung stünden.

14.11.4 Dystonie

Chirurgische Therapieoptionen kommen bei einer Vielzahl dystoner Manifestationen in Frage. Bei generalisierten Dystonien und Hemidystonien kommen in erster Linie funktionelle stereotaktische Eingriffe zum Einsatz. Bei fokalen Dystonien, wie beispielsweise der zervikalen Dystonie und dem Blepharospasmus, sind auch periphere Eingriffe wie selektive Denervationen oder Myotomien hilfreich.

Selektive Denervation und Myotomien

Die zervikale Dystonie, auch Torticollis spasmodicus genannt, ist die häufigste Form einer fokalen Dystonie. Neben der Bewegungsstörung bestehen meist auch behindernde Schmerzen. Bei lange bestehender unbehandelter zervikaler Dystonie kann es zu sekundären neurologischen Defiziten infolge von degenerativen Veränderungen der Halswirbelsäule kommen. Die Behandlung der Wahl bei zervikaler Dystonie ist heutzutage die lokale Injektion von Botulinumtoxin direkt in die dystone Muskulatur. Es wird geschätzt, dass primär etwa 10% der Patienten nicht auf die Injektionsbehandlungen ansprechen, und dass sich bei weiteren 3–10% der behandelten Patienten im Verlauf eine Immunresistenz entwickelt. Chirurgischen Behandlungsoptionen bei der zervikalen Dystonie, insbesondere bei primären und sekundären Therapieversagern auf Botulinumtoxininjektionen, wurde in den letzten Jahren wiederum vermehrte Aufmerksamkeit geschenkt.

Das Grundprinzip der sog. peripheren chirurgischen Eingriffe besteht in der selektiven Schwächung der dystonen Muskulatur bei Erhalt der normalen Aktivität der nichtbetroffenen Muskulatur. Das Vorgehen ist demnach in gewisser Weise ähnlich wie bei der Auswahl der zu injizierenden Muskeln bei der Botulinumtoxinbehandlung. Unterschiedliche chirurgische Ansätze wurden über die Jahre hinweg entwickelt, um dieses Ziel zu erreichen. Noch vor wenigen Jahren wurden die chirurgischen Eingriffe als Standardeingriffe durchgeführt, wobei das spezifische Muster der dystonen Aktivität bei den Betroffenen oft nicht ausreichend berücksichtigt wurde. Mittlerweile hat sich gezeigt, dass dies nicht sinnvoll ist, sondern dass die Eingriffe so selektiv wie möglich sein sollten und man die individuellen Merkmale bei jedem einzelnen Patienten berücksichtigen sollte. Um ein optimales Ergebnis im Einzelfall zu erzielen, kann eine Kombination verschiedener Verfahren in mehreren Schritten sinnvoll sein.

Bei der selektiven Denervation wird primär die dystone Muskulatur denerviert. Diese Eingriffe werden in Vollnarkose durchgeführt. Zur Denervation des M. sternocleidomastoideus wird an der lateralen Halsseite der periphere Ast des Nervus accessorius aufgesucht. Zur Denervation der hinteren Nackenmuskulatur ist es notwendig, postganglionär die Rami dorsales darzustellen und diese zu durchtrennen. Bei dieser Technik, die von Bertrand aus Montreal eingeführt wurde, handelt es sich um einen extraduralen extraspinalen Eingriff, der mit einer geringen Komplikationsquote einhergeht. Die Ramisektomie hat die intradurale vordere Rhizotomie mittlerweile nahezu vollständig ersetzt, da die letztere Methode von einer deutlich höheren Komplikationsrate bei geringerer Effizienz begleitet war. Die Durchtrennung einzelner dystoner Muskeln wird gelegentlich zusätzlich zu der selektiven Denervation vorgenommen. Diese Methode ist dann sinnvoll, wenn tiefe Halsmuskeln betroffen sind, bei denen die Denervation nicht möglich ist oder mit einem höheren Risiko verbunden wäre. Mehrere Studien haben gezeigt, dass etwa zwei Drittel der Patienten mit zervikaler Dystonie von der selektiven Denervation gut profitieren. Dabei kommt es zu einer symptomatischen Befundbesserung zwischen 50% und 90%. Zudem bessert sich die dystoniebedingte Schmerzsymptomatik und es kommt zu einer Minderung der Behinderung im Alltagsleben. Vorübergehende Komplikationen finden sich bei weniger als 10% im unmittelbaren postoperativen Verlauf, Komplikationen im Langzeitverlauf sind sehr selten. Die Eingriffe können allerdings nur in wenigen spezialisierten Zentren durchgeführt werden.

Selten besteht die Indikation zur selektiven Myektomie bei Patienten mit Blepharospasmus, die therapierefraktär auf Botulinumtoxininjektionen sind. Vorübergehende Komplikationen sind hier häufiger, wobei diese jedoch deutlich reduziert werden konnten durch den Einsatz neuerer Techniken.

Tiefe Hirnstimulation

Erst vor wenigen Jahren wurde die tiefe Hirnstimulation zur Behandlung der therapierefraktären Dystonie in die klinische Praxis eingeführt. Der größte Vorteil besteht hier, wie auch bei der Parkinsonerkrankung im Vergleich zu der Läsionsmethode, darin, dass ein bilateraler Eingriff in der gleichen Sitzung bei weitaus geringerem Komplikationsrisiko durchgeführt werden kann. Der posteroventrale laterale GPi ist der heute am häufigsten verwendete Zielpunkt bei der Behandlung der therapierefraktären Dystonie, vor allem bei der idiopathischen Dystonie. Thalamische Zielpunkte kommen in erster Linie bei sekundären Dystonien zum Einsatz. Während sich die phasischen dystonen Bewegungen bereits früh nach chirurgischem Eingriff bessern können, kommt es gewöhnlich nur mit einer zeitlichen Verzögerung zu einer Besserung der tonischen dystonen Haltung unter chronischer Stimulation. Die besten Ergebnisse wurden bei Patienten mit primärer genetischer generalisierter und segmentaler Dystonie erzielt sowie bei der komplexen zervikalen und der myoklonischen Dystonie. Die Ergebnisse sind jedoch variabler bei Patienten mit anderen dystonen Bewegungsstörungen, vor allem bei Patienten mit sekundärer Dystonie. Bei generalisierten Dystonien bei Kindern mit DYT1-positiver Dystonie beträgt die symptomatische Besserung teilweise bis 90%, dies bei einem Krankheitsbild, das ansonsten kaum zu beeinflussen ist. Kürzlich berichtete die Gruppe von Coubes aus Montpellier über einen längeren Nachbeobachtungszeitraum, wobei sich auch noch mehrere Jahre nach dem Eingriff eine anhaltende Besserung um 70% zeigte. Mittlerweile liegen auch erste Erfahrungen bei Patienten mit tardiver Dystonie vor, die besonders günstig auf die tiefe Hirnstimulation anzusprechen scheinen. Patienten mit zervikaler Dystonie kommen in erster Linie dann für die tiefe Hirnstimulation in Frage, wenn periphere selektive Eingriffe nicht sinnvoll sind. Dies sind primär Patienten mit therapierefraktärer Dystonie mit Retrocollis, vorwiegend phasischen dystonen Bewegungen, Translationen der Kopf-Körper-Achse und Myoklonien. Unter bilateraler Pallidumstimulation wurde von uns und auch von anderen Gruppen eine Besserung der motorischen Symptomatik um 60–70% sowie der funktionellen Behinderung und der dystoniebedingten Schmerzen um ebenfalls 60–70% beschrieben. Problematisch ist die Indikationsstellung bei Patienten mit sekundären generalisierten Dystonien, wie etwa bei der

Choreoathetose bei infantiler Zerebralparese. Obschon sich nur eine relativ geringe objektivierbare Befundbesserung zeigt, wird der Eingriff von den Patienten selbst oftmals als durchweg positiv beurteilt.

Die psychotropen Effekte der Pallidumstimulation sind im Allgemeinen eher gering. Insgesamt scheinen jedoch Hardware-assoziierte Komplikationen bei Dystoniepatienten wie beispielsweise Kabelbrüche im Vergleich zur Parkinsonerkrankung etwas häufiger zu sein.

Derzeit werden mehrere multizentrische kontrollierte, teilweise auch geblindete Untersuchungen vorgenommen. Nach den bislang vorliegenden Ergebnissen, beispielsweise einer französischen Multicenterstudie, werden die Ergebnisse früherer Pilotstudien im Wesentlichen bestätigt. Ein neuer Ansatzpunkt, der den intraindividuellen Vergleich der Effizienz verschiedener Zielpunkte erlaubt, ist die multifokale tiefe Hirnstimulation. Die tiefe Hirnstimulation zur Behandlung der Dystonie wurde jüngst CE-zertifiziert, ferner liegt auch die Genehmigung der amerikanischen Federal Drug Administration (FDA) in Form einer „humanitarian device exemption" vor. Da für die tiefe Hirnstimulation bei der Dystonie wesentlich mehr Energie benötigt wird als bei der Parkinsonerkrankung, sind die Kosten für die Behandlung mit einem Schrittmachersystem hoch. Dies auch im Hinblick darauf, dass die meisten Patienten zum Zeitpunkt der Operation jung sind. Deshalb ist es von großer Wichtigkeit, hier neue Algorithmen für die chronische Stimulation zu entwickeln.

14.11.5 Tremor

Tremores verschiedener Ätiologie stellen dann eine Indikation für einen neurochirurgischen funktionellen Eingriff dar, wenn sie therapierefraktär auf medikamentöse Maßnahmen sind und so zu einer Behinderung des Patienten führen. In Ausnahmefällen kann auch eine Indikation bestehen, wenn der Tremor den Patienten zwar nicht direkt behindert, er aber im soziokulturellen Kontext, beispielsweise in Beruf oder Freizeit, als störend empfunden wird. Bei der Behandlung des Tremors hat die tiefe Hirnstimulation die Hochfrequenzkoagulation inzwischen weitgehend ersetzt.

Tiefe Hirnstimulation

Die thalamische VIM-Stimulation kommt heute in erster Linie beim essentiellen Tremor zum Einsatz. Auch hier ist ein bilateraler Eingriff in einer Sitzung möglich. Eine deutliche Tremorreduktion wird anfangs bei etwa 90% der Patienten beobachtet. Im Langzeitverlauf kann es bei einzelnen Patienten jedoch zu einem Nachlassen der Stimulationswirkung in Folge der Entwicklung einer Toleranz kommen. Andere Tremores, die grundsätzlich für eine tiefe Hirnstimulation geeignet sind, sind der kinetische Tremor bei multipler Sklerose sowie der Holmes-Tremor nach schweren Schädel-Hirn-Traumen. Der kinetische Tremor bei multipler Sklerose ist meist bei chronisch progredienter fortgeschrittener Erkrankung zu beobachten. Hier ist eine sorgfältige Indikationsstellung von größter Bedeutung, da ein Teil der Patienten infolge einer bestehenden Demenz oder einer schweren motorischen Behinderung nicht von dem Eingriff profitiert, obschon der Tremor selbst eine deutliche Besserung zeigt. Ferner ist zu beachten, dass die begleitende Ataxie in aller Regel keine wesentliche Besserung zeigt. Beim posttraumatischen Tremor liegen lediglich Erfahrungen in Einzelfällen vor. Wie bereits oben ausgeführt, besteht heute nur selten eine Indikation zur thalamischen Stimulation beim Ruhetremor der Parkinsonerkrankung.

Hochfrequenzkoagulation

Bei einem primär unilateralen Tremor kann die Thalamotomie weiterhin eine Alternative sein. Auch bei Patienten mit einem kinetischen Tremor bei multipler Sklerose, die eine sehr hohe Spannung zur Dauerstimulation erfordern, kann sekundär eine Thalamotomie erwogen werden.

14.11.6 Andere Bewegungsstörungen

Hemichorea und Hemiballismus treten meist als Folge eines vaskulären zerebralen Ereignisses auf. Bei den meisten Patienten kommt es zu einer Spontanremission der Bewegungsstörung innerhalb von Wochen bis Monaten. Falls die Bewegungsstörung persistiert und nicht auf medikamentöse Maßnahmen anspricht, besteht auch hier eine Indikation zu einem funktionellen stereotaktischen Eingriff. Während früher primär der thalamische VIM als Zielpunkt gewählt wurde, kommt heute meist der posteroventrale laterale GPi zum Einsatz. Die Bewegungsstörung spricht im Allgemeinen sehr gut auf die Dauerstimulation oder die Läsion an.

Bei Chorea Huntington sind die Patienten durch die kognitiven und psychiatrischen Symptome deutlicher beeinträchtigt als durch die Bewegungsstörung. Für einen funktionellen stereotaktischen Eingriff mit Modulation der Basalganglienaktivität besteht deshalb nur selten eine Indikation. Bei anderweitig fehlenden Alternativen werden hier große Hoffnungen auf die Neurotransplantation gesetzt. Bei gut belegten experimentellen Daten liegen derzeit jedoch nur wenige klinische Fallstudien vor, die noch keine abschließende Beurteilung erlauben.

Die Therapie beim Tourette-Syndrom und bei Tics ist primär medikamentös, falls die Patienten durch die Symptome behindert sind. Früher wurden sowohl zur Behandlung psychischen Auffälligkeiten als auch zur Behandlung der Tics thalamische Hochfrequenzkoagulationen durchgeführt. Derzeit gibt es viel versprechende vorläufige Ergebnisse bei Patienten mit tiefer Hirnstimulation, wobei neben dem motorischen Thalamus auch der mediale Thalamus stimuliert wird. Weitere Studien mit größeren Fallzahlen sind in Vorbereitung.

Für eine Vielzahl weiterer Bewegungsstörungen kommt ein funktioneller neurochirurgischer Eingriff in Betracht. Erwähnt sei hier die intrathekale Applikation von Baclofen über implantierte Pumpen zur Behandlung der Tonuserhöhung beim Stiffman-Syndrom und der Spastik nach Traumen oder vaskulären Ereignissen. Schließlich sei darauf hingewiesen, dass der Hemispasmus facialis bei Patienten, bei denen eine Immunresistenz auf Botulinumtoxin besteht, eine gute Indikation für die mikrovaskuläre Dekompression nach Jannetta ist.

Evidenz der Therapieempfehlungen

	Evidenzgrad	Empfehlungsstärke
Parkinson		
Tiefe Hirnstimulation STN	II-a	B
Tiefe Hirnstimulation GPi	II-a	B
Hochfrequenzkoagulation	I-b, II-b, III	B
Neurotransplantation	I-b	A*
GDNF intrastriatal	II-b	B
Dystonie		
Periphere Denervation	III	B
Tiefe Hirnstimulation	II-a	B

*Negative Therapieempfehlung

Literatur

Barker FG, Jannetta PJ, Bissonette DJ, Shields PT, Larkins MV, Jho HD (1995) Microvascular decompression for hemifacial spasm. J Neurosurg 82: 201–210

Benabid AL, Pollak P, Gao D, Hoffmann D, Limousin P, Gay E, Payen I, Benazzouz A (1996) Chronic electrical stimulation of the ventralis intermedius nucleus of the thalamus as a treatment of movement disorders. J Neurosurg 84: 203–214

Bertrand CM (1993) Selective peripheral denervation for spasmodic torticollis: surgical technique, results, and observations in 260 cases. Surg Neurol 40: 96–103

Bjorklund A, Dunnett SB, Brundin P et al. (2003) Neural transplantation for the treatment of Parkinson's disease. Lancet Neurol 2: 437–445

Coubes P, Roubertie A, Vayssiere N, Hemm S, Echenne B (2000) Treatment of DYT1-generalised dystonia by stimulation of the internal globus pallidus. Lancet 355: 2220–2221

Deep Brain Stimulation for Parkinson's disease study group (2001) Deep brain stimulation of the subthalamic nucleus or the pars interna of the globus pallidus in Parkinson's disease. New Engl J Med 345: 956–963

Esselink RA, de Bie RM, de Haan RJ, Lenders MW, Nijssen PC, Staal MJ, Smeding HM, Schuurman PR, Bosch DA, Speelman JD (2004) Unilateral pallidotomy versus bilateral subthalamic nucleus stimulation in PD: a randomized trial. Neurology 62: 201–207

Freed CR, Greene PE, Breeze RE et al. (2001) Transplantation of embryonic dopamine neurons for severe Parkinson's disease. N Engl J Med 344: 710–719

Gill SS, Patel NK, Hotton GR et al. (2003) Direct brain infusion of glial cell line-derived neurotrophic factor in Parkinson disease. Nat Med 9: 589–595

Kordower JH (2003) In vivo gene delivery of glial cell line-derived neurotrophic factor for Parkinson's disease. Ann Neurol 53 Suppl 3: S 120–132

Krack P, Batir A, Van Blercom N et al. (2003) Five-year follow-up of bilateral stimulation of the subthalamic nucleus in advanced Parkinson's disease. N Engl J Med 349: 1925–1934

Krauss JK, Jankovic J, Grossman RG (eds) (2001) Surgery for Parkinson's disease and movement disorders. Lippincott, Williams & Wilkins, Philadelphia

Krauss JK, Pohle T, Weber S, Ozdoba C, Burgunder JM (1999) Bilateral stimulation of the globus pallidus internus for treatment of cervical dystonia. Lancet 354: 837–838

Krauss JK, Volkmann J (Hrsg) (2004) Tiefe Hirnstimulation. Steinkopff, Darmstadt

Krauss JK, Yianni J, Loher TJ, Aziz TZ (2004) Deep brain stimulation for dystonia. J Clin Neurophysiol 21: 18–30

Nutt JG, Burchiel KJ, Comella CL et al., ICV GDNF Study Group (2003) Randomized, double-blind trial of glial cell line-derived neurotrophic factor (GDNF) in PD. Neurology 60: 69–73

Okun MS, Vitek JL (2004) Lesion therapy for Parkinson's disease and other movement disorders: update and controversies. Mov Disord 19: 375–389

Olanow CW, Goetz CG, Kordower JH et al. (2003) A double-blind controlled trial of bilateral fetal nigral transplantation in Parkinson's disease. Ann Neurol 54: 403–414

Schuurman PR, Bosch DA, Bossuyt PM et al. (2000) A comparison of continuous thalamic stimulation and thalamotomy for suppression of severe tremor. N Engl J Med 342: 461–468

Vandewalle V, van der Linden C, Groenewegen HJ, Caemaert J (1999) Stereo-tactic treatment of Gilles de la Tourette syndrome by high frequency stimulation of thalamus. Lancet 353: 724

Volkmann J (2004) Deep brain stimulation for the treatment of Parkinson's disease. J Clin Neurophysiol 21: 6–17

14.12 Neurorehabilitation
T. Brandt und M. Bertram

14.12.1 Entwicklung und Bedeutung der Neurorehabilitation

Das in den letzten Jahren deutlich gestiegene wissenschaftliche Interesse an der Neurorehabilitation liegt vor allem an den entscheidend verbesserten Möglichkeiten, neue Erkenntnisse über Funktionen des gesunden und erkrankten Gehirnes zu erlangen. Eine erste Umsetzung, vor allem aus der tierexperimentellen Forschung, aber auch von Ergebnissen der Neuroimaging- und pharmakologischen Studien in neue Therapiekonzepte hat es bereits gegeben. Im Bereich der Rehabilitation des Schlaganfalls liegt die beste Evidenz vor, da dieser die größte Patientengruppe darstellt. Mittlerweile liegen insgesamt über 300 randomisierte und kontrollierte Studien vor, davon über 100 aus den Jahren ab 1997. Für die Rehabilitation des Schlaganfalls ist insbesondere die Tatsache, dass etwa 20% der Patienten keine wesentliche Arm- und Handfunktion erreichen und häufig kombinierte und komplexe Ausfälle mit Aphasie und neurokognitiven Defiziten vorliegen, eine therapeutische Herausforderung.

Die aktuelle Entwicklung des Gesundheitssystems, die vor allem in der Verkürzung der Liegezeiten und der Erhöhung der Fallzahlen in Akutkliniken als auch in einer zunehmenden Spezialisierung in der Versorgung der Patienten (z. B. in Stroke Units) Ausdruck findet, übt einen erheblichen Einfluss auch auf die Entwicklung in der Rehabilitation in Deutschland aus. Anfang der 90er-Jahre wurden die so genannten Frührehabilitationszentren, vor allem in Baden-Württemberg und Bayern, aber auch in anderen Bundesländern, eingeführt mit der Möglichkeit, auch schwer- und schwerstbetroffenen Patienten dort Behandlungsmöglichkeiten einschließlich Beatmung zu bieten. Unmittelbar nach Abschluss der Akutdiagnostik und -behandlung sollen so ohne Zeitverzögerung die rehabilitativen Therapien zur Verfügung stehen, die in den meisten Akutkliniken nicht in ausreichendem

Maße vorhanden sein können. Gerade im Bereich der Neurologie und Neurochirurgie fand zudem auch eine Spezialisierung der Rehabilitationszentren, z. B. für Querschnitt- bzw. Schädel-Hirn-Trauma- oder Schlaganfallpatienten statt.

14.12.2 Sozialmedizinische Grundlagen und Struktur der Neurorehabilitation

Die Indikationsstellung und Planung der Rehabilitationsbehandlung beginnt bereits in der Akutklinik. Grundsätzlich sollte die Indikation bei Patienten mit neu aufgetretenen neurologischen Defiziten, insbesondere dann, wenn sie motorisch sind bzw. in Kombination mit neurokognitiven Ausfällen auftreten, immer überprüft werden (DGN-Leitlinie; Nelles et al. 2002). Während der motorische Behinderungsgrad in Bezug auf die Störung der Geh- und Standfähigkeit und der Arm- und Handfunktion meist bereits akut evident ist, können neurokognitive Ausfälle, wie Aufmerksamkeits- und Gedächtnisstörungen als auch exekutive Dysfunktionen im Bereich des Planen und Handelns zunächst nicht ausreichend erfasst bzw. in ihrem Schweregrad hinsichtlich der Wiedereingliederung in Alltag und Beruf unterschätzt werden. Die Indikation zu einem **Wiederholungsverfahren** nach Eintritt der Behinderung stellt der ambulant behandelnde Hausarzt oder Facharzt. Zukünftig wird hierbei eine besondere Erfahrung im Antragsverfahren oder der Nachweis spezieller Kurse vorausgesetzt.

Der Grad der Behinderung nach neurologischen Erkrankungen reicht von komatösen, nicht kontaktfähigen Patienten bis hin zu Patienten mit nur geringgradigen neurologischen Defiziten, die aber möglicherweise eine berufliche Wiedereingliederung ernsthaft gefährden können. Um geeignete differenzierte Behandlungsplätze mit unterschiedlicher Ausstattung für den jeweiligen Behinderungsgrad zu schaffen, sind unterschiedliche Pflegesätze notwendig. Um diese gegenüber den Kostenträgern transparent und gerechtfertigt zu gestalten, wurden in der Bundesarbeitsgemeinschaft für Rehabilitation (BAR) gemeinsam von den Spitzenverbänden der Kranken-, Renten- und Unfallversicherung in Abstimmung mit Ländervertretern, den relevanten medizinischen Fachgesellschaften sowie ärztlichen Sachverständigen das so genannte Phasenmodell der neurologischen Rehabilitation erarbeitet (BAR 1995) (Abb. 14.12-1). Hier wurden die wesentlichen Patientencharakteristika (Eingangskriterien) für die Behandlung in Phase B (sog. Frührehabilitation) bei Schwerstkranken festgelegt (s. Abschn. Spezielle Neurorehabilitation: Frührehabilitation). Der von den Kostenträgern anerkannte Grenz- BARTHEL[1] variiert hier von Bundesland zu Bundesland, der Mittelwert liegt bei etwa 20 bis 25. Zu den wesentliche Kriterien des Schweregrades der Phase B zählen Bewusstseinsstörungen, die Unfähigkeit, wenigstens 30 min

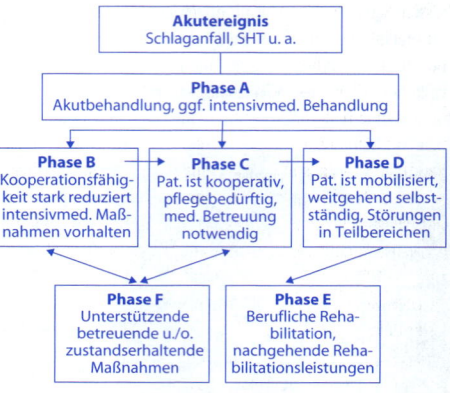

Abb. 14.12-1. Phasenmodell der neurologischen Rehabilitation

Therapiemaßnahmen aktiv mitzumachen, Bettlägerigkeit sowie intensiv-medizinische Über-wachungspflicht. Treffen diese Kriterien nicht mehr zu und wird ein BARTHEL von mindestens 20 bis 25 erreicht wird, kann der Patient bei vermindertem Pflegesatz in Phase C überführt werden. Problematisch ist hierbei der sehr heterogene Erkrankungsgrad in der Phase C von Patienten mit BARTHEL ab 20 bis etwa 70–75, d. h. die Grenzen nach oben sind letztlich die so genannten AHB-Kriterien. Sind diese erfüllt, kann der Patient in die Phase D (Anschlussheilbehandlung) überführt werden. Dies geht bei noch erwerbstätigen Patienten mit positiver Erwerbsprognose, wenn diese nicht schon in der Phase C gestellt wurde, mit einem Kostenträgerwechsel einher.

AHB-Kriterien (Phase D) nach BAR:
- vollständige Bewusstseinsklarheit und Orientierung,
- volle Mobilisierung gegeben (auch selbständige Rollstuhlfortbewegung),
- weitgehende Selbständigkeit in den Aktivitäten des täglichen Lebens und der Selbstversorgung (Alltagskompetenz),
- ausreichend belastbar für effektive rehabilitative Maßnahmen,
- motiviert und in der Lage, aktiv bei der Rehabilitation mitzuarbeiten,
- Alltags- und Berufsrelevante mentale Störung/kognitive Defizite,
- keine schwer wiegende Begleiterkrankung (keine medizinische Überwachungspflicht).

Wenn eine Dauertestung über mindestens 2 h positiv ausgefallen ist, kann im Rahmen der **Berufstherapie** eine arbeitsplatznahe Belastungserprobung in weiteren spezialisierten Zentren durchgeführt werden. Vielfach muss jedoch eine Unterbrechung des stationären Aufenthaltes nach Abschluss der medizinischen Rehabilitation stattfinden. Nach Wiedergewinnung von Alltagskompetenzen und weiterer ambulanter Therapie mit entsprechendem Funktionsgewinn ist ein Wiederholungsverfahren mit

---

[1] BARTHEL, bzw. der Barthel-Index bezeichnet einen Score, der zur Skalierung von Alltagsfähigkeiten (Disability-Ebene) weit verbreitet ist. In zehn Unterpunkten werden die Bereiche Nahrungsaufnahme, Mobilität, Selbstversorgung und Kontinenz erfasst und je nach entspr. Kompetenz des Patienten mit einem Punktwert belegt; den Barthel-Index erhält man durch Aufsummierung aller Punktwerte (maximal 100).

berufsorientierter Rehabilitation (Rehabilitation Phase II bzw. Phase E) indiziert, in der Regel nach 3–9 Monaten. Wichtig ist hierbei eine Beschleunigung der Verfahren, sofern dies medizinisch möglich ist, sodass eine berufliche Wiedereingliederung zumindest innerhalb von maximal 18 Monaten nach Erkrankung stattfindet (Zahlung des Krankengeldes). In Anbetracht der Arbeitsmarktlage ist – falls möglich – eine noch wesentlich frühere stufenweise Wiedereingliederung sinnvoll, insbesondere solange der Arbeitsplatz erhalten ist. Hierbei ist in Zusammenarbeit mit dem betriebsärztlichen Dienst ggf. eine defizitorientierte Umsetzung am Arbeitsplatz in andere Bereiche zu empfehlen. Als letzte Maßnahme können Umschulungsmaßnahmen im Rahmen der Berufsförderungswerke, in Absprache mit den Kostenträgern zur Verfügung stehen.

Eine Abgrenzung zu sog. Kuren bzw. Sanatorien ist wichtig. Diese Begriffe sollten im Rahmen der neurologischen Rehabilitation nicht verwendet werden, da zum einen der Behandlungsauftrag anders ist und zum anderen sich auch die Patienten unterscheiden. Werden in Phase D gezielt zum Teil noch erhebliche neurologische Defizite, insbesondere im neurokognitiven Bereich zur Wiederherstellung der Alltags- und Berufskompetenz behandelt, so stellt die Kur eher eine Maßnahme zur Prävention weiterer Erkrankungen und zur Stärkung der Gesundheit bzw. der Erholung dar. Gemeinsames Element ist einzig die Gesundheitserziehung im Sinne der Prävention weiterer Erkrankungen.

Gesetzliche Grundlage für eine Rehabilitationsbehandlung ist das SGB V, insbesondere die §§ 39 und 40. **Kostenträger** sind für die Frührehabilitation nach § 39 (in einigen Bundesländern für die Frührehabilitation auch nach § 40) die Krankenkassen, für die Phase C die gesetzliche Krankenkasse, solange eine eindeutig negative Erwerbsprognose mittelfristig zu stellen ist, bei Arbeits- und Wegeunfällen die Berufsgenossenschaft. In Phase D (AHB-Verfahren) bei nichtberenteten Patienten ist der Rentenversicherungsträger bei positiver Erwerbsprognose zuständig, ansonsten auch entsprechende private und gesetzliche Unfallversicherer. Voraussetzung für die Zulassung in die Phase D der neurologischen Rehabilitation ist die Erfüllung der AHB-Kriterien und eine entsprechende Antragstellung der Akutklinik (Sozialdienst) (s. Abb. 14.12-1).

Nach SGB V ist grundsätzlich die ambulante bzw. teilstationäre Rehabilitation vor der stationären Rehabilitation zu prüfen. Der Verwirklichung dieser Praxis stehen jedoch vor allem in der Neurologie die zumeist nicht gegebene bzw. geringere Alltagskompetenz (nicht selbständige Versorgungs- und Verkehrsfähigkeit des Patienten mit öffentlichen Verkehrsmitteln) durch die Vielzahl an neurologischen und neurokognitiven Defiziten als auch das in der breiten Entwicklung und Finanzierung noch insuffizient etablierte Tagesklinikkonzept entgegen. Eine integrierte Versorgung, die z. B. mit einem stationären Aufenthalt beginnt, und eine möglichst rasche Überführung nach medizinischer Prüfung in eine tagesklinische Versorgung sowie ein ambulantes Nachsorgungskonzept aus dem Bereich der Neurorehabilitation wären jedoch zu begrüßen. Insbesondere die Anforderungen an die Neurorehabilitation im Bereich der beruflichen Wiedereingliederung werden wahrscheinlich von den Rentenversicherern in nächster Zukunft forciert werden.

Von den **privaten Krankenversicherungen** wird im Allgemeinen eine postakute stationäre Weiterbehandlung in der Rehabilitation, insbesondere in Fachkrankenhäusern auf Antrag gewährt. In Einzelfällen ist jedoch eine Rehabilitation im engeren Sinne in Phase D (AHB-Verfahren) hiervon ausgenommen, es muss ggf. bei positiver Erwerbsprognose ein spezieller Antrag bei der BfA für Privatversicherte (AGM-Maßnahme) gestellt werden. Wiederholungsverfahren werden von den privaten Krankenversicherungen nur bei entsprechendem Versicherungsschutz übernommen. Die weitere ambulante Behandlung ist in der Regel jedoch versichert.

Während nach SGB V, § 39 die Behandlung in der Frührehabilitation derzeit nach jeweiliger medizinischer Indikation noch theoretisch zeitlich nicht limitiert ist, so ist doch auch in diesem Bereich bereits in letzter Zeit eine deutliche Verkürzung der Behandlungsdauer und eine nach Möglichkeit gemäß ärztlichem Assessment schnellstmögliche Überführung in Phase C und ein sehr verantwortlicher Ressourcenumgang der ärztlichen Behandler zu verzeichnen. Die Kostenträger verlangen auch hier den Nachweis eines Fortschritts in der Rehabilitationsbehandlung bzw. eine positive Rehabilitationsprognose. Für die Phasen C und D der neurologischen Rehabilitation wird zunächst meist eine begrenzte Aufenthaltsdauer (je nach Kostenträger 3–4 Wochen) gestattet, die in Abhängigkeit vom Therapiefortschritt und der Rehabilitationsprognose nach medizinischer Indikation in Absprache mit den Kostenträgern verlängert werden kann. Während in Phase C zunächst der **BARTHEL-Index**, der überwiegend Selbstständigkeitsfunktionen im körperlichen Bereich misst, Fortschritte nachweisen kann, so wird der zunehmende Therapiefortschritt in Phase C und bei allen Patienten der Phase D der BARTHEL-Index als Assessment-Skala durch den sog. „Ceiling-Effekt" nicht mehr messbar, da dieser weder Sprachfunktionen noch sonstige neurokognitive Defizite erfasst. Für solche Patienten müssen entweder eine individuelle ärztliche Begründung nachvollziehbar für den medizinischen Dienst der Krankenkassen zur Antragsverlängerung oder andere Skalen herangezogen werden. Hierbei hat sich das **funktionelle Independence Measurement (FIM)** etabliert. In den USA werden hiernach bereits Vergütungspauschalen berechnet. Alternativ zum FIM steht der sog. erweiterte BARTHEL-Index (EBI) zur Verfügung, der ergänzend zum klassischen BARTHEL-Index zehn weitere Alltagsfunktionen mit Orientierung, Erinnerungsvermögen, Sprachfunktionen sowie Teilnahme am gesellschaftlichen Leben festhält.

Zum Beginn des Rehabilitationsverfahrens steht die **rehabilitationsspezifische Funktionsdiagnostik** im Vordergrund, die darauf abzielt, Folgen von Erkrankungen und behinderungsorientierte Rehabilitationsziele und Therapiestrategien festzulegen. Grundlage hierfür ist die **WHO-Definition (ICIDH-2–1998)** zur Erfassung der Beeinträchtigung der verschiedenen Funktionen, Aktivitäten und Teilhabe am gesellschaftlichen Leben:

- Schädigung (Impairment): genaue Symptombeschreibung durch Erfassung des für die Behinderung wesentlichen neurologischen Befundes.
- Fähigkeitsstörungen (Disability): Erfassung der Funktionsstörungen im Alltag.
- Beeinträchtigung (Handicap-Partizipation): Erfassung der Folgen bzgl. der Einschränkungen in Alltag und Beruf.

14.12.3 Neurobiologische Grundlagen

In den letzten 10 Jahren haben tierexperimentelle Untersuchungen sowie Ergebnisse aus Aktivierungsstudien mittels Neuroimaging-Technik, wie PET und funktionellem Kernspin (fMRT), zu zum Teil völlig neuen Vorstellungen hinsichtlich des Organisationsaufbaus und der Möglichkeit zu strukturellen Veränderungen im Gehirn ergeben. Waren die Erkenntnisse des 19. Jahrhunderts noch verbunden mit der Vorstellung eines zerebralen Funktionsuntergangs korrelierend mit den irreversibel geschädigten Neuronen (Cajal) sowie durch die besonders während des ersten Weltkrieges gewonnenen Erkenntnisse, die zu einer kortikalen Funktionslokalisation führten, die statisch aufgefasst wurde (Kleist), führten Förster und Lurija bereits vor bzw. im 2. Weltkrieg die Begriffe der zerebralen Reorganisation bzw. der funktionellen Reorganisationsfähigkeit nach Hirnverletzungen ein. Tierexperimentelle Untersuchungen lieferten die Evidenz dafür, dass kortikale Repräsentationen nicht monolokulär und veränderbar sind. Bereits zu Beginn der 80er-Jahre konnte nachgewiesen werden, dass die motorischen Repräsentationen nicht nur im primär-motorischen Areal, sondern auch in prämotorischen (supplementär-motorischen) sowie sogar im sensiblen Kortex lokalisiert sind. Eine Veränderbarkeit der kortikalen Repräsentationen durch Afferenzstimulation sowie eine Verkleinerung der kortikalen Repräsentation nach Infarkt konnten ebenso nachgewiesen werden wie eine Verlagerung der motorischen Repräsentation nach Läsion und anschließendem Training. Beim Menschen konnten solche trainingsinduzierten Repräsentationsveränderungen zunächst bei Gesunden (z. B. Musiker mit vergrößertem auditorischen und sensorischen Kortex) nach spezialisierten Ausbildungs- und Trainingsarten (z. B. bei Taxifahrern und Jongleuren) in Längsschnittuntersuchungen mit entsprechenden strukturellen Hirnveränderungen, die reversibel nach Ende des Trainings waren, nachgewiesen werden. Läsionsinduzierte Repräsentationsveränderungen oder Aktivierung nicht primär-motorischer Areale, wie dem supplementär-motorischen und parietalen Kortex, sowie den Basalganglien, dem Kleinhirn und dem ipsilateralen Motorkortex wurden insbesondere von Weiller und Mitarbeitern nachgewiesen. Möglicherweise für das verlassene Konzept des sog. irreversiblen Neuronenuntergangs völlig revolutionierend ist die Entdeckung teilungsfähiger Stammzellen im Hippokampus beim Menschen.

Die sog. **Neuroplastizität** [Organisations- und Strukturveränderungen des Gehirns auf veränderte biologische Grundlagen (Läsion) und Anforderung (Lernen, Therapie bzw. Training)] ist dabei die Voraussetzung für eine wirkliche Funktionserholung. Gleichzeitig bietet sie die Chance einer differenzierten Intervention (Neurorehabilitation) durch Therapien (Trainingsaktivitäten und Lernen) sowie eine pharmakologische Modulation (Verbesserung der Neuroplastizität).

Neuroplastizität: Mechanismen
- Netzwerkplastizität
  - Rekrutierung paralleler/alternativer Bahnsysteme (z. B. ipsi-lateral. Pyramidenbahn)
  - Expansion und Reaktivierung neuronaler Projektionen
- Neuronale Plastizität
  - Unmasking (schnelle Aktivierung nicht benutzter Synapsen)
  - Synaptisches Sprouting (neue Verbindungen)
  - Dendritische und axonale Regeneration
  - Rezeptorvermehrung und -erregbarkeitserhöhung
  - Neurotransmitterfreisetzungsveränderung
  - Transsynaptische Degeneration (negativ)

14.12.4 Allgemeine Behandlungsformen

Ziel der Neurorehabilitation ist einerseits eine über die spontane Remission hinausgehende relevante Verbesserung der neurologischen bzw. neuropsychologischen Defizite. Zum anderen soll eine mögliche Fehlkompensation der Ausfälle verhindert werden. Bei unzureichender Restitution physiologischer Funktionsabläufe müssen Alternativstrategien (sog. kompensatorische Verfahren) bzw. adaptive Verfahren (z. B. Hilfsmitteleinsatz) individuell entwickelt werden. Die berufliche und soziale Wiedereingliederung soll schnellstmöglichst und mit bester Qualität erreicht werden, verbunden mit einer adäquaten Sekundärprävention. Eine detailliertere Beschreibung der neurologischen und neuropsychologischen Defizite und ihrer entsprechenden Behandlung kann in diesem Rahmen nur übersichtsmäßig stattfinden.

Ausgehend von der individuellen Ätiologie und Prognose des neurologischen Krankheitsbildes, den sozialen Umständen und den Interessen des Patienten wird ein **Rehabilitationsziel** gesteckt. Dieses muss im weiteren Verlauf ggf. entsprechend angepasst werden. Die **Therapieplanung** ist bzgl. der Allokation von Qualität und Quantität der Therapieeinheiten jeweils für das Erreichen des definierten Rehabilitationsziels bzw. Teilziels essentiell. Es muss entschieden werden, welche Therapierichtung in Abhängigkeit von der Belastbarkeit des Patienten mit höchster Priorität (d. h. in der Regel Einzeltherapie mit hoher Frequenz, z. B. täglich mindestens 45 min) oder bei niedrigerer Priorität mit eher additivem Charakter (z. B. Gruppentherapie) angewandt werden soll. Die Schwierigkeit in der neurologischen Rehabilitation liegt jedoch in den meist komplexen Ausfällen, die sowohl das sensomotorische Defizit als auch Sprachdefizite bzw. neuropsychologische Defizite in den Krankheitsbildern miteinander kombiniert umfassen und möglicherweise zunächst im Einzelfall keine eindeutige Prioritätensetzung in den Therapien erlauben. Dabei hat sich ein auf die individuellen Defizite zugeschnittener multimodaler Therapieansatz bewährt und ist wissenschaftlich abgesichert. Die Koordination der Therapeuten und behandelnden Ärzte findet in einem sog. Rehabilitationsteam mindestens einmal wöchentlich statt. Das Rehabilitationsziel muss, soweit möglich, mit den Patienten und ggf. den Angehörigen zu Beginn der Behandlung realistisch, entsprechend dem Krankheitsbild und dem biologischen Alter des Patienten gestellt werden. Dennoch ist die letztendliche Rehabilitationsprognose nicht in jedem Einzelfall sicher vorherzusehen.

Es kann davon ausgegangen werden, dass die sog. Plastizitätskurve der Veränderbarkeit von Organisationsaufbau und Struktur des Gehirns innerhalb der ersten 12 Wochen nach Läsion am größten ist. Diese Neuroplastizität ist dann mehrere Monate anhaltend, jedoch abflachend. Ein Trainingseffekt durch intensive Therapieintervention ist noch im chronischen Stadium (>12 Monate) nachweisbar (Teasell 2004). Während eine gewisse Tendenz zu beobachten ist, standardisierte Therapiemodelle mit einem entsprechenden „clinical pathway" anzubieten, hat sich unlängst in einer Metaanalyse (Cochrane 2002) eine Unterlegenheit bzgl. Funktionsgewinn und Patientenzufriedenheit gegenüber einem individualisierten Therapiezuschnitt ergeben. Evidenzbasierte Therapiestrategien (Level I und II) aus aktuellen Studien ergeben folgende **Richtlinien**: Eine höhere Therapieintensität mit repetivem Training über kürzere Zeit ist besser als eine geringere über lange Zeit (dies gilt sowohl für motorische Defizite als auch für die Aphasie). Eine rasche Mobilisation mit Gangtraining erzielt einen verbesserten und rascheren Funktionsgewinn bzgl. der Mobilisation, z. B. gegenüber rein spastikvermeidenden und tonusregulierenden Physiotherapieverfahren. Ein aufgaben- und alltagsorientierter Therapieansatz (wichtig auch für die Motivation des Patienten) und eine Kombinationsbehandlung mit Afferenzstimulation und Pharmakotherapie (insbesondere SSRI) sind wirksamer. Tierexperimentelle Untersuchungen lassen darauf schließen, dass ein möglichst früher Beginn, jedoch von mäßiger Intensität (z. B. innerhalb der ersten 3 Tage 1 h Therapie pro Tag), nach dem gegenwärtigen Kenntnisstand zu empfehlen sind. Eine rehabilitative Intensivtherapie während der ersten Tage nach Schlaganfall z. B. könnte zu einer Vergrößerung des Infarktareals und der Neuronenuntergänge führen.

Therapiestrategien
- Höhere Intensität über kürzere Zeit besser als geringere über lange (Motorik- und Aphasietraining)
- Rasche Mobilisation und Gangtraining (trotz Spastikmuster)
- Aufgaben- und alltagsorientierte Therapie
- Kombinationsbehandlung mit
  – Afferenzstimulation
  – Pharmakotherapie (vor allem SSRI)

Therapieformen (Tabelle 14.12-1)

Physiotherapie In der neurologischen Rehabilitation wird physiotherapeutisch überwiegend nach dem sog. Bobath-Konzept auf neurophysiologischer Grundlage gearbeitet. Ziel ist hier, in die neuronale Reorganisation der Motorik einzugreifen und im Wesentlichen physiologische Bewegungsmuster durch Fazilitation und Inhibition von Spastik zu bahnen. Vielfach wurde hierbei eine Mobilisation bei Auslösen pathologischer Bewegungsmuster und einer erhöhten spastischen Tonusentwicklung zurückgestellt. Inzwischen konnte aber gezeigt werden, dass eine möglichst frühe und intensive Mobilisation sowie ein aufgabenorientiertes Training für das funktionelle Endergebnis günstiger sind. Vielfach wird dabei heute auf Techniken mehrerer „Krankengymnastikschulen", wie u. a. Bobath, PNF und Vojta, individuell auf das Störungsbild des Patienten zugeschnitten, zurückgegriffen. Eine trainingsdosisabhängige Funktionsverbesserung durch Physiotherapie ist evidenzbasiert durch eine randomisiert kontrollierte Studie mit einer Kontrollgruppe ohne Therapie sowie 6 randomisiert kontrollierte Studien und eine Metaanalyse. Dabei ist die Funktionsverbesserung schulenunabhängig.

Neue wissenschaftlich begründete Ansätze in der Physiotherapie, die zum Teil durch tierexperimentelle Untersuchung, u. a. das sog. Taub-Training, untermauert wurden, sind folgende (Level II):
- Taub-Training („constraint induced/forced-use therapy"),
- Laufbandtraining/Gangtrainer,
- repetitives Armtraining,
- roboterassistiertes motorisches Training,
- sensorisch afferente Stimulation,

Tabelle 14.12-1. Neurorehabilitation: Therapieformen

Schädigung auf Struktur- und Funktionsebene	Therapieformen
Stand- und Gangmotorik Hand- und Fingermotorik/Sensomotorik	Physiotherapie, Pharmakotherapie (Spastik) Ergotherapie, Rehapflege
Kau- und Schluckmotorik	Logopädie, Ergotherapie, Rehapflege
Neurokognitive Defizite wie: Aufmerksamkeit, Gedächtnis, Ausdauer, Planen, Handeln	Neuropsychologie/Ergotherapie
Räumlich konstruktive Störung	Neuropsychologie/Ergotherapie
Neglekt	Physiotherapie/Ergotherapie/Neuropsychologie
Visuelles Defizit	Ergotherapie/Neuropsychologie
Antriebsstörung	Pharmakotherapie/Ergotherapie/Neuropsychologie
Depression	Pharmakotherapie/Neuropsychologie/Psychotherapie
Aphasie/Dyskalkulie	Logopädie, Neuropsychologie
Verhaltensstörung	Neuropsychologie/Psychotherapie, Pharmakotherapie
Organisation im Alltagsleben Berufliche Wiedereingliederung	Ergotherapie, Rehapflege Belastungserprobung/Arbeitstherapie, Neuropsychologie/Berufstherapie, Betriebsarzt/Sozialdienst/Reha-Berufshelfer
Pflegeversorgung	Rehapflege/Sozialdienst
Inkontinenz	Rehapflege/Pharmakotherapie
Lymphödem, Muskelverspannung	Physikalische Therapie
Risikofaktoren	Diätberatung, Gesundheitserziehung, Sekundärprophylaxe

- Imagery-Training,
- repetitive Magnetstimulation,
- EMG/getriggerte Elektrostimulation.

Das Prinzip des Taub-Trainings ist die Überwindung des sog. „learned non-use" bei Nichtgebrauch des paretischen Armes durch Immobilisation des gesunden Arms. Hierbei wurde zunächst mit 6 h Training und einer insgesamt 90%igen Immobilisation des gesunden Armes bei chronisch erkrankten Patienten (12 Monate nach Ereignis) begonnen. In den Untersuchungen zeigte sich sowohl eine Vergrößerung der kortikalen motorischen Repräsentationen als auch ein stabiler Follow-up-Effekt 6–12 Monate später. Mittlerweile konnten die Ansätze auch auf die Akutphase mit 30–85% Immobilisation des gesunden Arms übertragen werden. Es zeigte sich jedoch, dass der Trainingseffekt nicht stabil ist, wenn nicht das Training wiederholt wird. Voraussetzung für die Anwendbarkeit dieses Intensivtrainings ist, dass das motorische Defizit überwiegend den Arm betrifft und eine Restfunktion mit Extensionsfähigkeit der Handfunktion vorhanden ist, sodass die Anwendbarkeit dieser Methode hierfür in der alltäglichen Praxis dadurch und durch die erforderliche sehr hohe Therapiequantität eingeschränkt ist. Dennoch hat dieses Wirkprinzip einer Induktion von Neuroplastizität für die betroffene Seite mittlerweile auch Eingang in die Behandlung anderer Defizite, wie z. B. die Aphasiebehandlung, gefunden. So konnte jüngst eine Metaanalyse einen deutlichen Funktionsgewinn bei Patienten, die mindestens 8 h über 11 Wochen im Vergleich zu Patienten, die lediglich 2 h über 22 Wochen behandelt wurden, nachweisen (Level I). Ähnliche Ergebnisse fanden sich auch für das motorische Armtraining (Level II), das in seiner Effektivität jedoch noch besser abgesichert werden muss. Insbesondere im Bereich des Armtrainings könnten auch automatisierte Verfahren („robot-assisted training") Einzug halten.

Ergotherapie Während die Physiotherapie ihren Schwerpunkt in der Mobilisation mit, soweit möglich, wieder zu erreichender Stand- und Gehfähigkeit des Patienten hat, soll die Ergotherapie alltagsbezogene Fähigkeiten des Patienten zur Wiedergewinnung der Selbstständigkeit trainieren. Daraus ergibt sich der Schwerpunkt der Ergotherapie: Training der Feinmotorik mit An- und Ausziehtraining, Wasch- und Esstraining, Werktherapie und Haushaltstraining sowie ggf. Schreibtraining und dem Training weiterer sensorischer und motorischer Funktionen der oberen Extremitäten, die wichtig für die Alltagskompetenz sind. Ein weiterer Schwerpunkt liegt im kognitiven Bereich der Planung und Handlung. Entsprechend den Aufgaben ist eine wichtige Domäne der Ergotherapie die Hilfsmittelversorgung.

Sprachtherapie/Logopädie/Klinische Linguistik Sowohl bei der Störungserfassung und Therapie im Bereich des Schluckens als auch im Bereich der Sprache (Aphasie), der Sprechapraxie und Dyskalkulie spielt die Logopädie eine wesentliche Rolle. Behandlungsziele der Dysphagie sind hier Aspirationsverminderung, Wiedergewinnung der Schluckfähigkeit mittels störungsspezifischer Funktionsübungen und Kompensationstechniken sowie sensorischem Training. Randomisierte Studien liegen hierbei jedoch noch nicht vor. Im Bereich der Aphasietherapie sind sowohl ein möglichst früher Beginn, ein interdisziplinärer Ansatz als auch eine hohe Intensität evidenzbasiert (Level I und II).

Neuropsychologie Die Behandlung durch Neuropsychologen mit entsprechender Ausbildung ist ein wesentlicher Behandlungsschwerpunkt, vor allem im Bereich der Phasen D und E. Behandlungsziel ist hier eine Wiedererlangung der Alltags- und Berufskompetenz. So fällt in den Bereich der Neuropsychologie außer Evaluation und Therapie neurokognitiver und dysexekutiver Störungen z. B. auch die Evaluation der Fahrtüchtigkeit. Weitere Aufgabenfelder der Neuropsychologie sind die Erfassung der Gesichtsfelddefekte und ein entsprechendes kompensierendes Gesichtsfeldtraining. In Bezug auf die Prognose und Verbesserung der beruflichen Wiedereingliederung finden umfangreiche neuropsychologische Testungen statt mit dem Ziel, ein entsprechendes Trainingsprogramm defizitabhängig bei den jeweiligen Patienten zu etablieren. Ein solches Trainingsprogramm kann besonders im Bereich von Aufmerksamkeits- und Gedächtnisstörungen sowie Neglekt zu nachweisbaren Verbesserungen führen (Level I und II). Der Einsatz computergestützter Therapien hat dagegen noch keinen sicheren Transfereffekt in den Alltag anhand einer Cochrane-Metaanalyse zeigen können. Dennoch sind hiervon durch alltagsorientiertes PC-Training weitere Verbesserungen zu erwarten.

Zusätzliche Aufgabenfelder der Neuropsychologie sind:
- Mitbehandlung von Störungen/Problemen der Krankheitsverarbeitung,
- Verhaltensauffälligkeiten,
- psychotherapeutische Behandlungsansätze.

Pharmakologische Therapie

Auf der Grundlage tierexperimenteller Ergebnisse wurden in den letzten Jahren verschiedene Substanzen in klinischen Studien auf eine positive bzw. negative Interaktion mit der Neuroplastizität untersucht. Für die negative Interaktion liegen bislang überwiegend retrospektive gematchte bzw. multivariable Analysen vor. Im Bereich der positiven Interaktionen pharmakologischer Modulation der Neuroplastizität erreichen die Untersuchungen jedoch Level-II-evidenzbasierten Wirkungsnachweis.

Pharmakomodulation Der Wirkmechanismus der positiven Interaktion pharmakologischer Modulation in der Neuroplastizität ist überwiegend ein indirekter bzw. direkter Alpha1-adrenerger (z. B. Amphetamin, Methylphenidat). Aber auch für die selektiven Serotonin-Reuptake-Hemmer (SSRI) konnte eine Verbesserung der Alltagskompetenz, unabhängig vom antidepressiven Effekt, nachgewiesen werden. Diese Substanzen werden vor allem bei Schlaganfallpatienten aufgrund der hohen Depressionsrate in der

Praxis sehr häufig eingesetzt mit gutem Effekt auf Antriebssteigerung und Stimmung, während Amphetamine trotz vorwiegend positiver Studienergebnisse bzgl. der Motorik- und Aphasierehabilitaton aufgrund ihrer BTM-Pflichtigkeit nicht allgemein eingesetzt werden können. Bei L-Dopa ist die Studienlage noch widersprüchlicher trotz guter empirischer Effekte (Level III). Bezüglich der Motorik und des Antriebs kann hierdurch eine Verbesserung erreicht werden. Die Studienlage bzgl. der Acetylcholinesterasehemmer und der Verbesserung kognitiver Funktionen nach SHT ist noch ungenügend (Level III und IV). Piracetam hat sich bislang lediglich im Bereich der Aphasietherapie als wirksam heraus-gestellt (Level II), Effekte im Bereich der Alltagskompetenzen in der Neuropsychologie konnten jedoch nicht nachgewiesen werden.

Wichtig ist, bereits im Rahmen der Behandlung in der Akutklinik möglichst negativ interagierende Substanzen soweit möglich zu vermeiden. Hierunter fallen: indirekt oder direkt Alpha1-hemmende Substanzen (Prazosin, Haloperidol) und Alpha2-Agonisten (Clonidin, Tizanidin) und GABA-erge Substanzen wie Diazepam und Phenobarbital, aber auch Phenytoin. Betablocker und Carbamazepin sind tierexperimentell nicht sicher negativ bzgl. der pharmakologischen Modulation in der Neuroplastizität. Für Valproat und Gabapentin ist dies ebenfalls anzunehmen, jedoch tierexperimentell noch nicht nachgewiesen.

Letztendlich reicht trotz eindrücklicher Tierversuchsergebnisse die bisher erzielte Evidenz noch nicht aus, eine generelle Empfehlung zur Verordnung einer auf die Verbesserung der Neuroplastizität gezielten Pharmakotherapie auszusprechen. Auch liegen noch keine suffizienten Daten zum Einfluss von Zeitfenstern und verschiedenen Dosierungen vor.

Bei der **Behandlung der Spastik**, die ein häufiges Syndrom neurologischer Erkrankungen darstellt, hat sich die Physiotherapie vor allem im Bereich der Neurorehabilitation durchgesetzt. Die Indikation einer Systemischen antispastischen Pharmakotherapie ist mit der Frage zu prüfen, ob wirklich eine funktionelle Verbesserung erreicht werden kann bzw. der Patient ggf. sogar an Stabilität der Gang- und Standmotorik verlieren kann. Eine Indikation kann insbesondere dann bestehen, wenn eine Beeinträchtigung der erzielbaren Willkürmotorik und Gehfähigkeit durch die Spastik besteht. Die überwiegend gebrauchten Substanzen sind hierbei Baclofen (10–120 mg/Tag), Tizanidin (6–36 mg/Tag) und Tetrazepam (25–200 mg/Tag) (Level II). Botulinumtoxin. ggf. in Kombination mit Gipsreduktion, konnte insbesondere bei lokalisierter Muskelspastik zur Behandlung des spastischen Spitzfußes mit Erfolg eingesetzt werden (Level II). Eine weitere Indikation ist der Adduktorenspasmus mit Beeinträchtigung der Körperpflege (Zulassung demnächst zu erwarten). Im Bereich der oberen Extremität kann bei zumindest teilweise erhaltener Willküraktivität der Finger auch eine Behandlung der Kontraktur der Fingerbeuger zu einer Verbesserung oder partiellen Wiedererlangung der Feinmotorik führen (DGN-Leitlinien Spastik 2002).

14.12.5 Neurologisch/Neurochirurgische Frührehabilitation

Der Begriff „Neurologische und Neurochirurgische Frührehabilitation" wird im heutigen Sprachgebrauch gleichgesetzt mit der Rehabilitation in Phase B nach Richtlinien der BAR (s. Abb. 14.12-1). Der missverständliche Ausdruck „früh" im Begriff Frührehabilitation kennzeichnet nicht eine früh nach Phase A einsetzende Rehabilitation, wie dies auch in Phase C und D möglich ist, sondern die zu einem individuell möglichst früh einsetzende postakute Weiterbehandlung von funktionell schwerst beeinträchtigten Patienten mit Bereithaltung intensivmedizinischer Versorgung.

Neurologisches Erkrankungsspektrum

Im Prinzip kann jede neurologische Erkrankung, die zu einem schweren Schädigungsbild mit den in der folgenden Übersicht aufgelisteten Ausprägungen führt, eine Weiterbehandlung in Phase B indizieren. Typische Funktionsstörungen sind beispielsweise schwere quantitative und qualitative Vigilanzstörungen inklusive apallischem Syndrom, Antriebsstörungen, schwerer Dysphagie mit Aspirationsneigung (blockbare Trachealkanüle), Monitorpflichtigkeit bei kardiozirkulatorischer Instabilität (jedoch nicht katecholaminpflichtig) und respiratorischer Insuffizienz bis hin zu Beatmungspflichtigkeit sowie schwere Paresen, ggf. in Kombination mit schweren Hirnwerkzeugstörungen. Unter pathogenetischem Aspekt werden in großer Mehrheit Patienten mit zerebraler Ischämie und Schädel-Hirn-Trauma, gefolgt von intrazerebralen Blutungen und hypoxidotischen Hirnschädigungen zugewiesen. Weitere typische Indikationen sind entzündliche ZNS-Erkrankungen, Guillain-Barré-Syndrom, spinale Erkrankungen, Critical-illness-Polyneuropathie, weniger häufig auch Hirntumoren, neurodegenerative und neuromuskuläre Erkrankungen.

Charakteristika neurologischer Frührehapatienten nach BAR
- Schwere quantitative oder qualitative Bewusstseinsstörung
- Schwere neurologische Störungen, die noch intensivbehandlungspflichtig sind (z. B. Guillain-Barré-Syndrom, hoher Querschnitt)
- ggf. Vorliegen weiterer Verletzungen (z. B. bei Polytrauma)
- Vollständige Pflegebedürftigkeit
- In der Regel Sondenernährung erforderlich
- In der Regel inkontinent
- Nicht fähig zu kooperativer Mitarbeit
- u. U. erhebliche Selbst- und Fremdgefährdung
- Primäre Akutversorgung abgeschlossen
- Aktuell keine operative Intervention erforderlich (chirurgisch, neurochirurgisch, orthopädisch)
- Nicht mehr beatmungspflichtig*
- Keine Sepsis, keine floride Osteomyelitis
- Intrakranielle Druckverhältnisse stabil
- Begleitverletzungen dürfen Mobilisation nicht verhindern
- Herz-Kreislauf-Funktionen und Atmungsfunktion* im Liegen stabil

* Ausnahmen möglich, in einigen Frührehazentren wurden bereits Beatmungsbetten eingerichtet.

Organisatorische Voraussetzungen

Wie auch in den anderen Phasen der neurologischen Rehabilitation ist ein intensiv vernetztes interdisziplinäres Team aus spezifisch geschultem medizinischen und therapeutischen Personal inkl. Sozialarbeit essentiell. Im Bereich des Ärzteteams sollte sowohl fachneurologische als auch internistische und intensivmedizinische Kompetenz vorhanden sein. Ebenso wichtig ist im Bereich Neurologie und Intensivmedizin fachpflegerisch geschultes Pflegepersonal. Physiotherapeuten und Ergotherapeuten sollten spezielle Kenntnisse in neurophysiologisch basierten Therapiestrategien mitbringen, Logopäden in der Therapie des faziooralen Traktes (FOTT: „facio-oral tract therapy") geschult sein.

Eine der wesentlichen infrastrukturellen Voraussetzungen ist die Möglichkeit des apparativen Monitorings (EKG, SO_2, RR, Atemfrequenz, BGA) sowie eine diagnostische und apparative Ausstattung, die eine postakute Fortführung neurologisch-internistischer Diagnostik und Therapie erlaubt (Neurosonologie, Elektrophysiologie, videoendoskopische Schluckdiagnostik, internistische Diagnostik, kranielle Bildgebung). Die Bereiche, die nicht vor Ort abgedeckt sind, sollten in enger Kooperation und Vernetzung mit nahe gelegenen akutmedizinischen Einrichtungen sichergestellt werden. Besonders wichtig ist hier die Option, dringende neurochirurgische Eingriffe zeitnah anbahnen zu können (z. B. Shuntinsuffizienz, -infektion, Rezidivblutungen). Weiterhin sollte eine durchgehende personelle und apparative notfallmedizinische Kompetenz sichergestellt sein.

Prinzipien der frührehabilitativen Behandlung

Gegenstand der Frührehabilitation ist eine Förderung schwerst Betroffener, oft noch nicht aktiv rehabilitationsfähiger Patienten unter Fortführung der akutmedizinischen und intensivmedizinischen Diagnostik und Therapie. Zielsetzung kann neben der Rehabilitation die Evaluation des Rehapotentials und die Organisation einer adäquaten pflegerischen Weiterversorgung nach Abschluss der Behandlung (s. unten) sein. Einen Überblick gibt die folgende Übersicht.

Prinzipien der neurologischen Frührehabilitation

- Fortführung der in Phase A begonnenen kurativmedizinischen Maßnahmen
  - ggf. Fortsetzung der medizinischen Diagnostik (Erweiterung, Verlaufskontrollen)
  - Intensivpflege, kardiopulmonales Monitoring, ggf. „weaning"
  - Überwachung des Krankheitsverlaufes, neurologisches Monitoring: z. B. Hydrozephalus/Shuntdysfunktion? Verlauf Vasospasmen?
  - Trachealkanülenmanagement
  - Einleitung/Fortführung Sekundärprophylaxe
- Unterstützung der spontanen Remission der ZNS/PNS-Schädigung
  - Remissionsfördernde Maßnahmen: Pharmakotherapie (s. S. 1304); Stimulationsprogramme (Level IV)
  - Vermeidung remissionshemmender Maßnahmen (Medikation)
  - Prophylaxe und Therapie medizinischer Begleitprobleme und Komplikationen: s. Tabelle 14.12.2
- Impairment-adaptierte funktionell-therapeutische Maßnahmen
  - Vigilanz- und Antriebssteigerung
  - Mobilisation
  - Entwöhnung von Trachealkanüle
  - Enteraler/oraler Kostaufbau
  - Erarbeitung Kommunikationskanal
  - Willkürfunktionsanbahnung
  - Basales ADL-Training
  - Neglekttraining
  - Hilfsmittel (z. B. funktionsgerechter Rollstuhl, Schienen/Orthesen, Kommunikatoren)
- Evaluation des Rehabilitationspotentials
- Organisation der Weiterversorgung nach Abschluss Phase B
  - Einleitung weiterführender Rehamaßnahmen (Phase C)
  - Bei Stagnation: Organisation der poststationären pflegerischen und therapeutischen Versorgung (Einrichtungen Phase F, Pflegeheime, häuslich, inkl. Heimbeatmung) sowie der Hilfsmittelausstattung

---

Bei den neurologischerseits zu bewältigenden Problemen der postakuten Phase stehen Vigilanz- und Antriebsstörungen, neurogene Dysphagien, Spastik und neurogene Blasenstörungen im Vordergrund, deren pharmakologische und instrumentelle Therapie (z. B. PEG/PEJ-Anlage, Trachealkanülenmanagement, Botulinumtoxininjektion, suprapubischer Katheter) vor Ort beherrscht werden sollten.

Zur Verbesserung von Vigilanz und Antrieb, die eine wichtige Basis für die funktionelle Restitution darstellt, kommen u. a. pharmakologische Methoden zum Einsatz (Amantadin, SSRI, SNRI), deren Effektivität im Rahmen der Frührehabilitation jedoch noch nicht durch große randomisiert-plazebokontrollierte Studien belegt ist. Als eine einfache und wirksame Maßnahme zur Aktivierung des ARAS gilt bereits die Mobilisation bzw. Vertikalisierung durch vestibuläre Stimulation. Zahlreiche uni- und multimodale sensorische Stimulationsprogramme (z. B. „Komastimulation") sind erarbeitet und in klinischen Studien evaluiert worden. Da hier bisher jedoch widersprüchliche Ergebnisse vorliegen und komplexitätsbedingt prinzipiell kein hoher Evidenzgrad erreicht werden kann, ist bisher keine sichere Aussage zur Effektivität von Stimulationsprogrammen gemacht worden. Im Rahmen der Pharmakotherapie bei Phase-B-Patienten lassen sich die oben dargestellten Prinzipien (Vermeidung von Neuroplastizitätshemmung) auf Grund mangelnder Alternativen bei der Behandlung von bestimmten Störungen (massive vegetative und psychomotorische Entgleisungen, Krampfanfälle) nicht immer umsetzen (s. Abschn. 14.12.4 Pharmakologische Therapie).

Ein wesentlicher Anteil der stationsärztlichen Arbeit in der Frührehabilitation besteht in der Diagnostik, im Monitoring und der Therapie der zahlreich zu erwartenden nichtneurologisch/neurochirurgischen Begleitprobleme und Komplikationen, deren Beherrschung die Rehabilitationsfähigkeit und Prognose der Patienten neben der neurologischen Grunderkrankung erheblich mitbestimmt. Eine Übersicht über die häufigsten Probleme und deren Behandlung findet sich in Tabelle 14.12-2. Insbesondere bei polytraumatisierten Patienten ist eine Nach- oder Mitbetreuung von Kollegen anderer Disziplinen zu organisieren.

Einige frührehabilitative Einrichtungen sind in der Lage, die Entwöhnung von langzeitbeatmeten neurologischen Patienten fortzusetzen, um diesen eine intensive rehabilitative Behandlung zu

Tabelle 14.12-2. Typische medizinische Probleme in der neurologischen Frührehabilitation und deren Management[a] (*P* Prophylaxe, *T* Therapie)

Problem	Management
Psychomotorische Unruhe (ggf. mit vegetativer Entgleisung)	1. Ausschluss/Behandlung mögl. Ursachen: z. B. Lagerung, Schmerz, DK-Obstruktion, Obstipation, Absaugungsbedarf, Entzug nach Daueranalgosedierung 2. symptomatisch, z. B. niedrig potente Neuroleptika (Melperon, Pipamperon)
Kontrakturen infolge tonischer Fehlstellungen (Spastik, disinhibierte tonische Hirnstammreflexe)	P: Physiotherapie, Lagerungstherapie, Stehbrett (Spitzfuß), Behandlung: Gipsredression + Botulinumtoxin
Gelenksubluxationen (v. a. Schulter)	Physiotherapie, Lagerung, Analgetika
Phlebothrombose mit Lungenembolie	P: Enoxaparin[b] 40 mg/Tag s.c., Risikopatienten: zusätzlich AT-Strümpfe im Liegen, Stützstrümpfe/Wickeln bei Mobilisation
Heterotope Ossifikationen	P: Radiatio (Akutphase), NSAR (bes. Indomethacin), T: NSAR, (OP[c])
Symptomatische Krampfanfälle, Status epilepticus	s. Kap. 14.5
Aspiration	Lagerung, geblockte Trachealkanüle, Eindicken von Flüssigkeit, ggf. Sondenernährung (Schluckdiagnostik!)
Atemwegsinfekte	P: Aspirationsmanagement (s. oben), Restriktion von PPI-Einsatz, Atemgymnastik
Harnwegsinfekte	P: Harnsäuerung (pH-Kontrolle), z. B. Adipinsäure/Ammoniumchlorid oder Methionin
Dysnatriämien	Ursachenidentifikation: Diabetes insipidus, Hypokortisolismus, SIADH, zentrales Salzverlustsyndrom, medikamentöse. NW (z. B. Carbamazepin, SSRI); T: siehe spezifische Kapitel
Stressgastritis, -erosionen, -ulzera	P: enterale Ernährung, Sucralfat; T: Protonenpumpenblocker (PPI)
Motilitätsstörung oberer GI-Trakt	MCP, Domperidon, Erythromycin, ggf. jejunale Einschubsonde (PEJ)
Diarrhoen	Sondenkostunverträglichkeit? (→ Reduktion Infusionsgeschwindigkeit, Kostwechsel, Adamin G), Clostridium-difficile-Kolitis? (Toxinnachweis, Metronidazol)
Subileus/paralytischer Ileus	P: Mobilisation/Lagerung, Quellmittel (z. B. Macrogol), T: Abführmaßnahmen/hoher Einlauf, Infusion Panthenol/Prostigmin, ggf. chirurg. Vorstellung
Sympathikotone Entgleisungen, profuses Schwitzen	Ursachenevaluation (s. 1. Zeile), T: symptomatisch Betablocker, ggf. Clonidin, sedierende Massnahmen. Flüssigkeitszufuhr adaptieren!
Orthostatische Hypotonie	P: Stützstrümpfe oder Wickeln der Beine, Flüssigkeitsbilanz beachten, T: ggf. Vasokonstriktoren
Speichelfluss (Hypersalivation oder Dysphagie)	T: Belladonnysat-Tropfen intraoral, Scopolamin-Pflaster, Amitriptylin, ggf. Botulinumtoxin in Speicheldrüsen

[a]Siehe für weitere Details die entsprechenden Fachkapitel in diesem Buch; [b]einziges in Deutschland für nichtchirurgische Indikationen zugelassenes NM-Heparin; [c]frühestens nach Normalisierung der AP, hohe Rezidivneigung.

ermöglichen oder auch um die Akutkliniken kapazitativ zu entlasten. Voraussetzung dafür sind allerdings stabile Verhältnisse. Bezüglich der Details zur Entwöhnung vom Respirator wird auf die einschlägige Literatur verwiesen.

Wenn die Entscheidung zum Abbruch der stationären Behandlung fällt oder kein Rehabilitationspotential gesehen wird, besteht die Hauptaufgabe des Frührehateams, nach ausreichender medizinischer Stabilisierung, in der Organisation der pflegerischen und ggf. therapeutischen Weiterbehandlung in einem Pflegeheim oder zu Hause (inkl. Heimbeatmung) unter adäquater Hilfsmittelausstattung.

Beendigung der Behandlung und prognostische Einschätzung

Die Behandlungsdauer in Phase B variiert stark und kann sich von wenigen Wochen bis hin zu einem Jahr erstrecken. In ungefähr der Hälfte der Patienten ist eine direkte Weiterbehandlung in Phase C mit entsprechender Verlegung möglich.

Für Patienten, die sich diesem Stadium nicht annähern, wird als Kriterium für den Behandlungsabbruch, eine mehrwöchige Stagnation der funktionellen Remission trotz Beherrschung der medizinischen Komplikationen (z. B. Infekte) empfohlen. Gelegentlich kann auch das Überhandnehmen internistischer oder chirurgischer Komorbidität einen Abbruch der Behandlung erzwingen.

Bei einigen Phase-B-Patienten können die Remissionsverläufe sehr langwierig sein und sich über Jahre hinweg erstrecken (z. B. schwere SAB, GBS mit axonaler Beteiligung), sodass trotz weiterer Verbesserungen auf niedrigem Niveau nach Monaten eine Unterbrechung der stationären Rehabilitation erfolgen muss. Entscheidungserleichternd mag die Beobachtung sein, dass ein Abbruch bzw. eine Unterbrechung der Behandlung nach Monaten im Falle von Hospitalismus oder „Therapiemüdigkeit" sogar förderlich für den Remissionsverlauf sein kann (motivationale Faktoren?). Hier sind Intervallkonzepte mit wiederholtem Wechsel zwischen Frühreha- und Pflegeheim-/Phase-F-Aufenthalt sinnvoll, an deren Ende eine sekundäre häusliche Reintegration stehen kann.

Im Rahmen der Diskussion über die Therapiebeendigung stellt sich häufig die Frage nach prognostischen Faktoren zur Einschätzung der zu erwartenden Remissionskinetik. Wegen ausgeprägter interindividueller Variabilität der Verläufe sind hier Aussagen nur schwer zu treffen. In der Regel wird die Restitutionsprognose mit zunehmenden Alter, ausgeprägter Komorbidität, Bilateralität von Läsionen, Zeichen diffusen axonalen Schadens, beidseitigem Ausfall von SSEP und Ausmaß der Hirnstammbeteiligung ungünstiger. Dennoch gibt es im Einzelfall auch bei ungünstiger Konstellation „unerwartete" Remissionen viele Monate nach dem Ereignis. Beim apallischen Syndrom existieren auf Grund größerer Fallserien die folgenden Anhaltspunkte: Bei hypoxischer Genese ist eine Remission nach 3 Monaten nur in wenigen Einzelfällen, nach 6 Monaten nicht mehr zu erwarten; bei rein traumatisch bedingtem Wachkoma kann eine Remission auch nach einem Jahr noch erfolgen.

14.12.6 Ausblick

Mit dem Nachweis der Neuroplastizität als Grundvoraussetzung einer funktionellen Erholung hat ein Paradigmenwandel in der Neurorehabilitation stattgefunden. Die Neurorehabilitation kann zerebrale Reorganisation günstig beeinflussen. In Zukunft sind weitere Erkenntnisse über zerebrale Funktionen und Reorganisation durch Neuroimaging- und Neurorehabilitations-forschung vermutlich in rasantem Tempo zu erwarten. Therapeutische und pharmakologische Interventionen mit besonderem Benefit sollten hierdurch noch besser identifiziert werden können.

Insgesamt haben sich enorme Forschungschancen in der Neurorehabilitation aufgetan, die jedoch nur in Zusammenarbeit mit den Neurowissenschaften einschließlich der Grundlagenforschung realisiert werden können. Insofern ist die Einbindung der Neurorehabilitation in die universitäre Landschaft, wie sie zurzeit in Deutschland beginnt, dringend erforderlich. Zudem hat eine zunehmende Vernetzung mit den Akutkliniken und der Aufbau von Frührehazentren stattgefunden, die in der Lage sind, auch schwerstkranke Patienten von Intensivstationen und Stroke Units zur lückenlosen medizinische Behandlung und Rehabilitation aufzunehmen.

Literatur

BAR (1995) Empfehlungen zur neurologischen Rehabilitation von Patienten mit schweren und schwersten Hirnschädigungen in den Phasen B und C.
Bartolome G et al. (1999) Schluckstörungen: Diagnostik und Rehabilitation, 2. Aufl. Urban & Fischer, München
Frommelt P, Grötzbach H (Hrsg) (1999) Neurorehabilitation. Blackwell, Berlin
Goldenberg G (2001) Neuropsychologie: Grundlagen, Klinik, Rehabilitation, 2. Aufl. Urban & Fischer, München
Hartje W, Poeck K (2000) Klinische Neuropsychologie. Thieme, Stuttgart
Nelles G et al. (2002) DGN-Leitlinie: Motorische Rehabilitation nach Schlaganfall. www. uni-duesseldorf.de/AWMF
Noth et al. (2003) DGN-Leitlinie Spastik. www. uni-duesseldorf.de/AWMF
Teasell R, Kalra L (2004) Whats new in stroke rehabilitation. Stroke 35: 383–385
Ziegler W et al. (2002) Rehabilitation aphasischer Störungen nach Schlaganfall (DGN-Leitlinie). www. uni-duesseldorf.de/AWMF

Psychiatrische Erkrankungen

HELMFRIED KLEIN

15.1	Prinzipien der Psychopharmakotherapie	1311
15.2	Prinzipien der Psychotherapie	1317
15.3	Übende Verfahren	1322
15.4	Soziotherapie	1326
15.5	Psychoedukation und therapeutische Einbeziehung von Angehörigen	1330
15.6	Affektive Störungen	1332
15.7	Schizophrene und schizophreniforme Störungen	1342
15.8	Stoffgebundene und nicht stoffgebundene Süchte	1351
15.9	Angststörungen/Zwangsstörungen	1361
15.10	Somatoforme Störungen	1365
15.11	Schlafstörungen	1369
15.12	Suizidalität und Suizidprävention	1376
15.13	Essstörungen	1379
15.14	Artifizielle Störungen	1384
15.15	Gerontopsychiatrische Erkrankungen	1389
15.16	Demenzerkrankungen	1395
15.17	Konsiliarpsychiatrie und -psychotherapie	1402
15.18	Organische psychische Störungen	1406
15.19	Sexualstörungen	1414

15.1 Prinzipien der Psychopharmakotherapie
Siegfried Kasper

15.1.1 Einleitung

Psychiatrische Erkrankungen zählen zu den häufigsten Erkrankungen. Auf Basis der Ergebnisse epidemiologischer Studien weist die WHO darauf hin, dass diese weiter im Zunehmen sind. Insbesondere depressive Erkrankungen und Angsterkrankungen stellen ein großes Gesundheitsproblem der heutigen Gesellschaft dar. Aus Tabelle 15.1-1, die die häufigsten Ursachen von Erwerbsunfähigkeit darstellt, geht hervor, dass psychiatrische Erkrankungen zu den häufigsten Ursachen von Erwerbsunfähigkeit weltweit gehören. Verglichen mit anderen häufigen medizinischen Erkrankungen wie Hypertonie, Diabetes, Herzerkrankungen, Arthritis bzw. Lungenerkrankungen weisen Patienten, die an einer Depression erkrankt sind, einen höheren Grad an Behinderung auf. Sie haben z. B. mehr Krankheitstage als Patienten mit Arthritis, Hypertension und Diabetes. Depressionen stellen darüber hinaus die Hauptursache von Suiziden dar, und im Vergleich zu Aids- bzw. Malaria-bedingten Todesfällen kann festgehalten werden, dass weltweit etwa dreimal so häufig Menschen an Suizid versterben wie an Aids und achtmal so häufig wie an Malaria.

In den vergangenen 20 Jahren wurden, aufbauend auf Erkenntnissen über biologische Ursachen bei psychiatrischen Erkrankungen, große Fortschritte in der Pharmakotherapie von Depressionen, Schizophrenien, Angsterkrankungen und Demenzerkrankungen gemacht. Dabei stand im Vordergrund, eine bessere Tolerabilität zu erzielen und die Effektivität bei verschiedenen Indikationen zu spezifizieren. Als Beispiel mag die Angststörung gelten, die früher lediglich in die Gruppe der Angstneurosen und der Phobien unterteilt wurde. Nach der modernen internationalen Klassifikation (ICD-10) wird jedoch bei den Angststörungen zwischen Panikstörung, Agoraphobie, generalisierter Angststörung, sozialer Phobie sowie spezifischen Phobien unterschieden, die ein besonderes psychopharmakologisches Management erfordern.

15.1.2 Wirkmechanismen

Die Informationsübermittlung im zentralen Nervensystem erfolgt durch die Kombination von elektrischen und chemischen Prozessen. Innerhalb der einzelnen Nervenzellen werden Informationen elektrisch weitergegeben; über den Spalt zwischen zwei Nervenzellen gelangen sie in chemischer Form mit Hilfe der Neurotransmitter. Die meisten Psychopharmaka greifen in die Informationsübermittlung im zentralen Nervensystem ein, indem sie die Konzentration bestimmter Neurotransmitter im synaptischen Spalt entweder vermehren (wie z. B. Antidepressiva das Serotonin und/oder Noradrenalin) oder die entsprechenden Rezeptoren blockieren (z. B. Antipsychotika die Dopaminrezeptoren und 5-HT$_2$-Rezeptoren). In letzter Zeit wurde jedoch in Frage gestellt, ob diese Neurotransmittervermehrung bzw. Rezeptorblockade der eigentliche Wirkmechanismus ist oder ob dadurch Prozesse in Gang gesetzt werden, die zur Verbesserung der klinischen Symptomatik führen.

Die klinische Wirkung von Psychopharmaka zielt auf den Abbau von Symptomen oder pathologischen Verhaltensweisen. Dieser Abbau von Symptomen bewirkt in weiterer Folge häufig, dass auch die mit den Symptomen in Zusammenhang stehenden sozialen Komponenten wie z. B. soziale Integration, Bewältigung lebensgeschichtlich- und situationsbedingter Konflikte bzw. Probleme bearbeitet werden können. Die psychopharmakologische Behandlung hält sich nicht strikt an diagnostische Einheiten, sondern wird symptom- und syndromgerichtet eingesetzt. Für die Wahl eines Psychopharmakons sind der Schweregrad und die psychopathologische Ausgestaltung eines Zustandsbildes wichtiger als die diagnostische Zuordnung, auch wenn Letztere als Leitschiene gelten kann.

Die Auswahl eines Präparates aus einer Substanzklasse, z. B. eines Antidepressivums, erfolgt aufgrund der psychopathologischen Symptomatik, der Behandlungsanamnese und der zumutbaren Nebenwirkungen. Bei älteren Psychopharmaka, z. B. trizyklischen Antidepressiva und Phenothiazinen, ist eine einschleichende Dosierung notwendig, um keine zu ausgeprägten Nebenwirkungen hervorzurufen.

Der Umgang mit Psychopharmaka bedarf neben der Sachkenntnis auch einer umfangreichen praktischen Erfahrung und

	Fälle	Zahl in Millionen	Anteil in %
	Alle Fälle	472,7	100
1	Unipolare „major depression"	50,8	10,7
2	Eisenmangelanämie	22,0	4,7
3	Stürze	22,0	4,6
4	Alkoholmissbrauch	15,8	3,3
5	Chronisch obstruktive Lungenerkrankung (COPD)	14,7	3,1
6	Bipolare Störungen	14,1	3,0
7	Kongenitale Anomalien	13,5	2,9
8	Osteoarthritis	13,3	2,8
9	Schizophrenie	12,1	2,6
10	Zwangserkrankungen	10,2	2,2

Tabelle 15.1-1. Die häufigsten Ursachen von Erwerbsunfähigkeit weltweit 1990 (nach Murray u. Lopez)

als Leitlinie kann gelten, dass die Medikation sorgfältig auf den einzelnen Patienten und seine aktuelle Situation abgestimmt sein soll. Insbesondere ist das Nebenwirkungsspektrum der gegebenen Medikation mit dem Patienten sorgfältig zu besprechen, da dies häufig der Grund dafür ist, dass die Patienten die Medikation wieder absetzen. Ähnlich wie in der inneren Medizin sind viele psychiatrische Erkrankungen als Langzeiterkrankungen, ähnlich wie Hypertonus oder Diabetes mellitus, anzusehen, sodass bei der initialen Therapie einer Depression bzw. schizophrenen Erkrankung gleich an die notwendige Langzeitperspektive gedacht werden muss, die in den Therapieplan eingearbeitet werden sollte.

15.1.3 Antidepressiva

In Tabelle 15.1-2 sind die verschiedenen klinisch effektiven Antidepressiva für die Depressionsbehandlung zusammengefasst. Während früher häufig trizyklische Antidepressiva (TZA) eingesetzt wurden, werden sie nun von internationalen Konsenskonferenzen als Medikamente 2. bzw. 3. Wahl eingestuft. Im Vordergrund einer antidepressiven Psychopharmakotherapie steht die „nebenwirkungsgeleitete Indikationsstellung". Dies ist wichtig, da es sich bei der depressiven Erkrankung um eine Langzeittherapie handelt und initial bereits die Weichen für die notwendige Langzeittherapie gestellt werden sollten. Die Gruppe der selektiven Serotoninwiederaufnahmehemmer (SSRI) hat eine Revolution in der Behandlung depressiver Erkrankungen bewirkt und erstmals ermöglicht, dass depressive Patienten einer nebenwirkungsarmen Langzeittherapie zugeführt werden konnten. Aufgrund von Empfehlungen der WHO sollten Patienten, die entweder drei Phasen einer Depression durchgemacht haben bzw. zwei Phasen einer Depression und dabei auftretende zusätzliche Risikofaktoren wie z. B. schwere Suizidalität, Verlust des Arbeitsplatzes etc., einer längerfristigen, mindestens fünf Jahre andauernden Psychopharmakotherapie zugeführt werden. Der Vorteil der modernen Psychopharmakotherapie mit z. B. einem SSRI bzw. auch mit einem dualen Antidepressivum (z. B. Venlafaxin) besteht u. a. darin, dass eine einschleichende Dosierung nicht notwendig ist.

In der Praxis hat sich ein stufenweises Vorgehen in der Behandlung depressiver Patienten bewährt, wo nach Diagnosestellung das Antidepressivum mindestens über einen Zeitraum von zwei Wochen gegeben werden sollte. Falls dies bereits zum Erfolg geführt hat, sollte die Medikation über einen längeren Zeitraum im Sinne einer Erhaltungs- bzw. prophylaktischen Therapie weiter gegeben werden. Falls keine Effizienz erzielt wurde, sollte die Medikation nach zwei Wochen in der Dosis erhöht werden und, falls auch dies zu keinem Erfolg geführt hat, auf ein Antidepressivum mit einem alternativen Wirkmechanismus umgestellt werden. Wie zuvor festgehalten, ist die Langzeittherapie ein wichtiger Faktor. Bereits bei der ersten Phase sollte in der gleichen Dosis, mit der die Remission erzielt wurde,

Tabelle 15.1-2. Klinisch effektive Antidepressiva bei der Behandlung der Depression

Antidepressiva (Freiname)	Start	Dosis [mg/Tag][a] Bereich	Standardtagesdosis[a]	Evidenzgrad
Selektive Serotoninwiederaufnahmeinhibitoren (SSRI)				
Citalopram	20	20–60	20	I-a
Escitalopram	10	10–20	10	I-a
Fluoxetin	20	20–60	20	I-a
Fluvoxamin	50	100–300	100	I-a
Paroxetin	20	20–50	20	I-a
Sertralin	50	50–200	50	I-a
Serotonin- und Noradrenalinwiederaufnahmeinhibitoren (SNRI)				
Milnacipran	50	100	100	I-a
Venlafaxin	50	75–375	100	I-a
Serotoninwiederaufnahmeverstärker („enhancer"; SRE)				
Tianeptin	37,5	37,5	37,5	I-a
Noradrenalin- und serotoninspezifisches Antidepressivum (NaSSA)				
Mirtazapin	30	15–45	30	I-a
Noradrenalinwiederaufnahmeinhibitoren (NARI)				
Reboxetin	4	4–10	8	I-a
Monoaminooxidase-A-Hemmer (MAO-A-Hemmer)				
Moclobemid	300	300–600	300	I-a
Phytopharmaka				
Johanniskraut	900	900	900	I-a
Duales serotonerges Antidepressivum (DSA)				
Nefazodon	200	200–600	400	I-a
Serotoninmodulatoren				
Trazodon	50	75–600	200	I-a
Andere Antidepressiva				
Mianserin	30	30–90	60	I-a
Trizyklika				
Amitriptylin	25	75–150	100	I-a

[a] Dosierungen laut Austria Codex

mindestens über den Zeitraum eines halben Jahres weiter therapiert werden (Erhaltungstherapie). Falls zwei bzw. drei Phasen bereits vorlagen (zwei, wobei eine Phase eine besonders schwere war), sollte eine längerfristige Behandlung (mindestens fünf Jahre) in der gleichen Dosierung, mit der die Remission erzielt wurde, fortgesetzt werden (prophylaktische Therapie).

Aus praktischer Sicht ist bei der antidepressiven Therapie auch die Unterscheidung zwischen unipolarer und bipolarer Erkrankung (früher als manisch-depressive Erkrankung bezeichnet) von Nutzen, da bei Vorliegen einer bipolaren Erkrankung zusätzlich zur antidepressiven Medikation ein Stimmungsstabilisierer („mood stabilizer"; s. Tabelle 15.1-5) gegeben werden sollte.

Antidepressiva werden gastrointestinal resorbiert und gelangen über den portalen Kreislauf in die Leber („first pass effect"). Bei parenteraler Verabreichung fällt dieser First-pass-Effekt weg, sodass z. B. insbesondere während der stationären Therapie eine parenterale Verabreichung erfolgen kann, was in der Literatur auch mit einem rascheren Wirkeintritt beschrieben ist. Die Metabolisierung in der Leber ist für die Wechselwirkung von besonderer Bedeutung. Dabei ist die Hemmung von CYP-P450-Isoenzymen und der dadurch bewirkte Einfluss der verabreichten Antidepressiva auf andere Psychopharmaka oder Pharmaka von praktischer Bedeutung. So bewirkt z. B. die gleichzeitige Verabreichung von Fluoxetin und trizyklischen Antidepressiva (TZA) eine Steigerung der Plasmaspiegel beider Substanzen. Dasselbe gilt für Neuroleptika/atypische Antipsychotika und Theophyllin sowie diverse andere Pharmaka. Das hepatische Cytochrom-P450-System ist ein wichtiger Ort pharmakokinetischer Interaktionen und im täglichen Umgang empfiehlt es sich, bei der Gabe mehrerer Psychopharmaka und bei internistischen Medikationen diese Arzneimittelinteraktionen zu bedenken. Manche Substanzen wirken als Induktoren (Carbamazepin, Alkohol, Barbiturate), andere als Inhibitoren, was entweder mit einer Erhöhung oder Senkung des gleichzeitig verabreichten Pharmakons/Psychopharmakons verbunden ist.

Eine kritische, individuelle Abwägung der Psychopharmakamedikation während der Schwangerschaft und Stillperiode ist jeweils auf individueller Basis zu stellen. Generell stellen die SSRI die Mittel der 1. Wahl dar, wobei für Fluoxetin die meisten Daten vorliegen. Auch für die anderen SSRI liegen bis jetzt keine negativen Daten zu Schwangerschaft und Stillperiode vor. Als Mittel der 2. Wahl gelten trizyklische Antidepressiva. Auf Antidepressiva, die erst seit kurzem auf dem Markt sind, sollte wegen fehlender Daten vorläufig verzichtet werden. Kontraindiziert sind Valproinsäure, Lithium und Carbamazepin.

15.1.4 Antipsychotika/Neuroleptika

Chlorpromazin wurde 1952 als antipsychotisch und antimanisch wirkende Substanz in die Praxis eingeführt. Es folgten im Jahr 1959 Haloperidol (aus der Gruppe der Butyrophenone) sowie die Gruppe der Thioxantene und Benzamide. In den vergangenen Jahren hat sich die nebenwirkungsgeleitete Klassifizierung in typische Neuroleptika und atypische Antipsychotika bewährt. Die atypischen Antipsychotika sind im Vergleich zu den typischen Neuroleptika durch folgende Kriterien gekennzeichnet: keine bzw. nur geringe extrapyramidal-motorische Nebenwirkungen, Wirksamkeit auf sog. Negativsymptome und das pharmakodynamische Profil einer Dopamin-D2-Rezeptor- und Serotonin-5-HT2-Rezeptorblockade (Letzteres tritt bei Amisulprid nicht auf). In Tabelle 15.1-3 sind die Neuroleptika/Antipsychotika tabellarisch zusammengefasst, wobei deutlich wird, dass typische Neuroleptika im Vergleich zu den atypischen Antipsychotika zunehmend weniger verschrieben werden, da atypische Antipsychotika als effektiver in Teilbereichen psychotischer Störungen (affektive, kognitive, Negativsymptome) und nebenwirkungsärmer zu charakterisieren sind.

Die älteren „typischen" Neuroleptika beeinflussen vorwiegend die nigrostriatalen und tuberoinfundibulären dopaminergen Neuronenverbände, während die neueren „atypischen" Antipsychotika vorwiegend auf die mesolimbokortikalen bzw. mesothalamischen dopaminergen Neuronenverbände wirken. Diese Toposelektivität ist von praktischer klinischer Bedeutung, da die antipsychotische Wirksamkeit wahrscheinlich vorwiegend durch eine Beeinflussung der mesolimbokortikalen Bahnen erreicht wird und die Beeinflussung der Negativsymptomatik und Verbesserung der Kognition durch Beeinflussung des präfrontalen Kortex gegeben ist. Eine Blockade der nigrostriatalen Bahnen ist im Gegensatz dazu mit den schwerwiegenden Nebenwirkungen einer extrapyramidal-motorischen Symptomatik verbunden.

Bei der Entwicklung von neueren Substanzen, den so genannten atypischen Antipsychotika, stand neben der gewünschten raschen antipsychotischen Wirkung v. a. die Suche nach Substanzen mit weniger bzw. keinen extrapyramidal-motorischen Nebenwirkungen (EPMS) im Vordergrund. Um dies zu erreichen, wurde versucht, die Affinität der zu untersuchenden Substanzen zum nigrostriatalen System auszusparen und die Wirkung im Sinne der Toposelektivität auf das mesolimbokortikale System zu verstärken. Durch geringere EPMS in der Akuttherapie kann auch die Gefahr von Spätdyskinesien signifikant reduziert werden.

Neuroleptika/Antipsychotika werden vorwiegend bei akuten schizophrenen Erkrankungen gegeben. Bei leichteren akuten schizophrenen Psychosen ist meistens die alleinige Gabe eines mittelpotenten Antipsychotikums/Neuroleptikums (s. Tabelle 15.1-3) erfolgreich. Bei starker, durch Angst vermittelter Agitation kann die zusätzliche, befristete Gabe eines Benzodiazepins (z. B. Lorazepam) bis etwa 10 mg/Tag bzw. Levomepromazin (z. B. 100–300 mg) notwendig sein. Bei schwersten schizophrenen Erregungszuständen sollte rasch eine parenterale Therapie mit Haloperidol bzw. einer anderen parenteral verabreichbaren, stärker dämpfenden Medikation erfolgen. Da im Zusammenhang mit der parenteralen Gabe die Gefahr eines Kreislaufkollapses besteht, sollte eine engmaschige Kontrolle erfolgen.

Tabelle 15.1-3. Neuroleptika und neuroleptische Potenz

Neuroleptika	Internationaler Freiname	Empfohlene Tagesdosis[b] [mg]
Hochpotente Neuroleptika	Flupentixol	2–5
	Fluphenazin	1–20
	Haloperidol	3–60
	Perphenazin	5–30
	Pimozid	2–8
	Sertindol[a]	12–20
	Risperidon[a]	2–6
Mittelpotente Neuroleptika	Amisulprid[a]	50–800
	Clozapin[a]	25–450
	Olanzapin[a]	10–20
	Periciazin	30–60
	Quetiapin[a]	150–750
	Sulpirid	100–600
	Triflupromazin	50–150
	Ziprasidon[a]	80–160
	Zotepin[a]	75–300
	Zuclopenthixol	10–75
Niedrigpotente Neuroleptika	Chlorprothixen	15–400
	Dixyrazin	25–75
	Levomepromazin	50–200
	Melperon	25–300
	Pipamperon	80–160
	Promazin	50–200
	Promethazin	25–150
	Prothipendyl	40–320
	Thioridazin	50–600

[a] Atypische Antipsychotika, Evidenzgrad für atypische Antipsychotika I-1a für die Indikation Schizophrenie, ebenso wie für ältere Neuroleptika (Haloperidol, Fluphenazin, Flupentixol, Zuclopenthixol).
[b] Dosierungen laut Austria Codex.

Atypische Antipsychotika stellen heute Medikamente der 1. Wahl für die Behandlung schizophrener Erkrankungen dar. Falls dies in der Akutsituation noch nicht möglich ist (z. B. Notwendigkeit der Verabreichung intravenöser Gabe oder als Kurzzeitdepot), sollte in den Tagen danach (Richtzeit in der Praxis: 3–10 Tage) auf ein atypisches Antipsychotikum umgestellt werden, da sich die erhöhte Gefahr von unerwünschten Wirkungen bei typischen Neuroleptika und z. B. die starke Sedierung nachhaltig negativ auf die gesamte weitere Einstellung und Compliance des Patienten auswirken können.

Atypische Antipsychotika zeichnen sich zwar durch die oben genannten Charakteristika der geringeren EPMS-Wirkung auf die Minussymptomatik (affektive Symptomatik) sowie durch eine Verbesserung des kognitiven Bereiches aus, sie unterscheiden sich jedoch auch in anderen Wirkungen untereinander. Insbesondere unterscheiden sich atypische Antipsychotika untereinander hinsichtlich Gewichtszunahme, Prolaktinerhöhung und dem zwar reduzierten, jedoch prinzipiell möglichen Auftreten von EPMS. Clozapin und Quetiapin können aufgrund der spezifischen Rezeptordynamik an den D2-Rezeptoren als frei von EPMS angesehen werden. Olanzapin und Clozapin bewirken in der Langzeittherapie häufig eine intolerable Gewichtszunahme. Risperidon und Zotepin können in höheren Dosierungen mit EPMS in Zusammenhang stehen. Amisulprid und Risperidon führen zu einer dosisabhängigen Prolaktinerhöhung. Im Einzelfall muss deshalb auch die Gabe eines atypischen Antipsychotikums auf den Patienten individuell abgestimmt sein.

Neuroleptika/Antipsychotika werden nicht nur bei schizophrenen Erkrankungen gegeben, sondern auch bei schizoaffektiven Psychosen, Manien, Erregungszuständen unterschiedlicher Genese, organischen Psychosyndromen, Alterspsychosen, Verhaltensstörungen im Zusammenhang mit Demenzen, Delirien, als Zusatzbehandlung bei wahnhaften Depressionen, bei Schmerzsyndromen bzw. bei hyperkinetischen Syndromen mit Erfolg verabreicht. Bei älteren Patienten sollten insbesondere Medikamente mit einem anticholinergen Wirkmechanismus, wie z. B. Phenothiazine, aber unter den neueren atypischen Antipsychotika auch Clozapin und Olanzapin, zurückhaltend verwendet werden. Prinzipiell empfehlen sich bei älteren Patienten deutlich niedrigere Dosierungen. Bei wahnhaften Depressionen sollte unbedingt aufgrund der speziellen Pharmakodynamik einer 5-HT2-Blockade den atypischen Antipsychotika gegenüber den typischen Neuroleptika der Vorzug gegeben werden.

Atypische Antipsychotika haben auch für die Behandlung der akuten Manie einen wichtigen Stellenwert erlangt, wobei für Olanzapin, Quetiapin und Risperidon bereits die Indikation vorliegt.

15.1.5 Medikamentöse Behandlung bei Angststörung

Unter einem diagnostischen Gesichtspunkt werden heute folgende Angststörungen diagnostiziert: Panikstörung, Agoraphobie, generalisierte Angststörung, spezifische Phobie, posttraumatische Belastungsstörung, Zwangsstörung und soziale Phobie. Die Untersuchungen der vergangenen zehn Jahre haben ergeben, dass insbesondere Medikamente mit einem serotonergen Wirkmechanismus, wie z. B. die SSRI, einen günstigen Erfolg bei nahezu allen diesen Angsterkrankungen aufweisen. Lediglich die spezifische Phobie sollte vorwiegend durch Psychotherapie alleine behandelt werden. Für die generalisierte Angststörung wurden in letzter Zeit eindrucksvolle Ergebnisse für das dual wirkende Antidepressivum Venlafaxin vorgelegt. Benzodiazepine, vor allem Alprazolam, können anfangs zur Symptomreduktion komediziert werden, sollten aber für die notwendige Langzeitmedikation spätestens nach drei Monaten wieder abgesetzt werden, da Benzodiazepine mit Nebenwirkungen wie z. B. Sedierung bzw. Einbuße kognitiver Fähigkeiten verbunden sind.

Zur pharmakologischen Behandlung der Angststörungen stehen verschiedene, in Tabelle 15.1-4 zusammengefasste Medikamente zur Verfügung. Eine Kombination von Medikamenten erscheint am Anfang der Behandlung in Form einer Kombination von Antidepressiva mit Benzodiazepinen (z. B. Alprazolam) sinnvoll, sollte jedoch kritisch anhand des Missbrauchspotentials abgestimmt werden. Die anxiolytische Wirkung der Antidepressiva setzt, wie die antidepressive Wirkung, erst nach zwei bis drei Wochen klinisch relevant ein. Benzodiazepine entfalten im Gegensatz dazu ihre anxiolytische Wirkung rasch, meist innerhalb weniger Minuten. Dabei kommt dem γ-Aminobuttersäure-Rezeptor, der aus verschiedenen Untereinheiten besteht, eine vorrangige Bedeutung zu. Vereinzelt werden bei Angststörungen auch niedrigdosierte neuroleptische Therapien mit z. B. Fluspirilen bzw. Flupentixol (0,5–1 mg) durchgeführt. Das mögliche Auftreten von neuroleptikabedingten Spätdyskinesien sollte jedoch kritisch bedacht werden, was den Einsatz bei diesen Patienten limitiert.

Angsterkrankungen sind wie Depressionen und schizophrene Erkrankungen Langzeiterkrankungen. Die besten Untersuchungen liegen für die Panikstörung vor. Panikstörungen und Agoraphobie haben einen chronischen, oft jahrzehntelangen Verlauf. In einem Drittel der Fälle treten erhebliche psychopathologische Komplikationen, wie z. B. die Entwicklung einer depressiven Episode (ICD-10) bzw. eine Missbrauchsproblematik auf. Eine hohe Komorbidität mit Depressionen ist auch bei der generalisierten Angststörung gegeben. Eine Komorbidität mit einer Depression bedeutet für die Angsterkrankung jeweils, dass sie einen schwereren Verlauf nimmt und dass die alleinige Gabe eines Benzodiazepins zu keiner zufrieden stellenden Remission der Symptomatik führt.

Ähnlich wie bei der Depressionstherapie folgt nach der Akuttherapie eine Phase der Erhaltungstherapie und der prophylaktischen Therapie. Wenn sich innerhalb der Erhaltungstherapie die Symptomatik erneut verstärkt, spricht man von einem Rückfall, zu einem späteren Zeitpunkt von einem Wiederauftreten. Die Erhaltungstherapie sollte bei Auftreten einer Panikstörung mindestens über einen Zeitraum von 4–6 Monaten erfolgen, bei gleichzeitigem Bestehen einer Agoraphobie sollte ein Zeitraum von 9–12 Monaten gewählt werden. Die prophylaktische Therapie sollte sich, in Abhängigkeit von der Beurteilung der Symptomatik, über Jahre hin erstrecken. Kontrollierte Untersuchungen liegen dazu jedoch nicht vor. Bei der generalisierten Angsterkrankung ist prinzipiell von einer längerfristigen Therapie, ähnlich wie bei der Depression, auszugehen.

Tabelle 15.1-4. Medikamentöse Behandlung bei Angststörungen

Substanz	Tagesdosierung am Anfang der Therapie [mg]	Tagesdosierung nach Einstellung [mg]	Evidenzgrade
Selektive Serotoninwiederaufnahmehemmer			
Citalopram	10	20–40	I-a[a,c,d]
Escitalopram	5	10–20	I-a[a,b,c]
Fluoxetin	5–10	20	I-a[c,e]
Fluvoxamin	25–50	100–150	I-a[d]
Paroxetin	10	20–40	I-a[a,b,c,d,e]
Sertralin	25	50–100	I-a[c,d,e]
Dual wirkende Antidepressiva			
Venlafaxin	50	150–300	I-a[b,c]
RIMA			
Moclobemid	150	300–600	I-b[c]
Trizyklische Antidepressiva			
Clomipramin	25–50	75–300	I-a[a,b,d]
Imipramin	25–50	75–300	I-b[b]
Benzodiazepine			
Alprazolam	0,25–0,5	0,75–10	I-a[a]
Chlordiazepoxid	5	15–100	II-a[b]
Clonazepam	0,5–1	1–8	II-a[b]
Diazepam	2	4–40	I-b[b]
Lorazepam	1	2–6	I-a[b,c]
Oxazepam	10	30–40	IV[b]
Nichtbenzodiazepin-Anxiolytikum			
Buspiron	5–10	15–60	I-b[b]

[a] Panikstörung, [b] generalisierte Angststörung, [c] soziale Phobie, [d] Zwangsstörung, [e] posttraumatische Belastungsstörung

Falls erwogen wird, eine u. a. medikamentöse Behandlung zu reduzieren, sollte in die Beurteilung mit eingehen, ob
1. die Angstsymptomatik noch besteht,
2. antizipatorische Angst besteht,
3. phobisches Vermeidungsverhalten besteht,
4. psychosoziale Behinderung besteht und
5. das allgemeine Wohlbefinden eingeschränkt ist.

Wenn ein Patient auf einer dieser Ebenen noch eine Beeinträchtigung aufweist, sollten die Medikation weiter fortgeführt bzw. bei deutlicherer Symptomatik/Behinderung in diesem Bereich die Behandlung intensiviert, die Dosierung erhöht bzw. die Medikation neu überdacht werden.

Mögliche Gründe für das Nichtansprechen einer Pharmakotherapie sind u. a. eine zu geringe Dosis, die unterhalb des therapeutischen Bereiches oder unter dem Bedarf des Patienten liegt. Bevor von einem echten Nichtansprechen auszugehen ist, sollten nach erfolgter diagnostischer Reevaluierung (z. B. Komorbidität) erneut auch komplizierende psychosoziale Faktoren mit einbezogen werden.

15.1.6 Hypnotika

Chemisch unterschiedliche Substanzen werden als Hypnotika bezeichnet. Abhängig von der Dosierung können auch sedierende Substanzen wie z. B. Antidepressiva oder Neuroleptika/Antipsychotika als „Schlafmittel" eingesetzt werden. Vor der Medikation ist auch hier eine Diagnostik von Bedeutung und auch die Entscheidung, ob es sich um eine Kurz- oder Langzeitanwendung handeln soll.

Die klassischen Benzodiazepine (z. B. Flurazepam, Nitrazepam, Flunitrazepam) bewirken meist eine verminderte Reaktionsfähigkeit und bringen zudem die Probleme der Toleranzentwicklung und der Abhängigkeit mit sich. Bei Triazolam und anderen kurzwirksamen Benzodiazepinen wurden amnestische Episoden beobachtet. Die Gruppe der Imidazopyridine, zu der z. B. Zolpidem gehört, findet heute weitere Anwendung, da bei diesem Präparat eine Untereinheit des Benzodiazepinrezeptors beeinflusst wird sowie der spezifische hypnotische Effekt und nicht so sehr der muskelrelaxierende, anxiolytische und antiepileptische Effekt im Vordergrund steht.

Bei depressiven Erkrankungen wurden gute Erfolge mit dem Antidepressivum Trazodon (z. B. 150 mg) bzw. dem Neuroleptikum Prothipendyl erzielt (80 mg).

15.1.7 Stimmungsstabilisierer („mood stabilizer")

Bei bipolaren Störungen bzw. schizoaffektiven Störungen sollte zusätzlich zu der entweder antidepressiven bzw. antipsychotischen Therapie eine Medikation aus der Gruppe der Stimmungsstabilisierer erfolgen. Dafür stehen Lithium, Carbamazepin und Valproinsäure zur Verfügung. Vorläufige Ergebnisse

Tabelle 15.1-5. Medikamente zur prophylaktischen Therapie bei bipolaren und evtl. bei unipolaren Störungen

Stimmungsstabilisierer (Wirksubstanz)	Dosierung [mg/Tag]	Blutspiegel
Lithiumcarbonat	400–800	0,4–0,6 mmol/l
Carbamazepin	400–1200	4–10 µg/ml
Valproinsäure Na-Valproat	750–1250	50–120 µg/ml
Lamotrigin	200	keine
Olanzapin	10–20	keine

liegen ebenfalls für Lamotrigin und Topiramat vor. In Tabelle 15.1-5 sind die Medikamente zur prophylaktischen Therapie bei bipolaren Erkrankungen zusammengestellt. In seltenen Fällen kann auch Lithium bei der unipolaren Störung Verwendung finden, insbesondere dann, wenn die Patienten trotz stabiler Dosierung Rückfälle erleben, erfahrungsgemäß sind dies meist Rückfälle in den Frühjahrsmonaten.

Die prophylaktischen Eigenschaften von Lithium sind unbestritten, wenngleich auch die Effektivität nicht so hoch ist wie man früher gedacht hat. Neuere plazebo- und lithiumkontrollierte Langzeituntersuchungen haben ergeben, dass auch Valproinsäure in der Langzeitbehandlung bipolarer Störungen wirksam ist. Im Gegensatz dazu liegen keine plazebokontrollierten Erkenntnisse für Carbamazepin vor, obwohl dieses Präparat in Europa für diese Indikation in einigen Ländern zugelassen ist.

Für die Behandlung und insbesondere Rückfallverhütung der bipolaren Depression werden zurzeit Lithium und Lamotrigin als Medikamente erster Wahl gesehen.

In der Praxis wird oft eine Kombination von Stimmungsstabilisierern verordnet, obwohl keine kontrollierten Daten vorliegen, die ein solches Vorgehen rechtfertigen würden. Bei „rapid cyclers" hat sich jedoch diese Kombination bewährt.

In der Langzeittherapie bipolarer Erkrankungen sollte insbesondere die Medikation mit einem typischen Neuroleptikum wegen der Gefahr des Auftretens von Depressionen vermieden werden. Atypische Antipsychotika versprechen durch das spezifische Rezeptorprofil (5-HT2-Blockade) eine deutliche Effizienz, wie z. B. bereits aus den Erfahrungen mit Clozapin, Olanzapin, Risperidon, Quetiapin, Ziprasidon und Zotepin bekannt ist.

15.1.8 Medikamentöse Therapien bei dementiellen Syndromen

Die Therapie der Demenzerkrankungen sollte symptomorientiert sein. Zur spezifischen Behandlung der kognitiven Störungen, d. h. der Denk- und Gedächtnisstörungen, die auch als „dementielles Syndrom" zusammengefasst werden können, stehen Medikamente zur Verfügung, die das cholinerge System potenzieren, wie z. B. Donezepil, Galantamin, Rivastigmin und Tacrin (Tabelle 15.1-6). Neuere Untersuchungen haben aufgezeigt, dass Acetylcholinesterasehemmer den Krankheitsverlauf günstig

Tabelle 15.1-6. Medikamentöse Therapie bei dementiellen Syndromen (Auswahl von Medikamenten)

Substanz	Tagesdosis [mg]
Beeinflussung des Neurotransmittersystems	
Cholinerges System	
Galantamin	16–32 (2-mal tgl.)
Rivastigmin	3–6 (2-mal tgl.)
Donepezil	5–10 (1-mal abends)
Dopaminerges und adrenerges System	
Selegilin	5–10 (1-mal morgens/mittags)
Nootropika	
Nicergolin	15–30 (1- bis 2-mal morgens/abends)
Piracetam	2400–4800 (2- bis 3-mal tgl.)
Co-Dergocrin	3–8 (3-mal tgl.)
Cinnarizin	75 (1-mal morgens)
Pyritinol	600 (3-mal tgl.)
Neuroprotektion	
Nimodipin	90–180 (3-mal tgl.)
Memantine	5–20 (1- bis 2-mal tgl.)
Ginkgo Biloba	20–240 (2- bis 3-mal tgl.)
Vitamin E	100–600 (1- bis 2-mal tgl.)
Östrogensubstitution (ERT)	–
Andere, z.T. noch in Forschung	
Entzündungshemmende Substanzen	–
Chelatoren (Alumimium)	–
Glutamatsubstitution	–

beeinflussen und die Geschwindigkeit der Krankheitsentwicklung verlangsamen. In der letzten Zeit wird auch diskutiert, ob Medikamente, die das dopaminerge und adrenerge System potenzieren, z. B. Selegilin, einen günstigen Einfluss auf das dementielle Syndrom haben. Des Weiteren kommen Nootropika zum Einsatz, wie z. B. Nicergolin, Co-Dergocrin bzw. Xantin-Derivate: Coffein, Theophyllin, Thiamin, Piracetam. Zusätzlich stehen Medikamente zur Neuroprotektion zur Verfügung, z. B. für Kalziumantagonisten Nimodipin und das Gingkopräparat Tebonin. Bei depressiven Symptomen im Rahmen dementieller Erkrankungen sollten trizyklische Antidepressiva und Phenothiazine nicht gegeben werden, da diese aufgrund der anticholi-nergen Nebenwirkungen die cholinerge Leistungsfähigkeit noch zusätzlich verschlechtern und nicht selten zu einem Delir führen können. Es sollte den modernen selektiven Serotoninwiederaufnahmehemmern (SSRI) der Vorzug gegeben werden. Bei Verhaltensstörungen wie Aggression, Agitiertheit, ziellosem Wandern und paranoid-halluzinatorischen Symptomen im Rahmen depressiver Erkrankungen sollten atypische Antipsychotika zum Einsatz kommen und auch dabei anticholinerge Medikamente, wie z. B. Clozapin oder Olanzapin, vermieden werden. Die Dosierungen von z. B. 0,5–1 mg Risperidon bzw. 25–50 mg Quetiapin haben sich in der Praxis bewährt.

Literatur

Benkert O, Hippius H, Wetzel H, Gründer G (Hrsg) (1996) Psychiatrische Pharmakotherapie, 6. Aufl. Springer, Berlin Heidelberg New York
Bloom FE, Kupfer DJ, Bunney BS et al. (eds) (1995) Psychopharmacology: the fourth generation of progress. Raven, New York
Calabrese JR, Kasper S, Johnson G, Tajima O, Vieta E, Yatham LN, Young AH (2004) International consensus group on bipolar depression treatment guidelines. J Clin Psychiatr 65: 569–579
Förstl H (Hrsg) (1997) Lehrbuch der Gerontopsychiatrie. Enke, Stuttgart
Kasper S (1998) Risperidone and olanzapine: optimal dosing for efficacy and tolerability in patients with schizophrenia. Int Clin Psychopharmacol 13: 253–262
Kasper S (Hrsg) (1999) Angsterkrankungen. Diagnostik und Pharmakotherapie, 2. Aufl. MMV, München
Kasper S (Hrsg) (2000) Sicher therapieren mit Neuroleptika, 3. Aufl. pm, Kössen
Kasper S, Jung B (1995) Psychiatrisch relevante Nebenwirkungen der nichtpsychopharmakologischen Pharmakotherapie. Nervenarzt 66: 649–661
Kasper S, Möller HJ (1993) Angst- und Panikerkrankungen, Diagnose – Therapie. SMV, Gräfelfing
Kasper S, Möller HJ, Müller-Spahn F (Hrsg) (1997) Depression: Diagnose und Pharmakotherapie. Thieme, Stuttgart New York
McGlynn TJ, Metcalf HL (1991) Diagnosis and treatment of anxiety disorders: a physician's handbook. American Psychiatric Press, Washington/DC
Möller HJ, Müller WE, Volz HP (Hrsg) (2000) Psychopharmakotherapie: ein Leitfaden für Klinik und Praxis, 2. Aufl. Kohlhammer, Stuttgart Berlin Köln
Montgomery SA (1995) Pocket reference to social phobia. Science Press, London
Murray CJL, Lopez AD (eds) (1996) The global burden of disease: a comprehensive assessment of mortality and disability from diseases, injuries, and risk factors in 1990 and projected to 2020. World Health Organization, Geneva
Riederer P, Laux G, Pöldinger W (1996) Neuro-Psychopharmaka, Bd 4: Neuroleptika, 2. Aufl. Springer, Wien New York
Schmidt LG, Grohmann R (1990) Neuroleptikanebenwirkungen – Ein Überblick. In: Heinrich K (Hrsg) Leitlinien neuroleptischer Therapie. Springer, Berlin Heidelberg
Shiloh R, Nutt D, Weizman A (eds) (1999) Atlas of psychiatric pharmaco-therapy. Dunitz, London
Stahl SM (2000) Essential psychopharmacology: neuroscientific basis and practical application, 2nd edn. University Press, Cambridge
Wittchen HU, Aldenhoff J, Bullinger-Naber M et al. (1993) Wie informiere ich meine Patienten über Angst? Karger, Basel Freiburg

15.2 Prinzipien der Psychotherapie
Michael Linden

15.2.1 Definition der Psychotherapie

Psychotherapie ist eine zielgerichtete, theorie- und methodendefinierte psychologische Intervention zur Behandlung seelischer wie körperlicher Erkrankungen (s. Übersicht). Nicht jedes Gespräch zwischen Arzt und Patient kann daher als „Psychotherapie" angesehen werden.

In der Bundesrepublik Deutschland sind so genannte „wissenschaftlich anerkannte Psychotherapieverfahren", die auch in der Krankenbehandlung eingesetzt werden können, die „Verhaltenstherapie", die „tiefenpsychologisch fundierte Psychotherapie", die „Psychoanalyse", die „klientenzentrierte Gesprächspsychotherapie" sowie die „neuropsychologische Therapie". Darüber hinaus gibt es eine Reihe weiterer psychotherapeutischer Grundrichtungen oder Einzelverfahren, wie beispielsweise die systemische Therapie, die Gestalttherapie, das Psychodrama oder die Logotherapie. Für die letztgenannten Psychotherapieformen sind derzeit jedoch noch keine hinreichenden wissenschaftlichen Belege für ihre Wirksamkeit und Unbedenklichkeit vorgelegt worden, sodass der gemeinsame „Wissenschaftliche Beirat Psychotherapie" von Bundesärztekammer und Bundespsychotherapeutenkammer diesen Verfahren nicht die so genannte „wissenschaftliche Anerkennung als Heilverfahren" zuerkennen konnte. Therapeuten, die solche Verfahren anwenden, führen damit einen Heilversuch durch.

Jede Psychotherapie lässt sich grundsätzlich auf **vier Ebenen** beschreiben, die weitgehend voneinander unabhängig sind. Unter **Basisverhalten** werden Charakteristika der Therapeut-Patient-Beziehung zusammengefasst. Dazu gehören Aspekte wie gegenseitige Wertschätzung, Verständnis, Klarheit, Arbeitsbündnis, Empathie. Für derartige Basisvariablen liegen jeweils Definitionen und Messinstrumente vor, die einzuschätzen erlauben, zu welchem Grad ein Therapeut entsprechende Basisvariablen realisiert oder in der Therapeutenausbildung bereits erlernt hat. Die zweite Beschreibungsebene umfasst die **therapeutischen Techniken**. Hierzu gehören beispielsweise Interventionen wie Deutung, Analyse automatischer Gedanken, sokratischer Dialog oder Exposition. Die Realisierung solcher therapeutischer Interventionen und Verfahren gehört zu den handwerklichen Fertigkeiten eines Therapeuten und wird während der Durchführung der Lehrtherapien erworben. Zum Dritten ist die **Strategieebene** zu unterscheiden. Damit ist der Behandlungsplan gemeint, an dem sich eine Therapie im konkreten Fall orientiert. Lernprozesse bedürfen einer aufeinander aufbauenden Zeitstruktur. Deutungen oder die Konfrontation mit einem angstauslösenden Stimulus brauchen jeweils eine sorgfältige Vorbereitung und können durchaus im therapeutischen Prozess zur Unzeit kommen. In wissenschaftlichen Therapiestudien gehört es heute zum Standard, zu überprüfen, ob sich Therapeuten an vorgegebene Behandlungspläne halten und gebotene therapeutische Interventionen zum richtigen Zeitpunkt auf die erforderliche Art umsetzen. Des Weiteren ist schließlich die **Theorieebene** zu nennen. Sie umfasst die pathogenetischen und pathopsychologischen Modelle für Erkrankungen und die sich daraus ergebenden Behandlungsnotwendigkeiten. Wenn in der Öffentlichkeit über Psychotherapie gesprochen wird, dann wird in aller Regel auf die Theorieebene Bezug genommen, während Therapeuten selbst sich vor allem mit der Strategie- und Technikebene auseinander setzen.

In der Ausbildung und Krankenversorgung muss zwischen psychotherapeutischen Grundrichtungen, psychotherapeutischen Verfahren und den oben genannten psychotherapeutischen Techniken unterschieden werden. **Psychotherapeutische Grundrichtungen** sind sog. „Schulen", die auf einem umfassenden Theoriegebäude aufbauen und die über ein hinreichend breites psychotherapeutisches Interventionsrepertoire verfügen, sodass sie störungsübergreifend eingesetzt werden können. Beispiele sind die Verhaltenstherapie oder die tiefenpsychologisch fundierte Psychotherapie. Eine Ausbildung in einer derartigen psychotherapeutischen Grundrichtung ist nach dem Psychotherapeutengesetz die Voraussetzung zur Erlangung der Approbation als psychologischer Psychotherapeut. **Psychotherapeutische Verfahren** sind störungsspezifische Interventionen, die jedoch nicht hinreichend differenziert sind, um als Approbationsgrundlage dienen zu können. Ein Beispiel ist die neuropsychologische Psychotherapie. Die Anwendung solcher psychotherapeutischer Verfahren setzt also eine Ausbildung in einem Grundverfahren voraus.

> **Definition der Psychotherapie (nach Baumann u. von Wedel 1981, Helmchen et al. 1982)**
>
> Psychotherapie
> - ist eine geplante Maßnahme,
> - ist ein zielorientierter Prozess,
> - ist eine Krankenbehandlung,
> - ist eine kontrollierte psychologische Interaktion,
> - basiert auf wissenschaftlichen Theorien zu gesundem und gestörtem Verhalten,
> - basiert auf wissenschaftlichen Theorien des therapeutischen Handelns,
> - ist bezüglich ihrer Wirkung empirisch überprüft,
> - wird von qualifizierten und approbierten Personen ausgeübt,
> - wird über die gesetzlichen Kostenträger finanziert.

15.2.2 Therapieziele in der Psychotherapie

Der Erwerb neuer Fähigkeiten wie auch die Weiterentwicklung oder Verbesserung bestehender Fähigkeiten kann als Lernen bezeichnet werden und gehört ein Leben lang zu den Grundeigenschaften des Menschen. Eine Reihe von psychopathologischen Phänomenen kann als Ergebnis dysfunktionaler Lernprozesse angesehen werden. Bei der posttraumatischen Belastungsstörung genügt ein einmaliges ausgeprägtes Angsterleben, um von da an in vergleichbaren Situationen die Lebensqualität erheblich beeinträchtigende Angstreaktionen zu zeigen. Langjährige emotionale Traumatisierungen führen, insbesondere wenn sie während der Persönlichkeitsreifung in der Kindheit wirksam waren, zu überdauernden fehlangepassten Reaktionen im weiteren Leben, die sich beispielsweise als depressive Erkrankungen oder Persönlichkeitsstörungen äußern können. Viele körperliche Erkrankungen, wie beispielsweise Herz-Kreislauf-Erkrankungen, Stoffwechselstörungen oder orthopädische Leiden sind wesentlich mitbedingt durch Fehlverhalten wie beispielsweise Inaktivität, Fehlernährung oder Stress- und Überstimulation. Wenn einerseits dysfunktionale Lernprozesse und inadäquates Verhalten zur Entwicklung seelischer und körperlicher Erkrankungen führen können, dann kann der Erwerb adäquaten Verhaltens und die Verarbeitung und Änderung pathologischer Erfahrungen und Reaktionen auch zur Heilung beitragen.

Psychotherapie wird nicht nur kausal, sondern auch kompensierend, korsettierend und prophylaktisch eingesetzt. Ein Beispiel für eine kausale Behandlung wäre die Veränderung von Essgewohnheiten zur Behandlung von Stoffwechselstörungen oder der Erwerb adäquater emotionaler Reaktionen bei Per-

15.2 Prinzipien der Psychotherapie

sönlichkeitsstörungen. In diesen Fällen setzt Psychotherapie unmittelbar an der Ursache des Leidens an. **Kompensierende Therapiestrategien** werden in den Fällen eingesetzt, in denen die Ursache einer Erkrankung nicht mehr zugänglich ist, bei denen dennoch gelernt werden kann, kompensatorische Fähigkeiten zu entwickeln. Ein Beispiel ist die Behandlung schizophrener Patienten mit einem Training sozialer Kompetenzen zur Kompensation krankheitsbedingter Einschränkungen in der Interaktion mit andern Menschen. Ein anderes Beispiel ist die Psychotherapie bei Patienten nach Herzinfarkt, die hilft, Stressbewältigung, Aktivitätsgrad oder Diätverhalten an die bestehende kardiale Risikosituation zu adaptieren. **Korsettierende Therapiemaßnahmen** gehen davon aus, dass eine unmittelbare therapeutische Veränderung am Patienten nicht mehr möglich ist, weshalb durch gezielte therapeutische Interventionen das Umfeld des Patienten so gestaltet wird, dass es einen förderlichen und keinen verschlechternden Einfluss auf die vorliegende Erkrankung hat. Ein Beispiel sind Demenzerkrankungen, die durch falsche Fürsorge und „Pflege" verschlechtert werden können, während sorgfältig geplante aktivitätsanregende Maßnahmen die Selbständigkeit und kognitive Fähigkeiten stützen und erhalten können. Es gibt schließlich auch eine Reihe in ihrer Wirksamkeit empirisch belegter **prophylaktischer Indikationen** für Psychotherapie. Beispiele sind die vorbeugende Behandlung von Opfern von Unfällen oder Gewalterfahrungen, die ein hohes Risiko tragen, anschließend Angsterkrankungen zu entwickeln. Präventive Psychotherapieindikationen im Bereich der somatischen Medizin stellen alle einschlägigen Risikofaktoren dar, wie beispielsweise Alkohol- und Nikotinabusus.

Bei Berücksichtigung von kausalen, kompensierenden, korsettierenden und präventiven Behandlungsindikationen kann Psychotherapie wissenschaftlich begründet bei allen psychischen Erkrankungen, d. h. bei Demenz, Schizophrenie, Depression, Angst, somatoformen Störungen, Anpassungsstörungen oder Persönlichkeitsstörungen eingesetzt werden. Unter derartigen Erkrankungen leiden nach einschlägigen epidemiologischen Untersuchungen etwa 20% der Bevölkerung. Des Weiteren bestehen psychotherapeutische Behandlungsmöglichkeiten bei nahezu allen chronifizierenden somatischen Erkrankungen, wie Diabetes, Fettstoffwechselstörungen, Herz-Kreislauf-Erkrankungen oder Muskel- und Gelenkerkrankungen. Dies bedeutet, dass Psychotherapie in ihren verschiedenen Varianten eine der wichtigsten und am vielfältigsten einzusetzenden Methoden der Krankenbehandlung darstellt.

15.2.3 Beantragung und Durchführung von Psychotherapie

Psychotherapie wird erbracht von ärztlichen und psychologischen Psychotherapeuten, die jeweils nach einem in den Ausbzw. Weiterbildungsordnungen festgelegten mehrjährigen Curriculum die Handlungskompetenz zur Durchführung gezielter Psychotherapie erworben haben. Im niedergelassenen Bereich stehen in der Bundesrepublik Deutschland ca. 20.000 Psychotherapeuten zur Verfügung, d. h. etwa einer auf 4000 Einwohner bzw. einer für etwa 1000 behandlungsbedürftige Menschen.

Psychotherapie ist im Gesundheitswesen der Bundesrepublik Deutschland eine antragspflichtige Leistung. Psychotherapeuten müssen vor einer Kostenübernahme durch die Krankenkasse für jeden einzelnen Patienten in einem ausführlichen Fallbericht einem Gutachter gegenüber die Behandlungsindikation und -prognose darlegen. Dies ist damit begründet, dass ähnliche Methoden, wie sie zur Krankenbehandlung eingesetzt werden, u. a. auch zur Persönlichkeitsentwicklung (Managertraining) oder Erziehungsberatung nutzbar sind, was jedoch keine Leistungen der Krankenversicherung darstellt.

15.2.4 Psychotherapeutische Grundrichtungen

Psychoanalyse

Die Psychoanalyse geht auf ihren Begründer Sigmund Freud zurück. Die psychische Entwicklung eines Menschen wird als wesentlich durch frühkindliche Erfahrungen geprägt angesehen. Während des Heranreifens in der Familie kann ein Mensch mit tatsächlichen oder in der Phantasie erlebten Konflikten und Beziehungsproblemen konfrontiert werden, die in der Folge zu charakterlichen Problemen, psychischen Traumatisierungen und unbewussten Konflikten führen. Über die Methoden der freien Assoziation, Traumdeutung und die Anerkennung der Bedeutsamkeit der psychischen Realität werden diese unbewussten Konflikte zugänglich gemacht. Der die Psychoanalyse kennzeichnende psychologische Prozess ist die Übertragung, d. h., positive oder negative Reaktionen werden auf einen anderen Menschen in der therapeutischen Situation auf den Behandler übertragen. Diese Reaktionen sind nicht durch das Verhalten des Partners gerechtfertigt, sondern können als in der Kindheit gelernte Reaktionsmuster verstanden werden. In der Gegenübertragung lässt sich der Therapeut auf die ihm vom Patienten entgegengebrachten Reaktionen ein. Da die den Konflikten zugrunde liegenden frühkindlichen emotionalen Erfahrungen und Triebwünsche dem bewussten Ich inakzeptabel sind, kommt es zur Verdrängung und zum Widerstand, der in der therapeutischen Beziehung von Übertragung und Gegenübertragung aufgearbeitet und überwunden werden kann, womit eine emotionale Reifung möglich wird.

Als Indikationen der Psychoanalyse wurden anfangs vor allem Patienten mit hysterischen, zwangsneurotischen und phobischen Symptomen genannt. In der Folge wurde das Indikationsspektrum erweitert auf Personen mit Charakterneurosen bzw. Persönlichkeitsstörungen, psychosomatischen Störungen oder sogar Psychosen. Aus psychoanalytischer Sicht entscheidet jedoch weniger die phänomenologisch syndromale Differentialdiagnostik über die Behandlungsindikation, sondern inwieweit ein Patient auf Grund seiner sonstigen psychischen Konstitution motiviert ist, sich auf eine Zusammenarbeit mit dem Psychoanalytiker einzulassen, ein Interesse für die Erforschung unbewusster und lebensgeschichtlicher Zusammenhänge aufbringen kann und eine geringe Neigung zu Ersatzbefriedigungen hat.

Die Psychoanalyse ist ein zeitaufwendiges Verfahren. Im Rahmen der kassenärztlichen Behandlung werden bis zu maximal 600 Einzelsitzungen ermöglicht, was bei 2–3 Sitzungen pro Woche Behandlungszeiträume von mehreren Jahren umfasst.

Zur Wirksamkeit der Psychoanalyse existieren in der Literatur viele Fallberichte. Es liegen jedoch keine kontrollierten empirischen Wirksamkeitsbelege vor. Dabei ist allerdings zu berücksichtigen, dass die Untersuchung von Therapieeffekten über Jahreszeiträume hin bislang noch ein methodisch weitgehend ungelöstes Problem darstellt. Von daher basiert die Anerkennung als Krankenbehandlungsmethode vorrangig auf der klinischen Erfahrung, die dieses Verfahren als eine der ältesten Psychotherapiemethoden über die Jahrzehnte hin akkumulieren konnte.

Seit Freud hat es die Entwicklung einer Reihe von theoretischen und methodischen Varianten der Psychoanalyse gegeben, die sich zum Teil auch als eigene Schulen etabliert haben und mit dem Namen ihrer Primärautoren bezeichnet werden, wie beispielsweise die Individualtherapie nach Adler oder die analytische Psychologie nach C. G. Jung.

Tiefenpsychologisch fundierte Psychotherapie

Die tiefenpsychologisch fundierte Psychotherapie basiert auf denselben theoretischen und psychologischen Grundprinzipien wie die Psychoanalyse, ist im Vergleich dazu jedoch eher als Kurztherapieverfahren anzusehen. Statt wie in der Psychoanalyse eine allmähliche Umorganisation der Persönlichkeitsstruktur anzustreben, wird in der tiefenpsychologischen Psychotherapie davon ausgegangen, dass der Patient bei der Lösung aktueller Konflikte und Probleme nach einem ihm unbewussten automatisiert ablaufenden Plan verfährt, der durchaus im Sinne der psychoanalytischen Theorie auf eine frühkindliche Fehlentwicklung zurückzuführen ist. Die tiefenpsychologische Psychotherapie versucht nun am konkreten Problem anzusetzen und mit dem Patienten zusammen den unbewussten Nutzen des im Ergebnis dysfunktionalen Plans herauszuarbeiten und aufzudecken. Der tiefenpsychologisch arbeitende Psychotherapeut gibt dabei keine Ratschläge oder Verhaltensanweisungen. In einem gemeinsamen Arbeitsbündnis, das von gegenseitigem Vertrauen getragen ist, wird sich der Therapeut bemühen, das, was sich an unbewussten Mitteilungen im Verhalten und im emotionalen Austausch zwischen dem Patienten und ihm abspielt, genau zu beobachten, die darin enthaltenen Signale aus dem unbewussten Erleben zu registrieren und dem Patienten zu gegebener Zeit zurückzumelden. Der Patient kann dann mit diesen Deutungen weiterarbeiten, kann versuchen, seine unbewussten Motive zu erkennen und problembezogen adäquatere Lösungsstrategien zu entwickeln. Auch in dieser Arbeit spielen die freie Assoziation sowie die Übertragung und Gegenübertragung eine wesentliche Rolle.

Die tiefenpsychologisch fundierte Psychotherapie ist ebenso wie die Psychoanalyse eine therapeutische Grundrichtung. Es gibt eine ganze Reihe von Varianten, die der tiefenpsychologisch fundierten Psychotherapie zugerechnet werden, wie beispielsweise die so genannte „katathym-imaginative Psychotherapie", die sich methodisch in Ergänzung zur freien Assoziation vor allem der Evozierung von Tagträumen bedient.

Untersuchungen zur Wirksamkeit der tiefenpsychologisch fundierten Psychotherapie waren Anlass, dass Psychotherapie überhaupt als Krankenbehandlung und Kassenleistung anerkannt wurde. Es wurde dabei von Dührssen im Jahre 1960 gezeigt, dass entsprechend behandelte Patienten nach der Therapie deutlich weniger sonstige Krankenkassenleistungen in Anspruch nahmen, was als Indikator einer insgesamt besseren psychischen Stabilität und Gesundheit verstanden werden kann. Es gibt eine Reihe kontrollierter Therapiestudien, die für die Wirksamkeit dieser therapeutischen Grundrichtung z. B. bei Depressionen, Angsterkrankungen, Somatisierungsstörungen oder Persönlichkeitsstörungen sprechen. Als Indikationen für die tiefenpsychologische Psychotherapie werden genannt,

— dass die Lebensführung des Patienten auf längere Zeit durch unbewusste Konflikte nur in geringerem Maße beeinträchtigt war, sodass trotz akuter Dekompensation von insgesamt hinreichenden psychischen Reserven und einer guten Ich-Stärke ausgegangen werden kann,
— dass der Patient einen hinreichenden Leidensdruck und damit auch eine klare Veränderungsmotivation hat,
— dass die Art der akuten Dekompensation Hinweise darauf enthält, dass die psychische Konflikt an der Schwelle steht, vorbewusst zu werden, sodass erwartet werden kann, dass der Patient einen leichteren Zugang gewinnt, *und*
— schließlich auch, wenn sich in probatorischen Sitzungen zeigt, dass der Patient entsprechende initiale Deutungen fruchtbar für sich aufgreifen kann.

Für die tiefenpsychologische Psychotherapie gilt ansonsten wie für die Psychoanalyse, dass es wenig methodische Adaptationen an die Phänomenologie der aktuellen Störung gibt.

Klientenzentrierte Gesprächspsychotherapie

Die klientenzentrierte Gesprächspsychotherapie geht auf C. Rogers zurück und wird den so genannten humanistischen Psychotherapieformen zugerechnet. In ihrer Störungstheorie geht die klientenzentrierte Gesprächspsychotherapie davon aus, dass jede Person in Abhängigkeit von Erfahrungen im frühen Lebensalter für sich charakteristische Erlebens- und Verhaltensweisen entwickelt. In der Folge ist von Bedeutung, ob ein Mensch sich so akzeptieren, wie er ist, oder ob sein Selbstbild durch die Bewertungen und Konzepte anderer überfremdet ist. Stimmen solche Fremdbewertungen nicht mit den eigenen, ständig im Organismus ablaufenden Bewertungen überein, dann behindern sie die Reaktionen, die seiner Natur und Eigenart gemäß wären. Die daraus entstehende Inkongruenz zwischen dem, was der Organismus erlebt (Erfahrung), und dem, wie die Person darüber denkt (Selbstkonzept), führt zu Einschränkungen und Problemen im Kontakt mit der Welt und mit sich selbst. Die Inkongruenz macht eine Person bedrohbar und verletzlich. Auch in neuen Situationen wird auf die gewohnten Sicht- und Verhaltensweisen zurückgegriffen. Wenn eine solche defensive Strategie zur Bewältigung von Lebenssituationen versagt, kommt es zur Ausprägung einer Symptomatik. Je eingeengter und rigider eine Person wird, umso häufiger erlebt sie Situationen, die sie nicht mehr bewältigen kann. Durch einen derartigen Aufschaukelungsprozess wird die grundlegende Inkongruenz weiter verschärft.

In der klientenzentrierten Therapie stellt der Therapeut zunächst einmal einen unterstützenden Beziehungsrahmen sicher. Die empirisch gestützte Erfahrung ist, dass Personen ein freieres und persönlich stimmigeres Verhalten zeigen, wenn der Therapeut nicht lenkt, nicht wertet und wenn er durch einfühlendes Verstehen Raum für Entwicklungen gibt. Die Problemlösefähigkeit des Patienten wird gerade dadurch verbessert, dass der Patient in die Lage versetzt wird, seine eigenen Entdeckungen zu machen und eigene Schlüsse zu ziehen. Die Betonung der persönlichen subjektiven Wahrnehmung als Weg zur Lösung eigener Probleme basiert auf der wahrnehmungspsychologischen Persönlichkeitsforschung. Durch reflektierende und empathische Äußerungen des Therapeuten wird der Patient geschult, seine innere Wirklichkeit im Denken, Handeln und Fühlen wahrzunehmen. Es wird ein Prozess der Exploration in Gang gesetzt, der dem Patienten schrittweise ermöglicht, die Inkongruenz zwischen Erleben und Selbstkonzept aufzulösen. Das wichtigste therapeutische Instrument ist dabei die Therapeut-Patient-Beziehung, die auf Seiten des Behandlers durch so genannte Basisvariablen zu charakterisieren ist, wie Empathie, d. h. einfühlendes Verstehen, Akzeptanz, d. h. Verzicht auf kritisierende Äußerungen, und Kongruenz, d. h. persönliche Echtheit des Therapeuten.

Die klientenzentrierte Gesprächspsychotherapie hat ähnlich wie die tiefenpsychologisch fundierte Psychotherapie und die Psychoanalyse wenig störungsspezifische Krankheitsmodelle, sondern sieht die jeweilige Symptomausprägung eher als Epiphänomen. In der Literatur gibt es Berichte über die Anwendung der klientenzentrierten Gesprächspsychotherapie bei Persönlichkeitsstörungen, Angsterkrankungen, depressiven Erkrankungen, schizophrenen Erkrankungen oder psychosomatischen Störungen. Die Gesprächspsychotherapie hat darüber hinaus auch eine große Bedeutung im Bereich der Beratung und Unterstützung von Menschen in konflikthaften Lebenssituationen.

Verhaltenstherapie

Die Verhaltenstherapie ist eine Psychotherapierichtung, die für sich beansprucht, auf den wissenschaftlichen Erkenntnissen der psychologischen Grundlagenforschung aufzubauen. Dies betrifft vor allem die Lern- und Sozialpsychologie, die kognitive Psychologie sowie die Emotions- und Persönlichkeitspsychologie.

Unter Bezug auf die klassische Lernpsychologie wird die Entstehung einiger psychischer Störungen dadurch erklärt, dass es zu Reiz-Reaktions-Assoziationen kommt, die anschließend generalisieren und überdauern. Dies gilt beispielsweise für traumatische Erlebnisse, die mit ausgeprägter Angst einhergehen und anschließend zur Vermeidung entsprechender Situationen wie auch zu wiederkehrenden Angstattacken bei der Konfrontation mit ähnlichen Stimuli führen. Eine solche Entstehungsgeschichte spielt beispielsweise bei den posttraumatischen Belastungsstörungen eine Rolle.

Unter Bezug auf die Sozialpsychologie gilt, dass verschiedene Personen unterschiedliche Kompetenzen haben, um sich in ihrem Lebensumfeld behaupten zu können. Beispiele sind Selbstsicherheit und Durchsetzungsvermögen. Solche Fertigkeiten werden im Verlauf des Sozialisierungsprozesses erworben. Dabei spielt vor allem das Modelllernen eine Rolle, d. h. der Erwerb neuen Verhaltens durch Orientierung an Vorbildern. Hierbei kann es zu defizitären Entwicklungen kommen. Solche psychologischen Prozesse sind z. B. bei hypochondrischen Störungen oder abhängigen Persönlichkeiten von Bedeutung.

Die kognitive Psychologie geht davon aus, dass die Bedeutung von Situationen und Lebensereignissen wesentlich von der Interpretation durch das betroffene Subjekt abhängt. So können identische Schulnoten für unterschiedliche Personen je nach familiärem Hintergrund sehr Unterschiedliches bedeuten. Situationsbezogene Interpretationen, d. h. so genannte automatische Gedanken, sind ableitbar aus so genannten „Grundannahmen". Dies sind weltanschauungsähnliche Überzeugungen wie beispielsweise die, dass die Familie das Wichtigste im Leben ist oder dass nur Erfolg im Beruf den Wert einer Person ausmacht. Solche kognitiven Grundannahmen können dann in bestimmten Situationen wie beispielsweise Scheidung oder Kündigung zu psychischen Belastungen führen, die für den Betroffenen nicht mehr zu bewältigen sind und zur Dekompensation führen. Derartige Prozesse spielen beispielsweise bei der Entwicklung depressiver Störungen eine wichtige Rolle.

Emotionspsychologisch wird davon ausgegangen, dass die emotionale Reifung wesentlich in der Zeit bis zur Adoleszenz erfolgt und dass traumatische Beeinträchtigungen in dieser Lebensphase, wie beispielsweise ein sexueller Missbrauch, die Emotionsreifung bleibend stören können. Die Folge sind Störungen in der emotionalen Regulation, die im weiteren Leben zu Fehlanpassungen führen. Solche Modelle spielen beispielsweise bei der Borderline-Störung eine Rolle, bei deren Therapie dann das Erlernen einer besseren Emotionssteuerung eine vorrangige Rolle spielt.

Anders als die Psychoanalyse, die tiefenpsychologisch fundierte Psychotherapie oder die klientenzentrierte Gesprächspsychotherapie gibt es in der Verhaltenstherapie kein erkrankungsübergreifendes Störungsmodell. Stattdessen gibt es für jede Erkrankung spezielle Konzepte und in manchen Fällen, wie z. B. Zwang oder Depression, sogar mehrere Modelle für unterschiedliche Subtypen der jeweiligen Erkrankung. Dementsprechend gibt es dann auch abhängig von der jeweiligen Störung und dem im Einzelfall durch eine Verhaltensanalyse erarbeiteten Störungsmodell individuell angepasste unterschiedliche Behandlungsstrategien.

Für die Verhaltenstherapie liegen die umfangreichsten empirischen Wirksamkeitsbelege vor. Kontrollierte Studien konnten signifikante Behandlungseffekte im Vergleich zu unbehandelten Kontrollgruppen für alle Klassen psychischer Störungen, für die Behandlung körperlicher Erkrankungen und für die Prophylaxe bei traumatischen Belastungen nachweisen.

Literatur

Baumann U, Wedel, B von (1981) Stellenwert der Indikationsfrage im Psychotherapiebereich. In: Baumann U (Hrsg) Indikation zur Psychotherapie. Urban & Schwarzenberg, München
Biermann-Ratjen EM, Eckert J, Schwartz HJ (1995) Gesprächspsychotherapie. Kohlhammer, Stuttgart
Brunner R, Tietze M (Hrsg) (1995) Wörterbuch der Individualpsychologie. Reinhardt, München
Dührssen A (1960) Analytische Psychotherapie in Theorie, Praxis und Ergebnissen. Verlag für Medizinische Psychologie, Göttingen
Fürstenau P (2002) Grundorientierung – Verfahren – Technik. Psychodynamische Psychotherapie 1: 12–17
Helmchen H, Linden M, Rüger U (1982) Psychiatrische Psychotherapie. In: Helmchen H, Linden M, Rüger U (Hrsg) Psychotherapie in der Psychiatrie. Springer, Berlin Heidelberg New York
Jung CG (1958) Praxis der Psychotherapie. Gesammelte Werke. Walter, Olten
König K (1991) Praxis der psychoanalytischen Therapie. Vanderhoek & Rupprecht, Göttingen
Kräker C, Peter B (Hrsg) (1998) Psychotherapieführer. Beck, München
Leuner H (1994) Lehrbuch der Katathym-imaginativen Psychotherapie. Hans Huber, Bern
Linden M (1993) Verhaltenstherapie in der ärztlichen Praxis. MMW 135: 138–152
Linden M, Hautzinger H (2000) Qualitätssicherung und Therapeuten-Compliance in der Verhaltenstherapie. In: Linden M, Hautzinger H (Hrsg) Verhaltenstherapiemanual. Springer, Berlin Heidelberg New York Tokyo
Linden M, Hautzinger H (Hrsg) (2000) Verhaltenstherapiemanual. Springer, Berlin Heidelberg New York Tokyo
Margraf J (Hrsg) (2000) Lehrbuch der Verhaltenstherapie. Springer, Berlin Heidelberg New York Tokyo
Mertens W (1991) Einführung in die psychoanalytische Therapie. Kohlhammer, Stuttgart
Reimer C (1996) Tiefenpsychologisch orientierte Psychotherapie. In: Reimer C, Eckert J, Hautzinger M, Wilke E (Hrsg) Psychotherapie. Springer, Berlin Heidelberg New York Tokyo
Richter R, Loew TH, Calatzis A, Krause S (2001) Psychodynamische Psychotherapie 1: 19–36

15.3 Übende Verfahren
Michael Zaudig und Rolf D. Trautmann-Sponsel

15.3.1 Einleitung

Unter „übenden Verfahren" versteht man in der Regel die etablierten **Entspannungsverfahren** wie z. B. die progressive Muskelrelaxation, das autogene Training, Hypnose sowie in zweiter Linie Biofeedback, Meditation, imaginative Verfahren, funktionelle Entspannung und konzentrative Bewegungstherapie. Der Patient **übt** die o. g. Methoden zum Teil unter Mithilfe des Therapeuten, um in den Zustand der Entspannung zu kommen. Entspannungsverfahren wie progressive Muskelrelaxation (PMR), autogenes Training (AT) und Hypnose sind wissenschaftlich gut untersucht. Der Einsatz dieser Verfahren erfordert eine sachgerechte medizinische, psychiatrische und psychologische Diagnostik. **Entspannungsverfahren sind keine Therapien!** Es handelt sich um **Methoden**, die somatische und kognitive Effekte erzeugen, die im Rahmen übergeordneter Therapieziele synergistisch wirken.

15.3.2 Psychophysiologische Grundlagen der Entspannungsverfahren

Trotz der unterschiedlichen Ansätze führen die verschiedenen übenden Verfahren auf der psychophysiologischen Ebene zu relativ einheitlichen und ähnlichen Veränderungen, die als „relaxation response" bezeichnet werden. Diese Entspannungsreaktion führt auf mehreren Ebenen zu physiologischen Veränderungen:

- **Respiratorische** Veränderungen führen zu einer Verlangsamung der Atemfrequenz, einer Abnahme des O_2-Verbrauchs und einer Harmonisierung der einzelnen Atemzyklen im Sinne von mehr Gleichmäßigkeit.
- **Zerebral** kommt es zu einer Zunahme der α-Aktivität sowie, allerdings seltener, zum Auftreten von τ-Wellen. Das EEG zeigt einen deutlichen Unterschied zwischen Entspannungsreaktion und Schlaf.
- **Kardiovaskulär** äußert sich die Entspannungsreaktion in einer Senkung des Blutdrucks, einer peripheren Gefäßerweiterung und einer diskreten Verlangsamung der Herzfrequenz.
- **Neuromuskulär** kommt es zu einer Veränderung der Reflextätigkeit sowie zu einer Abnahme des Muskeltonus der Skelettmuskulatur.

Grundsätzliches zur Indikation der Entspannungsverfahren

Allgemeine Indikationen Übende Verfahren sind symptomunspezifisch und sollen zu einem psychophysiologischen Zustand führen, der vom Patienten als angenehm erlebt wird und die allgemeine Befindlichkeit verbessert. Allein die Tatsache, ein Entspannungsverfahren zu erlernen, verringert das Gefühl der Hilflosigkeit und aktiviert die Selbsthilfekompetenzen der Betroffenen. Im Rahmen von Stressbewältigungsprogrammen sind Entspannungsverfahren ebenfalls ein wichtiges Hilfsmittel.

Spezielle Indikationen Neben den allgemeinen Indikationen gibt es eine ganze Reihe von speziellen Indikationen für die Anwendung **übender Verfahren**. Einen festen Platz haben diese bei der Behandlung der arteriellen Hypertonie, des Morbus Raynaud, rheumatischer Erkrankungen und bei der Rehabilitation von

Herzinfarktpatienten; ferner zur Schmerzreduktion bei Zahnbehandlungen oder im Rahmen einer Geburtsvorbereitung. Eine besondere Indikation besteht bei Patienten mit primären Schlafstörungen, d. h. Schlafstörungen, die nicht durch spezifische psychiatrische oder andere medizinische Erkrankungen hervorgerufen wurden (z. B. depressive Episode). Ein weiterer spezifischer Indikationsbereich betrifft den chronischen Schmerz. Verfahren wie die progressive Muskelrelaxation, das autogene Training, Biofeedback und Hypnose haben sich hier bewährt.

Der Circulus vitiosus von Schmerz → Angst → Anspannung → Schmerz wird durch übende Verfahren unterbrochen.

Progressive Muskelrelaxation und Biofeedback haben sich vor allem bei der Behandlung von Kopfschmerzen bewährt. Der chronische komplexe Tinnitus stellt ebenfalls eine spezifische Indikation für übende Verfahren dar. Einen sehr weiten Indikationsbereich für Entspannungsverfahren stellen die Angststörungen dar. Ausnahme ist lediglich die schwere Zwangsstörung.

Allgemeines zu Kontraindikationen der Entspannungsverfahren

Kontraindikationen sind schwere Zwangssyndrome, akute Migräneattacken, Gefäßspasmen, Extrasystolen und Bronchospasmen; im Bereich der Psychiatrie sind es akute schizophrene Psychosen, grundsätzliche Angst vor Kontrollverlust, schwere gehemmte Depressionen und ausgeprägte histrionische Verhaltensweisen. Eine absolute Kontraindikation besteht bei Patientinnen mit sexuellen Missbrauchserfahrungen. Nicht selten weisen diese Patientinnen Angst- und Schmerzsyndrome auf, die vordergründig durchaus mit einer Indikation für übende Verfahren einhergehen. Dennoch kann bei diesen Patientinnen bereits das Routine-Setting wie abgedunkelter, geräuschärmer Raum, geschlossene Augen, auf dem Boden liegen, Anwesenheit anderer Personen usw. traumatische Erfahrungen reaktivieren.

Eine relative Kontraindikation stellt das so genannte Typ-A-Verhalten dar.

Nicht immer führt Entspannung zu einer Reduktion von Angst, sondern es kann auch das Gegenteil resultieren (entspannungsinduzierte Angst).

15.3.3 Progressive Muskelrelaxation

Definition
1923 erschien ein populärwissenschaftliches Buch von Edmund Jacobson (1885–1976) mit dem Titel „You must relax". Nach Jacobson liegt der progressiven Muskelrelaxation (PMR) eine einfache theoretische Vorstellung zugrunde: Emotionale Spannung führt zu einem erhöhten Muskeltonus. Der Patient wird im Laufe des Übens dazu geführt, Verspannungen immer besser wahrzunehmen und gezielt die entsprechenden Muskeln zu entspannen. PMR ist für viele Patienten leichter erlernbar als z. B. das autogene Training, da ihnen die PMR in Form von konkreten Übungen gezeigt wird. Das aktive Vorgehen bei der PMR führt

beim Patienten zum Gefühl, einer Situation nicht hilflos ausgeliefert zu sein, sondern dass er in der Lage ist, Dinge aktiv zu gestalten und zu verändern. Darüber hinaus wird die PMR von Patienten gerne angenommen, da ihnen hiermit ein einfaches, plausibles Erklärungsmodell vermittelt wird, das leicht erlernbar ist, unkompliziert und in einfacher Weise in allen möglichen Lebenssituationen geübt werden kann. PMR ist im Rahmen der **Verhaltenstherapie** zum Standard geworden.

Durchführung der progressiven Muskelrelaxation (PMR)

Das konkrete Vorgehen kann hinsichtlich der Muskelgruppen unterschiedlich aussehen, der Ablauf ist wie folgt:

- Der Patient wird aufgefordert, sich auf eine bestimmte Muskelgruppe zu konzentrieren.
- Der Therapeut weist auf eine spezielle Muskelgruppe hin, die angespannt werden soll, und übt dies mit den Patienten.
- Die Patienten werden aufgefordert, diese Anspannung zwischen 5–7 Sekunden zu halten.
- Anschließend fordert der Therapeut den Patienten auf, die entsprechenden Muskelgruppen wieder zu lockern und insbesondere auf die Unterschiede zwischen angespannter und entspannter Muskulatur zu achten.

PMR ist sowohl in der Einzel- als auch in der Gruppentherapie einsetzbar. Zum Erlernen der Technik für eine Gruppe von 8 Personen werden in der Regel mindestens 8 Sitzungen benötigt. Unbedingt zu beachten ist, dass die Entspannungsphase immer deutlich länger als die Anspannungsphase sein sollte.

Indikationen
Zu den Indikationen zählen chronischer Schmerz (z. B. Migräne, Spannungskopfschmerz, rheumatische Schmerzen, Lumboischialgien), Schlafstörungen, Angststörungen, Hypertonie, Ulcus ventriculi und duodeni. Ebenfalls indiziert ist die PMR im Rahmen von Stressbewältigungsmaßnahmen, Geburtsvorbereitung und Zahnbehandlungen.

Kontraindikationen
Siehe allgemeine Kontraindikationen.

15.3.4 Autogenes Training

Definition
Autogenes Training (AT) ist eine klinische Methode, die therapiebegleitend und unterstützend wirken soll; es fördert die Selbstkontrolle und die Selbsthilfe. Das autogene Training wurde von Schultz entwickelt und soll dem Patienten dazu verhelfen, selbst einen Entspannungszustand herbeizuführen (autogen).

Nach Schultz lassen sich drei Übungskomplexe unterscheiden:

- psychophysiologische Standardübungen (sog. Unterstufenübungen),

- meditative Übungen (sog. Oberstufenübungen) und
- spezielle Übungen.

Folgende Ziele werden für das AT genannt: Selbstruhigstellung, Selbstentspannung, Erholung mit Leistungssteigerung, Regulierung ansonsten „unwillkürlicher" Körperfunktionen, Schmerzlinderung, Selbstkontrolle und Selbstbestimmung durch formelhafte Vorsätze. Darüber hinaus führt das AT über die Entspannung zu einer Förderung der Körperwahrnehmung.

Durchführung
AT wird meist in Gruppen von 8–12 Patienten erlernt. Günstig ist ein ruhiger, nicht allzu heller Raum, der genügend Platz aufweist (Gleiches gilt für alle übenden Verfahren). Beim Üben müssen folgende Punkte besonders beachtet werden:
- gleiche Umgebungsbedingungen,
- psychologische Vorbereitung,
- Übungspositionen (Liegeposition, Droschkenkutschersitzstellung),
- vorgeschaltete Übungen (mit geschlossenen Augen ruhig hinlegen, den Körper wahrnehmen und spüren).

Als Einleitung dient beispielsweise die Formel „Ich bin ruhig, ganz ruhig"; Abschluss durch tiefe Ein- und Ausatmung.

Unterstufe (Standardübungen) Die Unterstufe besteht aus sechs konkreten Übungen:
- Die **Schwereübung** dient der Muskelentspannung. Typische Formel: „Der rechte Arm ist ganz schwer."
- **Wärmeübung**. Formel: „Der rechte Arm ist ganz warm."

Sowohl die Schwereübung als auch die Wärmeübung werden von Schultz als die Grundübungen bezeichnet; sie stellen wesentliche Elemente des AT dar und sind auch die Voraussetzung für die weiteren Übungen:
- **Herzübung**. Formel: „Das Herz schlägt ruhig und kräftig."
- **Atmungsübung**. Formel: „Atmung ruhig und regelmäßig."
- **Sonnengeflechtübung**. Formel: „Sonnengeflecht strömend warm."
- **Stirnkühleübung**. Formel: „Stirn angenehm kühl" oder „Kopf frei und klar."

Eine sichere Beherrschung der Grundstufenübungen (s. oben) wird im Schnitt erst nach 3–6 Monaten erreicht (bei regelmäßigem 2- bis 3-maligem täglichen Üben).

Oberstufe Oberstufenübungen werden eher selten angewendet und daher hier nicht näher beschrieben.

Indikationen
Als Einschlafhilfe, bei Störungen der Atemtätigkeit (z. B. Asthma bronchiale) sowie bei der Behandlung funktioneller Herzbeschwerden und essentieller Hypertonie Stadium I + II hat sich das autogene Training sehr bewährt. Des Weiteren ist AT bei Morbus Raynaud, Migräne und als geburtsvorbereitende Maßnahme indiziert.

Kontraindikationen
Es gibt wenige Kontraindikationen außer: Angst vor Kontrollverlust, schwere Zwangssymptomatik, histrionisches Verhalten oder Persönlichkeitsstörung, akute Psychosen. Auch koronare Durchblutungsstörungen können eine Kontraindikation darstellen.

15.3.5 Hypnose

Definition
Nach Revenstorf kann der Begriff „Hypnose" auf der einen Seite als „die Methode zur Einleitung von Trancezuständen" beschrieben werden, andererseits ist Hypnose ein Synonym für den Trancezustand selbst. Der Begriff Hypnotherapie wird benutzt, um die therapeutische Arbeit zu kennzeichnen, die mit einem im Trancezustand befindlichen Patienten geleistet wird. Grawe et al. beschreiben Hypnose als einen veränderten Bewusstseinszustand, der beim Patienten mit Hilfe verschiedener Techniken der Tranceinduktion erzielt wird. Die Technik der Hypnose führt in einen (mit Hilfe eines Therapeuten und durch aktive Mitarbeit des Patienten) tiefen Entspannungszustand.

Der Patient wird durch spezifische Formulierungen (Suggestionen) in einen Zustand der Wahrnehmungseinengung geführt. Die Hypnose erfolgt freiwillig, erfordert aktive Mitarbeit und Kooperation (z. B. die vom Therapeuten vorgegebenen Bilder auch tatsächlich zu imaginieren). Zwischen Therapeut und Patient muss eine vertrauensvolle Beziehung bestehen, da in der Hypnose die Kritikfähigkeit des Patienten gegenüber externalen und internalen Reizen reduziert ist.

Die Induktion einer Hypnose z. B. in der Kombination mit der Imagination von Ressourcenbildern kann als Entspannungsverfahren benutzt werden. Hypnose kann aber auch in einem nichtentspannten Zustand durchgeführt werden.

Hypnosephänomene
- **Veränderung der Willkürmotorik**: Ideomotorik, Katalepsie, Armlevitation, automatisches Schreiben/Malen/Sprechen;
- **Veränderung der Wahrnehmung**: Halluzination, Taubheit, Analgesie, Veränderung des Körperschemas;
- **kardiovaskuläre** und **zentralnervöse Funktionen**: allgemeine Entspannungsreaktion;
- **Veränderung von Gedächtnis und Zeiterleben**: Altersregression und -progression, Amnesie;
- sonstige psychische Veränderungen: Dissoziation, Trancelogik, posthypnotischer Auftrag.

Durchführung
Es gibt die unterschiedlichsten **Induktionsmethoden** zur Einleitung einer Trance. Weit verbreitet sind Fixationsmethoden, z. B.

wird der Patient aufgefordert, einen unbedeutenden Gegenstand mit den Augen zu „fixieren, was dazu führt, dass die inneren und äußeren Augenmuskeln stark angespannt werden müssen. Beim Patienten entsteht dabei der Wunsch, die Augen zu schließen. Dieser Vorgang wird vom Therapeuten verbal begleitet (sog. „pacing" und „leading"), sodass beim Patienten eine verstärkte Suggestibilität auftritt. Diese Tranceinduktion ist höchst individuell und daher in Gruppen kaum durchführbar. Hypnose sollte überwiegend eine Einzelbehandlung sein.

Hypnosevarianten

Es ist wesentlich, zwischen der Hypnose als Tranceinduktion und der **Hypnotherapie** im engeren Sinne zu unterscheiden. Eine Hypnotherapie ist wesentlich mehr als die Induktion eines Trancezustandes. Es handelt sich dabei um die systematische Nutzung von kognitiven und physiologischen Prozessen mit dem Ziel therapeutischer Veränderungen. Es gibt mehrere Varianten der Hypnose: u. a. Hypnokartharsis und Hypnoanalyse, die gestufte Aktivhypnose, die psychodynamische Hypnotherapie nach Erika Fromm und den Utilisationsansatz (Hypnotherapie) von Erickson et al.

Indikationen

Besonders bewährt hat sich Hypnose bei **chronischem komplexem Tinnitus** und insbesondere bei der Schmerzbewältigung. Eine Indikation besteht bei der Wiedererinnerung traumatischer Erlebnisse, Hypnose ist hier nur mit äußerster Vorsicht und besonderer Erfahrung einsetzbar.

Kontraindikationen

Kontraindiziert ist die Hypnose bei Patienten mit passiver Erwartungshaltung, bei **Borderline-Persönlichkeitsstörung** und **schwerer Depression** (bei schwer depressiven Patienten könnten durch die Hypnose die negativen depressiven Schemata aktiviert werden).

15.3.6 Sonstige übende Verfahren

Biofeedback

Biofeedback ist eine Methode, bei der die biologische Vorgänge, die schwer wahrnehmbar sind, in gut wahrnehmbare optische und/oder akustische Signale umgewandelt und somit der bewussten Wahrnehmung zugänglich gemacht werden. Dazu werden Parameter wie z. B. Muskelspannung, Atmung, Hauttemperatur, Durchblutung, Hautwiderstand gemessen und dem Patienten systematisch rückgemeldet. Der Patient soll übend versuchen, das rückgemeldete Körpersignal in die vorgegebene therapeutische Richtung zu verändern.

Biofeedback spielt eine wichtige Rolle im Rahmen der Verhaltenstherapie und findet Anwendung zur Behandlung von Spannungskopfschmerz, Schmerz allgemein, neuromuskulären Störungen, Schlafstörungen, Migräne, Herzrhythmusstörungen, Ängsten und Hypertonie.

Meditation

Zusammen mit hypnotischen Verfahren ist die Meditation das älteste Entspannungsverfahren. Es wird unterschieden in konzentrative und rezeptive Formen. Konzentrative Formen sind beispielsweise die ZEN-Meditation. Meditation führt zu einer allgemeinen Entspannungsreaktion.

Katathymes Bilderleben

Das kathathyme Bilderleben ist trotz mangelhafter empirischer Überprüfung weit verbreitet. Es handelt sich um ein imaginatives Verfahren im Rahmen einer tiefenpsychologischen Theorie. Andere Verfahren sind die konzentrative Bewegungstherapie und die funktionelle Entspannung sowie die Psychotonik.

15.3.7 Zusammenfassung

Von den dargestellten Verfahren sind nur die PMR und die Unterstufe des AT als eigentliche Entspannungsverfahren zu bezeichnen. Alle anderen Verfahren gehen über die reine Entspannung deutlich hinaus.

Entspannungsverfahren sollten grundsätzlich als nützliches Additiv im Rahmen eines psychiatrisch/psychotherapeutischen Gesamtkonzeptes gesehen werden. Gute wissenschaftliche Belege gibt es für PMR, AT, Biofeedback und Hypnose.

Evidenz der Therapieempfehlungen*		
	Evidenzgrad	Empfehlungsstärke
Progressive Muskelrelaxation	I-b	A
Autogenes Training	I-b	C
Hypnose	I-a	A
Biofeedback	I-b	B
Meditation	I-b	B
Katathymes Bilderleben	III	D

Einschränkend zur Einschätzung der Evidenz ist zu berücksichtigen, dass die beurteilten Verfahren selten als einziges Therapieverfahren eingesetzt wurden und dass ihre Wirksamkeit bei unterschiedlichen Störungen verschieden ist.

Literatur

Erickson MH, Rossi EL, Rossi SL (1986) Hypnose. Induktion – psychotherapeutische Anwendung – Beispiele. Pfeiffer, München
Fuchs M (1994) Funktionelle Entspannung, 5. Aufl. Hippokrates, Stuttgart
Glaser V (1990) Eutonie, 3. Aufl. Haug, Heidelberg
Grawe K, Donati R, Bernauer F (1994) Psychotherapie im Wandel. Von der Konfession zur Profession. Hogrefe, Göttingen Bern Toronto Seattle
Heide FJ, Borkovec TD (1983) Relaxation – induced anxiety: paradoxical anxiety inhancement due to relaxation training. J Consult Clin Psychol 51: 171–182
Jacobson E (1929): Progressive relaxation. University Press, Chicago
Jacobson E (1993) Entspannung als Therapie. Progressive Relaxation in Theorie und Praxis. Pfeiffer, München
Joisten H (1992) Hypnotherapeutische Ansätze beim komplexen chronischen Tinnitus. In: Goebel G (Hrsg) Ohrgeräusche. Psychosomatische Aspekte des komplexen chronischen Tinnitus. Quintessenz, München, S 191–204
Langen D (1977) Psychotherapie. Thieme, Stuttgart
Leuner H (1990) Das System des katathymen Bilderlebens heute. In: Leuner H (Hrsg) Katathymes Bilderleben. Ergebnisse in Theorie und Praxis. Huber, Bern Stuttgart Toronto, S 10–55

Linden W (1993) Meditation. In: Vaitl D, Petermann F (Hrsg) Handbuch der Entspannungsverfahren, Bd I: Grundlagen und Methoden. PVU, Mannheim München, S 207–216

Lohmann R (1996) Suggestive und übende Verfahren. In: Uexküll T von (Hrsg) Psychosomatische Medizin, 5. Aufl. Urban & Schwarzenberg, München Wien Baltimore, S 450–463

Petermann F, Vaitl D (Hrsg) (1994) Handbuch der Entspannungsverfahren, Bd 2: Anwendungen. PVU, Weinheim München

Revenstorf D, Prudlo U (1994) Zu den wissenschaftlichen Grundlagen der klinischen Hypnose unter besonderer Berücksichtigung der Hypnotherapie nach M.H. Erickson. Hykog 11: 190–224

Schultz JH (1979) Das Autogene Training – Konzentrative Selbstentspannung, 16. Aufl. Thieme, Stuttgart

Vaitl D, Petermann F (Hrsg) (1993) Handbuch der Entspannungsverfahren, Bd 1: Grundlagen und Methoden. PVU, Weinheim München

Zaudig M, Trautmann-Sponsel RD, Pielsticker A (2000) Entspannungsverfahren. In: Möller HJ, Laux G, Kapfhammer HP (Hrsg) Psychiatrie und Psychotherapie. Springer, Berlin Heidelberg New York Tokyo, S 686–719

15.4 Soziotherapie
Bernd Eikelmann und Barbara Zacharias

15.4.1 Einleitung

„Soziotherapie" ist heute kein international gebräuchlicher Begriff der Medizin, wenngleich Ansatz und Methoden in der gesamten Medizin verbreitet sind. Eine aktuelle Literaturrecherche in der amerikanischen medizinischen Nationalbibliothek ergibt z. B., dass der Begriff in den letzten 10 Jahren praktisch nur noch von deutschen oder kontinentaleuropäischen Autoren genutzt wird, während er im angloamerikanischen Raum nicht mehr gebräuchlich ist. In der Tendenz wenden sich Soziotherapieverfahren entweder an die sog. gesunden Anteile („Ressourcen") des Individuums oder an seine Umgebung mit dem Versuch, durch deren Beeinflussung die Krankheit des Patienten zu bessern oder gar zu heilen. So gibt es Projekte zum betreuten Wohnen oder zur Ergotherapie sowohl in der inneren Medizin als auch in der Pädiatrie oder eben der Psychiatrie.

15.4.2 Soziotherapie in der Psychiatrie

Soziotherapie kann als ein Sammelbegriff gesehen werden. Ddie Grenze zu bestimmten psychologischen und sozialpädagogischen Therapieverfahren ist durchaus fließend. Müller verstand im Jahr 1972 unter Soziotherapie „im Wesentlichen die Beeinflussung einer psychischen Krankheit durch situative Faktoren, die zusammengefasst das soziale Gefüge der Um- und Mitwelt bestimmen. Dies betrifft vor allem das Gemeinschaftsleben in einer natürlichen oder künstlichen Gruppe mit ihren dynamischen Auswirkungen, die Arbeit des Individuums, die Stimulierung der Persönlichkeit durch Erschließung neuer Interessen und Tätigkeiten, die Gestaltung der Freizeit usw." Siese Formulierung lässt erkennen, wie weit sich der Überschneidungsbereich zur konventionellen und vor allem auch zur modernen verhaltenstherapeutischen Psychotherapie erstreckt.

Eine der Grundannahmen des soziotherapeutischen Ansatzes lautet: Menschliche Verhaltensweisen, aber auch psychische Erkrankungen sind in Entstehung und Verlauf maßgeblich von Faktoren des umgebenden sozialökologischen Feldes (Familie, Peer-Gruppe, betriebliches Umfeld etc.) bestimmt.

Soziotherapeutische Maßnahmen können sich also direkt auf das soziale Umfeld oder die Verbesserung der Interaktionen des Individuums mit ihm konzentrieren. Ziel dabei ist es,

a) die soziale Situation so zu strukturieren, dass sie der Entfaltung und Stabilisierung des Betreffenden förderlich ist, oder
b) das soziale Umfeld den Bedürfnissen des Betreffenden ggf. anzupassen.

Es kann im Einzelfall sogar erforderlich und notwendig sein, nur die soziale bzw. ökologische Situation des Patienten zu modifizieren, u. a. weil er selbst für entsprechende Therapien nicht zur Verfügung steht, ungeeignet ist oder davon verschont bleiben muss.

Soziotherapie ist aus der Tradition heraus eher in Gruppen organisiert, überwiegend handlungsorientiert und auf die Ressourcen des Patienten ausgerichtet. Ein weiterer Orientierungspunkt ist der Alltag des Patienten. Viele Verfahren sind ihrem Charakter nach repetitiv, übend, zum Teil sehr unprätentiös und zielen auf die Wiederherstellung oder Schaffung bestimmter Alltagsfertigkeiten und praktischer Fähigkeiten ab. In psychiatrischen Institutionen ist die Soziotherapie häufig das verbindende Element in komplexen Behandlungsplänen, also die dritte Ebene neben Psycho- und Pharmakotherapie.

15.4.3 Konsequenzen des soziotherapeutischen Ansatzes

Zu unterscheiden ist bei psychiatrischer Praxis immer zwischen Organisation und Umsetzung auf der einen sowie Inhalten und Methoden auf der anderen Seite. So sind viele soziotherapeutische Verfahren schlicht Organisation von Behandlung. Damit stellt sich die Frage: Welche Formen der Therapie sind für den Patienten erforderlich; in welcher Reihenfolge durchläuft er sie? Wo werden sie durchgeführt? Wer kontrolliert die Partizipation?

Auch die psychiatrische Rehabilitation ist zunächst stärker Organisationsrahmen als therapeutischer Inhalt. Das Gleiche ließe sich zwanglos auch für Milieutherapie und das sog. „case management" behaupten. Klassische psychiatrische Soziotherapien mit Betonung auf Therapie sind dagegen die Ergo- und die Arbeitstherapie, die Musiktherapie, die Kunsttherapie und die sog. Bibliotherapie, außerdem die Familieninterventionen sowie die Wohn- und Freizeitbetreuung („residential treatment").

Anders formuliert: Menschen mit belangvollen und replikativen psychischen Erkrankungen können in Rehabilitation, im „case management", in besonderen Lebensmilieus (z. B. dem betreuten Wohnen), aber eben auch durch Ergo- und Arbeitstherapie usw. in ihrer Rolle als Erwerbstätige, als Familienmitglieder, als Bürger in Freizeit durch eine Steigerung ihrer Kompetenzen oder eine Anpassung ihrer Umgebung behandelt werden. Durch Arbeits-, Musik-, Kunst- und Bibliotherapie verbessern sie nicht nur ihre Gesundheit, sondern auch ihre Fähigkeit, am kulturellen und sozialen Leben teilzunehmen.

Es versteht sich von selbst, dass gewissermaßen eine sozialpolitische oder sozialphilosophische Haltung Grundlage dieser Überlegungen ist, nämlich die Forderung nach einer Gleichstellung von psychisch und somatisch Kranken bzw. von Menschen mit und ohne psychische Erkrankungen. Diese Sichtweise ergänzt die psychodynamische, psychopathologische, anthropologische, verhaltensanalytische, neurobiologische usw. Perspektive der Psychiatrie um den sozialökologischen Aspekt. Sie wirft gewissermaßen die Fragen auf, was die depressive Störung, die Angststörung, die schizophrene Psychose oder die Suchtkrankheit von Frau M. oder Herrn H. im sozialen Leben bedeuten, also in der Familie, am Arbeitsplatz, im Verein oder in der Nachbarschaft. Wie weit wird sie oder er auf Grund dieser Gesundheitsstörung ausgeschlossen, wie weit kann man sie oder ihn nach geeigneter Diagnostik und durch Therapie wieder in die Lage versetzen, sich selbst zu versorgen, Kontakte mit den Nachbarn aufzunehmen, als Arbeitnehmer/in tätig zu sein oder im Vereinsleben aufzugehen. Als wichtige gesundheitsökonomische Erfahrung sei angefügt: Die wesentlichen Kosten aus chronischen Erkrankungen erwachsen aus den sozialen Behinderungen („indirekte Kosten"), weniger aus den Behandlungskosten.

15.4.4 Psychiatrische Rehabilitation

Anthony formulierte 1980, dass durch Rehabilitation „die behinderte Person mit den physischen, intellektuellen und emotionalen Fertigkeiten ausgestattet werden sollte, die sie braucht, um mit der geringsten Menge an Unterstützung in der Gemeinde zu leben, zu lernen und zu arbeiten". Stockdill sagte 1985: „Psychosoziale Rehabilitation bezieht sich auf ein Spektrum von Programmen für Personen mit langfristigen, ernsten psychischen Behinderungen. Das Ziel ist, die Lebensqualität dieser Individuen zu verbessern und sie darin zu unterstützen, für ihr Leben als unabhängige und aktive Menschen Verantwortung zu übernehmen." Rehabilitation und Therapie von schwer und chronisch psychisch Kranken stellen sich als notwendige und komplementäre Bestandteile in der Betreuung dar. Der Beginn einer psychiatrischen Behandlung markiert einen Wendepunkt im Krankheitsverlauf; eine sich anschließende Rehabilitation steht für einen Wendepunkt im Sozialleben. Nachdem die Krankheit identifiziert wurde und Krankheitszeichen reduziert werden konnten, werden mit dem Blickwinkel der Rehabilitation lebenspraktische Kompetenzen und Defizite des Kranken fokussiert. Beide Interventionsformen können durch Dauer und Ort, durch die beteiligten Berufsgruppen, die eingesetzten Mittel, die Zielperspektive und die jeweiligen Ziele nur annäherungsweise unterschieden werden.

Es gibt zwei unterschiedlichen Vorgehensweisen:
1. Der personale Zugang: Dem Behinderten werden innerhalb eines „Trainings" Fähigkeiten vermittelt, die er einsetzen kann, um alltägliche, lebenspraktische Aufgaben zu lösen und um mit möglichst wenig Unterstützung unabhängig zu leben („skill development").
2. Der ökologische Zugang: Gleichzeitig oder nach Abschluss dieser Maßnahmen wird entsprechend der verbleibenden Beeinträchtigung eine Lebensumgebung gesucht, in der sich der Betroffene optimal anpassen kann („environmental ressource intervention", in späteren, invariaten Stadien der Behinderung Adaptation). Ferner ist nach strategischen Gesichtspunkten von einer frühen Rehabilitation zur Vermeidung von Chronifizierung und Verfestigung von Behinderungen auszugehen. Sie sollte alsbald nach Remission der psychopathologischen Krankheitssymptomatik ausgeführt werden. Diese Rehabilitation muss von einer späten Rehabilitation bei langjährig Kranken unterschieden werden, deren Behinderungen relativ invariabel geworden sind. Bei diesen Kranken hat eine Rehabilitation das Ziel, eine adäquate Lebensumgebung zu finden, in der sie sich mit ihren Beeinträchtigungen optimal anpassen können.

15.4.5 Milieutherapie

Früher schloss Milieutherapie vor allem Aspekte in der Organisation von Therapie in Krankenhäusern ein. Die Notwendigkeit kann vielleicht am besten belegt werden, wenn man in die 60er und 70er Jahre des vergangenen Jahrhunderts zurückgeht und sich die Verhältnisse in den großen psychiatrischen Anstalten vergegenwärtigt. Diese können als besonders beredte Beispiele für die ungute Organisation eines therapeutischen Milieus angesehen werden. Die Patienten waren einer übermächtigen großen Institution ausgeliefert, die ihren Lebensalltag in extremer Weise bestimmte. Sie waren einheitlich gekleidet, es gab keine individuellen Therapiepläne oder -ziele. Die Baulichkeiten waren oft heruntergekommen, es herrschten Monotonie und Einöde. Da psychisch Kranke heute nur noch für kurze Zeit (im Mittel ca. 3–5 Wochen) stationär behandelt werden, richtet sich der Aspekt stärker auf die Milieus in Tageskliniken, in betreuten Wohnformen und anderen psychiatrischen Institutionen.

Einer der Pioniere der Milieutherapie, Maxwell Jones, hat 1952 auch heute noch gültige Prinzipien der Gestaltung von Behandlungsmilieus beschrieben: Behandlung wird hier als ein kontinuierlicher Prozess wahrgenommen, der sich über den ganzen Tageslauf hinzieht. Zwischen Ärzten, Pflegepersonal und Patient besteht eine offene Kommunikation. Die Behandlung fördert z. B. durch Gruppenbehandlungen das Gefühl der Zugehörigkeit zur Gemeinschaft. Das Zusammensein von Patienten und therapeutischem Personal kann selbst Gegenstand der Erörterungen sein. Das krankhafte Verhalten des Patienten kann in der Gruppe erlebt, analysiert und besprochen werden. Es geht darum, diejenigen Verhaltensweisen zu fördern, die eine gute sоziale Anpassung und eine adäquate Rollenwahrnehmung des Patienten ermöglichen. „Spezifische Voraussetzung der stationären psychiatrischen Behandlung ist die Gestaltung des Milieus. Milieuqualität ist vielmehr eine wesentliche Rahmenbedingung für den therapeutischen Prozess selbst" (aus dem Leitfaden des Bundesgesundheitsministers zur Qualitätsbeurteilung in psychiatrischen Kliniken 1996). Gunderson hebt drei qualitative Milieuaspekte hervor:

1. Klarheit und Übersichtlichkeit in der Verteilung der Verantwortlichkeiten und der Entscheidungsbefugnisse in der Institution,
2. Klarheit des Behandlungsprogramms, der Rollen und der Führung sowie
3. ein hohes Maß an Interaktion zwischen Mitarbeitern und Patienten.

15.4.6 Wissenschaftliche Evolution

Komplexe Behandlungsprogramme, wie z. B. in Tageskliniken oder rein ambulant im „assertive community treatment" (ACT) ausgeführt, konstituieren ein therapeutisches Milieu und verbinden zahlreiche Therapieelemente aus Psycho-, Pharmako- und Soziotherapie miteinander. Für die komplexen Programme, z. T. auch für ihre Einzelelemente, gibt es eine mittlerweile doch beachtliche Zahl empirischer Studien, die deren Effektivität belegen können. Während in früheren Studien die Atmosphäre in den Behandlungseinheiten oder die „expressed emotions" gemessen wurden, geht es in diesen neuen Studien um die Effektivität und die Zufriedenheit der Patienten. So geht z. B. aus einem aktuellen Review-Artikel von Horvitz et al. (2001) über die tagesklinische Behandlung in der Psychiatrie hervor, dass seit 1957 18 solcher Untersuchungen durchgeführt wurden, die hohen methodischen Ansprüchen genügen. In den Messbereichen Psychopathologie, soziale Anpassung, Belastung der Familien und Bezug von Diensten fand sich zwischen klinischer und teilstationärer Behandlung kein Unterschied, während bei der Zufriedenheit der Patienten die Tagesklinik deutliche Vorteile aufwies. Zu interessanten Ergebnissen gelangen Marshall et al. (2001) über komplexe Gemeindeprogramme: Demnach ist ACT ein effektiver Zugang in der Betreuung schwer psychisch Kranker in der Gemeinde, der die Kosten von Krankenhausbehandlungen zu senken vermag, während er bestimmte Aspekte des „outcome", z. B. die Wohnsituation, die Arbeitsintegration und die Zufriedenheit der Patienten positiv beeinflusst.

Am lebhaftesten wird diese Diskussion zurzeit um Alternativen zur stationären Akutversorgung psychisch Kranker geführt: Diese wurden besonders von Mosher et al. und Ciompi et al. im Rahmen der sog. „Soteria-Projekte" untersucht. Die Behandlung von Akutkranken, zumeist Psychosepatienten, wird hier in kleinen überschaubaren Einheiten durchgeführt. Es kommt zu einem hohen Personaleinsatz und zu einer sehr persönlichen und individuellen Begleitung des Patienten. Das Ziel ist dabei zum einen ein optimales Behandlungsergebnis, zum anderen die Minimierung des Einsatzes von neuroleptischen und anderen Medikamenten. Nach Auffassung von Mosher lassen sich rund 85–90% der akuten wie auch der langfristig Kranken, die einer Hospitalisierung in der Psychiatrie bedürfen, so behandeln. Weitere Konsequenzen könnten den Personaleinsatz betreffen, die Umgangsweise und die Unterbringung der Patienten.

15.4.7 Case Management

Case Management (CM) bedeutet praktisch und in diesem Zusammenhang, dass ein Sozialarbeiter oder Betreuer sich um 8–12 schwer und chronisch psychisch Kranke, die zuhause leben, kümmert und deren Teilnahme am Sozialleben oder an therapeutischen Prozessen mitgestaltet. CM ist in Nordamerika heftig diskutiert und umstritten, in dieser Weise in Deutschland entweder durch die sozialpsychiatrischen Dienste oder die gesetzliche Betreuung realisiert. Empirische Untersuchungen belegen, dass CM im Vergleich zum Standard (also der Tatsache, dass Patienten sich selbst überlassen bleiben und für ihre Behandlung selbstverantwortlich sind) die Zahl der Patienten erhöhte, die im Kontakt mit psychiatrischen Diensten bleiben. Aus der Zahl der betreuten Patienten verdoppelte sich die Gruppe derer, die in das Krankenhaus eingewiesen wurde. Psychiatrische oder soziale Beurteilungen verbesserten sich durch CM nicht. Unter diesem Aspekt, dass Patienten häufiger in Betreuung blieben und deswegen vielleicht auch häufiger in Behandlung eingewiesen werden mussten, ohne dass jedoch der psychische Befund oder die soziale Anpassung oder die Lebensqualität besser waren als bei Standardbetreuung, wird der Stellenwert des CM von einigen für fraglich gehalten. Es kann bei schwerer Kranken sehr wohl einen Erfolg bedeuten, wenn sie in Betreuung oder gar in stationäre Behandlung kommen.

15.4.8 Ergo- und Arbeitstherapie

Ergo- und Arbeitstherapie sind vielleicht die am besten untersuchten und am weitesten verbreiteten Verfahren der Soziotherapie. Ergotherapie benutzt handwerklich gestalterische Techniken, speziell in der Psychiatrie, um z. B. mit schwer kranken Patienten eine Kontaktaufnahme zu ermöglichen und sie dann in einen Therapieprozess einzubinden, in dem vor allen Dingen kognitive Beeinträchtigungen abgebaut werden können. Das deutlich anspruchsvollere, nicht nur gestalterisch und schöpferisch ausgelegte Behandlungskonzept ist die Arbeitstherapie. Hier werden Bedingungen wie im allgemeinen Arbeitsmarkt simuliert, um den Patienten die Möglichkeit zu geben, psychopathologisch zu remittieren, aber auch um jene Fähigkeiten zu trainieren, die sie im wirklichen Arbeitsleben benötigen, und schließlich, um sie unmittelbar auf den Wiedereintritt in das Arbeitsleben vorzubereiten. Teilweise werden solche Programme heute „on the job" durchgeführt, also in realistischen Szenarien, z. B. in Betrieben.

Empirische Studien zur Effektivität der Ergotherapie in der Psychiatrie sind nicht in nötigem Maße vorhanden. Eine große Studie an der Psychiatrischen Klinik der Dresdner Universität, die gerade ausgewertet wird, kann möglicherweise belegen, was seit Beginn der institutionellen Psychiatrie dazu geführt hat, dass Ergotherapie Grundlage aller Behandlungsprogramme war. Sie hat Effekte, wenn auch keine allzu starken und im Vergleich zu anderen Therapieverfahren gar dominanten Wirkungen. Im Übrigen gilt das Gesagte natürlich auch für Menschen mit internistischen Erkrankungen, mit Behinderungen und überhaupt mit chronischen Erkrankungen, z. B. neurologischer Art. Reker et al. konnten belegen, dass selbst schwer kranke Patienten, vor allem solche mit schizophrenen Psychosen, durch ambulante Arbeitstherapieprogramme im Rahmen eines dreijährigen Vorgehens zu 11% in den ersten Arbeitsmarkt, zu knapp 70% in den beschützten zweiten Arbeitsmarkt und zu weiteren 7% in ambulante Arbeitstherapieprogramme integriert werden konnten. Nur 15% dieser Gruppe von ursprünglich 171 Patienten war nach drei Jahren außerhalb jeglicher arbeitstherapeutischer Angebote. In einem so genannten „Cochrane review" verglichen Crowther et al. 18 randomisierte und kontrollierte Studien, in denen der „Supported-employment-Ansatz" mit dem „prevocational training" (ähnlich etwa unserer Arbeitstherapie) verglichen wurde. Dabei zeigte sich, dass „supported employment" nach 18 Monaten etwa dreimal so viele Patienten in Beschäftigung und Arbeit integrieren konnte wie das „pre-vocational training". Die SE-Patienten verdienten mehr Geld und arbeiteten länger monatlich.

15.4.9 Familieninterventionen

Unter „Familieninterventionen" kann man einfache, allenfalls durch Probleme oder bestimmte Themen gestaltete Gespräche mit Angehörigen, ferner aber auch psychoedukative Gruppen mit Angehörigen und verschiedene Spielarten von Familientherapie verstehen. Barbato und D'Avanzo analysierten vor kurzem 25 Studien über Familienintervention bei Schizophrenie. Sie konnten feststellen, dass Familieninterventionen einen günstigen Effekt bei Rückfällen aufwiesen. Andererseits divergieren die Befunde, was die Beeinflussung von Symptomen, der sozialen Anpassung oder der Probleme der Familien anbelangt. Im Vergleich erscheint den Autoren die Psychoedukation insgesamt besser untersucht zu sein als Ansätze der Familientherapie. Zur Wirkweise halten sie fest, dass es unklar bliebe, ob die beobachteten Effekte eine Folge der Familientherapie oder der intensiven Zuwendung gegenüber den Patienten darstellt.

15.4.10 Bibliotherapie

Biblio- und Musiktherapie werden hier aus historischen und methodischen Gründen der Soziotherapie subsumiert, obwohl sie sich ebenso zwanglos in Psychotherapieverfahren einordnen ließen.

Lesetherapie oder Lesegruppen sind eine sich entwickelnde Soziotherapiemethode. Therapeutischer Umgang mit Texten, ob sie nun gelesen oder eigens hervorgebracht werden, zählt heute noch zu den Außenseiterverfahren in der Psychiatrie. Es gibt keine standardisierte oder auf andere Art verbindlich gemachte Vorgehensweise, sondern überwiegend Vorschläge aus der Praxis der jeweiligen Untersucher oder Behandler.

So wurden, z. B. für sog. „Problemtrinker", kleine Selbsthilfemanuale entwickelt und zur Lektüre empfohlen. Nach diesem Muster wurde Bibliotherapie aber auch zur Ergänzung bei Angststörungen oder Insomnie eingesetzt, wobei das Setting zum Teil die Zusendung von Informationstexten plus telefonische Kontakte mit Therapeuten vorsah.

Schließlich sind Bibliotherapiegruppen bekannt, in denen literarische Texte verarbeitet, oder auch nur Tageszeitungen bzw. andere Informationsmedien genutzt werden. Immerhin gibt es erste empirische Ansätze, in denen z. B. Bibliotherapie in Ergänzung eines kognitiv behavioralen Ansatzes bei Panikstörungen und Alkoholphobie in Allgemeinpraxen untersucht wurde. Insgesamt fehlt es hier aber an wissenschaftlicher Fundierung.

15.4.11 Musiktherapie

Musiktherapie setzt auf das Medium Musik, um die Diagnostik von Menschen mit psychischen Erkrankungen durchzuführen bzw. um sie zu therapieren. Man unterscheidet zwischen einer produktiven Musiktherapie und einer rezeptiven Form. Eine Studie von Steinberg et al. aus dem Jahr 1991 konnte z. B. zeigen, dass die Fähigkeiten von stationären Patienten, Musik zu produzieren und hervorzubringen, durch ihre Genesung deutlich besser wurden. Reker wies nach, dass die aktive Teilnahme an Musiktherapie ein wichtiger Baustein in der stationären Behandlung schizophrener Patienten ist.

Das Verfahren erfreut sich einer gewissen Verbreitung in zahlreichen somatischen medizinischen Disziplinen, aber gerade auch in Psychiatrie und Psychotherapie. Musiktherapie wird an Hochschulen gelehrt und ist relativ gut standardisiert.

Leung et al. untersuchten den Effekt von Karaoke-Singen in der Rehabilitation psychisch Kranker in Hongkong. Im Rahmen einer doppelblinden, kontrollierten Studie wurden nach sechs Wochen zwei nach Alter, Geschlecht und Krankheitsdauer parallelisierte Gruppen von schizophrenen Patienten hinsichtlich ihrer Stimmung und ihrer sozialen Interaktion untersucht. Im Vergleich zur Kontrollgruppe, in der nur gesungen wurde, kam es bei der Karaoke-Gruppe zur Verringerung von Angstsymptomen und zur Verbesserung der sozialen Interaktion.

15.4.12 Soziotherapie und wissenschaftliche Bewertung

Diese Studie zeigt exemplarisch an der Musiktherapie das Dilemma, in dem sich Studien zur Effektivität von Soziotherapieverfahren bewegen: Die Interaktion ist in der Regel eine von vielen,

z. B. neben Medikamenten, den Psychotherapieverfahren usw. Soziotherapie hat a priori vermutlich einen relativ geringen Effekt, eine Standardisierung ist schwerlich machbar, wenn auch in diesem besonderen Fall möglich. Die Untersuchungsgruppen sind häufig klein, ihre Homogenität darf bezweifelt werden. Insgesamt bewegt man sich mit Studien dieser Art und auch mit ihrer Interpretation auf einem dünnen Eis.

Gleichwohl kann man von Musiktherapie ähnlich wie von Ergo- und Arbeitstherapie behaupten, dass es sich um die ältesten Therapieverfahren in der Psychiatrie überhaupt handelt. Niemand hinterfragt ernsthaft die Sinnhaftigkeit und die Notwendigkeit eines solchen Vorgehens im Rahmen komplexer Therapieprogramme. Gleichwohl muss bezweifelt werden, dass es mit den heutigen methodischen Mitteln möglich ist, Effizienz und spezielle Effekte im Sinne der evidenzbasierten Medizin nachzuweisen. Die soziotherapeutischen Verfahren bedürfen ebenso wie andere Therapieformen einer kontinuierlichen Weiterentwicklung, um im Kanon der übrigen in der Psychiatrie etablierten Therapieverfahren bezüglich Effizienz und Effektivität mithalten zu können.

Einschätzung der Evidenz und Stärkegrade soziotherapeutischer Programme als Grundlage therapeutischer Empfehlungen

	Evidenzgrad	Empfehlungsstärke
Tagesklinische Behandlung (Horvitz et al.)	I-a	A
Integrierte ambulante Komplexprogramme (Marshall u. Lockwood)	I-a	B
Stationäre Soteria-Projekte (Mosher et al.)	II-a	C
Case-Management (Marshall et al.)	I-a	A
Ambulante Arbeitstherapie (Reker et al.)	II-b	B
Musiktherapie (Steinberg et al.)	IV	B
Familientherapie (Barbato u. D'Avanza)	I-a	A

Literatur

Almond R (1975) Issues in milieu treatment. Schizophr Bull 13: 12–26
Anthony WA (1980) The principles of psychiatric rehabilitation. University Park Press, Baltimore
Anthony WA, Liberman RP (1986) The practice of psychiatric rehabilitation: Historical, conceptual and research base. Schizophr Bull 12: 542–559
Barbato A, D'Avanzo B (2000) Family interventions in schizophrenia and related disorders: a critical review of clinical trials. Acta Psychiatr Scand 102: 81–97
Ciompi L, Hoffmann H, Broccard M (Hrsg) (2001) Wie wirkt Soteria? Eine atypische Psychosenbehandlung kritisch durchleuchtet. Huber, Bern
Crowther R, Marshall M, Bond G, Huxley P (2001) Vocational rehabilitation for people with severe mental illness (Cochrane Review). Cochrane Database Syst Rev 2: CD003080
Eikelmann B (1998) Sozialpsychiatrisches Basiswissen. Enke, Stuttgart
Finfgeld DL (2000) Use of self-help manuals to treat problem drinkers (review). J Psychosoc Nurs Ment Health Serv 38(4): 20–27
Gunderson JG (1978) Defining the therapeutic processes in psychiatric milieus. Psychiatry 41: 327–335
Horvitz-Lennon M, Normand SL, Gaccione P, Frank RG (2001) Partial versus full hospitalization for adults in psychiatric distress: a systematic review of the published literature (1957–1997). Am J Psychiatry 158(5): 676–685
Jones M (1952) Social psychiatry. A study of therapeutic communities. Tavistock, London
Leung CM, Lee G, Cheung B, Kwong E, Wing YK, Kan CS, Lau J (1998) Karaoke therapy in the rehabilitation of mental patients. Singapore Med J 39(4): 166–168
Marshall M, Gray A, Lockwood A, Green R (2000) Case management for people with severe mental disorders (Cochrane Review). In: The Cochrane Library 3, Oxford (Update Software)
Marshall M, Lockwood A (2000b) Arsabiol community treatment for people with severe mental disorder. Cochrane Database Syst Rev (2): CD001089
Mosher L (1999) Soteria and other alternatives to acute psychiatric hospitalization: a personal and professional review. J Nerv Ment Dis 187(3): 142–149
Müller C (1972) Psychotherapie und Soziotherapie der endogenen Psychosen. Psychiatrie d Gegenwart II 71: 291
Reker T (1991) Music therapy evaluated by schizophrenic patients. Psychiatr Prax 18(6): 216–221
Reker T, Hornung WP, Schonauer K, Eikelmann B (2000) Long-term psychiatric patients in vocational rehabilitation programmes: a naturalistic follow-up study over 3 years. Acta Psychiatr Scand 2000 101(6): 457–463
Sharp DM, Power KG, Swanson V (2000) Reducing therapist contact in cognitive behaviour therapy for panic disorder and agoraphobia in primary care: global measures of outcome in a randomised controlled trial. Br J Gen Pract 50(461): 963–968
Steinberg R, Kimmig V, Raith L, Gunther W, Bogner J, Timmermann T (1991) Music psychopathology. IV. The course of musical expression during music therapy with psychiatric inpatients. Psychopathology 24(3): 121–129

15.5 Psychoedukation und therapeutische Einbeziehung von Angehörigen

Georg Wiedemann und Gerhard Buchkremer

15.5.1 Einleitung

Die deutsche Arbeitsgruppe Psychoedukation[1] subsumiert unter diesem Begriff systematische didaktisch-psychotherapeutische Interventionen, die Patienten und ihre Angehörigen über die jeweilige Erkrankung und die Therapiemöglichkeiten informieren, das Krankheitsverständnis und den selbstverantwortlichen Umgang mit der Krankheit fördern und sie bei der Krankheitsbewältigung unterstützen.

---

[1] Die Arbeitsgruppe „Psychoedukation" bemüht sich, eine Ist-Analyse bestehender Konzepte psychoedukativer Interventionen durchzuführen, Gemeinsamkeiten und Unterschiede festzustellen und sich auf allgemein akzeptierte Grundsätze der Psychoedukation zu verständigen. Darüber hinausgehende Ziele sind die Weiterentwicklung der einzelnen Konzepte, die Entwicklung von Hilfen zur praktischen Umsetzung und die Planung wissenschaftlicher Untersuchungen. In dieser Arbeitsgruppe sind Mitarbeiter der Kliniken für Psychiatrie und Psychotherapie der Universitäten Düsseldorf, Frankfurt, Homburg/Saar, Leipzig, Marburg, LMU München, TU München und Tübingen sowie der Versorgungskliniken in Bielefeld, Bonn, Hamburg, Herborn, Paderborn und Weinsberg vertreten.

15.5.2 Klinik

In der Regel steht die Psychoedukation nicht allein, sondern ist in eine umfassendere Therapie im Rahmen eines Gesamtbehandlungsplans in psychotherapeutische und psychopharmakologische Therapieformen eingebettet. Der Patient wird dabei nicht als passiver Empfänger therapeutischer Maßnahmen angesehen, sondern als ein die Behandlung aktiv mitgestaltender Akteur.

15.5.3 Therapie

Psychoedukation wird in unterschiedlichen Settings angewandt: Einzel- und Gruppenpsychotherapie, Familientherapie und Angehörigengruppen. Unabhängig von den unterschiedlichen Zielgruppen werden folgende Ziele angestrebt:
- Abbau von Informationsdefiziten (über Symptomatik, Ätiologie und Genese, Verlauf, Therapie etc.);
- Förderung des Verstehens und der Verarbeitung des Krankheitsgeschehens;
- Relativierung von stigmatisierenden, mystifizierenden und falschen Krankheitsvorstellungen;
- Aufbau eines funktionalen Krankheitskonzeptes;
- subjektiv-emotionale Entlastung;
- Förderung eines positiven Selbstkonzeptes;
- Erhöhung der Compliance in der Behandlung;
- Unterstützung von Selbstverantwortung und Autonomie im Umgang mit der Vulnerabilität zu einer Erkrankung;
- Ermutigung zu aktiver Krankheitsbewältigung und Mitverantwortung für jegliche Art von Therapie (auch medikamentöse Therapie);
- Optimierung der Bewältigung von Krisen;
- Sicherheitszuwachs im Umgang mit der Erkrankung;
- Hilfe zur Selbsthilfe im partnerschaftlichen Sinne.

Psychoedukation und die Einbeziehung von Angehörigen werden bei einer Reihe von Störungen (von chronischen Schmerzstörungen über Angst- und Essstörungen bis zu Abhängigkeitserkrankungen) und in unterschiedlichen Kombinationen erfolgreich angewandt. Am verbreitetsten und bisher am besten untersucht sind psychoedukativ orientierte Therapieansätze bei schizophrenen Störungen. Daher seien im Folgenden exemplarisch die Therapiebausteine der neueren Familientherapieformen bei schizophrenen Patienten ausgeführt.

Verhaltensanalyse Es werden mit dem Patienten und den Familienangehörigen bestehende familiäre Probleme erörtert. Zusätzlich werden patientenspezifische Frühwarnzeichen ermittelt und herausgearbeitet. Deren mögliches Auftreten wird zu Beginn jeder Familiensitzung erfragt.

Information Es werden Theorien zur Entstehung von Schizophrenie, zur Häufigkeit, zum Verlauf, zu Kernsymptomen und Misskonzeptionen über Schizophrenie etc. durchgesprochen und bearbeitet. Weiterhin werden Bedeutung und Wirkmechanismen von Neuroleptika und deren Nebenwirkungen sowie Maßnahmen zur Minderung der Nebenwirkungen erörtert.

Kommunikationstraining Das therapeutische Vorgehen zielt darauf ab, übermäßige Kritik und emotionales Überengagement der Angehörigen, aber auch Fehlverhalten der Patienten mit Hilfe eines strukturierten Kommunikationstrainings abzubauen. Es wird beispielsweise geübt, wie positive und negative Gefühle angemessen ausgedrückt und angenommen werden können und wie ein Wunsch nach Verhaltensänderung adäquat vorgetragen werden kann.

Problemlösetraining Aufbauend auf das Kommunikationstraining wird ein strukturierter Problemlöseansatz vermittelt. Dabei wird erarbeitet, wie das Problem zu definieren ist, welche Lösungsalternativen möglich sind und welche Lösungsmöglichkeiten als effektiv zur Bewältigung des Problems erscheinen. Schließlich wird eine Übereinkunft darüber getroffen, welche und wie die Lösungswege familiengerecht umgesetzt werden sollen. Die Therapie orientiert sich an aktuellen Familienproblemen und versucht, konkrete Lösungen zu finden. Insgesamt wird den Familien „Hilfe zur Selbsthilfe" vermittelt. Die Maßnahmen richten sich nicht nur auf die Probleme des Patienten, sondern es wird versucht, die Lebensqualität der gesamten Familie zu verbessern.

Die Familienbetreuung umfasst insgesamt bis zu 24 Sitzungen. Sie beginnt mit einer Kerntherapie von mindestens 12 Sitzungen im ersten halben Jahr (Grundbetreuung). In den ersten drei Monaten werden wöchentliche Sitzungen vereinbart, danach für weitere drei Monate Sitzungen in zweiwöchentlichem Abstand. Im Anschluss daran folgen weitere Termine in mehrwöchigem bis monatlichem Abstand bis mindestens zum Ende des ersten Jahres je nach Bedarf. Parallel zu den Familiensitzungen werden die Patienten psychiatrisch betreut und mit Neuroleptika behandelt.

15.5.4 Ergebnisse

Die psychoedukativen Therapieformen helfen dabei, Rückfälle abzufangen und ganz zu verhindern und/oder auftretende Rückfälle abzumildern und zu verkürzen. Dadurch werden Krankenhausaufenthalte vermieden und verkürzt, Behandlungskosten reduziert und die Lebensqualität von Patienten und Angehörigen gesteigert.

Die in Studien und Metaanalysen nachgewiesenen Effekte von psychoedukativen Familieninterventionen können folgendermaßen zusammengefasst werden:
- Reduktion der Rückfallrate,
- Reduktion von Stress und Belastung,
- Reduktion von übermäßiger Kritik und emotionalem Überengagement („high-expressed emotion behaviour"),

- Verbesserung des Krankheitswissens,
- Verbesserung der Compliance,
- Verbesserung der sozialen Adaptation,
- Verbesserung der Lebensqualität,
- Reduktion der Kosten.

Von Psychoedukation und der Einbeziehung der Angehörigen in die Behandlung profitieren sowohl die Patienten als auch die Angehörigen und die Gesellschaft insgesamt, sodass die routinemäßige Durchführung von psychoedukativen Interventionen und Angehörigenarbeit eindeutig zu befürworten ist (Evidenzgrad Ia; Evidenzstärke A).

Literatur

Buchkremer G, Klingberg S, Holle R, Schulze-Mönking H, Hornung WP (1997) Psychoeducational psychotherapy for schizophrenic patients and their key relatives or care-givers: results of a 2-year follow-up. Acta Psychiat Scand 96, 483–491

Pharaoah FM, Mari JJ, Streiner DL (2000) Family intervention for schizophrenia (Cochrane Review). The Cochrane Library, Oxford

Pitschel-Walz G (1997) Die Einbeziehung der Angehörigen in die Behandlung schizophrener Patienten und ihr Einfluss auf den Krankheitsverlauf. Dissertation, Universität München

Wiedemann G (2000) Therapie, Verlauf und Prädiktion der Schizophrenie – Rückfallprophylaxe durch Kombination von Familienbetreuung und unterschiedlicher Psychopharmakotherapie. Habilitationsschrift, Universität Tübingen

Wiedemann G, Buchkremer G (1996) Familientherapie und Angehörigenarbeit bei verschiedenen psychiatrischen Erkrankungen. Nervenarzt 67: 524–544

Wiedemann G, Klingberg S, Pitschel-Walz G, Arbeitsgruppe Psychoedukation (2003) Psychoedukative Interventionen in der Behandlung von Patienten mit schizophrenen Störungen. Nervenarzt 74: 789–808

Wunderlich U, Wiedemann G, Buchkremer G (1996) Sind psychosoziale Interventionen bei schizophrenen Patienten wirksam? Eine Metaanalyse. Verhaltenstherapie 6: 4–13

15.6 Affektive Störungen
Gerd Laux

15.6.1 Einleitung

Affektive Störungen sind v. a. durch eine krankhafte Veränderung der Stimmungslage, meist zur Depression oder seltener zur Manie hin, charakterisiert.

Zu den affektiven Störungen werden nach herkömmlicher Terminologie vor allem die zur Gruppe der endogenen Psychosen gehörenden affektiven Psychosen (bipolare/manisch-depressive Erkrankung; unipolare/endogene Depression; Manie) sowie reaktive und neurotische (psychogene) Depressionen gezählt.

Die heutigen Diagnose- und Klassifikationssysteme gehen von einer möglichst exakten (operationalisierten), reinen Beschreibung der Krankheitssymptome aus. In Abb. 15.6-1 ist die Einteilung bzw. Klassifikation affektiver Störungen nach ICD-10 dargestellt.

Innerhalb der affektiven Störungen kommt den depressiven Erkrankungen bei weitem die größte Bedeutung zu. Typischerweise wird von depressiven Patienten primär der Hausarzt aufgesucht.

15.6.2 Depressive Erkrankungen

Das Spektrum depressiver Erkrankungen macht den Hauptteil affektiver Störungen aus und gehört mit einer Inzidenz von ca. 8–20% zu den häufigsten psychischen Erkrankungen. Depressionen werden nach wie vor unterdiagnostiziert (nur ca. 50% der Depressionen werden von Primärärzten erkannt) und noch seltener wird eine Lege-artis-Therapie (Antidepressiva, kognitive Verhaltenstherapie) durchgeführt.

Bei internistischen Krankenhauspatienten werden für das aktuelle Vorliegen einer depressiven Störung Prävalenzraten von etwa 15% berichtet, für über 65-Jährige sowie aus chirurgischen Abteilungen werden ähnliche Größenordnungen mitgeteilt. In der Lübecker Allgemeinkrankenhausstudie ergab sich für die ICD-10-Diagnose „depressive Episode" eine Punktprävalenz von 7,5%.

Die Prävalenz von „major depressions" bei (schwer) körperlich Kranken wird wie folgt angegeben: Diabetes mellitus 10%, Myokardinfarkt 20%, M. Parkinson 30–50%, Epilepsie 20–30%, Dialysepatienten 10–20%, Schlaganfallpatienten 25–35%, Karzinompatienten 25–40%.

Ätiologie und Pathogenese

Für die Entstehung depressiver Erkrankungen wird verschiedenen Faktoren ursächliche Bedeutung zugemessen. In Anbetracht der Heterogenität depressiver Patienten muss aus klinischer Sicht eine multifaktorielle Ätiopathogenese angenommen werden, bei der genetische, biologische und psychosoziale Faktoren interagieren. So wird offenbar die depressiogene Wirksamkeit eines Lebensereignisses vor allem durch die individuelle Disposition des betreffenden Menschen bestimmt. Die derzeitigen Modellvorstellungen zur Ätiopathogenese von Depressionen sind in Abb. 15.6-2 zusammengefasst.

Zwillings- und Adoptionsstudien belegen, dass das Auftreten depressiver Störungen von genetischen Faktoren mitbestimmt wird. Die Konkordanzrate für eineiige Zwillinge liegt für unipolare Depressionen bei ca. 50%.

Heute steht es außer Frage, dass bei depressiven Störungen Veränderungen der Neurotransmission vorliegen. Depression ist mit einer verminderten Neurotransmission an den postsynaptischen Serotonin (5-HT$_{1a}$)-Rezeptoren assoziiert, zweifelsfrei stellen auch noradrenerge Effekte einen wichtigen Wirkmechanismus von Antidepressiva dar.

In einigen Studien konnte gezeigt werden, dass depressive Patienten im Vergleich zu Gesunden erniedrigte Konzentrationen der Noradrenalin- bzw. Serotoninmetaboliten MHPG bzw. 5-HIES aufweisen. Bei suizidalen Patienten fand sich ein erniedrigter Serotonin- bzw. 5-HIES-Liquorspiegel.

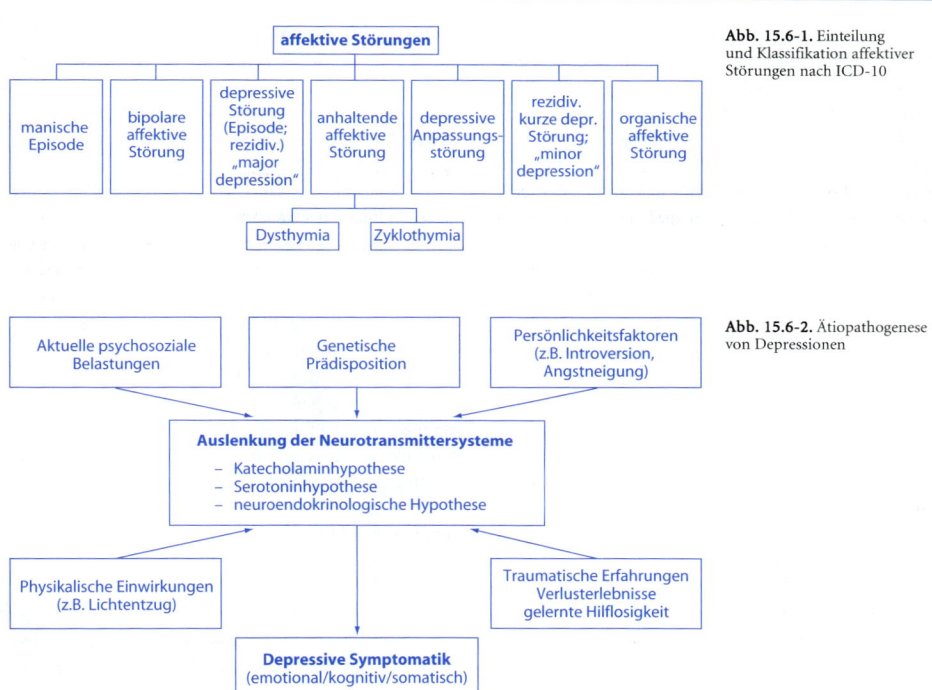

Abb. 15.6-1. Einteilung und Klassifikation affektiver Störungen nach ICD-10

Abb. 15.6-2. Ätiopathogenese von Depressionen

Hauptunterstützung erfuhr diese Hypothese durch die Aufklärung des Wirkmechanismus der Antidepressiva: Antidepressive Pharmaka erhöhen die Aminkonzentrationen im synaptischen Spalt entweder durch Wiederaufnahmehemmung von Noradrenalin und/oder Serotonin oder durch Blockade des Abbaus der genannten Neurotransmitter.

Konsekutiv kommt es zu adaptiven Veränderungen postsynaptischer Rezeptorsysteme und unter dem Einfluss von Signaltransduktionsmechanismen zu einer veränderten Gen-Expression. Diskutiert wird auch eine neurotrophe Hypothese der Antidepressiva-Wirkung.

Neuroendokrinologische Befunde weisen vor allem auf Störungen der Regulation der Hypothalamus-Hypophysen-Nebennierenrinden- bzw. Schilddrüsenachse hin. Bei einem hohen Prozentsatz der Depressiven findet sich ein Hypercortisolismus, bei 40–70% ein pathologischer Dexamethason-Suppressionstest. Verschiedene Forschergruppen haben eine verminderte ACTH-Antwort auf „corticotropin releasing hormone" (CRH) bei Depressiven gefunden.

Auf die Bedeutung **chronobiologischer Faktoren** wiesen schon früh klinische Beobachtungen hin: Ein Teil der Depressionen weist eine saisonale Rhythmik auf, sie finden sich gehäuft im Frühjahr oder Herbst. In neueren Untersuchungen kristallisierte sich eine Sonderform (sog. saisonale Depressionen) heraus, die nur im Herbst-Winter auftritt.

Insbesondere die Tagesschwankungen der Depressivität sowie die bei „endogenen" Depressionen typischen Durchschlafstörungen mit morgendlichem Früherwachen sind Ausdruck einer zirkadianen Rhythmusstörung.

Messungen der zerebralen Durchblutung mittels rCBF bzw. SPECT konnten auch bei Depressiven Auffälligkeiten wie **Veränderungen von Durchblutung und Metabolismus** in der linken Präfrontalregion, den Temporalregionen und der Amygdala aufdecken. Hirnmorphologische Untersuchungen mittels Imaging-Verfahren konnten bislang keine depressionsspezifischen Auffälligkeiten aufzeigen. Unter anderem beschrieben wurden Ventrikelerweiterungen im Vergleich zu Kontrollen. Kernspintomographische Untersuchungen weisen auf zerebrale Atrophiezeichen wie eine erhöhte VBR („ventricular brain ratio" [Ventrikel-Hirn-Quotient]), gehäuftes Vorkommen subkortikaler und periventrikulärer Signalanhebungen insbesondere bei Altersdepressionen sowie bei Hypophysenvergrößerung und Hippokampusverkleinerung hin.

Nicht selten finden sich somatische Erkrankungen oder auch Pharmaka als Ursachen, Kofaktoren oder als Auslöser von Depressionen. Bei neurologischen Erkrankungen, wie z. B. Schlaganfall, multiple Sklerose, Epilepsie, Morbus Parkinson, M. Huntington, M. Wilson, Hirntumoren sowie Schädel-Hirn-Traumen finden sich Depressionen in einer Häufigkeit von ungefähr 30–50%.

Pharmakogene Depressionen können z. B. im Rahmen höherdosierter Cortisonbehandlungen, bei Alkohol- und Opiatabhängigkeit, Polytoxikomanie sowie unter Cholesterinsynthese- (z. B. Pravastatin) oder Gyrasehemmern auftreten.

Als psychologische Risikofaktoren für die Auslösung depressiver Erkrankungen werden psychosoziale Stressoren (kritische Lebensereignisse – „life events"), insbesondere Tod eines Nahestehenden, Scheidung, Trennungen sowie das Wochenbett angesehen.

Die kognitive Theorie sieht als Zentralproblem depressiver Erkrankungen eine Wahrnehmungs- und Interpretationseinseitigkeit depressiver Personen, die durch negative Wahrnehmung der eigenen Person, der Umwelt sowie der Zukunft gekennzeichnet ist (so genannte **kognitive Triade**). Spezifischer und unspezifischer Stress führt demnach zur Aktivierung dieser depressionstypischen Kognitionen, die u. a. folgendermaßen charakterisiert werden können: Übergeneralisierung (Verallgemeinern einzelner negativer Erfahrungen), selektive Abstraktion (Tunnelblick), dichotomes Denken.

Das Konzept der **gelernten Hilflosigkeit** basiert auf experimentellen Untersuchungen, die zeigten, dass die Konfrontation mit einem nicht veränderbaren, negativ-belastenden Stimulus zu Hilflosigkeit mit Rückzugsverhalten, eingeschränkter Lernfähigkeit, Verschlechterung der Befindlichkeit und psychosomatischen Störungen führt.

Klinik und Diagnostik

Die Diagnose wird primär klinisch auf der Basis des erhobenen psychopathologischen Befundes gestellt, d. h. anhand spontan geschilderter Beschwerden, mit Hilfe gezielter Explorationsfragen oder Rating-Skalen unter Berücksichtigung von anamnestischen Faktoren und des Verlaufes.

Die Diagnosekriterien für eine depressive Episode nach ICD-10 sind in Abb. 15.6-3 zusammengefasst.

Das Erkennen einer Depression im Alter ist schwierig. Die Symptome einer Depression werden häufig fälschlicherweise als natürliche Folge des Alterungsprozesses angesehen. Psychopathologisch dominieren häufig somatische Symptome und hypochondrische Befürchtungen, die Suizidrate ist erhöht. Die Diagnose einer Alterdepression wird zum einen erschwert durch die zumeist vorliegende Multimorbidität und Polypharmazie (depressiogener Einfluss mancher Pharmaka), zum anderen durch die häufige Komorbidität mit altersassoziierten Hirnerkrankungen (Alzheimer-Demenz, M. Parkinson, vaskuläre Demenz). So wird über eine Depressionshäufigkeit von 20–50% bei Demenzen berichtet.

In den letzten Jahren wurde die Existenz milder, minorer Depressionsformen, so genannte „subtreshold depressions" sowie so genannte rezidivierende kurze depressive Störungen („brief recurrent depressions") postuliert. Wir befinden uns hier einerseits im psychopathologischen Grenzbereich zu normalen

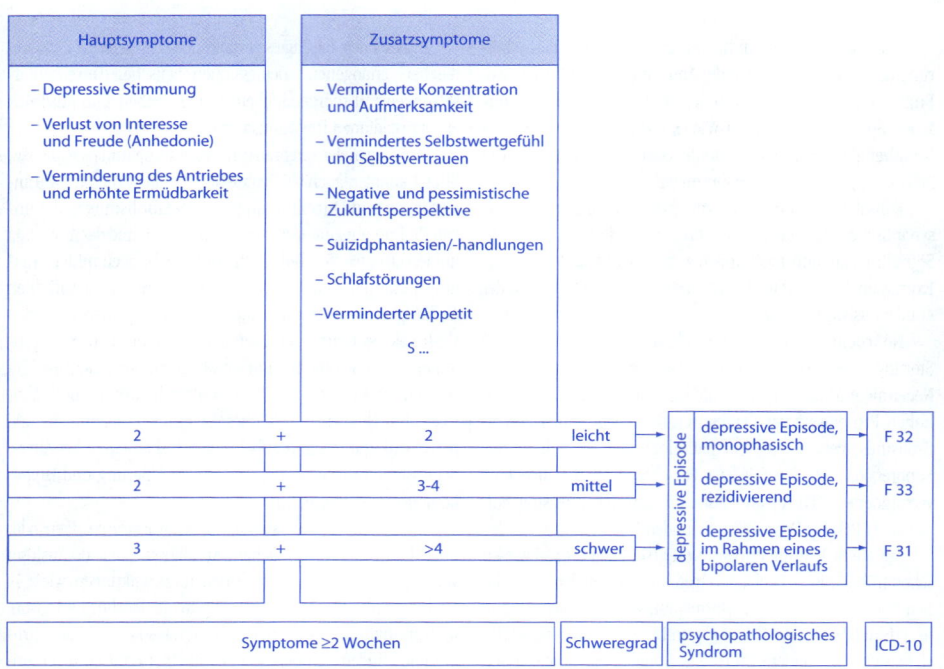

Abb. 15.6-3. Operationalisierte Diagnosestellung (Symptome, Schweregrade, Klassifikation) nach ICD-10

15.6 Affektive Störungen

depressiven Verstimmungen und depressiven Persönlichkeitsstrukturen, andererseits kommt diesen Störungen offenbar hohe sozialmedizinische Bedeutung angesichts häufigen Vorkommens im ambulanten, primärärztlichen Versorgungssystem zu. Hier besteht dringlicher Forschungsbedarf.

Therapie

Supportive Psychotherapie Grundlage der Depressionsbehandlung ist das **verständnisvolle, stützende ärztliche Gespräch** (z. B. Interpersonelle Psychotherapie, supportive Psychotherapie) mit Erstellung eines Gesamtbehandlungsplanes. Der Schwerpunkt der Therapiemaßnahmen orientiert sich zum einen am klinischen Bild, zum anderen an der anzunehmenden Entstehung der Erkrankung.

Je nach ätiologischem Schwerpunkt der Störung stehen entweder die (alleinige) Therapie mit Antidepressiva oder die Psychotherapie oder andere Therapieformen im Vordergrund. Eine Übersicht zur Depressionsbehandlung gibt Abb. 15.6-4 wieder.

Die **Behandlungsstrategie** gliedert sich in 3 Phasen:
1. **Akutbehandlung**,
2. **Erhaltungstherapie** (6–18 Monate) und
3. **Rezidivprophylaxe** (Rückfallverhütung; jahre- bis lebenslang).

Im Hinblick auf die **Akutbehandlung** steht die Frage im Vordergrund, ob eine ambulante oder stationäre Behandlung erfolgen kann oder muss. In Abb. 15.6-5 ist eine Synopsis der ambulanten Diagnostik und Therapie der Depression dargestellt.

Von zentraler Bedeutung ist die **Abschätzung der Suizidalität** (vgl. Kap. 15.12). Durch körperlich-neurologische Untersuchung und Diagnostik sowie gezielte Anamnese müssen mögliche organische Ursachen sowie depressiogene Faktoren wie Pharmaka, Drogen, Alkoholabusus eruiert werden.

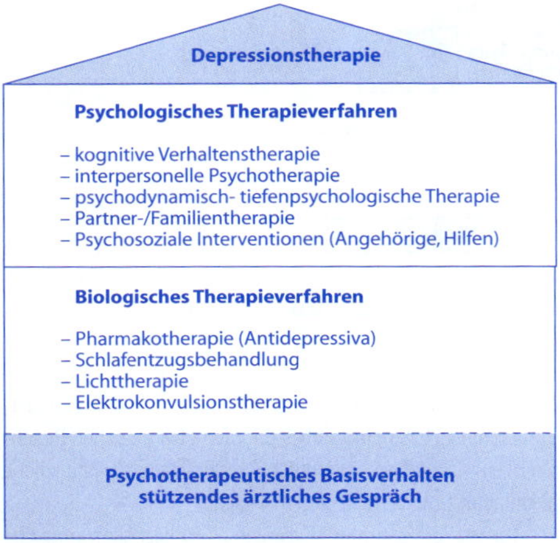

Tabelle 15.6-1. Antidepressiva – Übersicht

Antidepressiva	Tagesdosis [mg]
Nichtsedierend (aktivierend)	
Trizyklische Antidepressiva	
Nortriptylin (Nortrilin)	75–300
Clomipramin (Anafranil u.a.)	50–225
Imipramin (Tofranil u.a.)	75–225
MAO-Hemmer	
Tranylcypromin (Jatrosom)	20–60
Moclobemid (Aurorix u.a.)	300–900
Selektive Antidepressiva	
SSRI	
– Citalopram (Cipramil u.a.)	20–60
– Escitalopram (Cipralex)	10–30
– Fluoxetin (Fluctin u.a.)	20–60
– Fluvoxamin (Fevarin u.a.)	50–300
– Paroxetin (Seroxat u.a.)	20–50
– Sertralin (Gladem, Zoloft)	50–200
SNRI/NARI	
– Venlafaxin (Trevilor)	75–375
– Reboxetin (Edronax)	4–10
Sedierend (dämpfend)	
Tri-/tetrazyklische Antidepressiva	
Maprotilin (Ludiomil u.a.)	50–225
Amitriptylin (Saroten u.a.)	50–225
Amitriptylinoxid (Equilibrin u.a.)	60–300
Doxepin (Aponal u.a.)	50–300
Trimipramin (Stangyl u.a.)	50–300
Selektive Antidepressiva	
Mirtazapin (Remergil u.a.)	15–45
Phytopharmakon	
Johanniskraut-Extrakt (Jarsin u.a.)	

Sodann erfolgt eine **Abschätzung des Schweregrades der Depression**. Leichtgradig depressive Episoden und Verstimmungszustände können durch verständnisvoll-geduldige Zuwendung (supportive Psychotherapie) aufgefangen werden. Ausgeprägte Depressionen machen spezifische Therapiemaßnahmen erforderlich.

Biologische Behandlungsverfahren Im Zentrum der biologischen Behandlungsverfahren (unter Praxisbedingungen sämtlicher Therapieverfahren) steht heute die Behandlung mit Antidepressiva.

Die Einteilung der 26 verschiedenen, derzeit in Deutschland im Handel befindlichen Antidepressiva kann vor allem nach chemischer Strukturzugehörigkeit, neurobiochemischer und pharmakologischer (Haupt-)Wirkung sowie nach klinisch-praktischen Gesichtspunkten erfolgen (vgl. Tabelle 15.6-1).

Im Gegensatz zu früheren Lehrmeinungen kann jedes depressive Syndrom mit Antidepressiva erfolgreich behandelt werden, auch „psychogene" Depressionen. Gut belegt ist inzwischen die Abhängigkeit der Response-Rate auf Antidepressiva vom Schweregrad der depressiven Störung.

Depressionstherapie

Psychologisches Therapieverfahren
- kognitive Verhaltenstherapie
- interpersonelle Psychotherapie
- psychodynamisch- tiefenpsychologische Therapie
- Partner-/Familientherapie
- Psychosoziale Interventionen (Angehörige, Hilfen)

Biologisches Therapieverfahren
- Pharmakotherapie (Antidepressiva)
- Schlafentzugsbehandlung
- Lichttherapie
- Elektrokonvulsionstherapie

Psychotherapeutisches Basisverhalten stützendes ärztliches Gespräch

Abb. 15.6-4. Übersicht Behandlung der Depressionen

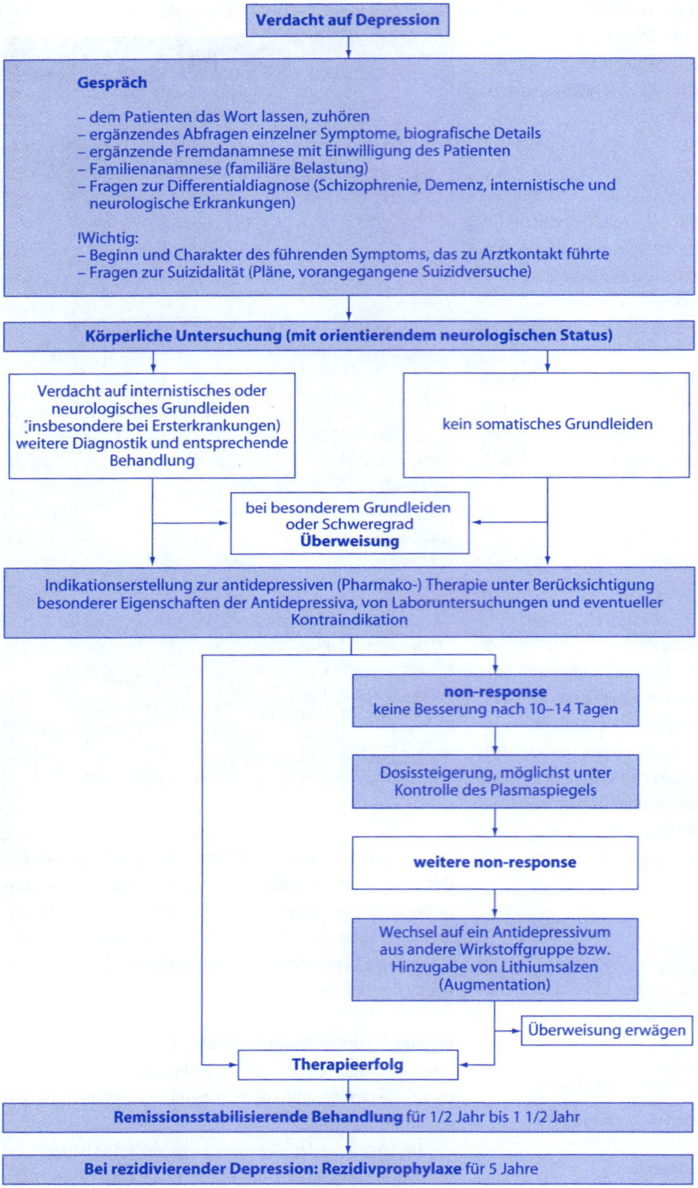

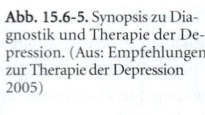

Abb. 15.6-5. Synopsis zu Diagnostik und Therapie der Depression. (Aus: Empfehlungen zur Therapie der Depression 2005)

Verdacht auf Depression

Gespräch
- dem Patienten das Wort lassen, zuhören
- ergänzendes Abfragen einzelner Symptome, biografische Details
- ergänzende Fremdanamnese mit Einwilligung des Patienten
- Familienanamnese (familiäre Belastung)
- Fragen zur Differentialdiagnose (Schizophrenie, Demenz, internistische und neurologische Erkrankungen)

!Wichtig:
- Beginn und Charakter des führenden Symptoms, das zu Arztkontakt führte
- Fragen zur Suizidalität (Pläne, vorangegangene Suizidversuche)

Körperliche Untersuchung (mit orientierendem neurologischen Status)

Verdacht auf internistisches oder neurologisches Grundleiden (insbesondere bei Ersterkrankungen) weitere Diagnostik und entsprechende Behandlung

kein somatisches Grundleiden

bei besonderem Grundleiden oder Schweregrad **Überweisung**

Indikationserstellung zur antidepressiven (Pharmako-) Therapie unter Berücksichtigung besonderer Eigenschaften der Antidepressiva, von Laboruntersuchungen und eventueller Kontraindikation

non-response
keine Besserung nach 10–14 Tagen

Dosissteigerung, möglichst unter Kontrolle des Plasmaspiegels

weitere non-response

Wechsel auf ein Antidepressivum aus andere Wirkstoffgruppe bzw. Hinzugabe von Lithiumsalzen (Augmentation)

Überweisung erwägen

Therapieerfolg

Remissionsstabilisierende Behandlung für 1/2 Jahr bis 1 1/2 Jahr

Bei rezidivierender Depression: Rezidivprophylaxe für 5 Jahre

---

In Anbetracht der relativ hohen Non-compliance-Rate muss der Patient von der Notwendigkeit einer „Behandlung mit Chemie" überzeugt werden. Gerade in Deutschland bestehen gegenüber Psychopharmaka ausgeprägte Ressentiments und Vorurteile, verbunden mit einem erschreckend niedrigen Wissensstand. Die Akzeptanz einer medikamentösen Behandlung kann bei nicht wenigen Patienten deshalb eine zeitaufwendige Überzeugungsarbeit erfordern, bei manchen Patienten ist ein Nachgeben hinsichtlich ihrer Präferenz für pflanzliche Medikation (initial) nicht zu vermeiden.

Von großer Bedeutung sind eventuell vorliegende somatische Risikofaktoren wie Prostatahyperplasie, Hypertonie, koronare

Herzkrankheit, Glaukom; Anfälligkeiten und Empfindlichkeiten des Patienten müssen mit dem Nebenwirkungsprofil des in Frage kommenden Antidepressivums in Einklang gebracht werden.

Als wichtiges Auswahlkriterium sollte das aktuelle klinisch-psychopathologische Bild gelten: Bei deutlichen Schlafstörungen oder psychomotorischer Agitiertheit sollten sedierende Antidepressiva präferiert werden, bei Vorliegen einer Zwangssymptomatik serotonerge.

Grundsätzlich sollte initial nur die kleinste Packungsgröße rezeptiert werden (Suizidrisiko!), im Sinne einer Psychoedukation müssen Patient und Angehörige über die Erkrankung und die Behandlungsmöglichkeiten informiert und aufgeklärt werden. Vor allem muss auf mögliche unerwünschte Arzneimittelwirkungen und den verzögerten Wirkeintritt hingewiesen werden, um eine (leider nicht seltene) Non-Compliance des Patienten zu verhindern.

Die so genannte Wirklatenz bezieht sich auf die antidepressive Wirkung im engeren Sinne, d. h. die Besserung der depressiven Kernsymptomatik. Alle bislang bekannten Antidepressiva weisen diesen Nachteil auf.

Kontrollierte Untersuchungen der letzten Jahre belegen die Wirksamkeit von Hypericum-perforatum-Extrakten bei leicht- bis mittelgradigen depressiven Störungen. Allerdings muss einschränkend darauf hingewiesen werden, dass weder der genaue Wirkmechanismus noch der eigentlich pharmakologisch wirksame Extraktanteil bekannt ist, bei vielen Präparaten eine nicht ausreichende Dosis (mindestens 900 mg Hypericin!) empfohlen wird, die Zulassung nicht nach den gleichen strengen Regeln wie bei synthetischen Psychopharmaka erfolgt ist, bei kontrollierten Vergleichsstudien mit letzteren meist nicht adäquate Vergleichsdosen angewandt wurden und – in Anbetracht der relativ hohen Plazebo-Responserate bei leichtgradigen Depressionen – plazebokontrollierte Vergleichsstudien bislang nicht in ausreichendem Maße – Studien zur Erhaltungstherapie und Rezidivprophylaxe überhaupt nicht – vorliegen.

Trizyklische Antidepressiva Trizyklische Antidepressiva wie Amitriptylin, Clomipramin, Doxepin oder Nortriptylin haben sich bei der Behandlung von Depressionen seit vielen Jahren bewährt und erwiesen sich bei ca. 70% der Patienten in kontrollierten Studien als wirksam. Die Dosierung erfolgt in der Regel einschleichend (initial 50–75 mg/Tag), bei schwereren depressiven Episoden sind auch ambulant nicht selten Tagesdosen von 150 mg erforderlich. Im ambulanten Bereich werden Trizyklika aus Gründen der besseren Verträglichkeit häufig (sehr) niedrig dosiert, obwohl für diese niedrigen Dosen kein empirischer Wirkungsnachweis vorliegt. Bei unzureichendem Therapieerfolg sollte deshalb unbedingt – bevorzugt unter Plasmaspiegelkontrolle – die volle Dosisbreite ausgeschöpft werden.

Zu den Nachteilen dieser Substanzen zählen insbesondere **anticholinerge Nebenwirkungen** (Mundtrockenheit, Obstipation, Akkommodations- und Miktionsstörungen) sowie die **Blutdrucksenkung** (orthostatische Hypotonie). Diese unerwünschten Begleitwirkungen können bei Älteren und Risikopatienten unter Umständen schwerwiegende Folgen haben.

Trizyklische Antidepressiva sind kontraindiziert bei Engwinkelglaukom, Myokardinfarkt bzw. bei schwerer koronarer Herzkrankheit, Alkohol- und/oder Psychopharmakaintoxikation. Trizyklika weisen als Standardantidepressiva im Vergleich zu neueren Substanzen ein deutlich größeres Sicherheitsrisiko auf. In Anbetracht ihrer multiplen Neurotransmissions- und Rezeptoreffekte („dirty drugs") ergeben sich die folgenden klinischen Risiken: anticholinerges Delir, epileptische Reizleitungsstörungen am Herzen, orthostatischer Kollaps mit Sturz/Oberschenkelhalsfraktur, Anfälle, Harnverhalten, Ileus. Diese Risiken sind insbesondere bei multimorbiden Alterspatienten zu beachten.

Serotonin-selektive Antidepressiva In vielen Ländern haben sich inzwischen serotoninselektive Antidepressiva als Standard-antidepressiva etabliert. In Deutschland sind zurzeit 5 serotonin-selektive Rückaufnahmehemmer (SSRI) verfügbar (Fluoxetin, Paroxetin, Citalopram/Escitalopram, Sertralin und Fluvoxa-min). Die einfache Verordnung (1 Tablette/Tag) impliziert, dass die in der ambulanten Praxis nicht seltene Unterdosierung von Antidepressiva bei diesen Substanzen wegfällt.

SSRI zeichnen sich durch eine im Vergleich zu den Trizyklika global bessere Verträglichkeit aus. Während bei Letzteren vegetativ-anticholinerge Nebenwirkungen im Vordergrund stehen, sind dies bei SSRI gastrointestinale Nebenwirkungen wie z. B. Übelkeit, sexuelle Dysfunktion und Unruhe. Letztere kann initial eine entsprechende Zusatzmedikation (z. B. Benzodiazepine) erforderlich machen, vor allem bei längerfristiger Anwendung dürfte die fehlende Beeinträchtigung von Vigilanz, Konzentration/Gedächtnis und psychomotorischer Funktionen vorteilhaft sein.

Hinsichtlich der **Pharmakoökonomie** besteht eine kontroverse Datenlage: Während einige Studien zu dem Ergebnis kamen, dass SSRI trotz ihrer deutlich höheren Medikationskosten vor allem infolge höherer Compliance bzw. niedriger Drop-out-Raten letztlich nicht teurer in der Verordnung als Tri-zyklikagenerika sind, konnten andere Untersuchungen dies nicht bestätigen.

Zu den neuen Antidepressiva zählen außerdem **noradrenalin- und serotonin-selektive Antidepressiva (SNRI)** sowie ein **noradrenalinselektives Antidepressivum**. Zu den erstgenannten gehören Venlafaxin und Mirtazapin, zu Letzterem Reboxetin.

In der Behandlung von Involutions- und Altersdepressionen haben sich Substanzen ohne anticholinerge Wirkungen wie Mianserin und Mirtazapin sowie – bei nichtagitierten Bildern – SSRI (z. B. Sertralin, Citalopram) bewährt. Von den älteren, trizyklischen Antidepressiva sollte auf Grund seiner vergleichsweise guten Herz-Kreislauf-Verträglichkeit Nortriptylin bevorzugt werden.

Schlafentzugsbehandlung Systematische Untersuchungen ergaben, dass sowohl totaler Schlafentzug als auch so genannter partieller Schlafentzug in der zweiten Nachthälfte ab 1:30 Uhr sich positiv auf die Stimmung auswirken können. Erwartungsgemäß sprechen Patienten mit ausgeprägtem Morgentief signifikant besser auf Schlafentzug an als Patienten ohne deutliche Tagesschwankungen der Stimmungslage. Schlafentzug stellt derzeit die einzige Therapiemöglichkeit dar, die bei depressiven Patienten innerhalb weniger Stunden eine signifikante Verbesserung von Stimmung, Antrieb und Denken bewirken kann. Problematisch ist allerdings die kurze Wirkdauer: Die meisten Patienten berichten über einen positiven Effekt am ersten Tag nach Schlafentzug, der aber nur einige Tage anhält. Üblicherweise wird bei der stationären Depressionsbehandlung die medikamentöse Therapie mit Schlafentzug kombiniert.

Elektrokonvulsionstherapie Die Elektrokonvulsions-/Elektrokrampftherapie (EKT) – z. T. auch als neuroelektrische Therapie bezeichnet – findet in Deutschland im Vergleich zu anderen Ländern sehr selten, als Ultima Ratio bei schweren, stuporösen oder therapieresistenten Depressionen Anwendung.

Psychotherapie Verschiedene kontrollierte Studien konnten in den letzten Jahren zeigen, dass depressive Störungen mittels spezifischen psychologischen Therapien effektiv behandelt werden können.

Zu den empirisch überprüften und speziell für die Depressionsbehandlung entwickelten Psychotherapieverfahren gehören

- (kognitive) Verhaltenstherapie,
- interpersonelle Psychotherapie (IPT) sowie
- paar- und familientherapeutische Ansätze einschließlich Angehörigenarbeit.

Im Zentrum der tiefenpsychologischen Psychotherapie Depressiver steht initial die Suche nach dem grundlegenden Konflikt (Abhängigkeit des Depressiven von einer dominanten Bezugsperson). Neben einer Analyse der Beziehungsstrukturen des Patienten bedarf es der Aufarbeitung möglicher Auslöser.

Die **behaviorale Depressionstherapie/Verhaltenstherapie (VT)** basiert auf der Verstärker-Verlust-Theorie; der Verstärkermangel führt zu reduziertem aktiven Verhalten und schließlich zu den typischen emotionalen, kognitiven und vegetativen Depressionssymptomen. Ein Circulus vitiosus entsteht durch soziale Verstärkung des depressiven Verhaltens durch vermehrte Zuwendung von Familienangehörigen, Freunden, Arbeitskollegen und Therapeuten.

Der Therapeut nimmt eine aktive, ermunternd-anleitende Rolle ein, zur Unterstützung dienen Arbeitsmaterialien (Manuals). Ziel der kognitiven Therapie ist die Korrektur dysfunktionaler Gedankenprozesse im Rahmen der negativen kognitiven Triade (negative Sichtweise bezüglich des Selbst, der Umwelt und der Zukunft). Initial steht eine sorgfältige Analyse der depressiv verzerrten Wahrnehmungen und Einstellungen unter Zuhilfenahme protokollierter Selbstbeobachtung im Vordergrund. Die so erarbeiteten Kognitionen werden auf logische Fehler (zum Beispiel selektive Abstraktion, dichotomes Denken, Personalisierung) untersucht und mit Hilfe von Beispielen aus dem Leben des Patienten einer Realitätstestung unterzogen. Es entsteht so eine neue Sichtweise von Situationen und Problemen.

In Einzel- oder Gruppensitzungen werden vor allem vier Behandlungsschwerpunkte verfolgt:
1. Überwindung der Inaktivität bzw. der einseitigen, belastenden Aktivität;
2. Verbesserung des Interaktions- und Sozialverhaltens;
3. Erkennen und Korrigieren dysfunktionaler Einstellungen und Überzeugungen sowie
4. Aufbau eines Bewältigungs- und Problemlöserepertoires.

Die Bedeutung der Kombination von Pharmako- mit Psychotherapie lässt sich basierend auf den bislang vorliegenden kontrollierten Studien hinsichtlich möglicher additiver oder potenzierender Effekte noch nicht klar abschätzen. Als belegt können allerdings eine höhere Compliance, eine höhere Akzeptanz der Behandlung sowie eine Verbesserung der sozialen Anpassung der Patienten gelten.

Zu den weiteren therapeutischen Maßnahmen zählen die temporäre Entpflichtung des Patienten (Krankschreibung, Vermittlung von Haushaltshilfen etc.) sowie die Einbeziehung von Angehörigen und Umfeld (Aufklärung, Entlastung von Schuldgefühlen, Etablierung von Compliance).

Die **Erhaltungstherapie** beginnt nach Remission der Symptomatik im Sinne einer Stabilisierungsphase. Diese ist durch eine erhöhte psychobiologische Vulnerabilität definiert und umfasst einen Zeitraum von ca. 6–18 Monaten. Angesichts der oben dargestellten hohen Rezidivwahrscheinlichkeit von Depressionen überrascht es nicht, dass 30–50% der Patienten innerhalb von vier Monaten nach Absetzen einer erfolgreichen Antidepressivamedikation ein Rezidiv erleiden. Nach mehr als drei depressiven Episoden/Phasen bzw. mehr als zwei depressiven Episoden mit kurzem Intervall ist eine **rezidivprophylaktische** Therapie indiziert.

Zahlreiche plazebokontrollierte Langzeitstudien ergaben eine Wirksamkeit sowohl von Antidepressiva als auch von Lithium. Zur Vermeidung von Entzugssyndromen sind Antidepressiva sehr langsam (ausschleichend) abzusetzen.

Prognose

Insgesamt ist zu konstatieren, dass Verlaufsuntersuchungen der letzten Jahre darauf hinweisen, dass die Prognose depressiver Erkrankungen weniger günstig ist als lange Zeit angenommen. Sie sind gravierende Erkrankungen mit einer hohen Rezidivrate (höchstes Rezidivrisiko in den ersten zwei Jahren), etwa 15% nehmen einen chronischen Verlauf, 10–20% der Patienten sterben durch Suizid.

15.6.3 Manische Episode

Charakteristika dieser Störung sind Episoden inadäquat gehobener Stimmung, von Antriebssteigerung, beschleunigtem Denken (Ideenflucht) und Selbstüberschätzung. Nach ICD-10 werden drei Schweregrade unterschieden, nämlich die Hypomanie, die Manie ohne sowie die Manie mit psychotischen Symptomen.

Ätiologie und Pathogenese
Neurobiochemische Untersuchungen sprechen für Störungen des Serotonin-, Katecholamin- und GABA-Stoffwechsels. Für die Katecholamine Noradrenalin und Dopamin wurde ein erhöhter „turn over" postuliert, Induktionen von Manien durch Dopaminagonisten, L-Dopa und Amphetamine unterstützen diese Annahme.

Klinik und Diagnostik
Die Diagnosekriterien einer Manie nach ICD-10 sind in der folgenden Übersicht zusammengefasst.

Diagnosekriterien Manie nach ICD-10
- Symptomatologie
  - Situationsinadäquate, anhaltende gehobene Stimmung (sorglos-heiter bis erregt)
  - Selbstüberschätzung
  - Vermindertes Schlafbedürfnis
  - Gesprächigkeit/Rededrang
  - Störungen der Aufmerksamkeit und Konzentration, Ablenkbarkeit, Hyperaktivität
- Schweregrad
  Mittelgradig: Manie ohne psychotische Symptome
  Zusätzlich: berufliche/soziale Funktionsfähigkeit unterbrochen
  Schwer: Manie mit psychotischen Symptomen
  Zusätzlich: Wahn
  Mindestdauer: 1 Woche

Therapie
Die Akutbehandlung der Manie gestaltet sich auf Grund des in der Regel fehlenden Krankheitsgefühls häufig ausgesprochen schwierig. Bei ausgeprägter Symptomatik ist eine stationäre Behandlung erforderlich, wegen fehlender Krankheitseinsicht kann hierzu auch eine richterliche Einweisung notwendig werden. Als allgemeine Maßnahmen empfiehlt es sich, den Patienten von stimulierenden Außenreizen abzuschirmen, ihn ernst zu nehmen und nicht auf seine floride Symptomatik einzugehen.

Die medikamentöse Therapie kann entweder mittels Neuroleptika, Carbamazepin oder Lithium erfolgen (für Valproat steht eine diesbezügliche Zulassung in Deutschland aus).

Neuroleptika (z. B. 1–2 Ampullen Haloperidol i.v. oder Olanzapin i.m.) besitzen die Vorteile einer rasch einsetzenden Wirkung sowie parenteraler Applizierbarkeit, atypische Neuroleptika wie Olanzapin, Risperidon oder Quetiapin weisen Verträglichkeitsvorteile (kaum extrapyramidal-motorische Nebenwirkungen) auf.

In den letzten Jahren kommt häufiger **Carbamazepin** nach relativ rascher Aufdosierung in Dosisbereichen zwischen 800 und 2000 mg/Tag zum Einsatz. Die antimanische Wirkung von Lithium setzt – eine entsprechende Patienten-Compliance vorausgesetzt – erst nach Tagen in Plasmakonzentrationsbereichen zwischen 0,8 und 1,2 mmol/l ein.

Es sollte darauf geachtet werden, dass der Patient trotz der erforderlichen Restriktionen genügend Freiraum hat, um seinen Aktivitätsdrang zu stillen und sich psychomotorisch abzureagieren. Neben milieutherapeutischen sollten hier insbesondere soziotherapeutische Maßnahmen zum Tragen kommen.

Im Rahmen der Behandlung von manisch Kranken kommt erfahrungsgemäß der Information und Psychotherapie der Angehörigen große Bedeutung zu. Ihnen muss vermittelt werden, dass die oft hautnah miterlebten und erlittenen Verhaltensexzesse des Angehörigen nicht moralischem Versagen, sondern einer krankhaften Störung von Gehirnfunktionen zuzuschreiben sind. Häufig sind Konsultationen mit einem Juristen hinsichtlich forensischer Tatbestände erforderlich.

Prognose
Binnen zwei Jahren besteht eine 50%ige Rezidivwahrscheinlichkeit bei Patienten ohne Rezidivprophylaxe (Lithium).

15.6.4 Bipolare affektive Störung

Bipolare Erkrankungen sind durch einen Wechsel zwischen depressiven und (hypo-)manischen Episoden gekennzeichnet (manisch-depressive Erkrankung alter Terminologie).

Ätiologie und Pathogenese
Zwillings- und Adoptionsstudien belegen die Bedeutung genetischer Faktoren. Neurobiochemische Untersuchungen liegen nur in beschränktem Maße vor, gleichwohl lassen sich Auffälligkeiten im Sinne der Aminhypothesen ausmachen: Erhöhung von Noradrenalin und Dopamin in der Manie, Erniedrigung in der Depression, Acetylcholinmangel in der Manie, Überschuss in der Depression sowie zyklothyme Stimmungsschwankungen durch Serotoninverarmung.

Bei bipolar affektiven Störungen vom Rapid-cycling-Verlaufstyp wurde bei etwa der Hälfte der untersuchten Patienten ein hypothyreoter Funktionszustand erhoben.

Klinik und Diagnostik
Die Diagnosekriterien nach ICD-10 entsprechen denen der depressiven bzw. manischen Episode, zusätzlich muss das Kriterium einer analogen depressiven oder (hypo-)manischen Episode in der Anamnese erfüllt sein.

Therapie
Die Akutbehandlung entspricht je nach Vorliegen einer manischen oder depressiven Episode dem oben Dargelegten. In Anbetracht des rezidivierenden Verlaufes dieser Erkrankung kommt der Durch-

führung einer medikamentösen Rezidivprophylaxe entscheidende Bedeutung zu. In der Regel ist nach zwei Phasen der Beginn einer Rezidivprophylaxe indiziert, hierbei gilt Lithium nach wie vor als Mittel der ersten Wahl. Ein 12 h nach der letzten Tabletteneinnahme gemessener Lithiumspiegel von 0,5–0,8 mmol/l ist zur Rezidivprophylaxe ausreichend.

Die vor Beginn einer Lithiumprophylaxe notwendigen Voruntersuchungen sowie die während der Therapie als Kontrollen durchzuführenden Untersuchungen sind in folgender Übersicht zusammengefasst.

Untersuchungen bei Lithiumtherapie

Vor der Therapie:
- Psychiatrische und somatische Anamnese, internistisch-neurologische Untersuchung, Medikamentenanamnese
- Labor:
  - Kreatinin im Serum
  - Urinstatus
  - T_3, T_4, TSH
  - Elektrolyte: Natrium, Kalium, Kalzium im Serum
  - Blutbild
  - Blutglukose
  - EKG
  - EEG

Während der Therapie:
- Fragen nach Nebenwirkungen (Tremor, Polyurie, Polidipsie, Gewichtszunahme), Halsumfang messen (Struma?)
- Labor:
  - Lithiumserumspiegelkontrollen: jeweils 12±1 h nach der letzten Einnahme, bei Einstellung wöchentlich, später im Abstand von 3 Monaten
  - Kreatinin im Serum: Kontrollen im Abstand von 6–12 Monaten
  - T_3, T_4, TSH: jährliche Kontrolle
  - Blutbild: jährliche Kontrolle
  - EKG: jährliche Kontrolle
  - EEG: gelegentliche Kontrollen

Fakultative Untersuchungen:
- TRH-Test
- Prüfung der glomerulären Filtrationsrate
- Prüfung der renalen Konzentrationsleistung (Minirin-Test)

Bei relevanten interkurrenten Erkrankungen oder Auftreten von gravierenden Nebenwirkungen werden häufigere Lithiumserumkontrollen sowie geeignete Zusatzuntersuchungen erforderlich. Weiterhin ist der mögliche Einfluss einer Begleitmedikation auf die Lithiumtherapie zu beachten

---

Für die klinische Praxis wichtig sind folgende unerwünschte Wirkungen:
- Entwicklung einer euthyreoten Struma (strumigene Wirkung von Lithium),
- Finger- und Händetremor,
- Durst; Gewichtszunahme (bei ca. 1/3 vorkommend, durchschnittlich 4–10 kg),
- Einbußen von kognitiven Funktionen/Vigilanz (dosisabhängig) und
- Entwicklung einer chronischen, unspezifischen interstitiellen Lithiumnephropathie.

Letztere kommt bei ca. 25% der Behandelten vor, geht mit einer Einschränkung der renalen Konzentrationsleistung mit oder ohne Polyurie einher und ist in der Regel ohne klinische Bedeutung. Verstärkte gastrointestinale Symptome (Diarrhöen) können Hinweis auf eine drohende Lithiumintoxikation sein. Lithium ist im ersten Trimenon kontraindiziert.

Von den möglichen Arzneimittelinteraktionen mit Lithium ist vor allem die Kombination mit Thiaziddiuretika (verordnet wegen aufgetretenen Ödemen!) zu vermeiden. Lithium sollte 24–48 h vor operativen Eingriffen wegen möglicher Interaktionen mit Narkotika und Muskelrelaxanzien abgesetzt werden.

Hinsichtlich der Beendigung einer Lithiumprophylaxe ist darauf zu achten, dass abruptes Absetzen akute, schwere Rezidive auslösen kann. Lithium sollte deshalb sehr langsam, am besten über Monate reduziert werden.

Eine wichtige Alternative zur Lithiumprophylaxe bei Non-Respondern oder Unverträglichkeit stellt die Anwendung von Carbamazepin, in anderen Ländern auch Valproat dar. Bei „rapid cyclers" (s. unten) scheint Carbamazepin Lithium überlegen zu sein. Jüngst wurde Lamotrigin zur Prävention depressiver Episoden bei bipolaren Störungen zugelassen, das atypische Neuroleptikum Olanzapin zur Phasenprophylaxe bei Ansprechen in der manischen Episode.

Prognose

In einer Verlaufsuntersuchung an n = 64 Patienten wurde eine Rezidivrate von 75% innerhalb von 5 Jahren gefunden. Durchschnittlich treten 9 manische Episoden auf, bei 40% entwickelt sich eine chronische Erkrankung. 5–20% der Patienten mit bipolaren affektiven Störungen zeigen einen raschen Phasenwechsel, bei mehr als vier Episoden pro Jahr spricht man von „rapid cycling".

Eine Langzeitstudie an n = 406 Patienten der Züricher Universitätsklinik über 20 Jahre belegt die deutlich erhöhte Mortalität bipolarer Patienten infolge Suiziden, Unfällen und kardiovaskulären Erkrankungen.

15.6.5 Anhaltende affektive Störungen

Hierzu zählen die Dysthymia, eine chronische depressive Verstimmung, sowie die Zyklothymia, eine andauernde Instabilität der Stimmung, bei der zahlreiche Perioden leichtgradiger Depression und leicht gehobener Stimmung wechseln.

Ätiologie und Pathogenese

In Familienuntersuchungen zeigte sich eine höhere familiäre Belastung mit affektiven Erkrankungen.

Klinik und Diagnostik

In der folgenden Übersicht findet sich eine synoptische Darstellung der Diagnosekriterien nach ICD-10.

Therapie

Von psychodynamisch orientierten Psychotherapeuten wird basierend auf der Annahme einer gestörten Persönlichkeits- und

Ich-Entwicklung ein einsichtsorientierter psychoanalytischer Therapieansatz bei Dysthymien bevorzugt. Die Kombination einer Pharmakotherapie (bevorzugt SSRI, MAO-Hemmer oder Amisulprid niedrig dosiert) mit kognitiver oder Verhaltenstherapie dürfte die effektivste Behandlung dieser Störung darstellen.

Bei der Zyklothymia sprechen empirische Hinweise für eine stimmungsstabilisierende Wirkung von Lithium, einige Autoren empfehlen den Einsatz von MAO-Hemmern.

Prognose

Der Verlauf einer Dysthymie ist chronisch. Dysthyme weisen ein beinahe 8fach erhöhtes Risiko auf, innerhalb eines Jahres eine majore Depression zu entwickeln. Sie beginnt oft schleichend im Kindes- oder Jugendalter; Langzeitverlaufsstudien fehlen aber bislang.

Die Zyklothymia setzt meist zwischen dem 16. und 30. Lebensjahr ein. Exakte Daten zu Verlauf und Prognose der Störung liegen bislang nicht vor. Die relativ hohe Zahl von Patienten mit Zyklothymia, die innerhalb von weniger als zwei Jahren das Vollbild einer bipolaren Störung entwickeln, stellt die Eigenständigkeit der Diagnose Zyklothymia in Frage.

Diagnosekriterien Dysthymia und Zyklothymia nach ICD-10

Dysthymia:
A. Konstante oder konstant wiederkehrende Depression über einen Zeitraum von mindestens 2 Jahren. Dazwischenliegende Perioden normaler Stimmung dauern selten länger als einige Wochen, hypomanische Episoden kommen nicht vor
B. Keine oder nur sehr wenige der einzelnen depressiven Episoden während eines solchen Zweijahreszeitraums sind so schwer oder dauern so lange an, dass sie die Kriterien für eine rezidivierende leichte depressive Störung (F33.0) erfüllen
C. Wenigstens während einiger Perioden der Depression sollten mindestens 3 der folgenden Symptome vorliegen:
  1. Verminderter Antrieb oder Aktivität
  2. Schlaflosigkeit
  3. Verlust des Selbstvertrauens
  4. Konzentrationsschwierigkeiten
  5. Neigung zum Weinen
  6. Verlust des Interesses oder der Freude an Sexualität oder anderen angenehmen Aktivitäten
  7. Gefühl von Hoffnungslosigkeit und Verzweiflung
  8. Erkennbares Unvermögen, mit den Routineanforderungen des täglichen Lebens fertig zu werden
  9. Pessimismus im Hinblick auf die Zukunft oder Grübeln über die Vergangenheit
  10. Sozialer Rückzug
  11. Verminderte Gesprächigkeit

Zyklothymia:
A. Stimmungsinstabilität mit mehreren Perioden von Depression und Hypomanie, mit oder ohne normale Stimmung im Intervall über mindestens 2 Jahre
B. Während einer solchen Zweijahresperiode war keine depressive oder hypomanische Stimmungsschwankung so schwer oder so lang anhaltend, dass sie die Kriterien für eine manische, eine mittelgradige oder schwere depressive Episode erfüllte. Manische oder depressive Episoden können jedoch vor oder nach einer solchen Periode länger anhaltender Stimmungsinstabilität auftreten
C. Wenigstens während einiger depressiver Episoden sollten mindestens 3 der folgenden Symptome vorhanden sein:
  1. Verminderter Antrieb oder Aktivität
  2. Schlaflosigkeit
  3. Verlust des Selbstvertrauens oder Gefühl von Unzulänglichkeit
  4. Konzentrationsschwierigkeiten
  5. Sozialer Rückzug
  6. Verlust des Interesses oder der Freude an Sexualität und anderen angenehmen Aktivitäten
  7. Verminderte Gesprächigkeit
  8. Pessimismus im Hinblick auf die Zukunft oder Grübeln über die Vergangenheit
D. Wenigstens während einiger Perioden mit gehobener Stimmung sollten 3 der folgenden Symptome vorhanden sein:
  1. Vermehrter Antrieb oder Aktivität
  2. Herabgesetztes Schlafbedürfnis
  3. Überhöhtes Selbstgefühl
  4. Geschärftes oder ungewöhnlich kreatives Denken
  5. Mehr Geselligkeit als sonst
  6. Gesprächiger oder witziger als sonst
  7. Gesteigertes Interesse und Sicheinlassen auf sexuelle oder andere angenehme Aktivitäten
  8. Überoptimismus oder Übertreibung früherer Erfolge

Evidenz der Therapieempfehlungen

	Evidenzgrad	Empfehlungsstärke
Depressive Erkrankungen		
Antidepressiva	I-a	A
Schlafentzug	II-a	B
EKT	I-a	A
(kognitive) Verhaltenstherapie	I-a	A
interpersonelle Psychotherapie	I-b	B
Paar-/Familientherapie	III	C
Manie		
Neuroleptika	I-b	A
Carbamazepin	I-b	B
Lithium	I-b	A
Bipolare affektive Störung		
Lithium	I-a	A
Carbamazepin	I-b	A
Valproat	II-a	B

Literatur

Arolt V, Driessen M, Dilling H (1997) Psychische Störungen bei Patienten im Allgemeinkrankenhaus. Dtsch Ärztebl 94: 3–8
Arzneimittelkommission der Deutschen Ärzteschaft (2005) (Hrsg) Empfehlungen zur Therapie der Depression. 2. Aufl., Köln
Hautzinger M (1997) Kognitive Verhaltenstherapie bei Depressionen. Beltz Psychologie Verlagsunion, Weinheim
Holsboer F (1995) Neuroendocrinology and mood disorders. In: Bloom F, Kupfer D (eds) Psychopharmacology: The fourth generation of progress. Raven, New York, p 957–969
Laux G (2001) Cost-benefit analysis of newer versus older antidepressants – pharmacoeconomic studies comparing SSRIs/SNRIs with tricyclic antidepressants. Pharmacopsychiatry 34: 1–5
Laux G (2002) Affektive Störungen. In: Möller H, Laux G, Kapfhammer H (Hrsg) Psychiatrie und Psychotherapie. 2. Aufl., Springer, Berlin Heidelberg New York Tokyo, S 1099–1177
Laux G, Dietmaier O, König W (2001) Pharmakopsychiatrie. 4. Aufl., Urban & Fischer, München
Marneros A (2004) Das neue Handbuch der Bipolaren und Depressiven Erkrankungen. Thieme, Stuttgart New York
Müller-Oerlinghausen B, Greil W, Berghöfer A (1997) Die Lithiumtherapie. Springer, Berlin Heidelberg New York Tokyo
Riederer P, Laux G, Pöldinger W (Hrsg) (2002) Neuro-Psychopharmaka. Ein Therapie-Handbuch, Bd 3: Antidepressiva und Phasenprophylaktika. 2. Aufl., Springer, Wien New York
Robertson M, Katona C (1997) Depression and physical illness. Wiley, Chichester

15.7 Schizophrene und schizophreniforme Störungen
Michael Riedel und Hans-Jürgen Möller

15.7.1 Einleitung

Die Schizophrenie gehört zu den endogenen oder funktionellen Psychosen. Das Störungsbild ist gekennzeichnet durch charakteristische, symptomatische Querschnittsbilder mit Wahnphänomenen, Halluzinationen, Ich-Störungen, formalen Denkstörungen, Störungen des Affektes und psychomotorischen Störungen. Der Verlauf der Erkrankung besteht einerseits aus einer episodisch auftretenden akuten Psychose, andererseits aus chronischen Störungsmustern mit persistierenden psychotischen und/oder negativen Symptomen. Nach der Erstmanifestation kommt es bei etwa 10–20 % der Patienten zu einer Vollremission ohne weitere Episoden. Bei der Mehrzahl treten rezidivierende Erkrankungsepisoden auf, die sich häufig in der Ausbildung eines chronischen Residualsyndroms manifestieren. Die schizophreniforme Störung ist eine funktionelle Störung, die durch ein Symptomenbild imponiert, das der Schizophrenie entspricht, jedoch das Kriterium einer bestimmten Mindesterkrankungsdauer nicht erfüllt. Auch bei organisch bedingten Erkrankungen kann es zum Auftreten einer schizophrenieartigen Symptomatik kommen. Deshalb muss vor jeder Diagnose einer Schizophrenie bzw. einer schizophreniformen Störung eine entsprechende Ausschlussdiagnostik durchgeführt werden (s. Übersicht).

Differentialdiagnostische Abgrenzung

- Neurologische Störungen: alkoholtoxische Enzephalopathien, Epilepsien, entzündliche Prozesse (Herdenzephalitis, Lues cerebrospinalis, Neuroborreliose, HIV-Enzephalopathie), Schädel-Hirn-Trauma, Hirntumoren, multiple Sklerose
- Autoimmunerkrankungen: systemischer Lupus erythematodes
- Endokrine Störungen: Hypo- und Hyperthyreose, Cushing-Syndrom, M. Addison, Hypo- und Hyperglykämie
- Stoffwechselstörungen: Porphyrien, hepatische Enzephalopathie, Phenylketonurie, Homozystinurie
- Speicherkrankheiten: M. Niemann-Pick, M. Tay-Sachs, M. Wilson, M. Gaucher, Hämochromatose
- Vitaminmangelerkrankungen: Vitamin-B_{12}-Mangel (perniziöse Anämie)
- Neurodegenerative Erkrankungen: dementielle Erkrankungen (M. Alzheimer, M. Pick), Friedreich-Ataxie, Chorea Huntington, M. Parkinson
- Medikamente, Drogen: Methyldopa, Chloroquin, Barbiturate, Cannabis, Amphetamine, Halluzinogene, Heroin, Phencyclidin

---

15.7.2 Epidemiologie

Häufigkeit

Die Schizophrenie besitzt eine Lebenszeitprävalenz von etwa 0,6–1 % und eine jährliche Inzidenz von 0,05 %. Es handelt sich um eine transkulturelle Epidemiologie: Schizophrenie kommt in allen Rassen und Kulturen mit annähernd gleicher Häufigkeit vor.

Geschlechtsverteilung, Alter und sozialer Status

Frauen und Männer sind gleich häufig betroffen. Die Erkrankung tritt bevorzugt zwischen dem 14. und 35. Lebensjahr auf, wobei etwa 70 % bereits vor dem 30. Lebensjahr und 2 % vor der Pubertät erkranken. Der Manifestationsgipfel liegt bei Frauen zwischen dem 25. und 30. Lebensjahr und bei Männern zwischen dem 20. und 25. Lebensjahr. In der Altersklasse zwischen 45 und 55 Jahren ist bei Frauen im Gegensatz zu Männern ein zweiter „Erkrankungsgipfel" zu finden. An der Spätschizophrenie, die nach dem 40. Lebensjahr auftritt, erkranken ungefähr 18 % der Betroffenen. Wenn Patienten nach dem 60. Lebensjahr an einer Schizophrenie erkranken, spricht man von der „Altersschizophrenie".

Die Tatsache, dass schizophren Erkrankte gehäuft in sozial niedrigeren Schichten anzutreffen sind, beruht nicht darauf, dass sie in ungünstige soziale Bedingungen hineingeboren und dadurch krankgemacht wurden, sondern vielmehr darauf, dass die Erkrankung in ihrem Verlauf zu einer Beeinträchtigung des sozialen Aufstieges bzw. sogar zu einem sozialen Abstieg führen kann.

15.7.3 Pathogenese

Es handelt sich bei der Schizophrenie nicht um eine einheitliche Erkrankung, sondern um eine Gruppe von Störungen, deren einzelne Formen voneinander abzugrenzen sind. Dies weist schon auf die Heterogenität schizophrener Psychosen hin, die sich in unterschiedlicher Psychopathologie sowie unterschiedlichem Verlauf und Ausgang manifestiert. Daher ist auch weiter nicht verwunderlich, dass im Rahmen der Erforschung schizophrener Psychosen eine Vielzahl von organischen, biologischen oder psychosozialen Hypothesen zur Ätiopathogenese entwickelt wurden, die sich im Rahmen eines multifaktoriellen Erklärungsmodells zusammenfügen lassen.

Biochemische Befunde

Dopaminhypothese Heute wird nicht mehr von einer allgemeinen Übererregbarkeit des dopaminergen Systems, sei es durch ein vermehrtes Angebot körpereigener halluzinogener Stoffe oder einen verminderten Abbau von Dopamin, sondern von einem mesolimbisch-mesokortikalen Ungleichgewicht ausgegangen. Einige Befunde sprechen dafür, dass die Ursache der Negativsymptomatik in einem dopaminergen Defizit im frontalen Kortex und die schizophrene Positivsymptomatik in einem dopaminergen Überschuss im mesolimbischen Bereich zu suchen sein könnte.

Genetische Befunde

Zahlreiche Familien-, Zwillings- und Adoptionsstudien haben gezeigt, dass das Risiko einer Schizophrenieerkrankung mit dem Grad der Verwandtschaft zunimmt:
- Lebenszeitprävalenz Angehöriger 1. Grades: 2–16 %
- Konkordanzrate bei eineiigen Zwillingen: 45–75 %

- Konkordanzrate bei zweieiigen Zwillingen: 4–15% (entspricht dem Risiko von Geschwistern)
- Lebenszeitprävalenz von Kindern zweier erkrankter Eltern: 40–70%.

Die höheren Konkordanzraten für Schizophrenie bei eineiigen Zwillingen belegen die Relevanz genetischer Faktoren. Adoptionsstudien weisen ebenfalls auf eine genetische Teildetermination hin. Ferner führten Adoptionsstudien zu dem Resultat, dass familiäre Umgebungsfaktoren von untergeordneter Relevanz sind. Unbelastete Kinder, die frühzeitig durch eine Familie mit schizophrenem Elternteil adoptiert wurden, zeigten kein erhöhtes Risiko, selbst an einer Schizophrenie zu erkranken, wohingegen früh adoptierte Kinder, die von an Schizophrenie erkrankten Eltern stammten, jedoch in einem unbelasteten Umfeld aufwuchsen, ihr erhöhtes Schizophrenierisiko beibehielten.

Die Untersuchungen der letzten Jahre konnten allerdings die Art der Vererbung nicht aufklären. Würde es sich um einen größeren Gendefekt handeln, einen so genannten „major gene effect" mit hoher Penetranz, so müsste die Konkordanz bei eineiigen Zwillingen sehr viel höher sein. Aus diesem Grund wird am ehesten eine Beteiligung einzelner Gene (im Sinne eines oligogenetischen Modells) angenommen, die eine geringe Penetranz aufweist, sich jedoch in ihren Effekten addiert und zusammen mit anderen Faktoren zur Schizophrenie prädisponiert.

Hirnstrukturelle Veränderungen
Durch einen Einsatz der modernen bildgebenden Verfahren konnten bei schizophrenen Patienten im Vergleich zu gesunden Probanden hirnstrukturelle Abweichungen nachgewiesen werden.

Erweiterungen der inneren und äußeren Liquorräume Zwischen der Erweiterung der inneren Liquorräume (Ventrikelerweiterung) und der prämorbiden sozialen Anpassung ließ sich ein Zusammenhang bei schizophrenen Patienten berechnen, der auf einen ungünstigen Verlauf hinweist. Je ausgeprägter die Ventrikelerweiterung, desto ungünstiger der Langzeitverlauf der Erkrankung.

Limbisches System Es fanden sich Befunde wie eine Volumenreduktion, eine verminderte Zellenzahl, Konfigurationsanomalien oder zytoarchitektonische Veränderungen. Außerhalb des limbischen Systems wurden Veränderungen in Thalamus, Corpus callosum, Pallidum sowie im Locus coeruleus und der Substantia nigra beschrieben.

Psychosoziale Faktoren
Zu den psychosozialen Faktoren zählen Konzepte, die sich auf längerfristige Belastungen wie den elterlichen Kommunikationsstil beziehen, sowie solche zu kritischen Lebensereignissen. Bei allen das elterliche Verhalten als pathogen beschreibenden Theorien muss kritisch hinterfragt werden, ob nicht Besonderheiten des elterlichen Verhaltens eine Reaktion auf die prämorbiden, krankheitsbedingten Auffälligkeiten des Kindes sind. Die früher populären Theorien der „schizophrenogenen Mutter" und die „Double-bind-Hypothese" werden heute in dieser Allgemeinheit als nicht haltbar angesehen. Das psychoanalytische Konzept der schizophrenogenen Mutter besagte, dass ihr abweisendes, bindungsunfähiges und nicht adäquat auf die Bedürfnisse des Kindes eingehendes Verhalten die spätere schizophrene Symptomatik bedingt. Die Double-bind-Hypothese gehörte wohl zu den populärsten Theorien. Sie nahm an, dass gestörte familiäre Beziehungen entscheidende Determinanten für die Entwicklung einer Schizophrenie seien.

Die heute bevorzugten Erklärungsmodelle sind im Folgenden beschrieben.

„High expressed emotion" (HEE) Die neueren Theorien zu familiären Kommunikationsstörungen werten ein ausgeprägtes emotionales Familienklima, das durch eine sehr kritische bis hin zu einer feindseligen oder einer überfürsorglichen Einstellung gegenüber dem Patienten geprägt ist, nicht als ursächlichen Faktor für die Erkrankung des Patienten, jedoch als möglichen ungünstigen Einfluss auf den weiteren Krankheitsverlauf. Untersuchungen belegen, dass Patienten mit schizophrenen Störungen neun Monate nach ihrer stationären Entlassung in ein sehr emotionales Familienklima, um das 3- bis 4fache häufiger einen Rückfall erleiden, verglichen mit einem weniger emotionalen Klima.

Life-event-Forschung Die Life-event-Forschung geht der Frage nach, ob bestimmte Ereignisse im Leben eines Menschen das Auftreten von Krankheiten verursachen bzw. auslösen und bestimmend für deren Verlauf sind. Kontrovers diskutiert wird, ob belastende Ereignisse für die Auslösung einer schizophrenen Störung genügen („formativer Effekt") oder eine zusätzliche biologische Prädisposition notwendig ist („Triggering-Hypothese"). Grundsätzlich erfolgt der Ausbruch einer Schizophrenie auf unspezifische, objektiv wenig traumatische Stresssituationen, die aber für den Betroffenen auf Grund ihrer kumulativen Anhäufung oder der subjektiven Gewichtung eine erhebliche Belastung darstellen.

Vulnerabilitäts-Stress-Modell Belastungen bzw. Stressoren kommt in diesem Modell eine vorrangig auslösende Funktion zu. Stark emotionale Beziehungen zu wichtigen Personen in einem kritischen oder emotional überinvolvierten Familienklima, eine überstimulierende soziale Umwelt sowie kritische Lebensereignisse können solche Belastungen sein, wobei die in der Person verankerte Disposition als relativ stabiles, den Zeitablauf überdauerndes Merkmal („trait") von den Episoden schizophrener Erkrankung als instabilen, wechselnden Zuständen („states") abgegrenzt wird.

15.7.4 Symptomatologie

Die die modernen Diagnoseglossare bestimmenden Schizophreniekonzepte stammen im Wesentlichen von E. Kraepelin, E. Bleuler, K. Leonhard und K. Schneider.

Von Bleuler wurde 1908 zum ersten Mal die Bezeichnung „Schizophrenie" für die „Dementia praecox" von Kraepelin vorgeschlagen. Kurt Schneider entwickelte unter den klassischen Autoren eine am eindeutigsten definierbare diagnostische Bestimmung der Schizophrenie. In Anlehnung an Kraepelin klassifizierte er die Symptomatik nach der Gewichtigkeit für die Diagnose in Symptome ersten und zweiten Ranges. In den 60er und 70er Jahren gewann diese Klassifizierung immer mehr an Bedeutung und verdrängte dadurch Bleulers Grundsymptome (Tabelle 15.7-1).

Positive und negative Symptome

Eine Differenzierung der bei Psychosen aus dem schizophrenen Formenkreis auftretenden Symptomatik in positive (produktive) und negative Symptome gewann in den letzten Jahren zunehmend an Bedeutung. Unter Negativsymptomen werden vor allem Antriebsverarmung, Kontaktmangel, Apathie, sozialer Rückzug, vermindertes abstraktes Denkvermögen, mangelnde Spontaneität und Gesprächsfähigkeit sowie Stereotypien im Denken und Handeln verstanden. Von den primären schizophrenen Negativsymptomen sind differentialdiagnostisch sekundäre Negativsymptome abzugrenzen. Zum Beispiel kann es als Konsequenz wahnhafter Symptomatik zu sozialem Rückzug und stuporösen Zustandsbildern kommen, die symptomatisch stark Negativsymptomen ähneln, jedoch Folge der produktiv-psychotischen Symptomatik sind.

Als Folge stärkerer Sedierung im Rahmen einer pharmakologischen Behandlung kann es zu Affekteinschränkung und Antriebsverlust kommen, aber auch ein Neuroleptika-induziertes Parkinsonoid, z. B. verbunden mit Rigor und Akinese, weist phänomenologische Ähnlichkeiten mit der schizophrenen Negativsymptomatik auf. Hierbei handelt es sich um eine sekundäre Negativsymptomatik als Folge der Pharmakotherapie. Darüber hinaus kann auch eine kognitive und soziale Unterstimulation zu Negativsymptomatik führen. Dem stehen die Positivsymptome gegenüber mit Halluzinationen und Wahnvorstellungen, formalen Denkstörungen im Sinne von zerfahrenem Denken, Blockaden oder Sperrungen, gespannte Erregtheit, Misstrauen bis zum Verfolgungswahn und Störungen der Ich-Identität. Diese Differenzierung wird jedoch hinsichtlich Art und Zahl der einzelnen Symptome in den verschiedenen Konzepten und standardisierten Beurteilungsskalen unterschiedlich gewertet.

Formale Denkstörungen

Bei formalen Denkstörungen handelt es sich um Störungen des Denk- und Sprachablaufes. Das bedeutet, die klare, auf eine Zielvorstellung ausgerichtete Gedankenfolge wird aufgelockert (Störung des intentionalen Bogens), die Begriffsverwendung wird ungenauer, unpräziser (Vagheit des Denkens). Wegen dieser Störungen erscheint der Informationsgehalt des Gesprochenen als sehr gering (Faseligkeit).

- Verlangsamtes Denken: Gedankengang ist mühsam, schleppend und zäh.
- Gehemmtes Denken (Einengung des Denkens): Gedankengang ist unregelmäßig, gebremst, schleppend, wird vom Patienten wahrgenommen und als unangenehm empfunden. Eingeengtes Denken: Verhaften an einem oder wenigen Themen, auf wenige Denkinhalte fixiert (inhaltliche Perseveration).
- Grübeln: unablässiges Beschäftigtsein mit meist unangenehmen (wenigen) Themen.
- Umständlichkeit, Weitschweifigkeit: Wesentliches kann nicht von Nebensächlichem getrennt werden. Patient verliert sich in unwichtigen Einzelheiten.
- Gedankenabreißen, Gedankensperrungen: Gedankengang bricht ohne erkennbaren Grund ab, der „rote Faden" des Gespräches geht verloren. Evtl. führt der Patient das Gespräch mit einem neuen Thema fort.

Tabelle 15.7-1. Symptome 1. und 2. Ranges. (Nach Kurt Schneider)

Abnorme Erlebnisweise	Symptome 1. Ranges	Symptome 2. Ranges
Akustische Halluzinationen	Dialogische Stimmen Kommentierende Stimmen Gedankenlautwerden	Sonstige akustische Halluzinationen
Leibhalluzinationen	Leibliche Beeinflussungserlebnisse	Zönästhesien im engeren Sinne
Halluzinationen auf anderen Sinnesgebieten	–	Optische Halluzinationen Olfaktorische Halluzinationen Gustatorische Halluzinationen
Schizophrene Ich-Störungen	Gedankeneingebung Gedankenentzug Gedankenausbreitung Willensbeeinflussung	–
Wahn	Wahnwahrnehmung	Einfache Eigenbeziehung Wahneinfall

- Perseveration: Haftenbleiben an Gedanken oder Worten, die vorher gebraucht wurden, jetzt aber nicht mehr sinnvoll sind.
- Verbigeration: Haften bleiben an Gedanken oder Worten, die sinnlos wiederholt werden.
- Neologismen: Wortneubildungen.
- Ideenflucht, Gedankendrängen: Ständig wechselnde Denkziele, immer neue Einfälle im Gespräch, keine Zielvorstellung des Denkens.
- Zerfahrenes, verworrenes, inkohärentes Denken: Gedanken verlieren den Zusammenhang bis hin zur völlig willkürlich erscheinenden Verknüpfung von Worten (Wortsalat).

Wahn (inhaltliche Denkstörung)

Unter Wahn wird eine inhaltlich falsche, unkorrigierbare Überzeugung, die trotz vernünftiger Gegengründe aufrechterhalten wird, verstanden.

- Wahnstimmung – das Gefühl des Unheimlichen, Bedeutungsschwangeren – geht oft konkreten Wahngedanken voraus.
- Wahn (Beeinträchtigungs-, Verfolgungs-, Größen-, Vergiftungswahn u. a.).
- Wahneinfall: ohne Bezugnahme auf äußere Wahrnehmung.
- Wahnwahrnehmung: mit Bezugnahme auf äußere Wahrnehmung.
- Erklärungswahn: Deutung des Kranken von für ihn rätselhaften Halluzinationen.

Halluzinationen

Wahrnehmungen ohne entsprechenden Sinnesreiz von außen sind Halluzinationen.

- Akustische Halluzinationen:
  - Akoasmen: Geräusche wie Knallen, Zischen;
  - Phoneme: Geräusche in Form von Worten, Sätzen (imperative, kommentierende, dialogisierende Stimmen).
- Optische Halluzinationen:
  - Photome: Blitze, Lichter, Farben sind meist organisch bedingt;
  - Gestalten, Figuren, Szenen.
- Geruch- und Geschmackhalluzinationen: eher selten bei schizophrenen Psychosen, oft bei Patienten mit wahnhaften Vergiftungs- oder Verfolgungsängsten.
- Körperhalluzinationen:
  - Zönästhesien: Störung des Leibempfindens. „Als ob" der Körper/ein Teil des Körpers versteinert, vertrocknet, leer ist u. a. oder sich verkleinert, wächst u. Ä.
  - Leibhalluzinationen: Leibliche Beeinflussungserlebnisse haben den Charakter des von außen Gemachten (Strom fließt durch den Körper).
  - Taktile Halluzinationen: Halluzinationen beziehen sich auf Hautempfindungen. Hierunter fällt auch der Dermatozoenwahn.

Ich-Störungen

Störungen der Meinhaftigkeit Die eigenen psychischen Vorgänge werden nicht als dem Ich zugehörig, sondern als von außen gemacht erlebt:

- Gedankenausbreitung/Gedankenlautwerden: Patient glaubt, andere könnten seine Gedanken lesen oder laut werden, sodass sie von anderen mitgehört werden. Eigene Gedanken breiten sich im Raum aus.
- Gedankeneingebung: Ich-fremde Gedanken werden als von außen gemacht erlebt, z. B. durch Telepathie.
- Gedankenentzug: Gedanken werden als entzogen empfunden.

Störungen des Einheitserlebens

- Depersonalisation: Patient kommt sich fremd, verändert oder unwirklich vor.
- Derealisation: Umgebung erscheint fremd, unwirklich, verändert – verändertes Zeitgefühl.

Affektive Störungen

- Affektarmut: Mangel oder Verlust an emotionaler Schwingungsfähigkeit („Gefühl der Gefühllosigkeit").
- Parathymie/Paramimie: Gefühlsausdruck und Erlebnisinhalt stimmen nicht überein.
- Affektinkontinenz: mangelnde Affektsteuerung. Affekte springen sehr schnell an, oft mit übermäßiger Stärke und können nicht beherrscht werden (Gefühlseinbrüche).
- Affektlabilität: Schneller Stimmungswechsel oder starke Ablenkbarkeit der Gefühle.
- Ambivalenz: Miteinander unvereinbare Gefühle, Wünsche, Absichten u. a. bestehen gleichzeitig.

Antrieb und Psychomotorik

- Antriebsminderung: Mangel und Reduktion von Spontanantrieb.
- Antriebshemmung: Subjektiv empfundener Widerstand gegen intendierte Bewegungen oder Denkvorgänge. Bei starker Ausprägung objektivierbare Hemmung, d. h. Verlangsamung von Bewegungs- und Sprechabläufen (psychomotorische Hemmung).
- Mutismus: Patient spricht nur wenige Worte oder überhaupt nicht, dabei häufig innerlich angespannt.
- Stupor: Patient ist mutistisch und bewegt sich nicht.
  - Katalepsie: Körperhaltungen, auch passiv beigebracht, werden übermäßig lange beibehalten.
  - Flexibilitas cerea: bei passivem Bewegen der kataleptisch festgestellten Gliedmaßen zäher Widerstand spürbar.
- Automatismen:
  - Negativismus: Auf eine Aufforderung tut der Kranke automatisch das Gegenteil.
  - Befehlsautomatie: automatenhaftes Ausführen von Anweisungen.

- Echolalie/Echopraxie: Alles Gehörte oder Gesehene wird nachgesprochen oder nachgemacht.
- Stereotypien: sinnlose, rhythmische, leer laufende Bewegungen (z. B. Rumpfschaukeln).
- Verbigeration: Wörter, Sätze oder reimende Klangassoziationen werden stereotyp wiederholt.

15.7.5 Klassifikationssysteme

Heute wird die Diagnose einer Schizophrenie nach den standardisierten Kriterien des DSM-IV und ICD-10 gestellt (siehe Übersicht).

Im Grunde stellen die heute gültigen Diagnoseglossare (DSM-IV, ICD-10) den Versuch dar, die Konzepte von Bleuler, Kraepelin und Schneider zu verbinden. Die Klassifikationssysteme DSM-IV und ICD-10 weichen z. B. in den Zeitkriterien – beim DSM-IV wird Kraepelins longitudinalem Aspekt eine größere Bedeutung beigemessen – und der Terminologie – die Hebephrenie des ICD-10 entspricht der desorganisierten Verlaufsform des DSM-IV – voneinander ab.

Diagnostische Kriterien für Schizophrenie nach ICD-10

- **Symptomatologie:**
  Mindestens ein eindeutiges Symptom aus folgender Gruppe muss vorliegen:
  - Gedankenlautwerden, Gedankeneingebung, Gedankenentzug oder Gedankenausbreitung
  - Kontrollwahn, Beeinflussungswahn, Gefühl des Gemachten, deutlich bezogen auf Körper- oder Gliederbewegungen oder bestimmte Gedanken, Tätigkeiten oder Empfindungen, Wahrnehmungen
  - Kommentierende oder dialogische Stimmen, die über den Patienten reden, oder andere Stimmen, die aus einem Teil des Körpers kommen
  - Anhaltender, bzw. kulturell unangemessener oder bizarrer Wahn
- **Oder** mindestens zwei Symptome aus der folgenden Gruppe:
  - Anhaltende Halluzinationen jeder Sinnesmodalität, begleitet entweder von flüchtigen oder undeutlich ausgebildeten Wahngedanken ohne deutliche affektive Beteiligung, oder begleitet von anhaltenden überwertigen Ideen, täglich über Wochen oder Monate auftretend
  - Gedankenabreißen oder Einschiebungen in den Gedankenfluss, was zu Zerfahrenheit, Danebenreden oder Neologismen führt
  - Katatone Symptome wie Erregung, Haltungsstereotypien oder wächserne Biegsamkeit, Negativismus, Mutismus und Stupor
  - Negative Symptome wie z. B. auffällige Apathie, Sprachverarmung, verflachter oder inadäquater Affekt, zumeist mit sozialem Rückzug und verminderter sozialer Leistungsfähigkeit
- **Zeitkriterien:**
  Die Symptome müssen fast ständig während eines Monats oder länger deutlich vorhanden sein.

Wichtige Subtypen der Schizophrenie nach ICD-10

Paranoider Typ (ICD-10: F20.0) Halluzinationen und Wahnphänomene beherrschen das klinische Bild. Störungen des Affektes, katatone Symptome oder Zerfahrenheit stehen nicht im Vordergrund.

Hebephrener Typ (ICD-10: F20.1) Im Vordergrund stehen Affektstörungen (läppische Grundstimmung, leere Heiterkeit, Gleichgültigkeit). Auffälligkeiten im Sozialverhalten. Formale Denkstörungen.

Katatone Schizophrenie (ICD-10: F20.2) Bei diesem Subtyp beherrscht die katatone Symptomatik für mehr als zwei Wochen das klinische Bild. Im Vordergrund stehen ein oder mehrere Symptome wie Stupor, Mutismus, Haltungsstereotypien, Rigidität, Negativismus, Flexibilitas cerea, Befehlsautomatismus, Erregung. Cave: Perniziöse Katatonie mit Stupor, Hyperthermie und anderen vegetativen Entgleisungen kann zum Tode führen.

Undifferenzierte Schizophrenie (ICD-10: F20.3) Die allgemeinen Kriterien für die Diagnose einer Schizophrenie sind erfüllt, aber entweder sind nicht ausreichend Symptome vorhanden, um die Kriterien für einen anderen Schizophreniesubtyp zu erfüllen, oder es bestehen so viele Symptome, dass die Kriterien für mehr als eine paranoide, hebephrene oder katatone Unterform erfüllt werden.

Residualer Typ (ICD-10: F20.5) Der residuale Typ ist gekennzeichnet durch Veränderungen in der Persönlichkeit im Sinne von Antriebsarmut, Affektarmut und sozialem Rückzug.

Akute schizophreniforme psychotische Störung (ICD-10: F23.2) Der Beginn der psychotischen Symptome muss akut sein, d. h. der Übergang von einem nichtpsychotischen in einen eindeutig psychotischen Zustand innerhalb von 2 Wochen erfolgt sein. Während der überwiegenden Zeit des psychotischen Zustandes müssen die Kriterien für Schizophrenie erfüllt sein. Wenn die schizophrenen Symptome mehr als einen Monat andauern, ist die Diagnose in Schizophrenie zu ändern.

15.7.6 Verlauf

Der Verlauf der Psychosen aus dem schizophrenen Formenkreis gestaltet sich interindividuell sehr unterschiedlich. Das Vollbild der Schizophrenie kann akut auftreten oder sich schleichend entwickeln. Vereinfacht lassen sich bestimmte, häufig durchlaufende Stadien unterscheiden.

Stadieneinteilung

Prodromalphase Die Prodromalphase geht der floriden Phase voraus. Die Dauer variiert zwischen einigen Monaten und fünf Jahren. Häufig ist ein Knick in der Lebenslinie mit Leistungsabfall, sozialem Rückzug, Verhaltensauffälligkeiten und affektiven Symptomen zu beobachten.

Floride (akute produktiv-schizophrene) Phase Dauer Wochen bis Monate. Die Symptomatik kann (per-)akut innerhalb von Tagen bis Wochen beginnen oder sich (sub-)chronisch über mehrere Wochen langsam entwickeln.

Postpsychotisches Erschöpfungssyndrom Das postpsychotische Erschöpfungssyndrom (postremissiver Zustand, postpsychotische Depression) kann nach Abklingen einer akuten Erkrankungsmanifestation auftreten und über Wochen oder Monate persistieren, differentialdiagnostisch muss davon die Negativsymptomatik der Residualzustände abgegrenzt werden. Das Bild ist geprägt von Antriebsmangel, leichter Erschöpfbarkeit, depressiver Verstimmung, kognitiven Beeinträchtigungen u. a.

Residualphase Nach Abklingen der akuten Phase. Vorwiegend wird das Bild durch eine Negativsymptomatik beherrscht, geringe produktiv-psychotische Restsymptomatik.

Vollremission Abklingen der Symptome ohne Restsymptomatik und kein Übergang in die Residualphase.

„Drittelregel" des Langzeitverlaufs
- In bis zu einem Drittel der Fälle günstiger Verlauf:
  - Heilung (nur bei 10–15%),
  - uncharakteristische Residuen mit seltenen Rezidiven.
- Bei etwa einem Drittel der Erkrankten chronisch-schubförmiger Verlauf mit mittelschweren Residuen.
- Bei etwa einem Drittel der Patienten dauerhafte Beeinträchtigung durch schwere Residualzustände mit schizophrener Restsymptomatik.

15.7.7 Therapie

Die Therapie mit Antipsychotika stellt den wichtigsten Pfeiler in der Behandlung der Schizophrenie dar. Dies gilt sowohl für die Behandlung der akuten Krankheitsphase als auch für die Rezidivprophylaxe. Antipsychotika stellen eine heterogene Gruppe von Pharmaka mit antipsychotischer Wirksamkeit und unterschiedlichem Nebenwirkungsspektrum dar. Ergänzend spielt der gezielte Einsatz psychoedukativer Maßnahmen bei Patienten und Angehörigen eine wesentliche Rolle.

Einteilung der Antipsychotika
Die Einteilung der Antipsychotika kann unter verschiedenen Gesichtspunkten erfolgen, wie chemische Struktur, „neuroleptische Potenz" mit Chlorpromazin als Bezugspunkt, in hoch-, mittel- und niedrigpotent und nach der „Atypie".

Antipsychotikabehandlung bei (hoch-)akutem Verlauf
Bei der Behandlung von (hoch-)akuten schizophrenen Patienten kommen bevorzugt stark antipsychotisch wirksame Antipsychotika z. B. aus der Butyrophenongruppe zum Einsatz. Liegen zudem noch Erregungszustände mit hochgradiger Selbst- oder Fremdgefährdung vor, so ist an eine parenterale Gabe eines hochpotenten Antipsychotikums in Kombination mit einem sedierenden niederpotenten Antipsychotikum (z. B. Levomepromazin) oder Benzodiazepinen (Lorazepam u. a.) zu denken.

Alternativ zu den klassischen Antipsychotika stehen mit Olanzapin und Ziprasidon zwei atypische Antipsychotika zur i.m.-Injektion für die Akuttherapie zur Verfügung (s. folgende Übersicht).

Therapie bei (hoch-)akutem Verlauf

A. Klassische Antipsychotika
1. Hochdosierte hochpotente Neuroleptika: z. B. Haloperidol, initial 5–10 mg i.m. oder i.v., Tagesdosis etwa 20–50 mg (max. orale Tageshöchstdosis 100 mg)
2. Benzodiazepine:
   - z. B. Lorazepam bis 7,5 mg/Tag oder
   - Diazepam 10–20 mg; bis zu 50 mg/Tag möglich. Oder:
   - Zusätzlich zur Sedierung niedrigpotente Neuroleptika, z. B. Levomepromazin 25–100 mg oral oder i.m., Anfangsdosis meist 50 mg oral oder i.m. Cave: starke anticholinerge Eigenschaften → unerwünschte Wirkungen auf Herzreizleitung beachten

B. Atypische Antipsychotika
1. Olanzapin i.m.: initial 10 mg i.m., nach 2 h weitere Injektion mit 10 mg i.m. möglich. Tageshöchstdosis 20 mg
2. Ziprasidon i.m.: initial 10–20 mg i.m., in der Folge Einzeldosis von 10 mg in einem zeitlichen Abstand von 2–4 h bis zu einer Tageshöchstdosis von 40 mg möglich

---

Antipsychotikabehandlung bei subakutem Verlauf
Wenn auf Grund der Akuität möglich, sollte die Antipsychotikatherapie einschleichend begonnen und der Einsatz atypischer Antipsychotika geprüft werden, da diese im Vergleich zu den klassischen Antipsychotika eine günstigere Relation von antipsychotischer Wirksamkeit und Verträglichkeit im Hinblick auf das extrapyramidale System aufweisen. Ein weiterer Vorteil der atypischen Antipsychotika gegenüber den klassischen Antipsychotika liegt in der Verbesserung der kognitiven Leistungen, die eine wichtige Voraussetzung für die berufliche und soziale Reintegration darstellen. Die durch die atypischen Antipsychotika verbesserte Lebensqualität spiegelt sich in einer verbesserten Compliance der Patienten wider (Tabelle 15.7-2).

Langzeittherapie der Schizophrenie
Üblicherweise wird zwischen symptomsuppressiver Langzeitmedikation zur Kupierung einer chronisch-psychotischen Symptomatik und einer prophylaktischen Langzeitmedikation zur Verhinderung von psychotischen Rezidiven unterschieden. Die symptomsuppressive Therapie orientiert sich am Vorhandensein der entsprechenden Zielsymptome und liegt damit meist in einem höheren Dosisbereich als die rezidivprophylaktische Therapie, die per definitionem eine völlige Remission der Symptomatik voraussetzt.

Allgemein werden die Antipsychotika zur Rezidivprophylaxe in einer niedrigeren Dosis als in der Akutbehandlung verabreicht (Tabelle 15.7-3).

Vorgehen bei Therapieresistenz
Die Definition der Therapieresistenz variiert von Autor zu Autor. Häufig wird eine ineffektive Vorbehandlung mit zwei oder drei Antipsychotika verschiedener Klassen bei gesicherter Compliance in einer Dosie-

Tabelle 15.7-2. Akuttherapie bei subakutem Verlauf schizophrener Störungen

Generikname	Handelsname	Startdosis (je nach Ausprägung) [mg/Tag]	Durchschnittliche angestrebte Tagesdosis [mg/Tag]	Tageshöchstdosis [mg/Tag]
Klassische Neuroleptika				
Hochpotente Neuroleptika				
Haloperidol	Haldol	5–10	3–60	100
Bromperidol	Impromen	10–50	5–10	50
Flupentixol	Fluanxol	2–5	3–20	60
Fluphenazin	Lyogen	0,5–5	2,5–10	40
Perphenazin	Decentan	2–12	5–30	48
Pimozid	Orap	2–4	2–8	16
Benperidol	Glianimon	2–6	1–6	40
Mittelpotente Neuroleptika				
Perazin	Taxilan	50–150	200–600	1000
Thioridazin	Melleril	50–125	400	600
Clopenthixol	Ciatyl	20–50	50–100	300
Niedrigpotente Neuroleptika				
Pipamperon	Dipiperon	40–120	120–240	360
Promethazin	Atosil	10–75	50–150	1000
Chlorprothixen	Truxal	50–100	75–600	800
Levomepromazin	Neurocil	25–150	100–400	600
Atypische Neuroleptika				
Hochpotente Neuroleptika				
Olanzapin	Zyprexa	5–10	5–20	20
Risperidon	Risperdal	2	4–6	16
Aripiprazol	Abilify	10–15	15–20	30
Mittelpotente Neuroleptika				
Ziprasidon	Zeldox	40–80	120–160	160
Zotepin	Nipolept	75–150	200–300	450
Clozapin	Leponex	12,5–50	300–600	900
Quetiapin	Seroquel	50–100	400–600	1200
Amisulprid	Solian	50–300	400–800	1200

Tabelle 15.7-3. Erhaltungstherapie bei schizophrener Negativsymptomatik

Generikname	Handelsname (u. a.)	Durchschnittliche angestrebte Tagesdosis [mg/Tag]
Klassische Neuroleptika		
Hochpotente Neuroleptika		
Haloperidol	Haldol	2–5
Flupentixol	Fluanxol	4–10
Fluphenazin	Lyogen	3–6
Perphenazin	Decentan	8–12
Pimozid	Orap	2–4
Mittelpotente Neuroleptika		
Perazin	Taxilan	50–100
Atypische Neuroleptika		
Hochpotente Neuroleptika		
Aripiprazol	Abilify	10–15
Olanzapin	Zyprexa	5–10
Risperidon	Risperdal	2–4
Mittelpotente Neuroleptika		
Ziprasidon	Zeldox	80–120
Zotepin	Nipolept	100–200
Clozapin	Leponex	50–400
Quetiapin	Seroquel	200–400
Amisulprid	Solian	200–400

rung von 1500 mg chlorpromazineinheiten pro Tag über die Dauer von je sechs Wochen ohne Erfolg als Definitionskriterium zugrunde gelegt. In diesen Fällen von Therapieresistenz sollte folgende Vorgehensweise gewählt werden:

— Erhöhung der bisherigen Medikation, ggf. auch parenteral, da auf Grund einer schnelleren Metabolisierungsrate manche Patienten eine höhere Dosierung benötigen oder durch eine Enzyminduktion der First-pass-Effekt gesteigert wird.

- Einsatz eines Antipsychotikums aus einer anderen Substanzklasse (Umsetzen von klassischen auf atypische Antipsychotika oder innerhalb der Gruppe der atypischen Antipsychotika). Insbesondere sollte als „Ultima Ratio" an den Einsatz von Clozapin gedacht werden.
- Kombinationstherapie: z. B. atypisches Antipsychotikum in Kombination mit klassischem Antipsychotikum.

Katatone Schizophrenie Gabe von Lorazepam in einer initialen Dosierung von 5 mg. Die Kombination von Lorazepam mit einem Antipsychotikum kann in einer frühen Behandlungsphase wirksam sein.

Bei mangelndem Ansprechen auf eine neuroleptische Medikation ist die Durchführung einer Elektrokrampftherapie sinnvoll. Dies gilt besonders im Falle eines katatonen Stupors, um eine vitale Gefährdung des Patienten durch die Entwicklung einer febrilen Katatonie zu vermeiden.

Therapie der schizophrenen Negativsymptomatik Zur Behandlung defizitärer Residualzustände bzw. der Negativsymptomatik eignen sich in besonderer Weise atypische Antipsychotika. Diese Medikamente scheinen eine günstigere Wirkung als die klassischen Antipsychotika auf die Negativsymptomatik zu haben, die nicht nur durch die indirekten Wirkungen mittels besserer extrapyramidalmotorischer Verträglichkeit und besserer Effekte auf produktive psychotische Symptome, sondern auch durch eine direkte Wirkung auf die Negativsymptomatik zu begründen ist (Tabelle 15.7-4).

Liegen der Negativsymptomatik unter anderem eine Antipsychotikaüberdosierung oder auch soziale Unterstimulierung zugrunde, so müssen diese zunächst behoben werden. Eine Reduktion der Dosishöhe ist, soweit es die Psychopathologie zulässt, bei einem postpsychotischen Erschöpfungssyndrom vorzunehmen.

Die im Rahmen der Behandlung mit klassischen Antipsychotika möglicherweise auftretenden extrapyramidalen Nebenwirkungen im Sinne einer Akinese können das Bild einer „akinetischen Depression" hervorrufen. In diesem Falle ist an die Gabe eines Anticholinergikums (Biperiden) zu denken, auch wenn kein Parkinsonoid zu eruieren ist.

Bei mangelnder Effizienz des Antipsychotikums kann zusätzlich an den Einsatz von aktivierenden Antidepressiva gedacht werden. Angesichts des Nebenwirkungsspektrums wie Sedierung, Aufmerksamkeitsstörungen und Beeinträchtigung kognitiver Funktionen sollte die Gabe von selektiven Serotoninwiederaufnahmehemmern der Anwendung von trizyklischen Antidepressiva vorgezogen werden.

Antipsychotikatherapie bei älteren Patienten Bei geriatrischen Patienten besteht eine wesentlich höhere Inzidenz für das Auftreten der durch Antipsychotika induzierten Parkinsonoids und von Spätdyskinesien. Antipsychotika mit einer ausgeprägten anticholinergen Komponente können u. a. bei Prostatahypertrophie zu Harnverhalt führen und bei bestehendem Glaukom einen Anfall auslösen. Ferner kann es zu einer Beeinträchtigung kognitiver Funktionen und deliranter Zustandsbilder kommen. Deshalb gilt für die Dosisfindung bei geriatrischen Patienten die Faustregel, dass diese nur ein Drittel der üblichen Erwachsenendosis betragen sollte.

Antipsychotikatherapie bei Ersterkrankten Erstmanifestationen respondieren zwar im Vergleich zu mit Antipsychotika vorbehandelten Patienten besser auf antipsychotische Medikation, reagieren aber schneller auf klassische Antipsychotika mit unerwünschten Arzneimittelwirkungen wie extrapyramidalmotorischen Nebenwirkungen oder Sedierung. Deshalb sollte ein niedriger Dosisbereich (300–500 CPZ) angestrebt und eine medikamentöse Therapie mit atypischen Antipsychotika durchgeführt werden, um die Compliance der Patienten nicht zu gefährden.

Dauer der Therapie Eine hohe Anfangsdosis oder schnelle Aufsättigung bedeutet nicht, dass die Patienten schneller auf die Medikation ansprechen und der Therapieerfolg rascher eintritt. Vielmehr hat sich gezeigt, dass mehrere (3–6) Wochen vergehen können, bis sich ein ausreichender antipsychotischer Effekt der Antipsychotikatherapie einstellt. Für die Therapie der schizophrenen Negativsymptomatik muss ein deutlich längerer Zeitraum anvisiert werden.

Die medikamentöse Behandlung sollte nach dem ersten schizophrenen Schub für zwei Jahre über die Remission hinaus fortgesetzt werden. Nach dem zweiten Schub wird eine 2- bis 5-jährige Behandlung und nach weiteren Schüben eine zeitlich unbegrenzte Dauermedikation empfohlen (s. Tabelle 15.7-4).

Nebenwirkungen

Durch die Bindung psychoaktiver Substanzen an bestimmte Rezeptoren können neben den erwünschten Effekten auch unerwünschte Arzneimittelwirkungen auftreten. Generell gelten Antipsychotika als relativ gut verträgliche Substanzen. Schwere und nicht behandelbare Nebenwirkungen treten selten auf. Hervorzuheben sind wegen der Häufigkeit und Chronizität die extrapyramidalmotorischen Nebenwirkungen, die vor allem während

Tabelle 15.7-4. Dauermedikation bei vorherrschender Negativsymptomatik (Dosierungen lt. Rote Liste)

Generikname	Handelsname	Dosisbereich [mg/Tag]
Hochpotente Antipsychotika		
Olanzapin	Zyprexa	5–10
Risperidon	Risperdal	1–3
Mittelpotente Antipsychotika		
Ziprasidon	Zeldox	80–120
Zotepin	Nipolept	150–200
Clozapin	Leponex	150–600
Quetiapin	Seroquel	300–600
Amisulprid	Solian	200–400

Tabelle 15.7-5. Unerwünschte Begleitwirkungen der Antipsychotika und ihre Behandlung

Extrapyramidale Störung	Rezeptorblockade	Gegenmaßnahme
Frühdyskinesien	Dopaminrezeptoren	Anticholinergika, z.B. 5 mg Biperiden i.m. oder langsam i.v.; ggf. Dosis wiederholen
Parkinsonoid		Anticholinergika, z. B. 3-mal 4 mg Biperiden oral p.d.; ggf. Reduktion der Antipsychotikadosis Umsetzen auf ein a) atypisches Antipsychotikum b) niederpotentes Antipsychotikum
Akathisie		Reduktion der Neuroleptikadosis bzw. Umsetzen auf ein a) atypisches Antipsychotikum b) niederpotentes Antipsychotikum Propanolol
Spätdyskinesien		Wenn möglich, Absetzen aller Antipsychotika. Versuch mit Tiaprid. Ggf. Clozapin; sedierende Antipsychotika
Malignes neuroleptisches Syndrom		Absetzen der Antipsychotika. Versuch mit Anticholinergika. Versuch mit Dantrolen
Zerebrale Krampfanfälle	Muskarinische Rezeptoren	Reduktion oder Absetzen der Antipsychotika. Falls nicht möglich, Kombination mit Antiepileptikum
Pharmakogenes Delir	Serotonin-/ muskarinische Rezeptoren	Absetzen von stark anticholinergen Trizyklika. Umsetzen auf atypische Antipsychotika mit keinen oder geringen anticholinergen Eigenschaften, Butyrophenone. Bei schwerem Delir 2 mg Physostigmin i.m.
Hypotone Kreislaufdysregulation	Alpharezeptoren	Dihydroergotamin. Ggf. Umsetzen auf Antipsychotika mit weniger ausgeprägten vegetativen Begleitwirkungen
Sedierung	Histamin-/ Serotoninrezeptoren	Falls unerwünscht, Reduktion der Antipsychotikadosis oder Umsetzen auf weniger sedierende Antipsychotika
Pharmakogene Depression	Dopaminrezeptoren	1) Reduktion der Antipsychotikadosis. Versuch mit Anticholinergika 2) Umsetzen auf atypische Antipsychotika 3) Zusätzlich Antidepressiva
EKG-Veränderungen/ Herzrhythmusstörungen	Muskarinische/ Alpharezeptoren	Bei gravierenden Herzrhythmusstörungen Umsetzen auf Amisulprid u. a. oder Butyrophenone bzw. Absetzen der Neuroleptika
Anticholinerge vegetative Effekte: Mundtrockenheit, Störungen der Blasenfunktion, Pylorospasmus, Verstopfung, Akkommodationsstörungen, Glaukom	Muskarinische Rezeptoren	Bei schweren Nebenwirkungen ggf. 1) Umsetzen auf atypische Antipsychotika mit geringen oder keinen anticholinergen Eigenschaften 2) Umsetzen auf Butyrophenone, 3) Absetzen der Antipsychotika Bei Blasenfunktionsstörungen Carbachol
Hyperprolaktinämie, Gynäkomastie, Galaktorrhö	Dopaminrezeptoren	Bei Gynäkomastie und Galaktorrhö Reduktion der Antipsychotika o. Umsetzen auf atypische Antipsychotika (Aripiprazol, Clozapin, Quetiapin, Olanzapin, Ziprasidon)

der Behandlung mit klassischen Antipsychotika auftreten können. Insbesondere bei den Spätdyskinesien hat man festgestellt, dass die Häufigkeit ihres Auftretens größer als ursprünglich vermutet ist. Die Jahresinzidenz beläuft sich auf ungefähr 4%. Durchschnittlich geht man von einer Quote klinisch relevanter Spätdyskinesien von 20% der langjährig mit Antipsychotika behandelten Patienten aus. Bei etwa 20–50% dieser Patienten sind diese irreversibel, wobei derzeit keine zufriedenstellende Behandlungsmöglichkeit existiert. Diese und auch alle anderen Nebenwirkungen müssen jedoch im Sinne einer Risiko-Nutzen-Abwägung zur Schwere der Grundkrankheit in Relation gesetzt werden. Diese sind in Anbetracht des ungünstigen Krankheitsverlaufes, der bei unbehandelten Patienten zu beobachten ist, zu vertreten (Tabelle 15.7-5).

Psycho- und Soziotherapie

Therapiemotivation, Compliance-Förderung und Vermittlung eines Krankheitskonzepts sind neben der pharmakologischen Intervention von grundlegender Bedeutung für den Erfolg hinsichtlich Rezidivprophylaxe und Rehabilitation schizophrener Patienten.

Evidenz der Therapieempfehlungen

	Evidenzgrad	Empfehlungsstärke
Akuttherapie		
Antipsychotika	I-a	A
Antipsychotika + Benzodiazepine bzw. niederpotente Neuroleptika	IV	B
Erhaltungstherapie und Rezidivprophylaxe		
Antipsychotika	I-a	A
Psychotherapie	I-b	B
Soziotherapie	II-b	B
Negativsymptomatik		
Atypische Antipsychotika	I-a	A
Atypische Antipsychotika + Antidepressiva (SSRI)	IV	B
Katatonie		
Lorazepam + hochpotente Antipsychotika	III	B
Elektrokrampftherapie	III	A
Therapieresistenz		
Atypische Neuroleptika	I-b	B
Kombination klassischer + atypischer Neuroleptika	IV	B
Elektrokrampftherapie	III	A

- Psychotherapie
  - Supportive Psychotherapie: Hilfe beim Umgang mit der Erkrankung und Unterstützung in der Lösung von Konfliktsituationen. In realistischer Weise Hoffnung und Mut einflößen. Training zur Verbesserung sozialer Kompetenz und Aneignung lebenspraktischer Fertigkeiten mit Übungen im realen Umfeld. Vermeidung von Unter- und Überstimulation.
  - Psychoedukation: Aufklärung des Patienten und später der Angehörigen über Art und Verlauf der Erkrankung (Vulnerabilitäts-Stress-Modell), Nutzen einer Erhaltungstherapie, Umgang mit Nebenwirkungen (Compliance-Förderung), Erkennen von Frühwarnzeichen.
- Soziotherapie
  - Milieutherapeutische Maßnahmen, u. a. zum Erhalt bzw. zur Wiederherstellung von Selbstständigkeit und Kompetenzen.
  - Arbeits- und Beschäftigungstherapie dienen der schrittweisen Rehabilitation durch abgestufte Anforderungen bezüglich Aufgabenstellungen und Interaktionsnotwendigkeiten mit den Mitpatienten.
  - Berufsfindung, z. B. Maßnahmen zur Umschulung, da häufig die Patienten auf einem niedrigerem Berufniveau wiedereingegliedert werden müssen.
  - Tätigkeit in beschützter Werkstätte, betreutes Wohnen zur Wiederherstellung der Fähigkeit zum eigenständigen Wohnen und Selbstversorgung.

Literatur

Ackenheil M, Bondy B (1996) The value of biological markers in genetic research. In: Mendlewicz J, Papadimitriou GN (eds) Clinical psychiatry. Mental disorders. Baillière Tindall, London, p 135–148

Amato T, Rochet T, Dalery J, Chauchat JH, Martin JP, Marie-Cardine M (1994) Saisonality of birth and ventricular enlargement in chronic schizophrenia. Psychiatry Res 55: 65–73

Bebbington P, Kuipers L (1994) The predictive utility of expressed emotion in schizophrenia: an aggregate analysis. Psychol Med 24: 707–718

Bogerts B, Lieberman JA, Ashtari M et al. (1993) Hippocampus-amygdala volumes and psychopathology in chronic schizophrenia. Biol Psychiatry 33: 236–246

Davis JM, Kane JM, Marder SR et al. (1993) Dose response of prophylactic antipsychotics. J Clin Psychiatry 54[Suppl]: 24–30

Kane JM, Marder SR (1993) Psychopharmacological treatment of schizophrenia. Schizophr Bull 19: 287–302

Mari JDJ, Streiner DL (1994) An overview of family interventions and relapse on schizophrenia: Meta-analysis of research findings. Psychol Med 24: 565–578

McCarley RW, Hsiao JK, Freedman R, Pfefferbaum A, Donchin E (1996) Neuroimaging and the cognitive neuroscience of schizophrenia. Schizophr Bull 22: 703–725

Meltzer HY (1992) Treatment of the neuroleptic, non-responsive schizophrenic patient. Schizophr Bull 18: 515–542

Möller HJ (1993) Neuroleptic treatment of negative symptoms in schizophrenic patients. Efficacy problems and methodological difficulties. Eur Neuropsychopharmacol 3: 1–11

Möller HJ (1996) Treatment of schizophrenia. Eur Arch Psychiatry Clin Neurosci 246: 229–234..

Möller HJ (2000) Definition, psychopharmacological basis and clinical evaluation of novel/atypical neuroleptics: methodological issues and clinical consequences. World J Biol Psychiatry 1: 75–91

Möller HJ (2000) State of the art of drug treatment of schizophrenia and the future position of the novel/atypical antipsychotics. World J Biol Psychiatry 1: 204–214

Norman RMG, Malla AK (1993) Stressful life events and schizophrenia. I. A review of research. Br J Psychiatry 62: 161–166

Riedel M, Müller N, Möller HJ (1999) Die Psychopharmakotherapie der Schizophrenie. Psychotherapie 4: 48–55

Riedel M, Schaub A, Möller HJ, Müller N (1999) Pathogenetische Modellvorstellungen zur Schizophrenie. Psychotherapie 4: 108–114

Yank GR, Bentley KJ, Hargrove DS (1993) The vulnerability-stress-model of schizophrenia: Advances in psychological treatment. Am J Orthopsychiatry 63: 55–69

15.8 Stoffgebundene und nicht stoffgebundene Süchte
Norbert Wodarz

15.8.1 Einführung

Psychoaktive Substanzen können Bewusstseinslage bzw. -zustand verändern. Dies ist die Grundlage für ein mehr oder weniger ausgeprägtes Potential zu Missbrauch und zur psychischen und/oder physischen Abhängigkeit.

Psychoaktive Substanzen können formell in folgende Gruppen eingeteilt werden:
- legal und frei verfügbar (z. B. Lösungsmittel, halluzinogene Pilze und Pflanzen),
- legal, aber unter staatlicher Kontrolle, z. B. mit spezieller Besteuerung (z. B. Alkohol, Tabak),
- legal und verschreibungspflichtig (z. B. Benzodiazepine, Barbiturate),
- legal und speziell verschreibungspflichtig (z. B. Opiate – Betäubungsmittelrezept),
- illegal (z. B. Marihuana, Heroin).

15.8.2 Ätiologie

Süchtiges Verhalten entsteht durch komplexe Interaktion physischer Faktoren (z. B. pharmakologische Wirkungen der Substanz auf Neurotransmission im ZNS, genetische Disposition), psychischer (z. B. Persönlichkeit) und sozialer Mechanismen (z. B. gesellschaftliche Akzeptanz der Substanz).

Tierexperimentelle Befunde belegen, dass suchterzeugende Substanzen, inkl. Alkohol und Nikotin, durch Interaktion mit den zentralen Strukturen des limbischen „Belohnungssystems" (u. a. Nucleus accumbens) ein mehr oder weniger ausgeprägtes Suchtmittelverlangen („craving") hervorrufen, das wiederum als Ursache für eine Abhängigkeitsentwicklung betrachtet werden könnte. Aus genetisch determinierten biologischen Variationen könnte somit eine individuell unterschiedliche Gefährdung zur Entwicklung einer Abhängigkeit resultieren.

Große Familienstudien zeigen, dass Alkoholiker 2- bis 6-mal häufiger mindestens einen alkoholkranken Elternteil aufweisen. Einige Zwillings- und Adoptionsstudien konnten ebenfalls belegen, dass genetischen Faktoren eine wesentliche Bedeutung bei der Entwicklung der Alkoholkrankheit zukommt. So entwickelten auch Kinder alkoholkranker Eltern, die kurz nach ihrer Geburt von nicht alkoholkranken Adoptiveltern aufgenommen wurden, ca. 4-mal häufiger selbst eine Alkoholabhängigkeit. Auch der Beginn der Alkoholproblematik erfolgte früher als im Durchschnitt. Allerdings liegt offensichtlich kein einfacher Erbgang vor, postuliert wurden vielmehr genetisch vermittelte Vulnerabilitätsfaktoren, z. B. bestimmte psychische Störungen (Depression, emotionale Instabilität) oder neurobiologische Parameter (s. oben „Belohnungssystem"), die schließlich zur Entwicklung einer Abhängigkeit prädisponieren sollen.

15.8.3 Stoffgebundene Abhängigkeitserkrankungen

Abhängigkeitserkrankungen zeigen ohne suffiziente Behandlung häufig einen chronisch progredienten Verlauf (kontinuierlich, episodisch) mit erheblicher substanzabhängiger Morbidität und Mortalität. Grundsätzlich sollte deshalb bei Verdacht auf eine Abhängigkeitserkrankung eine qualifizierte suchtmedizinische Behandlung veranlasst werden: Da gute und validierte Behandlungsmöglichkeiten der zugrunde liegenden Abhängigkeitserkrankungen vorliegen, ist heute die alleinige Fokussierung auf die Therapie etwaiger Komplikationen, z. B. eines Entzugssyndroms, sowohl unter ätiopathogenetischen als auch gesundheitsökonomischen Gesichtspunkten nicht mehr ausreichend (s. S. 1354).

Epidemiologie

Die Bedeutung von Abhängigkeitserkrankungen für die Morbidität und Mortalität in unserer Gesellschaft wird häufig stark unterschätzt. Die Global Burden of Disease Study konnte dies 1997 erstmals relativ standardisiert im Auftrag der WHO für die westlichen Industrienationen demonstrieren (Abb. 15.8-1).

2001 rechnete die Deutsche Hauptstelle gegen Suchtgefahren (DHS) mit 2,5 Millionen Alkoholikern, für die im gesamten Bundesgebiet ca. 14.000 stationäre Therapieplätze (Entwöhnung, qualifizierte Entgiftung) zur Verfügung stehen.

Von den ca. 6 Millionen behandlungsbedürftigen, regelmäßigen Rauchern entstammt mehr als ein Drittel der Altersgruppe 15–25 Jahre. Der Beginn des Rauchens erfolgt in ca. 95% der Fälle bereits vor dem 20. Lebensjahr. Für Deutschland wurden 1994 ca. 111.000 tabakbedingte Todesfälle pro Jahr geschätzt (43.000 Krebs, 37.000 Herz-, Kreislauferkrankungen, 20.000 Atemwegserkrankungen).

Unter den rund 1,4 Millionen Medikamentenabhängigen (besonders Sedativa, Hypnotika, Analgetika) finden sich überwiegend Frauen bzw. ältere Menschen.

Im Bereich der illegalen Drogen wird die Zahl der Cannabiskonsumenten auf ca. 2 Millionen geschätzt, davon sind etwa 270.000 regelmäßige Konsumenten. Für die übrigen „harten" Drogen werden ca. 250.000–300.000 regelmäßige Konsumenten angenommen, wovon etwa die Hälfte eine „hohe Konsumintensität" und „riskante Konsumform" (intravenös) aufweisen soll. Für diese Patientengruppe stehen ca. 5300 stationäre Therapieplätze zur Verfügung.

Diagnostische Kriterien

Die Kriterien der Abhängigkeit nach ICD-10 umfassen eine Gruppe von kognitiven, körperlichen und Verhaltensphänomenen, die sich nach wiederholtem Substanzgebrauch entwickeln. Sie sind zunächst unabhängig von der konsumierten Substanz und kein einzelnes Symptom („Leitsymptom") ist zur diagnostischen Einordnung ausreichend oder zwingend notwendig (s. Übersicht).

Einen Überblick über die nach ICD-10 gebräuchlichen Kategorien psychotroper Substanzen und der damit potentiell assoziierten klinischen Syndrome gibt Tabelle 15.8-1.

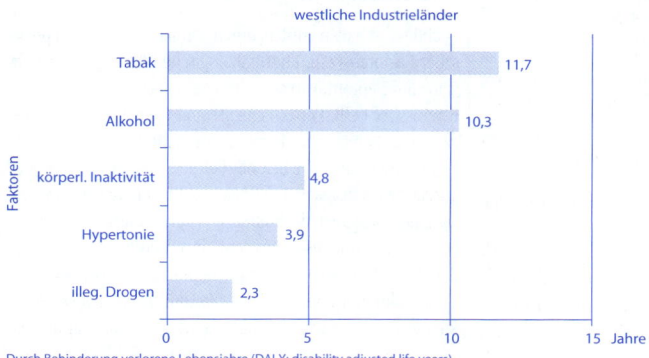

Abb. 15.8-1. Global Burden of Disease Study

Durch Behinderung verlorene Lebensjahre (DALY: disability adjusted life years)

Tabelle 15.8-1. Akute klinische Syndrome durch Missbrauch psychotroper Substanzen

Psychotrope Substanz	Intoxikation	Entzug	Delir	Entzugsdelir	Wahnhafte Störung	Affektive Störung	Besondere Syndrome
Alkohol	x	x	–	x	–	–	Amn. dementiell, path. Intoxikation, Halluzinose
Opioide	x	x	–	–	–	–	–
Cannabinoide	x	?	–	–	x	–	–
Sedativa, Hypnotika	x	x	–	x	–	–	Amnestisch
Kokain	x	x	x	–	x	–	–
Stimulanzien (Amphetamin, „Ecstasy")	x	x	x	–	x	–	–
Halluzinogene	x	–	–	–	x	x	Posthalluzinogene Wahrnehmungsstörung
Tabak (Nikotin)	–	x	–	–	–	–	–
Lösungsmittel	x	–	–	–	–	–	–

Diagnostische Kriterien der Abhängigkeit nach ICD-10

1. Starker Wunsch oder Art Zwang, die Substanz zu konsumieren
2. Verminderte Kontrollfähigkeit bezüglich Beginn, Beendigung und Menge des Substanzkonsums
3. Ein körperliches Entzugssyndrom oder Substanzkonsum oder Konsum nahe verwandter Substanzen, um Entzugssymptome zu mildern oder zu vermeiden
4. Nachweis einer Toleranz mit zunehmend höherer Dosierung
5. Fortschreitende Vernachlässigung anderer Vergnügungen oder Interessen zugunsten des Substanzkonsums; erhöhter Zeitaufwand, um die Substanz zu beschaffen, zu konsumieren oder sich von deren Folgen zu erholen
6. Anhaltender Substanzkonsum trotz Nachweis eindeutiger schädlicher Folgen (körperlicher, sozialer oder psychischer Art)

Mind. jeweils **3 der Kriterien** müssen „irgendwann" während der letzten 12 Monate für die Diagnose erfüllt sein.

Alkohol

Von praktischer Bedeutung, z. B. für die Kostenerstattung der Behandlung durch die gesetzliche Krankenversicherung, war die Entscheidung des Bundessozialgerichts von 1968, wonach es sich bei „Trunksucht", dort als „lang andauernde, zwanghafte Abhängigkeit von dem Suchtmittel" definiert, um eine Krankheit im Sinne der Reichsversicherungsordnung handelt.

Als nach „derzeitigem Kenntnisstand" unbedenklich definierte die WHO 1980 eine **tägliche** Alkoholzufuhr von 20 g reinem Ethanol pro Tag. Dies entspricht ca. 0,5 l Bier, 0,25 l Wein oder 0,02 l Schnaps. Allerdings ist dabei immer zu bedenken, dass die individuelle Vulnerabilität sehr unterschiedlich, daher auch kein allgemein gültiger „Grenzwert" vorhersagbar ist, ab dem eine Trinkmenge als im Sinne einer Alkoholabhängigkeit pathologisch angesehen werden kann (notabene: „Abhängigkeit ist keine Frage der Dosis"). Nachgewiesen ist hingegen ein linearer Anstieg der Häufigkeit alkoholbedingter somatischer Folgeschäden mit Zunahme der täglichen Alkoholmenge. Als Faustregel gilt, dass mehr als 20 g Alkohol/Tag bei Frauen und durchschnittlich mehr als 60 g Alkohol/Tag bei Männern in der Regel zu körperlichen Schädigungen führt. Dies gilt es auch bei der in den letzten Jahren wieder verstärkt in das öffentliche Interesse gerückten Diskussion um potentiell kardioprotektive Effekte des Alkohols zu berücksichtigen.

Alkoholbedingte akute Syndrome

Intoxikation (einmaliger Missbrauch; ICD-10: F1x.0) **Klinik:** Typische Zeichen einer Alkoholintoxikation mit Foetor ex ore sind Störungen der Bewusstseinslage (Schläfrigkeit bis zum Koma), Störungen der kognitiven Fähigkeiten, der Wahrnehmung, des Affekts und des Verhaltens (z. B. Auftreten „wesensfremder" Züge wie Enthemmung, Aggressivität). Darüber hinaus können Störungen verschiedener psychophysiologischer Funktionen und Reaktionen auftreten, z. B. zerebelläre Ataxie mit Stand- und Gangunsicherheit (Prüfung z. B. durch Strichgang), Störungen der Koordination (Prüfung z. B. durch Finger-Nase-Versuch) sowie Sprechstörungen.

Pathophysiologie: Ursächlich sind die akuten pharmakologischen ZNS-Wirkungen des Alkohols. Sie sind ausgeprägter bei ansteigenden Blutalkoholspiegeln und nehmen bis zur vollständigen Wiederherstellung mit der Zeit ab.

Behandlung: Da der körpereigene Alkoholmetabolismus in der Regel zu einer raschen Entgiftung führt (0,1–0,2‰/h), ist der Ausschluss vitaler Komplikationen vordringlich, da diese häufig durch die Intoxikationssymptomatik „maskiert" werden.

Cave: Es ist unbedingt auf „maskierte" indirekte Folgen oder Komplikationen einer Intoxikation zu achten, wie z. B. Traumatisierung durch Sturz (Frakturen, subdurales Hämatom!), Koma, Unterkühlung (bei kalter Witterung), Aspiration von Erbrochenem, Krampfanfall, Delir.

Bei Patienten, die sich unter Alkoholeinwirkung aggressiv verhalten, ist das für die pathologische Intoxikation beschriebene Vorgehen zu empfehlen.

Pathologische Intoxikation **Klinik:** Auftreten ausgeprägter Verhaltensänderungen mit deutlicher psychomotorischer Unruhe meist binnen weniger Minuten nach Konsum einer auffallend geringen Alkoholmenge. Häufig Neigung zu impulsiv-aggressivem Verhalten gegen andere (z. B. Tätlichkeiten) oder auch sich selbst (z. B. suizidale Handlung), typischerweise „wesensfremde" Verhaltensmuster. Für die Dauer von wenigen Stunden finden sich Verwirrtheit, Desorientiertheit, gelegentlich illusionäre Verkennungen und visuelle Halluzinationen. Das akute Zustandsbild endet

i. d. R. in einer protrahierten Schlafphase. Für die Ereignisse besteht eine völlige Amnesie („Blackout").

Pathophysiologie: Ursächlich werden zerebrale Vorschädigungen diskutiert, die zu einer erhöhten Sensitivität gegenüber Alkohol führen sollen. Weitere Risikofaktoren stellen die gleichzeitige Einnahme von Sedativa und ein höheres Alter dar.

Differentialdiagnose: Eine vorbestehende und/oder alkoholinduzierte Temporallappenepilepsie bzw. interiktale Phänomene müssen ausgeschlossen werden.

Behandlung: Die pathologische Intoxikation ist wie die Intoxikation selbst ein passageres Syndrom. Vordringliches Ziel ist es deshalb, den Patienten davor zu bewahren, sich selbst oder anderen Schaden zuzufügen. Dabei können körperliche Zwangsmaßnahmen (z. B. Fixierung) unumgänglich werden. Gegebenenfalls kann danach die Injektion eines hochpotenten Neuroleptikums (z. B. 5–10 mg Haloperidol) hilfreich sein.

Cave: Benzodiazepine sind kontraindiziert, da es häufig zu einer Zunahme der alkoholinduzierten Enthemmung kommt (s. Risikofaktoren).

Alkoholentzugssyndrom **Klinik:** Beginn und Verlauf des Entzugssyndroms sind zeitlich begrenzt und abhängig von Trinkmuster und -gewohnheit vor der Beendigung oder Reduktion des Konsums. So kann bei „Spiegeltrinkern" eine verminderte Alkoholzufuhr, z. B. auf Grund einer interkurrenten Erkrankung, zum Absinken des Alkoholspiegels unter eine „kritische Grenze" und damit zu einem Alkoholentzugssyndrom führen (s. Übersicht „Vegetatives Alkoholentzugssyndrom"). Die vegetativen Symptome des Entzugssyndroms können durch symptomatische Krampfanfälle (s. Übersicht „Symptomatischer Grand Mal") und/oder ein Entzugsdelir (s. Übersicht „Alkoholentzugsdelir") kompliziert werden.

Vegetatives Alkoholentzugssyndrom (ICD-10: F1x.3)

Klinische Manifestationen des vegetativen Alkoholentzugssyndroms:
- Erhöhter Sympathikotonus, z. B. Tachykardie, erhöhter Blutdruck, vermehrtes Schwitzen („tropfnasse Handflächen")
- Feinschlägiger Tremor
- Ängstlichkeit
- Magen-Darm-Störungen (z. B. Übelkeit, Erbrechen, Durchfall)
- Schlafstörung mit lebhaften Alpträumen, selten kurzdauernde, nicht ausgeformte illusionäre Verkennungen bzw. Halluzinationen
- Hyperreflexie
- Allgemeine Schwäche

Bei der Behandlung ist auf sorgfältige Überwachung zur rechtzeitigen Erkennung von Komplikationen zu achten (Progression mit symptomatischen Krampfanfällen, Entzugsdelir)!

Hinweise zur **evidenzbasierten Behandlung:**
- Rehydration. Cave: Kohlehydrathaltige Infusionslösungen und Vitamin-B₁-Verbrauch (s. amnestisches Syndrom)
- Clomethiazol
  - Einsatz: Kupierung sämtlicher Entzugssymptome und -komplikationen, Prophylaxe von Entzugs-Grand-Mal und Delir; in Deutschland Mittel der 1. Wahl bei Patienten mit schwerem Entzugssyndrom bzw. erhöhtem Risiko für Entzugskomplikationen (Grand Mal, Delir)
  - Wirkmechanismus: Agonist am GABA$_A$-Benzodiazepinrezeptorkomplex → Kreuzreaktivität mit Alkohol → Einsatz möglichst erst bei Blut(Atemluft-)alkohol <1‰
  - Dosierung: je nach psychopathologischem Befund: Beginn z. B. mit tgl. 4-mal 2 Kapseln bzw. 4-mal 10 ml Mixtur → je nach individuellem Ansprechen und Verlauf: Dosisreduktion oder -erhöhung; im Delir ggf. parenterale Anwendung unter intensivmedizinischer Überwachung möglich (Gefahr der Ateminsuffizienz, Bronchialhypersekretion)
  - Beachte: Eine nicht dem Befund angepasste Dosierung (insbesondere Dauerinfusion, z. B. Perfusor) führt fast zwangsläufig zu Komplikationen (spätestens bei Rückbildung des Delirs) → Dauerinfusion vermeiden bzw. nur bei beatmeten Patienten oder jederzeitiger Beatmungsmöglichkeit Nach spätestens 3 Tagen Versuch der Dosisreduktion, nach spätestens 14 Tagen sollte Clomethiazol komplett ausschleichend abgesetzt sein (hohes Abhängigkeitspotential!) Ambulanter Einsatz bei Nichtsicherstellung der Alkoholkarenz bzw. anderweitigem Substanzmissbrauch (z. B. Benzodiazepine) ist als Kunstfehler zu betrachten (extrem hohe Gefahr der Mischintoxikation bzw. -abhängigkeit!)
- Benzodiazepine
  - Einsatz: Kupierung vegetativer Entzugssymptomatik, Prophylaxe eines Entzugs-Grand-Mal
  - Wirkmechanismus: Agonist am GABA$_A$-Benzodiazepinrezeptorkomplex → Kreuzreaktivität mit Alkohol
  - Dosierung: je nach Substanz und psychopathologischem Befund; generell werden auf Grund der Kreuzreaktivität mit Alkohol höhere Dosen als im Normalfall zur Sedierung benötigt
  - Beachte: bei Einsatz eher langwirkender Benzodiazepine (z. B. Dikaliumclorazepat, Chlordiazepoxid, Diazepam) → Gefahr der Kumulation (Intoxikation, z. B. Verwirrtheit, zerebelläre Ataxie) → Dosierung (Perfusor!) mehrfach täglich an individuellen Bedarf anpassen

Hinweise für die **allgemeine Praxis**
- Clonidin
  - Einsatz: symptomatische Behandlung vegetativer Entzugssymptomatik
  - Wirkmechanismus: Agonist am zentralen, präsynaptischen α-Rezeptor → Verminderung der sympathoadrenergen Überaktivität
  - Dosierung: 300–1500 µg/Tag
  - Beachte: keine Prophylaxe oder Wirksamkeit gegen Entzugskomplikationen (Grand Mal, Delir)
- Carbamazepin
  - Einsatz: Prophylaxe eines Entzugs-Grand-Mal
  - Wirkmechanismus: im Detail noch unklar
  - Dosierung: 600–1200 mg/Tag
  - Beachte: bei (zur kurzfristigen Erzielung ausreichender Plasmaspiegel aber notwendiger) rascher Dosissteigerung typische Nebenwirkungen möglich; kaum Wirksamkeit gegen andere Entzugssymptome, -komplikationen
- Doxepin
  - Einsatz: symptomatische Behandlung vegetativer Entzugssymptomatik
  - Wirkmechanismus: sedierendes trizyklisches Antidepressivum
  - Dosierung: 4-mal 25 bis max. 300 mg/Tag
  - Beachte: keine Prophylaxe oder Wirksamkeit gegen Entzugskomplikationen (Grand Mal, Delir), aber Absenkung der Krampfschwelle!

Symptomatischer Grand-mal-Anfall (ICD-10: G40.5)

- Häufigkeit: bei ca. 30% der unbehandelten Patienten im Entzug
- Risikofaktor: Krampfanfall in der Anamnese
- Behandlung:
  - Anfall meist selbstlimitierend (30–60 s), daher Schutz vor Selbstverletzung ausreichend
  - Sorgfältige Überwachung: Komplikationen (Progression zum Status epilepticus, evtl. drohendes Alkoholentzugsdelir)

Beachte: falls nicht selbst beobachtet, genauen Anfallsablauf durch Umstehende eruieren, da bei fokal betonten Anfällen (auch bei sekundärer Generalisierung) eine zerebrale Raumforderung (z. B. subdurales Hämatom nach Trauma) ausgeschlossen werden muss!

Alkoholentzugsdelir (Delirium tremens; ICD-10: F1x.4)
- Häufigkeit: 3–15% aller Alkoholkranken
- Risikofaktoren:
  - Jahrelanges gewohnheitsmäßiges, kontinuierliches, rauscharmes Trinken
  - Delir in der Eigen- oder Fremdanamnese
- Klinik:
  - Initial: vegetatives Entzugssyndrom; in ca. 50% der Fälle symptomatischer Grand Mal
  - Beginn typischerweise am 3. Tag (bis max. 1 Woche) nach abruptem Konsumende bzw. -reduktion
  - Desorientiertheit
  - Illusionäre Verkennungen
  - Halluzinationen (besonders szenisch-optisch, z. B. kleine bewegte Tiere auf dem Fußboden/der eigenen Haut)
  - Auffassungsstörung
  - Minderung der Kritikfähigkeit → Konfabulationen (Füllen offensichtlicher Gedächtnislücken mit frei erfundenen, wechselnden Inhalten, Suggestibilität (z. B. Knüpfenlassen eines Knotens mit einem imaginären Faden, Lesenlassen eines Textes von einem leeren Blatt)
  - Schwankende Stimmung (Angst, Reizbarkeit, „Galgenhumor")
  - Psychomotorische Unruhe („Nesteln", Bettflucht)
  - Vegetative Störungen (Zittern, Schlaflosigkeit, Schwitzen, Tachykardie, RR-Anstieg, Fieber)
- Mortalität:
  - Unbehandelt: 20–50%
    Medizinische Komplikationen: z. B. Nieren- oder Kreislauf-Versagen durch vegetative Entgleisung
    Selbstgefährdung, z. B. durch Situationsverkennung (panische Flucht vor als gefährlich erlebten visuellen Halluzinationen aus dem Fenster im 5. Stock)
  - Unter intensivmedizinischer Versorgung: 8%
- Besonderheiten:
  - Ein Alkoholentzugsdelir kann bei schwerem, kontinuierlichem Alkoholkonsum auch ohne vorausgehende nennenswerte vegetative Entzugssymptomatik auftreten
  - Häufig „unerwartetes" Auftreten bei auf Grund unterschiedlicher Erkrankungen hospitalisierten Patienten (z. B. Trauma, Tumordiagnostik, Zahn-Mund-Kiefer-, HNO-Erkrankungen) als klinische „Erstmanifestation" der Abhängigkeit
- Behandlung:
  - Vorbeugen ist die beste Behandlung!
  - Erkennen der vorgenannten Risikofaktoren, der meist vorausgehenden vegetativen Entzugssymptomatik und deren konsequente Behandlung (z. B. Clomethiazol) kann das Auftreten eines Entzugsdelirs häufig, aber nicht immer verhindern
  - Symptomatisch: Parenterale Rehydratation (hoher Flüssigkeitsverlust durch Fieber, profuses Schwitzen). Cave: keine Kohlehydrate ohne gleichzeitige Vitaminsubstitution → iatrogene Wernicke-Enzephalopathie (s. amnestisches Syndrom)
    Parenterale Vitaminsubstitution, besonders Vitamin-B-Komplex (s. oben)
    Gegebenenfalls Fixierung zur Vermeidung von Selbst- und Fremdgefährdung
    Beruhigendes Einwirken auf Patienten (z. B. reizarme Umgebung)
  - Medikamentös:
    Siehe vegetatives Alkoholentzugssyndrom, ggf. dort genannte Medikamente i.v.
    Clomethiazol bzw. Benzodiazepine. Cave: Eine nicht dem Befund angepasste Dosierung (insbesondere Dauerinfu-sion, z. B. Perfusor) führt fast zwangsläufig zur Intoxikation (spätestens bei Rückbildung des Delirs) → Dauerinfusion vermeiden bzw. regelmäßiger Versuch der Dosisreduktion. Nicht selten unter hochdosierter Behandlung mit langwirksamen Benzodiazepinen Verwirrtheitszustände auch noch nach Abklingen der Entzugssymptomatik (Kumula-tion!)
    Hochpotentes Neuroleptikum: z. B. 2-mal 5 (10) mg Haldol i.v. bei ausgeprägten und lebhaften Halluzinationen. (Cave: Phenothiazine meiden → Verminderung der Krampfschwelle, zusätzliche Leberbelastung)

Pathogenese: Ätiologisch bedeutsam ist die nach fortgesetztem Konsum eintretende Gewöhnung an Alkohol, wodurch es u. a. zu einer verminderten Ansprechbarkeit und Hemmung verschiedener Regionen des ZNS kommt. Durch den Entzug kommt es zu einer Umkehrung der überwiegend sedativen Alkoholeigenwirkung, woraus eine Übererregbarkeit verschiedener ZNS-Regionen resultiert.

Alkoholbedingte chronische Syndrome

Gewohnheitsmäßiger schädlicher Gebrauch (Missbrauch; ICD-10: F1x.1) Diagnostisches Kriterium: Konsumverhalten, das zu einer Gesundheitsschädigung (physisch, z. B. Steatosis hepatis; psychisch, z. B. depressives Syndrom) führt. Eine akute Intoxikation (ICD-10: F1x.0) oder ein „Kater" (sog. „hangover") beweisen allein allerdings noch nicht den „Gesundheitsschaden".

Abhängigkeit (ICD-10: F1x.2) Klinik: vgl. Übersicht links. Bei der Alkoholabhängigkeit handelt es sich um eine eigenständige, primär „chronische" und behandlungsbedürftige Erkrankung, die nicht selten (kontinuierlich oder episodisch) progredient verläuft. Charakteristisch sind eine verminderte Kontrolle über das Trinken, sodass Alkohol schließlich trotz negativer Konsequenzen konsumiert wird. Der Alkohol beherrscht das Denken, das sich zunehmend verzerrt (z. B. Verleugnung, Bagatellisierung). Das klinische Bild wird in wechselndem Ausmaß geprägt von genetischer Anlage, psychosozialen und Umweltfaktoren.

Ein kurzer und allgemein akzeptierter schneller „Screening-Test" ist der CAGE (Fragebogenkatalog) (s. unten).Zwei oder mehr Antworten mit „Ja" können mit erstaunlich hoher Sensitivität und Spezifität Alkoholkranke identifizieren, insbesondere im Vergleich zu so genannten „sozialen" oder „Normaltrinkern".

CAGE. (Fragebogen nach Mayfield et al. und Ewing)

Haben Sie in den vergangenen 12 Monaten ...
- ... (erfolglos) versucht, Ihren Alkoholkonsum zu reduzieren? („cut down")
- ... sich geärgert, weil andere Ihr Trinkverhalten kritisiert haben? („annoyed")
- ... Schuldgefühle wegen Ihres Trinkens gehabt? („guilty")
- ... den Tag mit einem alkoholischen Getränk begonnen, um Ihre „Nerven zu beruhigen", „in Gang" zu kommen oder einen „Kater" loszuwerden? („eye-opener")

Behandlung: Zum Erstkontakt mit einer ambulanten oder stationären therapeutischen Einrichtung kommt es häufig auf „Druck" von Angehörigen, Kollegen oder Arbeitgeber (beispielsweise Abmahnung, drohende Kündigung, Führerscheinverlust, drohende Trennung/Scheidung) oder auf Grund einer akuten Komplikation. Diese Auslöser können als Ausgangspunkt für die Motivationsarbeit zur Annahme therapeutischer Hilfen genutzt werden.

Weltweit einzigartig ist die in Deutschland praktizierte Trennung zwischen Entgiftungs- (Entzugs-) und Entwöhnungsbehandlung. Erstere wird von den Krankenkassen finanziert und soll in der Regel 14 Tage nicht überschreiten. Für die Entwöhnungsbehandlung muss die Finanzierung durch den zuständigen Rentenversicherer (z. B. BfA, LVA) beantragt werden. Sie soll dazu dienen, die Erwerbsfähigkeit des Abhängigen zu erhalten bzw. wiederherzustellen und dauert in der Regel 2–6 Monate.

Der Erfolg einer therapeutischen Maßnahme wird häufig anhand der fortbestehenden Abstinenz definiert, da damit viele Parameter der Lebensqualität eng verknüpft sind (z. B. Selbstwertgefühl, Partnerschaftsfähigkeit, Leistungsfähigkeit am Arbeitsplatz). Rein statistisch ereignet sich die Mehrzahl der Rückfälle innerhalb der ersten sechs Monate nach Beendigung einer Behandlung. Belegt durch eine Vielzahl von Katamnesestudien sind nach alleiniger Entgiftung (s. oben), wie sie üblicherweise außerhalb suchtmedizinischer Fachabteilungen durchgeführt wird, binnen *eines* Jahres 84–99% der Patienten rückfällig! Im Gegensatz dazu liegt, abhängig vom eingesetzten Therapieprogramm und der Auswahl der Patienten, die Rückfallquote ein Jahr nach einer „qualifizierten" Entgiftung im Rahmen eines definierten „setting" einer suchtmedizinischen Fachabteilung bei 65–70%, *zwei* Jahre nach einer über 3–6 Monate dauernden Entwöhnungstherapie zwischen 25–70%.

Es werden sowohl tiefenpsychologisch orientierte Verfahren als auch diverse Kombinationen verhaltenstherapeutischer Techniken im Rahmen der Entwöhnungsbehandlung eingesetzt. Ziele sind das Erarbeiten der zum Alkoholmissbrauch führenden Ursachen und das Erlernen alternativer, **aktiver** Bewältigungsstrategien, z. B. zur Erhöhung der Frustrationstoleranz sowie zur Angst- und Spannungsreduktion. Mit deren Hilfe sollen die bisher **passiven** und scheinbaren Bewältigungsstrategien, z. B. im Sinne einer „Flucht" in den Alkohol, ersetzt werden. Hilfreich können unter anderem Entspannungstechniken, Selbstkontrolltechniken, Rollenspiele, Selbstsicherheitstraining, Gruppentherapieformen und paartherapeutische Ansätze sein (s. Kap. 15.2). Zur Erzielung der hierfür notwendigen zumindest grundsätzlichen Motivation beim Betroffenen hat sich z. B. die Methode der „motivationalen Intervention" bewährt, wobei sich das praktische Vorgehen an der individuellen Stufe der Veränderungsbereitschaft orientiert (Abb. 15.8-2) (Wodarz et al. 2001).

In Deutschland stehen den Betroffenen fast flächendeckend Selbsthilfegruppen zur Verfügung. Zwar gibt es zu deren „Wirksamkeit" kaum kontrollierte Studien, gleichwohl stellen sie für viele Abhängige einen wichtigen „externen Stabilisator" bei der Aufrechterhaltung der Abstinenz dar. Überregional vertreten sind z. B. Anonyme Alkoholiker, Blaues Kreuz, Kreuzbund und Guttempler.

Darüber hinaus kommt gerade engen Angehörigen (Partner, Kinder, Eltern) eine große Bedeutung zu, sowohl bei der Inanspruchnahme professioneller Hilfe als auch bei der Aufrechterhaltung der Abstinenz („trockene" Phase der Abhängigkeit) nach

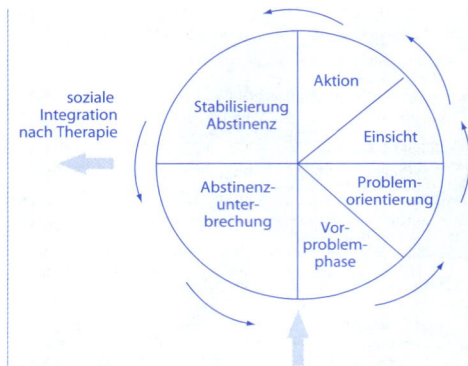

Abb. 15.8-2. Veränderungsmodell

abgeschlossener Therapie. Häufig trägt aber das Verhalten von Angehörigen ungewollt eher zum Fortbestehen der „nassen" Phase der Abhängigkeit bei (Koalkoholismus). Um Angehörigen den richtigen Umgang mit Betroffenen zu vermitteln, sollte ihnen der Anschluss an „Selbsthilfegruppen für Angehörige" dringend empfohlen werden (z. B. „Al-Anon").

Pharmakotherapie:

— **Disulfiram** (Antabus) führt nach einmaliger Einnahme bereits zu einer pharmakologisch induzierten Alkoholintoleranz, die über ca. 1 Woche anhält. Umstritten ist, ob die kompetitive Hemmung der Aldehyddehydrogenase mit sukzessivem (allerdings quantitativ nur geringem) Anstieg des Alkoholabbauproduktes Acetaldehyd im Blut die nach bereits geringem Alkoholkonsum auftretende toxische Reaktion erklärt. Diese ist charakterisiert durch das Auftreten eines Flush-Syndroms mit hochgradiger Hautrötung an Gesicht, Brust und Schultern, Hitzegefühl, starkem Kopfschmerz, intensivem Unwohlsein, Tachykardie mit gleichzeitiger Hypotension bis zum Kollaps. Todesfälle durch Zufuhr hoher Alkoholdosen (z. B. vermeintliches „Übertrinken") sind beschrieben. Die Therapieerfolge sind nur im Rahmen ausgearbeiteter Therapieprogramme bei motivierten Patienten zufriedenstellend (z. B. ALITA: Ambulante Langzeitintensivtherapie für Alkoholkranke), sodass diese Substanz heute in den westlichen Ländern nur noch selten eingesetzt wird.

— **„Anti-Craving-Substanzen"**. Bereits 1883 versuchte Sigmund Freud einen Opiatabhängigen durch die Gabe von Kokain zu „heilen". In den vergangenen Jahren gewann die Suche nach Substanzen ohne eigenes Suchtpotential zur pharmakologischen Unterstützung der Rückfallprophylaxe zunehmend an Bedeutung. Begünstigt wurde dies durch die Fortschritte der experimentellen Grundlagenforschung, u. a. durch tierexperimentelle Modelle der Abhängigkeit und die daraus resultierende Charakterisierung des so genannten zerebralen „Belohnungssystems". An dessen Regulation sind diverse Neurotransmitter beteiligt. Verschiedene hier modulierend wirksame Substanzen wurden in klinisch-therapeutischen Studien untersucht. Behandlungsziel war die „Normalisierung" der durch fortgesetzte Alkoholzufuhr fixierten neurochemischen Veränderungen im Belohnungssystem, die zu einem erhöhten (abnormen) Substanzverlangen („craving") zumindest in bestimmten „Schlüsselsituationen" („cues") führen sollen. Hieraus resultiert auch der Sammelbegriff „Anti-craving-Mittel". Allerdings haben die bislang hierunter subsumierten Substanzen nicht nur völlig unterschiedliche Wirkmechanismen, sondern es ist auch noch völlig offen, welche tatsächliche Bedeutung für deren Wirksamkeit dem Konstrukt „craving" zukommt.

Die bisherigen Erfahrungen zeigen, dass derartige Medikamente immer nur „supportiven" Charakter haben können und ohne entsprechende suchttherapeutische Führung und psychotherapeutisches Rahmenprogramm weniger effizient sind. Grundsätzlich ist auch bei zukünftig noch zu erwartenden Substanzentwicklungen zu beachten, dass ein eindimensionales, nur medikamentöses Therapiekonzept dazu führen kann, dass sich die aktive Mitarbeit des Patienten auf die Medikamenteneinnahme beschränkt; Verantwortung für die Erkrankung wird dabei auf den Therapeuten delegiert und krankheitsimmanente Verdrängungstendenzen verfestigt.

Darüber hinaus besteht heute noch kein Konsens über die optimale Einbettung in den Gesamtbehandlungsplan von Suchterkrankungen, z. B. Dauer und Absetzprozedere der medikamentösen Behandlung, differentialtherapeutische Gesichtspunkte (z. B.: Wer profitiert von der Medikation, wer nicht?).

Beispielhaft seien die bislang am besten untersuchten Substanzen vorgestellt:

— **Acamprosat** (Kalzium-Acetyl-Homotaurinat, NMDA-Rezeptormodulator): Eine Vielzahl großer Multicenterstudien zeigte signifikant höhere Abstinenzraten, verlängerte trinkfreie Intervalle und geringere kumulierte Trinkmengen unter Acamprosat im Vergleich zu Plazebo bei relativ geringen Nebenwirkungen. Allerdings müssen wegen der schlechten oralen Bioverfügbarkeit und kurzen Halbwertszeit 3-mal 2 Kapseln/Tag eingenommen werden. Berücksichtigt man, dass die Medikamenten-Compliance generell mit zunehmender Applikationsfrequenz und -menge abnimmt, so bedarf es für die regelmäßige Einnahme einiger Motivation beim Patienten. Seit 1996 ist die Substanz in Deutschland zur „Behandlung der Alkoholabhängigkeit" zugelassen.

— **Naltrexon** (μ-Opiat-Rezeptorantagonist). Deutlich weniger überzeugend fallen die bisherigen Untersuchungen zu Naltrexon aus. So zeigte sich nach den initial sehr positiven US-amerikanischen Ergebnissen kein sonderlich positiver Effekt der Substanz in einer großen deutschen und einer englischen Multicenterstudie. Gleichwohl wurde die Substanz 1995 in den USA zur Behandlung der Alkoholabhängigkeit zugelassen.

Halluzinose (psychotische Störung; ICD-10: F1x.5) **Klinik**: Relativ seltene Gruppe psychotischer Phänomene, die während oder nach Alkoholgebrauch auftreten. Kennzeichen sind meist als unangenehm erlebte Halluzinationen (typischerweise akustisch, oft aber auf mehr als einem Sinnesgebiet), Wahrnehmungsstörungen, Wahnideen (häufig paranoide Gedanken oder Verfolgungsideen), psychomotorische Störungen (Erregung oder Stupor) sowie abnorme Affekte, die von intensiver Angst bis zur Ekstase reichen können. Das Sensorium ist üblicherweise klar, allenfalls leicht eingeschränkte Bewusstseinslage ohne ausgeprägte Verwirrtheit. Typische Prägnanzformen sind z. B. die alkoholische Paranoia und der alkoholische Eifersuchtswahn. Die Dauer des Syndroms ist individuell sehr unterschiedlich, von wenigen Tagen bis zu vielen Jahren und mit einer hohen Rezidivrate nach erneutem Alkoholmissbrauch.

Differentialdiagnose: Intoxikation, Entzugssyndrom, schizophrene Psychose.

Behandlung: Der Einsatz hochpotenter Neuroleptika (z. B. 5–10 mg Haloperidol pro Tag) kann versucht werden. Wesentlich ist aber die Behandlung der zugrunde liegenden Alkoholabhängigkeit, da nur Alkoholkarenz ein Wiederauftreten der Halluzinose verhindern kann.

Amnestisches Syndrom (Korsakow-Syndrom) und Enzephalopathie (Wernicke-Syndrom; ICD-10: F1x.6) **Klinik**: Eines der Leitsymptome ist die ausgeprägte andauernde Beeinträchtigung des Kurz- und Langzeitgedächtnisses. Das Ultrakurzzeitgedächtnis ist gewöhnlich erhalten und das Kurzzeitgedächtnis ist mehr gestört als das Langzeitgedächtnis. Die Störungen des Zeitgefühls und des Zeitgitters sind meist erheblich, ebenso die Lernschwierigkeiten. Konfabulationen können ausgeprägt sein (Korsakow-Syndrom), sind jedoch nicht in jedem Fall vorhanden. Andere kognitive Funktionen sind meist relativ gut erhalten, die amnestischen Störungen sind im Verhältnis zu anderen Beeinträchtigungen besonders ausgeprägt. Die irreversiblen Gedächtnisausfälle folgen meist dem Auftreten einer akuten Wernicke-Enzephalopathie.

Häufige organische Alkoholfolgeschäden

- ZNS: Grand Mal, Delir, Halluzinose, Wernicke-Korsakow-Syndrom – Demenz, Polyneuropathie, Myopathie
- Leber: Steatosis – Hepatitits – Zirrhose
- Herz: Kardiomyopathie
- Knochenmark: megaloblastische Anämie, Thrombozytendepression
- Magen-Darm:
  – Gastritis – Duodenitis – Ulkus
  – Ösophagitis – Mallory-Weiss-Syndrom
  – Oropharyngeale Karzinome
- Pankreas: Pankreatitis – Pankreasinsuffizienz
- Stoffwechsel: Hyperlipidämie, Gicht, Diabetes mellitus, Endokrinium
- Haut:
  – Hyperämie – Teleangiektasien – Rhinophym – präorbitales Ödem
  – Spider naevi – Plantar-, Palmarerythem
- Sonstige: Alkoholembryopathie, Dupuytrenkontraktur, Trauma

Da es sich meist um Patienten mit jahre- bis jahrzehntelanger Alkoholanamnese handelt, finden sich in der Mehrzahl bereits weitere alkoholbedingte organische Komplikationen (s. Übersicht).

Dementielles Syndrom (ICD-10: F1x.7) Essentielles Merkmal ist ein Persistieren kognitiver Defizite über mindestens 3 Wochen nach Beendigung des jahre- bis jahrzehntelangen Alkoholmissbrauchs, wobei gleichzeitig alle anderen Ursachen für ein dementielles Syndrom ausgeschlossen sein müssen (s. Kap. 15.15 und Kap. 15.17). Ob es sich ursächlich um einen toxischen Effekt des Alkohols oder seiner Metaboliten handelt oder um die Folge wiederholter Schädel-Hirn-Traumen (z. B. nach Stürzen im alkoholisierten Zustand) bzw. eingeschränkter Leberfunktion ist noch unklar.

Tabakabhängigkeit

70–80% der täglichen Raucher erfüllen die ICD-10-Kriterien einer Abhängigkeit. Im Tabakrauch sind mehr als 4.000 chemische Substanzen enthalten, davon eine Vielzahl von (Ko-)Karzinogenen (zu den Folgen s. Abb. 15.8-1 und Epidemiologie). Als wesentlich für die Abhängigkeitsentwicklung wird die Wirkung des Nikotins angesehen. Dieses erreicht durch die inhalative Applikation bereits binnen 6–10 s seinen ZNS-Peak und ist damit eine der effektivsten bekannten Applikationsformen. Die Aufrechterhaltung der Abhängigkeit ist wesentlich durch die drei Faktoren Nikotinwirkung, Gewohnheitsbildung und positive Erwartungshaltung mitbedingt. Diese müssen bei Therapieangeboten entsprechend berücksichtigt werden. So kann die Applikation von Nikotinersatz wie z. B. Kaugummi, Pflaster oder Spray zur Vermeidung des Entzugssyndroms hilfreich sein. Gleichwohl führt dies als alleinige Maßnahme nur zu unbefriedigenden Abstinenzraten von 10–15% (nach 12 Monaten). Am erfolgversprechendsten ist die Kombination verhaltenstherapeutisch orientierter Interventionen mit Nikotinersatz und Bupropion (Abstinenzrate 30–40%). Bei Letzterem ist das nicht unerhebliche Nebenwirkungsprofil zu berücksichtigen. Dies gilt insbesondere für so genannte „Risikopatienten" (Herz- und Lungenkranke), bei denen eine Rauchkarenz besonders angestrebt wird.

Illegale psychotrope Substanzen

Überblick Psychotrope Substanzen können eine Vielzahl von Störungen unterschiedlichen Schweregrades und mit verschiedenen klinischen Erscheinungsbildern auslösen, deren Gemeinsamkeit im Gebrauch einer oder mehrerer psychotroper Substanzen (mit oder ohne ärztliche Verordnung) besteht.

In Abhängigkeit von der (den) konsumierten Substanz(en) sind folgende organisch bedingten Syndrome möglich: delirant, dementiell, amnestisch, wahnhaft, halluzinatorisch, affektiv, ängstlich, aber auch Persönlichkeitsveränderungen. Darüber hinaus sind substanzspezifische Intoxikations- und Entzugssymptome möglich.

Tabelle 15.8-2. Akute klinische Syndrome durch Missbrauch psychotroper Substanzen

Substanz	Intoxikation Psychopathologie	Intoxikation Somatopathologie	Intoxikation Behandlung	Entzug Psychopathologie	Entzug Somatopathologie	Entzug Behandlung
Opioide (Opium, Morphin, Heroin, Methadon, Pentazocin, Codein)	Initiale Euphorie, Schläfrigkeit, Verlangsamung, verminderter Appetenz (Appetit, Sexualität), Persönlichkeitsveränderung	Miose, Pruritus, Übelkeit, Bradykardie, Obstipation, Einstiche (Arme, Beine, Leiste), Atemdepression	Ursächlich häufig ungewöhnlich reines Heroin („goldener Schuss"). Vital bedrohlich wegen Atemdepression bis -stillstand. Naloxon langsam i.v. (Intensiv-Monitoring wegen möglicher Provokation eines schweren Entzuges) Cave: kurze Halbwertszeit → Wiedereintritung	Beginn: ca. 6–8 h nach letzter Zufuhr. Peak: ca. 2–3. Tag. Ängstlichkeit, „Opiathunger" („craving"), Schlaflosigkeit, Agitiertheit, Aggressivität, fehlender Appetit	Wechsel zwischen Hitze- und Kältegefühl, Gänsehaut („cold turkey"), Nasen- und Tränenfluss, Mydriasis, Übelkeit, Erbrechen, Muskelschmerzen, Bauchkrämpfe, Durchfälle, Tachykardie, Blutdruck-, Temperaturanstieg, Gähnen	Schrittweise: Methadon bzw. Buprenorphin, über Wochen langsam ausschleichend. Akut: symptomatisch, z. B. Clonidin (blockiert noradrenerge Reboundüberaktivität d. L. coeruleus → vermindert besonders somatische Entzugssymptome
Sedativa, Hypnotika Benzodiazepine (Bzd), Barbiturate (Ba). Kreuztoleranz: Benzodiazepine – Barbiturate – Alkohol. Häufig b. Polytoxikomanie	Ähnlich Alkoholintoxikation. Schläfrigkeit, Verwirrtheit, eingeschränkte Wahrnehmung und Reaktionsfähigkeit, amnestische Störung, Wesensänderung mit sexueller agressiver Enthemmung	Ähnlich Alkoholintoxikation. Zerebellare Symptomatik Ataxie, Koordinationsstörung, verwaschene Sprache), Blutdruckabfall, Atemdepression, Miose (Ba), Grand Mal (Ba), Delir (Ba)	Vitalzeichenkontrolle (Atmung!). Ggf. Flumazenil (spezif. Bzd-Antagonist). Cave: Provokation eines Grand Mal; kurze Halbwertszeit → Wiedereintrübung	Erhöhte Ängstlichkeit, Schlafstörung, Dysphorie, Lichtund Geräuschüberempfindlichkeit	Schwächegefühl, Taubheitsgefühl der Extremitäten, Übelkeit, Schweißausbrüche, Myoklonien, Grand Mal, Delir (Ba)	Langsam ausschleichendes Absetzen, ggf. symptomatisch

Tabelle 15.8-2. Fortsetzung

Substanz	Intoxikation Psychopathologie	Intoxikation Somatopathologie	Intoxikation Behandlung	Entzug Psychopathologie	Entzug Somatopathologie	Entzug Behandlung
Stimulanzien Amphetamin und -derivate (Ecstasy, Eve), Kokain (Crack). Wirkmechanismus: akut dopaminerg und serotonerg (Ecstasy)	Erhöhte Vigilanz, Überaktivität, Agitiertheit, Rededrang, Euphorie, Reizbarkeit, Aggressivität, Impotent, eingeschränktes Urteilsvermögen, Größenideen, paranoide Ideen (häufig Eifersucht), visuelle und taktile Halluzinationen (Dermatozoenwahn), bizarres Verhalten	Mydriasis, Tachykardie, Blutdruckanstieg, Wechsel zwischen Schwitzen und Frösteln, Tremor, trockener Mund, Appetit- und Gewichtsverlust, Schlafstörung, Übelkeit, Erbrechen, Arrhythmien, Fieber, Krämpfe, Grand Mal, Delir	Symptomatisch Übergang in dysphorisches Stadium („crash"): Erschöpfung, Ängstlichkeit, Reizbarkeit, Depressivität → „craving". Nach weiteren 24 h → Entzug	Peak binnen 2–4 Tagen kann über Wochen persistieren. Psychomotorische Unruhe, Erschöpfung, Ängstlichkeit, Reizbarkeit, Schlafstörung oder extremes Schlafbedürfnis, Anhedonie, Depressivität, Lebensüberdruss → „craving"	Keine bekannt. Bei chronischem Gebrauch Nasenschleimhautschädigung bis zur Septumperforation (Kokain)	Symptomatisch: Agitiertheit, Grand Mal: → Benzodiazepin. Psychose: → reizarme Umgebung, ggf. Haldol
Halluzinogene (LSD, Mescalin, Psilocybin, Phencyclidin)	Abhängig vom „setting" („bad trip"). Stark veränderte Wahrnehmung von Außenreizen (z.B. „Farben hören"), von Körper, Zeit und Raum. Visuelle (gelegentlich auditorische, taktile Halluzinationen, Depersonalisation, -realisation, Verschmelzungsideen, Verhaltensstörung: Ängste, Depression, Beziehungsideen, paranoide Ideen, verminderte Kritikfähigkeit, Agitation mit Selbst- oder Fremdgefährdung	Sympathomimetisch. Tremor, Tachykardie, Blutdruckanstieg, Schweißausbruch, Mydriasis, hyperämische Konjunktiven, verzertes Sehen, Ataxie	„Talking down", symptomatisch (z. B. Benzodiazepine)	Posthalluzinogene Wahrnehmungsstörung („ashback"), geometrische Halluzinationen, veränderte Wahrnehmung von Farben (intensiver, Aufleuchten, Halo um Objekte), von Bewegungen (im Augenwinkel, Spur hinter bewegten Objekten (vgl. „Mauszeigerspur"), von Zeit, Mikropsie, Makropsie	Nicht bekannt	„Talking down symptomatisch (z. B. Benzodiazepine)
Tabak (Nikotin)	Cholinerges Syndrom Verwirrtheit	Periphere Vasokonstriktion, erhöhte Darmperistaltik, Tremor, Tachykardie, Blutdruckanstieg. Cholinerges Syndrom: Speichelfluss, Bauchschmerzen, Erbrechen, Kopfschmerzen	Symptomatisch	Peak binnen 24 h. Dauer: Monate. "Craving", Nervosität, Unruhe, Reizbarkeit, Frustrationsgefühl, Ärger, Ängstlichkeit, Konzentrationsstörungen	Bradykardie, verminderter Blutdruck, Schlafstörung, erhöhter Appetit, Gewichtszunahme. Chronischer Gebrauch: Erkrankungen der Atemwege (inkl. Krebs), des Herz-Kreislauf-Systems	Nikotinsubstitution (Pflaster, Spray, Kaugummi), Verhaltenstherapie, Bupropion, Akupunktur Hypnose
Lösungsmittel Flüchtige Hydrokarbonverbindungen und Petroleumderivate (z. B. Klebstoff, Benzin, Lackverdünner)	Euphorie, Erregung, Streit-, Angriffslust, getrübte Wahrnehmung, Halluzinationen, Psychose, Amnesie	Typischer Mundgeruch, Hautausschlag um Nase und Mund, Übelkeit, Nystagmus, Schwindel, Ataxie, verwaschene Sprache, Tachykardie, ventrikuläre Fibrillationen, Stupor, Bewusstlosigkeit, Atemdepression	Symptomatisch Vitalzeichenkontrolle	Keine bekannt. Langfristig: Persönlichkeitsveränderung	Keine bekannt. Langfristig: Polyneuropathie, ZNS-, Myokard-, Leber-, Nierenschädigung	Symptomatisch

Definition und Diagnose Für den Kliniker bietet es sich an, zunächst die klinische Symptomkonstellation zu erkennen (Syndromdiagnose), um dann die spezifische Ursache des Syndroms zu identifizieren (Differentialdiagnose). Die endgültige Diagnose (ICD-10) sollte schließlich nach der Substanz oder Substanzklasse erfolgen, die das jeweilige klinische Syndrom verursacht oder im Wesentlichen dazu beigetragen hat (siehe Tabelle 15.8-1).

Die Identifikation der auslösenden psychotropen Stoffe muss auf der Grundlage möglichst vieler Informationsquellen erfolgen, z. B. eigene Angaben des Patienten, charakteristische körperliche oder psychische Symptome, klinische Merkmale, Verhaltensbeobachtung, biochemischer Nachweis (Blut-, Urinprobe, ggf. Atemluft), aber auch z. B. anhand noch im Besitz des Patienten befindlicher Substanzen oder fremdanamnestischer Angaben (Bezugspersonen, Sanitäter etc.). Zu beachten ist auch, dass Konsumenten so genannter „harter" Drogen häufig mehrere Substanzarten zu sich nehmen („Polytoxikomanie").

Die grundsätzlichen diagnostischen Kriterien zur Einordnung der klinischen Symptombilder entsprechen den auf S. 1353 für Alkohol aufgeführten akuten und chronischen Syndromen.

Klinik Einen Überblick über die wichtigsten Symptombilder im Zusammenhang mit illegalen psychotropen Substanzen zeigt Tabelle 15.8-2.

Für die ärztlich indizierte Behandlung mit psychotrop wirksamen Substanzen sollte prinzipiell die **4K-Regel** gelten:
— Klare Indikation,
— kleine Dosis,
— kurze Anwendungsdauer,
— kein abruptes Absetzen (Rebound-Phänomene, Entzug).

Therapie Für die Therapie der substanzassoziierten Intoxikations- und Entzugssyndrome s. Tabelle 15.8-2.

Prinzipiell gelten für die Therapie der Abhängigkeit von psychotropen Substanzen die gleichen Prinzipien wie auf S. 1356 für die Alkoholabhängigkeit genannt.

Evidenz der Therapieempfehlungen	Evidenzgrad	Empfehlungsstärke
Alkoholentzugssyndrom		
Clomethiazol	I-b	A
Benzodiazepine	I-a	A
Clonidin	I-b	B
Carbamazepin	I-b	B
Alkohol-Rückfallprophylaxe		
Acamprosat	I-a	A
Naltrexon	I-b	A
Disulfiram	I-b	D (?)
Motivationale Intervention	I-a	A
Selbsthilfegruppe	III	C
Tabakentwöhnung		
Nikotinersatz	I-b	A
Verhaltenstherapie	I-b	A
Bupropion	I-b	A

Evidenz der Therapieempfehlungen	Evidenzgrad	Empfehlungsstärke
Opiatentgiftung		
Methadon	I-a	A
Buprenorphin	I-b	A
Clonidin	I-b	A
Doxepin	I-b	B
Akupunktur	IV	C

15.8.4 Nicht stoffgebundene Süchte

Jede Richtung menschlichen Strebens und Handelns kann süchtig entarten!

Diagnostisch entscheidend sind (analog der Übersicht auf S. 1353) der Kontrollverlust, die Fokussierung des Denkens und Handelns auf diesen Bereich und die sich daraus ergebenden Nachteile auf sozialem, psychischem und/oder körperlichem Gebiet. Die bekannteste Form derartiger Abhängigkeitserkrankungen ist die Spielsucht. Darüber hinaus wird durch Medien fast inflationär über diverse „Süchte" berichtet, wie z. B. Arbeits-, Sex-, Sport-, Computer- oder Internetsucht. Wie auch beispielsweise beim Alkohol ist der Übergang von normalem zu pathologischem (Konsum-/Nutzungs-)Verhalten fließend.

Grundsätzlich gilt als eines der Kriterien von Abhängigkeit das „zwanghafte Verlangen" nach etwas. Man vermutet deshalb (auch pathogenetische) Ähnlichkeiten mit Zwangserkrankungen (vgl. Kap. 15.9). Ähnliche Charakteristika finden sich auch bei Essstörungen wie der Anorexia oder Bulimia nervosa (vgl. Kap. 15.13).

Das therapeutische Vorgehen orientiert sich, mit entsprechender Schwerpunktsetzung, an den auf S. 1354 für die Alkoholabhängigkeit genannten Prinzipien.

Literatur

Anderson P, Cremona A, Paton A, Turner C, Wallace P (1993) The risk of alcohol. Addiction 88: 1493–1508
British Medical Association (1996) Addiction 91: 25–33
Bush B, Shaw S, Cleary P, Delbanco TL, Aronson MJ (1986) Screening for alcohol abuse using the CAGE questionnaire. Am J Med 82: 231
Cotton J (1979) The familial incidence of alcoholism. J Stud Alcohol 40: 89–116
Ewing JA (1984) Detecting alcoholism: the CAGE questionnaire. JAMA 252: 1905–1907
Goodwin DW (1987) Adoption studies of alcoholism. In: Goedde HW, Agarwal DP (eds) Genetics and alcoholism. Liss, New York, p 60–70
Hüllinghorst R, Dembach B, Lindemann F (1999) Jahrbuch Sucht 2000, Neuland, Geesthacht
Mayfield D, McLeod G, Hall P (1974) The CAGE questionnaire: validation of a new alcoholism screening instrument. Am J Psychiatry 131: 1121
Meyer RE (1996) The disease called addiction: emerging evidence in a 200-year debate. Lancet 347: 162–166
Murray CJ, Lopez AD (1997) Global mortality, disability, and the contribution of risk factors: Global Burden of Disease Study. Lancet 349: 1436–1442
Wodarz N, Johann M (2001) Alkoholabhängigkeit erkennen – Motivationale Intervention – Strategien der Therapie. Neurologe Psychiater 11: 41–46)
Wodarz N, Klein HE (2000) Abhängigkeitserkrankungen. In: Bach O, Geyer M, Scholz M (Hrsg) Lehrbuch der Psych-Fächer. Barth, Heidelberg

15.9 Angststörungen/Zwangsstörungen
Andreas Kordon, Kai G. Kahl
und Fritz Hohagen

15.9.1 Einleitung

Angst gehört als existentielle Grunderfahrung zum menschlichen Leben. Sie ist ein biologisch angelegtes Reaktionsmuster, das helfen soll, Gefahren wahrzunehmen, zu vermeiden oder zu bewältigen. Unter dem Begriff der Angststörungen wird eine Gruppe von psychischen Erkrankungen zusammengefasst, die durch übersteigerte Angstreaktionen bei gleichzeitigem Fehlen akuter Gefahr und Bedrohung gekennzeichnet sind. Gegenüber der „normalen" Angst lassen sich Angsterkrankungen durch die Intensität, Dauer, spezifische Auslöser, psychosoziale Folgen und die Unangemessenheit der Angstreaktion abgrenzen. Daneben gehören Ängste als Symptomatik bei vielen psychiatrischen und auch somatischen Erkrankungen zum klinischen Bild, weshalb eine sorgfältige Differentialdiagnose stattfinden muss. Angststörungen zählen mit einer Lebenszeitprävalenz von insgesamt 15% zu den häufigsten psychischen Erkrankungen.

Die Zwangsstörungen sind durch Zwangsgedanken und/oder Zwangshandlungen charakterisiert, die so häufig, intensiv und ausführlich auftreten, dass Alltagstätigkeiten und die Funktionsfähigkeit deutlich beeinträchtigt sind. Zwangsgedanken sind wiederkehrende und anhaltende Ideen, Vorstellungen oder Impulse, die als aufdringlich und unangemessen erlebt werden und meist Angst auslösen. Sie werden als Produkt des eigenen Geistes empfunden. Häufige Zwangsgedanken sind wiederkehrende Gedanken, sich zu kontaminieren, aggressive bzw. obszöne Impulse oder quälende Zweifel, ein Unglück oder eine Katastrophe zu verursachen. Zwangshandlungen sind sich wiederholende Verhaltensweisen oder geistige Handlungen, die als Antwort auf Zwangsgedanken dazu dienen, Angst oder Unbehagen zu verhindern oder zu reduzieren. Die Zwangshandlungen werden meist ritualisiert durchgeführt, der Patient fühlt sich dazu gezwungen, obwohl er diese meistens für übertrieben und sinnlos hält. Häufige Zwangshandlungen sind Wasch- und Putzzwänge, Kontroll-, Ordnungs-, Symmetrie-, Zähl- sowie Sammelzwänge.

Sowohl Angststörungen als auch Zwangsstörungen können zu einem stark reduziertem psychosozialem Funktionsniveau führen. Bei beiden Erkrankungen hat sich in einer Vielzahl kontrollierter Studien die störungsspezifische Verhaltenstherapie neben der psychopharmakologischen Therapie als klinisch gut wirksam gezeigt.

15.9.2 Angststörungen

Epidemiologie und Verlauf

Nach neueren Studien ergeben sich folgende Lebenszeitprävalenzen in der Allgemeinbevölkerung:

- Agoraphobie ca. 5%,
- spezifische Phobie ca. 10%,
- Panikstörung ca. 2%,
- soziale Phobie ca. 2,5%,
- generalisierte Angststörung ca. 5%.

Das Verhältnis von Frauen zu Männern liegt schätzungsweise bei 2:1. Neben dem weiblichen Geschlecht finden sich bei Angstpatienten gehäuft getrennt lebende, geschiedene und verwitwete im Gegensatz zu verheirateten und ledigen Personen.

Der Verlauf von Angststörungen ist meist chronisch, spontane Remissionen kommen selten vor (20%). Zwischen Erstauftreten und Diagnosestellung liegen oft zehn Jahre. Die Folge ist häufig eine erhebliche Chronifizierung mit ausgeprägten psychosozialen Folgen.

Klinik und Unterformen

Man unterteilt die Angststörungen einerseits in Phobien mit situativen Auslösern und andererseits in Panikstörung und generalisierte Angststörung ohne situative Auslöser.

Die **Agoraphobie** ist gekennzeichnet durch intensive und anhaltende Furcht vor oder Vermeidung von öffentlichen Situationen wie Menschenmengen, Kaufhäusern, weiten Plätzen, Benutzung öffentlicher Verkehrsmittel oder Warteschlangen. Häufig treten Panikattacken „aus heiterem Himmel" mit vegetativer Angstsymptomatik mit hinzu. Kernmerkmal der sozialen Phobie ist eine übertriebene Angst in zwischenmenschlichen Situationen, in denen sich der Patient im Mittelpunkt der Aufmerksamkeit und Bewertung durch andere erlebt. Er fürchtet, sich zu blamieren und negativ aufzufallen. Die Ängste können begrenzt auf bestimmte Situationen wie Essen in Gegenwart anderer Menschen oder beim öffentlichen Sprechen auftreten oder generalisiert bei sämtlichen sozialen Interaktionen. Spezifische Phobien zeichnen sich durch starke Furcht vor einem bestimmten Objekt oder einer bestimmten Situation (außer Agoraphobie) aus. Charakteristische Beispiele sind Tierphobien, Zahnarztphobien, Flug- und Höhenangst.

Bei der Panikstörung treten wiederholt spontane Panikattacken mit intensiver Angst ohne spezifische Auslöser auf. Die Panikattacken sind mit einer als sehr unangenehm erlebten körperlichen Symptomatik verbunden, die vom Patienten meist als Zeichen einer Lebensbedrohung gewertet wird. Die generalisierte Angststörung ist geprägt durch ständige, intensive Sorgen und Angst in Bezug auf alltägliche Ereignisse und Probleme. Die Patienten befürchten ohne akuten Anlass Schicksalsschläge, Unfälle oder Krankheit der eigenen Person oder des engeren sozialen Umfeldes.

Ätiologie und Pathogenese

Die Ätiologie der Angststörungen ist unbekannt. Es wurden genetische, neurobiologische, psychologische und psychosoziale Faktoren identifiziert, die zu einem heute favorisierten integrativen Erklärungsmodell zusammengefasst werden.

Komorbidität und Differentialdiagnose

Häufig finden sich zusätzliche psychiatrische Erkrankungen. Zwischen einem und zwei Drittel der Angstpatienten leiden oder litten im Längsschnitt unter mindestens einer **weiteren Angststörung**. In Querschnitt und im Lebensverlauf weisen 20–60% der Patienten eine **Depression** auf. In 70% der Fälle geht die Angststörung der Entwicklung der Depression, die somit als sekundär anzusehen ist, zeitlich voraus. Weiterhin gibt es eine hohe Komorbidität mit der Lebenszeitdiagnose einer **Suchterkrankung** (20–40%).

Bei Vorliegen eines Angstsyndroms muss immer zunächst eine **organische Ursache** ausgeschlossen werden. Die Basisdiagnostik umfasst ein Routinelabor mit TSH und EKG, bei neurologischen Auffälligkeiten ein CCT oder MRT. Neben endokrinen und metabolischen Erkrankungen müssen kardiale, pulmonale und zerebrale Ursachen in Betracht gezogen werden. Differentialdiagnostisch müssen Angststörungen gegenüber Angstsymptomen im Rahmen einer anderen psychiatrischen Erkrankung, wie einer Schizophrenie oder einer Depression, abgegrenzt werden.

Therapie

Die **verhaltenstherapeutischen Verfahren** sind die Therapie der Wahl und konnten in kontrollierten Studien für die verschiedenen Angststörungen ihre gute Wirksamkeit mit hohen Responseraten zeigen. Grundsätzlich unterscheidet man dabei die Methoden der Expositionsverfahren – wie sie weiter unten am Beispiel der Zwangsstörung erläutert werden –, der kognitiven Therapiestrategien und der Entspannungsverfahren (zum differentiellen Vorgehen s. Tabelle 15.9-1). Die Verhaltenstherapie mit Expositionsübungen und die kognitive Therapie erwiesen sich in Studien als mindestens genauso wirksam oder sogar effektiver als die medikamentösen Therapien und zeigten gute Langzeiteffekte.

Bei der medikamentösen Behandlung (Tabelle 15.9-1) ist insbesondere zu beachten, dass Benzodiazepine wegen ihres Abhängigkeitspotentials, wenn überhaupt, nur kurzzeitig eingesetzt werden. Ob die kombinierte medikamentöse und verhaltenstherapeutische Behandlung zu besseren Ergebnissen führt, ist umstritten und Gegenstand aktueller Forschung.

15.9.3 Zwangsstörungen

Epidemiologie und Verlauf

In nationalen und internationalen epidemiologischen Studien zur Zwangsstörung fand man in der erwachsenen Allgemeinbevölkerung eine Punktprävalenz von 1–2% und eine Lebenszeitprävalenz von 2–3%. Damit gehört die Zwangsstörung zu den häufigsten psychischen Erkrankungen. Männer und Frauen sind etwa gleich häufig betroffen. Der Erkrankungs-

Tabelle 15.9-1. Psychotherapeutische und pharmakologische Therapie der Angststörungen

	Verhaltenstherapeutische Verfahren	Pharmakotherapie
Agoraphobie mit/ohne Panikstörung	Expositionsverfahren (Response 60–70%)	SSRI, z. B. Fluvoxamin (75–150 mg/Tag), Paroxetin (20–40 mg/Tag), Fluoxetin (20–40 mg/Tag)
	Bei spontanen Panikattacken: Kognitive Therapie mit Psychoedukation und Reattribution körperlicher Missempfindungen	Trizyklische Antidepressiva (TZA) wie Imipramin, Clomipramin (100–150 mg/Tag, bis 300 mg)
	Entspannungsverfahren (nur ergänzend!)	Benzodiazepine (z. B. Alprazolam) max. 4 Wochen wegen Suchtgefahr (möglichst vermeiden)!
Soziale Phobie	Gruppenprogramm zum Aufbau sozialer Kompetenz, Selbstsicherheitstraining	MAO-Hemmer Moclobemid 600 mg/Tag
	Expositionsverfahren in vivo	SSRI, z. B. Sertralin (50–200 mg/Tag), Paroxetin (20–60 mg/Tag), Fluvoxamin (100–300 mg/Tag)
	Kognitive Techniken zur Korrektur ungünstiger Selbstverbalisationen und neg. Selbstbewertung	Betablocker bei umschriebenen Ängsten (Auftritt)! Benzodiazepine wegen Suchtgefahr vermeiden!
Spezifische Phobie	Expositionsorientierte Verfahren mit direkter Konfrontation mit den angstauslösenden Stimuli oder Situationen	Keine kontrollierten Studien Höchstens vorübergehend: Betablocker oder Benzodiazepine (Suchtgefahr!)
Panikstörung	Kognitive Therapie mit Psychoedukation und Reattribution körperlicher Missempfindungen (Response bis 90%)	SSRI, z. B. Fluvoxamin (75–150 mg/Tag), Paroxetin (20–40 mg/Tag), Fluoxetin (20–40 mg/Tag)
	Exposition mit interorezeptiven Angststimuli wie körperlicher Belastung und willkürlicher Hyperventilation	TZA: Imipramin, Clomipramin (100–150 mg/Tag, bis 300 mg)
	Entspannungsverfahren (nur ergänzend!)	Benzodiazepine (z. B. Alprazolam) max. 4 Wochen wegen Suchtgefahr (möglichst vermeiden)!
Generalisierte Angststörung	Kognitive Therapie mit Angstmanagementtraining, Aktivitätenaufbau, Restrukturierung angstinduzierender und angsterhaltender Kognitionen	Venlafaxin (150–300 mg/Tag) SSRI, Paroxetin (20 mg/Tag)
	Entspannungsverfahren	TZA: Imipramin, Doxepin, Amitriptylin (100–150 mg/Tag) Buspiron (20–60 mg/Tag)
		Benzodiazepine (z. B. Alprazolam) max. 4 Wochen wegen Suchtgefahr (möglichst vermeiden)!

beginn liegt meist im Jugend- oder frühen Erwachsenenalter und entwickelt sich langsam. Erste Anzeichen von Zwängen reichen oft in die Kindheit. Manche Patienten mit frühem, präpubertärem Beginn zeigen eine akute Krankheitsentwicklung und einen episodischen Verlauf. Diese Kinder leiden oft an einer komorbiden Tic-Störung oder einer Aufmerksamkeitsdefizit-/Hyperaktivitätsstörung (ADHS).

Entweder verläuft die Zwangserkrankung chronisch oder episodisch mit intermittierenden Teilremissionen bei eingeschränktem psychosozialem Funktionsniveau. Häufig bleibt die Erkrankung unentdeckt und damit unbehandelt. Laut WHO gehört sie bei jungen Erwachsenen zu den häufigsten Ursachen für eine Frühberentung.

Ätiologie und Pathogenese
Die Ätiologie ist nicht bekannt. Für die Pathogenese spielen genetische, neurobiologische, lerntheoretische und postinfektiöse immunologische Faktoren eine Rolle. Eine wichtige Modellvorstellung geht von einer Dysfunktion im Regelkreis zwischen Frontalhirn, Basalganglien und limbischem System aus, wofür es insbesondere aus Studien mit bildgebenden Verfahren zahlreiche Hinweise gibt.

Die unterschiedliche Ausprägung der pathogenetischen Faktoren führt wahrscheinlich zu verschiedenen Komorbiditätsspektren und klinischen Subgruppen mit unterschiedlicher Prognose.

Komorbidität und Differentialdiagnose
Ein Drittel der Zwangspatienten hat bei Behandlungsbeginn eine akute (sekundäre) **Depression**, fast zwei Drittel haben einmal im Leben eine depressive Episode. Abzugrenzen sind Zwangssymptome, die im Rahmen einer affektiven Störung auftreten und mit deren Besserung wieder verschwinden. Etwa ein Viertel der Betroffenen leidet zusätzlich unter einer **Angststörung**, fast die Hälfte hat in der Lebenszeit eine Angsterkrankung. Bizarr anmutende Zwänge, zu denen die Patienten wenig Distanz zeigen, führen fälschlicherweise oft zur Fehldiagnose einer **Schizophrenie**. Die Erhebung der o.g. Störungscharakteristika und das Fehlen von Ich- und Wahrnehmungsstörungen erbringt meist rasch Klarheit. Zwangspatienten haben *kein* erhöhtes Risiko, eine Schizophrenie zu entwickeln. Die **zwanghafte Persönlichkeitsstörung** ist durch Perfektionismus, übermäßige Gewissenhaftigkeit, unverhältnismäßige Leistungsbezogenheit und rigide Einstellungen gekennzeichnet und muss gegenüber der Zwangsstörung abgegrenzt werden.

Therapie
Ziel der Behandlung ist die Verbesserung der Symptomatik, des psychosozialen Funktionsniveaus und der Lebensqualität. Die Symptome werden meist anhand eines halbstrukturierten Interviews mit der gut validierten Yale-Brown-Obsessive-Compulsive-Scale (Y-BOCS) gemessen. In den meisten Studien wird eine Reduktion des Y-BOCS-Wertes um 25–30% oder mehr vom Ausgangswert als klinischer Therapieerfolg angesehen.

Medikamentöse Therapie
Mittel der Wahl sind die Serotoninwiederaufnahmehemmer (SRI) wie der Na- und 5-HT-Wiederaufnahmehemmer Clomipramin und die neueren, selektiveren SRI (SSRI; Abb. 15.9-1). Drei systematische Übersichtsarbeiten zeigen, dass durch Serotoninwiederaufnahmehemmer die Zwangssymptomatik klinisch gebessert wird. Es ist eine Symptomreduktion um maximal 40–50% zu erwarten. Über die vergleichbare Wirksamkeit der verschiedenen SRI gibt es widersprüchliche Ergebnisse, wenngleich mehrere Studien keine Differenzen in der Therapiewirkung zeigten. In den meisten Studien fanden sich unter Clomipramin mehr

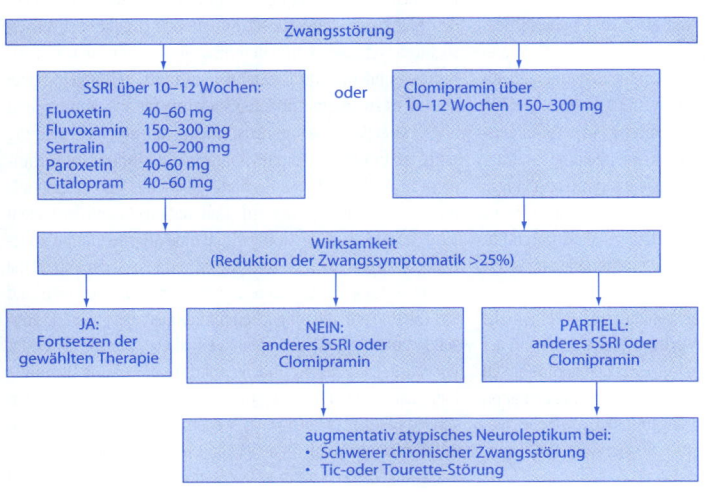

Abb. 15.9-1. Die medikamentöse Therapie der Zwangsstörung (*SSRI* selektiver Serotoninwiederaufnahmehemmer)

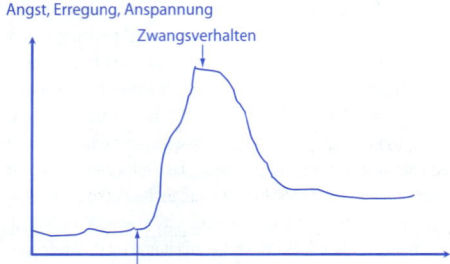
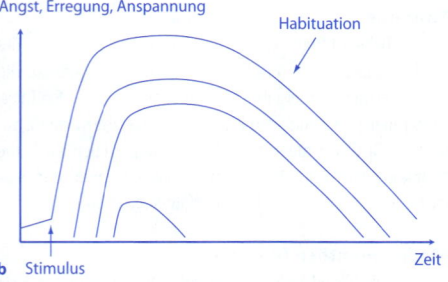

Abb. 15.9-2a,b. Anspannungsverlaufskurven a bei Entstehung und Aufrechterhaltung der Zwangsstörung, b bei Exposition mit zwangauslösenden Situationen und Reaktionsmanagement

Verhaltenstherapie

Die Verhaltenstherapie mit dem Kernelement der Exposition mit Reaktionsverhinderung hat in zahlreichen kontrollierten Studien ihre Wirksamkeit bei der Behandlung der Zwangsstörung bewiesen. In Gegensatz zur medikamentösen Therapie konnte in Verlaufsbeobachtungen auch nach zwei bis sechs Jahren eine Aufrechterhaltung der Symptombesserung gezeigt werden. Daneben scheint die kognitive Therapie ebenso wirksam zu sein. Hinsichtlich der vergleichbaren Wirksamkeit gibt es bislang nur eine eingeschränkte Evidenz. Da sich verhaltentherapeutische und kognitive Therapiestrategien gut ergänzen, werden diese in der klinischen Praxis oft miteinander kombiniert. Andere psychotherapeutische Verfahren (wie tiefenpsychologische Therapien oder Entspannungsverfahren) konnten bislang nicht ihre klinische Wirksamkeit in kontrollierten Studien nachweisen. Die kognitive und Verhaltenstherapie gilt daher als Therapie der Wahl (Therapieablauf s. folgende Übersicht).

> **Die Phasen der kognitiven und Verhaltenstherapie der Zwangsstörung**
> - Diagnostik- und Vorbereitungsphase
>   - Aufbau der therapeutischen Beziehung
>   - Verhaltensanalyse
>   - Ziel- und Motivationsanalyse
>   - Kognitive Vorbereitung der Expositionstherapie
> - Expositionsphase
>   - Expositionsübungen mit Reaktionsmanagement
> - Kognitive Umstrukturierung
>   - Selbstmanagement
>   - Bearbeitung dysfunktionaler Annahmen
> - Bearbeitung aufrechterhaltender Bedingungen
>   - z. B. Angehörigengespräche, Training sozialer Kompetenzen, berufliche Reintegration
> - Beendigung der Therapie
>   - Rückfallprophylaxe, Krisenmanagement

Nebenwirkungen als unter den SSRI. Im Unterschied zu ihrem Einsatz als Antidepressiva müssen die SRI bei der Behandlung der Zwangsstörung höher dosiert werden. Man findet eine Responserate von 60–70% bei klinischer Symptombesserung von höchstens 40–50%. Zur Beurteilung der Wirksamkeit ist eine mindestens 10–12 Wochen dauernde Behandlung nötig. Zum differentiellen Vorgehen s. Abb. 15.9-1. Bei ausschließlich medikamentöser Therapie ist nach Absetzen der SRI von einer sehr hohen Rückfallquote (80–90%) auszugehen. Um anhaltende Therapieeffekte zu erreichen, ist daher entweder eine dauerhafte medikamentöse Therapie, was bei den nebenwirkungsarmen SSRI oft unproblematisch ist, oder die Durchführung einer Verhaltenstherapie notwendig. Die Indikation für eine alleinige Pharmakotherapie ist bei fehlenden Psychotherapieressourcen oder langen Wartezeiten und mangelnder Motivation des Patienten für eine Verhaltenstherapie gegeben. Grundsätzlich sollte die Durchführung einer störungsspezifischen Verhaltenstherapie angestrebt werden.

Die zusätzliche Gabe eines Neuroleptikums ist bei komorbider Tic- oder Tourette-Störung, überwertigen Ideen, zu denen der Patient wenig Distanz hat, und nach einer neuen kontrollierten Studie bei schweren Krankheitsausprägungen als Augmentation indiziert. Auf Grund der Nebenwirkungen sollten atypische Neuroleptika gegeben werden (wie z. B. Risperidon, Quetiapin, Olanzapin).

Bei den Expositionen mit Reaktionsverhinderung bzw. -management setzt sich der Patient entweder graduiert oder forciert den zwang-/angstauslösenden Situationen aus, die er zuvor versuchte zu vermeiden, und unterlässt die Ausführung von spannungslösenden, neutralisierenden Zwangshandlungen. Dabei kommt es zu einem starken Anstieg innerer Anspannung und Angst, weshalb zu Beginn meist eine therapeutische Begleitung nötig ist, um ein vorzeitiges Abbrechen der Übung zu verhindern. Im Verlaufe der Konfrontation lässt die Anspannung allmählich nach, es stellt sich eine Habituation ein und der Patient lernt, dass auch ohne Zwangsritual eine Angstreduktion zu erreichen ist (Abb. 15.9-2). Im weiteren Verlauf soll der Patient die Verantwortung für die Expositionsübungen übernehmen und das Erlernte auf alle möglichen Situationen anwenden. Ergänzend werden kognitive Strategien eingesetzt, um verzerrte oder überwertige Gedanken mittels „sokratischer Dialogführung", logischen und realistischen Gedankengängen und Überprüfen von Hypothesen zu korrigieren. Weiterhin dient die ausführliche Aufklärung des Patienten über die neurobiologische Mitverursachung der Erkrankung der emotionalen Distanzierung und

Entlastung. In einigen Fällen muss begleitend an die Krankheit aufrechterhaltenden Faktoren gearbeitet werden. Häufig sind Angehörigengespräche, Selbstsicherheitstraining und berufliche Wiedereingliederungsmaßnahmen erforderlich. Mit diesem Vorgehen zeigen sich gute und anhaltende Verbesserungen der Symptome, allerdings nur in wenigen Fällen ein vollständiges Verschwinden. Einige Patienten benötigen im Verlaufe eine weitere Verhaltentherapie, die auch in Form von „Booster-Sitzungen" gestaltet sein kann.

Kombinierte medikamentöse und verhaltenstherapeutische Behandlung

Es gibt bislang keine klare Evidenz für eine bessere Wirksamkeit der Kombination von SRI und Verhaltenstherapie im Vergleich zu alleiniger Verhaltenstherapie. In einer eigenen Studie ergaben sich Hinweise darauf, dass die kombinierte Behandlung beim Vorhandensein einer komorbiden Depression und dem Überwiegen von Zwangsgedanken zu besseren Ergebnissen führt. Weiterhin scheint die Verhaltenstherapie bei zunächst kombinierter Behandlung nach Absetzen der Medikamente vor einem Symptomrückfall zu schützen.

Evidenz der Therapieempfehlungen	Evidenzgrad	Empfehlungsstärke
Zwangsstörungen		
SSRI	Ia	A
Clomipramin	I-a	A
Augmentation mit Risperidon	I-b	A
Verhaltenstherapie mit Reizkonfrontation/Reaktionsverhinderung	I-a	A
Kognitive Verhaltenstherapie	I-a	A
Kombination Verhaltenstherapie mit SRI bei Depression	I-a	B
Agoraphobie mit/ohne Panikstörung		
SSRI	I-a	A
Trizyklische Antidepressiva (TZA), z. B. Imipramin	I-a	A
Benzodiazepine (cave: Abhängigkeit)	I-a	A
Verhaltenstherapie mit Expositionen	I-a	A
Kognitive Therapie	I-a	A
Soziale Phobie		
Moclobemid	I-a	A
SSRI	I-a	A
Benzodiazepine (cave: Abhängigkeit)	I-a	A
Verhaltenstherapie	I-a	A
Spezifische Phobie		
SSRI	III	C
Verhaltenstherapie	II-a	B
Panikstörung		
SSRI	I-a	A
TZA, z. B. Imipramin	I-a	A
Alprazolam (cave: Abhängigkeit)	I-a	A
Verhaltenstherapie	I-a	A
Generalisierte Angststörung		
Imipramin, Trazodon	I-a	A
Venlafaxin	I-b	A
Paroxetin	I-b	A
Benzodiazepine (cave: Abhängigkeit!)	I-a	A
Buspiron	I-b	A
kognitive Therapie	I-a	A

Literatur

Angenendt J, Frommberger U, Berger M (2004) Angststörungen. In: Berger M (Hrsg) Psychische Erkrankungen. Urban & Fischer, München
Deutsche Gesellschaft Zwangserkrankungen: www.zwaenge.de
Hohagen F, Kordon H (2004) Zwangsstörungen. In: Berger M (Hrsg) Psychische Erkrankungen. Urban & Fischer, München
Hohagen F (1998) New perspectives in research and treatment of obsessive-compulsive disorder. Br J Psychiatry 173: 35
Kordon A, Hohagen F (2000) Neurobiologische Aspekte zur Ätiologie und Pathophysiologie der Zwangsstörung. Psychother Psychosom Med Psychol 50: 428–434
Lakatos A, Reinecker H (1999) Kognitive Verhaltenstherapie bei Zwangsstörungen. Hogrefe, Göttingen Bern Toronto Seattle

15.10 Somatoforme Störungen
Wolfgang Hiller

15.10.1 Einleitung

Terminologisch stellen die somatoformen Störungen einen Oberbegriff für eine Gruppe von Störungsbildern dar, deren Gemeinsamkeit darin besteht, dass die betroffenen Patienten über körperliche Symptome und Beschwerden klagen, ohne dass diese durch eine bekannte medizinische Krankheit oder einen organpathologischen Prozess erklärt werden können. Die Bezeichnung „somatoform" wurde erstmals 1980 eingeführt und 1994 durch die ICD-10-Klassifikation verbindlich übernommen. Sie löste Begriffe aus früheren Diagnosesystemen wie die der funktionellen Störungen, der Psychalgie sowie der hysterischen Neurose ab.

15.10.2 Ätiologie und Pathogenese

Grundsätzlich ist das Auftreten von Körpersensationen und vorübergehenden physiologischen Dysfunktionen ohne organmedizinischen Krankheitswert nichts Pathologisches. Bevölkerungsstudien zeigten, dass ein durchschnittlicher Erwachsener mindestens ein Körpersymptom alle 4–6 Tage erlebt und 75–90% aller Bagatellsymptome nicht oder außerhalb des institutionellen medizinischen Systems behandelt werden (z. B. durch Hausmittel). Eine Auswahl potentieller Entstehungsmechanismen und dazugehöriger Beschwerden ist in der folgenden Übersicht zusammengefasst.

Möglichkeiten der Pathogenese somatoformer Symptome

- Minimale organische Dysfunktionen, z. B. Darmträgheit, Bagatellkrankheiten (wie Erkältung)
- Harmlose Schwellungen/Hautunregelmäßigkeiten, z. B. Ödeme, prämenstruelle Wassereinlagerung, Leberflecken, Warzen
- Autonome oder hormonell bedingte Erregung, z. B. körperliche Gefühlsreaktionen
- Muskelverspannungen, z. B. Nacken- oder Rückenschmerzen, Kopfschmerzen, Schluckbeschwerden

- Hyperventilation, z. B. Schwindelgefühle, Benommenheit, Herzsensationen, Kribbelempfindungen
- Inaktivität, z. B. „Muskelkater", geringe körperliche Belastbarkeit, Herzklopfen
- Schlechter Schlaf, z. B. Müdigkeit, Benommenheit, Konzentrationsstörungen
- Physiologische Folgen von Speisen oder Getränken, z. B. Verdauungsbeschwerden nach Genuss verdorbener Speisen, Blähungen, Effekte von Alkohol inkl. Entzugserscheinungen oder „Kater"
- Nebenwirkungen von Medikamenten, z. B. Mundtrockenheit, Unruhe, Müdigkeit, Zittern

Nach heutigen Erklärungsmodellen stellen derartige körperliche Veränderungen ohne primären Krankheitswert den Ausgangspunkt eines oft langdauernden und chronifizierenden Störungsprozesses dar. Entscheidend ist dabei die Fehlinterpretation der Körpersensationen im Sinne eines ernsthaften Krankheitszeichens oder als unerträglich bzw. untolerierbar (vgl. Abb. 15.10-1). Vermutlich liegt vielfach eine als „somatosensorische Verstärkung" bezeichnete Disposition der Wahrnehmung und Bewertung von körperbezogenen Reizen zugrunde, bei der die betroffenen Personen dazu tendieren, körperliche Empfindungen schnell als intensiv, schädlich und beeinträchtigend zu erleben, unangenehme Empfindungen besonders zu beachten und sie eher als pathologisch denn als normal anzusehen. Inwieweit diese Disposition mit genetischen und speziellen biologischen Faktoren (z. B. interozeptiver Hypersensibilität, Neurotransmitter- oder Hormonstoffwechsel) in Zusammenhang steht, ist ungeklärt.

Nach dem in Abb. 15.10-1 dargestellten Erklärungsmodell tragen zwei Rückkopplungsschleifen zur weiteren Verstärkung und Aufrechterhaltung der körperlichen Missempfindungen bei. Zum einen führt die beschriebene Fehlinterpretation dazu, dass der betroffene Patient seine Aufmerksamkeit noch gezielter auf die betreffende Körperstelle bzw. -funktion lenkt und durch die entstandenen Ängste/Sorgen eine zunehmende physiologische Erregung mit der Konsequenz weiterer körperlicher Veränderungen wahrscheinlich wird. Es ist charakteristisch, dass Patienten mit somatoformen Störungen subjektiv eine enge „organmedizinische Erklärung" ihrer Beschwerden entwickeln und wenig Zugang zu psychophysiologischen Attributionen haben.

Zum anderen können vielfältige Krankheitsverhaltensweisen ausgelöst werden, die auf Dauer zu erheblichen kognitiven, emotionalen und verhaltensbezogenen Komplikationen führen (Abb. 15.10-1). Zu nennen sind insbesondere

1. das fortwährende Checking von Körperfunktionen (z. B. ein Patient mit Globusgefühl führt immer wieder willkürliche Schluckbewegungen aus, um zu überprüfen, ob der Schluckvorgang noch funktioniert),
2. die übermäßige thematische Beschäftigung und Einengung auf Krankheit und Gesundheit (z. B. werden medizinische Laien- oder Fachbücher gelesen und selektiv interpretiert),
3. die unter dem Begriff „Doktor-Shopping" bekannt gewordene Tendenz, immer wieder neue Ärzte und Spezialisten zur diagnostischen Abklärung und Behandlung aufzusuchen (z. B. weil der Patient den „negativen Befund" seines Arztes nicht akzeptieren kann und sich von einem anderen Arzt eine gründlichere Untersuchung oder ein besseres Behandlungswissen erwartet),
4. die Einnahme von nicht klar indizierten Medikamenten (z. B. können eventuelle Nebenwirkungen vom Patienten fälschlich als Zeichen einer organischen Erkrankung interpretiert werden),
5. das körperliche, soziale und berufliche Schonungsverhalten auf Grund seiner Symptome (ein Patient mit Schwindel-

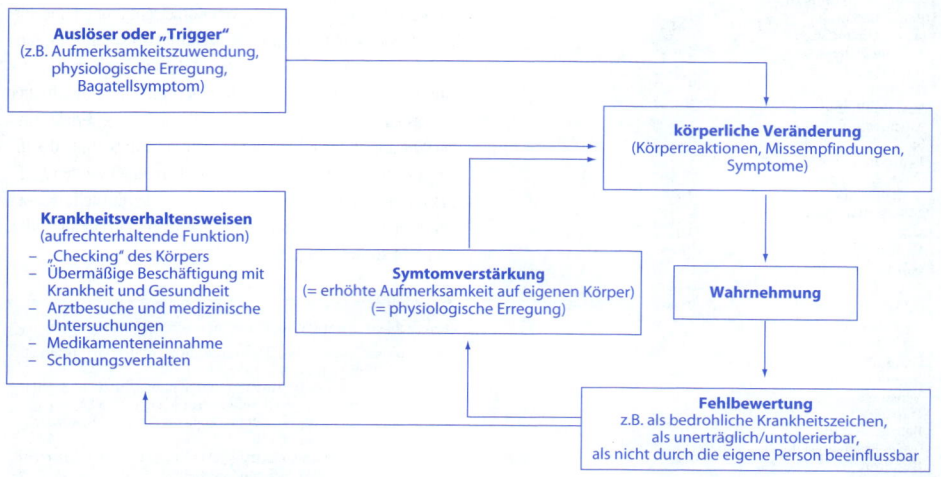

Abb. 15.10-1. Störungsmodell

symptomatik z. B. verstärkt durch körperliche Inaktivität das Auftreten von Beschwerden in Belastungssituationen oder vermieden durch Krankschreibung problematische berufliche Situationen).

15.10.3 Klinik und Diagnostik

Um die diagnostischen Kriterien und Algorithmen, wie sie die ICD-10 vorgibt, beurteilen zu können, ist eine psychopathologische Untersuchung mit gezielten Fragen nach körperlichen Symptomen und deren Auswirkungen auf die Lebensführung erforderlich. Durch eine angemessene medizinische Untersuchung ist abzuklären, inwieweit diese organisch begründet sind. Zu beachten ist, dass eine somatische Erkrankung nicht zwangsläufig eine zusätzliche somatoforme Störung ausschließt. Falls nämlich einzelne oder sämtliche Symptome mit einer tatsächlichen organischen Erkrankung in Verbindung stehen, jedoch nicht das Ausmaß des subjektiven Leidens und der damit verbundenen psychosozialen Beeinträchtigung erklären, so können sie durchaus als somatoform gewertet werden (z. B. bei einer leichtgradigen Skoliose der Wirbelsäule mit hierdurch nicht erklärbaren massiven Schmerzen). Für die Diagnose einer somatoformen Störung müssen weder die speziellen ätiopathogenetischen Mechanismen der vorliegenden Symptome noch psychische Konflikte notwendigerweise bekannt sein, sondern es genügt der Ausschluss einer (hinreichenden) organischen Genese im Sinne eines bekannten medizinischen Krankheitsbildes.

Die einzelnen Störungsformen können nach folgenden Gesichtspunkten differenziert werden: Die **Somatisierungsstörung** (F45.0) beschreibt ein polysymptomatisches chronisches Störungsbild mit multiplen körperlichen Symptomen aus unterschiedlichen Organsystemen. Falls die entsprechenden Kriterien trotz vielfältiger Körperbeschwerden nicht erfüllt sind, kann die **undifferenzierte somatoforme Störung** (F45.1) als Ausweichdiagnose gegeben werden. Die **somatoforme autonome Funktionsstörung** (F45.3) ist ebenfalls durch multiple Symptome gekennzeichnet, die hier allerdings auf eine erhöhte autonome (vegetative) Erregung zurückgeführt werden. Dagegen ist das klinische Bild der **anhaltenden somatoformen Schmerzstörung** (F45.4) in eher monosymptomatischer Form auf Schmerzsymptome begrenzt. Durch medizinisch unklare pseudoneurologische Symptome wie Sensibilitäts-, Wahrnehmungs- oder Bewegungsstörungen sind einige der **dissoziativen und Konversionsstörungen** (F44) gekennzeichnet. Bei der hypochondrischen Störung (F45.2) steht weniger das Vorhandensein von körperlichen Symptomen im Vordergrund als vielmehr die trotz entgegengesetzter ärztlicher Versicherungen persistierende Angst und Überzeugung, an einer schweren (und meist tödlich verlaufenden) organischen Krankheit zu leiden.

Differentialdiagnostisch ist neben organischen Krankheiten vor allem auf die Abgrenzung gegenüber depressiven Störungen zu achten (vgl. Kap. 15.6). Das frühere klinische Konzept der larvierten bzw. somatisierten Depression, wonach unklare körperliche Symptome als Ausdruck einer eigentlich depressiven Erkrankung gedeutet wurden, wird heute auf Grund geringer wissenschaftlicher Evidenz nicht mehr favorisiert. Stattdessen sollte sowohl eine somatoforme als auch eine depressive Störung diagnostiziert werden, wann immer sowohl körperliche Symptome als auch eine affektive Symptomatik mit depressiver Stimmung und assoziierten Symptomen vorliegen. Empirisch wurde mehrfach bestätigt, dass somatoforme Störungen in 60–70% der Fälle zusätzlich mit depressiver Störung einhergehen, wobei oft zwischen dem Erstauftreten der beiden trennbaren Syndrome Zeitspannen von Monaten bis Jahren liegen.

15.10.4 Therapie der somatoformen Störungen

Indikation

Falls sich im Gefolge einer somatoformen Symptomatik bereits ein markantes Krankheitsverhalten entwickelt hat und der Patient einseitig auf einer organmedizinischen Erklärung seiner Symptome beharrt, ist eine weitere Chronifizierung sehr wahrscheinlich und gezielte Behandlung dringend erforderlich. In modernen Therapieansätzen wird berücksichtigt, dass somatoforme Patienten an unterschiedlichen Stellen des Gesundheitssystems in Erscheinung treten und je nach Schwere- und Chronifizierungsgrad eine mehr oder weniger intensive Therapie indiziert ist.

Ambulante Behandlung beim Haus- oder Facharzt

Der Haus- oder Facharzt stellt meistens die initiale Anlaufstelle des Patienten nach dem Auftreten seiner körperlichen Symptome dar. Daher sind hier Frühinterventionen geboten, die für den gesamten Störungsverlauf richtungsweisend sein können. Zudem kommt dem ambulanten Arzt häufig eine „Gatekeeper-Funktion" zu, da er etwaige weitere Fachabklärungen oder stationäre Behandlungen veranlassen und koordinieren kann. In der folgenden Übersicht sind die wesentlichen Aspekte und Ziele eines günstigen Arztverhaltens in dieser Phase zusammengefasst. Nicht selten sind diese Maßnahmen ausreichend und es kommt beim Patienten zu einer guten Toleranz der Beschwerden oder sogar zu deren Rückbildung. Falls im klinischen Bild gravierende emotionale oder Verhaltenssymptome deutlich werden (z. B. Depressivität, Angst, dysfunktionales Krankheitsverhalten), sollte zur psychiatrischen oder verhaltensmedizinischen/psychotherapeutischen Mitbehandlung überwiesen werden. Wichtig ist es bereits in dieser Phase, keine unrealistischen Hoffnungen hinsichtlich einer vollständigen Symptombeseitigung zu wecken, sondern auf eine verbesserte Bewältigung der Beschwerden hinzuarbeiten („care rather than cure"). Regelmäßig vereinbarte Konsultationen des ambulanten Haus- oder Facharztes in 4- bis 6-wöchigen Abständen sollten dazu führen, dass der Patient es lernt, nicht mehr bei jeder geringen Symptomveränderung den Arzt aufzusuchen und sich dennoch nicht „abgeschoben" zu fühlen.

> **Grundregeln zum Umgang mit somatoformen Patienten in der ärztlichen Primärversorgung**
>
> 1. Empathisches Verhältnis zum Patienten herstellen:
>   - Auf ein gutes, tragfähiges Vertrauensverhältnis hinarbeiten,
>   - den Patienten in seinen Beschwerden ernst nehmen (Zeit nehmen, zuhören!),
>   - ihn nicht als Simulanten ansehen,
>   - keine Aussagen wie „Das ist alles psychisch" oder „Das ist alles nur in Ihrem Kopf" machen,
>   - die Beschwerden als Kommunikationswunsch des Patienten verstehen, nicht als Anzeichen einer neuen Krankheit
> 2. Dem „Doktor-Shopping" entgegenarbeiten:
>   - Sich als Hauptbehandler für den Patienten anbieten und nicht vorschnell überweisen,
>   - kurze ärztliche Untersuchungen in regelmäßigen Abständen (z. B. alle 4–6 Wochen) vereinbaren,
>   - stationäre Behandlungen, Operationen, aufwendige Untersuchungen u. Ä. möglichst vermeiden, sondern nur bei eindeutiger Indikation veranlassen
> 3. Realistische Ziele setzen:
>   - Keine Heilung im Sinne von Beschwerdefreiheit versprechen,
>   - nach gemeinsamen Ziele suchen und diese definieren,
>   - behutsam an psychische Aspekte der körperlichen Symptome heranführen
> 4. Einer weiteren Chronifizierung entgegenarbeiten:
>   - Zur Symptombewältigung und Aktivierung ermutigen,
>   - auf Psychopharmaka und Schmerzmittel verzichten oder diese auf ein vertretbares Minimum reduzieren

Behandlung im Allgemeinkrankhaus

Für das stationäre Behandlungssetting gilt ebenfalls die Maxime, auf nicht klar indizierte diagnostische und therapeutische Maßnahmen zu verzichten. Stattdessen sollte der Patient edukativ in einer für ihn gut verständlichen Form über seine medizinischen Befunde aufgeklärt und auf mögliche psychophysiologische Mechanismen seiner Symptome aufmerksam gemacht werden. Vielfach ist es sinnvoll, den psychiatrischen oder psychologischen Konsiliardienst einzuschalten, um den Patienten psychopathologisch genauer abklären zu lassen und ihn gezielt für die jeweils erforderlichen ambulanten Weiterbehandlungen zu motivieren (z. B. hausärztlich, psychiatrisch, psychotherapeutisch).

Psychiatrische Behandlung

Psychiatrische Führung und etwaige Psychopharmakotherapie sind hauptsächlich dann erforderlich, wenn neben der somatoformen Störungen weitere komorbide psychische Störungen (z. B. affektive oder Angststörungen, Substanzabhängigkeit, Persönlichkeitsstörungen) vorliegen. Dabei zielen die medikamentösen Maßnahmen meist auf die komorbiden Störungen ab (z. B. Antidepressivum bei Vorliegen einer depressiven Störung). Eine spezifische pharmakologische Beeinflussbarkeit der körperlichen Beschwerden somatoformer Störungen ist noch nicht ausreichend abgesichert. Aus einer plazebokontrollierten Studie liegen Hinweise für die Wirksamkeit von Opipramol vor. In offenen Studien wurden mit Fluvoxamin bei unterschiedlichen somatoformen Syndromen und mit Gabapentin bei somatoformen Schmerzstörungen ermutigende Ergebnisse erzielt, doch bedürfen diese Befunde noch einer Bestätigung durch kontrollierte Studien. Bei hypochondrischer Störung erwiesen sich Serotonin-Reuptake-Hemmer in mehreren offenen und einer plazebokontrollierten Studie als wirksam.

Intensive verhaltensmedizinische/psychotherapeutische Behandlung

In den letzten Jahren wurde mehrfach die Wirksamkeit kognitiv-verhaltenstherapeutischer Behandlungsprogramme bei somatoformen Störungen bestätigt. Sie gilt daher bei ausgeprägten und komplexen somatoformen Störungsbildern als Behandlungsmethode der Wahl. In diesen Therapien setzt sich der Patient gründlich mit der Wahrnehmung und Bewertung seiner Symptome auseinander und entwickelt anstelle des einseitigen organmedizinischen Krankheitsmodells neue Einsichten, die zusätzlich psychologische und physiologische Prozesse bei der Genese bzw. Aufrechterhaltung seiner Beschwerden berücksichtigen. Dabei werden Möglichkeiten einer verbesserten Symptombewältigung erarbeitet und evaluiert (z. B. Ablenkungsstrategien, gezielte kognitive und Verhaltensänderungen zur Verbesserung der subjektiven Unannehmlichkeit, Verzicht auf dysfunktionales Krankheitsverhalten). Die zentralen Aspekte eines verhaltensmedizinischen Programms sind in folgender Übersicht zusammengefasst. Alle Maßnahmen sind unmittelbar aus dem in Abb. 15.10-1 dargestellten Krankheitsmodell ableitbar und somit rational begründet.

> **Elemente eines verhaltensmedizinischen/psychotherapeutischen Behandlungsprogramms**
>
> 1. Für psychologischen Therapieansatz motivieren: den Patienten und seine Symptome ernst nehmen, evtl. zeitliche Befristung vereinbaren
> 2. Einführung eines psychophysiologischen Krankheitsmodells:
>   - Erklärung der Symptome durch Faktoren wie selektive Aufmerksamkeit, Stress, Anspannung, Ängstlichkeit, Depressivität usw.
>   - Abbau des einseitig organmedizinischen Modells und stattdessen Aufbau eines psychophysiologischen Krankheitsverständnisses
> 3. Evaluation dieses Modells:
>   - Einsatz von Symptomtagebüchern (z. B. zur verbesserten Symptomkontrolle)
>   - Verhaltensexperimente (z. B. Provokation von Körpersensationen)
>   - Entspannungsmethoden (z. B. bei verspannungsbedingter Symptomverstärkung)
>   - Bio-Feedback (z. B. zur Demonstration psychophysiologischer Zusammenhänge)
>   - Reattribuierung von inadäquaten Krankheitsüberzeugungen
>   - Bei Komorbidität Abbau depressiver Denk- und Verhaltensmuster und evtl. Verbesserung der Angst- und Stressbewältigung
> 4. Reduktion von Krankheits- und Vermeidungsverhalten:
>   - Abbau von Checking-Verhaltensweisen
>   - Reduktion von überflüssigen Arztkonsultationen/Rückversicherungen
>   - Abbau von hypochondrischem Vermeidungsverhalten
>   - Abbau von Schonungsverhalten, stattdessen körperliche Aktivierung und Aufbau von sozialen Kompetenzen und Eigenverantwortlichkeit
>   - Reduktion bzw. Verzicht auf nicht indizierte Medikamente
>   - Kognitive Methoden zur Verminderung des übermäßigen Beschäftigtseins mit den eigenen Symptomen und Körperfunktionen

15.10.5 Prognose

Ohne Behandlung muss bei allen somatoformen Störungen mit einem erheblichen Chronifizierungsrisiko gerechnet werden. Zuverlässige Daten über den prognostischen Verlauf stehen noch nicht zur Verfügung. Klinisch scheinen somatoforme autonome Funktionsstörung und undifferenzierte somatoforme Störung bessere Verläufe aufzuweisen als Somatisierungsstörung und Konversionsstörung. Die Prognose der anhaltenden somatoformen Schmerzstörung dürfte primär von ihrem individuellen Schweregrad abhängen.

Evidenz der Therapieempfehlungen

	Evidenzgrad	Empfehlungsstärke
Haus- oder Facharzt/ Allgemeinkrankenhaus		
Einhaltung der beschriebenen Grundregeln im Umgang mit dem Patienten und seinen Symptomen	I-b	A
Psychiatrische Behandlung		
Antidepressiva (zur Schmerzlinderung)	I-a	B
Opipramol	I-b	B
Fluvoxamin, Gabapentin	III	C
Serotonin-Reuptake-Hemmer (bei Hypochondrie)	I-b	A
Verhaltensmedizinische/ psychotherapeutische Behandlung		
Kognitiv-verhaltenstherapeutischer Ansatz	I-b	A

Literatur

Barsky AJ (1996) Hypochondriasis. Medical management and psychiatric treatment. Psychosomatics 37: 48–56
Bleichhardt G, Timmer B, Rief W (2004) Cognitive-behavioural therapy for patients with multiple somatoform symptoms. A randomised controlled trial in tertiary care. J Psychosom Res 56: 449–454
Fallon BA (2004) Pharmacotherapy of somatoform disorders. J Psychosom Res 56: 455–460
Fishbain DA, Cutler RB, Rosomoff HL, Rosomoff RS (1998) Do antidepressants have an analgesic effect in psychogenic pain and somatoform pain disorder? A meta-analysis. Psychosom Med 60: 503–509
Hiller W, Fichter MM, Rief W (2003) A controlled treatment study of somato-form disorders including analysis of health care utilization and cost-effectiveness. J Psychosom Res 54: 369–380
Maurer I, Volz HP, Sauer H (1999) Gabapentin leads to remission of somatoform pain disorder with major depression. Pharmacopsychiatry 32: 255–257
Rief W, Hiller W (1998) Somatisierungsstörung und Hypochondrie. Hogrefe, Göttingen
Smith GR, Monson RA, Ray DC (1986) Psychiatric consultation in somatization disorder. A randomized controlled study. N Engl J Med 314: 1407–1413
Volz HP, Möller HJ (1998) Opipramol bei Angst- und Somatisierungsstörungen. Fortschr Neurol Psychiatr 66: S21–S24

15.11 Schlafstörungen
Göran Hajak

15.11.1 Einleitung

Schlafstörungen können Symptome psychischer oder organischer Erkrankungen sein oder als eigenständige Erkrankungen auftreten. Eine Schlafstörung bekommt die Wertigkeit einer Diagnose, wenn die Beeinträchtigung des Schlafes die Hauptbeschwerde darstellt und/oder die Schlafstörung andere physische oder psychische Störungen auslöst bzw. diese verschlimmert. Syndromatisch lassen sich vier Formen von Schlafstörungen unterscheiden (Tabelle 15.11-1).

15.11.2 Ätiologie und Pathogenese

Disposition, spezifische organische Ursachen, körperliche Erkrankungen und psychische Störungen können ineinander verschränkt pathogenetisch wirksam werden. Insomnien sind zumeist nichtorganische Insomnien, bei denen der gestörte Nachtschlaf als eigenständige Form im Sinne einer primären Insomnie oder im Rahmen einer psychischen Störung (z. B. Depression, Manie, Schizophrenie, Angsterkrankung, Essstörung, Demenz) auftritt, was anhand der Leitsymptome der jeweiligen psychiatrischen Er-

Tabelle 15.11-1. Hauptformen von Schlafstörungen

Form der Schlafstörung	Leitsymptom	Charakteristika
Insomnien	Schlaflosigkeit	Verzögerte Schlafeinleitung mit Einschlafstörung, zu wenig Schlaf oder Durchschlafstörung mit durch Wachvorgänge im Ablauf gestörtem oder nicht erholsamem Schlaf mit daraus folgenden Einbußen der Tagesbefindlichkeit und der Leistungsfähigkeit
Hypersomnien	Tagesschläfrigkeit	Übermäßige Tagesschläfrigkeit mit unerwünschtem Einschlafen am Tage, bevorzugt bei Reizdeprivation oder monotoner Tätigkeit, verlängerte Schlafperiode, erschwerte Erweckbarkeit
Störungen des Schlaf-Wach-Rhythmus	Schlaf zur falschen Zeit	Im Verhältnis zur gewünschten Schlafzeit vor- oder rückverlagert, oder im 24-h-Tag unregelmäßig oder häufig wechselnd auftretende Schlafperioden
Parasomnien	Störendes Ereignis im Schlaf	Innerhalb des Schlafes oder an der Schlaf-Wach-Schwelle auftretende Störung; der Patient klagt über die Störung, nicht über deren Auswirkung auf den Schlaf, oder er nimmt die Störung nicht wahr

krankung zu erkennen ist. Weiterhin gibt es Insomnien im Rahmen einer organischen Erkrankung (z. B. Schmerzsyndrome, Schilddrüsenüberfunktion, menstruelle Beschwerden etc.) und substanzinduzierte Schlafstörungen (z. B. bei Alkoholmissbrauch, Stimulanziengebrauch, durch Atemwegspräparate, Antihypertensiva, Kortikosteroide, Sympathomimetika).

Hypersomnien sind meist organischen Ursprungs. Das häufige Schlafapnoesyndrom tritt vor allem bei älteren, männlichen und adipösen Patienten auf und ist durch eine Obstruktion der oberen Atemwege und/oder mangelnde zentralnervöse Aktivierung der Atmungsfunktion im Schlaf begründet. Spezifische Störungen des Zentralnervensystems führen zu episodischen Bewegungsstörungen (Restless-legs-Syndrom) und nächtlichen Myoklonien (Syndrom periodischer Bewegungen), zur nicht psychogenen Störung mit exzessivem Schlaf (Narkolepsie) und anderen Hypersomnieformen. „Restless legs" finden sich z. B. auch bei Niereninsuffizienz, Eisenmangel, Schilddrüsenfunktionsstörungen, bei Einnahme anticholinerger Substanzen und auch bei Schwangerschaft.

Ein Fehlverhalten im Umgang mit der Einschlafzeit (z. B. bei Studenten), Schichtarbeit, Jetlag nach dem Überfliegen von Längengraden, hirnorganische Erkrankungen (z. B. Demenz) und noch nicht bekannte biologische Faktoren sind die häufigsten Ursachen von Störungen des Schlaf-Wach-Rhythmus. Die Störungen entstehen infolge mangelnder Synchronisation von durch die „innere Uhr", d. h. durch endogene Schrittmacher festgelegte biologische Funktionen (z. B. Schlaf) und äußere Lebensbedingungen sowie mangelnde Sensitivität für synchronisierende Reize externer Zeitgeber.

Parasomnien wie Alpträume, aber auch andere Parasomnien stehen häufig im Zusammenhang mit belastenden Lebensereignissen oder Stress. Für das Schlafwandeln wird – wie für den Pavor nocturnus – eine Störung des Arousal-Prozesses beim Übergang vom Tiefschlaf zum Wachzustand angenommen, die im Kindes- und Jugendalter durch eine Unreife des Zentralnervensystems verursacht worden sein soll. Sekundäre Formen durch Medikamente oder Erkrankungen des ZNS sind möglich.

15.11.3 Klinik und Diagnostik

Das Schlüsselelement in der Diagnostik von Schlafstörungen ist die Symptom- und Anamneseerhebung. Schlafstörungen sind anhand ihrer Leitsymptome zu erkennen (s. Tabellen 15.11-1, 15.11-4 bis 15.11-6). Zur präziseren Diagnostik werden strukturierte Interviews oder Checklisten eingesetzt. Eine Befragung des Bettpartners ist bei Schlafapnoen, periodischen Beinbewegungen oder Parasomnien hilfreich. Die körperliche und psychiatrische Befunderhebung ist unumgänglich, um die zwei Drittel der Patienten mit einer sekundären Schlafstörung zu erfassen. Bei Verdacht auf Schlafapnoesyndrom ist eine technische Screening-Untersuchung der kardiorespiratorischen Funktion mit ambulanten Messsystemen möglich. Handgelenksaktigraphien dienen der ambulanten Aufzeichnung des Ruhe-Aktivitäts-Profils bei Schlaf-Wach-

Rhythmusstörungen. Endpunkt der Diagnostik ist die polysomnographische Untersuchung eines Patienten in einem Schlaflabor. Sie bringt in fast der Hälfte der Fälle wesentliche zusätzliche Informationen zur nichttechnischen Diagnostik (s. Übersicht).

Hauptindikationen zur Polysomnographie eines Patienten in einem Schlaflabor

- Schwere Insomnien mit signifikanter Beeinträchtigung der Tagesbefindlichkeit
- Therapieresistente Insomnien mit negativem Behandlungserfolg über mehr als ein halbes Jahr
- Verdacht auf organisch bedingte Schlafstörung, wie vor allem Schlafapnoesyndrom, Restless-legs-Syndrom, Syndrom periodischer Beinbewegungen, nächtliche Herzrhythmusstörungen, Epilepsien etc.
- Therapieresistente Schlafstörungen oder Schlafstörungen mit Eigen- oder Fremdgefährdung in Folge von Spezialsyndromen wie etwa Parasomnien (z. B. Schlafwandeln) oder Schlaf-Wach-Rhythmusstörungen (z. B. Führen von Fahrzeugen bei Schlafstörungen infolge Schichtarbeit)
- Verdacht auf Fehlwahrnehmung des Schlafzustands, also schwere subjektive Schlafstörung bei objektiv fehlendem Anhalt dafür (oder Diskrepanz zur Aussage des Bettpartners)

15.11.4 Therapie

Die Behandlung von Schlafstörungen folgt einem multimodalen Therapieansatz. Anders als die weit verbreitete Praxis muss auch hier der Grundsatz gelten: Diagnostik vor Therapie. Ist die Diagnose gesichert, muss primär ursachenorientiert therapiert werden. Symptomatische Behandlungsansätze bei Insomnien, wie etwa nichtpharmakologische Verfahren oder Schlafmitteleinnahme, erfolgen ergänzend.

Verfahren der nichtmedikamentösen Insomnietherapie

- Regeln der Schlafhygiene:
  - Nicht länger im Bett liegenbleiben als es unbedingt notwendig ist
  - Regelmäßige Zeiten für das Zubettgehen und das morgendliche Aufstehen einhalten
  - Tagesschlafepisoden unter 20 Minuten halten
  - Das Schlafzimmer angenehm gestalten und Dinge entfernen, die an die Stressoren des Tages erinnern
  - Leicht verdauliches Abendessen zu sich nehmen, abendlichen Alkohol- und Koffeingenuss sowie Zigarettenkonsum minimieren
  - Regelmäßig nachmittags – und nicht spät abends – Sport treiben
- Stimuluskontrolltherapie:
  - Abends nur ins Bett gehen, wenn man glaubt, einschlafen zu können
  - Bei Einschlafproblemen nach 15 Minuten des Wachliegens sowohl das Bett als auch das Schlafzimmer verlassen und erst wieder zu Bett gehen, wenn man glaubt, nun einschlafen zu können
  - Die oben genannten Regeln im Verlauf der Nacht so oft wiederholen, bis man schnell einschläft
- Entspannungsverfahren:
  - Ein wirksames Verfahren sind die Muskelrelaxation nach Jacobson, auch autogenes Training und Biofeedback können helfen
  - Die Patienten müssen die Techniken ausführlich erlernen und langfristig praktizieren
- Verhaltensregeln für die Nacht:

15.11 Schlafstörungen

- Die für den nächsten Tag anstehenden Tätigkeiten nicht im Schlafzimmer, sondern vor dem Zu-Bett-Gehen in einem anderen Wohnraum durchdenken, am besten aufschreiben
- Die Abendstunden so entspannend wie möglich gestalten (z. B. nicht arbeiten)
- Den Wecker und andere Uhren aus dem Blickfeld des Bettes verbannen und auch nachts nicht auf die Uhr sehen
- Nicht ärgern, wenn das Einschlafen nicht sofort möglich ist
- Auch am Wochenende und im Urlaub morgens genauso pünktlich aufstehen wie an Arbeitstagen
- Schlafrestriktionstherapie:
  - Die Bettzeit wird so weit begrenzt, wie der Patient glaubt, in den letzten Nächten wirklich geschlafen zu haben
  - Tagesschlaf ist verboten
  - Wenn die Schlafeffizienz (Schlafzeit/Bettzeit) nach subjektiver Einschätzung >85% ist, wird die Bettzeit wochenweise um 15 Minuten verlängert
  - Es wird so lange fortgefahren, bis die individuell richtige Schlafzeit erreicht ist
- Spezialverfahren:
  - Psychotherapie wie die Verhaltenstherapie werden vom ausgebildeten Spezialisten eingesetzt

Die nichtpharmakologischen Therapieverfahren sind für alle Arten der Insomnie, insbesondere jedoch für chronische Insomnien geeignet (s. obige Übersicht). Schlafmittel müssen im täglichen Einsatz auf 4 Wochen beschränkt oder intermittierend (maximal 5 Therapietage pro Woche) verwendet werden. Ihr Einsatz verlangt, dass die Voraussetzungen für ihre Verschreibung erfüllt sind und grundlegende Punkte der Schlafmittelverschreibung beachtet werden (s. die beiden folgenden Übersichten). Neben Hypnotika werden auch zahlreiche andere Substanzen zur Schlafförderung eingesetzt (Tabelle 15.11-2), deren spezifische Vor- und Nachteile beachtet werden müssen (Tabelle 15.11-3).

> **Voraussetzungen für die Verschreibung von Schlafmitteln (mod. nach Hajak u. Rüther 1995)**
>
> 1. Abschluss der Diagnostik bezüglich organischer und psychiatrisch bedingter Schlafstörungen
> 2. Versuch ursachenorientierter, ggf. nichtmedikamentöser Verfahren
> 3. Gezielte Indikation bei manifester Insomnie mit Beeinträchtigung der Tagesbefindlichkeit
> 4. Erstellen eines Gesamtbehandlungskonzepts mit der Kombination von ursachenorientierter, nichtmedikamentöser und symptomatisch-medikamentöser Therapie
> 5. Erstellen eines Medikamentenplans mit Dosis der Pharmaka, Dosisänderungen im Verlauf der Behandlung, Einnahmezeit, Einnahmedauer, Absetzprozedere und Alternativen nach Abbruch der medikamentösen Behandlung
> 6. Ausschluss von Risikopatienten mit einem erhöhten Risiko für eine Abhängigkeitsentwicklung und mit Erkrankungen, die eine Kontraindikation für das jeweilige Präparat darstellen, oder die Präparate mit der Möglichkeit einer Medikamentenwechselwirkung einnehmen
> 7. Vertrauensverhältnis zwischen Arzt und Patient, wobei beide gemeinsam bereit sein müssen, einen längeren Therapieweg durchzuhalten

Tabelle 15.11-2. Vor- und Nachteile verschiedener Hypnotika und anderer Mittel mit sedierender Wirkung. (Nach Hajak u. Rüther 1999)

Wirkstoffe	Vorteile	Nachteile
Imidazopyridine	Gute hypnotische Potenz, kurze Wirkdauer, spezifisch schlafanstoßendes Wirkprofil, geringe Adaptions- und Reboundproblematik, geringe Toxizität	Unscharfe Abgrenzung vom Benzodiazepin-Nebenwirkungsprofil, einige Berichte über Abhängigkeit
Cyclopyrrolone	Gute hypnotische Potenz, kurze Wirkdauer, gute Tagesbefindlichkeit, verhältnismäßig geringe Adaptions- und Reboundproblematik, geringe Toxizität	Benzodiazepin-ähnliches Nebenwirkungsprofil, einige Berichte über Abhängigkeit
Pyrazolopyrimidine	Gute hypnotische Potenz bei Einschlafstörungen, sehr kurze Wirkdauer, spezifisch schlafanstoßendes Wirkprofil, geringe Adaptions- und Reboundproblematik, geringe Toxizität	Kurzer Erfahrungszeitraum bezüglich Wirkungs-Nebenwirkungs-Verhältnis, unklare Abgrenzung vom Benzodiazepin-Nebenwirkungsprofil
Benzodiazepine	Gute hypnotische Potenz, jahrelanger Erfahrungsschatz bezüglich des Wirkungs-Nebenwirkungs-Profils, geringe Toxizität	Abhängigkeitspotential, Reboundphänomene, Amnesie, Muskelrelaxation, Atemsuppression, paradoxe Reaktionen, Tiefschlafunterdrückung
Antidepressiva	Nahezu kein Abhängigkeitspotential, (geringe) Absetzprobleme, keine oder nur geringe Tiefschlafunterdrückung, antidepressive Wirkung	Relativ hohe Toxizität, anticholinerge, auch kardiale Nebenwirkungen, lange Wirkdauer, meist Unterdrückung des Rapid-eye-movement-Schlafs, wenige Anwendungsstudien bei primären Schlafstörungen
Neuroleptika	Nahezu kein Abhängigkeitspotential, keine oder allenfalls geringe Unterdrückung des Rapid-eye-movement-Schlafs, geringe Kardiotoxizität, antipsychotische Wirkung	Anticholinerge, extrapyramidalmotorische, hämatologische, blutdrucksenkende Nebenwirkungen, Spätdyskinesien, zum Teil lange Wirkdauer, wenige Anwendungsstudien bei primären Schlafstörungen
Antihistaminika	Verhältnismäßig geringe Toxizität, frei verkäuflich	Geringe hypnotische Potenz, schneller Wirkungsverlust, anticholinerge Nebenwirkungen, Abhängigkeitspotential
Alkoholderivate	Nach den wenigen Studien unbeeinflusstes Schlafprofil, schneller Wirkungseintritt	Geringe hypnotische Potenz, geringe therapeutische Breite, schneller Wirkungsverlust, Abhängigkeitspotential
Phytotherapeutika	Kein Abhängigkeitspotential, nahezu fehlende Toxizität, frei verkäuflich	Minimale hypnotische Potenz

Tabelle 15.11-3. Auswahl von Hypnotika und anderen Mitteln zur Behandlung von Insomnien

Substanzname	Handelsname (z. B.)	Übliche Abenddosis [mg]
Imidazopyridine		
Zolpidem	Stilnox, Bikalm	10
Cyclopyrrolone		
Zopiclone	Ximovan	7,5
Pyrazolopyrimidine		
Zaleplon	Sonata	10
Kurz- bis mittellangwirksame Benzodiazepinhypnotika		
Triazolam	Halcion	0,125–0,25
Lormetazepam	Noctamid, Loretam	1–2
Brotizolam	Lendormin	0,125–0,25
Temazepam	Remestan, Planum	10–40
Loprazolam	Sonin	1–2
Nitrazepam	Mogadan, Imeson	5–10
Flunitrazepam	Rohypnol	0,5–1
Sedierende Antidepressiva		
Mirtazapin	Remergil	7,5–15
Trimipramin	Stangyl	5–50
Doxepin	Aponal, Sinquan	5–50
Amitriptylin	Saroten, Equilibrin	5–50
Mianserin	Tolvin	5–20
Trazodon	Thombran	25–50
Niedrigpotente Neuroleptika		
Melperon	Eunerpan	25–75
Pipamperon	Dipiperon	20–60
Promethazin	Atosil	10–50
Thioridazin	Melleril	10–50
Chlorprothixen	Truxal, Taractan	10–50
Laevomepromazin	Neurocil	10–50
Promazin	Protactyl	25–50
Prothipendyl	Dominal	20–60
Antihistaminika		
Diphenhydramin	Dolestan, Halbmond	50–100
Doxylamin	Gittalun, Hoggar N	25–50
Alkoholderivate		
Chloralhydrat	Chloraldurat	250–1000
Phytotherapeutika		
Baldrian, Hopfen, Passionsblume, Melisse, Kawain	Iveel und zahlreiche andere	Keine genaue Angaben möglich

---

Grundsätze der Schlafmittelverschreibung (mod. nach Clarenbach et al.)
1. Der Arzt bestimmt das Präparat, die Dosis, die Uhrzeit der Einnahme und die Therapiedauer
2. Es sollten keine unbestimmten Anweisungen zur Dosis gegeben werden
3. Nur der Arzt sollte Dosisanpassungen vornehmen
4. Bereits zu Beginn der Therapie sollte der Patient von einer täglichen Einnahme zu einer intermittierenden Behandlung bewogen werden, z. B. mit einer Einnahme nur bei abendlicher Unruhe oder am nächsten Tage bevorstehenden Anstrengungen
5. Die verschriebene Tablettenanzahl darf keine Medikationsmenge von mehr als einer täglichen Standarddosis für 4 Wochen überschreiten
6. Nach 2, spätestens 4 Wochen muss der Patient wieder einbestellt werden, um einen Ausschleichversuch einzuleiten

---

Die Behandlung des Schlafapnoesyndroms erfolgt nach Untersuchung im Schlaflabor und dort zumeist durch kontinuierliche positive Überdruckbeatmung (Tabelle 15.11-4). Andere Hypersomnieformen wie die Narkolepsie werden überwiegend medikamentös behandelt (s. Tabelle 15.11-4). Auch „restless legs" und periodische Bewegungen lassen sich durch Pharmaka positiv beeinflussen (s. Tabelle 15.11-4).

Störungen des Schlaf-Wach-Rhythmus sind vor allem verhaltensmedizinisch und mittels chronotherapeutischer Verfahren (z. B. Lichttherapie) anzugehen (Tabelle 15.11-5).

Die Therapie von Parasomnien ist schwierig. Vielfach wird psychotherapeutisch gearbeitet, Medikamente können in Einzelfällen helfen (Tabelle 15.11-6).

Literatur

American Psychiatric Association (APA) (1994) Diagnostic and statistical manual of mental disorders, 4th ed. DSM-IV, Washington, DC
American Sleep Disorders Association (ASDA) (1990) The international classification of sleep disorders: diagnostic and coding manual. Allen, Lawrence
Berger M (Hrsg) (1992) Handbuch des normalen und gestörten Schlafs. Springer, Berlin Heidelberg New York Tokyo
Clarenbach P, Steinberg R, Weeß HG et al. (1995) Empfehlungen zu Diagnostik und Therapie der Insomnie. Nervenarzt 66: 723–729
Hajak G, Rüther E (1995) Insomnie – Schlaflosigkeit. Ursachen, Diagnostik und Therapie. Springer, Berlin Heidelberg New York Tokyo

15.11 Schlafstörungen

Tabelle 15.11-4. Leitsymptome und Therapieverfahren der Hypersomnien

Syndrom	Leitsymptome	Therapie
Schlafapnoesyndrom (schlafbezogene Atmungsstörung)	Lautes, unregelmäßiges Schnarchen Beobachtungen nächtlicher Atempausen durch den Bettpartner Erhöhte Tagesschläfrigkeit mit nicht erholsamen Schlafattacken Abgeschlagenheit, Leistungsknick, Wesensänderung, intellektueller Leistungsverfall Unruhiger Schlaf Morgendliche Kopfschmerzen, Mundtrockenheit Libido- und Potenzstörungen Hypertonie, Herzrhythmusstörungen	Kontinuierliche nächtliche Überdruckbeatmung (nCPAP: „nasal continous positive airway pressure") Operation des Nasen-Rachen-Raumes Kieferprothesen Gewichtsreduktion Alkohol- und Nikotinkarenz Absetzen sedierender, atemdepressorischer Substanzen Vermeiden von Schlaf in Rückenlage und Höhe >1000 m
Episodische Bewegungsstörungen (Restless-legs-Syndrom) und nächtliche Myoklonien (Syndrom periodischer Bewegungen)	Quälende Missempfindungen der Beine Intensiver und kaum zu unterdrückender Bewegungsdrang mit dem Bedürfnis, nachts aufzustehen und umherzulaufen Nächtliche, stereotype, rhythmisch auftretende Bewegungen der Zehen, der Füße, der Beine, gelegentlich des gesamten Körpers Gefühl eines nicht erholsamen Schlafs	Mittel der ersten Wahl: L-Dopa + Benserazid oder L-Dopa + Carbidopa (bevorzugt in retardierter Form) oder Dopaminagonisten (Bromocriptin, Lisurid, Pergolid); ggf. Benzodiazepinhypnotika (vor allem Clonazepam) oder Carbamazepin Als letzte Wahl Opioide
Nichtpsychogene Störung mit exzessivem Schlaf (Narkolepsie)	Kataplektische Attacken (affektiver Tonusverlust durch emotionale Anspannung) Imperative Schlafattacken Schlafparalyse (Schlaflähmung mit beim Einschlafen und Aufwachen auftretender Unfähigkeit, sich zu bewegen) Hypnagoge Halluzination, d. h. lebhafte, traumähnliche Sinneseindrücke während des Einschlafens Kontinuierliches Gefühl von Müdigkeit und Schläfrigkeit	Bei Kataplexien trizyklische Antidepressiva (z. B. Clomipramin, Imipramin) oder Monoaminoxidasehemmer (z. B. Tranylcypromin, Moclobemid, Selegilin) Bei Schläfrigkeit vigilanzsteigernde Präparate wie Modafinil, Pemolin, Fenetyllin, Methylphenidat, Metamphetamin 2- bis 4-mal jährlich Medikamentenpausen Geplante Schlafpausen am Tage
Andere Hypersomnieformen	Nichtorganische (primäre) Hypersomnie mit relativ langen, kaum erholsamen und wenig imperativen Einschlafattacken während des Tages, verlängerter Nachtschlaf Periodische Hypersomnie (Kleine-Levin-Syndrom) mit rezidivierenden Hypersomnien über Tage bis Wochen, Hypersexualität, Hyperphagie	Vigilanzsteigernde Präparate wie bei Narkolepsie

Tabelle 15.11-5. Leitsymptome und Therapieverfahren der Störungen des Schlaf-Wach-Rhythmus

Syndrom	Leitsymptome	Therapie
Syndrom der verzögerten Schlafphase („delayed sleep phase syndrome")	Einschlafstörungen verbunden mit Tagesschläfrigkeit am Morgen und Schwierigkeiten aufzustehen, bei unverrückbar späten Einschlaf- und Aufwachzeiten Ungestörter Schlafablauf	Chronotherapie wie schrittweise Vorverlegung (Delay-Syndrom) bzw. Rückverlegung (Advance-Syndrom) der Einschlafzeit 1–2 h Lichttherapie täglich Vitamin B$_{12}$ Melatonin Soziale Zeitgeber Geregelte Zubettgeh- und Aufstehzeiten Notfalls Hypnotika und Stimulanzien
Syndrom der vorgezogenen Schlafphase („advanced sleep phase syndrome")	Frühes abendliches Einschlafen verbunden mit Durchschlafstörungen und Früherwachen bei unverrückbar frühen Einschlaf- und Aufwachzeiten Ungestörter Schlafablauf	
Nicht-24-Stunden-Schlaf-Wach-Syndrom	Allmählicher Wechsel von komplett schlaflosen Nächte mit Schlaf am Tage und Perioden normalen Schlafes Beständiges Muster einer 1- bis 2-stündigen, täglichen Verzögerung der Einschlaf- und Aufwachzeiten	
Unregelmäßiges Schlaf-Wach-Muster	Zeitlich desorganisierte und unregelmäßige Episoden von Schlafen und Wachen	
Schichtarbeit	Chronische, intermittierend stärkere Schlafprobleme und Tagesmüdigkeit Insomnie, aber auch Hypersomnie bei Wechsel in Früh- oder Spätschichten, vor allem Nachtschichten Hohe Verletzungsraten und verminderte Leistungsfähigkeit bei der Arbeit Herzerkrankungen oder Geschwüre der Magenschleimhaut	Im Uhrzeigersinn wechselnde Schichten Einzeln eingestreute Nachtschichten, lange (>14 Tage) oder kurze Nachtschichtperioden von maximal 3 Tagen Notfalls kurzwirksame Hypnotika in den ersten 1–3 Tagen nach einem Schichtwechsel

Tabelle 15.11-5. *Fortsetzung*

Syndrom	Leitsymptome	Therapie
Syndrom des Zeitzonenwechsels (Jetlag)	Schlafprobleme nach schnellem Wechsel der Zeitzonen Flugreisen Verminderte Leistungsfähigkeit, allgemeines Unwohlsein, Appetitlosigkeit, gastrointestinale Beschwerden Die Störung ist passager und sistiert innerhalb von Tagen	Voranpassung zu Hause durch Tagesaktivität entsprechend der Ortszeit des Ziellandes Bei Westflug nur kurze Nickerchen halten Bei Ostflug (meist nachts) im Flugzeug schlafen Im Flugzeug wenig Alkohol trinken Sich am Ankunftsort sofort und strikt an die dortige Tageszeit und den Lebensrhythmus halten Verstärkt am sozialen Leben teilnehmen Körperliche Aktivität im Freien unter hellem Licht durchführen Bei sehr kurzen Aufenthalten entsprechend der Heimatzeit leben und schlafen

Tabelle 15.11-6. Leitsymptome und Therapieverfahren der Parasomnien

Syndrom	Leitsymptome	Therapie
Schlafwandeln (Somnambulismus)	Komplexe Verhaltensweisen im Schlaf, von einfachem Aufsetzen bis z. B. zu Tätigkeiten im Haushalt, beginnend im Tiefschlaf, schwere Erweckbarkeit während der Episode Amnesie für das Ereignis	Sicherung (z. B. Schließen von Fenstern und Türen Bett in Bodenhöhe Antizipatorisches Erwecken Entspannungstechniken Einhalten eines regelmäßigen Schlaf-Wach-Rhythmus Notfalls bei Schlafwandlern und Pavor nocturnus Hypnotika oder Antidepressiva (z. B. Fluoxetin, Citalopram), die tiefschlaf- und traumreduzierend wirken Psychotherapie
Alpträume	Relativ langes, angstbesetztes Traumerleben, zunehmende Beängstigung gegen Ende des Traumes, plötzliches Erwachen aus dem Schlaf mit einer angstvollen Traumerinnerung	
Pavor nocturnus	Abruptes nächtliches Aufschrecken aus dem Tiefschlaf mit massivem Angstaffekt, z. T. mit initialem Schrei, autonomer Aktivierung mit Schwitzen, Gesichtsröte, Tachypnoe, Tachykardie und Mydriasis, keine Reaktion auf Ansprache, verwirrt und desorientiert nach einem Erwecken, weitgehende Amnesie für das Ereignis am nächsten Morgen	
Bruxismus (Zähneknirschen)	Rhythmische Aktivität der Kaumuskulatur mit Aufeinanderpressen und Verschieben der oberen und unteren Zahnreihen, z. T. mit lauten Mahlgeräuschen	Muskelentspannung nach Jacobson Aufbissschiene Stressreduktion
Enuresis nocturna (nächtliches Einnässen)	Wiederholtes, unwillkürliches Einnässen im Schlaf und im Schlaf-Wach-Übergang	Klingelmatratze Psychotherapie
Schlaftrunkenheit	Verwirrung, zeitliche und örtliche Desorientierung, motorische und kognitive Verlangsamung nach einem Erwachen aus dem Tiefschlaf, über Minuten bis Stunden anhaltend, Amnesie für das Ereignis	Notfalls Stimulanzien
REM-Schlaf-Verhaltensstörung	Umfangreiche motorische Aktivitäten im sog. Rapid-eye-movement-Schlaf in Verbindung mit Traumerlebnissen, bei Aussetzen der üblichen Atonie der Muskulatur im REM-Schlaf	REM-Schlaf-supprimierende Antidepressiva (z. B. Citalopram, Fluoxetin, Mirtazapin, Moclobemid)
Jactatio capitis nocturna	Rhythmische stereotype Bewegungen, gewöhnlich von Kopf und Nacken, im Übergang vom Einschlafen zum leichten Schlaf	Psychotherapie Stressreduktion
Einschlafmyoklonien	Plötzliche, kurze Bewegungen der Beine, manchmal auch der Arme und des Kopfes während des Einschlafens	Im Allgemeinen nicht behandlungsbedürftig
Nächtliche Beinkrämpfe	Schmerzhafte Empfindungen von muskulärer Anspannung, v. a. in den Waden, die sich insbesondere durch Massage, Bewegung oder Wärme bessern	Magnesium Benzodiazepinhypnotika
Schlafparalyse	Unfähigkeit zur willkürlichen Körperbewegung während des Einschlafens oder nach einem Erwachen in der Nacht oder am Morgen	Im Allgemeinen nicht behandlungsbedürftig
Schlafbezogene schmerzhafte Peniserektionen	Erwachen mit schmerzhaften Peniserektionen aus dem Schlaf, z. T. mit Traumerinnerung	REM-Schlaf-supprimierende Antidepressiva (z. B. Citalopram, Mirtazapin, Moclobemid)

15.11 Schlafstörungen

Evidenz der Therapieempfehlungen

Form der Schlafstörung	Therapie	Evidenzgrad	Empfehlungsstärke
Insomnien	Verhaltenstherapeutische Maßnahmen		
	– Stimuluskontrolltherapie	I-b	A
	– Entspannungsverfahren	I-b	A
	– Schlafrestriktionstherapie	I-b	A
	– Schlafhygiene	III	C
	– Verhaltensregeln für die Nacht	III	C
	Schlaffördernde Pharmaka		
	– Imidazopyridine, Cyclopyrrolone, Pyrazolopyrimidine	I-a	A
	– Benzodiazepine	I-a	A
	– Antidepressiva	I-b	A
	– Neuroleptika	I-b	A
	– Antihistaminika	I-b	A
	– Alkoholderivate	IV	C
	– Phytotherapeutika	I-b	A
Hypersomnien			
Schlafapnoe- Syndrom	Apparative /operative Therapien		
	– Kontinuierliche nächtliche Überdruckbeatmung	I-b	A
	– Kieferprothesen	II-b	B
	– Operation des Nasen-Rachen-Raumes	III	C
	Verhaltensmaßnahmen		
	– Gewichtsreduktion	II-b	B
	– Alkohol- und Nikotinkarenz, Absetzen atemdepressorischer Substanzen, Vermeiden von Schlaf in Rückenlage und Höhe >1000 m	III	C
Restlesslegs, periodische Bewegungen	– L-Dopa + Benserazid oder L-Dopa + Carbidopa	I-b	A
	– Dopaminagonisten (Bromocriptin, Pergolid, Pramipexol)	I-b	A
	– Benzodiazepine (Clonazepam, Triazolam)	I-b	A
	– Carbamazepin	I-b	A
	– Opioide (Oxycodon)	I-b	A
Narkolepsie	– Antidepressiva, Monoaminoxidasehemmer	I-b	A
	– Stimulanzien	I-b	A
	– Schlafpausen am Tage	IV	C
Andere Hypersomnieformen	– Vigilanzsteigernde Präparate wie bei Narkolepsie	III	C
Störungen des Schlaf-Wach-Rhythmus			
Verzögerte, vorgezogene Schlafphase, Nicht-24-Stunden-Schlaf-Wach-, unregelmäßiges Schlaf-Wach-Muster	Spezifische Verfahren		
	– Chronotherapie, Lichttherapie	II-b	B
	Verhaltensmaßnahmen		
	– Soziale Zeitgeber, Geregelte Zubettgeh- und Aufstehzeiten	IV	C
	Pharmakotherapie		
	– Vitamin B_{12}	I-a	B
	– Melatonin	I-b	A
	– Hypnotika und Stimulanzien	II-b	B
Schichtarbeit	– Spezielle Schichtsysteme	IV	C
	– Kurzwirksame Hypnotika nach Schichtwechsel	III	C
Zeitzonenwechsel	Verhaltensmaßnahmen		
	– Voranpassung, Nickerchen im Flugzeug, wenig Alkohol, neuen Lebensrhythmus annehmen	IV	C
	– Körperliche Aktivität im Freien unter hellem Licht	IV	C
	Pharmakotherapie		
	– Melatonin	I-b	A
	– Hypnotika	I-b	A
Parasomnien			
Schlafwandeln, Alpträume, Pavor nocturnus	Verhaltensmaßnahmen		
	– Sicherung von Haus und Schlafsituation, antizipatorisches Erwecken, Entspannungstechniken, Einhalten eines regelmäßigen Schlaf-Wach-Rhythmus	IV	C
	Pharmakotherapie		
	– Hypnotika oder Antidepressiva	IV	C
	– Psychotherapie	IV	C
Bruxismus	– Muskelentspannung, Stressreduktion	II-b	B
	– Aufbissschiene	II-b	B
Enuresis nocturna	– Klingelmatratze	IV	C
	– Psychotherapie	IV	C
Schlaftrunkenheit	– Stimulanzien	IV	C
REM-Schlaf, Verhaltensstörung	– REM-Schlaf-supprimierende Antidepressiva	IV	C
Jactatio capitis	– Psychotherapie	IV	C
	– Stressreduktion	IV	C
Beinkrämpfe	– Magnesium	IV	C
	– Benzodiazepinhypnotika	IV	C
Schmerzhafte Peniserektionen	– REM-Schlaf-supprimierende Antidepressiva	IV	C

Hajak G, Rüther E (1999) Schlafstörungen. In: Möller HJ, Laux G, Kapfhammer HP (Hrsg) Psychiatrie und Psychotherapie. Springer, Berlin Heidelberg New York Tokyo, S 1423–1448
Hajak G, Rüther E (2000) Therapie von Ein- und Durchschlafstörungen. In: Möller HJ (Hrsg) Therapie psychiatrischer Erkrankungen. Thieme, Stuttgart New York, S 974–1018
Hajak G, Müller-Popkes K, Riemann D, Mayer G, Lauer C et al. (1997) Psychologische, psychotherapeutische und andere nichtpharmakologische Therapieformen zur Behandlung der Insomnie. Eine Stellungnahme der Arbeitsgruppe Insomnie der Deutschen Gesellschaft für Schlafforschung und Schlafmedizin. Fortschr Neurol Psychiat 65: 133–144
Jordan W, Hajak G (1997) Gestörter Schlaf, was tun? Ein Ratgeber. Arcis, München
Konietzko N, Teschler H, Freitag L (Hrsg) (1993) Schlafapnoe. Springer, Berlin Heidelberg New York Tokyo
Kryger MH, Roth T, Dement WC (eds) (1994) Principles and practice of sleep medicine. Saunders, Philadelphia
Mahowald MW, Ettinger MG (1990) Things that go pump in the night: The parasomnias revisited. J Clin Neurophysiol 7: 119–143
Meier-Ewert K (1989) Tagesschläfrigkeit. VCH edition medizin, Weinheim Basel
Riemann D, Hornyak M, Backhaus J, Voderholzer U (1999) Schlafstörungen. In: Berger M (Hrsg) Psychiatrie. Urban & Schwarzenberg, München
Rühle KH (1987) Schlaf und gefährdete Atmung. Thieme, Stuttgart New York
Schulz H (Hrsg) (1997) Kompendium Schlafmedizin. Ecomed, Landsberg/L.
Thorpy MJ (ed) (1990) Handbook of sleep disorders. Dekker, New York
Trenkwalder C (1998) Restless Legs Syndrom. Springer, Berlin Heidelberg New York Tokyo
World Health Organization (1991) Tenth revision of the international classification of diseases, chapter V (F): Mental and behavioural disorders (including disorders of psychological development). Clinical descriptions and guidelines. WHO, Genf

15.12 Suizidalität und Suizidprävention
Werner Felber

15.12.1 Einleitung

Die Suizidologie befasst sich mit wissenschaftlichen und praktischen Aspekten von Selbsttötungsverhalten. Sie sollte Kenntnisse aus Geschichte, Philosophie, Theologie, Rechtswissenschaft und Psychologie berücksichtigen. Aus anthropologischer Sicht bedarf es einer Vorstellung von irreversiblem Tod, um Suizid zu begehen, weshalb man bei Kindern unter zehn Jahren wie auch bei Tieren besser nicht von der Möglichkeit eines Suizids spricht.

Wertende Bezeichnungen wie **Selbstmord** (Verurteilung als Todsünde) oder **Freitod** (Verherrlichung letzter Freiheiten) sind nicht hilfreich. Suizide gibt es, solange sich der Mensch seiner selbst bewusst wurde. Gegenwärtig wird die ethisch fragwürdige Tendenz diskutiert, dem Mediziner die Funktion der „Suizidassistenz" zuzuweisen (z. B. Niederlande); die deutsche Ärzteschaft, vor allem die Deutsche Gesellschaft für Suizidprävention (DGS), lehnt dies entschieden ab.

Komplizierte forensische Fragen ergeben sich vor allem bei mehrheitlich begangenen Suiziden: **Gemeinschafts-**(**Familien-**)**suizid** – freiwillig von mehreren Personen gemeinsam begangen; **erweiterter Suizid** – unfreiwillige Mitnahme einer oder mehrerer meist nahestehender Personen, häufig mit pseudoaltruistischem Motiv bei psychotisch Depressiven; **Massensuizid** – eine größere Zahl von gleichzeitigen Suiziden; **Amoklauf mit finalem Suizid** – in seinen psychologischen Zusammenhängen meist unklar, häufig handelt es sich um krankheitswertig triebhafte Täter in subjektiven Katastrophen.

Laut WHO rangiert der Suizid in der Todesursachenstatistik an zehnter, bei Kindern und Jugendlichen an siebter, im Berufsalter von Frauen an dritter und von Männern an zweiter Stelle. Wegen hoher Dunkelziffern liegt seine tatsächliche Häufigkeit um 30–100% höher als offiziell anerkannt. Bei alten Menschen steigt die Häufigkeit exponentiell an, relativiert sich aber durch andere Todesursachen. In Deutschland ereignen sich jährlich 11.000 bis 20.000 Suizide, deutlich mehr als Verkehrsunfälle. Der Parasuizid (Suizidversuch) ist etwa 5- bis 10-mal häufiger. In der Gruppe der 15- bis 24-Jährigen werden die mit Abstand meisten Parasuizide verübt.

Das statistische Maß für die Suizidhäufigkeit ist die Suizidziffer, das heißt, die Suizide pro 100.000 Einwohner pro Jahr. Die Häufigkeit seit 100 Jahren in Deutschland geht aus der Abb. 15.12-1 hervor. Im Sinne eines europäischen Ost-West-Gefälles war die Häufigkeit im Osten Deutschlands um 1/3 höher, sinkt aber seit Mitte der 80er-Jahre dort schneller als im Westen (Abb. 15.12-2).

15.12.2 Ätiologie und Pathogenese

Die Suche nach einem einheitlichen Radikal für Suizidalität blieb bisher unbefriedigend, es ist am ehesten als psychologisches Konstrukt von depressiver Verstimmtheit, Angst, Hoffnungslosigkeit, Ärger und Verlust der Impulskontrolle zu beschreiben. Dahinter verbergen sich verschiedene Faktoren, die suizidale Handlungsintentionen determinieren:

- **Biologische Faktoren**: Geschlecht (männlich), Neurotransmitter (Serotoninmangel), Hinweise zur Erblichkeit, Medikamentenwirkungen (Antriebssteigerung).
- **Psychologische Faktoren**: Aggressionsmodell (Freud), Narzissmusmodell (Henseler), Kommunikationsmodell (Stengel) und verhaltenstheoretisches Modell (Schmidtke) können in zwei Grundmodelle zusammengefasst werden:
    - Traumamodell für langfristige Entwicklungen mit belastenden Einflüssen in der Lebensbiographie (Abb. 15.12-3)
    - Latent-trait-Modell für eine eher impulsiv-suizidale Krise frustrationsintoleranter Individuen (Abb. 15.12-4).

  Beide Modelle schließen potentiell soziologische und biologische Faktoren mit ein und können kombiniert wirken.
- **Soziologische Faktoren**: Einflüsse sozialer und kultureller Wirkkomponenten, am ehesten bei Kindern und Jugendlichen wirksam.
- **Philosophische Faktoren**: fragwürdiger Stellenwert einer rationalen Interpretation, allenfalls für sehr wenige Fälle allein zutreffend (sog. Bilanzsuizid).

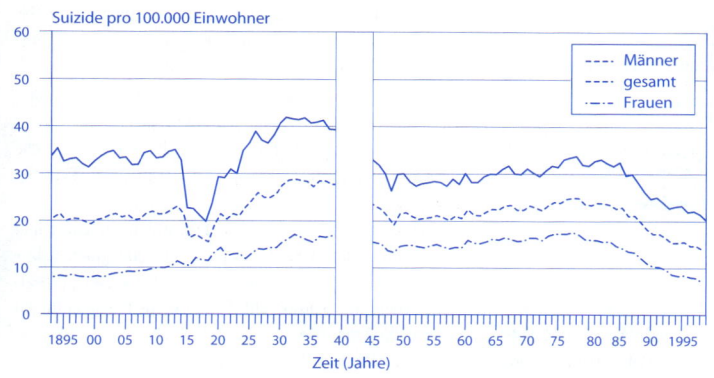

Abb. 15.12-1. Suizidziffern in Deutschland von 1893 bis 1999 (nach Angaben des Statistischen Bundesamtes der BRD, Wiesbaden)

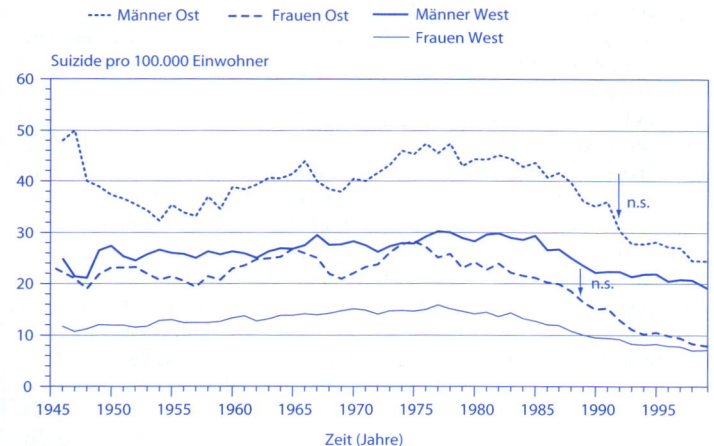

Abb. 15.12-2. Suizidziffern von 1946 bis 1999 im Vergleich BRD/alte Bundesländer und DDR/neue Bundesländer, seit 1989 (Frauen) bzw. 1992 (Männer) bestehen keine signifikanten Unterschiede mehr (n.s.; nach Angaben des Statistischen Bundesamtes der BRD, Wiesbaden)

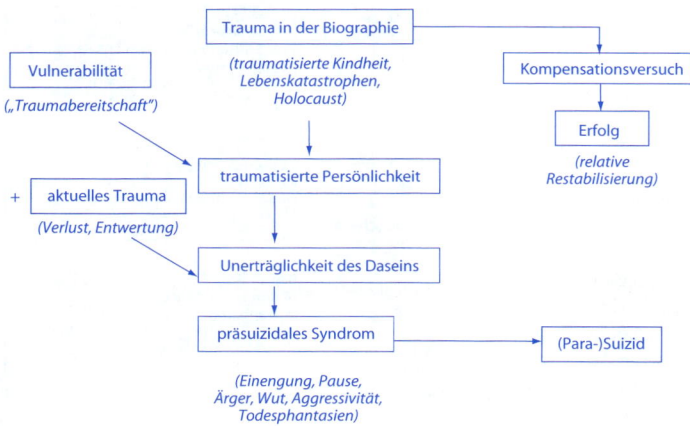

Abb. 15.12-3. Traumamodell einer eher langfristigen suizidalen Entwicklung

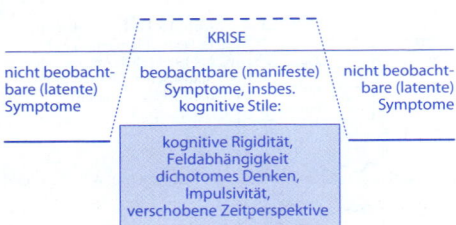

Abb. 15.12-4. Latent-trait-Modell einer eher impulsiven suizidalen Krise

- **Klinische Faktoren:** nach Störungsbildern (Krankheiten, Persönlichkeitsabweichungen) geortet, vereinen biologische, psychologische und soziale Voraussetzungen in sich:
  - Depression: Erkrankung mit der höchsten Suizidalität, v.a. mit Komorbidität von Angst- und Panikstörungen, Alkoholismus oder Recurrent Brief Depression (RBD, sog. unmotivierter Suizid), ca. 4% aller bzw. ca. 15% stationär behandelter Depressiver versterben durch Suizid, bis zu 50% äußern zeitweilig Suizidgedanken.
  - Schizophrenie: ca. 10% der Schizophreniekranken versterben durch Suizid, oft durch fremdartige oder brutale Vorgehensweise, als Motive kommen paranoid-halluzinatorische Symptome (imperative Stimmen), affektive Verstimmtheit sowie reaktive Verarbeitung der Krankheit mit ungünstigem Verlauf infrage.
  - Sucht: ca. 7% aller süchtigen Karrieren enden durch Suizid, „Drogentote" sind häufig schwierig zu beweisende Suizide.
  Weitere Störbilder: Angst-, Persönlichkeits-, Impulskontrollstörung, körperliche Krankheiten, sexuelle Deviationen.
- **Motivationale Faktoren:** eine inkonstante, subjektive, zeitgebundene Größe, die jedoch zum verstehenden Zugang Wichtiges beiträgt; zwischen Ursache und Motiv bestehen fließende Übergänge.

15.12.3 Klinik und Erkennung

Wichtigste suizidale Verhaltensweisen sind der versuchte, nicht tödlich endende und der vollendete Suizid. Ersterer ist nicht ausschließlich ein versuchter Suizid, vielmehr hat er auch soziale (appellative) Funktionen, weshalb heute besser vom Parasuizid gesprochen wird.

Der **Parasuizid** ist eine vorsätzliche Selbstbeschädigung mit partieller Tötungsabsicht ohne tödlichen Ausgang; die Abgrenzung zu reiner Selbstbeschädigung und zu Suchterkrankungen kann schwierig sein. Auf Grund der Vielfältigkeit lassen sich sehr unterschiedliche Typen des Parasuizids beschreiben.

Der **Suizid** ist eine vorsätzliche Selbstbeschädigung mit hoher Tötungsabsicht und tödlichem Ausgang; die Abgrenzung zu Unfall, Mord oder reiner Selbstbeschädigung mit (unbeabsichtigtem) tödlichem Ausgang kann schwierig sein.

Im Vorfeld können eine Reihe von Leidenszuständen und Verhaltensweisen genannt werden: Suizidgedanken, -ideen, -ankündigungen, -drohungen, parasuizidale Pausen, fokaler Suizid, chronischer Suizid, der nur z. T. klinische Relevanz erlangt, werden zu suizidalen Krisen zusammengefasst. Als Hintergrund eines Suizids gelten heute in mehr als 90% klinisch relevante psychische Störungen, beim Parasuizid ist von ca. 70% (leichteren) Störungen auszugehen.

Die bekannteste Kurzformel zur Erkennung von Suizidalität ist das präsuizidale Syndrom nach Ringel (Einengung, Selbstaggression, Todesphantasien), das eine breite, aber unspezifische Bedeutung beansprucht. Für klinische Fragestellungen existieren Kriterienlisten (z. B. nach Kielholz, Pöldinger, Storck, Zung, Beck, Stanley), deren Validität allerdings nicht ausreicht. Zur Prädiktion des Suizids nach Parasuizid hat sich eine typologische Einteilung des Parasuizids mit operationalisierter Merkmalsliste als aussagefähig erwiesen (Felber). Eine Unsicherheit bei solchen Vorhersagen ist auf das Spektrum undeterminierbarer Entscheidungen im Bereich menschlichen Verhaltens zurückzuführen.

15.12.4 Therapie

Die Behandlung wird als Suizidprophylaxe mit unterschiedlichen Zielen zusammengefasst (Abb. 15.12-5). Professionelle und nichtprofessionelle Ressourcen sollten dabei ausgeschöpft werden.

- Eckpunkt ist die **Beziehungsgestaltung**, deren Reflexion einen unverzichtbaren Bestandteil von Psychotherapie ganz allgemein und Krisenintervention im Besonderen darstellt.
- Zentrale Bedeutung erlangt ein **Behandlungsvertrag bei Krisenintervention** mit Fokussierung auf umschriebene Konflikte, konkrete therapeutische Ziele und zeitliche Begrenzung. Im Extremfall impliziert er die Akzeptanz der Verweigerung, d. h. die Möglichkeit final-suizidaler Handlung.

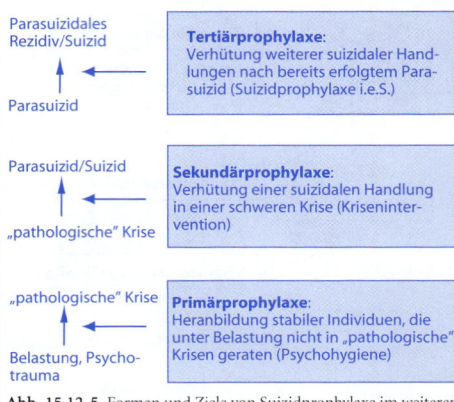

Abb. 15.12-5. Formen und Ziele von Suizidprophylaxe im weiteren Sinne

Bei Kindern und Jugendlichen, (verdachtsmäßig) psychotisch Kranken und bewusstseinsgestörten Patienten, bei denen eine Handlungsverantwortlichkeit nicht vorausgesetzt werden kann, ist weder ein Behandlungsvertrag zuzumuten noch die Akzeptanz der Verweigerung hinzunehmen, vielmehr muss gerichtlich-vormundschaftlich mitentschieden werden. Einem schriftlichen, sog. Nichtsuizidvertrag ist eher kritisch zu begegnen, er kann keine juristische Ersatzleistung darstellen.

— Krankheitsbilder erfordern eine optimale **störungsorientierte antisuizidale Therapie**. Akutbehandlungen und Langzeitkonzepte sollten den dort geltenden Leitlinien folgen. Antidepressiva allein führen zu keiner Senkung der Suizidrate. Lithium gilt heutzutage als ausreichend gesichert spezifisch antisuizidal wirksam. Eine Psychotherapie, die wichtigste Behandlung im unmittelbaren suizidalen Vorfeld, baut die Beziehung und damit den Zugang zum Patienten auf, ohne den die weitere Behandlung nicht gelingen kann.

— Dem Problem der schlechten Erreichbarkeit der Risikogruppen ist durch **Öffentlichkeitsarbeit und Edukation** zu begegnen, wodurch die bisher noch schlechten Therapieergebnisse verbessert werden können.

Die heute noch unbefriedigende therapeutische Evidenz antisuizidaler Therapie geht aus der nachfolgenden Evidenztabelle hervor:

Evidenz der Therapieempfehlungen

	Evidenzgrad	Empfehlungsstärke
Beziehungsgestaltung	IV	C
Behandlungsvertrag	IV	C
Nichtsuizidvertrag	IV	C
Störungsorientierte Therapie		
– Antidepressiva	I-a	D
– Lithium	I-b	A
– Clozapin (Neuroleptikum	II-b	B
– Psychotherapie	II-b	C
– Öffentlichkeitsarbeit und Edukation	II-a	B

Literatur

Felber W (1999) Typologie des Parasuizids. Suizidale Gefährdung, taxonomische Auswertung, katamnestisches Ergebnis, 2. verb. Aufl. Roderer, Regensburg

Freud S (1917) Trauer und Melancholie. Int Z Ärztl Psychoanalyse 6: 288–301

Henseler H (1997) Narzißtische Krisen – Zur Psychodynamik des Selbstmords. Rowohlt, Reinbeck b. Hamburg

Ringel E (1953) Der Selbstmord – Abschluß einer krankhaften psychischen Entwicklung (Eine Untersuchung an 745 geretteten Selbstmördern). Maudrich, Wien

Schmidtke A (1988) Verhaltenstheoretisches Erklärungsmodell suizidalen Verhaltens. Roderer, Regensburg

Stengel E (1961) Selbstmord und Selbstmordversuch. In: Gruhle HW, Jung R, Mayer-Gross W, Müller M (Hrsg) Psychiatrie der Gegenwart. Forschung und Praxis, Bd. III. Springer, Berlin Göttingen Heidelberg, S 51–74

15.13 Essstörungen
Manfred M. Fichter

15.13.1 Einführung

Der Londoner Arzt Richard Morton hat in seiner Monographie „Phthisiologia, seu exercitationes dei phthisis" 1689 auf Latein erstmals detailliertere Fallberichte von Magersüchtigen geliefert, die er mit dem Begriff „nervous consumption" von anderen körperlichen Erkrankungen wie Kachexie abgrenzte. Unter diesen Fällen war auch ein Knabe. 1979/80 wurde erstmals das Krankheitsbild der Bulimia nervosa detailliert beschrieben und definiert. Mehr als 90% aller Fälle von anorektischen und bulimischen Essstörungen sind weiblichen Geschlechts. Sowohl zu viel als auch zu wenig über längere Zeit zu essen, hat ungünstige Auswirkungen auf die Gesundheit.

15.13.2 Diagnose und Differentialdiagnose

Meist helfen uns für die Diagnosestellung von Essstörungen Laborbefunde und andere technische Befunde nur wenig. Erforderlich ist eine detaillierte psychiatrische Exploration, um Kontext und Motive des veränderten Essverhaltens zu eruieren. Diagnostische Kriterien für die drei wesentlichen Essstörungen – Anorexia nervosa, Bulimia nervosa und (in jüngster Zeit) „binge eating disorder" – sind in der folgenden Übersicht dargestellt.

Diagnostische Kriterien für Essstörungen

Anorexia nervosa (AN) nach ICD-10 (F50.0)
1. Tatsächliches Körpergewicht mindestens 15% unter dem erwarteten (entweder durch Gewichtsverlust oder nie erreichtes Gewicht) oder Body Mass Index von 17,5 kg/m² oder weniger. Bei Patienten in der Vorpubertät kann die erwartete Gewichtszunahme während der Wachstumsperiode ausbleiben
2. Der Gewichtsverlust ist selbst herbeigeführt durch:
   a) Vermeidung von hochkalorischen Speisen und eine oder mehrere der folgenden Möglichkeiten:
   b) Selbstinduziertes Erbrechen,
   c) selbstinduziertes Abführen,
   d) übertriebene körperliche Aktivitäten,
   e) Gebrauch von Appetitzüglern und/oder Diuretika
3. Körperschemastörung in Form einer spezifischen psychischen Störung: die Angst, zu dick zu werden, besteht als tief verwurzelte überwertige Idee; die Betroffenen legen eine sehr niedrige Gewichtsschwelle für sich selbst fest
4. Eine endokrine Störung auf der Hypothalamus-Hypophysen-Gonaden-Achse. Sie manifestiert sich bei Frauen als Amenorrhö und bei Männern als Libido- und Potenzverlust. Eine Ausnahme stellt das Persistieren vaginaler Blutungen bei anorektischen Frauen mit einer Hormonsubstitutionstherapie zur Kontrazeption dar. Erhöhte Wachstumshormon- und Cortisolspiegel, Änderung des peripheren Metabolismus von Schilddrüsenhormonen und Störungen der Insulinsekretion können ebenfalls vorliegen
5. Bei Beginn der Erkrankung vor der Pubertät ist die Abfolge der pubertären Entwicklungsschritte verzögert oder gehemmt (Wachstumsstopp; fehlende Brustentwicklung und primäre Amenorrhö beim Mädchen; bei Knaben bleiben die Genitalien kindlich). Nach Remission wird die Pubertätsentwicklung häufig normal abgeschlossen, die Menarche tritt aber verspätet ein

Untertypen
- F50.00: Anorexia ohne aktive Maßnahmen zur Gewichtsabnahme (Erbrechen, Abführen etc.)
- F50.01: Anorexia mit aktiven Maßnahmen zur Gewichtsabnahme (Erbrechen, Abführen etc., u. U. in Verbindung mit Heißhungerattacken
- F50.1 Atypische Anorexia nervosa

Bulimia nervosa (BN) nach ICD-10 (F50.2)
1. Eine andauernde Beschäftigung mit Essen, eine unwiderstehliche Gier nach Nahrungsmitteln, die Patientin erliegt Essattacken, bei denen große Mengen Nahrung in sehr kurzer Zeit konsumiert werden
2. Die Patientin versucht, dem dick machenden Effekt der Nahrung durch verschiedene Verhaltensweisen entgegenzusteuern: selbstinduziertes Erbrechen; Missbrauch von Abführmitteln, zeitweilige Hungerperioden, Gebrauch von Appetitzüglern, Schilddrüsenpräparaten oder Diuretika. Wenn die Bulimie bei Diabetikerinnen auftritt, kann es zu einer Vernachlässigung der Insulinbehandlung kommen
3. Die psychopathologische Auffälligkeit besteht in einer krankhaften Furcht davor, dick zu werden; die Patientin setzt sich eine scharf definierte Gewichtsgrenze, weit unter dem prämorbiden, vom Arzt als optimal oder „gesund" betrachteten Gewicht.
4. Häufig lässt sich in der Vorgeschichte mit einem Intervall von einigen Monaten bis zu mehreren Jahren eine Episode einer Anorexia nervosa nachweisen.

Untertypen
- F50.3: Atypische Bulimia nervosa:
  ein oder mehrere Kennmerkmale der BN F50.2 fehlen
- F50.4: Essattacken bei sonstigen psychischen Störungen:
  übermäßiges Essen als Reaktion auf belastende Ereignisse mit daraus resultierendem Übergewicht. Trauerfälle, Unfälle, Operationen und emotional belastende Ereignisse können von einem „reaktiven Übergewicht" gefolgt sein
- F50.5: Erbrechen bei sonstigen psychischen Störungen:
  Erbrechen in Zusammenhang mit einer dissoziativen Störung (F44), einer hypochondrischen Störung (F45.2) oder im Sinne einer psychogenen Hyperemesis ravidarum
- F50.8: Sonstige Essstörungen:
  psychogener Appetitverlust, nichtorganische Pica (Essen von Papier, Sand etc.) bei Erwachsenen
- F50.9: Nicht näher bezeichnete Essstörung

„Binge eating disorder" (BED) nach den DSM-IV-Kriterien der American Psychiatry Association (1994)
1. Wiederholte Episoden von Essanfällen. Eine Episode von „Essanfällen" ist durch die beiden folgenden Kriterien charakterisiert:
   a) Essen einer Nahrungsmenge in einem abgrenzbaren Zeitraum (z. B. in einem 2-Stunden-Intervall), die definitiv größer ist als die Nahrungsmenge, die die meisten Menschen in einem ähnlichen Zeitraum unter ähnlichen Umständen essen würden
   b) Ein Gefühl des Kontrollverlustes über das Essen während der Episode (z. B. ein Gefühl, dass man mit dem Essen nicht aufhören bzw. nicht kontrollieren kann, was und wie viel man isst)
2. Die Episoden von Essanfällen treten gemeinsam mit mindestens 3 der folgenden Symptome auf:
   a) wesentlich schneller essen als normal,
   b) essen bis zu einem unangenehmen Völlegefühl,
   c) großer Nahrungsmengen, wenn man sich körperlich nicht hungrig fühlt,
   d) alleine essen aus Verlegenheit über die große Menge, die man isst,
   e) Ekelgefühle gegenüber sich selbst, Deprimiertheit oder große Schuldgefühle nach dem übermäßigen Essen
3. Es besteht deutliches Leiden wegen der Essanfälle
4. Die Essanfälle treten im Durchschnitt an mindestens 2 Tagen in der Woche während mindestens 6 Monaten auf
5. Die Essanfälle gehen nicht mit dem regelmäßigen Einsatz von unangemessenen kompensatorischen Verhaltensweisen einher und treten nicht ausschließlich im Verlauf einer Anorexia nervosa oder Bulimia nervosa auf

Anorexia nervosa (AN)

Dieses Krankheitsbild ist besonders dadurch charakterisiert, dass der bestehende Gewichtsverlust im Rahmen der Krankheit selbst herbeigeführt und intendiert ist. Es besteht eine Weigerung, sich Nahrung in ausreichender Menge zuzuführen, eine sehr große Angst davor, zu dick bzw. übergewichtig zu werden, und das Selbstwertgefühl wird in ganz hohem Maße über das Erreichen von (Unter-)Gewichtszielen definiert. Charakteristisch sind auch Körperschemastörungen: Die Betroffenen nehmen sich selbst als dicker wahr als sie tatsächlich sind.

Unterschieden werden zwei wesentliche Formen von Magersucht: die asketische (restriktive) Magersucht, bei der mit asketischen Mitteln (Diät halten, Fasten, erhöhte körperliche Bewegung) ein Gewichtsverlust herbeigeführt wird, und eine Form von Magersucht, die mit Heißhungerattacken und meist mit unangemessenen, eine Gewichtszunahme verhindernden Maßnahmen (Erbrechen, Abführmittelabusus) einhergeht. Zwanghaftigkeit im Zusammenhang mit Essen, Nahrung und Gewicht, aber auch in anderen Bereichen sind häufig. Bulimisch Magersüchtige sind (wie BN-Patientinnen) sexuell aktiver als die meist von sexuellen Ängsten geprägten restriktiv Magersüchtigen. Differentialdiagnostisch von AN zu unterscheiden sind medizinische Erkrankungen, die mit einer Kachexie einhergehen (Tumoren, Infektionserkrankungen etc.). Wesentlich für die Diagnose ist nicht das Ausmaß an Kachexie, sondern das Motiv dafür. Auch psychische Erkrankungen wie Depression oder Schizophrenie können mit reduzierter Nahrungseinnahme einhergehen, die dort aber Folge von Appetitverlust (Depression) oder von Wahnvorstellungen (Schizophrenie) ist. Es bestehen Übergänge zu Zwangssyndromen und körperdysmorphen Störungen.

Bulimia nervosa (BN)

BN beginnt ebenso wie Magersucht bei adoleszenten Mädchen oder jungen Frauen. Wie AN kommt BN relativ selten bei jungen Männern vor. Bei BN besteht leichtes (nicht schweres wie bei AN) Untergewicht, Normalgewicht oder Übergewicht. Die bulimische Symptomatik wirkt kurzfristig verstärkend; langfristig ziehen die Essattacken und besonders die einer Gewichtszunahme entgegensteuernden Maßnahmen wie Erbrechen und Abführmittelabusus (Purging-Verhalten) ernst zu nehmende Folgen nach sich. In Folge von Abführmittelabusus kommt es zu einer metabolischen Azidose, und es kann eine hypertrophe Osteoarthropathie auftreten. Als Folge des Erbrechens kommt es zu Elektrolytentgleisungen (Hypokaliämie, Hypochlorämie, Hypophosphatämie, Hypomagnesiämie, Hypozinkämie und metabolische Alkalose); klinisch kann es zu Vergrößerung der Speicheldrüsen (Sialadenose), Rissen im Ösophagus, zu gastrischer Ruptur, Kardialarrhythmien und Nierenversagen kommen. Differentialdiagnostisch sind neurologische und andere medizinische Erkrankungen wie das Kleine-Levin-Syndrom und hypothalamische Tumoren auszuschließen; dabei fehlt die bei BN und bulimischer AN bestehende übermäßige Beschäftigung mit

Figur und Gewicht („overconcern of body shape and weight"). Es gibt Übergänge zu impulsiven Syndromen (multiimpulsive BN).

„Binge eating disorder" (BED)

BED ist im Wesentlichen sehr ähnlich definiert wie BN, nur dass bei BED bestimmte, einer Gewichtszunahme entgegensteuernde Verhaltensweisen (Erbrechen, Laxanzienabusus, Einnahme von Schilddrüsenpräparaten, Einnahme von Diuretika) fehlen. Dementsprechend sind viele, aber nicht alle BED-Betroffenen leicht oder schwerer übergewichtig. Somit fehlen bei BED auch die in Folge von „Purging-Verhalten", d. h. durch selbstinduziertes Erbrechen oder Missbrauch von Laxanzien, Diuretika oder Klistieren entstandenen Folgesymptome.

15.13.3 Häufigkeit, Verlauf und Prognose

Anorexia nervosa (AN)

Besonders seit den 60er/70er Jahren des letzten Jahrhunderts haben anorektische Essstörungen erheblich zugenommen. Etwa 0,4–1,1% der jugendlichen Mädchen und jungen Frauen bis 35 Jahre sind von einer AN betroffen. Die Erkrankung beginnt in der Regel in der Adoleszenz (16.–18. Lebensjahr) und kann durch bedrohliche Lebensereignisse, die die Betroffenen verunsichern und starke Ängste bereiten, ausgelöst werden. AN ist eine der psychischen Erkrankungen mit der höchsten Sterblichkeit, nur noch übertroffen von der Mortalitätsrate bei polytoxikomanen Drogenabhängigen. Die Mortalität bei Magersucht ist erheblich höher als bei Depressionen und bei Schizophrenie. Im Langzeitverlauf liegt die Sterblichkeit bei ca. 15%.

Bulimia nervosa (BN)

BN findet sich bei adoleszenten und jungen Frauen mit einer Häufigkeit von 0,8–3%. Wie bei Magersucht sind überwiegend (12:1) Frauen betroffen. Langzeitverlaufsuntersuchungen mit allerdings noch begrenzten Zeiträumen (6 Jahre) zeigen einen für BN im Vergleich zur Magersucht etwas günstigeren Verlauf.

„Binge eating disorder"(BED)

Diese Erkrankung ist unter adoleszenten Mädchen und jungen Frauen vergleichsweise so stark verbreitet wie BN (ca. 1–5%) und findet sich etwas häufiger als AN und BN auch bei Männern, wenngleich überwiegend Frauen betroffen sind. Der mittelfristige Verlauf von BED ist ähnlich wie der bei BN.

15.13.4 Ätiologie und Pathogenese

Für die Ätiologie und Pathogenese von anorektischen und bulimischen Erkrankungen müssen in Betracht gezogen werden:
1. soziokulturelle Faktoren,
2. biologische Faktoren (genetisch, neurochemisch) sowie
3. Lebensereignisse und chronische Belastungen.

Soziokulturelle Faktoren

Anorektische und bulimische Essstörungen treten besonders in industrialisierten Ländern auf. Hier gibt es einen erheblichen Nahrungsüberfluss – vermutlich eine „conditio sine qua non" für die Entstehung anorektischer und bulimischer Essstörungen. In den westlichen Industrieländern ist der Druck – besonders für junge Frauen – sehr groß, einen schlanken Körper zu haben. Schlank zu sein ist erstrebenswert und wird gleichgesetzt mit Erfolg und Schönheit. Sehr viele Frauen machen Diät oder fasten zeitweilig, und manche von ihnen geraten auf diesem Weg in eine Essstörung. Der Beginn von AN und BN und in vielen Fällen von BED ist im Jugendalter am Ende der Pubertät, einer Zeit, in der äußerlich und innerlich erhebliche körperliche Veränderungen stattfinden. Eine wichtige Rolle für die Regulation der Nahrungszufuhr spielen der laterale Hypothalamus („Esszentrum") und der mediale Hypothalamus („Sättigungszentrum"). Verschiedene Neurotransmitter und Peptide bewirken eine Verminderung der Nahrungszufuhr: Corticotropin-releasing-Hormone, Cholezystokinin, Glukagon, Bombesin, Gastrin-releasing-Peptide, Somatostatin, Leptin und das Monoamin Serotonin. Andere Substanzen vermögen die Nahrungszufuhr zu vergrößern wie z. B. Neuropeptid Y und Peptid YY, Galanin, Dynorphin, β-Endorphin, Growth-Hormone, Releasing-Hormone und das Monoamin Noradrenalin. Experimentell wurde gezeigt, dass verstärktes Essen (Frustessen) im Zusammenhang mit Stress ausgelöst werden kann.

Biologische Faktoren

Sowohl bei untergewichtigen Magersüchtigen als auch bei Abmagerung in Folge anderer Gründe findet eine Sparschaltung des Organismus statt. Als Ausdruck dieser Verringerung des Sympathikotonus treten u. a. Bradykardie, Hypertension und Dysregulation der Körpertemperatur auf. Zahlreiche endokrine Veränderungen wurden bei Magersucht beschrieben (s. Übersicht).

Stoffwechselveränderungen und Laborbefunde bei anorektischen und bulimischen Essstörungen

- Durch Abmagerung:
  - Hypercholesterinämie
  - Hyperkarotinämie
  - Erhöhte Leberenzyme GOT, GPT, γ-GT
  - Normochrome Leukopenie bei relativer Lymphozytose
  - Anämie
  - Thrombozytopenie
  - T3 vermindert
  - Hyperkortisolismus
  - Regression der Hypothalamo-Hypophysen-Gonaden-Achse
  - Verminderung des Energieverbrauchs
  - Osteoporose
- Durch Erbrechen:
  - Hyperamylasämie
  - Herzrhythmusschäden
  - Nierenversagen
  - Hypokaliämie
  - Hypochlorämie
  - Metabolische Alkalose (erhöhtes Serumbikarbonat)
- Durch Laxanzienabusus:
  - Metabolische Azidose
- Sonstige:
  - Hypophosphatämie
  - Hypozinkämie

Wie sich in Hungerexperimenten bei gesunden Probanden aufzeigen ließ, sind diese Veränderungen jedoch sekundär bedingt durch die temporär reduzierte Nahrungszufuhr oder das Untergewicht. Mit bildgebenden Verfahren konnte eine Hirnatrophie bei Magersucht aufgezeigt werden, die jedoch weitgehend durch Gewichtsrestitution reversibel ist.

Externe Faktoren und Belastungen

Die Adoleszenz ist eine Zeit des Überganges von der Kindheit zum Erwachsenen. Damit entstehen neue Anforderungen für das Individuum: Leistungserwartungen in Ausbildung und Beruf, Sexualität, Beziehungsfähigkeit mit dem anderen Geschlecht sowie die Entwicklung der inneren Reife zur späteren Übernahme der Rolle als Mutter. Bei einer anorektischen oder bulimischen Essstörung sind die damit verbundenen Unsicherheiten und Ängste auf das überschaubare Feld von Figur und Gewicht reduziert, dessen Kontrolle für die Betroffenen leichter zu erreichen ist als die Bewährung als Erwachsener. Viel wurde über den Einfluss familiärer Faktoren auf die Entstehung von anorektischen und bulimischen Essstörungen geschrieben, doch nur wenig davon

Tabelle 15.13-1. Störungsbereiche und therapeutische Interventionen

Störungsbereiche	Therapeutische Interventionen
Informationsdefizite	Vermittlung von Informationen über: Folgen anorektischen bzw. bulimischen Verhaltens Stressreaktionen Erwartung Möglichkeiten und Grenzen einer Behandlung Selbsthilfe Rückfallprophylaxe
Gestörtes Essverhalten	Beratung hinsichtlich wirklich gesunder Ernährung und Verhaltenstherapie bzgl. Essverhalten: Verhaltensanalyse Tagesstrukturierung mit 3 festen Mahlzeiten und evtl. 1–2 Zwischenmahlzeiten Verbreiterung der Nahrungspalette (keine „verbotenen" Nahrungsmittel) Kein Essen außerhalb fester Mahlzeiten
Dysfunktionale, irrationale Gedanken, Überzeugungen und Werthaltungen	Kognitive Verhaltenstherapie: Funktionale Analyse von Auslösereizen – Verhalten – Konsequenzen Identifikation dysfunktionaler Gedanken und Überzeugungen Infragestellung dysfunktionaler Gedanken und Überzeugungen („Sokratischer Dialog") Aufbau rationaler angemessener Gedanken und Überzeugungen
Störungen der interozeptiven, propriozeptiven und emotionalen Wahrnehmung	Wahrnehmungstraining: Körperorientierte Übungen Schulung der proprio- und interozeptiven Wahrnehmung Schulung der emotionalen Wahrnehmung
Störungen im Ausdruck von Gefühlen	Training des emotionalen Ausdruckes: Katharsisübungen Aufbau sozialer Kompetenz im Rollenspiel Übungen zum angemessenen Ausdruck von Gefühlen
Chronische Belastungen, belastende Lebensereignisse bei unzureichender Bewältigungskompetenz	Abbau von Druck und Stress durch kompetente Bewältigung: Fokussieren auf interpersonale Beziehungen, z. B. durch interpersonale Therapie (IPT) Entscheidungsfindung, Klärung von Ambivalenzen Einbeziehen des sozialen Umfeldes (Eltern, Partner etc.)
Medikation	Soweit indiziert: Substitution von Kalium und anderen Elektrolyten Bei Bulimia nervosa und „binge eating disorder" Gabe von Antidepressiva (speziell Serotoninwiederaufnahmehemmer (z. B. Fluoxetin, Paroxetin)
Unter- oder Übergewicht	Gewichtskontrolle und -management Essen, wenn hungrig, nicht wenn unter Druck Bei Untergewicht schrittweiser Aufbau des Körpergewichts z. B. durch kontingentes verhaltenstherapeutisches Gewichtsprogramm Bei Übergewicht schrittweise langsame Gewichtsreduktion mit therapeutischer Begleitung; keine Crash-Diäten; bei Extremfällen ggf. chirurgische Intervention
Passivität und Mangel an Verantwortungsübernahme	Bearbeitung vorhandener Ängste z. B. vor Zurückweisung Tagesstrukturierung und Aktivierung Heranführung an Verantwortungsübernahme
Ängste vor Rückfall	Maintenance-Programm: Problemsituationen antizipieren und klären Schrittweises Heranführen an den Alltag Weiterführende Therapie einleiten

ist empirisch fundiert. Russell et al. konnten aufzeigen, dass die Einbeziehung eines oder beider Elternteile in die Therapie (Familientherapie) nur bei jüngeren Patienten (unter 18 Jahren) wirkungsvoll war.

Sollwerttheorie der Regulation des Körpergewichts

Nach der Sollwerttheorie der Regulation des Körpergewichts, die aus der tierexperimentellen Forschung stammt, besteht ein kybernetischer Sollwert für das Gewicht; der Körper reguliert sich in einer Weise, dass dieses Sollwertgewicht erhalten bleibt bzw. erreicht wird. Auf die Gesamtbevölkerung bezogen ist dieser Mechanismus, dessen genaue Zusammenhänge noch unbekannt sind, sehr effektiv. Im Rahmen von Essstörungen wird intentional (Magersucht) oder durch Essattacken eine Störung in diesem System herbeigeführt, die zu Gewichtsabnahmen oder -zunahmen abweichend vom Sollwert führt.

Depressionen, Angsterkrankungen und Substanzabhängigkeit finden sich sowohl bei bulimischen Magersüchtigen und BN-Patientinnen als auch bei deren biologischen Verwandten gehäuft (Komorbidität).

15.13.5 Behandlung von Essstörungen

Sehr detaillierte Beschreibungen für die Therapie von Essstörungen finden sich in der APA „practice guideline on eating disorders", die über das Internet bezogen werden kann (http://mentalhealth.ucla.edu/apa.scpg/eating_disorders). Die meisten empirischen Untersuchungen bestätigen die Wirksamkeit von kognitiver Verhaltenstherapie für AN, BN und BED. Verschiedene Antidepressiva wie z. B. der diesbezüglich relativ gut untersuchte Serotonin-Reuptake-Inhibitor Fluoxetin haben signifikant positive Auswirkungen bei BN und BED, wohl eher nicht bei AN. Unabhängig von der Substanzklasse sind antidepressive Medikamente bei Bulimia nervosa wirkungsvoller als Plazebo, allerdings verbunden mit einer höheren „Drop-out-Rate" (Bacaltchuk u. Hay), Evidenzstufe I-a.

Psychologische Therapien

Es gibt inzwischen mehrere gute Untersuchungen zur Wirksamkeit von kognitiver Verhaltenstherapie bei BN, mehrere zur Wirksamkeit kognitiver Verhaltenstherapie bei BED und relativ wenige konsolidierte Therapiestudien generell zur Magersucht, einige davon zu kognitiver Verhaltenstherapie. Kognitiv verhaltenstherapeutische Interventionen fokussieren besonders auf dem in Tabelle 15.13-1 genannten Bereich 3 (dysfunktionale, irrationale Gedanken, Überzeugungen und Werthaltungen). Dabei werden durch funktionale Analyse Auslösereize für pathologisches Essverhalten eruiert, dysfunktionale Gedanken und Überzeugungen offen gelegt, diese im sokratischen Dialog in Frage gestellt und anstelle dysfunktionaler Gedanken und Überzeugungen sinnvolle, positive, konstruktive Gedanken und Überzeugungen aufgebaut. Zur Wirksamkeit von Behandlungen bei BN gibt es allerdings Belege dafür, dass auch Interventionen, die etwa im Rahmen einer interpersonalen Therapie auf gänzlich andere Bereiche abzielen, eine positive Wirkung haben.

Bei untergewichtig Magersüchtigen besteht die Erfordernis, die Patientin zu einer Gewichtszunahme zu veranlassen (siehe Tabelle 15.13-1, Abschnitt 8). Falls dies durch Hilfen und therapeutische Strukturierung nicht möglich ist, sollte ein verhaltenstherapeutisches kontingentes Programm zur Gewichtszunahme vereinbart werden. Erst wenn dies lege artis gemacht wurde und nicht zum Erfolg führt, sollte eine Sondenernährung erwogen werden. Eine sinnvolle Gewichtszunahme liegt bei ca. 150 g pro Tag. In Tabelle 15.13-1 sind Störungsbereiche und mögliche therapeutische Interventionen dazu breit aufgefächert dargestellt. Kontrollierte Therapieevaluationsstudien sind notgedrungen versuchsplanbedingt enger konzipiert als es die Erfordernisse des klinischen Alltags verlangen. Erheblicher Forschungsbedarf besteht zur Wirksamkeit kognitiver Verhaltenstherapie bei AN, zur Evaluation von Therapien, die auf Störungen der interozeptiven, propriozeptiven und emotionalen Wahrnehmung abzielen, Therapien, die den sozial angemessenen Ausdruck von Gefühlen, beispielsweise in einem Rollenspiel, fördern, zu wirkungsvollen Gewichtsabnahmeprogrammen bei übergewichtigen BED-Patientinnen sowie zu Maßnahmen, um den therapeutischen Erfolg langfristig zu halten („maintenance").

Mehrere wissenschaftliche Studien belegt die Wirksamkeit von kognitiver Verhaltenstherapie bei Bulimia nervosa und ähnlichen Syndromen (Evidenzstufe I-a: Hay u. Bacaltchuk 2004, Cochrane Review). Eine weitere Metastudie (Lewandowski et al. 1997), Evidenzstufe I-a, die allerdings gewisse methodische Beschränkungen hat, belegt ebenfalls die Wirksamkeit von kognitiver Verhaltenstherapie bei Bulimia.

Verschiedenartige Einzel(psycho)therapiearten erwiesen sich für die ambulante Behandlung von Anorexia nervosa als wirksam, häufig ist hier allerdings eine stationäre Behandlung erforderlich.

Nach einer Metastudie war Psychotherapie (kognitive Ver-haltenstherapie, Ernährungsberatung, stationäre Therapie) etwas wirkungsvoller als eine medikamentöse Therapie mit einem Antidepressivum; Psychotherapie hatte eine vergleichsweise geringere „Drop-out-Rate" und eine bessere Akzeptanz. Die Kombination von psychologischer Therapie und antidepressiver Medikation war wirksamer als Monotherapie (Evidenzstufe I-a: Bacaltchuk et al. 2004). Auch eine andere Metastudie (Evidenzstufe I-a: Whittal et al. 1999 – qualitätsgeprüfter Review mit methodischen Einschränkungen) kommt zu dem Schluss, dass sowohl antidepressive Medikation als auch kognitive Verhaltenstherapie gut toleriert wurden und wirksam waren (kognitive Verhaltenstherapie mehr als antidepressive Medikation. Unklar ist, inwieweit beide Therapieformen synergetisch wirken.

Evidenz der Therapieempfehlungen

	Evidenzgrad	Empfehlungsstärke
Ambulante Einzelpsychotherapie bei Anorexia nervosa	I-b	B
Kognitive Verhaltenstherapie bei Bulimia nervosa und anderen Heißhungererkrankungen	I-a	A
Antidepressive Medikation bei Bulimia nervosa (im Vergleich zu Plazebo)	I-b	B
Kombination von kognitiver Verhaltenstherapie und antidepressiver Medikation	I-b	B

Literatur

Agras WS, Walsh BT, Fairburn CG, Wilson GT, Kraemer HC (2000) a multi-center comparison of cognitive-behavioral therapy and interpersonal psychotherapy for bulimia nervosa. Arch Gen Psychiatry 57: 459–466

American Psychiatric Association (1994) Diagnostic and statistical manual of mental disorders – DSM-IV, 4th ed. American Psychiatric Press, Washington, DC

American Psychiatric Association (2000) Practice guideline for the treatment of patients with eating disorders (Revision). Am J Psychiatry 157 (Suppl) 1: 1–39 [http://mentalhealth.ucla.edu/apa.scpg/eating-disorders/page01.html-page81 html]

Bacaltchuk J, Hay P (2004) Antidepressants versus placebo for people with bulimia nervosa. In: The Cochrane Library, Issue 1. John Wiley & Sons, Chichester, UK

Bacaltchuk J, Hay P, Trefiglio R (2004) Antidepressants versus psychological treatments and their combination for bulimia nervosa. The Chochrane-Library, Issue 1. John Wiley & Sons, Ltd., Chichester, UK

Brownell K, Greenwood MRC, Stellar E, Shrager EE (1986) The effects of repeated cycles of weight loss and regain in rats. Physiol Behav 38: 459–464

Fichter MM (1985) Magersucht und Bulimia. Springer, Berlin Heidelberg New York Tokyo

Fichter MM (1990) Psychological therapies in bulimia nervosa. In: Fichter MM (ed) Bulimia nervosa. Wiley, Chichester, p 273–291

Fichter MM, Quadflieg N (1997) Six-year course and outcome of anorexia nervosa. Int J Eat Disord 26: 359–385

Fichter MM, Quadflieg N (1997) Six-year course of bulimia nervosa. Int J Eat Disord 22: 1–24

Fichter MM, Quadflieg N, Gnutzmann A (1998) Binge eating disorder: Treatment and outcome over a six-year course. J Psychosom Res 44(3): 1–20

Fichter MM, Pirke KM, Holsboer F (1986) Weight loss causes neuroendocrine disturbances: Experimental study in healthy starving subjects. Psychiatry Res 17: 61–72

Garfinkel PE, Lin E, Goering P et al. (1995) Bulimia nervosa in a Canadian community sample: prevalence and comparison of subgroups. Am J Psychiatry 152: 1052–1058

Harris CE, Barraclough B (1998) Excess mentality of mental disorder. Brit J Psychiatry 173: 11–53

Hay P, Bacaltchuk J, Claudino A, Ben-Tovim D, Young PY (2004) Individual psychotherapy in the outpatient treatment of adults with anorexia nervosa. In: The Cochrane-Library, Issue 1. John Wiley & Sons, Chichester, UK

Hay PJ, Bacaltchuk J (2004) Psychotherapy for bulimia nervosa and binging. The Cochrane Library, Issue 1. John Wiley & Sons, Chichester, UK

Laumer U, Bauer M, Fichter MM, Milz H (1997) Therapeutische Effekte der Feldenkrais-Methode „Bewusstheit durch Bewegung" bei Patienten mit Essstörungen. Psychother Psychosom Med Psychol 47: 170–180

Lewandowski LM, Gebing TA, Anthony JL, O'Brien WH (1997) Meta-analysis of cognitive-behavioral treatment studies for bulimia. Clinical Psychology Review 17: 703–718

Whittal ML, Agras WS, Gould RA (1999) Bulimia nervosa: a meta-analysis of psychosocial and pharmacological treatments. Behavior Therapy 30: 117–135

15.14 Artifizielle Störungen
Hans-Peter Kapfhammer

15.14.1 Einleitung

Heimliche selbstschädigende Handlungen, die zu objektivierbaren Verletzungen des Körpers oder zu Krankheitssymptomen führen oder diese vortäuschen bzw. willentlich aggravieren, werden als artifizielle Störungen bezeichnet. Hierzu zählen auch sekundäre Schädigungen, die aus invasiven diagnostischen oder therapeutischen Eingriffen durch Ärzte entstehen. Neben Selbstschädigung und induzierter iatrogener Schädigung wird also immer auch ein Moment der interpersonalen Täuschung impliziert. Wenngleich den Patienten mit artifiziellen Störungen stets bewusst ist, dass sie die Krankheitssymptome bei sich selbst zielgerichtet hervorrufen und gleichzeitig mit den Beschwerden ihre soziale Umwelt, speziell Ärzte, täuschen, ist die Motivation zu diesem Handeln sehr viel komplexer, keineswegs den Patienten selbst immer eingängig und bewusst. Äußere Vorteilnahmen oder soziale Vergünstigungen spielen in Abgrenzung etwa zur Simulation eine sehr untergeordnete Rolle.

Die der Definition artifizieller Störungen innewohnende absichtliche Täuschung ist der Grund, warum exakte Zahlen zur Häufigkeit nicht existieren. In der Literatur berichtete Angaben schwanken zwischen 0,05 und 2% artifizieller Störungen unter jenen Patienten, die in einem somatisch-medizinischen Kontext Konsiliarpsychiatern oder -psychosomatikern vorgestellt wurden. Hierbei handelt es sich in der Regel um rückgerechnete Häufigkeiten aus konsiliarischen Jahresübersichten. Die Inzidenzraten in systematischen Recherchen bei einer definierten medizinischen Fragestellung (z. B. diagnostische Klärung „rezidivierender Fieberzustände"), bei der die Möglichkeit einer artifiziellen Genese somatischer Symptome diagnostisch prinzipiell mitbedacht wird, liegen aber deutlich höher. Es muss deshalb allgemein von einer unklaren, bedeutsam höheren Dunkelziffer ausgegangen werden. Frauen überwiegen insgesamt klar. Auffällig ist soziodemographisch eine Assoziation zu medizinischen und pflegerischen Berufsgruppen. Männer hingegen sind in der Untergruppe chronischer artifizieller Störungen mit Zeichen eines umfassenden Krankenhauswanderns, gefälschten Biographien, wechselnden personalen Identitäten und sozialer Entwurzelung, die auch als „Münchhausen-Syndrom" bezeichnet werden, stärker vertreten.

15.14.2 Ätiologie und Pathogenese

In einer klinisch-empirischen Perspektive ist es wichtig, ein breites Spektrum von Störgraden bei artifiziellen Störungen anzunehmen. Am einen Pol sind **passagere Reaktionsweisen in emotional belastenden Krisen** oder aber **leichtere neurotische Konfliktlösungsversuche**. Am anderen Pol gruppieren sich **schwere Persönlichkeitsstörungen** mit narzisstischen, Borderline- und antisozialen Zügen. Bei letzteren Patienten, die ein oft chronisches selbstschädigendes Verhaltensmuster zeigen, bestehen Hinweise für bedeutsame strukturelle Defizite in ihrer Persönlichkeitsentwicklung. Hiermit müssen fast regelhaft einschneidende biographische Belastungen und Traumatisierungen in frühen Entwicklungsjahren korreliert werden:

- deutlich vermehrte allgemeine Belastungsfaktoren wie niedriger sozioökonomischer Status, Beziehungsabbrüche, Verluste, psychiatrische Störungen der Eltern;
- prägender Alkoholmissbrauch innerhalb der Ursprungsfamilie;
- schwer gestörte Familiensysteme mit chronischer Disharmonie und abnormen Kommunikationsmustern;
- hohe Rate an traumatisierenden Erlebnissen wie körperlichem und sexuellem Missbrauch, gravierenden emotionalen Deprivationen;
- starke Häufung eigener schwerwiegender somatischer Erkrankungen oder aber chronischer Krankheiten von nahen Familienmitgliedern in der frühen Lebensgeschichte.

Bei diesen Patienten mit gravierenden Persönlichkeitsdefiziten müssen grundlegende Beeinträchtigungen der Selbst-, speziell der Körperselbstentwicklung und der Regulation des Selbstwerts unterstellt werden. Ihre Fähigkeit, vertrauensvolle und emotional tragfähige Beziehungen einzugehen und aufrechtzuerhalten, ist ernsthaft beeinträchtigt worden. Ihre **Einstellungen und Handlungen dem eigenen Körper gegenüber** weisen häufig Merkmale von Reinszenierungen traumatischer Erfahrungen auf. Ihre **Beziehungen zu sozialen Partnern** tragen oft die Züge von Misstrauen, Täuschung und Verrat, die auch das ursprüngliche Erziehungsklima charakterisiert haben.

In einer Perspektive der Entwicklung artifizieller Störungen ist bedeutsam, dass sich nicht selten Übergänge aus anderen Störungen vollziehen. In der Anamnese von artifiziellen Störungen fallen gehäuft auf:

- Suizidversuche, parasuizidale Handlungen oder offenes, impulsgesteuertes Sichselbstverletzen (z. B. Schneiden an den Handgelenken);
- Essstörungen;
- schwere Abhängigkeiten von psychotropen Substanzen;
- somatoforme Störungen (z. B. Konversionsstörung, somatoforme Schmerzstörung).

Artifizielle Störungen sind also nicht immer nur als Handlungen zu verstehen, die auf eine akute Dekompensation in den Lebens- und Verarbeitungsmodi eines Patienten mit schwerwiegend gestörter Persönlichkeitsorganisation unter psychischer und sozialer Belastung hinweisen. Vielmehr müssen für das Krankheitsgeschehen auch bedeutsame dynamische Entwicklungsmomente in der Anamnese beachtet werden, die therapeutisch relevant sein können.

Versucht man die **Aktualgenese** einer heimlichen Selbstmisshandlung am eigenen Körper und das Ausmaß der hiermit assoziierten Täuschungsmanöver zu verstehen, so imponiert bei einer ersten klinischen Evaluation meist die große Diskrepanz zwischen einer oft erschreckenden Selbstschädigung einerseits und einem offenkundigen Fehlen unmittelbar einleuchtender psychologischer und sozialer Motive. Erst in einer mühevollen, nie vollständigen Motivanalyse kristallisiert sich eine Reihe von verdeckten Gründen für dieses annorme Krankheitsverhalten heraus (s. folgende Übersicht).

Psychologische Motive und psychosoziale Stressoren in der akuten Auslösesituation bei Patienten mit artifiziellen Störungen (nach Kapfhammer et al. 1998)

- Unlösbare dyadische/triadische Beziehungskonflikte mit hoher Affektdynamik (Eifersucht, Enttäuschung, Rache, Rivalität): 17%;
- Verlust/Trennung von nahen Bezugspersonen: 25%;
- narzisstische Kränkungen im Körperselbst: 17%;
- extreme innerfamiliäre Überlastung, Disharmonie, Gewalt: 15%;
- extreme soziale Isoliertheit/drohende soziale Desintegration: 23%.

Für die beiden psychopathologischen Dimensionen „**heimliche Selbstschädigung**" und „**interpersonale Täuschung**" müssen stets sehr vielfältige psychodynamische, aber auch psychobiologische Aspekte differenziert werden (s. Übersicht).

Psychologische und psychobiologische Motive der Selbstschädigung und Täuschung im Krankheitsverhalten von Patienten mit artifiziellen Störungen (nach Kapfhammer 1999)

- Selbstschädigung:
  - Ventil zur Affektregulation
    Spannungsmodulation
    Kontrollversuch in Autonomiebehauptung
    Beendigung von negativen Affektzuständen
    Sexuelle Erregung: autoerotische Kompromisslösung
  - Suizidkorrelat/-prophylaxe
    Nach innen gewendete, lokalisiert gebundene Aggression
    Nach Selbstbestrafung: Verzeihung und Zuwendung
    Ärgermanagement
  - Beendigung von Depersonalisation
    Bildung/Differenzierung von Ichgrenzen
  - Narzisstische Regulation
    Euphorie und Suchtäquivalente
    Sicherheits- und Einzigartigkeitsgefühle
  - Präverbaler Appell
    Suche nach Umsorgung und Heilung im manipulierten Einsatz der Erkrankung
    Reaktion auf Verlust zur Kontrolle des Verlassenseins und Hilflosigkeit
  - Aktive Wiederholungsinszenierung von traumatischen Erlebnissen
    Bewältigungsversuch über Projektion, Spaltung oder pro-jektive Identifikation
  - Flucht vor sozialer Überforderung
  - (Pseudo-)Identitätsstiftung

- Psychobiologische Aspekte
  Aktivierung des endogenen Opiatsystems
  Stimulus-Hunger-Hypothese
- Täuschung
  - Neurotische Flucht in Wunschwelt
  - Leugnung und Wiederbelebung einer traumatischen Rea-lität
  - Narzisstische Regulation
  - Projektive Identifikation
  - Neuropsychologische Aspekte

15.14.3 Klinik und Diagnostik

Patienten mit artifiziellen Störungen können bei sich die **unterschiedlichsten somatischen Krankheitsbilder** induzieren (zur Orientierung s. folgende Übersicht). Es sind aber auch **artifizielle Störungen mit vorrangig psychologischen Symptomen** möglich. Hierunter sind vor allem Berichte über vorgeschützte Vergewaltigungen oder posttraumatische Belastungsstörungen nach anderen fiktiven Traumatisierungen, pathologische Trauerreaktionen nach behauptetem Verlust von nahen Angehörigen, dissoziative Identitätsstörungen, vorgegebene Delire, Amnesien oder psychotische Zustandsbilder zu beachten. Sonderformen artifizieller Störungen, die aber z. B. in der Pädiatrie eine große Rolle spielen, sind die so genannten „Münchhausen-by-proxy-Syndrome", bei denen meistens Mütter körperliche Krankheitssymptome bei ihren kleinen Kindern induzieren und sie dadurch erheblich gefährden können. Selten kommt es auch zu artifiziellen Schädigungen bei erwachsenen Personen, die ein Partner stellvertretend bei ihnen induziert („Münchhausensyndrome by adult proxy").

Selbstmanipulierte Krankheitssymptome und Krankheiten (nach Ford u. Feldman 1996)

- Häufiger:
  - Krebs
  - Chronische Diarrhö
  - Epilepsie
  - Unerklärte Fieberschübe
  - Hämaturie
  - Hypoglykämie
  - Intestinale Blutung
  - Eisenmangelanämie
  - Nierensteine
- Seltener:
  - Aids
  - Anaplastische Anämie
  - Cushing-Syndrom
  - Diabetes mellitus
  - Goodpasture-Syndrom
  - Hemiplegie
  - Hypersomnie
  - Bluthochdruck
  - Hyperthyreose
  - Hypotension
  - Myokardinfarkt
  - Phäochromozytom
  - Augenpupillendysfunktion
  - Sympathische Reflexdystrophie
  - Septische Arthritis
  - Thrombozytopenie
  - Torsionsdystonie
  - Uterusblutungen
  - Ventrikuläre Tachykardie

Klinisch muss zwischen unterschiedlichen Schweregraden der bei sich ausgelösten Krankheitssymptome und den sekundären Behinderungen unterschieden werden (s. auch folgende Übersicht).

In einer sorgfältigen konsiliarpsychiatrischen Evaluation ist bei Patienten mit artifiziellen Störungen oft auch eine bedeutsame **psychiatrische Komorbidität** aufzudecken. Neben unterschiedlichen Persönlichkeitsstörungen (überwiegend emotional-instabile Borderline-, aber auch narzisstische, histrionische oder antisoziale Persönlichkeitsstörung) können zusätzlich vielfältige Störungen der Impulskontrolle, depressive, Angst- und Zwangsstörungen, dissoziative Störungen, nichtorganische Schlaf- und sexuelle Funktionsstörungen, Abhängigkeits- und Essstörungen imponieren. Häufig bestehen neben den artifiziell induzierten somatischen Störungen auch **genuine körperliche Erkrankungen**, die nicht selten das modellhafte Medium für heimlich-selbstschädigende und interpersonal-manipulative Handlungen bilden. Auch eine **Koexistenz von psychosomatischen Störungen** vor allem des Essens (z. B. Anorexia oder Bulimia nervosa) bzw. des Verdauungstraktes (z. B. Colitis ulcerosa oder M. Crohn) ist zu beachten.

Schweregrade artifizieller Störungen (nach Willenberg et al.)

Kritische Parameter:
- Ausmaß der Störung
- Dauer der Störung
- Art, Dauer, Umfang der medizinischen Inanspruchnahme
- Verheimlichung/Dissoziation
- Zugrunde liegende psychische Störung (Krise, Neurose, Persönlichkeitsstörung)

Schweregrade
- Leicht:
  - Oft ausschließlich vorgetäuscht
  - Selten artifiziell induzierte Symptome
  - Meist passager, oft einmalig
  - Gute Motivierbarkeit, gute Prognose
  - Meist neurotische Störung, akute Krisen
- Mittelschwer:
  - Deutliche, progrediente Selbstschädigung
  - Rezivierend/anhaltend
  - Wiederholte medizinische Inanspruchnahme
  - Ausgeprägte Verheimlichung/Dissoziation
  - Meist Persönlichkeitsstörung
- Schwer:
  - Schwere (lebensbedrohliche/verstümmelnde) artifizielle Symptome
  - Chronischer Verlauf
  - Exzessive medizinische Inanspruchnahme, häufige Operationen, Krankenhauswandern
  - Heftige Leugnungs-/Täuschungshaltung
  - Schwere Persönlichkeitsstörung

Eine sorgfältige **organische Diagnostik** ist stets gefordert, da zum einen die artifiziellen Handlungen nicht selten zu bedrohlichen Krankheitszuständen führen, zum anderen auch koexistente, echte somatische Krankheiten vorliegen können. Der Arzt-Patient-Interaktion ist stets besondere Bedeutung einzuräumen. Patienten besitzen eine große Fertigkeit, in ihren behandelnden Ärzten eine Vielfalt von konfliktreichen, meist nicht kritisch reflektierten Gefühlen auszulösen. Zunächst erwecken sie große Erwartungen nach diagnostischer

Klärung ihrer Beschwerden, bewirken beim Behandler narzisstische Größenphantasien, einen extrem seltenen, vielleicht noch nie publizierten „Fall" vor sich zu haben. Auffällig ist die große Diskrepanz zwischen der Schwere der Befunde und der zunehmenden Invasivität und Vielfältigkeit der durchgeführten diagnostischen Maßnahmen und Therapieschritte. Die hier stellvertretend ausagierte destruktive Handlungsweise des Arztes bleibt oft lange unerkannt und trägt ein beträchtliches Risiko einer iatrogenen Schädigung. Kommt ihm schließlich der Verdacht einer vom Patienten selbst manipulierten Krankheitssymptomatik, zeigt er meistens ein detektiv-kriminalistisch anmutendes Verhalten, um dem Patienten sozusagen „auf die Spur zu kommen". Bestätigt sich der Verdacht, so trifft den Patienten nicht selten die ganze Wucht seiner unkontrollierten Wut der Enttäuschung und Entwertung. Spätestens dann wird erkennbar, dass die Arzt-Patient-Beziehung pathologische, explizit sadistisch-masochistische Züge zeigt.

Die in den modernen Klassifikationssystemen von ICD-10 und DSM-IV formulierten **diagnostischen Kriterien einer artifiziellen Störung** beinhalten:

- die Vortäuschung, die Aggravation und/oder das künstliche Hervorrufen von körperlichen und/oder psychischen Krankheitssymptomen;
- ein suchtartiges Verlangen nach ständig neuen Krankenhausaufenthalten;
- eine auffällige Bereitschaft, sich invasiven diagnostischen und therapeutischen einschließlich operativen Eingriffen zu unterziehen;
- Hinweise auf viele vorangegangene Operationen;
- eine pathologische Arzt-Patient-Beziehung;
- fehlende verstehbare äußere Motive;
- Pseudologia phantastica;
- Tendenz zu exzessivem Reisen bei mangelnder sozialer Verwurzelung;
- Selbstentlassungen gegen ärztlichen Rat (letztere drei Kriterien nur beim Münchhausen-Syndrom).

Die besonderen Charakteristika einer artifiziellen Störung machen es verständlich, dass die Diagnose nur in den seltensten Fällen schon positiv beim ärztlichen Erstkontakt gestellt werden kann. Typischerweise erhärten sich **Verdachtsmomente** erst dann,

- wenn ein Patient zufällig beobachtet wird, wie er an sich **selbst manipuliert**;
- wenn **Paraphernalien** wie z. B. Blutabnahmebesteck oder Medikamente unter den persönlichen Gegenständen eines Patienten gefunden werden;
- wenn **Laborbefunde** erhoben werden, die den Verdacht einer Selbstmanipulation nahe legen;
- wenn keine bekannte Krankheit die erhobenen Befunde erklären kann und die **Diagnose einer artifiziellen Störung per exclusionem** gestellt werden muss.

In der **Differentialdiagnose** müssen zunächst selbstschädigende Handlungen ausgeschlossen werden, die
- Manifestationen psychotischer Erkrankungen,
- zufällige Begleitumstände akuter Intoxikationen, psychischer oder Verhaltensstörungen bei Missbrauch oder der Abhängigkeit von psychotropen Substanzen einschließlich Entzugssyndrome,
- selbstverletzende Verhaltensweisen bei anderen organischen Erkrankungen (z. B. Lesch-Nyhan-Syndrom, Cornelia-de-Lange-Syndrom, Rett-Syndrom, Neuroakantozytose, Chromosomenaberrationen) sind.

In der **engeren Differentialdiagnose** sind abzugrenzen:
- offene Selbstverletzungen bei Impulsstörungen,
- einfache konflikt- oder spannungsbedingte Exkoriationen (z. B. Acne excoriée, Dermatitis artefacta, Perionychophagie, Trichotillomanie),
- Selbstschädigungen unter besonderen sozialen Bedingungen (z. B. Metallschlucken bei männlichen Gefängnisinsassen, Selbstverletzungen bei Soldaten in Kampfeinsätzen),
- somatoforme Störungen (z. B. Konversions-, somatoforme Schmerzstörung),
- Essstörungen,
- Suchterkrankungen,
- Simulationen.

15.14.4 Therapie

In der ersten Phase, die meist mit der Zeit sich zuspitzender Spannungen in den Interaktionen von Patient und Behandlerteam auf der somatischen Station zusammenfällt, ist der psychiatrische/psychosomatische Konsiliarius aufgefordert, aufklärend zu vermitteln und sich um Verständnis für die gravierende Psychopathologie und gestörte Interaktionsdynamik des Patienten zu bemühen. Oft ist eine längere Zusammenarbeit mit den somatischen Kollegen notwendig, da die artifiziell induzierten Verletzungen und die ärztlichen Eingriffe einen anhaltenden stationären Aufenthalt bedingen. Fokal müssen dann immer wieder aufkommende emotionale Konflikte erkannt und bewältigt werden.

Im unmittelbaren Kontakt mit dem Artefaktpatienten steht nicht die forcierte Konfrontation mit der Selbstschädigung und dem von Täuschung und Manipulation getragenen Krankheitsverhalten im Vordergrund. Stattdessen ist es Aufgabe des Konsiliarius, dem Patienten durch eine vorsichtige, nicht anklagende Ansprache von eventuellen Belastungen, möglichen allgemeinen „psychosomatischen" Zusammenhängen und Bedingungen seiner Körpersymptome eine Beziehungsbrücke zu bauen. In der Anfangsphase droht stets die Gefahr eines vorzeitigen Behandlungsabbruches durch den Patienten und das dann hohe Risiko der Fortsetzung des selbstschädigenden Verhaltens andernorts. Da die Patienten selten über eine tragfähige Introspektion in ihre Problematik besitzen, müssen sie behutsam zu weiterführenden fachärztlichen Therapien motiviert werden.

Bei allen mittelschweren und schweren artifiziellen Störungen ist eine stationäre Fachpsychotherapie in einer psychosomatischen oder psychiatrischen Klinik indiziert. Während der ersten Zeit ist dabei in aller Regel eine enge Kooperation mit der somatischen Abteilung nötig, da das selbstschädigende Verhalten oft auch während der Psychotherapie noch fortgesetzt wird.

Im Falle einer lebensbedrohlichen Gefahr, die als unmittelbare Selbstgefährdung dann auch unmittelbar konfrontativ anzusprechen ist, muss ein Patient nach somatischer Primärversorgung unter Umständen auch gegen seinen Willen auf juristischer Basis in die geschlossene Station einer psychiatrischen Klinik verlegt werden.

Allgemein besitzen psychotherapeutische Maßnahmen in der Behandlungsrationale einen klaren Vorrang. Psychopharmakologische Ansätze machen nur bei Vorliegen einer ernsthaften psychiatrischen Komorbidität einen Sinn und können in Kombination mit psychotherapeutischen Verfahren syndromorientiert eingesetzt werden. Für eine Untergruppe von Patienten mit leichten bis mittelschweren Formen artifizieller Störungen können psychodynamische/psychoanalytische Therapieverfahren einerseits, verhaltenstherapeutische Verfahren andererseits nach EBM-Kriterien den Status „möglicherweise wirksam" beanspruchen. Es kennzeichnet aber nach wie vor eine medizinische Versorgungsrealität, dass ein hoher Prozentsatz vor allem der Patienten mit schweren Formen von artifiziellen Störungen zu psychotherapeutischen Ansätzen nicht motivierbar und auch mit anderweitigen Behandlungsangeboten oder psychosozialen Hilfen nicht erreichbar ist.

Die erschwerte diagnostische Aufdeckung einer artifiziellen Störung macht es auch verständlich, dass dieser eine Neigung zur **Chronizität** innewohnt, wobei sicherlich die Schwere einer zugrunde liegenden Persönlichkeitsstörung und eine hiermit assoziierte psychopathologische Komorbidität einen wichtigen Einfluss auf Ausprägungsgrad und Persistenz nehmen werden. Ein wesentlicher Aspekt in der Verlaufsdynamik artifizieller Störungen ist die hohe **Gefahr einer iatrogenen Schädigung** und hieraus resultierender **Sekundärfolgen** bzw. -behinderungen. Nicht vernachlässigt werden dürfen ferner die in der Störung inhärenten Probleme einer **Suizidalität, psychotischen Dekompensation** oder eines **plötzlichen Versterbens** nach artifiziell induzierten somatischen Krisen.

In annähernder Bewertung kann die **Prognose** für leichte bis mittelschwere Formen als gut bis befriedigend beurteilt werden, falls geeignete Behandlungsangebote vorliegen. Bei schweren Formen, speziell bei „Münchhausen-Syndrom", ist die Prognose aber meist sehr ungünstig, auch wenn adäquate Therapiemöglichkeiten verfügbar wären.

Bei keiner anderen psychischen Störung wird so eklatant gegen die normativen Voraussetzungen der Arzt-Patient-Beziehung, der Krankenrolle, des institutionellen Kontextes von Kranksein und Gesundwerden verstoßen wie bei der artifiziellen Störung. Bedeutsame **juristische Fragestellungen** beziehen sich etwa auf Fragen des ärztlichen Umgangs mit der **Schweigepflicht**, z. B. in der Weitergabe von Informationen an beunruhigte Familienangehörige, Partner oder Nachbehandler, der Beachtung der **Rechte** der **Privatsphäre**, z. B. Untersuchung der persönlichen Gegenstände eines Patienten bei aufkommendem Verdacht, der Bewertung einer eventuellen **Haftbarkeit** für entstandene Behandlungskosten, u. U. einer **Strafbarkeit** für den Missbrauch von medizinischen und/oder sozialen Ressourcen im Verlauf einer artifiziellen Störung. Es ist deshalb somatischen Kollegen wie psychiatrischen/psychosomatischen Konsiliarii für den konkreten Umgang mit einem Artefaktpatienten stets zu empfehlen, auch den Klinikdirektor hierüber zu informieren und sich vom zuständigen Justitiar des Krankenhauses beraten zu lassen.

Evidenz der Therapieempfehlungen

	Evidenzgrad	Empfehlungsstärke
Schweregrad: leicht		
Psychodynamische Psychotherapie	III	B
Verhaltenstherapie	III	B
Schweregrad: mittel		
Psychodynamische Psychotherapie	III	C
Verhaltenstherapie	IV	C
Schweregrad: schwer		
Psychodynamische Psychotherapie	IV	C
Verhaltenstherapie	IV	?
Psychiatrisch-psychopharmakologische Therapie	IV	?

Literatur

Eckhardt-Henn A (1999) Artifizielle Störungen und Münchhausen-Syndrom – gegenwärtiger Stand der Forschung. Psychother Psychosom Med Med Psychol 49: 75–89

Feldman MD, Eisendrath SJ (eds) (1996) The spectrum of factitious disorders. American Psychiatric Press, Washington/DC

Kapfhammer HP (1999) Artifizielle Störungen und Simulation. In: Möller HJ, Laux G, Kapfhammer HP (Hrsg) Psychiatrie und Psychotherapie. Springer, Berlin Heidelberg New York Tokyo, S 1386–1399

Kapfhammer HP, Rothenhäusler HB, Dietrich E, Dobmeier P, Mayer C (1998) Artifizielle Störungen – Zwischen Täuschung und Selbstschädigung. Konsiliarpsychiatrische Erfahrungen an einem Universitätsklinikum. Nervenarzt 69: 401–409

Plassmann R (1993) Psychoanalyse artifizieller Krankheiten. Shaker, Aachen

Taylor S, Hyler SE (1993) Update on factitious disorders. Int J Psychiatry Med 23: 81–94

Willenberg H, Eckhardt A, Freyberger H et al. (1997) Selbstbeschädigende Handlungen. Klassifikation und Basisdokumentation. Psychotherapeut 42: 211–217

15.15 Gerontopsychiatrische Erkrankungen
Dagmar Mösch und Hans Förstl

15.15.1 Schizophrenie und verwandte Erkrankungen (ICD 10: F2)

Chronische Schizophrenie und Residualzustände (ICD 10: F20) im Alter Schizophrene Neuerkrankungen nach dem 65. Lebensjahr sind selten, jedoch erreicht die Mehrzahl der im jüngeren Erwachsenenalter Erkrankten das Senium. Nach langjährigem und chronischem Verlauf können die klassischen Subtypen der Schizophrenie meist kaum mehr differenziert werden. In der Regel führt Altern zur Beruhigung oder sogar Besserung der Symptomatik. Langzeitstudien zeigen, dass die Hälfte der Patienten remittieren oder nur an leichter Residualsymptomatik leiden. Bei einem Krankheitsbeginn nach dem 40. Lebensjahr dominieren oft chronische paranoide Symptome

Neuroleptikatherapie im Alter Folgende Besonderheiten sind zu beachten:
- Eine im Alter verminderte Plasmaalbuminkonzentration erhöht den Serumspiegel der im Allgemeinen stark an Plasmaeiweiße gebundenen Neuroleptika. Neuroleptika sind lipophile Substanzen, die bei Älteren ein größeres Verteilungsvolumen und damit eine längere Verweildauer im Körper haben. Die primär hepatische Metabolisierung kann herabgesetzt sein. Die Empfindlichkeit des Gehirns speziell gegenüber antidopaminergen Wirkungen ist aufgrund einer Abnahme von Dopaminrezeptoren und wahrscheinlich gesteigerter Rezeptorsensitivität erhöht. Aufgrund dieser veränderten Pharmakokinetik leiden ältere Patienten oft schon bei niedrig dosierter Neuroleptikagabe an deutlichen Nebenwirkungen.
- Niederpotente, stark dämpfende Neuroleptika führen bei älteren Menschen leicht zu Hypotonie, Tachykardie, Kreislaufkollaps und Dyspnoe; deshalb sollte auf parenterale Gabe niederpotenter Neuroleptika in höherem Alter möglichst verzichtet werden.
- Viele niederpotente Neuroleptika (wie auch Thioridazin und Pimozid) sollten wegen ihrer Kardiotoxizität vermieden werden.
- Bei Älteren kommt es oft zu vergleichsweise starker Sedierung, was zu Stürzen und Bettlägerigkeit mit typischen Sekundärfolgen führen kann.
- Vorsicht ist auch geboten, wenn eine zerebrale Vorschädigung besteht oder eine organische Psychose nicht sicher auszuschließen ist. Durch Neuroleptika können hier Verwirrtheitszustände und Desorientiertheit provoziert werden.
- Bei hochpotenten Neuroleptika ist besonders auf extrapyramidale Nebenwirkungen zu achten. Bei älteren Patienten kommt es gehäuft zum Parkinsonoid und zu Spätdyskinesien. Weitere Risikofaktoren für Spätdyskinesien sind weibliches Geschlecht, längere Behandlungsdauer, kognitive Defizite und Negativsymptome.
- Aufgrund organischer Vorschädigungen im Alter kommen weitere Nebenwirkungen wie z. B. Akkomodationsstörungen, Harnverhalt, Obstipation und Ileus, zerebrale Krampfanfälle, Thromboseneigung sowie Verschlechterung der Glukosetoleranz gehäuft vor.
- Da ältere Menschen oft gleichzeitig andere Medikamente einnehmen, ist auf Wechselwirkungen zu achten. Bei der gleichzeitigen Gabe mehrerer Psychopharmaka und/oder anticholinerg wirkender Antiparkinsonmittel besteht ein erhöhtes Delirrisiko, insbesondere bei zerebraler Vorschädigung.
- Wenn zum psychotischen Misstrauen altersbedingte kognitive Störungen kommen, kann die Medikamenteneinnahme unzuverlässig sein, Medikamente können gehortet und im Rahmen eines Verwirrtheitszustandes oder in suizidaler Absicht in Überdosis eingenommen werden.

Psychosoziale Interventionen Psychosoziale Interventionen zielen auf eine Verbesserung der Negativsymptomatik und hier beim älteren Patienten vor allem auf soziale Fähigkeiten. Die soziale Situation älterer Patienten mit schizophrenem Residuum ist durch die Doppelbelastung durch Alter und Erkrankung besonders schwierig. Individuelle Alltagsgestaltung, Treffen mit Bekannten, Selbstversorgung sind hierbei wichtige Ziele. Dies kann im Rahmen von Wohnprojekten, verhaltenstherapeutisch orientiertem sozialen Training, pflegerischer Betreuung, sozialarbeiterischer Einzelfallhilfe, Beschäftigungstherapie und Freizeitangeboten umgesetzt werden.

Spät beginnende schizophrene und paranoide Psychosen (ICD 10: F2) Schizophrene Erkrankungen können nach dem 40., in Ausnahmefällen sogar nach dem 60. Lebensjahr beginnen: Der Anteil von Patienten mit Erkrankungsbeginn nach dem 40. Lebensjahr schwankt je nach Studie zwischen 7% und 25%. Bisher existieren kaum Inzidenzstudien zur Spätschizophrenie. Das Erkrankungsrisiko sinkt mit dem Alter nicht einfach kontinuierlich, vielmehr haben Frauen nach dem 45. Lebensjahr einen zweiten Erkrankungsgipfel. Im Gegensatz zu schizophrenen Ersterkrankungen jüngerer Jahre, bei denen Männer überwiegen, sind Spätererkrankungen bei Frauen häufiger.

Ätiologie Bei einem erheblichen Anteil der Patienten mit spätem Krankheitsbeginn sind in CT oder MRT deutliche Hirnveränderungen und damit „organische" Faktoren nachzuweisen. Weibliches Geschlecht repräsentiert einen Risikofaktor für spät auftretende paranoide Psychosen. Dies wurde im Rahmen der Östrogenhypothese erklärt, die besagt, dass die antidopaminergen Eigenschaften der Östrogene bis zur Menopause einen gewissen Schutz vor der Manifestation einer Schizophrenie bieten. Als weitere Risikofaktoren für spät auftretende paranoide

Psychosen werden sensorische Behinderungen, prämorbide Persönlichkeitsstörungen mit schizoiden und paranoiden Zügen und psychosoziale Faktoren wie soziale Isolation betrachtet.

Diagnostik, Klinik und Verlauf Bei den schizophrenen und paranoiden Psychosen, die in höherem Lebensalter beginnen, handelt es sich um eine heterogene Gruppe:

Schizophrene Störungen (ICD 10: F20) sind gekennzeichnet durch grundlegende und charakteristische Störungen von Denken, Wahrnehmung und Affektivität. Sie sind die schwersten Erkrankungen dieser Gruppe. Der Krankheitsbeginn kann akut oder schleichend sein. Die Diagnose darf nur gestellt werden, wenn die Symptomatik über eine bestimmte Zeit besteht (nach ICD 10: mindestens ein Monat) und wenn eine organische oder exogene Ursachen ausgeschlossen wurde. Was die Symptomatik Spätschizophrener angeht, fanden die meisten Untersuchungen keine oder nur geringfügige Unterschiede im Vergleich zu Früherkrankungen. Der Verlauf spätschizophrener Erkrankungen ist überwiegend milder im Vergleich zu demjenigen Früherkrankter.

Anhaltende wahnhafte Störungen (ICD 10: F22) stellen eine Krankheitsgruppe dar, bei der ein lang dauernder Wahn das einzige oder auffälligste Merkmal darstellt und die nicht als organisch, schizophren oder affektiv klassifiziert werden können. Oft handelt es sich um Verfolgungswahn, hypochondrischen Wahn, Größenwahn, Querulantenwahn, Eifersuchtswahn oder den Wahn, einen unangenehmen Duft auszuströmen. Zudem können depressive Symptome, olfaktorische, taktile oder akustische Halluzinationen vorkommen. Affekt, Sprache und Verhalten sind abgesehen von Einstellungen, die sich direkt auf den Wahn beziehen, normal. Insgesamt reicht die Symptomatik nicht aus, um eine Schizophrenie zu diagnostizieren. Wahnhafte Störungen beginnen im Allgemeinen in mittlerem oder höherem Lebensalter, häufig erst nach dem 60. Lebensjahr.

Isolierte Wahnformen und Halluzinosen Wahnsyndrome sind zwar nicht an höheres Lebensalter gebunden, treten hier aber gehäuft auf. Es handelt sich um keine Krankheitseinheit, sondern um eine phänomenologische Zuordnung. Wahnsyndrome können als monosymptomatische Wahnformen (ICD 10: F22), aber auch auf Grundlage organischer (F06.2), affektiver (ICD 10: F30,2, F31.2, F31.5, F32.3, F33.3) oder schizophrener (ICD 10: F23) Störungen auftreten. Typisch ist isoliertes Auftreten der Syndrome und der häufig enge Zusammenhang von Wahninhalt, -entstehung und Lebenssituation.

Klinik **Hypochondrische Psychosen** sind durch chronische Verläufe gekennzeichnet und äußern sich im Glauben, an einer unheilbaren körperlichen Krankheit zu leiden, aber auch als Eigengeruchshalluzinose, Dermatozoenwahn oder wahnhafte Dysmorphophobie. Häufig finden sich primärpersönlich paranoide oder anankastische Züge bzw. Somatisierungstendenzen.

Therapie: Ein relativ gutes Ansprechen der schwer behandelbaren monosymptomatischen hypochondrischen Psychosen auf Pimozid wird gelegentlich behauptet. Eine ähnliche Wirksamkeit neuerer atypischer Neuroleptika darf auf Grund der bisherigen Erfahrungen angenommen werden.

Der **nihilistische Wahn** (Cotard-Syndrom) tritt selten als isolierte Störung, sondern meist im Rahmen einer endogenen Depression oder als organisches Wahnsyndrom bei Demenz und Parietallappenläsionen, selten auch bei Schizophrenien auf. Dem Cotard-Syndrom liegt am ehesten ein wahnhaft verarbeitetes Depersonalisationserleben zugrunde. Die Patienten verneinen in unterschiedlichem Maß ihre persönliche Wirklichkeit: Sie haben keinen Körper, keine Organe, sind gestorben oder verfault und müssen begraben werden oder sie leben nicht mehr und können doch nicht sterben. Die phantastischen Wahninhalte stehen nicht selten dem Größenwahn nahe: Dann berichten die Patienten von einer massiven Vergrößerung ihres Körpers, der sich auf das Universum ausdehne. Analgesie, akustische und visuelle Halluzinationen, Mutismus sowie Suizidimpulse sind akzessorische Symptome. Mit der zugrunde liegenden Derealisation erklärt sich auch die gelegentliche Kombination des nihilistischen Wahns mit dem Capgras-Syndrom, bei dem nahestehende Personen durch Schauspieler ersetzt zu sein scheinen.

Therapie: Aufgrund der häufigen Assoziationen mit einer depressiven Erkrankung ist die Behandlung der Grunderkrankung mit Antidepressiva in Kombination mit hochpotenten Neuroleptika aussichtsreich.

Der **Eifersuchtswahn** (Othello-Syndrom) ist gekennzeichnet durch eine wahnhafte Überzeugung von der sexuellen Untreue des Ehepartners und tritt im Zusammenhang mit organischen Psychosen (Demenz, Epilepsie, Intoxikationen), paranoiden Störungen und Alkoholpsychosen auf. Psychosoziale Faktoren können zusätzlich eine auslösende Rolle spielen. Männer sind häufiger betroffen. Es besteht die Gefahr gewaltsamer Eskalationen.

Beim **Liebeswahn** (Clérambault-Syndrom) handelt es sich dagegen um die Überzeugung von einer meist höherstehenden, öffentlich bekannten Person geliebt zu werden. Die Patienten belästigen ihre Opfer durch Briefe, Anrufe, Drohungen oder Szenen in der Öffentlichkeit.

Therapie: Der Wahn persistiert oft über Jahre, Neuroleptika können meist nur eine Milderung der Wahndynamik bewirken, gefährliche Eskalationen können sich sowohl beim Othello- als auch beim Clerambault-Syndrom entwickeln.

Beim **induzierten Wahn** (folie à deux; ICD 10: F24) wird der gleiche Wahninhalt, meist ein hypochondrischer oder Verfolgungswahn, von zwei oder mehreren Personen geteilt. In der Regel entwickelt sich der Wahn bei der dominanteren der Personen im Rahmen einer schizophrenen, affektiven, demenziellen oder wahnhaften Störung, der meist dependente oder selbst psychisch kranke Partner übernimmt die Wahnüberzeugungen.

Therapie: Die Behandlung erfordert meist die Separierung der Beteiligten. Während der dominante Partner einer neuroleptischen Therapie bedarf, genügt beim „Empfänger" oft die vorübergehende Trennung, um die wahnhaften Überzeugungen abklingen zu lassen.

Unter die Kategorie **organisch bedingter Wahnsyndrome** (ICD 10: F06.2) fallen Wahnstörungen, die in nachweisbarem zeitlichen und ätiologischen Zusammenhang mit bestimmten zerebralen oder systemischen körperlichen Erkrankungen auftreten, allerdings nicht im Rahmen eines demenziellen oder deliranten Syndroms. Inhaltlich handelt es sich zumeist um Verfolgungs- oder Größenwahnideen.

Therapie: Neben der Behandlung der Grundkrankheit ist der Einsatz von Neuroleptika aussichtsreich.

Wahnsyndrome bei sensorischer Beeinträchtigung (ICD 10: F22.0): Nach meist jahrelang bestehender Schwerhörigkeit kommt es auf Grund von Insuffizienzgefühlen, Verständnisstörungen und Isolation zu Misstrauen, illusionären Verkennungen und Fehlinterpretationen, die schleichend in einen Wahn übergehen. Parallelen bestehen zur Entstehungsdynamik des Verfolgungswahns in sprachfremder Umgebung und zu Wahnentwicklungen bei sensorischen Aphasikern.

Bei der **taktilen Halluzinose (Dermatozoenwahn)** empfinden die Patienten juckende oder kribbelnde Sensationen auf bzw. unter der Haut, die sie auf den Befall durch Parasiten zurückführen. Ätiologisch kommen Demenz, langjähriger Alkoholmissbrauch, Hirntumor oder -infarkt, Kokain- oder Amphetaminpsychosen in Betracht. Frauen sind etwa 2- bis 4-mal häufiger als Männer betroffen.

Therapie: Die Behandlung richtet sich nach der Grunderkrankung.

Als **Charles-Bonnet-Syndrom** werden lebhafte visuelle Pseudohalluzinationen bei sonst psychisch meist gesunden älteren Personen mit reduziertem Visus bezeichnet. Aufgrund des ausgeprägten cholinergen Defizits und der Beeinträchtigung sekundärer visueller Assoziationsareale erscheint diese Halluzinationsform bei der Lewy-Körperchen-Variante der Alzheimer-Demenz besonders häufig. Bei Visusstörungen wird für die Pathogenese eine daraus resultierende Disinhibition gespeicherter Gedächtnisbilder verantwortlich gemacht, in Analogie zu den Ergebnissen der Deprivationsforschung. Zusätzlich werden altersbedingte zerebrale Funktionsstörungen mit temporär reduzierter Vigilanz postuliert.

Die **musikalische Halluzinose** ist das akustisches Pendant zum Charles-Bonnet-Syndrom: Patienten mit Presbyakusis berichten dabei vom fortgesetzten Hören instrumentaler oder vokaler Musik; nicht selten entwickelt sich die Halluzinose aus einem Tinnitus heraus. Die musikalische Halluzinose wurde bei ZNS-Erkrankungen, insbesondere bei Läsionen des rechten Temporallappens, aber auch in Verbindung mit depressiven Episoden beobachtet.

Therapie: In Einzelfällen wurde über eine Linderung durch Carbamazepin berichtet. Bei depressiver oder demenzieller Grunderkrankung ist die entsprechende Therapie auch symptomatisch wirksam. Die Verbesserung der Seh- bzw. Hörfähigkeit ist wichtig.

15.15.2 Affektive Erkrankungen

Manie (ICD 10: F30.0, F31.0-F31.2) Etwa 5% aller psychiatrischen Aufnahmen im Alter über 65 erfolgen wegen maniformer Symptomatik.

Klinik und Verlauf Im Wesentlichen ließen sich keine psychopathologischen Unterschiede zwischen manischen Patienten unter 45 und über 65 Jahren feststellen. Ältere Patienten zeigten jedoch häufiger eine leichte depressive Nachschwankung nach Abklingen der manischen Episode. Die Mehrzahl der alten Patienten mit manischen Episoden leidet unter einer bipolaren Erkrankung. 31% entwickelten eine erste manische Episode erst im Senium.

Die symptomatische (sekundäre) Manie tritt in enger zeitlicher Beziehung zu einer körperlichen Erkrankung oder medikamentösen Behandlung auf, ohne dass Hinweise auf eine frühere affektive Erkrankung bestehen.

Therapie und Rezidivprophylaxe In der **Akutphase** einer Manie ist bei alten Patienten eine Krankenhausaufnahme meist unumgänglich. Basis der Maniebehandlung sind Neuroleptika, wobei neue atypische Neuroleptika zu bevorzugen sind. Darüber hinaus werden Lithium und Antikonvulsiva (Carbamazepin, Valproat) in der Akuttherapie eingesetzt. Die Elektrokrampftherapie kann bei schweren, medikamentenrefraktären Fällen mit Erfolg angewendet werden. Lithium hat sich zur **Prophylaxe** affektiver Erkrankungen in allen Altersgruppen bewährt. Da die Ausscheidung überwiegend renal erfolgt und mit Alter die Clearance häufig reduziert ist, sind meist niedrigere Tagesdosen zur Aufrechterhaltung eines niedrigen Serumspiegels (z. B. 0,4–0,6 mmol/l) erforderlich. Carbamazepin und Valproat können bei Kontraindikationen gegen Lithium verwendet werden.

Depressive Erkrankungen (F31.3–F31.5, F32, F33, F34, F43.2) In der Berliner Altersstudie, in der eine repräsentative Stichprobe der Westberliner Bevölkerung im Alter zwischen 70 und 100 Jahren untersucht worden ist, war die depressive Störung mit einer Punktprävalanz von 9% die zweithäufigste psychiatrische Erkrankung. Werden auch subdiagnostische depressive Syndrome mit eingeschlossen, verdoppeln oder verdreifachen sich die Prävalenzraten.

Diagnostik Somatische Erkrankungen müssen mit erfasst werden, weil sie häufig Auslöser depressiver Störungen sind und prognostische Bedeutung besitzen. Außerdem kann eine Vielzahl somatischer Erkrankungen Ursache „symptomatischer" Depressionen sein, so beispielsweise Hirnerkrankungen, Herzinsuffizienz, Hypo-/Hyperthyreose, Hypo-/Hyperparathyreoidismus, Vitamin-B_{12}-Mangel, Mangelernährung, bösartige Neubildungen, Alkohol und Medikamente (Steroide, Betablocker, Digitalis). Zur Aufdeckung dieser Erkrankungen sind gezielte Labor- und apparative Untersuchungen empfehlenswert: Differentialblutbild, Elektrolyte, Harnstoff, Leberwerte, Schilddrüsenparameter, Vitamin B_{12}, Folsäure, Luesserologie, ggf. EEG, kranielles CT/MRT.

Im Wach-EEG alter depressiver Patienten finden sich keine charakteristischen Befunde; der diffentialdiagnostische Nutzen besteht in der Abgrenzung gegenüber Erkrankungen, die mit EEG-Veränderungen einhergehen (z. B. Delir). Auch bildgebende Verfahren werden in der Depressionsdiagnostik vorwiegend zum Ausschluss bestimmter Hirnerkrankungen eingesetzt und spielen eine Rolle bei der Ursachenforschung. In der kranialen Bildgebung zeigen alte depressive Patienten im Durchschnitt eine leichte Hirnatrophie, die normale Altersveränderungen überschreitet, aber hinter dem Ausmaß der Hirnatrophie Dementer zurückbleibt. Im CT, deutlicher im MRT sind häufig subkortikale und periventrikuläre Marklagerveränderungen nachzuweisen; diese altersassoziierten Veränderungen sind häufiger bei Depressionen mit spätem als mit frühem Beginn. Die Hirnperfusion ist besonders frontal reduziert.

Als Risikofaktoren für die Depression gelten: weibliches Geschlecht, Persönlichkeitstyp, frühere Depression, körperliche Erkrankungen, Verwitwung und Scheidung. In etwa 50% der Fälle sind in zeitlichem Zusammenhang mit der depressiven Episode belastende Lebensereignisse nachzuweisen; bei alten Patienten handelt es sich dabei häufig um körperliche Erkrankungen.

Klinik und Verlauf Es gibt keine ausreichenden Anhaltspunkte dafür, dass Depressionen im Senium von grundsätzlich anderer Art sind als in jüngeren Jahren, jedoch können altersassoziierte pathoplastische Faktoren das klinische Erscheinungsbild beeinflussen: die Überschneidung von körperlichen Erkrankungen und „somatischen" Symptomen einer Depression, Bagatellisierung depressiver Symptome, Somatisierungstendenz, neue neurotische Symptome (wie Zwangssymptome, histrionische Persönlichkeitszüge, Hypochondrie, Angst), vorsätzliche Selbstschädigung, kognitive Defizite, Verhaltensstörungen und Persönlichkeitsakzentuierung (z. B. Nahrungsverweigerung, Inkontinenz, Schreien, Aggressivität, erstmalige Diebstähle) und „Spätalkoholismus".

Es ist gut belegt, dass bei der Mehrzahl der behandlungsbedürftigen Depressionen bei Älteren die Erkrankung nicht diagnostiziert oder nicht suffizient behandelt wird. Grund für dieses diagnostische Defizit ist einerseits, dass Depressionen mit klar abgegrenzten Phasen typisch endogen-depressiver Symptomatik bei älteren Patienten seltener sind und häufig eine chronisch-depressive Symptomatik besteht. Häufig wird die depressive Symptomatik bei alten Menschen nicht als Erkrankung, sondern als nachvollziehbare Reaktion auf beträchtliche Lebensumstände aufgefasst.

Nur 25% der über mehr als zwei Jahre beobachteten Patienten remittierten komplett und dauerhaft, weitere 25% blieben trotz Behandlung dauerhaft krank. Die wichtigsten prognostischen Faktoren hinsichtlich Chronizität sind: Dauer der derzeitigen Episode, vorbestehende Dysthymie, vermeidende/abhängige Persönlichkeit, somatische Erkrankungen und neuroradiologische Veränderungen. Risikofaktoren für Rückfälle sind drei oder mehr frühere depressive Episoden, somatische Erkrankungen und belastende Lebensereignisse. Es gibt keine Hinweise, dass die Prognose affektiver Störungen im Alter ungünstiger sei. Die Mortalität bei Depressionen im Alter ist stärker erhöht als durch eine somatische Komorbidität erklärt werden kann; dies gilt besonders für Erkrankungen mit spätem Beginn und für Männer.

Suizidalität Während Suizidversuche ihren Häufigkeitsgipfel im jungen Lebensalter haben und ihre Auftretenshäufigkeit mit zunehmendem Alter kontinuierlich abnimmt, steigt die Suizidrate mit höherem Alter an. Alte Menschen, v. a. alte Männer, gehören damit zu den am stärksten suizidgefährdeten Personengruppen. Mit zunehmenden Alter nimmt die Wahl der sog. harten Suizidmethoden zu. Depressionen und körperliche Erkrankungen spielen eine Rolle beim suizidalen Geschehen im Alter. Da ältere Menschen zudem weniger Anzeichen und Ankündigungen ihrer suizidalen Absichten zu erkennen geben, muss auf folgende Gefahrensituationen besonders geachtet werden:

- Jede Veränderung von Lebens-, Gesundheits-, Beziehungs-, Wohn- und Arbeitssituation kann mit Belastungs- und Anpassungsstörungen einhergehen, die näher an den Suizid heranführen. Die Bedeutung dieser Veränderungen für die Patienten muss angesprochen werden.
- Jede körperliche Erkrankung kann mit der Frage nach Sinnhaftigkeit und Qualität des weiteren Lebens und damit der Frage nach Suizidalität einhergehen. Daher ist der Erfolg einer Krankheitsaufklärung insbesondere hinsichtlich der Prognose stets zu überprüfen.
- Jede Andeutung von Hoffnungslosigkeit und depressiver Gestimmtheit bei älteren Menschen muss hinterfragt werden, da depressive Erkrankungen in diesem Lebensalter besonders häufig mit Suiziden assoziiert sind.
- Der Suizid kann im Senium „still" vollzogen werden, beispielsweise durch Absetzen lebenserhaltender Medikamente. Also müssen Anzeichen der Non-Compliance mit den Patienten geklärt werden.

Therapie Medikamentöse Therapie:
- **Indikation**: Depressive Störungen alter Menschen lassen sich ebenso wie Depressionen bei Jüngeren erfolgreich mit Antidepressiva behandeln, dabei sind jedoch einige Besonderheiten zu beachten. Bei der Indikationsstellung stehen beim älteren Menschen eine höhere Nebenwirkungsrate den ebenso erhöhten Folgerisiken unbehandelter Depressionen (wie Suizidalität, Immobilität, verminderte Flüssigkeits-

zufuhr) gegenüber. Gründe für ein erhöhtes Nebenwirkungsprofil bei Älteren sind: erhöhte Wirkspiegel bei reduzierter Clearance (durch Alter, Komorbidität, Medikamentenwechselwirkungen), erhöhte Wirkspiegel durch Fehleinnahme, pharmakodynamische Faktoren (erhöhte Rezeptorsensitivität, geringe Homöostasekapazität, Medikamentenwechselwirkungen), zerebrale oder kardiale organische Vorschädigungen, erhöhte Folgerisiken von Nebenwirkungen (Sturz infolge Orthostase, Bettlägrigkeit bei Sedierung).

- **Wirksamkeit**: Die prinzipielle Wirksamkeit auch bei alten depressiven Menschen wurde für trizyklische und tetrazyklische Antidepressiva (TZA), selektive Serotoninwiederaufnahmehemmer (SSRI) und den Monaminoxidase-A-Hemmer Moclobemid nachgewiesen. Für die meisten der neueren Antidepressiva (Venlafaxin, Mirtazapin) wie auch für Johanniskrautextrakte liegen zwar keine nach strengen methodischen Kriterien überzeugenden, jedoch indirekte Wirkungsnachweise bei älteren Depressiven vor.
- **Verträglichkeit**: Hinsichtlich anticholinerger Nebenwirkungen, orthostatischer Dyregulation, Kardiotoxizität, Überdosierungssicherheit und nachteiliger Effekte auf kognitive Funktionen sind die SSRI, Moclobemid, Venlafaxin, Mirtazapin (sehr gut) und Johanniskrautpräparate deutlich besser verträglich als TZA. Die SSRI sind deshalb in vielen Fällen Mittel der ersten Wahl; als Nebenwirkungen können Übelkeit, innere Unruhe, Schlafstörungen, Kopfschmerzen, das Syndrom einer inadäquaten ADH-Sekretion sowie unter höheren Dosen Venlafaxin (>200 mg/Tag) diastolische Blutdruckerhöhungen auftreten. Unter den TZA weist Nortriptylin gegenüber den tertiären Aminen (Amitriptylin, Doxepin) durch geringere anticholinerge Nebenwirkungen und das seltenere Auftreten orthostatischer Hypotonien Vorteile auf. Bei wahnhafter Depression ist die Kombination eines Antidepressivums mit einem Neuroleptikum indiziert. Hierbei sollten nicht zwei anticholinerg wirkende Substanzen kombiniert werden; unter Verträglichkeitsaspekten empfiehlt sich die Kombination eines SSRI oder eines anderen neueren Antidepressivums mit einem neueren atypischen Neuroleptikum (wie Quetiapin).
- **Komorbidität**: Bei Patienten mit kardialen Erregungsleitungsstörungen und Arrhythmien, auch bei Herzinsuffizienz sollten TZA nur sehr vorsichtig eingesetzt werden, SSRI und Moclobemid sind zu bevorzugen. Bei komorbidem Parkinson-Syndrom sind TZA einsetzbar, hierbei kann jedoch die hypotone Komponente problematisch werden; alternativ ist an Moclobemid zu denken, das auch bei gleichzeitiger Behandlung mit Dopaminagonisten gut vertragen wird. Liegt zusätzlich zur Depression eine demenzielle Symptomatik vor, ist Zurückhaltung beim Einsatz von Antidepressiva mit anticholinerger Wirkung (wie TZA) angezeigt; als verträglich und wirksam haben sich SSRI und Moclobemid erwiesen. Der Einsatz von SSRI (Citalopram) und Methylphenidat empfiehlt sich bei depressiven Syndromen nach Hirninfarkt. Bei komorbidem Diabetes mellitus sind SSRI vorteilhaft, da sie zu keiner Gewichtszunahme, einer Abnahme des Blutglukosespiegels und einer Verbesserung der Glukosetoleranz führen.
- **Dosierung**: Die Behandlung sollte mit einer niedrigen Initialdosis begonnen und unter Kontrolle der Nebenwirkungen langsam aufdosiert werden. Die Frage, ob insgesamt niedriger zu dosieren ist, kann nicht generell beantwortet werden. Eine niedrigere Dosierung empfiehlt sich zum Beispiel für Imipramin, Paroxetin, Trazodon und Nefazodon. Dagegen ist bei Nortriptylin, Desipramin, Venlafaxin, Mianserin, den SSRI und Moclobemid bei älteren Patienten im Regelfall keine Dosisreduktion erforderlich. Die zuverlässige Medikamenteneinnahme kann durch Bestimmung des Serumspiegels kontrolliert werden.
- **Therapieresistenz**: Bei alten Menschen ist mit einer etwas größeren Wirklatenz der Antidepressiva zu rechnen, bei unbefriedigender Wirksamkeit nach 4–6 Wochen müssen Diagnose und korrekte Durchführung der bisherigen Behandlung nochmals überprüft und die Therapie überdacht werden. Die Umstellung sollte auf eine andere Substanzgruppe mit unterschiedlichem Wirkungsprofil erfolgen. Bei Nichtansprechen auf zwei Antidepressiva aus unterschiedlichen Substanzklassen ist bei Patienten mit bipolarer affektiver Erkrankung eine Lithiumaugmentation zu empfehlen, auch wenn dabei bei alten Menschen vermehrt neurotoxische Syndrome auftreten können.

Elektrokrampftherapie (EKT): Zur EKT kann man sich bei älteren Patienten entschließen, wenn zwei Antidepressiva mit unterschiedlichem Wirkungsprofil nach ausreichender Behandlungsdauer ohne Erfolg blieben bzw. wenn eine akute vitale Gefährdung des Patienten bei schweren depressiven Episoden vorliegt. Die Wirksamkeit der EKT ist am besten nachgewiesen für die Major Depression, am eindrucksvollsten bei Vorliegen einer wahnhaften Symptomatik oder psychomotorischen Hemmung. Ihre Wirksamkeit in Abhängigkeit vom Alter kann derzeit nicht schlüssig beantwortet werden, einige Studien zeigen bei älteren Patienten tendenziell stärkere antidepressive Effekte. Von manchen Autoren wird sie als erfolgreichste und sicherste Behandlungsmethode für ältere Patienten angesehen.

Psychotherapie: Unterschiedliche Verfahren (psychodynamische Kurztherapie, Verhaltenstherapie, kognitive Therapie) können bei älteren Patienten im Einzel- oder Gruppensetting mit Gewinn angewendet werden. Wegen der häufigen Störungen von Hören, Sehen oder Gedächtnis im Senium kann es von Vorteil sein, kürzere Sitzungen einzuhalten, Dinge öfters zu wiederholen oder niederzuschreiben. Der Therapeut muss vielfach eine aktivere Rolle einnehmen als bei jüngeren depressiven Patienten.

15.15.3 Andere psychiatrische Erkrankungen im Alter

Angst- und Zwangsstörungen (ICD 10: F40, F41, F42) Angststörungen (unter Einschluss der Zwangsstörungen) gehören mit einer Prävalenz von 13–15% neben den Abhängigkeitserkrankungen zu den häufigsten psychischen Störungen in der Gesamtbevölkerung und sind auch in der zweiten Lebenshälfte häufiger als früher angenommen. Eine amerikanische Studie ergab für Angststörungen (Diagnosekriterien des DSM-IV) eine Einmonatsprävalenz von 5,5% für über 65-Jährige. Frauen sind häufiger betroffen als Männer. Die Inzidenzrate sinkt nach dem 45.–50. Lebensjahr ab.

Klinik **Phobische Störungen** (ICD 10: F40) sind durch eine anhaltende Angst vor spezifischen, in der Regel ungefährlichen Situationen oder Objekten gekennzeichnet, die vermieden oder nur mit massiver Angst ertragen werden können. Die Daten legen nahe, dass phobische Störungen im Alter häufig chronifizieren. Bei älteren Menschen können phobische Störungen klinisch unterteilt werden in schon seit langem bestehende, zumeist spezifische Phobien und solche, die sich oft erst im späten Lebensalter im Anschluss an ein traumatisches Erlebnis (oft eine körperlich Erkrankung) entwickeln. Während die Erstgenannten ihr Leben um die Phobie herum organisiert haben und daher mit ihren Ängsten kaum konfrontiert werden, entwickelt die andere Gruppe Einschränkungen durch agoraphobische Symptome, die noch lange anhalten, nachdem die physischen Konsequenzen des Ereignisses vorüber sind. Nur wenige erhalten eine adäquate Behandlung.

Für **Panikstörungen** (ICD 10: F41.0) typisch sind wiederkehrende, spontane und schwere Angstattacken, die ohne Vorwarnung auftreten und nicht situationsbezogen sind.

Symptome einer **generalisierten Angststörung** (ICD 10 F41.1) sind generalisierte und anhaltende, nicht an Situationen gebundene, unrealistische oder übertriebene Angst und Besorgnis mit einer großen Zahl von Befürchtungen, Anspannung und vegetativer Übererregbarkeit. Die Art der Befürchtungen unterscheidet sich nicht von den in dieser Altersgruppe üblichen Inhalten, die somatischen Symptome sind in nichts von denen jüngerer Erkrankter zu unterscheiden. Allerdings werden sie bei Älteren leichter körperlichen Erkrankungen zugeordnet, sodass die Patienten häufiger unnötige Untersuchungen und Medikamente, jedoch keine adäquate Therapie der Angststörung erhalten.

Für **Zwangsstörungen** (ICD 10: F42) beträgt die Punktprävalenz sowohl für jüngere als auch für ältere Patienten 1–2%, die Lebenszeitprävalenz liegt bei 2–3%. Männer und Frauen sind gleich betroffen. Eine familiäre Häufung ist beschrieben. Klinisch werden Zwangsgedanken und -handlungen unterschieden. Eine Entwicklung zwanghafter Gründlichkeit kann im Alter auch dem Beginn einer Demenz vorausgehen. In PET-Studien und weiteren bildgebenden Verfahren zeigt sich eine Dysfunktion des präfrontalen Kortex und des Nucleus caudatus. Da Zwangsstörungen günstig auf serotonerge Substanzen ansprechen, ist ein serotonerges Defizit als biochemisches Korrelat zu vermuten.

Therapie Therapie der ersten Wahl sind psychotherapeutische, insbesondere verhaltenstherapeutisch-kognitive Verfahren mit Expositionsbehandlung, Entspannungsverfahren und/oder kognitiven Elementen.

Die psychotherapeutische Behandlung kann kombiniert werden

- mit einem Benzodiazepin bei nicht tolerierbaren initialen Ängsten, allerdings nur kurzzeitig;
- mit einem Antidepressivum (z. B. Fluvoxamin, Imipramin, Clomipramin) bei Komorbidität (z. B. Depression), Ablehnung einer alleinigen Psychotherapie oder unzureichender Wirksamkeit einer alleinigen Psychotherapie.

Eine alleinige Psychopharmakotherapie ist nur dann indiziert, wenn der Patient nicht zu einer Psychotherapie motivierbar oder geeignet oder ein Psychotherapeut nicht verfügbar ist.

Abhängigkeitserkrankungen (ICD 10: F10) Etwa 2–3% der Männer über 60 Jahre und 0,5–1% der Frauen über 60 Jahre sind alkoholabhängig. Ein Alkoholmissbrauch liegt bei 10–20% der über 60-jährigen Männer und bei 1–10% der über 60-jährigen Frauen vor. Von einem regelmäßigen Alkoholkonsum muss bei mindestens 50% der über 60-Jährigen ausgegangen werden. Im Vergleich zur übrigen Bevölkerung liegen diese Zahlen etwas niedriger, weisen jedoch allenfalls auf eine leichte Abnahme der Alkoholabhängigkeit im Alter hin; die Problematik wird gemeinhin unterschätzt.

Ätiologie Die Entwicklung einer Abhängigkeit wird durch ein Bedingungsgefüge erklärt, bei dem individuelle Faktoren ebenso eine Rolle spielen wie Umweltbedingungen und die spezifische Wirkung der Droge Alkohol. Ein besonderes Gewicht bei geriatrischen Patienten haben veränderte Reaktionsweisen des Körpers auf Alkohol und spezifische Veränderungen im sozialen Bereich, wie das Ausscheiden aus dem Arbeitsleben, ein möglicher Verlust eines langjährigen Lebenspartners oder eines gewachsenen Freundeskreises.

Diagnostik Speziell bei älteren Patienten zeigen sich häufig Schwierigkeiten mit der Diagnosestellung, Unsicherheiten im Umgang mit dem Patienten und eine fatalistische Einstellung bezüglich der Behandlungsmöglichkeiten. Schwierigkeiten in der Diagnostik treten bei älteren Patienten aufgrund der unterschiedlichen Intensität einzelner Symptome auf. Das Entzugssyndrom ist oft stärker ausgeprägt. Eine Toleranzentwicklung kann mit physiologischen Veränderungen bereits bei niedrigen Alkoholmengen und einer geringen Dosissteigerung auftreten. Eine fortschreitende Vernachlässigung anderer Interessen ist oft schwer von einem altersentsprechendem Rückzug zu trennen. Schädliche Folgen betreffen vorwiegend körperliche Folgekrankheiten. Zum Screening geriatrischer Patienten wurde eine spezifische Version des diagnostischen Fragebogens Michigan Alcoholism Screening Test (MAST G) entwickelt. Auch ältere Patienten neigen bei einem erhöhten Alkoholkonsum zu typischen pathologischen Veränderungen der Laborwerte. Komorbidität mit anderen psychiatrischen Diagnosen sind in bis zu 50% beschrieben: mit Angststörungen, depressiver Symptomatik, aber im Alter auch mit demenziellen Prozessen.

Klinik Grundsätzlich sind bei älteren Alkoholabhängigen ähnliche klinische Symptome wie bei Jüngeren zu erwarten. Auf Grund veränderter physiologischer Prozesse treten Symptome aber häufig schon bei niedrigeren Trinkmengen und geringerer Trinkdauer ein. Ältere Patienten weisen bei Zufuhr der gleichen Alkoholmenge höhere Blutalkoholspiegel auf als jüngere Menschen, was wahrscheinlich an einer verminderten Aktivität der Alkoholdehydrogenase im Magen und an einem verminderten Wasserverteilungsvolumen im Körper liegt. Auf Grund dieser physiologischen Veränderungen und einer erhöhten Sensibilität des ZNS ist bei älteren Patienten schon bei einer geringeren Zufuhr von Alkohol eine **Alkoholintoxikation** (ICD 10: F10.0) zu erwarten. Entzugssyndrome sind im Alter schwerwiegender und länger andauernd; als möglicher Hintergrund werden Auswirkungen eines lebenslangen Alkoholkonsums, eine erhöhte Sensibilität des Nervensystems im Alter und wiederholte Entzugsepisoden im Sinne eines Kindling-Mechanismus diskutiert. Bei der medikamentösen Behandlung des vegetativen Syndroms nach Reduktion oder dem Absetzen von Alkohol („**Prädelir**") (ICD 10: F10.3) ist bei älteren Patienten die erhöhte Empfindlichkeit des Gehirns bei der Dosierung von Clomethiazol zu berücksichtigen; einzelne Autoren empfehlen die Reduktion der Standarddosis um 50–70%. Das „**Delirium tremens**" (ICD 10: F10.4) ist gekennzeichnet durch vegetative Symptome und Störungen der Orientierung, zudem häufig auch Bewusstseinsminderung, optische Halluzinationen und zerebrale Krampfanfälle. Eine sofortige Krankenhauseinweisung ist indiziert. Die **Alkoholhalluzinose** (ICD 10: F10.5) ist bei älteren Patienten sehr selten beschrieben. Die selten auftretende, dann aber akut behandlungsbedürftige **Wernicke-Enzephalopathie** und das **Korsakow-Syndrom** (ICD 10: F10.6) können in jedem Alter auftreten; bei alten Patienten kann die Abgrenzung das Korsakow-Syndroms zu neurodegenerativen demenziellen Prozessen gelegentlich Schwierigkeiten machen. Im Alter werden mehr Medikamente verbraucht, gleichzeitig sind Nebenwirkungsrate und Arzneimitteltoxizität häufiger; Interaktionen zwischen Arzneimitteln und Alkohol treten deshalb beim älteren Menschen häufiger auf.

Therapie Zusammenfassend besteht die Behandlung von Alkoholabhängigen in einer Kontakt-, einer Entgiftungs-, einer Entwöhnungs- und einer Nachsorgephase. Der Entgiftungsbehandlung erfolgt in medizinischen Abteilungen der Allgemeinkrankenhäuser oder auf spezialisierten Stationen in Psychiatrien, für die sich anschließende Entwöhnungsbehandlung werden jüngeren Patienten meist längerfristige Therapien in Suchtfachkliniken empfohlen. Für ältere Patienten ist die Durchführung dieser Therapiemaßnahme oft schwierig, da in den meisten Suchtfachkliniken eine Altersbegrenzung auf 60 oder 65 Jahre besteht. Außerdem sind ältere Patienten häufig schwer zu motivieren, ihre gewohnte Umgebung längerfristig zu verlassen. Wünschenswert sind daher gemeindenahe Therapieangebote. Inwieweit die für Jüngere Erfolg versprechenden medikamentösen Rückfallprophylaxemaßnahmen wie „Anticraving-Substanzen" auf ältere Menschen übertragbar sind, ist noch wissenschaftlich zu untersuchen.

Verlauf und Prognose Zu Rückfällen kann es in jeder Phase der Alkoholbehandlung kommen, jedoch ist auch im Alter selbst bei häufigeren Rückfällen kein therapeutischer Nihilismus angebracht. Eine besonders günstige Prognose haben Patienten mit spätem Erkrankungsbeginn, da wegen des kürzeren Krankheitsverlaufs und der geringeren Schwere der Erkrankung eher soziale und finanzielle Ressourcen bestehen als bei älteren Patienten mit frühem Krankheitsbeginn.

Literatur
Förstl H (Hrsg) (2003) Lehrbuch der Gerontopsychiatrie und -psychotherapie. Thieme, Stuttgart

15.16 Demenzerkrankungen
Bernd Ibach und Hans Förstl

15.16.1 Möglichkeiten und Grenzen der Therapie von Demenzerkrankungen

Demenzen sind in den meisten Fällen chronisch progredient verlaufende Erkrankungen. Sie stehen in einer Reihe mit den gesundheitsökonomisch ebenfalls sehr bedeutsamen chronisch-degenerativen Erkrankungen wie arterielle Hypertonie, Diabetes mellitus oder den entzündlichen Krankheiten des Gastrointestinaltrakts. Trotz großer Fortschritte, sowohl im Verständnis der pathophysiologischen Mechanismen als auch im Hinblick auf die Therapiemöglichkeiten von Demenzerkrankungen, ist eine Heilung derzeit nicht möglich.

Die Behandlung der vaskulären und primär neurodegenerativen Demenzerkrankungen, deren Prototyp die Alzheimerkrankheit repräsentiert, ist derzeit eine symptomatische. Trotzdem kann diese effektiv sein und den Krankheitsprozess verzögern oder die Symptome für einen gewissen Zeitraum lindern. Sie verbessert das Befinden der Patienten und erleichtert damit auch in fortgeschrittenen Krankheitsstadien deren Pflege. Diese Ziele sind angesichts der degenerativen Natur dieser

Erkrankungen erstrebenswert und erreichbar. Seltenere, sog. „reversible Ursachen" für Demenzsyndrome hingegen müssen früh erkannt und behoben werden. Am häufigsten werden in diesem Zusammenhang eine schwere Schilddrüsenunterfunktion und der sog. Normaldruckhydrozephalus (NPH) genannt. Die klinische Praxis zeigt jedoch, dass sich gerade die psychiatrisch-kognitive Symptomatik dieser Erkrankungen, häufig im Gegensatz zu den körperlichen Symptomen, nicht immer als positiv beeinflussbar erweist. So führt die Druckentlastung bei Normaldruckhydrozephalus zwar relativ oft zu einer Verbesserung des Gangbildes oder einer bestehenden Urininkontinenz. Die kognitiven Defizite bessern sich aber nur dann, wenn nicht gleichzeitig eine degenerative Hirnerkrankung zugrunde liegt. Sie kann vermutet werden, wenn der Patient im MRT nicht allein die Zeichen eines NPH, sondern auch eine ausgeprägte Atrophie des Mediotemporalkortex aufweist. Ein eindeutiger Zusammenhang zwischen Vitamin-B_{12}-/Folsäuremangel und nachlassender kognitiver Leistungsfähigkeit bei älteren Menschen konnte bisher nicht nachgewiesen werden. Möglicherweise geht von dieser laborchemischen Konstellation allerdings ein erhöhtes Risiko für die Alzheimerkrankheit aus. Daher sollte der häufig bei älteren Menschen beobachtbare Vitamin-B_{12}-/Folsäuremangel behandelt werden. Zum Auffüllen der entleerten Leberspeicher und zur anschließenden Erhaltungstherapie empfiehlt sich eine parenterale Substitution.

Sofern sich Demenzen auf der Basis von Gefäßerkrankungen entwickeln oder verstärken, steht zunächst die Behandlung dieser Faktoren im Vordergrund. Wesentliches Prinzip einer Prävention und sinnvollen Behandlung auch von vaskulären Demenzen ist es daher, individuelle Risikofaktoren oder die Ursache einer bereits manifesten zerebralen Gefäßerkrankung früh zu erkennen. Dieser Grundsatz gilt für die arterielle Hypertonie, Diabetes mellitus, Fettstoffwechselstörungen, Nikotinabusus und seltenere Erkrankungen des Blutgefäßsystems, wie z. B. das CADASIL-Syndrom („cerebral autosomal dominant arteriopathy with subcortical infarcts and leukencephalopathy") oder Vaskulitiden. Eine neuere Untersuchung mit Daten aus der Framinghamstudie weist darauf hin, dass erhöhtes Homozystein im Plasma ein unabhängiger Risikofaktor für die Entwicklung einer Demenz ist. Danach sollen Plasmahomozysteinwerte von >14 µmol pro Liter das Risiko für die spätere Entwicklung einer Alzheimerkrankheit nahezu verdoppeln.

Eine optimale internistische Basistherapie stellt daher die unabdingbare Grundlage für die Behandlung sämtlicher vaskulärer, aber auch nichtvaskulärer Demenzformen (auch der Alzheimerkrankheit) dar. Sie umfasst außerdem eine ausgewogene Ernährung (Zahnstatus prüfen!) mit ausreichender Flüssigkeitszufuhr sowie die Vermeidung von Übergewicht und Schmerzzuständen. Da demente Patienten nur noch über sehr eingeschränkte Kompensationsmöglichkeiten für Stoffwechselveränderungen verfügen, gilt es insbesondere bei der Kombination von mehreren Pharmaka Vorsicht walten zu lassen. Delirante Syndrome stehen an erster Stelle von Meldungen über schwerwiegende unerwünschte Arzneimittelwirkungen (UAW) bei älteren Menschen.

Für den in der Altersforschung als leichte kognitive Störung bezeichneten und unscharf begrenzten Bereich zwischen altersassoziierten physiologischen Veränderungen der kognitiven Leistungsfähigkeit und klinisch diagnostizierbarer Demenzerkrankung existiert noch kein einheitliches Konzept. In Abhängigkeit

Tabelle 15.16-1 Therapie von Demenzerkrankungen mit Antidementiva

Substanzklasse/ Wirkprinzip	Wirkstoff	Tagesdosis	Zielsymptome	Indikationsgebiet	Arzneimittelsicherheit	Evidenzgrad	Empfehlungsstärke
Cholinesteraseinhibitoren	Donepezil	5–10 mg	Kognition Verhaltensstörungen	Alzheimerkrankheit, Lewy-Körperchen-Variante, wahrscheinlich auch vaskuläre Demenz u. Mischformen	Wenig Interaktionspotential	I-a	A
	Galantamin	2× 8–12 mg als Saft erhältlich			Cave: erniedrigte Herzfrequenz in Kombination mit β-Blockern, Digoxin möglich; Kombination mit Neuroleptika kann zu EPMS führen	I-a	A
	Rivastigmin	2× 3–6 mg				I-a	A
N-Methyl-Aspartat-(NMDA)-Antagonismus	Memantine	10–20 mg	"	Alzheimerkrankheit, Vaskuläre Demenz, Mischformen	Wirkungsverstärkung von Neuroleptika, Hydrochlorothiazid, Dopaminagonisten möglich	I-a	B
Pflanzenextrakt	Ginkgo	3× 40–80 mg	"	"	Selten Nebenwirkungen, aber cave: thrombozytenaggregationshemmende Eigenschaften; Blutungen z.B. Hyphaema, Epistaxis möglich	I-b	C (Einschränkung durch widersprüchliche Datenlage)
Oxopyrrolidin	Piracetam	3× 800 mg			Kann vorbestehende Unruhe verstärken	I-a	C

von den zugrunde liegenden Kriterien wird mit einer Konversionsrate von bis zu 15% pro Jahr hin zu einer manifesten Demenz gerechnet! In wieweit bereits in dieser Phase der leichten kognitiven Beeinträchtigung (zumeist handelt es sich um objektivierbare Gedächtnisstörungen) eine gezielte Behandlung mit einem Antidementivum gerechtfertigt ist, wird ist zur Zeit in klinischen Studien geprüft.

15.16.2 Pharmakotherapie kognitiver Symptome mit Antidementiva

Ziele einer symptomatischen Behandlung der Alzheimerkrankheit mit Antidementiva (früher Nootropika genannt) sind die Verbesserung der Kognition, der Erhalt der Fähigkeiten, sich im Alltag möglichst selbstständig zurecht zu finden und die Reduktion von Verhaltensauffälligkeiten. Letztgenannte Symptome erfordern häufig den Einsatz von anderen pharmakologischen Substanzen als Antidementiva.

Azetylcholinesterasehemmer

Zurzeit stehen drei verschiedene Azetylcholinesteraseinhibitoren (Tabelle 15.16-1) zur Behandlung der Alzheimerkrankheit zur Verfügung (Tacrin [Cognex]; die vierte Substanz ist zwar noch erhältlich, aber wegen potentiell schwerer Störungen der Leberfunktion obsolet und wird daher nicht weiter besprochen). Sie sind Mittel der Wahl und unterscheiden sich in ihrer Wirksamkeit auf die kognitive Leistungsfähigkeit, die positive Beeinflussung der Alltagskompetenzen und des klinischen Gesamteindruckes nur unwesentlich.

Auch ihr Nebenwirkungsprofil ist vergleichbar und wird von cholinergen Effekten geprägt. Empfohlen wird daher eine langsame Aufdosierung über mehrere Wochen hinweg. Trotzdem können gelegentlich typische UAW wie Übelkeit, Diarrhö oder Brechreiz auftreten. Benommenheit, Unruhe oder Schlafstörungen werden ebenfalls beobachtet. Alle Substanzen hemmen sowohl die Azetylcholinesterase als auch die ubiquitär im Körper aktive Butyrylcholinesterase und penetrieren gut die Blut-Hirn-Schranke.

Donepezil (Aricept) ist ein kompetitiver, reversibler Cholinesteraseinhibitor. Unter Donepezil werden gelegentlich zusätzlich Muskelkrämpfe beobachtet, die gut auf Magnesiumgabe ansprechen oder sich spontan zurückbilden. Die Proteinbindung liegt bei 95%. Wie pharmakokinetische Studien zeigen konnten, ist trotz der Metabolisierung über das Cytochrom-P450-System (2D6, 3A4) das Risiko für klinisch relevante Interaktionen mit konkurrierenden Substanzen als relativ gering einzuschätzen. Der ebenfalls reversible Cholinesterasehemmer Galantamin (Reminyl) moduliert zusätzlich synaptische Nikotinrezeptoren. Er wird ebenfalls über das Cytochrom-P450-System (2D6, 3A4) verstoffwechselt. Inwiefern dies einen Wirksamkeitsvorteil birgt, bleibt noch zu klären. Die metabolische Clearence für Frauen ist gegenüber Männern um ca. 20% erniedrigt. Die Plasma-Eiweiß-Bindung liegt unter 20%, im Gegensatz zu Rivastigmin (Exelon) das zu ca. 40% in gebundener Form vorliegt. Der sog. „pseudoirreversible" (d. h. die Bindung an die Cholinesterase hält länger an, als deren Neusynthese Zeit benötigt) Cholinesterasehemmer Rivastigmin wird hydrolysiert und zu 99% als Metabolit über die Niere ausgeschieden. Die Substanz wird nicht über das CYP-P450-System metabolisiert, sodass keine Interaktionen mit relevanten Pharmaka zu erwarten sind. Die Nebenwirkungsrate bei Frauen liegt höher als bei Männern.

Die Behandlungseffekte mit Azetylcholinesterasehemmern können zu einer Verbesserung der Aufmerksamkeit im täglichen Leben und merklich mehr Interesse im Alltag führen. Eine Stabilisierung der kognitiven Symptome bzw. der Fähigkeiten, sich im Alltag zurechtzufinden, über 6 Monate ist als Erfolg zu werten. Damit sind die Patienten wieder besser in ihr soziales Umfeld integrierbar. Dies bedeutet, dass Angehörige und Betreuungspersonen ebenfalls von einer effektiven antidementiven Behandlung der Betroffenen profitieren. Hierbei gilt der Grundsatz: Je früher eine gezielte Behandlung einsetzt, desto eher kann sie ihre Wirkungen entfalten. Bereits irreversibel geschädigte Anteile des ZNS können nicht mehr aktiviert werden! Bei guter Verträglichkeit sollte es sich immer um eine Langzeitbehandlung handeln – ein Absetzen kann zu einer deutlichen Verschlechterung der Symptomatik führen, die durch eine Wiederaufnahme der einmal unterbrochenen Behandlung nicht immer kompensiert werden kann. Sollte sich spätestens nach 8–12 Wochen kein ausreichender Therapieerfolg einstellen, ist die Umstellung auf ein anderes Präparat angezeigt. Alternativ kann mit einer anderen Substanzgruppe kombiniert werden.

Das Prinzip der Azetylcholinesterasehemmung lässt sich, wie erste Studien zeigen, ebenfalls auf Alzheimerformen vom vaskulären Mischtyp, einen Teil der vaskulären Demenzen, die Lewy-Körperchen-Variante der Alzheimerkrankheit und die Parkinson-Erkrankung anwenden. Kasuistisch wurde deren Wirksamkeit auch bei älteren Patienten mit frontotemporaler Demenz beobachtet.

Im Falle einer Kontraindikation (absolut schwere Leber- bzw. Niereninsuffizienz; relativ: vorbestehende Bradykardie, kardiale Reiz- bzw. Erregungsleitungsstörungen) oder bei Unverträglichkeit von Azetylcholinesterasehemmern sind andere Antidementiva indiziert.

Glutamatantagonismus

Memantine (Axura, Ebixa) verfügt analog zu den Azetylcholinesteraseinhibitoren als nichtkompetitiver NMDA-Antagonist ebenfalls über ein klar definiertes Wirkprinzip (s. Tabelle 15.16-1): Die exzitatorische Glutamataktivität und damit der zytotoxische Ca-Influx werden reduziert. Erwähnenswert ist, dass diese Substanz besonders bei schwer Demenzkranken Alltagsfunktionen der Patienten verbessert und den Pflegebedürftigkeit reduzieren kann. In Kombination mit Neuroleptika, Azetylcholinesteraseinhibitoren und Dopaminagonisten kann es zu einer Wirkungsverstärkung kommen. Bei Anfallsleiden sollte Memantine nicht eingesetzt werden. Die Plasma-Eiweiß-

Bindung liegt bei 45%, die Ausscheidung erfolgt weitgehend unverändert über die Niere.

Antidementiva mit mehreren pharmakologischen Wirkmechanismen

Die Extrakte aus Ginkgo-biloba-Blättern (Tebonin intens; s. Tabelle 15.16-1), wirken membranprotektiv und haben günstige Effekte auf die aminerge und cholinerge Neurotransmission. Die antidementive Wirksamkeit konnte zwar in klinischen Studien gezeigt werden, neuere Untersuchung kommen allerdings zu widersprüchlichen Ergebnissen.

Piracetam (Nootrop, Normabrain) kann den pathologisch herabgesetzten Hirnstoffwechsel verbessern und fördert Vigilanz und Antrieb. Für diese Substanz liegen nur ältere Studien vor, die heute geltende Standards nicht mehr erfüllen. Eine neuere Metaanalyse des Cochrane-Instituts kommt allerdings zum Schluss, dass die Therapie mit Piracetam zu einer Verbesserung des klinischen Gesamteindrucks von Demenzpatienten führen kann.

Falls Azetycholinesterasehemmer oder Memantine nicht eingesetzt werden können, ist ein Behandlungsversuch mit Ginkgo biloba oder Piracetam sinnvoll. Nebenwirkungen sind selten; Ginkgo sollte bei Patienten mit Blutungsneigung nicht eingesetzt werden. Kontrollierte Untersuchungen zu relevanten Arzneimittelinteraktionen liegen nicht vor. Unter Piracetam wird gelegentlich eine Verstärkung von vorbestehenden Unruhezuständen beobachtet. Die Wirksamkeit anderer Psychopharmaka kann sowohl verstärkt als auch vermindert werden. Beide Substanzen sind kostengünstig.

Die den Antidementiva zugrunde liegenden unterschiedlichen pharmakologischen Wirkprinzipien legen generell die Möglichkeit zu Kombinationstherapien nahe. Kontrollierte Studien zu deren Überlegenheit gegenüber einer Monotherapie gibt es bisher nicht.

Ansätze zur Prävention der Alzheimerkrankheit

In tierexperimentellen Untersuchungen ließ sich unter der Gabe des ZNS-gängigen Cholesterinsenkers Simvastatin (HMG-CoA-Reductase-Inhibitor) ein Rückgang der Beta-Amyloidbildung im ZNS nachweisen. Erste Studien wiesen darauf hin, dass eine frühe Verwendung von Statinen den Manifestationszeitpunkt einer Demenz verschieben kann.

Ein günstiger Effekt von **nichtsteroidalen Antiphlogistika (NSA)** wurde zunächst deshalb diskutiert, weil bei der Alzheimerkrankheit entzündliche Prozesse eine Rolle spielen. Die Ergebnisse einer neueren Untersuchung weisen darauf hin, dass dieser protektive Effekt nicht, wie bisher vermutet, via Zyklo-oxygenaseinhibition, sondern über eine Modulation der γ-Se-kretaseaktivität erzielt werden könnte. In vitro sowie im Tierversuch wurde unter NSA-Exposition eine Reduktion von amyloidogenen β-Amyloid-42-Bruchstücken beobachtet. Inwieweit sich aus diesen Erkenntnissen klinische Anwendungen ableiten lassen, muss noch in kontrollierten Studien evaluiert werden.

Östrogene wirken als Radikalenfänger und verfügen über eine Reihe anderer vorteilhafter Stoffwechseleigenschaften. Auf Grund von epidemiologischen Studien wird ihnen eine mögliche präventive Wirkung zugeschrieben.

Die **Radikalfänger Vitamin E und C** können wegen ihrer neuroprotektiven Eigenschaften eine Wirkung im Vorfeld der Erkrankung entfalten. Andererseits mahnen neue Erkenntnisse zur Vorsicht im Umgang mit hohen Dosen von Vitamin E und Vitamin C bei älteren Menschen.

Innovative Ansätze zur Therapie der Alzheimerkrankheit

Tierversuche zeigten, dass bei transgenen Tiermodellen der Alzheimerkrankheit eine Immunisierung mit β-Amyloid die pathologische Plaquebildung reduzieren und bereits bestehende Plaques möglicherweise auflösen kann.

Die enzymatische Hemmung der proteolytischen Spaltung des β-Amyloidvorläuferproteins (Sekretaseinhibitoren), kann zu einer Verminderung der Produktion von toxischem β-Amyloid führen.

15.16.3 Pharmakotherapie nichtkognitiver Symptome

Antidepressiva

Häufig sind bei dementen Patienten bereits in frühen Krankheitsstadien depressive Störungen mit Antriebsminderungen zu beobachten. Sie sind generell sowohl einer psychopharmakologischen Behandlung mit Antidepressiva als auch verhaltensmodifizierenden und damit im weiteren Sinn psychotherapeutischen Interventionen zugänglich. Als wirksam und gut verträglich haben sich die in Tabelle 15.16-2 aufgelisteten Substanzen erwiesen. Medikamente mit anticholinerger Wirkkomponente (cave: Delir) sollten nur bei Unwirksamkeit der anderen Substanzen und spezifischer Indikation eingesetzt werden.

Benzodiazepine und Benzodiazepinrezeptoragonisten

Die bei Demenzkranken verbreitete Behandlung von Schlafstörungen, Angst- und Unruhezuständen mit Benzodiazepinen sollte bei täglicher Anwendung maximal vier Wochen nicht überschreiten. Sie können Gedächtnisstörungen verstärken, zu sehr sedieren und auch durch die muskelrelaxierende Wirkung das Sturzrisiko (auch nachts!) erhöhen. Paradoxe Erregungszustände (Wutreaktionen) sind nicht selten. Die Gefahr einer Abhängigkeitsentwicklung ist auch in niedriger Dosierung hoch. Bei älteren Menschen nimmt die Empfindlichkeit der Benzodiazepinrezeptoren zu. Die Benzodiazepinrezeptoragonisten Zolpidem (Stilnox) und Zopiclon (Ximovan) bergen ein geringeres Suchtpotential und sind durch eine relativ kurze Wirkdauer charakterisiert, sodass in der Regel ein Überhang vermieden werden kann.

15.16 Demenzerkrankungen

Tabelle 15.16-2. Antidepressiva bei Demenzerkrankungen (Zielsyndrom: Depression)

Substanzklasse/ Wirkprinzip	Wirkstoff	Tagesdosis	Zusätzliches Zielsyndrom	Arzneimittelsicherheit	Evidenzgrad	Empfehlungsstärke
Serotoninwiederaufnahmeinhibition	Citalopram	20–40 mg	Antriebsminderung, Apathie	(1) (2); Geringes Interaktionspotential	I-b	B
	Paroxetin	10–40 mg		(1) (2); CYP 2D6-Inhibitor	I-b	B
	Sertralin	50–100 mg		(1) (2)	IV	C
Noradrenalinwiederaufnahmeinhibitoren	Reboxetin	2× 2 mg		(1) (2) (3) Dosishalbierung bei Leber-/Niereninsuffizienz	IV	C
Noradrenalin- und Serotoninwiederaufnahmehemmung	Mirtazapin	15–30 mg	Schlafstörungen	Cave: Blutdrucksenkung möglich	IV	C
Antihistaminerg, adrenerg	Trazodon	100–200 mg		(3); Sedierung, Priapismus	I-b	B
Trizyklische Antidepressiva	Nortriptylin	25–150 mg	Antriebsminderung	(4); kaum anticholinerge Nebenwirkungen, daher Alternative zu SSRI;	IV	C
	Doxepin	10–50 mg	Psychomotorische Unruhe mit Depression	(3) (4); Anticholinerge Nebenwirkungen; Sedierung (effektiv bei ausgeprägter Unruhe/Getriebenheit; Einsatz, wenn andere Substanzen nicht ausreichend wirksam sind oder eine ungünstige Nutzen-Risiko-Relation haben)		

(1) Übelkeit, Diarrhö, Unruhe, sex. Funktionsstörungen möglich; (2) selten SIADH bei älteren Menschen; (3) orthostatische Hypotonie; (4) kardiale Erregungsleitungsstörungen

Tabelle 15.16-3. Symdromorientierte Anwendung von Neuroleptika bei Demenzerkrankungen

Substanzklasse	Wirkstoff	Tagesdosis	Zielsymptome	Arzneimittelsicherheit	Evidenzgrad	Empfehlungsstärke
Höherpotente Neuroleptika	Haloperidol	0,5–4 mg	Psychotische Symptome inkl. Halluzinationen, psychomotorische Unruhe, Schlafstörungen, Angst	Hohes Risiko für Extrapyramidalmotorische Nebenwirkungen, sonst sehr sicheres Arzneimittel	I-b	B
	Olanzapin[1]	2,5–10 mg	"	Geringeres EPMS-Risiko, sedierend, Gewichtszunahme, periphere Ödeme, Hyperglykämien möglich, (5) Cave: Erhöhtes Risiko für zerebrovaskuläre Ereignisse und erhöhte Mortalität, besonders bei vaskulären Risikofaktoren	I-b	B
	Quetiapin	bis 100 mg	"	schlafregulierend; geringes EPMS-Risiko; orthostatische Dysregulation; Gewichtszunahme potentiell neuroprotektiv		
	Risperidon	0,5–2 mg als Saft erhältlich	"	EPMS-Risiko dosisabhängig niedrig; initial (5) Cave: Erhöhtes Risiko für zerebrovaskuläre Ereignisse und erhöhte Mortalität, besonders bei vaskulären Risikofaktoren	I-b	B
Niederpotente Neuroleptika	Melperon	12,5–150 mg als Saft erhältlich	Psychomotorische Unruhe, Schlafstörungen, Sedierung erwünscht	In Kombination mit anderen Neuroleptika höheres Risiko für EPMS Cave: zu starke Sedierung	I	B
	Pipamperon	20–120 mg als Saft erhältlich			IV	C

(5) orthostatische Dysregulation
[1] Olanzapin wird derzeit nicht zur Behandlung von Verhaltensstörungen bei Demenz empfohlen

Tabelle 15.16-4. Psychopharmaka zur Behandlung von schweren Verhaltensstörungen bei Demenzerkrankungen

Wirkstoff	Tagesdosis	Zielsymptome	Arzneimittelsicherheit	Evidenzgrad	Empfehlungsstärke
Carbamazepin	3× 100–300 mg schleichend (Beginn 100 mg tgl.)	Aggressivität psychomotorische Unruhe	initial erheblich sedierend; Blutbild-, Elektrolytkontrollen erforderlich (Hyponatriämie), Hautallergie, reversible Leukozytopenie; cave: reversible cerebelläre Ataxie bei zu schneller Aufdosierung	I-b	B
Valproinsäure	3× 100–300 mg	Aggressivität psychomotorische Unruhe	Leberfunktionskontrollen erforderlich, Enzephalopathie möglich. Cave: Kombination mit Thrombozytenaggregationshemmern	I-b	C (widersprüchliche Studienergebnisse)
Clomethiazol	125–500 mg als Saft erhältlich	Aggressiviät, nächtliche psychomotorische Unruhe, Delir	Erhöhte Bronchialsekretion mit Atemdepression möglich; Einsatz, wenn andere Substanzen nicht ausreichen wirksam sind	IV	C

Neuroleptika

Weitere nichtkognitive Symptome wie Unruhe, Aggressivität, Wahn oder Halluzinationen sind ebenfalls oft bei Demenzerkrankungen zu beobachten. Diese Verhaltensauffälligkeiten sind die häufigste Ursache für stationäre Krankenhauseinweisungen und belasten die Pflegepersonen meist mehr, als das eigentliche Nachlassen der kognitiven Funktionen. In manchen Fällen kann bereits unter der Behandlung mit Azetylcholinesteraseinhibitoren eine Besserung dieser Symptome beobachtet werden. Häufig lässt sich jedoch der Einsatz von Neuroleptika nicht vermeiden. Der Vorzug sollte Substanzen mit einem möglichst geringen Potential für extrapyramidal-motorische Nebenwirkungen gegeben werden (Tabelle 15.16-3), die in der Regel bereits in niedriger Dosierung gut wirksam sind. Bei vergleichbaren Haloperidol-Tagesdosen sind häufiger EPMS zu beobachten. Die Ergebnisse von neueren klinischen Prüfungen bei älteren Patienten mit Demenz weisen allerdings auf ein dosisabhängig erhöhtes Risiko für zerebrovaskuläre Ereignisse und eine erhöhte Mortalität unter Olanzapin sowie Risperidon hin. Wahrscheinlich handelt es sich hierbei um ein generelles Risiko der Anwendung von Neuroloptika bei älteren Menschen, das durch das zusätzliche Vorliegen von vaskulären Risikofaktoren weiter ansteigt. Daher muss künftig die Indikation zur Neuroleptikatherapie zwar weiterhin wegen des hohen Risikos für EPMS, insbesondere aber auch wegen der Gefahr zerebrovaskulärer Ereignisse und erhöhter Mortalität noch kritischer als bisher ständig überprüft werden. Eine Dauerindikation bei Demenzerkrankungen existiert praktisch nicht.

Einen Sonderfall stellt die Lewy-Körperchen-Variante der Alzheimerkrankheit dar, die oft mit einem Parkinsonsyndrom einhergeht. Diese Patienten können extrem empfindlich auf Neuroleptika reagieren und bereits in geringsten Dosen schwere extrapyramidal-motorische Nebenwirkungen bis hin zu einem malignen neuroleptischen Syndrom entwickeln. Klassische Neuroleptika wie Haloperidol oder Fluspirilen (Imap) sind hier vollkommen obsolet!

Als medikamentöse Alternative zur Behandlung mit Neuroleptika bietet sich besonders bei Demenzkranken mit vaskulären Risikofaktoren der Einsatz von Antikonvulsiva an, für die derartige unerwünschte Arzneimittelreaktionen bisher nicht bekannt sind (vgl. Tabelle 15.16-4.). Als weitere Option können die genannten Cholinesterase-Inhibitoren zur Erstbehandlung in

Tabelle 15.16-5. Nichtmedikamentöse Behandlungsverfahren bei Demenzerkrankungen

Therapieform	Kognitives Training	Milieutherapie	*Realitätsorientierungstherapie	Selbsterhaltungstherapie	Validation
Konzept	Nutzung und Aktivierung von noch vorhandenen intellektuellen Fähigkeiten Kombination mit Realitätsorientierungstherapie	Zuwendung, Vermeidung von Kritik, bedarfsorientierte Gestaltung des Umfelds	Tagesstrukturierung, Wohnumfeld ermöglicht ständige Orientierung (Informationen zu Ort, Zeit, Mitmenschen) und soziale Kontakte	Verstärkung erhaltener Erinnerungen, affirmative Rückmeldungen; Ergo-, Physio-, Kunsttherapie u. a.	Kritikfreie Zuwendung; Annerkennung der subjektiven Realität der Erkrankten
Indikation	Leichtgradige Demenz	Mittelgradige/fortgeschrittene Demenz	Mittelgradige Demenz	Alle Schweregrade von Demenzerkrankungen	
Evidenzgrad	I-b/*I-b	III	I-a	III	I-a
Evidenzstärke	B/*A	C	C	C	C

Erwägung gezogen werden. In klinischen Studien konnten mehrfach positive Effekte auch auf Verhaltsstörungen gezeigt werden.

Antikonvulsiva und Clomethiazol

Gute Erfahrungen in der Behandlung von schweren Unruhezuständen und Aggressivität liegen für das Antikonvulsivum Carbamazepin und – in bedingtem Umfang – mit widersprüchlichen Ergebnissen auch für Valproinsäure vor (Tabelle 15.16-4). Für beide Substanzen gelten die gleichen Prinzipien wie bei jüngeren Patienten.

Als weiteres Medikament für ansonsten therapierefraktäre Unruhezustände steht als sehr gut wirksame Ultimo Ratio Clomethiazol (Distraneurin) in oralen Zubereitungsformen zur Verfügung (s. Tabelle 15.16-4). Die Substanz hat sich seit Jahren in der Therapie des Alkoholentzugsdelirs bewährt. Wegen der (gelegentlich massiven) Steigerung der Bronchialsekretion und der potentiellen Atemsuppression ist bei dessen Anwendung eine ausreichende Überwachung der Patienten zu gewährleisten. Die Anwendungsdauer ist wegen des hohen Suchtpotentials strikt auf das notwendige Maß zu beschränken und darf nur unter vollstationären Bedingungen und Alkoholkarenz erfolgen.

15.16.4 Nichtmedikamentöse Behandlung von Demenzerkrankungen

Die in Tabelle 15.16-5 aufgelisteten nichtmedikamentösen Maßnahmen wurden für die Alzheimerkrankheit entwickelt, orientieren sich am Krankheitsstadium und suchen die im Einzelfall vorhandenen Alltagskompetenzen und intellektuellen Ressourcen zu stärken. Nach individueller Abwägung sind ihre Prinzipien auch auf andere Demenzerkrankungen übertragbar.

Grundsätzlich kontraindiziert ist der Versuch, bereits verlorengegangene Fähigkeiten, wie z. B. das Arbeitsgedächtnis oder Sprachdefizite wieder anzutrainieren – das ist unmöglich und führt zu einer vermeidbaren Frustration beim Patienten und einem Scheitern des Therapieversuchs. Es ist deshalb unerlässlich, die Angehörigen von Demenzkranken ausführlich über die Erkrankung aufzuklären und zu beraten. Dies gilt in den frühen Krankheitsstadien selbstverständlich auch für die Betroffenen selbst, sofern sie dies wünschen.

15.16.5 Sozialmedizinische Maßnahmen

Angehörige werden aufgrund der hohen Anforderungen, die mit der Krankenpflege verbunden sind, sehr belastet. Dies führt in vielen Fällen dazu, dass sie selbst psychisch (Depression, Burnout) oder somatisch (z. B. körperliche Belastung durch pflegerische Beanspruchung) erkranken und Unterstützung benötigen. Informationen und Hilfe in allen Belangen bieten flächendeckend die regionalen deutschen Alzheimergesellschaften (Deutsche Alzheimergesellschaft e.V., Kantstraße 152, 10623 Berlin; www.alzheimer-europe.org) mit ihren Selbsthilfegruppen an. Auf Antrag können in einigen wenigen Therapiezentren stationäre Rehabilitationsmaßnahmen gemeinsam für Patienten und deren Angehörige durchgeführt werden (Alzheimer Therapiezentrum, Bad Aibling, Kolbermoorer Str. 72, 83043 Bad Aibling).

Literatur

Brodaty H, Ames D, Snowdon J, Woodward M, Kirwan J, Clarnette R, Lee E, Lyons B, Grossman F (2003) A randomized placebo-controlled trial of risperidone for the treatment of aggression, agitation, and psychosis of dementia. J Clin Psychiatry 64:134–143

Chan WC, Lam LC, Choy CN, Leung VP, Li SW, Chiu HF (2001) A double-blind randomised comparison of risperidone and haloperidol in the treatment of behavioural and psychological symptoms in Chinese dementia patients. Int J Geriatr Psychiatry 16(12): 1156–1162

De Deyn PP, Rabheru K, Rasmussen A, Bocksberger JP, Dautzenberg PL, Eriksson S, Lawlor BA (1999) A randomized trial of risperidone, placebo, and haloperidol for behavioral symptoms of dementia. Neurology 53(5): 946–955

Dovey HF, John V et al. (2001) Functional gamma-secretase inhibitors reduce beta-amyloid peptide levels in brain. J Neurochem 76(1): 173–181

Emre M, Aarsland D, Albanese A, Byrne EJ, Deuschl G, De Deyn PP, Durif F, Kulisevsky J, van Laar T, Lees A, Poewe W, Robillard A, Rosa MM, Wolters E, Quarg P, Tekin S, Lane R (2004) Rivastigmine for dementia associated with Parkinson's disease. N Engl J Med 9: 351(24): 2509–2518

Ermini-Fünfschilling D, Meier D (1995) Gedächtnistraining: Wichtiger Bestandteil der Milieutherapie bei seniler Demenz. Z Gerontol Geriat 28: 190–194

Feil N (1992) Validation therapy. Geriatr Nurs 13(3): 129–133

Flicker L, Grimley Evans G (2001) Piracetam for dementia or cognitive impairment. Cochrane Database Syst Rev (2): CD001011, Review

Förstl H (Hrsg) (2001) Demenzen in Theorie und Praxis. Springer, Berlin Heidelberg New York

Ibach B, Haen E (2002) Cholinesterase inhibitors in the treatment of Alzheimer's Disease. Current Pharmaceutical Design, in press

Ibach B, Koch H, Fischer-Barnicol D, Haen E für die AMÜP Bayern (2001) Unerwünschte Arzneimittelwirkungen in der Gerontopsychiatrie. Vortrag Österreichischer Geriatriekongress 2001, Bad Hofgastein

Janus C, Pearson J et al. (2000) A beta peptide immunization reduces behavioural impairment and plaques in a model of Alzheimer's disease. Nature 408(6815): 979–982

Jick H, Zornberg GL, Jick SS, Seshadri S, Drachman DA (2000) Statins and the risk of dementia. Lancet 356(9242): 1627–1631

Kanowski S, Herrmann WM, Stephan K, Wierich W, Horr R (1996) Proof of efficacy of the ginkgo biloba special extract EGb 761 in outpatients suffering from mild to moderate primary degenerative dementia of the Alzheimer type or multi-infarct dementia. Pharmacopsychiatry 29(2): 47–56. Dement Geriatr Cogn Disord 11(4): 230–237

Kaschel R, Kaiser-Kaschel H, Mayer K (1992) Realitäts-Orientierungstraining: Literaturüberblick und Implikationen für die neuropsychologische Gedächtnisrehabilitation. Z Gerontopsychol Psychiatr 5: 223–235

Katz IR, Jeste DV, Mintzer JE, Clyde C, Napolitano J, Brecher M (1999) Comparison of risperidone and placebo for psychosis and behavioral disturbances associated with dementia: a randomized, double-blind trial. Risperidone Study Group. J Clin Psychiatry 60): 107–115

Kawas C, Resnick S, Morrison A (1997) A prospective study of estrogen replacement therapy and the risk of developing Alzheimer's disease: the Baltimore Longitudinal Study of Aging. Neurology 48(6): 1517–1521

Kivipelto M, Helkala EL, Hanninen T et al. (2001) Midlife vascular risk factors and late-life mild cognitive impairment: A population-based study. Neurology 56(12): 1683–1689

Kivipelto M, Helkala EL, Laakso MP et al. (2001) Midlife vascular risk factors and Alzheimer's disease in later life: longitudinal, population based study. BMJ 322(7300): 1447–1451

Koch H., Szecsey A, Haen E (2002) Glutamat antagonism in the treatment of dementia. Current Pharmaceutical Design, in press

Le Bars PL, Kieser M, Itil KZ (2000) A 26-week analysis of a double-blind, placebo-controlled trial of the ginkgo biloba extract EGb 761 in dementia. Dement Geriatr Cogn Disord 11(4): 230–237

Lee DH, Folsom AR, Harnack L, Halliwell B, Jacobs DR Jr (2004) Does supplemental vitamin C increase cardiovascular disease risk in women with diabetes? Am J Clin Nutr 80(5): 1194–1200

McKeith I, Del Ser T, Spano P et al. (2000) Efficacy of rivastigmine in demen-tia with Lewy bodies: a randomised, double-blind, placebo-controlled international study. Lancet 356(9247): 2031–2036

Miller ER III, Pastor-Barriuso R, Dalal D, Riemersma RA, Appel LJ, Guallar E (2005) Meta-analyis: High-dosage vitamin E supplementation may increase all-cause mortality. Ann Int Medicine 142(1): e-published

Neal M, Briggs M (2000) Validation therapy for dementia. Cochrane Database Syst Rev (2): CD001394, Review

Ott A, Stolk RP, van Harskamp F, Pols HA, Hofman A, Breteler MM (1999) Diabetes mellitus and the risk of dementia: The Rotterdam Study. Neurology 53(9): 1937–1942

Petersen RC, Stevens JC, Ganguli M, Tangalos EG, Cummings JL, DeKosky ST (2001) Practice parameter: early detection of dementia: mild cognitive impairment (an evidence-based review). Report of the Quality Standards Subcommittee of the American Academy of Neurology. Neurology 56(9): 1133–1142

Rainer MK, Masching AJ, Ertl MG, Kraxberger E, Haushofer M (2001) Effect of risperidone on behavioral and psychological symptoms and cognitive function in dementia. J Clin Psychiatry 62(11): 894–900

Raskind MA, Peskind ER, Wessel T, Yuan W (2000) Galantamine in AD: A 6 month randomized, placebo-controlled trial with a 6-month extension. The Galantamine USA-1 Study Group. Neurology 54(12): 2261–2268

Robins Wahlin TB, Wahlin A, Winblad B, Backman L (2001) The influence of serum vitamin B12 and folate status on cognitive functioning in very old age. Biol Psychol 56(3): 247–265

Rogers J, Kirby LC, Hempelman SR et al. (1993) Clinical trial of indomethacin in Alzheimer's disease. Neurology 43(8): 1609–1611

Rogers SL, Farlow MR, Doody RS, Mohs R, Friedhoff LT (1998) A 24-week, double-blind, placebo-controlled trial of donepezil in patients with Alzheimer's disease. Donepezil Study Group. Neurology 50(1): 136–145

Romero B (1997) Selbst-Erhaltungs-Therapie (SET): Betreuungsprinzipien, psychotherapeutische Interventionen und Bewahren des Selbstwissens bei Alzheimerkranken. In: Weis S, Weber G (Hrsg) Handbuch Morbus Alzheimer. Psychologie Verlags Union, Weinheim, S 1209–1251

Rösler M, Anand R, Cicin-Sain A et al. (1999) Efficacy and safety of rivastigmine in patients with Alzheimer's disease: international randomised controlled trial. BMJ 318(7184): 633–638

Samuel W, Caligiuri M, Galasko D, Lacro J, Marini M, McClure FS, Warren K, Jeste DV (2000) Better cognitive and psychopathologic response to donepezil in patients prospectively diagnosed as dementia with Lewy bodies: a preliminary study. Int J Geriatr Psychiatry 15(9): 794–802

Sano M, Ernesto C, Thomas RG et al. (1997) A controlled trial of selegiline, alpha-tocopherol, or both as treatment for Alzheimer's disease. The Alzheimer's Disease Cooperative Study. N Engl J Med 336(17): 1216–1222

Seshadri S, Beiser A, Selhub J, Jacques PF, Rosenberg IH, D'Agostino RB, Wilson PW, Wolf PA (2002) Plasma homocysteine as a risk factor for dementia and Alzheimer's disease. N Engl J Med 346(7): 476–483

Sival RC, Haffmans PM, Jansen PA, Duursma SA, Eikelenboom P (2002) Sodium valproate in the treatment of aggressive behavior in patients with dementia-a randomized placebo controlled clinical trial. Int J Geriatr Psychiatry. 17: 579–85

Spector A, Thorgrimsen L, Woods B, Royan L, Davies S, Butterworth M, Orrell M (2003) Efficacy of an evidence-based cognitive stimulation therapy programme for people with dementia: randomised controlled trial. Br J Psychiatry 183: 248–254

Street JS, Clark WS, Kadam DL, Mitan SJ, Juliar BE, Feldman PD, Breier A (2001) Long-term efficacy of olanzapine in the control of psychotic and behavioral symptoms in nursing home patients with Alzheimer's demen-tia. Int J Geriatr Psychiatry 16 (Suppl 1):S62–70

Summers WK, Majovski LV, Marsh GM, Tachiki K, Kling A (1986) Oral tetrahydroaminoacridine in long-term treatment of senile dementia, Alzheimer type. N Engl J Med 315(20): 1241–1245

Tariot PN, Salzman C, Yeung PP, Pultz J, Rak IW (2000) Long-Term use of quetiapine in elderly patients with psychotic disorders. Clin Ther 22: 1068–1084

Therapie des Vitamin-B12-Mangels (1998) Der Arzneimittelbrief 32 : 71

Tiseo PJ et al. (1998) Concurrent administration of donepezil HCl and ketoconazole/Cimetidine/digoxin/theophylline/warfarin: assessment of pharmacokinetic changes following single and multiple doses. Br J Clin Pharmacol 46 (Suppl 1): 25–50

Wächtler C et al. (1994) Entwicklung eines therapeutischen Milieus für Demenzkranke. In: Hirsch R (Hrsg) Psychotherapie bei Demenzen. Steinkopff, Darmstadt, S 149–158

Wang HX, Wahlin A, Basun H, Fastbom J, Winblad B, Fratiglioni L (2001) Vitamin B(12) and folate in relation to the development of Alzheimer's disease. Neurology 56(9): 1188–1194

Weggen S, Eriksen JL, Das P et al. (2001) A subset of NSAIDs lower amyloidogenic Abeta42 independently of cyclooxygenase activity. Nature 414(6860): 212–216

Weytingh MD, Bossuyt PM, van Crevel H (1995) Reversible dementia: more than 10% or less than 1%? A quantitative review. J Neurol 242(7): 466–471

Winblad B, Poritis N (1999) Memantine in severe dementia: results of the 9M-Best Study (Benefit and efficacy in severely demented patients during treatment with memantine). Int J Geriatr Psychiatry 14(2): 135–146

Wolozin B, Kellman W, Ruosseau P, Celesia GG, Siegel G (2000) Decreased prevalence of Alzheimer disease associated with 3-hydroxy-3-methylglutaryl coenzyme A reductase inhibitors. Arch Neurol 57(10): 1439–1443

van Dongen MC, van Rossum E, Kessels AG, Sielhorst HJ, Knipschild PG (2000) The efficacy of ginkgo for elderly people with dementia and age-associated memory impairment: new results of a randomized clinical trial. J Am Geriatr Soc 48(10): 1183–1194

15.17 Konsiliarpsychiatrie und -psychotherapie

Albert Diefenbacher

15.17.1 Einleitung

Körperliche Erkrankungen werden häufig von psychischen Symptomen und/oder Verhaltensauffälligkeiten begleitet. Körperliche Symptome selbst können auf eine psychische Erkrankung, z. B. eine depressive Störung oder Angsterkrankung hinweisen, ohne dass eine körperliche Erkrankung vorliegt. Das folgende Kapitel soll dem Nichtpsychiater dabei helfen, die Zusammenarbeit mit Konsiliarpsychiatern in der Versorgung von somatopsychisch kranken Patienten zu verbessern.

15.17.2 Psychische Komorbidität bei körperlich kranken Patienten

Bei Patienten, die sich wegen einer körperlichen Erkrankung in Behandlung begeben, ist die Wahrscheinlichkeit, dass gleichzeitig eine psychische Erkrankung vorliegt, erhöht. Dies gilt für ambulant und stationär behandelte Patienten. Die Lübecker

Allgemeinkrankenhausstudie fand folgende Prävalenzraten psychischer Erkrankungen bei stationär behandelten chirurgischen und internistischen Patienten: Organisch bedingte psychische Störungen (z. B. akute Verwirrtheitszustände) bei 17,5, Depressionen bei 16,3 und Abhängigkeitserkrankungen bei 11%. Per Experten-Rating wurde geschätzt, dass etwa 16% aller untersuchten Krankenhauspatienten eine psychiatrisch-psychotherapeutische Intervention während der Indexbehandlung benötigten, dem Konsiliarpsychiater überwiesen wurden davon aber nur ca. ein Viertel. Meist liegen die Überweisungsraten an psychiatrische Konsiliardienste im Allgemeinkrankenhaus nur bei ungefähr 1%.

Psychische Erkrankungen führen zu einer weiteren subjektiven Beeinträchtigung des körperlich kranken Patienten. Sie sind mit komplizierteren Krankheitsverläufen, einer verlängerten Krankenhausverweildauer, vermehrten stationären Wiederaufnahmen sowie auch vermehrten ambulanten Arztbesuchen verbunden als dies bei körperlich gleich schwer erkrankten Patienten der Fall ist, die an keiner zusätzlichen psychischen Erkrankung leiden.

15.17.3 Einzelne Krankheitsbilder

Im Folgenden wird an Hand einiger bei stationären Patienten außerhalb psychiatrischer Kliniken und Abteilungen häufigen psychischen Erkrankungen exemplarisch auf die Kooperation von Konsiliarpsychiater und Nichtpsychiater eingegangen. (Allgemeine Aspekte der dargestellten psychischen Erkrankungen sind der Sektion Psychiatrie und Psychotherapie dieses Buches zu entnehmen.)

Akute Verwirrtheitszustände

Akute Verwirrtheitszustände (ICD-10 F05 Delir, nicht durch Alkohol oder psychotrope Substanzen bedingt) sind bei Allgemeinkrankenhauspatienten häufig. Sie kommen insbesondere bei den über 65-jährigen Patienten in 15–20% der Fälle vor. Sie sind mit einer erhöhten Morbidität und Mortalität verbunden und führen häufig zu einer verlängerten Krankenhausverweildauer. Hyperaktive delirante Syndrome, die neben Orientierungsstörungen und Störungen der Bewusstseinslage durch Umtriebigkeit, psychotische Symptome, Schlaf-Wach-Umkehr und gelegentlich Aggressivität gekennzeichnet sind, werden meistens zunächst vom Pflegepersonal auf Grund der im Vordergrund stehenden Verhaltensauffälligkeiten bemerkt. Das Vollbild eines deliranten Syndroms entwickelt sich häufig über mehrere Tage, wobei initial zunehmend Schlafstörungen und vor allem in den frühen Morgenstunden unkooperatives Verhalten auffällig ist. Da diese Symptomatik tageszeitliche Schwankungen aufweist, wird bei prima facie unauffälligem Verhalten tagsüber die Vorbotenfunktion der nächtlichen Symptome häufig nicht wahrgenommen, bis sich dann das Vollbild eines hyperaktiven deliranten Syndroms entwickelt hat.

Ein kurzer Screening-Test kognitiver Funktionen, problemlos während der Visite einsetzbar, kann zur frühzeitigen Identifikation einer solchen Störung beitragen: Initial wird der Patient gebeten, sich drei Begriffe (z. B. Apfel – Tisch – Pfennig) zu merken, die er später wiederholen solle. Anschließend sollen Datum, Wochentag, Monat und Jahr genannt werden. Dann erfolgt eine serielle Subtraktion über 5 Schritte (100 minus 7 bis zur Endzahl 65), abschließend werden die eingangs genannten drei Merkitems abgefragt. Jeder Fehler wird mit 1 Punkt bewertet, bei mehr als 5 Fehlern besteht der Verdacht auf eine Beeinträchtigung kognitiver Funktionen. Eine solche kurze Überprüfung des kognitiven Status ist besonders wichtig zur Diagnose eines hypoaktiven Delirs, das auf Grund seiner weniger spektakulären Phänomenologie – der Patient liegt zurückgezogen und apathisch im Bett und antwortet auf Fragen einsilbig und eher floskelhaft („Es geht gut") – nicht in derselben Deutlichkeit wie ein hyperaktives Delir als problematisch erkannt wird. Hypoaktive Delirien werden nicht selten auf Grund einer fehlenden Evaluation des kognitiven Status als „Depression" fehldiagnostiziert und gelegentlich fälschlich mit trizyklischen Antidepressiva behandelt, wodurch es, bei vorgeschädigtem Gehirn, auf Grund der anticholinergen Nebenwirkung dieser Substanzen zur Entwicklung eines hyperaktiven Delirs kommen kann.

Die Aufgabe des Konsiliarpsychiaters besteht neben der Diagnosestellung in der Unterstützung bei der differentialdiagnostischen Abklärung möglicher Ursachen deliranter Syndrome; zu diesem Zweck ist zu fordern, dass er eine eigenhändige Durchsicht der Krankengeschichte bzw. des Krankheitsverlaufes vornimmt. Des Weiteren sollte der Konsiliarpsychiater eine konsequente medikamentöse Behandlung initiieren, die, neben einem Verzicht auf möglicherweise deliriogene Substanzen, meist eine Gabe von Neuroleptika wie z. B. Haloperidol erfordert (ein Algorithmus zur Akutversorgung deliranter Syndrome durch den nichtpsychiatrischen Stationsarzt findet sich bei Saupe u. Diefenbacher).

Depressive Syndrome

Depressive Syndrome (ICD-10, u. a. F30–F39) werden bei Patienten, die an einer körperlichen Grunderkrankung leiden, zu selten diagnostiziert. Häufig wird von ärztlicher und pflegerischer Seite vermutet, dass das Auftreten einer Depression bei einer körperlichen Erkrankung „normal" sei, daher keiner spezifischen Behandlung bedürfe und sich von alleine zurückbilde. Untersuchungen der natürlichen Verläufe depressiver Syndrome bei akut körperlich erkrankten Patienten sprechen tatsächlich für eine hohe Remission depressiver Syndrome im Verlauf einer Krankenhausbehandlung. Dennoch konnte gezeigt werden, dass 28% der bei stationärer Aufnahme als depressiv eingestuften Patienten auch bei Entlassung immer noch depressiv waren, mit hierdurch bedingtem, über mehrere Monate nach der Entlassung anhaltendem, komplizierterem Behandlungs- und Heilungsverlauf. Für den Nichtpsychiater sollte die differentialdiagnostische Erwägung eines depressiven Syndroms und ggf. die Anforderung eines psychiatrischen Konsiliums dann erfolgen, wenn ein Patient mehrere Tage nach begonnener Behandlung immer noch gleichbleibend oder zunehmend ausgesprochen weinerlich, niedergeschlagen, hoffnungslos etc. ist und nicht in dem Maße an medizinisch-diagnostischen Maßnahmen oder therapeutischen Programmen teilnimmt, wie dies für die Mehrzahl der Mitpatienten üblicherweise zu erwarten ist. Die Aufgabe des Konsiliarpsychiaters ist es, die Indikation für eine psychotherapeutische und/oder psychopharmakotherapeutische Behandlung zu stellen, die unmittelbar zu beginnen oder mit einem ambulanten Nervenarzt bzw. dem Hausarzt zu vereinbaren ist.

Psychotherapeutische Interventionen in unterschiedlicher Form (z. B. Einzel- und Gruppentherapien) sind auch bei körperlichen Krankheiten effektiv. Bezüglich der Frage, was denn ein psychotherapeutisches Vorgehen bei einer körperlichen Erkrankung überhaupt bewirken kann, ist für den Nichtpsychiater wie auch für den Patienten das Konzept der Trauerarbeit hilfreich. Krankheit bedeutet für den von ihr Betroffenen einen Verlust zuvor bestehender Funktionsfähigkeit, der kognitiv und affektiv bearbeitet werden muss. Den meisten Patienten gelingt es, alleine oder mit Unterstützung ihrer Angehörigen und der behandelnden Ärzte und des Pflegepersonals die Stadien der Trauerarbeit (Leugnung der Krankheit, Ängstlichkeit, Ärger und Wut, Depression und Hilflosigkeit) zu durchschreiten, bis sich wieder ein neues Gleichgewicht einstellt. Bei einer Minderheit aber kommt es gewissermaßen zu einer pathologischen Trauerreaktion und die Aufgabe des psychiatrischen Konsilars ist es, z. B. eine supportiv-psychotherapeutische Intervention durchzuführen, die auch im Setting des Allgemeinkrankenhauses durchgeführt werden kann. Bei der supportiven Psychotherapie, einer in Deutschland unterschätzten psychotherapeutischen Methode, handelt es sich um ein Verfahren, das erlernt werden muss und nicht identisch ist mit einem letztlich von jedem im medizinischen Bereich Tätigen zu erwartenden empathischen Zuspruch gewährenden Verhalten. In der Lübecker Allgemeinkrankenhausstudie wurde die Indikation zur Durchführung einer supportiven Psychotherapie bei 21,8% der untersuchten Patienten gestellt. Eine solche Behandlung erfordert mehrere Gesprächstermine und kann im Rahmen der üblichen konsiliarischen Versorgung häufig nicht adäquat erfolgen.

Auch der Einsatz von Psychopharmaka ist bei depressiven Störungen, die im Rahmen körperlicher Grunderkrankungen auftreten, effektiv. Die Entwicklung nichttrizyklischer Antidepressiva, z. B. der sog. selektiven Serotoninwiederaufnahmehemmer (SSRI), eröffnet neue Perspektiven beispielsweise in der Behandlung von depressiven Patienten nach Myokardinfarkt oder ischämischem Insult. Im Vergleich zu den bei diesen Patienten ebenfalls wirksamen trizyklischen Antidepressiva weisen die SSRI ein günstigeres Nebenwirkungsprofil auf, wobei vor allem die nur sehr selten auftretenden kardiovaskulären Nebenwirkungen zu erwähnen sind. Allerdings muss bei ihrem Einsatz ein mögliches Interaktionspotential wegen je nach Substanz unterschiedlich ausgeprägter Induktion bzw. Inhibition von Isoenzymen der Zytochrom-P450-Familien berücksichtigt werden.

Alkoholabhängigkeit

Entgegen ihrer Häufigkeit werden alkoholabhängige Patienten (ICD-10, F10–F19), die sich wegen einer körperlichen Erkrankung auf einer internistischen oder chirurgischen Station befinden, nur selten dem Konsiliarpsychiater vorgestellt. Dies hat damit zu tun, dass ein Substanzmissbrauch häufig noch mehr als moralisches denn als medizinisches Problem gesehen wird und eine Nutzlosigkeit psychiatrisch-psychotherapeutischer Interventionen hinsichtlich der Verminderung von Rückfällen oder des Erzielens einer Abstinenz unterstellt wird. Empirische Untersuchungen weisen aber darauf hin, dass Früherkennung und Frühintervention von Alkoholmissbrauch und -abhängigkeit im Allgemeinkrankenhaus den betroffenen Patienten beim Erreichen dieser Ziele hilfreich sein können. Wichtig ist, dass der primär behandelnde Nichtpsychiater im Sinne einer sog. motivationalen Intervention in einem sachlichen, nicht moralisierenden Ton die Bereitschaft des Patienten, sich mit seiner Abhängigkeit auseinander zu setzen, weckt und unterstützt. Die vier Fragen des CAGE-Fragebogens – das Akronym setzt sich aus den jeweils ersten Buchstaben der vier nachfolgend aufgeführten Items zusammen – sind zur Erfassung von Alkoholmissbrauch und -abhängigkeit gut geeignet:

1. „Haben Sie jemals daran gedacht, Ihren Alkoholkonsum einzuschränken?" („cut down drinking"),
2. „Haben Sie jemals bei anderen Menschen Anstoß erregt, weil Sie nach deren Meinung zu viel trinken?" („annoyance"),
3. „Haben Sie sich jemals schuldig gefühlt wegen Ihres Trinkens?" („guilt"),
4. „Haben Sie morgens jemals als erstes Alkohol getrunken, um sich nervlich zu stabilisieren oder einen Kater loszuwerden?" („eye opener").

Werden alle vier Fragen mit „Ja" beantwortet, kann dies als Hinweis auf das Vorliegen eines Alkoholproblems angesehen werden, zwei oder drei positive Antworten gelten als verdächtig. Von einer Arbeitsgruppe englischer Internisten und Psychiater wurde empfohlen, dass die vier CAGE-Fragen bei jedem Kontakt in einer Hausarztpraxis gestellt werden sollten. Fragen und Gesprächstechniken einer motivationalen Intervention sind einfach und können vom Nichtpsychiater problemlos erlernt werden (vgl. ein Gesprächsbeispiel bei Veltrup u. Wetterling).

15.17.4 Kooperation von Psychiatern und Nichtpsychiatern

Die zunehmende Integration psychiatrischer Abteilungen in die Allgemeinkrankenhäuser während der letzten Jahre hat die Möglichkeiten moderner psychiatrisch-psychotherapeutischer Methoden in der Versorgung von Menschen mit psychischen Problemen auch für den nichtpsychiatrisch tätigen Arzt transparenter gemacht. Umfragen weisen darauf hin, dass die Beratung durch einen Konsiliarpsychiater von der überwiegenden Mehrzahl der anfordernden Ärzte, vor allem aber auch von den gemeinsam betreuten Patienten als hilfreich angesehen wird.

Probleme in der Kooperation

Der ein psychiatrisches Konsilium anfordernde Arzt darf von diesem Folgendes erwarten: Schriftlich dokumentiertes Konsilium mit knapp zusammengefasstem psychopathologischem Befund, psychiatrische Diagnose (ggf. Syndromdiagnose), nachvollziehbarer Therapievorschlag.

Wird eine Psychopharmakotherapie empfohlen, sollte der Konsiliar ein Dosierungsschema notieren, auf mögliche Interaktionen mit anderen Pharmaka hinweisen und ggf. über häufiger zu erwartende Nebenwirkungen informieren. Latenzen beim Wirkungseintritt sowie voraussichtliche Behandlungsdauer sollten ebenfalls erwähnt werden. Wird ein psychotherapeutisches Verfahren empfohlen, sollte der Konsiliar konkretisieren, um welches Verfahren es sich handelt sowie durch wen und an welchem Ort die Therapie stattfinden soll. Auf dieser Grundlage kann der psychiatrische Konsiliar wiederum erwarten, dass seine Vorschläge adäquat umgesetzt werden. Die Therapeuten-Compliance, in der konsiliarpsychiatrischen Literatur spricht man auch von Konkordanz, der anfordernden Ärzte mit den psychiatrisch-psychotherapeutischen Therapievorschlägen ist aber zum Teil niedrig. Wird vom Konsiliarpsychiater kein Therapievorschlag ge-geben oder keine psychiatrische Diagnose gestellt (was in 5–10% aller angeforderten Konsilien der Fall ist), sollte dies im Befund explizit vermerkt und erläutert werden. Wenn möglich, sollte in diesem Fall eine persönliche Kontaktaufnahme der beteiligten Ärzte erfolgen.

Weitere Kooperationsformen – Ausblick

Die bereits erwähnten Probleme in der Diagnostik psychiatrischer Erkrankungen und im Umsetzen psychiatrisch-psychotherapeutischer Therapieverfahren im Allgemeinkrankenhaus haben zur Entwicklung spezieller Ansätze in der Kooperation von Psychiatern und Nichtpsychiatern geführt. Hier wird häufig der Begriff Liaisonpsychiatrie verwendet, der eine im Vergleich zur klassischen Konsiliartätigkeit zeitlich intensivere Integration des Psychiaters in einen Bereich der somatischen Medizin umfasst, wie z. B. eine internistische oder onkologische Abteilung oder Schmerzambulanz, wo er regelmäßig, also auch ohne direkte Anforderung, Patienten (mit-)betreut. Die Möglichkeit gemeinsamer Visiten und Fallbesprechungen kann die diagnostische Treffsicherheit der nichtpsychiatrischen Ärzte erhöhen und ihre Kompetenz im Umgang mit psychischen Problemen verbessern. Ebenso ist die psychotherapeutische Mitversorgung durch den Psychiater besser möglich. Sowohl bei gerontopsychiatrischen Patienten als auch in der Schmerzbehandlung und im Rahmen der psychologischen Vorbereitung von Patienten auf Operationen, also in Arbeitsbereichen, die oft ausschließlich der Organmedizin zugerechnet werden, haben sich von Spezialisten durchgeführte psychologisch-psychotherapeutische Interventionen, wie z. B. Stressimpfungstraining, als effektiv erwiesen, nicht nur hinsichtlich einer emotionalen Unterstützung der Patienten, sondern auch unter Kosten-Nutzen-Aspekten (z. B. unabhängige Lebenssituation vs. Heimunterbringung, Wiedererreichen von Arbeitsfähigkeit, geringerer Medikamentenverbrauch, kürzere postoperative Erholungszeit und kürzerer Krankenhausaufenthalt).

Ein noch weitergehendes Modell wird vor allem in den USA propagiert, wo z. B. Internisten und Psychiater über Abteilungsgrenzen hinaus gemeinsame Stationen (sog. „medical-psychiatric units") betreiben. Solche Modelle könnten insbesondere für Patienten mit suchtmedizinischen und geriatrisch-geronto-psychiatrischen Problemen nützlich sein.

Die Einführung des DRG-Systems, bei der die Abbildung zusätzlich zur somatischen Grunderkrankung vorliegender psychiatrischer Diagnosen vorgesehen ist, dürfte in jedem Fall mit einer Zunahme psychiatrischer Konsiliar-Liaison-Tätigkeit einhergehen.

Literatur

American Psychiatric Association (1999) Practice Guideline for the Treatment of Patients With Delirium. APA, Washington DC

Arolt V (2004) Die Häufigkeit psychischer Störungen bei körperlich Kranken. In: Arolt V, Diefenbacher A (Hrsg) Psychiatrie in der klinischen Medizin. Steinkopff, Darmstadt, S 19–53

Arolt V, Rothermund M (2004) Depression bei körperlichen Erkrankungen. In: Arolt V, Diefenbacher A (Hrsg) Psychiatrie in der klinischen Medizin. Steinkopff, Darmstadt, S 349–388

Diefenbacher A (1999) Konsiliar- und Liaisonpsychiatrie. In: Helmchen H, Henn F, Lauter H, Sartorius N (Hrsg) Psychiatrie der Gegenwart, 4. Aufl., BD 2, Allgemeine Klinische Psychiatrie. Springer, Berlin Heidelberg New York Tokyo, S 433–456

Diefenbacher A (2004) Consultation Psychiatry in Germany. In: Diefenbacher A (Hrsg) Consultation-Liaison Psychiatry in Germany, Austria and Switzerland. Karger, Basel, S 1–19

Driessen M, Veltrup C, Wetterling T (2004) Alkoholabhängigkeit im Allgemeinkrankenhaus – Epidemiologie, Diagnostik und Intervention. In: Arolt V, Diefenbacher A (Hrsg) Psychiatrie in der klinischen Medizin. Steinkopff, Darmstadt, S 309–322

Ehlert U (2003) Verhaltensmedizin. Springer, Berlin Heidelberg New York

Klimke A, Wilmsdorff von M (2004) Medikamentöse Behandlung – psychotrope Nebenwirkungen von Nichtpsychopharmaka. In: Arolt V, Diefenbacher A (Hrsg) Psychiatrie in der klinischen Medizin. Steinkopff, Darmstadt, S 160–172

König F (2004) Psychopharmakotherapie bei somatischen Erkrankungen. In: Arolt V, Diefenbacher A (Hrsg) Psychiatrie in der klinischen Medizin. Steinkopff, Darmstadt, S 141–159

Kwentus J, Kathol R (1999) Integrierte medizinische und psychiatrische Stationen und Behandlungskonzepte – Implementierung eines neuen Versorgungsmodells. In: Diefenbacher A (Hrsg) Aktuelle Konsiliarpsychiatrie und -psychotherapie. Thieme, Stuttgart New York, S 161–176

Maylath E, Spanka M, Nehr R (2003) In welchen Krankenhausabteilungen werden psychisch Kranke behandelt? Eine Analyse der Krankenhausfälle der DAK im Vorfeld der DRGs. Gesundheitswesen 65: 486–494

Reischies F M, Diefenbacher A (2004) Delirium in General Hospital Inpatients: German Developments. In: Diefenbacher A (Hrsg) Consultation-Liaison Psychiatry in Germany, Austria and Switzerland. Karger, Basel, S 128–136

Royal College of Physicians & Royal College of Psychiatrists (2003) The psy-chological care of medical patients – A practical guide. 2nd ed, London, Gaskell

Saupe R, Diefenbacher A (1996) Praktische Konsiliarpsychiatrie und -Psychotherapie. Enke, Stuttgart

Veltrup C, Wetterling T (1999) Früherkennung und Frühintervention bei alkoholkranken Patienten in der medizinischen Basisversorgung. In: Diefenbacher A (Hrsg) Aktuelle Konsiliarpsychiatrie und -Psychotherapie. Thieme, Stuttgart New York, S 33–70

15.18 Organische psychische Störungen
Alexander Kurz

15.18.1 Einleitung

Als „organisch" bedingt bezeichnet man diejenigen psychischen Störungen, die durch eine **nachweisbare** Hirnkrankheit verursacht werden. Ihnen stehen die „funktionellen" psychischen Störungen gegenüber, die kein bekanntes anatomisches Korrelat besitzen. Der Bedeutungsumfang des Begriffs „organisch" ist daher einem historischen Wandel unterworfen. Sein erkenntnisleitender Wert besteht nach wie vor darin, die Aufmerksamkeit des Arztes auf das Vorliegen einer körperlichen Ursache für ein psychopathologisches Syndrom zu lenken. Die derzeit gültige psychiatrische Systematik teilt die organischen psychischen Störungen in mehrere ätiologisch unspezifische Symptom- und Verlaufsmuster ein. **Demenz, Delir, Amnesie** und **leichte kognitive Störung** sind psychopathologisch gekennzeichnet durch eine **Minderung kognitiver Leistungen** gegenüber dem prämorbiden Niveau, die bei nichtorganischen psychischen Störungen selten vorkommt. Andere psychoorganische Syndrome (Halluzinose, wahnhafte Störung, affektive Störung, Persönlichkeitsstörung) unterscheiden sich dagegen nicht grundsätzlich von Störungsmustern, die auch ohne Hirnschädigung entstehen.

15.18.2 Demenz

Der Begriff bezeichnet nicht wie früher ein Endstadium intellektuellen Abbaus, sondern ein erworbenes Muster von Störungen

Tabelle 15.18-1. Die wichtigsten psychoorganischen Syndrome

Merkmal	Demenz	Delir	Amnesie
Minderung der Aufmerksamkeit	Möglich	Ja	Nein
Minderung der Gedächtnisleistung	Ja	Ja	Ja
Minderung des Denkvermögens	Ja	Ja	Nein
Störung der Orientierungsfähigkeit	Möglich	Ja	Nein
Einschränkung basaler Alltagsaktivitäten	Ja	Ja	Nein
Einschränkung von Sprache (Aphasie), praktischem Handeln (Apraxie) oder Objekterkennen (Apnosie)	Möglich	Möglich	Nein
Befundfluktuation von Stunde zu Stunde	Nein	Ja	Nein
Veränderung von Affektkontrolle, Antrieb und Sozialverhalten	Ja	Ja	Nein
Dauer	Mindestens 6 Monate	Tage bis Wochen	Keine Festlegung

Tabelle 15.18-2. Neurobiologie der häufigsten Demenzursachen

Merkmal	Alzheimer-Krankheit	Zerebrovaskuläre Krankheiten	Frontotemporale Degeneration	Parkinson- und Lewy-Körper-Krankheit
Pathologisch veränderte Proteine	β-Amyloid, Tau	–	Tau, Ubiquitin	α-Synuklein, Parkin
Genetische Ursachen	Mutationen in Genen für APP, PS 1 und PS 2 bei familiären Frühfällen	Mutationen in NOTCH-3 (CADASIL)	Mutationen im Tau-Gen (FTD-P 17)	Mutation im Gen für α-Synuklein bei PK, im Parkin-Gen bei juvenilem familiären Parkinsonismus, sowie im Gen für die Ubiquitin-C-Terminal-Hydrolase-L1
Genetische Risikofaktoren	Apolipoprotein E4	Unbekannt	Unbekannt	Apolipoprotein E4
Histopathologische Kennzeichen	Amyloidhaltige Plaques, Neurofibrillenveränderungen, Nervenzellverlust	Lakunäre Infarkte, Demyelinisierung der weißen Substanz, Territorialinfarkte	Nervenzellverlust, Spongiose, Gliose, taupositive Einschlusskörper, teilweise Pick-Zellen	Lewy-Körper und Lewy-Neuriten, zusätzlich amyloidhaltige Plaques (LKK)
Bevorzugte Lokalisation	Temporaler und parietaler Kortex, Meynert-Basalkern	Basalganglien, periventrikuläres Marklager, Gyrus angularis Thalamus (bilateral)	Frontaler und temporaler Kortex, Striatum, selten motorische Vorderhornzellen	Substantia nigra, limbische Strukturen, Meynert-Basalkern

hochintegrierter psychischer Funktionen, die reversibel oder irreversibel sein können, stets das Gedächtnis betreffen, sich in einer verminderten Alltagsbewältigung niederschlagen und nicht mit einer Bewusstseinstrübung einhergehen (Tabelle 15.18-1). Das klinische Bild einer Demenz ist in Abhängigkeit von der Lokalisation der zugrunde liegenden Hirnschädigung sehr unterschiedlich. Die Demenz ist das häufigste psychoorganische Syndrom. Ihre Prävalenz in der Bevölkerung über 60 Jahren wird auf 6% geschätzt.

Ätiologie und Pathogenese

Die häufigsten Ursachen einer Demenz sind **neurodegenerative Erkrankungen** (Alzheimerkrankheit, frontotemporale Degeneration, Parkinson-Lewykörper-Spektrum, progressive supranukleäre Lähmung, Huntington-Krankheit, kortikobasale Degeneration) mit einem gemeinsamen Anteil von rund 80%, **zerebrovaskuläre Störungen** (lakunäre Infarkte, Marklagerschäden, kortikale Territorialinfarkte; selten Hämatome und Vaskulitis) sind für weitere 10–15% verantwortlich (Tabelle 15.18-2). **Infektiöse Erkrankungen** wie Creutzfeldt-Jakob-Krankheit und HIV-Enzephalitis sind als Ursache einer Demenz sehr selten. **Potentiell reversible Ursachen** (vor allem Hypothyreose und Normaldruckhydrozephalus) machen zusammen weniger als 5% aller Demenzursachen aus. Mit wenigen Ausnahmen (z. B. Thalamusinfarkt) sind die Ursachen einer Demenz Schwellenkrankheiten, die erst nach dem Überschreiten einer kritischen Ausprägung der pathologischen Veränderungen zu klinischen Symptomen führen. Additive Hirnschädigungen setzen diese Schwelle herab – beispielsweise begünstigen zusätzliche Infarkte die klinische Manifestation einer Alzheimer-Pathologie.

Neurodegenerative Erkrankungen Ein histopathologisches Hauptmerkmal der **Alzheimerkrankheit** ist die übermäßige Entstehung von neurotoxischem β-Amyloidprotein. Bei den seltenen präsenilen autosomal-dominant vererbten Fällen wird die Amyloidproduktion durch pathogene Mutationen (in den Genen für Amyloidvorläuferprotein, Präsenilin 1 und 2) erhöht. Bei den häufigen sporadischen Spätfällen dagegen begünstigen genetische Risikofaktoren wie Apolipoprotein E4 die Ablagerung von β-Amyloid in den senilen Plaques oder hemmen dessen Abtransport. Der Zusammenhang der Amyloidpathologie mit den aus hyperphosphoryliertem Tau-Protein bestehenden Neurofibrillenveränderungen ist ungeklärt. Beide morphologischen Veränderungen führen zu einem hochgradigen Verlust von großen Pyramidenzellen im Temporal- und Parietallappen sowie im cholinergen Meynert-Basalkern. Als Folge davon besteht im gesamten Kortex ein Mangel an dem Neurotransmitter Azetylcholin (cholinerges Defizit).

Die **frontotemporalen Degenerationen** beschränken sich auf den Frontal- und Temporallappen mit gelegentlicher Beteiligung des Striatums. Histopathologisch können verschiedene Formen der pathologischen Veränderung zugrunde liegen, die sich vor allem durch die Art der neuronalen und glialen Einschlusskörper unterscheiden. Deren Hauptbestandteile sind Tau und Ubiquitin. Am häufigsten tritt ein Nervenzellverlust mit spongiösem Umbau der Rinde und reaktiver Gliose ohne sonstige histologische Merkmale auf. Die Kennzeichen der **Pick-Krankheit** (ballonierte blasse Nervenzellen und kugelige intraneuronale Einschlusskörper) finden sich nur bei einer Minderheit. Bei familiären Fällen der frontotemporalen Degeneration, die mit Parkinson-Symptomen einhergehen, wurde eine Koppelung an das Tau-Gen (Chromosom 17) nachgewiesen. In seltenen Fällen kann die frontotemporale Degeneration mit einer motorischen Vorderhornkrankheit kombiniert sein.

Bei der **Parkinson-Krankheit** entstehen kognitive Einschränkungen durch die Schädigung mehrerer subkortikaler und kortikaler Strukturen. Betroffen sind die dopaminergen Projektionszellen der Substantia nigra, der noradrenerge Locus coeruleus, die serotonergen dorsalen Raphekerne und (wie bei der Alzheimerkrankheit) der cholinerge Meynert-Basalkern. Im Kortex ist vor allem die entorhinale Rinde in Mitleidenschaft gezogen. Das morphologische Kennzeichen der Parkinson-Krankheit sind die Lewy-Körper: rundliche Einschlusskörper, die vorwiegend aus α-Synuklein und Ubiquin bestehen. Die meisten Krankheitsfälle sind sporadisch, es gibt jedoch familiäre Formen, bei denen pathogene Mutationen nachgewiesen wurden (in den Genen für α-Synuklein und Parkin). Durch die Veränderung der Genprodukte kommt es vermutlich zu einer Störung des axonalen Transports und der Ubiquitin-vermittelten Stoffwechselvorgänge. Wenn Lewy-Körper in größerer Zahl im Neokortex vorkommen, spricht man von der **Lewy-Körper-Krankheit**. Obwohl sie morphologisch auf einem Kontinuum mit der Parkinson-Krankheit liegt, zeigt sie deutliche klinische Unterschiede. Die Kombination von neokortikalen Lewy-Körpern und Alzheimer-typischen Plaques nennt man Lewy-Körper-Variante der Alzheimerkrankheit.

Die **progressive supranukleäre Lähmung** ist eine sporadisch auftretende Neurodegeneration der Basalganglien und des Hirnstamms unter Beteiligung des präfrontalen Kortex. Sie führt zu einer fortschreitenden supranukleären Ophthalmoplegie, die vor allem die vertikalen Blickbewegungen betrifft. Hinzu kommen Instabilität der Körperhaltung, Fallneigung, akinetisch-rigider Parkinsonismus und Pseudobulbärparalyse. Morphologische Merkmale sind Nervenzellverlust und Gliose sowie prominente Neurofibrillenveränderungen und taupositive Neuropilfäden.

Die **kortikobasale Degeneration** ist eine seltene Atrophie der Basalganglien sowie des Frontal- und Parietallappens mit relativer Aussparung des Temporallappens. Histopathologische Merkmale sind Nervenzellverlust und Gliose in den befallenen Rindengebieten und Basalganglien mit taupositiven ballonierten Neuronen und Astrozytenplaques im Mark.

Die **Huntington-Krankheit** ist eine autosomal-dominant vererbte Atrophie des Kaudatums, die zu einem hyperkinetisch-hypotonen Syndrom führt. Ursache ist eine übermäßige Trinukleotidwiederholung im IT15-Gen auf Chromosom 4. Die kognitiven Störungen sind vermutlich Ausdruck einer Störung von Bahnen, die den Frontallappen über das Kaudatum mit subkortikalen Strukturen verbinden.

Zerebrovaskuläre Krankheiten Die zerebrovaskulär verursachten Demenzen sind ätiologisch und klinisch völlig uneinheitlich. Nur ein Drittel der Fälle entspricht dem **Multiinfarkttyp**. Ursache ist eine zerebrale Makroangiopathie auf Grundlage arterioarterieller oder kardiogener Embolien. Weder Infarktvolumen noch Infarktlokalisation stehen in einer klaren Beziehung zum Entstehen einer Demenz, jedoch steigt die Wahrscheinlichkeit von kognitiven Einbußen mit dem Ausmaß des ischämischen Gewebeverlustes. Einzelne Infarkte an strategischen Stellen (vor allem Gyrus angularis, mediobasaler Temporallappen, medialer Frontallappen, Thalamus) können zu einer Demenz führen, sind jedoch selten. Ein größerer Teil der zerebrovaskulären Demenzen kann der zerebralen Mikroangiopathie zugeordnet werden. Sie wird hervorgerufen durch eine hypertoniebedingte Lipohyalinose kleiner Arterien und Arterienäste. Die Gefäßstenosen und -verschlüsse betreffen vor allem lange unverzweigte Arterien, die die grauen Kerne und das tiefe Marklager versorgen. Sie äußern sich in **Dichteminderungen des Marklagers** und in lakunären Infarkten, die häufig miteinander kombiniert sind. Die kognitiven Defizite stehen in einem engen Zusammenhang mit den Fernwirkungen der subkortikalen Läsionen durch Unterbrechung von subkortikofrontalen und thalamokortikalen Verbindungen. Die Verbindung von lakunären Basalganglieninfarkten, periventrikulären ischämischen Marklagerschäden und hochgradiger Ventrikelerweiterung auf dem Boden einer langjährig bestehenden arteriellen Hypertonie wird auch als **Binswanger-Krankheit** oder subkortikale arteriosklerotische Enzephalopathie bezeichnet. Mutationen im Gen für NOTCH 3, das an der Zelldifferenzierung beteiligt ist, rufen eine autosomal-dominant vererbte Arteriopathie hervor (Cerebral Autosomal Dominant Arteriopathy with Subcortical Infarcts and Leukoencephalopathy, CADASIL), die sich in wiederholten lakunären Basalganglieninfarkten ohne vorbestehende Hypertonie, Demyelinisierung des Marklagers, neurologischen Defiziten (pseudobulbäre Symptome, Gangstörung, Harninkontinenz) und schrittweise verschlechterter Demenz äußert. Vermutlich bewirkt die genetische Veränderung eine Schädigung der elastischen Fasern der Gefäßwände. Bei Demenzen auf zerebrovaskulärer Grundlage gibt es neurochemische Hinweise auf ein cholinerges Defizit.

Infektiöse Erkrankungen Die **Creutzfeldt-Jakob-Krankheit** gehört neben **Gerstmann-Sträussler-Scheinker-Krankheit**, **Kuru** und **fataler familiärer Insomnie** zu den Prion-Krankheiten des Menschen.

Histopathologisches Merkmal ist eine spongiöse Enzephalopathie mit Prädilektion im Kortex, Putamen, Kaudatium, Thalamus und Kleinhirn. Die Prion-Krankheiten sind unter bestimmten Umständen übertragbar, werden aber auch durch Punktmutationen im Prion-Protein-Gen auf Chromosom 20 hervorgerufen. Prionen sind kleine resistente Proteinpartikel, die keine Nukleinsäuren enthalten. Das pathologische Prion-Protein unterscheidet sich vom normalen Prion-Protein durch eine andersartige Konfiguration. Die Übertragbarkeit wird damit erklärt, dass inokuliertes pathologisches Prion-Protein als Matrix die Konfigurationsänderung des normalen Prion-Proteins auslöst. Die Mehrzahl der Fälle von Creutzfeldt-Jakob-Krankheit sind sporadisch. Man nimmt an, dass Polymorphismen im **Prion-Protein-Gen** zu einer Instabilität des Proteins führen. Die **HIV-Enzephalitis** ist histopathologisch charakterisiert durch Herde aus multinukleären Riesenzellen und Mikrogliaknötchen, diffuse Schädigung der weißen Substanz und Nervenzellverlust im Kortex. Bei rund 15–20% aller Aids-Patienten kommt es zu einer Demenz.

Potentiell reversible Ursachen Eine schwere **Hypothyreose** führt vermutlich durch die Verminderung des neuronalen Stoffwechsels zu einer Demenz. Beim **Normaldruckhydrozephalus** kommt es möglicherweise durch die Ausbildung eines periventrikulären Ödems zu Demyelinisierung und irreversiblen Zelluntergängen. Keinen überzeugenden Beleg gibt es dafür, dass ein Mangel an Vitamin B_{12} oder Folsäure allein zu kognitiven Störungen vom Schweregrad einer Demenz führen können.

Klinik und Diagnostik

Grundregeln der Diagnostik Bei den organisch bedingten psychischen Störungen führt der Weg zur Diagnose von der Feststel-

Instrument	Geprüfte Funktionen	Zeitbedarf	Normwerte
CERAD-NP	Gedächtnis (verbal und nichtverbal), Visuokonstruktion, Sprache	30 min	Ja
DemTect	Gedächtnis (verbal), Wortflüssigkeit, intellektuelle Flexibilität, Aufmerksamkeit	7 min	Ja
MMST	Aufmerksamkeit, Orientierungswissen, Sprache, Visuokonstruktion	15 min	Ja
TFDD	Gedächtnis (verbal), Wortflüssigkeit, zeitliche Orientierung, Sprachverständnis, Stimmungslage	3–10 min	Ja
Uhren-Zeichen-Test	Visuokonstruktion, Problemlösen	5 min	Nein

Tabelle 15.18-3. Praktische Instrumente für die Prüfung kognitiver Funktionen

Tabelle 15.18-4. Klinische Merkmale wichtiger Demenzformen

Merkmal	Alzheimer-Krankheit	Zerebrovaskuläre Krankheit	Frontotemporale Degeneration	Parkinson- und Lewy-Körper-Krankheit
Beginn	Schleichend	Unterschiedlich, kann plötzlich sein	Schleichend	Schleichend
Verlauf	Langsam fortschreitend	Unterschiedlich, kann schrittweise oder schwankend sein	Langsam fortschreitend	Langsam fortschreitend
Leitsymptom	Gedächtnis- und Denkstörung	Je nach Lokalisation verschieden	Veränderung von Persönlichkeit und Sozialverhalten	PK: Bradyphrenie, LK: wie Alzheimer + schwankende Aufmerksamkeit
Weitere charakteristische Symptome	Aphasie, Apraxie, Agnosie, topographische Desorientierung	Depression, Affektlabilität, Antriebsdefizit	Sprachverarmung bis Mutismus, Störung der Exekutivfunktionen (Planen, Organisieren)	LK: optische Halluzinationen, visuoräumliche Störungen, Neuroleptikaunverträglichkeit
Körperliche Symptome	Im mittleren Stadium Inkontinenz, im Spätstadium Krampfanfälle, Schluckstörungen, Myoklonie	Neurologische Herderscheinungen (Hemiparese, Gangstörung, Pseudobulbärparalyse)	Inkontinenz, Rigor, Gangstörung, Zeichen der Motoneuronkrankheit (selten)	Parkinson-Symptome, unerklärte Stürze
Durchschnittliche Überlebenszeit nach Diagnose	5–6 Jahre	4–5 Jahre	5–6 Jahre	LKK: 5–6 Jahre
EEG-Befund	Unspezifische Allgemeinveränderung	Unspezifisch oder Herdnachweis	Normal	Unspezifische Allgemeinveränderung
CT, MRT	Atrophie temporoparietal	Infarkte, Marklagerveränderungen	Atrophie frontotemporal	Atrophie temporoparietal
SPECT, PET	Hypometabolismus temporoparietal	Hypometabolismus multilokulär	Hypometabolismus frontotemporal	Hypometabolismus parietookzipital
Biochemische Marker	Apolipoprotein E4, Tau und Phospho-Tau im Liquor erhöht, β-Amyloid im Liquor vermindert	β-Amyloid im Liquor und im Plasma normal, Phospho-Tau im Liquor normal	β-Amyloid im Liquor und im Plasma normal, Phospho-Tau im Liquor normal	β-Amyloid im Liquor und im Plasma normal, Phospho-Tau im Liquor normal

lung des vorliegenden Störungsmusters (Syndromdiagnose) zur Aufklärung der zugrunde liegenden Ursache (Krankheitsdiagnose). Zur Identifikation von Demenz, Delir und Amnesie sind objektive Anamnese (Beginn und Verlauf der bisherigen Symptome, Leistungsminderung gegenüber dem prämorbiden Niveau, betroffene Leistungsbereiche, Art und Grad der Beeinträchtigung bei Alltagsaktivitäten, Veränderungen von Sozialverhalten und Emotionskontrolle) und kognitive Prüfung (Bewusstseinslage, Speichern und Abruf von neuer Information, Abruf alter Erinnerungen, Wortflüssigkeit, Benennen, Spontansprache, Nachsprechen, Nachzeichnen geometrischer Figuren, Erkennen und Handhaben von Gegenständen, Imitieren von Gesten) die entscheidenden Informationsquellen. Als alleiniges Prüfinstrument reicht der bekannte Mini Mental Status Test (MMST) nicht aus. Er sollte zumindest durch den Uhren-Zeichen-Test ergänzt werden. Mehr Information liefern neuropsychologische Untersuchungsanordnungen wie die Batterie der CERAD, für die es altersspezifische Normwerte gibt. Für die Früherkennung von Demenzzuständen sind kürzlich zwei Verfahren vorgestellt worden. Beide enthalten einen Gedächtnistest, sind erheblich sensitiver als der MMST und beanspruchen nur wenige Minuten für die Durchführung (Tabelle 15.18-3).

Anhaltspunkte für die zugrunde liegende Ursache eines psychoorganischen Syndroms gehen oft aus der Vorgeschichte hervor (z. B. Schlaganfall, Schädelhirntrauma, Parkinson-Krankheit, Alkohol- oder Medikamentenabhängigkeit, Schilddrüsenunterfunktion). Ein Laborsuchprogramm sollte Blutbild, klinisch-chemische Parameter, TPHA und Lymeserologie umfassen. Zumindest einmal während der diagnostischen Abklärung sollte ein CT oder MRT durchgeführt werden. Die körperliche und neurologische Untersuchung ergibt Hinweise für zerebro-vaskuläre Ursachen sowie für neurodegenerative Erkrankungen, die auch die Motorik betreffen. Die klinischen Hauptmerkmale der wichtigsten Demenzformen sind in Tabelle 15.18-4 zusammengefasst.

Leitsymptome der **Alzheimerkrankheit** sind schleichend beginnende und allmählich fortschreitende Störungen des Gedächtnisses (vor allem der Speicherung und des Abrufs neuer Information) und des Denkvermögens, in den meisten Fällen verbunden mit einer Beeinträchtigung der Sprache (transkortikale Aphasie), des Erkennens und Handhabens von Gegenständen (Agnosie, Apraxie) und der optisch-räumlichen Leistungen (topographische Desorientierung). Körperliche Symptome treten erst im mittleren und fortgeschrittenen Krankheitsstadium auf (Grand-mal-Anfälle, Schluckstörungen, Parkinsonähnliche Symptome) Mit bildgebenden Verfahren lässt sich die temporoparietale Lokalisation des neurodegenerativen Prozesses nachweisen. CT und MRT sind im Frühstadium oft unauffällig. Das EEG zeigt eine unspezifische Frequenzverlangsamung. Im Liquor ist die Konzentration des Tau-Proteins erhöht und die des β-Amyloidproteins vermindert.

Mit **frontotemporalen Degenerationen** sind drei unterschiedliche klinische Bilder verbunden, die von der Lokalisation des degenerativen Prozesses, nicht aber von den histopathologischen Veränderungen abhängen: frontotemporale Demenz (bilateral frontotemporal), progressive Aphasie (links temporal) und semantische Demenz (bilateral temporal). Leitsymptom der **frontotemporalen Demenz** sind schleichend einsetzende Veränderungen der Persönlichkeit und des Sozialverhaltens (Gleichgültigkeit, Taktlosigkeit, Enthemmung, Antriebsminderung), häufig in Verbindung mit einer Abnahme des Sprechantriebs bei erhaltener linguistischer Kompetenz. Gedächtnis und Orientierungsfähigkeit bleiben lange Zeit erhalten. Zur Inkontinenz kommt es früher als bei der Alzheimerkrankheit, im Endstadium werden die Patienten pflegebedürftig und mutistisch. Das Syndrom der **progressiven Aphasie** besteht über viele Jahre ausschließlich in einer nichtflüssigen Aphasie ohne weitere kognitive Defizite und mit erhaltener Alltagskompetenz. Schließlich geht die progressive Aphasie jedoch in das Bild einer frontotemporalen Demenz über. Als **semantische Demenz** bezeichnet man eine eigentümliche Sprachstörung, die durch den Verlust von Wort- und Objektbedeutungen bei flüssiger Sprachproduktion und erhaltener Bewältigung von Alltagsaufgaben gekennzeichnet ist. Auch dieses Syndrom geht nach mehreren Jahren in eine frontotemporale Demenz über.

Bei der **Parkinson-Krankheit** kommt es in rund einem Viertel der Patienten zur Entwicklung einer Demenz. Sie tritt lange nach den typischen motorischen Symptomen auf. Ihre Hauptmerkmale sind Verlangsamung der Informationsverarbeitung („Bradyphrenie") und Beeinträchtigung von Wortflüssigkeit und problemlösendem Denken. Gedächtnisstörungen sind diskret, jedoch immer vorhanden. Sprachlicher Ausdruck und Sprachverständnis verlieren an Komplexität, jedoch kommt es nicht zu einer Aphasie. In der funktionellen Bildgebung weisen Verfahren häufig temporoparietale Defizite nach, die sich nicht von der Alzheimerkrankheit unterscheiden. Die Demenz bei **Lewy-Körper-Krankheit** zeigt psychopathologisch eine größere Ähnlichkeit zur Alzheimerkrankheit, jedoch treten zusätzlich Akinesie und Gehstörung, ausgeprägte optische Halluzinationen, auffällige Schwankungen der Aufmerksamkeit und unerklärliche Stürze auf. Die Patienten reagieren überempfindlich auf Neuroleptika. Die funktionelle Bildgebung zeigt einen stärkeren Befall des Okzipitallappens als bei der Alzheimerkrankheit.

Die klinischen Symptome der **progressiven supranukleären Parese** setzen durchschnittlich im 60. Lebensjahr ein, bevorzugt bei Männern. Kognitive Störungen beginnen früh und haben eine subkortikal-frontale Prägung mit Verlangsamung der Informationsverarmung, verminderter Aufmerksamkeit und reduzierter Wortflüssigkeit bei relativ gut erhaltenem Gedächtnis. Häufig treten Veränderungen der Persönlichkeit wie Reizbarkeit, Argwohn, emotionale Labilität und Antriebsverlust auf. Diagnostisch wegweisend ist die vertikale Blickparese. In der funktionellen Bildgebung stellt sich häufig eine frontale Minderaktivität dar.

Die klinischen Merkmale der **kortikobasalen Degeneration** sind Levodopa-resistentes rigid-akinetisches Syndrom, asymmetrische Extremitätenapraxie, Aktionstremor, Myoklonus, Pseudobulbärparalyse, ausgeprägte visuokonstruktive Defizite und frontale Demenz. Die Symptome setzen meist in der siebten Lebensdekade ein und nehmen einen raschen Verlauf. Ein eigentümliches Merkmal ist das Phänomen der „fremden Hand": der Patient hat den Eindruck, dass sich eine Hand fremdartig anfühlt oder schwer kontrollierbar ist. Das EEG ist normal.

Bei der **Huntington-Krankheit** liegt der Symptombeginn um das 40. Lebensjahr. Psychopathologische Veränderungen (Depression, schizophrenieähnliche Bilder, Persönlichkeitsveränderung, Enthemmung, verminderte Emotionskontrolle) können der charakteristischen choreoathetotischen Bewegungsstörung um Jahre vorauseilen. Die kognitiven Symptome haben ein frontales Gepräge mit Störungen des problemlösenden Denkens, Urteilsschwäche, verminderter Wortflüssigkeit, erschwerter Umstellungsfähigkeit sowie einer herabgesetzten Aufmerksamkeit. Sprache und Gedächtnis sind verhältnismäßig wenig betroffen. Die genetische Diagnose der Huntington-Krankheit erreicht eine Treffsicherheit von mehr als 90 %. Das Positronenemissionstomogramm kann ein Stoffwechseldefizit im Striatum nachweisen, bevor strukturdarstellende Verfahren eine Atrophie anzeigen.

Demenz bei zerebrovaskulären Erkrankungen Demenzsyndrome auf **zerebrovaskulärer Grundlage** zeigen je nach Schädigungslokalisation ein unterschiedliches klinisches Bild. Wenn man nicht nach der Art der vaskulären Erkrankung (lakunäre Infarkte, Marklagerschäden, Territorialinfarkte) differenziert, ergeben sich bei vergleichbarem Schweregrad keine psychopathologischen Unterschiede gegenüber der Alzheimerkrankheit. Der Prototyp der **Demenz bei multiplen Infarkten** ist gekennzeichnet durch plötzlichen Beginn in zeitlicher Beziehung zu einem Schlaganfall, eine anschließende schrittweise Verschlechterung, fokale neurologische Zeichen oder Symptome und ein fokales Profil der kognitiven Ausfälle. Bei der **Binswanger- Krankheit** kann der Verlauf langsam progredient sein; meist bestehen pseudobulbäre Symptome und eine ausgeprägte Affektlabilität. Die **Thalamusinfarkte** gehen je nach betroffenem Areal mit sensorischen und motorischen Defiziten, Dysphasie, Hemineglekt, optisch-räumlichen Störungen, Schmerzsyndromen einher. Zu einer Demenz kommt es besonders bei bilateralen paramedianen Läsionen. Für die klinische Diagnose ist die Frage entscheidend, unter welchen Umständen eine zerebrovaskuläre Schädigung als Ursache einer Demenz angesehen werden darf. Eine solche Kausalität ist dann wahrscheinlich,

- wenn bei einem jüngeren Patienten eine Demenz nach einem oder mehreren Schlaganfällen auftritt,
- wenn angenommen werden kann, dass die kognitive Leis-tung des Patienten vor einem Schlaganfall normal, danach einge-

schränkt, und in der Folge unverändert oder gebessert war und
- wenn die ischämischen Läsionen an strategischen Stellen liegen (z. B. Thalamus, Gyrus angularis).

Demenz bei infektiösen Erkrankungen Die Symptome der **Creutzfeldt-Jakob-Krankheit** setzen zwischen dem 30. und 60. Lebensjahr ein. Die mittlere Überlebenswahrscheinlichkeit beträgt nur 1–4 Jahre. Das klinische Anfangsstadium ähnelt jenem der Alzheimerkrankheit, jedoch ist der Verlauf ungleich rascher. Besonders kennzeichnend sind früh einsetzende Myoklonien, ataktische Symptome, Sehstörungen sowie pyramidale und extrapyramidale Zeichen. Die pathognomonischen triphasischen Wellen im EEG sind nicht bei allen Patienten nachweisbar. Im Liquor ist das Tau-Protein erheblich stärker erhöht als bei der Alzheimerkrankheit. Bei rasch progredienten Fällen ist auch die neuronspezifische Enolase im Liquor erhöht.

Die Demenz bei **HIV-Enzephalitis** hat ein subkortikales Muster mit zusätzlichen motorischen Symptomen und Persönlichkeitsveränderung. Die mittlere Überlebenswahrscheinlichkeit beträgt weniger als ein Jahr.

Demenz bei potentiell reversiblen Erkrankungen Demenzzustände auf der Grundlage einer schweren **Hypothyreose** sind gekennzeichnet durch verlangsamte Informationsverarbeitung, erschwertes Denken und reduzierte Aufmerksamkeit bei relativ gut erhaltenem Gedächtnis und intakter Sprache. Oft bestehen gleichzeitig depressive Verstimmung und hochgradige Antriebsminderung. Diagnostisch wegweisend sind die körperlichen Symptome der Schilddrüsenunterfunktion, den Beweis liefert die Untersuchung des TSH basal. Die typische Symptomtrias bei Normaldruckhydrozephalus besteht aus Gangstörung, Harninkontinenz und kognitiver Beeinträchtigung, wobei die Symptome in dieser Reihenfolge auftreten. Die Demenz hat ein subkortikales Gepräge, Sprachstörungen bestehen nicht.

Zu Therapie und Prognose siehe Kapitel 15.16 „Demenzerkrankungen".

15.18.3 Delir

Ein Delir ist immer Ausdruck der Einwirkung einer akuten und möglicherweise lebensbedrohlichen Erkrankung auf die Hirnfunktion. Die Lebenszeitprävalenzangaben für Delirzustände in der Bevölkerung über 60 Jahre schwanken zwischen 1 und 16%. Man schätzt, dass ein Drittel aller älteren Personen, die in ein Krankenhaus aufgenommen werden, einen deliranten Zustand aufweisen oder bekommen.

Ätiologie und Pathogenese

Die häufigsten Ursachen eines Delirs sind zirkulatorische und metabolische Störungen sowie akute intrakranielle Erkrankungen. Auch bestimmte Medikamente können ein Delir provozieren (s. folgende Übersicht). Bei älteren Personen reichen manchmal schon Harnwegsinfekte, fieberhafte Zustände oder Elektrolytentgleisungen aus, um ein Delir hervorzurufen. Auch auf dem Boden einer Demenzerkrankung treten Delirzustände gehäuft auf. Es gibt Anhaltspunkte dafür, dass eine verminderte cholinerge Aktivität im Gehirn das Auftreten eines Delirs begünstigt.

Häufige Ursachen eines Delirs
- Metabolische Störungen: Elektrolytstörung, Hyperglykämie, Hypoglykämie, hepatische und urämische Enzephalopathie, Hyperthyreose
- Zirkulatorische Störungen: Hypoxie, Hirninfarkt, Vaskulitis, intrazerebrale Blutung
- Infektionen: Harnwegsinfekt, Sepsis, Enzephalitis, Meningitis
- Trauma: Schädelhirntrauma
- Medikamente
  - Anticholinergika: Antihistaminika, Belladonnaalkaloide (Atropin), Neuroleptika, auch Clozapin, trizyklische Antidepressiva
  - Antiparkinsonmittel: Biperiden, Arnantadin, Bromocriptin, L-Dopa
  - Andere Medikamente: Lithium, Aminophyllin, Cimetidin. Kortikosteroide, ACTH, Digitalis, Barbiturate (Entzug), Benzodiazepine (Entzug)

Klinik und Diagnose

Leitsymptom des Delirs ist die Störung der Aufmerksamkeit (verminderte Wachheit und Reagibilität, Unfähigkeit, den Fokus der Aufmerksamkeit aufrecht zu erhalten und zu steuern). Weitere Merkmale sind abrupter Beginn, rasche Befundfluktuation, Wechsel zwischen Hypo- und Hyperaktivität, Orientierungsstörungen und Affektlabilität, Sinnestäuschungen (oft szenisch), Wahnphänomene sowie Störungen des Schlaf-Wach-Rhythmus. Delirzustände dauern Stunden bis Tage an, selten länger als einen Monat.

Therapie und Prognose

Obwohl Delirzustände meist reversibel sind, ist die Prognose nicht immer günstig. Namentlich bei älteren Patienten ist ein Delir mit einer erhöhten Mortalität verbunden. Es kommt darauf an, die zugrunde liegende körperliche Störung zu erkennen und möglichst rasch zu behandeln. Zur symptomatischen Therapie eignet sich ein stark antipsychotisches Neuroleptikum mit relativ geringen anticholinergen Effekten (z. B. Haloperidol). Falls eine stärkere Sedierung erforderlich ist, kann nach Ausschluss pulmonaler und kardialer Kontraindikationen Clomethiazol gegeben werden (Risiko von Atemdepression und Verschleimung der Bronchien). Alternativen sind besonders bei älteren Patienten niedrigpotente Neuroleptika (Melperon, Pipamperon).

Evidenz der Therapieempfehlungen		
	Evidenzgrad	Empfehlungsstärke
Delir		
Neuroleptika	I-b	A
Clomethiazol	I-b	A

15.18.4 Organisches amnestisches Syndrom

Störungen der Gedächtnisfunktion sind Bestandteil der psychoorganischen Symptommuster Demenz und Delir. Von einem amnestischen Syndrom spricht man bei isolierten Gedächtnisstörungen. Über die Prävalenz amnestischer Syndrome gibt es keine verlässlichen Angaben.

Ätiologie und Pathogenese

Zu isolierten Gedächtnisstörungen führen bilaterale Schädigungen des medialen Temporallappens (Hippokampus, entorhinale Rinde und Gyrus parahippocampalis) sowie des medialen dienzephalen Systems (mediodorsaler Thalamus und Corpora mammillaria; s. folgende Übersicht). Amnestische Episoden werden vermutlich durch eine temporäre Ischämie in den mediobasalen Anteilen des Temporallappens hervorgerufen, die gegenüber einer Minderdurchblutung besonders vulnerabel sind. Das **Korsakoff-Syndrom** ist eine Symptomkonstellation, bei dem Gedächtnisstörungen andere psychopathologische Veränderungen wie Affektverflachung und Orientierungsstörungen weit überragen. Ursächlich liegt eine bilaterale Schädigung der medialen dienzephalen Strukturen zugrunde, die meist durch einen nutritiv bedingten Thiaminmangel hervorgerufen wird.

Wichtige Ursachen amnestischer Syndrome
- Akute Amnesie
  - Hirnkontusion
  - Migräne
  - Hypoglykämie
  - Epilepsie
  - Perfusionsstörungen im Versorgungsgebiet der hinteren Hirnarterie
  - Elektrokonvulsionsbehandlung
  - Alkohol, Benzodiazepine
- Chronische Amnesie
  - Thiaminmangel (Alkohol, Mangelernährung, Malabsorption)
  - Hirntrauma
  - Postenzephalitische Zustände (Herpes simplex)
  - Anoxie (CO-Vergiftung)
  - Vaskuläre Läsionen (besonders bilaterale Thalamusinfarkte)
  - Tumor (im Bereich des III. Ventrikels)
  - Tuberkulöse Meningitis

Klinik und Diagnose

Die organischen amnestischen Syndrome kann man in episodische (z. B. Gedächtnisstörung nach Schädel-Hirn-Trauma) und chronische Zustandsbilder (z. B. Korsakoff-Syndrom) einteilen. Die **Gedächtnisstörung nach Schädel-Hirn-Trauma** ist gekennzeichnet durch eine kurze Periode der retrograden Amnesie, einem längeren Abschnitt der anterograden Amnesie und Inseln erhaltenen Gedächtnisses innerhalb der amnestischen Lücke. Die **transitorische globale Amnesie** ist ein vorübergehender Zustand vollständigen Erinnerungsverlustes mit einer zeitlichen Ausdehnung von weniger als 24 Stunden. Er bildet sich vollständig zurück, hinterlässt aber eine komplette und dauerhafte Erinnerungslücke für den Zeitraum der Episode. Bei den chronischen amnestischen Zuständen ist das psychopathologische Erscheinungsbild unabhängig davon, ob eine Schädigung des medialen dienzephalen Systems oder des medialen temporalen Systems zugrunde liegt. Die hauptsächliche Störung betrifft die Speicherung neuer Information. Sie führt zu einer anhaltenden und immer weiter ausgedehnten anterograden Amnesie. Beim **Korsakoff-Syndrom** reicht die retrograde Amnesie nicht selten Jahrzehnte zurück. Der Gedächtnisverlust beeinträchtigt die Erinnerung an nichtbiographische Ereignisse ebenso wie die Erinnerung an Details der eigenen Lebensgeschichte. Es besteht ein Zeitgradient, wobei die am weitesten zurückliegenden Erinnerungen am besten erhalten sind. Orientierungsstörungen in neuer Umgebung können durch eine Störung des Lernens neuer Wege verursacht sein. Ebenfalls aufgrund der anterograden Gedächtnisstörung sind die Patienten nicht fähig, die zeitliche Abfolge von Ereignisse wiederzugeben. Konfabulationen sind kein obligates Symptom.

Therapie und Prognose

Bei amnestischen Zuständen nach Schädel-Hirn-Traumen ist die Dauer der posttraumatischen Amnesie ein Prädiktor für die kognitiven, sozialen und psychiatrischen Dauerfolgen. Ältere Patienten sind gegenüber den amnestischen Folgen von Hirnschädigungen empfindlicher als jüngere. Eine Wiederherstellung beeinträchtigter Gedächtnisleistungen durch Training ist kaum möglich, so dass Ersatzstrategien und externe Hilfe die wichtigsten therapeutischen Ansätze darstellen.

15.18.5 Andere organische psychische Störungen

Organische Hirnschädigungen können zu den unterschiedlichsten psychopathologischen Syndromen führen, die sich grundsätzlich nicht von den Symptomkomplexen unterscheiden, die auch bei funktionellen zerebralen Krankheiten entstehen. Eine Besonderheit der **organischen affektiven Störungen** (sowohl depressiv als auch manisch) ist die relative Flachheit der Stimmungsauslenkung und ein protrahierter Verlauf. Sie sprechen auf eine medikamentöse antidepressive oder antimanische Therapie ebenso gut an wie funktionelle affektive Störungen. Der Vorzug sollte Präparaten mit geringen cholinergen Nebenwirkungen gegeben werden. Bei einer **organischen wahnhaften Störung** sind die realitätsfernen Überzeugungen meist wenig ausgebaut und systematisiert. Eigentümliche und seltene Krankheitsbilder sind **organische Halluzinosen** wie das Charles-Bonnet-Syndrom (ausschließlich optische Trugwahrnehmungen und die musikalische Halluzinose. Wenn keine reversible Ursache vorliegt, sollte der Versuch einer symptomatischen Behandlung mit modernen Neuroleptika unternommen werden.

Literatur

Alzheimer-Europe (1999) Handbuch der Betreuung und Pflege von Alzheimer-Patienten. Thieme, Stuttgart

Babikian V, Ropper AH (1987) Binswanger's disease: A review. Stroke 18: 1–11

Bickel H (1997) Epidemiologie psychischer Erkrankungen im Alter. In: Förstl H (Hrsg) Lehrbuch der Gerontopsychiatrie. Enke, Stuttgart, S 1–15

Bogousslavsky J, Regli F, Uske A (1988) Thalamic infarcts: clinical syndromes, etiology, and prognosis. Neurology 38: 837–848

Bowler W (2000) Criteria for vascular dementia. Replacing dogma with data. Arch Neurol 57: 170–171

Chui HFK (1995) Psychiatric aspects of progressive supranuclear palsy. Gen Hosp Psychiatry 17: 135–143

Corey-Bloom J, Anand R, Veach J (1998) A randomized trial evaluating the efficacy, and safety of ENA-713 (Rivastigmine tartrate), a new cholinesterase inhibitor. in patients with mild to moderately severe Alzheimer's disease. Int J Geriatr Psychopharmacol 1: 55–65

Dauch WA, Zimmermann R (1990) Der Normaldruck-Hydrozephalus. Eine Bilanz 25 Jahre nach der Erstbeschreibung. Fortschr Neurol Psychiat 58: 178–190

Dickson DW (1999) Neuropathologic differentiation of progressive supranuclear palsy, and corticobasal degeneration. J Neurol 246: 6–15

Dilling H, Mombour W, Schmidt MH, Schulte-Markwort E (Hrsg) (1994) Weltgesundheitsorganisation: Internationale Klassifikation psychischer Störungen. ICD-10 Kapitel V(F) Forschungskriterien. Huber, Bern Göttingen Toronto Seattle

Durwen HE, Calabrese P, Holinka B, Markowitsch HJ, Gehlen W (1995) Neuropsychologische Aspekte bei idiopathischem Morbus Parkinson. Fortschr Neurol Psychiat 63: 68–71

Erkinjuntti T (1987) Types of multi-infarct dementia. Acta Neurol Scand 75: 391–399

Forette F, Seux ML, Staessen JIA, Thijs L, Birkenhäger WH, Babarskiene MR, Babeanu S, Bossini A, Gil-Extremera B, Girerd X et al. (1998) Prevention of dementia in randomised double-blind placebo-controlled systolic hypertension in Europe (Syst-Eur) trial. Lancet 352: 1347–1351

Francis PT, Palmer AM, Snape M, Wilcock GK (1999) The cholinergic hypothesis of Alzheimer's disease: a review of progress. J Neurol Neurosurg Psychiatry 66: 137 147

Frederiks JA (1993) Transient global amnesia. Clin Neurol Neurosurg 95: 265–283

Furtado S, Suchowersky O, Rewcastle NB, Graham L, Klimek ML, Garber A (1996) Relationship between trinucleoid repeats and neuropathological changes in Huntington's disease. Aim Neurol 39: 132–136

Gorelick PB, Erkiinjuntti T, Hofman A, Rocca WA, Skoog I, Winblad B (1999) Prevention of vascular dementia. Alz Dis Assoc Disord 13: S31–39

Haupt M, Kurz A (1990) Die Demenz bei Hypothyreose. Fortschr Neurol Psychiat 58: 167–206

Ihl R, Grass-Kapanke B, Lahrem P, Brinkmeyer J, Fischer S, Gaab N, Kaupmamnnsennecke C (2000) Entwicklung und Validierung eines Tests zur Früherkennung der Demenz mit Depressionsabgrenzung (TFDD). Fortschr Neurol Psychiat 68: 413–422

Jellinger K, Danielczyk W, Fischer P, Gabriel E (1990) Clinicopathological analysis of dementia disorders of the elderly. J Neurol Sci 95: 239–258

Jellinger KA (1996) Structural basis of dementia in neurodegenerative disorders. J Neural Transm 47 [Suppl]: 1–29

Kang DE, Pietrzik CU, Baum L et al. (2000) Modulation of amyloid beta-protein clearance and Alzheimer's disease susceptibility by the LDL- receptor-related protein pathway. J Clin Invest 106: 1159–1166

Kertesz A, Munoz D (1998) Pick's disease, frontotemporal dementia, and Pick complex. Emerging concepts. Arch Neurol 55: 302–304

Kertesz A, Munoz DG (1998) Pick's disease and Pick complex. Wiley-Liss, New York

Kessler J, Calabrese P, Kalbe E, Berger F (2000) Demtect. Ein neues Screening-Verfahren zur Unterstützung der Demenzdiagnostik. Psycho 26: 343–347

Kessler J, Markowitsch HJ, Denzler PE (1990) Mini-Mental-Status-Test, Dtsch Fass. Beltz, Weinheim

Kittner B (1999) Clinical trials of propentofylline in vascular dementia. Alz Dis Assoc Disord 13: S106–171

Kurz A (1998) Alzheimerkrankheit: Elemente der ambulanten Behandlung und Familienhilfe. Münch Med Wschr 140: 33–38

Kurz A, Lauter H (1999) Klinische Aspekte der Alzheimerkrankheit. In: Helmchen H, Henn FA, Lauter H, Sartorius N (Hrsg) Psychiatrie der Gegenwart. Springer, Berlin Heidelberg New York Tokyo, S 71–103

Levkoff SE, Evans DA, Liptzin B et al. (1992) Delirium. The occurrence and persistence of symptoms among elderly hospitalized patients. Arch Intern Med 152: 334–340

Lipowski ZJ (1992) Update on delirium. Psychiatric Clinics of North America 15: 335–346

Litvan I, Grimes DA, Lang AE et al. (1999) Clinical features differentiating patients with postmortem confirmed progressive supranuclear palsy, and corticobasal degeneration. J Neuxol 246: 1–5

Litvan I, Mangone CA, McKee A et al. (1996) Natural history of progressive supranuclear palsy (Steele-Richardson-Olszewski syndrome) and clinical predictors of survival: a clinicopathological study. J Neurol Neurosurg Psychiatry 60: 615–620

Mayes AR (1995) Memory and amnesia. Behav Brain Res 66: 29–36

McKeith I, Del-Ser T, Spano P et al. (2000) Efficacy of rivastigmine in dementia with Lewy bodies: a randomised, double-blind, placebo-controlled international study. Lancet 356: 2031–2036

McKeith IQ, Galasko D, Wilcock GK, Byrne EJ (1995) Lewy body dementia – diagnosis and treatment. Brit J Psychiatry 167: 709–717

Mellies JK, Calabrese P, Roth H, Gehlen W (1999) CADASIL – Klinik, Neuroradiologie, Genetik und Diagnose. Fortschr Neurol Psychiat 67: 426–433

Mendel E (1902) Leitfaden der Psychiatrie. Enke, Stuttgart

Mendez MF (1994) Huntington's disease: Update and review of neuropsychiatric aspects. Int J Psychiat Med 24: 189–208

Oertel WH (1995) Parkinson s disease: epidemiology, (differential) diagnosis, therapy, relation to dementia. Arzneimittelforschung – Drug Res 45: 386–389

Otto M, Wiltfang J, Tumani H et al. (1997) Elevated levels of Tau protein in CSF of patients with Creutzfeldt-Jakob disease. Neurosci Lett 225: 210–212

Parchi P, Gambetti P (1995) Human prion diseases. Curr Opin Neurol

Ploenes C, Sharp S, Martin M (1994) Der Uhrentest: Das Zeichnen einer Uhr zur Erfassung kognitiver Störungen bei geriatrischen Patienten. Z Ge-rontol 27: 246–252

Power C, Johnson RT (1995) HIV-1 associated dementia: Clinical features and pathogenesis. Can J Neurol Sci 22: 92–100

Prosiegel M (1991) Neuropsychologische Störungen und ihre Rehabilitation. Hirnläsionen, Syndrome, Diagnostik, Therapie. Pflaum, München

Prusiner SB (1993) Genetic and infectious prion diseases. Arch Neurol 50: 1129–1153

Raskind MA, Peskind ER, Wessel T, Yuan W (2000) Galantamine in AD. A 6-month randomized, placebo-controlled trial with a 6-month extension. Neurology 54: 2261–2268

Riess O, Kuhn W, Krüger R (2000) Genetic influence on the development of Parkinson's disease. J Neurol 247: 69–74

Rockwood K, Bowler J, Erkinjuntti T, Hachinski V, Wallin A (1999) Subtypes of vascular dementia. Alzheimer Dis and Assoc Disord 13: S59–65

Rogers SL, Farlow MR, Doody RS, Mohs R, Friedhoff LT (1998) A 24-week, double-blind, placebo-controlled trial of donepezil in patients with Alzheimer's disease. Neurology 50: 136–145

Rummans TA, Evans JM, Krahn LE, Fleming KC (1995) Delirium in elderly patients: Evaluation and management. Mayo Clin Proc 70: 989–998

Scheuner D, Eckman C, Jensen M et al. (1996) Secreted amyloid beta-protein similar to that in the senile plaques of Alzheimer's disease is increased in vivo by the presenilin 1 and 2 and APP mutations linked to familial Alzheimer's disease. Nature Med 2:864–870

Snowdon DA, Greiner LH, Mortimer JA, Riley KP, Greiner PA, Markesbery WR (1997) Brain infarction and the clinical expression of Alzheimer disease. The Nun Study. JAMA 277:813–817

Thalmann B, Monsch AU (1997) CERAD. The consortium to establish a registry for Alzheimer's disease. Neuropsychologische Testbatterie. Memory Clinic Basel, Basel

Toghi H, Abe T, Kimura M, Saheki M, Takahashi S (1996) Cerebrospinal fluid acetylcholine and choline in vascular dementia of Binswanger and multiple small infarct types as compared with Alzheimer-type dementia. J Neural Transm 103: 1211–1220

Wetterling T (1996) Delir-Stand der Forschung. Fortschr Neurol Psychiat 62: 280–289

Weytingh MD, Bossuyt PMM, van-Crevel H (1995) Reversible dementia: more than 10% or less than 1%? A quantitative review. J Neurol 242: 466–471

15.19 Sexualstörungen
Friedemann Pfäfflin

15.19.1 Einleitung

Was als Sexualstörung bezeichnet und was davon als krankheitswertig eingestuft wird, unterliegt sich wandelnden historischen und gesellschaftlichen Bewertungen. Diesbezüglich noch vor gut 100 Jahren die medizinische Diskussion beherrschende Themen, wie z. B. Onanie oder homosexuelles Verhalten zwischen erwachsenen Männern, sind heute normalisiert. So sehr der in der ICD-10 und im DSM-IV verwendete Störungsbegriff bei manchen Krankheiten, für die Ätiologie, Pathogenese und wirksame Therapie vollständig aufgeklärt sind, irritierend sein mag, so passend ist er bei den Sexualstörungen, weil einige das Zusammenleben sehr stören und sogar den Grenzbereich strafrechtlicher Sanktionierung überschreiten können.

Unterschieden werden in den gängigen Klassifikationssystemen drei größere Gruppen:
- Störungen der sexuellen Funktionen,
- Störungen der Geschlechtsidentität und Transsexualismus,
- Störungen der Sexualpräferenz (ICD-10) bzw. die Paraphilien (DSM-IV).

Für den Internisten geht es meist primär um differentialdiagnostische Abklärung und vor allem um die richtige Weichenstellung für die weitere Behandlung, die überwiegend in die Hand von Ärzten für Psychotherapeutische Medizin, für Psychiatrie und Psychotherapie, von Nervenärzten sowie Psychologischer Psychotherapeuten gehört.

15.19.2 Sexuelle Funktionsstörungen

Ätiologie und Pathogenese

In den meisten Fällen sind die in Abschnitt F52 der ICD-10 genannten Störungen, wie dies schon in der Überschrift des Abschnitts („Nichtorganische sexuelle Funktionsstörungen") zum Ausdruck gebracht wird, durch psychosoziale Einflussfaktoren hinreichend erklärbar. Aus psychodynamischer Sicht spielen Trieb-, Beziehungs-, Geschlechtsidentitäts- und Gewissensängste in unterschiedlicher Mischung eine große Rolle; aus kognitiv-behavioraler Sicht Lerndefizite und Selbstverstärkungsmecha-nismen wiederholter Versagenserfahrungen. Auch partnerdynamische Faktoren (z. B. Delegation der Störung an den Partner, Wendung gegen den Partner, Ambivalenzmanagement zur Regulierung der Nähe-Distanz-Problematik, Angst vor Elternschaft) sollten beachtet werden.

Als organische (Mit-)Ursachen kommen in Frage: schwere Allgemeinerkrankungen (z. B. Hepato- und Nephropathien, Malignome), Endokrinopathien (z. B. Hypo- und Hyperthyreosen, sehr selten hypogonadotroper Hypergonadismus), kardiovaskuläre Erkrankungen, psychiatrische und neurologische Störungen (z. B. Encephalomyelitis disseminata), entzündliche Prozesse im Urogenitalbereich sowie Zustände nach operativen Eingriffen im Abdominal-, Becken- und Urogenitalbereich. Viel häufiger als solche Mitursachen sind Nebenwirkungen von Medikamenten, insbesondere die von Antihypertonika und vielen Psychopharmaka.

Klinik und Diagnostik

Oft verschweigen Patienten die sexuelle Störung aus Scham und konsultieren den Arzt wegen vielfältiger anderer, letztlich nicht objektivierbarer Beschwerden. Daher sollte kursorisch immer auch die Sexualanamnese berührt werden, um dem Patienten zu signalisieren, dass der Arzt ein offenes Ohr dafür hat. Die differenzierte Exploration der Sexualanamnese reicht in den meisten Fällen aus, zwischen rein funktionellen Störungen, die keiner weiteren apparativen oder laborchemischen Diagnostik bedürfen, und organisch (mit-)verursachten Störungen zu unterscheiden. Wenn z. B. im Kontext masturbatorischen Verhaltens regelmäßig ausreichende Erektionen erreicht werden, ist die geklagte Kohabitationsstörung mit Sicherheit nicht auf eine organische Ursache zurückzuführen.

Therapie

Für Patienten mit Partner ist die Paartherapie nach Masters und Johnson die Methode der Wahl. Sie gehört zu den effektivsten Formen von Psychotherapie überhaupt. Patienten ohne Partner profitieren von kognitiv-behavioralen Übungsbehandlungen oder von tiefenpsychologisch fundierter Psychotherapie, Letzteres insbesondere dann, wenn die sexuelle Funktionsstörung letztlich im Sinne der Angst vor Beziehung „funktional" erscheint, weshalb der Fokus der Behandlung auf der Bearbeitung solcher Ängste liegt.

Weniger gesichert ist die Anwendung trizyklischer Antidepressiva bei sog. sexuellen Paniksyndromen, eine diagnostische Kategorie, die nicht überall Anerkennung findet.

Aphrodisiaka nutzen, abgesehen von Yohimbin, ausschließlich den Herstellern und haben allenfalls eine kurzfristige Placebowirkung.

Schwellkörperautoinjektionstherapie (z. B. mit Papaverin, Prostaglandin E 1) kann bei kooperationsfähigen Patienten in

Einzelfällen vorübergehend nützlich sein. Chronische Anwendung führt zu Vernarbungen am Penis, Überdosierung ist gefährlich (Priapismus).

Silfadenil kann in Einzelfällen nützlich sein; die Wirksamkeit ist erwiesen, doch sind Interaktionen mit anderen Medikamenten und lebensbedrohliche Komplikationen beschrieben. Darüber hinaus entwickelt sich die Substanz zur Lifestyledroge, die die Gefahr birgt, sexuelles Erleben auf Erektionsfähigkeit zu reduzieren und die interaktionellen Bedürfnisse aller Beteiligten aus dem Blick zu verlieren.

15.19.3 Störungen der Geschlechtsidentität

Identitätszweifel und Unsicherheiten der Geschlechtsidentität gehören zu den normalen Irritationen der psychosexuellen Entwicklung in Schwellensituationen, wie z. B. Pubertät, Übernahme von Elternschaft etc. Es bedarf zusätzlicher Symptome, wie sie in ICD-10, F64 beschrieben sind, um die Schwelle klinischer Relevanz zu erreichen. Die ausgeprägteste Form dieser Störungen ist der Transsexualismus, eine Diagnose, die im DSM-IV (im Gegensatz zu DSM-III) wieder aufgegeben wurde, um dem Automatismus zwischen Diagnose und bestimmten Behandlungsformen, der durch die Definition in der ICD-10, F64.0 nahe gelegt wird, gegenzusteuern.

Ätiologie und Pathogenese
Ein gemeinsamer ätiopathomorphogenetischer Faktor für Geschlechtsidentitätsstörungen konnte bisher nicht identifiziert werden. Transsexualismus, die ausgeprägteste Form dieser Störungen, wird als die gemeinsame Endstrecke unterschiedlicher psychopathologischer Verläufe aufgefasst. Psycho- und soziogenetische Einflüsse spielen eine große Rolle, was vor allem aus soziohistorischen und ethnosoziologischen Vergleichen ableitbar ist.

Klinik und Diagnostik
Die Präsentiersymptome sind in der ICD-10 gut beschrieben. In selbstaffirmativer Weise werden sie von den Patienten in der Regel in ihrem Beginn rückdatiert auf die Zeit „seit ich denken kann". (Manchmal kommt erst nach einem schweren Suizidversuch die bislang schamhaft verschwiegene Geschlechtsidentitätsthematik zur Sprache.) Langzeituntersuchungen von bereits in der Kindheit beobachteten „transsexuellen" Verhaltensweisen zeigten jedoch, dass solche Kinder später nicht transsexuell, sondern homo- oder heterosexuell wurden. Neben der relativ leicht zu stellenden phänomenologischen Symptomdiagnose sind die psychodynamische bzw. psychiatrische Strukturdiagnose (Differentialdiagnose Brüchigkeit der Persönlichkeitsstruktur bis psychotische Durchlässigkeit) sowie besonders die längerfristige Verlaufsbegleitung und -beurteilung zu fordern. Leitlinien zu Diagnostik und Therapie gibt es von ver-schiedenen deutschsprachigen sexualmedizinischen Fachgesellschaften sowie von einer internationalen Fachgesellschaft, die Geschlechtsidentitäts-

störungen zu ihrem zentralen Thema hat (beide leicht zugänglich im Internet).

Therapie
Wichtig ist, schon beim Erstgespräch den Wunsch des Patienten, als Mensch des anderen Geschlechts zu leben und anerkannt zu werden, zu respektieren. Auf Infragestellung dieser Wünsche reagieren die Patienten meist empfindlich, nicht selten mit Behandlungsabbruch. Ob sich der Patient im Laufe regelmäßiger psychotherapeutischer Behandlung von seinen Wünschen auf Grund eigener Zweifel über deren Realisierbarkeit wird distanzieren können, kann man beim Erstgespräch nie wissen. Je mehr aber der Arzt dieses Ziel verfolgt, desto unwahrscheinlicher wird es erreicht. Primär geht es um Anerkennung der Not des Patienten, dann um Absicherung seiner sozialen Existenz, eventuell um Unterstützung seiner Bestrebungen, die gewünschte Geschlechtsrolle auszuprobieren. Die Indikation für gegengeschlechtliche Hormongaben oder geschlechtsangleichende Eingriffe steht erst an, wenn der Patient über längere Zeit im sog. Alltagstest erfolgreich die gewünschte Geschlechtsrolle gelebt hat. Die Konsultation von Spezialisten auf diesem Gebiet wird empfohlen.

15.19.4 Störungen der Sexualpräferenz

Abschnitt F65 der ICD-10 fasst sehr heterogene Phänomene zusammen, die aus ärztlicher Perspektive in der Regel eher den Rat des Psychiaters, Psychotherapeuten etc. erfordern.

Ätiologie und Pathogenese
Sowohl lerntheoretische als auch kognitiv-behaviorale und insbesondere psychoanalytische Theorien tragen viel zur Erklärung dieser Störungen auf einer allgemeinen Ebene bei, wohingegen die individuelle Pathogenese, wenn überhaupt, meist erst nach langer Psychotherapie aufklärbar ist. Somatische Korrelate finden sich selten (z. B. Temporallappenepilepsie).

Klinik und Diagnostik
Störungen der Sexualpräferenz können bei Ich-syntoner Verarbeitung z. T. in sozial verträglicher Form ausgelebt werden (z. B. sadomasochistische Clubs) und sind dann klinisch unproblematisch. Überschreiten sie die Schwelle des Erlaubten, werden sie Ich-dyston erlebt oder nehmen einen suchtartigen Charakter an, kommen Forensische Psychiatrie und Psychotherapie ins Spiel. Nicht selten sind schon beim Erstkontakt Sexualisierung der Interaktion, aggressive und narzisstische Aufladung erlebbar. Wichtig ist, den Grad der Selbst- und Fremdgefährdung abzuschätzen.

Therapie
Primäre Intervention sind Psychotherapien kognitiv-behavioraler und analytischer Couleur, wobei sich die Wahl oft zwangsläufig am Grad der Introspektionsfähigkeit des Patienten sowie am psy-

chotherapeutischen Versorgungsangebot in der Region orientiert. Bei gleichzeitig schweren depressiven Störungen können auch Serotonin-Reuptake-Hemmer hilfreich sein, bei starker sexueller Getriebenheit mit der Gefahr des Verlusts der Impulskontrolle auch triebdämpfende Medikation mit Cyproteronacetat oder LHRH-Agonisten (z. B. Leuprorelinacetat). Die alleinige Medikamentenverordnung ohne begleitende Psychotherapie ist unergiebig.

Literatur

Arentewicz G, Schmidt G (Hrsg) (1993) Sexuell gestörte Beziehungen. Konzept und Technik der Paartherapie, 3. Aufl. Enke, Stuttgart

Beier K, Bosinski H, Hartmann U, Loewit K (Hrsg) (2001) Sexualmedizin. Grundlagen und Praxis. Urban & Fischer, München Jena

Clement U, Senf W (1996) (Hrsg) Transsexualismus. Behandlung und Begutachtung. Schattauer, Stuttgart New York

Becker S, Bosinski H, Clement U et al. (1998) Standards der Behandlung und Begutachtung von Transsexuellen der Deutschen Gesellschaft für Sexualforschung, der Akademie für Sexualmedizin und der Gesellschaft für Sexualwissenschaft. Int J Transgenderism 2 (4) [http://www.symposion.com/ijt/ijtc0603.htm]

Meyer III W, Bockting W, Cohen-Kettenis P et al. (2001) Harry Benjamin standards of care for gender identity disorders. Int J Transgenderism 5 (1) http://www.symposion.com/ijt/soc_2001/index.htm]

Sigusch V (Hrsg) (2001) Sexuelle Störungen und ihre Behandlung. Thieme, Stuttgart New York, 3. Auflage

Hauterkrankungen

MICHAEL LANDTHALER

16.1	Intoleranzreaktionen	1419
16.2	Entzündliche Dermatosen unklarer Ätiologie	1422
16.3	Autoimmunerkrankungen	1431
16.4	Tumorerkrankungen der Haut	1437
16.5	Infektionskrankheiten der Haut	1445
16.6	Infektionen der Haut: Sexuell übertragbare Erkrankungen	1451

16.1 Intoleranzreaktionen
Bernhardt Sachs und Hans F. Merk

16.1.1 Einleitung

Auf verschiedene Noxen kann die Haut mit vielfältigen Krankheitsbildern reagieren. Im Vordergrund des allgemeinmedizinischen Interesses stehen unerwünschte Arzneimittelwirkungen (UAW), weshalb sie besonders berücksichtigt werden sollen.

UAW lassen sich in zwei Gruppen unterteilen: Die erwarteten, Typ-A- („augmented") Reaktionen, werden durch die pharmakologischen Eigenschaften des Präparates bestimmt und können bereits präklinisch erfasst werden, sodass sie keine wesentliche Gefahr für die Arzneimittelsicherheit darstellen. Anders die nichtvorhersehbaren Typ-B- (bizarre) Reaktionen, die dem pharmakologischen Wirkprofil des Präparates nicht entsprechen und vor allen durch individuelle Eigenschaften des Patienten bestimmt werden. Zu ihnen zählen die allergischen und pseudoallergischen (Intoleranz-)Reaktionen, denen auf Grund ihrer Unvorhersehbarkeit und den häufig schweren Reaktionen eine besondere Bedeutung zukommt.

Etwa 2–5% aller hospitalisierten Patienten und 26% aller Erwachsenen erleiden in ihrem Leben allergische oder pseudoallergische Arzneimittelreaktionen (Typ-B-Reaktionen). Bei der angenommenen Inzidenz einer unerwünschten Arzneimittelwirkung (UAW) von 1:10.000 wird vermutet, dass mindestens 30.000 Patienten mit einem Medikament behandelt werden müssen, um mit einem Vertrauensbereich von 0,95 diese UAW zu erfassen. Dieser Zahl stehen ca. 1.500 Patienten gegenüber, die im Rahmen von Studien vor Zulassung eines Arzneimittels exponiert waren. Aus diesen Zahlen wird die Bedeutung der klinischen Beobachtung von UAW nach der Zulassung neuer Medikamente durch den behandelnden Arzt für die Arzneimittelsicherheit deutlich.

An der Haut treten besonders häufig unerwünschte AW auf (4% aller behandelten Fälle und 15% aller UAW). Darüber hinaus stellt die Haut auch ein Signalorgan für die meisten allergischen und pseudoallergischen Intoleranzreaktionen dar und dient als wichtiges Testorgan.

Verzögerte allergische Reaktionen treten mehrere Stunden nach Einnahme entsprechender Arzneimittel auf, beruhen auf verschiedenen pathophysiologischen Mechanismen und können daher auch zu vielfältigen klinischen Symptomen wie Purpura oder verschiedenen Vaskulitiden führen.

Die klassischen, morbilliformen Arzneiexantheme werden den Spättypreaktionen zugerechnet.

Besonders gefürchtet sind die schweren, blasenbildenden Arzneimittelreaktionen wie die toxisch-epidermale Nekrolyse (TEN, Lyell-Syndrom), die in Abhängigkeit vom Alter und der Grunderkrankung des Patienten mit einer hohen Letalität einhergeht und bei der zwei Formen unterschieden werden können. Bei der ersten Form handelt es sich um ein Krankheitsbild, das mindestens zwei Schleimhautareale und mehr als 30% der Körperoberfläche erfasst, langsam mit zumeist schmerzhaft empfundenem Erythem beginnt, das sich bis zur Blasenbildung über Tage steigert. Nicht selten ist diese Reaktion von Fieber und Eosinophilie begleitet. Antikonvulsiva wie Phenytoin oder Carbamazepin sind häufige Auslöser. Demgegenüber steht eine zweite Form, bei der es plötzlich ohne wesentliche Vorwarnung zu einer Lösung großer Hautflächen kommt. Diese äußerst schmerzhafte Form führt besonders häufig zum Tod des Patienten. Untersuchungen zur Pathophysiologie dieser Reaktion unterstrichen die zentrale Rolle zytotoxischer T-Lymphozyten in der Auslösung der Nekrolyse und der anschließenden Blasenbildung.

Eine weitere Sonderform der allergischen Spättypreaktion stellt das Hypersensitivitätssyndrom dar, das klassischerweise durch die aromatischen Antikonvulsiva Phenytoin, Phenobarbital oder Carbamazepin ausgelöst und häufig in neurologischen Abteilungen gesehen wird. Neben dem Hautausschlag gehören Eosinophilie, Fieber, Lymphadenopathie, Hepatitis und ggf. Befall weiterer Organe zu den klinischen Symptomen.

Schließlich werden auch die mit Fieber verbundenen pustulösen Arzneimittelexantheme, wie die akute generalisierte exanthematische Pustulose (AGEP), als allergische Reaktion vom Spättyp aufgefasst, bei der eine gesteigerte Interleukin-8-Sekretion arzneimittelspezifisch aktivierter T-Lymphozyten in vitro gefunden wurde. Die AGEP ist durch das Auftreten von Pusteln am gesamten Integument gekennzeichnet.

16.1.2 Klinik

Soforttypreaktionen treten typischerweise innerhalb weniger Minuten bis zu einer Stunde z. B. nach Einnahme des Arzneimittels auf. Typische klinische Symptome sind eine meist generalisierte Urtikaria, Angioödeme, Bronchospasmus, Diarrhö, Übelkeit, Erbrechen und im Extremfall der anaphylaktische Schock. Gerade Soforttypreaktionen können zu lebensbedrohlichen Symptomen führen, die eine Akutintervention erfordern. Differentialdiagnostisch sollte bei schnell einsetzenden Unverträglichkeitsreaktionen in Zusammenhang mit Operationen oder Untersuchungen immer auch an allergische Reaktionen auf Latex gedacht werden.

16.1.3 Diagnostik

Auch unter therapeutischen Aspekten kommt der Diagnostik bei allergischen oder pseudoallergischen Reaktionen auf Arzneimittel eine zentrale Bedeutung zu. Eine wesentliche Vorraussetzung zur Vermeidung eines Rezidivs ist der Nachweis der auslösenden Medikamente. Bei allergischen Arzneimittelreaktionen ist es besonders wichtig, in den ersten sechs folgenden Monaten diese Diagnostik durchzuführen, da nach einer Reaktion das entsprechende Allergen nicht mehr gegeben wird und damit die Zahl der sensibilisierten T-Lymphozyten sowie die Hautreaktivität sich im Gegensatz zu ubiquitär vorkommenden Allergenen zurückbilden.

Die Diagnostik beginnt mit der sorgfältigen Anamnese. Bei allergischen Reaktionen sind die Noxen am wahrscheinlichsten, die in den letzten zwei Wochen vor Beginn der Symptomatik angesetzt und zumeist einige Tage zuvor gut vertragen wurden.

Zurzeit gibt es keinen einzelnen, in der täglichen Routine praktikablen Test mit ausreichender Sensitivität und Spezifität zur diagnostischen Sicherung einer Arzneimittelallergie. Vielmehr stehen verschiedene Methoden zur Verfügung. Je vollständiger sie angewendet werden, desto besser kann eine Ursache nachgewiesen werden. Da sie z. T. sehr aufwendig sind, wird ihre Anwendung auch von der potentiellen Gefährdung des Patienten abhängen. Eine Ausnahme stellt die allergische Kontaktdermatitis dar, bei der der Epikutantest allein zum Nachweis des Allergens herangezogen wird.

Hauttests (Epikutan-, Prick-, Intrakutantests)

Den Hauttests kommt auf Grund ihrer einfachen Durchführbarkeit eine wichtige Rolle in der täglichen klinischen Routine zu. Standardisiert ist die Testung bei Verdacht auf Penicillinsensibilisierung. Für weitere Arzneimittelgruppen wie Sulfonamide, Antikonvulsiva, Muskelrelaxanzien und NSAR, wie z. B. Diclofenac, sind Testprotokolle ausgearbeitet, aber noch nicht evaluiert worden. Allgemein gilt, dass bei positiven Hautreaktionen von einer Sensibilisierung des Patienten ausgegangen werden kann, während bei fehlender Hautreaktion diese nicht ausgeschlossen ist.

Provokationstests

Als Goldstandard der Diagnostik allergischer Arzneimittelreaktionen wird die Provokationstestung angesehen. Allerdings gelten dafür wichtige Einschränkungen. Zum einen ist diese Testung potentiell gefährdend für den Patienten, weshalb sie nur mit dessen schriftlichem Einverständnis und in entsprechenden Zentren durchgeführt werden sollte. Zum anderen ist eine unterschiedliche Reaktivität möglich, sodass ein an sich sensibilisierter Patient bei der Testung selbst nicht, wohl aber bei einer späteren Exposition reagiert, was auch darauf zurückgeführt werden kann, dass begleitende Faktoren (z. B. Virusinfekte) fehlen. Weiterhin sagt eine Reaktion im Provokationstest nichts über die Pathogenese der Reaktion aus. Bei Zustand nach schweren UAW, wie z. B. einer TEN, sollten keine Provokationstests durchgeführt werden.

In-vitro-Tests

Die Anwendung von In-vitro-Testungen bei Arzneimittelsensibilisierungen setzt einerseits ein möglichst gutes Verständnis der Pathophysiologie der Reaktionen voraus, andererseits lassen sich durch die dabei verwendeten Verfahren auch die Kenntnisse über Voraussetzungen für diese Reaktionen besser verstehen. Serologische Tests haben den Vorteil der einfachen Versendung an zentrale Labors und die vergleichsweise einfache Durchführung von Ringversuchen zur Evaluierung. Sie stehen bei der Diagnostik IgE-abhängiger allergischer Reaktionen, z. B. auf β-Laktamantibiotika, zur Verfügung. Zelluläre Tests erfordern die Anwesenheit des Patienten am Ort der Untersuchung oder eine aufwendige Logistik, um das gewonnene Blut oder Gewebe rasch bearbeiten zu können. Dabei wird entweder die Reaktivität von Basophilen bestimmt oder die Reaktion von Lymphozyten auf ein Allergen im Fall des Lymphozytentransformationstests.

Abschluss der Diagnostik ist die Ausstellung eines Allergiepasses. Er soll nicht nur die verdächtigte Substanz, sondern auch die Begründung des Befundes (z. B. Anamnese, spezifischer IgE-Nachweis, positive Hauttestreaktion, Reexposition) sowie bei entsprechender Überprüfung Ausweichpräparate angeben.

16.1.6 Therapie

Allgemeine Maßnahmen

Die therapeutischen Maßnahmen orientieren sich daran, ob es sich um eine Reaktion vom Sofort-, verzögerten oder Spättyp handelt. Weiterhin hängt die Therapie davon ab, welche Organsysteme betroffen sind. Sie unterscheidet sich prinzipiell nicht von der Therapie allergischer Reaktionen durch andere Noxen. Besondere Situationen bestehen lediglich bei bullösen Arzneimittelreaktionen, insbesondere der TEN.

Einige Therapievorgaben haben prinzipielle Gültigkeit. So muss die Zufuhr der auslösenden Substanz bei Auftreten von Symptomen unterbrochen werden. Bei der Therapie von Soforttypreaktionen wird in Abhängigkeit von dem klinischen Beschwerden therapiert (Tabelle 16.1-1, s. auch Kapitel 17.4.5 anaphylaktischer Schock Tabelle 17.4-3,).

Zu den häufig oral und parenteral angewendeten Substanzen zur Therapie anaphylaktischer und anaphylaktoider (pseudoallergischer) Reaktionen zählen H_1-Rezeptorantagonisten (Antihistaminika) wie Dimetinden und Clemastin, die intravenös gegeben werden können sowie Glukokortikoide wie Prednisolon oder Äquivalente. Ist eine Urtikaria zu behandeln, bei der die orale Gabe von Antihistaminika ausreichend ist, ist die Gabe neuer, nichtsedierender Antihistaminika der 2. und 3. Generation (z. B. Fexofenadin, Descarboxyloratadin oder Levocetirezin) zu bevorzugen.

Mitunter werden bei der parenteralen Akuttherapie auch H_2-Rezeptorantagonisten wie Cimetidin oder Ranitidin gegeben. Ranitidin sollte in jedem Fall bevorzugt werden, wenn der Patient einen Betablocker einnimmt, da Cimetidin dessen Metabolisierung hemmen kann und damit dessen Halbwertzeit verlängert. Zu beachten ist, dass Glukokortikoide auf Grund des verzögerten Wirkungseintrittes nicht Mittel der ersten Wahl bei einer akuten kardiopulmonal bedrohlichen Schockreaktion sind. Vielmehr stellt Adrenalin für diesen Fall das entscheidende Medikament dar. Die i.v.-Gabe von Adrenalin (0,1 mg/min) sollte wie der parenteral gegebenen Antihistaminika langsam und am besten unter Monitorkontrolle erfolgen. Wenn kein sicherer intravenöser Zugang vorliegt, kann Adrenalin auch in der doppelten Dosis i.m. gegeben werden.

Wirkstoff	Darreichung und Dosierung		
Indikationen nach Schweregrad der anaphylaktischen Reaktion[a]			
Katecholamine			
Adrenalin	Inhalation	(II/III)	bis Tremor/Tachykardie
	Injektion	(III)	1 mg/10 ml 0,1 mg/min
		(IV)	1,0 mg/min
Antihistaminika			
H$_1$-Antagonisten	Injektion	(I–III)	
Dimentindenmaleat			4–8 mg
Clemastin			4 mg
H$_2$-Antagonisten	Injektion	(I–III)	
Cimetidin			400 mg
Ranitidin			100 mg
Glukokortikoide			
(Prednisolonäquivalent)	Injektion	(I)	50–125 mg (evtl. per os)
		(II)	250–500 mg
		(III)	500–1000 mg
Prophylaxe der Spätreaktionen			
Glukokortikoide			
(Prednisolonäquivalent)	80–100 mg alle 8 h über 24 h		
Antihistaminika			
H1-Antagonisten			
Dimetindenmaleat			4–8 mg
Clemastin			4 mg
H$_2$-Antagonisten	(nur gegebenenfalls indiziert)		
Cimetidin			400 mg
Ranitidin			100 mg
Probleme bei Betablockern			
Antihistaminika	Ranitidin statt Cimetidin		
Glukagon	Injektion 5–15 µg/min		

Tabelle 16.1-1. Indikation der Notfalltherapeutika nach Schweregrad der anaphylaktischen Reaktion, bei Prophylaxe der Spätreaktionen und Probleme bei der gleichzeitigen Einnahme von Betablockern. Evidenzgrad IV.

[a] I–IV Schweregrad der anaphylaktischen Reaktion. (siehe Tab. 17.4-3)

Therapie von Angioödemen

Die Therapie der Angioödeme orientiert sich an ihrer Lokalisation und Ausprägung. Zuverlässig sprechen Angioödeme nur auf eine interne Behandlung an. Bei periorbitaler Lokalisation oder im Gesichtsbereich, ohne vitale Bedrohung des Patienten, kann mit parenteraler Gabe von Antihistaminika (z. B. 4 mg Dimetinden i.v. oder 4 mg Clemastin i.v.) sowie Glukokortikoiden (z. B. 100–250 mg Prednisolon i.v. oder Äquivalent) behandelt werden. Die Antihistaminika sollten aufgrund des schnelleren Wirkeintritts vor dem Glukokortikoid und aufgrund der seltenen Interferenzen mit dem kardialen Reizleitungssystem langsam intravenös appliziert werden. Angioödeme im Pharynx-Larynx-Bereich stellen aufgrund der Erstickungsgefahr akute Notfälle dar, die stationär behandelt werden sollten. Zusätzlich zu der parenteralen Gabe von Antihistaminika und Glukokortikoiden sollten die Vorraussetzungen für eine Intubation oder ggf. eine Koniotomie erfüllt sein. Auch bei geringfügigen Schwellungen im Pharynx-Larynx-Bereich sollte eine stationäre Überwachung erfolgen, da sich die Schwellungen zu lebensbedrohlichen Ausmaßen weiterentwickeln können und mit Spätphasenreaktionen nach 6–12 Stunden selbst nach initial erfolgreicher Behandlung in 5% der Fälle zu rechnen ist.

Angioödeme durch ACE-Hemmer mit Schwellungen im Gesichtsbereich sollten stationär überwacht werden, auch wenn keine Schwellung im Halsbereich vorliegt, weil der Verlauf dieser Angioödeme nicht vorhersehbar ist und sich ein lebensbedrohliches Glottisödem noch entwickeln kann. Auch ist im Gegensatz zu histaminvermittelten Angioödemen die Wirkung von Antihistaminika und Glukokortikoiden bei diesen kininmediierten Angioödemen umstritten. Bei einem durch ACE-Hemmer induziertem Ödem des Mundes oder der Zunge, das noch keine Intubation erfordert, wurde die Gabe von Adrenalin (0,3 ml 1:1000 s.c.) empfohlen.

Differentialdiagnostisch sollten hereditäre oder erworbene Angioödeme durch Mangel an oder Vorliegen eines funktionsuntüchtigen C1-Esteraseinhibitors ausgeschlossen werden, da diese nicht auf Gabe von Antihistaminika oder Glukokortikoiden ansprechen, sondern als Akuttherapie die Gabe von C1-Esterase-inhibitor erfordern.

Therapie bei Patienten mit Einnahme von Betablockern

Bei der Akutbehandlung von Patienten mit Adrenalin, die unter einer Medikation mit Betablockern stehen, muss mit paradoxen Reaktionen gerechnet werden, da die Betarezeptoren blockiert sind. Dennoch ist Adrenalin bei einem Teil der Patienten wirksam und sollte, falls es die Klinik erfordert, gegeben werden. Stadiengerecht können Antihistaminika und Glukokortikoide gegeben werden. Auf die Anwendung von H_2-Rezeptorantagonisten wie Cimetidin sollte verzichtet werden, da sie die Clearance von Betablockern reduzieren können. Wenn H_2-Rezeptorantagonisten gegeben werden, sollte Ranitidin und nicht Cimetidin ausgewählt werden (s. Kapitel 16.1.6).

Prophylaxe bei Kontrastmittelunverträglichkeit

Hat ein Patient bereits bei einer Kontrastmitteluntersuchung oder bei der Anwendung von Muskelrelaxanzien in der Vergangenheit eine anaphylaktoide Reaktion gezeigt, ist die prophylaktische Gabe von H_1- und H_2-Antihistaminika und Glukokortikoiden vor einer erneuten Untersuchung sinnvoll; niedrig osmolare Kontrastmittel sollten bevorzugt werden.

Therapie von Arzneimittelexanthemen

Sowohl beim allergischen Arzneimittelexanthem wie auch bei bullösen Arzneimittelreaktionen steht die Behandlung mit Glukokortikoiden im Vordergrund. Bei TEN ist aber selbst die Anwendung der Glukokortikoide nicht unumstritten. So traten selbst bei hoher Gabe von Glukokortikoiden TEN auf. In jedem Fall scheinen sie bei dieser besonders schweren Form einer Arzneimittelreaktion der Haut nur hochdosiert in den ersten Tagen günstig wirken zu können, später erhöhen sie die Gefahr einer Sepsis. Andere Befunde legen eine besonders schnelle Wirksamkeit von niedrigdosiertem Cyclophosphamid (100–300 mg tgl. i.v.) in den ersten Tagen bei der toxischen epidermalen Nekrolyse nahe. Auch Plasmapheresen bei Arzneimitteleinnahmen, die dadurch schneller eliminiert werden, scheinen sinnvoll. Neueste Untersuchungen legen bei der besonders gefürchteten TEN die Wirksamkeit einer frühzeitigen Infusion von intravenös gegebenen humanen Immunglobulinkonzentraten (0,2–0,75 g/kg KG) über 4 Tage nahe. Weitere Präparate sind Cyclosporin A (4 mg/kg KG/tgl.), N-Acetylcystein (2 g/6 h i.v.) und Pentoxyfyll in. Letztere Substanzen werden in der Vorstellung gegeben, TNFα (Immunglobuline, N-Acetylcystein, Pentoxyfillin) zu binden bzw. seine Synthese zu hemmen und Radikale zu inhibieren. Cyclosporin wird in Analogie zu seiner Verwendung bei GvHD eingesetzt. In der Lokalbehandlung steht die Vermeidung einer Infektion durch Anwendung von Antiseptika im Vordergrund (PVD-Jod, Silbernitrat, Triphenylmethanfarbstoffe, Kaliumpermanganat). Bei Anwendung von Triphenylmethanfarbstoffen ist bei fehlender Barrierefunktion des Stratum corneum mit Tätowierungen zu rechnen, weshalb es vor allem im Gesicht gemieden werden sollte. Eine besondere Bedeutung kommt auch der ophthalmologischen Betreuung zu, da bei ca. 5–10% der Patienten eine Beeinträchtigung der Sehfunktion bis hin zur Erblindung befürchtet werden muss. Zur Vermeidung von Vernarbungen und Synechien im Vulvabereich können lokale Steroidgele appliziert werden.

Literatur

Bork K (1998) Arzneimittelnebenwirkungen an der Haut. Schattauer, Stuttgart
Britschgi M, Steiner UC, Schmid S et al. (2001) T-cell involvement in drug-induced acute generalized exanthematous pustulosis. J Clin Invest 107: 1433–1441
Jäger L, Merk HF (1996) Arzneimittel-Allergie. G. Fischer, Stuttgart
Konstantinow A, Mühlbauer W, Balda B-R, Ring J (2001) Toxische epidermale Nekrolysen (Arzneimittel-induziertes Lyell-Syndrom) – Therapie. Dtsch Med Wschr 126: 177–179
Merk HF, Eichler G (1995) Anaphylaktoide Reaktionen. In: Plewig G, Korting HC (Hrsg) Fortschritte der Dermatologie. Springer, Berlin Heidelberg New York Tokyo
Merk HF (2000) Allergische Krankheitsbilder – Arzneimittelreaktionen. Dtsch Ärztebl 97: 3013–3021
Merk HF, Dorfmüller A, Sachs B, Baron J (2002) Delayed hypersensitivity reactions: which tests exist? Which is the sensitivity and specificity of these tests. Allergy Clin Immunol Int 14: 14–19
PichlerWS, Tilch J (2004) The Lymphocyte transformation test in the diagnosis of drug hypersensitivity. Allergy 59: 809–820
Park BK, Kitteringham NR, Powell H, Pimohamed M (2000) Advances in molecular toxicology – towards understanding idiosyncratic toxicity. Toxicology 153: 39–60
Sachs B, Merk HF (2001) Demonstration and characterization of drug-specific lymphocyte reactivity in drug allergies. Allergy Clin Immunol Int 13: 91–98
Viard J, Wehrli P, Bullani R, Saurat J-H (1998) Inhibition of toxic epidermal necrolysis by blockade of CD95 with human intravenous globulin. Science 282: 490–493

16.2 Entzündliche Dermatosen unklarer Ätiologie
Sherko von Schmiedeberg und Thomas Ruzicka

16.2.1 Psoriasis vulgaris

Die Psoriasis vulgaris ist eine häufig vorkommende (1–2% der Bevölkerung), gutartige erythematosquamöse Dermatose unbekannter Ätiologie mit variabler klinischer Ausprägung. Der Beginn der Psoriasis ist in jedem Lebensalter möglich, es lassen sich jedoch zwei Inzidenzgipfel feststellen; zum einen die Typ-I-Psoriasis mit einem frühen Beginn im jungen Erwachsenenalter, zum anderen die Typ-II-Psoriasis mit einem späten Beginn nach dem 45. Lebensjahr.

Ätiologie und Pathogenese

Das familiär gehäufte Auftreten der Psoriasis vulgaris zeigt die wesentliche Bedeutung von genetischen Faktoren bei der Manifestation der Erkrankung. Das Erkrankungsrisiko liegt bei bis zu 20%, wenn ein Elternteil, und bis zu 75%, wenn beide Elternteile betroffen sind. Typisch für die Psoriasis ist das Auslösen psoriatischer Herden durch zahlreiche unspezifische exogene Reize (sog. Köbner-Phänomen). Die wichtigsten Provokationsfaktoren der Psoriasis sind: Traumata (Verletzungen, Operationen), Infektionskrankheiten (Streptokokken, HIV), klimatische Faktoren, Stress, Alkohol, Medikamente (Betarezeptorenblocker, ACE-Hemmer, Chloroquin, Lithium, Interferone) und Gravidität. In Einzelfällen kann UV-Licht als Provokationsfaktor dienen.

Pathogenetisch besteht bei der Psoriasis eine komplexe kutane Dysregulation, die die meisten Zelltypen und Mediatoren der Haut einschließt. Im Wesentlichen handelt es sich um eine Th_1-Zellen-vermittelte Entzündungsreaktion, die von einer epidermalen Hyperproliferation und Differenzierungsstörung begleitet ist.

Klinik und Diagnostik

Folgende klinische Varianten der Psoriasis werden unterschieden:
- Psoriasis vulgaris:
  - Akut-exanthematische Psoriasis: Am Rumpf lokalisiert, häufig mit Fokalinfekten (Streptokokken) assoziiert;
  - chronisch-stationäre Psoriasis (vom Plaquetyp): Mit ca. 90% die häufigste Manifestationsform, lokalisiert an den typischen Prädilektionsstellen (Ellenbogen, Knie, Sakralregion);
  - Psoriasis capillitii: Klinisch wegweisend ist ein Übertreten der psoriatischen Hautveränderungen an der Stirn-Haar-Grenze und an den seitlichen Kopfpartien um etwa 1–2 cm auf die nicht behaarte Haut („pelzkappenartig");
  - Psoriasis inversa: Ausschließlich Befall der Beugeflächen. Die psoriatischen Plaques imponieren klinisch als scharf begrenzte, leicht infiltrierte Herde ohne die typische Schuppung;
  - erythrodermische Psoriasis: generalisierte, schwerste Verlaufsform der Psoriasis vulgaris.
- Psoriasis pustulosa:
  - Psoriasis pustulosa generalisata (Typ Zumbusch): Erytheme und Pusteln am gesamten Integument;
  - Psoriasis pustulosa palmoplantaris (Typ Barber-Königsbeck): An Handinnenflächen und/oder Fußsohlen erythematosquamöse Herde mit flachen seenartigen sterilen Pusteln;
  - Impetigo herpetiformis: Sonderform der Psoriasis pustulosa generalisata bei Schwangeren;
  - Acrodermatitis continua suppurativa (Hallopeau): Pustulöse Psoriasis an den Endgliedern der Finger und Zehen mit starker Nagelbeteiligung und mutilierender Akroosteolyse.
- Psoriasis arthropathica:
  - In Zusammenhang mit den Hautveränderungen der Psoriasis vulgaris auftretende mono- bzw. oligoarthritische Gelenkveränderungen. Im weiteren Verlauf kann es zu Osteolysen und zu Gelenk- und Knochendeformitäten kommen. Zur Früherkennung der Psoriasis arthropathica ist die Skelettszintigraphie besonders geeignet, zur Diagnosesicherung (Abgrenzung zur primär chronischen Polyarthritis) bzw. Verlaufsbeurteilung ist eine röntgenologische Diagnostik unerlässlich.

Therapie

Siehe Tabelle 16.2-1.

Evidenz der Therapieempfehlungen		
	Evidenzgrad	Empfehlungsstärke
Vitamin-D3-Analoga	II-a	B
Topische Retinoide	II-b	B
Dithranoltherapie	III	B
UV-Therapie	II-b	B
Systemische Retinoide	I-b	A
Ciclosporin A	II-a	B
Methotrexat	II-b	B
Fumarsäurederivate	I-b	A
Biologicals	I-b	A

Tabelle 16.2-1. Therapie der Psoriasis vulgaris

Verlaufsform	Therapie
Leichte bis mittelschwere Form	Zunächst Schuppen ablösen (z. B. mit 2–10%igem Acid. salicyl. in Salbengrundlage, Olivenöl, Teerpräparate), danach spezifische Therapie mit: Vitamin-D_3-Analoga (z. B. Daivonex, Psorcutan; Curatoderm), topische Retinoide (Zorac), klassische Dithranoltherapie (Cignolin) in aufsteigender Dosierung; ggf. Kombination mit UVA-/UVB-Bestrahlung
Ausgedehnte Form	PUVA-Therapie: Psoralen (8-MOP; 5-MOP) plus UVA-Bestrahlung, RePUVA-Therapie: syst. Retinoide plus Psoralen plus UVA-Bestrahlung
Schwere, therapieresistente Form (sowie Psoriasis pustulosa und Psoriasis arthropathica)	Systemische Therapie mit Retinoiden (z.B. Neotigason; Dosierung 0,5–1,0 mg/kg KG, max.75 mg beim Erwachsenen); Ciclosporin A (z.B. Sandimmun Optoral;Anfangsdosierung 2,5 mg/kg KG/Tag in zwei ED, ggf. Dosissteigerung alle 14 Tage um 0,5 mg/kg KG bis auf max. 5 mg/kg KG/Tag); MTX Lantarel; Fumarsäurederivate (Fumaderm initial-Tbl., Fumaderm-Tbl.); neu: sog. "Biologicals": I. Monoklonale AK (z.B. Infliximab i.v.); II. Fusionsproteine (z.B. Etanercept s.c.; Alefacept i.v.)

16.2.2 Acne vulgaris

Die Akne ist eine der häufigsten Erkrankungen in der Dermatologie mit einem Erkrankungsgipfel in der Pubertät; im frühen Erwachsenenalter klingt sie spontan wieder ab. Beide Geschlechter sind etwa gleich häufig betroffen, wobei in der Pubertät Jungen oft einen schwereren Verlauf aufweisen. Durch die Manifestation der Akne insbesondere im Gesicht stellt sie für die betroffenen Patienten eine nicht zu unterschätzende psychosoziale Belastung dar.

Ätiologie und Pathogenese

Zahlreiche Faktoren bestimmen die Akne wie z. B. Vererbung, Sebumproduktion, Hormone und Bakterien. Immunologische Vorgänge scheinen nur eine untergeordnete Rolle zu spielen. Das Zusammenspiel aller genannten Faktoren ist für die Ausbildung einer Akne verantwortlich.

Mit Beginn der Pubertät kommt es, hormonell gesteuert (durch Androgene, insbesondere Testosteron), zu einer Entfaltung der Talgdrüsenazini (diese tragen Androgenrezeptoren auf ihrer Zelloberfläche) sowie zu einer vermehrten Talgbildung. Der Talg in den Azini und den Talgausführungsgängen enthält, solange er nicht mit den Bakterien des Infundibulums in Berührung gekommen ist, keine freien Fettsäuren und entzündet sich nicht. Dagegen begünstigt das Mikromilieu der Komedonen Wachstum und Vermehrung ansonsten apathogener Keime der Haut wie Propionibacterium acnes und Staphylococcus epidermidis, die in der Pathogenese der Akne eine entscheidende Rolle spielen. Deren bakterielle Lipasen spalten die Neutralfette des Talgs, insbesondere die Sebumtriglyzeride, in potentiell komedogene freie Fettsäuren. Diese wirken zudem leukotaktisch und sind somit an der entzündlichen Umwandlung der Komedonen in Papeln und Pusteln beteiligt.

Klinik und Diagnostik

Die klinischen Erscheinungsformen der Akne können unterschiedlich stark ausgeprägt sein:

- Acne comedonica: Offene und geschlossene Komedonen vorwiegend im Gesicht;
- Acne papulopustulosa: Entzündlich umgewandelte Komedonen als Papeln, Pusteln und Papulopusteln. Die Gefahr der Narbenbildung ist groß;
- Acne conglobata: Komedonen, Papeln, Pusteln, hämorrhagisch verkrustete, indurierte Knoten, die zu großen Arealen konfluieren und hämorrhagisch-eitrig einschmelzen können.

Therapie

Siehe Tabelle 16.2-2.

Evidenz der Therapieempfehlungen

	Evidenzgrad	Empfehlungsstärke
Retinoide (lokal)	II-b	B
Benzoylperoxid (lokal)	II-b	B
Azelainsäure (lokal)	II-b	B
Antibiotika		
– lokal	II-b	B
– systemisch	II-a	B
Retinoide (systemisch)	II-a	B

Tabelle 16.2-2. Therapie der Acne vulgaris

Typ der Acne vulgaris	Reinigung	Basistherapie	Erweiterte Basistherapie	Interne Therapie	Zusätzlich
Acne comedonica	Peeling Cremes, milde Syndets	Tretinoin/ Isotretinoin, Benzoylperoxid, Azelainsäure	–	Antiandrogen wirksame Kontrazeptiva (z. B. Diane 35)	Aknetoilette durch Kosmetikerin, Chemical Peeling
Acne papulopustulosa	Milde Syndets, antiseptische Reinigungsgele	Wie oben	Kombination mit topischem Antibiotikum (cave: Resistenzentwicklung!)	Antibiotika (Minocyclin, Doxycyclin, Tetracyclin)	Antiandrogen wirksame Kontrazeptiva (z. B. Diane 35)
Acne conglobata	–	Siehe oben; zusätzlich zur Basistherapie immer systemische Therapie!		Bei Männern: Isotretinoin (Roaccutan; Dosis 0,5–1,0 mg/kg KG/Tag) Bei Frauen: Isotretinoin (Roaccutan) plus Kontrazeption!	
Acne inversa	Lokal desinfizierend	Lokal antibiotisch	–	Längerfristige Gabe von Antibiotika nach Antibiogramm Bei Therapieresistenz: Isotretinoin (Roaccutan). Cave: Keine Kombination von Tetrazyklinen mit Isotretinoin wg. Gefahr der Hirndrucksteigerung!	Dermatochirurgische Sanierung
Acne fulminans	Stationäre Aufnahme!		Hochdosierte Antibiotika nach Antibiogramm plus orale Glukokortikoide (1 mg/kg KG/Tag) über 10–14 Tage, danach Einleitung einer Isotretinoin (Roaccutan)-Therapie		
Aknenarben	–	Chemical Peeling	Laser Resurfacing; Dermabrasion		Kollagen bzw. Hyaluronsäureunterspritzung

16.2.3 Rosazea

Die Rosazea ist eine häufige, chronisch-entzündliche Gesichtsdermatose. Sie beginnt gewöhnlich ab dem 20. Lebensjahr und hat einen Gipfel zwischen dem 40. und 50. Lebensjahr. Frauen sind etwas häufiger betroffen als Männer.

Ätiologie und Pathogenese
Die Ätiologie ist unbekannt, vermutet werden eine erbliche Disposition, eine Assoziation zu inneren Erkrankungen (Magen-Darm-Störungen, Hypertonie) sowie die Besiedelung mit der Haarbalgmilbe Demodex folliculorum. Sonnenlicht sowie Alkohol können die Erkrankung provozieren.

Tabelle 16.2-3. Therapie der Rosazea

Stadium	Therapie
Stadium I	Allgemein: konsequenter Lichtschutz! Meiden von Alkohol! Metronidazol, Tetracyclin oder ichthyolhaltige Cremes oder Lotionen Teleangiektasien mit Argon- oder Farbstofflaser veröden
Stadium II	Zusätzlich zur externen Therapie: systemische Antibiotika
Stadium III	Bei Frauen außerhalb des gebärfähigen Alters und Männern: Isotretinoin (Roaccutan) Bei Frauen im gebärfähigen Alter: Tetracyclin bzw. Minocyclin über 4–6 Monate, bei mangelndem Erfolg Isotretinoin (Roaccutan) unter strengem Kontrazeptionsschutz
Rhinophym	Operative Abtragung (Dermabrasion, Derma Shaving)

Klinik und Diagnostik
Der Verlauf lässt sich in drei Stadien einteilen:
- Stadium I: Persistierende Erytheme und Teleangiektasien, v. a. nasolabial und Wangenregion;
- Stadium II: Papeln, Papulopusteln und Pusteln v. a. zentrofazial;
- Stadium III: Entzündliche Knoten und Plaques, im weiteren Verlauf kann es zu einer Gewebehyperplasie kommen, die besonders die Wangen und Nasenregion („Rhinophym") betrifft.

Therapie
Siehe Tabelle 16.2-3.

Evidenz der Therapieempfehlungen		
	Evidenzgrad	Empfehlungsstärke
Antibiotika		
– lokal	II-b	B
– systemisch	II-a	B
Retinoide (systemisch)	II-a	B

16.2.4 Periorale Dermatitis

Die periorale Dermatitis ist eine chronisch-entzündliche, zu Rezidiven neigende Dermatose vorwiegend bei jungen Frauen.

Ätiologie und Pathogenese
Die Ätiologie ist nicht vollständig geklärt. Eine Störung der normalen Hautflora durch übermäßige Anwendung von Feuchtigkeitscremes sowie externen Glukokortikoiden und daraus resultierenden, vermutlich erregerbedingten Follikulitiden (fusiforme Spirillen, Stäbchen, Demodexmilben, Kandidaarten). Ebenfalls diskutiert werden Hormone, Seifen, fluorierte Zahncremes, UV-Bestrahlung sowie Magen-Darm-Störungen.

Klinik und Diagnostik
Klinisch zeigen sich entzündlich gerötete, follikulär gebundene Papeln und Pusteln auf erythematöser Haut, insbesondere periorale Komedonen, als Abgrenzung zur Akne, kommen nie vor.

Therapie
Wichtigste Maßnahmen sind die strikte Kosmetikabstinenz (v. a. Feuchtigkeitscremes) sowie das Meiden von Glukokortikoidexterna. Externe Therapie mit Metronidazol oder Ichthyol in Zinkschüttelmixturen, Lotionen oder hydrophilen Cremes. Bei starker entzündlicher Komponente zusätzlich feuchte Umschläge mit kaltem Schwarztee. Bei schwerem Befall Tetracyclin oder Minocyclin per os. Zusätzlich sollte ein konsequenter Lichtschutz durchgeführt werden.

16.2.5 Lichen ruber

Der Lichen ruber („Knötchenflechte") ist eine entzündliche, subakut bis chronische, nicht kontagiöse Hauterkrankung. Eine Provokation und Unterhaltung durch irritative Stimuli ist möglich (Köbner-Phänomen). Medikamente (Antimalariamittel, Goldsalze, Betablocker, Tuberkulostatika, organische Arsenverbindungen) können als Auslöser in Frage kommen. Häufig assoziierte Erkrankungen sind chronisch aktive Hepatitis B und C, primär biliäre Zirrhose, Diabetes mellitus, Hypercholesterinämie, Hyperurikämie sowie Autoimmunkrankheiten wie Colitis ulcerosa, Pemphigus vulgaris, Lupus erythematodes. Die Erkrankung kommt weltweit vor, beide Geschlechter sind in etwa gleich stark betroffen.

Ätiologie und Pathogenese
Die Ätiologie ist unbekannt, für genetische Einflüsse besteht kein sicherer Anhalt, allerdings wurde eine Assoziation mit HLA-B3 und -B5 vermutet. Ein Beginn der Erkrankung nach massiven psychischen Traumata oder Stresssituationen lässt den Einfluss einer psychosomatischen Komponente vermuten.

Klinik und Diagnostik
Es besteht meist eine klassische Klinik mit stark juckenden, rötlich-lividen, polygonalen Papeln, die an der Oberfläche

Tabelle 16.2-4. Therapie des Lichen ruber planus

Allgemeine Therapieprinzipien	Bei symptomatischen Formen: Therapie der Grunderkrankung Ab/Umsetzen angeschuldigter Medikamente Vermeidung von Kaffee, Alkohol, Nikotin, scharfen Speisen und irritativen Stimuli (v. a. bei Lichen ruber erosivus mucosae) Subtile Hautpflege oder tägliche Ölbäder Bei starkem Juckreiz: Antihistaminikum
Geringer Lokalbefund	Topische mittelstarke Steroidcremes oder -salben 1-mal/Tag (unter Folienokklusion), meist über mehrere Monate erforderlich
Ausgedehnter Lokalbefund	UVB-Bestrahlungen, lokale PUVA-Therapie, PUVA-Badtherapie (4-mal/Woche über mehrere Wochen) Topische mittelstarke Steroide der Klasse III Alternativ: Teer 2-mal/Woche (z. B. Pix lithanthracis 1% in Basiscreme DAC)
Exanthematischer Lichen ruber	Stufentherapie! PUVA-Badtherapie 4-mal pro Woche über mehrere Wochen in Kombination mit Lokaltherapie mittelstarker topischer Steroide 1-mal/Tag; bei fehlendem Ansprechen nach 4 Wochen zusätzlich: Orale Kortikosteroide (Decortin H) bis 0,5 mg/kg KG mit allmählicher Dosisreduktion auf eine möglichst niedrige Erhaltungsdosis über 4–6 Wochen, bei ausbleibendem Erfolg Ausschleichen der Steroide und Versuch mit Acitretin (z. B. Neotigason). Initialdosis 0,5–0,7 mg/kg KG/Tag; Erhaltungsdosis 0,3–0,5 mg/kg KG/Tag als Monotherapie oder in Kombination mit PUVA-Badtherapie als sog. RePUVA Alternativ: Chloroquin (Resochin) 3–4 mg/kg KG/Tag über 4–6 Wochen
Schwerste Verläufe (z. B. therapieresistenter exanthematischer Lichen ruber, Schleimhautulzerationen)	Azathioprin (z. B. Imurek 50–100 mg/Tag) in Kombination mit Kortikosteroiden p.o. (Beginn mit 100 mg Prednisolon, z.B. Decortin H in ausschleichender Dosierung. Kombinationsmöglichkeiten: Lokaltherapie (s. oben), PUVA-Therapie, bei fehlendem Erfolg nach 3 Monaten Versuch mit: Ciclosporin (z. B. Sandimmun Optoral) 5 mg/kg KG, der Serumspiegel sollte bei 150–220 µg/dl liegen, Kombinationsmöglichkeiten: Lokaltherapie (s. oben), cave: Keine UV-/PUVA-Therapie, da das Risiko kutaner Malignome erhöht wird Alternativ: Versuch mit DADPS (Dapson-Fatol 100–150 mg/Tag)

häufig eine weiße netzförmige Zeichnung („Wickham-Streifung") aufweisen. Prädilektionsstellen sind die Beugeseiten der Unterarme (insbesondere Handgelenke), Lumbosakral- und Knöchelbereich. Ein Befall der Schleimhäute besteht in 25–70% der Fälle. Die Diagnose kann durch die klassische Klinik und die typische Histologie gestellt werden. Eine gründliche Medikamentenanamnese (in Bezug auf auslösende Stoffgruppen) sowie der Ausschluss assoziierter Erkrankungen sollte nicht vernachlässigt werden.

Therapie
Siehe Tabelle 16.2-4.

Evidenz der Therapieempfehlungen		
	Evidenzgrad	Empfehlungsstärke
Glukokortikosteroide		
– lokal	II-a	B
– systemisch	III	B
UV-Therapie (UVA/UVB/PUVA)	II-a	B
Retinoide (systemisch)	II-b	B
Ciclosporin	III	B
Chloroquin	III	B
Sulfone (DADPS)	III	B

16.2.6 Sarkoidose

Die Sarkoidose ist eine granulomatöse Systemkrankung unklarer Genese, die sich in nahezu allen Organen manifestieren kann, insbesondere aber Lunge (90%), Lymphknoten (90%), Leber, Milz (70%), Augen (60%), Speicheldrüsen (30%), Nervensystem und Skelettmuskulatur (20–30%) befällt. Eine kutane Beteiligung liegt in ca. 40–50% der Fälle vor. Frauen und Männer sind etwa gleich häufig betroffen. Angehörige der schwarzen Rasse haben im Vergleich zu Kaukasiern ein etwa 3–5fach erhöhtes Risiko, an einer Sarkoidose zu erkranken. Die Manifestation erfolgt meist vor dem 40. Lebensjahr.

Ätiologie und Pathogenese
Die Ätiologie der Sarkoidose ist bisher nicht geklärt. Eine Reaktion auf infektiöse Antigene oder Autoantigene (z. B. Mykobakterien, Chlamydia pneumoniae, Korynebakterien, Yersinien, Viren, Pilze) vor dem Hintergrund einer genetischen Disposition wird diskutiert.

Klinik und Diagnostik
Meist sieht man rötliche oder rötlich-livide Plaques bzw. Knoten. Unter Glasspateldruck zeigt sich ein feinfleckiges, graugelbliches Infiltrat (lupoides Infiltrat). Die Hautveränderungen können in spezifische Formen und unspezifische Manifestationsformen differenziert werden. Zur Gruppe der unspezifischen Manifestationsformen zählt das Erythema nodosum, das in Verbindung mit einer bihilären Lymphadenopathie und Arthritis für die akute Sarkoidose (Löfgren-Syndrom) typisch ist. Bei Verdacht auf Vorliegen einer Sarkoidose sollte immer eine Hautbiopsie erfolgen sowie ein Röntgenthorax und ein Multitest-Merieux

16.2 Entzündliche Dermatosen unklaren Ätiologie

Tabelle 16.2-5. Therapie der Sarkoidose

Formen	Therapie
Akute Sarkoidose	Versuch mit NSA (z. B. Voltaren 50: 2-mal 1 Dragee) über 2 Tage, bei Nichtansprechen Therapie wie bei extrakutaner Sarkoidose
Kutane Sarkoidose	Mittelstarke Kortikosteroide lokal über 4 Wochen Kortikosteroide intraläsional (1-bis 2-mal/Woche über 6 Wochen). Cave: Fettgewebeathrophie! Kryochirurgie
Narbensarkoidose	Mittelstarke Kortikosteroide lokal über 4 Wochen Bei Nichtansprechen Exzision der Narbe
Großknotige (Lupus pernio) und subkutane Sarkoidose	Kortikosteroide systemisch (1 mg/kg KG/Tag Prednisolon über 4–6 Wochen, Dosisreduktion über 4–6 Monate, ggf. Erhaltungsdosis von 8 mg/Tag über mehrere Wochen) Chloroquin (Resochin) 2-mal 250 mg/Tag über 14 Tage, dann 250 mg/Tag über mehrere Monate. Cave: Augenkontrollen! Bei schwerem therapieresistenten Verlauf: MTX 15–25 mg/Woche über 2–6 Monate, ausschleichende Dosisreduktion, ggf. Erhaltungsdosis 7,5 mg 2-mal/Woche
Kutane Sarkoidose mit extrakutanem Befall	Kortikosteroide systemisch (1 mg/kg KG/Tag Prednisolon über 4–6 Wochen, Dosisreduktion über 4–6 Monate, ggf. Erhaltungsdosis von 8 mg/Tag über mehrere Wochen) Bei hohen Steroiddosen: ggf. Kombination mit Azathioprin (z. B. Imurek 50–100 mg/Tag) Bei Therapieresistenz MTX (z. B. Lantarel 15–25 mg/Woche über 2–6 Monate, ausschleichende Dosisreduktion, ggf. Erhaltungsdosis 7,5 mg 2-mal/Woche Alternativ: Cyclophosphamid (z. B. Endoxan), Ciclosporin A (z. B. Sandimmun Optoral)

(typisch anerge Tuberkulinreaktion). Im Labor zeigt sich häufig eine Erhöhung der BSG, des Serumkalziumspiegels und des Angiotensin-converting-Enzyms.

Therapie
Siehe Tabelle 16.2-5.

Evidenz der Therapieempfehlungen	Evidenzgrad	Empfehlungsstärke
Glukokortikosteroide		
– lokal	II-a	B
– intraläsional	IV	C
– systemisch	III	B
Nichtsteroidale Antiphlogistika	III	B
Chloroquin	IV	C
Methotrexat	IV	C
Azathioprin	IV	C

16.2.7 Erythema nodosum

Das Erythema nodosum ist eine Erkrankung des jüngeren Lebensalters mit einem Häufigkeitsgipfel in der 3. und 4. Lebensdekade, wobei Frauen etwa 6-mal häufiger betroffen sind als Männer. Das Erythema nodosum ist ein häufiges Korrelat einer vaskulitischen Erkrankung.

Ätiologie und Pathogenese
Die Ätiologie ist unklar, jedoch vermutet man, dass die Erkrankung durch Immunkomplexablagerung in und um die Hautgefäße hervorgerufen wird, die letztendlich eine entzündliche, granulomatöse Reaktion zur Folge haben. Als auslösende Faktoren werden den Infektionen des oberen Rachentrakts (β-hämolysierende Streptokokken), Sarkoidose (Löfgren-Syndrom), und Medikamente (z. B. hormonelle Kontrazeptiva, Sulfonylharnstoffderivate) angeschuldigt. Wenn ein Erythema nodosum länger als 6 Monate besteht, sollte eine maligne Grunderkrankung (insbesondere Non-Hodgkin-Lymphome) ausgeschlossen werden.

Klinik und Diagnostik
Klinisch imponiert das Erythema nodosum als stark druckdolente, erythematöse Knoten, die in der Regel symmetrisch an der Vorderseite der Unterschenkel lokalisiert sind. Einseitige oder auch disseminierte Formen können vorkommen. Begleiterscheinungen können sein: reduziertes Allgemeinbefinden, Fieber und Arthralgien. Zur Diagnostik sollte eine Fokussuche, eine Medikamentenanamnese sowie eine histologische Untersuchung einer Stanzbiopsie erfolgen.

Therapie
Siehe Tabelle 16.2-6

Tabelle 16.2-6. Therapie des Erythema nodosum

Form des Erythema nodosum	Therapie
Lokalisierte Form	Lokaltherapie: Halogenierte Steroide (z.B. Ecural-Creme) unter Folienokklusion Kühlung oder feuchte Kochsalzumschläge Kompressionsverbände
Disseminierte Form bzw. schwere Fälle	Glukokortikoide i.v., Beginn mit Prednisolon 100 mg (z.B. Solu-Decortin) in ausschleichender Dosierung; ggf. stationäre Behandlung und Bettruhe

Evidenz der Therapieempfehlungen		
	Evidenzgrad	Empfehlungsstärke
Glukokortikosteroide		
– lokal	II-b	B
– systemisch	III	B
Kühlung/Kompression	IV	C

16.2.8 Necrobiosis lipoidica

Bei der Necrobiosis lipoidica handelt es sich um eine bei Patienten mit Diabetes mellitus, aber auch bei Nichtdiabetikern vorkommende chronische Erkrankung. Die Ausprägung der Necrobiosis lipoidica ist unabhängig von der Schwere der diabetischen Stoffwechsellage.

Ätiologie und Pathogenese

Es handelt sich um eine granulomatöse Hauterkrankung unklarer Genese mit gehäuftem Auftreten im mittleren Lebensalter, wobei Frauen häufiger betroffen sind. Eine Assoziation mit einem Diabetes mellitus besteht in 65% der Fälle, seltener eine Assoziation mit M. Crohn oder Colitis ulcerosa. Trotz der häufigen Assoziation mit Diabetes mellitus konnte der Zusammenhang hierzu nicht endgültig geklärt werden.

Tabelle 16.2-7. Therapie der Necrobiosis lipoidica

Formen	Therapie
Kleinere Herde	Versuch der Exzision oder plastischen Deckung. Cave: Wundheilungsstörung bei Diabetes mellitus!
Größere Herde	Allgemeine Maßnahme: Kompressionstherapie und Schutz vor Verletzung. Topische Steroide unter Okklusion oder Unterspritzung der Herde mit Triamcinolon
Bei Therapieresistenz	Therapieversuch mit ASS (0,5–1,5 g/Tag p.o. über mehrere Monate), systematischen Kortikosteroiden (1 mg/kg KG/Tag ausschleichend über mehrere Wochen) oder Clofazemin (Lamprene, Dosis 2-mal 100 mg/Tag p.o.)
Bei Ulzeration	Wundbehandlung unter Feuchtverbänden (z.B. Hydrosorb) unter Beibehaltung der Grundtherapie

Klinik und Diagnostik

Klinisch zeigen sich unregelmäßige, aber scharf begrenzte plattenförmige atrophische Herde, die ein gelbes bis braungelbes, sklerotisch-derbes Zentrum mit Teleangiektasien aufweisen. Der Randsaum ist rötlich-livide. Prädilektionsstellen sind in 80% der Fälle die Unterschenkel. Eine Abheilung erfolgt stets unter Hinterlassen von Atrophie mit Untergang der Anhangsgebilde, besonders der Haarfollikel und Talgdrüsen.

Therapie

Siehe Tabelle 16.2-7.

Evidenz der Therapieempfehlungen		
	Evidenzgrad	Empfehlungsstärke
Glukokortikosteroide		
– lokal	II-a	B
– intraläsional	III	B
– systemisch	III	B
Acetylsalicylsäure	I-b	A
Clofazemin	IV	C

16.2.9 Granuloma anulare

Granuloma anulare ist eine gutartige, durch eine granulomatöse Entzündung gekennzeichnete Hauterkrankung. Meist erkranken Kinder und junge Erwachsene. Befallen sind häufig die Extremitäten.

Ätiologie und Pathogenese

Die Ursache ist bisher unbekannt. Da ein Auftreten gehäuft nach Insektenstichen, Traumata, Medikamenteneinnahme und Lichtexposition zu beobachten war, gab es zunächst Hinweise für eine toxische oder infektiöse Genese, die sich aber nicht nachweisen ließ. Obwohl Granuloma anulare auch häufiger mit Diabetes mellitus assoziiert ist (bis zu 20%), gibt es keine Erklärung für diesen Zusammenhang.

Klinik und Diagnostik

Klinisch zeigen sich bis münzgroße Herde mit leicht eingesunkenem Zentrum und papulösem, polyzyklischem Randsaum. Weißlich glänzender, derber Rand. Häufige Lokalisationen sind die

Form	Externe Therapie	Systemische Therapie
Lokalisierte Form	In der Regel keine Therapie notwendig. Aufklärung des Patienten über die Harmlosigkeit der Erkrankung; bei Bedarf: Okklusivverband mit glukokortikoidhaltigem Pflaster. Intraläsionale Injektion mit Triamcinolonacetonid-Kristallsuspension. Kryotherapie	–
Disseminierte Form	–	Balneophotochemotherapie (PUVA-Bad). Bei schwerem Verlauf: Glukokortikosteroide, Dapson, Hydroxychloroquin

Tabelle 16.2-8. Therapie des Granuloma anulare

16.2 Entzündliche Dermatosen unklaren Äthiologie

Streckseiten der Akren und Extremitäten, seltener Gesicht und Stamm. Bei 75% der Patienten heilen die Hautveränderungen spontan innerhalb von 2 Jahren. Es wurde häufig eine Spontanheilung nach einer Probebiopsie beobachtet.

Therapie
Siehe Tabelle 16.2-8.

Evidenz der Therapieempfehlungen

	Evidenzgrad	Empfehlungsstärke
Glukokortikosteroide		
– lokal	III	B
– intraläsional	III	B
Kryotherapie	IV	C
PUVA/PUVA-Bad	III	B
Sulfone (DADPS)	IV	C

16.2.10 Morbus Reiter

Diese Erkrankung ist eine reaktiv entzündliche Systemerkrankung, die bei genetischer Disposition nach infektiösen Urethritiden oder Enteritiden auftritt. Morbus Reiter sollte bei nichtgonorrhoischer Urethritis, insbesondere bei jüngeren Männern, differentialdiagnostisch in Erwägung gezogen werden.

Ätiologie und Pathogenese
Der genaue immunologische Mechanismus der systemischen entzündlichen Reaktion ist unbekannt. Auffällig ist aber eine familiäre Häufung und eine signifikante Assoziation mit HLA-B27 (80–90%). Diskutiert werden unter anderem die Persistenz von Erregern oder Antigenen als Folge von Defekten bei deren Elimination sowie Autoimmunvorgänge.

Tabelle 16.2-9. Therapie des Morbus Reiter

Indikationen	Therapie
Interne Therapie	
Schwere pustulöse Hautveränderungen und AZ↓↓	Kortikosteroide (beginnend 100 mg Prednisolon, z. B. Solu-Decortin, bei Wirkungseintritt zunehmende Dosisreduktion und möglichst niedrige Erhaltungsdosis über mehrere Wochen). Evtl. Kombination mit Azathioprin, z. B. Imurek 50–100 mg/Tag oder Acitretin, z. B. Neotigason 30–50 mg/Tag
Urethritis	Doxyzyklin 2-mal 100 mg über 7 Tage
Arthritis	Nichtsteroidale Antiphlogistika (Indometacin, z. B. Amuno 150 mg/Tag oder Diclophenac, z. B. Voltaren 50–100 mg/Tag)
	Bei schwerem Gelenkbefall: MTX (z. B. Lantarel) 7,5–15 mg/Woche
Externe Therapie	
Balanitis circinata	Austrocknendes Therapieprinzip: Lotio alba aquosa, gleichzeitig externe Steroide (z. B. Ecural-Fettcreme) über mehrere Wochen
Keratoderma blenorrhagicum	Mittelstarke topische Steroide unter Folienokklusion, danach lokale PUVA-Therapie
Psoriasiforme Dermatitis	Initial topische Steroide, ggf. Calcipotriol-Salbe (z. B. Psorcutan), Ölbäder, UVB-Bestrahlungen
Schleimhautläsionen	Zum Beispiel Bepanthen-Lutschtabletten, Kamillosan-Spülungen

Tabelle 16.2-10. Neutrophile Dermatosen

Formen	Ätiologie	Klinik	Diagnostik	Therapie
Subkorneale Pustulose	Unbekannt	Kleine bis bohnengroße eitrig-gelbe Pusteln, mit gerötetem Randsaum, teilweise konfluierend, insbesondere an Rumpf, proximalen Extremitätenabschnitten und intertriginösen Arealen	Zytologie des Pustelausstrichs (sterile Pusteln, massenhaft neutrophile Leukozyten) Ausschluss Myelom! Ausschluss chronisch-entzündlicher Darmerkrankungen	Intern: Dapson-Fatol 50–150 mg/Tag, ggf. Therapieversuch mit Acitretin oder Isotretinoin Extern: Pusteln eröffnen, antiseptische Behandlung der Erosionen, mittelstarke topische Glukokortikoide in Cremes oder Lotionen, ggf. Therapieversuch mit UV-Therapie
Generalisierte Pustulose	Unbekannt, vermutet wird eine allergische Reaktion in Form eines pustulösen Exanthems auf einen akuten Infekt (Bronchitis, Pharyngitis etc.)	7–10 Tage nach einem akuten Infekt locker disseminierte kleine gelbe Pusteln mit entzündlichem Randsaum besonders am Kapillitium, Stamm, Extremitäten, besonders dicht an Händen und Füßen	Zytologie des Pustelausstrichs (sterile Pusteln, massenhaft neutrophile Leukozyten) Labor: BSG↑, Temp↑, Leukos↑	Meist spontane Abheilung nach 10 Tagen bis 4 Wochen Intern: Glukokortikoide (60–100 mg Prednisolonäquivalent tgl.), bei chronischem Verlauf Acitretin (z. B. Neotigason) oder MTX Extern: Pusteln eröffnen, antiseptische Behandlung der Erosionen, topische Glukokortikoide in Cremes oder Lotionen, Lotio zinci

Tabelle 16.2-10. Fortsetzung

Formen	Ätiologie	Klinik	Diagnostik	Therapie
Pyoderma gangraenosum	Unbekannt, vermutlich vaskulitische Prozesse, Assoziation mit autoimmunologischen Darmerkrankungen (Colitis ulcerosa, M. Crohn) und Erkrankungen des rheumatischen Formenkreises (PCP, SLE, chron. Hepatitis)	Meist von kleinen lividen Knötchen ausgehend, sich peripher rasch ausbreitende, tiefe Ulzerationen mit aufgeworfenem lividen, unterminierten Randsaum, starke Schmerzhaftigkeit. Lokalisation: oft an den Unterschenkeln, aber auch an jeder Lokalisation möglich	Labor: BSG↑, Leukos↑, Hypergammaglobulinämie, Hepatitisserologie) Ausschluss Darmerkrankung Ausschluss anderer Autoimmunerkrankungen Histologie	Sofortige systemische Gabe von Prednison 100 mg/Tag, langsam ausschleichende Dosisreduktion über mehrere Monate, ggf. Kombination mit Azathioprin (z. B. Imurek) 100–150 mg/Tag. Bei Therapieresistenz: Prednison (z. B. Decortin) 1 mg/kg KG/Tag und Cyclophosphamid (z. B. Endoxan) 2 mg/kgKG/Tag
Morbus Behçet	Unbekannt, diskutiert wird eine autoimmunologische Genese, Virusinfektion oder die Kombination beider Mechanismen. Für einen besonderen genetischen Hintergrund spricht die Assoziation zu einem bestimmten HLA-Muster; in der Türkei und Südostasien verbreitet, junge Männer bevorzugt	Symptomentrias: rezidivierende orale Aphthen, aphthöse Genitalulzera, Hypopyoniritis, neben den Hauptsymptomen können fakultativ zahlreiche Organmanifestationen (Nervensystem, GIT, Gefäßsystem, Gelenke etc.) auftreten	Kriterien der Study Group of Behçet's Disease: Rezidivierende orale Ulzera mit mindestens dreimaligem Rezidiv innerhalb eines Jahres und zwei der folgenden Symptome: Genitalulzera, Augenveränderungen, Hautveränderungen (Erythema nodosum, akneiforme Knötchen, Pseudofollikulitis etc.), positiver Pathergietest	Orale Aphthen: Meiden von scharfen Speisen und Getränken, symptomatische Therapie mit Volon A Haftsalbe oder Dynexan A Gel, Betnesol-Pastillen 4–6/Tag Genitale aphthöse Ulzera: Kombination aus fluoriertem Steroid und Antiseptikum in Creme-/Salbengrundlage Intern: obligat bei neurologischem Befall und Augenbeteiligung, sonst nach Befallsmuster: Kortikosteroide beginnend mit 100 mg Prednison in ausschleichender Dosierung, ggf. Kombination mit Azathioprin (z. B. Imurek) 100–150 mg/Tag Alternativ: Colchicin (z. B. Colchicum-Dispert) 1–2 mg/Tag für 2–3 Tage, danach 1 mg jeden 2. Tag bis zu 2 Jahre Bei schwerem Befall: Ciclosporin A (z. B. Sandimmun-Optoral-Lösung) 3–5 mg/kg KG; Therapieversuch mit Interferon (Roferon) 9–12 Mio. IE 3-mal/Woche s.c.
Sweet-Syndrom (akute febrile neutrophile Dermatose)	Unbekannt, möglicherweise infektallergischer Mechanismus; gehäuftes Auftreten nach Impfungen und in Assoziation zu myeloproliferativen Erkrankungen	Meist geht den Hauterscheinungen 1–3 Wochen vor Manifestation eine Infektion der oberen Luftwege voraus. Der Patient erkrankt akut mit hohem Fieber, neutrophiler Leukozytose und düsterroten, polsterartig infiltrierten Plaques, besonders im Gesicht, am oberen Rumpf, im Nakken und an den Extremitäten	Anamnese mit Infekt und typischem erscheinungsfreien Intervall; Temp↑, BSG↑, neutrophile Leukozytose Histologie; Ausschluss myeloproliferativer Erkrankungen	Intern: Glukokortikoide (anfangs 60–80 mg/Tag in absteigender Dosierung über 2–3 Wochen) Extern: Glukokortikoidhaltige Creme und/oder Lotio zinci

Evidenz der Therapieempfehlungen

	Evidenzgrad	Empfehlungsstärke
Glukokortikosteroide		
– lokal	III	B
– systemisch	III	B
PUVA-Creme	IV	C
Azathioprin	IV	C
Retinoide (systemisch)	IV	C

Klinik und Diagnostik

Meist kommt es 10–30 Tage nach einer Urethritis oder Enteritis zu einer akuten Erkrankung in Form einer erneuten Urethritis, Arthritis und einer meist bilateralen Konjunktivitis in unterschiedlicher Ausprägung. Die Diagnose ist laborchemisch, durch eine Urinkultur sowie durch Harnröhrenabstriche auf Chlamydien und Mykoplasmen zu stellen.

Therapie

Siehe Tabelle 16.2-9.

16.2.11 Neutrophile Dermatosen

Siehe Tabelle 16.2-10.

Literatur

Altmeyer P (1998) Therapielexikon der Dermatologie und Allergologie. Springer, Berlin Heidelberg New York Tokyo

Braun-Falco O, Plewig G, Wolff HH (Hrsg) (1995) Dermatologie und Venerologie. Springer, Berlin Heidelberg New York Tokyo

Korting HC, Sterry W (Hrsg) (2001) Therapeutische Verfahren in der Dermatologie. Blackwell, Berlin Wien

Orfanos CE, Garbe C (Hrsg) (1995) Therapie der Hautkrankheiten. Springer, Berlin Heidelberg New York Tokyo

16.3 Autoimmunerkrankungen
Silke Jainta, Norbert Sepp und Detlef Zillikens

16.3.1 Nichtbullöse Autoimmundermatosen
Norbert Sepp

Lupus erythematodes

Grundsätzlich sollte der Patient vor jeglicher Behandlung eines kutanen Lupus erythematodes (LE) auf systemische Manifestation untersucht werden (entsprechend den revidierten ARA-Kriterien).

Dabei obliegt dem Dermatologen eine große Verantwortung, da 10–20% der Patienten zu **Beginn** eines systemischen Lupus erythematodes Hauterscheinungen aufweisen und 60–70% im **Verlauf** ihrer Krankheit, besonders in Zeiten erhöhter Krankheitsaktivität.

Grundsätzlich sollten alle Patienten mit kutanem LE über die Vermeidung von Sonnenlicht aufgeklärt werden. Dies gilt auch für photosensibilisierende Medikamente wie z. B. Hydrochlorothiazid, Griseofulvin und Piroxicam (s. Übersicht).

Die Therapie des kutanen LE richtet sich auch danach, welche assoziierten Symptome und Befunde der Patient aufweist. Für Hauterscheinungen sind die Mittel der Wahl Antimalariamittel. Das **Hydroxychloroquin** ist dem Chloroquin vorzuziehen, da es wesentlich weniger toxisch ist und daher längerfristig gegeben werden kann. Wenn die Hydroxychloroquindosierung weniger als 6,5 mg/kg KG beträgt, ist die Inzidenz einer Retinopathie äußerst gering. Die begleitenden Untersuchungen können auf die Basisuntersuchung am Beginn der Behandlung einschließlich einer Untersuchung des Augenhintergrundes, dann auf jährliche augenärztliche Kontrollen beschränkt sein. Hydroxychloroquin hat ein breites Anwendungsgebiet, da es nicht nur auf die Haut, sondern auch auf die Gelenke wirkt und beim Antiphospholipidsyndrom einen günstigen Einfluss zeigt. Die systemische Kortikosteroidtherapie bedarf einer intensiven Überwachung hinsichtlich der Nebenwirkungen (Blutzucker, augenärztliche Kontrolle bezüglich Katarakt und Glaukom, Osteoporoseprophylaxe, Magen-Darmschutz mit Protonenpumpenhemmern). Die **Azathioprintherapie** ist vor allem in den ersten 4 Wochen genau zu überwachen (Gefahr von Pankreatitiden bei gleichzeitiger Gabe von Diuretika, Leukopenie, Agranulozytose).

Hinsichtlich der **Cyclophosphamidtherapie** ist die Effektivität einer i.v.-Bolusgabe einer oralen Dauertherapie gleichzustellen, allerdings sind die Nebenwirkungsrate und die Rate von Infektionen (Gefahr von Sepsis) bei der i.v.-Therapie deutlich reduziert. Die Cyclophosphamidbolustherapie sollte bei Frauen unter 40 Jahren nur unter ovariellem Schutz mit der kontinuierlichen Gabe von Gonadotropin-releasing Hormonagonisten erfolgen (Gefahr der ovariellen Insuffizienz). **Mycophenolatmofetil (Cellcept)** etabliert sich immer mehr als Behandlungsalternative bei der Lupusnephritis und als Zweittherapie nach erfolgter Cyclophosphamidbolustherapie.

In besonderen Ausnahmefällen steht noch eine Reihe von Medikamenten zur Verfügung, die aber bisher keinen generellen Eingang in die Therapie des Lupus erythematodes gefunden haben (z. B. Thalidomid, Plasmapherese, Bromocriptin, Immunglobuline, Cyclosporin A).

Therapie des Lupus erythematodes

Hauterscheinungen
- Chronisch diskoider Lupus erythematodes:
  – Vermeidung von Sonnenlicht
  – Verwendung von UVA-Filter-beinhaltenden Sonnencremes
  – Lokale Kortikoide
  – Okklusive Verwendung von Kortikoiden
  – Kryotherapie mit flüssigem N_2
  – Hydroxychloroquin 2-mal 200 mg über 4–6 Monate (Rauchen reduziert Medikamentenwirkung!)
  – (Dosierung bei Kindern: 6,5 mg/kg KG)
  – In Ausnahmefällen: systemische Kortikosteroide
  – Bei verrukösen Formen: Einsatz von Retinoiden
- Tumider Lupus erythematodes:
  – Lokale Kortikosteroide meist ineffektiv
  – Therapie der Wahl: Hydroxychloroquin 2-mal 200 mg (1–3 Monate)
  – Alternativ: Sulfone 2 mg/kg KG
- Schmetterlingserythem: Keine spezifische dermatologische Therapie; Behandlung im Rahmen der Therapie der systemischen Manifestationen
- Urtikarielle Vaskulitis assoziiert mit SLE: Sulfone (Dapson) bis 2–3 mg/kg KG. Später: systemische Kortikosteroide
- Mundschleimhautläsionen: Hydroxychloroquin 2-mal 200 mg (über mindestens 6–8 Wochen). Kurzfristig: systemische Kortikosteroide (0,5 mg/kg KG)
- Lupuspannikulitis: Hydroxychloroquin 2-mal 200 mg (mindestens 3 Monate)
- Retikuläre erythematöse Muzinose (REM-Syndrom bei LE): Hydroxychloroquin 2-mal 200 mg (6–8 Wochen)
- Frostbeulen-LE (Chilblain-LE): meist therapierefraktär. In Ausnahmefällen Paraffinbäder, in seltenen Fällen Azathioprin
- Subakut-kutaner LE:
  – Systemische Kortikosteroide (1 mg/kg KG)
  – Erhaltungstherapie mit Hydroxychloroquin 2-mal 200 mg

Hauterscheinungen und Arthralgien (meist flüchtige Gelenkserscheinungen)
- Hydroxychloroquin 2-mal 200 mg (Wirkung auf Haut und Gelenke)
- Nichtsteroidale Antiphlogistika (Cave: COX-2-Inhibitoren haben negative Wirkung auf Niere!)
- Methotrexat 10–15 mg/Woche
- Azathioprin: wenig effektiv
- Systemische Kortikosteroide sind zwar sehr effektiv, aber gerade diese Subgruppe von LE-Patienten neigt durch die immer wiederkehrenden Arthralgien zu unkontrollierter Einnahme

- Mycophenolatmofetil („Cellcept"): wenig klinisch erprobt

LE-Hauterscheinungen und Antiphospholipidsyndrom
- Acetylsalicylsäure 100 mg/kg KG/Tag
- Hydroxychloroquin (Wirkung auf Blutplättchenaggregation und zusätzlich auf Antiphospholipidantikörper)
- Orale Antikoagulation

Hauterscheinungen und Niere oder ZNS-Beteiligung
- Systemische Kortikoide (bei ZNS: 3 Tage 500–300 mg Methylprednisolon i.v.)
- 6 Zyklen Cyclophosphamid (Endoxan) 700 mg/m^2 KOF i.v. alle 4 Wochen
- Kontinuierliche Gabe von Gonatropin-releasing-Hormon-Agonisten zur Verhinderung der sekundären Amenorrhö (bei Patientinnen <40. Lebensjahr)
- Mycophenolatmofetil (Cellcept) 2-mal 1000 mg oral
- Azathioprin 2 mg/kg KG (nach Endoxanbolustherapie)

Hauterscheinungen in der Schwangerschaft
- Vorbestehende Medikation wie Kortikosteroide und Hydroxychloroquine sollten bei Wissen einer Schwangerschaft nicht sofort abgesetzt werden (Gefahr eines LE-Schubes). Dagegen ist Hydroxychloroquin sofort nach Bekanntwerden einer Schwangerschaft im 1. Trimenon abzusetzen, diese Medikation ist bis zu 6 Monate (!) im Körper nachweisbar. Bei Schwangerschaft und Antiphospholipidsyndrom: Acetylsalicylsäure 100 mg/kg KG/Tag (bis 4 Wochen vor Geburt), niedermolekulare Heparine, Immunglobuline i.v.!
- Bei Hautveränderungen:
  – Lokale Kortikoide
  – Kryotherapie
  – Systemische Kortikosteroide

Medikamente, die Photosensibilität erzeugen können
- Aknemedikation: Isotretinoin, Tretinoin
- Antimikrobielle Medikamente: Doxyzyklin, Griseofulvin, Quinine, Quinolone, Sulfonamide, Sulfamethoxyazoletrimethoprim, Sulfasalazin, Tetrazykline
- Diuretika: Hydrochlorothiazid, Furosemid
- Antineoplastisch: Dacarbazine, 5-Fluorouracil, Methotrexat, Vinblastine
- Antipsychotika/Anxiolytika: Benzodiazepine, Haloperidol, Phenothiazine
- Hormonell: Antibabypille, alle hormonellen Medikamente
- Sulfonylharnstoff: Chlorpropamide, Tolazamide, Tolbutamide
- Antidepressiva: Amitriptylin, Desipramin, Doxepin, Imipramin, Nortryptilin
- Kardiovaskulär: Nifedipine, Quinine, Methyldopa, Amiodaron
- Ophthalmologisch: Pilocarpine
- Antihistaminika: Cyproheptadin, Diphedyramin, Clarityn
- Antiinflammatorisch: Aspirin, NSAIDS, Piroxicam
- Andere: Gold, Psoralen

Nebenwirkungsprofil eingesetzter Lupus erythematodes Medikamente
- Hydroxychloroquin (Quensyl):
  – Müdigkeit, Gewichtsverlust
  – Übelkeit, Diarrhö, abdominelle Krämpfe, Blähungen
  – Pruritus, Urtikaria (Hemmung der Diaminooxidase), Alopezie
  – Hornhauttrübung, Retinopathie
  – Myopathien
  – Leukopenie, Agranulozytose, atypische Anämie
- Cyclophosphamid (Endoxan):
  – Müdigkeit, Gewichtsverlust
  – Anorexie, Übelkeit, Erbrechen
  – Diarrhö, abdominelle Krämpfe
  – Alopezie, Nagelveränderungen
  – Myokardnekrose, Lungenfibrose (nur bei Höchstdosen!)
  – Hämorrhagische Zystitis
  – Harnblasenfibrose, Harnblasenkarzinom
  – Einstellung der Gonadenfunktion
  – Leukopenie, aplastische Anämie
  – Erhöhte Rate von Malignomen (Haut, Zervix, Vulva, Harnblase)
- Azathioprin (Imurek)
  – Müdigkeit, Gewichtsverlust, Fieber
  – Anorexie, Übelkeit, Erbrechen
  – Diarrhö, abdominelle Krämpfe
  – Hypersensitivitätsreaktion
  – Leukopenie, makrozytäre Anämie
  – Aseptische Meningitis
  – Non-Hodgkin-Lymphom
  – Zervixveränderungen

Sklerodermie und Dermatomyositis

— Raynaud-Symptomatik
  — Ca-Antagonisten
  — Paraffinbäder
  — Lokal wirksame Nitrate
— Raynaud-Symptomatik plus Endgliednekrosen: Prostacyclininfusionen (tgl. bis zu 21 Tage)
— Sklerodermie (nur Haut)
  — Bei entzündlichem Stadium: systemische Kortikosteroide: IFN-γ (Immukin) 3-mal wöchentlich 100 mg s.c.
  — Balneophototherapie
— Sklerodermie plus Lungen- oder Nierenbeteiligung
  — Systemische Kortikosteroide
  — Cyclophosphamidbolustherapie i.v. Bolus monatlich
  — Plasmapherese
  — Alternativ: N-Acetylcystein 3-mal 600 mg/Tag (hemmt Metalloproteinasen bei Lungenfibrose)
— Sklerodermie plus pulmonale Hypertension: lang wirksame Nitrate
— Sklerodermie plus Antiphospholipidsyndrom: orale Antikoagulanzien

Dermatomyositis

— Jugendliche Form:
  — Mittel erster Wahl: Immunoglobuline 400 mg/kg KG, entweder an 2 aufeinander folgenden Tagen oder auf 5 Tage aufgeteilt
  — Systemische Kortikosteroide: 1 mg/kg KG; Azathioprin: 2 mg/kg KG
— Erwachsene Form:
  — Ausschluss eines neoplastischen Geschehens

Evidenz der systemischen Therapieempfehlungen

	Evidenzgrad	Empfehlungsstärke
Lupus erythematodes		
Hydroxychloroquin	I-b	A
Cyclophosphamid	I-a	A
Sulfone (bullöser LE, urtikarielle Vaskulitis)	II-a	B
Mycophenolatmofetil	I-b	A
Methotrexat	II-a	B
Cortison	I-a	A
Sklerodermie		
Ca-Antagonisten	II-b	C
N-Acetylcystein	II-b	C
Immunglobuline	I-b	B
IFN γ	I-a	B

- Systemische Kortikosteroide 1 mg/kg KG
- Azathioprin 2 mg/kg KG

Bei der jugendlichen Form ist die Gefahr von Kalzinosen besonders groß (40–50%) der Patienten.

Literatur

Fabbri P, Cardinali C, Giomi B, Caroni M (2003) Cutaneous Lupus Erythematosus. Am J Clin Dermatol 4: 449–465

Petri M (2004) Cyclophosphamide: new approaches for systemic lupus erythematosus. Lupus 13: 366–371

Gaubitz M, Schorat A, Schotte H et al. (1999) Mycophenolate mofetil for the treatment of systemic lupus erythematosus: an open pilot trial. Lupus 8: 731–736

16.3.2 Bullöse Autoimmundermatosen

Silke Jainta und Detlef Zillikens

Einleitung

Die Erkrankungsgruppe der bullösen Autoimmundermatosen ist durch den Nachweis von Autoantikörpern gegen Strukturproteine der Haut gekennzeichnet. Diese Proteine sind für den Zell-Zell-Kontakt innerhalb der Epidermis bzw. für die Adhäsion der Epidermis auf der Dermis verantwortlich. Die Bildung von Autoantikörpern gegen verschiedene dieser Proteine führt zu intraepidermaler (Pemphiguserkrankungen) oder subepidermaler (Pemphigoiderkrankungen u. a.) Blasenbildung.

Das klinische Bild bullöser Autoimmundermatosen ist vielgestaltig. Die Morphologie der einzelnen Hautläsionen variiert von untypischen ekzematösen Hautveränderungen bis hin zur Ausbildung von prallen Blasen, die unter Bildung von Erosionen und Krusten abheilen. Die einzelnen Erkrankungen unterscheiden sich deutlich im Verteilungsmuster der betroffenen Haut und Schleimhäute und im klinischen Verlauf.

Die Diagnosefindung erfolgt durch Beurteilung des klinischen Bildes, Nachweis von Autoantikörperablagerungen in Hautbiopsien der Patienten (direkte Immunfluoreszenz) sowie durch Nachweis zirkulierender Autoantikörper im Serum der Patienten unter Verwendung von Organschnitten (indirekte Immunfluoreszenz). Eine exakte Beurteilung der Antigenspezifität der Autoantikörper ist mittels spezieller immunologischer Techniken wie Western Blot oder ELISA möglich.

Ziel der Therapie bullöser Autoimmundermatosen ist es, bestehende Hautläsionen zur Abheilung zu bringen und das Auftreten neuer Läsionen zu verhindern. Zur Beurteilung des Therapieerfolges empfiehlt sich die Bestimmung des Autoantikörpertiters in der indirekten Immunfluoreszenz. Bei Erreichen einer Remission sollte insbesondere bei Pemphiguspatienten vor dem vollständigen Absetzen der Therapie eine direkte Immunfluoreszenz durchgeführt werden, um die Ausheilung der Erkrankung zu dokumentieren. Zu den verschiedenen Therapieschemata bei bullösen Autoimmundermatosen wurden nur wenige randomisierte Studien durchgeführt.

Intraepidermal blasenbildende Autoimmundermatosen (Pemphigusgruppe)

Siehe Tabelle 16.3-1.

Ätiologie und Pathogenese Bei der Gruppe der Pemphiguserkrankungen finden sich Autoantikörper gegen Oberflächenproteine der Keratinozyten. Dies führt zu intraepidermaler Blasenbildung. Beim **Pemphigus vulgaris** wurde Desmoglein 3, ein desmosomales Protein der Cadherinfamilie, als Autoantigen identifiziert. Das Zielantigen beim **Pemphigus foliaceus** ist Desmoglein 1. In bestimmten Ländern Südamerikas existiert eine endemische Form des Pemphigus foliaceus, bei der eine Übertragung durch ein infektiöses Agens diskutiert wird. Beim **paraneo-**

Tabelle 16.3-1. Autoantigene und Lokalisation der Spaltbildung bei bullösen Autoimmundermatosen

Autoantigen		Ebene der Spaltbildung
Intraepidermal blasenbildende Autoimmundermatosen (Pemphigusgruppe)		
Pemphigus vulgaris	Desmoglein 3, Desmoglein 1	Suprabasal
Pemphigus foliaceus	Desmoglein 1	Subkorneal
Medikamenteninduzierter Pemphigus	Desmoglein 1, Desmoglein 3	Subkorneal oder suprabasal
Paraneoplastischer Pemphigus	Desmoglein 3, Desmoplakin 1 und 2, Envoplakin, Periplakin, BP230, p170	Suprabasal
IgA-Pemphigus IEN-Typ	Desmoglein 3, Desmoglein 1	Suprabasal
IgA-Pemphigus SPD-Typ	Desmocollin 1	Subkorneal
Subepidermal blasenbildende Autoimmundermatosen		
Bullöses Pemphigoid	BP180, BP230	Junktional
Pemphigoid gestationis	BP180, BP230	Junktional
Schleimhaut-Pemphigoid	BP180, BP230, Laminin 5, Laminin 6, β4-Kette von α6β4-Integrin, Kollagen Typ VII	Junktional
Lineare IgA-Dermatose	BP180, BP230, Kollagen Typ VII	Junktional
Epidermolysis bullosa acquisita	Kollagen Typ VII	Junktional/dermolytisch
Dermatitis herpetiformis Duhring	Unbekannt	Junktional

plastischen Pemphigus tritt die Blasenbildung in Zusammenhang mit einer neoplastischen Grunderkrankung auf. Am häufigsten liegt dabei ein Non-Hodgkin-Lymphom vor. Im Gegensatz zu den anderen Pemphiguserkrankungen, die durch Bildung von IgG-Autoantikörpern charakterisiert sind, finden sich beim **IgA-Pemphigus** intraepidermale IgA-Ablagerungen.

Klinik und Diagnostik Der **Pemphigus vulgaris** ist durch das Auftreten von schlaffen Blasen auf Schleimhäuten und verhornender Haut gekennzeichnet, die leicht rupturieren und zu großflächigen Erosionen führen können. Blasenbildung beim **Pemphigus foliaceus** erfolgt oberflächlicher als beim Pemphigus vulgaris und betrifft ausschließlich die verhornende Haut. Beim **paraneoplastischen Pemphigus** treten neben polymorphen Hautläsionen prominente, schmerzhafte Ulzerationen der Schleimhäute auf. Der **IgA-Pemphigus** kann klinisch, histologisch und immunfluoreszenzoptisch in zwei Formen unterteilt werden, die intraepidermale neutrophile IgA-Dermatose (IEN) und die subkorneale pustulöse Dermatose (SPD). In der direkten und indirekten Immunfluoreszenz zeigen die Autoantikörper ein interzelluläres Bindungsmuster innerhalb der Epidermis. Der Nachweis proteinspezifischer Antikörper erfolgt mittels ELISA.

Therapie und Prognose Das zentrale Medikament bei der Therapie des **Pemphigus vulgaris** sind Kortikosteroide. Die initiale Dosierung beträgt in Abhängigkeit vom Schweregrad der Erkrankung 1–2 mg Prednison/kg KG/Tag. Eine Kontrolle der Krankheitsaktivität ist erreicht, wenn die Blasenbildung unterbunden und der Großteil der bestehenden Läsionen abgeheilt ist. Zu diesem Zeitpunkt wird die Kortikosteroiddosis graduell reduziert. Häufig ist die Einnahme einer Erhaltungsdosis notwendig, um Exazerbationen zu vermeiden. In diesen Fällen wird zur Steroideinsparung zumeist die Kombination mit einem weiteren immunsuppressiven Medikament eingesetzt. Verwendet werden insbesondere Azathioprin (bis 2,5 mg/kg KG/Tag) oder Cyclophosphamid (1–2 mg/kg KG/Tag). Die exakte Dosierung von Azathioprin sollte sich an der Aktivitätsbestimmung der Thiopurinmethyltransferase (TPMT) orientieren. Dieses Enzym ist an der Verstoffwechselung von Azathioprin maßgeblich beteiligt. Bei einer TPMT-Aktivität unter 5 U/ml sollte auf Grund der Gefahr einer Knochenmarksuppression auf Azathioprin verzichtet werden. Nach Erreichen einer Remission während einer Kombinationstherapie wird das Kortikosteroid ausgeschlichen, während die Einnahme des zusätzlichen Immunsuppressivums ohne Reduktion der Dosierung über ca. 6 Monate fortgesetzt wird. Ein weiteres Behandlungsschema sieht die Gabe von hochdosierten intravenösen Glukokortikoiden (z. B. 100 mg Dexamethason) an drei aufeinander folgenden Tagen vor, die an Tag 1 mit der intravenösen Applikation von 500–750 mg Cyclophosphamid kombiniert wird. In Abhängigkeit von der Krankheitsaktivität wird dieser Zyklus im Abstand von 3–4 Wochen wiederholt. Im Intervall wird während der ersten 6 Monate eine orale Medikation mit Cyclophosphamid (50 mg/Tag) durchgeführt. Nach Erreichen eines Intervalls von 6 Wochen zwischen den Zyklen wird das intravenöse Cyclophosphamid abgesetzt, nach Erreichen eines Intervalls von 12 Wochen auch das Kortikosteroid.

Die Kombination von Kortikosteroiden mit Cyclosporin wurde in Einzelfällen als positiv bewertet. In einer kürzlich durchgeführten, kontrollierten Studie, die eine alleinige Gabe von Kortikosteroiden mit einer Kombinationstherapie mit Cyclosporin (5 mg/kg KG/Tag) verglich, hatte die zusätzliche Gabe von Cyclosporin jedoch keinen Einfluss auf den Krankheitsverlauf. In neuen Fallberichten wurde eine Kombinationstherapie von einem Kortikosteroid und Mycophenolatmofetil in einer Dosierung von 2 g/Tag eingesetzt. Dieses Immunsuppressivum zeigt eine ausgeprägte Wirkung auf die Aktivierung und Zytokinproduktion von T- und B-Lymphozyten. In schweren, therapieresistenten Fällen von Pemphigus vulgaris wurden in Begleitung einer immunsuppressiven Basistherapie Plasmapherese, Photopherese oder die Gabe von intravenösen Immunglobulinen angewandt. Bei letzterer Therapie werden initial in vierwöchigen Abständen an jeweils zwei bis fünf aufeinander folgenden Tagen insgesamt 2 g/kg KG eines Immunglobulinpräparates infundiert. Die Intervalle werden anschließend in Abhängigkeit von der Krankheitsaktivität verlängert. In Einzelfällen wurden gute therapeutische Erfolge durch die Anwendung der extrakorporalen Immunapherese oder des monoklonalen Anti-CD20-Antikörpers Rituximab berichtet

Die Verwendung von systemischen Kortikosteroiden und Immunsuppressiva hat die Prognose von Patienten mit Pemphigus vulgaris drastisch verbessert. Unbehandelt verlief die Erkrankung zumeist innerhalb weniger Jahre letal, die Patienten verstarben an Sepsis und Katabolismus. Heutzutage sind die häufigsten Todesursachen Infektionen während der therapiebedingten Immunsuppression sowie Organschäden und Neoplasien auf Grund der Toxizität der eingesetzten Medikamente.

Der **Pemphigus foliaceus** zeigt im Vergleich zum Pemphigus vulgaris einen gutartigeren Spontanverlauf und wird weniger aggressiv therapiert. Die Mehrzahl der Patienten spricht auf die Gabe von 0,5–1 mg Prednison/kg KG/Tag an. Bei ausgeprägter, aktiver Erkrankung werden ähnliche Behandlungsschemata wie beim Pemphigus vulgaris angewandt. Daneben wurde eine kombinierte Gabe von oralem Kortikosteroid und Hydroxychloroquin (200–400 mg/Tag) beim Pemphigus foliaceus in Einzelfällen als erfolgreich beschrieben. Beim Pemphigus foliaceus kann häufiger als beim Pemphigus vulgaris eine dauerhafte, vollständige Remission erreicht werden.

Die Prognose des **paraneoplastischen Pemphigus** ist abhängig von der zugrunde liegenden neoplastischen Erkrankung. Wenn die Grunderkrankung erfolgreich behandelt werden kann, bilden sich die Hauterscheinungen häufig vollständig zurück. Der paraneoplastische Pemphigus kann zusätzlich durch systemische Verabreichung von Glukokortikoiden günstig beeinflusst werden. Beim **IgA-Pemphigus** wurde ein gutes Ansprechen auf Dapson oder Retinoide beobachtet.

Subepidermal blasenbildende Autoimmundermatosen

Ätiologie und Pathogenese Bei den subepidermal blasenbildenden Autoimmundermatosen werden Autoantikörper gegen unterschiedliche Komponenten der dermoepidermalen Junktionszone gebildet. In der Folge kommt es zu subepidermaler Blasenbildung. Antikörper gegen die epidermalen Proteine BP180 und BP230, Bestandteile des hemidesmosomalen Komplexes, treten beim **bullösen Pemphigoid**, beim **Pemphigoid gestationis**, beim **vernarbenden Pemphigoid** und der **linearen IgA-Dermatose** auf. Beim vernarbenden Pemphigoid kommen auch Antikörper gegen die β4-Kette von α6β4-Integrin oder gegen Laminin 5 vor. Die **Epidermolysis bullosa acquisita** ist durch Autoantikörperbildung gegen das dermale Kollagen Typ VII gekennzeichnet. Im Unterschied zu den anderen Erkrankungen, bei denen vorwiegend Antikörper der IgG-Klasse gefunden werden, gehören die Autoantikörper bei der **linearen IgA-Dermatose** und bei der **Dermatitis herpetiformis Duhring** vorwiegend der IgA-Klasse an. Das Autoantigen der Haut bei Patienten mit Dermatitis herpetiformis Duhring ist noch unbekannt.

Klinik und Diagnostik Die häufigste blasenbildende Autoimmundermatose ist das **bullöse Pemphigoid**. Es betrifft überwiegend Patienten in höherem Lebensalter und ist durch pralle Blasen am Integument gekennzeichnet. Das **Pemphigoid gestationis** tritt während der Schwangerschaft oder in der Postpartalperiode auf. Klinisch manifestiert sich die Erkrankung oftmals ohne Blasenbildung mit ekzematösen, urtikariellen oder papulösen Läsionen. Beim **Schleimhaut-Pemphigoid** sind vorwiegend die Schleimhäute betroffen. Die Abheilung der Läsionen erfolgt meist unter Narbenbildung. Bei der **Epidermolysis bullosa acquisita** entstehen Blasen zumeist an mechanisch beanspruchten Körperstellen. Abzugrenzen sind eine Variante mit generalisierter entzündlicher Blaseneruption und eine dritte Form mit vorwiegendem Schleimhautbefall. Die **lineare IgA-Dermatose** zeigt beträchtliche Unterschiede im klinischen Bild. Eine Variante der Erkrankung tritt vorwiegend bei Kindern und Jugendlichen auf und wird auch als chronisch-bullöse Dermatose des Kindesalters bezeichnet. Die lineare IgA-Dermatose stellt die häufigste bullöse Autoimmundermatose dieser Altersgruppe dar. Für die **Dermatitis herpetiformis Duhring** ist eine herpetiforme Anordnung der Vesikel charakteristisch. Die Erkrankung ist mit einer glutensensitiven Enteropathie assoziiert.

Bei subepidermal blasenbildenden Autoimmundermatosen zeigt die direkte Immunfluoreszenz Autoantikörperablagerungen an der Basalmembran. Mittels indirekter Immunfluoreszenz auf Spalthautpräparaten kann differenziert werden, ob die Antikörper an die epidermale oder dermale Seite des artifiziell erzeugten Spaltes binden. Der Nachweis von Endomysiumantikörpern bei der Dermatitis herpetiformis Duhring erfolgt auf Affenösophagus. Die Spezifität der Autoantikörper wird mittels Immunoblot, ELISA oder Immunpräzipitation näher bestimmt.

Therapie und Prognose Das **bullöse Pemphigoid** ist im Gegensatz zu den Erkrankungen der Pemphigusgruppe häufig eine selbstlimitierende Erkrankung, die über wenige Monate, aber auch über Jahre verlaufen kann. Eine kürzliche Untersuchung zeigte, dass die topische Gabe von Clobetasolproprionathaltiger Creme (40 g/Tag) der oralen Gabe von Prednisolon (0,5 mg/kg KG) gleichwertig ist. Eine höhere Dosierung des systemischen Kortikosteroids führte zu einer Steigerung der Mortalität. Wenn man sich für ein systemisches Kortikosteroid entscheidet, sollte eine zügige Dosisreduktion angestrebt werden. Für die Kortikosteroideinsparung werden Dapson (1–2 mg/kg KG/Tag), Azathioprin (Dosierung entsprechend TPMT-Aktivität) und Mycophenolatmofetil (2 g/Tag) verwendet. Bei Patienten mit milder ausgeprägtem Krankheitsbild und in der Phase der Remissionserhaltung werden Dapson oder Azathioprin auch als Monotherapie eingesetzt. Weitere Alternativen zu systemischen Kortikosteroiden sind die kombinierte Gabe von oralem Tetracyclin (2-mal täglich 100 mg Doxycyclin) mit 3-mal täglich 400 mg Niacinamid. Zusätzlich wird topisch Clobetasolpropionat aufgetragen. Nach dem Sistieren der Bildung neuer Blasen wird das topische Kortikosteroid abgesetzt und die Dosierung von Tetracyclin und Niacinamid entsprechend der Krankheitsaktivität reduziert. Selten erforderlich sind aufwendigere Regime wie die Pulstherapie mit hochdosierten Kortikosteroiden, Plasmapherese oder die Gabe von intravenösen Immunglobulinen.

Beim **Pemphigoid gestationis** tritt zumeist innerhalb einiger Wochen bis Monate postpartal eine Spontanremission ein. Häufig ist eine Behandlung mit einem topischen Kortikosteroid sowie einem Antihistaminikum zur Linderung des zumeist ausgeprägten Juckreizes ausreichend. In schwereren Fällen kann eine Behandlung mit Prednison in einer initialen Dosierung von 0,5 mg/kg KG/Tag notwendig werden.

Die Behandlung des **Schleimhaut-Pemphigoids** ist schwierig. Bei alleinigem Befall der Mundschleimhaut kann ein Therapieversuch mit topischen Kortikosteroiden oder topisch aufgetragenem Cyclosporin unternommen werden. Einige Patienten zeigen ein Ansprechen auf Dapson in einer Dosierung von 1,5–2 mg/kg KG/Tag. Der Befall von Konjunktiva oder Larynx erfordert auf Grund der Gefahr von Erblindung bzw. Atemwegsstrikturen stets eine systemische Therapie. Manche Autoren empfehlen in diesen Fällen eine initiale Therapie mit einer Kombination von Prednison (1 mg/kg KG/Tag) und Dapson. Bei fehlendem Ansprechen sollte Prednison mit Cyclophosphamid (1–1,5 mg/kg KG/Tag) kombiniert werden. Dieses Therapieschema wird häufig auch als initiale Therapie bei Beteiligung der Augen oder der Atemwege eingesetzt. Eine Dexamethason-Cyclophosphamid-Stoßtherapie wurde ebenfalls erfolgreich angewandt. Das Vorgehen erfolgt dabei nach demselben Therapieschema wie beim Pemphigus vulgaris.

Der Krankheitsverlauf bei **Epidermolysis bullosa acquisita** ist sehr unterschiedlich. Manche Fälle verlaufen chronisch progredient, bei anderen Patienten tritt innerhalb weniger Jahre eine dauerhafte Remission ein. Die Mehrzahl der Patienten mit EBA spricht nicht auf eine Behandlung mit Glukokortikoiden als Monotherapie oder in Kombination mit Cyclophosphamid oder

Evidenz der Therapieempfehlungen

	Evidenzgrad	Empfehlungsstärke
Pemphigus vulgaris		
Prednison	III	B
Prednison + Azathioprin	III	B
Prednison + Cyclophosphamid	III	B
Prednison + Gold i.m.	III	B
Prednison + Mycophenolatmofetil	III	B
Plasmapherese	III	B
Photopherese	IV	C
IVIG	III	B
Immunapherese	III	B
Rituximab	III	B
Pemphigus foliaceus		
s. Pemphigus vulgaris		
Prednison+Hydroxychloroquin	IV	C
Paraneoplastischer Pemphigus		
Behandlung der Grunderkrankung	IV	B
Prednison	IV	C
Bullöses Pemphigoid		
Topische Kortikosteroide	I-b	A
Prednison oral	III	B
Prednison + Dapson	IV	C
Prednison + Azathioprin	II-b	B
Prednison + Mycophenolatmofetil	IV	C
Tetracyclin	IV	C
Tetracyclin + Niacinamid	II-b	B
IVIG	IV	B
Plasmapherese	II-b	B
Pemphigoid gestationis		
Topische Steroide +Antihistaminika	IV	B
Prednison oral	IV	B
Schleimhaut-Pemphigoid		
Alleinige Beteiligung der Mundschleimhaut: topische/intraläsionale/system. Steroide	IV	C
Dapson	IV	C
Beteiligung von Augen oder Larynx: Steroid+Cyclophosphamid	IV	C
Epidermolysis bullosa acquisita		
Steroide+/-Azathioprin/Cyclophosphamid	IV	C
Cyclosporin	IV	C
Dapson	IV	C
Colchicin	III	B
IVIG	IV	B
extrakorporale Photopherese	IV	C
Lineare IgA-Dermatose		
Dapson	III	B
Dapson + Steroid	III	B
Dermatitis herpetiformis		
Dapson	III	B
Glutenfreie Diät	III	B

Azathioprin an. Bei Patienten, die unter der entzündlichen, BP-ähnlichen Variante der EBA leiden, können solche Therapien jedoch hilfreich sein. Bei den übrigen Formen der EBA wurden therapeutische Erfolge unter Behandlung mit Cyclosporin beschreiben. Die Therapie sollte mit einer Dosierung von 2,5 mg/kg KG/Tag unter engmaschiger Kontrolle insbesondere der Nierenwerte begonnen und im Laufe von mehreren Monaten auf Dosen von 5–6 mg/kg KG gesteigert werden. Auch nach Gabe von Dapson, Colchicin oder hochdosierten intravenösen Immunglobulinen sowie nach extrakorporaler Photopherese wurden Besserungen des Krankheitsbildes beschrieben.

Bei der **linearen IgA-Dermatose** wird bei einer Therapie mit Dapson in einer Dosierung von 1–2 mg/kg KG/Tag häufig eine rasche Besserung erreicht. Bei Patienten, die auf Dapson nur teilweise ansprechen, kann eine zusätzliche Glukokortikoidgabe notwendig sein. Die LAD des Kindesalters verläuft oft selbstlimitierend; häufig tritt innerhalb von zwei Jahren eine Remission ein. Die LAD des Erwachsenenalters kann durch Narbenbildung im Bereich der Schleimhäute kompliziert werden. In diesen Fällen werden wie beim vernarbenden Pemphigoid aggressive Therapien mit einer Kombination von Glukokortikoiden und Cyclophosphamid eingesetzt.

Bei der **Dermatitis herpetiformis Duhring** führt Dapson (1–2 mg/kg KG/Tag) in aller Regel zu einer dramatischen Besserung des Krankheitsbildes. Nach Unterdrückung der klinischen Symptomatik erfolgt die Reduktion auf eine Erhaltungsdosis. Bei strikter Einhaltung einer glutenfreien Ernährung kann mittelfristig mitunter vollständig auf eine Medikation verzichtet werden.

Literatur

Aberer W, Wolff-Schreiner EC, Stingl G, Wolff K (1987) Azathioprine in the treatment of pemphigus vulgaris. J Am Acad Dermatol 16: 527–533

Blumenfeld Z, Haim N (1997) Prevention of gonadal damage during cytotoxic therapy. Ann Med 29: 199–206

Buchanan NM, Toubi E, Khamashta MA, Lima F, Kerslake S, Hughes GR (1996) Hydroxychloroquine and lupus pregnancy: review of a series of 36 cases. Ann Rheum Dis 55: 486–488

Chan TM, Li FK, Tang CS et al. (2000) Efficacy of mycophenolate mofetil in patients with diffuse proliferative lupus nephritis. N Engl J Med 343: 1156–1162

D'Cruz D, Cuadrado MJ, Mujic F et al. (1997) Immunosuppressive therapy in lupus nephritis. Clin Exp Rheumatology 15: 275–282

Fiedler A et al. (1998) The royal college of ophthalmologists guidelines: ocular toxicity and hydroxychloroquin. Eye 12: 907–908

Fine JD (1995) Management of acquired bullous skin diseases. N Engl J Med 333: 1475–1484

Fivenson DP, Breneman DL, Rosen GB, Craig SH, Cardone S, Mutasim D (1994) Nicotinamide and tetracycline therapy of bullous pemphigoid. Arch Dermatol 130: 753–758

Goebeler M, Sitaru C, Zillikens D (2004) Bullöse Autoimmundermatosen (II): Therapie. JDDG (im Druck)

Ioannides D, Chrysomallis F, Bystryn J (2000) Ineffectiveness of cyclosporine as an adjuvant to corticosteroids in the treatment of pemphigus. Arch Dermatol 136: 868–872

Joly P, Roujeau JC, Benichou J et al. (2002) A comparison of oral and topical corticosteroids in patients with bullous pemphigoid. N Engl J Med 346: 321-327

Korman NJ (2000) New and emerging therapies in the treatment of blistering diseases. Dermatol Clin 18: 127–137

Pandya AG, Dyke C (1998) Treatment of pemphigus with gold. Arch Dermatol 134: 1104–1107

Riuz-Irastorza G, Khamashta MA, Hughes GR (2001) Antiaggregant and anticoagulant therapy in systemic lupus erythematosus and Hughes syndrome. Lupus 10: 241–245

Takada K, Illei GG, Boumpas DT (2001) Cyclophosphamide for the treatment of systemic lupus erythematosus. Lupus 10: 154–161

Vennig VA, Millard PR, Wojnarowska F (1989) Dapsone as first line therapy for bullous pemphigoid. Br J Dermatol 120: 83–92

Zillikens D, Diaz LA (1997) Autoimmune bullous diseases. In: Burg G, Dummer R (eds) Strategies for immunointervention in dermatology. Springer, Berlin Heidelberg New York Tokyo, p 217–226

16.4 Tumorerkrankungen der Haut
Thomas Vogt

16.4.1 Basalzellkarzinom (Basaliom)

Das Basalzellkarzinom ist der häufigste (semi-)maligne Tumor des Menschen mit einer Inzidenz um 100 Neuerkrankungen pro 100.000 Einwohner und Jahr in Mitteleuropa. Der Begriff „semimaligne" umschreibt das lokal destruierende Wachstum der Tumoren bei sehr geringer Neigung zur Metastasierung (1:1000). Während das Durchschnittsalter früher um 60 lag, gibt es in neuerer Zeit eine Tendenz zu jüngerem Manifestationsalter bei gleicher Geschlechtsverteilung. 80% aller Basaliome sitzen im Kopf-Halsbereich, typischerweise oberhalb der Verbindungslinie Ohr-Mundwinkel. Ätiologisch spielt die kumulative UV-Belastung im Laufe des Lebens eine wichtige Rolle neben Immunsuppression (z. B. nach Organtransplantation) und genetischer Veranlagung (z. B. beim Basalzellnävussyndrom Gorlin-Goltz oder Xeroderma pigmentosum).

Basalzellkarzinome beginnen ohne präkanzeröse Vorstufen meist als flach erhabene, umschriebene, hautfarben-rötliche Papeln und Knötchen, oft mit einem perlschnurartigen Randsaum. Daneben existieren klinische Varianten wie das Rumpfhautbasaliom, das mit ekzematösen Hautveränderungen verwechselt werden kann, oder die narbig imponierenden sklerodermiformen Basaliome. Fortgeschrittenere Basalzellkarzinome können flächig-ulzerös und destruierend wachsen (Ulcus rodens) oder tief penetrieren (Ulcus terebrans) mit möglichen lebensbedrohlichen Konsequenzen beispielsweise im Bereich des Kopfes.

Histogenetisch stammen Basalzellkarzinome von den Zellen der Basalzellschicht der Epidermis beziehungsweise von der äußeren Wurzelscheide der Haarfollikel ab und zeigen zum Teil Differenzierungsmerkmale von Adnexorganen (Follikel, Talgdrüsen). Der infiltrative Typ und das sklerodermiforme Basaliom weisen die höchste Lokalrezidivrisiko auf. Das so genannte metatypische Basalzellkarzinom zeigt fokal Strukturen eines Plattenepithelkarzinoms und ist damit ein „echter" maligner Tumor mit der Möglichkeit der Metastasierung. Die Diagnose Basalzellkarzinom wird in der Regel klinisch gestellt und durch Biopsie und Histopathologie gesichert.

Therapie

Die **operative** Therapie stellt das Standardvorgehen in der Behandlung von Basalzellkarzinomen dar. Durch die so genannte mikroskopisch kontrollierte Chirurgie (MKC) mit lückenloser Randschnitthistologie kann eine dauerhafte Heilung mit hoher Sicherheit (95,0–99,5%) erreicht werden. Daneben existiert eine breite Palette anderer, oft auch experimenteller Verfahren mit eingeschränktem Indikationsspektrum: Etabliert ist die **Strahlentherapie** als Alternative zur konventionellen Chirurgie gerade bei älteren Patienten (>65 Jahre) oder bei primärer Inoperabilität sowie nach inkompletter chirurgischer Entfernung. Die oft oberflächlichen Rumpfhautbasaliome, die auch gerne multipel vorkommen, können auch durch **Kürettage** evtl. mit Elektrodesikkation behandelt werden. Die **Kryotherapie** ist geeignet bei kleineren, oberflächlichen Tumoren und bei Patienten höheren Alters (>65 Jahre), wenn eine Operation einen unverhältnismäßig großen Aufwand bedeutet. Die Kryotherapie wird mit flüssigem Stickstoff nach dem Kontakt- oder offenen Sprayverfahren bei −196 °C durchgeführt. Bei sachgerechter Anwendung sind die Ergebnisse mit der konventionellen Chirurgie nahezu vergleichbar. Die photodynamische Therapie, Lasertherapie, lokale Chemotherapie (5-Fluoruracil in Cremegrundlage) und intraläsionale Interferontherapie oder Anwendung von lokalen Immunmodulatoren wie Imiquimod (5% Creme) sind derzeit nicht als Routineverfahren zu empfehlen und Sonderindikationen vorbehalten.

16.4.2 Plattenepithelkarzinom (Spinaliom)

Nach dem Basaliom ist das Plattenepithelkarzinom mit einer Inzidenz von 25–30 Neuerkrankungen pro 100.000 Einwohner und Jahr der zweithäufigste maligne Hauttumor in Mitteleuropa. Im Vergleich zum Basaliom liegt das Durchschnittsalter mit 70 Jahren etwas höher und Männer sind häufiger betroffen als Frauen. Auch hier ist das Gesicht, besonders Unterlippe und Ohrhelix, mit etwa 90% die häufigste Lokalisation. Neben dem lokal destruierenden Wachstum kann es beim spinozellulären Karzinom zu einer zunächst immer lymphogenen, lokoregionären Metastasierung kommen. Die Fünfjahresüberlebensrate bei Metastasierung liegt bei 25–50%. Wie beim Basaliom spielt ätiologisch die kumulative UV-Belastung der Haut die Hauptrolle. Das Tumorwachstum beginnt meist mit einer Präkanzerose im Sinne einer aktinischen Keratose. Recht selten sind Terrainfaktoren wie beispielsweise eine Strahlennarbe, ein Lupus vulgaris oder allgemeine Immunsuppression Wegbereiter des Plattenepithelkarzinoms der Haut. Die Zunahme von Spinaliomen nach Organtransplantation und KMT bei andauernder Immunsuppression stellt ein neues und wachsendes Problem dar.

Das klinische Erscheinungsbild ist geprägt von rötlich selten bräunlich pigmentierten flachen keratotischen Plaques mit im Verlauf stärker werdender Infiltration und dann schließlich als Knoten tastbare Tumore. Neben der Auflagerung von keratotischem Material kommt Verkrustung und Ulzeration vor. Histologisch ist diese Entwicklung charakterisiert durch eine zunächst herdförmige epidermale Störung der Architektur mit zellulären Atypien (aktinische Keratose bzw. aktinische Cheilitis), später erfasst dies die gesamte Epidermis (Carcinoma in situ, Morbus Bowen oder Erythroplasie Queyrat im Bereich der Übergangsschleimhäute) und schließlich entwickeln sich atypische epitheliale Tumorzellformationen, die über die Epidermis hinaus in tiefere Strukturen infiltrieren. Die Zellen neigen analog zum Stratum spinosum der Epidermis zur Verhornung und es bilden sich nicht selten konzentrisch geschichtete Hornperlen. Die Diagnose wird mittels Biopsie und Routinehistologie gestellt.

Stadieneinteilung und Prognose

Die nachfolgende Klassifikation gilt für alle spinozellulären Karzinome mit Ausnahme der Sonderlokalisationen wie Augenlider, Vulva und Penis (Tabellen 16.4-1 und 16.4-2).

Die rein klinische Klassifizierung kann durch weitere histopathologische Parameter ergänzt werden zur präziseren Einschätzung der Prognose. Gelegentlich wird dazu der Anteil undifferenzierter Tumorzellen nach Broders angegeben: <25%, Grad 1; <50%, Grad 2; ≤75%, Grad 3; >75%, Grad 4. Die Grenzen sind allerdings im Einzelfall sehr schwer zu ziehen. Als objektiver histopathologischer Parameter wurde daher die Tumordicke unter prognostischen Gesichtspunkten miteinbezogen (Tabelle 16.4-3).

Bestimmte histologische Varianten heben sich hiervon allerdings ab. Besonders das desmoplastische Plattenepithelkarzinom weist eine sehr hohe Rezidiv- (25%) und Metastasierungspotenz (50%) auf.

Therapie

Für Präkanzerosen und In-situ-Karzinome, insbesondere bei großer Zahl, eignen sich gleichwertig die einfache Kürettage, die CO_2-Lasertherapie und die Kryotherapie. Die lokale Chemotherapie mit 5-Fluoruracil in Cremegrundlage und die photodynamische Therapie sind ebenso zu erwägen, Letztere gerade bei multiplen Läsionen. Die topische Immunmodulation mit 5% Imiquimodcreme bedarf weiterer prospektiver Evaluierung. Die

Tabelle 16.4-1. TNM-Klassifikation der spinozellulären Karzinome der Haut*

Klassifikation	Befund
T1	Tumor 2 cm oder weniger in größter Ausdehnung
T2	Tumor mehr als 2 cm, nicht mehr als 5 cm in größter Ausdehnung
T3	Tumor mehr als 5 cm in größter Ausdehnung
T4	Tumor infiltriert tiefe extradermale Strukturen wie Knorpel, Skelettmuskel oder Knochen
N0	Keine regionären Lymphknotenmetastasen
N1	Regionäre Lymphknotenmetastasen
M0	Keine Fernmetastasen
M1	Fernmetastasen

*Im Falle multipler simultaner Tumoren wird der Tumor mit der höchsten T-Kategorie klassifiziert und die Anzahl abgrenzbarer Tumore in Klammern angegeben, z. B. T2 (3).

Tabelle 16.4-2. Stadieneinteilung

Stadium I	T1	N0	M0
Stadium II	T2	N0	M0
	T3	N0	M0
Stadium III	T4	N0	M0
	jedes T	N1	M0
Stadium IV	jedes T	jedes N	M1

Tabelle 16.4-3. Prognostische relevante histopathologische Klassifizierung

Tumordicke	Metastasenrisiko [%]
pT1 bis 3: begrenzt auf Dermis und Tumordicke bis 2 mm	0
pT1 bis 3: begrenzt auf Dermis und Tumordicke über 2 mm aber <6 mm	6
pT1 bis 3: Invasion der Subkutis und/oder Tumordicke >6 mm	20
pT4: 6 mm oder weniger	25
pT4: mehr als 6 mm	40

Therapie mit 3% Diclofenac-Gel topisch scheint eine wirksame Alternative zu sein, die aber eine hohe Compliance einfordert bei einer Therapiedauer von 60 bis 90 Tagen.

Bei invasiven Tumoren kann eine dauerhafte lokale Heilung mit relativ hoher Sicherheit (88–96%) durch die mikroskopisch kontrollierte Chirurgie (MKC) erreicht werden. Wegen der großen subklinischen Infiltrationspotenz und der hohen Rezidivneigung ist beim desmoplastischen Typ jeder Größe im gesamten Kopfbereich und den distalen Extremitäten eine zusätzliche Sicherheitsresektion von etwa 5 mm vorzunehmen. Die konventionelle Chirurgie muss allgemein mit einem etwas höheren Rezidivrisiko rechnen (5–53%). In Hochrisikosituationen ist eine Sentinelnode-Biopsie zu diskutieren, Studien oder Ergebnisse zur Wertigkeit dieses Vorgehens gibt es aber derzeit nicht. Bei klinischem Befall von regionären Lymphknoten ist eine radikale Lymphadenektomie der jeweiligen Region indiziert. Die klinischen Ergebnisse der Strahlentherapie von Primärtumoren sind denen der konventionellen Operation vergleichbar. Die Indikation zur Strahlentherapie wird bevorzugt bei älteren Patienten (>65 Jahre) gestellt, wenn chirurgisch ein ungünstiges kosmetisches Resultat zu erzielen sein wird, bei Inoperabilität oder postoperativer mikroskopischer oder makroskopischer Non-in-sano-Resektion sowohl bei Primärtumoren als auch Rezidivtumoren. Die regionären Lymphabstromgebiete ipsilateral sollten adjuvant einer Strahlenbehandlung unterzogen werden, falls nach Lymphknotendissektion histologisch ein Befall verifiziert werden konnte, sowie bei inoperablen Lymphknotenmetastasen oder Rezidivmetastasen. Abhängig von der Größe, Lokalisation und Nähe zu strahlenempfindlichen Organen sollten 2 Gy 5-mal pro Woche appliziert werden. In der adjuvanten Situation ist eine Gesamtdosis von 50 Gy, bei positiven Resektionsrändern 66–70 Gy, inoperablen Tumoren 70–74 Gy (vorzugsweise mit hochenergetischen Elektronen) anzustreben. Die systemische Chemotherapie bei Fernmetastasierung hat eine palliative Zielsetzung. Bei zunächst meist gutem Ansprechen sind dauerhafte Heilungen nicht zu erwarten. Als Standardbehandlung wird zumeist die Monotherapie mit Methotrexat angesehen: 40 mg/m^2 i.v. Tag 1, 8, 15; fortlaufend wöchentlich bis zur Progression; bei Mucositis: Calciumfolinat 4-mal 15 mg alle 6 h. Die Remissionsraten betragen bei Monotherapie mit Methotrexat ca. 20–40%. Diese sind bei der Verwendung von Polychemotherapie-Schemata deutlich höher (50–90%), z.B. mit Cisplatin/Doxorubicin,

Cisplatin/5-Fluorouracil oder Cisplatin/5-Fluorouracil/Bleomycin. Hinsichtlich der Überlebenszeit scheint die Anwendung der kombinierten Schemata allerdings gegenüber der Monotherapie mit Methotrexat keine Vorteile zu bieten. In letzter Zeit wurden bei metastasierenden Plattenepithelkarzinomen auch Behandlungen mit Interferon α z. T. in Kombination mit synthetischen Retinoiden (Acitretin) versucht. Die Arbeitsgemeinschaft Dermatologische Onkologie (ADO) der Deutschen Dermatologischen Gesellschaft (DDG) plant dazu gegenwärtig eine multizentrische Studie (www.derma.de).

16.4.3 Malignes Melanom

Das maligne Melanom, ausgehend von den Melanozyten der Haut, ist aufgrund der frühzeitigen Metastasierungsneigung für 90% der Hautkrebsmortalität verantwortlich. Die Melanominzidenz in Deutschland stabilisiert sich nach jahrelangem Anstieg auf hohem Niveau (12–15/100.000/Jahr), wobei eine hellhäutige Komplexion und hohe, unter Umständen nur episodische UV-Exposition – z. B. mehrere Sonnenbrände – neben hereditären Faktoren als prädisponierende Risikofaktoren gelten. Etwa 5% der Melanome sind familiär und diese etwa in der Hälfte der Fälle mit p16/CDKN2a-Mutationen assoziiert. Ebenso steigt das relative Risiko mit der Zahl der melanozytären Nävi, insbesondere bei klinisch und histologisch atypischen Nävi und großen kongenitalen Nävi (>20 cm). Aggressive Verläufe bei Immunsupprimierten belegen die Bedeutung immunologischer Faktoren für die Tumorprogression. Der Altersgipfel liegt um 55 Jahre mit Trend zu jüngeren Jahrgängen, selbst „Altersmelanome" wie das Lentigo-maligna-Melanom werden heute bei unter 30-Jährigen beobachtet, bei Kindern sind Melanome weiterhin Raritäten.

Das superfiziell spreitende Melanom (SSM) macht etwa $^2/_3$ der Melanome aus. Bevorzugt am Rücken (Mann) und Unterschenkel (Frau) sitzend, ist es gekennzeichnet von einer zunächst intraepidermalen, horizontalen und somit prognostisch noch günstigen Ausbreitungsphase. Sekundär kommt es dann aber zur Invasion und Metastasierung. Entsprechend sieht man zunächst einen Fleck, der sich später zu einem flachen tastbaren Knoten entwickelt, häufig mit farblicher Vielfalt und hellen Regressionszonen. Die klinische Diagnostik orientiert sich beim SSM an der so genannten A-B-C-D Regel. Melanomverdächtig sind:

A Asymmetrie der Form oder Farbe;
B Begrenzung unregelmäßig bogig
C Kolorit inhomogen mehrfarbig;
D Durchmesser > 6 mm.

Zur differentialdiagnostischen Abklärung soll heute in jedem Fall die Auflichtmikroskopie herangezogen werden, die beim geschulten Untersucher die Sensitivität der Diagnose auf ca. 90% erhöht. Hier gelten gesonderte Kriterien, die „ABCD-Regel der Dermatoskopie". Das weniger häufige noduläre Melanom (etwa 20%) imponiert hingegen primär als knotiger, exophytischer, überwiegend schwarzbrauner, gelegentlich aber unscheinbar hautfarbener oder rötlicher, häufig erosiv-blutender meist kleiner Tumor mit primär vertikalem, prognostisch ungünstigem Wachstum. Klinische Sonderformen sind das Lentigo-maligna-Melanom (etwa 8%), das oft erst nach vielen Jahren aus einer Lentigo maligna (In-situ-Melanom), nahezu ausschließlich im Gesichtsbereich älterer Patienten, entsteht und das akrolentiginöse Melanom (etwa 4%), das vorwiegend palmoplantar, aber auch sub- oder periungual lokalisiert ist. Primär amelanotische Melanome, Melanome der Schleimhäute einschließlich des Urogenital- und Gastrointestinaltrakts, der Aderhaut sowie primäre Melanome in Lymphknoten sind seltenere Sonderformen.

Über 90% aller malignen Melanome werden derzeit als Primärtumor noch ohne erkennbare Metastasierung erstdiagnostiziert. Das konsistenteste und wichtigste Prognosekriterium der Primärtumoren ist die histologische Tumordicke nach Breslow, die neben der oberflächlichen Ulzeration, die Grundlage der prognoseorientierten neueren TNM-Klassifikation (gemäß AJCC 2002, Tabelle 16.4-4) bildet. Prognostische Nebenkriterien des Primärtumors sind Eindringtiefe nach Clark, Mitosezahl, Lokalisation (ungünstig: behaarter Kopf, Nacken, Oberarme, Schultern) und Geschlecht (ungünstig: männlich). Bei Lymphknotenmetastasen sind deren Größe und Zahl maßgeblich, bei Fernmetastasen ist die Serum-LDH als neues ungünstiges Prognosekriterium etabliert worden (Tabelle 16.4-5).

Tabelle 16.4-4. TNM-Klassifikation des malignen Melanoms

Klassifikation	Befund
pT1	Tumordicke <1,00 mm a: nicht ulzeriert und Clark-Level II/III (= Infiltration oder Auffüllen des Str. papillare der Dermis) b: ulzeriert oder Clark-Level IV/V (= Infiltration des Str. reticulare der Dermis oder Subkutis)
pT2	Tumordicke 1,01–2,00 mm a: nicht ulzeriert b: ulzeriert
pT3	Tumordicke 2,01–4,00 mm a: nicht ulzeriert b: ulzeriert
pT4	Tumordicke >4,0 mm a: nicht ulzeriert b: ulzeriert
N1	Befall eines LKs a: Mikrometastase b: Makrometastase
N2	Befall von 2–3 LKs a: Mikrometastasen b: Makrometastasen c: Satelliten und In-transit-Metastasen ohne LK Befall
N3	Befall von >4 LKs oder verbackene LKs oder Satelliten und In-transit-Metastasen mit LK Befall
M1	Metastasen in Haut, Subkutis, LK normale LDH
M1b	Metastasen der Lunge, normale LDH
M1c	Metastasen aller anderen Organe, normale LDH. Alle Metastasen, erhöhte LDH

Tabelle 16.4-5. Prognoseorientierte Stadieneinteilung. (Nach Balch 2001)

Stadium				Zehnjahresüber-lebenszeit [%]
Stadium IA	pT1a	N0	M0	88
Stadium IB	pT1b	N0	M0	83
	pT2a	N0	M0	79
Stadium IIA	pT2b	N0	M0	64
	pT3a	N0	M0	64
Stadium IIB	pT3b	N0	M0	51
	pT4a	N0	M0	54
Stadium IIC	pT4b	N0	M0	32
Stadium IIIA	pT1-4a	N1a	M0	63
	pT1-4a	N2a	M0	57
Stadium IIIB	pT1-4b	N1a	M0	38
	pT1-4b	N2a	M0	36
	pT1-4a	N1b	M0	48
	pT1-4a	N2b	M0	39
	pT1-4a/b	N2c	M0	k.A.
Stadium IIIC	pT1-4b	N1b	M0	24
	pT1-4b	N2b	M0	15
	jedes pT	N3	M0	18
Stadium IV	jedes pT	jedes N	M1a	16
			M1b	3
			M1c	6

Das Primärstaging bei Melanomen mit >1 mm Tumordicke umfasst: Körperliche Untersuchung mit Ultraschall der regionären Lymphknoten, Labor (AP, LDH) und Bestimmung eines Serummarkers, MIA (Melanoma Inhibitory Activity; Roche Diagnostics) oder S100β (Sangtec). Ab Stadium IIB ist primär auch eine Bildgebung (Röntgenthorax, Oberbauch-Sonographie, CCT) angezeigt.

Therapie

Die Therapie des Melanoms ist bei fehlenden Hinweisen auf Metastasen **primär operativ**. Bei Zweifeln an der Diagnose kann zunächst eine Exzision knapp im Gesunden angestrebt werden und ggf. innerhalb von 4 Wochen eine Nachexzision erfolgen. Die Wahl des Sicherheitsabstandes der Exzision richtet sich nach der klinisch geschätzten oder mittels Ultraschall gemessenen Tumordicke (TD): 0,5 cm bei In-situ-Melanomen, 1 cm bei allen Tumoren bis 2 mm TD, 2 cm bei Tumoren über 2 mm TD. Bei Tumoren mit Dicken >1 mm wird in jüngster Zeit als prognostisch-relevante Staging-Maßnahme die nuklearmedizinische Darstellung des Schildwächterlymphknotens („sentinel node") z. B. mit 99 m-Technetium-Kolloid und dessen minimal-invasive Exzision zum Mikrometastasenausschluss durchgeführt. Bis zum Vorliegen abschließender Daten zur Nutzen-Risiko-Evaluierung sollte dies bevorzugt im Rahmen von Studien durchgeführt werden und nicht als obligate Routinemaßnahme (Studie seitens der Arbeitsgemeinschaft Dermatologische Onkologie (ADO) der Deutschen Dermatologischen Gesellschaft (DDG) in Vorbereitung). Bei positivem Schildwächterlymphknoten wird empfohlen, die Lymphknotenstation komplett zu dissezieren. Bei Vorliegen von Satelliten- und/oder In-transit-Metastasen erfolgt möglichst die operative Entfernung aller Filiae im Gesunden, bei lymphknotenbenachbarter Lage zusätzlich eine Kontinuitätsdissektion. Bei regionären Lymphknotenmetastasen erfolgt die radikale Lymphadenektomie. Im klinischen Stadium IV (Fernmetastasen) sollten einzelne oder einige wenige Metastasen ebenfalls soweit möglich unter tumorreduktiv-palliativen Gesichtspunkten komplett entfernt werden, insbesondere wenn eine R0-Option besteht. Überlebenszeiten von 5 und mehr Jahren wurden bei diesem Management beobachtet.

Adjuvante Therapie Basierend auf Daten über die Verbesserung des rezidivfreien Überlebens (etwa 37% versus 26%) und der 5-Jahregesamtüberlebensrate (etwa 46 versus 37%) durch hochdosiertes rekombinantes Interferon α2a, ist dieser Wirkstoff für die adjuvante Therapie des Melanoms in Deutschland zugelassen. Die optimale Dosierung und Dauer der Therapie sowie die Wertigkeit neuer Applikationsformen in Form von pegyliertem Interferon sind allerdings offene Fragen. Pegylierte Interferone sind derzeit für die Therapie des Melanoms noch nicht zugelassen. Die adjuvante Therapie sollte daher weiter bevorzugt in Studien, z. B. der ADO, erfolgen (www.derma.de) (Tabelle 16.4-6).

Palliative Therapie Bei Vorliegen von inoperablen Fernmetastasen werden Patienten überwiegend unter palliativen Gesichtspunkten therapiert. Ein Einfluss auf das Gesamtüberleben ist derzeit nicht gesichert. Therapeutische Bemühungen sind daher im Hinblick auf die Erhaltung der Lebensqualität kritisch abzuwägen. Generell sprechen Metastasen der Haut, der Weichteile, Lymphknoten und Lunge („limited disease") besser auf eine Chemotherapie an als viszerale-, Skelett- oder Hirnmetastasen („extensive disease").

Als „Quasi"-Standard in der systemischen Behandlung gilt nach wie vor, insbesondere bei Patienten in bereits reduziertem Allgemeinzustand, die Monochemotherapie mit Dacarbazin (DTIC). Die Ansprechrate liegt etwa zwischen 5 und 28%, die subjektive Verträglichkeit konnte seit Einführung neuer Anti-

Tabelle 16.4-6. Aktuelle adjuvante Protokolle der Arbeitsgemeinschaft Dermatologische Onkologie (ADO)

Indikation	Malignes Melanom >1,5 mm Tumordicke	Malignes Melanom > 1,5 mm Tumordicke		IIA(T3a)–IIIB (AJCC2002) (Initiierung 2004)
Protokoll	3 Mio. IE Interferon-α2a 3-mal/Wo. s.c. 18 Mo.versus 60 Mo.	Pegyliertes Interferon-α2b 36 Mo. 100 µg s.c. 1-mal/Wo. versus Interferon-α2b 3 Mio. IE 18 Mo. 3-mal/Wo.		Pegyliertes Interferon-α2a 24 Mo. 180 µg s.c. 1-mal/Wo. versus Interferon-α2a 3 Mio. IE 24 Mo. 3-mal/Wo.

emetika (HT3-Antagonisten) ganz entschieden verbessert werden. Bei Frauen scheint die zusätzliche Verabreichung des Östrogenantagonisten Tamoxifen (20 mg/m² tgl.) eine Erhöhung der Remissionsraten zu bewirken. Da DTIC normalerweise nicht liquorgängig ist, ist eine Wirkung auf ZNS-Metastasen möglicherweise eingeschränkt. Im Gegensatz dazu ist die Substanz Temozolomid (Temodal), die in den gleichen alkylierenden Metaboliten wie DTIC umgewandelt wird, liquorgängig und zudem oral verfügbar. Nachteilig sind neben dem hohen Preis und der derzeit noch fehlenden Zulassung die nach 3–6 Wochen einsetzende Knochenmarksuppression. Remissionen bis 21% wurden berichtet. Das Nitrosoharnstoffderivat, Fotemustin (Muphoran), ebenso nicht zugelassen in Deutschland, wird alternativ bei Therapieversagen und insbesondere Hirnmetastasen i.v. eingesetzt. Die Ansprechraten waren in einer jetzt vorliegenden Phase-III-Studie objektiv besser als bei DTIC. **Polychemotherapien** erbrachten in der Vergangenheit Remissionsraten zwischen 22 und 45% z.B. das BOLD-Schema, das DVP-Schema oder das DBCT-Schema, ein Überlebensvorteil durch diese belastenden Schemata ist nicht erwiesen.

Bei solitären zerebralen Metastasen erbringt die Resektion bzw. die stereotaktische Bestrahlung (im Regelfall möglich bis zu drei bis 3 cm großen Metastasen, auch im Rezidivfall) als Alternative zur Operation eine Verlängerung der Überlebenszeiten etwa von median 4 auf 14 Monate. Bei multiplen Hirnfiliae kann eine Ganzhirnbestrahlung erfolgen.

Bei inoperablen Lymphknotenmetastasen bzw. großen Tumorresten nach Operation erreicht die lokale Strahlenbehandlung eine längerfristige lokale Tumorkontrolle in über 70% der Fälle. Es werden Dosierungen zwischen 40 und 60 Gy bei Einzeldosen zwischen 2,0 und 4,0 Gy empfohlen. Der zusätzliche oder alleinige Einsatz der Hyperthermie, z.B. als hypertherme Extremitätenperfusion mit Melphalan, scheint bei rezidivierenden bzw. metastatischen, inoperablen Tumoren eine Verbesserung der lokalen Tumorkontrolle zu erreichen.

Immuntherapie und Chemoimmuntherapie Es gibt Hinweise dafür, dass die Zugabe von Interferon α und insbesondere IL-2 zu klassischen Chemotherapien in Einzelfällen zu einer Verlängerung des Überlebens führen kann, insbesondere des rezidivfreien Überlebens, ohne dass sich diese Wirkung in einer Erhöhung der durchschnittlichen Remissionsraten und des durchschnittlichen Überlebens ausdrücken muss. Die Frage, welches das optimale Schema ist, kann derzeit nicht abschließend beantwortet werden. Auch rein immunologische Ansätze mit stimulierten autologen T-Zellen oder Vakzinierungsstrategien mit Tumorantigen beladenen dendritischen Zellen sind Gegenstand aktueller klinischer Forschung und sollten nur im Rahmen von Studien erfolgen (Tabellen 16.4-7 bis 16.4-8).

Antiangiogenetische Therapie Ein weiterer neuer Ansatz im Rahmen von Studien ist die antiangiogenetische Therapie z. B. mit metronomer niedrig-dosierter Trofosfamidgabe plus Biomodulatoren (Etoricoxib und Pioglitazon) im Rahmen von Studien (Informationen über den Autor).

16.4.4 Primär kutane Lymphome

Die kutanen malignen Lymphome stellen eine sehr heterogene Gruppe von Erkrankungen dar. Entsprechend ergibt sich ein weites Spektrum differenzierten therapeutischen Vorgehens. Tabelle 16.4-10 soll als Orientierungshilfe dienen.

Prinzipiell muss die differenzierte Therapie der zahlenmäßig relevanten kutanen T-Zell-Lymphome (Mycosis fungoides, Sézary-Syndrom) abgegrenzt werden von der Therapie seltener und provisorischer Entitäten, für die oft keine in randomisierten Studien

Tabelle 16.4-7. Palliative Chemotherapie des Malignen Melanoms im Stadium IV

Medikation, Dosierung und Intervalle		Ansprechraten [%]
Monochemotherapie		
Dacarbazin/DTIC	850 mg/m² i.v. Tag 1 alle 3–4 Wochen	5–28
Temozolomid	200 mg/m² p.o. Tag 1–5; alle 29 Tage	8–21
Vindesin	3 mg/m² i.v., max. 5 mg, alle 2 Wochen	12–14
Fotemustin	100 mg/m² i.v. Tag 1, 8 und 15; 5 Wochen Pause, dann alle 3 Wochen	7–24
Polychemotherapie		
BOLD-Schema	Bleomycin 15 mg i.v. Tag 1+4; Vincristin 1 mg/m² i.v. Tag 1+5; CCNU 80 mg/m² p.o. Tag 1; DTIC 200 mg/m² i.v. Tag 1–5; alle 4–6 Wo.	22–40
DVP-Schema	DTIC 450 mg/m² i.v. Tag 1+8; Vindesin 3 mg/m² i.v. Tag 1+8; Cisplatin 50 mg/m² i.v. Tag 1+8; alle 3–4 Wo.	24–45
DBCT-Schema	DTIC 220 mg/m² i.v. Tag 1-3; BCNU 150/m² i.v. Tag 1 nur jeden zweiten Zyklus; Cisplatin 25 mg/m² i.v. Tag 1–3; Tamoxifen 2-mal 10 mg p.o. täglich; alle 3–4 Wochen	26–32

Tabelle 16.4-8. Chemoimmuntherapiestudien des metastasierten malignen Melanoms

Schema	Medikation, Dosierung und Intervalle	Ansprechraten [%]
Interferon-α (Mono)	10 Mio.IE/m2 s.c. Tag 1–5 über 8–12 Wo.	15–22
Interleukin-2 (Mono)	600.000 IU/kg als 15-Min-Kurzinfusion i.v. alle 8 h Tag 1–5 (maximal 14 Einzeldosen), Wiederholung alle 14 Tage	4–16
DTIC plus Interferon-α	DTIC 850 mg/m² i.v. Tag 1, Interferon-α 3 Mio. IE/ m² s.c. Tag 1–5, 5 Mio. IE/m² s.c. 3-mal/Wo. in Wo. 2–4	4–28

überprüfte Therapien existieren, und den primär kutanen B-Zell-Lymphomen, deren Therapie sich meist auf eine Exzision oder Bestrahlung beschränkt.

Die Therapie der CTCLs ist palliativ und sollte stadiengerecht erfolgen unter dem Aspekt der relativ guten Prognose der frühen Stadien (Zehnjahresüberlebensrate in Prozent nach Zackheim et al.): T1 <10% der Haut befallen mit ekzematoiden Veränderungen und Plaques (100%), T2 >10% befallen (67%), T3 Auftreten von Tumoren (40%), T4 generalisierte Erythrodermie (41%). In frühen Stadien stehen daher **lokale Therapiemaßnahmen** im Vordergrund. Potente topische **Kortikosteroidcremes/salben** 2- bis 3-mal/Tag erreichen CRs („complete response") in bis zu 63% der T1- und 25% der T2-Stadien oft mit mehrjährigen erscheinungsfreien Intervallen. Bis zu 50% der T2-Patienten sprechen gut und dauerhaft auf topische Chemotherapie mit Mechlorethamin oder Carmustin (BCNU) beispielsweise in Cremegrundlage oder Lösung (vgl. Tabelle 16.4-10) bei geringer systemischer Toxizität an. Dem stehen insbesondere bei ausgedehnten T2-Stadien die guten Erfolge der Photo (UVB)- und Photochemotherapie (8-Methoxypsoralen systemisch plus UVA) gegenüber: Für UVB gibt es oft mehrjährige CRs in bis zu 74% der Frühstadien und unter PUVA bis 65% auch bei fortgeschritteneren Fällen (Einzelheiten zur Therapie in Tabelle 16.4-10). Bei frühen erythrodermischen Stadien scheint die extrakorporale Photopherese (ECP; 8-Methoxypsoralen per os, anschließend Bestrahlung der zirkulierenden Leukozyten extrakorporal) eine wirksame aber teure Alternative zu sein. Bei fortgeschrittenen T2- und T3-Stadien ist die **Ganzkörperbestrahlung** mit schnellen Elektronen auch als First-line-Therapie zu diskutieren: 6 MeV Elektronen z. B. 4-mal/Woche, kumulativ 36 Gy. Die CRs liegen hier bei etwa 98% (T1), 71% (T2), 36% (T3) und 64% (T4). 25–50% der T1/T2-Patienten sind nach 5 Jahren noch rezidivfrei. Als Nebenwirkungen sind neben der karzinogenen Potenz aller physikalischer Therapien hier auch die bleibende Alopezie, Xerose und Nageldystrophie zu bedenken. Die systemische Monotherapie mit Methotrexat (etwa 15–50 mg/Woche) ist eine wertvolle Alternative bei frühen und länger bestehenden T4-Stadien (Erythrodermie, CRs um 40%, mittlere Dauer 3 Jahre) und gilt als sehr effektiv bei der lymphomatoiden Papulose (7,5–20 mg/Woche). Bei Sézary-Syndrom sind außerdem mit einem modifizierten Schema nach Winkelmann (Chlorambucil 10–12 mg Tag 1, Fluocortolon 75 mg Tag 1, 50 mg Tag 2, 25 mg Tag 3, alle 5 Wo.) in bis zu 60% CRs zu erzielen. **Retinoide** als „biological response modifiers", z. B. Etretinat, können die Ansprechraten der PUVA-Therapie noch steigern und können auch sinnvoll mit einer Interferon-α-Therapie (3–12 Mio. IE sc. 3-mal/Wo.) kombiniert werden. Auch **Interferon-α** allein weist Ansprechraten bis 70% auf, oft aber nur von kurzer Dauer. Vorteilhafter ist auch hier die Kombination von Interferon α mit PUVA: In einer jüngst durchgeführten prospektiven randomisierten Multicenter-Studie Interferon α plus Acitretin versus Interferon α plus PUVA hatte letztere Gruppe mit etwa 70% kompletten Remissionen eine signifikant bessere Wirkung als die Vergleichsgruppe (3-mal/Wo 9 Mio. IE Interferon α plus 0,6 mg/kg 8-Methoxypsoralen 2 Stunden vor Bestrahlung: 5-mal/Woche 1–4, 3-mal/Wo bis Woche 23, dann 2-mal/Wo bis zur 48. Woche). Zudem wurden gute Resultate mit Interferon α

Tabelle 16.4-9. Aktuelle palliative Protokolle (Stadium IV) der Arbeitsgemeinschaft Dermatologische Onkologie (ADO)

Indikation	Medikation	Dosis	Applik.	Zyklen
Stadium IV (Komplementärer Studienarm, daher nicht randomisiert)	Temozolomid	200mg/m²	p.o.	Tag 1–5, alle 28 Tage
	Peg.-Interferon-α2b	100 µg s.c. 1-mal/Wo.	s.c.	
Stadium IV (chemonaive Patienten)	A: DTIC	850 mg/m²	i.v.	Tag 1, alle 28Tage
	B: Vakzinierung	Peptidbeladene Dendritische Zellen	s.c.	Tag 1, 15, 29, 43, 57, dann weiter in 4-wöchigen Intervallen
Stadium IV	Mono- und Polychemotherapie nach Chemosensitivitätstestung	Ggf. DTIC, Treosulfan, Temodal, Doxorubicin, Gemcitabin, Cisplatin, Vindesin, Taxol	i.v.	Alle 28 Tage
Stadium IV (postjuvant nach erfolgreicher Chemotherapie)	Interferon-α2a	9 Mio. IE Tag 1-5	s.c.	4 Wochen
	Interleukin-2	6 Mio. IE Tag 1, 3 ,5	s.c.	
	Interferon-α2a	9 Mio. IE Tag 1, 3, 5	s.c.	ab 5. Woche bis 2 Jahre/Progress
	Interleukin-2	6 Mio. IE Tag 1, 3 ,5	s.c.	

16.4 Tumorerkrankungen der Haut

Tabelle 16.4-10. Therapeutisches Vorgehen bei primär kutanen Lymphomen

Entität*	Therapeutische Optionen
Kutane T-Zell Lymphome (CTCL)	
Mykosis fungoides (häufigstes CTCL)	Potente Glukokortikosteroidcremes (z. B. 0,25% Prednicarbat oder 0,1% Mometason 1- bis 2-mal tgl.), topische Chemotherapie mit Mechlorethamin (0,02% wässrige Lösung über Mo.) oder Carmustin (BCNU; 4–10mg/ml in 95% Ethanol über Mo.), Photo- (UV B)- und Photochemotherapie (PUVA, z. B. 0,6 mg/kg Methoxypsoralen 2 h vor Bestrahlung, Beginn mit 0,25 J/cm², anfangs 5-mal/Wo. später 2- bis 3-mal über 24–48 Wo.), evtl. Kombination mit Interferon a (9 Mio IE 3-mal/Wo. s.c.) und/oder Acitretin (20–50 mg p.o.), bei Therapieversagen: Bexaroten p.o., Ganzkörperbestrahlung mit 6 MeV Elektronen, extrakorporale Photopherese; neuere Optionen: liposomales Doxorubicin und Gemcitabin; Polychemotherapie (z. B. CHOP nur bei Übergang in aggressive Lymphome oder Therapieversagens
Sézary-Syndrom (leukämisch-erythrodermische Variante der Mykosis fungoides)	Methotrexat Monotherapie (15–50 mg/Wo.); Modifiziertes Schema nach Winkelmann (Chlorambucil 10–12 mg Tag 1, Fluocortolon 75 mg Tag 1, 50 mg Tag 2, 25 mg Tag 3, alle 5 Wo.), Photochemotherapie (PUVA, s.o.), extrakorporale Photopherese; neuere Option: Pentostatin
Lymphomatoide Papulose	Unterspritzung mit Glukokortikosteroiden (1ml Triamcinolonlsg. 10 mg/ml plus 2 ml Scandicain 1% mit „Dermojet" intrakutan, 1x/Wo.), Photochemotherapie (PUVA, s.o.), low-dose Methotrexat (7,5–20 mg/Wo.)
Großzelliges CTCL, CD30+ (anaplastisch, immunoblastisch, pleomorph)	Exzision, Strahlentherapie bei lokalisiertem, kutanem Befall, nur bei primär oder zusätzlicher extrakutaner Manifestation Polychemotherapie z. B. CHOP
Großzelliges CTCL CD30– (immunoblastisch, pleomorph)	Primär Polychemotherapie z. B. CHOP
Granulomatous slack skin**	Strahlentherapie, Exzision; neuere Option: Interferon γ
CTCL pleomorph, klein-/ mittelgroßzellig**	Strahlentherapie, Cyclophosphamid Monotherapie, Interferon α
Subkutanes pannikulitisches TCL**	Keine effiziente Therapie bekannt, ggf. CHOP
Kutane B-Zell Lymphome	
Keimzentrumslymphom, Immunozytom (einschl. Marginalzonen B-Zell-Lymphom)	Röntgenweichstrahltherapie, Exzision, nur bei disseminiertem Befall Polychemotherapie; neuere Option: Anti-CD20 Rituximab i.v.
Großzelliges B-Zell Lymphom des Beines	Strahlentherapie nur bei solitärer Läsion, andernfalls Polychemotherapie
Intravaskuläres großzelliges B-Zell-Lymphom**	Primär Polychemotherapie
Plasmozytom	Strahlentherapie, Exzision

* nach EORTC, die geltende WHO-Klassifikation wurde für dermatologische Belange noch nicht adaptiert
** Priovisorische Entität, daher existieren keine allgemeingültigen Therapieempfehlungen

kombiniert mit Fludarabin erzielt. Bei Versagen der üblichen Primärtherapien mit Steroiden und PUVA steht als neues zugelassenes Medikament das Bexaroten, ein RXR-selektives Retinoid, zur Verfügung, das tgl. als Dauertherapie (300 mg/m²/Tag p.o. sukzessiv reduziert auf 200 dann 100 unter strenger Kontrolle der Triglyzeride und Schilddrüsenfunktion) verabreicht wird. Jüngere Studien weisen auch auf eine Wirksamkeit von liposomalem Doxorubicin und Gemcitabin in anderweitig schwer behandelbaren Fällen hin sowie Pentostatin insbesondere beim Sézary-Syndrom. **Polychemotherapien** sind nach interdisziplinärer Abstimmung den fortgeschrittenen Stadien, Therapieversagern und Patienten mit extrakutaner Manifestation vorbehalten. Das Ansprechen auf CHOP (Cyclophosphamid, Adramycin, Vincristin und Prednison) ist in diesen Fällen häufig gering und von kurzer Dauer.

Primär kutane B-Zell-Lymphome ohne sonstige Manifestation weisen eine wesentlich günstigere Prognose auf als die nodalen B-Zell-Lymphome, auch wenn sie histologisch als „hochmaligne" klassifiziert werden. Deshalb reicht in vielen Fällen eine Lokaltherapie aus. Möglich ist eine operative Entfernung oder eine Radiotherapie (**Röntgenweichstrahltherapie** 6–10-mal 2 Gy, 50 kV, 2-mal/Woche oder schnelle Elektronen, kumulativ 40 Gy). Bei multiplen Läsionen kann auch eine PUVA-Behandlung versucht werden. Nur bei extrakutaner Manifestation ist primär eine **Polychemotherapie** indiziert. Ein neuer, wenig toxischer Ansatz ist die intraläsionale oder systemische Applikation von monokonalen CD20-Antikörpern (Rituximab).

16.4.5 Kutanes neuroendokrines Karzinom (Merkel-Zell-Karzinom)

Die Merkel-Zelle wird dem APUD-System (Amine Precursor Uptake and Decarboxylation System) zugeordnet, das auch neuroendokrin wirksame Zellen des gastrointestinalen und bronchopulmonalen Trakts umfasst. Die Merkel-Zelle wie auch der Merkel-Zell-Tumor exprimieren sowohl epitheliale als auch neuroendokrine Marker. Die Diagnose kann zumeist histologisch/immunhistologisch gesichert werden. Das Merkel-Zell-Karzinom stellt sich meist als solider, rötlich-violetter, halbkugeliger oder kugeliger, manchmal auch plaqueförmiger Tumor dar. Ulzerationen können sekundär vorkommen. Die meisten Tumoren haben einen Durchmesser von weniger als 2 cm. Typischerweise zeigen sich die Tumoren im Bereich lichtexponierter Areale der Gesichtshaut oder an den Extremitäten. Bei etwa 30% der Patienten mit einem Merkel-Zell-Karzinom ist mit einem letalen Ausgang zu rechnen. Etwa die Hälfte aller Patienten wird meist innerhalb des ersten Jahres nach Entfernung des Primärtumors ein Lokalrezidiv und/oder eine Lymphknotenmetastasierung aufweisen. Besonders ungünstig ist der kleinzellige Typ des Merkel-Zell-Karzinoms.

Therapie

Bei Merkel-Zell-Primärtumoren ist die **chirurgische Exzision** als Basistherapie anzusehen. Wegen der hohen Rate von Lokalrezidiven in der Umgebung des Primärtumors sollte ein Sicherheitsabstand von etwa 3 cm eingehalten werden. Natürlich ist der besonderen Lokalisation im Bereich des Gesichtes mit einem geringeren Sicherheitsabstand ggf. Rechnung zu tragen. In diesen Fällen sollte die mikroskopisch kontrollierte Chirurgie (MKC) eingesetzt werden und eine Nachbestrahlung angeschlossen werden. Bei Lokalrezidiven oder Lymphknotenmetastasen ist die chirurgische Sanierung ebenfalls die Therapie der ersten Wahl. Diese sollte mit kurativer Intention vorgenommen werden. Bei Lymphknotenbefall ist eine radikale Lymphadenektomie vorzunehmen. Merkel-Zell-Karzinome sind radiosensitiv. Retrospektive Analysen sprechen dafür, dass die hohe lokale Rezidivrate nach alleiniger Operation durch eine kombinierte lokoregionäre **Strahlenbehandlung** inkl. der drainierenden Lymphknoten deutlich gesenkt werden kann. Als erforderliche Gesamtdosis werden in der adjuvanten Situation 50 Gy, bei positiven Schnitträndern 60–66 Gy, bei makroskopischem Tumor ca. 70 Gy bei einer Fraktionierung von 5-mal 2 Gy pro Woche empfohlen. Bei metastasierendem Merkel-Zell-Karzinom wird die Bestrahlung häufig im Rahmen multimodaler Therapiekonzepte neben der operativen Behandlung beziehungsweise einer systemischen **Chemotherapie** eingesetzt. Cyclophosphamid/Doxorubicin (oder Epirubicin)/Vincristin werden, gemäß der verfügbaren Literatur, am häufigsten eingesetzt mit einer globalen Anprechrate um 75% (35% CRs). Daneben ist Etoposid/Cisplatin (oder Carboplatin) vergleichbar gut wirksam (Tabelle 16.4-11).

Einzelne Beobachtungen sprechen für eine Wirksamkeit von **Immuntherapien** mit Interferon α systemisch (z. B. 6 Mio IE i.m. 6-mal/Wo. für 8 Wo. danach 3-mal/Wo. weiter) über bei inoperablen lokoregionären Tumormanifestationen sowie intraläsionaler Applikation von Tumornekrosefaktor-α.

Neben den in diesem Kapitel abgehandelten Hauptentitäten der Hauttumoren gibt es selbstredend eine große Vielzahl von raren Tumoren der Adnexorgane sowie des Nerven- und Gefäßsystems der Haut. Allgemeingültige Vorgehensweisen gibt es dazu nicht und es sollte im Einzelfall gemäß der dann verfügbaren

Evidenz der Therapieempfehlungen		
	Evidenzgrad	Empfehlungsstärke
Basaliom		
OP mit MKC	II-c	A
OP ohne MKC	II-c	B
Strahlentherapie	II-c	B
Kryotherapie	II-c	B
Spinozelluläres Karzinom		
Stadien I III ohne LK-Bet.		
– OP mit MKC	II-c	A
– OP ohne MKC	II-c	B
– Strahlentherapie	II-c	B
Stadium III mit LK-Bet.		
– OP	II-c	B
– Strahlentherapie	II-c	B
Stadium IV		
– MTX	II-c	B
– Polychemotherapie, diverse	III	B
Malignes Melanom		
Alle Stadien, OP bei R0-Option	II-c	A
Adjuvante Therapie		
Stadien II, III, IV nach R0-Resektion		
Hochdosis Interferon α	I-b	B
Low-dose Interferon α	III	C
Vindesin	III	C
DTIC+/- Interferon α	III	C
Palliative Therapie im Stadium IV		
DTIC	II-c	A
Temozolomid+/- Interferon α	III	B
Fotemustine	III	C
BOLD	II-c	B
DVP	II-c	B
DBCT	II-c	B
DTIC, Cisplatin, Interferon α, +/- IL2	III	C
Strahlentherapie bei Hirnfiliae	II-c	C
Hyperthermie	III	C
Kutane Lymphome		
Kutane T-Zell-Lymphome*		
Topische Steroide	II-c	B
Topische Chemotherapie	III	B
Photochemotherapie	II-c	B
Extrakorporale Photopherese	II-c	B
MTX (Erythrodermie/Sezary)	II-c	B
Retinoide meist kombiniert	III	B
Interferon α meist kombiniert	II-c	B
Kutane B-Zell-Lymphome		
OP	II-c	B
Strahlentherapie	II-c	B
T-Zelllymphome		
Targretin	II-a	B
B-Zelllymphome		
Rituximab	IV	C
Merkel-Zell-Karzinom		
OP	II-c	B
Adjuvante Strahlentherapie**	II-c	B
Polychemotherapie	II-c	B

* bezogen auf palliative, tumorkontrollierende Wirkung,
** Exzisionsstelle postoperativ bzw. Lymphknotenregion nach Lymphadenektomie

Tabelle 16.4-11. Chemotherapie des Merkel-Zell-Karzinoms (Auswahl)

Cyclophosphamid	600 mg/m² KO	i.v. Tag 1 und 8
Methotrexat	640 mg/m² KO	i.v. Tag 1 und 8
5-Fluorouracil	600 mg/m² KO	i.v. Tag 1 und 8
Wiederholung alle 28 Tage		
VP-16	150 mg/m² KO	i.v. Bolus Tag 1 u. 2
Cisplatin	150 mg/m² KO	i.v. 1–2 h Tag 1 u. 2
Doxorubicin	150 mg/m² KO	i.v. Bolus Tag 1
Bleomycin	150 mg/m² KO	i.v. Bolus Tag 1
Wiederholung alle 22 Tage		

kasuistischen Information über therapeutische Optionen beraten werden.

Literatur

Balch CM, Buziad AC, Soong SJ, Atkins MB, Cascinelli N, Coit DG, Fleming ID, Gershenwald JE, Houghton A Jr, Kirkwood JM, McMasters KM, Mihm MF, Morton DL, Reintgen DS, Ross MI, Sober A, Thompson JA, Thompson JF (2001) Final version of the American Joint Commitee on Cancer staging system for cutaneous melanoma. J Clin Oncol 19: 3635–3648
Chowdhury S, Vaughan MM, Gore ME (1999) New approaches to the systemic treatment of melanoma. Cancer Treat Rev 25, 259–270
Duvic M, Hymes K, Heald P et al. (2001). Bexarotene is effective and safe for treatment of refractory advanced-stage cutaneous T-cell lymphoma: multinational phase II-III trial results. J Clin Oncol 19: 2456–2471
Kirkwood JM, Strawderman MH, Ernstoff MS, Smith TJ, Borden EC, Blum RH (1996) Interferon alfa-2b adjuvant therapy of high-risk resected cutaneous melanoma: the Eastern Cooperative Oncology Group Trial EST 1684. J Clin Oncol 14: 7–17
Pfeifer JD (1999) Sentinel lymph node biopsy. Am J Clin Pathol 112:599–602
Pitts JM, Maloney ME (2000) Therapeutic advances in melanoma. Dermatol Clin 18: 157–167
Stadler R, Otte HG, Luger T, Henz BM, Kuhl P, Zwingers T, Sterry W (1998) Prospective randomized multicenter clinical trial on the use of interferon -2a plus acitretin versus interferon -2a plus PUVA in patients with cutaneous T-cell lymphoma stages I and II. Blood 92: 3578–3581
Szeimies RM, Calzavara-Pinton P, Karrer S, Ortel B, Landthaler M (1996) Topical photodynamic therapy in dermatology. J Photochem Photobiol B 36: 213–219
Tai PT, Yu E, Winquist E, Hammond A, Stitt L, Tonita J, Gilchrist J (2000) Chemotherapy in neuroendocrine/Merkel cell carcinoma of the skin: case series and review of 204 cases. J Clin Oncol 18: 2493–2499
Thissen MR, Neumann MH, Schouten LJ (1999) A systematic review of treatment modalities for primary basal cell carcinomas. Arch Dermatol 135: 1177–1183
Turner RJ, Leonard N, Malcolm AJ, Lawrence CM, Dahl MG (2000) A retrospective study of outcome of Mohs' micrographic surgery for cutaneous squamous cell carcinoma using formalin fixed sections. Br J Dermatol 142: 752–757
Volkenandt M, Schmidt M, Konz B, Gummer M, Hein R, Plewig G, Holzel D (1999) Klinische und epidemiologische Daten von Patienten mit malignem Melanom aus dem Münchener Tumorzentrum 1977–1997. Hautarzt 50: 470–478
Willemze R, Kerl H, Sterry W et al. (1997) EORTC classification for primary cutaneous lymphomas: a proposal from the Cutaneous Lymphoma Study Group of the European Organization for Research and Treatment of Cancer. Blood 90: 354–371
Zackheim HS (1999) Cutaneous T cell lymphoma: update of treatment. Dermatology 199: 102–105
Zackheim HS (2000) Evidence is lacking for a synergistic or additive effect of combination extracorporeal photopheresis with interferon alfa for cutaneous T-cell lymphoma. J Am Acad Dermatol 42: 1087–1088

16.5 Infektionskrankheiten der Haut
Kerstin Strom und Dietrich Abeck

16.5.1 Bakterielle Infektionen

Infektionen durch grampositive Bakterien

Einleitung Die wichtigsten pathogenen Erreger sind betahämolysierende Streptokokken der Gruppe A und Staphylococcus aureus. Während Streptokokken auf gesunder Haut normalerweise nicht zu finden sind, gehört S. aureus zur transienten Flora der Haut. Bis zu 30% der Bevölkerung sind Keimträger (vornehmlich Nasenhöhle).

Ätiopathogenese und Klinik In Tabelle 16.5-1 sind die pathogenetischen Faktoren und klinischen Merkmale der wichtigsten Krankheitsbilder dargestellt.

Diagnostik Bei abszedierenden Infektionen sollte in jedem Fall Material zur mikrobiologischen Diagnostik entnommen werden, auch wenn eine antibiotische Therapie auf Grund der klinischen Situation sofort begonnen werden muss. Bei rezidivierenden Infektionen ist es sinnvoll, auch Abstriche aus dem Nasenraum und der Inguinalregion zu entnehmen. Liegen Allgemeinbeschwerden vor (Fieber, Lymphadenitis), sollten die Entzündungsparameter (BKS, CrP, Akutphaseproteine, Leukozyten) untersucht werden.

Therapie Es ist sinnvoll, zwischen lokalisierten und nicht lokalisierten Infektionen zu unterscheiden (Abb. 16.5-1). Bei beiden Arten sollte jedoch bei einer Abszedierung in jedem Fall eine Inzision und Entleerung des eitrigen Sekrets vorgenommen werden. Bei großflächigen, tiefen Infektionen (z. B. Phlegmone) sollte die Drainage durch einen Chirurgen durchgeführt werden.

Bei lokalisierten Infektionen (z. B. lokalisierte Impetigo contagiosa) kann häufig auf eine systemische Antibiose verzichtet werden. Es können Antiseptika (z. B. Chlorhexidin 2% in Wasser-in-Öl-Emulsion) verwendet werden. Auf Grund der zunehmenden Resistenzproblematik von S. aureus sollten topische Antibiotika nicht mehr eingesetzt werden. Eine Ausnahme stellt die lokalisierte Impetigo bei Kindern dar, die durch topische Fusidinsäure effektiv behandelt werden kann.

Handelt es sich um nicht lokalisierte Infektionen, ist eine systemische Antibiose meist unerlässlich. Bei reinen Streptokokkeninfektionen (z. B. „klassisches" Erysipel) ist die Gabe eines Penizillins (z. B. Phenoxymethylpenicillin oral oder Benzylpenicillin parenteral) ausreichend. Staphylokokken-bedingte Infektionen sollten primär mit einem penicillinasefesten Penicillin (z. B. Flucloxacillin) bzw. einem Zephalosporin der 1. Generation (Zephalexin) behandelt werden. Erythromycin sollte jedoch für S.-aureus-bedingte Infektionen nicht mehr eingesetzt werden, da bei S.-aureus-Isolaten bis zu 30% Resistenzen gegen Erythromycin nachgewiesen werden konnten. Bei Penicillinallergien kann auf Clindamycin oder Fusidinsäure ausgewichen werden.

Bei Infektionen mit starker Beeinträchtigung des Allgemeinbefindens sollten die Therapie stationär und die Antibiose parenteral durchgeführt werden. Bei Infektionen im Gesicht oberhalb der Oberlippe (z. B. Furunkel, Erysipel) sollten zusätzlich Bettruhe, weiche Kost und Heparinisierung angeordnet werden.

Lyme-Borreliose

Die Lyme-Borreliose wird durch Zecken übertragen und kann sich an Haut, Gelenken, Nervensystem und Herz manifestieren.

Tabelle 16.5-1. Wichtigste Infektionen durch grampositive Erreger

Krankheitsbild	Ätiopathogenese	Klinik
Erysipel	Betahämolysierende Streptokokken Gruppe A, Eindringen durch Mikroläsionen	Scharf begrenzte Rötung und Schwellung. Sonderformen: bullöses, hämorrhagisches, nekrotisierendes Erysipel
Scharlach	Betahämolysierende Streptokokken Gruppe A	Düsterrotes Enanthem an Rachen und Gaumen, gerötete und vergrößerte Tonsillen mit gelblichen Belägen, „Erdbeerzunge"; kleinfleckiges Exanthem mit Aussparung der Palmae und Plantae, Desquamation der Palmae und Plantae
Ekthyma	Betahämolysierende Streptokokken Gruppe A, Begünstigung durch Kälte und Druck	Wie ausgestanzt wirkende Ulzera mit nekrotischem Grund
Phlegmone	Häufig Mischinfektion (Streptokokken, S. aureus), Entstehung durch tiefe Traumata (z. B. Operationswunde) oder Infektionsherde (z. B. Osteomyelitis)	Rötlich-livide, unscharf begrenzte Rötung und Schwellung, sehr schmerzhaft, starke Allgemeinbeschwerden
Impetigo contagiosa	S. aureus, Betahämolysierende Streptokokken Gruppe A	Rasch platzende Blasen mit trübem oder eitrigem Sekret und Verkrustungen auf gerötetem Grund
Follikulitis	S. aureus, begünstigend Diabetes mellitus, Immundefizienz	Papel oder Pustel um Haarfollikel
Furunkel	Siehe Follikulitis	Derbe, teils fluktuierende Schwellung um Haarfollikel, häufig Allgemeinbeschwerden
Karbunkel	Siehe Follikulitis	Siehe Furunkel (mehrere benachbarte Furunkel); Allgemeinbeschwerden

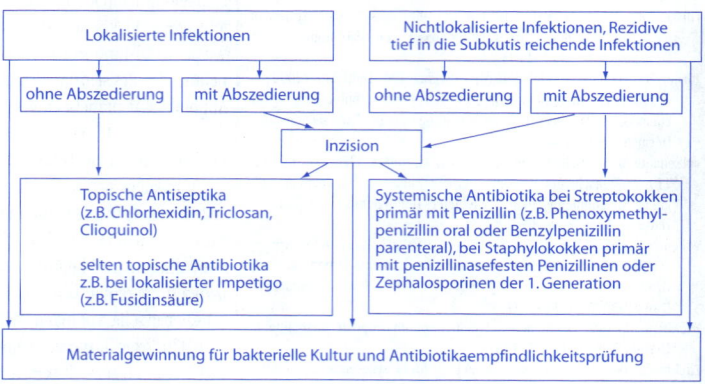

Abb. 16.5-1. Therapie von Infektionen durch grampositive Bakterien

Ätiopathogenese Die Erreger sind Spirochäten, die so genannten Borrelia burgdorferi, von denen drei verschiedene Spezies unterschieden werden (B. burgdorferi sensu stricto, B. garinii, B. afzelii). Nach dem Zeckenbiss findet eine zentrifugale Ausbreitung der Borrelien in der Haut statt. Bei 10% der unbehandelten Fälle kann es Wochen bis Monate später zur hämatogenen Streuung kommen (Haut, Nervensystem, Synovia, Herz). Jahre später kann ein Spätstadium folgen (Gelenk, Haut, ZNS).

Diagnostik Mittels serologischer Untersuchungen (ELISA, Immunfluoreszenztest, Western Blot) können IgM- und IgG-Antikörper nachgewiesen werden. Weiterhin besteht die Möglichkeit, aus Urin oder einer Hautbiopsie Borrelien mittels PCR nachzuweisen.

Klinik und Therapie Tabelle 16.5-2 zeigt die verschiedenen Stadien der Lyme-Borreliose und die adäquaten Therapiemaßnahmen.

Weitere bakterielle Infektionen

In Tabelle 16.5-3 sind weitere bakterielle Infektionen der Haut aufgelistet.

16.5 Infektionskrankheiten der Haut

Tabelle 16.5-2. Klinische Stadien und Therapie der Lyme-Borreliose

Stadium	Therapie
Stadium I: Erythema migrans (auch disseminiert); Lymphozytom	Orale Therapie: Doxycyclin (1-mal 200 mg/Tag) oder Cefuroxim (2-mal 500 mg/Tag), bei Kindern Amoxycillin (50 mg/kg KG in 3 Einzeldosen/Tag) für 2 Wochen
Stadium II: Garin-Bujadoux-Bannwarth-Meningopolyneuritis; im Kindesalter häufig nur periphere Fazialisparese	Parenterale Therapie: Ceftriaxon als Mittel der Wahl (1 g/Tag) für 3 Wochen
Stadium III: Akrodermatitis chronica atrophicans (in ltrativ es und chronisches Stadium); tertiäre Neuroborreliose	Parenterale Therapie: Ceftriaxon als Mittel der Wahl (1 g/Tag) für 3 Wochen

Tabelle 16.5-3. Weitere bakterielle Infektionen

Krankheitsbild	Erreger	Klinik	Therapie
Nekrotisierende Fasziitis	Streptokokken mit starker Toxinbildung	Tiefe, nekrotisierende Infektion, die rasch in Sepsis übergeht	Clindamycin als Mittel der 1. Wahl
Erysipeloid (Schweinerotlauf)	Erysipelothrix rhusiopathiae	Schmerzhafte rot-livide Schwellung	Penicillin hochdosiert für mindestens 10 Tage
Anthrax (Milzbrand)	Bacillus anthracis	„Pustula maligna", hämorrhagische Nekrose, hohes Fieber, toxischer Schock	Penicillin hochdosiert
Gasbrand	Clostridium perfringens	Anaerobe Zellulitis oder Myositis, toxischer Schock	Chirurgisches Débridement, hyperbare Sauerstofftherapie, hochdosiert Penicillin mit Metronidazol
Tuberkulose	Mycobacterium tuberculosis	Tuberculosis verrucosa cutis, Lupus vulgaris, Skrophuloderm u. a.	Wie Tuberkulosetherapie der Lungen-Tbc

Evidenz der Therapieempfehlungen bei bakteriellen Infektionen der Haut

	Evidenzgrad	Empfehlungsstärke
Lokalisierte bakterielle Infektionen durch grampositive Erreger:		
topische Antiseptika	II-b	C
Nichtlokalisierte bakterielle Infektionen durch grampositive Erreger		
Streptokokken: Penizillin systemisch	I-b	B
Staphylokokken: Flucloxacillin systemisch	I-b	B
Lyme-Borreliose		
Stadium I: Doxycyclin oral	I-b	B
Stadium II und III: Ceftriaxon parenteral	I-b	B

16.5.2 Virale Infektionen

Exanthematische Viruserkrankungen

Zu den exanthematischen Viruserkrankungen zählen Masern, Röteln, Ringelröteln (Erythema infectiosum), Dreitagefieber (Exanthema subitum) und Windpocken (Varizellen).

Ätiopathogenese und Klinik In Tabelle 16.5-4 sind pathogenetische Faktoren, klinische Merkmale und mögliche Komplikationen dargestellt.

Diagnostik Für alle Viruserkrankungen stehen serologische Testsysteme (ELISA) zur Bestimmung spezifischer IgM-Antikörper zur Verfügung. Außerdem zeigt sich bei allen Viruserkrankungen eine Leukopenie, bei Ringelröteln zusätzlich eine Anämie.

Prävention bzw. Therapie Für Masern, Röteln und neuerdings auch Varizellen stehen attenuierte Lebendvakzinen zur Verfügung. Die Rötelnimpfung sollte bei Mädchen ohne nachgewiesene Infektion spätestens in der Pubertät erfolgen, um eine Rötelnembryopathie bei späterer Schwangerschaft zu vermeiden. Die Therapie der exanthematischen Viruserkrankungen erfolgt symptomatisch. Bei Varizellen sollte zur Vorbeugung der bakteriellen Superinfektion ein topisches Antiseptikum verwendet werden (z. B. Clioquinol). Bei Erwachsenen sollten Varizellen antiviral behandelt werden (bei leichterem Verlauf beispielsweise mit Valaciclovir oder Famciclovir oral, bei schweren Verläufen sowie bei Immunsupprimierten mit Aciclovir parenteral (Dosierung s. Tabelle 16.5-6). Bei Auftreten schwerwiegender Komplikationen (z. B. Pneumonie bei Varizellen, Meningitis bei Masern) der exanthematischen Viruserkrankungen muss eine sofortige stationäre, ggf. intensivmedizinische Therapie eingeleitet werden.

Infektionen mit humanen Herpesviren (HHV)

Hierzu zählen die Infektionen mit Herpes-simplex-Virus (HSV) 1 und 2 sowie die Gürtelrose (Varizella-Zoster-Virus [VZV]). Sie zäh-

Tabelle 16.5-4. Exanthematische Viruserkrankungen

Krankheitsbild	Erreger	Klinik	Komplikationen
Masern	Paramyxovirus (RNS-Virus)	10–14 Tage Inkubation, Prodromi (Fieber, Rhinitis, Husten), Koplik-Flecken, konfluierendes makulopapulöses Exanthem	Hämorrhagische Masern, Masernenzephalitis, Riesenzellpneumonie, sekundäre bakterielle Infektionen, thrombozytopenische Purpura
Röteln	Togavirus (RNS-Virus)	2–3 Wochen Inkubation; Prodromi (s. Masern), diskretes makulöses Exanthem, zervikale Lymphadenitis	Enzephalitis, thrombozytopenische Purpura, Rötelnembryopathie bei Infektion im 1. Trimenon
Ringelröteln	Parvovirus B19 (DNS-Virus)	4–14 Tage Inkubation; Prodromi (Fieber, Arthralgien), papulourtikarielles Exanthem mit bizarren, kreisförmigen Figuren (Gesicht!, Oberarme, Rumpf)	Anämie bei Immundefizienten
Exanthema subitum	Herpesvirus 6 und 7 (DNS-Virus)	14 Tage Inkubation, 3–5 Tage Fieber, danach flüchtiges, feinmakulöses Exanthem	Keine
Varizellen	Varizella-Zoster-Virus (DNS-Virus)	14 Tage Inkubation, Prodromi (Fieber, Kopfschmerzen), disseminiert Erytheme mit leicht platzenden Blasen in unterschiedlichen Stadien (Heubner-Sternenhimmel), Beginn im Gesicht, Juckreiz	Bakterielle Superinfektionen; Varizellenpneumonie, ZNS-Befall, Thrombozytopenie, Nierenbeteiligung; Embryopathie bei Infektion im 1. Trimenon

Tabelle 16.5-5. Infektionen mit humanen Herpesviren

Erreger	Primärinfektion	Rezidivinfektion
HSV-1	Gingivostomatitis, Keratokonjunktivitis, selten herpetische Primärinfektion der übrigen Körperhaut	Rezidivierender Herpes, z. B. H. labialis
HSV-2	Vulvovaginitis, Zervizitis, Balanoposthitis oder Proktitis	Rezidivierender Herpes, z. B. H. genitalis
VZV	Varizellen	Zosterinfektion, Sonderformen: hämorrhagischer, nekrotisierender Zoster, generalisierter Zoster, Zoster ophthalmicus

len zu den DNS-Viren. Das Exanthema subitum und die Varizellen wurden bereits im vorherigen Abschnitt abgehandelt.

Ätiopathogenese und Klinik Tabelle 16.5-5 zeigt die für die einzelnen Erreger spezifischen Krankheitsbilder.

Diagnostik Aus einem Ausstrichpräparat (Abstrich vom Blasenboden) können mittels direkter Immunfluoreszenz Herpesviren nachgewiesen werden. Serologische Tests (ELISA) zur Bestimmung von IgM- bzw. IgG-Antikörpern sind bei Erstinfektion mit Herpes-simplex-Viren sowie bei Varizellen und bei der Zosterinfektion hilfreich. Bei Herpes simplex recidivans steigen die IgM-Antikörper nur bei ca. 1% der Patienten an.

Therapie Die Behandlung der Herpes-simplex-Infektionen richtet sich nach den klinischen Symptomen. Bei leichten Verläufen von Primärinfektionen kann lokal mit antiseptischen bzw. lokalanästhetischen Mundspülungen oder Sitzbädern behandelt werden. Bei schweren Verläufen sollte eine systemische antivirale Therapie erfolgen. Bei den rezidivierenden Herpes-simplex-Infektionen reicht die Therapie je nach Beschwerdebild von lediglich lokaler Behandlung (Antiseptika, virusstatikahaltige Creme) bis zur systemischen Therapie. Bei häufigen Rezidiven (>6 pro Jahr) und starker Beeinträchtigung des Patienten kann für 6 bis 12 Monate eine möglichst niedrigdosierte, gerade noch wirksame antivirale Therapie zur Suppression der Rezidive durchgeführt werden (Valaciclovir 500 mg/Tag). Danach sollte die Rezidivhäufigkeit beobachtet werden. Alternativ kann auch eine intermittierende Suppressionstherapie vor starker Sonnenexposition, bei Infektionen oder Stress erwogen werden. Beim Zoster sollte außer bei Kindern, bei denen die Infektion blande und komplikationslos verläuft, eine systemische antivirale Therapie durchgeführt werden. Bei unkomplizierten Infektionen kann die Behandlung ambulant durchgeführt werden. Bei Beteiligung des Auges oder Generalisation sollte in jedem Fall eine parenterale Therapie erfolgen. Tabelle 16.5-6 zeigt die Dosierung der einzelnen Medikamente bei den verschiedenen Krankheitsbildern. Wichtig ist weiterhin die Behandlung postzosterischer Neuralgien, die in Abstimmung mit einem Neurologen erfolgen sollte.

Infektionen mit humanen Papillomviren (HPV)

Zu den HPV zählen mehr als 80 verschiedene Typen. Man unterscheidet dabei Viren vom Haut- und solche vom Schleimhauttyp. Die Warzen vom Schleimhauttyp, vorwiegend genitale Viruswarzen, die zu den „sexual transmitted diseases" (STD) gehören, werden in einem gesonderten Abschnitt abgehandelt.

Ätiopathogenese Die für die Infektionen der Haut wichtigsten Vertreter der HPV sind die Typen 1, 2, 3, 4, 7, 10, 49, 57, 63, 65. Für das seltene Krankheitsbild der Epidermodysplasia verruciformis sind folgende Typen relevant: 5, 8, 9, 12, 14, 15, 17, 19, 20, 21, 47. Dabei scheinen Typ 5 und 8 karzinogenes Potential zu haben.

Klinik Je nach klinischem Erscheinungsbild bzw. Lokalisation unterscheidet man Verrucae vulgaris, filiforme Warzen, Verrucae plantares und Verrucae planae juveniles. Insbesondere Kinder sind betroffen. Bei ausgeprägtem Befall von Verrucae bei Erwachsenen sollte eine Immunsuppression ausgeschlossen werden. Der seltenen Epidermodysplasia verruciformis liegt ein spezifischer Immundefekt gegenüber HPV zugrunde, der familiär gehäuft auftritt. Bei diesen Patienten treten sämtliche Warzentypen in großer Vielfalt auf. An lichtexponierten Körperstellen kommt es häufig zur malignen Entartung der Läsionen.

Diagnostik Diese ist normalerweise auf Grund des eindeutigen klinischen Befundes nicht notwendig. Bei Bedarf kann der Virusnachweis elektronenmikroskopisch, immunzytochemisch oder mittels PCR erfolgen. Eine Virustypisierung ist möglich, jedoch eher von wissenschaftlichem Interesse.

Therapie Die Therapie gestaltet sich häufig schwierig und langwierig. Da sich die Warzen bei Kindern meist spontan zurückbilden, ist bei geringem Leidensdruck ein abwartendes Verhalten gerechtfertigt. Ansonsten stehen verschiedene Lokaltherapeutika (keratolytische Salben, Verrumal, 10%ige Glutaraldehydlösung u. a.) zur Verfügung, die je nach Erfahrung eingesetzt werden können. Erfolgreich können auch homöopathische Präparate in Kombination mit Suggestion sein. Behandlung mit flüssigem Stickstoff und Exkochleation sind weitere mögliche Therapiemaßnahmen.

Weitere virale Infektionen

Von den zahlreichen weiteren viralen Infektionen der Haut sollen 2 Erkrankungen gesondert dargestellt werden.

Hand-Fuß-Mund-Krankheit Erreger ist am häufigsten Coxsackie-Virus Typ A16. Nach 3–6 Tagen Inkubation können Prodromi auftreten (Fieber, Bauchschmerzen). Danach zeigt sich ein Enanthem an Gaumen, Wangenschleimhaut und Zunge sowie ein Exanthem an Händen und Füßen (dorsalseitig) bestehend aus Papeln und Vesikeln bzw. Krusten. Auf Grund der spontanen Abheilung nach einer Woche ist nur eine symptomatische Therapie notwendig.

Mollusca contagiosa Diese durch Poxviren ausgelösten Dellwarzen treten im Kindesalter häufig in großer Anzahl auf und verbreiten sich schnell. Bei Erwachsenen treten sie oft im Rahmen einer Immunsuppression auf (HIV-Infektion). Therapeutisch hat sich vor allem bei Kindern das Entfernen mit dem scharfen Löffel nach vorheriger Behandlung mit EMLA bewährt.

Evidenz der Therapieempfehlungen bei viralen Infektionen der Haut		
	Evidenzgrad	Empfehlungsstärke
Zosterinfektion:		
Brivudin	I-b	B
Valaciclovir	I-b	B
Famciclovir	I-b	B
Infektionen mit HHV		
Primärinfektionen (schwerer Verlauf):		
– Valaciclovir	I-b	B
– Famciclovir	I-b	B
Rezidivprophylaxe:		
– Valaciclovir	I-b	B
Verrucae vulgares:		
– Verrumal	I-b	B
– Glutaraldehyd	IV	C

16.5.3 Pilzinfektionen

Hier unterscheidet man Infektionen durch Dermatophyten und durch Hefepilze.

Infektionen durch Dermatophyten (Tinea)

Ätiopathogenese Von den zahlreichen Erregern sind die wichtigsten: Trichophyton rubrum, T. verrucosum, T. mentagrophytes, T. tonsurans, T. schönleinii, Microsporon canis und Epidermophyton floccosum. Auf eine Zuordnung zu den einzelnen Krankheitsbildern muss hier verzichtet werden.

Klinik Man unterscheidet je nach Lokalisation zwischen Tinea corporis, manis, pedis, capitis u. a. Klinisch zeigen sich meist randbetont schuppende, leicht infiltrierte Erytheme. Es gibt jedoch auch eine dyshidrosiforme Tinea (mit kleinsten Bläschen) und eine hyperkeratotische Tinea (insbesondere an Palmae und Plantae). Bei der tiefen Tinea, die auch die Haarfollikel befällt, fallen Papeln, Pusteln und furunkelartige Läsionen auf.

Beim Befall der Nägel unterscheidet man die häufige distale subunguale Onychomykose von den seltenen Formen wie der proximalen subungualen Onychomykose und der „weißen" oberflächlichen Onychomykose.

Diagnostik Nach Desinfektion der Hautoberfläche zur Vermeidung von Kontaminationen sollte in jedem Fall Schuppen-

Tabelle 16.5-6. Systemische antivirale Therapie bei Herpesvirusinfektionen

Krankheitsbild	Medikament und Dosierung
Primärinfektion mit Herpes-simplex-Virus (schwerer Verlauf)	Valaciclovir (2-mal tgl. 500 mg) oder Famciclovir (3-mal tgl. 250 mg) für jeweils 5 Tage per os
Unkomplizierte Zosterinfekion bzw. unkomplizierte Varizelleninfektion bei Erwachsenen	Brivudin (1-mal tgl. 125 mg) für 7 Tage per os; alternativ Valaciclovir (3-mal tgl. 1000 mg) oder Famciclovir (3-mal tgl. 250 mg) für 10 Tage per os
Zosterinfektion mit Augenbeteiligung oder Generalisation	Aciclovir (3-mal tgl. 5–10 mg/KG) für 10 Tage parenteral

material und bei der tiefen Tinea auch Haare mit Haarwurzeln zur mykologischen Diagnostik entnommen werden. Ein Nativpräparat und eine mykologische Kultur sollten angelegt werden. Bei der Mikrosporie kann auch das Wood-Licht diagnostisch hilfreich sein (Grünfluoreszenz).

Therapie Die Behandlung oberflächlicher Mykosen kann mit topischen Antimykotika (Azole, Allylamine, Ciclopiroxolamin) erfolgen. Ausnahmen stellen die palmoplantaren Mykosen und die generalisierte Tinea corporis dar. Sie erfordern eine systemische Therapie (s. unten). Bei der oberflächlichen Onychomykose reicht eine mechanische Abtragung der befallenen Schicht. Die distale subunguale Onychomykose (<1/2 der Nagelplatte) kann mit topischen Antimykotika (Nagellacke) in Kombination mit keratolytischen Maßnahmen therapiert werden. Tiefe Mykosen und proximale subunguale Onychomykosen müssen systemisch therapiert werden. Das gilt auch für die Tinea capitis. An neuen systemischen Antimykotika stehen Itraconazol und Terbenafin zur Verfügung. Sie sind zwar bei Kindern zur Therapie beispielsweise der Tinea capitis bisher noch nicht zugelassen, es existieren jedoch gute klinische Erfahrungen mit diesen Präparaten, sodass sie heutzutage das weniger effektive Griseofulvin ersetzen sollten. Für die Behandlung ist jedoch das Einverständnis der Eltern erforderlich. Die Dosierung bei Kindern mit einer Tinea capitis ist folgendermaßen: Itraconazol <20 kg: 50 mg/Tag, >20 kg: 100 mg/Tag; Terbinafin <20 kg: 62,5 mg/Tag, 20–40 kg: 125 mg/Tag, >40 kg: 250 mg/Tag über jeweils 4 Wochen, immer in Kombination mit einer topischen Behandlung.

Infektionen der Haut und Schleimhaut durch Hefepilze

Ätiopathogenese und Klinik Tabelle 16.5-7 zeigt die Erreger und die wichtigsten Krankheitsbilder.

Diagnostik Nach Entnahme von Schuppenmaterial können Nativpräparat und Kultur angelegt werden. Das typische Bild von Malassezia furfur mit so genannten „spaghetti and meatballs" im Nativpräparat macht die Kultur bei der Pityriasis versicolor überflüssig.

Therapie Da Malassezia furfur in Sprossform als Saprophyt der Haut gilt und erst in Myzelform pathogen ist, gestaltet sich die Behandlung der Pityriasis versicolor häufig schwierig. Rezidive sind häufig. Es können azolhaltige Shampoos und azol- bzw. ciclopiroxolaminhaltige Cremes eingesetzt werden. Bei ausgeprägtem Befall kann eine systemische Therapie mit Itraconazol versucht werden.

Bei der Kandidose kann zunächst versucht werden, begünstigende Faktoren (Okklusion, Schwitzen, Windeldermatitis) auszuschalten. Bei den meisten Haut- und Schleimhautinfektionen mit Kandidapilzen ist eine topische Therapie mit antimykotischen Cremes bzw. Mundspülungen bzw. -gelen ausreichend. Geeignet sind Polyene, Azole und Ciclopiroxolamin. Bei einem assoziierten

Tabelle 16.5-7. Infektionen der Haut und Schleimhaut mit Hefepilzen

Erreger	Krankheitsbild
Malassezia furfur (entspricht Pityrosporum ovale bzw. orbiulare)	Pityriasis versicolor
Verschiedene Kandidaspezies (Candida albicans, tropicalis, glabrata, krusei u. a.)	Orale Kandidose, genitale Kandidose, Kandidose der Körperhaut (intertriginös, interdigital), Kandidaparonychie und -onychomykose, chronische mukokutane Kandidose

Soor sollte mit Nystatinlösung oder Amphomoronal-Suspension behandelt werden. Die genitale Kandidamykose sollte mit topischen Antimykotika in Kombination mit Vaginalsuppositorien behandelt werden. Bei häufigen Rezidiven kann die Einmalgabe von Fluconazol erwogen werden. Auch die chronische mukokutane Kandidose erfordert häufig eine systemische Therapie.

16.5.4 Wichtige parasitäre Erkrankungen

Auf Grund der Kürze des Kapitels kann hier nur kurz auf die Pedikulose und die Skabies eingegangen werden.

Pedikulose

Man unterscheidet die Pediculosis capitis, pubis und vestimentorum. Der Kleiderlausbefall kommt in unseren Breitengraden praktisch nicht mehr vor und wird deswegen hier vernachlässigt.

Ätiopathogenese Die Kopflaus besiedelt das Kapillitium, seltener die Bart- und auch die Schamhaare. Sie vermehrt sich schnell (Nissen). Die Filzläuse bevorzugen Regionen mit apokrinen Drüsen (Genitoanalbereich, Achseln und Wimpern) und vermehren sich langsam. Im Gegensatz zu den Kopfläusen jucken die Bisse von Filzläusen wenig.

Klinik Es zeigt sich ein so genanntes „Läuseekzem" im Nacken bzw. in der Genitalregion. Bei den Filzläusen fallen außerdem so genannte „Taches bleues" auf.

Diagnostik Neben den mit bloßem Auge sichtbaren Läusen sind die Nissen (von den Haaren nicht abstreifbar) diagnostisch wichtig.

Therapie Da sich Permethrin sowohl bezüglich der Effektivität als auch bezüglich der Toxizität den anderen Präparaten (Lindan, Benzylbenzoat, Allethrin u. a.) als deutlich überlegen erwiesen hat, sollte es als Mittel der Wahl eingesetzt werden. Die Wäsche sollte bei mindestens 60 °C gewaschen oder 1 Woche gelüftet werden.

Skabies

Ätiopathogenese Die Skabiesmilbe bohrt innerhalb der Hornschicht der Haut Gänge und legt dort mehrere Eier täglich ab.

Zu den Krankheitssymptomen (Ekzem, Juckreiz) führt der Milbenkot, der eine immunologische Reaktion hervorruft.

Klinik Es findet sich ein Ekzem mit deutlichen Exkoriationen sowie Verkrustungen. Prädilektionsstellen sind die Interdigitalräume, der Genitalbereich, die Mamillen und die Nabelregion. Sonderformen sind die gepflegte Skabies, die granulomatöse Skabies und die Scabies norvegica.

Diagnostik Der Nachweis kann auflichtmikroskopisch oder aus Scratch-Material lichtmikroskopisch erfolgen.

Therapie Wie bei der Pedikulose. Es ist jedoch wichtig, sämtliche Kontaktpersonen mitzubehandeln.

Evidenz der Therapieempfehlungen bei Pilzinfektionen und parasitären Erkrankungen der Haut		
	Evidenzgrad	Empfehlungsstärke
Infektionen durch Dermatophyten		
bei Erwachsenen:		
– Itraconazol systemisch	I-b	B
– Terbinafin systemisch	I-b	B
bei Kindern:		
– Itraconazol systemisch	I-b	B
– Terbinafin systemisch	II-b	B
Parasitäre Erkrankungen:		
Permethrin topisch	I-b	B

16.6 Infektionen der Haut: Sexuell übertragbare Erkrankungen
Hans Christian Korting und Claudia Borelli

Das Spektrum der sexuell übertragbaren Erkrankungen jenseits derjenigen, die von dem früheren Gesetz zur Bekämpfung der Geschlechtskrankheiten als solche bezeichnet wurden, nämlich Gonorrhö, Syphilis, Ulcus molle und Lymphogranuloma inguinale, ist in den letzten Jahren vermehrt in den Blickpunkt des Interesses gerückt, insbesondere die Infektionen mit dem Humanen Immundefizienzvirus (HIV) und dem Humanen Papillomvirus (HPV). Die Anzahl der relevanten Pathogene ist somit von vier auf über zwanzig angestiegen. Wie bei anderen Infektionskrankheiten auch, wird heute rechtlich alles Nähere durch das Bundesinfektionsschutzgesetz geregelt. Angesichts der derzeitigen Bedeutung wird der HIV-Infekt in einem gesonderten Kapitel abgehandelt, die wichtigsten weiteren sexuell übertragenen Erkrankungen lassen sich nach ihrer Hauptmanifestation in Urethritissyndrom und Genitalulkussyndrom einteilen.

16.6.1 Urethritissyndrom

Das **Charakteristikum** des Urethritissyndroms ist der Ausfluss aus der Harnröhre und das Auftreten meist brennender Schmerzen vor, während oder nach dem Urinieren.

Primär orientiert sich das Konzept des Urethritissyndroms an den Gegebenheiten des Mannes, die Entsprechung bei der Frau ist nur in Teilen in einem korrespondierenden Urethritissyndrom, vor allem aber im Zervizitissyndrom zu sehen, auf das hier nicht näher eingegangen werden kann.

Das Urethritissyndrom wird prinzipiell unterteilt in die nicht gonorrhoische Urethritis (NGU) und die gonorrhoische Urethritis (Tabellen 16.6-1, 16.6-2, 16.6-3).

Diagnostische Schritte beim Urethritissyndrom:
- Klinische Inspektion
- Abstrich aus Urethra (oder evtl. Harnsediment aus Morgenurin); bei Nachweis von 4 oder mehr Leukozyten je Gesichtsfeld bei hundertfacher Objektivvergrößerung: Diagnosestellung einer Urethritis
- Gram-Präparat aus Abstrichmaterial, gewonnen in etwa 4 cm Tiefe aus der Urethra. Gramnegative Diplokokken + oder –: Diagnosestellung (mit Wahrscheinlichkeit): Gonorrhoische oder nicht gonorrhoische Urethritis
- Gonokokkenkultur auf Kochblutselektivagar. Inkubation bei 37 °C in 5%iger CO_2-Atmosphäre, gegebenenfalls kultureller Nachweis der Art Neisseria gonorrhoeae mittels Zuckervergärung

Tabelle 16.6-1. Therapieverfahren bei Gonorrhö

Präparat	Dosierung	Behandlungsdauer	Behandlung
Ceftriaxon	0,25 g i.m.	Einmalig	Empfohlen
Spectinomycin	2 g i.m.	Einmalig	Empfohlen
Cefixim	400 mg p.o.	Einmalig	Alternativ
Ciprofloxacin	500 mg p.o.	Einmalig	Alternativ
Ofloxacin	400 mg p.o.	Einmalig	Alternativ
Azithromycin	1 g p.o.	Einmalig	Alternativ

Tabelle 16.6-2. Therapieverfahren bei nichtgonorrhoischer Urethritis (NGU)

Präparat	Dosierung	Behandlungsdauer
Azithromycin	1000 mg p.o.	Einmalig
Doxycyclin	100 mg 2-mal/Tag p.o.	7 Tage
Erythromycin	500 mg 4-mal/Tag p.o.	7 Tage
Ofloxacin	200 mg 2-mal/Tag p.o.	7 Tage

Tabelle 16.6-3. Ätiologie der sexuell übertragenen Urethritis des Mannes

Art der Urethritis	Erreger	Häufigkeit
Gonorrhoische Urethritis (GU)	Neisseria gonorrhoeae	100%
Nicht gonorrhoische Urethritis (NGU)	Chlamydia trachomatis	30–50%
	Ureaplasma urealyticum und Mycoplasma hominis	8–40%
	Trichomonas vaginalis	Selten
	Candida albicans	Selten
	Herpes-simplex-Virus	Selten

- Erregerorientierte Diagnostik der NGU:
  - Untersuchung auf Chlamydien nativ mittels Polymerasekettenreaktion (PCR) oder anderer geeigneter Verfahren
  - Gegebenenfalls Untersuchung auf Mykoplasmen mittels Kultur, insbesondere Ureaplasma urealyticum, möglichst semiquantitativ
  - Zusätzlich unter Umständen Untersuchung auf Candida albicans und Herpes-simplex-Virus
  - Untersuchung auf Trichomonas vaginalis (nativ und/oder kulturell).

Das Ziel der **Therapie** (s. Tabellen 16.6-1 und 16.6-2) ist die Erregerelimination; deshalb sollte sich die Therapie möglichst auf eine mittels Laboruntersuchungen abgesicherte Diagnose stützen. Bei zunächst negativen Befunden ist unter Umständen eine Kontrolluntersuchung und erneute Befunderhebung notwendig. Dem Patienten kann zwischenzeitlich, wenn notwendig, eine unterstützende Behandlung angeboten werden. Bei jeder Art von übertragbarer Urethritis sollte eine Partneruntersuchung und gegebenenfalls -behandlung erfolgen. Nach Behandlung sollten sich die Patienten zu wenigstens einer Kontrolluntersuchung vorstellen, ungefähr 3 Tage nach Abschluss der Behandlung. Die Patienten müssen darüber aufgeklärt werden, dass sie bis nach ärztlicherseits gesichertem Abschluss der Therapie auf Geschlechtsverkehr verzichten müssen.

Sollten sich keine positiven Ergebnisse ergeben, so ist eine Untersuchung der Prostata (Dreigläserprobe) oder eine Ejakulatuntersuchung zu erwägen.

16.6.2 Genitalulkussyndrom

Genitale Ulzerationen gehören zu den häufigeren Symptomen sexuell übertragbarer Erkrankungen, sie können jedoch prinzipiell auch im Rahmen anderer dermatologischer Erkrankungen entstehen.

Es sollte nicht nur aus medizinischen, sondern auch aus forensischen Gründen auf eine eindeutige Diagnostik Wert gelegt werden. „Blinde" Therapie sollte im Regelfall nicht erfolgen, da sie zu einer beträchtlichen Verschleierung der eigentlichen Krankheitsursache führen kann. Die Klinik genitaler Ulzerationen ist außerordentlich variabel und Doppelinfektionen werden relativ häufig diagnostiziert. Zum Teil kann der Arzt aus der Inkubationszeit der Symptome und dem zuletzt erfolgten Kontakt auf den Erreger Rückschlüsse ziehen (Tabellen 16.6-4 und 16.6-5).

Diagnostische Schritte:
- Klinische Inspektion: Sieht man gruppierte Bläschen, so ist die Diagnose Herpes genitalis recht wahrscheinlich. Sind die Hautveränderungen nicht allein auf die Genitalorgane beschränkt, sondern auch auf der übrigen Haut sichtbar, so ist auch an andere Hauterkrankungen als an infektiöse Erkrankungen zu denken.
- Untersuchung auf Herpes-simplex-Virus: Polymerasekettenreaktion (PCR) zum evtl. Nachweis
- Ausschluss einer frischen syphilitischen Infektion:
  - Spirochätenbefunde im Dunkelfeld (wenn nein, Wiederholung nach 1 Tag)
  - Serologische Diagnostik (wenn ohne Befund: Wiederholung nach 4–6 Wochen)
- Untersuchung auf Haemophilus ducreyi (Ulcus molle) mittels Kultur, das Gram-Präparat ist nicht sensitiv
- Untersuchung auf eine Infektion mit Eiterkokken (Staphylococcus aureus, Streptococcus pyogenes) mittels Kultur
- Ausschluss maligner Prozesse bei fehlendem Erregernachweis und Persistenz des Ulkus: Durchführung einer Probeexzision zur histologischen Diagnosesicherung und gegebenenfalls Ausschluss eines spinozellulären Karzinoms oder eines anderen malignen Prozesses.

Therapie des Ulkus:
- Herpes-simplex-Virus (HSV) +: Virustatikum, s. unten
- Herpes-simplex-Virus (HSV) –: Falls Staphylococcus aureus +: 10 Tage Ciprofloxacin 2-mal 750 mg

Tabelle 16.6-5. Inkubationszeiten ulzerierender genitaler Kontaktinfektionen

Krankheit	Inkubationszeit	Durchschnitt
Herpes simplex	Abhängig von der Immunitätslage	2–7 Tage
Syphilis	10–90 Tage	14–21 Tage
Ulcus molle	1–14 Tage	3–5 Tage
Lymphogranuloma inguinale	3–21 Tage	7 Tage–7 Wochen
Granuloma venereum	3 Tage–6 Monate	1–4 Wochen

Tabelle 16.6-4. Erregerspezifische klinische Charakteristika des Genitalulkussyndroms

Erreger	Auftreten	Primäreforesenzen	Ulkusrand	Induration	Ulkustiefe	Lymphknoten	Schmerzen
Syphilis	Solitär	Knötchen	Scharf	Derb	Oberflächlich	Derb	Keine
Herpes simplex	Solitär	Bläschen	Erythematös	Keine	Oberflächlich	Weich	Schmerzhaft
Ulcus molle	Multipel	Knötchen/Pustel	Erythematös	Sehr weich	Mäßig tief	Weich	Schmerzhaft
Lymphogranuloma inguinale	Multipel	Knötchen/Pustel	Scharf	Keine	Oberflächlich	Derb	Selten
Granuloma venereum	Solitär	Knötchen	Aufgeworfen	Derb	Erhaben	Pseudolymphadenopathie	Selten

- Falls Treponema pallidum +: Penicillin, s. unten
- Haemophilus ducreyi + (Kultur): z. B. Azithromycin 1 g p.o.

Zur Therapie bei Genitalulkussyndrom siehe auch bei den jeweiligen Erregern in den entsprechenden Abschnitten.

Herpes genitalis

Erreger ist das Herpes-simplex-Virus (HSV), ein DNA-Virus. Die meisten der genitalen Herpes-simplex-Virusinfektionen werden durch den Serotyp 2 hervorgerufen, wobei es in den letzten Jahren auch zu einer Zunahme der von Serotyp 1 verursachten Infektionen gekommen ist. Bei der Erstinfektion steigt das Virus der pathogenetischen Vorstellung nach über sensorische Nervenbahnen in das regionale Ganglion auf, wo es latent persistiert. Durch noch nicht sicher bekannte Mechanismen, üblicherweise wird „Stress" angeschuldigt, wird das Virus reaktiviert.

Die Inkubationszeit des Herpes genitalis beträgt 2–7 Tage. Danach kommt es zu einem Erythem im Genitalbereich, auf dem sich Bläschen und nachfolgend Erosionen zeigen. Der Hautbefund einer genitalen HSV-Infektion ist üblicherweise recht charakteristisch. Die Läsionen können bis zu 3 Wochen persistieren, speziell bei HIV-Infekt auch länger.

Therapie bei primärem Herpes genitalis Siehe Tabelle 16.6-6.

Rezidivierender Herpes genitalis Bei 85% der Patienten kommt es bei Zustand nach einer primären Herpes-genitalis-Infektion zu einem Rezidiv, wobei die Häufigkeit der Rezidive unterschiedlich ist. HSV Serotyp 2 löst häufiger Rezidive aus als HSV Serotyp 1. Das klinische Bild eines rezidivierenden Herpes genitalis entspricht ungefähr dem der Erstinfektion, man sieht ein polsterartiges Erythem mit Bläschen und Erosionen. Prinzipiell ist jedoch auch ein weitgehend asymptomatischer Verlauf eines Rezidivs möglich.

Diagnostische Schritte beim primären und sekundären Herpes genitalis Erregernachweis aus Blasenflüssigkeit:
- Direkte Antigentests: immunologischer Direktnachweis mittels Fluoreszenz-markierter monoklonaler Antikörper oder Enzymimmunoassays
- Molekularbiologische DNA-orientierte-Methoden: PCR/LCR
- Elektronenmikroskopischer Virusnachweis: negative Färbung durch Phosphorwolframsäure
- Anzüchtung: Nachweis des zytopathischen Effekts. Bestätigung der Diagnose und Bestimmung des Virustyps durch Fluoreszenztest.

Intravenöse Therapieverfahren bei Herpes genitalis Siehe Tabelle 16.6-7.

Therapie in der Schwangerschaft und beim Neugeborenen Außerhalb der Frühschwangerschaft (1.–14. Woche) ist eine Aciclovirbehandlung möglich, sollte jedoch nur nach strenger Indikationsstellung im Sinne eines Heilversuchs erfolgen. Indikationen: primärer Herpes genitalis, lebensbedrohliche mütterliche HSV-Infektionen, manifester Herpes genitalis bei Geburt.

Für Neugeborene mit manifester HSV-Infektion gilt die Richtlinie: Aciclovir 30–60 mg/kg KG für 16–21 Tage.

Tabelle 16.6-6. Orale Therapieverfahren bei primärem Herpes genitalis

Präparat	Dosierung	Behandlungsdauer
Aciclovir	400 mg 3-mal/Tag p.o.	7–10 Tage
Aciclovir	200 mg 5-mal/Tag p.o.	7–10 Tage
Famciclovir	250 mg 3-mal/Tag p.o.	7–10 Tage
Valaciclovir	1 g 2-mal/Tag p.o.	7–10 Tage

Tabelle 16.6-7. Intravenöse Therapieverfahren bei Herpes genitalis

Präparat	Dosierung	Behandlungsdauer
Aciclovir	5–10 mg/kg KG 3-mal/Tag p.inf.	5–7 Tage
Foscarnet	40 mg/kg KG 3-mal/Tag p.inf.	14–21 Tage

Syphilis

- Synonyme: Lues, harter Schanker.
- Differentialdiagnose: Schankriforme Pyodermie: eine eitrige Hauterkrankung durch Staphylococcus aureus/Streptococcus pyogenes.
- Erreger ist Treponema pallidum, ein zu den Spirochäten gehörendes Bakterium. Die Inkubationszeit beträgt 10–90 Tage, im Durchschnitt sind es jedoch 14–21 Tage.
 Diagnostische Schritte:
- Mikroskopischer Erregernachweis: Dunkelfeldmikroskopie des Sekrets oder Silberfärbung des histologischen Präparats.
- Serologie:
  - VDRL-Test, nicht Treponemen-spezifisch,
  - Treponema-pallidum-Hämagglutinationstest (TPHA)
  - Fluoreszenztreponemaantikörperabsorptionstest (FTA-Abs-Test)
  - „enzyme-linked immuno sorbent assay" (ELISA)
  - Western-Blot-Analyse.
- Molekularbiologischer Erregernachweis mittels PCR (Polymerasekettenreaktion).

Therapieverfahren bei Frühsyphilis Bei der Frühsyphilis (Bestandsdauer bis zu einem Jahr) wird Clemizolpenicillin G empfohlen (1 Mio. IE/Tag über 14 Tage). Alternativ, speziell bei Penicillinunverträglichkeit, empfiehlt sich die Gabe von Doxycyclin (100 mg 2-mal/Tag p.o., Behandlungsdauer ebenfalls 14 Tage).

Therapieverfahren bei Spätsyphilis Als Therapie bei der Spätsyphilis wird die dreiwöchige i.m.-Gabe von 1 Mio. IE Clemizolpenicillin G pro Tag empfohlen.

Ulcus molle
- Synonyme: Weicher Schanker, Chancroid.
- Erreger: Haemophilus ducreyi.

Nach einer Inkubationszeit von 2–7 Tagen Auftreten von Papulopusteln mit Übergang in weiche druckschmerzhafte Ulzera. Das klinische Bild ist oft hinweisend, jedoch ist eine kulturelle Diagnosesicherung nötig. Das mikroskopische Präparat (Färbung nach Gram) gilt als nicht hinreichend sensitiv für die Diagnosestellung. Zur Anzüchtung von Haemophilus ducreyi sind Spezialmedien vonnöten. Eine PCR ist möglich, die sich an Nukleotidsequenzen des 16Sr-RNA-Gens von Haemophilus ducreyi orientiert. Sie ist ebenso spezifisch wie die Kultur, hat jedoch eine höhere Sensitivität. Da häufig Mischinfektionen vorliegen, ist immer auch die Suche nach Treponema pallidum, Herpes-simplex-Virus und nach grampositiven Kokken nötig.

Therapie bei Ulcus molle Siehe Tabelle 16.6-8.

Lymphogranuloma inguinale
- Synonyme: Lymphogranuloma venereum, Lymphopathia venereum, Durand-Nicolas-Favre-Krankheit
- Erreger: Chlamydia trachomatis Serovar L1–L3.

Inkubationszeit von 2–6 Wochen. Nachweis eines Anstiegs über 4 Titerstufen von Antichlamydienantikörpern mittels KBR (Komplementbindungsreaktion), IFT (Immunfluoreszenztest), IPA (Immunperoxidasetest) oder EIA (Enzymimmunoassay). Es werden jedoch auch immer Antikörper gegen Chlamydia trachomatis Serovar A–K, Chlamydia psittaci und Chlamydia pneumoniae miterfasst. Der Nachweis von Chlamydia trachomatis mit der PCR oder LCR ist möglich, allerdings ohne Spezifität auf die Serovare L1–L3. Falsch-positive und falsch-negative Ergebnisse sind möglich.

Therapie bei Lymphogranuloma inguinale Siehe Tabelle 16.6-9.

Granuloma venereum
- Synonyme: Granuloma inguinale, Granuloma pudendi tropicum, Donovanosis.
- Erreger: Calymmatobacterium granulomatosis, ein gramnegatives Stäbchen.

Inkubationszeit von 1–2 Wochen. Spontanheilungen lokaler Läsionen scheinen vorzukommen. Bei typischem Bild kann die Diagnose klinisch gestellt werden. Eine Bestätigung der Diagnose erfolgt durch Giemsa-Färbung von kürettiertem Gewebe im Quetschpräparat, wobei die Donovan-Körperchen als intrazellulär in Makrophagen gelegene Strukturen sichtbar sind. Ein falsch-negatives Untersuchungsergebnis ist bei sehr frischen oder alten Läsionen möglich.

Tabelle 16.6-8. Therapieverfahren bei Ulcus molle

Präparat	Dosierung	Behandlungsdauer
Azithromycin	1 g p.o.	Einmalig
Ceftriaxon	0,25 g i.m.	Einmalig
Ciprofloxacin	500 mg 2-mal/Tag p.o.	3 Tage
Erythromycin	500 mg 4-mal/Tag p.o.	7 Tage

Tabelle 16.6-9. Therapie bei Lymphogranuloma inguinale

Präparat	Orale Dosierung	Behandlungsdauer
Doxycyclin	100 mg 2-mal/Tag p.o.	21 Tage
Tetracyclin-HCl	500 mg 4-mal/Tag p.o.	21 Tage

Therapie bei Granuloma venereum Siehe Tabelle 16-10.

Genitalwarzen
- Synonym: anogenitale Warzen.
- Erreger: 30 Typen der Humanen Papillomviren.

Die Übertragbarkeit anogenitaler Warzen wird auf 60–70% geschätzt. Die Inkubationszeit dauert mindestens 3 Wochen, kann aber auch über 8 Monate betragen.

Vier klinische Untertypen der anogenitalen Warzen werden unterschieden: spitze Genitalwarzen (Condylomata acuminata, Feigwarzen), keratotische Genitalwarzen, papulöse, warzenähnliche Effloreszenzen, flache makulöse, warzenähnliche Effloreszenzen.

Eine Übertragung der Genitalwarzen kann außer durch Geschlechtsverkehr durch Schmierinfektionen und durch gemeinsames Baden erfolgen. Eine Infektion des Neugeborenen scheint sowohl von den sichtbaren wie auch von den subklinischen HPV-Infektionen des mütterlichen Genitales ausgehen zu können.

Genitalwarzen sind meist asymptomatisch, selten kommen Begleitsymptome wie Juckreiz, Brennen, Fluor oder Blutungen vor. Der Verlauf ist langwierig, wobei 30% der Fälle eine spontane Abheilung zeigen.

Diagnostik Die diagnostischen Schritte bei Genitalwarzen sind
- Histologie (typische Koilozyten),
- HPV-Nachweis mittels DNA-Nachweis und

Tabelle 16.6-10. Therapieverfahren bei Granuloma venereum

Präparat	Dosierung	Behandlungsdauer
Azithromycin	1 g/Woche p.o.	21 Tage
Erythromycin	500 mg 4-mal/Tag p.o.	21 Tage
Ciprofloxacin	750 mg 2-mal/Tag p.o.	21 Tage
Doxycyclin	100 mg 2-mal/Tag p.o.	21 Tage
Trimethoprim-Sulfamethoxazol	160/800 mg 2-mal/Tag p.o.	21 Tage

- HPV-Nachweis durch direkten Antigentest (HPV-Serologie ohne Bedeutung für die Diagnostik).
Diagnostische Verfahren bei Genitalwarzen:
- Kolposkopie zur Untersuchung der Vagina und Portio auf warzige Veränderungen;
- Urethroskopie durch Urologen;
- Anoskopie/Proktoskopie zur Untersuchung des Enddarms, zuvor sollten perianal lokalisierte Warzen entfernt worden sein zur Vorbeugung einer Verschleppung;
- Essigsäuretest: fünfminütige Applikation von 5%iger (äußeres Genitale) bzw. 3%iger Essigsäure (Vagina, Cervix uteri, Analkanal) mittels Wattetupfer und anschließende Inspektion mit guter Lichtquelle, Lupe oder Kolposkop. Eine positive Essigsäurereaktion ist gekennzeichnet durch scharf begrenzte Weißfärbung mit sichtbaren Gefäßen von unregelmäßiger Konfiguration.

Therapie Therapeutische Verfahren bei Genitalwarzen:
- Trichloressigsäure (<85%ige Lösung),
- Kryotherapie,
- Elektrochirurgie,
- Lasertherapie,
- Scherenschlag/Kürettage.

Als selbsttherapeutische Verfahren kommen in Frage:
- Podophyllotoxin (0,15%-Creme, 0,5%-Lösung),
- Imiquimod-Creme (5%) oder
- Interferon-β-Gel (0,1 Mio. IE/g) nach Entfernung mit dem Laser und Elektrokauter oder Kryotherapie.

Eine Problemsituation stellen die Schwangerschaft und immunsupprimierte Patienten dar. Podophyllotoxin, Imiquimod und Interferon sind während der Schwangerschaft kontraindiziert. Bei immunsupprimierten Patienten wird häufig eine Entartung zu spinozellulären Karzinomen beobachtet.

Evidenz der Therapieempfehlungen

	Evidenzgrad	Empfehlungsstärke
Gonorrhoische Urethritis		
Ceftriaxon 0,25 g i.m. einmalig	II-a	B
Azithromycin 1000 mg p.o. einmalig	III	B
Nichtgonorrhoische Urethritis		
Azithromycin 1000 mg p.o. einmalig	I-b	A
Doxyyclin 100 mg p.o./Tag für 7 Tage	I-b	A

Literatur

Anonymous (1999) National guideline for the management of non-gonococcal urethritis. Clinical Effectiveness Group (Association of Genitouritinary Medicine and the Medical Society for the study of Venereal Diseases). Sex Transm Infect 75 Suppl 1: 9–12

Erdogru T, Agacfidan A, Onel M, Badur S, Ang O, Telalloglu S (1995) The treatment of non-gonococcal urethritis with single dose oral azithromycin. J Int Med Res 23: 386–393

Gschnait F, Korting HC, Stary A (1990) Sexuell übertragbare Erkrankungen. Springer, Wien New York

Habib AR, Fernando R (2004) Efficacy of azithromycin 1g singel dose in the management of uncomplicated gonorrhea. Int J STD AIDS 15:240–242

Korting HC, Kollmann M (1993) Diagnose und Therapie der Gonorrhoe. Dtsch Med Wochenschr 118: 1079–1082

Lister PJ, Balechandran T, Ridgway GL, Robinson AJ (1993) Comparison of azithromycin and doxycycline in the treatment of non-gonococcal urethritis in men. J Antimicrob Chemother 31:185–192

Mathews C, Coetzee N, Zwarenstein M, Lombard C, Guttmacher S, Oxman A, Schmid G (2002) A systematic review of strategies for partner notification for sexually transmitted diseases, including HIV/AIDS. Int J STD AIDS 13: 285–300

Moran J (2003) Gonorrhea. Clin Evid 10:1854-1862

Pao D, Goh BT, Bingham JS (2002) Management issues in syphilis. Drugs 62: 1447–1461

Petzoldt D, Gross G (2001) Diagnostik und Therapie sexuell übertragbarer Krankheiten, Leitlinien 2001 der Deutschen STD-Gesellschaft. Springer, Berlin Heidelberg New York Tokyo

Schneede P, Tenke P, Hofstetter AG (2003) Sexually transmitted diseases (STDs) - A synoptic overview for urologists. Eur Urol 44: 1–7

17

Notfälle

KURT LENZ

17.1	Herz-Kreislauf-Stillstand	1459
17.2	Dyspnoe	1466
17.3	Koma	1476
17.4	Schock	1482
17.5	Abdominelle Notfälle	1491
17.6	Akute Störungen des Säure-Basen-Haushalts	1498
17.7	Ertrinkungsunfall	1504
17.8	Stromunfall	1506
17.9	Hypertensiver Notfall	1507
17.10	Lungenembolie	1511
17.11	Psychatrische Notfälle	1514
17.12	Eklampsie	1519
17.13	Endokrinologische Notfälle	1525

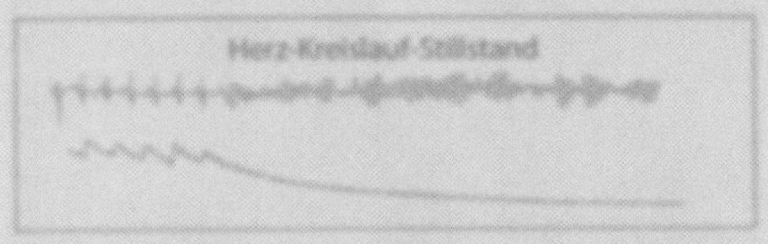

17.1 Herz-Kreislauf-Stillstand
Michael Holzer

17.1.1 Einleitung

Der Herz-Kreislauf-Stillstand stellt durch sein oft plötzliches Eintreten eine Herausforderung für Laien und medizinisches Personal dar. Die Inzidenz des plötzlichen Herz-Kreislauf-Stillstands außerhalb des Krankenhauses beträgt in Abhängigkeit von verschiedenen örtlichen Gegebenheiten zwischen 36 und 128 pro 100.000 Einwohner im Jahr. Nur 5–10% der Patienten mit einem Herz-Kreislauf-Stillstand überleben dieses Ereignis ohne neurologische Spätschäden. Dies ist durch die meist geringen Raten von Laienreanimation, dem Fehlen von funktionierenden Frühdefibrillationsprogrammen und der langen Anfahrtszeit des Rettungsdienstes besonders im ländlichen Raum mitbedingt. Bei optimaler Rettungskette und Frühdefibrillation wären Überlebensraten von 70–80% zu erzielen.

17.1.2 Ätiologie und Pathogenese

Beim Herz-Kreislauf-Stillstand kommt es durch Sistieren der Pumpaktion des Herzens (z. B. beim Kammerflimmern) zu einem raschen Blutdruckabfall und zu einem Stopp der Organperfusion. Dieser Ausfall der Perfusion beim Kreislauf-Stillstand bzw. die Minderperfusion während der Wiederbelebungsmaßnahmen führen am Beginn zu reversiblen, nach längerer Dauer zu irreversiblen Schädigungen (Abb. 17.1-1). Besonders die Schädigungen von Gehirn, Herz, Leber und Nieren haben einen wesentlichen Einfluss auf den weiteren Verlauf und die Prognose. Mit der Wiederherstellung des Kreislaufs ist jedoch der Schädigungsprozess noch nicht beendet. Das „Postreanimationssyndrom" führt durch eine Störung der Mikrozirkulation und das Auftreten von Sauerstoffradikalen zu einer weiteren Schädigung, die bis zu drei Tage andauern kann.

Die möglichen Ursachen eines Herz-Kreislauf-Stillstands sind in der folgenden Übersicht aufgeführt. Dabei können respiratorische und neurologische Erkrankungen direkt durch

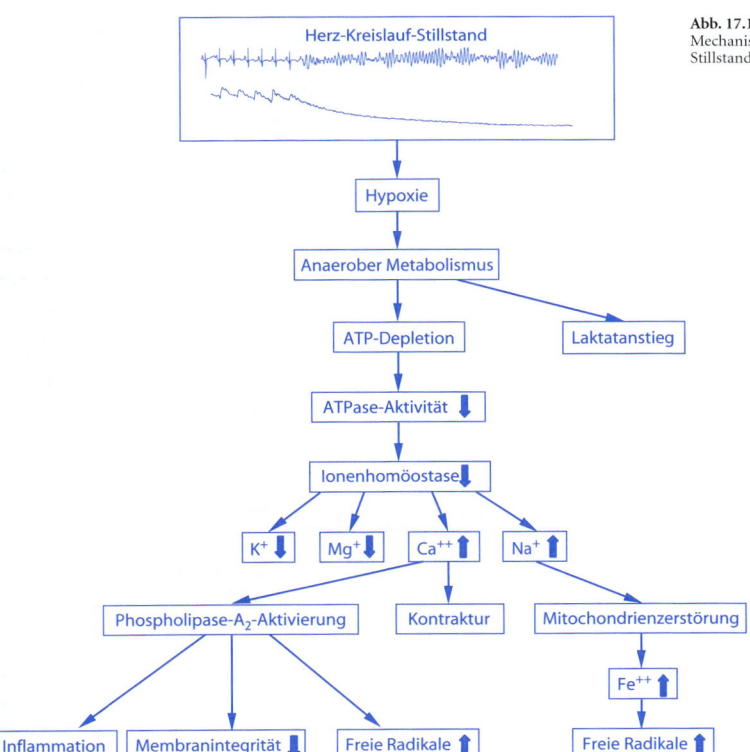

Abb. 17.1-1. Pathophysiologische Mechanismen des Herz-Kreislauf-Stillstands

Hypoxie oder aber auch indirekt über eine sympathische Überstimulierung zu einem Herz-Kreislauf-Stillstand führen.

Ursachen des Herz-Kreislauf-Stillstands
- Kardial
  - Koronare Herzkrankheit
  - Herzinsuffizienz
  - Myokarditis
  - Infiltrationen (Neoplasmen, restriktive Kardiomyopathie)
  - Herzklappenerkrankungen
  - Elektrophysiologische Veränderungen (Long-QT-Syndrom, Idiopathisches Kammerflimmern)
  - Perikardtamponade
- Pulmonal
  - Pulmonalembolie
  - Schwerer Bronchospasmus
  - Schwere Pneumonien
  - Pneumothorax
- Neurologisch
  - Epilepsie
  - Intrakranielle Blutung
- Trauma
  - Direktes pulmonales oder kardiales Trauma oder sympathische Aktivierung bei kardialer Vorschädigung
- Metabolisch und endokrin
  - Hyper- und Hypokaliämie, Hyper- und Hypothyroidismus
- Intoxikationen
  - Heroin, Benzodiazepine, Kokain, Anabolika, Ca-Antagonisten, Betablocker u.v.m.
- Ertrinkungsunfall
  - Hypoxie
- Stromunfall
  - Kardiale Arrhythmien

Tabelle 17.1-1. Ursachen und spezielle Therapie einer pulslosen elektrischen Aktivität

Ursache	Therapie
Pulmonalembolie	Thrombolyse, Thrombektomie
Hypovolämie	Flüssigkeitsgabe
Hypoxie	Beatmung (100% O_2)
Perikardtamponade	Perikardpunktion
Spannungspneumothorax	Entlastung
Intoxikation	Antidot, kardiopulmonaler Bypass
Hypothermie	Aufwärmung unter Reanimation, kardiopulmonaler Bypass
Hyperkaliämie	Natrium-Bicarbonat, Glukose-Insulin, Dialyse
Weiterführung der Reanimationsmaßnahmen bis zur Behebung der Ursache, falls möglich	

17.1.3 Klinik und Diagnostik

Die Klinik ist abhängig von der jeweiligen Ursache des Herz-Kreislauf-Stillstands. Bei einer primär respiratorischen Ursache kommt es zunächst zu einer Hypoxie mit Zyanose und in weiterer Folge zum Auftreten von Bewusstlosigkeit. Dem folgt eine Hypotension und nach etwa 5–7 min kommt es zum Herz-Kreislauf-Stillstand. Beim primär kardial verursachten Herz-Kreislauf-Stillstand führt das plötzliche Sistieren der Pumpaktion des Herzens zu einer schlagartigen Bewusstlosigkeit und nach anfänglicher Schnappatmung zum Atemstillstand.

Ein fehlender Karotis-Puls ist das führende Symptom von Patienten im Herz-Kreislauf-Stillstand. Der Puls sollte für 5–10 sec. über einer Karotide getastet werden. Es hat sich jedoch gezeigt, dass Laien meist deutlich längere Zeit dafür benötigen und dass das Ergebnis der Pulskontrolle in bis zu 45% nicht richtig war. Es sollten daher Laien hauptsächlich auf „Zeichen der Zirkulation" (Bewegung, Atmung) achten und nur maximal 10 s für die Pulskontrolle verwenden. Sollten „Zeichen der Zirkulation" bzw. der Puls fehlen oder sich der Laienhelfer unsicher sein, sollte mit der Herz-Druck-Massage begonnen werden. Medizinisches Personal, das in erweiterter Reanimation geschult und geübt ist, sollte natürlich weiterhin die Pulskontrolle verwenden.

Die Ableitung eines EKGs (Defibrillator) und die rasche Rhythmusdiagnostik sind, wenn vorhanden, unmittelbar anzuschließen, da in 60–70% ein Rhythmus gefunden wird, der defibrilliert werden kann. Dies führt in den meisten Fällen zu einer raschen Wiederherstellung des Kreislaufs. Kardiale Rhythmen, die defibrilliert werden können, sind Kammerflimmern und pulslose Kammertachykardie. Asystolie und pulslose elektrische Aktivität (PEA, d. h., im EKG finden sich QRS-Komplexe, ohne dass ein Puls tastbar ist) sollten nicht defibrilliert werden, da dadurch kein Erfolg zu erwarten ist und es lediglich zu einer zusätzlichen Schädigung des Herzens durch die Defibrillation kommt. Eine pulslose elektrische Aktivität tritt meist sekundär auf (Tabelle 17.1-1).

Nach Aufnahme im Krankenhaus (Notfallaufnahme, Schockraum, Intensivstation) sollte neben der etwaigen Weiterführung der Reanimationsmaßnahmen versucht werden, rasch ein invasives Blutdruckmonitoring zu erlangen. Dies dient vor allem der Kontrolle der Effektivität der Reanimationsmaßnahmen und der Aufdeckung der „Pseudo-PEA" (RR ≤ 40 mmHg). Zusätzlich sollten ein 12-Ableitungs-EKG, ein komplettes Labor inklusive Laktat und Blutgasuntersuchung, ein Thoraxröntgen und als zusätzliche apparative Diagnostik eine Echokardiographie und fakultativ eine Abdomensonographie (Reanimationstrauma, abdominelles Aortenaneurysma) durchgeführt werden.

17.1.4 Therapie

Basisreanimationsmaßnahmen (BLS)

Die Basisreanimationsmaßnahmen sind sowohl für Laien als auch für medizinisches Fachpersonal wichtig und stellen die Grundlage der Wiederbelebung dar (Abb. 17.1-2). Da der am häufigsten gefundene erste Rhythmus Kammerflimmern ist, sollte nach der Bewusstseinskontrolle so rasch wie möglich der Rettungsdienst verständigt werden, um rasch einen Defibrillator zum Einsatz zu bringen.

Die Atemkontrolle erfolgt, indem man den Kopf des Patienten überstreckt und ein Ohr nahe an den Mund des Patienten bringt und gleichzeitig den Thorax beobachtet. Man sieht das Heben und

Senken des Brustkorbes und hört und fühlt die Ausatemluft. Bei fehlender Atmung umschließt man nach Überstrecken des Kopfes den Mund des Patienten mit den Lippen und bläst über 1,5–2 s Ausatemluft in dessen Lunge. Der Brustkorb soll sich dabei sichtbar anheben. Für die Beatmung können auch Taschenmasken, Beatmungstücher oder Beatmungsbeutel verwendet werden.

Bei der Kreislaufkontrolle sollten Laien vor allem auf „Zeichen der Zirkulation" und nicht nur auf das Fehlen von Puls achten (maximale Dauer der Kontrolle 10 s).

Bei der Thoraxkompression (Herzdruckmassage) drückt man das mediane untere Sternumdrittel bei Erwachsenen 4–5 cm tief ein. Ein Druck auf den restlichen Thorax sollte vermieden werden, um Rippenfrakturen zu vermeiden. Fünfzehn Thoraxkompressionen sollten im Wechsel mit zwei Atemspenden so lange durchgeführt werden, bis der Patient Lebenszeichen zeigt, qualifizierte Hilfe eintrifft oder man erschöpft ist.

Defibrillation – halbautomatische externe Defibrillation „public access defibrillation"

Bei der Defibrillation wird über Hautelektroden ein Spannungsstoß an das Herz abgegeben, wodurch es zu einer Depolarisation eines Großteils des Myokards kommt und Kammerflimmern oder pulslose Kammertachykardie beendet werden kann. Durch frühzeitige Defibrillation bei Kammerflimmern oder pulsloser Kammertachykardie ist eine deutlich höhere Überlebensrate der Patienten zu erwarten. Jede Minute, um die die Defibrillation verzögert wird, sinkt die Überlebensrate des Patienten um etwa 10%. Verwendet werden derzeit sowohl Geräte mit mono- als auch biphasischen Stromimpulsen, wobei die biphasischen Geräte in experimentellen Untersuchungen etwas überlegen waren.

Im Gegensatz zu den manuell bedienbaren Geräten, bei denen der Herzrhythmus vom Anwender am Monitor analysiert werden muss, überprüfen halbautomatische Defibrillatoren den Herzrhythmus selbständig und empfehlen bei Kammerflimmern und Kammertachykardie die Defibrillation, die dann vom Anwender ausgelöst werden muss. Unter der Voraussetzung, dass halbautomatische Defibrillatoren nur pulslosen Patienten ohne Zeichen einer vorhandenen Zirkulation angelegt werden, sind diese in der Verwendung absolut sicher. Das heißt, kein Patient wird fälschlicherweise von diesem Gerät defibrilliert. Nach ausreichender Schulung, schriftlich festgehaltenen Richtlinien, unter entsprechender Qualitätskontrolle durch ärztliches Personal und nach regelmäßigem Training sollte auch nichtärztliches

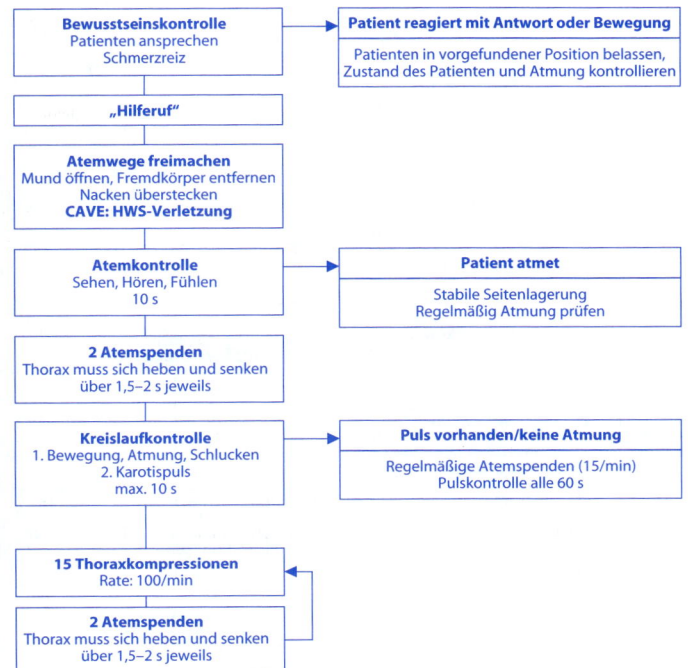

Abb. 17.1-2. Basisreanimationsmaßnahmen

Personal im Rettungsdienst, bei der Polizei, bei der Feuerwehr, in Flugzeugen sowie im Krankenhaus diese Geräte verwenden.

Da diese Geräte absolut sicher in der Verwendung sind und mittels Sprachausgabe auch Laien bei der Bedienung anleiten können, wurden mehrere Projekte von „public access defibrillation" durchgeführt, bei denen halbautomatische Defibrillatoren an neuralgischen Punkten angebracht wurden und deren Entfernung automatisch einen Notruf auslöste (z. B. Flughafen „O'Hare, Chicago). Bei diesen Projekten wurden Überlebensraten bis zu 70% beschrieben. Halbautomatische Defibrillatoren für „public access defibrillation" sollten in Bereichen mit hoher Wahrscheinlichkeit eines Herz-Kreislauf-Stillstands eingesetzt werden (ein Herz-Kreislauf-Stillstand innerhalb von fünf Jahren).

Erweiterte Reanimationsmaßnahmen (ACLS)

Durch die beim Herz-Kreislauf-Stillstand auftretende globale Ischämie, Hypoxie, Azidose und Hyperkapnie kommt es zu einer diffusen Vasoparalyse. Dies führt zu einem Absinken des koronaren Perfusionsdruckes (Aortendruck – rechter Vorhofdruck in der Diastole) und zu einem niedrigen myokardialen Blutfluss auch während korrekt durchgeführter Herzdruckmassage. Bei einem koronaren Perfusionsdruck unter 10–15 mmHg und einem myokardialen Blutfluss unter 40–50 ml $\cdot$ min^{-1} $\cdot$ 100 g^{-1} ist eine erfolgreiche Reanimation unwahrscheinlich.

Durch die Maßnahmen der erweiterten Reanimation wie Intubation und die Verabreichung von Medikamenten wird versucht, eine Steigerung der myokardialen Sauerstoffversorgung und dadurch eine Wiederherstellung des spontanen Kreislaufs zu erreichen (Abb. 17.1-3.). Die wichtigste Maßnahme ist aber die Defibrillation, da dadurch bei entsprechendem kardialen Rhythmus am schnellsten wieder ein funktionierender Kreislauf hergestellt werden kann. Ein venöser Zugang, zur Verabreichung der Medikamente, sollte sobald wie möglich gesetzt werden, sollte aber die Defibrillation und weitere Reanimationsmaßnahmen nicht verzögern.

Eine erfolgreiche Intubation setzt eine regelmäßige Übung voraus. Als Alternativen bieten sich die Beatmung mit Beutel und Maske sowie andere Methoden (Larynxmaske, Kombitubus) an. Die exakte Position des Tubus sollte nach Auskultation mit einem qualitativen Indikator des endexspiratorischen Kohlendioxyds in der Ausatemluft (EtCO$_2$) bestätigt werden.

Das am häufigsten verwendete Medikament ist Adrenalin (1 mg i.v., 2 mg intratracheal), das sowohl bei defibrillierbaren als auch bei nichtdefibrillierbaren Rhythmen alle 3–5 min gegeben wird. Eine Minute nach der Applikation von Adrenalin wird das Maximum an koronarem Perfusionsdruck und myokardialem

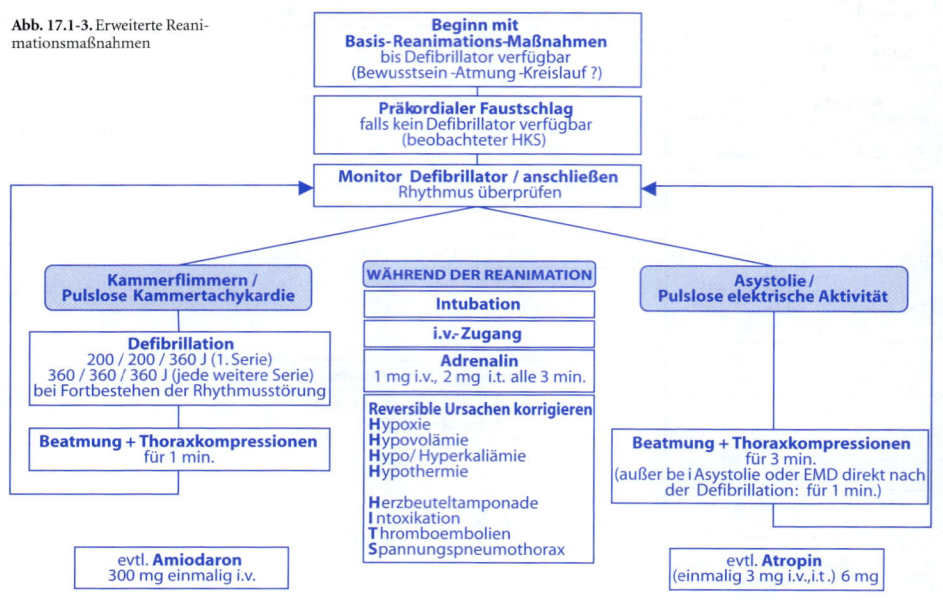

Abb. 17.1-3. Erweiterte Reanimationsmaßnahmen

Blutfluss erzielt, weswegen zu diesem Zeitpunkt jeweils die Defibrillation erfolgen sollte.

Das EKG-Monitoring kann zu Beginn über die Paddels des Defibrillators erfolgen. Es sollte dann aber frühzeitig auf eine EKG-Ableitung mittels Elektroden und Kabel gewechselt werden, da über Leitungsschwierigkeiten bei Paddel-Kontaktplatten aus Gel berichtet wurde (täuscht Asystolie vor).

Neben der Weiterführung der Reanimationsmaßnahmen müssen potentiell reversible Ursachen des Herz-Kreislauf-Stillstands gesucht und gegebenenfalls beseitigt werden (s. Tabelle 16.1-1).

Tabelle 17.1-2. Wiedererlangen des Kreislaufs und neurologisches Ergebnis nach Reanimation in Abhängigkeit von der Adrenalindosis

Adrenalindosis	Wiedererlangen des Kreislaufs	Gutes neurologisches Ergebnis
0–4 mg (n=109)	102 (94%)	55 (50%)
5–9 mg (n=38)	29 (76%)	6 (16%)
>10 mg (n=31)	19 (61%)	2 (6%)

Medikamente

Adrenalin wurde 1910 isoliert und bis 1960 als Vasopressor zur Blutdruckerhöhung verwendet und nur gelegentlich bei Reanimationen. Die ersten experimentellen Untersuchungen wurden 1965 von Redding und Pearson durchgeführt. Als Dosis bei der Reanimation wurde „1 mg found effective in dogs" empfohlen. Bei einer kleinen Patientengruppe verwendeten sie Adrenalin auch klinisch. Das Ergebnis dieser Studien war, dass „1 mg satisfactory" und Adrenalin 1 mg „recommended as a standard" sein sollte. Diese Dosis entspricht 0,014 mg/kg für einen 70 kg schweren Patienten. Adrenalin ist das bis heute meistverwendete Medikament während der Reanimation. Große klinische doppelblind-randomisierte Studien im Vergleich zu Plazebos wurden jedoch nie durchgeführt. Höhere Adrenalin-Dosen: (bis 0,2 mg/kg), die von 1990–1995 von Paradis, Barton, Lindner, Stiell, Brown, Callaham und Abramson untersucht wurden, erzielten eine höhere Rate von Wiedererlangung eines spontanen Kreislaufs, aber keine Verbesserung des Langzeitüberlebens. Eine mögliche Ursache dafür könnten die Nebenwirkungen des Adrenalins sein. Es erhöht den myokardialen O_2-Verbrauch, vermindert den endokardialen Blutfluss, erhöht den pulmonalen Shunt, verursacht einen hypersympathischen Zustand nach der Reanimation, verringert die zerebrale Perfusion während der CPR (im Vergleich zu Vasopressin), verstärkt die myokardiale Dysfunktion nach der Reanimation und führt zu einer Verschlechterung der Hämodynamik und O_2-Utilisation. In einer retrospektiven Untersuchung wurde gezeigt, dass die kumulative Adrenalindosis während der Reanimation ein unabhängiger Prädiktor für ein schlechtes neurologisches Ergebnis nach einer überlebten Reanimation war (Tabelle 17.1-2). Nach der momentanen internationalen Empfehlung soll Adrenalin in der Dosierung von 1 mg i.v. oder 2–3 mg intratracheal alle 3–5 min gegeben werden. Mega-Adrenalindosen sind zu vermeiden.

Andere adrenerge Vasopressoren wie Noradrenalin oder Dopamin sind weniger untersucht als Adrenalin und haben im direkten Vergleich keine Vorteile gezeigt.

Vasopressin ist ein Peptid aus 9 Aminosäuren. Es gibt spezifische Rezeptoren (V_1 für Vasokonstriktion, V_2 für Antidiurese), die über Inositol-Tri-Phosphat und einer Erhöhung des intrazellulärem Ca^{++} ihre Wirkung entfalten. Eine i.v., intratracheale und intraossäre Gabe ist möglich. In experimentellen Untersuchungen konnte mit Vasopressin im Vergleich zu Adrenalin ein deutlich höherer myokardialer und zerebraler Blutfluss sowie höherer koronarer Perfusionsdruck erzielt werden. Zwei randomisierte Studien verglichen Arginin-Vasopressin und Adrenalin während der Reanimation, konnten jedoch kein verbessertes Überleben durch eine Vasopressintherapie zeigen. Lediglich in einer Subgruppenanalyse (Patienten mit Asystolie) bei Herz-Kreislauf-Stillstand außerhalb des Krankenhauses fand sich eine höhere Krankenhausentlassungsrate. In der Studie von Stiell (Lancet 2001) wurden 40 IE Vasopressin einmalig und in der Studie von Wenzel (NEJM 2004) zweimalig im Abstand von 3 min gegeben (Tabelle 17.1-3). Die Therapie mit Vasopressin 40 U i.v. als einmalige Gabe wird in den Richtlinien der American Heart Association von 2000 als sichere Therapieoption empfohlen (Klasse IIb). Dies wurde durch die vorliegenden Studien bestätigt.

Lidocain ist ein Klasse Ib Antiarrhythmikum. Es vermindert Automatizität und Reentry und erhöht die Fibrillationsschwelle. Auf der anderen Seite kommt es in Kombination mit Adrenalin zu einer 3fach höheren Rate von Asystolie nach der Defibrillation. In einem direkten randomisierten Vergleich mit Amiodarone zeigte Amiodaron eine deutlich höhere Rate an Wiederherstellung eines stabilen Kreislaufs (Tabelle 17.1-4).

Tabelle 17.1-3. Vergleich von Vasopressin 40 U mit Adrenalin 1 mg i.v. bei der Reanimation

Studie	Aufnahme im KH		KH Entlassung	
	Vasopressin	Adrenalin	Vasopressin	Adrenalin
Wenzel 2004 (n = 589 vs. 597, präklin.)	214 (36%)	186 (31%)	57 (10%)	58 (10%)
Stiell 2001 (n = 104 vs. 97, im KH)	40 (39%)	34 (35%)	12 (12%)	13 (13%)

Amiodaron ist ein Klasse-III-Antiarrhythmikum und Kaliumkanalblocker. Bei Ischämie hat Amiodaron vorwiegend einen Klasse-I-Effekt. Es senkt die Fibrillationsschwelle, ohne wesentliche Erhöhung der Defibrillationsschwelle. In einer großen klinischen doppelblind-randomisierten Studie von Patienten mit therapierefraktärem Kammerflimmern (>3 Defibrillationen) fand sich im Vergleich zu Plazebo eine höhere Rate von Wiedererlangung eines stabilen Kreislaufs. Die Krankenhausentlassungsrate war jedoch nicht höher als bei Plazebo. Dies könnte durch die höheren Raten an Bradykardie und Hypotension in der Amiodaron-Gruppe nach der Reanimation sowie der relativ späten Gabe (20 min nach HKS) erklärt werden (Tabelle 17.1-5). Aufgrund dieser Ergebnisse scheint eine breite Anwendung von Amiodaron bei dieser Indikation derzeit nicht angezeigt, es ist aber nicht auszuschließen, dass im Einzelfall dieses Medikament hilfreich sein kann.

Tabelle 17.1-4. Lidocain 1,5 mg/kg im Vergleich zu Amiodarone 5 mg/kg bei therapierefraktärem Kammerflimmern

	Lidocain n = 167	Amiodaron n = 180	p
Aufnahme ins KH	20 (12%)	41 (23%)	0,009
Entlassung aus KH	5 (3%)	9 (5%)	0,34

Tabelle 17.1-5. Vergleich von Amiodarone 300 mg i.v. und Plazebo beim Herz-Kreislauf-Stillstand in Folge von Kammerflimmern

	Amiodaron (n=246)	Plazebo (n=258)	p
Aufnahme im KH	108 (44%)	88 (34%)	0,03
Entlassung aus KH	33 (13%)	34 (13%)	0,94
Hypotension	145 (59%)	124 (48%)	0,04
Bradykardie	101 (41%)	65 (25%)	0,004

Atropin ist ein Anticholinergikum und wird bei parasympathisch vermittelter Reduktion der Herzfrequenz und des Blutdrucks eingesetzt. Bei experimenteller pulsloser elektrischer Aktivität fand sich auch in höherer Dosierung kein Unterschied zu Plazebo. Eine retrospektive klinische Studie bei Asystolie zeigte eine höhere Rate von Wiedererlangung eines stabilen Kreislaufs bei identischem Langzeitüberleben. Ebenso wenig konnte eine kleine prospektive Studie (n=21) einen Vorteil von Atropin gegenüber Plazebo zeigen. Trotzdem findet sich diese Substanz weiterhin in internationalen Reanimationsempfehlungen. Atropin kann bei Asystolie und bradykarder pulsloser elektrischer Aktivität in einer Dosierung von 3 mg einmalig gegeben werden.

Puffer-Substanzen konnten bis jetzt nicht zeigen, dass sie das Überleben einer Reanimation verbessern würden. Eine adäquate Ventilation ist das beste Mittel um den Säure-Basen-Haushalt während der Reanimation positiv zu beeinflussen. Puffer-Substanzen haben im Gegenteil zum Teil erhebliche Nebenwirkungen. Natrium-Bicarbonat-Gabe verschiebt die Sättigungskurve des Hämoglobins und reduziert dadurch die O_2 Abgabe an die Peripherie, führt zu Hyperosmolarität und Hypernatriämie und zu einer paradoxen intrazellulären und zerebralen Azidose, da das gebildete CO_2 frei in die Zellen diffundieren kann. Neuere Substanzen wie Tribonat (THAM, acetate, sodium bicarbonate and phosphate) zeigen zwar weniger negative Effekte wie Natrium-Bicarbonat haben aber in großen klinischen Studien auch keine Verbesserung des Überlebens gebracht. Ausgenommen sind jedoch spezielle Reanimations-Situationen, wie Vergiftung mit Trizyklischen Antidepressiva oder Hyperkaliämie, wo die Therapie mit Natrium-Bicarbonat sehr wohl indiziert ist (50 mmol i.v.).

Alternative Methoden der Herzdruckmassage

Aktive Kompressions-Dekompressions-Herzdruckmassage (ACD-CPR) wird mittels Ambu-CardioPump durchgeführt. Das Gerät wird an einem Ring gehalten und mit einem unten liegenden Saugnapf wird der Thorax während der Entlastungsphase angehoben. Dadurch kommt es zu einer besseren Füllung des Herzens und zu höherem koronaren Perfusionsdruck, myokardialen und zerebralen Blutfluss. Die besten Erfolge haben sich bei Patienten mit Asystolie als Erstrhythmus gezeigt. Jedoch konnte in den bisher durchgeführten neun klinischen Studien nur in einer eine Verbesserung des Langzeitüberlebens gezeigt werden, wobei die Erfahrung in der Anwendung des Gerätes eine wesentliche Rolle für den Erfolg spielen dürfte. Eine Anwendung ist derzeit nur in Zentren gerechtfertigt, in denen ein effektives Training und eine Evaluierung des Langzeitüberlebens gewährleistet ist.

Andere Methoden der externen Herzdruckmassage wie die Reanimation mit einer pneumatischen Weste („vest resuscitation") wurden nur in kleinen klinischen Serien untersucht, wobei sich jedoch kein Unterschied zur Standardtherapie gezeigt hat.

Die direkte Herzmassage wurde früher häufig angewandt und erzielt die höchsten Perfusionsdrücke während der Reanimation. Wegen der jedoch dazu notwendigen Invasivität (große Thorakotomie etc.) kommt sie heute nur noch bei schon geöffnetem Thorax zur Anwendung. Im Gegensatz dazu ist bei der minimal-invasiven direkten Herzmassage, einer derzeit noch experimentellen Methode, nur eine kleine Thorakotomie nötig (3 cm). Durch diese wird dann mittels eines Stempels das Herz direkt komprimiert. Die Verwendbarkeit des Gerätes und die Effektivität werden zurzeit in klinischen Studien untersucht.

Therapie nach dem Herz-Kreislauf-Stillstand

Moderate Hypothermie (32–34 °C) nach der Reanimation kann über eine multifaktorielle Wirkung die Schädigung durch das Post-Reanimations-Syndrom (zerebrale Minderdurchblutung nach der Reanimation) vermindern. Einige bereits erforschte Mechanismen sind die Reduktion des Substrat- und Sauerstoffbedarfes, die verminderte Freisetzung von exzitatorischen Aminosäuren, die Verminderung von Schäden an der Blut- Hirn-Schranke, die Reduktion des Hirnödems, der Schutz der ATP-Speicher, die Verlangsamung von destruktiven enzymatischen Prozessen, die Stabilisierung von Lipidmembranen, der reduzierte Sauerstoffverbrauch in Low-flow-Regionen, die Hemmung der Lipidperoxydation und die Reduktion der intrazellulären Azidose. Moderate Hypothermie über 12 bzw. 24 Stunden nach protrahierter Reanimation zeigte in zwei randomisierten Studien im Vergleich zu einer normothermen Kontrollgruppe ein signifikant besseres neurologisches Langzeitergebnis und eine reduzierte Mortalität (Tabelle 17.1-6). Eingeschlossen in diese Studien wurden komatöse Patienten nach erfolgreicher Reanimation nach einem durch Kammerflimmern verursachten kardialen Herz-Kreislauf-Stillstand. Die Patienten wurden mittels Eisbeutel bzw. mittels eines speziellen Kühlgeräts gekühlt. Es traten keine wesentlichen Komplikationen in der Kühlungsgruppe auf. Entsprechend dieser Ergebnisse wurde eine Empfehlung der internationalen Reanimationsgesellschaften veröffentlicht, wonach alle erwachsenen Patienten, die nach einem durch Kammerflimmern verursachten Kreislaufstillstand außerhalb des Krankenhauses komatös bleiben, einer Kühlungsbehandlung unterzogen werden sollten. Diese Patienten sollten auf 32–34 °C über 12 bis 24 Stunden gekühlt werden. Von einer derartigen Kühlungsbehandlung könnten auch Patienten profitieren, die eine andere Ursache des Kreislaufstillstands haben, oder bei denen der Kreislaufstillstand im Krankenhaus auftritt.

Evidenz der Therapieempfehlungen neurologisch intaktes Überleben

	Evidenzgrad	Empfehlungsstärke
Basisreanimationsmaßnahmen	IV	A
Defibrillation	IV	A
Adrenalin	I-b	C
Vasopressin	I-b	C
Lidocain	I-b	C
Amiodaron	I-b	C
Atropin	III	C
Theophyllin	I-b	C
Na-Bicarbonat*	I-b	C
ACD-CPR	I-b	C
Pneumatische Weste	III	C
Direkte minimal invasive Herzmassage	III	C
Therapeutische Hypothermie	I-b	A

* Bei längerer Reanimationsdauer

17.1.5 Prognose

Die Rate des neurologisch intakten Langzeitüberlebens eines Herz-Kreislauf-Stillstands liegt mit einigen wenigen Ausnahmen in Europa zwischen 5 und 10 %. Wesentliche Faktoren für diese schlechte Prognose sind die niedrige Rate von Basisreanimationsmaßnahmen und die lange Dauer bis zum Eintreffen der professionellen Hilfe (Defibrillator!). Weitere Faktoren finden sich in Tabelle 17.1-7. Einer der besten Parameter zur Prognoseabschätzung ist die Bestimmung der somatosensorisch evozierten Potentiale und hier insbesondere die N70-Latenz. Im Vergleich zur klinischen Beurteilung durch erfahrene Intensiv-

Tabelle 17.1-6. Hypothermie nach der Reanimation und neurologisch intaktes Langzeit-Überleben im Vergleich zu einer normothermen Kontrollgruppe

	Hypothermie	Normothermie	p
Bernard 2002	21/43 (49%)	9/34 (26%)	0,05
Hypothermia after Cardiac Arrest Study Group 2002	75/136 (55%)	54/137 (39%)	0,009

Tabelle 17.1-7. Prognostische Faktoren nach Herz-Kreislauf-Stillstand

Faktor	Günstig	Ungünstig
Alter	<70 Jahre	>70 Jahre
Grunderkrankungen vor HKS	–	NYHA III, IV; Insult, Nierenversagen
Ätiologie	kardial	nichtkardial
Primärer Rhythmus beim HKS	Kammerflimmern, Kammertachykardie	Asystolie, pulslose elektrische Aktivität
HKS beobachtet	Ja	Nein
Basisreanimationsmaßnahmen	Ja	Nein
Zeitintervall Kollaps – Notarzt	kurz (<6 min)	lang (>6 min)
Zeitintervall Kollaps – Wiederauftreten von Kreislauf	<30 min	>30 min
Kumulative Adrenalindosis	≤1 mg	≥4 mg
Pupillenreaktion	Ja	Nein
Husten/Würgereflex	Ja	Nein
Glasgow Coma Score nach HKS	≥9	<5
Spontanatmung nach HKS	Ja	Nein
NSE (72 Stunden Wert), µg/l	<15	>15
Myoklonismen, Status epilepticus	Nein	Ja
Somatosensorisch evozierte Potenziale (N70-Latenz), ms	≤130	>130

mediziner war die prädiktive Genauigkeit der somatosensorisch evozierten Potentiale signifikant besser. Die Sensitivität dieser Methode betrug 94% und die Spezifität 97%.

Literatur

American Heart Association in collaboration with the International Liaison Committee on Resuscitation (ILCOR) (2000) Guidelines 2000 for cardiopulmonary resuscitation and emergency cardiovascular care. Circulation 102: I-1–I-250

Bossaert L, Callanan V, Cummins RO (1997) Early defibrillation. An advisory statement from the Advanced Life Support Working Group of the International Liaison Committee on Resuscitation (ILCOR). Resuscitation 34: 113–114

European Resuscitation Council (2000) International guidelines 2000 for cardiopulmonary resuscitation and emergency cardiovascular care. A consensus on science. Resuscitation 46: 1–447

Handley AJ, Becker LB, Allen M, van Drenth A, Kramer EB, Montgomery WH (1997) Single rescuer adult basic life support. An advisory statement from the Basic Life Support Working Group of the International Liaison Committee on Resuscitation (ILCOR). Resuscitation 34: 101–108

Herlitz J, Bahr J, Fischer M, Kuisma M, Lexow K, Thorgeirsson G (1999) Resuscitation in Europe: a tale of five European regions. Resuscitation 41: 121–131

Kloeck W, Cummins R, Chamberlain D et al. (1997) The universal ALS algorithm. An advisory statement by the Advanced Life Support Working Group of the International Liaison Committee on Resuscitation (ILCOR). Resuscitation 34: 109–111

Kudenchuk PJ, Cobb LA, Copass MK et al (1999) Amiodarone for resuscitation after out-of-hospital cardiac arrest due to ventricular fibrillation. N Engl J Med 341: 871–878

Mauer D, Wolcke B, Dick W (2000) Alternative methods of mechanical cardiopulmonary resuscitation. Resuscitation 44: 81–95

Paradis NA, Halperin HR, Nowak RM (1996) Cardiac arrest. The science and practice of resuscitation medicine. Williams & Wilkins, Baltimore

Special resuscitation situations (1997) An advisory statement on conditions which may require modifications in resuscitation procedures or techniques. Prepared by members of the International Liaison Committee on Resuscitation (ILCOR). Resuscitation 34: 129–149

The Hypothermia after Cardiac Arrest Study Group (2002) Mild Therapeutic Hypothermia to improve the Neurologic Out„come after cardiac arrest. New Engl J Med 346:549–556

Nolan JP, Morley PT, Hoek TL, Hickey RW (2003) Advancement Life support Task Force of the International Liaison committee on Resuscitation. Therapeutic hypothermia after cardiac arrest. An advisory statement by the Advancement Life support Task Force of the International Liaison committee on Resuscitation. Resuscitation 57: 231–235.

17.2 Dyspnoe
Werner Heindl

17.2.1 Einleitung

Die Atmung wird, als einzige Vitalfunktion des Organismus, nicht nur von automatischen Zentren im Stammhirn, sondern auch von Impulsen und Signalen, die vom Kortex ausgehen, gesteuert. Berücksichtigt man eine willentliche Kontrolle der Individuen über ihre Atmung, so werden die Atemfrequenz und das Atemmuster doch wesentlich von Sinneswahrnehmungen der respiratorischen Aktivität und vom funktionellen Status des Individuums beeinflusst. Störungen der zentralen Kontrollmechanismen der Atmung, der Atempumpe, der Atemmechanik oder des Gasaustausches können bei Patienten zur subjektiven Empfindung eines Dyskomforts führen, der dem klinisch tätigen Arzt als Atemnot mitgeteilt wird.

Die Prävalenz des Symptoms Atemnot ist hoch. Die chronisch obstruktive Lungenerkrankung (COPD), Asthma bronchiale, interstitielle Lungenerkrankungen, neuromuskuläre Erkrankungen, Malignome sowie Herzerkrankungen können über lange Zeitspannen dieses Symptom verursachen. Aber auch akute Erkrankungen wie Pneumonie, entzündliche Pleuraerkrankungen mit Erguss, Pulmonalembolie, Myokardischämie, das kardiogene Lungenödem, eine psychogene Hyperventilation und die akute Bronchitis erhöhen die Prävalenz der Dyspnoe. Patienten mit chronischen Lungenerkrankungen sind oftmals infolge des Dyskomforts ihrer Atmung in ihrer Aktivität eingeschränkt. Häufige Folgen sind eine Verschlechterung des funktionalen Status, der körperlichen Leistungsfähigkeit, der Lebensqualität und somit eine Behinderung. Die Kenntnis der Mechanismen, die zur Dyspnoe führen, ist für die Auswahl entsprechender Maßnahmen zur Erleichterung oder Beseitigung derselben wichtig.

17.2.2 Ätiologie und Pathogenese der Dyspnoe

Mechanismen der Dyspnoe

Ein Kontrollsystem regelt die Anpassung der Atmung an den metabolischen Bedarf des Körpers. Chemorezeptoren im Blut und im Gehirn sowie Mechanorezeptoren in den Atemwegen, im Lungenparenchym und in der Thoraxwand sind an der automatischen Regelung der Ventilation und des Atemmusters beteiligt.

Chemorezeptoren Veränderungen des $PaCO_2$ werden von zentralen Chemorezeptoren in der Medulla, Veränderungen des PaO_2 von peripheren Chemorezeptoren in der Karotis und der Aorta wahrgenommen. Signale dieser Chemorezeptoren werden zum Atemzentrum im Hirnstamm geleitet, das die Atmung im Sinne einer Homöostase von Blutgasen und Säure-Basen-Haushalt reguliert. Die Dyspnoe, die oftmals mit Hyperkapnie und Hypoxämie verbunden ist, resultiert größtenteils aus einer chemisch induzierten Erhöhung der motorischen Aktivität der Atemmuskulatur und der Ventilation. Der Effekt eines Anstiegs des $PaCO_2$ auf die Ventilation hängt dabei von der Zunahme der Wasserstoffionenkonzentration im Liquor ab. Bei Patienten mit chronischer Hyperkapnie sind infolge metabolischer Kompensation der respiratorischen Azidose der chemische Stimulus, die ventilatorische Antwort und somit auch die Atemnot geringer. Bei metabolischer Azidose (z. B. diabetischer Ketoazidose, Laktatazidose, Azidose bei Niereninsuffizienz) hingegen kann die Atemnot durch den Anstieg der Wasserstoffionenkonzentration und der damit verbundenen Steigerung der Ventilation erklärt werden.

17.2 Dyspnoe

Mechanorezeptoren Afferente Impulse vagaler Rezeptoren in den Atemwegen und im Lungenparenchym beeinflussen die Ventilation und das Atemmuster wesentlich.

- **Pulmonale Dehnungsrezeptoren** werden bei Expansion stimuliert und signalisieren den Blähungszustand der Lunge.
- In der Nähe der Epithelzellen der Bronchialwände liegen „**irritant receptors**", die bei taktiler Stimulation der Bronchialschleimhaut, bei hohen Atemflussraten und bei einem Anwachsen des Bronchialmuskeltonus aktiviert werden.
- Im Interstitium der Lunge finden sich in der Nähe der Alveolen und der Pulmonalkapillaren **C-Fasern**, die auf ein Anwachsen des interstitiellen Druckes und des intravaskulären Kapillardruckes ansprechen.
- Auch die Atemmuskulatur ist durch verschiedene sensorische Rezeptoren innerviert. So sind in der Interkostalmuskulatur reichlich **Muskelspindeln** vorhanden, deren afferente Aktivität sowohl in spinale als auch supraspinale Reflexe eingebunden ist.
- In den Zwerchfellsehnen sind **Organellen** nachgewiesen, die den Spannungszustand des Muskels signalisieren und im Bedarf einen inhibitorischen Einfluss auf die zentrale respiratorische Aktivität ausüben. Die afferenten Signale der Mechanorezeptoren von Lunge und Thoraxwand versorgen die respiratorischen motorischen und prämotorischen Neurone im Sinne eines Feedbacks mit wichtigen Informationen über den mechanischen Status der Atempumpe sowie über Veränderungen von Länge und Spannung bei einer Kontraktion der Atemmuskeln. Diese Informationen erlauben eine Anpassung des Ausmaßes und des Musters der motorischen neuronalen Aktivität des Hirnstammes an Veränderungen der Funktion der Atemmuskulatur oder an den Widerstand des gesamten respiratorischen Systems.

Theorie der efferent-reafferenten Dissoziation Afferente Impulse der Chemo- und Mechanorezeptoren werden auch in höhere Hirnzentren projiziert, wodurch eine Abschätzung des chemischen Milieus des Körpers und des mechanischen Status des ventilatorischen Apparats erfolgt. Außerdem scheinen Begleitsignale, gewissermaßen als Kopien der efferenten zentralen motorischen neuronalen Aktivität des Hirnstammes, an höhere Hirnzentren gesendet zu werden, wodurch eine Art von Bewusstsein derselben entsteht. Die neuronalen Strukturen der Bewusstwerdung des motorischen Outputs des Atemzentrums sind nicht bekannt. Entsprechende Rezeptoren oder Nervenbahnen konnten noch nicht identifiziert werden. Trotzdem scheint dieser Mechanismus eine wichtige Rolle bei der Ausformung der Empfindung der Dyspnoe zu spielen. Es ist bekannt, dass Faktoren wie Verkürzung der Atemmuskellänge, Muskelermüdung oder Weakness, die eine höhere motorische Aktivität für eine bestimmte Muskelspannung erfordern, die Empfindung einer erhöhten Anstrengung, also Atemnot verursachen. Die Atemnot wird intensiviert durch ein Anwachsen des zentralen motorischen Outputs und ist proportional zum Verhältnis des aktuell generierten Druckes zur maximalen Druckkapazität der Atemmuskulatur. Wenn die maximale Druckkapazität im Krankheitsfall verringert ist und daher das Verhältnis der intrathorakalen Drücke, die für eine ausreichende alveoläre Ventilation notwendig sind, zu den maximal möglichen Drücken ansteigt, so steigt auch der Grad der Atemnot. Andererseits entsteht Atemnot auch bei normaler maximaler Druckkapazität der Atemmuskulatur, wenn infolge pathologischer Atemmechanik wie hoher Atemwegsresistenz oder erniedrigter Lungen-Compliance, höhere Drücke generiert werden müssen.

Eine all diese Mechanismen zusammenfassende Theorie besagt, dass Dyspnoe infolge einer Dissoziation oder eines Mismatchs zwischen zentraler motorischer Aktivität und afferenter Rückmeldung von den Rezeptoren in den Atemwegen, der Lunge und der Thoraxwand entsteht. Die afferente Rückmeldung der peripheren sensorischen Rezeptoren erlaubt dem Gehirn eine Bewertung der Effektivität des motorischen Befehls an die Atemmuskulatur hinsichtlich einer dem neuronalen Output adäquaten Generierung von Atemfluss und Volumen.

Wenn die atemabhängigen Veränderungen der respiratorischen Drücke, des Atemflusses oder die Bewegung von Lungen und Thorax einem entsprechenden motorischen Befehl nicht adäquat sind, entsteht Atemnot oder sie nimmt zu. Eine Disproportionalität und eine Dissoziation zwischen zentralem motorischen Befehl und mechanischer Antwort des respiratorischen Systems erzeugen also die Empfindung eines respiratorischen Dyskomforts. Dieser Mechanismus wurde erstmals von Campbell und Howell in den 60er Jahren in der Theorie der „Länge-Spannungs-Disproportion" beschrieben. Um nicht nur Informationen der Atemmuskeln, sondern auch Signale anderer Rezeptoren des respiratorischen Systems in eine umfassende Theorie der Atemnot einzubeziehen, wurde die Theorie von anderen Autoren erweitert, und „neuromechanische" oder „efferent-reafferente Dissoziation" genannt. Bei Patienten mit einer mechanischen Belastung des respiratorischen Systems infolge Veränderungen der Resistance oder der Elastance oder bei Abnormitäten der Atemmuskulatur findet während der Atmung eine Dissoziation zwischen efferenten und afferenten Informationen statt. Ein Mismatch zwischen neuraler Aktivität und darauf folgendem mechanischen oder ventilatorischen Output erhöht die Intensität der Dyspnoe. Diese Theorie erklärt auch die Atemnot beim Anhalten der Luft, den Lufthunger von Patienten, wenn sie mit niedrigen Zugvolumina und inspiratorischen Flussraten beatmet werden, und den Dyskomfort, der bei willentlicher Verringerung der Atemtiefe und der Atemfrequenz entsteht.

Pathophysiologie der Dyspnoe bei Asthma bronchiale und COPD

Beim Status asthmaticus besteht eine Atemflussobstruktion sowohl der großen als auch der kleinen Bronchien, mit einer abnormalen Verteilung der alveolären Ventilation und einem Mismatching von Ventilation und Perfusion. Die hohen Atemwegswiderstände verursachen eine Verringerung sowohl der inspiratorischen als auch der exspiratorischen Atemflüsse und eine erhöhte Atemarbeit mit großen Intrathorakaldruckschwankungen während der Spontanatmung. Dadurch entstehen negative hämodynamische Effekte auf die Füllungsbedingungen des linken Ventrikels mit der Ausbildung eines Pulsus paradoxus. Bei Patienten mit COPD wird hingegen eine vorwiegend exspiratorische Atemflusslimitierung atemmechanisch wirksam. Die beiden Erkrankungen gemeinsame massive exspiratorische Atemflusslimitierung führt zu einer dynamischen Überblähung der Lungen mit negativen Auswirkungen auf die Atempumpe. Die dynamische Überblähung wird durch die dynamische Kompression der Bronchien infolge höherer Intrathorakaldrücke während der Exspirationsphase aggraviert. Da bei Belastung der Atempumpe die Atemfrequenz üblicherweise ansteigt, wird zusätzlich die Exspirationszeit verkürzt, sodass eine vollständige Entleerung langsamer Lungenkompartimente nicht mehr möglich wird. Alle diese Faktoren führen zu einer Atemzug um Atemzug stattfindenden Erhöhung des endinspiratorischen und endexspiratorischen Volumens, zur dynamischen Überblähung.

Beim Phänomen des Air trapping wird bei spontanatmenden Patienten auch am Ende der Exspirationsphase die Rast- oder Äquilibriumposition des gesamten respiratorischen Systems nicht erreicht, ehe die folgende Inspiration beginnt. Daraus resultiert eine Erhöhung des endexspiratorischen Lungenvolumens (FRC) über den infolge der individuellen elastischen Eigenschaften von Thorax und Lunge zu erwartenden Normwert. Dadurch wird ein positiver endexspiratorischer elastischer Retraktionsdruck (PEEP) des gesamten respiratorischen Systems wirksam. Die Höhe dieses Druckes ist abhängig von der algebraischen Summe der Rückstellkräfte von Lunge und Thorax bei dem entsprechenden erhöhten Lungenvolumen (Abb. 17.2-1). Er entspricht einer Druckdifferenz zwischen Alveolen und Barometerdruck und wird daher intrinsischer PEEP ($PEEP_i$) genannt.

Die dynamische Überblähung hat negative Auswirkungen auf die Atemmuskulatur. Durch das Tiefertreten der Zwerchfelle kommt es zu einer Verkürzung und zu einer Veränderung der Länge-Spannungs-Beziehung der Muskeln und somit zu einer Verringerung der Kontraktilität und Pumpkapazität derselben. Die Erhöhung des endexspiratorischen Lungenvolumens führt zu einer Zunahme der elastischen Atemarbeit infolge Atmung im flachen Anteil des Druckvolumendiagrammes des respiratorischen Systems und durch eine $PEEP_i$ bedingte Zunahme der flussunwirksamen inspiratorischen Atemarbeit. Die Verringerung der Kontraktilität der Atemmuskulatur einerseits und die Zunahme der mechanischen Belastung der Atemmuskulatur andererseits kann zu einer ventilatorischen Insuffizienz infolge Pumpversagens der Atemmuskulatur führen.

Der $PEEP_i$ entspricht einer Druckdifferenz zwischen Alveolen- und Atmosphärendruck und wird als positiver endexspiratorischer Atemwegsdruck wirksam. Dieser positive endexspiratorische Atemwegsdruck muss in der frühen Inspirationsphase durch eine Pleuradrucknegativierung überwunden werden, ehe ein inspiratorischer Atemfluss zustande kommt. Die dynamische Überblähung und eine Zunahme des $PEEP_i$ verursachen daher ein Anwachsen der Anstrengung der inspiratorischen Atemmuskulatur, die flussunwirksam bleibt. Erst nach Überwindung des $PEEP_i$ kann durch eine zusätzliche Pleuradrucknegativierung ein inspiratorischer Atemfluss generiert werden. Betrachtet man bei diesen Patienten die Pleuradrucknegativierung über die Inspirationszeit, also das „pressure time product" (PTP) als Maß der Anstrengung der Atemmuskulatur, so wird dieses nicht nur, wie im Normalfall, von elastischen und resistiven Eigenschaften des gesamten respiratorischen Systems, sondern auch in beträchtlichem Ausmaß durch eine vom $PEEP_i$ abhängige Komponente mitbestimmt (Abb. 17.2-2). Die vom $PEEP_i$ abhängige Komponente des PTP kann bis über 50% des gesamten PTP ansteigen. Sie ist üblicherweise bei körperlicher Belastung infolge des Anstiegs der Atemfrequenz höher als in Körperruhe und repräsentiert die flussunwirksame inspiratorische Anstrengung der Atemmuskulatur und somit vergeudete Energie (Abb. 17.2-3). Patienten im Asthmaanfall und bei schwerer COPD müssen also zur Aufrechterhaltung einer adäquaten alveolären Ventilation und CO_2-Elimination nicht nur erhöhte resistive, sondern auch die durch den $PEEP_i$ bedingten elastischen Widerstände des respiratorischen Systems überwinden. Dies führt bei einem gegebenen zentralen Atemantrieb zu einer disproportional geringen ventilatorischen Antwort. Andererseits ist für eine notwendige alveoläre Ventilation ein erhöhter motorischer Output notwendig. Diese Disproportionalität und oftmals zunehmende Dissoziation zwischen zentralmotorischer Aktivität und ventilatorischer Antwort erklären die hochgradige Dyspnoe der Patienten.

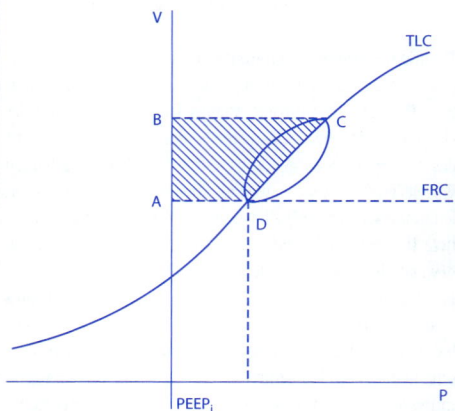

Abb. 17.2-1. Das Druck-Volumen-Diagramm des gesamten respiratorischen Systems gibt für jedes Lungenvolumen den elastischen Retraktionsdruck an. Dieser ist normalerweise endexspiratorisch bei FRC = 0. Bei Erhöhung der FRC entsteht ein positiver endexspiratorischer elastischer Retraktionsdruck, der intrinsische PEEP ($PEEP_i$). Dadurch wird die elastische Atemarbeit (schraffierte Fläche ABCD) erhöht

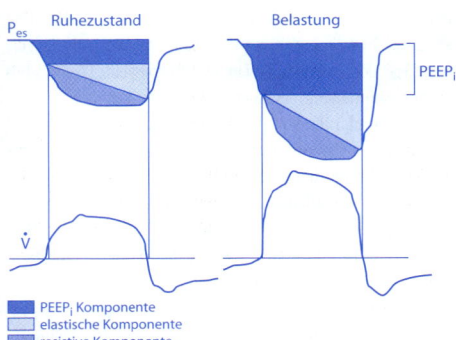

Abb. 17.2-2. Ösophagusdruck (P_{es}) und Atemfluss (V) während der Inspiration bei einem Patienten mit COPD in Körperruhe und bei Belastung. Das Integral der Ösophagusdrucknegativierung über die Inspirationszeit ist das „pressure time product" (PTP), ein Maß für die Anstrengung der Atemmuskulatur. Es besteht aus einer elastischen, einer resistiven und bei Air trapping auch aus einer $PEEP_i$-Komponente

17.2.3 Klinik und Diagnostik der Dyspnoe

Klinik

Wichtige klinische Hinweise für eine Belastung der Atemmuskulatur sind ein Anstieg der Atemfrequenz und ein Abfall des Atemzugvolumens. Es entsteht ein so genanntes „rapid shallow breathing". Die Mechanismen der Entstehung dieses Atemmusters sind nicht vollständig aufgeklärt. In einigen Studien konnte nachgewiesen werden, dass die subjektive Empfindung der Atemnot vom Verhältnis des aktuellen zum maximal möglichen Pleuradruck (P_i/P_{imax}) abhängt. Erreicht also die Anstrengung der Atemmuskulatur einen hohen Prozentsatz der maximalen Atemmuskelkraft, so entsteht die subjektive Empfindung der Dyspnoe. Über afferente Sensoren wird zwecks Erhöhung der ventilatorischen Reserve und Verhinderung der Atemmuskelermüdung das Atemzugvolumen reduziert und die Atemfrequenz erhöht. Diesem Atemmuster folgen auch viele stabile hyperkapnische COPD-Patienten. Auf Intensivstationen stellt das Anwachsen der Atemfrequenz einen Hinweis für ein drohendes ventilatorisches Versagen dar. Der Quotient aus Atemfrequenz und Zugvolumen (f/VT = Rapid Shallow Breathing Index) ist daher ein Prädiktor für eine erfolgreiche Entwöhnung von der Beatmung. So konnte in einer prospektiven Studie gezeigt werden, dass Patienten mit einem Index über 100 (z. B. f >30/min, VT <0,3 l) beatmet werden mussten, während Patienten mit einem Index deutlich unter 100 erfolgreich vom Respirator entwöhnt werden konnten.

Weitere wichtige klinische Zeichen für eine Belastung der Atemmuskulatur sind die Zuhilfenahme der auxiliären Atemmuskulatur (z. B. Sternocleidomastoideus) und das Verhältnis von thorakaler und abdomineller Atembewegung. Normalerweise verläuft diese Bewegung im In- und Exspirium synchron. Eine pathologische abdominothorakale Bewegung kann eine Asynchronie, eine Paradoxie und eine Erhöhung der Variabilität von Atemzug zu Atemzug sein. Die thorakoabdominelle asynchrone oder paradoxe Atmung zeigt eine Belastung der Atem-

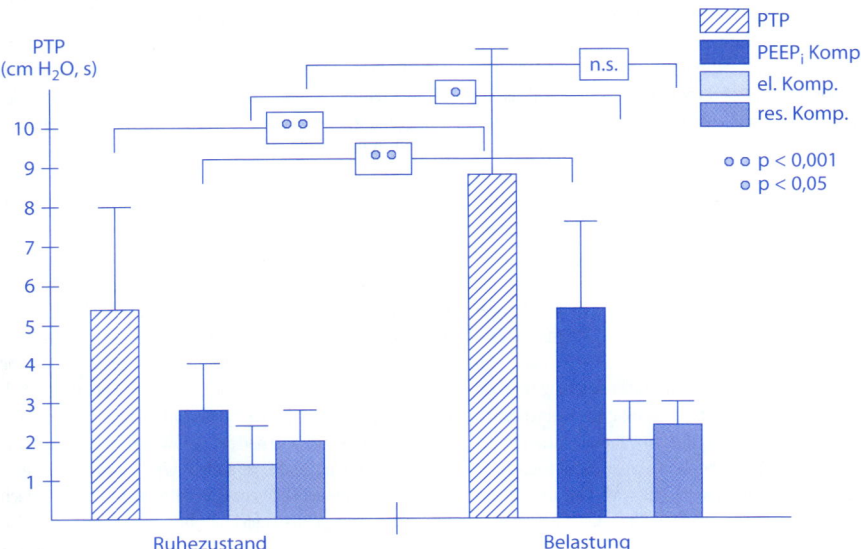

Abb. 17.2-3. Quantifizierung der Anteile der PEEP-Komponente, der elastischen Komponente und der resistiven Komponente am gesamten „pressure time product"; (PTP) bei COPD-Patienten in Ruhe und bei Belastung

muskulatur an und reflektiert eine Imbalance zwischen Belastung und Pumpkapazität der Atemmuskulatur. Sie ist somit ein wichtiger Indikator für ein drohendes ventilatorisches Versagen.

Um die subjektive Empfindung der Atemnot zu erfassen, wurden mehrere Skalierungsprotokolle entwickelt, in denen der Patient selbst in einer Skala den Grad seiner Atemnot angeben kann. Zu erwähnen ist der von Mahler entwickelte Baseline Dyspnoe Index (BDI). In einem kurzen Interview werden sowohl der Grad der Einschränkung als auch der Anstrengung für gewisse Tätigkeiten im Alltagsleben festgestellt. Die Atemnot des Patienten wird in einer Skala, die von 0 (keine Einschränkung) bis 4 (außerordentliche, schwere Einschränkung) reicht, angegeben. Um den Grad der Dyspnoe bei ansteigender körperlicher Belastung unter Laborbedingungen zu messen, werden vor allem eine von Borg entwickelte Skalierung oder die Visual Analog Scale verwendet. Die Borg-Skalierung besteht aus einer 10-Punkte-Skala, in die der Patient den Schweregrad seiner Atemnot verbal einordnet. Die Visual Analog Scale besteht aus einer 10 cm langen Linie, deren Enden keine oder schwere Atemnot bedeuten. Der Patient kann auf dieser Linie den Grad seiner Atemnot anzeigen. Zur Evaluierung der Lebensqualität und der Atemnot sind Fragebögen entwickelt worden. Der „Saint George Respiratory Questionaire" (SGRQ) zum Beispiel besteht aus 76 Punkten, in denen Symptome, Aktivität und Einflüsse der Erkrankung auf das Alltagsleben hinterfragt werden. Die erwähnten Protokolle stellen neben vielen anderen den Versuch dar, die schwer fassbare Empfindung der Atemnot vor allem hinsichtlich eines Therapieerfolges zu objektivieren.

Messung von Ventilation und Atemmechanik

Lungenvolumina Spirometrische Messungen der Lungenvolumina und der Atemflüsse sind bei dyspnoischen Patienten wichtige Hilfsmittel zur Beurteilung der Art der Atemstörung. Sie helfen Patienten mit obstruktiven von solchen mit restriktiven thorakopulmonalen Erkrankungen zu unterscheiden. Bettseitig können mittels eines Spirometers oder eines Pneumotachographen das Atemzugvolumen (Vt) und die Vitalkapazität (VK) gemessen werden. Der Normalwert der VK von 65–75 ml/kg KG ist bei kritisch kranken Patienten oftmals stark reduziert. Ein Wert von mehr als 10 ml/kg KG ist notwendig, um eine Spontanatmung aufrecht zu erhalten. Die Messung der VK wird durch viele Faktoren, wie Kooperation des Patienten, die Atemmuskelkraft und die Atemmechanik (restriktive oder obstruktive thorakopulmonale Erkrankungen) beeinflusst. Eine Verringerung der VK kann sowohl bei obstruktiven als auch bei restriktiven Patienten bestehen. Eine Differenzierung zwischen obstruktiver und restriktiver Ventilationsstörung kann spirometrisch nur durch den Atemstoßtest (Tiffenau) und die Messung der Einsekundenkapazität (FEV_1) erfolgen. Ist die FEV_1 im Verhältnis zur VK (relative Einsekundenkapazität = VK/FEV_1) verringert (<70%), so besteht eine Atemwegsobstruktion. Eine Verringerung der Vitalkapazität bei normaler relativer Einsekundenkapazität weist auf eine restriktive Ventilationsstörung hin. Bei restriktiven neuromuskulären Erkrankungen empfiehlt sich die Messung der VK sowohl in liegender als auch in aufrechter Position. Fällt die VK in liegender Position um mehr als 25%, so ist eine Beeinträchtigung der Kontraktilität des Zwerchfelles wahrscheinlich.

Eine kombinierte Ventilationsstörung (Obstruktion und Restriktion) kann nur durch Messung nicht ventilierbarer Lungenvolumina diagnostiziert werden. Mittels Ganzkörperplethysmographie können die funktionelle Residualkapazität (FRC), das Residualvolumen (RV) und die Totalkapazität (TLC) gemessen werden. Eine Verringerung der TLC ist diagnostisch für eine restriktive Ventilationsstörung. Eine Erhöhung der TLC und somit eine Erhöhung des endinspiratorischen Lungenvolumens wird bei obstruktiven Atemwegserkrankungen gefunden. Die FRC kann im intensivmedizinischen Bereich nur mittels Einsatz von Fremdgasen (SF_6, Helium) gemessen werden. Diese Methoden haben sich jedoch im klinischen Routineeinsatz nicht durchgesetzt.

Atemflüsse Auf die Bedeutung der FEV_1 für die Diagnostik von obstruktiven und restriktiven Atemwegserkrankungen wurde bereits hingewiesen. Außerdem kann mittels Aufzeichnung von Flussvolumenkurven der exspiratorische Atemfluss bei jeweiligem Lungenvolumen gemessen werden. Eine konkave Form des exspiratorischen Flussvolumendiagrammes bedeutet eine Verringerung des exspiratorischen Atemflusses bei entsprechendem Lungenvolumen und ist ein sensitiver Indikator für eine Atemwegsobstruktion und eine mögliche exspiratorische Atemflusslimitierung.

Unter Beatmungsbedingungen kann der inspiratorische und exspiratorische Atemfluss über die Inspirationszeit oder Exspirationszeit gemessen und graphisch aufgezeichnet werden. Geht der exspiratorische Atemfluss am Ende der Exspiration während kontrollierter Beatmung nicht gegen Null, besteht also ein so genannter Restflow, so weist dies auf eine Erhöhung des endexspiratorischen Lungenvolumens mit Ausbildung eines intrinsischen PEEP ($PEEP_i$) hin.

Compliance Eine erniedrigte Compliance des respiratorischen Systems erhöht die elastische Atemarbeit. Im Lungenfunktionslabor kann die Compliance (Crs_{stat}) bei langsamer Spontanatmung unter quasistatischen Bedingungen gemessen werden. Registriert man mittels einer Ösophagussonde den Pleuradruck und mittels eines Pneumotachographen das Zugvolumen (Vt), so ergibt sich die Crs_{stat} aus der Pleuradruckdifferenz (δ-Ppl), die für ein Zugvolumen notwendig ist (Crs_{stat} = Vt/δ-Ppl). Bei kontrollierter Beatmung wird die respiratorische Compliance durch Messung der Atemwegsdrücke und der Atemvolumina berechnet. Die statische Compliance des gesamten respiratorischen Systems (Crs_{stat}) kann aus der Differenz der Beatmungsdrücke, die nach Inspiration eines gemessenen Zugvolumens (Vt) entstanden ist, also aus der Differenz zwischen endinspiratorischem Plateau- oder Okklusionsdruck und endexspiratorischem (Okklusions-) Druck berechnet werden (Crs_{stat}=Vt/endinspiratorischer Okklusionsdruck – endexspiratorischer Okklusionsdruck). Der endexspiratorische Druck sollte nach einer endexspiratorischen Okklusion gemessen werden, weil sonst bei dynamischer Überblähung und Bestehen eines $PEEP_i$ fälschlicherweise zu niedrige Compliance-Werte gemessen werden. Die Compliance des respiratorischen Systems setzt sich aus der Compliance der Thoraxwand (Cw), des Lungenparenchyms (Cl) und der Compliance des respiratorischen Circuits des Ventilators zusammen. Die Compliance der Thoraxwand und der Lunge können während Beatmung mittels eines Ösophaguskatheters und Messung der Pleuradrücke differenziert werden. Werden in die oben angeführte Formel anstelle der Atemwegsdrücke die Pleuradrücke eingesetzt, so erhält man die Compliance der Thoraxwand (Cw). Die Compliance der Lunge (Cl) kann berechnet werden, indem in die Formel die Differenz zwischen Atemwegsdruck und Pleuradruck eingesetzt wird. In der klinischen Routine wird in der Regel die Crs_{stat} berechnet. Die Messung der Compliance während Beatmung erfordert eine gute Sedierung oder eine Relaxierung des Patienten, weil auch nur geringe Spontanatemversuche des Patienten die Messergebnisse verfälschen. Der Normwert der Crs_{stat} beträgt 200 ml/cm H_2O. Bei restriktiven thorakopulmonalen Erkrankungen, aber auch bei Patienten mit ARDS oder Lungenödem anderer Genese findet sich eine deutliche Verringerung der Crs_{stat}, in schweren Fällen bis auf 20 ml/cm H_2O.

Atemwegswiderstand Der Atemwegswiderstand wird im Lungenfunktionslabor mittels Ganzkörperplethysmographie gemessen. Sie ist der Quotient aus atemabhängiger Alveolardruckdifferenz und Atemfluss. Außerdem stehen oszillatorische und Unterbrechermessmethoden des Atemflusses zur Verfügung. Während Beatmung kann der inspiratorische Atemwegswiderstand (R_{aw}) aus den Atemwegsdrücken, die durch einen konstanten inspiratorischen Flow verursacht werden, nach endinspiratorischer Okklusion kalkuliert werden. Wird die Druckdifferenz unmittelbar nach der Flowphase zur Berechnung herangezogen, wird der Atemwegswiderstand (R_{aw}) aus dem Quotienten aus der Differenz von Spitzendruck (P_{max}) und endinspiratorischem Plateaudruck (P_{plat}) oder endinspiratorischem Okklusionsdruck und Atemfluss berechnet werden ($R_{aw}=P_{max}-P_{plat}$/Atemfluss). Der Normwert der Resistance ist 2,5 $cmH_2O/l/s$. Infolge der Tubusresistance beträgt der Normwert bei intubierten Patienten 10 cm $H_2O/l/s$. Er kann bei Patienten mit Atemwegsobstruktion um das 10fache ansteigen.

Intrinsic PEEP (PEEPi) Bei Patienten mit Atemwegsobstruktion und exspiratorischer Atemflusslimitierung und dynamischer Überblähung entsteht ein $PEEP_i$. Bei spontanatmenden Patienten kann der $PEEP_i$ nach Applikation einer Ösophagussonde gemessen werden, wenn gleichzeitig Atemflüsse monitoret werden. Da der $PEEP_i$ in der frühen Inspirationsphase durch eine Pleuradrucknegativierung egalisiert werden muss, ehe ein inspiratorischer Atemfluss zustande kommt, kann die frühinspiratorisch flussunwirksame Ösophagusdrucknegativierung zur Messung des $PEEP_i$ herangezogen werden (s. Abb. 17.2-2). Dies ist bei augmentierter Beatmung von Bedeutung, weil die Triggerschwelle die algebraische Summe von $PEEP_i$ und eingestelltem Trigger des Respirators ist. Die Gabe eines externen PEEP ungefähr in der Höhe des $PEEP_i$ reduziert in diesem Falle die Triggerarbeit und die Atemnot des Patienten.

Bei kontrollierter Beatmung wird der $PEEP_i$ mittels endexspiratorischer Okklusion der Atemwege gemessen. Bei ausreichender Sedierung oder Relaxierung der Patienten kommt es nach endexspiratorischer Okklusion zu einer Äquilibration des endexspiratorischen Alveolardruckes mit dem Druck am Atemwegstubus. Auf diese Weise kann der $PEEP_i$ als endexspiratorischer Retraktionsdruck des respiratorischen Systems am Manometer des Respirators abgelesen werden.

Messung der Funktion des Atemzentrums, der Okklusionsdruck ($P_{0,1}$)

Der negative Druck, der nach Kontraktion der inspiratorischen Atemmuskeln gegen okkludierte Atemwege generiert wird, ist direkt vom neuralen Stimulus abhängig. Die inspiratorische Drucknegativierung nach 100 ms ($P_{0,1}$), während vom Patienten unbemerkter Okklusion der Atemwege, ist bei Spontanatmung ein Maß für den motorischen Output des Atemzentrums. Eine Erhöhung des $P_{0,1}$-Wertes reflektiert auch die Antwort des Atemzentrums auf die subjektive Empfindung einer durch eine pathologische Atemmechanik verursachten Atemnot des Patienten und ist ein Maß für den erhöhten neuralen Stimulus, den der Patient infolgedessen in seine Atemhübe investiert.

Während ruhiger Spontanatmung beträgt der Normwert des $P_{0,1}$ 0,93 ± 0,48 cm H_2O. In der Literatur wurde die Nützlichkeit der $P_{0,1}$-Messung für die Vorhersage der Notwendigkeit einer Beatmung untersucht.

Mehrere Gruppen berichteten, dass Patienten mit einem $P_{0,1}$-Wert >4–6 cm H_2O nicht erfolgreich vom Ventilator entwöhnt werden konnten.

Messung der Pumpkapazität der Atemmuskulatur: Maximale in- und exspiratorische respiratorische Drücke, die Stimulation des Nervus phrenicus

Die Atemmuskelkraft kann durch Messung der maximalen in- und exspiratorischen Drücke entweder am Mund (MIP, MEP) oder im Ösophagus (P_{imax}, P_{emax}) gegen okkludierte Atemwege gemessen werden.

Diese Drücke sind abhängig vom Lungenvolumen, bei dem die Atemwegsokklusion durchgeführt wird. Sie werden entweder beim Residualvolumen oder, wie auf Intensivstationen meistens üblich, bei FRC gemessen. Der Normwert des P_{imax} beträgt bei Männern 111 ± 34 cm H_2O und bei Frauen 72 ± 26 cm H_2O, der des P_{emax} für Männer 151 ± 68 cm H_2O und für Frauen 93 ±

30 cm H_2O. Außerdem besteht für diese Drücke eine inverse Abhängigkeit vom Lebensalter. Die maximalen exspiratorischen Drücke sind für den Hustenmechanismus der Patienten von Bedeutung. Die maximalen inspiratorischen Drücke reflektieren die inspiratorische Atemmuskelkraft.

Eine adäquate alveoläre Ventilation hängt vom Verhältnis der Pumpkapazität zum Ausmaß der Belastung der Atemmuskulatur ab. Ein erniedrigter MIP-Wert kann bei normaler Atemmechanik für eine Spontanatmung ausreichen, während der gleiche Wert bei einer durch eine pathologische Atemmechanik belasteten Atemmuskulatur zu einem ventilatorischen Versagen führen kann. Eine klinisch relevante Einschränkung der Atemmuskelkraft kann bei hohen MIP-Werten (>70 cmH_2O) ausgeschlossen werden, bei im Vergleich zu Normwerten deutlich eingeschränkten Werten ist jedoch eine Interpretation schwierig.

Messung der Atemmuskellast

Als Maß für die Belastung der Atemmuskulatur wird meist die Atemarbeit als Produkt aus Druck und Volumen (W=PV) mit dem Druckvolumendiagramm gemessen. Bei zunehmender resistiver Atemarbeit wird dabei die Anstrengung der Atemmuskulatur aber deutlich unterschätzt. Aus diesem Grund hat sich zunehmend die Messung des „pressure time products" (PTP) durchgesetzt. Das PTP ist die für ein entsprechendes Atemzugvolumen notwendige Drucknegativierung des Intrathorakaldruckes über die Inspirationszeit (s. Abb. 17.2-2) und kann mit einer Ösophagussonde monitiert werden. Das PTP reflektiert bei Spontanatmung und bei augmentierter Beatmung die Anstrengung der Atemmuskulatur und korreliert sehr gut mit dem Sauerstoffverbrauch derselben. Das PTP ist von resistiven und elastischen Eigenschaften des gesamten respiratorischen Systems, vom Atemzugvolumen, vom inspiratorischen Atemfluss und vom intrinsischen PEEP abhängig. Der Normwert beträgt 80–100 s.cm H_2O/min. Es gibt Hinweise in der Literatur, dass Patienten mit einem PTP >388 s.cm H_2O/min nicht erfolgreich von der Beatmung entwöhnt werden können. Wird das PTP bei augmentierter Beatmung durch Ösophagusdruckmessung monitiert, so kann die Auswirkung einer veränderten Respiratoreinstellung auf die Anstrengung der Atemmuskulatur dokumentiert werden.

Ermittlung des Verhältnisses von Belastung und Pumpkapazität der Atemmuskulatur

Eine Atemmuskelermüdung tritt auf, wenn der mittlere inspiratorische Druck (P_i) während jedes Atemzuges im Vergleich zur maximalen Atemmuskelkraft (P_{imax}) überproportional hoch wird. Ein Verhältnis von $P_i/P_{imax} > 0,4$ ist ein Indikator für eine drohende Atemmuskelermüdung und korreliert gut mit dem Empfinden der Dyspnoe. Bellamare und Grassino konnten zeigen, dass eine Atemmuskelermüdung auftritt, wenn von den Atemmuskeln eine im Verhältnis zur maximalen Atemmuskelkraft (P_{dimax}) erhöhte Intrathorakaldrucknegativierung (P_{di}) über eine im Verhältnis zur gesamten Atemzyklusdauer verlängerte Inspirationszeit (T_i/T_{tot}) generiert werden muss. Sie fanden, dass der so genannte „tension time index" ($TTI_{di} = P_{di}/P_{dimax} \cdot T_i/T_{tot}$) einen Indikator für eine drohende Atemmuskelermüdung darstellt. Diese droht, wenn der TTI >0,15 wird. Die Autoren konnten für ansteigende Tensiontime-Indizes die immer kürzer werdenden Zeiten bis zum Auftreten des ventilatorischen Versagens angeben. Der Tension-time-Index reflektiert das Verhältnis von Belastung und Pumpkapazität der Atemmuskulatur und ist ein Maß für Kraft und Ausdauerleistungsfähigkeit der Atemmuskulatur. Ein Monitoring des TTI während der Beatmungstherapie lässt daher die Beurteilung zu, ob eine ausreichende Atemunterstützung gewährleistet ist. Die Messung des Verhältnisses von Belastung und Pumpkapazität der Atemmuskulatur ist bei hochgradig dyspnoischen und schwer von der Beatmung entwöhnbaren Patienten für die Ermittlung des Zeitpunktes der Extubation von Bedeutung (Abb. 17.2-4).

17.2.4 Therapie der Dyspnoe

Die Therapie der Dyspnoe hängt von den ihr zugrunde liegenden Mechanismen ab. Bei Erkrankungen, die mit Atemnot einhergehen, ist meist der zentrale Atemantrieb erhöht und in Abhängigkeit von der intrinsischen mechanischen Belastung auch das Verhältnis der efferenten zentralmotorischen neuronalen Aktivität zur mechanischen Antwort des respiratorischen Systems in variabler Weise verändert. Daraus folgt, dass jede therapeutische Intervention, die den ventilatorischen Bedarf bzw. die mechanische Belastung der Atempumpe (im Verhältnis zur Pumpkapazität) verringert oder eine verringerte Atemmuskelkraft stärkt, die Atemnot infolge Verringerung der zentralnervösen Aktivität und der neuromechanischen Dissoziation bessert.

Verringerung des zentralen Atemantriebs

Sauerstofftherapie Die Sauerstofftherapie reduziert das Atemminutenvolumen durch Verringerung des Atemantriebes, der durch die peripheren Chemorezeptoren in Glomus caroticum und aorticum mediiert wird. Die Reduktion des Atemantriebes

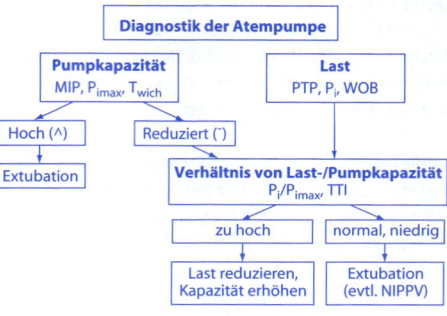

Abb. 17.2-4. Diagnostik der Atempumpe bei schwierig entwöhnbaren beatmeten Patienten

und in der Folge auch des Atemminutenvolumens sind die hauptsächlichen Mechanismen der Verringerung der Atemnot durch Sauerstoffgabe. Es konnte jedoch gezeigt werden, dass in manchen Fällen auch eine Verringerung der Atemnot eintritt, ohne dass sich das Atemminutenvolumen wesentlich ändert, sodass zusätzliche Faktoren für die Wirksamkeit einer Sauerstofftherapie angenommen werden können. So kann Sauerstoff den Pulmonalarteriendruck senken und somit den afferenten Stimulus zum Atemzentrum reduzieren. Außerdem wird durch Sauerstoffgabe der Sauerstofftransport zur Atemmuskulatur angehoben. Dadurch wird die Funktion derselben verbessert, sodass für die jeweilige Ventilation ein geringerer efferenter Stimulus erforderlich wird. Infolge dieser Mechanismen kann bei akuter Hypoxämie durch eine kurzzeitige Sauerstoffgabe die Dyspnoe sowohl in Körperruhe als auch bei Belastung verringert werden. Die Sauerstoffgabe muss jedoch wegen Toxizität bei Überdosierung dem Bedarf adäquat dosiert werden. Dabei ist zu berücksichtigen, dass die Leistungsfähigkeit einzelner Organsysteme, also auch der Atemmuskulatur, von einer effektiven Sauerstoffversorgung abhängt. Dies wird durch einen adäquaten Sauerstofftransport (DO_2), der das Produkt aus Herzzeitvolumen und Sauerstoffgehalt des arteriellen Blutes ist ($DO_2 = HZV \times CaO_2$), erreicht. Der Sauerstoffgehalt des arteriellen Blutes (CaO2) ist vom Hämoglobingehalt des Blutes, von der Sauerstoffsättigung und vom physikalisch gelösten Sauerstoff im Blut abhängig ($CaO_2 = Hb \times 1{,}34 \times SaO_2 + PaO_2 \times 0{,}0031$).

Unter der Voraussetzung eines normalen Herzzeitvolumens und eines normalen Hämoglobingehaltes ist die Sauerstoffversorgung vorwiegend von der Sauerstoffsättigung (SaO_2) abhängig. Aufgrund der Besonderheit der Sauerstoffsättigungskurve ist bei hohen Sauerstoffpartialdrücken für die Sauerstoffversorgung relevante Erhöhung der Sauerstoffsättigung zu erwarten. Eine Überdosierung bewirkt daher keine Verbesserung des Sauerstofftransportes. Bei einem Sauerstoffpartialdruck <55 mmHg allerdings nimmt die Sauerstoffsättigung stark ab, sodass dann eine Beeinträchtigung des Sauerstofftransportes zu erwarten ist.

Bei chronisch hypoxämischen Zuständen ist oftmals eine Langzeitsauerstofftherapie (LTOT) erforderlich. Eine Indikation für die LTOT besteht, wenn der Sauerstoffpartialdruck, mehrfach gemessen, 55 mmHg beträgt oder dieser Wert unterschritten wird. Die Dosierung erfolgt durch eine 30-minütige Testatmung, bis ein pulsoxymetrisch gemessener Wert für die SaO_2 >90% sowohl in Ruhe, bei Belastung als auch in der Nacht erreicht ist. Wichtige Symptome der chronischen respiratorischen Insuffizienz sind: Tagesmüdigkeit, Somnolenz während des Tages, Verringerung der intellektuellen Fähigkeiten, Ängstlichkeit, Depression, Einschränkung der körperlichen Leistungsfähigkeit und Atemnot. Diese Symptome sowie die Morbidität, verbunden mit wiederholten Krankenhausaufenthalten, werden durch die LTOT verringert.

Verringerung des ventilatorischen Bedarfs Oftmals ist bei kardiopulmonalen Erkrankungen sowohl in Körperruhe als auch bei Belastung die Ventilation abnormal erhöht. Ein erhöhtes Atemminutenvolumen, ausgedrückt entweder als Absolutwert oder als Verhältnis zur maximalen ventilatorischen Kapazität, korreliert sehr stark mit der Empfindung der Atemnot. Der das Atemzentrum stimulierende Kohlendioxydpartialdruck ($PaCO_2$) hängt von der CO_2-Produktion (VCO_2) und von der alveolären Ventilation (VA) ab ($PaCO_2 = VCO_2/VA$).

Körperliches Training verbessert die aerobe Kapazität der Muskulatur und verringert die VCO_2 bei Belastung. Kontrollierte Studien haben gezeigt, dass dadurch die hochgradige Belastungsdyspnoe auch bei fortgeschrittenen Erkrankungen verringert und die Belastungstoleranz verbessert wird. Kontrolliertes aerobes Training ist daher bei COPD-Patienten, die trotz optimaler pharmakologischer Therapie unter Atemnot leiden, eine wichtige rehabilitative Maßnahme.

Pharmakologisch kann die Atemnot durch Opiate und Benzodiazepine beeinflusst werden. Diese Substanzen unterdrücken die ventilatorische Atemantwort auf Hypoxämie und Hyperkapnie. Soll die Spontanatmung der Patienten erhalten bleiben, sind gut dokumentierte Nebenwirkungen wie Verringerung der Atemmuskelkraft, hyperkapnisches ventilatorisches Versagen, Veränderung des mentalen Status und der Compliance, Schwindel, Erbrechen mit Aspiration sowie Atemstörungen während des Schlafes mit Desaturationen zu berücksichtigen. Diese Medikation wurde auch in Zusammenhang mit plötzlichen Asthmatodesfällen gebracht. Die Pharmaka sollten daher nur mit äußerster Vorsicht angewendet werden.

Verringerung der mechanischen Belastung der Atempumpe

Antiobstruktive Pharmakotherapie Hohe Atemwegswiderstände verursachen eine Zunahme der resistiven Atemarbeit und somit der Atemnot. Die antiobstruktive Therapie hat einen akuten oder auch einen prophylaktischen Effekt auf eine Erhöhung der Atemwegswiderstände und ist daher oftmals imstande, die Empfindung der Dyspnoe zu lindern. Dafür stehen 4 wichtige Medikamentengruppen zur Verfügung: β_2-Rezeptoragonisten, Anticholinergika, Glukokortikoide und Theophylline.

Die kurz wirksamen β_2-**Rezeptoragonisten** gelten als Medikamente der ersten Wahl in der Behandlung des Status asthmaticus und bei dekompensierter COPD. Die bronchodilatatorische Wirkung tritt innerhalb weniger Minuten ein und dauert 4–6 an. Die kardiovaskulären Nebenwirkungen sind geringer als bei Adrenalin, das neben β_2- auch β_1- und α-Rezeptoren stimuliert. Von den sehr häufig gebrauchten β_2-Agonisten seien Salbutamol, Fenoterol und Terbutalin genannt, die in ihrer Wirksamkeit etwa äquivalent sind. Ein bronchodilatatorischer Effekt kann durch die inhalative, orale, subkutane und intravenöse Applikation erreicht werden. Selbst im Status asthmaticus ist die inhalative Applikationsform zu bevorzugen. Sie ist mit den geringsten Nebenwirkungen verbunden. Über einen Vernebler können hohe Dosen Salbutamol (2,5–10 mg/h) inhaliert werden. Vier Hübe aus einem Dosieraerosol (400 μg) sind ähnlich effektiv wie 2,5 mg über einen Vernebler. Bei intubierten

Patienten werden 4- bis 6-mal 4 Hübe über eine „aerovent chamber", die am Inspirationsschenkel des Respirators angebracht ist, inhaliert. Bei schwerer Dyskrinie ist die Wirkung der Inhalationen oftmals eingeschränkt. Es können dann 4-mal 0,5–1 Amp. (0,25–0,5 mg)/Tag subkutan appliziert werden. Die intravenöse Verabreichung ist kontrovers. In mehreren Studien hat sich die Inhalation eines β_2-Agonisten als ebenso wirksam erwiesen, bei geringeren Nebenwirkungen. Nach parenteraler Applikation traten häufiger Nebenwirkungen wie Tachyarrhythmien, Muskeltremor, Hypokaliämie, Hyperglykämie und Abfall des Sauerstoffpartialdruckes auf. Ein Versuch ist aber berechtigt bei Patienten, die auf die inhalative Therapie nicht ansprechen. In diesen Fällen können 1 Amp. Salbutamol oder Terbutalin in 250 ml NaCl über 30 min infundiert werden (Salbutamol max. 3–20 yg/min, Terbutalin max. 1–5 yg/min). In Extremsituationen und bei Beatmungsschwierigkeiten kann ausnahmsweise auch 0,5–1 Amp. Adrenalin subkutan oder intravenös appliziert werden.

Der bronchodilatatorische Effekt von **Anticholinergika** wie Ipratropiumbromid ist heute gut dokumentiert. Es wurden auch synergistische Wirkungen mit β_2-Agonisten nachgewiesen, weshalb auch Kombinationspräparate am Markt sind. Der Wirkungseintritt erfolgt jedoch etwas verzögert, die Wirkungsdauer beträgt ebenfalls 4–6 h. Speziell bei COPD-Patienten sollte Ipratropiumbromid in hoher Dosierung angewendet werden. Bei diesen Patienten ist die Blockade der vagalen muskarinergen M1-, M2-, und M3-Rezeptoren von besonderer Bedeutung. Die optimale Dosis ist unklar, nach der üblichen Praxis wird das Medikament jedoch meist zu niedrig dosiert. Wegen der großen therapeutischen Breite und der geringen Nebenwirkungen empfehlen sich hohe Dosierungen. Zur Inhalation mit einem Vernebler werden 0,25–1,0 mg Ipratropiumbromid empfohlen. Mit einem Dosieraerosol können 6-mal 3–4 Hübe/Tag (20 yg/Hub) über einen Spacer oder bei intubierten Patienten über eine „aerovent chamber" inhaliert werden.

Glukokortikoide haben ihren festen Platz in der Behandlung des Status asthmaticus. Neben der direkten antiinflammatorischen Wirkung gibt es zahlreiche Hinweise, dass nach Glukokortikoidapplikation eine Verbesserung des Ansprechens auf β_2-Agonisten erzielt wird. Bei COPD ist die Gabe von Glukokortikoiden kontrovers. Bei akutem respiratorischem Versagen wird jedoch eine intravenöse Applikation oder eine perorale Medikation in ausschleichender Dosierung empfohlen. Kortikosteroide können inhalativ, oral oder intravenös angewendet werden. Die inhalative Applikationsform hat aber im Notfall keine Bedeutung. Die intravenöse Initialdosis beträgt 50–150 mg, die Therapie wird mit 4- bis 6-mal 40–60 mg/Tag fortgesetzt. Peroral können in morgendlicher Gabe initial 40–60 mg/Tag und danach in ausschleichender Dosierung appliziert werden.

Theophylline haben im Vergleich zu β_2-Agonisten eine deutlich schwächere bronchodilatatorische Wirkung. Diese ist dosisabhängig, im Serumkonzentrationsbereich zwischen 5 und 20 mg/l kommt es zu einer sukzessiven Verbesserung der bronchospasmolytischen Wirkung. Als zusätzlicher Effekt wird ein positiv-inotroper Effekt auf die Atemmuskulatur beschrieben. Ein Nachteil der Theophylline ist ihre geringe therapeutische Breite. Nebenwirkungen wie Übelkeit, Schwindel, Erbrechen, Durchfall, Kopfschmerzen, Ängstlichkeit, Nervosität können bereits im therapeutischen Bereich oder bei nur geringer Überdosierung auftreten. Tachyarrhythmien und Konvulsionen treten oft bei Serumkonzentrationen von über 40 mg/l, selten sogar bereits bei 25 mg/l auf. Bei Theophyllin-Gabe sollten daher immer die Serumspiegel kontrolliert werden. Als Initialtherapie werden im Notfall intravenös 2,5–5 mg/kg KG/30 min gegeben, wenn keine Vorbehandlung mit Theophyllinen bestand. Die Erhaltungsdosis als Bypass beträgt 0,5–0,8 mg/kg KG/h.

Beatmungstherapie Die teilweise oder vollständige Übernahme der inspiratorischen Atemarbeit durch die Beatmungstherapie hat das Ziel, eine Erholung der ermüdeten Atemmuskulatur zu ermöglichen, ein mögliches Pumpversagen zu verhindern und die Atemnot zu lindern. Dafür stehen verschiedene Beatmungsmodi zur Verfügung. Bei der Beatmung von Patienten mit Status asthmaticus oder COPD haben sich augmentierende Beatmungsverfahren wie „continuous positive airway pressure" (CPAP), „inspiratory pressure support" (IPS), „proportional assist ventilation" (PAV) und kontrollierte Beatmungsverfahren (CMV) bewährt.

CPAP verringert bei Patienten mit Asthma die nachteiligen hämodynamischen Effekte großer negativer Pleuradruckschwankungen mit Abfall des systolischen Blutdruckes in der Inspirationsphase (Pulsus paradoxus). Der wesentlichste Effekt von CPAP bei Asthma und COPD ist jedoch die Reduktion der inspiratorischen elastischen Atemarbeit, die durch den $PEEP_i$ verursacht wird. Bei Anwendung von CPAP wird die Druckdifferenz zwischen Alveolen und Mund in der frühen Inspirationsphase reduziert. Dadurch wird das inspiratorische „pressure time product" infolge Reduktion seiner $PEEP_i$-Komponente und somit die inspiratorische Anstrengung der Atemmuskulatur verringert (s. Abb. 17.2-2). Die Anwendung eines externen PEEP ($PEEP_e$) in der Höhe des $PEEP_i$ führt bei unveränderten in- und exspiratorischen Atemflüssen zu einer Reduktion der dazu notwendigen Pleuradruckschwankungen und somit zu einer Verringerung der Anstrengung der Atemmuskulatur. Dieser positive Effekt von CPAP auf die Atemmuskulatur konnte in mehreren Studien gezeigt werden. Bei Anwendung von niedrigerem PEEP als $PEEP_i$ ist keine weitere Zunahme der Überblähung zu beobachten. Die Anwendung von höherem PEEP als $PEEP_i$ führt jedoch zu einer weiteren Zunahme des endexspiratorischen Lungenvolumens und ist daher infolge hämodynamischer Nebenwirkungen kontraproduktiv. Der angewendete PEEP muss daher sorgfältig dosiert werden und sollte den $PEEP_i$ nicht überschreiten. CPAP kann über eine Gesichts- oder Nasenmaske bei nichtintubierten Patienten angewendet werden. Die frühzeitige nichtinvasive Anwendung von CPAP hilft in vielen Fällen, die Intubation zu vermeiden. Obwohl CPAP die inspiratorische Atemarbeit aus den erwähnten Gründen zu reduzieren imstande ist, wird dadurch die alveoläre Ventilation kurzfristig nicht verbessert. Um dies zu erreichen, müssen andere Beatmungsverfahren angewendet werden.

IPS kann zur Verbesserung der alveolären Ventilation effektiv angewendet werden. Bei IPS wird dem Patienten ein inspiratorischer Fluss bis zu einem einstellbaren Atemwegsdruck angeboten. Bei Abfall des inspiratorischen Atemflusses unter eine bestimmte Grenze (bei den meisten Respiratoren unter 25% des inspiratorischen Spitzenflusses) stellt sich die Druckunterstützung ab und lässt den Patienten unbehindert ausatmen. Bei dieser Beatmungsform kontrolliert der Patient die Atemfrequenz, den inspiratorischen Atemfluss, die Inspirationsdauer, die Exspirationsdauer und das Atemzugvolumen, wobei Letzteres vom eingestellten Atemwegsdruck abhängen kann. Es konnte gezeigt werden, dass PSV bei Patienten mit Atemwegsobstruktion, in Abhängigkeit vom angewendeten Atemwegsdruck, die Atemarbeit, die transdiaphragmalen Drücke und die elektromyographische Aktivität des Zwerchfells signifikant reduziert. Bei geringerer Anstrengung der Atemmuskulatur ist so eine Verbesserung der Blutgase und der respiratorischen Azidose möglich. Da PSV vom Patienten getriggert werden muss, kann bei hohen $PEEP_i$ eine Patienten-Ventilator-Asynchronie entstehen. Da ein inspiratorischer Atemfluss bei Vorhandensein eines $PEEP_i$ erst nach Überwindung desselben zustande kommt, ist die effektive Triggersensitivität die Summe aus $PEEP_i$ und Triggersensitivität des Ventilators. Bei dynamischer Überblähung und hohem $PEEP_i$ reicht daher die von den Atemmuskeln generierte Pleuradrucknegativierung manchmal nicht aus, die Druckunterstützung des Ventilators zu triggern. Die Triggerarbeit des Patienten kann durch die Gabe eines PEEP in der Höhe des $PEEP_i$ verringert werden. PSV kann auch nichtinvasiv über Nasen- oder Gesichtsmasken erfolgreich angewendet werden.

PAV ist eine jüngst entwickelte Beatmungsform, bei der ein Atemwegsdruck in Proportion zur Anstrengung der Atemmuskulatur appliziert wird. Der Respirator übernimmt einen einstellbaren prozentuellen Anteil der resistiven Atemarbeit („flow assist") und der elastischen Atemarbeit („volume assist"). Der inspiratorische Flow und das inspiratorische Volumen werden in Millisekundenintervallen gemessen und der Atemwegsdruck in einstellbarer Proportion dazu als „flow assist" oder „volume assist" appliziert. Das neurale Timing der Atmung bleibt dabei vollständig erhalten. Der Ventilator passt sich an die Eigenatmung des Patienten an, sodass eine Patienten-Ventilator-Asynchronie kaum möglich ist. Es konnte gezeigt werden, dass nach hyperkapnischer Stimulation des Atemantriebes die adäquate Erhöhung von Atemminutenvolumen und Atemzugvolumen bei PAV im Vergleich zu PSV mit geringerer Anstrengung der Atemmuskulatur verbunden ist. Erste Studien über die nichtinvasive Anwendung von PAV beim akuten respiratorischen Versagen liegen vor. PAV war in der Lage, die mittels Borg-Scale dokumentierte Atemnot deutlich zu lindern.

Die Intubation und **CMV** sollten bei COPD oder Status asthmaticus durch rechtzeitige Einleitung einer antiobstruktiven Therapie und Durchführung der nichtinvasiven Beatmung vermieden werden. Eine Indikation zur Intubation und kontrollierten Beatmung besteht bei Verschlechterung des mentalen Status und mangelnder Mitarbeit, bei klinischen Zeichen einer progredienten Atemmuskelermüdung, bei progredienter Verschlechterung der Blutgasparameter und der respiratorischen Azidose, bei lebensbedrohlichen Herzrhythmusstörungen und bei Hypopnoe bzw. Apnoe. Während CMV ist die Spontanatmung des Patienten meist durch Sedierung ausgeschaltet, es wird die gesamte Ventilation und somit die Atemarbeit von der Maschine übernommen, Dyspnoe besteht daher nicht mehr. Die Beatmung erfolgt meist druck- und/oder volumengesteuert. Normalerweise wird ein Atemzugvolumen von 6–10 ml/kg KG und eine Atemfrequenz von 6–12/min gewählt. Das eingestellte Atemmuster sowie die Anwendung von PEEP sind vom jeweiligen Lungenzustand und von der Atemmechanik des Patienten abhängig. Infolge der exspiratorischen Atemflussbehinderung sowohl bei Asthma als auch bei COPD ist ein Atemzeitverhältnis mit langen Exspirationszeiten erforderlich. Bei spontanatmenden Patienten kommen kontrollierende Modi meist als „Backup-Ventilation", zum Beispiel bei nächtlichen Apnoephasen, zum Einsatz.

Verbesserung der Atemmuskelfunktion

Es besteht ein nachgewiesener Zusammenhang zwischen einer „weakness" oder einer Ermüdung der Atemmuskulatur und der Dyspnoe. Wenn der Druck, der von den Atemmuskeln generiert werden muss, sich dem maximal möglichen Druck nähert, nimmt die Atemnot zu. Eine Verbesserung der Pumpkapazität durch Training verringert daher die Dyspnoe. Dies kann durch ergometrische Belastung oder durch spezifisches inspiratorisches Atemmuskeltraining erreicht werden. Es gibt Hinweise in der Literatur, dass inspiratorisches Atemmuskeltraining mit Atmung über vorgeschaltete Resistances die Intensität der Atemnot verringert. In diesem Zusammenhang ist auch auf eine adäquate Ernährung hinzuweisen. 30–50 Prozent der COPD-Patienten sind untergewichtig. Ein verringertes Körpergewicht ist mit verringerter Zwerchfellmasse, verringerter Faserdicke der Interkostalmuskeln und des Sternocleidomastoideus und daher mit geringerer Kraft beziehungsweise Ausdauerleistungsfähigkeit assoziiert. Es konnte gezeigt werden, dass enterale und parenterale Ernährung insbesondere die Behebung von Elektrolytstoffwechselstörungen (z. B. Hypophosphatämie, Hypomagnesämie) die Atemmuskelfunktion verbessert.

Die Funktion der Atemmuskulatur wird auch durch eine Verbesserung der Atemmechanik gestärkt. Jede bereits besprochene Intervention wie antiobstruktive Pharmakotherapie oder eine Beatmungstherapie, die dynamische Überblähung reduziert, wird die Atemmuskulatur entlasten und die Atemnot lindern. Zu erwähnen sind auch volumenreduzierende chirurgische Verfahren beim Lungenemphysem, mit dem Ziel, durch Verkleinerung des Lungenvolumens die Länge-Spannungs-Beziehung des Zwerchfelles und somit seine Kontraktilität zu verbessern.

Anpassung des Verhaltens an die Dyspnoe

Ein vollständiger Therapieplan muss auch berücksichtigen, dass Atemnot die Psyche und das Verhalten der Patienten beeinflusst. Therapieresistente Dyspnoe führt sehr oft zu einem Verlust der Motivation und zu einer weiteren Verringerung der Mobilität. Therapeutische Maßnahmen sollten daher nicht nur hinsichtlich des funktionellen Status, sondern auch hinsichtlich des subjektiven Befindens beurteilt werden. Bei der Verordnung einer Heimsauerstoff- oder einer Heimbeatmungstherapie müssen Faktoren wie Selbstwertgefühl, Eitelkeit und Selbstachtung berücksichtigt werden. Der Patient ist durch seine Erkrankung und den dadurch veränderten Lebensbedingungen oftmals gezwungen, seine Erwartungen und Beiträge hinsichtlich seines sozialen Umfeldes zu ändern. Die dadurch veränderten sozialen Beziehungen zu Familie, Arbeitswelt etc. sind in therapeutische Überlegungen einzubeziehen. Intakte soziale Beziehungen können speziell bei hochgradiger Symptomatik zur Linderung beitragen. Bei terminaler Dyspnoe sollte durch großzügigen Einsatz von Opiaten ein größtmöglicher Komfort gewährleistet werden.

Evidenz der Therapieempfehlungen bei Dyspnoe und COPD	Empfehlungs- stärke
Sauerstofftherapie	A
Antiobstruktive Pharmakotherapie	
Anticholinergika	A
β2-Agonisten	A
Glukokortikoide iv. (bei akutem resp. Versagen)	A
inh. Glukokortikoide (bei chron. resp. Versagen)	B
Theophylline	A
Nichtinvasive Beatmung (bei akutem resp. Versagen)	A
Nichtinvasive Beatmung (bei chron. resp. Versagen)	D
dosiertes Ergometertraining	A
spezifisches Atemmuskeltraining	B
Beeinflussung des Verhaltens inkl. Raucherentwöhnung	A
Lungenvolumen reduzierende Operationen	C
Lungentransplantation	C

Literatur

Altose MD, Cherniack NS, Fishman AP (1985) Respiratory sensations and dyspnea. J Appl Physiol 58: 1051

Altose MD, Cherniack NS (1981) Respiratory sensation and respiratory muscle activity. Adv Physiol Sci 10: 111

Bellamare F, Grassino A (1982) Effect of pressure and timing of contraction on human diaphragm fatigue. J Appl Physiol 53: 1190

Borg G (1973) Perceived exertion: A note on „history" and methods. Med Sci Sports 5: 90

Campbell EJM, Howell JBL (1962) The sensation of breathlessness. Br Med Bull 19: 36

Celli BR (1995) Pulmonary rehabilitation in patients with COPD. Am J Respir Crit Care Med 152: 861

Howell JBL, Campbell EJM (eds) (1966) Breathlessness. Blackwell Scientific Publications, London

Jubran A, Tobin MJ (1997) Pathophysiologic basis of acute respiratory distress in patients who fail a trial of weaning from mechanical ventilation. Am J Respir Crit Care Med 155: 906

Killian KJ, Jones NL (1988) Respiratory muscles and dyspnea. Clin Chest Med 9: 237

Killian KJ, Summers E, Jones NL, Campbell EJM (1992) Dyspnea and leg effort during incremental cycle ergometry. Am Rev Respir Dis 145: 1339

Lane R, Cockcroft A, Adams L, Guz A (1987) Arterial oxygen saturation and breathlessness in patients with chronic obstructive airway disease. Clin Sci 72: 693

Mahler DA, Harver A, Lentine T et al. (1996) Descriptors of breathlessness in cardiorespiratory diseases. Am J Respir Crit Care Med 154: 1357

Mahler DA, Rosiello R, Harver A et al. (1987) Comparison of clinical dyspnea ratings and psychological measurements of respiratory sensation in obstructive pulmonary disease. Am Rev Respir Dis 135: 1229

Petrof BJ, Legare M, Goldberg P, Milic-Emili J, Gottfried SB (1990) Continuous positive airway pressure reduces work of breathing and dyspnea during weaning from mechanical ventilation in severe chronic obstructive pulmonary disease. Am Rev Respir Dis 141: 281

Wassermann K, Cassaburi R (1988) Dyspnea: Physiological and pathophysiological mechanisms. Ann Rev Med 39: 503

Widdicombe JG (1982) Pulmonary and respiratory tract receptors. J Exp Biol 100:41

17.3 Koma
Wilfried Lang

17.3.1 Einleitung

„Koma" ist klinisch definiert als Zustand, in dem ein Patient weder durch Ansprache noch durch Schmerzreize weckbar ist. Weckbarkeit wird als vorhanden betrachtet, wenn die Augen auf den Reiz hin geöffnet werden. Das Öffnen der Augen gilt als Zeichen von Wachheit, von Zuwendung der Aufmerksamkeit zur Außenwelt. Ein Zustand der Wachheit wird als Voraussetzung für die bewusst-kontrollierte Verarbeitung von Informationen betrachtet, ob sie nun aus Umgebung, Körper oder Erinnerung stammen.

17.3.2 Pathophysiologie

Die Formatio reticularis im Bereich von Pons (Brücke) und Mesenzephalon (Mittelhirn), Anteile des Thalamus (im Dienzephalon, Zwischenhirn) und weite Bereiche der Hirnrinde (Kortex) sowie die Bahnverbindungen bilden ein Netzwerk zur Steuerung und Aufrechterhaltung von Wachheit und Bewusstheit. Die Unterbrechung des Netzwerks an einer Stelle kann ein komatöses Zustandsbild verursachen. Die schädigenden Mechanismen sind vielfältig:

- eine Zerstörung von Neuronen (z. B. infolge eines Traumas, einer Blutung oder einer Ischämie mit einem Abfall der Perfusion unter einen bestimmten Grenzwert),
- eine Beeinträchtigung des Funktionsstoffwechsels von Neuronen (bei Hypoxie, Ischämie in begrenztem Ausmaß, metabolische Beeinträchtigung des Energiestoffwechsels) oder
- eine Störung der „Kommunikation" der Nervenzellen über eine Beeinträchtigung der Elektrogenese der Information

oder der synaptischen Übertragung (z. B. Intoxikationen, metabolische Enzephalopathien → **Hypothese** der Bildung falscher Transmitter).

Diese schädigenden Mechanismen sind entweder lokalisiert (z. B. pontine Blutung, beidseitiger paramedianer Thalamusinfarkt, Vitamin-B_1-Mangel → periventrikuläre, thalamomesenzephale Nekrosen, „Hirnstammenzephalitis") oder global (globale Hypoxie/Ischämie, Hypoxie, hepatische Enzephalopathie). Zusätzlich zur Gefährdung des Betroffenen durch die strukturelle und funktionelle Schädigungen des ZNS kommt es zur Lebensgefahr durch Atemwegsverlegung und Aspiration.

Tabelle 17.3-1. Klassifizierung der Komaursachen nach dem Zeitdruck (nach D. Seidler)

Zeit-druck	Metabolische Ursachen	Vergiftung	Neurologische Ursachen
Hoch	Hypoxie, Hypoglykämie	In Resorption; Antagonisierung möglich	Transtentorielle Herniation (jeder Ursache), zerebrale Ischämie (Thrombolyse?); zerebelläre Blutung; bakterielle Meningitis
Mittel	Hyperglykämie, Hyperkapnie, Elektrolytentgleisung	Maximale Symptomatik	Subarachnoidalblutung; behandelbare virale Enzephalitis
Gering	Sonstige	In Elimination	–

17.3.3 Diagnostik

Erste Maßnahme: Überprüfen/Sichern und Überwachen der Vitalfunktionen

Die Sicherung der Vitalfunktionen ist die Grundlage der Erstversorgung, und entspricht den allgemeinen Regeln der Erstversorgung. Besonderes Augenmerk erfordert das Freihalten der Atemwege, zumindest durch Seitlagerung, wenn notwendig durch Intubation, auch bei Bewusstseinstrübung mit bekannter Ursache und guter Prognose wie bei Vorliegen einer Alkoholintoxikation. Symptome der Ateminsuffizienz, Störungen der Atemrhythmik, Gefahr der Aspiration oder Hinweise auf stattgefundene Aspiration erfordern Intubation und Respiratortherapie. Bei Personen ohne gezielte Schmerzabwehr ist die Gefahr einer Aspiration gegeben. Im Rahmen der ersten Maßnahmen erfolgt eine Beurteilung und ein Monitoring von Blutdruck und Puls. Bei Hinweisen auf eine kardiale oder respiratorische Insuffizienz ist eine weitere Abklärung (Blutgase, CK, CK-MB, Troponin-T) notwendig.

Strategie der Diagnostik

Nach Stabilisierung der Vitalfunktionen richtet sich die weitere Diagnostik danach, rasch den maximalen therapeutischen Nutzen zu erzielen. Tabelle 17.3-1 klassifiziert die verschiedenen Ursachen des Komas nach dem Zeitdruck, der für Diagnostik und Therapie besteht. Beispielsweise sollte eine einfach zu erkennende und rasch behandelbare Ursache wie die Hypoglykämie entsprechend rasch erkannt und durch Gabe von Glukose (50–125 ml Glukose 40% i.v.) behandelt werden. Hier ist die Behandlung bereits präklinisch möglich. Bei begründetem Verdacht auf das Vorliegen einer Intoxikation mit einem Opiat oder Benzodiazepin sollte rasch eine entsprechende Antagonisierung versucht werden (Naloxon 0,4–2,0 mg i.v. bzw. Flumazenil 0,5 mg i.v.). Die neurologische Abklärung wird sich auf das Vorliegen solcher Ursachen konzentrieren, die nur in engen zeitlichen Grenzen behandelbar sind (Beispiel: Thrombolyse beim ischämischen Schlaganfall) oder eine rasch zunehmende Schädigung des Gehirns bedeuten und effektiv behandelt werden können (operative Dekompression bei transtentorieller Herniation infolge epi- oder subduralem Hämatom; Ventrikeldrainage ggf. mit operativer Dekompression bei zerebellärer Blutung mit Kompression des Hirnstamms und Hydrozephalus; Meningitis). Keinesfalls darf sich die Diagnostik und Therapie nach einem Prinzip der ungünstigsten Möglichkeit („worst case") oder nach dem (Nicht-)Vorhandensein diagnostischer Methoden richten. Wesentlich für eine rasche Abklärung ist auch, dass rasch nach zwei Richtungen gesucht wird: einerseits nach Hinweisen auf eine Intoxikation oder auf eine metabolische Ursache, andererseits nach einer primär zerebralen Ursache. Die Stabilisierung der Vitalfunktionen ist dabei stets vorrangig.

Demographie, Zeitverlauf und Grund- und Begleiterkrankung, Anamnese

Demographische Daten, Angaben über den Zeitverlauf bei der Entwicklung des Komas sowie Grund- und Begleiterkrankungen sind ein Wegweiser in der Differentialdiagnostik (Tabelle 17.3-2). Angaben über das Akutereignis durch Anwesende sind ebenso wichtig wie über Grund- und Begleiterkrankungen sowie das soziale Umfeld durch nahe stehende Personen. Ein Fehlen der Informationen kann nur durch einen hohen Aufwand an Diagnostik wieder ausgeglichen werden.

Diagnostik und Therapie einer primär zerebralen Ursache

Der neurologischen Untersuchung kommt eine wesentliche Bedeutung zu. Die Ergebnisse der Untersuchung legen die Komatiefe fest, weisen auf den Ort der Schädigung und – zusammen mit Anamnese, Zeitverlauf und Symptomen bei der Entwicklung des Komas – auf die Ätiologie hin. Die Ergebnisse der neurologischen Untersuchung (Status) beeinflussen den Ablauf der weitergehenden Diagnostik, der Bildgebung und der Liquordiagnostik.

Die Komatiefe wird über die Art der Schmerzreaktion festgelegt. Der applizierte Schmerzreiz darf zu keiner Hautverletzung führen. Es eignet sich daher beispielsweise der Druck auf den Fingernagel (s. Übersicht).

Angaben	Mögliche Komaursache
Demographie	
Ältere Menschen	Metabolische Ursachen; Intoxikationen; chronisch subdurales Hämatom
Jugendliche	Intoxikationen (Medikamente, Drogen); Meningitis; postiktaler Dämmerzustand; Subarachnoidalblutung; Hirnvenenthrombose; metabolische Ursachen (Diabetes)
Zeitintervall zwischen ersten Symptomen und Bewusstseinsverlust	
Sekunden	Vaskuläre Ursachen: Subarachnoidalblutung; Basilaristhrombose; Blutung (Hirnstamm/Zerebellum), Z. n. Herzstillstand
Stunden	Meningitis/Enzephalitis; Intoxikation; metabolische Ursachen
Grund- und Begleiterkrankungen	
Alkoholkrankheit	Alkoholintoxikation; chronisch subdurales Hämatom; metabolisches Koma (hepatisches Koma, Hypoglykämie), postiktaler Dämmerzustand, Meningitis/Enzephalitis
Diabetes mellitus	Hypoglykämie, ketoazidotisches Koma
Malignom, Immunsuppression	Primärer Hirntumor, Metastase, sekundäre vaskuläre Störungen (Infektion, Sepsis, Chemotherapie), metabolisch (Elektrolyte, Hypoglykämie); Meningitis/Enzephalitis, ernährungsbedingt (Vitamin B_1, B_{12}), paraneoplastisch (limbische Enzephalitis, Anfälle)

Tabelle 17.3-2. Angaben zu möglichen Ursachen eines Komas

Komatiefe
- Grad I: Prompte, ausgiebige und gerichtete Reaktion des stimulierten Körperabschnitts
- Grad II: Träge, wenig ausgiebige, aber gerichtete Reaktion
- Grad III: Keine gezielte Schmerzreaktion, sondern stereotype Automatismen mit (a) Beugung der oberen Extremitäten/Streckung der unteren Extremitäten bei Intaktheit von Nucleus ruber (Mesenzephalon und Nucleus vestibularis (Pons) oder (b) Streckung der oberen und unteren Extremitäten bei Ausfall des Nucleus ruber und Intaktheit des Nucleus vestibularis)
- Grad IV: Fehlende Schmerzreaktion

Die neurologische Untersuchung ermöglicht eine ätiopathogenetisch ausgerichtete Klassifikation des Komas (siehe Übersicht).

Klinisch-neurologische Leitsyndrome
- Koma mit Verletzungszeichen im Kopfbereich
- Koma mit Zeichen einer meningealen Reizung
- Koma mit neurologischen Herdzeichen
  - Hirnstammzeichen
  - Halbseitensyndrom (mit erhaltenen Hirnstammreflexen)
  - Tetraparese
- Koma ohne Meningismus/ohne Herdzeichen und negativer CCT
- Koma mit Hinweisen auf einen epileptischen Anfall
- Psychogenes Koma

Koma mit Verletzungszeichen im Kopfbereich Auch wenn der Patient/die Patientin mit Koma unklarer Ursache und somit ohne expliziten Hinweis auf eine traumatische Schädigung des Gehirns eingeliefert wird, sollte der Kopf auf Prellmarken untersucht werden. Stürze können sich beispielsweise im Rahmen eines akuten zerebrovaskulären Ereignisses, einer Alkoholintoxikation oder eines epileptischen Anfalls ereignen. Sie müssen nicht notwendigerweise die primäre Ursache des Komas sein, können aber sekundär durch Ausbildung eines epiduralen oder subduralen Hämatoms zum komaverursachenden Faktor werden. Angaben des Rettungspersonals über den Auffindungsort ergeben weitere Hinweise auf das mögliche Vorhandensein eines Schädel-Hirn-Traumas.

Koma mit meningealer Reizung Die Nackensteifigkeit (Meningismus) wird bei passivem Anheben des Kopfes durch einen plötzlich (ruckartig) auftretenden Widerstand erkannt. Passive Drehungen des Kopfes nach rechts und links sind auch bei ausgeprägtem Meningismus möglich. Neben dem Widerstand bei passiver Flexion des Kopfes können folgende Zeichen beobachtet werden: mimische Schmerzreaktion, Abwehr, Anziehen der Beine (Brudzinski-Zeichen). Das Prüfen weiterer Zeichen, wie das Kernig-Zeichens (passives Anheben der gestreckten Beine führt zur Beugung in den Kniegelenken), ist wenig gebräuchlich. Wichtig ist, dass der Meningismus bei tiefem Koma nicht vorhanden sein muss, obwohl eine meningeale Reizung besteht.

Perakute Entwicklung des Koma Bei „schlagartig" aufgetretenem Koma mit meningealen Zeichen ist eine Subarachnoidalblutung (SAB) wahrscheinlich. Bei einer SAB, die schwer genug war, um ein Koma zu bewirken, gelingt stets der Nachweis des Bluts im Subarachnoidalraum mittels CCT. Ein Meningismus kann allerdings bei dramatischen, apoplektiformen Verlaufsformen oft erst verzögert feststellbar sein oder fehlen. Eine Lumbalpunktion ist bei positivem CCT kontraindiziert. Eine bestehende Hypertonie muss bereits bei Verdacht (noch vor dem Nachweis im CCT) behandelt werden. Es sollte der Blutdruck normalisiert werden. Etwaige Gerinnungsstörungen müssen beachtet und ggf. behandelt werden. Im weiteren Verlauf ist auf eine Verschiebung der komaverursachenden Faktoren zu achten: Entwicklung eines Hydrozephalus, Rezidivblutung, Ischämie bei Vasospasmus, Hyponatriämie (SIADH).

17.3 Koma

Entwicklung des Komas über Stunden Meningismus, Status febrilis sowie eine Entwicklung des Komas innerhalb von Stunden sprechen für das Vorliegen einer bakteriellen (eitrigen) Meningitis. Bei Verdacht auf erhöhten intrakraniellen Druck (Koma, insbesondere auch bei zusätzlich vorhandenen Herdzeichen) muss der Lumbalpunktion eine bildgebende Diagnostik vorausgehen. In diesem Fall wird ein Erregernachweis zunächst über Blutkultur und Rachenspülflüssigkeitskultur angestrebt. Es erfolgt (noch vor der Bildgebung) eine empirische Antibiotikatherapie, die sich nach Alter sowie Grund- und Begleiterkrankung richtet (Tabellen 17.3-3 und 17.3-4).

Ergibt sich aus der Bildgebung (CCT evtl. mit intravenöser Kontrastmittelapplikation) keine Gefahr für eine transtentorielle Herniation (Einklemmung) bei spinaler Liquorabnahme, so wird diese bei liegendem Patienten (evtl. Kopftieflage) durchgeführt. Sollten Zeichen einer transtentoriellen Herniation (z. B. plötzliche Zunahme der Pupillenweite) auftreten, werden eine Osmotherapie (z. B. 100 ml 20% Mannit i.c.) verabreicht und der Kopf tiefgelagert. Es erfolgt eine Auswertung nach Zellzahl, Einweiß, Glukose (Vergleich Liquor – Serum), Gramfärbung und Liquorkultur. Findet sich in der CCT eine Raumforderung (z. B. Hirnabszess), erfolgen eine neurochirurgische und HNO-Untersuchungen und ggf. eine Intervention. Je nach den Ergebnissen von CCT (z. B. Hirnabszess), Liquordiagnostik (Gramfärbung oder Antigentest) sowie Begleit- und Grunderkrankungen (z. B. Endokarditis, Otitis, Immunsuppression) wird im weiteren Verlauf eine gezieltere Antibiotikatherapie angestrebt. Wesentlich im Verlauf ist die Beachtung von Komplikationen, die mit einer Verschiebung der komaverursachenden Faktoren einhergehen können (disseminierte intravasale Koagulopathie, Schock, Syndrom der inadäquaten ADH-Sekretion, Hirnödem, zerebrale Krampfanfälle, Hydrozephalus, zerebrale Ischämie, septische Sinusvenenthrombose).

Entwicklung des Komas über Tage Die tuberkulöse Meningitis hat eine langsamere Entwicklung, meist über Wochen. Ein Syndrom aus Nackensteife, Hirnnervenausfällen, fluktuierenden vaskulitischen Herdzeichen und Hydrozephalus mit Bewusstseinstrübung muss an eine tuberkulöse Meningitis denken lassen. Es bestehen im Liquor eine lymphozytäre Pleozytose (100–500 Zellen/μl), eine ausgeprägte Störung der Blut-Liquor-Schranke und eine Verminderung von Glukose im Liquor. Die Tbc-PCR hat eine Sensitivität von 50–85%. Im MRT können meningeale Kontrastmittelanreicherungen zur Diagnose führen.

Koma mit neurologischen Herdzeichen Die Untersuchung nach Herdzeichen sollte rasch durchgeführt werden, um für die nächsten diagnostischen Schritt, die bildgebende Diagnostik, wenig Zeit zu verlieren. Parallel zur Untersuchung erfolgt die Vorbereitung des Patienten/der Patientin für den Transport.

Hirnstammzeichen Untersucht werden: die spontane Position und Bewegungen beider Augen, Pupillenweite und Lichtreaktion, zervikookulärer Reflex (auch als „okulozephaler Reflex" bezeichnet) und die Atmung. Dyskonjugierte Stellungen der Augen sind bei komatösen Patienten häufig, da die Bulbi nach Wegfall der Fixation in eine Ruhelage gehen, die divergent sein kann (z. B. auch beim latenten Schielen). Ausgeprägte Fehlstellungen (>20°) können Zeichen einer infra- oder supranukleären Störung der Okulomotorik sein. Besteht zusätzlich eine einseitige Mydriasis (mit fehlender oder abgeschwächter Lichtreaktion, so liegt in der Regel eine Okulomotoriusparese vor. Die einseitige Okulomotoriusparese entsteht entweder durch eine Verletzung im peripheren Verlauf (Kompression im Bereich der Klivuskante) oder im Rahmen einer einseitigen transtentoriellen Herniation. Beidseitig weite Pupillen mit fehlender oder abgeschwächter Lichtreaktion werden nach Hypoxämie, epileptischem Anfall, Hypothermie, Vergiftungen mit Medikamenten (insbesondere trizyklische Antidepressiva) oder einer akuten, beidseitigen Schädigung des Mesenzephalon gefunden. Akut im Rahmen des Komas aufgetretene einseitige oder beidseitige enge Pupillen (Miosis) sind Folge einer ein- oder beidseitigen Ponsläsion bzw. einer Opiatvergiftung. Bei komatösen Patienten mit erhaltenen Hirnstammfunktionen kommt es bei passiven Kopfbewegungen zu einer konjugierten Augenbewegung zur Gegenseite (zervikookulärer Reflex). Hirnstammverletzungen bewirken in der Regel eine vollständige oder teilweise (z. B. Abduktion eines Auges, fehlende Adduktion des anderen Auges) Beeinträchtigung des Reflexbogens. Der horizontale zervikookuläre Reflex ist bei Läsionen in der Pons, der vertikale bei mesenzephalen Läsionen fehlend oder beeinträchtigt. Bei Schädigung des Hirnstamms (Mesenzephalon, Pons) kann eine Hyperventilation als Zeichen der zentralen Enthemmung von Reflexmechanismen im Hirnstamm oder Atempausen (Apneusis)

Tabelle 17.3-3. Empirische Antibiotikatherapie (nach Schmutzhard 2000)

Alter	Antibiotische Therapie	Erreger
3 Monate bis 18 Jahre	Penicillin G oder Cefotaxim/ Ceftriaxon	Neisseria meningitidis, Streptococcus peumoniae, Haemophilus influenzae
>18 Jahre	Penicillin G oder Cefotaxim/ Ceftriaxon	Neisseria meningitidis, Streptococcus pneumoniae
>50 Jahre	Ampicillin + Cefotaxim/Ceftriaxon	Streptococcus pneumoniae, Listerien, Neisseria meningitidis, gramnegative Stäbchen

Tabelle 17.3-4. Dosierung der antibiotischen Therapie

	Erwachsene (Tagesdosis und Dosierungsintervall)	Kinder (Tagedosis in mg/kg KG und Dosierungsintervall)
Cefotaxim	6–12 g (8 h)	200 (6 h)
Ceftriaxon	2–4 g (24 h)	80–100 (24 h)
Penicillin G	20–40 Mio E (4 h)	250.000 E (4 h)

auftreten. Bei Läsion der Medulla oblongata ist die Atmung ataktisch, eine primäre und isolierte Schädigung dieser Struktur führt aber nicht zum Koma (sondern zu einem Locked-in-Syndrom).

Halbseitensyndrom Zeichen einer Hemiparese (-plegie) sind: halbseitige Verminderung der spontanen und/oder der schmerzinduzierten Bewegungen, Außenrotation des plegischen Beins, positives Babinski-Zeichen (sehr früh nachweisbar). Das Halbseitensyndrom (ohne Hirnstammzeichen) weist auf eine Verletzung der gegenüberliegenden Hirnhälfte hin. In der Regel besteht zusätzlich eine konjugierte Blickdeviation zur Seite der Hirnläsion. Ereignet sich im Bereich der Hirnläsion ein (fokaler) epileptischer Anfall, dann wenden sich die Augen zur Gegenseite (d. h. zur gelähmten Körperhälfte). Eine solche Beobachtung ist bedeutend, da sie den epileptischen Anfall erkennen lässt, der ansonsten verborgen bleibt, da sich die plegische Muskulatur nicht kontrahiert. Gelegentlich finden sich aber noch diskrete Muskelzuckungen. Bei Hinweis auf das Vorliegen eines epileptischen Anfallsgeschehens werden eine antikonvulsive Therapie und Prophylaxe eingeleitet. Ein Sistieren der Muskelzuckungen beim komatösen Patienten bedeutet nicht unbedingt ein Sistieren der epileptischen Aktivität, sondern kann Ausdruck eines nichtkonvulsiven Status sein. Es wäre möglich, den nichtkonvulsiven (fokalen) Status epilepticus im EEG nachzuweisen. Hierzu besteht aber in diesem Stadium der Diagnostik keine Zeit, das EEG sollte jedoch bei Verdacht zu einem späteren Zeitpunkt durchgeführt werden. Eine antikonvulsive Therapie und Prophylaxe werden auch eingeleitet, wenn fremdanamnestisch ein Anfallsgeschehen beim Akutereignis berichtet wird.

Antikonvulsive Therapie beim Status epilepticus (nach Baumgartner 2001)

1. Maßnahme
   - Diazepam (10–20 mg i.v. – 5 mg/min) oder
   - Clonazepam (1–2 mg i.v. – 0,5 mg/min) oder
   - Lorazepam (4–8 mg i.v. – 2 mg/min) oder
   - Midazolam (5–10 mg i.v. – 2,5 mg/min)
2. Maßnahme (bei Anfallsunterbrechung und bei Weiterbestehen der Anfälle)
   - Anfallsprophylaxe mit Fosphenytoin (15–20 mg PE/kg i.v. – 150 mg/min) oder
   - Anfallsprophylaxe mit Phenytoin
3. Maßnahme (bei Weiterbestehen der Anfälle)
   - Zusätzliche Gabe von Fosphenytoin (5–10 mg PE/kg i.v. – 150 mg/min)
4. Maßnahme (bei Weiterbestehen der Anfälle)
   - Eventuell Versuch mit Valproinsäure (15–20 mg/kg i.v.) oder
   - Intubation – Narkose (mit Thiopental oder Propofol oder Midazolam)

Tetraparese (-plegie) Eine Tetraparese (-plegie) sollte klinisch erkannt werden. In der Regel besteht ein schlaffer Muskeltonus an den oberen und unteren Extremitäten. Das Babinski-Zeichen (Dorsalextension der Großzehe beim Bestreichen des lateralen Fußrands) ist bereits in der Akutsituation beidseits positiv. Koma, Hirnstammzeichen und Tetraparese (-plegie) sind immer Folge einer schweren Schädigung des Hirnstamms, z. B. infolge eines akuten (vetrebro-)basilären Verschlusses, einer pontomesenzephalen Blutung oder einer Kleinhirnblutung mit akuter Hirnstammkompression und/oder Liquorabflussstörungen.

Mit positiver CCT Die kraniale Computertomographie ermöglicht den Nachweis von Blutungen (intrazerebral, epidural, subdural, subarachnoidal mit zusätzlichem intrakraniellem Hämatom), Tumoren, Abszessen. Indirekte Zeichen wie ein hyperdenses Gefäßzeichen, Hypodensitäten oder lokale Schwellungen deuten auf eine Ischämie hin. Gemeinsam mit dem klinischen Bild kann der Verschluss einer Hirnarterie wie der A. cerebri media oder der A. basilaris diagnostiziert werden. Bei entsprechender Sicherheit in der Beurteilung des klinischen Bildes und Erfahrung kann die Thrombolyse, intraarteriell oder intravenös, eingeleitet werden. Die intravenöse (systemische) Thrombolyse (s. folgende Übersicht) des ischämischen Schlaganfalls wurde für Europa innerhalb eines Zeitfensters von 3 h zugelassen, wenn keine Kontraindikationen vorliegen. Die intraarterielle Thrombolyse erfolgt im Einzelfall bzw. im Rahmen von Studien mit Zustimmung der Ethikkommission. Das Vorhandensein einer Kleinhirnblutung mit Koma infolge von Hirnstammkompression und Hydrozephalus erfordert eine sofortige neurochirurgische Intervention (Dekompression im Bereich der hinteren Schädelgrube und/oder externe Liquordrainage). Epi- und subdurale Hämatome mit Koma infolge transtentorieller Herniation erfordern ebenso eine sofortige operative Dekompression. Eine möglicherweise vorhandene Gerinnungsstörung sollte nach Möglichkeit ausgeglichen werden (z. B. Gabe der Vitamin-K-abhängigen Gerinnungsfaktoren bei oraler Antikoagulation). Beim Vorhandensein von Gerinnungsstörungen sollte der meist deutlich erhöhte Blutdruck unter einen Bereich von RR syst. <160 mmHg gesenkt werden. Falls keine Gerinnungsstörung besteht, wird der Blutdruck in der Regel erst bei Werten >200/110 mmHg langsam gesenkt.

Systemische Thrombolyse (nach Adams et al. 1996)

- Voraussetzungen: Intensivmedizinische Erfahrung, Stroke unit
- Klinische Ausschlusskriterien
- orale Antikoagulation
- Verwendung von Heparin in den letzten 24 h mit Verlängerung der aPTT
- Thrombozyten unter 100.000/mm³
- Schlaganfall oder ein schweres Schädel-Hirn-Trauma in den letzten 3 Monaten
- Größere Operation innerhalb der letzten 14 Tage
- RR syst. >185 mmHg bzw. RR diast. >110 mmHg bei Behandlungsbeginn
- Rasche Rückbildung der neurologischen Ausfallssymptomatik
- Isolierte, gering ausgeprägte Symptome wie Dysarthrie, Ataxie, Sensibilitätsstörung
- Geringe Schwäche
- Frühere, intrazerebrale Blutung
- BZ >400 mg/dl; BZ <50 mg/dl
- Epileptischer Anfall beim Beginn des Schlaganfalls
- Gastrointestinale oder urogenitale Blutung innerhalb der letzten 21 Tage
- Rezenter Myokardinfarkt
- Nicht erlaubte Begleitmedikation innerhalb von 24 h nach der Thrombolyse: Aspirin, Heparin, Ticlopidin (u. a. Thrombozytenaggregationshemmer)
- Durchführung: 0,9 mg rt-PA/kg (10% als Bolus i.v.; 90% kontinuierlich i.v.); maximale Dosis: 90 mg

Mit negativer CCT Bei Vorliegen neurologischer Herdzeichen, fehlendem Meningismus und negativer CCT weist ein plötzliches Auftreten des Komas auf eine zerebrale Ischämie (z. B. Verschluss der A. basilaris, Verschluss der A. cerebri media) hin. Bei entsprechender Erfahrung und Sicherheit in der Beurteilung des klinischen Bildes kann eine Thrombolyse erwogen werden (intravenöse Thrombolyse, s. Übersicht). Die Magnetresonanztomographie (MRT), insbesondere die diffusionsgewichtete MRT hat eine hohe Sensitivität für das Erkennen einer zerebralen Ischämie im Frühstadium. Bei Entwicklung des Komas über einen längeren Zeitraum (Stunden, Tage) ergeben sich aus dem MRT Hinweise auf verschiedene Erkrankungen wie eine Enzephalitis oder eine tiefe zerebrale Venenthrombose (beidseitige Pyramidenzeichen), die ggf. durch eine Liquordiagnostik weiter abgeklärt werden.

Bei Vorliegen einer Herpes-simplex-Enzephalitis besteht in der Regel ein mesiotemporales Ödem als Zeichen der Entzündung im MRT. Das Liquorbild ist gekennzeichnet durch ca. 500 Zellen/mm³, eine leichte Störung der Blut-Liquor-Schranke und eine positive HSV-PCR (hohe Sensitivität). Eine Behandlung wird bereits bei Verdacht durchgeführt (Aciclovir 10–20 mg/kg, 8-stündlich). Ein fokaler Status kann Ursache des Komas bei HSV-Enzephalitis sein (fokaler komplexer Status) und ohne motorische Entäußerung bestehen (nichtkonvulsiver Status). Bei entsprechendem Verdacht erfolgen eine antikonvulsive Therapie und die Sicherung der Diagnose mittels EEG. Eine Zytomegalieenzephalitis kann über eine Beteiligung des Hirnstamms ein Koma verursachen. Die Infektion tritt bei bestehender Immunschwäche (-suppression) auf, im MRT finden sich Marklagerläsionen ohne Kontrastmittelaufnahme, im Liquor können die Zellzahl leicht erhöht, die Blut-Liquor-Schranke leicht beeinträchtigt sein (Akuttherapie: Ganciclovir 2-mal 5 mg/kg i.v. oder Foscarnet 3-mal 60 mg/kg i.v.). Postinfektiös oder nach einer Impfung kann eine akute, demyelinisierende Enzephalomyelitis (ADEM) auftreten, die mit multifokalen neurologischen Ausfallserscheinungen beginnt und zum Koma führen kann. Im MRT finden sich flächige Marklagerveränderungen mit einheitlicher KM-Aufnahme, im Liquor besteht eine lymphozytäre Pleozytose (Therapie: 1000 mg Methylprednisolon i.v. über 3–5 Tage, dann rasches Ausschleichen). Die tiefe zerebrale Venenthrombose kann mit einer rasch progredienten Bewusstseinsminderung und neurologischen Herdzeichen (beidseitige Pyramidenzeichen) einhergehen. Das CCT kann indirekt eine tiefe zerebrale Venenthrombose anzeigen (hämorrhagische Diatheseblutung und Ödem im Thalamusbereich beidseits), das MRT hat eine größere Sensitivität für den Nachweis des Ödems. Beweisend kann eine MRT-Venographie sein, meist aber erfolgt der Beweis über digitale Subtraktionsangiographie (Therapie: Heparin mit dem Ziel einer Verlängerung der PTT um den Faktor 1,5–2, auch beim Vorhandensein einer venösen Stauungsblutung).

Mit negativer Bildgebung (CCT und MRT) Auch metabolische Störungen können mit neurologischen Herdzeichen einhergehen: Die Wernicke-Enzephalopathie ist Folge eines Vitamin-B_1-(Thiamin-)Mangels bei Malnutrition (Alkoholkrankheit, enterale Resorptionsstörungen, mangelnde hepatische Speicherung). Klinisch bestehen neben einer Verminderung der Wachheit (bis zum Koma) auch Hirnstammzeichen mit einer Beeinträchtigung der Okulomotorik. Die Therapie wird bereits bei Vorliegen einer entsprechenden Anamnese und auf Verdacht gegeben (Thiamin 100 mg i.v.).

Koma ohne Meningismus und ohne Herdzeichen und bei negativer CCT Dazu gehören:

- **Epileptisches Anfallsgeschehen**: Gehen generalisierte, epileptische Anfälle mit tonisch-klonischen Zuckungen einher (Grand mal), werden sie leicht erkannt und können bereits vor Abklärung ihrer Ursache entsprechend behandelt werden. Fokale Anfälle können mit geringen motorischen Zeichen einhergehen. Letztlich existiert auch das Bild des „nichtkonvulsiven" Status epilepticus mit einem Fehlen von motorischen Zeichen und mit Zeichen einer regionalen oder globalen Störung der Hirnfunktion (z. B. Verwirrtheit, Koma). Dieser Zustand kann mittels EEG erfasst werden. In der Akutsituation sollte nicht nur eine kurzfristig wirksame Beseitigung eines epileptischen Anfalls angestrebt werden, sondern auch die Einleitung einer Prävention weiterer Ereignisse (s. Übersicht S. 1453).
- **Meningitis**: Das Fehlen meningealer Zeichen schließt eine Meningitis nicht aus, weshalb bereits bei Verdacht eine Antibiotikatherapie durchgeführt wird. Der Liquorbefund wird zur Diagnose führen, wobei zu beachten ist, dass in einem sehr frühen Stadium der Erkrankung, bei Neugeborenen, sehr alten Menschen, bei Immunsuppression oder bei Zustand nach Splenektomie trotz massivem Bakterienbefall die Zellzahl gering sein kann (s. Tabelle 17.3-3).
- **Ischämischer Schlaganfall**: Der bilaterale paramediane Thalamusinfarkt geht in der Regel mit einem Koma einher, das neurologische Herdzeichen (amnestisches Syndrom, fehlende Konvergenzreaktion) maskiert.
- **Psychogenes Koma**: Beim psychogenen Koma reagieren die Patienten vielfach selbst auf starke Schmerzreize nicht durch Wegziehen des stimulierten Körperabschnitts. Sie vermeiden jedoch eine Selbstverletzung, indem z. B. ein passiv über das Gesicht erhobener und dann losgelassener Arm etwas zur Seite genommen wird, um nicht auf das Gesicht zu fallen. Die Hirnstammreflexe sind normal auslösbar. Oft besteht ein aktives Zukneifen der Augen, nach passiver Öffnung erfolgt ein rascher aktiver Lidschluss. Bei Belastung der Person, z. B. durch Geruchsbelästigung oder Schmerzreiz, ist eine Unruhe der geschlossenen Augen und Lider zu erkennen.

Intoxikation/metabolische Störungen

Typischerweise finden sich bei Intoxikationen und metabolischen Störungen keine neurologischen Herdzeichen. Eine

Hypoglykämie sollte bereits bei den ersten Maßnahmen erkannt und behandelt sein. Ebenso kann bei begründetem Verdacht auf Vorliegen einer Vergiftung mit Opiaten oder Benzodiazepinen und vitaler Gefährdung ein frühzeitiger Versuch der Antagonisierung erfolgen.

Die Ursache eines metabolischen Komas ergibt sich auch aus der Analyse von Serum und Harn. Wichtig ist die Bestimmung von: arteriellem Blutgas, Blutzucker, Blutbild, Elektrolyte, Leberparameter inkl. Ammoniak, Kreatinin und BUN, CK, Serumosmolarität, Gerinnung, Entzündungsparameter (CRP), Blutgruppenbestimmung und Kreuzprobe, Harn auf Ketonkörper. Es erfolgt der Ausgleich der metabolischen Störung. Serum, Harn und ggf. Mageninhalt werden für Untersuchungen auf exogene Substanzen asserviert.

Die Diagnose bei Vergiftungen wird fast ausschließlich durch Angaben von – noch kontaktierbaren – Patienten oder Informationen bei Auffindung gestellt. Die klinische Untersuchung gibt selten Hinweise (z. B. Ausatemluft „wie nach Alkohol"; Opiate mit der Trias: Koma, Miosis, Atemdepression mit verminderter Atemfrequenz bis zur Apnoe; trizyklische Antidepressiva: Koma, Tachykardie, Mydriasis und trockene Schleimhäute). Neben supportiven Maßnahmen sollte routinemäßig Aktivkohle zur Minimierung weiterer Resorption verabreicht werden (für den Erwachsenen 100 g peroral).

Evidenz der Therapieempfehlungen		
	Evidenzgrad	Empfehlungsstärke
Empirische Antibiotikatherapie	III	C
Antikonvulsive Therapie beim Status epilepticus	II, III	C
Systemische Thrombolyse	I	A

Literatur

Adams HP, Brott TG, Furlan AJ, Gomez CR, Grotta J, Helgason CM, Kwiatkowski T, Lyden PD, Marler JR, Torner J, Feinberg W, Mayberg M, Thies W (1996) Guidelines for thrombolytic therapy of stroke: a supplement to the guidelines for the management of patients with acute ischemic stroke. Stroke 27:1711–1718

Baumgartner Ch (Hrsg.) Handbuch der Epilepsien. Springer Wien New York, 2001

Schmutzhard E (2000) Entzündliche Erkrankungen des Nervensystems. Thieme, Stuttgart New York

17.4 Schock
Kurt Lenz

Schock ist ein sehr altes Problem der Menschheit und der Medizin. Die Beobachtung, dass große Blutverluste zu einer zunehmenden Schwächung und u. U. zum Tode führen, dürfte zu den Urerfahrungen der Menschheit gehören. Aber auch die Infektion als Schockursache ist seit langem bekannt und bereits von Hippokrates (460–370 v. Chr.) beschrieben worden. Das Wort „Schock" ist wahrscheinlich französischer Herkunft („choque"). 1743 wurde es erstmals durch den französischen Feldchirurgen Le Dran verwendet, um damit die mechanische und zum Tode führende Erschütterung, die der Organismus beim Auftreffen eines Geschosses erleidet, bezeichnete.

Unter Schock wird heute ein pathophysiologischer Zustand mit primär oder sekundär gestörter Makro- und Mikrozirkulation, bei dem die zelluläre Sauerstoffversorgung oder -verwertung unter den aktuellen Sauerstoffbedarf vermindert ist, verstanden. Die auslösenden Ursachen sind ein absolutes oder relatives Volumendefizit, eine verminderte Pumpleistung des Herzens, eine primäre Störung der Mikrozirkulation oder eine primäre Störung des Zellstoffwechsels. Sehr oft sind mehrere Ursachen gleichzeitig in unterschiedlicher Ausprägung vorhanden, die in der Folge zum Schockgeschehen führen. Inwieweit der Schock reversibel ist oder zum Tode führt, hängt einerseits von der Möglichkeit der Behebung der auslösenden Ursache, andererseits aber auch von der Schocktoleranz ab. Die Schocktoleranz der Zellen ist abhängig von der Fähigkeit der raschen Regeneration oxidativer Stoffwechselvorgänge. So weisen Patienten mit Leberzirrhose eine verminderte Schocktoleranz auf, wobei hier eine verminderte Regeneration dieser Stoffwechselwege als ursächlich angenommen wird. Der Schockzustand kann jedoch auch zu einer weiteren Aktivierung der Zytokinkaskade führen, wodurch der Schock sich selbst unabhängig von der auslösenden Ursache perpetuiert und damit der Krankheitszustand insgesamt weiter verschlechtert wird.

17.4.1 Formen des Schocks

Der Schock kann nach der Ätiologie in 6 Formen eingeteilt werden:

- hypovolämischer (einschließlich traumatisch-hämorrhagischer) Schock,
- septischer Schock,
- kardiogener Schock,
- anaphylaktischer Schock,
- Verbrennungsschock,
- neurogener Schock.

Diesen Schockformen liegen folgende Pathomechanismen zugrunde:

- Verminderung des venösen Rückflusses durch absoluten Volumenmangel – nach Blut-, Plasma-, Wasser- und Elektrolytverlusten im Rahmen einer inneren oder äußeren Blutung oder nicht kompensierten Flüssigkeitsverlusten über Magen/Darm, Niere oder Haut;
- Verminderung des venösen Rückflusses durch Abnahme des mittleren systemischen Füllungsdruckes im Rahmen einer Vasodilation oder durch mechanische Behinderung (relative Hypovolämie);
- Abnahme der Förderleistung des Herzens durch Abnahme der Kontraktilität im Rahmen ischämischer oder entzündlicher Erkrankung oder Kompression von außen (Perikardtamponade), durch hämodynamisch relevante Herzrhythmusstörungen, durch eine mechanische Verlegung der Lungenstrombahn (Lungenembolie) oder durch Schädigungen am Klappenapparat;
- primäre Störung der Mikrozirkulation. Blutumverteilungsstörungen mit Eröffnung von AV-Shunt, Veränderungen im Tonus der prä- und postkapillären Gefäße, Aktivierung der Gerinnung, Adhäsion von Blutzellen, Veränderungen in der Kapillarpermeabilität sind v. a. bei der Sepsis und dem „systemic inflammatory response syndrome" (SIRS) bei Pankreatitis, Polytrauma, Verbrennungen u. Ä. für die Entstehung des Schocks verantwortlich zu machen;
- primäre Störung des aeroben Stoffwechsels. Eine Störung des anaeroben Stoffwechsels ist bei bestimmten exogenen Toxinen (Cyanid) und bei der Hypoxämie im Rahmen eines Sauerstoffmangels bei pulmonalen Erkrankungen oder der CO-Intoxikation gegeben. Im Rahmen des septischen Schocks dürfte die Abnahme des Sauerstoffverbrauches des Gewebes nicht durch eine Verminderung der Perfusion, sondern vielmehr durch einen intrinsischen Defekt in der Zellatmung bedingt sein.

Sehr oft liegen mehrere Mechanismen vor bzw. werden im Rahmen eines Schockgeschehens aktiviert und verstärken dadurch die Schwere der Erkrankung.

17.4.2 Klinik

Klinische Zeichen eines Schockzustandes
- Kalte, schweißige, marmorierte Haut (Ausnahme: Initialphase des septischen Schocks)
- Unruhe, Somnolenz, Koma
- Oligurie, Anurie
- Tachykardie
- Blutdruckabfall (nicht obligat)
- Tachypnoe

Die Klinik wird beherrscht durch die Auswirkungen von Organfunktionseinschränkungen im Rahmen des Schockgeschehens, wie der Eintrübung des Sensoriums bis zum Koma, kalter, schweißiger, marmorierter Haut (Ausnahme die septische Schock zu Beginn mit warmer Haut), Oligurie sowie den Zeichen der Gegenregulation zur Aufrechterhaltung einer ausreichenden Sauerstoffversorgung der Organe, wie Tachykardie und Hyperventilation. Der Blutdruck ist in der Regel erniedrigt, er kann jedoch zu Beginn normal oder sogar erhöht sein, um in der Folge dann abzufallen.

17.4.4 Diagnose

Diagnose
- Notfallanamnese: vorausgegangene Erkrankungen, Grunderkrankung, Verletzungen, Schmerzen (Lokalisation, Qualität, Quantität, Dauer), Fieber, Schüttelfrost, allergische Ursachen
- Notfalluntersuchung: Blutdruck, HF, Auskultation der Lunge, des Abdomens, Druckempfindlichkeiten, neurologischer Status
- Hilfsbefunde: Obligat sind EKG, Thoraxröntgen, Blutbild, Blutgasanalyse, Blutzucker, Elektrolyte, Transaminasen, Laktat, Harnbefund
Fakultativ: Toxinnachweis, Hormone, Osmolalität

Die frühzeitige Erkennung eines Schockzustandes ist insofern wichtig, als eine verspätet einsetzende Therapie die Selbstperpetuierung begünstigt, wodurch u. U. eine irreversible Schädigung der Zellfunktion verursacht wird. Die Akutdiagnostik umfasst die Notfallanamnese und die Notfalluntersuchung. Aus der Anamnese sind durch Erhebung vorausgegangener Erkrankungen bzw. Verletzungen, Schmerzen (einschließlich Schmerzlokalisation, Schmerzintensität, -qualität und -dauer), Fieber, Schüttelfrost und möglicher allergischer Ursachen bereits erste differentialdiagnostische Überlegungen zu stellen. In der Notfalluntersuchung ist die Beurteilung der Herzkreislauf- und Atemfunktion vordergründig, um hier Akutmaßnahmen wie rasche Volumenzufuhr bzw. Intubation und Beatmung sofort durchzuführen. Durch Messung des Blutdrucks und der nichtinvasiven kontinuierlichen Messung der Sauerstoffsättigung mit der Pulsoxymetrie (cave: Fehlbeurteilung bei Zentralisation) kann neben der klinischen Beurteilung rasch die richtige Entscheidung für das weitere Vorgehen getroffen werden. Hilfsbefunde umfassen das Elektrokardiogramm, Thoraxröntgen, fakultativ Abdomenleeraufnahme, Ultraschall des Oberbauches und Unterbauches, Herzecho sowie blutchemische Befunde wie Blutgasanalyse, Blutbild, Serumlaktat, Blutzucker, Elektrolyte, Transaminasen, fakultativ Toxinnachweis, Hormone, Osmolalität.

Initiales Vorgehen (Basistherapie)
Nach einem orientierenden ersten Blick, der in einer Minute getätigt sein muss, folgt die initiale Schockbehandlung, die die nächsten fünf Minuten einnimmt, wobei hier parallel die Anamneseerhebung und Untersuchungen zur Diagnose und damit zum weiteren differenzierten Vorgehen erfolgen (Abb. 17.4-1).

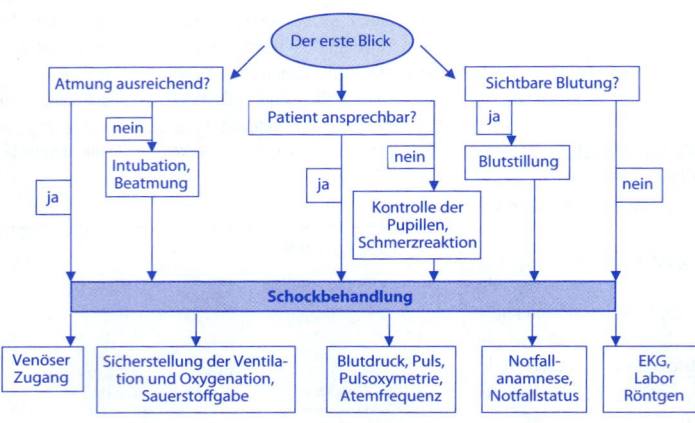

Abb. 17.4-1. Initiales Vorgehen beim Schock

17.4.4 Therapie

Der zeitliche Beginn einer Schockbehandlung entscheidet über Reversibilität und Irreversibilität. Der Erstversorgung kommt dadurch eine dominierende Bedeutung zu.

Das Ziel einer Schocktherapie ist die Wiederherstellung eines adäquaten Kreislaufes durch allgemeine Maßnahmen wie sachgemäße Lagerung des Patienten, Freihalten der Atemwege inklusive Absaugen bzw. Intubation mit künstlicher Beatmung bei Vorliegen einer entsprechenden Problematik, Blutstillung durch Kompression oder interventionelle bzw. chirurgische Maßnahmen und Substitution entsprechend dem Volumenbedarf. Des Weiteren sollte die schockauslösende Ursache möglichst rasch behoben werden – z. B. durch entsprechenden Volumenersatz, Unterstützung der Herzfunktion, Behebung der Herzrhythmusstörungen, Behebung mechanischer Probleme, Sanierung eines septischen Fokus, operative oder interventionelle Blutstillung. Ziel der Therapie muss es aber auch sein, Folgen des Schockgeschehens, wie Funktionseinschränkungen der Organe, vorübergehend durch entsprechende Maßnahmen wie Beatmung und extrakorporale Therapien zu ersetzen sowie konsekutive Entgleisungen, wie beispielsweise Elektrolytstörungen, auszugleichen.

17.4.5 Differenzierte Schocktherapie

Hypovolämer Schock

Der Verlust von über 1/5 des normalen Blutvolumens kann zu einem hypovolämen Schock führen. Die Ursachen sind einerseits Blutungen nach innen (v. a. gastrointestinale Blutungen) und nach außen (nach einem Trauma), sowie seltener Flüssigkeitsverluste im Rahmen von Erbrechen, Diarrhö, Ileus, Verbrennungen.

Klinik Die klinischen Zeichen sind einerseits durch gegenregulatorische Mechanismen (Tachykardie, Tachypnoe), andererseits durch Organinsuffizienz bedingt (Oligoanurie, Somnolenz bis Koma; Haut) und in Abhängigkeit vom Verlust an intravaskulärem Volumen unterschiedlich ausgeprägt (Tab. 17.4-1).

Therapie Die rechtzeitige Volumentherapie steht hier im Vordergrund. Sofort verfügbar sind kristalloide und kolloide Volumenersatzmittel.

Kristalloide Lösungen unterscheiden sich von kolloidalen Volumenersatzmitteln vor allem durch die unterschiedliche Verteilungscharakteristik. Kristalloide Lösungen penetrieren die endothelialen Barrieren, sodass nach einer ca. 20- bis 40-minütigen Äquilibrierungszeit nur noch ca. 20% der infundierten Menge im Intravasalraum bleiben. Im Rahmen eines hypovolämen Schocks sind daher etwa die fünffache Menge einer kristalloiden Lösung notwendig, um einen bestimmten Blutverlust zu kompensieren. 80% der extravasal abwandernden kristalloiden Lösung akkumulieren hauptsächlich in Haut und Bindegewebe, weniger in parenchymatösen Organen. Allerdings können bei sehr hohen Substitutionsmengen hierbei auch relevante Organödeme mit den entsprechenden Problemen der inadäquaten Gewebeperfusion resultieren. Gegen diese möglicherweise negativen Effekte eines alleinigen Volumenersatzes durch kristalloide Lösungen sprechen allerdings „evidence-based systematic reviews", bei denen ein deutlich erhöhtes Sterberisiko bei jenen Patienten gefunden wurde, die Kolloide erhielten. In weiteren Studien konnte dieser negative Effekt jedoch nicht bestätigt werden, sodass in der Praxis eine Kombination aus kristalloiden Lösungen und kolloidalen Lösungen zum Einsatz kommt.

Kolloidale Volumenersatzmittel: Die initiale Verteilung eines kolloidalen Volumenersatzmittels ist vom kolloidosmotischen

Tabelle 17.4-1. Klinische Zeichen des Schocks in Abhängigkeit von der Abnahme des intravaskulärem Volumens

% Blutvolumen	15%	30%	40%
Verlust (79 kg, Mann)	<750 ml	750–1500 ml	1,5–2,0 l
Herzfrequenz	<100	>100	>120
Blutdruck systolisch	normal	normal bis <100 mmHg	<100 mmHg
Atemfrequenz	14–20	20–30	30–40
ZNS	Ängstlich	Ängstlich bis verwirrt	Verwirrt, somnolent
Niere (Harn)	>30 ml/h	20–30 ml/h	5–15 ml/h

Druck der Substanz abhängig, die intravaskuläre Verweildauer wird von der Molekülgröße und der Elimination des Kolloids bestimmt. Weitere Unterschiede der im Handel befindlichen kolloidalen Volumenersatzmittel betreffen die Einflüsse auf Hämostase und die Leukozyten-Endothelzell-Interaktion sowie die Nebenwirkungen.

Humanalbumin: Die Infusion von 50 g Humanalbumin resultiert in einer Zunahme des Plasmavolumens von 500 ml, unabhängig von der Ausgangskonzentration. Etwa 5–8 g Albumin treten pro Stunde aus dem Intravasalraum in das Interstitium aus. Allerdings erhöht sich diese Austrittsrate bei Permeabilitätsschäden massiv. Im Vergleich zu künstlichen Kolloiden wie Hydroxyäthylstärke (HES) und Dextrane konnte durch Gabe von Humanalbumin eine stärkere Extravasation aus den Lungenkapillaren, gemessen am Lungenwasser, gefunden werden. Weitere negative Effekte, die nach Gabe von Humanalbumin gefunden wurden, sind eine Reduktion des ionisierten Ca^{++}, eine Abnahme des pH der Magenschleimhaut (pH_i) im Vergleich zur Hydroxyäthylstärke und eine Zunahme der Plasmakonzentration von Adhäsionsmolekülen, ebenfalls im Vergleich zu HES bei Patienten mit Sepsis. Da der Preis von Humanalbumin im Vergleich zu künstlichen Kolloiden deutlich höher ist und bislang in kontrollierten Studien keine Besserung des Krankheitsverlaufes durch Gabe von Humanalbumin im Vergleich zu künstlichen Kolloiden gefunden werden konnte, ist die Indikation zur Gabe dieses natürlichen Kolloids auf wenige Indikationen beschränkt. Im Rahmen der Sepsis und Verbrennung sollte aufgrund der vorliegenden Daten derzeit, abgesehen von Extremsituationen, auf die Humanalbumingabe überhaupt verzichtet werden (s. Übersicht).

> **Indikationen zur Gabe von Humanalbumin**
> - Exzessive Hypalbuminämie (Albumin <20 g/l bzw. KOD <13 mmHg)
> - Massivblutung (Blutverlust >30%)
> - Volumentherapie in der Schwangerschaft
> - Plasmapherese
> - Verbrennungstrauma mit großflächigen Verbrennungen 3. Grades und mit massiven Plasmaproteinverlusten
> - Massives nephrotisches Syndrom bei Hypotonie und akutem Nierenversagen unter gleichzeitiger Blutvolumenreduktion (Entwässerung bzw. Ultrafiltration)
> - Neonatologie
> - Großvolumige Aszitespunktion bei Leberzirrhose

Künstliche Kolloide sind polydisperse Lösungen mit einem breiten Molekulargewichtsspektrum. Während bei den Dextrane- und Gelatinepräparaten der Mittelwert des Molekulargewichtes als wesentliche Kenngröße der intravasalen Verweildauer angegeben wird, sind bei der Hydroxyäthylstärke (HES) darüber hinaus noch Substitutionsgrad und Substitutionsmuster entscheidend. Spezifische Einflüsse der künstlichen Kolloide auf die Blutgerinnung sind die Verlängerung der Blutungszeit, verstärkte Fibrinolyse und Reduktion des Faktors VIII. Diese Effekte sind dosisabhängig und am ausgeprägtesten bei Dextranen. Aufgrund der erhöhten Rate an allergischen Reaktionen bei Verwendung von Dextranen und dem teilweise hohen Gehalt an Kalzium und Kalium bei einzelnen Gelatinepräparationen kommen in der Volumentherapie heute vorwiegend HES-Präparate zum Einsatz. Bei neuen HES-Präparaten (HES 130/0,4) ist die Nebenwirkungsrate am geringsten.

Eine spezielle Form der Volumentherapie stellt die "**small volume resuscitation**" dar. Für den massiven Flüssigkeitsverlust sind erhebliche Volumina notwendig, die jedoch in der erforderlichen kurzen Zeit nicht infundiert werden können. Bei unzureichendem initialen Volumenersatz wird jedoch die Schockphase prolongiert und die Minderperfusion von Organen aggraviert. Die „small volume resuscitation" ist die bislang effektivste Methode zur raschen initialen Volumensubstitution. Es werden hierbei 250 ml einer 7–7,5%igen NaCl-Lösung kombiniert mit einer 10%igen kolloidalen Lösung als Bolus infundiert. Im Anschluss daran folgt die konventionelle Volumentherapie.

Größere Blutverluste von über 25–30% des Gesamtblutvolumens mit einem Hb-Abfall unter 10 g/dl erfordern die Substitution mit Erythrozyten in Form einer Infusion von **Erythrozytenkonzentraten**. Zur Anhebung der Hb-Konzentration um 1 g/dl wird ca. ein Erythrozytenkonzentrat benötigt. Bei massiven Blutverlusten und v. a. präexistenten Gerinnungsstörungen, wie z. B. im Rahmen einer schweren Lebererkrankung, ist die zusätzliche Verabreichung von Fresh Frozen Plasma (FFP) indiziert. So wird bei Patienten mit einem Quickwert unter 50% und (gastrointestinaler) Blutung ein Ersatz von FFP im Verhältnis von 1:2 zu Erythrozytenkonzentraten empfohlen.

Unklar ist bislang, ab welchem Hämatokrit (HK) bzw. bis zu welchem Hämatokrit infundiert werden soll. Bei Intensivpatienten ohne primäre Organerkrankungen scheint ein Hämoglobin (Hb) von 8,5–10 g/dl optimal zu sein, während bei kardiovaskulären und zerebralen Grunderkrankungen die Hb-Konzentration um 10 g/dl liegen sollte. Bei Patienten mit primär pulmonalen Grunderkrankungen können niedrig normale Hb-Konzentrationen zu Problemen bei der Entwöhnung vom

Respirator führen, sodass bei diesen Patienten ein Hb von 14 g/dl angestrebt werden sollte (s. Übersicht).

> **Zielgrößen bei der Gabe von Erythrozytenkonzentraten**
> - Voraussetzung: keine „alten" Konzentrate
> - Intensivpatient ohne Grunderkrankungen: Hb-Zielgröße 8–9 g/dl
> - Patient mit kardiovaskulären oder zerebralen Erkrankungen: Hb-Zielgröße 9,5–10,5 g/dl
> - Patient mit chronisch-pulmonaler Funktionseinschränkung: Hb-Zielgröße 14 g/dl

Eine Indikation zur Transfusion von **Thrombozytenkonzentraten** ergibt sich bei Blutungsneigung bei Unterschreiten einer Thrombozytenzahl von <30.000/µl. Ein Thrombozytenkonzentrat führt zu einem Plättchenanstieg von 30.000/µl.

Therapieüberwachung: Ziel der Therapie ist eine, eine Normovolämie und eine hämodynamische Stabilisierung mit Optimierung des Sauerstoffangebotes an das Gewebe zu erzielen. Messgrößen hierfür sind der arterielle Blutdruck, der zentrale Venendruck zur Überwachung der Normovolämie und das Serumlaktat zur Überwachung der Gewebeoxygenierung. Bei Patienten mit kardialer Grunderkrankung ist zur Optimierung der Volumentherapie eventuell der Einsatz eines Swan-Ganz-Katheters kurzfristig sinnvoll, bei massiven Permeabilitätsschäden zusätzlich Systeme zur Lungenwassermessung. Noch genauere Daten zur Gewebeoxygenierung liefert die indirekte Magenmukosa-pH-Bestimmung. Allerdings liegen bislang keine relevanten Daten für einen effizienten Einsatz in der klinischen Praxis vor (s. Übersicht).

> **Monitoring beim hypovolämen Schock**
> - Arterieller Blutdruck
> - Zentraler Venendruck
> - Serumlaktat
> - Hämoglobin
> - PTZ
> - Elektrolyte
> - Fakultativ:
>   – Pulmonaliskatheter
>   – Lungenwasser (PICCO®)
>   – Magenmukosa-pH

Septischer Schock

Der septische Schock ist die schwerste Verlaufsform einer Infektion. Dieser tritt bei etwa 40% der Patienten mit Sepsis auf und weist eine Letalität von 40–80% auf. Ausgelöst wird der Schockzustand, wenn die durch die verschiedenen Erreger gebildeten Toxine in ausreichender Menge in die Blutbahn gelangen. Ausgangspunkt sind in 35–40% der Gastrointestinaltrakt, in 33–38% der Urogenitaltrakt, in 12–16% der Respirationstrakt, in 5–10% die Körperoberfläche und in etwa 5% andere Infektionsherde. Die Symptomatik besteht einerseits im Blutdruckabfall unter 100 mmHg systolisch, einhergehend mit einem Herzfrequenzanstieg über 100 Schläge pro Minute. Die Haut ist zu Beginn heiß und gerötet, erst mit zunehmender Schwere kommt es dann zu einer Vasokonstriktion mit blasser zyanotischer Haut. Bei etwa der Hälfte der Patienten ist nach einer Durchgangsphase das Bewusstsein bereits in der frühen Phase getrübt, u. U. besteht auch eine Verwirrtheit oder ein delirantes Stadium, um in der Folge rasch in einen komatösen Zustand überzugehen. Frühzeitig besteht eine Oligurie bis Anurie, die Atemfrequenz ist erhöht, wobei initial der pCO_2 erniedrigt ist, bei eingeschränkter Oxygenation.

Therapie Primär sind eine chirurgische Herdsanierung bzw. eine rasche adäquate antibiotische Therapie anzustreben. Aufgrund des meist unbekannten Erregers ist je nach Ausgangspunkt der Sepsis eine entsprechende breite antibiotische Therapie sofort zu beginnen, auf keinen Fall dürfen die Ergebnisse von Kulturen abgewartet werden. Vor Behandlungsbeginn sind jedoch stets Blutkulturen und Kulturen aus Sekreten, Punktaten, Abstrichen usw. (je nach Herdverdacht) anzulegen, um später eine gezielte antibiotische Therapie zu ermöglichen. Neben dieser kausalen Therapie steht die adäquate Sauerstoffversorgung der Gewebe im Vordergrund. Durch eine Sauerstoffinsufflation sollte eine Sauerstoffsättigung von >90% erzielt werden, ist dies nicht möglich, muss frühzeitig eine Beatmung begonnen werden. Bei gleichzeitig instabilem Kreislauf ist hier eine invasive Beatmung einer Maskenbeatmung vorzuziehen. Die Kreislauftherapie hat das Ziel, eine möglichst rasche Normalisierung der Makro- und Mikrozirkulation zu erreichen, um ein konsekutives Multiorganversagen zu verhindern. In der Regel sind 4–6 l einer kristalloiden Lösung notwendig, um eine Normalisierung des Kreislaufes zu erzielen. Als Zielgröße können der zentrale Venendruck (anzustreben sind Werte von 8–12 mmHg) und der arterielle Druck (anzustreben ist hier ein mittlerer arterieller Blutdruck von 65–90 mmHg) herangezogen werden. Bei einer $S_vO_2 < 70\%$ sollte eine positiv inotrope Substanz eingesetzt werden, nachdem der Hämatokrit auf 30% angehoben wurde. Bei präexistenter kardialer Erkrankung bzw. bei respiratorischer Insuffizienz sollte die Steuerung der Volumentherapie nach dem pulmonal-kapillärem Verschlussdruck (PCWP) erfolgen. Es ist hier ein PCWP von ca. 14 mmHg anzustreben, bzw. jener geringste PCWP, bei dem noch keine Abnahme des Schlagvolumens zu verzeichnen ist. Bei ausgeprägtem Permeabilitätsödem ist durch Bestimmung des Lungenwassers eine noch genauere Steuerung möglich.

> **Zielgrößen septischer Schock**
> - ZVD   8–12 mmHg
> - MAP   65–90 mmHg
> - HK   >30%
> - S_vO_2 >70%

Eine persistierende Hypotonie trotz adäquater Volumensubstitution ist v. a. das Resultat eines extrem erniedrigten Gefäßwiderstandes, obgleich eine Einschränkung der myokardialen Kontraktilität bei schweren Verläufen gefunden werden kann. Als vasoaktive Substanzen stehen hier Noradrenalin, Adrenalin, Dopamin und Dobutamin sowie Dopexamin und Vasopressinanaloga zur Verfügung. Sowohl durch Adrenalin als auch durch hochdosiertes Dopamin konnten in verschiedenen Untersuchungen eher ungünstige Effekte auf die Splanchnikusdurchblutung gesehen werden, sodass als Therapie der ersten Wahl Noradrenalin (5–20 µg/min) eingesetzt wird. Dopamin (2–3 µg/kg/min) in Kombination mit Noradrenalin zeigte in einigen Untersuchungen einen günstigen Effekt auf die Nierendurchblutung. Ein prophylaktischer Einsatz von Dopamin zur Nephroprotektion hingegen ist aufgrund der vorliegenden Daten nicht indiziert. In neuen Untersuchungen konnte durch Vasopressin ebenfalls ein günstiger Effekt erzielt werden, die bisherigen Ergebnisse rechtfertigen jedoch im Moment noch nicht den routinemäßigen Einsatz dieses Vasopressors im septischen Schock.

Therapieansätze zur Verbesserung der Mikrozirkulation: Da die Störung der Mikrozirkulation eine entscheidende Rolle im septischen Schock spielt, wäre eine Beeinflussung dieser Störung von vordergründiger Bedeutung. Studien mit Prostaglandinen, NO-Antagonisten, Interleukin-AK und gerinnungsaktiven Substanzen wie Heparin und Antithrombin III konnten bislang keine relevanten Verbesserungen zeigen. In einer kürzlich erschienenen Studie konnte jedoch die Gabe von aktiviertem Protein C die Letalität günstig beeinflussen. Weitere Substanzen wie der „tissue factor pathway inhibitor" (TFPI) zeigten in experimentellen Untersuchungen günstige Effekte. Die Ergebnisse der klinischen Studien waren jedoch negativ. Zum Teil greifen diese Substanzen auch in das gestörte Verhältnis von Inflammation und Antiinflammation ein. Ein direkter Eingriff durch Gabe von Antikörpern oder Rezeptorblockern von bestimmten Zytokinen wie Antitumornekrosefaktor oder Interleukinen zeigte in den bisherigen Studien zwar eine günstige Beeinflussung der Makrozirkulation, jedoch keine Besserung der Morbidität und Mortalität. Während das hochdosierte Kortison (8 g/Tag) einen ungünstigen Effekt auf den Verlauf des septischen Schocks und Multiorganversagen zeigte, konnte durch niedrig dosierte Gabe von Kortison (Hydrokortison: 100 mg Bolus über 30 Minuten, danach 0,18 mg/kg/h) eine Verbesserung der Makrozirkulation und des Überlebens bei Patienten mit Sepsis und negativem Corticotropintest erzielt werden.

Therapie des septischen Schocks

- **Volumentherapie**: Kristalloide Lösungen, Kontraindikation für Humanalbumin (Ausnahme extrem niedriger COD <60;12 mmHg)
- **Vasoaktive Therapie**: Noradrenalin (2–5 µg/min) evtl. in Kombination mit niedrig dosiertem Dopamin (2–3 µg/kg/min). Bei Therapieversagen eventuell Terlipressin (0,125 mg–0,5 mg/h). Verbesserung der Katecholamineffekte durch niedrig dosiertes Kortison
- **Dobutamin** zur Anhebung des Herzminutenvolumens bislang nicht bewiesen (cave: myokardiale Ischämie [Stressechoeffekt] bei Patienten mit koronarer Herzkrankheit)
- **Acetylcystein** führte in kleinen Studien zu einer Zunahme des HZV und der Leberdurchblutung. Klinische Studien für den Einsatz im klinischen Alltag fehlen
- **Gerinnungstherapie**: Thromboseprophylaxe mit niedermolekularem Heparin. Aktiviertes Protein C bei Patienten mit ≥ 2 Organversagen
- Verbesserung der **Mikrozirkulation**: In Zukunft möglicherweise Acetylcystein? Künstliche Sauerstoffträger?
- **Ernährung**: Frühzeitig enterale Ernährung. Kalorienbedarf 2,5–3,5 kcal/kg/Tag. Eine Kombination mit einer parenteralen Ernährung wird empfohlen, da in der Regel im Rahmen des septischen Schocks eine Pankreasinsuffizienz mit entsprechenden Resorptionsstörungen besteht. Zu beachten ist, dass der Blutzucker im Normbereich (< 110 mg/dl) gehalten wird
- **Immunglobuline**: Bislang kein Beweis für die Effektivität bei Patienten mit septischem Schock
- **Antiendotoxin**-AK: Keine Beweise für die Effektivität bei Patienten mit septischem Schock
- **Anti-TNF-Antikörper** und Antikörper gegen leukozytäre und endotheliale Adhäsionsmoleküle: keine Beweise für die Effektivität bei Patienten mit septischem Schock
- **Hydrokortison** 100 mg Bolus über 30 min gefolgt von 0,18 mg/kg/h.

Kardiogener Schock

Der kardiogene Schock wird durch einen primär kardial bedingten kritischen Abfall der Herzauswurfleistung verursacht. Auslöser hierfür sind ischämische Herzerkrankungen durch Pumpversagen bei ausgedehnten Infarkten, nach Rupturen, im Rahmen von Rhythmusstörungen, entzündliche Herzerkrankungen mit Pumpversagen oder Rhythmusstörungen, Dekompensation eines Vitiums, Perikardtamponade, mechanische Probleme wie intrakardiale Thromben oder Tumoren und Verlegung der Pulmonalisstrombahn im Rahmen einer Pulmonalembolie.

Nach einem Herzinfarkt ist nach Krankenhausaufnahme bei etwa 6–7% der Patienten mit einem kardiogenen Schock zu rechnen. Ursache hierfür sind große Infarkte – wenn >40% der Muskelmasse nekrotisch sind – oder Herzrhythmusstörungen. Die Mortalität liegt nach wie vor bei etwa 70%. Noch höher ist die Letalität nach Herzwandruptur, die in etwa 5% die Ursache des Schocks nach Myokardinfarkt darstellt.

Therapie des kardiogenen Schocks

- Allgemeine Maßnahmen: O_2-Gabe bis O_2-Sättigung >90%; Ausgleich von Elektrolytstörung
- Normalisierung des Herzrhythmus: antiarrhythmische Therapie, Elektrotherapie
- Maximalisierung von Vorlast und Nachlast: kristalloide Lösungen bzw. Vasodilatanzien und Diuretika je nach hämodynamischem Befunden. Bei Diuretikaresistenz eventuell Hämofiltration
- Verminderung des Sauerstoffbedarfs durch Reduktion der Atemarbeit mithilfe einer Maskenbeatmung (cPAP). Gleichzeitig führt dies auch zu einer Verbesserung der Oxygenation und Ventilation und über eine Senkung der Vorlast und Nachlast auch zu einer Verbesserung der Herzfunktion
- Verbesserung der systolischen Funktion: Gabe von Katecholaminen, intraaortale Ballonpumpe
- Verbesserung der Koronarperfusion: Thrombolyse, Angioplastie, Chirurgie, intraaortale Ballonpumpe
- Metabolische Therapie mit Glukose-Insulin-Kalium: 50 IE Altinsulin plus 80 mval Kaliumchlorid in 1000 ml 25%iger Glukoselösung werden in einer Infusionsrate von 1,5 ml/kg KG über 24 h infundiert
- Therapie mechanischer Störungen: Perikardpunktion, Chirurgie

Therapie Vorrangiges Ziel ist die Beseitigung der schockauslösenden Ursache, wenngleich dies nur in seltenen Fällen wirklich möglich sein wird:

Herzrhythmusstörungen (siehe dazu auch Kap. 13.1): Bei Kammerflimmern-/flattern Normalisierung des Rhythmus durch Defibrillation eventuell unter Sedierung mit 5 mg Midazolam i.v. Bei symptomatischem AV-Block III bzw. Bradykardie ohne Atropin-Effekt Setzen einer temporären Schrittmachersonde mit externem Pacing (Tabelle 17.4-2).

Perikardtamponade: Die Diagnose erfolgt durch das Herzecho, die Therapie der Wahl ist die Punktion, wobei hier entweder der subxiphoidale Weg gewählt wird oder aber, falls durch eine massive Lebervergrößerung dieser Weg nicht zugänglich ist, der transthorakale Zugang. Es sollte hier der Drainagekatheter mehrere Öffnungen aufweisen, um eine Okklusion zu verhindern. Der Katheter bleibt in der Regel mindestens 24 h liegen. Ist die Ursache eine Perikardruptur, muss eine operative Sanierung versucht werden.

Herzinfarkt (siehe auch Kap. 13.6): Eine Verbesserung der Koronardurchblutung kann durch eine Thrombolyse erzielt werden. Die Effektivität einer Lyse ist allerdings bei Patienten mit kardiogenem Schock deutlich geringer als bei nicht schockierten Patienten. Durch den zusätzlichen Einsatz einer intraaortalen Ballonpumpe kann die Wirkung verbessert und die Letalität gesenkt werden. Als effektivste Methode der Wiedereröffnung von Koronargefäßen wird die Angioplastie angesehen. Auch hier spielt der Zeitfaktor für die Effektivität eine entscheidende Rolle. Als sinnvolles Vorgehen sollte eine primäre Stabilisierung v. a. in Krankenhäusern ohne Katheterlabor durch eine intraaortale Ballonpumpe erfolgen. Je nach Möglichkeit sollte dann versucht werden, entweder durch eine Angioplastie oder, falls dies nicht möglich ist, durch eine Lyse eine Wiedereröffnung zu erzielen. Da trotz einer mechanischen Wiedereröffnung des verschlossenen Koronargefäßes das Schockgeschehen oft trotzdem nicht beherrschbar ist, dürften auch zelluläre Funktionsstörungen eine Rolle spielen. So konnte durch Gabe von Glukose-Insulin-Kalium in Pilotstudien über eine metabolische Modulation eine weitere Verbesserung der Herzfunktion erzielt werden. Die Ergebnisse großer prospektiver Studien stehen aber auch hierfür noch aus. Als Ultima Ratio erscheint jedoch der Einsatz der Glukose-Insulin-Kalium-Lösung bei diesen Patienten gerechtfertigt.

Allgemeine Therapiemaßnahmen **Volumentherapie:** Vor allem bei vorwiegender Rechtsherzinsuffizienz kann durch eine adäquate Volumentherapie eine Verbesserung der Herzleistung erzielt werden. Die Steuerung der Volumentherapie muss hier in der Regel invasiv durch Bestimmung der Füllungsdrücke (PCWP) erfolgen. Dabei ist zu beachten, dass bei einer zu massiven Volumengabe über eine Erhöhung des rechtsventrikulären enddiastolischen Druckes die Perfusion des rechten Ventrikels in kritische Bereiche absinken kann. Hier muss durch Gabe von Vasokonstriktoren über Anhebung des mittleren Aortendruckes der Perfusionsdruck angehoben werden.

Sauerstoffinsufflation, Beatmung: Eine Sauerstoffinsufflation ist obligat. Durch das Lungenödem kommt es zu einer massiven Zunahme der Atemarbeit und damit auch des Sauerstoffbedarfes. Durch eine nicht invasive Beatmung über Nasen- oder Gesichtsmaske kann sowohl diese Atemarbeit verringert als auch die Oxygenation sehr rasch gebessert werden. Unklar ist bislang, ob hier der CPAP-Beatmung der Vorzug gegenüber einer druckunterstützten Beatmung gegeben werden soll. Bei Patienten mit Myokardinfarkt und Lungenödem konnten unterdruckunterstützenden Beatmungsformen ungünstige Effekte beobachtet werden, sodass bei diesen Patienten derzeit der CPAP-Beatmung der Vorzug gegeben wird. Die hierfür sinnvollen PEEP-Werte bewegen sich zu Beginn um 5–7 mmHg und sollten allmählich auf 10–15 mmHg gesteigert werden.

Positiv-inotrope Substanzen: Bei Patienten mit ausreichendem intravaskulärem Volumen und inadäquater Gewebeperfusion muss eine Verbesserung der Herzauswurfleistung durch positiv-inotrope Substanzen versucht werden. Dobutamin wirkt hierbei über b1-Rezeptoren-Stimulation positiv inotrop, wobei in niedrigen und mittleren Dosen (bis 6–8 µg/kg/min) die Herzfrequenz nur geringgradig ansteigt. Durch die b_2-Wirkung kommt es zu einem Abfall des peripheren Gefäßwiderstandes, sodass diese Substanz nur bei einem systolischen Blutdruck über 80 mmHg eingesetzt werden sollte. Eine Kombination mit einer peripher vasokonstriktorisch wirkenden Substanz wie Noradrenalin (5–20 µg/min) ist bei systolischen Blutdruckwerten

Tabelle 17.4-2. Indikation zur Schrittmachertherapie bei Herzinfarkt

	Temporärer PM	Permanenter PM
AV-Block I	Nein	Nein
Mobitz I ohne symptomatischer Bradykardie	Nein	Nein
Mobitz II mit symptomatischer Bradykardie	++	Möglicherweise
AV-Block III bei Hinterwandinfarkt		
asymptomatisch	+	Nein
symptomatisch	++	Möglicherweise
Vorderwandinfarkt mit breiten Kammerkomplexen	++	++
Neuer Linksschenkelblock	+	Nein
Neuer Rechtsschenkelblock mit LAHB oder RAHB	Nein	Nein
Linksschenkelblock oder Rechtsschenkelblock mit LAHB oder RAHB und Mobitz II oder AV III	++	++
Symptomatische Bradykardie ohne Atropin-Effekt	++	Wahrscheinlich

≤ 80 mmHg indiziert. An relevanten Nebenwirkungen sind neben dem Blutdruckabfall vor allem die Induktion von Rhythmusstörungen zu erwarten. Dopamin hat einen gegenüber Noradrenalin ungünstigeren Effekt auf den myokardialen Sauerstoffverbrauch und sollte daher, wenn überhaupt, nur in Kombination mit Dobutamin in niedrigen Dosierungen (bis 3–5 µg/kg/min) eingesetzt werden. Phosphodieterasehemmer (Amrinone, Milrinone, Enoximon) habe positiv-inotrope und vasodilatorische Effekte ähnlich dem Dobutamin. Da diese Substanzen nicht über β-Rezeptoren wirken, können sie bei Katecholaminresistenz im Rahmen einer Down-Regulation der β-Rezeptoren in Kombination mit Katecholaminen erfolgreich eingesetzt werden. Levosimendan ist ein neuer Calcium Sensitizer, der die myokardiale Kontraktilität verbessert ohne den myokardialen Sauerstoffbedarf zu erhöhen. In einer kontrollierten Studie gegen Dobutam konnte durch Levosimendan (24 µg/kg/min als Bolus über 10 Minuten, gefolgt von einer kontinuierlichen Infusion von 0.1 µg/kg/min über 24 Stunden) die 180 Tage Mortalität bei Patienten mit Lowoutput-Herzinsuffizienz signifikant verbessert werden.

Vasodilatoren wie Nitroglyzerin führen über eine Abnahme der Füllungsdrücke zu einer Verbesserung der Koronarperfusion und über eine Abnahme des Pulmonalkapillardruckes zur einer Abnahme eines hydrostatischen Lungenödems. Zu beachten ist hier aber, dass auch der arterielle Druck und damit Perfusionsdruck absinken kann, wodurch eventuell das Schockgeschehen verstärkt wird.

Diuretika sind in der Regel im Schock aufgrund der massiv eingeschränkten Nierendurchblutung nicht mehr wirksam. Bei noch aufrechterhaltener Nierendurchblutung führen sie über eine Abnahme des Blutvolumens zu einer Abnahme des Lungenödems.

Durch eine kontinuierliche **Hämofiltration** kann bei Diuretikaresistenz eine Normalisierung des Blutvolumens und Besserung eines Lungenödems erzielt werden.

Anaphylaktischer Schock

Der anaphylaktische Schock ist die schwerste Form einer anaphylaktischen Reaktion (Tabelle 17.4-3). Er entsteht als Sofortreaktion auf eine IgE-vermittelte Antigenantikörperreaktion. Es werden hierbei gefäßaktive Mediatorsubstanzen wie Histamin, Serotonin, Bradykinin u. Ä. in großer Menge durch Aktivierung von Mastzellen und basophilen Granulozyten freigesetzt.

Die Symptome entwickeln sich in der Regel sehr rasch. Frühsymptome können ein perorales Kribbeln, pelzige Zunge oder Pruritus sein, gefolgt von einem generalisiertem Erythem oder Urtikaria. Der Blutdruck fällt sehr rasch ab, die Haut wird zyanotisch und der Patient verliert innerhalb kürzester Zeit das Bewusstsein. In ca. 50% tritt eine asthmoide Symptomatik auf.

Therapie des anaphylaktischen Schocks
- Unterbrechung der Allergenzufuhr
- Adrenalin 0,05–2 mg i.v. gefolgt von 0,5 mg/h
- Prednisolon 500 mg i.v.
- Kristalloide Lösungen
- Sauerstoffinsufflation

Therapie Primäres Ziel ist die sofortige Unterbrechung der Allergenzufuhr. Die effektivste medikamentöse Therapie stellt die intravenöse Gabe von Adrenalin (0,05–0,2 mg verdünnt) langsam unter Puls- und Blutdruckkontrolle dar. In der Regel ist eine kontinuierliche Gabe von Adrenalin in niedriger Dosis in den folgenden 30–60 min noch notwendig. Als zusätzliche Therapiemaßnahme sind 500 mg Prednisolon intravenös zu verabreichen. Aufgrund der mediatorbedingten Vasodilation kommt es zu einer relativen Hypovolämie, die am besten mit der Gabe einer kristalloiden Lösung (500 ml innerhalb von 20 min) ausgeglichen werden kann. Eine weitere flankierende Maßnahme stellt die Sauerstoffinsufflation dar, die Gabe von Antihistaminika bringt keinerlei Verbesserung des Zustandsbildes.

Verbrennungsschock

Verbrennungsflächen haben einen extrem hohen Flüssigkeitsverlust (ca. 4 l/m^2 Wundfläche pro Tag), daher kommt es im Rahmen einer Verbrennung sehr rasch zu einer massiven Hypovolämie und bei fehlender Substitution zum Schock. Das Ausmaß der Flüssigkeitssubstitution richtet sich zum einen nach der Größe der Verbrennungsfläche – am einfachsten berechnet nach der 9er-Regel (Kopf 9%, Rumpf 49 = 36%, Arm 9%, Bein 29 = 18%) –, zum anderen nach der Schwere der Verbrennung (s. Übersicht), drittens nach der Ausdehnung.

Tabelle 17.4-3. Stadieneinteilung und Symptomatik anaphylaktisch anaphylaktoider Sofortreaktionen

Stadium	Symptomatik
0	Lokal begrenzte kutane Reaktion
1	Leichte Allgemeinreaktion: Flush, gen. Urtikaria, Pruritus, Schleimhautreaktionen, Unruhe, Kopfschmerz
2	Ausgeprägte Allgemeinreaktion: Blutdruckregulationsstörung, Tachykardie, leichte Luftnot mit beginnendem Bronchospasmus, Stuhl- und Urindrang
3	Bedrohliche Allgemeinreaktion: Schock, Bronchospasmus mit bedrohlicher Dyspnoe, Bewusstseinstrübung, Stuhl- und Urinabgang
4	Atem-/Kreislaufstillstand

Schweregradeinteilung der Verbrennung
1. Grad: Rot, trocken und schmerzhaft
2. Grad:
   a) Rot, feucht, Blasenbildung, schmerzhaft
   b) Grau, feucht, weniger schmerzhaft
3. Grad: Gelb-braun-schwarz, trocken, schmerzlos

Die Notfalltherapie (s. Übersicht) bei Verbrennungen umfasst als Erstmaßnahme die Besprühung der verbrannten Stellen ausgiebig mit kaltem Wasser bereits am Unfallort. Durch die Verbrennung kommt es zu Flüssigkeitsverlusten aus dem Intravasalraum, die umgehend primär mit kristalloiden Lösungen ersetzt werden müssen. Daneben muss rasch eine adäquate Schmerztherapie erfolgen. Je nach Schweregrad müssen in der Folge chirurgische Maßnahmen erfolgen.

Evidenz der Therapieempfehlungen

	Evidenzgrad	Empfehlungsstärke
Therapie des septischen Schocks		
Volumentherapie	I-b	A
Vasopressoren	II-b	C
Enterale Ernährung	II-a	B
Aktiviertes Protein C	II-b	C
Therapie des kardiogenen Schocks		
O2-Gabe	IV	C
Normalisierung des Herzrhythmus	I-b	A
Normalisierung von Vor- und Nachlast	I-a	A
Beatmung mit CPAP	II-a	B
Verbesserung der Koronarperfusion mit Thrombolyse, Angioplastie, IABP	I-a	A
Metabolische Modulation	II-a	C
Therapie des anaphylaktischen Schocks		
Unterbrechung der Allergenzufuhr	I-b	A
Adrenalin	I-b	A
Prednisolon	I-b	A
Kristalloide Lösungen	I-b	A

Vorgehen bei Verbrennung
- Erstmaßnahme am Unfallort: kaltes Wasser auf alle verbrannten Stellen.
- Volumenersatz, z. B. nach der Ludwigshafener Formel: In den ersten 4 Stunden: ml = Verbrennung (%)kg KG; d. h. bei einem 80 kg schweren Patienten wären bei einer 30%igen Verbrennung 2400 ml einer kristalloiden Lösung in den ersten 4 h zu infundieren. In den folgenden 4 h, danach in den nächsten 8 h, ist am ersten Tag pro Periode dieselbe Menge zu infundieren.
- Analgetika: Ketalar 1 mg/kg i.v. in Kombination mit Benzodiazepinen
- Lokaltherapie: Waschen z. B. mit Cetavlon, Schutz vor mikrobieller Besiedelung, Escharotomie, eventuell Fasziotomie, Nekrosotomie
- Tetanusprophylaxe
- Stressulkusprophylaxe mit Sucralfat oder H_2-Blocker
- Keine Antibiotika prophylaktisch
- Bei schwerem Inhalationstrauma frühzeitig Intubation, Bronchialtoilette und Beatmung
- Bei Myolyse Harn alkalisch halten

Neurogener Schock

Ein Tonusverlust von Arteriolen und Venolen kann durch Versagen der sympathischen Gefäßinnervation im Rahmen einer Schädigung bulbärer Kreislaufzentren entstehen. Über afferente Irritationen sind, z. B. bei intraabdominalen Perforationen und Zerrungen im Splanchnikusgebiet, reflektorisch ein Abfall des peripheren Gefäßwiderstandes mit Abnahme der Herzfrequenz und ein akutes Kreislaufversagen möglich. Der Schock kann sich hierbei je nach Ursache rasch oder langsam entwickeln, wobei bei Reizung des N. vagus eine Bradykardie, sonst eine Tachykardie zu beobachten ist.

Therapie Die Therapie besteht in der Volumensubstitution und dem Einsatz von Vasopressoren zur Normalisierung des Gefäßtonus.

Literatur

Bernard GR et al. (2001) Efficacy and safety of recombinant human activated protein C for severe sepsis. New Engl J Med 345: 699–709

Cochran Inquiries Group Albumin Reviewers (1998) Human albumin administration in critically ill patients. Systematic review of randomized controlled trials. BMJ 317: 235

Diaz R et al. (1998) Metabolic modulation of acute myocardial infarction. Circulation 98: 2227–2234

Editorial (1998) Excess mortality after human albumin administration in critically ill patients. BMJ 317: 223

Editorial (1999) Gibt es noch Indikationen für Albumin? Wien Klin Wochenschr 111: 1–4

Esmon CT (2000) Are natural anticoagulants candidates for modulating the inflammatory response to endotoxin? Blood 95: 1113–1116

Herbert PC (2000) Red cell transfusion strategies in the ICU. Transfusion requirements in critical care Investigators and the Canadian Critical Care Trials Group. Vox Sang 78(2): 167–177

Hochmann JS et al. (1999) Early revascularization in acute myocardial infarction complicated by cardiogenic shock. New Engl J Med 341: 625–634

Hollenberg SM et al. (1999) Cardiogenic shock. Ann Intern Med 131: 47–59

Rivers E et al. (2001) Early goal-directed therapy in the treatment of severe sepsis and septic shock. New Engl J Med 345: 1368–1377

Sanborn TA et al. (2000) Impact of thrombolysis, intraaortic balloon pump counterpulsation, and their combination in cardiogenic shock complicating acute myocardial infarction: a report from the SHOCK Trial Registry. Should we emergently revascularize occluded coronaries for cardiogenic shock? J Am Coll Cardiol 36(3A): 1123–1129

Van den Berghe G et al (2001) Intensive insulin therapy in critically ill patients. N Engl J Med 345: 1359–1367

Annane D et al (2002) Effect of treatment with low doses of hydrocortisone and fludrocortisone on mortality in patients with septic shock. JAMA 288: 862–871

Schierhout G, Roberts I (1998) Fluid resuscitation with colloid or cristalloid solutions in critically ill patients: a systematic review of randomized trials. BMJ 316: 961–964

Wheeler AP et al. (1999) Treating patients with severe sepsis. New Engl J Med 340: 207–214

17.5 Abdominelle Notfälle
Christian Madl

17.5.1 Fulminantes Leberversagen (s. auch Kap. 10.10)

Einleitung

Trey und Davidson definierten 1970 das „fulminante Leberversagen" als schwere, akut auftretende, potentiell reversible Leberzellschädigung mit Auftreten einer hepatischen Enzephalopathie innerhalb 8 Wochen nach Beginn der ersten klinischen hepatalen Symptomatik ohne präexistierende symptomatische Lebererkrankung.

1993 wurde von O'Grady, Schalm und Williams eine genauere Einteilung des fulminanten Leberversagens definiert:

Intervall: Beginn Ikterus – Beginn Enzephalopathie
- Hyperakutes Leberversagen: 0–7 Tage
- Akutes Leberversagen: 8–28 Tage
- Subakutes Leberversagen: 29–72 Tage

Diese Subtypen unterscheiden sich wesentlich in der klinischen Manifestation (z. B. Hirnödem bei hyperakutem und akutem Leberversagen häufig, bei subakutem Leberversagen selten; Inzidenz von Infektionen bei hyperakuter Form niedrig, jedoch bei subakuter Form sehr hoch) und in der Prognose (spontane Leberzellregeneration bei hyperakuter Form häufig, bei subakuter Form selten; Mortalität 64% bei hyperakuter Form und 86% bei akuter bzw. subakuter Form).

Die Inzidenz des fulminanten Leberversagens beträgt in den USA etwa 27 Fälle/1.000.000 Einwohner/Jahr.

Ätiologie und Prognose

Die Ätiologie des fulminanten Leberversagens weist große geographische Unterschiede auf. Während in England die Paracetamol-Intoxikation mit 50–70% mit Abstand die häufigste Ursache des fulminanten Leberversagens darstellt, ist in Indien mit bis zu 60% die akute Hepatitis E die häufigste Ursache. Im deutschsprachigen Raum sind in ca. 25% eine akute virale Hepatitis (v. a. akute Hepatitis B, aber auch Hepatitis A, C, E, Herpes simplex, Zytomegalie, Parvovirus), in 25% eine medikamentös-toxische Ursache (Paracetamol, Tuberkulostatika, Ecstasy, Antiepileptika, Antibiotika und idiosynkratische Medikamentenreaktionen), in 20% eine Knollenblätterpilzintoxikation und in 10% andere Ursachen (hepatale Lymphominfiltration, akuter Morbus Wilson, akute Autoimmunhepatitis, Budd-Chiari-Syndrom, hypoxisch-ischämisches Leberversagen, Hyperthermie, HELLP-Syndrom) ätiologisch für ein fulminantes Leberversagen verantwortlich. Trotz intensiver Analysen und Einführung modernster Labortechniken bleibt in ca. 20% die Ursache des Leberversagens unklar.

Die Mortalität des fulminanten Leberversagens beträgt in Abhängigkeit von der Ätiologie unter ausschließlich konservativer Therapie 50–90%. Patienten mit Amanita-Intoxikation haben eine wesentlich günstigere Prognose und überleben unter konservativer Therapie zu 80%. Die Prognose von Patienten mit viraler Hepatitis ist hingegen deutlich schlechter. Lediglich 33% überleben unter konservativer Therapie. Die Mortalität von Patienten mit kryptogener Ätiologie wird in der Literatur mit über 90% angegeben und weist somit die deutlich schlechteste Prognose auf. Neben der Ätiologie ist das Ausmaß der hepatischen Enzephalopathie der wichtigste prädiktive Parameter. Die Überlebensrate bei Patienten, die lediglich eine milde Enzephalopathie aufweisen, beträgt beinahe 90%, während nur ca. 10–20% mit schwerer hepatischer Enzephalopathie (Coma hepaticum, Grad IV) ohne Lebertransplantation überleben. Die Todesursache konzentriert sich bei Patienten mit fulminantem Leberversagen auf zwei wesentliche Komplikationen: Zwei Drittel aller Patienten versterben am diffusen Hirnödem mit konsekutiver zerebraler Herniation, 25% an den Folgen einer nosokomialen Infektion im therapierefraktären septischen Schock mit Multiorganversagen.

Therapie

Lebertransplantation Mit der Einführung der orthotopen Lebertransplantation als therapeutische Option konnte die Mortalität des fulminanten Leberversagens auf 20–40% gesenkt werden. Dennoch gilt als vorrangiges Ziel der Intensivtherapie die konservative Reversibilität des Leberversagens und seiner Komplikationen und damit primär die Vermeidung der orthotopen Lebertransplantation. Eine adäquate supportive Therapie ermöglicht bei jedem zweiten Patienten mit fulminantem Leberversagen eine spontane Regeneration der Leberfunktion mit konsekutiver vollständiger Genesung. Bei Versagen der konservativen Therapiemöglichkeiten beziehungsweise bei fehlender spontaner Regeneration der Leber gilt es den richtigen Zeitpunkt für eine Lebertransplantation zu bestimmen. Die Nachteile einer Lebertransplantation wie lebenslange immunsuppressive Therapie, Operationsrisiko, postoperative Komplikationen sowie die hohen Kosten müssen einer Restitutio ad integrum bei spontaner Regeneration der Leber gegenübergestellt werden. Internationalen Schätzungen zufolge werden beinahe 20% aller Patienten mit fulminantem Leberversagen zu früh und somit unnötig transplantiert.

Seit 1989 sind die King's-College-Kriterien für die Indikation zur Lebertransplantation international akzeptiert.

King's-College-Kriterien für die Indikation zur Lebertransplantation

- Leberversagen bei Paracetamol-Intoxikation:
  – Arterieller pH <7,3 unabhängig vom Grad der Enzephalopathie oder
  – Prothrombinzeit >100 s (INR >7)
  – Enzephalopathiegrad III/IV
  – Serumkreatinin >3,4 mg/dl

- Leberversagen anderer Ätiologie:
    - Prothrombinzeit >100 s (INR >7) unabhängig vom Enzephalopathiegrad oder drei der folgenden Kriterien:
    - Non-A-non-E-Hepatitis (kryptogen), Halothan, idiosynkratische Medikamentenreaktion
    - Alter unter 10 Jahre oder über 40 Jahre
    - Interval Beginn Ikterus – Beginn Enzephalopathie >7 Tage
    - Prothrombinzeit >50 s (INR >3,5)
    - Serumbilirubin >17,4 mg/dl

In Frankreich werden die Clichy-Kriterien bei fulminanter Virushepatitis zur Indikationsstellung einer Lebertransplantation herangezogen. Demnach werden Patienten mit hepatischer Enzephalopathie Grad III/IV und einem Faktor V unter 20% bei Patienten unter 30 Jahren bzw. Faktor V unter 30% bei Patienten über 30 Jahren für eine Lebertransplantation gemeldet. Weitere ungünstige prognostische Kriterien sind ein durch CT bestimmtes Lebervolumen <700 ml, ein Anteil nekrotischer Hepatozyten über 50% in einem transjugulären Biopsat, erniedrigte AFP-Konzentrationen als Ausdruck fehlender hepataler Regeneration, erniedrigte G_c-Protein-Spiegel im Serum, erniedrigte zerebrale Perfusionsdrücke und der Ausfall bestimmter Anteile somatosensorisch evozierter Potentiale.

Erste Ergebnisse der auxiliären Lebertransplantation in Europa zeigten im Vergleich zur orthotopen Lebertransplantation ähnliche Einjahresüberlebensraten (62 vs. 61%), wobei jene Patienten mit partieller auxiliärer Lebertransplantation mit einer Einjahresüberlebensrate von 71% die beste Prognose aufwiesen. Der Tatsache, dass 65% aller Patienten ein Jahr nach auxiliärer Lebertransplantation keine immunsuppressive Therapie mehr benötigten, stehen erhöhte operationsbedingte technische und vaskuläre Komplikationen gegenüber.

Die Transplantation des rechten Leberlappens eines erwachsenen Lebendspenders wurde in den letzten Jahren erstmals bei akutem Leberversagen durchgeführt. Dabei zeigte sich, dass sowohl die Restleber des Spenders als auch der transplantierte rechte Leberlappen innerhalb vier Wochen zur fast vollständigen Lebergröße regenerierte. Bei einer Komplikationsrate von 15–25% und fehlenden Langzeitergebnissen ist die Lebendspende bei akutem Leberversagen zurzeit jedoch weiterhin experimentell.

Gerinnungsstörungen Neben der plasmatischen Gerinnungsstörung mit Abfall der Gerinnungsfaktoren, des Fibrinogens und des AT III durch reduzierte bzw. fehlende Synthese, erhöhen gestörte Thrombozytenfunktion und reduzierte Thrombozytenzahl die Gefahr akuter Blutungen. Während der Mangel an Gerinnungsfaktoren nicht mit dem Risiko einer akuten Blutung korreliert, stellt hingegen eine Thrombopenie einen unabhängigen Risikofaktor für eine Blutungskomplikation dar. Da außerdem die Bestimmungen der Gerinnungsfaktoren (INR, Prothombinzeit, Faktor V) eine wesentliche prognostische Bedeutung haben, sollte die Substitution nur bei manifester Blutungskomplikation bzw. unmittelbar vor Beginn invasiver Maßnahmen (z. B. Legen einer ICP-Sonde) durchgeführt werden. Häufig führt die Verabreichung von Gerinnungsfaktoren zu einer Beschleunigung einer bestehenden Low-grade-DIC und damit zu einer Zunahme der Blutungskomplikationen. Die Thrombozytenzahl sollte über 20.000 mg/dl bzw. vor invasiven Maßnahmen über 50.000 mg/dl gehalten werden.

Hepatische Enzephalopathie, Hirnödem Beim akuten Leberversagen führen, wahrscheinlich ähnlich wie beim chronischen Leberversagen, die Akkumulation verschiedener neurotoxischer Substanzen und Veränderungen des Neurotransmittersystems zum klinischen Bild der hepatischen Enzephalopathie. Kürzlich durchgeführte Untersuchungen zeigten, dass v. a. der arterielle Ammoniakspiegel eine prognostische Aussage über den neurologischen Verlauf ermöglicht. Während bei Patienten mit Grad I und II der hepatischen Enzephalopathie die Prognose durch die potentielle Reversibilität der Hirnfunktionsstörungen günstig ist, ist die Entwicklung der Grade III und IV mit einer hohen Mortalität assoziiert. Dabei besteht ein fließender Übergang zwischen der metabolischen hepatischen Enzephalopathie und der Entwicklung eines Hirnödems. Dieses entwickelt sich bei beinahe 80% aller komatösen Patienten mit fulminantem Leberversagen und stellt bei zwei Drittel aller Patienten die unmittelbare Todesursache dar. Die Ätiologie besteht sowohl in einem zytotoxischen Ödem mit intrazellulärer Flüssigkeitsakkumulation im Rahmen einer beeinträchtigten zellulären Osmoregulation wie auch in einem vasogenen Ödem mit Störung der Blut-Hirn-Schranke und gestörter Kapillarpermeabilität. Zusätzlich kommt es beim akuten Leberversagen zu einer Beeinträchtigung des zerebralen Blutflusses. Bei Patienten mit geringer Hirnfunktionsstörung ist der Blutfluss noch normal, nimmt jedoch mit Verschlechterung der hepatischen Enzephalopathie signifikant ab. Im tiefen Coma hepaticum führt der präterminale Verlust der zerebralen Autoregulation zu einer Erhöhung des zerebralen Blutflusses mit konsekutivem Anstieg des intrakraniellen Hirndruckes. Die neurotoxische Wirkung des Ammoniaks spielt eine zentrale Rolle im Pathogenese der hepatischen Enzephalopathie und der Entwicklung des Hirnödems. Eine arterielle Hyperammonämie (>145 µmol/l) bei akutem Leberversagen korreliert mit der Wahrscheinlichkeit einer zerebralen Herniation (Sensitivität von 100%, Spezifität von 73% für eine konsekutive zerebrale Herniation). Lediglich nichtionisierter (freier) Ammoniak kann die Blut-Hirn-Schranke durchdringen und somit neurotoxisch wirken. Bei einer Alkalose ist der Anteil an freiem Ammoniak und damit dessen Toxizität erhöht.

Eine kontinuierliche Hirndrucküberwachung sollte bei Patienten mit Grad III oder IV der hepatischen Enzephalopathie und Indikation für eine Transplantation durch eine intrakranielle Hirndrucksonde erfolgen. Bei ca. 80% der komatösen Patienten, die mit einer ICP-Sonde überwacht werden, kommt es zum Auftreten von Episoden eines erhöhten Hirndruckes und eines verminderten zerebralen Perfusionsdruckes. Eine retrospektive Studie zeigte, dass Patienten, die mittels einer kontinuierlichen

Hirndrucksonde überwacht worden sind, signifikant länger leben, die Mortalität jedoch im Vergleich zu Patienten ohne Hirndrucksonde nicht gesenkt werden konnte. Eine kranielle Computertomographie zur Diagnose eines Hirnödems weißt eine geringe Sensitivität auf. Neben der ICP-Messung sind die Messung der evozierten Potentiale und die transkranielle Dopplersonographie als nichtinvasives zerebrales Monitoring sinnvoll.

Die Therapie eines erhöhten intrakraniellen Hirndruckes sollte bei guter Nierenfunktion und einer Serumosmolalität <320 mOsm durch wiederholte Anwendung einer 20%igen Mannitlösung (0,5–1 g/kg KG) erfolgen. Dadurch kann bei 80% aller Patienten ein deutlicher Abfall des Hirndruckes erzielt werden. Eine neuere klinische Studie zeigt, dass bei Patienten mit fulminantem Leberversagen und erhöhtem Hirndruck durch milde Hypothermie (32–33 °C) eine deutliche Senkung des ICP erzielt werden kann. Die therapeutische Hypothermie erscheint v. a. als „bridging" zur orthotopen Lebertransplantation bei therapierefraktärem Hirnödem geeignet. Die medikamentöse Therapie mit Ornithinaspartat führt zumindest im Tierversuch über eine deutliche Senkung des arteriellen Ammoniaks zu einer Abnahme des zerebralen Wassergehaltes und ebenfalls zu einer Senkung des ICP. Auch eine Barbituratinfusion führt zu einer raschen Hirndrucksenkung, sollte jedoch bei gleichzeitiger Senkung des arteriellen Mitteldruckes, und damit möglicherweise einer Verschlechterung des zerebralen Perfusionsdruckes, nur unter kontinuierlicher Hirndrucküberwachung angewendet werden. Bei subklinischer zerebraler Krampfaktivität führt eine Therapie mit Phenytoin möglicherweise zu einem verringerten Auftreten eines Hirnödems. Eine rezente klinische Studie zeigte, dass durch Infusion von 30%iger hypertoner Kochsalzlösung und konsekutiver Anhebung des Serumnatriums auf 145–155 mmol/l ein erhöhter intrakranieller Hirndruck signifikant gesenkt werden kann. Keinen akzeptierten Stellenwert in der Therapie des Hirnödems bei akutem Leberversagens haben Dexamethason, Hyperventilation, Hochlagerung des Oberkörpers über 30° und zurzeit jegliche Form der extrakorporalen Eliminationsverfahren („artifical liver support", „bioartifical liver support", Kohleperfusion, Plasmapherese etc.).

Infektionen Infektionen stellen bei Patienten mit fulminantem Leberversagen die zweithäufigste Todesursache dar. Vor allem der Ausfall der Kupffer-Sternzellen und die Beeinträchtigung des Komplementsystems sind für die hohe Infektionsrate verantwortlich. In einer prospektiven Studie konnten bei 83% aller Patienten bakterielle Infektionen kulturell nachgewiesen werden. Die Infektionsquellen sind v. a. der Respirationstrakt (50%), Harnwegsinfekte (22%), Bakteriämien (16%) und Katheterinfektionen (12%). Die kultivierten Keime waren in über 50% grampositive Keime. Zusätzlich kommt es bei ca. 30% aller Patienten zu Pilzinfektionen (v. a. Kandida), wobei ein hoher Prozentsatz dieser Patienten an der Kandidasepsis versterben. Da bei 30% der infizierten Patienten mit Leberversagen Infektionszeichen wie Fieber oder Leukozytose fehlen, sind regelmäßige Abnahmen von Kulturen bzw. Wundabstriche unbedingt erforderlich. Durch eine frühzeitige, prophylaktische i.v.-Antibiotikatherapie kann die Infektionsrate auf 20% drastisch gesenkt werden.

Kardiovaskuläre und renale Insuffizienz Das fulminante Leberversagen ist häufig durch eine ausgeprägte periphere Vasodilatation mit Senkung des peripheren Gefäßwiderstandes und gleichzeitig erhöhtem Herzzeitvolumen charakterisiert. Diese hyperdyname Kreislaufsituation wird ähnlich wie im septischen Schock durch Entzündungsmediatoren, Zytokine und NO-Aktivierung pathophysiologisch erklärt und führt frühzeitig zu Störungen der Mikrozirkulation, Sauerstoffutilisation und Gewebehypoxie. Eine kontinuierliche Infusion von N-Acetylcystein (150 mg/kg über 15 min, anschließend 50 mg/kg) führt zu einem verbesserten Sauerstofftransport mit Anstieg des Sauerstoffverbrauches und der zellulären O_2-Extraktion. Gleichzeitig kommt es zu einem Anstieg des Cardiac Index und des mittleren arteriellen Blutdruckes. Dies rechtfertigt die Therapie mit N-Acetylcystein nicht nur als Antidot bei Paracetamol-Intoxikation (deutliche Senkung der Mortalität durch Auffüllen der entleerten Glutathionspeicher), sondern bei jeder Ätiologie des fulminanten Leberversagens.

Ungefähr 30% aller Patienten mit fulminantem Leberversagen entwickeln ein akutes Nierenversagen (bei Paracetamol-Intoxikation bis zu 70%). Ein frühzeitiger Beginn einer extrakorporalen Nierenersatztherapie ist sinnvoll, wobei aufgrund der langsameren Osmolaritätsverschiebungen die kontinuierliche Hämofiltration bei Patienten mit Hirnödem zu bevorzugen ist. Während bei Patienten mit Leberzirrhose und hepatorenalem Syndrom in mehreren Studien ein positiver Effekt von Terlipressin auf die Nierenfunktion gezeigt werden konnte, muß vor dem Einsatz von Terlipressin bei Patienten mit fulminantem Leberversagen und Niereninsuffizienz gewarnt werden. Eine rezente Studie zeigte, dass Terlipressin bei Patienten mit fulminantem Leberversagen und hepatischer Enzephalopathie Grad IV, wahrscheinlich aufgrund einer cerebralen Hyperämie, zu einem signifikantem Anstieg des intrakraniellen Hirndrucks führt.

17.5.2 Toxisches Megakolon

Einleitung

Das toxische Megakolon ist eine lebensbedrohliche Komplikation einer idiopathischen entzündlichen Darmkrankung oder einer infektiösen Kolitis, die durch eine segmentale oder komplette nichtobstruktive Dilatation des Kolons (>6 cm) mit schweren systemischen Allgemeinsymptomen definiert ist. Die diagnostischen Kriterien des toxischen Megakolons beinhalten neben der radiologischen Diagnose einer Kolondilatation verschiedene systemische Allgemeinsymptome einer akuten Toxizität.

> **Diagnostische Kriterien des toxischen Megakolons**
> - Radiologische Zeichen einer Dilatation des Kolons (>6 cm)
> - Mindestens 3 der folgenden Kriterien:
>   – Fieber >38 °C
>   – Herzfrequenz >120/min
>   – Anämie
>   – Neutrophile Granulozyten >10,5 G/l
> - Mindestens eines der folgenden Kriterien:
>   – Dehydration
>   – Eingeschränkte Bewusstseinslage
>   – Elektrolytstörungen
>   – Hypotension

Ätiologie und Pathogenese

Das toxische Megakolon ist primär eine Komplikation einer zugrunde liegenden idiopathischen entzündlichen Darmerkrankung (Morbus Crohn, Colitis ulcerosa). Differentialdiagnostisch können jedoch verschiedene bakterielle, virale oder parasitäre infektiöse Kolitiden sowie ischämische Kolitiden für die Entstehung eines toxischen Megakolons verantwortlich sein (s. folgende Übersicht). Pathogenetisch ist eine Ausdehnung des inflammatorischen Geschehens der Kolitis auf die glatte Muskulatur der Darmwand mit konsekutiver toxischer Paralyse der glatten Muskelzellen durch Freisetzung von proteolytischen Enzymen, Zytokinen und Stickoxid (NO) und Schädigung des Plexus myentericus für die Entstehung des toxischen Megakolons verantwortlich. Das Ausmaß der Kolondilatation korreliert mit dem Ausmaß der Darmwandinflammation und Ulzeration. Histologisch ist das toxische Megakolon neben der zugrunde liegenden Erkrankung durch eine akute Inflammation der Darmwand mit akuter Degeneration der Myozyten, nekrotischen Arealen und Bildung infiltrativen Granulationsgewebe mit Histiozyten, neutrophilen Granulozyten, Lymphozyten und Plasmazellen charakterisiert.

> **Erkrankungen, die mit der Entwicklung eines toxischen Megakolons assoziiert sind**
> - Inflammatorische Darmerkrankungen:
>   – Colitis ulcerosa
>   – Morbus Crohn
> - Infektiöse Kolitis:
>   – Bakteriell: Pseudomembranöse Kolitis (Clostridium difficile), typhoide und nichttyphoide Salmonellose, Shigellose, Campylobacter, Yersiniose
>   – Viral: Zytomegalieviruskolitis, selbstlimitierende Kolitis (Kultur negativ)
>   – Parasitär: Entamoeba histolytica, Kryptosporidiose
> - Ischämische Kolitis
> - Kolitis nach Methotrexat-Therapie

Klinik und Diagnostik

Bis zu 30% aller Patienten mit idiopathischer entzündlicher Darmerkrankung entwickeln ein toxisches Megakolon innerhalb 3 Monate nach Diagnosestellung und ca. 60% aller Fälle mit toxischem Megakolon treten innerhalb der ersten 3 Jahre nach Diagnosestellung auf. Anamnestisch sind häufig 1–2 Wochen vor dem Auftreten eines toxischen Megakolons schwere blutige Diarrhö erhebbar. Eine Therapie mit Opioiden, Anticholinergika, Loperamid oder Antidepressiva, Absetzen oder Dosisänderung einer Kortison- oder Mesalazin-Therapie bei entzündlicher Darmerkrankung sowie Einläufe mit Barium oder eine Kolonoskopie sind häufig prädisponierende Faktoren für die Entwicklung eines toxischen Megakolons. Bei der klinisch-physikalischen Untersuchung des Abdomens weist der Patient eine abdominelle Distension und Abwehrspannung häufig mit Zeichen einer lokalen oder diffusen Peritonitis auf. Tachykardie, Hypotonie, Fieber, Verwirrtheit und eingeschränkte Bewusstseinslage sind Zeichen systemischer Allgemeinsymptome. Aufgrund der akuten abdominellen Situation und der bestehenden Durchfälle kommt es zur ausgeprägten Dehydration mit Hypovolämie. Laborchemisch weisen die Patienten häufig eine Leukozytose mit Linksverschiebung im Differentialblutbild, eine Anämie, erhöhte Akutphaseproteine (C-reaktives Protein), Elektrolytstörungen mit ausgeprägter Hypokaliämie und Hypoalbuminämie auf. Die Diagnose eines toxischen Megakolons muss bei allen Patienten mit abdomineller Distension und chronischer oder akuter Diarrhö in Erwägung gezogen werden. Zur Diagnosestellung ist neben der klinischen Symptomatik das Abdomenleerröntgen in 2 Ebenen unumgänglich. Dabei zeigen sich v. a. das Colon ascendens und das Colon transversum deutlich dilatiert (>6 cm) mit multiplen Flüssigkeitsspiegeln und einer Abnahme bzw. Aufhebung der Haustrierung. Die Sonographie des Darms sowie die Computertomographie stellen zusätzliche diagnostische radiologische Verfahren dar. Stuhlkulturen ermöglichen eine Differentialdiagnose infektiöser Kolitiden. Eine Kolonoskopie kann ebenfalls zur Differentialdiagnose der zugrunde liegenden Erkrankung hilfreich sein, birgt jedoch bei massiver Kolondilatation eine erhöhte Perforationsgefahr.

Therapie

Das primäre therapeutische Ziel ist die Therapie der zugrunde liegenden Kolitis, um damit eine Reduktion der entzündlichen Kolonveränderungen und eine Normalisierung der Kolonmotilität zu erreichen. Ein primär konservatives Therapiekonzept vermeidet bei mehr als 50% aller Patienten mit toxischem Megakolon eine chirurgische Intervention. Eine chirurgische Begutachtung sollte jedoch von Beginn der Diagnosestellung an regelmäßig erfolgen. Patienten mit toxischem Megakolon sollten monitiert und engmaschig überwacht werden. Dehydration und Elektrolytstörungen, v. a. schwere Hypokaliämien, verschlechtern die Kolonmotilität und sollten daher bereits initial mit kristalloider Flüssigkeitssubstitution aggressiv behandelt und ausgeglichen werden. Neben einer initial strengen Nahrungskarenz führt das Legen einer Magensonde zur gastrointestinalen Dekompression. Bei bereits bestehender Malnutrition ist der Beginn mit einer kontinuierlichen parenteralen Ernährung zielführend. Motilitätshemmende Medikamente (Opiate, Narkotika, Anticholinergika) sollten abgesetzt werden. Wenn eine gastrointestinale Obstruktion ausgeschlossen werden kann, kann eine Therapie mit Neostigmin (2 mg intravenös als Kurzinfusion) zu einer Abnahme der Kolondilatation führen. Als schwerwiegende Nebenwirkungen einer Neostigmin-Therapie sind jedoch Herzrhythmusstörungen (v. a.

Bradykardien) und Ischämien des Kolons mit konsekutiver Hemikolektomie beschrieben. Eine kolonoskopische Dekompression mit anschließender rechtsseitiger Kolonsonde kann ebenfalls den Kolondurchmesser reduzieren. Da die Perforationsgefahr vom Kolondurchmesser abhängig ist (erhöhte Perforationsgefahr bei einem Kolondurchmesser über 12 cm) und bei Kolonperforation eine Mortalität von über 50% besteht, können diese konservativen Maßnahmen sowohl die Perforationsgefahr als auch die Mortalität positiv beeinflussen. Bislang gibt es hierzu jedoch keine prospektiven, kontrollierten Studien. In Abhängigkeit des Erregers einer infektiösen Kolitis sollte unmittelbar mit einer entsprechenden antibiotischen oder antiviralen Therapie begonnen werden (entsprechende Therapieempfehlungen in den erkrankungsspezifischen Kapiteln). Bei einem toxischen Megakolon im Rahmen einer antibiotikaassoziierten pseudomembranösen Kolitis (Clostridium difficile) ist die auslösende antibiotische Therapie zu beenden und eine Therapie mit Metronidazol (3-mal 500 mg p.o.) oder Vancomycin (4-mal 250 mg p.o.) über 10 Tage zu beginnen. Bei einem toxischen Megakolon im Rahmen einer idiopathischen entzündlichen Darmerkrankung wird eine systemische Glukokortikoidtherapie (Hydrokortison 3- bis 4-mal 100 mg i.v.) empfohlen. Persisitierendes Fieber 48–72 h nach Beginn einer systemischen Glukokortikoidtherapie erhebt den Verdacht auf eine lokale Perforation oder Abszessbildung. Operationsindikationen stellen freie Perforation in die Bauchhöhle, Blutungen mit zunehmendem Erythrozytensubstitutionsbedarf, Zunahme der systemischen Allgemeinsymptome und Progression der Kolondistension 48–72 h nach Beginn einer konservativen Therapie dar.

17.5.3 Akute akalkulöse Cholezystitis

Einleitung

Die akute akalkulöse Cholezystitis ist eine akut auftretende Entzündung der Gallenblase ohne Hinweis auf ein Konkrement und ist für 2–15% aller akuten Cholezystitiden verantwortlich. Die akute akalkulöse Cholezystitis stellt eine potentiell lebensbedrohliche Komplikation bei Intensivpatienten mit einer Inzidenz zwischen 1 und 5% (bei Patienten mit Multiorganversagen bis zu 17%) und einer Mortalität bis zu 40% dar.

Ätiologie und Pathogenese

Die Pathogenese der akuten akalkulösen Cholezystitis ist multifaktoriell, wobei die Stase der Galle, Störung der Mikrozirkulation und eine Ischämie mit konsekutiver Inflammation und Nekrose der Gallenblasenwand primär pathogenetisch verantwortlich sind (Abb. 17.5-1). Der Schweregrad der zugrunde liegenden Erkrankung und das Ausmaß des Multiorganversagens stellen den wesentlichsten Risikofaktor für die Entstehung einer akuten akalkulösen Cholezystitis bei Intensivpatienten dar. Darüber hinaus sind mehrere einzelne Risikofaktoren bekannt.

Risikofaktoren für die Entwicklung einer akuten akalkulösen Cholezystitis bei Intensivpatienten

- Intravenöse Morphintherapie
- Parenterale Ernährung
- Künstliche Beatmung mit hohem PEEP
- Protrahierte Hypotension
- Septischer Schock
- Hämorrhagischer Schock
- Mehr als 10 Bluttransfusionen
- Akutes Nierenversagen

Klinik und Diagnostik

Die klinische Symptomatik ist häufig unspezifisch (Tabelle 17.5-1) und v. a. bei intubierten und beatmeten Intensivpatienten durch Sedativa oder Analgetika maskiert. Bei der klinischen Untersuchung des Abdomens fällt jedoch bei der Mehrzahl der Patienten mit akuter akalkulöser Cholezystitis eine Abwehrspannung und Schmerzen im rechten Oberbauch auf. Bei einigen Patienten ist der Hydrops der Gallenblase als deutliche Resistenz im rechten Oberbauch tastbar. Differentialdiagnostisch muss bei unspezifischer Symptomatik im rechten Oberbauch, unklarem Fieber und zunehmender Übelkeit oder erhöhtem Reflux, v. a. bei Langzeitintensivpatienten mit Multiorganversagen, eine

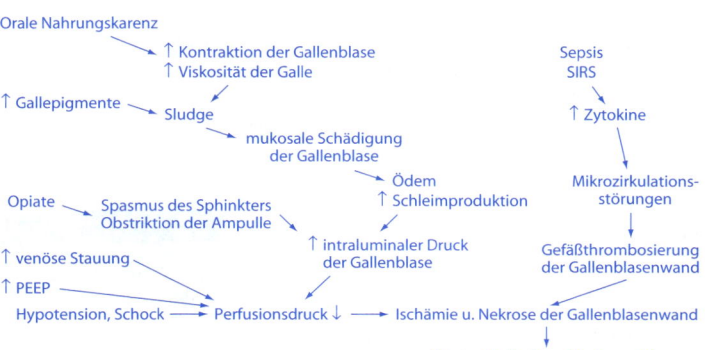

Abb. 17.5-1. Multifaktorielle Pathogenese der akuten akalkulösen Cholezystitis

Tabelle 17.5-1. Klinische Symptomatik bei akuter akalkulöser Cholezystitis

Symptom	Inzidenz [%]
Leukozytenzahl >12.000/mm^3	62–94
Fieber >38 C	54–88
Bilirubin >2 mg/dl	42–65
Abwehrspannung im rechten Oberbauch	59–70
Schmerzen im rechten Oberbauch	53–60
Tastbare Resistenz im rechten Oberbauch	15–24
Übelkeit, Erbrechen	24–56

akute akalkulöse Cholezystitis mit eingeschlossen werden. Laborchemisch zeigen sich in den meisten Fällen eine Leukozytose und inkonstant erhöhte Cholestaseparameter. Die Diagnose ist in den meisten Fällen mittels Sonographie zu stellen. Typischerweise zeigen sich eine Distension der Gallenblase, eine verdickte, dreigeschichtete Gallenblasenwand, intraluminaler Sludge und pericholezystitische Flüssigkeitsansammlungen. Computertomographie und Cholezintigraphie dienen zur weiteren Diagnostik. Häufige Komplikationen der akuten akalkulösen Cholezystitis sind Gallenblasengangrän, Perforation (Inzidenz zwischen 5 und 10%) und Abszessbildung. Die Differentialdiagnose zwischen einer unkomplizierten akalkulösen Cholezystitis und einer gangränös-nekrotisierenden Gallenblase oder einer Perforation ist v. a. bei Intensivpatienten mit Multiorganversagen häufig klinisch nicht möglich und nur mittels radiologischer Diagnoseverfahren zu stellen. Die Prognose der akuten akalkulösen Cholezystitis ist vom Zeitpunkt der Diagnosestellung und von einer frühzeitigen aggressiven Behandlung abhängig. Dies macht bei Verdacht einer akuten akalkulösen Cholezystitis engmaschige sonographische Kontrollen notwendig.

Therapie
Bei ca. 50% aller Patienten mit akuter akalkulöser Cholezystitis ergibt eine Gallenkultur einen positiven Keimnachweis (Klebsiella, Pseudomonas, Escherichia coli, Enterokokken, Streptokokken). Aus diesem Grund ist eine frühzeitige Behandlung mit einem gallegängigen, intravenösen Breitbandantibiotikum indiziert. Durch Vermeidung der Risikofaktoren, Beendigung einer intravenösen Opiattherapie und Beginn mit einer enteralen Ernährung bzw. oralem Kostaufbau kann eine milde, unkomplizierte akalkulöse Cholezystitis konservativ behandelt werden. Fakultativ kann, bei Ausschluss eines Abflusshindernisses im Ductus cysticus oder Ductus choledochus, Cholezystokinin intravenös verabreicht werden. Bei fehlender klinischer undsonographischer Besserung ist die perkutane Cholezystotomie die Therapie der Wahl. Diese unter sonographischer Kontrolle durchgeführte Drainage der Gallenblase ist in erfahrener Hand zu über 95% erfolgreich und weist eine geringe Komplikationsrate auf (lokale Wundinfektion, Blutungen, biliäre Peritonitis). Bei gangränöser Cholezystitis, Abszessbildung oder Perforation ist die akute Cholezystektomie vital indiziert. Durch frühzeitige Behandlung (perkutane Cholezystotomie bzw. Cholezystektomie) kann die Perforationsgefahr vermieden werden und die hohe Mortalität der akuten akalkulösen Cholezystitis deutlich gesenkt werden.

17.5.4 Akute mesenteriale Ischämie (s. auch Kap. 9.5.7)

Einleitung
Bei der akuten mesenterialen Ischämie unterscheidet man kausal 4 Formen (Tabelle 17.5-2):
- die akute Thrombose der A. mesenterica superior oder inferior,
- den embolischen Verschluss einer A. mesenterica,
- die nichtokklusive mesenteriale Ischämie und
- die Mesenterialvenenthrombose.

Unabhängig davon steht ein unspezifisches Krankheitsbild mit einem schwer krank wirkenden Patienten mit akut auftretender, unspezifischer abdomineller Symptomatik (peritoneale Reizung, Schmerzen und Erbrechen) im Vordergrund. Die Mortalität liegt abhängig vom betroffenem Gefäßsystem (s. Tabelle 17.5-2) und der Ausdehnung der Ischämie zwischen 20 und 95% und wird wesentlich von der Dauer zwischen Ischämiebeginn und adäquater Behandlung beeinflusst.

Ätiologie und Pathogenese
Der mesenteriale Blutfluss zur Versorgung des Interstitiums beträgt im Ruhezustand 20% und postprandial 35% des Herzzeitminutenvolumens. 70% des gesamten mesenterialen Blutflusses versorgen die intestinale Mukosa. Über mehrere Kollateralkreisläufe und einem Autoregulationsmechanismus wird bei unterschiedlichen Druckwerten in den Mesenterialgefäßen der intestinale Blutfluss lange konstant gehalten. Erst bei einem Druckabfall unter einen kritischen Schwellenwert (~40 mmHg), plötzlichem Abfall des Herzzeitminutenvolumens oder einem thrombotischen oder embolischen Verschluss im mesenterialen Gefäßsystem, kommt es im entsprechenden Versorgungsgebiet (A. mesenterica superior: distales Duodenum bis linke Kolonflexur; A. mesenterica inferior: linke Kolonflexur bis Rektum) innerhalb von 6–9 h zu einer intestinalen transmuralen nekrotischen Infarzierung mit konsekutiver Zytokin- und Mediatorenfreisetzung. Dies führt neben der lokalen abdominellen Symptomatik zu einer unspezifischen systemischen inflammatorischen Reaktion (SIRS) und in weiterer Folge aufgrund einer erhöhten transmuralen Translokation von Darm-

Tabelle 17.5-2. Inzidenz und Mortalität bei akuter mesenterialer Ischämie

	Inzidenz [%]	Mortalität [%]
Mesenterialvenenthrombose	12–30	20–30
Embolie der A. mesenterica	17–33	50–60
Nichtokklusive mesenteriale Ischämie	25–50	30–55
Thrombose der A. mesenterica	30–55	62–95

17.5 Abdominelle Notfälle

bakterien zu der Gefahr einer Sepsis mit konsekutivem septischen Schock und Multiorganversagen.

Kausal lassen sich 4 Formen der akuten mesenterialen Ischämie unterscheiden (s. Tabelle 17.5-2). Die häufigste Ursache ist ein thrombotischer Verschluss der A. mesenterica superior oder inferior. Bei über 90% dieser Patienten bestehen ein oder mehrere Risikofaktoren der Arteriosklerose (Nikotinabusus, Diabetes mellitus, Hypertonie, Hyperlipidämie etc.) und mehr als zwei Drittel aller Patienten weisen anamnestisch arteriosklerotische Gefäßveränderungen in anderen Organen auf (Myokardinfarkt, zerebraler Insult, paVK). Bei einer Embolie im arteriellen Mesenterialstromgebiet besteht bei mehr als 90% der Patienten eine kardiale Grunderkrankung und bei über 80% Vorhofflimmern mit inadäquater medikamentöser Antikoagulation. Häufig bestehen, im Rahmen eines Morbus embolicus durch intrakardiale Thromben, Vegetationen an Herzklappen oder thrombotische Plaques in der Aorta, embolische Komplikationen in anderen Organen. Die funktionelle nichtokklusive mesenteriale Ischämie findet sich häufig bei Intensivpatienten mit chronischen arteriosklerotischen Gefäßveränderungen am Abgang der A. mesenterica superior oder inferior. Im Rahmen einer akuten Erkrankung führt eine systemische Hypoperfusion (Dehydration, Abfall des Herzzeitminutenvolumens, Sepsis, Kreislauftherapie mit Vasopressoren, hoher Blutverlust etc.) zu einer weiteren Verschlechterung der mesenterialen Durchblutung mit konsekutiver mesenterialer Ischämie. Die akute Mesenterialvenenthrombose tritt vorwiegend bei jüngeren Patienten auf. Bei mehr als 80% der Patienten lassen sich ein AT-III-Protein-C- oder -S-Mangel, APC-Resistenz, Antiphospholipidantikörper, Polycythaemia vera, eine Thrombozytose nach Splenektomie oder ein Malignom nachweisen. Häufig sind bei diesen Patienten anamnestisch tiefe Beinvenenthrombosen oder Pulmomalembolien erhebbar. Die plötzliche venöse Obstruktion führt zu einer arteriellen Stase mit ausgeprägtem Darmwandödem und konsekutiver, häufig segmentaler, hämorrhagischer Infarzierung.

Klinik und Diagnostik

Die klinische Symptomatik einer akuten mesenterialen Ischämie ist unspezifisch und ermöglicht keine kausale Differentialdiagnose. Mehr als 95% aller Patienten klagen über akut auftretende abdominelle Schmerzen und zwei Drittel aller Patienten über Übelkeit und Erbrechen. In ca. 25% kommt es zu Diarrhö, wobei bei Patienten mit akuter Mesenterialvenenthrombose fallweise eine Hämatochezie begleitend mit Hämatemesis auftritt. In der Initialphase bestehen nur geringe abdominelle Druckdolenz und auskultatorische Hyperperistaltik. Auffallend ist die Diskrepanz zwischen schwer krank wirkenden Patienten und wenig spezifischer klinischer Symptomatik. Bei verzögerter Diagnostik und Therapie kommt es rasch zu einer zunehmenden Druckdolenz des Abdomens mit verringerter Peristaltik und zunehmendem Meteorismus. In weiterer Folge entwickelt sich innerhalb weniger Stunden die Symptomatik eines akuten Abdomens mit diffuser peritonealer Reizung und systemischer inflammatorischer Reaktion mit Fieber, Tachykardie, Tachypnoe, Dyspnoe und zunehmender Hypotonie. Auch die laborchemischen Veränderungen sind unspezifisch. Initial bestehen oft nur eine milde Leukozytose, leicht erhöhte Akutphaseproteine (CRP) und Elektrolytstörungen. Erhöhte LDH-Werte, Hyperlaktatämie und metabolische Azidose treten erst im weiteren Verlauf einer schweren mesenterialen Ischämie auf und sind Zeichen einer bereits bestehenden intestinalen Infarzierung.

Die Abdomenleeraufnahme in Rücken- und Linksseitenlage zeigt bei zwei Drittel aller Patienten mit mesenterialer Ischämie eine isolierte Dünndarmblähung und eine Darmwandverdickung und dient zum Ausschluss freier Luft im Abdomen. Eine Duplexsonographie der Mesenterialgefäße ist nur in einigen Fällen diagnostisch hilfreich. In den letzten Jahren hat die kontrastmittelverstärkte Computertomographie zunehmend an Aussagekraft bei akuter mesenterialer Ischämie gewonnen. In ca. 20% kann dadurch eine arterielle oder venöse Thrombose direkt nachgewiesen werden. Segmental verdickte Darmwandabschnitte, Dilatation einzelner Darmschlingen, Pneumatosis intestinalis und fehlendes Kontrastmittel-Enhancement einzelner Darmschlingen sind mit einer Spezifität von 95%, bei jedoch einer Sensitivität von unter 30%, indirekte Zeichen einer mesenterialen Ischämie. Die Angiographie mit Darstellung der Mesenterialgefäße ist nach wie vor der Goldstandard in der Diagnose einer mesenterialen Ischämie, zumal über den liegenden Angiographiekatheter eine lokale Fibrinolyse oder eine lokale Therapie mit Papaverin appliziert werden kann.

Therapie

Trotz verbesserter bildgebender Diagnostik und der Kenntnis, dass ein frühzeitiger Therapiebeginn einer akuten mesenterialen Ischämie die Prognose günstig beeinflusst, werden nur 30–50% aller Patienten innerhalb der ersten 24 h nach Beginn der Akutsymptomatik einer adäquaten Therapie zugeführt.

Initial sind supportive Maßnahmen wie kristalloide Flüssigkeitssubstitution, Ausgleich von Elektrolytstörungen und Darmentlastung durch Magensonde indiziert. Bei funktioneller nichtokklusiver mesenterialer Ischämie sind primär die auslösenden Faktoren wie Volumenmangel, Herzinsuffizienz oder Therapie mit Vasopressoren zu beheben. In einzelnen Fällen ist eine kontinuierliche, über 24 h dauernde, lokal vasodilatierende Therapie mit Papaverin (30–60 mg/h) über einen Angiographiekatheter erfolgreich. Bei klinischer Symptomatik eines akuten Abdomens ist jedoch die rasche chirurgische Resektion der infarzierten Darmsegmente notwendig. Bei akuter Mesenterialvenenthrombose existieren Einzelberichte über eine erfolgreiche intraarterielle lokale Lyse mit Streptokinase (10.000 IE), Urokinase (40.000 IE) und rekombinantem Gewebeplasminogenaktivator (40 mg) innerhalb der ersten 6–12 h nach Beginn der Symptomatik mit anschließender kontinuierlicher Antikoagulierung mit Heparin. Bei embolischem oder thrombotischem Verschluss der Mesenterialarterien ist hingegen die frühzeitige Laparotomie indiziert. Abhängig vom intraoperativen

Bild ist eine Embolektomie oder Thrombektomie mit Revaskularisierung und konsekutiver Resektion ischämischer Darmabschnitte notwendig.

Evidenz der Therapieempfehlungen

	Evidenzgrad	Empfehlungsstärke
Fulminantes Leberversagen		
Lebertransplantation	II-a	A
Mannit bei Hirnödem	I-b	A
Artifical liver support	IV	C
Antibiotikatherapie	II-a	B
N-Acetylcystein bei Paracetamol-Intoxikation	I-b	A
N-Acetylcystein bei anderer Ätiologie	III	C
Toxisches Megakolon		
Therapie der zugrundeliegenden Kolitis	I-a	A
Neostigmin	I-b	B
Neostigmin	I-b	B
Koloskopische Dekompression	IV	C
Akute akalkulöse Cholezystitis		
Antibiotikatherapie	IV	B
Cholezystokinin	IV	C
Perkutane Cholezytotomie	III	B
Cholezystektomie	II-a	A
Akute mesenteriale Ischämie		
Papaverin	IV	C
Lyse bei Mesenterialvenenthrombose	III	C
Frühzeitige Laparotomie	III	B

17.5.5 Akute nekrotisierende Pankreatitis

Siehe Kap. 10.12 (Akute und chronische Pankreatitis).

17.6 Akute Störungen des Säure-Basen-Haushalts
Bruno Schneeweiß

17.6.1 Einleitung

Die Protonenkonzentration und somit der pH-Wert im Plasma werden trotz täglicher Produktion von 20.000 mmol Kohlensäure in Form von CO_2 und 50–100 mmol nichtflüchtiger Säuren (Schwefelsäure, Phosphorsäure, organische Säuren) in engen Grenzen konstant gehalten (extrazelluläre H+-Konzentration: $0{,}355 \times 10^{-7}$ bis $0{,}447 \times 10^{-7}$ Mol/l; pH: 7,36–7,44). Störungen dieser Säure-Basen-Homöostase beeinflussen die Funktion von Enzymen und anderen Proteinen, wodurch ungünstige Auswirkungen auf verschiedenste Organfunktionen auftreten können. Ausgeprägte Abweichungen des pH-Wertes vom Normalwert sind häufig mit einer hohen Mortalität verbunden, wobei der Krankheitsverlauf aber eher von der zugrunde liegenden Ursache der Säure-Basen-Störung und nicht vom Ausmaß der Abweichung des pH-Wertes abhängig ist. Es ist deshalb für die Therapie essentiell, die Ursache der Störung zu erkennen, um eine kausal in den Krankheitsprozess eingreifende Maßnahme setzen zu können (s. auch Kap. 11.15). Therapeutische Interventionen, die lediglich eine Korrektur des pH-Wertes anstreben, ohne die Ursache der Störung ursächlich zu behandeln, können sich sogar ungünstig auf den Krankheitsverlauf auswirken.

17.6.2 Metabolische Azidosen

Eine metabolische Azidose zeichnet sich in der Blutgasanalyse durch eine Erniedrigung des pH-Wertes und des pCO_2 aus, bzw. es liegt diese Säure-Basen-Haushaltsstörung auch vor, wenn der pH-Wert vermindert, der pCO_2 aber im Normbereich gelegen ist (Tabelle 17.6-1). Von einer schweren metabolischen Azidose spricht man, wenn bei normaler respiratorischer Funktion die Bicarbonatkonzentration im Plasma ≤ 8 mmol/l beträgt.

In der Differentialdiagnose der metabolischen Azidose hat sich die Bestimmung der Anionenlücke, der Differenz der gemessenen Kationen und Anionen im Serum, bewährt:

Tabelle 17.6-1. pH-Wert und pCO2 bei Azidosen und Alkalosen

	pH	pCO_2
Metabolische Azidose	↓	↓ oder ⊥
Respiratorische Azidose	↓ oder ⊥	↑
Metabolische Alkalose	↑	↑ oder ⊥
Respiratorische Alkalose	↑ oder ⊥	↑

$$\text{Anionenlücke} = (\text{Natrium} + \text{Kalium}) - (\text{Chlorid} + \text{Bicarbonat}).$$

Die normale Anionenlücke beträgt ca. 16 mmol/l und ist durch die negative Nettoladung der Proteine, besonders des Albumins, des Sulfations und Phosphations sowie des Anions organischer Säuren bedingt. Eine Hypoalbuminämie führt zu einer Verminderung der Anionenlücke (2,5 mmol/l pro 1 g/dl Abfall des Albumins), was bei der Interpretation Beachtung finden muss.

17.6.3 Metabolische Azidosen mit erhöhter Anionenlücke

Die Ursachen einer metabolischen Azidose mit erhöhter Anionenlücke sind in der folgenden Übersicht aufgelistet. Die Laktazidose ist bei stationären Patienten die häufigste Ursache einer metabolischen Azidose mit erhöhter Anionenlücke, bei ambulanten die chronische Niereninsuffizienz.

17.6 Akute Störungen des Säure-Basen-Haushalts

Metabolische Azidosen
- Normale Anionenlücke
  - Diarrhö
  - Mäßige Niereninsuffizienz
  - Volumengabe mit chloridhaltigen Lösungen
  - Kompensation einer respiratorischen Alkalose
  - Ureterosigmoidostomie
  - Renal-tubuläre Azidose
- Breite Anionenlücke
  - Laktazidose (D- und L-Form)
  - Ketoazidose
  - Nierenversagen
  - Toxine: Salizylate, Methanol, Äthylenglykol

Laktazidose

Die Laktazidose ist definiert durch eine Laktatkonzentration >5 mmol/l verbunden mit einem pH-Wert < 7,35. Diese Form der Säure-Basen-Haushaltsstörung wird in der Intensiv- und Notfallmedizin sehr häufig gesehen. Die Ursachen sind vielfältig (Sepsis, kardiogener Schock, ausgeprägte Hypoxämie, Leberversagen, Vergiftungen). Zumeist liegt eine Gewebshypoxie der Laktatproduktion zugrunde. Trotz intensiver therapeutischer Anstrengungen ist die Laktazidose noch immer mit einer Mortalität von 60–90% verbunden.

Die therapeutischen Anstrengungen müssen primär auf die Beseitigung der zugrunde liegenden Ursache gerichtet sein: Blutstillung beim Blutungsschock, antibiotische Therapie und operative Sanierung eines Sepsisherdes beim septischen Schock, operative Sanierung traumatischer Verletzungen im traumatischen Schock usw.

Bei durch **Thiaminmangel** bedingter Laktazidose, wie sie bei mangelernährten Patienten besonders nach Initiierung einer parenteralen Ernährung und bei chronischen Alkoholikern beobachtet wird, kann durch die Applikation von tgl. 100–200 mg Vitamin B_1 über 3 Tage sehr rasch eine Normalisierung der Laktatkonzentrationen und eine damit verbundene Verbesserung der zuvor häufig vorhandenen kardiovaskulären Insuffizienz beobachtet werden.

Durch maschinelle Beatmung, Volumengabe und vasoaktive Substanzen (Katecholamine, Vasopressoren) kann versucht werden, die Gewebeperfusion zu verbessern und so die Laktatproduktion zu reduzieren.

Obwohl bislang keine kontrollierte Studie einen günstigen Effekt einer Bicarbonattherapie zeigen konnte, wird von vielen Autoren bei schweren Azidosen (pH <7,2) die vorsichtige Applikation von 1–2 mmol/kg KG Natriumbicarbonat als Infusion (nicht als Bolus!) empfohlen, um den pH-Wert auf 7,2 anzuheben. Die Bicarbonattherapie darf nur als flankierende Maßnahme betrachtet werden, die zudem nur kurzfristig wirksam ist. Verschiedene potentiell ungünstige Auswirkungen der Bicarbonatapplikation wurden wiederholt beschrieben, deren klinische Relevanz kann allerdings noch nicht klar eingeschätzt werden. Auf jeden Fall muss eine „Overshoot-Alkalose" durch übermäßige Bicarbonatgabe vermieden werden.

Diabetische Ketoazidose

Durch die beim Insulinmangel gesteigerte Lipolyse kommt es zu einem vermehrten Anfall von freien Fettsäuren, die in der β-Oxidation zu Acetyl-CoA oxidiert werden. Da beim Insulinmangel Oxalazetat in die Glukoneogenese eingeht, steht es nur in unzureichendem Ausmaß zur Kondensation mit Acetyl-CoA zur Verfügung, weshalb Letzteres vermindert in den Zitratzyklus eingebracht werden kann. Die dadurch akkumulierenden Acetyl-CoA-Moleküle werden über eine Reihe von Reaktionen zu den Ketonkörpern (Acetessigsäure, β-Hydroxy-Buttersäure und Azeton) umgewandelt. Acetessigsäure und β-Hydroxy-Buttersäure als organische Säuren sind die Ursache der metabolischen Azidose mit erhöhter Anionenlücke in der diabetischen Ketoazidose.

Durch niedrig dosiertes Insulin (5–10 E/h) kann dieser Pathomechanismus schlagartig durchbrochen werden. Die Ketonkörper können wiederum im Zitratzyklus oxidiert werden, wodurch es rasch zu einer Regeneration des endogenen Bicarbonatpools und zu einer weitgehenden Normalisierung des pH-Wertes kommt.

Neben der Insulingabe spielt in der Behandlung der diabetischen Ketoazidose die Rehydratation eine wichtige Rolle. Die hyperglykämieinduzierte osmotische Diurese führt zu nicht unwesentlichen Flüssigkeits- und Elektrolytverlusten (s. Kap. 11.13).

Auch bei der diabetischen Ketoazidose gibt es keine kontrollierten Studien, die einen günstigen Effekt einer Bicarbonattherapie bestätigen würden. Es konnte im Gegenteil gezeigt werden, dass durch eine Alkalitherapie die Ketonkörperproduktion sogar gesteigert werden kann. Zudem wurde in Tierversuchen unter einer Bicarbonatapplikation eine Myokardhypoxie beobachtet. Auf Grund dieser Beobachtungen wird auch bei schweren Azidosen (pH <7,0) eine Alkalitherapie in letzter Zeit mit Zurückhaltung bewertet. Wenn überhaupt, soll Bicarbonat nur bei einer Bicarbonatkonzentration <5 mmol/l gegeben werden. Das Ziel sollte sein, die Bicarbonatkonzentration auf maximal 10–12 mmol/l (entspricht einem pH ~7,25) anzuheben. Zur Abschätzung der dazu notwendigen Bicarbonatmenge (s. un-ten) sollte ein Verteilungsraum für Bicarbonat von 40% des Körpergewichtes herangezogen werden.

Alkoholische Ketoazidose

Die alkoholische Ketoazidose tritt typischerweise bei Alkoholikern nach längerem Fasten bzw. rezidivierendem Erbrechen verbunden mit Alkoholkonsum auf. Ursächlich wird eine Glykogenverarmung durch fehlende Glukosezufuhr und eine durch Alkohol stimulierte Lipolyse und Ketonkörperproduktion angesehen. Gelegentlich ist die alkoholische Ketoazidose mit einer Laktazidose (Alkohol hemmt die Laktataufnahme durch die Leber) und auch Hypoglykämie (durch Hemmung der Glukoneogenese) vergesellschaftet.

Die kausale und somit wirksamste Therapie besteht in der parenteralen Zufuhr von Glukose und Alkoholkarenz. Durch die Glukosezufuhr wird Insulin freigesetzt und die Glukagonsekretion gehemmt und in der Folge die Ketogenese. Durch Oxidation der vorhandenen Ketonkörper wird der Bicarbonatpool regeneriert. Zusätzlich zur Glukose soll auch kristalloide Flüssigkeit verabreicht werden, um den bestehenden Volumenmangel mit seinen ungünstigen kardiovaskulären Effekten zu beseitigen.

Akutes Nierenversagen

Beim akuten Nierenversagen kommt es wegen der eingeschränkten glomerulären Filtrationsrate zu einer Retention nichtflüchtiger Säuren (vor allem Schwefelsäure und Phosphorsäure) und somit zu einer Erhöhung der Anionenlücke. Das Ausmaß der Azidose wird allerdings nicht durch die glomeruläre Filtrationsrate, sondern vielmehr durch die tubuläre Sekretionsrate für Protonen bestimmt. Aus diesem Grund korrelieren einerseits das Ausmaß der Nierenfunktionseinschränkung und die Azidose nur schlecht, andererseits kann bei einer mäßig eingeschränkten Nierenfunktion gelegentlich auch eine Azidose mit normaler Anionenlücke (s. unten) beobachtet werden.

Naturgemäß besteht die Therapie der renalen Azidose in der Einleitung eines extrakorporalen Therapieverfahrens, wobei nur noch bicarbonathaltige Filtrationslösungen bzw. Dialysierflüssigkeiten Verwendung finden sollen.

Vergiftungen

Ein Hinweis für das Vorliegen einer Intoxikation als Ursache einer metabolischen Azidose mit erhöhter Anionenlücke kann durch Bestimmung einer so genannten „osmotischen Lücke" erfolgen. Darunter versteht man die Differenz zwischen gemessener und errechneter Osmolalität. Letztere wird durch:

Errechnete Osmolalität = 2Na (mmol/l)
+ Blutzucker/18 (mg/dl)
+ BUN/2,8 (mg/dl)

kalkuliert. Normalerweise ist die Differenz zwischen gemessener und errechneter Osmolalität <10 mOsmol/kg. Sollte sie größer sein, ist dies ein Hinweis für das Vorliegen niedermolekularer Substanzen, wie Alkohole und auch Salizylate, im Blut.

Salizylate führen direkt und indirekt (Akkumulation von Laktat und Ketonsäuren) zu einer metabolischen Azidose mit erhöhter Anionenlücke. Da Salizylate direkt das Atemzentrum stimulieren, besteht zumeist auch eine respiratorische Alkalose, die sogar stärker als die Azidose ausgeprägt sein kann, sodass in der Blutgasanalyse eine „Nettoalkalose" beobachtet wird. Die therapeutischen Bestrebungen müssen einerseits daraufhin ausgerichtet sein, eine weitere Salizylatabsorption zu verhindern (primäre Giftelimination durch Magen-/Darmspülung mit Tierkohle). Obwohl zumeist schon eine respiratorische Alkalose vorliegt, soll andererseits durch weitere Alkalisierung des Blutes mit Natriumbicarbonat auf pH-Werte von 7,45–7,55 versucht werden, die Salizylatelimination zu beschleunigen. Eine weitere Giftelimination kann durch Induktion einer forcierten Diurese versucht werden.

Methanol und **Äthylenglykol** können eine metabolische Azidose mit erhöhter Anionenlücke durch die Akkumulation toxischer Metaboliten verursachen. Therapeutisch finden neben der primären Giftelimination eine Hemmung der Alkoholdehydrogenase mittels Äthylalkohol oder Fomepizol (4-Methylpyrazol) und damit der Produktion saurer Metaboliten, die forcierte Diurese (bei Äthylenglykol) und die Giftelimination und Elimination toxischer Metaboliten mittels Hämodialyse Anwendung.

17.6.4 Metabolische Azidosen mit normaler Anionenlücke

Die Ursachen einer metabolischen Azidose mit normaler Anionenlücke sind in der Übersicht auf S. 1499 angeführt. Bei diesen Krankheitsbildern geht die Verminderung der Plasmabicarbonatkonzentration mit einer Erhöhung der Plasmachloridkonzentration einher, d. h., es liegt bei diesen Krankheitsbildern somit eine hyperchlorämische Azidose vor. Neben einem renalen bzw. intestinalen Bicarbonatverlust spielt auch die Zufuhr chloridhaltiger Lösungen in der Genese dieser Störung des Säure-Basen-Haushalts eine Rolle.

Zur Differentialdiagnostik zwischen renalen und intestinalen Bicarbonatverlust kann die Anionenlücke im Harn herangezogen werden. Diese errechnet sich wie folgt:

Anionenlücke im Harn = Natrium + Kalium
− Chlorid

Das wichtigste, normalerweise nicht gemessene Kation im Harn ist das Ammoniumion. Ammonium ist die Ausscheidungsform titrierbarer Säure. Wenn die Ammoniumkonzentration im Harn ansteigt, nimmt die Anionenlücke im Harn zu und wird negativ. Extrarenale (intestinale) Ursachen einer metabolischen Azidose mit normaler Anionenlücke im Blut sind mit einer erhöhten renalen Säure- und damit Ammoniumausscheidung verbunden, woraus sich eine negative Anionenlücke im Harn errechnet (bei einem pH im Blut von Werten <7,35 ist die negative Anionenlücke im Harn von >80 mOsmol/l zu erwarten). Andererseits spricht eine positive Anionenlücke im Harn bei einem Patienten mit metabolischer Azidose und normaler Anionenlücke im Blut für eine verminderte renale Säureausscheidung und somit für das Vorliegen einer renalen tubulären Azidose. Beim renalen Bicarbonatverlust ist der Harn-pH alkalisch (pH >5,3) und die fraktionelle Bicarbonatausscheidung >15% (prozentueller Anteil der ausgeschiedenen im Vergleich zur glomerulär filtrierten Bicarbonatmenge = Bicarbonat im Harn × Kreatinin im Plasma/Bicarbonat im Plasma × Kreatinin im Harn). Allerdings kann bei zunehmender Azidose der Harn wieder sauer werden (pH <5,3), wenn sich die Plasmabicarbonatkonzentration auf einem neuen, niedrigeren Niveau stabilisiert hat.

Beim **intestinalen** Bicarbonatverlust, wie er bei profusen Durchfällen, Pankreasfisteln, Gallendrainagen und Ureterosigmoidostomien auftreten kann, erklärt sich die metabolische

Azidose durch die eingeschränkte Bicarbonatresorption im Ileum und Kolon. Normalerweise wird Bicarbonat in diesen Darmabschnitten gegen Chlorid ausgetauscht. Ist das auf Grund der schnellen Darmpassage nicht der Fall, kann es zu einer hyperchlorämischen Azidose kommen. Neben Flüssigkeits- und Elektrolytersatz kann bei schweren Azidosen die Zufuhr von Natriumbicarbonat (s. unten) erforderlich sein. Bei schweren Flüssigkeitsverlusten kann gelegentlich neben einer hyperchlorämischen Azidose auch eine metabolische Azidose mit erhöhter Anionenlücke beobachtet werden, wobei ursächlich ein Nierenversagen, eine Laktazidose, Hyperphosphatämie und Hyperproteinämie in Frage kommen.

Der **renale** Bicarbonatverlust findet sich bei der renalen tubulären Azidose vom Typ I (distal) und auch bei der sehr seltenen vom Typ II (proximal). Der Bicarbonatverlust kann sehr ausgeprägt und bei der klassischen renalen tubulären Azidose vom Typ I mit einer Hypokaliämie verbunden sein und somit eine prompte Substitutionstherapie mit Bicarbonat notwendig machen (s. unten). Ein renaler Bicarbonatverlust kann sich auch bei Patienten mit diabetischer Ketoazidose nach Beginn der Therapie und nach Beseitigung einer chronischen Hypokapnie finden. Eine andere Form der renalen Azidose findet sich bei Patienten mit Hypoaldosteronismus und ist mit einer Hyperkaliämie verbunden. Die Therapie ist auf die Beseitigung der zugrunde liegenden Ursache des Nierenversagens bzw. des Hypoaldosteronismus auszurichten, bei schweren Azidosen ist eine moderate Natriumbicarbonatsubstitution indiziert (s. unten).

Verdünnungsazidosen

Durch die Zufuhr nichtbicarbonathaltiger Lösungen kann eine metabolische Azidose mit normaler Anionenlücke verursacht werden. Neben der Zufuhr von Lösungen mit unphysiologischem Natriumchloridverhältnis (normalerweise beträgt das NaCl-Verhältnis im Blut 1,39; bei einer 0,9%igen Natriumchloridlösung beträgt das NaCl-Verhältnis hingegen 1,0!) ist zu bedenken, dass auch bei Zufuhr von reinem Wasser eine Verdünnungsazidose entstehen wird. Der pH-Wert von reinem Wasser beträgt bei 25 °C 7,0, bei 37 °C 6,8 und ist somit im Vergleich zum Blut azidotisch. Aus diesem Grund ist jede Hyponatriämie als Ausdruck einer Verdünnung mit einer Azidose verbunden.

Eine Verdünnungsazidose kann durch die Verwendung von kristalloiden Lösungen mit einem zum Plasma normalen NaCl-Verhältnis verhindert werden.

17.6.5 Bicarbonattherapie

Die Therapie metabolischer Azidosen ist, wie oben angeführt, auf die Beseitigung der zugrunde liegenden Ursache auszurichten. Bislang konnte, von den Bicarbonatverlustsyndromen abgesehen, durch keine kontrollierte Studie ein günstiger Effekt der Bicarbonattherapie auf den Krankheitsverlauf nachgewiesen werden.

Bei schweren Azidosen kann es allerdings doch notwendig werden, den pH-Wert anzuheben, um die ungünstigen Auswirkungen einer schweren Azidose hintanzuhalten und so Zeit zu gewinnen, um kausal orientierte therapeutische Maßnahmen zu setzen. Der pH-Wert sollte allerdings nur geringfügig, bis zu einem Wert von ca. 7,2, angehoben werden, dies entspricht einer Bicarbonatkonzentration im Plasma von ca. 8–12 mmol/l. Da verschiedene Faktoren den Säure-Basen-Status teils gegenläufig beeinflussen und auch der Bicarbonatverteilungsraum nicht konstant ist, lassen sich keine genauen Angaben bezüglich der dazu notwendigen Menge an Bicarbonat machen, um diese Bicarbonatkonzentration im Plasma zu erreichen. Eine vorsichtige Abschätzung geht von einem Bicarbonatverteilungsraum von 50% des Körpergewichtes aus. Um die Plasmabicarbonatkonzentration bei einem 70 kg schweren Patienten von 4 auf 8 mmol/l zu erhöhen, wären somit $(8-4) \times 70 \times 0{,}5 = 140$ mmol Natriumbicarbonat notwendig. Diese Menge sollte nicht als Bolus, sondern als Kurzinfusion über einen Zeitraum von 30 min verabreicht werden. Eine weitere Bicarbonatgabe sollte nur bei schwersten Azidosen und mit engmaschiger Kontrolle des Säure-Basen-Status erwogen werden.

Durch Bicarbonatgabe können nicht unbedeutende Komplikationen eintreten. Da auch eine nicht unbeträchtliche Menge an Natrium zugeführt wird, besteht die Gefahr des Auftretens einer Hypernatriämie und Hyperosmolalität sowie einer Hypervolämie, besonders bei Patienten mit Nierenversagen und kardialer Insuffizienz. Eine übermäßige Bicarbonatzufuhr kann zu einer „Overshoot-Alkalose" führen. Die Gefahr besteht insbesondere dann, wenn durch Einleitung einer kausativen Therapie bereits die endogene Regeneration durch Bicarbonat begonnen hat. Wie schon oben erwähnt, wird durch Bicarbonat der Abbau der Ketonkörper verzögert, zudem kann es paradoxerweise zu einer Verstärkung der Azidose im Liquor bei Patienten mit diabetischer Ketoazidose kommen. Eine Verstärkung der Azidose im gemischtvenösen Blut (Pulmonalarterie) kann bei Patienten mit stark reduziertem Herzminutenvolumen (bei der kardiopulmonalen Reanimation) auftreten, da die Elimination von CO_2, das durch die Pufferung entsteht, nicht in ausreichendem Maß gewährleistet ist.

Um diese Nettoproduktion von CO_2 durch Bicarbonatpufferung hintanzuhalten, wurde ein Puffergemisch, bestehend aus Natriumbicarbonat und Natriumkarbonat entwickelt (Carbicarb), wodurch die Produktion von Kohlendioxid im Pufferungsprozess deutlich reduziert werden konnte. Es konnte allerdings auch mit Carbicarb durch keine klinisch kontrollierte Studie ein positiver Effekt auf den Krankheitsverlauf bei Patienten mit schwerer metabolischer Azidose nachgewiesen werden.

17.6.6 Respiratorische Azidose

Eine respiratorische Azidose liegt vor, wenn der pH-Wert erniedrigt und das pCO_2 erhöht ist (s. Tabelle 17.6-1). Von einer respiratorischen Azidose spricht man auch bei erhöhtem pCO_2, wenn der pH-Wert im Normalbereich gelegen ist. Bei einer akuten respiratorischen Azidose sinkt der pH-Wert um 0,008 ab, wenn das pCO_2 um 1 mmHg ansteigt. Bei akuten Störungen ist die metabolische Kompensationsmöglichkeit nur sehr gering ausgeprägt.

Eine akute respiratorische Azidose kann bei einer Vielzahl von Erkrankungen, die das respiratorische System betreffen, auftreten. Unter Raumluft ist eine ausgeprägte Hyperkapnie immer auch mit einer Hypoxämie verbunden, und es ist auch die Hypoxämie und nicht die Hyperkapnie und die Azidose, die eine ernsthafte Bedrohung für den Patienten darstellt.

Die therapeutischen Interventionen müssen primär auf die Gewährleistung einer ausreichenden Oxygenierung ausgerichtet sein, wobei unter Umständen auch eine maschinelle Beatmung erforderlich sein kann. Durch die maschinelle Beatmung soll bei einer akuten respiratorischen Azidose versucht werden, einen weitgehend normalen pCO_2 zu erzielen. Bei Patienten mit schweren Lungenveränderungen (ARDS) könnte das eventuell nur mit einem sehr aggressiven Beatmungsmodus bzw. überhaupt nicht möglich sein. Um die Gefahren eines Barotraumas durch ein aggressives Beatmungsmuster zu verhindern, hat sich das Konzept der permissiven Hyperkapnie in der Intensivmedizin durchgesetzt. Dadurch konnten die Morbidität und Mortalität gegenüber einer konventionellen mechanischen Beatmung reduziert werden. Kontraindikationen für die permissive Hyperkapnie bestehen bei Vorliegen von Hirnödem, erhöhtem intrakranialem Druck und zerebralen Krampfanfällen. Obwohl noch kontrovers beurteilt, wird von einzelnen Autoren die Gabe von Bicarbonat empfohlen, um bei diesem Therapiekonzept den pH-Wert um 7,3 zu halten, da die oben angegebenen zerebralen Probleme auch als Folge der Hyperkapnie auftreten können.

Durch rasche Normalisierung des pCO_2 bei ausgeprägter präexistenter Hyperkapnie kann eine so genannte Posthyperkapniealkalose entstehen. Als Ursache liegen einerseits eine Hyperbicarbonatämie als Versuch einer Teilkompensation der respiratorischen Azidose, andererseits eine Hypovolämie und Hypochlorämie zugrunde, die die Alkalose aufrechterhalten (s. „chloridsensitive Alkalose"). Therapeutisch empfiehlt sich die Gabe von Natriumchlorid bzw. Kaliumchlorid und Acetazolamid in einer Dosis von 250–375 mg 1- bis 2-mal täglich, um die Bicarbonatausscheidung zu beschleunigen.

17.6.7 Metabolische Alkalose

Bei einer metabolischen Alkalose findet sich in der Blutgasanalyse eine Erhöhung des pH-Wertes und des pCO_2, bzw. es sind der pH-Wert erhöht und das pCO_2 im Normbereich gelegen (s. Tabelle 17.6-1). Von einer schweren metabolischen Alkalose spricht man, wenn bei einer normalen respiratorischen Funktion die Bicarbonatkonzentration im Plasma >45 mmol/l beträgt.

Da trotz hoher Ausscheidungskapazität der Niere für Bicarbonat eine metabolische Alkalose auftreten und besonders auch bestehen kann, müssen neben einer Ursache, die zu einer erhöhten Bicarbonatkonzentration im Blut geführt hat, auch Mechanismen vorliegen, die die Bicarbonatausscheidung durch die Niere einschränken. Zumeist liegt der eingeschränkten Ausscheidungskapazität der Niere für Bicarbonat ein Volumen- und Chloridmangel zu Grunde. Der durch den Volumenmangel induzierte sekundäre Hyperaldosteronismus führt zu einer verstärkten Natriumresorption in distalen Nephronabschnitten, wofür Kalium und Protonen vermehrt sezerniert werden. Dadurch finden die mit der Alkalose häufig vergesellschafteten Hypokaliämie und Harnazidose eine Erklärung. Eine metabolische Alkalose, die durch den beschriebenen Pathomechanismus bedingt ist, wird als **chloridsensitive** metabolische Alkalose bezeichnet. Bei der nichtchloridsensitiven metabolischen Alkalose wird die Alkalose durch eine erhöhte Konzentration von Mineralokortikoiden, eine Hypokaliämie oder durch das seltene genetisch bedingte tubuläre Chloridverlustsyndrom (Bartter-Syndrom) aufrechterhalten.

17.6.8 Chloridsensitive metabolische Alkalose

Als häufigste Ursachen einer chloridsensitiven Alkalose sind der Verlust von Magensaft durch Erbrechen oder Drainage durch Sonden und die Gabe von Schleifen- und Thiaziddiuretika zu nennen. Die Aufrechterhaltung der Alkalose bei der posthyperkapnischen Alkalose (s. oben) ist ebenfalls durch denselben Pathomechanismus bedingt.

Die therapeutischen Maßnahmen sollen daraufhin ausgerichtet sein, die Ursachen, die zur Entwicklung der Alkalose geführt haben (Erbrechen, Drainage, Diuretika), zu beseitigen. Die Säureproduktion durch den Magen und damit der Säureverlust durch Erbrechen und Drainagen kann durch die Gabe von Protonenpumpenhemmer oder H_2-Rezeptorenblockern vermindert werden. Eine Reduktion der Thiazid- und Schleifendiuretika bzw. deren vollständiger oder teilweiser Ersatz durch kaliumsparende Diuretika wird die gesteigerte Bicarbonatregeneration durch die Nieren einschränken. Es muss darauf geachtet werden, dass nicht Medikamente oder Inhaltsstoffe von Medikamenten verabreicht werden, deren Metabolismus zur Nettogeneration von Bicarbonat führt, wie dies bei Laktat, Azetat und Zitrat der Fall ist.

Durch Zufuhr von Volumen in Form von Natriumchlorid oder Kaliumchlorid kann der Volumen- und Elektrolytmangel beseitigt werden, der für die verminderte Bicarbonatausscheidung durch die Niere verantwortlich ist. Durch Azetazolamid 250–375 mg 1 bis 2-mal täglich kann die Bicarbonatsekretion nach erfolgter Volumen- und Elektrolytsubstitution weiter gesteigert werden.

Durch Applikation von 0,1–0,2 N Salzsäure über einen zentralen Venenkatheter kann bei ausgeprägten, lebensbedrohlichen Alkalosen versucht werden, rascher ein Absinken des pH-Wertes zu erzielen. Es sollte angestrebt werden, die Bicarbonatkonzentration im Plasma auf Werte <40 mmol/l zu senken. Bei der Abschätzung der dazu notwendigen Salzsäuremenge ist von einem Bicarbonatverteilungsraum von 50% des Körpergewichtes auszugehen: Um bei einem 70 kg schweren Patienten die Bicarbonatkonzentration von 50 mmol/l auf 40 mmol/l zu senken, wären demnach $(50–40) \times 70 \times 0,5 = 350$ mmol Salzsäure notwendig. Dazu müssten 3,5 l 0,1 N bzw. 1,75 l 0,2 N Salzsäure verabreicht werden.

Bei Patienten mit Herzinsuffizienz und eingeschränkter Nierenfunktion könnte es notwendig werden, eine schwere chloridsensitive Alkalose mit einem extrakorporalen Therapieverfahren (Hämodialyse, Hämofiltration) zu behandeln.

17.6.9 Nichtchloridsensitive metabolische Alkalose

Der nichtchloridsensitiven metabolischen Alkalose liegt zumeist eine verstärkte Mineralokortikoidwirkung (primärer Hyperaldosteronismus, exogene Steroide, seltene Steroidsynthesestörungen) zugrunde. Es besteht im Gegensatz zur chloridsensitiven metabolischen Alkalose eine Volumenexpansion, häufig verbunden mit arterieller Hypertonie, da die Natriumrückresorption in der Niere gesteigert ist. Die Alkalose ist durch verstärkte renale Säureausscheidung bedingt, durch Stimulation der im distalen Tubulus gelegenen Protonen-ATPase durch Aldosteron verursacht. Die durch den Hyperaldosteronismus verursachte Hypokaliämie verstärkt zusätzlich noch die Alkalose. Therapeutisch ist, wenn möglich, eine Beseitigung der auslösenden Ursache anzustreben (Absetzen exogen zugeführter Steroide, endokrinologische Abklärung und spezifische Therapie). Durch Medikamente wie ACE-Hemmer, AT-I-Rezeptorantagonisten und kaliumsparende Diuretika kann in den Pathomechanismus der Alkalose eingegriffen werden. Zu beachten ist, dass durch die Zufuhr von Volumen in Form von Natriumchlorid die Hypokaliämie und Alkalose verstärkt werden können.

Dem seltenen **Bartter-Syndrom** liegt ein autosomal-rezessiv vererbter Defekt der NaCl-Rückresorption in der Henle-Schleife bzw. im distalen Tubulus zugrunde. Durch den dadurch entstehenden Volumenmangel wird das Renin-Angiotensin-Aldosteron-System aktiviert, wodurch eine gesteigerte Kalium- und Protonenausscheidung im distalen Tubulus initiiert wird. Eine in seiner Entstehung nicht geklärte, gesteigerte Prostaglandinsynthese aktiviert zusätzlich das Renin-Angiotensin-Aldosteron-System. Die zumeist jungen Patienten sind im Gegensatz zu den anderen Formen der nichtchloridsensitiven metabolischen Alkalose normotensiv oder sogar hypotensiv. Therapeutisch kommen neben der Kaliumsubstitution nichtsteroidale Antirheumatika, ACE-Hemmer und kaliumsparende Diuretika zum Einsatz.

17.6.10 Respiratorische Alkalose

Eine respiratorische Alkalose kann bei einer Vielzahl physiologischer (Schwangerschaft, Aufenthalt in großen Höhen) und pathologischer Bedingungen (Hypoxie, Salizylatvergiftung, zerebrale Erkrankungen, Fieber, Sepsis, psychische Alterationen) gefunden werden. Die Alkalose ist zumeist nicht sehr ausgeprägt. Ein pH-Wert >7,55 wird kaum überschritten. Die Therapie ist auf eine Beseitigung der Ursache auszurichten. Bei psychisch bedingter Hyperventilation kann der Einsatz von Sedativa notwendig werden.

17.6.11 Pseudorespiratorische Alkalose

Wenn bei einem stark reduzierten Herzminutenvolumen und damit reduzierter Perfusion der Lungenstrombahn die Lungenventilation weitgehend erhalten ist, wird wenig Kohlendioxid aus der Pulmonalarterie entfernt, weshalb im venösen Blut eine Hyperkapnie und somit respiratorische Azidose (häufig in Kombination mit einer Laktatazidose) beobachtet werden kann. Durch das erhöhte Ventilations-Perfusions-Verhältnis wird allerdings im Vergleich zum reduzierten Herzminutenvolumen „zu viel" Kohlendioxid aus dem Blut, das die Lungenkapillaren passiert, entfernt. Im arteriellen Blut finden sich unter diesen Bedingungen pH-Werte, die leicht azidotisch bis stark alkalotisch sein können. Um diese komplexe Störung des Säure-Basen-Haushalts erkennen zu können, muss eine Blutgasanalyse aus dem arteriellen und dem gemischtvenösen Blut erfolgen. Die Therapie der pseudorespiratorischen Alkalose kann nur in einer Restitution normaler hämodynamischer Verhältnisse liegen.

17.6.12 Gemischte Störungen des Säure-Basen-Haushalts

Störungen des Säure-Basen-Haushalts liegen häufig nicht isoliert vor, es werden vielmehr nicht selten Kombinationen der beschriebenen Störungen beobachtet. Es kann sich dabei einerseits um Kompensationsversuche primärer Störungen handeln, andererseits können auch gleichzeitig mehrere primäre Störungen vorliegen. Um die richtigen therapeutischen Maßnahmen einleiten zu können, ist eine genaue Analyse des Säure-Basen-Haushalts notwendig. Auch bei diesen komplexen Störungen soll die therapeutische Intention primär auf eine Beseitigung der zugrunde liegenden Ursachen ausgerichtet sein.

Evidenz der Therapieempfehlungen

	Evidenzgrad	Empfehlungsstärke
Laktazidose		
Optimierung der Hämodynamik	I-b	B
Bikarbonat bei pH<7.0	III	C
Vitamin B1 bei Thiaminmangel	III	B
Diabetische Ketoazidose		
Rehydratation	I-b	A
Niedrig dosiertes Insulin	I-b	A
Bikarbonat bei pH<7.0	III	C
Alkoholische Ketoazidose		
Glukose	II-b	B
Salizylat-Vergiftung		
Bikarbonat	III	C
Forcierte Diurese	III	C
Methanol-/Äthylenglykolvergiftung		
Äthylalkohol	II-b	A
Fomepizol	II-b	A
Hämodialyse	III	B
Intestinaler/renaler Bikarbonatverlust		
Bikarbonat	II-b	B
Volumen	II-b	A
Respiratorische Azidose		
Permissive Hyperkapnie	II	C
Bikarbonat	II	C
Chlorid sensitive metabolische Alkalose		
NaCl 0,9%	II-b	A
HCl 0,1–0,2 N	II-b	A
Acetazolamid (bei posthyperkapnischer Alkalose)	III	A
Hämodialyse, Hämofiltration	III	B
Nicht-Chloridsensitive Alkalose		
ACE-Hemmer	III	A
AT-I-Rezeptorantagonisten	III	B
Kaliumsparende Diuretika	III	B
Bartter-Syndrom		
Kaliumsparende Diuretika	II-b	A
ACE-Hemmer	II-b	A
Nichtsteroidale Antirheumatica	III	B

17.7 Ertrinkungsunfall
Michael Holzer

17.7.1 Einleitung

Vom Ertrinkungstod, dem Tod durch Ersticken unter Wasser, muss das Beinahe-Ertrinken unterschieden werden, bei dem Patienten einen Ertrinkungsunfall, wenn auch nur kurzfristig, überleben. Über 140.000 Todesfälle durch Ertrinken sind pro Jahr weltweit zu verzeichnen. Über die Inzidenz von Beinahe-Ertrinken gibt es nur Schätzungen, sie dürfte aber in Europa zwischen 10.000 und 50.000 Fällen pro Jahr liegen.

17.7.2 Ätiologie und Pathogenese

Beinahe die Hälfte aller Ertrinkungsunfälle betrifft Kinder unter 4 Jahren, wobei sich 60–90% der Fälle in privaten Schwimmbädern ereignen. Eine weitere Risikogruppe stellen junge Männer dar. Risikoreiches Verhalten, Drogen und Alkohol sind hier wesentliche Ursachen. Alkohol spielt in 40–50% der Fälle eine Rolle. Hyperventilation vor dem Tauchen und Epilepsie sind weitere Risikofaktoren.

Letztlich kommt es beim Ertrinken zur Hypoxie, wobei in 10–15% keine Flüssigkeit aspiriert wird. Bei den restlichen Fällen muss zwischen Süß- und Salzwasseraspiration unterschieden werden (s. Übersicht). Durch Schädigung der alveokapillären Membran durch die Aspiration kann es in weiterer Folge zu einem Einstrom proteinreicher Flüssigkeit und zur Ausbildung eines nichtkardiogenen Lungenödems (ARDS) kommen.

Pathogenese der pulmonalen Schädigung bei Süß- und Salzwasseraspiration

- Süßwasseraspiration
  - Verdünnung von pulmonalem Surfactant
  - Alveolarer Kollaps und Atelektasen
  - Shunt und Verteilungsstörung
  - Hypoxie
- Salzwasseraspiration
  - Einstrom von intravaskulärer Flüssigkeit in die Alveolen
  - Ausfall von Alveolen für die Ventilation
  - Shunt und Verteilungsstörung
  - Hypoxie

17.7.3 Klinik und Diagnostik

Die Schwere der Hypoxie ist sehr variabel. Die dadurch verursachten Beeinträchtigungen verschiedener Organsysteme führen zu einem bunten klinischen Bild. Dies kann vom hypoxischen Herz-Kreislauf-Stillstand bis zum ansprechbaren Patienten ohne wesentliche respiratorische Beeinträchtigung reichen (Tabelle 17.7-1).

Nach der Notfalldiagnostik und eventueller Reanimation muss v. a. rasch die pulmonale Situation abgeklärt werden (siehe Übersicht).

Diagnostik beim Ertrinkungsunfall

- Notfalldiagnostik (Bewusstsein, Atmung, Kreislauf)
- Anamnese (Zeit unter Wasser, Symptome, Ursachen)
- Klinische Untersuchung (Lungenauskultation, Begleitverletzungen)
- EKG-Monitoring
- Pulsoxymetrie
- Lungenröntgen
- Körpertemperatur, arterielle Blutgasuntersuchung, Labor (Laktat, Nierenfunktion, Elektrolyte, Blutbild, Toxikologie), neurologische Untersuchung

---

17.7.4 Therapie

Das wichtigste Ziel ist die rasche Rettung des Verunfallten aus dem Wasser und der möglichst schnelle Beginn von Wiederbelebungsmaßnahmen (s. Kap. 17.1). Für den erfahrenen und trainierten Rettungsschwimmer ist es sogar möglich, die

Tabelle 17.7-1. Schädigungsmechanismen und Symptomatik beim Ertrinkungsunfall

Beeinträchtigtes Organsystem	Veränderungen	Symptomatik
Lunge	Atelektasen, ARDS	Dyspnoe, Hypoxie
Gehirn	Hypoxische Enzephalopathie	Koma
Kardial	Arrhythmien durch begleitende Hypothermie	Bradykardie, Vorhofflimmern, Kammerflimmern, Asystolie
Säure-Basen-Haushalt	–	Respiratorische und metabolische Azidose
Flüssigkeitshaushalt (selten)	Süßwasseraspiration, Salzwasseraspiration	Hämodilution, Hämokonzentration
Niere (selten)	Akute Tubulusnekrose	Nierenversagen

Mund-zu-Mund-Beatmung bereits im Wasser durchzuführen. Pulskontrolle und Beginn der Herzdruckmassage sind erfahrungsgemäß aber erst nach Rettung des Patienten aus dem Wasser möglich.

Um die respiratorische Situation zu verbessern, wurde früher die Durchführung eines Heimlich-Manövers (abdominelle Stoßkompression zur Erhöhung des intrathorakalen Drucks) propagiert. Bei dieser Methode können jedoch nur geringe Mengen von Flüssigkeit aus der Lunge entfernt werden. Zusätzlich kann es zum Erbrechen von Mageninhalt kommen, dessen Aspiration sogar noch zu einer Verschlechterung des respiratorischen Zustandes führen kann. Daneben kommt es zu einer Verzögerung von möglicherweise lebensrettenden Reanimationsmaßnahmen.

Sauerstoff (10 l/min) zum Ausgleich der Hypoxie sollte bei allen Patienten verwendet werden. Bei Apnoe, respiratorischer Insuffizienz oder zur Sicherung der Atemwege beim bewusstlosen Patienten sollte eine endotracheale Intubation durchgeführt werden.

Da Beinahe-Ertrunkene infolge von hypoxischer Kapillarschädigung und Flüssigkeitsaustritt hypovolämisch sind, sollte für eine ausreichende Flüssigkeitszufuhr gesorgt werden. Glukosehaltige Infusionen sollten jedoch eher vermieden werden, da sowohl tierexperimentelle als auch klinische Studien einen Zusammenhang zwischen erhöhten Glukosespiegeln und schlechtem neurologischen Ergebnis zeigten.

Ein weiteres Problem ist die Unterkühlung des Patienten, die zu lebensbedrohlichen kardialen Arrhythmien führen kann (bei Temperatur <29 °C). Auf der anderen Seite gibt es Hinweise, dass eine niedrige Körpertemperatur die hypoxische Enzephalopathie vermindern kann. Deshalb sollte ein Patient, der nach einer längeren Kälteexposition leblos erscheint, erst nach erfolgloser Reanimation und Normalisierung der Körperkerntemperatur für tot erklärt werden. Bei schwerer Hypothermie sollte durch aktive Erwärmung versucht werden, rasch eine Temperatur über 32 °C zu erreichen. Die weitere Aufwärmung kann dann sehr viel langsamer erfolgen, wobei Körpertemperaturen über 37 °C vermieden werden sollten. Die Hypothermiebehandlung, die sich nach kardialem Herzkreislaufstillstand als erfolgreiche Therapie herausgestellt hat, könnte auch hier als Therapieoption versucht werden (s. Übersicht).

Überblick über die Therapie beim Ertrinkungsunfall

- Rasche Rettung des Patienten aus dem Wasser
- Einleitung von Reanimationsmaßnahmen
- Gabe von O2 (10 l/min), Intubation, falls erforderlich
- Rasche aktive Wiedererwärmung bei Temperatur unter 32 °C
- Flüssigkeitstherapie
- Behandlung von Begleitschädigungen

Asymptomatische Patienten mit unauffälliger klinischer Untersuchung, normaler Oxygenierung und der Möglichkeit der Wiedervorstellung bei auftretenden Problemen können nach 4–6 h Beobachtung nach Hause entlassen werden.

17.7.5 Prognose

Die Mortalität aller Beinahe-Ertrunkenen, die in eine Notaufnahme gebracht werden, beträgt 25%. Schwere permanente neurologische Spätschäden treten bei etwa 10% der Überlebenden auf. Von Patienten, die beim Eintreffen komatös sind, versterben 30%, Langzeitschäden treten hier bei ca. 50% auf.

Evidenz der Therapieempfehlungen

	Evidenzgrad	Empfehlungsstärke
Sauerstoff	IV	C
Intubation, wenn indiziert	IV	C
Flüssigkeitszufuhr*	IV	C

* Keine Glukoselösungen

Literatur

Modell JH (1993) Drowning. N Engl J Med 328: 253–256
Sachdeva RC (1999) Near drowning. Crit Care Clin 15: 281–296
Weinstein MD, Krieger BP (1996) Near-drowning: epidemiology, pathophysiology, and initial treatment. J Emerg Med 14: 461–467

17.8 Stromunfall
Michael Holzer

17.8.1 Einleitung

Stromunfälle sind fast immer unbeabsichtigt und größtenteils vermeidbar. Die meisten Fälle treten bei Arbeiten an elektrischen Anlagen und im häuslichen Bereich durch spielende Kinder auf. Um die eigene Sicherheit nicht zu gefährden, sollte unbedingt versucht werden, den Stromkreis zu unterbrechen. Das Wegziehen eines Verunfallten von der Spannungsquelle mit schlecht leitenden Gegenständen (z. B. Holzstücken) ist besonders bei Hochspannungsunfällen nicht empfehlenswert.

17.8.2 Ätiologie und Pathogenese

Die Stärke einer Verletzung durch Strom hängt von dessen Spannung, der Kontaktzeit und dem Hautwiderstand ab. Auch Haushaltsspannung (220–380 V) kann durch eine längere Kontaktzeit zu erheblichen Verletzungen führen. Bei Hochspannung (über 1000 V) kommen fast regelmäßig schwere Verbrennungen dazu. Im Vergleich zu Gleichspannung führt Wechselspannung bei gleicher Spannung zu einer dreifach höheren Schädigung. Ein Wechselstromfluss von 20–30 mA kann die Atemmuskulatur lähmen und ein Stromfluss von 50–150 mA Kammerflimmern auslösen. Blitze erzeugen Spannungen von über 10^7 V und einen Stromfluss von bis zu 40.000 A, wobei es sich hier um Gleichspannung handelt. Diese enorme Energie tritt jedoch nur für einen Sekundenbruchteil auf, führt aber durch die hervorgerufene Druckwelle und Hitzestrahlung zu Verbrennungen und Knochenbrüchen. Die elektrische Energie wird jedoch meist über die Haut geleitet, weswegen es nur selten zu inneren Verletzungen mit Myoglobinurie kommt.

17.8.3 Klinik und Diagnostik

Zur direkten elektrischen Schädigung durch den Stromfluss im Gewebe kommen bei höheren Spannungen oder längerer Kontaktzeit Verbrennungen dazu. Vertikaler Stromfluss, parallel zur Körperachse, führt in höherem Ausmaß zu Atemstillstand, Kammerflimmern und neurologischen Ausfällen als ein Fluss von Hand zu Hand. Der Lichtbogen bei Funkenschlag verursacht eine Druckwelle, die zu einer Trommelfellruptur führen kann. Aufgrund von Muskelkontraktionen oder z. B. dem Sturz von einer Leiter können verschiedene Knochenbrüche und innere Verletzungen auftreten. Auf eine mögliche Verletzung der Halswirbelsäule sollte dabei besonders geachtet werden (Tabelle 17.8-1). Bei Blitzschlag können als Spätschäden Katarakte auftreten. Zur Diagnostik s. folgende Übersicht.

> **Diagnostik bei Stromunfällen**
> - Anamnese (Art, Dauer und Spannung des Stroms; Sturz; kardiale Risikofaktoren)
> - Ausführliche klinische Untersuchung (versteckte Ein- und Austrittsstellen des Stroms, Verbrennungen, neurologische Untersuchung)
> - EKG mit 12 Ableitungen
> - Labor: CK, CK-MB, Troponin-T, Elektrolyte, Nierenfunktion, Myoglobin im Harn
> - MRT für Muskel und Gewebeschäden
> - Nervenleitgeschwindigkeit für Nervenschäden
> - Angiographie bei Durchblutungsstörungen

17.8.4 Therapie

Nach Sichern des Gefahrenbereiches ist der möglichst rasche Beginn von Wiederbelebungsmaßnahmen (s. Kap. 17.1) für Patienten mit Atem- oder Kreislaufstillstand wesentlich. Bei Patienten nach Hochspannungsunfällen und mit ausgedehnten Verbrennungen ist die Gefahr einer Nierenschädigung durch eine Myoglobinurie hoch. Diese Patienten sollten ausreichend Flüssigkeit i.v. erhalten, um die Harnausscheidung auf 1–1,5 ml/kg/h zu halten. Bei Myoglobinurie sollte Natriumbicarbonat titriert verabreicht werden, um im arteriellen Blut einen pH-Wert von 7,45 zu erreichen.

Zur Versorgung von ausgedehnten Verbrennungswunden sollte frühzeitig mit einem Verbrennungszentrum Kontakt aufgenommen werden, da ein frühes Débridement anzustreben ist.

Bei Gefäßthrombosen wurde in einem Fallbericht über eine erfolgreiche Thrombolysetherapie berichtet.

17.8.5 Prognose

Nach der initialen Stabilisierung sind kardiale Arrhythmien die größte Gefahr. Die meisten Arrhythmien treten bereits unmittelbar oder kurz nach dem Ereignis auf (Tabelle 17.8-2). Aus diesem Grund wird diskutiert, Patienten mit unauffälligem Aufnahme-EKG frühzeitig (<24 h) wieder zu entlassen. Jensen berichtete jedoch über drei Patienten mit unauffälligem Aufnahme-EKG und verspätet aufgetretenen Arrhythmien. Bei einem dieser Patienten, der mit 3000 V Gleichstrom über beide Arme (Stromfluss über den Thorax) in Kontakt kam, trat Kammerflimmern innerhalb der ersten 12 h auf. Dieser Patient hätte durch ein Monitoring über 24 h profitiert. Insgesamt treten jedoch Arrhythmien bei asymptomatischen

Tabelle 17.8-1. Klinik des Stromunfalls

Geschädigtes Organsystem	Symptome
Herz und Reizleitungssystem	Asystolie, Kammertachykardie, Kammerflimmern
Atemzentrum	Apnoe
Haut	Verbrennungen
Muskeln	Rhabdomyolyse, Kompartmentsyndrom
ZNS, Nerven	Koma, Paresen, Gedächtnisstörungen
Knochen	Frakturen
Gefäße	Thrombose

Tabelle 17.8-2. Arrhythmien und Reanimationsbedürftigkeit in Abhängigkeit von Zeit und EKG-Veränderung bei Aufnahme (Reanimation)

		EKG-Veränderungen	Keine EKG-Veränderungen	
Autor	n	0–1 h	6–12 h	Keine Arrhythmien in 24 h
Cunningham	70	11 (6)	0	59 (0%)
Fatovich	20	2 (0)	0	18 (0%)
Jensen	3	0	3 (1)	0
Garcia	61	3 (0)	0	58 (0%)
Total	154	16 (6 = 38%)	138 (1= 0,7%)	

Patienten ohne EKG-Veränderungen nur sehr selten auf, weswegen bei Einhaltung der Richtlinien für ein verlängertes Monitoring das Risiko minimiert werden kann.

Richtlinien für kardiales Monitoring über mindestens 24 Stunden

- Bewusstlosigkeit oder Herz-Kreislauf-Stillstand
- Kardiale Arrhythmien an der Unfallstelle oder bei Aufnahme
- Abnormales 12-Ableitungs-EKG bei Aufnahme
- Stromfluss über den Thorax
- Verbrennungen oder Gewebeschäden, die zu hämodynamischer Instabilität oder Elektrolytentgleisung führen könnten

---

Evidenz der Therapieempfehlungen

	Evidenzgrad	Empfehlungsstärke
Flüssigkeitstherapie*	IV	C
Na-Bicarbonat*	IV	C
Thrombolysetherapie**	IV	C

* Bei Myoglobinurie **Bei Gefäßthrombosen

Literatur

Fish RM (1999) Electric injury, part I: treatment priorities, subtle diagnostic factors, and burns. J Emerg Med 17: 977–983

Fish RM (2000) Electric injury, Part II: specific injuries. J Emerg Med 18: 27–34

Fish RM (2000) Electric injury, part III: cardiac monitoring indications, the pregnant patient, and lightning. J Emerg Med 18: 181–187

Jain S, Bandi V (1999) Electrical and lightning injuries. Crit Care Clin 15: 319–331

17.9 Hypertensiver Notfall
Michael M. Hirschl

17.9.1 Definition des hypertensiven Notfalls

Der hypertensive Notfall ist definiert durch eine Erhöhung des systolischen Blutdrucks >220 mmHg und/oder des diastolischen Blutdrucks >120 mmHg. Diese klinische Situation ist potentiell lebensbedrohlich und bedarf einer raschen Diagnostik sowie einer effektiven Therapie, um bereits vorhandene Organschäden zu limitieren bzw. um deren Entstehung zu verhindern. Grundsätzlich sind hypertensive Notfälle in solche mit Organmanifestation und solche ohne Organmanifestation einzuteilen.

Hypertensiver Notfall mit Organmanifestation
Der hypertensive Notfall mit Organmanifestation ist durch eine krisenhafte Erhöhung des Blutdrucks *und* den Zeichen eines reversiblen oder irreversiblen Endorganschadens charakterisiert. Mögliche Endorganschäden betreffen das Herz (Linksherzinsuffizienz, akutes koronares Syndrom), das Gehirn (hypertensive Enzephalopathie, Ischämie, Hämorrhagie), die Aorta (akute Dissektion) und die Niere (akutes Nierenversagen).

Der Schweregrad der klinischen Manifestation wird durch
- die absolute Höhe des Blutdrucks (systolischer Blutdruck >220 mmHg, diastolischer Blutdruck >120 mmHg),
- die Zeit bis zum Erreichen der Blutdruckspitze und
- die Differenz zwischen Blutdruck vor dem hypertensiven Notfall und der Akutsituation bestimmt.

Dies bedeutet, dass ein rascher Blutdruckanstieg bzw. eine große Blutdruckdifferenz bei primär normotensiven Patienten zu einem wesentlich ausgedehnteren Organschaden führen kann als bei Hypertonikern.

Hypertensiver Notfall ohne Organmanifestation
Der hypertensive Notfall ohne Organmanifestation ist definiert durch eine diastolische Blutdruckerhöhung >120 mmHg. Es finden sich keinerlei Organmanifestationen, sondern nur unspezifische Symptome wie Kopfschmerzen, Palpitationen, Unwohlsein, Abgeschlagenheit oder allgemeines Krankheitsgefühl.

17.9.2 Ursachen

Die krisenhafte Erhöhung des Blutdrucks kann durch eine Reihe von Ursachen hervorgerufen werden (s. Übersicht). Die wichtigsten Ursachen für das Auftreten eines hypertensiven Notfalls sind die Non-Compliance des Patienten bzw. eine insuffiziente Therapie durch den behandelnden Arzt. Andere Ursachen umfassen akute Schmerzsituationen, psychische Belastungen und Medikamente bzw. Drogen.

Ursachen des hypertensiven Notfalls

- Non-Compliance des Patienten
- Inadäquate Therapie einer diagnostizierten Hypertonie
- Psychische Belastung
  - Präoperative Hypertonie
  - Familiäre Stresssituation
- Akute Schmerzen
  - Perioperative Hypertension
  - Postoperative Hypertension

- Abdominelle Erkrankungen (Pankreatitis, Ileus, Peritonitis)
- Akutes koronares Syndrom
- Verbrennungen
- Trauma
• Phäochromozytomkrise
• Schwangerschaft
  - Präeklampsie
  - Eklampsie
• Plötzliches Absetzen von Medikamenten
  - Clonidin
  - Betablocker
  - Direkte Vasodilatatoren
• Monoaminooxidasehemmer in Kombination mit tyraminhaltiger Nahrung
• Drogen
  - Kokain
  - Amphetamine
  - LSD
  - Trizyklische Antidepressiva
• Immunologische Erkrankungen
  - Vaskulitis
  - Sklerodermie
  - Systemischer Lupus erythematodes
• Hyperaktivität des autonomen Nervensystems
  - Guillain-Barré-Syndrom
  - Rückenmarksläsion oberhalb C3
• Renal
  - Hypervolämie bei chronischer Niereninsuffizienz
  - Abstoßungsreaktion nach Nierentransplantation
  - Akute Glomerulonephritis
  - Nierentrauma
  - Embolischer oder thrombotischer Verschluss der Nierenarterie
  - Renin-produzierende Tumoren
• Nierenarterienstenose (renovaskuläre Hypertonie)

Differentialdiagnose zwischen hypertensivem Notfall mit und ohne Organmanifestation

Grundsätzlich sollten alle Patienten, die sich mit einem hypertensiven Notfall präsentieren, als hypertensive Notfälle mit Organmanifestation betrachtet werden. Durch eine adäquate Anamnese und eine rasche und einfache Diagnostik (Abb. 17.9-1) ist eine Differentialdiagnose zwischen diesen beiden Manifestationen innerhalb kurzer Zeit möglich.

17.9.3 Organmanifestationen

Der Schweregrad des hypertensiven Notfalls wird nicht von der absoluten Höhe des Blutdrucks bestimmt, sondern vom Ausmaß der Funktionseinschränkung des betroffenen Organs. Diese Funktionseinschränkungen sind bei effektiver Blutdrucksenkung zumindest teilweise reversibel. Die systolischen Blutdruckwerte liegen im Regelfall >200 mmHg und die diastolischen >120 mmHg. Die Organmanifestationen des hypertensiven Notfalls sind in der folgenden Übersicht zusammengefasst.

Organmanifestationen der hypertensiven Krise
• Ophthalmologisch
  - Retinale Blutungen (Keith-Wagener-Stadium III und IV)
  - Verschluss der A. centralis retinae
• Zerebral
  - Ischämischer Insult
  - Hämorrhagischer Insult
  - Subarachnoidalblutung
  - Hypertensive Enzephalopathie
• Hals-Nasen-Ohren-Bereich
  - Epistaxis
• Koronar
  - Instabile Angina pectoris
  - Akuter Myokardinfarkt
• Kardial
  - Akute Linksherzinsuffizienz („hypertensives Lungenödem")
• Vaskulär
  - Aortendissektion
• Renal
  - Akutes Nierenversagen

17.9.4 Therapie des hypertensiven Notfalls mit Organmanifestation

In der klinischen Situation des hypertensiven Notfalls mit Organmanifestation wird eine Blutdrucksenkung um 20–30% vom Ausgangswert innerhalb von 30–60 min angestrebt. Bevor-

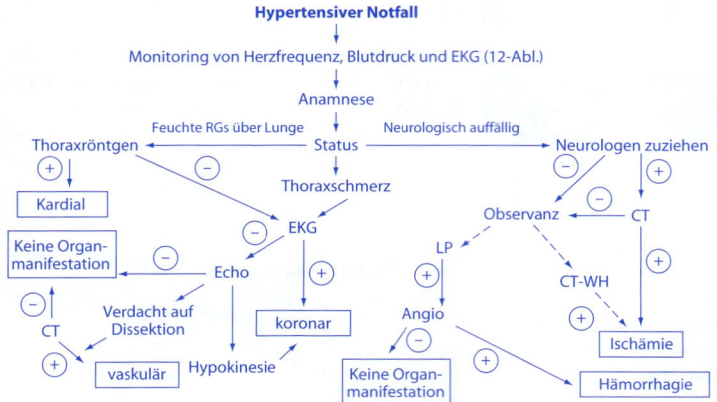

Abb. 17.9-1. Differentialdiagnostisches Vorgehen im Rahmen einer hypertensiven Krise; *CT-WH* Wiederholung der Computertomographie; *LP* Lumbalpunktion; *Angio* Angiographie der zerebralen Gefäße; *Echo* transthorakale Echokardiographie; *RGs* Rasselgeräusche; ® fakultativ

Tabelle 17.9-1. Substanzen zur Behandlung des hypertensiven Notfalls mit Organmanifestation

Substanz	Bolus	Initiale Dosis	Wirkeintritt	Wirkdauer	Kontinuierlich	Dosis (kont)
Urapidil	Ja	12,5–25 mg	10–15 min	4–6 h	Ja	5–40 mg/h
Labetalol	Ja	20–80 mg	10–15 min	2–6 h	Ja	2 mg/min
Nitroprussid	Nein	1 µg/kg/min	0,5–1 min	2–5 min	Ja	Bis 3 µg/kg/min
Nitroglyzerin	Nein	0,8 mg	5–10 min	15–30 min	Ja	Bis 3 mg/h
Fenoldopam	Nein	0,1–0,2 µg/kg/min	30–45 min	<10 min	Ja	Bis 1,7µg/kg/min
Nicardipin	Nein	10–15 mg/h	5–10 min	15–30 min	Ja	3–5 mg/h
Esmolol	Ja	200 mg	5–10 min	15–20 min	Ja	200–600 mg /h
Enalaprilat	Ja	0,625 mg	20–30 min	6 h	Nein	–
Hydralazin	Ja	12,5–25 mg	10–15 min	4–6 h	Nein	–

zugt sind parenteral zu verabreichende Substanzen, da ein rascherer Wirkungseintritt und eine bessere Steuerbarkeit des antihypertensiven Effekts im Vergleich zu oralen oder sublingualen Medikamenten erreicht werden kann.

Die zur Verfügung stehenden Substanzen werden in aller Regel zunächst als intravenöser Bolus verabreicht. Im Falle einer unzureichenden Blutdrucksenkung bestehen die Möglichkeiten weiterer Bolusgaben oder des Beginns einer kontinuierlichen intravenösen Applikation bis zum Erreichen des Blutdruckzieles. Tabelle 17.9-1 fasst die wichtigsten Medikamente zur Behandlung des hypertensiven Notfalls mit Organmanifestation zusammen.

Die Wahl des Antihypertensivums richtet sich nach der vorhandenen Organmanifestation, da manche Substanzen einen bestehenden Organschaden auf Grund ihres Einflusses auf koronare oder zerebrale Perfusion aggravieren können. Tabelle 17.9-2 listet die geeigneten und ungeeigneten Medikamente in Abhängigkeit von der Organmanifestation auf.

Tabelle 17.9-2. Therapie in Abhängigkeit von der Organmanifestation

Organmanifestation	Geeignet	Ungeeignet
Zerebral-ischämisch	Urapidil, Labetalol	Nitroprussid, Nifedipin, Nitroglyzerin
Zerebral-hämorrhagisch	Labetalol, Urapidil, Enalaprilat	Nitroprussid, Nifedipin, Nitroglyzerin
Hypertensive Enzephalopathie	Labetalol, Urapidil	Nitroprussid, Nifedipin, Nitroglyzerin
Akutes koronares Syndrom	Nitroglyzerin, Esmolol	Hydralazin, Nifedipin
Akute Linksherzinsuffizienz	Nitroglyzerin, Urapidil	Hydralazin, Nifedipin
Akute Aortendissektion	Esmolol, Nitroprussid, Nitroglyzerin, Urapidil	Nifedipin, Hydralazin
Eklampsie	Urapidil, Hydralazin	Enalaprilat, Nitroprussid

Evidenz der Therapieempfehlungen für die Behandlung des hypertensiven Notfalls mit Organmanifestation

	Evidenzgrad	Empfehlungsstärke
Urapidil	I-b	A
Labetalol	I-b	A
Nitroprussid	I-b	A
Nitroglyzerin	I-b	A
Fenoldopam	I-b	A
Nicardipin	I-b	A
Esmolol	III	C
Enalaprilat	I-b	A

17.9.5 Therapie des hypertensiven Notfalls ohne Organmanifestation

Die Empfehlungen zur Behandlung des hypertensiven Notfalls ohne Organmanifestation sind uneinheitlich. Während manche Autoren eine Blutdrucksenkung über 24–48 h empfehlen, sprechen andere Empfehlungen von einer Blutdrucksenkung über mehrere Stunden, speziell wenn die Nachsorge des Patienten nicht gewährleistet ist. In Abhängigkeit von diesen Empfehlungen werden entweder orale Medikamente oder intravenöse Medikamente zur Behandlung des hypertensiven Notfalls bevorzugt.

Die Entscheidung, ob ein oral oder intravenös zu verabreichende Substanz zum Einsatz kommt, ist vom Vorhandensein oder Fehlen eines gesicherten Follow-up abhängig:

Gerade in Aufnahmestationen oder Notfallaufnahmen ist ein solches Follow-up häufig nicht gesichert, sodass eine suffiziente Blutdrucksenkung noch in der Notfallaufnahme durch die Verabreichung eines intravenösem Antihypertensivums erfolgen sollte.

Besteht auf Grund der Situation des Patienten ein gesichertes Follow-up des Patienten, d. h. Nachkontrolle des Blutdrucks innerhalb von 12 h, so gibt es die Möglichkeit einer oralen antihypertensiven Therapie. In diesem Fall kann der Patient trotz erhöhter Blutdruckwerte aus der Notfallaufnahme entlassen werden, da das orale Antihypertensivum über die nächsten 12 h einen ausreichenden Schutz vor schwerer Hypertension bieten sollte.

Tabelle 17.9-3. Substanzen für die Behandlung des hypertensiven Notfalls ohne Organmanifestation

Substanz	Dosierung [mg]	Wirkeintritt [min]	Wirkdauer [h]
Follow-up möglich			
Captopril (p.o., s.l.)	12,5–25	30–60	6–8
Clonidin (p.o.)	0,1–0,2	30–60	2–6
Amlodipin (p.o.)	5–10	60–90	>12
Atenolol (p.o.)	25–50	30–60	6–8
Follow-up nicht möglich			
Urapidil (i.v.)	12,5–25	10–15	4–6
Labetalol (p.o., i.v.)	i.v. 20–80, p.o. 100–300	10–1	2–6

Dieses Schema gilt derzeit an der Universitätsklinik für Notfallmedizin in Wien für die Behandlung von Patienten mit hypertensivem Notfall ohne Organmanifestation. Die im Rahmen des hypertensiven Notfalls in Frage kommenden Medikamente sind in Tabelle 17.9-3 zusammengefasst.

Evidenz der Therapieempfehlungen für die Behandlung des hypertensiven Notfalls ohne Organmanifestation

	Evidenzgrad	Empfehlungsstärke
Captopril (p.o., s.l.)	I-b	A
Clonidin (p.o.)	I-b	A
Urapidil (i.v.)	I-b	A
Labetalol (p.o., i.v.)	I-b	A

17.9.6 Anschlusstherapie nach einem hypertensiven Notfall

Patienten mit hypertensivem Notfall und Organmanifestation werden im Regelfall stationär aufgenommen. Nach Beherrschung der akuten Blutdrucksituation ist das nächste therapeutische Ziel, die parenteral verwendeten Substanzen durch orale Medikamente zu ersetzen. Voraussetzung für eine solche Umstellung ist, dass der Patient die Medikamente selbständig zu sich nehmen kann. Es ist dringend davon abzuraten, bei künstlich beatmeten oder aus anderen Gründen komatösen Patienten Antihypertensiva über die Magensonde zu verabreichen. Die Resorption und damit die Wirkung dieser Applikationsform ist unklar und erschwert die Steuerbarkeit des antihypertensiven Effekts.

Der Übergang von parenteraler zu oraler Therapie sollte überlappend erfolgen, d. h., die orale Medikation sollte noch unter laufender intravenöser Dauertherapie verabreicht werden. Mit Einsetzen der antihypertensiven Wirkung der oralen Medikation kann dann die intravenöse kontinuierliche Therapie beendet werden.

Grundsätzlich empfiehlt sich ein Weiterführen der Medikation in oraler Form, wenn dies möglich ist. Tabelle 17.9-4 zeigt jene Medikamente, die sowohl in oraler als auch parenteraler Form vorhanden sind. Alternative Medikamente sind Amlodipin, ein lang wirksamer Kalziumantagonist, oder Atenolol, ein Betablocker.

Grundsätzlich können Patienten nach einem hypertensiven Notfall ohne Organmanifestation aus dem Krankenhaus entlassen

Tabelle 17.9-4. Substanzen, die sowohl in parenteraler als auch in oraler Form verabreichbar sind

Substanz	Initiale orale Dosis [mg]	Applikation/Tag	Tagesdosis [mg]
Urapidil	60	3-mal	120–180
Enalapril	10	3-mal	10–40
Labetalol	200	2- bis 3-mal	200–600

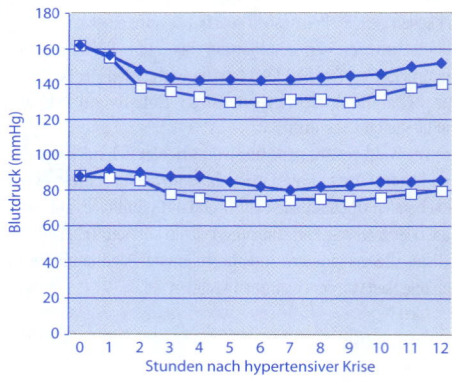

Abb. 17.9-2. Blutdruckverlauf nach Urapidil i.v. plus Placebo (♦) vs. Urapidil i.v. plus Urapidil 60 mg p.o. (□)

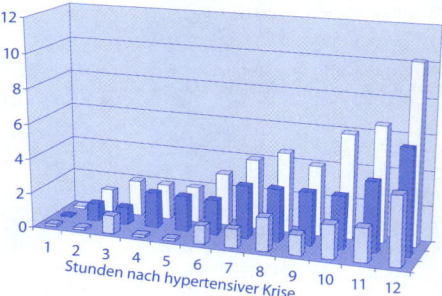

Abb. 17.9-3. Anzahl der hypertensiven Episoden innerhalb der ersten 12 h nach einem hypertensiven Notfall ohne Organmanifestation. Die Patienten wurden nach der Entlassung entweder mit 60 mg Urapidil oral (*hellblaue Balken*) oder mit Plazebo (*dunkelblaue Balken*) weiterbehandelt. *Weiße Balken*: Gesamtkollektiv

werden. Allerdings gibt es nur ganz wenige wissenschaftliche Daten über den Blutdruckverlauf nach einem hypertensiven Notfall. Hirschl et al. evaluierten im Rahmen einer randomisierten und prospektiven Studie das Blutdruckverhalten nach hypertensivem Notfall ohne Organmanifestation. Die eine Gruppe der Patienten erhielt nach erfolgreicher Blutdrucksenkung mit intravenösem Urapidil eine Plazebomedikation, die zweite Gruppe, ebenfalls nach erfolgreicher Blutdruckreduktion, 60 mg Urapidil oral. Die Evaluierung des Blutdrucks nach Entlassung erfolgte mittels ambulantem 24-h-Blutdruckmessgerät. Sowohl der durchschnittliche Blutdruck (Abb. 17.9-2) als auch die Anzahl der hypertensiven Episoden (Abb. 17.9-3) war in der Behandlungsgruppe signifikant geringer als in der Plazebogruppe. Auffallend war allerdings, dass unabhängig von der Therapie ein Wiederansteigen des Blutdrucks ab der 8. Stunde nach Entlassung beobachtet wurde. Diese Daten bestätigen die Notwendigkeit eines engmaschigen Follow-up der Patienten nach einem solchen Ereignis.

Nach einer hypertensiven Krise ohne Organmanifestation sollte eine Kontrolle des Blutdrucks spätestens 12 h später erfolgen, um einen neuerlichen Blutdruckanstieg rechtzeitig zu erkennen und um therapeutische Konsequenzen ziehen zu können.

Aus praktisch-klinischer Sicht ist die Wahl der Anschlusstherapie davon abhängig, ob die Patienten bereits eine antihypertensive Dauermedikation haben oder ob der hypertensive Notfall bei einem unbehandelten Hypertoniker aufgetreten ist:

- Patienten mit einer antihypertensiven Dauermedikation: In dieser Gruppe ist zu unterscheiden, ob der hypertensive Notfall unter korrekter Einnahme der Dauermedikation stattgefunden hat oder ob ein Fall von Non-Compliance vorgelegen ist.
- Bei Patienten, die trotz korrekter Medikamenteneinnahme einen hypertensiven Notfall haben, sollte die Medikation vor der Entlassung aus dem Krankenhaus angepasst werden, d. h. Dosiserhöhung der bestehenden Medikamente oder Gabe eines weiteren Antihypertensivums.
- Bei Patienten mit Non-Compliance ist ein Wiederbeginn der antihypertensiven Therapie noch im Krankenhaus die wichtigste therapeutische Maßnahme. Unter Umständen kann eine Modifikation der Therapie, im Sinne einer Dosisanpassung, noch vor der Entlassung vorgenommen werden.

Bei Patienten ohne vorbestehende antihypertensive Medikation sollte die antihypertensive Therapie noch vor der Entlassung des Patienten initialisiert werden. Wurde der Patient primär intravenös behandelt, so sollte die orale Therapie mit der gleichen Substanz weitergeführt werden.

Literatur

Abdelwahab W, Frishman W, Landau A (1995) Management of hypertensive urgencies and emergencies. J Clin Pharmacol 35: 747–762
Hirschl MM, Herkner H, Bur A et al. (1998) Course of blood pressure within the first 12 hours of hypertensive urgencies. J Hypertens 16: 251–255
Hirschl MM (2000) Die Therapie der hypertensiven Krise. Wien Klin Wochenschr Suppl 112: 7–10
Hirschl MM (1995) Guidelines for the drug treatment of hypertensive crises. Drugs 50: 991–1000
Kaplan NM (1994) Management of hypertensive emergencies. Lancet 344: 1335–1338
Kaplan NM (1992) Treatment of hypertensive emergencies and urgencies. Heart Dis Stroke 1(6): 373–378
Ram CVS (1990) Current concepts in the diagnosis and management of hypertensive emergencies and hypertensive urgencies. Keio J Med 39: 225–236
Ram CVS (1991) Management of hypertensive emergencies: changing therapeutic options. Am Heart J 122: 356–363
Thiede AU (1997) Die hypertensive Krise in einer Notfallaufnahme: epidemiologische, notfallmedizinische und sozialmedizinische Aspekte. Med. Dissertation, Universität Mainz
Zampaglione B, Pascale C, Marchisio M et al. (1996) Hypertensive urgencies and emergencies. Prevalence and clinical presentation. Hypertension 27: 144–147

17.10 Lungenembolie
Andreas Valentin

17.10.1 Einleitung

Die embolische Obstruktion der pulmonalarteriellen Strombahn kann abhängig von der kardiopulmonalen Ausgangssituation und vom Ausmaß des Geschehens zu symptomlosen bis lebensbedrohlichen klinischen Ausprägungen führen. Das vorliegende Kapitel behandelt den Notfall Pulmonalembolie, also Situationen, in denen auf Grund einer hämodynamischen Instabilität rasche Interventionen zur Wiedereröffnung der pulmonalarteriellen Strombahn erforderlich werden. Eine detailliertere Darstellung findet sich in Kap. 12.9.

17.10.2 Ätiologie und Pathogenese

Die Quelle von Pulmonalembolien liegt zu 80–90% in Thrombosen der Venen der unteren Extremitäten. Durch venöse Thromboembolien verursachte Pulmonalembolien und tiefe Venenthrombosen können als Teil desselben pathophysiologischen Prozesses betrachtet werden. Prädisponierende Faktoren führen zu einem Status der Hyperkoagulabilität mit Formation von thrombotischem Material in den tiefen Venen. Propagation der Thrombusmassen und Dislokation von Teilen oder des gesamten Thrombus können zur Pulmonalembolie führen. Die pathophysiologischen Effekte einer Pulmonalembolie resultieren einerseits aus dem mechanischen Verschluss der pulmonalarteriellen Strombahn, andererseits aus der Freisetzung von vaso- und bronchoaktiven Mediatoren. Die pulmonalarterielle Obstruktion führt zu einer Erhöhung der Nachlast des rechten Ventrikels mit konsekutiver Dilatation, Ischämie und Dysfunktion bis zum akuten Rechtsherzversagen. Die pulmonalarterielle Minderperfusion der betroffenen Lungenabschnitte führt zu einer

Zunahme des alveolären Totraums mit fehlendem Gasaustausch und daraus folgender Bronchokonstriktion.

17.10.3 Klinik und Diagnostik

Die Diagnose einer akut bedrohlichen Pulmonalembolie muss rasch unter Ausschluss einer Reihe von vorwiegend kardiopulmonalen Differentialdiagnosen getroffen werden (s. Übersicht). Die klinische Präsentation des Patienten mit Pulmonalembolie ist in der Regel unspezifisch. Kollaps und Synkope können die hämodynamische Wirksamkeit einer Pulmonalembolie verdeutlichen. Ein anderweitig nicht erklärter kardiogener Schock oder Herz-Kreislauf-Stillstand sind dringend bezüglich einer Pulmonalembolie abzuklären. Entscheidend ist die Einbeziehung der Pulmonalembolie in die differentialdiagnostischen Überlegungen. In der Notfallsituation mit fraglicher Pulmonalembolie können nur rasch und auch unter intensivmedizinischen Bedingungen durchführbare diagnostische Verfahren zur Anwendung kommen. Die bildgebenden Verfahren Echokardiographie und Spiral-CT sind nicht nur für die Sicherung der Diagnose Pulmonalembolie, sondern im Hinblick auf invasive Therapieverfahren auch zum Ausschluss der in Frage kommenden Differentialdiagnosen von eminenter Bedeutung. Die echokardiographische Beurteilung der rechtsventrikulären Funktion und des Ausmaßes der Rechtsherzbelastung durch eine Pulmonalembolie ermöglicht eine Risikostratifizierung und hat bezüglich der Frage einer Thrombolyse mögliche therapeutische Konsequenzen. Die pulmonale Angiographie gilt nach wie vor als „goldener Standard" in der Diagnostik der Pulmonalembolie, wird aber nur bei Vorliegen einer anderweitig inkonklusiven Befundkonstellation und dem hochgradigen klinischen Verdacht auf eine Pulmonalembolie oder in einer akut lebensbedrohlichen Situation mit dem therapeutischen Ziel einer lokalen Lyse und Katheterfragmentation der Embolusmassen zur Anwendung kommen.

Differentialdiagnose der Pulmonalembolie
- Pneumonie
- Asthma
- Akute Exazerbation einer COPD
- Myokardinfarkt
- Lungenödem
- Panikattacke
- Aortendissektion
- Perikardtamponade
- Lungenkarzinom
- Primäre pulmonale Hypertension
- Rippenfraktur
- Pneumothorax
- Interkostalneuralgie

17.10.4 Therapiemaßnahmen beim Notfall Pulmonalembolie

Die Therapie einer je nach Schweregrad auch als massiv oder fulminant bezeichneten Pulmonalembolie unterscheidet sich bezüglich Dringlichkeit und Aggressivität von weniger schwer verlaufenden Formen. Mit einer akut bedrohlichen Pulmonalembolie ist ab einer Einengung des Gesamtquerschnittes der Pulmonalarterien von mehr als 50% zu rechnen. Das vorrangige Therapieziel in diesen Fällen besteht in einer raschen Wiedereröffnung der pulmonalarteriellen Strombahn, um die fatalen Folgen eines akuten Rechtsherzversagens zu verhindern.

Allgemeine Maßnahmen
Bereits während der Abklärung einer vermuteten Pulmonalembolie sind ein Monitoring mittels EKG und Pulsoxymeter, ein suffizienter venöser Zugang sowie eine ausreichende O_2-Zufuhr sicherzustellen. Sedierung und Analgesie erfolgen nach klinischem Bedarf und allgemeinen intensivmedizinischen Richtlinien.

Eine Intubation und Beatmung wird bei allen bewusstlosen und/oder schockierten und sich in der Atemarbeit erschöpfenden Patienten erforderlich. Dabei sind pO_2-Werte über 60 mmHg anzustreben, wozu im Akutfall auch eine Beatmung mit 100% O_2 notwendig werden kann. Eine Erhöhung des PEEP zur Verbesserung der Oxygenierung birgt das Risiko einer weiteren Verschlechterung der linksventrikulären Füllung mit Absinken des Herzminutenvolumens. Für die angeführten Maßnahmen existieren ebenso wie für die Frage des intravenösen Volumenmanagements und der Gabe von Katecholaminen keine eindeutigen wissenschaftlichen Daten. Inwieweit Patienten mit massiver Pulmonalembolie und verringerter linksventrikulärer Füllung von einer Volumenzufuhr hämodynamisch profitieren, ist unter klinischen Bedingungen nicht geklärt. Der Einsatz von Vasopressoren bei schockierten Patienten mit einem systolischen arteriellen Blutdruck <90 mmHg zielt vor allem auf die Sicherstellung einer adäquaten Koronarperfusion. Aufgrund experimenteller Daten und seiner pharmakologischen Eigenschaften ist der Einsatz von Norepinephrin am besten zu begründen. Bei anhaltend kritischer hämodynamischer Situation ist darüber hinaus die Gabe von Epinephrin mit zusätzlichen positiv-inotropen Effekten zu erwägen. Für Patienten mit Herz-Kreislauf-Stillstand gelten die allgemeinen Richtlinien mit Epinephrin als führendem Medikament in der Reanimation.

Antikoagulation
Eine alleinige Antikoagulation ist im Falle einer massiven oder fulminanten Pulmonalembolie nur bei Nichtdurchführbarkeit einer Thrombolyse relevant. Mit der Antikoagulation soll eine weitere Propagation des thrombotischen Prozesses verhindert und damit die endogene fibrinolytische Aktivität unterstützt werden. In zahlreichen Studien wurde unter Heparin eine verringerte Mortalität und Rezidivrate der Pulmonalembolie gezeigt. Als Standardtherapie ist ein Bolus von 5000 IE unfraktioniertem Heparin gefolgt von einer kontinuierlichen intravenösen Gabe von Heparin (18 IE/kg KG/h, max. 1600 IE/h) mit einer PTT-Zielgröße von 60–80 s etabliert. Der Einsatz von niedermolekularen Heparin ist für Patienten mit massiver Pulmonalembolie derzeit nicht ausreichend belegt. Für Patienten mit

Heparin-induzierter Thrombozytopenie ist Danaparoid-Natrium (Orgaran) alternativ verfügbar.

Thrombolyse

Zur thrombolytischen Therapie bei Pulmonalembolie sind viele Fragen offen oder nicht durch ausreichend große randomisierte Studien abgeklärt. Dies betrifft vor allem die Patientenselektion und Indikationsstellung für eine Thrombolyse, aber auch die Dosierungsschemata und die Auswahl des Thrombolytikums. Es besteht aber ein Konsens über die Indikation zur Thrombolyse bei Patienten im Schock oder mit systemischer Hypotension und Zeichen einer Organminderperfusion. Für hämodynamisch instabile Patienten dürfte ein entscheidender Benefit der Thrombolyse gegenüber Heparin in einem Zeitgewinn hinsichtlich der raschen Reduktion der thromboembolischen Massen mit Wiedereröffnung der verschlossenen pulmonalarteriellen Abschnitte und daraus folgender Reduktion der Rechtsherzbelastung und Verbesserung des Perfusions-Ventilations -Verhältnisses bestehen. Obwohl dieser Effekt in einigen Studien nachgewiesen wurde, konnte aber, abgesehen von einer kleinen randomisierten Studie mit Patienten im Schock, bisher keine Mortalitätsreduktion durch die Thrombolyse belegt werden. Die zur fibrinolytischen Therapie der Pulmonalembolie eingesetzten Substanzen Streptokinase, Urokinase und Alteplase (rt-PA) unterscheiden sich hinsichtlich ihrer Effektivität und Sicherheit nicht signifikant. Eine in den ersten Stunden zu verzeichnende raschere Rekanalisation durch Alteplase könnte allerdings bei instabilen Patienten einen Vorteil gegenüber den anderen Thrombolytika ergeben. Für Patienten mit bedrohlicher Pulmonalembolie ist ein Dosierungsregime mit kurzzeitiger Gabe des Thrombolytikums relevant, die entsprechenden Schemata sind in Tabelle 17.10-1 dargestellt. Weder für die Boluslyse noch für die lokale pulmonalarterielle Lyse konnte ein Vorteil gegenüber der systemischen Applikation über 2 h gezeigt werden. Die Thrombolyse sollte so früh wie möglich nach Diagnosestellung erfolgen. Bei hochgradig instabilen Patienten mit hoher Wahrscheinlichkeit des Vorliegens einer Pulmonalembolie sowie echokardiographischen Zeichen einer Rechtsherzbelastung und Ausschluss anderer Ursachen eines Schocks wird ein Nachweis der Pulmonalembolie mittels Angiographie oder Spiral-CT nicht als zwingend für die Indikationsstellung zur Thrombolyse angesehen. Eine weiterführende Antikoagulation mit kontinuierlicher intravenöser Gabe von Heparin wird erst nach Beendigung der Thrombolyse empfohlen. Das Risiko einer intrazerebralen Blutung unter Thrombolyse ist aus Daten randomisierter Studien mit 1,2% anzugeben (letale intrazerebrale Blutungen 0,6%). Die Kontraindikationen zur Thrombolyse entsprechen den allgemeinen Richtlinien einer Lysetherapie, sind aber bei massiver Pulmonalembolie unter Berücksichtigung der vitalen Bedrohung eines Patienten zu bewerten und deshalb als relativ zu bezeichnen.

Perkutane transvenöse Katheterfragmentation

Diese invasiv interventionelle Methode zielt darauf ab, bei Patienten im schweren kardiogenen Schock oder Herz-Kreislauf-Stillstand zentral in den Hauptstämmen der Pulmonalarterie lokalisierte Embolien mittels Katheter zu fragmentieren und dadurch die akute Rechtsherzbelastung zu verringern sowie eine bessere Angriffsfläche für eine meist gleichzeitig durchgeführte lokale Thrombolyse zu schaffen. In kleinen Fallserien wurden sowohl Techniken mit speziellen Embolektomiekathetern als auch mit konventionellen Herzkathetern (Pigtail-Katheter) beschrieben. Obwohl für eine Mortalitätsreduktion bei Einsatz dieser Methode keine gesicherte Evidenz besteht, kann eine Katheterfragmentation in Fällen mit fulminant verlaufender Pulmonalembolie auf Grund der vorhandenen Daten und eigener Erfahrungen bei vorhandener Infrastruktur erwogen werden.

Operative Thrombektomie

Die operative Thrombektomie gilt als Therapieoption bei Patienten im kardiogenen Schock und mittels bildgebender Verfahren gesicherter zentraler Pulmonalembolie. Der bei fulminanter Pulmonalembolie bestehende Zeitdruck und die erforderliche Infrastruktur limitieren den Zugang zu dieser Methode erheblich. Vergleichende Studien, die einen gesicherten Vorteil der operativen Thrombektomie gegenüber der Thrombolyse bei massiver Pulmonalembolie erbracht hätten, existieren nicht.

Cavafilter

Die perkutane transvenöse Implantation eines temporären Cavafilters zur Prophylaxe weiterer Pulmonalembolien ist als Option bei gefährdeten Patienten mit hohem Risiko einer Rezidivembolie (z. B. große proximal gelegene oder frei flottierende Thromben) oder Kontraindikation einer gerinnungsaktiven Therapie (z. B. Gravidität) zu sehen. Der Nachweis einer Mortalitätssenkung durch Cavafilter wurde allerdings bisher nicht erbracht.

Reanimation

Die Maßnahmen bei Pulmonalembolie mit Herz-Kreislauf-Stillstand folgen den allgemein gültigen Richtlinien der Reanimation. Im Hinblick auf die spezifische Kausalität des Herz-Kreislauf-Stillstands und der potentiellen Wiedereröffnung der pulmonalarteriellen Strombahn bereits durch externe

Tabelle 17.10-1. Thrombolyseschema bei massiver oder fulminanter Pulmonalembolie

Thrombolytikum	Kurzzeitlyse	Boluslyse
Streptokinase		1,5 Mio IE Bolus
Urokinase	1 Mio IE Bolus 2 Mio IE/2 h	3 Mio IE Bolus
Alteplase	10 mg Bolus 50 mg/1 h (Stunde 1) 40 mg/1 h (Stunde 2)	0,6 mg/kg KG/15 min (max. 50 mg)

Herzmassage werden prolongierte Reanimationsmaßnahmen (>30 min) empfohlen. Kleine Fallserien und eigene Erfahrungen mit erfolgreicher Reanimation nach zum Teil mehr als 60 min Kreislaufstillstand scheinen den Einsatz aller verfügbaren invasiven Methoden (Thrombolysebolusgabe, Katheterfragmentation) während laufender Reanimation zu rechtfertigen.

17.10.5 Prognose

Die Prognose von Patienten mit massiver oder fulminanter Pulmonalembolie wird maßgeblich durch die hämodynamische Entwicklung beeinflusst. Während Patienten im kardiogenen Schock eine Mortalität von 25% aufweisen, ist bei Patienten mit Herz-Kreislauf-Stillstand und Reanimation ein Mortalitätsanstieg auf 65% zu verzeichnen. Die Tatsache, dass ein hoher Anteil der Mortalität der Pulmonalembolie innerhalb der ersten Stunde nach Symptombeginn liegt, unterstreicht die Bedeutung einer raschen Diagnosestellung und Therapie.

Evidenz der Therapieempfehlungen bei hämodynamisch instabiler Pulmonalembolie		
	Evidenzgrad	Empfehlungsstärke
Hämodynamik		
Volumenzufuhr	kontroversiell	kontroversiell
Norepinephrin	III	B
Epinephrin	III	B
Unfraktioniertes Heparin	I-b	A
Thrombolyse	II-a	B
Katheterfragmentation	IV	C
Operative Thrombektomie	IV	B
Cavafilter	IV	B

Literatur

Arcasoy SM, Kreit JW (1999) Thrombolytic therapy of pulmonary embolism. A comprehensive review of current evidence. Chest 115: 1695–1707

Böttiger B, Böhrer H, Bach A, Motsch J, Martin E (1994) Bolus injection of thrombolytic agents during cardiopulmonary resuscitation for massive pulmonary embolism. Resuscitation 28: 45–54

Doerge H, Schoendube FA, Voss M, Seipelt R, Messmer BJ (1999) Surgical therapy of fulminant pulmonary embolism: early and late results. Thorac Cardiovasc Surg 47: 9–13

Kasper W, Konstantinides S, Geibel A et al. (1997) Management strategies and determinants of outcome in acute major pulmonary embolism: results of a multicenter study. J Am Coll Cardiol 30: 1165–1171

Layish DT, Tapson VF (1997) Pharmacologic hemodynamic support in massive pulmonary embolism. Chest 111: 218–224

Mercat A, Diehl JL, Meyer G, Teboul JL, Sors H (1999) Hemodynamic effects of fluid loading in acute massive pulmonary embolism. Crit Care Med 27: 540–544

17.11 Psychiatrische Notfälle
Martin Aigner

17.11.1 Einleitung

Die multifaktorielle Genese psychiatrischer Störungsbilder hat auch in der Notfallpsychiatrie einen wesentlichen Einfluss auf Diagnostik und Therapie. Organmedizinische, psychologische und soziale Faktoren sind hier zu berücksichtigen, um diesen Störungsbildern gerecht zu werden.

Nach Sicherung der Vitalzeichen muss die Bewusstseinslage des Patienten (klar, somnolent, soporös, komatös) und die Orientierung des Patienten (zeitlich, örtlich situativ und zur Person) geklärt werden. Die Beziehungsaufnahme mit dem Patienten stellt einen in Notfallsituationen oft schwierigen, aber wichtigen Schritt in Diagnostik und Therapie dar. Parallel zur Erfassung etwaiger psychopathologischer Notfallsymptome (z. B. produktive Symptome, Antriebsstörungen, Angst, Schmerzen, Suizidalität etc.) ist auch die Verhaltensebene mit akuter Fremd- und Selbstgefährdung zu beachten.

Wichtig ist es hier, die Übersicht zu bewahren und nötige Anweisungen für den Patienten ruhig und bestimmt zu geben. Dabei sollen dem Patienten die nötigen Schritte (Medikation, Zwangsmaßnahmen wie Unterbringung und Fixierung) erklärt und rasch und bestimmt umgesetzt werden. Auf die Würde des Patienten ist hier besonders zu achten.

Die klinische Untersuchung des Patienten (orientierend neurologisch-internistisch), die Blutabnahme (inkl. toxikologischer Spiegel, wichtig auch Toxikologie im Harn bestimmen!) können den Zugang zum Patienten erleichtern (mehrdimensionaler Zugang).

Neben der Querschnittuntersuchung sollte wenn möglich auch ein „anamnestischer Längsschnitt" erhoben werden (aktuelle Vorgeschichte mit evtl. Krise, Suchtanamnese, psychiatrische Vorbehandlung, Suizidversuche, Sozialanamnese). Eine Außenanamnese kann dabei oft sehr hilfreich sein.

17.11.2 Rasche Tranquilisierung

Bei stark ängstlich oder aggressiv erregten, angetriebenen Patienten können durch rasche Tranquilisierung eine geordnete Exploration und Untersuchung erst möglich werden.

Rasche Tranquilisierung
- Benzodiazepine
- Diazepam: 5–10 mg/min i.v. bis zu 0,5 mg/kg (langsam i.v. oder als Kurzinfusion)
- Antipsychotika
- Chlorprothixen 50–150 mg p.o. / 50–150 mg i.m.
- Haloperidol 5–10 mg i.v., max. 60 mg Haldoperidol

Verschiedene **Benzodiazepine** mit oraler oder parenteraler Applikationsmöglichkeit stehen als Tranquilizer zur Verfügung (Tabelle 17.11-1). Die direkte intravenöse Gabe hat den Vorteil der schnellen Wirksamkeit, auch die Gabe einer Kurzinfusion (z. B. 10 mg Diazepam in 100 ml physiologischer Kochsalzlösung) oder als Perfusor (z. B. Midazolam) ist hier möglich. Durch ihre antikonvulsive Wirkung können Benzodiazepine auch erfolgreich bei Krampfgeschehen eingesetzt werden. Benzodiazepine haben zudem den Vorteil, dass ihre sedierende und atemdepressive Wirkung durch Flumazenil (0,2–1 mg langsam i. v., bei Bedarf Wiederholung, cave: kurze Wirkzeit der Einzelapplikation) antagonisiert werden kann, trotzdem muss bei stärkerer Sedierung die Überwachung der Vitalfunktionen gewährleistet sein.

Als hochpotentes **Antipsychotikum** kann Haloperidol intravenös (5–20 mg) verabreicht werden. Bei geriatrischen Patienten und Patienten mit organischem Psychosyndrom haben sich niedrigere Dosen bewährt.

„Niederpotente" Antipsychotika (z. B. Chlorprothixen oder Levomepromazin) haben ausgeprägtere sedierende Eigenschaften, die sich bei starken Erregungszuständen durchaus positiv auswirken können (Tabelle 17.11-2).

Intramuskuläre Verabreichung hat gegenüber der intravenösen Applikation den Nachteil der längeren Wirklatenz. Neben der parenteralen Verabreichung hat sich auch die Verabreichung in Tropfen-/Saftform bewährt. Selbst sehr aggressiv gespannte Patienten nehmen diese orale Form erfahrungsgemäß gut an, auch wenn sie initial eine parenterale Applikation ablehnen.

Bei ausgeprägt manischen Zustandsbildern kann auch ein Kurzdepot mit Zuclopenthixol verabreicht werden. Depotneuroleptika sollten allerdings ansonsten in der Akutsituation nicht verabreicht werden, da die Wirkdauer mehrere Wochen beträgt (s. dazu auch Malignes neuroleptisches Syndrom).

Stellen starke Schmerzen einen wichtigen Teil des Erregungssyndroms dar, kann in der Akutsituation auch Nalbuphinhydrochlorid, das als Opioid ein starkes Analgetikum ist, eingesetzt werden. Die Wirkung setzt 15 min nach s.c.- oder i.m.-Gabe bzw. 2–3 min nach i.v.-Gabe ein und hält 3–6 h an. Die empfohlene Dosierung beträgt 10–20 mg für Erwachsene. Zudem hat die Substanz sedierende Eigenschaften und antagonisiert eine opioidinduzierte Atemdepression.

Tabelle 17.11-1. Benzodiazepine

Int. Freiname	Applikation	Einzeldosis	Tagesdosis	HWZ
Alprazolam	p.o.	0,5–1 mg	0,5–4 mg	Kurze HWZ
Bromazepam	p.o.	3–6 mg	3–24 mg	Mittlere HWZ
Clonazepam	p.o., i.v.	0,5–2 mg	3–6 mg	Lange HWZ
Diazepam	p.o., i.v., i.m.	2–15 mg, 5–30 mg	2–50 mg, 60 mg	Lange HWZ
Lorazepam	p.o., i.v.	1–2,5 mg	3–12,5 mg	Kurze HWZ
Midazolam	p.o., i.m., i.v., Perfusor	5–15 mg	7,5–15 mg	Sehr kurze HWZ
Oxazepam	p.o., i.v.	5–20 mg	30–120 mg, 10–50 mg	Kurze HWZ

Sehr kurze HWZ: <3 h; kurze HWZ: <15 h; lange HWZ: >24 h.

Tabelle 17.11-2. Antipsychotika

Int. Freiname	Applikation	Einzeldosis	Tagesdosis	HWZ
Chlorprothixen	p.o., i.v., i.m.	15–150 mg	45–300 mg	8–12 h
Dixyrazin	p.o., i.v., i.m.	10–50 mg	25–75 mg	6 h
Flupentixol	p.o.	1–20 mg	5–20 mg, max. 60 mg	30 h
Fluphenazin	p.o., i.m., i.v.	5–20 mg	max. 40 mg	15 h
Haloperidol	p.o., i.m., i.v.	5–20 mg	max. 100 mg, max. 60 mg	13–30 h
Levomepromazin	p.o.	50–150 mg	50–300 mg	17 Tage
Melperon	p.o., i.m.	25–50 mg	max. 300 mg	3 h
Olanzapin	p.o.	5–10 mg	5–20 mg	30 h
Prothipendyl	p.o., i.m., i.v.	40–80 mg	40–240 mg, max. 640 mg	–
Risperidon	p.o.	1–3 mg	2–12 mg	
Zuclopenthixol	p.o., Kurzdepot	2–40 mg, 50–150 mg	10–75 mg, alle 3 Tage	20 h

17.11.3 Organische und substanzinduzierte Störungen

Ein Delirium (s. Übersicht), auch als exogener Reaktionstyp, psychoorganisches Syndrom bzw. akutes oder subakutes hirnorganisches Syndrom bezeichnet, darf nicht übersehen werden, da die Prognose der Grunderkrankung entscheidend davon mitbeeinflusst wird, ob ein Delirium vorliegt oder nicht. Organische Faktoren (Tabelle 17.11-3) oder substanzinduzierte Faktoren (Tabelle 17.11-4) müssen in der psychiatrischen Notfallsituation früh erfasst werden, da sie zusätzlich eine spezifische Therapie ermöglichen können (Tabelle 17.11-5). Anamnese (Schädelhirntrauma, Hinweise auf Substanzeinnahme, Vorerkrankungen), instrumentelle Diagnostik (z. B. CCT) und entsprechende Laborparameter (Blutbild, Blutchemie und Toxikologie in Harn und Blut) ergänzen hier wesentlich die Querschnittuntersuchung.

Eine Entzugstherapie sollte im Rahmen eines gut geplanten Rehabilitationsprogrammes stattfinden und ist als solche keine Notfallsituation. Eine akute Entzugssymptomatik, wie das Alkoholdelir (Delirium tremens) oder eine Entzugssymptomatik bei Polytoxikomanen, muss jedoch als Notfall gesehen werden und einer entsprechenden Therapie zugeführt werden. Die sedierende Medikation sollte so dosiert werden, dass die motorische Unruhe verschwindet, der Patient aber jederzeit geweckt werden kann.

Tabelle 17.11-3. Organische Faktoren für ein Delir

Organischer Faktor	Beispiele
Infektion	Enzephalitis, Meningitis, Sepsis, Endokarditis, hohes Fieber, Syphilis, Aids, Malaria, Toxoplasmose
Entzug	Alkohol, Sedativa, Hypnotika
Metabolische Entgleisungen	Azidose, Alkalose, Elektrolytstörungen (Na, Mg, Ca), Leber-, Nierenversagen, Exsikkose, Hyper-/Hypoglykämie
Trauma	Schädelhirntrauma, Hitzeschlag, schwere Verbrennungen, Radiatio
ZNS-Pathologie	Abszesse, Tumoren, Subduralhämatom, intrakranielle Blutung, Liquorzirkulationsstörung, Anfälle, Apoplexie, Vaskulitis, Demenz
Hypoxie	Anämie, Hypotonie, Herz-/Lungenversagen, CO-Intoxikation
Mangelzustände	Vitamin B_1, B_6, B_{12}, Proteinmangel
Endokrinopathien	Hyper-/Hypoadrenokortizismus (M. Cushing, M. Addison), Hyper-/Hypothyreose (Thyreotoxikose, Myxödem), Hyper-/Hypoparathyreoidismus, Diabetes mellitus
Kardiovaskuläre Störungen	Hypertone Enzephalopathie, Herzinsuffizienz, Herzrhythmusstörungen, Schock

Tabelle 17.11-4. Substanzen, die ein Delir auslösen können

Substanzgruppe	Beispiele
Antibiotika	Acyclovir, Amphotericin B, Cephalexin, Chloroquin, Isoniazid, Rifampicin
Anticholinergika	Antihistaminika, Chlorpheniramin, Anti-Parkinson-Mittel, Benzatropin, Biperiden, Spasmolytika, Atropin, Homatropin, Belladonna-Alkaloide, Diphenhydramin, Neuroleptika, Phenothiazine, Procyclidin, Scopolamin, trizyklische Antidepressiva, Promethazin, Trihexyphenidyl
Antikonvulsiva	Phenobarbital, Phenytoin, Valproat
Anti-Parkinson-Mittel	Amantadin, Carbidopa, Levodopa
Antiphlogistika und Analgetika	Ibuprofen, Indomethacin, Naproxen, Phenylbutazon, Opiate, Salizylate, synthetische Narkotika
Drogen	Amphetamine, Halluzinogene, Kokain, Meskalin, Opiate, PCP etc.
Entzug	Alkohol, Barbiturate, Benzodiazepine
Hormone	Adrenokortikotropes Hormon, Kortikosteroide
Hypnotika	Barbiturate, Benzodiazepine, Glutethimid
Kardiaka	Betablocker, Propranolol, Clonidin, Digitalis, Disopyramid, Lidocain, Mexiletin, Methyldopa, Chinidin, Procainamid
Schwermetalle	Pb, Hg, Mn
Sympathomimetika	Amphetamine, Phenylephrin, Phenylpropanolamin
Toxine	Pestizide, Lösungsmittel
Zytostatika	5-Fluorouracil
Verschiedene	Aminophyllin, Bromide, Chlorpropamind, Cimetidin, Disulfiram, Lithium, Metrizamid, Metronidazol, Podophyllin, Propylthiouracil, Mepacrin, Theophyllin, Timolol ophthalmic

Tabelle 17.11-5. Symptomatische Therapie des Delirs

Zielsymptomatik	Therapeutisches Vorgehen
Unruhe und Angst	Diazepam: 2- bis 6-mal 10 mg i.v., Dosisanpassung nach Wirkung. Bei schwerer Leberinsuffizienz besser Benzodiazepine mit kürzerer Halbwertszeit: Lorazepam, Oxazepam. Cave: Atemdepression, Pulsoxymeter!
Vegetative Symptomatik: Tremor, Schwitzen, Tachykardie	Clonidin: Beginn mit Bolus, 0,15–0,6 mg Clonidin. Weiterbehandlung: 0,3–4 mg Clonidin pro Tag. Cave: Bradykardie, Monitorüberwachung!
Psychotische Symptome: Angst, Halluzinationen, Wahn	Haloperidol: 5 mg langsam i.v., Dosisanpassung nach Wirkung, maximal 60 mg pro Tag. Cave: Rhythmusstörungen, Monitorüberwachung!

Definition des Delirs nach ICD-10

A. Bewusstseinsstörung
B. Störung der Kognition
  – Beeinträchtigung des Immediatgedächtnisses und des Kurzzeitgedächtnisses bei relativ intaktem Langzeitgedächtnis
  – Desorientierung hinsichtlich Zeit, Ort und Person
C. Mindestens eine psychomotorische Störung:
  – Rascher, nicht vorhersagbarer Wechsel zwischen Hypo- und Hyperaktivität
  – Verlängerte Reaktionszeit
  – Vermehrter oder verminderter Redefluss
  – Verstärkte Schreckreaktion
D. Störung des Schlaf-Wach-Rhythmus
  – Schlafstörung, Umkehr des Schlaf-Wach-Rhythmus
  – Nächtliche Verschlimmerung der Symptomatik
  – Unangenehme Träume oder Alpträume, die nach dem Erwachen als Halluzinationen weiterbestehen können
E. Plötzlicher Beginn und Änderung der Symptomausprägung im Tagesverlauf
F. Objektiver Nachweis einer Ursache für die o. g. klinische Symptomatik

Evidenz der Therapieempfehlungen

	Evidenzgrad	Empfehlungsstärke
Rasche Tranquilisierung		
Benzodiazepine	I-b	A
Antisychotika	I-b	A
Therapie des Delirs		
Benzodiazepine	II-a	A
Antipsychotika	II-a	A
Carbamzepin	II-a	B
Clonidin	II-c	B
Clomethiazol	II-c	B

Insbesondere bei Gefahr von Krampfanfällen (Anamnese!) hat sich die zusätzliche Gabe von Benzodiazepinen und Antiepileptika (z. B.: Carbamazepin 2-mal 300 mg/Tag) bewährt. Als wirksam beim Alkoholentzug hat sich auch die Gammahydroxybuttersäure (50–100 mg/kg KG) erwiesen, sie sollte jedoch nur bei Patienten ohne Epilepsieanamnese angewendet werden. Die vegetative Symptomatik kann mit Clonidin (0,15–0,6 mg als Bolus, i.v. dann 0,3–4 mg/Tag) gelindert werden. Neben Vitamingaben zur „Wernicke-Prophylaxe" sind oft Flüssigkeits- und Elektrolytsubstitution notwendig.

Symptomatik spezifischer substanzinduzierter Syndrome

- **Anticholinerges Syndrom:** Mydriasis, Sehstörungen, Harnverhalten, Schweißhemmung, Ileus, Hyperthermie, Flush, Myoklonien, Choreoathetose, produktive Symptomatik, Krämpfe, Bewusstseinsstörungen, Tachykardie (bei trizyklischen Antidepressiva und Neuroleptika auch bradykarde Herzrhythmusstörungen)
- **Benzodiazepinintoxikation:** Bewusstseinsstörung, Atemdepression, Verlust der Schutzreflexe mit Gefahr der Aspiration
- **Intoxikation mit Opiaten:** Miosis, Bewusstseinsstörung, Atemdepression (Bradypnoe bis Apnoe), Zyanose, Bronchospasmus, Lungenödem, Hypothermie, Hypotonie, Schock
- **Stimulanziensyndrom, Intoxikation mit Amphetaminen und Derivaten:** Ruhelosigkeit, Logorrhö, Hypermotorik, Tremor, Schlaflosigkeit, produktive Symptomatik, Angst, Krämpfe
- **Akute Antipsychotika, (neuroleptika-)bedingte extrapyramidale Symptomatik:** Frühdyskinesien sind plötzlich auftretende Muskelspasmen, wie Zungenkrämpfe, Blickkrämpfe, Schlundkrämpfe, Grimassieren, Nackensteife, Kiefersperre und dystone Bewegungen der oberen Extremitäten. Sie treten bei 5–30% aller neuroleptisch behandelten Patienten auf, meist innerhalb der ersten drei Tage nach Behandlungsbeginn
- **Die Akathisie** tritt in etwa bei 20% aller Neuroleptikabehandlungen auf. Sie ist gekennzeichnet durch einen ständigen Bewegungsdrang (Trippeln, Unfähigkeit, sitzen zu bleiben). Die Symptome dürfen nicht mit einer Agitiertheit im Rahmen einer Psychose verwechselt werden, da eine Erhöhung der Neuroleptikadosis die Symptomatik aggravieren kann.

17.11.4 Hypertherme Syndrome

Eine Sonderform von substanzassoziierten Syndromen sind **hypertherme Syndrome** wie das **maligne neuroleptische Syndrom** und das **serotonerge Syndrom** (Tabelle 17.11-6). Auch die Einnahme von so genannten Designerdrogen wie Ecstasy oder anderen Amphetaminderivaten kann mit einer Hyperthermie assoziiert sein.

Das maligne neuroleptische Syndrom ist eine sehr seltene (0,02–1,4% aller mit Neuroleptika behandelten Patienten), aber lebensgefährliche idiosynkratische Reaktion auf Neuroleptika. Der Pathomechanismus ist noch ungeklärt, wahrscheinlich ist eine akute Dopaminblockade involviert. Das maligne neuroleptische Syndrom tritt meist bei Neuroleptikaneueinstellung auf. Eine Dosiserhöhung, die Umstellung auf hochpotente Neuroleptika sowie das Absetzen von Anti-Parkinson-Medikamenten können ebenso auslösend sein. Der Einsatz von Depotneuroleptika sollte daher immer nach einer oralen Phase erfolgen, um bei entsprechender Symptomatik rechtzeitig absetzen zu können – der erste wichtige Schritt in der Therapie.

Therapie des malignen neuroleptischen Syndroms

- Neuroleptika absetzen
- Intravenöse Flüssigkeitsabgabe
- Abkühlung
- Monitoring
- Bei schwerer Symptomatik: Dantrolen
  – p.o.: 50 mg, maximale Tagesdosis 2–3 mg/kg
  – i.v.: 0,8–1 mg/kg alle 6 h, maximale Tagesdosis 10 mg/kg
- Bromocriptin: 3-mal 2,5–5 mg, maximale Tagesdosis 40 mg
- Eventuell Benzodiazepine, z. B.: Lorazepam 3-mal 1 mg/Tag, evtl. Amantadin
- EKT ist eine Option beim therapierefraktären malignen neuroleptischen Syndrom

---

Das serotonerge Syndrom hat klinische Gemeinsamkeiten mit dem malignen neuroleptischen Syndrom, und ist eher als Intoxikationserscheinung anzusehen.

Es kann bei Einnahme von selektiven Serotoninwiederaufnahmehemmern, Johanniskrautextrakten, Tryptophan oder tri- und tetrazyklischen Antidepressiva auftreten, besonders dann, wenn diese Antidepressiva mit Monoaminooxidasehemmern kombiniert werden.

Tabelle 17.11-6. Malignes neuroleptisches Syndrom und serotonerges Syndrom

	Malignes neuroleptisches Syndrom	Serotonerges Syndrom
Temperatur	>40 °C	Hyperthermie, meist niedriger als MNS
Psychopathologie	Katatoner Stupor und Vigilanzschwankungen bis zum Koma	Erregung bis zum deliranten Zustandsbild
Motorische Symptomatik	Extrapyramidale Symptome wie Rigor, Dystonie oder Tremor	Hyperreflexie, Tremor oder Myoklonus
Vegetative Symptomatik	Tachykardie, Hypersalivation, Dyspnoe, Schwitzen und labiler Blutdruck	Schwitzen, Hypotonie, gastrointestinale Symptomatik mit Nausea, Erbrechen oder Diarrhöen
Laborparameter	CK-, GOT-, LDH-Erhöhung und Leukozytose	–

17.11.5 Psychotische Störungen

Für die Vorgehensweise in der psychiatrischen Notfallsituation hat sich die Unterscheidung in „psychotische" und „nichtpsychotische" Zustandsbilder bewährt. Ist beim Delir (organisches Psychosyndrom) vor allem das Kurzzeitgedächtnis beeinträchtigt, so kommt es in der akuten Psychose aus dem schizophrenen Formenkreis und den Psychosen aus dem affektiven Formenkreis zu verändertem Erleben durch Ich-Störungen und Störungen der Wahrnehmung und entsprechend schwerer einfühlbaren Verhaltensweisen. Erregungszustände bis zum Raptus sind eindrücklich und können das Bild der akuten Psychose beherrschen. Eine Hemmung des motorischen Verhaltens wird als Stupor bezeichnet (Cave: perniziöse Katatonie ist potentiell lebensbedrohlich). Üblicherweise entwickelt sich das Syndrom aber über eine längere Zeit als das maligne neuroleptische Syndrom in Tagen bis Wochen. Die perniziöse Katatonie ist als schwere psychotische Symptomatik zu sehen, die einer intensiven Therapie mit Flüssigkeits- und Nahrungssubstitution, Antipsychotika und Benzodiazepinen, eventuell bis zur Elektrokrampftherapie, bedarf.

Im Rahmen der raschen Tranquilisierung (s. Übersicht S. 1514) liegt bei den Störungen aus dem schizophrenen Formenkreis der Schwerpunkt der medikamentösen Therapie auf Antipsychotika, bei affektiven Psychosen können bei der Manie auch Lithium und bei der Depression Antidepressiva eingesetzt werden.

17.11.6 Akute Angstsymptomatik

Nichtpsychotische Ängste können als Begleitphänomen bedrohlicher körperlicher Erkrankungen (z. B. Myokardinfarkt, Pulmonalembolie) auftreten und bedürfen einer symptomatischen Therapie.

Starke Ängste in Form von Panikattacken als Resultat eines sich aufschaukelnden Circulus vitiosus kommen nicht nur bei psychischen Erkrankungen vor, sondern sind häufig in der Bevölkerung als oft einmalige Erlebnisse zu finden. Neben einer entsprechenden Aufklärung über zugrunde liegende psychosoziale und pathophysiologische Faktoren (Angst-Stress-Modell, Teufelskreis der Angst), über mögliche begünstigende Faktoren (Koffein, Alkohol etc.) kann auch hier eine symptomatische Therapie in der Akutsituation notwendig sein.

Symptomatische Angsttherapie

- Beziehungsaufnahme über Gespräch, Beruhigen, Entspannen
- Bei Hyperventilation: „Beutelrückatmung"
- Medikamentös: z. B. Diazepam 5–10 mg p.o., i.m. oder i.v. oder andere Benzodiazepine
- Therapie der organischen Ursache

17.11.7 Akute Aggressivität

Bei psychiatrischen Notfallsituationen kann nicht automatisch von der gewohnten Arzt-Patienten-Beziehung ausgegangen werden, in der der Patient Hilfe sucht und daher nicht fremdgefährlich ist. Organische, substanzinduzierte und akut psychotische Zustandsbilder können mit Verhaltensstörungen einhergehen, die zu einer Fremdgefährdung führen können. Psychosoziale Krisen der Patienten, Persönlichkeitsstörungen der Patienten und besondere Situationen (Begutachtung, Justiz) können ebenfalls zu einer veränderten Arzt-Patienten-Beziehung führen, die in aggressivem Verhalten der Patienten dem Arzt gegenüber mündet.

Eine rasche Tranquilisierung (s. Übersicht S. 1514) kann hier eine Fremdgefährdung vermindern. Jedoch spielt der ruhige und angemessene Umgang mit dem Patienten eine ebenso wichtige Rolle. Das Augenmerk auf den nötigen Selbstschutz sollte nicht außer Acht gelassen werden.

17.11.8 Suizidalität

Aussagen oder Andeutungen eines Patienten, sich das Leben nehmen zu wollen, sollten ernst genommen und Maßnahmen zur Sicherheit des Patienten getroffen werden. Suizidversuche sollten von Selbstverletzungen, die der Patient setzt, um Spannungszustände zu beenden, ohne sich dabei jedoch das Leben nehmen zu wollen, unterschieden werden.

Suizidgedanken werden häufig nicht spontan geäußert und müssen daher *gezielt* erfragt werden. Patienten sind dann besonders gefährdet, wenn sie sich auch nach einem ausführlichem

Gespräch nicht von ihren Suizidideen bzw. von ihren Suizidversuchen distanzieren, wenn sie ihre Suizidgedanken als drängend erleben, wenn eine ausgesprochene Hoffnungslosigkeit ohne Zukunftsperspektiven besteht, wenn eine schwere depressive Symptomatik, eine akute psychotische Symptomatik, eine mangelnde Impulskontrolle oder ein gereizt aggressives, agitiertes Verhalten des Patienten vorliegt. Eine tragfähige Gesprächsbasis kann hier nicht aufgebaut werden.

Aus der **Anamnese** können sich folgende Risikofaktoren ergeben:

- Suizidversuche in der Vorgeschichte,
- eine positive Familienanamnese hinsichtlich Suiziden oder Suizidversuchen,
- ein ungelöster Konflikt, der zu Suizidversuchen führte,
- das Vorliegen einer Suchterkrankung,
- Suizidversuche mit harter Methode oder entsprechende Gedanken bzw. Suizidarrangements, die ein Auffinden erschweren,
- soziale Isolierung und zunehmender Rückzug des Patienten.

Wichtig ist, daran zu denken, dass suizidale Patienten ihre **Suizidalität dissimulieren** können, um rasch die Freiheit für ihre suizidalen Pläne zu erlangen. Patienten, die erklären, dass sie keine Suizidabsichten mehr hätten, sollten daher gefragt werden, was sie zu dieser Meinungsänderung bewogen hat und warum sie eigentlich weiterleben wollen.

Literatur

Clancy Gerard (2004) Emergency Psychiatry Service Handbook. www.vnh.org/EmergPsychHB/TOC.html
Hewer W, Rössler W (Hrsg) (1998) Das Notfall Psychiatrie Buch. Urban & Schwarzenberg, München
Krebs-Roubinek E, Pöldinger W (2000) Psychiatrische Zustandsbilder. In: Lasch HG, Lenz K, Seeger W (Hrsg) Lehrbuch der internistischen Intensivtherapie. Schattauer, Stuttgart New York
Lesch OM, Musalek M, Zeiler K, Kollegger K, Wessely P (1993) Neurologische und psychiatrische Akutmaßnahmen. Facultas Universitätsverlag, Wien
WHO (1994) Internationale Klassifikation psychischer Störungen. ICD-10 Kap. V (F) Forschungskriterien, Hans Huber, Bern

17.12 Eklampsie
Hermann Enzelsberger

17.12.1 Einleitung und Definition

Schwangerschaftsinduzierter Hypertonus (SIH) und Präeklampsie gehören zu den häufigsten und schwerwiegendsten Komplikationen in der Gravidität. Für die klinische Verwendung hat sich eine Klassifizierung der hypertensiven Schwangerschaftserkrankungen bewährt, die zwischen chronischer Hypertonie, Präeklampsie, Pfropfeklampsie und Eklampsie unterscheidet. Das Risiko für den Fetus und für die Mutter ist bei einer länger bestehenden Hypertonie durch die Exazerbation der Hypertonie, die Entwicklung einer Präklampsie und das Auftreten einer uteroplazentaren Insuffizienz deutlich erhöht.

Die Präklampsie trägt wie kaum eine andere Erkrankung in der Schwangerschaft zur mütterlichen Morbidität und Mortalität bei und ist laut WHO die Hauptursache der perinatalen Morbidität und Mortalität.

In westlichen Industrieländern werden etwa 10–15% aller Schwangerschaften durch eine krankhafte Blutdrucksteigerung kompliziert.

Klassifikation der schwangerschaftsinduzierten hypertensiven Erkrankungen

- **Schwangerschaftshypertonie bei vorbestehender Hypertonie** („chronic hypertension"): RR>140/90 vor der Gravidität oder vor der 20. SSW
- **Schwangerschaftsinduzierte Hypertonie, SIH** („pregnancy induced hypertension", PIH): RR >140/90 oder ein Anstieg um 30/15 mmHg sys./diast. gegenüber Vorbefunden in der Schwangerschaft; RR gilt als erhöht, wenn gemessen nach 10 min Ruhe im Sitzen/Liegen (an beiden Armen) innerhalb von 4 h mindestens 2-mal reproduzierbar! Keine Proteinurie.
- **Präeklampsie**
  - RR >140/90 oder ein Anstieg um 30/15 mmHg
  - Mit Proteinurie, 3 g/24 h, ≡ ++Urinstix
- **Mit/ohne Ödeme**
  - Mild: RR syst. <160; oder RR diast. <110
  - Schwer: RR syst. >160; oder RR diast. >110; Proteinurie, 5 g/24 h ≡ +++/++++Urinstix
- **Eklampsie**: Krampfanfall ohne/mit Hypertonie oder Proteinurie
- **HELLP** („hemolysis, elevated liver enzymes, low platelets") mit/ohne Hypertonie oder Proteinurie
  - Klasse I: Thrombozyten ≤50.000/hl
  - Klasse II: Thrombozyten >50.000≤100.000/hl

Die Hypertonie in der Schwangerschaft ist definiert durch Blutdruckwerte von systolisch >140 mmHg und diastolisch >90 mmHg oder durch einen Blutdruckanstieg von systolisch >30 mmHg und diastolisch >15 mmHg. Für den klinischen Gebrauch hat sich eine Klassifizierung der Hypertonie in der Schwangerschaft bewährt, die auf einer Empfehlung des National Institute of Health basiert (s. obige Übersicht).

Die **chronische Hypertonie** ist durch einen Bluthochdruck in der 1. Schwangerschaftshälfte definiert und bedeutet für den weiteren Graviditätsverlauf in der Mehrzahl der Frauen keine schwerwiegenden Konsequenzen.

Als **Präeklampsie** wird die Verbindung einer Hypertonie mit einer Proteinurie, die nach der 20. Schwangerschaftswoche auftritt, bezeichnet. Dieser Begriff hat die bisherige Bezeichnung EPH-Gestose weitgehend abgelöst.

Von einer **Pfropfpräklampsie** spricht man, wenn zu einer chronischen bzw. vorbestehenden Hypertonie eine Proteinurie hinzutritt.

Ungeachtet einer Vielzahl unterschiedlicher Angaben besteht bei Vorliegen einer Hämolyse (Haptoglobinbestimmung), einer Erhöhung der Transaminasen und des LDH sowie einer Thrombozytopenie ein **HELLP-Syndrom**, das eine besonders schwere Verlaufsform der Präeklampsie darstellt.

Die gefährlichste Komplikation der Präeklampsie ist die **Eklampsie**, definiert durch generalisierte tonisch-klonische Krämpfe, die vor, während oder nach der Geburt auftreten können.

17.12.2 Pathogenese der Präeklampsie und Eklampsie

Im pathophysiologischen Ablauf kommt der gestörten Adaptation des uteroplazentaren Kreislaufs und der anschließenden Minderdurchblutung des Trophoblasten eine zentrale Bedeutung zu.

Die Störung des uteroplazentaren Kreislaufs kann einerseits auf einer gestörten Trophoblastinvasion und einer sekundären Schädigung der Spiralarterien beruhen, die zu einer Engstellung dieser Gefäße führen. Andererseits können bereits bestehende Gefäßschäden im uterinen Kreislauf eine Rolle spielen wie z. B. beim Diabetes mellitus oder chronischer Hypertonie. Endothelschäden konnten histologisch auf mütterlicher und fetaler Seite in uterinen, renalen, plazentaren und umbilikalen Gefäßen nachgewiesen werden. Schon bevor sich die Erkrankung manifestiert, zeigen sich die veränderten Endotheleigenschaften in einer Endothelzellaktivierung. Gleichzeitig kommt es zu einer erhöhten Fibronektinfreisetzung sowie zu einer verminderten endothelialen Bildung des vasodilatierenden und plättcheninhibierenden Prostazyklins (Antagonist des Thromboxans, Hemmer der Thrombozytenaktivität). Diese verminderte Synthese des Mediators Prostazyklin liefert eine Erklärung für die frühzeitig verstärkte Bildung des vasokonstriktorischen Thromboxan A2, das vorwiegend von aktivierten Thrombozyten gebildet wird. Diese Imbalance zwischen Prostazyklin und Thromboxan A2 führt dann zu einem erhöhten Gefäßtonus und folglich zur verminderten Organperfusion. Für die Entstehung einer Präeklampsie sind auch noch andere Faktoren zu nennen: Genetischer Defekt; Autoantikörper; Autoimmunreaktionen. Eine Verbindung von APA (Antiphospholipidantikörper) und klinischen Erkrankungen wie WSA (wiederholte Spontanaborte), Thrombose, IUGR (intrauterine Wachstumsverzögerung) oder Präeklampsie wird unter dem Begriff APA-Syndrom zusammengefasst. In neueren Studien wurden die Effekte bestimmter Polymorphismen auf die Schwangerschaft und schwangerschaftsassoziierten Erkrankungen wie Thrombose und Präeklampsie nachgewiesen.

Das breite Spektrum der klinischen Auswirkungen bestätigt die Präeklampsie als Multiorganerkrankung:

Zentralnervensystem

Im Gehirn kann es infolge der Endothelläsionen und des Vasospasmus zu einem Hirnödem und zu Mikroblutungen kommen, die sich in Form von Sehstörungen und Kopfschmerzen äußern.

Kardiovaskuläres System und Ödeme

Die Hypertonie ist ein frühes klinisches Zeichen der Präeklampsie. Die Veränderung des zirkadianen Rhythmus zeigt sich beim 24-h-RR-Monitoring. Initial kommt es zu einem Verlust des normalen Blutdruckabfalls in der Nacht, und in fortgeschrittenen Stadien findet man eine Umkehr des Rhythmus mit einer Erhöhung des Blutdruckes während der Nachtruhe. Das 24-h-RR-Monitoring identifiziert bei Präklampsiepatientinnen jene Frauen mit einem höheren Risiko einer vorzeitigen Schwangerschaftsbeendigung. Frauen mit fehlender Nachtabsenkung (Dipping), also einer Aufhebung der zirkadianen Rhythmik, sind in besonderer Weise betroffen.

Durch die gesteigerte Gefäßpermeabilität (Ausdruck der für Gestosen charakteristischen Endothelschädigung) verliert sich ein Teil des Plasmavolumens, d. h. des Plasmaeiweißes im Interstitium, und es entstehen Ödeme. Die damit abnehmende Füllung des Gefäßbettes (Hypovolämie) wird von einer Gefäßkonstriktion und Hypertonie begleitet. Mit der Plasmavolumenabnahme ist nachfolgend die Hämokonzentration (d. h. die festen Bestandteile des Blutes sind in einer höheren Konzentration vorhanden) verschlechtert, des Weiteren ebenso die rheologischen Eigenschaften. In 2% aller präklamptischen Verläufe kommt es sogar zur Ausbildung eines Lungenödems. Dyspnoe und thorakale Beschwerden weisen auf diese Komplikation hin.

Nieren und Flüssigkeitshaushalt

Die Schädigung der Endothelien der Glomeruli geht mit einer nichtselektiven Proteinurie einher. Sie ist definiert als Vorhandensein von Eiweiß im 24-h-Harn in einer Konzentration von 300 mg/l. Es handelt sich dabei um eine teilweise selektive Eiweißausscheidung infolge glomerulärer Schädigung (glomeruläre Endotheliose). Eine Nierenbeteiligung kann sich neben dieser Proteinurie in einer verminderten glomulären Filtrationsrate und einer Oligurie bis hin zum akuten Nierenversagen äußern.

Der Anstieg der Harnsäure im Plasma und der Abfall der Kallikrein-Kreatinin-Ratio im Urin gehen den klinischen Zeichen der Präeklampsie meist voraus.

Thrombozyten und Blutgerinnung

Die Thrombozyten sind in 25% der Fälle leicht vermindert. Während die globalen Gerinnungstests meist noch normal sind, können erhöhte Plasmaspiegel von D-Dimeren, Fibrinopeptid A und Thrombin-Antithrombin-III-Komplexen nachgewiesen werden. Die Plasmaspiegel von Inhibitoren der Gerinnung, z. B. Antithrombin III und Protein C, sind dagegen reduziert. Als Hämolyseparameter kommt der Haptoglobinbestimmung im Serum eine Bedeutung zu, wobei eine Haptoglobinverminderung im Rahmen einer Präeklampsie der Thrombozytopenie zeitlich vorausgeht.

Oberbauchsymptome

Eine Beteiligung der Leber äußert sich in epigastrischen Schmerzen, Übelkeit und Erbrechen. Bei einer Störung der Leberzellen kommt es zu einem Anstieg der Aminotransferasen im Serum. In Verbindung mit einer Hämolyse und einer Thrombozytopenie spricht man von einem HELLP-Syndrom. Histologisch findet man in schweren Fällen periportale Blutungen und Infarkte.

Plazenta und Fetus

Durch die gestörte Adaptation des uteroplazentaren Kreislaufs kommt es zum Auftreten einer chronischen Plazentainsuffizienz. Diese tritt bei vorbestehenden Gefäßschäden frühzeitig in der Schwangerschaft auf und führt zu einer Wachstumsretardierung, im Extremfall zur intrauterinen Asphyxie und zum intrauterinen Tod des Fetus. In Kombination mit der gestörten vaskulären Adaptation im Bereich des Plazentabetts kommt es gehäuft zu einer vorzeitigen Plazentalösung.

17.12.3 Diagnose und Therapie der Präeklampsie

Diagnostische Maßnahmen

Die Präeklampsie ist definiert durch das Auftreten einer Hypertonie (RR >140/90) und einer Proteinurie in der 2. Schwangerschaftshälfte. Eine signifikante Proteinurie liegt bei einem Eiweißverlust von >300 mg/24 h, entsprechend einer Anzeige von 1–2 Kreuz positiv in einem Teststreifen vor. Ödeme, die sich entweder als Beinödeme oder als generalisierte Ödeme mit drastischer Gewichtszunahme manifestieren können, sind meist vorhanden, jedoch nicht obligat.

Die Inzidenz der Präeklampsie beträgt bei Nulliparae 3–5% und bei Multiparae 0,5.

Bereits am Anfang jeder Schwangerenvorsorge sollte im Rahmen der Anamnese gezielt nach prädisponierenden Faktoren für eine hypertensive Schwangerschaftserkrankung gefahndet werden (vorausgegangene schwere Präeklampsie, vorbestehende Nierenerkrankungen, Antiphospholipidsyndrom, chronische Hypertonie).

Die korrekte Blutdruckmessung ist unverzichtbarer Bestandteil jeder Schwangerenvorsorgeuntersuchung. Punktuell erhöhte Blutdruckwerte erfordern die Abklärung durch ein nichtinvasives 24-h-Blutdruckmonitoring zum Ausschluss falsch-hoher Blutdruckwerte (15–25%, „white coat hypertension") und zur tageszeitlichen Risikoabschätzung (Cave: nächtliche Blutdruckspitzen, Umkehr der zirkadianen Rhythmik).

Die Präeklampsie ist somit ein Syndrom, das durch die Verbindung von Hypertonie und Proteinurie definiert ist. Klinische Symptome wie Kopfschmerzen, Sehstörungen, epigastrische Schmerzen, generalisierte Ödeme bzw. eine Gewichtszunahme von >1 kg/Woche können auf eine Präeklampsie hinweisen.

Für jede Schwangerenvorsorge obligat ist die semiquantitative Eiweißbestimmung im Urin mittels Teststreifen. Von besonderer klinischer Relevanz ist das Neuauftreten einer Proteinurie bei vorher chronisch hypertensiven Schwangeren; diese Konstellation signalisiert eine Pfropfpräeklampsie mit schlechter Prognose für Mutter und Kind!

Regelmäßige Gewichtskontrollen und sorgfältige klinische Untersuchungen auf Ödeme sind obligat: rasch sich entwickelnde Ödeme (z. B. Gesicht) oder eine rapide Gewichtszunahme >1–2 kg/Woche sind Warnsymptome einer folgenden hypertensiven Krise.

Im Rahmen der routinemäßigen Laboruntersuchungen sollte nicht nur der Hämoglobinspiegel, sondern auch der Hämatokritwert bestimmt werden, der in einfacher Weise eine Hämokonzentration (Hk >38%) mit Verminderung des Plasmavolumens anzeigt. Bei Wiederholungsrisiko einer Präeklampsie empfiehlt sich die zusätzliche Bestimmung der Thrombozytenzahl ab der 24. SSW, die eine chronische intravaskuläre Gerinnungsaktivierung mit Verbrauch am einfachsten widerspiegelt. Eine darüber hinausgehende Labordiagnostik mit Bestimmung der Transaminasen und Haptoglobin ist nur bei klinischem Verdacht wie z. B. Oberbauchschmerzen notwendig (s. Übersicht).

Präeklampsie – Eklampsie – HELLP

- Zerebrale Symptome
  - Kopfschmerzen
  - Schwindel
  - Ohrensausen
  - Krampfanfall
- Sehstörungen
  - Skotome
  - Augenflimmern
  - Amaurose
- Gastrointestinale Symptome
  - Übelkeit
  - Erbrechen
  - Epigastrische Schmerzen
  - Ikterus

Die Überwachung des Kindes orientiert sich zunächst an den üblichen Mutterschaftsrichtlinien, die auch die Indikation zur Dopplersonographie beinhalten. Bei Schwangeren mit HES (Hypertensive Schwangerschaftserkrankung) sollte ab der 20. SSW eine Farbdoppleruntersuchung der Aa. uterinae durchgeführt werden, mit erneuter Kontrolle in der 24. SSW (Auftreten von postsystolischen Notch-Zeichen). Zusätzlich wird in 2- bis 3-wöchigem Abstand eine Biometrie des Fetus sowie eine Beurteilung der Fruchtwassermenge und der Plazenta zur rechtzeitigen Erkennung einer intrauterinen Mangelentwicklung des Kindes durchgeführt. Die Frequenz der kardiotokographischen Überwachung (CTG) hat sich ab der Lebensfähigkeit des Kindes nach der individuellen Symptomatik und dem Zustand der Schwangerschaft zu richten.

Therapeutische Maßnahmen

Die Eltern müssen darauf hingewiesen werden, dass eine rasche Beendigung der Schwangerschaft notwendig werden kann. Eine kochsalzarme Diät, die früher zur Therapie von Ödemen bei der Präeklampsie eingesetzt wurde, ist heute obsolet, da sie die Tendenz zur Hypovolämie verstärkt.

Primäre Ziele des klinischen Vorgehens sind daher die Geburt eines lebendigen, möglichst reifen Neugeborenen, ohne das Leben der Mutter ernsthaft zu gefährden.

Für die Blutdrucksenkung steht die Behandlung mit Dihydralazin, Labetalol und Nifedipin im Vordergrund. Diese Substanzen wirken vor allem über eine Vasodilation und führen auf Grund der vorliegenden Doppleruntersuchungen zu keinen wesentlichen Veränderungen des uteroplazentaren und fetalen Kreislaufs (Tabelle 17.12-1).

Für eine langfristige antihypertensive Therapie im Rahmen des konservativen Managements der leichten Präklampsie kommen die perorale Gabe von Methyldopa (initial 1 g/Tag in 4 Dosen, Erhaltungsdosis 1–4 g/Tag), Labetalol (300–1600 mg/Tag in 3 Dosen) oder Nifedipin (Slow-release-Form 10–20 mg, 3-mal täglich) in Frage. Diuretika werden nur bei Zeichen einer Herzinsuffizienz oder eines Lungenödems gegeben. Bei Verschlechterung des klinischen Zustandsbildes kommen zusätzlich Glukokortikoide und Magnesiumsulfat zur Anwendung. Die Glukokortikoide werden intramuskulär nach folgendem Schema gegeben: Betamethason 2-mal 12 mg oder Dexamethason 2-mal 10 mg im Abstand von 24 h. Bei erhöhter zerebraler Krampfbereitschaft wird Magnesiumsulfat initial als Bolus intravenös gegeben (Bolus: 4 g mgSO$_4$ über 20 min i.v.); die weitere Erhaltungstherapie erfolgt mittels Perfusor (1–2 g Magnesiumsulfat/h).

Tabelle 17.12-1. Medikamentöse Behandlung der Präklampsie

Substanzen	Dosierung	Nebenwirkungen/ Interaktionen
α-Methyldopa	1–4 g/Tag	Hämolytische Anämie, Hepatopathie
Labetalol	0,2–1,6 g/Tag	Kopfschmerzen, Hepatopathie
Nifedipin	40–80 mg/Tag (Retardform)	Kopfschmerzen. Mit Magnesium: Hypotonie und neuromuskuläre Blockade

17.12.4 Diagnose und Therapie der Eklampsie

Inzidenz und Diagnose der Eklampsie

Unter einer Eklampsie versteht man generalisierte tonisch-klonische Krämpfe, die antepartal, intrapartal oder innerhalb von 7 Tagen postpartal auftreten. Die Eklampsie wird häufig als Endpunkt der Präklampsie angesehen. Dies ist missverständlich, da vor der manifesten Eklampsie in bis zu 30% der Fälle weder eine Hypertonie noch eine Proteinurie bekannt sind und in bis zu 40% der Fälle prodromale Symptome fehlen. Als auslösender Faktor der Eklampsie wird eine zerebrale Ischämie infolge von Vasospasmen und Mikrothromben der kleinen intrakraniellen Gefäße angenommen.

Die Inzidenz der Eklampsie liegt in West- und Nordeuropa bei 1:2000–3500 Geburten. Ein erhöhtes Risiko besteht bei Schwangeren unter 19 Jahren, bei Mehrlingsschwangerschaften und nach durchgemachter Präklampsie oder Eklampsie.

Die Eklampsie ist Ausdruck einer Multiorganerkrankung, die Mutter und Kind in hohem Maße gefährdet. Die mütterliche Mortalität beträgt 0,5–2,0%. In Westeuropa ist die Eklampsie für ca. 10% aller mütterlichen Todesfälle verantwortlich. Die kindliche Mortalität beträgt hingegen 7–12%. Die Mehrzahl der kindlichen Todesfälle ist mit Frühgeburtlichkeit oder mit einer vorzeitigen Plazentalösung assoziiert.

In einer Übersichtsarbeit aus Mexiko mit 700 Fällen wird berichtet, dass 83% der Anfälle vor oder bei der Geburt und 17% nach der Geburt auftraten.

Die Diagnose einer Eklampsie wird gestellt, wenn bei einer Patientin in der 2. Schwangerschaftshälfte, bei der Geburt oder im Wochenbett generalisierte tonisch-klonische Krämpfe auftreten. Die Anfälle beginnen mit einer tonischen Verkrampfung, die etwa 15 s dauert; danach folgen klonische Krämpfe, die bis zu einer Minute anhalten und von einer Apnoe begleitet sind. Die postiktale Phase mit Bewusstseinstrübung dauert zwischen einigen Minuten bis mehreren Stunden, wobei sich die Anfälle wiederholen können.

In der Literatur finden sich bei 60% der Patientinnen Prodromalsymptome, am häufigsten Kopfschmerzen (50%), gefolgt von Sehstörungen (20%) und Schmerzen im Epigastrium (19%). Bei 80% der schwangeren Frauen liegt zur Zeit des Anfalls eine Hypertonie vor, mit Werten über 170/110 mmHg; zudem wird in 80% der Fälle eine signifikante Proteinurie gefunden. Eine Thrombozytopenie wird in 15–20% und eine disseminierte intravasale Gerinnung in 5–10% der Fälle gefunden (oft in Kombination mit einer vorzeitigen Plazentalösung). Des Weiteren liegen bei 12–70% der Frauen erhöhte Serumspiegel von Harnsäure und Aminotransferasen vor und ein HELLP-Syndrom wird in 7–11% der Fälle gefunden (siehe Übersicht).

In sonstigen unkomplizierten Fällen kann auf weitere neuroradiologische Untersuchungen, ein Elektroenzephalogramm und eine Lumbalpunktion verzichtet werden.

Indikationen für eine rasche Entbindung
- Unkontrollierbare Hypertonie
- Starke Kopfschmerzen, Sehstörungen
- Persistierende Oligurie, Nierenversagen
- Gerinnungsstörung, Thrombozytopenie
- HELLP-Syndrom
- Eklampsie
- Fetaler Distress

Management und Therapie der Eklampsie

Ein eklamptischer Anfall muss möglichst rasch unterbrochen werden. Das Management des eklamptischen Anfalls beruht nach derzeitigem Wissen auf drei Prinzipien:
- Anfallsbehandlung mit Diazepam,
- Stabilisierung der Mutter mit Magnesiumsulfat und Antihypertensiva,
- rasche Entbindung.

Unter Beatmungsbereitschaft sollten 5–20 mg Diazepam langsam über 1–2 Minuten intravenös gespritzt werden. Alternativ können 75–125 mg Pentothal langsam intravenös gegeben werden.

Während eines eklamptischen Anfalls müssen folgende zusätzlichen Maßnahmen getroffen werden:
- Einlage eines Gummikeils zwischen die Zähne zur Verhütung eines Zungenbisses,
- Seitenlagerung zur Aspirationsprophylaxe,
- Einleitung von Intensivüberwachungsmaßnahmen (Blutdruck, Puls, Oxymetrie, CTG).

Treten Anfallswiederholungen auf, muss die Patientin intubiert werden! Nach der Unterbrechung des Anfalls sollte Magnesiumsulfat intravenös gegeben werden; zu Beginn wird ein Bolus von 4 g über mindestens 5 min verabreicht. Die Erhaltungsdosis beträgt 1–2 g/h und sollte mittels Perfusor infundiert werden. Bei schon vorher verabreichter Magnesiumtherapie ist die Wiederholung des Bolus indiziert.

Es wird angenommen, dass die krampfhemmende Wirkung des Magnesiums auf einer Dilatation der kleinen intrakraniellen Gefäße beruht, die zu einer Behebung der zerebralen Ischämie führt. Magnesiumsulfat verursacht im therapeutischen Bereich keine Sedation der Mutter. Im Kardiotokogramm (CTG) kommt es zu keiner Abnahme der fetalen Akzelerationen.

Besonders hinzuweisen ist darauf, dass bei Einsatz des Magnesiumsulfats die Urinausscheidung, die Sehnenreflexe und die Atemfrequenz regelmäßig kontrolliert werden müssen!

Die Zufuhr von Magnesiumsulfat muss reduziert oder abgebrochen werden, wenn das klinische Bild eine Oligurie (Urinmenge <100 ml/4 h) anzeigt, die Sehnenreflexe nicht mehr auslösbar sind oder die Atemfrequenz unter 12 pro Minute liegt. Als Antidot bei einer Magnesiumintoxikation wird 1 g Kalziumglukonat langsam intravenös gegeben.

Da in vielen Fällen ein eklamptischer Anfall mit einer starken Erhöhung des Blutdruckes einhergeht, sind zur Vermeidung von intrazerebralen Blutungen Werte über 160/100 mmHg zu behandeln. Eine überschießende Blutdrucksenkung, die zu einer Beeinträchtigung des fetalen Zustands führen kann, muss vermieden werden. Am häufigsten wird Dihydralazin als Bolus von 5 mg i.v. gegeben. Die Wirkungsdauer des Dihydralazins beträgt 2–4 h.

Die Anwendung von sublingualem Nifedipin, die auch ohne gleichzeitige Magnesiumtherapie zu einer Hypotonie führen kann, ist etwas in den Hintergrund gerückt; andere Medikamente wie Diazoxid, Natriumnitroprussid und Nitroglyzerin sollten wegen der raschen Blutdrucksenkung nur bei schwerster therapieresistenter Hypertonie unter intensivmedizinischer Überwachung angewendet werden (Tabelle 17.12-2).

Sobald der Zustand der Patientin stabil ist, muss unverzüglich die Entbindung erfolgen. Wenn sich nicht auf Grund von Wehen und eines fortgeschrittenen Zervixbefundes eine rasche vaginale Geburt abzeichnet, ist die Beendigung der Schwangerschaft durch eine primäre Sektio angezeigt. Postpartal muss die Mutter unter Beibehaltung der Magnesiumtherapie 48 h intensiv überwacht werden.

Tabelle 17.12-2. Medikamentöse Behandlung der Eklampsie

Substanzen	Dosierung
Anfallsbehandlung	
Diazepam	10–20 mg langsam i.v.
oder Pentothal	75–125 mg langsam i.v.
Verhütung weiterer Anfälle	
MgSO4	Bolus: 4 g i.v. über 20 min, Erhaltungsdosis: 1–2 g i.v./h (Perfusor)
Blutdrucksenkung	
Urapidil	Perfusor: 2 Amp. à 50 mg/10ml Ebrantil (Urapidil-HCl) mit 30 ml NaCl 0,9% und 4 ml/h
Dihydralazin	Bolus: 5 mg i.v. (weitere 5 mg nach jeweils 10–20 min) oder Infusion: 20–80 mg/h (Perfusor)
Labetalol	Bolus: 20 mg i.v. (40 mg, 80 mg nach jeweils 10 min, maximal 300 mg) oder Infusion: 20–160 mg/h (Perfusor)

Evidenz der Therapieempfehlungen		
	Evidenzgrad	Empfehlungsstärke
Präklampsie		
Methyldopa	I-a	A
Labetalol	I-b	B
Urapidil	I-a	A
Bettruhe	II-a	C
Magnesiumsulfat	I-b	B
Glukokortikoide (vor 34. SSW)	I-a	A
Diuretika	II-c	C
Eklampsie		
Diazepam	I-a	A
Magnesiumsulfat	I-b	B
Entbindung (Sektio)	I-a	A
Dihydralazin	I-c	B
Hellp-Syndrom		
Labor-Ko	I-a	A
Magnesiumsulfat	I-b	B
Glukokortikoide	I-b	B
Entbindung (Sektio)	I-a	A
Postpartale Überwachung	I-a	A

17.12.5 HELLP-Syndrom

Definition, Inzidenz und Diagnose

1982 wurde von Weinstein der Begriff des HELLP-Syndroms geprägt für Hämolyse, erhöhte Leberenzyme und niedrige Thrombozyten, wobei er dieses Syndrom als schwere Verlaufsform der Präklampsie einstufte.

Die Diagnose stützt sich auf eine typische laborchemische Konstellation:
- Hämolyse, definiert durch einen verminderten Haptoglobinspiegel im Serum. Fragmentozyten und erhöhte Spiegel des indirekten Bilirubins werden erst bei einer massi-

ven Hämolyse beobachtet. Erhöhte Spiegel der Laktatdehydrogenase (LDH) sind nicht spezifisch für eine Hämolyse, da es sich dabei hauptsächlich um hepatische Isoenzyme handelt.
- Leberfunktionsstörung, charakterisiert durch erhöhte Serumspiegel der Aspartataminotransferase (ASAT) und der Alaninaminotransferase (ALAT).
- Thrombozytenabfall unter 100.000.

Die Inzidenz des HELLP-Syndroms beträgt bei Patientinnen mit einer Präeklampsie 10–14%, bei Patientinnen mit einer Eklampsie bis zu 40%. Zuletzt wurde das HELLP-Syndrom zunehmend häufiger und früher diagnostiziert; dies ist aber weniger auf einen Wandel des Erscheinungsbildes der Präeklampsie als vielmehr auf einen Bewusstseinsprozess der Ärzteschaft zurückzuführen.

Die Symptomentrias – Hämolyse, erhöhte Leberenzyme und Thrombozytopenie – lässt sich durch die Mikrozirkulationsstörung im Rahmen der Präeklampsie erklären. Infolge der Endothelzellschädigung kommt es zu einer Vasokonstriktion, zu einer gesteigerten Aggregation der Thrombozyten und zu einer Aktivierung der intravasalen Gerinnung, wobei als sensitivster Parameter für den Nachweis einer intravasalen Gerinnung der Haptoglobinabfall anzusehen ist.

In neueren Studien liegt die mütterliche Mortalität bei 0,5–1% und die perinatale Mortalität unter 15%. Mütterlicherseits muss in bis zu 20% der Fälle mit einer vorzeitigen Plazentalösung, in 8% mit einer Niereninsuffizienz, bei 5% mit intrakraniellen Blutungen und bei 4,5% mit einem Lungenödem gerechnet werden. Die kindlichen Todesfälle stehen großteils im Zusammenhang mit der Frühgeburtlichkeit und mit einer vorzeitigen Plazentalösung. Eine gefürchtete Komplikation stellt die Ruptur eines subkapsulären Leberhämatoms dar, die bei ca. 1,7% der Patientinnen mit HELLP-Syndrom auftritt und mit einer mütterlichen Mortalität von 60% und einer fetalen Mortalität von 73% belastet ist.

Sibai hat 304 Fälle mit HELLP-Syndrom untersucht und dabei folgende Charakteristika gefunden: Das HELLP-Syndrom tritt in 69% der Fälle antepartal und in 31% der Fälle postpartal (meist innerhalb von 48 h nach der Geburt) auf. Bei 78% der Patientinnen liegen Zeichen einer Präeklampsie vor. Die Frauen klagen über Unwohlsein und Schmerzen im Epigastrium (90%!), Nausea oder Erbrechen in 50% der Fälle.

Die klinische Untersuchung zeigt eine Druckdolenz im rechten Oberbauch, eine rasche Gewichtszunahme oder generalisierte Ödeme. Die Hypertonie ist schwer (50%), leicht (30%) oder kann fehlen (20%). Eine Proteinurie liegt in 85–95% der Fälle vor.

Obige Symptomatik führt häufig dazu, dass das Syndrom fehlinterpretiert wird, z. B. als Gastroenteritis, Appendizitis, Pyelonephritis, Cholezystitis, Hepatitis oder Magenulkus.

Deshalb ist neben der laufenden Blutdruckregistrierung ein Labor-Screening in 6- bis 8-stündigen Intervallen mit Blutbild, Hämatokrit, Thrombozyten, Haptoglobin, Harnsäure und Leberenzymen unbedingt durchzuführen.

Management und Therapie des HELLP-Syndroms

Schwangere mit einem HELLP-Syndrom bedürfen einer intensiven Überwachung. Da sowohl der Verlauf als auch das Auftreten von Komplikationen nicht vorhersehbar sind, müssen der Blutdruck, die Urinausscheidung und die Laborparameter bei der Mutter engmaschig kontrolliert sowie der fetale Zustand des Kindes mittels CTG beurteilt werden.

Labormäßig zeigen den Abfall der Thrombozyten, des AT III und des Haptoglobins und der Anstieg der D-Dimere ein Fortschreiten der Krankheit an.

In erster Linie muss die Mutter stabilisiert werden. Bei allen Patientinnen sollte auch so wie bei der Präeklampsie prophylaktisch Magnesiumsulfat intravenös gegeben werden. Blutdruckwerte über 170/110 mmHg müssen wegen der Gefahr einer Hirnblutung durch Antihypertensiva (Urapidil, Dihydralazin, Labetalol i.v.) gesenkt werden.

Absolut notwendig ist die Lungenreifebehandlung mit Glukokortikoiden vor der 35. SSW. Bei einem Gestationsalter über der 34. SSW wird einhellig eine rasche Entbindung gefordert. Zumeist entscheidet man sich angesichts des nicht vorhersehbaren Verlaufs für eine primäre Sektio.

Bei einem Gestationsalter unter 32 Wochen erhebt sich die Frage, ob man mit abwartendem Verhalten die perinatale Morbidität und Mortalität gesenkt werden können, ohne dabei die Mutter zu gefährden.

Bei unbeherrschbarer Hypertonie, Sehstörungen, Hyperreflexie, Oligurie und fetalem Distress auch bei unreifem Kind ist unverzüglich eine Sektio durchzuführen.

Angesichts des unkalkulierbaren Verlaufs des HELLP-Syndroms befürwortet zurzeit die Mehrheit der deutschsprachigen Autoren ein aktives Vorgehen unabhängig vom Gestationsalter. Nach der Entbindung muss die Patientin während mindestens 48–71 h intensiv überwacht werden. Die laufende Therapie mit Magnesiumsulfat und Glukokortikoiden (z. B. Dexamethason i.v.) sollte weitergeführt werden.

Das Wiederholungsrisiko nach einer Präeklampsie bzw. einem HELLP-Syndrom beträgt zwischen 19 und 25%.

Literatur

Douglas KA, Redman CWG (1994) Eclampsia in the United Kingdom. Br Med J 309: 1395–1400
Düring P (1997) Schwere Komplikationen der hypertensiven Schwangerschaftserkrankungen. Gynäkologe 30: 702–711
Düring P (1999) Hypertensive Schwangerschaftserkrankungen. In: Schneider H, Husslein P, Schneider KTM (Hrsg). Geburtshilfe. Springer, Berlin Heidelberg New York Tokyo, 343–370
Friedberg V (1992) Pathophysiologie des Schwangerschaftshochdrucks. Gynäkologe 25: 370–385
Rath W, Loos W, Kuhn W (1994) Das HELLP-Syndrom. Zentralbl Gynakol 116: 195–200

Hofmann M, Casper F, Prellwitz W, Brockerhoff P (1996) Prä- und postpartale hämostaseologische Besonderheiten bei schwangerschaftsinduzierter Hypertonie (SIH) und Präeklampsie verglichen mit normotensiven Schwangerschaften. Z Geburtshilfe Neonatol 200: 104–108

Sibai BM, Ramadan MK, Chari RS, Friedman SA (1995) Pregnancies complicated by HELLP-Syndrome (hemolysis, elevated liver enzymes, and low platelets): subsequent pregnancy outcome and long-term prognosis. Am J Obstet Gynecol 172: 125–129

17.13 Endokrinologische Notfälle
Bruno Schneeweiss

Dysfunktionen endokriner Organe können lebensbedrohliche Zustandsbilder hervorrufen. Im Vordergrund der klinischen Symptomatik stehen dabei zumeist ausgeprägte Störungen des Flüssigkeits- und Elektrolythaushaltes, des Blutglukosespiegels und des Blutdrucks. Die Akuttherapie muss primär bestrebt sein, diese Störungen zu korrigieren. Häufig kann erst sekundär die Therapie auf die Beseitigung der auslösenden Ursache gerichtet sein.

17.13.1 Coma diabeticum

Das Coma diabeticum tritt entweder als **ketoazidotische** oder **hyperglykämische** diabetische Stoffwechselentgleisung als Folge eines absoluten oder relativen Insulinmangels auf. Häufig werden allerdings Überlappungen der beiden Formen beobachtet.

Trotz Fortschritte in der Behandlung der diabetischen Ketoazidose und damit einhergehender Verminderung der Mortalitätsraten in den letzten Jahrzehnten, beträgt diese immer noch 5–10%.

Diabetische Ketoazidose

Die diabetische Ketoazidose ist gekennzeichnet durch eine schwere metabolische Entgleisung mit Blutzuckerwerten >300 mg/dl, einer metabolischen Azidose mit einem pH-Wert zumeist <7,3 und einer Ketonkörperkonzentration im Blut >5 mmol/L. Auf Grund respiratorischer und auch metabolischer Kompensationsversuche kann der pH-Wert aber auch im Normalbereich gelegen oder sogar erhöht sein. Ebenso werden nur gering erhöhte und auch normale Blutzuckerspiegel gefunden!

Pathogenese Zentral in der Pathogenese der diabetischen Ketoazidose steht ein absoluter oder relativer Insulinmangel in Verbindung mit einer ausgeprägten Insulinresistenz, bedingt durch Erhöhung gegenregulatorischer Hormone (Adrenalin, Glukagon, Cortisol, Wachstumshormon) und Veränderungen des metabolischen Milieus (Erhöhung der Konzentration von freien Fettsäuren und Aminosäuren, metabolische Azidose, erhöhte Osmolalität). Gesteigerte Glykogenolyse und hepatische Glukoneogenese in Verbindung mit einer gestörten Glukoseutilisation führen zu einer Hyperglykämie. Der Insulinmangel bedingt eine verminderte Triglyzeridsynthese bei gesteigerter Lipolyse, wodurch vermehrt freie Fettsäuren aus dem Fettgewebe in die Blutbahn freigesetzt werden. In den Hepatozyten werden die freien Fettsäuren über die β-Oxidation einer gesteigerten Ketogenese zugeführt. Da gleichzeitig die Ketonkörperoxidation in den peripheren Geweben vermindert ist, kommt es zu einer deutlichen Erhöhung der Ketonkörper Acetessigsäure, β-Hydroxybuttersäure und Aceton im Blut. Acetessigsäure und β-Hydroxybuttersäure als organische Säuren führen zu einer metabolischen Azidose mit erhöhter Anionenlücke.

Hyperglykämie und Hyperketonämie führen zu einer osmotischen Diurese, wodurch ein ausgeprägter Wasser- und Flüssigkeitsverlust verursacht wird: Der Wasserverlust beträgt 5–7 l/Tag, wobei 2/3 aus dem Intrazellulärraum stammen. Der Verlust an Natrium und Chlorid beträgt 300–500 mmol/Tag, sodass für einen 70 kg schweren Patienten der Harnverlust entsprechend ~3 l physiologischer Kochsalzlösung und ~3 l reinem Wasser kalkuliert werden kann. Der Nettoverlust an freiem Wasser führt zu einer ausgeprägten Hyperosmolalität, die zu einer zellulären Dehydratation führt. Die Verluste an Phosphat (ca. 75–150 mmol/Tag) und Kalium (200–500 mmol/Tag) können ebenfalls ausgeprägt sein und somit therapeutische Interventionen notwendig machen. Die Dehydratation führt zu einem sekundären Hyperaldosteronismus, der die renalen Kaliumverluste begünstigt.

> **Flüssigkeits- und Elektrolytverluste bei einem 70 kg schweren Patienten mit diabetischer Ketoazidose**
> - Wasser 5–7 l
> - Natrium 300–450 mmol/Tag
> - Kalium 200–400 mmol/Tag
> - Kalzium 1000–1500 mg/Tag
> - Phosphor 75–150 mmol/Tag

Therapie Die Therapie der diabetischen Ketoazidose zielt daraufhin aus, in den beschriebenen Pathomechanismus einzugreifen und die damit verbundenen pathophysiologischen Veränderungen zu behandeln. Durch Insulin werden die Hyperglykämie und Hyperketonämie und die damit verbundene metabolische Azidose, durch Elektrolyt- und Wasserapplikation die entsprechenden Verluste korrigiert.

Flüssigkeitsersatz Um die durch die osmotische Diurese bedingte Hypovolämie zu beseitigen, sollten so früh wie möglich (noch vor der Aufnahme auf die Intensivstation) 1–2 l einer 0,9% Kochsalzlösung verabreicht werden. Sollten Zeichen eines ausgeprägten Volumenmangels vorliegen (Hypotension, Tachykardie), kann die Zufuhr größerer Mengen (3–4 l NaCl 0,9% in der ersten Stunde) notwendig werden. Nach Korrektur der Hypovolämie sollte die eigentliche Rehydratation mit einer hypoosmolaren Lösung erfolgen, die ein Natrium-/Chloridverhältnis im physiologischen Bereich von ca. 1,4/1 aufweist. Ein Beispiel einer hypotonen Elektrolytlösung, die dieses NaCl-Verhältnis besitzt und zudem den Kalium-, Phosphat-, Kalzium- und Magnesiumverlusten, die durch die osmotische Diurese aufgetreten sind, Rechnung trägt, ist in folgender Übersicht angegeben. Zur Aufrechterhaltung der Elektroneutralität enthält diese Lösung auch Malat, das im Stoffwechsel pro mol 2 mol Bikarbonat generiert und somit direkt die metabolische Azidose beeinflusst. Es soll erwähnt werden, dass nach Korrektur des Volumenmangels mit 0,9% Kochsalzlösung das Wasserdefizit auch mit einer halbisotonen Natriumchloridlösung ausgeglichen werden kann.

Vorgeschlagene Elektrolytlösung zur Behandlung des ketoazidotischen Coma diabeticum

- Natrium 90 mmol/l
- Kalium 25 mmol/l
- Magensium 1,5 mmol/l
- Kalzium 1,0 mmol/l
- Chlorid 65 mmol/l
- $H_2PO_4^-$ 10 mmol/l
- Malat 23 mmol/l
- Glukonat 2 mmol/l
- Osmolalität 218 mmol/l

Obwohl keine kontrollierten Studien darüber vorliegen, sollte die zu wählende Zufuhrrate für die Elektrolytlösung vom Volumenstatus, bestimmt durch klinische Parameter, dem zentralen Venendruck bzw. dem pulmonal-kapillären Verschlussdruck („wedge pressure") abhängig gemacht werden. In Tabelle 17.13-1 ist ein Vorschlag für die Zufuhrrate in Abhängigkeit vom zentralen Venendruck angeführt. Die Flüssigkeitskorrektur sollte langsam über einen Zeitraum von 24–48 h erfolgen, um einen Shift von Wasser in das Gehirn und damit die Entwicklung eines Hirnödems zu verhindern. Da die Erhöhung der Osmolalität mit dem Wasserdefizit korreliert, kann die Flüssigkeitskorrektur anhand der Serumosmolalität gut gesteuert werden.

Elektrolytersatz Wie oben erwähnt, können in der diabetischen Ketoazidose ausgeprägte Kalium- und Phosphatverluste beobachtet werden, die gegebenenfalls ersetzt werden müssen.

Durch die vorgeschlagene Elektrolytlösung werden pro Liter 25 mmol Kalium und 10 mmol Phosphat zugeführt, sodass diesen Verlusten häufig in ausreichendem Maß Rechnung getragen wird. Durch engmaschige (2-stündliche) Elektrolytkontrollen können größere Verluste erkannt und entsprechend ersetzt werden.

Falls als Flüssigkeitsersatz eine 0,9%ige Kochsalzlösung bzw. in der Folge eine 0,45%ige Kochsalzlösung verwendet wird, sollte der Elektrolytersatz folgendermaßen durchgeführt werde:

- **Kaliumersatz**: Abhängig von der Serumkaliumkonzentration zum Aufnahmezeitpunkt:
  - Serumkalium >5 mmol/l: kein Kalium während des ersten Liters 0,9% NaCl-Lösung.
  - Serumkalium 3,6–4,5 mmol/l: 20–40 mmol Kalium während des ersten Liters 0,9% NaCl-Lösung.
  - Serumkalium <2,5–3,0 mmol/l: die Insulintherapie (s. unten) darf erst begonnen werden, wenn das Serumkalium durch Substitution auf >4,5 mmol/l angehoben worden ist.
- **Phosphatersatz**: Durch die Insulintherapie kommt es zu einem ausgeprägten und schnellen Einstrom von Phosphat aus dem Extrazellulärraum in den Intrazellulärraum. In 10–15% der Patienten mit diabetischer Ketoazidose wird während der Therapie ein Absinken der Serumphosphatkonzentration auf 0,5–1,0 mmol/l beobachtet. Diese Hypophosphatämie kann zu schwerwiegenden Komplikationen wie Rhabdomyolyse, akutem Nierenversagen, Herzinsuffizienz, zerebralen Krampfanfällen, respiratorischer Insuffizienz und hämolytischer Anämie Anlass geben.
Phosphat (2,0–2,5 g in 8 h) sollte deshalb parenteral zugeführt werden, wenn die Serumphosphatkonzentration unter 1,5 mg/dl absinkt. Der Erfolg der Therapie muss durch engmaschige Kontrollen der Serumphosphat- und Serumkalziumkonzentration (durch die Phosphatzufuhr kann sich eine Hypokalzämie ausbilden) monitiert werden.

Insulintherapie Die Insulintherapie sollte intravenös gleichzeitig mit dem Flüssigkeitsersatz begonnen werden. Nach einem vom Serumkaliumwert abhängigen Insulinbolus von 5–10 E (falls die Kaliumkonzentration <2,5–3,0 mmol/l beträgt, darf kein Insulinbolus gegeben und die Insulintherapie erst nach Korrektur des Serumkaliums begonnen werden) soll die Insulinzufuhrrate 5–6 E/h betragen. In 5–10% der Patienten mit diabetischer Ketoazidose besteht allerdings eine so ausgeprägte Insulinresistenz, dass höhere Zufuhrraten (>10 E/h) notwendig werden können. Alternativ kann Insulin auch intramuskulär und subkutan appliziert werden (2-stündlich 12 E Altinsulin). Die Serumglukosekonzentration und Blutgasanalyse sollen 2-stündlich bestimmt werden. Sinkt die Glukose in der erwarteten Rate (75–100 mg/dl/h), soll eine Insulindosierung von 5 E/h beibehalten werden, anderenfalls ist eine Adaptation notwendig (falls sich die Glukosekonzentration nicht ändert oder sogar leicht ansteigt, Steigerung auf 10–20 E/h).

Die Insulintherapie muss bis zur Absenkung der Glukosekonzentration auf 180–200 mg/dl und vollständige Beseitigung der Ketoazidose (Normalisierung der Serumbikarbonatkonzentration) durchgeführt werden! Um eine Hypoglykämie zu vermei-

---

Tabelle 17.13-1. Einstellung der Infusionsrate nach der Höhe des zentralen Venendrucks (ZVD):

ZVD (cm H$_2$O)	Infusionsrate (ml/h)
< 0	1000
0–3	500
4–8	250
9–12	100
> 12	0

den, muss ab einer Glukosekonzentration von 250–300 mg/dl anstatt der hypotonen Elektrolytlösung eine 5%ige Glukoselösung als Volumenersatzlösung verwendet werden. Während der ersten 6–8 h nach Therapiebeginn sollte die Glukosekonzentration nicht unter 200–250 mg/dl absinken, um der Entstehung eines Hirnödems insbesondere bei Kindern vorzubeugen.

Bicarbonattherapie Durch eine Reihe klinischer Studien konnte in den letzten Jahren klar gezeigt werden, dass durch eine Bicarbonatzufuhr bei Patienten mit diabetischer Ketoazidose der Krankheitsverlauf nicht günstig beeinflusst wird, sodass von der Mehrzahl der Autoren diese Therapie auch bei schweren Azidosen (pH<7,0!) nicht mehr empfohlen wird. Ein Bicarbonatapplikation ist nur mehr gerechtfertigt, wenn durch eine extreme Azidose (pH <6,9) eine hämodynamische Instabilität (nach Beseitigung des Volumenmangels) beobachtet wird.

Behandlung des Hirnödems Als schwerwiegende Komplikation in der Behandlung einer diabetischen Ketoazidose kann besonders bei Kindern (in 1% der diabetischen Ketoazidosen) ein Hirnödem auftreten. Dies ist mit einer Mortalität von 40–90% verbunden! Der Pathomechanismus, der zur Entstehung des Hirnödems führt, ist nach wie vor nicht geklärt: Eine zu schnelle Senkung des Blutzuckers mit der Entwicklung eines osmotischen Gradienten zwischen Blut und Gehirn mit nachfolgendem Einstrom von Wasser in Letzteres werden, wie auch zu hohe Rehydratationsraten, als Ursache diskutiert. Es konnte gezeigt werden, dass ein niedriger pCO_2 und hohe Harnstoffserumkonzentrationen sowie eine Bicarbonattherapie Risikofaktoren für die Hirnödementstehung darstellen.

Klinisch zeichnet sich das Krankheitsbild durch neuerliche Verschlechterung der Vigilanz nach anfänglicher Besserung unter der Therapie sowie durch das Auftreten von zerebralen Krämpfen und Koma aus.

Die Therapie muss unmittelbar nach Auftreten der ersten Symptome beginnen und besteht in der (eventuell wiederholten) Gabe von 0,5–2,0 g/kg Mannit.

Nichtketoazidotisches hyperosmolares diabetisches Koma

Diese diabetische Stoffwechselentgleisung ist durch eine Serumglukosekonzentration >600 mg/dl und eine Serumosmolalität >350 mosmol/kg gekennzeichnet und wird häufiger bei älteren Diabetikern gefunden. Der Volumen- und insbesondere der Mangel an freiem Wasser ist stärker ausgeprägt als bei der diabetischen Ketoazidose. Der Volumenersatz durch eine hypoosmolare Vollelektrolytlösung (s. Übersicht vorige Seite) oder durch eine 0,45%ige Kochsalzlösung steht somit therapeutisch im Vordergrund. Im Durchschnitt beträgt der Flüssigkeitsbedarf 6–8 l in den ersten 12 h.

Da die Insulinresistenz beim hyperosmolaren diabetischen Koma nicht so ausgeprägt ist wie bei der diabetischen Ketoazidose, wird von einigen Autoren kein bzw. ein geringerer (12 E) Insulinbolus empfohlen. Falls ein Insulinbolus appliziert wird, sollte dies erst dann erfolgen, wenn die Blutglukosekonzentration weniger als 3 mmol/l/h (=54 mg/dl/h) abfällt.

Die kontinuierlich intravenöse Insulintherapie sollte in einer niedrigeren Dosierung (1–5 E/h) erfolgen. Diese vorsichtige Blutzuckersenkung soll das Auftreten eines Hirnödems verhindern.

Da das hyperosmolare diabetische Koma häufiger bei älteren Diabetikern auftritt, ist auf etwaige kardiovaskuläre Erkrankungen zu achten, die eine Limitation in der Volumenersatztherapie darstellen können.

17.13.2 Hypoglykämisches Koma

Eine symptomatische Hypoglykämie tritt üblicherweise bei Plasmaglukosekonzentrationen <50 mg/dl auf. Es ist allerdings zu beachten, dass niedrigere Blutzuckerwerte auch unter physiologischen Bedingungen (Hunger) auftreten können, ohne mit klinischen Symptomen einer Hypoglykämie einherzugehen.

Die typischen Symptome (Ängstlichkeit, Schweißausbruch, Heißhunger, Tachykardie) einer Hypoglykämie erklären sich aus der Wirkung gegenregulatorischer Hormone (z. B. Adrenalin) und durch den Glukosemangel im Zentralnervensystem. Die zentralnervöse Symptomatik geht mit uncharakteristischen neurologischen und psychiatrischen Symptomen wie Wesensveränderungen, Kopfschmerzen, Verwirrtheit, zerebralen Krampfanfällen und Bewusstseinsverlust bis hin zum Koma einher. Durch fehlende sympathoadrenerge Reaktion, wie sie bei Patienten mit wiederholten Hypoglykämien als Gewöhnungseffekt auftreten kann, können die neurologischen Symptome auch ohne die typischen Warnsignale beobachtet werden (Neurohypoglykämie).

Ursachen Man unterscheidet zwischen einer Fasten- und einer Nichtfastenhypoglykämie. Die Fastenhypoglykämie ist immer mit einer schwerwiegenden Störung der Glukosehomöostase verbunden, wobei hormonelle Veränderungen, eine verminderte Glukoneogenese und eine inadäquate Bereitstellung von Ausgangsprodukten für die Glukoneogenese als Ursache zugrunde liegen können:

- Hypoglykämie durch gestörtes hormonelles Milieu:
  - Insulinüberschuss,
  - Mangel an gegenregulatorischen Hormonen (Nebennierenrindeninsuffizienz, Panhypopituitarismus);
- inadäquate endogene Glukoseproduktion:
  - Leber- und Niereninsuffizienz,
  - medikamentös, Vergiftungen;
- verminderte Verfügbarkeit von Präkursoren für die Glukoneogenese.

Therapie Die therapeutische Intervention besteht einerseits in der oralen oder intravenösen Zufuhr von Glukose, andererseits in der Beseitigung der zugrunde liegenden Ursache.

Leichte Hypoglykämien können durch die orale Gabe von 1 bis 2 BE (12–24 g Glukose) beherrscht werden.

Bei komatösen Patienten ist allerdings die intravenöse Applikationsform notwendig. Die nötige Glukosemenge hängt von der Schwere der Hypoglykämie und von der zugrunde liegenden Ursache ab. Üblicherweise werden 20–50 g Glukose als schnelle intravenöse Infusion (3–5 min) verabreicht. Gegebenenfalls ist eine Dauerinfusion mit 5–10% Glukoselösung zur Aufrechterhaltung einer Plasmaglukosekonzentration von 100 mg/dl notwendig.

Glukagon (1 mg 2-stündlich intramuskulär) kann durch eine Stimulation der hepatischen Glukoseproduktion eine Hypoglykämie beseitigen. Der Effekt ist allerdings nur vorübergehend und diese Therapieform eignet sich nicht zur Behandlung schwerer Hypoglykämien.

Bezüglich der Behandlung der zugrunde liegenden Ursachen sei auf die entsprechenden Kapitel verwiesen.

17.13.3 Thyreotoxische Krise

Dieses schwere endokrinologische Krankheitsbild, das typischerweise durch Hyperthermie, Tachykardie und zerebrale Funktionsstörungen gekennzeichnet ist, wird bei Patienten mit ausgeprägter Hyperthyreose beobachtet, wenn zusätzliche Stressfaktoren wie Trauma, Infektionen, Operationen usw. auftreten. Die klinische Symptomatik kann aber im Einzelfall sehr verschieden sein, wobei eine zerebrale (Delir, Bulbärparalyse), kardiale (tachykarde Rhythmusstörungen) und gastrointestinale (profuse Durchfälle) Verlaufsform unterschieden wird.

Einer thyreotoxischen Krise liegt eine endogene Überproduktion von Schilddrüsenhormonen zugrunde (Autoimmunhyperthyreose, toxisches Adenom), selten kann das Krankheitsbild auch durch exogene Schilddrüsenhormonzufuhr und durch Jodexposition (jodhaltige Kontrastmittel, Amiodarone) bei vorbestehender Schilddrüsenerkrankung ausgelöst werden. Laborchemisch findet sich charakteristischerweise eine Erhöhung des freien T_4 und T_3 sowie eine Suppression der TSH-Konzentration im Serum.

Therapie Die therapeutischen Maßnahmen müssen noch vor Abschluss der Diagnostik erfolgen, der Patient sollte intensivmedizinisch überwacht werden. Da die Prognose hauptsächlich von der auslösenden Ursache bestimmt wird, muss dieselbe konsequent (Antibiotika, ausreichender Volumenersatz usw.) behandelt werden. Eine ausgeprägte Hyperthermie sollte durch physikalische Maßnahmen und Antipyretika (keine Salizylate, da diese die Konzentration an freiem T_4 und T_3 erhöhen können) gesenkt werden.

Die akute Therapie der Schilddrüsendysfunktion erfolgt durch
- Betablocker:
  - Esmolol 500 mg/kg/min i.v. über 1 min gefolgt von 50–100 mg/kg/min
  - Propranolol 1–5 mg langsam i.v. 40–80 mg p.o. alle 4–6 h
  - Metoprolol 100–400 mg p.o. alle 12 h
- Hemmung der Schilddrüsenhormonsynthese:
  - Methimazol 40 mg i.v. alle 8–12 h
  - Propylthiourazil 200–300 mg alle 8 h
- Blockade der Schilddrüsenhormonfreisetzung:
  - Endojodin 0,236 g alle 12 h
  - Lugol-Lösung 1 ml alle 6 h

Da dieses Krankheitsbild immer mit einer Nebenniereninsuffizienz verbunden ist, sollten 200–300 mg Hydrocortison/Tag bzw. 2 mg Dexamethason 6-stündlich verabreicht werden. Kortikosteroide, insbesondere Dexamethason, hemmen zusätzlich die Umwandlung von T_4 in T_3.

Bei sehr schweren Verlaufsformen kann die extrakorporale Entfernung der Schilddrüsenhormone mittels Plasmapherese notwendig werden.

17.13.4 Myxödemkoma

Das Myxödem ist eine seltene, aber lebensbedrohliche Komplikation einer Schilddrüsenunterfunktion. Zumeist liegt eine primäre Hypothyreose als Folge einer Thyreoiditis, Strumektomie oder Radiojodtherapie vor. Seltener besteht eine sekundäre Hypothyreose, bedingt durch hypophysäre oder hypothalamische Insuffizienz. Die sekundäre Hypothyreose, wie sie auch postpartal durch Nekrose des Hypophysenvorderlappens auftreten kann (Sheehan-Syndrom), ist mit einer Nebenniereninsuffizienz (s. unten) verbunden. Eine funktionelle Nebenniereninsuffizienz wird allerdings auch beim Myxödemkoma beobachtet, das durch eine primäre Hypothyreose bedingt ist.

Das Krankheitsbild ist neben der charakteristischen Veränderung des Erscheinungsbildes (Myxödem mit Blässe und Schwellung der Haut, besonders im Gesicht) durch Bradykardie, Hypo- tonie und Atemdepression (Hyperkapnie durch Hypoventilation) gekennzeichnet. Häufig findet sich auch eine Hyponatriämie als Ausdruck eines Mineralokortikoidmangels und Hypoglykämie. Die Vigilanz ist deutlich reduziert, es besteht eine ausgeprägte Kälteempfindlichkeit. Kälteexposition und Sedativa können auslösende Ursachen eines Myxödemkomas sein.

Verlust der Sekundärbehaarung und Hypogonadismus sind u. U. ein Hinweis auf das Vorliegen einer sekundären Hypothyreose.

Therapie Wegen der Schwere des Krankheitsbildes und der damit noch immer verbundenen hohen Mortalität (um 50%!) muss die Therapie an einer Intensivstation erfolgen. Neben symptomatischen Maßnahmen zur Behandlung der Atemdepression (maschinelle Beatmung), Hypoglykämie (Glukoseapplikation), Hyponatriämie (Volumensubstitution in Form 0,9%iger NaCl-Lösung; bei einer Serumnatriumkonzentration <110 mmol/l wird 100 ml 5–10%iger NaCl-Lösung über 1 h infundiert) und Hypothermie (passive Erwärmung) besteht die Therapie in der Gabe von Schilddrüsenhormonen:

Trijodthyronin 12,5 µg i.v. alle 6 h in den ersten 48 h, bei Besserung Reduktion der Trijodthyronindosierung und Beginn mit L-Thyroxin 0,05 mg i.v. alle 24 h. Sollte es 15–21 h nach Beginn der Therapie zu keiner Besserung (Anstieg des Blutdruckes, der Herzfrequenz und Körpertemperatur) kommen, sollte die nächste Trijodthyronindosis auf 25 µg erhöht werden.

Da durch Trijodthyronin kardiale Probleme (Myokardischämie, Rhythmusstörungen) ausgelöst werden können, ist alternativ auch ein primärer Beginn mit L-Thyroxin möglich: L-Thyroxin 0,2–0,5 mg/Tag am ersten Tag, gefolgt von 0,05–0,2 mg täglich, abhängig vom klinischen Erfolg.

Da häufig eine (funktionelle) Nebenniereninsuffizienz beseht, sollten vor oder gleichzeitig mit der Schilddrüsenhormonsubstitution Glukokortikoide hochdosiert gegeben werden: 100 mg Hydrocortison i.v. all 8–12 h.

17.13.5 Nebennierenrindeninsuffizienz (Addison-Krise)

Häufigste Ursache der durch Zerstörung der Nebennierenrinde verursachten primären Nebennierenrindeninsuffizienz ist heute die Autoimmunadrenalitis, die zu einer Atrophie des Organs führt. Aber auch Infektionen (wie Tuberkulose, Pilze usw.), Metastasen und Blutungen (Trauma, Antikoagulanzientherapie, Verbrauchskoagulopathie) können eine Zerstörung der Nebenniere nach sich ziehen. Wenn durch hypothalamische oder hypophysäre Prozesse (Tumore, Blutungen) die ACTH-Sekretion und dadurch Stimulation der Nebennierenrinde durch den Hypophysenvorderlappen fehlt, spricht man von einer sekundären Nebennierenrindeninsuffizienz. Häufigste Ursache der sekundären Nebennierenrindeninsuffizienz ist allerdings eine Suppression der ACTH-Sekretion durch eine chronische Glukokortikoidtherapie.

Bei der primären Nebennierenrindeninsuffizienz finden sich erhöhte ACTH- und niedrige oder fehlende Cortisolspiegel im Plasma. Der definitive Nachweis einer primären Nebennierenrindeninsuffizienz besteht in der fehlenden Stimulierbarkeit der Cortisolsekretion durch die Nebennierenrinde im ACTH-Stimulationstest.

Bei der sekundären Nebennierenrindeninsuffizienz sind die ACTH-Konzentrationen vermindert oder im Normalbereich gelegen. Durch den ACTH-Stimulationstest kann die Cortisolsekretion gesteigert werden.

Die Addison-Krise zeichnet sich durch Hypotension bis hin zum Kreislaufschock aus. Es können profuse Durchfälle, Erbrechen und abdominelle Koliken auftreten. Häufig besteht hohes Fieber und es finden sich die Zeichen der Hypovolämie. Der Volumenmangel kann bis zu 20% des Extrazellulärvolumens ausmachen. Durch den Ausfall der Mineralokortikoidwirkung tritt zudem ein ausgeprägter renaler Natriumverlust auf, der sich durch eine schwere Hyponatriämie manifestiert. Zudem besteht eine Hyperkaliämie. Auf Grund des Glukokortikoidmangels besteht eine Hypoglykämieneigung.

Bei Patienten mit chronischer Nebennierenrindeninsuffizienz kann man das typische dunkle Hautkolorit und Hyperpigmentationen an den Schleimhäuten, Hautfalten und an Druckstellen, Narben sowie im Genitalbereich finden. Diese Patienten sind trotz Unterfunktion der Nebennierenrinde lange stabil, die Addison-Krise wird erst durch Belastungssituationen wie Infektionen, Traumen oder Operationen ausgelöst.

Bei der sekundären Nebennierenrindeninsuffizienz stehen die Symptome des Glukokortikoidmangels mit Hypoglykämie, Anorexie, Schwäche und Gewichtsverlust im Vordergrund; die Aldosteronsekretion ist zumeist noch gut erhalten. Die Symptomatik kann durch die Unterfunktion anderer endokriner Organe, bedingt durch den Ausfall der entsprechenden hypophysären Hormone, gekennzeichnet sein (s. Kap. Hypophyseninsuffizienz).

Therapie Die Therapie der Addison-Krise muss noch vor Abschluss der diagnostischen Maßnahmen an einer Intensivstation erfolgen.

Der ausgeprägte Volumenmangel soll mit 0,9%iger Kochsalzlösung beseitigt werden, wobei 2–4 l in den ersten 24 h notwendig sein können. Wegen der zumeist bestehenden Hypoglykämie bzw. Hypoglykämieneigung soll der Patient zusätzlich eine kontinuierliche Glukosezufuhr (z.B. 10% Glukose, 50–100 ml/h) erhalten.

Gleichzeitig soll eine Substitutionstherapie mit Hydrocortison 100 mg alle 6 h am ersten Tag begonnen werden. Danach kann die Dosierung um 50% täglich reduziert werden, um eine Erhaltungstherapie von 20–30 mg pro Tag zu erreichen. Alternativ können Cortisolhemisuccinat 2-mal 100 mg oder Prednisolon 25 mg in den ersten 24 h verwendet werden. Nach Erreichen der Erhaltungsdosis muss auch mit einer Mineralokortikoidsubstitution mit 0,1 mg 9-Alpha-Fluorocortisol täglich begonnen werden.

17.13.6 Hypophysenvorderlappeninsuffizienz

Zerstörungen des Hypophysenvorderlappens durch Blutungen, die postpartale Hypophysenvorderlappennekrose (Sheehan-Syndrom), Tumore usw. können zu schweren Dysfunktionen der von der Hypophyse regulierten endokrinen Organen führen. Beim Ausfall der gesamten Hypophysenvorderlappenfunktion ist das klinische Erscheinungsbild durch die Symptome einer sekundären Schilddrüsen- und sekundären Nebenniereninsuffizienz geprägt (s. oben): Die Patienten sind hypoton, es besteht eine Hypothermie, Bradykardie und Hypoglykämieneigung. Wie bei der Nebenniereninsuffizienz werden Schwäche, Übelkeit, Erbrechen und Zeichen der Hypovolämie und Hyponatriämie beobachtet. Störungen der Vigilanz bis hin zum hypophysären Koma können auftreten.

Entwickelt sich das Krankheitsbild langsam über Jahre (25% der Hypophysenzellen reichen aus, um eine normale Funktion der nachgeordneten Organe zu gewährleisten), kann das charakteristische Erscheinungsbild mit Blässe, Verlust der Sekundärbehaarung und myxomatösen Veränderungen gefunden werden.

Therapie Die Therapie des hypophysären Komas wird nach den Prinzipen durchgeführt, wie sie bei der Addison-Krise und beim Myxödemkoma beschrieben wurden (s. oben) und sollte auf einer Intensivstation erfolgen.

17.13.7 Hypophysenhinterlappeninsuffizienz

Ursächlich für eine Zerstörung des Hypophysenhinterlappens sind Tumore, entzündliche Prozesse (Enzephalitis, Meningitis, Sarkoidose) und das Schädel-Hirn-Trauma. Durch die fehlende Vasopressinproduktion tritt ein hochgradiger Flüssigkeitsverlust mit der Konsequenz der Hypovolämie und Hyperosmolalität durch Hypernatriämie im Serum auf; die Harnosmolalität beträgt hingegen nur <250 mosmol/kg. Die Polyurie und Hypernatriämie sind mit einem starken Durstgefühl verbunden.

Therapie Ersatz der ausgefallenen Vasopressinsekretion durch DDAVP (1-Desamino-8-D-Arginin-Vasopressin), das nasal in einer Dosis von 5–10 µg 12-stündlich appliziert wird, führt rasch zu einer Hemmung der Polyurie und durch die gleichzeitig zu erfolgende Volumensubstitution zu einem Abfall der Serumosmolalität. Alternativ kann anstatt DDAVP Argipressin 5–20 E s.c. 8- bis 12-stündlich verabreicht werden. Der Volumenersatz sollte mit hypoosmolaren Lösungen (z.B. 0,45% NaCl-Lösung) erfolgen. Modifikationen der DDAVP-Dosierung müssen in der Folge gegebenenfalls durchgeführt werden.

17.13.8 Phäochromozytom

Dieser Katecholamin-produzierende endokrine Tumor kann sich durch Dauerhochdruck und/oder paroxysmal auftretende Blutdruckkrisen manifestieren. Letztere können zu hypertensiven Krisen (Blutdruckwerte bis 300/180 mmHg), die ein kardiales Lungenödem durch Linksherzversagen und Myokardinfarkt auslösen können, führen. Die Paroxysmen können mit Angstgefühl, Schweißausbrüchen, Erbrechen, abdominellen und thorakalen Schmerzen verbunden sein. Im Rahmen dieser Phäochromozytomkrisen und besonders auch bei intraoperativen Manipulationen können sehr hohe Adrenalin- und Noradrenalinkonzentrationen gemessen werden (mehr als 1000-mal der Normalwerte!).

Therapie Therapeutisch kommen Alphablocker zum Einsatz:
- **Phentolamin**: 1–5 mg langsam i.v., gefolgt von einer bedarfsgesteuerten kontinuierlichen Infusion: 0,2–1 mg/min.
- **Phenoxybenzamin**: beginnend mit 20–40 mg/Tag, Steigerung der Dosierung um 10–20 mg täglich bzw. jeden zweiten Tag; 60–80 mg Phenoxybenzamin/Tag sind zumeist ausreichend, um eine adäquate Blutdrucksenkung zu erzielen.
- **Urapidil**: 25 mg langsam i.v. (über 20 s), gegebenenfalls Wiederholung nach 5–15 min, gefolgt von einer kontinuierlichen Infusion von bis zu 150–200 mg/h.

Alternativ kann Natriumnitroprussid: Bolus 250 µg, gefolgt von einer kontinuierlichen Infusion von 3 µg/kg/min verwendet werden. Dosierungen von >5 µg/kg/min sollen wegen der Freisetzung von Cyanidionen nicht überschritten werden. Betablocker dürfen erst nach ausreichender Alphablockade zur Therapie von tachykarden Rhythmusstörungen beim Phäochromozytom zum Einsatz kommen (sonst Gefahr der Induktion von Blutdruckkrisen).

Durch Vorbehandlung des Patienten mit Phenoxybenzamin können die Risiken, wie sie mit der Manipulation des Tumors bei dessen operativer Entfernung verbunden sind, minimiert werden. Anstatt Phenoxybenzamin kann auch Prazosin sowie Urapidil verwendet werden.

Nach Entfernung des Tumors kann eine Hypotension auftreten, die vorteilhaft mit Volumengabe therapiert wird, gegebenenfalls müssen vasoaktive Medikamente zum Einsatz kommen. Es konnte gezeigt werden, dass die Hypotonieneigung durch Phenoxybenzamin-Vorbehandlung verringert werden kann.

Evidenz der Therapieempfehlungen		
	Evidenzgrad	Empfehlungsstärke
Coma diabeticum		
Rehydratation	I	A
Niedrig dosiertes Insulin	I	A
Bikarbonat bei pH <7,0	III	C
Hypoglykämisches Koma		
Glukose	II-c	A
Glukagon	II-b	B
Thyreotoxische Krise		
Betablocker	I-b	A
Thyreostatika	II-b	A
Lugol-Lösung	II-c	B
Endojodin	II-c	B
Hydrocortison	III	B
Dexamethason	III	B
Myxödem		
Trijodthyronin	II-c	A
L-Thyroxin	II-c	A
Hydrocortison	III	B
Nebenniereninsuffizienz		
Volumen	II-c	A
Glukose	II-c	A
Hydrocortison	II-c	A
Hypophysenvorderlappeninsuffizienz	Siehe Nebennierenrindeninsuffizienz; Myxödem	
Hypophysenhinterlappeninsuffizienz		
DDAVP	II-c	A
Phäochromozytom		
Phentolamin	II-c	A
Phenoxybenzamin	II-c	A
Urapidil	III	A

Intoxikationen

L. Sacha Weilemann

18.1	Allgemeine Aspekte	1533
18.2	Wesentliche Diagnostik	1534
18.3	Allgemeine therapeutische Maßnahmen	1535
18.4	Spezielle Vergiftungen	1541
18.5	Giftinformationszentralen	1545

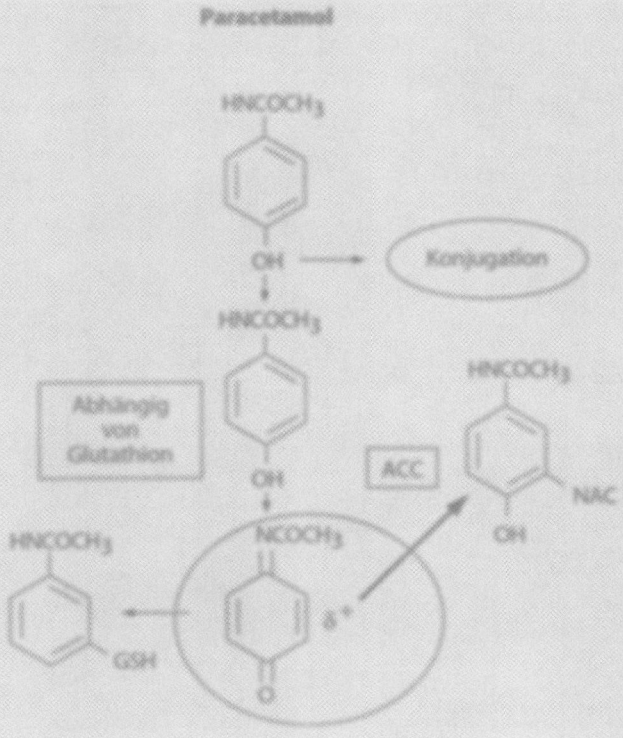

18 Intoxikationen
L. Sacha Weilemann

18.1 Allgemeine Aspekte

18.1.1 Epidemiologie

Es gibt in Deutschland keine generelle Meldepflicht für akute Intoxikationen.

Schätzungen über die Gesamtzahl der Vergiftungen in der Bundesrepublik Deutschland belaufen sich auf etwa 150.000 bis 200.000 pro Jahr. Hierunter fallen sowohl versehentliche wie auch Vergiftungen in suizidaler Absicht. Während im Kindesalter akzidentelle Intoxikationen im Vordergrund stehen, dominieren im Erwachsenenalter die Vergiftungen im Zusammenhang mit suizidalen und parasuizidalen Handlungen.

Statistiken der Notaufnahmestationen und der Notarzteinsätze zeigen, dass insbesondere die peroralen Intoxikationen nach wie vor eine deutliche Arbeitsbelastung darstellen. Dies gilt ebenso für das nicht traumatisch bedingte Koma unklarer Genese. Hier zeigen retrospektive Aufschlüsselungen, dass Intoxikationen an erster Stelle stehen, gefolgt von genuin neurologischen Komata und Stoffwechselentgleisungen.

Demgegenüber ist ein Rückgang bei intensivmedizinisch zu behandelnden Intoxikationen zu verzeichnen, was Ausdruck einer besseren Selektion schwerster Fälle darstellt, bei denen aufwendige intensivmedizinische Verfahren wie Beatmung oder extrakorporale Eliminationen indiziert sind. Analysen schwerer akuter oraler Intoxikationen im Erwachsenenalter zeigen, dass weniger die neurologische Symptomatik als vielmehr schwerste hämodynamische oder metabolische Entgleisungen Bild und Therapiekonsequenz der Vergiftung prägen. Dies hängt naturgemäß mit der Wahl der Mittel bei suizidalen und parasuizidalen Handlungen zusammen. Arzneimittel dominieren in weit über 80% der Fälle, gefolgt von Chemikalien.

Wie bereits erwähnt, ist der klinische Alltag durch akute perorale Intoxikationen geprägt. Allerdings ist auch eine Zunahme inhalativer Intoxikationen zu verzeichnen, die nahezu ausnahmslos akzidentell bedingt sind. Der Anteil perkutaner Vergiftungen liegt über viele Jahre konstant bei ca. 5%.

Schlüsselt man den großen Anteil peroraler Arzneimittelvergiftungen im Erwachsenenalter weiter auf, so ergibt sich folgendes Ursachenspektrum:

Es dominieren Psychopharmaka und Hypnotika sowie Analgetika und Analgetikamischpräparate. Andere Arzneimittelintoxikationen wie digitalisbedingte oder betablockerbedingte Vergiftungen rangieren deutlich hinter den Erstgenannten. Bei den Analgetikaintoxikationen dominiert Paracetamol sowohl als Monovergiftung wie auch als Vergiftung durch Analgetikamischpräparate mit hohem Paracetamolanteil.

18.1.2 Pharmakologische und toxikologische Grundlagen

Grundsätzlich gilt, dass für die Schwere einer Vergiftung das Produkt aus Menge mal Zeit prägend ist, oder wie Paracelsus es ausdrückt: „Alle Dinge sind Gift und nichts Ohngift, allein die Dosis macht, dass ein Ding kein Gift ist." Diese Maxime hat nach wie vor ihre Gültigkeit. Heute wird die Aussage von Paracelsus durch weitreichende Kenntnis von Resorptionsmechanismen und Eliminationsmechanismen ergänzt und präzisiert. Das Ausmaß einer Vergiftung lässt sich demgemäß nie allein auf Grund der absolut eingenommenen Menge eines Stoffes prognostizieren. Entscheidend sind vielmehr die tatsächliche Resorptionsmenge und die sich daraus ergebenden toxikologisch relevanten Blutwerte und Gewebespiegel. Dafür sind zum einen patientenbezogene Individualfaktoren maßgebend, zum anderen die pharmakokinetischen Eigenschaften der Noxe. Hinzu kommt die Ingestionslatenz, d. h. die Zeit von der Aufnahme der Noxe bis zum ersten Therapieschritt. Insbesondere im Hinblick auf primäre Gifteliminationsverfahren kommt diesem Fakt die größte Bedeutung zu.

Die Toxikokinetik bei akuten peroralen Intoxikationen ist nicht ohne weiteres mit den pharmakologischen Eigenschaften einer Substanz bei Einnahme in therapeutischer Dosis zu vergleichen. Hinzu kommt, dass – wie bei Mischintoxikationen häufig – Resorptionsverhalten und pharmakokinetisches Verhalten der Einzelsubstanzen verändert sind.

Neben dem Resorptionsverhalten spielen vor allem Clearance und Verteilungsvolumen der einzelnen Noxen eine große Rolle. Trotz identischer Clearances können die Halbwertszeiten verschiedener Medikamente und Substanzen auf Grund unterschiedlicher Verteilungsvolumina erheblich differieren. So können Stoffe mit hoher Clearance und hohem Verteilungsvolumen die gleiche Halbwertszeit besitzen wie Substanzen mit sehr geringer Clearance und geringem Verteilungsvolumen (Abb. 18.1). Der sinnvolle Einsatz eines extrakorporalen Verfahrens kann somit nur in Kenntnis von Individualzustand des Patienten ei-

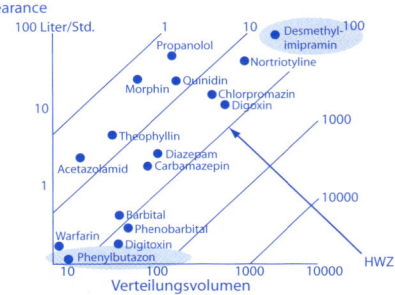

Abb. 18.1. Die Halbwertzeit (HWZ) einer Substanz ergibt sich aus der Clearance und dem Verteilungsvolumen. *Eingekreist:* Imipramin und Phenylbutazon mit nahezu gleicher HWZ, jedoch deutlichen Unterschieden bei Clearance und Verteilungsvolumen.

nerseits und den speziellen Eigenschaften eines Pharmakons andererseits erfolgen.

Die Elimination eines Giftstoffes aus dem Organismus erfolgt bei oralen Vergiftungen durch renale Ausscheidung und/oder metabolischen Abbau. Höchste Aktivität arzneimittelabbauender Enzymsysteme hat die Leber, die einen ganz entscheidenden Anteil am Eliminationsprozess aufweist. Die meisten Medikamente werden in der Regel zu Metaboliten abgebaut, wobei aktive und/oder toxische Metaboliten gebildet werden können. Auch diese Tatsache spielt eine große Rolle beim sinnvollen Einsatz extrakorporaler Verfahren.

18.2 Wesentliche Diagnostik

18.2.1 Vorgehen und somatische Befunde

Die wesentlichen 4 Möglichkeiten für die Diagnostik einer Vergiftung sind
- Inspektion der Umgebung,
- Befragung des Patienten,
- telefonische Giftinformation und
- klinischer Befund.

Erster Schritt ist die Inspektion der Umgebung des Erkrankten. Leere Pflanzenschutzmittel- oder Arzneimittelpackungen, Flaschen oder Gläser mit suspektem Inhalt weisen oft den entscheidenden Verdacht auf das Vorliegen einer Vergiftung. Suspekte Materialien sind in jedem Fall für die toxikologische Analyse zu asservieren.

Die Befragung des Patienten oder der Angehörigen des Patienten konzentriert sich auf die 6 „W-Fragen": Wer, was, wie, wie viel, wann, welche Beschwerden?

Bei Verdacht auf Vorliegen einer Vergiftung bieten die Giftinformationszentralen sowohl differentialdiagnostische wie auch differentialtherapeutische Hilfe an (s. Kap. 18.5.)

Klinischer Befund Die Bedeutung der Befunde wird durch die Vielzahl der in Frage kommenden Gifte erschwert, es gibt jedoch Symptome, die bei akuten exogenen Intoxikationen besonders häufig vorkommen und damit charakteristisch für das Vorliegen spezieller Vergiftungen sind, vor allem wenn zwei oder mehrere dieser Symptome gleichzeitig auftreten. Typische Symptome bei Vergiftungen sind
1. zentralnervöse und periphernervöse Störungen,
2. akute gastrointestinale Störungen,
3. auffälliger Geruch,
4. Hautläsionen und
5. Arrhythmien.

Diese Vergiftungssymptome kommen bei 90% aller klinisch behandelten Vergiftungsfälle vor.

Zentralnervöse und periphernervöse Störungen Diese können als Depressionen oder in Form von Bewusstseinsstörungen über Somnolenz und Sopor bis hin zum Koma oder auch Exzitation in Form von Unruhe, Verwirrtheit, Rausch, Erregungszuständen und mit Tremor bis hin zu generalisierten Krampfanfällen auftreten.

Akute gastrointestinale Störungen Akute gastrointestinale Störungen wie Übelkeit, Brechreiz und Erbrechen, Durchfälle, die auch blutig sein können, kommen bei einer Vielzahl von Noxen vor, insbesondere bei Einnahme von Säuren und Laugen.

Auffälliger Geruch Auffälliger Mundgeruch oder ein auffälliger Geruch des Erbrochenen kann den erfahrenen Mediziner auf eine Vergiftung hinweisen und ist darüber hinaus differentialdiagnostisch zum Ausschluss endogener Komata verwertbar.

Hautläsionen Hautläsionen bis hin zu Blasenbildung finden sich bei Psychopharmaka und Hypnotika. Die Hautläsionen gleichen denen von Verbrennungen. Im Blaseninhalt kann die eingenommene Substanz toxikologisch analysiert werden. Säuren und Laugen, aber auch Oxidationsmittel sowie Formulierungshilfsstoffe und aktive Wirkstoffe können akut zu Hautläsionen führen.

Arrhythmien Arrhythmien sind besonders dann bezüglich einer Vergiftung verdächtig, wenn sie unter Berücksichtigung von Alter sowie Vorgeschichte unerwartet auftreten. Im Rahmen der klinischen Diagnostik sind darüber hinaus EKG-Veränderungen diagnostisch verwertbar (Tabelle 18.1).

Tabelle 18.1. EKG-Veränderungen bei Vergiftungen

Bradykardie, AV-Block	Sinus- oder supraventrikuläre Tachykardie	Ventrikuläre Tachykardie
Digitalisglykoside	Adrenergika	Amphetamine
Alkylphosphate	Anticholinergika	Kokain
Lithium	Ethanol	Digitalis
Trizyklische Antidepressiva	Theophyllin	Phenothiazine

18.2.2 Laborchemische Möglichkeiten

Neben den direkten Nachweismöglichkeiten eines Giftes kommt der klinisch-chemischen Untersuchung eine nicht zu unterschätzende differentialdiagnostische Bedeutung zu. Zum einen sind einige Laborparameter richtungsweisend als Hinweis für bestimmte Vergiftungen, zum anderen sind sie zur differentialdiagnostischen Abschätzung hilfreich. Intoxikationen, die eine deutliche Abweichung von den Serumnormalwerten und/oder metabolische Azidose hervorrufen können, sind in Tabelle 18.2 zusammengestellt.

18.2.3 Spezielle toxikologische Analytik

Die quantitative Analytik ist nur in wenigen Zentren verfügbar. Die Bestimmung ist zum Teil aufwendig, es geht Zeit durch Transport verloren, und somit ist die quantitative toxikologische Analytik in aller Regel nicht von Notfallrelevanz.

Allerdings kann eine quantitative Analyse bestimmter Noxen wertvolle Hilfe bei der Indikationsstellung für spezifische Behandlungsmaßnahmen sein sowie Hilfe beim Nachweis des Therapieerfolges geben und damit auch mitentscheidend für die Beendigung einer spezifischen Therapie sein. Dies ist auch unter ökonomischen Gesichtspunkten wichtig.

So erscheint eine quantitative Analytik beispielsweise sinnvoll bei:

- Paracetamol-Intoxikationen (Therapiesteuerung von N-Acetylcystein),
- Ethylenglykol- und Metanol- Intoxikationen (Therapiesteuerung von Fomepizol und/oder Akutdialyse).

Fazit: Quantitative toxische Analytik kann zur Therapiesteuerung für ausgewählte Intoxikationen wichtig sein.

Verbreitung haben semiquantitative Bedside-Tests. Am gebräuchlichsten sind Arzneimittel- und Drogenscreening aus dem Urin. Hierfür stehen mehrere kommerzielle Test-Kits zur Verfügung. In aller Regel werden bestimmt:
- Trizyklische Antidepressiva,
- Benzodiazepine,
- Barbiturate,
- Opiate,
- Methadon,
- Amphetamine,
- Kokain,
- Cannabinoide,
- Nicotin und
- Phencyclidin.

Der Vorteil der Bedside-Tests liegt in der schnellen Verfügbarkeit und in der relativ einfachen Handhabung. Gerade die scheinbar leichte Handhabbarkeit verleitet jedoch häufig zu Fehlanwendungen, und es kommt zu Fehlinterpretationen.

Viel entscheidender sind jedoch die Grenzen der Bedside-Tests.

Es kann zu Kreuzreaktionen kommen, die nicht bei allen Tests gut dokumentiert sind. Somit sind sowohl falsch positive, als auch falsch-negative Resultate möglich. Außerdem enthalten die derzeit verfügbaren Tests eine Reihe von Lücken.

Fazit: Bedside-Tests sind hilfreich für das Vorliegen einer Intoxikation, jedoch niemals beweisend!

18.3 Allgemeine therapeutische Maßnahmen

18.3.1 Primäre Giftelimination

Induzierte Emesis

Rationale Das Auslösen von Erbrechen wurde und wird mit der Vorstellung praktiziert, effektive Mengen einer eingenommenen Substanz vor der Resorption aus dem oberen Gastrointestinaltrakt zu entfernen.

Studienlage Tierexperimentelle und experimentelle Studien signalisieren einen Benefit, beweisende klinische Studien hierzu existieren jedoch nicht. Darüber hinaus ist die Wirksamkeit insbesondere vor dem Hintergrund der hohen Komplikationsrate der induzierten Emesis mehr als umstritten.

Indikation/Kontraindikation Ein Erbrechen sollte allenfalls innerhalb der ersten Stunde nach Ingestion einer Substanz ausgelöst werden. Salzwasseremesis und Apomorphinemesis sind auch im Erwachsenenalter nicht mehr Mittel der Wahl. Einzig Ipecacuanha-Sirup kann unter Beachtung der Kontraindikationen ausschließlich bei wachen und bewusstseinsklaren Patienten eingesetzt werden. Verboten ist der Einsatz bei
- Schaumbildnern,
- Lösemitteln,
- Säuren und Laugen sowie bei
- Substanzen, die auf Grund ihrer raschen Resorption zentralnervöse Störungen hervorrufen können (z. B. trizyklische Antidepressiva).

Dosierungsrichtlinien Als Dosierungsrichtlinie für Erwachsene gelten 15–30 ml Ipecacuanha-Sirup gefolgt von 200–300 ml Wasser. Einmalige Dosiswiederholung nach 30 min möglich.

Magenspülung

Rationale Die bis vor wenigen Jahren als Goldstandard gepriesene Magenspülung ging und geht von der Vorstellung aus, über dosierte Wasservolumina relevante Mengen einer toxischen Substanz aus dem Magen herausspülen zu können.

Studienlage Es liegen zur Magenspülung zahlreiche tierexperimentelle Studien sowie Studien an Freiwilligen und auch klinische Studien vor. Insbesondere gibt es auch eine Reihe von vergleichenden Studien zwischen induzierter Emesis und Magenspülung, bei denen die Magenspülung hinsichtlich Effektivität entfernter Giftmengen nicht besser abschneidet.

Hyperglykämie	Hypoglykämie	Hyperkaliämie	Hypokaliämie
Aceton	Betablocker	α-Adrenergika	Adrenalin
Coffein	Insulin	Betablocker	Barium
Eisen	Orale Antidiabetika	Digitalisglykoside	β-Adrenergika
LSD	Phenothiazine	Fluoride	Coffein
Theophyllin	Salicylate	Lithium	Theophyllin

Tabelle 18.2. Intoxikationen, die eine deutliche Abweichung von den Serumnormalwerten hervorrufen können

In der Synopse zeigen die Studien und Fallberichte, dass eine Magenspülung allenfalls innerhalb der ersten ein bis zwei Stunden nach Ingestion einer Substanz sinnvoll ist. Sie ist außerdem nur dann angebracht, wenn toxisch relevante Mengen eingenommen werden. Ausnahmen mögen bei Magen-Darm-Atonie oder Einnahme von Retardpräparaten vorliegen. Hierzu ist die Studienlage jedoch uneinheitlich und nicht unbedingt beweisend für den Sinn der Magenspülung.

Indikation/Kontraindikation Eine Magenspülung ist nach den derzeitigen Erkenntnissen nur sinnvoll bei Einnahme toxisch relevanter Mengen einer Noxe sowie innerhalb der ersten ein bis zwei Stunden nach Ingestion und wenn eine Emesis kontraindiziert ist. Der darüber hinausgehende Einsatz der Magenspülung bleibt kontrovers und mag im Individualfall gerechtfertigt sein.

Die Magenspülung sollte in jedem Fall unter Schutz des Atemtraktes erfolgen, wobei die Indikation zur Intubation großzügig gestellt werden muss, wenn die Patienten nicht auf Grund der Schwere ihrer Erkrankung ohnehin intubationspflichtig sind. Die Kontraindikationen sind vergleichbar denen der Emesis. Die häufigsten Komplikationen sind
- Aspirationspneumonie,
- mechanische Verletzungen des oberen Gastrointestinaltraktes sowie
- Flüssigkeits- und Elektrolytimbalancen.

Forcierte Diarrhö
Rationale Das Auslösen einer forcierten Diarrhö erfolgt unter der Annahme, toxische Substanzen auch aus tieferen Darmabschnitten zu entfernen bzw. die Darmpassage der an Kohle gebundenen toxischen Substanzen zu beschleunigen.

Studienlage Das Auslösen einer forcierten Diarrhö ohne die vorherige Gabe von Kohle ist nicht sinnvoll, und eine Wirksamkeit ist nicht bewiesen. Ihr Einsatz zusammen mit der Kohlegabe erfolgt mehr auf Grund von Einzelberichten als auf der Grundlage klassischer klinischer Studien, wenngleich auch tierexperimentelle Studien für einzelne Substanzen einen Benefit zeigen. Kritisch muss angemerkt werden, dass die Ziele der Studien nahezu alle auf die Reduktion relevanter Konzentrationsanstiege bei Blutspiegelkontrollen abheben und die Erhaltung der Motilität des Magen-Darm-Traktes außer Acht lassen. Diese ist jedoch erforderlich, um die Passage der obstipierenden Kohle zu beschleunigen.

Indikation/Kontraindikation Beschleunigung der Magen-Darm-Passage einer an Carbo medicinalis (s. u.) adsorbierten Substanz, soweit die Passage nicht ausreichend schnell innerhalb der physiologischen Zeiten erfolgt. Als Abführmittel kommen Sorbit und Glaubersalz infrage.

Carbo medicinalis
Rationale Auf Grund seiner besonderen, sehr großen Oberflächenstruktur hat Carbo medicinalis die Fähigkeit, Substanzen zu adsorbieren. Damit wird die mögliche Resorption und nachfolgend systemische Wirkung einer Noxe verhindert. Die Adsorptionskapazität der Kohle gegenüber verschiedenen Substanzen ist unterschiedlich gut, jedoch gilt Carbo medicinalis als das Universaladsorbens.

Studienlage Sowohl In-vitro-Studien wie tierexperimentelle und klinische Studien belegen den Benefit und die adsorptive Wirksamkeit von Carbo medicinalis, allerdings nur bei quantitativ ausreichender Menge. Kritisch angemerkt werden muss die Tatsache, dass gegenüber verschiedenen Substanzen optimale Dosierungen nicht existieren.

Dosierungsrichtlinien Die von einschlägigen nationalen und internationalen Gesellschaften empfohlenen Dosierungsrichtlinien lauten:
- Kinder bis zu 1 Jahr: 0,5–1 g pro kg KG,
- Kinder von 1–12 J.: 25–50 g,
- Erwachsene: 25–100 g.

Bei Substanzen mit enterohepatischem Kreislauf und bei Substanzen mit verlängerter Halbwertszeit und sehr kleinem Verteilungsvolumen kann die wiederholte Gabe von Carbo medicinalis sinnvoll sein. Die derzeitige Studienlage erlaubt hier auch eine Empfehlung, obgleich die Ergebnisse der Studien quantitativ und qualitativ noch nicht ausreichen, um eine endgültige Aussage zu treffen. Für folgende Substanzen gilt eine wiederholte Gabe von Carbo medicinalis als sinnvoll:
- Carbamazepin,
- Phenobarbital,
- Chinin,
- Theophyllin,
- Chinidin,
- Oxacarbazepin,
- Cloroquin.

18.3.2 Sekundäre Giftelimination
Voraussetzungen Die Indikation zur extrakorporalen Entgiftung sollte sich immer auf folgende Fakten stützen:
- Klinisch-internistischer und klinisch-neurologischer Befund,
    - respiratorische Insuffizienz,
    - hämodynamische Insuffizienz,
    - neurologische Symptomatik, in erster Linie Komavertiefung;
- neurologische Zusatzuntersuchungen,
    - Elektroenzephalogramm mit Vorliegen medikamentös bedingter spezifischer Veränderungen, wie beispielsweise Burst-suppression-Muster bei Hypnotikaintoxikationen,

18.3 Allgemeine therapeutische Maßnahmen

- neurologisch-elektrophysiologische Untersuchungen, wie z. B. repetitive Muskelreizung bei Organophosphatintoxikationen;
- kritische Blutkonzentrationen: Angaben hierzu bei Giftinformationszentralen, s. Kap. 18.5.

Sind mindestens zwei der genannten Fakten erfüllt, ist die Indikation als gesichert zu betrachten. Vorausgesetzt werden muss immer eine vorausgegangene suffiziente primäre Giftelimination, die durch extrakorporale Verfahren keinesfalls ersetzt werden kann.

Als Maß für die Leistungsfähigkeit der Eliminationsmechanismen gilt die **Plasmatoxin-Clearance**.

Eine nennenswerte Verkürzung der Giftverweildauer im Organismus, angegeben als **Eliminationshalbwertszeit**, erfolgt nur, wenn das angewendete Detoxifikationsverfahren eine zusätzliche Leistung in der Größenordnung der endogenen Plasma-Clearance erbringt.

Verfahren Die zur Verfügung stehenden Möglichkeiten zur sekundären Giftelimination (Tabelle 18.3) sind
- forcierte Diurese,
- Hämodialyse,
- Hämoperfusion und
- Membranplasmaseparation.

Andere Verfahren wie Peritonealdialyse, Plasmaperfusion und Blutaustauschtransfusion spielen so gut wie keine Rolle.

Forcierte Diurese Die forcierte Diurese ist ein Behandlungsverfahren zur sekundären Giftentfernung, bei dem die renale Elimination bestimmter Schadstoffe durch **Hemmung der passiven tubulären Rückdiffusion** gesteigert wird. Für die Wirksamkeit einer forcierten Diurese gelten folgende Voraussetzungen:
- Die renale Ausscheidung muss Haupteliminationsvorgang sein,
- die tubuläre Rückresorption muss pH-abhängig sein.

Als gesicherte Indikationen zur forcierten Diurese unter den oben genannten Voraussetzungen gelten schwere Vergiftungen durch Acetylsalicylsäure, Phenobarbital, Lithiumsalze und Thallium.

Auch das Auftreten einer Rhabdomyolyse bei noch erhaltener Nierenfunktion ist eine wichtige Indikation.

Hämodialyse Der Einsatz der Hämodialyse ist insbesondere dann sinnvoll, wenn bei einer schweren Intoxikation eine zusätzliche Niereninsuffizienz vorliegt. Hierbei kann die Hämodialyse auch als ergänzendes Verfahren zu den im weiteren genannten extrakorporalen Maßnahmen eingesetzt werden, wobei sich in der Regel eine zusätzliche Eliminationssteigerung erzielen lässt.

Substanzen, die durch eine Hämodialyse bei schweren Vergiftungen gut eliminierbar sind und damit möglicherweise eine Indikation zum Einsatz dieses extrakorporalen Verfahrens darstellen, sind
- Methanol,
- Ethanol,
- Ethylenglykol,
- Salicylate,
- Thalliumsalze,
- Lithiumsalze und
- Propanolol

Nicht geeignet ist das Verfahren in der Regel bei Intoxikationen mit Herbiziden, Hypnotika, Insektiziden, Psychopharmaka und Sedativa.

Hämoperfusion Die Hämoperfusion ist das **wichtigste** und **effektivste** extrakorporale Eliminationsverfahren. Die Indikation muss jedoch streng gestellt werden und ersetzt – wie erwähnt – in keinem Fall die primäre Giftelimination. Sie ist ein Verfahren, bei dem Blut in einem extrakorporalen Kreislauf direkt über Kohle oder Harzgranula geleitet wird, um toxische Substanzen zu eliminieren.

Die Effektivität der Hämoperfusion hängt von drei Faktoren ab:
1. der Adsorption des Toxins. Je besser das Toxin an Kohle oder Kunstharz adsorbiert wird, umso höher ist die Effektivität;
2. der Beschaffenheit der Beschichtung;
3. dem Blutfluss. Es muss ein ausreichend hoher Blutfluss gewährleistet sein, damit genügend Toxine adsorbiert werden.

Tabelle 18.3. Sekundäre Gifteliminationsverfahren

Verfahren	Prinzip	Eigenschaften der Substanz
Forcierte Diurese	Erhöhung der Toxinausscheidungen im Harn	Wasserlöslich, nicht eiweißgebunden, überwiegend renale Elimination
Hämodialyse	Diffusion durch semipermeable Membranen, dem Konzentrationsgefälle folgend	Hohe Plasmakonzentration, wasserlöslich, nicht eiweißgebunden
Hämoperfusion	Adsorption an Aktivkohle oder Kunstharz	Vor allem für lipophile Toxine geeignet
Mempranplasmaseparation	Plasmaabtrennung durch großporige Membranen mittels Transmembrandruck	Vor allem für Toxine mit Proteinbindung bzw. Proteincharakter geeignet

Komplikationen können sowohl kartuschen- als auch katheterbedingt sein. Die häufigsten Komplikationen sind
- Thrombozytenreduzierung,
- Gerinnungsstörungen,
- Thrombosierungen,
- Blutungen und
- Blutdruckabfall.

Als mögliche Indikationen zur Hämoperfusion gelten insbesondere Vergiftungen mit den unten aufgeführten Stoffen bzw. Substanzgruppen.
- Herbizide,
- Insektizide,
- Theophyllin,
- Valproat.

Membranplasmaseparation Als therapeutische **Plasmapherese** wird die Elimination von Plasmaproteinen und proteingebundenen toxischen Substanzen bezeichnet. Das **Plasma** wird **separiert** und **ersetzt**. An Verfahren stehen die Blutzellenseparation mit Trennung im Schwerefeld und die so genannte Plasmafiltration, die nach dem Prinzip der Hämofiltration unter Verwendung großporiger Membranen funktioniert, zur Verfügung.

Der Einsatz der Plasmapherese für trizyklische Antidepressiva und Digitoxin wird in der Literatur unterschiedlich beurteilt und nur bei schwersten Intoxikationen empfohlen, wenn eine Hämoperfusion nicht durchführbar ist.

Der Einsatzschwerpunkt der Plasmazellseparation ist in erster Linie bei folgenden Krankheiten gegeben:
- thyreotoxische Krise,
- Goodpasture-Syndrom,
- Hyperviskositätssyndrom und
- Immunkomplexerkrankungen.

Evidenz der Therapieempfehlungen

	Evidenzgrad	Empfehlungsstärke
Induzierte Emesis	I-b	B
Magenspülung	I-b	B
Forcierte Diarrhö	III	C
Carbo medicinalis	II-b	C
Forcierte Diurese	III	C
Hämodialyse	III	C
Hämoperfusion	III	C
Membranplasmaseparation	III	C

18.3.3 Antidote bei Vergiftungen

Die ausgewählten Handelspräparate sind *kursiv* dargestellt. Indikationen zur Applikation sind in jedem Falle mit einem Giftinformationszentrum abzusprechen. Die absoluten Dosisangaben beziehen sich auf Erwachsene (ca. 70 kg KG).

- Aktivkohle:
  - Präparate: Ultracarbon, Kohle pulvis, Carbo medicinalis
  - Indikation: Universaladsorbens bei oralen Intoxikationen
  - Kontraindikation: orale Intoxikationen mit Säuren oder Laugen
  - Dosierung: in Wasser aufgeschwemmt 0,5–1 g/kg KG oral oder über Magensonde
  - Cave: Erbrechen mit Aspiration, daher langsam fraktionierte Gabe
- Atropinsulfat:
  - Präparate: *Atropinsulfat*
  - Indikation: Intoxikation mit Alkylphosphaten, Carbamaten
  - Dosierung: initial: 2–10 mg i.v. („biologische" Titration nach Symptomatik); Erhaltungsdosis: 0,5–2 mg/h i.v.
  - Cave: Überdosierung (Atropinintoxikation), EKG-Monitoring
- Biperiden:
  - Präparate: *Akineton* (5 mg/Ampulle)
  - Indikation: Intoxikationen mit Psychopharmaka bei extrapyramidaler Symptomatik
  - Dosierung: initial: 0,04 mg/kg KG langsam i.v. (2- bis 4-mal täglich wiederholbar)
- Botulismus-Antitoxin:
  - Präparate: *Botulismus-Antitoxin Behring* (vom Pferd)
  - Indikation: gesicherter Botulismus; dringender Verdacht auf Botulismus
  - Dosierung: zuerst intrakutaner Verträglichkeitstest (0,1 ml des 1:10 verdünnten Antitoxins). Bei Verträglichkeit 250 ml langsam i.v., weitere 250 ml als Infusion i.v. danach
  - Cave: allergische, anaphylaktische Reaktionen möglich (Fremdeiweiß)!
- Kalziumglukonat:
  - Präparate: *Calciumgluconat* 10%; 20%; Flusssäure-Notfallkit
  - Indikation: äußerliche Kontamination mit Flusssäure
  - Dosierung: Extremitäten: sofortige intraarterielle-Injektion von 1–2 Ampullen (ca. 10 ml) Kalziumglukonat 10%; in der Klinik intraarterielle Perfusion der betroffenen Gliedmaßen mit Kalziumglukonat (10 ml Ca-Gluc 20% + 40 ml NaCl 0,9%) über 4 h bis zum Sistieren der Schmerzen (falls nicht möglich: Verfahren wie bei Kopf);
  Kopf/Rumpf: Lokale Infiltration mit Kalziumglukonat 10% und Auflegen von Kalziumglukonatkompressen
- D-Penicillamin:
  - Präparate: *Metalcaptase, Trolovol*
  - Indikation: chronische Intoxikation mit Kupfer, Blei, Zink, Gold, Quecksilber
  - Dosierung: 1000 mg/Tag p.o. (Erwachsene); bei Langzeitbehandlung maximal 40 mg/kg KG/Tag
- Deferoxamin:
  - Präparate: *Desferal*
  - Indikation: Intoxikationen mit Eisen, Aluminium (Serumspiegel bestimmen!)

18.3 Allgemeine therapeutische Maßnahmen

- Dosierung: p.o. bis 12 g (Erwachsene); sehr bitter, deshalb über Magensonde. Orale Gabe nur in der Frühphase der Vergiftung sinnvoll; i.v. 15 mg/kg/h (Maximaldosis: 80 mg/kg KG in 24 h) mit 2 g Aqua dest ad inj. zu einer 10%igen Lösung verdünnen, falls Weiterverdünnung erforderlich, mit Glukose 5% verdünnen (Achtung: Deferoxamin ist inkompatibel mit isotoner NaCl-Lösung!)
- Dexamethason-Dosieraerosol:
  - Präparate: *Auxiloson*; *Pulmicort* (Budenosid)
  - Indikation: zur Lungenödemprophylaxe bei inhalativer Intoxikation mit Reizgasen
  - Dosierung: alle 5 min 2 Hübe, bis Aerosoldose verbraucht
- Diazepam:
  - Präparate: *Valium*
  - Indikation: Intoxikation mit Chloroquin; Krampfanfälle bei Intoxikationen allgemein
  - Dosierung: Bei Chloroquin-Intoxikation initial 1 mg/kg KG in 15–30 min i.v. (evtl. Dosis verdoppeln). Erhaltungsdosis 0,1 mg/kg KG/h i.v. über 48 h; Antikonvulsivum: 5–10 mg langsam i.v. (Erwachsene)
- Digitalisantitoxin:
  - Präparate: *Digitalis-Antidot BM* (vom Schaf)
  - Indikation: gesicherte, lebensbedrohliche Intoxikation mit Digitalis
  - Dosierung: in Abhängigkeit vom Digitaliskörperbestand, wobei 1 mg Digitalisglykosid von 80 mg Digitalisantidot gebunden wird
  Digitalisserumspiegel bekannt: Berechnung des Körperbestandes: Digoxin: (Serumkonzentration [ng/ml] mal 5,6 mal kg)/1000 = Bestand in mg; Digitoxin: (Serumkonzentration [ng/ml] mal 0,56 mal kg)/1000 = Bestand in mg; Antikörperdosis (i.v.) in mg = Bestand (mg)/0,015
  Digitalisspiegel unbekannt: 160–240 mg Antidot i.v., danach 30 mg/h
  - Cave: Allergische, anaphylaktische Reaktionen möglich (Fremdeiweiß)!
- Dimercaptopropansulfonat:
  - Präparate: *DMPS-Heyl*, Dimaval (DMPS), Mercuval
  - Indikation: akute und chronische Intoxikationen mit Quecksilbersalzen (organischen und anorganischen), Quecksilberdämpfen; chronische Intoxikationen mit Blei und Silber; Intoxikationen mit Arsen, Antimon, Chrom, Gold, Kobalt, Kupfer, Plutonium, Uran
  - Dosierung: Parenteral (nur wenn orale Applikation nicht möglich): verteilt auf Einzeldosen von jeweils 250 mg langsam i.v.; 1. Tag: 2000 mg/24 h, 2. Tag: 1500 mg/24 h; 3. Tag: 1000 mg/24 h; 4. bis 6. Tag: 750 mg/24 h, danach 250–750 mg/Tag bzw. orale Gabe Orale Gabe: initial bis zu 2400 mg/Tag in mehreren Dosen gleichmäßig verteilt bis zum 2. Tag, ab 3. Tag Erhaltungsdosis von 300–400 mg/Tag

- 4-Dimethylaminophenol:
  - Präparate: *4-DMAP*
  - Indikation: Intoxikationen mit Cyaniden
  - Dosierung: 250 mg (ca. 3–4 mg/kg KG) mit reichlich in der Spritze aspiriertem Blut langsam i.v.; anschließend Natriumthiosulfat. Bei Kombinationsvergiftungen mit Kohlenmonoxid u. U. niedrigere Dosierung
- Dimeticon:
  - Präparate: *Lefax liquid*; *sab simplex*
  - Indikation: orale Intoxikation mit Schaumbildnern
  - Dosierung: 10 ml p.o.
- Eisen(III)hexacyanoferrat(II); Berliner Blau:
  - Präparate: *Antidotum Thallii-Heyl, Radiogardase-Cs*
  - Indikation: Intoxikationen mit Thallium, Caesium
  - Dosierung: initial 3000 mg oral, danach Erhaltungsdosis mit 250 mg/kg KG/Tag oral (aufgeteilt in 2–4 Dosen), bis Thalliumausscheidung im Urin 0–10 µg/24 h
- Ethanol:
  - Präparate: Alkoholkonzentrat 95%
  - Indikation: Intoxikation mit Methanol, Ethylenglykol
  - Dosierung: Erstellung einer 10%igen Lösung (v/v) in 5%iger Glukose (Achtung: 1 ml Ethanol entspricht 0,8 g), z. B. 50 ml Alkoholkonzentrat 95% ad 500 ml Glukose 5% (1 ml enthält ca. 0,08 g Ethanol). Initial: 5–7,5 ml/kg KG der 10%igen Lösung i.v.; Erhaltungsdosis: 1–1,5 ml/kg KG/h der 10%igen Lösung i.v. Die Ethanolkonzentration im Blut sollte zwischen 0,5 und 1,0 liegen
- Ethylendiamintetraacetat (EDTA):
  - Präparate: *Calcium Vitis i.v. 20%*
  - Indikation: Intoxikationen mit Blei, Chrom, Eisen, Kobalt, Kupfer, Mangan, Nickel, Plutonium, Quecksilber, Thorium, Zink, Uran
  - Dosierung: initial 15–20 mg/kg KG in 2 h i.v. (in NaCl 0,9%-Lösung); Erhaltungsdosis: bis 50 mg/kg/Tag, aufgeteilt in 3 Dosen/Tag. Bei Langzeitbehandlung nach max. 5 Tagen Pause
- Flumazenil:
  - Präparate: *Anexate*
  - Indikation: Intoxikation mit Benzodiazepinen
  - Dosierung: 0,3–0,6 mg i.v. (Erwachsene), bei Bedarf wiederholbar bis Gesamtdosis von ca. 1 mg (Titration nach Klinik)
  - Cave: Entzugssymptomatik; Krämpfe bei Mischintoxikation mit trizyklischen Antidepressiva
- Folinsäure:
  - Präparate: *Leucovorin*
  - Indikation: Intoxikation mit Folsäureantagonisten, Methotrexat
  - Dosierung: initial 6–15 mg/m² i.v.; Erhaltungsdosis: 6–15 mg/m² i.v. alle 6 h. Methotrexat: 15–90 mg/m² langsam i.v. alle 6 h; exakte „Dosierung nach Serumspiegelnomogramm, bis Methotrexatserumspiegel im Normbereich (<0,1 µmol/l)

- Folsäure:
  - Präparate: *Folsan*
  - Indikation: unterstützend bei Intoxikation mit Methanol, Ameisensäure
  - Dosierung: 2,5 mg/kg KG oral (bis maximal 10 mg/kg KG/Tag in 4 Einzeldosen)
- Glaubersalz:
  - Präparate: Natriumsulfat als Abführmittel
  - Indikation: allgemein im Rahmen der primären Giftelimination zur Induktion einer forcierten Diarrhö
  - Dosierung: 15–30 g verdünnt oral (Erwachsene)
- Hydroxycobalamin:
  - Präparate: *Cyanokit* 2,5 g
  - Indikation: Intoxikation mit Cyaniden (wenn kein 4-DMAP vorhanden, auch bei Verdacht)
  - Dosierung: 2,5 g Trockensubstanz mit 100 ml NaCl 0,9% verdünnen. Initial: 70 mg/kg KG Bolus (Erwachsener: 5 g) als Kurzinfusion i.v.; ggf. Wiederholung der Dosis bis zu 2-mal (über jeweils 30 Minuten) nach Symptomatik
- Ipecacuanha-Sirup:
  - Präparate: verschiedene Rezepturen; *Orpec*
  - Indikation: Induktion von Erbrechen bei oraler Intoxikation. Kontraindikation: Zu erwartende oder eingetretene Bewusstseinseintrübung/Krampfanfälle, Intoxikationen mit Schaumbildnern, Säuren, Laugen, organischen Lösungsmitteln, Alkylphosphaten, Paraquat, Diquat
  - Dosierung: 20–30 ml Sirup, anschließend ca. 500 ml Wasser (Erwachsene); (Kinder: 1–2 Jahre: 10 ml; ab 2 Jahre 20 ml)
- Methylenblau:
  - Präparate: *Methylenblau Vitis i.v. 1%*
  - Indikation: Intoxikationen mit Met-Hb-Bildnern (außer Chlorat)
  - Dosierung: 1%-ige Lösung (10 mg/ml): 1–2 mg/kg KG, entspricht 0,1–0,2 ml/kg KG der 1%-igen Lösung. Bei Bedarf Wiederholung der Dosis nach 30 min. Maximale Gesamtdosis: 7 mg/kg KG
- N-Acetylcystein:
  - Präparate: *Fluimucil-Antidot*
  - Indikation: Intoxikation mit Paracetamol (Acrylnitril, Methacrylnitril, Methylbromid)
  - Dosierung: initial: 150 mg/kg KG in 200 ml Glukose 5% über 60 min i.v. Erhaltung 1: 50 mg/kg KG in 500 ml Glukose 5% über 4 h i.v. Erhaltung 2: 100 mg/kg KG in 1000 ml Glukose 5% über 16 h i.v. Gesamtdosis: 300 mg/kg KG in 21 h
- Naloxon:
  - Präparate: *Narcanti*
  - Indikation: Intoxikation mit Opiaten
  - Dosierung: 5–10 µg/kg i.v. oder s.c. (entspricht 1–2 Ampullen à 0,4 mg bei Erwachsenen). Bei nachlassender Wirkung Nachinjektion, ggf. mehrfach oder Dauerinfusion
  - Cave: Entzugssymptomatik; „Patientenflucht" (HWZ ca. 60 min)
- Natriumthiosulfat:
  - Präparate: *Natriumthiosulfat 10%, S-hydril*
  - Indikation: Intoxikation mit Cyaniden nach Gabe von 4-Dimethylaminophenol (4-DMAP); alleine bei Intoxikation mit Alkylanzien wie N- und S-Lost
  - Dosierung: Cyanide 50–100 mg/kg KG langsam i.v. (nach Gabe von 4-DMAP); bei Bedarf Wiederholung bis zu insgesamt 500 mg/kg KG. Lost: sofort 100–500 mg/kg KG i.v. (Darreichung: 10%-ige Lösung: 1 g Natriumthiosulfat/10 ml)
- Obidoxim:
  - Präparate: *Toxogonin*
  - Indikation: Intoxikation mit Parathion
  - Dosierung: initial 3–4 mg/kg KG i.v. als Bolus innerhalb der ersten 6 h nach Intoxikation; Dosis kann in 24 h 3- bis 4-mal wiederholt werden. Erhaltungsdosis: 1. Tag 2,0 mg/kg KG; 2. Tag 1,5 mg/kg KG; 3. Tag 1,0 mg/kg KG. Danach selten sinnvoll (Darreichung: Ampulle mit 250 mg/ml)
  - Cave: Ersetzt nicht das Atropin! Keine Anwendung bei Carbamaten
- Penicillin G:
  - Präparate: *Penicillin-G*
  - Indikation: Intoxikation mit Amanitin (Knollenblätterpilz u. a.)
  - Dosierung: 0,5–1,0 Mio. IE/kg KG/Tag
- Physostigminsalicylat:
  - Präparate: *Anticholium*
  - Indikation: Intoxikation mit Atropin und anderen Anticholinergika, Belladonna, Pantherina, Antihistaminika, trizyklische Antidepressiva
  - Dosierung: 1–2 mg (Erwachsene) langsam i.v. unter fortlaufender Herzrhythmuskontrolle, ggf. mehrfach wiederholen oder Dauerinfusion mit 2 mg/h i.v.
  - Cave: Bradykardie (EKG-Monitoring)! Atropin hebt Physostigminwirkung sofort auf
- Polyethylenglykol-400:
  - Präparate: *Lutrol-E, Roticlean-E*
  - Indikation: äußerliche Anwendung (kutan) bei Hautkontamination mit Phenolen, Dioxinen, Furanen, organischen Lösemitteln
  - Dosierung: kontaminierte Hautareale damit einreiben, anschließend mit Wasser und Seife abwaschen
- Pyridoxin:
  - Präparate: *Vitamin-B_6 Benadon*
  - Indikation: Intoxikation mit Isoniazid, Crimidin
  - Dosierung: 1 g i.v. als Bolus pro 1 g Isoniazid. Bei unbekannter Menge: 5 g i.v. initial. Maximale Gesamtdosis 40 g
- Silibinin:
  - Präparate: *Legalon* SIL

- Indikation: Intoxikation mit Amanitin (Knollenblätterpilz u. a.)
- Dosierung: 5 mg/kg KG Bolus i.v. über 1 h. Erhaltungsdosis: 20 mg/kg KG/Tag i.v. als Dauerinfusion; Behandlungsdauer 4–5 Tage
- Toluidinblau:
  - Präparate: *Toluidinblau*
  - Indikation: Methämoglobinämie durch Intoxikation mit Met-Hb-Bildnern (Nitrite, Anilin)
  - Dosierung: 2–4 mg/kg KG i.v.; Wirkung innerhalb von 10 min. Bei Met-Hb-Anstieg <40% einmalige Wiederholung
- Vitamin K:
  - Präparate: *Konakion*
  - Indikation: Intoxikation mit Kumarinderivaten (Vit-K-Antagonisten)
  - Dosierung: 25 mg/Tag p.o.; 0,3 mg/kg KG langsam i.v.
  - Cave: verzögerter Wirkungseintritt, bei i.v.-Gabe Schockgefahr.

Evidenz der Therapieempfehlungen

	Evidenzgrad	Empfehlungsstärke
Antidotliste generell	III	B

18.4 Spezielle Vergiftungen

Es würde den Rahmen dieses Buches sprengen, würde man alle Intoxikationen nach Substanz besprechen. Nachfolgend sind daher diejenigen Intoxikationen aufgeführt, die quantitativ und/oder qualitativ am bedeutsamsten sind.

18.4.1 Alkohol

Neben dem als Trinkalkohol weit verbreiteten Äthylalkohol (Äthanol) gibt es eine Reihe weiterer aliphatischer Alkohole, die durch verbreitete technische Anwendung und ihren Einsatz als Lösungsvermittler toxikologisch bedeutsam sind.

Die für Vergiftungen wichtigsten und häufigsten Alkohole sind
- Äthylalkohol,
- Isopropylalkohol,
- Methylalkohol und
- Ethylenglykol.

Intoxikationen mit diesen aliphatischen Alkoholen treten in allen Schweregraden auf. Am bekanntesten und auch am besten untersucht sind sowohl akute als auch chronische Vergiftungen mit Äthanol. Suizide mit Äthanol sind selten. Suizidhandlungen in Verbindung mit Alkohol, insbesondere in Kombination mit Äthanol und Hypnotika sowie Psychopharmaka, sind dagegen außerordentlich häufig.

Akzidentelle Vergiftungen infolge von Verwechslungen (z. B. mit Frostschutzmittel) finden sich bei den höheren Homologen am häufigsten.

Wirkung Allen aliphatischen Alkoholen gemeinsam ist ihr narkotischer Effekt. Mit zunehmender Kohlenstoffzahl und Lipidlöslichkeit nimmt diese Narkosewirkung zu. Ebenfalls mit steigender Kohlenstoffzahl steigt die Hämolyseaktivität. Die toxische Wirkung der Alkohole wird einmal durch die Muttersubstanz selbst bestimmt, zum anderen durch die Metaboliten, die die für verschiedene Alkohole typischen Vergiftungssymptome hervorrufen.

Äthylalkohol wird zu 95% zu CO_2 und H_2O verbrannt. Als Stoffwechselprodukt wird durch die Alkoholdehydrogenase (ADH) Acetaldehyd gebildet, das durch die Acetaldehyddehydrogenase weiter zu Essigsäure oxidiert wird. Ein großer Teil der Toxizität wird durch die Wirkung des Acetaldehyds hervorgerufen. Neben dem Abbau durch die ADH wird Äthylalkohol bei niedrigen Konzentrationen durch das mikrosomale ethanoloxidierende System (MEOF) abgebaut.

Isopropylalkohol wird im Organismus durch Alkoholdehydrogenase (ADH) zu Aceton umgesetzt. Die toxische Wirkung von Isopropanol ist gekennzeichnet durch die Akkumulation von Aceton.

Methylalkohol wird relativ langsam in der Leber zu Formaldehyd und nachfolgend zu Ameisensäure umgewandelt. Die Umsetzung wird durch die Alkoholdehydrogenase und die Acetaldehyddehydrogenase katalysiert. Die toxische Wirkung von Methylalkohol wird durch diese beiden Metaboliten geprägt und weniger durch Methanol selbst.

Äthylenglykol wird in mehreren Stufen zu Oxalsäure oxidiert, die mit HCa^{2+}-Ionen ein schwer lösliches Salz bildet, das in den Nierenkanälchen ausfällt (Oxalatniere). Daneben wird dem hochtoxischen Zwischenprodukt Glyoxylsäure eine direkte toxische Wirkung auf die Nierentubuli zugeschrieben.

Die allen Alkoholen gemeinsame Rausch- und Narkosewirkung tritt – wie bereits erwähnt – unterschiedlich rasch und ausgeprägt auf, ist jedoch für die Intoxikationen mit aliphatischen Alkoholen charakteristisch. Gemeinsames Merkmal aller akuten Alkoholvergiftungen und oft verlaufsbestimmend ist auch die metabolische Azidose.

Klinik

Äthylalkohol Die klinischen Symptome treten zeitlich versetzt auf und sind individuell verschieden. Psychomotorische Erregung jeglicher Ausprägung mit Übergang in Adynamie oder gar Lähmung sind kennzeichnend. Übelkeit und Erbrechen sind häufig und charakteristisch. Die Haut ist heiß und trocken, obgleich die Kerntemperatur oft beträchtlich (bis 30 °C!) abnehmen kann. Bei einer Blutalkoholkonzentration von 2 überwiegen die narkotischen Symptome und es können Konvulsionen und Atemstörungen auftreten. Insbesondere bei Kindern kommt es durch Verkürzung des Exzitationsstadiums zur völligen Bewusstlosigkeit mit Arreflexie, Hypothermie und Atemdepression. Typisch ist der Foetor alcoholicus (die „Fahne"), dem insbesondere bei den häufigen Alkohol-Hypnotika-Mischintoxikationen mit suizidalem oder parasuizidalem Charakter differentialdiagnostische Bedeutung zukommt. Metabolische Azidose ohne Schock und beträchtliche Grade von Hypoglykämie sind laborchemisch fassbare Zeichen der akuten Ethanolintoxikation.

Isopropylalkohol Für Isopropylalkohol gilt im Prinzip das Gleiche wie für Äthylalkohol. Die narkotische Wirkung ist jedoch wesentlich stärker, die einzelnen Zustandsphasen laufen rascher ab. Isopropanol hat auch eine stärkere lokale Reizwirkung auf den Gastrointestinaltrakt als Äthanol. Entsprechend sind Übelkeit und Erbrechen bis hin zur Hämatemesis häufiger und klinisch bedeutsam. Da 15% des Isopropylalkohols zu Aceton metabolisiert werden, ist die Intoxikation durch die Anwesenheit von Aceton in der Ausatemluft, im Urin, im Serum und im Magensaft gekennzeichnet. Metabolische Azidose und Hypoglykämien treten wie bei Äthanol auf.

Methylalkohol Klinische Symptome wie Nausea, Erbrechen, Oberbauchbeschwerden und Rausch nach Methanolintoxikation stellen sich mit einer Latenz von 8–36 h ein, da die narkotische Wirkung dieses Alkohols deutlich geringer ist als bei den vorgenannten, doch dauert der Rauschzustand länger an.

Die vorwiegend durch die aus Methanol gebildete Ameisensäure bedingte metabolische Azidose ist stark ausgeprägt und entwickelt sich erst nach Eintreten der narkotischen Phase, die gelegentlich übersprungen werden kann. Da die Azidose schwer korrigierbar ist und somit bestehen bleiben kann, sind dadurch bedingte Störungen der Herz- und Kreislauffunktion bedeutsam. Sehstörungen, die das klassische Charakteristikum für die Methanolintoxikation darstellen, verlaufen über eine reversible Visustrübung infolge Retinaödem bis hin zur irreversiblen Degeneration des Sehnervs. Im Allgemeinen mit Beginn am 3. Tag steht dieses klinische Erscheinungsbild in direktem Bezug zur aufgenommenen Methanolmenge.

Äthylenglykol Das klinische Bild einer Äthylenglykolvergiftung lässt sich in drei Stadien einteilen. Zu Beginn dominieren gastrointestinale und zentralnervöse Erscheinungen, wie sie auch bei anderen Alkoholintoxikationen auftreten können. Eine Azidose ist immer vorhanden und ebenfalls sehr ausgeprägt. Es folgen kardiopulmonale Störungen, und schließlich entwickelt sich als drittes und charakteristisches Stadium mit einer Latenz von 36–48 h eine akute Niereninsuffizienz durch Tubulusnekrosen. In diesem Stadium kann der Nachweis von Kalziumoxalatkristallen im Urinsediment den Intoxikationsverdacht sichern.

Therapie Ist der Patient noch ansprechbar und sind Schluck- und Würgereflexe erhalten, so kann eine rasche Magenentleerung durch Emesis sinnvoll sein. Eine Kohlegabe ist bei den Alkoholen wegen der begrenzten Adsorptionskapazität nicht indiziert.

Bei Methanolintoxikationen muss so früh wie möglich mit der Verabreichung von Äthanol begonnen werden, da dieser eine sehr viel höhere Affinität zur Alkoholdehydrogenase hat als Methanol. Die Methanoloxidation wird durch die äthanolblockierten Metaboliten Formaldehyd und Methanol vermehrt abgeatmet, ohne dass sich die toxisch relevante Ameisensäuren bilden. In der Praxis verabreicht man als Erstmaßnahme Alkohol in Form von Schnaps, beim Erwachsenen in einer Dosis bis zu 50 g. Schutz der Augen vor Licht muss immer erfolgen.

Für den gerade noch ansprechbaren Alkoholintoxikierten reichen außerklinische Maßnahmen wie möglicherweise Emesis und stabile Seitenlage mit Ausschlafenlassen, bewusstlose Patienten sollten immer in die Klinik eingeliefert werden.

Die klinische Behandlung besteht in der Fortsetzung der außerklinischen Therapie, im Vordergrund steht die Überwachung. Die wichtigsten Überwachungsmaßnahmen wie Blutzucker- und Elektrolytkontrolle, Hämatokrit, Blutgasanalyse und Harnausscheidung sind dabei für alle vier Alkoholintoxikationen gleich. Wird der Zustand während dieser Therapie nicht innerhalb weniger Stunden besser, so kann eine Hämodialyse erwogen werden.

Da Äthylenglykol sehr gut dialysabel ist, sollte diese Maßnahme bei anhaltender Atemlähmung sowie Herz-Kreislauf-Insuffizienz verbunden mit exzessiver Hypothermie bei einer Äthylenglykolvergiftung erwogen werden. Bei gesicherter Einnahme von mehr als einem Schluck Äthylenglykol besteht eine absolute Indikation zur Hämodialyse. Bei Methanolintoxikation ist eine Hämodialyse bei Einnahme von mehr als 30 ml Methanol indiziert.

18.4.2 Paracetamol

Die Substanz Paracetamol (Acetaminophen) hat infolge zunehmend häufiger Rezeptur in den letzten Jahren hinsichtlich des Auftretens von Vergiftungen an Bedeutung gewonnen und ist in vieler Hinsicht eine toxikologisch interessante Substanz. Es gibt 300 Monopräparate und etwa 3000 Mischpräparate.

Klinik Die Vergiftungserscheinungen können initial ausgesprochen diskret und uncharakteristisch sein, sodass die Patienten häufig erst im Stadium des beginnenden oder manifesten Leberschadens in die Klinik eingewiesen werden.

Die Symptomatik beginnt mit gastrointestinalen Erscheinungen wie Übelkeit und Erbrechen, die in der Regel 2–14 h nach Ingestion auftreten. Selten kommt es innerhalb dieser Zeit bereits zu Koma und metabolischer Azidose. Spätestens nach 24–36 h post ingestionem beobachtet man Zeichen der Leberschädigung, wobei eine erhöhte SGOT das erste Zeichen darstellt. Zu diesem Zeitpunkt können dann auch Hypoglykämien vorkommen. Ab einer Dosierung von 150 mg/kg KG bzw. 7,5 g muss mit Leberschäden gerechnet werden, und es besteht die Pflicht zur Einleitung einer spezifischen Therapie. Eine Blutspiegelbestimmung 4 h nach Ingestion ist indiziert und sinnvoll. Es besteht eine Beziehung zwischen Paracetamolblutspiegeln und Leberschädigung (Abb. 18.2).

Die Behandlung mit N-Acetylcystein ist indiziert ab Konzentrationen oberhalb der so genannten Behandlungslinie. Mit NAC steht ein wirksames Antidot zur Verfügung. Es ist jedoch nur wirksam, wenn es frühzeitig gegeben wird.

Der wichtigste Weg bei der Metabolisierung von Paracetamol ist die Biotransformation. 65% werden glukuronidiert, 35% werden sulfatiert. Bei Zufuhr großer Mengen Paracetamol reicht dieser Stoffwechselweg nicht aus, stattdessen wird verstärkt ein Nebenweg beschritten, der folgendermaßen aussieht: Über Cytochrom-P450-Oxidase werden mikrosomal Metaboliten oxidiert, von denen N-Acetylchinonimin wohl der bedeutendste ist (Abb. 18.3). Dies ist ein sehr reaktionsfähiger Metabolit, der normalerweise auch entgiftet wird. Die Entgiftung geschieht über die Reaktion mit der Sulfhydrilgruppe des Glutathions und nachfolgender renaler Elimination (Abb. 18.4, *kleiner Pfeil*). Sind die Glutathionspeicher der Leber erschöpft, kommt es stattdessen zur Reaktion mit Struktur und Funktionsproteinen der Hepatozyten und zur Leberschädigung (Abb. 18.4, reaktionsfähiger Metabolit *großer Kreis*). Diese Reaktion lässt sich durch Gabe von SH-Donatoren (N-Acetylcystein, ACC) verhindern (s. Abb. 18.4, *großer Pfeil*).

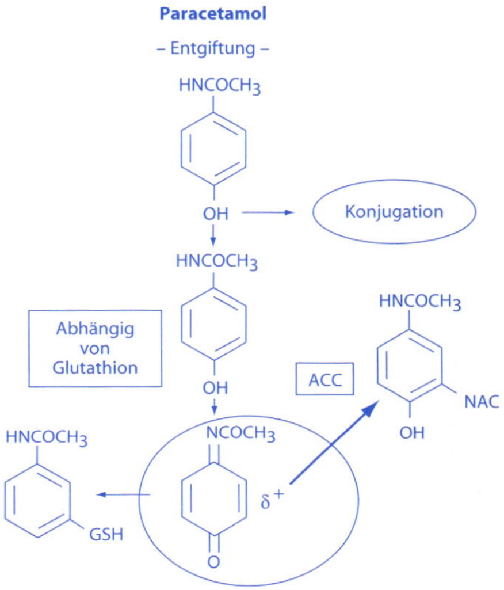

Abb. 18.4. Paracetamolentgiftung und Wirkung von N-Acetylcystein (ACC). Erläuterungen s. Text

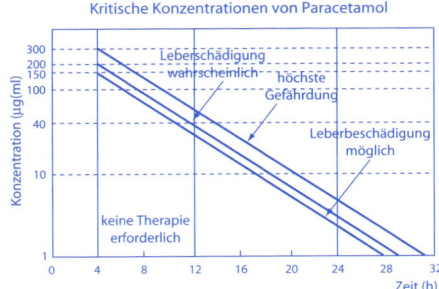

Abb. 18.2. Beziehung zwischen Höhe des Paracetamolblutspiegels und wahrscheinlicher Leberschädigung

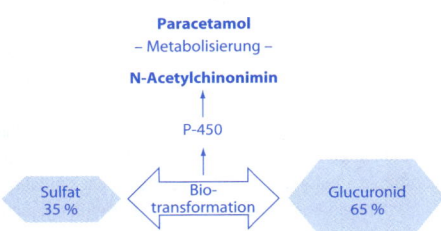

Abb. 18.3. Paracetamolmetabolisierung. Erläuterungen s. Text

Therapie Primäre Giftelimination mit Emesis oder Magenspülung mit anschließender Gabe von Kohle. In Abhängigkeit von der Schwere der Vergiftung Einleitung einer spezifischen Therapie mit N-Acetylcystein, am besten i.v. Im Zweifelsfall sollte man sich immer zur Therapie mit N-Acetylcystein entscheiden. Dosierung: Zur Behandlung von Paracetamolvergiftungen steht N-Acetylcystein (Fluimucil-Antidot) in Injektionsfläschchen mit 25 ml 20%iger Injektionslösung zur Verfügung.

Dosierung: Siehe Antidotliste, Abschn. 18.3.3.

18.4.4 Säuren und Laugen

Klinik Bei der peroralen Vergiftung muss man die lokale Schädigung an den betroffenen Schleimhäuten von den später u. U. auftretenden systemischen oder Organkomplikationen unterscheiden. Durch Säuren werden die Zelleiweiße der Schleimhaut gefällt und es kommt zur Schorfbildung, den sog. Koagulationsnekrosen, an den kontaminierten Oberflächen. Die Farbe des Schorfs ist je nach Art der Säure unterschiedlich: weißlicher Schorf entsteht durch Salzsäure, schwärzlicher durch Schwefelsäure und gelblicher durch Salpetersäure. Ähnlich wie bei Verbrennungen werden bei Verätzungen drei Schweregrade unterschieden.

- Verätzung I. Grades: Schwellung und Rötung, fehlende Fibrinausschwitzung, keine Ulzerationen, oberflächlicher Schorf;
- Verätzungen II. Grades: flache Schleimhautulzeration, Fibrinbeläge, Mukosaverlust;
- Verätzungen III. Grades: Nekrose der gesamten Schleimhautanteile.

Bei Vergiftungen durch Laugen entstehen Gewebeverflüssigungen, die sog. Kolliquationsnekrosen, die auch das darunter gelegene, noch gesunde Gewebe betreffen, was die besondere Tiefenwirkung der Laugen erklärt. Die Laugenintoxikationen sind daher bedeutend gefährlicher als die Säurevergiftungen und werden insbesondere zu Beginn leicht unterschätzt. Die Schleimhäute sehen glasig ödematös und aufgequollen aus.

Die Diagnostik der Säure- und Laugenintoxikation bereitet gewöhnlich keine Schwierigkeiten, da der Patient meist in der Lage ist, entsprechende Angaben zu machen oder in der Umgebung befindliche Flaschen mit Restflüssigkeiten auf Art und Menge des Giftes hinweisen. Ein Streifen Universalindikatorpapier gibt rasch Auskunft über den pH-Wert der Flüssigkeit und erleichtert die Einschätzung der Schwere der Intoxikation.

Therapie Die Prognose der Säuren und Laugenintoxikation ist maßgeblich vom frühen Einsatz der Erstmaßnahmen abhängig. Das Auslösen von Erbrechen ist in jedem Fall kontraindiziert. Mittel der Wahl ist die sog. Abspültherapie mit maximal 300 ml Wasser. Eine Verdünnungstherapie mit großen Flüssigkeitsmengen ergibt keine relevante pH-Veränderung und birgt die Gefahr des Erbrechens in sich.

Haut und Augen sind sorgfältig mindestens 20 Minuten mit indifferenter Flüssigkeit zu spülen.

Eine Magenspülung ist nur bis maximal 2 Stunden nach Ingestion indiziert. Die Indikation sollte wegen der Gefahr der iatrogenen Perforation sehr streng gestellt werden. Unter Berücksichtigung der Aspirationsgefahr sollte dann die Magenspülung unter Intubation zum Aspirationsschutz erfolgen.

In jedem Fall ist eine Endoskopie des Oropharynx- und Ösophagusbereiches durchzuführen. Das Ausmaß der Schäden entscheidet dann über die Notwendigkeit einer Frühtracheotomie, weshalb bei Säure- und Laugenvergiftungen eine Mitbetreuung durch HNO-Ärzte ratsam ist.

Eine nasogastrale Verweilsonde, die auch als zusätzliche mechanische Prophylaxe von Stenosen und Strikturen angesehen werden kann, ist grundsätzlich unter Sicht zu legen.

Auf Glukokortikoide zur Verhinderung von Ösophagusstrikturen und -stenosen sollte auf Grund eindeutiger Studien hierzu verzichtet werden.

18.4.5 Organophosphatintoxikationen

Organophosphatvergiftungen spielen quantitativ keine herausragende Rolle. Wegen der Schwere und der Problematik dieser Intoxikation seien aber Vergiftungsbild und therapeutische Konsequenzen aufgezeigt. Organophosphate sind als Pflanzenschutzmittel ubiquitär, und nicht zuletzt die Verwendung als chemische Waffe in Form von Sarin, Tabun oder auch VX macht diese Substanzgruppe so brisant.

Das Gefährdungspotential der unverdünnten Formulierung ist sehr hoch und bereits geringste Mengen können zu schwersten Vergiftungen führen, peroral oder auch als Gas. Als verdünnte Anwendungslösung ist das Gefährdungspotential eher gering und bei rechtzeitiger Diagnostik stehen ausreichende therapeutische Möglichkeiten zur Verfügung.

Wirkungsweise und Symptomatik Es kommt zur Hemmung der Acetylcholinesterase mit der Folge, dass der körpereigene Trägerstoff Acetylcholin nicht mehr gespalten werden kann und zu einem Überschuss der körpereigenen Neurotransmittersubstanz Acetylcholin im zentralen und peripheren Nervensystem führt. Damit kommt es zur endogenen Acetylcholinintoxikation. Zum Wirkmechanismus der Cholinesterasehemmer und Atropin als kompetitiven Hemmer siehe Abb. 18.5.

Nach oraler Substanzaufnahme ist das Wirkungsmaximum in der Regel nach einer Stunde erreicht; nach dermaler Aufnahme können Symptome auch erst nach mehrstündiger Latenz auftreten (Tabelle 18.4).

Bemerkenswert ist dabei die Tatsache, dass durch Überwiegen des Sympathikus bei hoher endogener Katecholaminkonzentration Tachykardie und Hypertonie das Vergiftungsbild beherrschen und die muskarinartigen Wirkungen überdecken können. Entscheidend für die Beurteilung der Schwere einer Organophosphatintoxikation ist nicht die Bewusstseinstrübung, sondern die Atmungssymptomatik, wie massive tachybronchiale Sekretion, Bronchokonstriktion, periphere Atemlähmung und dann erst die zentrale Atemlähmung. Das Bewusstsein kann bis zum Sistieren der Atmung erhalten sein.

Typische Laborwertveränderungen sind Erniedrigung der Cholinesteraseaktivität, Azidose, Hyperlaktämie und Hyperglykämie.

Therapie Außerklinisch: Mittel der Wahl ist Atropin. Die Dosierung beträgt initial bei schweren Vergiftungen 10–15 mg i.m. oder 2–10 mg i.v. Die weitere Dosierung richtet sich dann nach der Bronchialsekretion und wird durch biologische Titration ermittelt. Es sind in der Regel 0,5–2 mg/h. Die Pupillengröße und Pulsfrequenz sind dabei unerheblich.

In der Klinik kommt der Magenspülung nach wie vor die größte Bedeutung zu. Alkylphosphatintoxikationen gehören zu den wenigen oralen Vergiftungen, bei denen die Magenspülung mit anschließender Gabe von Carbo medicinalis immer noch Mittel der Wahl ist. Die Atropingabe wird in vorgeschriebener Dosierung weitergeführt. In letzter Zeit hat sich die Gabe von Obidoxim (Toxogonin) als zusätzliche Maßnahme als Cholinesterasereaktivator durchgesetzt. Die Dosierung beträgt 4–8 mg/kg KG als Bolus mit einer nachfolgenden Erhaltungsdosis von 2 mg/kg KG am 1., 1,5 mg/kg KG am 2. und 1,0 mg/kg KG am 3. Tag. Die Hämoperfusion – früher nahezu Standard – ist heute einer sehr strengen Indikationsstellung gewichen und findet nur noch Einsatz bei schwersten lebensbedrohlichen Vergiftungen und wenn die Latenz zwischen der Einnahme des Alkylphosphates und dem Behandlungsbeginn 6 h nicht überschreitet.

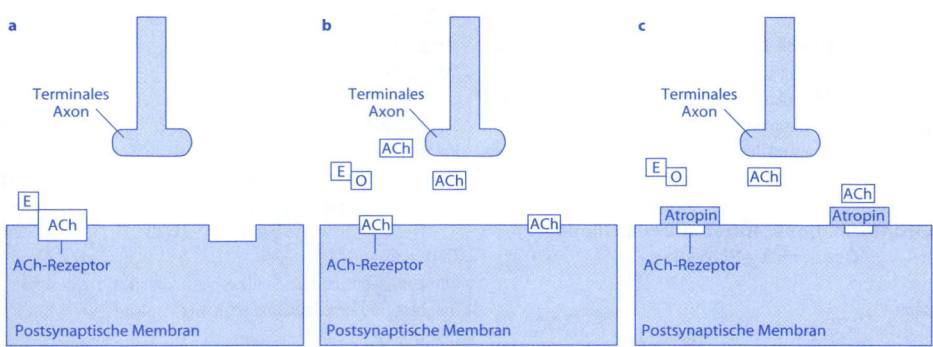

Abb. 18.5. a Erregungsübertragung vom terminalen Axon auf die postsynaptische Membran. Acetylcholin (*Ach*) dockt an den Rezeptor an und wird normalerweise durch Cholinestrase (*E*) gespalten, **b** Ein Organphosphat (*O*) verhindert die Spaltung von Acetylcholin, es kommt zur endogenen Acetylcholinüberflutung, **c** Wirkungsweise von Atropin. Atropin besetzt bzw. hemmt kompetitiv am Acetylcholinrezeptor. Die Acetylinüberflutung wird gebremst

Tabelle 18.4. Symptome bei Organophosphatintoxikationen

Erfolgsorgan	Symptome
Auge	Miosis, gelegentlich Mydriasis (bei überwiegender endogener Katecholaminkonzentration), gerötet, Tränenfluss
Herz-Kreislauf	Bradykardie; Hypotonie; gelegentlich Tachykardie bei Überwiegen der endogenen Katecholaminkonzentration
Bronchialsystem und Nasen-Rachenraum	Speichelfluss, Bronchialsekretion
Magen-Darm-Trakt	Übelkeit, Erbrechen, Stuhlabgang
Urogenitaltrakt	Urinabgang
Muskulatur	Fibrillationen; Zuckungen, Myoklonien
Zentrales Nervensystem	Bewusstseinseintrübung bis zum Koma; Atemdepression; Atemlähmung, Hypothermie

Evidenz der Therapieempfehlungen

	Evidenzgrad	Empfehlungsstärke
Alkohol	II-b	B
Methanol	II-b	B
Äthylenglykol	II-b	B
Paracetamol	II-b	B
Säuren/Laugen	II-b	B
Organophosphatintoxikationen	II-b	B

18.5 Giftinformationszentralen
Hans-Jürgen Reinecke

Im Bereich akuter exogener Intoxikationen sind nach wie vor klinische und epidemiologische Wissensdefizite evident. Laufende Neuentwicklungen auf dem Chemikalien- und Medikamentensektor sowie der sich ständig ändernde Verbrauch und leider auch Missbrauch verstärken den Zwang zur Aktualisierung von Diagnostik und Therapie.

Den Beratungsstellen bei Vergiftungen kommt durch ihre ständige Bereitschaft eine wichtige Funktion als Ansprechpartner für Vergiftungsnotfälle zu. Aber erst das Erfassen und Auswerten von Vergiftungen macht auch eine sinnvolle Verhütung möglich und dient damit dem vorbeugenden Gesundheitsschutz. „Somit fällt den Giftinformationszentralen eine herausragende Aufgabe mit großer Verantwortung zu. Zur Bewältigung sind Fachkompetenz und modernes Management erforderlich. Eine zeitgemäße klinische Toxikologie stellt hohe Ansprüche an Information, Dokumentation, Wissensverarbeitung und Qualitätssicherung. Dies insbesondere vor dem Hintergrund, dass im Bereich der akuten Intoxikationen kaum Studien nach den bekannten Mustern durchzuführen sind und es dadurch sehr schwierig ist, eine „evidence based medicine" zu betreiben. Formal sind die Giftinformationszentralen Einrichtungen der Länder, die Rechtsgrundlage ist § 16e des Chemikaliengesetzes, in dem es u. a. heißt: „Das Bundesinstitut für gesundheitlichen Verbraucherschutz und Veterinärmedizin übermittelt die Angaben zu Vergiftungen den von den Ländern zu bezeichnenden medizinischen Einrichtungen, die Erkenntnisse über die gesundheitlichen Auswirkungen gefährlicher Stoffe oder gefährlicher Zubereitungen sammeln und auswerten und bei stoffbezogenen Erkrankungen durch Beratung und Behandlung Hilfe leisten (Informations- und Behandlungszentren für Vergiftungen).

Die nach Satz 1 bezeichneten Stellen berichten dem Bundesinstitut für gesundheitlichen Verbraucherschutz und Veterinärmedizin über Erkenntnisse auf Grund ihrer Tätigkeit, die für die Beratung und Behandlung von stoffbezogenen Erkrankungen von allgemeiner Bedeutung sind."

Im Folgenden sind die rund um die Uhr erreichbaren Giftinformationszentralen aufgeführt.

Giftinformationszentralen Deutschland – Österreich – Schweiz

Berlin
Institut für Toxikologie – Klinische Toxikologie
und Giftnotruf Berlin
Oranienburger Str. 285
13437 Berlin
Tel 030/19240
Fax 030/30686721
e-mail: mail@giftnotruf.de
www.giftnotruf.de

Universitätsmedizin Berlin
Charité- Campus Virchow-Klinikum
Medizinische Klinik mit Schwerpunkt
Nephrologie und Internistische Intensivmedizin
Informationszentrale bei Vergiftungen
Augustenburger Platz 1
13353 Berlin
Tel 030 450 653 555
Fax 030 450 553 915
e-mail: giftinfo@charite.de
www.charite.de/rv/nephro/

Bonn
Informationszentrale gegen Vergiftungen
des Landes Nordrhein-Westfalen
Adenauerallee 119
53113 Bonn
Tel 0228/19240
Fax 0228/2873314
e-mail: gizbn@mailer.meb.uni-bonn.de
www.meb.uni-bonn.de/giftzentrale/index.html

Erfurt
Gemeinsames Giftinformationszentrum (GGIZ)
der Länder Mecklenburg-Vorpommern, Sachsen,
Sachsen-Anhalt und Thüringen
Nordhäuser Strasse 74
99089 Erfurt
Tel 0361/730730
Fax 0361/7307317
e-mail: info@ggiz-erfurt.de
www.sozial-mv.de/index.htm

Freiburg
Vergiftungs-Informations-Zentrale Freiburg
Mathildenstrasse 1
79106 Freiburg
Tel 0761/19240
Fax 0761/2704457
e-mail: giftinfo@kikli.ukl.uni-freiburg.de
www.giftberatung.de

Göttingen
Giftinformationszentrum-Nord der Länder Bremen,
Hamburg, Niedersachsen und Schleswig-Holstein
Robert-Koch-Strasse 40
37075 Göttingen
Tel 0551/19240
Fax 0551/3831881
e-mail: giznord@giz-nord.de
www.giz-nord.de

Homburg
Informations- u. Behandlungszentrum für Vergiftungen
Universitätsklinik für Kinder- und Jugendmedizin
Gebäude 9
66421 Homburg
Tel 06841/19240
Fax 06841/1628438
e-mail: uniklinik-saarland.de
www.med-rz.uni-sb.de/med_fak/kinderklinik/Vergiftungs-zentrale/vergiftungszentrale.html

Mainz
Giftinformationszentrum der Länder
Rheinland-Pfalz und Hessen
Klinische Toxikologie
Langenbeck Strasse 1
55131 Mainz
Tel 06131/19240
Fax 06131/232469
e-mail: mail@giftinfo.uni-mainz.de
www.giftinfo.uni-mainz.de

München
Giftnotruf München
Toxikologische Abteilung
II. Med. Klinik der Technischen Universität München
Ismaninger Str. 22
81675 München
Tel 089 19240
Fax 089/41402467
e-mail: tox@lrz.tum.de
www.toxinfo.org

Nürnberg

Giftinformationszentrale Nürnberg
Klinikum Nürnberg Nord
Prof.-Ernst-Nathan-Strasse 1
90419 Nürnberg
Tel 0911/3982451 oder 3982665
Fax 0911/3982192
e-mail: muehlberg@klinikum-nuernberg.dde
www.giftinformation.de/

Wien/Österreich

Vergiftungs-Informations-Zentrale
Allgemeines Krankenhaus Wien
Währinger Gürtel 18-20
A-1090 Wien
Tel 004314064343
Fax 00431404004225

Zürich/Schweiz

Schweizerisches Toxikologisches Informationszentrum
Freiestrasse 16
CH-8028 Zürich
Tel 145
Tel (Deutschland) 04112515151
Fax 04112528833
e-mail: info@toxi.ch
http://www.toxi.ch/start.html

Erkrankungen im Kindesalter

STEFAN BURDACH

19.1	Neonatologische Erkrankungen	1551
19.2	Ernährungsstörungen	1559
19.3	Gastroenterologie	1569
19.4	Stoffwechselstörungen	1584
19.5	Endokrinologie	1593
19.6	Immunologische Erkrankungen	1599
19.7	Infektionserkrankungen	1609
19.8	Impfungen	1627
19.9	Erkrankungen der Atemwege	1629
19.10	Kardiovaskuläre Erkrankungen	1638
19.11	Hämatologie und Onkologie	1644
19.12	Hämostaseologische Erkrankungen	1654
19.13	Erkrankungen der Nieren und des Urogenitaltraktes	1661
19.14	Erkrankungen des Nervensystems und der Muskulatur	1665
19.15	Anomalien von Skelett und Bindegewebe	1673
19.16	Gefäßdysplasien	1674
19.17	Pädiatrische Intensivmedizin	1677
19.18	Plötzlicher Kindstod (SIDS) und augenscheinlich lebensbedrohliches Ereignis (ALE)	1689
19.19	Misshandlungen und Missbrauch	1691
19.20	Pharmakologische und arzneimittelrechtliche Probleme im Kindesalter	1694
19.21	Hyperkinetische Störungen des Kindes- und Jugendalters	1696
19.22	Wachstum und Entwicklungsstörungen	1698

19.1 Neonatologische Erkrankungen
Peter Groneck

19.1.1 Betreuung des gesunden Neugeborenen

Bei Entbindungen ohne prä- oder perinatale Risikofaktoren sind in der Regel für das Neugeborene keine Probleme zu erwarten. Trotzdem muss der verantwortliche Arzt einer geburtshilflichen Abteilung dafür Sorge tragen, dass bei jeder Geburt eine Person sofort erreichbar sein kann, die mit den Grundregeln der Reanimation von Neugeborenen vertraut ist. Ein neonatologisch versierter Pädiater sollte bei Risikoentbindungen zugegen sein. Notwendige Ausrüstungen (z. B. Reanimationsplatz mit Wärmestrahler, Absaugvorrichtung, Sauerstoff, Beatmungsbeutel, Laryngoskop, Tuben etc.) müssen vorhanden sein und ihre Funktion regelmäßig überprüft werden. Hochrisikoentbindungen sollten in einem Perinatalzentrum erfolgen.

Maßnahmen nach der Geburt
Ein oropharyngeales Absaugen nach der Geburt ist nur bei gestörter Adaptation erforderlich. Bei Vorliegen von mekoniumhaltigem Fruchtwasser wird das Kind oropharyngeal unmittelbar nach der Entwicklung des Kopfes und vor der Aufnahme von Eigenatmung abgesaugt. Die Nabelschnur des Kindes wird nach Sistieren der Pulsationen abgeklemmt, bei einer Sektioentbindung wird die Nabelschnur vor dem Abklemmen ausgestrichen. Nach der Geburt wird das Kind abgetrocknet und der Mutter auf die Brust oder in den Arm gelegt. Wichtig ist die Vermeidung einer Auskühlung des Kindes. Die postnatale Adaptation wird durch Ermittlung des APGAR-Scores bestimmt. Zur Beurteilung der prä- und perinatalen Kreislaufsituation des Kindes wird der Nabelarterien-pH gemessen. Kurz nach der Geburt erfolgt i. d. R. durch den Geburtshelfer eine erste Untersuchung des Kindes (U1), um das Vorliegen von Fehlbildungen und Geburtstraumata auszuschließen und die Qualität der Adaptation zu beurteilen.

Präventive Maßnahmen
- **Ophthalmieprophylaxe:** Die gesetzliche Vorschrift der Blenorrhoeprophylaxe mit Silbernitrat 1% (Credé-Prophylaxe) ist aufgehoben, viele Kliniken empfehlen jedoch weiter eine Behandlung, um neben der Ophthalmia gonorrhoica auch Augeninfektionen mit Chlamydien und gramnegativen Erregern zu verhindern. Neben Silbernitrat können Erythromycin 0,5% oder 2,5% Polyvidon-Jod-Tropfen in den Bindehautsack unmittelbar nach der Geburt verabreicht werden.
- **Erfassung des HBV-Status der Mutter:** Bei HBs-Ag-positiven Müttern zur Prävention einer vertikalen Übertragung aktive und passive Simultanimpfung des Kindes sofort nach der Geburt. Bei unklarem Status Versuch der Bestimmung rasch nach der Geburt, Impfung innerhalb von 12 h. Bei positivem Befund der Mutter zusätzlich passive Immunisierung des Kindes innerhalb von 7 Tagen.
- Diagnose und Therapie einer **Hypoglykämie** (Blutzucker <35 mg% beim Neugeborenen oder <45 mg mit Symptomen): Eine Blutzuckerkontrolle sollte auch bei klinisch gesunden Neugeborenen mit einem Geburtsgewicht >4000 g, bei Kindern <10. Perzentile (<2500 g bei Reifgeborenen) und bei Kindern <37. SSW erfolgen. Die Kinder sollten früh angelegt werden, ggf. Gabe einer oralen Kohlenhydratlösung. Bei ausgeprägter oder wiederholter Hypoglykämie sind eine intravenöse Glukoseinfusion sowie eine diagnostische Abklärung erforderlich.
- **Bilirubinkontrolle bei klinischem Ikterus:** Transkutane Bilirubinometrie liefert verlässliche Werte, blutige Messung bei Werten an Phototherapiegrenze (s. unten).
- **Vitamin-K- und Vitamin-D-Prophylaxe:** Das gesunde reifen Neugeborenen wird zur Vermeidung von verzögert auftretenden Hirnblutungen eine orale Vitamin-K-Prophylaxe mit je 2 mg Vitamin K bei den Vorsorgeuntersuchungen U1, U2 und U3 vorgenommen. Dies ist v. a. bei gestillten Kindern erforderlich. Frühgeborene und kranke Neugeborene erhalten Vitamin K parenteral. Zur Rachitisprävention erfolgt während des ersten Lebensjahres die Verabreichung einer Tablette mit 500 E Vitamin D. Es ist sinnvoll, dieses mit 0,25 mg Fluor zur Kariesprophylaxe zu kombinieren.
- **Vorsorgeuntersuchung** Die U1 erfolgt 10–15 min nach der Geburt durch die Hebamme oder den Geburtshelfer, U2 durch den Kinderarzt am 3.–10. Lebenstag.
- **Screening-Untersuchung:** Für alle Neugeborenen wird die Früherkennungsuntersuchung von folgenden Stoffwechselerkrankungen empfohlen:
  1. Störungen des Aminosäurestoffwechsels (Phenylketonurie und Hyperphenylalaninämie, Ahornsiruperkrankung)
  2. Organoazidurien (Glutarazidurie Typ I, Isovalerianazidämie)
  3. Defekte der Fettsäureoxidation und des Carnitinzyklus (Medium-Chain-Acyl-CoA-Dehydro-genase(MCAD)-Mangel, Long-Chain-3-OH-Acyl-CoA Dehydrogenase-(LCHAD-)Mangel, Very-Long-Chain-Acyl-CoA-Dehydrogenase-(VLCAD-)Mangel, Carnitin-Palmitoyl-Transferase-(CPT-)I-Mangel, Carnitin-Palmitoyl-Transferase (CPT-)II-Mangel, Carnitin-Acylcarnitin-Translocase-Mangel
  4. Biotinidasemangel
  5. Klassische Galaktosämie
  6. Konnatale Hypothyreose
  7. Klassisches Adrenogenitales Syndrom.

In der Regel ist eine Probenentnahme mittels Filterpapier am 3. Lebenstag durchzuführen. Ein technisch sicheres Screening für alle Zielerkrankungen, auch unabhängig von der Proteinzufuhr mit der Ernährung, ist nach der 36. Lebensstunde möglich. Bei Entlassung vor der 36. Lebensstunde müssen die Eltern über die Notwendigkeit einer zweiten Screeninguntersuchung informiert werden, da einige

Erkrankungen in den ersten 36 Lebensstunden nicht sicher diagnostizierbar sind. Ein Erstscreening vor früher Entlassung muss in jedem Fall durchgeführt werden, um die rechtzeitige Intervention für einzelne, bereits sicher erkennbare Erkrankungen (z. B. Organoazidurien, Galaktosämie) zu gewährleisten. Bei einer Entlassung vor der 36. Lebensstunde, bei Verlegung in eine andere Institution oder vor einer Transfusion oder Austauschtransfusion sowie bei einer Behandlung mit Kortikosteroiden oder Dopamin muss zuvor eine erste Probenentnahme durchgeführt werden. Bei sehr unreifen Kindern unter 32 Schwangerschaftswochen muss ein abschließendes Zweitscreening in einem korrigierten Alter von 32 Schwangerschaftswochen erfolgen.

Der Probenversand muss immer am Tag der Probenabnahme erfolgen. Der Einsender (der das Neugeborene betreuende Arzt oder die Hebamme) ist verantwortlich für die Organisation und Durchführung der Probenentnahme sowie für die vollständige Dokumentation sowohl des Probenversands als auch des Befundrücklaufs. Der Einsender ist verantwortlich für die Einleitung der erforderlichen Maßnahmen bei pathologischem Screeningergebnis (Information der Eltern, Organisation von Wiederholungsuntersuchungen und/oder die Veranlassung einer Behandlung).

19.1.2 Neugeborenenerstversorgung bei gestörter Adaptation

Nach der Geburt stellt sich der Kreislauf von der fetalen auf die postnatale Zirkulation um. Die Lunge muss expandieren und von Flüssigkeit befreit werden, das Kind muss eine adäquate Spontanatmung aufnehmen. Bei perinataler Hypoxie kommt es zunächst zu einer primären Apnoe, hier kann das Neugeborene noch allein durch taktile Stimulation und Sauerstoffgabe zur Aufnahme von Spontanatmung gebracht werden. Bei profunder Hypoxie kommt es nach einer Phase von Schnappatemzügen zur terminalen Apnoe, die sich nur noch durch assistierte Beatmung behandeln lässt.

Therapie Unmittelbar nach der Geburt muss parallel untersucht und gehandelt werden. Prinzipiell gilt, je besser sich das Neugeborene aktiv anpasst, desto zurückhaltender sind die Maßnahmen des Erstversorgenden. Bei einer gestörten Adaptation oder primären Risikofaktoren (z. B. Frühgeburtlichkeit, intrauterine Wachstumsretardierung) sind folgende Maßnahmen notwendig:
— Nach dem Abtrocknen Platzierung auf einen Wärmetisch (Wärmeerhaltung extrem wichtig bei Frühgeborenen!), nasse Tücher entfernen.
— Absaugen von Mund, Nase und Oropharynx (cave: Bradykardie bei zu forciertem Absaugmanöver).
— Stimulation der Atmung durch taktile Reizung von Rücken und Fußsohlen.
— Weitere Interventionen erfolgen in Abhängigkeit der Symptome beim Kind (s. folgende Übersicht). Indikatoren für eine Intervention sind die Atmung (primäre oder sekundäre Apnoe) sowie die Herzfrequenz (Ziel: >100, da die fetale Herzauswurfleistung fast vollständig über die Frequenz reguliert wird). Weiterhin wird die Hautfarbe beurteilt. Bei ausreichender Herztätigkeit und Atmung, jedoch zyanotischer Hautfarbe, wird Sauerstoff zugeführt. Wenn trotz taktiler Stimulation eine Bradykardie persistiert oder die Spontanatmung insuffizient bleibt, erfolgen eine Maskenbeatmung mit einem Beatmungsbeutel sowie die Gabe von Sauerstoff. Hält trotz erfolgter Maskenbeatmung eine Bradykardie <100 an oder wird bei ausreichender Herzfrequenz eine suffiziente Spontanatmung nach mehreren Phasen der Maskenbeatmung nicht aufgenommen, erfolgen eine Intubation und die Beatmung. Stets muss vor Maßnahmen der zirkulatorischen Reanimation (Herzmassage, Katecholamine) eine ausreichende Ventilation sichergestellt sein.
— **Herzmassage**: Notwendig bei anhaltender Bradykardie <60/min trotz richtig liegendem Trachealtubus (s. folgende Übersicht).
— **Suprarenin** bei persistierender Bradykardie <60/min trotz effektiver Beatmung und Herzmassage (s. Übersicht).
— Falls nach 2 Dosen Suprarenin kein Anstieg der Herzfrequenz beobachtet wird, Ventilation und O_2-Zufuhr kontrollieren. Andere Ursachen der Bradykardie ausschließen (Pneumothorax, Zwerchfelldefekt, Malformation der Atemwege).
— **Natriumbicarbonat**: Vor der Gabe Sicherstellung einer adäquaten Ventilation und Zirkulation. Indikation: metabolische Azidose mit einem BE ≥−10. Dosis: 2 mVal/kg i.v. über 15 min.
— **Volumenexpansion**: Viele asphyktische Neugeborenen sind nicht hypovolämisch, sondern eine schlechte periphere Perfusion ist häufig Ausdruck einer postasphyktischen myokardialen Kontraktilitätsinsuffizienz. Eine sichere Diagnose ist nur echokardiographisch zu stellen. In der Akutsituation im Kreißsaal ist von einer Hypovolämie auszugehen, wenn es anamnestische Hinweise für einen Volumenverlust während der Geburt gibt: vorzeitige Plazentalösung mit Beeinträchtigung des plazentaren Blutflusses zum Feten, maternale Hypotension, Placenta praevia. Akutmaßnahme bei Hypovolämie: NaCl 0,9% oder Ringer-Laktat i.v. 10–15 (–20) ml/kg. Infusionsmenge und -geschwindigkeit richten sich nach der Schocksymptomatik bzw. der peripheren Perfusion sowie nach dem kontinuierlich registrierten, oszillatorisch gemessenen Blutdruck (Normwerte von Früh- und Neugeborenen beachten). Bei Anämie (HKT oder Hb-Messung im Kreißsaal) Gabe von 0-Rh-neg.-Erythrozytenkonzentrat 10–15 ml/kg.
— Katecholamindauerinfusion bei persistierender Hypotension des Neugeborenen.

Reanimation von atemgestörten Neugeborenen
- Herzfrequenz >100, unzureichende Spontanatmung, zyanotisches Hautkolorit:
  - **Absaugen** von Mund und Nase
  - **Taktile Stimulation** durch Reiben der Fußsohle
  - **Sauerstoffvorlage** (5 l/min), weitere Adaptation abwarten
  - **Warmhalten** des Kindes
  - **Lagerung des Kopfes** in Schnüffelposition (geringe Reklination)
- Herzfrequenz <100 oder keine ausreichende Spontanatmung trotz o. g. Maßnahmen:
  - **Maskenbeatmung** mit Beatmungsbeutel und Sauerstoffzufuhr. Initialer Beatmungsdruck 30 cmH_2O, weitere Atemzüge 15–20 cm H_2O. Die Maske sollte Kinn und Nase, jedoch nicht die Augen bedecken, Kopf in Mittelstellung mit leichter Extension (Schnüffelposition). Durchführung der Maskenbeatmung für 30 s, dann erneute Überprüfung des Zustandes. Unter der Maskenbeatmung sollte die Herzfrequenz ansteigen und das Kind zunehmend rosiger werden. Falls nach 30 s Herzfrequenz >100, jedoch noch keine ausreichende Spontanatmung einsetzt, Maskenbeatmung weiter fortsetzen; ggf. Intubation bei anhaltender Hypoventilation.
- Herzfrequenz bleibt <100 trotz effektiver Maskenbeatmung:
  - Überprüfung der Sauerstoffzufuhr. Erneutes Absaugen der oberen Luftwege
  - **Intubation** mit Tubus von 2,5 mm Innendurchmesser (ID) (<2000 g), 3,0 mm ID (bis 3500 g) oder 3,5 mm ID (über 3500 g Geburtsgewicht). Anstieg der Herzfrequenz und Besserung des Hautkolorits: wichtige Hinweise einer adäquaten Ventilation. Auskultation des Thorax und Beobachtung der Exkursionen zur Bestätigung der korrekten Tubuslage
- Herzfrequenz <60 trotz effekt. Ventilation über Maske/Tubus:
  - **Herzmassage**: Zeige- und Mittelfinger komprimieren das untere Drittel des Sternums oder Umfassen des Thorax mit beiden Händen und Kompression des Sternums mit beiden Daumen. Tiefe der Kompression 1–2 cm, 90-mal/min, 3 Kompressionen auf einen Atemzug. Vor jeder Herzmassage muss adäquate Ventilation sichergestellt sein!

  Bei persistierender Bradykardie <60/min trotz Ventilation und Herzmassage:
  - **Suprarenin intratracheal:** falls Kind intubiert. Suprarenin 1:10 verdünnt (1:10.000), 0,2 ml/kg
  - **Venöser Zugang:** Rasche Anlage eines Nabelvenenkatheters
  - **Suprarenin intravenös:** Lösung 1:10 verdünnt (1:10.000), 0,1 ml/kg = 0,01 mg/kg. Nach 1 min wiederholen, falls ohne Effekt

  Bei weiterhin anhaltender Bradykardie Überprüfung auf Vorliegen eines **Pneumothorax:** Seitendifferente Auskultation? Diaphanoskopie mit Kaltlicht oder Probepunktion
- Maßnahmen nach erfolgter Reanimation:
  - Therapie der Azidose mit **Natriumbicarbonat** 1–2 mval/kg
  - Oszillatorische Blutdruckmessung. Bei Hypotension intravenöse Dauerinfusion von **Katecholaminen** (Dopamin/Dobutrex oder Suprarenin)
  - Bei Hypovolämie (anamnestisch vorzeitige Plazentalösung, Nabelschnurriss) Gabe von **NaCl 0,9%** oder **Ringer-Laktat** 10 bis 20 ml/kg
  - Im Blutungsschock Gabe von 10–20 ml/kg **Erythrozytenkonzentrat** der Blutgruppe 0 Rh neg.

19.1.3 Respiratorische Erkrankungen des Neugeborenen

Atemnotsyndrom („respiratory distress syndrome", RDS; hyalines Membransyndrom, HMS; Surfactantmangelkrankheit)

Das Atemnotsyndrom ist die häufigste lebensbedrohliche Erkrankung Frühgeborener. Kurze Zeit nach der Geburt kommt es zu einer Symptomatik mit Luftnot, Tachypnoe und Zyanose. Seit den Untersuchungen von Avery und Mead 1959 ist bekannt, dass die Ursache dieser respiratorischen Insuffizienz in einer verminderten pulmonalen Synthese von oberflächenaktiven Substanzen besteht. Der Mangel an Surfactant führt zu einer hohen Oberflächenspannung an der alveolären Wasser-Luft-Grenzfläche, die Alveole kann im Endexspirium nicht offen gehalten werden und kollabiert. Die resultierenden Atelektasen führen zu einem intrapulmonalen Rechts-Links-Shunt mit Hypoxie. Auf Grund der hohen Oberflächenspannung kommt es zu einer Exsudation von Plasma in die Alveolen. Inhibierung von Surfactant durch Plasmaproteine (insbesondere durch Fibrinogen) ist ein weiteres Charakteristikum des Atemnotsyndroms.

Surfactant ist ein Gemisch aus Phospholipiden (hauptsächlich Dipalmitoylphosphatidylcholin, DPPC) und surfactantassoziierten Proteinen (SP-A, -B, -C und -D). Insbesondere die niedermolekularen lipophilen Apoproteine SP-B und -C sind für die Surfactantfunktion von großer Bedeutung. Die hydrophilen Proteine SP-A und SP-D haben unter anderem als Opsonine eine Bedeutung bei der unspezifischen Infektionsabwehr.

Therapie Symptomatische Behandlung: Bei leichtem Atemnotsyndrom reicht häufig eine Zufuhr von Sauerstoff aus. Bei zunehmender Symptomatik ist eine Behandlung mit CPAP (kontinuierlicher positiver Atemwegsdruck) über einen nasal liegenden Tubus indiziert (4–5 cmH_2O). Die verabreichte Sauerstoffkonzentration richtet sich nach der pulsoximetrisch gemessenen Sauerstoffsättigung. Weiter erfolgt eine kontinuierliche transkutane Messung des pCO_2 und pO_2. Bei respiratorischer Insuffizienz sind die Intubation sowie eine maschinelle Beatmung erforderlich. Die Behandlung einer arteriellen Hypotension, Hypovolämie oder Anämie sind weitere symptomatische Maßnahmen.

Surfactantsubstitution: Die Behandlung mit Surfactant stellt die kausale Behandlung des Atemnotsyndroms dar. Natürliche Surfactantpräparate werden durch Lavage von Rinderlungen (Alveofact) oder durch alkoholische Extraktion aus Tierlungenhomogenaten von Schweinen (Curosurf) oder Rindern (Survanta) gewonnen. Synthetische Surfactantpräparate bestehen aus Phospholipiden, denen zusätzliche Adjuvanzien zur Spreitungsverbesserung beigefügt wurden (Hexadecanol und Tyloxapol bei Exosurf). Surfactant wird intratracheal über einen Katheter oder einen Trachealtubus mit eingearbeitetem Applikationskanal verabreicht. Die Bolusapplikation führt zu einer homogeneren Verteilung als die langsame intratracheale Infusion. Nach der Surfactantsubstitution kommt es innerhalb von Minuten nach der Verabreichung zu einer dramatischen Besserung des Gasaustausches. Die für eine ausreichende Oxygenierung notwendige Sauerstoffzufuhr kann deutlich gesenkt werden, Gleiches gilt zeitlich verzögert auch für Ventilationsparameter. Die rasche Besserung der Oxygenierung beruht in einer anhaltenden Vergrößerung der funktionellen Residualkapazität auf Grund einer gesteigerten Alveolarrekrutierung. Die Compliance der Lunge bessert sich langsamer, bedingt durch den anfangs noch erhöhten pulmonalen Flüssigkeitsgehalt.

Diese raschen Effekte machen eine kontinuierliche Überwachung der Oxygenierung sowie der Ventilationsparameter nach Substitution notwendig, um eine beatmungsbedingte Überblähung der Lunge zu vermeiden. Die Akuteffekte von Surfactant haben zu einer Reduktion der Mortalität des Atemnotsyndroms um 43% und der Pneumothoraxrate um 70% geführt. Andere schwerwiegende Begleitkomplikationen der Frühgeburtlichkeit wie Hirnblutung und bronchopulmonale Dysplasie sind durch die Surfactantsubstitution leider nicht entscheidend in ihrer Häufigkeit reduziert worden.

Es gibt deutliche Wirkungsunterschiede zwischen natürlichen und synthetischen Surfactants. Natürliche Surfactants (Curosurf, Survanta, Alveofact) enthalten SP-B und -C, die Präsenz dieser extrem lipophilen Proteine bedingt die gute Spreitungseigenschaft des Surfactants bei topischer Applikation. SP-B und -C vermindern ebenfalls die Surfactantinaktivierung durch Serumproteine. Proteinfreie, synthetische Surfactants (Exosurf) haben eine deutlich schlechtere klinische Wirkung, die Mortalitätsreduktion ist geringer. Die Dosierung natürlicher Surfactants beträgt 100 mg/kg initial, jeweils nach 12 Stunden folgen Wiederholungsgaben, wenn weiterhin ein deutlicher Sauerstoffbedarf besteht (FiO_2 >0,3–0,4), kumulative Dosis 400 mg/kg.

Unterschieden werden eine prophylaktische Gabe, eine Frühsubstitution sowie eine Rescue-Behandlung bei etabliertem Atemnotsyndrom. Von der prophylaktischen Therapie unmittelbar nach der Geburt profitieren extrem unreife Frühgeborene mit einem Gestationsalter <28 Wochen. Bei Frühgeborenen mit 28–31 Gestationswochen ist nach initialer Stabilisierung eine frühe Therapie bei deutlichem Sauerstoffbedarf sinnvoll. Bei ausreichender Spontanatmung und gutem Therapieeffekt können diese Kinder rasch nach der Substitution wieder extubiert und mit Nasen-CPAP weiterbehandelt werden.

Die Surfactanttherapie ist die am besten untersuchte Behandlung in der Neonatologie. In zahlreichen randomisierten kontrollierten Studien wurde die Wirkung nachgewiesen, Komplikationen sind bei sachgerechter Durchführung sehr gering. Unter der Substitution kann ein kurzfristiger Abfall des pO_2 sowie des Blutdrucks beobachtet werden. Bei zu tiefer Applikation des Surfactants in einen Haupt- oder Lappenbronchus kann eine Maldistribution resultieren. Bei synthetischem Surfactant besteht eine höhere Inzidenz von Lungenblutungen. Eine Sensibilisierung gegen Surfactant konnte bislang nicht beobachtet werden. Nachuntersuchungen zeigen keine Unterschiede in der Lungenfunktion zwischen behandelten und nichtbehandelten Patienten.

Zusätzliche Maßnahmen: Bei schwerer Erkrankung kann versucht werden, durch eine Hochfrequenzoszillationsbeatmung (HFO) die Alveolarrekrutierung zu verbessern. Bei persistierender pulmonaler Hypertonie mit Hypoxie ist eine NO-Inhalation in speziellen Zentren erwägenswert. Eine extrakorporale Membranoxygenierung (ECMO) ist bei Frühgeborenen wegen der Hirnblutungsgefährdung kontraindiziert.

Mekoniumaspirationssyndrom

Das Mekoniumaspirationssyndrom (MAS) wird bei 0,2 bis 3 Neugeborenen pro 1000 Geburten beobachtet, es erkranken fast ausschließlich reife Neugeborene. Die Aspiration kann vor, während und nach der Geburt auftreten, für die Entstehung ist eine fetale Depression mit Induktion von tiefen Inspirationszügen notwendig. Die Inhalation von Mekonium führt zu einer mechanischen Obstruktion der Luftwege, einer chemischen Pneumonitis sowie zu einer Surfactantinaktivierung. Bei länger dauernder prä- oder postnataler Hypoxie entsteht ein pulmonaler Hypertonus mit schwerer respiratorischer Insuffizienz.

Therapie Bei Abgang von mekoniumhaltigem Fruchtwasser vor der Geburt: Absaugen von Mund und Nase des Neugeborenen unmittelbar nach Entwicklung des Kopfes und vor Entwicklung des Thorax. Bei klinischer Dyspnoe und Zyanose erfolgt nach oropharyngealem Absaugen die Intubation sowie tracheales Absaugen mit Spülung. Im Vergleich zur Atemwegslavage mit 0,9%igem NaCl scheint es bei der Spülung mit verdünnter Surfactantlösung (5 mg/ml) zu einer besseren Elimination der Mekoniumpartikel aus den Luftwegen zu kommen, größere Studien hierzu liegen jedoch noch nicht vor. Kinder mit MAS sind sauerstoffbedürftig und müssen in der Regel maschinell beatmet werden. Eine Behandlung mit Surfactant ist effektiv, die Wirkung ist in einer kontrollierten Studie nachgewiesen worden. Der Akuteffekt der Surfactantsubstitution ist beim MAS langsamer und geringer ausgeprägt als beim Atemnotsyndrom, meist ist eine deutliche Besserung der Oxygenierung erst nach repititiven Gaben zu erzielen. Bei pulmonaler Hypertonie (Echokardiographie, SO_2-Differenz prä- und postduktal) und nicht beherrschbarer Hypoxie ist ein Therapieversuch mit NO-Inhalation zu erwägen, bei Versagen extrakorporale Membranoxygenierung (ECMO).

19.1.4 Erkrankungen des Frühgeborenen

Fünf bis sieben Prozent aller Neugeborenen sind zu früh geboren (Gestationsalter <37 vollendete Wochen). Mortalität und Morbidität sind direkt abhängig vom Grad der Unreife und von der Höhe des Geburtsgewichtes, Kinder mit einem Geburtsgewicht unter 1500 g (1–1,5% aller Geburten) stellen eine besondere Risikogruppe dar. Lebensfähigkeit besteht bis auf wenige Ausnahmen ab 23 kompletten Schwangerschaftswochen. Auf Grund der Fortschritte in der neonatologischen Therapie (Regionalisierung in Perinatalzentren, Verbesserung der Beatmungstechnik, Surfactantsubstitution) hat die Mortalität auch bei sehr unreifen Frühgeborenen innerhalb der letzten 10 Jahre dramatisch abgenommen. 70–80% aller Kinder mit einem Geburtsgewicht unter 1000 g (24–27 SSW) und 95% aller Kinder mit einem Gewicht zwischen 1000 und 1500 g (28–32 SSW) überleben heute. Die Entwicklungschancen von Kindern mit einem Gewicht zwischen 1000 und 1500 g sind gut. Extrem unreife Frühgeborene (<1000 g) zeigen in der Hälfte der Fälle eine normale Entwicklung, ein Viertel weist milde bis mäßige Beeinträchtigungen auf, und 25% sind deutlich bis schwer und z.T. mehrfach behindert.

Therapie Hirnblutungen und Infarzierungen der weißen Substanz (**periventrikuläre Leukomalazie**) sind die wichtigsten frühgeburtlichkeitsassoziierten Erkrankungen, die für eine ungünstige Entwicklungsprognose verantwortlich sind. Durch die Optimierung der Geburts- und Erstversorgungssituation (Perinatalzentren) ist die Rate dieser Komplikationen deutlich gesenkt worden. Die Chorioamnionitis ist heute der wichtigste pathogenetische Risikofaktor. Eine pränatale Steroidbehandlung der Mutter reduziert die Hirnblutungsrate. Eine Therapieoption gibt es bei der Hirnblutung nicht, bei Entwicklung eines Hydrozephalus ist eine Liquorableitung erforderlich.

Auf Grund der Unreife der Lunge ist auch nach Behandlung des akuten Atemnotsyndroms mit Surfactant (s. oben) bei vielen Frühgeborenen eine Atemhilfe erforderlich. Falls möglich, erfolgt diese in Form von kontinuierlich positivem Atemwegsdruck (CPAP), viele Kinder benötigen jedoch eine maschinelle Beatmung. Bei längerfristiger, manchmal jedoch auch schon nach kurzer Beatmung entwickelt sich insbesondere bei sehr unreifen Kindern eine **bronchopulmonale Dysplasie (BPD)** mit kardiorespiratorischer Instabilität, chronischer Atemnotsymptomatik und lang anhaltender Sauerstoffabhängigkeit. Eine BPD liegt vor, wenn im Alter von 36 Wochen (postmenstruell) weiterhin ein Sauerstoffbedarf vorliegt. Pathogenetisch liegt eine pulmonale Inflammationsreaktion zugrunde, die später in einen fibrotischen Umbau übergehen kann. Die Behandlung mit systemischen Steroiden ist wirksam, eine Therapie zwischen dem 7. und 14. Lebenstag führt zu einer Reduktion der Häufigkeit der BPD sowie der Mortalität. Die Behandlung ist jedoch mit deutlichen akuten und schwerwiegenden chronischen Nebenwirkungen behaftet. Insbesondere das Risiko für eine Zerebralparese scheint bei Behandlung mit Dexamethason erhöht zu sein, sodass die Indikation nur bei Lebensgefahr für das Kind gegeben ist. Reduktion der Flüssigkeitszufuhr sowie Diuretika stellen weitere Therapieoptionen bei der BPD dar. Die Instabilität der Atemregulation mit dem Auftreten von Apnoen, Brady-kardien und Abfällen der Sauerstoffsättigung (**Frühgeborenenapnoen**) sind bei Frühgeborenen häufig und erfordern über lange Zeit eine Überwachung auf der Intensivstation. Therapeutisch werden CPAP-Atemhilfe und Methylxanthine (Coffein, Theophyllin) eingesetzt.

Die Retina kann bei unreifen Frühgeborenen, wahrscheinlich durch toxische Sauerstoffradikale im Rahmen von Ischämie, Hyperoxie oder Infektion, in ihrer Entwicklung geschädigt werden (**Frühgeborenenretinopathie**). Bei ausgeprägten Gefäßproliferationen kann eine Laserkoagulation die Progression der Erkrankung aufhalten.

Durch Unreife der lokalen gastrointestinalen Immunität, bakterielle Dünndarmkontamination, intestinale Hypomotorik und mesenteriale Zirkulationsbeeinträchtigung kann sich bei Frühgeborenen eine **nekrotisierende Enterokolitis** entwickeln. Die Therapie des als akutes Abdomens imponierenden Krankheitsbildes besteht in Nahrungspause, parenteraler Flüssigkeitstherapie und Antibiotika; in den meisten Fällen ist eine kinderchirurgische Behandlung erforderlich.

19.1.5 Neugeborenensepsis

Im Gegensatz zum älteren Kind oder zum Erwachsenen haben Früh- und Neugeborene eine erhöhte Anfälligkeit gegenüber Infektionen. Die unreife Immunität bedingt eine erhöhte Infektionsanfälligkeit sowohl zum Zeitpunkt der Geburt (perinatale Infektion, „early onset") als auch während der stationären Pflege (nosokomiale Infektion). Perinatale Infektionen können seltener auch nach 2–12 Wochen auftreten („late onset"). Im Gegensatz zu Infektionen mit Viren und Protozoen, die das Neugeborene meist transplazentar infizieren, entsteht eine bakterielle Infektion in der Regel durch Aszension aus den Geburtswegen. Eine Ausnahme bilden Treponema pallidum und Listeria monzytogenes.

Die Keimaszension kann nach Ruptur der Fruchtblase oder durch die intakten Eihäute erfolgen. Weiterhin kann eine Infektion durch Kontaktaufnahme mit dem Erreger in den Geburtswegen während der Geburt stattfinden. Maternale Risikofaktoren sind vorzeitiger Blasensprung >24 h, mütterliches Fieber, CRP-Erhöhung, maternaler Harnwegsinfekt sowie eine asymptomatische Kolonisation der Geburtswege mit potentiell pathogenen Keimen (z. B. B-Streptokokken). Fetale Risikofaktoren sind Frühgeburtlichkeit und Asphyxie.

Therapie Symptomatische Behandlung: Ausreichende Wärmezufuhr und Oxygenierung, Beatmung bei Hypoventilation oder Apnoen, Korrektur einer Azidose oder Anämie, ausreichende Volumenzufuhr (vorzugsweise nichtkolloidale Lösungen, beispielsweise Ringer-Laktat, NaCl 0,9%), Behandlung einer Gerinnungsstörung (AT III, Frischplasma, Thrombozytenkonzentrat).

Antibiotische Therapie: Eine Antibiotikatherapie sollte stets schon bei Verdacht auf eine Infektion begonnen werden, somit ist in der Regel eine empirische Behandlung mit einer Kombination erforderlich, die die wahrscheinlichsten Erreger abdeckt:
- Perinatale Infektion: Cefotaxim und Ampicillin oder Mezlocilin bzw. Ampicillin und Gentamycin.
- Bei Meningitis: Cefotaxim und Ampicillin und Gentamycin.
- Nosokomiale Infektion: Cefotaxim und Vancomycin oder Ceftazidim und Netilmicin.

Immunglobuline: Obwohl theoretisch gut begründbar, haben prophylaktisch verabreichte Immunglobuline keinen Effekt auf die Sepsishäufigkeit und Mortalität bei Frühgeborenen. Als zusätzliche Behandlung der Sepsis ist die Verabreichung eines Kombinationspräparates, das neben IgG auch IgM und IgA enthält, offenbar wirkungsvoll, größere Studien bei Neugeborenen liegen jedoch nicht vor.

Prävention der B-Streptokokkensepsis Die intrapartuale Antibiotikatherapie der Mutter ist eine wichtige Maßnahme zur Prävention der neonatalen Infektion mit B-Streptokokken, den häufigsten Erregern der Neugeborenensepsis.
- Screening-Methode: Vaginalabstriche aller Schwangeren in der 35.–37. SSW, bei positivem Befund Verabreichung von Penicillin G oder Ampicillin während der Geburt.
- Risikobezogene Methode: Intrapartuale Gabe von Penicillin G oder Ampicillin i.v. an alle Frauen mit Risikofaktoren (früherer Nachweis von B-Streptokokken, Frühgeburtlichkeit (<37. SSW), vorzeitiger Blasensprung >18 h vor der Geburt, Fieber vor/bei der Geburt).

19.1.6 Kongenitale Infektionen

Toxoplasmose

Toxoplasma gondii ist ein intrazellulär parasitierendes Protozoon, das pathogen für den Fetus, das Neugeborene und für immunsupprimierte Erwachsene ist. Der definitive Wirt ist die Katze, die im Kot Oozysten ausscheidet.

Die Durchseuchung von Schwangeren liegt bei 17%, die Inzidenz einer maternalen Infektion bei 0,1 pro 1000 Schwangerschaften. Die Transmissionsrate nimmt mit zunehmendem Gestationsalter zu, der Schweregrad der fetalen Infektion nimmt ab. 10% der infizierten Kinder haben typische klinische Symptome bei Geburt (ZNS-Beteiligung, Chorioretinitis, Ikterus mit Hepatosplenomegalie), 90% sind klinisch unauffällig, haben allerdings ein deutliches Risiko für eine subklinische ZNS- oder Augenbeteiligung, die sich unter Umständen erst Jahre später entwickeln können.

Therapie Die maternale Behandlung mit Spiramycin verringert die Transmission erheblich. Bei gesicherter maternaler Infektion sollte eine Diagnostik auf eine fetale Infektion erfolgen (PCR im Fruchtwasser). Bei Nachweis einer fetalen Infektion sollte ab der 16. Woche eine Behandlung mit Pyrimethamin, Sulfadiazin und Folinsäure erfolgen.

Die postnatale Diagnostik bei Nachweis von mütterlichen IgG und IgM umfasst die histologische Untersuchung der Plazenta, ggf. mit In-situ-Hybridisierung, die klinische Untersuchung des Kindes (neurologischer Status, Sonographie des Schädels, Augenhintergrund), Untersuchung des Nabelschnurblutes oder Blut des Kindes für IgG, IgM (ELISA und ISAGA). Bei negativem kindlichen IgM geben die Bestimmung von IgA sowie die PCR im Blut weitere Hinweise auf eine latente Infektion. Kontrolle dieser Laborwerte im Verlauf. Falls klinische Symptome vorhanden sind oder sich serologisch eine Infektion nachweisen lässt, erfolgt eine Behandlung mit Pyrimethamin und Sulfadiazin sowie Folinsäure. Kortikosteroide bei Meningoenzephalitis/Chorioretinitis.

Zytomegalie

Unterschieden werden Primärinfektion und rekurrierende Infektion. Nach der Primärinfektion persistiert das Virus in verschiedenen Körperzellen. Durch Beeinträchtigung der zellulären Immunität kann es zu rekurrierenden Infektionen mit erneuter, meist geringgradiger Virusausscheidung kommen. Eine Transmission kann pränatal (transplazentare Infektion), perinatal (Vaginalsekret, Urin) oder postnatal (Muttermilch, Bluttransfusion) erfolgen. Die Virämie bei Erstinfektion in der Schwangerschaft kann zum fetalen Zytomegaliesyndrom mit intrauteriner Wachstumsretardierung, Hepatitis, Thrombozytopenie, zerebraler Ventrikulomegalie mit periventrikulären Verkalkungen und Chorioretinitis führen. Die Diagnose der Primärinfektion erfolgt durch maternale IgG-Konversion und IgM-Produktion. Bei rekurrierender Infektion beträgt die fetale Infektionsrate unter 1%.

Die peri- oder postnatale Infektion ist häufig (1% aller Neugeborenen) und bei reifen Neugeborenen offenbar nicht relevant. Bei Frühgeborenen unter 32 SSW kann die peri- oder postnatale Infektion wegen fehlendem IgG-Transfer jedoch mit einer klinischen Erkrankung verbunden sein (septisches Krankheitsbild, Hepatitis, Pneumonitis, Thrombopenie). Eine asymptomatische kongenitale Infektion kann zu sensoneuralem Gehörverlust führen und stellt die wichtigste Ursache für Hörverlust bei Früh- und Neugeborenen dar. Die Diagnose erfolgt über die IgG- und IgM-Bestimmung sowie die PCR (Blut, Urin, Liquor).

Therapie Eine generelle Therapieempfehlung kann auf Grund noch fehlender Studienergebnisse nicht gegeben werden. Untersucht wird zurzeit Gancyclovir, ein synthetisches Guaninderivat, das durch Inhibierung der viralen DNS-Replikation virostatisch auf CMV, HSV 1 und 2, EBV und VZV wirkt. Das Medikament hat eine Fülle von Nebenwirkungen (Fieber, Anämie, Hämorrhagie, Hyper-/Hypotonie, Benommenheit, SGOT-Erhöhung). Weiterhin sind Therapieversuche mit Foscarnet (hemmt als Pyrophosphatanalogon die virale DNA-Polymerase) erfolgt. Der endgültige Nachweis einer Effektivität beider Medikamente beim fetalen Zytomegaliesyndrom steht noch aus. Bei der peri- oder postnatalen Infektion unreifer Frühgeborener erfolgt derzeit meist eine Behandlung mit Gancyclovir, ausreichende Studienergebnisse liegen ebenfalls noch nicht vor. Zusätzlich zu den Virostatika kann auch ein CMV-Hyperimmunglobulin verabreicht werden.

Herpes simplex (HSV)

Die HSV-Infektion bei Neugeborenen ist selten. Für eine neonatale Infektion ist zu 75% HSV Typ 2 und zu 25% HSV Typ 1 verantwortlich. Die Transmission erfolgt in der Regel während der Geburt (HSV-2). Eine postnatale Aquisition kann über Brustläsionen der Mutter, labiale Läsionen beider Eltern oder des Pflegepersonals erfolgen (HSV-1). Mundschutz bei Herpes labialis, strenge Handhygiene.

Diagnostik und Therapie Bei maternaler Infektion (IgG-Titeranstieg oder IgM-Nachweis) Abstriche aus Zervix und Vulva (insbesondere bei Vesikeln), PCR für HSV. Eine Sektioentbindung wird empfohlen bei primärer Infektion sowie bei rekurrierender Infektion mit Läsionen oder mit Virusnachweis. Beim Kind erfolgen eine serologische Untersuchung (IgG und IgM), Abstriche für PCR aus Nasopharynx und Auge sowie eine klinische Untersuchung inklusive Augenuntersuchung. Sorgfältige Handhygiene durch die Mutter und das Pflegepersonal. Bei positiver PCR oder bei klinischen Befunden (Enzephalitis, Krampfanfälle, Vesikel auf Haut oder Schleimhäuten, Konjunktivitis) auch ohne Ergebnis der PCR Behandlung mit Acyclovir i.v. über 14 Tage. Acyclovir wird aktiviert durch eine von HSV produzierte Thymidinkinase und ist ein Inhibitor der viralen DNA-Polymerase. Bei dringendem Verdacht auf HSV-Infektion Isolation des Kindes.

Varizellen

Kongenitale Varizellen können bei ca. 2% der Infektionen im ersten Trimenon zu narbigen Hautläsionen, Augen- und ZNS-Defekten beim Feten führen. Das Neugeborene kann bei einer maternalen Varizelleninfektion mit Exanthemausbruch 5 Tage vor bis 2 Tage nach der Geburt an einer schweren neonatalen Infektion mit hämorrhagischem Exanthem, Pneumonie und Enzephalitis erkranken, da keine maternalen Antikörper gebildet und übertragen wurden.

Maßnahmen Bei mütterlichem Kontakt mit Varizellen oder Zoster Feststellung des IgG- und IgM-Status. Falls IgG-negativ, innerhalb von 24–72 h Gabe von Varizellenhyperimmunglobulin (VZV-IgG) an die Mutter; dadurch kann eine Erkrankung meist verhindert werden. Bei mütterlichem Exanthem, insbesondere kurz vor dem errechneten Geburtstermin, ebenfalls Gabe von VZV-IgG. Wenn ein mütterliches Exanthem 5 Tage vor der Geburt oder im Wochenbett auftritt, so ist eine Behandlung des Kindes mit Varizellenhyperimmunglobulin i.v. sowie Acyclovir i.v. indiziert. Eine Isolation des Kindes ist erforderlich.

Hepatitis B

Gefahr der Transmission bei Müttern mit chronischem HBV-Trägerstatus oder akuter Infektion. Wenn Mütter HBsAg- und HBeAg-positiv sind, besteht eine 80%ige Transmissionswahrscheinlichkeit. Die Übertragung erfolgt bei Geburt, extrem selten schon vorher (HBsAg im Nabelschnurblut positiv).

Bei HBsAg-positiven Müttern erfolgt eine aktive und passive Simultanimpfung des Kindes nach der Geburt. Nach der Prophylaxe können HBsAg-Mütter stillen.

Hepatitis C

Die vertikale Transmission von Hepatitis-C-Virus (HCV) kommt vor, ist jedoch selten. Eine Übertragung auf das Kind bei HCV-RNA-positiven Müttern erfolgt in 10% der Fälle. Die Wahrscheinlichkeit der Transmission hängt ab von der Höhe der maternalen Virämie (Bestimmung der Viruslast). Das Virus wird über die Muttermilch ausgeschieden, eine Übertragung über diesen Weg ist bisher jedoch nicht beschrieben worden. Die Frage nach dem Stillen ist allerdings nicht gelöst. Bei hoher Viruslast (>10^6/ml Genome) oder bei HCV-RNA-Nachweis bei der Mutter sollte nicht gestillt werden, bei niedriger Viruslast Stillen nach eingehender Aufklärung möglich. Für das Kind ist keine postnatale Prophylaxe bekannt.

Listeriose

Listerien können sich in tierischen Ausscheidungen, unsterilisierter Milch oder Käse und in rohem Fleisch befinden. Die in der Schwangerschaft veränderte zellvermittelte Immunität und ein besonderer Tropismus des intrazellulären, grampositiven Stäbchens für die Plazenta sind für fetale Infektionen verantwortlich. Die Infektion kann zu jedem Zeitpunkt der Schwangerschaft stattfinden, klinisch finden sich Symptome der Amnionitis mit mütterlichem Fieber sowie Wehentätigkeit. Das Neugeborene zeigt die Symptome der Sepsis, mit oft fulminantem Verlauf. Selten, aber typisch sind petechiale Granulome in der Haut. Diagnose durch Blut- und Liquorkultur, Rektalabstrich sowie histologische Untersuchung und Kultur der Plazenta. Die Therapie erfolgt mit Ampicillin i.v.

Kongenitale Syphilis

Die Infektion kann hämatogen über die Plazenta zu jedem Zeitpunkt der Schwangerschaft erfolgen. Die klinische Symptomatik einer Luesinfektion ist heute beim Neugeborenen nur noch selten zu beobachten. Meist stellt sich die Frage einer kindlichen Therapie nach einer behandelten maternalen Infektion. Das Risiko einer kindlichen Infektion ist erhöht bei einer schlecht dokumentierten mütterlichen Behandlung, einer maternalen Behandlung in den letzten 30 Tagen der Schwangerschaft und bei fehlendem Abfall der VDRL-Titer nach der Behandlung. Diagnostik beim Neugeborenen: Gesamt-IgM im Nabelschnurblut, TPHA-Test, falls positiv, VDRL, FTA-Abs-IgM und IgG. Immer Liquoruntersuchung (Pleozytose, Eiweißerhöhung, VDRL und FTA-Abs-positiv). Bei positivem IgM im Nabelschnurblut erfolgt die sofortige antibiotische Behandlung. Nach adäquater Therapie verschwinden in den folgenden 6–12 Monaten die IgM-Antikörper und die VDRL-Antikörper sinken ab. TPHA und FTA-Abs können noch lange in abnehmenden Titern positiv bleiben. Therapeutisch erfolgt die Gabe von Penicillin G für insgesamt 10 Tage.

19.1.7 Neugeborenenikterus

Auf Grund der geringen Aktivität der hepatischen Glucuronyltransferase sowie des hepatischen Bilirubinmembrantransporters beim Neugeborenen kommt es nach der Geburt zu einer unterschiedlich ausgeprägten indirekten Hyperbilirubinämie. We-

Alter [h]	Gesamt-Bilirubin Phototherapie	mg/dl (µmol/l) Phototherapie 4–6 h, dann Austauschtransfusion[**]	Austauschtransfusion
<24[*]	–	–	–
25–48	≥15 (260)	≥20 (340)	≥25 (430)
49–72	≥18 (310)	≥25 (430)	≥30 (510)
>72	≥20 (340)	≥25 (430)	≥30 (510)

Tabelle 19.1-1. Behandlung der Hyperbilirubinämie beim gesunden reifen Neugeborenen

[*] Neugeborene mit einem Ikterus < 24 h bedürfen klinischer Abklärung in einer Kinderklinik. [**] Austauschtransfusion, wenn Bilirubin unter intens. Therapie nicht 1–2 mg/dl (20–30 µmol/l abgefallen ist.

gen der möglichen Neurotoxizität kann eine Behandlung notwendig werden. Wichtig ist die Differenzierung von physiologischer und unphysiologischer Hyperbilirubinämie. Eine physiologische Hyperbilirubinämie liegt vor, wenn das Kind bei der klinischen Untersuchung unauffällig ist und kein Hinweis auf eine Hämolyse vorhanden ist (kein Icterus praecox: Ikterus innerhalb der ersten 24 h), keine Anämie und ein negativer Coombs-Test). Bei jedem ikterischen Kind müssen mütterliche und kindliche Blutgruppe sowie der Coombs-Test bestimmt werden, um eine isoimmunhämolytische Anämie auszuschließen (Rh-Erythroblastose, AB0-Kompatibilität, andere Antigene, z. B. Kell, Duffy, E, C, c). Bei klinischen Auffälligkeiten sollten eine Sepsis oder eine konnatale Infektion als Ursache der Hyperbilirubinämie ausgeschlossen werden.

Therapie Phototherapie: Nebenwirkungsarme Standardtherapie der Hyperbilirubinämie. Ihre Wirkung beruht auf der Photoisomerisation des Bilirubins sowie auf einer intramolekularen Ringbildung zu Lumirubin. Die auf diese Weise erzeugten Photoprodukte sind polarer und werden ohne Konjugation über die Leber in den Darm ausgeschieden. Bei geringer Darmtätigkeit besteht die Möglichkeit der Reabsorption (enterohepatischer Kreislauf), daher ist auf gute Darmtätigkeit zu achten (häufige Mahlzeiten). Die Indikation zur Phototherapie hängt ab von der Reife der Kinder (früher Beginn bei Frühgeborenen), vom Alter des Kindes bei der Ikterussymptomatik sowie vom Vorhandensein einer Hämolyse bzw. einer schweren neonatalen Grunderkrankung. Die Indikationsgrenzen der Phototherapie bei anderweitig gesunden Neugeborenen sind Tabelle 19.1-1 zu entnehmen. Ein Ikterus innerhalb der ersten 24 h ist immer pathologisch.

Zur Durchführung der Phototherapie wird das unbekleidete Kind in ein Wärmebett oder einen Inkubator gelegt. Die Augen werden abgedeckt, ohne dass die Nasenatmung behindert wird. Wechsel von Bauch-/Rückenlage alle 2 h, Temperaturkontrolle alle 4 h, tägliches Wiegen. Zusätzliche Zufuhr von Flüssigkeit, möglichst oral, zum Ersatz des insensiblen Wasserverlustes; cave: Hypernatriämie. Trotz der Phototherapie kann eine zwischenzeitliche Unterbrechung für Mutter-Kind-Kontakt über die Haut (Känguruh-Pflege) erfolgen. Mögliche Nebenwirkungen der Phototherapie bestehen in Austrocknung, Hypernatriämie, dünnen Stühlen, Hypokalzämie und Exanthem.

Immunglobuline: Effektiv bei Immunhämolyse ohne bereits bestehender deutlicher Anämie, 500 mg/kg i.v. Tag 1 und ggf. Tag 2. Als Zusatzbehandlung stets Phototherapie.

Austauschtransfusion: Eine Indikation zur Austauschtransfusion liegt vor bei schweren Hämolysezeichen unmittelbar nach der Geburt (Nabelschnur-Hb <11 g% oder Nabelschnur-Bilirubin >4 mg%). Bei Neugeborenen mit Hämolyse erfolgt eine Austauschtransfusion bei Bilirubinwerten über 20–25 mg% innerhalb der ersten 48 h und über 25–30 mg% nach 48 h. Zur Austauschindikation bei reifen und ansonsten gesunden Neugeborenen s. Tabelle 19.1-1.

19.1.8 Metabolische Probleme

Hypoglykämie

Definition: Blutzucker unter 35 mg% (ohne klinische Symptome) bzw. unter 45 mg% (bei Vorhandensein von klinischen Symptomen). Kurz nach der Geburt entspricht der Blutzuckerspiegel des Neugeborenen noch dem der Mutter. In der ersten Lebensstunde fällt der Blutzucker ab, um nach Beginn der endogenen Glykogenolyse wieder anzusteigen und sich ca. um die 3.–4. Lebensstunde zu stabilisieren. Je nach klinischer Situation (Glykogenvorräte, Insulinsekretion, mütterlicher Diabetes mellitus) ist sowohl der Abfall verstärkt als auch die Zeit bis zur ausreichenden Stabilisierung stark verlängert. Bei unreifen oder kranken Kindern ist eine Blutzuckerkontrolle über einen längeren Zeitraum notwendig. Auch bei einer asymptomatischen Hypoglykämie ist eine Schädigung des ZNS nicht ausgeschlossen. Der Erkennung und prompten Behandlung kommt somit eine wichtige Bedeutung zu. Frühgeborene haben keine größere Hypoglykämietoleranz (und somit auch keine anderen Normwerte für den Blutzucker) als Reifgeborene. Bei persistierender Hypoglykämie bzw. bei extrem hohem Glukosebedarf ist eine weitere diagnostische Abklärung erforderlich (Hyperinsulinismus, Kortisolmangel, angeborene Stoffwechselerkrankung).

Therapie Bei gesunden Neugeborenen mit erhöhtem Risiko für eine Hypoglykämie (s. oben) sollten nach der Geburt mehrfache Kontrollen des Blutzuckers erfolgen. Frühes Anlegen des Kindes an die Brust nach der Geburt. Bei Blutzuckerwerten <45 mg% Kind anlegen oder kohlehydrathaltige Lösungen bzw. Milch zufüttern. Bei profunder (<20 mg%) oder symptomatischer Hypoglykämie sowie bei kranken Kindern i.v.-Gabe von 200–500 mg Glukose, anschließend intravenöse Glukosezufuhr auf 6–8 mg/kg/min beginnen oder erhöhen. Nach jeder Hypoglykämie muss kurzfristig der Blutzucker kontrolliert werden.

Andere metabolische Probleme

Eine Hypokalzämie ist nicht selten bei Frühgeborenen, Kindern diabetischer Mütter sowie nach Asphyxie und kann mit Krampfanfällen einhergehen. Die Behandlung erfolgt durch intravenöse oder orale Kalziumzufuhr. Die Hypokalzämie wird manchmal begleitet von einer Hypomagnesiämie – Therapie durch intravenöse Mg-Gabe. Angeborene Stoffwechselerkrankungen können sich bereits klinisch im Neugeborenenalter äußern (Harnstoffzyklusdefekte, Aminoazidopathien, Organoazidurien). Koma, unklare metabolische Azidose, hepatische Dysfunktion mit Hyperammonämie, Krampfanfälle oder eine Hypoglykämie sind verdächtige Symptome. Die Behandlung besteht in der Beseitigung der katabolen Situation (Zufuhr von Glukose und Insulin) sowie in einer Elimination der toxischen Metaboliten.

Evidenz der Therapieempfehlungen		
	Evidenzgrad	Empfehlungsstärke
Atemnotsyndrom des Frühgeborenen		
Surfactant	I-a	A
NO-Inhalation	I-a	C
Mekoniumaspiration		
Surfactant	I-b	A
NO-Inhalation	I-a	A
ECMO	I-b	A
Apnoen des Frühgeborenen		
Methylxanthine (Coffein, Theophyllin)	I-a	A
Retinopathie des Frühgeborenen		
Photokoagulation	I-a	A
Neugeborenensepsis		
Peripartuale Prävention der B-Streptokokkensepsis	I-a	A
Immunglobulintherapie	I-a	D
Immunglobulinprophylaxe	I-a	E
Neugeborenenikterus		
Phototherapie (Reduktion der Austauschtransfusion)	I-a	A
Immunglobuline	I-b	A

Literatur

American Academy of Pediatrics (1995) Management of hyperbilirubinemia in the healthy term newborn. Pediatrics 95: 459
American Academy of Pediatrics and American Heart Association (2000) Textbook of neonatal resuscitation, 4th edn. American Academy of Pediatrics
Avery ME, Mead J (1959) Surface properties in relation to atelectasis and hyaline membrane disease. Am J Dis Child 97: 517–523
Avery GB, Fletcher MA, MacDonald MG (1999) Neonatology. Lippincott-Raven, Philadelphia
Cloherty JP, Stark AR (1997) Manual of neonatal care. Lippincott-Raven, Philadelphia
Leitlinien der Gesellschaft für Neonatologie und pädiatrische Intensivmedizin: www.awmf-leitlinien.de
National Institute of childhealth an human development. www.nichd.nih.gov
Obladen M (1995) Neugeborenen-Intensivpflege. Springer, Berlin Heidelberg New York Tokyo
Remington J, Klein J (1999) Infectious diseases in the fetus and newborn. Saunders, Philadelphia
Speer CP, Halliday HL (1994) Surfactant therapy in the newborn. Curr Paediatr 4: 5–9
Taeusch W, Ballard RA (1998) Avery's diseases of the newborn. Saunders, Philadelphia
Volpe J (1994) Neurology of the newborn. Saunders, Philadelphia

19.2 Ernährungsstörungen
Uwe Preiß

19.2.1 Ernährungsstörungen

Ernährungsstörungen resultieren aus einem quantitativen oder qualitativen Mangel an Nährstoffen, Vitaminen oder Mineralien. Das klinische Bild der akuten und chronischen Ernährungsstörungen wird durch die Leitsymptome Diarrhö, Erbrechen und/oder Gedeihstörung geprägt. Primäre Störungen des Membrantransports, kongenitale Enzymdefekte und häufiger sekundäre Malassimilationen, infolge morphologischer Schädigung der Dünndarmmukosa, sind in den meisten Fällen die Ursachen (s. Kap.19.3). Von den chronischen enteralen Gedeihstörungen ist die chronische Fehlernährung abzugrenzen, aus der sowohl verschiedene Formen der Malnutrition als auch die Adipositas resultieren können. Chronische Malnutritionszustände werden verursacht durch ungünstige sozioökonomische Verhältnisse (häufigste Erkrankung der Kinder in Entwicklungsländern), soziales Fehlverhalten (Deprivation, Misshandlung) oder qualitative Fehlernährung infolge alternativer Ernährungsweisen (Veganer, Makrobioten). Dystrophie und Atrophie (Marasmus) entstehen durch hypokalorische Ernährung, deren Gehalt an Makro- und Mikronährstoffen nicht dem altersabhängigen Bedarf entspricht.

Die chronische Mangelernährung hat je nach Schweregrad und Spezifität des Nährstoffdefizits signifikante Organdysfunktionen zur Folge: Verminderung der motorischen Aktivität, Wachstumsverzögerung, Störung der Immunmechanismen, Verzögerung der Reparations- und Heilungsprozesse, Muskelabbau, Verminderung der Neurotransmittersynthese, Beeinträchtigung des Medikamenten- und Schadstoffmetabolismus, Herz- und Nierenfunktionsstörungen, sekundäre Malassimilationsstörungen.

In unseren Regionen sind gastrointestinale Erkrankungen, Krankheiten mit beeinträchtigter Nahrungsaufnahme oder Nährstoffverlusten und psychosomatisch bedingte Essstörungen die häufigsten Ursachen der Mangelernährung im Kindes- und Jugendalter. Die Einschätzung des Schweregrades der Unterernährung erfolgt anhand biochemischer und anthropometrischer Parameter (s. Übersicht und Tabelle 19.2-1).

Tabelle 19.2-1. Klassifikation des Ernährungszustandes auf der Grundlage von Körpergewicht und Körperlänge

Ernährungsstatus	Gewicht (% des Längensollgewichtes)	Länge (% der Altersnorm)	BMI (kg KG/m^2)
Normal	90–110%	95–105%	20–25%
Leichte Mangelernährung	80– 89%	90– 94%	18–19%
Mäßige Mangelernährung (Dystrophie)	70– 79%	85– 89%	16–17%
Schwere Mangelernährung (Atrophie)	<70% (oder Ödeme)	<85%	<15,9%
Übergewicht	111–120%	häufig >105%	26–30%
Adipositas	>120%		>30%

Parameter zur Beurteilung des Ernährungsstatus
- Anthropometrische Parameter (Perzentilenkurven)
  - Körperlänge/Körpergewicht
  - Wachstumskurve/Wachstumsgeschwindigkeit
  - Quetelet-Index (Body-Mass-Index)
  - Subskapuläre Hautfaltendicke
  - Trizepshautfaltendicke
  - Oberarmumfang
  - Prozentualer Körperfettgehalt (Nomogramm für das Alter von 9–16 Jahren)
- Biochemische Parameter
  - Albumin (Norm >35 g/l)
  - Präalbumin (Norm >0,1 g/l)
  - Transferrin (Norm >2,5 g/l)
  - Retinolbindendes Protein (Norm >4 mg/dl)
  - 24-h-Urinexkretion von Kreatinin, Harnstoff-N, 3-Methylhistidin
- Methoden zur Messung der Körperzusammensetzung
  - Messung des Gesamtkörperwassers
  - Bioelektrische Impedanzanalyse (Bestimmung der fettfreien Körpermasse)
  - 2H$_2$-^{18}O-Analyse (Messung von Wasser- und Energieumsatz)
  - Duale Röntgenabsorptiometrie (Messung der Knochenmineralisation)

Protein-Energie-Malnutrition (PEM)

Die PEM gilt als Oberbegriff für chronische Mangelernährungszustände, ihre Extremformen sind Marasmus und Kwashiorkor. Letzterer ist neben dem Verlust an subkutanem Fettgewebe und Muskelmasse durch Ödeme und Hepatomegalie charakterisiert. Die schweren Manifestationen der Unterernährung werden durch Störungen des Wasser- und Elektrolythaushaltes, Hypovitaminosen sowie die Neigung zu Infektionen kompliziert. Voraussetzung für eine effektive Therapie ist die differentialdiagnostische Klärung des breiten Ursachenspektrums. Die primäre Unterernährung bei sozialer Deprivation ist abzugrenzen von sekundärer Mangelernährung durch Malabsorptionssyndrome, chronisch entzündliche Darmerkrankungen, Kardiopathien, Tumoren, Niereninsuffizienz oder Kurzdarmsyndrom.

Therapie Parenterale Rehydratation mit Elektrolyt- und 5%iger Glukoselösung: Die häufig bestehende Hypokaliämie erfordert eine Zufuhr bis 5 mmol K$^+$/kg KG/Tag. Anschließend erfolgt der Übergang auf vollständige parenterale Ernährung mit langsamer Steigerung der Kohlenhydrat-, Aminosäure- und Fettkonzentration. Der metabolische Zustand bei PEM resultiert aus der Adaptation der enzymatischen Stoffwechselprozesse und Organfunktionen an den langdauernden Substratmangel. Eine rasch gesteigerte Nährstoffzufuhr stört das bestehende Äquilibrium und es folgen metabolische Entgleisungen.

Enterale Ernährung: Langsame, schrittweise Umstellung der parenteralen Ernährung auf kontinuierliche Sondenernährung mit initial laktosefreier Formula- oder Proteinhydrolysatnahrung. Nahrungssubstitution mit Multivitaminpräparaten und Spurenelementen (Zink 2 mg/kg KG/Tag, Natriumphosphat 30–60 mg/kg KG/Tag).

Hypo- und Hypervitaminosen

In unserer Region kommen ausgeprägte **Vitaminmangelkrankheiten** nur noch selten vor. Meistens handelt es sich um latente, biochemisch nachweisbare Hypovitaminosen, die erst unter besonderen Belastungssituationen (chronische Erkrankungen, Infektionen) zu klinischen Symptomen führen. Die häufigsten Ursachen sind Fehlernährung, eine unsachgemäße Zubereitung der Nahrung, Resorptionsstörungen, Mangel an Gallensäuren oder Störungen der exokrinen Pankreasfunktion. Daneben kann es bei lang dauernder Einnahme von Medikamenten wie Antikonvulsiva (Vitamin D), Tuberkulostatika (Vitamin B$_6$), Antibiotika (Vitamin B$_2$) oder Kontrazeptiva (Vitamin B$_6$) zum Vitaminmangel kommen, der eine Substitution erfordert (Tabelle 19.2-2).

Bei der exzessiven Zufuhr fettlöslicher Vitamine entwickeln sich charakteristische und evtl. lebensbedrohliche **Hypervitaminosen**:

— Vitamin A: Marie-See-Syndrom – Erbrechen, vorgewölbte Fontanelle, Pseudotumor cerebri.
— Vitamin D: Erbrechen, Diarrhö, Kopf- und Gelenkschmerzen, Nephrokalzinose, Hyperkalziämie.
— Vitamin E: Übelkeit, Kopfschmerzen, Diplopie, Thromboseneigung, allergische Reaktionen.
— Vitamin K: Nahrungsverweigerung, Hämolyse, Leberfunktions- und Gerinnungsstörungen.

Spurenelementmangel

Spurenelemente, die nachweislich mit Mangelsymptomen einhergehen, sind Eisen, Jod, Zink, Kupfer, Selen, Fluor, Mangan, Chrom und Molybdän. Während bei einem Eisen-, Jod- oder Zinkmangel charakteristische Symptome die Diagnose erleichtern, kann der Mangel an anderen Spurenelementen auf Grund unspezifischer Symptomatik nur unter bestimmten ätiologischen Umständen vermutet werden (langzeitige parenterale

Tabelle 19.2-2. Vitamine: Bedarf, Mangelsymptome, Therapie

Vitamin	Empfohlene tgl. Zufuhr		Mangelsymptome	Therapie
	Säugling	Kind		
B1 (Thiamin)	0,05 mg/kg KG	0,03 mg/kg KG	Beriberi-Krankheit: Anorexie, Muskelhypotonie, Dystrophie, Leistungsschwäche, Stimmungslabilität	20–50 mg/Tag per os
B2 (Riboflavin)	0,1 mg/kg KG	0,03 mg/kg KG	Perléche, Glossitis, Blepharitis, Keratitis, Katarakt, seborrhoische Dermatitis, verminderte Erythrozytenlebensdauer	5–8 mg/Tag per os
B6 (Pyridoxin)	0,1 mg/kg KG	0,04 mg/kg KG	Krämpfe im Säuglingsalter	50–100 mg i.v. (ED), später 50 mg/Tag per os
			Erbrechen, Diarrhö, Glossitis, Dermatitis, mikrozytäre Anämie	10–15 mg/Tag per os
B12	0,5–0,8 µg	1–3 µg	Juvenile perniziöse Anämie, funikuläre Myelose	200–500 µg/Woche, später 5 µg/Tag per os
			Vitamin-B12-Malabsorption (Imerslund-Gräsbeck-Syndrom)	500–1000 µg/1–2 Monate parenteral
Niacin	1 mg/kg KG	0,4 mg/kg KG	Pellagra: Stomatitis, Glossitis, Erytheme, Pigmentierungsstörungen, Haarausfall, Diarrhö, Sehstörungen, Ataxie	300–500 mg/Tag per os
Folsäure	20 µg/kg KG	10 µg/kg KG	Megaloblastäre Anämie, Granulozytopenie, Polyneuropathie	5–10 mg/Tag per os
Biotin	3 µg/kg KG	2 µg/kg KG	Inappetenz, Glossitis, Dermatitis, Alopezie, Konjunktivitis, Myalgie, Hyperästhesie, Krämpfe, Laktatazidose	10–50 mg/Tag per os
C	30–50 mg	50–80 mg	Möller-Barlow-Krankheit/Skorbut: Hampelmannphänomen, subperiostale Blutungen, Hautblutungen (Rumpel-Leede positiv), Anämie, Hämaturie, Melaena, Schleimhautblutungen	100–200 mg/Tag p.o.
A	1000–1600 IE	1500–3000 IE	Hyperkeratosen der Haut- und Schleimhäute, Infektanfälligkeit, Nachtblindheit, Xerophthalmie, Keratomalazie	10.000–20.000 IE/Tag p.o. Bei Resorptionsstörungen 2000–5000 IE/Tag parenteral (i.m.)
D	400–800 IE	400 IE	Vitamin-D-Mangelrachitis (3.–9. Lebensmonat Hauptmanifestationsalter): Hautblässe, Kopfschweiß, Reizbarkeit, Kraniotabes, Caput quadratum, verzögerter Fontanellenschluss, Harrison-Furche, Marfan-Zeichen, rachit. Rosenkranz, Genua vara sive valga, Coxa vara, Muskelhypotonie, Infektanfälligkeit (Ca <1,7 mmol/l, AP erhöht, 25-OH-D3 vermindert, cAMP im Urin erhöht)	3000–5000 IE/Tag (3–6 Wochen) p.o. + Kalziumglukonat oder -laktat 0,5–1,0 g/Tag p.o.
E	3–4 mg	6–12 mg	Muskelschwäche, Hyporeflexie, Hirnnervenlähmungen, Ataxie, Hämolyseneigung	5–10 mg/kg KG/Tag p.o.
K	10–15 µg/kg KG	10 µg/kg KG	Verminderung der Vitamin-K-abhängigen Gerinnungsfaktoren (Faktor II, VII, IX, X); Hautblutungen, Epistaxis, gastrointestinale Blutung.	1 mg/kg KG (max. 5 mg) i.v. Bei Resorptionsstörungen 2,5–5 mg/Woche i.m.

Ernährung, Spezialnahrungen, Malabsorptionssyndrome; Tabelle 19.2-3). Isolierter Spurenelementmangel kann in bestimmten geographischen Regionen gehäuft vorkommen (z. B. Jod) oder auf einer kongenitalen Störung des Membrantransportes beruhen (z. B. Zink, Kupfer) (s. Tabelle 19.2-3).

Acrodermatitis enteropathica

Die Acrodermatitis enteropathica ist eine seltene autosomal-rezessiv vererbte Erkrankung mit selektiver Zinkmalabsorption. Der Zinktransport erfolgt über einen enterozytären Carrier und bei hohen luminalen Konzentrationen auch durch Diffusion. Zink wird im gesamten Dünndarm absorbiert, die Aufnahme kann durch proteinreiche Ernährung stimuliert werden. Das klinische Spektrum der Erkrankung ist breit und variiert mit dem Alter. Charakteristische Symptome treten häufig bereits 2–4 Wochen nach dem Abstillen auf. Leitsymptome sind chronische Diarrhö, Gedeihstörung, vesikulopapulöse oder bullöse Hautefloreszenzen an den Akren sowie perioral, perianal und genital, Blepharokonjunktivitis, Glossitis, Wachstumsstillstand und Verhaltensstörungen. Es besteht eine ausgeprägte Infektanfälligkeit (Candida albicans). In Verbindung mit dem klinischen Bild ist der niedrige Serumzinkspiegel (3–6 µmol/l, Norm: 11– 31 µmol/l) diagnostisch beweisend. Die Aktivität der alkalischen Phosphatase (Zn-Metalloenzym) ist stark vermindert.

Differentialdiagnostisch abzugrenzen ist der erworbene Zinkmangel durch langzeitige parenterale Ernährung, katabole Krankheitszustände (Verbrennung, Proteinmangel), Malabsorptionssyndrome, Morbus Crohn, Mukoviszidose und Therapie mit Chelatbildnern (z. B. Penicillamin).

Tabelle 19.2-3. Spurenelemente: Bedarf, Mangelsymptome, Therapie

Spurenelement	Empfohlene tgl. Zufuhr		Mangelsymptome	Therapie (per os)
	Säugling	Kind		
Fe	6–8 mg	8–15 mg	Mundwinkelrhagaden, Störung von Haar- und Nagelwachstum, atrophische Haut- und Schleimhautveränderungen, Leistungsminderung, hypochrome mikrozytäre Anämie	4–6 mg Fe/kg KG/Tag
J	50–80 µg	100–200 µg	Struma, Hypothyreose, Kretinismus	Säuglinge: 100–200 µg Jodid/Tag Kinder und Jugendliche: 200–500 µg Jodid/Tag
Zn	5 mg	7–15 mg	Wundheilungsstörung, Alopezie, Dermatitis, Inappetenz, Lethargie, Tremor, Ataxie, Hypogonadismus, Wachstumsverzögerung	1–2 mg Zn/kg KG/Tag
Mg	40–120 mg	140–300 mg	Neuromuskuläre Übererregbarkeit, Muskelkrämpfe, Herzrhythmusstörungen, Tetanie	5–10 mg Mg/kg KG/Tag
Cu	0,4–0,7 mg	0,7–2,5 mg	Hypochrome Anämie, Neutropenie, Hypopigmentierung, Osteoporose, Ataxie, Herzinsuffizienz	300 µg Cu/kg KG/Tag
Mn	0,5–1,0 mg	1,0–5,0 mg	Hypocholesterolämie, Prothrombinmangel, Haardepigmentierung, Dermatitis	5 mg Mn/Tag
F	0,1–1,0 mg	1,0–2,5 mg	Karies, Osteoporose	1–2 mg F/Tag
Mo	0,03–0,06 mg	0,05–0,25 mg	Tachykardie, Kopfschmerzen, Nachtblindheit, Gesichtsfeldausfälle (multiple Aktivitätsverminderung der Oxidasen)	100–300 mg Ammoniummolybdat/Tag
Cr	0,01–0,04 mg	0,05–0,2 mg	Glukosetoleranzstörung	0,25 mg Cr/Tag
Se	0,01–0,04 mg	0,04–0,1 mg	Kardiomyopathie (Keshan-Krankheit)	200 µg Se/Tag

Therapie Die Behandlung der Acrodermatitis enteropathica erfolgt initial mit der oralen Gabe von 30–45 mg elementarem Zink täglich unter Kontrolle des Serumzinkspiegels bis zur deutlichen Besserung der Symptomatik, die nach 2–3 Wochen zu erwarten ist. Selten sind höhere Zinkdosen bis 100 mg/Tag erforderlich. Für die lebenslange Dauertherapie sind in der Regel 1–2 mg Zink/kg KG/Tag ausreichend. Während der Behandlung muss regelmäßig auch der Serumkupferspiegel kontrolliert werden, um ein Defizit frühzeitig zu erkennen.

Kurzdarmsyndrom

Das angeborene Kurzdarmsyndrom ist eine sehr seltene und meist mit einer Malrotation vergesellschaftete Erkrankung. Vergleichsweise häufig ist das erworbene Kurzdarmsyndrom nach ausgedehnten Dünndarmresektionen (Dünndarmatresie, Volvulus, Invagination, Malrotation, nekrotisierende Enterokolitis, Mesenterialinfarkt, Morbus Crohn). Obwohl die intestinale Resorptionskapazität beträchtlich ist (10 cm Dünndarm absorbieren täglich maximal 400 ml Wasser, 40 g Kohlenhydrate, 5 g Fett und 1 g Eiweiß), gelingt die enterale Ernährung eines Säuglings nur, wenn neben erhaltenem Duodenum und Ileozökalklappe noch ca. 30 cm Dünndarm zur Verfügung sind. Der Dünndarm vermag durch adaptives Wachstum den Verlust von Resorptionsfläche allmählich zu kompensieren. Dominierend ist dabei die Zottenhyperplasie bei geringer Dilatation und Verlängerung des Restdarms. Bei erhaltenem Dickdarm muss mit der Komplikation einer D-Laktatazidose (Ataxie, Trübung des Sensoriums, Koma) gerechnet werden. D-Laktat wird von Darmbakterien aus nichtresorbierten Kohlenhydraten synthetisiert.

Der klinische Verlauf nach ausgedehnter Dünndarmresektion ist gekennzeichnet durch:
- Massive Wasser- und Elektrolytverluste, begünstigt durch gastrale Hypersekretion.
- Langsame Erholung der Resorptionskapazität unter parenteraler und möglichst frühzeitiger enteraler Ernährung durch Stimulation der intestinalen Hyperplasie.
- Übergang auf ausschließlich orale Ernährung mit dem Ziel einer altersgemäßen Gewichts- und Längenentwicklung. Der Verlust des terminalen Ileums bedingt eine irreversible Vitamin-B_{12}-Malabsorption und die Neigung zur chologenen Diarrhö.

Die regelmäßigen Laborkontrollen schließen folgende Parameter ein: Elektrolyte, Säure-Basen-Haushalt, Eiweiß, Albumin, Gerinnungsstatus, Transaminasen, γ-GTP, AP, Cholesterin, Triglyzeride, Eisen, Ferritin, Zink, Vitamin B_{12}, Folsäure, D-Laktat, Urinelektrolyte.

Therapie Entsprechend dem klinischen Verlauf erfolgt die Behandlung in drei Phasen:
- **1. Phase:** Vollständige parenterale Ernährung und Suppression der gastralen Hypersekretion (Ranitidin, Omeprazol).
- **2. Phase:** Frühzeitige, langsame Umstellung auf enterale Ernährung über kontinuierliche 24-h-Zufuhr per Sonde oder

PEG. Anfangs hypotone 2%ige Glukoseelektrolytlösung (z. B. GES 60). Anschließend Übergang auf Proteinhydrolysatformula oder Elementardiät, Letztere wird wegen der hohen Osmolarität (>300 mosmol/l) häufig schlechter toleriert. Muttermilch ist in dieser Phase wegen der bestehenden Laktosemaldigestion nicht geeignet. Oligopeptidformula (z. B. Alfaré, Pregomin, Nutramigen) mit hohem MCT- und Proteinanteil haben sich bewährt. Volumen oder Konzentration der Sondennahrung dürfen nur schrittweise, jeweils alle 48–72 h, um 20–30% gesteigert werden. Die Überschreitung der Resorptionskapazität provoziert eine osmotische Diarrhö. Empfohlen wird die Anreicherung der Nahrung mit 1–2% Pektinen, die eine trophische Wirkung auf die Mukosa haben. Erforderlich ist die Substitution von Natrium, Kalium, Zink und der Vitamine B_{12}, A, D, E, K, Biotin und Folsäure.
- **3. Phase:** Übergang auf ausschließlich orale Ernährung ist im Allgemeinen nach 6–12 Monaten möglich. Auf eine oxalatarme Diät und die Dauersubstitution von Zink und Vitaminen muss geachtet werden.

Zur medikamentösen Zusatztherapie können bei gegebener Indikation folgende Präparate empfohlen werden:
- **Loperamid:** 0,02–0,04 mg/kg KG/Tag (4 ED) per os (Verzögerung der Passagezeit, geringe therapeutische Breite!),
- **Ranitidin:** 5–6 mg/kg KG/Tag i.v. (4 ED) oder
- **Omeprazol:** 2 mg/kg KG/Tag i.v. (3–4 ED), (Verminderung der gastralen Hypersekretion und Hyperazidität),
- **Cholestyramin:** 0,4 g/kg KG/Tag per os (2 ED), (Vermeidung der chologenen Diarrhö),
- **Glutamin:** 0,5 g/kg KG/Tag per os oder 5 g/Tag i.v. (trophischer Effekt auf die Dünndarmmukosa),
- **Antbiotika:** bei bakteriellem Überwucherungssyndrom oder septischen Komplikationen.

Die chirurgische Therapie des Kurzdarmsyndroms im Kindesalter (antiperistaltisches Segment, Dünndarmtransplantation) hat gegenwärtig noch experimentellen Charakter.

Nahrungsmittelallergie

Unverträglichkeitsreaktionen nach Genuss von Nahrungsmitteln können sowohl durch immunologisch vermittelte Allergien als auch durch nichtimmunologische Intoleranzen (Toxine, Enzymdefekte, biogene Amine, Aversion) verursacht werden. Die Nahrungsmittelallergien sind entweder IgE-vermittelte allergische Frühreaktionen (Typ I, ca. 90%) oder allergische Spätreaktionen, die in ca. 1% dem Typ III und in ca. 9% der Fälle dem Typ IV zugeordnet werden. Für das Kindesalter nimmt man eine Prävalenz der Nahrungsmittelallergien zwischen 2% und 6% an. Die Sensibilisierung gegen Nahrungsmittelallergene kann bereits pränatal (diaplazentar) und während des Stillens (z. B. Kuhmilchproteine in der Muttermilch) oder oral durch direkt aufgenommene Nahrungsmittel erfolgen. Im Gastrointestinaltrakt gelangen Antigene (MG 5–70 kDa) über die Enterozyten (Persorption, Pinozytose), die M-Zellen und parazellulär zu den Peyer-Plaques und stimulieren die immunkompetenten Zellen des GALT. Es ist im Detail unklar, welche Mechanismen zur IgE- oder T-Zell-vermittelten allergischen Reaktion oder zur oralen Toleranz führen. Im Säuglingsalter sind Kuhmilchproteine die häufigste Ursache für eine Nahrungsmittelallergie, während im späteren Kindesalter auch Hühnerei, Soja, Nüsse, Fisch und Weizen für die meisten allergischen Reaktionen verantwortlich sind.

Die **Symptomatik** der Nahrungsmittelallergien ist sehr variabel und gibt keinen eindeutigen Hinweis auf das auslösende Allergen. In Abhängigkeit vom bevorzugt betroffenen Organsystem resultiert eine Vielzahl von Symptomen, deren Ursache eine Nahrungsmittelallergie sein kann (s. Übersicht).

Symptome der Nahrungsmittelallergien
- Gastrointestinaltrakt
  - Übelkeit, Erbrechen
  - Diarrhö
  - Malabsorption
  - Gedeihstörung
  - Obstipation
  - Bauchschmerzen
  - Blut- und Eiweißverlust
- Haut
  - Lippenschwellung
  - Quincke-Ödem
  - Exanthem
  - Urtikaria
  - Ekzem
  - Pruritus
  - Flush
- Respirationstrakt
  - Rhinokonjunktivitis
  - Larynxödem
  - Obstruktive Bronchitis
  - Asthma
  - Husten
- Sonstige
  - Apathie
  - Kopfschmerzen
  - Irritabilität
  - Hyperkinesis
  - Gelenkschwellung
  - Fieber
  - Proteinurie
  - Anaphylaxie

Bei der **Diagnostik** der Nahrungsallergien ist die Kombination von Anamnese, Laboruntersuchungen, Hauttests sowie Nahrungsmittelelimination und -provokation sinnvoll (Abb. 19.2-1). Immunologische Laborparameter (IgE, spezifische IgE-Antikörper, ECP) allein erlauben keine Diagnose und rechtfertigen nicht die Verordnung einer Eliminationsdiät. Ein hohes Gesamt-IgE hat lediglich in Verbindung mit der Bestimmung der spezifischen IgE-Antikörper gegen einzelne Nahrungsproteine differentialdiagnostische Bedeutung. Hauttests (Prick-, Reib-, Scratch-, Epikutantest) sollten möglichst mit nativen Nahrungsmitteln durchgeführt werden. Sie sind zum Nachweis allergischer Sofortreaktionen geeignet, jedoch weniger aussagefähig bei Reaktionen vom verzögerten Typ. Falsch-positive Tests

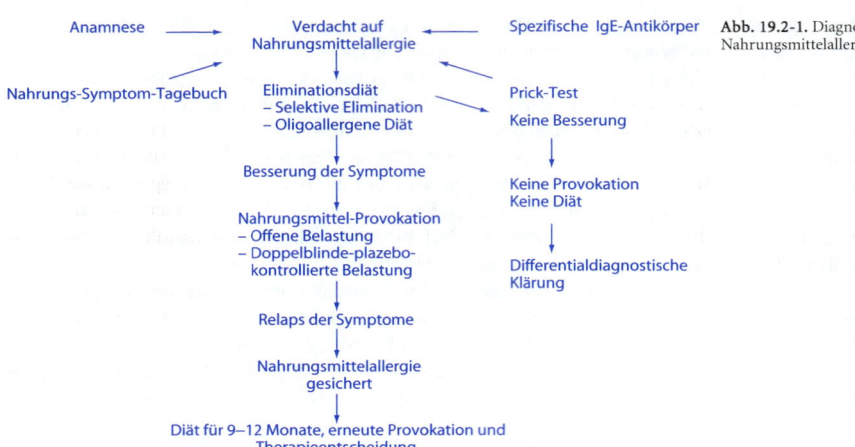

Abb. 19.2-1. Diagnostik der Nahrungsmittelallergie

ohne Relevanz für die gastrointestinale Symptomatik sind daher nicht selten. Gastroenterologische Untersuchungen (Dünndarm-, Magenmukosa-, Rektumbiopsie) sind gerechtfertigt bei chronischer Diarrhö, Gedeihstörung oder enteralem Blutverlust. Der Schweregrad der Dünndarmschleimhautläsion oder der histologische Befund (z. B. eosinophile Gastroenteropathie) können wesentlich zur Diagnose beitragen und die Therapie entscheidend beeinflussen. Der Goldstandard der Nahrungsallergiediagnostik ist die doppelblinde, plazebokontrollierte orale Nahrungsmittelprovokation (DBPCFC). In der täglichen Praxis sind offene oder einfachblinde Nahrungsmittelprovokationen bei kritischer Beurteilung ebenfalls gerechtfertigt und aussagefähig. Bei bekannten anaphylaktischen Reaktionen auf Nahrungsmittel ist die orale Provokation kontraindiziert.

Therapie Die konsequent durchgeführte Eliminationsdiät ist bei gesicherter Diagnose die Therapie der Wahl. Im Säuglingsalter ist die Muttermilch für die Behandlung und Prävention von Nahrungsallergien optimal. Die stillende Mutter muss das nicht tolerierte Allergen (Kuhmilch, Ei, Fisch) aus ihrer Nahrung eliminieren. Bei schwerer nahrungsproteininduzierter Enteropathie besteht häufig eine sekundäre Laktosemaldigestion, sodass Muttermilch nicht vertragen wird. Die Ernährung muss dann mit Proteinhydrolysatformula (Alfaré, Pregomin, Nutramigen) erfolgen, allerdings nicht mit HA-Nahrungen oder Sojaformula. Ältere Säuglinge (>6. Lebensmonat) mit Kuhmilchallergie tolerieren in der Regel Sojanahrung, wenn eine schwere Mukosaschädigung ausgeschlossen ist.

Bei Schulkindern muss das allergene Nahrungsmittel (in den meisten Fällen sind es nur ein bis zwei Nahrungsbestandteile) eliminiert werden. Eine ausführliche Diätberatung der Familie ist zwingend erforderlich, um Fehler bei der Nahrungszubereitung (Kreuzreaktionen) und eine Mangelernährung zu vermeiden.

Die Pharmakotherapie ist indiziert bei gastrointestinaler polyvalenter Allergie (Cromoglicinsäure 4-mal tgl. 100–200 mg 30 min vor der Nahrungsaufnahme, Ketotifen 2–4 mg/Tag) sowie bei der seltenen allergischen eosinophilen Ösophagitis, Gastritis oder Gastroenterokolitis (Prednisolon initial 1–2 mg/kg KG/Tag oder Montelukast 5–10 mg/Tag).

Kinder mit anaphylaktischen Reaktionen auf Nahrungsmittel müssen mit einem Nothilfepass und Notfallkit (Adrenalin, Kortikoid, Antihistaminikum) ausgerüstet werden. Die orale Hyposensibilisierung ist langwierig und ihre Effektivität unsicher.

Anorexia nervosa

Die Anorexia nervosa ist eine genetisch beeinflusste psychosomatische Essstörung, bei der auf Grund einer pathologischen Körperwahrnehmung eine Gewichtszunahme mit allen Mitteln verhindert wird (Körpergewichtsphobie). Sie kommt bei weiblichen Adoleszenten mit einer Häufigkeit von 1:200 und bei männlichen Adoleszenten von 1:2000 vor. Als Kriterium der Magersucht gilt ein Körpergewicht, das 15% oder mehr unter dem längenbezogenen Sollgewicht liegt oder ein BMI gleich oder weniger 17,5 kg/m². Neben dem Fasten ist das Untergewicht auf induziertes Erbrechen, gesteigerte motorische Aktivität und Missbrauch von Laxanzien, Appetitzüglern oder Diuretika zurückzuführen. Die Symptomatik besteht in zunehmendem Gewichtsverlust, Hypotonie, Bradykardie, Amenorrhö, Schlafstörungen, Bauchschmerzen, Obstipation, Ösophagitis, Hypothermie, Ödemen, trockener Haut, Cutis marmorata, Haarausfall, Lanugobehaarung und Wachstumsstörung. In Abhängigkeit von der Dauer und Schwere der Mangelernährung sind zahlreiche Laborparameter pathologisch: Anämie, Panzytopenie, Eisenmangel, Elektrolytstörungen, Hypoproteinämie, Transaminasenerhöhung, Erhöhung von Kortisol und STH, Verminderung von T_3 und T_4.

Therapie Ambulante und stationäre Behandlung müssen interdisziplinär erfolgen (Pädiater, Kinder- und Jugendpsychiater, Psychologe, Diätassistentin). Nur bei Therapiemotivation ist die ambulante Behandlung erfolgversprechend. Der Patient muss eine tägliche minimale Kalorienzufuhr und Gewichtszunahme akzeptieren.

Die etablierte stationäre Therapie erfolgt in mehreren Phasen:

- **Anhebung des Körpergewichtes:** Beginn der Ernährung mit 1000 kcal/Tag und Steigerung der Kalorienzufuhr alle 2–3 Tage um 200–300 kcal. Allmähliche Realimentation, um eine Hypophosphatämie (Refeeding-Syndrom) zu vermeiden sowie Supplementierung der Nahrung mit Multivitaminpräparaten und Spurenelementen (Zink, Phosphat). Der Patient entscheidet initial über die Nahrungsaufnahme per os oder über eine Magensonde. Die Sondierung ist unvermeidbar, wenn unter oraler Ernährung keine Gewichtszunahme erzielt wird. Erst nach Erreichen einer Gewichtssteigerung ist die begleitende Psychotherapie erfolgreich.
- **Fremdsteuerung der Nahrungsaufnahme:** Erstellung eines Diätplans mit kontinuierlicher Steigerung der Kalorienzufuhr und stärkere Einbeziehung der Familie in die Therapie. Gleichzeitig erfolgen Psychotherapie (Verhaltens-, Einzel-, Gruppentherapie) und körperbezogene Therapien.
- **Selbststeuerung der Nahrungsaufnahme** – durch Intensivierung und Erweiterung der Psychotherapie auf die Familie.
- **Vorbereitung auf die Entlassung:** Den Schwerpunkt bilden die Familientherapie und die zunehmende Integration in den Alltag. Eine adjuvante medikamentöse Behandlung ist bei ausgeprägter depressiver Stimmungslage indiziert (Fluoxetin).

Adipositas (s. auch 19.5.5)

Eine Adipositas besteht, wenn der Körperfettanteil an der Gesamtkörpermasse pathologisch erhöht ist. Sie ist gekennzeichnet durch ein Übergewicht, das 20% oder mehr über dem längenbezogenen Sollgewicht liegt oder durch einen BMI über der 97. Perzentile. In Deutschland gilt eine Prävalenz von 15–20% bei Kindern und Jugendlichen als gesichert. Die Pathophysiologie der Adipositas ist multifaktoriell – neben der positiven Energiebilanz und der verminderten physischen Aktivität sind genetische Faktoren von Bedeutung (Zwillingsstudien).

Differentialdiagnostisch abzugrenzen ist die alimentäre Adipositas (97% der Patienten) von der sekundären Adipositas bei endokrinen Erkrankungen (Morbus Cushing, Hypothyreose, Hyperinsulinismus usw.) und Syndromen (Prader-Willi-Syndrom, Laurence-Moon-Biedl-Syndrom, Alström-Syndrom usw.).

Im Rahmen der Labordiagnostik bei der Adipositas und ihrer Komorbidität sollten endokrine (Kortikoide im 24-h-Urin, TSH, T_3, T_4, C-Peptid) sowie wesentliche metabolische (Lipidstatus, HbA_{1c}, Transaminasen, Harnsäure) Parameter erfasst werden.

Therapie Die wichtigsten Therapieziele sind eine langfristige Gewichtsreduktion, Stabilisierung des reduzierten Gewichts und die Veränderung des aktuellen Ess- und Bewegungsverhaltens des Patienten und seiner Familie.

Für die Behandlung der Adipositas im Kindes- und Jugendalter gibt es keine genügend evaluierten oder evidenzbasierten Empfehlungen. Die derzeit gültigen Grundprinzipien der Therapie lassen sich in folgenden Punkten zusammenfassen:

- Ernährungsumstellung durch Normalisierung des Fettgehalts (25–30% der Tageskalorienzufuhr) und Reduktionsdiät mit einer etwa 20% unter dem Tagesbedarf liegenden Energiezufuhr. Die Fettrestriktion ist v. a. durch Verringerung des Verzehrs „versteckter" Fette (Milchprodukte, Fleisch, Wurstwaren, Süßigkeiten) möglich. Allein die Verwendung fettreduzierter Nahrungsmittel bei gleichzeitiger Sättigung durch kohlenhydratreiche Lebensmittel ad libitum führt zur Gewichtsabnahme.
- Langfristige Psychotherapie des Patienten und seiner Familie, um Problembewusstsein und Motivation zur Veränderung der Ernährungsgewohnheiten zu schaffen.
- Regelmäßige sportliche Betätigung ist ein wesentlicher Bestandteil der Behandlung. Der empfohlene Sport muss dem Kind Spaß machen, unrealistische Forderungen und Misserfolge demotivieren.
- Dauerhafte Gewöhnung des Patienten und seines sozialen Umfeldes an die neuen Ernährungsgewohnheiten und den aktiven Lebensstil, um die Stabilisierung der Gewichtsreduktion zu erreichen.
- Die Anwendung von Formuladiäten, Pharmaka oder chirurgischen Therapiemaßnahmen kann für Kinder und Jugendliche nicht empfohlen werden, da keine ausreichenden wissenschaftlichen Daten zur Langzeitwirkung vorliegen und die Nebenwirkungen unkalkulierbar sind.

Leitlinien der Arbeitsgemeinschaft Adipositas im Kindes- und Jugendalter: http://www.a-g-a.de

19.2.2 Parenterale Ernährung

Die parenterale Ernährung ist nur indiziert, wenn infolge biochemischer oder morphologischer Funktionsstörungen des Gastrointestinaltraktes eine ausreichende enterale Ernährung nicht realisierbar ist. Bei totaler parenteraler Ernährung kommt es bereits innerhalb weniger Tage durch das Fehlen des luminalen Substratangebotes zur Verminderung der Enzymaktivitäten der Dünndarmmukosa und zur Zottenatrophie. Auf Grund der Störung der Barrierefunktion des Darmes verdoppelt sich die Zahl septischer Komplikationen gegenüber einer enteralen Ernährung. Es ist deshalb stets zu erwägen, ob neben der parenteralen eine kombinierte enterale Nährstoffzufuhr (Hydrolysatnahrung, Elementardiät) per Sonde möglich ist (siehe Übersicht).

Die parenterale Ernährung beginnt im Säuglings- und Kindesalter am 3. Tag einer Infusionstherapie, wenn die orale

Tabelle 19.2-4. Stoffwechsel-Aktivitätsfaktoren für verschiedene Krankheitszustände

Erkrankung	Multiplikationsfaktor (× Grundbedarf in kcal)
Fieber	1,1–1,3
Gedeihstörung	1,2–2,0
Operation	1,0–1,1
Frakturen	1,1–1,3
Schwere Infektionen	1,2–1,6
Verbrennung	1,5–2,1
Kardiopathie	1,1–1,3
Morbus Crohn	1,0–1,4
Kurzdarmsyndrom	1,2–1,3

oder enterale Ernährung nicht oder nur partiell möglich ist. Die vollständige parenterale Ernährung wird schrittweise in 3 bis 5 Tagen aufgebaut. Abhängig von der Indikationsstellung erfolgt die parenterale Ernährung über einen periphervenösen (maximal 7 Tage) oder zentralvenösen Zugang. Die vollständige parenterale Deckung des Gesamtnährstoffbedarfs ist nur durch die Infusion hyperosmolarer Lösungen über einen zentralen Venenkatheter realisierbar. In Abhängigkeit von der Grunderkrankung und bei zusätzlichen Verlusten (Diarrhö, Drainage, Enterostoma) kann eine Erhöhung der Nährstoffzufuhr um 30–100% erforderlich sein. Nach Ermittlung des Grundbedarfs muss die notwendige Energiezufuhr den aktuellen Erfordernissen angepasst werden (Tabelle 19.2-4). Der Nährstoff- und Wasserbedarf muss individuell ermittelt werden und ist abhängig von Alter, Körperoberfläche und Grunderkrankung. Die energetische Relation der Nährstoffe entspricht prinzipiell der einer enteralen Ernährung (50% Kohlenhydrate, 30–35% Fette, 15–20% Eiweiße).

Indikationen und Kontraindikationen der parenteralen Ernährung
- Indikationen
  - Operationen des Gastrointestinaltraktes: Gastroschisis, Darmatresie, tracheoösophageale Fistel u. a.
  - Gastrointestinale Erkrankungen: nekrotisierende Enterokolitis, chronisch entzündliche Darmerkrankungen, Bestrahlungsenteritis, GVHD u. a.
  - Malabsorptionssyndrom („intractable diarrhea")
  - Chronisch-konsumierende Erkrankungen
- Kontraindikationen
  - Schock
  - Postoperativer Stressstoffwechsel
  - Niereninsuffizienz
  - Leberversagen
  - Kardiale Dekompensation
  - Gerinnungsstörungen
  - Aminosäurestoffwechselstörungen

Flüssigkeitsbedarf Bezugsgrößen für die Berechnung sind das Körpergewicht und (altersunabhängig) die Körperoberfläche (1500 ml/m^2/Tag) oder die Kalorienzufuhr (ca. 1,5 ml Wasser/kcal/Tag) (Tabelle 19.2-5). Flüssigkeitsverluste und eine gesteigerte Perspiratio insensibilis sind besonders zu berücksichtigen: Pro 1 °C Temperaturerhöhung zusätzlich 5 ml/kg KG/Tag, bei Hyperventilation (metabolische Azidose) zusätzlich 10 ml/kg KG/Tag.

Elektrolytbedarf Die notwendigen Elektrolyte (Konzentrate!) werden stets mit der Glukoseinfusion gemischt. Der Gesamtbedarf an Elektrolyten ist relativ größer, je jünger das Kind bzw. je niedriger das Körpergewicht ist. Altersabhängig ist besonders der Bedarf an Kalzium und Phosphat – eine ausreichende Zufuhr verhindert bei langfristiger parenteraler Ernährung die Demineralisierung des Skeletts (Tabelle 19.2-6).

Beachte:
- Die Elektrolytkonzenrate werden der Glukoselösung zugesetzt.
- Kalzium nicht mit phosphathaltigen Lösungen oder Natriumhydrogencarbonat mischen.
- Phosphatkonzentrate können mit der Aminosäurelösung gemischt werden.

Nährstoff- und Energiebedarf Kohlenhydrate (1 g Glukose = 4 kcal): Die peripher-venös zugeführte Glukoselösung sollte eine Konzentration von 10% und die zentral-venös infundierte eine Konzentration von 30% nicht überschreiten (cave: Osmolalitätserhöhung der Infusionslösung durch Elektrolytzusätze!). Kindern wird ausschließlich Glukose als Kohlenhydrat zugeführt – nicht Sorbit, Fruktose oder Invertose. Bei kontinuierlicher Glukosezufuhr sollte eine Infusionsrate von 0,5 g/kg KG/h (5–10 mg/kg KG/min) nicht überschritten werden (Uringlukose negativ, Blutglukose unter 8 mmol/l). Exzessive Glukosezufuhr ist zu vermeiden: Hyperglykämie, Steatosis hepatis, osmotische Diurese, Steigerung der CO_2-Produktion (respiratorischer Quotient 1,0).

Die plötzliche Unterbrechung der Glukoseinfusion kann eine reaktive Hypoglykämie auslösen. Eine Steigerung der Glukoseutilisation durch Insulingabe ist nicht von klinischem Nutzen, da sie die Lipogenese unphysiologisch stimuliert und die CO_2-Produktion steigert (Tabelle 19.2-7).

Aminosäuren (1 g Aminosäuren = 4 kcal): Für das Kindesalter geeignet sind Aminosäurenlösungen ohne Kohlenhydrate und Elektrolyte (z. B. Aminopäd 5%, 10%, Aminoven infant 10%), die auch Histidin, Zystein und Taurin enthalten. Die Aminosäurezufuhr muss allmählich mit 0,5 g/kg KG/Tag auf die maximal berechnete Menge gesteigert werden. Eine Infusionsgeschwindigkeit von 0,12 g/kg KG/h sollte nicht überschritten werden. Die Infusion erfolgt kontinuierlich über 24 Stunden bypass mit der Glukose- und Fettinfusion. Nur bei gleichzeitig ausreichender Zufuhr von Energieträgern können die Aminosäuren für die Proteinsynthese verwendet werden.

Fette (1 g Fett = 9,3 kcal): Lipidemulsionen ermöglichen neben der hohen Kalorienzufuhr die Versorgung mit essentiellen Fettsäuren (Linol-, Linolensäure) und sind für die Energiebilanz unverzichtbar. Die Fettinfusion startet mit einer Dosis von 0,5 g/kg KG/Tag und kann täglich um 0,5 g/kg KG bis zur individuell berechneten Zufuhr gesteigert werden. Die durchschnittliche Infusionsgeschwindigkeit beträgt 0,05– 0,1 g/kg KG/h und sollte 0,2 g/kg KG/h nicht überschreiten. Fettemulsionen dürfen nicht mit anderen Infusionslösungen gemischt werden! Ausnahme:

Tabelle 19.2-5. Flüssigkeitsbedarf bei vollständiger parenteraler Ernährung (Empfehlung der DAKE 1986)

Alter	Infusionsmenge (ml/kg KG/Tag)	Alter	Infusionsmenge (ml/kg KG/Tag)
1. Lebenstag	50–70	1. Lebensjahr	100–140
2. Lebenstag	70–90	2. Lebensjahr	80–120
3. Lebenstag	80–100	3.–5. Lebensjahr	80–100
4. Lebenstag	100–120	6.–10. Lebensjahr	60–80
5. Lebenstag	100–130	11.–14. Lebensjahr	50–70

Tabelle 19.2-6. Elektrolytbedarf bei parenteraler Ernährung (mmol/kg KG/Tag)

	Säuglinge	Kleinkinder	Schulkinder
Natrium	2–4	3–5	3–5
Kalium	2–3	1–3	1–3
Kalzium	1–2	0,5–1	0,25–0,4
Magnesium	0,2–0,3	0,15	0,1
Phosphat	0,5–1,0	0,5–0,8	0,2–0,4
Chlorid	3–5	3–5	3–5

Tabelle 19.2-7. Nährstoff- und Energiebedarf bei parenteraler Ernährung (Dosierung pro kg KG/Tag)

Lebensjahr	Glukose [g]	Aminosäuren [g]	Fett [g]	Energie [kcal]
1.	8–15	1,5–2,5	2–3	60–100
2.	12–15	1,5–2,0	2–3	70–90
3.–5.	12	1,5–2,0	1–2	60–70
6.–10.	10	1,0–1,5	1–2	50–60
11.–14.	8–10	1,0–1,5	1–2	50

Zusatz fettlöslicher Vitamine (z. B. Vitalipid Infant/Adult). Die kontinuierliche Infusion erfolgt stets bypass zur Glukose- und Aminosäureinfusion und kann auf Grund der niedrigen Osmolalität der Fettemulsionen (10%ige Lipidemulsion ca. 260 mosmol/l) auch periphervenös durchgeführt werden. Empfohlene Fettemulsionen für das Kindesalter sind Lipofundin N 10%/20%, Lipovenös PLR 10%/20%, Intralipid 10%/20%. Für den mitochondrialen Transport und die optimale Oxidation der Fettsäuren ist Karnitin erforderlich. Bei langfristiger parenteraler Ernährung entsteht ein Defizit, sodass die Karnitinsubstitution von 10–20 mg/kg KG/Tag vorteilhaft ist. Ein Anstieg der Serumtriglyzeridkonzentration über 1,7 mmol/l zeigt eine gestörte Lipidutilisation an und erfordert die Reduzierung oder Unterbrechung der Fettzufuhr!

Die routinemäßige Zugabe von Heparin zur Lipidinfusion ist nicht indiziert, da vermehrt freie Fettsäuren entstehen und die Fettoxidation dadurch nicht gefördert wird. Bei einem deutlichen Anstieg des C-reaktiven Proteins kann es zur Agglutination des Akute-Phase-Proteins mit den Partikeln der Lipidemulsion kommen, sodass bei einem CRP über 20 mg/l die Dosis der Lipidinfusion zu vermindern ist.

Vitamine Die Zufuhr muss bei kataboler Stoffwechsellage oder bei Verlusten dem gesteigerten Bedarf angepasst werden. Bei vollständiger parenteraler Ernährung wird die Substitution ab dem 4. Tag empfohlen. Der Bedarf an Vitaminen bei parenteraler Ernährung orientiert sich an den Empfehlungen für den oralen Tagesbedarf (Tabelle 19.2-8).

Tabelle 19.2-8. Vitaminbedarf bei parenteraler Ernährung (Dosis/Tag)

Wasserlösliche Vitamine								
Lebensjahr	Vit. B_1 [mg]	Vit. B_2 [mg]	Vit. B_6 [mg]	Vit. B_{12} [µg]	Niacin [mg]	Folsäure [µg]	Vit. C [mg]	Biotin [µg]
1.	0,2	0,5	0,4	0,5	5,0	150	35	20
2.	0,3	0,8	0,6	1,5	9,0	150	35	50
3.–5.	0,6	0,9	0,9	1,5	11,0	200	45	100
6.–10.	0,9	1,3	1,2	2,0	14,5	300	45	150
11.–14.	1,0	1,6	1,6	2,0	17,0	400	50	200

Fettlösliche Vitamine				
Lebensjahr	Vitamin A [IE]	Vitamin D [IE]	Vitamin E [IE]	Vitamin K [µg/kg]
1.	1000	400	4	15
2.	1300	400	7	15
3.–5.	1300	400	9	30
6.–10.	1600	400	10	30
11.–14.	2000	400	12	10

Tabelle 19.2-9. Bedarf an Spurenelementen bei parenteraler Ernährung

	Säuglinge [μmol/kg KG/Tag]	[μg/kg KG/Tag]	Kinder [μmol/kg KG/Tag]	[μg/kg Kg/Tag]
Eisen	2	118	1–2	59–118
Zink	2	97	1–2	49–97
Kupfer	0,3	19	0,3–0,7	19–45
Mangan	1	55	0,5–1	27–55
Fluor	3	57	0,7–3	13–57
Jod	0,04	5	0,01–0,04	1,3–5
Selen	0,04	3	0,04	3
Chrom	0,08	4	0,08	4

Wasserlösliche Vitamine: Zusatz zur Glukose-Aminosäure-Mischinfusion. Präparat: Soluvit-N (Trockensubstanz gelöst in 10 ml Glukose 10%); Dosierung: 1.–10. Lebensjahr 0,5–1 ml/kg KG/Tag (max. 1 Ampulle); ab 11. Lebensjahr 1 Ampulle/Tag.
Fettlösliche Vitamine: Zusatz zur Fettemulsion. Präparate:
- Vitalipid-Infant-Emulsion. Dosierung: 1.–10. Lebensjahr 1 ml/kg KG/Tag (maximal 10 ml).
- Vitalipid-Adult-Emulsion. Dosierung: ab dem 11. Lebensjahr 10 ml/Tag.

Spurenelemente Die Applikation erfolgt durch kontinuierliche Zufuhr mit der Glukose-Aminosäure-Mischinfusion und wird ab dem 7. Tag der parenteralen Ernährung empfohlen (Tabelle 19.2-9). Präparate:
- Inzolen Infantibus sine Na K (enthält kein Selen!). Dosierung: 0,5–1 ml/kg KG/Tag (maximal 10 ml/Tag).
- Inzolen HK (enthält K$^+$ 1 mmol/ml, Na$^+$ 1 mmol/ml, kein Selen und Eisen!). Dosierung: >30 kg KG 1 Ampulle/Tag.
- Selenase 100 pro injectione (Selen 100 μg/2 ml). Dosierung: s. Tabelle 19.2-9.

Komplikationen der parenteralen Ernährung
- Stoffwechselstörungen:
  - Wasserüberladung
  - Elektrolytimbalancen
  - Hyperglykämie
  - Hypertriglyzeridämie
  - Metabolische Azidose
  - Hyperammoniämie
  - Hypo-/Hyperkalziämie
  - Hypophosphatämie
  - Karnitinmangel
  - Spurenelementmangel
  - Vitaminmangel
  - Cholestase
  - Lipid-overload-Syndrom
  - Knochendemineralisation
  - Gerinnungsstörungen
- Infektionen:
  - Lokale Hautinfektion
  - Phlebitis
  - Kathetersepsis
  - Endokarditis
  - Osteomyelitis
  - Cholezystitis
  - Nephritis
- Sonstige:
  Katheterdislokation (Infusiothorax, Pneumothorax)
  - Zentralvenenthrombose
  - Luftembolie
  - Herzrhythmusstörungen

Monitoring und Komplikationen Die routinemäßige Überwachung ist gerichtet auf die Effektivität und Verträglichkeit der infundierten Lösungen sowie die Prävention von Komplikationen. Metabolisch relevante Laboruntersuchungen müssen in der Aufbauphase der parenteralen Ernährung täglich und später 1- bis 3-mal pro Woche erfolgen. Sie sollten immer im Steady state der Infusion durchgeführt werden (s. Übersicht und Tabelle 19.2-10).

Evidenz der Therapieempfehlungen

	Evidenzgrad	Empfehlungsstärke
Protein-Energie-Malnutrition		
Parenterale Rehydratation	II-b	A
Enterale Ernährung	II-b	A
Hypo- und Hypervitaminosen		
Vitaminmangelkrankheiten	II-b,	A
Hypervitaminosen	III	A
Spurenelementmangel		
Spurenelementzufuhr	II-b	B
Acrodermatitis enteropathica		
Zink-Therapie	II-a	A
Kurzdarmsyndrom		
Parenterale Ernährung	II-b	A
Ranitidin/Omeprazol	II-c	B
Enterale Ernährung	II-a	A
Cholestyramin	II-b	B
Glutamin	I-b	B
Nahrungsmittelallergie		
Eliminationsdiät	I-b	A
Cromoglicinsäure	I-b	A
Ketotifen	II-b	B
Prednisolon	I-b	A
Anorexia nervosa		
Realimentation	III	A
Psychotherapie	II-b	A
Parenterale Ernährung	III	A

Literatur

Altemeyer KH, Böhles H, Bürger K, Paust H, Pohlandt F, Schröder J, Widhalm K (1987) DAKE (Deutsche Arbeitsgemeinschaft für künstliche Ernährung): Empfehlungen zur parenteralen Infusions- und Ernährungstherapie im Kindesalter. Infusionstherapie 14: 41–44

Ellrot T, Pudel V (1998) Adipositastherapie. Aktuelle Perspektiven. Thieme, Stuttgart

Herpertz-Dahlmann B, Remschmidt H (1994) Anorexia und Bulimia nervosa im Jugendalter. Dtsch Ärztebl 91: A1210–A1218

Hoepffner W (Hrsg) (2000) Pädiatrie in Schlagworten. Johann Ambrosius Barth, Heidelberg

Michail S, Vanderhoof JA (1996) Parenterale Ernährung in der klinischen Praxis. Annales Nestlé 54: 63–71

Tabelle 19.2-10. Kontrollparameter der parenteralen Ernährung

Parameter	Initial	Täglich	1- bis 3-mal/Woche
Gewicht	+	+	–
Länge	+	–	–
Ein-/Ausfuhrbilanz	+	+	–
Klinischer Status	+	+	–
Elektrolyte	+	+	–
Astrup	+	–	+
Glukose	+	+	–
Uringlukose/Azeton	+	–	+
Blutbild	+	–	+
CRP	+	–	+
Eiweiß/Albumin	+	–	+
Kreatinin	+	–	+
Harnstoff	+	–	+
Triglyzeride	+	–	+
Phosphat	+	–	+
Magnesium	+	–	–
Eisen/Ferritin	+	–	–
Gerinnungsstatus	+		14-tägig
Transaminasen/γ-GTP	+		
Gallensäuren	(+)		

Niggemann B, Wahn U (1999) Allergien gegen Nahrungsmittel. In: Wahn U, Seger R, Wahn V (Hrsg) Pädiatrische Allergologie und Immunologie. Urban Fischer, München; S 331–336

Sandström B, Cederblad A, Lindblad BS, Lönnerdal B (1994) Acrodermatitis enteropathica, zinc metabolism, copper status, and immune function. Arch Pediatr Adolesc Med 148: 980–985

Vanderhoof JA (2004) New and emerging therapies for short bowel syndrome in children. J Pediatr Gastroenterol Nutr 39: 769–771

Worley G, Claerhout SJ, Combs SP (1998) Hypophosphatemia in malnourished children during refeeding. Clin Pediatr 37: 347–352

Zwiauer K, Wabitsch M (1997) Relativer Body-mass-Index (BMI) zur Beurteilung von Übergewicht und Adipositas im Kindes- und Jugendalter. Monatsschr Kinderheilkd 145: 1312–1318

19.3 Gastroenterologie
Michael J. Lentze und Uwe Preiß

19.3.1 Angeborene Krankheiten des Gastrointestinaltraktes
Michael J. Lentze

Ätiologie und Einteilung Mit der rapiden Zunahme der Kenntnisse über die genetischen Ursachen von Krankheiten des Magen-Darm-Traktes hat sich die Zahl der angeborenen Krankheiten, die bereits im Kindesalter auftreten, drastisch vermehrt; und ihre Zahl nimmt auf Grund der umfassenden Anwendung molekularbiologischer Methoden weiter ständig zu. Daher ist die vollständige Abhandlung schwierig, da sie beim Erscheinen bereits veraltet wäre. Neue Wege des unmittelbaren Wissenszugriffs auf neueste Erkenntnisse genetischer Krankheiten sind notwendig und werden vor allem über neue Medien der Ärzteschaft zur Verfügung gestellt. Eines der potentesten Informationsmedien ist das World Wide Web, mit dessen Hilfe die zeitlich immer schneller entstehenden Wissenszuwächse gemeistert werden können. Hier haben sich besonders die Online-Datenbank des National Institute of Health und die National Library of Medicine mit der umfassendsten Datenbank OMIM (Online Mendelian Inheritance of Man) genetischer Krankheiten bewährt, die durch unmittelbare Ergänzung und Erneuerung der Datenbank der Informationsflut über angeborene Krankheiten gerecht wird. Im Folgenden werden die derzeit bekannten genetischen Krankheiten des Gastrointestinaltraktes beschrieben und in 3 Kategorien tabellarisch eingeteilt – in solche,

- deren genetische Mutation bekannt ist (Tabelle 19.3-1),
- bei denen das verantwortliche Chromosom identifiziert wurde, das betroffene Gen aber noch nicht bekannt ist (Tabelle 19.3-2), und
- deren genetische Ursache noch nicht bekannt ist.

Allen Krankheitsbezeichnungen gemeinsam ist die zuständige OMIM-Nummer, mit deren Hilfe die klinische und genetische Entität in ausführlicher Beschreibung in der oben genannten Datenbank im Internet abgerufen werden können. Diese Art der Darstellung erleichtert es dem Leser, auch sehr seltene Krankheiten erwähnt zu finden und weiterführende Information zu gewinnen.

Angeborene Krankheiten mit schwerer Strukturalteration des Darms
Kongenitale Mikrovillusatrophie
Pathogenese Bei dieser autosomal-rezessiv vererbten Strukturanomalie der Mikrovilli, die bereits beim Fetus im intestinalen Dünndarmepithel vorhanden ist, kommt es postnatal zu profusen wässrigen Durchfällen. Ursache ist eine defekte Verankerung der Mikrovilli an der zum Darmlumen hin gerichteten Oberflächenmembran. Zwar werden die später apikal gelegenen Mikrovilli der reifen Enterozyten bei der Reifung der Enterozyten gebildet, bleiben aber als kugelige Gebilde intrazellulär in den Enterozyten liegen, während die Oberfläche der Bürstensaummembran nur aus rudimentären Mikrovilli besteht. Daraus resultiert eine bereits kurz nach der Geburt bestehende gemischte osmotisch-sekretorische Diarrhö, die je nach Nahrungszufuhr zu

schweren metabolischen Azidosen und Dehydratation führt. Folge ist eine verminderte Absorption von Mikronährstoffen inklusive Wasser und einer vermehrten Sekretion von Mineralien und Wasser. Histologisch zeigt die Dünndarmmukosa eine schwere Zottenatrophie mit verkürzten Krypten. Bei höherer Vergrößerung fallen Enterozyten auf mit apikal gelegenen zytoplasmatischen Vakuolen, die sich in PAS-Färbung rot anfärben.

Elektronenmikroskopisch sind intrazelluläre, verschieden große Granula sichtbar, die aus eingeschlossenen Mikrovilli mit Glykokalyx bestehen und pathognomonisch für diese Krankheit sind. Diese Veränderungen betreffen nur reife Enterozyten, während sie bei Becherzellen, Paneth-Zellen und endokrinen Zellen nicht sichtbar sind.

Klinische Symptome und Diagnose Nach der Geburt kommt es zu schweren wässrigen Durchfällen mit Stuhlvolumina von 100–800 ml/kg/Tag mit hohen Elektrolytkonzentrationen trotz Sistierens der oralen Nahrung. Alle Patienten benötigen deshalb unmittelbar eine totale parenterale Ernährung. Die schweren Durchfälle lassen sich weder medikamentös noch diätetisch beeinflussen. Die Patienten sind gefährdet durch Sepsis, zunehmende Leberzirrhose mit Leberversagen und Elektrolytstörungen und versterben in den ersten Lebensjahren an diesen Komplika-

Tabelle 19.3-1. Gastrointestinale Krankheiten, deren genetische Mutation bekannt ist. Die gelisteten Nummern der OMIM-Datenbank sind mit der ersten Ziffer nach der Art der Vererbung geordnet: 1 autosomal dominant, 2 autosomal rezessiv, 3 X-chromosomal rezessiv, 5 mitochondrial

Digestion, Hydrolyse, Absorption und Sekretion	Nummer der OMIM-Datenbank
Kohlenhydrate	
Saccharase-Isomaltase-Mangel	222900
Glukose-Galaktose-Malabsorption	182380
Aminosäuren	
Zystinurie, Typ 1	220100
Fett	
Abetalipoproteinämie	200100
Hypoalphalipoproteinämie	107680
Hypobetalipoproteinämie	107730
Vitamine, Mineralsalze, andere und Kombinationen	
Kongenitale Chloriddiarrhö	214700
Kongenitaler Transcobalamin-II-Mangel	275350
Hereditäre Hypophosphatämie Typ II	307810
Primäre Gallensäurenmalabsorption	
Selektiver Vitamin-E-Mangel	277460
Pearson-Syndrom	557000
Zystische Fibrose	219700
Menke's Disease	309400
Hereditäre Hämochromatose	235200
Motilitätsstörungen des Gastrointestinaltraktes	
Coffin-Lowry-Syndrom	303600
Kongenitales Versagen der autonomen Kontrolle	209880
Muskeldystrophie Duchenne	310200
Morbus Hirschsprung Typ I/II	142623/600155
Myoneurogastrointestinale Enzephalopathie	550900
Myotone Dystrophie Steinert-Batten	160900
Morbus Wardenburg-Hirschsprung	277580
Gastrointestinale Polyposis, Polypen und Neoplasien	
Basalzellnävussyndrom	109400
Morbus Cowden	158350
Leiomyomatose des Ösophagus und der Vulva mit Nephropathie	308940
Familiäre adenomatöse Polypose des Kolons (Gardner-Syndrom)	175100
Familiäre infiltrative Fibromatose	135290
Hereditäres Kolonkarzinom ohne Polypose, Typ I/II	114500/114400
Muir-Torre-Syndrom	158320
Multiple endokrine Neoplasie, Typ I/IIb	131100/162300
Turcot-Syndrom	276400
Blutungen im Gastrointestinaltrakt	
Familiäre Malformation der Darmvenen	600195
Hämophilie A/B	306700/306900
Osler-Rendu-Weber-Krankheit, Typ I/II	187300/600376
Wiskott-Aldrich-Syndrom	301000
Hermansky-Pudlak-Syndrom	203300
CDG-Syndrom Ib (Mannosephosphat-Isomerase-Mangel)	602579

Tabelle 19.3-2. Gastrointestinale Krankheiten, deren Lokalisation auf einem Chromosom bekannt ist

Digestion, Hydrolyse, Absorption und Sekretion	Nummer der OMIM-Datenbank
Kohlenhydrate	
Fruktosemalabsorption	
Kongenitaler Laktasemangel	223000
Hypolaktasie des Erwachsenen	223100
Trehalasemangel	275360
α-Amylasemangel	104650
Aminosäuren	
Hartnup-Krankheit	234500
Lysinurische Proteinintoleranz	222700
Fett	
Pankreaslipasemangel	246600
Vitamine, Salze und andere	
Kongenitaler Intrinsic-factor-Mangel	261000
Kongenitale Natriumdiarrhö	270420
Kongenitale Vitamin-B12-Malabsorption	261100
Primäre Hypomagnesiämie	248250
Kongenitaler Natrium-Wasserstoff-Exchanger-Mangel	182307
Enterokinasemangel	226200
Motilitätsstörungen des Gastrointestinaltraktes	
Okulopharyngeale Muskeldystrophie	164300
Riley-Day-Syndrom	223900
Triple-A-Syndrom	231550
X-chromosomale intestinale neuronale Dysplasie	300048
Krankheiten der Darmschleimhaut	
Kuhmilchallergie	147050
Zöliakie	212550
Morbus Crohn	266600
Colitis ulcerosa	191390
CDG (Carbohydrate-deficient glycoprotein)-Syndrome Typ Ia	212065
Dihydropyrimidasemangel	222748
Gastrointestinale Polypose, Polypen und Neoplasien	
Juvenile Polyposis coli	174900
Mischerbiges Polyposissyndrom	601228
Peutz-Jeghers-Syndrom	175200
Tylosis mit Ösophaguskarzinom	148500
Gastrointestinale Blutungen	
Familiäre kutane Amyloidose	301220
Noonan-Syndrom	163950
Thromboxan-Synthetase-Mangel	274180

tionen. Diagnostisch beweisend ist die Dünndarmbiopsie mit ihren licht- und elektronenmikroskopisch charakteristischen Veränderungen. Eine pränatale Diagnose der Krankheit ist nicht möglich.

Therapie Die Behandlung dieser schweren Strukturanomalie der Enterozyten ist rein symptomatisch und besteht im Wesentlichen aus einer totalen parenteralen Ernährung. Vereinzelt wurden derartige Patienten dünndarmtransplantiert, mit wechselndem Erfolg. Allerdings ist die Gesamtzahl der Dünndarmtransplantationen bei dieser Krankheit so gering, dass noch keine Aussage über die Prognose gemacht werden kann.

Syndrome mit „intractable diarrhea" und persistierender Zottenatrophie in früher Kindheit
Definition Krankheit mit schweren, lebensbedrohlichen Durchfällen in den ersten 24 Lebensmonaten, die eine totale parenterale Ernährung notwendig macht. Morphologisch geht sie einher mit persistierender Zottenatrophie in mehreren zeitlich voneinander getrennt durchgeführten Dünndarmbiopsien und reagiert nicht auf mehrere und unterschiedliche Behandlungsversuche.

Klinische Symptome und Diagnose Führendes Krankheitssymptom dieser in den ersten 2 Lebensjahren auftretenden Krankheit ist der chronische Durchfall mit Stuhlvolumina von 100–150 ml/kg/Tag. Extraintestinale Autoimmunphänomene können vorhanden sein. Beobachtet wurden dabei folgende Einzelsymptome: Arthritis, Dermatitis, SLE, Diabetes mellitus, Iridozyklitis, Glomerulonephritis, Thrombozytopenie und Anämie. Histologisch können aus der Morphologie der Dünndarmmukosa 2 Gruppen unterschieden werden, die sich sowohl durch den Schweregrad des Mukosaschadens als auch durch besondere, „büschelartig" angeordnete Epithelzellen unterscheiden. Die Stuhlvolumina sind größer in der Gruppe I mit schwererem Mukosaschaden. Auch hat diese Gruppe häufiger Antidarmantikörper, mehr eiweißverlierende Enteropathie und assoziierte extraintestinale Symptome. Ein eindeutig zuzuordnender Erbgang kann nicht angegeben werden. Am ehesten handelt es sich um eine Gruppe mit verschiedenartigen Ursachen.

Therapie Der überwiegende Teil der Patienten benötigt eine totale parenterale Ernährung über viele Jahre. Zusätzlich können neben der Gabe von Immunglobulinen immunsuppressive Medikamente eingesetzt werden: Kortikosteroide, Azathioprin, Cyclosporin und Cyclophosphamid. Enteral können Elementardiäten eingesetzt werden (Neocate). Der Therapieerfolg variiert sehr und muss mit Skepsis gesehen werden. Ob die Dünndarmtransplantation sich hier künftig als Alternative für eine Therapie anbietet, muss abgewartet werden. Die Gesamtmortalität ist mit 47% für beide Gruppen hoch. Damit bleibt die Prognose für diese Krankheit schlecht.

Angeborene Fehlbildungen des Ösophagus
Ösophagusatresie
Ätiologie und klinische Symptomatik Die Atresie des Ösophagus tritt bei einem von 2000–4000 Lebendgeborenen auf. Beide Geschlechter sind gleich häufig betroffen. Während der Embryonalentwicklung kommt es zu einer unvollständigen Trennung zwischen Ösophagus und Trachea. Daraus resultieren Kurzschlussverbindungen zwischen Ösophagus und Trachea, von denen die untere Fistel mit Verbindung zwischen Trachea und unterem Ösophagus bei gleichzeitig blind endendem oberen Ösophagus die häufigste ist (85%). Pränatal besteht häufig ein Polyhydramnion. Postpartal sind die ersten Trinkversuche mit Aspirationen, starkem Husten und Zyanose verbunden.

Diagnose und Therapie Die Diagnose wird durch eine Röntgenthoraxaufnahme gestellt, nachdem vorher eine nasogastrische Sonde bis zum Anschlag eingeführt wurde. Aus der Lage der Sondenspitze und der Luftverteilung kann die Diagnose und der Typ der Atresie gestellt werden. Der primäre Fistelverschluss ist die Therapie der Wahl.

Hiatushernie Gleithernien werden von fixierten Hernien unterschieden. Neben den angeborenen Hiatushernien können diese auch erworben sein. In der Mehrzahl der Fälle verursachen sie keine Symptome. Sie sind aber ein Risikofaktor für die gastroösophageale Refluxkrankheit mit Erbrechen und epigastrischen Schmerzen. Die Diagnose wird radiologisch und/oder endoskopisch gestellt. Bei Vorliegen einer Ösophagitis, insbesondere Grad 3–4 nach Savary, ist die Therapie mit einem Protonenpumpenblocker (Omeprazol) in einer Dosierung von 0,5 mg/kg/Tag in 2 Dosen indiziert. Eine operative Therapie mit Fundoplikatio nach Nissen ist nur selten indiziert. Sie wird erst bei älteren Kindern mit häufigen Rezidiven einer Ösophagitis und Gedeihstörungen in Erwägung gezogen.

Angeborene Fehlbildungen des Magens und des Duodenums
Mikrogastrie Es liegt ein kleiner tubulärer Magen als Folge verminderten Wachstums in der 4. Gestationswoche vor. Zusätzliche Missbildungen wie Malrotation, Situs inversus, Radiusaplasie und Daumenaplasie kommen vor.

Die **Diagnose** wird radiologisch gestellt. **Therapie** ist die Gabe von häufigen kleinen Mahlzeiten sowie die zusätzliche nächtliche Ernährung mittels nasogastrischer Sonde in den ersten 2–3 Jahren. Die operative Behandlung war bislang nur in Einzelfällen erfolgreich.

Duodenalstenose und -atresie Mit einer Häufigkeit von 1:20.000 tritt die Duodenalstenose bzw. -atresie in drei verschiedenen Typen auf: Typ I mit Verschluss des Duodenums durch eine Membran, Typ II mit Verbindung der atretischen Enden durch bindegewebige Stränge und Typ III mit blind endenden Abschnitten des Duodenums.

Klinische Symptome, Diagnose und Therapie In 50% der Schwangerschaften besteht ein Polyhydramnion, postpartal kommt es zu galligem Erbrechen, gespanntem Abdomen, Hyperbilirubinämie und fehlendem Mekoniumabgang. Die Diagnose wird durch die Übersichtsaufnahme des Abdomens sowie nach Gabe von wasserlöslichem Kontrastmittel gestellt. Das charakteristische „Double-Bubble-Zeichen" ist sichtbar. Die Therapie besteht in der chirurgischen Anastomosierung der blinden Enden bzw. in der Resektion der Membran unter Schonung der Papilla Vateri.

19.3.2 Erworbene Erkrankungen des Gastrointestinaltraktes
Uwe Preiß

Erkrankungen des Ösophagus

Gastroösophagealer Reflux, Refluxösophagitis Der gastroösophageale Reflux (GÖR) ist definiert als eine unwillkürliche retrograde Bewegung von saurem Mageninhalt und/oder alkalischem Duodenalsaft in den Ösophagus infolge einer Dysfunktion des distalen Ösophagussphinkters. Bei Neugeborenen und jungen Säuglingen ist ein vermehrter GÖR physiologisch und verschwindet spontan im Verlauf des ersten Lebenshalbjahres ohne Folgen. Pathologisch ist der GÖR bei zu häufigen Refluxepisoden, verminderter Reflux-Clearance und der Entwicklung einer Refluxkrankheit (Ösophagitis, bronchopulmonale Komplikationen, Dystrophie). Pathologische Refluxe treten bevorzugt auf bei Kardiainsuffizienz, Hiatushernie, Magenentleerungsstörung, chronischen Lungenerkrankungen, infantiler Zerebralparese (ca. 50% der Patienten), Kyphoskoliose und Motilitätsstörungen des Ösophagus.

Symptome Rezidivierendes (schlaffes) Erbrechen, Nahrungsverweigerung, Gedeihstörung, epigastrische oder retrosternale Schmerzen, frisches Blut oder Hämatin im Erbrochenen sowie okkultes Blut im Stuhl als Hinweis auf eine erosive Ösophagitis, hypochrome Anämie, rezidivierende Aspirationspneumonien, Asthma, Apnoe, Stridor, Kopfschiefhaltung (Sandifer-Syndrom).

Diagnose Die Diagnostik kann erfolgen durch:
- **24-h-pH-Metrie** – indiziert bei begründetem Verdacht auf Refluxkrankheit oder refluxassoziierte extraintestinale Erkankungen und Kontrolle des Therapieerfolges,
- **Refluxdopplersonographie** – erlaubt nur die Beurteilung der postprandialen Refluxaktivität im Zeitraum von 10 Minuten (Normwerte nach Gomes und Menanteau),
- **Endoskopie** – indiziert bei Verdacht auf Ösophagitis. Nur die Ösophagoskopie mit Biopsie erlaubt die Sicherung und Graduierung der Refluxösophagitis sowie den differentialdiagnostischen Ausschluss anderer Ursachen: Verätzung, Fremdkörper, Infektionen (Kandida, HSV, CMV, Bakterien) bei immunsuppressiver Therapie oder Immundefekten, Bestrahlung, Morbus Crohn.

Therapie Die Behandlung erfolgt individuell nach einem bewährten Stufenschema unter Berücksichtigung der Schwere der Symptomatik, dem Alter des Kindes und der endoskopisch gesicherten Ösophagitis.
- 1. Stufe: Schlafen mit erhobenem Oberkörper (Kopfende des Bettes erhöhen), Schräglagerung (30°) bei Säuglingen. Häufige kleine Nahrungsportionen, Andicken der Säuglingsnahrung mit Johannisbrotmehl (Nestargel) 0,5–1 g/ 100 ml Flaschennahrung. Die Wirksamkeit von Antazida ist bei Säuglingen nicht gesichert. Bei älteren Kindern mit geringgradiger Ösophagitis kann Sucralfat (Ulcogant 4-mal 0,5–1,0 g/Tag) maximal 6 Wochen verabreicht werden.
- 2. Stufe: Prokinetika zur Erhöhung des Drucks im unteren Ösophagussphinkter und der propulsiven Motilität.
    - Domperidon (Motilium) 3- bis 4-mal 0,2–0,4 mg/kg KG/Tag (keine positiven Studien),
    - Cisaprid 3- bis 4-mal 0,2 mg/kg KG/Tag (zurzeit keine Zulassung in Deutschland).
- 3. Stufe: Bei schwerer Refluxösophagitis und Versagen der Behandlungsstufen 1 und 2 sind H_2-Rezeptorantagonisten oder Protonenpumpenhemmer indiziert.
    - Ranitidin (Zantic) 2-mal 2–2,5 mg/kg KG/Tag,
    - Omeprazol (Antra) 2-mal 0,5–1 mg/kg KG/Tag (maximal 40 mg/Tag).
- 4. Stufe: Chirurgische Therapie – nur selten bei Versagen der konservativen Behandlung oder schwerwiegenden GÖR-Komplikationen indiziert (Fundoplikatio, Gastropexie).

Fremdkörperingestion und Säure-Laugen-Verätzungen Die versehentliche Ingestion von Fremdkörpern ist bei Kleinkindern und jungen Schulkindern ein häufiges Ereignis. Da die Anamnese oft unzuverlässig ist, muss bei plötzlich auftretenden Schluckstörungen, Hustenattacken, Speichelfluss, retrosternalen Schmerzen, Stridor oder Atemnot an eine Fremdkörperingestion gedacht werden. Die am häufigsten verschluckten Fremdkörper sind Münzen, Spielzeug, Nägel, Nadeln, Büroklammern, Knopfbatterien, Knochensplitter, Gräten und ungenügend gekaute Wurst- oder Fleischstücke. Etwa 80% der Fremdkörper passieren spontan den Gastrointestinaltrakt, die anderen müssen endoskopisch und nur sehr selten operativ entfernt werden.

Diagnose Die Diagnostik muss auch bei alleinigem anamnestischen Hinweis und Beschwerdefreiheit des Kindes eingeleitet werden:
- Röntgenübersichtsaufnahme (Pharynx/Thorax/Abdomen) bei Verdacht auf schattengebenden Fremdkörper, bei nicht röntgendichten Fremdkörpern kann mit wasserlöslichem Kontrastmittel der Nachweis gelingen,
- Endoskopie – bei Beschwerden, auch bei nicht röntgenologisch lokalisiertem Fremdkörper.

Therapie Die endoskopische Extraktion des Fremdkörpers in Intubationsnarkose ist die Therapie der Wahl. Fremdkörper im

Ösophagus müssen unverzüglich entfernt werden. Nur bei kleinen Münzen (<20 mm) im distalen Ösophagus kann maximal 24 Stunden die spontane Passage abgewartet werden. Die Entfernung kleiner Münzen oder von Fremdkörpern mit glatter Oberfläche aus dem Magen kann erst nach einer Verweildauer von 14 Tagen erfolgen. Fremdkörper über 6 cm Länge sowie scharfkantige, spitze oder toxische Fremdkörper müssen auch aus dem Magen sofort entfernt werden. Hat der Fremdkörper bereits den Dünndarm erreicht, erfolgt in den meisten Fällen die komplikationslose Entleerung per rectum. Problemzonen der Passage sind Duodenum, Flexura duodeno-jejunalis, Meckel-Divertikel und terminales Ileum.

Bei Ingestion von Ätzmitteln schließt das Fehlen von Verätzungsspuren im Mund oder Rachen eine Verätzung von Ösophagus und Magen (Säureverätzung) nicht aus. Anamnestische Hinweise und Symptome wie z. B. Ätzspuren, Hypersalivation, Schluckstörungen, Erbrechen, Atemnot oder retrosternale und epigastrische Schmerzen sollten innerhalb von 24 h zur Ösophagogastroduodenoskopie in Intubationsnarkose veranlassen.

Neutralisationsversuche unmittelbar nach einer Säure- oder Laugeningestion sind wegen der einsetzenden exothermen Reaktion mit zusätzlicher Mukosaschädigung nicht sinnvoll.
- Verätzung 1. Grades (Erythem, Schleimhautödem):
    - Stationäre Beobachtung für 1–2 Tage und Ernährung mit flüssiger oder breiiger Kost bis zur Beschwerdefreiheit.
- Verätzungen 2. Grades (nicht zirkuläre Ulzera und Nekrosen) und 3. Grades (zirkuläre Ulzerationen und Nekrosen):
    - Nahrungskarenz und komplette parenterale Ernährung,
    - Breitbandantibiotikum,
    - Prednisolon 1–2 mg/kg KG/Tag i.v. (reduziert die Entwicklung von Strikturen um ca. 50%),
    - Ranitidin (Zantic) 4–5 mg/kg KG/Tag (4 ED) i.v.,
    - Omeprazol (Antra) 3- bis 4-mal 0,5 mg/kg KG/Tag (max. 60 mg/Tag) i.v.

Kinder mit Verätzungen 3. Grades entwickeln häufig eine Ösophagusstenose und bedürfen der langzeitigen Bougierung oder bei Erfolglosigkeit der chirurgischen Therapie.

Ösophagusvarizen Die akute Ösophagusvarizenblutung ist im Kindesalter die häufigste Ursache einer massiven oberen Gastrointestinalblutung. Ösophagusvarizen entstehen infolge portaler Hypertension, die bei Kindern nur in etwa einem Drittel der Fälle auf eine Leberzirrhose zurückzuführen ist. Häufiger ist der präsinusoidal bedingte Pfortaderhochdruck, der intrahepatisch infolge konnataler Leberfibrose und prähepatisch durch Pfortaderthrombose entsteht. Der prähepatische Block wird durch kongenitale Fehlbildungen der Pfortader, Nabelvenenkatheter, Omphalitis, Sepsis, AT-III-Mangel, Protein-C-Mangel, Peritonitis, Pankreatitis, Bauchtrauma oder abdominale Tumoren verursacht. Der posthepatische Block infolge Fehlbildung der Vv. hepaticae oder der V. cava inferior, Pericarditis constrictiva oder Budd-Chiari-Syndrom wird im Kindesalter sehr selten beobachtet. Voraussetzung für eine Ösophagusvarizenblutung ist die Steigerung des Pfortaderdruckes über 12 mmHg. Große Varizen weisen einen höheren transmuralen Druck auf als kleinere, und erosive Mukosaveränderungen erhöhen das Blutungsrisiko.

Symptome Leitsymptome der akuten Ösophagusvarizenblutung sind das Erbrechen hellroten Blutes und die meist wenige Stunden später folgende Entleerung dünnbreiigen Teerstuhls. Gleichzeitig entwickeln sich die Zeichen des hämorrhagischen Schocks. Eine deutliche Splenomegalie weist bei Fehlen anderer Begleitsymptome auf den prähepatischen Block hin. Dagegen darf ein intrahepatischer Block angenommen werden beim Nachweis von Meteorismus, Aszites, Ikterus, Palmarerythem, Venenzeichnung der Bauchhaut und Symptomen der hepatischen Enzephalopathie.

Diagnose Die dringliche Diagnostik umfasst Differentialblutbild, Transaminasen, Gerinnungsparameter, Blutgruppe, Albumin, Ammoniak, Elektrolyte, Säure-Basen-Status. Sonographie des Abdomens und Dopplleruntersuchung der V. portae tragen wesentlich zur Klärung der Ätiopathogenese der Ösophagusvarizenblutung bei. Die Ösophagogastroduodenoskopie erfolgt stets mit diagnostisch-therapeutischer Indikation.

Therapie Folgende therapeutische Maßnahmen stehen zur Verfügung:
- Schockbehandlung (ZVK): Transfusion von Erythrozytenkonzentrat und FFP bis zu einem Hämatokrit von 30–35% (Übertransfusion vermeiden, sonst droht erneute bzw. verstärkte Blutung).
- Endoskopische Sklerosierung (Polidocanol 0,5–1%) oder Bandligatur sind die Methoden der Wahl. Voraussetzungen sind die Kreislaufstabilisierung und Intubationsnarkose. Der Notfallbehandlung folgt die elektive Therapie in wöchentlichen Abständen bis zur Verödung aller Varizen und die Entscheidung über weitere Maßnahmen (TIPS, Shuntoperation).
- Medikamentöse Behandlung: Sie dient der temporären Beherrschung der akuten Blutung und der Prophylaxe einer Rezidivblutung nach endoskopischer Therapie:
    - Terlipressin (Glycylpressin) 20 µg/kg KG i.v. (alle 4 bis 6 h),
    - Octreotid (Sandostatin) 0,5–1 µg/kg KG/h (Dauerinfusion),
    - Metoclopramid (Paspertin) 4-mal 0,1 mg/kg KG/Tag i.v. (Kontraktion des distalen Ösophagussphinkters, nur in Kombination mit Vasopressin- oder Somatostatinanaloga),
    - Omeprazol (Antra) 3- bis 4-mal 0,5 mg/kg KG/Tag (30-min-Infusion, maximal 60 mg/Tag, adjuvante Maßnahme).

- Ballontamponade (Sengstaken-Blakemore-Sonde): Ultima Ratio, mit der die Zeit bis zur endoskopischen Therapie überbrückt werden kann (Ballondruck max. 40 mmHg). Schwerwiegende Komplikationen sind Drucknekrosen, Ösophagusruptur, Aspiration und Kompression der Luftwege.
- Medikamentöse Dauerprophylaxe von Rezidivblutungen: Propranolol (Obsidan) 1 mg/kg KG/Tag (3 ED, per os). Eine Steigerung der Dosis um 0,5 mg/kg KG/Tag bis auf 3 mg/kg KG/Tag ist möglich und bewirkt eine effektive Senkung des Pfortaderdruckes mit Reduzierung von Blutungsepisoden bei noch guter Leberfunktion.

Erkrankungen des Magens

Hypertrophische Pylorusstenose Es handelt sich um eine postpartal erworbene Magenentleerungsstörung infolge Hypertrophie aller Pylorusmuskelschichten und Mukosaödem im Canalis egestorius. Etwa 0,3% aller Säuglinge erkranken und Knaben sind 5-mal häufiger betroffen als Mädchen. Es besteht familiäre Häufung mit vermutlich polygenetischem Erbgang. Nicht selten ist die Pylorushypertrophie mit anderen Fehlbildungen assoziiert, bei ca. 15% der Säuglinge ist gleichzeitig eine Hiatushernie nachweisbar (Roviralta-Syndrom). Die Pathogenese ist unbekannt.

Symptome Die typische Symptomatik beginnt in der 2. bis 4. Lebenswoche mit schwallartigem Erbrechen und sichtbarer Magenperistaltik. Bei anhaltendem Erbrechen entwickeln sich Dehydratation, Gedeihstörung mit Pseudoobstipation oder Hungerstühlen, Lethargie und ein greisenhafter Gesichtsausdruck. Mit dem Erbrochenen gehen große Mengen Chlorid, Natrium und Kalium verloren, sodass hypochlorämische Alkalose, Hypokaliämie, Verminderung des ionisierten Kalziums und kompensatorische pCO_2-Erhöhung resultieren.

Diagnose Die klinische Verdachtsdiagnose lässt sich in der Regel mit dem sonographischen Nachweis der Pylorushypertrophie sichern. Eine Röntgenuntersuchung mit wasserlöslichem Kontrastmittel ist nur in Zweifelsfällen oder zum Ausschluss anderer Fehlbildungen vor der Operation indiziert. Differentialdiagnostisch kommen bei Erbrechen im frühen Säuglingsalter zahlreiche Erkrankungen in Betracht: Duodenalstenose, Hiatushernie, Invagination, Achalasie, zentrales Erbrechen, adrenogenitales Syndrom, Galaktosämie, Organoazidopathien, intestinale Allergien und Enzymdefekte, Infektionen.

Therapie Die Therapie der Wahl ist die Pyloromyotomie nach Weber-Ramstedt (longitudinale Durchtrennung der Pylorusmuskulatur bis zur Mukosa). Präoperativ müssen die Störungen des Flüssigkeits-, Elektrolyt- und Säure-Basen-Haushalts mit Infusionen ausgeglichen werden. Bereits 6 h nach der Operation kann mit kleinen (5–10 ml) Portionen einer Glukoseelektrolytlösung der orale Nahrungsaufbau begonnen werden und am zweiten postoperativen Tag mit steigenden Mengen Muttermilch oder Formulanahrung fortgeführt werden. Die konservative Behandlung mit Schrägsitzlagerung, häufigen kleinen Mahlzeiten, Spasmolytika und Sedierung ist nur bei leichter Symptomatik, nach inkompletter Pyloromyotomie oder vorübergehender Kontraindikation der Operation gerechtfertigt.

Gastritis, peptisches Ulkus Die Diagnose der Gastritis kann nicht allein mit der Symptomatik begründet werden, sie erfordert die Endoskopie und den histologischen Nachweis entzündlicher Mukosaveränderungen. Die Helicobacter-pylori-induzierte B-Gastritis ist die häufigste aller chronischen Gastritiden. Deutlich seltener sind die chemisch-toxisch induzierte C-Gastritis und die A-Gastritis (Autoimmungastritis). Selten sind auch die Gastritissonderformen bei M. Crohn, Nahrungsmittelallergie, eosinophiler Gastroenteropathie, Purpura Schoenlein-Henoch oder Autoimmunerkrankungen. Die Infektion mit Helicobacter pylori (H. p.) ist in über 90% die Ursache der chronischen Gastritis. Regional unterschiedlich und begünstigt durch schlechte sozioökonomische Verhältnisse erfolgen die meisten H.-p.-Infektionen oral-oral oder fäkal-oral bereits vor dem 5. Lebensjahr. In Mitteleuropa sind etwa 10–15% der Kinder und Adoleszenten mit H. p. und 0,3% mit Helicobacter Heilmannii infiziert.

Symptome Die Symptomatik der H.-p.-Gastritis ist uncharakteristisch und meistens gekennzeichnet durch rezidivierende Bauchschmerzen, die von jungen Kindern diffus oder periumbilikal und von Schulkindern oft epigastrisch lokalisiert werden. Andere Symptome sind Völlegefühl, Inappetenz, Übelkeit, Erbrechen, Gewichtsverlust, Mundgeruch, okkulter Blutverlust und Anämie.

Diagnose Für die Diagnostik der H.-p.-Infektion stehen invasive und nichtinvasive Methoden zur Verfügung. Der ^{13}C-Harnstoffatemtest, der ^{15}N-Harnstoffurintest und der H.-p.-Antigen-Stuhl-Immunoassay mit einer Sensitivität und Spezifität über 90% sind am besten geeignet. Vor Therapiebeginn ist bei symptomatischen Kindern die Ösophagogastroduodenoskopie mit standardisierten Antrum- und Korpusbiopsien durchzuführen (Histologie, H.-p.-Nachweis, Resistogramm).

Therapie Hauptziele der H.-p.-Eradikation sind die Heilung der chronischen Gastritis oder eines Ulkusleidens und das Erreichen von Beschwerdefreiheit. Bei Kindern durchgeführte Therapiestudien zeigen, dass die bei Erwachsenen übliche 7-tägige Tripeltherapie mit einem Protonenpumpenhemmer und zwei Antibiotika erfolgreich ist:
- Omeprazol 1 mg/kg KG/Tag (2 ED, maximal 2-mal 20 mg/Tag),
- Amoxicillin 50 mg/kg KG/Tag (2 ED, max. 2-mal 1 g/Tag),
- Clarithromycin 20 mg/kg KG/Tag (2 ED, maximal 2-mal 500 mg/Tag),
- Metronidazol 20 mg/kg KG/Tag (2 ED, maximal 2-mal 400 mg/Tag).

Clarithromycin darf nicht durch andere Makrolidantibiotika ersetzt werden. Metronidazol sollte nur als Reserveantibiotikum bei Penicillinallergie oder 2fachem Therapieversagen eingesetzt werden. Nach jeder Eradikationstherapie muss der Erfolg 4–6 Wochen später mit dem ^{13}C-Harnstoffatemtest überprüft werden.

Peptische Ulzera sind auch im Kindesalter in den meisten Fällen Folge einer H.-p.-Infektion (Ulcus ventriculi ca. 75%, Ulcus duodeni ca. 80%). Das Ulkusleiden ähnelt in der Symptomatik der chronischen Gastritis, kann jedoch durch Blutung oder Perforation kompliziert werden. Die H.-p.-assoziierten peptischen Ulzera werden primär mit einer Tripeltherapie behandelt und erfordern evtl. eine etwa 4-wöchige Nachbehandlung mit H$_2$-Rezeptorantagonisten oder Protonenpumpenblocker (Dosierungen s. Gastroösophagealer Reflux). Die Eradikation der H.-p.-Infektion führt in der Regel zur Ausheilung der Ulkuskrankheit und verhindert Rezidive. Lebensbedrohliche obere Gastrointestinalblutungen können durch primäre Ulzera sowie auch durch sekundäre peptische Ulzera (Stress, Medikamente, Zollinger-Ellison-Syndrom) verursacht werden. Stressbedingte Mukosaläsionen werden bei pädiatrischen Intensivpatienten häufig beobachtet (blutiges Magenaspirat, Hämatemesis oder Meläna), seltener sind massive Ulkusblutungen. Prädisponierende Faktoren sind Schock, Sepsis, Polytrauma, Verbrennung, Operation (>3 h Dauer), Schädel-Hirn-Trauma, Ateminsuffizienz, Nieren-, Leberversagen oder Status epilepticus.

Therapie Die Therapie schließt folgende Maßnahmen ein:
- Behandlung des hämorrhagischen Schocks: Erythrozytenkonzentrat, FFP (evtl. Gerinnungsfaktoren, Thrombozytenkonzentrat),
- Magenlavage mit raumtemperierter NaCl 0,9% (kein Eiswasser!) in Vorbereitung der Notfallendoskopie und Instillation von Noradrenalin (8 mg Noradrenalin/100 ml NaCl 0,9%, davon 2 ml/kg KG per Sonde),
- Omeprazol (Antra) initial 1 mg/kg KG, dann 0,5 mg/kg KG als 30-min-Infusion alle 6 bis 8 Stunden,
- Ranitidin (Zantic) 2–3 mg/kg KG als i.v.-Bolus, dann Dauerinfusion mit 0,1–0,2 mg/kg KG/h (Ranitidin erwies sich als weniger effektiv),
- endoskopische Blutstillung mit Injektion von Adrenalin 1:10.000, Fibrinkleber oder Metallclips,
- Operation bei nicht beherrschbarer Blutung oder hoher Transfusionsbedürftigkeit (>4 Transfusionseinheiten/Tag) dringlich indiziert.

Dünndarmerkrankungen

Akute Enteritis (Gastroenteritis) Die akute Durchfallerkrankung ist leicht an der erhöhten Stuhlfrequenz und verminderten Stuhlkonsistenz erkennbar und geht mit einem Verlust von Wasser und Elektrolyten einher, der durch Erbrechen häufig zusätzlich gesteigert wird. In den meisten Fällen wird die akute Diarrhö durch Viren (Rota-, Norwalk-, Adeno-, Astroviren, ca. 60% der Patienten) und seltener durch Bakterien (Salmonellen, Campylobacter jejuni, Shigellen, E. coli) oder Parasiten (Giardia lamblia, Kryptosporidien) hervorgerufen. Bei etwa 30% der akuten Durchfälle ist kein Erreger nachweisbar. Differentialdiagnostisch müssen Nahrungsmittelunverträglichkeiten, systemische Infektionen, antibiotikaassoziierte Diarrhö (Clostridium difficile), Malabsorptionssyndrome (Durchfall über 2 Wochen andauernd) und Intoxikationen erwogen werden.

Symptome Die Symptomatik der akuten Enteritis wird entscheidend vom Grad der Dehydratation (Tabelle 19.3-3) geprägt, der aus dem aktuellen Körpergewicht des unbekleideten Kindes, Anamnese und klinischem Zustand eingeschätzt werden muss. Bei einem Gewichtsverlust über 5%, hohem Fieber oder blutig-schleimigen Stühlen ist außer der obligaten mikrobiologischen Stuhluntersuchung die Labordiagnostik von Blutbild, Elektrolyten und Säure-Basen-Status erforderlich.

Therapie Die Mehrzahl der Patienten hat einen Wasserverlust unter 5% des Körpergewichts und kann ambulant behandelt werden. Kurzfristige Kontrollen des Körpergewichts und des klinischen Zustandes sind unverzichtbar, da immer die Gefahr des Dehydratationsschocks besteht. Die Therapie mit oraler Rehydratation und folgender Realimentation wird nach den Empfehlungen der Gesellschaft für Pädiatrische Gastroenterologie und Ernährung durchgeführt (Abb. 19.3-1).

Tabelle 19.3-3. Schweregrade der Dehydratation bei akuter Enteritis

Dehydratation	Verlust des Körpergewichts	Symptome	Laborbefunde
Leicht	Säugling <5% Kind <3%	Durst, Unruhe, klebrige Schleimhäute	Elektrolyte und pH normal
Mittelschwer	Säugling 5–10% Kind 3–6%	Durst, Unruhe oder Lethargie, Hautturgor vermindert, Hautfalten verstreichen langsam, grau-blasse Hautfarbe, Fontanelle leicht eingesunken, Augen haloniert, Schleimhäute trocken, keine Tränen, Oligourie	pH normal-erniedrigt, Na+ normal-leicht erhöht, Hämatokrit erhöht, Harnstoff, Kreatinin erhöht
Schwer	Säugling >10% Kind >6%	Bewusstseinstrübung – Koma, Krämpfe, schrilles Schreien, Azidoseatmung, Tachykardie, Fieber, Hautfarbe grau-blass, marmoriert, Hautfalten stehend, tief halonierte Augen, keine Tränen, eingesunkene Fontanelle, Schleimhäute trocken, borkig, Oligoanurie	Azidose, Na+, K+ erhöht, Blutglukose erhöht, Hämatokrit erhöht, Harnstoff, Kreatinin erhöht

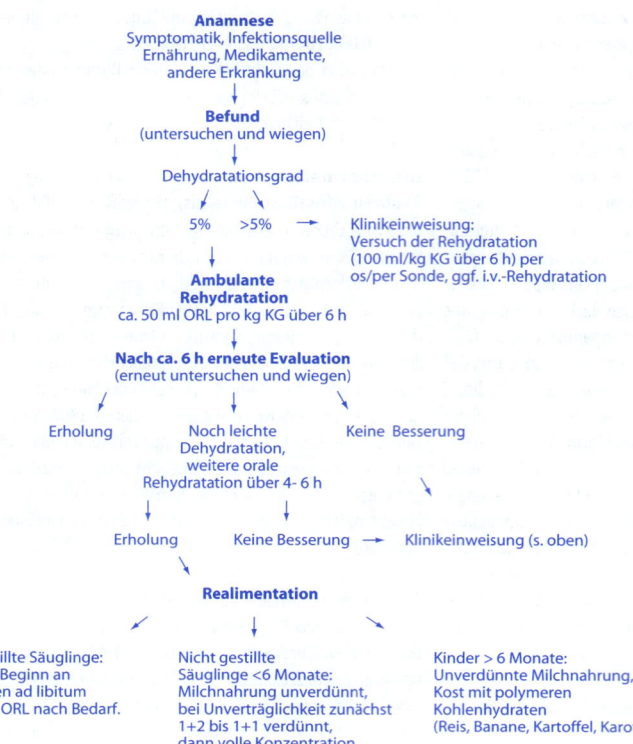

Abb. 19.3-1. Flussschema zum Vorgehen bei akuter kindlicher Durchfallerkrankung

- Geeignete **orale Rehydratationslösungen** (ORL) sind:
- GES 60 (Natrium 60 mmol/l, Kalium 20 mmol/l, Glukose 19,8 g/l),
- Oralpädon (Natrium 60 mmol/l, Kalium 20 mmol/l, Glukose 17,8 g/l),
- Infectodiarrstopp GG (Natrium 60 mmol/l, Kalium 20 mmol/l, Glukose 20 g/l, Laktobazillus GG),
- keine elektrolytfreie (Tee) orale Rehydratation!

Die **orale Realimentation** beginnt in der Regel am ersten Behandlungstag mit der bisher verabreichten Säuglingsnahrung. Scheitert der Nahrungsaufbau, kann die vorübergehende Umstellung auf Oligopeptidformula (Alfaré, Pregomin) für 2–3 Wochen zweckmäßig sein. Keine Umstellung auf so genannte Heilnahrung oder Sojaformula!

Infusionstherapie: Bei gegebener Indikation erfolgt die parenterale Flüssigkeitssubstitution unabhängig von der Dehydratationsform (iso-, hypo-, hyperton), die jedoch Infusionsdauer und Elektrolytzufuhr im Therapieverlauf bestimmt, initial mit halbisotoner Elektrolytglukoselösung. Geeignete Infusionslösungen sind Jonosteril päd III, Pädiafusin II oder Elektrolytinfusionslösung 77 mit Glukose 5. Die Infusionsmenge errechnet sich aus dem Basisbedarf (1500 ml/m² KOF/Tag) plus Defizit (100–150 ml/kg KG/24–48 h). Bei hypertoner Dehydratation sollte die Rehydratation in 36–48 h erfolgen und der Serumnatriumspiegel nur um 0,5 mmol/l pro Stunde gesenkt werden (Hirnödem!). Infusion von Natriumbicarbonat erst bei einem pH <7,15.

Antibiotikatherapie: Seltene Indikation. Unter Berücksichtigung des Erregers und Resistogramms sind Antibiotika indiziert bei Säuglingen unter 4 Monaten, immundefizienten oder immunsupprimierten Patienten und bei septischem Krankheitsbild.

Malabsorptionssyndrome Die Malabsorptionssyndrome stellen eine große Gruppe von Erkrankungen dar, bei denen die Dünndarmmukosa infolge hereditärer oder erworbener Defekte nicht in der Lage ist, permanent oder über einen längeren Zeitraum Nährstoffe ausreichend zu absorbieren. Pathophysiologisch müssen die globalen Malabsorptionssyndrome (Zöliakie, Mukoviszidose, Nahrungsmittelallergie, kongenitale Mikrovillusatrophie, intestinale epitheliale Dysplasie u. a.) von den selektiven Malabsorptionssyndromen unterschieden werden (Tabelle 19.3-4).

19.3 Gastroenterologie

Tabelle 19.3-4. Synopsis selektiver Malabsorptionssyndrome

Erkrankung	Symptome	Diagnostik	Therapie
Laktosemaldigestion – Alaktasie (sehr selten) – Spätform (Prävalenz 15%) – Sekundär häufig bei Mukosaläsion	Wässrige, schaumige Diarrhö, Meteorismus, rezidiv. Bauchschmerzen, Dystrophie	Stuhl-pH <6, Kohlenhydrate im Stuhl positiv (Clinitest), H_2-Atemtest >20 ppm (2 g/kg KG Laktose)	Laktosefreie Diät (kuhmilchfreie Kost, Sojaformula, Oligopeptidnahrung), Kalziumsubstitution
Saccharose-Isomaltose-Maldigestion		s. oben; H_2-Atemtest (2 g/kg KG Saccharose)	Saccharosefreie, -arme Diät, Sucraid (Sacrosidase) 1–2 ml/Mahlzeit
Fruktosemalabsorption (GLUT-5-Defekt, Prävalenz 10–15%)		s. oben; H_2-Atemtest (1 g/kg KG Fruktose)	Fruktosereduzierte Kost
Glukose-Galaktose-Malabsorption (SGLT-1-Defekt)	s. oben, Symptome seit Geburt, Dehydratation, Azidose	s. oben; H_2-Atemtest (1 g/kg KG Glukose) – falls indiziert	Glukose-, Galaktoserestriktion, Fruktosegabe
Enteropeptidasemangel	Massige Diarrhö, Steatorrhö, Kreatorrhö, Dystrophie	Stuhlfett >7 g/Tag, Chymotrypsin im Stuhl vermindert, Serumeiweiß vermindert	Pankreasenzymsubstitution, chemisch definierte Diät
Chloriddiarrhö	Wässrige, urinähnliche Diarrhö seit Geburt, Dehydratation	Stuhlchlorid >90 mmol/l, Hypochlorämie, Alkalose, Hypokaliämie, Hyponatriämie	Chlorid-, Natrium-, Kaliumsubstitution i.v./oral, Th.-Versuch mit Butyrat 100 mg/kg KG/Tag
Vitamin-B12-Malabsorption (Imerslund-Gräsbeck-Syndrom)	Gedeihstörung, megaloblastäre Anämie	Vitamin B12 im Serum niedrig, Megaloblasten, -zyten (KMP), Proteinurie	Vitamin B12 500 – 1000 μg ED, alle 2–3 Monate i.m.
Folsäuremalabsorption	Gedeihstörung, megaloblastäre Anämie, zerebrale Degeneration, Ataxie	Folsäure im Serum niedrig, Megaloblasten (KMP)	Folsäure 100–500 μg/Tag i.m.
Zinkmalabsorption (Acrodermatitis enteropathica)	Periorifizielle Dermatitis, Alopezie, Diarrhö, Dystrophie	Zink und AP im Serum niedrig	Zink 30–45 mg/Tag
Hypo-, Abeta-Lipoproteinämie (Bassen-Kornzweig-Syndrom)	Steatorrhö, statomotorische Retardierung, Retinitis pigmentosa, neurologische Symptome	Cholesterin, LDL, VLDL im Serum niedrig, keine Chylomikronen, Apo-Lipoprotein-B niedrig, Akanthozytose, Dünndarmbiopsie	MCT, Vit. A, D, E, K i.m.
Gallensäurenmalabsorption (häufiger sekundär)	Wässrige Diarrhö	Gallensäuren im Stuhl, Stuhlfett erhöht	Parenterale Ernährung, MCT, Semielementardiät, Cholestyramin, Vit. A, D, E, K i.m.

Symptome Charakteristisch für die Malabsorptionssyndrome sind einige wichtige Leitsymptome, zu denen sich eine Vielzahl oft krankheitsspezifischer Mangelsymptome gesellen kann:
- Chronische Gedeihstörung,
- chronisch rezidivierende Durchfälle (wässrig, schaumig, voluminös, fettglänzend, blutig),
- rezidivierendes Erbrechen,
- Wachstumsretardierung.

Diagnose Die Differentialdiagnose der Malabsorptionssyndrome erfordert eine umfangreiche Palette von Untersuchungsmethoden. Bei begründetem Verdacht muss die Auswahl rational erfolgen und von der Basisdiagnostik gezielt zur spezialisierten Diagnostik führen (Tabelle 19.3-5).

Therapie In Abhängigkeit von der gesicherten Diagnose benötigt die Mehrzahl der Patienten eine medikamentöse und/oder diätetische Behandlung, die in der Regel lebenslang konsequent durchgeführt werden muss (s. Zöliakie, Nahrungsmittelallergie, Kurzdarmsyndrom).

Tabelle 19.3-4 gibt therapeutische Hinweise für die selektiven Malabsorptionssyndrome.

Zöliakie Die Zöliakie (glutensensitive Enteropathie) ist ein Zustand gesteigerter immunologischer Reaktionsbereitschaft gegenüber Gliadin bei genetisch prädisponierten Personen, die an der Dünndarmmukosa zur lymphoplasmazellulären Infiltration, Kryptenhyperplasie und Zottenatrophie führt. Neben dem Gliadin des Weizens sind auch Proteinfraktionen des Roggens, der Gerste und wahrscheinlich des Hafers toxisch für die Dünndarmschleimhaut der Zöliakiepatienten. In der Pathogenese der Zöliakie ist die Gewebetransglutaminase vermutlich von zentraler Bedeutung, indem sie Gliadinpeptide deamidiert und somit erst für die effektive T-Zell-vermittelte Immunreaktion aufarbeitet. Unter Einschluss oligosymptomatischer Formen kann die Prävalenz der Zöliakie mit 1:500 angenommen werden. Folgende Zöliakieformen werden unterschieden:
- klassische Zöliakie: Symptome der Malabsorption, Gliadin-/Endomysiumantikörper positiv, partielle oder totale Zottenatrophie,
- silente Zöliakie: keine oder nur wenige Symptome, Gliadin-/Endomysiumantikörper positiv, Mukosaschaden. Risikokonstellationen sind Zöliakieverwandte 1. Grades, Diabetes Typ 1, IgA-Mangel, Autoimmunerkrankungen, Dermatitis herpetiformis (Duhring),

Tabelle 19.3-5. Diagnostisches Stufenprogramm bei Verdacht auf Malabsorptionssyndrom

I. Basisdiagnostik	II. Spezialisierte Diagnostik
1. Anamnese: a) Nahrung b) Erbrechen c) Durchfall (Stuhlfrequenz, Konsistenz, Menge, Farbe, Geruch, unverdaute Nahrungsbestandteile) d) Gewichts- und Längenentwicklung	*1. Funktionstests:* H2-Atemtest: Fruktosebelastung, Laktosebelastung, Saccharosebelastung Eisenresorptionstest
2. Status mit Somatogramm (Perzentilenkurve!)	*2. Dünndarmschleimhautbiopsie* (Histologie, Elektronenmikroskopie, Enzymaktivitäten)
3. Blutuntersuchungen: Komplettes BB, BSG, Elektrophorese, Immunglobuline, Elektrolyte, Magnesium, Eisen, anorganisches Phosphat, Astrupwerte, AP, ASAT, ALAT, Quick, Cholesterin, Triglyzeride, Ferritin, Vitamin B12, Folsäure, β-Karotin	*3. Darmsaftuntersuchungen:* Pankreasenzyme, Bakterien, (Dysbiose: 10^5 Keime/ml Darmsaft), Protozoen
4. Urinuntersuchungen: Zytologie, pH, Protein, Glukose, Azeton, Reduktionsprobe, Indikan	*4. Funktionsdiagnostik:* Pankreozymin-Sekretin-Test, Schilling-Test, Waldmann-Test/Gordon-Test, Se-Homotaurocholsäure-Test (SeHCAT)
5. Stuhluntersuchungen: Bakterien, Viren, Pilze, okkultes Blut (Haemoccult) Elastase I Stuhlfett Reduktionsprobe (Clinitest) Schwimmprobe (falsch-positiv bei vermehrtem Gehalt von Gas, Schleim, organischen Säuren) Passagezeit (Norm über 12 h) pH im Stuhlwasser: Norm: 4,5–6,0 bei FM-Nahrung, 5,5–8,3 bei KM-Nahrung, im Kindesalter 6,5–7,5	*5. Biophysikalische Diagnostik:* Kontrasteinlauf, Magen-Darm-Passage, ÖCP, Sonographie, pH-Metrie, Manometrie
6. Schweißelektrolyte	*6. Endoskopie:* Rektoskopie, Koloskopie, Gastroduodenoskopie
7. Karporadiagramm	*7. Provokations-Eliminations-Tests* mit Nahrungsproteinen

— latente Zöliakie: häufig Symptome, Gliadin-/Endomysiumserologie und Dünndarmmukosa unter gliadinhaltiger Ernährung nur zeitweise oder nach sehr langer Zeit pathologisch,
— potentielle Zöliakie: keine Symptome, normale Dünndarmmukosa, positive Gliadin-/Endomysiumserologie, intraepitheliale γ/δ-T-Lymphozyten und HLA-DR3/-DQ2-Expression in Abhängigkeit von der Glutenexposition vermehrt.

Symptome Die klassische Zöliakie manifestiert im Alter von 9–18 Monaten mit massigen Stühlen, Erbrechen, Appetitlosigkeit, aufgetriebenem Abdomen, Gedeihstörung, Anämie, Misslaunigkeit sowie selten auch Obstipation. Im Kleinkindalter dominieren Durchfall, Erbrechen, Bauchschmerzen, Gedeihstörung und Rachitissymptome und im Schulalter Kleinwuchs, Bauchschmerzen, Gewichtsverlust, Zahnschmelzdefekte, Eisenmangelanämie und/oder verzögerte Pubertät. Infolge höherer Stillfrequenz, langer Stilldauer und später Gabe glutenhaltiger Nahrung manifestiert die Zöliakie vermehrt mono- oder oligosymptomatisch im Schul- oder Adoleszentenalter.

Diagnose Die Diagnostik beinhaltet:
— Blutbild, Eisen, Ferritin, Elektrolyte, Eiweiß, Folsäure, Gerinnungsstatus (vor Dünndarmbiopsie), Immunglobuline (falschnegative IgA-Gliadin-/Endomysiumserologie bei IgA-Mangel, etwa 10% der Patienten).
— IgA-/IgG-Gliadin-, IgA-Endomysium-, IgA-Gewebetransglutaminaseantikörper. Bei positiver Gliadin-/Endomysium- bzw. Gewebetransglutaminaseserologie ist die Zöliakie sehr wahrscheinlich.
— Dünndarmbiopsie (Lupenmikroskopie, Histologie) – keine glutenfreie Kost vor Biopsie! Typisch für die Zöliakie sind Zottenatrophie, Kryptenhyperplasie und Vermehrung intraepithelialer Lymphozyten.
  Typisierung des Mukosaschadens nach Shmerling:
  — Typ I (normale Mukosa),
  — Typ II (partielle Zottenatrophie),
  — Typ III (flache Mukosa).
— Glutenbelastung – nur indiziert bei Zweifel an der Diagnose und Diagnosestellung vor dem 2. Geburtstag. Aus psychologischen Gründen sollte die Provokation nicht mit Nor-

19.3 Gastroenterologie

malkost, sondern mit einem Glutenzusatz (5–15 g/Tag) zur glutenfreien Diät erfolgen. Glutenbelastung nach dem 6. Lebensjahr, um Zahnschmelzdefekte zu vermeiden.

Die Diagnose der Zöliakie gilt nach den Kriterien der Europäischen Gesellschaft für Pädiatrische Gastroenterologie (ESPGHAN) als gesichert, wenn folgende Bedingungen erfüllt sind:
1. Nachweis klinischer Symptome der Zöliakie, von Gliadin-/ Endomysiumantikörpern und einer Zottenatrophie unter gliadinhaltiger Ernährung,
2. Rückbildung von klinischen Symptomen der Zöliakie und der Gliadin-/Endomysiumantikörper unter gliadinfreier Diät.

Differentialdiagnosen: Mukoviszidose, Disaccharidmaldigestionen, Nahrungsmittelallergien, Kuhmilchproteinintoleranz, exsudative Enteropathie, Colon irritabile.

Therapie Die Therapie besteht aus folgenden Maßnahmen:
- Lebenslange strikte glutenfreie Ernährung. Verboten sind die glutenhaltigen Getreidearten Weizen, Roggen, Gerste, Hafer, Grünkern und Dinkel sowie die daraus hergestellten Erzeugnisse, einschließlich Bier, Malzbier, Malzkaffee.
Erlaubte Nahrungsmittel sind Reis, Mais, Hirse, Buchweizen, Quinoa, glutenfreies Mehl, Kartoffeln, alle Gemüse- und Obstsorten, Soja, Kakao, Tee, Bohnenkaffee sowie alle tierischen Nahrungsmittel.
Eine aktuelle Liste glutenfreier Produkte und Arzneimittel kann von der Deutschen Zöliakie-Gesellschaft e. V. (Filderhauptstr. 61, 70599 Stuttgart, Fax: 0711/4 56 78 17, E-Mail: info@dzg-online.de) bezogen werden.
- Bei Therapiebeginn kann eine laktose- bzw. kuhmilcharme Diät bis zur funktionellen Erholung der Mukosa notwendig sein.
- Substitution von Eisen, B-Vitaminen, Folsäure oder fettlöslichen Vitaminen ist bei nachgewiesenem Mangel erforderlich.
- Bei mangelhafter Diät-Compliance besteht ein erhöhtes Malignomrisiko des Gastrointestinaltraktes, deshalb sollten regelmäßige Kontrollen der Gewichts-, Längen- und Pubertätsentwicklung, der Gliadin-/Endomysiumserologie sowie ausgewählter Laborparameter (Blutbild, Eisen, AP, Kalzium) erfolgen.

Meckel-Divertikel Das blutende Meckel-Divertikel ist die häufigste Ursache für eine aus vollem Wohlbefinden auftretende profuse untere Gastrointestinalblutung im Säuglings- und Kindesalter. Die Persistenz des Ductus omphaloentericus als Meckel-Divertikel findet sich bei 2–3% der Kinder ca. 30–50 cm oralwärts der Ileozökalklappe. Etwa die Hälfte der Divertikel enthält heterotopes Gewebe (Magenmukosa, Pankreasgewebe, hepatobiliäres Gewebe). In annähernd 90% der resezierten blutenden Meckel-Divertikel konnte Magenmukosa nachgewiesen werden. Als Blutungsquelle findet sich fast immer ein peptisches Ulkus der Ileummukosa in unmittelbarer Nachbarschaft von heterotoper Magenschleimhaut. In einigen Fällen konnte eine Helicobacter-pylori-Infektion der ektopen Magenmukosa nachgewiesen werden.

Symptome Typisch für die Blutung aus einem Meckel-Divertikel ist das akute, schmerzlose und episodische Auftreten. In den meisten Fällen erfolgt die Blutung plötzlich aus voller Gesundheit und es werden per rectum reichlich frisches Blut oder ein Gemisch aus hellrotem Blut und dunklen Koagula entleert (Hämatochezie plus Melaena). Die Symptome des hämorrhagischen Schocks und der Blutungsanämie entwickeln sich rasch. Bei etwa der Hälfte der betroffenen Kinder verläuft die Blutung ohne begleitende Bauchschmerzen. Neben der Blutung sind andere typische Komplikationen Divertikulitis, Perforation, Invagination, Fremdkörper im Divertikel, Tumoren und Strangulationsileus.

Diagnose Diagnostische Schritte sind:
- Anamnese: Blutungsereignis aus voller Gesundheit oder bereits ähnliche Blutungsepisoden?,
- Labordiagnostik: Blutbild, Blutgruppe, Gerinnungsparameter, Elektrolyte, Serumeiweiß, Kreatinin, Säure-Basen-Status,
- Ösophagogastroduodenoskopie zum Ausschluss einer oberen Gastrointestinalblutung,
- Koloskopie – bei untypischer Anamnese und klinischem Verlauf, evtl. kann die Endoskopie die Blutung aus dem Ileum sichern,
- Röntgenabdomenübersicht bei Verdacht auf Perforation,
- Sonographie im Rahmen der Differentialdiagnostik, der Nachweis des Meckel-Divertikels gelingt meist nicht,
- ^{99m}Technetium-Pertechnetat-Szintigraphie: Diagnostisches Verfahren der Wahl mit einer Sensitivität von über 80% und Spezifität über 95%. Sie erlaubt ausschließlich den Nachweis ektoper Magenmukosa und nicht der Blutungsquelle selbst.

Therapie Therapeutische Maßnahmen sind:
- Schockbehandlung;
- medikamentöse Therapie: In der präoperativen Phase kann die Gabe von H_2-Blockern oder Protonenpumpenhemmern den Stillstand der Blutung begünstigen und die Sensitivität der Tc-Szintigraphie erhöhen.
    - Omeprazol (Antra) initial 1 mg/kg KG, dann 0,5 mg/kg KG als 30-min-Infusion alle 6–8 h,
    - Ranitidin (Zantic) 2–3 mg/kg KG als i.v.-Bolus, dann 0,1–0,2 mg/kg KG/h;
- Operation: Bei typischer Symptomatik und positivem Tc-Scan ist die Resektion des Ileumsegments mit Meckel-Divertikel die Therapie der Wahl.

Erkrankungen des Dickdarmes

Obstipation Die chronische Obstipation ist definiert als erschwerte Defäkation mit einer Frequenz von weniger als 3 Stuhlentleerungen pro Woche über einen Zeitraum von mehr als 3 Monaten. In der kinderärztlichen Praxis wird diese Symptomatik bei etwa 3% aller Kinder und Jugendlichen beobachtet und in 95% der Fälle handelt es sich um eine habituelle Obstipation. Sie manifestiert sich in der Mehrzahl zwischen dem 1. und 4. Lebensjahr. Obstipationen bei Neugeborenen und jungen Säuglingen sind immer verdächtig hinsichtlich einer organischen Ursache (Aganglionose, Analstenose, anterior verlagerter Anus). In der Pathogenese der habituellen Obstipation sind Ernährungsfehler, inadäquates Sauberkeitstraining, Analfissuren, perianale Dermatitis, unhygienische Toiletten, gestörte Eltern-Kind-Beziehung oder sexueller Missbrauch einige der Faktoren, die zur Stuhlretention veranlassen. Die anhaltende Dehnung des Enddarms vermindert die Rektumsensibilität und schmerzhafte Entleerung großkalibriger Stühle führt zu einem Vermeidungsverhalten, das sich in einem Circulus vitiosus verstärkt. Bei länger bestehender Obstipation wird in vielen Fällen eine Überlaufenkopresis beobachtet. Weitere Begleitsymptome können ein aufgetriebenes Abdomen, rezidivierende Bauchschmerzen, Erbrechen, Appetitlosigkeit, Gedeihstörung sowie Enuresis sein.

Diagnose Die Diagnostik umfasst:
- Anamnese: Beginn und Dauer der Symptomatik, auslösende Ereignisse, Frequenz und Konsistenz der Stühle, Blut- oder Schleimauflagerungen, Ernährungsgewohnheiten, Medikamenteneinnahme, bisherige Erkrankungen geben wichtige Hinweise für die weitere Diagnostik.
- Körperliche Untersuchung: Suche nach Zeichen differentialdiagnostisch in Betracht kommender Grunderkrankungen (Gewichts- und Wachstumskurve). Nachweis von Stuhlmassen im Unterbauch, Kotschmieren und perianale Dermatitis weisen auf eine länger dauernde Stuhlretention. Die rektale Untersuchung informiert über Analfissuren, Sphinktertonus, Füllungsstand und Weite des Rektums.
- Labordiagnostik: Ergeben sich keinerlei Hinweise auf eine Grunderkrankung, ist eine Urinuntersuchung zum Ausschluss einer Harnwegsinfektion in der Regel ausreichend. Kommt eine Grunderkrankung in Betracht, erfolgt die gezielte Diagnostik (s. Übersicht).
- Anorektale Manometrie: Bei lange dauernder schwerer Obstipation sollte zum Ausschluss einer Dysganglionose oder eines aganglionären ultrakurzen Segments die Manometrie durchgeführt werden.

Pathologische oder fehlende Internusrelaxation indiziert die nachfolgenden Untersuchungen:
- Kolonkontrasteinlauf mit Defäkographie,
- diagnostisch-therapeutische Myektomie zur histologischen Sicherung eines Morbus Hirschsprung.

Differentialdiagnosen der chronischen Obstipation
- Kolorektale Erkrankungen
  - Anorektale Fehlbildungen (Analatresie, Rektumatresie)
  - Kolonstenosen (Morbus Crohn, Tumoren, Fremdkörper)
  - Dysganglionosen (Morbus Hirschsprung, intestinale neuronale Dysplasie, Hypoganglionose)
  - Intestinale Pseudoobstruktion
  - Malabsorption
- Metabolische und endokrine Störungen
  - Hypothyreose
  - Hyperparathyreoidismus
  - Diabetes insipidus
  - Diabetes mellitus
  - Hypokaliämie
  - Hyperkalziämie
  - Intoxikationen (Blei, Vitamin D)
- Neurologische Erkrankungen
  - Zerebrale Erkrankungen (Zerebralparese, Hirntumoren)
  - Spinale Fehlbildungen (Myelomeningozele)
  - Degenerative Spinalerkrankungen (multiple Sklerose)
  - Polyradikulitis
  - Muskelerkrankungen
  - Muskelhypotonie (Stoffwechselerkrankungen, M. Down)
- Medikamentöse Ursachen
  - Antikonvulsiva, Antidepressiva
  - Cholestyramin
  - Spasmolytika
  - Antazida
  - Wismutpräparate
  - Opiate

Therapie Die Behandlung der chronischen habituellen Obstipation erfolgt in vier Phasen:
- Information und Schulung der Eltern und des älteren Kindes über Darmfunktion, Ernährung, Therapiemaßnahmen und -dauer fördern die Kooperation.
- Initiale Darmreinigung: Über 1–3 Tage einmal täglich Einlauf mit warmer PEG-Kolonspülung (Klean-Prep) oder Microklist.
- Verhinderung der erneuten Stuhlretention:
  - Laktulose (Bifiteral). Säuglinge 5–15 ml/Tag, Kleinkinder 15–30 ml/Tag, Schulkinder 30–60 ml/Tag (3 ED, individuelle Dosisanpassung) oder
  - Polyethylenglykol (Laxofalk, Isomol) 0,8 g/kg KG/Tag (2–3 ED).
  - Ernährungsumstellung parallel mit der medikamentösen Therapie: ballaststoffreiche Kost (Vollkornprodukte, Obst, Gemüse, Hülsenfrüchte, Müsli) sowie reichlich Flüssigkeit (Tee, Mineralwasser, Fruchtsäfte).
- Verhaltensmodifikation: Die Kinder werden veranlasst, bei Stuhldrang und nach den Hauptmahlzeiten Stuhl zu entleeren (Toilettentraining).
  Psychotherapie: Psychische Probleme können sowohl Ursache als auch Folge der chronischen Obstipation sein, sodass psychotherapeutische Maßnahmen im Einzelfall zu erwägen sind.

Chronisch entzündliche Darmerkrankungen Zu den chronisch entzündlichen Darmerkrankungen (CED) gehören die Colitis ulcerosa (CU), der Morbus Crohn (MC) und in etwa 15% der Fälle die nicht klassifizierbare Colitis (indeterminata), aus der sich im Verlauf sowohl eine CU als auch ein MC entwickeln kann. Bei der CU ist nur die Schleimhaut des Dickdarms betroffen, und die Entzündung breitet sich kontinuierlich von rektal nach proximal aus. Selten besteht eine sog. „Back-wash-Ileitis". Beim MC handelt es sich dagegen um eine transmurale Entzündung der Darmwand, die diskontinuierlich den gesamten Gastrointestinaltrakt vom Mund bis zum Anus befallen kann. Am häufigsten ist der MC im Ileozökalbereich lokalisiert (ca. 65%). Fistelbildung und zahlreiche extraintestinale Manifestationen (Arthralgie, Erythema nodosum, Iridozyklitis, Stomatitis, Pyoderma gangraenosum) sind charakteristisch für den MC, werden aber auch bei CU beobachtet und erlauben somit keine differentialdiagnostische Unterscheidung.

Im Kindesalter wird die Inzidenz der CED auf 6/100.000 pro Jahr geschätzt und etwa 30–40% aller Patienten erkranken vor dem 20. Lebensjahr mit zunehmender Häufigkeit an MC. Ätiologie und Pathogenese der CED sind weitgehend unbekannt. Als wesentlicher Pathogenesefaktor gilt derzeit die genetisch determinierte Störung der intestinalen Immunregulation. Chronifizierung und individuelle Ausprägung der CED werden bestimmt von den Interaktionen aktivierter Makrophagen und T-Lymphozyten sowie einem Ungleichgewicht der Th_1- und Th_2-Zell-Zytokine.

Symptome **Colitis ulcerosa:** Leitsymptome sind blutig-schleimige Durchfälle und Bauchschmerzen, seltener Tenesmen, nächtlicher Stuhldrang, Gewichtsverlust, Anämie, Fieber. Hinweise auf ein toxisches Megakolon sind ein gespanntes Abdomen, fehlende Darmgeräusche, Erbrechen, Fieber, Tachykardie und Blutdruckabfall.

Morbus Crohn: Leitsymptome sind chronisch rezidivierende Bauchschmerzen (häufig im rechten Unterbauch), Gewichtsabnahme und Zeichen der Malabsorption, rezidivierende Durchfälle (häufiger mit okkultem Blut als mit sichtbaren Blutbeimengungen), Arthralgien, Inappetenz, Fieberschübe, Verzögerung von Wachstum und Pubertätsentwicklung. Analfissuren, Mariesken und Fisteln (enterokutan, enterovesikal, enterogenital, enterokolisch, enteroenteral, enteroretroperitoneal) sind typisch für MC.

Diagnose Die Diagnostik umfasst:
- Anamnese: Leitsymptome, extraintestinale Symptome, Gewichts- und Längenentwicklung, CED in der Familie?
- Klinische Untersuchung unter Beachtung von Haut- und Schleimhautveränderungen, Schmerzlokalisation und Resistenzen im Abdomen, Hepatosplenomegalie sowie Eruierung des Ernährungszustandes und der Tanner-Stadien.
- Laboruntersuchungen:
  - Entzündungsparameter zur Einschätzung der Aktivität: Blutbild, BSG, CRP, Eiweißelektrophorese,
  - Malabsorptionsparameter: Eisen, Ferritin, Elektrolyte, Albumin, Magnesium, Phosphat, Zink, Vitamin B_{12}, Folsäure, β-Karotin, 25-OH-D_3,
- Ausschluss extraintestinaler Manifestation: ASAT, ALAT, γ-GTP, ANA, SMA, LKM, p-ANCA, Lipase, Amylase, Gallensäuren, Kreatinin, Gerinnungsparameter,
- Ausschluss von Darminfektionen: Salmonellen, Shigellen, Clostridium difficile, Yersinien, Campylobacter jejuni, Parasiten (Auslandsaufenthalt?).
- Sonographie: Beurteilung der Darmwanddicke, Hinweise auf Stenosen, Abszess, Konglomerattumor, Gallensteine, Nierensteine, Leberveränderungen.
- Rektosigmoidoskopie und/oder Koloskopie mit Ileoskopie und multiplen Biopsien aus allen Darmabschnitten, bei Verdacht auf MC Ösophagogastroduodenoskopie.
- Röntgendünndarmdoppelkontrastdarstellung nach Sellink, MRT des Abdomens oder Kapselendoskopie bei MC und Verdacht auf Dünndarmbeteiligung.
- Karporadiagramm: Knochenalter bei Kleinwuchs.
- Osteodensitometrie: Knochendichtemessung im Langzeitverlauf wird empfohlen, Indikationsstellung der Osteoporoseprophylaxe bzw. -therapie.

Therapie Ziel der Therapie im Kindesalter ist die Induktion und Erhaltung der Remission einer CED, um normales Wachstum und altersgemäße Entwicklung bei guter Lebensqualität zu sichern. Die medikamentöse Behandlung richtet sich nach Aktivität und Lokalisation der Erkrankung und erfolgt bei CU und MC nach ähnlichen Grundsätzen.

Ein besonderes Problem der CED im Kindesalter ist ihr negativer Einfluss auf Wachstum und Pubertätsentwicklung. Die Dosisempfehlungen für Kinder wurden im Wesentlichen aus Studien und Erfahrungen bei Erwachsenen abgeleitet (siehe Kap. 9.4). Bei Kindern sind bisher nur wenige kontrollierte Therapiestudien durchgeführt worden, sodass häufig auch die in der Behandlung kleiner Patientengruppen gewonnenen Erkenntnisse in die Therapieempfehlungen einfließen.

Medikamente und Dosisempfehlungen:
- 5-Aminosalizylsäure/Mesalazin (Salofalk, Claversal, Pentasa) 50–80 mg/kg KG/Tag (3 ED, max. 4 g/Tag) p.o.;
- 5-ASA-Klysma 1- bis 2-mal 2–4 g/Tag;
- 5-ASA-Suppositorien 2- bis 3-mal 250–500 mg/Tag Nebenwirkungen: Allergisches Exanthem, Diarrhö, Übelkeit, Pankreatitis, Hepatopathie, Knochenmarkdepression, Haarausfall;
- Sulfasalazin (Azulfidine) 50–75 mg/kg KG/Tag (3 ED) p.o. Wegen häufiger Sulfapyridin-Nebenwirkungen nur noch bei CED mit Arthralgien zu empfehlen;
- Glukokortikoide
  - Prednisolon (Decortin) 1–2 mg/kg KG/Tag (maximal 60 mg/m² KOF/Tag) p.o./i.v.
  Hohe Dosis 3–4 Wochen (3 ED), dann Dosisreduktion alle 7 Tage um 5–10 mg und Übergang auf morgendliche Gabe, bei Remission und Erreichen einer Dosis unter 5–10 mg/Tag kann alternierende Gabe versucht werden (Erhaltungsdosis 0,2–0,25 mg/kg KG/Tag),

- Hydrokortison-Klysma (Colifoam) 1-mal 1 Klysma (2 g Hydrokortison)/Tag,
- Budesonid (Entocort) 6–9 mg/Tag (ED morgens) p.o.,
- Budesonid-Klysma (Entocort rektal) 1-mal 1 Klysma (2 mg Budesonid)/Tag
Nebenwirkungen: Pseudo-Cushing, Akne, Striae, Hypertonie, Osteoporose, Infektionen, Glukosetoleranzstörung, Nebennierensuppression. Budesonid zeigt deutlich seltener Nebenwirkungen sowie nur 10% systemische Bioverfügbarkeit;
- **Immunsuppressiva**
  - Azathioprin (Imurek) 1,5–3 mg/kg KG/Tag (1–2 ED) p.o.
Wirkungseintritt erst nach 6–16 Wochen,
Nebenwirkungen: Knochenmarkdepression (Blutbildkontrolle alle 2, später alle 4–6 Wochen: Lymphozyten nicht unter 1500/mm^3), Pankreatitis, Hepatopathie, allergische Reaktionen, Infektionen. Kein erhöhtes Neoplasierisiko!
  - Cyclosporin A (Sandimmun) 3–4 mg/kg KG/Tag i.v., 4–12 h Infusion (Serumtalspiegelkontrolle: 100–160 ng/ml),
Wirkungseintritt innerhalb 3–14 Tagen,
Nebenwirkungen: Niereninsuffizienz, Infektionen, Übelkeit, Parästhesien, Hypertrichose;
- **Antibiotika**
  - Metronidazol (Clont) 15–20 mg/kg KG/Tag (3 ED) p.o./i.v.,
  - Ciprofloxacin (Ciprobay) 20–30 mg/kg KG/Tag (2–3 ED) p.o./i.v.,
  - CED-Indikationen: Akuter Schub mit hohem Fieber, Fisteln, Abszess (perioperativ), Ileumkonglomerat, toxisches Megakolon, Pouchitis.

Andere Medikamente sind in ihrer Effektivität im Kindesalter noch nicht genügend gesichert oder experimentell und können zurzeit nur mit Vorbehalt empfohlen werden: Methotrexat, TNF-Antagonisten (Fisteltherapie), E. coli Nissle 1917, Boswelliasäure.

Medikamentöse Therapie der Colitis ulcerosa: Die Behandlung wird in Abhängigkeit von der Lokalisation modifiziert.
- **Proktitis:** Mesalazin-Suppositorien oder -Klysmen.
- **Linksseitige Kolitis:** Mesalazin-Klysmen, bei ungenügender Wirkung Budesonid- oder Hydrokortisonklysmen, bei Letzteren rasch systemische Kortikosteroidnebenwirkungen. Bei Versagen der topischen Steroide Prednisolon p.o. sowie Mesalazin-Klysmen oder Mesalazin p.o.
- **Pankolitis, akuter Schub:** Parenterale Ernährung, Prednisolon i.v., Antibiotika i.v., evtl. Erythrozytenkonzentrat und Substitution von Blutderivaten, bei fulminanter Kolitis Cyclosporin A i.v., Faktor-XIII-Substitution (Effekt nicht durch Studien gesichert).
- **Pankolitis, mäßiger Schub/chronisch aktiver Verlauf:** Mesalazin, Prednisolon p.o., Kombination mit Mesalazin- oder Budesonid-Klysmen. Bei steroidabhängigem Verlauf (über 10 mg Prednisolon/Tag) frühzeitig Azathioprin p.o. (reduziert das Kolektomierisiko), Osteoporoseprophylaxe.
- **Pankolitis, Remissionserhaltung:** Mesalazin, evtl. Prednisolon alternierend.

Medikamentöse Therapie des Morbus Crohn:
- **Schwerer akuter Schub:** Parenterale Ernährung, Prednisolon i.v., bei septischem Verlauf Antibiotika i.v., die Effektivität von Cyclosporin A i.v. oder Azathioprin i.v. ist nicht durch Studien gesichert.
- **Chronisch aktiver Verlauf:** Mesalazin, Prednisolon oder Budesonid p.o. bei ileozökaler Lokalisation, bei steroidabhängigem MC Azathioprin p.o. und/oder Ernährungstherapie, Osteoporoseprophylaxe. Metronidazol p.o. bei perianalen Fisteln indiziert.
- **Remissionserhaltung:** Mesalazin, in der Praxis bewährt hat sich die alternierende Prednisolon-Gabe in minimaler Dosis und Fortführung der Azathioprin-Therapie (evtl. ohne Prednisolon) über mehrere (2–4) Jahre.

Adjuvante Therapie:
- Osteoporoseprophylaxe bei langdauernder Prednisolon-Therapie:
  - Kalzium 1000–1500 mg/Tag,
  - Vitamin D 1000 IE/Tag,
  - Fluorid 0,25 mg/Tag.
- Bei nachgewiesenem Bedarf Substitution von Eisen, Zink, Vitamin B$_{12}$, Folsäure.
- Antiperistaltika: Loperamid (Imodium) 0,02–0,04 mg/kg KG/Tag p.o.
- Cholestyramin (Vasosan S) 2-mal 1–2 g/10 kg KG/Tag p.o. (Therapie der chologenen Diarrhö).

Ernährungstherapie: Bei der CU kann die Ernährungstherapie zusätzlich zur normalen Kost die Malnutrition vermeiden. Im Gegensatz zum MC vermag sie die Entzündungsaktivität nicht wesentlich zu beeinflussen. Nachgewiesene Mangelzustände (Vitamine, Mineralien, Spurenelemente) müssen bei beiden Erkrankungen gezielt substituiert werden.

Kinder mit MC profitieren von der Ernährungstherapie im akuten Schub beim Übergang von der parenteralen zur enteralen Ernährung, bei der Induktion einer Remission der mäßig aktiven Erkrankung und in der Remissionserhaltung. Metaanalysen zeigten jedoch, dass die Ernährungstherapie einer Glukokortikoidtherapie bezüglich der Remissionsraten unterlegen ist. Die enterale Ernährung kann bei gleicher Effektivität mit Oligopeptiddiät (Survimed OPD, Survimed instant) oder polymerer Diät (Modulen, Nutrini) durchgeführt werden. Die Zufuhr erfolgt oral oder per nasogastraler Sonde (bevorzugt nachts) über einen Zeitraum von 4–8 Wochen. Der tägliche Kalorienbedarf wird mit 140–180% der Altersnorm berechnet. Nach Übergang auf Normalkost kann die additive enterale Ernährung während einiger Tage (Nächte) pro Woche das Rezidivrisiko verringern.

Chirurgische Therapie:
- **Colitis ulcerosa:**
  - Absolute Operationsindikationen: Perforation, konservativ nicht beherrschbare Blutung, toxisches Megakolon, Kolonkarzinom.
  - Relative Operationsindikationen: Versagen der konservativen Therapie, gravierende Nebenwirkungen.
  - Operationsmethode der Wahl ist die Proktokolektomie mit ileoanalem Pouch.
- **Morbus Crohn:**
  - Absolute Operationsindikationen: Perforation, intraabdominelle oder perianale Abszesse, konservativ nicht beherrschbare Blutung, intestinale Obstruktion mit Ileussymptomatik, toxisches Megakolon, enterovesikale und retroperitoneale Fisteln.
  - Relative Operationsindikationen: Versagen der medikamentösen Therapie mit unerwünschten Nebenwirkungen, interenterische und perianale Fisteln, Konglomerattumoren.

Evidenz der Therapieempfehlungen

	Evidenzgrad	Empfehlungsstärke
Gastroösophagealer Reflux, Refluxösophagitis		
Prokinetika	I-b	A
Ranitidin	I-b	B
Omeprazol	I-a	A
Fremdkörperingestion und Säure-Laugen-Verätzungen		
Antibiotika	III	B
Prednisolon	I-b	B
Ranitidin	II-b	B
Omeprazol	II-b	B
Ösophagusvarizen		
Sklerosierung	I-b	A
Bandligatur	I-b	A
Terlipressin	I-b	B
Octreotid	I-b	B
Metoclopramid	II-b	C
Omeprazol	II-a	A
Propranolol	I-a	A
Gastritis, peptisches Ulkus		
H. pylori-Tripeltherapie	I-b	A
Noradrenalin-Instillation	III	B
Omeprazol	I-a	A
Ranitidin	I-b	B
Endoskopische Blutstillung	I-a	A
Akute Enteritis (Gastroenteritis)		
Orale Rehydratationslösungen	I-b	A
Zöliakie		
Glutenfreie Diät	I-b	A
Obstipation		
Laktulose	II-b	A
Paraffinöl	II-b	B

Evidenz der Therapieempfehlungen

	Evidenzgrad	Empfehlungsstärke
Chronisch entzündliche Darmerkrankungen, Colitis ulcerosa		
Mesalazin	I-a	A
Prednisolon	I-b	A
Budesonid-Klysma	I-a	B
Azathioprin	I-a	A
Cyclosporin A	I-b	A
Escherichia coli Nissle 1917	I-b	B
Morbus Crohn		
Mesalazin	I-a	A
Prednisolon	I-a	A
Budesonid	I-a	B
Azathioprin	I-a	A
Methotrexat	I-b	B
TNF-Antikörper	I-b	B
Ernährungstherapie	I-a	A

Psychotherapie: Die CED haben bei der Mehrzahl der Kinder und Jugendlichen einen negativen Einfluss auf die psychosoziale Entwicklung und das Selbstwertgefühl. Psychologische Betreuung sollte allen Patienten und Eltern angeboten werden, da sie entscheidend zur Bewältigung der Krankheit beitragen kann.

Literatur

Chaves DM, Ishioka S, Félix VN, Sakai P, Gama-Rodrigues JJ (2004) Removal of a foreign body from the upper gastrointestinal tract with a flexible endoscope: a prospective study. Endoscopy 36: 887–892

Gomes H, Menanteau B (1991) Gastro-esophageal reflux: comparative study between sonography and pH monitoring. Pediatr Radiol 21: 168–174

Goulet O, Brousse N, Canioni D, Walker-Smith JA, Schmitz J, Philips AD (1998) Syndrome of intractable diarrhea with persistent villous atrophy in early childhood: a clinicopathological survey of 47 cases. J Pediatr Gastroenterol Nutr 26: 151–161

Hauer AC, Hoekstra JH, Sandhu B, Szajewska H (2003) Behandlung der akuten Gastroenteritis in Österreich im europaweiten Vergleich. Monatsschr Kinderheilkd 151: 532–538

Herzog D, Atkinson P, Grant D, Paradis K, Wiliams S, Seiman E (1996) Combined bowel-liver transplantation in an infant with microvillous inclusion disease. J Pediatr Gastroenterol Nutr 22: 405–408

Koletzko S (2001) Helicobacter-pylori-Infektion im Kindes- und Jugendalter. Monatsschr Kinderheilkd 149: 588–592

Loening-Baucke V (1995) Functional constipation. Sem Pediatr Surg 4: 26–34

Molleston JP (2003) Variceal bleeding in children. J Pediatr Gastroenterol Nutr 37: 538–545

Online Mendelian Inheritance of Man (OMIM): Datenbank des NIH und NLM unter http://www.ncbi.nlm.nih.gov/OMIM

Pashankar S, Loening-Baucke V, Bishop WP (2003) Safety of polyethylene glycol 3350 for the treatment of chronic constipation in children. Arch Pediatr Adolesc Med 157: 661–664

Philips A, Schmitz J (1992) Familial microvillous atrophy: a clinicopatho-logical survey of 23 cases. J Pediatr Gastroenterol Nutr 14: 380–396

Schuppan D, Dieterich W, Riecken EO (1998) Exposing gliadin as a tasty food for lymphocytes. Nature Med 4: 666–667

Wright N, Scott BB (1997) Dietary treatment of active Crohn's disease. Brit Med J 314: 454–455

Wyllie R, Sarigol S (1998) The treatment of inflammatory bowel disease in children. Clin Pediatr 37: 421–426

19.4 Stoffwechselstörungen
Ania C. Muntau

19.4.1 Phenylketonurie und Hyperphenylalaninämien

Einleitung Eine Plasmaphenylalaninkonzentration >2 mg/dl (120 µmol/l) bei einer Phenylalanin-/Tyrosinration über 3 wird als Hyperphenylalaninämie bezeichnet. Sie entsteht entweder durch eine Funktionseinschränkung des Enzyms Phenylalaninhydroxylase (PAH) oder durch einen Mangel des Kofaktors der Phenylalaninhydroxylase, Tetrahydrobiopterin (BH_4). Die Klassifikation der verschiedenen Unterformen der primär genetisch bedingten Hyperphenylalaninämien zeigt Tabelle 19.4-1.

Pathogenese Bei verminderter Aktivität der Phenylalaninhydroxylase, die die Umwandlung von Phenylalanin zu Tyrosin katalysiert, kommt es zu einer Akkumulation von Phenylalanin in Zellen und Körperflüssigkeiten (Abb. 19.4-1). Gleichzeitig wird weniger Tyrosin gebildet, das zur essentiellen Aminosäure wird. Die hohe Phenylalaninkonzentration hemmt die Aktivitäten der Tyrosin- und der Tryptophanhydroxylase, hierdurch entsteht ein Neurotransmittermangel. Die Entstehungsbedingungen der schweren Hirnschädigung bei unbehandelter Hyperphenylalaninämie sind bisher nicht vollständig geklärt. Die irreversible Schädigung von Hirnstrukturen führt zu mentaler Retardierung der Patienten. Bei hoher Phenylalaninkonzentration verursachen reversible toxische Effekte neuropsychologische Störungen und Verhaltensauffälligkeiten.

Tabelle 19.4-1. Klassifikation der primär genetisch bedingten Hyperphenylalaninämien

	Plasmaphenylalanin vor Therapie	Aktivität der PAH
Klassische Phenylketonurie Typ I	>20 mg/dl >1200 µmol/l	<1%
Milde Phenylketonurie Typ II	>10 mg/dl >600 µmol/l	1–3%
Persistierende Hyperphenylalaninämie Typ III	<10 mg/dl <600 µmol/l	3–10%
Atypische Phenylketonurie BH_4-Mangel	2,5 – >20 mg/dl 150 – >1200 µmol/l	Normal

Beim BH_4-Mangel (atypische Phenylketonurie) unterscheidet man Synthesedefekte, d. h. Enzymdefekte auf dem Weg der BH_4-Bildung aus GTP, und den Reduktasedefekt, d. h. einen Defekt des Enzyms, das die Regeneration von BH_2 zu BH_4 katalysiert. Es kommt einerseits zu einer Phenylalaninakkumulation, andererseits zur verminderten Synthese von Dopamin, Serotonin, Noradrenalin und Adrenalin im ZNS. Die verminderte BH_4-Konzentration und die erhöhte Phenylalaninkonzentration stimulieren die Guanosinzyklohydrolase, die eine Akkumulation abnormer Pterine verursacht. Das klinische Bild einer atypischen Phenylketonurie wird hauptsächlich durch den Neurotransmittermangel geprägt und erinnert an die Symptome des M. Parkinson beim Erwachsenen.

Diagnostik Die Erfassung von Neugeborenen mit Hyperphenylalaninämie erfolgt im Rahmen des neonatalen Stoffwechsel-

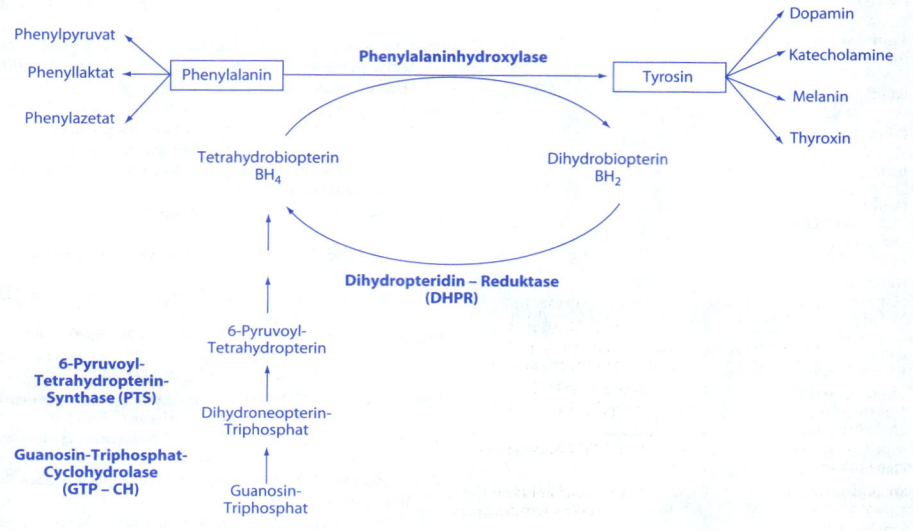

Abb. 19.4-1. Der Phenylalaninstoffwechsel

Screenings mittels quantitativer Phenylalaninbestimmung im Blut. Das differentialdiagnostische Vorgehen bei erhöhtem Plasmaphenylalanin im Neugeborenen-Screening ist in Abb. 19.4-2 dargestellt.

Therapie In den ersten Tagen nach Diagnosestellung wird bei stark erhöhter Plasmaphenylalaninkonzentration zunächst eine phenylalaninfreie Diät durchgeführt, um einen raschen Abfall des Plasmaphenylalanins zu ermöglichen. Hierzu wird eine industriell hergestellte, phenylalaninfreie Säuglingsnahrung verabreicht (P-AM Analog oder PKU-Mix). Nach Abfall des Plasmaphenylalanins auf Werte unter 10 mg/dl (600 µmol/l) wird mit einer phenylalaninarmen Diät begonnen. Da Phenylalanin eine essentielle Aminosäure ist, darf sie nicht vollständig aus der Nahrung entfernt werden. Hierzu werden entsprechend der individuellen Phenylalanintoleranz kleine Mengen Muttermilch oder handelsübliche Säuglingsmilch gefüttert. Der restliche Nahrungsbedarf wird mit phenylalaninfreier Säuglingsnahrung gedeckt. Mit Einführung der Beikost und damit einher gehendem Rückgang der Muttermilch- bzw. Flaschennahrung gestaltet sich die Ernährung der betroffenen Kinder schwieriger. Besonders eiweißreiche Nahrungsmittel wie Fleisch, Fisch, Milch und Milchprodukte müssen vollständig gemieden werden. Die Eiweiß- bzw. Phenylalaninzufuhr aus allen Nahrungsmitteln wird genau berechnet. Die erlaubte tägliche Phenylalaninzufuhr ist bei Vorliegen einer klassischen Phenylketonurie mit fast vollständig fehlender Enzymaktivität der Phenylalaninhydroxylase sehr gering. Die Phenylalaninzufuhr wird bei Säuglingen durchschnittlich auf 40–60 mg/kg × Tag, nach dem 1. Lebensjahr auf etwa 20–40 mg/kg × Tag reduziert. Dies entspricht einer täglichen Zufuhr an natürlichem Protein von etwa 1–1,5 g/kg im Säuglings- und von 0,5–1 g/kg im späteren Kindes-

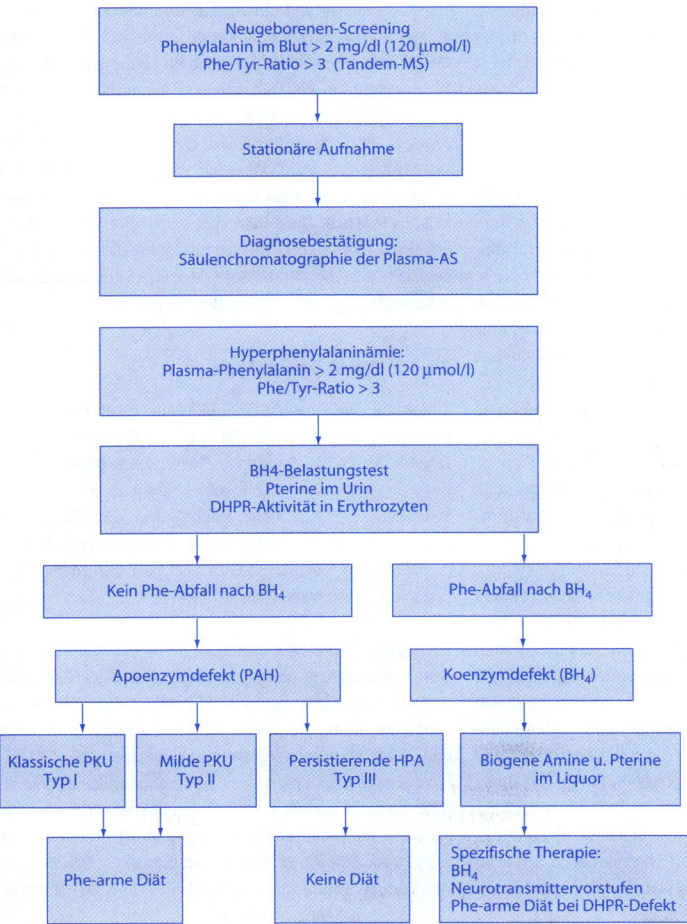

Abb. 19.4-2. Differentialdiagnostisches Vorgehen bei erhöhtem Phenylalanin im Neugeborenen-Screening

Tabelle 19.4-2. Empfehlungen der Arbeitsgemeinschaft für Pädiatrische Stoffwechselstörungen (APS) zu Therapiezielen bei klassischer Phenylketonurie

Alter	Angestrebte Plasmaphenylalaninkonzentration
1. bis 10. Lebensjahr	0,7–4 mg/dl (42–240 μmol/l)
11. bis 16. Lebensjahr	0,7–15 mg/dl (42–900 μmol/l)
16 Jahre und älter	<20 mg/dl (1200 μmol/l)

alter. Die erlaubte tägliche Menge an natürlichem Eiweiß ist so gering, dass ein normales Wachstum sowie eine altersentsprechende körperliche Entwicklung gefährdet wären. Deshalb muss eine Eiweißsubstitution mit einem phenylalaninfreien Aminosäurengemisch erfolgen, das mit Vitaminen, Mineralstoffen und Spurenelementen angereichert ist. Hierzu werden in Deutschland die Präparate P-AM, PKU und Phenyldon eingesetzt. Die erforderliche Menge des Aminosäurensupplementes wird abhängig vom Körpergewicht und der individuellen Phenylalanintoleranz berechnet und in drei bis vier Einzelportionen zu den Mahlzeiten eingenommen. Das Therapieziel ist die konstante Senkung der Plasmaphenylalaninkonzentration in den angestrebten therapeutischen Bereich. Die Empfehlungen der Arbeitsgemeinschaft für Pädiatrische Stoffwechselstörungen (APS) zu Therapiezielen bei klassischer Phenylketonurie in unterschiedlichen Altersgruppen sind in Tabelle 19.4-2 dargestellt. Nach dem derzeitigen Kenntnisstand wird von der Mehrzahl der Behandlungszentren eine lebensbegleitende phenylalaninarme Diät empfohlen.

Die Therapie der atypischen Phenylketonurie unterscheidet sich erheblich von der der klassischen Phenylketonurie. Eine phenylalaninarme Diät ist nur bei Dihydropteridinreduktase (DHPR)-Mangel notwendig, da hier die Gabe von BH_4 ohne Effekt ist, weil das verabreichte BH_4 zu BH_2 oxidiert und wegen des vorliegenden Enzymdefekts nicht zu BH_4 regeneriert werden kann. Bei Vorliegen eines Synthesedefekts wird das Plasmaphenylalanin durch Gabe von BH_4 in einer Dosierung von z. B. 5 mg/kg × Tag p.o. gesenkt. Zur Überwindung der Blut-Hirn-Schranke sind sehr hohe BH_4-Dosen (20 mg/kg × Tag) erforderlich, die im klinischen Alltag nicht verabreicht werden können. Daher benötigen alle Patienten mit atypischer Phenylketonurie die Substitution der Neurotransmittervorstufen L-Dopa in einer Dosierung von 10–12 mg/kg × Tag in Kombination mit einem Decarboxylasehemmer (Carbidopa) in einem Verhältnis von 1:4 bis 1:10 und 5-Hydroxytryptophan in einer Dosierung von 8–10 mg/kg × Tag. Die Medikamente sollten niedrig dosiert eingeschlichen, sukzessive gesteigert und in mindestens vier Einzeldosen verabreicht werden. Die Hauptnebenwirkung von L-Dopa bei jungen Kindern ist Erbrechen, Unruhezustände und Bewegungsstörungen können ebenfalls auftreten. „On-/Off-Phänomene", wie sie aus der Parkinson-Therapie bei Erwachsenen bekannt sind, können zwar vorkommen, sind aber selten. Erfahrungsgemäß unterliegt der Neurotransmitterbedarf erheblichen interindividuellen Schwankungen. Zur Überprüfung des Therapieerfolges sind regelmäßige Kontrolluntersuchungen der biogenen Amine und Pterine im Liquor erforderlich. Patienten mit DHPR-Mangel können eine intrazerebrale Folsäuredepletion entwickeln. Sie benötigen daher eine Substitution mit Tetrahydrofolsäure (Folinsäure), um die Folsäurekonzentrationen im Liquor im oberen Normbereich zu halten, wodurch die ZNS-Demyelinisierungsprozesse aufgehalten werden können. Im Säuglings- und Kleinkindesalter ist bei guter Plasmaphenylalanineinstellung eine Dosierung von 15 mg täglich ausreichend, ältere Patienten und Patienten mit erhöhten Plasmaphenylalaninkonzentrationen benötigen höhere Dosen. Die Verabreichung von Folsäure kann, wie bei Patienten mit Methotrexattoxizität, zu einer akuten neurologischen Verschlechterung führen und sollte daher vermieden werden.

Prognose Die körperliche und intellektuelle Entwicklung von Patienten mit klassischer Phenylketonurie verläuft bei frühzeitig begonnener und konsequent eingehaltener Diät nahezu altersentsprechend. Die Prognose der atypischen Phenylketonurie ist weniger einheitlich zu bewerten als die der klassischen Phenylketonurie. Bei frühzeitigem Therapiebeginn ist eine annähernd normale Entwicklung möglich. Dramatische Verbesserungen durch Einführung der Therapie wurden auch bei bereits schwer erkrankten Patienten beobachtet. Dennoch ist das Auftreten neurologischer Symptome trotz frühen Therapiebeginns möglich. Diese treten bei Patienten mit Reduktasedefekten seltener als bei Patienten mit Synthesedefekten auf, insbesondere wenn bei Reduktasedefekten eine intrazerebrale Normalisierung der Folsäurekonzentration gelingt.

19.4.2 Tyrosinämie Typ I

Einleitung Die Tyrosinämie Typ I ist eine genetisch bedingte, autosomal-rezessiv vererbte Stoffwechselerkrankung, die die Leber, die Nieren und das periphere Nervensystem betreffen kann. Unter den angeborenen Stoffwechselerkrankungen nimmt die Tyrosinämie Typ I eine Sonderstellung ein, da kürzlich eine sehr wirkungsvolle medikamentöse Therapie entwickelt werden konnte, die das bisherige therapeutische Vorgehen bei Patienten mit dieser Erkrankung revolutioniert hat.

Pathogenese Der Erkrankung liegt ein Defekt des Enzyms Fumarylacetoacethydrolase zugrunde, der zu einer Akkumulation von Fumarylacetoacetat und Maleylacetoacetat führt, die im Rahmen alternativer Stoffwechselwege zu Succinylacetoacetat und Succinylaceton verstoffwechselt werden (Abb. 19.4-3). Diese proximal des Enzymblocks akkumulierenden Metabolite gelten als hepatotoxisch. Darüber hinaus hemmt Succinylaceton die 5-Aminolävulinsäure-Dehydratase, wodurch es bei Vorliegen einer Tyrosinämie Typ I zu einer massiv vermehrten Ausscheidung von 5-Aminolävulinsäure kommt, die das Auftreten porphyrieähnlicher Symptome erklären könnte.

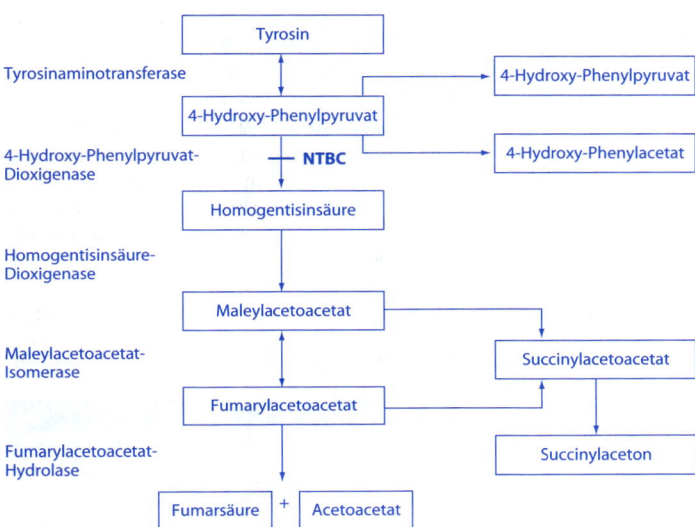

Abb. 19.4-3. Der Tyrosinstoffwechsel

Klinik und Diagnostik Man unterscheidet eine akute und eine chronische Verlaufsform. Die Symptome reichen von der akuten hepatischen Krise im Säuglingsalter, die rasch zum terminalen Leberversagen führen kann, bis zur chronischen Nierenerkrankung, die sich meist als renal-tubuläre Dysfunktion manifestiert. Neurologische Krisen mit Parästhesien, vegetativen Symptomen und progressiver Paralyse sind keine Seltenheit.

Die diagnostischen Maßnahmen bei V.a. Vorliegen einer Tyrosinämie Typ I sind in Tabelle 19.4-3 zusammengefasst.

Therapie Der erste therapeutische Schritt nach Diagnosestellung besteht in der Einführung einer zunächst phenylalanin- und tyrosinfreien Diät, die über einen Zeitraum von etwa 2 Tagen durchgeführt wird und dann in eine phenylalanin- und tyrosinarme Diät übergeht. Die tägliche Phenylalaninzufuhr beträgt bei Säuglingen etwa 50 mg/kg × Tag und bei älteren Kindern 30 mg/kg × Tag. Häufig kommt eine phenylalanin- und tyrosinfreie Aminosäurenmischung, die mit Vitaminen, Mineralstoffen und Spurenelementen angereichert ist, zum Einsatz. Hierzu stehen in Deutschland die Präparate PT-AM und TYR zur Verfügung. Die diätetische Therapie allein kann ein Fortschreiten der Lebererkrankung jedoch nicht verhindern. Bis vor wenigen Jahren bestand die einzige therapeutische Option in der Durchführung einer Lebertransplantation. Seit 1992 steht eine medikamentöse Therapie zur Behandlung der Tyrosinämie Typ I zur Verfügung. 2-(2-Nitro-4-trifluormethyl-Benzoyl)-1,3 Zyklohexandion (NTBC) ist ein Inhibitor der 4-Hydroxyphenylpyruvat-dioxigenase (s. Abb. 19.4-3). Durch die Hemmung dieses proximal des primären Enzymblocks lokalisierten Enzyms wird die Bildung der toxischen Metabolite Maleylacetoacetat, Fumarylacetoacetat, Succinylacetat und Succinylaceton verhindert.

In einer großen multizentrischen Studie konnten die Sicherheit und die Effektivität der Substanz belegt werden. Die Verabreichung von NTBC ist daher derzeit die primäre Therapie der Tyrosinämie Typ I. Die Initialdosis liegt bei 1 mg/kg × Tag p.o., aufgeteilt in zwei Einzeldosen. Die Steuerung der NTBC-Dosierung erfolgt u. a. über die Bestimmung von Succinylaceton im Plasma und im Urin. Auch im Rahmen einer NTBC-Therapie sollte eine phenylalanin- und tyrosinarme Diät durchgeführt werden, weil durch den iatrogen geschaffenen Enzymblock beim Tyrosinabbau vermehrt Tyrosin im Organismus anfällt. Eine Hypertyrosinämie kann zu okulokutanen Symptomen führen.

Prognose Bei später Diagnosestellung und fortgeschrittenem Krankheitsstadium ist das Risiko für die Entstehung eines hepatozellulären Karzinoms sehr hoch. Noch ist nicht endgültig geklärt, ob die frühzeitige Therapie mit NTBC das Auftreten eines hepatozellulären Karzinoms sicher verhindern kann.

Tabelle 19.4-3. Diagnostische Maßnahmen bei V. a. Tyrosinämie Typ I

Diagnostische Maßnahme	Ergebnis
Plasmaaminosäuren	Tyrosin ↑↑, Methionin ↑, Phenylalanin ↑
α-Fetoprotein im Serum	↑↑↑
Succinylaceton im Urin und im Plasma	↑
5-Aminolävulinsäure im Urin	↑
Aminosäuren, Glukose, Phosphat im Urin	↑, wenn begleitende tubuläre Dysfunktion
Fumarylacetoacethydrolaseaktivität in Lymphozyten oder Fibroblasten	↓

19.4.3 Störungen des Transportes und der Oxidation von Fettsäuren

Einleitung Genetisch bedingte Defekte des Transportes oder der Oxidation von Fettsäuren gehören zu den häufigsten angeborenen Stoffwechselstörungen. Die kumulative Inzidenz für alle Defekte beträgt 1:8000 Neugeborene. Man unterscheidet Störungen des Carnitinzyklus sowie Störungen der mitochondrialen Fettsäurenoxidation (Abb. 19.4-4).

Pathogenese Die mitochondriale Oxidation von Fettsäuren stellt eine wichtige Form der Energieproduktion dar. Während protrahierter Fastenperioden werden hierdurch 80% des gesamten Energiebedarfs gedeckt. Fettsäuren sind das bevorzugte Substrat zur Energiegewinnung im Herzmuskel und werden bei anhaltender körperlicher Betätigung vom Skelettmuskel verstoffwechselt. In der Leber werden aus Fettsäuren Ketonkörper gebildet, die u. a. im Gehirn als alternatives energiereiches Substrat benötigt werden. Bei Vorliegen einer Störung im Carnitinzyklus oder der Oxidation von Fettsäuren können bei prolongierter Nahrungskarenz sowie bei Erschöpfung der Glukose- und Glykogenreserven die insbesondere für das Gehirn lebensnotwendigen alternativen Substrate nicht bereitgestellt werden.

Klinik und Diagnostik Die Störungen manifestieren sich typischerweise im späten Säuglings- oder frühen Kleinkindesalter. Protrahierte Nahrungskarenz und katabole Stoffwechselsituationen, wie sie z. B. bei banalen Infekten, aber auch im Rahmen perioperativer Nüchternperioden vorkommen können, führen zu hypoketotischem, hypoglykämischem Koma. Darüber hinaus können Symptome auftreten, die die Leber, die Skelettmuskulatur (Muskelschwäche, Rhabdomyolyse) und die Herzmuskulatur (Kardiomyopathie) betreffen.

Die diagnostischen Maßnahmen bei V. a. Vorliegen eines Defekts des Transports oder der Oxidation von Fettsäuren sind in Tabelle 19.4-4 zusammengefasst. Diese Defekte können sehr zuverlässig im Rahmen erweiterter Neugeborenen-Screeningprogramme mittels Tandem-MS, die zunehmend Verbreitung finden, diagnostiziert werden.

Tabelle 19.4-4. Diagnostische Maßnahmen bei V. a. Defekt des Transportes oder der Oxidation von Fettsäuren

Diagnostische Maßnahme	Ergebnis
Blutgasanalyse	In der akuten Krise metabolische Azidose
Blutzucker	↓ in der akuten Krise
Ammoniak im Plasma	Häufig ↑
Ketonkörper im Urin bei Hypoglykämie	↓, in Ausnahmefällen nachweisbar
Freie Fettsäuren und β-Hydroxybutyrat im Plasma	Quotient FFS : β-HOB >2
Gesamtcarnitin im Plasma	↓, nur bei CPTI-Defekt erhöht
Acylcarnitine im Plasma (Tandem-MS)	Nachweis defektspezifischer Metabolite
Organische Säuren im Urin	Nachweis von Dikarbonsäuren
Enzymologie aus Fibroblasten	Nachweis des spezifischen Enzymdefektes
Molekulargenetische Untersuchung	Spezifischer Mutationsnachweis

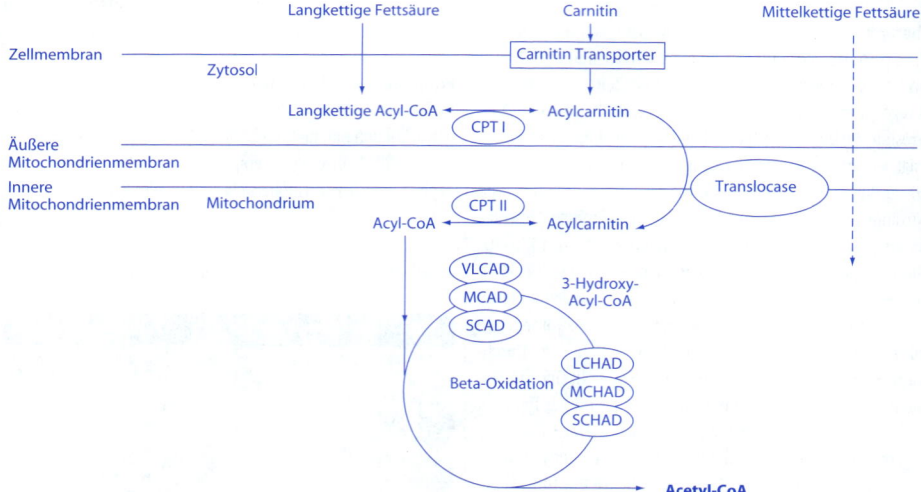

Abb. 19.4-4. Carnitinzyklus und Fettsäurenoxidation. CPT I Carnitinpalmitoyltransferase I; CPT II Carnitinpalmitoyltransferase II; VLCAD very-long-chain acyl CoA-dehydrogenase; MCAD medium-chain acyl CoA-dehydrogenase; SCAD short-chain acyl CoA-dehydrogenase; LCHAD long-chain hydroxyacyl CoA-dehydrogenase; MCHAD medium-chain hydroxyacyl CoA-dehydrogenase;

Alter [Jahre]	Maltodextrin-Lösung [%]	Tagesmenge [ml]	Mahlzeitenmenge [ml]
0–1	15	700–1000	60–125
1–2	15	1200–1500	100–190
3–6	20	1200–1500	100–190
7–10	20	1500–2000	125–150
>10	25	2200	275

Tabelle 19.4-5. Empfehlungen für die Gabe von kohlenhydratreichen Mahlzeiten im Rahmen von Infekten bei Patienten (unterschiedlicher Altersklassen) mit Fettsäurenoxidationsstörungen

Therapie In der Phase der akuten Dekompensation ist die hochdosierte Glukoseinfusion (8–12 mg/kg × min) lebensrettend. Im Intervall besteht die wichtigste therapeutische Maßnahme in der konsequenten Vermeidung von prolongierten Nüchternperioden. Bei Säuglingen sollten die Phasen der Nahrungskarenz nicht länger als 6 bis 7 Stunden und bei Klein- und Schulkindern nicht länger als 8 bis 12 Stunden dauern. Die Ernährung sollte kohlenhydratreich sein, d. h., der Kohlenhydratanteil sollte etwa 55–60% der täglichen Energiezufuhr betragen. Eine Reduktion der Fettzufuhr wird nur bei Defekten mit schwerwiegender Symptomatik empfohlen. Bei Defekten der Oxidation langkettiger Fettsäuren kommen mittelkettige Triglyzeride (MCT) zum Einsatz, die bei Abbaudefekten mittelkettiger und kurzkettiger Fettsäuren kontraindiziert sind. Bei interkurrenten Infekten sollten kleine, kohlenhydrathaltige Mahlzeiten in ein- bis zweistündlichen Abständen, insbesondere auch nachts, verabreicht werden. Hierzu eignen sich z. B. maltodextrinhaltige Getränke (z. B. Tee mit Maltodextrin, Tabelle 19.4-5). Bei schweren Defekten, die zu Muskelschwäche und Kardiomyopathie geführt haben, wie es oft bei Defekten der Oxidation langkettiger Fettsäuren der Fall ist, hat sich eine kontinuierliche nächtliche Sondenernährung bewährt. Die Therapie mit L-Carnitin (100 mg/kg/Tag) ist beim Carnitintransporterdefekt die Therapie der Wahl, die zu einer raschen Besserung der Skelettmuskel- und Herzmuskelfunktion führt. Die Verabreichung von L-Carnitin bei Fettsäurenoxidationsstörungen, die zu einem sekundären Carnitinmangel führen, wird kontrovers diskutiert. Da es Hinweise darauf gibt, dass langkettige Acylcarnitine kardiotoxisch sind, sollte L-Carnitin bei Defekten der Oxidation langkettiger Fettsäuren nicht oder nur bei schwerer sekundärer Carnitindepletion niedrig dosiert angewandt werden.

Prognose Das Mortalitätsrisiko und die Gefahr eines neurologischen Residualschadens durch hypoglykämisches Koma sind hoch. Bei bekannter Diagnose und konsequenter Meidung protrahierten Fastens ist die Prognose für viele Patienten aber ausgezeichnet.

19.4.4 Organische Azidurien

Einleitung Organische Azidurien sind autosomal-rezessiv vererbte Störungen, die zu einer Akkumulation von Karbonsäuren führen. Exemplarisch sollen hier die Propionazidurie und die Methylmalonazidurie besprochen werden. Bei diesen beiden Erkrankungen handelt es sich um Störungen, bei denen ein Defekt des Abbaus von Isoleucin, Valin, Methionin und Threonin sowie von ungeradzahligen Fettsäuren vorliegt.

Pathogenese Die Propionazidurie wird durch einen Defekt des Enzyms Propionyl-CoA-Karboxylase, die Methylmalonazidurie durch einen Defekt der Methylmalonyl-CoA-Mutase verursacht (Abb. 19.4-5). Beide Enzymdefekte führen zu einer

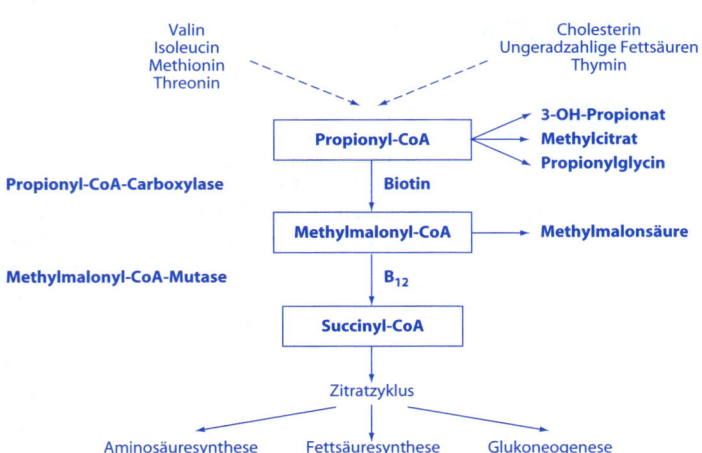

Abb. 19.4-5. Der Stoffwechsel bei Propionazidurie und Methylmalonazidurie

Akkumulation von Propionyl-CoA, die über die Hemmung der Pyruvat-carboxylase zu Hypoglykämie, über die Hemmung der Pyruvatdehydrogenase zu Laktatazidose, über die Hemmung der N-Acetylglutamatsynthetase zu Hyperammonämie und über die Hemmung des sog. Glycin-Cleavage-Systems zu Hyperglyzinämie führt. Propionyl-CoA und Methylmalonyl-CoA werden mit Carnitin verestert. Durch die renale Elimination der gebildeten Acylcarnitine entsteht ein sekundärer Carnitinmangel.

Klinik und Diagnostik Bezüglich der klinischen Symptomatik können 3 Manifestationsformen unterschieden werden. Bei der neonatalen Präsentation kommt es bereits in den ersten Lebenstagen zu einem akuten, lebensbedrohlichen Krankheitsbild mit Trinkschwäche, Dehydratation, Lethargie, muskulärer Hypotonie, Hepatopathie und schließlich zum Koma und Multiorganversagen. Bei der chronisch-intermittierenden Form erfolgt die klinische Manifestation mit rezidivierenden metabolischen Krisen im Rahmen kataboler Stoffwechselsituationen später, im Intervall sind die Patienten symptomfrei. Die chronisch-progrediente Form der organischen Azidurien manifestiert sich als unspezifisches Krankheitsbild mit Gedeihstörung, muskulärer Hypotonie und psychomotorischer Entwicklungsretardierung.

Die diagnostischen Maßnahmen bei V. a. Vorliegen einer organischen Azidurie sind in Tabelle 19.4-6 zusammengefasst. Diese Defekte können sehr zuverlässig im Rahmen erweiterter Neugeborenen-Screeningprogramme mittels Tandem-MS diagnostiziert werden.

Therapie Die Therapieprinzipien der Akutbehandlung organischer Azidurien bestehen in Anabolisierung, Detoxifikation und adjuvanter Therapie. Die hierzu erforderlichen Therapiemaßnahmen sind in Tabelle 19.4-7 zusammengefasst.

Die Dauertherapie bei organischen Azidurien besteht in der Einhaltung einer proteinarmen Diät, wobei der individuelle Proteinbedarf vom Alter des Patienten und von der Schwere des vorliegenden Defekts abhängig ist. Die Toleranz an natürlichem Protein ist in der Regel so niedrig, dass die Patienten eine Eiweißsubstitution mittels einer Isoleucin-, Methionin-, Threonin- und Valin-freien Aminosäurenmischung, die mit Vitaminen, Mineralstoffen und Spurenelementen angereichert ist, benötigen. Hierzu stehen in Deutschland die Präparate IMTV-AM und OS zur Verfügung. Viele Patienten unter streng proteinarmer Diät benötigen eine Isoleucinsubstitution, um die Plasmaisoleucinkonzentration im Normbereich halten zu können. Auf eine hohe Energie- und Flüssigkeitszufuhr ist zu achten. Zur langfristigen Detoxifikation kommt L-Carnitin in einer Dosierung von 100 mg/kg × Tag zum Einsatz. Bei Vorliegen einer Vitamin-B_{12}-abhängigen Form einer Methylmalonazidurie erfolgt eine lebensbegleitende Substitutionstherapie mit Hydroxycobalamin in einer Dosierung von z. B. 1000–2000 mg/Woche i.m. Alternativ kann der Versuch einer täglichen oralen Substitutionstherapie unternommen werden.

Prognose Patienten mit neonataler Manifestation haben die schlechteste Prognose. Sowohl das Mortalitätsrisiko im Rahmen der ersten neonatalen Krise als auch das Risiko rezidivierender enzephalopathischer Krisen, die zumeist im Rahmen banaler Infekte auftreten, sind hoch. Überlebende Patienten aller Manifestationsgruppen haben häufig Ernährungs- und Wachstumsprobleme, entwickeln oft eine Niereninsuffizienz und weisen eine Vielzahl neurologischer Probleme auf. Der neurologische Langzeitverlauf wird maßgeblich vom Verlauf in der Neonatalperiode beeinflusst. Die Möglichkeit einer frühzeitigen Lebertransplantation vor Auftreten neurologischer Schäden wird für diese Defekte in zunehmendem Maße diskutiert. Patienten mit Vitamin-B_{12}-abhängiger Methylmalonazidurie haben eine sehr gute Prognose.

Tabelle 19.4-6. Diagnostische Maßnahmen bei V. a. organische Azidurie

Diagnostische Maßnahme	Ergebnis
Blutgasanalyse	Schwere metabolische Azidose
Blutzucker	↓ oder ↑
Ammoniak im Plasma	↑↑
Laktat im Plasma	↑
Blutbild	Anämie, Neutropenie, Thrombozytopenie
Harnsäure im Plasma	↑
Ketonkörper im Urin	↑↑
Gesamtcarnitin im Plasma	↓↓
Aminosäuren im Plasma und im Urin	Glycin
Acylcarnitine im Plasma (Tandem-MS)	Nachweis defektspezifischer Metabolite
Organische Säuren im Urin	Nachweis defektspezifischer Metabolite
Enzymologie aus Fibroblasten	Nachweis des spezifischen Enzymdefektes

Tabelle 19.4-7. Notfallbehandlung bei organischer Azidurie und hyperammonämischem Koma

Maßnahme/Medikament	Dosierung
Anabolisierung	
Stopp der Proteinzufuhr 12–24 h	
Hohe Energiezufuhr	110–130 kcal/kg × Tag
Hochdosierte Glukoseinfusion	15–20 mg/kg × min i.v.
Insulin (bei BZ >200)	0,1–1,5 IE/kg × h i.v.
Detoxifikation	
Forcierte Diurese	170–220 ml/kg × Tag i.v.
Furosemid	0,5–1 mg/kg × Tag i.v.
L-Carnitin	200–400 mg/kg × Tag i.v.
Adjuvante Therapie	
Natriumbicarbonat bei pH <7,2	In Abhängigkeit von pH und BE
Hydroxycobalamin (bei MMA)	1000–2000 µg/Tag i.v.
Thiamin (bei persistierender Laktatazidose)	10–50 mg/kg/Tag i.v.
Darmdekontamination: Metronidazol	10–20 mg/kg × Tag p.o.
Hämofiltration, Hämodialyse, Hämodiafiltration	Wenn nach 8 h konservativer Therapie kein Ansprechen

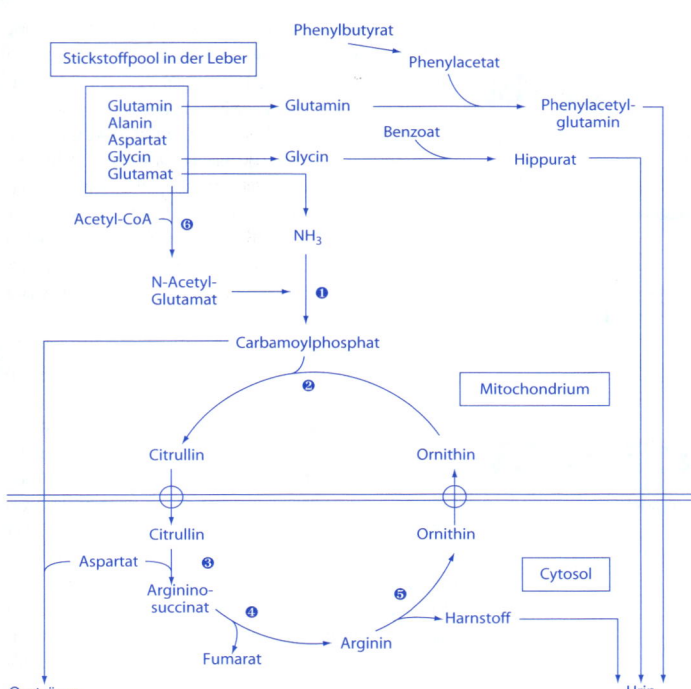

Abb. 19.4-6. Harnstoffzyklus und alternative Stoffwechselwege zur Ausscheidung von Stickstoff.
1 Carbamoylphosphatsynthetase; *2* Ornithincarbamoyltransferase; *3* Argininosuccinatsynthetase; *4* Argininosuccinatlyase; *5* Arginase; *6* N-Acetylglutamatsynthetase; CoA-Koenzym A

19.4.5 Harnstoffzyklusdefekte

Einleitung Harnstoffzyklusdefekte gehören mit einer kumulativen Inzidenz von 1:20.000 Neugeborenen zu den häufigen angeborenen Stoffwechselstörungen. Es handelt sich um genetisch bedingte Defekte von Enzymen, die bei der Ammoniakdetoxifikation eine Rolle spielen.

Pathogenese Die Entgiftung des beim Aminosäurenabbau entstehenden Ammoniaks (NH_3) erfolgt hauptsächlich durch Harnstoffbildung in der Leber (Abb. 19.4-6). Bei Vorliegen eines Harnstoffzyklusdefektes kommt es zu Hyperammonämie und zu charakteristischen Konzentrationsveränderungen der Aminosäuren im Plasma (Tabelle 19.4-8). Der Nachweis einer vermehrten Orotsäureausscheidung stellt ein weiteres wichtiges differentialdiagnostisches Kriterium dar (s. Tabelle 19.4-8). Die Hyperammonämie und die begleitende Konzentrationserhöhung von Glutamin in allen Körperzellen führen zu Bewusstseinsstörungen, Hirnödem und Koma.

Klinik und Diagnostik Bei Manifestation im Neugeborenenalter kommt es typischerweise zu einer rasch fortschreitenden klinischen Symptomatik, die mit Trinkschwäche und Erbrechen beginnt und bei ausbleibender Therapie zu Lethargie, Irritabilität,

Defekt	Plasmaaminosäuren	Orotsäure im Urin
Carbamoylphosphatsynthetasedefekt	Glutamin ↑, Alanin↑, Citrullin↓, Arginin ↓	Normal
Ornithincarbamoyltransferasedefekt	Glutamin ↑, Alanin ↑, Citrullin ↓, Arginin ↓	↑
Argininosuccinatsynthetasedefekt	Citrullin ↑↑, Arginin ↓	↑
Argininosuccinatlyasedefekt	Citrullin↑, Argininosuccinat ↑, Arginin ↓	↑
Arginasedefekt	Arginin ↑	↑
N-Acetylglutamatsynthetasedefekt	Glutamin ↑, Alanin ↑	Normal

Tabelle 19.4-8. Plasmaaminosäuren und Orotsäure im Urin bei genetisch bedingten Harnstoffzyklusdefekten

Tabelle 19.4-9. Diagnostische Maßnahmen bei V. a. genetisch bedingten Harnstoffzyklusdefekt

Diagnostische Maßnahme	Zu erwartendes Ergebnis
Blutgasanalyse	In der akuten Krise respiratorische Alkalose häufig
Ammoniak im Plasma	↑↑↑
Plasmaaminosäuren	Siehe Tabelle 19.4-5
Orotsäure im Urin	Siehe Tabelle 19.4-5
Organische Säuren im Urin	Normal
Enzymologie aus Fibroblasten	Nachweis des spezifischen Enzymdefektes
Molekulargenetische Untersuchung	Spezifischer Mutationsnachweis

Tabelle 19.4-10. Notfallbehandlung bei Harnstoffzyklusdefekt und hyperammonämischem Koma

Maßnahme/Medikament	Dosierung
Stopp der Proteinzufuhr	
Hohe Energiezufuhr	110–130 kcal/kg/Tag
Hochdosierte Glukoseinfusion	Glukose 10% 25–30 ml/kg i.v. als Bolus über 90 min (= 33 mg/kg × min), dann 10–15 (–20) mg/kg × min
Insulin (bei BZ >200)	0,1–1,5 IE/kg × h
Argininhydrochlorid (nicht bei Arginasedefekt)	2–4 mmol/kg über 1 h i.v., dann 2–4 mmol/kg × Tag i.v.
Natrium-Benzoat	250 mg/kg über 1 h i.v., dann 250–500 mg/kg × Tag i.v.
Phenylbutyrat	250–500 mg/kg × Tag p.o.
Hämofiltration, Hämodialyse, Hämodiafiltration	Wenn nach 8 h konservativer Therapie kein Ansprechen

Krampfanfällen und Koma führt. Bei Manifestation im Kleinkindesalter ist die Symptomatik weniger schwer und variabler. Die Patienten fallen durch eine psychomotorische Entwicklungsretardierung, durch Verhaltensauffälligkeiten, Hepatomegalie oder gastrointestinale Symptome auf. Bei älteren Kindern und Jugendlichen stehen häufig psychiatrische Probleme und zyklisches Erbrechen im Vordergrund.

Die diagnostischen Maßnahmen bei V. a. Vorliegen eines Harnstoffzyklusdefektes sind in Tabelle 19.4-9 zusammengefasst. Die meisten dieser Defekte können im Rahmen erweiterter Neugeborenen-Screeningprogramme mittels Tandem-MS diagnostiziert werden.

Therapie In der akuten Krankheitsphase mit Hyperammonämie (NH_3 >200 μmol/l) und/oder Koma ist unverzüglich eine Notfallbehandlung einzuleiten (Tabelle 19.4-10). Hierbei ist wegen der hohen Toxizität der Medikamente die Überprüfung aller Dosierungen durch eine zweite Person unbedingt erforderlich.

Die Dauertherapie bei Harnstoffzyklusdefekten besteht in der Einhaltung einer proteinarmen Diät, in der Aktivierung alternativer Stoffwechselwege zur Stickstoffelimination und in der Substitution einzelner Aminosäuren. Der individuelle Proteinbedarf ist vom Alter des Patienten und von der Schwere des vorliegenden Defektes abhängig. In vielen Fällen ist eine drastische Einschränkung der Proteinzufuhr erforderlich, im Säuglingsalter benötigen viele Patienten jedoch in Phasen raschen Wachstums bis zu 1,8–2 g Protein/kg × Tag. Die Proteinzufuhr beträgt im Kleinkindalter durchschnittlich 1–1,2 g/g × Tag und im Schulalter 0,8–1 g/g × Tag, sie kann in vielen Fällen jedoch deutlich niedriger liegen. Sehr häufig ist die Zufuhr an natürlichem Protein so gering, dass eine Substitution essentieller Aminosäuren in Form einer Aminosäurenmischung, die mit Vitaminen, Mineralstoffen und Spurenelementen angereichert ist, erforderlich wird. Hierzu stehen in Deutschland die Präparate E-AM und UCD zur Verfügung.

Die Aktivierung alternativer Stoffwechselwege zur Stickstoffelimination gelingt mit Hilfe von zwei Medikamenten: Natrium-Benzoat und Phenylbutyrat. Natrium-Benzoat wird an Glyzin konjugiert und unter Bildung von Hippursäure renal ausgeschieden (s. Abb. 19.4-6). Durch die Verabreichung von 1 Mol Benzoat wird 1 Mol Stickstoff eliminiert. Im Rahmen der Dauertherapie beträgt die empfohlene Natrium-Benzoat-Dosis 150–250 mg/kg × Tag p.o. Phenylbutyrat wird in der Leber zu Phenylazetat oxidiert, das Glutamin bindet (s. Abb. 19.4-6). Das resultierende Phenylazetylglutamin wird rasch renal eliminiert. Durch die Verabreichung von 1 Mol Phenylbutyrat werden 2 Mol Stickstoff eliminiert. Die empfohlene Phenylbutyratdosis liegt bei 250–500 mg/kg × Tag. Arginin wird als nichtessentielle Aminosäure im Harnstoffzyklus synthetisiert. Alle Patienten (außer bei Arginasemangel) benötigen daher zur Aufrechterhaltung des Harnstoffzyklus eine Argininsubstitution. Ziel ist, die Argininkonzentration im Plasma zwischen 50 und 200 μmol/l zu halten. Dazu sind 100–150 mg/kg × Tag L-Arginin in der Regel ausreichend, Patienten mit Argininosuccinatsynthasemangel und solche mit Argininosuccinatlyasemangel haben einen höheren Bedarf. Alternativ kann Citrullin in einer Dosierung von 200–400 mg/kg × Tag verabreicht werden. Viele Patienten unter streng proteinarmer Diät benötigen eine Isoleucinsubstitution.

N-Carbamylglutamat kommt nur beim N-Acetylglutamatsynthetase-Defekt zur Anwendung, wo es die im Rahmen des Enzymdefektes vermindert synthetisierte Substanz ersetzen kann. Die Dosierung liegt bei 100–300 mg/kg × Tag.

Prognose Die Prognose dieser Erkrankungen ist eng mit dem Zeitpunkt der Diagnosestellung verknüpft. Patienten, die im Neugeborenenalter eine schwere hyperammonämische Krise erleiden, haben eine schlechte Prognose. Patienten, die prospektiv, also vor Auftreten einer hyperammonämischen Krise, behandelt werden, haben eine wesentlich bessere Prognose. Dennoch haben auch diese Patienten ein hohes Risiko, im Rahmen kataboler Stoffwechselphasen metabolische Krisen zu entwickeln, die zu neurologischen Residualsymptomen führen können. Die Möglichkeit einer frühzeitigen Lebertransplantation sollte daher sorgfältig geprüft werden.

Evidenz der Therapieempfehlungen

	Evidenzgrad	Empfehlungsstärke
Klassische Phenylketonurie		
Phenylalaninarme Diät	II-a	A
Atypische Phenylketonurie		
BH_4	II-a	A
Neurotransmitter	II-a	A
Tyrosinämie Typ 1		
Phenylalanin-, tyrosinarme Diät	II-b	B
NTBC	II-b	A
Störungen des Transportes und der Oxidation von Fettsäuren		
Glukoseinfusion	III	A
Meiden prolongierter Nüchternperioden Diät	III	A
Organische Azidurien		
Proteinarme Diät	III	A
L-Carnitin	III	A
Vitamin B_{12}	III	A
Harnstoffzyklusdefekte		
Proteinarme Diät	III	A
Natrium-Benzoat	III	A
Phenylbutyrat	III	B

Literatur

Holme E, Lindstedt S (1998) Tyrosinemia type I and NTBC (2-(2-Nitro-4-trifluoromethyl-benzoyl)-1,3-cyclohexanedione). J Inherit Metab Dis 21: 507–517

Leonard JV (1995) The management and outcome of propionic and methylmalonic acidaemia. J Inherit Metab Dis 18: 430–434

Leonard JV (1995) Urea cycle disorders. In: Fernandes J et al. (eds) Inborn metabolic diseases. Springer, Berlin Heidelberg New York Tokyo, p 169

Maestri NE, Hauser ER, Bartolomew D, Brusilow SW (1991) Prospective treatment of urea cycle disorders. J Pediatr 119: 923–928

Muntau AC, Beblo S, Koletzko B (2000) Phenylketonurie und Hyperphenylalaninämie. Monatsschr Kinderheilkd 148: 179–193

Wanders RJ, Vreken P, den Boer ME, Wijburg FA, van Gennip AH, Ijlst L. (1999) Disorders of mitochondrial fatty acyl-CoA beta-oxidation. J Inherit Metab Dis; 22: 442–487

19.5 Endokrinologie
Wieland Kiess

Bei der Behandlung und Betreuung von Kindern und Jugendlichen mit hormonellen Störungen gilt es zum einen, lebensbedrohliche Akutsituationen zu erkennen und zu behandeln, zum anderen, langfristig dem betroffenen Kind und seiner Familie durch eine kontinuierliche Betreuung ein möglichst normales und altersgemäßes Aufwachsen zu ermöglichen. Zum Dritten gilt es, Sekundärkrankheiten (siehe z. B. diabetische Folgekrankheiten) zu verhindern. Diese Folgekrankheiten bestimmen in der Regel die Prognose bezüglich Lebenserwartung und Morbidität der betroffenen Kinder.

19.5.1 Leitsymptome

Einige Stoffwechselerkrankungen (s. dort) fallen nicht zuletzt auf Grund des charakteristischen Geruchs von Ausatemluft, Schweiß oder Urin des Patienten auf. Es ist wichtig zu wissen, dass diese Symptome aber häufig erst in einer drohenden Stoffwechselentgleisung (z. B. beim Coma diabeticum) zu bemerken sind. 5–20% aller Kinder mit Diabetes sind in der Bundesrepublik Deutschland bei Erstmanifestation im Koma. Entsprechend wichtig ist es, den typischen Azetongeruch der Ausatemluft zu kennen. Die typischen Zeichen des Salzverlustsyndroms und der Dehydratation bei Patienten mit adrenogenitalem Syndrom und Salzverlust bzw. beim Kind mit Diabetes sowie die Schocksymptomatik in der akuten Nebennierenrindeninsuffizienz müssen jedem Arzt bekannt sein.

19.5.2 Bewusstseinsstörungen

Siehe auch Kap. 19.16.

Eine Reihe von endokrinologischen Erkrankungen kann zu Bewusstseinsverlust und zum lebensbedrohlichem Versagen der Vitalfunktionen führen. Besonders beim Neugeborenen und Säugling muss daher bei jeder unklaren Bewusstseinsstörung auch an das Vorliegen einer Hormonstörung gedacht werden. In der Regel sind Dehydratation, Störungen des Elektrolythaushalts, Hypo- oder Hyperglykämie und/oder eine metabolische Azidose laborchemische Hinweise auf das Vorliegen einer endokrinologischen Erkrankung.

19.5.3 Störungen des Wasser-, Elektrolyt-, Säure-Basen-Haushalts

Zu unterscheiden sind hier akute und eher chronisch-langsam sich entwickelnde Störungen (s. folgende Übersicht sowie Tabelle 19.5-1).

Tabelle 19.5-1. Leitsymptome von Erkrankungen, die zu akutem Salzverlustsyndrom führen können

Erkrankung	Manifestationsalter	Klinische Zeichen/Anamnese
Nebennierenerkrankungen (isolierter Mineralokortikoidmangel, adrenogenitales Syndrom [AGS])	1. – 2. Lebenswoche	Beim AGS: bei Mädchen Virilisierung des äußeren Genitales. Verstärkte Pigmentierung bei beiden Geschlechtern
Nierenerkrankungen (Bartter-Syndrom, tubuläre Störungen, Gitelman-Syndrom)	1. Lebenswoche und später	Gedeihstörung
Zystische Fibrose	Säuglingsalter	Familienanamnese, Durchfälle, Husten
Gastrointestinale Erkrankungen	Jedes Lebensalter	Anamnese, Durchfälle

Die Therapie der Salzverlustkrise bzw. des Volumenmangels besteht in konsequenter Rehydratation und Elektrolytsubstitution (s. Kap. 19.16) und schließlich in der spezifischen Therapie der zugrunde liegenden Störungen (s. unten).

Leitsymptome des Salzverlustsyndroms
- Erbrechen
- Opistotone Kopfhaltung/Überstrecken
- Exsikkose: eingesunkene Fontanelle, tief liegende Augen, trockene Schleimhäute, „stehende" Hautfalten, reduzierter Hautturgor
- Gewichtsabnahme, mangelnde Gewichtszunahme
- Blässe
- Schrilles Schreien
- Apathie
- Trinkschwäche

19.5.4 Kleinwuchs, Dystrophie, Hochwuchs

Das Messen und Beurteilen von Größe, Gewicht, Körpermasseindex, Kopfumfang und Sitzhöhe erlaubt einen Überblick über das Wohlergehen jedes Kindes. Die Therapie ergibt sich aus der der Wachstumsstörung zugrunde liegenden Erkrankung. Diesem wichtigen Thema ist im vorliegenden Buch ein eigenes Kapitel (19.21) gewidmet.

19.5.5 Adipositas (s. a. 19.2.1)

Zwanzig Prozent aller Kinder und Jugendlichen gelten heute als übergewichtig. Damit ist die primäre Adipositas mit großem Abstand die häufigste Stoffwechselstörung bei Kindern und Jugendlichen. Adipositas ist außerdem die häufigste chronische Erkrankung im Kindes- und Jugendalter überhaupt. Ihre Inzidenz liegt noch über der von Allergien und Asthma. Adipöse Kinder und Jugendliche wachsen zu 60– 85% auch zu übergewichtigen Erwachsenen heran. Die Folge- und Begleiterkrankungen der Adipositas bedingen erhebliche Morbidität und Mortalität und verursachen in den Industrienationen ca. 20% aller Kosten im Gesundheitswesen. Vier Problemkreise tragen zur Entwicklung des Übergewichts bei (Tabelle 19.5-2):

— Psychosoziale Faktoren wie Einsamkeit und Alleingelassenwerden der Kinder, Scheidung/Trennung der Eltern, keine gemeinsamen Mahlzeiten in der Familie, Armut, geringes Bildungsniveau in der Familie etc.,
— genetische Veranlagung für erniedrigten Grundumsatz, geringeren Nährstoffumsatz, erhöhtes Appetitverhalten,
— geringe körperlich-sportliche Aktivität (häufiges Fernsehen und Computerspiele!) sowie
— zu hohe Energieaufnahme (Fehlernährung).

Anamnese und klinische Untersuchung genügen fast immer, um die Diagnose primäre, alimentär bedingte Adipositas zu stellen.

Therapie Die Erwartungshaltungen der betroffenen Familien („mein Kind isst so wenig und wird immer dicker") an die Therapeutin/den Therapeuten sind hoch. Kuraufenthalte können kaum zu einer langfristigen Therapie genutzt werden. Medikamentöse Therapieformen wie die Gabe von sog. Appetitzüglern, zentralnervös wirksamen Substanzen (z. B. Sibutramin) oder Lipasehemmer (z. B. Xenical) sind bei Kindern und Jugendlichen derzeit nicht zu empfehlen. Ein multidisziplinärer Therapieansatz unter Mitarbeit von Kinderärzten, Ernährungsberatern und Verhaltenstherapeuten/Psychologen sowie Sportwissenschaftlern ist die Behandlung der Wahl. Die eigentliche Intervention hat eine Verhaltensänderung in der häuslichen Umgebung im Familienverband zum Ziel! Neuere Berichte legen nahe, dass der übermäßige Genuss von sog. Diätnahrungsmitteln mit Süßstoffen eher das Hungergefühl steigert!

19.5.6 Gestörte Pubertätsentwicklung

Zur Definition der gestörten Pubertätsentwicklung siehe Tabelle 19.5-3.

Tabelle 19.5-2. Ursachen von Adipositas bei Kindern und Jugendlichen

Krankheitsbild	Ursache	Zusatzsymptome
Primär (häufig!)	50% genetisch mitbedingt (multigen)	Alimentär, psychosomatisch, Großwuchs
Hormonell (selten!)	Cushing-Syndrom	Kleinwuchs, Diabetes, dünne, rote Haut, Bluthochdruck, Wachstumsknick
	Hypothyreose	Große Zunge, Lethargie, pralles Abdomen, trockene, teigige Haut
Syndromal (selten!)	Prader-Labhart-Willi- Syndrom	Psychomentale Retardierung, muskuläre Hypotonie, Hellhäutigkeit
	Laurence-Moon-Syndrom	Kleinwuchs, psychomentale Retardierung, Nierenfehlbildung
	Bardet-Biedl-Syndrom	Polydaktylie, Retinopathia pigmentosa, psychomentale Retardierung
Monogen	z. B. POMC-Mutation; Leptin-Mutation	Variabel

Tabelle 19.5-3. Definition der gestörten Pubertätsentwicklung

	Beim Mädchen	Beim Knaben
Verfrühte Pubertät (Pubertas praecox), Pubertätszeichen vor dem	8. Lebensjahr	9. Lebensjahr
Verzögerte Pubertät (Pubertas tarda), keinerlei sekundäre Geschlechtsmerkmale nach dem	13. Lebensjahr	15. Lebensjahr

Das frühe Erkennen des Problems ist sowohl für die allgemeine Prognose (psychische Entwicklung, Erwachsenengröße, Pubertätsentwicklung) als auch für die spezielle Prognose bezüglich von Grunderkrankungen (Tumoren) entscheidend (s. folgende Übersichten).

Die häufigsten Ursachen einer verzögerten Pubertätsentwicklung sind die konstitutionelle Entwicklungsverzögerung (KEV) und chronische Erkrankungen jeder Art. Unter KEV versteht man die Verzögerung von Pubertätsentwicklung und Wachstum verglichen mit dem normalen zeitlichen Ablauf der Entwicklung von gleichaltrigen Kindern. Stets ist die Knochenreifung (Knochenalterbestimmung) verzögert und immer hat bei Vater und/oder Mutter und/oder Geschwistern ebenfalls eine KEV bestanden. Die Erwachsenengröße für diese Kinder liegt im normalen Bereich. Eine Therapie scheint hauptsächlich aus psychologischen Gründen empfehlenswert.

Pubertas tarda: Die Therapie muss je nach Ursache lebenslang durchgeführt werden. Häufig ist die Fruchtbarkeit eingeschränkt oder fehlt. Hieraus ergeben sich tief greifende Konsequenzen für Aufklärung, Diagnoseeröffnung und langfristige Betreuung der betroffenen Kinder und Jugendlichen. Die Therapie soll den natürlichen Ablauf der Pubertät imitieren. Beim Buben beginnt man mit einem oralen Androgen oder einer niedrigen Dosierung i.m.-injizierten Testosterons (50 µg alle 4 Wochen). Beim Mädchen wird zunächst niedrig dosiert Östrogen gegeben, die Dosierung nach 6–12 Monaten erhöht und schließlich ein Gestagen dazugegeben.

Pubertät und Geschlechtlichkeit sind sensible und wichtige Bestandteile des Lebens! Der Umgang mit Jugendlichen, die Probleme in diesen Bereichen haben, erfordert große Sensibilität.

19.5.7 Intersexualität

Die Geburt eines Kindes, bei dem das Geschlecht nicht sofort entschieden werden kann, ist ein Notfall im Kreißsaal. Medizinische und psychokulturelle Probleme können groß sein. Die sofortige interdisziplinäre Abklärung und exakte Diagnosestellung ist dringendst geboten. Klare Sätze, wie: „Das Geschlecht des Kindes ist noch nicht klar erkennbar, es sind noch Untersuchungen notwendig", helfen den Eltern, sich zu orientieren. Sätze wie „Das Kind ist ein Zwitter" oder „Das Kind ist weder Bub noch Mädchen" sind nicht angebracht.

Ursachen der Pubertas praecox
- Echte Pubertas praecox, zentral ausgelöst, dem natürlichen Ablauf der Pubertät folgend; dabei sind die Gonadotropine der Hypophyse erhöht:
  – Idiopathisch (Pubertas praecox vera)
  – Bei Hirntumoren (Hamartome, Dysgerminome etc.)
  – Bei Syndromen (McCune-Albright etc.)
  – Nach Bestrahlung, Operation, Entzündung (Meningitis), Trauma
- Pseudopubertas praecox, dabei sind die Gonadotropine nicht erhöht:
  – Bei Geschlechtshormon-synthetisierenden Tumoren (Ovar, Hoden, Leber)
  – Durch äußere Zufuhr von Steroidhormonen
  – Bei AGS, Hyperthyreose

Ursachen der Pubertas tarda
- Zentrale Ursachen
  – Chronische Erkrankungen jeder Art und Malnutrition
  – Tumoren des Zentralnervensystems
  – Fehlbildungen des Zentralnervensystems (septooptische Dysplasie [Morsier-Syndrom])
  – Syndrome (Kallmann-Syndrom mit Anosmie: Fehlen des Geruchssinns)
  – Zustand nach Bestrahlung, Operation, Trauma der Hypothalamus-/Hypophysenregion
- Periphere Ursachen (Hoden-Ovar-Insuffizienz)
  – Angeboren (z. B. Ullrich-Turner-Syndrom, Klinefelter-Syndrom)
  – Bestrahlung, Toxine (alkylierende Substanzen im Rahmen der Chemotherapie maligner Tumoren), Medikamente (hochdosierte Testosterongabe bei Hochwuchsbehandlung)
  – Entzündung (Mumpsorchitis)

Definitionen der Intersexualität
- Hermaphroditismus verus: gleichzeitiges Vorhandensein von Ovar- und Hodengewebe
- Pseudohermaphroditismus femininus: genetisch weibliche Individuen mit Ovarien und weiblichem inneren Genitale, deren äußere Genitale virilisiert sind
- Pseudohermaphroditismus masculinus: genetisch männliche Individuen mit Hoden, deren inneres/äußeres Genitale unzureichend virilisiert ist

---

Therapie Pubertas praecox: Mit sog. LHRH-Analoga, die dem gonadotropinfreisetzenden Hormon des Hypothalamus sehr eng verwandt sind, lässt sich der Zeitgeber der Pubertät unterdrücken. Die Behandlung muss über Jahre erfolgen und erfordert die in 3- bis 4-wöchigem Abstand durchgeführte Injektion des LHRH-Analogons (z. B. 3,75 mg Enantone). Auch bei subkutaner Injektion ist die Behandlung schmerzhaft! Indikation zur Behandlung sind psychische Probleme der betroffenen Kinder (nicht der Eltern!) und der Verlust an Längenwachstum.

Therapie Die Therapie richtet sich nach der zugrunde liegenden Störung und darf nur nach exakter Diagnosestellung und sorgfältiger Erwägung aller klinischen und psychosozialen Umstände erfolgen. Sie umfasst meist Korrekturoperationen, psychologische Betreuung und medikamentöse Substitutionstherapie mit Testosteron oder Östrogen-Gestagen-Präparaten zur Pubertätsinduktion, zur Osteoporoseprophylaxe und zum Erhalt der sekundären Geschlechtsdifferenzierung.

19.5.8 Diabetes mellitus

Der Diabetes im Kindes- und Jugendalter ist meist ein insulinpflichtiger Typ-I-Diabetes. Ausnahmen sind sekundäre Diabetesformen bei Kortisontherapie und bei Syndromen (Ullrich-Turner-Syndrom, Trisomie 21) sowie genetische Diabetesformen (MODY-4, mitochondrialer Diabetes etc.). Übergewichtige Jugendliche erkranken heute manchmal an Typ-2-Diabetes, sodass auch diese Diabetesform nicht mehr selten im Jugendalter diagnostiziert wird. Der Diabetes mellitus Typ I ist eine Autoimmunerkrankung: genetische Veranlagung, Virusinfektionen, Umweltfaktoren und eine fehlgesteuerte Immunreaktion (Autoimmunität) führen zur Zerstörung der insulinproduzierenden Betazellen der Bauchspeicheldrüse. In Deutschland gibt es ca. 20.000 Kinder und Jugendliche unter 16 Jahren, die an Diabetes mellitus leiden. Damit ist der Diabetes eine der häufigsten chronischen Erkrankungen im Kindes- und Jugendalter überhaupt.

Klinische Symptome/Anamnese bei Diabeteserstmanifestation
- Polyurie
- Polydipsie
- Enuresis
- Gewichtsabnahme
- Übelkeit, Erbrechen
- Mattigkeit, Schwäche
- Beeinträchtigung des Bewusstseins
- Dehydratation und Exsikkose
- Acetongeruch
- Dyspnoe
- Erbrechen
- Akutes Abdomen mit Abwehrspannung (Pseudoperitonitis)

Bei der Diabeteserstmanifestation sind Blutzucker, Blutgase, Elektrolyte, Cholesterin, Triglyzeride und HbA1c im Blut zu bestimmen. Die Wiederholung dieser Bestimmungen hängt vom klinischen Zustand des Kindes ab. Urinketone und Urinzucker sowie Urinmenge werden bei der Erstmanifestation gemessen. Im weiteren Verlauf der Erkrankung werden mehrmals jährlich Kreatinin und Mikroalbumin im Morgenurin bestimmt. Eine Mikroalbuminurie (mehr als 20 mg/dl Albumin) ist die Vorstufe der diabetischen Nephropathie. Vierteljährlich werden die HBA1c-Werte im Blut gemessen.

Coma diabeticum
Beim Kleinkind kann sich ein Coma diabeticum innerhalb weniger Stunden entwickeln. Intravenöser Zugang, Infusionsbehandlung (Rehydratation), Überwachung vitaler Funktionen, Ein-/Ausfuhrüberwachung sind obligatorisch bei der Behandlung des komatösen Kindes. Sowohl während der Erstmanifestation als auch bei schlechter Stoffwechseleinstellung (zu hohe Blutzuckerspiegel über Tage oder Wochen) kann es zu einem Coma diabeticum kommen. Im Verlauf einer Komabehandlung können Hirnödem und Elektrolytverschiebungen (Kaliumabfall nach Beginn der Insulintherapie!) auftreten.

Insulinbehandlung
Bei der Erstmanifestation wird eine freie Mischung von Normalinsulin und Verzögerungsinsulin am Morgen und am Abend ca. 30 min (Spritz-Ess-Abstand) vor der Mahlzeit subkutan gespritzt. Eltern und Kind sollten rasch Spritzstellen, Spritztechnik (Faltenbildung, leicht schräges Einstechen) und Mischtechnik lernen. Die intensivierte, auf sorgfältiger Stoffwechselselbstkontrolle basierende Insulintherapie ist heute Standardtherapie des Diabetes auch und gerade im Kindesalter.

Ernährung
Die Ernährungsberatung richtet sich nach den Vorlieben des Kindes. Das Kind mit Diabetes benötigt eine ausgeglichene, gesunde Ernährung. Süßigkeiten sind nicht absolut verboten, Diätnahrungsmittel werden nicht uneingeschränkt empfohlen. Nach den neuesten Richtlinien der Deutschen Diabetes Gesellschaft soll eine Broteinheit als 10 g Kohlenhydrat definiert werden. Eine BE verändert den Blutzucker um ca. 50 mg/dl. Der tatsächliche Blutzuckeranstieg hängt vom Blutzuckerausgangswert, von Alter und Gewicht des Kindes, sportlicher Aktivität etc. ab.

Schulung
Insulindosisanpassung, Injektionsstellen, -technik, Insulinmischtechnik müssen von der Familie und dem Kind erlernt werden. Bei der Auswahl von Spritzstellen darf nicht nur von optimalen Resorptionstheorien ausgegangen werden, sondern es sollte auf das individuelle Kind und seine Präferenzen eingegangen werden. Das Führen eines Blutzuckertagebuchs, das Messen des Blutzuckers, die Bestimmung von Keton und Glukose mit Hilfe von Urinteststreifen werden vermittelt (Selbstkontrolle). Auslöser und Behandlung von Unterzuckerungen müssen erkannt und beherrscht werden. Das Erlernen von Insulinwirkung und Insulinwirkprofilen sowie das Wissen um eine gesunde Ernährung sind Grundlagen der Schulung. Familie und Freunde werden in die Betreuung eingeführt und eingeschlossen.

Akute Komplikationen/Hypoglykämien
Unterzuckerungen (Hypoglykämien) treten bei/nach starker physischer Betätigung (Sport), nach falscher Insulininjektion (intramuskulär!), falscher Dosisanpassung oder dem Auslassen von kompletten Mahlzeiten, für die Insulin gespritzt worden war, als Akutkomplikationen auf. Besonders beim Kleinkind gilt es, Hypoglykämien zu vermeiden. Ansonsten muss Wert darauf gelegt werden, dass nicht aus Hypoglykämieangst ein zu hoher Blutzuckerspiegel akzeptiert wird (Gefahr der Sekundärfolgen).

Sekundärfolgen
Folgeerkrankungen des Diabetes, die durch längerdauernde hohe Blutzuckerspiegel entstehen, können bereits beim Jugendlichen auftreten. Gefäßveränderungen können zu Blindheit, terminalem Nierenversagen, Neuropathie, Impotenz, Gelenks- und Hautveränderungen führen. Es ist heute unbestritten, dass eine Normalisierung der Blutzuckerspiegel das Auftreten von Sekundärfolgen aufhalten, hinausschieben und sogar teilweise rückgängig machen kann. Als Maß der nahe-normalen Blutzuckerspiegel werden die Prozentwerte von verzuckerten Eiweißen wie dem HbA1c gemessen. Therapieziele sind für jedes Kind mit Diabetes das Erreichen von nahe-normalen Blutzuckerspiegeln, normale HbA1c-Werte und eine normale somatische und psychosoziale Entwicklung.

19.5.9 Schilddrüsenerkrankungen

Schilddrüsenerkrankungen sind häufig. Eine Struma (eine Vergrößerung der Schilddrüse über der Altersnorm) ist kein Schönheitsfehler, sondern in Deutschland leider immer noch zumeist die Folge von Jodmangel.

Hypothyreose

Definition und Ursachen Eine Hypothyreose kann angeboren oder im Laufe des Lebens erworben sein. Zu wenig/kein Schilddrüsenhormon wird gebildet, wenn die Schilddrüse nicht oder falsch angelegt ist, eine Störung der Hypophyse vorliegt, die Schilddrüse durch eine Entzündung zerstört wird (z. B. Autoimmunthyreoiditis) oder auf Grund eines Enzymdefekts die Synthese von Schilddrüsenhormonen nicht erfolgen kann. In Deutschland wird zwischen dem 3. und 5. Lebenstag mittels des TSH-Screening nach dem Vorhandensein einer Hypothyreose beim Neugeborenen gesucht.

Klinische Zeichen Das Aussehen der Kinder mit dicker, blasser Haut, struppigen Haaren, Fußrückenödemen und aufgequollenem Abdomen ist charakteristisch. Neugeborene mit Hypothyreose haben häufig struppige Haare, eine große Zunge und einen Muskelhypotonus.

Diagnostik Schilddrüsenhormone und TSH (Schilddrüsen stimulierendes Hormon der Hypophyse) werden im Blut gemessen. Beim Säugling kann ein Icterus prolongatus hinweisend für das Vorliegen einer Hypothyreose sein. Eine Röntgenuntersuchung der Hand (des Knies oder Fußgelenks beim Neugeborenen) zur Bestimmung des Knochenalters und eine Ultraschalluntersuchung der Schilddrüsenregion werden durchgeführt. Eine Schilddrüsenszintigraphie wird bei Kindern seltener als im Erwachsenenalter indiziert sein.

Therapie Unabhängig von der Ursache des Schilddrüsenhormonmangels muss rasch genügend Schilddrüsenhormon (L-Thyroxin; beim Neugeborenen 10 µg/kg KG/Tag, später altersabhängig 50–200 µg/Tag) in Tablettenform zugeführt werden. Die Behandlung muss langfristig, täglich regelmäßig, oft lebenslang durchgeführt werden. Insbesondere beim Neugeborenen ist es entscheidend, die Diagnose rasch zu stellen und sofort mit der Therapie zu beginnen. Ein Schilddrüsenhormonmangel im Säuglingsalter führt andernfalls zu irreversiblen neurologischen Störungen! Eine Dosisanpassung erfolgt mittels Laborkontrollen (TSH, Schilddrüsenhormone) und klinischer Parameter (Größe, Gewicht, Knochenalter).

Im Hinblick auf den Jodmangel in vielen Gebieten Deutschlands muss eine Jodprophylaxe betrieben werden. Generell sollte Jodsalz im Haushalt und in der Nahrungsmittelindustrie (Bäckereien, Metzgereien) verwendet werden. Die Gabe von z. B. 100 µg Jodsalz pro Tag beim Kleinkind ist zusätzlich zu empfehlen.

Hyperthyreose

Definition und Ursachen Unter Hyperthyreose versteht man eine gesteigerte Schilddrüsenhormonsekretion und deren Wirkung auf den Organismus. Am häufigsten ist eine Hyperthyreose das Resultat einer übermäßigen Stimulation der Schilddrüse durch Antikörper (Autoimmunhyperthyreose, Morbus Basedow). Im Kindesalter sehr viel seltener sind Karzinome und Adenome der Schilddrüse, eine jodinduzierte Hyperthyreose oder Intoxikationen mit Schilddrüsenhormon.

Klinische Zeichen Vergrößerung der Schilddrüse (Struma), verstärktes Schwitzen, Tachykardie, Gewichtsabnahme, Wärmeempfindlichkeit, Nervosität, Leistungsabfall (Schulnoten!), Muskelschwäche, Schlafstörungen werden berichtet und gesehen. Eine ausgeprägte Hyperthyreose kann auf Grund der adrenergen Symptome (Herz-Kreislauf-Symptomatik) lebensbedrohlich werden (so genannte **Thyreotoxikose**). Eine Struma kann auch im Kindesalter diffus oder knotig-isoliert sein. In der Regel handelt es sich bei einer Struma im Kindes- und Jugendalter um eine Jodmangelstruma (Bestimmung der Jodausscheidung im 24-h-Urin). Andere Ursachen sind Autoimmunthyreoitiden und Tumoren.

Diagnostik Schilddrüsenhormone und TSH (Schilddrüsen stimulierendes Hormon der Hypophyse), Antikörper gegen Schilddrüsengewebe (mikrosomale Antikörper, TSH-Rezeptor-Antikörper, Thyreoglobulinantikörper) werden im Blut gemessen. Eine Ultraschalluntersuchung der Schilddrüsenregion wird stets durchgeführt. Beim Verdacht auf ein Adenom/Karzinom müssen eine Schilddrüsenszintigraphie und eine Feinnadelpunktion der Schilddrüse durchgeführt werden.

Therapie Je nach Ursache der Hyperthyreose stehen sofortige Operation (Schilddrüsenkarzinom) oder zunächst eine medikamentöse Therapie mit Thyreostatika (z. B. Thiamazil, Carbimazol etc.) zur Verfügung. Die Therapiedauer mit Zytostatika muss lang sein, bei der Autoimmunhyperthyreose sind Rezidive auch nach jahrelanger Behandlung nicht selten. Die Radiojodtherapie der Hyperthyreose ist in Deutschland bei Kindern und Jugendlichen noch nicht wieder erlaubt. Zur Behandlung der Tachykardien und Herzrhythmusstörungen müssen Betablocker und eventuell Sedativa gegeben werden. Eine Digitalisierung ist sehr selten notwendig. Bei schweren Symptomen muss eine stationäre Überwachung (EKG-Monitor, Blutdruck) erfolgen.

19.5.10 Nebennierenerkrankungen

Die Nebennieren bilden in der Nebennierenrinde Glukokortikoide, Mineralokortikoide und Sexualhormone. Im Nebennierenmark werden Katecholamine (Adrenalin, Noradrenalin, Dopamin) gebildet und gespeichert. Viele Erkrankungen können die Nebennieren schädigen (Blutungen, Tumoren) und/oder gehen von den Nebennieren aus (Enzymdefekte, Tumoren).

Adrenogenitales Syndrom (AGS)

Definition und Ursachen Ein adrenogenitales Syndrom kann durch verschiedene autosomal-rezessiv vererbte Defekte der Nebennierenrindensteroidbiosynthese hervorgerufen werden. Der häufigste Defekt ist ein 21-Hydroxylase-Defekt. Häufig können auf Grund des Enzymdefekts weder Glukokortikoide noch Mineralokortikoide gebildet werden. Als Versuch der Kompensation des Hormonmangels bildet die Nebenniere vermehrt Androgene (männliche Geschlechtshormone). Die betroffenen Kinder fallen häufig durch ein Salzverlustsyndrom in der zweiten Lebenswoche auf. Betroffene Mädchen weisen ein virilisiertes (vermännlichtes) äußeres Genitale auf. Kinder mit AGS können durch Salzverlustsyndrom auffallen oder im Rahmen einer Infektion, eines Traumas, einer Operation mit Salzverlust, Hypoglykämie, Hypothermie und Schock entgleisen. Mädchen mit AGS fallen zumeist bei Geburt wegen ihres virilisierten äußeren Genitales auf.

Therapie Der symptomatische Ersatz von Glukose und NaCl sowie die Kreislaufstabilisierung sind symptomatische Maßnahmen, eine sofortige hochdosierte Hydrokortisongabe ist die ursächliche Therapie. Es ist wichtig, dass die Kinder selbst und ihre Familien über das Problem der Nebennierenrindeninsuffizienz gut Bescheid wissen. In der Regel wird Hydrokortison in drei Dosen (Gesamtdosis ca. 10 µg/m² Körperoberfläche pro Tag) über den Tag in zirkadianer Weise verteilt (hohe Dosis am Morgen) sowie bei Salzverlust die zusätzliche Gabe eines Mineralokortikoids (z. B. Fludrokortison, Astonin H) in Tablettenform gegeben.

Diagnostik und Verlauf Regelmäßige Hormonmessungen in Speichel, Urin und/oder Blut ergänzen die klinischen Daten (inklusive Knochenalterbestimmungen) und können heute den betroffenen Kindern eine normale, gesunde Entwicklung und eine normale Lebensführung ermöglichen. Bei stark virilisierten Mädchen sind Genitalkorrekturoperationen nötig, die heute eine normale Geschlechtsfunktion und Geschlechtsidentifikation ermöglichen. Jedes Kind mit einem AGS muss einen Notfallausweis ausgestellt bekommen (Nebennierenrindeninsuffizienz!).

Morbus Addison

Definition und Ursachen Als Morbus Addison werden chronische Prozesse bezeichnet, die über Jahre hinweg zu einer Zerstörung der Nebennierenrinde führen. Als Ursachen kommen u. a. Stoffwechselerkrankungen (z. B. Adrenoleukodystrophie), Autoimmunprozesse, Tumoren und Medikamente (z. B. zu rasches Absetzen von Glukokortikoiden) in Frage. Oft wird die Nebennierenrindeninsuffizienz erst im Rahmen einer Dekompensation bei einer akuten Stresssituation (Addison-Krise) erkannt.

Therapie In der Addison-Krise werden die Maßnahmen der Schockbehandlung (s. Kap. 19.16) ergriffen und die fehlenden Glukokortikoide in hoher Dosierung (Stressdosierung) substituiert. Bei der Langzeitbetreuung gilt es, die Substitutionsdosis an Alter, Größe und Gewicht des Kindes anzupassen, sodass weder ein Hormonmangel noch ein Hormonüberschuss (Cushing-Syndrom) entsteht. Schulungen von Kind und Familie bezüglich der Dosiserhöhung (z. B. Verdreifachung der Hydrokortisondosis bei Fieber über 38,5 °C) sind notwendig und entscheidend. Jedes Kind mit einem Morbus Addison muss einen Notfallausweis mit sich tragen.

Morbus Cushing

Definition und Ursachen Eine erhöhte Kortisolproduktion der Nebennieren wird als Morbus Cushing bezeichnet. Ursachen einer Kortisolüberproduktion können dabei Tumoren (Adenome, Karzinome) der Nebennieren oder der Hypophyse sein. Die wichtigste Ursache des Cushing-Syndroms ist jedoch die hochdosierte Therapie mit Nebennierenrindensteroiden. Im Kindesalter ist die hohe Gabe von Kortison bei der Therapie schwerer Grunderkrankungen (rheumatische Erkrankungen, Malignome, chronisch entzündliche Erkrankungen des Gastrointestinaltrakts etc.) am häufigsten.

Klinik und Diagnostik Typischerweise bestehen beim Morbus Cushing eine stammbetonte Adipositas, Striae rubrae, ein Bluthochdruck, vermehrte Körperbehaarung, verminderte Glukosetoleranz und ein Kleinwuchs bzw. Wachstumsstillstand. Radiologische Untersuchungen wie z. B. Knochenalterbestimmung, Ultraschall des Abdomens sowie NMR-Untersuchungen des Schädels und Hormonfunktionstests sind wichtig, um die Ursache der Kortisolüberproduktion zu erkennen. Im Gegensatz zum Morbus Cushing ist bei der primären Adipositas das Wachstum der Kinder ungestört, eher beschleunigt.

Therapie Die Therapie des Cushing-Syndroms muss sich nach der Ursache richten. Operationen und Bestrahlungen etwa von Hypophysen- oder Nebennierenrindentumoren werden ebenso wie Medikamente, die die Steroidsynthese (z. B. Ketoconazol) blockieren können, eingesetzt.

19.5.11 Diabetes insipidus

Zentraler Diabetes insipidus/ renaler Diabetes insipidus

Definition und Ursachen Beim zentralen Diabetes insipidus ist die Neurohypophyse nicht in der Lage, ausreichend antidiuretisches Hormon (ADH, Arginin-Vasopressin) zu bilden. Operationen, Tumoren, Traumata und angeborene Störungen sind ursächlich für den ADH-Verlust zu finden. In seltenen Fällen liegt dem Wasserverlust bei Diabetes insipidus mit Polyurie und Polydipsie eine genetisch fixierte Resistenz der Nierentubuli gegenüber dem antidiuretischen Hormon zugrunde (Vasopressinrezeptordefekt). Diese Form des Diabetes insipidus wird Diabetes insipidus renalis genannt.

Klinik Unbehandelte Kinder fallen durch Polyurie und Polydipsie auf. Es kann zu ausgeprägter Dehydratation und einer schweren Hypernatriämie kommen (hypertone Dehydratation).

Therapie Bei **akuter Dehydratation** muss Flüssigkeits- und Eletrolytersatz (s. Kap. 19.16.) mittels i.v.-Gabe von Elektrolytlösungen erfolgen.

Chronisch: Mittels der intranasalen Gabe des langwirkenden Vasopressinagonisten Desmopressin (DDAVP = Minirin) kann der Mangel an ADH ausgeglichen werden. Die Gabe erfolgt zweimal täglich. Mittels Reduktion oder Erhöhung der Flüssigkeitszufuhr kann der Flüssigkeitshaushalt zusätzlich reguliert werden. In schwierigen Situationen muss die Trinkmenge protokolliert und mittels Gewichtskontrollen reguliert werden. Die Behandlung des Diabetes insipidus renalis sollte durch eine reduzierte Natriumzufuhr bei hoher Flüssigkeitsgabe gekennzeichnet sein. Diuretika (z. B. Hydrochlorothiazid) und Indometacin werden zusätzlich zur Therapie eingesetzt.

19.5.12 Psychosomatische und psychosoziale Aspekte

Selbsthilfegruppen, Elternbegleitung, Elterninformation

Erkrankungen des Endokriniums sind immer chronische Erkrankungen. Eine – meist lebenslang notwendige – Begleitung des betroffenen Kindes und seiner Familie ist die Grundlage jeder medizinischen und pflegerischen Behandlung. Die Geburt eines Kindes, bei dem das Geschlecht nicht sofort entschieden werden kann, ist ein Notfall im Kreißsaal. Das Auftreten eines Diabetes mellitus löst fast immer bei den betroffenen Eltern Schuldgefühle aus, die es mit Einfühlungsvermögen auszuräumen gilt.

Chronische Krankheit und ihre Bewältigung spielen sich langfristig im häuslichen Rahmen und nicht im Krankenhaus ab. Gute medizinische Erfolge sind die Erfolge der Betroffenen und ihrer Familien. Die Schulung und Information der Eltern und Kinder ist die Basis der medizinischen und pflegerischen Betreuung von Hormon- und Stoffwechselstörungen.

Die Zusammenarbeit mit Elternvereinen und Selbsthilfegruppen gehört zu den selbstverständlichen und wichtigen Aufgaben eines jeden Teams, das Kinder und Jugendliche mit chronischen Erkrankungen betreut.

Evidenz der Therapieempfehlungen		
	Evidenzgrad	Empfehlungsstärke
Diabetes mellitus Typ 1	I-b bis II	A
Adrenogenitales Syndrom	I-b bis II	A
Cushing-Syndrom	II	B
Hypothyreose	I-b	A
Hyperthyreose	II	B
Adipositas	II bis III	C
Pubertas praecox	I-b	B
Pubertas tarda	II bis III	B

Literatur

Kruse K (Hrsg) (1999) Pädiatrische Endokrinologie, 2. Aufl. Georg Thieme, Stuttgart New York
Bertrand J, Rappaport R, Sizonenko PC (1993) Pediatric Endocrinology, 2nd edn. Williams Wilkins, Baltimore
Reinhardt D, Creutzig U, Kiess W, Luthardt T, Michalk D, Schmid E, Ulmer H (Hrsg) (1999) Leitlinien der Deutschen Gesellschaft für Kinderheilkunde und Jugendmedizin, Urban Fischer, München Jena

19.6 Immunologische Erkrankungen
Gerd Horneff

Immunität bedeutet die Fähigkeit eines Organismus, einen bestimmten Erreger oder Fremdstoff abzuwehren und vor der Infektion geschützt zu sein. Zur Abwehr im weiteren Sinne zu zählen sind physikomechanische und chemische Barrieren, zu denen die Hornschicht der Haut, der Säureschutzmantel, Schleim und hierin enthaltende Enzyme sowie weitere Schutzstoffe gehören. Die nächste Barriere stellen die Epithelien selbst dar, und erst nach Durchdringen dieser Schutzschilder wird die eigentliche Abwehr, die angeborene (unspezifische) und die erworbene (spezifische) Immunität, gefordert. Die spezifische und unspezifische Immunität werden jeweils von humoralen und zellulären Bestandteilen getragen, die ein vielschichtiges Zusammenspiel zeigen. Trotzdem ist die in Tabelle 19.6-1 gefasste Einteilung im klinischen Alltag hilfreich. Auf Grund der Seltenheit der genannten Erkrankungen stehen in der Regel keine kontrollierten Therapiestudien zur Verfügung.

19.6.1 Defekte der unspezifischen zellulären Immunität

Zu nennen sind das Fehlen von (neutrophilen) Granulozyten wie auch ihre Funktionsstörungen. Sie betreffen häufig auch die Makrophagen. Beeinträchtigt sind entweder die Migration in das entzündliche Gewebe oder die Mikrobizidie. Kennzeichen sind gehäufte bakterielle (septische) Infektionen, v. a. mit Staphylokokken, aber auch mit anderen grampositiven und -negativen Bakterien und Aspergillen, wobei klinisch eine nur geringe Entzündungsreaktion resultiert. Im Folgenden werden verschiedene Immundefekte aufgeführt, die o. g. Gemeinsamkeiten zeigen.

Tabelle 19.6-1. Elemente des Immunsystems

Immunität	Träger		Beispiel
Unspezifisch	Zellulär	Granulozyten, Makrophagen, NK-Zellen	Septische Granulomatose
	Humoral	Komplementsystem, Lysozym	Komplementdefekte
Spezifisch	Zellulär	T-Zellen, T+B-Zellen	DiGeorge, SCID
	Humoral	Antikörper	M. Bruton, IgA-Mangel

Neutropenie

Neutropenie ist der Mangel an peripher zirkulierenden neutrophilen Granulozyten. Bei der milden Neutropenie liegt die absolute Neutrophilenzahl zwischen 1000 und 1500/µl, bei der mittelschweren zwischen 500 und 1000/µl und bei der schweren unter 500/µl. Die resultierende Immundefizienz betrifft v. a. die Abwehr gegen gramnegative Bakterien und Staphylokokken. Dementsprechend eingeschränkt ist die lokale Entzündungsreaktion, insbesondere die Eiterbildung. Abszesse enthalten wenig Eiter, Ulzerationen zeigen kaum einen schmierigen Belag. Die Differentialdiagnose ist in der folgenden Übersicht aufgeführt.

Differentialdiagnose der schweren chronischen Neutropenie
- Hämatologische Ursachen
  - M. Kostmann
  - Shwachman-Syndrom
  - Zyklische Neutropenie
  - Aplastische Anämie
  - Myelodysplastisches Syndrom
  - Leukämien, Lymphome
  - Knochenmarkinfiltration
- Infektionen
  - HIV
  - CMV
  - Parvo-B19
  - EBV
  - Hepatitis
  - Malaria
- Immundefekte
  - Retikuläre Dysgenesie
  - Hyper-IgM-Syndrom
  - SCID mit GvHD
  - Lymphohistiozytosen inkl. M. Faquar
- Metabolische Ursachen
  - Vitamin-B_{12}-Mangel
  - Folsäuremangel
  - Glykogenose Typ 1b
  - M. Gaucher
  - Transcobalaminmangel
- Autoimmunerkrankungen
  - Autoimmunneutropenie
  - Alloimmunneutropenie (konnatal)
  - Systemischer Lupus erythematodes
  - Sharp-Syndrom
  - Felty-Syndrom
- Weitere Ursachen
  - Toxine
  - Medikamente
  - Chemotherapie
  - Bestrahlung

Beim autosomal-rezessiven **Morbus Kostmann** besteht eine schwere kongenitale Neutropenie auf Grund einer Ausreifungsstörung der Neutrophilen auf Stufe der Promyelozyten. Mutationen des G-CSF-Rezeptors sind an der Pathogenese, insbesondere an der Progression der Neutropenie zur AML, beteiligt. Klinisch bestehen schon im ersten Lebensjahr schwere bakterielle Infektionen, Pneumonien, Otitiden, Stomatitiden, Abszesse, Haut- und Schleimhautulzerationen. Neben der schweren absoluten Neutropenie mit stets <200 Neutrophilen/µl finden sich Monozytose und Eosinophilie. Die Immunglobuline sind oft stark erhöht. Die Knochenmarkaspiration sichert die Diagnose. Therapeutisch sind eine adäquate Antibiotikatherapie und -prophylaxe erforderlich. G-CSF (Granulozyten-koloniestimulierender Faktor) in einer Dosis von 1–4 µg/kg subkutan führt bei 90% der Kinder zu einer subnormalen Neutrophilenzahl. Die Stammzellen-/Knochenmarktransplantation ist die einzige kurative Therapie.

Bei der autosomal dominant oder rezessiv vererbten **zyklischen Neutropenie** besteht eine periodisch auftretende Neutropenie mit einer Dauer von <1 Woche (im Mittel 4–5 Tage) und einem Intervall von 3 Wochen (2–6 Wochen). Mutationen im Gen der Neutrophilenelastase ELA2 bedingen teilweise eine erhöhte Apoptose von Vorläuferzellen. Begleitend kann eine periodische Thrombozytopoese oder Erythropoese vorliegen (zyklische Hämatopoese). Die Klinik ist variabel. Abhängig von der Dauer der Neutropenie bestehen schwere bakterielle Infektionen (Pneumonie, Abszess, Lymphadenitis, Stomatitis) oder nur Fieberschübe. Die Diagnose wird durch regelmäßige Differentialblutbilder (z. B. 3-mal/Woche) über mindestens 4–6 Wochen mit Nachweis oszillierender Neutrophilenzahlen gestellt. Die Knochenmarkaspiration ist in der Regel verzichtbar und zeigt je nach Zyklusphase ein unterschiedliches Bild. Es erfolgt eine antibiotische Therapie der Infektionen, eine generelle Prophylaxe ist unnötig, ggf. kann auch G-CSF (1–5 µg/kg) eingesetzt werden. Die Prognose ist gut, eine Ausheilung nach dem 10. Lebensjahr häufig.

Beim autosomal-rezessiven **Diamond-Shwachman-Syndrom** liegt eine exokrine Pankreasinsuffizienz mit Störung der Hämatopoese vor. Pathogenetisch ist eine Störung der FAS-vermittelten Apoptose relevant. Klinisch liegen septische Infektionen (Otitis, Pneumonie, Osteomyelitis, Sepsis), ekzematöse/ichthyosiforme Hauterscheinungen und z. T. Thrombozytopenie oder Anämie vor. Oft bestehen Kleinwuchs mit metaphysärer Chondrodysplasie (Femur, Rippen), renaltubuläre Funktionsstörung und eine Hepatopathie. Die Diagnose wird durch Nachweis der exokrinen Pankreasinsuffizienz (z. B. Elastase, Stuhlfett), der Neutropenie (200–400 Zellen/µl, teilweise zyklischer Verlauf) und der Skelettveränderungen gestellt. Therapeutisch erfolgt neben der Substitution von Pankreasenzymen eine Behandlung mit G-CSF und eine antibiotische Therapie von bakteriellen Infektionen. Eine antibiotische Prophylaxe ist zunächst unnötig. Stammzellen-/Knochenmarktransplantationen sind in therapierefraktären Fällen durchgeführt worden.

Die primäre **Autoimmunneutropenie** muss von der sekundären Autoimmunneutropenie im Rahmen einer Systemerkrankung, z. B. eines SLE, oder medikamentös induziert, abgegrenzt werden. Bei Neugeborenen tritt eine **Alloimmunneutropenie** durch mütterliche Antikörper auf; sie hat eine gute Prognose. Autoantikörper sind gegen Oberflächenantigene neutrophiler Granulozyten gerichtet, z. B. Fc-γ-Rezeptoren (CD16, CD32, CD64), Integrine (CD11a, LFA-1) oder Komplementrezeptoren (CD35). Schwere Infektionen werden im Gegensatz zu Morbus Kostmann oder Shwachman-Syndrom seltener beobachtet. Bei bakteriellen Infektionen können die Neutrophilenzahlen in den Normalbereich ansteigen. Die Diagnose gelingt durch den Nachweis von Autoantikörpern (direkter und indirekter IFT). Das Knochenmarkaspirat zeigt eine normale oder vermehrte Granulopoese. Eine konsequente antibakterielle Therapie, ggf. auch eine Prophylaxe und in Ausnahmefällen G-CSF (1–4 µg/kg KG, Ziel: Neutrophilenzahl von >1000/µl), sind therapeutische Optionen.

Weitere Erkrankungen mit Neutropenie sind die **chronisch benigne idiopathische Neutropenie** (milde bis mittelschwere Neutropenie von 500–1500/µl) mit selten schweren Infektionen und Anstieg der Neutrophilenzahlen bei Infektionen, die **Glykogenose Typ 1b** (pathologische Speicherung von Glykogen mit Hepatomegalie, Kleinwuchs, Hyperlipidämie, Hyperurikämie und Hypoglykämien sowie häufig chronisch entzündlichen Darmerkrankungen), die **metaphysäre Chondrodysplasie (Cartilage-Hair-Syndrome)**, das **Chediak-Higashi-Syndrom**, das **Lazy-Leukocyte-Syndrom**, das **Barth-Syndrom**, Mitochondropathien (**Pearson-Syndrom**), die **Dyskeratosis congenita** und weitere Stoffwechseldefekte (insbesondere Störungen des Aminosäurestoffwechsels, z. B. Propionazidämie).

Phagozytendefekte

Beim **Leukozytenadhäsionsdefekt (LAD) 1** fehlt auf allen Leukozyten CD18, die gemeinsame β-Kette der Integrinadhäsionsproteine LFA-1 (CD11a/CD18), Komplementrezeptoren Typ 3 (CD11b/CD18) und Typ 4 (CD11c/CD18). Dieses autosomalrezessive Erbleiden (Chr. 21q22) führt zur gestörten Adhäsion aller Leukozyten an das Endothel und zur Funktionsstörung (Chemotaxis, Phagozytose). Klinisch zeigen sich ein verzögerter Abfall der Nabelschnur (>14 Tage), Omphalitis, schwere nekrotisierende und ulzerierende bakterielle Infektionen und Pilzinfektionen (Pneumonie, Abszesse, Lymphadenitis, Stomatitis), Hepatosplenomegalie und Gedeihstörung. Bei partiellen Defekten finden sich mildere Verläufe mit rezidivierenden Haut- und Schleimhautulzerationen, Peridontitis und chronischen Gingivitis. Das Blutbild zeigt eine massive Leukozytose (alle Leukozyten). Die Diagnose wird mit der Durchflusszytometrie gesichert. Therapeutisch stehen eine adäquate Antibiotikatherapie und Prophylaxe mit Isolierung des Patienten im Vordergrund. Die allogene Knochenmark-/Stammzelltransplantation ist derzeit die einzig kurative Therapiemaßnahme. Experimentelle Untersuchungen zur Gentherapie sind vielversprechend und klinische Studien werden durchgeführt.

Bei dem selteneren **Leukozytenadhäsionsdefekt (LAD) 2** fehlt das Glykoprotein Sialyl-Lewis X. Die Bindung an epitheliale E- und P-Selektine vermittelt das initiale „Rolling" der Leukozyten aus dem Blutstrom entlang des Endothels. Die weitere Adhäsion, Migration und Phagozytose sind ungestört. Es resultieren eine Leukozytose bis 100.000/µl, die Bombay-Blutgruppe und nekrotisierende und ulzerierende bakterielle Infektionen und Pilzinfektionen (Pneumonie, Abszesse, Lymphadenitis, Stomatitis). Nichtimmunologische Störungen sind Gesichtsdysmorphie, Mikrozephalie, Hirnatrophie, Hypotonie, Epilepsie und Kleinwuchs. Die Therapie ist symptomatisch, ggf. Therapieversuch mit Fucose, die Prognose, bedingt durch den Immundefekt und schwere neurologische Erkrankungen, ist fatal.

Bei der **septischen Granulomatose** besteht eine Unfähigkeit zur Abtötung phagozytierter Mikroben mit Granulombildung. Vier Phagozytenoxidasedefekte werden unterschieden. Der X-chromosomal vererbte gp91-phox-Mangel (X-p21) ist der häufigste (70%), gefolgt vom p47-phox-Mangel (Chr. 7q11, 20%), vom p22-phox-Mangel (Chr. 16q24, 5%) und vom p67-phox-Mangel (Chr. 1q25, 5%). Klinisch finden sich abszedierendgranulomatöse Bakterien- und Pilzinfektionen (vor allem Staphylokokken, Aspergillen und Enterobakterien, aber auch BCG), Pyodermien, Lymphadenitiden, Osteomyelitiden, spontan perforierende Abszesse, Leber-, Milz-, Lymphknotenabszesse und Aspergilluspneumonien. Daneben finden sich Kleinwuchs und Gedeihstörung. Granulombildung und Fibrose können sekundär zu Organdysfunktionen, z. B. Harnleiterstenose, Antrumstenose, Dysphagie und Morbus-Crohn-ähnlichen Bildern führen. Bei Konduktorinnen (gp91-phox-Mangel) finden sich gehäuft ein diskoider Lupus und rezidivierende Aphthen, auch sind rezidivierende Abszesse möglich. Zur Diagnose stehen Screening-Tests (Nitroblautetrazoliumtest, NBT), die quantitative O_2^--Bestimmung und die H_2O_2-Produktion in der Durchflusszytometrie zur Verfügung. Auf molekularer Ebene (Immunoblot der 4 Enzyme) bzw. per Genotypisierung (RFL-Polymorphismus) kann die Diagnose bestätigt werden. Bei Infektionen muss eine antimikrobielle Therapie mit zellgängigen Antibiotika (Rifampicin, Gyrasehemmer, Clindamycin, Teicoplanin, Cotrimoxazol, Amphotericin B und Itraconazol) erfolgen. Chirurgische Interventionen sind auf Grund von Wundheilungsstörungen zurückhaltend durchzuführen (gegebenenfalls Nadelpunktion von Lymphknoten- und Leberabszessen). In bedrohlichen Situationen können Granulozytentransfusionen notwendig werden. Auch die Prophylaxe muss mit zellgängigen Antibiotika (Cotrimoxazol, bei Allergie Trimethoprim/Rifampicin oder Ciprofloxacin) und Antimykotika (Itraconazol) erfolgen. Die subkutane Applikation von Interferon-γ gilt als etabliert. Granulome können eine Therapie mit Kortikosteroiden erfordern. Derzeit ist die Knochenmarktransplantation die einzige kurative Therapie, belastet aber durch eine hohe Letalität. Gegebenenfalls ist eine sehr frühzeitige Entscheidung zu erwägen. Erste Ansätze bestehen zur Gentherapie des gp91-phox-Mangels. Virus- und Totstoffimpfungen sind erforderlich, eine BCG-Impfung darf keineswegs erfolgen.

Beim **Hyper-IgE-Syndrom** liegt die primäre Störung wahrscheinlich in einer T-Zell-Dysregulation mit verminderter Th_1-(IFN-γ-Produktion) und erhöhter Th_2-Antwort. Die Granulozytenchemotaxis ist primär oder sekundär vermindert. Der Defekt wird wahrscheinlich autosomal-dominant vererbt, mit variabler Expressivität. Klinisch bestehen seit dem ersten Lebensjahr rezidivierende Staphylokokkenabszesse der Haut („kalt", wenig entzündlich) mit Bevorzugung von Gesicht und Extremitätenstreckseiten und eine ekzematoide Dermatitis (papulös, juckend, infiziert). Konjunktivitis, hypertrophe Konjunktiven, Hornhautulzerationen, Otitis media, Sinusitiden, septische Arthritis, rezidivierende Staphylokokkenpneumonien und

Pneumatozelen werden beobachtet. Daneben finden sich Osteoporose, Frakturneigung, Hypermobilität, Skoliose, Kleinwuchs und ein später Zahnwechsel. Ab dem 2. Dezennium ist mit den typischen groben Gesichtszügen, breitem Nasenrücken, breiten Mund- und Wangenpartien zu rechnen. Das IgE ist massiv erhöht (bereits in den ersten Lebenswochen, >2000 bis >50.000 kU/l), und es besteht eine Eosinophilie (bis zu 50%) im Blut und in den Abszessen. Immunglobuline der Klassen G, A und M sind in der Regel normal, das IgD teilweise erhöht. Es finden sich hohe IgE-Titer gegen Staphylococcus aureus und Candida albicans und eine gestörte Produktion polysaccharidspezifischer Antikörper. Die zelluläre Immunität (Typ-IV-Reaktion im Hauttest) ist ebenso gestört wie die polyklonale Stimulierbarkeit von T-Zellen. Abszesse müssen chirurgisch versorgt werden. Eine konsequente Antibiotikatherapie/Antimykotikatherapie bzw. antimikrobielle Prophylaxe (Flucloxacillin, Cotrimoxazol, Ketoconazol oder Fluconazol) ist erforderlich. Eine Immunglobulinsubstitution sollte nur bei nachgewiesenem Immunglobulinmangel erfolgen. Immunsupprimierende Ansätze mit Cyclosporin A oder lokal mit Pimecrolimus Tacrolimus, DNCG und Interferon-γ sind vielversprechend.

Das **Chediak-Higashi-Syndrom** zeichnet sich durch einen partiellen Albinismus, neurologische Auffälligkeiten und pyogene Infektionen aus. Es wird autosomal-rezessiv vererbt (Chr. 1q42–43). Immunologisch findet sich eine Dysfunktion der neutrophilen Granulozyten mit erheblicher Verminderung von Kathepsin G und Elastase in morphologisch auffälligen Granula (Riesengranula). Daneben finden sich Blutungsneigung (petechial), periphere Neuropathien, diffuse Hirnatrophie, periventrikuläre Hypodensität (CT, MRT). Fatal verlaufen häufig so genannte „akzelerierte Phasen" die einer Lymphohistiozytose mit Panzytopenie, Hepatosplenomegalie und Lymphadenopathie entsprechen (nach EBV-Infektion?). Therapeutisch erfolgt eine adäquate antibiotische Therapie. Ohne Stammzellen- bzw. Knochenmarktransplantation ist die Erkrankung letal.

Beim autosomal-rezessiv vererbten **INF-γ-Rezeptormangel** (Chr. 6q23) sind Makrophagen durch Interferon-γ nicht aktivierbar und produzieren kein TNF oder IL-6. Die Abwehr phagozytierter (intrazellulärer) Erreger wie Salmonellen, Mykobakterien oder Listerien bzw. BCG nach Impfung ist gestört. Klinisch finden sich Fieberschübe, Gewichtsverlust, granulomatöse Dermatitis, Lymphadenitis, Hepatosplenomegalie, Pneumonie, Osteomyelitis. Bei der BCGitis finden sich histologisch Mykobakterien ohne Granulombildung. Der Tuberkulintest ist positiv, ebenso ist der LTT mit Mitogenen und Antigenen normal. Die Diagnose kann durch Durchflusszytometrie erfolgen. Differentialdiagnostisch ist eine Störung des IL-12- und des IL-18-Signalweges zu erwägen. Die Behandlung besteht aus einer antibakteriellen und tuberkulostatischen Therapie. Einzig die allogene Stammzellentransplantation korrigiert den Immundefekt.

Weitere Phagozytendefekte sind die autosomal-rezessiv vererbte **Aktin-Dysfunktion, IgG2-Rezeptordefekt** und der **Mangel spezifischer Granula**.

Die **familiäre erythrophagozytierende Lymphohistiozytose (FEL), Morbus Faquar**, ist in den meisten Fällen ein autosomal-rezessiv vererbter Defekt des Perforins (Chromosom 10), charakterisiert durch die Proliferation von Histiozyten, die zu einer Dysfunktion verschiedener Organsysteme führt. Die Manifestation erfolgt häufig im ersten Lebensjahr (bis zum 4. Jahr) mit Fieber, (Hepato-)Splenomegalie, ZNS-Beteiligung, Panzytopenie, Hypertriglyzeridämie, Hypofibrinogenämie. Parallel sind schwere Infektionen möglich. Die diagnostische Knochenmarkpunktion erbringt den Nachweis einer Hämophagozytose und den Ausschluss einer Leukämie bzw. eines zellreichen Markes (DD: peripherer Verbrauch: SLE, Evans-Syndrom, Infektionen). Therapieoptionen sind Kortikosteroide, Cyclosporin A, ATG, Etoposid (VP16) neben einer supportiven Therapie (Antibiotika, parenterale Ernährung, Transfusionen). Die allogene Stammzellen-/Knochenmarktransplantation ist derzeit die einzige kurative Therapiemaßnahme.

Differentialdiagnostisch ist die **infektassoziierte erythrophagozytierende Lymphohistiozytose (IAHS)** abzugrenzen. Sie manifestiert sich auch bei älteren Kindern mit Fieber, Panzytopenie, Hepatosplenomegalie, aseptischer Meningitis, Enzephalomeningitis und ist assoziiert mit Infektionen (EBV, CMV, Parasiten, Bakterien). Therapeutisch sind neben den oben genannten Maßnahmen Immunglobuline erfolgreich eingesetzt worden.

19.6.2 Komplementdefekte

Erworbene oder angeborene Defekte einzelner Faktoren führen entweder zu **Immundefizienz**, weil Chemotaxis, Opsonierung oder Bakterizidie des Plasmas gestört sind, oder wegen defizienter Immunkomplexelimination zu **Autoimmunerscheinungen** bzw. auf Grund fehlender Kontrolle der Komplementaktivierung zum **Angioödem**. Bei angeborenen Defekten resultiert meist ein völliges Fehlen der entsprechenden Faktors, bei erworbenen Defekten, z. B. durch Autoantikörper, eine Verminderung bzw. Deaktivierung der entsprechenden Faktoren. Bei der Diagnostik von Komplementdefekten können der CH50- und der AP50-Test als Screening-Tests eingesetzt werden. Ist die CH50 isoliert gestört, so muss ein Defekt der frühen Komplementkaskade vorliegen, ist die AP50 isoliert gestört, so liegt ein Defekt von Properdin oder Faktor D vor. Sind CH50 und AP50 gestört, liegt die Störung bei C3 bis C9.

Defekte der frühen Komplementkaskade (C1, C2, C4, C3) gehen gehäuft mit der Entwicklung von Autoimmunopathien, z. B. SLE, diskoider Lupus, Vaskulitiden, hämolytischer Anämie oder Glomerulonephritiden einher. Infektionen mit Pneumokokken, Meningokokken, Haemophilus influenzae B, Pseudomonaden, Kandida, Lamblien und Septikämien werden beobachtet. Der C2-Defekt ist häufig, andere Defekte sind selten. Bei Defekten der späten Komplementkaskade kommt die Bildung des membranattackierenden Komplexes (MAK) nicht zustande. Den Patienten drohen häufigere bzw. wiederholte Infektionen mit

Neisserien und ebenfalls Autoimmunerkrankungen (diskoider Lupus, SLE, Sklerodermie, Sjögren-Syndrom, Nephritis, Immunkomplexerkrankungen, Arthritis). Eine spezifische Therapie ist nicht verfügbar. Eine adäquate antibiotische Therapie jeder Infektion ist zu empfehlen. In schweren Fällen sind Plasmainfusionen hilfreich. Eine Penicillinprophylaxe erscheint ebenso sinnvoll wie Meningokokkenvakzinierungen, da hohe Antikörpertiter die Opsonierung verbessern.

Beim **autosomal-dominanten hereditären Angioödem (HAE)** besteht eine unkontrollierte Komplementaktivierung. Bei Typ 1 (85%) ist der C1-Esterase-Inhibitor vermindert nachweisbar, bei Typ 2 liegt eine Funktionsstörung vor. Klinisch imponieren rezidivierende spontane Schwellungen, blasse Ödeme mit fehlendem Juckreiz an den Extremitäten, im Gesicht, selten am Stamm. Ein Befall der Darmschleimhaut führt zu Abdominalkoliken, aber auch zu Durchfällen. Ein Befall von Pharynx und Larynx kann fatal verlaufen. Die Attacken dauern 2–3 Tage und werden durch Infektionen, Traumata, Menstruation oder Stress ausgelöst. Therapeutisch ist die Substitution bei Bedarf erfolgreich (500–1000 E i.v.). Eine prophylaktische Gabe ist selten sinnvoll. Bei Erwachsenen bestehen Erfahrungen mit Danazol, das den Katabolismus von C1-Inhibitoren vermindert, sich auf Grund der Virilisierung aber nur in Ausnahmefällen anbietet. Eine weitere Alternative sind Proteaseinhibitoren (Tranexamsäure).

Ursachen für **erworbene Hypokomplementämie** sind vielfältig. Zu nennen sind eine extreme Hypogammaglobulinämie, zirkulierende Immunkomplexe, SLE, die C3-Nephritis, ein C3-Hyperkatabolismus, die Porphyrie, Sepsis (Verbrauchsopsoninopathie) und chronische Infektionen (bakterielle Endokarditis, Hepatitis B, Mononukleose, Malaria).

19.6.3 Störung der spezifischen Immunität

Die Produktion spezifischer Antikörper setzt das ungestörte Funktionieren von B- und T-Zellen und deren Kooperation voraus. Dementsprechend führt jede Störung eines der drei Teile zu einem humoralen Immundefekt. Dieser kann bei Fehlen von T- und/oder B-Zellen nur in einer absoluten Verminderung der Immunglobuline bestehen, im Falle einer Störung der T-B-Zell-Kooperation in einer fehlerhaften Zusammensetzung oder sogar Erhöhung einzelner Immunglobulinklassen. Liegen T- und B-Zelldefekt vor, wird von einem **kombinierten Immundefekt (CID)** gesprochen, fehlen T-Zellen, liegt ein **schwerer kombinierter Immundefekt (SCID)** vor.

B-Zelldefekte: Antikörpermangelsyndrome

Das gemeinsame Merkmal humoraler Immundefekte ist das Fehlen spezifischer Antikörper. Auf Grund des diaplazentaren Transfers von mütterlichen Antikörpern der Klasse IgG sind bei Geburt zunächst spezifische IgG-Antikörper vorhanden. Die qualitative Bestimmung der Antikörper in den ersten sechs Monaten ist somit von geringem diagnostischen Wert. Danach ist ein Anstieg des IgG-Titers, beispielsweise gegen Impfantigene, beweisend für eine Immunkompetenz. Antikörper der Klassen IgA und IgM werden nicht diaplazentar transportiert. Dabei reift die Bildung von IgA und von polysaccharidantigenspezifischen Antikörpern in den ersten beiden Lebensjahren.

Bei der X-chromosomalen Agammaglobulinämie, Typ Bruton, besteht eine Mutation der Bruton-Tyrosinkinase, die zu erheblichem B-Zellmangel führt, da die Reifung von Pro-B-Zellen zu Prä-B- und B-Zellen nicht stattfindet. Tonsillen fehlen oder sind sehr klein, histologisch ohne Sekundärfollikel. In den Lymphknoten zeigt sich das gleiche Bild. Immunglobuline aller Klassen und spezifische Antikörper fehlen oder sind erheblich vermindert. T-Zellen sind normal. Es finden sich gehäufte Infektionen nach Verbrauch der diaplazentar übertragenen Antikörper ab dem 3.–6. Monat: Pneumonien, Otitiden, Mastoiditis, Sinusitiden, Bronchitis, Erysipel, Abszesse, Impetigo, chronische Diarrhö, Sepsis, Meningitis, Osteomyelitis. Die vorherrschenden Erreger sind Haemophilus influenzae, Pneumokokken, Staphylokokken, Pseudomonaden, bei urogenitalen Infektionen Chlamydien und Mykoplasmen. Virusinfektionen (Echo-, Coxsackie- und Polioviren) können problematisch werden, da zwar die virusspezifische zelluläre Zytotoxizität ungestört ist, diese extrazellulär aber nicht neutralisiert werden. Klinisch finden sich nach Primärinfektion (z. B. Durchfallerkrankung) Myokarditis, Enzephalitis, Myositis, Hepatitis, Arthritis. Spätkomplikationen sind chronische Pneumonien, Bronchiektasien, Adenokarzinome (Magen und Kolon) und eine Leukenzephalopathie/Enzephalitis. Therapeutisch erfolgen eine adäquate antibakterielle Therapie von Infektionen und eine Immunglobulinsubstitution (400 mg/kg i.v. alle 4 Wochen oder 300 mg/kg alle 3 Wochen bzw. 100 mg/kg s.c. wöchentlich). Ziel ist ein noch normaler Immunglobulinspiegel vor erneuter Infusion. Daneben ist auf Impfungen zu verzichten (Lebendimpfungen sind gefährlich, Totstoffimpfungen machen wenig Sinn). Bei der seltenen **auto-somal-rezessiven Agammaglobulinämie** liegt eine Mutation der schweren Immunglobulinkette µ und somit Unfähigkeit zur IgM-Bildung vor. B-Zellen fehlen.

Die **transiente Hypogammaglobulinämie des Säuglings (THG)** wird diagnostiziert bei über dem vollendeten 6. Lebensmonat hinaus bestehender Hypogammaglobulinämie mit dem Nachweis spezifischer Antikörper. Klinisch bestehen Otitiden, Pneumonien, Sinusitiden, aber eher keine schweren Infektionen. B-Zellen, T-Zellen und funktionelle T-Zell-Funktion sind normal. Eine adäquate antibakterielle Therapie ist ausreichend. Immunglobulingaben sind nicht indiziert. Eine Normalisierung der Immunglobulinspiegel ist im Alter von 3–5 Jahren zu erwarten.

Beim **IgA-Mangel** besteht ein selektives Fehlen oder eine erhebliche Verminderung von IgA im Serum (<10 mg/dl) bei normaler Konzentration von IgG und IgM. Die Assoziation zum IgG_2-Subklassenmangel ist möglich. Der IgA-Mangel ist mit einer Frequenz von 3/1000 der häufigste Immundefekt, molekular aber unbekannt wahrscheinlich heterogen. Die klinische Ausprägung ist variabel, rezidivierende bakterielle Infektionen, Gastroenteritiden, Infekte der oberen Luftwege und urogenitale Infektionen können auftreten oder eine Assoziation zu immunologischen Erkrankungen: Atopie, Asthma, chronisch entzündliche Darmerkrankungen, „coeliac-like disease", rheumatische Erkrankungen, Autoimmunerkrankungen. Therapeutisch erfolgt eine adäquate antibakterielle Therapie, keine Immunglobulinsubstitutionen, da die Gefahr der Sensibilisierung gegenüber IgA mit anaphylaktischer Reaktion besteht. Bei Vorliegen eines therapiebedürftigen assoziierten IgG_2-Mangels ist eine Substitution mit speziellen IgA-armen Produkten möglich.

Beim selektiven **IgG-Subklassenmangel** (mit oder ohne IgA-Mangel) liegt bei normalem Gesamt-IgG eine deutliche Verminderung einer oder mehrerer IgG-Subklassen vor. Verminderte IgG-Subklassen führen erst zur Immundefizienz, wenn spezifische Antikörper fehlen. So sind Antikörper gegen Polysaccharidkapselantigene oft den Subklassen 2 und 4 zugehörig. Dementsprechend häufen sich Infektionen mit bekapselten Erregern (HIB und Pneumokokken). IgG_1- und IgG_3-Antikörper sind häufig gegen Proteinantigene (z. B. Virushüllen) gerichtet. Fehlt IgG_1, so liegt auch eine Hypogammaglobulinämie vor. Klinisch imponieren rezidivierende Infekte der oberen und unteren Luftwege sowie eine Häufung von Autoimmunopathien. Eine Immunglobulinsubstitution erfolgt nur bei Neigung zu Infektionen, die nicht adäquat mit Antibiotika therapiert werden können, nur bei etabliertem Mangel an spezifischen Antikörpern und nur zeitlich begrenzt, da eine Ausreifung möglich ist.

Beim **Kappakettendefekt** (Leichtkettenmangel) bestehen Mutationen im Gen für die κ-Kette, und es können nur λ-Leichtketten mit schweren Ketten assoziieren. Eine erhöhte Infektanfälligkeit sowie eine Behandlungsindikation sind nicht gegeben.

Bei der **„common variable immunodeficiency" (CVID)** finden sich Hypogammaglobulinämie, häufig mit IgA-Mangel, oder eine defekte Bildung spezifischer Antikörper bei normalen Immunglobulinspiegeln mit einer variablen Störung der zellulären Immunität. Die Diagnose steht für eine heterogene Gruppe von Erkrankungen, manifestiert sich oft erst in der 2. oder 3. Lebensdekade mit rezidivierenden bakteriellen Infekten der oberen und unteren Luftwege, Bronchiektasien, Enteritiden und Dystrophie, atypischen Mykobakteriosen, Enterovirenenzephalitis, Pilzinfektionen, Splenomegalie, Lymphadenopathie und Autoimmunopathien (Perniziosa, Thyreoiditis, Arthritis, Dermatomyositis, Sklerodermie, Hypersplenismus) und erhöhtem Lymphomrisiko. Die Diagnose wird durch fehlenden Nachweis spezifischer Antikörper gestellt, die übrigen immunologischen Befunde sind uneinheitlich. Es sollte eine konsequente antibiotische Therapie von Infektionen und eine Immunglobulinsubstitution erfolgen.

Das **Hyper-IgM-Syndrom** zeichnet sich durch Hypogammaglobulinämie mit fehlender Produktion spezifischer Antikörper und erhöhtem IgM aus. Bei der X-chromosomalen Form (CD40-Ligandendefekt) fehlt der Ligand für CD40 (CD154) auf T-Zellen. Die Interaktion zwischen B- und T-Zellen ist essentiell für den Subklassen-Switch von IgM zu IgG, IgE oder IgA. Demzufolge können zwar IgM-Antikörper, aber keine IgG-Antikörper gebildet werden. Auch Mädchen (Überträgerinnen) können Symptome zeigen (auch mit Hyper-IgM). Klinisch bestehen gehäufte bakterielle Infektionen, aber auch Pneumocystis-carinii-Infektionen oder andere opportunistische Infektionen (Kryptosporidien), wie bei kombinierten Immundefekten. Autoimmunerkrankungen: hämolytische Anämie, Thrombozytopenie,

Tabelle 19.6-2. Sekundäre Immunmangelsyndrome

Primärerkrankung	Beeinflussung von Immunfunktionen
Infektionen	
HIV	Spezifische zelluläre und humorale Abwehr, selten Neutropenie
EBV/CMV	Aproliferative Phasen, Neutropenie
Masern	T-Zellen und T-Zell-Funktion ↓
Röteln	T-Zell-Funktion ↓ und IgA-Mangel
Tuberkulose	T-Zell-Funktion ↓
Treponemen	T-Zell-Funktion ↓
Malignome	
Leukämie	Vor Chemotherapie spezifische humorale und zelluläre Abwehr gestört, Neutropenien
Lymphome	
Solide Tumoren	
Autoimmunerkrankungen	
Rheumatoide Arthritis, Crohn/Colitis ulcerosa	Störung der zellulären Immunität, häufig IgA-Mangel
Sarkoidose	
Nierenkrankheiten	
Urämie	Lymphopenie, T-Zell-Funktion ↓
Nephrotisches Syndrom	Humorale Abwehr ↓, Hypogammaglobulinämie
Diabetes mellitus	Verminderte Funktion von Granulozyten und Monozyten/Makrophagen
Eiweißverlust	
Enteropathie	Hypogammaglobulinämie, Lymphopenie, T-Zell-Funktion ↓
Nephrotisches Syndrom	Hypokomplementämie
Eiweißmangel	
Malnutrition	T-Zellen und T-Zell-Funktion ↓
Atopie	
Atopische Dermatitis (Asthma und Rhinitis)	T-Zell-Funktion ↓
Polytrauma, Verbrennung	T-Zell-Funktion ↓, Hypogammaglobulinämie Phagozytenfunktion ↓
M. Cushing und Cushingoide	Lymphopenie T-Zell-Funktion ↓ Hypogammaglobulinämie Leukozytenadhärenz, -chemotaxis und -migration ↓ Phagozytenfunktion ↓
Splenektomie	Humorale Immundefizienz (polysaccharidkapseltragende Bakterien)
Down-Syndrom	T-Lymphopenie

(Autoimmun-)Neutropenie oder Arthritiden sind gehäuft. Die Behandlung der Hypogammaglobulinämie erfolgt mit i.v.-Immunglobulinen (300–500 mg/kg alle 4 Wochen) und führt auch zu einem Rückgang der IgM-Spiegel. Eine Neutropenie wird mit G-CSF behandelt, zur PCP-Prophylaxe wird Cotrimoxazol, bei Autoimmunopathien werden Kortikosteroide angewendet. Stehen HLA-identische Geschwister zur Verfügung, ist eine Stammzellen-/Knochenmarktransplantation in Erwägung zu ziehen.

Beim **autosomal-rezessiven Hyper-IgM-Syndrom** ist eine Störung der „activation-induced cytidine deaminase" beschrieben, mit gestörtem Ig-Klassen-Switch und gestörter somatischer Hypermutation. Opportunistische Infektionen bleiben aus. Therapeutisch ist eine intravenöse Immunglobulinsubstitution notwendig. Autoimmunphänomene und eine Lymphadenopathie sind zuweilen schwer zu behandeln. Weitere Entitäten mit Hyper-IgM sind beschrieben (CD40-Mangel, NEMO-Mangel).

Das **Purtilo-Syndrom** (X-linked Lymphoproliferation [XLP]) ist eine selektiv gestörte Abwehr der EBV-Infektion. EBV-infizierte B-Zellen können durch T-Zellen nicht kontrolliert werden. Die T-Zell-Aktivierung führt zu einer fortgesetzten Störung der Funktion der lymphatischen Organe. Immunologische Funktionen sind schon vor der EBV-Infektion abnorm. Die akute EBV-Infektion geht mit erhöhter Mortalität einher (Lymphadenopathie, Hepatitis, Knochenmarkaplasie, Lymphohistozytose), eine Hypogammaglobulinämie und Autoimmunopathien können auftreten. Zur Diagnose stehen das Fehlen von EBNA-Antikörpern bei teilweise hohen EBV-VCA-Antikörpertitern, das Fehlen einer anhaltenden T-Zell-Aktivität gegen EBV sowie der molekulargenetische Nachweis des Gendefekts zur Verfügung.

Sekundäre Antikörpermangelsyndrome (Tabelle 19.6-2) zeigen meist nur einen quantitativen Mangel an Immunglobulinen. Qualitativ lassen sich jedoch spezifische Antikörper nachweisen. Vermehrte bakterielle Infektionen können in Abhängigkeit der verbleibenden Immunglobulinspiegel beobachtet werden. Die Indikation für eine Immunglobulinsubstitution ist zurückhaltend zu stellen. Alternativ erfolgt eine antibakterielle Prophylaxe.

19.6.4 Störungen der zellulären spezifischen Immunität, T-Zell-Defekte

Zelluläre Defekte der spezifischen Immunität werden durch quantitative oder qualitative Störungen der T-Zell-Funktion verursacht. Dies kann die Reifung und Differenzierung der Zellen im Thymus, aber auch die Fähigkeit zur Aktivierung oder Sekretion von Zytokinen betreffen. T-Zellen sind eine sehr heterogene Gruppe von Zellen mit unterschiedlichen Funktionen. Die in diesem Kapitel genannten Störungen der T-Zell-Funktionen gehen häufig mit einer gestörten Antikörpersynthese einher, weshalb die Grenze zwischen den **T-Zell-Defekten** und den **schweren kombinierten Immundefekten (SCID)** unscharf verläuft.

Die **DiGeorge-Sequenz** ist durch zelluläre Immundefizienz, Hypoparathyreoidismus, Herz- oder Gefäßmissbildungen und Gesichtsdysmorphie (tiefsitzende dysplastische Ohren, Hypertelorismus, hypoplastische Mandibula, Mikrogenie, Gaumenspalte, kurzes Philtrum, Fischmund, antimongoloide Lidspalte) charakterisiert. Ursächlich ist ein Entwicklungsfelddefekt im Bereich des 3.–4. Kiemenbogens auf Grund einer Mikrodeletion 22q11.2 bzw. Monosomie 22.

CATCH 22 ist ein Sammelbegriff, der sich aus: Cardiac (Herz- oder Gefäßmissbildungen), Abnormal facies, Thymic hypoplasia, Cleft palate und Hypocalcemia zusammensetzt. Der T-Zell-Defekt ist variabel, je nach Ausmaß von Thymusaplasie bis -hypoplasie. Rezidivierende virale, bakterielle und mykotische Infektionen und auch eine Pneumocystis-carinii-Pneumonie können vorliegen. Die B-Zell-Immunität ist normal. Die symptomatische Behandlung der tetanischen Krampfanfälle erfolgt mit Kalziumsubstitution und Vitamin D (Calcitriol oder 1,25-Dihydroxy-Cholecalciferol). Eine Infektionsprophylaxe erfolgt in Abhängigkeit von der Ausprägung der Immundefizienz. Die Transplantation von fetalen Thymusgewebe bzw. von kultiviertem lymphozytenfreien Thymusepithel oder auch die Transplantation hämatopoetischer Stammzellen kann kurativ sein.

Das **Louis-Bar-Syndrom** (Ataxia teleangiectasia) ist ein autosomal-rezessiv progredientes Erbleiden mit zerebellärer Ataxie, okulokutanen Teleangiektasien, Immundefekt und Prädisposition zu Malignomen. Auf Grund einer erhöhten Chromosomenbrüchigkeit v. a. in den für das Immunsystem wichtigen Regionen (Chromosom 7 und 14: Immunglobulingene und T-Zell-Rezeptorgene) erklären sich spezifische Ausfälle von Immunfunktionen. Klinisch bestehen eine progrediente zerebelläre Ataxie, Choreoathetose und extrapyramidale Störungen. Okulokutane Teleangiektasien sind ab dem 2.–8. Lebensjahr zuerst an lichtexponierten Stellen, Ohren, Konjunktiven, Schultern, Armen und Hals erkennbar. Daneben bestehen Depigmentierungen (Vitiligo), Café-au-lait-Flecken und sklerodermiforme Hautveränderungen. Rezidivierende sinubronchopulmonale Infektionen und Bronchiektasien werden beobachtet. Klassische opportunistische Infektionen sind selten. Oft bestehen auch ein humoraler Immundefekt (IgA und IgG_2) und endokrinologische Ausfälle: Hypogonadismus, gestörte Glukosetoleranz (insulinresistenter Diabetes mellitus), Wachstumsrückstand und vorzeitiges Altern. Begleitet wird das Krankheitsbild von einer erhöhten Inzidenz von Lymphomen und Leukämien (bei heterozygoten Überträgern: erhöhtes Mammakarzinomrisiko). Bei radiologischen Untersuchungen ist Zurückhaltung geboten. Therapeutisch sind eine antiinfektiöse Prophylaxe mit Cotrimoxazol und eine Immunglobulinsubstitution bei etabliertem Mangel zu empfehlen. Lebendimpfungen sollen vermieden werden. Eine allogene Stammzellen-/Knochenmarktransplantation ist lediglich im Hinblick auf den Immundefekt vielversprechend.

Das X-chromosomal-rezessive **Wiskott-Aldrich-Syndrom** ist charakterisiert durch die Trias Immundefekt, Thrombozytopenie und Ekzem. Das veränderte Zytoskelett führt zu kleineren Thrombozyten, die in der Milz schneller eliminiert werden, und zur gestörten zellulären Motilität. Das Ekzem ähnelt der atopischen Dermatitis. Die Infektneigung (Pneumokokken, Hämophilus, Meningokokken, Pneumozystis, Herpes simplex) führt zu Otitiden, Pneumonien, Sepsis, Meningitis und Hautinfektionen. Auch werden Autoimmunphänomene (hämolytische Anämie, Thrombozytopenie, Neutropenie, Vaskulitis, chronische Arthritiden) und eine erhöhte Inzidenz von Malignomen beobachtet. Diagnostisch sind neben der Thrombozytopenie ein Mangel an polysaccharidspezifischen Antikörpern, eine zunehmende T-Lymphozytopenie und eine abgeschwächte Typ-IV-Reaktion verwertbar. Therapeutisch sollten eine konsequente antibiotische Behandlung von bakteriellen Infektionen und eine Immunglobulinsubstitution erfolgen. Bei Blutungen sollten nur bestrahlte Thrombozytenkonzentrate verwendet werden. Eine Splenektomie ist nur indiziert, wenn die unkontrollierte Blutungsneigung im Vordergrund steht. Eine vorherige Pneumokokkenimpfung kann versucht werden, mit nachfolgend konsequenter Sepsisprophylaxe mit z. B. Cotrimoxazol. Kurativ ist nur die allogene Transplantation hämatopoetischer Stammzellen.

Bei der **autosomal-rezessiven chronisch mukokutanen Kandidiasis** besteht eine Kombination von chronischen Pilzinfektionen von Haut- und Schleimhäuten mit Autoimmunendokrinopathien. Es finden sich eine Anergie gegen Kandidaantigene, die sich auf andere Antigene ausweiten kann, und eine gestörte Produktion von proinflammatorischen Zytokinen bei Kontakt mit Kandidaantigenen. Klinisch besteht eine mukokutane Kandidiasis (Haut, Schleimhäute, Nägel), eine polyglanduläre Autoimmunopathie (20% der Patienten) mit Hypoparathyreoidismus (Hypokalzämie), Nebennierenrindeninsuffizienz (Hyperpigmentation) und sekundärer Amenorrhö mit hohen Gonadotropinspiegeln. Assoziiert sind auch: Diabetes mellitus Typ I, Addison, Hypothyreose, Vitiligo, Alopezie, Hypogonadismus und Perniziosa. Die Therapie besteht aus der Hormonsubstitution und einer antimykotischen Dauertherapie/Prophylaxe (Nystatin, Fluconazol oder Itraconazol). Ein Fall einer erfolgreichen allogenen Knochenmarktransplantation wurde berichtet.

Beim autosomal-rezessiven **Netherton-Syndrom** bestehen ein erhöhtes IgE, eine Eosinophilie, Trichorexis invaginata, Ichthyosis linearis circumflexa und eine Atopie. Pathogenetisch liegt evtl. eine T-Zell-Regulationsstörung vor, kausal sind Mutationen im SPINK-5-Gen, das einen „serine protease inhibitor" kodiert. Klinisch finden sich Dystrophie, Erythrodermie, Gastroenteritiden, hypernatriämische Exsikkosen (kutaner Wasserverlust) und rezidivierende sinupulmonale Infektionen, bedingt durch polysaccharidspezifischen Antikörpermangel, bei einem Teil der Patienten. Die Diagnose kann durch mikroskopischen Nachweis der Bambushaare und der Trichorexis invaginata gestellt werden.

Beim **Griscelli-Syndrom** handelt es sich um einen zellulären Immundefekt mit partiellem okulokutanen Albinismus (silbrige Haarsträhnen, agglutiniertes Melanin in den Haarschäften). Daneben bestehen neurologische Auffälligkeiten (Anfallsleiden, Kleinhirnzeichen, Hemiparese). Ein hämophagozytisches Syndrom mit lymphohistiozytären Organinfiltrationen (nach EBV-Infektion?) mit Panzytopenie, Hypofibrinogenämie, Hypertriglyzeridämie und Hypoproteinämie wird als akzelerierte Phase gefürchtet. Kausal sind Mutationen im „GTP-binding protein RAB27A" auf 15q21. Kurativ ist lediglich die Transplantation hämatopoetischer Stammzellen. Die akzelerierte Phase kann mit VP16 (Etoposid), Methotrexat, ATG, Kortikosteroiden und CSA behandelt werden.

Weitere T-Zell-Defekte sind das mit Mikrozephalie, Minderwuchs sowie fazialer Dsymorphie einhergehende **Nijmegen-Chromosomeninstabilitätssyndrom** („Nijmegen breakage syndrome"), das **Bloom-Syndrom** mit Kleinwuchs, Gesichtsdysmorphie, Syndaktylie, Polydaktylie, Klinodaktylie des 5. Fingers, dysproportional kleinen Hoden, Café-au-lait-Flecken, Erythemen, Teleangiektasien und Erythemen an sonnenlichtexponierter Haut, die immunoossäre Dysplasie Schinke mit Kleinwuchs und Nephrose die **anhidrotische ektodermale Dysplasie** mit spärlicher Behaarung, Hypohidrose, Gesichtsdysmorphie (Mikrognathie, Epikanthus), spitzen Schneidezähnen, polysaccharidspezifischer Antikörpermangel, Zytokin- und Zytokin-rezeptordefekte (**kombinierter Lymphokinmangel, IL-1-Rezeptordefekt/IL-2-Synthesemangel, IL-2-Rezeptordefekt**), Stoffwechseldefekte (**Orotazidurie, multipler Carboxylasedefekt**) und der **Zinkmangel**.

19.6.5 Schwere kombinierte Immundefekte

Schwere kombinierte Immundefekte sind insgesamt selten. Ihre Verteilung und einige wegweisende Befunde sind in den Tabellen 19.6-3 und 19.6-4 dargestellt. Klinik und Therapie der einzelnen Unterformen des SCID sind sehr ähnlich und beginnen oft im 2. oder 3. Lebensmonat mit chronisch-therapierefraktären **Atemwegsinfektionen**, chronischen Durchfällen und einer Dystrophie. Alle Infektionserkrankungen können auftreten. Auch ungewöhnliche Erreger können beobachtet werden. Zudem sind Lebendimpfstoffe, besonders in der ersten Lebenswoche inokkuliertes BCG, eine Gefahr für die Kinder. Pathognomonisch für einen SCID ist die „**graft versus host reaction**" (oder „graft versus host disease", GvHD), da sie nur dann vorkommen kann, wenn der Empfänger die Präsenz von „fremden" z. B. mütterli-

Tabelle 19.6-3. Häufigkeit und Verteilung von SCID-Unterformen bei 108 Fällen

	Anteil [%]
X-linked SCID	45
ADA	15
Janus-Kinase 3 (JAK3)-Mangel	7
Retikuläre Dysgenesie	1
Knorpel-Haar-Dysplasie	1
Unbekannte AR-rez-SCID	19
Unbekannte SCID-Typ (männl.)	11

Tabelle 19.6-4. Auf bestimmte Unterformen hinweisende Laborkonstellationen

	T-Zellen	B-Zellen	NK-Zellen	NK-Funktion	Weitere Besonderheiten
X-linked SCID mit B-Zellen	↓↓	↔↓	↓	↓	IgE z. T. ↑
ADA	↓	↓	↓	↔	Harnsäure niedrig
Janus-Kinase-3-Mangel (autosomal-rezessiver SCID mit B-Zellen)	↓↓	↔↓	↓	↓↓	IgE z. T. ↑
Retikuläre Dysgenesie	↓		↓	–	Keine Neutrophilen
RAG-1-/-2-Defekt (autosomal-rezessiver SCID ohne B-Zellen)	↓↓	↓↓	↔ ↑	↔	–
ZAP70-Defekt (CD8-Mangel)	CD8 ↓	↔	↔↑		–
Unbekannte SCID-Typ (männl.)	↓		↔ ↑	↔	
Omenn-Syndrom	↓	↔↓	↔	↔	Eosinophilie, IgE ↑, Erythrodermie, Haarverlust, z.T. Lymphozytose

chen Zellen toleriert. Da auch im Rahmen einer Bluttransfusion übertragene Lymphozyten im Kind überleben und eine GvHD auslösen können, sollten junge Säuglinge grundsätzlich nur mit bestrahlten (und CMV-negativen) Erythrozytenkonzentraten transfundiert werden. Bei Verdacht auf SCID sollte eine sofortige Einzelpflege in Umkehrisolation mit Händedesinfektion, Handschuhpflicht und Kittelpflege erfolgen. Nach Durchführung infektiologischer Untersuchungen (Bakteriologie, Viruskulturen, BAL, ggf. Hautbiopsie) ist eine umgehende Prophylaxe opportunistischer Infektionen notwendig (Cotrimoxazol, Soorprophylaxe), daneben konsequente antiinfektiöse Therapie schon bei Verdacht, ggf. Virustatika sowie eine antimykobakterielle Therapie.

Besteht der Verdacht auf ein SCID, z. B. auf Grund eines Indexfalles in der Familie, so sollte die Geburt per Sektio (bei CMV-, HSV-2- oder Chlamydieninfektion der Mutter) erfolgen und das Kind bis zum Ausschluss der Diagnose wie ein SCID gepflegt werden. Zur kausalen Therapie der verschiedenen SCID-Varianten steht derzeit nur die Transplantation hämatopoetischer Stammzellen zur Verfügung. Nur bei wenigen Formen bestehen erste Erfahrungen mit einer Gentherapie (γc-SCID und ADA-Mangel), die durch das Auftreten einer leukämischen Transformation getrübt sind. Erste Berichte über eine haploidente intrauterine Transplantation mit mütterlichen Stammzellen können auf eine weitere Option bei Fehlen eines vollkompatiblen Geschwisterkindes hinweisen.

Beim **X-chromosomalen SCID mit B-Zellen** besteht eine Mutation im Gen für die gemeinsame γ-Kette (γc) der Rezeptoren für IL-2, IL-4, IL-7, IL-9 und IL-15. Die Zellen sind unfähig, auf Zytokinsignale zu antworten, die für die T-Zell-Entwicklung von entscheidender Bedeutung sind. Beim **autosomalen SCID mit B-Zellen** (JAK3-Mangel) besteht ein ähnlicher Phänotyp, da die Bindung von IL-2 an seinen Rezeptor die Signalkaskade nicht auslöst. Beim autosomalen SCID ohne B-Zellen besteht eine Mutation der Rekombinasegene RAG-1 und RAG-2. Somit können während der T-Zell- und der B-Zell-Reifung keine Rekombinationen der Immunglobulingene und der T-Zell-Rezeptoren erfolgen (**RAG-1-/-2-Defekt**). NK-Zellen sind nachweisbar. Bei der **retikulären Dysgenesie** liegt eine extreme Form des angeborenen Immundefekts mit Fehlen von Lymphozyten und Granulozyten vor.

Der autosomal-rezessive Purinstoffwechseldefekt **Adenosindesaminase (ADA)-Mangel** führt zu extra- und intrazellulärem Anstau von toxischen Purinmetaboliten. Da Lymphozyten über eine besonders hohe Enzymaktivität verfügen, sind sie vorwiegend betroffen. Neben der Stammzellentransplantation steht die Enzymsubstitution (bovines PEG-ADA) zur Verfügung. Auch ein gentherapeutischer Ansatz wurde versucht, allerdings war die Genexpression instabil. Der seltene Immundefekt **Purinnukleosid-Phosphorylase (PNP)-Mangel** ist im Kontext zum ADA-Mangel zu nennen. Auch hier besteht eine Störung des Purinstoffwechsels mit Akkumulation toxischer Metaboliten. Der Immundefekt ist initial weniger schwer, die Kinder werden erst in höherem Alter auf Grund zunehmender T-Zell-Defizienz symptomatisch. Zudem ist die humorale Immunität oft erhalten und trägt zur verspäteten Diagnosestellung bei. Auch Autoantikörper können gebildet werden (B-Zell-Dysregulation) und führen zu Autoimmunopathien (autoimmunhämolytische Anämie, Thrombozytopenie, SLE). Patienten zeigen häufig neurologische Manifestationen, oft psychomotorische Retardierung, aber auch spastische Bewegungsstörungen, Hemi- und Tetraparesen, Ataxien. Die Prognose ist schlecht, 29 der 33 beschriebenen Patienten sind verstorben.

Der **MHC-Mangel (HLA-Klasse-I-und-II-Defekte)** hat verschiedene autosomal-rezessiv vererbte Defekte der Regulatorgene für die HLA-Gene zur Ursache. An den HLA-Promotor bindet ein regulatorischer Faktor (RF). Die Assoziation mit einem weiteren regulatorischen Protein, dem HLA-Klasse-II-Transaktivator (CIITA), bewirkt die Transkription des Strukturgens. Interferon-γ ist dabei ein wichtiger Genregulator. Aus Komplementierungsexperimenten sind zumindest 5 verschiedene Defekte bekannt. Die allogene Knochenmark- bzw. Stammzellentransplantation (auch HLA-identische Geschwister) ist einzig kurativ, in einigen Fällen kann IFN-γ eine HLA-Klasse-II-Expression induzieren.

Beim **SCID mit Eosinophilie (Omenn-Syndrom)** kann bei einigen Patienten eine Mutation der Rekombinasegene (RAG-1 und RAG-2) mit Restaktivität nachgewiesen werden. Dies führt zur Ausbildung eines oligoklonalen T-Zell-Rezeptor-Repertoires und klinisch neben den typischen SCID-Manifestationen zu einem GvHD-ähnlichen Krankheitsbild mit Erythrodermie, Juckreiz, Haarverlust, Fieber auch ohne Infektion, generalisierter Lymphknotenschwellung und Hepatosplenomegalie. Das IgE ist ebenfalls erhöht, die übrigen Immunglobuline können normal sein.

Beim autosomal-rezessiven **SCID ohne CD8-Zellen** ist ZAP70 (**ζ-Ketten-assoziiertes Protein 70**) defizient, eine Proteintyrosinkinase, die bei der Signalübertragung vom TCR/CD3 von Bedeutung ist, aber offensichtlich auch bei der T-Zell-Entwicklung und -Selektion eine Rolle spielt, sodass CD8-Zellen fehlen. Intrathymisch ist die Differenzierung der CD4-CD8-doppelt-positiven T-Zellen zu einfach-positiven Zellen defekt. Da es zur partiellen Ausreifung von CD4-T-Zellen kommt, fehlen selektiv die CD8-Zellen. NK-Zellen und B-Zellen sind nicht beeinträchtigt.

SCID-Manifestationen mit T-Zellen (**B+T+-SCID**) sind selten und auf Signaltransduktionsdefekte zurückzuführen, wie z. B. **CD3/T-Zellrezeptoranomalien**.

19.6.6 Lymphoproliferative Erkrankungen

Lymphoproliferative Erkrankungen sind im Kindesalter selten. Pathogenetisch können Defekte der Apoptose vorliegen, wie beispielsweise beim Canale-Smith-Syndrom (Fas-Genmutation). Klinisch liegen Lymphadenopathie, Hepatosplenomegalie, Hypergammaglobulinämie und Autoimmunopathien (autoimmunhämolytische Anämie, Immunthrombozytopenie, z. T. Neutropenie) vor. Phänotypisch können ein oligoklonales T-Zell-Rezeptor-Repertoire sowie eine Vermehrung der doppeltnegativen (CD4- und CD8-) T-Zellen (>20%) nachgewiesen werden.

Bei Typ 1a kann eine Mutation im Gen für CD95 (Fas, APO1) im Bereich der „death domain" vorliegen, die zum Verlust der Fas-Ligand-induzierten Apoptose führt. Bei Typ Ib liegt die Mutation im Gen für Fas-Ligand, bei Typ II im Caspase-Gen (Signaltransduktion für Fas), und Typ III fasst Fälle ohne Nachweis einer Mutation zusammen. Kurativ ist lediglich die allogene Transplantation hämatopoetischer Stammzellen.

Weitere **autoimmune lymphoproliferative Syndrome (ALPS)** ohne Fas-Mutation und ohne typische Vermehrung der doppelt-negativen T-Zellen sind beschrieben. Möglicherweise besteht eine Defizienz anderer apoptoseinduzierender Signale/ Signalwege.

Evidenz der Therapieempfehlungen	Evidenzgrad	Empfehlungsstärke
Hyper-IgE-Syndrom		
Prophylaxe mit		
Antibiotika/Antimykotika	II-c	B
Cyclosporin A	II-c	B
Interferon-γ	II-c	B
i.v.-Immunglobuline	II-c	D
Septische Granulomatose		
Prophylaxe mit		
Antibiotika/Antimykotika	II-c	A
Interferon-γ	I	A
Transplantation hämatopoetischer Stammzellen	II-c	B
BCG-Impfung	III	E
Bruton's Agammaglobulinämie		
Immunglobulinsubstitution	III	A
Impfungen	III	E
HANE		
C1-Inhibitor	III	A
Danazol	III	B
Tranexamsäure	III	B
Transplantation hämatopoetischer Stammzellen		
SCID	II-c	A
Leukozytenadhäsionsdefekt Typ 1	II-c	A
X-linked Hyper-IgM	II-c	A
Kongenitale schwere Neutropenie	II-c	A
Shwachman-Syndrom	II-c	B
Septische Granulomatose	II-c	B
Fam. erythrophagozytierende Lymphohistiozytose	II-c	A
G-CSF		
Shwachman-Syndrom	II-c	A
Kongenitale schwere Neutropenie	I	A
Zyklische Neutropenie	II-c	A
Autoimmunneutropenie	II-c	A

Literatur

Bauer TR, Schwartz BR, Conrad-Liles W, Ochs HD, Hickstein DD (1998) Retroviral-mediated gene transfer of the leukocyte integrin CD18 into peripheral blood CD34+ cells derived from a patient with leukocyte adhesion deficiency type 1. Blood 91: 1520–1526

Bux J, Behrens G, Jaeger G, Welte K (1998) Diagnosis and clinical course of autoimmune neutropenia in infancy, analysis of 240 cases. Blood 91: 181–186

Cavazzana-Calvo M, Hacein-Bey S, de Saint Basile G et al. (2000) Gene therapy of human severe combined immunodeficiency (SCID)-X1 disease. Science 288: 669–672

Goring HD, Bork K, Spath PJ, Bauer R, Ziemer A, Hintner H, Wuthrich B (1998) Untersuchungen zum hereditären Angioödem im deutschsprachigen Raum. Hautarzt 49(2): 114–122

Grimbacher B, Holland SM, Gallin JI et al. (1999) Hyper-IgE syndrome with recurrent infections – an autosomal dominant multisystem disorder. N Engl J Med 340(9): 692–702

Matsumoto T, Amamoto N, Kondoh T, Nakayama M, Takayanagi T, Tsuji Y (1998) Complete-type DiGeorge syndrome treated by bone marrow transplantation. Bone Marrow Transplant 22: 927–930

Schuster V, Kreth HW (2000) X-linked lymphoproliferative disease is caused by deficiency of a novel SH2 domain-containing signal transduction adaptor protein. Immunol Rew 178: 21–27

Smart BA, Ochs HD (1997) The molecular basis and treatment of primary immunodeficiency disorders. Curr Opin Pediatr 9: 570–576

Weening RS, Leitz GJ, Seger RA (1995) Recombinant human interferon-gamma in patients with chronic granulomatous disease – European follow up study. Eur J Pediatr 154(4): 295–298

19.7 Infektionserkrankungen
Gerd Horneff

19.7.1 Epidemiologische Vorbemerkungen

Infektionskrankheiten sind der häufigste Grund zur kinderärztlichen Vorstellung. Ihr Ablauf ist geprägt von Eigenschaften des Wirtes (Alter, allgemeine und spezielle Abwehrlage) und des Eindringlings (Art des Eindringens, Keimzahl, Virulenzfaktoren). Keineswegs führt jeder Kontakt zur Erkrankung. So ist die Besiedlung (**Kolonisation**) von Haut und Schleimhäuten „normal". Bei der **Symbiose** profitiert der Wirt von der Besiedlung in Form einer Bereitstellung von Vitamin K oder eines gegenüber pathogenen Erregern protektiven Milieus. Pathogene Erreger können eine immunologische Reaktion beim Wirt hervorrufen, ohne dass eine Erkrankung erkennbar wurde, eine Situation, die **inapparente Infektion** genannt wird. Infektionserreger können auf unterschiedlichen Wegen in den menschlichen Organismus eindringen. Bei einer **Tröpfcheninfektion** erfolgt eine Inhalation, bei einer **Schmierinfektion** eine Ingestion des Erregers. Erreger oder deren Toxine können auch mit der Nahrung aufgenommen werden. Ebenso ist bei direktem Kontakt mit infektiösem Material ein Eindringen durch die verletzte oder unverletzte Haut oder Schleimhaut möglich. Die direkte Aufnahme des Erregers in das Blutsystem kann durch **Vektoren** (Insektenstiche) oder auch iatrogen (Blut- und Blutprodukte) erfolgen. Die Übertragung von der Mutter auf das (ungeborene) Kind wird **vertikale Infektion** genannt und kann intrauterin (diaplazentar) oder während der Geburt (Schleimhautkontakt, Ingestion, Aspiration) erfolgen.

19.7.2 Virusinfektionen

Masern

Das Masernvirus, ein RNS-Virus aus der Paramyxovirengruppe, führt bei Nichtimmunen nach einer Inkubationszeit von 8–12 Tagen in hohem Prozentsatz zu einer Infektion (hohe Kontagiosität) und zu einer biphasischen Erkrankung (hoher Manifestationsindex). Nach Tröpfcheninfektion infiziert das Virus zunächst Schleimhautzellen im oberen Respirationstrakt (inkl. Konjunktiven). Im Rahmen einer primären Virämie kommt es auf Grund des Lymphotropismus zur Aussaat in lymphatische Organe (Lymphknoten, Milz, Knochenmark). Nach erheblicher Virusvermehrung treten im Rahmen einer zweiten Virämie Fieber und katarrhalische Symptome mit Konjunktivitis, Rhinitis und Heiserkeit mit einem bellenden Husten (Masernkrupp) auf. Koplik-Flecke, kalkspritzerartige Stippchen in den Wangentaschen, können sichtbar sein. Einer kurzfristigen Entfieberung folgt ein erneuter hoher Fieberanstieg mit einem innerhalb von 3 Tagen vom Hals hinter den Ohren über den Stamm zu den Füßen herabziehenden grobfleckig-konfluierenden hochroten Exanthem. Mit Erreichen der Füße tritt i. d. R. eine Entfieberung ein, und die Infektiosität endet. Begleitend können generalisierte Lymphknotenschwellungen auftreten. Komplikationen sind die Masernpneumonie und bakterielle Superinfektionen auf Grund einer virusinduzierten Abwehrschwäche. Die Diagnose wird klinisch gestellt. Im Blutbild kann eine Leukopenie mit Neutropenie und Lymphopenie imponieren. Masernspezifisches IgM kann ab dem 3. Exanthemtag erwartet werden. Eine akute, parainfektiöse Enzephalitis (Auftreten Tag 3 bis Tag 9 nach Exanthembeginn) mit einer Letalität von 10–30% und einer Defektheilungsrate von ca. 25% muss von der noch Jahre nach Masern auftretenden subakuten sklerosierenden Panenzephalitis (SSPE) mit i. d. R. letalem Ausgang abgegrenzt werden. Hier finden sich hohe Masernantikörpertiter in Serum und Liquor. Mitigierte Masern treten bei Säuglingen mit noch teilweise vorhandener diaplazentar übertragener Leihimmunität bzw. nach Immunglobulinapplikationen auf. Patienten mit Immundefekten können schwerste Masern mit Organbefall entwickeln, aber auch ohne Exanthem erkranken, da das Exanthem Ausdruck einer Immunreaktion in kapillären Endothel- und Hautzellen ist (weiße Masern). Zur Infektionsprophylaxe stehen Lebend- und Totimpfstoffe zur Verfügung. Bei Immungesunden kann eine Impfung innerhalb von drei Tagen nach Exposition protektiv sein. Bei immuninkompetenten oder chronisch kranken Kindern kann eine Passivimmunisierung innerhalb der ersten 48–72 h nach Infektionskontakt schützen. Eine geprüft wirksame virustatische Therapie steht bislang nicht zur Verfügung. Versuche mit Ribavirin (± Hyperimmunglobuline) wurden unternommen. In Entwicklungsländern hatten Gaben von Vitamin A einen günstigen Effekt auf die dort hohe Masernletalität. Bakterielle Superinfektionen werden antibiotisch behandelt.

Röteln

Das Rötelnvirus ist ein RNS-Virus der Togavirusfamilie. Die Tröpfcheninfektion erfolgt durch Inhalation in den oberen Respirationstrakt ausschließlich von Mensch zu Mensch. Bei Infektion einer Schwangeren findet auch eine diaplazentare Übertragung statt. Im Rahmen der Virämie gelangt das Virus in die Haut, andere Organe und z. B. die Gelenke. Die Inkubationszeit beträgt 14–21 Tage. Die Kontagiosität ist hoch, der Manifestationsindex moderat bis niedrig. Zu 50% verlaufen die Infektionen inapparent. Die Erkrankung geht nach milden Prodromi mit einem diskreten makulopapulösen Exanthem einher, das sich von okzipital bzw. dem Gesicht (Tag 1) über den Stamm (Tag 2) ausbreitet und rasch abblasst (Tag 3). Besonders im Gesicht können die Flecken konfluieren. Die Extremitäten sind weniger betroffen. Begleitet werden kann das Exanthem von milden Temperaturerhöhungen, okzipitalen und retroaurikulären Lymphknotenschwellungen, Arthralgien oder Arthritiden, die das Exanthem überdauern. Eine Thrombozytopenie oder auch eine relativ gutartige Enzephalitis werden beobachtet. Schwere Infektionen mit einer Purpura sind selten. Eine Infektiosität ist 7 Tage vor bis 7 Tage nach Ausbruch des Exanthems gegeben. Die intrauterine Infektion des Embryos kann zu Abort,

Frühgeburtlichkeit, konnatalen Röteln und zu einem Missbildungssyndrom mit Mikrozephalie, Schwerhörigkeit und Oligophrenie (Gregg-Syndrom) führen. Daneben können fetale Dystrophie, Hepatitis, Myokarditis, Pneumonie, Meningoenzephalitis, Katarakt, Mikrophthalmie, Glaukom, Retinitis und Herzfehler auftreten. Die Diagnose wird durch den Nachweis von rötelnspezifischem IgM und/oder signifikantem Anstieg des IgG-Titers gesichert. Serologisch lassen sich IgM-Antikörper teilweise noch recht lange nach der Infektion nachweisen. Im Blutbild zeigen sich Leukopenie mit Lymphozytose und Plasmazellvermehrung. Virusanzucht und PCR stellen insbesondere bei den konnatalen Röteln weitere Optionen dar. Zur Prophylaxe steht eine Lebendimpfung zur Verfügung. Eine passive Immunisierung auch innerhalb von 72 Stunden nach Kontakt ist unsicher. Eine virustatische Therapieoption besteht nicht.

Mumps

Das Mumpsvirus, ein RNS-Virus der Paramyxovirusgruppe, ist Auslöser der Parotitis epidemica. Die Ansteckung erfolgt von Mensch zu Mensch als Tröpfcheninfektion. Das Virus vermehrt sich in Epithelzellen und in Speicheldrüsenzellen, wird aber auch im Urin ausgeschieden. Die Inkubationszeit beträgt 12–25 Tage. Die Kontagiosität ist hoch (75–95%), 30–50% der Infektionen verlaufen inapparent. Prodromi mit Fieber können vorausgehen. Das häufigste klinische Symptom ist eine ein- oder beidseitige Sialadenitis der Glandula parotis oder anderer Speicheldrüsen. Auch eine Pankreatitis kommt vor, selten auch eine passagere Glukoseintoleranz. Die Erkrankung dauert 3–5, maximal 8 Tage. Die Infektiosität besteht 3–5 Tage vor und bis 9 Tage nach Auftreten der Parotitis. Eine Beteiligung des ZNS in Form einer Liquorpleozytose ist häufig (70%), wobei eine klinische Meningitis nur bei einem Teil bemerkt wird. Seltenere Komplikationen sind Orchitis, Oophoritis, Mastitis, Epididymitis, Neuritis, Myelitis, Myokarditis, Arthritis, Thyreoiditis, Nephritis und Thrombozytopenie. Bei Orchitis nach Beginn der Pubertät besteht ein Sterilitätsrisiko. Bei Erstinfektion im ersten Trimenon der Schwangerschaft besteht ein Abortrisiko, eine Embryopathie ist nicht bekannt. Die Diagnose kann klinisch gestellt werden. Serologisch lassen sich spezifische IgM-Antikörper und eine erhöhte Amylase nachweisen. Die Virusanzucht ist aus zahlreichen Körperflüssigkeiten (Speichel, Urin, Blut, Liquor) möglich. Bei der Meningitis finden sich Liquorpleozytose, Eiweißvermehrung und oligoklonale Banden als Ausdruck mumpsspezifischer Antikörper. Zur Prophylaxe steht eine Lebendimpfung zur Verfügung, die aber in der Inkubationszeit nicht protektiv ist. Eine spezifische Therapie ist nicht möglich. Bei Enzephalitis und Orchitis werden Kortikosteroide empfohlen.

Respiratory Syncytial Virus (RSV)

RSV ist ein RNS-Virus aus der Paramyxovirenfamilie und kommt nur beim Menschen vor. Diese Tröpfcheninfektion tritt in winterlichen Epidemien auf. Die Inkubationszeit beträgt 3–6 Tage. Die Infektiosität endet nach 3–8 Tagen, bei Immunkompetenten und Frühgeborenen kann sie deutlich länger bestehen. Diaplazentar übertragene Antikörper schützen nur wenige Wochen. Danach erkranken junge Säuglinge an einer RSV-Pneumonie oder RVS-Bronchiolitis, ältere Säuglinge und Kleinkinder an obstruktiven Bronchitiden. Ältere Kinder erleiden Infekte der oberen Luftwege oder nichteitrige Otitiden. Bei Immuninkompetenten können Pneumonien tödlich verlaufen. Insbesondere Frühgeborene mit bronchopulmonaler Vorschädigung und Kinder mit angeborenen Herzerkrankungen sind besonders gefährdet. Die Diagnose kann durch Virusanzüchtung oder frühzeitig durch Antigennachweis mit einer Sensitivität und Spezifität von über 90% gesichert werden. Eine serologische Diagnostik ist verzichtbar, da auf Grund der kurzen Inkubationszeit und Erkrankungsdauer Antikörper erst nach Ausheilung nachweisbar werden. Die Therapie erfolgt symptomatisch (Sauerstoff, ausreichende Hydratation, bronchospasmolytische Therapie, Steroide, ggf. Intubation). Kortikosteroide oder Theophyllin gelten als unwirksam. Die virustatische Therapie mit Ribavirin gilt als obsolet. Eine Prophylaxe besteht in der Einhaltung hygienischer Maßnahmen und der passiven Immunisierung von Risikopatienten (Frühgeborenen), für die derzeit ein monoklonaler Antikörper Palivizumab gegen ein Glykoprotein der Virushülle zur Verfügung steht.

Enteroviren

Polioviren, Echoviren und Coxsackieviren zählen zu den Enteroviren, RNS-Viren der Picornagruppe. Die Übertragung erfolgt fäkal-oral als Schmierinfektion. Nach einer Inkubationszeit von 3–6 Tagen treten unspezifische grippale Symptome auf, zu denen Fieber, Kopf- und Gliederschmerzen, Pharyngitis, Tonsillitis, Laryngitis und Bronchitis zählen. Eine Lymphadenopathie kann begleitend hinzutreten. Die Enteroviren sind auch Auslöser von Durchfallerkrankungen, insbesondere in den Sommermonaten. Bei der Poliomyelitis wird typischerweise ein zweigipfeliger Krankheitsverlauf (Wiederanstieg des Fiebers auf Grund der Enzephalomyelitis) beobachtet. **Polioviren** führen bei 1% der Infizierten zu einer Paralyse. Zunächst sind die Muskeleigenreflexe abgeschwächt, dann treten asymmetrische Lähmungen auf, teilweise mit erheblichen Schmerzen. Zwar bilden sich die Paresen teilweise zurück, doch sind noch Jahre später Reaktivierungen als Postpoliomyelitissyndrom möglich. **Coxsackie-A-Viren** sind verantwortlich für die Herpangina und die Hand-Fuß-Mund-Krankheit, Coxsackie-B-Viren für Myalgien, Myositiden und Peri-/Myokarditiden. Daneben können hämorrhagische Konjunktivitiden, Enzephalitiden und Myeliti-den mit poliomyelitisähnlichem Krankheitsbild auftreten. Bei immuninkompetenten Patienten, insbesondere bei humoralem Immundefekt, werden chronische Echo- und Coxsackie-Virusinfektionen beobachtet, die zu progressiven Enzephalitiden oder Leukenzephalopathien führen können. Hier ist die virusspezifische zelluläre Toxizität ungestört, extrazellulär können die Viren aber nicht neutralisiert werden. Diagnostisch stehen die Virusisolierung (aus Stuhl, Rachenspülwasser, Liquor) oder die PCR-Diagnostik zur

Verfügung. Serologische Tests sind in der Regel nicht hilfreich. Therapeutisch stehen symptomatische Maßnahmen im Vordergrund. Eine virustatische Therapie steht nicht zur Verfügung. Bei Bruton-Patienten sollte eine hochdosierte Immunglobulinsubstitution durchgeführt werden. Der Erfolg intrathekaler Applikationen bzw. der Anwendung von Interferonen und der Einsatz von Pleconaril kann derzeit noch nicht beurteilt werden. Die Polio wurde weltweit umfangreich mit einem Impfprogramm bekämpft (s. Kap. 19.8). Das Auftreten schlaffer Lähmungen (Verdacht auf eine Poliomyelitis) ist meldepflichtig.

Herpes simplex

Herpes simplex (HSV) Typ 1 und 2 sind DNS-Viren der humanpathogenen Herpesvirusgruppe. Die Übertragung erfolgt nur von Mensch zu Mensch über direkten Haut- und Schleimhautkontakt bzw. diaplazentar. Das Virus ist weit verbreitet mit einem Infektionsmaximum im Kleinkindalter. Die Inkubationszeit variiert (1–12 Tage). Unterschieden werden muss zwischen einer konnatalen und neonatalen Herpes-simplex-Infektion und einer Infektion im Kleinkind- und Kindesalter. Die **konnatale HSV-Infektion** durch diaplazentare Übertragung führt zur disseminierten Infektion mit bullösem Exanthem, Organbeteiligung (Leber, Lunge, ZNS), Mikrozephalie, Mikrophthalmie, Katarakt und Chorioretinitis. Die neonatale Infektion tritt in der ersten Lebenswoche auf und kann mit Befall von Schleimhaut und Haut und zusätzlich mit einem ZNS-Befall einhergehen. Auch ein disseminierter Befall ist möglich. Die Prognose kann durch eine frühzeitige virustatische Therapie entscheidend gebessert werden. HSV-Infektionen bei älteren Kindern können klinisch inapparent (85%) oder auch als hochfieberhafte Stomatitis aphthosa verlaufen. 2–10 mm große, von einer gelblichem Membran bedeckte, sehr schmerzhafte Bläschen und Aphthen finden sich an der gesamten Schleimhaut (Lippen, Zunge, Wangen, Zahnfleisch, Gaumen) und perioral. Die Bläschen platzen, trocknen ein und heilen ohne Narbenbildung innerhalb von 7–10 Tagen ab. Infektiöse Viren können über einige Wochen im Speichel gefunden werden. Die unkomplizierte Stomatitis aphthosa bedarf keiner virustatischen Therapie. Patienten mit einem zellulären Immundefekt (primärer, durch HIV-Infektion, Leukämie, Lymphom) können auch im späteren Leben eine disseminierte HSV-Infektion mit Haut-, Schleimhaut- (auch Ösophagitis und Proktitis) und Organbefall erleiden. Eine primäre HSV-Infektion am Auge kann zur therapierefraktären, bedrohlichen Keratitis herpetica führen. Bei Kindern mit atopischer Dermatitis kann sich die HSV-Infektion als **Ekzema herpeticatum** auf größere Hautareale ausdehnen. Metastatische Infektionen können auftreten, z. B. an den Fingern. Das Virus gelangt über die peripheren Nerven in die spinalen Hinterstrangganglien oder das Ganglion des N. trigeminus. Dort persistiert das Virus als latente Infektion lebenslang im Körper und kann in Abhängigkeit der Immunkompetenz Reaktivierungen meist in Form eines Herpes labialis, bei HSV-2 als Genitalherpes, hervorrufen. Eine **HSV-Enzephalitis** kann bei Primärinfektion oder im Rahmen einer Reaktivierung auftreten. Es besteht eine schwere, lebensbedrohliche Erkrankung mit progressiver neurologischer Symptomatik mit Krampfanfällen, neurologischen Ausfällen oder Bewusstseinsstörungen bis zum Koma. Diagnostisch sollte eine HSV-PCR der unsicheren Virusanzucht vorgezogen werden. Dem serologischen Nachweis von HSV-spezifischen Antikörpern kommt nur eine untergeordnete Rolle zu. EEG und kernspintomographische Untersuchungen können eindrucksvolle, v. a. temporale Veränderungen aufweisen. Therapie der Wahl ist Aciclovir i.v., bei Resistenz Foscarnet. Defektheilungen überwiegen trotz Therapie. Die Anwendung von Kortikosteroi-den ist umstritten. Ein genitaler Herpes beim Kind kann einer HSV-2-Infektion entsprechen. Ein sexueller Missbrauch muss in Erwägung gezogen werden. Zur Prophylaxe der neonatalen HSV-Infektion sollte bei floridem genitalen Herpes der Mutter eine Sektio erfolgen. Die neonatale HSV-Infektion sollte immer mit Aciclovir intravenös über 3 Wochen behandelt werden. Ein Impfstoff steht nicht zur Verfügung.

Varizellen/Herpes zoster

Das Varicella-Zoster-Virus (VZV) ist ein DNS-Virus aus der Gruppe der Herpesviren. Die Varizellen sind Ausdruck der Erstinfektion mit VZV. Die Übertragung findet ausschließlich von Mensch zu Mensch statt. Kontagiosität und Manifestationsindex sind hoch. Nach einer Inkubationszeit von 8–21 Tagen treten Prodromi mit katharrhalischen Symptomen und Fieber auf, gefolgt von Schüben eines typischen Exanthems mit stark juckenden Effloreszenzen, die als Papeln beginnen, zu wasserklaren Bläschen ausreifen, platzen und ein Ulkus hinterlassen. Dieses wird mit einer Kruste bedeckt, die schließlich abfällt, ohne dass eine Narbe verbleibt. Diese sind aber infolge des Kratzens und bakterieller Superinfektionen nicht selten. Das Nebeneinander verschieden großer und in unterschiedlichen Stadien befindlicher Effloreszenzen prägt den Begriff des „Sternenhimmels". Die Infektiosität beginnt 2 Tage vor dem Exanthem und endet 5 Tage nach Auftreten der letzten Effloreszenzen. Die Infektion geht dann in eine latente Phase über, mit Persistenz in den Ganglionzellen. Komplikationen sind Arthritis, Pneumonie, Hepatitis, Myokarditis, Nephritis, Thrombozytopenie, ein Guillain-Barré-Syndrom, die gutartige Zerebellitis, eine Polyneuritis und eine mit schlechter Prognose assoziierte Enzephalitis. Auch das Reye-Syndrom muss als mögliche Komplikation der Varizellen Erwähnung finden. Insbesondere bei immuninkompetenten Patienten (primäre zelluläre Immundefekte, HIV-Infektion, Chemotherapie, Therapie mit Kortikosteroiden und Immunsuppressiva) können o. g. Komplikationen schwer verlaufen und letal enden. Typisch sind hier auch chronische Varizellen in immer wieder auftretenden Schüben und auch auffällig große Varizellen. Eine Reaktivierung der latenten Infektion aus einem Ganglion geht mit **Herpes zoster**, einer Neuritis mit gruppiert angeordneten Bläschen, einher. Dieser ist im Kindesalter selten (1:1000), gewinnt erst nach der 4. Lebensdekade an Bedeutung. Bei immunkompetenten Patienten kann der Herpes zoster generalisieren, verbleibt ansonsten typischerweise einseitig innerhalb eines Dermatoms. Schmerzen oder andere Komplikationen sind im Kindesalter selten. Für nicht immune Schwangere stellen Varizellen ein besonderes Risiko dar. Intrauterine Infektionen im ersten oder zweiten Trimenon führen zum **konnatalen Varizellensyndrom** mit Befall von Haut, ZNS, Muskulatur, Augen (Chorioretinitis, Katarakt, Mikrophthalmus und Anisochorie). Konnatale Varizellen treten in den ersten 10–12 Lebenstagen auf und können mit alleinigen Hauterscheinungen oder mit Organmanifestationen einhergehen. Erkrankt die Schwangere vor dem 4. Tag vor der Entbindung, so ist die Prognose für das Kind eher gut, erkrankt sie zwischen dem 4. Tag vor und dem 2. Tag nach der Entbindung oder treten die Effloreszenzen des Kindes vom 5.–12. Lebenstag auf, so ist die Prognose schlechter, da dann keine diaplazentar übertragenen spezifischen Antikörper vorliegen. Postnatal erworbene Varizellen treten erst nach dem 12. Lebenstag auf und zeigen mit Ausnahme relativ unreifer Frühgeborener eine gute Prognose. Die Diagnose erfolgt klinisch. Der Virusnachweis kann aus den Bläschen mittels Virusanzucht oder PCR geführt werden. Der serologische Nachweis spezifischer Antikörper ist möglich. Unkomplizierte Varizellen können symptomatisch, z. B. mit Antipruriginosa, Zinkschüttelmixturen, Antihistaminika oder anästhesierenden Lösungen behandelt werden. Zur Antipyrese sollte kein ASS verabreicht werden. Eine Indikation zur virustatischen Therapie besteht bei Frühgeborenen, abwehrgeschwächten Patienten und bei konnatalen Varizellen. Das Medikament der Wahl ist Aciclovir, das parenteral verabreicht werden sollte. Oral können Famciclovir, Valaciclovir oder Brivudin (nicht bei Neugeborenen) eingesetzt werden (im Kindesalter nicht zugelassen). Immunglobuline haben bei der Therapie keine Bedeutung. Bei Exposition ist eine passive Immunisierung innerhalb von 72 h vielversprechend. Auch eine Prophylaxe mit Aciclovir, beginnend in der 2. Wochen nach Exposition für 1 Woche, ist sinnvoll. Indikationen hierzu sind die Exposition einer seronegativen Schwangeren, Neugeborene von Müttern, bei denen Varizellen 4–7 Tage vor bis 2 Tage nach Entbindung auftreten, Frühgeborene innerhalb der ersten 6 Lebenswochen und seronegative immuninkompetente Kinder. Auch eine Lebendimpfung gegen VZV steht zur Verfügung (s. Kap. 19.8). Bei Auftreten von Varizellen auf einer Krankenstation sind die Kinder bis zur Verkrustung aller Effloreszenzen (oft 6. Krankheitstag) zu isolieren. Seronegative exponierte Patienten müssen vom 8.–28. Tag nach Exposition isoliert werden.

Epstein-Barr-Virus-Infektion (Mononukleose)

Das ausschließlich humanpathogene Epstein-Barr-Virus (EBV) ist ein DNS-Virus der Herpesgruppe. Die Infektion findet nach Schleimhautkontakt mit infektiösem Speichel mit einer Inkubationszeit von 10–50 Tagen statt. Teilweise besteht eine Infektiosität für Monate bis Jahre. Insbesondere bei kleinen Kindern verlaufen Infektionen oft inapparent. Bei jungen Säuglingen besteht durch diaplazentar übertragene mütterliche Antikörper ein geringer „Nestschutz". Typisches Erkrankungsalter ist die Adoleszenz („kissing disease"). Hier kommt es zur fieberhaften Erkrankung mit membranöser Tonsillitis, generalisierten Lymphknotenschwellungen, Splenomegalie, Hepatomegalie mit Hepatitis und Exanthem. Im Blutbild zeigen sich typischerweise zahlreiche monozytoid veränderte, aktivierte $CD8^+$-zytotoxische T-Zellen. Infiziert werden vor allem B-Zellen, bei denen das Virus eine erhebliche Proliferation mit Produktion von großen Mengen unspezifischem IgM induziert und so die klinisch typischen B-Zellorgane Milz und Tonsillen involviert. Anschließend kommt es zur lebenslangen latenten Infektion v. a. „ruhender" B-Zellen. Reaktivierungen z. B. im Rahmen einer Immunsuppression sind möglich. Die Diagnose kann durch serologischen Nachweis virusantigenspezifischer Antikörper (gegen VCA, EBNA, EA), durch Virusanzucht oder molekularbiologisch (DNA-Hybridisierungstechniken, PCR) gesichert werden. Komplikationen sind Milzruptur, Dysphagie auf Grund erheblicher Tonsillenhyperplasie, Meningoenzephalitis, Guillain-Barré-Syndrom, Myound Perikarditis, Nephritis, Hypo- und Hypergammaglobulinämie, Autoimmunopathie, Lymphome sowie ein hämophagozytisches lymphoproliferatives Syndrom, v. a. bei ausgeprägten Immundefekten (s. Kap. 19.6). Die akute fatale Mononukleose ist sehr selten und von einer fulminanten Hepatitis und Enzephalitis gekennzeichnet. Auch findet sich eine infektassoziierte Hämophagozytose. Das Burkitt-Lymphom, der M. Hodgkin, das Nasopharynxkarzinom und verschiedene T-Zell-Lymphome sind teilweise EBV-assoziiert. Unter einer laufenden Immunsuppression können EBV-induzierte Lymphome auftreten, die nach Beendigung der Therapie rückbildungsfähig sind. Das **X-linked lymphoproliferative Syndrom** ist ein EBV-spezifischer Immundefekt und wird in Kap. 19.6 beschrieben. Eine spezifische Therapie oder eine Immunprophylaxe stehen nicht zur Verfügung. Bei Atemwegsobstruktion werden kurzzeitig Kortikosteroide verabreicht. Der Einsatz von Aciclovir (unwirksam, Evidenzgrad I), Ganciclovir und Foscarnet sind versucht worden. Lymphoproliferative Syndrome (infektassoziierte Histiozytosen) können mit Cyclosporin oder Etoposid behandelt werden. Bei Milzruptur ist eine Exstirpation indiziert. Ansonsten ist die Therapie symptomatisch, z. B. mit nichtsteroidalen Antiphlogistika. Impfstoffe stehen nicht zur Verfügung.

Zytomegalievirus

Das Zytomegalievirus (CMV) ist ein DNS-Virus der Herpesgruppe. Die Infektion erfolgt über Speichel oder andere Körperflüssigkeiten (Blut) bzw. vertikal von der Mutter auf das Kind. Anschließend kann das Virus über viele Wochen in Speichel und Urin, aber auch in der Muttermilch nachgewiesen werden. Die Infektion verläuft v. a. im Kindesalter häufig inapparent. Klinische Erscheinungen können einem mononukleoseähnlichen Bild entsprechen, mit Fieber, Pharyngitis, Lymphknotenschwellungen und Hepatosplenomegalie. Bei Immunkompetenten können Chorioretinitis, Enzephalitis, interstitielle Pneumonie, Hepatitis, Ösophagitis sowie Kolitis auftreten. Die CMV-Infektion ist die häufigste konnatale Infektion und kann mit Hepatosplenomegalie, Hepatitis, Thrombozytopenie, intrauteriner Dystrophie, Mikrozephalie, Chorioretinitis, intrazerebralen Verkalkungen, psychomotorischer Retardierung, Krampfanfällen und Hörverlust einhergehen. Auch postnatal kann die fortgesetzte Virusreplikation zu einer klinisch aktiven Infektionskrankheit führen. Die Diagnose kann durch Erregernachweis (CMV-Antigen pp65, Virusanzucht, PCR in Plasma, Serum, konnatale Infektion, CMV-PCR oder Antigen im Urin) sowie serologisch gestellt werden. Zur Therapie bei Immuninkompetenten bzw. der symptomatischen postnatalen und (aktiven) konnatalen Infektion steht Ganciclovir, ein Nukleosidanalogon, zur Verfügung, bei resistenten Stämmen Foscarnet oder Cidofovir. Zur Prophylaxe (vor Organtransplantation) stehen Hyperimmunglobuline zur Verfügung. Auch kann das weniger toxische Aciclovir effektiv eingesetzt werden (Evidenzgrad I). Nichtimmune sowie alle Früh- und Neugeborenen sollten nur CMV-negative Blutkonserven erhalten. Ein Impfstoff steht nicht zur Verfügung.

Herpes-Typ-6-Virus

Das DNS-Virus aus der Herpesgruppe und ist ursächlich für das Exanthema subitum (Dreitagefieber, Roseola infantum). Die Übertragung erfolgt über Speichel oder auch aerogen. Die Inkubationszeit beträgt 5–15 Tage. Die Primärinfektion findet häufig in den ersten Lebensjahren statt, kann inapparent oder klinisch mit hohem Fieber für 3–5 Tage, Fieberkrämpfen (ca. 20% der Erkrankungen), katarrhalischen Symptomen, Hepatomegalie und Lymphknotenschwellungen verlaufen. Papeln auf dem weichen Gaumen und der Uvula sind charakteristisch (Nagayama-Flecken). Nach Entfieberung kann ein flüchtiges makulopapulöses Exanthem auftreten, das aber häufig auf den Stamm beschränkt bleibt. Anschließend geht die Infektion in ein latentes Stadium über, Reaktivierungen sind möglich, wobei das Virus im Speichel ausgeschieden wird. Die Infektion hinterlässt eine lebenslange Immunität. Allerdings kann das Virus z. B. in Makrophagen persistieren und bei Immunsuppression (z. B. im Rahmen von Transplantationen) reaktiviert werden. Die Diagnose wird klinisch gestellt. Im Blutbild kann sich eine Leukopenie mit Lymphozytose zeigen. Serologisch ist eine Diagnosesicherung durch Nachweis spezifischer Antikörper, bei Immunkompetenten durch Virusanzucht oder PCR möglich. Eine spezifische Therapie ist bei Immungesunden nicht notwendig. Komplikationen bei immuninkompetenten Kindern sind u. a. Pneumonie, Sinusitis, Enzephalitis, Retinitis, Hepatitis, Knochenmarksuppression, Lympadenopathie und persistierende Exantheme. Hier kann eine virustatische Therapie mit Ganciclovir oder Foscarnet in Erwägung gezogen werden. Eine Impfung existiert nicht, die Effektivität einer Immunprophylaxe wurde bisher nicht untersucht.

Parvovirus B19

Das Parvovirus B19, ein DNS-Virus, das ausschließlich von Mensch zu Mensch übertragen wird, ist der Erreger der Ringelröteln (Erythema infectiosum). Die Infektion erfolgt über Tröpfchen-, Speichelkontakt, Händekontakt, Blutprodukte und auch vertikal von der Mutter auf das Kind. Die Inkubationszeit beträgt etwa 1–2 Wochen, wobei inapparente Infektionen häufig sind. Bei ungestörtem Allgemeinbefinden tritt das Exanthem bei der Minderheit der Infizierten auf und besteht typischerweise aus makromakulären Effloreszenzen, die im Gesicht zu einem hochroten Erythem konfluieren. An den Extremitäten bilden die grobmakulär konfluierenden Effloreszenzen girlandenförmige Figuren. Der Stamm bleibt oft wenig betroffen. Das Exanthem kann über einige Wochen rezidivieren. Arthralgien und (Poly-)Arthritiden zählen zu den typischen Komplikationen und können einige Wochen bestehen. Komplikationen betreffen auch die Hämatopoese, da das Blutgruppenoberflächenantigen P der Virusrezeptor ist. Es können hämolytische Anämien und aplastische Krisen entstehen. Seltener treten Enzephalitis, Hepatitis oder eine Myokarditis auf. Bei der maternofetalen Transfektion werden ca. 15% der Kinder infiziert. Insbesondere bei Infektion in der 13.–20. SSW werden fetale Komplikationen beobachtet. Zu ihnen zählen Anämien bis zum Hydrops fetalis. Die Diagnose der unkomplizierten Infektion sollte klinisch gestellt werden. Ansonsten sind serologische Diagnostik, DNS-Nachweis mittels Hybridisierung oder PCR aus Blut oder Knochenmark möglich. In unklaren Fällen kann eine serologische Diagnosesicherung indiziert sein, so, wenn eine Inkubation einer nichtimmunen Schwangeren erfolgt sein könnte. Bei Immunkompetenten und bei V. a. fetale Infektion sollte ein Virusnachweis mit PCR erfolgen (z. B. aus Knochenmark). Eine spezifische Therapie steht nicht zur Verfügung, bei Hydrops fetalis ist eine intrauterine Transfusion angezeigt, bei Immunkompetenz Immunglobuline. Ein Impfstoff existiert ebenfalls nicht, die Wirksamkeit einer passiven Immunprophylaxe ist unbekannt.

Adenoviren

Adenoviren sind DNS-Viren und führen je nach Serotyp zu hochfieberhaften Atemwegsinfektionen, Pharyngitiden, Gastroenteritiden und hämorrhagischen Zystitiden. Die Inkubationszeit ist mit 2–10 Tagen kurz. Bei Früh- und Neugeborenen und immunsupprimierten Patienten können hämorrhagische Pneumonien oder Organbeteiligungen (Hepatitis, Nephritis, Karditis, Pankreatitis, Enzephalitis) hinzukommen. Der Hydrops fetalis kann Ausdruck einer intrauterinen Infektion sein. Die Diagnose erfolgt durch Virusanzucht, Nachweis von Virusantigenen oder mit der PCR. Im Blutbild findet sich eher eine Leukozytose und eine Akute-Phase-Reaktion mit CRP-Erhöhung. Der serologische Nachweis spezifischer Antikörper bzw. eines Titeranstiegs erlaubt erst retrospektiv eine Diagnose. Die Therapie erfolgt symptomatisch. Ein Impfstoff steht nicht zur Verfügung. Cidofovir wirkt virustatisch. Eine passive Immunglobulingabe ist nicht evaluiert.

Rotaviren

Rotaviren sind RNS-Viren und häufig für die Säuglingsenteritis verantwortlich, die in winterlichen Epidemien verläuft. Die Inkubationszeit beträgt 1–3 Tage. Katarrhalische Prodromi sind möglich.

Anschließend tritt eine Durchfallerkrankung mit Erbrechen und Fieber auf, die insbesondere bei jungen Säuglingen zur behandlungsbedürftigen Dehydratation führen kann. Die Virusausscheidung kann zwischen 2 Wochen bei gesunden Kindern und mehreren Monaten bei Immuninkompetenten andauern. Reinfektionen sind möglich. Die Diagnose erfolgt durch Antigennachweis aus dem Stuhl. Therapeutisch im Vordergrund steht die Rehydratation, oral oder parenteral. Eine virustatische Therapie existiert nicht. Zu den effektiven Prophylaxemaßnahmen gehören die Isolation der Erkrankten und der Frühgeborenenstationen sowie orale Immunglobulingaben bei Frühgeborenen. Impfstudien wurden durchgeführt. Eine Impfung kann aber auf Grund einer hohen Rate an Invaginationen nicht empfohlen werden.

Tollwut (Rabies, Lyssa)

Das Tollwutvirus (Lyssavirus) ist ein RNS-Virus aus der Gruppe der Rhabdoviridae. Natürliches Reservoir des Erregers in Europa sind Wildtiere (Fuchs, Marder, Dachs, Reh, Nagetiere), auf anderen Kontinenten auch Haustiere. Die Virusübertragung kommt durch Speichel oder Blut auf Schleimhaut oder nicht intakter Haut zustande. Eine Übertragung von Mensch zu Mensch ist möglich. Erkrankte sind infektiös. Die Inkubationszeit ist lang und reicht, in Abhängigkeit von der Bissstelle, von 10 Tagen bis zu 3 Monaten. Prodromi sind allgemeines Krankheitsgefühl, Übelkeit, Schlafstörung, Fieber. Es folgen Hypästhesien an der Bissstelle, Erregungszustände, Reizbarkeit, Halluzinationen, eine Hypersalivation und eine Hydrophobie als Ausdruck einer Enzephalitis. Neurologisch finden sich muskuläre Hypertonie, Muskelkrämpfe, Tremor und Koordinationsstörung. Terminal findet sich eine Paralyse mit Atemlähmung ohne Störung der Vigilanz. Zugleich kann eine Myokarditis zu Herzversagen oder Rhythmusstörungen führen. Die Diagnose wird durch Virusnachweis (Antigen, PCR, Anzucht) aus Liquor oder Gewebe gestellt. Da die Tollwut immer letal endet, aber eine lange Inkubationszeit besteht, muss schon bei Verdacht auf einen Kontakt mit einer passiven und aktiven Immunisierung begonnen werden. Nach ausführlicher Wundreinigung und Desinfektion wird Rabieshyperimmunglobulin intramuskulär und um die Infektionsstelle appliziert. Nach Exposition wird unmittelbar mit einer aktiven Immunisierung begonnen. Eine virustatische Therapie steht nicht zur Verfügung.

Hepatitis A–E

Das Hepatitis-B-Virus ist ein DNS-Virus, die A-, C-, D- und E-Viren sind RNS-Viren. Ein weiteres Virus, das Hepatitis-G-Virus, wurde identifiziert. Hepatitis-A-Viren gehören zur Gruppe der Enteroviren und werden wie Hepatitis-E-Viren durch eine Schmierinfektion übertragen. Hepatitis-B- und -C-Viren werden durch Blut, Blutprodukte, Speichel oder durch Sexualverkehr übertragen. Eine maternofetale Transmission ist für Hepatitis B und C bekannt, für die Hepatitis D gleichzeitig mit Hepatitis B möglich. Die Inkubationszeiten sind sehr unterschiedlich und in Tabelle 19.7-1 wiedergegeben. Im Kindesalter verläuft die **Hepatitis A** häufig inapparent und anikterisch. Sie kann von unspezifischen Symptomen (Durchfall, „grippaler" Infekt) begleitet sein. Infektiosität besteht zwischen 2 Wochen vor und 2 Wochen nach Auftreten des Ikterus. Bei Neugeborenen ist eine Stuhlausscheidung des Virus aber auch für deutlich längere Zeit möglich. Eine fulminante Hepatitis mit zweifelhafter Prognose kommt selten vor. Ansonsten heilt die Hepatitis A aus, auch wenn protrahierte Verläufe beobachtet werden. Weltweit sind etwa 500 Mio. Menschen, in Deutschland sind ca. 0,3% der Bevölkerung mit dem **Hepatitis-B-Virus** infiziert (240.000 Menschen). Die Übertragung findet zunehmend durch Intimkontakte statt. 30–50% der Erkrankten in Deutschland sind Jugendliche. Daneben sind medizinisches Personal, Empfänger von Blutprodukten, Hämodialysepatienten, Drogensüchtige durch Blutkontakte gefährdet. Auf Grund sehr hoher Viruskopienzahlen besteht ein Risiko schon bei kleiner Blutmenge (Nadelstichverletzung). Die

Tabelle 19.7-1. Inkubationszeiten der Hepatitisviruserkrankungen

	Hepatitis A	Hepatitis B	Hepatitis C	Hepatitis D	Hepatitis E
Genom	RNS	DNS	RNS	RNS	RNS
Infektionsmodus	Fäkal-oral	Parenteral, mukokutan, Sexualkontakte	Parenteral, mukokutan, Sexualkontakte	Parenteral, mukokutan, Sexualkontakte	fäkal-oral (Zoonose?)
Maternofetale Transmission	Unbekannt	++	+	(+)	Unbekannt
Inkubationszeit	14–48 Tage	40–180 Tage	2–26 Wochen	4–8 Wochen	14–63 Tage
Diagnose (akute Infektion)	Anti-HAV-IgM	Anti-Hbc-IgM, HBs-Antigen	Anti-HCV	Anti-Hepatitis-D	Anti-HEV
Chronische Verläufe	Unbekannt	+	++	++	Unbekannt
Antivirale Therapie	Keine	Interferon-α oder Lamivudin, Adefovir	Interferon-α + Ribavirin	Keine	Keine
Immunprophylaxe	Passive und aktive Impfung	Passive und aktive Impfung	Keine	Keine (Hepatitis-B-Prophylaxe)	Keine
Postexpositionelle Prophylaxe	Keine	Passive und aktive Impfung	Keine	Keine	Keine

maternofetale Infektion findet oft erst während der Geburt statt. Die akute Infektion kann asymptomatisch verlaufen oder geht mit Gelbsucht, Hauterscheinungen, Muskel- und Gelenkschmerzen u. a. Symptomen einher. Bei 10–20% der Erwachsenen und bis zu 50% der Kinder geht sie in eine chronische Hepatitis über. Weitere rheumatische Manifestationen (Vaskulitiden, Kryoglobulinämie) oder Nierenmanifestationen (Immunkomplexnephritis) sind möglich. Die akute Hepatitis B wird durch den Nachweis von HBs-Antigen und anti-HBc-IgM-Antikörpern diagnostiziert. Bei Ausheilung folgt der anti-HBs- die anti-HBe-Bildung. Bei der chronischen Hepatitis bleiben HBs und Hepatitis-DNS über >6 Monate nachweisbar. HBe-Minusvarianten kommen vor. Ein weiterer Sonderfall besteht in der Immuntoleranz, bei der HBe-, HBs- und HBV-DNS in hoher Konzentration nachweisbar sind, ohne dass klinisch eine Hepatitis resultiert. HBV ist in der Regel nicht zytopathisch. Die Immunreaktion schädigt die Leberzellen. Die Therapie erfolgt standardisiert mit Interferon-α (5–10 Mio. E/qm Körperoberfläche an 3 Tagen der Woche für 6 Monate). Alternativ kann der Reverse-Transkriptase-Hemmer Lamivudin (im Kindesalter innerhalb von Studien) verabreicht werden. Adefovir ist im Kindesalter noch ungeprüft. Eine Kombinationstherapie ist noch nicht evaluiert. Die sofortige Impfung aller Neugeborenen HBs-positiver Mütter, von Risikopersonen und aller Säuglinge im Rahmen des Impfkalenders ist ein wirkungsvoller Infektionsschutz. Eine postexpositionelle Prophylaxe besteht aus einer simultanen aktiven und passiven Impfung (s. Kap. 19.8). Die akute **Hepatitis C** bleibt oft asymptomatisch. In Deutschland sind ca. 0,4% der Bevölkerung infiziert (320.000 Menschen). Blut und Blutprodukte stellen den wesentlichen Übertragungsweg dar, in der Kinderheilkunde auch die vertikale Infektion. Möglich, aber eher unwahrscheinlich, ist auch eine Übertragung durch Sexualkontakte oder eine Nadelstichverletzung. Einer akuten Hepatitis C mit Ikterus, begleitet von Muskel- und Gelenkschmerzen, folgt in ca. 50% eine chronische Hepatitis. Rheumatologische Komplikationen (Kryoglobulinämie) sind häufig. Die Therapie erfolgt mit Interferon-α in Kombination mit Ribavirin. Eine Immunprophylaxe steht nicht zur Verfügung.

Das **Hepatitis-D-Virus** bedarf der Koinfektion mit Hepatitis B und kann dann schwere chronische oder auch fulminante Hepatitiden verursachen oder zu einer Leberzirrhose führen. Die **Hepatitis E** ähnelt der Hepatitis A. Sie ist in Europa sehr selten. Für Schwangere in Endemiegebieten kann sie bedrohlich sein. Chronische Formen sind nicht bekannt.

HIV-Infektion und AIDS

Während in den 80er Jahren viele Kinder mit einer Hämophilie infiziert wurden, war in den 90er Jahren die maternofetale Transmission der häufigste Übertragungsweg. Auf Grund der Erfolge bei der Verminderung der vertikalen Infektionsrate wird derzeit die Diagnose einer HIV-Infektion v. a. bei aus dem afrikanischen und asiatischen Ausland zuziehenden Kindern gestellt. Wegen der hohen Affinität des Hülleweißes gp160 für das CD4-Antigen infiziert HIV v. a. CD4-exprimierende Zellen, T-Helferzellen, Monozyten/Makrophagen, Gliazellen und Nierenzellen. HIV benutzt akzessorische Moleküle (CCR3, CCR5, RANTES), um leichter in die Zelle einzudringen. Ein Polymorphismus für diese Rezeptoren übt einen gewissen Infektionsschutz aus. Nach Infektion tritt eine über mehrere Wochen bis Monate anhaltende hohe Virusreplikationsrate auf, begleitet von einem passageren Abfall der T-Helferzellen. Klinisch kann eine akute HIV-Krankheit mit Lymphadenopathie, Exanthemen und Krankheitsgefühl bestehen. Dieser Phase folgt eine u. U. jahre- bis jahrzehntelange Latenzphase (zur Klinik s. folgende Übersicht) mit einer nur geringen HIV-Replikationsrate, aber stetigem Abfall der T-Helferzellzahlen, bis sich der Immundefekt manifestiert.

Die Diagnose der HIV-Infektion im Kindesalter erfolgt ab einem Alter von 21 Monaten mittels zweimaligem Nachweis von anti-HIV-1- oder -2-Antikörpern. Bei jüngeren Kindern kann der HIV-Antikörpertest durch mütterliche Leihantikörper falschpositiv ausfallen. Hier sind HIV-PCR oder Virusanzucht in zwei unabhängigen Blutproben diagnostisch. Die PCR zeigt jenseits der ersten Lebenswoche mit >90% eine hohe Sensitivität und wird bei intrauteriner Exposition im Alter von 2 Wochen, 1 Monat, 3 Monaten und 6 Monaten empfohlen. Bei nachgewiesener HIV-Infektion erfolgt im ersten Lebensjahr und bei bestehender Immundefizienz eine Pneumocystis-carinii-Prophylaxe und jenseits des 1. Lebensmonats eine antiretrovirale Therapie (ART). Ziel der Behandlung ist es, die HIV-RNS-Konzentration im Plasma unter die Nachweisgrenze zu drücken und diesen Zustand lebenslang aufrechtzuerhalten. Derzeit kann eine initiale ART mit einer Dreifachkombination, bestehend aus Zidovudin oder Stavudin, Lamivudin, Abacavir oder Didanosin und einem Proteaseinhibitor, in erster Linie Nelfinavir, empfohlen werden, obwohl dies im Säuglingsalter noch nicht durch Langzeitstudien belegt wurde. Lamivudin ist allerdings erst ab einem Alter von 13 Jahren zugelassen. Als Proteaseinhibitor können bei kleineren Kindern Nelfinavir (ab 4. Lebensmonat), Ritonavir (ab 2. Lebensjahr) oder Amprenavir (ab 4 Jahre) gewählt werden. Die Zulassung für Kinder fehlt für Indinavir und Saquinavir, die nicht als kindgerechte Pharmaka zur Verfügung stehen. Für den primären Einsatz nichtnukleosidischer Hemmer der reversen Trankriptase (NNRTI) jedoch stehen im Kindesalter keine ausreichenden Therapieerfahrungen zur Verfügung.

Eine ART ist effektiv, so lange die CD4-Zellzahl höher ist als vor ART und nicht abfällt, und so lange die HIV-Replikation effektiv gehemmt wird. Steigt dann die Viruslast nach initial gutem Ansprechen wieder um >1 Log-Stufe über den Nadir an oder aber wird der Initialwert überschritten, ist von einem Therapieversagen auszugehen. Ist eine mangelhafte Compliance ausgeschlossen, ist dies ein Anlass für eine Therapieänderung. Hierzu oft Kombinationen notwendig, die bei Kindern fast nicht erprobt sind. HIV-infizierte Kinder erhalten neben antiretroviralen Substanzen weitere medikamentöse Prophylaxen und Therapien. Vielfältige Arzneimittelinteraktionen sind zu berücksichtigen.

Symptome der HIV-Infektion

Frühsymptome (Kategorie A):
- Lymphadenopathie
- Hepatosplenomegalie
- Dermatitis
- Bilaterale Parotisschwellungen
- Rezidivierende oder persistierende Infektionen der oberen Luftwege

Mäßig schwere Symptome (Kategorie B):
- Persistierendes Fieber, Dauer >1 Monat
- Einzelne, schwere bakterielle Infektionen
- Mundsoor >2 Monate Dauer bei Kindern >6 Monate
- Nokardiose
- CMV-Infektion, Beginn im 1. Lebensmonat
- Herpes-simplex-Virus-Stomatitis (>2 Episoden/Jahr)
- Herpes-simplex-Bronchitis, Pneumonitis, Ösophagitis, Beginn im 1. Lebensmonat
- Zoster (>2 Episoden an >1 Dermatom) EBV: Lymphoide interstitielle Pneumonie
- Lymphoide interstitielle Pneumonie
- Toxoplasmose, Beginn im 1. Lebensmonat
- Anämie <8 g/l, Neutropenie <1000/µl, Thrombopenie <100.000/µl für >30 Tage
- Kardiomyopathie/Karditis
- Durchfälle (rezidivierend oder chronisch)
- Hepatitis
- Nephropathie
- Leiomyosarkom

Aids-definierenda (Kategorie C)
- Bakterielle Infektionen
  - Mehr als 1 schwere, kulturell nachgewiesene Infektion mit gewöhnlichen Bakterien innerhalb von 2 Jahren
  - Tuberkulose
  - Atypische Mykobakteriosen, extrapulmonal oder disseminiert
- Pilzinfektionen
  - Kandidiasis von Ösophagus, Trachea, Bronchien, Lunge
  - Extrapulmonale Kryptokokkose
  - Disseminierte oder extrapulmonale Histoplasmose
- Virusinfektionen
  - Herpes-simplex-Virus-bedingte mukokutane Ulzera (Dauer >1 Monat) oder
  - Bronchitis, Pneumonie, Ösophagitis von beliebiger Dauer bei Kindern >1 Monat alt
  - CMV: Retinitis, Ösophagitis, Kolitis (nicht Leber, Milz, Lymphknoten) bei Kindern >1 Monat
  - HIV: Enzephalopathie
  - Kachexie (Wasting-Syndrom)
  - JCV: Progressive multifokale Leukenzephalopathie
- Parasitäre Infektionen
  - Pneumocystis-carinii-Pneumonie
  - ZNS-Toxoplasmose bei Kindern >1 Monat alt
  - Kryptosporidiose, chronisch-intestinal, Durchfälle dauern >1 Monat
  - Isosporidiasis, chronisch-intestinal, Durchfälle dauern >1 Monat
- Maligne Tumoren
  - Verschiedene Lymphome inkl. der des ZNS
  - Kaposi-Sarkom

[a]Aids-definierende Erkrankungen bei Kindern unter 13 Jahren (mit Ausnahme der lymphoiden interstitiellen Pneumonie [LIP] Kategorie C gemäß CDC). Die LIP ist bei Kategorie B aufgeführt, gilt aber unverändert als Aids-definierend.

Die vertikale Transmission erfolgt ohne Prophylaxe bei etwa 20–40% aller intrauterin exponierten Kinder. Das Infektionsrisiko steigt bei hoher Viruslast, niedriger CD4-Zellzahl, klinischem Stadium Aids oder Primärinfektion in der Schwangerschaft. Auch ein niedriges Vitamin A, häufig wechselnde Sexualpartner, Infektionen sowie Rauchen während der Schwangerschaft erhöhen das Risiko. Manipulationen während Schwangerschaft oder Geburt, ein langer Abstand zwischen Blasensprung und Geburt (>4 Stunden), ein Amnioninfektionssyndrom, Wehen, eine vaginale Entbindung im Gegensatz zur primären Sektio, Frühgeburtlichkeit, Mehrlinge und Stillen sind zusätzliche Risikofaktoren. Eine Verminderung des Infektionsrisikos auf unter 2% kann erreicht werden durch eine optimale Betreuung in der Schwangerschaft und optimale Compliance der Schwangeren mit antiretroviraler Prophylaxe während der Schwangerschaft (Azidothymidin ab der 32. SSW bei Frauen, die noch keine antiretrovirale Therapie erhalten), während der Geburt (Azidothymidin i.v.) und in den ersten Lebenswochen (Azidothymidin oral bzw. i.v. ab 8. Lebensstunde bei unsicherer oraler Aufnahme) in Kombination mit einer Sektio am wehenfreien Uterus in der 37. SSW mit Präparation der Eihäute unter Vermeidung des Kontaktes zwischen Kind und mütterlichem Blut und einem Stillverbot. Bei sekundärer Sektio oder Notsektio besteht kein protektiver Effekt. Für Frauen, bei denen eine Indikation zur ART besteht bzw. bei denen schon eine ART durchgeführt wird, sollte diese fortgeführt bzw. adaptiert werden. Eine kurzzeitige Unterbrechung der ART (Teratogenität?) erscheint vertretbar. Vor Einleitung einer Prophylaxe durch Monotherapie mit AZT sollte eine Resistenztestung erfolgen.

19.7.3 Bakterielle Infektionen

Staphylococcus aureus

Staphylokokken sind grampositive Bakterien, die häufig lokale eitrige Infektionen, Abszesse, Follikulitiden, Impetigo contagiosa, Osteomyelitis, septische Arthritis oder eitrige Konjunktivitis verursachen. Staphylokokkenpneumonien treten in den ersten beiden Lebensjahren als abszedierende Pneumonien mit Pneumatozelen und Pneumothoraces auf. Durch Staphylokokkentoxine verursachte generalisierte Krankheitsbilder sind das Staphylococcal Scaled Skin Syndrome (SSSS) und das „toxic shock syndrome" (TSS). Diese initial als von Tampons ausgehende vaginale Infektion mit Toxinbildung bekannte Erkrankung wird zunehmend auch bei Kindern beobachtet. Nach initial akuter Erkrankung mit Fieber, Exanthem („sunburn-like"), Hypotonie mit Kreislaufschock und Multiorganbetei-ligung (Leber-, Nierenversagen, Pankreatitis, Magen-Darm-Beteiligung, Myositis) tritt in der 2. Krankheitswoche eine dem Scharlach und dem Kawasaki-Syndrom ähnliche groblamelläre Hautschuppung auf. Die Therapie besteht aus einer Lokalsanierung (Abszesse, Empyeme) und einer antibiotischen Therapie. Mittel der Wahl sind penicillinaseresistente Penicilline und Cephalosporine. Reserveantibiotika sind Clindamycin, Fosfomycin und Gyrasehemmer. Vancomycin und Teicoplanin finden bei Methicillin (Oxacillin)-resistenten Keimen (MRSA) Anwendung. In diesen Fällen müssen strenge Isolierung und Meldung erfolgen. Topisch wirksame Antibiotika sind Gentamicin, Bacitracin und Mupirocin. Die Wertigkeit von Steroiden und Immunglobulininfusionen ist noch unklar.

Koagulasenegative Staphylokokken verursachen nosokomiale Infektionen und Infektionen bei immuninkompetenten Patienten, i. d. R. eine Sepsis, Katheterinfektionen und Infektionen an Implantaten. Seltener sind Harnwegsinfektionen. Auf Grund ihres Vorkommens auf Haut und Schleimhäuten ist ihr kultureller Nachweis in mehrfach unabhängig voneinander entnommenen Proben erforderlich. Isolate sind zunehmend Penicillin- und Methicillin (Oxacillin)-resistent. Antibiotika der Wahl sind Vancomycin, Teicoplanin, Gentamicin. Die Entfernung des Implantats ist häufig nicht umgehbar.

Streptokokken

Die grampositiven β-hämolysierenden Streptokokken der Gruppe A verursachen Tonsillitiden, Scharlach, das Erysipel und viele weitere lokale Infektionen inkl. Meningitiden, Otitiden, septische Arthritis, Osteomyelitis und nekrotisierende Fasziitis. Durch Toxinbildung können auch Streptokokken ein „toxic shock syndrome" verursachen. **Scharlach** ist als klassische Kinderkrankheit bekannt. Ursächlich ist eine Toxinbildung, die nach einer Inkubationszeit von 2–4 Tagen zu einem feinfleckigen, beugebetonten Exanthem, Enanthem mit petechialen Blutungen am weichen Gaumen, Himbeerzunge und einer groblamellären Schuppung in der zweiten Krankheitswoche führt. Das Erysipel ist eine von hohem Fieber begleitete phlegmenöse Infektion, die an der Haut zu flammender Rötung führt.

Therapeutisch sind meist Penicilline (Dauer zumindest 10 Tage) ausreichend. Resistente Stämme kommen vor und können mit Cephalosporinen oder Makroliden (Dauer zumindest 5 Tage) behandelt werden.

Zu den Zweiterkrankungen nach Infektionen mit Gruppe-A-Streptokokken zählen das **rheumatische Fieber** und die **Poststreptokokkenglomerulonephritis**. Diagnosekriterien für das rheumatische Fieber (modifizierte Jones-Kriterien) sind in folgender Übersicht dargestellt. Therapeutisch wird neben einer antiinflammatorische Therapie mit Acetylsalicylsäure, Ibuprofen oder Naproxen empfohlen. Bei Herzbeteiligung ist eine Kortikosteroidtherapie Standard. Bei rheumatischem Fieber erfolgt eine Prophylaxe mit Penicillin bzw. einem Makrolid.

Diagnosekriterien für das rheumatische Fieber (modifizierte Jones-Kriterien)
- **Hauptkriterien:** Karditis (klinisch), Polyarthritis, Erythema marginatum, subkutane Knötchen
- **Nebenkriterien:** Fieber, Arthralgien, BSG- + CRP-Erhöhung, PR-Verlängerung

Vorliegen müssen 2 Haupt- oder 1Haupt- und 2 Nebenkriterien. Zusätzlich wird der Nachweis einer Streptokokkeninfektion gefordert.

Ausnahmen:
1. Chorea minor bedarf keiner weiteren Kriterien
2. Silente Karditis ohne eine andere plausible Erklärung
3. Rezidive: 1 Hauptkriterium oder Arthralgien oder unklares Fieber oder unklare CRP-Erhöhung im Zusammenhang mit einer Streptokokkeninfektion

---

Streptokokken der Gruppe B gehören häufig zur mütterlichen Anogenitalflora und können schwere Infektionen bei Früh- und Neugeborenen verursachen. Unterschieden wird zwischen einer Frühform und einer Spätform der Sepsis, die erst 1–6 Wochen nach Geburt einsetzen kann. Weitere Manifestationen sind Meningitis und Pneumonie. Jenseits der Neugeborenenperiode kommen Arthritis, Osteomyelitis, Endokarditis, Otitis und Harnwegsinfektionen vor. Bei mütterlicher Besiedlung erfolgt eine Kolonisation bei ca. 50% der Neugeborenen. Hiervon erkranken weniger als 1% der gesunden Reifgeborenen, aber bis zu 20% der Frühgeborenen. Therapeutisch sind Penicillin, Ampicillin oder Cephalosporine zu empfehlen. Die Kombination mit Aminoglykosiden wirkt synergistisch. Zur Prophylaxe sollten alle Schwangeren in der 35.–37. SSW untersucht werden. Besiedelte Schwangere mit weiteren Risikofaktoren (vorzeitiger Blasensprung, Fieber, CRP-Erhöhung, Leukozytose) sollten antibiotisch behandelt werden. Die prophylaktische Applikation von Penicillin an das (gesunde) Neugeborene wird ebenso diskutiert.

Pneumokokken

Streptococcus pneumoniae, ein grampositiver Kokkus, ist ein typischer Erreger für Sepsis, Pneumonie, Meningitis, Otitis, Sinusitis, aber auch für Osteomyelitis, Peritonitis und septische Arthritis. Insbesondere die Meningitis ist mit einer hohen Letalität oder Folgeschäden verbunden. Auf Grund ihrer kapseltragenden Eigenschaft und der altersphysiologisch eingeschränkten Fähigkeit, polysaccharidspezifische Antikörper zu generieren, sind v. a. Kinder in den ersten Lebensjahren gefährdet. Weitere Immundefekte mit bleibendem Defekt zur Produktion solcher Antikörper sind bekannt (s. Kap. 19.6). Zur Therapie eignen sich Penicillin G parenteral in hoher Dosis bzw. Makrolide und Cephalosporine. Zur Prophylaxe steht eine Impfung mit einem polyvalenten Pneumokokkenimpfstoff zur Verfügung (enthält Kapselpolysaccharide von 23 Pneumokokkenstämmen). Die Impfung kann erst nach dem 2. Lebensjahr empfohlen werden. Zuvor werden Konjugatimpfstoffe bei kleineren Kindern eingesetzt (s. Kap. 19.8). Eine besondere Gefährdung besteht zudem für Patienten mit anatomischer oder funktioneller Asplenie (Sichelzellenanämie). Gefürchtet wird die OPSI („overwhelming postsplenectomy infection"), eine fulminante Pneumokokkensepsis. Bei Sichelzellenanämie oder vor geplanter Splenektomie sollten wiederholte Impfungen und eine Erfolgskontrolle erfolgen. Nach Splenektomie sollte eine Penicillinprophylaxe durchgeführt werden.

Haemophilus influenzae

Haemophilus influenzae vom Kapseltyp B, ein gramnegatives Stäbchen, ist ein bedeutender Erreger für Pneumonie, Meningitis, Otitis, Sinusitis, Sepsis, Arthritis und Osteomyelitis. Auch die **Epiglottitis acuta** wird durch HIB verursacht. Bei diesem Krankheitsbild findet sich typischerweise ein hoch fieberndes, schwer krankes, blasses, auffällig ruhiges Kind, zwanghaft sitzend, mit Speichelfluss, Schluckstörung und kloßiger Sprache. Die Diagnosesicherung erfolgt durch Racheninspektion in Intubationsbereitschaft. Therapeutisch erfolgen schonende Intubation, Sedierung und die Gabe von Antibiotika. Invasive Infektionen werden besonders bei Säuglingen und Kleinkindern beobachtet. Ursache ist eine altersbedingte physiologische Schwäche zur Produktion von Antikörpern gegen Polysaccharide der Kapseln. Zur Therapie stehen Cephalosporine oder Ampicillin/Amoxycillin zur Verfügung. Die Meningitis sollte intravenös über einen ausreichend langen Zeitraum (zumindest 7 Tage) behandelt werden. Die adjuvante Dexamethasontherapie verhindert Folgeschäden. Eine Chemoprophylaxe mit Rifampicin (oder Cephalosporinen) für Kontaktpersonen ist sinnvoll, wenn Kinder (unter 2 Jahren bzw. nicht vollständig immunisierte Kinder unter 6 Jahren) gefährdet sind. Die HIB-Schutzimpfung erfolgt im Rahmen des von der STIKO empfohlenen Impfplans ab dem 3. Lebensmonat. Zudem sollten Patienten vor geplanter bzw. nach posttraumatischer Splenektomie geimpft werden (siehe Kap. 19.8).

Meningokokken

Meningokokken (Neisseria meningitidis) verursachen eine Meningitis und eine Sepsis, deren perakuter Verlauf Waterhouse-Friderichsen-Syndrom genannt wird. Die Prognose ist extrem schlecht mit hoher Letalität, bei Meningitis und ausreichend rasch erkannter und behandelter Sepsis jedoch günstiger. Daneben kommen Arthritis, Perikarditis, Myokarditis und Pneumonie vor. Komplikationen sind z. T. großflächige Nekrosen bzw. der Verlust von Extremitäten. Die Erkrankungen treten saisonal gehäuft in den Wintermonaten oft als kleine Ausbrüche auf. Die Übertragung erfolgt als Tröpfcheninfektion von Mensch zu Mensch. Etwa 5% aller Menschen sind asymptomatische Träger von Meningokokken im Nasenrachenraum. Die Inkubationszeit ist kurz mit meist weniger als 4 Tagen. Bei akuter Erkrankung ist eine Isolation für zumindest 24 h nach Beginn der Antibiotikatherapie erforderlich. Die antibakterielle Therapie sollt mit Penicillin G intravenös hochdosiert erfolgen, bei Verdacht auf Resistenzen können Cefotaxim oder Ceftriaxon eingesetzt werden. Kortikosteroide sind in ihrer Wirksamkeit nicht gesichert, ebenso andere Immunmodulatoren. Intensivmedizinische Maßnahmen und die Bekämpfung der Verbrauchskoagulopathie sind häufig notwendig. Nach Exposition ist eine Prophylaxe mit Rifampicin (nicht Schwangere, stillende Mütter oder Kontaktlinsenträger), alternativ Ceftriaxon oder bei Erwachsenen Ciprofloxacin angezeigt. Die zur Verfügung stehenden Impfstoffe enthalten Kapselpolysaccharide der Serogruppen A und C. Gegen die in Europa weit überwiegenden B-Serotypen stehen noch keine Impfstoffe zur Verfügung. Erkrankung und Tod sind meldepflichtig.

Mykoplasmen

Mycoplasma pneumoniae verursacht typischerweise Infektionen des oberen Respirationstrakts, aber auch Bronchitiden und Pneumonien. Ureaplasma urealyticum und Mycoplasma hominis besiedeln den Urogenitaltrakt. Diese zellwandlosen Bakterien sind daneben für rheumatologische Krankheitsbilder (Arthritiden, Fieberschübe, Exantheme, Raynaud-Syndrom auf Grund von Kälteagglutininen) verantwortlich. Bronchitiden und Pneumonie können langsam beginnend schwere Hustenattacken mit thorakalen Schmerzsyndromen verursachen. Begleitend können Pharyngitiden, Lymphknotenschwellungen und Exantheme bestehen, seltener Arrhythmien oder neurologische Erkrankungen wie Meningitis, Enzephalitis, Myelitiden, Guillain-Barré-Syndrom oder periphere Neuritis. Das Röntgenbild ist entgegen früherer Lehrmeinung uneinheitlich. Die Inkubationszeit beträgt 1–4 Wochen. Die Sicherung der Diagnose ist zu Beginn der Erkrankung schwierig, da die Anzüchtung länger dauert, spezifische Antikörper erst nach zeitlicher Latenz nachweisbar werden und der Erregernachweis mittels PCR oder Antigennachweis wenig verbreitet ist. Die Untersuchung von Kälteagglutininen kann in dieser Phase einen Ausweg bieten. Eine Senkungsbeschleunigung bei unauffälligem Blutbild und CRP kann hinweisend sein. Im Kindesalter gelten Makrolide (besonders Erythromycin) als Mittel der Wahl und sollten für 2–3 Wochen gegeben werden, bei Erwachsenen und Jugendlichen auch Doxycyclin.

Chlamydien

Chlamydia pneumoniae ist ein intrazelluläres gramnegatives Bakterium, das im Kindesalter häufig Pneumonien und Infektionen des oberen Respirationstrakts (Sinusitis, Otitis, Pharyngitis) verursacht. Verwandte Erreger sind C. trachomatis und C. psittaci, der Erreger der Ornithose. Die Infektion verläuft zu 50% inapparent. Der Mensch ist ausschließliches Erregerreservoir. Die Übertragung erfolgt durch Tröpfcheninfektion, selten als Schmierinfektion. Die Inkubationszeit beträgt ca. 3 Wochen. Klinisch können grippeähnliche Symptome, Pharyngitis, Laryngitis, Lymphknotenschwellungen, Myalgien, Arthralgien und eine Pneumonie bestehen. Radiologisch überwiegt die Segmentpneumonie, selten findet sich ein Pleuraerguss. Komplikationen wie Myokarditis, Endo- und Perikarditis oder Enzephalomeningitis können fatal verlaufen. Rheumatische Symptome (Arthralgie, Arthritis und Erythema nodosum) bedürfen nur einer symptomatischen Therapie. Diagnostisch sollte der Erregernachweis durch Anzucht, Antigennachweis oder eine PCR aus Sekreten oder Nasenspülflüssigkeit geführt werden. Der serologische Nachweis gelingt ab der 2. Krankheitswoche. Therapeutisch sind Makrolide (Erythromycin, Azithromycin, Clarithromycin), bei Jugendlichen und Erwachsenen auch Doxycyclin zu empfehlen. Die Chlamydienkonjunktivitis sollte lokal und systemisch behandelt werden. Erythromycinsalbe ist prophylaktisch hilfreich. Bei Neugeborenen wird sie nicht durch die Credé-Prophylaxe beeinflusst.

Gonokokken

Infektionen mit Neisseria gonorrhoeae werden sexuell oder konnatal aquiriert. Die konjunktivale Infektion des Neugeborenen führt zur purulenten, blutigen Konjunktivitis mit raschen korneolen Ulzerationen. Komplizierend können Meningitis, Abszess, Endokarditis und Arthritis auftreten. Bei älteren Kindern werden urogenitale Infektionen (Urethritis, Zervizitis, Prostatitis, Epididymitis, Salpingitis,

Oophoritis) beobachtet. Diagnostisch sind der mikroskopische Keimnachweis (intrazelluläre gramnegative Kokken) und eine Kultur führend. Therapeutisch werden Neugeborene mit Cefotaxim (Ceftriaxon) behandelt, die Konjunktivitis zusätzlich lokal. Ältere Kinder sollten zusätzlich mit einem Makrolid oder Doxycyclin behandelt werden. Die Kombination wird wegen der häufigen Koinfektion mit Chlamydien empfohlen. Prophylaktisch ist der Neugeborenenkonjunktivitis mit der Credé-Prophylaxe mit Silbernitrat, alternativ mit Erythromycinsalbe, vorzubeugen.

Lues

In der Kinderheilkunde ist nur die Lues connata von wesentlicher Bedeutung. Die Übertragung von Treponema pallida erfolgt von der infektiösen Schwangeren diaplazentar in nahezu 100%. Sämtliche Organe können infiziert werden. In etwa einem Drittel erfolgt ein Abort, eine Früh- oder Totgeburt. Bei lebenden Neugeborenen bestehen unspezifische Infektionszeichen, Anämie, Thrombozytopenie, Exantheme, Petechien, kutane Infiltrate, Schleimhautinfiltrate mit Fissuren, blutiger Schnupfen (Koryza), Lymphknotenschwellungen, verschiedene ZNS-Manifestationen (Anfälle, Hydrozephalus, Enzephalomeningitis), Hepatosplenomegalie, Hepatitis, Hydrops, Nephritis oder Neph-rose). Typisch ist eine metaphysäre Osteochondritis (Pseudoparalyse) mit Knochendestruktionen. Bei der Lues connata tarda bestehen zudem Sattelnase, Tonnenzähne, Keratitis, Uveitis und Hörstörung. Die Diagnose wird serologisch gestellt. Der Treponema-pallidum-Hämagglutinationstest (TPHA) und der Fluoreszenz-Treponema-Antikörper-Absorptionstest (FTA-ABS) auch mit Nachweis von IgM-Antikörpern sind die klassischen Methoden. Ein Erregernachweis ist in Körperflüssigkeiten oder Geweben mit der Dunkelfeldmikroskopie möglich. Osteochondritis, Periostitis und Osteomyelitis lassen sich radiologisch an langen Röhrenknochen der oberen und unteren Extremitäten nachweisen. Therapeutisch sollte weiterhin Penicillin G intravenös über einen ausreichend langen Zeitraum eingesetzt werden. Auf Grund einer Endotoxinfreisetzung (Jarisch-Herxheimer-Reaktion) ist zu Therapiebeginn mit Fieber und Exanthemen zu rechnen. Die Prävention liegt in der frühen Erkennung der mütterlichen Infektion und der Behandlung der infizierten Schwangeren. Neugeborene sind bis zum 2. Behandlungstag als hoch infektiös einzustufen.

Listerien

Die Infektion mit Listeria monocytogenes, einem grampositiven Stäbchen, wird bei Immundefizienz, bei Schwangeren oder als konnatale Infektion des Neugeborenen beobachtet. Klinisch finden sich grippale Symptome, Sepsis, Meningitis und fokale Infektionen (Abszess, Lymphadenitis, Osteomyelitis, Arthritis, Cholezystitis, Hepatitis). Die diaplazentare Übertragung kann zu Abort oder Frühgeburt führen. Das Kind zeigt unspezifische Infektionszeichen (Sepsis, Pneumonie), eine Hepatosplenomegalie und makulopapulöse, petechiale oder vesikulöse Exantheme. Meningitiden und Enzephalitiden werden ebenso beobachtet. Die Diagnose erfolgt durch Erregernachweis, die Behandlung mit Ampicillin intravenös. Bei Neugeborenen wird eine Kombination mit Aminoglykosiden empfohlen. Cephalosporine sind unwirksam. Zur Prophylaxe einer Infektion der Schwangeren sollte der Genuss von möglicherweise infizierten Speisen (Rohmilchprodukte, ungekochtes Fleisch oder Fisch) vermieden werden. Erkrankung und Tod sind meldepflichtig.

Salmonellen

Infektionen mit diesen gramnegativen Stäbchen präsentieren sich als Gastroenteritiden (Enteritis/Enterokolitis) oder als schwere, bakteriämische Allgemeinerkrankung. Ein erhöhtes Risiko für eine septische Infektion mit Fieber, Schüttelfrost, Schweißausbrüchen besteht bei funktioneller (z. B. Sichelzellanämie) oder anatomischer Asplenie, primären und sekundären Immundefekten, bei systemischen Autoimmunerkrankungen, bei einer Antazidabehandlung und bei Säuglingen. Die Inkubationszeit ist abhängig von der Anzahl aufgenommener infektiöser Keime. Die Gastroenteritis geht mit Erbrechen, Bauchschmerzen, wässrigen, aber auch mit blutigen Durchfällen einher und kann mit und ohne Fieber auftreten. Bei septischer Verlaufsform ist die Blutkultur positiv, die Stuhlkultur initial negativ. Es können Osteomyelitis, septische Arthritis, Meningitis, Hirnabszess, Pneumonie, Pleuraempyem, Nierenabszess und Endokarditis hinzutreten. Die Diagnose wird durch mikrobiologischen Keimnachweis gestellt. Eine serologische Diagnostik (ELISA und Gruber-Widal-Reaktion) ist im Krankheitsverlauf ebenfalls möglich. Therapeutisch wird bei Gastroenteritis mit Flüssigkeits- und Elektrolytersatz behandelt. Septische Verläufe, septische Absiedlungen und Säuglinge in den ersten 6 Lebensmonaten werden antibiotisch mit Ampicillin, Cotrimoxazol oder Cephalosporinen behandelt. Eine Ausscheidung des Keims kann insbesondere bei Kleinkindern lang anhalten. Dauerausscheider (>6 Monate) sind selten. Eine schützende Immunität wird nicht erreicht. Prophylaktisch sind hygienische Standards einzuhalten. Postinfektiöse (reaktive) Arthritiden treten wenige Wochen nach Infektion auf, insbesondere bei prädisponierten Personen (HLA-B27-Träger). Krankheitsverdacht, Erkrankung, Tod und Ausscheidung von Salmonellen sind meldepflichtig.

Der Typhus abdominalis wird hauptsächlich durch S. typhi oder S. paratyphi verursacht. Durch spezifische Virulenzfaktoren ist die intrazelluläre Inaktivierung des Keims gestört. Es kommt zur septischen Infektion auch in lymphatischen Organen, zu Nekrosen und zur Darmperforation. Bei ZNS-Manifestationen oder beim Endotoxinschock sollte zusätzlich zur antibiotischen Therapie mit Dexamethason behandelt werden. Zur Prophylaxe der S.-typhi-Infektion stehen orale (Typhoral) und parenterale (Typhim) Impfstoffe zur Verfügung.

Shigellen, Yersinien, E. coli, Campylobacter, Vibrionen

Shigellen, Yersinien, Escherichia coli, Campylobacter, Vibrionen und andere gramnegative Stäbchen können Gastroenteritiden

(Enteritis, Enterokolitis) hervorrufen oder als septische Infektion verlaufen. Die Infektion mit Vibrio cholerae kann zu einer sekretorischen Diarrhö und somit zu einer besonders raschen Dehydrierung (Cholera) führen. Von Besonderheit sind Infektionen mit Yersinia pestis (Pest), die Ruhr durch Shigella flexneri, ein Guillain-Barré-Syndrom nach Campylobacterinfektionen sowie das hämolytisch-urämische Syndrom bei Shigellen- und E.-coli-Stämmen. Bei Letzteren werden Toxine (Enterotoxine, Enterohämolysin, Shigatoxin-1 und -2) produziert, die Gefäßwandschäden, Hämorrhagien, Nekrosen und eine intravasale Hämolyse hervorrufen. Fragmentierte Erythrozyten sind im Blutausstrich nachweisbar. Nierenversagen und Urämie erfordern häufig eine Dialyse. Therapeutisch ist die Flüssigkeits- und Elektrolytsubstitution sowie bei systemischen Verläufen und v. a. bei Cholera (Cotrimoxazol, Doxycyclin, Erythromycin), bei Yersinien (Cotrimoxazol Cephalosporine, Doxycyclin), bei der Yersiniapestis-Infektion (Streptomycin, Doxycyclin), bei Meningitis (Chloramphenicol) und bei Shigellosen (Cephalosporine, Gyrasehemmer) eine antibiotische Therapie indiziert. Campylobacterinfektionen sollen nur bei protrahiertem Verlauf antibiotisch behandelt werden (Erythromycin). Prädisponierte Patienten (insbesondere HLA-B27-Träger) können an einer postinfektiösen Arthritis erkranken. Meldepflicht besteht bei Verdacht, Erkrankung oder Tod. Impfstoffe stehen nicht zur Verfügung.

Pertussis (Keuchhusten)

Der Keuchhusten wird von Toxinen der Bordetella pertussis hervorgerufen. Die Übertragung erfolgt durch Tröpfchen. Nach einer Inkubationszeit von 7–28 Tagen beginnt eine akute Atemwegsinfektion mit Fieber und Husten (katarrhalische Phase), der unter Toxinwirkung zunehmend stakkatoartig imponiert (konvulsive Phase). Ein den Hustenanfällen mit herausgestreckter Zunge folgendes juchzendes Inspirium ist typisch. Gesehen werden auch konjunktivale Blutungen und Zungenbandulzerationen. Die Phase abfallender Anfallsfrequenz wird Stadium decrementi genannt. Das Toxin führt im Blut zu einer typischen Lymphozytose. Die Pertussisenzephalopathie kann mit Bewusstseinsstörungen, Anfällen und Paresen einhergehen. Die Diagnose erfolgt klinisch und kann durch einen Abstrich aus dem Nasopharynx auf speziellem Träger oder in der Frühphase mit PCR erhärtet werden. Die serologische Diagnostik wird erst spät möglich. Der IgA-Nachweis soll zwischen Impfreaktion und Infektionsreaktion unterscheiden helfen. Die antibiotische Therapie mit Makroliden, alternativ Cotrimoxazol, verhindert komplizierte Verläufe, sekundäre Pneumonien und die Infektion des Umfelds. Daneben sind symptomatische Maßnahmen wie Sekretolyse, inhalative oder systemische Gabe von Salbutamol oder Kortikosteroiden und ggf. Sedierung hilfreich. Säuglinge sollten stationär überwacht werden. Eine Isolierung ist bis zum Ende der ersten Behandlungswoche erforderlich. Die Prophylaxe gelingt durch die gut etablierte Schutzimpfung, wobei eine Infektion und eine weitere Streuung nicht ausgeschlossen sind. Nicht geimpfte Kontaktpersonen können eine antibiotische Prophylaxe erhalten, die auch geimpften Personen angeboten werden kann, wenn diese gefährdete Personen betreuen. Der Tod an Pertussis ist meldepflichtig.

Diphtherie

Der Erreger, Corynebacterium diphtheriae, ist ein grampositives Stäbchen, dessen Toxinbildung vom Bakteriophagengehalt abhängt. Die Übertragung erfolgt durch Tröpfcheninfektion. Überträger können symptomfrei bleiben. Die Inkubationszeit bis zur Rachendiphtherie mit Fieber und Pharyngitis beträgt 2–6 Tage. Beobachtet werden grauweiße Exsudate auf den Tonsillen, die den ganzen Rachenraum ausfüllen können (Pseudomembranen) und einen süßlichen Geruch verbreiten. Komplikationen sind bedingt durch den inspiratorischen Stridor, eine erhebliche Halslymphknotenschwellung (Cäsarenhals). Die Toxinwirkung hält bis zur 4.–6. Krankheitswoche und kann bedrohliche Myokarditiden mit Herzinsuffizienz oder Rhythmusstörungen bedingen oder zu Neuritis mit Gaumensegel-, Augenmuskel- oder Atemmuskellähmung führen. Zur Therapie wird schon bei Verdacht Antitoxin vom Pferd gegeben. Zu beachten sind anaphylaktische Reaktionen. Ein humanes Antitoxin ist in der Schweiz verfügbar. Antibiotisch wird mit Penicillin i.v., alternativ mit Makroliden behandelt. Die Prophylaxe besteht aus einer Isolierung des Erkrankten, Antibiotikagaben an Kontaktpersonen und der Impfung (s. Kap. 19.8).

Borrelien

Die Infektion mit zu den Spirochäten zählenden Borrelia burgdorferi erfolgt in der Regel nach einem Zeckenstich, aber auch durch Stechfliegen. Die Durchseuchung der Zecken (Ixodes ricinus) ist sehr variabel und liegt in Mitteleuropa bei 30%. Hier sind 3 verschiedene Borrelienstämme (B. sensu trictu, B. garinii, B. afzelii) pathogenetisch relevant. Die Infektionserkrankung wird wie die Lues in 3 Stadien eingeteilt, die primäre (lokalisierte, kutane), sekundäre (oft Arthritis, lymphozytäre Meningitis, Neuritis) und tertiäre (Akrodermatitis chronica atrophicans Herxheimer). Zudem wurden verschiedene Organmanifestationen beschrieben. Allerdings treten die späteren Manifestationen häufig ohne vorangehendes Erythem auf (Tabelle 19.7-2).

Das **Erythema migrans** tritt 2–6 Wochen nach dem Stich auf und präsentiert sich mit einem von der Stichstelle ausgehenden, zentrifugal wachsenden, randbetonten Erythem ohne Schmerz oder Juckreiz. Es kann von unspezifischen Allgemeinsymptomen wie Fieber und Kopfschmerzen begleitet werden. Der serologische Nachweis von borrelienspezifischen Antikörpern ist hier oft (noch) negativ, sodass die Diagnose klinisch gestellt und eine Behandlung initiiert wird. Eine Anzucht gelingt selten, der Genomnachweis aus dem entzündlichen Randbereich hat nur akademische Bedeutung. Die Behandlung erfolgt bei kleinen Kindern mit Makroliden, bei älteren mit Doxycyclin oral. Die **periphere Fazialisparese** kann ein- oder beidseitig auftreten und ist die häufigste Manifestation der Neuroborreliose. Anschließend folgt die **lymphozytäre Me-**

Tabelle 19.7-2. Spektrum der Lyme-Borreliose

Organe	Frühstadium	Intermediärstadium	Spätstadium
Haut	Erythema migrans	Lymphadenosis cutis benigna Borrelienlymphozytom	(Akrodermatitis chronica atrophicans)
Gelenke		Lyme-Arthritis	Chronisch rezivierende Arthritis
Nervensystem	–	Fazialisparese Lymphozytäre Meningitis Guillain-Barré-Syndrom	Chronische Enzephalomyelitis
Andere	–	Karditis Myositis Uveitis	

ningitis. Ein Guillain-Barré- oder ein Bannwarth-Syndrom (Meningoradikuloneuritis mit peripherer Neuritis) sind selten. Die Neuroborreliose tritt jahreszeitlich gehäuft im Frühsommer und Herbst auf. Die **Lyme-Arthritis** ist in der Regel eine exsudative Mon- oder Oligoarthritis mit einmaligem oder rezidivierendem Verlauf. Auch chronische Verläufe sind beschrieben, die zu der rheumatoiden Arthritis ähnlichen Erosionen und Usuren führen. Die Diagnose der Neuroborreliose und der Lyme-Arthritis erfolgt in der Regel durch Nachweis spezifischer Antikörper im ELISA und im Westernblot. IgM-Antikörper weisen auf eine kürzliche Infektion hin, IgG-Antikörper entsprechen möglicherweise einer Sero-narbe. Auch IgM-Antikörper können nach erfolgreicher Therapie für Monate persistieren. Eine serologische „Erfolgskontrolle" ist nicht sinnvoll. Bei der Neuroborreliose lassen sich Antikörper im Liquor nachweisen. Auch der Keimnachweis mittels PCR in Liquor oder synovialer Flüssigkeit kann gelingen. Die Therapie der kutanen Borreliose erfolgt oral mit Penicillinen, Ampicillin, Azithromycin und bei älteren Kindern mit Doxycyclin. Bei der Neuroborreliose oder der Lyme-Arthritis ist eine parenterale Therapie mit Ceftriaxon Mittel der Wahl. Auf Grund der langen Generationszeit sollte eine Therapiedauer von zumindest 14 Tagen eingehalten werden. Eine serologische Kontrolle der Therapieeffektivität ist bei klinischer Erscheinungsfreiheit nicht notwendig. Zur Prophylaxe sollten Zecken möglichst rasch entfernt werden, um das Risiko des Übertritts von Keimen zu minimieren. Eine prophylaktische Antibiotikatherapie wird nicht empfohlen. Ebenso ist auf eine Routinetestung des Antikörperstatus nach Zeckenbiss bei klinisch erscheinungsfreien Bissopfern zu verzichten. Ein Impfstoff aus rekombinanten Oberflächenproteinen wurde in den USA erfolgreich entwickelt, hat sich aber nicht am Markt gehalten.

Tuberkulose (s. auch 19.9.7)

In Deutschland wurden um 1895 jährlich 250 Todesfälle/100.000 Menschen gezählt, heute treten ca. 15 Erkrankungsfälle/100.000 auf. Im Kindes- und Jugendalter ist die Inzidenz ca. 3 Erkrankungsfälle/100.000. Weltweit versterben dennoch 3 Mio. Menschen jährlich. Der Mensch ist ausschließliches Reservoir für Mycobacterium tuberculosis. M. bovis findet sich bei Rindern (Milch), Pferden und Hunden. Die Tuberkulose ist eine Tröpfcheninfektion. Quellen der Infektion sind Lungenkavernen, aus denen beim Husten M. tuberculosis über Stunden in Suspension geht (aerogene Infektion). Erstinfektionen über den Gastrointestinaltrakt oder durch Hautkontakt sind selten. Pathogenetisch führt die Inhalation von Mykobakterien zunächst zu einer Besiedlung des apikalen Ober- oder Mittellappens. Dort werden die Bakterien durch Makrophagen phagozytiert. Auf Grund insuffizienter intrazellulärer Abtötung werden sie lebend in die Hiluslymphknoten verschleppt. Es entsteht der Primärkomplex aus Infiltrat und Lymphadenitis.

Eine gesicherte Diagnose besteht bei Erregernachweis (Mikroskopie, Kultur, Tierversuch, PCR), bei positivem Röntgenbefund in Verbindung mit anamnestisch gesichertem Kontakt zu infektiösem Indexfall oder mit positiver Hautreaktion (GT10-Ablesung nach 72–96 Stunden). Die Therapie der Tuberkulose erfolgt standardisiert. Bei unkomplizierten Fällen erfolgt eine Dreifachkombination aus INH + Rifampicin + Pyrazinamid für zumindest 2 Monate, gefolgt von einer Zweifachkombination aus INH + Rifampicin für zumindest 4 Monate. Bei komplizierter Tuberkulose wird die Gesamtdauer der Therapie auf zumindest 9 Monate verlängert. Bei Miliartuberkulose, tuberkulöser Meningitis oder schweren Verlaufsformen sollte initial eine Vierfachkombination aus INH + Rifa + Pyrazinamid + Ethambutol (oder Streptomycin) erfolgen. Reservepräparate sind Paraaminosalicylsäure, Rifabutin, Clofazimin, Cycloserin, Ciprofloxacin und Amikacin. Kortikosteroide sind zur Minderung inflammatorischer Reaktionen in den ersten Therapiewochen bei Miliartuberkulose bzw. bei Tuberkulosemeningitis indiziert. Die Prophylaxe der Tuberkulose besteht derzeit aus hygienischen Maßnahmen inkl. der Isolierung der Patienten, dem Screening von Kontaktpersonen und der INH-Prophylaxe. Ein Impfstoff ist derzeit nicht verfügbar. Kontaktpersonen (Kinder) mit negativem GT10 erhalten INH für 3 Monate. Anschließend erfolgt ein erneuter Test. Bei positivem GT10 sollte INH für weitere 3–6 Monate eingenommen werden und eine radiologische Kontrolle erfolgen. GT10-positive Kontaktpersonen erhalten INH für 6 Monate. Bei dokumentierter GT10-Konversion binnen 24 Monaten erfolgt eine INH-Therapie für 6 Monate.

Atypische Mykobakterien („mycobacteria other than tuberculosis", MOTT)

Neben Mycobacterium avium und M. intracellulare sind einige andere Mykobakterien als Krankheitserreger auch bei immungesunden Patienten beschrieben. Sie verursachen in der Regel zervikale Lympohadenitiden. Bei angeborenen (Interferon-γ-Rezeptordefekte, IL12-/IL18-Defekte) oder erworbenen Immundefekten (HIV-Infektion) sind diese häufiger, und zudem sind septische Verläufe, chronische blutige Enteritiden, pulmonale Infektionen und zahlreiche Organinfektionen möglich. Abszesse können spontan perforieren. Zur Typisierung der Erreger steht neben aufwendigen und langwierigen biochemischen Methoden die Genanalyse mittels PCR oder Gensonden zur Verfügung. Die Therapie der Lymphadenitis beim Immungesunden ist eine chirurgische. Bei Rezidiven oder bestehendem Immundefekt ist eine medikamentöse Kombinationstherapie notwendig, wobei klassische Tuberkulostatika versagen. Dreifachkombinationen aus Clarithromycin, Rifabutin, Ethambutol, Clofazimin, Ciprofloxacin sind effektiv. Die Keimgewinnung für ein Resistogramm ist wichtig.

19.7.4 Pilzinfektionen

Kandida

Kandidainfektionen der Mundhöhle (Mundsoor) treten typischerweise in den ersten 3 Lebensmonaten auf und sind durch Trinkunlust oder Schreien gekennzeichnet. Die Infektion des Neugeborenen erfolgt nach Keimkontakt im Geburtskanal. Auch intrauterine Infektionen werden beobachtet. Im Rahmen des Mundsoors wird nicht selten auch der Windelbereich infiziert. In der späteren Kindheit ist die Soorinfektion der Mundhöhle ein wahrscheinliches, die Soorösophagitis oder die invasive Kandidainfektion (Sepsis) ein sicheres Zeichen eines zellulären oder kombinierten Immundefektes, primär oder sekundär, im Rahmen von Grunderkrankungen inkl. Diabetes mellitus bzw. iatrogen als Therapiefolge. Der Mundsoor und die Windeldermatitis werden lokal behandelt. Die lokale Applikation von Miconazol, Nystatin oder Amphotericin B, ggf. in Kombination in Salben, Cremes oder Pasten, ist ausreichend. Therapiestandard für die invasiven Infektionen und die Soorösophagitis ist die systemische Gabe von Fluconazol, bei Resistenz Itraconazol, in bedrohlichen Situationen Amphotericin B. In refraktären Fällen erfolgt eine Kombination aus Amphotericin B und 5-Flucytosin. ZNS-Infektionen bedürfen immer einer Kombination, da Amphotericin schlecht liquorgängig ist. Die Kandidabesiedlung des Stuhls ist keine Therapieindikation. Die chronisch mukokutane Kandidiasis ist eine Krankheitsentität (s. Kap. 19.6), bei der ein Immundefekt begleitet wird von Endokrinopathien (Hypoparathyreoidismus, Nebenniereninsuffizienz). Neben einer schweren Soorstomatitis und Soorösophagitis finden sich brüchige Nägel und zum Teil ein Exanthem mit granulomatösen Herden. Therapeutisch ist neben der Hormonsubstitution eine antimykotische Dauerprophylaxe mit Fluconazol oder Itraconazol notwendig. Zur Prophylaxe werden Nystatin oder Amphotericin B oral appliziert. Eine Indikation kann bei Immundefekt bestehen sowie im Rahmen einer chemotherapieinduzierten Leukopenie.

Aspergillosen

Aspergillusinfektionen werden bei immuninkompetenten Patienten mit primären Immundefekten, bei Leukämie, im Rahmen einer Chemotherapie, einer intensiven Immunsuppression, bei Transplantationspatienten und bei Frühgeburtlichkeit beobachtet. In der Regel bestehen pulmonale Aspergillosen, seltener von dort ausgehende disseminierte Infektionen des ZNS, Osteomyelitis und septische Arthritis oder Hautaspergillose. Bei septischer Granulomatose werden auch primär abgegrenzte Infektionen wie z. B. Lymphadenitiden beobachtet. Erkrankungen bei Immunkompetenten sind selten und setzen eine Milieustörung voraus (Sinusitis, chronische Otitis). Hiervon abzugrenzen sind allergische Reaktionen auf die Inhalation von Aspergillussporen (allergische bronchopulmonale Aspergillose), die bei Mukoviszidose und Asthma bronchiale vorkommen. Die Patienten zeigen Husten, zunehmende Luftnot mit Obstruktion und radiologisch eine retikuläre und streifige Zeichnungsvermehrung. Aspergillome sind nichtinfiltrierende Pilzknoten, die sich in vorgebildeten pulmonalen Höhlen bilden. Die Diagnose der Aspergillusinfektion wird zumeist klinisch gestellt. Ein Keimnachweis oder die positive PCR sind nicht beweisend, da verunreinigende Sporen nicht auszuschließen sind. Diagnostisch beweisend wäre der Nachweis von Hyphen in der Biopsie, die sich bei oft schlechtem Allgemeinzustand verbietet. Der Nachweis von Antikörpern hat in der Regel auf Grund der fehlenden Immunkompetenz mit Ausnahme der septischen Granulomatose keine Bedeutung. Der Nachweis des Aspergillusgalaktomannanantigens ist im Serum möglich. Zur Diagnose der allergischen bronchopulmonalen Aspergillose führen neben der Klinik und dem Röntgenbild die Eosinophilie, die IgE-Erhöhung, aspergillusspezifische IgE- und präzipitierende IgG-Antikörper.

Die Behandlung der Aspergillusinfektion erfolgt mit Amphotericin B oder mit einer Kombination von Amphotericin B und Flucytosin oder mit Voriconazol. Verschiedene Maßnahmen sollten die erhebliche Toxizität der Therapie vermindern. Eine weniger toxische Alternative ist liposomales Amphotericin B, anschließend Itraconazolgabe zur Prophylaxe. In nur leichten Fällen (lokalisierte Aspergillose, z. B. Lymphadenitis) wäre eine Therapie nur mit Itraconazol zu rechtfertigen. Ohne eine Besserung der Immunitätslage, z. B. Verschwinden der Neutropenie bzw. Beendigung der Immunsuppression, ist eine Ausheilung nicht zu erwarten. Beim Aspergillom kann die chirurgische Entfernung notwendig sein. Hochrisikopatienten sollten neben hygienischen Anweisungen eine Aspergilloseprophylaxe erhalten. Ob diese auf die neutropenischen Phasen beschränkt werden kann, ist nicht erwiesen. Patienten mit septischer Granulomatose sollten eine Prophylaxe mit Itraconazol (im Kindesalter nicht zugelassen) erhalten.

Dermatomykosen

Die Dermatomykosen (Tinea, Dermatophytose) sind Infektionen von Haut und Hautanhangsgebilden durch Trichophyton-,

Mikrosporum- oder Epidermophytonarten. Klinisch verursachen gleiche Pilze unterschiedliche Morphen, vesikulopapulöse, hyperkeratotische und schuppende Dermatitiden, die an Stamm und Kopf ringförmige Strukturen annehmen, sich an den Händen und Füßen intertriginös finden. Auch tiefe Infektionen (Kerion Celsi) mit Lymphadenitis kommen vor. Der Befall der Kopfhaut kann als Tinea capitis oder bei Mikrosporidien mit Alopezie bei knapp über der „bestäubten" Kopfhaut abgebrochenen Haaren erfolgen.

Die Diagnose erfolgt klinisch, Fluoreszenzlicht ist hilfreich, und mikroskopisch am Nativpräparat. Die Unterscheidung der Pilzarten erfolgt kulturell. Die Therapie erfolgt in der Regel lokal durch Anwendung antimykotischer Salben (Clotrimazol, Econazol u. a.) und Tinkturen. Auch Farbstofflösungen werden immer noch verwendet. Systemisch applizierbar sind Ketoconazol, Itraconazol und Fluconazol. Oral applizierbares Griseovulvin wird in die Hautschuppen und Nägel aufgenommen und ist das im Kindesalter für diese Indikation einzig zugelassene Präparat.

19.7.5 Parasitäre Infektionen

Helminthosen

In Mitteleuropa vorkommende Parasiten sind u. a. Anklyostoma, Askariden, Echinokokken, Enterobis vermicularis (Oxyuren), Toxocara canis, Trichinen und Trichiuren. Die Bilharziose, Filiariose, Onchozerkose, die Loiasis und die Drakukulose kommen nur im außereuropäischen Ausland vor.

Bei **Ascaris lumbricoides** (Spulwurm) erfolgt die fäkalorale Infektion über die Eier. Die Eier gelangen mit der Nahrung (Gemüse und Salate) in den Darm. Die geschlüpften Larven durchwandern die Darmwand, gelangen über die Blutbahn in die Lunge, wo sie eine unspezifische Atemwegsinfektion auslösen können und ein radiologisches Infiltrat verursachen. Symptome sind Husten, Luftnot und Fieber. Labormedizinisch findet sich eine Eosinophilie. Die Larven werden nach der versuchten Expektoration geschluckt und reifen im Darm zu geschlechtsfähigen Würmern, die eine Passagebehinderung, eine Cholestase, Cholangitis, Hepatitis, Pankreatitis und Leberabszesse hervorrufen können. Die Diagnose wird durch Nachweis der Wurmeier im Stuhl gestellt. Auch bei der Sonographie können die Würmer erkennbar sein.

Die **Ankylostomiasis** (Hakenwurmbefall) wird durch unterschiedliche Wurmspezies hervorgerufen, wobei in Südeuropa nur Ancylostoma duodenale vorkommt. Hier penetrieren die Larven die Haut oder werden oral aufgenommen und gelangen über die Blutbahn ebenfalls in die Lunge und schließlich in den Darm. Klinisch stehen hier eine sich entwickelnde Anämie und ein Eiweißverlust im Vordergrund. Die Diagnose wird durch den Nachweis der Wurmeier im Stuhl gestellt.

Enterobius vermicularis (Oxyuren) gelangen durch mit infektiösem Stuhl verunreinigte Gegenstände und bei mangelnder Hygiene in Kindereinrichtungen über die Hände peroral in den Darm, wo die Larven schlüpfen und zu bis 12 mm langen Würmern reifen. Die Würmer verlassen den Darm und legen perianal Eier in die Haut. Klinische Zeichen sind perianale Dermatitis, Juckreiz oder eine Vulvovaginitis. Auch eine Appendizitis durch Wurmbefall kommt vor. Der Nachweis der Infektion gelingt durch einen morgens perianal aufgebrachten Klebestreifen. Autogene Reinfektionen nach Therapie werden bei mangelnder Hygiene beobachtet. Bei den **Trichinen** sind Haustiere und Wildtiere Zwischenwirt und tragen die Larven in Zysten in der Muskulatur. Im menschlichen Darm entwickeln sich Würmer, die Eier legen, aus denen Larven schlüpfen, die den Darm penetrieren und in Skelett und Herzmuskeln gelangen. Die klinischen Symptome der Trichinose sind vielfältig. Neben Fieberschüben stehen Lidödeme, Myositiden, Myalgien und neurologische Symptome im Vordergrund. Die Diagnose kann serologisch gestellt werden. In der Regel entwickelt sich eine erhebliche Eosinophilie. **Trichiuren** (Peitschenwürmer) kommen weltweit vor. Die Eier werden oral aufgenommen. Die Larven schlüpfen im Darm, und es entwickeln sich die Würmer. Die Folgen sind Diarrhöen, Bauchschmerzen, Anämisierung und ggf. eine Invagination.

Für alle genannten Parasitosen gelten Mebendazol und bei älteren Kindern Albendazol als Therapeutika der Wahl, bei Askaridiasis, Oxyuriasis und Hakenwurmbefall auch Pyrantel. Bei Askariden und Oxyuren sollte die Therapie nach 2–3 Wochen wiederholt werden.

Bei Infektionen mit **Tania saginatum** (Rinderbandwurm) und T. solium (Schweinebandwurm) trägt der Mensch den Wurm im Darm, von dem Proglottiden abgehen, die die Eier tragen. Diese gelangen über Düngen mit menschlichen Exkrementen zurück zu den Tieren, wo sich die Larven (Finnen) in der Muskulatur festsetzen. Bei der Zystizerkose werden die Eier durch Autoinfektion oral aufgenommen und die geschlüpften Larven können in die Muskulatur, das subkutane Fettgewebe, aber auch in das Gehirn oder die Augen. Die Diagnose erfolgt nach Ausscheidung der Proglottiden, bei der Zystizerkose durch bildgebende Verfahren und Probeexzision. Die Therapie des Wurmbefalls ist mit Niclosamid oder Albendazol, der Zystizerkose mit Praziquantel möglich.

Bei Hundebandwurm (**Echinococcus granulosus**) und Fuchsbandwurm (**E. multilocularis**) ist der Mensch Zwischenwirt, der Wurm befällt das Tier, das die Eier ausscheidet. Aus ihnen schlüpfen im menschlichen Darm die Larven, die über die Blutbahn zumeist in die Leber gelangen, aber auch in Muskulatur, Lunge, Gehirn und Knochen. Dort bilden sich die Zysten, in denen die Kopfanlagen (Protoskolices) heranreifen. Beim E. granulosis gibt es eine Zyste, die verdrängend wächst (zystische Echinokokkose), während E. multilocularis ein infiltratives Wachstum zeigt (alveoläre Echinokokkose), das Organgrenzen überschreitet und biologisch ein malignes Verhalten zeigt. Die Diagnose wird in bildgebenden Verfahren gestellt. Die serologische Diagnostik ist hilfreich, zur Unterscheidung der Arten aber nicht immer zuverlässig. Therapeutisch ist die operative Entfernung auch in Kombination mit intraoperativer Zystenpunktion (zystische Echinokokkose) und Instillation von Alkohol oder hypertoner NaCl-Lösung angezeigt. Eine antiparasitäre perioperative Therapie ist möglicherweise sinnvoll. Bei Inoperabilität (alveoläre Echinokokkose) erfolgt die antiparasitäre Therapie mit Mebendazol oder Albendazol.

Protozoen

Die Infektion mit **Amöben** (Entamoeba histolytica und E. dispar) erfolgt fäkal-oral. Zahlreiche Menschen sind symptomfrei besiedelt. Bei der Amöbenruhr bestehen klinisch nur leichte Erkrankungen mit breiigen, teilweise blutigen Stühlen oder schwere Formen mit Fieber, blutig-schleimigen Durchfällen und krampfartigen Bauchschmerzen. Nach Ulzerationen können Perforation und Peritonitis folgen. Nach Penetration der Darmwand gelangen Amöben über das Pfortadersystem in die Leber (Abszessbildung) oder von dort aus in weitere Organe. Insbesondere immuninkompetente Patienten sind gefährdet. Die Diagnose erfolgt durch Nachweis der Zysten oder der hämophagozytierenden Trophozoiten im frischen Stuhl. Leberabszesse werden sonographisch erkannt, der Antikörpernachweis legt dann die Genese nahe. Die Therapie erfolgt mit Metronidazol oder Tinidazol, bei Leberabszessen auch mit Dihydroemetin. Auch Erythromycin und Tetrazykline sind ämobizid. Auch die durch **Giardia lamblia** verursachte Lambliasis ist eine fäkal-orale Infektion. Die Zysten entwickeln sich im Darm zu Trophozoiten, die eine chronische Durchfallerkrankung auslösen. Insbesondere immuninkompetente Patienten sind gefährdet. Die Diagnose erfolgt durch Nachweis der Zysten im Stuhl oder der Trophozoiten im Duodenalaspirat. Metronidazol ist Therapeutikum der Wahl. Die Infektion mit **Kryptosporidien** ist insbesondere für Immunkompetente problematisch. Es entwickeln sich profuse Durchfälle. Die Behandlung kann mit Albendazol oder Azithromycin erfolgen.

Die **Pneumocystis-carinii-Pneumonie** ist eine klassische opportunistische Infektion und wird bei Immundefekten, im Rahmen der Chemotherapie und bei geschwächten Neugeborenen und Säuglingen beobachtet. Klinisch bestehen Luftnot, trockener Husten, blass-graues oder zyanotisches Hautkolorit. Die Laktatdehydrogenase ist oft erhöht. Radiologische Befunde können im Frühstadium fehlen, später dann aus flächigen Infiltraten mit positivem Bronchopneumogramm bestehen. Der Erreger wird im Sputum oder im Bronchialaspirat mikroskopisch nachgewiesen. Eine PCR ist ebenso möglich. Der Therapiestandard ist Cotrimoxazol plus Folinsäure. Nebenwirkungen sind allergische Reaktionen, Neutropenie und Thrombopenie. Kontraindikationen sind eine bestehende Allergie gegen Sulfonamide, aber auch gegen Furosemid und Thiazide, schwere Nierenfunktionsstörungen und eine akute Hepatitis. Pentamidin kann eine Therapiealternative darstellen. Kortikosteroide können den Krankheitsverlauf günstig beeinflussen. Die Prophylaxe ist mit Cotrimoxazol an 1, 2 oder 3 Tagen der Woche oder durch Inhalationen mit Pentamindin möglich.

Toxoplasma gondii wird durch den Verzehr von ungegartem Fleisch oder aus dem Kot infizierter Katzen aufgenommen. Die Oozysten dringen in den Darm ein, bilden Trophozoiten, die hämatogen in verschiedene Organe gelangen, wo sie bei intakter Abwehr abgetötet werden. Klinisch zeigen sich grippale Symptome mit Myalgien, manchmal Fieber und Lymphadenitis. Bei Immuninkompetenten persistieren die Zysten und setzen erneut Erreger frei, die zu Enzephalitis, Chorioretinitis, Hepatitis, Myokarditis und Myositis führen. Eine Erstinfektion während der Schwangerschaft führt in der Hälfte der Fälle zu einer fetalen Invasion. Hydrocephalus internus, zerebrale Verkalkungen und postenzephalitischer Hirnschaden mit Krampfanfällen sind die Folge. Die Diagnose erfolgt serologisch durch Nachweis spezifischer Antikörper. In Lymphknotengeweben kann T. gondii mikroskopisch nachgewiesen werden, ebenso mit der PCR. Die Standardtherapie erfolgt mit Pyrimethamin in Kombination mit Sulfadiazin und Folinsäure, ggf. in Kombination mit Prednison (Chorioretinitis). Nebenwirkungen sind Anämie, Leukopenie und Thrombopenie, Krampfanfälle, Tremor, Ataxie und allergische Hauterscheinungen. Zu den Kontraindikationen zählen eine bestehende megaloblastäre Anämie bei Folsäuremangel, Krampfleiden, Niereninsuffizienz und Glukose-6-Phosphat-dehydrogenasemangel. Bei Schwangeren im ersten Trimenon ist eine Behandlung mit Spiramycin möglich, später dann die o. g. Kombination. Zur Prophylaxe der konnatalen Toxoplasmose erfolgt ein serologisches Screening bei Schwangeren, die zudem ungegartes Fleisch, ungewaschenes Obst oder Gemüse sowie den Kontakt zu Katzen meiden sollten.

Die **Malaria**, die **Trypanosomiasis** und **Leishmaniosen** werden nicht in Mitteleuropa aquiriert, doch können Rückkehrer aus dem Ausland die Infektion tragen. Diese ist aber außer durch Transfusionen nicht übertragbar.

19.7.6 Lokale Infektionserkrankungen

Akute Otitis media

Die Otitis media ist die häufigste bakterielle Infektion im Kleinkindalter. Als tubogene Infektion folgt sie einer Rachenbesiedlung. In einer Untersuchung von 340 Kinder waren zu 36% Pneumokokken, 21% Haemophilus influenzae, 7% Streptokokken Gr. A, 4% Staphylokokken und zu 3% Neisserien nachweisbar. Bei 21% war kein Erreger nachweisbar. Klinisch bestehen Fieber, Ohrenschmerzen, Rötung und/oder Vorwölbung des Trommelfells, ein aufgehobener Lichtreflex und eine Schallleitungsschwerhörigkeit. Bei Perforation werden die Kinder schlagartig beschwerdefrei; es folgt eine Sekretion. Komplikationen der Otitis media sind Hirnabszess, Meningitis, Sinusvenenthrombose und Mastoiditis. Die Therapie besteht aus Antibiotika (Cephalosporine, Amoxicillin oder Makrolide), abschwellenden Nasentropfen, Sekretolytika und Analgetika/Antipyretika.

Pneumonie

Die klinischen Zeichen der Pneumonie variieren entsprechend dem Lebensalter. Bei Neugeborenen können Sepsiszeichen im Vordergrund stehen (Hypothermie oder Fieber, Tachypnoe oder

Tabelle 19.7-3. Erregerspektrum bei Pneumonien

Patientengruppe	Bakterien	Pilze	Viren
Früh- und Neugeborene	B-Streptokokken, Escherichia coli, Staph. aureus und epidermidis, Listerien, Pneumokokken, Darmbakterien	–	RSV, Adenoviren, Rhinioviren, Parainfluenzaviren
Ambulante Pneumonie	Pneumokokken, Mykoplasmen, Haemophilus, Bordetella pertussis	–	RSV, Influenza, Adenoviren
Nosokomiale Infektion	Escherichia coli, Klebsiella pneumoniae, Staph. aureus und epidermidis, Pseudomonaden, Pneumokokken, Darmbakterien	Candida albicans, Aspergillen	RSV, Adenoviren, CMV, HSV, VZV, Influenzaviren
Immundefiziente Patienten	Staph. aureus und epidermidis, Pseudomonaden, Pneumocystis carinii, andere Bakterien	Candida albicans, Aspergillen	CMV, VZV, HSV, EBV, HHV-6

Apnoe, Blässe oder Zyanose). Zeichen der Dyspnoe sind Einziehungen, Stöhnen, Nasenflügeln. Ab dem Säuglingsalter kann mit typischen Zeichen wie Husten, Tachydyspnoe, hohem Fieber und klassischen Auskultationsbefund gerechnet werden. Ältere Kinder klagen zudem über Bauchschmerzen. Die wichtigsten Erreger sind in Tabelle 19.7-3 aufgeführt. Der kulturelle Nachweis aus Blut und Sputum (ggf. Rachenabstrich) sollte stets versucht werden. Die Therapie besteht aus symptomatischen Maßnahmen (Sekretolyse, Antipyrese, Inhalationen, ggf. Intubation und Beatmung) und einer dem Erreger entsprechenden antiinfektiösen Therapie. Die initiale Therapie in Unkenntnis des Erregers erfolgt bei Neugeborenen oder bei nosokomialer Infektion mit einem Cephalosporin in Kombination mit einem Aminoglykosid, bei ambulant erworbener Pneumonie mit einem Aminopenicillin und β-Laktamasehemmer, einem Ce-phalosporin oder einem Makrolid, bei Immuninkompetenten mit Cefazidim und Aminoglycosid. Zur Prophylaxe stehen Impfstoffe gegen Pertussis, Haemophilus influenzae und Pneumokokken zur Verfügung, neuerdings auch ein 7-valenter Pneumokokkenadsorbatimpfstoff zum Einsatz bei Kindern in den ersten beiden Lebensjahren (s. Kap. 19.8). Der nosokomialen Infektion wird durch strenge Hygiene, insbesondere durch Händedesinfektion, vorgebeugt.

Meningitis

Das Keimspektrum ist abhängig vom Lebensalter der Kinder. In den ersten drei Monaten überwiegen B-Streptokokken, Escherichia coli, Listerien, Staphylokokken und gramnegative Stäbchen. Danach sind Meningokokken, Pneumokokken sowie Haemophilus influenzae führend. Unspezifische klinische Zeichen sind Fieber, Kopfschmerzen, Nahrungsverweigerung, Myalgie/Arthralgie, Hypotension, Hypothermie, Hypoglykämie und Hautveränderungen. Spezifischer sind Nackensteifigkeit, das Brudzinski-Nackenzeichen, das Kernig-, Lasègue- und Dreifußzeichen. Auf eine intrakranielle Drucksteigerung weisen Erbrechen, vorgewölbte Fontanelle, Hirnnervenparesen, Krampfan- fälle, Bradykardie, Hypertonie, Hyperventilation und Koma hin. Insbesondere bei Neugeborenen können sichere Meningitiszeichen fehlen. Hier können Atemstörungen, Hautblässe, Krampfanfälle, Erbrechen, Trinkschwäche, Muskelhypotonie, Hyperexzitabilität, Be-

wusstseinsstörung, Ödeme oder Untertemperatur auftreten. Fieber besteht nur selten. Antibiotika sind zunächst „blind" zu verabreichen. Im Alter <3 Monate sind Ceftriaxon oder Cefotaxim und ein Aminoglykosid, im Alter >3 Monate Ceftriaxon oder Cefotaxim zu empfehlen. Eine Modifikation erfolgt nach Erregerkenntnis und Antibiogramm. B-Streptokokken sollten mit Penicillin und Aminoglykosiden, Listerien mit Ampicillin und Aminglykosiden, Pseudomonaden mit Cefazidim und Aminoglykosiden behandelt werden. Bei Staphylokokken sind Teicoplanin und Flucloxacillin zu empfehlen. Bei Meningokokken oder Pneumokokken ist Penicillin noch sehr oft wirksam. Die Gabe von Dexamethason ist lediglich bei HIB-Meningitis etabliert. Zusätzliche supportive Maßnahmen bestehen aus einer Kopfhochlagerung, einer adäquaten Flüssigkeitszufuhr unter Beachtung der Gefahr eines Hirnödems bzw. einer Minderperfusion.

Harnwegsinfektionen

Harnwegsinfektionen präsentieren sich klinisch sehr heterogen (s. Übersicht). Die Symptomatik kann mit Fieber, Durchfall, Erbrechen, Flankenschmerz, Harndrang, Dysurie, Pollakisurie, Makrohämaturie und Harnverhalt ebenso different sein. Die Diagnostik der Harnwegsinfektion besteht in der Urinuntersuchung, wobei die Art der Uringewinnung beachtet werden muss. Bei einem Spontanurin (Säuberungsurin oder Mittelstrahl) oder einem Beutelurin ist nicht jeder Keimnachweis pathologisch. Durch suprapubische Blasenpunktion bzw. Katheterisierung gewonnener Urin ist dagegen normalerweise keimfrei. Der Urin sollte zumindest auf Leukozyten, Erythrozyten, Bakterien, Nitrit und Eiweiß untersucht werden. Eine Kultur ist bei jedem Verdacht auf eine Harnwegsinfektion anzulegen, und es sollte nach der Ursache gefahndet werden, insbesondere bei Jungen (s. Übersicht). Das bei Harnwegsinfektionen vorherrschende Keimspektrum besteht aus Darmkeimen wie Escherichia coli, Klebsiellen, Proteus, Enterokokken, aber auch aus Staphylokokken und anderen. Mischinfektionen kommen vor. Schon vor Kenntnis des Keims sollte eine antibiotische Therapie begonnen werden. Hierzu stehen Cephalosporine, Kombinationen aus Ampicillin und Clavulansäure, Cotrimoxazol oder Trimethoprim zur Verfügung. Die Anpassung an das Antibiogramm ist selbstverständlich.

Harnwegsinfektionen
- Urosepsis
- Pyelonephritis
- Zystitis
- Urethritis
- Asymptomatische Bakteriurie

Ursachen der Harnwegsinfektion
- Vesikoureteraler Reflux
- Ureterabgangstenose
- Uretermündungsstenose
- Ureterozele
- Doppelte Nierenanlage/Ureterfehlmündung
- Urethralklappe
- Meatusstenose
- Phimose
- Restharn/neurogene Blase
- Fistelbildungen

Osteomyelitis und septische Arthritis

Staphylococcus aureus, Streptokokken der Gruppe A und Pneumokokken sind typische Erreger der Osteomyelitis und der septischen Arthritis. Bei bestimmten Patientengruppen sind auch gramnegative Stäbchen zu erwarten, Kandida bei Frühgeborenen, B-Streptokokken und E. coli bei Neugeborenen, H. influenzae bei Säuglingen, gramnegative Stäbchen und M. tuberculosis bei Befall der Wirbelsäule, Salmonellen bei Sichelzellenanämie und bei arabischen Kindern Brucellen. Klinisch bestehen mit Dolor, Rubor, Calor, Tumor und Functio laesa klassische Entzündungszeichen. Wie bei der Sepsis kann bei Säuglingen das Fieber fehlen und eine Pseudoparalyse bestehen. Hier muss in 10% der Fälle mit einer multiplen Osteomyelitis gerechnet werden. Die Diagnostik besteht aus Blutbild inkl. Differenzierung, BSG, CRP und Blutkultur, die Bildgebung aus nativer Röntgenaufnahme, Skelettszintigraphie und MRT. Auch die Ultraschalldiagnostik kann zum Abszessnachweis beitragen. Wo möglich, sollte ein Keimnachweis versucht werden, der aber auch bei Punktion von eitriger Synovialflüssigkeit in ca. 30% nicht gelingt.

In Unkenntnis des Erregers kann eine Antibiotikatherapie mit Cefuroxim und Flucloxacillin, alternativ mit Clindamycin und Cefotaxim erfolgen. Eine Anpassung an das Antibiogramm ist geboten. Bei unzureichendem Therapieeffekt ist ein Anaerobierbefall möglich und eine Kombination mit Metronidazol zu versuchen. Die Dauer der intravenösen Therapie sollte 3 Wochen nicht unterschreiten bzw. bis zur Normalisierung der BSG fortgeführt werden. Anschließend kann eine orale Therapie für weitere 3–6 Wochen empfohlen werden. Eine Immobilisierung ist nur bei Schmerzen notwendig.

Eine chirurgische Intervention ist insbesondere bei septischer Arthritis sinnvoll. Mit u. U. wiederholter Gelenkpunktion oder Arthrotomie ist eine Entlastung zu erreichen. Teilweise ist eine Saug-Spül-Drainage für 5–10 Tage hilfreich. Nach eigenen Erfahrungen ist ein frühzeitiges operatives Vorgehen mit offener oder endoskopischer Synovektomie sinnvoll.

Evidenz der Therapieempfehlungen

	Evidenzgrad	Empfehlungsstärke
RSV-Bronchiolitis		
Ribavirin	I	D
β-Mimetika zur Bronchodilation	I	B
Anticholinergika	I	D
Theophyllin	III	C
Kortikosteroide	I	C
RSV-Prophylaxe		
Palivizumab	I	A
anti-RSV Hyperimmunglobulin	I	E
HSV-1/2		
Aciclovir	I	A
VZV		
Aciclovir i.v.	I	A
Famciclovir	III	A
Brivudin	III	A
VZV-Prophylaxe		
Hyperimmunglobuline	I	A
Aktive Impfung	I	A
Aciclovir	I-II	A
CMV-Infektion		
Ganciclovir-Prophylaxe	I	A
Ganciclovir-Therapie	II-c	A
Hyperimmunglobulin-Prophylaxe	I	A
Aciclovir-Prophylaxe	I	A
Hepatitis-B-Virusinfektion		
Interferon-α	I	A
Lamivudin	I	A
Hepatitis-C-Virusinfektion		
Interferon-α	I	A
Ribavirin	I	A
Interferon-α + Ribavirin	I	A
HIV-Infektion*		
Zidovudin (AZT)	I	A
Lamivudin (3TC)	I	A
Stavudin (d4T)	I	A
Didanosin (ddI)	II-c	A
Abacavir	I	A
Indinavir	II-c	B
Nelfinavir	I	A
Saquinavir	III	B
Ritonavir	I	A
Amprenavir	I	A

* in Kombinationsstudien (Dreifachtherapie) an Kindern

Literatur

American Academy of Pediatrics, Committee on Infectious Diseases (1992) Chemotherapy for tuberculosis in infants and children. Pediatr 89: 161–165

Horneff G, Wahn V (1998) Antiretroviral treatment of pediatric HIV-infection. Pädiatr Grenzgeb 37: 203–215

Huppertz HI, Karch H, Schuschke HJ et al. (1995) Lyme arthritis in European children and adolescents. Arthritis Rheum 38: 361–368

The IMpact-RSV Study Group (1998) Palivizumab, a humanized respiratory syncytial virus monoclonal antibody, reduces hospitalization from Respiratory Syncytial Virus infection in high-risk infants. Pediatr 102: 531–537

Lai CL, Chien RN, Leung NW et al. (Asia Hepatitis Lamivudine Study Group) (2000) A one year trial of lamivudine for chronic hepatitis B. N Engl J Med 339: 61–68

Rheinhardt D (Hrsg) (2000) Leitlinien Kinderheilkunde und Jugendmedizin, Urban Fischer, München Jena

Whitley RJ, Cloud G, Gruber W et al. (1997) Ganciclovir treatment of symptomatic congenital cytomegalovirus infection: Results of a phase II study. J Infect Dis 175: 1080–1086

19.8 Impfungen
Gerd Horneff

Impfungen zählen über das Kindes- und Jugendalter hinaus zu den wichtigsten präventiven Maßnahmen. Dabei dienen sie nicht nur dem Schutz des Individuums vor einer Infektion – seit Einführung der Haemophilus-influenzae-Impfung zeigte sich ein dramatischer Abfall der Inzidenz schwerer oder tödlicher HIB-Infektionen –, sondern auch epidemiologischen Zielen. Ein schon historisches Beispiel hierfür ist die weltweite Ausrottung der Pocken, der andere Infektionserkrankungen folgen können. Prinzipiell ist zwischen aktiven und passiven Immunisierungen und zwischen Tot- und Lebendimpfstoffen zu unterscheiden. Die passiven Immunisierungen im Rahmen der unmittelbaren Infektionsprophylaxe werden im Kap. 19.7 besprochen. Bei Lebendimpfstoffen ist oftmals eine einmalige Vakzinierung erfolgreich. Um Impflücken zu minimieren und Impfversager zu erreichen, wird dennoch eine Zweitimpfung empfohlen. Mit Ausnahmen *müssen* Totimpfstoffe wiederholt appliziert werden, um durch „Boosterung" einen ausreichenden und anhaltenden Impferfolg zu erreichen. Eine Erfolgskontrolle durch Impftiterbestimmung ist nur in begründeten Fällen erforderlich. Lebendimpfstoffe können simultan verabreicht werden, ein Mindestabstand von 4 Wochen sollte eingehalten werden, wenn keine simultane Impfung durchgeführt wurde. Totimpfstoffe können simultan verabreicht werden, ein Mindestabstand zu anderen Impfungen ist nicht erforderlich. Um die Zahl der Injektionen gering zu halten, stehen Kombinationsimpfstoffe mit bis zu 6 Einzelstoffen zur Verfügung. Lebendimpfstoffe werden subkutan, Adjuvanzien enthaltende Totstoffe intramuskulär verabreicht. Die intramuskuläre Impfung sollte bei kleinen Kindern in den M. vastus lateralis und bei Kindern >12 Monate in den M. deltoides erfolgen.

19.8.1 Impfkalender für Kinder und Jugendliche

In Deutschland werden aktualisierte Impfempfehlungen durch die **Ständige Impfkommission am Robert-Koch-Institut** (STIKO) herausgegeben (www.rki.de). Die Impfungen sollen zu den in Tabelle 19.8-1 genannten Zeiten begonnen werden. Mindestabstände bei der Boosterimpfung sind einzuhalten. Dabei gilt der Grundsatz, dass jede Impfung zählt. Eine begonnene, aber unterbrochene Grundimmunisierung wird demnach fortgeführt, aber nicht wiederholt. Auch bei verspätetem Beginn erfolgt eine Grundimmunisierung nach genanntem Schema unter Einhaltung der Mindestabstände. Bei Kindern nach dem 12. Lebensmonat wird eine einzige **Haemophilus-influenzae-Impfung** als ausreichend angesehen, ab dem 6. Lebensjahr kann auf diese Routineimpfung verzichtet werden. Bei der **Diphtherieimpfung** ist zu beachten, dass ab dem 6. Lebensjahr eine Impfung mit verminderter Antigenkonzentration durchgeführt wird. Auf Grund der hohen Prävalenz von Pertussisinfektionen und der besonderen Gefährdung junger Säuglinge ist möglichst eine rasche **Pertussisgrundimmunisierung** durchzuführen. Aus diesem Grund sollen schon im ersten Lebenshalbjahr 3 Vakzinierungen erfolgen.

Eine generelle **Hepatitis-B-Impfung** wird bei allen Säuglingen empfohlen. Ältere Kinder sollen ab dem 12. Lebensjahr eine Grundimmunisierung erhalten, zuvor geimpfte Kinder erhalten zu diesem Zeitpunkt eine Auffrischimpfung. Kombinationsimpfstoffe mit Hepatitis-A-Vakzinen stehen zur Verfügung. Neugeborene HBs-AG-positiver Mütter erhalten unmittelbar postpartal, innerhalb von 12–24 h, eine Simultanimpfung mit HBs-Antigen und HB-Immunglobulin. Die Grundimmunisierung wird 4–6 Wochen und 6 Monate nach der ersten Impfung fortgeführt.

Die **Masern-Mumps-Röteln-Impfung** kann bei Kindern, die eine Einrichtung besuchen sollen, bis zum 9. Lebensmonat vorgezogen werden. Da aber diaplazentar übertragene Antikörper den Impferfolg gefährden, sollen diese Kinder eine frühzeitige Zweitimpfung im zweiten Lebensjahr erhalten. Die zweite MMR-Impfung soll auch erfolgen, wenn anamnestisch über eine Masern-, Mumps- oder Rötelnerkrankung berichtet wird. Eine monovalente Rötelnimpfung von präpubertären Mädchen ist nicht erforderlich, wenn diese eine zweimalige MMR-Impfung erhalten haben.

Seit 1998 wird der orale Poliolebendimpfstoff (OPV) nicht mehr empfohlen. Auch eine mit OPV begonnene Impfung wird

Tabelle 19.8-1. Impfkalender für Kinder und Jugendliche

	Geburt	Alter (vollendete Lebensmonate)					Lebensjahr	
		1	2	3	4	11–14	15–23	5–6	9–17
Tetanus			1	2	3	4		5	6
Diphtherie			1	2	3	4		5(d)	6(d)
Pertussis			1	2	3	4			5
HIB[a]			1	a	2	3			
Polio (IPV)[a]			1	a	2	3			4
MMR						1	2		
Varizelle -						1			1(c)
Hepatitis B	1 (b)		1		2	3			4

[a] Werden penta- oder hexavalente Impfstoffe (gemeinsam mit Diphtherietoxoid, Tetanustoxoid, Pertussistoxin, DPT) verwendet, so soll in den ersten 6 Monaten dreifach mit HIB und IPV geimpft werden. Ein Wechsel des Impfstoffs im 4. Lebensmonat wird nicht empfohlen.
[b] Bei Indikation zur postnatalen Hep-B-Impfung erfolgt die Boosterung mit 1 und 6 Monaten.
(c) Ungeimpfte ohne Varizellenanamnese
(d) Ab dem 6. Lebensjahr soll bei der Diphtherieimpfung eine reduzierte Antigenmenge appliziert werden.

Tabelle 19.8-2. Wirksamkeit und Gefährdung von Impfungen bei Immundefekten

Defektes Abwehrsystem	Impfstoff	Wirksamkeit	Risiko
B-Zellen	BCG	+	–
	Polio oral	–	+
	Masern, VZV	–	?
T-Zellen, CID (HIV-Infektion)	BCG	–	++
	Polio oral	+/–	+
	Masern, VZV	+/–	+
Granulozyten/Makrophagen	BCG	(+)	+
	Polio oral	+	–
	Masern, VZV	+	–

mit injizierbarem Totimpfstoff (IPV) fortgeführt. In den USA wurde die Pneumokokken-Konjugat-Impfung in das Impfschema aufgenommen, in Deutschland ist sie Indikationsimpfung. Die Varizellenimpfung ist eine neu in den Impfplan aufgenommene Lebendimpfung. Sie wird gemeinsam mit der 1 MMR-Impfung appliziert. Ist keine Simultanimpfung möglich, ist ein Mindestabstand von 4 Wochen erforderlich.

Bedeutende Nebenwirkungen von Impfungen sind selten. Subfebrile Temperaturen und Lokalreaktionen in den ersten beiden Tagen nach der DPT-Grundimmunisierung sind aber häufig und in der Regel nicht behandlungsbedürftig; z. T. starke Fieberanstiege können mit Antipyretika (Paracetamol, Ibuprofen) suffizient behandelt werden. Bei nur subkutaner Injektion von Adsorbatimpfstoffen kann eine heftige Lokalreaktion mit Granulombildung oder Nekrose auftreten (steriler Spritzenabszess), oder der Impferfolg kann ausbleiben. Fieber und Exanthem werden nach Masernimpfung beobachtet, Thrombozytopenie und Arthortri nach Rötelnimpfung. Enzephalitiden nach anderen Impfungen werden beschrieben, ein Zusammenhang ist unsicher. Auftretende Nebenwirkungen sind meldepflichtig.

Kontraindikationen gegen Impfungen sind selten. Zu ihnen zählen akute behandlungsbedürftige Erkrankungen, Allergien gegen einen Bestandteil des Impfstoffes, wie z. B. Adjuvanzien, Stabilisatoren, Antibiotika (Neomycin), ggf. eine vorausgehende anaphylaktische Reaktion gegen Hühnereiweiß, eine Schwangerschaft (Lebendimpfungen) sowie angeborene und erworbene Immundefekte (einige Lebendimpfungen). Nebenwirkungen in zeitlichem Zusammenhang mit einer vorausgehenden Impfung sollten vor erneuter Applikation des gleichen Impfstoffes kritisch bewertet werden.

Allgemeine Kontraindikationen gegen intramuskuläre Injektionen (Gerinnungsstörung) sind zu beachten. Hier kann ein Ausweg in einer subkutanen Injektion bei allerdings unsicherer Effizienz bestehen.

Relative Kontraindikation für Lebendimpfungen ist die vorherige Applikation von Blutprodukten bzw. Immunglobulinpräparaten (auch Hyperimmunglobuline zur passiven Immunisierung), da sie den Impferfolg beeinträchtigen.

Keine Kontraindikationen sind banale Infekte, ein Ekzem, eine begleitende Antibiotikatherapie, chronische Erkrankungen oder eine Frühgeburtlichkeit. Die Impfung entsprechend dem chronologischen Alter ist besonders wichtig, da für den diaplazentaren Transfer von Antikörpern weniger Zeit verblieb.

Die Screening-Untersuchung auf primäre Immundefekte oder eine HIV-Infektion vor einer Impfung ist nicht praktikabel. Eine Reduktion des Impfrisikos ist erreichbar durch:
1. Erhebung einer Familienanamnese vor der Impfung,
2. Verzicht auf eine BCG-Impfung und
3. Verzicht auf orale Polioimpfungen, auch bei zuvor schon geimpften Geschwisterkindern oder Eltern.

Bei Defekten der spezifischen Immunität (Agammaglobulinämie und SCID) kann von einer Unwirksamkeit von Impfungen ausgegangen werden. Dies gilt auch für Impfungen mit Proteinantigenen (DPT) und HIB sowie HBs. Diese Totstoffimpfungen stellen für den Impfling keine Gefahr dar (Tabelle 19.8-2).

19.8.2 Indikationsimpfungen

Die **Varizellenimpfung** als Indikationsimpfung wird bei 9- bis 7-jährigen Jugendlichen ohne Varizellenanamnese, bei seronegativen Kindern vor geplanter Immunsuppression, Kindern mit schwerer atopischer Dermatitis und Kindern mit einer Leukämie nach Beendigung der Chemotherapie in der hämatologischen Remission durchgeführt. Gleiches gilt für Kinder mit soliden Tumoren. Eine Impfempfehlung kann auch ausgesprochen werden für seronegative Geschwister und Eltern dieser Kinder bzw. für medizinisches Personal.

Eine **FSME-Impfung** (Frühsommermeningoenzephalitis) kann für Kinder ab dem 2. Lebensjahr empfohlen werden, die in Endemiegebieten leben oder sich dort aufhalten wollen. Hierzu zählen in Deutschland Teile von Baden-Württemberg, Bayern, Südhessen und Kreise in Thüringen und Rheinland-Pfalz. Das Virus wird durch Zecken übertragen, mit einem wahrscheinlichen Infektionsrisiko nur in der Zeit von April bis November. Ab der zweiten Impfdosis kann vom Bestehen eines Impfschutzes ausgegangen werden. Auffrischimpfungen sind alle 3–5 Jahre notwendig. Eine passive Immunisierung wird derzeit nicht empfohlen.

Bei der **Hepatitis-A-Vakzine** kann nach einmaliger Applikation von einem Impfschutz ausgegangen werden. Eine „Boosterung" sollte frühestens nach 6 Monaten erfolgen, dann alle 5–10 Jahre. Auch eine Kombinationsimpfung mit Hepatitis-B-Impfstoff, beispielsweise im Rahmen der Grundimmunisierung (s. Tabelle 19.8-1), ist möglich. Zur passiven Immunisierung stehen Hyperimmunglobuline zur Verfügung.

Bei der **Pneumokokkenimpfung** handelt es sich um eine polyvalente Totstoffimpfung mit Kapselantigenen von 23 verschiedenen Serotypen (Pneumovax). Sie ist indiziert bei Kindern und Jugendlichen mit einer erhöhten Gefährdung auf Grund einer bestehenden schweren Grunderkrankung, bei Herz-Kreislauf-, chronischer Atemwegs-, Nieren- oder Stoffwechselerkrankung, Diabetes mellitus, neurologischer Erkrankung, Gedeihstörung, bei Frühgeburtlichkeit, bei Immundefizienz, bei Asplenie, vor einer Splenektomie oder vor Beginn einer immunsuppressiven Therapie. Da Infektionen mit Pneumokokken vor allem Kinder unter 2 Jahren gefährden und bei diesen der o. g. Impfstoff nicht wirksam ist, muss ein Proteinkonjugatimpfstoff mit den wichtigsten sieben Serotypen angewandt werden (Prevenar).

Die **Tuberkuloseimpfung** mit BCG (Bacille-Calmette-Guérin) wird derzeit von der STIKO nicht empfohlen, da dieser Stamm durch Antigenverlust offenbar keinen protektiven Impfschutz auszulösen vermag. Zuvor bestand eine Indikation nur bei besonderer Gefährdung, z. B. bei Kindern, die aus Regionen mit hoher Tuberkuloseprävalenz stammen, wenn die Eltern aus diesen Regionen stammen, wenn Kinder für längere Zeit in solche Regionen übersiedeln, wenn ein enger Kontakt zu Bevölkerungsgruppen mit erhöhter Tuberkuloseinzidenz besteht, wenn Kinder in enger Wohngemeinschaft mit aktiv an Tuberkulose Erkrankten wohnen. 3 Monate vor einer Impfung sollte ein Tuberkulintest durchgeführt werden. Bei positivem Test ist eine Impfung kontraindiziert.

Der derzeit verfügbare Impfstoff gegen **Meningokokken** enthält nur Antigene der Stämme A und C und schützt nicht vor dem in Deutschland überwiegenden Stamm B.

Die **Tollwutimpfung** erfolgt bei dringendem Verdacht auf einen Kontakt (Verletzungen oder Speichelkontakt nichtintakter Haut oder der Schleimhaut) mit einem tollwütigen oder tollwutverdächtigen Tier in der Inkubationszeit. Es wird eine Simultanimpfung, d. h. die gleichzeitige Verabreichung eines Hyperimmunglobulins und die Aktivimpfung, vorgenommen. Je nach Schwere der Verletzung sollte das Hyperimmunglobulin zusätzlich lokal, im Bereich der Verletzung, infiltriert werden.

Die **Influenzaimpfung** wird empfohlen für Kinder und Jugendliche mit einer chronischen Erkrankung (Lunge, Herz/Kreislauf, Stoffwechsel, HIV-Infektion). Die Impfung erfolgt im Herbst und wird jährlich mit dem entsprechend empfohlenen Impfstoff wiederholt.

Reiseimpfungen

Impfungen gegen Cholera, Gelbfieber und Typhus werden an dieser Stelle nicht detailliert besprochen. Eine Lebendimpfung (Gelbfieber) ist bei Vorliegen eines Immundefektes (HIV-Infektion) kontraindiziert.

19.8.3 Impfungen bei einer HIV-Infektion

Eine asymptomatische HIV-Infektion stellt keine Kontraindikation gegen die in Tabelle 19.8-1 genannten Impfungen dar. Gerade diese Kinder benötigen einen ausreichenden Impfschutz. Auch nach erfolgter Masernimpfung kann nach Exposition eine Hyperimmunglobulinapplikation erwogen werden, insbesondere bei symptomatischer HIV-Infektion. Zu empfehlen sind jährliche Influenzaimpfungen und eine Pneumokokkenimpfung. Dagegen sind die Tuberkuloseimpfung, die Varizellenimpfung, eine Polioimpfung oder eine Gelbfieberimpfung kontraindiziert.

Literatur

Impfempfehlungen der Ständigen Impfkommission (STIKO) am Robert-Koch-Institut. Epidemiologisches Bulletin vom 8.8.2003, Nr. 32, www.rki.de

Recommended childhood immunization schedule – United States, 2001 (2001) MMWR Morb Mortal Wkly Rep 50: 7–10

Vazquez M, LaRussa PS, Gershon AA et al. (2001) The effectiveness of the varicella vaccine in clinical practice. N Engl J Med 344: 955–960

19.9 Erkrankungen der Atemwege
Gesine Hansen

19.9.1 Epiglottitis

Bei der Epiglottitis handelt es sich um eine supraglottisch lokalisierte Entzündung des Kehlkopfeingangs, die meist durch **Haemophilus influenzae** Typ b verursacht wird. Die Epiglottis kann bis zu Kirschgröße anschwellen und den Kehlkopfeingang völlig verlegen. Die Epiglottitis ist ein pädiatrischer Notfall!

Betroffen sind vor allem Kinder im Alter von 3–7 Jahren. Charakteristische Symptome sind starke Halsschmerzen beim Schlucken, Nahrungsverweigerung, Speichelfluss, kloßige Sprache, hochgradige Behinderung der Einatmung und Stridor, hohes Fieber sowie deutlich reduzierter Allgemeinzustand. Die Kinder nehmen zur Erleichterung der Atmung oft eine sitzende Körperhaltung ein.

Diagnose Jedes Kind mit Verdacht auf Epiglottitis muss unmittelbar mit Begleitperson unter Intubations- bzw. Tracheotomiebereitschaft sitzend in ein Krankenhaus transportiert werden! Die Inspektion des Rachens darf nur in Intubationsbereitschaft in der Klinik erfolgen!

Differentialdiagnose Wichtigste Differentialdiagnose ist die Laryngotracheitis (Tabelle 19.9-1).

Therapie und Prophylaxe Die rasch progrediente Dyspnoe erfordert häufig eine Intubation. Bis zur Intubation sollte das Kind in einer ruhigen Umgebung behalten und nicht von den Armen

Tabelle 19.9-1. Differentialdiagnose stenosierende Laryngitis – Epiglottitis

	Stenosierende Laryngitis	Epiglottitis
Häufigkeit (bezogen auf alle akuten Kehlkopfstenosen)	Über 90%	1–5%
Alter der Patienten	meist unter 2 Jahre	Über 2 Jahre
Ätiologie	Virusinfektion	Haemophilus-influenzae-Infektion
Verlauf	Akut	Perakut
Fieber	Selten (<38 C)	Meist hoch
Inspiratorischer Stridor	+ bis +++	(+)
Bellender Husten	+ bis +++	Fehlt
Heiserkeit	Vorhanden	Fehlt
Speichelfluss	Fehlt	Sehr stark
Schluckstörung	Fehlt	Stark
Kloßige Sprache	Fehlt	Deutlich
Intubation nötig bei	<1% der Patienten	Bei über 50%
Letalität (unbehandelt)	<1% der Patienten	30–50%

der Eltern genommen werden. Zusätzlich muss eine antibiotische Therapie z. B. mit Amoxiclavulanat oder Cefuroxim erfolgen. Seit Einführung der Impfung gegen Haemophilus influenzae Typ b ist die Epiglottitis selten geworden.

Prognose Bei rechtzeitiger Erkennung und adäquater Behandlung ist die Prognose gut, bei nicht sachgerechter Therapie, insbesondere bei verzögerter Klinikeinweisung, besteht eine hohe Letalität.

19.9.2 Kruppsyndrom

Als Kruppsyndrom werden unterschiedliche Formen von akuter Laryng(otracheobronch)itis mit subglottischer Stenosierung bezeichnet. Die charakteristischen Symptome sind bellender Husten, Heiserkeit und inspiratorischer Stridor. Ursprünglich wurde die membranöse Laryngotracheitis bei Diphtherie als „echter" Krupp bezeichnet, während alle anderen Formen „Pseudokrupp" genannt wurden. Auf Grund der Seltenheit der Diphtherie werden heute alle Erkrankungen mit der beschriebenen Symptomatik dem Kruppsyndrom subsummiert. Man unterscheidet folgende Krankheitsbilder:

Der **virale Krupp** ist die häufigste Ursache des Kruppsyndroms und betrifft v. a. Kinder im Alter von 10–36 Monaten. Parainfluenzaviren sind in zwei Drittel der Fälle nachzuweisen und erklären die saisonale Häufung im Herbst. Rhinitis, leichtes Fieber und allgemeines Unwohlsein gehen der typischen Kruppsymptomatik meist 1–2 Tage voraus. Die Beschwerden beginnen oft rasch, besonders abends und nachts, bessern sich schnell wieder und sind typischerweise rezidivierend.

Beim **rekurrierenden Krupp** („spasmodic croup") fehlen meist ausgeprägte Zeichen eines Virusinfektes. Der Stridor steht im Vordergrund der Symptomatik. Kinder mit rezidivierenden Episoden entwickeln wesentlich häufiger ein Asthma bronchiale als andere Kinder. Als Auslöser werden die gleichen unspezifischen Mechanismen diskutiert wie beim Asthma bronchiale. Hierzu zählen Virusinfekte, neblig-feuchtes Wetter, Luftschadstoffe, Allergenbelastung, psychische Faktoren etc. Bei sehr jungen Kindern mit häufigen Episoden wurde häufig ein gastroösophagealer Reflux nachgewiesen.

Die **bakterielle Laryngotracheobronchitis** kann in jedem Alter auftreten, wird aber häufiger bei älteren Kindern beobachtet. Sie verläuft in der Regel rasch progredient mit hohem Fieber, Heiserkeit, Husten sowie in- und exspiratorischem Stridor. Auf der hochrot entzündeten Schleimhaut bildet sich ein mukopurulentes Exsudat, das eindickt und zähe, membranähnliche Schleimfetzen bildet. Diese können zu ausgeprägter Obstruktion in der subglottischen Region und im Bereich von Trachea und Bronchien führen. Erreger sind Staphylococcus aureus, H. influenzae, Pneumokokken oder Moraxella catarrhalis.

Der **diphtherische Krupp** wird durch Corynebacterium diphtheriae verursacht. Klinische Symptome sind Aphonie und eine deutliche Lymphknotenschellung mit begleitendem Ödem (Cäsarenhals). Es bilden sich im Kehlkopfbereich grau-weiße Membranen, die schwer abstreifbar sind und dabei leicht bluten. Typisch ist der süßlich faulige Geruch der Patienten. Toxinbedingte Paresen der Gaumensegel-, der Schlund- und Atemmuskulatur sowie eine Myokarditis können das Krankheitsbild komplizieren. Auf Grund zunehmender Impflücken sind in Deutschland wieder vermehrt eingeschleppte Infektionen aufgetreten. Die Letaliät wird mit 10% angegeben.

Diagnose Die Diagnose wird vor allem klinisch und anamnestisch gestellt. Bei Verdacht auf einen bakteriellen Infekt sollten Entzündungsparameter laborchemisch untersucht werden. Bei Verdacht auf Diphtherie sollte zum Erregernachweis ein Abstrich aus Rachen oder Nasopharynx erfolgen (Spezialmedium).

Differentialdiagnose Differentialdiagnostisch sehr wichtig ist die Abgrenzung zur Epiglottitis (s. Tabelle 19.9-1). Bei Verdacht auf Epiglottitis muss vor jeglicher Intervention (inkl. Blutentnahmen) erst in Intubationsbereitschaft die klärende Racheninspektion erfolgen!

Therapie Die Therapieprinzipien des viralen und rekurrierenden Krupps in Abhängigkeit vom Schweregrad der Erkrankung sind

Tabelle 19.9-2. Schweregradeinteilung des viralen Krupp

Leicht	Mittelschwer	Schwer
– Bellender Husten – Heiserkeit – kein inspiratorischer Stridor	– Bellender Husten – Heiserkeit – Stridor bei Aufregung und Unruhe – kein Ruhestridor – keine Einziehungen	– Bellender Husten – Heiserkeit – inspiratorischer Stridor in Ruhe – Einziehungen
Ambulante Therapie	In Abhängigkeit von Risikofaktoren Behandlung ambulant oder stationär	Stationäre Behandlung
– Einmalige rektale oder orale Steroidgabe – Aufklärung der Eltern über mögliche Verlaufsformen und dann notwendige Maßnahmen	– Steroidtherapie – ggf. topische Adrenalintherapie (danach immer 3 h beobachten)	– Steroidtherapie – topische Adrenalintherapie – Monitorüberwachung – ggf. i.v.-Zugang – ggf. Intensivüberwachung

in Tabelle 19.9-2 dargestellt. Verschiedene Studien belegen die Wirksamkeit von systemischen und topischen Steroiden. Im deutschsprachigen Raum werden v. a. prednisolonhaltige Suppositorien verwendet, die einfach anwendbar sind, für deren Einsatz es aber keine kontrollierten, randomisierten Studien gibt. Bei schwererem Verlauf sollte zusätzlich zur Steroidgabe unter Kontrolle der Herzfrequenz Adrenalin inhaliert werden, das innerhalb weniger Minuten eine deutliche Besserung des Stridors bewirkt. Die Inhalation kann ca. alle 2 h bei Bedarf und guter Verträglichkeit wiederholt werden. Der Nutzen der Anfeuchtung der Luft ist wissenschaftlich nicht durch Daten gesichert, schadet aber auch nicht. Bei schwerem viralem Krupp mit Ruhedyspnoe ist eine intensivmedizinische Überwachung notwendig.

Die **bakterielle Tracheitis** wird mit Antibiotika behandelt, die die häufigsten Erreger S. aureus und H. influenzae erfassen (z. B. Cephalosporine der 2. Generation, Ampicillin und Oxacillin, Ampicillin/Sulbactam).

Beim **Diphtheriekrupp** muss sofort mit einer Antitoxinbehandlung begonnen werden. Eine intrakutane Vortestung mit 0,1 ml der 1:10 verdünnten Lösung sollte aufgrund einer möglichen Sensibilisierung durch früher injizierte Pferdeseren (Tetanusimpfstoffe) durchgeführt werden. Unmittelbar anschließend ist mit Penicillin oder Erythromycin zu beginnen. Die Erkrankung ist meldepflichtig.

Beim **rezidivierenden Krupp** ist eine allergologische Basisdiagnostik (Anamnese, Prick-Test, RAST) zur Erfassung der häufigsten Inhalationsallergene empfehlenswert. Unspezifische Reizfaktoren wie Passivrauchen, Ofenheizung etc. sollten gemieden werden. Ein gastroösophagealer Reflux ist besonders bei jungen Kleinkindern auszuschließen.

19.9.3 Pneumonien/Bronchopneumonien

Pneumonien sind entzündliche Erkrankungen des Lungenparenchyms, die vorwiegend von Mikroorganismen verursacht werden. Unter den ambulant erworbenen Pneumonien überwiegen in den ersten Lebensjahren virale Erreger, die vorwiegend eine Entzündung des Lungeninterstitiums hervorrufen, während im späteren Kleinkind- und Schulkindalter überwiegend bakterielle Erreger ursächlich sind, die Lobärpneumonien verursachen können (Tabelle 19.9-3). Zunehmend treten in diesem Alter auch Mykoplasmen in Erscheinung (atypische Pneumonien). Die typischen klinischen Symptome einer Pneumonie sind Husten, Tachypnoe, Dyspnoe, Nasenflügeln (insbesondere bei Säuglingen und Kleinkindern), thorakale Einziehungen, bei begleitender Pleuritis atemabhängige Schmerzen, gelegentliche Rücken- oder Bauchschmerzen. Die Körpertemperatur ist bei den klassischen bakteriellen Pneumonien meist stark erhöht, virale Pneumonien oder Pneumonien durch Mykoplasmen führen eher zu subfebrilen Temperaturen. Bei Neu- und Frühgeborenen verläuft die Pneumonie häufig unter dem klinischen Bild einer Sepsis (Hypothermie oder Fieber, Tachypnoe oder Apnoe, Trinkschwäche, Blässe oder Zyanose)!

Diagnose Die Diagnose ergibt sich aus den klinischen Zeichen, dem Auskultationsbefund sowie aus der Röntgenthoraxaufnahme. Laborparameter (Blutbild mit Differenzierung, CRP, BSG) erlauben teilweise, aber nicht immer eine Differenzierung zwischen bakterieller und viraler Pneumonie. Chronischrezidivierende Pneumonien oder Bronchopneumonien gehören zu den häufigsten Diagnosen, die von Kinderärzten aufgrund fieberhafter Infektionen der Atemwege mit anhaltendem Husten und mittel- bis grobblasigen Rasselgeräuschen gestellt werden. Oft handelt es sich dabei nicht um Pneumonien, sondern um eine akute, ggf. rezidivierende Bronchitis oder um akute Exazerbationen eines Kleinkindasthmas. Eine fehlende Parenchyminfiltration schließt die Diagnose Pneumonie aus.

Therapie Neben symptomatischen Maßnahmen wie Antipyrese und Flüssigkeitszufuhr erfordert die bakteriell verursachte Pneumonie eine antibiotische Therapie für mindestens 7–10 Tage. Die Wahl des Antibiotikums richtet sich nach dem Alter des Kindes und den am häufigsten vorkommenden Erregern (s. Tabelle 19.9-3). Bei jungen Säuglingen oder schweren Verlaufsformen ist eine intravenöse Therapie erforderlich. Neugeborene und junge Säuglinge mit Pneumonie sollten in eine Kinderklinik (Sepsisverdacht) eingewiesen werden. Bei wiederholten Pneumonien sollten in einem kinderpneumologischen Zentrum prädisponie-

Tabelle 19.9-3. Häufigste Pneumonieerreger im Kindesalter und Antibiotikatherapie bei Pneumonie im Kindesalter[a]

Alter	Häufigste Erreger	Antibiotika 1. Wahl	Antibiotikaalternativen
Neugeborene	B-Streptokokken, gramnegative Bakterien (v. a. E. coli, Klebsiellen), Staph. aureus	Ampicillin + Aminoglykosid +/- Oxacillin oder Cephalosporin der 3. Generation (nach lokalem Keimspektrum und Resistenzlage)	Breitspektrumpenicillin (z. B. Piperacillin) statt Cephalosporin
2–12 Wochen	RS-Viren, Adenoviren, Chlamydia trachomatis, CMV, gramnegative Bakterien, Pneumokokken, Staph. aureus	Ampicillin + Oxacillin + Aminoglykosid *bei oraler Therapie:* Cephalosporin der 2. Generation *bei V.a. Chlamydieninfektion:* Makrolide	Cephalosporin der 2. Generation statt Ampicillin und Oxacillin, Breitspektrumpenicillin oder Cephalosporin der 3. Generation statt Ampicillin, Aminopenicillin + β-Laktamasehemmer
Ältere Säuglinge und Kleinkinder	Viren (RS-Viren, Adenoviren, Influenza A + B, Parainfluenza 1, 2 + 3 u. a.), Pneumokokken, H. influenzae, M. catarrhalis, seltener Staph. aureus	Cephalosporin der 2. Generation	Makrolide, Aminopenicillin + β-Laktamasehemmer
Schulkinder <9 Jahre	Mycoplasma pneumoniae, Chlamydia pneumoniae, Viren (Influenza und Parainfluenza), Pneumokokken, seltener Staphylokokken, H. influenzae, Streptokokken	Makrolide	Cephalosporin der 2. Generation Aminopenicillin + β-Laktamasehemmer
>9 Jahre		Doxycyclin	Makrolide

[a] In Anlehnung an: Deutsche Gesellschaft für Kinder- und Jugendmedizin (2001), Leitlinien für Kinderheilkunde.

---

rende Faktoren ausgeschlossen werden (Mukoviszidose, immunologische Erkrankungen, anatomische Fehlbildungen).

19.9.4 Obstruktive Bronchitis, Bronchiolitis

Die obstruktive Bronchitis ist eine entzündliche Erkrankung der bronchialen Schleimhaut mit Schwellung, Hypersekretion und Bronchospasmus. Ursache für die Bronchitis ist in über 90% der Fälle eine Virusinfektion. Am häufigsten sind RS-, Parainfluenza-, Influenza-, Adeno- und Rhinoviren. Typisch sind der trockene, pertussiforme Husten, gelegentlich anfallsartig mit Erbrechen und eine Tachypnoe mit exspiratorischem Giemen, interkostalen Einziehungen sowie verlängertem Exspirium.

In den ersten Lebensmonaten können virale Infektionen (häufig RS-Viren) zu einer besonders schweren Entzündung der kleinen Bronchien und Bronchiolen führen (Bronchiolitis). Lebensbedrohliche Verläufe kommen besonders bei Frühgeborenen und bei Säuglingen mit bronchopulmonaler Dysplasie, Immundefizienz oder Herzfehlern mit Links-rechts-Shunt vor. Typisch für die Bronchiolitis ist eine massive Überblähung, hypersonorer Klopfschall, eher leises Atemgeräusch, feinblasige Rasselgeräusche und bei schweren Verläufen eine Zyanose.

Diagnose Die Diagnose wird klinisch gestellt. Bei RSV-Bronchiolitis können zusätzlich aus dem nasopharyngealen Sekret (oder Spülflüssigkeit) innerhalb weniger Stunden Antigene von RSV nachgewiesen werden (Spezifität und Sensitivität > 90%).

Differentialdiagnose Wenn die Symptome der Bronchitis nicht im Rahmen einer Virusinfektion aufgetreten sind, häufig rezidivieren oder über 7–10 Tage fortbestehen, müssen differentialdiagnostisch ein Asthma bronchiale (besonders bei atopischer Disposition), eine Fremdkörperaspiration, gastroösophagealer Reflux mit Aspiration bzw. Aspiration bei tracheoösophagealer Fistel, Stenosen im Bereich der intrathorakalen Atemwege, Mukoviszidose oder Zilienfunktionsstörungen berücksichtigt werden.

Therapie Die symptomatische Behandlung der obstruktiven Bronchitis besteht aus Antipyrese, ausreichender Flüssigkeitszufuhr und Inhalation von β_2-Sympathomimetika. Eine antibiotische Therapie ist nur in seltenen Fällen bei bakterieller Genese nötig.

Die Therapiemöglichkeiten der Bronchiolitis im Säuglingsalter sind unbefriedigend. Im Wesentlichen beschränken sie sich bei den schwer erkrankten Säuglingen auf die kontinuierliche Sauerstoffzufuhr. Die Wirksamkeit von Kortikosteroiden ist nicht erwiesen. Bronchodilatatoren scheinen bei einer Ersterkrankung die klinischen Symptome kurzfristig bessern zu können. Ein positiver Effekt konnte ebenfalls für Epinephrin gezeigt werden. Bei RSV-Nachweis und schwer erkranktem Kind bzw. hohem Risiko für Komplikationen wird die Inhalation von Ribavirin empfohlen. Prophylaktisch wird unter definierten Bedingungen die passive Immunprophylaxe mit Palivizumab empfohlen.

19.9.5 Asthma bronchiale

Das Asthma bronchiale ist eine vorwiegend anfallsartig auftretende, reversible Atemwegsobstruktion, die mit chronischer Entzündung und Überempfindlichkeit des Bronchialsystems gegenüber physikalischen, chemischen, pharmakologischen und/oder immunologischen Stimuli einhergeht. Asthma ist in den westlichen Industrienationen die häufigste chronische Erkran-

19.9 Erkrankungen der Atemwege

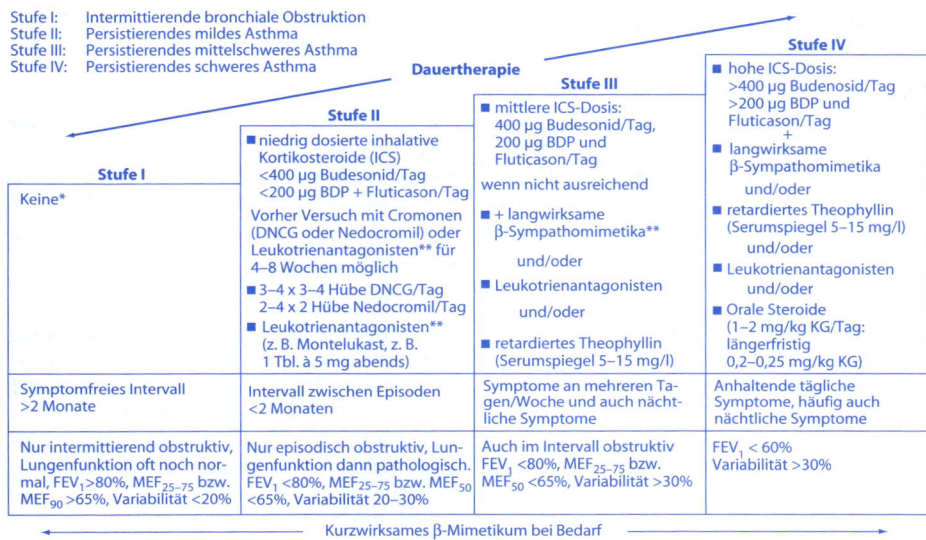

Abb. 19.9-1. Aktueller Stufenplan der Therapie des Asthma bronchiale bei Kindern (modifiziert nach Berdel D (2004). Pädiatrische Allerpolopie)

kung im Kindesalter. Während im Säuglings- und Kleinkindalter eine Atemwegsobstruktion meist durch einen viralen Infekt ausgelöst wird, ist bei Kindern im Vorschul- und Schulalter eine IgE-vermittelte Allergie Hauptauslöser der rezidivierenden Atemwegsobstruktionen. Neben dieser atopisch-extrinsischen Genese besteht häufig auch eine intrinsische Komponente, sodass bei ca. 80% der Kinder eine Mischform (extrinsisch-intrinsisch) des Asthma bronchiale vorliegt. Die Grenzziehung zwischen rezidivierender obstruktiver Bronchitis und Asthma kann schwierig sein. Eine Zuordnung zum Asthma wird umso klarer, je deutlicher die Hinweise auf eine atopische Disposition und/oder Krankheit sind. Letztlich entscheidet der Krankheitsverlauf in den ersten Lebensjahren über die genaue Diagnose. Typische Symptome sind Atemnot, häufig anfallsartig, auch nachts und am frühen Morgen, Husten und exspiratorisches Giemen und Brummen.

Diagnose Neben der Anamnese und den typischen Symptomen können die Diagnose und ggf. der Therapieerfolg bei Kinder ab ca. 6 Jahren durch eine Lungenfunktionsuntersuchung (Ganzkörperplethysmographie/Spirometrie) ggf. mit Bronchospasmolyse- und Provokationstest objektiviert werden. Zur Austestung einer Allergie vom Typ I werden im Kindesalter in erster Linie der Prick-Test und RAST angewendet. Die wichtigsten auszutestenden Allergene sind in diesem Alter Gräser- bzw. Getreidepollen, Frühblüherpollen, Dermatophagoides pteronyssinus/farinae, Tierallergene, Schimmelpilze, Kuhmilcheiweiß und Hühnereiweiß.

Therapie Anfallsauslöser (Allergene, aktives und passives Rauchen, β-Rezeptorenblocker, bei bekannter Überempfindlichkeit Acetylsalicylsäure und andere nichtsteroidale Antiphlogistika) sollten nach Möglichkeit gemieden werden.

Die Behandlung wird entsprechend dem Stufenplan (Abb. 19.9-1) durchgeführt. Bei ausbleibendem Therapieerfolg sollten zunächst die Compliance und die Inhalationstechnik überprüft werden. Dosisabhängig können während der Dauertherapie mit Steroiden systemische Nebenwirkungen auftreten. Diese sind jedoch bei gebräuchlichen Tagesdosen inhalativer Steroide selten. Die gelegentlich beobachtete Wachstumsretardierung bei hohen Tagesdosen führt wahrscheinlich nicht zu einem definitiven Endlängenverlust bei Wachstumsabschluss. Ein sorgfältiges Monitoring des Körperwachstums ist jedoch notwendig. Die Auswahl des Inhalationssystems muss an das Alter der Kinder angepasst werden (Tabelle 19.9-4).

Tabelle 19.9-4. Das passende Inhalationssystem bei Kindern[a]

Alter (Jahre)	Inhalationssystem
<2	Düsenvernebler mit Kompressor evtl. Dosieraerosol (DA) mit Spacer und Maske
2–4	DA mit Spacer, Düsenvernebler mit Kompressor
>4	DA mit Spacer, Pulverinhalatoren Düsenvernebler mit Kompressor (bestimmte Indikationen, z.B. Exazerbation)

[a] In Anlehnung an: Zeitschrift der Gesellschaft für Pädiatrische Pneumologie (1998), S 22–28

19.9.6 Fremdkörperaspiration

Als Fremdkörperaspiration wird das Eindringen fester Gegenstände in den Tracheobronchialbaum bezeichnet. Die Fremdkörperaspiration ist ein pädiatrischer Notfall! Die Kinder müssen unverzüglich einer Kinderklinik zugewiesen werden. Betroffen sind ältere Säuglinge und Kleinkinder, bevorzugtes Alter ist das 2. und 3. Lebensjahr (ca. 50% der Ereignisse). Eine Aspiration kann ohne äußeren Anlass erfolgen, häufig sind aber plötzliche Gemütsreaktionen (Schreck, Freude) der Auslöser für das Ereignis. Die Art der aspirierten Fremdkörper ist sehr variabel, häufig handelt es sich um Nahrungsmittel (Erdnüsse, Karotten, Popcorn etc.) oder Gegenstände aus Kunststoff und Gummi (Spielzeug) bzw. Metall (z. B. Schrauben).

Die Initialsymptome der akuten Fremdkörperaspiration sind anfallsartiger Husten, Zyanose und Erstickungsangst. Große Fremdkörper, die den Larynx und die Trachea vollständig verlegen, können sofort zum Tode führen oder durch eine schwere Hypoxie eine bleibende Schädigung des Gehirns verursachen. Hochsitzende Fremdkörper im Bereich des Larynx und der extrathorakal gelegenen Trachea verursachen je nach Ausmaß der Stenose einen überwiegend inspiratorischen Stridor, ein Fremdkörper im unteren Drittel der Trachea und in den Bronchien einen exspiratorischen Stridor. Liegt ein Ventilmechanismus vor, kann eine poststenotische Überblähung entstehen, der vollständige Verschluss des Bronchus führt zu einer poststenotischen Atelektase. Den akuten Symptomen folgt oft ein symptomarmes oder symptomfreies Intervall. Wenn die Fremdkörperaspiration nicht diagnostiziert wird, entsteht eine Entzündung im entsprechenden Lungenareal (chronische Fremdkörperaspiration). Die Folge sind persistierender Husten mit oder ohne vermehrte Sekretproduktion, anhaltender Stridor mit Giemen und rezidivierende bzw. therapieresistente Bronchopneumonien, insbesondere in einem definierten Lungenareal.

Diagnose Bei jedem Säugling und Kleinkind mit Husten oder Atembeschwerden sollte gezielt nach einer Fremdkörperaspiration gefragt werden. Bei der klinischen Untersuchung findet man manchmal die Atemexkursionen auf der betroffenen Seite vermindert, den Klopfschall hypersonor (Ventilmechanismus) oder gedämpft (Atelektase) und das Atemgeräusch leise bis aufgehoben. Gelegentlich ist ein einseitiges Giemen oder – bei noch flottierendem Fremdkörper – ein Floppgeräusch zu hören. Nur ca. 10–20% der aspirierten Fremdkörper sind schattengebend. Die nicht strahlendichten Fremdkörper stellen sich in der Röntgenübersichtsaufnahme des Thorax indirekt durch Überblähungszonen oder Atelektasen dar. Bei eindeutiger Anamnese (akutes Ereignis!) ist eine Thoraxaufnahme nicht nötig.

Differentialdiagnosen Akute Fremdkörperaspiration: akute stenosierende Laryngotracheitis, Epiglottitis, allergisches Ödem im Larynx, Retropharyngealabszess, akute Bronchitis, Asthmaanfall, Pertussis. **Chronische Fremdkörperaspiration:** chronische Bronchitis, angeborene und erworbene Bronchusstenosen, Asthma bronchiale, Pneumonie, regionales Emphysem, endobronchiale Tuberkulose.

Therapie Bei Verdacht auf Fremdkörperaspiration sollte unverzüglich eine Bronchoskopie durchgeführt werden. Sofern der Fremdkörper innerhalb von 1–2 Tagen entfernt werden kann, ist eine Nachbehandlung in der Regel nicht erforderlich.

19.9.7 Tuberkulose (s. auch 19.7.3)

Als Tuberkulose werden alle Erkrankungen bezeichnet, die durch Erreger des Mycobacterium-tuberculosis-Komplexes (M. tuberculosis, M. bovis [+BCG Impfstämme], M. africanum) verursacht werden. Die Infektion erfolgt in mehr als 95% der Fälle aerogen von Mensch zu Mensch, wobei Infektionsquelle für Kinder in den meisten Fällen Erwachsene mit offener Tuberkulose sind. Kinder selbst sind aufgrund der geringen Keimdichte bei der Primärtuberkulose selten infektiös.

Generell unterscheidet man Primärinfektion und Primärtuberkulose von der postprimären Tuberkulose, die durch Reaktivierung einer Primärinfektion entsteht. Erstinfektionen manifestieren sich im Kindesalter in Deutschland zu 90% als pulmonale Form, wobei die klinische Symptomatik meist wenig charakteristisch ist: Husten, Inappetenz, Gewichtsverlust, Nachtschweiß, subfebrile Temperaturen, allgemeine Abgeschlagenheit, Hämoptoe (selten) können Hinweise für eine tuberkulöse Erkrankung sein. Bei jungen Kindern können Symptome aber auch völlig fehlen.

Die wichtigsten extrapulmonalen Tuberkuloseformen im Kindesalter sind die Meningitis tuberculosa und die Miliartuberkulose als Folge einer frühen hämatogenen Generalisation. Die Symptomatik der Miliartuberkulose ist unspezifisch und besteht meist in hohem Fieber und Schwäche. Zu den postprimären Formen gehören außerdem die Knochentuberkulose, die Tuberkulose der Nieren und der ableitenden Harnwege.

Diagnose Die Diagnose ist als gesichert anzusehen, wenn ein kultureller Nachweis erbracht wurde. Die Diagnose kann ebenfalls als gesichert angesehen werden, wenn
- ein Indexfall vorliegt oder ein positiver Tuberkulinhauttest nachweisbar ist (Mendel-Mantoux-Technik mit 10 Tuberkulineinheiten gereinigtem Tuberkulin) und
- die bildgebende Diagnostik oder die klinische Symptomatik oder der Verlauf hinweisend auf eine Tuberkulose sind.

Auch bei Kindern mit Kontakt und primär negativem Tuberkulinhauttest muss bis zum Beweis des Gegenteils von einer Infektion ausgegangen werden.

Differentialdiagnose Andere Formen der Bronchitis, Pneumonie, Fremdkörperaspiration, Neoplasien, Sarkoidose (sehr selten).

19.9 Erkrankungen der Atemwege

Tabelle 19.9-5. Medikamentöse Therapie verschiedener Tuberkuloseformen[a]

Tuberkuloseform	Behandlungsregime
Asymptomatische Infektion (Tuberkulinkonversion)	9 Monate INH, bei INH-Resistenz 6 Monate RMP
Pulmonale primäre Manifestation, unkompliziert (d. h. röntgenologischer Nachweis eines Primärkomplexes bzw. einer Hiluslymphknotenvergrößerung + positiver Tuberkulintest)	Über 6 (–9) Monate (Standard): 2 Monate INH, RMP+PZA tgl., dann 4 (–7) Monate INH+RMP tgl. Bei v. a. Arzneimittelresistenz sollte ein zusätzlicher Wirkstoff (EMB oder SM) gegeben werden
Pulmonale primäre Manifestation, kompliziert (d. h. zusätzliche röntgenologische Veränderungen mit Belüftungsstörungen, verursacht durch bronchiale Lymphknotenkompression oder -einbruch)	Siehe unter pulmonale primäre Manifestation, Therapiedauer 9 Monate
Meningitis tuberculosa, Miliartuberkulose	2 (–3) Mon. INH, RMP, PZA+SM tgl., dann 10 Monate INH+RMP Einsatz von Glukokortikoiden
Extrapulmonale Formen (außer Meningitis tuberculosa, Miliartuberkulose)	Siehe unter pulmonale primäre Manifestation, Therapiedauer 9 Monate

[a] In Anlehnung an die Richtlinien zur medikamentösen Behandlung der Tuberkulose im Erwachsenen- und Kindesalter. Pneumologie 2001, 55: 494–511
INH Isoniazid, *RMP* Rifampicin, *PZA* Pyrazinamid, *SM* Streptomycin, *EMB* Ethambutol

Therapie Kinder mit gesicherter Tuberkulose werden mit einer Kombination von antituberkulotischen Medikamenten behandelt. Als wichtigste Antituberkulotika stehen dafür zur Verfügung: Isoniazid (INH), Rifampicin (RMP), Pyrazinamid (PZA), Ethambutol (EMB) und Streptomycin (SM; Tabelle 19.9-5 und Abb. 19.9-2).

BCG-Impfung und Tuberkulinkonversion: Die Ständige Impfkommission des Robert-Koch-Institutes (STIKO) empfiehlt seit 1998 für Deutschland die BCG-Impfung nicht mehr. Als alternative Präventionsstrategie sollten insbesondere bei Kindern aus Risikogebieten oder -populationen stattdessen möglichst gezielte, wiederholte Tuberkulintestungen durchgeführt werden. Ist bei einem nicht BCG-geimpften Kind die Tuberkulinhauttestung erstmalig positiv (bei negativer Vortestung innerhalb der letzten 12–24 Monate) und ist röntgenologisch kein pathologischer Befund zu erheben, liegt definitionsgemäß eine **Tuberkulinkonversion** vor, die präventiv mit INH für 9 Monate behandelt wird (präventive Chemotherapie). Infektionsgefährdete, tuberkulinnegative Kinder (z. B. offene Tuberkulose in engem sozialem Umfeld) erhalten eine Chemoprophylaxe mit INH für 3 Monate und eine anschließende Tuberkulinnachtestung. Bei negativem Ausfall dieser Nachtestung konnte eine Infektion verhindert

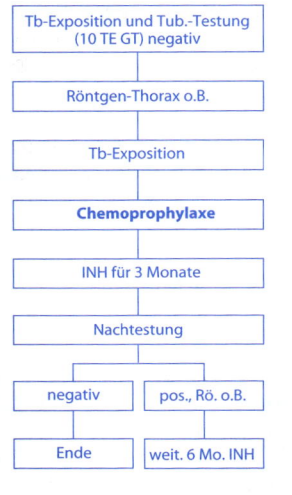
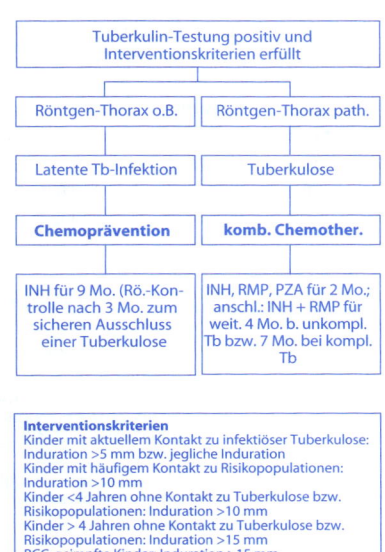

Abb. 19.9-2. Vorgehensweise zur Tuberkuloseprävention bei nicht-BCG-geimpften Kindern (Chemoprophylaxe und Chemoprävention). (Nach DGPI, Deutsche Gesellschaft für Pädiatrische Infektiologie)

werden. Bei positivem Ausfall der Nachtestung muss nach röntgenologischem Ausschluss eine Tuberkulose eine Verlängerung der Behandlung für weitere 6 Monate im Sinne der präventiven Chemotherapie angeschlossen werden.

Meldepflicht: Die aktive, behandlungsbedürftige Erkrankung und der Tod sind meldepflichtig.

19.9.8 Allergische Alveolitis

Die exogen allergische Alveolitis ist die häufigste interstitielle Lungenerkrankung im Kindesalter. Sie wird meist durch Inhalation feinster organischer Partikel ausgelöst (Vogelantigene, Schimmelpilze). Seltenere Auslöser sind Medikamente (z. B. Nitrofurantoin) oder anorganische Stoffe in Farben und Lacken. Die allergische Alveolitis kann akut verlaufen, wobei innerhalb von wenigen Stunden nach Antigenexposition Fieber, Schüttelfrost und zunehmende Atemnot auftreten. Im Kindesalter ist sie im Gegensatz zum Erwachsenenalter eine schleichende, chronische Verlaufsform mit trockenem Husten, zunehmender Tachypnoe und Dyspnoe, Gewichtsabnahme, Leistungsknick sowie Belastungszyanose häufiger. Auskultatorisch finden sich besonders bei der akuten Verlaufsform feinblasige, „knisternde" Rasselgeräusche über allen Lungenabschnitten. Im fortgeschrittenen Stadium zeigen sich ein flacher Thorax, interkostale Einziehungen, Zyanose in Ruhe, Uhrglasnägel und Trommelschlägelfinger. Histologisch bestehen eine Vaskulitis und Bronchiolitis mit lymphozytäreosinophilen interstitiellen Infiltraten, im Spätstadium Granulome.

Diagnose Das Röntgenbild zeigt in der akuten Phase feingranuläre und -retikuläre, zum Teil milchglasartige Trübungen, ist aber bei chronischem Verlauf trotz bereits stark beeinträchtigter Lungenfunktion häufig unauffällig. Aussagekräftiger ist das thorakale CT, v. a. das hochauflösende CT (HRCT). Die Lungenfunktion ist sehr sensitiv und zeigt eine Restriktion mit Abnahme aller statischen Lungenvolumina, der Lungendehnbarkeit und der CO-Diffusion. Eine Leukozytose mit Eosinophilie ist nur während der Akutphase vorhanden. Häufig gelingt der Nachweis präzipitierender Antikörper gegen das auslösende Allergen (z. B. Vogelantigen, Schimmelpilze). Die bronchoalveoläre Lavage dient dem Nachweis der lymphozytären Alveolitis und ermöglicht differentialdiagnostisch die Abgrenzung von der Sarkoidose (erhöhte CD4-/CD8-Ratio), Alveolarproteinose (Surfactantanalyse) oder Hämosiderose (Eisenfärbung der Makrophagen). Die Histologie nach Lungenbiopsie kann häufig keinen Aufschluss über die zugrunde liegende Ätiologie geben.

Therapie Wichtigste therapeutische Maßnahme ist die Allergenkarenz, die oft intensive Sanierungs- und Reinigungsmaßnahmen erfordert. Zusätzlich sollte eine langfristige systemische Gabe von Prednison in vorsichtig absteigender Dosierung unter ständiger Kontrolle der Lungenfunktion erfolgen. Bei mangelhaftem Ansprechen auf Steroide kann ein Versuch mit Hydroxychloroquin (regelmäßige augenärztliche Kontrolle), evtl. kombiniert mit einer Methylprednisolon-Stoßtherapie erfolgen. Andere Optionen bei ausbleibendem Therapieerfolg sind Cyclophosphamid, Azathioprin oder andere Immunsuppressiva.

Prognose Die Prognose der allergischen Alveolitis ist bei später Diagnosestellung und schon fortgeschrittener Fibrosierung der Lunge ernst.

19.9.9 Mukoviszidose, zystische Fibrose (CF) (s. auch Kap. 6.9.1 und insbesondere Kap. 12.6)

Die Mukoviszidose oder zystische Fibrose (CF) ist die häufigste angeborene Stoffwechselerkrankung der kaukasischen Bevölkerung mit einer geschätzten Inzidenz von etwa 1:2500. Der Erbgang ist autosomal-rezessiv. Das CF-Gen ist auf dem langen Arm von Chromosom 7 im Bereich 7q3.1 lokalisiert. Bis heute wurden mehr als 1000 verschiedene Mutationen identifiziert. Bei der in Mittel- und Nordeuropa mit ca. 70% häufigsten Mutation fehlt das für Phenylalanin kodierende Kodon 508 (ΔF508). Das CF-Gen kodiert für einen cAMP-abhängigen Chloridkanal, den CFTR („cystic fibrosis transmembrane conductance regulator"). Fehlender oder defekter CFTR vermindert die Chloridpermeabilität epithelialer Zellmembranen und es kommt zur Eindickung der Sekrete seromuköser und muköser Drüsen mit Verlegung der Ausführungsgänge. Die Folge sind chronische Entzündungs-

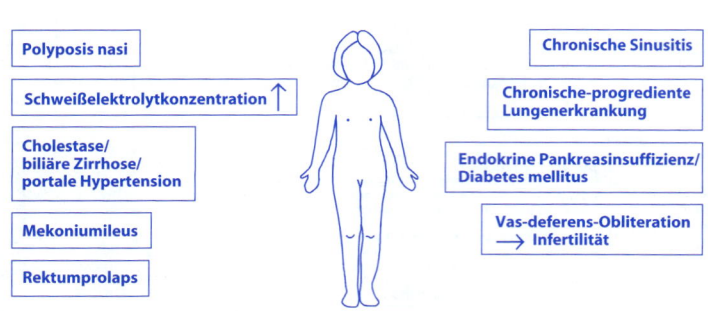

Abb. 19.9-3. Klinische Manifestation der CF

reaktionen mit zystischer Umwandlung der Gewebe und progredientem Funktionsverlust der betroffenen Organe. Dies sind vor allem die Lunge, der Gastrointestinaltrakt, das Pankreas, die Leber, die Nasennebenhöhlen und das Vas deferens (Abb. 19.9-3). Prognostisch limitierend ist zumeist die pulmonale Manifestation, die primäre Ursache für Morbidität und Mortalität (>90%) ist. Im Mittelpunkt der Lungenerkrankung steht bei zähem Sekret und gestörter mukoziliärer Clearance die chronische bakterielle Infektion, in den ersten Lebensjahren vorwiegend mit S. aureus und H. influenzae, später mit Pseudomonas aeruginosa. Es kommt zur Ausbildung von Bronchiektasen, zur progredienten Lungendestruktion und respiratorischen Insuffizienz.

Bei den meisten Patienten besteht eine exokrine Pankreasinsuffizienz mit Maldigestion, Steatorrhö und schlechtem Gedeihen, teilweise kommt zusätzlich eine endokrine Pankreasinsuffizienz mit Diabetes mellitus hinzu. Weitere Manifestationen sind eine chronische Sinusitis und Polyposis nasi, Cholestase mit biliärer Zirrhose und portaler Hypertension, Rektumprolaps, Arthritiden und Obliteration des Vas deferens mit Infertilität. 10–15% aller Neugeborenen mit CF haben einen Mekoniumileus.

Diagnose Meistens führt die Kombination aus Gedeihstörung und rezidivierenden pulmonalen Infekten zur Verdachtsdiagnose CF. Beweisend ist der Nachweis einer erhöhten NaCl-Ausscheidung im Schweiß (Chloridwerte über 60 mmol/l), wobei die Messung zweimal wiederholt werden sollte. Ergänzt wird der Schweißtest durch die molekulargenetische Diagnostik, die auch pränatal möglich ist. Zur Verlaufs- und Therapiekontrolle werden regelmäßig folgende Untersuchungen durchgeführt: Röntgenthorax, Lungenfunktionsprüfung, sonographische Untersuchung von Leber, Milz und Darm, bakteriologische Sputumdiagnostik, Labordiagnostik.

Differentialdiagnosen Asthma bronchiale, chronische Bronchitis, primäres Ziliendyskinesiesyndrom, α_1-Antitrypsinmangel, Schwachman-Syndrom, Zöliakie.

Therapie Jeder Patient mit CF sollte regelmäßig in einer CF-Spezialambulanz vorgestellt werden! Die zurzeit verfügbare Therapie bei CF ist symptomatisch und stützt sich auf drei Eckpfeiler:
- Pankreasenzymersatz und hochkalorische Ernährung,
- Physio- und Inhalationstherapie zur Sekretmobilisation,
- Antibiotika (oral, inhalativ, intravenös nach aktuellem Antibiogramm).

Bei Infektion mit Pseudomonas spp. sollte zur Meidung von Resistenzentwicklungen eine Kombinationstherapie, in der Regel mit einem Aminoglykosid und einem β-Laktamantibiotikum für mindestens zwei Wochen durchgeführt werden. Verschiedene alternative Therapiemaßnahmen und ein Pseudo-

monasimpfstoff befinden sich zurzeit in der klinischen Prüfung. Bei weit fortgeschrittener respiratorischer Insuffizienz sollte eine Lungentransplantation erwogen werden.

Prognose Bei sorgfältiger und regelmäßiger Betreuung in einem spezialisierten CF-Zentrum erreichen 80% der Patienten das Erwachsenenalter. Die mittlere Überlebenszeit liegt zurzeit bei ca. 30 Jahren, das mittlere Lebensalter für in den 90er Jahren geborene CF-Patienten wird zur Zeit mit 40–45 Jahren prognostiziert.

Evidenz der Therapieempfehlungen		
	Evidenzgrad	Empfehlungsstärke
Management des akuten Asthma-Anfalls im Kindesalter		
Inhalative β2-Sympathomimetika	I	A
Orale Kortikosteroide zusätzlich zu β2-Sympathomimetika	I	A
Vergleichbare Effizienz von oralen und intravenösen Kortikosteroiden zusätzlich zu β2-Sympathomimetika	I	A
Theophyllin zusätzlich zu inhalativen β2-Sympathomimetika und Kortikosteroiden	I	E*
Management des chronischen Asthma bronchiale im Kindesalter		
Dinatriumchromoglyzinsäure (DNCG), inhalativ (mildes Asthma)	I	A
Inhalative Kortikosteroide	I	A
Inhalative Kortikosteroide effektiver als langwirksame β2-Sympathomimetika	I	A
Inhalative Kortikosteroide effektiver als DNCG	I	A
Inhalative Kortikosteroide effektiver als orales Theophyllin	I	A
Langwirksame β2-Sympathomimetika zus. zu inhalativen Kortikosteroiden genauso effizient wie inhalative Kortikosteroide allein (mittelschweres bis schweres Asthma)	I	D
RSV-Bronchiolitis		
β2-Sympathomimetika	I	B
Anticholinergika	I	D
Theophyllin	III	C
Epinephrin	I	A
Kortikosteroide (inhalativ)	I	C
Kortikosteroide, systemisch (nicht bedrohliche Bronchiolitis)	I	E
Kortikosteroide, systemisch (bedrohliche Bronchiolitis)	I	B
Ribavirin	I	C
Laryngitis acuta		
Angefeuchtete Luft	III	C
Epinephrin inhalativ bei schwerem Verlauf	I	A
Epinephrin inhalativ bei mittelschwerem bis leichtem Verlauf	I	B
(und) Kortikosteroide Budesonid inhalativ (Einzeldosis, 2 mg Budesonid)	I	A
(oder) Dexamethason oral (0,15–0,6 mg/kg) bei leichtem bis mittelschwerem Verlauf	I	A

*Einsatz ist zu erwägen, wenn andere Maßnahmen keinen Effekt zeigen

Literatur

Agertoft L. et al. (2000) Effect of long-term treatment with inhaled budesonide on adult height in children with asthma. N Engl J Med 343: 1064–1069

Deutsche Gesellschaft für Kinderheilkunde und Jugendmedizin (2001) Leitlinien für Kinderheilkunde. Urban Fischer, München

Rieger C, von der Hardt H, Sennhauser FH, Wahn U, Zach M (1999) Pädiatrische Pneumologie. Springer, Berlin Heidelberg New York Tokyo

The Impact-RSV Study Group (1998) Palivizumab, a humanized respiratory syncytial virus monoclonal antibody, reduce hospitalization, from respiratory syncytial virus infect in high-risk infants. Pediatrics 102: 532–537

Richtlinien zur medikamentösen Behandlung der Tuberkulose im Erwachsenen- und Kindesalter, Deutsches Zentralkomitee zur Bekämpfung der Tuberkulose (DZK) Schaberg T, Rotenburg (federführend); Forßbohm M, Wiesbaden; Hauer B, Berlin; Kirsten D, Großhansdorf; Kropp R, Fulda; Loddenkemper R, Berlin; Magdorf K, Berlin; Rieder H, Kirchlindach (Schweiz); Sagebiel D, Berlin; Urbanczik R, Schömberg-Schwarzberg. Pneumologie 2001, 55:494–551

19.10 Kardiovaskuläre Erkrankungen
Ralph Grabitz

19.10.1 Allgemeine Symptomatik und Diagnostik

Kardiovaskuläre Erkrankungen des Kindesalters manifestieren sich lebensalterabhängig durch Zyanose, Herzinsuffizienz, Herzgeräusch oder Synkopen. Neben der klinischen Untersuchung, die immer auch eine Blutdruckmessung an oberer und unterer Extremität einschließt, stehen das Standard-EKG, das Langzeit-EKG und für Altersgruppen ab ca. 6 Jahre auch das Belastungs-EKG zur Verfügung. Darüber hinaus haben Röntgenthoraxaufnahmen ihren Stellenwert zur Beurteilung von Herzgröße sowie pulmonaler Hypo- oder Hyperperfusion behalten. Die morphologische und funktionelle Beschreibung der Erkrankung gelingt mittels Echokardiographie einschließlich Doppler- und Farbdopplerechokardiographie. In der Regel wird sie transthorakal, ggf. unter Sedierung, durchgeführt. Bei älteren Kindern bzw. Jugendlichen und im Rahmen der operationsbegleitenden Diagnostik kann die Indikation zu transösophagealer Echokardiographie bestehen. Eine weitergehende invasive Diagnostik durch eine Herzkatheteruntersuchung mit Angiographien dient der Widerstandsmessung im großen und kleinen Kreislauf, der direkten Messung von Druckgradienten und Shuntbestimmungen sowie der Darstellung von Strukturen des Herz-Kreislauf-Systems, wenn andere Bildverfahren inkomplette Informationen liefern (z. B. bei Koronararterien, Lungen- und Systemvenen). Computer- und Magnetresonanztomographien haben ihren Stellenwert in der Darstellung des Aortenbogens (z. B. Aortenisthmusstenosen) bestätigt. Ihre Rolle in der Routinediagnostik komplexer Vitien bedarf ebenso wie die dreidimensionale Rekonstruktion von echokardiographischen Darstellungen einer weitergehenden Evaluierung.

19.10.2 Allgemeine Therapieprinzipien

Herzinsuffizienz

Prinzipiell spricht man unabhängig vom Lebensalter von einer Herzinsuffizienz, wenn die Pumpleistung des Herzens nicht mehr in der Lage ist, den Bedarf der Organe an Energieträgern und Sauerstoff zu decken. In der pädiatrischen Altersgruppe wird die Herzinsuffizienz i. d. R. durch die Volumen- oder Druckbelastung der kongenitalen Vitien verursacht; zahlenmäßig spielt die Myokardinsuffizienz im Rahmen der Kardiomyopathien eine untergeordnete Rolle. Die durch die Herzinsuffizienz angestoßenen neurohumoralen Regulationsvorgänge sind in Kap. 13.2 exemplarisch dargestellt.

Die Diagnose der Herzinsuffizienz ist bei erhöhter Ruheherzfrequenz (>160/min bei Säuglingen, >100/min bei älteren Kindern), verzögerter Kapillarfüllung, kühlen Extremitäten, Tachydyspnoe und Hepatomegalie klinisch zu stellen.

Symptomatisch sollte bei Herzinsuffizienz die erforderliche Herzarbeit vermindert werden. Dies schließt die körperliche Schonung durch Bettruhe, vorsichtige Sedierung bei Unruhe und Angst, Ernährung durch kleine, häufigere Mahlzeiten oder über eine Magensonde sowie bei kleinen Säuglingen die Versorgung im Inkubator bzw. Wärmebett ein.

Das übrige Vorgehen hängt von der Schwere der Insuffizienz ab. Ist eine intensivmedizinische Therapie erforderlich, so werden Diuretika (Furosemid und Spironolacton) mit Katecholaminen kombiniert. Deren Auswahl hängt vom gewünschten Effekt (Inotropie; Wirkung auf Alpha- und/oder Betarezeptoren) ab. Gegebenenfalls müssen Phosphodiesterasehemmer und selektive Vasodilatatoren hinzugefügt werden, zusätzlich kann eine Intubation mit Beatmung notwendig werden. Kann nach einer Rekompensation keine ursächliche Therapie (operativ, interventionell) erfolgen, so werden für eine orale Dauertherapie ACE-Hemmer, Digitalis und Diuretika kombiniert. Eine Therapie mit β-Blockern (z. B. Carvedilol) wird zunehmend auch als Therapie der kindlichen Herzinsuffizienz diskutiert (Tabellen 19.10-1 und 19.10-2).

Interventionelle Therapie

Interventionelle Eingriffe erfolgen im Rahmen von Herzkatheteruntersuchungen, ggf. unter Zuhilfenahme von transthorakaler oder transösophagealer Echokardiographie unter Sedierung oder wegen des Allgemeinzustandes oder der Komplexität der Prozedur in Intubationsnarkose. Zu den etablierten und Verfahren der ersten Wahl zählt die Atrioseptostomie zur Erweiterung der Vorhoflücke bei komplexen Vitia, die Ballonvalvuloplastie der valvulären Pulmonalstenose und der Verschluss des persistierenden Ductus arteriosus durch Implantate. Routinemäßig werden auch die seltenen arteriovenösen Fisteln oder aortopulmonale Spontankollateralen entsprechend verschlossen. Weitere etablierte Verfahren betreffen die Dilatation von peripheren Pulmonalstenosen, ggf. mit Einbringen von Gefäßstützen (Stents), sowie die Ballonvalvuloplastie der Aortenstenose

Tabelle 19.10-1. Pharmakotherapie der Herzinsuffizienz

	i.v.-Dosierung [mg/kg KG]	Orale Dosierung [mg/kg KG]	Bemerkungen
Diuretika			
Furosemid	0,5–1–6 ED bis 10 TD	0,5–3–5–(10) TD in 2–4 ED	Cave: Kaliumverlust
Spironolacton	4–5 initial ab 5. Tag 1–3	4–5 initial ab 5. Tag 2–3 in 1 ED	„Kaliumsparend", daher Kombination mit Furosemid
ACE-Hemmer			
Captopril	–	1 (initial)–2–(6) in 3 ED Säuglinge: 0,1–2 in 3 ED Mit kleinen Dosen einschleichend beginnen (0,1–0,3 mg/kg/Tag)	Cave: Niereninsuffizienz, Vorlast beachten
Katecholamine			
Dopamin	2,5–5–10 µg/kg KG/min als DTI	–	Bis 4 µg/kg KG/min Vasodilatation der Nierengefäße
Dobutamin	2,5–5–10–? µg/kg KG/min als DTI	–	–
Noradrenalin	0,01–0,05–5 µg/kg/min als DTI	–	–
Adrenalin	0,02–0,1–0,5–1 µg/kg/min als DTI	–	ggf. in Kombination mit Dopamin bzw. Dobutamin sinnvoll
Phosphodiesterasehemmer			
Milrinon	0,25–0,75 µg/kg/min	–	Cave bei intravasaler Hypovolämie bzw. Hypotonie
Enoximon	7,5–10 µg/kg/min bzw. 6 ED/Tag als Doppelgaben von 0,5 mg/kg im Abstand von 30 min	–	Cave bei intravasaler Hypovolämie bzw. Hypotonie
Vasodilatatoren			
Nitroglycerin	3–20 µg/kg/min	–	–
Natriumnitroprussid	0,3–6,0 µg/kg/min	–	Cave: Wegen Thizyanat Entwicklung gleichzeitige Gabe von Natriumthiosulfat

DTI Dauertropfinfusion, *ED* Einzeldosis, *TD* Tagesdosis

Tabelle 19.10-2. Digitalistherapie

	Totale Sättigungsdosis [µg/kg]	Tageserhaltungsdosis [µg/kg]
Digoxin		
Frühgeborene	20	5
Reife Neugeborene	30	8–10
Säuglinge und Kinder <2 Jahre	40–50	8–10
Kinder >2 Jahre	30–40	8–10
Die intravenöse Dosis beträgt ca. 50 bis 75% der angegebenen oralen Sättigungs- bzw. Erhaltungsdosis		
β-Metildigoxin		
Frühgeborene	30	5–10 in 2 ED
Reife Neugeborene	30	8–10 in 2 ED
Säuglinge >2 Monate und Kinder	1 mg/m² KO	ca. 20% der Sättigungsdosis in 2 ED
Intravenöse Dosis = orale Dosis.		
Die totale Sättigungsdosis wird in der Regel über 24 Stunden in Anteilen von 50/25/25% verabreicht. Cave bei eingeschränkter Nierenfunktion und Hemmung der renalen Ausscheidung durch andere Substanzen (z. B. Antiarrhythmika)		

und die Dilatation von Restenosen der Aortenisthmusstenose. Über die möglichen Langzeitfolgen des inzwischen fast routinemäßig vorgenommenen interventionellen Verschlusses von Vorhofseptumdefekten vom Sekundumtyp ist wenig bekannt, akute Probleme sind selten. Zu den in Erprobung befindlichen Verfahren gehören die Dilatation von nativen Aortenisthmusstenosen sowie der interventionelle Verschluss von Ventrikelseptumdefekten.

19.10.3 Angeborene Herzfehler

Postpartale Adaptation

Das Verständnis der postpartalen Kreislaufumstellung (Abfall des Lungengefäßwiderstandes, Verschluss des Foramen ovale und Verschluss des Ductus arteriosus) ermöglicht es, die klinischen Auffälligkeiten „Ductus-arteriosus-abhängiger Vitien" (duktusabhängige Lungenversorgung → Zyanose oder duktusabhängige Systemversorgung → „low cardic output") zu verstehen. Diese Konstellation kann durch Verabreichung von Prostaglandinen (Prostaglandin E1 als kontinuierliche Infusion mit 10–50 ng/kg/min) zur Wiedereröffnung des Ductus arteriosus und, wenn indiziert, durch eine interventionelle Atrioseptostomie zur Erweiterung der Vorhoflücke teilweise kompensiert werden.

Azyanotische Herzfehler

Ventrikelseptumdefekt (VSD) In Abhängigkeit von der Größe des Defekts kommt es mit Abfall des pulmonalen Widerstandes bereits im frühen Säuglingsalter zu einer zunehmenden Herzinsuffizienz. Persistiert sie trotz konservativer Therapie, so besteht die Indikation zum operativen Verschluss, der bei Nachweis einer pulmonalen Hypertension in der Regel im zweiten Lebenshalbjahr auch erfolgen wird, um das Risiko einer progredienten Lungengefäßerkrankung (Endstadium = Eisenmenger-Reaktion) zu vermeiden. Defekte im muskulären interventrikulären Septum haben das Potential zum Spontanverschluss (>70% kumulativ bis zum 9. Lebensjahr).

Atrioventrikulärer Septumdefekt (AVSD) Wie beim VSD kann es schon im frühen Säuglingsalter zur therapieresistenten Herzinsuffizienz kommen, sodass eine chirurgische Korrektur bereits innerhalb der ersten drei Lebensmonate erfolgen kann, wenn die links- und rechtsventrikulären Anteile eine Septierung zulassen. Postoperativ wird die Prognose von der Entwicklung einer AV-Klappeninsuffizienz oder Stenose abhängen.

Vorhofseptumdefekt (ASD) Nach Lokalisation werden ASD vom Primumtyp (I) und vom Sekundumtyp (II) sowie Sinusvenosus-Defekte unterschieden. Da erst mit zunehmender Compliance des rechten Ventrikels der Links-Rechts-Shunt über den ASD zunimmt, entsteht typischerweise erst im Kleinkindalter das zur Diagnostik leitende relative Pulmonalstenosegeräusch. Zeigen sich sichere Volumenbelastungszeichen (Kardiomegalie, rechtsventrikuläre Vergrößerung echokardiographisch), besteht die Indikation zum operativen Verschluss. Liegt z. B. keine partielle Lungenfehleinmündung vor bzw. besteht ein ausreichender Randsaum zu den benachbarten Strukturen, kann ein mittelgroßer ASD II interventionell durch ein Implantat verschlossen werden.

Persistierender Ductus arteriosus (PDA) Beim älteren Kind fällt der PDA i. d. R. durch sein charakteristisches Maschinengeräusch auf. Bei hämodynamisch wirksamen PDA besteht die Indikation zur chirurgischen Ligatur oder zum interventio-nellen Verschluss, der durch Einlage von Coils oder anderen Implantaten erfolgt. Beim Frühgeborenen kompliziert der PDA häufig ein Atemnotsyndrom.

Aortenisthmusstenose (ISTA) Eine hochgradige ISTA kann bereits im Neugeborenenalter zur Herzinsuffizienz führen, vor einer operativen Resektion kann neben der Herzinsuffizienz-therapie eine Wiedereröffnung des Ductus arteriosus durch Prostaglandine lebensrettend sein. Grundsätzlich gilt unabhängig vom Lebensalter die Indikation zur operativen Resektion, wenn ein systolischer Gradient von mehr als 20 mmHg und/oder ein arterieller Hypertonus nachweisbar sind. Wird im weiteren Verlauf eine Restenose evident, besteht neben einer operativen Revision auch die Alternative einer interventionellen Ballondilatation, während deren Rolle in der Therapie der nativen ISTA kontrovers erscheint.

Zyanotische Herzfehler

Fallot-Tetralogie (FIV) Die FIV als häufigster zyanotischer Herzfehler mit verminderter Lungendurchblutung wird in der Neugeborenenzeit durch das Pulmonalstenosegeräusch auffallen, die Zyanose entwickelt sich mit Zunahme der Infundibulumstenose oft erst in der Säuglingszeit. Vital gefährdend sind auftretende Spasmen des Infundibulums, die zu hypoxämischen Anfällen führen. Eine Unterbrechung des Anfalls erfolgt medikamentös durch Morphin (0,1 mg/kg KG s.c. oder i.v.) oder/und Esmolol (0,5 mg/kg langsam i.v.) unter Sauerstoffvorlage und Intubationsbereitschaft. Eine Azidose muss konsequent ausgeglichen werden. Zur Prophylaxe bis zur Operation werden Betablocker gegeben (Propanolol 1–3 mg/kg KG in 3–4 ED p.o.).

Die häufig im zweiten Lebensjahr durchgeführte chirurgische Korrektur kann bei Auftreten von hypoxämischen Anfällen und ausreichender Dimension des pulmonalarteriellen peripheren Strombettes ins frühe Säuglingsalter vorgezogen werden. Anderenfalls muss eine operative Palliation durch Anlage eines aortopulmonalen Shunts erfolgen.

Transposition der großen Arterien Bedingt durch die ventrikuloarterielle Diskordanz sind Lungen- und Körperkreislauf parallel geschaltet. Akut muss postpartal eine Durchmischung der Kreisläufe auf Vorhofebene und über einen offenen Ductus arteriosus sichergestellt werden (Prostaglandin E1 als Dauertropfinfusion mit 0,01–0,05 µg/kg min sowie ggf. interventionelle Atrioseptostomie unter Durchleuchtung bzw. Echokardiographie). Ziel der chirurgischen Therapie ist die anatomische Korrektur mit Umsetzen der großen Gefäße möglichst innerhalb der ersten beiden Lebenswochen.

Hypoplastisches Rechtsherz Darunter werden hier Herzfehler aus der Reihe Trikuspidalatresie, Hypoplasie des rechten Ventrikels, Pulmonalatresie und ihre Kombinationen zusammengefasst. In jedem Fall kommt es darauf an, eine balancierte Lungenperfusion sicherzustellen. Postpartal kann dies bei akut vermindertem pulmonalen Zufluss durch Wiedereröffnung des Ductus arteriosus erreicht werden. Nach Stabilisierung erfolgt eine erste chirurgische Palliation durch Anlage eines aortopulmonalen Shunts. In der Regel kann langfristig nur als definitive chirurgische Palliation eine totale cavopulmonale Anastomose (Fontan-Zirkulation) geschaffen werden.

Komplexe Vitien

Hypoplastisches Linksherz und weitere komplexe Herzfehler
Wie beim hypoplastischen Rechtsherz zielt die akute Therapie postpartal auf eine gleichmäßige Verteilung der System- und Lungenperfusion ab. Die spätere chirurgische Perspektive hängt von Einzelfaktoren ab, bei funktionell univentrikulärem Herzen kommt die Anlage einer cavopulmonalen Anastomose in Frage. In Einzelfällen besteht die Indikation zur Herztransplantation.

Aorten- und Pulmonalklappenstenose

Aortenstenose Von besonderer Bedeutung ist die hochgradige valvuläre Aortenstenose des Neugeborenen mit den klinischen Zeichen der Linksherzinsuffizienz. Im Rahmen einer intensivmedizinischen Therapie muss die Körperperfusion über den Ductus arteriosus durch Prostaglandingabe sichergestellt werden. Sowohl eine chirurgische als auch eine interventionelle Therapie sind mit einem Letalitätsrisiko >20% behaftet. Im späteren Entwicklungsalter wird die Diagnose neben dem charakteristischen Auskultationsbefund durch die Echokardiographie gestellt. Ab einem Gradienten von 50–60 mmHg besteht eine Behandlungsindikation entweder durch eine chirurgische Kommissurotomie oder durch eine Ballonvalvuloplastie.

Pulmonalstenose (PS) Eine hochgradige PS kann mit suprasystemischen rechtsventrikulären Drücken bereits im Neugeborenenalter zur Herzinsuffizienz führen, umgehend sind hier in der Regel eine operative Kommissurotomie und Patcherweiterung indiziert. Im späteren Lebensalter besteht bei einem invasiven Gradienten von mehr als 50 mmHg die Indikation zur Ballonvalvuloplastie.

19.10.4 Rhythmusstörungen

Als Herzrhythmusstörungen gelten alle Phasen, in denen das Herz vorübergehend oder dauernd nicht in einem dem Bedarf angepassten Sinusrhythmus schlägt. Nach elektrophysiologischen Mechanismen können sie in Störungen der Reizbildung mit gesteigerter, herabgesetzter oder abnormer bzw. getriggerter Automatie und in Störungen der Reizleitung mit Blockierungen oder kreisenden Erregungen unterteilt werden. Davon abzugrenzen sind solche Auffälligkeiten, die keinen Krankheitswert haben und auch keiner Therapie bedürfen.

Zu dieser Gruppe zählen auch **Sinusarrhythmien**, die bei Kindern in Ruhe sehr ausgeprägt sein können, in der Regel respiratorisch bedingt sind und unter Belastung weitgehend verschwinden. Sinkt die Frequenz des Sinusknotens unter die Eigenfrequenz von Reizzentren des His-Bündels, so kommt es zu einer **atrioventrikulären Dissoziation**, dabei schlagen Vorhöfe und Kammern unabhängig voneinander in annähernd gleicher Frequenz, ohne dass ein atrioventrikulärer Block vorliegt. Gelegentlich wechselt der führende Schrittmacher des Herzens vom Sinusknoten zu einem tiefer liegenden Vorhofzentrum, was als wandernder **atrialer Schrittmacher** bezeichnet wird.

Supraventrikuläre Extrasystolen als atriale Extrasystolen oder junktionale Extrasystolen treten oft bei gesunden Kindern auf und bedürfen keiner Therapie. **Ventrikuläre Extrasystolen**, bei denen definitionsgemäß die Depolarisation distal der Aufteilung des His-Bündels beginnt, können häufig im Langzeit-EKG gesunder Kinder auftreten und sind nicht therapiepflichtig, sofern sie monomorph bleiben und unter Belastung nicht in ihrer Häufigkeit zunehmen. Einer weiteren Überwachung und ggf. einer Therapie bedürfen sie, wenn sie als Couplets, Runs oder polymorph auftreten sowie im Rahmen einer Herzkrankheit vorkommen.

Tachykarde Rhythmusstörungen

Supraventrikuläre Tachykardien (SVT) Die paroxysmale SVT als Reentry-Tachykardie kommt prinzipiell entweder als Reentry im Atrioventrikularknoten oder als Reentry über eine akzessorische Leitungsbahn (z. B. Wolff-Parkinson-White-Syndrom/WPW-Syndrom) vor und stellt mit Abstand die häufigste behandlungsbedürftige Rhythmusstörung des Kindesalters dar. Die Kammerfrequenzen während der Tachykardie betragen typischerweise über 220–300/min. Die Dauer der Tachykardien, die wenige Sekunden bis Stunden oder Tage anhalten und plötzlich beginnen und enden, bestimmen das Ausmaß der klinisch nachweisbaren Zeichen der Herzinsuffizienz.

Akuttherapie: In der Regel wird es bei stabilen Kreislaufverhältnissen möglich sein, zunächst zu versuchen, den Reentry-Kreislauf im AV-Knoten durch Vagusreiz (Pressen, eiskalte Getränke, Auslösen des Tauchreflexes durch Eisbeutel, cave: kein Bulbusdruck wegen Gefahr der Netzhautablösung) zu durchbrechen. Unter kontinuierlicher EKG-Monitoring ist die i.v.-Gabe von Adenosin medikamentöse Therapie der ersten Wahl. Bei schwerer hämodynamischer Kompromittierung sowie bei Verdacht auf Vorliegen einer ventrikulären Tachykardie kann es im Einzelfall notwendig sein, in Kurznarkose (z. B. Ketamin 1–2 mg/kg i.v.) eine externe Kardioversion mit 0,5–2 J/kg KG durchzuführen. Daneben werden Digitalis und Propafenon im Neugeborenen- und Säuglingsalter zur Therapie und Prophylaxe eingesetzt, Verapamil ist nur für Schulkinder und Erwachsene geeignet.

Dauertherapie: Im Neugeborenenalter ist eine Prophylaxe mit Digitalis oder Propafenon oder Sotalol in der Regel wirksam; hinzu kommt, dass die Tachykardieneigung in dieser Gruppe ab dem 8. Lebensmonat deutlich abnimmt und ein Auslassversuch nach dem ersten Lebensjahr sinnvoll ist. Nach der Säuglingszeit auftretende paroxysmale Tachykardien haben keine vergleichbar gute Prognose. Hier dürfen weder Digitalis noch Verapamil bei klassischen Präexzitationen wegen der Gefahr einer potentiellen Verkürzung der Refraktärperiode der antegraden Leitung verwendet werden. Inzwischen stellt die Katheterablation des anatomischen Substrates bei Schulkindern und Jugendlichen eine sinnvolle und kausale Therapie dar.

Atrial ektope Tachykardien beruhen auf der tachykarden Aktivität eines ektopen atrialen Schrittmachers. Die Frequenz liegt in der Regel unter der der paroxysmalen SVT und variiert mit dem vegetativen Tonus. Tritt sie nicht nur intermittierend, sondern permanent auf, kann sich das klinische und echokardiographische Bild einer dilatativen Kardiomyopathie entwickeln. Eine medikamentöse Therapie mit Flecainid oder Propafenon kann erfolgreich sein. In resistenten Fällen ist eine Hochfrequenzkatheterablation notwendig.

Vorhofflattern wird durch einen intraatrialen Reentry-Mechanismus ausgelöst, die Vorhoffrequenz beträgt zwischen 250 und 450/min, die Kammerfrequenz liegt wegen des in der Regel bestehenden AV-Blocks II (häufig 2:1) niedriger. Es tritt bei Neugeborenen auf und kann durch elektrische Kardioversion oder transösophageale Überstimulierung beseitigt werden. Eine Rezidivprophylaxe (Digitalis) muss in der Regel nur im ersten Lebensjahr durchgeführt werden. Außerhalb des Neugeborenenalters findet sich Vorhofflattern bei Herzfehlern mit dilatiertem rechtem Vorhof sowie nach kardiochirurgischen Eingriffen. In dieser Gruppe von Patienten kann es auch zum Auftreten von **Vorhofflimmern** kommen, das durch eine Kombination von Digitalis mit Propafenon oder Amiodaron angegangen werden kann. Vor einer notwendigen Defibrillation (0,5–2J/kg KG) müssen Vorhofthromben ausgeschlossen bzw. die Phase einer Markumarisierung vorgeschaltet sein.

Ventrikuläre Tachykardien (VT) Ventrikuläre Tachykardien sind bei herzgesunden Patienten im Kindesalter sehr seltene Ereignisse. Gelegentlich finden sie sich vor allem postoperativ bei manchen Herzfehlern sowie bei Myokarditis, Kardiomyopathien und Herztumoren. Akut kann therapeutisch ein präkordialer Schlag versucht werden, im Übrigen hat sich Lidocain i.v. sowie in dringlichen oder resistenten Fällen die elektrische Defibrillation (0,5–2J/kg) bewährt. Eine Dauertherapie ist bis auf Ausnahmen indiziert, hierfür eignen sich Propafenon, Flecainid, Mexiletin oder Betablocker. Eine besondere Rolle spielen VT als „Torsade de pointes" beim QT-Syndrom (QTc >0,45), das sich durch Synkopen und plötzliche Todesfälle darstellt. Hier ist eine Behandlung mit Betablockern unbedingt erforderlich, gegebenenfalls muss die Implantation eines Kardioverterdefibrillators versucht werden (Tabelle 19.10-3).

Tabelle 19.10-3. Pharmakotherapie von Rhythmusstörungen

Klasse	i.v.-Dosierung ED [mg/kg]	Dauerinfusion [µg/kg/min]	Orale Dosierung [mg/kg/Tag]	Bemerkung
Klasse 1b				
Lidocain	1	20–50	–	–
Mexiletin	3	15	8–16 in 3 ED	–
Phenytoin	3–5	20	3–8	–
Klasse 1c				
Propafenon	0,5–2	4–16	10–20 (200–400 mg/m² KO) in 3 ED	–
Flecainid	1–2	3	3–6 (100–250 mg/m² KO) in 2 ED	–
Klasse 2				
Propranolol	0,02–0,1	–	1–5 in 3–4 ED	nur langsam i.v.
Esmolol	0,5	50–200–500–(1000)	–	–
Atenolol	–	–	1–2 (40–80 mg/m² KO) in 2 ED	–
Klasse 3				
Amiodaron	1	6–12	2,5–5–20 (300–500 mg/m² KO als Sättigungsdosis über 1 Woche, danach 100–200 mg/m² KO in 1ED an 5 Tagen der Woche	–
Sotalol	1,5	1–3	1–8 in 2 ED	–
Klasse 4				
Verapamil	0,1	–	2–7 in 3 ED	Gefahr einer elektromechanischen Entkopplung bei Neugeborenen und Säuglingen
Sonstige				
Adenosin	0,05–0,25	–	–	i.v.-Gabe über 5–10 s
Sympathomimetikum				
Orciprenalin	10—30 µg/kg	5–20 µg/kg KG/h	–	Dosis ist nach dem erreichten Frequenzergebnis einzurichten
Parasympatholytikum				
Atropin	0,01	–	0,5–1 mg/m² KO	–

Bradykarde Rhythmusstörungen

- Atrioventrikulärer (AV) Block I: Im Schlaf normal, ein permanenter Block kann sich zur höhergradigen Blockierung weiterentwickeln und bedarf der langfristigen Kontrolle.
- Atrioventrikulärer (AV) Block II: Ein AV-Block II vom Typ I (Wenckebach) mit seiner progressiven Verlängerung des PQ-Intervalls bis zum Ausfall der Überleitung kann in Ruhe auch bei gesunden Kindern nachweisbar werden. Die permanente Form bedarf wegen des Risikos einer sich entwickelnden höhergradigen Blockierung der langfristigen Kontrolle.
- Atrioventrikulärer (AV) Block III: Der angeborene AV-Block III kommt überwiegend isoliert vor, in vielen Fällen beruht er auf dem transplazentaren Übergang von Antikörpern der an einer Autoimmunerkrankung (teilweise nicht klinisch manifest) leidenden Mutter, die das fetale Gewebe der Erregungsleitung schädigen. Klinisch kann es bereits in utero zu einem Hydrops fetalis bzw. zu einer neonatalen Herzinsuffizienz kommen. Akut kann durch Alupent-Gaben versucht werden, die Herzfrequenz anzuheben, es besteht jedoch die Indikation zu einer unmittelbaren Versorgung mit einem ventrikulären Schrittmacher. Asymptomatische Patienten bedürfen regelmäßiger Kontrollen einschließlich LZ-EKG. Wenn Synkopen (einschließlich Schwindel) beobachtet werden oder die mittlere Herzfrequenz im Wachzustand unter 50 pro min liegt bzw. sich ventrikuläre Pausen über 3,5 s oder ventrikuläre Extrasystolen unter Belastung zeigen, so besteht die Indikation zur Schrittmacherimplantation.

19.10.5 Sonstige kardiovaskuläre Erkrankungen

Dilatative Kardiomyopathien/Myokarditis

Das klinische Bild einer dilatativen Kardiomyopathie kann sowohl durch eine akute oder chronische Virusmyokarditis als auch familiär bedingt und/oder genetischen Ursprungs sein (Stoffwechselstörungen, neuromuskuläre Erkrankungen u. a.). Eine spezifische Therapie (z. B. Karnitinsubstitution bei Defekten der oxydativen Fettsäureutilisation) ist selten möglich, generell muss die übliche Herzinsuffizienztherapie durchgeführt werden (s. oben); bei Virusmyokarditis kann es zu einer Totalremission kommen. Therapierefraktäre dilatative Kardiomyopathien bilden die häufigste Indikation zur Herztransplantation im Kindesalter.

Endokarditis/Endokarditisprophylaxe

Der häufigste prädisponierende Faktor für eine Endokarditis stellt in 90% ein angeborener Herzfehler dar. Der klinische Verlauf kann schleichend oder, in Fällen mit Staph. aureus, septisch sein. Kritisch sowohl für die Sicherung der Diagnose als auch für eine gezielte Antibiotikatherapie ist der Erregernachweis in der Blutkultur. Bei einem foudroyanten Krankheitsverlauf kann nach Abnahme von in der Regel sechs Blutkulturen zunächst mit einer Kombination von Penicillin G, Oxacillin und Tobramycin begonnen werden. In Abhängigkeit von den nachgewiesenen Erregern wird die Therapie über 4 (Streptokokken) bis zu 6 Wochen (Staphylokokken und gramnegative Erreger) durchgeführt.

Verschiedene medizinische und zahnmedizinische Eingriffe verursachen eine Bakteriämie, die zu einer bakteriellen Besiedlung der im Zusammenhang mit Herzfehlern auftretenden Endothelläsionen führen kann. Um dies zu verhindern, muss zum Zeitpunkt der Bakteriämie eine ausreichende Serumkonzentration eines geeigneten Antibiotikums vorliegen, das vor dem Eingriff verabreicht wurde.

Seit 1990 existiert ein **Endokarditis-Ausweis** der Deutschen Gesellschaft für Pädiatrische Kardiologie, der Ansprüchen einer einfachen Prophylaxe in der täglichen Praxis Rechnung trägt (www.kinderkardiologie.org).

Orthostasesyndrom

Beim Orthostasesyndrom handelt sich um eine Störung des autonomen vegetativen Nervensystems mit rezidivierenden Synkopen durch Blutdruckabfall und/oder Bradykardie. Therapeutisch sollten einerseits die Synkopen auslösenden Situationen vermieden werden, andererseits muss eine ausreichende Flüssigkeitsaufnahme sichergestellt werden. Medikamentös werden mit teilweise nur wechselndem Erfolg Betablocker (Propranolol 1–5 mg/kg/Tag p.o.), Sympathomimetika (Etilefrin 5–20 mg/Tag) oder Mutterkornalkaloide (Dihydrergotamin, je nach Alter bis zu 3-mal 1–3 mg/Tag p.o.) eingesetzt.

Arterielle Hypertonie (AH)

Eine andauernde Steigerung des arteriellen Blutdruckes über die 95-Prozent-Ränge für die Altersgruppe bzw. Gewicht und Körperlänge (s. auch Kap. 19.17) wird als Hypertonus bezeichnet. Diagnostisch sind mögliche Ursachen abzuklären und zu beseitigen. Die medikamentöse Therapie beginnt nach einem Stufenschema mit der Monotherapie eines Basistherapeutikums (Diuretika, Betablocker, Kalziumantagonisten, ACE-Hemmer). Tritt trotz Ausschöpfung der therapeutischen Breite kein ausreichender Effekt auf, so kann gewechselt oder eine Kombinationstherapie begonnen werden:

- Stufe I Monotherapie: Diuretikum oder Betablocker oder Kalziumantagonist oder ACE-Hemmer
- Stufe II Zweierkombination: Diuretikum plus Betablocker oder Kalziumantagonist oder ACE-Hemmer
- Stufe III Dreierkombination: Diuretikum plus Betablocker plus Vasodilatator oder Diuretikum plus Kalziumantagonist plus ACE-Hemmer (Tabellen 19.10-4 und 19.10-5).

Krisenhafte Blutdruckanstiege weit über den Normbereich bedürfen einer umgehenden medikamentösen Therapie, die mit Nifidipin oral begonnen werden kann und für die Natriumnitroprussid als Dauertropfinfusion als Ultima Ratio zur Verfügung steht.

Tabelle 19.10-4. Antihypertonika

	Initial [mg/kg/KG/Tag p.o.]	Maximal (mg/kg/Tag p.o.)	Anzahl ED	Bemerkungen
Diuretika				
Hydrochlorothiazid	1	2–3	2	–
Furosemid	0,5	5	2	–
Spironolacton	1	3	2	–
Betablocker				
Popranolol	1	8	2–4	–
Atenolol	1	2	1–2	–
Metoprolol	1	5	2	–
Kalziumantagonisten				
Nifedipin	0,25	3	3–4	–
ACE-Hemmer				
Captopril	0,5	3	3	Cave: Säuglingsdosis (0,05–0,5 mg/kg)
Enalapril	0,15	0,5	1–2	–
Vasodilatatoren				
Dihydralazin	1–5	–	2–3	–

Tabelle 19.10-5. Antihypertonika bei hypertensiver Krise

	Dosierung	Bemerkungen
Nifedipin	0,25–0,75 mg/kg sublingual 0,5–1–4 μg/kg KG als ED evtl. 0,2–0,5–1 μg/kg/min i.v.	–
Diazoxid	2 mg/kg KG schnell i.v., max. 150 mg/ED	Kann bei Nichtansprechen mit doppelter Dosis wiederholt werden
Natriumnitroprussid	0,5 μg/kg KG/min i.v., max. 8 μg/kg KG/min i.v.	Kontinuierliche Überwachung. Cave: Thiozynatvergiftung!

Literatur

Alexander ME, Berul CI (2000) Ventricular arrhythmias: when to worry. Pediatr Cardiol 21: 532–541

Allen (2000) Moss and Adams' heart disease in infants, children and adolescents, 6th edn. Williams Wilkins, Philadelphia

Apitz J (Hrsg) (2002) Pädiatrische Kardiologie: Erkrankungen des Herzens bei Neugeborenen, Kindern und Heranwachsenden. Steinkopff, Darmstadt

Bernuth G von, Toussaint R, Mund C, Rabe P, Timbul K (1989) Herzfrequenz und Herzrhythmus bei gesunden Säuglingen und Kindern. Klin Pädiatr 201(2): 98–103

Bink-Boelkens MT (2000) Pharmacologic management of arrhythmias. Pediatr Cardiol 21(6): 508–515

Deutsche Gesellschaft für Pädiatrische Kardiologie (Hrsg) (2004) Leitlinien zur rationellen Diagnostik und Therapie von Erkrankungen des Herzens und des Kreislaufes bei Kindern und Jugendlichen. www.kinderkardiologie.org

Hausdorf G (2000) Intensivtherapie angeborener Herzfehler. Steinkopff, Darmstadt

Martin JM, Neches WH, Wald ER (1997) Infective endocarditis: 35 years of experience at a children's hospital. Clin Infect Dis 24(4): 669–675

Schmaltz AA (2001) Dilatative Kardiomyopathien im Kindesalter. Z Kardiol 90(4): 263–268

Schumacher G, Hess J, Bühlmeyer K (Hrsg) (2001) Klinische Kinderkardiologie: Diagnostik und Therapie der angeborenen Herzfehler, 3. Aufl. Springer, Berlin Heidelberg New York Tokyo

Soergel M, Kirschstein M, Busch C et al. (1997) Oscillometric twenty-four-hour ambulatory blood pressure values in healthy children and adolescents: a multicenter trial including 1141 subjects. Pediatr 130(2): 178–184

19.11 Hämatologie und Onkologie
Stefan Burdach

19.11.1 Hämatologie

In diesem Abschnitt werden nur die praktisch wichtigsten, weil häufigsten Formen der Anämie behandelt. Zur Behandlung der Thrombozytopenie im Kindesalter wird auf den Abschnitt über die Hämostaseologie verwiesen. Die Behandlung der selteneren Anämieformen sowie die Behandlung von Leukopenien sollte in pädiatrisch-hämatologischen Zentren erfolgen. In der Praxis ist die **Differentialdiagnose** der Anämie von großer Bedeutung, um inadäquate Behandlungen und Therapieverzögerungen zu vermeiden. Die häufigsten Fehler in der Anämie-Diagnostik und -Behandlung in der Praxis bestehen in der Fehldiagnose einer Thalassämie als Eisenmangelanämie, der Fehldiagnose der Anämie der chronischen Entzündung als Eisenmangel sowie dem Verkennen einer leichten Form des Eisenmangels. Während die Behandlung der Anämie der chronischen Entzündung mit Eisen lediglich eine vermeidbare Belastung des Patienten und evolutionsbiologischen Ursinn darstellt, führen sowohl die Fehlbehandlung der Thalassämie mit Eisen als auch die unterlassene Eisengabe bei leichtem Eisenmangel zu direkten Schäden bei den Patienten. Bei Thalassämie-Patienten stellt die Eisenüberladung einen lebensbegrenzenden Faktor dar, während der unbehandelte Eisenmangel im Kleinkindalter zu Intelligenzdefekten im Schulalter führen kann, die sich im Schulalter manifestieren.

Unter praktischen Gesichtspunkten empfiehlt sich die Einteilung der Anämien in **hypoproliferative Anämien, Reifungsdefekte** und **Blutungs-** bzw. **hämolytische Anämien**. Eine initiale Diskriminierung ist mittels Retikulozytenindex möglich. Liegt der Retikulozytenindex (s. unten) über 3, liegt eine hämolytische oder eine Blutungsanämie vor. Liegt der Retikulozytenindex unter 2, kann eine hypoproliferative Anämie oder eine Reifungsstörung vorliegen. Hypoproliferative Anämien sind normochrom und normozytär, Reifungsstörungen können mikrozytär (zytoplasmatische Reifungsstörung) oder makrozytär (Kernreifungsstörung) sein.

Berechnung des Retikulozytenindex:

Retikulozyten in % × Hämatokrit in % / 45%

Die praktisch wichtigen hämolytischen Anämieformen sind die hereditäre Sphärozytose, der Glukose-6-phosphat-Dehydrogenasemangel (Favismus), die Thalassämie sowie die Sichelzellenanämie. Praktisch wichtige hypoproliferative Anämieformen sind die aplastische Anämie sowie sekundäre Formen des Knochenmarkversagens (z. B. Anämie bei Leukämie, bei Knochenmarkmetastasen oder Chemotherapie), die Anämie der chronischen Entzündung und die leichte bis mittelschwere Eisenmangelanämie. Zytoplasmatische Reifungsdefekte sind mikrozytär. Hierzu zählen der schwere Eisenmangel, die Anämie der chronischen Entzündung bei schwerster Ausprägung und die Thalassämie. Nukleäre Reifungsdefekte sind makrozytär. Zu ihnen gehören Folsäure- und Vitamin-B_{12}-Mangel (s. Kap. 6.2).

Im Folgenden werden die therapeutischen Empfehlungen für sechs wichtige Anämieformen des Kindesalters besprochen:
- Eisenmangelanämie, (ICD 10: D 50.9),
- Thalassämie (ICD 10: D 56.1),
- Sichelzellanämie (ICD 10: D 57.1 D 57.2),
- hereditäre Sphärozytose (ICD 10: D 58.0),
- Glukose-6-phosphat-Dehydrogenasemangel (Favismus) (ICD 10: D 55.0) und
- aplastische Anämie (ICD 10: D 61.9).

Eisenmangelanämie (ICD 10: D 50.9)

Nur bei schwerer Form der Eisenmangelanämie kommt es zu Hypochromie und Mikrozytose und zu deutlichen klinischen Symptomen. Diagnostisch entscheidend ist die **Verminderung der Serumferritinkonzentration**. Die Bestimmung der Eisenkonzentration ist diagnostisch nicht hilfreich, da bei der Anämie der chronischen Entzündung ebenfalls ein erniedrigtes Serumeisen besteht. Auch bei der Tumoranämie kann das Serumeisen erniedrigt sein.

Die Therapie der Wahl ist die orale Gabe von Eisen(II)-sulfat 3–6 mg/kg/Tag in 2 Dosen über 3 Monate. Bei korrekter Diagnose kommt es innerhalb einer Woche zum Anstieg der Retikulozytenzahl. Nach Normalisierung des Blutbildes sollte die Eisenmedikation noch 2–4 Wochen durchgeführt werden, bis sich der Gesamtkörpereisenbestand normalisiert hat. Zur Bewertung sollte der Ferritinwert herangezogen werden. Ein wichtiger Bestandteil der Therapie besteht in der Klärung der kausalen Zusammenhänge (z. B. fleischfreie Diät, chronische Blutung). Von einer vegetarischen Ernährung von Kleinkindern ist wegen des damit verbundenen Eisenmangels und der konsekutiven Intelligenzdefekte abzuraten.

Thalassämie (ICD 10: D 56.1)

Die Thalassaemia major manifestiert sich innerhalb des ersten Lebensjahres mit Blässe, Ikterus, Gedeihstörungen und Hepatosplenomegalie. Sie imponiert als schwere hypochrome Anämie mit hochgradig ineffektiver Erythropoese. Sie ist wahrscheinlich bei einem 4–12 Monate alten Kind aus einem Hauptverbreitungsgebiet mit mikrozytärer hypochromer Anämie, Hepatosplenomegalie und mangelhafter Entwicklung. Die Mikrozytose ist typischerweise ausgeprägter als die Hypochromie. Die Diagnose wird durch den Nachweis des erhöhten HbF-Anteils bzw. durch Nachweis eines anomalen Hämoglobins gesichert.

- Zur **therapeutischen Planung** sollte der Patient in einem pädiatrisch-hämatologischen Zentrum vorgestellt werden.
- Die **kurative** Therapie ist die allogene Knochenmarktransplantation. Ihr frühzeitiger Einsatz liefert die besten Ergebnisse.

Die **symptomatische** Therapie besteht in regelmäßigen Transfusionen in Kombination mit einer Chelat-Therapie zur Verzögerung der Eisenüberladung des Organismus. Indikation einer Transfusionsbehandlung ist ein Hämoglobinwert unter 8 g/dl. Empfohlen wird ein Basis-Hb-Wert von 10,5 g/dl zur Suppression der endogenen Erythropoese. Bei einem 3-wöchigen Transfusionsintervall sollte eine posttransfusionelle Hb-Konzentration von 13–14 g/dl angestrebt werden. Erythrozytenkonzentrate sollten möglichst frisch, untergruppenkompatibel, leukozytenarm und sie müssen virussicher (Hepatitis B, C, HIV) sein. Indikation für eine Eiseneliminiation mit Desferroxamin ist ein Serumferritinwert von >1000 ng/ml. Dieser Schwellenwert wird in der Regel nach ca. 15 Transfusionen im Alter von 3 Jahren erreicht. Bewährt hat sich die tägliche subkutane Desferroxamin-Infusion von 40 mg/kg mit einer tragbaren Pumpe über 8–10 h während der Nacht. Vitamin C (100 mg/Tag) verbessert die Eisenelimination. Die Nebenwirkungen von Desferroxamin sind strikt zu beachten. Die sozialpädiatrischen und Rehabilitationsprobleme müssen adäquat berücksichtigt werden.

Sichelzellanämie (ICD 10: 57.1 D 57.0)

Die Sichelzellerkrankung ist eine chronisch-hämolytische Anämie, die zu Gefäßverschlusskrisen und chronischer Organinsuffizienz

führen kann. Leitsymptome sind darüber hinaus akute Milzschwellung, Sequestrationskrisen und schwere Infektionen. Die Diagnostik erfolgt durch die Hämoglobinelektrophorese.
- Zur Festlegung des **therapeutischen** Vorgehens sollte der Patient in einem pädiatrisch-hämatologischen Zentrum vorgestellt werden.
- Eine **kurative** Therapie ist die allogene Knochenmarktransplantation.

Die **symptomatische** Behandlung der Schmerzkrisen erfolgt durch Antiphlogistika und Opiate. Die antibiotische Therapie muss besonders Pneumokokken und Haemophilus influenzae berücksichtigen. Hydroxyharnstoff reduziert Schmerzkrisen und Mortalität. Die mutagene Wirkung ist zu berücksichtigen. Bei großer Milzsequestration oder Parvovirus-B19-bedingter aplastischer Krise sind Transfusionen durchzuführen. Die proliferative Retinopathie ist durch Laserkoagulation behandelbar. Splenektomie, Cholezystektomie oder die Operation des Hüftkopfes bei aseptischer Hüftkopfnekrose stellen chirurgische Therapiemaßnahmen im interdisziplinären Behandlungskonzept dar. Die sozialpädiatrischen Probleme sind in der **Rehabilitation** und **Langzeitbetreuung** zu berücksichtigen. Ferner sind die prophylaktische Penicillin-Gabe sowie die polyvalente Pneumokokkenimpfung indiziert.

Hereditäre Sphärozytose (ICD 10: D 58.0)
Die Sphärozytose oder Kugelzellanämie ist in Deutschland die häufigste angeborene hämolytische Anämie. Es gibt ca. 15.000 Patienten. Sie wird in 3 Schweregrade eingeteilt. Diagnostische Kriterien sind die positive Familienanamnese, Splenomegalie, Nachweis von Kugelzellen und die erhöhte osmotische Fragilität. Untersuchungen der Membranproteine können im Einzelfall nützlich sein. Parvovirus B19 kann auch bei der hereditären Sphärozytose eine aplastische Krise hervorrufen. Wichtig ist die Frühdiagnose zur Vermeidung von Komplikationen einer Cholelithiasis. Die hereditäre Sphärozytose ist in die Differentialdiagnose des Icterus gravis des Neugeborenen einzubeziehen. Die **Splenektomie** führt zur vollständigen Heilung, sofern keine Nebenmilzen übersehen wurden. Die Operation sollte wegen des Risikos der Postsplenektomiesepsis nicht vor dem 6. Lebensjahr erfolgen. Adäquate Impfung (Pneumokokken, Hämophilus) und Prophylaxe sind zu beachten. Lebenslang ist bei fieberhaften Infekten eine weite Indikation zur antibiotischen Therapie zu stellen.

Glukose-6-Phosphat-Dehydrogenasemangel (ICD 10: D 55.0)
Der Glukose-6-Phosphat-Dehydrogenase(G6PD)-Mangel ist ein kongenitaler Enzymdefekt, der sich erst unter exogener Belastung mit reaktiven Sauerstoffspezies als hämolytische Anämie manifestiert. Dies kann allerdings bereits in der Neugeborenenperiode erfolgen und als Neugeborenenikterus verkannt werden. Der G6PD-Mangel ist weltweit die häufigste Form der kongenita-

len nichtsphärozytotischen hämolytischen Anämien und eine der häufigsten hereditären Erkrankungen überhaupt. Seine Inzidenz korreliert mit der Verbreitung von Plasmiodium falciparum und variiert zwischen 26 und <0,5% (26.000 bis <500/100.000). In Europa besteht eine besonders hohe Inzidenz in Sardinien. Wichtig ist die Prävention durch **Vermeidung der Ingestion** von Favabohnen oder von hämolyseinduzierenden Medikamenten. Wie bei jeder hämolytischen Anämie droht auch beim G6PD-Mangel in der hämolytischen Krise durch die Hb-Freisetzung ein akutes Nierenversagen. Chelat-Therapie und Splenektomie sind weitere Therapieoptionen.

Aplastische Anämie (ICD 10: D 61.9)
Die aplastische Anämie ist eine **Panmyelopathie**. Der Begriff bezeichnet im Gegensatz zu den kongenitalen aplastischen Syndromen eine erworbene Störung aller 3 hämatopoetischen Linien. Sie ist im Kindesalter mit einer Inzidenz von 0,2/100.000 eine seltene Erkrankung. Die kausale Therapie besteht in der allogenen Stammzelltransplantation oder einer immunsuppressiven Therapie. Die Indikationsstellung und Einleitung dieser Therapiemaßnahmen erfolgt in einem pädiatrischen hämatologisch-onkologischen Zentrum.

Evidenz der Therapieempfehlungen		
	Evidenzgrad	Empfehlungsstärke
Eisenmangelanämie		
orale Eisensubstitution	I-a	A
Thalassämie		
Knochenmarktransplantation	II-a	A
Transfusion/Chelattherapie	II-b	A
Sichelzellanämie		
Knochenmarktransplantation	III	A
Symptomatische Therapie	IV	B
Hereditäre Sphärozytose		
Splenektomie	II-b	A
Glukose-6-Phosphat-Dehydrogenasemangel		
Prävention	II-b	A
Aplastische Anämie		
Stammzelltransplantation	I-b	B
Immunsuppression	I-b	B

19.11.2 Onkologie

Allgemeine Grundlagen der Therapie
Bösartige Erkrankungen bei Kindern sind selten und werden daher immer noch zu oft zu spät diagnostiziert und initial inadäquat behandelt. Die altersstandardisierte **Inzidenz** in Deutschland betrug in den letzten 10 Jahren ca. 13 Neuerkrankungen pro 100.000 Einwohner unter 15 Jahren. Damit beträgt die absolute Häufigkeit der Neuerkrankungen 1700 bis 1800 pro Jahr. Etwa 50% der Erkrankungen entfallen auf Leukämien und Lymphome, ca. 20% auf ZNS-Tumoren. Zwischen etwa 8 und 4% entfallen in

abnehmender Häufigkeit auf Tumoren des sympathischen Nervensystems, Weichteilsarkome, Nierentumoren, Knochentumoren und Keimzelltumoren. Etwa 5% sonstige Diagnosen werden gestellt.

Der international anerkannte Beitrag der deutschen pädiatrischen Onkologie zu den heute erreichbaren Heilungserfolgen beruht auf der Organisationsstruktur der pädiatrischen Onkologie und dem derzeitigen Stand der **Qualitätssicherung** durch Therapieoptimierungsstudien, Arbeitsgemeinschaften und zentrale Service- und Forschungseinrichtungen. In diesem Kompetenznetz, das evidenzbasierte Therapieprotokolle anwendet, hat die Kooperation zwischen den kinderonkologischen Zentren einerseits und den Versorgungskrankenhäusern und niedergelassenen Ärzten andererseits eine wesentliche Bedeutung für die Prognose. Diese Kooperation ist erforderlich, um interdisziplinäre Therapiekonzepte zu realisieren. Die Behandlung eines krebskranken Kindes erfordert immer eine **interdisziplinäre Kooperation**, an der ein breites Fachspektrum beteiligt ist: Kinderärzte, einschließlich, aber keineswegs ausschließlich die pädiatrische Hämatologie und Onkologie; ferner verschiedene chirurgische Fächer inklusive der Kinderchirurgie, Allgemeinchirurgie, Thoraxchirurgie, Neurochirurgie, Augenheilkunde, HNO-Heilkunde, Orthopädie, Urologie und Gynäkologie sowie Strahlentherapie und bildgebende Diagnostik, schließlich die Pathologie und last, not least auch die psychosomatischen Fächer. Der pädiatrische Onkologe hat in diesem Kompetenznetz die Funktion des Koordinators und Vermittlers. Die Qualität der Kooperation zwischen niedergelassenen Ärzten, Versorgungskrankenhäusern und kinderonkologischen Zentren hat eine wesentliche Bedeutung für die Prognose v. a. im Hinblick auf das Intervall zwischen dem Auftreten der ersten Symptome und dem krankheitsspezifischen Therapiebeginn. In einer amerikanischen Untersuchung der Pediatric Oncology Group lag die mediane Verzögerung zwischen Symptom und Diagnose bei Kindern mit Neuroblastom bei 21 Tagen und bei Kindern mit Ewing-Tumoren bei 72 Tagen. Einige Autoren spekulieren, dass das kürzere Intervall beim Neuroblastom mit dem jüngeren Durchschnittsalter der Patienten und der dadurch bedingten häufigeren primären Zuweisung in ein kinderonkologisches Zentrum zusammenhängt. Gerade bei Knochentumoren hat jedoch die frühe Diagnose Bedeutung zur Vermeidung von Metastasen und Mutilation. Inadäquate bioptische Zugänge machen bei bösartigen Knochentumoren häufig eine endoprothetische Versorgung unmöglich und zwingen zur Amputation.

Neben der Heilung ist die **Reduktion der Therapietoxizität** eine wesentliche Zielsetzung der pädiatrischen Onkologie. Im Vordergrund verschiedener Therapieprotokolle steht daher die Therapiereduktion und ihre Individualisierung. Zielsetzung der Kooperation zwischen den niedergelassenen Ärzten, den Versorgungskrankenhäusern und den pädiatrisch-onkologischen Zentren ist daher auch, die Prognose durch eine rechtzeitige Diagnose und die konsekutive Vermeidung von Spätfolgen zu verbessern.

Die rechtzeitige Diagnose wird ermöglicht, wenn folgende **Grundregeln in der Diagnostik** bei Kindern und Jugendlichen berücksichtigt werden:
1. Bei jedem unklaren Beschwerdebild, das länger als 8 Wochen persistiert, muss differentialdiagnostisch eine maligne Erkrankung ausgeschlossen werden.
2. Jede Schwellung, die länger als 6 Wochen persistiert, ist bis zum Beweis des Gegenteils ein maligner Tumor.

Zur Verbesserung der Prognose ist es erforderlich, Kinder bereits mit dem Verdacht auf eine maligne Erkrankung in ein pädiatrisch-onkologisches Zentrum zur weiteren Abklärung zu überweisen. Da folgende Bausteine eines Therapieerfolges berücksichtigt werden müssen, ist es inadäquat, eine Diagnostik oder gar Behandlung außerhalb eines pädiatrisch-onkologischen Zentrums zu beginnen.

Die heute angewandte intensive **präoperative Kombinationschemotherapie** dient nicht nur der Elimination primär vorhandener Mikrometastasen, sondern kann auch durch Tumorreduktion eine nicht verstümmelnde, jedoch onkologisch **radikale (definitive) Lokaltherapie** ermöglichen. Viele Patienten mit einem guten Ansprechen auf präoperative Chemotherapie bedürfen nach der durch die Chemotherapie ermöglichten kompletten Operation keiner Nachbehandlung, z. B. im Stadium I mit günstiger Histologie beim Wilms-Tumor, Neuroblastom oder Rhabdomyosarkom. Bei inkompletter Tumoroperation oder bei einem Nachweis von vitalem Tumorgewebe in einer Second-look-Operation wird synchron zur **postoperativen Chemotherapie** eine Strahlentherapie durchgeführt. Durch die **synchrone Radiochemotherapie** kann die Effektivität der Tumorbehandlung noch gesteigert werden. Die **sequentielle Chemoradiotherapie** wird primär eingesetzt, um das Bestrahlungsvolumen und die Toxizität zu verkleinern. Bei optimaler Therapieplanung können somit die unerwünschten Wirkungen jeder der einzelnen der drei Standardtherapiemodalitäten Chemotherapie, Chirurgie und Bestrahlung **reduziert** werden. Nicht nur die Vermeidung vermeidbarer Rezidive, sondern auch die Vermeidung der Heilung vom Malignom zum Preis nicht vertretbarer Langzeitwirkungen sind Zielsetzung der Leitlinien zur Behandlung von Krebserkrankungen im Kindesalter. Unter dieser Zielsetzung ist nach den Leitlinien die **Diagnostik und Therapie krebskranker Kinder und Jugendlicher in pädiatrisch-onkologischen Behandlungszentren** obligat (http://www.kinderkrebsinfo.de).

Leukämien – allgemeine Aspekte

Im Kindesalter überwiegen die akuten Leukämien die chronische myeloische Leukämie im Verhältnis von 62 zu 1. Die chronische lymphatische Leukämie ist im Kindesalter eine Rarität. Die akuten Leukämien stellen zirka ein Drittel der Diagnosen maligner Erkrankungen bei Kindern und Jugendlichen unter 15 Jahren. 28% aller Patienten mit malignen Erkrankungen unter 15 Jahren erkranken an der akuten lymphoblastischen

Leukämie. Die ALL ist damit das häufigste Malignom im Kindes- und Jugendalter. In Deutschland treten 500 Neuerkrankungen pro Jahr auf. Die jährliche Inzidenz pro 100.000 Kinder unter 15 Jahren beträgt in Deutschland und weltweit 3,8. Das mediane Alter liegt bei 4,6 Jahren. 60% der Erkrankungen treten zwischen 1 und 5 Jahren auf. Die ALL geht in 88% von Vorläufern der B-Lymphozyten und in 12% von Vorläufern der T-Lymphozyten (T-ALL) aus. Die Inzidenz der akuten lymphatischen Leukämie ist im Kindesalter in etwa 5-mal höher als die der AML. Ein Häufigkeitsgipfel der AML liegt in den ersten 2 Lebensjahren mit einem anschließend leichten Anstieg im 13. Lebensjahr bis zum Erwachsenenalter.

Zu den Symptomen der Leukämie gehören Blässe, Abgeschlagenheit, Blutungen, Infektionen und Knochenschmerzen. Hepato- und/oder Splenomegalie können zu einer abdominellen Raumforderung führen. Vergrößerte Lymphknoten sind ebenfalls verdächtig. Ferner können Hodenschwellungen, Kopfschmerzen und Hirnnervenausfälle Hinweise auf extramedulläre Beteiligung geben. Bei der T-ALL kann eine obere Einflussstauung oder Atemwegsobstruktion durch den Thymustumor verursacht sein. Durch retroperitoneale Raumforderung oder Niereninfiltration kann eine Niereninsuffizienz verursacht werden. Bei der AML können Hautinfiltrationen als Leitsymptome auftreten.

Die mediane Leukozytenzahl beträgt bei der ALL 12.000/µl. Allerdings kann die akute Leukämie im Kindesalter auch mit erniedrigten Leukozytenzahlen einhergehen. Es können eine Leukozytose, normale Leukozytenzahlen oder auch eine Leukopenie vorliegen. Falls im Rahmen der Leukämie eine Anämie besteht, ist diese in der Regel normochrom und normozytär. Die Thrombozytopenie, sofern sie besteht, ist eine Produktionsthrombozytopenie mit kleinen Thrombozyten.

Bei Vorliegen von Leitsymptomen muss auch ohne typische Blutbildveränderungen die diagnostische Abklärung in einem kinderonkologischen Zentrum erfolgen.

Die Leukämie im Kindesalter ist bei adäquater Diagnostik und Therapie heute eine heilbare Erkrankung. Das rezidivfreie Langzeitüberleben liegt bei der ALL in der international maßgeblichen europäischen BFM-Studie bei 80%, für die AML betragen die Überlebensraten weltweit nach 5 Jahren 30–50%.

ALL (ICD C91.00)

Meilensteine der Therapieentwicklung der ALL im Kindesalter waren die Einführung der Kombinationschemotherapie an Stelle der Monochemotherapie, die präventive ZNS-Bestrahlung und die intensivierte Polychemotherapie mit verbesserter Supportivtherapie, die intensive Reinduktionstherapie sowie die Stratifizierung nach In-vivo-Sensitivität auf Chemotherapie. Heute steht in der Behandlung die komplexe Risikostratifikation zur Optimierung der therapeutischen Effektivität und Vermeidung von Langzeittoxizität im Vordergrund. Die zunehmend individualisierte risikoadaptierte Therapie richtet sich nach der initialen Leukozytenzahl, dem Ansprechen auf die Therapie sowie dem immunologischen und genetischen Subtyp. Das Ansprechen auf die Therapie wird ex vivo zu verschiedenen Zeitpunkten mit unterschiedlichen Parametern erfasst: Bewertet werden das Ansprechen auf die Prednison-Monotherapie in der Vorphase von 7 Tagen, das Ansprechen auf die initiale Induktionstherapie unter Verwendung von morphologischen und immunologischen Methoden zur Remissionsbeurteilung sowie das Ansprechen auf die initiale Induktionstherapie und die nachfolgende Konsolidierung unter Verwendung von molekulargenetischen hochauflösenden Nachweismethoden für minimale Resterkrankung (Polymerasekettenreaktion).

Die **Therapie der ALL** nach dem BFM-Protokoll unterscheidet 3 Risikogruppen: **Standardrisiko** (SR), **mittleres Risiko** (MR) und **hohes Risiko** (HR):

SR- und MR-Patienten werden nach dem Konzept einer kontinuierlichen aplasiogenen Polychemotherapie behandelt. Dieses Konzept beinhaltet im Wesentlichen vier Therapiemodule (Abb. 19.11-1):

- Induktionstherapie, Dauer ca. 8 Wochen,
- Konsolidierung, Dauer ca. 8 Wochen,
- Reinduktionstherapie, Dauer 4–6 Wochen, je nach Randomisation,
- Erhaltungstherapie bis zu einer Gesamttherapiedauer von 24 Monaten.

Induktionstherapie (Protokoll I): Die Induktionstherapie umfasst einen Zeitraum von 9 Wochen und gliedert sich in zwei Phasen:

In der **ersten Phase** (I_1) wird eine systemische Remissionsinduktion mit vier Medikamenten angestrebt. Die erste Phase beinhaltet eine 4-wöchige Steroidtherapie, der eine einschleichende (7 Tage) Phase vorausgeht und eine ausschleichende Phase (14 Tage) folgt. Der Zeitraum der 3-wöchigen Steroidtherapie mit voller Dosis wird ferner ausgefüllt mit wöchentlichen Gaben von Vincristin und Daunorubicin sowie der Gabe von Asparaginase 5-mal pro Woche.

Die **zweite Phase** der Induktion (I_2) dient zusätzlich der ZNS-Sanierung und umfasst in einem Zeitraum von 4 Wochen vier zusätzliche Medikamente: Zu Beginn und Ende der zweiten Phase wird Cyclophosphamid in einer Dosierung von 1 g/m^2 gegeben, während der gesamten 4 Wochen wird außerdem Cytosin-Arabinosid 4-mal pro Woche in einer Dosierung von 75 mg/m^2 sowie 6-Mercaptopurin 60 mg/m^2 per os verabreicht. Zur ZNS-Sanierung wird 3-mal Methotrexat intrathekal appliziert.

Konsolidierung (Protokoll M): Die Phase der Konsolidierung umfasst einen Zeitraum von 4 Wochen im Anschluss an eine ca. 2-wöchige Pause nach der Induktion. In der Konsolidierung werden 2 Antimetabolite eingesetzt: 6-Mercaptopurin wird in gleicher Dosierung fortgesetzt. Zusätzlich wird Methotrexat hochdosiert systemisch 5 g/m^2 wöchentlich gegeben in Kombination mit einer altersabhängigen intrathekalen Methotrexatgabe.

Reinduktion (Protokoll II oder III): Die Reinduktion wird mit einer abgemilderten Form des Induktionsprotokolls durchge-

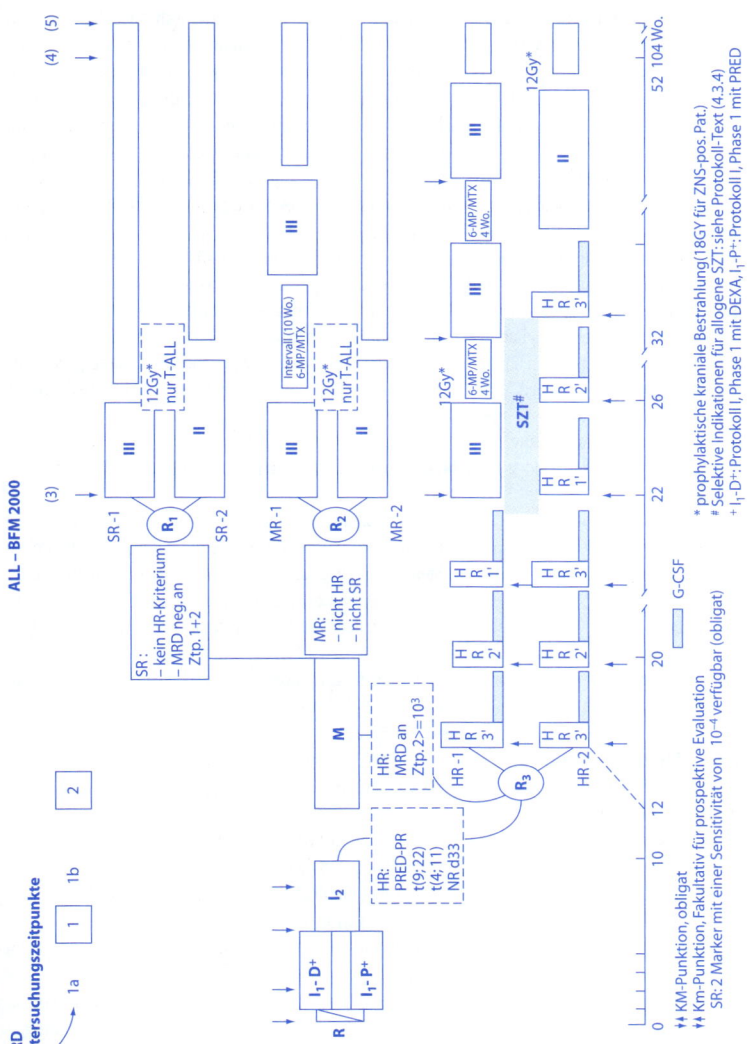

Abb. 19.11-1. Therapieübersicht der ALL (www.mh-hannover.de/kliniken/paed_haemonko/all/index.htm)

führt, wobei der Grad der Abmilderung sich nach der Risikostratifikation richtet.

Erhaltungstherapie: Die Erhaltungstherapie wird für alle Risikostrata mit oraler Antimetabolitentherapie mit 6-Mercaptopurin 50 mg/m² /Tag p.o. sowie mit Methotrexat 20 mg/m² pro Woche p.o. als Orientierungsdosis unter Steuerung der Dosierung durch die Leukozytenzahl durchgeführt.

HR-Patienten werden nach dem Konzept einer dosisintensivierten Intervalltherapie behandelt:

Sie werden identifiziert durch
- den genetischen Subtyp zum Zeitpunkt der Diagnose oder
- das schlechte Ansprechen auf die Steroidvorphase vor Beginn der Induktionstherapie oder
- das Versagen der Induktionstherapie Phase 1 zum Tag 33, (definiert durch morphologische und immunologische Kriterien) oder
- den Nachweis von minimaler Resterkrankung durch molekulargenetische Methoden nach Phase 2 der Induktionstherapie.

Für **Hochrisikopatienten** wird ein Dosisintensivierungskonzept in Kombination mit einer Stammzelltransplantation verfolgt. Die Dosisintensivierung besteht aus der Applikation von drei kurzen (einwöchigen) hochdosierten, aber nicht myeloablativen Therapieblöcken, gefolgt von einer myeloablativen Konditionierung mit allogener Stammzelltransplantation.

Zwei Varianten der Hochrisikotherapieblöcke bestehen aus einer ca. einwöchigen Steroidtherapie mit Vincaalkaloidgabe zu Beginn und Ende der Therapiewoche, ferner einer Hochdosistherapie mit Methotrexat zu Beginn der Therapiewoche und einer Hochdosis-ARA-C oder einer Daunorubicin-Therapie zu Ende der Therapiewoche. In der Mitte der Therapiewoche ist eine Alkylanzientherapie mit Cyclophosphamid oder Iphosphamid angeordnet. Am Abschluss der Therapie ist zu den Tagen 6 und nachfolgend 11 eine Aparaginasetherapie vorgesehen. Die dritte Variante der Hochrisikoblöcke übernimmt die einwöchige Steroidtherapie, ergänzt durch eine sequentielle Anordnung von Hochdosis-ARA-C, gefolgt von hochdosiertem VP16 und Asparaginase, Letzteres wie in den Blöcken 1 und 2.

Nach der Applikation dieser drei Hochrisikotherapieblöcke wird bei Vorhandensein eines geeigneten Spenders eine Transplantation mit Stammzellen aus peripherem Blut, Knochenmark oder Plazentarestblut von verwandten oder unverwandten Spendern durchgeführt. Es ist erforderlich, dass die Spendersuche zum Zeitpunkt der Risikostratifikation eingeleitet wird, damit zum optimalen Zeitpunkt ein geeignetes Transplantat zur Verfügung steht.

AML (ICD – C92.00) und CML (ICD – C92.10)

Die **Therapie der AML** beginnt mit einer 6- bis 8-wöchigen intensiven **Induktionstherapie**, bestehend aus einer Polychemotherapie mit 2 sequentiellen Induktionsprotokollen, mit besonders aplasiogenem Potential und hoher Therapiemorbidität. Auch die nachfolgende **Konsolidierung** über einen Zeitraum von 6–8 Wochen ist durch hohe Morbidität gekennzeichnet. Im Anschluss wird eine **Postremissionsintensivierung** mit hochdosiertem ARA-C in Kombination mit Etoposid zur Überwindung der Zytostatikaresistenz durchgeführt.

Vor oder nach der Intensivierung wird in Abhängigkeit vom Ansprechen auf die erste Induktionstherapie bei Verfügbarkeit eines geeigneten Spenders eine **allogene Stammzelltransplantation** durchgeführt. Die Transplantationsindikationen werden in Abhängigkeit von der Spenderverfügbarkeit diskutiert. International wird die Transplantation mit Ausnahme des FAB-Typs M3 akzeptiert. Für den FAB-Typ M3 ist eine Kombination von Chemotherapie und Alltransretinsäure etabliert. Im deutschen AML-BFM-Protokoll sind auch die Subtypen M1/2 mit Nachweis von Auer-Stäbchen, der Subtyp M4 mit Nachweis von Eosinophilen (meist inv 16) sowie Patienten mit t(8; 21) von der Transplantation ausgenommen, sofern nach Abschluss des ersten Induktionsprotokolls (Tag 15) unter 5% Blasten nachweisbar sind.

Die **Dauertherapie** wird bei nichttransplantierten Patienten über 1 Jahr durchgeführt. Die Behandlung des manifesten ZNS-Befalls besteht aus der kombinierten intrathekalen Gabe von Methotrexat und ARA-C in Kombination mit Hydrocortison und ZNS-Bestrahlung. Hingegen ist die Rolle der präventiven ZNS-Bestrahlung international umstritten. Die Ergebnisse der deutschen AML-BFM-Studien zeigen jedoch, dass Patienten mit präventiver ZNS-Bestrahlung auch eine Verringerung der systemischen Rezidive aufweisen. Die Reduktion der präventiven Bestrahlungsdosis ist Gegenstand einer Randomisierung der Therapiestudie AML-BFM 98.

Eine kurative **Therapie der CML** besteht in einer allogenen Stammzelltransplantation. Die Ergebnisse sind abhängig vom Zeitpunkt der Transplantation, wobei der Vorteil der Stammzellentransplantation in chronischer Phase innerhalb des ersten Jahres nach Diagnosestellung gesichert ist. Eine vergleichende Evaluation von Tyrosinkinaseinhibitoren (STI71, Glivec) ist erforderlich.

Non-Hodgkin-Lymphome (NHL) (ICD-10: C85.9)

Das Non-Hodgkin-Lymphom ist, im Gegensatz zur ALL, die lokalisierte Form der malignen Erkrankung des lymphatischen Systems. Non-Hodgkin-Lymphome machen ungefähr 7% der malignen Erkrankungen des Kindes- und Jugendalters aus. Sie treten ab dem 4. Lebensjahr ohne erkennbaren Altersgipfel auf.

Die Non-Hodgkin-Lymphome bevorzugen folgende Lokalisationen:
- HNO-Bereich,
- Abdomen,
- Mediastinum.

Die Non-Hodgkin-Lymphome des Kindesalters gehören zu den hochmalignen Lymphomen.

Leitsymptome des Non-Hodgkin-Lymphoms sind:
- indolente Lymphknotenschwellung,
- bei abdominellen Befall: Bauchschmerzen mit Invagination und Ileus,
- bei mediastinalem Befall: Husten, Stridor und Halsvenenstau,
- bei ZNS-Befall: Kopfschmerzen und Hirnnervenlähmung,
- bei Befall des Spinalkanals: Querschnittsyndrom.

Die vollständige immunologische und molekulargenetische Klassifikation ist unabdingbare Voraussetzung für die Festlegung der adäquaten Therapiestrategie.

Die Non-Hodgkin-Lymphome im Kindesalter sind hochgradig chemosensible Erkrankungen. Der adäquate Einsatz der Chemotherapie ermöglicht ein Überleben von über 80% der Patienten.

Unter praktischen Gesichtspunkten empfiehlt sich die Einteilung der Non-Hodgkin-Lymphome des Kindesalters in drei therapiestrategische Gruppen:
- das lymphoblastische Lymphom
- B-Zell-Lymphome (Burkitt-Type)
- großzellige anaplastische Lymphome (ALCL)

Während das lymphoblastische Lymphom als lokalisierte Form der malignen Erkrankung des lymphatischen Systems wie in Anlehnung an die Therapiekonzepte für die SR/MR-ALL mit einer kontinuierlichen Polychemotherapie behandelt wird, wird beim B-Zell-Lymphom und in neuerer Zeit auch beim ALCL eine intensivierte, alkylanziengewichtete dosisintensivierte Intervalltherapie (Wochenblöcke) erfolgreich angewandt. Die ZNS-Bestrahlung wird durchgeführt bei ZNS-Befall. Eine ZNS-Prophylaxe wird im Allgemeinen nicht empfohlen. Lediglich bei den höheren Stadien des lymphoblastischen Lymphoms ist die prophylaktische ZNS-Bestrahlung Gegenstand prospektiver Studien. Die Stammzelltransplantation wird bei ungenügendem Ansprechen durchgeführt oder in zweiter vollständiger oder partieller Remission.

Hodgkin-Lymphom (HD) (ICD-10: C81.9)

Das Hodgkin-Lymphom macht ungefähr 5% der malignen Erkrankungen des Kindes- und Jugendalters aus und tritt ab dem 4. Lebensjahr mit zunehmender Inzidenz und einem Häufigkeitsgipfel im Erwachsenenalter auf.

Auf Grund des Überwiegens des Hodgkin-Lymphoms im Erwachsenenalter wird im Allgemeinen auf Sektion 5 verwiesen. Nachfolgend werden lediglich die Besonderheiten der Therapie der Hodgkin-Krankheit im Kindes- und Jugendalter dargestellt.

Bei Kindern und Jugendlichen wird der Morbus Hodgkin primär durch eine **chemotherapiegewichtete Therapie** mit Ergänzung durch eine niedriger dosierte Strahlentherapie behandelt. Hiermit sind Heilungsraten von ca. 90% zu erzielen. Diese Ergebnisse begründen, warum im Kindes- und Jugendalter eine Reduktion der Therapietoxizität im Vordergrund der therapeutischen Planung steht. In Deutschland werden Mädchen mit dem OPPA- und Jungen mit dem OEPA-Regime statt der bei Erwachsenen üblichen MOPP- oder ABVD-Regime behandelt.

Der Grund für die Anwendung von spezifischen Therapiekonzepten für Kinder und Jugendliche liegt in der Reduktion der Therapiemorbiditäten durch die geänderten Therapieprotokolle:
- Sekundärleukämien,
- pulmonale Funktionsstörungen,
- maskuline Sterilität.

Mit der OPPA- und OEPA-Chemotherapie lassen sich, verglichen mit anderen international üblichen Therapiekombinationen, besonders hohe Langzeitüberlebensraten bei geringen Spätfolgen erzielen. Die Bestrahlungsdosis richtet sich nach dem chemotherapeutischen Ansprechen und beträgt 20–25 Gray bei gutem gegenüber 30–35 Gray bei einem schlechten Therapie-ansprechen. Die Prognose der Hodgkin-Krankheit im Kindes- und Jugendalter liegt stadienabhängig bei 84–100%. Die Fachgesellschaft empfiehlt deshalb die Behandlung aller Kinder und Jugendlichen nach dem GPOH-Therapieprotokoll HD 95.

Hirntumoren (ICD – D43.2) – allgemeine Aspekte

Die Inzidenz der Hirntumoren im Alter < 15 Jahre beträgt 2,5/100.000. Hirntumoren machen ca. 20% aller Malignome aus. Davon entfällt ca. die Hälfte auf Astrozytome (40%) und andere Gliome (7%), 25% auf Medulloblastome (primitive neuroektodermale Tumoren) und 10% auf Ependymome. Die Hirntumoren stellen die häufigste Diagnosegruppe unter den soliden Tumoren im Kindesalter dar. Alle Hirntumoren werden im Kindesalter operational als Malignome bezeichnet, da auch histologisch gutartige Tumoren letal verlaufen können, falls sie nicht operabel sind. Die Heilungsrate von Kindern mit intrakraniellen Neoplasien wird oft als schlechter beschrieben als die Heilungsrate von Kindern mit extrakraniellen Neoplasien. Immerhin liegt die Fünfjahresüberlebensrate aller Kinder mit Hirntumoren bei 68% und die Zehnjahresüberlebensrate bei 64%. Die Prognose ist stark abhängig von der Frühdiagnose, insbesondere bei spinalen Tumoren. Die Früherkennung erfordert Aufmerksamkeit gegenüber unspezifischen persistierenden Symptomen wie Erbrechen, Kopfschmerzen, Verhaltensauffälligkeiten oder Lähmungen. Wichtig ist darüber hinaus die Frühdiagnose bei genetischen Risikopopulationen. Hierzu zählt insbesondere die Frühdiagnose des Astrozytoms der Sehbahn bei Patienten mit Neurofibromatose, Typ I (Inzidenz ca. 300/100.000). Die Frühdiagnose verhütet Visusverlust und Erblindung.

Es gibt charakteristische Konstellationen von Lokalisation, Histologie und Malignität. Zwei Drittel der Hirntumoren im Kindesalter treten infratentoriell auf und weniger als 5% im Spinalkanal. Unter den infratentoriellen Tumoren dominiert das Medulloblastom mit seiner typischen Lokalisation im Kleinhirnwurm.

Nahezu die Hälfte der Hirntumoren im Kindesalter ist histologisch von hoher Malignität. Der Großteil dieser Kinder ist initial durch lokale Raumforderung und Hirndruck vital bedroht, und die primäre Tumorresektion ist zunächst von lebensrettender Bedeutung. Die präoperative Gabe von Dexamethason 4-mal 0,5 mg/m^2/Tag kompensiert den erhöhten intrakraniellen Druck und vermeidet in manchen Fällen eine externe Liquordrainage.

In der **Therapie** der Hirntumoren sind die lokaltherapeutischen Verfahren Operation und Strahlentherapie von fundamentaler Bedeutung. Darüber hinaus verbessert die adäquat eingesetzte Chemotherapie die Prognose bzw. die Lebensqualität.

Astrozytome (ICD C71.9)

Das therapeutische Vorgehen bei den Astrozytomen wird be-einflusst durch die **Operabilität** des Tumors, die postoperative radiologische oder klinische **Progression** sowie das **Alter** des Patienten. Gutartige Astrozytome, insbesondere das pilozytische Astrozytom, können auch bei Teilresektion sistieren. Nach Teilresektion zeigt ungefähr ein Drittel der Patienten mit niedrigmalignen Hirntumoren ein weiteres Wachstum. Kommt es allerdings zu einer postoperativen Progression, so ist bei Kindern unter dem 5. Lebensjahr zunächst eine Chemotherapie angezeigt, um den Zeitpunkt der Bestrahlung in ein Alter zu protrahieren, in dem weniger kognitive und neuroendokrine Schäden auftreten.

Entgegen der vorherrschenden Meinung, dass Zytostatika bei histologisch gutartigen Tumoren nicht effektiv sind, kann durch eine milde Chemotherapie mit Vincristin und Carboplatin bei jüngeren Kindern mit Astrozytom oder Optikuschiasma- oder Hypothalamusgliom ein guter, im letzten Fall sogar ein der lokalen Strahlentherapie vergleichbarer Effekt erzielt werden. Die Zehnjahresüberlebensrate von Kindern mit Astrozytom liegt in Deutschland bei 76%.

Medulloblastom (ICD C71.6)

Das Medulloblastom ist der häufigste histologisch maligne Hirntumor im Kindesalter mit einer typischen infratentoriellen Lokalisation im Kleinhirnwurm.

Die Leitsymptome sind:
- Kleinhirnsymptome: Ataxie, Nystagmus, Intentionstremor;
- Hirndruckzeichen: Erbrechen, Kopfschmerzen, Abduzenzparese;
- bei lokaler Infiltration: Hirnnervenparesen, Regulationsstörungen vegetativer Zentren, Ausfälle der langen Hirnnervenbahn.

Der Tumor wächst lokal infiltrierend und metastasiert im ZNS. 20% der Patienten weisen eine Liquorbeteiligung auf. Systemische Metastasen treten im Knochenmark und im Knochen auf, sind zum Zeitpunkt der Diagnose jedoch selten. Bei supratentorieller Lokalisation wird der Tumor als primitiver neuroektodermaler Tumor (PNET) bezeichnet. Er ist nicht zu verwechseln mit dem zur Familie der Ewing-Tumoren gehörenden peripheren malignen neuroektodermalen Tumor (MPNT), der gelegentlich auch mit dem Akronym PNET bezeichnet wird. Beim Medulloblastom verbessert die **adjuvante Chemotherapie** mit Platin, CCNU und Vincristin die Prognose um 10 bis 15%. Wichtige Therapieelemente sind Operation und Bestrahlung. Hierdurch werden Überlebensraten von ca. 50% nach 10 Jahren erreicht.

Eine Hochdosischemotherapie mit autologer Stammzell-Rescue kann die Blut-Hirn-Schranke überwinden und v. a. Kindern unter 3 Jahren eine kraniospinale Bestrahlung ersparen. Kinder profitieren besonders von dieser Therapiemodalität, wenn der Tumor ein gutes Ansprechen auf die konventionelle Chemotherapie zeigt und vor der Hochdosischemotherapie bereits weitgehend eine Remission erreicht wird, aber ein hohes Rezidivrisiko besteht.

In der Praxis verdienen besondere Aufmerksamkeit die **psychosozialen Spätfolgen** und das Auftreten von Hirntumoren nach ZNS-Bestrahlung bei Leukämie.

Neuroblastom (ICD C74.9)

Die Inzidenz des Neuroblastoms beträgt 1:100.000. Das Neuroblastom ist damit der häufigste extrakranielle solide Tumor und macht ca. 9% der malignen Neoplasien aus.

Etwa 55% sind im Abdomen lokalisiert und 15% im Thorax. Die abdominelle Lokalisation ist prognostisch günstiger als die Thoraxlokalisation. Dies ist wahrscheinlich auf die frühere Diagnose des Tumors bei abdomineller Raumforderung zurückzuführen. Prognostisch ungünstig sind initiale Metastasen. Metastasierungsorte betreffen insbesondere Lymphknoten, Knochenmark, Leber und Haut.

Die Prognose beim Neuroblastom ist stadien- und altersabhängig.

Die gegenwärtige Stadieneinteilung unterscheidet vereinfacht:
- **Stadium 1**: lokale Erkrankung, chirurgisch makroskopisch komplett entfernt;
- **Stadium 2**: lokale Erkrankung, chirurgisch makroskopisch inkomplett entfernt;
- **Stadium 3**: lokoregionale Erkrankung, Überschreiten der Mittellinie;
- **Stadium** 4: metastasierte Erkrankung.
- Eine Besonderheit des Neuroblastoms ist das Stadium 4S, definiert durch einen lokalisierten Primärtumor und Metastasen in Haut, Leber und/oder Knochenmark sowie dem Auftreten innerhalb des ersten Lebensjahres.

Patienten im Stadium 4S haben eine ähnliche Prognose wie Patienten mit den lokalisierten Stadien 1 und 2 (ca. 90% Heilungsrate). Hingegen liegt im Stadium 3 die ereignisfreie Fünfjahresüberlebensrate bei ca. 70% und beim Stadium 4 bei ca. 30%. Die Prognose für alle Stadien liegt bei ca. 55%. Die modernen risikoadaptierten Therapien berücksichtigen zusätzlich zum präoperativen Stadium die Resektabilität des Tumors sowie klinische, zellbiologische und molekulargenetische Eigenschaften. Die initiale Operation dient daher vorrangig der Materialgewinnung (Biopsie). Diese Stratifikationskriterien haben zur Entwicklung von drei Therapiegruppen geführt.

- **Beobachtung**: Patienten ohne molekulargenetische Risikoparameter (keine N-MYC-Amplifikation, keine 1p-Deletion), Säuglinge mit Stadium 4 und 1–3 ohne Symptome, Kinder >1 Jahr im Stadium 1 oder im komplett resezierbaren Stadium 2. Hier liegt die Prognose bei alleiniger Operation bei 90 bis 100%.
- **Standardrisiko**: Säuglinge Stadium 1–3 mit Symptomen; Kinder >1 Jahr im Stadium 3 oder im inkomplett resezierbaren Stadium 2; ohne molekulargenetische Risikoparameter. Hier besteht die Therapie in einer Kombinationschemotherapie mit den Substanzen Vindesin, Etoposid und Cisplatin alternierend mit Vincristin, Dacarbazin, Iphosphamid und Adriamycin in insgesamt 4 Blöcken über einen Zeitraum von 3–4 Monaten. Nach der Chemotherapie erfolgt ggf. eine Second-look-Operation. Der Nachweis einer

Resterkrankung erfordert eine Fortsetzung der Chemotherapie, bei weiterer Persistenz ergänzt um eine Strahlentherapie.
- Hochrisiko: Für diese Patienten erfolgt eine maximale Therapie mit Operation, Chemotherapie, evtl. Hochdosischemotherapie, und Bestrahlung sowie konsolidierender Immun- oder Differenzierungstherapie mit monoklonalen Antikörpern bzw. Retinsäure.

Nephroblastom (ICD C64.)

Nierentumoren machen ca. 6,5% der Malignome aus. Die Inzidenz beträgt damit knapp unter 1/100.000. Das Nephroblastom ist ein typischer Tumor des Säuglings- und Kleinkindalters mit dem Altersgipfel im 1. Lebensjahr.

Die Inzidenz variiert stark zwischen verschiedenen Ländern und Kontinenten. Daraus ergibt sich der Hinweis auf genetische Faktoren. In der Tat findet sich bei ca. 10% der Fälle bei exakter Untersuchung eine kongenitale Anomalie. Beteiligt ist das Wilms-Tumor-Gen WT1 auf 11p.
- Leitsymptome bei Diagnosestellung ist die **abdominelle Raumforderung**, die in etwas über der Hälfte der Fälle zu diagnostizieren ist.
- Weitere häufige Symptome sind Bauchschmerzen, Hämaturie, Obstipation, Gewichtsverlust, Harnwegsinfektion.

In nur knapp 10% der Fälle wird der Tumor im Rahmen einer Vorsorgeuntersuchung diagnostiziert. In knapp 80% der Fälle führt erst die Tumorsymptomatik zur Diagnose. Dies ist von prognostischer Bedeutung, da die Prognose stadienabhängig ist.

Die Heilungschancen beim Wilms-Tumor dokumentieren eindrucksvoll die Fortschritte der pädiatrischen Onkologie im vergangenen Jahrhundert. Während Anfang des 20. Jahrhunderts wenige Patienten die Erkrankung überlebt haben, beträgt die Heilungsrate bei risikoadaptierter multimodaler Therapie gegenwärtig 90%.

Beim **Wilms-Tumor** stehen heute die Reduktion und Individualisierung der Therapie sowie die Vermeidung von Langzeittoxizität im Vordergrund. Die präoperative Chemotherapie mit Actinomycin D und Vincristin (AV) soll eine komplette chirurgische Entfernung ermöglichen. Diese ist durch einen onkologisch erfahrenen Kinderchirurgen in einem pädiatrisch-onkologischen Zentrum durchzuführen. Anhand der histologischen Beurteilung der Malignität und des postoperativen klinischen Stadiums erfolgt dann die weitere Therapie:
- Bei niedriger Malignität im postoperativen Stadium I wird auf eine weitere Chemotherapie verzichtet;
- bei höheren postoperativen Stadien oder intermediärer bzw. hoher Malignität erfolgt eine fortgesetzte Chemotherapie, entsprechend dem Malignitätsstadium auch unter Einbeziehung von Adriamycin (AVA);
- bei hoher Malignität oder Vorliegen von Stadium II der Stadien mit Lymphknotenmetastasen oder unvollständiger Tumorentfernung (Stadium III) erfolgt auch eine Bestrahlung;
- im Stadium IV wird bereits präoperativ mit der Kombination AVA behandelt.

Weichteilsarkome (ICD C49.9)

Weichteilsarkome machen ca. 7% aus. Ihre Inzidenz liegt knapp unter 1 auf 100.000.

Das **klinische Erscheinungsbild** hängt von Lokalisation und Ausdehnung ab und ist deshalb sehr variabel. Extremitätentumoren manifestieren sich durch dolente oder indolente Schwellungen. Hier gilt: Jedes unklare Beschwerdebild und jede Schwellung, die 6 bis 8 Wochen persistieren, sind bis zum Beweis eines Gegenteils Manifestation eines malignen Tumors.

Die häufigsten Weichteilsarkome im Kindesalter sind die gut chemotherapieempfindlichen Rhabdomyosarkome, Synovialsarkome sowie extraossäre Tumoren aus der Gruppe der Ewing-Tumoren.

Ziel der Therapie ist die systemische und lokale Kontrolle durch Chemotherapie, Chirurgie und Bestrahlung. Die Anordnung der Therapiemodalitäten hängt von Tumorgröße, Ausdehnung, Histologie, Lokalisation und Alter und der damit verbundenen Operabilität ab. Eine **primäre Tumorresektion** soll nur durchgeführt werden, wenn ein onkologisch radikales Vorgehen ohne Mutilation gesichert ist. Intraläsionale Tumorverkleinerungen sind strikt zu vermeiden. Nichtresektable Tumoren sollten nach bioptischer Sicherung zunächst chemotherapeutisch behandelt werden. Nur RO-resezierte Patienten mit embryonalem Rhabdomyosarkom brauchen nicht bestrahlt zu werden.

Knochentumoren (ICD D 48.0 allg.)

Knochentumoren machen ca. 4,6% der Malignome aus. Osteo-sarkome (2,5%, C41.9) sind etwas häufiger als Ewing-Tumoren (2%, C41.9). Die tatsächliche Inzidenz von Erkrankungen aus der Familie der Ewing-Tumoren, definiert durch eine einheitliche genetische Aberration (*ews/ets*-Translokation), ist wahrscheinlich höher, da extraossäre Ewing-Sarkome und periphere neuroektodermale Tumoren 8% der Weichteilsarkome ausmachen.

Knochentumoren haben ihren Altersgipfel in der 2. und 3. Lebensdekade. Sie werden bei Adoleszenten und jungen Erwachsenen häufig zu spät diagnostiziert und initial inadäquat behandelt.

Die **Prognose** ist abhängig vom primär behandelnden Zentrum. Die Wahl des bioptischen Zugangs entscheidet oft über die Möglichkeit der Extremitätenerhaltung. Die **Chemotherapie** ist wegen der hohen Inzidenz der okkulten Disseminierung zwingend erforderlich. Der präoperative Einsatz kann den Tumor verkleinern und extremitätenerhaltende Resektionen erleichtern. Im Gegensatz zum Osteosarkom ist beim Ewing-Tumor die Strahlentherapie zusätzlich eine hochwirksame Therapiemodalität. Bei metastasierten Ewing-Tumoren hat die Hochdosistherapie mit konsekutiver Stammzelltransplantation Verbreitung gefunden.

Evidenz der Therapieempfehlungen	Evidenzgrad	Empfehlungs-stärke
ALL BFM-2000	II-b (TOS*)	B
AML BFM-AML	II-b (TOS*)	B
NHL NHL BFM 95	II-b (TOS*)	B
NCL BFM 99	II-b (TOS*)	B
Hodgkin-Lymphom GPOH-HD-95	IV (TOS*)	B
Astrozytom SIOP-GPOH-LGG	IV (Studie)	B
Medulloblastom HIT 2000	II-b (Studie)	B
Neuroblastom GPOH-NB-97	II-b (Studie)	B
Nephroblastom SIOP 93-01/GPOH	II-b (TOS*)	B
Weichteilsarkom	II-b (TOS*)	B
Knochentumoren COSS 96/GPOH EuroEwing	II-b (TOS*)	B

*Therapieoptimierungsstudie

Literatur

Agre P, Asimos A, Casella JF, McMillan C (1986) Inheritance pattern and clinical response to splenectomy as a reflection of erythrocyte spectrin deficiency in hereditary spherocytosis. N Engl J Med 315 (25): 1579-83

Burdach S (2005) Leukopenie, Kinder- und Jugendarzt

Burdach S, Jurgens H, Peters C, Nurnberger W, Mauz-Korholz C, Korholz D, Paulussen M, Pape H, Dilloo D, Koscielniak E et al. (1993) Myeloablative radiochemotherapy and hematopoietic stem-cell rescue in poorprognosis Ewing's sarcoma. J Clin Oncol 11 (8): 1482-8

Lucrarelli G, Galimberti M, Polchi P, Giardini C, Politi P, Baronciani D, Angelucci E, Manenti F, Delfini C, Aureli G et al. (1987) Marrow transplantation in patients with advanced thalassemia. N Engl J Med 316 (17): 1050-5

Nathan DG, Orkin SH (1998) Nathan and Oski's hematology of infancy and childhood, vol 1 2. WB Saunders, Philadelphia

Pizzo PA, Poplack DG (1997) Principles and practice of pediatric oncology. Lippincott-Raven, Philadelphia

Pollock BH, Krischer JP, Vietti TJ (1991) Interval between symptom onset and diagnosis of pediatric solid tumors. J Pediatr 119 (5): 725-32

Reinhard D (2005) Leitlinien Kinderheilkunde und Jugendmedizin. Urban Fischer, München Jena

Reinhard D (1997) Therapie der Krankheiten im Kindes- und Jugendalter. Springer, Berlin Heidelberg New York Tokyo

Schrappe M, Reiter A, Ludwig WD, Harbott J, Zimmermann M, Hiddemann W, Niemeyer C, Henze G, Feldges A, Zinti F, Kornhuber B, Ritter J, Welte K, Gadner H, Riehm H (2000) Improved outcome in childhood acute lymphoblastic leukemia despite reduced use of anthracyclines and cranial radiotherapy. Blood 95 (11): 3310-22

Thomas ED, Blume KG, Forman SJ (2004) Hematopoietic cell transplantation. Blackwell Science, Oxford London Edinburgh

Walters MC, Patience M, Leisenring W, Eckman JR, Scott JP, Mentzer WC, Davies SC, Ohene-Frempong K, Bernaudin F, Matthews DC, Storb R, Sullivan KM (1996) Bone marrow transplantation for sickle cell diseases. N Engl J Med 335 (6): 369-76

19.12 Hämostaseologische Erkrankungen
Rosemarie Schobess

Bis in die 70er Jahre stellten die angeborenen und erworbenen Gerinnungsstörungen, die zu Blutungen führen, die häufigsten Hämostasestörungen dar. Thrombosen im Kindesalter galten als Rarität. Das verstärkte Wissen um genetische Risikofaktoren, die verbesserte bildgebende und Labordiagnostik sowie enorme Fortschritte in der Intensivtherapie, Onkologie und Transplantationsmedizin sind verantwortlich für die scheinbare Zunahme von Thrombosen im Kindesalter. Die thrombophile Gerinnungsstörung steht zunehmend im Vordergrund.

19.12.1 Thrombosen

Venöse und arterielle Gefäßverschlüsse im Kindesalter sind seltene Ereignisse und treten spontan hauptsächlich innerhalb der Neugeborenenperiode und zu Beginn der Pubertät auf. Die Thromboseinzidenz für Neugeborene in Deutschland wurde mit 5,1/100.000 Lebendgeburten angegeben. 5,3/10.000 hospitalisierter Kinder erkranken an einer Thrombose mit einer Mortalität von 2%, und 2/100.000 Kindern im Jahr erleiden einen ischämischen Schlaganfall. Neben genetischen Risikofaktoren (Tabellen 19.12-1 und 19.12-2) begünstigen exogene Faktoren wie zentrale Venenkatheter (14%), Herzkatheteruntersuchungen (0,5–3,4%), Dehydratation, Kontrazeptiva und Rauchen die Thromboseentstehung. Folgende Thromboselokalisationen im Kindesalter, geordnet nach Häufigkeit, werden beobachtet: bei Neugeborenen Nierenvenenthrombosen, thromboembolische Schlaganfälle, Cavathrombosen, intrakardiale Thrombosen, Sinusvenenthrombosen, Mesenterialvenenthrombosen, Pfortaderthrombosen. Bei älteren Kindern finden sich häufiger Unterschenkelvenenthrombosen, Bein-Becken-Venthrombosen, Sinusvenenthrombosen, isolierte Lungenembolien, Armvenenthrombosen, intrakardiale Thrombosen, Milzvenenthrombosen.

Bildgebende Diagnostik Etablierte Verfahren sind Duplexsonographie, Venographie, Computertomographie und Magnetresonanztomographie. Bei Verdacht auf Thrombose der Extremitäten oder des oberen venösen Einflusstraktes (V. axillaris, V. subclavia und V. cava superior) ist die Venographie die Untersuchungsmethode der Wahl, bei Verdacht auf Thrombose der Jugularvenen die Duplexsonographie, bei V.a. thromboembolische zerebrale ischämische Ereignisse die MR-Tomographie und MR-Angiographie. Zur Diagnostik einer Lungenembolie bei Kindern ist entweder ein Spiral-CT, eine Ventilations-/Perfusionsszintigraphie oder eine MR-Angiographie geeignet.

Labordiagnostik Es stehen Untersuchungen auf Proteinebene und molekularbiologische Methoden zur Verfügung. Assays auf Proteinebene werden zur Bestimmung von APC-R, Protein-C-Aktivität/Antigen, freiem Protein-S-Antigen, Antithrombinaktivität/

Risikofaktoren	Kontrollen (n=370)	Patienten (n=261)	Odds ratio (95% CI)	p
Protein-C-Mangel	3 (0,8%)	24 (9,2%)	12,4 (3,7–41,6)	<0,0001
Protein-S-Mangel	3 (0,8%)	15 (5,7%)	7,5 (2,1–26,0)	0,0003
F-V 1691GA/AA	15 (4,1%)	83 (31,8%)	11,0 (6,2–19,7)	<0,0001[a]
1691GA	14 (3,8%)	77 (29,5%)	10,6 (5,9–19,3)	<0,0001[a]
1691AA	1 (0,3%)	6 (2,3%)	8,7 (1,0–72,6)	0,0220
Prothrombin 20210GA	4 (1,1%)	11 (4,2%)	4,1 (1,3–12,8)	0,0152
Antithrombin-Mangel	0	9 (3,4%)	–	0,0003
Lp (a) >30 mg/dl	19 (10,3%)	78 (42,0%)	7,2 (3,7–14,5)	0,0003

[a] χ^2-Test, sonstige mit „Fisher's exact test".

Tabelle 19.12-1. Prävalenz von hereditären Risikofaktoren bei Patienten mit venösen Thrombosen

Risikofaktoren	Kontrollen (n=296)	Patienten (n=148)	Odds ratio (95% CI)	p
Protein-C-Mangel	2 (0,7%)	9 (6,1%)	9,5 (2–44,6)	0,001
F-V 1691GA	12 (4,1%)	30 (20,2%)	6 (2,97–12,1)	<0,0001[a]
Prothrombin 20210GA	4 (1,3%)	9 (6,1%)	4,7 (1,4–15,6)	0,01
MTHFR 677TT	31 (10,4%)	35 (23,6%)	2,6 (1,5–4,5)	<0,0001[a]
Lp (a) >30 mg/dl	14 (4,7%)	39 (26,4%)	7,2 (3,8–13,3)	<0,0001[a]

[a] χ^2-Test, sonstige mit „Fisher's exact test".

Tabelle 19.12-2. Prävalenz von hereditären Risikofaktoren bei Patienten mit thromboembolischem ischämischen Insult

Antigen, Nüchternhomozysteinserumkonzentrationen und Lipoprotein-(a)-Konzentrationen durchgeführt. Das Screening aller symptomatischen Kinder auf das Vorhandensein von Lupusantikoagulanzien, Antiphospholipid- oder Antikardiolipinantikörper ist sinnvoll. Molekulargenetische Testverfahren werden zur Bestimmung des Trägerstatus der Faktor-V-G1691A-Mutation, der Prothrombin-G20210A-Variante und des MTHFR-C677T-Genotyps eingesetzt.

Die Diagnostik für sehr seltene prothrombotische Defekte wie Dysfibrinogenämie, Hypo-/Dysplasminogenämie, Heparin-Kofaktor-II-Mangel, erhöhte Konzentrationen histidinreicher Glykoproteine oder sonstige genetische Polymorphismen ist Speziallabors vorbehalten.

Therapie Kontrollierte Studien zur Behandlung von Thrombosen im Kindesalter gibt es bisher nicht. Weltweit werden pädiatrische Patienten nach adaptierten Therapieempfehlungen für Erwachsene behandelt. Eine Zulassung antithrombotischer Medikamente (Heparin, Vitamin-K-Antagonisten) gibt es ebenfalls bisher für Kinder nicht. Es kommen Heparine und Thrombolytika zum Einsatz. Bei vitaler Gefährdung oder drohendem Organverlust und bei jüngeren Kindern sollte primär eine Fibrinolyse versucht werden, bei älteren Kindern und Jugendlichen mit tiefer Bein- und Beckenvenenthrombose die therapeutische Heparinisierung, auch mit niedermolekularem Heparin (LMWH) (Tabellen 19.12-3, 19.12-4 und 19.12-5). Im Vergleich zu unfraktioniertem Heparin (UFH) liegen die Vorteile von LMWH in der Möglichkeit der subkutanen Injektion sowie in der höheren fibrinolytischen Aktivität. Für Kinder sind für Enoxaparin (Clexane), Dalteparin (Fragmin) erste Dosisfindungsstudien abgeschlossen. Kontraindikationen für eine Lysetherapie sind eine hämorrhagische Diathese, Hirnblutung, massive Blutungen aus dem Magen- Darm-Trakt, ZNS-Verletzungen und Asphyxie des Neugeborenen, die weniger als 6 Monate zurückliegen. Eine relative Kontraindikation stellen operative Eingriffe (<7 Tage) dar. Im Falle einer klinisch lokalisierbaren relevanten Blutung oder bei einem signifikanten Hb-Abfall muss die

Tabelle 19.12-3. Dosisempfehlung für die systemische Thrombolysetherapie pro kg KG

	Urokinase	rt-PA	
Bolus	4400 E/kg über 10–20 min	–	0,1–0,2 mg/kg über 10 min
Dauerinfusion	4400 E/kg/h	2,4 (–12) mg/kg/24 h	1,0–2,4 mg/kg/24 h
Dauer	12–24 h	max. 3 Tage	max. 6 Tage

Tabelle 19.12-4. Systemische Heparingabe (UFH) und Einstellung bei Kindern

		Dosierung pro kg Körpergewicht
I.	Initialdosis:	50–100 E/kg Heparin i.v. über 10 min
II.	Erhaltungsdosis:	20–30 E/kg/h Heparin bei Kindern <1 Jahr
		20–25 E/kg/h Heparin bei Kindern >1 Jahr
III.	Dosisanpassung:	Ziel-APTT von 60–85 s (entspr. Anti Xa: 0,3–0,7)

Cave: HIT Typ II.

Tabelle 19.12-5. Dosisempfehlung für niedermolekulares Heparin (LMWH) – tägliche s.c.-Gaben pro kg KG Enoxaparin, Clexane

	Kinder < 1 Jahr	Kinder > 1 Jahr	Anti-Xa-Spiegel (4 h nach Gabe)
Prophylaxe	1-mal 1,5 mg/kg/Tag (=150 anti-Xa-IU/kg/Tag)	1-mal 1 mg/kg/Tag (=100 anti-Xa-IU/kg/Tag)	0,2–0,4 IU/ml (Monitoring nicht notwendig)
Therapie	2-mal 1,5 mg/kg/Tag (=150 anti-Xa-IU/kg/Tag)	2-mal 1 mg/kg/Tag (=2-mal 110 anti-Xa-IU/kg/Tag)	0,4–0,8 IU/ml

Tabelle 19.12-6. Orale Antikoagulation mit Warfarin (Ziel-INR von 2,0–3,0 bei Kindern)

INR	Dosis
I. Initiale Dosis Tag 1	
Ausgangs-INR von 1,0–1,3	0,2 mg/kg Warfarin oral (Ausnahme: Leberfunktionsstörungen, Fontan-Operation: 0,1 mg/kg)
II. Aufsättigungsdosis Tag 2–4	
1,1–1,3	Initiale Dosis wiederholen
1,4–1,9	50% der initialen Dosis
2,0–3,0	50% der initialen Dosis
3,1–3,5	25% der initialen Dosis
>3,5	Pause bis INR <3,5, dann Dosis um 50 % reduzieren (Vortag)
III. Orale Erhaltungsdosis	
1,1–1,4	Dosis um 20% erhöhen
1,5–1,9	Dosis um 20% erhöhen
2,0–3,0	Dosis unverändert beibehalten
3,1–3,5	Dosis um 10% reduzieren
>3,5	Pause bis INR <3,5, dann Dosis um 20% reduzieren (Vortag)

Therapie beendet werden. Dies ist meistens ausreichend, da die Halbwertszeit von Urokinase bzw. rt-PA nur wenige Minuten beträgt. Bei bedrohlichen Blutungen sollte zusätzlich Fresh Frozen Plasma (bis zu 30 ml/kg/KG) gegeben werden. Nach Abbruch der Lysetherapie ist eine therapeutische Heparinisierung erforderlich (s. Tabelle 19.12-4).

Sekundärprophylaxe Die antikoagulatorische Sekundärprophylaxe kann entweder mit LMWH in prophylaktischer Dosierung oder mit Vitamin-K-Antagonisten durchgeführt werden. Die antikoagulatorische Prophylaxe mit LMWH wird altersabhängig z. B. mit Enoxaparin durchgeführt: Kinder <12 Monate 1,5 mg/kg täglich subkutan und Kinder >1 Jahr 1 mg/kg einmal täglich.

Über Studien zur Sekundärprophylaxe bei Kindern mit venösen Thrombosen wird nur vereinzelt berichtet. Symptomatische Kinder mit homozygotem Protein-C-, Protein-S- oder Antithrombinmangel würde man analog den Erwachsenen dauerhaft oral antikoagulieren. Kinder mit einem heterozygoten etablierten prothrombotischen Risikofaktor sollten nach einem akuten thromboembolischen Ereignis für eine Dauer von 3–6 (–12) Monaten eine Sekundärprophylaxe erhalten. Eine elektive erneute Sekundärprophylaxe z. B. mit LMWH in potentiell thromboseauslösenden Situationen (Operationen, Immobilisation) ist auf individueller Basis ebenfalls zu überlegen (Tabelle 19.12-6).

Als Vitamin-K-Antagonisten stehen in Deutschland das Phenprocoumon (Tabl. à 3 mg: Marcumar) mit einer Halbwertszeit von ca. 71 h und das Warfarin (Tabl. à 5 mg: Coumadin) mit einer Halbwertszeit von nur 24 h zur Verfügung. Größere Studien für Kinder liegen derzeit nur für Warfarin vor. Aus diesem Grunde werden die Dosisempfehlungen hier für Warfarin angegeben (Tabelle 19.12-7).

Abb. 19.12-7. Faktor-VIII- und Faktor IX-Konzentrate zur Behandlung der Hämophilie. Dosierung und Behandlungsdauer bei den verschiedenen Blutungslokalisationen

Blutung	Erwünschte therapeutische V-VIII-/IX-Aktivität [%]	Behandlungsdauer
Bewegungsapparat		
Gelenke	20–40	24–72 h
Muskeln	40–60	
Weichteile	40–60	
Schleimhäute, Hohlräume		
Epistaxis	20–40	24–72 h
Mundhöhle, Zungengrund	30–60	48–96 h
Gastrointestinaltrakt	30–60	48–96 h
Harnwege	20–40	24–72 h
Lebensbedrohliche Blutungen		
Intrakraniell, thorakal, gastrointestinal	80–100	4–14 Tage
Operationen		
Kleine Eingriffe, z.B. Zahnextraktion, Herniotomie	20–40	2–4 Tage
Große Eingriffe, z.B. Viszeralchirurgie	50–80	14–21 Tage bzw. Abschluss Wundheilung

Die Dosis errechnet sich als orientierendes Maß nach folgender Formel:
Dosis (IE) = kg KG × angestrebter F-VIII-Anstieg (IE/ml) × 0,5
Dosis (IE) = kg KG × angestrebter F-IX-Anstieg (IE/ml).

Eine Kontrolle der prophylaktischen Antikoagulanzieneinstellung erfolgt für Warfarin standardisiert über die Angabe der Internationalen Normierten Ratio (INR). Antidot für Vitamin-K-Antagonisten in Abhängigkeit von Klinik und (Über-)Dosierung ist Vitamin K in Form von Vitamin K oral oder i.v., Fresh Frozen Plasma oder Faktorenkonzentrate mit den Faktoren II, VII, IX und X (**cave**: teilaktiviert, kann disseminierte intravasale Gerinnungsstörungen auslösen). Warfarin hat einen großen Vorteil auf Grund der kürzeren Halbwertszeit: Sowohl Antagonisierung und Wiedereinstellung nach einer Therapieunterbrechung sind im Vergleich zu Phenprocoumon einfacher durchzuführen. Bei arteriellen Thrombosen kann eine Sekundärprophylaxe mit ASS diskutiert werden: 3–5 mg/kg/Tag sowie Clopidogrel 1 mg/kg/Tag.

19.12.2 Akute postinfektiöse Immunthrombozytopenie (ITP)

Die akute ITP tritt zumeist nach einer (Virus-)Infektion auf und ist in der Regel selbst limitiert. Sie ist die häufigste hämorrhagische Diathese im Kindesalter (etwa 2–3 pro 100.000 Kinder pro Jahr). 75% der Patienten sind unter 8 Jahre alt. Es handelt sich um eine ätiologisch heterogene Krankheitsgruppe mit Thrombozytopenie, bei der die Überlebenszeit der Plättchen durch eine immunologisch ausgelöste Reaktion verkürzt ist. Es können plättchenassoziierte Antikörper (AK), Auto-AK gegen Glykoprotein IIb/IIIa (GP) (CD61, CD41) und gegen den von-Willebrand-Faktor-Rezeptor GPIb/IX (CD24) an der Thrombozytenoberfläche nachgewiesen werden. Die Thrombozytenzahl liegt zumeist (<80%) unter 20 G/l.

Obwohl mehr als die Hälfte der Kinder mit akuter ITP weniger als 10 G/l-Plättchen aufweist, sind Blutungssymptome meistens geringgradig. Die Blutungsneigung hängt nicht nur von der Plättchenzahl ab, sondern auch von der Plättchenfunktion und von vielen zellulären und plasmatischen Faktoren. Überwiegend sind leichte Blutungen (s. unten), mittelschwere Blutungen kommen selten vor (2 bis 3%), ZNS-Blutungen sind sehr selten (0,1–0,2%), bei chronischem Verlauf über 6 Monate bis 1%.

Schweregrade:
- leicht: Petechien, Hämatome, leicht stillbare Schleimhautblutung, Mikrohämaturie;
- mittelschwer bis schwer: schweres Nasenbluten (Tamponade), massiver Blutverlust (Transfusion erforderlich), Menorrhagie, Gastrointestinalblutungen, Makrohämaturie;
- schwer: ZNS-Blutung, Tod.

Diagnose **Nachweisdiagnostik:** Anamnese, klinische Untersuchung, Funduskopie (Früherkennung ZNS-Blutung). Labordiagnostik: Thrombozytenzählung (im Mikroskop), Blutbild und -ausstrich (Makrothrombozyten).

Ausschlussdiagnostik: Thrombozytopenie anderer Art, wie z. B. Verbrauchskoagulopathie, Leukämie, hämolytisch-urämisches Syndrom, May-Hegglin-Anomalie, Bernard-Soulier-Syndrom, medikamenteninduzierte Thrombozytopenie.

Therapie Medikamentöse Interventionen sollten nur abhängig sein von der Blutungssymptomatik (z. B. Mukosablutungen) und nicht von der Thrombozytenzahl. Bei leichten Blutungssymptomen wie Hautblutung und leicht stillbarem Nasenbluten ist eine medikamentöse Behandlung nicht erforderlich. Lokale Blutungen, u. a. Nasenbluten, können durch Kompression gestillt werden. Bei Thrombozytenzahlen <10 Gpt/l auch ohne Blutungsdiathese sollten die Kinder stationär aufgenommen und nur beim Auftreten von mittelschweren und schweren Blutungen medikamentös behandelt werden.

- **i.v.-Immunglobuline (IVIG):** Der schnellere Plättchenanstieg wird wahrscheinlich durch die Blockade des Monozyten-Phagozyten-Systems bewirkt. Bisher fehlen allerdings Beweise, ob IVIG eine sichere Prophylaxe von intrakraniellen Blutungen darstellen. Als Dosen wurden 0,4 g/kg KG an 2–5 aufeinander folgenden Tagen oder 1–2 g/kg KG als Einzeldosis oder verteilt auf 2 Tage angegeben. Nebenwirkungen: Bei bis zu einem Drittel der Patienten traten Kopfschmerzen, Nausea und Erbrechen auf. Selten wurden unter IVIG akute Hämolysen, allergische Reaktionen, Hepatitis C und aseptische Meningitiden beschrieben.
- **Glukokortikoide:** Die hämostatische Wirkung sollte durch die Blockade des Monozyten-Phagozyten-Systems, die die Plättchenzerstörung verlangsamt, sowie durch Gefäßabdichtung erfolgen. Als Prednisondosis wurde 0,25–4 mg/kg KG/Tag (meist 2 mg) vorgeschlagen. Die Dauer von 3 Wochen sollte nicht überschritten werden.

  Hochdosiertes Methylprednisolon (10–50 mg/kg/Tag) sollte zu einem ähnlich schnellen Plättchenanstieg führen wie Immunglobuline. Eine maligne hämatologische Systemerkrankung muss vor der GC-Therapie sicher ausgeschlossen sein und erfordert zumindest eine Knochenmarkpunktion.
- **Thrombozytensubstitution:** nur bei Notfällen. Wegen der destruktiven Wirkung von Plättchenantikörpern ist die gleichzeitige Gabe von Glukokortikoiden (bis 20 mg/kg) und IVIG (1–2 g/kg) sinnvoll.

Patienten und Eltern sollten auf die meist benigne Natur der Erkrankung und die unsichere Bedeutung von Thrombozytenzahlen hingewiesen werden. Außerdem sollte streng auf die Vermeidung von hämostasealterierenden Medikamenten und von Bagatelltraumata geachtet werden. Deshalb ist die Compliance der Eltern immer in die Entscheidung zur therapeutischen Intervention mit einzubeziehen. Die ASH-Guidelines (der American Society of Hematology) empfehlen Medikamente, die die Plättchenzahl erhöhen, z. B. eine Prophylaxe mit Immunglobulinen oder Glukokortikoiden, wenn eine Plättchenzahl von 20 (bei gleichzeitiger Mukosablutung) bzw. von 10 G/l (in jedem Fall) unterschritten wird.

Evidenzbasierte Empfehlungen: Alle relevanten Studien haben als Endpunkt den Anstieg der Plättchenzahl, aber nicht die klinische Wirksamkeit untersucht. Es gilt als erwiesen, dass mit IVIG und mit GC schneller eine höhere Plättchenzahl gezählt wird. Es gibt aber keine Studie, die einen besseren Behandlungseffekt oder die Verhinderung von Hirnblutungen mit diesen Medikamenten beweist.

19.12.3 Hämophilie A und B, Hemmkörperhämophilie

Die Hämophilie A bzw. B ist eine angeborene Blutungsdiathese, die durch eine Verminderung der koagulatorischen F-VIII- bzw. F-IX-Aktivität verursacht wird. Die Erkrankung wird X-chromosomal-rezessiv vererbt. Es erkranken somit nur Männer manifest, Frauen sind Konduktorinnen. Spontanmutationen sind häufig. Die für F-VIII und F-IX verantwortlichen Gene sind auf dem langen Arm des X-Chromosoms lokalisiert und durch Mutationen, Deletionen oder Inversionen (insbesondere Intron-22-Inversion) verändert. Die Folge ist eine verminderte Produktion oder ein Strukturdefekt der Faktoren VIII oder IX. Je nach dem Ausmaß des Faktorendefizits unterscheidet man zwischen schwerer, mittelschwerer, leichter bzw. milder Hämophilie und Subhämophilie (Tabelle 19.12-8).

Die Prävalenz der Hämophilie in der Normalbevölkerung liegt bei 1:6000, das Verhältnis zwischen Hämophilie A und B bei 4:1. Schwere Verlaufsformen finden sich bei etwa 30% der Hämophilen, leichte Formen bei mehr als 50%.

Die **Hemmkörperhämophilie** ist eine Sonderform der Immunkoagulopathien, die auf einer F-VIII- bzw. F-IX-spezifischen Antikörperbildung (Hemmkörper) bei der angeborenen Hämophilie A bzw. B beruht. Hierbei handelt es sich mehrheitlich um Antikörper der IgG-Klasse, die gegen die funktionellen Epitope der Faktoren VIII bzw. IX gerichtet sind, dadurch die koagulatorischen Aktivitäten inhibieren und einen verringerten bis fehlenden Anstieg der Faktoraktivitäten bei Substitution mit Konzentraten zur Folge haben. Sie tritt bei bis zu 25% der Hämophilen auf und wird häufiger bei der Hämophilie A als bei der Hämophilie B beobachtet.

Klinische Symptomatik Die Klinik der Blutungsneigung ist bei **Hämophilie A und B** identisch. Die Intensität der Blutungen steigt mit dem Ausmaß des Faktorendefizits. Spontanblutungen, vor allem in die Weichteile und Gelenke, sind v. a. bei den schweren Formen typisch. Chronische rezidivierende Blutungen führen im Allgemeinen zu bleibenden Schäden am Bewegungsapparat, speziell zur hämophilen Arthropathie. Leichtere Formen der Hämophilie sind oligosymptomatisch und werden häufig erst durch verstärktes oder anhaltendes Nachbluten bei Verletzungen oder Operationen erkannt. Unbehandelt können Blutungen bei der Hämophilie lebensbedrohliche Ausmaße annehmen. Die **Hemmkörperhämophilie** unterscheidet sich hinsichtlich der Symptomatik der Blutungsneigung nicht prinzipiell von der Hämophilie ohne Hemmkörper, abgesehen von einem unzureichenden Ansprechen auf die Substitutionstherapie.

Diagnostik Der labordiagnostische Leitbefund ist **eine isolierte Verlängerung der APTT**, die Sicherung der Diagnose erfolgt durch Einzelfaktorenbestimmung des F-VIII bzw. F-IX, wobei die Faktorenaktivitäten unter 50% der Norm liegen. Ergänzend stehen immunologische Methoden zur Bestimmung der Konzentrationen von F-VIII (F-VIII:Ag) oder F-IX zur Verfügung. Des Weiteren werden bei Hämophilen unter Substitutionstherapie regelmäßige Kontrollen auf Inhibitoren empfohlen, vorzugsweise nach der Bethesda-Methode. Dieser Test erlaubt eine Quantifizierung der Inhibitoraktivität bei Hemmkörperhämophilie und damit eine Differenzierung in High- oder Low-Responder (>5 BE/ml oder <5 BE/ml). Schließlich stehen noch molekulargenetische Untersuchungsmethoden zur Differenzierung von Anomalien zur Verfügung, z. B. Inversionen, Deletionen oder sonstige Mutationen des F-VIII- oder F-IX-Gens. Diese Methoden bieten insbesondere in der pränatalen Diagnostik neue Perspektiven.

Therapeutische Strategien Für die Prophylaxe und Therapie von Blutungen bei der Hämophilie, insbesondere den schweren und mittelschweren Verlaufsformen, nehmen die aus humanem Plasma oder durch rekombinante Biotechnologie hergestellten, virusinaktivierten F-VIII- und F-IX-Konzentrate eine zentrale Stellung ein. Die Applikation erfolgt intravenös. 1 IE Faktorkonzentrat, die dem F-VIII- bzw. F-IX-Gehalt von 1 ml Plasmapool entspricht, ergibt einen Anstieg der koagulatorischen F-VIII- bzw. F-IX-Aktivität um 1–2 IE/dl (entsprechend 1–2%/kg KG).

Die Höhe der Faktorensubstitution richtet sich bei der Bedarfssubstitution nach der Lokalisation und Schwere der Blutung (s. folgende Übersicht und Tabelle 19.12-7). Neben der genannten intermittierenden Bolusinjektion wurden in den letzten Jahren vermehrt Erfahrungen mit der sog. **kontinuierlichen Infusion** von Faktorenkonzentraten gewonnen, insbesondere für F-VIII. Hierbei wird nach Gabe einer Bolusinjektion eine intravenöse Dauerinfusion durchgeführt. Die Dosierung der anschließenden Erhaltungstherapie richtet sich nach der Formel: Infusionsrate (IE/kg/h) = Clearance (ml/kg/h) × gewünschte Faktorenkonzentration (IE/dl). Bei akuten Blutungen kann eine durchschnittliche Clearance von 3 ml/kg/h zugrunde gelegt werden. Von der Bedarfstherapie abzugrenzen ist die Prophylaxe mit Faktorenkonzentraten, die speziell die bei den schweren Verlaufsformen der Hämophilie auftretenden Spontanblutungen

Tabelle 19.12-8. Hämophilie A und B – Schweregrad und Restaktivitäten von Faktor VIII bzw. Faktor IX

Schweregrad der Hämophilie	Restaktivität von F-VIII/-IX in % bzw. IE/dl
Schwer	Unter 1
Mittelschwer	1–5
Leicht	5–15
Subhämophilie	15–50

verhindern oder auf ein Minimum reduzieren soll. Sie ermöglicht in Form einer Dauertherapie insbesondere im Kindesalter durch Verringerung des Risikos von Gelenkblutungen eine weitgehend normale Entwicklung des Bewegungsapparates. Die mittlere Dosis von 20–40 IE/kg KG dreimal pro Woche mit Beginn im Kleinkindalter (1–2 Jahre) beim Auftreten der ersten (Gelenk-)Blutungen bis zum Abschluss des Wachstums (s. Tabelle 19.12-7) wird angestrebt.

Substitutionstherapie der Hämophilie bei akuter Blutung (nach Schramm)
Bedarfsbehandlung:
- Schwere und mittelschwere Hämophilie
  - Initialdosis bei Gelenk- und Muskelblutungen: 30–40 IE/kg KG
  - Bei schweren Blutungen: 50–70 IE/kg KG
  - Individuell und situativ angepasste Erhaltungstherapie bis zur Rückbildung der Blutung
- Leichte Hämophilie
  - Leichte Blutungen oder wenig invasive Eingriffe bei Hämophilie A: Desmopressin (DDAVP; Minirin) 0,4 µg/kg KG (intravenöse Infusion in 0,9%iger NaCl-Lösung über 30–60 min), ggf. 12-stündlich, längstens 3–5 Tage, alternativ subkutane Applikation; bei unzureichendem Faktorenanstieg Gabe von F-VIII-Konzentrat
  - Leichte Blutungen bei Hämophilie B: F-IX-Konzentrat wie bei mittelschwerer Hämophilie
  - Schwere Blutungen: Faktorenkonzentrate wie bei mittelschwerer und schwerer Hämophilie

---

Bei der Therapie der **Hemmkörperhämophilie** ist von den akuten Behandlungsmaßnahmen zur Bekämpfung von Blutungen die sog. Immuntoleranzinduktion abzugrenzen, mit der langfristig eine anhaltende Hemmkörperelimination angestrebt werden soll. Diese Therapie beinhaltet eine Dauersubstitution mit Faktorenkonzentrat in hoher Dosis, die sich auch besonders in der Pädiatrie als eine praktikable Behandlungsmaßnahme mit hoher Erfolgsrate erwiesen hat.

Zur akuten Blutstillung bei Hemmkörperhämophilie ist bei High Respondern (>5 BE) die F-VIII- bzw. F-IX-Substitution unwirksam. Es wird aktiviertes Prothrombinkomplexkonzentrat (FEIBA) mit einer Initialdosis von 100 E/kg Körpergewicht bis zu 2-mal am Tag eingesetzt oder Novoseven, rekombinanter F-VII (rF-VIIa) mit einer mittleren Dosis von 90 µg/kg KG initial 2-stündlich, nachfolgend 4- bis 6-stündlich oder kontinuierliche Infusionen mit initial 90 µg/kg KG, anschließend 10 bis 30 µg/kg KG/h.

Der klinische Einsatz der Gentherapie zur Behandlung der Hämophilie setzt die sichere und ethische Durchführung, eine gleich bleibende, klinisch adäquate Expression des gewünschten Faktors sowie die Stabilität des transfizierten Zellsystems voraus. Möglicherweise könnte in Zukunft die Gentherapie der Hämophilie auch zu einer kosteneffektiveren Behandlungsoption werden.

19.12.4 Von-Willebrand-Erkrankung (vWE; alternativ: von-Willebrand-Syndrom, vWS)

Das vWS ist die häufigste angeborene Blutgerinnungsstörung mit einer Inzidenz von 1% der Bevölkerung. Es beruht auf einer vererbbaren Synthesestörung des von-Willebrand-Faktors (vWF), der durch seine besondere Funktion die Adhäsion der Thrombozyten an subendotheliale Strukturen vermittelt und damit für die Primärhämostase mitverantwortlich ist

Diagnose und klinische Symptomatik Das vWS zeigt klinisch eine leichte bis schwere Blutungsneigung mit bevorzugter Manifestation an Haut und Schleimhäuten, die sich als Ekchymosen, Epistaxis oder Meno- und Metrorrhagie äußert. Protrahierte Blutungen treten sekundär nach Verletzung oder invasiven Eingriffen auf. Charakteristisch für das vWS ist hierbei das Bild der Sofortblutung im Gegensatz zur Spät- oder Nachblutung bei der Hämophilie. Leichtere Formen kommen häufig vor und bereiten diagnostisch Schwierigkeiten, wenn die vWF-Parameter niedrig normal oder grenzwertig erniedrigt sind. Der Grund liegt in der variablen Expressivität der vWE mit undulierendem klinischen Verlauf und dem Verhalten des vWF, vergleichbar einem Akute-Phase-Protein.

Zur **Diagnosefindung** ist eine gezielte Labordiagnostik erforderlich. Der Nachweis der Erkrankung erfolgt durch die Bestimmung der standardisierten Blutungszeit, APTT, vWF-Antigen, vWF-Ristocetin-Kofaktor (RCoF) und koagulatorischer F-VIII-Aktivität (F-VIII:C).

Zur Klassifizierung werden die vWF-Multimerenanalyse, die Ristocetin-induzierte Plättchenaggregation, vWF-Kollagenbindungsaktivität oder die molekulargenetische Analyse herangezogen. Die molekulargenetische Analytik von Anomalien des vWF-Gens, bei der speziell die Sequenzierung von Exon/Introngrenzen im Vordergrund steht, ist derzeit spezialisierten Laboreinrichtungen vorbehalten. Sie kann insbesondere zur Klassifizierung von Typ 2, der häufig bei der Phänotypisierung Probleme bietet, wegführend sein. Infolge unterschiedlicher genetischer Übertragungswege und verschiedener Anomalien des vWF wird die vWE in mehrere Typen bzw. Subtypen klassifiziert (Tabelle 19.12-9). Bei der häufigsten Form, dem Typ 1, der etwa 70–80% aller Fälle umfasst, liegt eine rein quantitative Verminderung bei normaler Struktur des vWF vor. Das vWF-Antigen und der vWF-Ristocetin-Kofaktor im Plasma sind gleichsinnig erniedrigt. Im Regelfall werden Restaktivitäten von 5–30 IE/dl gemessen. Dieser Typ wird autosomal-dominant vererbt. Der Typ 2 beruht auf einer qualitativen vWF-Abnormalität. Er ist phänotypisch heterogen und umfasst mehrere Subtypen. Er wird mehrheitlich autosomal-dominant vererbt, auch rezessive Formen kommen vor. Klinisch zeigt sich überwiegend eine mittelschwere Blutungsneigung. Typ 2A ist die häufigere Form, die bei 5–10% aller Fälle vorkommt und durch das Fehlen der hochmolekularen Multimere gekennzeichnet ist. Hieraus resultiert eine Störung der

Tabelle 19.12-9. Von-Willebrand-Erkrankung – Klassifizierung

	Typ 1	Typ 2A	Typ 2B	Typ 3
Defekt	Quantitativ	Qualitativ	Qualitativ	Quantitativ
Erbgang	Dominant	Dominant oder rezessiv	Autosomal-rezessiv	–
Inzidenz	70–80%	ca. 10%	3–5%	1–3%
vWF-Antigen	Erniedrigt	Normal-erniedrigt	Normal-erniedrigt	Fehlt
RCoF	Erniedrigt	Erniedrigt	Normal erniedrigt	Fehlt
F-VIII:C	Normal erniedrigt	Normal erniedrigt	Normal erniedrigt	Stark erniedrigt
RIPA	Normal erniedrigt	Stark erniedrigt	Normal erhöht	Fehlt
Multimere	Normal	Große und intermediäre fehlen	Große fehlen	Fehlen
Blutungsneigung	Defektabhängig, leicht schwer	Leicht mittelschwer	Schwer	–

Typ 2 C-H: variable Reduktion der großen und intermediären Multimere.
Typ 2 M (Vicenza): Plättchenabhängige vWF-Funktion reduziert, kein Fehlen der großen Multimere, Veränderung der „binding site" für GPIb
Typ 2 N (Normandy): F-VIII:C-Bindungsfunktion des vWF („missense mutation") reduziert, Erniedrigung des F-VIII:C
Abkürzungen: *RcoF* Ristocetin-Kofaktor, *RIPA* Ristocetin-induzierte Plättchenaggregation.

Thrombozytenadhäsivität und -aggregation. Typ 2B weist einen abnormen vWF mit erhöhter Affinität zum GPIb-Rezeptor der Plättchen auf. Hierdurch kommt es zu einer vermehrten Bindung an zirkulierende Thrombozyten und zu leichten Thrombozytopenien. Typ 2B ist im Unterschied zu Typ 2A durch eine gesteigerte Ristocetin-induzierte Plättchenaggregabilität gekennzeichnet. Eine abnorm gesteigerte Funktion des GPIb von Thrombozyten kann ebenfalls zu einer vermehrten Bindung des vWF an zirkulierende Plättchen führen. Diese Variante wird als Platelettyp oder Pseudo-von-Willebrand-Syndrom bezeichnet.

Der seltene Typ 3 ist durch weitgehendes Fehlen des vWF gekennzeichnet. Auch der F-VIII:C im Plasma ist infolge der Abwesenheit seines Trägermoleküls deutlich erniedrigt. Die Substitution von Plasmaderivaten kann zur Hemmkörperbildung gegen den vWF führen. Der Erbgang von Typ 3 ist autosomal-rezessiv, bei zahlreichen Patienten wird eine Deletion des vWF-Gens nachgewiesen. Die Erkrankten sind i. d. R. homozygote Merkmalsträger und leiden unter einer schwerwiegenden Blutungsneigung mit häufig spontanen, z. T. lebensbedrohlichen gastrointestinalen Blutungen sowie, ähnlich wie bei der Hämophilie, Blutungen in die Gelenke.

Therapeutische Strategien beim vWS
Neben lokalen hämostyptischen Maßnahmen kommt am häufigsten Desmopressin (1-Desamino-8-D-Argininvasopressin, DDAVP, Minirin) zum Einsatz, intravenös oder subkutan in einer Dosis von 0,2 bis 0,4 µg/kg KG, oder es wird intranasal mit 2–4 µg/kg KG appliziert. Es bewirkt eine Steigerung des zirkulierenden vWF um das 2- bis 4fache (vorherige Testung empfohlen; Tabelle 19.12-10). Je nach Blutungsmanifestation kann die Gabe von DDAVP in 12-stündigen Abständen wiederholt werden. Nach 3- bis 5-tägiger Anwendung ist mit einem Wirkungsverlust bezüglich der vWF-Freisetzung zu rechnen. vWF-haltige Faktorenkonzentrate werden je nach Subtyp und Schweregrad des vWS eingesetzt, wenn eine Blutstillung mit DDAVP nicht erfolgt oder ein Therapieerfolg nicht zu erwarten ist. Größte Erfahrungen liegen für das Produkt Haemate HS vor, das einen hinreichend hohen Gehalt an hochmolekularen Multimeren aufweist (nicht standardisiert).

Anwendung bei Blutungen: 30–50 IE/kg/KG in 12- bis 14-stündigen Abständen (Halbwertszeit des Ri-Kofaktors beträgt in der Regel 8–16 h). Laborkontrollen zur Bestimmung der individuellen „recovery" sind sinnvoll.

Tabelle 19.12-10. Therapie bei von-Willebrand-Erkrankung

Typ 1	Typ 2A	Typ 2B	Typ 3
DDAVP Ø < 3. Lebensjahr und bei Krampfanfallsleiden verabreichen	vWF-haltiges Kozentrat	vWF-haltiges Kozentrat	vWF-haltiges Konzentrat
vWF-haltiges Konzentrat	DDAVP eingeschränkt	Cave: DDAVP: Thrombozytopenie	–

Evidenz der Therapieempfehlungen

	Evidenzgrad	Empfehlungsstärke
Akute Immunthrombozytopenie (ITP)		
Immunglobuline	II-a	A
Glukokortikoide	II-b	A
Thrombosen		
unfraktioniertes Heparin (UFH)	I-a	A
niedermolekulares Heparin (LMWH)	I-a	A
Urokinase	III	B
rekombinanter Plasminogenaktivator (rt-PA)	IV	B
Warfarin	IV	
Hämophilie A		
plasmatische Faktorenkonzentrate Faktor VIII	II-a	A
rekombinante Faktorenkonzentrate Faktor VIII	II-a	A
DDAVP	II-b	B
kontinuierliche Infusionen mit Faktorenkonzentraten	II-b	B

Evidenz der Therapieempfehlungen

	Evidenzgrad	Empfehlungs-stärke
Hämophilie B		
plasmatische Faktoren-konzentrate Faktor IX	II-a	A
rekombinante Faktoren-konzentrate Faktor IX	II-a	A
Hemmkörperhämophilie		
Immuntoleranztherapie	II-b	A
FEIBA	III	B
Novo seven	IV	B
von Willebrand Syndrom		
DDAVP	IV	
Haemate HS	II-a	A
Immunate	II-b	C
Antifibrinolytika	IV	

Literatur

Andrew M, David M, Adams M et al. (1994) Venous thromboenbolic compli-cations (VTE) in children: first analyses of the Canadian registry of VTE. Blood 83: 1251–1257

Andrew M, Michelson AD, Bovill E, Leaker M, Massicotte MP (1998) Guide-lines for antithromb therapy in pediatric patients. J Pediatr 132: 576–588

Bertina RM, Koelerman BP, Koster T et al. (1994) Mutation in blood co-agulation factor V associated with resistance to activated protein C. Nature 369: 64–67

Blanchette V, Imbach P, Andrew M et al. (1994) Randomized trial of intra-venous immunoglobin G, intravenous anti-D, and oral prednisone in childhood acute immune thrombocytopenic purpura. Lancet 344: 703–707

Ehrenforth S, Kreuz W, Funk M et al. (1994) Variables that might affect the outcome of immune tolerance therapy in haemophiliacs with factor VIII inhibitors. Thromb Haemost 72: 782–786

George JN (2000) Initial management of immune thrombocytopenic purpura in children: Is supportive counseling without therapeutic intervention sufficient? J Pediatr 12: 698–699

George JN, Woolf SH, Raskob GE et al. (1996) Review: ITP. A practice guideline developed by explicit methods for the American Society of Hematology. Blood 78: 3–40

Junker R, Koch HG, Auberger K, Münchow N, Ehrenforth S, Nowak-Göttl U (1999) Prothrombin G20210A gene mutation and further prothrom-botic risk factors in childhood thrombophilia. Arterioscl Thromb Vasc Biol 19: 2568–2572

Kreuz W, Ehrenforth S, Funk M (1995) Immune tolerance therapy in pae-diatric haemophiliacs with factor VIII inhibitors: 14 years follow-up. Haemophilia 1 : 24–32

Lilleyman JS (1999) Management of childhood idiopathic thrombocytopenic purpura. Br J Haematol 105: 871–875

Mannucci PM (2001) Treatment of von Willebrand disease. Thromb Haemost 86: 149–153

Massicotte MP, Adams M, Marzinotto V, Brooker LA, Andrew M (1999) Low-molecular-weight heparin in pediatric patients with thrombotic disease: A dose finding study. J Pediatr 128: 313–318

Medeiros D, Buchanan GR (2000) Idiopathic thrombocytopenic purpura: beyond consensus. Curr Opin Pediatr 12: 4–9

Nowak-Göttl U, Kosch A, Schlegel N (2001) Thromboembolism in newborns, infants and children. Thromb Haemost 86: 464–474

Nowak-Göttl U, Sträter R, Heinecke A, Junker R, Koch HG, Schuierer G, Eckardstein A (1999) Lipoprotein (a) and genetic polymorphisms of clotting factor V, prothrombin, and methylenetetrahydrofolate reductase are risk factors of spontaneous ischemic stroke. Blood 94: 3678–3682

Ruggeri ZM (1999) Structure and function of von Willebrand factor. Thromb Haemost 82: 576–584

Schimpf K (1994) Therapie der Hämophilien. Hämostaseologie 14: 44–54

Schneppenheim R, Thomas KB, Sutor AH (1995) Von Willebrand disease in childhood. Semin Thromb Hemost 21: 261–275

Schramm W (1994) Konsensus-Empfehlungen zur Hämophiliebehand-lung in Deutschland. Hämostaseologie 14: 81–83

Sutor AH, Gaedicke G (1998) Acute autoimmune thrombocytopenia (Review) (40 refs). Baillieres Clin Haematol 11: 381–389

Sutor AH, Harms A, Kaufmehl K (2001) Acute immune thrombocyto-penia (ITP) in childhood. Retrospective and prospective survey in Germany. Sem Thromb Hemostas (in press)

Univar A, Warrier I, Lusher JM (2000) Immune tolerance induction in the treatment of paediatric haemophilia A patients with factor VIII inhibitors. Haemophilia 6: 150–157

White GC (2001) Gene therapy in hemophilia: Clinicals trials update. Thromb Haemost 86: 172–177

19.13 Erkrankungen der Nieren und des Urogenitaltraktes
Matthias Brandis

19.13.1 Angeborene Fehlbildungen der Nieren und ableitenden Harnwege

Angeborene dysplastische und zystische Fehlbildungen gehören zu den häufigen Anlagestörungen im oberen Urogenitalbereich. Die klinische Symptomatik ist meist stumm. Nur bei beidseitigen, schweren dysplastischen Veränderungen sind äußere Zeichen der Fehlbildung erkennbar (Potter-Syndrom). Im Bereich der ableitenden Harnwegssysteme sind es Stenosen im Ureterabgang oder der Uretermündung bzw. selten – bei Jungen – der Urethralklappen. Die angeborenen Stenosen führen jeweils zu Stauphänomenen (Megaureter, Hydronephrose). Die meisten dieser obstruktiven Uropathien sind schon pränatal vermutbar. In der Regel wird die Diagnose per Sonographie gestellt. Weiterführende Diagnostik durch nuklearmedizinische Funktionsuntersuchungen sowie radiologische Untersuchungen.

Die Therapie richtet sich nach dem Schweregrad der Dysplasie. Bei einseitigen Fehlbildungen ist die gesamte Nierenfunktion normal. Je nach Ausmaß der Funktionsverschlechterung wird eine beobachtende Haltung eingenommen. Bei einseitiger Obstruktion wird das Ausmaß durch Isotopennephrographie (Funktionszystographie) und die Furosemid-Halbwertszeit bestimmt. Bestehen eine ausgesprochen lange Verzögerung und eine überdurchschnittliche Dilatation des Nierenbeckens, wird eine urologische Intervention der Obstruktion empfohlen. Nicht selten ist eine prophylaktische antibiotische Behandlung gegen Harnwegsinfektionen notwendig. Bei Neugeborenen wird Ampicillin (50–80 mg/kg) bzw. ein orales Cephalosporin (30 bis 40 mg/kg, Cefaclor) verwendet. Bei älteren Kindern werden Trimethoprim-Sulfamethoxazol (2 mg/kg Trimethoprim) verabreicht. Bei der seltenen Urethralklappendysplasie ist in der Regel eine sofortige Entlastung des gestauten Harnwegssystems, z. B. durch suprapubische Harnableitung, indiziert. Eine Korrekturoperation erfolgt dann nach einigen Wochen.

Zystische Malformationen der Niere (ADPKD: adult-dominante polyzystische Nierenerkrankung, und ARPKD: autosomal-rezessive polyzystische Nierenerkrankung) sind wichtige Differentialdiagnosen, pränatal und direkt nach der Geburt. Die ARPKD-Patienten fallen in der Regel durch große Organe auf mit partieller oder schwerer Niereninsuffizienz. Vier genetisch unterschiedliche Formen der Nephronopthise sind häufige Ursachen terminaler Niereninsuffizienz im Kindes- und Jugendalter. Die symptomatische Therapie (Diät, Flüssigkeitsbilanzierung) und die Einstellung des Hypertonus sind vordergründig anzugehen.

19.13.2 Nierenparenchymerkrankungen

Nephrotische Syndrome

Ein nephrotisches Syndrom ist definiert durch das Auftreten von Ödemen (Unterschenkel- und Lidödeme), eine Proteinurie, eine Hypoproteinämie und Hypoalbuminämie sowie eine Hypercholesterinämie. Die Pathogenese beruht auf einer immunologisch induzierten Permeabilitätssteigerung der glomerulären Basalmembran für groß-molekulare Proteine. Die häufigste Form tritt im Kleinkindalter zwischen dem 2. und 6. Lebensjahr auf. Andere Formen sind kombiniert mit Glomerulonephritiden (s. unten) und Systemerkrankungen wie dem Lupus erythematodes, der Amyloidose und Infektionen. Genetisch kann ein nephrotisches Syndrom als kongenitale Form vom finnischen Typ auftreten oder im Rahmen von anderen Syndromen.

Die Diagnose wird gestellt durch den Nachweis der starken Proteinurie mit über 3 g/m^2 Körperoberfläche/Tag, der Hypoproteinämie und Hypoalbuminämie unter 2,5 g/dl und der Hyperlipidämie.

Die Therapie wird mit Prednison 60 mg/m^2 Körperoberfläche/Tag über 6 Wochen durchgeführt, gefolgt von einer alternierenden Therapie mit 40 mg/m^2 Körperoberfläche jeden 2. Tag über 6 Wochen. Über 90% der kindlichen Formen sprechen auf diese Therapie an. Ein Teil wird rückfällig. Wiederum ein anderer Teil hat so häufig Rückfälle, dass eine alternative, immunsuppressive Therapie mit Cyclophosphamid (2 mg/kg/Tag) für 12 Wochen oder Cyclosporin (5 mg/kg/Tag) als Dauertherapie vorgenommen werden sollte.

Die Prognose ist abhängig vom Ansprechen auf Steroide und der Langzeitremission. Primär gegen Steroide resistente Formen des nephrotischen Syndroms beruhen meist auf morphologisch veränderten Glomeruli mit fokal-glomerulärer Sklerose und anderen Glomerulopathien.

Glomerulonephritis

Akute und perakute postinfektiöse Glomerulonephritis Akute postinfektiöse Glomerulonephritis wird ein Erkrankungsprozess genannt, der meist nach Infektionen (Streptokokken der Gruppe A) innerhalb von zwei Wochen auftritt. Die Symptome sind geprägt durch Lidödeme, eine Oligurie, Hypertonus, Proteinurie und Hämaturie. Die Diagnostik wird ergänzt durch den Nachweis der Erniedrigung des C3-Komplementes sowie einen erhöhten Antistreptolysintiter. Der Verlauf ist meist blande.

Die Therapie wird geleitet durch die Behandlung der Infektion (Penicillin G). Die Glomerulonephritis heilt meist ohne Restsymptome aus. Nur in sehr seltenen Fällen verläuft diese Krankheit so schwer, dass es zu akuten Nierenfunktionsstörungen kommt (perakute Glomerulonephritis).

Chronische Glomerulonephritis Chronische Glomerulonephritiden haben verschiedene pathogenetische Ursachen, zum Teil sind sie nicht bekannt. Sie treten im Klein- und Schulkindalter im Rahmen von Systemerkrankungen (Schoenlein-Henoch, Lupus erythematodes) auf oder idiopathisch als IgA-Glomerulonephritis oder in anderen Formen.

Die Symptome können sehr gering sein, und zufällig kann die Urindiagnostik eine Proteinurie und Hämaturie nachweisen. Es kommen aber auch besonders schwer verlaufende Symptome mit Ödemen, Oligurie und allgemeinen körperlichen Schwächezeichen vor. Häufig besteht eine mäßige bis schwere Hypertonie und schon eine kompensierte Niereninsuffizienz. Die Therapie bezieht sich im Wesentlichen auf die Behandlung der sekundären Probleme, nämlich der Ödeme und des Bluthochdrucks. Eine kausale Therapie ist bei den meisten chronischen Formen der Glomerulonephritis nicht evaluiert. Evidenzbasierte Therapiestudien liegen kaum vor. Beim Lupus erythematodes entfalten Steroide und andere Immunsuppressiva ihre Wirkung. Bei progredienten chronischen Verlaufsformen ist der Einsatz von ACE-Hemmern mittlerweile etabliert, insbesondere durch die Studien bei der diabetischen Glomerulopathie bei Erwachsenen. Bei kindlichen Formen der Glomerulonephritis gibt es keine evidenzbasierten Daten.

Hereditär tritt das Alport-Syndrom auf, bei Jungen häufiger als bei Mädchen. Es sind mehrere genetische Untergruppen zu nennen, sowohl X-chromosomal-dominante als auch autosomal-rezessive Verlaufsformen sind bekannt. Der genetische Defekt liegt in der α5-Kette des Kollagens, Typ 4. Die Erkrankung führt im Jugendalter zu chronischer und terminaler Niereninsuffizienz. Eine kausale Therapie ist nicht möglich.

Hämolytisch-urämisches Syndrom

Hämolytisch-urämische Syndrome treten meist im Kleinkindalter auf. Andere Verlaufsformen bei jungen Erwachsenen, besonders Frauen nach Schwangerschaften oder unter Kontrazeptiva, sind seltener. Die häufigste Form wird beobachtet nach Infektionen mit Escherichia coli, Typ O157. Diese Formen (auch D+HUS genannt) entstehen nach fünf bis sieben Tagen blutiger Diarrhö. Es kommt zur Mikrothrombenbildung in Arteriolen der Niere, zur Thrombozytopenie, zur Fragmentozytose und hämolytischen Anämie. Die Nierenfunktion wird eingeschränkt. Es tritt eine Oligurie auf. Die harnpflichtigen Substanzen steigen an. Pathogenetisch werden die Shiga-like-Toxine 1 und 2, die aus Kolibakterien freigesetzt werden, für den Endothelschaden verantwortlich gemacht. Die Therapie sieht zunächst die Behandlung der akuten Niereninsuffizienz vor. Flüssigkeitsbilanzierung und Therapie des Hypertonus stehen im Vordergrund. Bei anhaltender Oligurie muss eine Dialysetherapie (Peritonealdialyse bzw. Hämodialyse) durchgeführt werden. Entscheidede Indikationen sind die Erhöhung des Serumkaliums >6 mmol/l bzw. ein schon bestehendes Lungenödem. Die Prognose bei diesen Therapiemaßnahmen ist im Kleinkindalter relativ günstig. Dennoch ist der Anteil von Patienten, die langfristig chronische Probleme mit Hypertonie und interstitiellen Nephritiden haben, nicht klein und muss mit 10–30% angesetzt werden.

Interstitielle Nephritiden

Diese treten akut und chronisch auf. Es handelt sich um eine lymphozytäre, interstitielle Infiltration, die als Folge von toxischen oder infektiösen Ursachen anzusehen ist. Es kommt zur Schwellung der Nieren. Meistens haben die Kinder im akuten Stadium Fieber und Entzündungszeichen. Im Urin zeigen sich Hinweise für eine Tubulopathie mit Mikroproteinurie, Aminoazidose und Glukosurie.

Die Therapie ist ungewiss. Ob Glukokortikoide helfen, ist durch kontrollierte Studien nicht belegt. Die Prognose im Kindesalter ist meistens günstig. Aber auch chronische Verlaufsformen mit progredienter Niereninsuffizienz sind beschrieben. Die chronische Form ist histomorphologisch durch eine interstitielle Fibrose neben geringen lymphozytären Infiltraten ausgewiesen.

19.13.3 Renal bedingte Hypertonie

Ein über die Normwerte erhöhter Blutdruck im Kindesalter ist meist durch eine organische Ursache (endokrin oder nephrologisch) bedingt. Als Ursachen kommen Nierengefäßfehlbildungen (Nierenarterienstenosen) in Frage oder, viel häufiger, Fehlbildungen, die mit einer Nierenfunktionseinschränkung einhergehen, wie Nierenhypoplasien, Zystennieren u. a. Im Rahmen von Nierenparenchymerkrankungen wie der akuten Glomerulonephritis und chronischen Glomerulonephritiden sowie beim hämolytisch-urämischen Syndrom ist die Hypertonie ein ganz wesentliches Teilsymptom. Die Klinik ist ausgewiesen durch mäßige Kopfschmerzen, Schwindel, Erbrechen bei schwerer Hypertonie, bei leichteren ist die Symptomatik meist nur gering oder gar nicht erkennbar. Die Diagnose wird heute nicht nur durch einmalige Blutdruckmessung bestimmt, sondern in der Regel durch 24-h-Analysen, um Tagesrhythmen und nächtliche Blutdruckschwankungen besser zu erkennen. Die Therapie ist entscheidend für die Vermeidung von Spätkomplikationen. Die therapeutischen Prinzipien beruhen auf der Wirkung von Kalziumantagonisten, ACE-Hemmern, Betablockern, Vasodilatatoren und zentral wirksamen Antihypertensiva. Der Einsatz von Diuretika ist je nach Ausmaß des Hypertonus als ergänzende Maßnahme sinnvoll. Bei leichtem bis mittelschwerem Hochdruck kann der Blutdruck mit Betablockern bzw. ACE-Hemmern allein behandelt werden. Bei schwereren Formen muss eine Kombination aus mehreren Wirkprinzipien angesetzt werden. Hier wird ein Stufenplan angesetzt, der aus Betablockern, ACE-Hemmern, Ca-Antagonisten und Diuretikum bestehen kann.

19.13.4 Nephrolithiasis

Nierensteine im Kindesalter sind nicht sehr häufig. Dennoch gibt es metabolische Ursachen, wie die Zystinurie und die Oxalose. Meist liegt eine Nierensteinerkrankung auf der Grundlage einer rezidivierenden Neigung zu Pyelonephritiden vor, die durch die Steinbildung dann zur Ansiedelung von besonders pathogenen Keimen wie Proteus mirabilis führen. Die Symptome sind geprägt durch eine Mikrohämaturie, ein Flankenschmerz bei Kindern ist selten. Bisweilen wird ein dumpfer Bauchschmerz angegeben. Die Diagnose wird gestellt durch die Ultraschalluntersuchung und die Röntgenabdomenübersichtsaufnahme. Eine Nephrolithotrypsie ist möglich, im Kleinkindalter aber oft nicht ohne Komplikationen. Die Nierensteine bestehen meist aus Kalziumphosphat, Magnesiumammoniumoxylat, Harnsäure oder Zystin. Die Urindiagnostik muss die Kalziumausscheidung durch Bestimmung des Kalzium-Kreatinin-Quotienten sowie die Oxylat- bzw. Zystinausscheidung vorsehen. Bei bestehender Hyperkalzurie müssen die Ursachen der genetischen Formen bzw. die diätetischen Ursachen geklärt werden.

19.13.5 Tubulopathien

Tubuläre Störungen können angeboren oder erworben sein. Je nach Schwerpunkt der Störung ist die Klinik sehr unterschiedlich. Werden proximale Abschnitte besonders betroffen, wird das Debréde-Toni-Fanconi-Syndrom beobachtet mit Störungen der Phosphat-, Natrium-, Chlorid-, Aminosäuren- und Glukoseresorption. Dieses Syndrom kann idiopathisch auftreten oder im Rahmen von Stoffwechselstörungen wie Zystinose, Glykogenose oder auch toxisch nach Medikamenten. Die Klinik ist bei schweren Verläufen geprägt durch Wachstumsstörung und durch die Entwicklung einer Phosphatmangelrachitis. Bei einer Zystinose ist der Minderwuchs extrem. Diese führt außerdem innerhalb von zehn bis fünfzehn Lebensjahren zur progredienten Niereninsuffizienz mit der Verpflichtung zu einer Nierenersatztherapie (s. unten). Bei anderen genetischen Formen, wie dem Lowe-Syndrom (okulozerebrorenales Syndrom) ist dieses Fanconi-Syndrom kombiniert mit Muskelhypotonie, Katarakt, Mikrophthalmie und einer psychomotorischen Retardierung. Isolierte Defekte des Chloridtransportes kommen genetisch vor mit Hyperkalzurie und Nephrokalzinose (s. oben), wie z. B. bei der Dent-Erkrankung. Störungen des Aminosäuretransportes sind häufig nicht symptomatisch. Bei der Zystinurie mit Störungen der Resorption der basischen Aminosäuren treten die oben beschriebenen Nierensteine auf. Eine pathologische Glukoseresorption ist meist klinisch unauffällig und bedarf keiner Therapie. Die Therapie der tubulären Transportstörungen sieht eine Kompensation der hypophosphatämischen Rachitis und gegebenenfalls der renal-tubulären Azidose durch den Bicarbonatverlust vor. Bicarbonat muss in entsprechenden Salzlösungen substituiert werden. Die Rachitis wird durch Phosphatsubstitution und entsprechende Vitamin-D-Dosen behandelt.

Der nephrogene **Diabetes insipidus** beruht auf einer Störung der Wasserresorption des distalen Nephrons. Genetisch liegt eine autosomal-rezessive und eine X-chromosomal-dominante Erkrankung vor. Einerseits ist der Vasopressinrezeptor defekt (X-chromosomal), andererseits besteht ein defekter Wasserkanal (Aquoporin 2). Die Diagnose wird durch einen Konzentrationstest bzw. einen Test nach synthetischem Vasopressin gestellt. Molekulargenetisch können die verschiedenen Formen heute differenziert werden. Die Therapie besteht in der ausreichenden Zufuhr von Wasser, die im Säuglingsalter besonders schwierig sein kann und durch entsprechende Sondenernährung gewährleistet sein muss. Im Laufe des Lebens steigt der Wasserbedarf auf 10–15 Liter pro Tag.

Bartter-Syndrome: Hierbei liegen verschiedene Defekte von Salzkanälen vor. Es kann der Natrium-Kalium-2-Chlorid-Kotransporter oder der ROM-K-Kanal bzw. ein Chloridkanal defekt sein. Diese finden sich im proximalen Tubulus bzw. im aufsteigenden Teil der Henle-Schleife. Bei allen vier bisher molekular bekannten Formen kommt es zu Verlust von Natrium und Kalium mit einer konsequenten metabolischen Alkalose und einem Minderwuchs. Die Therapie sieht die Substitution des Salzverlustes vor; eine Behandlung mit Indometacin ist möglich, um den Salzbedarf zu reduzieren. Bei adäquater Behandlung ist die Prognose gut. Eine besondere Form der Tubulopathie ist das Gitelman-Syndrom. Hierbei kommt es zu einer Hypokaliämie in Kombination mit Hyperkalzurie und Hypo-magnesiämie. Die Ursache liegt in einem molekularen Defekt des Natrium-Chlorid-Kotransporters.

Renal-tubuläre Azidosen können durch einen Defekt der Bicarbonatresorption im proximalen Tubulus (RTA Typ 2) oder einen Defekt der Säuresekretion im Sammelrohr (RTA Typ 1) hervorgerufen werden. Bei der ersten Form kann unter extremen Belastungen der Urin auch unter pH 5 angesäuert werden. Bei der Typ-1-Form kann der Urin nicht saurer als pH 6 werden. Die Therapie bei beiden Formen liegt in einer Substitution mit Bicarbonatlösungen (3–4 mmol/kg/Tag).

19.13.6 Harnwegsinfektionen

Bei angeborenen Fehlbildungen mit Harnstau sowie bei Kleinkindern, besonders bei Mädchen, kann es wiederholt zu signifikanten Besiedlungen der Harnwege mit Bakterien und schließlich zu einer Infektion kommen. Man spricht von signifikanter Bakteriurie, wenn die Keimzahl pro mm^3 mehr als 5-mal 10^4 Keime beträgt. Meistens liegt eine Monokultur vor. Bei jungen Mädchen, die zehn- bis zwanzigmal häufiger betroffen sind, besteht in der Regel eine Infektion per Aszension. Symptome der Harnwegsinfektion sind Brennen beim Wasserlassen, eine Pollakisurie, eine sekundäre Enuresis diurna, Fieber und Schmerzen. Die Diagnose wird gestellt durch den Nachweis von Leukozyten im Urin (>50/mm^3 beim Mädchen, >10–25/mm^3 beim Jungen) und durch den Nachweis der signifikanten Bakteriurie. Der Urin wird als Mittelstrahl- oder Blasenkatheterurin entnommen.

Die Infektion wird meistens bedingt durch **Escherichia coli**. Es treten aber auch komplizierte Keime wie **Enterokokken**, **Proteus** und **Pseudomonas** auf, die Letzteren besonders häufig bei Patienten, die einen Harnstau haben oder einen vesikoureteralen Reflux. Häufig ist die Neigung zu Harnwegsinfektionen assoziiert mit Störungen der Harnentleerung, entweder durch neurogene Störungen oder durch funktionelle Blasenentleerungsstörungen. Diese müssen im Einzelnen diagnostisch differenziert werden. Neben der antibiotischen Behandlung sollte eine Therapie zur Prävention wiederholter Infektionen ermöglicht werden. Von einer Pyelonephritis spricht man, wenn es zur Mitbeteiligung des Nierenparenchyms kommt. Dieses ist besonders häufig bei Kindern mit vesikoureteralem Reflux, der in verschiedenen Schweregraden auftreten kann.

Die Therapie wird vorgenommen mit Ampicillin bei Neugeborenen und in den ersten Lebensmonaten, später kann auf Trimethoprim-Sulfamethoxazol übergegangen werden. Alternativ kommen Cephalosporine in Frage. Bei Infektionen der unteren Harnwege kann nach 5–7 Tagen die Therapie beendet werden; bei Beteiligung des Nierenparenchyms und bei Pyelonephritis muss mindestens 7–10 Tage behandelt werden. Die Kontrolle sieht eine wiederholt durch Mittelstrahl gewonnene Urindiagnostik vor.

19.13.7 Akutes und chronisches Nierenversagen

Akutes Nierenversagen

Hierunter versteht man die akute Erhöhung der Retentionswerte (Kreatinin, Harnstoff) mit einer Reduktion der Urinproduktion. Die Oligurie liegt vor, wenn das Urinvolumen 0,5 ml/kg/h oder 240 ml/m^2 Körperoberfläche/24 h beträgt. Von einer Anurie spricht man bei einer Diurese von unter 0,2 ml/kg/h oder unter 100 ml/m^2 Körperoberfläche/24 h. Die Ursachen sind sehr unterschiedlich. Vor allem bei Früh- und Neugeborenen können Schockzustände zu einem akuten Nierenversagen führen. Im Säuglings- und Kleinkindalter sind es häufig das hämolytisch-urämische Syndrom oder Schockzustände nach Unfällen. Im späteren Kindesalter können es alle Formen der Nierenschädigung sein, wie z. B. eine schwere Glomerulonephritis.

Die Diagnose wird gestellt durch den Nachweis des erhöhten Kreatinins und die Dokumentation der Oligu- bzw. Anurie. Die Ultraschalluntersuchung der Nieren weist auf möglicherweise intrarenale Ursachen mit interstitieller Nephritis und toxischen Nierenveränderungen oder entsprechenden Stau der Harnableitung hin. Bei der Therapie geht es um die Kontrolle des Elektrolyt- und Säure-Basen-Haushaltes. Bei einer Hyperkaliämie (Kalium >7 mmol/l) ist eine absolute Indikation zur Dialysebehandlung gegeben. Wenn der Kaliumwert noch normal ist, kann auch abgewartet werden. Eine weitere Indikation ist eine Überwässerung mit Lungenödem. Die Bilanzierung der Flüssigkeit (400 ml/m^2 Körperoberfläche/24 h als Perspiratio insensibilis) und die Elektrolytzufuhr sowie die Behandlung des meist vorhandenen Hypertonus sind die primären Maßnahmen. Die Nahrungszufuhr sollte eingeschränkt werden, insbesondere die Eiweißzufuhr auf 1–1,5 g/kg Körpergewicht/Tag.

Chronische Niereninsuffizienz

Sie beruht entweder auf angeborenen Nierenfehlbildungen oder auf erworbenen Störungen und kann beispielsweise nach hämolytisch-urämischen Syndromen oder schweren glomerulären Nephritiden auftreten. Eine chronische Insuffizienz entwickelt sich langsam mit fallender Nierenfunktion, ansteigenden Se-rumkreatininwerten und der Entstehung eines Hypertonus. Die Folge ist häufig eine renale Anämie, eine Hyperphosphatämie mit sekundärer renaler Rachitis und eine metabolische Azidose. Die klinische Symptomatik ist ausgewiesen durch Inappetenz, Neigung zu Erbrechen, Nahrungsverweigerung, Inaktivität, auffallender Hautblässe und körperlicher Schlappheit. Die Therapie muss die metabolischen Veränderungen kompensieren. Hier stehen an erster Stelle der Flüssigkeitshaushalt und die Ernährung. Eine eiweißreduzierte, kalorienreiche Kost ist nötig. Die Behandlung der Rachitis wird durch Vitamin D und Phosphatbinder (Kalziumcarbonat) gewährleistet. Bei metabolischer Azidose muss Alkali in Lösung gegeben werden. Die renale Anämie wird heute durch subkutane Erythropoietininjektionen reguliert. Der Hypertonus muss ebenfalls behandelt werden (s. oben). Bei Kreatininwerten >8 mg/dl oder einer Kreatinin-Clearance <5 ml/min/1,73 m² ist die Indikation zu einer Nierenersatztherapie vorzusehen. In der Regel wird bei chronischer Niereninsuffizienz heute die Peritonealdialyse bevorzugt. Im akuten Stadium kann auch die Hämodialyse vorgezogen werden für die Überbrückung der ersten Phase. Das Ziel bei chronischer Niereninsuffizienz mit Erwartung eines terminalen Nierenversagens muss eine Nierentransplantation sein. Sowohl ein Fremdspender als auch ein verwandter Spender kommen hierfür in Frage.

Evidenz der Therapieempfehlungen		
	Evidenzgrad	Empfehlungsstärke
Fehlbildungen ableitender Harnwege	II-b	B
Nephrotisches Syndrom		
Immunsuppression	I-a	A
Cyclosporin	I-b	B
Cyclophosphamid	I-b	B
Akute Glomerulonephritis	II-b	B
Hämolytisch-urämisches Syndrom		
Dialyse	I-a	A
Interstitielle Nephritis		
Steroide	II-c	C
Renal bedingte Hypertonie		
Antihypertensiva	I-b	A
Tubulopathie		
Elektrolytsubstitution	I-b	A
Harnwegsinfektionen		
Antibiotika	I-b	A
Akutes Nierenversagen		
Dialyse	I-c	A

19.14 Erkrankungen des Nervensystems und der Muskulatur
Rudolf Korinthenberg

19.14.1 Zerebrale Anfälle und Epilepsien

Gelegenheitsanfälle

Zerebrale Anfälle gehören zu den häufigsten Symptomen einer Erkrankung des Gehirns im Kindesalter. Treten sie akut im Rahmen einer vorübergehenden Funktionsstörung auf, so spricht man von Gelegenheitsanfällen (s. Übersicht). Rezidivierende, nicht durch äußere Ereignisse provozierte Anfälle führen zur Diagnose einer Epilepsie. Die Prävalenz der Gelegenheitsanfälle wird im Kindesalter mit mindestens 5% angegeben, die der Epilepsien mit 0,5%.

> **Ursachen von Gelegenheitsanfällen bei Kindern**
> - Fieberkrämpfe
> - Meningitis, Enzephalitis
> - Schädel-Hirn-Trauma
> - Intrakranielle Blutungen
> - Wasserintoxikation, Hyponatriämie
> - Hypokalzämie
> - Hypoglykämie
> - Diverse Intoxikationen

Therapie Bei Gelegenheitsanfällen muss in erster Linie die auslösende Ursache behandelt werden. Da prolongierte generalisierte Krampfanfälle aber auch selbst zentralnervöse Schäden hervorrufen können, ist zumindest bei längerer Anfallsdauer zusätzlich antikonvulsiv zu behandeln (s. auch Abschnitt Fieberkrämpfe).

Neugeborenenkrämpfe

Neugeborenenkrämpfe treten im Rahmen von akuten perinatalen Hirnschädigungen, bei akuten Stoffwechselentgleisungen und Drogenentzug, im Rahmen von angeborenen Hirnmissbildungen und Stoffwechselleiden und als eigenständiges genetisches Syndrom mit streng altersgebundenen Anfällen auf. Die Symptomatik besteht meist in fokalen, häufig wandernden klonischen oder myoklonischen Zuckungen. Subtile Anfallserscheinungen mit Augenrollen, Atemrhythmusstörungen, rudernden oder strampelnden Extremitätenbewegungen sind schwer zu erkennen und erfordern eine elektroenzephalographische Verifizierung.

Therapie Angesichts der Häufigkeit von hypoglykämischen und hypokalzämischen Anfällen und der Gefahr einer bleibenden Hirnschädigung sind bei fehlenden Laborbefunden zunächst Glukose (2–4 ml/kg KG der 20%-Lösung) und Kalzium (Kalziumglukonat 10% 2 ml/kg KG) intravenös zu injizieren. Bei Fortbestehen der Anfälle wird eine antikonvulsive Schnellsättigung mit ein- bis zweimal 20 mg/kg KG Phenobarbital durchgeführt, gefolgt von einer Erhaltungsdosis von 5 mg/kg KG/Tag. Bleibt dies erfolglos, ist an das Vorliegen eines Vitamin-B_6-Mangels oder an das Syndrom der B_6-abhängigen Neugeborenenkrämpfe zu denken: Injektion von 100 mg Vitamin B_6, ggf. orale Fortsetzung über einige Tage. Bleiben die Anfälle weiterhin therapieresistent, empfiehlt sich die Kombination mit Phenytoin i.v. (Schnellsättigung 20 mg/kg KG, gefolgt von Erhaltung mit 3–5 mg/kg KG/Tag). Spätestens jetzt sollte eine optimale Anpassung der Antikonvulsivadosis durch Serumspiegelkontrolle erfolgen.

Nachdem Anfallsfreiheit erreicht wurde, sollte die antikonvulsive Medikation noch über einige Zeit fortgesetzt werden. Handelte es sich um wenige, rasch beherrschbare Anfälle, so kann die Medikation häufig schon vor der Entlassung aus der Klinik, spätestens nach 4 Wochen beendet werden. In anderen Fällen empfiehlt sich eine Behandlungsdauer von 3 Monaten. Da das Risiko einer chronischen Epilepsie nach Neugeborenenkrämpfen nur 15–20% beträgt, ist eine darüber hinaus-gehende Langzeitbehandlung nur bei den Säuglingen zu vertreten, die weiterhin anfallsverdächtige Symptome, einen hochpathologischen EEG-Befund oder eine schwere Entwicklungsstörung zeigen.

Fieberkrämpfe

Fieberkrämpfe treten bei Kleinkindern im Alter von 6 Monaten bis 5 Jahren im Rahmen von unspezifischen viralen, seltener bakteriellen Infektionen auf. Anfälle im Rahmen von Infektionen des Zentralnervensystems und bei vorbestehender Epilepsie sind abzugrenzen. Die betroffenen Kinder waren in der Regel zuvor neurologisch gesund und ohne familiäre Epilepsiebelastung, die Anfälle sind von tonisch-klonischem, tonischem oder atonischem Charakter und von kurzer Dauer (<15 min), verlaufen bilateral ohne Herdsymptome und treten bei hohem Fieber auf (>38,5 °C). In diesen unkomplizierten Fällen beträgt das Risiko der Entwicklung einer chronischen Epilepsie lediglich 2%, das Risiko erneuter Fieberkrämpfe liegt allerdings bei 40%. Fieberkrämpfe bei neurologisch vorgeschädigten Kindern, fokaler und protrahierter Anfallssymptomatik, familiärer Epilepsiebelastung und niedriger Körpertemperatur (komplizierte Fieberkrämpfe) bergen ein Epilepsierisiko von 25–40%.

Therapie Trotz des eindrucksvollen und für die Eltern lebensbedrohlich wirkenden Aspektes sind kurze generalisierte Fieberkrämpfe ein verhältnismäßig harmloses Phänomen, das keiner invasiven Behandlung bedarf. Erst bei protrahiertem Verlauf mit einer Dauer von mehr als 1/2 bis 1 Stunde besteht, wie bei allen generalisierten tonisch-klonischen Krampfanfällen, das Risiko einer bleibenden Hirnschädigung und im protrahierten Status epilepticus auch das Risiko des Todes.

Für die **Akuttherapie** gilt deshalb bei kurzen Anfällen zunächst das Prinzip, Ruhe zu bewahren, Verletzungen des Kindes zu verhindern und die Anfallssymptomatik zu registrieren. Eine ursächliche zentralnervöse Infektion muss mit geeigneten Maßnahmen ausgeschlossen werden. Zur Prophylaxe eines kurzfristigen Rezidivs werden fiebersenkende Maßnahmen ergriffen. Sistiert der Anfall nicht spontan, so sollte zur Verhinderung eines protrahierten Anfalles oder Status epilepticus nach 2–3, spätestens 5 min eine medikamentöse Anfallsunterbrechung in die Wege geleitet werden. Diese kann initial, auch durch Eltern oder andere Betreuer, auf einfache Weise mit Diazepam-Rektallösung durchgeführt werden. Sollte diese Maßnahme erfolglos bleiben, sind eine intravenöse Anfallsunterbrechung mit geeigneten Medikamenten und eine stationäre Krankenhauseinweisung unvermeidlich. Auf Grund des erhöhten Sauerstoffbedarfs im epileptischen Anfall ist bei protrahierten Anfällen auch eine Sauerstoffgabe über Maske indiziert; im Gegensatz zu früheren Meinungen wird die Anfallsdauer dadurch nicht verlängert (Tabelle 19.14-1).

Angesichts der relativen Harmlosigkeit der meisten Fieberkrämpfe ist eine **medikamentöse prophylaktische Dauerbehandlung** in der Regel verzichtbar. Stattdessen sind die Eltern über alle wichtigen Aspekte der Erkrankung, insbesondere über das Rezidivrisiko und das Verhalten im Notfall ausführlich aufzuklären. Diazepam-Rektallösung muss rezeptiert und für den Fall eines Anfallsrezidivs bereitgehalten werden. Üblicherweise wird für Kinder mit bekannter Fieberkrampfneigung bei interkurrenten Infekten eine großzügige Antipyrese empfohlen; deren prophylaktischer Wert ist aber nicht belegt.

Für Kinder mit erhöhtem Rezidivrisiko (vor allem bei Kombination der Risikofaktoren: zwei und mehr vorangehende

Anfallstyp	Behandlung
Initialphase (0–3 min)	Beobachtung des Anfallsbildes, Sicherung gegen Verletzung und Aspiration, anschließend Fiebersenkung, Ausschluss Meningitis
Prolongierter Anfall (3–5 min)	Diazepam-Rektallösung 0,5–0,7 mg/kg KG Säuglinge: 1/2 Amp. zu 5 mg Bis 15 kg KG: 1 Amp. zu 5 mg Über 15 kg KG: 1 Amp. zu 10 mg Schulkinder: 1–2 Amp. zu 10 mg Kann bei Nichterfolg nach 10 min einmal wiederholt werden
Drohender Status epilepticus (15–30 min)	Clonazepam (0,01–0,05 mg/kg KG i.v.) oder Lorazepam (0,05–0,1 mg/kg i.v.), gefolgt von Phenytoin (15–20 mg/kg KG langsam i.v.) oder Phenobarbital (20 mg/kg KG i.v.)
Manifester Status epilepticus (>30 min)	Midazolam-Infusion (Bolus 0,2–0,4 mg/kg, gefolgt von 1–3 µg/kg/min), in Intubationsbereitschaft!
Therapieresistenter Status epilepticus	Intubation und i.v.-Narkose mit Pentobarbital, Thiopental oder Etomidate unter Kontrolle durch EEG-Monitoring (Intensivstation)

Tabelle 19.14-1. Akutbehandlung bei Fieberkrämpfen und prolongierten Anfällen anderer Genese/Status epilepticus

Anfälle, sehr junges Alter, familiäre Belastung) kann als Ergebnis kontrollierter Studien eine **intermittierende Prophylaxe** mit Diazepam empfohlen werden. Die Prophylaxe wird bei Körpertemperaturen ab 38,5 °C für 2–3 Tage durchgeführt. Erprobt sind die Verabreichung von Diazepam-Tropfen oral (0,3 mg/kg alle 8 h) und die Gabe von Diazepam-Rektallösung (5 mg alle 12 h).

Auf Grund des nicht unerheblichen Risikos vor allem kognitiver Nebenwirkungen ist eine regelrechte **antikonvulsive Dauertherapie** mit Phenobarbital (2–3 mg/kg KG/Tag) oder Valproinat (20 mg/kg KG/Tag) allenfalls bei Kindern zu erwägen, die trotz anderer Maßnahmen bereits eine hohe Zahl von Fieberkrämpfen erlitten haben, die über große Teile des Tages nicht ausreichend beobachtet sind oder bei denen ein stark erhöhtes Epilepsierisiko besteht. In diesen Fällen wird die sich vermutlich entwickelnde Epilepsie behandelt, ein prophylaktischer Wert der Dauermedikation im Hinblick auf die Epilepsieentstehung konnte nicht nachgewiesen werden. Bei stabiler Anfallsfreiheit sollte die Dauermedikation nach zwei Jahren beendet werden.

Epilepsien

Epilepsien sind gekennzeichnet durch chronisch rezidivierende zerebrale Anfälle, die nicht durch äußere Ereignisse verursacht, wohl aber bei bestehender Disposition gelegentlich ausgelöst werden. Unter ätiologischen Gesichtspunkten ist eine Unterscheidung von symptomatischen und idiopathischen Epilepsien üblich. Symptomatische Epilepsien sind solche, die durch eine nachweisbare organische Ätiologie (Hirntumor, Duranarbe, Hirnmissbildung, Stoffwechselleiden) verursacht werden. Bei idiopathischen Epilepsien gelingt der Nachweis eines organischen Substrats nicht; sie sind in der Regel auf eine genetisch bedingte Hirnfunktionsstörung zurückzuführen.

Um Ordnung in die Vielzahl epileptischer Anfallssymptome zu bringen, hat die Internationale Liga gegen Epilepsie eine „Klassifikation epileptischer Anfallstypen" erarbeitet. Darüber hinaus wurde eine „Klassifikation epileptischer Syndrome" erstellt. Unter einem „epileptischen Syndrom" versteht man die Verlaufsgestalt einer Epilepsieerkrankung, die durch das Manifestationsalter, typische Anfallsformen und EEG-Veränderungen, prognostische Aspekte und – soweit bekannt – die Ätiologie charakterisiert ist. Eine Liste der wichtigsten epileptischen Syndrome findet sich in Tabelle 19.14-2.

Therapie Die Indikation zu einer **antikonvulsiven Dauertherapie** ist zu stellen, wenn rezidivierende Anfälle mit einer Häufigkeit und Schwere auftreten, die die körperliche Integrität und soziale Funktionsfähigkeit des Kindes beeinträchtigen. Die zur Verfügung stehenden antikonvulsiven Medikamente haben unterschiedliche Wirkmechanismen und Wirkungsspektren in Bezug auf die Ätiologie und den Typ der Anfälle. Die Auswahl des optimalen Medikamentes richtet sich deshalb in erster Linie nach der Klassifikation des epileptischen Syndroms; daneben ist auch die Beachtung teils altersspezifischer Nebenwirkungen von Bedeutung (Tabellen 19.14-2 und 19.14-3). In den zurückliegenden

Tabelle 19.14-2. Syndrombezogene Medikamentenwahl bei Epilepsien im Kindesalter (Auswahl)

Klassifikation der Epilepsien und Syndrome (ILAE 1989)	Medikamente der engeren Wahl	Medikamente der weiteren Wahl
Lokalisationsbezogene Epilepsien und Syndrome		
Idiopathisch: gutartige Epilepsie des Kindesalters mit zentrotemporalen Spikes	STM, CBZ	VPA, PHE, PHB
Symptomatisch: unterschiedliche Syndrome, die vorwiegend auf den Anfallstypen und anderen Merkmalen beruhen	CBZ, VPA	PHE, PB, PRM, VGB, LTG, GBP, TGB, TPM, STM
Kryptogen		
Generalisierte Epilepsien und Syndrome		
Idiopathisch:		
– Benigne myoklonische Epilepsie des Kleinkindalters	VPA, ESM	PB, PRM
– Epilepsie mit pyknoleptischen Absencen	VPA, ESM	LTG, CLB, MSM
– Juvenile Absencenepilepsie	VPA, LTG	ESM, PHB
– Juvenile myoklonische Epilepsie	VPA, PRM	LTG, ESM
– Aufwach-Grand-mal-Epilepsie	VPA, LTG, TPM	PB, PRM
– Kryptogen oder symptomatisch:		
– West-Syndrom (BNS-Epilepsie)	VGB, VPA, ACTH	CLB, B6, TPM
– Lennox-Gastaut-Syndrom	VPA, LTG, TPM	FBM, PB, ESM, MSM, CLB, ACTH
– Epilepsie mit myoklonisch-astatischen Anfällen	VPA, ESM	MSM, LTG, CLB
– Epilepsie mit myoklonischen Absencen	VPA, ESM	MSM, CLB
Symptomatisch		
Epilepsien, die nicht als fokal oder generalisiert bestimmbar sind		
Mit sowohl generalisierten als auch fokalen Anfällen:		
– Schwere myoklonische Epilepsie des Kleinkindalters	VPA, PB, BR	PHE, MSM, TPM
– Epilepsie-Aphasie-Syndrom	STM, VPA, CLB	ACTH
– Andere unbestimmte Epilepsien		

ACTH ACTH und Kortikosteroide, B_6 Vitamin B_6, *BR* Kaliumbromid, *CBZ* Carbamazepin, *CLB* Clobazam und andere Benzodiazepine, *ESM* Ethosuximid, *FBM* Felbamat, *GBP* Gabapantin, *LTG* Lamotrigin, *MSM* Mesuximid, *PHB* Phenobarbital, *PHE* Phenytoin, *PM* Primidon, *STM* Sultiam, *TGB* Tiagabin, *TPM* Topiramat, *VGB* Vigabatrin, *VPA* Valproinat.

Tabelle 19.14-3. Pharmakologische Daten der antikonvulsiven Medikation im Kindesalter (Auswahl)

	Tagesdosis Kinder [mg/kg KG]	Dauer bis Steady state [Tage]	Optimaler therapeutischer Serumspiegelbereich	Bemerkungen
Carbamazepin (retardiert)	10–20	14–21	4–12 mg/l	–
Clobazam	0,3–1	3–6	0,1–0,6 ng/ml	–
Ethosuximid	20–30	4–10	50–100 mg/l	–
Lamotrigin	3–5		3–12 mg/l	Komedikation beachten
Phenobarbital	3–5	14–21	20–40 mg/l	Kognitive Nebenwirkungen beachten
Phenytoin	5–7	7–14	10–20 mg/l	Cave: Überdosierung/Ataxie
Primidon	10–20	14–21	4–15 mg/l	Metabolisiert zu PHB
Sultiam	3–10	2–3	6–10 mg/l	–
Vigabatrin	20–80	1–3	10–60 mg/l	Gesichtsfeldstörungen
Valproinat	15–40	3–5	50–130 mg/l	Selten Hepatopathie

zehn Jahren ist eine große Zahl neuer Antiepileptika eingeführt worden, mit denen sich zunächst große Hoffnungen auf eine Besserung bei bisher therapieresistenten Patienten verbanden. Diese Hoffnungen sind jedoch mit wenigen Ausnahmen enttäuscht worden. Für das Kindesalter liegen vorerst nur für wenige epileptische Syndrome kontrollierte Studien mit ausreichenden Patientenzahlen vor. Deshalb wird man die Behandlung mit wenigen Ausnahmen stets mit den seit langem verfügbaren Standardpräparaten beginnen und erst bei Misserfolg auf die neuen Präparate zurückgreifen.

Das ausgewählte Medikament wird in der Regel zur Vermeidung einer initialen Sedierung schrittweise bis zur gewünschten Enddosis gesteigert. Eine Schnellsättigung ist lediglich bei einer hohen Frequenz schwerer Anfälle indiziert. Die Behandlung wird, wenn eben möglich, als Monotherapie durchgeführt. Bei Unwirksamkeit des ersten Präparates wird auf ein anderes Medikament der engeren Wahl umgestellt. Bei den sehr komplexen Epilepsien des frühen Kindesalters ist allerdings nicht selten bei Vorliegen mehrerer Anfallstypen eine Kombinationsbehandlung unvermeidlich. Auch hier sollte aber die Zahl der kombinierten Präparate auf das notwendige Mindestmaß begrenzt werden.

Die Dauertherapie kann durch die Bestimmung der Medikamentenkonzentration im Serum überwacht werden (s. Tabelle 19.14-3). Dies ist jedoch nicht routinemäßig erforderlich. Indikationen für eine Serumspiegelbestimmung sind: Verdacht auf Unterdosierung oder mangelnde Compliance bei Fortbestehen der Anfälle, Verdacht auf Überdosierung bei Auftreten von Nebenwirkungen, Steuerung der Medikation bei Kombinationsbehandlung mit ausgeprägten Medikamenteninteraktionen. Die Resultate der Serumspiegelbestimmung führen nicht automatisch zu therapeutischen Konsequenzen; nur zusammen mit der Beurteilung des klinischen Bildes können sie Anlass zur Dosiserhöhung oder -erniedrigung geben.

Die Dauertherapie eines Kindes mit Epilepsie erfordert regelmäßige Vorstellungen bei einem kinderepileptologisch erfahrenen Arzt. Neben dem Anfallsverlauf ist besonderes Augenmerk auf das Auftreten von Nebenwirkungen zu richten. Diese können in Form von kognitiven und neuropsychologischen Funktionsstörungen auftreten oder vorbestehende Probleme verstärken. Die Begleitung des Entwicklungs- und Bildungsganges des epilepsiekranken Kindes gehört deshalb mit zu den vordringlichen Aufgaben in der kinderepileptologischen Sprechstunde. Bei Auffälligkeiten sind je nach Lage des Falles eine Beratung der Eltern, unterstützende entwicklungstherapeutische Maßnahmen, eine Änderung der Medikation oder eine Korrektur der Schullaufbahn erforderlich. Dringlich ist auch eine angemessene Erziehungsberatung bei nicht selten verhaltensauffälligen Kindern und verunsicherten Eltern.

Die Behandlungsprognose hängt wesentlich vom vorliegenden epileptischen Syndrom ab. Für die Mehrzahl der gut behandelbaren Syndrome des Kindesalters gilt, dass etwa 70% der Patienten unter der Erstmedikation anfallsfrei werden. Bei andauernder Anfallsfreiheit kann die antiepileptische Medikation nach zwei oder mehr Jahren über mehrere Monate ausschleichend beendet werden. Der Zeitpunkt der Therapiebeendigung hängt von dem mit dem vorliegenden epileptischen Syndrom verbundenen Rezidivrisiko, vor allem aber auch mit der sozialen Situation des Patienten ab. So wird man ein Anfallsrezidiv bei einem in Schule und Elternhaus eingebundenen Kind eher akzeptieren als bei einem Jugendlichen, der soeben eine Berufsausbildung begonnen und das Elternhaus verlassen hat.

Bei therapieresistenten Patienten mit lokalisationsbezogenen Epilepsien sollte auch schon im Kindesalter an die Möglichkeit eines epilepsiechirurgischen Eingriffes gedacht werden. Bei Erfolgsraten von 50–75% kann der Lebensweg des Patienten frühzeitig in neue Bahnen gelenkt und seine soziale und berufliche Integration wesentlich besser gefördert werden als im Erwachsenenalter. Auch mehren sich Hinweise darauf, dass auf Grund der höheren Plastizität des kindlichen Nervensystems die neuropsychologischen Folgen einer Resektion von Hirnrindengewebe im Kindesalter geringer sind als bei Erwachsenen.

19.14.2 Kopfschmerzen und Migräne

Akut auftretende Kopfschmerzen sind Ausdruck einer akuten Erkrankung von intra- oder extrakraniellen Strukturen oder einer Systemerkrankung. Auch chronische und rezidivierende Kopfschmerzen können Symptom einer intrakraniellen Pathologie sein (s. Übersicht). Dies trifft jedoch im Kindesalter bei einer insgesamt hohen Prävalenz chronischer Kopfschmerzen recht selten zu; ganz überwiegend handelt es sich um funktionelle Kopfschmerzsyndrome.

> **Ursachen symptomatischer chronischer Kopfschmerzen bei Kindern**
> - Hirntumor
> - Hydrozephalus
> - Kraniozervikale Übergangsstörungen
> - Sehstörungen
> - Pathologie im HNO-Bereich
> - Skoliose
> - Bluthochdruck
> - Erniedrigter Blutdruck
> - Anämie
> - Okklusionsstörungen und Zahnwurzelabszesse
>
> Symptomatische Kopfschmerzursachen finden sich bei Kindern insgesamt nur selten (5–15% der Fälle). Hinweise auf eine intrakranielle Raumforderung sind am ehesten: Morgenbetonter Kopfschmerz von Druckcharakter und Nüchternerbrechen, Seh- und Wachstumsstörungen. 85% der Kinder mit Hirntumoren weisen innerhalb von 4 Wochen und alle innerhalb von 8 Wochen nach Kopfschmerzbeginn auch pathologische neurologische oder ophthalmologische Befunde auf!

Kopfschmerzen vom Migränetyp

Anders als bei Erwachsenen ist der Migränekopfschmerz bei Kindern nur selten halbseitig lokalisiert, selten geht eine visuelle Aura voraus. Wie bei Erwachsenen finden sich aber die folgenden Charakteristika: intermittierend-rezidivierender Verlauf mit schmerzfreien Perioden; relativ akuter Schmerzbeginn; pulsierend-klopfender Schmerzcharakter; Begleitsymptome wie z. B. Übelkeit, heftiges Erbrechen, Lichtscheu und Geräuschempfindlichkeit; Linderung oder Beschwerdefreiheit nach Schlaf. Häufig treten auch neurologische Begleitsymptome wie Hemihypästhesie oder transitorische Hemiparesen auf. Die Anfallsdauer ist bei Kindern mit typischerweise 3–5 h kürzer als bei Erwachsenen. Auslösefaktoren können häufig eruiert werden und bestehen in: psychischer Anspannung, körperlicher Anstrengung, Hunger, fieberhaften Infekten; Nahrungsmittelunverträglichkeiten sind demgegenüber sehr viel seltener. Häufigkeit und Schwere der Attacken zeigen oft eine Korrelation mit den Belastungen des Schuljahres, etwa die Hälfte der kindlichen Migräneerkrankungen remittiert offenbar spontan mit der Pubertät.

Therapie Grundlage der Behandlung ist die Vermittlung der Einsicht, dass es sich bei der Migräne um eine lebensbegleitende, nicht heilbare funktionelle Störung handelt, deren Verlauf aber durch die Lebensführung und erst in zweiter Linie durch medizinische Maßnahmen positiv beeinflusst werden kann.

Die **Akutbehandlung** der Kopfschmerzattacken sollte bei heftigen Beschwerden auch bei Kindern großzügig gehandhabt werden. Neben Ruhe, Schläfenmassage und der Applikation ätherischer Öle (Pfefferminzöl) empfiehlt sich die ausreichend dosierte Gabe von Analgetika (Acetylsalicylsäure 10–15 mg/kg KG als Brausepräparat, Paracetamol 15–20 mg/kg KG evtl. als Supp., Ibuprofen 5–15 mg/kg KG). Wegen der begleitenden Übelkeit und der immer bestehenden gastralen Dyskinesie sollte auch ein Antiemetikum verabreicht werden (Metoclopramid 0,1 mg/kg KG, Dimenhydrinat 2 mg/kg KG). Bei heftigen und protrahierten Kopfschmerzattacken hat sich bei Erwachsenen die neue Substanzgruppe der Triptane bewährt; diese sind zumindest für das jüngere Kindesalter in der Regel nicht zugelassen. In einer kontrollierten Studie konnte aber gezeigt werden, dass Sumatriptan als Nasenspray (10–20 mg/Dosis) auch bei Kindern gut wirksam ist.

Zur **Migräneprophylaxe** sind zunächst die auslösenden Faktoren sorgfältig zu eruieren und nach Möglichkeit zu meiden. Die Erklärung der funktionellen Ätiologie und das Führen eines Kopfschmerztagebuches machen die Erkrankung für den Patienten begreifbar und führen häufig bereits zu einer deutlichen Symptombesserung. Angesichts der Bedeutung von Stressfaktoren als Auslöser empfiehlt sich die Durchführung entspannender Therapieverfahren (autogenes Training, progressive Muskelrelaxation); gelegentlich können auch eine Korrektur der schulischen Platzierung oder eine Psychotherapie erforderlich sein.

Eine **medikamentöse Prophylaxe** wird bei Kindern eher zurückhaltend und nur für eine begrenzte Zeit, z. B. für 3–6 Monate empfohlen. Diese kann jedoch bei sehr heftigen und häufigen Beschwerden mit wiederholtem Schulausfall erforderlich werden. Bewährt haben sich in kontrollierten Studien niedrigdosierte Acetylsalicylsäure 2–5 mg/kg KG/Tag, Betablocker (Propanolol oder Metoprolol 1–2 mg/kg KG/Tag in 1–2 Dosen) und Kalziumantagonisten (Flunarizin 5–10 mg/Tag in 1–2 Dosen).

Kopfschmerzen vom Spannungstyp

Spannungskopfschmerzen treten bei Kindern anders als bei Erwachsenen gegenüber den vaskulären Kopfschmerzen vom Migränetyp an Häufigkeit deutlich zurück. Sie sind charakterisiert durch den häufig bandförmigen, stirn- und hinterhauptbetonten drückenden Charakter sowie durch das praktisch ständige Vorhandensein, lediglich mit Schwankungen der Intensität. Begleitsymptome sind selten (Schwindel, Licht- oder Lärmempfindlichkeit), äußerlich wirken die Kinder anders als bei Migräneattacken nur wenig verändert. Pathophysiologisch liegt den Beschwerden eine vermehrte Anspannung der Kopf- und Nackenmuskulatur zugrunde. Ursächlich sind insbesondere bei Kindern fast immer psychische Faktoren zu eruieren, sodass der Begriff „Spannungskopfschmerz" im Kindesalter nahezu mit „psychogenem Kopfschmerz" gleichgesetzt werden kann.

Therapie Patienten mit Spannungskopfschmerzen sind in jedem Alter zum Schmerzmittelabusus und zum Auftreten von sekundären medikamenteninduzierten Kopfschmerzen disponiert. Aus diesem Grunde sind Analgetika zumindest als Selbst- und Dauermedikation zu vermeiden. Indiziert sind entspannende Therapieverfahren, auch unter Zuhilfenahme von Biofeedback-Techniken und transkutaner Nervenstimulation (TNS). Nicht selten ist bei Kindern eine Verhaltens- und Gesprächstherapie sinnvoll. Als hilfreich gilt auch eine unterstützende Therapie mit antidepressiven Medikamenten.

19.14.3 Zentralnervöse Bewegungsstörungen

Zentrale Bewegungsstörungen kommen durch Läsionen und Funktionsstörungen des zentralnervösen motorischen Systems zustande. Ursächlich sind Hirnfehlbildungen, exogene Schädigungen des in der Entwicklung stehenden oder ausgereiften Gehirns, neurodegenerative und neurometabolische Erkrankungen zu erwägen. Der motorische Symptomenkomplex nach exogener frühkindlicher Hirnschädigung wird als infantile Zerebralparese bezeichnet. Auf die ätiologische und differentialdiagnostische Vielfalt der genetischen Erkrankungen kann an dieser Stelle nicht eingegangen werden.

Spastisches Syndrom

Das spastische Syndrom kommt durch eine Läsion von zentralen pyramidalen (erstes motorisches Neuron) und meist auch extrapyramidalen motorischen Bahnen zustande. Es findet sich in isolierter oder gemischter Form bei der Mehrzahl der infantilen Zerebralparesen. Der Verteilungstyp der Spastik lässt auf den Läsionsort und die Pathophysiologie schließen. Die überwiegend symmetrische beinbetonte spastische Tetraparese (spastische Diparese) ist auf bilaterale Zerstörungen der weißen Substanz im periventrikulären Marklager zurückzuführen; diese entstehen meistens durch Hypoxie oder Blutdruckabfall bzw. Ischämie bei Frühgeborenen und Feten vor der 37. Schwangerschaftswoche. Die spastische Hemiparese ist armbetont und meist mit Läsionen im Versorgungsgebiet der A. cerebri media einer Hemisphäre assoziiert; der Ursprung liegt in der Pränatalzeit oder in einer schweren perinatalen Asphyxie. Spastische Lähmungen der Beine ohne Beteiligung der oberen Extremitäten werden als spastische Paraplegie bezeichnet; ihre Ursache ist vorwiegend in einer Läsion des thorakalen Rückenmarkes zu suchen.

Therapie Bei den spastischen Syndromen ist in der Regel keine Heilung möglich. Die medizinische Behandlung zielt auf eine Milderung der Symptomatik, einen Zugewinn funktioneller Möglichkeiten und eine Besserung der sozialen Kompetenz des Patienten. Therapiemethoden der ersten Wahl sind deshalb krankengymnastische Verfahren zur Kontrolle des pathologischen Muskeltonus und zur Förderung der Funktionsfähigkeit. Die eingesetzten Therapieverfahren wurden überwiegend empirisch entwickelt und mit neurophysiologischen Theorien untermauert (in Deutschland in erster Linie die Methoden nach Bobath, Vojta und PNF). Kontrollierte Therapiestudien liegen erst in Ansätzen vor, zeigen aber eine – wenn auch begrenzte – objektive Wirksamkeit. Grundsätzliche Wirkunterschiede zwischen den verschiedenen Therapieverfahren ließen sich bisher nicht beweisen, sodass über die Methode der Wahl individuell nach Befund, Kooperationsfähigkeit des Patienten und seiner Familie und Verfügbarkeit zu entscheiden ist. Ergänzt wird die krankengymnastische Behandlung bei entsprechender Befundlage durch den Einsatz orthopädischer Hilfsmittel (Schienen, Stehbrett, Rollstuhl) und haltungskorrigierender Operationen.

Eine **medikamentöse Therapie** des spastischen Syndroms ist nur begrenzt möglich. Durch muskelrelaxierende Medikamente kann der Muskeltonus meist nur in bescheidendem Ausmaß gesenkt werden, nicht selten um den Preis einer nennenswerten Sedierung. Wirksame Medikamente sind insbesondere Diazepam und Baclofen, aber auch Tetrazepam, Dantrolen und Memantine. Die Wirksamkeit all dieser Substanzen ist bei spinaler Spastik besser als bei zerebralen Läsionen.

Bei Zuständen mit schwerster spastischer Fehlhaltung, einschießenden Spasmen und resultierenden Schmerzen hat sich auch bei Kindern die intrathekale Dauerinfusion von Baclofen bewährt. Das Medikament wird kontinuierlich über eine subkutan am Bauch gelegene Pumpe und einen lumbalen Verweilkatheter appliziert. Die Wirkung ist sehr viel besser als bei oraler Applikation und die sonst bei hohen systemischen Dosen nicht seltenen Nebenwirkungen können weitgehend vermieden werden.

Ein neueres Therapieprinzip ist die lokale Injektion von Botulinumtoxin A in spastisch kontrahierte, aber noch nicht fibrotisch-kontrakte Muskeln. Zunächst eingeführt bei fokalen Dystonien, hat sich das Verfahren in offenen und kontrollierten Studien inzwischen auch bei Kindern mit spastischer Zerebralparese bewährt. Es können allerdings prinzipiell auf Grund der engen Begrenzung der applizierbaren Dosis stets nur einzelne Muskeln und Muskelgruppen behandelt werden, sodass eine Verbesserung der Gesamtbeweglichkeit eher nicht zu erwarten ist. Erprobte Zielsymptome sind der dynamische Spitzfuß, die Spastik der Hüftadduktoren und die spastisch gebeugte Hand. Die Wirkung der Substanz hält für etwa drei Monate an; bei überzeugendem funktionellen Gewinn kann die Behandlung nach dieser Zeit auch mehrfach wiederholt werden.

Dystone Syndrome

Dystonien sind durch die gleichzeitige tonische oder phasische Kontraktion von agonistischen und antagonistischen Muskelgruppen mit resultierenden unwillkürlichen pathologischen Bewegungen und Fehlhaltungen gekennzeichnet. Sind Rumpf- und rumpfnahe Muskeln betroffen, spricht man von Dystonie im eigentlichen Sinne; distale Dystonien werden als Athetosen bezeichnet. Dystonien kommen durch Funktionsstörungen und Läsionen im Bereich der Stammganglien zustande. Im Rahmen von Zerebralparesen treten sie meist gemischt mit spastischen Symptomen auf. Reine Dystonien finden sich hingegen im Rahmen von neurodegenerativen Erkrankungen (idiopathische Torsionsdystonien).

Therapie Eine Linderung, wenn auch nicht Heilung der oft quälenden dystonen Symptomatik gelingt gelegentlich durch eine medikamentöse Manipulation des zentralen Neurotransmittergleichgewichtes. Bewährt haben sich in erster Linie Anticholinergika (Trihexiphenidyl), Baclofen, Benzodiazepine, L-Dopa und Tetrabenazin. Nach neuesten Erfahrungen kann auch im Kindesalter eine Stimulationsbehandlung über implantierte Elektroden erwogen werden, welche besonders bei den idiopathischen Dystonien häufig erfolgreich sind.

Einen Sonderfall stellt die dominant-erbliche **Dystonie mit tageszeitlichen Fluktuationen vom Typ Segawa** dar. Die dystone Symptomatik beginnt im frühen Kindesalter und ist langsam progredient; typischerweise kommt es durch Schlaf zu einer wesentlichen Besserung, die nach dem Erwachen noch für einige Zeit anhält. Die Symptomatik ist in den betroffenen Familien extrem variabel, vom Spitzfuß bis zur schwersten Gehbehinderung; gelegentlich wird eine spastische Zerebralparese vorgetäuscht. Die geistigen Funktionen sind stets normal. Die Erkrankung beruht auf einer gestörten zentralen Dopaminsynthese. Durch Substitution kleiner Dosen von L-DOPA plus Carbidopa werden die Patienten beschwerdefrei. Es sind jahrzehntelange Verläufe ohne sekundären Wirkungsverlust dokumentiert. Die Diagnose sollte bei allen Bewegungsstörungen und „Zerebralparesen" unklarer Ätiologie zumindest erwogen werden.

Choreatische Syndrome und Tics

Choreatische Spontanbewegungen kommen im Kindesalter vor allem im Rahmen gemischter Zerebralparesen, bei der streptokokkeninduzierten Chorea minor Sydenham und bei Durchblutungsstörungen der Stammganglien vor. Eine ursächliche Behandelbarkeit besteht allenfalls bei einigen Kindern der letzten Gruppe.

Tics sind einfache oder komplexe, insgesamt recht monomorphe motorische Entäußerungen. Ihre Entstehung wird ebenfalls mit Funktionsstörungen im Bereich der Basalganglien in Zusammenhang gebracht. Wie alle extrapyramidalen Bewegungsstörungen treten sie verstärkt bei psychischer Anspannung in Erscheinung. Einfache motorische Tics sind bei Kindern sehr häufig, meist altersbegrenzt und verschwinden spontan wieder. Komplexe und multiple Tics können für den Betroffenen ein erhebliches psychosoziales Problem darstellen; dies gilt vor allem für die Maximalvariante des Gilles-de-la-Tourette-Syndroms mit vokalen Tics.

Therapie Bei behandlungsbedürftigen Tics empfehlen sich zunächst entspannende und psychotherapeutische Maßnahmen. Medikamentös können Tics wie die choreatischen Hyperkinesen mit Dopamin-antagonistisch wirkenden Medikamenten gebessert werden (Tiaprid 1-mal 100 mg bis 3-mal 200 mg/Tag, Haloperidol 1-mal 1 mg bis 3-mal 4 mg/Tag). In therapieschwierigen Situationen ist eine langfristige therapeutische Begleitung der Patienten unerlässlich.

19.14.4 Erworbene Neuropathien und Myopathien

Erworbene Neuropathien und Myopathien sind im Kindesalter sehr viel seltener als hereditäre degenerative Leiden. Sie sollen hier dennoch erwähnt werden, da sie im Unterschied zu den erblichen Erkrankungen effektiv behandelbar sind. Die Behandlungsprinzipien sind grundsätzlich die gleichen wie im Erwachsenenalter; auf Grund der Seltenheit der Erkrankungen sind sie bei Kindern aber nicht durch kontrollierte Studien belegt.

Die **akute periphere Fazialisparese** wird häufig durch Borrelia burgdorferi verursacht. In diesen Fällen ist eine intravenöse antibiotische Behandlung erforderlich; die Prognose ist gut. Auch die Prognose der idiopathischen Fazialisparese ist besser als bei Erwachsenen. Auf eine Behandlung mit Kortikoiden und gefäßerweiternden Substanzen kann deshalb bei Kindern verzichtet werden.

Das **akute Guillain-Barré-Syndrom** verläuft bei Kindern in der Akutphase zwar genau so schwer wie bei Erwachsenen (25% der Kinder werden vorübergehend beatmungspflichtig), die langfristige Prognose ist aber deutlich günstiger. Fast alle Kinder erholen sich bis auf allenfalls geringe Restsymptome, auch nach sehr protrahierten Verläufen. Wie bei Erwachsenen hat sich in der Akutphase die Behandlung mit Plasmapherese oder intravenösen 7S-Immunglobulinen (0,4 g/kg KG an 5 aufeinander folgenden Tagen) zur Beschleunigung der Symptomrückbildung bewährt. Kortikoide haben demgegenüber keinen nachweisbaren Effekt. In den seltenen Fällen mit myelitischer Beteiligung ist die Prognose sehr viel schlechter.

Die **chronische inflammatorische demyelinisierende Polyneuropathie (CIDP)** ist im Kindesalter sehr selten. Wie im Erwachsenenalter spricht die Symptomatik jedoch gut auf Kortikoide, Plasmapherese, intravenöse Immunglobuline oder Immunsuppressiva an. Auf Grund des chronischen Verlaufes muss die Behandlung meist über Monate und Jahre fortgeführt werden.

Die **juvenile Dermatomyositis** ist bei Kindern nie als paraneoplastisches Syndrom zu deuten. Ihre Therapie erfordert den jahrelangen Einsatz von Kortikoiden und Immunsuppressiva, anfangs hochdosiert, gefolgt von sehr vorsichtiger Dosisreduktion. Langfristige Remissionen und Heilungen sind bei Kindern nicht selten, obwohl kontrollierte Therapiestudien fehlen.

Die **juvenile Myasthenia gravis** kommt bei Kindern wie bei Erwachsenen durch eine autoantikörperinduzierte Blockade der neuromuskulären Überleitung zustande. Sie ist von den seltenen kongenitalen Myastheniesyndromen mit angeborenen Funktionsstörungen der neuromuskulären Synapse abzugrenzen. Die symptomatische Behandlung erfolgt mit Cholinesterasehemmern, die Antikörperbildung kann mit Kortikoiden und Immunsuppressiva unterdrückt werden. Vor allem bei jüngeren Erwachsenen hat sich die Thymektomie zur Induktion einer langfristigen Remission bewährt; dies gilt auch für Kinder ab dem Alter von etwa fünf Jahren.

19.14.5 Hereditäre neuromuskuläre Erkrankungen

Diese Krankheitsgruppe beinhaltet eine Vielzahl von Erkrankungen der motorischen Vorderhornzellen, peripheren Nerven und Muskelfasern, die sich durch die genetische Ursache, die Pathophysiologie und den Verlauf außerordentlich unterscheiden. Eine detaillierte Darstellung der verschiedenen Krankheiten mit ihren Symptomen und Verläufen würde den Rahmen dieses Kapitels sprengen. Gemeinsam ist vielen von ihnen ein langsamer oder rascherer Verlust von Muskelkraft, die Entwicklung von Kontrakturen und Skoliose, eine zunehmende Körperbehinderung und schließlich der Tod in respiratorischer Insuffizienz.

Therapie Der molekularbiologische Hintergrund vieler dieser Erkrankungen ist weitgehend aufgeklärt. Die erhoffte **Gentherapie** lässt aber trotz durchaus ansehnlicher Erfolge der experimentellen Forschung noch auf unbestimmte Zeit auf sich warten.

Weit entfernt von therapeutischem Nihilismus müssen die Möglichkeiten der symptomatischen Behandlung zur Linderung der Krankheitsprogression und Verbesserung der Funktion und Lebensqualität konsequent genutzt werden. Die **krankengymnastische Behandlung** verfolgt in frühen Krankheitsstadien das Ziel der Muskelkräftigung und Verbesserung der muskulären Koordination, später der Kontraktur- und Skolioseprophylaxe und -behandlung. Bedeutsam ist auch die Atemtherapie im Stadium der beginnenden respiratorischen Einschränkungen. Fortgeschrittene Kontrakturen und Skoliose bringen eine massive Einschränkung der Beweglichkeit, Sitzfähigkeit und Atemkapazität mit sich. Moderne **orthopädische Operations- und Narkoseverfahren** bieten hier vielen Patienten eine effektive Hilfe. In späten Krankheitsstadien steht die angepasste und funktionsorientierte **Hilfsmittelversorgung** im Zentrum der Betreuung: Rollstühle, Aufrichthilfen, Orthesen, Pflegebetten, Dusch- und Badehilfen dienen zur Befriedigung der Grundbedürfnisse des schwer behinderten Kindes und Jugendlichen. In geeigneten Fällen und mit einer hervorragenden technischen und sozialen Unterstützung hat sich für Patienten in der präterminalen Phase der Ateminsuffizienz die Durchführung einer **nichtinvasiven häuslichen Beatmung** über eine Nasen- oder Gesichtsmaske sehr bewährt. Bei korrekter Indikationsstellung wiegt der Gewinn an Lebensqualität die aus dieser aufwendigen Behandlung resultierenden Belastungen bei weitem auf.

Die Möglichkeiten einer **medikamentösen Hilfe** für Kinder mit hereditären neuromuskulären Erkrankungen sind außerordentlich begrenzt. Seit Jahren wurden an der bekannten oder vermuteten Pathophysiologie orientierte Behandlungsversuche mit Proteinderivaten, Aminosäuren, energiereichen Substanzen, Vitaminen und Wachstumsfaktoren ohne überzeugenden Erfolg versucht. Das einzige in adäquaten, kontrollierten Studien als wirksam belegte Behandlungsprinzip ist die **Kortikoidtherapie bei rasch progredienten Muskeldystrophien**, v. a. vom Typ Duchenne. Durch tägliche Gabe von Prednison (0,75 mg/kg KG) gelingt es, den Verfall der Muskelkraft über einige Jahre zu mildern, wenn auch nicht zu verhindern. Ob hierdurch auch für viele Patienten eine beträchtliche Verlängerung der Gehfähigkeit oder gar eine Verlängerung des Lebens erreicht werden kann, ist noch nicht erwiesen. Der zweifelsfreien Wirksamkeit stehen die bekannten Nebenwirkungen der Kortikoide, nämlich Gewichtszunahme, Wachstumshemmung, Kataraktentwicklung und – langfristig – Verstärkung der Osteoporose, entgegen. Die Indikation zu dieser Therapie ist deshalb individuell und sehr kritisch zu stellen.

Seit wenigen Jahren wird der Wert einer Substitutionsbehandlung mit Kreatinmonohydrat bei Muskelkranken diskutiert. Bei gesunden Sportlern sind positive Auswirkungen auf die Muskelkraft gesichert; erwachsene Muskelkranke berichteten ebenfalls über positive Erfahrungen. Kürzlich wurde berichtet, dass es bei Patienten mit leichteren Muskeldystrophien zu einer kurzfristigen Kraftzunahme um etwa 15% kommen kann, während schwerer kranke Kinder mit Duchenne-Muskeldystrophie nicht profitierten. Es handelte sich um die Ergebnisse von zwei Pilotstudien, die noch an einer größeren Stichprobe überprüft werden sollten. Ob sich positive Ergebnisse bei Versuchstieren mit Moto-

Evidenz der Therapieempfehlungen		
	Evidenzgrad	Empfehlungsstärke
Neugeborenenkrämpfe		
Phenobarbital, Phenytoin	III	A
Fieberkrämpfe		
Akuttherapie mit Diazepam	I-b	A
Intermittierende Prophylaxe mit Diazepam	I-b	B
Epilepsie		
Dauertherapie mit Antikonvulsiva	I-b bis III (je nach Substanz*)	A, B
Migräne		
Akuttherapie mit nasalem Sumatriptan	I-b,	A
Dauertherapie mit ASS, Propanolol, Flunarizin	I-b, II-a	B
Spastische Paresen		
Physiotherapie	IV	B
Orthesen	III	B
Botulinumtoxin A	I-b	B
Dystonie und Chorea		
Medikamente	IV	C
Guillain-Barré Syndrom, akut		
Hochdosierte Immunglobuline	III (Erwachs. I-b)	B
Plasmapherese	III (Erwachs. I-b)	B
Muskeldystrophie		
Physiotherapie	IV	C
Orthopädische Operationen	III	B
Glukokortikoide bei Duchenne Muskeldystrophie		
– kurzfristiger Effekt	I-b	B
– langfristiger Effekt	III	B

* Die prinzipielle Wirksamkeit der klassischen Antikonvulsiva Phenobarbital, Primidon, Phenytoin und Carbamazepin bei Epilepsien im Kindesalter ist in der Regel durch Kohortenstudien ohne Kontrollgruppe (II-III) gezeigt worden, die relative Wirksamkeit wurde randomisiert überprüft (I-b). Für die "neuen" Antikonvulsiva (Clobazam, Felbamat, Gabapentin, Lamotrigin, Oxcarbazepin, Topiramat, Vigabatrin) liegen auch bei Kindern placebokontrollierte add-on Studien in Kombinationsbehandlung vor (I-b). Für ein epileptisches Syndrom spezifische add-on Studien (I-b) liegen vereinzelt vor (Absencen: Lamotrigin, Lennox-Gastaut-Syndrom: Felbamat, Lamotrigin, Topiramat). Placebokontrollierte Kurzzeit-Studien mit Monotherapie bei bislang unbehandelten Patienten (I-b) liegen nur für Vigabatrin (West.-Syndrom) und Sultiam (Benigne fokale Epilepsie mit zentro-temporalen Spikes, Rolando-Epilepsie) vor.

neuronerkrankung bei menschlichen Erkrankungen wiederholen lassen, ist noch nicht bekannt. Insgesamt erscheint es noch zu früh zu sein, um Therapieempfehlungen zu dieser Substanz zu geben.

Literatur

Aromaa M, Sillanpaa ML, Rautava P, Helenius H (1998) Childhood headache at school entry: a controlled clinical study. Neurology 50: 1729–1736
Aicardi J (1994) Epilepsy in children, 2nd edn. Raven, New York
Dubowitz V (1995) Muscle disorders in childhood, 2nd edn. Saunders, London
Gilmartin R, Bruce D, Storrs BB et al. (2000) Intrathecal baclofen for management of spastic cerebral palsy: multicenter trial. J Child Neurol 15: 71–77
Knudsen FU (1996) Febrile seizures – treatment and outcome (review). Brain Dev 18: 438–449
Hancock E, Osborne J, Milner P (2003) Treatment of infantile spasms. Cochrane Database Syst Rev 3
Hancock E, Cross H (2003) Treatment of Lennox-Gastaut syndrome. Cochrane Database Syst Rev 3
Hughes RAC, Raphael JC, Swan AV, van Doorn PA (2003) Intravenous immunoglobulin for Guillain-Barré syndrome. Cochrane Database Syst Rev 3
Mayo NE (1991) The effect of physical therapy for children with motor delay and cerebral palsy. A randomized clinical trial. Am J Phys Med Rehabil 70: 258–267
Ottenbacher KJ, Biocca Z, DeCremer G, Gevelinger M, Jedlovec KB, Johnson MB (1986) Quantitative analysis of the effectiveness of pediatric therapy. Emphasis on the neurodevelopmental treatment approach. Phys Ther 66: 1095–1101
Posner EB, Mohamed IC, Marson AG (2003) Ethosximides, sodium val-proate or lamotrigine for absence seizures in children and adolescents. Cochrane Database Syst Rev 3
Sutherland DH; Kaufman KR, Wyatt MP, Chambers HG, Mubarak SJ (1999): Double-blind study of botulinum A toxin injections into the gastroc-nemius muscle in patients with cerebral palsy. Gait Posture 10: 1–9
Überall MA, Wenzel D (1999) Intranasal sumatriptan for the acute treatment of migraine in children. Neurology 52, 1507–1510

19.15 Anomalien von Skelett und Bindegewebe
Frank Rauch und Eckhard Schönau

19.15.1 Anomalien des Knochens

Die meisten primären Skeletterkrankungen des Kindesalters sind angeboren und können nur symptomatisch behandelt werden. Dies trifft insbesondere für die große und heterogene Gruppe der Skelettdysplasien zu, die hier nicht weiter besprochen werden. Zur Therapie von Krankheiten mit erniedrigter Knochenmasse (Osteogenesis imperfecta, idiopathische juvenile Osteoporose) oder lokal erhöhtem Knochenstoffwechsel (fibröse Dysplasie) werden in den letzten Jahren versuchsweise Bisphosphonate eingesetzt.

Die **Osteogenesis imperfecta** („Glasknochenkrankheit") ist eine autosomal-dominant vererbte Form der Osteoporose, der häufig eine Mutation im Kollagen Typ I zugrunde liegt. Das klinische Erscheinungsbild ist äußerst variabel und reicht von bereits intrauterin auftretenden Frakturen und Deformierungen mit perinatalem Tod bis zu weitgehender klinischer Unauffälligkeit mit nur wenigen Frakturen im Verlauf des Lebens. Die häufigsten Symptome außerhalb des Skelettsystems sind blaue Skleren, überstreckbare Gelenke, dehnbare Haut mit Neigung zu Hautblutungen sowie verfärbte und brüchige Zähne (Dentinogenesis imperfecta). Die Frakturrate sinkt in der Regel um die Pubertät deutlich ab. Zur Stabilisierung der unteren Extremitäten sind bei schwer betroffenen Patienten Orthesen und das Einsetzen von Marknägeln in Femur und Tibia notwendig. Bei Kindern und Jugendlichen mit häufigen Frakturen konnte mit intravenösen Infusionen des Bisphosphonats Pamidronat eine Verringerung der klinischen Beschwerden erzielt werden.

Die seltene **idiopathische juvenile Osteoporose (IJO)** ist eine transiente, nichthereditäre Form der erhöhten Knochenbrüchigkeit, bei der keine Ursache entdeckt werden kann. Die IJO entwickelt sich typischerweise bei ansonsten gesunden präpubertären Kindern (meist zwischen 8 und 12 Jahren) mit Rücken-, Hüft- und Fußschmerzen. Es kommt zu Kompressionsfrakturen von Wirbelkörpern und zu metaphysären Frakturen langer Röhrenknochen. Der Krankheitsprozess endet meist mit Abschluss der Pubertät, bis dahin aufgetretene Deformierungen können allerdings persistieren. Bisher gibt es keine medikamentöse Behandlung mit erwiesener Wirksamkeit. In Einzelfällen wurde von einer erfolgreichen Therapie mit Bisphosphonaten berichtet.

Die **fibröse Dysplasie** wird durch somatische Mutationen im Gs-alpha-Gen verursacht, die zur Aktivierung von Osteoblasten führen. Durch zelluläre Proliferation und ungeordnete Bildung von Knochenmatrix entstehen lokalisierte Schwachstellen in den betroffenen Knochen, die zu pathologischen Frakturen führen können. Die bei ausgeprägtem Befall erhöhten systemischen Marker des Knochenstoffwechsels können mit i.v.-Gaben von Pamidronat normalisiert werden. Knochenschmerzen nehmen deutlich ab, und bei einigen (erwachsenen) Patienten wurde ein Auffüllen lytischer Knochenläsionen beobachtet.

In der **Bisphosphonat-Therapie** dieser Erkrankungen liegen am meisten Erfahrungen mit i.v.-verabreichtem Pamidronat vor. In viermonatigen Abständen erhalten Kinder über 2 Jahren jeweils 1 mg/kg KG/Tag (maximal 60 mg/Tag) an drei aufeinander folgenden Tagen. Bei der ersten Infusion des ersten Zyklus werden lediglich 0,5 mg/kg verabreicht. Dabei sind eine engmaschige Kontrolle des Kalziumspiegels im Serum und ggf. (orale) Kalziumsubstitution notwendig. Nach der ersten Infusion kommt es meistens zu der so genannten Akute-Phase-Reaktion mit grippeähnlicher Symptomatik. Die Langzeitwirkung einer im Kindesalter erfolgten Behandlung mit Bisphosphonaten ist nicht bekannt. Kontrollierte Studien wurden im Kindes- und Jugendalter bei keiner Erkrankung durchgeführt, sodass es sich um eine experimentelle Therapieform handelt.

Bei der **Osteopetrose** ist die Funktion der Osteoklasten gestört. Bei der sehr schwer verlaufenden sog. infantilen Form akkumuliert Knochengewebe von geringer mechanischer Qualität und verdrängt das Knochenmark. Neben Frakturen und Ausfällen von komprimierten Nerven kommt es daher zu Anämie und Infektanfälligkeit. Da Osteoklasten aus der hämatopoetischen Zelllinie stammen, ist in bestimmten Fällen die Therapie durch Knochenmarktransplantation möglich. Die leichter verlaufende, sog. adulte Form der Osteopetrose hat eine günstige Prognose und wird symptomatisch behandelt.

19.15.2 Anomalien des Bindegewebes

Das autosomal-dominant vererbte **Marfan-Syndrom** wird durch Mutationen im Fibrillin-1-Gen verursacht. Die daraus resultierende Bindegewebsschwäche führt zu Störungen vor allem in Skelett (eunuchoider Hochwuchs, lange Extremitäten, Arachnodaktylie [Spinnenfingrigkeit], Luxationen, Skoliose), Augen (Keratokonus mit Myopie, Ektopia lentis [Subluxation der Linse]) und Herz-Kreislauf-System (Mitral- und Aortenklappeninsuffizienz; Aortenaneurysma). Der Schweregrad der Erkrankung ist sehr variabel, die durchschnittliche Lebenserwartung ist auf Grund von kardiovaskulären Komplikationen herabgesetzt. Die Dilatation des Aneurysmas kann durch die Gabe von Betablockern verlangsamt werden. In schweren Fällen ist ein kardiochirurgischer Eingriff notwendig, um die drohende Aortenruptur zu verhindern.

Das **Ehlers-Danlos-Syndrom** besteht aus einer Gruppe von Erkrankungen, die sich als Bindegewebsschwäche an Haut, Muskulatur, Gelenken und Gefäßen manifestieren. Typische Symptome sind insbesondere die Hyperelastizität der Haut (Cutis laxa) und die Überstreckbarkeit der Gelenke. Die meisten der zehn verschiedenen Typen sind durch genetische Defekte in Struktur oder Reifung eines Kollagens bedingt. Beim vaskulären Typ (Typ-III-Kollagendefekt) ist die engmaschige kardiologische Überwachung zur Beurteilung des Rupturrisikos der Gefäße und Organe wichtig. Die Therapiemöglichkeiten sind auf die symptomatische Behandlung von Beschwerden beschränkt.

Evidenz der Therapieempfehlungen		
	Evidenzgrad	Empfehlungsstärke
Osteogenesis imperfecta	II-b	C
Idiopathische juvenile Osteoporose	III	C
Fibröse Dysplasie	III	C

Literatur
Rauch F, Glorieux FH. (2004) Osteogenesis imperfecta. Lancet 363: 1377–1385
Rauch F, Schönau E, Glorieux FH (2000) Bisphosphonate – Anwendung in der Pädiatrie. Monatsschr Kinderheilk 148: 334–341
Shores J, Berger KR, Murphy EA, Pyeritz RE (1994) Progression of aortic dilatation and the benefit of long-term beta-adrenergic blockade in Marfan's syndrome. N Engl J Med 330: 1335–1341
Wilcken DE (2003) Overview of inherited metabolic disorders causing cardiovascular disease. J Inherit Metab Dis 26: 245–257

19.16 Gefäßdysplasien
Lothar Schweigerer

19.16.1 Definition und Klassifikation

Gefäßanomalien des Kindesalters sind das Ergebnis prä- oder postnatal induzierter Gefäßfehlentwicklungen. Für die klinische Praxis hat sich eine an den biologischen Eigenschaften orientierte Einteilung bewährt, wobei im Wesentlichen zwischen Gefäßanomalien mit erhöhter und normaler Zellerneuerungsrate differenziert wird. Hämangiome besitzen eine gegenüber anderen Körperregionen überproportional erhöhte Endothelzellproliferationsrate. Bei den Gefäßmalformationen ist sie normal; je nach betroffener Gefäßregion unterscheidet man arterielle, venöse, kapilläre, lymphatische und gemischte Malformationen. Tabelle 19.16-1 zeigt einige für die Differenzierung zwischen Hämangiomen und vaskulären Malformationen wichtige Charakteristika.

9.16.2 Normale Gefäßentwicklung

Bislang ist wenig bekannt über die Mechanismen der Blut- und Lymphgefäßentwicklung. Das Blutgefäßsystem entwickelt sich zwischen der 4. und der 10. Embryonalwoche, indem mesenchymale Zellen zunächst in Angioblasten differenzieren. Die Angioblasten bilden unreife Gefäßnetze, die sich dann mittels Aussprießen und Verästelung zu funktionellen Blutgefäßen entwickeln. Diese Prozesse sind Ergebnis eines präzisen Zusammenspiels gefäßspezifischer humoraler Mediatoren und ihrer Rezeptoren, darunter die 4 Liganden der „Vascular endothelial growth factor" Familie (VEGF-A, -B, -C und -D) mit ihren insgesamt 3 Rezeptoren, die Angiopoietine 1 und 2 mit ihrem Rezeptor TIE-2, die Ephrine und schließlich Liganden der „Transforming growth factor-β" (TGF-β)-Familie mit den Rezeptoren Endoglin und ActRII. Lymphgefäße entwickeln sich später möglicherweise unter Beteiligung von VEGF-C und -D und dem VEGF-Rezeptor 3.

19.16.3 Ätiologie und Pathogenese

Gefäßdysplasien treten nahezu ausnahmslos sporadisch auf. Familiär gehäuftes Auftreten sieht man bei der hereditären hämorrhagischen Teleangiektasie (HHT bzw. M. Rendu-Osler-Weber)

Tabelle 19.16-1. Eigenschaften von Gefäßanomalien

Eigenschaft	Hämangiom	Gefäßdysplasie
Bei Geburt vorhanden	Meistens nicht	Meistens
Rasches postnatales Wachstum	Ja	Nein
Ratio Mädchen:Jungen	3:1	1:1
Skelettveränderungen	Nein	Oft

19.16 Gefäßdysplasien

und einigen sehr seltenen Dysplasien, darunter die mukokutane venöse Malformation und das kongenitale hereditäre Lymphödem (M. Milroy). Die zur Entwicklung von Gefäßdysplasien führenden molekularen Mechanismen sind – bis auf wenige Ausnahmen – unbekannt. Die HHT ist Resultat von Genmutationen der TGF-β-Rezeptoren Endoglin (HHT_1) oder ActRII (HHT_2). Die Mutationen verhindern eine regelrechte, rezeptorvermittelte Homöostase von Blutgefäßen und ermöglichen Kapillarbettdilatation und ungebremsten arteriovenösen Fluss. Genmutationen des TIE-2-Rezeptors beeinträchtigen die Rekrutierung glatter Gefäßmuskelzellen. Resultat sind venöse, von flachem Endothel begrenzte, instabile und funktionell minderwertige Aussackungen mit fehlender glatter Gefäßmuskulatur.

Eine kürzlich nachgewiesene Punktmutation des VEGF-3-Rezeptors bewirkt die Hypoplasie lymphatischer Kanäle mit konsekutivem Lymphödem. Da auch genetisch definierte Gefäßdysplasien einen außerordentlich variablen Phänotyp besitzen, tragen epigenetische Einflüsse wie pH, Sauerstoff und Mikromilieu wahrscheinlich zur Pathogenese bei. Zeitpunkt und Konstellation gefäßschädigender Noxen bestimmen wohl letztlich Qualität und Ausmaß der Gefäßdysplasie.

19.16.4 Epidemiologie

Unter den Gefäßanomalien des Kindesalters überwiegen zahlenmäßig eindeutig der Naevus flammeus neonatorum (sog. Storchenbiss) und die Hämangiome. Mehr als 40 bzw. 5% aller Neugeborenen sind betroffen. Weniger als 0,5% der Neugeborenen haben Gefäßmalformationen. Naevus flammeus neonatorum und Hämangiome bilden sich annähernd ausnahmslos spontan zurück und bereiten nur gelegentlich klinische Probleme. Dagegen sind Gefäßmalformationen auf Grund der assoziierten kosmetischen und medizinischen Konsequenzen Anlass häufiger und regelmäßiger klinischer Vorstellungen.

19.16.5 Symptome

Wenn der Untersucher Anamnese, Symptome und körperliche Untersuchungsbefunde sorgfältig erfasst, so kann er die Gefäßanomalien i. d. R. klinisch diagnostizieren. Er kann Aussagen zur Prognose und zu eventuell notwendigen weiteren diagnostischen Maßnahmen treffen. Fast alle Gefäßdysplasien sind bereits im Neugeborenenalter klinisch nachweisbar. Bei Zweifeln an der Diagnose helfen regelmäßige Vorstellungen (z. B. im monatlichen Abstand) bei der Entscheidung, ob es sich bei einer Gefäßanomalie um einen dynamischen Prozess mit Tendenz zur spontanen Regression (z. B. Hämangiom) handelt oder um einen histologisch stabilen Prozess ohne Rückbildungstendenz (z. B. Gefäßmalformation).

Die meisten Gefäßdysplasien liegen im Kutan- und Subkutangewebe. Daher führt der äußere Aspekt, evtl. auch die Freisetzung von Blut oder Lymphe im Säuglingsalter zur klinischen Vorstellung. Später kommen weitere Symptome dazu, darunter insbesondere Spannungsgefühl oder Schmerzen als Ausdruck lokaler Gefäßausdehnung, Thrombose oder Infektion. Obwohl Gefäßdysplasien proportional mit dem Körper wachsen, können Traumata oder Schwangerschaft zu einer intermittierenden Größenzunahme führen. Manche Symptome sind abhängig von der Lokalisation der Gefäßdysplasie. Befindet sie sich an den Extremitäten, so verursacht sie dort mitunter eine lokale Überwärmung oder begleitende Skelettanomalien. Beinlängenunterschiede fallen häufig erst nach dem Erlernen des Laufens auf. Viszeral oder zentralnervös gelegene Dysplasien verursachen Schmerzen, Funktionsverlust oder Makrozephalie. AV-Fisteln von ZNS, Lungen oder Leber bewirken manchmal eine Herzinsuffizienz.

19.16.6 Diagnose und Differentialdiagnose

Klinik

Die initiale klinische Vorstellung sollte auf die Klärung folgender Fragen zielen:
1. Ist die Gefäßanomalie histologisch proliferativ oder nicht?
2. Ist die Anomalie hämodynamisch stabil oder instabil, d. h., herrscht ein niedriger oder hoher Gefäßfluss?
3. Handelt es sich um eine kombinierte Dysplasie?
4. Ist das Skelettsystem normal?
5. Gibt es assoziierte viszerale oder zentralnervöse Dysplasien?
6. Ist die Anomalie maligne?

Ad 1: Das klassische Hämangiom des Säuglings tritt typischerweise einige Wochen postnatal auf, wächst rasch und bildet sich nach ca. 1 Jahr spontan zurück. Liegt das Hämangiom oberflächlich, so kann die Diagnose klinisch gestellt werden. Gefäßdysplasien sind meist bereits bei Geburt nachweisbar, sie wachsen nicht überproportional und sind oft tief gelegen. Bei untypischer Konstellation kann man die Frage oft erst nach wiederholter Untersuchung der Anomalie beantworten. Die fotografische Quantifizierung (mit Zentimetermaß!) des Prozesses in mehrwöchigen Intervallen erlaubt in der Regel dessen Klassifizierung als Hämangiom oder Gefäßdysplasie.

Ad 2: Auskultatorisch nachweisbare Gefäßgeräusche, Pulsationen, dilatierte oberflächliche Gefäße, distale Ischämie oder Herzinsuffizienz sind Zeichen hämodynamisch aktiver AV-Malformationen. Diese Symptome können fehlen. Mittels Dopplerschalluntersuchung lassen sich die Flussverhältnisse in einer Gefäßanomalie zuverlässig quantifizieren. Sie gibt Hinweise auf die Diagnose und mögliche Komplikationen.

Ad 3: Viele kombinierte Dysplasien wie beispielsweise das Klippel-Trenaunay-Syndrom sind auf Grund ihrer typischen Konstellation leicht zu diagnostizieren. Übergangsformen kommen jedoch vor. Darüber hinaus sind prognostische und/oder therapeutische Konsequenzen abhängig vom überwiegend betroffenen Gefäßkompartiment. Venenektasien und Varizen deuten auf die Beteiligung des venösen Systems, ein initial teigiges, später festes Ödem und/oder die Entleerung lymphatischer

Flüssigkeit deuten auf eine Beteiligung des lymphatischen Systems und Pulsationen und Geräusche auf eine Beteiligung des arteriellen Systems. Eine definitive Klärung lässt sich mittels bildgebender Verfahren (MRT, Angiographie, Lymphographie) erzielen.

Ad 4: Oft ergibt ein auffälliges Gangbild den ersten Hinweis auf klinisch und radiologisch nachweisbare Bein- oder Armlängendifferenzen als Konsequenz begleitender lokaler Skelettanomalien. Häufig ist das Skelettsystem hyperplastisch: bei AV-Dysplasien meist proportional zum betroffenen Gefäßareal, bei venös-lymphatischen Dysplasien meistens disproportional und mitunter grotesk. Die Röntgenuntersuchung schafft hier meist Klarheit.

Ad 5: Der äußere Aspekt ergibt oft bereits Hinweise auf eine tiefer gelegene Gefäßdysplasie. Typisches Beispiel sind die im Versorgungsbereich des N. trigeminus auftretenden kapillären Malformationen bei den zentralnervösen Gefäßdysplasien des M. Sturge-Weber.

Ad 6: Gefäßanomalien des Kindesalters sind nahezu immer benigne. Kaposi-Sarkome, Angiosarkome, Hämangioperizytome oder Hautmetastasen nichtvaskulärer Malignome sind sehr selten. Nach Beantwortung dieser Frage lässt sich die Gefäßanomalie in der Regel eindeutig diagnostizieren. Bildgebende Verfahren können die Diagnose sichern.

Bildgebung

Handelt es sich um ein eindeutiges Hämangiom an unkritischer Stelle, so ist eine Bildgebung nicht notwendig. Im Zweifel und bei allen Dysplasien hilft die fotografische Dokumentation. Röntgenuntersuchungen weisen Skelettdysplasien und Phlebolithen nach. Bei komplexeren Dysplasien sind regelmäßige sowohl sonographische, dopplersonographische als auch kernspintomographische Untersuchungen notwendig. Angiographie und Lymphographie sind speziellen Fragestellungen vorbehalten. Auf die histologische Untersuchung der Gefäßanomalien kann meistens verzichtet werden, da sie gegenüber nichtinvasiven diagnostischen Verfahren keinen zusätzlichen Informationsgewinn erbringt. Sie wird allenfalls zum Ausschluss eines malignen Prozesses benötigt.

19.16.7 Therapie

Hämangiome

Liegen Hämangiome an unkritischer Stelle und wachsen sie langsam, so kann man die natürliche Involution abwarten. Liegen sie jedoch an kosmetisch (Gesicht) oder vital (Trachea) kritischer Stelle, sollte man frühzeitig intervenieren. Kleine plane Hämangiome bis zu einem Durchmesser von ca. 5 mm werden am besten mittels Kryotherapie beseitigt, größere plane dagegen mittels Lasertherapie. Multifokale und tuberöse Hämangiome sind oft nur noch medikamentös (am besten mit Kortikosteroiden) zu behandeln.

Gefäßdysplasien

Kapilläre Dysplasien Der Naevus flammeus neonatorum (sog. Storchenbiss) bildet sich spontan zurück und bedarf keiner Behandlung. Der Naevus flammeus im engeren Sinne ist jedoch eine kongenital vorhandene Gefäßdysplasie und bildet sich nicht zurück. Falls kosmetisch störend, kann die Dysplasie mittels Lasertherapie behandelt werden. Die Behandlung ist schmerzhaft und muss oft wiederholt werden. Daher sollte sie auf einen Zeitpunkt nach dem Säuglingsalter verschoben werden, jedoch rechtzeitig vor Eintritt starker emotioneller Belastung (z. B. durch Altersgenossen in Kindergarten/Schule) erfolgen.

Beim Sturge-Weber-Syndrom liegen neben den im Trigeminalbereich vorhandenen oberflächlichen Kapillardysplasien auch solche des entsprechenden ZNS-Areals vor. Diese können zu therapieresistenten Anfallsleiden führen und sind oft nur operativ zu beseitigen.

Arteriovenöse Dysplasien Die konservative Behandlung arteriovenöser Dysplasien zielt auf die Beseitigung von Symptomen. Im Vordergrund stehen Schwere- und Spannungsgefühl, Schmerzen oder Ulzera als Konsequenz venöser Stase. Abhilfe schaffen hier Kompressionsstrümpfe. Radiotherapie und Kryotherapie sind obsolet, die Injektionssklerotherapie beschränkt auf Ausnahmefälle. Als Therapie der Wahl bei hämodynamisch wirksamen AV-Kurzschlüssen gilt die Embolisation dysplastischer Gefäße. Oft sind multiple Sitzungen bis zum Verschluss aller einspeisenden Gefäße notwendig. Die operative Resektion kommt als zusätzliche Maßnahme in Frage. Ihre Risiken müssen allerdings sorgfältig gegen den zu erwartenden Nutzen abgewogen werden, denn die Operation kann die Zirkulation distaler Extremitätenpartien derart einschränken, dass eine Amputation unumgänglich wird. Darüber hinaus neigen operierte Gefäßareale zu verstärktem postoperierten Wachstum mit entsprechender Verschlechterung des Lokalbefundes. Begleitende Skelett- anomalien machen operative Eingriffe jedoch oft notwendig.

Lymphatische Dysplasien Wie bei den arteriovenösen Dysplasien steht die symptomatische Behandlung mittels Kompressionshilfen im Vordergrund. Für interventionelle Maßnahmen gilt Ähnliches wie für die arteriovenösen Dysplasien. Bei der Embolisierung lymphatischer Gefäße können rasch verlaufende, lebensbedrohliche Infektionen auftreten.

Kombinierte Dysplasien Das Klippel-Trenaunay-Syndrom ist die häufigste und bekannteste Krankheit dieser Gruppe. Es ist gekennzeichnet durch nahezu ausnahmslos vorhandene Gefäßdysplasien der Haut, der tiefen und lateralen Venen und den disproportionalen Gigantismus einer – seltener beider – unteren Extremität(en). Die lymphatischen Gefäße sind oft hypoplastisch. Es bestehen Assoziationen mit den Phakomatosen, insbesondere mit der Neurofibromatose Typ 1. Das Klippel-Trenaunay-Syndrom stabilisiert sich meist nach der Kindheit.

Operative Interventionen sind aber manchmal notwendig, insbesondere beim Nachweis der recht häufig auftretenden tiefen Beinvenenthrombosen mit dem Risiko der Lungenembolie. Die sonstigen perioperativen Risiken, insbesondere das des verstärkten lokalen Wachstums, entsprechen denen der arteriovenösen Dyplasien. Mit dem Klippel-Trenaunay-Syndrom verwandt ist das selten auftretende Parkes-Weber-Syndrom. Auch hierbei treten Gefäßdysplasien der Haut auf, allerdings stehen AV-Fisteln im Vordergrund, während Dysplasien der tiefen Beinvenen fehlen. Die Krankheit besitzt eine Tendenz zur kontinuierlichen Verschlechterung, auch über das Kindesalter hinaus. Bei dem seltenen Maffucci-Syndrom liegt neben venös-lymphatischen Gefäßdysplasien eine Dyschondroplasie vor, die mitunter groteske Ausmaße annimmt. Oft ist die chirurgische Resektion unumgänglich, insbesondere zum Ausschluss der häufigen malignen Transformation der Knorpelprozesse in Chondrosarkome.

Literatur

Kautz G, Cremer H (1999) Hämangiome. Springer, Berlin Heidelberg New York Tokyo
Mulliken JB, Young AE (1988) Vascular birthmarks. WB Saunders, Philadelphia
Schweigerer L (1999) Angiogene Krankheiten. In: Nawroth PP, Lasch HG (Hrsg) Vaskuläre Medizin. Uni-Med Verlag, Lorch, S. 161–165
Vikkula M, Boon LM, Mulliken JB, Olsen BR (1998) Molecular basis of vascular anomalies. Trends Cardiovasc Med 8: 281–292

19.17 Pädiatrische Intensivmedizin
Dietmar Schranz

19.17.1 Kardiorespiratorisches Monitoring

Elektrokardiographie (EKG)

Das kontinuierlich registrierte EKG erlaubt die Beurteilung von Herzfrequenz, Rhythmusstörungen und Veränderungen im EKG-Komplex. Ruhefrequenzen, Herzfrequenzprofil und die Konfiguration des EKG sind zum Erwachsenen-EKG verschieden (Tabelle 19.17-1).

Monitoring der zentralen Zirkulation

Die perkutane Platzierung von Kathetern in die zentrale Zirkulation ist in jedem Alter möglich. Technisch leicht ist die Kanülierung der Umbilikalvene bei Neugeborenen, ansonsten Platzierung zentralvenöser Katheter über V. subclavia oder V. jugularis, im Notfall auch Punktion der V. femoralis. Pulmonalarterienkatheter sind im Kindesalter nur in Ausnahmefällen notwendig (Echokardiographie!).

Tabelle 19.17-2. Normalwerte der systemischen Blutdrücke im Kindesalter[a]

Altersgruppe	Blutdruck
Frühgeborene (<2000 g)	40–60 mmHg (systolisch)
Neugeborene (>2000 g)	60–80 mmHg (systolisch)
Säuglinge (<6 Monate)	80/50 mmHg
Säuglinge (>6 Monate)	95/65 mmHg
Kleinkinder	100/60 mmHg
Schulkinder	110/60 mmHg
Jugendliche	120/80 mmHg

[a] ±20% Änderung der mittleren Blutdrücke entspricht der 95%igen Vertrauensgrenze.

Blutdruckmonitoring

Die Blutdruckmessung – bei Erstbehandlung zum Ausschluss angeborener Gefäßfehlbildungen immer an allen vier Extremitäten – ist zur Beurteilung von altersabhängiger Normotonie (Tabelle 19.17-2), Hypertension, Hypotension und zur Bestimmung von myokardialen (diastolischer Systemdruck – rechtsatrialer Blutdruck), renalen (systemischer Mitteldruck – zentralvenöser bzw. Cava-inferior-Druck) und zerebralen (systemischer Mitteldruck – intrakranieller Druck) Perfusionsdrücken bei intensivpflichtigen Kindern mit entsprechender Indikation mandatorisch.

- Nichtinvasive Blutdruckmessung im Kindesalter mit altersangepasster Manschettengröße (Hypertension bei zu kleiner Manschette).
- Zur invasiven, blutigen Blutdruckregistrierung Verwendung von Teflonkathetern (24G-, 22G-Kanülen). Die rechte Arteria radialis ist zur präduktalen Blutdruckregistrierung (offener Ductus arteriosus, Aortenisthmusstenose, Zwerchfellhernie) der Platzierungsort der Wahl (Tabelle 19.17-2).

Echokardiographie

Neben der Registrierung von Herzfrequenz und Perfusionsdrücken ist die Echokardiographie das wichtigste Notfallinstrument zur Diagnostik und Beurteilung kardiovaskulärer Funktionen aller Altersstufen, wie Ausschluss angeborener und erworbener kardiovaskulärer Fehlbildungen, Perikard- und Pleuraergüssen oder Beurteilung von systolischer und diastolischer Myokardfunktion.

Tabelle 19.17-1. Elektrokardiographie – Normalwerte

	Neugeborene	Säuglinge	Kleinkinder	Kinder
P-Zeit	0,05–0,07	0,05–0,07	0,05–0,08	0,06–0,07
PQ-Zeit	0,08–0,12	0,09–0,15	0,09–0,17	0,10–0,19
QRS-Dauer	0,05–0,07	0,05–0,07	0,05–0,08	0,06–0,10
QT-Zeit	Frequenzabhängig 85–115%			
Herzfrequenz	Abhängig von vegetativer Reaktionslage			

Sauerstoffsättigungen

Die arterielle Sauerstoffsättigung mittels Pulsoximetrie erlaubt ohne Kalibrierung und nach kurzer Stabilisierungszeit eine kontinuierliche Information über die Oxygenierung. Gemeinsam mit der zentralvenösen (oder bei nicht vorliegendem Links-Rechts-Shunt der gemischtvenösen) Sauerstoffsättigung ergibt sich ein ausreichend guter Hinweis auf die Sauerstoffextraktion im Gesamtkörper. Die venöse Sättigung ist die Resultante von Sauerstoffangebot und -verbrauch. Im Kontext mit Laktat sind kompensierte und dekompensierte Kreislaufzustände unterscheidbar.

Endexspiratorische Kohlendioxidbestimmung

Die Kapnometrie wird als mandatorischer Standard bei jeder Intubationsnarkose auch im Kindesalter gefordert. Indiziert ist sie zur Beurteilung der Lungenperfusion bei jeder Reanimation („low cardiac output"). Die Kapnographie gibt zusätzliche Information über Atemwegsobstruktionen, Gegenatmung, differente Lungenentlüftung oder einen „Relaxations-Cleft".

Temperaturüberwachung

Die Körpertemperatur wird über Wärmeproduktion und -abgabe in engen Grenzen reguliert (Normothermie: 36,1–37,5 °C). Die Thermolabilität von Neugeborenen, Säuglingen und Kleinkindern ist ausgeprägt.
- **Rektaltemperatur** ist die bevorzugte Messart zur zentralen (kontinuierlichen) Temperaturregistrierung.
- **Hauttemperatur** bei kreislaufstabilen Kindern ca. 3 °C unter der Körperkerntemperatur erlaubt Rückschlüsse auf periphere Zirkulation und peripheren Gefäßwiderstand. Daher kontinuierliche Registrierung mit errechnetem dT bei kreislaufinstabilen Kindern (dT >10 °C entspr. Schockindex).

19.17.2 Besonderheiten der Intensivtherapie bei Neugeborenen und Kindern

Die Intensivtherapie von Neugeborenen und Kindern muss physiologische und krankheitsspezifische Besonderheiten berücksichtigen.
- Das **kardiovaskuläre** System des Neugeborenen ist gekennzeichnet durch einen abfallenden pulmonalen Gefäßwiderstand, den Verschluss von Ductus arteriosus und Foramen ovale. Es ist bei reduzierter Herz-Compliance von Herzfrequenz und Füllungsdrücken, weniger von der Steigerung des Schlagvolumens abhängig. Infolge der Imbalance von sympathischer und parasympathischer Innervation reagiert das Herz von Neugeborenen und Säuglingen terminal mit Bradykardie und Asystolie und nicht mit Kammerflimmern.
- Die **Respiration** ist infolge hoher Dehnbarkeit des Brustkorbs und geringer Lungen-Compliance sowie verminderter Typ-1-Muskelfasern des Diaphragmas durch hohe Atemarbeit gekennzeichnet. Es besteht die Neigung zur Hypoxie infolge hohen Sauerstoffverbrauchs (ca. 180 ml/m²/min), eines er-höhten Verhältnisses von Verschlusskapazität zu funktionaler Residualkapazität sowie eines periodischen Atemmusters.
- Die **Nierenfunktion** des Neugeborenen zeigt eine verminderte glomeruläre Filtrationsrate, eine reduzierte Konzentrations- und Dilutionsfähigkeit sowie einen obligaten Natriumverlust.
- Das **metabolische** System ist durch Enzymunreife (Hyperbilirubinämie) und eine Thermogenese ohne die Fähigkeit zum Kältezittern gekennzeichnet.
- **Neurologisch** ist nicht nur das autonome Nervensystem, sondern auch das zentrale Nervensystem unreif, es besteht eine inkomplette Myelinisierung.

19.17.3 Häufige Intensivprobleme bei Früh-/Neugeborenen

Respiratorisches Distress-Syndrom (RDS)

Es handelt sich dabei um einen Surfactantmangel, radiologisch charakterisiert durch 4 Schweregrade mit klinischer Hyperkapnie, Hypoxämie und resultierende Azidose sowie kompliziert durch pulmonales interstitielles Emphysem, Pneumothorax und Pneumomediastinum.

Behandlung mit Surfactantsubstitution (100 mg/kg ggf. repetitiv), Sauerstofftherapie und Beatmung sowie supportiven Maßnahmen.

Persistierende pulmonale Hypertension

Pulmonalvaskuläre Maladaptation mit resultierendem Rechts-Links-Shunt auf der Ebene von Vorhof und Ductus arteriosus mit prä- und postduktaler Zyanose. Assoziation mit RDS, Mekoniumaspiration, Zwerchfellhernien und kardiovaskulären Fehlbildungen oder Sepsis.

Behandlung mit mechanischer Beatmung, selektiven pulmonalen Vasodilatativa (NO inhalativ 5–20 ppm) Alkalose (pH >7,45), Sauerstoff, einer kardiovaskulären Therapie zur Aufrechterhaltung ausreichender Perfusionsdrücke (im Extremfall Noradrenalininfusion 0,1 (–5) µg/kg/min) und bei Oxygenierungsindex >40 mit extrakorporaler Membranoxigenierung.

Apnoe

Fehlende Atmung >10 s, klinisch oftmals mit Bradykardie und Zyanose assoziiert. Differentialdiagnostisch sind eine Hypoxämie oder metabolische Entgleisungen (Hypoglykämie, Elektrolyt-, Temperaturentgleisungen, Sepsis), intrakranielle Blutungen oder Luftwegsobstruktionen auszuschließen.

Behandlung symptomatisch mit Sauerstoffzufuhr, Atemstimulation (nasaler CPAP, Theophyllin, Coffein) oder Beatmung bei Definition und Therapie der Grunderkrankung.

Bronchopulmonale Dysplasie

Chronische Lungenerkrankung infolge Baro- und Sauerstofftrauma bzw. infektiöser Inflammation mit respiratorischen Problemen und charakteristischem Röntgenbild der Lungen.

19.17 Pädiatrische Intensivmedizin

Behandlung durch antiinflammatorische Maßnahmen (Kortikoide) in systemischer und inhaltiver Form, chronische Sauerstofftherapie, Bronchodilatativa, bei pulmonalem Hochdruck inhaltive Vasodilatativa, Diuretika und mechanische Atemhilfe.

Herzerkrankungen
- Angeborene Vitien mit Ductus-arteriosus-abhängiger Lungenperfusion (Zyanose) oder Systemperfusion („low cardiac output").
Behandlung mit Prostaglandin E1 in kontinuierlicher Infusion (10–50 ng/kg/min),
- kongestive Herzinsuffizienz (Trikuspidal-, Mitralklappeninsuffizienz, Kardiomyopathie):
Behandlung mit antikongestiven (Nitroglycerin, Diuretika, ACE-Inhibitoren) und inotropen (Katecholamine, PDE-Inhibitoren) Medikamenten;
- arrhythmiebedingte Herzinsuffizienz (supraventrikuläre Tachykardien; AV-Block III°):
Behandlung mit Digitalisierung nach pharmakologischer (Adenosin i.v.) oder elektrischer Kardioversion oder bei Bedarf anderen Antiarrhythmika (z. B. Amiodaron, Propafenon). Bei AVB III. Grades Isoprenalin DT (0,1 µg/kg/min Dosis nach Effekt), Schrittmacher;
- offener Ductus arteriosus bei Frühgeborenen mit Lungenhyperperfusion:
Behandlung mit Flüssigkeitsrestriktion und Indometacin/Ibuprofen oder chirurgischer Ligatur.

Gastrointestinale Erkrankungen
- Kongenitale Fehlbildungen und überwiegende Obstruktionssysmptomatik (Ileus):
Behandlung chirurgisch;
- nekrotisierende Enterokolitis infolge Ischämiereperfusionsschadens mit Störung der intestinalen Mukosa, kompliziert durch Darmnekrosen und Perforationen mit abdominaler Distension, blutige Diarrhö, Azidose und septischen Schock:
Behandlung mit intravenöser physiologischer Hydratation, Antibiotika, oralem Nahrungsentzug, Magensonde, chirurgischer Exploration und Resektion nach Bedarf.

Metabolische Störungen
Metabolische Störungen mit Hypoglykämie (Blutzucker unter 40 m%) und Hypokalzämie (ionisiertes Kalzium <0,7 mmol/l) bedingen Irritabilität, Hypotonie und Neugeborenenkrämpfe.
Behandlung mit oraler oder intravenöser Gabe von Glukose oder Kalzium.

Störungen des zentralen Nervensystems
- Neugeborenenkrämpfe mit metabolischer, infektiöser oder traumatischer Ätiologie:
Behandlung der Ursachen und/oder einer spezifischen antikonvulsiven Therapie;

- Peri-/intraventrikuläre Blutungen infolge Unreife, Hypoxämie, Ischämie assoziiert mit Bradykardie, respiratorische Störungen (Apnoen), Krampfanfälle und Hypotonie:
Behandlung supportiv (Beatmung, Kreislaufstützung, Analgosedierung; neurochirurgisch mit Shuntanlage bei Entwicklung eines Okklusionshydrozephalus).

Infektionskrankheiten
- Infektionskrankheiten mit angeborenen bakteriellen oder viralen Infektionen (TORCH, Toxoplasmose, Röteln, Zytomegalie, Herpes):
Behandlung antimikrobiell, virostatisch (Aciclovir) und supportiv;
- B-Streptokokken: Early- oder Late-onset-Infektionen, charakterisiert durch Sepsis, Pneumonie und Meningitis:
Behandlung mit Antibiotika (Ampicillin, Gernebcin oder Antibiogramm) und supportiver Therapie.

19.17.4 Beatmungstherapie

Grundsätze
Indikationen zur Beatmung sind Reanimation, kardiovaskulärer Schock, Störungen des pulmonalen Gasaustauschs (RDS, ARDS, Pneumonie, Lungenkontusion), gestörte Atemmechanik (Luftwegsverlegung, Rippenserienfrakturen, Pneumothorax), zentrale oder periphere Atemlähmung -Atemschwäche (atemdepressive Medikamente, Intoxikationen, Enzephalitis, Querschnittslähmung, Guillain-Barré-Syndrom, Muskeldystrophie), Bewusstseinsstörungen (Schädel-Hirn-Traumata, Komata) oder oftmals nur im Rahmen einer postoperativen Versorgung.

Ziele sind Kontrolle der Atemwege, adäquater Gasaustausch, Reduktion des Sauerstoffverbrauchs über Verminderung der Atemarbeit, Rekrutierung schlecht belüfteter Lungenareale.

Zu Besonderheiten der Atemphysiologie: Tabelle 19.17-3.

Künstliche Beatmung/Beatmungsmodi: Dem Alter des Kindes angemessenes Equipment. Dazu gehören Beatmungsmasken, Beatmungsbeutel, Laryngoskope und v. a. ein kindgerechter Tubus. Bei elektiven Eingriffen sollte die Tubusgröße den tabellarisch gelisteten Größen entsprechen (Tabelle 19.17-4).

Kontrollierte Beatmung beim Neu-/Frühgeborenen mit Atemnotsyndrom
Ziel: $paCO_2$: 40 (–60) mmHg, paO_2 40–70 mmHg (P_{50}!) SaO_2 87–93%; pH >7,25.
Initiale Einstellung der kontrollierten Beatmung:
- Beatmungsfrequenz: 60–80/min,
- Inspirationsfluss 6 (–10) l/min, Expirationsfluss 4–6 l/min,
- Inspirationszeit: 0,3 s (I:E-Verhältnis 1:2/1:1),
- PEEP +3 bis + 4 cm H_2O,
- Beatmungsdruck nach Thoraxexkursion und gewünschten Zielvorgaben. Letzteres gilt auch für die FiO_2-Konzentration.
- Modus: flow-, zeitgesteuert, druckkontrolliert.

Tabelle 19.17-3. Lungenfunktion Normalwerte (nach Motoyama)

	Neugeborenes	Säugling	Kind/Erwachsener
Atemfrequenz [pro min]	30–50	20–30	12–20
Tidalvolumen [ml/kg]	6–8	6–8	7–8
Minutenvolumen [ml/kg/min]	200–250	175–180	80–100
*FRC [ml/kg]	22–25	25–30	30–45
Lungen-Compliance [ml/cmH$_2$O]	5–6	15–20	130–150
Resistance [cmH$_2$O/l/s]	25–30	10–15	1,5–2
Sauerstoffverbrauch [ml/kg/min]	5–8	5	3–4

Tabelle 19.17-4. Altersentsprechende Tubusgrößen

Alter	Tubusgröße [mm Innendurchmesser]
Frühgeborenes <2 kg	(2–) 2,5
Frühgeborenes >2 kg	3,0
Termingeborenes	3,0–3,5
Säugling	3,5–4,0
1–4 Jahre	4,5–5,0
>4 Jahre	(Alter in Jahren +16):4

Cuff-Tuben auf Grund einer Verletzungsgefahr bei Kindern nicht 6 (8) unter Jahren.

Ventilatoreinstellung nach (kardio-)chirurgischem Eingriff

- Tidalvolumen:
  - 12–15 ml/kg (Neugeborenes),
  - 15 ml/kg (Kind),
- Atemfrequenz 15–25/min.
- Inspirationszeit:
  - 0,5–1 s (Neugeborenes/Kind),
  - 1,0–1,5 s (Jugendlicher),
- PEEP 2–4 cmH$_2$O,
- FiO$_2$ 1,0,
- Modus: volumengesteuertes, druckkontrolliertes SIMV.

Hochfrequenzoszillation (HFOV)

Verbesserte Techniken haben die Indikationen zur HFOV im Kindesalter erweitert. Die erzeugten Tidalvolumina liegen in einem Bereich von 1–3 ml/kg, die Oszillationszyklen zwischen 600 und 3000. Der benötigte Mitteldruck wird nach Klinik, Blutgasen (Oxygenierungsparameter) und radiologisch kontrolliertem Zwerchfellstand justiert.

Die Oxygenierung erfolgt über die FiO$_2$-Konzentration, den Beatmungsmitteldruck, die Oszillationsamplitude und die physikalische Sekretolyseentfernung, aber auch über das Verhältnis von Lungenperfusion zur rekrutierten Alveole.

Die CO$_2$-Elimination wird über die Oszillationsamplitude, die Oszillationsfrequenz, die Höhe des Atemwegsmitteldrucks und physikalische Maßnahmen (Sekret!) beeinflusst.

Bei Neugeborenen mit RDS hat sich die HFOV als additive Behandlungsform zur kausalen Surfactantsubstitution bewährt. Auch bei älteren Kinder mit ARDS konnte die HFOV die Indikation zur ECMO reduzieren.

19.17.5 Volumentherapie

Grundsätze

Bei der Volumentherapie von Neugeborenen und Kindern ist zwischen einer akuten Therapie im Rahmen von kardiovaskulären Schockzuständen und einem zu erwartenden Flüssigkeitsverlust bei flüssigkeitskonsumierenden Erkrankungen (z. B. Verbrennungskrankheit) oder operativen Eingriffen (z. B. große Baucheingriffe) zu unterscheiden.

Unter Berücksichtigung der Definition eines **kardiovaskulären Schocks** als akute homöostatische Störung unterschiedlichster Ätiologie mit Beeinträchtigung multipler Organsysteme, die letztlich zum Versagen der Zellfunktion führt, ist der Schock ein Zustand eines verminderten effektiven Herzzeitvolumens, aber nicht unbedingt eines verminderten Intravasalvolumens.

Klinische Zeichen eines Volumenmangels sind Tachykardie, Hypotonie, Zentralisation, Blässe, Oligurie/Anurie, schwache Refüllung, niedriger ZVD.

Kann die Ursache eines Herz-Kreislauf-Schocks nicht unmittelbar diagnostiziert werden, wie z. B. eine Perikardtamponade, Kardiomyopathie oder ein angeborener Herzfehler mittels Echokardiographie, dann ist eine „Volumen-Challenge" mit einer Einzeldosis von 10–30 ml/kg Ringer-Lösung oder physiologischen Kochsalzlösung unter Beobachtung von Herzfrequenz, Blutdruck, peripherer Perfusion (kapilläre Refüllung) und, falls vorhanden, zentralem Venendruck eine der wichtigsten Primärmaßnahmen, die nach Bedarf bis zur Blutdruckstabilisierung zu wiederholen ist. Fällt der arterielle Blutdruck jedoch während einer solchen Volumen-Challenge ab, dann ist von einer primären oder sekundären myokardialen Beeinträchtigung auszugehen und eine Katecholamintherapie zur Verbesserung der myokardialen Funktion bzw. Gewährleistung adäquater Perfusionsdrücke zu beginnen. Unter Berücksichtigung von Anamnese und krankheitsspezifischer Verdachtsdiagnose ist eine sofortige Diagnostik, zumindest ein zentraler Zugang zur Beurteilung des zentralen Venendrucks, notwendig.

Schockspezifische Volumentherapie

Hypovolämischer Schock als Folge von Erbrechen, Durchfall und Fieber Der Schweregrad einer Dehydratation beschreibt den Gewichtsverlust infolge des entstandenen Wassermangels (Tabelle 19.17-5). Zur Differenzierung zwischen einer isotonen, hypotonen und hypertonen Dehydratation ist die Serumosmo-

Arzneistoff- und Medikamentenverzeichnis

Thiamazol 571–574, 578–580, 589, 1597
Thiamin 398, 430, 1317, 1481, 1561, 1590
Thiazid 34, 368, 403, 664, 924, 931, 1153, 1154, 1160, 1624
Thiaziddiuretika 433, 660, 661, 669, 672, 856, 930, 1106, 1273, 1340
Thiazolidindion 413
Thienopyridin 369
Thioctsäure 909
Thioguanin 285, 318, 321
6-Thioguanin 251, 771, 1119, 1124
Thioinosinsäure 954
Thiopental 607, 868, 1480
Thiopurin 309
Thioridazin 15, 1314, 1348, 1372, 1389
Thiotepa 16, 191
Thioxanthene 1313
Thombran 1372
Thrombin 51
Thrombolytika 1513, 1655
Thrombopoetin 284, 286
Thromboxan 703
Thrombozytenaggregationshemmer 280, 281, 310, 327, 377, 380, 807, 916, 1208
Thrombozytenfunktionshemmer 1170, 1209
Thymianextrakt 989
Thymoglobulin 288, 308
Thymol 989
Thymoleptika 1282
Thymushormon 118
Thyreostatika 161, 327, 574, 578, 836, 1597
Thyroxin 384
Tiagabin 24, 1241, 1242, 1243, 1667
Tianeptin 1312
Tiaprid 1221, 1671
Tiberal 98
Ticarcillin 50, 452
Ticlopidin 16, 311, 327, 368, 369, 371, 372
Tilade 986
Tilidin 254, 256, 529
Tiludronat 490–492
Timolol 15, 1288
Timolol ophthalmic 1516
Timonil 258
Tinctura opii 437
Tinidazol 98, 102, 1624
Tinzaparin 1045, 1176

Tiopronin 913
Tiotropiumbromid 999
Tirofiban 1145
Tizanidin 1305
TMP-SMX 57, 60, 76–78, 88, 89, 90
TNF-α 652
TNF-α-Antagonist 170, 481, 535, 536
TNF-α-Blocker 164, 167, 176, 182, 187, 517, 519, 520, 522, 542
TNF-Antikörper 769
Tobramycin 44, 80, 109, 111, 452, 962, 999, 1022, 1031, 1034, 1116, 1117
Tocainid 1002, 1287
Tocopherol 400, 1214
Tofranil 1335
Tolazamide 1432
Tolbutamid 15, 24, 1432
Tolcapon 24, 1214
Tolmetin 924
Tolterodin 967
Toluidinblau 1541
Tolvin 1372
Tomudex 234
Topiramat 24, 28, 1241–1244, 1261, 1267, 1270, 1281, 1316, 1667
Topoisomerase I/II 192
Topoisomerase-I-Blocker 191, 285
Topoisomerase-II-Blocker 191, 315, 355
Topoisomerase-Inhibitor 238
Topotecan 191, 218, 241, 251, 285, 287
Torasemid 15, 856, 1154
Toremifen 24, 203
TOR-Inhibitoren 954
Toxogonin 1540, 1544
Tracleer 1184
Tramadol 15, 254, 256, 529, 539, 880, 882, 1281
Tramal 256
Trandolapril 1105, 1154
Tranexamsäure 253, 369, 377, 1603
Tranquilizer 368
Transtec 256, 257
Tranylcypromin 1335, 1373
Trapidil 1141
Trastuzumab 202–204, 247, 265
Trasylol 386
Traurolidin 104
Trazodon 15, 24, 1263, 1312, 1316, 1372, 1393, 1399
Treosulfan 191, 218, 251
Tretinoin 1432
Trevilor 1335
Triamcinolon 1443

Triamteren 856, 303, 603
Triamzinolonazetonid 97
Triazolam 15, 24, 1372, 1375
Tribonat 1464
Trientine 816, 817, 818
Trifluorothymidin 89
Triflupromazin 251, 447, 1314
Triglyzeride 116, 416, 419, 422, 752, 1589
Trihexyphenidyl 1217, 1218, 1291, 1516
Trijodthyronin 586, 1529
Trimethoprim 56, 59, 64, 80, 117, 118, 128, 164, 166, 173, 175, 302, 303, 537, 862, 921, 960–962, 1007, 1454, 1601, 1625
Trimetrexat 89
Trimipramin 15, 24, 798, 1335, 1372
Triphenylmethan 1422
Triptane 1257–1260, 1267, 1271
Trizivir 92
Trofosfamid 191
Troglitazon 16
Trohexyphenidyl 1215
Trolovol 1538
Tropisetron 15, 17, 252, 539
Trospium 967
Trovafloxacin 875
Truxal 1348, 1372
Tryptase 33
Tryptophan 152, 743, 852
Tuberkulostatika 24, 28, 67, 595, 831, 1425, 1560, 1622
Tubocurarin 28
α-Tubocurarin 607
Turbohaler 987
Turoxim 868
Twisthaler 987
Tyloxapol 1553
Typhim 1619
Typhoral 59, 1619
Typhuslebendimpfstoff 59
Tyrokinaseinhibitor 1650
Tyrosin 427, 852
Tyrosinkinaseinhibitor 322, 324, 334, 756

U

Udenosintriphosphat 1023
Ugurol 386
Ulcogant 1572
Ultracarbon 1538

Unat 1154
Unilair 986
Uniphyllin 986
Uracil 788
Uralyt-U 440, 945
Urapidil 606, 1154, 1159, 1200, 1207, 1208, 1509–1511, 1523, 1524, 1530
Urbason 987
Ureidopenicillin 451, 998
Urikostatika 438, 439
Urodilatin 903
Urokinase 1046, 1176, 1497, 1513
Uromitexan 213
Ursodesoxycholsäure 453, 753, 754, 765, 773, 830, 872, 874, 876
Ursofalk 753
Utrogest 635

V

Valaciclovir 89, 1236, 1448, 1449, 1453, 1612
Valdecoxib 498, 529
Valette 639, 640
Valganiciclovir 70, 89, 90
Valin 430
Valium 1539
Valoron 256
Valproat 24, 1243, 1244, 1305, 1391, 1516, 1538
Valproinat 380, 384, 1667, 1667
Valproinsäure 258, 862, 1241, 1243, 1250, 1261, 1267, 1269, 1274, 1313, 1316, 1400, 1401, 1480
Valsartan 1154
Vancomycin 28, 44, 50, 57, 80, 81, 83, 109, 117, 250, 368, 507, 754, 852, 869, 1034, 1115–1117, 1231, 1232, 1495, 1555, 1616, 1617
Vardenafil 624
Varicella-Zoster-Immunglobulin 117
Vasodilatanzien 54, 1183
Vasodilatatoren 906, 1489, 1508, 1639, 1679
Vasokonstriktiva 54, 846, 978
Vasopressin 458, 562, 650, 805, 846, 868, 902, 1097, 1463, 1530
Vasopressinanaloga 375, 858, 902, 1487
Vasosan 1582
Venimmun N 125
Venlafaxin 15, 24, 539, 1312, 1315, 1335, 1337, 1362, 1393

Venofer 296
Ventilastin 987
Ventolair 986, 987
Verapamil 15, 24, 903, 1088, 1089, 1091–1095, 1107, 1108, 1124, 1126, 1140, 1141, 1153–1155, 1267, 1268, 1288, 1641
Vergentan 252
Vermox 97
Verrumal 1449
Viagra 415
Viani 987
Vibramycin 737, 659
Videx 92
Vigabatrin 28, 1241, 1243, 1244, 1667
Vigantol-Öl 668, 669
Vinblastin 191, 251, 335, 341, 1002, 1010, 1432
Vincaalkaloid 191, 201, 278, 367, 368, 371, 1065
Vincristin 191, 247, 251, 285, 310, 324, 327, 341, 350–352, 362, 367, 368, 371, 372, 379, 480, 562, 608, 1064, 1068, 1122, 1252, 1443, 1652, 1653
Vindesin 191, 224, 686, 1002, 1065, 1441, 1652
Vinorelbin 24, 191, 202–204, 218, 224, 238, 241, 251, 1065
Vioxx 704
Viracept 92
Viramun 92
Virustatika 43, 68, 70, 821, 861, 1452, 1556
Vitalipid Adult 1567, 1568
Vitalipid Infant 1567, 1568
Vitamin A 1609
Vitamin B 908
VItamin B_1 1282
Vitamin B_{12} 297, 300, 435, 750, 1206, 1373, 1375, 1408
Vitamin B_6 1202, 1540
Vitamin C 1142, 1645
Vitamin D 145, 489, 514, 542, 669, 766, 773, 909, 1014, 1605
Vitamin D_3 167, 487, 489
Vitamin E 836, 1202, 1317
Vitamin K 1541
Vitamin-A-Säurepräparat 660
Vitamin-D-Analoga 909
Vitamin-D-Derivat 286, 536
Vitamin-K-Antagonist 1178, 1179, 1655, 1656

Volon A 1430
Voltaren 1429
Voltaren Dispers 255
Voltaren Resinat 255
Voltaren-K-Migräne 1257
Vomex 1257
Voriconazol 249

W

Warfarin 22, 155, 384, 439, 1110, 1656, 1657
Wartec 801
Wismut 718, 774, 1580
Wismutsalz 705

X

Xanef 1154
Xenazine 1218, 1221
Xenical 1594
Xilopar 1214
Ximovan 1372, 1398
Xusal 987
Xylit 440
Xylometazolin 978

Y

Yasmin 633
Yohimbin 415, 624

Z

Zalcitabin 91, 92
Zaleplon 24, 1372
Zanamivir 68, 118, 980
Zantic 1572, 1573, 1575, 1579
Zarnestra 364
Zavesca 331
Zeldox 1348, 1349
Zentropil 258
Zephalexin 1445
Zerit 92
Zevalin 194
Ziagen 92
Zidovudin 24, 91, 92, 93, 150, 152, 862, 1615
Zienam 1022, 1037

Zink 401, 744
Zinkacetat 816, 818, 866
Zink-Aminosäure-Verbindung 818
Zinkpräparat 817
Zinksalz 818
Zinksulfat 537, 816, 818
Ziprasidon 1314, 1316, 1347, 1348, 1349
Zithromax 1023
Zitrat 186, 667
Zoledronat 205, 363, 487, 662

Zolmitriptan 1258, 1270, 1271
Zoloft 1335
Zolpidem 15, 24, 539, 1288, 1372, 1398
Zometa 662
Zopiclon 24, 1372, 1398
Zotepin 1221, 1314, 1316, 1348, 1349
Zucapsaicin 1270
Zuclopenthixol 17, 24, 1314, 1515
Zyanidantagonist 300
Zyanide 1687

Zyanokobalamin 300, 399
Zyloric 439
Zyprexa 1221, 1348, 1349
Zystein 432
Zytokin 193, 259, 261, 262, 273, 322–324, 1189, 1224
Zytostatika 14, 28, 165, 187, 191–193, 208, 228, 238, 250, 277, 279, 287, 298, 302, 303, 309, 310, 311, 315, 320, 345, 351, 355, 367, 371, 378, 562, 888, 1122, 1123, 1280

Sachverzeichnis

Hauptfundstellen sind **fett** hervorgehoben

A

Abetalipoproteinämie 740
Abflussbehinderung, postrenale 900
Abführmittelabusus 1380
Abhängigkeitserkrankung, stoffgebundene 1352
ABPA 449, 452, 1016
Abscheidungsthrombus 380
Absorption 23
Abspültherapie 1544
Abstoßungsrisiko 955, 956
Abszess 98, 325
– intraabdominaler **102**, 103
– periproktitischer 802
– spinaler (epiduraler) 1235
Abszessdrainage 779
Abszessspaltung 979
Abt-Letterer-Siwe-Krankheit 335
Acanthosis nigricans 462
ACD-CPR 1464
Achalasie 681, 682
Achlordydrie 894
Achondroplasie 494, 1698
Acinetobacter ssp. 82, 1033
Acne
– vulgaris 1423
– comedonica 1424
– conglobata 1424
– papulopustulosa 1424
Acquired immunodeficiency syndrome (s. auch HIV-Infektion) 83
Acrodermatitis
– chronica atrophicans 508
– continua suppurativa (Hallopeau) 1423
– enteropathica 1561
ACS 1103
ACTH
– ektope Sekretion 596
– isolierter Mangel 592
– Kurztest 593
– okkultes ektopes Syndrom 596
– Test 602
Acute life threatening event (ALTE) 1690
Acute lung injury (ALI) 1056

ADA-Defekt 126
Adams-Stokes-Symptomatik 1122
Adaptation, ileale 749, 750
Addison-Krankheit 668
Addison-Krise 595, 1529, 1598
Adenin-Phosphoribosyl-Transferase 932
– Mangel 440
Adenokarzinom 205, 239
– des Pankreas 884
– des Dünndarms 756
Adenom 615
– ampulläre 731
– der Papilla Vateri 731
– endoskopische Resektion 731
– mammosomatropes 555
– onkozytäres 547
– toxisches 1528
Adenomektomie 598
Adenom-Karzinom-Sequenz 785
Adenosin-Deaminase-Mangel (ADA-Defekt) 119, **126**, 1607
Adenovirus 823
– Bronchiolitis 993
– im Kindesalter 1613
Aderlasstherapie 279, 447, 814
Adhäsin 41
ADH-Sekretion, inadäquate (SIADH) 562
Adipositas **391**, 402, 405, 418, 549, 597, 616
– Begleiterkrankungen 391
– chirurgische Verfahren 394
– dolorosa 464
– Folgeerkrankungen 391
– im Kindesalter 1565, 1594
– körperliche Aktivität 393
– medikamentöse Gewichtssenkung 392
– Verhaltensmodifikation 393
Adnexektomie 227, 229
Adnextumor 217
Adrenalektomie 550, 963
– bilaterale 598
– laparoskopische 603
– unilaterale 603
Adrenalinsekretion 604
Adrenalitis, tuberkulöse 591

Adrenoleukodystrophie (ALD) 591, 1598
Adrenomyelolipom 613
Adrenomyeloneuropathie (AMN) 591
Adynamie (s. auch Fatigue) 313, 751
Aeromonas-hydrophilia-Myonekrose 108
Aerophobie 70
Aerovent chamber 1474
AFCAPS/TexCAPS 421
Agammaglobulinämie, X-chromosomale (s. auch M. Bruton) 127
Aggression 41
Aggressivität, akute 1518
Agoraphobie 1315, 1361, 1362
Agranulozytose 327
– im Kindesalter 1598
Ahornsiruperkrankung 426, **429**
Aids (s. auch acquired immunodeficiency syndrome) 83, **86**
– Aids-related-complex 86
– im Kindesalter 1615
– opportunistische Infektionen 89
– Vollbild 86
AIHA 344
– Kälteantikörpertyp 310
– Wärmeantikörper 309
Air trapping 1468
Akinese 1216
Akne 541, 631
Akromegalie 547, **555**
Akrozyanose 305
Aktinomykose 1055
Aktionstremor 1219
Aktivimpfung 117
Akupunktur 539
Akute-Phase-Protein 292
Akute-Phase-Reaktion 41
Albinismus 129, 326
– okulokutaner 325
Albright's hereditäre Osteodystrophie 667
Albuminurie 407
Aldosteron-18-Glucuronid-Ausscheidung 601
Alexanian-Schema 361, 362
Alginat 449
ALI (acute lung injury) 1056

Alkalose 55
– metabolische 971
– – chloridsensitive 1502
– – nichtchloridsensitive 1503
– pseudorespiratorische 1503
– respiratorische **971**, 1503
Alkoholabhängigkeit 1352, **1353**, 1404
Alkoholdehydrogenase (ADH) 561, 1541
Alkoholentzugssyndrom 1354
Alkoholhalluzinose 1395
Alkoholinjektion, perkutane 579
Alkoholintoxikation 1353, 1395
Alkoholkardiomyopathie 1121
Alkoholkonsum 833
Alkoholkrankheit 301, 464
Alkoholmissbrauch im Alter 1394
Alkohol-Paracetamol-Syndrom 864
Alkoholtoleranz 834
ALL 354
– im Kindesalter 1648
Allergenkarenz 135
Allergie
– Einteilung nach Coombs 131
– Einteilung nach Gell 131
– Hyposensibilisierung 136
– intestinale 743
– Testung 984
– Therapiestrategien 135
Allocation concealment 10
Allodynie 256
Alopezie 61
Alpha-1-Proteinasemangel 996
alpha-Fetoprotein (AFP) 209, 638
Alport-Syndrom 916, 926, **937**, 1662
Aluminose 1082
Alveolarproteinose 1009
Alveolarzelle 272
Alveolitis 154, 1000, 1011
– allergische im Kindesalter 1636
– exogen-allergische 1058, 1081
– fibrosierende 1008
Alzheimerkrankheit 476, 1396, 1397, 1407
– Lewy-Körperchen-Variante 1400
– Prävention 1398
Alzheimer-Typ-II-Degeneration der Astrozyten 850
Amanita 831
Amaurosis fugax 168, 170
– Attacke 1194
Amenorrhoe 168, 395, 394, 552, 559, 597, 626, **628**, 629, 631, 643, 814

– hyperprolaktinämische 630
Aminosäurenstoffwechselstörung 423
Aminosäurentransportstörung 431
Amiodarontoxizität 1004
AML 283
– im Kindesalter 1650
Ammoniumentgiftung 852
Amnesie, transitorische globale 1412
Amöbapore 98
Amöbe 1624
Amöbenabszess 98
Amöbenruhr 97
Amöbiasis **97**, 736
– intestinale 98
Amöbom 97
Amyloidose **474**, 518, 521, 666, 1123, **1124**
– AA-Amyloidose 475, 481
– Aβ2M-Amyloidose 481
– AL-Amyloidose 475, 479
– ATTR-Amyloidose 475, 480
– lokale 476
– renale 478
Analekzem 802
Analfissur 801
Analfistel 802
Analgesie im Kindesalter 1682
Analgetikanephropathie (AN) 925, 1380
Analkarzinom 802
Analprolaps 801
Analrandkarzinom 802
Analthrombose 801
Anämie 70
– AIHA 305, 309
– aplastische 286, **287**
– – im Kindesalter 1646
– autoimmunhämolytische 305, 309
– chronische Entzündung 312
– extrakorpuskuläre hämolytische 311
– hämolytische **304**, 370
– kongenitale dyserythropoetische 289
– korpuskuläre hämolytische 311
– megaloblastäre 297, 301, 302
– – angeborene 303
– mikrozytäre 312, 313
– normozytäre 312, 313
– perniziöse 298
– refraktäre 283
– renale 296, 907
– sideroachrestische 294, 814
Anaphylaxie 131, 376
Anastomose
– biliodigestive 730

– ileopouch-anale 764
– iliorektale 764
ANCA 173
Ancylostoma duodenale 96
Andersen-Erkrankung 458
Androblastom 217
Androgen, adrenales 595
Androgendeprivation 208
Androgenexzess 549, 609
Andrologie 614
Aneuploidie 244
Aneurysma 180, 182
Anfall
– epileptischer 1239
– zerebraler im Kindesalter 1665
Angiitis
– kutane leukozytoklastische 178
– leukozytoklastische 173
Angina
– abdominalis 805
– pectoris 678, 1135, 1139
– Plaut-Vincenti 978
– stabile 1139
– tonsillaris 978
Angiodysplasie 294, 295
Angiomatose, bazilläre 60, 107
Angiomatosis retinae 938
Angioödem 1421, 1602
– autosomal-dominantes hereditäres (HAE) 1603
– pulmonales 323
Angioplastie
– perkutane transluminale (PTA) 943
– – mesenteriale (PTMA) 806
Angiosarkom 843
Angststörung 1314, 1361
– generalisierte 1362, 1394
– im Alter 1394
Anion gap (Anionenlücke) 968, 969
Ankylostomiasis 1623
Ann-Arbor-Klassifikation 724
Anorektum 800
Anorexia nervosa (AN) **1380**, 1564
Anorexie 397, 746
Anosmie 558
Anstrengungsasthma 983, 984
Anthrakosilikose 1081
Anthrax (s. auch Milzbrand) 1447
Anthraxbazillus 61
Anthropathie, hämophile 377
Anthropozoonose 57
Antibasalmembranantikörper-Glomerulonephritis 921

Antibiotikatherapie
– Dauer 46
– Deeskalationstherapie 46
– Sequenztherapie 46
– Therapieversagen 46
Antigen 41
– prostataspezifisches (PSA) 206
Antigenic drift 68
Antigenshift 68, 979
Antiglobulintest 305
Antikoagulation 1512
Antikörper
– Absorptionstest 61
– antinukleäre (ANA) 142, 154
– Avidität 42
– iatrogener Defekt 121
– Nachweis 42
Antikörpermangel 116
Antikörpermangelsyndrom 75, 117
– im Kindesalter 1603
Anti-Neutrophilen-Zytoplasma-Antikörper (ANCA) 173
Antiphospholipid-Antikörper-Syndrom 141, **143**, 146, 188
Antiphospholipidsyndrom (APS) 386, 1006, 1521
Antirefluxtherapie, endoskopische 693
Antisynthetasesyndrom 153
Antithrombin-III-Spiegel 52
Antriebshemmung/-minderung 1345
ANV (akutes Nierenversagen)
– Ernährungstherapie 904
– ischämische 899
– manifeste 903
– nichtoligurische 899
Anwendungsbeobachtung 33
Aortenaneurysma
– abdominelles 1163
– thorakales 1162
– thorakoabdominelles 1163
Aortenbogensyndrom 168, 170
Aortendissektion 1160
Aorteninsuffizienz 1110, 1111, **1113**
– akute 1113
Aortenisthmusstenose (ISTA) 1164, **1177**
– im Kindesalter 1640
Aortenklappeninsuffizienz 1160
Aortenklappenstenose im Kindesalter 1641
Aortensinus 1093
Aortenstenose 1110, 1111, **1113**
Aortentrauma 1162

Aortitis 1164
APACHE-II-Score 653
Apatitrheumatismus 501, 502
APECED 591
APGAR-Score 1551
Aphasie 1304
– progressive 1410
Aphereseverfahren 422
Aphthen 180
Aphthosis 182
Aplasia cutis congenita 573
Aplasie
– CBAVD 619
– kongenitale beidseitige 619
– Samenleiter 619
Apneusis 1479
Apnoe des Neugeborenen 1678
Apoplex 641
Apoptose 343
Apparent mineralocorticoid excess (AME) 601
Appendektomie 104
Appendixkarzinoid 757
APUD-System 1443
Aqua-Jogging 498
Aquaporin 449
Arbeitstherapie 1328
Arcus lipoides cornae 419
Ardalan-Protokoll 722
ARDS 52, **1056**, 1504
– Beatmung 53
Area under curve (AUC) 17, 23
Arginin-Vasopressin-Neurophysin-II-Gen 561
Argon-Beamer 687, 690, 728
Armplexusneuritis 1283
Armvenenthrombose 1176
Arrhythmie 160
– absolute 1090
– genetisch verursachte 1094
Arteria
– basilaris 1194
– cerebri media 1194
– mesenterica superior
– – Embolie 803
Arterienverschluss, akuter 1167
Arteriitis 154
– temporalis 74
Arteriosklerose 647
Arthralgie 33, 141, 158, 163, 180, 256, 323, 509, 527, 531, 762, 829
Arthritis 141, 178, 505
– bakterielle 325

– bei chronisch-entzündlichen Darmerkrankungen 537
– Chlamydien-induzierte 532
– gonorrhoische 109
– infektiöse 108
– kristallinduzierte 500
– mykotische 509
– parasitäre 509
– periphere 511, 529
– reaktive 109, 530
– rheumatoide 187, 504, **510**, 521, 533, 535, 774
– – in der Schwangerschaft 518
– – im Kindesalter 1626
– tuberkulöse 508
– virale 509
Arthrodese 500
Arthropathie, infektiöse 504
– bei atypischer Mykobakteriose 508
Arthropathie 555, 814
– degenerative 495
– durch Kalziumkristalle 500
– Kalziumpyrophosphat-induzierte 501
– KPPK-induzierte 502
Arthrose 490, **495**
– aktivierte 496
– generalisierte 496
– Spritzenkuren 499
Arthroskopie 499
– invasive 496
Arthrotomie 507
Artus-Phänomen 33
Arzneimittel (s. auch Arzneistoff, Medikament)
– Idiosynkrasie 861
– Überwachungsbehörde 33
– Zulassung 32
Arzneimittelexanthem 1422
Arzneimittelwirkung, unerwünschte (UAW) 13, **31**, 1419
– allergische Reaktionen 33
Arzneistoff (s. auch Arzneimittel, Medikament) 23
– Gesamtkörper-Clearance 25
– Leberinsuffizienz 29
– lipophile 25
– Metabolismus 13, 25
– – Cytochrom-P450-enzymspezifischer 15
– Niereninsuffizienz 27
– Proteinbindung 25
– Q_0-Wert 28

Sachverzeichnis

- relativer Dosierintervall 26
- saure 25
- Steady-state-Konzentration 27
- Verteilungsvolumen 24
- Zielmolekül 16
Arzneistofftransport 15
Arzneitherapie
- im Kindesalter 1694
- klinische 13
Asbest 231
Asbestose 1081, 1082
Asbestpleuritis 1072
Ascaris lumbricoides 1623
ASCOT-Studie 421
Aspergillose 1622
- allergische bronchopulmonale (ABPA) 449, 452, 1016
Aspergillus 79
- fumgiatus 249
- species 75, 509
Aspiration 1477
Aspirationspneumonie 82, 693, **1036**
Asplenie, funktionelle 308
Asthenozoospermie 619
Asthma 1007
- allergisches 982
- berufsbedingtes 983
- bronchiale 176, **982,** 1466, 1467
- - allergicum 137
- - berufsbedingtes 1078
- - im Kindesalter 1632
- - cardiale 1098
- Hyposensibilisierung 987
- intrinsisches 982, 983
Astrozytom 1246, 1252
- diffuses 1247
- im Kindesalter 1651
Aszites 333, **854**
- Ausschwemmung 855
Ataxia teleangiectasia 117, 118, 355, 1605
Ataxie 1211
Atemdepression 255
Atemminutenvolumen 1473
Atemmuskelermüdung 1472
Atemmuskelfunktion 1475
Atemmuskellast 1472
Atemnotsyndrom beim Frühgeborenen 1553
Atemstillstand 981
Atemwegsdruck 1471
Atemwegserkrankung, chronisch-obstruktive (COPD) 1053

- arbeitsbedingte 1077
- umweltbedingte 1077
Atemwegsobstruktion 183
Atemwegswiderstand 1471
Atherektomie, direktionale 1142
Atherosklerose 434
Athetose 1220
Äthylenglykolvergiftung 1542
Atmungsstörung, schlafbezogene 1073
Atopie 132
ATRA-Syndrom 319
Atresie des Vas deferens 449
Atrophie 136
AUC (area under curve) 17, 23
Augenmuskelkorrektur 576
Ausflussstrakttachykardie 1093
Ausgussstein 944
Auskulationsphänomen 983
Auskultation 1069
Austin-Schema 145, 166
Autoimmunadrenalitis 591
Autoimmundermatose
- bullöse 1433
- intraepidermal blasenbildende 1433
- nichtbullöse 1431
- subepidermal blasenbildende 1435
Autoimmunerkrankung 33
Autoimmungastritis 300, 700, 1574
Autoimmunhämolyse (AIHA) 344
- steroidfraktäre 309
Autoimmunhepatitis **828**, 866
Autoimmunhyperthyreose 1528
Autoimmunhypophysitis 592
Autoimmunneutropenie 1600
Autoimmunsyndrom, polyglanduläres 588
Autoimmunthyreoiditis 566, **580**, 588
Autoinfektion 96
AV-Reentrytachykardie 1091
Axillabestrahlung 198
Axilladissektion 198
Azidose
- distale renal-tubuläre 932
- hyperchlorämisch-metabolische 970
- metabolische 55, **969,** 1498, 1566
- organische 1589
- renal tubuläre 970
- respiratorische **971**, 1501
- tubuläre 150
Azoospermie 450, 586, 621, 622
Azotämie, urämische 904

B

Babinski-Zeichen 1291, 1480
Bacillus
- anthracis 60, 107
- Calmette-Guérin 1629
Back-up-Ventilation 1475
Back-wash-Ileitis 1581
Bacteroides spp. 733, 1036
Baker-Zyste 511
- rupturierte 519
Bakteriämie 57, 58
- katheterassoziierte 79, 83
- nosokominale 79
Bakteriurie 80
- asymptomatische 960
Balkannephropathie 926
Ballismus 1220
Ballonangioplastie 1133
Ballondilatation 730
Ballonpumpe 415
Bambusstabwirbelsäule 527
Bannwarth-Syndrom 1621
Bardet-Diedl-Syndrom 935
Bare Lymphocyte Syndrome (LBLS) 127
Barrett-Mukosa 689
Barrett-Ösophagus 685, 689, 690
Barr-Körperchen 622
Barthel-Index 1300
Barth-Syndrom 1601
Bartonella
- baciliformis 60
- elizabethae 60
- henselae 59, 107
- quintana 59
Bartonellainfektion 59
Bartter-Syndrom 930, 1502, 1503, 1664
Basalzellkarzinom (s. auch Basaliom) 1437
Basalzellnävussyndrom Gorlin-Goltz 1437
Baseline Dyspnoe Index (BDI) 1470
Basenüberschuss 968
Basisreanimationsmaßnahme 1460
Basket weave 937
Battered child syndrome 1691
Bauchspeicheldrüse, zystische Zerstörung 1016
Baumpollenallergie 136
BCRA1/2-Gen 195
Beatmungstherapie im Kindesalter 1679

Beatmungsverfahren, kontrolliertes (CMV) 1474
Beckenkammbiopsie 274
Beckwith-Wiedemann-Syndrom 608
Bedside-Test 1535
Behandlungsoptimum, ökonomisches 5
Beinvenenthrombose 1171
– Kompression 1174
Belastungsdyspnoe 1005, 14073
Bence-Jones-Protein 939
Benommenheitsschwindel 1276
Bergarbeiterpneumokoniose 1081, 1082
Beriberi 398
Bernard-Soulier-Syndrom 369
Berufsasthma 1079
Berufskrankheit 1078
Berylliose 1082
Beschwerden, klimakterische 645
Betablockade 1135
Bethesda-Methode 377, 1658
Bewegung, körperliche 393
Bewegungstherapie 497
Bibliotherapie 1329
Bicarbonatpuffersystem 969
Big-big-Prolaktin (bb-Prolaktin) 630
Bilderleben, katathymes 1325
Bilevel Positive Airway Pressure (BiPAP) 1060, 1077, 1102
– BIPAP-Modus 1060
Bilharziose 95
– akute 95
– chronische 95
Bilirubingallenstein 289, 311
Binge eating disorder (BED) 1381
Binswanger-Krankheit 1408
Biofeedback 1325
Biofilm 80, 449
Biotherapie 892
Biotinidase 431
Biotin-Mangel/-Überschuss 399
Biotinstoffwechseldefekte 431
Bioverfügbarkeit 23
BiPAP 1077, 1102
Birbeck-Granulom 335
Birmingham Vasculitis Activity Score 164
Bizytopenie 287, 316
Blasenbilharziose 96
Blasenkarzinom 147
Blasenmole 637
Blastenkrise 278
Bleinephropathie 926
Bleomycinintoxizität 1004

Blind-loop-Syndrom 399
Blindsacksyndrom 299
B-lineage specific activator protein (BSAP) 273
Bloating 633
Bloom-Syndrom 355, 1606
Blutbild, peripheres 274
Blutbildveränderung 41, 329
Bluter 373
Blutfett 1198
Blutgasanalyse 985
Blutgerinnung, plasmatische 275
Bluthochdruck 1146
– Gewichtsreduktion 1150
– im Alter 1157
– Kochsalzbeschränkung 1150
Blutkomponententherapie 287
Blutprodukt 251
Blutstammzelle, periphere 272
Blutstammzelltransplantation, allogene 285
Blutstillung, endoskopische 727
Bluttransfusion 306
Blutung
– akute gastrointestinale 728
– intrazerebrale 1206
– pontine 1207
– zerebelläre 1207
Blutungsanämie 1579
Blutzellersatz 320
Blutzellzählung 274
Blutzuckerwert 410
BNP 1098, 1102
Bobath-Konzept 1303
Body Mass Index 391
Bonner-Schema 377
BOOP-Syndrom 1006, **1008**
Borderline-Myokarditis 1186
Borderline-Störung 1321
Borrelia burgdorferi 62, 1446
Borrelien 110, 1189, 1620
– Serologie 157
Botulismus 1288
Bouchardarthrose 533
Brachytherapie 207
Bradykinese 1216
Bradyphrenie 1410
Brain natriuretic peptide (BNP) 1098, 1102
Bridging-Nekrose 824
Brief recurrent depression 1334
Brockenbrough-Phänomen 1126
Bronchialkarzinom 265, 378

– nichtkleinzelliges 263, 266
Bronchiektase 116, **995**, 1016
Bronchiolitis 56, **992**
– im Kindesalter 1632
– konstruktive 993
– obliterans 993
Bronchitis 985
– akute 988
– chronisch-obstruktive (COPD) 990, 1081
– – berufsbedingte 1078
– einfache chronische 989
– obstruktive im Kindesalter 1632
Bronchographie 997
Bronchopneumonie 56
– im Kindesalter 1631
Bronchoskopie 1057
Bronzediabetes 813
Broviac-Katheter 808
Brucella abortus 530
Brucellose 57, 824
Brudzinski-Zeichen 1478
Brugada-Syndrom 1096
Brusterkrankung, benigne 642
Brustkrebs (s. auch Mammakarzinom) 195
– Früherkennung 196
Bruton-Tyrosinkinase (BTK) 127
Bruxismus 1374
Btm-Rezept 258
Buckley-Syndrom 324
Budd-Chiari-Syndrom 307, 865
Bulbus-cavernosus-Reflex 624
Bulimia nervosa (BN) 1380
Bulimie 397
Bunyaviridae 68
Burkholderia cepacia 1021
Burkitt-Lymphom 359
Burkitt-Zelltyp 359
Bursitis 437
Bypassanlage 170
Bypass-Arthritis (s. auch Dermatitis-Arthritis-Syndrom) 537
Bystander-Effekt 263
B-Zelldefekt im Kindesalter 1603
B-Zell-Lymphom, großzelliges 724

C

Café-au-lait-Fleck 494
CAG-repeat 619
Campylobacter 1619

– Enteritis 794
– jejuni 734, 824
Canale-Smith-Syndrom 1608
Cancer-Testis-Antigen 194
Candida
– albicans 249, 509, 684
– krusei 249
– species 75, 79
CAPD 104
CAP-FEIA-Test 133
Capgras-Syndrom 1390
Capillary leakage 53
Carboxylasedefizienz, multiple 127
Carcinoma in situ
– duktales (DCIS) 197
– lobuläres (LCIS) 197
CARD 193
Carlens-Tubus 1009
Carney-Komplex 596
Caroli-Syndrom 876, 889
Carpenter-Syndrom 589
Carrión-Erkrankung 60
Cartilage-Hair-Syndrom 1601
Case Management (CM) 1328
CAST-ELISA 134
CATCH 22 1605
Cava-Filter 1176, 1513
Ceiling-Effekt 1301
CF (s. auch zystische Fibrose) 1636
– Gentherapie 1023
c-fos-Protoonkogen 494
CFTR 449
– Gen 1015
Chagas-Krankheit 825
Charcot-Marie-Tooth Typ 2B1 460
Charles-Bonnet-Syndrom 1391, 1412
Chediak-Higashi-Syndrom 128, 325, 1601, 1602
Chemical-Shift-Analyse 605, 613
Chemoembolisation 759
Chemoprophylaxe 40
Chemotherapie, antibakterielle 43
Chiasmasyndrom 551, 556
Chlamydia
– pneumoniae 530, 1029
– trachomatis 530
Chlamydien 1618
Chloasma 643
Chloridpermeabilität 1015
Chloridverlustsyndrom 1502
Chlormadinon 145
Chlorom 316
Choanalatresie 573

Cholangitis, primär sklerosierende 765, 773, 830, 875
Choledochotomie 874
Choledochuszyste 876
Cholera 733, 1620
– pankreatische 758
Cholestase 753, 754, 829, 879
Cholezystektomie 871
Cholezystitis, akute akalkulöse 874, 1495
Cholezystolithiasis 450, 872
Chondritis des Ohres 183
Chondrodysplasia punctata 494
Chondrodysplasie, metaphysäre 1601
Chondrokalzinose 500–503
Chondromalazie 496
Chorea 1211, 1216
– Huntington 1298
– Westphal-Variante 1220
– minor (Sydenham) 524, 1671
Choreoathetose 440, 1298
Chorioamnionitis 1555
Chorionkarzinom 637
Chorioretinitis 1237, 1624
Chrispin-Score 1019
Chromatin 297
Chromoendoskopie 731
Chromogranin A 892
Chromosom 20p 13 561
Chromosomenaberration 316
– angeborene numerische 615
Chromosomenanomalie, strukturelle 619
Churg-Strauss-Syndrom 161, 162, 173, 176, 700, 920, 982, 1006, 1007
– Remissionserhaltung 176
Chvostek-Zeichen 667
Chylothorax 1010, 1071
Cimicifuga racemosa 648
Cl_{kr} 27
Clearance, hepatische 26
Clérambault-Syndrom 1390
Climacterium praecox 629
Clinitest 472
CLL 262, 343
Clonidinsuppressionstest 605
Clonorchis sinensis 889
Clostridium
– difficile 1495
– – Kolitis 794
– perfringens 108
– tetani 58
Clusterkopfschmerz 1263

– chronischer 1264
– episodischer 1264
– Prophylaxe 1268
– Provokationstests 1265
– Sauerstoff 1270
CML 265, 276
– BCR/ABL-negative 278
– Ph-negative 278
CMV 69, 684, 823, 1474
– Infektion 78
– Retinitis 78
Cochrane Collaboration 12
Cochrane Library 9
Codein 15
Colitis
– Crohn 768
– ulcerosa 761, 830, 876, 1494
– – bei Kindern 765
– – chronisch aktive 764
– – Ernährung 766
– – im Kindesalter 1580
– – Psychotherapie 766
– – Schwangerschaft 766
Collapsing glomerulopathy 913
Colony-stimulating factor (CSF) 51, 273
Coma
– diabeticum 1525, 1593, 1596
– hepaticum 1492
Common variable immunodeficiency (CVID)
– im Kindesalter 1604
Computertomographie in Mehrschicht-technik, periphere quantitative 486
Condylomata lata 61
Conjunctivitis sicca 147, 149
Conn-Adenom 602, 612
Conn-Syndrom 600
Continuous positive airway pressure (CPAP) 992, 1102, 1474
Coombs-Test, direkter 305
COPD 998, 1053, 1467
Cor pulmonale 450, 627, 1014, 1027, 1048, 1049, 1182
Corpus luteum 627
– Insuffizienz 629
Cot death 1689
Cotard-Syndrom 1390
Cowden-Syndrom 781, 783
Coxiella burnetii 64
Coxsackie-Virus 1449
– A 1610
– B 823

CPAP (continuous positive airway pressure) 992, 1102, 1474
– Maske 971
Craving 1351
Crescendo-Decrescendo-Nystagmus 1276
CREST-Syndrom 157, 1005, 1052
Creutzfeld-Jakob-Krankheit 375, 1408
CRH-Test 598
Crispin-Norman-Score 450
Critical appraisal 8
Critical-illness-Polyneuropathie 655, 1305
Crohn-Gastritis 700
Crohn's Disease Activity Index (CDAI) 767, 768
Cross dressing 656
CSE-Hemmer 421
CTEPH (s. auch Hypertonie, chronisch-thromboembolische pulmonale) 1052
CUP-Syndrom 243
Curschmann-Steinert-Syndrom 1122
Cushing-Adenom 596
Cushing-Schwelle 165, 166
Cushing-Syndrom 464, 609, 613
– ACTH-abhängiges 596
– ACTH-unabhängiges 596
– iatrogenes 603
– nahrungsabhängiges 596
Cutis laxa 1674
Cystic fibrosis transmembrane regulator (CFTR) 449
Cytochrome 441
Cytochrom-P-450-(CYP-)Enzym 14, 16, 24, 30, 416
– 2D6 14
– 3A4 24
Cytosindeaminase (CDA) 263

D

Dacron-Graft 1162
Darmdopplung 809
Darmerkrankung, chronisch-entzündliche 537, **735**
– im Kindesalter 1580
Darmschleimhaut 738
Darmsterilisation 427
Darmtuberkulose 736
Darmwandbiopsie 746
Daten, binäre 18
Dawn-Phänomen 411

D-Dimere 52
– Konzentration im Plasma 1042
Debré-de-Toni-Fanconi-Syndrom 431, 1663
Decarboxylierung, oxidative 424
Deeskalationstherapie 46
Defäkation 800
Defekt
– der humoralen Immunantwort 77
– enzymatischer 13
Defibrillation 1094, 1460, 1461, 1564
Defibrillatorimplantation 1127
Degeneration
– frontotemporale 1407
– kortikobasale 1212, 1407
Dehydratation 1599
Dehydroepiandrosteron (DHEA) 595, 612
Dekubitalulzera 107
Delir 1411
Delirium 1516
– tremens 1355, 1395
Delta-Aminolävulinsäuredehydratase-Defizienz-Porphyrie 444
Demenz 1406
– bei infektiösen Erkrankungen 1411
– bei multiplen Infarkten 1410
– bei potentiell reversiblen Erkrankungen 1411
– bei zerebrovaskulären Erkrankungen 1410
– senile 647
– zerebrovaskuläre 1408
Demenzerkrankung 1316, 1319, **1395**
– nichtmedikamentöse Behandlung 1401
Demers-Katheter 949
Denguefieber 824
Denkstörung
– formale 1344
– inhaltliche 1345
Dense body 326
Dense deposit disease 916
Densitometrie 486
Dent-Erkrankung 932, 1663
Dentinogenesis imperfecta 1673
Denys-Drash-Syndrom 929, 935
Depersonalisation 1345
Depression 1195, 1312, **1332**, 1363
– pharmakogene 1334
– saisonale 1333
– wahnhafte 1314
Depressionstherapie, behaviorale 1338

Derealisation 1345
Dermatitis
– herpetiformis Duhring 1435
– intertriginöse 392
– periorale 1425
Dermatitis-Arthritis-Syndrom 537
Dermatomykose 1622
Dermatomyositis **151**, 187, 1005, 1432
– amyopathische 151
– juvenile 152, 1671
– Malignomen 153
– medikamentenassoziierte 152
– paraneoplastische 153
Dermatophytose 1622
Dermatose
– neutrophile 1429
– subkorneale pustulöse (SPD) 1434
Dermatozoenwahn 1391
Descensus uteri et vaginae 646
Desmoid 782
Dexamethasonkurztest 597, 598, 612
Dezelerationstrauma 1162
DHEA 595
Diabetes 453
– insipidus 561, 1664
– – im Kindesalter 1598
– – nephrogener 931
– mellitus 40, 396, 402, 450, 555, 652, 1198, 1202
– – Folgeerkrankungen 403
– – im Kindes- und Jugendalter 1595
– – Insulintherapie 411
– – lipatropher 462
– – renale Schädigung 917
– – Schwangerschaft 636
– – Typ 1 581
Dialyseverfahren 946
Diamond-Shwachman-Syndrom 1600
Diarrhö 159, 299, 437, 750
– akute infektiöse 732
– chologene 453
– chronische 116, 795
– forcierte 1536
– invasiv-zytotoxische 734
– sekretorische 734
– wässrige 774
Diät
– proteinreduzierte 430
– purinarme 440
Diathese 373
– hämorrhagische 326, 364, 373
– thrombophile 373
Diättagebuch 796

Diätverordnung 393
DIC 52, 252, 253
Dickdarmtumor, maligner 784
DIDMOAD-Syndrom 561
Differentialzentrifugation 186
DiGeorge-Syndrom 118, 666, 1605
Dihydropteridinreduktase (DHPR-) Mangel 1586
2,8-Dihydroxyadenurie 946
2,8-Dihydroxyadeninlithiasis 440
Diphtherie 978, 1189, 1620
– Impfung 1627
Diphtheriekrupp 1631
Dip-Plateau-Phänomen 1123
Disability 1302
Disease Extent Index (DEI) 164
Distention 1047
Distress-Syndrom
– akutes respiratorisches (ARDS) 1056
– respiratorisches (RDS)
– – beim Neugeborenen 1678
Diszitis 541
Diurese, forcierte 1537
Divalent Metal Transporter 1 290
Diversionsstoma 765
Divertikelblutung 776, **779**
Divertikelkrankheit des Kolons **775**
Divertikulitis **775**, 776
– perforierende 776
Divertikulose 775
DNA
– Idiotypimpfstoff 261
– Inhibition 192
– Methylguanin-Methyltransferase 264
– Polymerase 192
– RNA-Antisense-Strategie 264
DN-ase (Dornase) 454
Domäne, Caspase-rekrutierende (CARD) 193
Donorlymphozyten-Infusion (DLI) 262
Doppelenergie-Röntgenabsorptiometrie 486
Dornase 454
Dottersackformation 271
Double-bind-Hypothese 1343
Downbeat-Nystagmus-Syndrom 1277
Down-Syndrom 355, 638
Drehschwindel 1272
– anhaltender 1275
Dreimonatsspritze 638, **643**
Dreitagefieber 1613
Drop attack, vestibuläre 1273

Druck, positiver endexspiratorischer (PEEP) 1059
Druckdiurese 942
Druckgradient, transaortaler 1111
Drug fever 73
Duchenne-Muskeldystrophie 1287, 1672
Ductus arteriosus Botalli, persistierender (PDA) 147, 1178
– im Kindesalter 1640
Dudeck-Syndrom 1281
Dumping-Syndrom 721
Dunhill-Operation 572
Dünndarm
– Adenokarzinome 756
– Dysmotilität **744**, 745
– Metastasen 756
– normale Motilität 745
– Peristaltik 744
– Transplantation 753
– Tumoren 755
– bakterielle Fehlbesiedelung 737, 754
Dünndarmerkrankung 732
– im Kindesalter 1575
Dünndarmmammometrie 746
Dünnschichtchromatographie 424
Duodenalatresie 1571
Duodenalstenose 1571
Duodenalulkus 697
Duodenalvarize 728
Duodenitis 702, 715
Duodenopankreatikotomie 731, 759
Duodenoplastie 748
Duodenotomie 713
Durchflusszytometrie 271, 274
DXA (Doppelenergie-Röntgenabsorptiometrie) 486
Dysäquilibriumsyndrom 950
Dysbetalipoproteinämie, familiäre 418
Dysfunktion, erektile 415, 597, **623**
Dysgerminom 217
Dyskeratosis congenita 1601
Dyskinesie
– hyperkinetische 1216
– ziliäre 999
Dyskrinie 1474
Dyslipidämie 405, 422
Dysmenorrhoe 626, 632, 642
Dysostose, metaphysäre 494
Dyspepsie 695
– funktionelle 698, **714**
Dysphagie 58, 233, 681, 683
– maligne 692
Dysplasie 220, 765

– arrythmogene rechtsventrikuläre 1128
– arteriovenöse 1676
– bronchopulmonale (BPD) 1555
– – beim Neugeborenen 1678
– fibröse **493**, 1673
– – monoostotische Form 494
– kapilläre 1676
– kombinierte 1676
– lymphatische 1676
– mandibuloakrale 460
– progressive diaphysäre 494
– spondylepiphysäre 494
Dyspnoe 154, 854, 1057, 1098, **1466**
Dyssomnie, intrinsische 1074
Dyssynchronie, pankreatikozibale 883
Dysthymia 1340
Dystonie 1211, 1216, 1296
– vom Typ Segawa 1671
Dystrophia myotonica 1122
Dystrophie
– intrauterine 428
– pränatale 1690

E

E_{max}-Modell (Hill-Modell) 19
Eagle-Effekt 1115
Ebola-Virus 824
Echinococcus
– granulosus 72, 1623
– – Hydatidenzyste, ossäre 509
– multilocularis 72, 1623
Echinokokkose 72
EEG-Biofeedback-Verfahren 1243
Effekt, kolloidosmotischer 54
Effektocaspase 193
Efficacy 20
Ehlers-Danlos-Syndrom 372, 494, 1164, 1674
Ehrlichia chaffeensis 64
Eifersuchtswahn 1390
Einkommensmaximierung 4
Einschlafmyoklonie 1374
Einschlusskörpermyositis 151
Einschwemmkatheter 1050
Einzelstrang-RNA-Genom 68
Eisenchelattherapie 306
Eisenmangel
– in der Pubertät 296
– in der Schwangerschaft 296
– Ursachen 292

Eisenmangelanämie 290, 312
– im Kindesalter 1645
Eisenmobilisationsstörung 312
Eisenstoffwechsel 291
Eisensubstitution 295
Eisentherapie, parenterale 295
Eisenüberladung 289, 814
Eisenüberschuss 401
Eiweißexzess 426, 852
Ejakulatanalyse 619
Eklampsie 573, 1520, 1522
Ektasie, gastrale antrale vaskuläre 846
Ekthyma 1446
Ekzem, atopisches 132
Ekzema herpeticatum 1611
Elektroanatomie 1293
Elektrokonvulsionstherapie 1338
Elektrokrampftherapie 1393
Elektrolytbedarf im Kindesalter 1566
Elektrospraytandemmassenspektrometrie 425
Elektrotherapie 497
Elliptozytose 305, 306
Embase 9
Embolektomie 805, 1046
Embolie, mesenteriale 805
Embryotransfer (ET) 621
Emery-Dreifuss-Muskeldystrophie 460
Emesis 1542
– induzierte 1535
Emphysembullae, subpleurale 1070
Empty-sella-Syndrom 548
Enchondrom 493
Enchrondromatose 494
Endgröße, voraussichtliche 1699
Endocarditis fibroblastica Löffler 323
Endokardfibroelastose 1118
Endokarditis 141, 1113
– beim Karzinoidsyndrom 1119
– im Kindesalter 1643
– infektiöse 60, 1114
– kulturnegative 1117
– nach Implantation prothetischen Materials 1118
– Prophylaxe 40
– – im Kindesalter 1643
Endokrinologie
– bei Schwerstkranken 650
– Kinder 1593
Endolymphhydrops 1272
Endometriose 642
Endometriumkarzinom 226, 648

– Ovulationshemmer 643
– Scheidenrezidive 228
Endomyokarderkrankung, eosinophile 1124
Endomyokardfibrose 323, 1119
Endotheliose, glomeruläre 1520
Endozytose 491
Energiebedarf im Kindesalter 1566
Engpasssyndrom 1284
Enostose 492
Entamoeba histolytica 97
Entbindung 1551
Enteritis, akute 1575
Enterobius vermicularis 1623
Enterokokken, Vancomycin-resistente (VRE) 83
Enterokokkus 507, 1115
Enterokolitis, nekrotisierende 397
Enteropathie 86
– glutensensitive 537
Enterotoxin 733
Enterovirus 1610
Enterozyten 291
Enthesitis 527, 531, 534
Entspannungsverfahren 1322
Entzügelungshyperprolaktinämie 552
Entzündung, gangränöse 106
Entzündungsreaktion 41
Enuresis nocturna 1374
Enzephalitis 1208
Enzephalomyelitis, nekrotisierende 61
Enzephalopathie 323, 429, 821, 866, 1357
– bovine spongiforme (BSE) 375
– hepatische 849, 867, 1492
– – akutes Leberversagen 853
– urämische 909
Enzym, polymorphes 16
Eosinopenie 59
Eosinophil cationic protein (ECP) 134, 156, 161
Eosinophilenleukämie (CEL) 282
Eosinophilie 96, 176, 282, **322**
Epidermolysis bullosa acquisita 1435
Epiglottitis im Kindesalter 1629
Epilepsie 1239
– Chirurgie 1244
– im Kindesalter 1665, 1667
– Kontrazeption 1244
– Schwangerschaft 1244
Episode, manische 1339
Epispadie 966
Epistaxis 365

Epstein-Barr-Virus 310, 348, 355, 365, **823**
– Infektion 69
– – im Kindesalter 1612
Erbrechen 255
– antizipatorisches 251
– verzögertes 250
Ergotherapie 498, 1304, **1328**
Erguss
– exsudativer 1070
– maligner 1072
Erhaltungstherapie 955
Erkrankung
– arbeitsbedingte 1078
– arterielle thrombotische 434
– chronische myeloproliferative 275
– depressive 1332, 1391
– des peripheren Nervensystems 1279
– gastrointestinale beim Neugeborenen 1679
– gerontopsychiatrische 1389
– hepatobiliäre 754
– hereditäre neuromuskuläre im Kindesalter 1671
– immunologische im Kindesalter 1599
– kardiovaskuläre im Kindesalter 1638
– lymphoproliferative im Kindesalter 1608
– neonatologische 1551
– neurodegenerative 1407
– neuromuskuläre 1122, 1286
– nicht klassifizierbare chronische myeloproliferative (CMPE) 282
– schizophrene 1314
– sexuell übertragbare 1451
– venöse thrombotische 434
Ernährung
– Kurzdarmsyndrom 808
– parenterale 397
– – im Kindesalter 1565
Ernährungsprotokoll 392
Ernährungssonde 810
Ernährungsstörung im Kindesalter 1559
Ernährungstherapie 420
– im Kindesalter 1682
Erreger
– ephaptische Übertragung 1274
– Nachweis 41, 42
– Reservoir 39
– Übertragungsmodus 39

Erschöpfungssyndrom, postpsychotisches 1347
Ertrinkungsunfall 1504
Erysipel 106, 1446
Erysipeloid (s. auch Schweinerotlauf) 1447
Erythem 152
Erythema
– elevatum diutinum 178
– infectiosum 1613
– marginatum 524
– migrans 62, 1620
– nodosum 170, 180, 1426, **1427**
Erythroblastopenie (s. auch pure red cell anemia) 70
Erythroleukämie 317
Erythrompoetinmangel 296
Erythropoese 280, 294, 314
Erythrozytenenzym 304
Erythrozytenkonzentrat 252
Erythrozytenverlust 290
Escherichia coli 1619
Essstörung 397, **1379**
ESWL 872, 883, 945
Eulenaugenzelle 70
Euler-Liljestrand-Reflex 1048, 1100
Euthyreose 566, 571, 577, 578
Euuthyroid sick syndrome (ESS) 651
Evaluationsforschung, ökonomische 6
Evasionsfaktor 41
Evidenzgrad 9
Evidenzstärke 9
Ewing-Sarkom 246, 541
Ewing-Tumor 1652, 1653
Exanthema subitum 1448
Exazerbation, akute 998
Exit-site-Infektion 948
Ex-juvantibus-Therapie 90
Exner-Schutzreflex 728
Exophthalmus 549
Exoskelett 153
Exostose 492
– hereditäre multiple 493
Exotoxin, plasmidkodiertes 58
Exsikkose 561, 562
Exsudat, pleurales 1070, 1071
Extended-field-Bestrahlung 340
Extraktion, endoskopische 729
Extrasystole, ventrikuläre (VES) 1092
Extrasystolie, atriale (AES) 1087
Extrauteringravidität (EUG) 636
Extremitätenischämie 168

F

FAB-Massenspektrometrie 425
Facio-oral-tract therapy 1306
FACS-Analyse 271
Fadenwurm 96
Faktor, koloniestimulierender (CSF) 273
Faktor-IX-Mangel 253
Faktor-V-Mangel 253
Fallkontrollstudie 32
Fallot-Tetralogie 1163, 1178
– im Kindesalter 1640
Falxmeningeom 1250
Familienintervention 1329
Fanconi-Bickel-Syndrom 460
Fanconi-Syndrom 472, 1055
– renales 460
FAP 755, 781, 784
– attenuierte (AAPC) 781
Farnesylpyrophosphatsynthase 491
Fastenhypoglykämie 1527
Faszettgelenkarthritis 505
Fasziitis, nekrotisierende 106, 1447
Fatigue 313
Fauci-Schema 145, 165–167
Favismus 1645
Fazialisparese, periphere 1620
– akute 1671
Fehlbildung, angeborene dysplastische zystische 1661
Fehlernährung **394**, 418, 428
Feigwarze 801
Feinnadelkatheterjejunostomie (FKJ) 810
Feldkanzerisierung 238, 242
Felty-Syndrom 512
Feminisierung, testikuläre 622, 629
Ferritin 291
Ferritinspiegel 73, 307
Ferroportin 1 291
α-Fetoprotein (AFP) 429, 638
Fettabsaugung 394
Fettembolie 308
Fettgewebsnekrose 878
Fettgewebsverlust 460
Fettleber 448, 450, 474
– alkoholbedingte 833
Fettnekrose
– akute noduläre 464
– disseminierte 464
Fettsäure, mitochondriale Oxidation 1588

Fettstoffwechselstörung 418
– Ernährungstherapie 420
Fettsucht, androide 1148
Fibrinmonomere 52
Fibrinolyse 1045, 1133, 1134
– erfolglose 1135
Fibrinolyseinhibitor, Thrombinaktivierbarer (TAFI) 51
Fibrinolysetherapie 385
Fibrodysplasie 493
Fibroelastom 1179
Fibromyalgie 158
Fibromyalgie-Syndrom (FMS) 538
Fibrose 150
– periportale (s. auch Tonpfeifenstielfibrose) 95
– zystische **448**, 1014
– – Ernährungstherapie 453
– – experimentelle Therapieansätze 454
– – im Kindesalter 1636
– – Infektprophylaxe 451
– – Leberzirrhose 453
– – Mekoniumileus 453
– – Osteoporose 453
– – Physiotherapie 451
– – Sekretdrainage 451
Fieber
– neutropenisches 249
– rheumatisches **523**, 1617
– undulierendes 57
– unklarer Ursache 72
– diagnostische Algorithmen 74
– empirische Therapie 74
– wolhynisches 59, 60
Fieberkrampf im Kindesalter 1666
Fièvre boutonneuse 64
Filtrationsrate, glomeruläre (GFR) 27, 29, 942, 943, 947
Fimbrien 733
Finanzierungsproblem 4
Fingerhämatom, paroxysmales 372
Fingerkuppennekrose 518
First liver pass effect 23, 30
Fischbandwurm 299, 399
Fischwirbel 486, 488
FISH-Methode 344
Fistel 772
– arteriovenöse 949
– enteroenterische 767
– enterokutane 767
– erworbene pulmonal-arteriovenöse 1055

- kongenitale arteriovenöse 1055
- pulmonal-arteriovenöse 1055
Fisteltherapie 1582
Five-Factors-Score 172
Fixermalaria 100
Flammenphotometrie 1016
Flar-up-Effekt 635
Fluoreszenz 61
Fluorid
- Mangel 401
- Überschuss 401
Flush, maligner 895
Fluoreszenz-in-situ-Hybridisierung 344
FNH 642, **838**
Foetor alcoholicus 1542
Fogarty-Katheter 1169
Fokal 912
Folie à deux 1390
Follikulitis 180, 1446
Folsäuremangel 298, 299, 399
Folsäuremangelanämie 301
Folsäureüberschuss 399
Fontan-Hämodynamik 1179
Food-frequency-Bogen 392
Foramen ovale
- offenes 1203
- persistierendes offenes 1199
Foramen-Monroi-Blockade 552
Formatio reticularis 1476
Formuladiät 397
Forrest-Klassifikation 704
FOTT (facio-oral-tract therapy) 1306
Fournier-Gangrän 107
Fragmentationssyndrom 310
Francisella tularensis 59
Freifahrermentalität 3
Fremdkörperaspiration 1634
Fremdkörperextraktion
- aus dem Duodenum 728
- aus dem Magen 728
- endoskopische 694
Fremdkörperingestion 1572
Fremdspenderknochenmarktransplantation 288
Frenzel-Brille 1275
Fresh frozen plasma (FFP) 253, 310, 370
Friedewald-Formel 419
Friedreich-Ataxie 1122
Frischplasma (s. auch fresh frozen plasma) 371
Frühabort 637
Früh-Dumping 721

Frühgeborenenapnoe 1555
Frühgeborenenretinopathie 1555
Frühgeborenes
- Atemnotsyndrom 1679
- Erkrankungen 1554
Frühgravidität 636
Frührehabilitation, neurologische/neurochirurgische 1305
Frühsommermeningoenzephalitis (FSME) 1237
- Impfung 1628
Fruktose-1,6-Diphosphatasemangel 474
Fruktoseintoleranz, hereditäre 473
Fruktosestoffwechselstörung 473
Fruktosurie, benigne 473
Fuchsbandwurm 1623
Fuchs-Rosendahl-Kammer 960
Fumarylacetoacetase 429
Fünftagefieber (s. auch wolhynisches Fieber) 60
Fungämie 83
Funktionsstörung, somatoforme autonome 1367
FUO
- HIV-Infektion 73
- nosokomiales 73
Furunkel 106, 1446
Furunkulose 325
Fusobacterium nucleatum 1036
Fuß, diabetischer 106, **415**
Fußheberschwäche 1280

G

G1-Tumor 217
Gaenslen-Zeichen 511
Gait ignition failure 1216
Galaktokinasemangel 471
Galaktorrhoe 552
Galaktosämie 423, **471**
- klassische 471
Galaktose-1-phosphat-Uridyltransferasemangel 471
Galenik 23
Galerina 831
Gallenblase 871
- Hydrops 874
- Karzinom 889
Gallenblasendyskinesie 871
Gallenblasen-Sludge 879
Gallenblasenstein 872
- Kolik 872

Gallengang
- angeborene Anomalie 876
- Atresie 876
- Hypoplasie 876
- Karzinom 876, **889**
Gallengangstein **873**, 878
Gallensäurenverlustsyndrom 750
Gallensteine 305, 557, 754, **872**
- Bildung 750
Gallenwegsdrainage 890
Galvanisation 497
Gamma-Knife 550, 599
Gammopathie unbestimmter Signifikanz, monoklonale (MGUS) 360
Ganglioneuromatose 603
Ganzhirnbestrahlung 1251
Gardner-Syndrom 235, 494, 755
Gardner-Turcot-Syndrom 781
Gasaustauschverfahren, extrakorporales 1060
Gasbrand 108, 1447
Gaschromatographie-Massenspektrometrie 425
Gastrektomie 298, 354, 722
Gastric banding 394
Gastric mapping 724
Gastrinom 709, 742, 758, **894**
Gastritis 353, 586, **695,** 715
- antrumdominante 697
- atrophische 710
- chemisch induzierte 699
- chemisch reaktive 699
- chronische atrophische 298, 896
- eosinophile 700
- granulomatöse 699
- H.pylori-positive 697
- im Kindesalter 1574
- kollagene 700, 773
- lymphozytäre 700
- Sydney-Klassifikation 696
Gastroduodenitis 773
Gastroduodenoskopie 353, 696, 704
Gastroenteritis 734, 1575, 1619
Gastroenterologie im Kindesalter 1569
Gastroenterostomie 723, 730
Gastrointestinaltrakt, angeborene Krankheiten 1569
Gastroparese 53, **718**
Gastropathie 718
- exsudative 700
- portal-hypertensive 846
Gastroplastik, vertikale 394
Gastroskopie 299

Gastrostoma 426
Gastrostomie, perkutane endoskopische (PEG) 241, 809
Gatekeeper-Funktion 1367
GAVE-Syndrom 846
G-CSF 51
GDNF 1296
Gedächtnisstörung 1412
– nach Schädel-Hirn-Trauma 1412
Gedächtniszelle 84
Gefäßanomalie im Kindesalter 1674
Gefäßdysplasie im Kindesalter 1676
Gefäßpermeabilität 54
Gefäßverschluss, akuter 1143
Gegenpulsation, intraaortale (IABP) 1113
Gehirn 1302
Gelbfieber 823
Gelbkörperhormon (s. auch Chlormadinon) 145
Gelenkblutung 375
Gelenkborreliose 110
Gelenkersatz, endoprothetischer 499
Gelenkknorpel, hyaliner 495
Gelenkpunktion 519
Gelenksonographie 513
Gelenktrauma 519
Genitalhypertrophie 462
Genitalulkussyndrom 1452
Genitalwarze 1454
Genmarkierung 263
Gentherapie 120, 258, 370, 454, 1023
– maligner Erkrankungen 262
Gentransfermethode 262
GEP-Tumor
– Gastrinom 758
– Glukagonom 758
– Karzinoide 757
– Somatostatinome 758
– VIPome 758
GERD 677
Gerinnung, disseminierte intravasale (DIC) 52, 252, 253
Gerinnungsfaktor 253
Gerinnungshemmung, orale 1175
Gerinnungsthrombus 380
Gerstmann-Sträussler-Scheinker-Krankheit 1408
Gesamtkörper-Clearance 25
Gesprächspsychotherapie, klientenzentrierte 1320
Gestagenimplantat 643
Gestagentest 629

Gestationsdiabetes 405
Geste antagonistique 1217
Gesundheitsökonomie 3, 7
Gewebe, mukosaassoziiertes lymphatisches (MALT) 724
Gewebeabrieb 496
Gewebehypoxie 314
Gewebeprobe 41
Gewichtsreduktion 393
Gewichtszunahme 391
Giardia lamblia 736
Giardiasis 97
Giardiose 736
Gicht 436, 490
Gichtanfall 438
– protrahierter 437
Gichtarthritis 500
Gichtniere 436
Giftelimination 1535
Giftinformationszentrale 1545
Gilles-de-la-Tourette-Syndrom 1671
Gingivahyperplasie 316
GIST 266, 756
Gitelman-Syndrom 930, 1664
Glaskochkrankheit 1673
Glaukom 1266
Gleithernie 1571
Gliadin 738
Glial cell-line derived neurotrophic factor (GDNF) 1296
Glioblastom 1252
Gliom 1246
Globozoospermie 619
Globus pallidus 1211
Glomerulonephritis 33, 141, 150, 171, 181, 910, 1007
– akute postinfektiöse 1662
– chronische 1662
– idiopathische nekrotisierende 175
– im Kindesalter 1662
– membranoproliferative 915, 916
– membranöse 911, 914, 915
– mesangioproliferative 916
Glomerulosklerose, segmentale 912
Glossitis, atrophische 299
Glottisödem 1421
Glukagonom 894
Glukokortikoidosteoporose 485
Glukose-6-Phosphat-Dehydrogenasemangel 146
– im Kindesalter 1646
Glukosetoleranz, gestörte 555
Glukosetoleranztest 406

Gluten 738
Glykogenspeichererkrankung 456
– Enzymsubstitution 466
– Typ 1b 129
Glykoprotein 273, 365
GM_2-Gangliosidose 465
GM-CSF 322
Golddermatitis 516
Gonadendysgenesie 621
Gonadotropin
– Mehrsekretion 555
– Releasing Hormone (GnRH) 145, 615, 627
– – Pumpentest 616
– – Stimulationstest 616
Gonokokkus 1618
Gonorrhö 1451
Goodpasture-Syndrom 920, **921**, 1008
Gordon-Syndrom 930
Gottron-Papel 152
Gottron-Zeichen 152
Graft-versus-Host-Reaktion (GvHD) 118
Graft-versus-leukemia-Effekt 319
Gram-Färbung 49
Grand mal 1481
– Epilepsie 427
– Status 1244
Granulocyte-macrophage colony-stimulating factor (s. auch GM-CSF) 322
Granulom
– eosinophiles 335
– nichtverkäsendes 1024
Granuloma
– anulare 1428
– venereum 1454
Granulomatose 118
– chronische (septische) 127
– – im Kindesalter 1601
Granulomlast 1026
Granulopoese 280
Granulosazelltumor 217
Granulozyten
– CSF 273
– Defekt 117
– Hypersegmentierung 297
– neutrophile 326
Granulozytopenie 316, 320
Gräserallergie 136
Gregg-Syndrom 1610
Grenzkosten 4, 5
Grenznutzen 5
Griscelli-Syndrom 1606

Ground glass pattern 1002
Gruber-Widal-Reaktion 59
Guillain-Barrè-Syndrom 68, 1305, 1611, 1621
– akutes 1671
Gummibandligatur, endoskopische 847
Gumprecht-Kernschatten 344
Gürtelrose 1285
Guthrie-Karte 426
Gynäkomastektomie 623
Gynäkomastie 603, 618, **623**, 658

H

Haarzellenleukämie 248, 347
Haarzellleukoplakie 69
Haemophilus influenzae 1022, 1029, 1617
– Impfung 1627
Hakenwurminfektion 96, 1623
Halitosis 683
Hallux valgus 511
Halluzination 1216, 1345
Halluzinose 1390
– musikalische 1391
– taktile 1391
Haltetremor 1219
Häm 441
Hämangiom 1675
– im Kindesalter 1676
– kavernöses 838
Hämatemesis 708
Hämatochezie 779
Hämatologie im Kindesalter 1644
Hämatopoese **271**, 316
– extramedulläre 279
– Versagen 308
– zyklische 1600
Hämatothorax 1072
Hämaturie 376, 915
Hammerzehe 511
Hämochromatose 306, 448, 666, **813**, 1124
– Gen 445
Hämodiafiltration (HDF) 949
Hämodialyse 25, 905, **949**, 1537
– kontinuierliche venovenöse 951
Hämofiltration 25
Hämoglobin 304
Hämoglobinurie, paroxysmale nächliche (PNH) 288, 304, **307**
Hämolyse 1524

– bei Lebererkrankungen 311
– extrakorpuskuläre 309
– korpuskuläre 306
Hämoperfusion 1537
Hämophagozyte, familiäre 129
Hämophilie A 373
– im Kindesalter 1658
Hämoptyse 999, 1016, 1061
Hämorrhagie 838
– alveoläre 1007
– pulmonale 1058
Hämorrhoiden 800
Hämosiderin 291
Hämosiderose 285
Hämostase 373
Hand-Fuß-Mund-Krankheit 1449
Hand-Fuß-Syndrom 788
Handicap-Partizipation 1302
Hand-Schüller-Christian-Erkrankung 335
Hantavirusinfektion **68**, 925
Harninkontinenz 966
Harnsäure 436
Harnsäurenephrolithiasis 440
Harnsäurenephropathie 436, 939
– akute 440
Harnsäurestein 436, 945
Harnspeicherung 966
Harnstauungsniere 208
Harnsteinleiden 944
Harnsteinprophylaxe 946
Harnstoffzyklusdefekt beim Neugeborenen 1591
Harnwegsfehlbildung 934
Harnwegsinfektion 959
– asymptomatischer 960
– im Kindesalter 1625, 1664
– Katheter-assoziierte 79, 80
– komplizierte 962
– nosokomiale 80
– Reinfektion 961
– rekurrierende 962
Hartmetallfibrose 1082
Hartnup-Erkrankung 398, 432
Hasenpest 59
Hashimoto-Thyreoiditis 353, 581, 591, 595
Hausstauballergie 135
Hausstaubmilbenallergie 136
Hauteffloreszenz 445
Hautmilzbrand 61
Haut-Prick-Testung 984
Hauttest 1420

– In-vitro-Verfahren 133
– In-vivo-Verfahren 133
Hauttumor 1437
Hautvaskulitis 511
Hbe-Minus-Mutation 826
HCV-Infektion 833
Health Utility Index 6
Heberden-Arthrose 496, 533
Heimlich-Manöver 1505
Heimtherapie 123
Helicobacter
– pylori 715
– – Eradikation 295, 705, 717, 725
– – Infektion 352, 698, 701
– heilmannii
– – Infektion 698
HELLP-Syndrom 1519, 1520, **1523**
Hemiballismus 1298
Hemichorea 1298
Hemidystonie 1296
Hemihypästhesie 1194
Hemikolektomie 780
Hemikranie, chronische paroxysmale 1266
Heminthose 1623
Hemithyreoidektomie 572, 585
Hemmkörper 374
Hemmkörperelimination 377
Hemmkörperhämophilie 374
– erworbene 378
– im Kindesalter 1658
Heparinisierung 1045
Hepatikojejunostomie 845
Hepatitis 33, 380
– A 819
– akute 819, 1491
– alkoholbedingte 833
– B 820, 825
– – bei Neugeborenen 1557
– – Impfung 509, 1627
– bakterielle 824
– C 94, 124, 822, 826
– – bei Neugeborenen 1557
– – Infektion 834
– cholestatische 820
– chronische infektiöse 825
– D 822, 826
– E 822
– F 823
– G 823
– im Kindesalter 1614
– infektiöse 819
– kryptogene 861

Sachverzeichnis

- TTV 823
- virale 293
Hepatokarzinogenese 840
Hepatomegalie 456, 474, 477
Hepatopathie 623
Hepatosplenomegalie 57, 279, 458, 465, 820
Hepatosteatose 172
Hepcidin-HFE-System 291
Hermaphroditismus verus 622, 656
Herpes
- genitalis 1453
- Infektion 344
- simplex (HSV) 823
- - bei Neugeborenen 1556
- - Enzephalitis 1236, 1481
- - im Kindesalter 1611
- - Infektion 1448
- - Läsion 90
- Typ-6-Virus im Kindesalter 1613
- zoster im Kindesalter 1611
Herpesvirus 69
Hers-Erkrankung 459
Hertel-Exophthalmometrie 575
Herzdruckmassage 1460, 1461
Herzerkrankung
- beim Neugeborenen 1679
- koronare 1138
Herzfehler
- angeborener 1639
- im Kindesalter 1640
- zyanotischer 1640
- azyanotischer 1640
Herzinfarkt 647, 1487, 1488
Herzinsuffizienz 323, 490, **1096**
- akute 1099
- chronische 1104
- - akute Dekompensation 1103
- diastolische 1108
- im Kindesalter 1638
Herzkatheter 1145
- akute Behandlung 1136
Herzklappenfehler 526
- akuter 1113
- chronischer 1109
- - dekompensierter 1112
- - rechtsseitiger 1112
Herzkontusion 1181
Herz-Kreislauf-Stillstand 1459
Herz-Lungen-Maschine 1178
Herz-Lungen-Transplantation 159, 1108
Herzrhythmusstörung 136, **1087**, 1488

- im Kindesalter 1641
Herztod, plötzlicher 1094
Herztransplantation (HTx) 1108
Herztrauma 1180
Herztumor 1179
- Myxome 1179
- primärer 1179
- Sarkome 1179
- sekundärer 1180
Heterozygotentest 936
Hiatus leucaemicus 316
Hiatushernie 1571, 1574
Hickman-Katheter 1052
Hidden acidosis 54
Hidradenitis suppurativa 106
High density lipoprotein 418
High expressed emotion (HEE) 1343
High extraction drugs 23, 29
Hill-Modell 19
Hinton-Test 796
Hiob-Syndrom 324
Hirnabszess **1235**, 1479
Hirnatrophie 1392
Hirnblutung **1206**, 1555
Hirndrucküberwachung 1492
Hirnmetastase 1063
Hirnödem 821, 868, 1492, 1527
Hirnstammzeichen 1479
Hirnstimulation, tiefe 1294, 1297, 1298
Hirntumor im Kindesalter 1651
Hirsutismus 392, 631, 649, 659
Histaminfreisetzung 135
Histaminrezeptor 132
Histiozytosis X 334, 1002, **1009**
Histokompatibilitätsuntersuchung 275
HIV 83
- Enzephalitis 1236, 1408
- Enzephalopathie 1236
- Erkrankung
- - akute 85
- - Krankheitsbilder 86
- - Verlauf 86
- Infektion 67, **83**, 124, 534
- - im Kindesalter 1615
- - Primärprophylaxen 88
- - Tripeltherapie 91
- - Verlauf 85
- Nachweis 85
- Pharmakotherapie 84
- Vermehrungszyklus 84
HMB-45 1010
HNO-Karzinom 238
HNPCC 755, 784

Hochfrequenzkoagulation 1295, 1298
Hochfrequenzoszillationsbeatmung (HFO) 1554
Hochwuchs 1700
Hodenektopie 619
Hodentorsion, intrauterine 615
Hodentumor 209, 619
- Rezidivtherapie
Hodgkin-Lymphom 315, 355, **337**
- im Kindesalter 1651
- Therapieschemata 341
Hodgkin-Reed-Sternberg-Zelle 337
Hoffmann-Tinel-Zeichen 1284
Holmes-Tremor 1298
Holocarboxylasesynthase 431
Homo oeconomicus 3
Homosexualität 656
Homozysteinämie 432
Homozysteinmetabolismus 432
Homozysteinurie 494
Honeymoon-Zystitis 959
Honigwabenlunge 154, 938
Horizontalnystagmus 1278
Hormon
- antidiuretisches (ADH) 561
- luteinisierendes (LH) 615
- Releasing Hormon (LHRH) 627
- trophisches 750
Hormonbehandlung, gegengeschlechtliche 658
Hormonexzess 563
Hormonmangel, Substitution 560
Hormontherapie 201, 208
Horner-Syndrom 1067, 1195, 1265
Hornhautulzeration 575
Host-defense-System 75
Hot flushes 645
HSV 1556
- Enzephalitis 1611
- konnatale Infektion 1611
HTLV-1 348
Hüftprotektor 487
Hundebandwurm 1623
Huntington-Krankheit 1407
HUS 252, 310, **370**
Hutchinson-Gilford-Progerie 460
Hydronephrose 1661
Hydrophobie 70
Hydrops fetalis 1613
Hydroxylapatit 500
- Ablagerung 501
21-Hydroxylase-Defekt 1598
Hydrozephalus 1209

Sachverzeichnis

Hygienemaßnahme 80
Hyperaktivitätssyndrom 588
Hyperaldosteronismus 600
– Dexamethason-suppressibler 601
– idiopathischer 600
Hyperalgesie, viszerale 794
Hyperammonämie 427, 430, 1592
Hyperandrogenämie 226, 642
Hyperbilirubinämie 816
Hypercholesterinämie 418–420
Hyperemesis gravidarum 652
Hypergastrinämie 702, 710
Hyperglykämie 404, 405, 867, 1525
Hyperglyzinämie 430
Hyperhidrosis palmaris 510
Hyperhomozysteinämie 398, 433, 434, 1199
Hyper-IgE-Syndrom 115, 117, **129**, 324
– im Kindesalter 1601
Hyper-IgM-Syndrom 127
– im Kindesalter 1604
Hyperinfektionssyndrom 96
Hyperinsulinämie 226
– postprandiale 410
Hyperkaliämie 905
Hyperkalzämie 205, **660**, 878
– familiäre hypokalziurische 665
– nach Nierentransplantation 665
– Schwangerschaft 665
– Vitamin-D-induzierte 662
Hyperkalziurie 668
Hyperkapnie 55, 971, 1016, 1059, 1466, 1502
Hyperketonämie 1525
Hyperkinesie 1210
Hyperkoagulabilität 380, 1205
Hyperkortisolismus 548, 549, **596**
Hyperlipidämie 418, 419
– gemischte 422
Hyperlipoproteinämie 878
Hypermenorrhö 292, 632
Hypermetabolismus 276
Hypernatriämie 55, 427, 561
Hyperostose **492**, 540
Hyperoxalurie 751, 932
– enterale 753
Hyperparathyreoidismus 490, 711, 751, 879
– primärer (pHPT) 660, 662
Hyperphenylalaninämie 423, **427**, 428, 429
– im Kindesalter 1584
Hyperphosphatämie 666

– chronische Niereninsuffizienz 670
Hyperplasie 305
– bilaterale mikronoduläre adrenale 600
– fokal noduläre (FNH) 642, **838**
– makronoduläre 596, 603
– mikronoduläre 596
– myeloische 279
– nodulär regenerative 839
Hyperprolaktinämie **551**, 632, 658
Hypersensitivitätsreaktion (s. auch Überempfindlichkeitsreaktion) 130
Hypersensitivitätsvaskulitis 178
Hypersomnie 1073, 1369, 1370
Hypersplenismus 311
Hypertension
– persistierende pulmonale beim Neugeborenen 1678
– portale 301, **846**
Hyperthyreose 401, **554**, 572, 582, 623
– amiodaroninduzierte 583
– familiäre, nichtimmunogene 577
– im Kindesalter 1597
– immunogene vom Typ Morbus Basedow 569
– jodinduzierte 579
– latente 577, 578
– manifeste 577, 578
– Schwangerschaft 573
– thyreotoxische Krise 589
– zentrale 554
Hypertonie 907
– arterielle 405, 604, **1146**, 1198
– – im Kindesalter 1643
– bei Diabetes mellitus 1158
– bei koronarer Herzerkrankung 1158
– bei Niereninsuffizienz 1158
– bei Nierenkrankheiten 1158
– bei Schwangeren 1158
– chronische thromboembolische pulmonale 1052, 1183
– essentielle 595
– hypokaliämische 600
– isolierte systolische 1147
– maligne 1147
– primäre pulmonale (PPH) 1183
– pulmonale 141, 159, 1014, **1047**
– refraktäre 1157
– renal bedingte im Kindesalter 1663
– renovaskuläre 919, 1148
Hypertonus 641
– schwangerschaftsinduzierter 1519
Hypertriglyzeridämie 418, 419, 421, 904

Hypertrophie, linksventrikuläre 908
Hyperurikämie 436, 438
Hyperventilation 671
Hyperviskositätssyndrom 187, 188, 1228
Hypervitaminose 1560
Hypervolämie 562, 904
Hypnose 1324
Hypnotherapie 1325
Hypogammaglobulinämie 124, 127
– transiente 123
– – des Säuglings 1603
Hypoglycemia unawareness 411
Hypoglykämie 411, 415, 456, 867, 1551
– bei Neugeborenen 1558
Hypogonadismus 552, 559, **615**
– hypogonadotroper 556
– idiopathischer hypogonadotroper 615
Hypokaliämie 55
Hypokalzämie 654, **666**
– bei Frühgeborenen 1559
– Hypomagnesiämie 669
Hypokinesie 1210
Hypokomplementämie, erworbene 1603
Hypomagnesiämie 654
– renale 931
Hypomenorrhoe 626, 632
Hypomotilität, postprandiale antrale 715
Hyponatriämie 56, 562
Hypoparathyreoidismus 588, 666
– Schwangerschaft 668
Hypophosphatämie 669, **671**, 672, 904
Hypophosphatasie 494
Hypophyse
– hämorrhagische Nekrose 554
– physiologische Vergrößerungen 547
Hypophysenadenom 547, 551
– GH-sezernierendes 555
– kortikotropes 550, 598
Hypophyseneingriff, transsphenoidaler 598
Hypophysenhinterlappeninsuffizienz 1530
Hypophysenkarzinom 548
Hypophysenmetastase 548
Hypophysenoperation, transsphenoidale 557, 558, 563
Hypophysentumor, Nachsorge 563
Hypophysenvorderlappeninsuffizienz 558, 1529
Hypophysitis 548
– lymphozytäre 592

Hypopyoniritis 180
Hyposensibilisierung 136, 138, 987
Hypospadie, perineoskrotale 622
Hypothalamus 547, 1381
Hypothermie 1505
Hypothyreose 559, 581, 595, 651, 1411, 1528
– im Kindesalter 1597
Hypotonie, orthostatische 415
Hypoventilationssyndrom 392
– alveoläres 1073
– zentrales alveoläres 1075
Hypovitaminose 1560
Hypoxämie 992, 1042, 1052, 1466, 1473, 1502
Hypoxie 58, 1016
Hysterektomie 218, 222, 227, 229
Hysteresis 21

I

Ich-Störung 1345
ICSI 621, 634
Idiosynkrasie 130
α-L-Iduronidase 465
IgA
– Defizienz 122
– Dermatose
– – intraepidermale neutrophile 1434
– – lineare 1435
– Mangel im Kindesalter 1603
– Nephritis 916
– Pemphigus 1434
IgG
– selektiver Subklassenmangel im Kindesalter 1604
– Subklassendefizienz 122
Ig-Substitutionstherapie 117, 123
Ikterus 305, 821, 885
Ileostomas 764
Ileozökalklappe 750
Ileus 397
Immunadsorption, klinische Durchführung 186
Immundefekt 40
– humoraler 120
– Knochenmarktransplantation 119
– neonatales Management 115
– primärer 115
– – Gentherapie 120
– schwerer kombinierter (SCID) 119, 1605

– – im Kindesalter 1606
– Selbsthilfegruppen 119
– X-chromosomaler schwerer kombinierter (XSCID) 126
Immundefektsyndrom, variables 115, 120
Immundefizienzvirus, humaner (s. auch HIV) 83
Immunglobuline 125
– Heiminfusions-Therapie 123
– hochdosierte intravenöse (IVIG) 121, 145, 155
– Sicherheit 124
– subkutane Verabreichung 122
– Zubereitung 124
Immunhämolyse 306
– medikamenteninduzierte 310
Immunisierung, aktive 40, 262
Immunkomplexablagerung, subepitheliale 914
Immunkomplexvaskulitis 171, 176
Immunmangelsyndrom 998
Immunneuropathie 1282
Immunozytom 348
Immunprophylaxe 40
– postexpositionelle 40
Immunrepertoire 40
Immunstatus 49
Immunsuppression 75
– initiale 955
Immuntherapie
– adoptive 193, 262
– aktive 259
– onkologische
– – Antikörpertherapie 193
– – Vakzinierung 194
– – Zelltransfer 193
– – Zytokintherapie 193
Immunthrombozytopenie (ITP) 252
– akute postinfektiöse im Kindesalter 1657
Immunthyreoiditis 829
Immunzytologie 274
Impairment 1302
Impetigo 106, 1145
– contagiosa 1446
– herpetiformis 1423
Impfkalender für Kinder 1627
Impfmaßnahme 40
Impfstoff
– rekombinanter 261
– synthetischer 161

Impfung
– bei einer HIV-Infektion 1629
– im Jugendalter 1627
– im Kindesalter 1627
Implantationstherapie, endoskopische 693
Impotenz 814
Independence Measurement, funktionelle (FIM) 1301
Indikationsimpfung 1628
Induratio penis plastica 624
Inerphasendermatitis 154
INF-γ-Rezeptormangel 1602
Infarkt
– lakunärer 1204
– striatolentikulärer 1194
Infektion
– abszedierende 106
– Allgemeinsymptome 41
– antibiotische Therapie 117
– bakterielle 1229, 1445
– – im Kindesalter 1616
– bei Immunkompromittierung 75
– Deeskalationstherapie 46
– der Nase und der Nasennebenhöhlen 977
– des Herzens 1185
– des Respirationstraktes 56
– Diagnostik 41
– durch Dermatophyten (Tinea) 1449
– durch grampositive Bakterien 1445
– durch Hefepilze 1450
– endogene 39
– Erregernachweis 41
– exogene 39
– Hygienemaßnahmen 80
– kongenitale 1556
– mit humanen Herpesviren (HHV) 1447
– mit humanen Papillomviren (HPV) 1448
– nosokomiale 39, 79
– parasitäre im Kindesalter 1623
– Schwangerschaft 40
– Sequenztherapie 46
– Stufentherapie 45
– Therapieversagen 46
– Tinea 1449
– Venenkatheter-assoziierte 79
– vertikale 1609
– virale 42, 118, 1447
Infektionskrankheit
– berufsbedingte 1084

– der Lunge 1084
– Disposition 39
– Exposition 39
– im Kindesalter 1609
– Neugeborenes 1679
– zyklische 56
Infektionsprophylaxe 40, 167
Infektionssuszeptibilität, erhöhte 76
Infertilität 450, **618**, 658
Influenza 68, 979
– Impfung 1629
Infrarotspektrometrie 440
Inhibitor 374
Injektionstherapie, endoskopische 693
Inkontinenz 159, **966**
Innenohrschwerhörigkeit 937
Insektengiftallergie 136
Inselzellantikörper (ICA) 404
Inseminationstherapie 621
Insertionsendopathie 496
In-situ-Hybridisierung 275
In-situ-Karzinom 220
Insomnie 1073, 1369
– fatale familiäre 1408
Inspiratory pressure support (IPS) 1474
Insuffizienz
– chronisch-venöse 1171
– endokrine 882
– exokrine 882
– kardiovaskuläre 1493
– polyglanduläre 591
– renale 1493
– respiratorische 452
Insulinhypoglykämietest (IHT) 560, 593
Insulinmangel 402
Insulinom 758, 760, **893**
Insulin-Pensystem 410
Insulinpumpentherapie 410
Insulinresistenz 654
Insulinresistenzsyndrom 402, 403
Integrität der Invasionsbarriere 39
Intention-to-treat-Analyse 10
Interface-Hepatitis 828
Intermediate extraction drugs 30
Intersexualität 622, 656, 1595
Intestinoskopie 353
Intoleranzreaktion 130, 1419
Intoxikation 1533
– urämische 904

Intractable diarrhea 1571
Intrakutantestung 134, 984
Intrauterin-Pessar 638
Intrinsic
– Activity 20
– Factor 298
– PEEP 1471
Invasin 41
Invasionsbarriere 40
In-vitro-Fertilisierung (IVF) 621, 633
In-vitro-Histaminfreisetzungstest 134
In-vitro-Stimulationstest 134
In-vitro-Studie 31
In-vitro-Test 1420
In-vivo-Studie 31
Involved-field-Bestrahlung 339, 340
Inzidentalom 548, 549, 598
IPS 1474
Iridozyklitis 528
Iritis 528, 534
Ischämie
– akute 1197
– – mesenteriale 802, 803, 1496
– chronisch-mesenteriale 806
– nonokklusive mesenteriale 803
– renale 919
– zerebrale 1193
Isosporidiose 90
Isovalerianzidurie 430
Isovaleryl-CoA-Dehydrogenasemangel 430
IVIG 145, 155
– Nebenwirkungen 122
– Verabreichung 121
Ixodes ricinus 62

J

Jactatio capitis nocturna 1374
JAK/STAT-Kaskade 273
Jak3-Defekt 119, **126**
Jarisch-Herxheimer-Reaktion 64, 1235, 1619
Jerwell-Lange-Nielsen-Syndrom 1095
Jetlag 1374
Jetventilation 1060
Jo-1-Syndrom 153
Jodmangel 401, 564, 577
Jodüberschuss 401
Jones-Kriterium 524

K

Kachexie 746
Kala-Azar 98, 99, 825
Kallmann-Syndrom 558, 615, 616, 629, 935
Kälteagglutininkrankheit 310
Kaltluftprovokation 984
Kalziumhydroxylapatit 485
Kalziummetabolismus 908
Kalziumoxalatkristall 503
Kalziumpyrophosphatkristall (KPPK) 500
Kammerflimmern 1461
Kammertachykardie 1093
Kanalolithiasis 1275
Kandidamykose, genitale 1450
Kandidiasis 325, 668
– autosomal-rezessive chronisch mukokutane 1606
– mukokutane 588
Kandidose 1450
Kanikolafieber 824
Kanzerogenitätsstudie, positive 31
Kapillarleck 54
Kaplan-Meyer-Plot 416
Kaposi-Sarkom 91
Kappakettendefekt im Kindesalter 1604
Karbunkel 106, 1446
Kardiolipinmikroflockungstest 61
Kardiomegalie 556
Kardiomyopathie 160, 476, 556, **1120**, 1123, 1187
– arrhythmogene rechtsventrikuläre 1128
– dilatative 1120
– – im Kindesalter 1643
– hypertrophe 1125
– medikamentöntoxische 1122
Kardioverter-Defibrillator, implantierbarer (ICD) 1107
Karditis 523, 524
Karotidodynie 170
Karotisendarteriektomie 1203
Karotisstenose 1202
Karotisthrombendarterektomie 1199
Karpaltunnelsyndrom 502, 512, 519, 1284
Kartagener-Syndrom 619
Karzinoid 757, 761
Karzinoidkrise 757, 892
Karzinoidsyndrom 604, **895**

Karzinoidtumor 985
Karzinom
– duktales 195
– fibrolamelläres hepatozelluläres 843
– GH-sezernierendes 555
– hepatozelluläres (HCC) 838
– Hypopharynx 239
– invasives 220
– kolorektales 265, 765
– kutanes neuroendokrines 1443
– lobuläres 195
– Oropharynx 239
– perihiläres 889
– spinozelluläres 1438
Karzinomsyndrom, hereditäres nichtpolypöses kolorektales (HNPCC) 784
Karzinosarkom 229
Kaschin-Krankheit 401
Katabolismus 652
Katarakt 471
Katatonie, perniziöse 1518
Katayama-Fieber 95
Katecholamintherapie im Kindesalter 1685
Katheterangioplastie, perkutane (PTCA) 170
Katheterbehandlung 1133
Katheterfragmention, perkutane transvenöse 1513
Katheterintervention 1145
Kathetersepsis 79
Katzenkratzkrankheit 59, 107
Kausalgie 1282
Kawasaki-Krankheit 161, **172**, 1616
Kayser-Fleischer-Kornealring 815, 816, 1221
Keilwirbel 486
Keimzelltumor 1068
– extragonadaler 209, 246, 247
– metastasierter 243
Kelchstein, stummer 944
Kelley-Seegmiller-Syndrom 436
Keratitis 575
Keratoconjunctivitis sicca 512
Kernig-Zeichen 1478
Keshan-Krankheit 401
Ketoazidose 430, 672, 969
– alkoholische 1499
– diabetische 1499, 1525
Ketonurie 652
Keuchhusten 1620
Keyhole limpet hemocyanin 261

Killerbakterien 106
Kimmelstiel-Wilson-Läsion 917
Kinase, zyklinabhängige 265
Kindstod, plötzlicher 1689
Kissing disease 823, 1612
Kissing-Phänomen 823
Klatskin-Tumor 889, 890
Kleiderläuse 60
Kleine-Levin-Syndrom 1380
Kleingefäßvaskulitis 163
Klinefelter-Syndrom 355, 615, 620, **621**
Klippel-Trenaunay-Syndrom 1675, 1676
Klitorishypertrophie 649
Knochen, adynamer 671
Knochenalterbestimmung 1595
Knochenbiopsie 486, 488
Knochenbrüchigkeit 485
Knochenerkrankung 908
Knochenmarkbiopsie 339
Knochenmarkdepression 86, 166, 586
Knochenmarkhistologie 274
Knochenmarkinsuffizienz 50, 347
Knochenmarkpunktion 356
Knochenmarkspender, HLA-gematchter 120
Knochenmarkstammzelltransplantation, haploidentische 120
Knochenmarktoxizität 191
Knochenmarktransplantation 116, 117, 119, 126–129, 275, 288, 319, 327, 469
– allogene 248, 448
Knochenmarkveränderung, megaloblastäre 302
Knochenmetastasen 204, 205
Knochensklerose 540
Knochentumor im Kindesalter 1653
Knochen-Turnover 646
– erhöhter 489
Knollenblätterpilzvergiftung 865, 1491
Knorpeldystrophie 494
Knorpelglättung 499
Knorpeloberflächenversiegelung 499
Knorpelregeneration 500
Knospe-Schema 345
Knötchen, subkutanes 524
Knötchenflechte 1425
Knotenreentrytachykardie, atrioventrikuläre 1092
Knotenstruma 577, 584
– euthyreote 567, 578
Koagulationsnekrose 1543

Koagulopathie 446, 821
Koalkoholismus 1356
Koarktation 1177
Köbner-Phänomen 1423, 1425
Kochsalzrestriktion 1150
Kohorten 32
Kolitis 1494
– ischämische 802, 806
– kollagene 774
– mikroskopische 773
Kollagenfibrose 282
Kollagenose 309
Kollagensynthese 1013
Koller-Test 400
Kolloidkörperchen 154
Kollumkarzinom 224
Kolonadenom, sporadisches 781
Kolonisation 39
Kolonisationsfaktor 733
Kolonkarzinom 786
– hereditäres nichtpolypöses (HNPCC) 755
Kolonpolypen 780
Koloskopie 294, 353, 779
Koma 1476
– hypoglykämisches 1527
– hypophysäres 559
– hypothyreotes 590
– meningeale Reizung 1478
– neurologisches Herdzeichen 1479
– nichtketoazidotisches hyperosmolares diabetisches 1527
– psychogenes 1481
– Verletzungszeichen im Kopfbereich 1478
Kommunikationstraining 1331
Kompartimentmodell 21
Komplementdefekt 129
– im Kindesalter 1602
Kompressions-Dekompressions-Herzdruckmassage (ACD-CPR) 1464
Kompressionsstrumpf 383
Kompressionssyndrom 1284
Kompressionswirbel 486
Konduktorin 374
Kondylom, spitzes 801
Koniotomie 1421
Konisation 222
Konjunktivitis 534, 575
Konsiliarpsychiatrie 1402
Kontaktlithotripsie, intrakorporale 946
Kontamination 39
Kontrastmittelunverträglichkeit 1422

Kontrazeption
- postkoitale 638, 644
- hormonale 638
Konversionsstörung 1367
Konzentrations-Wahrscheinlichkeits-
  Kurve 19
Konzentrations-Wirkungs-Kurve 18, 20
Kopf-Hals-Tumor 265
Kopfschmerz 1253
- im Kindesalter 1668
- medikamenteninduzierter 1262
- psychogener 1669
- sporadischer episodischer 1261
- vom Migränetyp 1669
- - im Kindesalter 1669
- vom Spannungstyp 1254, 1261,
  1669
- - chronischer 1262
- - gehäuft episodischer 1262
- - im Kindesalter 1669
Kopfschmerzkalender 1255, 1265
Koproporphyrie, hereditäre 444
Koronarangioplastie, perkutane
  transluminale (PTCA) 1142
Koronarchirurgie 1143, 1146
Koronarinsuffizienz 1041
Koronarsyndrom, akutes 1102, 1103,
  1138, 1143
Körperfettmasse 391
Körpergewichtsphobie 1564
Korpuskarzinom 226
Korsakoff-Syndrom 1357, 1395, 1412
Kortisol, freies 597
Kortisolresektion, autonome 612
Kortisoltagesrhythmik 597
Kostaufbau, enteraler 752
Kosten
- direkte 4
- inkrementale 4
- volkswirtschaftliche 4
Kosten-Effektivitäts-Analyse 5
Kosten-Minimierungs-Analyse 6
Kosten-Nutzen-Analyse 5, 6
Kostenvolldeckung 3
Krampfanfall 1517
Krankenhaushygiene 40
Krankheitskostenanalyse 6
Kreatinin-Clearance 27
Krebserkrankung
- berufsbedingte 1084
- der unteren Atemwege 1084
Krebstherapie, immuntherapeutische
  Strategien 258

Kretinismus 401
Krise
- hyperkalzämische 662
- hypertensive 606, 1159
- myasthene 1289
- thyreotoxische 589, **1528**
Kristallarthropathie 501, 506
Krupp
- rezidivierender 1631
- diphtherischer 1630
- rekurrierender 1630
- viraler 1630
Kruppsyndrom 1630
Kryapherese 187
Kryoglobulin 177
Kryoglobulinämie 1615
- Hepatitis-C-Virus-(HCV-)assoziierte
  gemischte 509
Kryotherapie 507
Kryptokokkenmeningitis 1237
Kryptokokkose 90
Kryptosporidiose 90
Kubitaltunnelsyndrom 502
Kugelbauch 486
Kugelzellanämie 305, 1646
Kumulationsfaktor 26
Kunstherz 1108
Kupfermangel 401
Kupferspeichererkrankung 815
Kupferüberschuss 401
Kupffer-Sternzelle 272, 838,
  1493
Kuru 1408
Kurzdarmsyndrom 749
- Ernährung 808
- im Kindesalter 1562
Kussmaul-Zeichen 1131
Kyphoplastie 487

L

Ladedosis 25
Lageanomalie des Hodens 620
Lageschwindel, benigner peripherer
  paroxymaler 1275
Lähmung, progressive supranukleäre
  1407
Laktasemangel, enterozytärer 741
Laktatdehydrogenase (LDH) 209, 358
Laktatspiegel 49
Laktazidose 172, 474, 754, 1498, 1499,
  1503

Lambert-Eaton-myasthenes Syndrom
  1288, **1290**
Lambliasis 97, 796, 1624
Lamina propria 738
Lancefield-Gruppe 523
Langerhans-Zelle 1009
Langerhans-Zellhistiozytose **334**, 548
Länge-Spannungs-Disproportion 1467
Laplac-Gesetz 966
Larsen-Score 512
Larva
- currens 96
- migrans cutanea 97
Laryngektomie 240
Laryngospasmus 58
Laryngotracheobronchitis 1630
Läsion, papulöse 152
Lassa-Fieber 824
Lateralsklerose, amyotrophe 1290
Läuseekzem 1450
Lavage, bronchoalveoläre (BAL) 1002,
  1057
Lazy-Leukocyte-Syndrom 1601
LDL
- Aphereseverfahren 422
- Cholesterin 419, 420
L-Dopa-Langzeitsyndrom 1213
Leakage-Syndrom 61
Lebendspende, präemptive 953
Leberadenom 642
Leberausfallskoma 448
Leberbiopsie 864
Lebererkrankung 642, **813**
- alkoholbedingte 832
- autoimmune 828
Leberersatzverfahren 869
Leberfibrose 333
Leberinsuffizienz 29, 253
- Dosisanpassung 26
Leberläsion, benigne 839
Lebermetastase 238, 1063
Lebernekrose 439
Leberphosphorylasekinasedefizienz,
  X-chromosomale 459
Leberphosphorylasekinasemangel
- autosomaler 459
- Typ-IX 459
Leberschädigung, medikamentöse 831
Lebertransplantation 454, 458, 522,
  835, **844**, 1491, 1587
- allogene orthotope 869
- APOLT 869
- auxiliäre partielle orthotope 869

- Clichy-Kriterien 863
- King's-College-Kriterien 863
- orthotope 818, 840
Leberverfettung, nichtalkoholische 839
Leberversagen 521, **860**
- akut-auf-chronisches (ACLV) 861
- ICCO-Score 863
- MELD-Score 863
- Prognosebeurteilung 863
- akutes 429, 860, 863
- fulminantes 1491
- hämodynamische Stabilisierung 868
- Hirnödem 868
- Leberersatzverfahren 869
- Lebertransplantation 869
- Nierenversagen 869
- terminal-chronisches 860
Leberzelladenom 837
Leberzellkarzinom 825, 839
Leberzellnekrose 819
Leberzirrhose 29, 311, 336, 369, 448, 54, 465, 753, **814**, 816, 817, 839
- alkoholbedingte 833
- Arzneistoffdosierung 30
- Aszites 854
- Nierenversagen 856
- Virushepatitis-assoziierte 740
Leberzyste 839
Legionärskrankheit 56
Legionella pneumophila 56
Legionellenerkrankung 56
Legionellenpneumonie 56
Leiomyosarkom 229
Leishmaniose 825, 1624
- bei HIV-Patienten 100
- kutane **98**, 99
- mukokutane 99
- viszerale 99
Leistenschmerz 488
Lektin 733
Lentigo-maligna-Melanom 1439
Lentivirus 83
Leptospira
- icterohaemorrhagiae 63, 64, 824
- interrogans 63
Leptospirose 63, 824
Lernpsychologie 1321
Lesch-Nyhan-Syndrom **440**, 946
Leukämie 586
- akute lymphatische (ALL) 265, **343**, 351, 354
- - Prognosefaktor 276

- akute myeloische (AML) **283**, 309, 315
- - Postremissionstherapie 318
- chronische lymphatische (CLL) 262
- chronische myeloische (CML) 265, 276
- im Kindesalter 1647
- mit Blastenkrisen 672
Leukenzephalopathie, progressive multifokale (PML) 90
Leuko-/Thrombopenie/Anämie 430
Leukomalazie, periventrikuläre 1555
Leukopenie 59, 172, 177, 347
Leukoplakie 239
Leukozytenadhäsionsdefekt (LAD)
- im Kindesalter 1601
- Typ I 128
Leukozytose 276, 503
Leukozytotaxis 916
Levodopa-Langzeitsyndrom 1294
Lewy-Körper-Krankheit 1407
- diffuse 1212
LGL-Syndrom 1091
Lhermitte-Zeichen 511
Liaisonpsychiatrie 1405
Libidoverlust 597
Libman-Sacks-Endokarditis 1119
Lichen ruber 1425
- planus 1426
Lichttherapie 1372
Liddle-Syndrom 601, 930
Lidedo 180
Lidspaltenfleck 329
Liebeswahn 1390
Life-event-Forschung 1343
Li-Fraumeni-Syndrom 235, 608
Limb-Girdle-Muskeldystrophie 460
Linearbeschleuniger 339, 550
Linguistik, klinische 1304
Linksherzinsuffizienz, akute 1090
Linton-Nachlas-Sonde 848
Lipase, saure 465
Lipidstoffwechselstörung 418
LIPID-Studie 421
Lipoatrophie 93, 460
- HIV-assoziierte 463
Lipodystrophie 460
- genetische Klassifikation 461
- HIV-assoziierte 463
- LMNA-assoziierte 462
- Typ Dunnigan 462
Lipoidnephrose 912
Lipom 1179

Lipomatose 463
- Analbuminämie 464
Lipoprotein 419
Liquidventilation 1060
Liquor 425
Liquorazidose 55
Listeria monocytogene 57, 1235
Listerien 1619
Listerienmeningitis 1235
Listeriom 57
Listeriose 57, 824
- bei Neugeborenen 1557
Lithiumnephropathie 926
Litholapaxie, perkutane (PNL) 945
Livedo
- racemosa 178
- reticularis 141, 178
LMP-Tumor 217
Lobektomie 585
Locked-in-Syndrom 1480
Löffler-Endokarditis 1119, 1124
Löfgren-Syndrom 1024, 1427
Logopädie 1304
Long-QT-Syndrom 1095
Looser-Pseudofraktur 488
Louis-Bar-Syndrom 1605
Low extraction drugs 30
Lowe-Syndrom 934, 1663
Lown-Genong-Levine-Syndrom (LGL-Syndrom) 1091
Lues connata 1619
Lugano-Klassifikation 725
Lumbalgie 526
Lunge, hypogenetische 1054
Lungenabszess 1028, 1037
Lungenarterie, Anomalien 1053
Lungenembolie 141, 382, 384, **1041**, 1182, 1511
Lungenemphysem **994**, 1081
Lungenerkrankung
- arbeitsbedingte 1077
- chronisch obstruktive (COPD) 998, 1466
- umweltbedingte 1077
- interstitielle 1000
Lungenfibrose 141, 586, 1000, **1011**
- idiopathische 1011, 1058
Lungenfunktion 1002
Lungenfunktionsprüfung 983, 1025
Lungengefäß 1053
- angeborene Fehlbildungen 1053
Lungeninfarkt **1041**, 1043
Lungenkarzinom

- kleinzelliges 1064
- nichtkleinzelliges 1064
Lungenmetastase 964
Lungenmilzbrand 61
Lungenödem 1137
- akutes kardiogenes 1099
- nichtkardiogenes 1504
Lungenparenchymschädigung, medikamenteninduzierte 1002
Lungenstauung 1137
Lungentransplantation 78, 1013, 1053
Lungentuberkulose 64, 67
Lungenvene
- Anomalien 1054
- Fehleinmündung
- - in das rechte Herz 1054
- - in das systemische Venensystem 1054
Lungenversagen, akutes 68
Lupus erythematodes 1002, **1228**, 1431, 1162
- systemischer (SLE) 153, 187, 378, 1006
- - Klassifikation 140
Lupusläsion, kutane 154
Lupusnephritis, diffus oder fokal-proliferative 922
Lupusnephropathie, membranöse 923
Lyell-Syndrom 1419
Lyme-Arthritis 63, 110, **508**
Lyme-Borreliose **62**, 63, 508, 1189, 1445
Lymphadenektomie 212, 228, 664, 686, 963
Lymphadenitis 59, 71
- hämorrhagische 61
Lymphadenopathie 141
- biliäre 1026
- mediastinale 59
Lymphangiektasie, intestinale 740
Lymphangioleiomyomatose (LAM) 1010
Lymphangiosis carcinomatosa 198, 201, 1013
Lymphangitis 106
Lymphknotenmetastasen 227, 243, 244, 247
Lymphknotenschwellung 337, 338
Lymphödem 198, 199
Lymphogranuloma inguinale 1454
Lymphohistiozytose (FHL) 129
- infektassoziierte erythrophagozytierende 1602
Lymphom 147, 243

- Epstein-Barr-Virus-(EBV-)assoziiertes 262
- indolentes 349
- malignes 247
- primäres 1248
- - kutanes 1441
Lymphonodektomie 217, 228, 229
- pelvine 223
Lymphoproliferation, X-linked (XLP) 1605
Lyssa im Kindesalter 1614

M

MAC 152, 154
Madelung-Lipomatose 464
MAD-Mangel 440
Maffucci-Syndrom 1677
Magenansäuerung, nächtliche 681
Magenausgangsstenose, maligne
- Ballondilatation 730
- Metallstent 730
Magenballon 394
Magenband 394
Magenentleerungsbeschleunigung 721
Magenentleerungsstörung 718
Magenfrühkarzinom 731
Magenkarzinom 300, **721**
Magenlymphom 723
Magenschrittmachertherapie 721
Magensonde 427, 809
Magenspülung 1535, 1544
- im Kindesalter 1688
Magenulkus 697
Magenvarize 728
Magenverkleinerungstechnik 394
Magenverweilsonde 426
Magersucht 1383
Magnetresonanztomographie, dynamische mit Gadolinium-Enhancement 528
Mahnorthese 487
Major Depression 1332, 1393
Makroangiopathie 404, 408, 409, 415
Makroglossie 476
Makrophagus 272
Makroprolaktinämie 630
Makrostimulation 1293
Makrozytose 297, 302, 305
Makulopathie 407, 415
Malabsorption 740
Malabsorptionssyndrom 295, 1576

Malaria **100**, 825, 1624
- quartana 100
- tertiana 100
- tropica 100
- zerebrale 102
Malariamittel 145
Malassezia furfur 1450
Malassimilation
- von Aminisäuren 743
- von Fetten 741
- von Gallensäuren 741
- von Kohlenhydraten 743
Malassimilationssyndrom **740**, 808
Maldescensus testis 209
Maldigestion 740
Malformation, zerebrale vaskuläre 1208
Mallory-Körperchen 833
Mallory-Weiss-Einriss 687, 689
Malmö-Schema 377
Malnutrition 747, 909
MALT (mucosa-associated-lymphoid tissue) 723, 724
- Lymphom 352
Maltafieber 57, 824
Mammakarzinom **195**, 244, 246, 247, 265
- inflammatorisches 195
- invasives 195
- Lokalrezidiv 200
- metastasiertes 201, 202
- - Chemotherapie 204
- - Immuntherapie 204
- Nachsorge 199
Mamma-mia-Syndrom 488
Mammographie 200
Mangelernährung 395, 428, 488
- im Kindesalter 1559
Manie **1339**, 1391
Mannheimer Peritonitis-Index (MPI) 104
Manometrie, antroduodenale 720
Mantelzelllymphom 350
Marasmus 1559
Marburg-Virus 824
Marfan-Syndrom 432, 494, 494, 996, 1161, 1164, 1674
Marginalzonen-B-Zell-Lymphom vom MALT-Typ 724
Marginalzonenlymphom vom MALT-Typ, primär extranodales 352
Mariske 801
Markfibrose 281, 347
Marsh-1-Läsion 738

Martorell-Zeichen 1169
Maschendrahtfibrose 833
Masern 823, 1447, 1448, 1609
– weiße 1609
Masern-Mumps-Röteln-Impfung 1627
Mastitis 106
Mastodynie 633
Mastoiditis 325, 1231
Mastozytose 282, **331**
– DCM 332
– diffuse akute 332
– systemische 332
Mastzellenleukämie 332
Mastzellenstabilisator 138
Mayo-Protokoll 722, 787
Maze-Operation 1091
McArdle-Erkrankung 458
McCune-Albright-Syndrom 494
McGinn-White-Syndrom 1042
MDR-Genprodukt 264
Mechanic's hand 153
Meckel-Divertikel im Kindesalter 1579
Meckel-Szintigraphie 294
Mediasklerose 408
Mediastinalemphysem 1068
Mediastinalerkrankung 1066
– entzündliche 1068
Mediastinaltumor 1067
Mediastinitis 1068
Mediatorsystem, körpereigenes 51
Medikament (s. auch Arzneimittel, Arzneistoff)
– Absorption 23
– Applikationsart 20
– Äquipotenz 19
– Bioverfügbarkeit 23
– direkte Wirkung 22
– Dosierung im Kindesalter 1695
– Dosis-Wirkungs-Beziehung 20
– Efficacy 20
– forst liver pass effect 23
– Gewöhnung 21
– indirekte Wirkung 22
– intrinsische Aktivität 20
– Konzentrationsmessungen 18
– maximale Wirksamkeit 20
– Potenz 19, 20
– Tierversuche 31
– Toleranz 21
– Toxizitätsversuche 31
– Wirkortkompartiment 21
– Wirkortkonzept 21
– Wirkung 18

Meditation 1325
Medizin, evidenzbasierte (EBM) 8
Medline 9
Medulloblastom im Kindesalter 1652
Megakaryblastenleukämie 317
Megakaryopoese 281
Megakolon, toxisches 1493
Megaureter 1661
Megavolttechnik 339
Mehrlingsschwangerschaft 635
Meigs-Operation 223
Mekoniumaspirationssyndrom 1554
Mekoniumileus 450, 1637
Meläna 708
Melanom, malignes 1439
Melanozyt 326
Melzer-Trias 177
Membrane attack complex (MAC) 152, 154
Membranoxygenierung, extrakorporale 1060
Membranplasmaseparation 186, 1538
Membranprotein, lyosomales 466
MEN I/II 664
MEN-1-Syndrom 711, 984
Mendel-Mantoux-Technik 1634
Mendelson-Syndrom 1036
Menigiosis leucaemica 316, 356
MENIN 711
Meningeom 1248
Meningismus 1478
Meningitis 69, 180, 1208, 1481
– aseptische 123
– bakterielle 1229, 1686
– im Kindesalter 1625
– tuberkulöse 1233, 1479
Meningoenzephalitis 57, 90, 180, 182, 1233
– bakterielle 1229
– hygienische Maßnahmen 1238
– sterile 521
– virale 1235
Meningokokkenarthritis 507
Meningokokkenmeningitis 1229, 1233
Meningokokkus 507, 1618
Meningomyeloradikulitis, spinale 1234
Menkes-Syndrom 401
Menometrorrhagie 221
Menorrhagie 626, 632, 642, 644
Menorrhö 292
Merendino-Rekonstruktion 690
Merkel-Zell-Karzinom 1443

Merseburger Symptomentrias 569
Mesenterialarterienthrombose 805
Mesenterialischämie, nichtokklusive 805, 806
Mesenterialvenenthrombose 803, 805, 806, 1497
Mesntruationszyklus 625
Mesotheliom 231
Metaanalyse 9
Metabolismus 25
Metallstent 691, 692, 730
Metaplasie
– gastrale 702
– mit Myelofibrose, myeloische 281
Metastase, pulmonale 244
Metastasierung
– abdominelle 244
– hepatische 244
– ohne Lebermetastasen 244
– ossäre 244
Meteorismus 796
– abdomineller 795
Methämoglobinämie 146
Methanolintoxikation 1542
Methioninbelastungstest 434
Methioninsynthase 432
Methylmalonazidurie 426, **430**
Metrorrhagie 626, 632
MHC-Defizienz 127
Migräne 1198, **1254**, 1266
– im Kindesalter 1668
– Prophylaxe 1260
– Reizabschirmung 1256
– vestibuläre 1273
Migräneattacke 1256
Migräneaura 1254
Migränepass 1255
Migrating motility complex (MMC) 745
Mikroalbuminurie 407, 918
Mikroaneurysma 163
Mikroangiopathie 1204
– thrombotische (TTP) 369, **370**
Mikroben 47
Mikrogastrie 1571
Mikrographie 1212
Mikroorganismus 39
Mikropille 639
Mikrovillusatrophie, kongenitale 1569
Mikrozephalie 428
Mikrozytose 294
Milieutherapie 1327
Milwaukee-Schulter 502
Milzbestrahlung 282

Milzbrand 60, 107, 1447
– Karbunkel 61, 108
Mimikry-Hypothese 828
Minderwuchs 428
Minimal residual disease 317, 358
Minimal-change-Nephritis (MCN) 912
Minipille 638, **643**
Mischstaubsilikose 1081
Missbrauch, sexueller, von Kindern 1693
Missense-Mutation 374
Misshandlung, körperliche, von Kindern 1691
Mitralinsuffizienz 1110, 1111, **1112**
– akute 1113
Mitralstenose 1110, **1112**
Mitteldruck, pulmonal-arterieller (PAP) 1048
Mitternachtskortisol 597
Mixed connective tissue disease (MCTD) 151, 153
Molekularbiologie 273
Mollusca contagiosa 1449
Molluscum-contagiosum-Infektion 117
Monarthritis 505, 508
Monitoring, kardiorespiratorisches im Kindesalter 1677
Mononukleose 1612
– infektiöse 85, 823
Mononukleosyndrom 70
Monoovulation 634
Moral-Hazard 3
Morbus
– Addison 581, 588, 590, 591, 595
– – im Kindesalter 1598
– Alzheimer 647
– Bang 57, 824
– Basedow 569, 574, 580, 591
– Bechterew 526
– Behçet 180, 1228, 1430
– Boeck 1124
– Bourneville-Pringle 938
– Bruton 115, 121, **127**
– Cogan 1278
– Crohn 300, 548, 730, 749, 755, 766, 940, 1494
– – Fisteln 772
– – im Kindesalter 1580
– – Remissionserhaltung 771, 772, 767
– Cushing 547, **548**, 596, 598
– – im Kindesalter 1598
– embolicus 1497

– Fabry 466, 469
– Faquar 1602
– Forestier 493
– Gaucher **328**, 466
– – hämatologische Veränderungen 329
– – Hepatosplenomegalie 329
– – Knochenveränderungen 329
– – Organveränderungen 329
– – Therapiestraegie 330
– Hodgkin 248, 360
– Hurler 466
– Kostmann 1600
– Menétrier 700
– Menière 1272
– Moschcowitz 370
– Osler 292
– Osler-Weber-Rendu 372
– Paget 489
– Parkinson 1210
– Reiter 1429, **1430**
– Tay-Sachs 466, 469
– Waldenström 369
– Wegener 920, 1007
– Weil 63, 64, 824
– Werlhof 365
– Whipple 293, 537, **735**
– Wilson **815**, 864, 866
Moschcowicz-Syndrom 186, 187, 310
Motilitätsstörung 681
MOTT 1621
MRD (minimal residual disease) 317
MRSA 76, 79, 83
MS (multiple Sklerose) 1222
– Diagnosekriterien 1223
– schubförmige 1225
– sekundär progrediente 1225
MTHFR-Gen 433
Mucosa-associated-lymphoid tissue 723
Mukokandidose 118
Mukosaatrophie 299
Mukosabarriere-Zerstörung 703
Mukosaresektion, endoskopische 685, 731
Mukosaresistenz 705
Mukosektomie 689
Mukositis 248
Mukoviszidose 448, 996, 998, **1014**
– im Kindesalter 1636
Müller-Mischtumor, heterologer 229
Multidrug-Resistance-Gen 321
Multiorganinfektion 56
Multiorganversagen 52

Multiple Sklerose (MS) 1222
– Diagnosekriterien 1223
– primär-progrediente 1227
– schubförmige 1225
– sekundär progrediente 1225
Mumps 1610
Münchhausen-by-proxy-Syndrom 1386, **1692**
Münchhausen-Syndrom 1384, 1388
Münchhausen-syndrome by adult proxy 1386
Mundsoor 1622
Mundwinkelrhagaden 301
Musiktherapie 1329
Muskeldystrophie 1672
– progressive 1287
– – vom Typ Duchenne 1122
Muskelenzym 153
Muskelinfektion 108
Muskelphosphorylasekinasemangel, autosomaler 459
Muskelrelaxation, progressive 1323
– nach Jacobson (PMR) 1255
Muskelschwäche 488
Mutismus 1345
Myalgie 158, 163, 180, 323
Myasthenia gravis
– juvenile 1671
– pseudoparalytica 1122, **1287**
Myasthenie 1286
Mycobacteria other than tuberculosis (MOTT) 1621
Mycoplasma
– hominis 56, 530
– pneumoniae 56, 1029
Mycosis fungoides 1441
Mydriasis 407
Myelinolyse, pontine 563
Myelofibrose 282
– idiopathische 281
Myelom, multiples (MM) 360, 369, 479
Myelopathie, zervikale 502
Myeloperoxidase 271
Myelopoese 334
Mykobakterien 64
Mykoplasma 123, 310, 1233, 1618
Mykoplasmeninfektion 56
Mykose 90
Myoadenylatdesaminasemangel (MAD-Mangel) 440
Myobakteriose, nichttuberkulöse 452
Myocardial stunning 1137
Myoglobinurie 1506

Myokardablation, perkutane transluminale septale (PTSMA) 1127
Myokardbiopsie 1186
Myokardinfarkt 414, 604, 1096, 1097
– akuter 1102, 1103, **1132**
Myokardischämie 1096
Myokarditis
– akute 1187
– Borrelien 1189
– dilatative im Kindesalter 1643
– diphtherische 1189
– fulminant verlaufende 1187
– viral induzierte 1185
Myokardnekrose 1181
Myokardverletzung 1181
Myokardverlust 1186
Myokardzellnekrose 1185, 1186
Myoklonie 1370
Myoklonus 1211
Myopathie 440, 458
– der Glutealmuskeln 488
– im Kindesalter 1671
– viszerale 747
Myositis 153, 459
– nekrotisierende 108
– nichtklostridiale krepitierende 108
Myotonie 1287
Myozytolyse 1185
Myxödem, prätibiales 569
Myxödemkoma 1528
Myxom 1179

N

Nachfrage, preisunelastische 3
Naevus flammeus neonatorum 1675
Nagayama-Fleck 1613
Nährstoffbedarf im Kindesalter 1566
Nährstoffmangel 754
Nährstoffversorgung 396
Nahrungsmittelallergie im Kindesalter 1563
Nahrungsmittelintoxikation 734
Nail-Patella-Syndrom 929
Narbenbulbus 709
Nardi-Test 871
Narkolepsie 1370, 1373
Nasenmaske 992
Nasennebenhöhlenpolyposis 983
Nasopharynxkarzinom 239
NAST 941

Natriumresorption 454
Near-total-thyroidectomy 579, 589
Nebennierenadenom, unilaterales aldosteronproduzierendes (APA) 600
Nebennierenerkrankung im Kindesalter 1597
Nebenniereninsuffizienz, relative 653
Nebenniereninzidentalom 611
Nebennierenmetastase 1063
Nebennierenrindenhyperplasie, bilaterale 548
Nebennierenrindeninsuffizienz 588, **590**, 1529
Nebennierenrindenkarzinom 608
Nebennierenvenenkatheter, bilateraler selektiver 602
Nebenschilddrüsenkarzinom 664
Nebenschilddrüsenoperation 663
Nebenschilddrüsenunterfunktion 568
Necator americanus 96
Neck dissection 239
Necrobiosis lipoidica 1428
Negativsymptomatik 1313
– schizophrene 1349
Neisseria gonorrhoeae 506, 530, 1618
Nekrolyse, toxisch-epidermale 1419
Nelson-Tumor 551, 599
Nematoden (s. auch Fadenwurm) 96
Neoplasie 294
– intraepitheliale der Cervix uteri (CIN) 220
– benigne 837
– der Leber 837, **839**
– der Lunge 1061
– gastroenteropankreatische (GEP) 757
– hämatologische 293
– lymphatische 343
– maligne 839
– multiple endokrine (MEN) 584, 664
– – Typ I 758
– – Typ IIa 603
– testikuläre intraepitheliale 211
– zervikale intraepitheliale (CIN) 222
Nephritis 906
– abakterielle interstitielle 436
– akute interstitielle 924
– – bei Malignomen 925
– – idiopathische 925
– akute medikamenteninduzierte 924
– bei Infektionen 924
– chronische interstitielle 925
– interstitielle im Kindesalter 1663

Nephroblastom im Kindesalter 1653
Nephrokalzinose 501
Nephrolithiasis 438, 932
– im Kindesalter 1663
Nephronophthise 928, 938
Nephropathie 404, 407, 409, 414, 623
– diabetische 406, 911, **917**
– familiäre juvenile hyperurikämische 441
– tubuläre 817
Nephrosklerose 1148
Nephrotoxizität 191
Nervenengpasssyndrom 512
Nervenkompressionssyndrom 519
Nervenschädigung, traumatische 1284
Nervensystem, zentrales
– Astrozytome 1246
– Gliome 1246
– Meningeome 1248
– primäre Lymphome 1248
Nervus caudatus 1206
Nervus-medianus-Reiz 1217
NET (neuroendokriner Tumor)
– der Appendix 895
– des Kolorektums 895
– des oberen Gastrointestinaltrakrs 895
Netherton-Syndrom 1606
Neugeborenenersversorgung 1552
Neugeborenengranulomatose, septische 57
Neugeborenenhyperthyreose 574
Neugeborenenikterus 1557
Neugeborenenkrämpfe 1665
Neugeborenensepsis 1555
Neugeborenes
– asphyktisches 1552
– Intensivprobleme 1678
– respiratorische Erkrankungen 1553
Neuralgie 1281
Neuralrohrdefekt 302
– fetaler 638
Neuritis 150
– vestibularis 1275
Neuroblastom im Kindesalter 1652
Neuroborreliose 63, **1234**
Neurochirurgie, funktionelle 1293
Neurofibromatose 494, 755
– Typ I 235, 603
Neurohypoglykämie 1527
Neurolues 1234
Neuropathie 299, 302, 404, 409, 414, 477, 909, **1279**
– alkoholische 1282

- axonale 1279, 1280
- bei Borreliose 1282
- demyelinisierende 1279, 1280
- diabetische 1282
- erworbene im Kindesalter 1671
- periphere 323
- – sensible 408
- vaskulitische 1284
- viszerale 747
Neuroplastizität 1302
Neuropsychologie 1304
Neurorehabilitation 1299, 1302, 1308
Neurosarkoidose 1228
Neurosyphilis 61
Neurotransplantation 1296
Neutropenie 75, 117, 248, 326, 369, 788
- hochgradige 76
- im Kindesalter 1600
- schwere kongenitale 129
- Zyostatika-induzierte 51
NFκB 337
Nicht-SCID-Immundefekt 119
Nichtseminom
- CS IIA/B 212
- CSI 212
- Residualtumorentfernung 213
Nicht-ST-Streckenhebung-Infarkt (NSTEMI) 1143
Nieder-T$_3$-Syndrom 651
Nierenarterienstenose (NAST) **941**, 1148, 1663
Nierenbiopsie 900, 924
Nieren-Clearance 25
Nierenerkrankung
- autosomal-dominante polyzystische 937
- autosomal-rezessive polyzystische 937
- glomeruläre 929
- glomerulozystische 928
- hereditäre 927
- immunkomplexmediierte 922
- metabolische 934
- monogene 927
- – syndromale 935
- tubuläre 930
- tubulointerstitielle 924
- vaskuläre 935
- zystische 928
Nierenersatztherapie, kontinuierliche 951
Nierenfunktion, Organmonitoring 901

Niereninsuffizienz 167, 176, 369, 416, 438, 479, 661, 941
- chronische
- – im Kindesalter 1665
- – Knochenerkrankung 908
- – Malnutrition 909
- – Neuropathie 909
- terminale 435, 943
Nierenkolik 437, 911
Nieren-Pankreas-Transplantation 414
Nierenparenchymerkrankung im Kindesalter 1662
Nierenstein im Kindesalter 1663
Nierenstenose, arteriosklerotische 942
Nierentransplantation 145, 159, 176, 372, 458, 481, 952
- Abstoßung 955
- Funktionsverlust 958
- Komplikationen 957
Nierentumor 933, **963**
Nierenversagen 141, 429, 661, 946
- akutes (ANV) **899**, 1118, 1500
- – im Kindesalter 1664
- – kontinuierliche Nierenersatztherapie 951
- chronisches 906
- prärenales 751
Nierenzellkarzinom 265, 933, **963**
Nijmegen-Chromosomeninstabilitätssyndrom 1606
Nikotinabusus 641
Nikotinamid-Mangel/-Überschuss 398
NNR-Karzinom, aldosteronproduzierendes 600
Non thyroidal illness (NTI) 651
Non-Hodgkin-Lymphom 248, 966
- der Schilddrüse 587
- im engeren Sinne 348
- im Kindesalter 1650
- Klassifikationen 343
- lymphoblastisches 358
- zentrozytisches 350
Noradrenalinsekretion 604
Normaldruckhydrozephalus (NPH) 1396, 1408
Norman-Score 1019
Normoblasten 305
Norwalk-Virus 734
Notch-III-Gen 1204
Notch-Zeichen, postsystolisches 1521
Notfall, hypertensiver 1159, 1507
Nozizeptor 254
NTI-Syndrom 651

Nüchternhypoglykämie 457
Nullwachstum 1699
Nullzelladenom 547
Number needed to treat (NNT) 11
Nussknackerösophagus 681, 682
Nutzwert 6
Nykturie 561
Nystagmus 326, 1273
- rotatorischer 1278

O

OAT-Syndrom 619
Oberbauchperitonitis 103
Oberflächenimmunglobulin 260
Obstipation 255
- im Kindesalter 1580
Obstruktion der oberen Atemwege 980
Obstruktionssyndrom, distales intestinales (DIOS) 450, 454
Ochratoxin 926
^{111}In-Octreotid 608
- Szintigraphie 606
Ödem
- angioneurotisches 138
- mesiotemporales 1481
Ogilvie-Syndrom 746
Ohrknorpelentzündung 183
Okklusionsdruck 1471
Oktreotidrezeptorszintigraphie 705
Oligoarthritis 505, 508, 533
- asymmetrische 526
Oligoasthenoteratozoospermie 619
Oligoastrozytom 1247, 1252
Oligodendrogliom 1247, 1250, 1252
Oligomenorrhoe 626, 627, 629, 632
Oligozoospermie 619
Omenn-Syndrom 1607
Omentektomie 229
Omphalitis 128
On-Dystonie 1295
Onkogen 265
Onkologie im Kindesalter 1646
Onychomykose 1449
OPSI-Syndrom 367
Optikusneuropathie 575
- ischämische anteriore 168
Orbitopathie, endokrine 569, **574**
Orchiektomie 209
Organic Dust Toxic Syndrom (ODTS) 1081
Organinfektion 50

Organmetastase 243
Organoazidopathie 424, 427
Organoazidurie 430
Organomegalie 466, 469
Organophosphatintoxikation 1544
Organtoxizität 191
Organtransplantation, allogene 454
Organversagen 48
– infektiöses 74
Oropharynxtumor 242
Orthese 499
Orthostasesyndrom im Kindesalter 1643
Orthostasetest 602
OSAS 1074
Osmolyt 850
Ösophagitis 677, 678
Ösophagogastroduodenoskopie 716
Ösophagogastroskopie 685
Ösophagoskopie 683
Ösophagus 677
– angeborene Fehlbildungen 1571
– Blutstillung 687
– Endoskopie 687
– infektiöse Erkrankungen 683
– irritabler 682
– Resektion 686
– Stenteinlage 691
– Varizentherapie 687
– zervikaler 686
Ösophagusatresie 1571
Ösophaguskarzinom 685
Ösophagusmanometrie 679
Ösophagusspasmus, diffuser 681
Ösophagussphinkter 677
Ösophagusstenose im Kindesalter 1573
Ösophagusstriktur, benigne 692
Ösophagustumor 685
Ösophagusvarize 728, 846
– Banding-Therapie 688
– im Kindesalter 1573
Osteitis 540
– fibrosa 909
Osteoarthritis 490
Osteochondrodysplasie 494
Osteochondromatose 494
Osteodensitometrie 487
Osteogenesis imperfecta 494, 1673
Osteoklasten 489
Osteolyse 360
Osteomalazie 487, 673
– onkogene 672
Osteomyelitis 308, 505, 540
– akute diffuse 110, 111

– chronische 111
– Heroinsüchtige 111
– im Kindesalter 1626
– per continuitatem 504
– sterile 534
Osteomyelofibrose (OMF) 279, **281**
Osteomyelosklerose 281, 282
Osteopathia striata 494
Osteopathie
– enterogene 754
– metabolische 485
Osteopenie 485, 773
Osteopetrose 493, 932
– autosomal-rezeddive 493
– infantile 493
Osteophyten 496
Osteopoikilose 492
Osteoporose 136, 145, 166, 453, **485**, 494, 549, 646, 739, 773, 1014
– idiopathische juvenile (IJO) 1673
– postklimakterische 485
– Tannenbaumphänomen 486
Osteoporosis circumscripta 490
Osteosklerose 492
Osteotomie, maxillomandibuläre (MMO) 1076
Ostitis deformans 489
Östrogendurchbruchsblutung 628
Östrogenentzugsblutung 628
Östrogenmangel 632
Östrogenmangelosteoporose 646
Othello-Syndrom 1390
Otitis
– externa 325
– media 325
– – akute im Kindesalter 1624
Ovarektomie, bilaterale 218
Ovarialinsuffizienz 628, 629
Ovarialkarzinom
– Chemotherapie 218
– invasive 218
– Strahlentherapie 219
– systemische Therapie 218
Ovarialmalignom 214
Ovarialmetastasen 221
Ovarialtumor, maligner 214
Ovarialzyste, funktionelle 642
Ovarien hyperstimulation syndrome (OHSS) 635
Ovarien, polystistische (PCO) 636
Ovarsyndrom, polyzystisches 630
Overlap-Syndrom 157, 828, **831**
Overshoot-Alkalose 1501

Overwhelming postsplenectomy infection 367, 1617
Ovulation 627
Oxalose 500, 501, 504
Oxalsäurehyperabsorption 750
Oxyure 1623

P

p53-Gen 193, 264
Paartherapie 1414
PAI-1 51
Pallidotomie, unilaterale 1295
Palmarerythem 828
PAN 171
– HCV-assoziierte 171
Panarteriitis, granulomatöse 169
Pancoast-Syndrom 233
Pancoast-Tumor 1064, 1284
Panendoskopie 239
Pangastritis 697
Panikattacke 795, 1276, 1518
Panikstörung 1315, 1361, 1362
– im Alter 1394
Paniksyndrom, sexuelles 1414
Pankolitis 1582
Pankreasenzym 883
Pankreasgangstein 883
Pankreasgangstenose 882
Pankreasinsuffizienz 450, 453, 883
– exokrine 1020
Pankreaskarzinom 246, 464, **884**
– Schmerzsymptomatik 888
– Verschlussikterus 888
Pankreasnekrose 880
Pankreaspseudozyste 883
Pankreatektomie 759
Pankreatitis 403, 418, 421, 464, 666
– akute 878
– – nekrotisierende 1498
– biliäre 879
– Ernährung 880
– hämorrhagische 397
– Schmerztherapie 880
Pannikulitis 464
Panthotensäure-Mangel/-Überschuss 399
Panzytopenie 57, 69, 299, 303, 316, 347
Papierelektrophorese 424
Papillomavirus, humanes (HPV) 220
Papillotomie, biliäre pankreatische 732
Pappenheim-Färbung 274, 317, 356

Paracetamolentgiftung 1543
Paracetamolintoxikation 844, 864, 1491
Paragangliom 603
– extraadrenales 605
Paragranulom 340, 342
Paramyxovirus 824
Paraneoplasie 153
Paraphernalie 1387
Paraplegie 1178
Paraprotein 360, 369
Parasit 42, 825
Parasomnie 1369, 1372
Parasuizid 1378
Parathormon 653
Parathyreodektomie 713
Paratyphus 58
Parazentese 857
Parese, progressive supranukleäre 1410
Paris-Staging-System 725
Parkes-Weber-Syndrom 1677
Parkin-Gen 1211
Parkinsonerkrankung 1294, 1397, 1407
Parkinson-Syndrom 1211
Paronychie 106
Parotitis epidemica 1610
Partial-Liquid-Ventilation 1060
Parvovirus B19 70
– im Kindesalter 1613
Pathogenitätsinsel 703
Pauci-Immun-Glomerulonephritis (ANCA-assoziiert) 920
P-auf-T-Phänomen 1090
Paul-Bunnell-Test 69
Pavor nocturnus 1370, 1374
PCO-Syndrom 630, 633, 636
Pearl-Index 638, 643
Pearson-Syndrom 1601
Pedikulose 1450
PEEP 1059
– intrinsisches 1470
PEG 241, 809
Peitschenwurm 97, 1623
Peliose, bazilläre parenchymatöse 60
Peliosis hepatis 839
Pellagra 398
Pemphigoid
– vernarbendes 1435
– bullöses 1435
– gestationis 1435
Pemphigoiderkrankung 1433
Pemphigus 378

– foliaceus 1433
– paraneoplastischer 1434
– vulgaris 1433
Pencil-to-cup-Phänomen 534
Penisprothese 415
Penumbra 1193
Peptostreptococcus 1036
Periarthritis calcarea 502
Periarthropathia calcarea 500, 504
Pericarditis constrictiva 1131
Peridivertikulitis 776
Perikarderguss 1131, 1181
Perikarditis 1129
– akute 1129
– chronische 1130
– idiopathische 1129
Perikardpunktion 522, 1131
Perikardtamponade 521, 1131, 1488
Perikardtumor 1180
Perikardverletzung 1181
Perimenopause 644
Perimyokarditis 141, 160
Periodontitis 328
Periostreizung 485
Peritonealdialyse 905, 947
– automatisierte 948
– chronische ambulante (CAPD) 104
– intermittierende 948
– kontinuierlich-ambulante 948
– kontinuierlich-zyklische 948
– nächtlich-intermittierende 948
Peritonismus, fäkaler 776
Peritonitis 102, 779, 949
– CAPD-assoziierte 104, 105
– 4-Quadranten-Peritonitis 103
– sterile 103
Peritonsillarabszess 979
Perkussion 1069
Perm-Cath 949
Persönlichkeitsstörung, zwanghafte 1363
Pertussis (s. auch Keuchhusten) 1620
Pertussisgrundimmunisierung 1627
Perzentilenmethode 1699
Pest 1620
Petechien 365, 370
Peutz-Jeghers-Syndrom 292, 755, 781, 783
Peyer-Plaques 58
Pfeiffer-Drüsenfieber 69, 823
Pfropfpräeklampsie 1519
P-Glykoprotein (PGP) 16
Phagozyten 41, 272

Phagozytendefekt im Kindesalter 1601
Phäochromazytom 603, 613, 1148, 1530
– hereditäres 607
– malignes 608
– Schwangerschaft 608
– sporadisches 607
Pharmakodynamik 18
Pharmakogenetik 13, 16
Pharmakokinetik 23
– im Kindesalter 1695
Pharmakotherapie 8
Pharyngitis 69, 978
Phase-I/II-Metabolismus 25
Phenylalaninhydroxylase 427
Phenylketonurie 423, 426, 427
– atypische 1584
– im Kindesalter 1584
– maternale 428
Philadelphia(Ph)-Chromosom 276, 355, 357
Philadelphia-Finger 502
Phlebitis 154, 735
Phlebographie 1172
Phlebotom 98
Phlegmasia coerulea dolens 383
Phlegmon 106, 1446
Phobie
– soziale 1362
– spezifische 1362
Phosphatase 490
– plazentare alkalische (PLAP) 209
Phosphatmangel (s. auch Hypophosphatämie) 488, 672
Phosphormetabolismus 908
Phosphorylasekinasemangel
– herzspezifischer 459
– muskelspezifischer 459
Photopherese, extrakorporale (ECP) 156
Photophobie 326
pHPT 662
– asymptomatischer 660
Physiotherapie 487
Pick-Krankheit 1407
Piecemeal degranulation 331
Piecemeal-Verfahren 731
Pierre-Robin-Sequenz 428
Pigmentstein, brauner 873
Pigtail-Katheter 779
Pilze 1117
Pilzinfektion 42, 868, 117, 1449
– im Kindesalter 1622

Pityriasis versicolor 1450
Plantago ovata 796
Plasmaersatzmittel, kolloidales 53
Plasmafiltration 1538
Plasmakatecholamin 605
Plasmakonzentration 13, 21
Plasmapherese 145, 1538
Plasmazelldyskrasie 478
Plasmazellenleukämie 360
Plasmazellseparation 1538
Plasmazytom 248
Plasminogenaktivatorinhibitor-1 (PAI-1) 51
Plasmozytom 360
– extramedulläres 363
– ossäres 363
Plattenepithelkarzinom (s. auch Spinaliom) 1437
Pleozytose, lymphozytäre 1237
Plethora 549
Pleuradruck 1471
Pleuraempyem 1032
Pleuraerguss 56, 59, 1032
Pleuraerkrankung 1069
Pleurafibrom 1072
Pleurafibrose 1072
Pleuramesotheliom, malignes 231
Pleuratranssudat 1070
Pleuratumor 1072
Pleurektomie 234
– kombinierte parietal/viszerale 233
– mit Dekortikation 233
– parietale partielle 233
Pleuritis 1070
– tuberkulöse 1071
Pleurodese, videothorakoskopische 233
Plexopathie 1279
Plexus
– Auerbach 745
– Meissner 745
Plexus-coeliacus-Blockade 888
Plummerung 572
Plummer-Vinson-Syndrom 292
Pneumocystis
– carinii
– – Pneumonie 51, 87, 118, 1624
– – Prophylaxe 146, 166, 248
– jiroveci 118
– – Pneumonie 116, 118
Pneumokokkenimpfung 1032, 1629
Pneumokokkus 977, 1233, 1617

Pneumokoniose
– anorganische 1081
– organische 1081
Pneumonektomie, extrapleurale (EPP) 233
Pneumonie 68, 116
– akute 56
– ambulant erworbene 1028
– eosinophile 1058
– im Kindesalter 1624, 1631
– interstitielle 153
– lobäre 59
– nichtsokomiale 45
– nosokomiale 79, 81, 1032
– poststenotische 1030
Pneumonitis 141
– chemische 1036
Pneumotachograph 1470
Pneumothorax 449, 985, 1010
– traumatischer 1070
PNP-Defekt 126
Poliovirus 1610
Polyangiitis 167
– mikroskopische 161, 174, 171, 920, 1006, **1007**
Polyarteriitis (PAN) 171
Polyarteriitis nodosa 919
Polyarthralgie 509
Polyarthritis 141, 521, 524, 1002
– chronische 1005
– multilierende, destruierende 533
– symmetrische 533
Polyarthrose 496
Polychondritis 183
Polychromasie 305
Polycythaemia vera (PV) 278
– Aderlasstherapie 279
Polydipsie 561
– psychogene 562
Polymenorrhoe 292, 626, 627, 631, 632
Polymerase Chain Reaction (PCR) 13, 358, 505
Polymorphism 15
Polymyalgia rheumatica (PMR) 168, 522
Polymyositis **151**, 152, 187, 1005
Polyneuropathie 141, 191, 301, 511, 1280
– chronische inflammatorische demyelinisierende (CIDP) 1671
– periphere 204, 909
Polypektomie 689, 729
Polypen

– hamartomatöse 780
– mukosale 729
– submuköse mesenchymale 729
Polyposis
– des Magens 729
– familiäre adenomatöse (FAP) 755, **781**, 784
– intestinale 235
– juvenile 781, 783
Polyposissyndrom 780
– hamartomatöses 783
Polysomnographie, kardiorespiratorische 1075
Polytoxikomanie 1360
Polyurie 561
Pompe-Erkrankung 458
Poncet's disease 508
Pooling 53
Popliteaembolie 1168
Porphyria
– variegata 444, 445
– cutanea tarda 444, 445
Porphyrie 429, **441**
– akute 444, 446
– biochemische Charakteristika 443
– kongenitale erythropoetische 445
– nichtakute 444, 446
Porphyrieattacke, akute 442, 445
Porphyrinhämbiosynthese 442
Porphyrinstoffwechsel 441
Portal venous sampling 713
Postadrenalektomiesyndrom 599
Postcholezystektomiesyndrom 874
Posthepatitissyndrom 820
Posthyperkapniealkalose 1502
Postkoitalpausenblutung 221
Postmenopause 644
– Blutung 221, 649
Post-partum-Thyreoiditis 582
Postpoliomyelitissyndrom 1610
Postreanimationssyndrom 1459
Postsplenektomiesyndrom 367
Poststreptokokkenglomerulonephritis 1617
Posturalkontrolle 1210
Potter-Syndrom 1661
Pouchitis 764
PPAR-γ-Agonist 463
PPP-Syndrom 534
Prädelir 1395
Präeklampsie 1519
Präexzitationssyndrom 1091
Präimplantationsdiagnostik (PID) 621

Pränataldiagnostik 637
Präpatenzzeit 42
Preis-Leistungs-Verhältnis 4
Preismechanismus 3
Pressure support ventilation (PSV) 1059, 1060
Pressure time product (PTP) 1468, 1472
Prevotella spp. 1036
Priapismus 309
Prick-Testung 134
Prick-to-Prick-Test 984
Prinzmetal-Angina 1139
Prion-Krankheit 1408
Problemlösetraining 1331
Progenitorzelle 271
Progesterondurchbruchsblutung 628
Progesteronentzugsblutung 628
Prognathie 555
Prokalzitonin 49, 654
Proktitis 763, 1582
Proktokolektomie 764
Proktosigmoiditis 763
Prolaktin inhibiting hormone (PIH) 630
Prolaktinom 547, 551, 553
– Schwangerschaft 554
Prometheus-Verfahren 853
Promyelozytenleukämie 252, 275, 316, 364
– akute 319
Propionazidurie 1589
Propionibacterium acnes 540
Proportional assist ventilation (PAV) 1474
Prosorba 187
Prostatahyperplasie, benigne 973
Prostatakarzinom 205
– Brachytherapie 207
– Früherkennung 207
– hormonrefraktäres 208
– lokal begrenztes 207
– lokoregionär fortgeschrittenes 208
– metastasiertes 208
Prostatavergrößerung 959
Prostatovesikulektomie 207, 208
Protein
– C 51
– – aktiviertes (A-PC) 52
– eosinophiles kationisches (ECP) 161
– Guanin-Nukleotid-bindendes 494
Proteinbindung 25

Protein-Energie-Malnutrition (PEM)
 im Kindesalter 1560
Proteinurie 910, 915
Proteinverlust 743
Proteinverlustsyndrom, enterales 116
Protoonkogen 265
Protoporphyrie, erythropoetische 445
Protozoen 100
– im Kindesalter 1624
Protozoenerkrankung 71
Protrusio bulbi 575
PROVE-IT-Studie 421, 422
Provokation
– konjunktivale 134
– nasale 134
– orale 134
– spezifische inhalative (Allergen) 984
– unspezifische bronchiale 984
Provokationstest 1420
Pruritus 830
Pseudoaszites 464
Pseudochylothorax 1071, 1072
Pseudo-Gaucher-Zelle 328
Pseudogicht 501
Pseudohermaphroditismus
– femininus 656
– masculinus 622, 656
Pseudohyperaldosteronismus 601
Pseudohyperkalzämie 661
Pseudohypertonie 1157
Pseudohypoaldosteronismus 930
Pseudohypokalzämie 666
Pseudohypoparathyreoidismus (PsHP) 666, 669
Pseudokapsel 235
Pseudokrupp 1630
Pseudomonaden 76
Pseudomonas 454
– aeruginosa 49, 79, 993, 1016
– – Erstinfektion 1020
– Infektion 82
– Nachweis 451
– Vakzinierung 1023
Pseudoobstruktion 744, 746
– intestinale 746
Pseudoperitonitis 103
Pseudothrombozytopenie 366
Pseudovagina 622
Pseudo-Vitamin-D-Mangelrachitis 666, 670, 672
Pseudo-von-Willebrand-Syndrom 1660
Pseutotumor 374
Psoriasis

– capitis 533
– arthropatica 1423
– pustulosa 1423
– vulgaris 541, **1422**, 1423
Psoriasisarthritis 526, **533**
Psychoanalyse 1319
Psychoedukation 1330
Psychologie, kognitive 1321
Psychopharmakotherapie 1311
Psychose, schizophrene 1342
Psychosyndrom 1235
Psychotherapie **1317**, 1338, 1350, 1393
– kathaty-imaginative 1320
– supportive 1335
– tiefenpsychologisch fundierte 1320
Pubertas
– praecox 494, 649, 1595
– tarda 1595, 629
Pubertätsentwicklung, gestörte 1594
Pubertätsgynäkomastie 623
Pulmonalarterienhauptstamm, fehlender 1053
Pulmonalarterienstenose 1054
Pulmonalatresie mit Ventrikelseptumdefekt 1053
Pulmonalembolie 1511
Pulmonalinsuffizienz 1178
Pulmonaliseinschwemmkatheter 1043
Pulmonalklappenstenose im Kindesalter 1641
Pulmonalstenose (PS) 1112
– im Kindesalter 1641
– valvuläre 1178
Pulmonalvenenobstruktion 1054
Pulsus paradoxus 1474
Punctio sicca 347
Pure red cell anemia 70
Purging-Verhalten 1380
Purinnukleosid-Phosphorylase(PNP)-Mangel 1607
Purin-Nukleosid-Phosphorylase-Defizienz (PNP-Defekt) 126
Purinnukleotidzyklusstörung 440
Purinstoffwechsel 436
– Störungen 436
Purpura
– idiopathische thrombozytopenische (ITP) 365
– periorbitale 476
– Schönlein-Henoch 916
– senilis 372
– thrombotisch-thrombozytopenische (TTP) 57, 145, 187, 252, 310, **370**

Purtilo-Syndrom 1605
Pustulose 1429
– akute generalisierte exanthematische (AGEP) 1419
– palmoplantare 534
Pustulosis 540
– palmoplantaris 541
Putamen 1206
Pyelonephritis 436, 900, 1664
– akute 960, 962
Pyloromyotomie nach Weber-Ramstedt 1574
Pylorusspasmus 719
Pylorusstenose, hypertrophische 1574
Pyoderma gangraenosum 170, 765, 1430
Pyomyositis 108
Pyramidenzeichen 1481
Pyrimidinstoffwechsel 438
Pyrophosphat, anorganisches (Ppi) 501

Q

Q_0-Wert 28
Q-Fieber 64
QRS-Komplex 1091
Quality of Well-Being Index 6
Quickwert 383
Quincke-Ödem 138

R

Rabies (s. auch Tollwut) 70
– im Kindesalter 1614
Rachitis 301, 487
– hypophosphatämische 429, 673
– X-chromosomale hypophosphatämische 671
Radikulopathie 1279
Radiofrequenztherapie, endoskopische 693
Radiojodtherapie 568, 571, 578, 585
Radiosynoviorthese (RS) 513, 519, 535
Radium-Therapie, systemische 530
Radspeichenphänomen 838
Ramisektomie 1297
Rapid shallow breathing 1469
Rapid-Plasma-Reagin (RPR)-Test 61
RAST-Test 133
Rationalitätenfalle 4

Raynaud-Phänomen 141, 323, 1170, 1432
Reactive airways dysfunction syndrome 1078
Reaktion
– anaphylaktische 137
– immunoallergische
– – nach Coombs 161
– – nach Gell 161
– entzündliche 39
Reanimation 1513
Reanimationsmaßnahme, erweiterte (ACLS) 1462
Rebound-Phänomen 187
Rebound-Skorbut 400
Rechtsherz, hypoplastisches im Kindesalter 1640
Rechtsherzhypertrophie 1049
Rechtsherzinsuffizienz 1041
Rechtsherzkatheter 1043
Rechtsschenkelblock 1042
Recruitment 1047
Red-man-Syndrom 1686
Reed-Sternberg-Zelle 337
Reentrytachykardie
– atrioventrikuläre 1091
– permanente junktionale (PJRT) 1091
Refeeding-Syndrom 672, 673
Reflex, zervikookulärer 1479
Reflux
– chronischer gastroösophagealer 985
– duodenogastroösophagealer (DGER) 681
– gastroösophagealer 1572
– vestibulookulärer (VOR) 1277
Refluxkrankheit, gastroösophageale (GERD) 677
Refluxösophagitis 159, 678
– im Kindesalter 1572
Refluxszintigraphie 679
Rehabilitation, psychiatrische 1327
Rehydrierung, orale 735
Reibetest 134, 984
Reifenstein-Syndrom 622
Reinfarkt 1135
Reisediarrhö 794
Reiseimpfung 1629
Reissner-Membran 1272
Reiter-Syndrom 109, 532
Reizdarmsyndrom 745, **793**
Rekombinasedefekt 119
Rektumkarzinom 786

Relaps 961
Relaxations-Cleft 1678
Releasing-Hormone (RH) 558
Remodelling 1048
Rendezvous-Verfahren 874
Rendu-Ossler-Weber-Erkrankung 1055
Renin-Angiotensin-Aldosteron-System 593
Renin-Angiotensin-System 1141
Renoir-Effekt 488
Reproduktionstoxizität 31
Resektion
– ileale 749
– jejunale 749
– transurethrale der Prostata (TURP) 208
Residualtumor 213
Resistenzminderung 40
Respiratory Syncytial Virus (RSV) 1610
Response-Syndrom, systemisches inflammatorisches (SIRS) 47
Restless-legs-Syndrom 1211, 1370, 1373
Resynchronisationstherapie, kardiale 1107
Retentionspneumonie 1061
Retikulinfibrose 282
Retikulozytose 300, 305
Retinopathie 150, 404, 407, 409, 415, 576
– autonome 407
– diabetische 408
Retrobulbärbestrahlung 576
Retrovirus 148
REVERSAL-Studie 421
Reversibilitätstest 984
Reye-Syndrom 861, 1611
Rezeptor, chimärer 263
Rezidivansleishmaniose 99
Rezidivblutung, ulkusbedingte 728
Rezidivstruma 568
Rhabdomyosarkom 235
– alveolares 246
Rheumaknoten 1005
Rhinitis
– akute 977
– allergica 137
Rhinokonjunktivitis, allergische **137**, 983
Rhinoscopia posterior 977
Rhinosinusitis 978
Rhizotomie 1297
Rhythmusstörung 1121, 1137
– bradykarde 1087

Sachverzeichnis

- – im Kindesalter 1643
- – supraventrikuläre 1087
- – ventrikuläre 1092, 1121
- Riboflavin-Mangel/-Überschuss 398
- Richter-Syndrom 344
- Rickettsia
- – conori 64
- – prowazeki 64
- Rickettsiosen 64
- Riesenfaltengastritis 700
- Riesengranula 326
- Riesenwuchs, hypophysärer 555
- Riesenzellarteriitis 165
- – temporale (GCA) 168
- Riesenzellarthritis 162
- Rift-Valley-Fieber 824
- Rinderbandwurm 1623
- Ringelröteln 70, 1448, 1613
- Risikoreduktion
- – absolute 11
- – relative 11
- Risus sardonicus 58
- RNA-Inhibition 192
- Romano-Ward-Syndrom 1095
- Rosazea 1424
- Roseola infantum 1613
- Roseole 58
- Rosser-Skala 6
- Rotablationsatherektomie 1142
- Rotavirus 734
- – im Kindesalter 1613
- Röteln 824, 1447, 1448, 1609
- Rotlauf 106
- Roviralta-Syndrom 1574
- Rückenschmerz, entzündlicher 527
- Ruhetremor 1219
- Rumpel-Leede-Test 369, 372
- Rumpfhautbasaliom 1437
- Rumpforthese 487

S

- Sacroiliitis, infektiöse 505
- Sakroiliakalgelenkarthritis 541
- Sakroilitis 531
- Salmonella
- – paratyphi 58, 530
- – typhi 58
- Salmonellen 1619
- Salmonellenhepatitis 824
- Salmonelleninfektion 734
- Salmonellose, typhöse 58
- Salzbelastungstest 601
- Salzverlustsyndrom 562, 1593
- Sandifer-Syndrom 1572
- SAPHO-Syndrom 534, **540**
- Sarcoid-like lesion 1025
- Sarkoidose 548, **1024**, 1124, 1426
- – Lungenfunktion 1025
- Sarkom 756, 1179
- Sattelnase 183
- Sauerstoffinsufflation 1488
- Sauerstofftherapie 1270, 1472
- Sauerstofftransport, supraphysiologischer 54
- Säuglingsenteritis 1613
- Säure-Basen-Ausgleich 55
- Säure-Basen-Haushalt 49, 968
- Säure-Basen-Störung 969
- Säure-Laugen-Verätzung 1572
- Säureverätzung 1573
- Schanker, harter 61
- Scharlach 978, 1446, 1617
- Schatzki-Ring 681
- Scheinapherese 187
- Schichtarbeit 1373
- Schieloperation 576
- Schilddrüse 564
- – primäre Non-Hodgkin-Lymphome 587
- Schilddrüsenantigen 299
- Schilddrüsenautonomie 566, 577
- Schilddrüsenerkrankung im Kindesalter 1597
- Schilddrüsenhormonresistenz 588
- Schilddrüsenhormontherapie 586
- Schilddrüsenkarzinom
- – medulläres 584, 587
- – differenziertes 586
- – Fernmetastasen 586
- – lokoregionales Rezidiv 586
- – undifferenziertes 586
- Schilddrüsenknoten 584
- Schilddrüsenmalignom 566, **584**
- Schilddrüsenperoxidase 570, 581
- Schilddrüsenunterfunktion 1528
- Schilddrüsenvergrößerung 565
- Schildwächterlymphknoten 1440
- Schilling-Test 299
- Schirmer-Test 149
- Schistosomiasis intestinale (s. auch Bilharziose) 95
- Schistosomidae 95
- Schizophrenie **1342**, 1380
- – im Alter 1389
- – katatone 1349
- – Stadien 1346
- – Subtypen 1346
- – Therapieresistenz 1347
- Schlafapnoesyndrom 392, 556, 618, 1073, **1074**, 1372, 1373
- – obstruktive 1195
- – zentrales 1075
- Schlafentzugsbehandlung 1338
- Schlafmedikament 18
- Schlafparalyse 1374
- Schlafstörung 1195, 1323, **1369**
- Schlaf-Wach-Rhythmus 547, 594
- – Störungen 1369
- Schlafwandeln 1370, 1374
- Schlaganfall 1299, **1193**
- – bei Drogen 1195
- – Dissektion 1195
- – ischämischer 1481
- – – Akutmanagement 1200
- Schlaganfallrisiko 1198
- – Sekundärprävention 1201
- Schlaganfallsyndrom, generelles 1195
- Schleimhautabstrich 41
- Schleimhautatrophie 301
- Schleimhautpemphigoid 1435
- Schlingenpolypektomie 729
- Schluckauf (s. auch Singultus) 681
- Schmerz
- – akuter 154
- – chronischer 254
- Schmerzmittel, peripher wirksames 254
- Schmerzstörung, anhaltende somatoforme 1367
- Schmerzsyndrom, komplexes regionales 1282
- Schmerztherapie 253
- – parenterale 257
- Schmerzursache 253
- Schmidt-Syndrom 588
- Schmierinfektion 58, 1609
- Schock 1482
- – anaphylaktischer 131, 332, 1489
- – hämorrhagischer 1579
- – – im Kindesalter 1681
- – hypovolämischer 61, 1484
- – – im Kindesalter 1680
- – kardiogener 1102, 1487
- – kardiovaskulärer im Kindesalter 1680
- – neurogener 1490
- – septischer 47, 1486
- – Therapie 53

- Volumensubstitution 54
Schocktoleranz 1482
Schoenlein-Henoch-Purpura 173, **178**, 1662
Schrittmacher 1107
Schrittmachertherapie 1127
Schulteramyotrophie, neuralgische 1283
Schutzimpfung 1032
Schwangerenlisteriose 57
Schwangerschaft
- biochemische 636
- gestörte 636
Schwangerschaftsfettleber, akute (ASFL) 865
Schwangerschaftskardiomyopathie 1121
Schwankschwindel 1273
- somatoformer phobischer 1276
Schwartz-Jampel-Syndrom 1287
Schweinebandwurm 1623
Schweinerotlauf 1447
Schweinezüchterkrankheit 824
Schweißfußgeruch 430
Schwellkörperautoinjektionstherapie 1414
Schwellkörperpharmakontest (SKAT) 624
Schwindel 1272
- bei vertebrobasilären Durchblutungsstörungen 1274
- zentral vestibulärer 1277
SCID 1605
Scimitar-Syndrom 1054
SCO-Syndrom 620, 621
Scratch-Testung 134
Sedierung im Kindesalter 1682
Sekretintest 705
Selbstmisshandlung 1385
Selbstschädigung 1385
Selen-Mangel/-Überschuss 401
Seminom
- CS IIA/B 212
- CSI 212
- Residualtumorentfernung 213
Sengstaken-Blakemore-Sonde 688, 848
Senkungsabszess 1235
Sensitivitätsanalyse 7
Sepsis 47
- Beatmung 53
- Definition 48
- Fokussuche 48
- hämostaseologische Therapie 51

- im Kindesalter 1686
- persistierende 1118
- Score-Systeme 48
Sepsistherapie 49
- Deeskalationskonzept 50
Septikämie 76
Septostomie, atriale 1053
Septumdefekt, atrioventrikulärer (AVSD)
  im Kindesalter 1640
Sequenztherapie 46
Sequestration
- bronchopulmonale 1055
- extralobuläre 1055
- intralobuläre 1055
Serinprotease 373
Serokonversion 71
Serumaldosteron 601
Serumaldosteronkonzentration 593
Serum-DHEAS 593
Serumeisen 293
Serumferritin 293
Serumharnsäure 438
Serumkonzentrationsmessung (s. auch therapeutic drug monitoring) 27
Serumkreatinin 27
Serumprotein 25
Serumtumormarker 246
Sex determining region Y 621
Sextantenbiopsie 207
Sexualhormon 653
Sexualstörung 1414
Sézary-Syndrom 1441, 1443
Sheehan-Syndrom 548, 592, 1528, 1529
Shigella sonnei 530
Shigellen 1619
Shigellenerkrankung 733
Shunt-Fluss 54
Shwachman-Score 450, 1018, 1019
SIADH 562
Sialadenitis 586
Sialadenose 1380
Sicca-Syndrom 149, 586, 829
Sichelzellanämie 305, **308**, 311, 1617
- im Kindesalter 1645
Sichelzellkrise 305
Siderofibrose 1081, 1082
Siderose 1082
Silikose 1081, 1082
Silikotuberkulose 1081
Single-hit-Erkrankung 172, 173
Singultus 681
Sinusarrhythmie im Kindesalter 1641
Sinusitis 325, 349, 446, 977, 1231

- chronische 116
Sinus-petrosus-Katheter 598
Sinusrhythmus 1091, 1106
Sinusvenenthrombose 1205
SIRS (systemic inflammatory response syndrome) 47
- Beatmung 53
- Definition 48
Sjögren-Syndrom **147**, 153, 187, 353, 512, 1229
- Klassifikationskriterien 148
- Organmanifestationen 148
Skabies 1450
Skalenuslymphom 222
SKAT 624
- Therapie 415
Skeletal event 208
Skeletterkrankung im Kindesalter 1673
Skeletthyperostose, diffuse idiopathische (DISH) 493
Skelettmetastase 1063
Skew deviation 1278
Skin score 157
Skip lesion 235
Sklerodermie 187, **1432**
- progressive systemische 1005
- systemische 153, 156
- - antifibrotische Therapie 158
- - Beteiligung der Skelettmuskulatur 158
- - Beteiligung des Gastrointestinaltraktes 159
- - Hautbeteiligung 158
- - Herzbeteiligung 160
- - Immunsuppression 158
- - Lungenbeteiligung 159
- - Nierenbeteiligung 159
Sklerose, tuberöse 235, 494, 933, **938**, 1010
Skorbut 399
Skroiliitis, ankylosierende 527
SLE 187, 1006
- Plasmaaustausch 145
- Schwangerschaft 146
Small molecule inhibitor 264
Small volume resuscitation 1485
Sodbrennen 159, 715
Soforttypreaktion, allergische 132
- Diagnostik 133
Somatisierungsstörung 1367
Somatostatinom 758
Somatostatinrezeptorszintigraphie 606, 713

Somnambulismus 1374
Somnolenz 255
Sonde
– nasoduodenale 809
– nasogastrale 809
Sondenernährung 1383
Soor 1450
Soorösophagitis 683, 684, 1622
Soorstomatitis 1622
Sozialpsychologie 1321
Soziotherapie **1326**, 1329, 1350
Spaltvakzine 68
Spannungspneumothorax 985, 1070
Sparkling septum 1123
Spasmodic croup 1630
Spastik 1303, 1305
Spät-Dumping 721
Speicheldrüsenszintigraphie 149
Speichererkrankung, lyosomale 467
Speicherkrankheit 328
– lysosomale 465
Spermatogenese 617
– Störungen 618
Spermienextraktion, testikuläre 634
Spermieninjektion, intrazytoplasmatische (ICSI) 621, 634
Sphärozytose 70, 305
– hereditäre im Kindesalter 1646
Sphingomyelinase, saure 465
Sphinkterinsuffizienz, intrinsische 966
Sphinkter-Oddi-Dyskinesie 871
Spider-Nävus 828
Spina bifida 966
Spinaliom 1437
Spiroergometrie 233
Splenektomie 119, 282, 306, 346, 367
Splenomegalie 58, 276, 279, 305, 306, 311, 323, 328, 347, 365, 477, 816
Splitleber 845
Spondarthropathie 773
Spondylitis, ankylosierende 502, 526
Spondyloarthropathie 526
Spontannystagmus 1275
Spontanpneumothorax 1070
Sporozoit 100
Sprachtherapie 1304
Spreading depression 1273
Sprue 293, 300
– einheimische 737
– nichttropische 755
Spulwurm 1623
Spurenelemente 401
– Mangel im Kindesalter 1560

Sputum 42, 48
Sputumzytologie 985
Stachelzelle 311
Stalographie 149
Stammzelle 271
– Entwicklungspotentiale 271
– hämatopoetische 264, 271, 273
Stammzellerkrankung 275
Stammzelltransplantation 273, 275
– allogene 276, 278, 307, 319, 363, 1650
– autologe 237, 346, 350
Staphylococcal Scaled Skin Syndrome (SSSS) 1616
Staphylococcus
– aureus 504, 506, 1030
– – Bakteriämie 83
– – im Kindesalter 1616
– – Influenzae 1022
– – Methicillin-resistenter Stamm (MRSA) 50, 76, 83
– ssp. 79
Staphylokokkenabszess 325
Staphylokokkeninfektion 50, 82
Staphylokokkenosteomyelitis 325
Staphylokokkus 507, 1115
– koagulasenegativer 76, 1617
– Methicillin-resistenter (MRSA) 79
Status
– asthmaticus 1467, 1473
– epilepticus 1244
– migraenosus 1259, 1260
Stauungsödem 392
Steakhouse-Syndrom 681
Steatohepatitis 754
Steatorrhoe 741, 743, 750, 883
Steatosis 833
Stecknadelkopfspermie 619
Steele-Richardson-Olszewski-Syndrom 1212
Stem cell factor 331
Stentotrophomonas 1033
– maltofilia 82
Stent-Shunt, transjugulär applizierter portosystemischer (TIPS) 857
Stereotaxie 1293
Sterilität 631, **633**
Stickoxid 302
Stiffman-Syndrom 1298
Still-Syndrom 73
– Erwachsenenalter 520
Stimmgabeltest 409
Stimulation, biventrikuläre 1107

Stoffwechselkrise 430
– akute 424
Stoffwechselstörung im Kindesalter 1584
Stomatitis 241, 328
Storchenbiss 1675
Störung
– affektive **1332**, 1345
– anhaltende affektive 1340
– artifizielle 1384
– bipolare affektive 1339
– hyperkinetische
– – im Jugendalter 1696
– – im Kindesalter 1696
– hypochondrische 1367
– metabolische
– – Neugeborenes 1679
– phobische 1394
– schizophrene 1390
– somatoforme 1365
– undifferenzierte somatoforme 1367
– wahnhafte 1390
Stoßwellenlithotripsie, extrakorporale (ESWL) 872, 945
Strahlennekrose 519
Strahlenpneumonitis 1004
Strahlensynovitis 519
Strahlentherapie, perkutane 586
Strahlenthyreoiditis 573
Strecksehnenxanthom 419
Streptococcus pneumoniae 1028, 1029
Streptodermia cutanea lymphatica 106
B-Streptokokkensepsis 1556
Streptokokkus 180, 506, 507, 530, 1617
– β-hämolysierender 525
– penicillinresistenter 1115
– penicillinsensibler 1115
Stress 594
Stressbewältigung 1322
Stresshormon 654
Stresshormonaktivierung 650
Stressulkus 869
Stretta-Verfahren 693
Stromasarkom, endometriales 229
Stromazelltumor, gastrointestinaler (GIST) 266, 756
Stromunfall 1506
Strongyloides stercoralis 96
Strongyloidiasis 96
Struma 401, 588
– diffuse, euthyreote 566
– euthyreote 564

- lymphomatosa Hashimoto 581
- ovarii 649
Strumaresektion 585
Studie, retrospektive 32
Stupor 1345, 1518
Sturge-Weber-Syndrom 1676
Subarachnoidalblutung 1208
Substantia nigra pars reticularis 1211
Subtreshold depression 1334
Sucht 1351
- nicht stoffgebundene 1360
Sudden infant death syndrome (SIDS) 1689
Suizid 1378
Suizidalität 1335, **1376,** 1518
- im Alter 1392
Suizidgen 263
SUNCT-Syndrom 1266
Superovulation 634
Swaneck-Katheter 948
Swan-Ganz-Katheter 54, 1050, 1057
Sweet-Syndrom 1430
Swyer-Syndrom 621, 628
Symptomenkomplex, neuroviszeraler 442
Synchondritis 527
Syndesmophyten 527
Syndrom
- adrenogenitales (AGS)
- - im Kindesalter 1598
- akinetisch-rigides 1220
- amnestisches 1357
- apallisches 1308
- branchiootorenales 934
- choreatisches im Kindesalter 1671
- dementielles 1316, 1358
- depressives 1403
- der immotilen Zilien 619
- der inappropriaten ADH-Sekretion (SIADH) 562
- der Schilddrüsenhormonresistenz 554
- der umgekehrten Aortenisthmusstenose 170
- der verzögerten Schlafphase 1373
- der vorgezogenen Schlafphase 1373
- der wässrigen Diarrhö 773
- des irritablen Darms (RDS) 793
- des Zeitzonenwechsels 1374
- dystones 1670
- - im Kindesalter 1670

- eosinophiles 322
- genetisches 621
- hämolytisch-urämisches (HUS) 252, 310, **370**
- - im Kindesalter 1662
- - mit Faktor H 935
- hepatorenales (HRS) 854, 869
- hypereosinophiles (HES) 282, 322
- hyperthermes 1517
- idiopathisches nephrotisches (INS) 912
- lymphomähnliches 129
- malignes neuroleptisches 1517
- metabolisches 226, 403, 406, 409, 612
- myelodysplastisches 283
- - aggressive Polychemotherapie 285
- - allogene Blutstammzelltransplantation 285
- - hämatopoetische Wachstumsfaktoren (HGF) 286
- - immunmodulatorische Therapie 286
- nephrotisches 439
- - im Kindesalter 1662
- organisches amnestisches 1412
- orofaziodigitales 934
- periodischer Bewegung 1373
- postthrombotisches 381, 384
- prämenstruelles (PMS) 632
- präsuizidales nach Engel 1378
- pulmorenales 174, 1008
- serotonerges 1517
- spastisches 1670
- - im Kindesalter 1670
- steroidresistentes nephrotisches 929
- X-chromosomal lymphoproliferatives (XLP) 127
Synkope 1049, 1161
Synovektomie 507, 513, 519, 532, 535
Synovialanalyse 505
Synovialektomie 182
Synovialitis 182
Synovitis 502
α-Synuklein 1211
Syphilis 61, 310, 824, **1453**
- kongenitale bei Neugeborenen 1557
System, retikulozytäres (RHS) 365
Systemerkrankung, Nierenbeteiligung 919
Systemic inflammatory response syndrom 48

T

Tabakabhängigkeit 1358
Taches bleues 1450
Tachykardie 588
- anhaltende 1093
- atriale
- - bei Digitalisintoxikation 1088
- - chaotische 1088
- - paroxysmale 1088
- - unaufhörliche 1088
- idiopathisch-linksventrikuläre 1093
- supraventrikuläre im Kindesalter 1641
- vorhofassoziierte 1091
Tachymyopathie 1088, 1092
Tachyphylaxie 375, 986
Tachypnoe 1057
Takayasu Arteriitis (TA) **169,** 1164
Takayasu-Krankheit 548
Talkose 1082
Tandemmassenspektrometrie 423
Tania
- saginatum 1623
- solium 1623
Tannenbaumphänomen 485
Tarsaltunnelsyndrom 512
Tarui-Erkrankung 459
Taub-Training 1303
Teleangiektase 117
Teleangiektasie, hämorrhagische 372
Teleskop-Finger 534
Telomerase 260
Tenckhoff-Katheter 948
Tendomyopathie 527, 531
Tendosynovialitis 511
Tendovaginitis 437
Teratozoospermie 619
TESE (testikuläre Spermienextraktion) 634
Testosteronspiegel 211
Tetanospasmin 58
Tetanus 58
- neonataler 58
Tetanusimmunprophylaxe 58
Tetrahydrobiopterinbildungdefekt 428
Tetraparese 1480
Tetraplegie 1480
Thalamus 1206
Thalamusinfarkt 1410
Thalassämie 294, 305, 311, 814
- im Kindesalter 1645
Thekazelltumor 217

Sachverzeichnis

Therapeutic drug monitoring 27
Therapie
- hämatoonkologische 248
- immunsuppressive 953
- molekulare 264
- physikalische 528
- antiinfektive 43
- antiemetische 250
- antithyreoidale 571
- hormonelle 634
Therapiestudie 11
Thiopurin-Methytransferase (TPMT) 771
- Mangel 518
Thomasphosphatlunge 1082
Thoracic outlet synsdrome (TOS) 540, 1284
Thoracic-inlet-Syndrom 1176
Thoraxkompression 1461
Thoraxschmerz, nichtkardialer 683
Thoraxsyndrom 308
Thrombangiitis obliterans (TAO) 1171, **1169**
Thrombektomie 382, 1176, 1513
Thrombendarteriektomie 1166
Thrombendatherektomie, pulmonale (PTE) 1183
Thrombin-Antithrombin-Komplex 52
Thromboasthenie Glanzmann-Naegeli 369
Thromboembolie 279, 280, **380**, 1041, 1167
- arterielle 380
- idiopathische 382
- venöse 380
Thrombolyse 1135, 1176, 1513
Thrombophilie
- hereditäre 381
- orale Antikoagulation 383
Thrombophlebitis 180, 182, 446, **1171**
- migrans 1171
Thrombose 380, **1171**
- der venösen zerebralen Blutleiter 1205
- im Kindesalter 1654
- venöse 642
Thromboseprophylaxe 167
Thrombozyten 326
Thrombozytenaggregationshemmung 1141
Thrombozytenkonzentrat 252
Thrombozythämie, essentielle (ET) 280
Thrombozytopathie 368, 372

Thrombozytopenie 252, 316, 369, 370, 372, 816, 1522, 1524
- heparin-induzierte Typ II (HIT Typ II) 386
Thrombozytose 278
Thyeroidektomie, totale 585
Thymektomie 1290
Thymidinkinase, herpervirale 263
Thymustumor 1067
Thyreoidektomie, totale 572
Thyreoiditis 566, **580**
- akute 583
- - eitrige 583
- - nichteitrige 583
- arzneimittelinduzierte 583
- atrophische 581
- chronisch-invasiv-fibrosierende Riedel 583
- Typ de Quervain 581, 582
Thyreotoxikose 1597
Thyreotropinom 554
Tic 1216, 1298
- im Kindesalter 1671
Tic-Störung 1364
Tidalperitonealdialyse (TPD) 948
Tierbiss 107
Tierversuch 31
Tiffeneau-Index 984, 1002, 1470
Tinea 1622
Tinnitus 1195, 1325
TIPS 857
Tissue engineering 271
Tissue factor pathway inhibitor (TFPI) 52
Tissue-Faktor 51
Titrationsmethode 1016
T-Killerzelle 69
T-Lymphozyten 42, 286
Tollwut 70
- im Kindesalter 1614
Tollwutimpfung 1629
Tonometrie, gastrische 54
Tonpfeifenstielfibrose 95
Tonsillenhypertrophie 69
Tonsillitis 446
Tonsillopharyngitis, akute 978
Toronto-Western-Hospital-Katheter 948
Torsade de pointes 1215
- Tachykardie 1095
Torsionsdystonie, idiopathische 1670
Torticollis spasmodicus 1297
Tourette-Syndrom 1298, 1364
Toxic shock syndrome (TSS) 1616

Toxikokinetik 1533
Toxikologie 25
Toxin 25, 831
- urämisches 949
Toxizitätsversuch 31
Toxoplasma gondii 71, 152
Toxoplasmose 71, 1238
- bei Neugeborenen 1556
- in der Schwangerschaft 72
Toxoplasmoseenzephalitis 71
Trachealknorpel 183
Trachealstenose 185
Tracheitis 988
- bakterielle 1631
Tracheobronchitis 56, 68
- akute 979
- eitrige 980
Tracheostomie 185
Tracheotomie 981, 1076
Trachyzoiten 71
Training, autogenes 1323
Trancezustand 1324
Transferrin 291, 293
Transillumination, endoskopische 713
Transkobalamin 298
Translokasedefekt 457
Transplantation 77
- autologe 319
Transportprotein 15
Transsexualität **656**, 1415
Transvestismus 656
Traumatisierung, emotionale 1318
Treitz-Band 891
Tremor 1211, 1217, 1298
- essentieller 1218
Treponema pallidum 61
Triade, kognitive 1334
Trichure 1623
Trichuriasis 97
Trichuris trichiura 97
Trigeminusneuralgie 1266
Triggering-Hypothese 1343
Trikuspidalinsuffizienz 1112
Trikuspidalstenose 1112
Trilineage dysplasia 283
Triptanschwelle 1259
Trisomie-21 (s. auch Down-Syndrom) 638, 1595
Trizytopenie 287
Trojani-Score 236
Trommelfellruptur 1506
Trommelschlägelfinger 997
Tropenkrankheit 39

Tröpfcheninfektion 1609
Trophozoit 97
Troponintest 1138
Trousseau-Zeichen 667
Truncus arteriosus communis (TAC) 1053
Trypanosomiasis 1624
TTP 145, 252, 310, 369, **370**
Tuberkulinkonversion 1635
Tuberkulinreaktion, positive 64
Tuberkulintest 86
Tuberkulose 64, 90, 508, 595, 1447
– gastrointestinale 735
– im Kindesalter 1621, 1634
– latente 67
Tuberkuloseimpfung mit BCG 1629
Tubulopathie im Kindesalter 1663
Tubulusnekrose, akute 899
Tularämie 59
Tumarkin-Otolithenkrise 1273
Tumor
– androgenproduzierende 649
– Debulking 714
– der Hypothalamus-Hypophysen-Region 592
– des zentralen Nervensystems 1246
– endokriner 895
– – des gastroenteropankreatischen Systems 891
– gastroenteropankreatische endokrine 756
– hormonaktiver 649
– hormoninaktiver 547
– hormonrezeptornegativer 199, 201
– hormonrezeptorpositiver 199
– neuroendokrine des Gastrointestinaltrakts 895
– neuroendokrine des Pankreas 893
– östrogenbildende 649
Tumorantigen, Identifizierung 259
Tumorblutung 728
Tumoreffektorzelle 263
Tumorhyperkalzämie 662
Tumorkachexie 889
Tumorlysesyndrom 939
Tumormarker 213
Tumornephrektomie 963
Tumorschmerztherapie 154
Tumorsuppressorgen 263, 265
– p53 192, 264
Tumortherapie 193
Tumorthrombus 964
Tumorvakzin 194

Tumorvakzinierung 258, 260
Tumorzelle, allogene 261
Tumorzelllinie 261
Tumorzelllysat 261
Tumorzytogenetik 275
Tunnelinfektion 948
Turner-Syndrom 621
TURP 208
Typ-1/2-Diabetes 402, 409
– antihyperglykämische Therapie 412
Typhus 58
Typhuslebendimpfstoff 59
Typhuszunge 59
Tyrosinämie Typ I **429**, 1586
Tyrosinkinase 260, 278
Tyrosinkinaseaktivität 276
T-Zelle
– Defekt 1605
– Linienzugehörigkeit 271
– tumorspezifische Immunantwort 259
– zytotoxische 259
T-Zell-Leukämie 120

U

UAW (unerwünschte Arzneimittelwirkungen) **31**, 1419
– prädisponierende Faktoren 35
– pseudoallergische Reaktionen 34
– Spontanmeldesystem 34
Übelkeit 255
Überempfindlichkeitsreaktion 130
Übergewicht (s. auch Adipositas) 391
Überschneidungssyndrom 828
– autoimmune Lebererkrankung 831
Überstimulationssyndrom, ovarielles 635
Übertragung 1319
UDP-Galaktose-4-Epimerasemangel 473
Uhrglasnagel 997
Uhthoff-Phänomen 1227
Ulcus
– cruris 107
– duodeni 680, 702, 704
– molle 1454
– rodens 1437
– terebrans 1437
– ventriculi 703, 704
Ulkus
– idiopathisches 684

– NSAR-assoziiertes 706
– peptisches 695, **701**
– – im Kindesalter 1574
Ulkusblutung 708, 728
– therapierefraktäres 707
Ulkuspenetration 709
Ulkusperforation 709
Ullrich-Turner-Syndrom 1595
Ulzera der Aorta 1162
Unter-/Fehlernährung, orale Ernährungstherapie 396
Unterbauchperitonitis 103
Unterernährung 394
Untergewicht 395
Upbeat-Nystagmus-Syndrom 1277
Urämie 369
Urat 436
Uratnephropathie 436, 440
– chronische 925
Ureaplasma urealyticum 56, 530
Ureterektopie 966
Ureterorenoskopie (URS) 945, 946
Urethritis, nichtgonorrhoische (NGU) 1451
Uretheritissyndrom 1451
Urge
– motorische 966
– sensorische 966
Urin 48
Urinosmolalität 562
Urogenitalinfektion 56
Urolithiasis (s. auch Harnsteinleiden) 944
– idiopathische 946
Uropathie, obstruktive 9, **939**
– Schwangerschaft 940
Urosepsis 900
Urticaria pigmentosa 331
Urtikaria 33, 130
– chronisch idiopathische 138
Urtikariavaskulitis 161, 178
Usual interstitial pneumonia (UIP) 1011
Uterusmalignome 220
Uterussarkom 229
Uveitis 57, 181
Uvulopalatopharyngoplastik (UPPP) 1076

V

Vaginosonographie 215
Vagusläsion 719

Sachverzeichnis

Vagusnervstimulation 1244
Vakzinierung 194
Validitätsbeurteilung 9
Van-Nuys-Prognoseindex 197
Varicella-Zoster-Virus 78, 684
Varikophlebitis 1171
Varikosis 392, **1171**
Varikozele 619
Varizelle 823, 1448
– bei Neugeborenen 1557
– im Kindesalter 1611
Varizellenimpfung 1628
Varizellensyndrom, konnatales 1612
Varizenblutung 687, 846
Vas deferens
– Aplasie 450
– Obstruktion 450
Vascular endothelial growth factor (VEGF) 774
Vaskulitis 187, 438, 919
– ANCA-assoziierte 164
– granulomatöse 162
– große Gefäße 168
– HCV-assoziierte kryoglobulinämische 509
– immunsuppressive Therapie 165
– Infektionsprophylaxe 167
– kleine Gefäße 173
– koronare 172
– kryoglobulinämische 173, **176**
– leukozytoklastische 180
– mittelgroße Gefäße 171
– Osteoporoseprophylaxe 167
– pauciimmune 173
– primär systemische 160
– pulmonale 1006
– Remissionsinduktionstherapie 165
– rheumatoide 518
– systemische 920
– Thromboseprophylaxe 167
– zerebrale 182, **1228**
Vaskulopathie 369
– abliterative 159
Vasopressinrezeptordefekt 1598
VEGF 265, 774
Vektor, lentiviraler 264
Vektorsystem, virales 262
Venekatheter, zentraler (ZVK) 1136
Venenerkrankung 1170
Veneverschlusserkrankung (VOD) 865
Veneverschlusskrankheit, mesenteriale entzündliche 803
Ventrikelseptumdefekt (VSD) 1179

– im Kindesalter 1640
Verbrennung 107
Verbrennungskrankheit im Kindesalter 1681
Verbrennungsschock 1489
Verdünnungsazidose 1501
Verdünnungshyponatriämie 562
Verfahren, übendes 1322
Vergiftung 1500
– Alkohol 1541
– antidote 1538
– im Kindesalter 1687
– perorale 1543
– spezielle 1541
Vergiftungssymptom 1534
Verhaltenstherapie 539, 640, **1321**, 1364, 1383
Verhütungspflaster 640
Verletzung, intrakardinale 1181
Verner-Morrison-Syndrom 758, 894
Verrucae vulgares 1449
Verschlusserkrankung, arterielle 302
Verschlussikterus 888
Verschlusskrankheit, periphere arterielle (PAVK) 383, **1165**
Verwirrtheit 255
Verwirrtheitszustand, akuter 1403
Vestibularisparoxysmie 1274
Vestibulopathie, bilaterale 1278
Vibrion 1619
Vierdrüsenhyperplasie 663
VIPom 758, 760, **894**
Virchow-Drüse, vergrößerte 721
Virchow-Trias 1041, 1172
Virulenz 39
Virulenzfaktor 41
Virus, myotroper 152
Viruserkrankung, exanthematische 1447
Virushepatitis 825, 826, 1492
Virusinfektion im Kindesalter 1609
Viszeromegalie 555, 556
Vitamin 435
– A
– – Mangel/-Überschuss 400
– B_1
– – Mangel/-Überschuss 398
– B_{12}
– – Mangel 399, 435
– – Mangelanämie **298**, 750
– – Überschuss 399
– C
– – Mangel 307, 399

– – Überschuss 399
– D, Mangel 488
– D_3, Mangel/-Überschuss 400
– E
– – Mangel 400/-Überschuss 400
– K_1
– – Mangel/-Überschuss 400
– wasserlösliches 398
Vitaminmangelkrankheit im Kindesalter 1560
Vitien, komplexe im Kindesalter 1641
Vitiligo 117
Vocal-cord-dysfunction-Syndrom 985
Vogelgrippe 68
Volumenersatzmittel 53
Volumentherapie 1485
– im Kindesalter 1680
Volumenzufuhr 54
von Willebrand-Faktor (vWF) 187, 370, 373
– Metalloprotease 371
Von-Gierke-Erkrankung 457
Von-Hippel-Lindau-Syndrom 603, 933, **938**
Von-Willebrand-Krankheit 373, **378**
– erworbene 379
– im Kindesalter 1659
Vorfußnekrose 1168
Vorhofflattern **1088**, 1642
Vorhofflimmern **1090**, 1121, 1126, 1642
Vorhofseptumdefekt (ASD) 1178
– im Kindesalter 1640
Vorhoftachykardie 1088
Vorläuferprotein 474
Vorläuferzelle 271
Vulnerabilitäts-Stress-Modell 1343

W

Wachstumsfaktor 51, **273**
– Granulozyten-stimulierender (G-CSF) 51
– hämatopoetischer 249, 288, 319, 341
– vaskulärer endothelialer (VEGF) 265
Wachstumshormon 753
Wachstumsstörung 1698
Wahn 1345, 1390
– induzierter 1390
– nihilistischer 1390
Wahnsyndrom

– bei sensorischer Beeinträchtigung 1391
– organisch bedingtes 1391
Waldeyer-Rachenring 349
Waller-Degeneration 1280
Wanzenkraut 648
Warze 117, 1449
Wasserbelastungstest 563
Wassermelonenmagen 846
Wasting-Syndrom 86
Waterhouse-Friedrichsen-Syndrom 1233, 1618, 1686
WDHA-Syndrom 894
Weber-Syndrom 1195
Wegener-Granulomatose 161, 162, 165–167, **173**, 548, 1006, **1007**
– Induktionstherapie 174
– Lokaltherapien 174
– Notfalltherapie 174
– Remissionserhaltungstherapie 174
Weichteilinfektion 105
Weichteilsarkom **235**, 756
– im Kindesalter 1653
– Stadiengruppierung 236
– Therapiestrategiene 237
Werner-Syndrom 460
Wernicke-Enzephalopathie 1395, 1481
Wernicke-Syndrom 1357
Wertheim-Meigs-Radikaloperation 223, 225
Wertschöpfungspotential 4
Weste, pneumatische 1464
Westermark-Zeichen 1042
White matter lesion (WML) 1193
Wickham-Streifung 1426
Wiederkehrkopfschmerz 1258
Wilms-Tumor 933, 1653
Windeldermatitis 1622
Winnipeg-Kriterium 992
Wirbelkörperdeformierung, osteoporosebedingte 485
Wirbelkörpersinderung 485
Wirkortkompartiment 21
Wirksamkeit, maximale (s. auch Efficacy) 20
Wirtsreaktion, spezifische 42
Wiskott-Aldrich-Syndrom 115, 118, **128**, 1605
Wolff-Parkinson-White-Syndrom 1091, 1641
WOSCOPS 421
WPW-Syndrom 1091
Wright-Giemsa-Färbung 274, 317, 356

Wundheilungsstörung 107
Wundinfektion 79, 107
– nosokomiale 80, 81
Wundrose 106
Wundschmerz 254
Wurmei 796
Wurzelzeichen 1132

X

Xanthelasma 419
Xanthinlithiasis 440
Xanthinoxidase 438
Xanthinurie 440, 932
Xanthom, eruptives 419
X-Chromosom 374
Xenotransplantat 1296
Xeroderma pigmentosum 1437
Xerostomie 147, 149, 241, 242
XSCID-Erkrankung 119, **126**
XX-Mann-Syndrom 615, 621, 622

Y

Yellow-nail-Syndrom 996
Yersinia
– enterocolitica 530
– pestis 1620
Yersinien 530, 1619
Yersinienantigen 531
Young's Syndrom 996

Z

Zahnfluorose 401
ZAP-70-Defizienz 126
Zeckenbiss 62, 1189, 1620
Zeckenbissfleckfieber 64
Zelle, dendritische 261
Zelltransfer 193
Zenker-Divertikel 694
Zerkarien 95
Zerkariendermatitis 95
Zervixkarzinom 220
– Diagnostik 222
– Immuntherapie 225
– invasives 223
– Therapie 222
– zytostatische Chemotherapie 224
Ziehl-Neelsen-Färbung 1233

Zieve-Syndrom 311
Zink-Mangel/-Überschuss 401
Zinkprotoporphyrin 293
Zirrhose 453, 754, 828
– primär biliäre 829
Zirrhoseperitonitis 103, 105
ZNS
– Infektion 1229
– Metastasierung 244, 1248
– Mykosen 1237
– Toxoplasmose 90, 1237
Zöliakie **737**, 796
– im Kindesalter 1577
Zollinger-Ellison-Syndrom (s. auch Gastrinom) 701, **709**, 742, 894, 896, 1575
Zottenatrophie 53
– persistierende 1571
Zustand, kataboler 426
Zwangsstörung 1362
– im Alter 1394
Zweiniveauüberdruckbeatmung 1077
Zwergfadenwurm 96
Zwergwuchs 495
– emotionaler 1691
Zyklothymia 1340
Zyklusstörung 392, **628**
– hyperprolaktinämische 630
– hypophysäre 629
– hypothalamische 629
– ovarielle 630
Zymogen 878
Zystadenom, biliäres 839
Zyste
– der Rathke-Tasche 548
– subchondrale 496
Zystinose 1663
– nephropathische 934
Zystinurie **431**, 932
Zystitis
– akute 960
– hämorrhagische 167
Zytokin 262, 273
Zytomegalie 69
– bei Neugeborenen 1556
Zytomegalieinfektion des Magen-Darm-Traktes 736
Zytomegalievirus (CMV) 69, 365, 684, 823
– im Kindesalter 1612
Zytopenie 355

Der Herausgeber: Jürgen Schölmerich

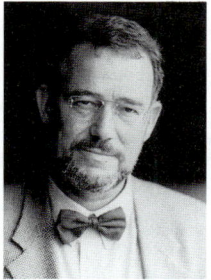

Kurzbiographie
- 1948 geboren in Marburg.
- Studium der Humanmedizin in Heidelberg und Freiburg.
- 1973 Promotion in Freiburg mit der Dissertation „Zur Glucogenese und Harnstoffsynthese der Leber bei Urämie, dargestellt an der isoliert perfundierten Rattenleber".
- 1975 Approbation als Arzt.
- 1984 Habilitation und Venia legendi für das Fach Innere Medizin in Freiburg mit der Habilitationsschrift „Biolumineszenztests für Gallensäuren und weitere Stereoide – Entwicklung und Anwendungsmöglichkeiten".
- Seit 1987 Universitätsprofessor und seit 1991 Direktor der Klinik und Poliklinik für Innere Medizin I (Gastroenterologie, Endokrinologie, Stoffwechselkrankheiten, Rheumatologie/Immunologie, Notfall- und Intensivmedizin, Infektiologie) an der Universität Regensburg.

Mitherausgeber
Medizinische Klinik (seit 1998); *Intensivmedizin* (seit 2000); GUT (seit 2003)

Forschungsinteressen, wissenschaftliche und klinische Schwerpunkte:
- Pathophysiologie chronischer Darmerkrankungen
- Biologische Effekte von Gallensäuren
- Leberzirrhose und ihre Komplikationen

lalität zu bestimmen, sie lässt sich auch nach einer Formel kalkulieren:
- Serumosmolalität = 2 × (Natrium + Kalium) + (Harnstoff/6) + (Glukose/18)
- Isotone Serumosmolalität = 270–300 mosmol (s. Tabelle 19.17-5).

Volumentherapie bei Dehydratation/Toxikose Zugang: periphere Vene, zentraler Zugang oder intraossär (tibiales Knochenmark).

Schock: 30 ml/kg Ringer oder NACL 0,9% im langsamen Bolus, auch repetitiv, bis stabiler Blutdruck und periphere Pulse palpabel.

Flüssigkeitstherapie nach Schock: Die Flüssigkeitsmenge setzt sich zusammen aus dem Tagesbedarf und dem errechneten Defizit. Ausgleich des Defizits über 48 h. Tagesbedarf in Form von 10%iger Glukose mit dem altersgemäßen Elektrolytbedarf (Säugling: 100 ml/kg/Tag, NaCl 2–3 mmol/kg/Tag und Kalium 2–3 mmol/kg/Tag bei Urinproduktion). Flüssigkeitsdefizit in Form von Ringer-Lösung oder NaCl 0,9% substituieren. Dehydratation von 10% bedeutet Wasserdefizit von 100 ml/kg. Ein Säugling von 10 kg Körpergewicht mit 10%iger Dehydratation benötigte demzufolge 2000 ml/Tag. Bei hypertoner Dehydratation sollte das Natrium im Serum langsam um etwa 0,5 mmol/l pro Stunde abfallen.

Zu beachten sind ein Flüssigkeitsverlust während der Behandlung. Verluste über eine erhöhte Perspiratio insensibilis, z. B. Fieber mit 10 ml/kg/Tag pro Grad Celsius über 38 °C und 10 ml/kg/Tag bei verdoppelter Atemfrequenz (Tachypnoe).

Azidoseausgleich nur, wenn pH unter 7,15; Bicarbonat in Einzelgaben von 1 mVal/kg.

Tabelle 19.17-5. Schweregrad der Dehydratation

Dehydratation in % des Körpergewichts	Klinische Zeichen
5% (50 ml/kg)	Herzfrequenz 10–15% >Normalwert Trockene Schleimhäute Verminderte Urinausscheidung
10% (100 ml/kg)	Verminderter Hautturgor Oligurie, tiefe Augen, Fontanelle Lethargie
15% (150 ml/kg)	Hypotension, Tachykardie Vasokonstriktion, Azidose, Bewusstseinsänderung
20% (200 ml/kg)	Schock/Koma/Anurie

Hämorrhagischer Schock Der Schweregrad eines akuten Blutverlustes lässt sich nach klinischen Kriterien erfassen (Tabelle 19.17-6).

Die Behandlung der Wahl, falls möglich, ist die Beseitigung der Blutungsursache. Blutungsstopp ist effektiver als Blutsubstitution.

- **Stadium I:** Blutverlust ist nach einem initialen Bolus von 20 ml/kg Ringer-Lösung im Verhältnis von 3 ml Ringer-Lösung zu 1 ml Blutverlust zu ersetzen, da nur etwa ein Drittel der kristallinen Lösung im Intravasalraum verbleibt.
- **Stadium II** ist wie Stadium I zu behandeln, es wird aber eine zusätzliche Bluttransfusion nötig. Eine anhaltende Blutung ist 1:1 mit Blut zu ersetzen.
- **Stadien III und IV** des hämorrhagischen Schocks bedürfen der Infusion mit Ringer-Lösung und der Transfusion mit Blut. In solchen Situationen ist bei Bedarf auch die Transfusion von ungekreuztem Blut notwendig. Vorübergehend sind auch Autotransfusionen mit Bein- und Bauchbandagen zur Stabilisierung des Blutdrucks notwendig.

Volumentherapie bei Verbrennungskrankheit

Schock (Tachykardie, keine tastbaren Pulse, nicht messbarer Blutdruck): Applikation von Ringer-Lösung, bis der Blutdruck messbar wird, die Herzfrequenz abfällt und der zentralvenöse Druck >4 mmHg und <10 mmHg liegt.

Flüssigkeitstherapie nach Schocktherapie: Die Flüssigkeitsmenge berechnet sich aus Erhaltungsbedarf und Ersatz von 5 ml/kg pro Prozent der verbrannten Hautfläche. Bis zu 50% des Ersatzes an Flüssigkeit sind innerhalb der ersten 8 h, die restliche Flüssigkeitsmenge ist innerhalb der folgenden 16 h zu infundieren.

Der tägliche Erhaltungsbedarf beträgt etwa:
- bis zu einem Körpergewicht von 10 kg: 100 ml/kg,
- bis 20 kg: 80 ml/kg,
- bis 40 kg: 60 ml/kg.

Da initial meist eine Hyperglykämie infolge einer stressinduzierten Glukoseutilisationsstörung vorliegt, ist als primäre Lösung für den Erhaltungs- und Ersatzanteil nur Ringer-Lösung zu verwenden. Bei Säuglingen ist wegen eines schnellen Blutzuckerabfalls (Hypoglykämie!) meist schon 6–12 h nach dem Verbrennungstrauma eine Glukoseinfusion nötig (Blutzuckerbestimmungen). Bei sinkendem Blutzucker in den Normbereich sollte initial der berechnete Erhaltungsbedarf in Form einer 10%igen Glukoselösung erfolgen. Bei Urinproduktion ist zur Glukoselösung Kaliumchlorid

Tabelle 19.17-6. Klassifikation

Stadium	I	II	III	IV
Defizit/Blutvolumen	10–15%	20–25%	30–35%	>40%
Pulsfrequenz (pro min)	>100	>150	>150	>150 (<50)
Blutdruck	Normal	Vermindert	Vermindert	Nicht messbar
Atmung	Normal	Erhöht	Tachypnoe	Tachypnoe/Apnoe
Bewusstsein	Normal	Unruhig	Konfus	Bewusstlos
Urinausscheidung	1–3 ml/kg	0,5–1ml/kg	<0,5ml/kg	Anurie

(2–3 mVal/kg/Tag) und Glycerophosphat (0,5 ml/kg/Tag) beizugeben. Der Postagressionsstoffwechsel der Verbrennungskrankheit ist durch einen hohen Kalorienbedarf gekennzeichnet!

Zur Vermeidung schlecht rückresorbierbarer eiweißreicher Ödeme sollte altersabhängig der Flüssigkeitsersatz nur mit Ringer-Lösung ohne Eiweißsubstitution bis zu einem kolloidosmotischen Druck von 12–14 mmHg (Anhaltspunkt: Eiweißkonzentration im Plasma mal 4) erfolgen.

Am 2. Tag nach dem Verbrennungstrauma ist die Ersatzmenge auf 2 ml/kg/% verbrannter Körperoberfläche zu reduzieren. Ab dem 3. Tag nach dem Trauma darf mit der Rückresorption der Flüssigkeit aus dem Interstitium gerechnet werden, sodass meist nur noch ein Erhaltungsbedarf von ca. 2000 ml/m^2 Körperoberfläche benötigt wird und ein Zusatzbedarf an Flüssigkeit nur nach Bedarf, orientiert an der Klinik mit Herzfrequenz, Blutdruck, zentralem Venendruck, Urinproduktion und spezifischem Gewicht des Urins sowie den Serumelektrolyten mit Osmolalität und kolloidosmostischen Druck erfolgt.

Intraoperativer Flüssigkeitsbedarf: Die Liberalisierung der Kriterien zum präoperativen Fasten haben den Schweregrad des präoperativen Flüssigkeitsdefizits vermindert. Prinzipiell gilt, dass Neugeborene und Säuglinge in der Regel (Ausnahme: Minimaleingriffe) präoperativ einen parenteralen Flüssigkeitsausgleich erhalten und eine Hypoglykämie durch eine entsprechende Glukoseinfusion vermieden werden sollte. Ansonsten ist bei längerer Nüchternphase der kalkulierte intraoperative Flüssigkeitsbedarf pro Operationsstunde altersabhängig um die Hälfte bis ein Viertel der Berechnungsmenge zu erhöhen.

— Flüssigkeitsbedarf pro Operationsstunde:
  — bis 10 kg 4 ml/kg/h,
  — 10–20 kg 2 ml/kg/h,
  — >20 kg 1 ml/kg/h.
— Insensibler Flüssigkeitsverlust:
  — minimale Inzision: 3–5 ml/kg/h,
  — moderate Inzision: 5–10 ml/kg/h,
  — großer Eingriff mit Darmexposition 8–20 ml/kg/h.
— Abgeschätzter Blutverlust: Ersatz nach Bedarf.

19.17.6 Ernährungstherapie

Die **totale parenterale Ernährung** ist auf einer pädiatrischen Intensivstation für alle Altersstufen eine Routinemaßnahme. Generell stehen zwei Applikationswege zur Verfügung. Der peripher-venöse Zugang ist maximal mit der dreifachen Serumosmolalität (ca. 900 mosmol/l) belastbar. Meist ist nur eine hypokalorische Ernährung mit reduziertem Aminosäureanteil möglich. Eine 10%ige Aminosäurelösung hat eine Osmolalität von etwa 850, Glukose 10% von 520 und Fett 10% von 280 mosmol/l. Die peripher-venöse parenterale Ernährung wird oftmals mit einer teilweise enteralen Ernährung kombiniert. In der Regel bedarf es einer langsamen Infusionssteigerung, bis der altersgemäße Gesamtkalorienbedarf in Form von Nichtproteinkalorien durch Glukose- (ungefähr 50% des Gesamtkalorienanteils) und Fett-

Tabelle 19.17-7. Täglicher Bedarf pro kg Körpergewicht an Wasser, Energie, Kohlenhydraten (KH), Aminosäuren (AS) und Fetten

Lebensalter [Jahr]	Wasser [ml]	Energie [kcal]	KH [g]	AS [g]	Fett* [g]
Unter 1	100–140	80–100	10–15	1,5–2	2–3
Bis 5	80–120	60–90	12–15	1,5	1,5–2,5
Bis 10	60–80	50–60	10	1	1–2
Bis 14	50–60	50	8	1	1

Infusionsgeschwindigkeit max. 0,15 g/kg/h, 2 Portionen von 8–10 h (Heparin!).

infusion (Triglyzeridkonzentration <350 mg/dl) angeboten werden kann. Bei einer parenteralen Glukosezufuhr von 10 g/kg/Tag ist eine Aminosäureninfusion von 1 (–1,5) g/kg/Tag notwendig (Tabelle 19.17-7).

Die Elektrolytsubstitution erfolgt ebenfalls altersabhängig: Natrium 2 (–4), Kalium 1–3, Kalzium 0,1 (–3), Phosphat 0,5–2, Magnesium 0,2–0,7 (mval/kg).

Bei einer parenteralen Ernährung von mehr als einer Woche Dauer sind Vitamine und Spurenelemente zu substituieren. Die Überwachung erfolgt durch Gewichtskontrolle, Bilanzierung und laborchemische Untersuchungen (Blutzucker, Elektrolyte, Triglyzeride, 24-h-Stickstoffbilanz).

19.17.7 Sedierung/Analgesie

Grundsätze

Die Sedierung/Analgesie von Kindern bedarf einer Planung, die die Gesichtspunkte der Patienten, des Therapeuten und das Vorgehen betrifft.

Die häufigsten Indikationen für eine Sedierung oder Analgesie, oft in Kombination, sind postoperative Immobilisierung, Reduktion von Sauerstoffverbrauch bei eingeschränkter Sauerstoffverfügbarkeit, Toleranz einer Intubationsbeatmung, Traumata (Verbrennung, Polytraumata), schmerzhafte und unangenehme diagnostische und therapeutische Maßnahmen, schmerzhafte Entzündungen oder Angst (z. B. Kruppsyndrom).

Pharmakologie und Anwendung von Sedativa

Die meisten Sedativa sind GABA (Gammaaminobuttersäure)-Mimetika, die als inhibitorische Neurotransmitter die postsynaptischen GABA-Rezeptoren stimulieren und über eine Öffnung der Chloridkanäle mit Hyperpolarisation die Erregungsleitung inhibieren. Sedativa sind keine Analgetika, manche Analgetika besitzen jedoch eine sedierende Wirkung und manche Sedativa einen hyperalgesiven Effekt. Die Applikation von Sedativa erfolgt oral, rektal, transnasal, sublingual oder intravenös, Letztere zur schmerzfreien Injektion bevorzugt als Fettemulsion. Der intramuskuläre Applikationsweg sollte nur in Ausnahmen gewählt werden. Bei bewusstseinsklaren Kindern ist die orale Gabe in geschmackskorrigierter Saft- oder Sirupform die Methode der Wahl.

Benzodiazepine bewirken dosisabhängig, durch direkten Angriff am ZNS, eine Anxiolyse, Sedierung, Hypnose. Schneller und sicherer Wirkungseintritt, große therapeutische Breite, gute Verträglichkeit und geringe Toxizität machen sie zu sicheren Substanzen auch im Kindesalter. Ohne analgetische Wirkung sind sie antiemetisch wirksam und führen zur ante- und retrograden Amnesie. In therapeutischer Dosierung sind sie hämodynamisch neutral und nur gering atemdepressiv. Zu beachten sind Interaktionen mit zusätzlich verwendeten atemdepressiven Medikamenten (z. B. Prostaglandintherapie beim Neugeborenen) oder eine Blutspiegelerhöhung bei gleichzeitiger Gabe von Heparin, H_2-Blockern oder bei Leber- und Niereninsuffizienz. Midazolam und Diazepam sind die am häufigsten verwendeten Benzodiazepine.

Midazolam (Dormicum) wird bevorzugt zur Prämedikation und bei älteren Kindern für Kurzeingriffe verwendet. Zur kontinuierlichen Sedierung ist es eines der am häufigsten verwendeten Medikamente auf der pädiatrischen Intensivstation.
Dosierung (Wirkungseintritt): 0,4 mg/kg bei oraler (15 bis 30 min), 0,3 mg/kg bei rektaler (5 bis 15 min), 0,2 mg/kg bei nasaler und sublingualer (10 bis 15 min) sowie 0,05–0,2 mg/kg bei intravenöser (1 bis 3 min) Gabe. Die Dosierung zur kontinuierlichen Sedierung beträgt zwischen 0,2 und 0,6 mg/kg/h. Die Wirkdauer nach enteraler Gabe beträgt etwa 30 bis 45 min, bei intravenöser Applikation ist sie kürzer. Für eine tiefe Sedierung bedarf es der Kombination mit Opioiden, die jedoch das Risiko einer kardiorespiratorischen Depression erhöht. Bei Neugeborenen sind Myoklonien beschrieben.

Diazepam (Diazemuls) in einer Fettemulsion wird unter stationären Bedingungen bevorzugt zur intravenösen Sedierung bei Säuglingen und Kleinkindern verwendet. Als Antikonvulsivum wird es intravenös und rektal appliziert. Oftmals wird Diazepam auch zur Verminderung von unerwünschten Nebenwirkungen in niedriger Dosierung vor oder mit der Verwendung von Etomidat (Myoklonien), Ketamin (Myoklonien, Träume) und Fentanyl (Thoraxrigidität) eingesetzt.
Dosierung (Wirkungseintritt): 0,5 mg/kg bei oraler (30 bis 60 min), 0,3–0,5 mg/kg bei rektaler (5 bis 15 min) und 0,2 (–0,5) mg/kg bei intravenöser (1 bis 3 min) Gabe. Auf Grund seiner langen Wirkdauer ist eine kontinuierliche Applikation nicht sinnvoll. Bei Dauersedierung sind 4–6 Einzelgaben/Tag zu bevorzugen.

Barbiturate verstärken durch eigene Rezeptoren am GABA-Rezeptorenkomplex direkt den Chlorideinstrom in die Zellen und zeigen dadurch im Vergleich zu den Benzodiazepinen eine unphysiologische inhibitorische Wirkung auf die Informationsübertragung im gesamten ZNS. Dosisabhängig besteht eine sedierende, antikonvulsive und narkotische Wirkung. Schon nach einmaliger Gabe kommt es zur antianalgetischen Wirkung, zu reduzierten REM- und Tiefschlafphasen und somit desynchronisiertem, wenig erholsamem Schlaf. Paradoxe Wirkungen mit Unruhe und Verwirrtheit sind bei Kindern nicht selten. In höherer Dosierung wird zwar der zerebrale Sauerstoffverbrauch und konsekutiv der zerebrale Blutfluss reduziert, was zur Senkung erhöhter intrakranieller Drücke genutzt wird, gleichzeitig sind jedoch atem- und kreislaufdepressive Effekte zu erwarten. Zur einfachen Sedierung oder Prämedikation sind Barbiturate auf Grund ihrer langen Eliminationshalbwertszeit und ausgeprägten Induktion hepatischer Enzymsysteme nicht sinnvoll. Bei rektaler Applikation sind Mukosareizungen, bei oraler Gabe der langsame Wirkungseintritt von Nachteil; der Nachteil insbesondere der „kurzwirksamen" Barbiturate Thiopental und Methohexital liegt in ihrer unkalkulierbaren atemdepressiven Wirkung. Die alkalischen Lösungsvermittler machen die Substanzen mit anderen Medikamenten und paren-teraler Ernährung inkompatibel. Porphyrien sind Kontraindikationen.

Phenobarbital (Luminal) wird unter stationären Bedingungen zur Grundsedierung in einer oralen/intravenösen Dosierung von 7–10 mg/kg/Tag oder zur antikonvulsiven Therapie nach Serumspiegel (20–40 mg/l) verwendet. Nach initialer Sättigungsdosis, meist 15 mg/kg/Tag, verteilt auf 2–3 Einzelgaben, genügt auf Grund der langen Wirkdauer und langsamen Elimination eine tägliche Einzelgabe von etwa 5–7,5 mg/kg, um einen suffizienten Blutspiegel zu halten.

Thiopental (Trapanal) wird zur Narkoseeinleitung und Intubation in einer intravenösen Dosierung von 5–8 mg/kg (Wirkungseintritt in Sekunden) verwendet. Eine Dauerinfusion bis zu 10 mg/kg/h unter kontinuierlicher EEG-Ableitung, bis maximal ein „Burst-suppression-Muster" nachweisbar wird, erfolgt bei Kindern mit Schädel-Hirn-Trauma bei spezieller, individueller Indikation.

Methohexital (Brevimytal) wird zum Teil intravenös zur Narkoseeinleitung in einer Dosis von 1–2 mg/kg appliziert (Wirkungseintritt in Sekunden), die Wirkdauer liegt unter 20 min. In 10%iger Lösung rektal in einer Dosis von 20–30 mg/kg (Wirkungseintritt 6–8 min).

Chloralhydrat ist eines der meistverwendeten Hypnotika zur Sedierung ohne Bewusstseinsverlust. Es ist einfach oral oder rektal applizierbar, mit nur geringen kardiorespiratorischen Nebenwirkungen in therapeutischer Dosierung. Indiziert ist Chloralhydrat für nicht schmerzhafte Eingriffe mit einer Dauer von weniger als 30 bis 90 min. Besonders effektiv ist Chloralhydrat bei Kindern unter 2 Jahren. Es besitzt keine analgetische Wirkung, paradoxe Reaktionen kommen bei Kindern vor, die Schleimhäute werden gereizt, Erbrechen und Diarrhö sind möglich. Der Abbau erfolgt durch die hepatische Alkoholdehydrogenase zum aktiven Teil Trichloroethanol. Leberfunktionsstörungen sind Kontraindikationen.
Dosierung (Wirkungseintritt): 40–80 mg/kg oral oder rektal (20–40 min).

Etomidat (Etomidat-Lipo) ist ein kurzwirksames Hypnotikum ohne analgetische Wirkung. Auf Grund seiner Benzolringstruktur wird bei wiederholter Gabe oder in kontinuierlicher Infusion die Hormonproduktion der Nebennierenrinde supprimiert. Vorteilhaft sind der sofortige Wirkungseintritt mit nur geringem Effekt auf Ventilation und Herzkreislauf. Mit Vorgabe von 0,1–0,2 mg/kg Diazepam eignet sich Etomidat zur Intubation auch für einen in der Intubationstechnik noch nicht so Geübten, da die Spontanatmung nicht sistiert. Der zerebrale Sauerstoffverbrauch wird effektiv reduziert, daher ausgezeichnete Wirkung zur akuten Senkung eines erhöhten intrakraniellen Hirndruckes (Einklemmung!). Auch ein Status epilepticus kann oftmals erfolgreich durchbrochen werden. Bei Kindern sollte nur die Aufbereitung als Intralipidemulsion Verwendung finden, da damit eine stressauslösende Schmerzreaktion bei peripherer Injektion vermieden wird.

Dosierung: 0,3 mg/kg i.v., bei Bedarf repetitiv.

Propofol (Disoprivan) ist ein fettgelöstes (Intralipid 10%), ausschließlich intravenöses Anästhetikum. Trotz der Fettlösung induziert Propofol besonders in kleinen Venen empfindlichen Injektionsschmerz, der durch die Zugabe von 0,1 mg/kg Lidocain abschwächbar ist. Die Tiefe der Anästhesie (Sedierung, Schlaf, Narkose) kann für gewöhnlich unter Beibehaltung der Spontanatmung durch die Applikation in Bolus- oder Infusionstechnik titriert werden. Bei sofortigem Wirkungseintritt besteht eine schnelle Erholung, aktive Metabolite kommen nicht vor. Postoperativ bestehen weniger Übelkeit und Brechreiz. Auch bei gesunden Kindern wurden signifikante kardiodepressive Nebenwirkungen (Hypotonie durch negativ-inotrope und vasodilatative Wirkung) beobachtet. Derzeitige Kontraindikationen sind die Anwendung bei Kindern unter 3 Jahren (keine ausreichende Erfahrung), allergische Reaktion auf Ei und Sojabohnen und eine Langzeitsedierung bei Kindern (unklare Todesfälle).

Dosierung: 0,5–3 mg/kg als intravenöser Bolus sowie 1–10 mg/kg/h in kontinuierlicher Infusion.

Anwendung von Analgetika

Die alleinige Sedierung von Kindern bei schmerzhaften Eingriffen ist inadäquat. Auch ein bewusstloses Kind benötigt bei Bedarf eine Analgesie. Bei Kindern ist in Bezug auf Länge und Schmerzinduktion des geplanten Eingriffs und in Abhängigkeit möglicher Fehlbildungen (z. B. Gesichtsanomalien) bzw. vorliegender Grunderkrankungen (Apnoeneigung) eine Anästhesie in Intubationsnarkose gegen eine Analgosedierung mit Spontanatmung abzuwägen.

Das Ziel einer Analgesie ist es, durch Inhibition der prä- und postsynaptischen Weiterleitung nozizeptiver Informationen die Schmerzwahrnehmung zu vermindern. Die Lokalanästhesie nach vorangegangener Betäubung der Haut mit EMLA-Creme zur Oberflächen-, Infiltrations-, Regionalanästhesie sowie zur Nervenblockade ist ein zwar gebräuchliches, oftmals jedoch vergessenes Verfahren bei Kindern. Auch die Blockade inflammatorischer Mediatoren, die gleichzeitig Stimulanzien von Nozizeptoren sind, ist bei Kindern oft ein effektiver Weg der Analgesie. Als nichtsteroidale Antiphlogistika haben sich Acetylsalicylsäure und bei älteren Kindern zur kurzfristigen Anwendung Diclofenac bewährt, Letzteres auch auf Grund seiner guten antiinflammatorischen Wirkung. Als antipyretisches Analgetikum ist Paracetamol unter Beachtung seiner lebertoxischen Wirkung bei unzulässiger Dosierung (>100–150 mg/kg) das Mittel der ersten Wahl.

Unter Intensivbedingungen sind die Opioide Morphin und Fentany sowie Ketamin die meistverwendeten Analgetika.

Opioide wirken über periphere und zentrale Opioidrezeptoren. Neben der damit verbundenen verminderten Schmerzwahrnehmung unterdrücken Opioide die autonome Antwort auf Schmerzreize. Enzephaline sind die endogenen Opioide. Exogene Opioide sind die natürlichen Opiate Morphin und Codein und die synthetischen Opioide Pethidin, Fentanyl, Alfentanil, Sulfentanil, Remifentanyl und Piritramid.

Die zentralen Wirkungen sind Analgesie ohne Bewusstlosigkeit, die Nebenwirkungen Euphorie, Dysphorie, Miosis, Übelkeit, Erbrechen, Krämpfe und Atemdepression. Abgesehen von einer substanzspezifisch unterschiedlich stark ausgeprägten Histaminausschüttung (Vasodilatation, Bradykardie) bleibt die Hämodynamik meist stabil. Neben einer oftmals gewünschten Hustensuppression (Codein) ist die Atemdepression stärker wirkender Opiate unerwünscht und eine Thoraxrigidität durch Blockade der neuromuskulären Übertragung mit prämedizierten Benzodiazepinen zu vermeiden. Zu beachten sind Miktionsstörung und Harnverhalt, ein oftmals unterschätztes Phänomen analgosedierter Kinder. Eine Langzeitanwendung (Tage) führt zu Toleranz und Abhängigkeit sowie zu therapiebedürftigen Entzugserscheinungen. Bei Kindern, speziell bei jungen Säuglingen, bedarf es einer bezogen auf Dosis, Wirkung und Nebenwirkung individuell titrierten Anwendung. Bei nichtbeatmeten Säuglingen ist die Startdosis von Opiaten auf etwa ein Viertel zu reduzieren (Apnoen), es sollte eine umfassende Überwachung mit der Möglichkeit zur Notfallintervention gewährleistet sein. Die Applikationsweise von Opiaten ist vielfältig (oral, nasal, bukkal, rektal, transdermal, subkutan, intravenös, peridural, spinal), sie erfolgt situationsbedingt. Eine intramuskuläre Gabe von Analgetika ist bei Kindern in der Regel zu vermeiden. Jenseits des Kleinkindalters ist auch eine patientenkontrollierte Analgesie anwendbar und erfüllt die Forderung nach einer individuellen Dosisfindung.

Fentanyl ist ein rasch wirkendes Opioid mit der 100fachen Potenz von Morphin. Obgleich es relativ hämodynamisch neutral mit nur sehr geringer Histaminfreisetzung wirkt, sind Atemdepression und Bradykardie bei Kindern oftmals ausgeprägt. Bei Neugeborenen, besonders bei Frühgeborenen, besteht eine ausgeprägt verlängerte Clearance und eine amplifizierte Effektivität. Eine Atemdepression kann mit Naloxon behandelt werden. Zur Vermeidung von Hypertension, Lungenödem, Herzstillstand sollte Naloxon in langsam steigenden Dosierungen in Einzelgaben von 10–20 µg bis zur Wiederherstellung einer suffizienten Atemfrequenz gegeben werden.

Dosierung: intravenös 0,5–2–4 µg/kg zur Analgesie, 5–10 µg/kg zur Anästhesie, transmukosal 15–20 µg/kg als Lolly. In kontinuierlicher Infusion 2–10 µg/kg/h (Kombination mit Midazolam empfehlenswert, praktikabel auch in einer Spritze); ausschleichende Dosisreduktion zur Vermeidung von Entzugserscheinungen.

Nichtopioid, Ketamin S (Ketanest): Die pharmakologische Wirkung von Ketamin ist nur unvollständig geklärt, es scheinen verschiedene Rezeptortypen involviert zu sein. Es wird auch als dissoziatives Anästhetikum bezeichnet (offene Augen, Nystagmus, ohne Kontakt zur Umwelt). Ketamin ist ein gutes Analgetikum. Die wesentlichsten Indikationen bei Kindern sind die Notfallversorgung bei Verbrennungs- und Polytrauma, Schmerzbehandlung bei Kreislaufinstabilität (auch postoperativ in Kombination mit Diazepam oder Midazolam), Intubation eines Kindes mit Bronchialobstruktion oder Asthma bronchiale. Der sympathomimetische Effekt einschließlich der Freisetzung von Noradrenalin aus den präsynaptischen Vesikeln garantiert weitgehend einen stabilen Blutdruck (Ausnahme: endogene Katecholaminerschöpfung) und eher eine Bronchodilatation. Die mögliche intrakranielle Hirndruckerhöhung durch zerebrale Vasodilatation (Hyperkapnie) ist unter Beatmung mit leichter Hyperventilation ohne Bedeutung. Nachteilig sind bei Kindern die Zunahme von Salivation und bronchialer Sekretion sowie die durch Komedikation mit Benzodiazepinen vermeidbare Neigung zu Halluzinationen und Alpträumen.

Dosierung: Bei leichter, subanästhetischer Dosierung unter 0,5 mg/kg nahezu ausschließlich Analgesie, nur geringe Sedierung, kaum Veränderungen der respiratorischen und kardiovaskulären Parameter. Bei höherer Dosierung >0,5–1 mg/kg dissoziative Anästhesie mit Somnolenz, Kreislaufstimulation und beginnende Atemdepression.

Narkose bei intravenöser Dosierung von 2–5 mg/kg (7 bis 10 mg oral, rektal).

19.17.8 Katecholamintherapie

Die Indikation zur Katecholamintherapie ist eine akute Herz-Kreislauf-Insuffizienz. Die Ziele einer Katecholaminbehandlung sind Aufrechterhaltung von adäquaten Perfusionsdrücken und die Steigerung der Kontraktilität bei akuter Herzinsuffizienz. Die Ursachen einer Herz-Kreislauf-Insuffizienz bei Kindern sind vielfältig. Es besteht eine altersabhängige Prädilektion. Erkrankungen mit einer insuffizienten Herzfüllung, die die häufigsten Schockursachen im Kindesalter sind, bedürfen in der Regel keiner adjuvanten Katecholamintherapie. Eine dem Verlust entsprechende Volumensubstitution ist Mittel der Wahl und meist ausreichend. Inadäquate Herzfrequenzen als Ursache einer Herz-Kreislauf-Insuffizienz durch Störung der Impulsbildung oder Erregungsleitung sind spezifisch mit Antiarrhythmika, Schrittmacher, implantierbaren Defibrillatoren oder Katheterablation zu behandeln. Katecholamine zur Frequenzsteigerung, bevorzugt Isoprenalin, werden vorübergehend bei denervierten Herzen nach Transplantation oder bei AV-Block und niedriger Kammerfrequenz verwendet. Störungen der kardialen Ejektion sind, falls mechanisch durch angeborene oder erworbene Herz- und Gefäßfehlbildungen verursacht, auch mechanisch durch Katheterintervention oder kardiochirurgische Operationen zu behandeln. Nur bei primärer oder sekundärer myokardialer Kontraktilitätsstörung bedarf es der akuten und zeitlich begrenzten inotropen Behandlung. Die Akutbehandlung mit Inotropika, also Katecholaminen, sollte die Besonderheiten des Myokards des Neugeborenen und jungen Säuglings sowie rezeptorphysiologische Gesichtspunkte berücksichtigen. Die myokardiale Funktion ist durch eine eingeschränkte diastolische und verminderte systolische Reserve gekennzeichnet. Bei Verlust einer kritischen Vorlast kommt es rasch zum Schock, bei relativ großem Schlagvolumen von fast 2 ml/kg (Erwachsener 1 ml/kg) wird das Herzminutenvolumen vornehmlich über eine Erhöhung der Herzfrequenz gesteigert. Aber auch die Herzfrequenzreserve ist bei relativ hohen Ruhewerten gering, eine Frequenzsteigerung führt schnell zur negativen Lusiotropie. Insgesamt besteht schon in Ruhe ein hoher myokardialer Sauerstoffverbrauch.

Bei akutem Herzversagen ist deshalb die Kombinationsbehandlung von Katecholaminen mit Phosphodiesteraseinhibitoren auch bei Kindern sinnvoll. In vielen Situationen mit schon beeinträchtigtem myokardialen Perfusionsdrücken reicht bei Kindern die inotrope Stimulation mit dem β-adrenergen Partialagonisten Dobutamin nicht aus. In solchen Situationen bedarf es der Infusion mit Adrenalin. Der Bedarf nach einer α-mimetischen Wirkung bei peripherem Gefäßversagen (Sepsis, nach kardiochirurgischen Eingriffen mit kardiopulmonalem Bypass), das manchmal sogar die Indikation für die Behandlung mit Noradrenalin in einer Dosierung nach Blutdruckeffekt darstellt, ist oftmals kein Widerspruch zur gleichzeitigen Verwendung von Phosphodiesteraseinhibitoren. Bei der Verwendung von alphamimetisch wirksamen Katecholaminen ist eine gleichzeitige Dopamintherapie in niedriger, den renalen Blutfluss steigernden Dosierung (2–3 µg/kg/min) indiziert. Liegt eine Indikation zur inotropen Therapie mit Dopamin vor, ist das synthetische Katecholamin Dobutamin (5–20 µg/kg/min) zu bevorzugen.

Bei Kindern sollten Katecholamine in einer Infusion titriert unter Beobachtung der hämodynamischen Effekte erfolgen, da mit definierten Infusionsraten keine standardisierten Wirkungen zu erwarten sind.

19.17.9 Diagnose und Therapie von Infektionskrankheiten

Infektionskrankheiten bei Neugeborenen und Kleinkindern werden von Infektionsmodus und immunologischer Kompetenz geprägt. Bei Neugeborenen bietet die Mutter dem Kind einerseits auf Grund ihrer transplazentaren Antikörper einen Schutz bei nur relativer Immunkompetenz, andererseits stellt sie aber auch eine häufige Infektionsquelle (vorzeitiger Blasensprung, mütterliche Infektion) dar. Besonders bei Frühgeborenen sind bakterielle Infektionen immer noch einer der wesentlichsten Faktoren für Morbidität und Letalität. Nosokomiale Infektionen mit Sepsis, Meningitis, Pneumonie oder Infektion des Urogenitaltraktes kommen in knapp 20% bei Frühgeborenen mit einem Gewicht unter 1500 g vor. Etwa 60% der auf eine Intensivstation eingewiesenen Frühgeborenen werden während der ersten Lebenswoche mit Antibiotika behandelt. Die wesentlichsten Erreger innerhalb des ersten Lebensmonats sind Staphylococcus aureus, Koagulase-negative Staphylokokken, B-Streptokokken, Enterokokken, Escherichia coli, Klebsiellen, Enterobacter, Pseudomonas und Listerien, aber auch atypische Erreger wie Chlamydien. Hospitalisationszeit, Dauer und Häufigkeit invasiver Maßnahmen, Beatmungsdauer sowie die Dauer der parenteralen Ernährung sind neben der von der Reife abhängigen Immunkompetenz die wesentlichsten Faktoren für bakterielle, virale und fungale Infektionen bei Neu-, vor allem Frühgeborenen.

Die am häufigsten verwendeten Antibiotika sind Penicilline, Aminoglykoside, Cephalosporine und Vancomycin.

Von den **Aminoglykosiden** Gentamycin, Tobramycin, Netilmycin und Amikacin, die alle eine adäquate antibakterielle Wirkung gegen die meisten bei Neugeborenen isolierten gramnegativen Keime besitzen, ist Gentamycin die am besten untersuchte Substanz. Die Serumhalbwertszeit korreliert indirekt zum Gestationsalter, der Kreatinin-Clearance, Geburtsgewicht und postnatalem Alter. Frühgeborene vor der 28. Schwangerschaftswoche mit hohem relativen Wasseranteil am Gesamtgewicht erhalten während der ersten Lebenswoche eine erhöhte Einzeldosis von 3,5 mg/kg in einem Intervall von 24–36 h, reife Neugeborene eine Dosis von 5 mg/kg, verteilt auf zwei Einzelgaben am Tag mit einem Talspiegel von 0,5–2 mg/l.

Cephalosporine der dritten Generation (Cefotaxim, Ceftazidim, Ceftriaxon) haben eine adäquate antibakterielle Wirkung gegen ein weites Spektrum von gramnegativen, eingeschränkt auch grampositiven Bakterien. Wegen ihrer guten Verträglichkeit werden Cephalosporine der dritten Generation bei neonataler Sepsis bevorzugt verwendet. Die Tagesdosis beträgt 50–100 mg/kg in zwei intravenösen Gaben, bei Meningitis 200 mg/kg/Tag.

Vancomycin mit seiner guten Wirksamkeit gegen Staphylokokken zeigt besonders bei Neugeborenen und jungen Säuglingen eine gute Verträglichkeit. Ein sog. „Red-man-Syndrom", eine Histaminreaktion bei einer Infusion mit einer Geschwindigkeit unter 30 min, wurde bisher im Neugeborenenalter nicht beschrieben. Die Serumhalbwertszeit korreliert invers mit dem Gestationsalter, der Nierenfunktion und dem postnatalen Alter in der ersten Lebenswoche. Die Liquorkonzentration bei Kindern mit Shunt-versorgtem Hydrozephalus beträgt maximal 21% der korrespondierenden Serumspiegel. Suffiziente Vancomycin-Spiegel liegen zwischen 5 und 12 mg/l.

Es werden individualisierte Dosierungen, abhängig von Alter und Krankheit, benötigt. Die intravenöse Dosierung bei Kindern beträgt 40 (–60) mg/kg in 2–4 Kurzinfusionen über etwa 60 min. Bei Frühgeborenen beträgt die Dosierung in Abhängigkeit vom Gestationsalter 15–30 mg/kg in ein bis zwei Gaben.

Sepsis

Als Entzündungsreaktion des gesamten Körpers auf eine Invasion von Erregern (Bakteriämie, Virämie, Fungämie) präsentiert sich das klinische Bild einer Sepsis altersabhängig, möglicherweise mit uncharakteristischen Symptomen oder im Extremfall mit dem Bild eines septischen Schocks (Streptokokkensepsis des Neugeborenen, Meningokokkensepsis, Waterhouse-Friderichsen-Syndrom). Erreger in der Neugeborenenperiode, als frühe Sepsis von der Mutter erworben, sind B-Streptokokken, Staphylokokken, Enterokokken, E. coli, Haemophilus influenzae, Listerien oder als späte Sepsis als nosokomiale Infektion, dazu stationsspezifische Keime. Erreger bei Säuglingen und älteren Kindern sind Pneumokokken, Meningokokken, Streptokokken, Staphylokokken, abnehmend H. influenzae und Mykoplasmen. Vorangehende Durchfälle mit anschließend toxischem Krankheitsbild sollten eine Infektion mit Salmonellen, Shigellen, E. coli O157, Campylobacter, Staphylokokken und Legionellen ausschließen lassen. Gramnegative Sepsitiden finden sich vor allem im Rahmen einer Urosepsis oder bei immungeschwächten Kindern.

Die Diagnostik erfolgt durch Klinik, Erregernachweis (Blutkultur, Liquor, Urin, Abstriche) und durch charakteristische Laborbefunde (Leukozytose mit Linksverschiebung, Leukopenie, Erhöhung von PMN-Elastase, CRP); auszuschließen sind eine Multiorganbeteiligung einschließlich Gerinnungssystem.

Therapie: kausal mit Herdsanierung und antiinfektiöser Therapie. Initiale Breitspektrumantibiose, z. B. Ceftazidim, Gentamycin und Vancomycin. Bei Neugeborenen primär Ampicillin (Streptokokken, Listerien), kombiniert mit einem Aminoglykosid. Anpassung nach klinikspezifischem Erregerspektrum und nach Antibiogramm. Bei Verdacht auf Kandidasepsis Amphotericin B. Bei Bedarf supportive Behandlungsmaßnahmen.

Bakterielle Meningitiden weisen ein altersabhängiges Erregerspektrum auf. Im Neugeborenenalter sind dies bevorzugt Streptokokken, Pneumokokken, E. coli, Listerien, selten auch Haemophilus influenzae; bei älteren Kindern Haemophilus influenzae, Meningokokken und Pneumokokken. Die Diagnose erfolgt nach Klinik, Liquoruntersuchung und Labor.

Therapie: Bei Neugeborenen Ampicillin und Gentamycin kombiniert mit Ceftazidim, bis Erregerspektrum identifiziert. Bei älteren Kindern Cefotaxim (200 mg/kg/Tag), bei Meningokokkeninfektion Penicillin G 500.000 IE/kg/Tag in 4 Dosen.

Perioperative Antibiotikaprophylaxe bei Operationen mit erhöhtem Infektionsrisiko. Bewährt hat sich bei kardiochirurgischen, neurochirurgischen, orthopädischen Operationen die Prophylaxe mit Cefuroxim (Zinacef) mit guter Staphylokokkenwirksamkeit und ausreichend guter Gewebe- und Liquorgängigkeit. Die erste Dosis sollte ca. 2 h vor dem operativen Eingriff erfolgen.

Von der Prophylaxe ist eine antibiotische Therapie zu unterscheiden. Die Antibiotikatherapie sollte intraoperativ, i. d. R. unmittelbar nach der Gewinnung von bakteriologischem Untersuchungsmaterial, mit einem breiten Spektrum begonnen und im weiteren Verlauf nach Antibiogramm angepasst werden.

19.17.10 Vergiftungen

Allgemeine Aspekte
Nach Alter, Ursache und Prognose werden im Kindesalter grundsätzlich 2 Gruppen von Vergiftungs- bzw. Ingestionsarten unterschieden. Intoxikationen durch Einnahme potentiell gefährdender Substanzen überwiegen als Vergiftungsunfall bei Schulkindern (ab 10 J.) und Jugendlichen (suizidale Absicht, Drogen). Zu Verätzungen und Fremdkörperingestionen s. Kap. 19.3.

Leitsymptome und Diagnostik
Anamnese und neurologische, psychiatrische Symptome (z. B. Rausch- oder Erregungszustände, Halluzinationen, Dyskinesie, Stupor, Koma) in Kombination mit vegetativen und kardiovaskulären Erscheinungen (Tachypnoe, Tachykardie, Arrhythmie, Erythem) weisen meist auf eine Intoxikation hin. Neben dem Verdacht gibt es Leitsymptome und organspezifische Befunde.

Zu beachten sind Giftstoffe mit verzögertem, zweiphasigem Vergiftungsverlauf (chlorierte Kohlenwasserstoffe, Schwermetalle, Paracetamol, Knollenblätterpilze; Tabelle 19.17-8).

Anamnestisch sind die Fragen Wer, Was, Wann, Wie, Wie viel, Warum während der Erstmaßnahmen zu erheben. Vergiftungszentralen einbeziehen!

Der Verdacht auf Intoxikation bedarf
— der Asservierung von Serum, Magensaft, Erbrochenem, Urin, Stuhl,
— der Identifikation gas- oder dampfförmiger Substanzen aus Atemluft oder dem Erbrochenen mit Gasspürgeräten,
— des Drogen-Screenings aus Serum und/oder Urin,
— der Blutgasanalyse mit CO-Oximeter: Met-Hb, CO-Hb, metabolischer (Laktat-)Azidose.
— Weiterhin: Blutbild mit Differentialblutbild, Elektrolyte, Blutzucker, Transaminasen, Bilirubin, Laktat, Harnstoff, Kreatinin, CK, CK-MB.

Tabelle 19.17-8. Leitsymptome bei Vergiftungen

Fötor	Aceton	Acetylsalicylsäure, Methanol
	Alkohol	–
	Bittermandel	Zyanide
	Knoblauch	Arsen, Organ. Phosphate
	Petroleum, Benzin	–
Haut, Schleimhaut	Trockene, warme Haut	Anticholinergika
	Schwitzen	Cholinergika, Nikotin, Kokain, Amphetamine
	Hypersalivation, Bronchialsekretion	Organische Phosphate
	Zyanose (Methämoglobinämie)	Nitrate, Nitrit, Phenacetin
	Hellrot, rosa	CO, Zyanide, Anticholinergika
	Ikterus	Paracetamol, Pilze
	Blasen	Barbiturate, CO
Pupille	Mydriasis	Atropin; Sympathomimetika, Kokain
	Miosis	Opiate, Barbiturate, Äthanol, organische Phosphate
Temperatur	Hyperthermie	Amphetamine, Theophyllin, Salicylate, trizyklische Antidepressiva
	Hypothermie	Alkohol, Sedativa
Puls	Bradykardie	Digitalis, Barbiturate, Opiate
	Tachykardie	Amphetamin, Theophyllin
Arrhythmie	–	Trizyklische Antidepressiva, Digoxin
Atmung	Kussmaul-Atmung	Salizylate, Methanol
	Tachypnoe	CO, Amphetamine
	Atemdepression	Opiate, Barbiturate, Benzodiazepine, Alkohol, Kohlenwasserstoffe
ZNS	Krämpfe	Trizyklische Antidepressiva, Amphetamine, Salicylate
	Ataxie, Nystagmus, Dyskinesie	Theophyllin, Kokain, Anticholinergika, Alkohol
	Periphere Lähmung	Drogen, Schwermetalle
	Delir, Psychose	Organische Phosphate
	Koma	Schwermetalle, Alkohol, Anticholinergika, Drogen, Sedativa, Opiate, Salicylate, organische Phosphate, trizyklische Antidepressiva, CO
Gastrointestinal	Erbrechen, Durchfall, abdominale Schmerzen	Pilze, Alkohol, Digitalis, organische Phosphate, Salicylate

Allgemeine Behandlungsmaßnahmen

- In den meisten Fällen ist zur Behandlung die alleinige Gabe von **Aktivkohle** ausreichend. Alternativ, unter Beachtung der Kontraindikationen, ist ein **induziertes Erbrechen** anzubieten.
- Suizidversuche von Jugendlichen bedürfen nach Giftelimination und Überwachung auch einer psychologischen Evaluation.
- Bei Medikamentenintoxikationen: **Magenspülung** innerhalb der ersten 2 h nach Ingestion, bei späterem Zeitpunkt Giftbindung durch Aktivkohle.
- Eine spätere Magenspülung ist bei hochtoxischen Substanzen (Herbizide, Knollenblätterpilz, Schwermetalle, Alkylphosphate, Antiarrhythmika, trizyklische Antidepressiva), bei Substanzen mit verzögerter Magenentleerung (trizyklische Antidepressiva, Opioide) und bei großen Mengen von Lösungsmitteln indiziert.
- Eine sofortige Magenspülung am Unfallort ist bei hochtoxischen Herbiziden (Paraquat) sinnvoll.
- Intensivmedizinische Überwachung und Therapie sind indiziert bei Bewusstlosigkeit, Störung der Atem- und Kreislauffunktion oder bei der Einnahme einer potentiell letalen Dosis. Zu beachten sind Substanzen mit verzögerter Reaktion sowie zweiphasigem Vergiftungsverlauf (chlorierte Kohlenwasserstoffe [KH], Schwermetalle, Paracetamol, Knollenblätterpilze).

Sofortmaßnahmen bei Störungen der Vitalfunktionen

Sicherung der Vitalfunktionen ist die wichtigste Therapiemaßnahme.
- Bewusstlosigkeit und Koma: Intubation und Beatmung.
- Störung der Atemfunktion (Hypopnoe, Apnoe, Aspiration, Luftwegsverlegung, Bronchialobstruktion, Sauerstoffdiffusionsstörung): Intubation und Beatmung in Abhängigkeit vom Schweregrad.
- Störung der Herz-Kreislauf-Funktion (Schock, Herzinsuffizienz, Arrhythmie, Herzstillstand): Behandlung mit Ziel der Wiederherstellung suffizienter Perfusionsdrücke mit adäquatem Sauerstofftransport, dies schließt eine ausreichende Analgesie (Verätzungsunfälle) ein.

Primäre Giftentfernung

Entfernung des Patienten aus kontaminierter Umgebung (Gase, Dämpfe), Entfernung kontaminierter Kleidungsstücke mit ausgiebiger Hautreinigung. Maßnahmen zum Schutz des behandelnden Personals. Giftentfernung durch induziertes Erbrechen:
- Mechanische Stimulation der Rachenhinterwand,
- Ipecacuanha-Sirup (Ipecac). Dosis: 1 ml/kg, max. 30 ml, ggf. Wiederholung, falls nach 30 min kein Erbrechen einsetzt; reichlich Flüssigkeit zur Magenfüllung trinken lassen; wenn kein Erbrechen induzierbar: Entfernung von Ipecac selbst mittels Magenspülung.
- Apomorphin: 0,1 mg/kg i.m. oder s.c.; Erbrechen bereits nach 5 min; ausgeprägte Kreislauf- und Atemdepression (vagoton); daher keine Anwendung bei Kleinkindern; Kombination mit Norfenefrin (0,15 mg/kg i.m.), nach Erbrechen Antagonisierung mit Naloxon (0,02 mg/kg).
- Obsolet: Kochsalzerbrechen mit hypertonen Lösungen (hyperosmolares Koma!).

Kontraindikationen: Bewusstseinsstörung, Ingestion von Säuren und Laugen (Re-Verletzung von Ösophagus, Pharynx, Larynx), Schaumbildner (Aspiration), Kohlenwasserstoffe (Lungenschädigung durch Inhalation, Aspiration).

Magenspülung

Indikation überprüfen, meist wenn provozierendes Erbrechen unwirksam. Voraussetzung: Möglichkeit zur Intubation. Intubation vor Magenspülung bei Bewusstseinsstörung, aufgehobenen Schutzreflexen, Ateminsuffizienz oder Ingestion von Mineralölprodukten oder organischen Lösungsmitteln. **Kontraindikation:** Fortgeschrittene Säuren-, Laugenverätzung; geringe Mengen organischer Lösungsmittel. Zu beachten ist, dass sedierende Maßnahmen zur Kardiaerschlaffung (Aspiration!) und Spateleinstellung zur Intubation zu Brechreiz führen.

- Bei Bedarf „rapid-sequence intubation" mit i.v.-Gabe von niedrig dosiertem Vecuronium 0,01 mg/kg, anschließend 10 μg/kg Fentanyl i.v., dann sofort relaxierende Vecuronium-Dosis von 0,1 mg/kg i.v.
- Aktivkohle, oft erste und einzige Therapie, ist bezüglich Giftelimination oftmals der Magenspülung und induziertem Erbrechen überlegen. Sie bindet die meisten Medikamente und Chemikalien (90% in 90 s). Bei anticholinerg wirkenden Substanzen mit verzögerter Resorption ist Kohlegabe auch nach 12–24 h noch sinnvoll. Dosierung: 1 g/kg, am besten in Wasser aufgeschäumtes Pulver. Es gibt keine echte Kontraindikation.
- Entschäumer, Sab simplex 0,5 ml/kg, Lefax liquid 1 ml/kg: bei Ingestion von Schaumbildnern.
- Glaubersalz (Natriumsulfat): Beschleunigte Darmpassage, verhindert Wiederfreisetzung aus Kohlebindung. Unwirksam bei toxisch bedingter Darmlähmung. Dosis: 0,25 g/kg max. 30 g p.o.
- Obsolete Maßnahmen der Giftelimination: Gabe von Milch, Paraffin, Verdünnungs- oder Neutralisationsversuche bei Verätzungen später als 10 min nach Ingestion.

Sekundäre Giftentfernung

Verfahren:
- „enterale Kohleperfusion"/„gastrointestinale Dialyse" mit gastralem und rektalem Kohleeinlauf (1 g/kg), anschließend osmotische Laxanzien und hohe Einläufe. Kohle bzw. Laxans alle 2–4 h im Wechsel, z. B. bei Vergiftung mit Theophyllin, Phenobarbital, Digoxin, trizyklischen Antidepressiva,

- Hyperventilation ohne Alkalose (s. organische Lösungsvermittler, halogenierte Kohlenwasserstoffvergiftung),
- Antikörpertherapie (z. B. Digitalisintoxikation),
- forcierte Diurese,
- extrakorporale Eliminationsverfahren (Hämodialyse, Peritonealdialyse, Hämofiltration, Plasmapherese, Blutaustausch).

Indikation:
- bei potentiell letaler Dosierung, hochtoxischen Substanzen als Prophylaxe vor Eintritt etwaiger Schäden, z. B. bei trizyklischen Antidepressiva, Paraquat, Knollenblätterpilz,
- bei progredienter, medikamentös therapierefraktärer Symptomatik: Hypotension, Arrhythmie, Krampfanfälle, metabolische Azidose, Koma,
- wenn Blutspiegel korrelierend mit hoher Letalität (z. B. Theophyllin, Paracetamol, trizyklische Antidepressiva, Salicylate),
- bei vorbestehender Nieren- oder Leberdysfunktion mit eingeschränkter Eliminationsfähigkeit (z. B. Salicylatintoxikation bei Niereninsuffizienz).

Die Wahl des Verfahrens richtet sich nach Wasserlöslichkeit, Plasmaproteinbindung und Verteilungsvolumen der Substanz und der Situation des Patienten.

Antidottherapie
- Prinzip: Giftadsorption, Komplexbildung. Direkte Gegenwirkung durch Antagonismus am Rezeptor, Hemmung am metabolisierenden Enzymsystem u. a. Mechanismen.
- Primäre Giftentfernung und symptomatische Therapie – nicht die Antidotgabe – stehen in den meisten Vergiftungsfällen im Zentrum der Behandlung.
- In der Notfallaufnahme sollten folgende Substanzen zur Verfügung stehen: Sauerstoff (CO), Naloxon (Opiate, Opioide), Flumazenil, Anexate (Benzodiazepine), Amylnitrit und Natriumthiosulfat (Zyanidvergiftung), Methylenblau (Met-Hb-Bildner), Atropin und Obidoxim (Alkylphosphate), Digitalis-FAB (Digitalis), Physostigmin (trizyklische Antidepressiva), N-Acetylcystein (Paracetamol), Äthanol (Methanol).

Literatur
American Society for Parental and Enteral Nutrition (ASPEN) (1993) Guidelines for the use of parenteral and enteral nutrition in adults and pediatric patients. J Parenteral Enteral Nutr 17 (Suppl): 1–52
Ashton H (1994) Guidelines for the rational use of benzodiazepines. Drugs 48: 25–40
Bissonnette B, Sessler DI, LaFlamme P (1989) Passive and active inspired gas humification in infants and children. Anesthesiology 71: 350–354
Cote CJ, Goldstein EA, Cote MA, Hoaglin DC, Ryan JF (1988) A single-blind study of pulse oximetry in children. Anesthesiology 68: 184–188
Cote CJ, Rolf N, Liu LMP et al. (1991) A single-blind study of combined pulse oximetry and capnography in children. Anesthesiology 74: 980–987
Cote CJ: (1994) Sedation for the pediatric patient. Pediatr Clin North Am 41: 31–58
Gillman MW, Cook NR (1995) Blood pressure measurement in childhood epidemiological studies. Circulation 92: 1049–1057
Hickey PR (1992) Transesophageal echocardiography in pediatric cardiac surgery. Anesthesiology 77: 610–611
Lake CL (1993) Monitoring of the pediatric cardiac patient. In: Lake CL (ed) Pediatric cardiac anesthesia, 2nd ed. Appelton Lange, Norwalk/CT
Lattanzi WE, Siegel NJ (1986) A practical guide to fluid and electrolyte therapy. Curr Probl Pediatr 16: 1–43
Martin LD, Pasternack LR, Pudimat MA (1992) Total intravenous anesthesia with propofol in pediatric patients outside the operating room. Anesth Analg 74: 609–612
McCracken GH (1992) Current management of bacterial meningitis in infants and children. Pediatr Infect Dis J 11: 702–709
Michel-Behnke I, Rothes A, Hund F et al. (1995) Analgosedierung mit Fentanyl/Midazolam nach Korrektur angeborener Herzfehler. Klin Pädiatr 207: 341–346
Motoyama EK (1995) Respiratory physiology in infants and children. In: Motoyama EK, Davies PJ (eds) Smith's anesthesia for infants and child-ren, 6th edn. Mosby, St. Louis
Nelson JD (1991) Pocketbook of pediatric antimicrobial therapy 9, 2nd ed. Williams Wilkins, Baltimore
Pullerits J (1992) Routine and special pediatric airway equipment. Int Anesthesiol Clin 30: 109–130
Rogers MC (1991) Textbook of pediatric intensive care vol I/II, 2nd ed. Williams & Wilkins, Baltimore London Los Angeles Sydney
Schranz D (1993) Pädiatrische Intensivtherapie, 2. Aufl. Gustav Fischer, Stuttgart Jena
Sieber FE, Smith DS, Traystman RJ, Wollman H (1987) Glucose: a reevalution of ist intraoperative use. Anesthesiology 67: 72–81
Yaster M (1987) The dose response of fentanyl in neonatal anesthesia. Anesthesiology 66: 433–435
Yemen TA (1992) Noninvasive monitoring in the pediatric patient, Int Anesthesiol Clin 30: 77–90

19.18 Plötzlicher Kindstod (SIDS) und augenscheinlich lebensbedrohliches Ereignis (ALE)
Gerhard Jorch

Der plötzliche Kindstod ist definiert als überraschend eintretender Tod im Kindesalter, dessen Ursache trotz postmortaler Untersuchungen unklar bleibt. Gebräuchliche Synonyme sind plötzlicher Säuglingstod, „sudden infant death syndrome" (SIDS), Krippentod und „cot death". In offiziellen Statistiken wird dieser Tod unter dem ICD-Code R95 erfasst. In den meisten Ländern mit hohem Lebensstandard wird die Inzidenz dieser Todesart derzeit mit 0,2 bis 1,2 auf 1000 Lebendgeborene angegeben. Noch vor 15 Jahren lag sie doppelt so hoch. Sie fiel um etwa 50%, nachdem öffentlich davor gewarnt wurde, Säuglinge zum Schlafen auf den Bauch zu legen. Diese „Mode" war Anfang der 70er Jahre überwiegend in den Ländern der westlichen Welt eingeführt worden. Heute sind noch etwa 400 Säuglinge pro Jahr in Deutschland vom plötzlichen Kindstod betroffen. Damit ist der plötzliche Tod im Säuglingsalter immer noch die häufigste Todesart im Säuglingsalter jenseits der Neugeborenenperiode.

Seine Definition weist den plötzlichen Kindstod als Todesart aus, die im Einzelfall sicherlich eine unterschiedliche Pathogenese hat. So sind eine Reihe von seltenen Funktionsstörungen bekannt, die ohne das Hinterlassen von morphologischen oder biochemischen Spuren zum Tode führen. So kann das Syndrom der verlängerten QT-Zeit zum Herzstillstand führen, ohne dass dies durch Obduktion nachweisbar ist. Auch absichtliches oder unabsichtliches Ersticken durch Verlegen der Atemwege durch ein weiches Kissen ist nur schwer postmortal nachweisbar. Ferner hängt der Nachweis einer Todesursache und damit der Ausschluss eines plötzlichen Kindstodes von der Qualität der postmortalen Untersuchung ab. So ist denkbar, dass sich durchaus bekannte Todesursachen einschließlich Kindstötungen unter der Todesart plötzlicher Kindstod verbergen. Die meisten Experten gehen allerdings davon aus, dass in mindestens 95% aller Fälle kein strafbares Fremdverschulden vorliegt.

Seit langem ist bekannt, dass der plötzliche Kindstod in den ersten beiden Lebenswochen selten ist, seinen Häufigkeitsgipfel am Ende des dritten Lebensmonats hat und jenseits des ersten Lebensjahres sehr selten ist. Er ist häufiger bei Jungen, in der kalten Jahreszeit und in den erdpolwärts gelegenen Ländern der Erde. Eine gewisse zeitliche Assoziation besteht zu Häufungen banaler Atemwegsinfekte. Säuglinge sehr junger Mütter <21 Jahren und solcher aus ungünstigen sozioökonomischen Bedingungen sind mehr gefährdet. Eine pränatale Dystrophie stellt mehr noch als eine Frühgeburt ein Risiko dar. Bei Zwillingen ist nach einem plötzlichen Kindstod der überlebende mindestens in den folgenden 48 Lebensstunden stärker gefährdet, ebenfalls zu sterben. In der Geschwisterreihe steigt das Risiko für einen plötzlichen Kindstod stetig an, das erste Kind ist weniger gefährdet als das zweite, das zweite weniger als das dritte usw. In Deutschland ist der plötzliche Säuglingstod im Nordwesten am häufigsten, sinkt in seiner Häufigkeit südlich der Mainlinie ab und ist am seltensten im Osten.

Große Fallkontrollstudien und Interventionsstudien der letzten 15 Jahre haben Risikofaktoren gesichert, die durch ihre prinzipielle Vermeidbarkeit einen präventiven Ansatz ermöglichen. So steigt das Risiko durch Bauchlage im Schlaf gegenüber der Rückenlage um das Fünf- bis Zehnfache an. Das Gleiche gilt für die Exposition des späteren Opfers gegenüber Zigarettenrauchen. Dieser Risikofaktor zeigt eine ausgeprägte Dosisabhängigkeit. Ebenfalls 5–10fach gefährdet sind Säuglinge, deren Mütter während der Schwangerschaft mehr als 10 Zigaretten täglich geraucht haben. Mindestens 800 der 1250 plötzlichen Säuglingstodesfälle in Deutschland pro Jahr Anfang der 90er Jahre konnten rechnerisch allein auf diese beiden Risikofaktoren zurückgeführt werden.

Somit sind die derzeit wirksamsten Maßnahmen zur Vermeidung des plötzlichen Kindstodes der Verzicht der Eltern auf Rauchen während der Schwangerschaft und die Wahl der Rückenlage für den schlafenden Säugling im ersten Lebensjahr.

Als weitere vermeidbare, jedoch weniger stark wirksame und zum Teil weniger gut belegte Risikofaktoren gelten derzeit die Seitenlage, das Rauchen von weniger als 10 Zigaretten täglich während der Schwangerschaft, das postnatale Rauchen in der Umgebung des Säuglings, der Verzicht auf Stillen oder das frühzeitige Abstillen, eine Schlafzimmertemperatur über 18 °C, weiche Matratze, schwere Federbetten, Kopfkissen im Bett, Schaffelle als Unterlage, sog. Nestchen, zu warme Kleidung, Schlafen im Elternbett, Verzicht auf Schnuller bei abgestillten Säuglingen. Als günstig wird ein Schlafsack angesehen, in dem der Säugling weder überwärmen noch ersticken kann. Einem plötzlich und unerwartet verstorbenen Säugling nachgeborene Geschwisterkinder sind statistisch etwas mehr gefährdet, das gleiche Schicksal zu erleiden, wahrscheinlich aber nur dann, wenn sie den gleichen Risikofaktoren wie dem Verstorbenen ausgesetzt werden.

Die Obduktionsbefunde bei Säuglingen, die unerwartet und unerklärbar verstorben sind, ermöglichen in bis zu 20% der Fälle den Nachweis einer etablierten Todesursache, sodass die Fälle dann nicht mehr dem ICD-Code R95 zugeordnet werden. Bei den anderen werden teilweise entzündliche Veränderungen in den Atemwegen, Petechien in der Pleura und im Thymus und Zeichen der akuten und chronischen Hypoxie gefunden. Zufällig aufgezeichnete Kardiorespirogramme während des Sterbevorganges zeigten, dass der Tod in einer Reihe von Fällen nicht plötzlich, sondern nach einer längeren Bradykardiephase mit finaler Apnoe eintrat. Es spricht also vieles dafür, dass es sich bei vielen plötzlichen Kindstoden um eine Art schleichendes, subjektiv nicht bemerktes Ersticken handelt. Offensichtlich sind manche z. B. durch pränatales Rauchen vorgeschädigten Säuglinge nicht in der Lage, Hypoxiesituationen durch Bauchlage und Überdeckung zu erkennen und sich daraus zu befreien, und zwar besonders dann nicht, wenn sie durch Infektionen oder Überwärmung zusätzlich in ihrem Regulationsvermögen beeinträchtigt sind.

Ein augenscheinlich lebensbedrohliches Ereignis (ALE, engl.: „acute life threatening event", ALTE) ist als akut auftretende Episode definiert, die von den beobachtenden Personen als lebensgefährlich interpretiert wird und deshalb irgendwelche Hilfsaktionen auslöst. Es handelt sich dabei meistens um akute Blau- bzw. Blassfärbung der Haut, Atemstillstand bzw. Atemunregelmäßigkeiten oder Muskeltonusverluste, die dazu führen, dass die Betreuungspersonen das Kind mechanisch stimulieren oder sogar beatmen. Diese Definition ist somit sehr subjektiv, was die unterschiedlichen Häufigkeitsangaben von 0,5–5% aller Säuglinge erklärt.

Diese Säuglinge müssen dem Kinderarzt vorgestellt werden, weil ein Teil dieser Kinder (bis 5%) gefährdet ist, einen plötzlichen Kindstod zu erleiden. In manchen Fällen ist sogar eine kurzzeitige stationäre Einweisung in eine Kinderklinik notwendig, in der Spezialuntersuchungen ggf. unter Einschluss einer Polysomnographie im Säuglingsschlaflabor durchgeführt werden. In etwa 50% der Fälle kann eine Ursache gefunden werden, die einer spezifischen Therapie zugänglich ist. Am häufigsten liegen zerebrale Krampfanfälle, eine Virusinfektion, eine Stoffwechselstörung, Herzrhythmusstörungen oder Atemstörungen vor.

Wenn keine behandelbare Ursache gefunden wird, muss in individueller Risikoabschätzung für einen gewissen Zeitraum ein kardiorespiratorisches Heimmonitoring erwogen werden. Diese Maßnahme erfordert eine dauerhafte Betreuung und das vorherige Training der Betreuungspersonen in akuten Hilfsmaßnahmen einschließlich der kardiopulmonalen Reanimation.

Evidenz der Therapieempfehlungen

	Evidenzgrad	Empfehlungsstärke
Primäre Prävention (für alle Säuglinge)		
Bevorzugung der Rückenlage	II-b	A
Verzicht auf Rauchen	II-b	A
Vermeidung von Überwärmung	II-b	B
Schlafsack statt Federbett	III	C
Stillen	III	C
Cave: Schlafen im Elternbett	III	C
Verwendung eines Schnullers	III	C
Sekundäre Prävention (gezielt in Risikogruppen)		
Heimmonitoring	III	C
Polysomnographie	IV	C
Reanimationstraining	IV	C

19.19 Misshandlungen und Missbrauch
Hans-Gerd Lenard

19.19.1 Körperliche Misshandlung, Vernachlässigung

Auch wenn es gute Gründe gibt, jede körperliche Züchtigung aus pädagogischen Gründen als Misshandlung zu betrachten, ist es aus medizinischer Sicht zweckmäßig, den Begriff der Misshandlung auf Situationen zu beschränken, die eine erkennbare Verletzung des Kindes und damit eine gesundheitliche Gefährdung zur Folge haben. Von einer klinisch relevanten körperlichen Misshandlung betroffen sind vor allem Säuglinge und Kleinkinder, die sich nicht äußern und nicht wehren können und bei denen noch keine außerfamiliäre Kontrolle in Kindergarten oder Schule besteht. Das klinische Spektrum der Misshandlungsfolgen, als „battered child syndrome" oder mit dem neutralen Terminus „non-accidental injury" bezeichnet, besteht in einer variablen, aber oft typischen Symptomatik, die eine Diagnosestellung mit Wahrscheinlichkeit oder Sicherheit erlaubt.

Häufig weisen Hautveränderungen zuerst auf die Diagnose einer aktiven Misshandlung hin. Neben Narben und Wunden, Brand- oder Bissverletzungen findet man vor allem Striemen und Hämatome, Letztere gelegentlich in einer Form, die Rückschlüsse auf den Gegenstand erlauben, mit dem sie verursacht wurden. Verletzungen an Lippen, Gaumen und Zungenbändchen finden sich nach forcierten Fütterungsversuchen. Verbrennungen und Verbrühungen sind bei Kindern unter vier Jahren in ca. 30% nicht akzidentell. Es ist zu prüfen, ob Form und Lokalisation der Hautveränderungen mit dem berichteten Unfallhergang in Übereinstimmung zu bringen sind.

Diagnostisch richtungweisend sind Schäden am Skelett, besonders an den Extremitäten, den Rippen und am Schädel. Subperiostale Verkalkungen nach Blutung und Absprengungen am Rande der Metaphysen langer Röhrenknochen sind typische Misshandlungsfolgen. Diagnostisch beweisend sind in der Anamnese nicht erwähnte und nachträglich nur unzureichend erklärte Frakturen, insbesondere solche unterschiedlichen Alters, die im Rahmen einer bei Misshandlungsverdacht immer durchzuführenden szintigraphischen und/oder radiologischen Untersuchung gefunden werden.

Subdurale Hämatome, insbesondere in Verbindung mit retinalen Blutungen, sind typische Folgen eines Schütteltraumas beim Säugling und Kleinkind und in Verbindung mit Haut- und Knochenläsionen beweisend für eine Misshandlung.

Differentialdiagnostisch auszuschließen sind eine Gerinnungsstörung, eine primäre Knochenerkrankung als Ursache von Frakturen und eine Glutarazidurie Typ 1 bei subduralen Blutungen.

Die körperliche Misshandlung kommt grundsätzlich in allen sozialen Schichten vor, jedoch können soziale Probleme ebenso wie ein abnormes Verhalten des Kindes selbst Persönlichkeits- oder Bindungsstörungen des Täters verstärken und letztlich die Krisensituation auslösen, die zur Misshandlung führt. Die ätiologische Klärung der komplexen Situation und ihre Behandlung ist schwierig und therapeutische Bemühungen müssen das hohe Rezidivrisiko mit der entsprechenden Gefahr für das Kind berücksichtigen. Das „überwertige Interesse" des gefährdeten Kindes hat den Vorzug vor der ärztlichen Schweigepflicht. Die Rekonstruktion einer normalen Eltern-Kind-Beziehung in risikoarmer Umgebung mag in Einzelfällen durch Bemühungen einer klinischen Arbeitsgruppe (Arzt, Psychologe, Sozialarbeiter) gelingen. In aller Regel sind die Einschaltung einer amtlichen Stelle, die mit diesem Problem vertraut ist (Jugendamt oder Kriminalpolizei) und eine zumindest vorübergehende Entfernung des Kindes aus dem gestörten Milieu jedoch der sicherere Weg.

Vernachlässigung und Verwahrlosung haben naturgemäß bei Säuglingen und Kleinkindern, die noch vollständig von den Eltern abhängig sind, die schwersten Konsequenzen. Die Kinder sind untergewichtig und oft auch zu klein. Schwere emotionale Mangelzustände können unabhängig von der Qualität der Ernährung einen so genannten „emotionalen Zwergwuchs" verursachen. Es finden sich Pflegeschäden und Infektionen der Haut und spezifische ernährungsbedingte Mangelzustände (Rachitis, Anämie). Die psychomotorische Entwicklung der Kinder ist häufig verzögert und ihre sozialen Reaktionen sind durch ängstliches und abwehrendes Verhalten charakterisiert. Gelegentlich, aber nicht regelhaft, finden sich zusätzlich Zeichen einer aktiven körperlichen Misshandlung. Mit zunehmendem Alter treten die psychosozialen und emotionalen Folgen der Vernachlässigung gegenüber den körperlichen Symptomen in den Vordergrund.

Die Diagnose einer körperlichen Vernachlässigung beim jungen Kind erfordert den Ausschluss organischer Störungen im Rahmen einer stationären Abklärung. Diese Vernachlässigung kommt in der Regel nur unter ungünstigen sozialen Bedingungen vor und erfordert Hilfestellung psychologischer und sozioökonomischer Art, wobei die Entscheidung, wann und mit welcher Intensität eine von den Eltern nicht gewünschte Intervention betrieben werden soll, Augenmaß erfordert. Nicht jedes ungepflegte und wenig behütete Kind ist notwendigerweise ungeliebt und unglücklich. Eine Entfernung des Kindes aus seiner gewohnten Umgebung ist nur dann notwendig, wenn fehlende Compliance oder Gleichgültigkeit zu eindeutigen Gedeih- und Entwicklungsstörungen führen, die umso eher reversibel sind, je früher das Kind in ein adäquates Umfeld gebracht wird.

Die emotionale Vernachlässigung als Ursache für Entwicklungs- und Verhaltensstörungen ist nicht auf ein bestimmtes soziales Umfeld und nicht auf das frühe Lebensalter beschränkt. Ihre diagnostische Abklärung und der Versuch einer therapeutischen Intervention sind Aufgabe des klinischen Psychologen oder des Kinder- und Jugendpsychiaters.

Ein spezielles Problem im Rahmen der Vernachlässigung ist die direkte Verweigerung einer Therapie, die für das Kind lebensnotwendig ist. Typisches Beispiel ist die Ablehnung einer onkologischen Behandlung trotz berechtigter Aussichten für eine Heilung des Kindes. In diesem Fall ist die Einschaltung eines Familiengerichtes notwendig. Juristisch wird jedoch das Selbstbestimmungsrecht der Familie sehr hoch eingeschätzt und eine juristische Entscheidung für eine Therapie ist nur dann zu erwarten, wenn deren Erfolgsaussichten im Verhältnis zu den damit verbundenen Belastungen deutlich überwiegen. Ärztliches Verständnis und geduldige Kooperation mit den Eltern ermöglichen fast immer eine Lösung, die für beide Teile akzeptabel ist und dem Wohl des Kindes unter den gegebenen Umständen gerecht wird.

19.19.2 Münchhausen-by-proxy-Syndrom

Münchhausen-by-proxy-Syndrom (MbpS) bezeichnet die pathologische Situation, in der von der Pflegeperson Krankheitssymptome des Kindes ohne erkennbare, verständliche Ursachen berichtet, durch Manipulationen an Untersuchungsmaterial oder -geräten vorgetäuscht, schlimmstenfalls auch durch aktive Handlungen am Kind hervorgerufen werden. Täter sind in 90% der Fälle die Mütter, die nicht selten über eine medizinische oder pflegerische Vorbildung verfügen, manchmal selbst eine – zumeist aber nicht bekannte – Anamnese von psychosomatischen Erkrankungen bis hin zum Münchhausen-Syndrom haben. Ihre Bitten um immer weitergehende, auch eingreifende Untersuchungen und ihre ständige Anwesenheit bei dem Kind lassen sie besorgt und kooperativ erscheinen. Ziel des abnormen Verhaltens ist offenbar der Gewinn von Zuwendung und Aufmerksamkeit für sich selbst durch die Vortäuschung oder die aktive Verursachung einer Krankheit des Kindes.

Die berichtete bzw. beobachtete Symptomatik bei den betroffenen Kindern kann nahezu alle Funktionen und Organe betreffen. Tabelle 19.19-1 gibt eine Übersicht über häufige Erscheinungsformen des MbpS und deren mögliche Auslöser. Sie ist

Tabelle 19.19-1. Angegebene oder induzierte Symptome bei MbpS und die Möglichkeit ihrer Verursachung

Symptome	Mögliche Ursachen
Anfälle, Apnoen, Schwindel	Vergiftungen; Ersticken, Druck auf Karotissinus
Blutungen (Hämatemesis, Hämaturie, genitale Blutungen etc.)	Mütterliches Blut (besonders Tampon), rohes Fleisch, Verschmieren kindlichen Blutes (Nase, Vulva etc.), Gabe von Marcumar etc.
Fieber	Erwärmte Thermometer, manipulierte Temperaturkurven, Injektion kontaminierten Materials in die Vene oder einen ZVK
Durchfälle	Gabe von Laxanzien
Erbrechen	Mechanische Induktion oder Gabe von Salz oder Emetika
Bluthochdruck	Manipulation der Blutdruckkurven oder Manschetteninstruktionen
Hautausschläge	Mechanische Läsionen der Haut, Ätz- und Farbstoffe, Verstärkung einer vorbestehenden Neurodermitis durch Kratzen und Induktion von Infektionen
Nierensteine	Gries in kindlichem Urin, der zuvor mit Blut kontaminiert wurde
Miserere	Erbrechen induzieren und mit Stuhl verrühren
Gedeihstörung	Nahrung vorenthalten, verdünnen oder aus der Magensonde abziehen

keineswegs vollständig, da der Erfindungsreichtum der Verursacher fast unbegrenzt ist. Die am häufigsten initial berichtete Symptomatik sind Blutungen, zerebrale Krampfanfälle, Apnoen, Durchfälle und/oder Erbrechen mit Gedeihstörung, Fieber und Hautausschläge. Im Verlauf kann sich die Symptomatik ändern, wenn die initialen Probleme nicht durch diagnostische Maßnahmen zu objektivieren oder nicht „zureichend" zu behandeln sind. Diagnostische und therapeutische Bemühungen (Monitorüberwachung, Urin sammeln, Sondenernährung oder Infusionstherapie) bieten neue Möglichkeiten, Krankheitszeichen zu produzieren.

Der erste Schritt zur Diagnose ist, an die Möglichkeit eines MbpS zu denken. Neben einer ungeklärten, anhaltenden und oft bizarren Symptomatik sowie der fehlenden Wirksamkeit üblicherweise effektiver therapeutischer oder diätetischer Maßnahmen bestehen die folgenden Warnsignale: Symptome treten nur in Anwesenheit der Mutter auf; die Symptome machen der Mutter anscheinend weniger Sorgen als dem medizinischen Personal; die Mutter stimmt invasiven Maßnahmen sofort zu oder fordert diese sogar; die Mütter sind ständig bei dem Kind und nicht bereit, pflegerische Maßnahmen dem Personal zu überlassen; eine Familienanamnese mit angeblich therapiebedürftigen chronischen Erkrankungen (Krampfleiden, Allergien) oder ungeklärten Todesfällen bei anderen Kindern. Der Beweis für das Vorliegen eines MbpS kann erbracht werden, wenn durch Trennung der Mutter von dem Kind die Symptome behoben werden, allerdings wird eine solche Trennung von der Mutter in der Regel strikt abgelehnt. Ein entsprechender Gerichtsbeschluss ist ohne die Vorlage stichhaltigen Beweismaterials kaum zu erreichen, das aber

19.19 Misshandlungen und Missbrauch

nur durch Geduld, kriminologisches Geschick oder durch einen glücklichen Zufall zu gewinnen ist. Sobald die Mutter Misstrauen spürt, besteht die Gefahr, dass sie sich mit dem Kind aus der Behandlung oder aus der Klinik zurückzieht, um später an anderer Stelle ihre pathologischen Aktivitäten fortzusetzen. Notwendig ist hier der Aufbau eines informierten Netzwerkes von möglicherweise involvierten Ärzten sowie den Jugendämtern zur weiteren schützenden Überwachung des Kindes.

In einzelnen Kliniken in den USA und in England konnte durch verdeckte Videoüberwachung in Verdachtsfällen erschreckend häufig ein MbpS in der Klinik bewiesen werden. Besonders eindrucksvoll ist dabei die artifizielle Produktion von Apnoealarm durch aktive Behinderung der Atmung von Säuglingen und Kleinkindern. Entsprechende Publikationen geben Anlass zu der begründeten Annahme, dass mehr als 10% der Fälle von plötzlichem Kindstod tödliche Folgen eines MbpS sind. Die ethischen und rechtlichen Probleme einer verdeckten Videoüberwachung in der Klinik liegen auf der Hand und machen den Einsatz dieser Methode bei uns derzeit unmöglich. Die im Ausland gewonnenen Erfahrungen machen es jedoch notwendig, die Möglichkeit eines MbpS bei familiengerichtlichen Entscheidungen häufiger, im Todesfall bei rechtsmedizinischen Sektionen kritischer in Betracht zu ziehen.

19.19.3 Sexueller Missbrauch und sexuelle Misshandlung

Sexueller Missbrauch von Kindern und Heranwachsenden ist deren Beteiligung an sexuellen Aktivitäten, die sie nicht in allen Konsequenzen verstehen, denen sie nicht verantwortlich zustimmen können oder die soziale Tabus im Rahmen familiärer Strukturen verletzen. Über strafrechtlich definierte Tatbestände hinaus können medizinisch alle Situationen relevant sein, die das Kind körperlich oder psychisch als unangenehm empfindet, die seine entwicklungsgerechte Kontrolle über den eigenen Körper und seine Auswahlmöglichkeiten altersgemäßer Sexualpartner auf gleichberechtigter Grundlage beeinträchtigen. Der sexuelle Missbrauch ist nicht auf bestimmte soziale Schichten begrenzt, wird jedoch durch instabile Familienverhältnisse gefördert. Der Kreis der Täter reicht von sexuell frustrierten oder infantilen Jugendlichen und Erwachsenen bis zu solchen mit ungewöhnlichen sexuellen Präferenzen. Die Täter sind bei Mädchen fast immer, bei Knaben bevorzugt Männer. Fremde spielen zahlenmäßig eine geringere Rolle als Pflege- und Aufsichtspersonal sowie Bekannte der Familie oder des Kindes. Es gibt keine Altersbegrenzung nach unten; auch Kleinkinder, sogar ältere Säuglinge können betroffen sein. Unter Inzest, häufig zwischen Vater und Tochter, aber grundsätzlich in allen hetero- und homosexuellen Konstellationen möglich, werden auch Kontakte mit nicht blutsverwandten Familienmitgliedern (Stiefeltern und deren Kinder) subsumiert.

Bei sexuellem Missbrauch durch Personen außerhalb der engeren Familie werden die Kinder in der Regel mit der Diagnose oder Verdachtsdiagnose zum Arzt gebracht. Die Untersuchung geschieht zweckmäßigerweise in Zusammenarbeit mit Rechtsmedizinern sowie mit Gynäkologen und/oder Chirurgen. Nach Versorgung möglicherweise vorhandener Verletzungen erfolgt die exakte und schonende Untersuchung der Genital- und Analregion mit Kolposkop, Rektoskop, notfalls mit einem Otoskop. Material für den Nachweis von Sperma und für mikrobiologische Untersuchungen (Gonokokken, Chlamydien, Trichomonaden) sowie für eine serologische Ausgangsstatus (Lues, HIV, Hepatitis B) ist zu asservieren. Eine antibiotische Prophylaxe bei postpubertären Mädchen, eine Konzeptionsprophylaxe mit Diäthylstilböstrol sind zu erwägen. Bei Vergewaltigung ist eine psychologisch-psychiatrische Nachsorge immer angezeigt. Inwieweit sexueller Missbrauch ohne Penetrationsversuch einer psychologischen Betreuung bedarf, ist abhängig von Alter, Entwicklungszustand und Umfeld des Kindes und im Einzelfall in Absprache mit den Eltern zu entscheiden. Die korrekte diagnostische Einordnung genitaler oder analer Veränderungen bei Verdachtsfällen erfordert zureichend Erfahrung ebenso wie die daraus resultierende Vorsicht. Differentialdiagnostisch ist an anatomische Varianten, Veränderungen durch Infektionen oder mechanische Irritation sowie an dermatologische Erkrankungen zu denken.

Diagnostisch schwierig ist die Inzestproblematik in allen ihren Varianten. Es handelt sich zumeist um einen chronischen Zustand, der ohne Gewaltanwendung einhergeht und bei dem nur kritische Aufmerksamkeit und indirekte Hinweise eine Verdachtsdiagnose ermöglichen. Psychosomatische Folgen eines chronischen Missbrauches sind altersabhängig und unspezifisch: beim Kleinkind Angstzustände, Schlafstörungen und Regression; beim älteren Kind ängstliche oder depressive Verstimmungen, Essstörungen, Schulversagen und eine variable Konversionssymptomatik; in der Adoleszenz können zusätzlich schwere Selbstwertdefizite zu chronischer Depression, sozialer Isolation, Weglaufen und manchmal sogar zu Prostitution führen.

Im Interesse der betroffenen Kinder ist es notwendig, bei unklaren psychologisch-psychosomatischen Beschwerden die Diagnose eines sexuellen Missbrauches mit zu bedenken. Die Bestätigung einer Verdachtsdiagnose erfordert neben Geduld und Geschick auch die Hilfe speziell erfahrener Ärzte, Psychologen oder Sozialarbeiter. Die Begleitung betroffener Kinder und Jugendlicher bei polizeilichen und juristischen Verfahren, ihre Psychotherapie sowie der Versuch einer Familientherapie überschreiten zumeist die Kompetenz des Pädiaters und erfordern die Hilfe von Fachleuten oder Institutionen mit spezieller Erfahrung.

Literatur

Eminson DM, Postlethwaite RJ (eds) (2000) Munchhausen syndrome by proxy abuse: A practical approach. Butterworth Heinemann, Oxford

Hall DE, Eubanks L, Meyyazhagan LS, Kenny RD, Johnson SC (2000) Evaluation of covert video surveillance in the diagnosis of Munchhausen syndrome by proxy. Pediatrics 105: 1305–1312

Helfer ME, Kempe RS, Krugman RA (eds) (1997) The battered child, 5th edn. Univ Press, Chicago

Hobbs CJ, Hanks HG, Wynne JM (1999) Child abuse and neglect: a clinician's handbook, 2nd edn. Churchill Livingstone, London

Hobbs CJ, Wynne JM (1996) Physical signs of child abuse. a colour atlas. Saunders, London
Kleinman PK (1998) Diagnostic imaging of child abuse, 2nd edn. Mosby, St. Louis
Meadow R (1997) ABC of child abuse, 3rd edn. BMJ Publishing Group, London
Reece RM, Ludwig S (eds) (2001) Child abuse; medical diagnosis and management, 2nd edn. Lippincott Williams Wilkins, Philadelphia

19.20 Pharmakologische und arzneimittelrechtliche Probleme im Kindesalter
Joachim Boos

19.20.1 Einführung

Die medizinische Entwicklung des letzten Jahrhunderts beruht wesentlich auch auf dem Einsatz einer Vielzahl neuer Arzneimittel. Dieser Weg verlief nicht ohne Rückschläge und es lässt sich an den Beispielen Stilben, Thalidomid und Chloramphenicol ableiten, dass die kindliche Entwicklung eine besondere Sorgfalt im Umgang mit Arzneistoffen erfordert. Zudem machen Medikamente einen wesentlichen Anteil der Anfragen zu Kindern an Vergiftungszentralen aus. Auf der anderen Seite haben natürlich auch Kinder in den unterschiedlichsten Krankheitszuständen Anspruch auf wirksame Arzneimittel und die Teilnahme am entsprechenden Fortschritt.

Während aber das Krankheitsspektrum bei Kindern praktisch das gesamte Indikationsspektrum verfügbarer Medikamente abdeckt, liegt für ca. 60–70% der verwendeten Medikamente keine Zulassung auf Basis gesicherter wissenschaftlicher Daten vor. In den Gebrauchsinformationen findet sich das Kindesalter regelmäßig unter Kontraindikationen oder Warnhinweisen. Die Situation der Arzneimitteltherapie von Kindern ist dadurch gekennzeichnet, dass einerseits der Verzicht auf eine indizierte medikamentöse Therapie ebenso zu vermeiden ist, wie ein unkritischer medikamentöser Pragmatismus, und die Therapieentscheidung in vielen Bereichen klar außerhalb des Zulassungsrahmens der Substanzen und damit unter eindeutiger umfassender Verantwortung des verordnenden Arztes erfolgt. Die Vielzahl der therapeutischen Situationen und im Einzelfall zu diskutierenden Einflussfaktoren erlaubt keinen umfassenden Überblick an dieser Stelle. Im Folgenden soll daher nur kurz und prinzipiell auf einige wesentliche Aspekte eingegangen werden, die für eine Arzneimittelverordnung bei Kindern bedacht werden sollten.

19.20.2 Entwicklung pharmakologischer Parameter im Kindesalter

Ziel der Arzneitherapie ist die Applikation einer Substanzmenge, die über die Verteilung der Dosis im Körper zu einer Konzentration des Arzneistoffes führt, der spezifisch die gewünschte Wirkung induziert.

Von der Resorption über die Verteilung im Gewebe bis zu Elimination und/oder Wirkung umfasst dieses System eine Vielzahl physiologischer Prozesse, die allesamt während der Kindheit einer massiven Entwicklung und Variabilität unterliegen. Schon die gastrointestinale, intramuskuläre oder perkutane **Resorption** variiert altersabhängig. Auch ein Blick auf die **Körperzusammensetzung** vom unreifen Frühgeborenen (FG) mit beispielsweise 600 g bis zum übergewichtigen Jugendlichen mit evtl. 100 kg Körpergewicht weist ein Spektrum aus, das weniger offensichtlich auch für andere Parameter existiert. Der normale Fettanteil variiert dabei innerhalb der ersten zwei Lebensjahre von Frühgeborenen und Kleinkindern zwischen 2 und ca. 30% und geht mit zunehmendem Alter dann wieder zurück. Je jünger die Kinder, umso höher ist andererseits der Wasseranteil des Körpers und speziell das extrazelluläre Flüssigkeitsvolumen.

Die Resorption beeinflusst die Bioverfügbarkeit, die Körperzusammensetzung das Verteilungsvolumen einer Substanz und beide damit das Anfluten des Medikamentes im Körper. Für die therapeutische Breite ist der Konzentrations-Zeit-Verlauf entscheidend, der wesentlich auch durch die Eliminationsphase gekennzeichnet wird.

Die **hepatische Phase-I- und -II-Metabolisierung** ist zum Zeitpunkt der Geburt weit weniger leistungsfähig als beim Erwachsenen. Von den Konjugationsreaktionen ist besonders die Glukuronidierung betroffen, die sich wie andere Phase-II-Prozesse innerhalb der ersten Lebensmonate voll entwickelt. Für die oxidativen Phase-I-Prozesse stellt sich die Situation komplizierter dar. Einerseits können bei generell eingeschränkter Kapazität im Säuglingsalter Metabolisierungswege beschritten werden, die dem Erwachsenen nicht zur Verfügung stehen (Theophyllin zu Coffein), andererseits können Kinder schon in den ersten Monaten und im Schulkindalter eine Reihe von Substanzen effektiver metabolisieren als Erwachsene. Dieses komplexe Bild wird noch dadurch erschwert, dass Kapazität und Reifung verschiedener P450-Isoenzyme unterschiedlich schnell verlaufen.

Die **renale Exkretion** ist ebenfalls postnatal funktionell unreif. Glomeruläre Filtration sowie tubuläre Exkretion und Resorption entwickeln sich im ersten Lebenshalbjahr schnell. Danach ist die renale Clearance für viele Medikamente bei Klein- und Schulkindern sogar gegenüber Erwachsenenwerten erhöht und die Substanzhalbwertszeit damit erniedrigt.

Zuletzt ist zu erwähnen, dass Kinder sich auch pharmakodynamisch, also auf der Stufe der Umsetzung von Arzneistoffkonzentrationen in Wirkungen, von Erwachsenen unterscheiden. Ursachen dafür finden sich in biologischen Besonderheiten pädiatrischer Erkrankungen ebenso wie in der postnatalen Entwicklung und Ausreifung z. B. von spezifischen Rezeptor- und Hormonsystemen.

Die Komplexität der Einflussgrößen fasst das National Institute of Child Health and Human Development der US-Gesundheitsbehörde auf seiner Internetseite in dem Satz „A child is not just a miniature adult" zusammen. Problemlos ließe sich dies steigern, indem sicher auch nicht ein Kind mit dem nächsten zu vergleichen ist. Wie lässt sich trotz dieser Problematik der Therapieanspruch von Kindern umsetzen?

19.20.3 Überlegungen zur richtigen Dosis

Es wurden verschiedenste Formeln und Umrechnungsfaktoren entwickelt, um Dosierungen für Kinder zu berechnen. Diese basieren auf Körpergewicht, Alter, Körperlänge u. a. Da sich die o. g. Entwicklungsvariablen für jedes Medikament auf Grund seiner physikochemischen und pharmakologischen Eigenschaften unterschiedlich auswirken und nicht einfach parallel verlaufende Reifungsprozesse darstellen, sind generelle, formelartige Lösungen nicht zu erwarten. Dosierungen für Substanzen, deren Pharmakokinetik überwiegend durch das perinatal und im Kleinkindalter vermehrte extrazelluläre Körperwasser (EZV) bestimmt wird, könnten eher über die Körperoberfläche normiert werden, da diese eng mit dem EZV korreliert. Werden sie aber primär renal eliminiert, muss das Dosierungsintervall in dieser Altersgruppe ggf. verlängert werden. Für zahlreiche Medikamente ist durch gegenläufige Entwicklungen der Körperzusammensetzung, Metabolisierung und renalen Exkretion eine einheitliche Berechnung der Dosis unmöglich. Für Theophyllin z. B. ergeben sich im Säuglingsalter steigende Dosierungen in Bezug auf das Gewicht, die dann vom 2. Lebensjahr an wieder abfallen.

Welche Grundlage der Dosiskalkulation einschließlich des Dosierungsintervalls also sinnvoll ist, ist eine substanzabhängige Frage. Eine Verordnung muss daher prüfen, welche Kalkulation im speziellen Fall empfohlen wird. Da zudem für sehr viele Medikamente die altersabhängige Pharmakokinetik nicht untersucht ist, bieten empirische Datensammlungen und Dosistabellen die sicherste Therapiegrundlage, sofern Angaben in der Fachinformation des Präparates fehlen. Zudem sollte insbesondere bei Substanzen mit geringer therapeutischer Breite geprüft werden, ob Plasmaspiegelbestimmungen zur Kontrolle der richtigen Dosierung im Sinne einer Qualitäts- und Therapiesicherung verfügbar sind.

19.20.4 Grundlagen arzneimittelinduzierter Zwischenfälle

Aus dem oben Gesagten ergibt sich, dass bei Ausbleiben einer erwünschten Wirkung oder auch bei Zeichen von Toxizität Fehldosierungen des Medikamentes differentialdiagnostisch bedacht werden müssen.

Medikamente spielen aber auch bei Vergiftungen im Kindesalter eine herausragende Rolle. Neben dem Griff von Kleinkindern nach Medikamenten für Erwachsene sind beispielsweise die Berechnung und Konfektionierung von Kinderdosierungen aus Ampullen und Tabletten für Erwachsene eine nicht zu unterschätzende Fehlerquelle, die Kontrolle der Rechen- und Arbeitsschritte erfordert. Die häufig praktizierte Verwendung von Spritzen für die orale Gabe von Säften an kleine Kinder beinhaltet das Risiko,

dass diese dann akzidentell in venöse Zugänge injiziert werden. Auch unklare Anweisungen zu Art und Umfang der Anwendung sowie Interaktionen mit Selbstmedikationen in der Familie stellen Quellen für Überdosierungen dar. So ist z. B. bei über 100 Paracetamolhaltigen Präparaten allein in der „Roten Liste 2000" ein weiteres Präparat im Apothekenschrank der Familie nicht unwahrscheinlich.

19.20.5 Rechtliche Fragen der Arzneimittelanwendung bei Kindern

Ein großer Teil der für Kinder gebräuchlichen Medikamente ist für die Altersklassen oder Indikationen nicht zugelassen. Die Behandlung erfolgt dann formal als individueller Therapieversuch, der sich aus der ärztlichen Therapiefreiheit ableitet. Selbst generell nicht zugelassene Substanzen können auf dieser Basis verabreicht werden, wenn sie möglicherweise oder wahrscheinlich wirksam sind und die (schwere) Erkrankung nicht anders zu behandeln ist. Es leitet sich also eine Behandlungspflicht auch außerhalb zugelassener Indikationen ab, wenn die Anwendung dem medizinischen Kenntnisstand entspricht. Daher kam es in der Vergangenheit auch zu Verurteilungen wegen pflichtwidrigem Unterlassen einer „Off-label-Behandlung" nach der Publikation entsprechender Studienergebnisse. Für die Folgen der Verordnung trägt der Arzt die Verantwortung, der eine vorherige Nutzen-Risiko-Abwägung und entsprechende Aufklärung der Patienten und ihrer gesetzlichen Vertreter dokumentieren muss. Die Anwendung ist auch nicht mehr durch die nach dem Arzneimittelgesetz erforderliche Produkthaftung des pharmazeutischen Unternehmens gedeckt, die nur den „bestimmungsgemäßen Gebrauch" absichert. Besonders kritisch wird die Situation in Fällen, in denen die Anwendung bei Kindern (und die Formulierungen und Kategorien hierfür sind vielfältig) formal kontraindiziert ist oder in denen vor ihr gewarnt wird.

In diesen Fällen muss der verordnende Arzt befürchten, dass im Schadensfall das Gericht von grober Fahrlässigkeit ausgeht und damit eine Umkehr der Beweislast begründet. Der Nichtzusammenhang einer Nebenwirkung oder eines Ereignisses mit der Verordnung ist aber in jedem Fall schwer zu beweisen.

Das Dilemma für den Arzt, der Kindern eine medikamentöse Therapie anbieten will (und muss), ist klar erkennbar. Hinzu kommt, dass er bei der überwiegenden Zahl der Präparate für die Kontraindikationen und Warnhinweise keine Begründung bekommt. Er kann also nicht ohne Recherche nachvollziehen, ob eine Warnung auf der Grundlage von schwerwiegenden Beobachtungen und einer pharmakologischen Rationale oder nur auf Grund fehlender Daten bei der Zulassung ausgesprochen wurde. Als Risiken leiten sich hier natürlich ein leichtfertiger Umgang mit Warnungen ebenso ab wie eine zu restriktive Indikationsstellung.

Eigentlich ist das Konstrukt des Therapieversuches für seltene Einzelfälle definiert. Der hohe Anteil der Behandlungen außerhalb des Zulassungsrahmens zwingt bei Kindern zu einer systematischen Evaluierung. Hierbei ist allerdings die Grenze zur Arzneimittelprüfung nach Arzneimittelgesetz mit zahlreichen definierten Rahmenbedingungen zu beachten.

19.20.6 Schlussfolgerungen

Eine medikamentöse Behandlung von Kindern ist mit einer Vielzahl von pharmakologischen und rechtlichen Problemen verbunden. Gerade deswegen sollte sie klar indiziert und konsequent durchgeführt werden. Hierbei kommt als wesentlichem Qualitätsmerkmal der klinischen Beobachtung und Erfahrung des verordnenden Arztes eine zentrale Bedeutung zu. Folgende Fragen sollten vor der Verordnung geprüft werden:

- Wie ist der eigene Erfahrungsstand mit dem Medikament?
- Ist das Medikament zugelassen für Alter und Indikation?
- Ist die optimale Dosierungsgrundlage bekannt?
- Ist eine Aufklärung ggf. auch über den Zulassungsstatus erfolgt?
- Nimmt das Kind evtl. weitere Medikamente im Rahmen von Selbstmedikation und „Nachbarschaftshilfe"?
- Besteht die Möglichkeit einer Therapiekontrolle druch Drug Monitoring?
- Sind Dosis, Handhabung und wichtige Arzneimittelinformationen mit betreuenden Personen besprochen?
- Ist eine Form der Rückkopplung über die Arzneimittelwirkung mit den betreuenden Personen abgesprochen?

Auf dieser Basis und mit sinnvoller Indikationsstellung sowie guter klinischer Beobachtung können auch Kinder sicher mit Medikamenten behandelt werden. Die eher automatisierte, pragmatische Verschreibung z. B. zur Erfüllung einer Therapieerwartung ist unabhängig vom Präparat bei Kindern mit erhöhten Risiken verbunden.

19.21 Hyperkinetische Störungen des Kindes- und Jugendalters
Beate Herpertz-Dahlmann

19.21.1 Definition und Klassifikation

Hyperkinetische Störungen des Kindes- und Jugendalters lassen sich nach ICD-10 in zwei Subgruppen differenzieren: die einfache Aufmerksamkeits- und Hyperaktivitätsstörung (F 90.0) sowie die hyperkinetische Störung des Sozialverhaltens (F 90.1). Die Symptome beginnen im Allgemeinen vor dem 6. Lebensjahr und werden durchgängig in mindestens zwei Lebensbereichen (z. B. zu Hause, Schule, Sportverein, Untersuchungssituation) beobachtet.

19.21.2 Ätiologie und Pathogenese

Die hyperkinetische Störung ist eine komplexe neuropsychiatrische Störung, wobei genetische Faktoren eine bedeutende Rolle spielen. Kandidatengene betreffen v. a. das dopaminerge System. Morphometrische (MRT) und funktionale Bildgebung (fMRT) weisen Auffälligkeiten in verschiedenen Hirnregionen, insbesondere im präfrontalen Kortex, Corpus striatum und dem Cerebellum nach. Die Ausprägung der Störung wird durch Umwelteinflüsse sowie prä- und perinatale Faktoren moduliert: Empirische Untersuchungen zeigen eine Assoziation mit Alkohol- und Nikotinexposition in der Schwangerschaft, perinatalen Komplikationen und Mikrozephalie. Gute familiäre Beziehungen und schulische Förderung sind als protektive Faktoren anzusehen, während eine frühzeitige institutionelle Unterbringung als psychosozialer Risikofaktor beurteilt wird.

19.21.3 Klinik und Diagnostik

Aufmerksamkeitsstörungen und motorische Unruhe sind deutlich stärker ausgeprägt als bei gesunden Kindern gleichen Alters und gleicher Intelligenz.

Die Diagnostik erfordert eine ausführliche Anamnese und Befragung mehrerer Bezugspersonen (Eltern des Kindes, Lehrer und Erzieher) sowie eine Verhaltensbeobachtung. Eine pädiatrisch-neurologische Untersuchung sowie eine testpsychologische Untersuchung zur Erfassung von Entwicklungsstörungen und Intelligenz sind dabei unabdingbar. Komorbide Störungen wie Ticerkrankungen, Angst- und depressive Störungen müssen abgeklärt werden. Die Basisdiagnostik kann durch spezifische Fragebogenverfahren (z. B. Eltern- und Lehrerfragebogen nach Conners) sowie eine neuropsychologische Untersuchung zur Erfassung der Aufmerksamkeitsfunktionen ergänzt werden.

19.21.4 Therapie

Die Mehrzahl der hyperaktiven Kinder ist auf eine multimodale Therapie angewiesen. Diese besteht aus familienzentrierten Maßnahmen, Verhaltenstherapie des Kindes oder Jugendlichen, pädagogischen Maßnahmen sowie Pharmakotherapie.

Familienzentrierte Maßnahmen und Verhaltenstherapie

Elternberatung und -training haben sich in mehreren randomisierten Untersuchungen bei Kindern unterschiedlichen Alters als wirksam erwiesen. Die Eltern werden geschult, ein Problemverhalten bei ihrem Kind zu identifizieren und mit Hilfe verhaltenstherapeutischer Strategien zu verändern.

Techniken des Selbstmanagements können ab dem Schulalter erlernt werden. Hierzu gehören eine differenzierte Wahrnehmung des eigenen Verhaltens (Selbstbeobachtung), die Planung einzelner Handlungsschritte (Selbststeuerung) und die Bewertung der Handlung (Selbstkontrolle bzw. -verstärkung).

Tabelle 19.21-1. Dosierung von Stimulanzien bei Kindern und Jugendlichen

Generikum	Wirkungseintritt nach [min]	HWZ [h]	mg/kg KG/Tag	Tagesdosis ca. [mg]	Einzelgaben
Methylphenidat (konventionelle Formulierung)	30–60	2,5	0,3–1,0	10–60	1–3
Methylphenidat-Retardpräparatea:					
Concerta	30–60	3,5±0,4	0,3–1,0	18–54	1
Medikinet Retard	30–60	nicht bekannt	0,3–1,0	10–40 (max. 60)	1
Ritalin LA[c]	30–60	2,4	0,3–1,0	20 (max. 60)	1
D-L Amphetamin	30–60	5–8	0,1–0,5	5–20	1–3
Pemolin[a]	Unterschiedlich	Kinder 12 Erwachsene 9–12	0,5–2,0	20–100	1

[a] Aus Gerlach et al. 2004; [b] Besondere Verschreibungsbedingungen; [c] In Deutschland noch nicht zugelassen.

Pädagogische Maßnahmen

Vorteilhaft sind kleine Gruppengrößen und klar strukturierte Unterrichtsformen. Die Schulform sollte der Begabung des Kindes entsprechen.

Pharmakotherapie

Es existieren zahlreiche kontrollierte Studien, die die Wirksamkeit einer pharmakologischen Behandlung bei der hyperkinetischen Störung des Kindes- und Jugendalters bezeugen („evidence-based"). Medikamente der ersten Wahl für Praxis und Klinik sind die Psychostimulanzien; trizyklische Antidepressiva sollten auf Grund der Nebenwirkungen im Kindesalters Institutionen mit besonderem Fachwissen und Erfahrung vorbehalten bleiben.

Psychostimulanzien (Methylphenidat, Dextroamphetamin, Pemolin, Fenetyllin) Dosierungsleitlinien gehen aus der Tabelle 19.21–1 hervor. Die Gabe von Psychostimulanzien wirkt sich günstig auf motorische Unruhe und Aufmerksamkeitsstörung, aber auch auf Impulsivität und oppositionelles Verhalten aus. Über **Methylphenidat** liegen die meisten Studien vor. Die Initialdosis liegt je nach Lebensalter des Kindes zwischen 5 und 10 mg/Tag und wird langsam auf einen Wirkungsbereich zwischen 0,3 und 0,8 mg/kg/Tag gesteigert. Auf Grund der kurzen Halbwertszeit muss die Tagesdosis auf zwei bis drei Einzelgaben verteilt werden. Sowohl zu Methylphenidat als auch zu Amphetamin gibt es kürzlich entwickelte retardierte Formen (für Amphetamin ausschließlich in den USA zugelassen), die nur einmal morgens nach dem Frühstück verabreicht werden und die Compliance der Patienten erleichtern.

Bei allen Psychostimulanzien empfiehlt sich vor Behandlungsbeginn und in regelmäßigen Abständen eine Kontrolle von Körpergröße und Körpergewicht, des EEG (bei Hinweisen auf eine erhöhte zerebrale Anfallsbereitschaft), des EKG (Tachykardie, Rhythmusstörungen), des weißen Blutbildes (vereinzelt Leukopenie) sowie der Transaminasen.

Nebenwirkungen werden bei 4–10% aller mit Stimulanzien behandelten Kinder beobachtet und beinhalten Einschlafstörungen, Appetitminderung, Bauch- und Kopfschmerzen sowie Agitiertheit. Ticstörungen können provoziert oder verstärkt werden; selten werden psychotische Phänomene, Angst und depressive Verstimmungen beobachtet. Hohe Dosis, Auftreten von Erbrechen, Appetit- und Gewichtsverlust können in Einzelfällen zu einer Beeinträchtigung des Längenwachstums führen. Pemolin darf auf Grund der in den USA beobachteten Hepatotoxizität nur nach besonders sorgfältiger Aufklärung, bei Fehlen von Alternativen und unter regelmäßigen Kontrollbedingungen (Transaminasen) verordnet werden.

Auf einem völlig anderen Wirkungsprinzip als die Psychostimulanzien beruht der Effekt von **Atomoxetin**, einem selektiven Noradrenalinwiederaufnahmehemmer, das in den USA bereits in vielen klinischen Studien überprüft wurde und in Deutschland kurz vor der Zulassung steht. Die Verabreichung von Atomoxetin bei Kindern und Jugendlichen erfolgt entweder einmal morgens oder zweimal morgens und abends bei einer Anfangsdosis von 0,5 mg/kg KG/Tag und einer Zieldosis von 1,2 mg/kg KG/Tag.

Langzeituntersuchungen liefern keine Anhaltspunkte dafür, dass eine Verordnung von Psychostimulanzien die Wahrscheinlichkeit des Auftretens von Suchterkrankungen erhöht.

Evidenz der Therapieempfehlungen

	Evidenzgrad	Empfehlungsstärke
MPH o. AMPH	I-a	A
VT	I-b	C
MPH + VT	I-b	B
Elterntraining	III	B

MPH, Methylphenidat; AMPH, D-L-Amphetamin; VT, Verhaltenstherapie
(s. auch Multimodal Treatment Study of Children with ADHD 1999a+b)

Literatur

Abramowitz AJ (1994) Classroom interventions for disruptive behavior dis-orders. Child Adolesc Psychiatr Clin North Am 3: 343–360

Döpfner M, Lehmkuhl G (2003) Hyperkinetische Störungen. In: Leitlinien zu Diagnostik und Therapie von psychischen Störungen im Säuglings-, Kindes- und Jugendalter. Deutscher Ärzteverlag, Köln, 2. überarbeitete Auflage, S 237–250

Döpfner M, Schürmann S, Frölich J (1998) Das Therapieprogramm für Kinder mit hyperkinetischem und oppositionellem Problemverhalten (THOP), 2. korrigierte Auflage. PVU, Weinheim

Gerlach M, Warnke A, Wewetzer CH (Hrsg) (2004) Neuro-Psychopharmaka im Kindes- und Jugendalter. Grundlagen und Therapie. Springer, Wien New York

Greenhill LL, Pliszka S, Dulcan MK et al., American Academy of Child and Adolescent Psychiatry (2002) Practice parameter for the use of stimulant medications in the treatment of children, adolescents, and adults. J Am Acad Child Adolesc Psychiatry 41: 26S–49S

Jensen PS, Hinshaw SP, Swanson JM et al. (2001) Findings from the NIMH Multimodal Treatment Study of ADHD (MTA): implications and applications for primary care providers. J Dev Behav Pediatr 22: 60–73

Konrad K, Günther T, Hanisch C, Herpertz-Dahlmann B (2004) Differential effects of methylphenidate on attentional functions in children with attention-deficit/hyperactivity disorder. J Am Acad Child Adolesc Psy-chiatry 43: 191–198

Kratochvil CJ, Vaughan BS, Harrington MJ, Burke WJ (2003) Atomoxetine: a selective noradrenaline reuptake inhibitor for the treatment of attention deficit/hyperactivity disorder. Expert Opin Pharmacother 4: 1165–1174

Kutcher S, Aman M, Brooks SJ et al. (2004) International consensus statement on attention-deficit/hyperactivity disorder (ADHD) and disruptive behaviour disorders (DBDs): clinical implications and treatment practice suggestions. Eur Neuropsychopharmacol 14: 11–28

Multimodal-Treatment Study of children with ADHD; MTA Cooperative Group (1999a) A 14-month randomized clinical trial of treatment strategies for attention deficit/hyperactivity disorder. Arch Gen Psychiatry 56: 1073–1086

Multimodal-Treatment Study of children with ADHD; MTA Cooperative Group (1999b) Moderators and mediators of treatment response for children with attention deficit/hyperactivity disorder. Arch Gen Psychiatry 56: 1088–1096

Solanto MV (2002) Dopamine dysfunction in AD/HD: integrating clinical and basic neuroscience research. Behav Brain Res 130: 65–71

Taylor E, Sergeant J, Doepfner M, Gunning B, Overmeyer S, Möbius HJ, Eiser HG (1998) Clinical guidelines for hyperkinetic disorder. Eur Child Adolesc Psychiatry 7: 184–200

Warnke A, Beck N, Hemminger U (2001) Elterntrainings. In: Borglaufs M (Hrsg.) Lehrbuch der Verhaltenstherapie mit Kindern und Jugendlichen. Band II: Interventionsmethoden. dgvt-Verlag, Tübingen, S 631–656

19.22 Wachstum und Entwicklungsstörungen
Klaus Mohnike

19.22.1 Einleitung

Temporäre (z. B. pubertäts-, therapie- oder krankheitsbedingte) Normabweichungen sind von permanenten Wachstumsstörungen abzugrenzen. Eine Vielzahl angeborener Wachstumsstörungen kann bereits durch Anamnese und klinische Symptomatik differenziert werden, bevor weitere invasive Organuntersuchungen erfolgen. Dieses Herangehen ist sinnvoll, da die Labordiagnostik weder sensitiv noch spezifisch genug ist, um mit ausreichender Sicherheit Irrtümer zu vermeiden. So ist ein einzelner niedriger STH-Wert ohne Bedeutung, da die STH-Spontansekretion pulsatil erfolgt, d. h., wiederholte Stimulationstests bzw. Sekretionsprofile (über mindestens 8 h) sind für den Nachweis eines STH-Mangels erforderlich.

Zu den Therapieoptionen zählen der Ersatz der fehlenden Organfunktion (bei STH-Mangel, Hypothyreose), die operative Therapie sekundärer Organschäden (z. B. Fehlbildungen bei angeborenen Skelettsystemerkrankungen) und die Vermeidung von Entwicklungsstörungen sowohl durch Frühförderung als auch durch eine spezialisierte Physiotherapie. Für einzelne definierte Kleinwuchsformen (Ullrich-Turner-Syndrom, Niereninsuffizienz) wurde die nichtsubstitutive Wachstumshormontherapie als ergänzende Maßnahme akzeptiert.

Behinderungen im Alltag infolge Kleinwuchs stellen selten eine Indikation für medizinische Therapiemaßnahmen (z. B. Extremitätenverlängerung) dar. Wichtige Erfahrungen werden durch Organisationen der Selbsthilfe vermittelt. Auf medizinische Hilfsmittel und rechtliche Bestimmungen zum Behinderungsausgleich (SGB IX) ist hinzuweisen.

19.22.2 Ätiologie und Pathogenese

Bedingt durch die hohe Wachstumsgeschwindigkeit in der Fetalzeit ist die pränatale Wachstumsverzögerung bereits in der ersten Schwangerschaftshälfte mittels Ultraschallfeindiagnostik erkennbar. Zunächst sind es verschiedene genetisch bedingte Syndrome, später die plazentare Minderversorgung z. B. bei fetalem Alkoholsyndrom, die dafür ursächlich in Frage kommen (Tabelle 19.22-1). Ungefähr 95% der Kinder mit pränataler Wachstumsverzögerung zeigen in den ersten Lebensjahren ein Aufholwachstum.

Zu den seltenen Erkrankungen, die meistens mit einem disproportionierten Kleinwuchs einhergehen, zählen Defekte der Steuerung und Entwicklung von Zellen des Knorpel- und Knochengewebes (z. B. Achondroplasie). Diese als Osteochondrodys-plasien zusammengefasste Gruppe beinhaltet auch Störungen im Aufbau der Extrazellulärmatrix (Kollagenopathien, z. B. Osteogenesis imperfecta). Verschiedene Kleinwuchsformen sind bei der Geburt nach Länge und Gewicht im Normbereich, die Wachstumsstörung wird erst in den ersten Lebensjahren deutlich (z. B. Wachstumshormon (STH)-Mangel, Phosphatdiabetes). Darüber hinaus kommen erworbene Faktoren in Frage (z. B. Zöliakie, Schädelbestrahlung, Kraniopharyngeom; Tabelle 19.22-1).

19.22.3 Klinik und Diagnostik

Voraussetzung zur Diagnose einer Wachstumsstörung ist die exakte Längenmessung. Aus den (halb-)jährlichen Daten lässt sich die Wachstumsrate berechnen. Die Genauigkeit der Berechnung hängt von Messgerät und Messtechnik ab (Hinterkopf ist höchster Punkt; Schultern, Gesäß und Fersen berühren die Messlatte). Eine geeignete Referenzkurve (aktuelle regionale Vergleichsdaten oder krankheitsspezifische Wachstumskurven) sollte verwendet werden. Das Wachstum gesunder Kinder verläuft typischerweise parallel zu einem Perzentilenkanal, den es nach dem 2. Lebensjahr erreicht hat.

Tabelle 19.22-1. Ursachen kindlicher Wachstums- und Entwicklungsstörungen

Zeitpunkt	Ursache	Beispiel
Vorgeburtlich und bei Geburt erkennbar	Genetisch definierte Krankheitsbilder	Syndrome, angeborene Skelettsystemstörungen
	Schwangerschaftsbedingte Störungen	Fetales Alkoholsyndrom, andere toxische Faktoren
In der Säuglings- und Kleinkindzeit erkennbar	Genetisch definierte Krankheitsbilder	Syndrome, angeborene Stoffwechselstörungen
	Hormonstörungen	STH-Mangel, Hypothyreose, Hyperkortisolismus
Erworbene Wachstumsstörungen	Energie-, Baustoffmangel	Zöliakie, konsumierende Erkrankungen
	Therapiebedingte Wachstumsstörungen	Kraniospinale Bestrahlung, Chemotherapie, Kortikoide

Die Beurteilung der Wachstumsgeschwindigkeit ist neben der absoluten Körperhöhe ein wichtiges Kriterium für die Diagnose von Wachstumsstörungen. So liegt ein Abfall der Körperhöhe von der 90. auf die 50. Perzentile innerhalb des Normbereichs für die Körperhöhe. Das Kind ist nicht kleinwüchsig, hat aber eine pathologische Wachstumsrate. Neben der kortikoidbedingten Wachstumsstörung sind bei „Nullwachstum" vor allem ein STH-Mangel (z. B. Kraniopharyngeom), der psychosoziale Kleinwuchs oder eine erworbene Hypothyreose zu bedenken.

Die **voraussichtliche Endgröße** eines gesunden Kindes kann mit verschiedenen Methoden annäherungsweise vorhergesagt werden:
- Auf Grundlage der aktuellen Körperhöhe und Knochenreife wird mit den statistischen Tabellen von Bayley/Pinneau die Erwachsenengröße geschätzt („prospektive Endlänge").
- Unter der Voraussetzung, dass Lebensalter und biologische Reife übereinstimmen, ist die Erwachsenengröße aus dem individuellen Perzentilenkanal, der mit 3 Jahren erreicht wurde, abzulesen („Perzentilenmethode").
- Eine gewisse Korrelation besteht zur Größe der Eltern: Dazu wird die mittlere Elterngröße bestimmt und von diesem Wert bei Mädchen 6,5 cm abgezogen und bei Jungen 6,5 cm hinzugefügt. Man muss aber hier mit einer erheblichen individuellen Streuung (8,5 cm) rechnen („Zielgröße").

Vorübergehende Abweichungen von der normalen Wachstumsrate bedürfen keiner Behandlung. Die Mitteilung der berechneten Erwachsenenlänge kann aber für den betroffenen Jugendlichen im Einzelfall wichtig sein, da ihn im Pubertätsalter das „Anderssein" häufig bedrückt.

Neben der aktuellen Körperlänge und der jährlichen Wachstumsrate sind auch die Proportionen (Quotient aus Sitzhöhe und Beinlänge) und die Beurteilung der Extremitäten (rhizo-, meso- und acro- oder telomele Verkürzung) einfach zu erfassende Symptome, die auf Skelettsystemstörungen (z. B. Hypochondroplasie, SHOX-Mutation) oder die Folgen einer spinalen Bestrahlung hinweisen.

Die Labordiagnostik erfasst mit der Bestimmung von Gliadin-Antikörpern, IGF-I, IGFBP-3, T4, TSH, Kreatinin, Chromosomenanalyse (Mädchen) und STH-Sekretion (Stimulationstests mit Arginin, Insulin, Klonidin u. a. oder STH-Spontansekretion) verschiedene Organerkrankungen und hormonelle Störungen. Die Röntgendiagnostik wird zur Bestimmung der Skelettreife und zum Ausschluss von Fehlbildungen im Bereich der Epi-, Meta- und Diaphyse der langen Röhrenknochen sowie von Schädel und Becken eingesetzt.

Besondere Aufmerksamkeit gehört den Kindern, die sozial und emotional vernachlässigt werden. Zu den Symptomen dieser Kinder zählt auch eine extreme Verlangsamung der Wachstumsrate, die nach entsprechender Dauer zu einem Kleinwuchs führt. Typischerweise sind weder Zeichen der Gewaltanwendung noch eine Vernachlässigung offensichtlich. Auch der soziale Stand der Eltern ist kein Ausschlusskriterium! Ein Aufholwachstum kann innerhalb weniger Wochen einsetzen, wenn ein Milieuwechsel erfolgt und vom Kind eine neue Bezugsperson akzeptiert wird.

19.22.4 Therapie

Bei der Entscheidung über eine Wachstumshormonbehandlung müssen viele Befunde berücksichtigt werden. Leitlinien für die Diagnostik und Therapie werden vom bundesdeutschen Fachverband der Kinderendokrinologen (APE) regelmäßig aktualisiert. Der örtliche Kinderarzt sollte mit speziellen kinderendokrinologischen Sprechstunden, in denen meist jahrzehntelange Erfahrung mit Wachstumsstörungen besteht, zusammenarbeiten. Neben dem Einfluss auf das Wachstum können auch metabolische (anabole) Wirkungen von STH erwünscht sein.

Auf Grund von Literaturmitteilungen und wegen der guten Verträglichkeit von STH werden bei verschiedenen, nicht durch einen STH-Mangel bedingten Kleinwuchsformen Heilversuche angestrebt. Vor Behandlungsbeginn sollte in diesen Fällen eine kritische Beratung über die erwartete Endlänge auf der Basis der bisherigen Wachstumsrate, der Skelettreife sowie Pubertätszeichen sowie der projizierten Endlänge anhand der krankheitsspezifischen Wachstumskurven erfolgen. Ein individuelles Therapieziel sollte formuliert werden. Dazu zählen die Wachstumsrate im ersten Therapiejahr und der nach Literaturkenntnis erreichbare Körpergrößengewinn. Konsequenterweise sollte auch ein Abbruchkriterium individuell definiert werden.

Cave: Eine längere Therapiedauer mit Sexualhormonen ist kontraindiziert, da daraus eine Knochenreifebeschleunigung mit verminderter Endgröße resultiert.

Evidenz von therapeutischen Empfehlungen zur Wachstumshormontherapie bei Kleinwuchs		
	Evidenzgrad	Empfehlungsstärke
Wachstumshormonmangel	I-a	A
Ullrich-Turner-Syndrom	I-b	B
Renaler Kleinwuchs	I-b	B
Intrauteriner Kleinwuchs	I-b	B
Dysmorphiesyndrome (Prader-Labhardt-Willi-Syndrom, Noonan-Syndrom)	III	B
Skelettdysplasien	I-b	C

19.22.5 Hochwuchs

Die Behandlung des Hochwuchses kann aus psychosozialen Gründen beim konstitutionellen Hochwuchs und hier wiederum häufiger bei Mädchen indiziert sein. Durch die hochdosierte Gabe von Geschlechtshormonen (konjugierte Östrogene/Gestagen bei Mädchen bzw. Testosteron bei Jungen) erfolgt eine Vorverlegung der Pubertät und damit ein früherer Schluss der Epiphysenfugen mit einer geringeren Endgröße.

Folgende Kriterien sollten beachtet werden:
- Therapie erst ab einer Prognose bei Mädchen >185 cm, Jungen >205 cm,
- Therapie erst zu Beginn der Pubertät (d. h. bei Mädchen vor der Menarche mit 10–11 Jahren, bei Jungen mit 12 Jahren),
- Beratung zu den Risikofaktoren (z. B. Thromboembolierisiko, Gewichtszunahme, Akne bei Jungen).

Generell gilt, dass Hochwuchs selten einer medikamentösen Behandlung bedarf. Für einige Störungen, die mit frühzeitigen Pubertätszeichen und damit verbunden einer erhöhten Wachstumsrate einhergehen, sind die zugrunde liegenden Erkrankungen zu behandeln.

Literatur

Haverkamp F, Eiholzer U, Ranke MB, Noeker M (2000) Symptomatic versus substitution growth hormone therapy in short children: from auxology towards a comprehensive multidimensional assessment of short stature and related interventions. J Pediatr Endocrinol Metab 13: 403

Hintz RL, Attie KM, Baptista J, Roche A (1999) Effect of growth hormone treatment on adult height of children with idiopathic short stature. N Engl J Med 340: 502

Mohnike K, Klingebiel KH, Zabel B (2001) Achondroplasie und Hypochondroplasie. Diagnostik und Betreuung von Kindern mit spezifischen Kleinwuchsformen. Palatium, Mannheim

Ranke MB, Fahlbusch R, Becker G et al. (2000) Strategien für Kraniopharyngeome im Kindes- und Jugendalter. Kinder- und Jugendarzt 31: 597–601

Ranke MB, Stahnke N, Mohnike K (2000) Diagnostik und Therapie des STH-Mangels bei Kindern und Jugendlichen. Endokrinologie-Informationen 24: 131–134

Root AW (1998) Editorial: Does growth hormone have a role in the management of children with nongrowth hormone deficient short stature and intrauterine growth retardation? J Clin Endocrinol Metab 83: 1067

Spranger J (1997) Irrtümer der Skelettentwicklung. Monatsschr Kinderheilkd 145: 334

Witt DR, Keena BA, Hall JG, Allanson JE (1986) Growth curves for height in Noonan syndrome. Clin Genet 30: 150

Farbtafeln

3.2 Immunologisch bedingte Hypersensitivitätsreaktionen vom Soforttyp
Michael Sticherling

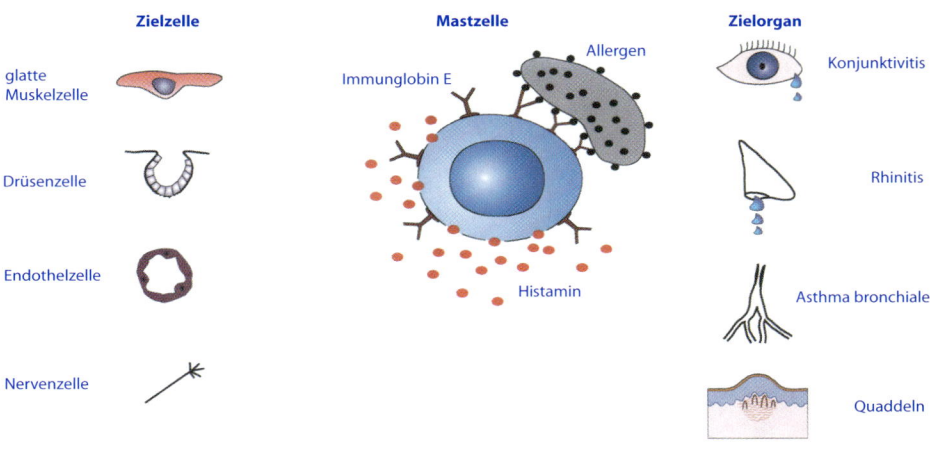

Abb. 3.2-1. Organbeteiligungen der Hypersensitivitätsreaktionen vom Soforttyp

5.1 Grundlagen der Hämatopoese
Daniel Re, Jürgen Wolf

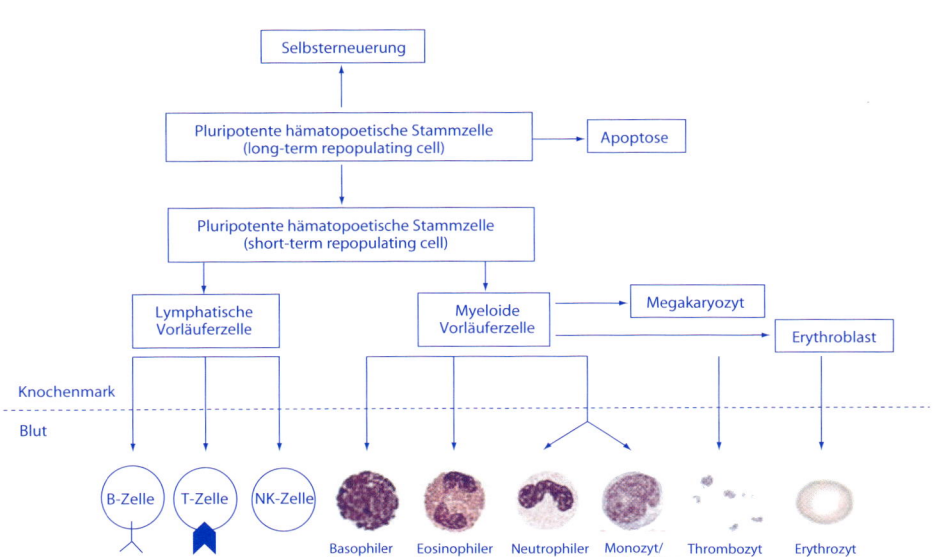

Abb. 5.1-1. Wesentliche statistische Parameter zur Bewertung der Ergebnisse einer Therapiestudie

5.4 Störungen der Erythropoese – Anämien
Norbert Frickhofen und Peter Staib

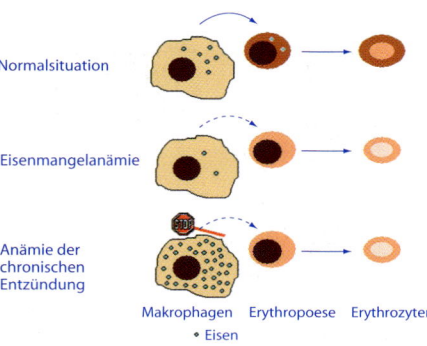

Abb. 5.4-3. Eisenmangelanämie ist Folge leerer Eisenspeicher. Die Anämie der chronischen Entzündung ist Folge einer gestörten Bereitstellung von Eisen aus übervollen Eisenspeichern („funktioneller Eisenmangel")

6.8 Porphyrien
Jorge Frank

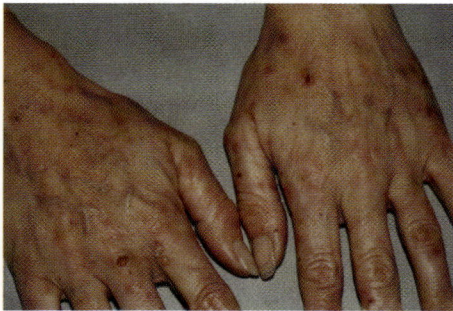
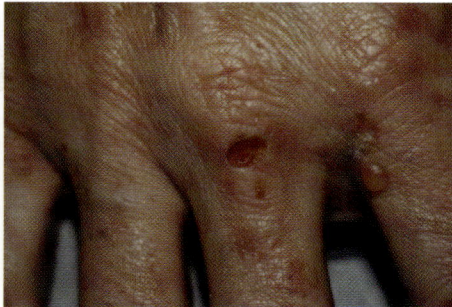

Abb. 6.8-2. Blasen, Erosionen, Ulzerationen, Krusten, Milien und hyperpigmentierte Narben an den Händen einer Patientin mit Porphyria variegata. Diese Effloreszenzen finden sich auch bei der Porphyria cutanea tarda

Abb. 6.8-3. Detailaufnahme der rechten Hand derselben Patientin mit Porphyria variegata: prall gefüllte Blase, Erosionen, Ulzeration, Kruste und hyperpigmentierte Narben. Die Effloreszenzen können nicht von denen der Porphyria cutanea tarda differenziert werden

6.10 Glykogenspeichererkrankungen, Lipodystrophien und andere Fettgewebserkrankungen
Armin Steinmetz und Hartmut Schmidt

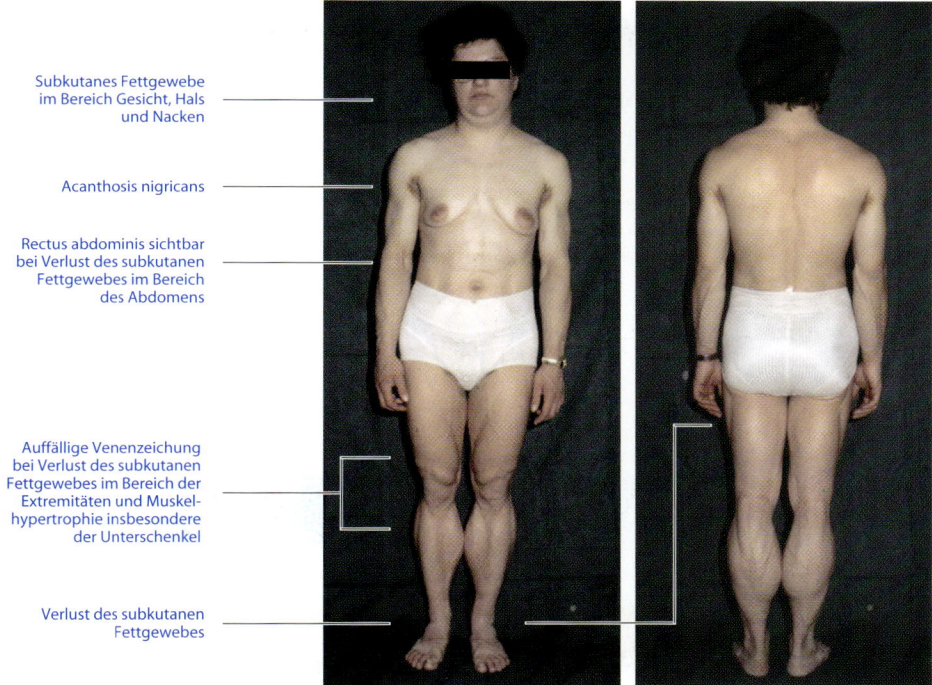

Abb. 6.10-1. Patientin mit LMNA-assoziierter Lipodystrophie und klinischen Stigmata der Erkrankung, besonders Muskelrelief und hervortretende Venen als Ausdruck der Atrophie subkutaner Fettmasse

6.13 Amyloidosen
Jörg Beimler, Konrad Andrassy

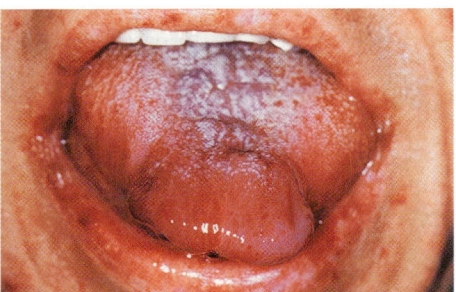

Abb. 6.13-2. Makroglossie im Rahmen einer AL-Amyloidose

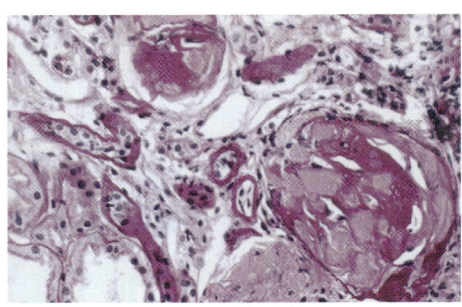

Abb. 6.13-5. Renale Amyloidose (Kongorot-Färbung, Lichtmikroskopie)

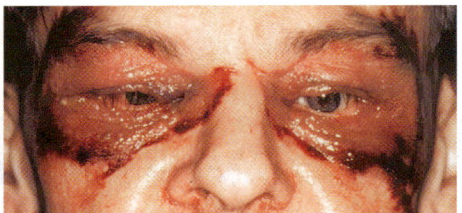

Abb. 6.13-3. Periorbitale Purpura im Rahmen einer AL-Amyloidose

7.13 SAPHO-Syndrom
Johannes von Kempis

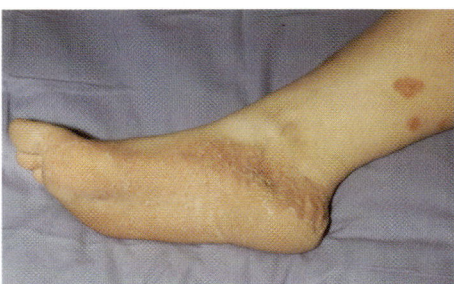

Abb. 7.13-1. 30-jährige Patientin mit stammausparender Psoriasis vulgaris seit 10 Jahren (hier am Unterschenkel), die seit 7 Jahren pustulöse Hautveränderungen an den Fußsohlen und eine skelettale Manifestation des SAPHO Syndroms mit Einbeziehung großer Anteile des Manubrium sterni und des rechten Sternoklavikulargelenks entwickelt hat. Eine Biopsie hatte vor 7 Jahren den Befund einer sterilen Osteomyelitis des Sternums erbracht. Nachkontrollen über weitere 5 Jahre nach dieser Aufnahme zeigten eine nachlassende Intensität der über die ersten 2 Jahre sehr intensiven Schmerzen im Bereich der oberen Thoraxapertur

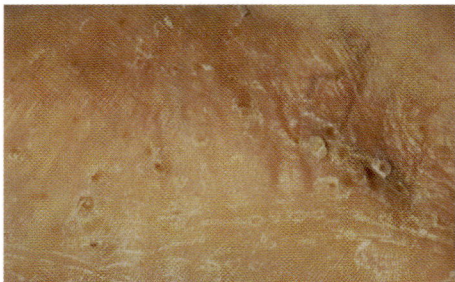

Abb. 7.13-2. Detailaufnahme des Fußsohleninnenrandes von Abb. 7.12-1. Charakteristische pustulöse Hautveränderungen mit teilweise oberflächlicher Verschorfung

8.1 Hypothalamus und Hypophyse
J. Schopohl und S. Petersenn

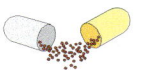
medikamentös

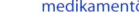
Prolaktinom

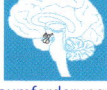
Raumforderungen

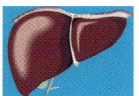
Leberzirrhose

Prolaktin ↑

idiopathisch

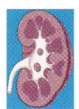
Niereninsuffizienz

Hypothyreose

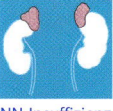
NN-Insuffizienz

Abb. 8.1-1. Differentialdiagnostik der Hyperprolaktinämie

8.5 Störungen der weiblichen Gonaden
Wolfgang Wuttke und Bernd Hinney

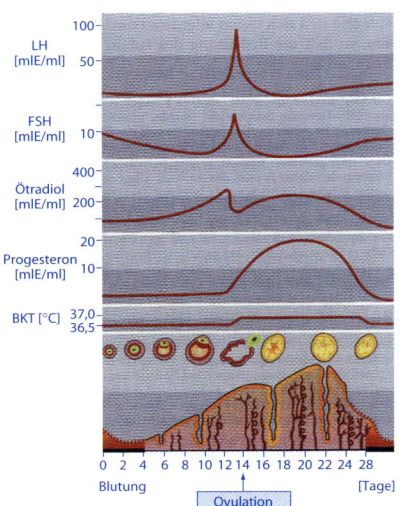

Abb. 8.5-2. Bluthormonspiegel im Verlauf eines Menstruationszyklus. In der Follikelphase reift ein Follikel zum Tertiärfollikel heran, der zunehmend Östradiol produziert. Dadurch wird das Endometrium zur Proliferation gebracht. Schließlich schüttet die Hypophyse mittzyklisch vermehrt LH und FSH aus und löst somit die Ovulation aus. Der rupturierte Follikel wird zum Corpus luteum, das viel Progesteron bildet. Dadurch wird das proliferierende Endometrium in ein sekretorisches umgewandelt. Erhöhte Progesteronspiegel bewirken auch die leichte Anhebung der basalen Körpertemperatur (*BKT*). Die Menstruationsblutung (durch *dicke Abszissenlinie* markiert) ist eine Östrogen-Progesteronentzugsblutung

9.1 Ösophaguserkrankungen
Thomas Frieling, Stephan Petrasch und Thomas Rösch

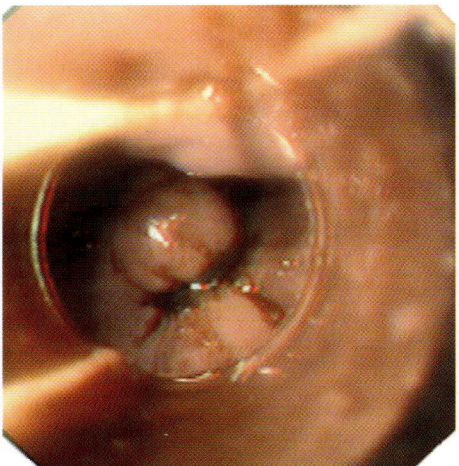

Abb. 9.1-6. Banding-Therapie bei Ösophagusvarizen

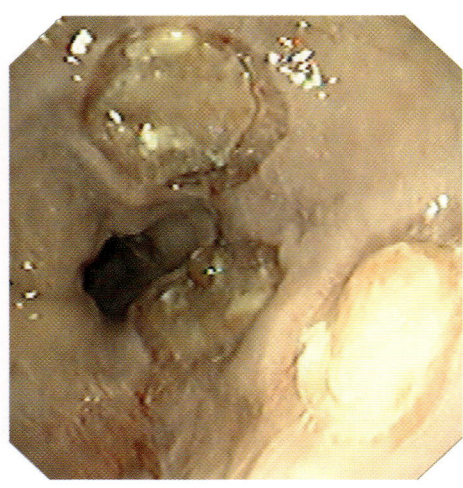

Abb. 9.1-7. Flache Banding-Ulzera nach Therapie von Ösophagusvarizen

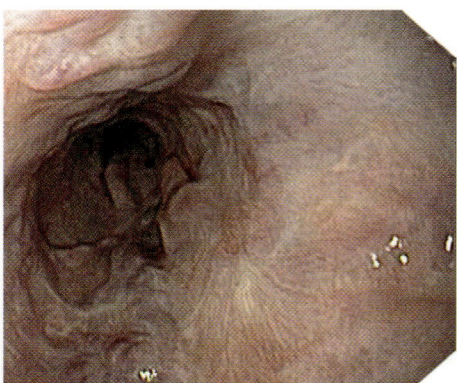

Abb. 9.1-8. Narbenzustand nach Banding-Therapie von Ösophagusvarizen

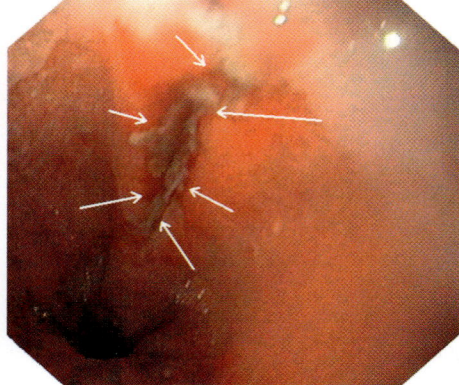

Abb. 9.1-9. Mallory-Weiss-Einriss *(Pfeile)*

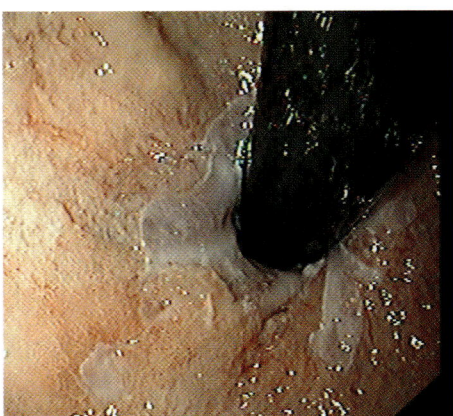

Abb. 9.1-11. Frühkarzinom an der Kardia *(Pfeile)*

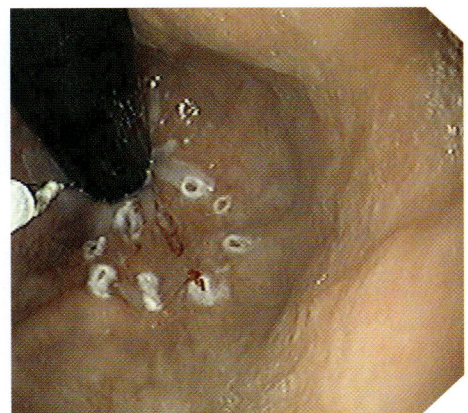

Abb. 9.1-12. Frühkarzinom an der Kardia, Markierung vor EMR

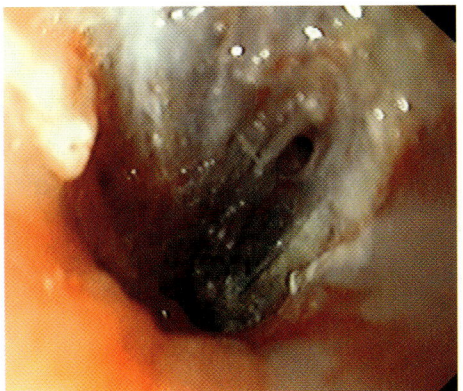

Abb. 9.1-13. Frühkarzinom an der Kardia nach ausgedehnter EMR

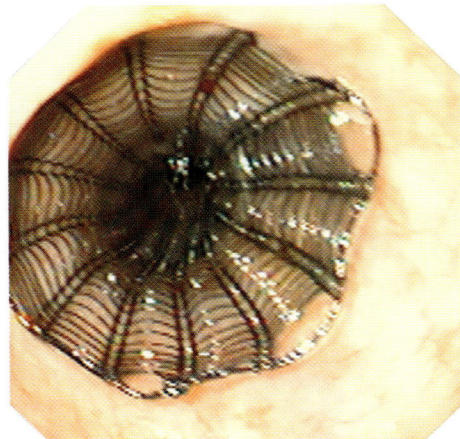

Abb. 9.1-14. Metallstent im Ösophagus bei stenosierendem Ösophaguskarzinom

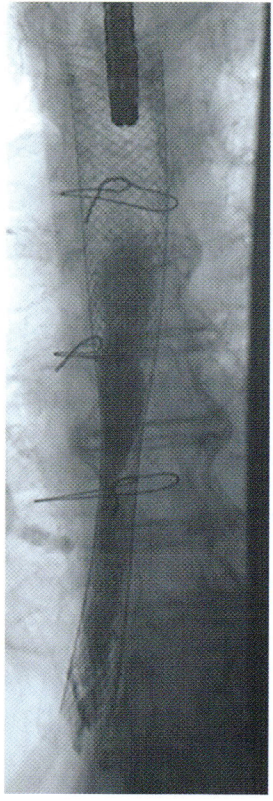

Abb. 9.1-16. Argon-Beamer-Therapie bei Ösophaguskarzinom

Abb. 9.1-15. Radiologisches Bild eines Metallstents in situ (über das Endoskop wird Kontrastmittel instilliert)

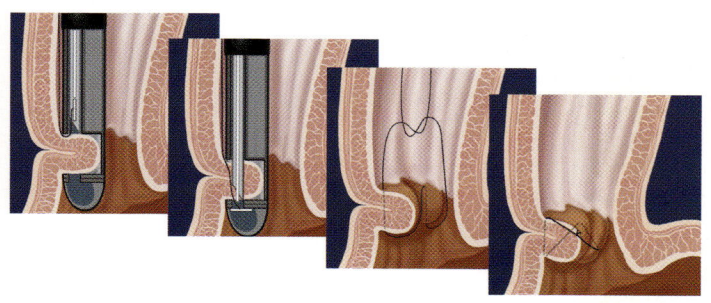

Abb. 9.1-17. Schematische Darstellung der endoskopischen Nahttherapie bei Reflux

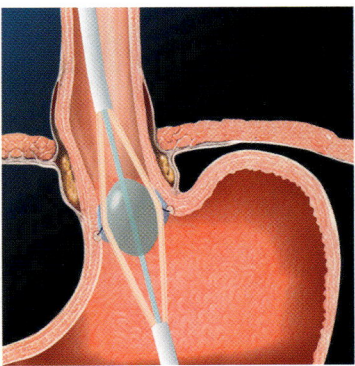 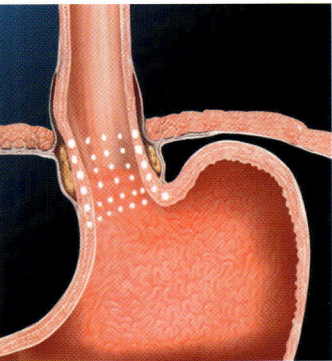

Abb. 9.1-18. Schematische Darstellung der endoskopischen Radiofrequenztherapie bei Reflux

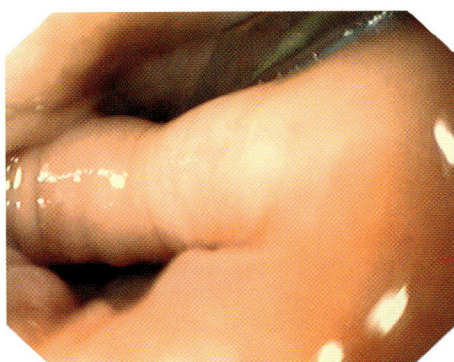

Abb. 9.1-19. Zenker-Divertikel vor endoskopischer Therapie mit liegender Magensonde

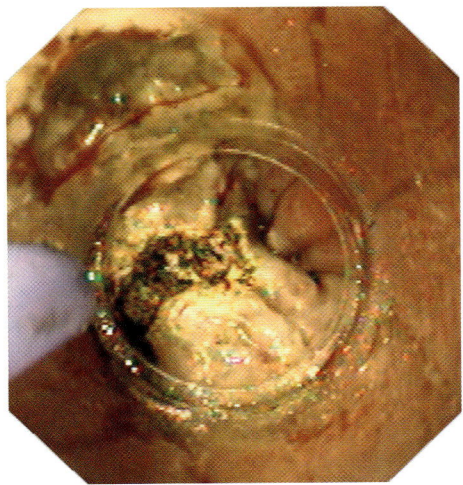

Abb. 9.1-20. Zenker-Divertikel unter endoskopischer Spaltung des Stegs mit Argon-Beamer

9.4 Chronisch-entzündliche Darmerkrankungen
Wolfgang Kruis, Klaus Herrlinger und Eduard F. Stange

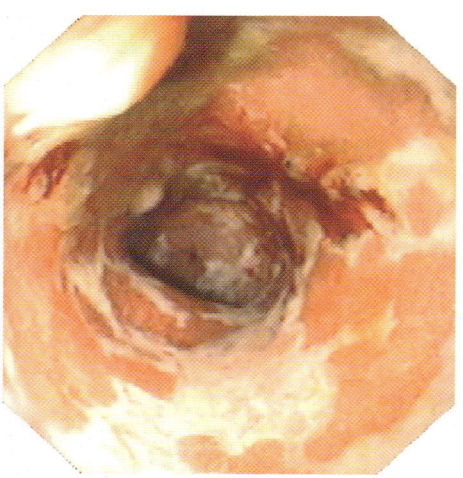

Abb. 9.4-4. Colitis Crohn

10.4 Alkoholbedingte Lebererkrankungen
Wilfried Grothe und Wolfgang E. Fleig

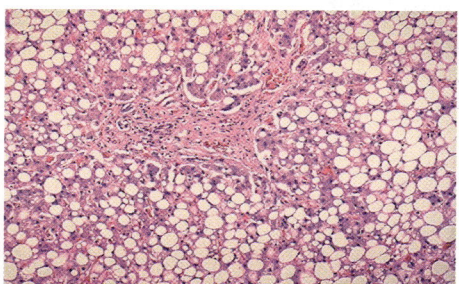

Abb. 10.4-1. Alhoholbedingte Fettleber

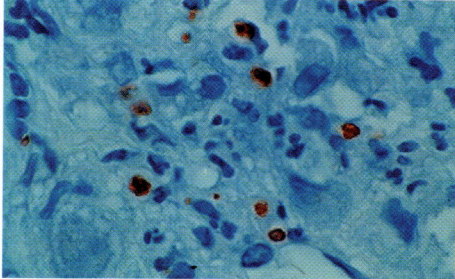

Abb. 10.4-2. „Apoptotic bodies" einer Alkoholhepatitis

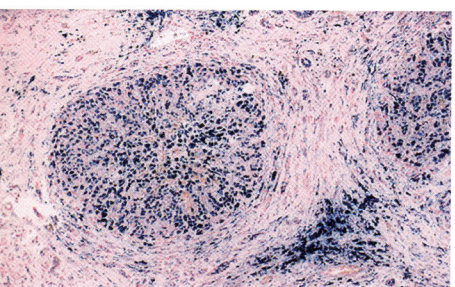

Abb. 10.4-3. Alkoholbedingte Leberzirrhose mit „Säufereisen"

10.7 Portale Hypertension
Norbert Steudel und Wolfgang E. Fleig

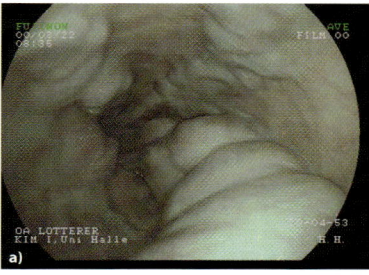 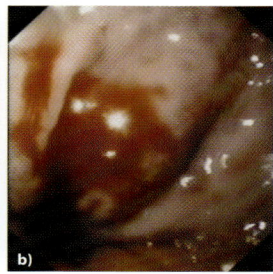 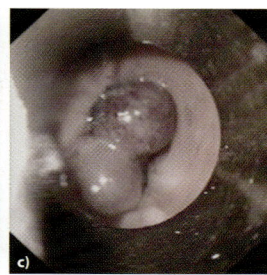

Abb. 10.7-1a–c. Ösophagusvarizen. **a** Ausgedehnte große Ösophagusvarizen ohne aktuelle Blutung; **b** frische Sickerblutung aus Ösophagusvarizen direkt am ösophagokardialen Übergang mit sog. Dünnstellen („red spots"); **c** Varizen unmittelbar nach endoskopischer Gummibandligatur

12.3 Bronchitis, Bronchiolitis und Lungenemphysem
Adrian Gillissen und Stefan Zielen

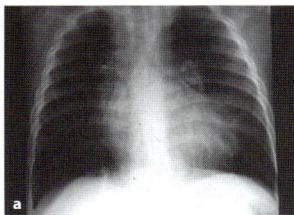 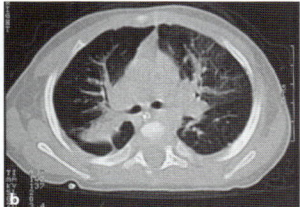 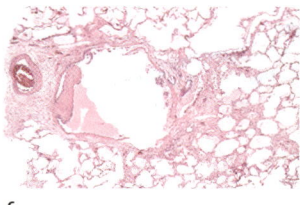

Abb. 12.3-4. a Peribronchiale Infiltrationen und Überblähung nach schwerer Adenovirusbronchiolitis bei einem zwei Jahre alten Kleinkind. **b** Im HR-CT finden sich milchglasartige Eintrübungen mit überblähten Bezirken sowie infiltrative Veränderungen re>li. **c** Die histologische Untersuchung zeigt neben der Bronchiolitis obliterans einen bronchiektatischen Umbau der Lunge. In der Langzeitfolge sind Gedeihstörungen und Thoraxdeformierungen nicht selten

13.10 Periphere arterielle Verschlusskrankheit (PAVK)
Curt Diehm

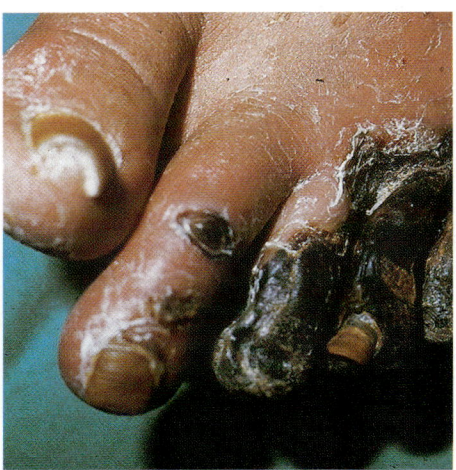

Abb. 13.10-5. Vorfußnekrose bei einem 23-jährigen Studenten mit Verschlüssen aller drei Unterschenkelarterien beidseits bei TAO

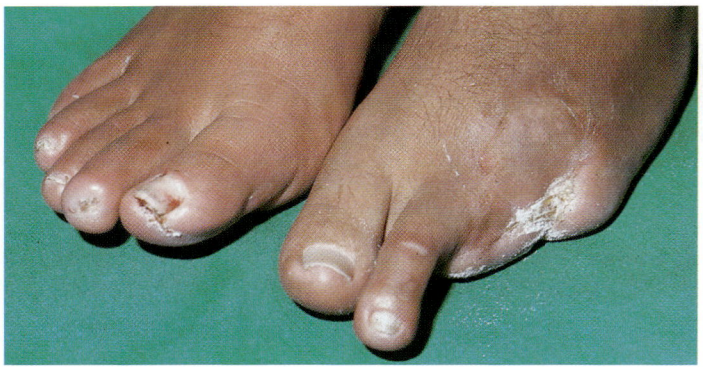

Abb. 13.10-6. Zustand nach erfolgreicher kombinierter konservativer und chirurgischer Therapie (Grenzzonenamputation) mit guter Abheilung trotz ausschließlicher Versorgung beider Unterschenkel und Vorfüße über Korkenzieherkollateralen

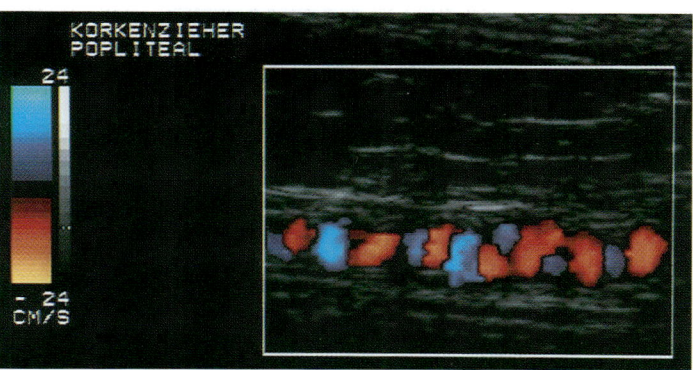

Abb. 13.10-9. „Korkenzieherkollateralen" in farbkodierter Duplexdarstellung

13.11 Venenerkrankungen
Thomas Weiss

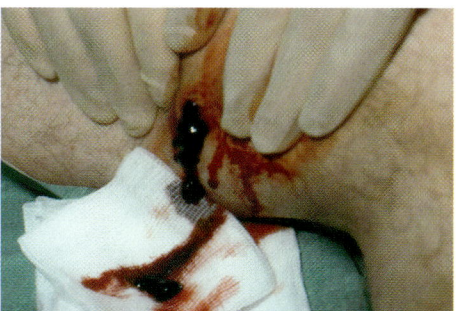

Abb. 13.11-1. Exprimieren von Koageln bei Thrombophlebitis

Arzneistoff- und Medikamentenverzeichnis

A

Aarane 986
Abacavir 92, 1615
Abciximab 1133, 1144, 1145
Abilify 1348
Acamprosat 1357, 1360
Acarbose 413
Accupro 1154
ACE-Hemmer 28, 415, 417, 607, 625, 858, 906, 910, 937, 942, 1104–1106, 1108, 1119, 1122, 1136, 1140, 1141, 1152–1155, 1157, 1160, 1187, 1198, 1199, 1201, 1203, 1421, 1423, 1503, 1639, 1643, 1644, 1663, 1679
Acemetacin 437
Acenocoumarol 384
Acerbon 1154
Acetaminophen 862, 1542
Acetazolamid 1241, 1502
Acetylcholin 650, 871, 1211
Acetylcholinesterasehemmer 1288, 1290, 1305, 1316, 1398
Acetylcholinrezeptoragonist 149
Acetylcystein 998, 1487
Acetylsalicylsäure (ASA) 147, 169, 173, 255, 279, 281, 311, 333, 368, 372, 377, 380, 384, 446, 525, 526, 583, 978, 979, 983, 1002, 1130, 1133, 1134, 1136, 1137, 1144, 1198, 1202, 1256, 1257, 1261, 1427, 1432, 1687
Aciclovir 28, 69, 77, 78, 89, 90, 117, 118, 684, 823, 1032, 1236, 1449, 1453, 1481, 1516, 1557, 1611, 1612
Acifugan 439
Acitretin 1426, 1429, 1439
Acrylnitril 831, 1540
Actimid 364
Actinomycin D 1653
Actonel 491
Acyclovir, s. Aciclovir
Acylaminopenicillin 77, 82
Acylureidopenicillin 1031, 1033, 1034
Adalat retard 1154
Adalimumab 517
Adek-Falk 669
Adenosin 1052, 1091, 1092, 1095, 1679
Adenosinantagonisten 902
Adjuvanzien 259, 1628
Adornkrautextrakt 989
Adrenalin 122, 137, 139, 458, 650, 728, 805, 902, 981, 1103, 1420–1422, 1463, 1474, 1487, 1489, 1527, 1564, 1639
Adrenergika 1534
Adriamycin 200, 203, 204, 228, 229, 237, 238, 247, 285, 351, 352, 362, 713, 886, 1064, 1068, 1122, 1443, 1652, 1653
Adstringenzien 182
Aerius 987
Aerodur 986, 987
Aerolizer 987
Agenerase 92
Aglucerase 330
Agnolyt 633
Agnucaston 633
Ajmalin 15, 1092, 1094, 1095, 1288
Akineton 1215, 1538
Aktivkohle 516, 1538
Albendazol 72, 96, 97, 102, 1623, 1624
Albumin 25, 464, 857, 858, 867–869, 909, 918, 929, 1498
Alcuronium 28
Aldactone 50 1050
Aldara 801
Aldosteron 1106
Aldosteronantagonist 856
Alefacept 537, 1423
Alemtuzumab 194, 265, 346
Alendronat 292, 487, 491, 492
Alfacalcidol 668, 909
Alfaré 1564, 1576
Alfentanil 15
Alimata 233
Alizaprid 251
Alkalizitrat 945
Alkohol 15
Alkoholderivate 1371, 1372, 1375
Alkylanzien 181, 191, 279–281, 286, 309, 350, 1002, 1650
Alkylphosphat 1534
Alkylsulfonat 191
Allantoin 440
Allergodil 987
Allergospasmin 986, 987
Allethrin 1450
Allopurinol 309, 384, 438–440, 458, 518, 862, 924, 932, 940, 946, 954, 1289
Allyamine 1450
Almirid Cripas 1214
Almitrine 1060, 1183
Almotriptan 1258
Alosetron 797, 806
Alpha-1-Blocker 256
Alphablocker 608, 967, 973
Alphacalcidol 670, 671
Alprazolam 15, 24, 539, 1315, 1362, 1515
Alprenolol 15
Alprostadil 1167, 1170
Alteplase 1134, 1513
Altinsulin 410, 1526
Aludrox 670
Aluminiumhydroxid 670, 699
Aluminiumhydroxidlösung 155
Alveofact 1553, 1554
Amantadin 28, 68, 69, 980, 1032, 1215, 1216, 1516, 1517
α-Amantadin 865
Amantadinhemisulfat 1221
Ambenoniumchlorid 1288
Ambisome 99, 1117
Ambroxol 451, 989, 990, 998
AMCHA 386
Amidazol-Antimykotikum 15
Amifostin 284, 286
Amikacin 44, 50, 57, 66, 67, 80, 89, 452, 684, 962, 1032, 1034, 1621
Amilorid 24, 603, 856, 931, 1023, 1198
Aminochinolin 101
Aminoglutehimid 600, 611
Aminoglykosid 14, 24, 28, 44, 49, 50, 57, 64, 77, 80, 82, 250, 328, 368, 451, 452, 455, 507, 778, 824, 852, 868, 902, 962, 999, 1023, 1031, 1033, 1034, 1115, 1117, 1231, 1288, 1625, 1637

Aminoguanidinindol 797
Aminopäd 1566
Aminopenicillin 43, 45, 57, 82, 105, 106, 107, 325, 962, 978, 979, 993, 1030, 1033, 1034, 1625, 1632
Aminophyllin 1516
4-Aminopyridin 1227
Aminosalicylat 763, 764, 766, 770
5-Aminosalicylat 768, 772
5-Aminosalicylsäure 744, 763, 764, 769, 1581
Aminosäure 424, 430–432, 1568
Aminosidinsulfat 97, 99, 100
Aminosulprid 1314
Aminothiol 286
Aminoven infant 1566
Amiodaron 15, 16, 24, 25, 368, 384, 573, 579, 583, 862, 1001, 1002, 1004, 1057, 1071, 1088–1092, 1094, 1095, 1107, 1121, 1126–1128, 1280, 1432, 1464, 1528, 1642, 1679
Amisulprid 24, 1313, 1348, 1349
Amitriptylin 14, 15, 17, 24, 149, 257, 538, 552, 718, 798, 1262, 1263, 1281, 1288, 1291, 1307, 1312, 1337, 1372, 1432
Amitriptylinoxid 1335
Amlodipin 15, 1106, 1141, 1154, 1155, 1184, 1510
Amoxicillin 43, 46, 59, 62, 63, 69, 80, 106, 118, 249, 705, 706, 706, 778, 862, 869, 960, 962, 978–980, 993, 1022, 1029, 1030, 1034, 1037, 1039, 1118, 1234, 1447, 1574, 1618, 1624
Amoxicillinclavulansäure 80
Amoxiclavulant 1630
Amoxycillin, s. Amoxicillin
Amphericin 78
Amphetamin 15, 806, 1207, 1304, 1353, 1516, 1534, 1535, 1687, 1697
Amphomoronal 1450
Amphotericin 100, 1622
Amphotericin B 51, 77, 78, 89, 99, 109, 249, 250, 509, 684, 868, 869, 1002, 1035, 1116, 1117, 1516, 1601
Amphotericin B, liposomales 102
Ampicillin 43, 45, 46, 50, 57, 59, 69, 78, 80, 81, 106, 107, 109, 118, 824, 913, 924, 962, 979, 1030, 1034, 1035, 1039, 1117, 1231, 1232, 1235, 1479, 1555–1557, 1617, 1618, 1621, 1625, 1631, 1632, 1661, 1679
Amprenavir 92, 93, 1615

Amrinone 1489
Amuno 1429
Anabolika 831
Anafranil 257, 1335
Anagrelid 279, 280, 281
Analgetika 15, 24, 34, 69, 308, 327, 368, 414, 498, 529, 539, 652, 778, 872, 882, 925, 945, 1002, 1144, 1256, 1260, 1274, 1288, 1516, 1624
Analgetika, antipyretische 254, 255
Anaritide 903
Anästhetika 14, 182, 332
Anastrozol 199, 203, 204
Andriol 617
Androcur 657, 658
Androderm 617
Androgen 146, 219, 284, 289, 307, 314, 1595
Androgenderivat 139, 146
Androgenrezeptor 659
Androtop 617
Anemet 252
Anethol 989
Anexate 1539
Angiotensin 54, 846, 1155
Angiotensin-II-Antagonist 858
Angiotensin-II-Rezeptorantagonisten 910
Angiotensin-II-Rezeptorblocker 918
Angiotensinrezeptorantagonist 417, 625, 1142
Antabus 34, 1356
Antazida 368, 384, 680, 699, 701, 717, 1580
Anthelios 60 447
Anthelminthika 24, 43
Anthrazyklin 192, 199, 204, 224, 229, 278, 285, 315, 318, 320, 322, 350, 480, 888, 1122, 1123, 1226
Antiandrogen 219, 657
Antianginosa 24
Antiarrhythmika 24, 28, 136, 1002, 1088, 1092, 1093, 1107, 1121, 1122, 1128, 1288, 1463, 1464, 1679
Antibiotika 24, 27, 43, 46, 47, 49, 55, 62, 63, 64, 68, 74, 76, 79, 104, 105, 106, 107, 108, 110, 111, 116, 117, 123, 128, 132, 137, 138, 161, 175, 191, 248, 249, 284, 320, 327, 328, 368, 369, 371, 378, 384, 451, 452, 507, 532, 542, 705, 706, 717, 735, 737, 744, 754, 764, 766, 774, 778, 802, 807, 810, 824, 831, 847, 852,

867, 869, 924, 928, 961, 977, 979, 980, 981, 991, 998, 1002, 1020–1023, 1030, 1038, 1122, 1142, 1230, 1231, 1233, 1288, 1424, 1425, 1493, 1516, 1528, 1555, 1560, 1563, 1576, 1582, 1601, 1624, 1625, 1626, 1628, 1637, 1643, 1679
Anti-CD20-Antikörper 372
Anticholinergika 256, 452, 967, 990, 992, 1215, 1217, 1291, 1349, 1464, 1474, 1494, 1516, 1534, 1687
Anticholium 1540
Antidementiva 1397, 1398
Antidepressiva 14, 24, 25, 155, 257, 328, 414, 562, 717, 718, 798, 1221, 1263, 1288, 1311–1313, 1316, 1333, 1349, 1364, 1371, 1374, 1375, 1379, 1390, 1392, 1394, 1398, 1432, 1518, 1580, 1697
Antidepressiva, sedierende 1372
Antidepressiva, selektive 1335
Antidepressiva, Serotonin-selektive 1337
Antidepressiva, tetrazyklische 24, 1393, 1517
Antidepressiva, trizyklische 24, 257, 552, 604, 746, 862, 967, 1120, 1122, 1261, 1263, 1277, 1281, 1335, 1337, 1362, 1393, 1404, 1516, 1534, 1535, 1687
Antidiabetika 24, 34, 453, 1021
Anti-D-Immunglobulin 368
Antidotum Thallii-Heyl 1539
Antiemetika 24, 552, 1220, 1256, 1274
Antiepileptika 24, 28, 616, 681, 1221, 1250, 1281, 1282, 1288, 1517
Antifibrinolytika 369, 376, 377, 379
Antihistaminika 24, 122, 135, 137, 138, 179, 256, 332, 334, 743, 987, 1371, 1372, 1375, 1420–1422, 1432, 1489, 1516, 1564, 1612
Antihyperhydrotika 256
Antihypertensiva 149, 161, 414, 608, 910, 928, 942, 943, 1152, 1155, 1158, 1159, 1162, 1209, 1216, 1370, 1510, 1511, 1524
Antikoagulanzien 24, 25, 292, 377, 380, 1072, 1120, 1170
Antikoagulation 387
Antikonvulsiva 257, 258, 298, 303, 303, 368, 414, 433, 666, 669, 831, 924, 1002, 1240, 1241, 1243–1245, 1250, 1391, 1400, 1401, 1419, 1420, 1516, 1560, 1580
Antilymphozytenglobulin 78, 286, 288

Arzneistoff- und Medikamentenverzeichnis

Antimalariamittel 144, 152, 533, 536, 1221, 1288, 1425, 1431
Antimalarika 145, 146
Antimetabolit 191, 318
Anti-Migräne 24
Antimon 100
Antimykotika 24, 28, 43, 76, 452, 831, 1021, 1450, 1601
Antineoplastika 24
Antiöstrogen 24, 623
Antioxidanzien 284, 414, 455, 781, 837, 884, 1142, 1214
Anti-Parkinson-Mittel 24, 1516
Antiphlogistika 182, 437, 438, 573, 579, 583, 782, 801, 925, 945, 1429, 1516
Antiphlogistika, nichtsteroidale 143, 152, 181, 182, 184, 252, 292, 296, 327, 332, 503, 509, 513, 521, 529, 532, 535, 542, 583, 765, 978, 979, 1130, 1171, 1259, 1398, 1432, 1612
α_1-Antiproteasenkonzentrat 464
Antiproteasen 455, 1023
Antiprotozoika 43
Antipruriginosa 1612
Antipsychotika 24, 1311, 1313, 1316, 1347, 1349, 1432, 1514, 1515, 1518
Antipyretika 69, 74, 1528, 1624
Antirheumatika 34, 110, 159, 367, 368, 507, 924, 1002, 1288, 1503
Antirheumatika, nichtsteriodale 498, 699, 701, 773, 913, 1263
Antiseptika 1422, 1445, 1448
Antisympathotonika 1154, 1155, 1158
Antithrombin 253, 1058, 1487
Antithrombotika 368
Antithymozytenglobulin 164, 284, 286, 921
Anti-T-Lymphozytenglobulin 955
α_1-Antitrypsin 994
Antitussiva 989
Antivertiginosa 1275
Antometabolit 181
Antra 1572, 1573, 1575, 1579
Antrachinon 285
Antrazyklin 191
Anvitoff 386
Anxiolytika 24, 1432
Apalcillin 49
Aparaginase 1650
Apl 670
APO-go 1214
Apomorphin 624, 1214, 1215
Aponal 1335, 1372

Aprepitant 250
Aprotinin 386, 464, 880
Aprovel 1154
Arabinosylcytosin (Ara-C) 278, 285, 286, 318, 320–322
Arachidonsäure 703
Aredia 491, 662, 665
Arginin 431
Argininhydrochlorid 427
Argipressin 1530
Aricept 1397
Arilin 98
Aripiprazol 1348
Aromatasehemmer 204
Arsen-Trioxid 364
Artane 1215, 1217, 1291
Artemether 100
Arylamin-N-Acetyltransferase (NAT2) 13
ASA 333
Ascorbinsäure 295, 399, 400, 946
Asmanex 986, 987
Aspirin 20, 122, 255, 532, 704, 916, 918, 924, 1141, 1178, 1179, 1202, 1207, 1257, 1432
ASS (s. auch Acetylsalicylsäure) 173, 280, 281, 308, 368, 415, 417, 1198, 1199, 1203, 1259, 1274
Astemizol 15, 135
Astonin H 596, 1598
AT 253
AT1-Blocker 1106
AT1-Rezeptorantagonisten 1503
AT1-Rezeptorblocker 1153–1155, 1157, 1158, 1160
AT2-Blocker 607
Atazanavir 92
Atemur 986
Atenolol 24, 28, 588, 1108, 1140, 1154, 1155, 1198, 1510, 1644
Äthanol 1687
Äthinylestradiol 640, 643
Äthoxysklerol 687
Äthylenglykol 1500, 1542
Atlizumab 364
Atomoxetin 1697
Atorvastatin 15, 24, 420, 421, 1141
Atosil 1348, 1372
Atovaquon 71, 89, 90, 100, 102, 118, 1035, 1238
Atropa belladonna 989
Atropin 607, 1136, 1464, 1488, 1516, 1544, 1687
Atropinsulfat 1538

Augmentan 1022
Aurorix 1335
Austauscherharz 423
Auxiloson 1539
Avonex 1224, 1225
Axura 1397
Azactam 1022
5-Azacytidin 284, 287
Azathioprin 14, 24, 144–147, 149, 150, 155, 164–170, 172, 173, 175–177, 181, 182, 184, 185, 302, 303, 309, 311, 367, 368, 377–379, 438, 518, 522, 529, 530, 532, 536, 537, 542, 744, 763, 764–766, 769–773, 828, 829, 845, 861, 876, 910, 921, 922, 940, 954, 955, 981, 1002, 1004, 1012, 1027, 1119, 1124, 1227–1229, 1283, 1284, 1289, 1426, 1429–1432, 1434, 1435, 1571, 1582, 1636
Azelastin 135, 138, 987
Azetazolamid 1273, 1288
Azeton 16
Azetylsalizylsäure, s. Acetylsalicylsäure 252
Azidothymidin 1616
Azithromycin 44, 46, 56, 57, 60, 62, 63, 71, 72, 88–90, 106, 452, 978, 980, 1029–1031, 1035, 1451, 1453, 1454, 1618, 1621, 1624
Azlocillin 50, 451, 1022, 1116, 1117
Azol 76, 117, 1450
Aztreonam 28, 44, 80, 452, 1022, 1034
Azulfidin 121, 1002, 1581

B

Bacitracin 1616
Baclofen 681, 967, 1218, 1278, 1298, 1305, 1670
Baldrian 1372
Balsalazid 763
Barbiturat 16, 136, 384, 525, 853, 1120, 1313, 1516, 1535, 1687, 1687
Basiliximab 955
Bayotensin 1154
BCNU 371
Beclometason 986, 991, 992
Beclometasondipropionat 138, 1269, 1633
Beconase 1269
Belladonna-Alkaloide 1516
Beloc 1154, 1220

Benadon 1540
Bendamustin 191, 363
Benfotiamin 398, 1282
Benperidol 1348
Benproperin 989
Benserazid 1212, 1373, 1375
Benuron 255, 1208, 1257
Benzamidderivativ 798
Benzamide 1313
Benzathin 106
Benzathin-Penicillin 62, 525, 526
Benzatropin 1516
Benzbromaron 438, 439
Benzimidazol 97
Benznidazol 825
Benzodiazepine 24, 102, 252, 525, 853, 981, 1154, 1155, 1243, 1288, 1313, 1316, 1337, 1347, 1354, 1355, 1359, 1360, 1362, 1371, 1375, 1394, 1398, 1432, 1482, 1514–1518, 1535, 1667
Benzodiazepinhypnotika 1372, 1373
Benzodiazepinrezeptoragonisten 1398
Benzodiazepinrezeptorantagonist 853, 868
Benzofuran 797
Benzylbenzoat 1450
Benzylpenicillin 106, 1445
Bepanthen 1429
Beraprost 1184
Beriglobin 125
Berliner Blau 1539
Betablocker 18, 24, 28, 414, 415, 608, 625, 688, 847, 848, 907, 910, 1088, 1089, 1093, 1095, 1106, 1108, 1122, 1123, 1126, 1127, 1135, 1136, 1137, 1139, 1141, 1144, 1162, 1198, 1262, 1288, 1305, 1362, 1422, 1425, 1508, 1510, 1516, 1528, 1640, 1642–1644, 1663
Betacaroten 447
Betaferon 1224
Betahistin 1273
Betalaktamantibiotika 34, 49, 50, 64, 107, 369, 507, 1115, 1117, 1637
Betalaktamasehemmer 43, 45, 49, 82, 105–108, 325, 962, 978, 998, 1030, 1031, 1033, 1034, 1037, 1039, 1625, 1632
Betamethason 146, 147, 1522
Betarezeptorenblocker 571, 582, 583, 588, 589, 606, 607, 1104, 1105, 1140, 1154–1156, 1160, 1261, 1423
Betaseron 1225

Betasympatholytika 1112
Bethanechol 1281
Betnesol 1430
Bevacizumab 194, 265, 790
Bexaroten 1443
Bezafibrat 28, 421
Bicarbonat 851, 909, 932, 947, 1498–1502, 1527, 1681
Bidocef 1022
Bifiteral 1580
Bikalm 1372
Binotal 1232
Biotin 127, 399, 431, 1561
Biperiden 24, 1215, 1349, 1516, 1538
Bismut 718
Bismutsubsalicylat 698, 706, 718
Bismutsubzitrat 698, 706
Bisoprolol 1105, 1140, 1154, 1155
Bisphosphonat 204, 257, 363, 455, 487, 489, 490, 491, 494, 542, 661, 665, 666, 1014, 1673
Bleomycin 28, 191, 213, 241, 247, 251, 341, 350, 371, 686, 1001, 1002, 1057, 1072, 1122, 1439, 1441, 1444
Blopress 1154
Blutdrucksenker 34
Bolulinumtoxin 967
Bombesin 1381
Bondiol 668
Bondronat 662
Bonefos 662
Bortezomib 364
Bosentan 159, 1052, 1053, 1184
Botox 1218
Botulinumtoxin 801, 1218, 1220, 1261–1263, 1281, 1291, 1293, 1297, 1307, 1670
Botulinus-Antitoxin 1538
Bradykinin 1489
Braun Omnifix 257
Breitspektrumantibiotika 119, 778, 779, 978, 1573
Breitspektrumcephalosporin 49, 50
Breitspektrumpenicillin 49, 50, 1632
Brevibloc 1112
Brivudin 1449, 1612
Brom 1241
Bromazepam 24, 539, 1515
Bromhexin 150, 989, 990, 998
Bromide 1516
Bromocrel 632
Bromocriptin 24, 553, 554, 588, 632, 1214, 1243, 1373, 1375, 1431, 1517

Bromohexin 150, 151
Bromperidol 1348
Bronchodilatator 24, 452, 1679
Brotizolam 1372
Bryonia 989
Budesonid 138, 763, 764, 767–770, 772, 774, 829, 986, 990, 992, 1539, 1582, 1633
Budipin 1215
Bupivacain 880
Buprenorphin 254, 256, 257, 880, 882, 1358
Bupropion 15, 990
Buspiron 24, 1315, 1362
Busulfan 191, 251, 278, 280, 1002, 1004, 1122
Butylscopolamin 967
Butyrophenone 24, 1313, 1347
Butyrylcholinesterase 1397

C

Cabaseril 1214
Cabergolin 553, 557, 632, 1213–1215
Caelyx 202
Calcifediol 668
Calcimimetika 909
Calcineurin 953
Calcineurininhibitor 845, 953
Calcipotriol 1429
Calcitrat 670
Calcitriol 493, 536, 663, 667–671, 673, 876, 908, 909, 1605
Calcium 455
Calcium Vitis 1539
Calciumfolinat 1438
Calicheamicin 320
Campath-1H 347
Camptothecin 191, 192, 788
$CaNa_2$-EDTA 926
Candesartan 1108, 1109, 1154
Cannabinoide 1353, 1535
Capasaicin 967
Capecitabin 202–204, 787, 788, 965
Capreomycin 66, 67
Capros 256
Capsaicin 1270, 1281, 1282
Captopril 14, 33, 159, 327, 924, 1105, 1154, 1155, 1159, 1510, 1639
Carbachol 256
Carbamaten 1540

Arzneistoff- und Medikamentenverzeichnis 1721

Carbamazepin 15, 24, 258, 384, 433, 562, 1002, 1241–1244, 1250, 1274, 1278, 1281, 1288, 1305, 1307, 1313, 1316, 1339, 1354, 1360, 1373, 1375, 1391, 1400, 1401, 1419, 1517, 1536, 1667
Carbamizol 327
Carbapeneme 45, 49, 50, 77, 82, 451, 507, 998, 1031, 1034
Carbicarb 1501
Carbidopa 428, 1212, 1214, 1373, 1375, 1516, 1586, 1671
Carbimazol 571, 1597
Carbinoxamin 989
Carbo medicinalis 1538, 1544
Carbocamid 797
Carbocystein 990
Carbonatsalz 667
Carboplatin 28, 191, 192, 228, 234, 241, 247, 251, 611, 1064, 1065, 1444, 1652
Carboplatin-Mono 212
Carmen 1154
Carmustin 191, 251, 480, 1443
Carvedilol 15, 24, 415, 1105, 1108, 1140, 1154
Caspofungin 78, 249, 1035
Catapressan 1154
CCK$_A$-Antagonist 721
Cefaclor 80, 978, 989, 1661
Cefadroxil 1022
Cefalexin 44
Cefazidim 1625
Cefazolin 44, 80, 81, 107, 1035
Cefepim 44, 77, 80, 250, 452, 1034
Cefixim 80, 1451
Cefoperazon 49, 50
Cefotaxim 44, 45, 49, 80, 89, 107–111, 868, 1031, 1034, 1116, 1117, 1231, 1232, 1234, 1235, 1479, 1555, 1618, 1619, 1625, 1626
Cefotiam 44, 81, 508, 1030, 1034, 1035, 1235
Cefoxitin 44
Cefpodoxim-Proxetit 44, 46
Cefsulodin 50
Ceftazidim 44, 49, 50, 77, 80, 109, 111, 451, 452, 962, 998, 1022, 1031, 1034, 1116, 1232
Ceftibuten 44
Ceftriaxon 24, 45, 49, 50, 62, 89, 109, 110, 508, 810, 875, 1029, 1031, 1032, 1034, 1037, 1115–1117, 1231, 1232, 1234, 1235, 1238, 1282, 1447, 1451, 1454, 1479, 1618, 1619, 1621, 1625
Ceftriazon 59, 62, 63, 78
Cefuroxim 44–46, 62, 63, 106, 868, 981, 1030, 1034, 1447, 1626, 1630
Cefuroxim axetil 80, 979
Celecoxib 15, 437, 498, 514, 529, 782, 924
CellCept 1290, 1431, 1432
Cephalexin 118, 962, 1516
Cephalosporine 24, 28, 34, 44, 57, 80, 82, 104, 105, 117, 118, 310, 327, 328, 451, 507, 525, 778, 847, 924, 937, 960, 962, 978, 993, 998, 1030, 1033, 1034, 1039, 1115, 1117, 1235, 1445, 1616–1620, 1624, 1625, 1631, 1632, 1661
Cerazette 643
Ceredase 330
Cerezymel 330
Cerimelin 150, 151
Cerivastatin 15
Certoparin 1176
Cetacel 224
Cetirizin 135, 138, 139, 179
Cetrotid 635
Cetuximab 194, 241, 265, 792
Cevimelin 149
Chelatbildner 926, 1561
Chelatkomplexbildner 1125
Chinidin 15, 16, 100, 101, 310, 384, 1288, 1516, 1536
Chinin 100–102, 371, 1288, 1536
Chinin-Dihydrochlorid 101
Chinin-Hydrochlorid 101
Chinin-Sulfat 101
4-Chinolinmethanol, fluoriertes 101
Chinolon 49, 50, 56, 57, 76, 77, 248, 937, 993, 1021
Chloraldurat 1372
Chloralhydrat 1372
Chlorambucil 24, 146, 155, 181, 182, 191, 224, 251, 280, 310, 345, 346, 347, 350, 351, 726, 913–915, 923, 1002, 1004, 1442
Chloramphenicol 57, 59, 63, 64, 327, 1620
Chlordiazepoxid 24, 1002, 1315, 1354
Chlorhenamin 989
Chlorhexidin 1445
Chlorid 667
Chlormadinonacetat 642
2-Chlorodeoxyadenosin 251, 336, 348, 350
Chloroquin 13, 24, 100–102, 145, 155, 439, 447, 515, 536, 662, 1122, 1288, 1423, 1426, 1427, 1431, 1516, 1536
Chlorozotocin 760, 1002
Chlorphenamin 989
Chlorpheniramin 1516
Chlorpromazin 24, 447, 1288, 1313, 1347
Chlorpropamide 1432, 1516
Chlorprothixen 24, 1314, 1348, 1372, 1514, 1515
Chlorthalidon 24, 1154, 1155
Chlorzoxazon 15
Cholekalziferol 400, 667, 669
Cholesterinabsorptionshemmer 421
Cholesterinsenker 1398
Cholesterolsynthesehemmer 1107, 1141
Cholestyramin 255, 384, 421, 516, 699, 701, 753, 754, 774, 775, 809, 820, 830, 876, 1563, 1580, 1582
Cholezystokinin 1381
Cholezystokinin-A-Antagonist 798
Cholinergika 256, 1687
Cholinesterasehemmer 24, 1396
Chondroprotektiva 498
Choragon 617, 634
Ciatyl 1348
Ciclopiroxolamin 1450
Ciclosporin 24, 136, 139, 144, 181, 182, 187, 371, 416, 542, 763, 764, 765, 770–772, 829, 903, 957, 1283, 1426, 1434, 1436, 1571, 1612
Ciclosporin A 14, 15, 145–147, 149, 150–152, 155, 158, 164–167, 169, 173, 184, 284, 286, 288, 311, 336, 368, 379, 516, 518, 520, 522, 535, 576, 769, 876, 910, 913, 915, 917, 918, 921, 923, 953, 1010, 1027, 1227, 1290, 1422, 1423, 1427, 1430, 1431, 1582, 1602
Cidofovir 70, 78, 89, 90, 118, 1613
Cilansetron 797
Cilastatin 44, 46, 109, 1031, 1034
Cilastin 28, 80
Cimetidin 28, 136, 368, 384, 552, 924, 1420–1422, 1516
Cinacalcet 909
Cineol 989, 990
Cinnarizin 1317
Cipralex 1335
Cipramil 538, 1335

Ciprobay 1022, 1232, 1582
Ciprofloxacin 16, 24, 28, 45, 46, 56, 59–61, 64, 66, 80, 89, 90, 107–109, 111, 117, 248–250, 325, 378, 380, 439, 452, 508, 509, 532, 684, 735, 737, 747, 763, 764, 778, 824, 869, 875, 924, 961, 962, 998, 1022, 1031, 1032, 1034, 1035, 1037, 1117, 1232, 1451, 1452, 1454, 1582, 1601, 1618, 1621, 1622
Cisaprid 15, 24, 415, 716, 720, 747, 797, 1572
Cisplatin 24, 191, 192, 213, 224, 225, 228, 233, 234, 241, 242, 247, 251, 286, 611, 666, 686, 722, 723, 760, 789, 888, 893, 1064, 1065, 1068, 1122, 1438, 1439, 1441, 1444, 1652
Cisplatin-Mono 234
Citalopram 15, 24, 1312, 1315, 1335, 1337, 1363, 1374, 1393, 1399
Citrullin 1592
Civamide 1270
Cladribin 334, 336, 347, 348, 350, 1227
Claforan 1232
Clarithromycin 15, 16, 24, 44, 46, 56, 60, 71, 72, 88–90, 117, 118, 508, 509, 525, 705, 706, 978, 980, 1029–1031, 1035, 1574, 1575, 1618, 1622
Clarytin 1432
Claversal 1581
Clavulansäure 43, 46, 106, 249, 778, 862, 962, 979, 1022, 1030, 1034, 1232, 1625
Clemastin 24, 135, 136, 761, 1421
Clemizolpenicillin 1453
Clexane 1176, 1655
Clindamycin 24, 44, 45, 49, 50, 71, 78, 80, 82, 89, 90, 101, 106, 107, 109, 111, 117, 325, 327, 507, 779, 979, 1031, 1035, 1037, 1039, 1118, 1235, 1238, 1445, 1447, 1601, 1616, 1626
Clinovir 658
Clioquinol 1447
Clobazam 24, 1241, 1667
Clobetasolproprionat 1435
Clobutinol 988, 989
Clodronat 205, 662
Clofazimin 66, 67, 1427, 1621, 1622
Clofibrat 24, 28
Clomethiazol 24, 1355, 1360, 1400, 1401, 1411

Clomifen 634, 635, 644
Clomipramin 15, 16, 24, 257, 328, 882, 1315, 1335, 1337, 1362, 1363, 1373, 1394
Clonazepam 258, 1218, 1220, 1241, 1278, 1315, 1373, 1375, 1480, 1515
Clonidin 605, 744, 1154, 1156, 1158, 1159, 1200, 1207, 1281, 1305, 1307, 1354, 1358, 1360, 1508, 1510, 1516, 1517
Clont 98, 1232, 1582
Clopenthixol 1348
Clopidogrel 368, 369, 371, 372, 1133, 1144, 1178, 1179, 1201–1203, 1657
Clotrimazol 16, 78
Cloxacillin 1115
Clozapin 15, 24, 328, 397, 554, 1216, 1218, 1220, 1221, 1314, 1317, 1348, 1349
Cobalamin 399
Cocain, s. Kokain 1271
Cocainhydrochlorid 1271
Codein 15, 17, 24, 256, 529, 539, 988, 989
Codeinphosphat 882, 989
Co-Dergocrin 1317
Coffein 15, 1317
Cognex 1397
Colchicin 152, 155, 178, 181, 182, 184, 185, 437, 438, 479–481, 503, 542, 1002, 1013, 1124, 1130, 1430, 1436
Colchicum dispert 437, 1430
Colestipol 421, 433
Colifoam 1582
Colistin 427, 452, 999, 1022, 1023
Combactam 328
Combivir 92
Comtess 1214
COMT-Hemmer 1216
Conceplan M 640
Concor 1154
Conversum Combi 1203
Copaxone 1226
Copolymer 1 1226
Cormagnesium 400 669
Corticosteroide, s. Kortikosteroide
Cortisol 15, 652
Cortisolhemisuccinat 1529
Cortison 146, 155, 327, 371, 372, 397, 594, 744, 954, 1189, 1334, 1487

Cortisonacetat 594, 596
Cotinin 15
Cotrimazol 537
Cotrimoxazol 44, 57, 59, 107, 167, 327, 735, 747, 868, 924, 1022, 1032, 1035, 1232, 1238, 1601, 1602, 1606, 1607, 1620, 1624, 1625
Coumadin 384, 1090
Coumarin 15, 16
COX-2-Hemmer 185, 765, 1259, 498, 514, 518, 520
COX-2-Hemmer, selektive 437, 704
Coxib 255, 498, 529
Crixivan 92
Cromoglicinsäure 334, 1564
CsA 535
CSE-Hemmer 421, 422
Cumarine 438, 861, 862, 866
Curare 1288
Curcumin 1023
Curosurf 1553, 1554
Cyanocrylat 728
Cyanokit 1540
Cyclandelat 1261
Cyclooxygenase-II-Hemmer 255
Cyclophosphamid 15, 24, 144–147, 150, 159, 164–173, 175–177, 181, 182, 184, 185, 187, 191, 200, 229, 247, 251, 263, 303, 309, 310, 311, 318, 321, 327, 341, 346, 347, 350–352, 356, 359, 361, 363, 367, 368, 377–380, 438, 480, 518, 522, 608, 665, 771, 829, 861, 910, 913–915, 917, 918, 920–923, 949, 981, 1002, 1004, 1006–1009, 1012, 1027, 1064, 1068, 1119, 1123, 1124, 1228, 1229, 1283, 1284, 1290, 1422, 1427, 1430–1436, 1443, 1444, 1571, 1636, 1648, 1650
Cyclopyrrolone 1371, 1372
Cycloserin 67, 1621
Cyclosporin, s. Ciclosporin
Cyloserin 66
Cynt 1154
Cyproheptadin 397, 1432
Cyproteronacetat 623, 642, 658, 1415
Cysteamin 934
Cytarabin 191, 251, 302, 303, 350, 1119, 1124
Cytosin-Arabinosid 192, 284, 285, 286, 318, 356, 1002, 1122, 1236, 1648
Cytotect 70

D

Dacarbazin 251, 265, 341, 608, 665, 1432, 1441, 1652
Daclizumab 955
Dalfopristin 83, 1035, 1115
Dalteparin 1655
Danaparoid-Natium 387
Danazol 146, 284, 307–311, 367, 368
Dantrolen 1517, 1670
Dapson 14, 89, 90, 118, 139, 146, 179, 184, 185, 368, 464, 1428, 1434, 1436
Dapson-Fatol 1429
Daraprim 1238
Darbepoetin 314
Darbepoetin alfa 908
Daunorubicin 285, 318, 321, 371, 1226, 1650
Decapeptyl 635
Decapeptyl Depot 657
Decarboxylasehemmer 428, 1214, 1586
Decentan 1348
Decitabin 284, 287
Decortin 1289, 1430, 1581
Decortin H 1289, 1426
Decostriol 663, 668, 669
Dedrogyl 668, 669
Deferipron 306, 307, 311
Deferoxamin 285, 306, 307, 311, 814, 815, 1125, 1538
Dekristol 668
Delavirdin 16, 92, 93
Delix 1154
2-Deoxyformycin 348
Depot Methylprednisolon 335
Depot-Clinovir 643
Depotgestagen 643
Depot-Medroxyprogesteronacetat 643
Depotpenicillin 43, 106
Deprenyl 1214
Dermatika 579
1-Desamino-8-D-Arginin-Vasopressin 369, 375, 1530, 1660
Descarboxyloratadin 1420
Desferal 306, 1538
Desferoxamin 290, 1645
Desinfizienzien 579
Desipramin 15, 1263, 1393, 1432
Desloratadin 987
Desmethylamiodaron 1121
Desmoglein 1433
Desmopressin 562, 1599, 1659, 1660
Desmopressinacetat 375

Desogestrel 632, 641–643
Desogestrelderivat 643
Desoxyglumid 798
Desoxyribonuclease 989
Desoxyspergualin 173, 921
15-Desoxyspergualin 164, 1227
Develin 256
Dexamethason 16, 59, 138, 146, 147, 150, 251, 257, 319, 362, 363, 368, 386, 480, 549, 589, 597, 598, 602, 612, 956, 981, 1208, 1238, 1250, 1260, 1434, 1435, 1493, 1522, 1524, 1528, 1539, 1555
Dexfenluramin 15
Dexpanthenol 722
Dextran 137, 179, 857, 1485
Dextroamphetamin 1697
Dextromethorphan 15, 988, 989, 1291
Dextronorgestrel 639
Dextropropoxyphen 254, 256
Diamindiphenylsulfon 368
3,4-Diaminopyridin 1278, 1290
Diane 35 1424
Diaxozid 403, 760, 1644
Diazepam 15, 24, 368, 868, 1136, 1260, 1305, 1315, 1347, 1480, 1514–1516, 1518, 1523, 1539, 1667, 1670
Diazoxid 24, 894, 1159, 1523
Dibenzepin 24
Dibenzyran 607
Diblocin 256, 1154
Dibromodulcitol 225
Dichloracetamidderivat 98
Diclofenac 152, 184, 185, 254, 255, 332, 368, 437, 498, 507, 521, 529, 532, 872, 983, 1130, 1420, 1429, 1438
Diclofenac-Kallium 1257
Dicloxacillin 118, 1115, 1116
Dicoumarol 384
Didanosin 28, 91–93, 862, 1615
Dienogest 639, 640, 642, 648
Diflunisal 255
Digitalis 368, 661, 664, 805, 1088–1090, 1095, 1106, 1136, 1141, 1182, 1516, 1534, 1641, 1642, 1687
Digitalisantitoxin 1539
Digitalisglykosid 1124, 1534
Digoxin 14, 24, 25, 28, 806, 1089, 1090, 1687
Dihydralazin 13, 831, 1106, 1154, 1200, 1522, 1523, 1524
Dihydrocodein 15, 254, 256, 446, 989
Dihydrocodeinhydrogentartrat 989

Dihydroementin 1624
α-Dihydroergocriptin 1214
Dihydroergotamin 415, 1260, 1281, 1643
Dihydrofolsäurereduktaseinhibitor 302
Dihydropiridin 1140, 1141, 1152, 1154, 1155
Dihydrotachisterol 667, 668
5α-Dihydrotestosteron (DHT) 617
1,25-Dihydroxy-Cholecalciferol 1605
1,25-Dihydroxyvitamin D_3 667
Dikaliumclorazepat 1354
Dilatrend 1154
Diloxanidfuroat 98, 102, 737
Diltiazem 15, 24, 155, 903, 1051, 1052, 1126, 1140, 1141, 1153–1155, 1184, 1288
Dilzem retard 1154
Dimaval 1539
Dimenhydrinat 1256, 1257, 1273, 1275
Dimentindenmaleat 1421
Dimercaptopropansulfonat 1539
Dimethicon 718
4-Dimethylaminophenol 1539
Dimethylsulfoxid 481
Dimeticon 1539
Dinatrium-Cromoglicat (DNCG) 135
Diovan 1154
Dipalmitoylphosphatidylcholin 1553
Diphenhydramin 24, 1372, 1432, 1516
Diphenoxylat 796
Diphenylhydantoin 1002
Diphos Didronel 491
Diphterieantitoxin 979
Dipidolor 254
Dipiperon 1348, 1372
Dipydridamol 311, 916, 918, 1203
Diskus atmadisc 987
Disopyramid 1126, 1516
Disulfiram 15, 16, 34, 861, 862, 1356, 1360, 1516
Diuretika 34, 149, 303, 328, 368, 414, 479, 603, 851, 856, 857, 858, 902–904, 907, 924, 930, 1002, 1058, 1104–1106, 1110, 1113, 1119, 1123, 1127, 1132, 1151, 1152, 1154–1157, 1159, 1160, 1198, 1199, 1203, 1208, 1273, 1288, 1431, 1432, 1489, 1503, 1522, 1555, 1599, 1639, 1643, 1644, 1663, 1679
Dixyrazin 1314, 1515
DMPS-Heyl 1539
D-Mulsin-Emulsion 669

Dobutam 1489
Dobutamin 54, 55, 1101, 1102, 1103, 1112, 1113, 1137, 1487, 1488, 1489, 1639
Dobutrex 1112, 1113, 1553
Docetaxel 191, 200, 203, 208, 241, 247, 251, 1065
Dociton 1154, 1220
Dolasetron 252
Dolestan 1372
Dolormin 1257
Dominal 1372
Domperidon 552, 699, 717, 720, 747, 1215, 1256, 1257, 1274, 1281, 1307, 1572
Donezepil 1316, 1317, 1396, 1397
Dopacard 1113
Dopamin 54, 55, 428, 552, 630, 636, 904, 1101–1103, 1137, 1211, 1212, 1257, 1273, 1463, 1487, 1517, 1639
Dopamin-2-Antagonist 798
Dopaminagonist 554, 557, 633, 1213–1215, 1220, 1393, 1397
Dopamin-D2-Antagonist 717
Dopamin-D2-Rezeptor 1313
Dopaminrezeptor 1311, 1389
Dopergin 632, 633, 1214
Dopexamin 1113, 1487
Dormicum 1208
Dornase-α 989
Doryl 256
Doss 668
Dostinex 632
Doxazosin 256, 967, 1154, 1155
Doxepin 24, 155, 798, 1262, 1263, 1335, 1337, 1354, 1372, 1432
Doxorubicin 200, 203, 204, 218, 228, 234, 251, 315, 341, 350–352, 480, 586, 611, 722, 759, 760, 843, 1122, 1226, 1438, 1443, 1444
Doxorubicin-Mono 234
Doxycyclin 24, 44, 56, 57, 60–64, 100, 101, 107, 108, 110, 327, 508, 532, 537, 542, 824, 980, 989, 1029, 1031, 1032, 1189, 1234, 1235, 1424, 1429, 1432, 1435, 1447, 1451, 1453, 1454, 1618, 1619, 1620, 1632
Doxylamin 1372
D-Penicillamin 14, 158, 184, 432, 816, 817, 818, 866, 876, 926, 932, 946, 1002, 1013, 1288, 1538
Drospirenon 633, 642
D-Tracette 669

Duloxetin 967
Duofem 644
Durogesic 256, 257
Dynastat 1260
Dynexan A 1430
Dynorphin 1381
Dysport 1218

E

Ebixa 1397
Ebrantil 606, 1154, 1208
Eculizumab 289, 307, 311
Edronax 1335
EDTA 155
Efalizumab 537
Efavirenz 15, 16, 92, 93
Eisen 314, 401
Eisen(II)sulfat 908, 1645
Eisen(III)hexacyanoferrat 1539
Eisencarbonat 295
Eisenchelator 285
Eisencholinisozitrat 295
Eisendextran 296
Eisenfumarat 295
Eisenglukonat 295, 296, 908
Eisenglutamat 295
Eisenglycinsulfat 295
Eisenlaktat 295
Eisenpolymaltose 296
Eisensaccharose 296
Eisensuccinat 295
Eisensukrose 908
Eisensulfat 295
Eisenzitrat 295
Elanaprilat 1509
Eletriptan 1258, 1259
Ell-Cranell-alpha 658
Emtricitabin 92, 93
Emtriva 92
Enalapril 24, 159, 1105, 1154, 1198, 1644
Enantone 1595
Enantone-Gyn-Monatsdepot 658
Endobulin 125
Endojodin 1528
Endorphin 650
β-Endorphin 1381
Endothelin 1097
Endothelinantagonist 159, 903, 1184
Endoxan 1290, 1427, 1430, 1432

Endoxanbol 173
Enfluran 15, 607, 862
Enfuvirtid 92
Enoxaparin 1045, 1176, 1655, 1656
Enoximon 1639
Enoxmon 1489
Entacapon 24, 1214, 1216
Entocort 1582
Epaq 987
Ephedrin 989
Epidoxorubicin 234, 1122
Epinephrin 332, 1512
Epipodophyllinderivat 191
Epipodophyllintoxin 191, 192, 285, 315
Epiprostenol 868
Epirubicin 14, 200, 202–204, 251, 723, 1064, 1444
Epivir 92
Epoetin alfa 908
Epoetin beta 908
Epranizon 988, 989
Eprosartan 1154
Eptifibatide 1145
Equilibrin 1335, 1372
Erbapenem 44
Ergenyl 258
Ergotalkaloide 1258–1260
Ergotamin 15, 1267–1269
Ergotamintartrat 1268, 1270, 1271
Erlotinib 266
Erythrocin 1232
Erythromycin 15, 16, 24, 44–46, 56, 61, 63, 64, 69, 78, 107, 415, 416, 525, 720, 721, 747, 809, 979, 989, 994, 1022, 1031, 1035, 1232, 1235, 1281, 1307, 1445, 1451, 1454, 1618–1620, 1631
Erythropoetin 250, 273, 284, 286, 289, 307, 308, 314, 937, 1665
Escitalopram 1312, 1315, 1335, 1337
Esidrix 1154
Eskazol 97
Esmolol 1112, 1509, 1528, 1640
Esomeprazol 705, 706, 752
Estraderm TTS 657
Estradiol 648
Estradiol-17β 644, 649
Estradiol-17β-Ester 647
Estramustinphosphat 208
Estrifam forte 657
Estriol 648
Estrogen 14, 644
Etacrynsäure 1113

Arzneistoff- und Medikamentenverzeichnis 1725

Etanercept 167, 170, 173, 182, 517, 522, 529, 542, 1027, 1228, 1423
Ethacrynsäure 661
Ethambutol 28, 66, 67, 89, 90, 109, 508, 684, 1071, 1621, 1622, 1635
Ethanol 16, 842, 882, 1443, 1534, 1537, 1539
Ethinylestradiol 15, 639, 658
Ethionamid 66, 67
Ethosuximid 15, 24, 1243, 1667
Ethylalkohol 134
Ethylendiamintetraacetat (EDTA) 1539
Ethylenglykol 1535, 1537
Ethylmorphin 15
Etidronat 490–492
Etilefrin 1643
Etomidat 550, 600, 611
Etonogestrel 640, 643
Etoposid 24, 28, 191, 213, 218, 247, 251, 315, 318, 336, 341, 350, 363, 611, 686, 722, 760, 893, 1010, 1064, 1065, 1122, 1444, 1602, 1606, 1612, 1652
Etoricoxib 1441
Etretinat 536
Eunerpan 1372
Euphylong 986
Eusaprim 1022
Eve 20 640
Everolimus 954
Evra 640
Exelon 1397
Exemestan 203, 204
Ezetimib 421
Ezetimib 422

F

Faktorenkonzentrat 1658, 1659
Fallidrom 1110
Famciclovir 28, 89, 90, 171, 172, 1236, 1449, 1453, 1612
Famotidin 28, 717
Farnesyltransferaseinhibitor 322
Fasturtec 439
Fedotozin 718
Felbamat 1241, 1243, 1244, 1667
Felden 255
Felodipin 15, 24, 1106, 1154, 1184, 1198
Fenetyllin 1373, 1697
Fenofibrat 421

Fenoldopam 1509
Fenoprofen 924
Fenoterol 992, 1473
Fentanyl 15, 256, 257, 866, 880, 1208
Ferriprox 307
Ferrlecit 296
Ferrum Hausmann 296
Fertinorm HP 617
Fexofenadin 135, 987, 1420
Fibrat 24, 28, 416, 422, 423, 463
Fibrin 370
Fibrinogen 253, 369, 370
Fibrinogenrezeptorantagonist 1144
Fibrinolytika 139, 179, 1032, 1046, 1134, 1138, 1145
Filgrastim 249
Finasterid 15, 206, 207
Flagyl 98
Flavonderivat 265
Flavopiridol 265
Flebogamma 125
Flecainid 15, 24, 1088, 1089, 1091–1093, 1095, 1642
Flolan 1184
Fluanxol 1348
Flucloxacillin 43, 50, 106, 109, 111, 507, 868, 1022, 1116, 1231, 1232, 1235, 1445, 1602, 1625, 1626
Fluconazol 16, 24, 28, 78, 89, 90, 109, 119, 249, 250, 509, 684, 1602, 1606, 1622, 1623
Fluctin 633, 1335
Flucytosin 28, 51, 89, 109, 1035, 1116, 1117
5-Flucytosin 77, 78, 1622
Fludarabin 28, 191, 251, 346, 347, 350, 351, 1443
Fludrocortison 415, 551, 595, 596, 603, 1281, 1598
Fluimucil 831
Fluimucil-Antidot 1540, 1543
Flumazenil 853, 868, 981, 1539
Flunarizin 1261
Fluniget 255
Flunisolid 138, 991
Flunitrazepam 24, 1316, 1372
Fluocortolon 1442
Fluorchinolone 82, 978, 998
Fluorcytosin 263
Fluorid 401, 487, 489
Fluorochinolon 16, 28, 57, 59, 64, 67, 452

9α-Fluorocortisol 1529
5-Fluorocytosin 509
Fluorodopa 1296
Fluoropyrimidin 788
Fluoroquinolon 80
Fluorouracil 24, 251, 438, 665
5-Fluorouracil (5-FU) 191, 200, 203, 204, 241, 263, 302, 303, 666, 686, 713, 722, 723, 759, 760, 786, 787, 789–792, 802, 886, 888, 893–895, 965, 1122, 1432, 1437, 1439, 1516
Fluoroximistheron 289
Fluorpyrimidin 204
Fluoxetin 15, 16, 24, 397, 538, 633, 1263, 1312, 1313, 1315, 1335, 1337, 1362, 1363, 1374, 1383
Flupentixol 24, 1314, 1348, 1515
Flupentixoldecanoat 257
Fluphenazin 24, 1002, 1314, 1348
Flupirtin 1288
Flurazepam 24, 1316
Flurvoxamin 1337
Fluspirilen 257, 1400
Flutamid 658
Fluticason 138, 986, 987, 990, 992
Flutide 986, 987
Fluvastatin 16, 24, 416, 420, 463
Fluvoxamin 15, 16, 24, 1263, 1315, 1362, 1363, 1368, 1394
Folinsäure 78, 89, 90, 722, 723, 786, 788–791, 1238, 1539, 1556, 1586, 1624
Folsan 1540
Folsäure 184, 289, 297, 300, 301, 314, 399, 432, 433–435, 474, 516, 537, 744, 908, 921, 1202, 1206, 1245, 1408, 1540, 1561
Folsäureantagonisten 1539
Fomepizol 1500, 1535
Fomivirse 89, 90
Foradil 987
Foradil P 986
Formaldehyd 1542
Formatris 987
Formestan 203, 204
Formoterol 986, 990, 992, 999
Fortecortin 252, 257
Fortovase 92
Fortum 1022, 1232
Fosamax 491
Fosamprenavir 92, 93
Fosäureantagonist 298

Foscarnet 28, 69, 70, 78, 89, 90, 118, 684, 823, 1236, 1453, 1481, 1556, 1612, 1613
Fosfocin 1232
Fosfomycin 44, 50, 109, 111, 452, 961, 1115, 1232, 1235, 1616
Fosinopril 1111, 1154
Fosinorm 1154
Fosphenytoin 1480
Fotemustin 1441
Fragmin 1655
Fraxiparin 1176
Fraxodi 1176
Frovatriptan 1256, 1258
Fugerel 658
Fulvestrant 203
Fumaderm 1423
Fumarat 536
Fumarsäurederivat 1423
Fumarylacetoacetat 429
Furafyllin 16
Furamid 98
Furmarsäure 536
Furosemid 24, 34, 368, 563, 652, 661, 856, 857, 902, 903, 924, 1100, 1101, 1106, 1113, 1154, 1432, 1590, 1624, 1639, 1644
Fusidinsäure 106, 111, 1445
Fuzeon 92

G

Gabapentin 28, 681, 909, 1220, 1241–1244, 1267, 1270, 1274, 1278, 1281, 1291, 1305, 1368, 1667
Gabexat-Mesilat 880
Galanin 1381
Galantamin 1316, 1317, 1396, 1397
Gallensäureaustauscherharz 421, 422
Gallopamil 1141
Gammagard 125
Ganciclovir 24, 28, 69, 70, 78, 89, 90, 118, 684, 736, 823, 1035, 1481, 1556, 1613
Ganistron 252
G-CSF 193, 289, 308, 341
Gefitinib 266
Gemcitabin 191, 203, 204, 218, 234, 238, 241, 247, 251, 843, 862, 888, 1065, 1072, 1443
Gemcitabin-Mono 234
Gemfibrozil 24, 421, 422, 1202

Gemtuzumab 320, 322
Genasense 364
Genistein 454, 648
Gentamycin 17, 44, 49, 50, 57, 59, 60, 77–80, 108, 109, 118, 454, 507, 875, 962, 1023, 1031, 1034, 1035, 1115–1117, 1232, 1555, 1616, 1617
Gentamycin-PMMA 111
Geriatrika 579
Gernebcin 1022, 1679
Gestagen 24, 204, 219, 228, 397, 628, 633, 639, 641, 643, 644, 647, 648
Gestagenimplantat 643
Gestamestrol 639
Gestoden 16, 639, 641, 642
GH-Antagonist 557, 558
Gingko biloba 1317, 1396, 1398
Gittalun 1372
Gladem 1335
Glatirameracetat 1224, 1226
Glaubersalz 1536
Glaubersalz 1540
Gleevec 266
Gliadinpeptid 740
Glianimon 1348
Glimepirid 15, 417
Glinid 413, 417
Glipizid 17
Glitazon 463
Glivec 277, 324, 334, 756, 1650
Glucantim 99
Glucodsamin 498
Glucosaminsulfat 498
Glucosyceramid-Synthase-Hemmstoff 331
Glucuronid 954
Glukagon 459, 604, 760, 835, 1381, 1421
Glukokortikoide 51, 110, 150, 151, 152, 165, 166, 170, 175–177, 179, 403, 450, 452, 454, 455, 464, 519, 535, 548, 550, 551, 554, 573, 575, 576, 583, 589, 593, 594, 595, 599, 610, 650, 652, 653, 662, 665, 669, 763–765, 986, 1023, 1119, 1224, 1420–1422, 1428, 1429, 1435, 1436, 1474, 1495, 1522, 1524, 1544, 1581, 1598, 1657
Glukokortikoidexterna 1425
Glukokortikoidsteroid 135–139, 307, 310, 311, 514, 542, 987, 991, 1288, 1289, 1427, 1443
Glukokortikosteroide, systemische 155

Glukonat 667
Glukose 430, 457, 459, 590, 636, 654, 831, 1487, 1488, 1499, 1500, 1526, 1528, 1529, 1559, 1560, 1568, 1598, 1665, 1679, 1681
Glutamat 1211, 1215
Glutamin 753, 809, 1563, 1592
Glutethimid 1516
Glycerol 1250
Glyceroltrinitrat 801
Glycylpressin 858, 1573
Glykopeptid 44, 49, 50, 77, 82, 83, 104, 111
Glykopeptidantibiotika 76
Glykoprotein 273
Glykoprotein-IIb/IIIa-Rezeptorantagonist 1145, 1146
Glykoprotein-IIb/IIIa-Rezeptorblocker 1133
Glykosphingolipidsyntheseinhibitor 469
Glyzeroltrinitrat 1136, 1139
Glyzerophosphatbatriumkonzentrat Pharmacia 672
Glyzin 430
GM-CSF 193, 262, 273, 322
GnRH-Analoga 219, 635, 658
Gold 536
Goldsalz 1425
Golpräparat 121
Gonadotropin 653
Gonadotropinhemmstoff 367, 368
Gonal F 617
Gonan 639
Gopten 1154
Goserelinacetat 200, 203
Granulozyten-Monozyten-CSF (GM-CSF) 273
Graseby MS26 257
Griseofulvin 1432, 1623
Guaifenesin 989
Guajakolderivat 989
Gumbix 386
Gynokadin Gel 657
Gyrasehemmer 45, 50, 59, 109, 111, 960, 962, 1029, 1031, 1033, 1034, 1288, 1334, 1601, 1616, 1620

H

H_2-Blocker 24, 28, 139, 159, 903
H_1-Antagonist 1421
H_2-Antagonist 680, 717

# Arzneistoff- und Medikamentenverzeichnis

H$_2$-Rezeptorantagonist 705, 1422, 1572, 1575
H$_2$-Rezeptorenblocker 743, 753
Halcion 1372
Haldol 1348, 1355, 1359
Halluzinogene 1353, 1516
Haloperidol 15, 17, 24, 251, 257, 384, 552, 1002, 1221, 1305, 1313, 1314, 1339, 1347, 1348, 1354, 1357, 1399, 1400, 1411, 1514–1516, 1671
Halothan 15, 33, 831, 861, 862
Hämarginat 286, 447
Hämatin 446
Häminarginat 446
Hämostatikum 375
HB-Immunglobulin 117, 1627
Heparin 14, 52, 55, 167, 307, 308, 368, 377, 380, 383, 384, 385, 507, 763, 806, 952, 1045, 1046, 1050, 1058, 1130, 1134, 1135, 1136, 1144, 1145, 1167, 1172, 1173, 1196, 1201, 1206, 1207, 1480, 1481, 1487, 1512, 1513, 1655
Heparin, niedermolekulares 382, 387, 1175
Heparin, unfraktioniertes (UFH) 382, 387, 1174
Hepatitis-B-Immunglobulin (HBIG) 117
Hepcidin 291
Hepcidin-Antagonist 314
Herceptin 193, 203, 205
Heroin 1002
Herzmittel 34
Hexadecanol 1553
Hexamethylmelanin 251
Hexitidin 979
Hexobarbital 15
Hippursäure 652
Hirudin 387
Histamin 33, 971, 1265, 1489
Histamin-H$_1$-Blocker 869
Histamin-H$_2$-Rezeptorantagonist 711
Histaminrezeptorenblocker 135, 136, 137, 139
Histoacryl 728
Hivid 92
Hoggar N 1372
Homatropin 1516
Homozystein 432
HT$_3$-Antagonist 1441
Humanalbumin 1485
Humatin 97

Humegon 617
Hyaluronsäure 498
Hydralazin 14, 161, 1001, 1104–1106, 1158, 1509
Hydrochloroquin 1432
Hydrochlorothiazid 328, 1002, 1106, 1153, 1154, 1198, 1432, 1599, 1644
Hydrocortison 51, 55, 122, 550, 561, 589, 590, 594, 595, 596, 599, 611, 653, 655, 662, 764, 1487, 1495, 1528, 1529, 1582, 1598, 1650
Hydrocortisonacetat 763
Hydromorphon 256
4-Hydroperoxy-Cyclophosphamid 263
Hydroxyäthylstärke 1485
Hydroxycarbamid 24, 284, 302
Hydroxychloroquin 145, 147, 150, 151, 155, 509, 515, 520, 662, 1428, 1431, 1432, 1434, 1636
25-Hydroxycholekalziferol 669
Hydroxycobalamin 399, 1540, 1590
Hydroxyharnstoff 287, 302, 303, 309, 311
Hydroxykarbamid 1119
Hydroxykobalamin 300, 431
4-Hydroxylamin 263
4-Hydroxyphenylpyruvatdioxygenase 429
Hydroxyprogesteroncaproat 635
5-Hydroxytryptamin 633
5-Hydroxytryptamin-Rezeptor 797
5-Hydroxytryptophan 428, 1586
Hydroxyurea (HU) 28, 152, 251, 277–279, 281, 282, 309, 320, 324
Hypericin 1337
Hyperimmunglobuline 88, 1609, 1629
Hyperimmunserum 70
Hypnomidat 600
Hypnosedativum 24
Hypnotika 24, 539, 1316, 1353, 1373–1375, 1516, 1533
Hyroton 1154

I

Ibandronat 363, 662
Iberis amara 718
Ibuprofen 15, 22, 184, 185, 254, 255, 308, 327, 332, 368, 454, 498, 507, 521, 529, 532, 539, 862, 924, 983, 1004, 1023, 1130, 1257, 1259, 1516, 1679

Ichthyol 1425
Idarubicin 24, 285, 287
Idazoxan 1215
IFN, s. Interferon
Ifosamid 15, 191, 213, 224, 225, 229, 237, 238, 241, 251, 359, 888, 1064, 1065, 1123, 1652
IgG 167, 173
IL, s. Interleukin
Ilomedin 1052, 1184
Iloprost 158, 159, 1052, 1167, 1183, 1184
Iloprost-Aerosol 159, 1053
Imatinib 277–280, 282, 324, 334, 359
Imatinib-Mesylat 266
Imbun 255
Imeson 1372
Imidazolderivat 136
Imidazolinrezeptor 1155
Imidazopyridine 1316, 1371, 1372
Imidazoquinazolinderivat 280
Imiglucerase 330
Imin 191
Imipenem 28, 44, 46, 78, 80, 109, 452, 868, 875, 880, 1022, 1031, 1032, 1034, 1035, 1039
Imipramin 15, 24, 368, 798, 967, 1262, 1263, 1315, 1335, 1362, 1373, 1393, 1394, 1432
Imiquimod 801, 1437, 1455
Imminsuppressivum 309
Immunglobulin 70, 77, 121, 122, 123–125, 137, 139, 145, 155, 156, 161, 164, 173, 309, 310, 311, 376, 379, 576, 921, 923, 998, 1283, 1422, 1431, 1432, 1436, 1555, 1558, 1602, 1603, 1613, 1657
Immunglobulin, intravenöses (IVIG) 522
Immunglobulin, tetanusspezifisches (TIG) 117
7S-Immunglobulin 367, 368, 372, 377, 387, 1671
Immunosporin 1290
Immunsuppressiva 24, 170, 184, 311, 769, 774, 981, 1170, 1226, 1227, 1289, 1290, 1636
Immunsuppressiva, biologische 955
Immunsuppressiva, nichtsteroidale 155
Imodium 753, 1582
Implanon 643
Impromen 1348

Imurek 1426, 1427, 1429, 1430, 1432, 1582
Indapamid 1203
Indinavir 15, 16, 92, 93
Indometacin 15, 122, 178, 179, 336, 368, 437, 439, 529, 924, 930, 931, 983, 1187, 1274, 1307, 1429, 1516, 1679
Indoxysulfat 652
Infliximab 167, 170, 173, 182, 184, 517, 522, 529, 537, 542, 770, 772, 773, 835, 1027, 1228
Innohep 1176
Insulin 397, 412, 413, 430, 650, 654, 655, 835, 867, 884, 1487, 1488, 1499
Insulin 1526
Insulin Aspart 410
Insulin Glargin 410, 411
Insulin Lispro 410
Insulin, zinkverzögertes 410
Insulinanaloga 410, 411
Intal 986
Interferon 89, 193, 257, 259, 277–279, 281, 282, 286, 826, 827, 834, 913, 964, 1124, 1288, 1423, 1430, 1437
Interferon α 150, 158, 161, 171, 172, 176–178, 193, 225, 277, 279–282, 334, 336, 348, 350, 362, 377, 379, 403, 652, 713, 758, 759, 822, 892, 965, 1119, 1288, 1441, 1442, 1615
Interferon α2a 177, 324
Interferon α2b 182
Interferon β 1187, 1224, 1226, 1455
Interferon β1a 1291
Interferon β1b 1225
Interferon γ 158, 325, 493, 1013, 1443, 1602
Interferon, pegyliertes 1440
Interleukin 193
Interleukin 1 257
Interleukin 1 Ra 517, 520
Interleukin 1β-Nonapeptid 261
Interleukin 12 325
Interleukin 2 193, 261, 262, 965, 1441, 1442
Interleukin 3 273, 322
Interleukin 5 322
Interleukin 6 257, 286
Interleukin-1-Rezeptorantagonist 517
Intralipid 1567
Invirase 92
Inzolen Infantibus sine Na K 1568
Ipatropiumbromid 992

Ipecacuanha-Siruo 1540
Iphosphamid 1650
Ipratropiumbromid 1474
Iradipin 1198
Irbesartan 1154
Irinotecan 14, 191, 224, 247, 251, 786, 788–790, 792
Isofluran 15, 607, 862
Isoleuzin 430
Isomol 1580
Isoniazid 13, 14, 16, 24, 66, 67, 88, 109, 327, 508, 736, 834, 1071, 1516, 1635
Isoniazin 33
Isoprenalin 1679
Isoprinosin 118
Isopropylalkohol 1542
Isoptin KHK 1268
Isoptin retard 1154
Isosorbiddinitrat 24, 1104, 1106, 1140
Isosorbidmononitrat 1140
Isosorbit-5-Mononitrat 847
Isotretinoin 1424, 1425, 1432
Isovalerinsäure 430
Isovalerylcarnitin 430
Isovalerylglycin 430
Isoxazolylpenicilline 1115
Itraconazol 15, 16, 24, 51, 89, 90, 118, 119, 128, 249, 452, 684, 1450, 1601, 1606, 1622, 1623
Ivermectin 96, 97, 102

J

Jarsin 1335
Jod 371, 589
Jodid 566–568
Jodsalz 1597
Johanniskraut 16, 1312, 1335, 1393, 1517
Jonosteril päd III 1576

K

K$^+$-Canrenoat 856, 857
Kaletra 92
Kalium 1487, 1488
Kaliumbromid 1667
Kaliumchlorid 292, 1502, 1681
Kaliumjodat 401
Kaliumjodid 179, 401, 572
Kaliumkanalblocker 1464

Kaliumpermanganat 1422
Kalymin 1288
Kalzifediol 667
Kalzitonin 492, 542, 661, 665, 666
Kalzitriol, s. Calcitriol
Kalzium 145, 167, 458, 473, 487, 489, 514, 653, 654, 660, 661, 663, 665, 667, 669, 670, 753, 773, 781, 1014, 1605, 1679
Kalzium-Acetyl-Homotaurinat 1357
Kalziumantagonist 24, 158, 414, 607, 608, 682, 683, 871, 903, 907, 937, 1051, 1090, 1106, 1108, 1126, 1127, 1136, 1140, 1141, 1153–1155, 1158, 1160, 1184, 1198, 1268, 1271, 1288, 1432, 1510, 1643, 1644, 1663
Kalziumcarbonat 754, 909, 1665
Kalziumfolinat 516
Kalziumglukonat 1538, 1665
Kalziumkanalblocker 625
Kalziumoxalat 753
Kalziumzitrat 754, 670
Kanamycin 66, 67
Kapanol 256
Katecholamine 54, 868, 1102–1104, 1122, 1137, 1421, 1487, 1499, 1512, 1552, 1553, 1639, 1679
Kawain 1372
Ketamin 539, 1641
Ketanserin 1263
Ketoconazol 15, 16, 24, 90, 550, 600, 611, 662, 684, 862, 1598, 1602, 1623
Ketolide 979
Ketoprofen 529
Ketotifen 135, 136, 332, 1564
Kevatril 252
Kineret 517
Kirim 632, 633
Koanalgetika 254, 255, 257
Kohle pulvis 1538
Kokain 15, 16, 371, 1207, 1516, 1534, 1535, 1687
Konakion 1541
Kontrazeptiva 136, 298, 371, 641, 1220, 1424, 1560
Kontrazeptiva, orale 831, 837, 838, 1221
Kortikoide 802, 904, 1564, 1671, 1679
Kortikoidexterna 802
Kortikosteroide 24, 69, 118, 128, 143–146, 149, 155, 156, 158, 159, 178, 181, 257, 309, 314, 332–335, 368, 372, 377–380, 384, 387, 437, 438,

498, 520, 522, 525, 526, 701, 767, 769, 770, 817, 835, 913, 918, 990, 1004, 1007, 1008, 1012, 1026, 1058, 1071, 1124, 1229, 1234, 1250, 1269, 1271, 1283, 1284, 1370, 1426, 1427, 1429, 1432, 1434, 1435, 1474, 1516, 1528, 1556, 1571, 1602, 1606, 1610, 1612, 1632, 1633, 1667
Kortikosteroidkristallsuspension 498
Kortisol, s. Cortisol
Kortison, s. Cortison
Kreatinmonohydrat 1287
Kreon 809
Kumarin 24
Kupfer 401
Kupferchelatbildner 817, 818
K-Zitrat 932

L

Labetalol 24, 1200, 1509, 1510, 1522–1524
Laktat 667
Laktitol 851, 852
Laktulose 851, 852, 1580
Lamivudin 28, 92, 93, 171, 172, 821, 826, 862, 865, 1615
Lamotrigin 24, 1241, 1242, 1243, 1274, 1281, 1291, 1316, 1667
Lanreotid 557, 576, 759, 892
Lansoprazol 15, 16, 24, 705, 706
Lantarel 1423, 1427, 1429
L-Arginin 446, 1592
Lariam 101
Lasix 1154, 1159
Laxanzien 384, 796, 831, 1209
Laxanzien, osmotische 747
Laxofalk 1580
L-Carnitin 430, 1589, 1590
L-Deprenyl 1214
L-Dihydroxyphenylalanin 1212
L-Dopa 14, 428, 1212–1216, 1218, 1220, 1305, 1373, 1375, 1586, 1671
Lefax 796
Lefax liquid 1539
Leflunomid 164–167, 173, 175, 515–517, 520, 536, 921, 1027
Legalon 831
Legalon SIL 1541
Lendormin 1372
Lenograstim 249

Leponex 1216, 1218, 1220, 1221, 1348, 1349
Leptin 1381
Lercanidipin 1154
Letirizin 876
Letrozol 24, 203, 204
Leucovorin 90, 516, 1539
Leukeran 345, 350
Leukotrien 33, 257
Leukotrienantagonisten 454, 1633
Leukotrienrezeptorantagonisten 987
Leukovorin 1238
Leuprorelin 219
Leuprorelinacetat 200, 203
Leustatin 334
Leuzin 430
Levamisol 118, 786, 914
Levetiracetam 24, 1241–1244
Levocabastin 138
Levocetericin 987, 1420
Levodopa 24, 1516
Levodropropizin 988
Levofloxazin 28, 45, 46, 56, 57, 64, 66, 78, 80, 89, 109, 452, 706, 962, 978, 998, 1031, 1034
Levogynon 644
Levomepromazin 257, 1314, 1347, 1348, 1372, 1515
Levomethadon 256
Levonorgestrel 632, 639, 642–644
Levopromazin 882, 1260
Levosimendan 1101, 1103, 1104, 1489
Levostatin 24
Levosulprid 798
Levothyroxin 566–568, 571, 572, 577, 581, 582, 586, 588, 590
Lexiva 92
LHRH-Analoga 1415, 1595
Lidocain 15, 24, 464, 539, 607, 979, 1002, 1122, 1136, 1137, 1270, 1271, 1463, 1464, 1516
Lincosamid 44
Lindan 1450
Linezolid 44, 66, 83, 507, 1034, 1035, 1039
Linomid 1227
Lioresal 1218
Lipasehemmer 1594
Lipidsenker 152
Lipofundin 1567
α-Liponsäure 1282
Lisinopril 28, 1105, 1111, 1154, 1155, 1198, 1261

Liskantin 1220
Lisurid 24, 553, 1214, 1373
Lisuridhydrogenmaleat 632
Lithium 533, 589, 660, 913, 926, 1120, 1122, 1267, 1268, 1271, 1288, 1313, 1316, 1339, 1340, 1341, 1379, 1391, 1423, 1516, 1518, 1534
Lithiumsalz 1537
L-Methionin 946
Lokalanästhetika 681, 882, 1288
Lomefloxazin 28
Lomustin 1252
Lonolox 1154
Loperamid 437, 753, 761, 774, 788, 796, 1281, 1563, 1582
Lopinavir 92, 93
Lopirin 1154
Loprazolam 1372
Loratadin 135, 179
Lorazepam 24, 251, 1292, 1313, 1315, 1347, 1349, 1480, 1515, 1516, 1517
Loretam 1372
Lormetazepam 1372
L-Ornithin-L-Aspartat 852
Lorzaar 1154
Losartan 15, 1142, 1154, 1158
Lovastatin 15, 16, 420
Lovelle 640
L-Polamidon 256
L-Thyroxin 655, 1529, 1597
Ludiomil 257, 1335
Lumefantrin 100
Lumefantrin-Artemether 102
Lutrelef 617
Lutrol-E 1540
Lymecyclin 532
Lymphoglobulin 288, 308
Lynestrenol 639, 640
Lynratiopharm 640
Lyogen 1348
Lysin 431
Lysinacetylsalicylat 1260
Lysodren 550, 599, 600

M

MabCampath 346
Mabthera 346, 350, 726
Macrogol 1307
Madopar 1212
Magnesium 654, 669, 744, 930, 946, 1088, 1261, 1288, 1523

Magnesiumsulfat 1522, 1523, 1524
Makrolidantibiotika 56, 57, 60, 136, 720, 824, 978, 1023, 1575
Makrolide 44, 82, 117, 123, 452, 455, 525, 620, 980, 993, 1021, 1029–1031, 1232, 1288, 1617–1619, 1624, 1625
Malariamittel 145
Maleyacetoacetat 429
Maltodextrin 1589
Mannit 902, 905
Mannitol 853, 1250
MAO-Hemmer 862, 1335, 1341, 1362
Maprotilin 15, 24, 257, 1335
Marcumar 383, 384, 529, 1050, 1110, 1120, 1126, 1175, 1207, 1209, 1656
MDMA Ecstasy 15
Mebendazol 72, 97, 102, 1623, 1624
Mechlorethamin 251
Medroxyprogesteron 24, 397
Medroxyprogesteronacetat 203, 647, 648, 1011
Mefloquin 100–102
Megestrolacetat 203, 228, 397
Meglitinid 413
Melatonin 1373, 1375
Melisse 1372
Melleril 1348, 1372
Melohalan 191
Meloxicam 255, 498, 529
Melperon 1307, 1314, 1372, 1399, 1411, 1515
Melphalan 24, 251, 284, 287, 315, 361–363, 479, 480, 1002, 1004, 1124, 1441
Memantine 1278, 1317, 1396, 1397, 1398, 1670
Menadioldiphosphat 989
Menogon 617
Menthol 989
Mepacrin 1516
Mercaptopropionylglycin 946
Mercaptopurin 24, 287, 302, 303, 940, 1002
6-Mercaptopurin 14, 184, 336, 357, 438, 763–765, 769, 771, 772, 1648, 1649
6-Mercaptopurinribonukleotid 954
Mercuval 1539
Meronem 57, 875, 1022, 1232
Meropenem 28, 44, 45, 117, 452, 452, 868, 1022, 1231, 1232

Mesalazin 537, 754, 763, 764, 807, 1581, 1582
Meskalin 1516
Mesna 165, 166, 167, 168
Mesterolon 617
Mestinon 1288
Mesuximid 1241, 1667
Metalcaptase 1538
Metamizol 254, 255, 308, 327, 872, 875, 880, 882, 945, 983, 1208, 1260
Metamphetamin 15, 1373
Metanol 1535
Metformin 28, 412, 413, 417, 463, 631
Methacrylnitrit 831, 1540
Methadon 15, 16, 24, 257, 1002, 1358, 1535
Methanol 1500, 1537, 1687
Methaqualon 24
Methicillin 924, 1616, 1617
Methimazol 1528
Methionin 432, 743
Methosuximid 1243
Methotrexat 28, 121, 139, 144–146, 154, 155, 158, 164–170, 172, 173, 175, 177, 184, 185, 187, 200, 234, 241, 251, 303, 336, 350, 356, 357, 359, 384, 433, 509, 515, 516, 520, 522, 529, 530, 532, 535, 537, 542, 769, 770–773, 876, 921, 1001, 1002, 1004, 1005, 1027, 1122, 1124, 1227–1229, 1252, 1432, 1438, 1442, 1443, 1539, 1606, 1648, 1650
Methoxypsoralen 1443
8-Methoxypsoralen 1442
Methylalkohol 1542
Methylbromid 831, 1540
Methylcholantren 16
Methyldopa 310, 327, 862, 1432, 1516, 1522
α-Methyldopa 14, 33, 1154, 1158
Methylenblau 1540
5-Methylhistamin 743
Methylmalonsäure 300
Methylphenidat 24, 1304, 1373, 1697
Methylprednisolon 138, 144, 173, 176, 367, 371, 378–380, 575, 576, 915, 920–923, 956, 987, 1008, 1009, 1189, 1224, 1228, 1233, 1268, 1432, 1481, 1636, 1657
Methylprednison 24, 51
4-Methylpyrazol 1500
17α-Methyltestosteron 618
Methylxanthine 1555

Methysergid 761, 1071, 1119, 1258, 1268, 1269, 1271
Metoclopramid 24, 29, 251, 552, 604, 699, 717, 720, 747, 809, 1256, 1257, 1260, 1268, 1274, 1573
Metocurarin 28
Metopiron 600
Metoprolol 17, 24, 1088, 1089, 1093, 1105, 1136, 1140, 1144, 1154, 1162, 1198, 1220, 1274, 1528, 1644
Metrizamid 1516
Metronidazol 24, 45, 50, 58, 80, 81, 83, 98, 102, 104, 105, 107, 108, 384, 427, 705, 706, 736, 737, 747, 754, 763, 764, 766, 772, 778, 779, 880, 1037, 1039, 1232, 1235, 1307, 1425, 1495, 1516, 1574, 1575, 1582, 1624
Metropenem 1031, 1034, 1035, 1039
Metroprolol 15
Metyrapon 600, 611
Mexiletin 15, 1095, 1281, 1287, 1288, 1516, 1642
Mezlocillin 43, 49, 50, 763, 875, 1555
Mianserin 24, 798, 1312, 1337, 1372, 1393
Mibefradil 16
Micardis 1154
Midazolam 15, 24, 866, 1480, 1515
Midodrin 858, 1281
Miflonide 987
Miglustat 331
Migräne-Kranit 1257
Milnacipran 1312
Milrinon 454, 1101, 1103, 1489, 1639
β_2-Mimetika 452
Mineralokortikoid 551, 594, 599, 1502, 1598
Mineralokortikoidrezeptorantagonist 603
Minipress 607, 1154
Minirin 369, 375, 377, 562, 1599, 1659, 1661
Minocyclin 78, 1424, 1425
Minoxidil 1154
Mirena 632, 644
Mirtazapin 24, 1312, 1335, 1337, 1372, 1393, 1399
Misopostal 498
Misoprostol 705, 707
Mitomycin 191, 251, 371, 802, 886, 893, 1002, 1004, 1122
Mitomycin C 241, 686, 888, 1065

Mitotan 550, 599, 600, 610, 611
Mitoxantron 202–204, 208, 251, 285, 321, 723, 1072, 1122, 1226, 1227
Mizolastin 135, 138, 139
M-Methylglucaminantimonat 99, 102
Mobec 255, 498
Moclobemid 15, 16, 24, 1312, 1315, 1362, 1373, 1393
Modafinil 1373
Modip 1154
Mogadan 1372
Molgramostim 249
Molsidomin 625, 1139, 1140
Mometason 138, 986, 1443
Monoaminoxidasehemmer 1375, 1393, 1517
Monobatam 44
Monoembolex 1176
Montalban 1227
Montelukast 1564, 1633
Morphin 15
Morphin-6-Glukuronid 29
Morphinderivat 308, 446, 607, 989
Morphinsulfat 1208
Morphium 332
Motilide 720
Motilin 747
Motilinagonist 797
Motilinrezeptorantagonist 721
Motilium 1215, 1257, 1572
Movergan 1214
Moxifloxacin 45, 46, 56, 57, 80, 109, 978, 1029–1031, 1034, 1035, 1037, 1039
Moxonidin 1154
Mukolytika 1021
Mukolytikum 451
Mukoregulanzien 990
Multivitamin 458
Muphoran 1441
Mupirocin 1616
Muskelrelaxanzien 28, 681, 1122, 1263, 1420
Myambutol 736
Mycophenolat 24, 537
Mycophenolat-Mofetil (MMF) 144, 145, 155, 164–167, 173, 175, 368, 772, 829, 845, 910, 922, 954, 1027, 1283, 1290, 1431, 1432, 1435
Mycophenolsäure 954
Mycostatin 921
Mydriatika 181

Mykophenolsäure 146
Mylotarg 320
Myocet 202

N

Nabilone 1215
N-Acetylcystein 451, 455, 858, 864, 868, 903, 990, 1013, 1422, 1432, 1493, 1535, 1540, 1543
N-Acetylprocainamid 28
NaCl 563, 1598, 1681
Nacom 1212
Nadolol 28, 846
Nadroparin 1176
Nafamostat 880
Nalmefen 876
Naloxon 256, 529, 604, 1540
Naltrexon 24, 876, 1357, 1360
Nandrolen 22
Naproxen 15, 255, 521, 539, 924, 1257, 1259, 1516
Naramig 1258
Naratriptan 1256, 1267, 1268
Narcanti 1540
Narcaricin 439
Narkotika 1494, 1516
Nateglinid 413
Natrium 854, 1208
Natrium-Benzoat 1592
Natriumbicarbonat 427, 754, 940, 971, 1464, 1499, 1501, 1552, 1553, 1590
Natriumchlorid 1502
Natriumcitrat 926
Natrium-Cromoglycat 987
Natriumfluorid 401
Natriumglyzerophosphat Fresenius 672
Natriumheparin 186
Natrium-Nitroprussid 1100, 1102, 1112, 1113, 1200, 1523, 1530, 1639, 1643, 1644
Natriumphenylacetat 427
Natriumphosphat 672, 1560
Natriumstibogluconat 99, 102
Natriumsulfat 1540
Natriumthiosulfat 1540
Navoban 252
N-Butyldeoxynojirimycin 469
N-Butylscopolamid 872
N-Carbamylglutamat 1592
Nebido 617

Nebivolol 1140
Nedocromil 135, 987, 1633
Nedolon 256
Nefazodon 1312, 1393
Nelfinavir 15, 92, 1615
Neomycin 384, 754, 809, 867, 1628
Neostigmin 747, 1288
Neotigason 1423, 1426, 1429
Nepresol 1154
Nesiritide 1102
Netilmicin 44, 57, 452, 962, 1117, 1555
Neuraminidaseinhibitor 68, 69
NeuroBloc 1218
Neurocil 252, 1348, 1372
Neurokininantagonist 798
Neuroleptika 24, 25, 252, 257, 328, 397, 552, 554, 562, 681, 1220, 1262, 1263, 1288, 1307, 1313, 1314, 1316, 1339, 1344, 1354, 1357, 1364, 1371, 1372, 1375, 1389–1391, 1393, 1411, 1516, 1517
Neurontin 258, 1220
Neuropeptid Y 1381
Nevirapin 16, 92, 93
Niacin 1561
Niacinamid 1435
Nicardipin 24, 1509
Nicergolin 1317
Niclosamid 1623
Nicotin 1535
Nifedipin 15
Nifurtimox 825
Nikotin 15
Nikotinamid 398, 432, 508
Nikotinsäure 403, 422, 433, 463
Nikotinsäurederivat 463
Nimodipin 15, 1208, 1317
Nipolept 1221, 1348, 1349
Nipruss 1112, 1113
Nisoldipin 15
Nitoman 1218
Nitrat 34, 625, 847, 848, 871, 1100, 1113, 1136, 1137, 1139, 1141, 1144, 1158, 1183, 1687
Nitrazepam 24, 1316, 1372
Nitrendipin 15, 1154, 1159
Nitrit 1687
Nitrofurantoin 962, 1001, 1002, 1071
Nitroglycerin 24, 871, 1100–1102, 1139, 1140, 1144, 1159, 1159, 1200, 1265, 1266, 1489, 1509, 1639, 1679
Nitroharnstoff 1002

Nitroimidazol 97
5-Nitroimidazol 97, 98
Nitropräparat 682, 683
Nitroprussid 1101, 1509
Nitroprussidnatrium 606
Nitrosoharnstoff 191
Nitrosoharnstoffderivat 1441
Nitrosourea 28
Nizoral 600
NK$_1$-Antagonist 250
NMDA-Rezeptormodulator 1357
Noctamid 1372
NO-Donator 625
Nootropika 1317, 1397, 1398
Noradrenalin 14, 54, 55, 650, 858, 902, 1100–1103, 1273, 1311, 1332, 1381, 1463, 1487–1489, 1575, 1639
Noradrenalinwiederaufnahmehemmer 967, 1312
Norelgestromin 640
Norepinephrin 846, 1512
Norethisteron 639, 640
Norethisteronacetat 639, 648
Norethisteronenanthat 643
Norfloxacin 77, 104, 735, 847
Norgestimatderivat 640
Norgestrel 639
Noristerat 643
Normabrain 1398
Normosang 446, 447
Norpethidin 29
Nortrilin 1335
Nortriptylin 14, 15, 17, 24, 1263, 1335, 1337, 1393, 1399, 1432
Norvasc 1154
Norvir 92
Noscapin 988
NO-Synthasehemmer 54
Novalgin 255, 1208, 1260
Novalminsulfon 498
Novolizer 987
Novopulmon 986, 987
NovoSeven 369, 377
NPH-Insulin 410
N-Propylajmalin 15
NSAID (nichtsteroidale Antiphlogistika) 24, 25, 144, 147, 179, 185, 296, 314, 332–334, 384, 497, 498, 503, 513, 516, 519, 529, 530, 535, 537, 703, 704, 765, 781, 831, 862
Nukleosidanaloga 77, 92
Nutramigen 1564
Nystatin 78, 119, 684, 1606, 1622

O

Obidoxim 1540, 1544
Oblimerse 265
Obsidan 1574
Ochratoxin 926
Octagam 125
Octostim 375
Octreotid 159, 557, 576, 586, 588, 673, 713, 728, 747, 759, 761, 809, 843, 858, 892, 1573
Ofloxacin 28, 45, 66, 80, 532, 862, 880, 961, 962, 1451
Olemtec 1154
Olmesartan 1154
Olsalazin 537, 763
Omeprazol 15–17, 24, 159, 368, 705, 706, 708, 713, 728, 752, 869, 1562, 1563, 1571–1575, 1579
Oncovin 351
Ondansetron 252
Onercept 537
Ophthalmikum 579
Opiatanaloga 706
Opiate 447, 778, 981, 1002, 1482, 1494, 1516, 1516, 1535, 1580, 1687
Opiatrezeptorantagonist 721
µ-Opiat-Rezeptorantagonist 1357
Opioidantagonist 830, 876
κ-Opioidantagonist 718
Opioide 254, 255, 257, 880, 882, 1208, 1281, 1353, 1373, 1375
Opipramol 1368
Oralcephalosporin 44
Orap 1348
Orgalutran 635
Orgaran 387
Orimeten 600
Orlistat 393, 394, 397
Ornidazol 98, 102
Ornipressin 858
Ornithin 431, 852
Ornithinaspartat 868, 1493
Orotat 866
Orpec 1540
Oseltamivir 68, 69, 118, 980
Osmofundin 1207
Osnervan 1215
Ostac 662
17β-Östradiol 658
Östrogen 639, 641, 644, 645, 647–650, 658, 1595
Östrogenrezeptorantagonist 1011
Östrogenrezeptordestabilisator, selektiver (SERD) 204
Östrogenrezeptormodulator, selektiver (SERM) 487, 644, 648
Ovoresta-M 640
Ovosiston 639
Ovulationshemmer 384, 640, 642, 643
Oxacarbazepin 1536
Oxacillin 80, 81, 924, 1115, 1616, 1617, 1631, 1632
Oxalazetat 1499
Oxaliplatin 191, 192, 241, 786, 788–792
Oxandrolon 835
Oxatomid 135
Oxazepam 24, 1315, 1515, 1516
Oxazolidinon 83
Oxcarbazepin 1241–1244, 1281
Oxipurinol 439
Oxis 986, 987
Oxitropiumbromid 992
Oxopyrrolidin 1396
Oxprenolol 1288
Oxybutinin 967
Oxycodon 15, 256, 1375
Oxygesic 256
Oxytetracyclin 989
Ozogamicin 320, 322

P

Paclitaxel 15, 191, 198, 203, 204, 218, 219, 224, 247, 251, 686, 1065, 1142
Pädiafusin II 1576
Palivizumab 1610, 1632
Palladon 256
PAMBA 386
Pamidronat 205, 363, 487, 490–492, 542, 662, 665, 1673
Pancuronium 607
Panthenol 1307
Pantoprazol 15, 705, 706, 713, 752
Pantothensäure 399
Panzytrat 809
Papaverin 624, 805, 806, 1414
Paraaminosalicylsäure 1621
Paracetamol 14, 15, 24, 74, 122, 254–256, 308, 446, 498, 529, 539, 706, 831, 834, 844, 860, 861, 864, 869, 882, 978–990, 1208, 1257, 1259, 1274, 1493, 1533, 1535, 1540, 1542, 1543, 1687

Paramomycin 737
Paraquantin 990
Paraquat 1057
Parasympatholytika 149, 682, 683, 999
Parasympathomimetika 747
Parecoxib 1260
Parkinsan 1215
Parkotil 1214
Paromomycin 97, 99, 102, 852, 867
Paroxetin 15, 16, 24, 538, 1312, 1315, 1335, 1337, 1362, 1363, 1393, 1399
Paspertin 252, 1257, 1573
Pegvisomant 557, 558
Pemetrexed 234, 303
Pemolin 1373, 1697
Penem 50
Penicillamin 152, 371, 1001, 1561
Penicillin 24, 28, 34, 43, 80, 81, 118, 132, 182, 310, 327, 368, 369, 371, 378, 439, 525, 526, 865, 1039, 1115, 1288, 1420, 1445, 1447, 1453, 1575, 1616, 1617, 1621, 1631, 1646
Penicillin G 43, 58, 61–64, 69, 81, 108, 109, 111, 507, 508, 824, 831, 924, 1029, 1032, 1116, 1232, 1234, 1235, 1479, 1540, 1556, 1557, 1619
Penicillin V 43, 106, 979
Pentamidin 78, 89, 90, 99, 303, 403, 1035
Pentasa 1581
Pentazocin 24, 447, 882
Pentobarbital 868
Pentostam 99
Pentostatin 347, 348, 1443
Pentothal 1523
Pentoxyfyllin 139, 173, 179, 866, 1027, 1422
Pentoxyverin 989
Peptid YY 1381
Peptide 1097
Perazin 15, 1348
Perchlorat 571, 579, 580, 589
Pergolid 1214, 1373, 1375
Pergonal 617
Periciazin 1314
Perindopril 1201, 1203
Permetrexed 1072
Perphenazin 15, 24, 1273, 1275, 1314, 1348
Perzolid 1215
Pethidin 29, 447
Petibelle 633
Pflanzenalkaloid 191

Pheancetin 1687
Phenazon 1257
Phencyclidin 1535
Phenhydan 258
Phenobarbital 15, 24, 25, 1241–1244, 1305, 1419, 1516, 1536, 1665, 1667
Phenoprocoumon 383
Phenothiazine 24, 1311, 1355, 1432, 1516, 1534
Phenoxybenzamin 607, 608, 1530
Phenoxymethylpenicillin 1445
Phenprocoumon 14, 24, 384, 386, 831, 1656, 1657
Phentolamin 606, 1530
Phenylalanin 427, 852, 1585, 1587
Phenylalkylaminderivate 1155
Phenylalkylamine 1154
Phenylbutazon 834, 924, 1516
Phenylbutyrat 1592
4-Phenylbutyrat 454
Phenylephrin 1516
Phenylpropanolamin 1207, 1516
Phenyltoloxamin 989
Phenytoin 15–17, 24, 25, 33, 121, 136, 258, 368, 433, 862, 868, 924, 1241–1244, 1250, 1288, 1305, 1419, 1480, 1516, 1667
Phosphat 489, 672, 673
Phosphodiesterase-5-Hemmer 624, 1053
Phosphodiesterasehemmer 24, 624, 1103, 1104, 1281, 1489, 1639
Phospholipid 1553
Photoderm MAX 447
Physostigminsalicylat 1540
Phytomenadion 400
Phytoöstrogen 644
Phytopharmaka 967, 973, 1371, 1372, 1375
Pilocarpin 150, 151, 1432
Pimecrolimus 1602
Pimozid 1314, 1348, 1389
Pindolol 327, 1198
Pioglitazon 15, 16, 412, 1441
Pipamperon 1307, 1314, 1348, 1372, 1399, 1411
Piperacillin 43, 45, 46, 49, 50, 77, 80, 107, 250, 451, 868, 875, 1022, 1031, 1034, 1035, 1037, 1039, 1116, 1117, 1632
Pipobroman 279, 280
Pipril 328, 1022
Piracetam 1305, 1317, 1396, 1398

Pirfenidon 1013
Piritramid 254
Piroxicam 15, 255, 529, 1432
Pizotifen 1261, 1269
PK-Merz 1215
Planum 1372
Plasmazytokin 652
Platin 219, 234, 247
Platinderivat 192, 241
Platinsalz 1072
Podophyllin 1516
Podophyllotoxin 801, 1455
Polidocanol 728, 801, 1573
Polyene 1450
Polyethylenglykol 1540, 1580
Polyglobin 125
Polyvidon-Jod 1551
PPAR-α-Agonist 463
PPAR-γ-Agonist 463
PPSB 253
Praktolol 152
Pramipexol 24, 1213–1215, 1375
Pravastatin 24
Pravastatin 24, 420, 463, 1141, 1199, 1203, 1334
Pravidel 632, 633
Pravidel Kirim 1214
Praziquantel 24, 96, 102, 1623
Prazosin 607, 608, 1154, 1305
Predalon 617
Predalon 634
Prednicarbat 1443
Prednisolon 24, 138, 147, 165, 166, 169, 170, 172, 173, 176, 178, 179, 288, 336, 479, 480, 514, 521, 522, 573, 576, 583, 589, 662, 763, 774, 828, 829, 831, 835, 845, 913–915, 920–923, 955, 956, 992, 994, 1027, 1068, 1124, 1130, 1267, 1269, 1279, 1289, 1420, 1421, 1426–1429, 1443, 1564, 1573, 1581
Prednisolonäquivalent 144, 146, 184, 437, 455, 518, 525, 768, 770, 771, 1289, 1421, 1429
Prednison 24, 138, 208, 247, 288, 289, 307, 309, 310, 324, 333, 334, 341, 346, 347, 350–352, 361–363, 386, 529, 594, 595, 763, 765, 828, 829, 831, 866, 981, 1006, 1012, 1228, 1229, 1269, 1289, 1430, 1434, 1624, 1636, 1657, 1672
Prednisonäquivalent 158, 182, 1007–1010, 1012, 1026

Pregabalin 1281
Pregnenolon-16α-Carbonitril 16
Pregnesin 617
Pregomin 1564, 1576
Presinol 1154
Prevenar 1629
Primaquin 13, 89, 100–102
Primaquinphosphat 825
Primidon 24, 1220, 1241–1244, 1667
Primogonyl 617
Probenecid 62, 155, 438, 439
Procain 880
Procainamid 13, 14, 24, 28, 33, 1516
Procain-Penicillin 62, 184
Procarbazin 251, 341, 350, 1002, 1068, 1071, 1252
Procyclidin 1215, 1516
Progesteron 635, 1011
Proglicern 760
Proguanil 15, 100, 102
Prokinetika 24, 415, 680, 701, 716, 747
Prolaktin 650
Prolaktininhibitor 24
Proluton 635
Promazin 447, 1288, 1314, 1372
Promethazin 24, 1273, 1275, 1314, 1348, 1372, 1516
Propafenon 15, 17, 1089, 1092, 1093, 1641, 1642, 1679
Propanolol 327, 1126, 1274, 1288, 1537, 1574, 1640, 1644
Propofol 15, 1208, 1480
Propoxyphen 24, 1002
Propranolol 15, 24, 571, 583, 589, 607, 608, 846, 1140, 1154, 1220, 1516, 1528, 1643
Propylthiouracil 161, 571, 573, 574, 836, 862, 1528
Prosorba 187
Prostacyclin 159, 372, 703, 1052, 1060, 1183, 1184
Prostacyclinanalog 158
Prostaglandin 33, 54, 257, 624, 703, 858, 903
Prostaglandin E1 1060, 1170, 1414, 1640, 1679
Prostaglandin I2 1170
Prostaglandinanaloga 705, 707
Prostaglandinsynthesehemmer 906
Prostanoide 1052, 1167, 1170, 1184
Prostigmin 1122, 1307
Protacyl 1372
Protaminsulfat 1207

Proteaseinhibitor 91, 92, 464, 880, 1603
Proteasomeninhibitor 364
Proteinkinase-C_{82}-Inhibitor 415
Prothipendyl 1314, 1316, 1372, 1515
Prothrombinkomplexkonzentrat 1659
Protonenpumpenhemmer (PPI) 159, 532, 679, 680, 693, 698–701, 705, 706, 708, 710, 711, 713, 752, 894, 903, 971, 1307, 1571, 1572, 1574, 1575, 1579
Proxen 255, 1257
Prucaloprid 797
Psoralen 1432
Psorcutan 1429
Psychopharmaka 34, 149, 1311, 1533
Psychostimulanzien 24, 1697
Pteroylmonoglutaminsäure 302
Pulmicort 986, 987, 1539
Puregon 617
Purinanaloga 334, 346, 350, 940
Purinsyntheseinhibitoren 954
PUVA 332, 334
Pyrafat 67
Pyramethamin 71, 72, 78
Pyrantel 1623
Pyrazinamid 66, 67, 88, 109, 439, 508, 736, 1071, 1621, 1635
Pyrazinoisochinolin 96
Pyrazolopyrimidine 1371, 1372
Pyridostigmin 1290
Pyridostigminbromid 1288
Pyridoxin 399, 427, 508, 946, 1540, 1561
Pyrimethamin 89, 90, 303, 1238, 1556, 1624
Pyritinol 1317
Pyrophosphatanaloga 490

Q

Quantalan 753, 809
Quensyl 1432
Quetiapin 24, 1314, 1316, 1317, 1339, 1348, 1349, 1364, 1393, 1399
Quinacrin 155
Quinagolid 553, 554
Quinapril 1154
Quinine 1432
Quinolone 960–962, 1432
Quinupristin 83, 1035, 1115

R

Rabeprazol 705, 706
Radiogardase-Cs 1539
Ralitrexed 234, 790
Raloxifen 487, 644, 648
Ramipril 1105, 1111, 1141, 1154, 1155, 1158
Ranitidin 24, 28, 139, 368, 717, 761, 1420–1422, 1562, 1563, 1572, 1573, 1575, 1579
Rapamycin 15, 829, 954, 1142
Rasburicase 439, 440
Rebif 1224, 1225
Reboxetin 1312, 1335, 1399
Refludan 387
Refobacin 1232
Relaxin 158
Remergil 1335, 1372
Remestan 1372
Reminyl 1397
Renagel 670
Renzapride 798
Repaglinid 413
Reproterol 986, 992
Requip 1214
Rescriptor 92
Reserveantibiotika 1575
Reservecephalosporin 45
Reservepenicillin 43, 45
Reserve-Transkriptase-Hemmer 862
Resiniferatoxin 967
Resochin 101, 1426
Retardform 256
Reteplase 1134
Retinoide 152, 284, 286, 1423, 1434
Retinol 400
Retinolpalmitat 400
Retinolsäure 225
Retrovir 92
Reverse-Transkriptase-Inhibitor, nukleosidische 91, 92
Revimid 117, 284, 287
Reviparin 1045
Revlimid 364
Reyataz 92
$β_1$-Rezeptor 1189
$β_2$-Rezeptoragonist 990, 992
α-Rezeptorantagonist 606, 607
Rezeptorantagonist, α2-adrenerger 798
$α_1$-Rezeptorblocker 1154
$α_2$-Rezeptorblocker 744
β-Rezeptorblocker 533, 1152, 1153

Arzneistoff- und Medikamentenverzeichnis 1735

Ribavirin 172, 177, 178, 824, 827, 994, 1032, 1609, 1610
Riboflavin 398, 1561
Ribose 440
Rifabutin 66, 88, 90, 509, 684, 706, 1621, 1622
Rifambutin 15
Rifampicin 15, 16, 24, 56, 57, 60, 64, 66, 67, 78, 82, 88, 109, 111, 117, 371, 384, 507, 508, 595, 736, 824, 830, 862, 876, 913, 924, 1035, 1071, 1115, 1232, 1238, 1516, 1601, 1618, 1621, 1635
Rifaximin 867
Rilutek 1221, 1291
Riluzol 1221, 1291
Rimantadin 68, 69
Risedronat 487, 490–492
Risperdal 1218, 1349, 1348
Risperidon 15
Risperidon 24, 1218, 1314, 1316, 1317, 1339, 1348, 1349, 1364, 1399, 1515
Ristocetin 379
Ritonavir 15, 16, 92, 1615
Rituximab 147, 193, 247, 265, 309–311, 342, 346, 350, 351, 353, 368, 372, 1283
Rituximab 1443
Rivastigmin 1316, 1317, 1396, 1397
Rivotril 258, 1218, 1220
Rizatriptan 1258, 1259
Roaccutan 1424, 1425
Rocaltrol 668, 669
Rocephin 1189, 1232
Rofecoxib 498, 514, 704
Roferon 1430
Rohypnol 1372
Ropinirol 1213–1215
Rosiglitazon 15, 412, 413
Rosuvastatin 420
Roticleam-E 1540
Rotigotin 1215
Roxithromycin 44, 720, 747, 978–980, 994, 1029, 1030, 1142
rtPA 1046, 1176, 1513

S

sab simplex 1539
Sadative 1353
Salbulair N 986

Salbutamol 14, 464, 761, 987, 992, 1473, 1474
Salicylate 24, 74, 134, 439, 774, 924, 1500, 1516, 1537, 1687
Salicylsäure 1187
Salidiuretika 910
Salmeterol 986, 987, 990, 992, 999
Salofalk 1581
Salvipeptid 752
Sanasthmax 986
Sandimmun 1290, 1582
Sandimmun Optoral 1423, 1426, 1427, 1430
Sandoglobulin 125
Sandostatin 555, 557, 809, 1573
Saquinavir 15, 16, 92, 93
Saroten 257, 1291, 1372
Säurehemmer 24
Scandicain 1443
Schleifendiuretika 563, 661, 856, 902, 1100, 1106, 1137, 1153, 1154, 1288
Scopoderm 1291
Scopolamin 1273, 1275, 1291, 1307, 1516
Securopen 1022
Sedativa 24, 368, 525, 652, 851, 1002, 1503, 1597, 1687
Sekretin 705, 711, 894
Sekretolytika 117, 451, 998, 1023, 1624
Selegilin 24, 1214, 1216, 1317, 1373
Selen 401
Selenase 1568
Seretoninrezeptor 1257
Serevent 986
SERM (selektiver Östrogenrezeptor-modulator) 487, 489, 644, 648
Seroquel 1348, 1349
Serotonin 428, 633, 967, 1311, 1332, 1381, 1489
Serotonin-5-HT2-Rezeptorblocker 1313
Serotoninagonist 1260
Serotoninantagonist 397, 830
Serotonin-Reuptake-Hemmer, s. Serotonin-Wiederaufnahmehemmer
Serotoninrezeptor 797
Serotoninrezeptorantagonist 539
Serotonin-Wiederaufnahmehemmer 538, 633, 718, 1263, 1277, 1304, 1312, 1315, 1368, 1383, 1404, 1415, 1517
Serotoninwiederaufnahmehemmer, selektive (SSRI) 798, 1393
Seroxat 1335

Sertindol 24, 1314
Sertralin 24, 1312, 1315, 1335, 1337, 1362, 1363, 1399
Sevelamer 670
Severent 987
Sevredol 255, 256
S-hydril 1540
Sibutramin 393, 394, 397
Sifrol 1214
Silbernitrat 107, 1422, 1551, 1619
Silbutramin 1594
Sildenafil 15, 24, 415, 624, 625, 1053
Silibinin 1541
Silymarin 865
Simethicon 718
Simplotan 98
Simvastatin 15, 24, 420, 421, 1141, 1199, 1201, 1203, 1398
Singulair 986
Sinquan 1372
Sintrom 384
Sirolimus 24, 537, 954, 955
Skelid 491
SMAT 257
Solatol 1088, 1089, 1095, 1128, 1155
Solian 1348, 1349
Solu-Decortin 1428, 1429
Soluvit-N 1568
Somatostatin 557, 650, 652, 688, 728, 745, 847, 880, 1381
Somatostatinanaloga 555, 557, 558, 576, 608, 747, 759, 843, 858, 892, 894
Somatotropin 561
Somatuline Autogel 557
Somatuline LP 557
Somavert 558
Sonata 1372
Sonin 1372
Sorbit 1536
Sotalol 24, 28
Sparfloxacin 508, 962
Spasmolytika 747, 796, 872, 945, 967, 1516, 1580
Spectinomycin 1451
SPF 100 447
Spiramycin 72
Spironolacton 24, 328, 603, 856, 857, 1104, 1106, 1187, 1639, 1644
Spizef 1232
SSRI (selektive Serotoninwieder-aufnahmehemmer) 24, 798
ST171 1650

ST571 756
Stalevo 1214
Stangyl 1335, 1372
Staphylex 1022, 1232
Staphylokokkenpenicillin 43, 325
Staphylokokkenprotein-A-Silikatgel 187
Statine 24, 416, 417, 421–423, 463, 1107, 1138, 1141, 1201, 1209
Stavudin 91, 92, 93, 862, 1615
Steroide 14, 22, 57, 59, 76, 78, 116–118, 128, 129, 146, 147, 155, 167, 171, 175, 178, 181, 182, 184, 278, 288, 289, 307, 311, 335, 336, 344, 367, 452, 519, 532, 535, 763, 764, 766, 769, 771, 772, 774, 828, 835, 837, 845, 853, 882, 910, 912, 915, 917, 920, 922, 923, 929, 953, 955, 957, 988, 992, 1010, 1014, 1021, 1082, 1130, 1170, 1207, 1229, 1279, 1422, 1610, 1616, 1633, 1648
Steroidhormon 838
Stilnox 1372, 1398
Stimulanzien 1375
Stocrin 92
Streptokinase 1046, 1134, 1497, 1513
Streptomycin 57, 59, 66, 67, 508, 824, 1032, 1620, 1621, 1635
Streptozotocin 403, 713, 759, 888, 893, 894
Stromectol 97
Strontium ranelate 489
Subcuvia 125
Succinylacetoacetat 429
Succinylaceton 429
Succinylcholin 13, 607
Sucralfat 705, 869, 903, 1307, 1572
Sulbactam 43, 45, 46, 106–109, 962, 979, 1030, 1031, 1034, 1037, 1631
Sulfadiazin 71, 72, 78, 89, 90, 1238, 1556, 1624
Sulfamethoxazol 56, 59, 64, 80, 117, 118, 128, 164, 164, 166, 173, 175, 537, 921, 1007
Sulfamethoxyazoletrimethoprim 1432
Sulfaphenazol 16
Sulfasalazin 182, 515, 516, 518, 520, 522, 529, 530, 532, 535, 537, 542, 763, 764, 765, 773, 1002, 1432, 1581
Sulfasalazopyridin 518
Sulfatmethoxazol 1454
Sulfinpyrazon 438
Sulfmethoxazol 961

Sulfonamid 14, 24, 25, 28, 43, 71, 327, 371, 384, 862, 924, 1122, 1288, 1432
Sulfone 1431
Sulfonylharnstoff 24, 25, 412, 413, 417, 1432
Sulindac 782
Sulphamethoxal 735
Sulpirid 24, 1314
Sultamicillin 43, 46, 978
Sultanol N 986
Sultiam 1241, 1243, 1667
Sumatriptan 24, 1258, 1259, 1260, 1268, 1270, 1271
Suplatast-Tosilat 137
Suprarenin 708
Suprarenin 1552, 1553
Suramin 611
Surfactant 1553–1555
Survanta 1553
Survanta 1554
Survimed 1582
Survimed OPD 752
Sustiva 92
Sweatosan 256
Sylibinin 831
Sympathomimetika 1370, 1687
β-Sympathomimetika 137, 985, 987, 999, 1113, 1119, 1632
Synarela 635, 658
Synercid 83, 1115

T

Tachystin 668
Tacrin 24, 1316, 1397
Tacrolimus 24, 537, 770–772, 829, 910, 953–956, 1602
Tadalafil 624
Talvosilen 256
Tamoxifen 15, 24, 197, 199, 200, 203, 204, 219, 371, 384, 583, 623, 644, 649, 843, 1011, 1441
Tamsolusin 967
Taractan 1372
Tasmar 1214
Tavor 1292
Taxan 191, 201, 202, 204, 238, 241
Taxilan 1348
Taxol 213, 228
Tazobactam 77, 80, 250, 868, 875, 1031, 1034, 1035, 1037
Tebonin intens 1398

Teduglutide 753
Tegaserod 797
Tegrafur 788
Tegretal 258
Teicoplanin 44, 50, 507, 1115, 1117, 1601, 1616, 1617, 1625
Telfast 987
Telithromycin 979
Telmisartan 1154
Temazepam 24, 1372
Temgesic 256
Temodal 1441
Temozolomid 24, 1252, 1441
Tenecteplase 1134, 1135
Teniposid 191
Tenofovir 93
Tenormin 1154
Terazosin 967
Terbenafin 1450
Terbutalin 992, 1473, 1474
Terfenadin 15, 820
Teriparatid 487, 489
Terlipressin 54, 847, 867, 869, 1493, 1573
Testoderm 617
Testogel 617, 658, 659
Testosteron 22, 622, 650, 659, 814, 1595
Testosteronenantat 617, 814
Testosterongel 659
Testosteronundecanoat 616, 617
Testoviron Depot 658
Tetanusimmunglobulin 58
Tetanus-Toxin 261
Tetrabenazin 1218, 1221
Tetracyclin 44, 56, 57, 59, 60, 64, 123, 488, 532, 620, 735, 737, 747, 861, 862, 993, 1072, 1288, 1424, 1425, 1432, 1435, 1454, 1624
Tetrahydrobiopterin 428
Tetrahydrofolsäure 303, 1586
Tetrazepam 1305, 1670
Tetrazyklin, s. Tetracyclin
Teveten 1154
Thalidomid 117, 146, 181, 182, 282, 284, 363, 364, 1027, 1431
Thalliumsalz 1537
Theophyllin 14, 15, 24, 137, 433, 438, 761, 902, 903, 905, 986–988, 990, 992, 1313, 1317, 1474, 1516, 1534, 1536, 1538, 1555, 1610, 1633, 1687, 1697
Thiabendazol 97
Thiamazol 327

Thiamazol 571–574, 578–580, 589, 1597
Thiamin 398, 430, 1317, 1481, 1561, 1590
Thiazid 34, 368, 403, 664, 924, 931, 1153, 1154, 1160, 1624
Thiaziddiuretika 433, 660, 661, 669, 672, 856, 930, 1106, 1273, 1340
Thiazolidindion 413
Thienopyridin 369
Thioctsäure 909
Thioguanin 285, 318, 321
6-Thioguanin 251, 771, 1119, 1124
Thioinosinsäure 954
Thiopental 607, 868, 1480
Thiopurin 309
Thioridazin 15, 1314, 1348, 1372, 1389
Thiotepa 16, 191
Thioxanthene 1313
Thombran 1372
Thrombin 51
Thrombolytika 1513, 1655
Thrombopoetin 284, 286
Thromboxan 703
Thrombozytenaggregationshemmer 280, 281, 310, 327, 377, 380, 807, 916, 1208
Thrombozytenfunktionshemmer 1170, 1209
Thymianextrakt 989
Thymoglobulin 288, 308
Thymol 989
Thymoleptika 1282
Thymushormon 118
Thyreostatika 161, 327, 574, 578, 836, 1597
Thyroxin 384
Tiagabin 24, 1241, 1242, 1243, 1667
Tianeptin 1312
Tiaprid 1221, 1671
Tiberal 98
Ticarcillin 50, 452
Ticlopidin 16, 311, 327, 368, 369, 371, 372
Tilade 986
Tilidin 254, 256, 529
Tiludronat 490–492
Timolol 15, 1288
Timolol ophthalmic 1516
Timonil 258
Tinctura opii 437
Tinidazol 98, 102, 1624
Tinzaparin 1045, 1176

Tiopronin 913
Tiotropiumbromid 999
Tirofiban 1145
Tizanidin 1305
TMP-SMX 57, 60, 76–78, 88, 89, 90
TNF-α 652
TNF-α-Antagonist 170, 481, 535, 536
TNF-α-Blocker 164, 167, 176, 182, 187, 517, 519, 520, 522, 542
TNF-Antikörper 769
Tobramycin 44, 80, 109, 111, 452, 962, 999, 1022, 1031, 1034, 1116, 1117
Tocainid 1002, 1287
Tocopherol 400, 1214
Tofranil 1335
Tolazamide 1432
Tolbutamid 15, 24, 1432
Tolcapon 24, 1214
Tolmetin 924
Tolterodin 967
Toluidinblau 1541
Tolvin 1372
Tomudex 234
Topiramat 24, 28, 1241–1244, 1261, 1267, 1270, 1281, 1316, 1667
Topoisomerase I/II 192
Topoisomerase-I-Blocker 191, 285
Topoisomerase-II-Blocker 191, 315, 355
Topoisomerase-Inhibitor 238
Topotecan 191, 218, 241, 251, 285, 287
Torasemid 15, 856, 1154
Toremifen 24, 203
TOR-Inhibitoren 954
Toxogonin 1540, 1544
Tracleer 1184
Tramadol 15, 254, 256, 529, 539, 880, 882, 1281
Tramal 256
Trandolapril 1105, 1154
Tranexamsäure 253, 369, 377, 1603
Tranquilizer 368
Transtec 256, 257
Tranylcypromin 1335, 1373
Trapidil 1141
Trastuzumab 202–204, 247, 265
Trasylol 386
Traurolidin 104
Trazodon 15, 24, 1263, 1312, 1316, 1372, 1393, 1399
Treosulfan 191, 218, 251
Tretinoin 1432
Trevilor 1335
Triamcinolon 1443

Triamteren 856, 303, 603
Triamzinolonazetonid 97
Triazolam 15, 24, 1372, 1375
Tribonat 1464
Trientine 816, 817, 818
Trifluorothymidin 89
Triflupromazin 251, 447, 1314
Triglyzeride 116, 416, 419, 422, 752, 1589
Trihexyphenidyl 1217, 1218, 1291, 1516
Trijodthyronin 586, 1529
Trimethoprim 56, 59, 64, 80, 117, 118, 128, 164, 166, 173, 175, 302, 303, 537, 862, 921, 960–962, 1007, 1454, 1601, 1625
Trimetrexat 89
Trimipramin 15, 24, 798, 1335, 1372
Triphenylmethan 1422
Triptane 1257–1260, 1267, 1271
Trizivir 92
Trofosfamid 191
Troglitazon 16
Trohexyphenidyl 1215
Trolovol 1538
Tropisetron 15, 17, 252, 539
Trospium 967
Trovafloxacin 875
Truxal 1348, 1372
Tryptase 33
Tryptophan 152, 743, 852
Tuberkulostatika 24, 28, 67, 595, 831, 1425, 1560, 1622
Tubocurarin 28
α-Tubocurarin 607
Turbohaler 987
Turoxim 868
Twisthaler 987
Tyloxapol 1553
Typhim 1619
Typhoral 59, 1619
Typhuslebendimpfstoff 59
Tyrokinaseinhibitor 1650
Tyrosin 427, 852
Tyrosinkinaseinhibitor 322, 324, 334, 756

U

Udenosintriphosphat 1023
Ugurol 386
Ulcogant 1572
Ultracarbon 1538

Unat 1154
Unilair 986
Uniphyllin 986
Uracil 788
Uralyt-U 440, 945
Urapidil 606, 1154, 1159, 1200, 1207, 1208, 1509–1511, 1523, 1524, 1530
Urbason 987
Ureidopenicillin 451, 998
Urikostatika 438, 439
Urodilatin 903
Urokinase 1046, 1176, 1497, 1513
Uromitexan 213
Ursodesoxycholsäure 453, 753, 754, 765, 773, 830, 872, 874, 876
Ursofalk 753
Utrogest 635

V

Valaciclovir 89, 1236, 1448, 1449, 1453, 1612
Valdecoxib 498, 529
Valette 639, 640
Valganiciclovir 70, 89, 90
Valin 430
Valium 1539
Valoron 256
Valproat 24, 1243, 1244, 1305, 1391, 1516, 1538
Valproinat 380, 384, 1667, 1667
Valproinsäure 258, 862, 1241, 1243, 1250, 1261, 1267, 1269, 1274, 1313, 1316, 1400, 1401, 1480
Valsartan 1154
Vancomycin 28, 44, 50, 57, 80, 81, 83, 109, 117, 250, 368, 507, 754, 852, 869, 1034, 1115–1117, 1231, 1232, 1495, 1555, 1616, 1617
Vardenafil 624
Varicella-Zoster-Immunglobulin 117
Vasodilatanzien 54, 1183
Vasodilatatoren 906, 1489, 1508, 1639, 1679
Vasokonstriktiva 54, 846, 978
Vasopressin 458, 562, 650, 805, 846, 868, 902, 1097, 1463, 1530
Vasopressinanaloga 375, 858, 902, 1487
Vasosan 1582
Venimmun N 125
Venlafaxin 15, 24, 539, 1312, 1315, 1335, 1337, 1362, 1393

Venofer 296
Ventilastin 987
Ventolair 986, 987
Verapamil 15, 24, 903, 1088, 1089, 1091–1095, 1107, 1108, 1124, 1126, 1140, 1141, 1153–1155, 1267, 1268, 1288, 1641
Vergentan 252
Vermox 97
Verrumal 1449
Viagra 415
Viani 987
Vibramycin 737, 659
Videx 92
Vigabatrin 28, 1241, 1243, 1244, 1667
Vigantol-Öl 668, 669
Vinblastin 191, 251, 335, 341, 1002, 1010, 1432
Vincaalkaloid 191, 201, 278, 367, 368, 371, 1065
Vincristin 191, 247, 251, 285, 310, 324, 327, 341, 350–352, 362, 367, 368, 371, 372, 379, 480, 562, 608, 1064, 1068, 1122, 1252, 1443, 1652, 1653
Vindesin 191, 224, 686, 1002, 1065, 1441, 1652
Vinorelbin 24, 191, 202–204, 218, 224, 238, 241, 251, 1065
Vioxx 704
Viracept 92
Viramun 92
Virustatika 43, 68, 70, 821, 861, 1452, 1556
Vitalipid Adult 1567, 1568
Vitalipid Infant 1567, 1568
Vitamin A 1609
Vitamin B 908
VItamin B_1 1282
Vitamin B_{12} 297, 300, 435, 750, 1206, 1373, 1375, 1408
Vitamin B_6 1202, 1540
Vitamin C 1142, 1645
Vitamin D 145, 489, 514, 542, 669, 766, 773, 909, 1014, 1605
Vitamin D_3 167, 487, 489
Vitamin E 836, 1202, 1317
Vitamin K 1541
Vitamin-A-Säurepräparat 660
Vitamin-D-Analoga 909
Vitamin-D-Derivat 286, 536
Vitamin-K-Antagonist 1178, 1179, 1655, 1656

Volon A 1430
Voltaren 1429
Voltaren Dispers 255
Voltaren Resinat 255
Voltaren-K-Migräne 1257
Vomex 1257
Voriconazol 249

W

Warfarin 22, 155, 384, 439, 1110, 1656, 1657
Wartec 801
Wismut 718, 774, 1580
Wismutsalz 705

X

Xanef 1154
Xenazine 1218, 1221
Xenical 1594
Xilopar 1214
Ximovan 1372, 1398
Xusal 987
Xylit 440
Xylometazolin 978

Y

Yasmin 633
Yohimbin 415, 624

Z

Zalcitabin 91, 92
Zaleplon 24, 1372
Zanamivir 68, 118, 980
Zantic 1572, 1573, 1575, 1579
Zarnestra 364
Zavesca 331
Zeldox 1348, 1349
Zentropil 258
Zephalexin 1445
Zerit 92
Zevalin 194
Ziagen 92
Zidovudin 24, 91, 92, 93, 150, 152, 862, 1615
Zienam 1022, 1037

Zink 401, 744
Zinkacetat 816, 818, 866
Zink-Aminosäure-Verbindung 818
Zinkpräparat 817
Zinksalz 818
Zinksulfat 537, 816, 818
Ziprasidon 1314, 1316, 1347, 1348, 1349
Zithromax 1023
Zitrat 186, 667
Zoledronat 205, 363, 487, 662

Zolmitriptan 1258, 1270, 1271
Zoloft 1335
Zolpidem 15, 24, 539, 1288, 1372, 1398
Zometa 662
Zopiclon 24, 1372, 1398
Zotepin 1221, 1314, 1316, 1348, 1349
Zucapsaicin 1270
Zuclopenthixol 17, 24, 1314, 1515
Zyanidantagonist 300
Zyanide 1687

Zyanokobalamin 300, 399
Zyloric 439
Zyprexa 1221, 1348, 1349
Zystein 432
Zytokin 193, 259, 261, 262, 273, 322–324, 1189, 1224
Zytostatika 14, 28, 165, 187, 191–193, 208, 228, 238, 250, 277, 279, 287, 298, 302, 303, 309, 310, 311, 315, 320, 345, 351, 355, 367, 371, 378, 562, 888, 1122, 1123, 1280

Sachverzeichnis

Hauptfundstellen sind **fett** hervorgehoben

A

Abetalipoproteinämie 740
Abflussbehinderung, postrenale 900
Abführmittelabusus 1380
Abhängigkeitserkrankung, stoffgebundene 1352
ABPA 449, 452, 1016
Abscheidungsthrombus 380
Absorption 23
Abspültherapie 1544
Abstoßungsrisiko 955, 956
Abszess 98, 325
– intraabdominaler **102**, 103
– periproktitischer 802
– spinaler (epiduraler) 1235
Abszessdrainage 779
Abszessspaltung 979
Abt-Letterer-Siwe-Krankheit 335
Acanthosis nigricans 462
ACD-CPR 1464
Achalasie 681, 682
Achlordydrie 894
Achondroplasie 494, 1698
Acinetobacter ssp. 82, 1033
Acne
– vulgaris 1423
– comedonica 1424
– conglobata 1424
– papulopustulosa 1424
Acquired immunodeficiency syndrome (s. auch HIV-Infektion) 83
Acrodermatitis
– chronica atrophicans 508
– continua suppurativa (Hallopeau) 1423
– enteropathica 1561
ACS 1103
ACTH
– ektope Sekretion 596
– isolierter Mangel 592
– Kurztest 593
– okkultes ektopes Syndrom 596
– Test 602
Acute life threatening event (ALTE) 1690
Acute lung injury (ALI) 1056
ADA-Defekt 126
Adams-Stokes-Symptomatik 1122
Adaptation, ileale 749, 750
Addison-Krankheit 668
Addison-Krise 595, 1529, 1598
Adenin-Phosphoribosyl-Transferase 932
– Mangel 440
Adenokarzinom 205, 239
– des Pankreas 884
– des Dünndarms 756
Adenom 615
– ampulläre 731
– der Papilla Vateri 731
– endoskopische Resektion 731
– mammosomatropes 555
– onkozytäres 547
– toxisches 1528
Adenomektomie 598
Adenom-Karzinom-Sequenz 785
Adenosin-Deaminase-Mangel (ADA-Defekt) 119, **126**, 1607
Adenovirus 823
– Bronchiolitis 993
– im Kindesalter 1613
Aderlasstherapie 279, 447, 814
Adhäsin 41
ADH-Sekretion, inadäquate (SIADH) 562
Adipositas **391**, 402, 405, 418, 549, 597, 616
– Begleiterkrankungen 391
– chirurgische Verfahren 394
– dolorosa 464
– Folgeerkrankungen 391
– im Kindesalter 1565, 1594
– körperliche Aktivität 393
– medikamentöse Gewichtssenkung 392
– Verhaltensmodifikation 393
Adnexektomie 227, 229
Adnextumor 217
Adrenalektomie 550, 963
– bilaterale 598
– laparoskopische 603
– unilaterale 603
Adrenalinsekretion 604
Adrenalitis, tuberkulöse 591
Adrenoleukodystrophie (ALD) 591, 1598
Adrenomyelolipom 613
Adrenomyeloneuropathie (AMN) 591
Adynamie (s. auch Fatigue) 313, 751
Aeromonas-hydrophilia-Myonekrose 108
Aerophobie 70
Aerovent chamber 1474
AFCAPS/TexCAPS 421
Agammaglobulinämie, X-chromosomale (s. auch M. Bruton) 127
Aggressin 41
Aggressivität, akute 1518
Agoraphobie 1315, 1361, 1362
Agranulozytose 327
– im Kindesalter 1598
Ahornsiruperkrankung 426, **429**
Aids (s. auch acquired immunodeficiency syndrome) 83, **86**
– Aids-related-complex 86
– im Kindesalter 1615
– opportunistische Infektionen 89
– Vollbild 86
AIHA 344
– Kälteantikörpertyp 310
– Wärmeantikörper 309
Air trapping 1468
Akinese 1216
Akne 541, 631
Akromegalie 547, **555**
Akrozyanose 305
Aktinomykose 1055
Aktionstremor 1219
Aktivimpfung 117
Akupunktur 539
Akute-Phase-Protein 292
Akute-Phase-Reaktion 41
Albinismus 129, 326
– okulokutaner 325
Albright's hereditäre Osteodystrophie 667
Albuminurie 407
Aldosteron-18-Glucuronid-Ausscheidung 601
Alexanian-Schema 361, 362
Alginat 449
ALI (acute lung injury) 1056

Alkalose 55
– metabolische 971
– – chloridsensitive 1502
– – nichtchloridsensitive 1503
– pseudorespiratorische 1503
– respiratorische 971, 1503
Alkoholabhängigkeit 1352, **1353**, 1404
Alkoholdehydrogenase (ADH) 561, 1541
Alkoholentzugssyndrom 1354
Alkoholhalluzinose 1395
Alkoholinjektion, perkutane 579
Alkoholintoxikation 1353, 1395
Alkoholkardiomyopathie 1121
Alkoholkonsum 833
Alkoholkrankheit 301, 464
Alkoholmissbrauch im Alter 1394
Alkohol-Paracetamol-Syndrom 864
Alkoholtoleranz 834
ALL 354
– im Kindesalter 1648
Allergenkarenz 135
Allergie
– Einteilung nach Coombs 131
– Einteilung nach Gell 131
– Hyposensibilisierung 136
– intestinale 743
– Testung 984
– Therapiestrategien 135
Allocation concealment 10
Allodynie 256
Alopezie 61
Alpha-1-Proteinasemangel 996
alpha-Fetoprotein (AFP) 209, 638
Alport-Syndrom 916, 926, **937**, 1662
Aluminose 1082
Alveolarproteinose 1009
Alveolarzelle 272
Alveolitis 154, 1000, 1011
– allergische im Kindesalter 1636
– exogen-allergische 1058, 1081
– fibrosierende 1008
Alzheimerkrankheit 476, 1396, 1397, 1407
– Lewy-Körperchen-Variante 1400
– Prävention 1398
Alzheimer-Typ-II-Degeneration der Astrozyten 850
Amanita 831
Amaurosis fugax 168, 170
– Attacke 1194
Amenorrhoe 168, 395, 394, 552, 559, 597, 626, **628**, 629, 631, 643, 814

– hyperprolaktinämische 630
Aminosäurenstoffwechselstörung 423
Aminosäurentransportstörung 431
Amiodarontoxizität 1004
AML 283
– im Kindesalter 1650
Ammoniumentgiftung 852
Amnesie, transitorische globale 1412
Amöbapore 98
Amöbe 1624
Amöbenabszess 98
Amöbenruhr 97
Amöbiasis **97**, 736
– intestinale 98
Amöbom 97
Amyloidose 474, 518, 521, 666, 1123, **1124**
– AA-Amyloidose 475, 481
– Aβ2M-Amyloidose 481
– AL-Amyloidose 475, 479
– ATTR-Amyloidose 475, 480
– lokale 476
– renale 478
Analekzem 802
Analfissur 801
Analfistel 802
Analgesie im Kindesalter 1682
Analgetikanephropathie (AN) 925, 1380
Analkarzinom 802
Analprolaps 801
Analrandkarzinom 802
Analthrombose 801
Anämie 70
– AIHA 305, 309
– aplastische 286, **287**
– – im Kindesalter 1646
– autoimmunhämolytische 305, 309
– chronische Entzündung 312
– extrakorpuskuläre hämolytische 311
– hämolytische **304**, 370
– kongenitale dyserythropoetische 289
– korpuskuläre hämolytische 311
– megaloblastäre 297, 301, 302
– – angeborene 303
– mikrozytäre 312, 313
– normozytäre 312, 313
– perniziöse 298
– refraktäre 283
– renale 296, 907
– sideroachrestische 294, 814
Anaphylaxie 131, 376
Anastomose
– biliodigestive 730

– ileopouch-anale 764
– iliorektale 764
ANCA 173
Ancylostoma duodenale 96
Andersen-Erkrankung 458
Androblastom 217
Androgen, adrenales 595
Androgendeprivation 208
Androgenexzess 549, 609
Andrologie 614
Aneuploidie 244
Aneurysma 180, 182
Anfall
– epileptischer 1239
– zerebraler im Kindesalter 1665
Angiitis
– kutane leukozytoklastische 178
– leukozytoklastische 173
Angina
– abdominalis 805
– pectoris 678, 1135, 1139
– Plaut-Vincenti 978
– stabile 1139
– tonsillaris 978
Angiodysplasie 294, 295
Angiomatose, bazilläre 60, 107
Angiomatosis retinae 938
Angioödem 1421, 1602
– autosomal-dominantes hereditäres (HAE) 1603
– pulmonales 323
Angioplastie
– perkutane transluminale (PTA) 943
– – mesenteriale (PTMA) 806
Angiosarkom 843
Angststörung 1314, 1361
– generalisierte 1362, 1394
– im Alter 1394
Anion gap (Anionenlücke) 968, 969
Ankylostomiasis 1623
Ann-Arbor-Klassifikation 724
Anorektum 800
Anorexia nervosa (AN) **1380**, 1564
Anorexie 397, 746
Anosmie 558
Anstrengungsasthma 983, 984
Anthrakosilikose 1081
Anthrax (s. auch Milzbrand) 1447
Anthraxbazillus 61
Anthropathie, hämophile 377
Anthropozoonose 57
Antibasalmembranantikörper-Glomerulonephritis 921

Antibiotikatherapie
– Dauer 46
– Deeskalationstherapie 46
– Sequenztherapie 46
– Therapieversagen 46
Antigen 41
– prostataspezifisches (PSA) 206
Antigenic drift 68
Antigenshift 68, 979
Antiglobulintest 305
Antikoagulation 1512
Antikörper
– Absorptionstest 61
– antinukleäre (ANA) 142, 154
– Avidität 42
– iatrogener Defekt 121
– Nachweis 42
Antikörpermangel 116
Antikörpermangelsyndrom 75, 117
– im Kindesalter 1603
Anti-Neutrophilen-Zytoplasma-Antikörper (ANCA) 173
Antiphospholipid-Antikörper-Syndrom 141, **143**, 146, 188
Antiphospholipidsyndrom (APS) 386, 1006, 1521
Antirefluxtherapie, endoskopische 693
Antisynthetasesyndrom 153
Antithrombin-III-Spiegel 52
Antriebshemmung/-minderung 1345
ANV (akutes Nierenversagen)
– Ernährungstherapie 904
– ischämische 899
– manifeste 903
– nichtoligurische 899
Anwendungsbeobachtung 33
Aortenaneurysma
– abdominelles 1163
– thorakales 1162
– thorakoabdominelles 1163
Aortenbogensyndrom 168, 170
Aortendissektion 1160
Aorteninsuffizienz 1110, 1111, **1113**
– akute 1113
Aortenisthmusstenose (ISTA) 1164, **1177**
– im Kindesalter 1640
Aortenklappeninsuffizienz 1160
Aortenklappenstenose im Kindesalter 1641
Aortensinus 1093
Aortenstenose 1110, 1111, **1113**
Aortentrauma 1162

Aortitis 1164
APACHE-II-Score 653
Apatitrheumatismus 501, 502
APECED 591
APGAR-Score 1551
Aphasie 1304
– progressive 1410
Aphereseverfahren 422
Aphthen 180
Aphthosis 182
Aplasia cutis congenita 573
Aplasie
– CBAVD 619
– kongenitale beidseitige 619
– Samenleiter 619
Apneusis 1479
Apnoe des Neugeborenen 1678
Apoplex 641
Apoptose 343
Apparent mineralocorticoid excess (AME) 601
Appendektomie 104
Appendixkarzinoid 757
APUD-System 1443
Aqua-Jogging 498
Aquaporin 449
Arbeitstherapie 1328
Arcus lipoides cornae 419
Ardalan-Protokoll 722
ARDS 52, **1056**, 1504
– Beatmung 53
Area under curve (AUC) 17, 23
Arginin-Vasopressin-Neurophysin-II-Gen 561
Argon-Beamer 687, 690, 728
Armplexusneuritis 1283
Armvenenthrombose 1176
Arrhythmie 160
– absolute 1090
– genetisch verursachte 1094
Arteria
– basilaris 1194
– cerebri media 1194
– mesenterica superior
– – Embolie 803
Arterienverschluss, akuter 1167
Arteriitis 154
– temporalis 74
Arteriosklerose 647
Arthralgie 33, 141, 158, 163, 180, 256, 323, 509, 527, 531, 762, 829
Arthritis 141, 178, 505
– bakterielle 325

– bei chronisch-entzündlichen Darmerkrankungen 537
– Chlamydien-induzierte 532
– gonorrhoische 109
– infektiöse 108
– kristallinduzierte 500
– mykotische 509
– parasitäre 509
– periphere 511, 529
– reaktive 109, 530
– rheumatoide 187, 504, **510**, 521, 533, 535, 774
– – in der Schwangerschaft 518
– – im Kindesalter 1626
– tuberkulöse 508
– virale 509
Arthrodese 500
Arthropathie, infektiöse 504
– bei atypischer Mykobakteriose 508
Arthropathie 555, 814
– degenerative 495
– durch Kalziumkristalle 500
– Kalziumpyrophosphat-induzierte 501
– KPPK-induzierte 502
Arthrose 490, **495**
– aktivierte 496
– generalisierte 496
– Spritzenkuren 499
Arthroskopie 499
– invasive 496
Arthrotomie 507
Artus-Phänomen 33
Arzneimittel (s. auch Arzneistoff, Medikament)
– Idiosynkrasie 861
– Überwachungsbehörde 33
– Zulassung 32
Arzneimittelexanthem 1422
Arzneimittelwirkung, unerwünschte (UAW) 13, **31**, 1419
– allergische Reaktionen 33
Arzneistoff (s. auch Arzneimittel, Medikament) 23
– Gesamtkörper-Clearance 25
– Leberinsuffizienz 29
– lipophile 25
– Metabolismus 13, 25
– – Cytochrom-P450-enzymspezifischer 15
– Niereninsuffizienz 27
– Proteinbindung 25
– Q_0-Wert 28

– relativer Dosierintervall 26
– saure 25
– Steady-state-Konzentration 27
– Verteilungsvolumen 24
– Zielmolekül 16
Arzneistofftransport 15
Arzneitherapie
– im Kindesalter 1694
– klinische 13
Asbest 231
Asbestose 1081, 1082
Asbestpleuritis 1072
Ascaris lumbricoides 1623
ASCOT-Studie 421
Aspergillose 1622
– allergische bronchopulmonale (ABPA) 449, 452, 1016
Aspergillus 79
– fumgiatus 249
– species 75, 509
Aspiration 1477
Aspirationspneumonie 82, 693, **1036**
Asplenie, funktionelle 308
Asthenozoospermie 619
Asthma 1007
– allergisches 982
– berufsbedingtes 983
– bronchiale 176, **982,** 1466, 1467
– – allergicum 137
– – berufsbedingtes 1078
– – im Kindesalter 1632
– cardiale 1098
– Hyposensibilisierung 987
– intrinsisches 982, 983
Astrozytom 1246, 1252
– diffuses 1247
– im Kindesalter 1651
Aszites 333, **854**
– Ausschwemmung 855
Ataxia teleangiectasia 117, 118, 355, 1605
Ataxie 1211
Atemdepression 255
Atemminutenvolumen 1473
Atemmuskelermüdung 1472
Atemmuskelfunktion 1475
Atemmuskellast 1472
Atemnotsyndrom beim Frühgeborenen 1553
Atemstillstand 981
Atemwegsdruck 1471
Atemwegserkrankung, chronisch-obstruktive (COPD) 1053

– arbeitsbedingte 1077
– umweltbedingte 1077
Atemwegsobstruktion 183
Atemwegswiderstand 1471
Atherektomie, direktionale 1142
Atherosklerose 434
Athetose 1220
Äthylenglykolvergiftung 1542
Atmungsstörung, schlafbezogene 1073
Atopie 132
ATRA-Syndrom 319
Atresie des Vas deferens 449
Atrophie 136
AUC (area under curve) 17, 23
Augenmuskelkorrektur 576
Ausflusstrakttachykardie 1093
Ausgussstein 944
Auskulationsphänomen 983
Auskultation 1069
Austin-Schema 145, 166
Autoimmunadrenalitis 591
Autoimmundermatose
– bullöse 1433
– intraepidermal blasenbildende 1433
– nichtbullöse 1431
– subepidermal blasenbildende 1435
Autoimmunerkrankung 33
Autoimmungastritis 300, 700, 1574
Autoimmunhämolyse (AIHA) 344
– steroidfraktäre 309
Autoimmunhepatitis **828,** 866
Autoimmunhyperthyreose 1528
Autoimmunhypophysitis 592
Autoimmunneutropenie 1600
Autoimmunsyndrom, polyglanduläres 588
Autoimmunthyreoiditis 566, **580,** 588
Autoinfektion 96
AV-Reentrytachykardie 1091
Axillabestrahlung 198
Axilladissektion 198
Azidose
– distale renal-tubuläre 932
– hyperchlorämisch-metabolische 970
– metabolische 55, **969,** 1498, 1566
– organische 1589
– renal tubuläre 970
– respiratorische **971,** 1501
– tubuläre 150
Azoospermie 450, 586, 621, 622
Azotämie, urämische 904

B

Babinski-Zeichen 1291, 1480
Bacillus
– anthracis 60, 107
– Calmette-Guérin 1629
Back-up-Ventilation 1475
Back-wash-Ileitis 1581
Bacteroides spp. 733, 1036
Baker-Zyste 511
– rupturierte 519
Bakteriämie 57, 58
– katheterassoziierte 79, 83
– nosokominale 79
Bakteriurie 80
– asymptomatische 960
Balkannephropathie 926
Ballismus 1220
Ballonangioplastie 1133
Ballondilatation 730
Ballonpumpe 415
Bambusstabwirbelsäule 527
Bannwarth-Syndrom 1621
Bardet-Diedl-Syndrom 935
Bare Lymphocyte Syndrome (LBLS) 127
Barrett-Mukosa 689
Barrett-Ösophagus 685, 689, 690
Barr-Körperchen 622
Barthel-Index 1300
Barth-Syndrom 1601
Bartonella
– baciliformis 60
– elizabethae 60
– henselae 59, 107
– quintana 59
Bartonellainfektion 59
Bartter-Syndrom 930, 1502, 1503, 1664
Basalzellkarzinom (s. auch Basaliom) 1437
Basalzellnävussyndrom Gorlin-Goltz 1437
Baseline Dyspnoe Index (BDI) 1470
Basenüberschuss 968
Basisreanimationsmaßnahme 1460
Basket weave 937
Battered child syndrome 1691
Bauchspeicheldrüse, zystische Zerstörung 1016
Baumpollenallergie 136
BCRA1/2-Gen 195
Beatmungstherapie im Kindesalter 1679

Beatmungsverfahren, kontrolliertes (CMV) 1474
Beckenkammbiopsie 274
Beckwith-Wiedemann-Syndrom 608
Bedside-Test 1535
Behandlungsoptimum, ökonomisches 5
Beinvenenthrombose 1171
– Kompression 1174
Belastungsdyspnoe 1005, 14073
Bence-Jones-Protein 939
Benommenheitsschwindel 1276
Bergarbeiterpneumokoniose 1081, 1082
Beriberi 398
Bernard-Soulier-Syndrom 369
Berufsasthma 1079
Berufskrankheit 1078
Berylliose 1082
Beschwerden, klimakterische 645
Betablockade 1135
Bethesda-Methode 377, 1658
Bewegung, körperliche 393
Bewegungstherapie 497
Bibliotherapie 1329
Bicarbonatpuffersystem 969
Big-big-Prolaktin (bb-Prolaktin) 630
Bilderleben, katathymes 1325
Bilevel Positive Airway Pressure (BiPAP) 1060, 1077, 1102
– BIPAP-Modus 1060
Bilharziose 95
– akute 95
– chronische 95
Bilirubingallenstein 289, 311
Binge eating disorder (BED) 1381
Binswanger-Krankheit 1408
Biofeedback 1325
Biofilm 80, 449
Biotherapie 892
Biotinidase 431
Biotin-Mangel/-Überschuss 399
Biotinstoffwechseldefekte 431
Bioverfügbarkeit 23
BiPAP 1077, 1102
Birbeck-Granulom 335
Birmingham Vasculitis Activity Score 164
Bizytopenie 287, 316
Blasenbilharziose 96
Blasenkarzinom 147
Blasenmole 637
Blastenkrise 278
Bleinephropathie 926
Bleomycinintoxizität 1004

Blind-loop-Syndrom 399
Blindsacksyndrom 299
B-lineage specific activator protein (BSAP) 273
Bloating 633
Bloom-Syndrom 355, 1606
Blutbild, peripheres 274
Blutbildveränderung 41, 329
Bluter 373
Blutfett 1198
Blutgasanalyse 985
Blutgerinnung, plasmatische 275
Bluthochdruck 1146
– Gewichtsreduktion 1150
– im Alter 1157
– Kochsalzbeschränkung 1150
Blutkomponententherapie 287
Blutprodukt 251
Blutstammzelle, periphere 272
Blutstammzelltransplantation, allogene 285
Blutstillung, endoskopische 727
Bluttransfusion 306
Blutung
– akute gastrointestinale 728
– intrazerebrale 1206
– pontine 1207
– zerebelläre 1207
Blutungsanämie 1579
Blutzellersatz 320
Blutzellzählung 274
Blutzuckerwert 410
BNP 1098, 1102
Bobath-Konzept 1303
Body Mass Index 391
Bonner-Schema 377
BOOP-Syndrom 1006, **1008**
Borderline-Myokarditis 1186
Borderline-Störung 1321
Borrelia burgdorferi 62, 1446
Borrelien 110, 1189, 1620
– Serologie 157
Botulimus 1288
Bouchardarthrose 533
Brachytherapie 207
Bradykinese 1216
Bradyphrenie 1410
Brain natriuretic peptide (BNP) 1098, 1102
Bridging-Nekrose 824
Brief recurrent depression 1334
Brockenbrough-Phänomen 1126
Bronchialkarzinom 265, 378

– nichtkleinzelliges 263, 266
Bronchiektase 116, **995**, 1016
Bronchiolitis 56, **992**
– im Kindesalter 1632
– konstruktive 993
– obliterans 993
Bronchitis 985
– akute 988
– chronisch-obstruktive (COPD) 990, 1081
– – berufsbedingte 1078
– einfache chronische 989
– obstruktive im Kindesalter 1632
Bronchographie 997
Bronchopneumonie 56
– im Kindesalter 1631
Bronchoskopie 1057
Bronzediabetes 813
Broviac-Katheter 808
Brucella abortus 530
Brucellose 57, 824
Brudzinski-Zeichen 1478
Brugada-Syndrom 1096
Brusterkrankung, benigne 642
Brustkrebs (s. auch Mammakarzinom) 195
– Früherkennung 196
Bruton-Tyrosinkinase (BTK) 127
Bruxismus 1374
Btm-Rezept 258
Buckley-Syndrom 324
Budd-Chiari-Syndrom 307, 865
Bulbus-cavernosus-Reflex 624
Bulimia nervosa (BN) 1380
Bulimie 397
Bunyaviridae 68
Burkholderia cepacia 1021
Burkitt-Lymphom 359
Burkitt-Zelltyp 359
Bursitis 437
Bypassanlage 170
Bypass-Arthritis (s. auch Dermatitis-Arthritis-Syndrom) 537
Bystander-Effekt 263
B-Zelldefekt im Kindesalter 1603
B-Zell-Lymphom, großzelliges 724

C

Café-au-lait-Fleck 494
CAG-repeat 619
Campylobacter 1619

- Enteritis 794
- jejuni 734, 824
Canale-Smith-Syndrom 1608
Cancer-Testis-Antigen 194
Candida
- albicans 249, 509, 684
- krusei 249
- species 75, 79
CAPD 104
CAP-FEIA-Test 133
Capgras-Syndrom 1390
Capillary leakage 53
Carboxylasedefizienz, multiple 127
Carcinoma in situ
- duktales (DCIS) 197
- lobuläres (LCIS) 197
CARD 193
Carlens-Tubus 1009
Carney-Komplex 596
Caroli-Syndrom **876**, 889
Carpenter-Syndrom 589
Carrión-Erkrankung 60
Cartilage-Hair-Syndrom 1601
Case Management (CM) 1328
CAST-ELISA 134
CATCH 22 1605
Cava-Filter 1176, 1513
Ceiling-Effekt 1301
CF (s. auch zystische Fibrose) 1636
- Gentherapie 1023
c-fos-Protoonkogen 494
CFTR 449
- Gen 1015
Chagas-Krankheit 825
Charcot-Marie-Tooth Typ 2B1 460
Charles-Bonnet-Syndrom 1391, 1412
Chediak-Higashi-Syndrom 128, **325**, 1601, 1602
Chemical-Shift-Analyse 605, 613
Chemoembolisation 759
Chemoprophylaxe 40
Chemotherapie, antibakterielle 43
Chiasmasyndrom 551, 556
Chlamydia
- pneumoniae 530, 1029
- trachomatis 530
Chlamydien 1618
Chloasma 643
Chloridpermeabilität 1015
Chloridverlustsyndrom 1502
Chlormadinon 145
Chlorom 316
Choanalatresie 573

Cholangitis, primär sklerosierende 765, 773, **830**, 875
Choledochotomie 874
Choledochuszyste 876
Cholera 733, 1620
- pankreatische 758
Cholestase 753, 754, 829, 879
Cholezystektomie 871
Cholezystitis, akute akalkulöse **874**, 1495
Cholezystolithiasis 450, 872
Chondritis des Ohres 183
Chondrodysplasia punctata 494
Chondrodysplasie, metaphysäre 1601
Chondrokalzinose 500–503
Chondromalazie 496
Chorea 1211, 1216
- Huntington 1298
- Westphal-Variante 1220
- minor (Sydenham) 524, 1671
Choreoathetose 440, 1298
Chorioamnionitis 1555
Chorionkarzinom 637
Chorioretinitis 1237, 1624
Chrispin-Score 1019
Chromatin 297
Chromoendoskopie 731
Chromogranin A 892
Chromosom 20p 13 561
Chromosomenaberration 316
- angeborene numerische 615
Chromosomenanomalie, strukturelle 619
Churg-Strauss-Syndrom 161, 162, 173, **176**, 700, 920, 982, 1006, **1007**
- Remissionserhaltung 176
Chvostek-Zeichen 667
Chylothorax 1010, 1071
Cimicifuga racemosa 648
Cl_{kr} 27
Clearance, hepatische 26
Clérambault-Syndrom 1390
Climacterium praecox 629
Clinitest 472
CLL 262, **343**
Clonidinsuppressionstest 605
Clonorchis sinensis 889
Clostridium
- difficile 1495
- - Kolitis 794
- perfringens 108
- tetani 58
Clusterkopfschmerz 1263

- chronischer 1264
- episodischer 1264
- Prophylaxe 1268
- Provokationstests 1265
- Sauerstoff 1270
CML 265, **276**
- BCR/ABL-negative 278
- Ph-negative 278
CMV 69, 684, 823, 1474
- Infektion 78
- Retinitis 78
Cochrane Collaboration 12
Cochrane Library 9
Codein 15
Colitis
- Crohn 768
- ulcerosa 761, 830, 876, 1494
- - bei Kindern 765
- - chronisch aktive 764
- - Ernährung 766
- - im Kindesalter 1580
- - Psychotherapie 766
- - Schwangerschaft 766
Collapsing glomerulopathy 913
Colony-stimulating factor (CSF) 51, 273
Coma
- diabeticum **1525**, 1593, 1596
- hepaticum 1492
Common variable immunodeficiency (CVID)
- im Kindesalter 1604
Computertomographie in Mehrschichttechnik, periphere quantitative 486
Condylomata lata 61
Conjunctivitis sicca 147, 149
Conn-Adenom 602, 612
Conn-Syndrom 600
Continuous positive airway pressure (CPAP) 992, 1102, 1474
Coombs-Test, direkter 305
COPD 998, 1053, 1467
Cor pulmonale 450, 627, 1014, 1027, 1048, 1049, **1182**
Corpus luteum 627
- Insuffizienz 629
Cot death 1689
Cotard-Syndrom 1390
Cowden-Syndrom 781, 783
Coxiella burnetii 64
Coxsackie-Virus 1449
- A 1610
- B 823

CPAP (continuous positive airway pressure) 992, 1102, 1474
– Maske 971
Craving 1351
Crescendo-Decresendo-Nystagmus 1276
CREST-Syndrom 157, 1005, 1052
Creutzfeld-Jakob-Krankheit 375, 1408
CRH-Test 598
Crispin-Norman-Score 450
Critical appraisal 8
Critical-illness-Polyneuropathie 655, 1305
Crohn-Gastritis 700
Crohn's Disease Activity Index (CDAI) 767, 768
Cross dressing 656
CSE-Hemmer 421
CTEPH (s. auch Hypertonie, chronisch-thromboembolische pulmonale) 1052
CUP-Syndrom 243
Curschmann-Steinert-Syndrom 1122
Cushing-Adenom 596
Cushing-Schwelle 165, 166
Cushing-Syndrom 464, 609, 613
– ACTH-abhängiges 596
– ACTH-unabhängiges 596
– iatrogenes 603
– nahrungsabhängiges 596
Cutis laxa 1674
Cystic fibrosis transmembrane regulator (CFTR) 449
Cytochrome 441
Cytochrom-P-450-(CYP-)Enzym 14, 16, 24, 30, 416
– 2D6 14
– 3A4 24
Cytosindeaminase (CDA) 263

D

Dacron-Graft 1162
Darmdopplung 809
Darmerkrankung, chronisch-entzündliche 537, **735**
– im Kindesalter 1580
Darmschleimhaut 738
Darmsterilisation 427
Darmtuberkulose 736
Darmwandbiopsie 746
Daten, binäre 18
Dawn-Phänomen 411

D-Dimere 52
– Konzentration im Plasma 1042
Debré-de-Toni-Fanconi-Syndrom 431, 1663
Decarboxylierung, oxidative 424
Deeskalationstherapie 46
Defäkation 800
Defekt
– der humoralen Immunantwort 77
– enzymatischer 13
Defibrillation 1094, 1460, 1461, 1564
Defibrillatorimplantation 1127
Degeneration
– frontotemporale 1407
– kortikobasale 1212, 1407
Dehydratation 1599
Dehydroepiandrosteron (DHEA) 595, 612
Dekubitalulzera 107
Delir 1411
Delirium 1516
– tremens 1355, 1395
Delta-Aminolävulinsäuredehydratase-Defizienz-Porphyrie 444
Demenz 1406
– bei infektiösen Erkrankungen 1411
– bei multiplen Infarkten 1410
– bei potentiell reversiblen Erkrankungen 1411
– bei zerebrovaskulären Erkrankungen 1410
– senile 647
– zerebrovaskuläre 1408
Demenzerkrankung 1316, 1319, **1395**
– nichtmedikamentöse Behandlung 1401
Demers-Katheter 949
Denguefieber 824
Denkstörung
– formale 1344
– inhaltliche 1345
Dense body 326
Dense deposit disease 916
Densitometrie 486
Dent-Erkrankung 932, 1663
Dentinogenesis imperfecta 1673
Denys-Drash-Syndrom 929, 935
Depersonalisation 1345
Depression 1195, 1312, **1332**, 1363
– pharmakogene 1334
– saisonale 1333
– wahnhafte 1314
Depressionstherapie, behaviorale 1338

Derealisation 1345
Dermatitis
– herpetiformis Duhring 1435
– intertriginöse 392
– periorale 1425
Dermatitis-Arthritis-Syndrom 537
Dermatomykose 1622
Dermatomyositis **151**, 187, 1005, 1432
– amyopathische 151
– juvenile 152, 1671
– Malignomen 153
– medikamentenassoziierte 152
– paraneoplastische 153
Dermatophytose 1622
Dermatose
– neutrophile 1429
– subkorneale pustulöse (SPD) 1434
Dermatozoenwahn 1391
Descensus uteri et vaginae 646
Desmoid 782
Dexamethasonkurztest 597, 598, 612
Dezelerationstrauma 1162
DHEA 595
Diabetes 453
– insipidus 561, 1664
– – im Kindesalter 1598
– – nephrogener 931
– mellitus 40, 396, 402, 450, 555, 652, 1198, 1202
– – Folgeerkrankungen 403
– – im Kindes- und Jugendalter 1595
– – Insulintherapie 411
– – lipatropher 462
– – renale Schädigung 917
– – Schwangerschaft 636
– – Typ 1 581
Dialyseverfahren 946
Diamond-Shwachman-Syndrom 1600
Diarrhö 159, 299, 437, 750
– akute infektiöse 732
– chologene 453
– chronische 116, 795
– forcierte 1536
– invasiv-zytotoxische 734
– sekretorische 734
– wässrige 774
Diät
– proteinreduzierte 430
– purinarme 440
Diathese 373
– hämorrhagische 326, 364, 373
– thrombophile 373
Diättagebuch 796

Diätverordnung 393
DIC 52, 252, 253
Dickdarmtumor, maligner 784
DIDMOAD-Syndrom 561
Differentialzentrifugation 186
DiGeorge-Syndrom 118, 666, 1605
Dihydropteridinreduktase (DHPR-)
  Mangel 1586
2,8-Dihydroxiadenurie 946
2,8-Dihydroxyadeninlithiasis 440
Diphtherie 978, 1189, 1620
– Impfung 1627
Diphtheriekrupp 1631
Dip-Plateau-Phänomen 1123
Disability 1302
Disease Extent Index (DEI) 164
Distention 1047
Distress-Syndrom
– akutes respiratorisches (ARDS) 1056
– respiratorisches (RDS)
– – beim Neugeborenen 1678
Diszitis 541
Diurese, forcierte 1537
Divalent Metal Transporter 1 290
Diversionsstoma 765
Divertikelblutung 776, **779**
Divertikelkrankheit des Kolons **775**
Divertikulitis **775**, 776
– perforierende 776
Divertikulose 775
DNA
– Idiotypimpfstoff 261
– Inhibition 192
– Methylguanin-Methyltransferase 264
– Polymerase 192
– RNA-Antisense-Strategie 264
DN-ase (Dornase) 454
Domäne, Caspase-rekrutierende (CARD) 193
Donorlymphozyten-Infusion (DLI) 262
Doppelenergie-Röntgenabsorptiometrie 486
Dornase 454
Dottersackformation 271
Double-bind-Hypothese 1343
Downbeat-Nystagmus-Syndrom 1277
Down-Syndrom 355, 638
Drehschwindel 1272
– anhaltender 1275
Dreimonatsspritze 638, **643**
Dreitagefieber 1613
Drop attack, vestibuläre 1273

Druck, positiver endexspiratorischer
  (PEEP) 1059
Druckdiurese 942
Druckgradient, transaortaler 1111
Drug fever 73
Duchenne-Muskeldystrophie 1287, 1672
Ductus arteriosus Botalli, persistierender
  (PDA) 147, 1178
– im Kindesalter 1640
Dudeck-Syndrom 1281
Dumping-Syndrom 721
Dunhill-Operation 572
Dünndarm
– Adenokarzinome 756
– Dysmotilität 744, 745
– Metastasen 756
– normale Motilität 745
– Peristaltik 744
– Transplantation 753
– Tumoren 755
– bakterielle Fehlbesiedelung 737, 754
Dünndarmerkrankung 732
– im Kindesalter 1575
Dünndarmmammometrie 746
Dünnschichtchromatographie 424
Duodenalatresie 1571
Duodenalstenose 1571
Duodenalulkus 697
Duodenalvarize 728
Duodenitis 702, 715
Duodenopankreatikotomie 731, 759
Duodenoplastie 748
Duodenotomie 713
Durchflusszytometrie 271, 274
DXA (Doppelenergie-Röntgen-
  absorptiometrie) 486
Dysäquilibriumsyndrom 950
Dysbetalipoproteinämie, familiäre 418
Dysfunktion, erektile 415, 597, **623**
Dysgerminom 217
Dyskeratosis congenita 1601
Dyskinesie
– hyperkinetische 1216
– ziliäre 999
Dyskrinie 1474
Dyslipidämie 405, 422
Dysmenorrhoe 626, 632, 642
Dysostose, metaphysäre 494
Dyspepsie 695
– funktionelle 698, **714**
Dysphagie 58, 233, 681, 683
– maligne 692
Dysplasie 220, 765

– arrythmogene rechtsventrikuläre 1128
– arteriovenöse 1676
– bronchopulmonale (BPD) 1555
– – beim Neugeborenen 1678
– fibröse **493**, 1673
– – monoostotische Form 494
– kapilläre 1676
– kombinierte 1676
– lymphatische 1676
– mandibuloakrale 460
– progressive diaphysäre 494
– spondylepiphysäre 494
Dyspnoe 154, 854, 1057, 1098, **1466**
Dyssomnie, intrinsische 1074
Dyssynchronie, pankreatikozibale 883
Dysthymia 1340
Dystonie 1211, 1216, 1296
– vom Typ Segawa 1671
Dystrophia myotonica 1122
Dystrophie
– intrauterine 428
– pränatale 1690

E

E_{max}-Modell (Hill-Modell) 19
Eagle-Effekt 1115
Ebola-Virus 824
Echinococcus
– granulosus 72, 1623
– – Hydatidenzyste, ossäre 509
– multilocularis 72, 1623
Echinokokkose 72
EEG-Biofeedback-Verfahren 1243
Effekt, kolloidosmotischer 54
Effektocaspase 193
Efficacy 20
Ehlers-Danlos-Syndrom 372, 494, 1164, 1674
Ehrlichia chaffeensis 64
Eifersuchtswahn 1390
Einkommensmaximierung 4
Einschlafmyoklonie 1374
Einschlusskörpermyositis 151
Einschwemmkatheter 1050
Einzelstrang-RNA-Genom 68
Eisenchelattherapie 306
Eisenmangel
– in der Pubertät 296
– in der Schwangerschaft 296
– Ursachen 292

Sachverzeichnis

Eisenmangelanämie **290**, 312
– im Kindesalter 1645
Eisenmobilisationsstörung 312
Eisenstoffwechsel 291
Eisensubstitution 295
Eisentherapie, parenterale 295
Eisenüberladung 289, 814
Eisenüberschuss 401
Eiweißexzess 426, 852
Ejakulatanalyse 619
Eklampsie 573, 1520, 1522
Ektasie, gastrale antrale vaskuläre 846
Ekthyma 1446
Ekzem, atopisches 132
Ekzema herpeticatum 1611
Elektroanatomie 1293
Elektrokonvulsionstherapie 1338
Elektrokrampftherapie 1393
Elektrolytbedarf im Kindesalter 1566
Elektrospraytandemmassen-spektrometrie 425
Elektrotherapie 497
Elliptozytose 305, 306
Embase 9
Embolektomie 805, 1046
Embolie, mesenteriale 805
Embryotransfer (ET) 621
Emery-Dreifuss-Muskeldystrophie 460
Emesis 1542
– induzierte 1535
Emphysembullae, subpleurale 1070
Empty-sella-Syndrom 548
Enchondrom 493
Enchrondromatose 494
Endgröße, voraussichtliche 1699
Endocarditis fibroblastica Löffler 323
Endokardfibroelastose 1118
Endokarditis 141, 1113
– beim Karzinoidsyndrom 1119
– im Kindesalter 1643
– infektiöse 60, 1114
– kulturnegative 1117
– nach Implantation prothetischen Materials 1118
– Prophylaxe 40
– – im Kindesalter 1643
Endokrinologie
– bei Schwerstkranken 650
– Kinder 1593
Endolymphhydrops 1272
Endometriose 642
Endometriumkarzinom 226, 648

– Ovulationshemmer 643
– Scheidenrezidive 228
Endomyokarderkrankung, eosinophile 1124
Endomyokardfibrose 323, 1119
Endotheliose, glomeruläre 1520
Endozytose 491
Energiebedarf im Kindesalter 1566
Engpasssyndrom 1284
Enostose 492
Entamoeba histolytica 97
Entbindung 1551
Enteritis, akute 1575
Enterobius vermicularis 1623
Enterokokken, Vancomycin-resistente (VRE) 83
Enterokokkus 507, 1115
Enterokolitis, nekrotisierende 397
Enteropathie 86
– glutensensitive 537
Enterotoxin 733
Enterovirus 1610
Enterozyten 291
Enthesitis 527, 531, 534
Entspannungsverfahren 1322
Entzügelungshyperprolaktinämie 552
Entzündung, gangränöse 106
Entzündungsreaktion 41
Enuresis nocturna 1374
Enzephalitis 1208
Enzephalomyelitis, nekrotisierende 61
Enzephalopathie 323, 429, 821, 866, 1357
– bovine spongiforme (BSE) 375
– hepatische **849**, 867, 1492
– – akutes Leberversagen 853
– urämische 909
Enzym, polymorphes 16
Eosinopenie 59
Eosinophil cationic protein (ECP) 134, 156, 161
Eosinophilenleukämie (CEL) 282
Eosinophilie 96, 176, 282, **322**
Epidermolysis bullosa acquisita 1435
Epiglottitis im Kindesalter 1629
Epilepsie 1239
– Chirurgie 1244
– im Kindesalter 1665, 1667
– Kontrazeption 1244
– Schwangerschaft 1244
Episode, manische 1339
Epispadie 966
Epistaxis 365

Epstein-Barr-Virus 310, 348, 355, 365, 823
– Infektion 69
– – im Kindesalter 1612
Erbrechen 255
– antizipatorisches 251
– verzögertes 250
Ergotherapie 498, 1304, **1328**
Erguss
– exsudativer 1070
– maligner 1072
Erhaltungstherapie 955
Erkrankung
– arbeitsbedingte 1078
– arterielle thrombotische 434
– chronische myeloproliferative 275
– depressive 1332, 1391
– des peripheren Nervensystems 1279
– gastrointestinale beim Neugeborenen 1679
– gerontopsychiatrische 1389
– hepatobiliäre 754
– hereditäre neuromuskuläre im Kindesalter 1671
– immunologische im Kindesalter 1599
– kardiovaskuläre im Kindesalter 1638
– lymphoproliferative im Kindesalter 1608
– neonatologische 1551
– neurodegenerative 1407
– neuromuskuläre 1122, 1286
– nicht klassifizierbare chronische myeloproliferative (CMPE) 282
– schizophrene 1314
– sexuell übertragbare 1451
– venöse thrombotische 434
Ernährung
– Kurzdarmsyndrom 808
– parenterale 397
– im Kindesalter 1565
Ernährungsprotokoll 392
Ernährungssonde 810
Ernährungsstörung im Kindesalter 1559
Ernährungstherapie 420
– im Kindesalter 1682
Erreger
– ephaptische Übertragung 1274
– Nachweis 41, 42
– Reservoir 39
– Übertragungsmodus 39

Erschöpfungssyndrom, postpsychotisches 1347
Ertrinkungsunfall 1504
Erysipel 106, 1446
Erysipeloid (s. auch Schweinerotlauf) 1447
Erythem 152
Erythema
– elevatum diutinum 178
– infectiosum 1613
– marginatum 524
– migrans 62, 1620
– nodosum 170, 180, 1426, **1427**
Erythroblastopenie (s. auch pure red cell anemia) 70
Erythroleukämie 317
Erythrompoetinmangel 296
Erythropoese 280, 294, 314
Erythrozytenenzym 304
Erythrozytenkonzentrat 252
Erythrozytenverlust 290
Escherichia coli 1619
Essstörung 397, **1379**
ESWL 872, 883, 945
Eulenaugenzelle 70
Euler-Liljestrand-Reflex 1048, 1100
Euthyreose 566, 571, 577, 578
Euuthyroid sick syndrome (ESS) 651
Evaluationsforschung, ökonomische 6
Evasionsfaktor 41
Evidenzgrad 9
Evidenzstärke 9
Ewing-Sarkom 246, 541
Ewing-Tumor 1652, 1653
Exanthema subitum 1448
Exazerbation, akute 998
Exit-site-Infektion 948
Ex-juvantibus-Therapie 90
Exner-Schutzreflex 728
Exophthalmus 549
Exoskelett 153
Exostose 492
– hereditäre multiple 493
Exotoxin, plasmidkodiertes 58
Exsikkose 561, 562
Exsudat, pleurales 1070, 1071
Extended-field-Bestrahlung 340
Extraktion, endoskopische 729
Extrasystole, ventrikuläre (VES) 1092
Extrasystolie, atriale (AES) 1087
Extrauteringravidität (EUG) 636
Extremitätenischämie 168

F

FAB-Massenspektrometrie 425
Facio-oral-tract therapy 1306
FACS-Analyse 271
Fadenwurm 96
Faktor, koloniestimulierender (CSF) 273
Faktor-IX-Mangel 253
Faktor-V-Mangel 253
Fallkontrollstudie 32
Fallot-Tetralogie 1163, 1178
– im Kindesalter 1640
Falxmeningeom 1250
Familienintervention 1329
Fanconi-Bickel-Syndrom 460
Fanconi-Syndrom 472, 1055
– renales 460
FAP 755, 781, 784
– attenuierte (AAPC) 781
Farnesylpyrophosphatsynthase 491
Fastenhypoglykämie 1527
Faszettgelenkarthritis 505
Fasziitis, nekrotisierende 106, 1447
Fatigue 313
Fauci-Schema 145, 165–167
Favismus 1645
Fazialisparese, periphere 1620
– akute 1671
Fehlbildung, angeborene dysplastische zystische 1661
Fehlernährung 394, 418, 428
Feigwarze 801
Feinnadelkatheterjejunostomie (FKJ) 810
Feldkanzerisierung 238, 242
Felty-Syndrom 512
Feminisierung, testikuläre 622, 629
Ferritin 291
Ferritinspiegel 73, 307
Ferroportin 1 291
α-Fetoprotein (AFP) 429, 638
Fettabsaugung 394
Fettembolie 308
Fettgewebsnekrose 878
Fettgewebsverlust 460
Fettleber 448, 450, 474
– alkoholbedingte 833
Fettnekrose
– akute noduläre 464
– disseminierte 464
Fettsäure, mitochondriale Oxidation 1588

Fettstoffwechselstörung 418
– Ernährungstherapie 420
Fettsucht, androide 1148
Fibrinmonomere 52
Fibrinolyse 1045, 1133, 1134
– erfolglose 1135
Fibrinolyseinhibitor, Thrombin-aktivierbarer (TAFI) 51
Fibrinolysetherapie 385
Fibrodysplasie 493
Fibroelastom 1179
Fibromyalgie 158
Fibromyalgie-Syndrom (FMS) 538
Fibrose 150
– periportale (s. auch Tonpfeifenstielfibrose) 95
– zystische **448**, 1014
– – Ernährungstherapie 453
– – experimentelle Therapieansätze 454
– – im Kindesalter 1636
– – Infektprophylaxe 451
– – Leberzirrhose 453
– – Mekoniumileus 453
– – Osteoporose 453
– – Physiotherapie 451
– – Sekretdrainage 451
Fieber
– neutropenisches 249
– rheumatisches **523**, 1617
– undulierendes 57
– unklarer Ursache 72
– diagnostische Algorithmen 74
– empirische Therapie 74
– wolhynisches 59, 60
Fieberkrampf im Kindesalter 1666
Fièvre boutonneuse 64
Filtrationsrate, glomeruläre (GFR) 27, 29, 942, 943, 947
Fimbrien 733
Finanzierungsproblem 4
Fingerhämatom, paroxysmales 372
Fingerkuppennekrose 518
First liver pass effect 23, 30
Fischbandwurm 299, 399
Fischwirbel 486, 488
FISH-Methode 344
Fistel 772
– arteriovenöse 949
– enteroenterische 767
– enterokutane 767
– erworbene pulmonal-arteriovenöse 1055

– kongenitale arteriovenöse 1055
– pulmonal-arteriovenöse 1055
Fisteltherapie 1582
Five-Factors-Score 172
Fixermalaria 100
Flammenphotometrie 1016
Flar-up-Effekt 635
Fluoreszenz 61
Fluorid
– Mangel 401
– Überschuss 401
Flush, maligner 895
Fluoreszenz-in-situ-Hybridisierung 344
FNH 642, **838**
Foetor alcoholicus 1542
Fogarty-Katheter 1169
Fokal 912
Folie à deux 1390
Follikulitis 180, 1446
Folsäuremangel 298, 299, 399
Folsäuremangelanämie 301
Folsäureüberschuss 399
Fontan-Hämodynamik 1179
Food-frequency-Bogen 392
Foramen ovale
– offenes 1203
– persistierendes offenes 1199
Foramen-Monroi-Blockade 552
Formatio reticularis 1476
Formuladiät 397
Forrest-Klassifikation 704
FOTT (facio-oral-tract therapy) 1306
Fournier-Gangrän 107
Fragmentationssyndrom 310
Francisella tularensis 59
Freifahrermentalität 3
Fremdkörperaspiration 1634
Fremdkörperextraktion
– aus dem Duodenum 728
– aus dem Magen 728
– endoskopische 694
Fremdkörperingestion 1572
Fremdspenderknochenmark-
 transplantation 288
Frenzel-Brille 1275
Fresh frozen plasma (FFP) 253, 310, 370
Friedewald-Formel 419
Friedreich-Ataxie 1122
Frischplasma (s. auch fresh frozen plasma) 371
Frühabort 637
Früh-Dumping 721

Frühgeborenenapnoe 1555
Frühgeborenenretinopathie 1555
Frühgeborenes
– Atemnotsyndrom 1679
– Erkrankungen 1554
Frühgravidität 636
Frührehabilitation, neurologische/neuro-
 rochirurgische 1305
Frühsommermeningoenzephalitis
 (FSME) 1237
– Impfung 1628
Fruktose-1,6-Diphosphatasemangel 474
Fruktoseintoleranz, hereditäre 473
Fruktosestoffwechselstörung 473
Fruktosurie, benigne 473
Fuchsbandwurm 1623
Fuchs-Rosendahl-Kammer 960
Fumarylacetoacetase 429
Fünftagefieber (s. auch wolhynisches Fieber) 60
Fungämie 83
Funktionsstörung, somatoforme
 autonome 1367
FUO
– HIV-Infektion 73
– nosokomiales 73
Furunkel 106, 1446
Furunkulose 325
Fusobacterium nucleatum 1036
Fuß, diabetischer 106, **415**
Fußheberschwäche 1280

G

G1-Tumor 217
Gaenslen-Zeichen 511
Gait ignition failure 1216
Galaktokinasemangel 471
Galaktorrhoe 552
Galaktosämie 423, **471**
– klassische 471
Galaktose-1-phosphat-Uridyltransferase-
 mangel 471
Galenik 23
Galerina 831
Gallenblase 871
– Hydrops 874
– Karzinom 889
Gallenblasendyskinesie 871
Gallenblasen-Sludge 879
Gallenblasenstein 872
– Kolik 872

Gallengang
– angeborene Anomalie 876
– Atresie 876
– Hypoplasie 876
– Karzinom 876, **889**
Gallengangstein **873**, 878
Gallensäurenverlustsyndrom 750
Gallensteine 305, 557, 754, **872**
– Bildung 750
Gallenwegsdrainage 890
Galvanisation 497
Gamma-Knife 550, 599
Gammopathie unbestimmter Signifi-
 kanz, monoklonale (MGUS) 360
Ganglioneuromatose 603
Ganzhirnbestrahlung 1251
Gardner-Syndrom 235, 494, 755
Gardner-Turcot-Syndrom 781
Gasaustauschverfahren, extrakorporales 1060
Gasbrand 108, 1447
Gaschromatographie-Massen-
 spektrometrie 425
Gastrektomie 298, 354, 722
Gastric banding 394
Gastric mapping 724
Gastrinom 709, 742, 758, **894**
Gastritis 353, 586, **695,** 715
– antrumdominante 697
– atrophische 710
– chemisch induzierte 699
– chemisch reaktive 699
– chronisch atrophische 298, 896
– eosinophile 700
– granulomatöse 699
– H.-pylori-positive 697
– im Kindesalter 1574
– kollagene 700, 773
– lymphozytäre 700
– Sydney-Klassifikation 696
Gastroduodenitis 773
Gastroduodenoskopie 353, 696, 704
Gastroenteritis 734, 1575, 1619
Gastroenterologie im Kindesalter 1569
Gastroenterostomie 723, 730
Gastrointestinaltrakt, angeborene
 Krankheiten 1569
Gastroparese 53, **718**
Gastropathie 718
– exsudative 700
– portal-hypertensive 846
Gastroplastik, vertikale 394
Gastroskopie 299

Gastrostoma 426
Gastrostomie, perkutane endoskopische (PEG) 241, 809
Gatekeeper-Funktion 1367
GAVE-Syndrom 846
G-CSF 51
GDNF 1296
Gedächtnisstörung 1412
– nach Schädel-Hirn-Trauma 1412
Gedächtniszelle 84
Gefäßanomalie im Kindesalter 1674
Gefäßdysplasie im Kindesalter 1676
Gefäßpermeabilität 54
Gefäßverschluss, akuter 1143
Gegenpulsation, intraaortale (IABP) 1113
Gehirn 1302
Gelbfieber 823
Gelbkörperhormon (s. auch Chlormadinon) 145
Gelenkblutung 375
Gelenkborreliose 110
Gelenkersatz, endoprothetischer 499
Gelenkknorpel, hyaliner 495
Gelenkpunktion 519
Gelenksonographie 513
Gelenktrauma 519
Genitalhyperthrophie 462
Genitalulkussyndrom 1452
Genitalwarze 1454
Genmarkierung 263
Gentherapie 120, 258, 370, 454, 1023
– maligner Erkrankungen 262
Gentransfermethode 262
GEP-Tumor
– Gastrinom 758
– Glukagonom 758
– Karzinoide 757
– Somatostatinome 758
– VIPome 758
GERD 677
Gerinnung, disseminierte intravasale (DIC) 52, 252, 253
Gerinnungsfaktor 253
Gerinnungshemmung, orale 1175
Gerinnungsthrombus 380
Gerstmann-Sträussler-Scheinker-Krankheit 1408
Gesamtkörper-Clearance 25
Gesprächspsychotherapie, klientenzentrierte 1320
Gestagenimplantat 643
Gestagentest 629

Gestationsdiabetes 405
Geste antagonistique 1217
Gesundheitsökonomie 3, 7
Gewebe, mukosaassoziiertes lymphatisches (MALT) 724
Gewebeabrieb 496
Gewebehypoxie 314
Gewebeprobe 41
Gewichtsreduktion 393
Gewichtszunahme 391
Giardia lamblia 736
Giardiasis 97
Giardiose 736
Gicht 436, 490
Gichtanfall 438
– protrahierter 437
Gichtarthritis 500
Gichtniere 436
Giftelimination 1535
Giftinformationszentrale 1545
Gilles-de-la-Tourette-Syndrom 1671
Gingivahyperplasie 316
GIST 266, 756
Gitelman-Syndrom 930, 1664
Glasknochenkrankheit 1673
Glaukom 1266
Gleithernie 1571
Gliadin 738
Glial cell-line derived neurotrophic factor (GDNF) 1296
Glioblastom 1252
Gliom 1246
Globozoospermie 619
Globus pallidus 1211
Glomerulonephritis 33, 141, 150, 171, 181, 910, 1007
– akute postinfektiöse 1662
– chronische 1662
– idiopathische nekrotisierende 175
– im Kindesalter 1662
– membranoproliferative 915, 916
– membranöse 911, 914, 915
– mesangioproliferative 916
Glomerulosklerose, segmentale 912
Glossitis, atrophische 299
Glottisödem 1421
Glukagonom 894
Glukokortikoidosteoporose 485
Glukose-6-Phosphat-Dehydrogenasemangel 146
– im Kindesalter 1646
Glukosetoleranz, gestörte 555
Glukosetoleranztest 406

Gluten 738
Glykogenspeichererkrankung 456
– Enzymsubstitution 466
– Typ 1b 129
Glykoprotein 273, 365
GM_2-Gangliosidose 465
GM-CSF 322
Golddermatitis 516
Gonadendysgenesie 621
Gonadotropin
– Mehrsekretion 555
– Releasing Hormone (GnRH) 145, 615, 627
– – Pumpentest 616
– – Stimulationstest 616
Gonokokkus 1618
Gonorrhö 1451
Goodpasture-Syndrom 920, **921**, 1008
Gordon-Syndrom 930
Gottron-Papel 152
Gottron-Zeichen 152
Graft-versus-Host-Reaktion (GvHD) 118
Graft-versus-leukemia-Effekt 319
Gram-Färbung 49
Grand mal 1481
– Epilepsie 427
– Status 1244
Granulocyte-macrophage colony-stimulating factor (s. auch GM-CSF) 322
Granulom
– eosinophiles 335
– nichtverkäsendes 1024
Granuloma
– anulare 1428
– venereum 1454
Granulomatose 118
– chronische (septische) 127
– – im Kindesalter 1601
Granulomlast 1026
Granulopoese 280
Granulosazelltumor 217
Granulozyten
– CSF 273
– Defekt 117
– Hypersegmentierung 297
– neutrophile 326
Granulozytopenie 316, 320
Gräserallergie 136
Gregg-Syndrom 1610
Grenzkosten 4, 5
Grenznutzen 5
Griscelli-Syndrom 1606

Sachverzeichnis

Ground glass pattern 1002
Gruber-Widal-Reaktion 59
Guillain-Barrè-Syndrom 68, 1305, 1611, 1621
– akutes 1671
Gummibandligatur, endoskopische 847
Gumprecht-Kernschatten 344
Gürtelrose 1285
Guthrie-Karte 426
Gynäkomastektomie 623
Gynäkomastie 603, 618, **623**, 658

H

Haarzellenleukämie 248, 347
Haarzellleukoplakie 69
Haemophilus influenzae 1022, 1029, 1617
– Impfung 1627
Hakenwurminfektion 96, 1623
Halitosis 683
Hallux valgus 511
Halluzination 1216, 1345
Halluzinose 1390
– musikalische 1391
– taktile 1391
Haltetremor 1219
Häm 441
Hämangiom 1675
– im Kindesalter 1676
– kavernöses 838
Hämatemesis 708
Hämatochezie 779
Hämatologie im Kindesalter 1644
Hämatopoese **271**, 316
– extramedulläre 279
– Versagen 308
– zyklische 1600
Hämatothorax 1072
Hämaturie 376, 915
Hammerzehe 511
Hämochromatose 306, 448, 666, **813**, 1124
– Gen 445
Hämodiafiltration (HDF) 949
Hämodialyse 25, 905, **949**, 1537
– kontinuierliche venovenöse 951
Hämofiltration 25
Hämoglobin 304
Hämoglobinurie, paroxysmale nächliche (PNH) 288, 304, **307**
Hämolyse 1524
– bei Lebererkrankungen 311
– extrakorpuskuläre 309
– korpuskuläre 306
Hämoperfusion 1537
Hämophagozyte, familiäre 129
Hämophilie A 373
– im Kindesalter 1658
Hämoptyse 999, 1016, 1061
Hämorrhagie 838
– alveoläre 1007
– pulmonale 1058
Hämorrhoiden 800
Hämosiderin 291
Hämosiderose 285
Hämostase 373
Hand-Fuß-Mund-Krankheit 1449
Hand-Fuß-Syndrom 788
Handicap-Partizipation 1302
Hand-Schüller-Christian-Erkrankung 335
Hantavirusinfektion **68**, 925
Harninkontinenz 966
Harnsäure 436
Harnsäurenephrolithiasis 440
Harnsäurenephropathie 436, 939
– akute 440
Harnsäurestein 436, 945
Harnspeicherung 966
Harnstauungsniere 208
Harnsteinleiden 944
Harnsteinprophylaxe 946
Harnstoffzyklusdefekt beim Neugeborenen 1591
Harnwegsfehlbildung 934
Harnwegsinfektion 959
– asymptomatischer 960
– im Kindesalter 1625, 1664
– Katheter-assoziierte 79, 80
– komplizierte 962
– nosokomiale 80
– Reinfektion 961
– rekurrierende 962
Hartmetallfibrose 1082
Hartnup-Erkrankung 398, 432
Hasenpest 59
Hashimoto-Thyreoiditis 353, 581, 591, 595
Hausstauballergie 135
Hausstaubmilbenallergie 136
Hauteffloreszenz 445
Hautmilzbrand 61
Haut-Prick-Testung 984
Hauttest 1420
– In-vitro-Verfahren 133
– In-vivo-Verfahren 133
Hauttumor 1437
Hautvaskulitis 511
Hbe-Minus-Mutation 826
HCV-Infektion 833
Health Utility Index 6
Heberden-Arthrose 496, 533
Heimlich-Manöver 1505
Heimtherapie 123
Helicobacter
– pylori 715
– – Eradikation 295, 705, 717, 725
– – Infektion 352, 698, 701
– heilmannii
– – Infektion 698
HELLP-Syndrom 1519, 1520, **1523**
Hemiballismus 1298
Hemichorea 1298
Hemidystonie 1296
Hemihypästhesie 1194
Hemikolektomie 780
Hemikranie, chronische paroxysmale 1266
Heminthose 1623
Hemithyreoidektomie 572, 585
Hemmkörper 374
Hemmkörperelimination 377
Hemmkörperhämophilie 374
– erworbene 378
– im Kindesalter 1658
Heparinisierung 1045
Hepatikojejunostomie 845
Hepatitis 33, 380
– A 819
– akute 819, 1491
– alkoholbedingte 833
– B 820, 825
– – bei Neugeborenen 1557
– – Impfung 509, 1627
– – bakterielle 824
– C 94, 124, 822, 826
– – bei Neugeborenen 1557
– – Infektion 834
– cholestatische 820
– chronische infektiöse 825
– D 822, 826
– E 822
– F 823
– G 823
– im Kindesalter 1614
– infektiöse 819
– kryptogene 861

- TTV 823
- virale 293
Hepatokarzinogenese 840
Hepatomegalie 456, 474, 477
Hepatopathie 623
Hepatosplenomegalie 57, 279, 458, 465, 820
Hepatosteatose 172
Hepcidin-HFE-System 291
Hermaphroditismus verus 622, 656
Herpes
- genitalis 1453
- Infektion 344
- simplex (HSV) 823
- - bei Neugeborenen 1556
- - Enzephalitis 1236, 1481
- - im Kindesalter 1611
- - Infektion 1448
- - Läsion 90
- Typ-6-Virus im Kindesalter 1613
- zoster im Kindesalter 1611
Herpesvirus 69
Hers-Erkrankung 459
Hertel-Exophthalmometrie 575
Herzdruckmassage 1460, 1461
Herzerkrankung
- beim Neugeborenen 1679
- koronare 1138
Herzfehler
- angeborener 1639
- im Kindesalter 1640
- zyanotischer 1640
- azyanotischer 1640
Herzinfarkt 647, 1487, 1488
Herzinsuffizienz 323, 490, **1096**
- akute 1099
- chronische 1104
- - akute Dekompensation 1103
- diastolische 1108
- im Kindesalter 1638
Herzkatheter 1145
- akute Behandlung 1136
Herzklappenfehler 526
- akuter 1113
- chronischer 1109
- - dekompensierter 1112
- rechtsseitiger 1112
Herzkontusion 1181
Herz-Kreislauf-Stillstand 1459
Herz-Lungen-Maschine 1178
Herz-Lungen-Transplantation 159, 1108
Herzrhythmusstörung 136, **1087**, 1488

- im Kindesalter 1641
Herztod, plötzlicher 1094
Herztransplantation (HTx) 1108
Herztrauma 1180
Herztumor 1179
- Myxome 1179
- primärer 1179
- Sarkome 1179
- sekundärer 1180
Heterozygotentest 936
Hiatus leucaemicus 316
Hiatushernie 1571, 1574
Hickman-Katheter 1052
Hidden acidosis 54
Hidradenitis suppurativa 106
High density lipoprotein 418
High expressed emotion (HEE) 1343
High extraction drugs 23, 29
Hill-Modell 19
Hinton-Test 796
Hiob-Syndrom 324
Hirnabszess **1235**, 1479
Hirnatrophie 1392
Hirnblutung **1206**, 1555
Hirndrucküberwachung 1492
Hirnmetastase 1063
Hirnödem 821, 868, 1492, 1527
Hirnstammzeichen 1479
Hirnstimulation, tiefe 1294, 1297, 1298
Hirntumor im Kindesalter 1651
Hirsutismus 392, 631, 649, 659
Histaminfreisetzung 135
Histaminrezeptor 132
Histiozytosis X 334, 1002, **1009**
Histokompatibilitätsuntersuchung 275
HIV 83
- Enzephalitis 1236, 1408
- Enzephalopathie 1236
- Erkrankung
- - akute 85
- - Krankheitsbilder 86
- - Verlauf 86
- Infektion 67, **83**, 124, 534
- - im Kindesalter 1615
- - Primärprophylaxen 88
- - Tripeltherapie 91
- - Verlauf 85
- Nachweis 85
- Pharmakotherapie 84
- Vermehrungszyklus 84
HMB-45 1010
HNO-Karzinom 238
HNPCC 755, 784

Hochfrequenzkoagulation 1295, 1298
Hochfrequenzoszillationsbeatmung (HFO) 1554
Hochwuchs 1700
Hodenektopie 619
Hodentorsion, intrauterine 615
Hodentumor **209**, 619
- Rezidivtherapie
Hodgkin-Lymphom 315, 355, **337**
- im Kindesalter 1651
- Therapieschemata 341
Hodgkin-Reed-Sternberg-Zelle 337
Hoffmann-Tinel-Zeichen 1284
Holmes-Tremor 1298
Holocarboxylasesynthase 431
Homo oeconomicus 3
Homosexualität 656
Homozysteinämie 432
Homozysteinmetabolismus 432
Homozysteinurie 494
Honeymoon-Zystitis 959
Honigwabenlunge 154, 938
Horizontalnystagmus 1278
Hormon
- antidiuretisches (ADH) 561
- luteinisierendes (LH) 615
- Releasing Hormon (LHRH) 627
- trophisches 750
Hormonbehandlung, gegengeschlechtliche 658
Hormonexzess 563
Hormonmangel, Substitution 560
Hormontherapie 201, 208
Horner-Syndrom 1067, 1195, 1265
Hornhautulzeration 575
Host-defense-System 75
Hot flushes 645
HSV 1556
- Enzephalitis 1611
- konnatale Infektion 1611
HTLV-1 348
Hüftprotektor 487
Hundebandwurm 1623
Huntington-Krankheit 1407
HUS 252, 310, **370**
Hutchinson-Gilford-Progerie 460
Hydronephrose 1661
Hydrophobie 70
Hydrops fetalis 1613
Hydroxylapatit 500
- Ablagerung 501
21-Hydroxylase-Defekt 1598
Hydrozephalus 1209

Hygienemaßnahme 80
Hyperaktivitätssyndrom 588
Hyperaldosteronismus 600
– Dexamethason-suppressibler 601
– idiopathischer 600
Hyperalgesie, viszerale 794
Hyperammonämie 427, 430, 1592
Hyperandrogenämie 226, 642
Hyperbilirubinämie 816
Hypercholesterinämie 418–420
Hyperemesis gravidarum 652
Hypergastrinämie 702, 710
Hyperglykämie 404, 405, 867, 1525
Hyperglyzinämie 430
Hyperhidrosis palmaris 510
Hyperhomozysteinämie 398, 433, 434, 1199
Hyper-IgE-Syndrom 115, 117, **129**, 324
– im Kindesalter 1601
Hyper-IgM-Syndrom 127
– im Kindesalter 1604
Hyperinfektionssyndrom 96
Hyperinsulinämie 226
– postprandiale 410
Hyperkaliämie 905
Hyperkalzämie 205, **660**, 878
– familiäre hypokalziurische 665
– nach Nierentransplantation 665
– Schwangerschaft 665
– Vitamin-D-induzierte 662
Hyperkalziurie 668
Hyperkapnie 55, 971, 1016, 1059, 1466, 1502
Hyperketonämie 1525
Hyperkinesie 1210
Hyperkoagulabilität 380, 1205
Hyperkortisolismus 548, 549, **596**
Hyperlipidämie 418, 419
– gemischte 422
Hyperlipoproteinämie 878
Hypermenorrhö 292, 632
Hypermetabolismus 276
Hypernatriämie 55, 427, 561
Hyperostose **492**, 540
Hyperoxalurie 751, 932
– enterale 753
Hyperparathyreoidismus 490, 711, 751, 879
– primärer (pHPT) 660, 662
Hyperphenylalaninämie 423, **427**, 428, 429
– im Kindesalter 1584
Hyperphosphatämie 666

– chronische Niereninsuffizienz 670
Hyperplasie 305
– bilaterale mikronoduläre adrenale 600
– fokal noduläre (FNH) 642, **838**
– makronoduläre 596, 603
– mikronoduläre 596
– myeloische 279
– nodulär regenerative 839
Hyperprolaktinämie **551**, 632, 658
Hypersensitivitätsreaktion (s. auch Überempfindlichkeitsreaktion) 130
Hypersensitivitätsvaskulitis 178
Hypersomnie 1073, 1369, 1370
Hypersplenismus 311
Hypertension
– persistierende pulmonale beim Neugeborenen 1678
– portale 301, **846**
Hyperthyreose 401, **554**, 572, 582, 623
– amiodaroninduzierte 583
– familiäre, nichtimmunogene 577
– im Kindesalter 1597
– immunogene vom Typ Morbus Basedow 569
– jodinduzierte 579
– latente 577, 578
– manifeste 577, 578
– Schwangerschaft 573
– thyreotoxische Krise 589
– zentrale 554
Hypertonie 907
– arterielle 405, 604, **1146**, 1198
– – im Kindesalter 1643
– bei Diabetes mellitus 1158
– bei koronarer Herzerkrankung 1158
– bei Niereninsuffizienz 1158
– bei Nierenkrankheiten 1158
– bei Schwangeren 1158
– chronische thromboembolische pulmonale 1052, 1183
– essentielle 595
– hypokaliämische 600
– isolierte systolische 1147
– maligne 1147
– primäre pulmonale (PPH) 1183
– pulmonale 141, 159, 1014, **1047**
– refraktäre 1157
– renal bedingte im Kindesalter 1663
– renovaskuläre 919, 1148
Hypertonus 641
– schwangerschaftsinduzierter 1519
Hypertriglyzeridämie 418, 419, 421, 904

Hypertrophie, linksventrikuläre 908
Hyperurikämie 436, 438
Hyperventilation 671
Hyperviskositätssyndrom 187, 188, 1228
Hypervitaminose 1560
Hypervolämie 562, 904
Hypnose 1324
Hypnotherapie 1325
Hypogammaglobulinämie 124, 127
– transiente 123
– – des Säuglings 1603
Hypoglycemia unawareness 411
Hypoglykämie 411, 415, 456, 867, 1551
– bei Neugeborenen 1558
Hypogonadismus 552, 559, **615**
– hypogonadotroper 556
– idiopathischer hypogonadotroper 615
Hypokaliämie 55
Hypokalzämie 654, **666**
– bei Frühgeborenen 1559
– Hypomagnesiämie 669
Hypokinesie 1210
Hypokomplementämie, erworbene 1603
Hypomagnesiämie 654
– renale 931
Hypomenorrhoe 626, 632
Hypomotilität, postprandiale antrale 715
Hyponatriämie 56, 562
Hypoparathyreoidismus 588, 666
– Schwangerschaft 668
Hypophosphatämie 669, **671**, 672, 904
Hypophosphatasie 494
Hypophyse
– hämorrhagische Nekrose 554
– physiologische Vergrößerungen 547
Hypophysenadenom 547, 551
– GH-sezernierendes 555
– kortikotropes 550, 598
Hypophyseneingriff, transsphenoidaler 598
Hypophysenhinterlappeninsuffizienz 1530
Hypophysenkarzinom 548
Hypophysenmetastase 548
Hypophysenoperation, transsphenoidale 557, 558, 563
Hypophysentumor, Nachsorge 563
Hypophysenvorderlappeninsuffizienz 558, 1529
Hypophysitis 548
– lymphozytäre 592

Hypopyoniritis 180
Hyposensibilisierung 136, 138, 987
Hypospadie, perineoskrotale 622
Hypothalamus 547, 1381
Hypothermie 1505
Hypothyreose 559, 581, 595, 651, 1411, 1528
– im Kindesalter 1597
Hypotonie, orthostatische 415
Hypoventilationssyndrom 392
– alveoläres 1073
– zentrales alveoläres 1075
Hypovitaminose 1560
Hypoxämie 992, 1042, 1052, 1466, 1473, 1502
Hypoxie 58, 1016
Hysterektomie 218, 222, 227, 229
Hysteresis 21

I

Ich-Störung 1345
ICSI 621, 634
Idiosynkrasie 130
α-L-Iduronidase 465
IgA
– Defizienz 122
– Dermatose
– – intraepidermale neutrophile 1434
– – lineare 1435
– Mangel im Kindesalter 1603
– Nephritis 916
– Pemphigus 1434
IgG
– selektiver Subklassenmangel im Kindesalter 1604
– Subklassendefizienz 122
Ig-Substitutionstherapie 117, 123
Ikterus 305, 821, 885
Ileostomas 764
Ileozökalklappe 750
Ileus 397
Immunadsorption, klinische Durchführung 186
Immundefekt 40
– humoraler 120
– Knochenmarktransplantation 119
– neonatales Management 115
– primärer 115
– – Gentherapie 120
– schwerer kombinierter (SCID) 119, 1605

– – im Kindesalter 1606
– Selbsthilfegruppen 119
– X-chromosomaler schwerer kombinierter (XSCID) 126
Immundefektsyndrom, variables 115, 120
Immundefizienzvirus, humaner (s. auch HIV) 83
Immunglobuline 125
– Heiminfusions-Therapie 123
– hochdosierte intravenöse (IVIG) 121, 145, 155
– Sicherheit 124
– subkutane Verabreichung 122
– Zubereitung 124
Immunhämolyse 306
– medikamenteninduzierte 310
Immunisierung, aktive 40, 262
Immunkomplexablagerung, subepitheliale 914
Immunkomplexvaskulitis 171, 176
Immunmangelsyndrom 998
Immunneuropathie 1282
Immunozytom 348
Immunprophylaxe 40
– postexpositionelle 40
Immunrepertoire 40
Immunstatus 49
Immunsuppression 75
– initiale 955
Immuntherapie
– adoptive 193, 262
– aktive 259
– onkologische
– – Antikörpertherapie 193
– – Vakzinierung 194
– – Zelltransfer 193
– – Zytokintherapie 193
Immunthrombozytopenie (ITP) 252
– akute postinfektiöse im Kindesalter 1657
Immunthyreoiditis 829
Immunzytologie 274
Impairment 1302
Impetigo 106, 1145
– contagiosa 1446
– herpetiformis 1423
Impfkalender für Kinder 1627
Impfmaßnahme 40
Impfstoff
– rekombinanter 261
– synthetischer 161

Impfung
– bei einer HIV-Infektion 1629
– im Jugendalter 1627
– im Kindesalter 1627
Implantationstherapie, endoskopische 693
Impotenz 814
Independence Measurement, funktionelle (FIM) 1301
Indikationsimpfung 1628
Induratio penis plastica 624
Inerphasendermatitis 154
INF-γ-Rezeptormangel 1602
Infarkt
– lakunärer 1204
– striatolentikulärer 1194
Infektion
– abszedierende 106
– Allgemeinsymptome 41
– antibiotische Therapie 117
– bakterielle 1229, 1445
– – im Kindesalter 1616
– bei Immunkompromittierung 75
– Deeskalationstherapie 46
– der Nase und der Nasennebenhöhlen 977
– des Herzens 1185
– des Respirationstraktes 56
– Diagnostik 41
– durch Dermatophyten (Tinea) 1449
– durch grampositive Bakterien 1445
– durch Hefepilze 1450
– endogene 39
– Erregernachweis 41
– exogene 39
– Hygienemaßnahmen 80
– kongenitale 1556
– mit humanen Herpesviren (HHV) 1447
– mit humanen Papillomviren (HPV) 1448
– nosokomiale 39, 79
– parasitäre im Kindesalter 1623
– Schwangerschaft 40
– Sequenztherapie 46
– Stufentherapie 45
– Therapieversagen 46
– Tinea 1449
– Venenkatheter-assoziierte 79
– vertikale 1609
– virale 42, 118, 1447
Infektionskrankheit
– berufsbedingte 1084

– der Lunge 1084
– Disposition 39
– Exposition 39
– im Kindesalter 1609
– Neugeborenes 1679
– zyklische 56
Infektionsprophylaxe 40, 167
Infektionssuszeptibilität, erhöhte 76
Infertilität 450, **618**, 658
Influenza 68, 979
– Impfung 1629
Infrarotspektrometrie 440
Inhibitor 374
Injektionstherapie, endoskopische 693
Inkontinenz 159, **966**
Innenohrschwerhörigkeit 937
Insektengiftallergie 136
Inselzellantikörper (ICA) 404
Inseminationstherapie 621
Insertionsendopathie 496
In-situ-Hybridisierung 275
In-situ-Karzinom 220
Insomnie 1073, 1369
– fatale familiäre 1408
Inspiratory pressure support (IPS) 1474
Insuffizienz
– chronisch-venöse 1171
– endokrine 882
– exokrine 882
– kardiovaskuläre 1493
– polyglanduläre 591
– renale 1493
– respiratorische 452
Insulinhypoglykämietest (IHT) 560, 593
Insulinmangel 402
Insulinom 758, 760, **893**
Insulin-Pensystem 410
Insulinpumpentherapie 410
Insulinresistenz 654
Insulinresistenzsyndrom 402, 403
Integrität der Invasionsbarriere 39
Intention-to-treat-Analyse 10
Interface-Hepatitis 828
Intermediate extraction drugs 30
Intersexualität 622, 656, 1595
Intestinoskopie 353
Intoleranzreaktion 130, 1419
Intoxikation 1533
– urämische 904

Intractable diarrhea 1571
Intrakutantestung 134, 984
Intrauterin-Pessar 638
Intrinsic
– Activity 20
– Factor 298
– PEEP 1471
Invasin 41
Invasionsbarriere 40
In-vitro-Fertilisierung (IVF) 621, 633
In-vitro-Histaminfreisetzungstest 134
In-vitro-Stimulationstest 134
In-vitro-Studie 31
In-vitro-Test 1420
In-vivo-Studie 31
Involved-field-Bestrahlung 339, 340
Inzidentalom 548, 549, 598
IPS 1474
Iridozyklitis 528
Iritis 528, 534
Ischämie
– akute 1197
– – mesenteriale 802, 803, 1496
– chronisch-mesenteriale 806
– nonokklusive mesenteriale 803
– renale 919
– zerebrale 1193
Isosporidiose 90
Isovalerianazidurie 430
Isovaleryl-CoA-Dehydrogenasemangel 430
IVIG 145, 155
– Nebenwirkungen 122
– Verabreichung 121
Ixodes ricinus 62

J

Jactatio capitis nocturna 1374
JAK/STAT-Kaskade 273
Jak3-Defekt 119, **126**
Jarisch-Herxheimer-Reaktion 64, 1235, 1619
Jerwell-Lange-Nielsen-Syndrom 1095
Jetlag 1374
Jetventilation 1060
Jo-1-Syndrom 153
Jodmangel 401, 564, 577
Jodüberschuss 401
Jones-Kriterium 524

K

Kachexie 746
Kala-Azar 98, 99, 825
Kallmann-Syndrom 558, 615, 616, 629, 935
Kälteagglutininkrankheit 310
Kaltluftprovokation 984
Kalziumhydroxylapatit 485
Kalziummetabolismus 908
Kalziumoxalatkristall 503
Kalziumpyrophosphatkristall (KPPK) 500
Kammerflimmern 1461
Kammertachykardie 1093
Kanalolithiasis 1275
Kandidamykose, genitale 1450
Kandidiasis 325, 668
– autosomal-rezessive chronisch mukokutane 1606
– mukokutane 588
Kandidose 1450
Kanikolafieber 824
Kanzerogenitätsstudie, positive 31
Kapillarleck 54
Kaplan-Meyer-Plot 416
Kaposi-Sarkom 91
Kappakettendefekt im Kindesalter 1604
Karbunkel 106, 1446
Kardiolipinmikroflockungstest 61
Kardiomegalie 556
Kardiomyopathie 160, 476, 556, **1120**, 1123, 1187
– arrhythmogene rechtsventrikuläre 1128
– dilatative 1120
– – im Kindesalter 1643
– hypertrophe 1125
– medikamententoxische 1122
Kardioverter-Defibrillator, implantierbarer (ICD) 1107
Karditis 523, 524
Karotidodynie 170
Karotisendarteriektomie 1203
Karotisstenose 1202
Karotisthrombendarterektomie 1199
Karpaltunnelsyndrom 502, 512, 519, 1284
Kartagener-Syndrom 619
Karzinoid 757, 761
Karzinoidkrise 757, 892
Karzinoidsyndrom 604, **895**

Karzinoidtumor 985
Karzinom
– duktales 195
– fibrolamelläres hepatozelluläres 843
– GH-sezernierendes 555
– hepatozelluläres (HCC) 838
– Hypopharynx 239
– invasives 220
– kolorektales 265, 765
– kutanes neuroendokrines 1443
– lobuläres 195
– Oropharynx 239
– perihiläres 889
– spinozelluläres 1438
Karzinomsyndrom, hereditäres nichtpolypöses kolorektales (HNPCC) 784
Karzinosarkom 229
Kaschin-Krankheit 401
Katabolismus 652
Katarakt 471
Katatonie, perniziöse 1518
Katayama-Fieber 95
Katecholamintherapie im Kindesalter 1685
Katheterangioplastie, perkutane (PTCA) 170
Katheterbehandlung 1133
Katheterfragmention, perkutane transvenöse 1513
Katheterintervention 1145
Kathetersepsis 79
Katzenkratzkrankheit 59, 107
Kausalgie 1282
Kawasaki-Krankheit 161, **172**, 1616
Kayser-Fleischer-Kornealring 815, 816, 1221
Keilwirbel 486
Keimzelltumor 1068
– extragonadaler 209, 246, 247
– metastasierter 243
Kelchstein, stummer 944
Kelley-Seegmiller-Syndrom 436
Keratitis 575
Keratoconjunctivitis sicca 512
Kernig-Zeichen 1478
Keshan-Krankheit 401
Ketoazidose 430, 672, 969
– alkoholische 1499
– diabetische 1499, 1525
Ketonurie 652
Keuchhusten 1620
Keyhole limpet hemocyanin 261

Killerbakterien 106
Kimmelstiel-Wilson-Läsion 917
Kinase, zyklinabhängige 265
Kindstod, plötzlicher 1689
Kissing disease 823, 1612
Kissing-Phänomen 823
Klatskin-Tumor 889, 890
Kleiderläuse 60
Kleine-Levin-Syndrom 1380
Kleingefäßvaskulitis 163
Klinefelter-Syndrom 355, 615, 620, **621**
Klippel-Trenaunay-Syndrom 1675, 1676
Klitorishypertrophie 649
Knochen, adynamer 671
Knochenalterbestimmung 1595
Knochenbiopsie 486, 488
Knochenbrüchigkeit 485
Knochenerkrankung 908
Knochenmarkbiopsie 339
Knochenmarkdepression 86, 166, 586
Knochenmarkhistologie 274
Knochenmarkinsuffizienz 50, 347
Knochenmarkpunktion 356
Knochenmarkspender, HLA-gematchter 120
Knochenmarkstammzelltransplantation, haploidentische 120
Knochenmarktoxizität 191
Knochenmarktransplantation 116, 117, 119, 126–129, 275, 288, 319, 327, 469
– allogene 248, 448
Knochenmarkveränderung, megaloblastäre 302
Knochenmetastasen 204, 205
Knochensklerose 540
Knochentumor im Kindesalter 1653
Knochen-Turnover 646
– erhöhter 489
Knollenblätterpilzvergiftung 865, 1491
Knorpeldystrophie 494
Knorpelglättung 499
Knorpeloberflächenversiegelung 499
Knorpelregeneration 500
Knospe-Schema 345
Knötchen, subkutanes 524
Knötchenflechte 1425
Knotenreentrytachykardie, atrioventrikuläre 1092
Knotenstruma 577, 584
– euthyreote 567, 578
Koagulationsnekrose 1543

Koagulopathie 446, 821
Koalkoholismus 1356
Koarktation 1177
Köbner-Phänomen 1423, 1425
Kochsalzrestriktion 1150
Kohorten 32
Kolitis 1494
– ischämische 802, 806
– kollagene 774
– mikroskopische 773
Kollagenfibrose 282
Kollagenose 309
Kollagensynthese 1013
Koller-Test 400
Kolloidkörperchen 154
Kollumkarzinom 224
Kolonadenom, sporadisches 781
Kolonisation 39
Kolonisationsfaktor 733
Kolonkarzinom 786
– hereditäres nichtpolypöses (HNPCC) 755
Kolonpolypen 780
Koloskopie 294, 353, 779
Koma 1476
– hypoglykämisches 1527
– hypophysäres 559
– hypothyreotes 590
– meningeale Reizung 1478
– neurologisches Herdzeichen 1479
– nichtketoazidotisches hyperosmolares diabetisches 1527
– psychogenes 1481
– Verletzungszeichen im Kopfbereich 1478
Kommunikationstraining 1331
Kompartimentmodell 21
Komplementdefekt 129
– im Kindesalter 1602
Kompressions-Dekompressions-Herzdruckmassage (ACD-CPR) 1464
Kompressionsstrumpf 383
Kompressionssyndrom 1284
Kompressionswirbel 486
Konduktorin 374
Kondylom, spitzes 801
Koniotomie 1421
Konisation 222
Konjunktivitis 534, 575
Konsiliarpsychiatrie 1402
Kontaktlithotripsie, intrakorporale 946
Kontamination 39
Kontrastmittelunverträglichkeit 1422

Kontrazeption
– postkoitale 638, 644
– hormonale 638
Konversionsstörung 1367
Konzentrations-Wahrscheinlichkeits-Kurve 19
Konzentrations-Wirkungs-Kurve 18, 20
Kopf-Hals-Tumor 265
Kopfschmerz 1253
– im Kindesalter 1668
– medikamenteninduzierter 1262
– psychogener 1669
– sporadischer episodischer 1261
– vom Migränetyp 1669
– – im Kindesalter 1669
– vom Spannungstyp 1254, 1261, 1669
– – chronischer 1262
– – gehäuft episodischer 1262
– – im Kindesalter 1669
Kopfschmerzkalender 1255, 1265
Koproporphyrie, hereditäre 444
Koronarangioplastie, perkutane transluminale (PTCA) 1142
Koronarchirurgie 1143, 1146
Koronarinsuffizienz 1041
Koronarsyndrom, akutes 1102, 1103, 1138, 1143
Körperfettmasse 391
Körpergewichtsphobie 1564
Korpuskarzinom 226
Korsakoff-Syndrom 1357, 1395, 1412
Kortisol, freies 597
Kortisolresektion, autonome 612
Kortisoltagesrhythmik 597
Kostaufbau, enteraler 752
Kosten
– direkte 4
– inkrementale 4
– volkswirtschaftliche 4
Kosten-Effektivitäts-Analyse 5
Kosten-Minimierungs-Analyse 6
Kosten-Nutzen-Analyse 5, 6
Kostenvolldeckung 3
Krampfanfall 1517
Krankenhaushygiene 40
Krankheitskostenanalyse 6
Kreatinin-Clearance 27
Krebserkrankung
– berufsbedingte 1084
– der unteren Atemwege 1084
Krebstherapie, immuntherapeutische Strategien 258

Kretinismus 401
Krise
– hyperkalzämische 662
– hypertensive 606, 1159
– myasthene 1289
– thyreotoxische 589, **1528**
Kristallarthropathie 501, 506
Krupp
– rezidivierender 1631
– diphtherischer 1630
– rekurrierender 1630
– viraler 1630
Kruppsyndrom 1630
Kryapherese 187
Kryoglobulin 177
Kryoglobulinämie 1615
– Hepatitis-C-Virus-(HCV-)assoziierte gemischte 509
Kryotherapie 507
Kryptokokkenmeningitis 1237
Kryptokokkose 90
Kryptosporidiose 90
Kubitaltunnelsyndrom 502
Kugelbauch 486
Kugelzellanämie 305, 1646
Kumulationsfaktor 26
Kunstherz 1108
Kupfermangel 401
Kupferspeichererkrankung 815
Kupferüberschuss 401
Kupffer-Sternzelle 272, 838, 1493
Kuru 1408
Kurzdarmsyndrom 749
– Ernährung 808
– im Kindesalter 1562
Kussmaul-Zeichen 1131
Kyphoplastie 487

L

Ladedosis 25
Lageanomalie des Hodens 620
Lageschwindel, benigner peripherer paroxymaler 1275
Lähmung, progressive supranukleäre 1407
Laktasemangel, enterozytärer 741
Laktatdehydrogenase (LDH) 209, 358
Laktatspiegel 49
Laktazidose 172, 474, 754, 1498, 1499, 1503

Lambert-Eaton-myasthenes Syndrom 1288, **1290**
Lambliasis 97, 796, 1624
Lamina propria 738
Lancefield-Gruppe 523
Langerhans-Zelle 1009
Langerhans-Zellhistiozytose **334**, 548
Länge-Spannungs-Disproportion 1467
Laplac-Gesetz 966
Larsen-Score 512
Larva
– currens 96
– migrans cutanea 97
Laryngektomie 240
Laryngospasmus 58
Laryngotracheobronchitis 1630
Läsion, papulöse 152
Lassa-Fieber 824
Lateralsklerose, amyotrophe 1290
Läuseekzem 1450
Lavage, bronchoalveoläre (BAL) 1002, 1057
Lazy-Leukocyte-Syndrom 1601
LDL
– Aphereseverfahren 422
– Cholesterin 419, 420
L-Dopa-Langzeitsyndrom 1213
Leakage-Syndrom 61
Lebendspende, präemptive 953
Leberadenom 642
Leberausfallskoma 448
Leberbiopsie 864
Lebererkrankung 642, **813**
– alkoholbedingte 832
– autoimmune 828
Leberersatzverfahren 869
Leberfibrose 333
Leberinsuffizienz 29, 253
– Dosisanpassung 26
Leberläsion, benigne 839
Lebermetastase 238, 1063
Lebernekrose 439
Leberphosphorylasekinasedefizienz, X-chromosomale 459
Leberphosphorylasekinasemangel
– autosomaler 459
– Typ-IX 459
Leberschädigung, medikamentöse 831
Lebertransplantation 454, 458, 522, 835, **844**, 1491, 1587
– allogene orthotope 869
– APOLT 869
– auxiliäre partielle orthotope 869

- Clichy-Kriterien 863
- King's-College-Kriterien 863
- orthotope 818, 840
Leberverfettung, nichtalkoholische 839
Leberversagen 521, **860**
- akut-auf-chronisches (ACLV) 861
- ICCO-Score 863
- MELD-Score 863
- Prognosebeurteilung 863
- akutes 429, 860, 863
- fulminantes 1491
- hämodynamische Stabilisierung 868
- Hirnödem 868
- Leberersatzverfahren 869
- Lebertransplantation 869
- Nierenversagen 869
- terminal-chronisches 860
Leberzelladenom 837
Leberzellkarzinom 825, 839
Leberzellnekrose 819
Leberzirrhose 29, 311, 336, 369, 448, 54, 465, 753, **814**, 816, 817, 839
- alkoholbedingte 833
- Arzneistoffdosierung 30
- Aszites 854
- Nierenversagen 856
- Virushepatitis-assoziierte 740
Leberzyste 839
Legionärskrankheit 56
Legionella pneumophila 56
Legionellenerkrankung 56
Legionellenpneumonie 56
Leiomyosarkom 229
Leishmaniose 825, 1624
- bei HIV-Patienten 100
- kutane **98**, 99
- mukokutane 99
- viszerale 99
Leistenschmerz 488
Lektin 733
Lentigo-maligna-Melanom 1439
Lentivirus 83
Leptospira
- icterohaemorrhagiae 63, 64, 824
- interrogans 63
Leptospirose 63, 824
Lernspsychologie 1321
Lesch-Nyhan-Syndrom **440**, 946
Leukämie 586
- akute lymphatische (ALL) 265, **343**, 351, 354
- - Prognosefaktor 276

- akute myeloische (AML) **283**, 309, 315
- - Postremissionstherapie 318
- chronische lymphatische (CLL) 262
- chronische myeloische (CML) 265, 276
- im Kindesalter 1647
- mit Blastenkrisen 672
Leukenzephalopathie, progressive multifokale (PML) 90
Leuko-/Thrombopenie/Anämie 430
Leukomalazie, periventrikuläre 1555
Leukopenie 59, 172, 177, 347
Leukoplakie 239
Leukozytenadhäsionsdefekt (LAD)
- im Kindesalter 1601
- Typ I 128
Leukozytose 276, 503
Leukozytotaxis 916
Levodopa-Langzeitsyndrom 1294
Lewy-Körper-Krankheit 1407
- diffuse 1212
LGL-Syndrom 1091
Lhermitte-Zeichen 511
Liaisonpsychiatrie 1405
Libidoverlust 597
Libman-Sacks-Endokarditis 1119
Lichen ruber 1425
- planus 1426
Lichttherapie 1372
Liddle-Syndrom 601, 930
Lidedo 180
Lidspaltenfleck 329
Liebeswahn 1390
Life-event-Forschung 1343
Li-Fraumeni-Syndrom 235, 608
Limb-Girdle-Muskeldystrophie 460
Linearbeschleuniger 339, 550
Linguistik, klinische 1304
Linksherzinsuffizienz, akute 1090
Linton-Nachlas-Sonde 848
Lipase, saure 465
Lipidstoffwechselstörung 418
LIPID-Studie 421
Lipoatrophie 93, 460
- HIV-assoziierte 463
Lipodystrophie 460
- genetische Klassifikation 461
- HIV-assoziierte 463
- LMNA-assoziierte 462
- Typ Dunnigan 462
Lipoidnephrose 912
Lipom 1179

Lipomatose 463
- Analbuminämie 464
Lipoprotein 419
Liquidventilation 1060
Liquor 425
Liquorazidose 55
Listeria monocytogene 57, 1235
Listerien 1619
Listerienmeningitis 1235
Listeriom 57
Listeriose 57, 824
- bei Neugeborenen 1557
Lithiumnephropathie 926
Litholapaxie, perkutane (PNL) 945
Livedo
- racemosa 178
- reticularis 141, 178
LMP-Tumor 217
Lobektomie 585
Locked-in-Syndrom 1480
Löffler-Endokarditis 1119, 1124
Löfgren-Syndrom 1024, 1427
Logopädie 1304
Long-QT-Syndrom 1095
Looser-Pseudofraktur 488
Louis-Bar-Syndrom 1605
Low extraction drugs 30
Lowe-Syndrom 934, 1663
Lown-Genong-Levine-Syndrom (LGL-Syndrom) 1091
Lues connata 1619
Lugano-Klassifikation 725
Lumbalgie 526
Lunge, hypogenetische 1054
Lungenabszess 1028, 1037
Lungenarterie, Anomalien 1053
Lungenembolie 141, 382, 384, **1041**, 1182, 1511
Lungenemphysem **994**, 1081
Lungenerkrankung
- arbeitsbedingte 1077
- chronisch obstruktive (COPD) 998, 1466
- umweltbedingte 1077
- interstitielle 1000
Lungenfibrose 141, 586, 1000, **1011**
- idiopathische 1011, 1058
Lungenfunktion 1002
Lungenfunktionsprüfung 983, 1025
Lungengefäß 1053
- angeborene Fehlbildungen 1053
Lungeninfarkt **1041**, 1043
Lungenkarzinom

- kleinzelliges 1064
- nichtkleinzelliges 1064

Lungenmetastase 964
Lungenmilzbrand 61
Lungenödem 1137
- akutes kardiogenes 1099
- nichtkardiogenes 1504

Lungenparenchymschädigung, medikamenteninduzierte 1002
Lungenstauung 1137
Lungentransplantation 78, 1013, 1053
Lungentuberkulose 64, 67
Lungenvene
- Anomalien 1054
- Fehleinmündung
- - in das rechte Herz 1054
- - in das systemische Venensystem 1054

Lungenversagen, akutes 68
Lupus erythematodes 1002, **1228**, 1431, 1162
- systemischer (SLE) 153, 187, 378, 1006
- - Klassifikation 140

Lupusläsion, kutane 154
Lupusnephritis, diffus oder fokal-proliferative 922
Lupusnephropathie, membranöse 923
Lyell-Syndrom 1419
Lyme-Arthritis 63, 110, **508**
Lyme-Borreliose 62, 63, 508, 1189, 1445
Lymphadenektomie 212, 228, 664, 686, 963
Lymphadenitis 59, 71
- hämorrhagische 61

Lymphadenopathie 141
- biliäre 1026
- mediastinale 59

Lymphangiektasie, intestinale 740
Lymphangioleiomyomatose (LAM) 1010
Lymphangiosis carcinomatosa 198, 201, 1013
Lymphangitis 106
Lymphknotenmetastasen 227, 243, 244, 247
Lymphknotenschwellung 337, 338
Lymphödem 198, 199
Lymphogranuloma inguinale 1454
Lymphohistiozytose (FHL) 129
- infektassoziierte erythrophagozytierende 1602

Lymphom 147, 243
- Epstein-Barr-Virus-(EBV-)assoziiertes 262
- indolentes 349
- malignes 247
- primäres 1248
- - kutanes 1441

Lymphonodektomie 217, 228, 229
- pelvine 223

Lymphoproliferation, X-linked (XLP) 1605
Lyssa im Kindesalter 1614

M

MAC 152, 154
Madelung-Lipomatose 464
MAD-Mangel 440
Maffucci-Syndrom 1677
Magenansäuerung, nächtliche 681
Magenausgangsstenose, maligne
- Ballondilatation 730
- Metallstent 730

Magenballon 394
Magenband 394
Magenentleerungsbeschleunigung 721
Magenentleerungsstörung 718
Magenfrühkarzinom 731
Magenkarzinom 300, **721**
Magenlymphom 723
Magenschrittmachertherapie 721
Magensonde 427, 809
Magenspülung 1535, 1544
- im Kindesalter 1688

Magenulkus 697
Magenvarize 728
Magenverkleinerungstechnik 394
Magenverweilsonde 426
Magersucht 1383
Magnetresonanztomographie, dynamische mit Gadolinium-Enhancement 528
Mahnorthese 487
Major Depression 1332, 1393
Makroangiopathie 404, 408, 409, 415
Makroglossie 476
Makrophagus 272
Makroprolaktinämie 630
Makrostimulation 1293
Makrozytose 297, 302, 305
Makulopathie 407, 415
Malabsorption 740
Malabsorptionssyndrom 295, 1576

Malaria **100**, 825, 1624
- quartana 100
- tertiana 100
- tropica 100
- zerebrale 102

Malariamittel 145
Malassezia furfur 1450
Malassimilation
- von Aminisäuren 743
- von Fetten 741
- von Gallensäuren 741
- von Kohlenhydraten 743

Malassimilationssyndrom **740**, 808
Maldescensus testis 209
Maldigestion 740
Malformation, zerebrale vaskuläre 1208
Mallory-Körperchen 833
Mallory-Weiss-Einriss 687, 689
Malmö-Schema 377
Malnutrition 747, 909
MALT (mucosa-associated-lymphoid tissue) 723, 724
- Lymphom 352

Maltafieber 57, 824
Mammakarzinom **195**, 244, 246, 247, 265
- inflammatorisches 195
- invasives 195
- Lokalrezidiv 200
- metastasiertes 201, 202
- - Chemotherapie 204
- - Immuntherapie 204
- Nachsorge 199

Mamma-mia-Syndrom 488
Mammographie 200
Mangelernährung 395, 428, 488
- im Kindesalter 1559

Manie **1339**, 1391
Mannheimer Peritonitis-Index (MPI) 104
Manometrie, antroduodenale 720
Mantelzelllymphom 350
Marasmus 1559
Marburg-Virus 824
Marfan-Syndrom 432, 494, 494, 996, 1161, 1164, 1674
Marginalzonen-B-Zell-Lymphom vom MALT-Typ 724
Marginalzonenlymphom vom MALT-Typ, primär extranodales 352
Mariske 801
Markfibrose 281, 347
Marsh-1-Läsion 738

Martorell-Zeichen 1169
Maschendrahtfibrose 833
Masern 823, 1447, 1448, 1609
– weiße 1609
Masern-Mumps-Röteln-Impfung 1627
Mastitis 106
Mastodynie 633
Mastoiditis 325, 1231
Mastozytose 282, **331**
– DCM 332
– diffuse akute 332
– systemische 332
Mastzellenleukämie 332
Mastzellenstabilisator 138
Mayo-Protokoll 722, 787
Maze-Operation 1091
McArdle-Erkrankung 458
McCune-Albright-Syndrom 494
McGinn-White-Syndrom 1042
MDR-Genprodukt 264
Mechanic's hand 153
Meckel-Divertikel im Kindesalter 1579
Meckel-Szintigraphie 294
Mediasklerose 408
Mediastinalemphysem 1068
Mediastinalerkrankung 1066
– entzündliche 1068
Mediastinaltumor 1067
Mediastinitis 1068
Mediatorsystem, körpereigenes 51
Medikament (s. auch Arzneimittel, Arzneistoff)
– Absorption 23
– Applikationsart 20
– Äquipotenz 19
– Bioverfügbarkeit 23
– direkte Wirkung 22
– Dosierung im Kindesalter 1695
– Dosis-Wirkungs-Beziehung 20
– Efficacy 20
– forst liver pass effect 23
– Gewöhnung 21
– indirekte Wirkung 22
– intrinsische Aktivität 20
– Konzentrationsmessungen 18
– maximale Wirksamkeit 20
– Potenz 19, 20
– Tierversuche 31
– Toleranz 21
– Toxizitätsversuche 31
– Wirkortkompartiment 21
– Wirkortkonzept 21
– Wirkung 18

Meditation 1325
Medizin, evidenzbasierte (EBM) 8
Medline 9
Medulloblastom im Kindesalter 1652
Megakaryoblastenleukämie 317
Megakaryopoese 281
Megakolon, toxisches 1493
Megaureter 1661
Megavolttechnik 339
Mehrlingsschwangerschaft 635
Meigs-Operation 223
Mekoniumaspirationssyndrom 1554
Mekoniumileus 450, 1637
Meläna 708
Melanom, malignes 1439
Melanozyt 326
Melzer-Trias 177
Membrane attack complex (MAC) 152, 154
Membranoxygenierung, extrakorporale 1060
Membranplasmaseparation 186, 1538
Membranprotein, lyosomales 466
MEN I/II 664
MEN-1-Syndrom 711, 984
Mendel-Mantoux-Technik 1634
Mendelson-Syndrom 1036
Menigiosis leucaemica 316, 356
MENIN 711
Meningeom 1248
Meningismus 1478
Meningitis 69, 180, 1208, 1481
– aseptische 123
– bakterielle 1229, 1686
– im Kindesalter 1625
– tuberkulöse 1233, 1479
Meningoenzephalitis 57, 90, 180, 182, 1233
– bakterielle 1229
– hygienische Maßnahmen 1238
– sterile 521
– virale 1235
Meningokokkenarthritis 507
Meningokokkenmeningitis 1229, 1233
Meningokokkus 507, 1618
Meningomyeloradikulitis, spinale 1234
Menkes-Syndrom 401
Menometrorrhagie 221
Menorrhagie 626, 632, 642, 644
Menorrhö 292
Merendino-Rekonstruktion 690
Merkel-Zell-Karzinom 1443

Merseburger Symptomentrias 569
Mesenterialarterienthrombose 805
Mesenterialischämie, nichtokklusive 805, 806
Mesenterialvenenthrombose 803, 805, 806, 1497
Mesntruationszyklus 625
Mesotheliom 231
Metaanalyse 9
Metabolismus 25
Metallstent 691, 692, 730
Metaplasie
– gastrale 702
– mit Myelofibrose, myeloische 281
Metastase, pulmonale 244
Metastasierung
– abdominelle 244
– hepatische 244
– ohne Lebermetastasen 244
– ossäre 244
Meteorismus 796
– abdomineller 795
Methämoglobinämie 146
Methanolintoxikation 1542
Methioninbelastungstest 434
Methioninsynthase 432
Methylmalonazidurie 426, **430**
Metrorrhagie 626, 632
MHC-Defizienz 127
Migräne 1198, **1254**, 1266
– im Kindesalter 1668
– Prophylaxe 1260
– Reizabschirmung 1256
– vestibuläre 1273
Migräneattacke 1256
Migräneaura 1254
Migränepass 1255
Migrating motility complex (MMC) 745
Mikroalbuminurie 407, 918
Mikroaneurysma 163
Mikroangiopathie 1204
– thrombotische (TTP) 369, **370**
Mikroben 47
Mikrogastrie 1571
Mikrographie 1212
Mikroorganismus 39
Mikropille 639
Mikrovillusatrophie, kongenitale 1569
Mikrozephalie 428
Mikrozytose 294
Milieutherapie 1327
Milwaukee-Schulter 502
Milzbestrahlung 282

Milzbrand 60, 107, 1447
- Karbunkel 61, 108
Mimikry-Hypothese 828
Minderwuchs 428
Minimal residual disease 317, 358
Minimal-change-Nephritis (MCN) 912
Minipille 638, **643**
Mischstaubsilikose 1081
Missbrauch, sexueller, von Kindern 1693
Missense-Mutation 374
Misshandlung, körperliche, von Kindern 1691
Mitralinsuffizienz 1110, 1111, **1112**
- akute 1113
Mitralstenose 1110, **1112**
Mitteldruck, pulmonal-arterieller (PAP) 1048
Mitternachtskortisol 597
Mixed connective tissue disease (MCTD) 151, 153
Molekularbiologie 273
Mollusca contagiosa 1449
Molluscum-contagiosum-Infektion 117
Monarthritis 505, 508
Monitoring, kardiorespiratorisches im Kindesalter 1677
Mononukleose 1612
- infektiöse 85, 823
Mononukleosyndrom 70
Monoovulation 634
Moral-Hazard 3
Morbus
- Addison 581, 588, 590, 591, 595
- - im Kindesalter 1598
- Alzheimer 647
- Bang 57, 824
- Basedow **569**, 574, 580, 591
- Bechterew 526
- Behçet 180, 1228, 1430
- Boeck 1124
- Bourneville-Pringle 938
- Bruton 115, 121, **127**
- Cogan 1278
- Crohn 300, 548, 730, 749, 755, **766**, 940, 1494
- - Fisteln 772
- - im Kindesalter 1580
- - Remissionserhaltung 771, 772, 767
- Cushing 547, **548**, 596, 598
- - im Kindesalter 1598
- embolicus 1497

- Fabry 466, 469
- Faquar 1602
- Forestier 493
- Gaucher **328**, 466
- - hämatologische Veränderungen 329
- - Hepatosplenomegalie 329
- - Knochenveränderungen 329
- - Organveränderungen 329
- - Therapiestraegie 330
- Hodgkin 248, 360
- Hurler 466
- Kostmann 1600
- Menétrier 700
- Menière 1272
- Moschcowitz 370
- Osler 292
- Osler-Weber-Rendu 372
- Paget 489
- Parkinson 1210
- Reiter 1429, **1430**
- Tay-Sachs 466, 469
- Waldenström 369
- Wegener 920, 1007
- Weil 63, 64, 824
- Werlhof 365
- Whipple 293, 537, **735**
- Wilson **815**, 864, 866
Moschcowicz-Syndrom 186, 187, 310
Motilitätsstörung 681
MOTT 1621
MRD (minimal residual disease) 317
MRSA 76, 79, 83
MS (multiple Sklerose) 1222
- Diagnosekriterien 1223
- schubförmige 1225
- sekundär progrediente 1225
MTHFR-Gen 433
Mucosa-associated-lymphoid tissue 723
Mukokandidose 118
Mukosaatrophie 299
Mukosabarriere-Zerstörung 703
Mukosaresektion, endoskopische 685, 731
Mukosaresistenz 705
Mukosektomie 689
Mukositis 248
Mukoviszidose 448, 996, 998, **1014**
- im Kindesalter 1636
Müller-Mischtumor, heterologer 229
Multidrug-Resistance-Gen 321
Multiorganinfektion 56
Multiorganversagen 52

Multiple Sklerose (MS) 1222
- Diagnosekriterien 1223
- primär-progrediente 1227
- schubförmige 1225
- sekundär progrediente 1225
Mumps 1610
Münchhausen-by-proxy-Syndrom 1386, **1692**
Münchhausen-Syndrom 1384, 1388
Münchhausen-syndrome by adult proxy 1386
Mundsoor 1622
Mundwinkelrhagaden 301
Musiktherapie 1329
Muskeldystrophie 1672
- progressive 1287
- - vom Typ Duchenne 1122
Muskelenzym 153
Muskelinfektion 108
Muskelphosphorylasekinasemangel, autosomaler 459
Muskelrelaxation, progressive 1323
- nach Jacobson (PMR) 1255
Muskelschwäche 488
Mutismus 1345
Myalgie 158, 163, 180, 323
Myasthenia gravis
- juvenile 1671
- pseudoparalytica 1122, **1287**
Myasthenie 1286
Mycobacteria other than tuberculosis (MOTT) 1621
Mycoplasma
- hominis 56, 530
- pneumoniae 56, 1029
Mycosis fungoides 1441
Mydriasis 407
Myelinolyse, pontine 563
Myelofibrose 282
- idiopathische 281
Myelom, multiples (MM) 360, 369, 479
Myelopathie, zervikale 502
Myeloperoxidase 271
Myelopoese 334
Mykobakterien 64
Mykoplasma 123, 310, 1233, 1618
Mykoplasmeninfektion 56
Mykose 90
Myoadenylatdesaminasemangel (MAD-Mangel) 440
Myobakteriose, nichttuberkulöse 452
Myocardial stunning 1137
Myoglobinurie 1506

Myokardablation, perkutane transluminale septale (PTSMA) 1127
Myokardbiopsie 1186
Myokardinfarkt 414, 604, 1096, 1097
– akuter 1102, 1103, **1132**
Myokardischämie 1096
Myokarditis
– akute 1187
– Borrelien 1189
– dilatative im Kindesalter 1643
– diphtherische 1189
– fulminant verlaufende 1187
– viral induzierte 1185
Myokardnekrose 1181
Myokardverletzung 1181
Myokardverlust 1186
Myokardzellnekrose 1185, 1186
Myoklonie 1370
Myoklonus 1211
Myopathie 440, 458
– der Gluteal muskeln 488
– im Kindesalter 1671
– viszerale 747
Myositis 153, 459
– nekrotisierende 108
– nichtklostridiale krepitierende 108
Myotonie 1287
Myozytolyse 1185
Myxödem, prätibiales 569
Myxödemkoma 1528
Myxom 1179

N

Nachfrage, preisunelastische 3
Naevus flammeus neonatorum 1675
Nagayama-Fleck 1613
Nährstoffbedarf im Kindesalter 1566
Nährstoffmangel 754
Nährstoffversorgung 396
Nahrungsmittelallergie im Kindesalter 1563
Nahrungsmittelintoxikation 734
Nail-Patella-Syndrom 929
Narbenbulbus 709
Nardi-Test 871
Narkolepsie 1370, 1373
Nasenmaske 992
Nasennebenhöhlenpolyposis 983
Nasopharynxkarzinom 239
NAST 941

Natriumresorption 454
Near-total-thyroidectomy 579, 589
Nebennierenadenom, unilaterales aldosteronproduzierendes (APA) 600
Nebennierenerkrankung im Kindesalter 1597
Nebenniereninsuffizienz, relative 653
Nebennierenzidentalom 611
Nebennierenmetastase 1063
Nebennierenrindenhyperplasie, bilaterale 548
Nebennierenrindeninsuffizienz 588, **590**, 1529
Nebennierenrindenkarzinom 608
Nebennierenvenenkatheter, bilateraler selektiver 602
Nebenschilddrüsenkarzinom 664
Nebenschilddrüsenoperation 663
Nebenschilddrüsenunterfunktion 568
Necator americanus 96
Neck dissection 239
Necrobiosis lipoidica 1428
Negativsymptomatik 1313
– schizophrene 1349
Neisseria gonorrhoeae 506, 530, 1618
Nekrolyse, toxisch-epidermale 1419
Nelson-Tumor 551, 599
Nematoden (s. auch Fadenwurm) 96
Neoplasie 294
– intraepitheliale der Cervix uteri (CIN) 220
– benigne 837
– der Leber 837, **839**
– der Lunge 1061
– gastroenteropankreatische (GEP) 757
– hämatologische 293
– lymphatische 343
– maligne 839
– multiple endokrine (MEN) 584, 664
– – Typ I 758
– – Typ IIa 603
– testikuläre intraepitheliale 211
– zervikale intraepitheliale (CIN) 222
Nephritis 906
– abakterielle interstitielle 436
– akute interstitielle 924
– – bei Malignomen 925
– – idiopathische 925
– akute medikamenteninduzierte 924
– bei Infektionen 924
– chronische interstitielle 925
– interstitielle im Kindesalter 1663

Nephroblastom im Kindesalter 1653
Nephrokalzinose 501
Nephrolithiasis 438, 932
– im Kindesalter 1663
Nephronophthise 928, 938
Nephropathie 404, 407, 409, 414, 623
– diabetische 406, 911, **917**
– familiäre juvenile hyperurikämische 441
– tubuläre 817
Nephrosklerose 1148
Nephrotoxizität 191
Nervenengpasssyndrom 512
Nervenkompressionssyndrom 519
Nervenschädigung, traumatische 1284
Nervensystem, zentrales
– Astrozytome 1246
– Gliome 1246
– Meningeome 1248
– primäre Lymphome 1248
Nervus caudatus 1206
Nervus-medianus-Reiz 1217
NET (neuroendokriner Tumor)
– der Appendix 895
– des Kolorektums 895
– des oberen Gastrointestinaltrakrs 895
Netherton-Syndrom 1606
Neugeborenenerstversorgung 1552
Neugeborenengranulomatose, septische 57
Neugeborenenhyperthyreose 574
Neugeborenenikterus 1557
Neugeborenenkrämpfe 1665
Neugeborenensepsis 1555
Neugeborenes
– asphyktisches 1552
– Intensivprobleme 1678
– respiratorische Erkrankungen 1553
Neuralgie 1281
Neuralrohrdefekt 302
– fetaler 638
Neuritis 150
– vestibularis 1275
Neuroblastom im Kindesalter 1652
Neuroborreliose 63, **1234**
Neurochirurgie, funktionelle 1293
Neurofibromatose 494, 755
– Typ I 235, 603
Neurohypoglykämie 1527
Neurolues 1234
Neuropathie 299, 302, 404, 409, 414, 477, 909, **1279**
– alkoholische 1282

- axonale 1279, 1280
- bei Borreliose 1282
- demyelinisierende 1279, 1280
- diabetische 1282
- erworbene im Kindesalter 1671
- periphere 323
- – sensible 408
- vaskulitische 1284
- viszerale 747
Neuroplastizität 1302
Neuropsychologie 1304
Neurorehabilitation 1299, 1302, 1308
Neurosarkoidose 1228
Neurosyphilis 61
Neurotransplantation 1296
Neutropenie 75, 117, 248, 326, 369, 788
- hochgradige 76
- im Kindesalter 1600
- schwere kongenitale 129
- Zyostatika-induzierte 51
NFκB 337
Nicht-SCID-Immundefekt 119
Nichtseminom
- CS IIA/B 212
- CSI 212
- Residualtumorentfernung 213
Nicht-ST-Streckenhebung-Infarkt (NSTEMI) 1143
Nieder-T_3-Syndrom 651
Nierenarterienstenose (NAST) **941**, 1148, 1663
Nierenbiopsie 900, 924
Nieren-Clearance 25
Nierenerkrankung
- autosomal-dominante polyzystische 937
- autosomal-rezessive polyzystische 937
- glomeruläre 929
- glomerulozystische 928
- hereditäre 927
- immunkomplexmediierte 922
- metabolische 934
- monogene 927
- – syndromale 935
- tubuläre 930
- tubulointerstitielle 924
- vaskuläre 935
- zystische 928
Nierenersatztherapie, kontinuierliche 951
Nierenfunktion, Organmonitoring 901

Niereninsuffizienz 167, 176, 369, 416, 438, 479, 661, 941
- chronische
- – im Kindesalter 1665
- – Knochenerkrankung 908
- – Malnutrition 909
- – Neuropathie 909
- terminale 435, 943
Nierenkolik 437, 911
Nieren-Pankreas-Transplantation 414
Nierenparenchymerkrankung im Kindesalter 1662
Nierenstein im Kindesalter 1663
Nierenstenose, arteriosklerotische 942
Nierentransplantation 145, 159, 176, 372, 458, 481, 952
- Abstoßung 955
- Funktionsverlust 958
- Komplikationen 957
Nierentumor 933, **963**
Nierenversagen 141, 429, 661, 946
- akutes (ANV) **899**, 1118, 1500
- – im Kindesalter 1664
- – kontinuierliche Nierenersatztherapie 951
- chronisches 906
- prärenales 751
Nierenzellkarzinom 265, 933, **963**
Nijmegen-Chromosomeninstabilitätssyndrom 1606
Nikotinabusus 641
Nikotinamid-Mangel/-Überschuss 398
NNR-Karzinom, aldosteronproduzierendes 600
Non thyroidal illness (NTI) 651
Non-Hodgkin-Lymphom 248, 966
- der Schilddrüse 587
- im engeren Sinne 348
- im Kindesalter 1650
- Klassifikationen 343
- lymphoblastisches 358
- zentrozytisches 350
Noradrenalinsekretion 604
Normaldruckhydrozephalus (NPH) 1396, 1408
Norman-Score 1019
Normoblasten 305
Norwalk-Virus 734
Notch-III-Gen 1204
Notch-Zeichen, postsystolisches 1521
Notfall, hypertensiver 1159, 1507
Nozizeptor 254
NTI-Syndrom 651

Nüchternhypoglykämie 457
Nullwachstum 1699
Nullzelladenom 547
Number needed to treat (NNT) 11
Nussknackerösophagus 681, 682
Nutzwert 6
Nykturie 561
Nystagmus 326, 1273
- rotatorischer 1278

O

OAT-Syndrom 619
Oberbauchperitonitis 103
Oberflächenimmunglobulin 260
Obstipation 255
- im Kindesalter 1580
Obstruktion der oberen Atemwege 980
Obstruktionssyndrom, distales intestinales (DIOS) 450, 454
Ochratoxin 926
^{111}In-Octreotid 608
- Szintigraphie 606
Ödem
- angioneurotisches 138
- mesiotemporales 1481
Ogilvie-Syndrom 746
Ohrknorpelentzündung 183
Okklusionsdruck 1471
Oktreotidrezeptorszintigraphie 705
Oligoarthritis 505, 508, 533
- asymmetrische 526
Oligoasthenoteratozoospermie 619
Oligoastrozytom 1247, 1252
Oligodendrogliom 1247, 1250, 1252
Oligomenorrhoe 626, 627, 629, 632
Oligozoospermie 619
Omenn-Syndrom 1607
Omentektomie 229
Omphalitis 128
On-Dystonie 1295
Onkogen 265
Onkologie im Kindesalter 1646
Onychomykose 1449
OPSI-Syndrom 367
Optikusneuropathie 575
- ischämische anteriore 168
Orbitopathie, endokrine 569, **574**
Orchiektomie 209
Organic Dust Toxic Syndrom (ODTS) 1081
Organinfektion 50

Organmetastase 243
Organoazidopathie 424, 427
Organoazidurie 430
Organomegalie 466, 469
Organophosphatintoxikation 1544
Organtoxizität 191
Organtransplantation, allogene 454
Organversagen 48
– infektiöses 74
Oropharynxtumor 242
Orthese 499
Orthostasesyndrom im Kindesalter 1643
Orthostasetest 602
OSAS 1074
Osmolyt 850
Ösophagitis 677, 678
Ösophagogastroduodenoskopie 716
Ösophagogastroskopie 685
Ösophagoskopie 683
Ösophagus 677
– angeborene Fehlbildungen 1571
– Blutstillung 687
– Endoskopie 687
– infektiöse Erkrankungen 683
– irritabler 682
– Resektion 686
– Stenteinlage 691
– Varizentherapie 687
– zervikaler 686
Ösophagusatresie 1571
Ösophaguskarzinom 685
Ösophagusmanometrie 679
Ösophagusspasmus, diffuser 681
Ösophagussphinkter 677
Ösophagusstenose im Kindesalter 1573
Ösophagusstriktur, benigne 692
Ösophagustumor 685
Ösophagusvarize 728, 846
– Banding-Therapie 688
– im Kindesalter 1573
Osteitis 540
– fibrosa 909
Osteoarthritis 490
Osteochondrodysplasie 494
Osteochondromatose 494
Osteodensitometrie 487
Osteogenesis imperfecta 494, 1673
Osteoklasten 489
Osteolyse 360
Osteomalazie **487**, 673
– onkogene 672
Osteomyelitis 308, 505, 540
– akute diffuse 110, 111

– chronische 111
– Heroinsüchtige 111
– im Kindesalter 1626
– per continuitatem 504
– sterile 534
Osteomyelofibrose (OMF) 279, **281**
Osteomyelosklerose 281, 282
Osteopathia striata 494
Osteopathie
– enterogene 754
– metabolische 485
Osteopenie 485, 773
Osteopetrose 493, 932
– autosomal-rezeddive 493
– infantile 493
Osteophyten 496
Osteopoikilose 492
Osteoporose 136, 145, 166, 453, **485**, 494, 549, 646, 739, 773, 1014
– idiopathische juvenile (IJO) 1673
– postklimakterische 485
– Tannenbaumphänomen 486
Osteoporosis circumscripta 490
Osteosklerose 492
Osteotomie, maxillomandibuläre (MMO) 1076
Ostitis deformans 489
Östrogendurchbruchsblutung 628
Östrogenentzugsblutung 628
Östrogenmangel 632
Östrogenmangelosteoporose 646
Othello-Syndrom 1390
Otitis
– externa 325
– media 325
– – akute im Kindesalter 1624
Ovarektomie, bilaterale 218
Ovarialinsuffizienz 628, 629
Ovarialkarzinom
– Chemotherapie 218
– invasive 218
– Strahlentherapie 219
– systemische Therapie 218
Ovarialmalignom 214
Ovarialmetastasen 221
Ovarialtumor, maligner 214
Ovarialzyste, funktionelle 642
Ovarien hyperstimulation syndrome (OHSS) 635
Ovarien, polystistische (PCO) 636
Ovarsyndrom, polyzystisches 630
Overlap-Syndrom 157, 828, **831**
Overshoot-Alkalose 1501

Overwhelming postsplenectomy infection 367, 1617
Ovulation 627
Oxalose 500, 501, 504
Oxalsäurehyperabsorption 750
Oxyure 1623

P

p53-Gen 193, 264
Paartherapie 1414
PAI-1 51
Pallidotomie, unilaterale 1295
Palmarerythem 828
PAN 171
– HCV-assoziierte 171
Panarteriitis, granulomatöse 169
Pancoast-Syndrom 233
Pancoast-Tumor 1064, 1284
Panendoskopie 239
Pangastritis 697
Panikattacke 795, 1276, 1518
Panikstörung 1315, 1361, 1362
– im Alter 1394
Paniksyndrom, sexuelles 1414
Pankolitis 1582
Pankreasenzym 883
Pankreasgangstein 883
Pankreasgangstenose 882
Pankreasinsuffizienz 450, 453, 883
– exokrine 1020
Pankreaskarzinom 246, 464, **884**
– Schmerzsymptomatik 888
– Verschlussikterus 888
Pankreasnekrose 880
Pankreaspseudozyste 883
Pankreatektomie 759
Pankreatitis 403, 418, 421, 464, 666
– akute 878
– – nekrotisierende 1498
– biliäre 879
– Ernährung 880
– hämorrhagische 397
– Schmerztherapie 880
Pannikulitis 464
Panthotensäure-Mangel/-Überschuss 399
Panzytopenie 57, 69, 299, 303, 316, 347
Papierelektrophorese 424
Papillomavirus, humanes (HPV) 220
Papillotomie, biliäre pankreatische 732
Pappenheim-Färbung 274, 317, 356

Sachverzeichnis

Paracetamolentgiftung 1543
Paracetamolintoxikation 844, 864, 1491
Paragangliom 603
– extraadrenales 605
Paragranulom 340, 342
Paramyxovirus 824
Paraneoplasie 153
Paraphernalie 1387
Paraplegie 1178
Paraprotein 360, 369
Parasit 42, 825
Parasomnie 1369, 1372
Parasuizid 1378
Parathormon 653
Parathyreodektomie 713
Paratyphus 58
Parazentese 857
Parese, progressive supranukleäre 1410
Paris-Staging-System 725
Parkes-Weber-Syndrom 1677
Parkin-Gen 1211
Parkinsonerkrankung 1294, 1397, 1407
Parkinson-Syndrom 1211
Paronychie 106
Parotitis epidemica 1610
Partial-Liquid-Ventilation 1060
Parvovirus B19 70
– im Kindesalter 1613
Pathogenitätsinsel 703
Pauci-Immun-Glomerulonephritis (ANCA-assoziiert) 920
P-auf-T-Phänomen 1090
Paul-Bunnell-Test 69
Pavor nocturnus 1370, 1374
PCO-Syndrom 630, 633, 636
Pearl-Index 638, 643
Pearson-Syndrom 1601
Pedikulose 1450
PEEP 1059
– intrinsisches 1470
PEG 241, 809
Peitschenwurm 97, 1623
Peliose, bazilläre parenchymatöse 60
Peliosis hepatis 839
Pellagra 398
Pemphigoid
– vernarbendes 1435
– bullöses 1435
– gestationis 1435
Pemphigoiderkrankung 1433
Pemphigus 378

– foliaceus 1433
– paraneoplastischer 1434
– vulgaris 1433
Pencil-to-cup-Phänomen 534
Penisprothese 415
Penumbra 1193
Peptostreptococcus 1036
Periarthritis calcarea 502
Periarthropathia calcarea 500, 504
Pericarditis constrictiva 1131
Peridivertikulitis 776
Perikarderguss **1131**, 1181
Perikarditis 1129
– akute 1129
– chronische 1130
– idiopathische 1129
Perikardpunktion 522, 1131
Perikardtamponade 521, **1131**, 1488
Perikardtumor 1180
Perikardverletzung 1181
Perimenopause 644
Perimyokarditis 141, 160
Periodontitis 328
Periostreizung 485
Peritonealdialyse 905, **947**
– automatisierte 948
– chronische ambulante (CAPD) 104
– intermittierende 948
– kontinuierlich-ambulante 948
– kontinuierlich-zyklische 948
– nächtlich-intermittierende 948
Peritonismus, fäkaler 776
Peritonitis **102**, 779, 949
– CAPD-assoziierte 104, 105
– 4-Quadranten-Peritonitis 103
– sterile 103
Peritonsillarabszess 979
Perkussion 1069
Perm-Cath 949
Persönlichkeitsstörung, zwanghafte 1363
Pertussis (s. auch Keuchhusten) 1620
Pertussisgrundimmunisierung 1627
Perzentilenmethode 1699
Pest 1620
Petechien 365, 370
Peutz-Jeghers-Syndrom 292, 755, 781, 783
Peyer-Plaques 58
Pfeiffer-Drüsenfieber 69, 823
Pfropfpräeklampsie 1519
P-Glykoprotein (PGP) 16
Phagozyten 41, 272

Phagozytendefekt im Kindesalter 1601
Phäochromazytom **603**, 613, 1148, 1530
– hereditäres 607
– malignes 608
– Schwangerschaft 608
– sporadisches 607
Pharmakodynamik 18
Pharmakogenetik 13, 16
Pharmakokinetik 23
– im Kindesalter 1695
Pharmakotherapie 8
Pharyngitis 69, 978
Phase-I/II-Metabolismus 25
Phenylalaninhydroxylase 427
Phenylketonurie 423, 426, **427**
– atypische 1584
– im Kindesalter 1584
– maternale 428
Philadelphia(Ph)-Chromosom 276, 355, 357
Philadelphia-Finger 502
Phlebitis 154, 735
Phlebographie 1172
Phlebotom 98
Phlegmasia coerulea dolens 383
Phlegmon 106, 1446
Phobie
– soziale 1362
– spezifische 1362
Phosphatase 490
– plazentare alkalische (PLAP) 209
Phosphatmangel (s. auch Hypophosphatämie) 488, 672
Phosphormetabolismus 908
Phosphorylasekinasemangel
– herzspezifischer 459
– muskelspezifischer 459
Photopherese, extrakorporale (ECP) 156
Photophobie 326
pHPT 662
– asymptomatischer 660
Physiotherapie 487
Pick-Krankheit 1407
Piecemeal degranulation 331
Piecemeal-Verfahren 731
Pierre-Robin-Sequenz 428
Pigmentstein, brauner 873
Pigtail-Katheter 779
Pilze 1117
Pilzinfektion 42, 868, 117, **1449**
– im Kindesalter 1622

Pityriasis versicolor 1450
Plantago ovata 796
Plasmaersatzmittel, kolloidales 53
Plasmafiltration 1538
Plasmakatecholamin 605
Plasmakonzentration 13, 21
Plasmapherese 145, 1538
Plasmazelldyskrasie 478
Plasmazellenleukämie 360
Plasmazellseparation 1538
Plasmazytom 248
Plasminogenaktivatorinhibitor-1 (PAI-1) 51
Plasmozytom 360
– extramedulläres 363
– ossäres 363
Plattenepithelkarzinom (s. auch Spinaliom) 1437
Pleozytose, lymphozytäre 1237
Plethora 549
Pleuradruck 1471
Pleuraempyem 1032
Pleuraerguss 56, 59, 1032
Pleuraerkrankung 1069
Pleurafibrom 1072
Pleurafibrose 1072
Pleuramesotheliom, malignes 231
Pleuratranssudat 1070
Pleuratumor 1072
Pleurektomie 234
– kombinierte parietal/viszerale 233
– mit Dekortikation 233
– parietale partielle 233
Pleuritis 1070
– tuberkulöse 1071
Pleurodese, videothorakoskopische 233
Plexopathie 1279
Plexus
– Auerbach 745
– Meissner 745
Plexus-coeliacus-Blockade 888
Plummerung 572
Plummer-Vinson-Syndrom 292
Pneumocystis
– carinii
– – Pneumonie 51, 87, 118, 1624
– – Prophylaxe 146, 166, 248
– jiroveci 118
– – Pneumonie 116, 118
Pneumokokkenimpfung 1032, 1629
Pneumokokkus 977, 1233, 1617

Pneumokoniose
– anorganische 1081
– organische 1081
Pneumonektomie, extrapleurale (EPP) 233
Pneumonie 68, 116
– akute 56
– ambulant erworbene 1028
– eosinophile 1058
– im Kindesalter 1624, 1631
– interstitielle 153
– lobäre 59
– nichtosokomiale 45
– nosokomiale 79, 81, 1032
– poststenotische 1030
Pneumonitis 141
– chemische 1036
Pneumotachograph 1470
Pneumothorax 449, 985, 1010
– traumatischer 1070
PNP-Defekt 126
Poliovirus 1610
Polyangiitis 167
– mikroskopische 161, 174, 171, 920, 1006, **1007**
Polyarteriitis (PAN) 171
Polyarteriitis nodosa 919
Polyarthralgie 509
Polyarthritis 141, 521, 524, 1002
– chronische 1005
– multilierende, destruierende 533
– symmetrische 533
Polyarthrose 496
Polychondritis 183
Polychromasie 305
Polycythaemia vera (PV) 278
– Aderlasstherapie 279
Polydipsie 561
– psychogene 562
Polymenorrhoe 292, 626, 627, 631, 632
Polymerase Chain Reaction (PCR) 13, 358, 505
Polymorphism 15
Polymyalgia rheumatica (PMR) 168, 522
Polymyositis **151**, 152, 187, 1005
Polyneuropathie 141, 191, 301, 511, 1280
– chronische inflammatorische demyelinisierende (CIDP) 1671
– periphere 204, 909
Polypektomie 689, 729
Polypen

– hamartomatöse 780
– mukosale 729
– submuköse mesenchymale 729
Polyposis
– des Magens 729
– familiäre adenomatöse (FAP) 755, **781**, 784
– intestinale 235
– juvenile 781, 783
Polyposissyndrom 780
– hamartomatöses 783
Polysomnographie, kardiorespiratorische 1075
Polytoxikomanie 1360
Polyurie 561
Pompe-Erkrankung 458
Poncet's disease 508
Pooling 53
Popliteaembolie 1168
Porphyria
– variegata 444, 445
– cutanea tarda 444, 445
Porphyrie 429, **441**
– akute 444, 446
– biochemische Charakteristika 443
– kongenitale erythropoetische 445
– nichtakute 444, 446
Porphyrieattacke, akute 442, 445
Porphyrinhämbiosynthese 442
Porphyrinstoffwechsel 441
Portal venous sampling 713
Postadrenalektomiesyndrom 599
Postcholezystektomiesyndrom 874
Posthepatitissyndrom 820
Posthyperkapniealkalose 1502
Postkoitalpausenblutung 221
Postmenopause 644
– Blutung 221, 649
Post-partum-Thyreoiditis 582
Postpoliomyelitissyndrom 1610
Postreanimationssyndrom 1459
Postsplenektomiesyndrom 367
Poststreptokokkenglomerulonephritis 1617
Posturalkontrolle 1210
Potter-Syndrom 1661
Pouchitis 764
PPAR-γ-Agonist 463
PPP-Syndrom 534
Prädelir 1395
Präeklampsie 1519
Präexzitationssyndrom 1091
Präimplantationsdiagnostik (PID) 621

Pränataldiagnostik 637
Präpatenzzeit 42
Preis-Leistungs-Verhältnis 4
Preismechanismus 3
Pressure support ventilation (PSV) 1059, 1060
Pressure time product (PTP) 1468, 1472
Prevotella spp. 1036
Priapismus 309
Prick-Testung 134
Prick-to-Prick-Test 984
Prinzmetal-Angina 1139
Prion-Krankheit 1408
Problemlösetraining 1331
Progenitorzelle 271
Progesterondurchbruchsblutung 628
Progesteronentzugsblutung 628
Prognathie 555
Prokalzitonin 49, 654
Proktitis 763, 1582
Proktokolektomie 764
Proktosigmoiditis 763
Prolaktin inhibiting hormone (PIH) 630
Prolaktinom 547, 551, 553
– Schwangerschaft 554
Prometheus-Verfahren 853
Promyelozytenleukämie 252, 275, 316, 364
– akute 319
Propionazidurie 1589
Propionibacterium acnes 540
Proportional assist ventilation (PAV) 1474
Prosorba 187
Prostatahyperplasie, benigne 973
Prostatakarzinom 205
– Brachytherapie 207
– Früherkennung 207
– hormonrefraktäres 208
– lokal begrenztes 207
– lokoregionär fortgeschrittenes 208
– metastasiertes 208
Prostatavergrößerung 959
Prostatovesikulektomie 207, 208
Protein
– C 51
– – aktiviertes (A-PC) 52
– eosinophiles kationisches (ECP) 161
– Guanin-Nukleotid-bindendes 494
Proteinbindung 25

Protein-Energie-Malnutrition (PEM) im Kindesalter 1560
Proteinurie 910, 915
Proteinverlust 743
Proteinverlustsyndrom, enterales 116
Protoonkogen 265
Protoporphyrie, erythropoetische 445
Protozoen 100
– im Kindesalter 1624
Protozoenerkrankung 71
Protrusio bulbi 575
PROVE-IT-Studie 421, 422
Provokation
– konjunktivale 134
– nasale 134
– orale 134
– spezifische inhalative (Allergen) 984
– unspezifische bronchiale 984
Provokationstest 1420
Pruritus 830
Pseudoaszites 464
Pseudochylothorax 1071, 1072
Pseudo-Gaucher-Zelle 328
Pseudogicht 501
Pseudohermaphroditismus
– femininus 656
– masculinus 622, 656
Pseudohyperaldosteronismus 601
Pseudohyperkalzämie 661
Pseudohypertonie 1157
Pseudohypoaldosteronismus 930
Pseudohypokalzämie 666
Pseudohypoparathyreoidismus (PsHP) 666, 669
Pseudokapsel 235
Pseudokrupp 1630
Pseudomonaden 76
Pseudomonas 454
– aeruginosa 49, 79, 993, 1016
– – Erstinfektion 1020
– Infektion 82
– Nachweis 451
– Vakzinierung 1023
Pseudoobstruktion 744, 746
– intestinale 746
Pseudoperitonitis 103
Pseudothrombozytopenie 366
Pseudovagina 622
Pseudo-Vitamin-D-Mangelrachitis 666, 670, 672
Pseudo-von-Willebrand-Syndrom 1660
Pseutotumor 374
Psoriasis

– capitis 533
– arthropatica 1423
– pustulosa 1423
– vulgaris 541, **1422**, 1423
Psoriasisarthritis 526, **533**
Psychoanalyse 1319
Psychoedukation 1330
Psychologie, kognitive 1321
Psychopharmakotherapie 1311
Psychose, schizophrene 1342
Psychosyndrom 1235
Psychotherapie **1317**, 1338, 1350, 1393
– katathy-imaginative 1320
– supportive 1335
– tiefenpsychologisch fundierte 1320
Pubertas
– praecox 494, 649, 1595
– tarda 1595, 629
Pubertätsentwicklung, gestörte 1594
Pubertätsgynäkomastie 623
Pulmonalarterienhauptstamm, fehlender 1053
Pulmonalarterienstenose 1054
Pulmonalatresie mit Ventrikelseptumdefekt 1053
Pulmonalembolie 1511
Pulmonalinsuffizienz 1178
Pulmonaliseinschwemmkatheter 1043
Pulmonalklappenstenose im Kindesalter 1641
Pulmonalstenose (PS) 1112
– im Kindesalter 1641
– valvuläre 1178
Pulmonalvenenobstruktion 1054
Pulsus paradoxus 1474
Punctio sicca 347
Pure red cell anemia 70
Purging-Verhalten 1380
Purinnukleosid-Phosphorylase(PNP)-Mangel 1607
Purin-Nukleosid-Phosphorylase-Defizienz (PNP-Defekt) 126
Purinnukleotidzyklusstörung 440
Purinstoffwechsel 436
– Störungen 436
Purpura
– idiopathische thrombozytopenische (ITP) 365
– periorbitale 476
– Schönlein-Henoch 916
– senilis 372
– thrombotisch-thrombozytopenische (TTP) 57, 145, 187, 252, 310, **370**

Purtilo-Syndrom 1605
Pustulose 1429
– akute generalisierte exanthematische (AGEP) 1419
– palmoplantare 534
Pustulosis 540
– palmoplantaris 541
Putamen 1206
Pyelonephritis 436, 900, 1664
– akute 960, 962
Pyloromyotomie nach Weber-Ramstedt 1574
Pylorusspasmus 719
Pylorusstenose, hypertrophische 1574
Pyoderma gangraenosum 170, 765, 1430
Pyomyositis 108
Pyramidenzeichen 1481
Pyrimidinstoffwechsel 438
Pyrophosphat, anorganisches (Ppi) 501

Q

Q_0-Wert 28
Q-Fieber 64
QRS-Komplex 1091
Quality of Well-Being Index 6
Quickwert 383
Quincke-Ödem 138

R

Rabies (s. auch Tollwut) 70
– im Kindesalter 1614
Rachitis 301, 487
– hypophosphatämische 429, 673
– X-chromosomale hypophosphatämische 671
Radikulopathie 1279
Radiofrequenztherapie, endoskopische 693
Radiojodtherapie 568, 571, 578, 585
Radiosynoviorthese (RS) 513, 519, 535
Radium-Therapie, systemische 530
Radspeichenphänomen 838
Ramisektomie 1297
Rapid shallow breathing 1469
Rapid-Plasma-Reagin (RPR)-Test 61
RAST-Test 133
Rationalitätenfalle 4

Raynaud-Phänomen 141, 323, 1170, 1432
Reactive airways dysfunction syndrome 1078
Reaktion
– anaphylaktische 137
– immunoallergische
– – nach Coombs 161
– – nach Gell 161
– entzündliche 39
Reanimation 1513
Reanimationsmaßnahme, erweiterte (ACLS) 1462
Rebound-Phänomen 187
Rebound-Skorbut 400
Rechtsherz, hypoplastisches im Kindesalter 1640
Rechtsherzhypertrophie 1049
Rechtsherzinsuffizienz 1041
Rechtsherzkatheter 1043
Rechtsschenkelblock 1042
Recruitment 1047
Red-man-Syndrom 1686
Reed-Sternberg-Zelle 337
Reentrytachykardie
– atrioventrikuläre 1091
– permanente junktionale (PJRT) 1091
Refeeding-Syndrom 672, 673
Reflex, zervikookulärer 1479
Reflux
– chronischer gastroösophagealer 985
– duodenogastroösophagealer (DGER) 681
– gastroösophagealer 1572
– vestibulookulärer (VOR) 1277
Refluxkrankheit, gastroösophageale (GERD) 677
Refluxösophagitis 159, 678
– im Kindesalter 1572
Refluxszintigraphie 679
Rehabilitation, psychiatrische 1327
Rehydrierung, orale 735
Reibetest 134, 984
Reifenstein-Syndrom 622
Reinfarkt 1135
Reisediarrhö 794
Reiseimpfung 1629
Reissner-Membran 1272
Reiter-Syndrom 109, 532
Reizdarmsyndrom 745, **793**
Rekombinasedefekt 119
Rektumkarzinom 786

Relaps 961
Relaxations-Cleft 1678
Releasing-Hormone (RH) 558
Remodelling 1048
Rendezvous-Verfahren 874
Rendu-Ossler-Weber-Erkrankung 1055
Renin-Angiotensin-Aldosteron-System 593
Renin-Angiotensin-System 1141
Renoir-Effekt 488
Reproduktionstoxizität 31
Resektion
– ileale 749
– jejunale 749
– transurethrale der Prostata (TURP) 208
Residualtumor 213
Resistenzminderung 40
Respiratory Syncytial Virus (RSV) 1610
Response-Syndrom, systemisches inflammatorisches (SIRS) 47
Restless-legs-Syndrom 1211, 1370, 1373
Resynchronisationstherapie, kardiale 1107
Retentionspneumonie 1061
Retikulinfibrose 282
Retikulozytose 300, 305
Retinopathie 150, 404, 407, 409, 415, 576
– autonome 407
– diabetische 408
Retrobulbärbestrahlung 576
Retrovirus 148
REVERSAL-Studie 421
Reversibilitätstest 984
Reye-Syndrom 861, 1611
Rezeptor, chimärer 263
Rezidivanleishmaniose 99
Rezidivblutung, ulkusbedingte 728
Rezidivstruma 568
Rhabdomyosarkom 235
– alveolares 246
Rheumaknoten 1005
Rhinitis
– akute 977
– allergica 137
Rhinokonjunktivitis, allergische **137**, 983
Rhinoscopia posterior 977
Rhinosinusitis 978
Rhizotomie 1297
Rhythmusstörung 1121, 1137
– bradykarde 1087

– – im Kindesalter 1643
– supraventrikuläre 1087
– ventrikuläre 1092, 1121
Riboflavin-Mangel/-Überschuss 398
Richter-Syndrom 344
Rickettsia
– conori 64
– prowazeki 64
Rickettsiosen 64
Riesenfaltengastritis 700
Riesengranula 326
Riesenwuchs, hypophysärer 555
Riesenzellarteriitis 165
– temporale (GCA) 168
Riesenzellarthritis 162
Rift-Valley-Fieber 824
Rinderbandwurm 1623
Ringelröteln 70, 1448, 1613
Risikoreduktion
– absolute 11
– relative 11
Risus sardonicus 58
RNA-Inhibition 192
Romano-Ward-Syndrom 1095
Rosazea 1424
Roseola infantum 1613
Roseole 58
Rosser-Skala 6
Rotablationsatherektomie 1142
Rotavirus 734
– im Kindesalter 1613
Röteln 824, 1447, 1448, 1609
Rotlauf 106
Roviralta-Syndrom 1574
Rückenschmerz, entzündlicher 527
Ruhetremor 1219
Rumpel-Leede-Test 369, 372
Rumpfhautbasaliom 1437
Rumpforthese 487

S

Sacroiliitis, infektiöse 505
Sakroiliakalgelenkarthritis 541
Sakroilitis 531
Salmonella
– paratyphi 58, 530
– typhi 58
Salmonellen 1619
Salmonellenhepatitis 824
Salmonelleninfektion 734
Salmonellose, typhöse 58

Salzbelastungstest 601
Salzverlustsyndrom 562, 1593
Sandifer-Syndrom 1572
SAPHO-Syndrom 534, **540**
Sarcoid-like lesion 1025
Sarkoidose 548, **1024**, 1124, 1426
– Lungenfunktion 1025
Sarkom 756, 1179
Sattelnase 183
Sauerstoffinsufflation 1488
Sauerstofftherapie 1270, 1472
Sauerstofftransport, supra-
   physiologischer 54
Säuglingsenteritis 1613
Säure-Basen-Ausgleich 55
Säure-Basen-Haushalt 49, 968
Säure-Basen-Störung 969
Säure-Laugen-Verätzung 1572
Säureverätzung 1573
Schanker, harter 61
Scharlach 978, 1446, 1617
Schatzki-Ring 681
Scheinapherese 187
Schichtarbeit 1373
Schieloperation 576
Schilddrüse 564
– primäre Non-Hodgkin-Lymphome
   587
Schilddrüsenantigen 299
Schilddrüsenautonomie 566, 577
Schilddrüsenerkrankung im Kindesalter
   1597
Schilddrüsenhormonresistenz 588
Schilddrüsenhormontherapie 586
Schilddrüsenkarzinom
– medulläres 584, 587
– differenziertes 586
– Fernmetastasen 586
– lokoregionales Rezidiv 586
– undifferenziertes 586
Schilddrüsenknoten 584
Schilddrüsenmalignom 566, **584**
Schilddrüsenperoxidase 570, 581
Schilddrüsenunterfunktion 1528
Schilddrüsenvergrößerung 565
Schildwächterlymphknoten 1440
Schilling-Test 299
Schirmer-Test 149
Schistosomiasis intestinale (s. auch
   Bilharziose) 95
Schistosomidae 95
Schizophrenie **1342**, 1380
– im Alter 1389

– katatone 1349
– Stadien 1346
– Subtypen 1346
– Therapieresistenz 1347
Schlafapnoesyndrom 392, 556, 618,
   1073, **1074**, 1372, 1373
– obstruktive 1195
– zentrales 1075
Schlafentzugsbehandlung 1338
Schlafmedikament 18
Schlafparalyse 1374
Schlafstörung 1195, 1323, **1369**
Schlaf-Wach-Rhythmus 547, 594
– Störungen 1369
Schlafwandeln 1370, 1374
Schlaganfall 1299, **1193**
– bei Drogen 1195
– Dissektion 1195
– ischämischer 1481
– – Akutmanagement 1200
Schlaganfallrisiko 1198
– Sekundärprävention 1201
Schlaganfallsyndrom, generelles 1195
Schleimhautabstrich 41
Schleimhautatrophie 301
Schleimhautpemphigoid 1435
Schlingenpolypektomie 729
Schluckauf (s. auch Singultus) 681
Schmerz
– akuter 154
– chronischer 254
Schmerzmittel, peripher wirksames 254
Schmerzstörung, anhaltende
   somatoforme 1367
Schmerzsyndrom, komplexes regionales
   1282
Schmerztherapie 253
– parenterale 257
Schmerzursache 253
Schmidt-Syndrom 588
Schmierinfektion 58, 1609
Schock 1482
– anaphylaktischer 131, 332, 1489
– hämorrhagischer 1579
– – im Kindesalter 1681
– hypovolämischer 61, 1484
– – im Kindesalter 1680
– kardiogener 1102, 1487
– kardiovaskulärer im Kindesalter
   1680
– neurogener 1490
– septischer 47, 1486
– Therapie 53

– Volumensubstitution 54
Schocktoleranz 1482
Schoenlein-Henoch-Purpura 173, **178**, 1662
Schrittmacher 1107
Schrittmachertherapie 1127
Schulteramyotrophie, neuralgische 1283
Schutzimpfung 1032
Schwangerenlisteriose 57
Schwangerschaft
– biochemische 636
– gestörte 636
Schwangerschaftsfettleber, akute (ASFL) 865
Schwangerschaftskardiomyopathie 1121
Schwankschwindel 1273
– somatoformer phobischer 1276
Schwartz-Jampel-Syndrom 1287
Schweinebandwurm 1623
Schweinerotlauf 1447
Schweinezüchterkrankheit 824
Schweißfußgeruch 430
Schwellkörperautoinjektionstherapie 1414
Schwellkörperpharmakontest (SKAT) 624
Schwindel 1272
– bei vertebrobasilären Durchblutungsstörungen 1274
– zentral vestibulärer 1277
SCID 1605
Scimitar-Syndrom 1054
SCO-Syndrom 620, 621
Scratch-Testung 134
Sedierung im Kindesalter 1682
Sekretintest 705
Selbstmisshandlung 1385
Selbstschädigung 1385
Selen-Mangel/-Überschuss 401
Seminom
– CS IIA/B 212
– CSI 212
– Residualtumorentfernung 213
Sengstaken-Blakemore-Sonde 688, 848
Senkungsabszess 1235
Sensitivitätsanalyse 7
Sepsis 47
– Beatmung 53
– Definition 48
– Fokussuche 48
– hämostaseologische Therapie 51

– im Kindesalter 1686
– persistierende 1118
– Score-Systeme 48
Sepsistherapie 49
– Deeskalationskonzept 50
Septikämie 76
Septostomie, atriale 1053
Septumdefekt, atrioventikulärer (AVSD)
  im Kindesalter 1640
Sequenztherapie 46
Sequestration
– bronchopulmonale 1055
– extralobuläre 1055
– intralobuläre 1055
Serinprotease 373
Serokonversion 71
Serumaldosteron 601
Serumaldosteronkonzentration 593
Serum-DHEAS 593
Serumeisen 293
Serumferritin 293
Serumharnsäure 438
Serumkonzentrationsmessung (s. auch
  therapeutic drug monitoring) 27
Serumkreatinin 27
Serumprotein 25
Serumtumormarker 246
Sex determining region Y 621
Sextantenbiopsie 207
Sexualhormon 653
Sexualstörung 1414
Sézary-Syndrom 1441, 1443
Sheehan-Syndrom 548, 592, 1528, 1529
Shigella sonnei 530
Shigellen 1619
Shigellenerkrankung 733
Shunt-Fluss 54
Shwachman-Score 450, 1018, 1019
SIADH 562
Sialadenitis 586
Sialadenose 1380
Sicca-Syndrom 149, 586, 829
Sichelzellanämie 305, **308**, 311, 1617
– im Kindesalter 1645
Sichelzellkrise 305
Siderofibrose 1081, 1082
Siderose 1082
Silikose 1081, 1082
Silikotuberkulose 1081
Single-hit-Erkrankung 172, 173
Singultus 681
Sinusarrhythmie im Kindesalter 1641
Sinusitis 325, 349, 446, 977, 1231

– chronische 116
Sinus-petrosus-Katheter 598
Sinusrhythmus 1091, 1106
Sinusvenenthrombose 1205
SIRS (systemic inflammatory response syndrome) 47
– Beatmung 53
– Definition 48
Sjögren-Syndrom **147**, 153, 187, 353, 512, 1229
– Klassifikationskriterien 148
– Organmanifestationen 148
Skabies 1450
Skalenuslymphom 222
SKAT 624
– Therapie 415
Skeletal event 208
Skeletterkrankung im Kindesalter 1673
Skeletthyperostose, diffuse idiopathische (DISH) 493
Skelettmetastase 1063
Skew deviation 1278
Skin score 157
Skip lesion 235
Sklerodermie 187, **1432**
– progressive systemische 1005
– systemische 153, 156
– – antifibrotische Therapie 158
– – Beteiligung der Skelettmuskulatur 158
– – Beteiligung des Gastrointestinaltraktes 159
– – Hautbeteiligung 158
– – Herzbeteiligung 160
– – Immunsuppression 158
– – Lungenbeteiligung 159
– – Nierenbeteiligung 159
Sklerose, tuberöse 235, 494, 933, **938**, 1010
Skorbut 399
Skroiliitis, ankylosierende 527
SLE 187, 1006
– Plasmaaustausch 145
– Schwangerschaft 146
Small molecule inhibitor 264
Small volume resuscitation 1485
Sodbrennen 159, 715
Soforttypreaktion, allergische 132
– Diagnostik 133
Somatisierungsstörung 1367
Somatostatinom 758
Somatostatinrezeptorszintigraphie 606, 713

Somnambulismus 1374
Somnolenz 255
Sonde
– nasoduodenale 809
– nasogastrale 809
Sondenernährung 1383
Soor 1450
Soorösophagitis 683, 684, 1622
Soorstomatitis 1622
Sozialpsychologie 1321
Soziotherapie 1326, 1329, 1350
Spaltvakzine 68
Spannungspneumothorax 985, 1070
Sparkling septum 1123
Spasmodic croup 1630
Spastik 1303, 1305
Spät-Dumping 721
Speicheldrüsenszintigraphie 149
Speichererkrankung, lysosomale 467
Speicherkrankheit 328
– lysosomale 465
Spermatogenese 617
– Störungen 618
Spermienextraktion, testikuläre 634
Spermieninjektion, intrazytoplasmatische (ICSI) 621, 634
Sphärozytose 70, 305
– hereditäre im Kindesalter 1646
Sphingomyelinase, saure 465
Sphinkterinsuffizienz, intrinsische 966
Sphinkter-Oddi-Dyskinesie 871
Spider-Nävus 828
Spina bifida 966
Spinaliom 1437
Spiroergometrie 233
Splenektomie 119, 282, 306, 346, 367
Splenomegalie 58, 276, 279, 305, 306, 311, 323, 328, 347, 365, 477, 816
Splitleber 845
Spondarthropathie 773
Spondylitis, ankylosierende 502, 526
Spondyloarthropathie 526
Spontannystagmus 1275
Spontanpneumothorax 1070
Sporozoit 100
Sprachtherapie 1304
Spreading depression 1273
Sprue 293, 300
– einheimische 737
– nichttropische 755
Spulwurm 1623
Spurenelemente 401
– Mangel im Kindesalter 1560

Sputum 42, 48
Sputumzytologie 985
Stachelzelle 311
Stalographie 149
Stammzelle 271
– Entwicklungspotentiale 271
– hämatopoetische 264, 271, 273
Stammzellerkrankung 275
Stammzelltransplantation 273, 275
– allogene 276, 278, 307, 319, 363, 1650
– autologe 237, 346, 350
Staphylococcal Scaled Skin Syndrome (SSSS) 1616
Staphylococcus
– aureus 504, 506, 1030
– – Bakteriämie 83
– – im Kindesalter 1616
– – Influenzae 1022
– – Methicillin-resistenter Stamm (MRSA) 50, 76, 83
– ssp. 79
Staphylokokkenabszess 325
Staphylokokkeninfektion 50, 82
Staphylokokkenosteomyelitis 325
Staphylokokkus 507, 1115
– koagulasenegativer 76, 1617
– Methicillin-resistenter (MRSA) 79
Status
– asthmaticus 1467, 1473
– epilepticus 1244
– migraenosus 1259, 1260
Stauungsödem 392
Steakhouse-Syndrom 681
Steatohepatitis 754
Steatorrhoe 741, 743, 750, 883
Steatosis 833
Stecknadelkopfspermie 619
Steele-Richardson-Olszewski-Syndrom 1212
Stem cell factor 331
Stentotrophomonas 1033
– maltofilia 82
Stent-Shunt, transjugulär applizierter portosystemischer (TIPS) 857
Stereotaxie 1293
Sterilität 631, 633
Stickoxid 302
Stiffman-Syndrom 1298
Still-Syndrom 73
– Erwachsenenalter 520
Stimmgabeltest 409
Stimulation, biventrikuläre 1107

Stoffwechselkrise 430
– akute 424
Stoffwechselstörung im Kindesalter 1584
Stomatitis 241, 328
Storchenbiss 1675
Störung
– affektive 1332, 1345
– anhaltende affektive 1340
– artifizielle 1384
– bipolare affektive 1339
– hyperkinetische
– – im Jugendalter 1696
– – im Kindesalter 1696
– hypochondrische 1367
– metabolische
– – Neugeborenes 1679
– phobische 1394
– schizophrene 1390
– somatoforme 1365
– undifferenzierte somatoforme 1367
– wahnhafte 1390
Stoßwellenlithotripsie, extrakorporale (ESWL) 872, 945
Strahlennekrose 519
Strahlenpneumonitis 1004
Strahlensynovitis 519
Strahlentherapie, perkutane 586
Strahlenthyreoiditis 573
Strecksehnenxanthom 419
Streptococcus pneumoniae 1028, 1029
Streptodermia cutanea lymphatica 106
B-Streptokokkensepsis 1556
Streptokokkus 180, 506, 507, 530, 1617
– β-hämolysierender 525
– penicillinresistenter 1115
– penicillinsensibler 1115
Stress 594
Stressbewältigung 1322
Stresshormon 654
Stresshormonaktivierung 650
Stressulkus 869
Stretta-Verfahren 693
Stromasarkom, endometriales 229
Stromazelltumor, gastrointestinaler (GIST) 266, 756
Stromunfall 1506
Strongyloides stercoralis 96
Strongyloidiasis 96
Struma 401, 588
– diffuse, euthyreote 566
– euthyreote 564

- lymphomatosa Hashimoto 581
- ovarii 649
Strumaresektion 585
Studie, retrospektive 32
Stupor 1345, 1518
Sturge-Weber-Syndrom 1676
Subarachnoidalblutung 1208
Substantia nigra pars reticularis 1211
Subtreshold depression 1334
Sucht 1351
- nicht stoffgebundene 1360
Sudden infant death syndrome (SIDS) 1689
Suizid 1378
Suizidalität 1335, **1376,** 1518
- im Alter 1392
Suizidgen 263
SUNCT-Syndrom 1266
Superovulation 634
Swaneck-Katheter 948
Swan-Ganz-Katheter 54, 1050, 1057
Sweet-Syndrom 1430
Swyer-Syndrom 621, 628
Symptomenkomplex, neuroviszeraler 442
Synchondritis 527
Syndesmophyten 527
Syndrom
- adrenogenitales (AGS)
- - im Kindesalter 1598
- akinetisch-rigides 1220
- amnestisches 1357
- apallisches 1308
- branchiootorenales 934
- choreatisches im Kindesalter 1671
- dementielles 1316, 1358
- depressives 1403
- der immotilen Zilien 619
- der inappropriaten ADH-Sekretion (SIADH) 562
- der Schilddrüsenhormonresistenz 554
- der umgekehrten Aortenisthmusstenose 170
- der verzögerten Schlafphase 1373
- der vorgezogenen Schlafphase 1373
- der wässrigen Diarrhö 773
- des irritablen Darms (RDS) 793
- des Zeitzonenwechsels 1374
- dystones 1670
- - im Kindesalter 1670

- eosinophiles 322
- genetisches 621
- hämolytisch-urämisches (HUS) 252, 310, **370**
- - im Kindesalter 1662
- - mit Faktor H 935
- hepatorenales (HRS) 854, 869
- hypereosinophiles (HES) 282, 322
- hyperthermes 1517
- idiopathisches nephrotisches (INS) 912
- lymphomähnliches 129
- malignes neuroleptisches 1517
- metabolisches 226, 403, 406, 409, 612
- myelodysplastisches 283
- - aggressive Polychemotherapie 285
- - allogene Blutstammzelltransplantation 285
- - hämatopoetische Wachstumsfaktoren (HGF) 286
- - immunmodulatorische Therapie 286
- nephrotisches 439
- - im Kindesalter 1662
- organisches amnestisches 1412
- orofaziodigitales 934
- periodischer Bewegung 1373
- postthrombotisches 381, 384
- prämenstruelles (PMS) 632
- präsuizidales nach Engel 1378
- pulmorenales 174, 1008
- serotonerges 1517
- spastisches 1670
- - im Kindesalter 1670
- steroidresistentes nephrotisches 929
- X-chromosomal lymphoproliferatives (XLP) 127
Synkope 1049, 1161
Synovektomie 507, 513, 519, 532, 535
Synovialanalyse 505
Synovialektomie 182
Synovialitis 182
Synovitis 502
α-Synuklein 1211
Syphilis 61, 310, 824, **1453**
- kongenitale bei Neugeborenen 1557
System, retikulozytäres (RHS) 365
Systemerkrankung, Nierenbeteiligung 919
Systemic inflammatory response syndrome 48

T

Tabakabhängigkeit 1358
Taches bleues 1450
Tachykardie 588
- anhaltende 1093
- atriale
- - bei Digitalisintoxikation 1088
- - chaotische 1088
- - paroxysmale 1088
- - unaufhörliche 1088
- idiopathisch-linksventrikuläre 1093
- supraventrikuläre im Kindesalter 1641
- vorhofassoziierte 1091
Tachymyopathie 1088, 1092
Tachyphylaxie 375, 986
Tachypnoe 1057
Takayasu Arteriitis (TA) **169,** 1164
Takayasu-Krankheit 548
Talkose 1082
Tandemmassenspektrometrie 423
Tania
- saginatum 1623
- solium 1623
Tannenbaumphänomen 485
Tarsaltunnelsyndrom 512
Tarui-Erkrankung 459
Taub-Training 1303
Teleangiektase 117
Teleangiektasie, hämorrhagische 372
Teleskop-Finger 534
Telomerase 260
Tenckhoff-Katheter 948
Tendomyopathie 527, 531
Tendosynovialitis 511
Tendovaginitis 437
Teratozoospermie 619
TESE (testikuläre Spermienextraktion) 634
Testosteronspiegel 211
Tetanospasmin 58
Tetanus 58
- neonataler 58
Tetanusimmunprophylaxe 58
Tetrahydrobiopterinbildungdefekt 428
Tetraparese 1480
Tetraplegie 1480
Thalamus 1206
Thalamusinfarkt 1410
Thalassämie 294, 305, 311, 814
- im Kindesalter 1645
Thekazelltumor 217

Therapeutic drug monitoring 27
Therapie
– hämatoonkologische 248
– immunsuppressive 953
– molekulare 264
– physikalische 528
– antiinfektive 43
– antiemetische 250
– antithyreoidale 571
– hormonelle 634
Therapiestudie 11
Thiopurin-Methytransferase (TPMT) 771
– Mangel 518
Thomasphosphatlunge 1082
Thoracic outlet synsdrome (TOS) 540, 1284
Thoracic-inlet-Syndrom 1176
Thoraxkompression 1461
Thoraxschmerz, nichtkardialer 683
Thoraxsyndrom 308
Thrombangiitis obliterans (TAO) 1171, **1169**
Thrombektomie 382, 1176, 1513
Thrombendarteriektomie 1166
Thrombendatherektomie, pulmonale (PTE) 1183
Thrombin-Antithrombin-Komplex 52
Thromboasthenie Glanzmann-Naegeli 369
Thromboembolie 279, 280, **380**, 1041, 1167
– arterielle 380
– idiopathische 382
– venöse 380
Thrombolyse 1135, 1176, 1513
Thrombophilie
– hereditäre 381
– orale Antikoagulation 383
Thrombophlebitis 180, 182, 446, **1171**
– migrans 1171
Thrombose 380, **1171**
– der venösen zerebralen Blutleiter 1205
– im Kindesalter 1654
– venöse 642
Thromboseprophylaxe 167
Thrombozyten 326
Thrombozytenaggregationshemmung 1141
Thrombozytenkonzentrat 252
Thrombozythämie, essentielle (ET) 280
Thrombozytopathie 368, 372

Thrombozytopenie 252, 316, 369, 370, 372, 816, 1522, 1524
– heparin-induzierte Typ II (HIT Typ II) 386
Thrombozytose 278
Thyeroidektomie, totale 585
Thymektomie 1290
Thymidinkinase, herpervirale 263
Thymustumor 1067
Thyreoidektomie, totale 572
Thyreoiditis 566, **580**
– akute 583
– – eitrige 583
– – nichteitrige 583
– arzneimittelinduzierte 583
– atrophische 581
– chronisch-invasiv-fibrosierende Riedel 583
– Typ de Quervain 581, 582
Thyreotoxikose 1597
Thyreotropinom 554
Tic 1216, 1298
– im Kindesalter 1671
Tic-Störung 1364
Tidalperitonealdialyse (TPD) 948
Tierbiss 107
Tierversuch 31
Tiffeneau-Index 984, 1002, 1470
Tinea 1622
Tinnitus 1195, 1325
TIPS 857
Tissue engineering 271
Tissue factor pathway inhibitor (TFPI) 52
Tissue-Faktor 51
Titrationsmethode 1016
T-Killerzelle 69
T-Lymphozyten 42, 286
Tollwut 70
– im Kindesalter 1614
Tollwutimpfung 1629
Tonometrie, gastrische 54
Tonpfeifenstielfibrose 95
Tonsillenhypertrophie 69
Tonsillitis 446
Tonsillopharyngitis, akute 978
Toronto-Western-Hospital-Katheter 948
Torsade de pointes 1215
– Tachykardie 1095
Torsionsdystonie, idiopathische 1670
Torticollis spasmodicus 1297
Tourette-Syndrom 1298, 1364
Toxic shock syndrome (TSS) 1616

Toxikokinetik 1533
Toxikologie 25
Toxin 25, 831
– urämisches 949
Toxizitätsversuch 31
Toxoplasma gondii 71, 152
Toxoplasmose 71, 1238
– bei Neugeborenen 1556
– in der Schwangerschaft 72
Toxoplasmoseenzephalitis 71
Trachealknorpel 183
Trachealstenose 185
Tracheitis 988
– bakterielle 1631
Tracheobronchitis 56, 68
– akute 979
– eitrige 980
Tracheostomie 185
Tracheotomie 981, 1076
Trachyzoiten 71
Training, autogenes 1323
Trancezustand 1324
Transferrin 291, 293
Transillumination, endoskopische 713
Transkobalamin 298
Translokasedefekt 457
Transplantation 77
– autologe 319
Transportprotein 15
Transsexualität 656, 1415
Transvestismus 656
Traumatisierung, emotionale 1318
Treitz-Band 891
Tremor 1211, 1217, 1298
– essentieller 1218
Treponema pallidum 61
Triade, kognitive 1334
Trichure 1623
Trichuriasis 97
Trichuris trichiura 97
Trigeminusneuralgie 1266
Triggering-Hypothese 1343
Trikuspidalinsuffizienz 1112
Trikuspidalstenose 1112
Trilineage dysplasia 283
Triptanschwelle 1259
Trisomie-21 (s. auch Down-Syndrom) 638, 1595
Trizytopenie 287
Trojani-Score 236
Trommelfellruptur 1506
Trommelschlägelfinger 997
Tropenkrankheit 39

Tröpfcheninfektion 1609
Trophozoit 97
Troponintest 1138
Trousseau-Zeichen 667
Truncus arteriosus communis (TAC) 1053
Trypanosomiasis 1624
TTP 145, 252, 310, 369, **370**
Tuberkulinkonversion 1635
Tuberkulinreaktion, positive 64
Tuberkulintest 86
Tuberkulose 64, 90, 508, 595, 1447
– gastrointestinale 735
– im Kindesalter 1621, 1634
– latente 67
Tuberkuloseimpfung mit BCG 1629
Tubulopathie im Kindesalter 1663
Tubulusnekrose, akute 899
Tularämie 59
Tumarkin-Otolithenkrise 1273
Tumor
– androgenproduzierende 649
– Debulking 714
– der Hypothalamus-Hypophysen-Region 592
– des zentralen Nervensystems 1246
– endokriner 895
– – des gastroenteropankreatischen Systems 891
– gastroenteropankreatische endokrine 756
– hormonaktiver 649
– hormoninaktiver 547
– hormonrezeptornegativer 199, 201
– hormonrezeptorpositiver 199
– neuroendokrine des Gastrointestinaltrakts 895
– neuroendokrine des Pankreas 893
– östrogenbildende 649
Tumorantigen, Identifizierung 259
Tumorblutung 728
Tumoreffektorzelle 263
Tumorhyperkalzämie 662
Tumorkachexie 889
Tumorlysesyndrom 939
Tumormarker 213
Tumornephrektomie 963
Tumorschmerztherapie 154
Tumorsuppressorgen 263, 265
– p53 192, 264
Tumortherapie 193
Tumorthrombus 964
Tumorvakzin 194

Tumorvakzinierung 258, 260
Tumorzelle, allogene 261
Tumorzelllinie 261
Tumorzelllysat 261
Tumorzytogenetik 275
Tunnelinfektion 948
Turner-Syndrom 621
TURP 208
Typ-1/2-Diabetes 402, 409
– antihyperglykämische Therapie 412
Typhus 58
Typhuslebendimpfstoff 59
Typhuszunge 59
Tyrosinämie Typ I 429, 1586
Tyrosinkinase 260, 278
Tyrosinkinaseaktivität 276
T-Zelle
– Defekt 1605
– Linienzugehörigkeit 271
– tumorspezifische Immunantwort 259
– zytotoxische 259
T-Zell-Leukämie 120

U

UAW (unerwünschte Arzneimittelwirkungen) **31**, 1419
– prädisponierende Faktoren 35
– pseudoallergische Reaktionen 34
– Spontanmeldesystem 34
Übelkeit 255
Überempfindlichkeitsreaktion 130
Übergewicht (s. auch Adipositas) 391
Überschneidungssyndrom 828
– autoimmune Lebererkrankung 831
Überstimulationssyndrom, ovarielles 635
Übertragung 1319
UDP-Galaktose-4-Epimerasemangel 473
Uhrglasnagel 997
Uhthoff-Phänomen 1227
Ulcus
– cruris 107
– duodeni 680, 702, 704
– molle 1454
– rodens 1437
– terebrans 1437
– ventriculi 703, 704
Ulkus
– idiopathisches 684

– NSAR-assoziiertes 706
– peptisches 695, **701**
– – im Kindesalter 1574
Ulkusblutung 708, 728
– therapierefraktäres 707
Ulkuspenetration 709
Ulkusperforation 709
Ullrich-Turner-Syndrom 1595
Ulzera der Aorta 1162
Unter-/Fehlernährung, orale Ernährungstherapie 396
Unterbauchperitonitis 103
Unterernährung 394
Untergewicht 395
Upbeat-Nystagmus-Syndrom 1277
Urämie 369
Urat 436
Uratnephropathie 436, 440
– chronische 925
Ureaplasma urealyticum 56, 530
Ureterektopie 966
Ureterorenoskopie (URS) 945, 946
Uretheritis, nichtgonorrhoische (NGU) 1451
Uretheritissyndrom 1451
Urge
– motorische 966
– sensorische 966
Urin 48
Urinosmolalität 562
Urogenitalinfektion 56
Urolithiasis (s. auch Harnsteinleiden) 944
– idiopathische 946
Uropathie, obstruktive 9, **939**
– Schwangerschaft 940
Urosepsis 900
Urticaria pigmentosa 331
Urtikaria 33, 130
– chronisch idiopathische 138
Urtikariavaskulitis 161, 178
Usual interstitial pneumonia (UIP) 1011
Uterusmalignome 220
Uterussarkom 229
Uveitis 57, 181
Uvulopalatopharyngoplastik (UPPP) 1076

V

Vaginosonographie 215
Vagusläsion 719

Vagusnervstimulation 1244
Vakzinierung 194
Validitätsbeurteilung 9
Van-Nuys-Prognoseindex 197
Varicella-Zoster-Virus 78, 684
Varikophlebitis 1171
Varikosis 392, **1171**
Varikozele 619
Varizelle 823, 1448
– bei Neugeborenen 1557
– im Kindesalter 1611
Varizellenimpfung 1628
Varizellensyndrom, konnatales 1612
Varizenblutung 687, 846
Vas deferens
– Aplasie 450
– Obstruktion 450
Vascular endothelial growth factor (VEGF) 774
Vaskulitis 187, 438, 919
– ANCA-assoziierte 164
– granulomatöse 162
– große Gefäße 168
– HCV-assoziierte kryoglobulinämische 509
– immunsuppressive Therapie 165
– Infektionsprophylaxe 167
– kleine Gefäße 173
– koronare 172
– kryoglobulinämische 173, **176**
– leukotoklastische 180
– mittelgroße Gefäße 171
– Osteoporoseprophylaxe 167
– pauciimmune 173
– primär systemische 160
– pulmonale 1006
– Remissionsinduktionstherapie 165
– rheumatoide 518
– systemische 920
– Thromboseprophylaxe 167
– zerebrale 182, **1228**
Vaskulopathie 369
– abliterative 159
Vasopressinrezeptordefekt 1598
VEGF 265, 774
Vektor, lentiviraler 264
Vektorsystem, virales 262
Venekatheter, zentraler (ZVK) 1136
Venenerkrankung 1170
Venenverschlusserkrankung (VOD) 865
Venenverschlusskrankheit, mesenteriale entzündliche 803
Ventrikelseptumdefekt (VSD) 1179
– im Kindesalter 1640
Verbrennung 107
Verbrennungskrankheit im Kindesalter 1681
Verbrennungsschock 1489
Verdünnungsazidose 1501
Verdünnungshyponatriämie 562
Verfahren, übendes 1322
Vergiftung 1500
– Alkohol 1541
– antidote 1538
– im Kindesalter 1687
– perorale 1543
– spezielle 1541
Vergiftungssymptom 1534
Verhaltenstherapie 539, 640, **1321**, 1364, 1383
Verhütungspflaster 640
Verletzung, intrakardinale 1181
Verner-Morrison-Syndrom 758, 894
Verrucae vulgares 1449
Verschlusserkrankung, arterielle 302
Verschlussikterus 888
Verschlusskrankheit, periphere arterielle (PAVK) 383, **1165**
Verwirrtheit 255
Verwirrtheitszustand, akuter 1403
Vestibularisparoxysmie 1274
Vestibulopathie, bilaterale 1278
Vibrion 1619
Vierdrüsenhyperplasie 663
VIPom 758, 760, **894**
Virchow-Drüse, vergrößerte 721
Virchow-Trias 1041, 1172
Virulenz 39
Virulenzfaktor 41
Virus, myotroper 152
Viruserkrankung, exanthematische 1447
Virushepatitis 825, 826, 1492
Virusinfektion im Kindesalter 1609
Viszeromegalie 555, 556
Vitamin 435
– A
– – Mangel/-Überschuss 400
– B_1
– – Mangel/-Überschuss 398
– B_{12}
– – Mangel 399, 435
– – Mangelanämie **298**, 750
– – Überschuss 399
– C
– – Mangel 307, 399
– – Überschuss 399
– D, Mangel 488
– D_3, Mangel/-Überschuss 400
– E
– – Mangel 400/-Überschuss 400
– K_1
– – Mangel/-Überschuss 400
– wasserlösliches 398
Vitaminmangelkrankheit im Kindesalter 1560
Vitien, komplexe im Kindesalter 1641
Vitiligo 117
Vocal-cord-dysfunction-Syndrom 985
Vogelgrippe 68
Volumenersatzmittel 53
Volumentherapie 1485
– im Kindesalter 1680
Volumenzufuhr 54
von Willebrand-Faktor (vWF) 187, 370, 373
– Metalloprotease 371
Von-Gierke-Erkrankung 457
Von-Hippel-Lindau-Syndrom 603, 933, **938**
Von-Willebrand-Krankheit 373, **378**
– erworbene 379
– im Kindesalter 1659
Vorfußnekrose 1168
Vorhofflattern **1088**, 1642
Vorhofflimmern **1090**, 1121, 1126, 1642
Vorhofseptumdefekt (ASD) 1178
– im Kindesalter 1640
Vorhoftachykardie 1088
Vorläuferprotein 474
Vorläuferzelle 271
Vulnerabilitäts-Stress-Modell 1343

W

Wachstumsfaktor 51, **273**
– Granulozyten-stimulierender (G-CSF) 51
– hämatopoetischer 249, 288, 319, 341
– vaskulärer endothelialer (VEGF) 265
Wachstumshormon 753
Wachstumsstörung 1698
Wahn 1345, 1390
– induzierter 1390
– nihilistischer 1390
Wahnsyndrom

- bei sensorischer Beeinträchtigung 1391
- organisch bedingtes 1391
Waldeyer-Rachenring 349
Waller-Degeneration 1280
Wanzenkraut 648
Warze 117, 1449
Wasserbelastungstest 563
Wassermelonenmagen 846
Wasting-Syndrom 86
Waterhouse-Friedrichsen-Syndrom 1233, 1618, 1686
WDHA-Syndrom 894
Weber-Syndrom 1195
Wegener-Granulomatose 161, 162, 165–167, **173**, 548, 1006, **1007**
- Induktionstherapie 174
- Lokaltherapien 174
- Notfalltherapie 174
- Remissionserhaltungstherapie 174
Weichteilinfektion 105
Weichteilsarkom **235**, 756
- im Kindesalter 1653
- Stadiengruppierung 236
- Therapiestrategiene 237
Werner-Syndrom 460
Wernicke-Enzephalopathie 1395, 1481
Wernicke-Syndrom 1357
Wertheim-Meigs-Radikaloperation 223, 225
Wertschöpfungspotential 4
Weste, pneumatische 1464
Westermark-Zeichen 1042
White matter lesion (WML) 1193
Wickham-Streifung 1426
Wiederkehrkopfschmerz 1258
Wilms-Tumor 933, 1653
Windeldermatitis 1622
Winnipeg-Kriterium 992
Wirbelkörperdeformierung, osteoporosebedingte 485
Wirbelkörpersinderung 485
Wirkortkompartiment 21
Wirksamkeit, maximale (s. auch Efficacy) 20
Wirtsreaktion, spezifische 42
Wiskott-Aldrich-Syndrom 115, 118, **128,** 1605
Wolff-Parkinson-White-Syndrom 1091, 1641
WOSCOPS 421
WPW-Syndrom 1091
Wright-Giemsa-Färbung 274, 317, 356

Wundheilungsstörung 107
Wundinfektion 79, 107
- nosokomiale 80, 81
Wundrose 106
Wundschmerz 254
Wurmei 796
Wurzelzeichen 1132

X

Xanthelasma 419
Xanthinlithiasis 440
Xanthinoxidase 438
Xanthinurie **440**, 932
Xanthom, eruptives 419
X-Chromosom 374
Xenotransplantat 1296
Xeroderma pigmentosum 1437
Xerostomie 147, 149, 241, 242
XSCID-Erkrankung 119, **126**
XX-Mann-Syndrom 615, 621, 622

Y

Yellow-nail-Syndrom 996
Yersinia
- enterocolitica 530
- pestis 1620
Yersinien 530, 1619
Yersinienantigen 531
Young's Syndrom 996

Z

Zahnfluorose 401
ZAP-70-Defizienz 126
Zeckenbiss 62, 1189, 1620
Zeckenbissfleckfieber 64
Zelle, dendritische 261
Zelltransfer 193
Zenker-Divertikel 694
Zerkarien 95
Zerkariendermatitis 95
Zervixkarzinom 220
- Diagnostik 222
- Immuntherapie 225
- invasives 223
- Therapie 222
- zytostatische Chemotherapie 224
Ziehl-Neelsen-Färbung 1233

Zieve-Syndrom 311
Zink-Mangel/-Überschuss 401
Zinkprotoporphyrin 293
Zirrhose 453, 754, 828
- primär biliäre 829
Zirrhoseperitonitis 103, 105
ZNS
- Infektion 1229
- Metastasierung 244, 1248
- Mykosen 1237
- Toxoplasmose 90, 1237
Zöliakie **737**, 796
- im Kindesalter 1577
Zollinger-Ellison-Syndrom (s. auch Gastrinom) 701, **709**, 742, 894, 896, 1575
Zottenatrophie 53
- persistierende 1571
Zustand, kataboler 426
Zwangsstörung 1362
- im Alter 1394
Zweiniveauüberdruckbeatmung 1077
Zwergfadenwurm 96
Zwergwuchs 495
- emotionaler 1691
Zyklothymia 1340
Zyklusstörung 392, **628**
- hyperprolaktinämische 630
- hypophysäre 629
- hypothalamische 629
- ovarielle 630
Zymogen 878
Zystadenom, biliäres 839
Zyste
- der Rathke-Tasche 548
- subchondrale 496
Zystinose 1663
- nephropathische 934
Zystinurie **431**, 932
Zystitis
- akute 960
- hämorrhagische 167
Zytokin 262, 273
Zytomegalie 69
- bei Neugeborenen 1556
Zytomegalieinfektion des Magen-Darm-Traktes 736
Zytomegalievirus (CMV) 69, 365, 684, 823
- im Kindesalter 1612
Zytopenie 355

Der Herausgeber: Jürgen Schölmerich

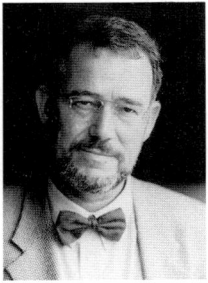

Kurzbiographie
- 1948 geboren in Marburg.
- Studium der Humanmedizin in Heidelberg und Freiburg.
- 1973 Promotion in Freiburg mit der Dissertation „Zur Glucogenese und Harnstoffsynthese der Leber bei Urämie, dargestellt an der isoliert perfundierten Rattenleber".
- 1975 Approbation als Arzt.
- 1984 Habilitation und Venia legendi für das Fach Innere Medizin in Freiburg mit der Habilitationsschrift „Biolumineszenztests für Gallensäuren und weitere Stereoide – Entwicklung und Anwendungsmöglichkeiten".
- Seit 1987 Universitätsprofessor und seit 1991 Direktor der Klinik und Poliklinik für Innere Medizin I (Gastroenterologie, Endokrinologie, Stoffwechselkrankheiten, Rheumatologie/Immunologie, Notfall- und Intensivmedizin, Infektiologie) an der Universität Regensburg.

Mitherausgeber
Medizinische Klinik (seit 1998); *Intensivmedizin* (seit 2000); GUT (seit 2003)

Forschungsinteressen, wissenschaftliche und klinische Schwerpunkte:
- Pathophysiologie chronischer Darmerkrankungen
- Biologische Effekte von Gallensäuren
- Leberzirrhose und ihre Komplikationen